# 麦基皮肤病理学

## ——与临床的联系

# McKee's PATHOLOGY of the SKIN

## with Clinical Correlations

（第 4 版）

上 卷

# 麦基皮肤病理学

## ——与临床的联系

# McKee's PATHOLOGY of the SKIN

## with Clinical Correlations

（第 4 版）


原著主编 Eduardo Calonje　Thomas Brenn
Alexander Lazar　Phillip H McKee

主　　审 朱学骏

主　　译 孙建方　高天文　涂　平

副 主 译 刘跃华　陈　浩　杨希川　常建民
陈连军　王　琳　黄长征　姜祎群


北京大学医学出版社

**MAIJI PIFU BINGLIXUE——YU LINCHUANG DE LIANXI（DI 4 BAN）**

**图书在版编目（CIP）数据**

麦基皮肤病理学——与临床的联系：第4版/（英）爱德华多·卡隆基（Eduardo Calonje）原著；孙建方主译. —北京：北京大学医学出版社，2017.8

书名原文：McKee's pathology of the skin

ISBN 978-7-5659-1570-3

Ⅰ. ①麦… Ⅱ. ①爱…②孙… Ⅲ. ①皮肤病学—病理学 Ⅳ. ①R751.02

中国版本图书馆CIP数据核字（2017）第037623号

北京市版权局著作权合同登记号：图字：01-2017-1641

ELSEVIER

**Elsevier（Singapore）Pte Ltd.**

3 Killiney Road，#08-01 Winsland House I，Singapore 239519

Tel：（65）6349-0200；Fax：（65）6733-1817



**麦基皮肤病理学——与临床的联系（第4版）（上卷）**

**主　　译**：孙建方　高天文　涂　平
**出版发行**：北京大学医学出版社
**地　　址**：（100191）北京市海淀区学院路38号　北京大学医学部院内
**电　　话**：发行部010-82802230；图书邮购010-82802495
**网　　址**：http://www.pumpress.com.cn
**E - mail**：booksale@bjmu.edu.cn
**印　　刷**：北京圣彩虹制版印刷技术有限公司
**经　　销**：新华书店
**策划编辑**：王智敏
**责任编辑**：王智敏　**责任校对**：金彤文　**责任印制**：李　啸
**开　　本**：889mm×1194mm　1/16　**印张**：118.5　**字数**：4011千字
**版　　次**：2017年8月第1版　2017年8月第1次印刷
**书　　号**：ISBN 978-7-5659-1570-3
**定　　价**：1350.00元

# 主审简介

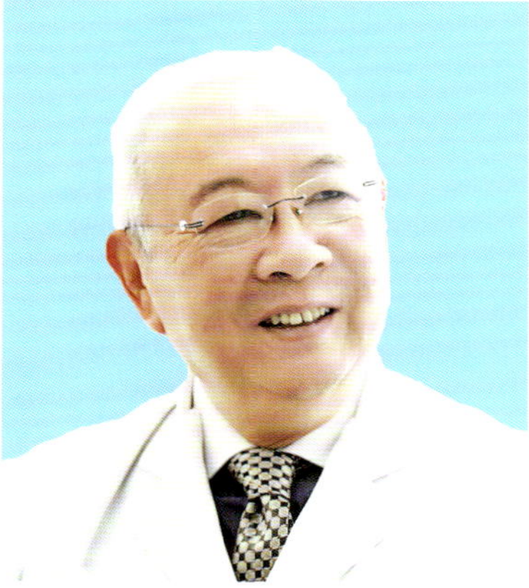

**朱学骏**，北京大学第一医院终身教授。中国医师协会皮肤科医师分会名誉会长，第八、九、十届国家药典委员会委员。曾任北京大学第一医院皮肤科主任、北京大学皮肤性病学系主任。美国、德国皮肤科协会名誉会员。

# 主译简介

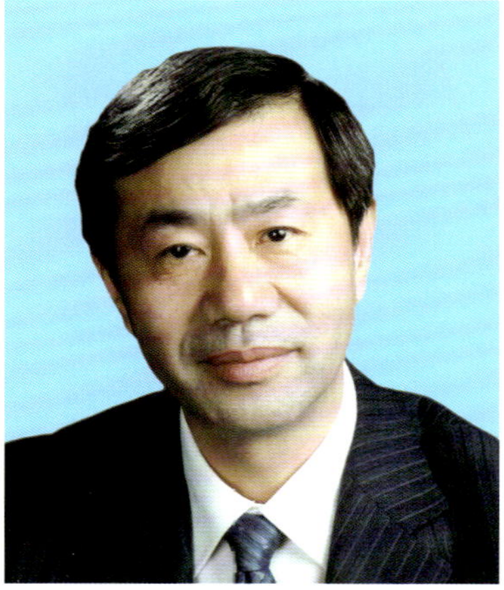

**孙建方**，1983 年毕业于青岛大学医学院，获学士学位；1990 年毕业于中国协和医科大学，获博士学位。二级教授，博士生导师，享受国务院政府特殊津贴专家，首批“新世纪百千万人才工程”国家级人选，第十一、十二届全国政协委员。现为中国医学科学院皮肤病研究所皮肤病理研究室主任，中国医师协会皮肤科医师分会皮肤病理亚专业委员会主任委员，中华医学会皮肤性病学分会委员、病理学组顾问，江苏医学会及医师协会皮肤性病专业委员会前任主任委员，《中华皮肤科杂志》《临床皮肤科杂志》《国际皮肤性病学杂志》等 5 本杂志副总编辑。曾任中国医学科学院皮肤病研究所常务副所长，中国医师协会皮肤病分会副会长，中华医学会皮肤病性病学分会常委、皮肤病理学组组长，亚洲皮肤科学会理事。

专业特长少见、疑难皮肤病的诊治，尤其擅长皮肤组织病理学诊断。在国际上首次命名 3 个新的皮肤病。负责二十余项科研基金课题，对皮肤黑素瘤的发病机制进行过深入的研究。培养博士生 51 名，培养皮肤病理医师数百名。七次获得“中国协和医科大学优秀教师”称号。

迄今共发表论文 500 余篇，主编及主译专业图书 7 部，参编专著 27 部，获奖 3 项。先后担任过世界皮肤科大会、欧洲皮肤性病学年会栏目主席；担任第三届中国皮肤科医师年会主席，第五届中国皮肤科医师年会学术委员会主席。

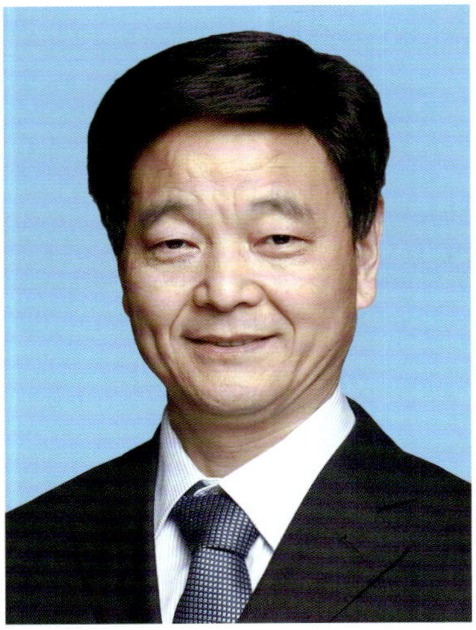

**高天文**，教授，主任医师，博士生导师。1997—2011 年担任西京医院皮肤科主任。曾任中华医学会皮肤性病学分会副主任委员、中华医学会医学美学与美容分会副主任委员、中国医师协会皮肤科医师分会副会长等职，现为中华医学会皮肤性病分会病理学组顾问、中国医师协会皮肤科医师分会皮肤病理亚专业委员会顾问。先后主持国家自然科学基金重点项目等国家级课题 14 项。发表 SCI 论文 120 余篇，主编及副主编专著 14 部。以第一负责人获军队医疗成果一等奖 1 项、军队科技进步二等奖 2 项、陕西省科技进步一等奖 1 项。专业特长：白癜风、黑素瘤、皮肤病理。

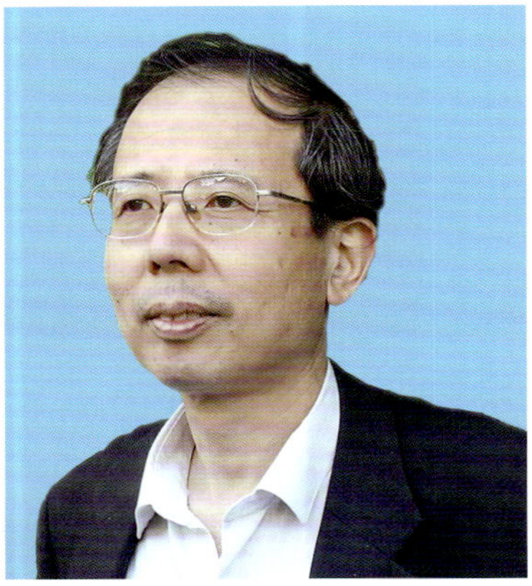

**涂平**，1984 年毕业于北京医学院（现“北京大学医学部”）医疗系，获学士学位；1989 年获北京医科大学第一医院（现“北京大学第一医院”）皮肤病学硕士学位；1993 年获日本爱媛大学医学部皮肤科医学博士学位。1984 年起一直在北京大学第一医院皮肤科工作，历任住院医师、主治医师、副主任医师，1999 年起任主任医师。现为北京大学第一医院皮肤科副主任、教授、博士生导师；中华医学会皮肤性病分会病理学组顾问；《临床皮肤病杂志》《国际皮肤性病学杂志》《中国皮肤病性病学杂志》《中国麻风皮肤病杂志》《实用皮肤病学杂志》等杂志编委。

经过三十余年的探索和实践，对复杂、疑难和重症皮肤病形成了独特的诊治风格。擅长皮肤肿瘤、皮肤病的组织病理学诊断和皮肤病脉冲激光治疗等。在皮疹分析及临床病理分析方面独树一帜。主要从事皮肤肿瘤和皮肤组织病理学方面的研究。获得多项国家和部委级科研基金。发表学术文章百余篇。主编《中国皮肤病与性病图鉴》《皮肤科疑难病例精粹》《皮肤病与性病教学案例选编》《皮肤性病科门诊急诊手册》和《北京大学第一医院皮肤科临床思维教程——以问题为中心的探讨》等专著。荣获国家新闻出版总署科技图书二等奖、北京市教育教学成果（高等教育）二等奖。

# 副主译简介

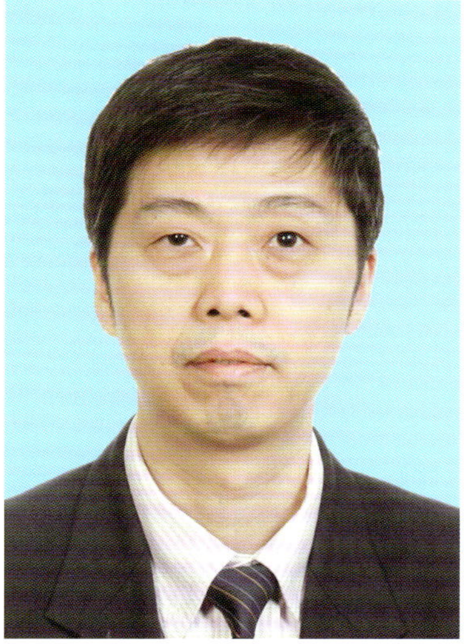

**刘跃华**，1993 年毕业于中国协和医科大学研究生院后在北京协和医院皮肤科工作至今。1998—1999 年在澳大利亚昆士兰大学医学院癌症及免疫中心进修。现任北京协和医院皮肤科教授，博士生导师。

一直从事皮肤病及性传播疾病的临床医疗、科研及教学工作。在临床医疗工作中积累了丰富的经验，尤其擅长皮肤血管炎和良、恶性皮肤肿瘤的诊断和治疗；擅长皮肤病理诊断。《人乳头瘤病毒感染的临床和实验研究》获得北京市科学技术奖三等奖。研究方向：皮肤 T 细胞淋巴瘤的早期诊断和治疗。

1993 年以来共发表论文 150 余篇，其中以第一作者或通讯作者发表论文 50 余篇，SCI 收录 30 余篇。参加 11 本著作的编写或翻译。2007 年获中国医师协会皮肤科医师分会“优秀中青年医师奖”。

兼任《中国性科学》杂志副主编、《实用皮肤病学杂志》编委，《中华医学杂志》《中华皮肤科杂志》和《临床皮肤科杂志》审稿人；兼任中国性学会副理事长、中国性学会性传播疾病防治专业委员会主任委员、中国医师协会皮肤科医师分会皮肤病理学组副组长、中华医学会北京皮肤病分会常委、中华医学会北京科普学会副主任委员等。

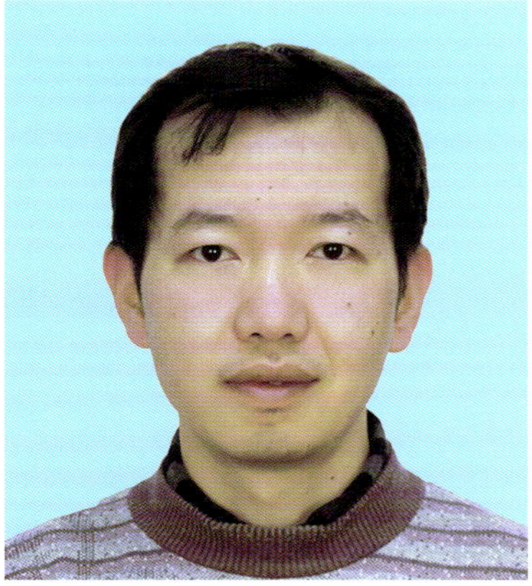

**陈浩**，2004—2007 年就读于中国医学科学院中国协和医科大学，皮肤病性病专业，师从孙建方教授学习皮肤病理诊断。2011 年在北京市淋巴瘤诊断中心，师从周小鸽教授学习淋巴瘤的病理诊断。从事皮肤科临床和科研工作 15 年，擅长常见及疑难皮肤病的临床和病理诊断及治疗，皮肤病理诊断方面尤为擅长皮肤淋巴瘤、黑素细胞肿瘤及软组织肿瘤的诊断。以第一作者及通讯作者在核心期刊发表论文 46 篇，其中中文论著 26 篇，SCI 收录 8 篇，参与编著专业书籍 3 部。

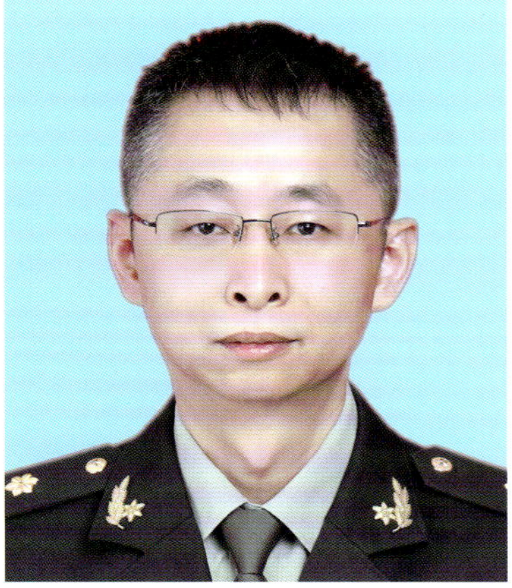

**杨希川**，教授，主任医师，医学博士。擅长皮肤病理诊断及脱发疾病的诊断和治疗，对本专业的疑难少见病有较丰富的诊治经验。现任中国医师协会皮肤科医师分会皮肤病理亚专业委员会副主任委员、中华医学会皮肤性病学分会皮肤病理学组委员、中国中西医结合学会皮肤性病专业委员会毛发学组委员、重庆市医师协会皮肤科医师分会委员会常委等，《中国皮肤性病学杂志》《国际皮肤性病学杂志》《实用皮肤病学杂志》及《皮肤病与性病》杂志编委。主持国家自然科学基金项目 5 项，获重庆市科技进步二等奖、军队医疗成果二等奖。发表论文 200 余篇，以第一或通讯作者发表论文 74 篇，其中 SCI 收录 15 篇。参编专著 11 部，副主编 2 部。荣立个人三等功 2 次。2009 年获中国医师协会皮肤科医师分会“优秀中青年医师奖”。

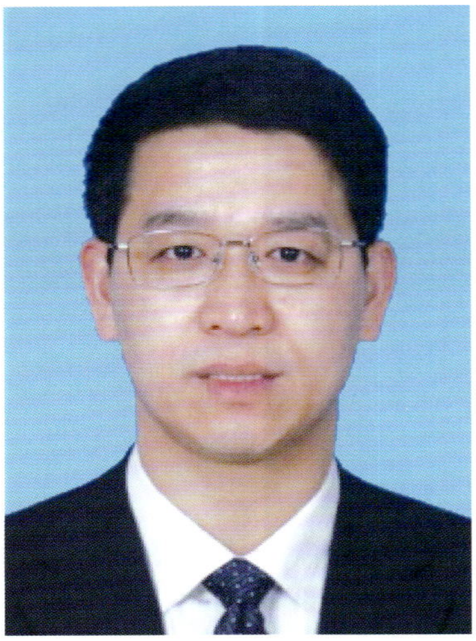

**常建民**，北京医院皮肤科副主任，主任医师。1988 年考入北京医科大学（现“北京大学医学部”），1997 年毕业获医学博士学位。2005 年晋升为主任医师。 担任中央保健委员会会诊专家，北京市政协委员。2001—2003 年在英国卡迪夫大学医学院作访问学者。2011 年获中国医师协会皮肤科医师分会“优秀中青年医师奖”，2012 年被评为“北京市优秀中青年医师”。担任《中华皮肤科杂志》《临床皮肤科杂志》等 6 本杂志编委，*British Journal of Dermatology* 皮肤病理栏目编辑（section editor）。在皮肤病专业核心期刊发表论文 200 余篇。主编《皮肤病理简明图谱》《色素增加性皮肤病》《色素减退性皮肤病》等专著。

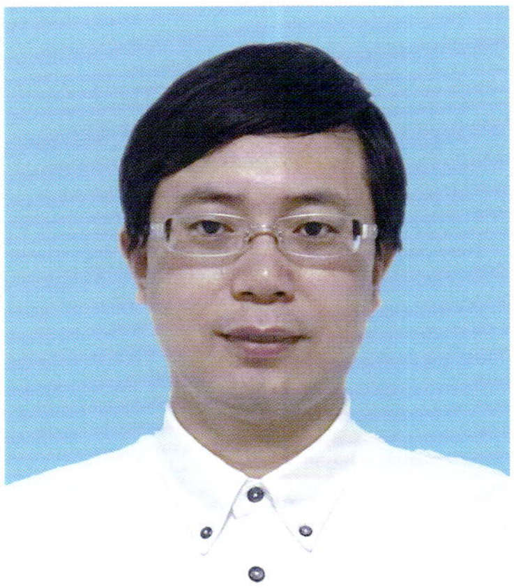

**陈连军**，复旦大学附属华山医院皮肤科副主任医师，皮肤病理室负责人。

1999 年毕业于上海医科大学（现复旦大学上海医学院），获临床医学硕士学位；2006 年获复旦大学临床医学博士学位。2006 年 8 月至 2007 年 7 月在美国宾夕法尼亚大学附属医院学习。

擅长少见、疑难皮肤病的诊断和治疗，长期致力于培养皮肤科医师的临床和病理思维，推广数字化切片教学，倡导临床、影像学和病理学相结合的皮肤病诊断模式。现任上海市医学会皮肤科分会病理学组组长，中华医学会皮肤性病学分会病理学组委员。

先后在国内外杂志上以第一作者或通讯作者发表论文 10 余篇，参编或参译专著 7 部，参加多项上海市和国家自然科学基金项目，作为第一负责人获得上海市卫生和计划生育委员会委级科研项目一项。

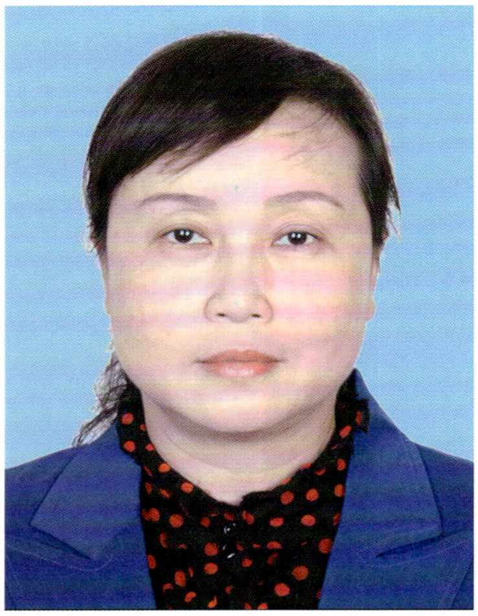

**王琳**，主任医师，教授，博士生导师。四川大学华西临床医学院医学学士、病理学硕士、皮肤性病学博士。2003 年获美国德州大学 MD Anderson 癌症中心博士后证书。现在四川大学华西医院皮肤性病科工作。

现任中华医学会皮肤性病学分会病理学组副组长、中国中西医结合学会皮肤性病专业委员会委员、中国研究型医院学会皮肤病学专业委员会委员、四川省医学会皮肤性病学专业委员会副主任委员、四川省医师协会皮肤科医师分会候任会长、《中华皮肤科杂志》通讯编委等。

主持承担国家自然科学基金项目及国家卫生和计划生育委员会、四川省科技厅等多项科研课题，主要研究方向为皮肤淋巴瘤的临床病理及分子发病机制。发表学术论文百余篇。主译、副主编和参编十余部皮肤性病学和病理学专著。

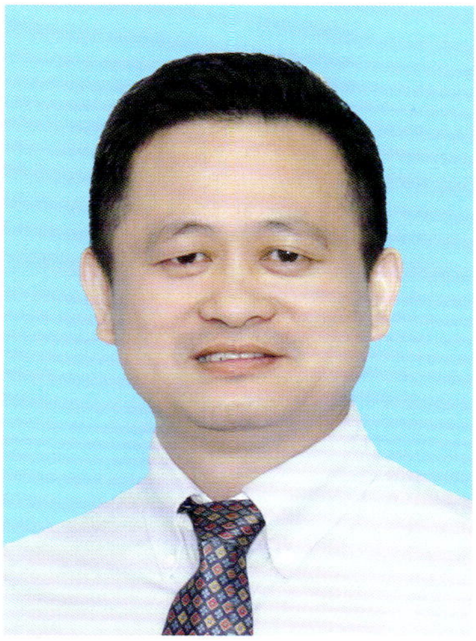

**黄长征**，教授，主任医师，博士生导师。华中科技大学同济医学院附属协和医院皮肤性病研究室副主任。中华医学会皮肤性病学分会皮肤病理学组委员和中国医师协会皮肤科医师分会皮肤病理亚专业委员会委员，湖北省中西医结合皮肤性病学会副主任委员，湖北省皮肤科医师协会副主任委员。国家自然科学基金一审评审专家。主持国家自然科学基金面上项目 3 项。以第一作者或通讯作者在国内外杂志发表论文 70 余篇，其中 SCI 收录 27 篇。主编《英汉皮肤性病学》、教育部面向 21 世纪课程教材《皮肤性病学》(第 3 版)、《实用皮肤性病学彩色图集》和《皮肤性病免疫学》，副主编专著 2 部，参编 7 部。《中华皮肤科杂志》等杂志通讯编委或审稿人。《英国皮肤病学杂志》中文版编委。

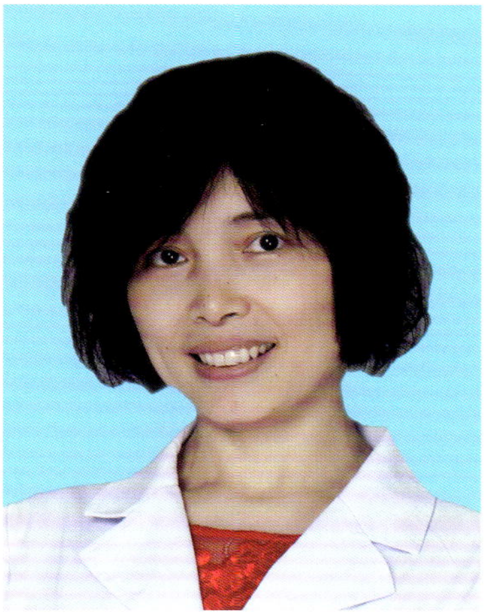

**姜祎群**，医学博士，主任医师，硕士生导师，就职于中国医学科学院皮肤病研究所病理科。分别于 1997 年在美国 North Carolina State University 以及 2009 年在 Ackerman Academy of Dermatopathology 学习。现任中国医师协会皮肤科医师分会皮肤病理亚专业委员会委员，江苏省医学会皮肤性病学分会皮肤病理学组副组长，《国际皮肤性病学杂志》通讯编委，《中华皮肤科杂志》《临床皮肤科杂志》审稿专家。专业方向为皮肤病理学，擅长皮肤病理学诊断和少见疑难皮肤病的临床诊断，以及脱发的诊断和治疗。

# 译者名单

**主　审**　朱学骏

**主　译**　孙建方　高天文　涂　平

**副主译**　刘跃华　陈　浩　杨希川　常建民
陈连军　王　琳　黄长征　姜祎群

**译　者**（按姓氏笔画排序）

马　英（复旦大学附属华山医院）
马东来（北京协和医院）
王　涛（北京协和医院）
王　琳（四川大学华西医院）
王小霞（第四军医大学西京医院）
王巧贤（北京平谷区医院）
王李雯（第四军医大学西京医院）
王育珏（华中科技大学同济医学院附属协和医院）
王晓雯（北京大学第一医院）
王婷婷（四川大学华西医院）
王筱雯（第四军医大学西京医院）
史晓蔚（第三军医大学西南医院）
冉立伟（北京市朝阳医院）
冉梦龙（北京大学第一医院）
兰雪梅（第三军医大学西南医院）
吕雅琳（青岛大学医学院附属医院）
朱　里（华中科技大学同济医学院附属协和医院）
朱冠男（第四军医大学西京医院）
乔建军（浙江大学医学院附属第一医院）
伍洲炜（上海交通大学附属第一人民医院）
刘　洁（北京协和医院）
刘跃华（北京协和医院）
刘宏杰（四川大学华西医院）
闫桢桢（首都医科大学附属北京佑安医院）
安湘杰（华中科技大学同济医学院附属协和医院）
孙建方（中国医学科学院皮肤病医院）
李　冰（第四军医大学西京医院）
李　峰（北京协和医院）
李厚敏（北京大学人民医院）
杨　敏（北京医院）
杨希川（第三军医大学西南医院）
杨海平（解放军 454 医院）
杨翰君（四川大学华西医院）
吴　侃（珠海市喜光综合门诊部）
吴　琼（上海交通大学医学院附属仁济医院）
吴　超（北京协和医院）
吴黎明（杭州市第一人民医院）
何春霞（北京协和医院）
余晓玲（北京协和医院）
宋宁静（上海交通大学医学院附属同仁医院）
宋亚丽（山东省立医院）
宋琳毅（苏州大学附属第一医院）
张　明（首都医科大学附属北京佑安医院）
张　璋（四川大学华西医院）
张　韡（中国医学科学院皮肤病医院）
张东梅（第三军医大学西南医院）
张春玲（北京医院）
张筱雁（四川大学华西医院）
张德志（新疆维吾尔自治区人民医院）
陈　佳（上海市皮肤病医院）
陈　浩（中国医学科学院皮肤病医院）
陈声利（山东省皮肤病医院）
陈连军（复旦大学附属华山医院）
陈虎艳（复旦大学附属华山医院）
陈明华（复旦大学附属华山医院）
陈柳青（武汉市第一医院）

陈思远（华中科技大学同济医学院附属协和医院）
金星姬（北京同仁医院）
周　璐（青岛大学医学院附属医院）
周毅辉（清华大学长庚医院）
柳　琳（第四军医大学西京医院）
晋红中（北京协和医院）
党　林（哈尔滨医科大学附属第二医院）
倪海洋（天津市中医药研究院附属医院）
徐教生（北京儿童医院）
高　莹（首都儿科研究所）
涂　平（北京大学第一医院）
黄长征（华中科技大学同济医学院附属协和医院）
常建民（北京医院）
渠　涛（北京协和医院）
韩永智（广东省人民医院）
曾学思（中国医学科学院皮肤病医院）
温蓬飞（四川大学华西医院）
鲍迎秋（北京医院）
窦　侠（北京大学深圳医院）
薛燕宁（江苏省中医院）
罗　娜（第三军医大学西南医院）
周　隽（复旦大学附属华山医院）
周沁田（四川大学华西医院）
胡　彬（武汉市第一医院）
姜祎群（中国医学科学院皮肤病医院）
顾黎雄（南通大学附属医院）
钱　悦（华中科技大学同济医学院附属协和医院）
徐秀莲（中国医学科学院皮肤病医院）
徐晨琛（北京协和医院）
高天文（第四军医大学西京医院）
黄　琼（复旦大学附属华山医院）
黄莹雪（中南大学湘雅医院）
董正邦（中国医学科学院皮肤病医院）
彭　洋（北京大学第一医院）
程茂杰（第三军医大学西南医院）
曾跃平（北京协和医院）
谢　恒（四川大学华西医院）
解　瑶（四川大学华西医院）
翟志芳（第三军医大学西南医院）

# 原著者名单


**Josette André, MD**
Head of the Dermatology and Dermatopathology Department.
CHU Saint-Pierre - CHU Brugmann
Hôpital Universitaire des Enfants Reine Fabiola
Université Libre de Bruxelles
Brussels, Belgium
**Ch 23**: Diseases of the nails with *Ursula Sass and Anne Theunis*

**Boris C. Bastian, MD**
Chairman, Department of Pathology
The James Ewing Alumni Chair
Member, Human Oncology and Pathogenesis Program
Memorial Sloan-Kettering Cancer Center
Professor of Pathology
Weill Cornell Medical College
New York, NY, USA
**Ch 2**: Specialized techniques in dermatopathology with *Pratistadevi K Ramdial, John Goodlad, John A. McGrath and Alexander Lazar*
**Ch 25**: Melanocytic nevi with *Eduardo Calonje*
**Ch 26**: Melanoma with *Alexander Lazar*

**Nooshin K. Brinster, MD**
Assistant Professor
Department of Pathology and Dermatology
Director of Dermatopathology
VCU Medical Center
Richmond, VA, USA
**Ch 13**: Degenerative and metabolic diseases
**Ch 14**: Cutaneous adverse reactions to drugs

**Chris Bunker, MA, MD, FRCP**
Consultant Dermatologist
University College and Chelsea and Westminster Hospitals
London;
Professor of Dermatology
University College London
London, UK
**Ch 12**: Diseases of the anogenital skin with *Eduardo Calonje, Sallie Neill, Nick Francis, Alcides Chaux, Antonio C Cubilla*

**Alcides Chaux, MD**
*GU Research Fellow,*
Department of Pathology
Johns Hopkins University School of Medicine
Baltimore, MD, USA
**Ch 12**: Diseases of the anogenital skin with *Eduardo Calonje, Sallie Neill, Chris Bunker, Nick Francis, and Antonio C Cubilla*

**Alistair J. Cochran, MD**
Distinguished Professor of Pathology and Laboratory Medicine and Surgery
Department of Pathology and Laboratory Medicine
David Geffen School of Medicine at UCLA
Los Angeles, CA, USA
Ch **28**: Sentinel node biopsies

**Antonio C. Cubilla, MD**
Instituto de Patología e Investigación
Asuncion, Paraguay
**Ch 12**: Diseases of the anogenital skin with *Eduardo Calonje, Sallie Neill, Chris Bunker, Nick Francis and Alcides Chaux*

**Nick Francis, FRCPath**
Consultant Histopathologist
Imperial College Healthcare NHS trust
Honorary Senior Lecturer
Imperial College Faculty of Medicine
London, UK
**Ch 12**: Diseases of the anogenital skin with *Eduardo Calonje, Sallie Neill, Chris Bunker, Alcides Chaux, Antonio C Cubilla*

**Shahar Frenkel, MD, PhD**
Ocular Oncologist and Ophthalmic Pathologist
Specialized Ocular Oncology Service
Ophthalmic Pathology Laboratory
Jerusalem, Israel
Lecturer in Ophthalmology
Department of Ophthalmology
Hadassah – Hebrew University Medical Center
Jerusalem, Israel
**Ch 27**: Tumors of the conjunctiva with *Jacob Pe'er*

**John Goodlad, MD, FRCPath**
Consultant Haematopathologist and Honorary Senior Lecturer
Department of Pathology
Western General Hospital and University of Edinburgh
Edinburgh, UK
**Ch 2**: Specialized techniques in dermatopathology with *Pratistadevi K Ramdial, Boris C. Bastian, John A. McGrath and Alexander Lazar*
**Ch 29** Cutaneous lymphoproliferative diseases and related disorders with *Eduardo Calonje*

**Wayne Grayson, MBChB, PhD, FCPath(SA)**
Consultant Anatomical Pathologist and Dermatopathologist
AMPATH National Laboratories;
Honorary Associate Professor
School of Pathology
University of the Witwatersrand, Johannesburg
Johannesburg, South Africa
**Ch 18**: Infectious diseases of the skin
**Ch 19**: Human immunodeficiency virus (HIV) and acquired immunodeficiency syndrome (AIDS)-associated cutaneous diseases with *Pratistadevi K Ramdial*

**Doina Ivan, MD**
Assistant Professor
Departments of Pathology and Dermatology
Section of Dermatopathology
The University of Texas M.D. Anderson Cancer Center
Houston, TX, USA
Ch **30**: Cutaneous metastases and Paget's disease of the skin with *Alexander Lazar and Eduardo Calonje*

**Boštjan Luzar, MD, PhD**
Professor of Pathology
Consultant Pathologist
Institute of Pathology
Medical Faculty University of Ljubljana
Ljubljana, Slovenia
**Ch 10**: Inflammatory diseases of the subcutaneous fat with *Eduardo Calonje*
**Ch 17**: Idiopathic connective tissue disorders with *Eduardo Calonje*

**John A. McGrath, MD, FRCP**
Professor of Molecular Pathology
St John's Institute of Dermatology
King's College London
Guy's Hospital
London, UK
**Ch 1**: The structure and function of skin
**Ch 2**: Specialized techniques in dermatopathology with *Pratistadevi K Ramdial, Boris C. Bastian, John Goodlad and Alexander Lazar*

**Dieter Metze, MD**
Professor of Dermatology
Director, Dermatopathology Unit
Department of Dermatology
University Hospital Münster
Münster, Germany
**Ch 3**: Disorders of keratinization

**Sallie Neill, MB ChB, FRCP**
Consultant Dermatologist
Guys and St Thomas' NHS Trust
London, UK
**Ch 12**: Diseases of the anogenital skin with *Eduardo Calonje, Chris Bunker, Nick Francis, Alcides Chaux, Antonio C Cubilla*

**Jacob Pe'er, MD**
Professor and Chairman
Department of Ophthalmology
Jonas Friedenwald Professor of Ophthalmic Research
Hadassah – Hebrew University Medical Center
Jerusalem, Israel
**Ch 27**: Tumors of the conjunctiva with *Shahar Frenkel*

**Pratistadevi K. Ramdial, MBChB, FCPath(SA)**
Professor and Head
Department of Anatomical Pathology
Nelson R. Mandela School of Medicine
University of Kwazulu-Natal and the National Health Laboratory Service
Durban, South Africa
**Ch 2**: Specialized techniques in dermatopathology with *Boris C. Bastian, John Goodlad, John A. McGrath and Alexander Lazar*
**Ch 19**: Human immunodeficiency virus (HIV) and acquired immunodeficiency syndrome (AIDS)-associated cutaneous diseases with *Wayne Grayson*

**Rodrigo Restrepo, MD**
Director, Dermatopathology Fellowship Program
Universidad CES;
Professor of Dermatopathology
Universidad Pontificia Bolivariana;
Director, Laboratory of Pathology
Clinica Medellin
Medellin, Colombia
Ch **22**: Diseases of the hair with *Eduardo Calonje*

**Ursula Sass, MD**
Assistant Professor
Dermatology and Dermatopathology Department
CHU Saint-Pierre
Université Libre de Bruxelles
Brussels, Belgium
Ch **23**: Diseases of the nails with *Josette André and Anne Theunis*

**Anne Theunis, MD**
Assistant Professor
Dermatopathology and Pathology Department
CHU Saint-Pierre and Institut Bordet
Université Libre de Bruxelles
Brussels, Belgium
Ch **23**: Diseases of the nails with *Josette André and Ursula Sass*

**Wei-Lien Wang, MD**
Assistant Professor
Department of Pathology
Sections of Dermatopathology and Sarcoma Pathology
The University of Texas M.D. Anderson Cancer Center
Houston, TX, USA
**Ch 7**: Lichenoid and interface dermatoses with *Alexander Lazar*
Ch **21**: Diseases of collagen and elastic tissue with *Alexander Lazar*

**Sook-Bin Woo, DMD, MMSc**
Associate Professor
Department of Oral Medicine, Infection and Immunity
Harvard School of Dental Medicine, Boston, MA, USA;
Attending Dentist and Consultant Pathologist
Brigham and Women's Hospital
Boston, MA, USA
Co-Director
Center for Oral Pathology Strata Pathology Services Inc.
Lexington, MA, USA
Ch **11**: Diseases of the oral mucosa

# 中文版序

自 Phillip H McKee 的 *McKee's Pathology of the Skin*（第 3 版）的中文版（《皮肤病理学——与临床的联系》）于 2006 年出版后，一晃已有十年。十年弹指一挥间，可世道变迁。McKee 从美国回到了英国老家，角色从第一作者成为总编（Editor-in-Chief）；作者队伍从第 3 版 11 人，增至第 4 版 27 人，更加国际化；篇幅随之扩容，从第 3 版 31 章，增至第 4 版 35 章，无论从形式到内容，都与日俱进，更加充实。

回顾这十年，我国皮肤病理学取得了令人振奋、飞速的发展！一年一度的全国皮肤病理学术会是个缩影，参会者已从最初百余位，增至近年来的四百余位。老中青三代同聚一堂，从早到晚、自始至终将会场挤得水泄不通；专题讲座讲者用心，听者专心；病理阅片各抒己见，讨论热烈。皮肤病理作为皮肤科医生的基本技能，已成为学界的共识。在 2014 年开始实施的全国住院医师规范化培训中，加强了皮肤病理的训练。从 2017 年起，皮肤病理及皮肤外科作为皮肤科学亚专业，将设立为期 2 年的专业培训！

在此背景下，当出版社希望我再次牵头，翻译第 4 版 *McKee's Pathology of the Skin* 时，我虽然有心，但毕竟岁月不饶人，已无此力了。翻译大型著作，实在是一件劳心又劳力的苦差使。好在皮肤病理界人材辈出，孙建方教授就是一位杰出代表。孙建方教授为我国皮肤病理前辈刘季和教授（1926—2016）的高徒，年轻有为，知识渊博，曾与我共同完成本书第 3 版的翻译。

今天由孙教授挑大梁，组织了全国九十余位同道，用两年的时间，在繁忙工作之余，终于完成了第 4 版的翻译！艰辛的付出、夜以继日的努力，都凝聚在这两卷本、数百万字的巨著中。在此，向孙教授及其翻译团队表示衷心祝贺！您们辛苦了！相信本书的翻译出版一定会将我国皮肤病理学发展推向一个新的高度！

**朱学骏**
北京大学第一医院终身教授
2017 年 2 月 5 日

# 译者前言

早在2006年，朱学骏教授组织了国内皮肤病理学领域优秀的团队，包括中国医学科学院皮肤病研究所、北京大学第一医院、北京协和医院、复旦大学附属华山医院以及第四军医大学西京医院，开始翻译第3版 *McKee's Pathology of the Skin*。翻译团队耗时1年，完成了繁重的翻译工作。2007年1月该书的中文版正式与国内读者见面。本书自面世以来，得到了国内读者的喜爱。近十年来此书被国内各类专业期刊广泛引用，已成为皮肤病理学专业最受欢迎的书籍。

2012年 *McKee's Pathology of the Skin* 的第4版出版了，这一版的第一主编换成了 Eduardo Calonje 教授，书中加入了一些新的章节，补充了一些新的内容，包括皮肤病理学专业技术、前哨淋巴结活检、HIV/AIDS 和结膜肿瘤的病理学等。第4版采用参考文献在线的方式，节省的空间则用来增加新的图片和章节以及更新内容，从而大大地扩展了本书的容量和图片数量。同时邀请了一些相关领域的专家来撰写他们所擅长的内容。主编还邀请了著名专家为读者带来他们的个人见解。有些疾病的发病机制研究取得了很大的进展，这些内容也加入到了相关章节中。北京大学医学出版社再次找到朱学骏教授希望能够翻译第4版，鉴于年龄等原因朱学骏教授表示不再担任这一版的主译工作，同时他向北京大学医学出版社推荐了我作为主译。我深知在繁忙的工作之余，翻译这本原著是一项浩大的工程，好在我们国内有很多优秀的皮肤病理团队和医生，他们是我敢承担此项任务的依靠，使我有勇气毅然接下了这项任务。

本次翻译工作我们仍然组织了原有的团队，包括中国医学科学院皮肤病研究所、北京大学第一医院、北京协和医院、第四军医大学西京医院、复旦大学附属华山医院，同时邀请了第三军医大学西南医院、北京医院、华中科技大学同济医学院附属协和医院、四川大学华西医院共同参加，此外，我们还组织了国内有兴趣、有能力的优秀的皮肤病理学专家学者，共计93人一同参与。经过两年多无数个灯下辛勤的工作，这本书终于完稿出版了。当我们拿到这本书的校样时，我深深地感谢所有参加翻译的同道，谢谢你们艰苦的工作，谢谢你们辛勤的奉献，没有大家的鼎力支持，这本书的翻译工作是不可能完成的。感谢本书第3版的主译朱学骏教授，他的辛勤工作为本次翻译奠定了良好的基础。同时我还要感谢北京大学医学出版社的王智敏编辑，是她鼓励我承担了此项工作，同时克服了翻译过程中遇到的种种困难，才能让这本书完美地呈现在大家面前。

我们真诚地希望这本书能为中国的皮肤病理医生、皮肤科医生、病理科医生提供有益的帮助。如果本书能够对中国皮肤病理学的发展做出一点贡献，我们将深感荣幸。

为了能够尽快更好地翻译出这本巨著，全体译者做了很大的努力。翻译过程中为了使译稿达到更好的质量，部分单位重新组织人员对部分原译稿质量欠佳的章节进行了重译和审校，但限于水平，翻译质量仍有不尽人意之处，甚至可能存在翻译上的偏差、错误，希望读者不吝指教，及时告诉我们，以便更正。

孙建方

2016年12月20日

# 原著前言

1988 年时，我刚刚开始进行皮肤病理的专项培训。一次，在一个由我的恩师 Chris Fletcher 博士在伦敦开办的软组织学习班上，很难想象我竟然见到了 Phillip McKee。当 Phillip 听说我对皮肤病理着迷时，他对我说“我正在写一本关于皮肤病理的书，你值得拥有！”我照他的话买了书，未曾想到在日后的工作中，我会在本书第 3 版的编撰中投入大量的精力，并在 Thomas Brenn 和 Alex Lazar 的无可估量的帮助下主编本书的第 4 版。在 20 世纪 80 年代，免疫组织化学还是相对新的诊断技术，而到今天它已成为不可或缺的科研及诊断工具。同一时期，分子生物学也还只是一项用于病理学机制研究的重要方法，而从 90 年代起，在血液病理学及软组织肿瘤的诊断中它已是一项非常有价值的辅助诊断方法。此外，在软组织肿瘤领域的一些进展还使人们更为深刻地理解了肿瘤的发病机制，推动了 21 世纪新的靶向治疗的不断发展。这些进展已对皮肤病理学产生了深远的影响，并且皮肤病领域的科研、诊断和肿瘤发病机制的研究也取得了许多令人兴奋的进展，特别是在黑素细胞肿瘤领域。虽然至今仍有许多悬而未决的问题，但已有许多研究正在开展；虽然在诊断领域仍然还有很大的局限性，但这些进展无疑增加了我们对其发病机制的理解，并研发出一些靶向治疗方法，为黑素瘤的治疗带来一些虽然有限，但却非常有前景的研究成果。

在这个版本中，我们邀请了一些领域的专家来撰写他们所擅长的内容。虽然不是不可能，但仅由一小部分人来覆盖皮肤病理学如此广泛的领域其实是很困难的。我们试图在书中增加尽可能多的内容，而且其中大部分都是新的文献，但也意识到这仍然无法达到完美。本书的第 3 版在世界各地受到了许多人的喜爱，我们希望这一版也能够让大家满意，并在这个版本中纠正了曾经出现的不足。

*Eduardo Calonje*

第 4 版的编撰是一个巨大的工程，它花费了我们大量的时间和精力。首先我想要感谢 Eduardo Calonje，在每天繁重的工作情况下，他仍然非常杰出地完成了此项工作。作为总编辑，我负责了这本书前三个版本的编撰，现在我已脱离医院的临床工作，是时候为新版本的编撰注入新鲜血液了。早在 20 世纪 80 年代，我就认识 Eduardo。那时，他不仅仅是我很亲密的朋友，Gracie 和我更把他当作家人。他是一位杰出的皮肤病理学家（毫无疑问是欧洲的顶级专家），我很有信心他能够编撰出一个非常杰出的版本。不用多说，第 4 版的内容翔实，远超出我的预期，我的谢意已不能用言语表达。

Thomas Brenn 和 Alex Lazar 都是我非常好的朋友，我视他们为家人。他们在第 4 版的编撰中承担了繁重的任务，并完成得相当完美。我由衷地感谢他们。与 Eduardo 一样，他们都是在承担繁重的临床工作和研究任务的同时完成了本书的编写工作。

当策划编撰这个新版本时，我尝试让它尽可能地有别于以往的版本，以确保人们购买这本书时觉得物有所值。第 4 版加入了一些新的章节，补充了一些新的内容，包括皮肤病理学专业技术，前哨淋巴结活检，HIV/AIDS 和结膜肿瘤的病理学。口腔疾病病理章节将涎腺肿瘤囊括在内。在一些有难度的论题上，我们邀请了许多经验丰富的杰出专家为读者带来他们的个人见解，为本书增色不少。对一些疾病在发病机制方面的理解，目前已经取得了巨大的进展，我们将它们加入到了新版中。本书第 1 版是我以个人兴趣、凭一己之力完成的一部具有文字说明的图谱，而第 4 版则与之有着很大的不同。我由衷地感谢所有新加入本书编撰工作并做出贡献的作者。

第 4 版采用参考文献在线的方式，节省的空间则用来新增图片、内容和章节，从而大大地扩展了本书的容量和图片数量，而且大部分新增的内容和图片都是新的。

我非常感激两位出版界的朋友——Louise Cook 及 Bill Schmitt。我已不记得和 Louise 认识多久了，她是能够顶住诸多压力的坚强支柱。当需要帮助的时候，她总是及时出现，对此我非常感激。搬到美国后我才认识 Bill，除了担任爱思唯尔出版社高级代表协调此书的进展工作外，他还是我的一位好朋友。同Louise一样，他给了我许多的支持，并解决了数不清的困难。如果没有两位朋友的帮助，第4版的问世将愈加困难。近来，我与爱丁堡的Nancy Arnott一同工作，她是此书的高级编辑并出色地完成了本书的编辑工作，我们大家都很感激她。

最后也是最重要的，我要感谢Gracie，我欠她太多！在我致力于第4版出版的4年间，她能做到一如既往地支持我的工作绝非易事。她以体贴而平静的方式抚平了我的坏脾气，以及抑郁和焦虑的情绪，使得不可能变成了可能。没有她的忠诚、支持和爱，我无法完成此书。

*Phillip H. McKee*

（张韡　杨莹译　孙建方校）

# 原著致谢

花多年的心血来编撰一本书，特别是在工作时间之余，将编撰工作作为一个"业余爱好"时，编书便成了一项艰巨的任务。在绝望时我经常想是否还能完成这一工作。然而，在许多人的宝贵帮助下，它终于完成了。他们不仅给了我情感上的支持，而且往往以自己的方式帮助我完成这项工作，许多细节上的帮助使得众多的任务都得以顺利完成。不管困难有多大，我的妻子 Claudia 总是一如既往地给予我坚定的支持。我的孩子 Mateo 和 Isabella 也很耐心并理解我。众多的同事，他们中的许多人是来自不同国家的访问学者，也给了我很大支持，千万次的谢谢都不足以表达我对他们的耐心和辛勤工作的感谢。是如此多优秀的人的支持帮我走出了生命中的这段艰难时刻。在此，我尤其要感谢 Maiko Tanaka、Anoud Zidan、Vicki Howard、Viky Damaskou、Thomas Brenn、Bostjan Luzar、Ravi Ratnavel、Rathi Ramakrishnan 和 Gregory Spiegel（已故）。

*Eduardo Calonje*

人生的道路往往是由我们遇到的人决定的。某些人总能触动我们的心灵，引导我们走向正确的方向，帮助我们实现高不可攀的目标。言语永远不足以真正充分展示我对你们的慷慨无私、鼎力支持和多年来激励的感激。

我伟大而慈爱的父母，Sonja 和 Walter，感谢你们对我一如既往的支持。我的妻子和女儿，Anne 和 Yaëlle，在写作本书时，她们承受了我的坏脾气，却总是站在我身边，给我微笑，对此我很感激。感谢 Uta Francke、Heinz Furthmayr、Ramzi Cotran 和 Christopher Fletcher，没有这些大师和老师的教导和帮助，我的职业生涯一定很糟。最后，感谢非常亲密的两位挚友：Phillip McKee 和 Eduardo Calonje，他们真的帮了我好多。

*Thomas Brenn*

学术圈是由导师、同事和学生组成的一个复杂的网络。能与许多优秀的导师和同事一起工作是很幸运的，他们影响了我的整体病理学思维，特别是皮肤病理学思维：Chris Fletcher，Scott Granter，George Murphy，Ramzi Cotran（已故），Chris Crum，Bill Welch，Rob Odze，Jon Aster，Felix Brown（已故），Jason Hornick，John Iafrate，Marcus Bosenberg，Jonathan Fletcher，Marty Mihm，Lyn Duncan，Steve Tahan，Steve Lyle，Victor Prieto，Harry Evans，Sharon Weiss，Bogdan Czerniak，Frasier Symmans，Ken Aldape，Russell Broaddus，Greg Fuller，Mike Davies，Jon Reed，John Goldblum，David Berman，Vinay Kumar，Marc Ladanyi，Matt van de Rijn，Brian Rubin，Jesse McKenney，Steve Billings，Howard Gerber，Ron Rapini，Julia Bridge，Paula dal Cin，Andre Oliveira，Pancras Hogendoorn，Paulo Dei Tos，Andrew Folpe，Judith Bovee，Lola Lopez-Terrada，Cristina Antonescu，以及无数个我曾遇到或通过他们的文章和讲课学习到东西的人。这个长长的名单不仅证明了我的好运——能够遇见那么多伟大的学者，也证明了病理学家们在学术上的慷慨无私。由于篇幅有限，还有许多病理学和医学界的朋友不得不继续作幕后英雄，在此向他们杰出的工作致敬！本书的编撰是一个愉快的工作，在和其他编者的交流中我获益良多。皮肤病理学在我们那儿有许多优秀的专家和先进的诊断方法。从我们就这个项目的第一次谈话起，前任病理中心主任 Janet Bruner 就对这个项目给予了热情和支持。而另一些同事们，包括 Ralph Pollock、Dina Lev 和整个肿瘤研究中心的许多同事，他们都加班做了许多事情来帮我平衡临床工作、科研、基金、论文和本书的编撰。爱思唯尔出版社优秀工作人员在整个出版过程中提供了宝贵的支持。最后，但并非最不重要的，我要感谢我的学生。他们提出许多困惑和挑战性的问题，及时地验证假设，发现理解上的偏差，正是在日常工作中我们完成了许多伟大的事情，使我们的诊断标准清晰而具有可重复性。希望我们大家在职业生涯中都能一直像这些学生一样积极进取。最后，感谢以上所有的人，没有你们的支持我无法完成这项工作！

*Alex Lazar*

（张韡　刘白译　孙建方校）

# 原著献辞

谨以此书献给我的妻子 Claudia，她总是默默付出不求回报。同时献给我的孩子 Mateo 和 Isabella，并以此书纪念我的父母 Julio 和 Alicia，他们在我参与此书撰写的过程中相继辞世。

*EC*

谨以此书献给 Anne、Yaelle、Sanja 和 Walter。

*TB*

我的两个可爱的孩子 Elliott 和 Abigail，从他们记事以来我就一直投身于本书的撰写工作中。我希望令我们为之着迷并不懈努力的这个目标、作为一个团队通力协作所完成的这项工作，是有意义并值得我们为此付出时间和精力的。我的妻子 Victoria 像她的母亲 Sara 一样从事极其繁忙和严苛的法律工作，但她仍一如既往地全力支持我的工作。我的父母 Joe 和 Glenda，总是给予我充分的自由去追求自己所热爱的事业，他们的鼓励和支持对我来说是一份珍贵的礼物，我将同样把它送给我的孩子。

*AL*

谨以此书献给我的妻子同时也是我最好的朋友 Gracie。

*PHM*

# 缩略词

| | |
|---|---|
| 5-ARD | 5- α -reductase<br>5- α 还原酶 |
| AA | alopecia areata<br>斑秃 |
| ACE | angiotensin converting enzyme [ inhibitor ]<br>血管紧张素转换酶（抑制剂） |
| AgNORS | argyrophilic nucleolar organizer regions<br>核仁组成区银染色 |
| AHNMD | associated clonal hematological non-mast cell lineage disease<br>伴克隆性造血系统非肥大细胞疾病 |
| AIDS | acquired immunodeficiency syndrome<br>获得性免疫缺陷综合征 |
| AILD | angioimmunoblastic lymphadenopathy with dysproteinemia<br>血管免疫母细胞性淋巴结病伴异常蛋白血症 |
| ALA | aminolevulinic acid<br>氨基酮戊酸 |
| ALK | anaplastic lymphoma kinase<br>间变性淋巴瘤激酶 |
| ALK1 | activin-like receptor kinase 1<br>激活素受体样激酶 1 |
| ALM | acral lentiginous melanoma<br>肢端雀斑样黑素瘤 |
| AN | acanthosis nigricans<br>黑棘皮病 |
| ANA | antinuclear antibodies<br>抗核抗体 |
| ANCA | antineutrophil cytoplasmic antibodies<br>抗中性粒细胞胞质抗体 |
| API2 | apoptosis inhibitor-2<br>凋亡抑制因子 2 |
| ARC | AIDS-related complex<br>艾滋病相关综合征 |
| ATF1 | activating transcription factor 1<br>转录激活因子 1 |
| ATLL | adult T-cell leukemia/lymphoma<br>成人 T 细胞白血病 / 淋巴瘤 |
| BANS | back，arm，neck and scalp [ sites ]<br>背部、上臂、颈部与头皮 |
| BB | mid borderline leprosy<br>中间界线类麻风 |
| BCC | basal cell carcinoma<br>基底细胞癌 |
| BCG | bacille Calmette-Guérin<br>卡介苗 |
| B-FGF | basic fibroblast growth factor<br>碱性成纤维细胞生长因子 |
| BIDS | brittle sulfur-deficient hair，intellectual impairment，decreased fertility and short stature<br>缺硫脆发、智力障碍、生育力低下和身材矮小 |
| BL | borderline lepromatous leprosy<br>偏瘤型界线类麻风 |
| BLAISE | Blaschko linear acquired inflammatory skin eruption<br>Blaschko 线状获得性炎症性皮肤疹 |
| BMP | bone morphogenetic protein<br>骨形态生成蛋白 |
| BP | bullous pemphigoid<br>大疱性类天疱疮 |
| BPA | bullous pemphigoid antigen<br>大疱性类天疱疮抗原 |
| BSAP | B-cell-specific activator protein<br>B 细胞特异性激活蛋白 |
| BSLE | bullous systemic lupus erythematosus<br>大疱性系统性红斑狼疮 |
| BT | borderline tuberculoid leprosy<br>偏结核样型界线类麻风 |
| C3NeF | C3 nephritic factor<br>C3 肾炎因子 |
| CAD | chronic actinic dermatitis<br>慢性光化性皮炎 |

cAMP cyclic adenosine 3′-5′-monophosphate
环腺苷 3′-5′ 单磷酸

c-ANCA cytoplasmic-antineutrophil cytoplasmic antibodies
胞质型抗中性粒细胞胞质抗体

CDC Centers for Disease Control and Prevention
疾病预防控制中心

CEA carcinoembryonic antigen
癌胚抗原

CGRP calcitonin-gene-related polypeptide
降钙素基因相关肽

CHILD congenital hemidysplasia with ichthyosiform nevus and limb defects [syndrome]
先天性偏侧发育不良–鱼鳞病样红皮病–四肢畸形（综合征）

CK cytokeratin
细胞角蛋白

CLA cutaneous lymphocyte antigen
皮肤淋巴细胞抗原

CLL chronic lymphocytic leukemia
慢性淋巴细胞白血病

CMG capillary morphogenesis protein
毛细血管形态发生蛋白

CNS central nervous system
中枢神经系统

CP cicatricial pemphigoid（mucous membrane pemphigoid）
瘢痕性类天疱疮（黏膜类天疱疮）

CRASP complement regulator-acquiring surface protein
补体调节获得表面蛋白

CREST calcinosis，Raynaud's phenomenon，esophageal dysfunction，sclerodactyly，telangiectasis [syndrome]
钙沉着症、雷诺现象、食管蠕动功能障碍、指端硬化、毛细血管扩张（综合征）

CTCL cutaneous T-cell lymphoma
皮肤 T 淋巴细胞瘤

dcSSc diffuse cutaneous systemic sclerosis
弥漫性皮肤型系统硬化症

DDEB dominant dystrophic epidermolysis bullosa
显性遗传营养不良型大疱性表皮松解症

DEB dystrophic epidermolysis bullosa
营养不良型大疱性表皮松解症

DH dermatitis herpetiformis
疱疹样皮炎

DIC disseminated intravascular coagulation
弥散性血管内凝血

DIMF direct immunofluorescence
直接免疫荧光

DLE discoid lupus erythematosus
盘状红斑狼疮

DNCB dinitrochlorobenzene
二硝基氯苯

DSAP disseminated superficial actinic porokeratosis
播散性浅表性光化性汗孔角化症

Dsc desmocollin
桥粒胶蛋白

dsDNA double-stranded DNA
双链 DNA

Dsg desmoglein
桥粒黏蛋白

DSP disseminated superficial porokeratosis
播散性浅表性汗孔角化症

EB epidermolysis bullosa
大疱性表皮松解症

EBA epidermolysis bullosa acquisita
获得性大疱性表皮松解症

EBS epidermolysis bullosa simplex
单纯型大疱性表皮松解症

EBS-DM epidermolysis bullosa simplex，Dowling-Meara
Dowling-Meara 型单纯型大疱性表皮松解症

EBS-K epidermolysis bullosa simplex，Koebner
Koebner 型单纯型大疱性表皮松解症

EBS-MD epidermolysis bullosa simplex with muscular dystrophy
单纯型大疱性表皮松解症伴肌肉萎缩

EBS-WC epidermolysis bullosa simplex，Weber-Cockayne
Weber-Cockayne 型单纯型大疱性表皮松解症

EBV Epstein-Barr virus
EB 病毒

ECE endothelin-converting enzyme
内皮肽转化酶

ECM extracellular membrane
细胞外膜

EDS Ehlers-Danlos syndrome
Ehlers-Danlos 综合征

| | | |
|---|---|---|
| EGFR | endothelial growth factor receptor<br>内皮生长因子受体 |
| ELAM | endothelial leukocyte adhesion molecule<br>内皮细胞白细胞黏附分子 |
| ELISA | enzyme-linked immunosorbent assay<br>酶联免疫吸附试验 |
| EM | electron microscopy<br>电子显微镜 |
| EMA | epithelial membrane antigen<br>上皮膜抗原 |
| ENA | extractable nuclear antigen<br>可提取性核抗原 |
| ENL | erythema nodosum leprosum<br>麻风结节性红斑 |
| EPPER | eosinophilic, polymorphic and pruritic eruption associated with radiotherapy<br>与放疗相关的嗜酸性、多形性和瘙痒性皮疹 |
| EPPK | epidermolytic palmoplantar keratoderma<br>表皮松解性掌跖角皮病 |
| EPS | extracellular polysaccharide substance<br>胞外多糖物质 |
| ESR | erythrocyte sedimentation rate<br>红细胞沉降率 |
| ETA | exfoliative toxin A<br>剥脱性毒素 A |
| ETB | exfoliative toxin B<br>剥脱性毒素 B |
| EV | epidermodysplasia verruciformis<br>疣状表皮发育不良 |
| EWSR1 | Ewing's sarcoma [ proto-oncogene ]<br>尤因肉瘤（原癌基因） |
| FACE | facial Afro-Caribbean childhood eruption<br>非裔加勒比人儿童期面部疹 |
| FADS | fetal akinesia deformation sequence<br>运动功能丧失变形序列 |
| FAMMM | familial atypical multiple mole melanoma [ syndrome ]<br>家族性非典型多痣黑素瘤（综合征） |
| FAP | familial adenomatous polyposis<br>家族性腺瘤性息肉病 |
| FAPA | fever, aphthous stomatitis, pharyngitis, adenitis [ syndrome ]<br>发热、口疮性口炎、咽炎、淋巴结炎（综合征） |
| FHIT | fragile histidine triad<br>脆性组氨酸三联体 |
| FIGURE | facial idiopathic granulomata with regressive evolution<br>面部特发性自愈性肉芽肿 |
| FISH | fluorescent in situ hybridization<br>荧光原位杂交 |
| GA | granuloma annulare<br>环状肉芽肿 |
| GABEB | generalized atrophic benign epidermolysis bullosa<br>泛发性萎缩性良性大疱性表皮松解 |
| GCDFP | gross cystic disease fluid protein<br>巨囊性病流质蛋白 |
| G-CSF | granulocyte-colony stimulating factor<br>粒细胞集落刺激因子 |
| GFAP | glial fibrillary acidic protein<br>胶质细胞原纤维酸性蛋白 |
| GM-CSF | granulocyte-macrophage colony stimulating factor<br>粒细胞–巨噬细胞集落刺激因子 |
| GSE | gluten-sensitive enteropathy<br>谷胶敏感性肠病 |
| GVHD | graft-versus-host disease<br>移植物抗宿主病 |
| HA | hyperandrogenism<br>雄激素增多症 |
| HAART | highly active antiretroviral therapy<br>高效抗逆转录病毒疗法 |
| HAIR-AN | hyperandrogenism-insulin resistance-acanthosis nigricans [ syndrome ]<br>雄激素增多症–胰岛素抵抗–黑棘皮病（综合征） |
| HBV | hepatitis B virus<br>乙型肝炎病毒 |
| HDL | high density lipoprotein<br>高密度脂蛋白 |
| HF | hemorrhagic fever<br>出血热 |
| HG | herpes gestationis<br>妊娠疱疹 |
| HHV | human herpesvirus<br>人类疱疹病毒 |
| HIT | heparin-induced thrombocytopenia [ syndrome ]<br>肝素诱导性血小板减少症 |

HIV human immunodeficiency virus
人类免疫缺陷病毒

HLA human leukocyte antigen
人类白细胞抗原

HMFG human milk fat globulin
人乳脂球蛋白

HNPCC hereditary non-polyposis colorectal carcinoma [ syndrome ]
遗传性非息肉性结直肠癌（综合征）

HPF（hpf） high power fields
高倍视野

HPL hyperlipoproteinemia
高脂蛋白血症

HPV human papillomavirus
人乳头瘤病毒

HRF histamine-releasing factor
组胺释放因子

HSP heat shock protein
热休克蛋白

HSV herpes simplex virus
单纯疱疹病毒

HTLV human T-cell lymphotropic virus
人嗜 T 淋巴细胞病毒

hTR telomerase RNA
端粒酶 RNA

HUS hemolytic uremic syndrome
溶血性尿毒症综合征

IBIDS ichthyosis and BIDS（see BIDS above）
鱼鳞病和 BIDS（见 BIDS）

ICAM intercellular adhesion molecule
细胞间黏附分子

ICH indeterminate cell histiocytosis
未定类细胞组织细胞增多症

IDL intermediate density lipoproteins
中密度脂蛋白

IEN intraepidermal neutrophilic [ IgA dermatosis variant ]
表皮内嗜中性皮病（IgA 皮病变异型）

IFAP ichthyosis follicularis-alopecia-photophobia [ syndrome ]；intermediate filament associated protein
毛囊性鱼鳞病、秃发及畏光（综合征）；中间丝结合蛋白

IFN interferon
干扰素

Ig immunoglobulin
免疫球蛋白

IIMF indirect immunofluorescence
间接免疫荧光

ILVEN inflammatory linear verrucous epidermal nevus
炎性线状疣状表皮痣

IMF immunofluorescence
免疫荧光

IP inducible protein；immunoprecipitation
诱导蛋白；免疫沉淀

IR insulin resistance
胰岛素抵抗

ISSVD International Society for the Study of Vulvovaginal Disease
国际外阴阴道疾病研究协会

JEB junctional epidermolysis bullosa
交界型大疱性表皮松解症

JEB-H junctional epidermolysis bullosa，Herlitz
Herlitz 型交界型大疱性表皮松解症

JEB-nH junctional epidermolysis bullosa，non-Herlitz
非 Herlitz 型交界型大疱性表皮松解症

JEB-PA junctional epidermolysis bullosa with pyloric atresia
交界型大疱性表皮松解症伴幽门闭锁

KID keratitis-ichthyosis-deafness [ syndrome ]
角膜炎–鱼鳞病–耳聋（综合征）

KOH potassium hydroxide
氢氧化钾

KPAF keratosis pilaris atrophicans facei
面部萎缩性毛发角化病

L&H cells lymphocytic and/or histiocytic Reed-Sternberg cell variants
淋巴细胞性和（或）组织细胞性 R-S 细胞变型细胞

LAD linear IgA disease
线状 IgA 病

LATS long-acting thyroid stimulator
长效甲状腺刺激因子

LCA leukocyte common antigen
白细胞共同抗原

LCH Langerhans’ cell histiocytosis
朗格汉斯细胞组织细胞增生症

lcSSc limited cutaneous systemic sclerosis
局限性皮肤型系统性硬化病

LDL low density lipoprotein
低密度脂蛋白

LE lupus erythematosus
红斑狼疮

LFA lymphocyte function-associated antigen
淋巴细胞功能相关抗原

LH-RH luteinizing hormone-releasing hormone
黄体生成素释放激素

LL lamina lucida；lepromatous leprosy
透明板；瘤型麻风

LP lichen planus
扁平苔藓

LPP lichen planus pemphigoides
类天疱疮样扁平苔藓

LS lichen sclerosus
硬化性苔藓

LYVE lymphatic vessel endothelial［hyaluronan receptor］
淋巴管内皮细胞（透明质酸受体）

MAC membrane attack complex
膜攻击复合物

MAI M. avium intracellulare
鸟胞内分枝杆菌

MALT mucosa-associated lymphoid tissue
黏膜相关淋巴样组织

MART-1 melanoma antigen recognized by T-cells 1
T 细胞识别的黑素瘤抗原 1

MBP myelin basic protein
髓鞘碱性蛋白

MC1R melanocortin-1 receptor
黑皮素 -1 受体

MCGN mesangiocapillary glomerulonephritis
膜毛细血管性肾小球肾炎

MCP molecule chemoattractant protein
分子趋化蛋白

M-CSF macrophage colony stimulating factor
巨噬细胞集落刺激因子

MCTD mixed connective tissue disease
混合性结缔组织病

MDR multidrug resistance gene
多重耐药基因

Mel-CAM melanoma cell adhesion molecule
黑素瘤细胞黏附分子

MEN multiple endocrine neoplasia［syndrome］
多发性内分泌瘤病（综合征）

MFH malignant fibrous histiocytoma
恶性纤维组织细胞瘤

MGS/GRO melanoma growth stimulatory activity
黑素瘤生长刺激活性

MHC major histocompatibility complex
主要组织相容性复合体

miH minor histocompatibility complex
次要组织相容性复合体

MITF microphthalmia transcription factor
小眼畸形转录因子

MMP matrix metalloproteinase
基质金属蛋白酶

MMR mismatch repair
错配修复

MSA muscle-specific actin
肌特异性肌动蛋白

MSI microsatellite instability
微卫星不稳定性

NADH nicotine adenine dinucleotide
烟酰胺腺嘌呤二核苷酸

nDNA native［double-stranded］DNA
天然（双链）DNA

NEMO nuclear factor［NF］-kappaB gene modulator
核因子 κB 基因调谐子

NF necrotizing fasciitis
坏死性筋膜炎

NF Ⅰ neurofibromatosis type Ⅰ
Ⅰ型神经纤维瘤病

NF Ⅱ neurofibromatosis type Ⅱ
Ⅱ型神经纤维瘤病

NFP neurofilament protein
神经丝蛋白

NIH National Institutes of Health
国立卫生研究院

NISH non-isotopic in situ hybridization
非同位素原位杂交

NK natural killer
自然杀伤

NL necrobiosis lipoidica
类脂质渐进性坏死

NRAMP1 natural resistance-associated macrophage protein 1
自然抗性相关巨噬细胞蛋白 1

NSAIDs non-steroidal anti-inflammatory drugs
非甾体抗炎药

NSE neuron-specific enolase
神经元特异性烯醇化酶

OL-EDA-ID osteopetrosis，lymphedema，anhidrotic ectodermal dysplasia，immunodeficiency [ syndrome ]
骨硬化病、淋巴水肿、无汗性外胚叶发育不良、免疫缺陷（综合征）

ORF open reading frame
可读框

PAIN perianal intraepithelial neoplasia
肛周上皮内瘤

p-ANCA perinuclear-antineutrophil cytoplasmic antibodies
核周型抗中性粒细胞胞质抗体

PAPA pyogenic sterile arthritis，pyoderma gangrenosum and acne [ syndrome ]
化脓性无菌性关节炎，坏疽性脓皮病、痤疮（综合征）

PAS periodic acid-Schiff
过碘酸–希夫

PBG porphobilinogen
胆色素原

PCNA proliferating cell nuclear antigen
增殖细胞核抗原

PCR polymerase chain reaction
聚合酶链反应

PDGF β platelet-derived growth factor β
血小板源生长因子 β

PECAM platelet endothelial cell adhesion molecule
血小板内皮细胞黏附分子

PEComa perivascular epithelioid cell tumor
血管周上皮样细胞瘤

PGL phenolic glycolipid
酚糖脂

PGP protein gene product
蛋白基因产物

PGWG purely granulomatous Wegener's granulomatosis
单纯性肉芽肿性韦格纳肉芽肿病

PI protease inhibitor
蛋白酶抑制剂

PIBIDS photosensitivity and IBIDS（see IBIDS above）
光敏性和 IBIDS（见 IBIDS）

PILA papillary intralymphatic angioendothelioma
乳头状淋巴管内血管内皮瘤

PLEVA pityriasis lichenoides et varioliformis acuta
急性痘疮样苔藓样糠疹

PNET primitive neuroectodermal tumor
原发性神经外胚层瘤

POEMS polyneuropathy，organomegaly，endocrinopathy，M-protein and skin changes [ syndrome ]
多发性神经病变、器官巨大症、内分泌病、M- 蛋白和皮肤改变（综合征）

PPD purified protein derivative
纯蛋白衍生物

PPDL pure and primitive diffuse leprosy
单纯原始性麻风

PPK palmoplantar keratoderma
掌跖角化病

pRB retinoblastoma protein
视网膜母细胞瘤蛋白

PSS progressive systemic sclerosis
进行性系统性硬化

PTEN phosphatase and tensin homolog
同源性磷酸酶–张力蛋白

PUPPP pruritic urticarial papules and plaques of pregnancy
妊娠瘙痒性荨麻疹性丘疹及斑块

PUVA psoralen plus ultraviolet light of A [ long ] wavelength
补骨脂素联合长波紫外光疗法

r IL-2 recombinant interleukin 2
重组白细胞介素 2

RBC red blood cell
红细胞

RDEB recessive dystrophic epidermolysis bullosa
隐性营养不良性大疱性表皮松解

RDEB-HS recessive dystrophic epidermolysis bullosa，Hallopeau-Siemens
隐性营养不良性大疱性表皮松解（Hallopeau-Siemens）

RDEB-nHS recessive dystrophic epidermolysis bullosa，non-Hallopeau-Siemens
隐性营养不良性大疱性表皮松解（非 Hallopeau-Siemens）

RER rough endoplasmic reticulum
粗面内质网

| | | |
|---|---|---|
| RNP | ribonucleoprotein<br>核糖核蛋白 |
| RT-PCR | reverse transcription polymerase chain reaction<br>逆转录聚合酶链反应 |
| SA | syphilitic alopecia<br>梅毒性脱发 |
| SA1 | slowly adapting type-1［mechanoreceptor］<br>慢适应型 -1（机械刺激感受器） |
| SALE | summertime actinic lichenoid eruption<br>夏季光化性苔藓样疹 |
| SALT | skin-associated lymphoid tissue<br>皮肤相关淋巴样组织 |
| SAPHO | synovitis，acne，pustulosis，hyperostosis，osteitis［syndrome］<br>滑膜炎、痤疮、脓疱病、骨肥厚、骨髓炎（综合征） |
| SCC | squamous cell carcinoma<br>鳞状细胞癌 |
| SCH | squamous cell hyperplasia<br>鳞状细胞增生 |
| SCID | severe combined immunodeficiency<br>重症联合免疫缺陷 |
| SCLE | subacute cutaneous lupus erythematosus<br>亚急性皮肤红斑狼疮 |
| scRNP | small cytoplasmic ribonuclear protein<br>小胞质核糖核蛋白 |
| SEA | staphylococcal enterotoxin A<br>金黄色葡萄球菌肠毒素 A |
| SEB | staphylococcal enterotoxin B<br>金黄色葡萄球菌肠毒素 B |
| Shh | Sonic Hedgehog<br>音猬因子 |
| SIBIDS | osteosclerosis and IBIDS<br>骨硬化和 IBIDS |
| SIL | squamous intraepithelial lesion<br>鳞状上皮内病变 |
| SLE | systemic lupus erythematosus<br>系统性红斑狼疮 |
| SLL | small lymphocytic lymphoma<br>小淋巴细胞性淋巴瘤 |
| SMA | smooth muscle actin<br>平滑肌肌动蛋白 |
| snRNP | small nuclear ribonuclear protein<br>小核核糖核蛋白 |
| SPD | subcorneal pustular dermatosis<br>角层下脓疱性皮肤病 |
| SPRRs | small proline rich proteins/cornifins<br>富含脯氨酸小蛋白 / 角蛋白 |
| SPTL | subcutaneous panniculitis-like T-cell lymphoma<br>皮下脂膜炎样 T 细胞淋巴瘤 |
| SRP | signal recognition particle<br>信号识别颗粒 |
| ssDNA | single-stranded DNA<br>单链 DNA |
| SSSS | staphylococcal scalded skin syndrome<br>葡萄球菌性烫伤样皮肤综合征 |
| STD | sexually transmitted disease<br>性传播疾病 |
| sub-LD | sub-lamina densa<br>致密板下带 |
| TCR | T-cell receptor<br>T 细胞受体 |
| TEN | toxic epidermal necrolysis<br>中毒性表皮坏死松解症 |
| TFIIH | transcription/DNA repair factor IIH<br>转录 /DNA 修复因子 IIH |
| TGF | transforming growth factor<br>转化生长因子 |
| thio-TEPA | triethylene thiophosphoramide<br>三亚乙基硫代磷酰胺 |
| TIMP | tissue inhibitor of metalloproteinase<br>金属蛋白酶组织抑制物 |
| TNF | tumor necrosis factor<br>肿瘤坏死因子 |
| TORCH | toxoplasmosis，other infections，rubella，cytomegalovirus and herpes simplex［syndrome］<br>弓形虫病，其他感染，风疹病毒，巨细胞病毒，单纯疱疹病毒（综合征） |
| TRAPS | tumor necrosis factor receptor-associated periodic syndrome<br>肿瘤坏死因子受体相关周期性综合征 |
| TSST | toxic shock syndrome toxin<br>中毒性休克综合征毒素 |
| TT | tuberculoid leprosy<br>结核样型麻风 |
| tTA | tetracycline transactivator［transcription factor］<br>四环素反式激活因子（转录因子） |

TTF-1 thyroid-transcription factor 1
甲状腺转录因子 -1

tTG tissue transglutaminase
组织型转谷氨酰胺酶

TTP thrombotic thrombocytopenic purpura
血栓性血小板减少性紫癜

UPS undifferentiated pleomorphic sarcoma
未分化多形性肉瘤

URO uroporphyrinogen
尿卟啉原

URO-D uroporphyrinogen decarboxylase
尿卟啉原脱羧酶

URR upstream regulatory region
上游调控区

UV ultraviolet
紫外线

UVA ultraviolet A
紫外线 A

UVB ultraviolet B
紫外线 B

UVL ultraviolet light
紫外光

VCAM vascular cell adhesion molecule
血管细胞黏附分子

VEGF vascular endothelial growth factor
血管内皮生长因子

VEGFR vascular endothelial growth factor receptor
血管内皮生长因子受体

VIN vulval intraepithelial neoplasia
外阴上皮内瘤变

VIP vasoactive intestinal peptide
血管活性肠肽

VLDL very low density lipoprotein
极低密度脂蛋白

VZV varicella-zoster virus
水痘–带状疱疹病毒

wrfr wrinkle free［mouse model］
抗皱小鼠模型

XP xeroderma pigmentosum
着色性干皮病

（董正邦译　孙建方校）

# 目　录

## 上　卷

# 下 卷

# 第 1 章 皮肤的结构和功能

*John A. McGrath*



皮肤是覆盖于体表的双层膜结构，由细胞分层排列的表皮和表皮下真皮结缔组织构成。成年人皮肤重量超过 5 kg，被覆体表面积约 2 $m^2$。表皮主要由角质形成细胞组成，厚度约为 0.05 ～ 0.1 mm。真皮由胶原纤维、弹力纤维和基质组成，不同部位的皮肤厚度显著不同，从眼睑或阴囊处 0.5 mm 至背部 5 mm 不等（图 1.1）。

真皮分为两部分，较为表浅的真皮乳头层和其下较厚的真皮网状层，乳头层与其下方的网状层以真皮内浅层血管丛为界。真皮以下是一层皮下脂肪，以一层横纹肌的残留层与下方组织相隔。

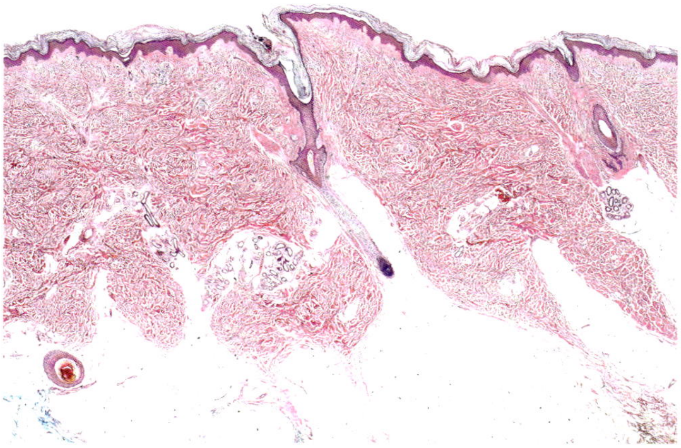

**图 1.1** 前臂皮肤：可见较薄表皮。可与图 1.5 背部的真皮厚度对比

## 皮肤的特性

皮肤最主要的作用是对外环境的机械性屏障作用。角质形成细胞包膜和角质层能够限制皮肤内水分的丢失，同时角质形成细胞来源的内源性抗菌素（防御素和 cathelicidin）具有针对细菌、病毒和真菌的天然免疫防御作用。表皮内还有大约 $2 \times 10^9$ 个朗格汉斯细胞组成的网络，朗格汉斯细胞如同哨兵一样监视着表皮所处的外环境并针对外界微生物感染启动机体的免疫反应。黑色素主要分布于基底层角质形成细胞内，能够保护机体免受紫外线造成的 DNA 损伤。皮肤的另一重要功能是调节体温。真皮浅层或深层的血管丛通过血管扩张和收缩来调节热量的散失。所有体表皮肤均有外泌汗腺（小汗腺）分布，密度为 100 ～ 600/$cm^2$。外泌汗腺具有散热和代谢作用。顶泌汗腺（大汗腺）的分泌物会影响体味。皮脂腺分泌的皮脂具有润滑和防水功能。皮下脂肪具有缓冲创伤的重要作用，并且提供绝缘和热量储备。脂肪组织还具有内分泌功能及组织重建和吞噬作用。甲为指 / 趾末端提供保护，并协助完成捏和撬等动作。毛发具有重要的社会和心理学作用。皮肤还有一个重要的功能便是合成各种代谢物如维生素 D。

## 正常表皮的组织学

尽管不同部位皮肤的基本结构相对一致，我们还是能够通过一些差别来确定其部位。表皮由4层细胞构成：

- 基底细胞层（基底层）
- 棘细胞层（棘层）
- 颗粒细胞层（颗粒层）
- 角质层（角层）

有时在掌跖部位皮肤可见一层嗜酸性的无细胞层，即透明层（图1.2）。

基底细胞为立方形或柱状，细胞核大，典型者核仁显著，可见少量核分裂象。表皮基底层还有透明细胞，它们是黑素细胞。棘层内也可见胞质透明的细胞，是朗格汉斯细胞。偶尔可见Merkel细胞，但在苏木精和伊红染色切片上通常不易辨认。组织切片上棘细胞呈多角形，具有丰富的嗜酸性胞质和卵圆形空泡样核，通常有显著的核仁。颗粒细胞层的特点是具有角质透明颗粒（图1.3）。角质形成细胞逐渐成熟后核仁消失，细胞形态扁平，形成角蛋白板层（角质层）。相邻角质形成细胞游离缘以细胞间桥（棘突或桥粒）相互连接，桥粒在棘细胞层或某些具有明显细胞间水肿（海绵水肿）的病理状态下最显著（图1.4）。

Toker细胞是另一种透明细胞，可在10%的男性和女性的乳头处表皮出现[1]。Toker细胞较大、呈多角形或卵圆形、具有丰富的淡染或透明的胞质、空泡样核，通常包含小而显著的核仁。胞质黏蛋白胭脂红和PAS染色呈阴性[1]。细胞可单个存在，但更常呈小簇状，形成单层管状结构并不少见[1]。它们分布于表皮基底层或基底层上，有时也可见于终末乳腺导管上皮。

Toker细胞的重要性在于它可能被误认为是Paget细胞。在某些特殊的、不伴有导管上皮癌的乳腺Paget病病例，它们被认为是肿瘤细胞的来源[2]。Toker细胞表达CK7、AE1、CAM5.2、上皮膜抗原（epithelial membrane antigen，EMA）、cerbB2、雌激素和孕激素受体[3-4]，不表达p53和CD138。癌胚抗原（carcinoembryonic antigen，CEA）也可表达，但很微弱[4]。相反地，Paget细胞常常表达p53和CD138，而不表达雌激素和孕激素受体[4]。

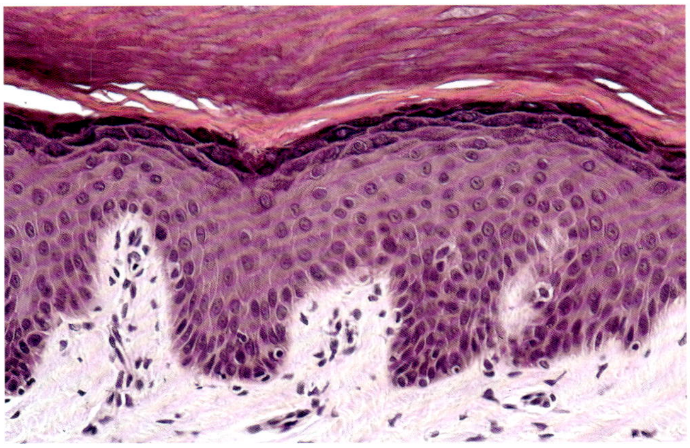

图1.2 掌部皮肤：可见颗粒层和角质层之间嗜酸性的透明层

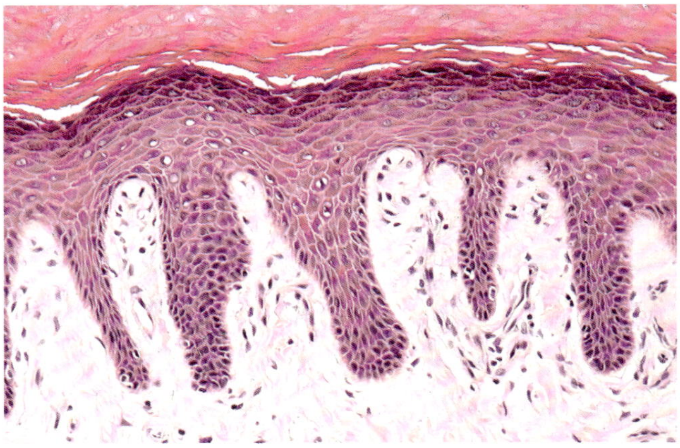

图1.3 掌部皮肤：明显可见的颗粒层

## 皮肤解剖的部位差异

人类皮肤可以分为两类：光滑皮肤（无毛皮肤）和有毛皮肤。掌跖部位为光滑皮肤，其表面沟和嵴交替出现呈沟槽样皮纹（指纹）。光滑皮肤有致密厚实的角质层，其下真皮内分布着被囊感受器，而没有毛囊和皮脂腺。相反地，有毛皮肤内有毛囊和皮脂腺，而没有被囊感受器。身体不同部位皮肤内毛囊的大小、结构和数量均不同。例如，头皮处毛囊大且深及皮下脂肪层，前额处仅有毳毛毛囊，皮脂腺则较大。

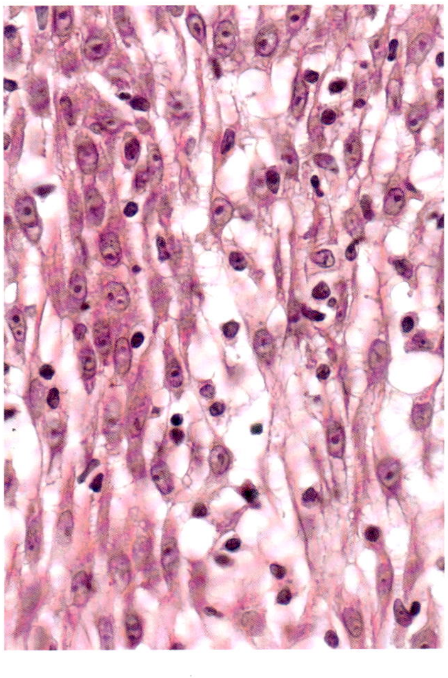

图1.4 海绵水肿：此例急性湿疹患者活检标本中可见细胞间桥（棘突）被拉伸而易见

人一生中毛囊的数量到中年时便不会再有变化，但是终毛和毳毛数量的比例会不断变化。有毛部位如腋窝除了外泌汗腺外还有顶泌汗腺。皮脂腺功能在新生儿期暂时活跃，青春期开始则再次活跃，皮脂腺的活性会影响皮肤表面脂质的组成。表皮-真皮交界处结构也随部位不同而有所差异，主要表现为半桥粒内锚丝纤维复合体数量的差别，下肢的数量多于上肢。不同部位真皮内弹力纤维排列和大小也不同，肛周皮肤弹力纤维较大，阴囊处则几乎没有。不同部位如松弛的眼睑和紧致的手指皮肤内血供也有显著差别。

不同部位皮肤结构差别见图 1.5 ～ 1.20。

## 皮肤的发育

皮肤是由两个胚层成分发育而成。表皮来源于早期原肠胚的表层部分，在原肠胚形成过程中，早期中胚层部分会与表皮内表面接触，最终发育成为真皮，

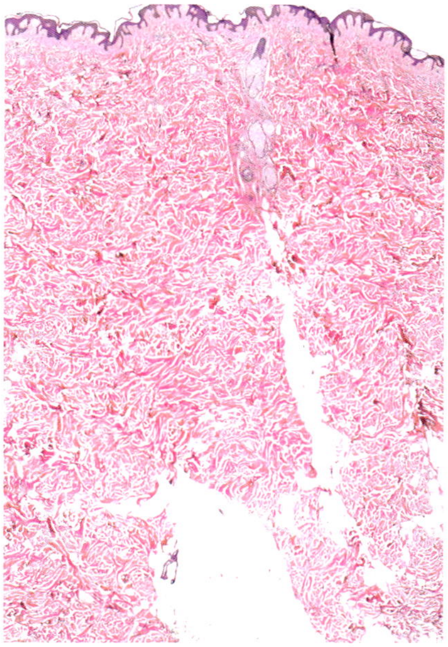

**图 1.5** 下背部皮肤：该部位真皮极厚，特征为宽而平行的胶原束

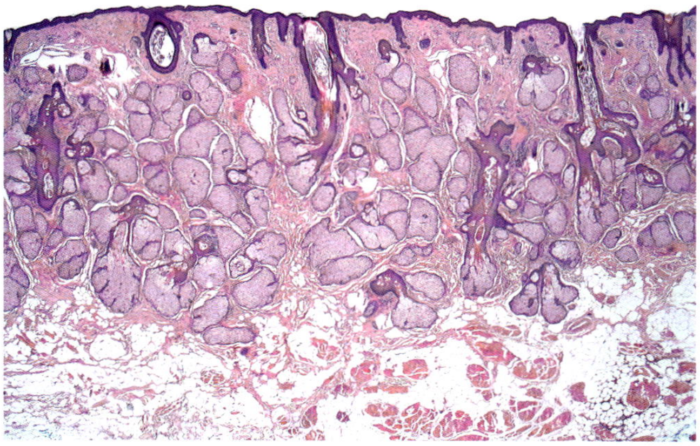

**图 1.6** 鼻部皮肤：可见大量皮脂腺。该部位的皮脂腺通常直接开口于皮肤表面。该现象应注意避免与皮脂腺增生相混淆

并参与表皮结构如毛囊的分化[1]。黑素细胞来源于神经嵴。原肠胚形成之后在胚胎表面形成单层的神经外胚层，这一层细胞在不同分子信号（如成纤维细胞生长因子或骨形态发生蛋白）的影响下将发育成为神经系统或皮肤的上皮结构[2]。胚胎的表皮是由单层的多潜能上皮细胞构成，其外层被覆有哺乳动物特有的一层周皮。周皮对新形成的皮肤提供保护作用，同

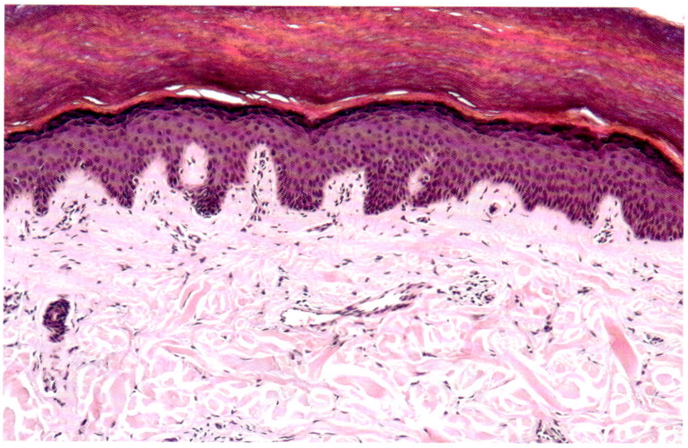

**图 1.7** 掌跖部皮肤：可见显著增厚的角质层和表皮嵴突出。该部位的真皮较为致密。类似特征还出现于手掌部和指趾腹侧

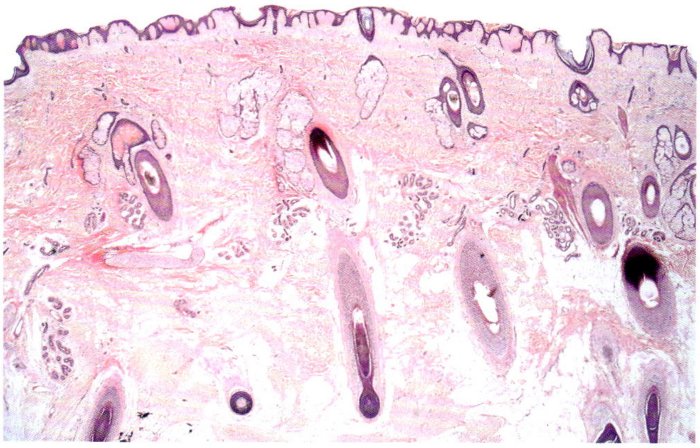

**图 1.8** 头皮皮肤：可见大量终毛毛囊，皮下脂肪层内有很多毛球

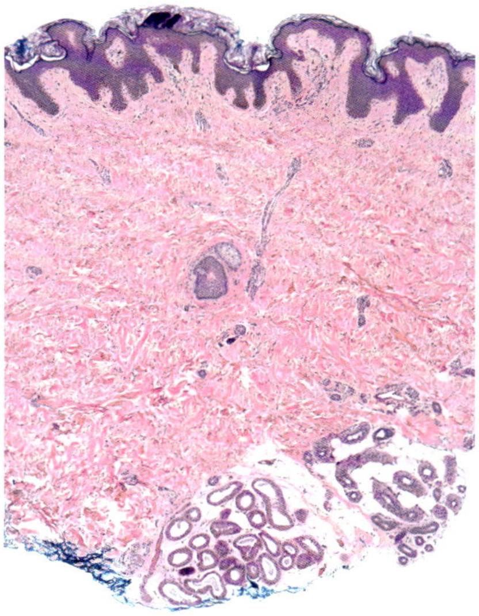

**图 1.9** 腋部皮肤：如视野底部所示，该部位可见大量外泌汗腺

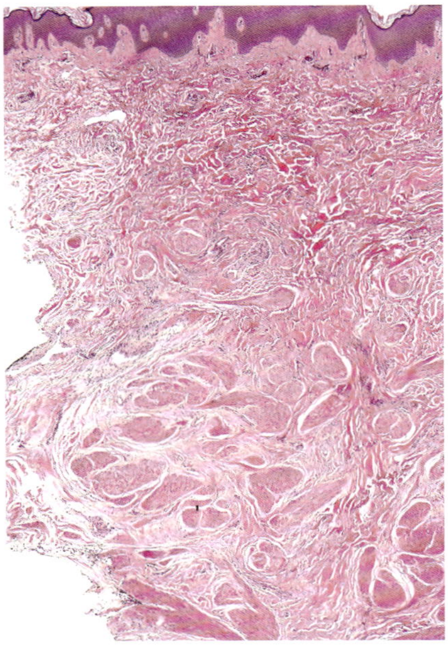

**图 1.10** 乳晕部皮肤：可见大量平滑肌纤维，有时也可见乳腺导管（未显示）

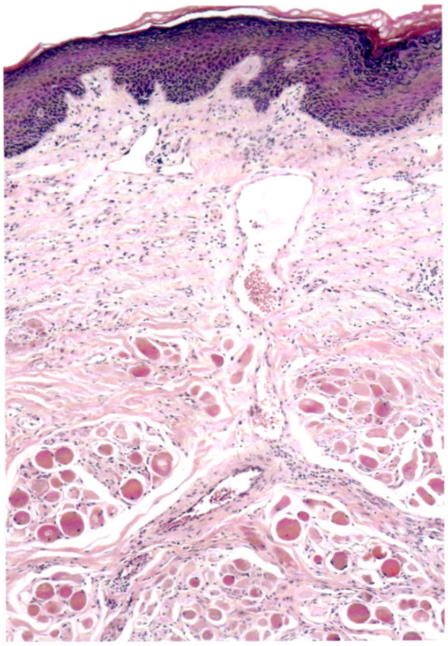

**图 1.11** 唇外侧缘皮肤：注意角化复层鳞状上皮和骨骼肌纤维

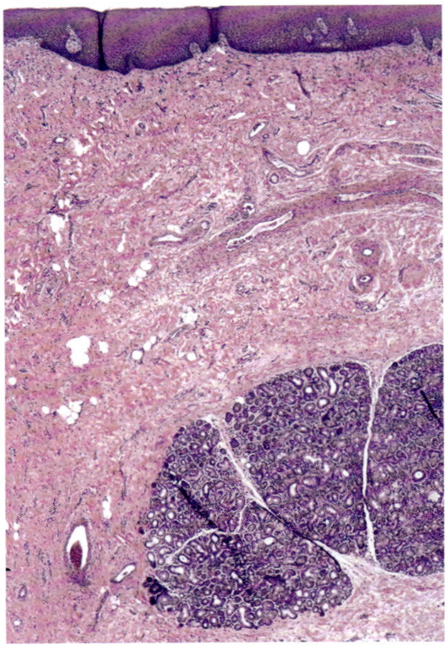

**图 1.12** 唇黏膜侧：该部位鳞状上皮通常不角化。如该视野所显示的小唾液腺是一种常见现象

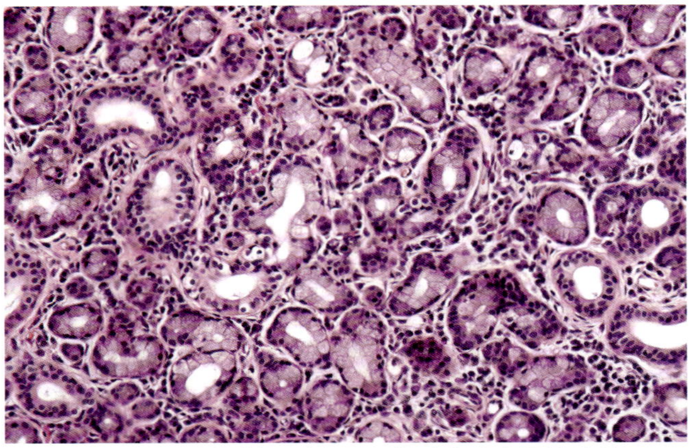

**图 1.13** 唇黏膜侧：图 1.12 所示小唾液腺的近观

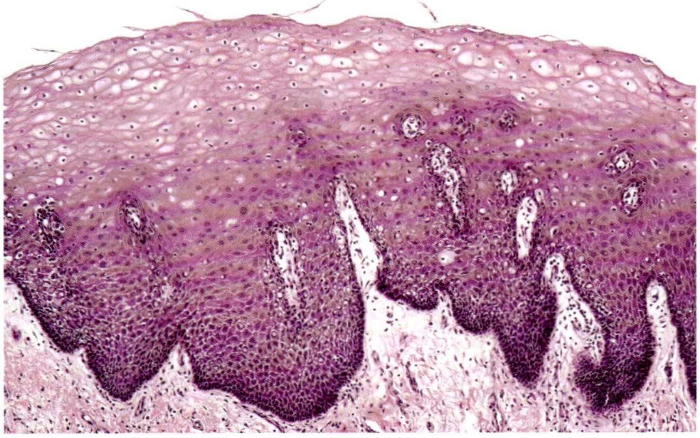

**图 1.14** 唇黏膜侧：角质形成细胞胞质内富含糖原

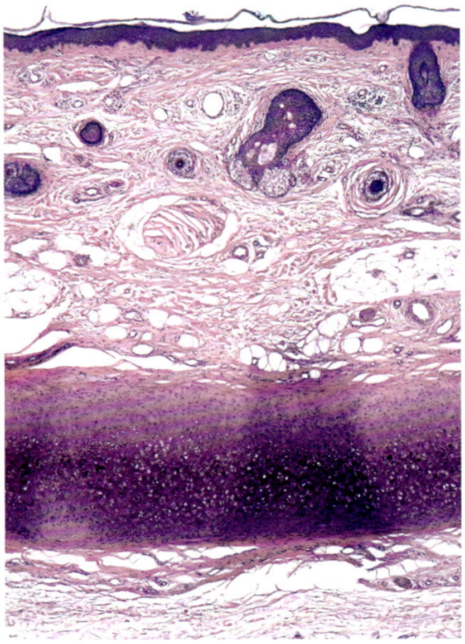

**图 1.15** 耳部皮肤：可见毳毛和覆盖耳轮软骨的较薄真皮

时也是与羊水中物质交换的界面。胚胎的真皮最初富于各种细胞，在胚胎 6 ～ 14 周时，真皮内主要含有三种细胞：星状细胞、吞噬细胞和颗粒分泌细胞，也有成黑素细胞和肥大细胞（图 1.21）。胚胎 14 ～ 21 周时，成纤维细胞增多、活跃，同时也可见到嗜神经细胞、周细胞、黑素细胞、Merkel 细胞和肥大细胞。胚胎 9 周时，毛囊和指 / 趾甲明显可见，掌跖部位出现汗腺[3]。其他部位的汗腺和皮脂腺出现于 15 周。手指和足趾的触摸板（touch pads）在第 6 周出现，第 15 周时发育最为明显。胚胎 9 周时，在眉毛、上唇和下颏部位最早出现毛发。皮脂腺最早发生于毛囊芽的后侧表面呈半球形突起，胚胎 13 ～ 15 周时完全分化形成。朗格汉斯细胞来源于单核细胞-巨噬细胞-组织细胞谱系，胚胎 12 周时进入表皮。Merkel 细胞在胚胎 16 周时出现在指尖、嘴唇、齿龈和甲床的无毛皮肤及一些其他部位。虽然真皮内某些细胞可以从皮节（胚胎体节的侧壁部分）迁移而来并参与表皮的形成，但真皮内大

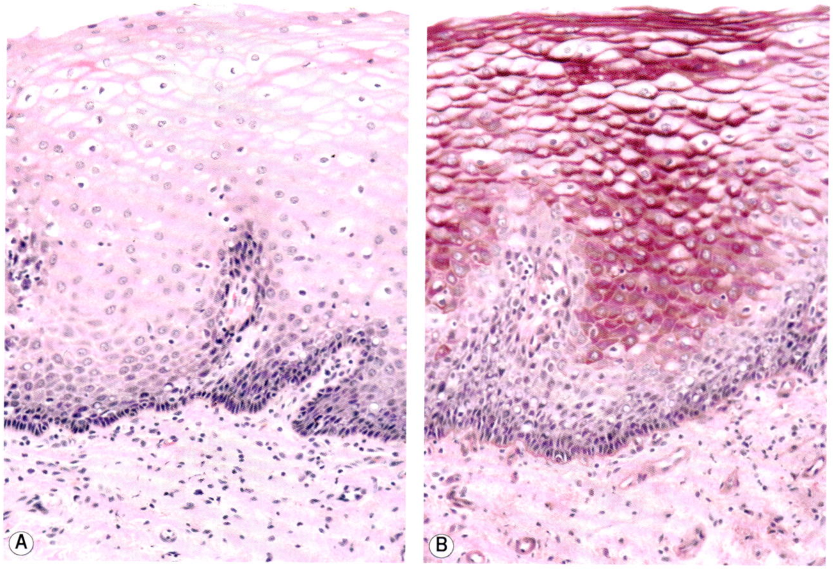

图 1.16 （**A**，**B**）阴道前庭：该部位无角质层和颗粒细胞层。基底层上角质形成细胞的胞质因富含糖原而成透明状，用过碘酸-希夫染色可显示

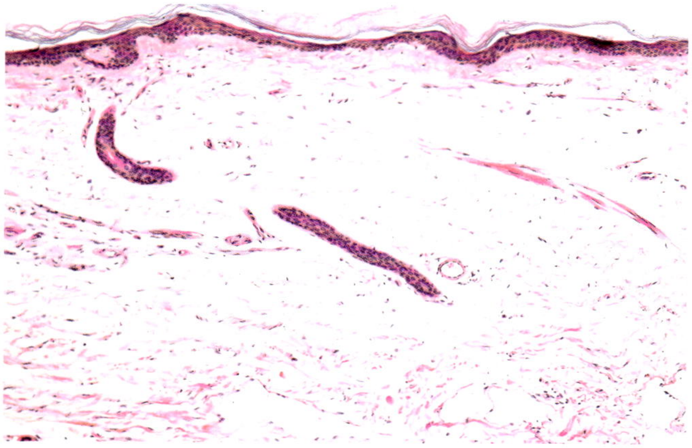

图 1.17 皮肤的变异：一位 92 岁女性前臂的皮肤样本。注意表皮菲薄，真皮萎缩

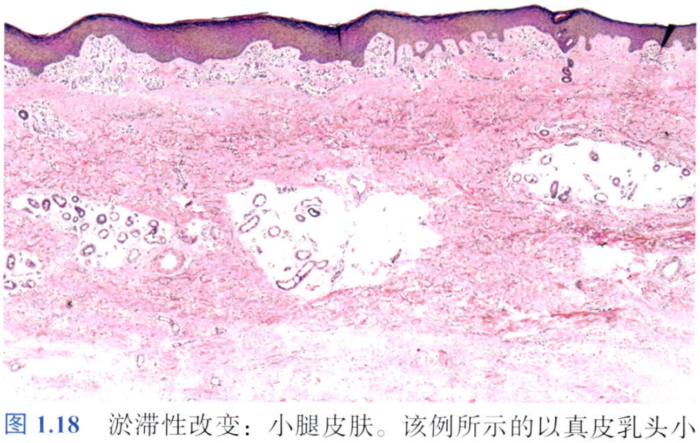

图 1.18 淤滞性改变：小腿皮肤。该例所示的以真皮乳头小叶毛细血管增生为特征的淤滞性改变尽管是一种异常现象，但在小腿极为常见

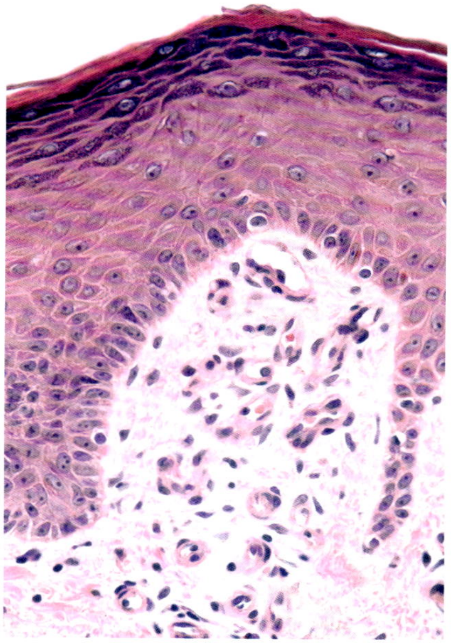

图 1.19 淤滞性改变：高倍镜所见

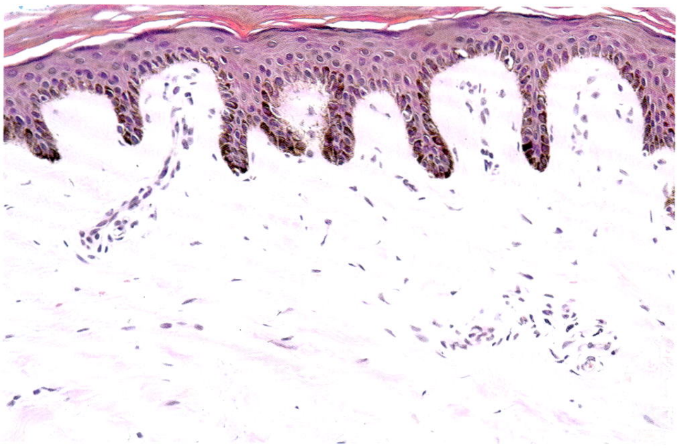

图 1.20 正常皮肤变异：在深肤色种族，基底细胞内显著的黑素沉积是一种正常的组织学表现

部分细胞都是由中胚层迁移而来的间质细胞分化形成[4]。这些间质细胞分化形成血液和结缔组织细胞，包括真皮内成纤维细胞、肥大细胞和皮下组织的脂肪细胞。在胚胎的第 2 个月，真皮和皮下组织并没有清晰的分层，到第 3 个月末真皮内胶原纤维则明显可见。之后逐渐形成真皮乳头层和网状层。第 5 个月时毛囊周围结缔组织鞘形成。胚胎 22 周时出现弹力纤维。

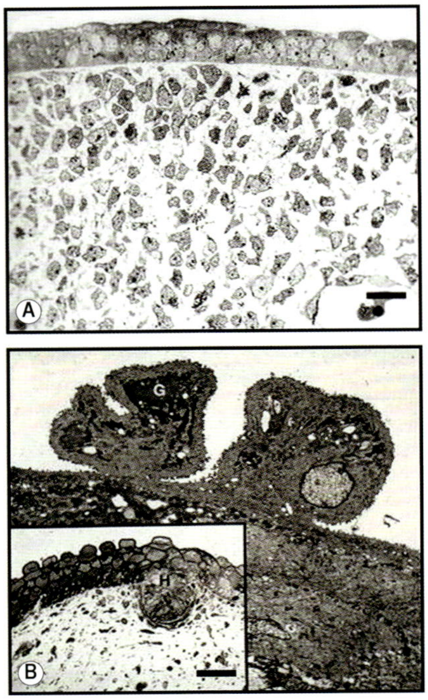


**图 1.21** （**A**，**B**）正常胎儿皮肤的发育：（**A**）孕 7 周时，表皮仅有 2 层细胞，真皮内则富于多种细胞；（**B**）孕 19 周时，皮肤最外层被覆有哺乳动物特有的周皮。图中表面的小泡中充满了糖原（G）。图中还可见毛囊芽（H）。这种表皮向下出芽生长是形成毛囊的第一步。标尺＝ 25 μm

## 角质形成细胞生物学

所有哺乳动物细胞包括角质形成细胞的细胞骨架主要由直径 7 nm 的微丝构成的肌动蛋白、直径 20 ～ 25 nm 的微管构成的微管蛋白和直径 7 ～ 10 nm 的中间丝组成。中间丝有 6 种亚型，角质形成细胞中的中间丝主要由角蛋白构成（图 1.22、1.23）。人类基因组包含 54 个功能性角蛋白基因，位于两个紧密相联的基因簇，在角蛋白基因簇周围散布着许多无功能的假基因[1]。角蛋白基因的表达具有组织特异性。每一种高度特化的上皮组织都含有其特异的角蛋白。毛发和甲的角蛋白含有大量半胱氨酸，易于形成化学交联结构，从而增加细胞骨架的强度。角蛋白的编码基因分为两个基因家族：Ⅰ型（碱性）和Ⅱ

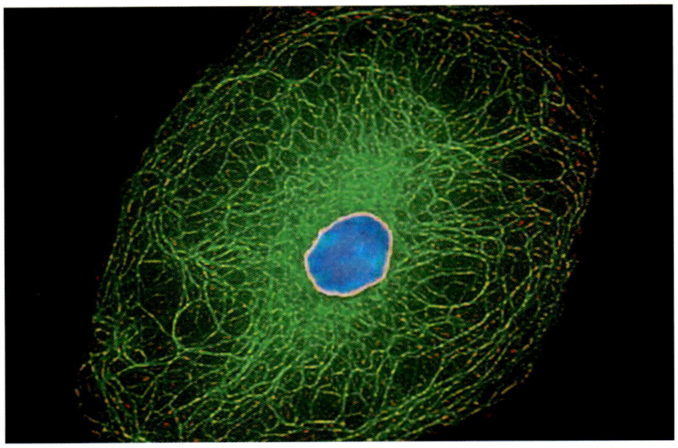

**图 1.22** 角质形成细胞的细胞骨架：角质形成细胞的主要中间丝是角蛋白，如图所示呈绿色

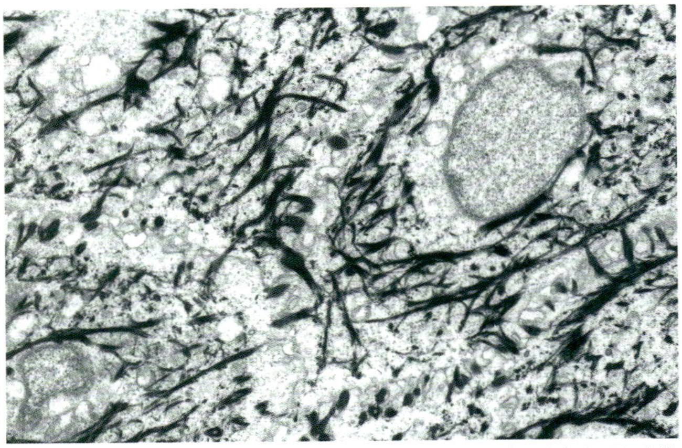

**图 1.23** 正常表皮中层的棘细胞层：大量的角蛋白细丝（张力原纤维）在角质形成细胞胞质中形成交错的网格

型（酸性）。在细胞或组织特异的角蛋白表达过程中，特定的酸性-碱性角蛋白基因对常配对表达。这些成对的角蛋白异二聚体通过复杂的反平行交错排列组装成原纤维和原丝。单层上皮特异性表达 K8/K18 角蛋白对，复层鳞状上皮则表达 K5/K14。表皮基底层上表达 K1/K10 角蛋白对，这是分化的表皮的特征（图 1.24）。角蛋白 K15 主要在毛囊间基底层细胞和包含多分化潜能干细胞的毛囊隆突处的角质形成细胞内表达。K9 和 K2e 仅表达于皮肤：掌跖部位皮肤表达 K9，毛囊间表皮的上层表达 K2e。

除了构成表皮的特征性结构，角蛋白还具有调控细胞信号传导、细胞凋亡和应激反应应答等作用[2]。例如，在创伤修复和银屑病中可见表皮过度增殖，此时基底层上角质形成细胞可迅速表达角蛋白 K6/K16/K17。

目前，54 个已知的角蛋白基因中已有 21 个和单基因遗传病的发病相关，部分角蛋白基因改变也参与一些复杂疾病的发病，如特发性肝病或炎性肠病[3-4]。第一个报道的角蛋白相关遗传病是单纯型大疱性表皮松解症，该病与角蛋白 K5 或 K14 基因突变有关（图 1.25）。大约一半以上的角蛋白基因都在毛囊部位表

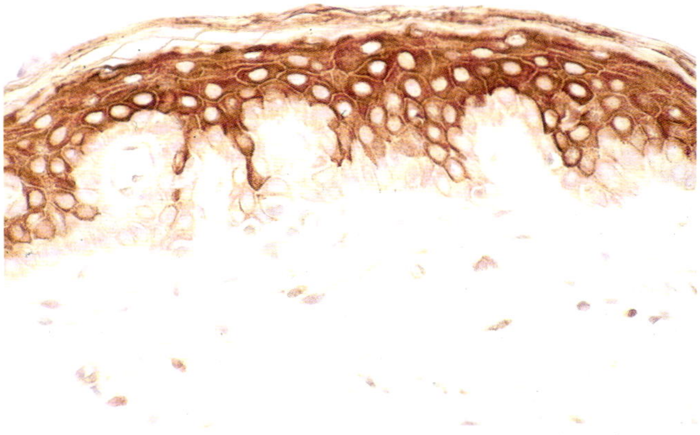

**图 1.24** 正常皮肤：基底层上角质形成细胞表达角蛋白 K1 和 K10（Anti-Keratin1 antibody courtesy of I.M. Leigh，MD，Royal London Hospital Trust，London，UK.）

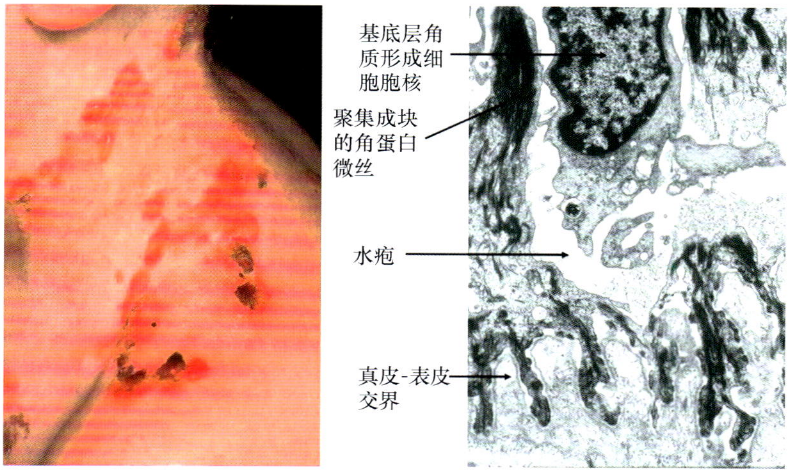


图 1.25 角蛋白 14 基因突变造成的临床病理表现：（左）Dowling-Meara 单纯型大疱性表皮松解症的典型表现，由于 KRT14 基因的杂合错义突变造成；（右）超微结构可见角蛋白微丝被破坏、聚集成块，在真皮-表皮交界上方形成空泡

达，因此这些基因的突变都可能导致念珠状发和毛发及甲的外胚层发育不良的表现[5]。

## 表皮干细胞

为了自我维持、修复和再生，在皮肤毛囊隆突部位即毛囊内表皮基底层和皮脂腺基部存在干细胞（图 1.26）[1]。干细胞能够自我更新，同时还能够分化成不同的细胞[2]。目前还不清楚是否所有的基底层细胞或者仅有一小部分细胞是干细胞[3]。有两种假说，一种认为基底层细胞由表皮增殖单位组成，每一个表皮增殖单位都由一个具有自我更新能力的干细胞和大约 10 个紧密围绕周围的临时扩增细胞组成，每一个临时扩增细胞都能够分裂数次，然后离开基底层进入终末分化阶段[4]。表皮增殖单位向上分化成大的扁平细胞柱，并在顶部呈现为单个六角形表面。这种分化过程属于对称细胞分裂模式，也就是说基底细胞逐渐与其下方基底膜带的黏附性减弱、分层并进入终末分化阶段，最终每一个基底细胞分化成相同数量的子代细胞。另一种理论则认为一部分基底层细胞（大约 70% 以上）具有非对称的分化能力，其纺锤体轴向可从横向转为纵向[5]。这种不对称的细胞分裂模式能够保存一个持续增殖的子代细胞和其他终末分化的子代细胞。因此不对称细胞分裂能够绕开对临时扩增细胞的需求。

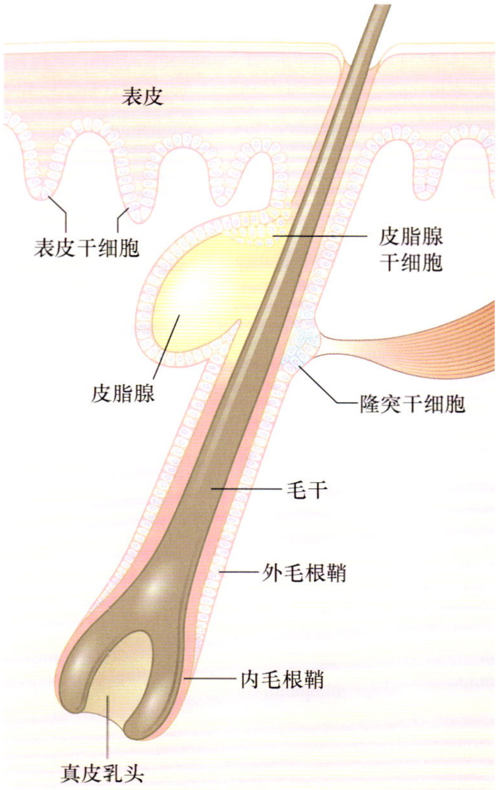


图 1.26 人体皮肤干细胞位置示意图：位于毛囊隆突部位（立毛肌附着处）的干细胞、位于毛囊间表皮基底层内的干细胞和位于皮脂腺基部的干细胞。毛囊隆突部位的干细胞能够产生完整的毛囊皮脂腺单位和毛囊间皮肤

毛囊干细胞位于皮脂腺下方毛囊隆突部位。这些干细胞更替缓慢，表面表达 CD34、VdR、转录因子 TCF3、Sox9、Lhx2 和 NFATc1（图 1.27）。隆突部位的干细胞能分化成为外毛根鞘细胞，后者能够促使毛乳头间质旁的基质细胞快速增殖。基质细胞增殖分

**毛囊间表皮干细胞的分子标记**

α6整合素
β1整合素
p63

**毛囊隆突干细胞的分子标记**

DNA滞留标记
CD34
NFATc1
维生素D受体
TCF3
Sox9
Lhx2

**皮脂腺干细胞的分子标记**

Blimp 1

图 1.27 皮肤内干细胞的分子标记

化形成毛管、内毛根鞘和毛干。毛囊干细胞还能够分化成皮脂腺细胞和毛囊间表皮。尽管具有多向分化潜能，毛囊干细胞只是在维持毛囊皮脂腺单位的稳态过程中发挥作用，只有在皮肤经受创伤后，才发挥促进毛囊间表皮功能恢复的作用[6]。

在皮脂腺基部也发现了干细胞，能够分化成为富含脂质的皮脂腺细胞。除了毛囊、皮脂腺和毛囊间表皮内的干细胞，真皮和皮下脂肪内的其他细胞也具有干细胞特性，例如所谓的皮肤来源的前体细胞（skin-derived precursors，SKPs），具有分化成神经和中胚层相关结构的潜能[7]。另外，真皮内成纤维细胞的一种亚型也具有向脂肪细胞、骨、软骨、神经和肝细胞分化的潜能[8]。

## 皮肤屏障

表皮的主要功能之一是对外环境的屏障作用。终末分化的角质形成细胞通过形成角质细胞包膜而发挥屏障作用。这种物理屏障是高度不可溶的，其特性主要依赖于包膜蛋白在转谷氨酰胺酶催化下形成的谷氨酰赖氨酸异源二肽键[1]。角质细胞包膜由几种不同的蛋白构成，包括外披蛋白和富含脯氨酸的小蛋白（small proline-rich proteins，SPR）家族，后者包括角质蛋白（cornifin）或 SPR1 和 pancornulins。其他包膜蛋白包括 SKALP/ 弹力素（elafin）和 keratolinin/ 胱抑素（cystatin）。一些角质包膜蛋白前体通过颗粒方式转运，如颗粒层内聚集的富含硫的小的光滑的 L 颗粒含有富含半胱氨酸的兜甲蛋白[2]。兜甲蛋白是角质包膜的主要成分。F 颗粒里的丝聚蛋白原对形成角质包膜的作用很小。构成角质包膜的膜相关蛋白包括斑蛋白家族成员、周斑蛋白、包斑蛋白、表斑蛋白（epiplakin）、桥粒斑蛋白和网格蛋白。角质细胞包膜的形成是由细胞内钙离子水平所驱动[3]。当细胞内钙离子浓度升高，斑蛋白和外披蛋白在转谷氨酰胺酶的催化下可形成交联。其他桥粒蛋白也可交联并沿着细胞膜内表面形成支架结构。板层小体分泌成分中的神经酰胺可通过酯化作用结合到支架蛋白的谷氨酰胺残基上。角质细胞包膜包含的其他各种蛋白如 SPRs、repetin、毛透明蛋白、细胞生长抑素 α（cystostatin α）、弹力素（elafin）和 LEP/XP-5（皮肤特异性蛋白）都会增强角质细胞包膜的强度。虽然在角质包膜中大部分桥粒的组分已被降解，角蛋白中间丝（大部分是 K1、K10 和 K2e）仍然可以和残留的桥粒斑蛋白和周斑蛋白交联。

在棘层上部和颗粒层，脂质被合成并包装成片状的膜结合细胞器，称为被膜颗粒、板层颗粒或 Odland 小体（图 1.28）[4]。Odland 小体位置贴近细胞膜，呈高低电子密度层交替出现，中间由等宽的透明层相隔，与细胞膜边缘处包装的扁平盘一致。板层颗粒内含有磷脂、糖脂和游离甾醇，在角质形成细胞向颗粒层移动过程中，细胞内颗粒也会逐渐贴近细胞膜内侧并聚集成簇。最后颗粒的外膜和细胞膜融合，内容物分散至细胞间隙。板层颗粒中的有极性的脂质被改造成角质细胞之间的中性脂质，从而促进皮肤屏障结构的形成。

在表皮颗粒层，角质形成细胞内的主要蛋白是角蛋白和丝聚蛋白，它们共同组成透明角质颗粒，占表皮重量的 80% ～ 90%（图 1.29）。丝聚蛋白的前体是约 500 kD 大小的丝聚蛋白原，后者是一种高度磷酸化并富含组氨酸的多肽。在丝聚蛋白原的转录后过程中，每一个分子量大约 35 kD 的丝聚蛋白多肽经过蛋白水解过程释放出来，之后再经过去磷酸化过程，有

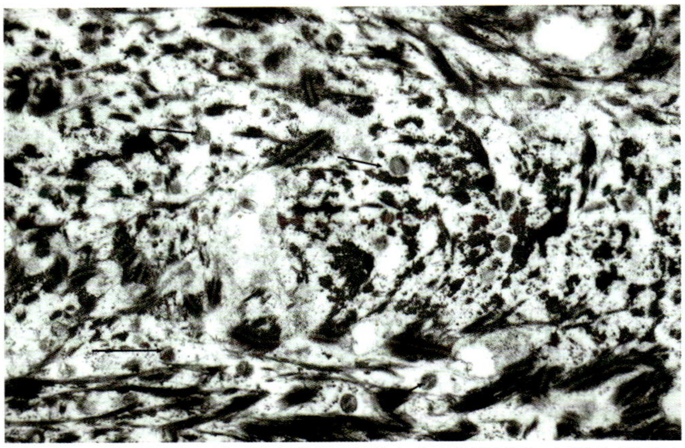

**图 1.28** 颗粒层：注意透明角质蛋白和被膜颗粒（箭头所示）

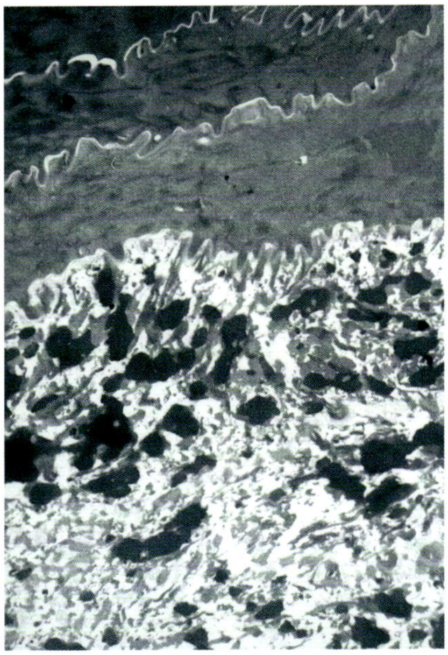

**图 1.29** 角质层：角蛋白板层下方的透明角质颗粒

助于角蛋白微丝聚集。这个过程也揭示了丝聚蛋白（filaggrin）命名的缘由（filament aggregating protein）（图 1.30）。大多数情况下，丝聚蛋白是由 10 个同源的亚单位构成，在某些个体中丝聚蛋白亚单位的重复数目是可变的，可以是 8 个或 10 个，这种差异是由基因决定的。丝聚蛋白重复亚单位数量如果更少，就会造成皮肤干燥。丝聚蛋白基因的无功能性非常常见，欧洲人群中约 10% 会出现突变。这种突变会造成透明角质颗粒的减少或缺失，是寻常型鱼鳞病的发病原因，也是特应性皮炎发生的主要危险因素（图 1.31）[5]。

# 皮肤免疫

皮肤具有天然免疫和获得性免疫功能以抵御外环境中微生物病原体，从而预防感染的发生。其中的主要机制之一是合成、表达和释放抗微生物肽（图 1.32）[1]。皮肤可合成大约 20 种抗微生物肽，包括 cathelicidin、β-防御素、P 物质、RANTES、核糖核酸酶 2、3、7（RNase 2、3、7）和 S100A7。大部分抗微生物肽对细菌、病毒和真菌具有杀灭作用。角质层内产生的 S100A7（psoriasin，银屑素）可起到有效的化学屏障作用[2]，它能够有效杀灭大肠埃希菌。S100A7 下还存在另一类抗微生物肽，如 RNASE7，它具有广谱抗微生物活性，特别是对肠球菌杀菌作用更强[3]。角质层以下皮肤的活细胞层可产生其他的抗微生物肽，包括 β-防御素[4]。大部分抗微生物肽的抗菌作用取决于其特殊的分子结构，该结构能够破坏微生物的细胞膜而对人类细胞膜无影响。抗微生物肽具有免疫激活和免疫调节作用，同时还对某些白细胞亚群及其他炎症细胞具有趋化作用[5]。一些抗微生物肽通过趋化、促血管生成、促进生长和免疫抑制等机制在宿主反应的信号传导过程中发挥作用。这一类肽被称为警报素（alarmins）[6]。警报素也能够部分激活宿主的防御系统，例如屏障修复和炎症细胞的游走等。

皮肤免疫系统还包括表皮内的抗原呈递细胞朗格汉斯细胞（图 1.33）。朗格汉斯细胞属于树突状

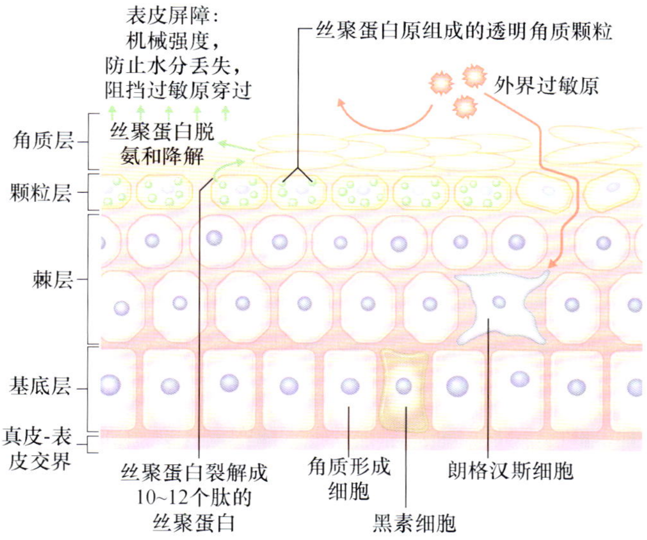


**图 1.30** 人类皮肤丝聚蛋白的功能：丝聚蛋白是透明角质颗粒的主要成分。颗粒层内丝聚蛋白原裂解成丝聚蛋白肽，然后再脱氨并降解，从而加强皮肤的机械强度并限制水分的丢失。丝聚蛋白还能够阻止外界过敏原穿过表皮。由于基因突变造成丝聚蛋白缺失后，外界过敏原便可穿过表皮，接触到朗格汉斯细胞，从而导致特应性皮炎及其他特应性疾病的发生

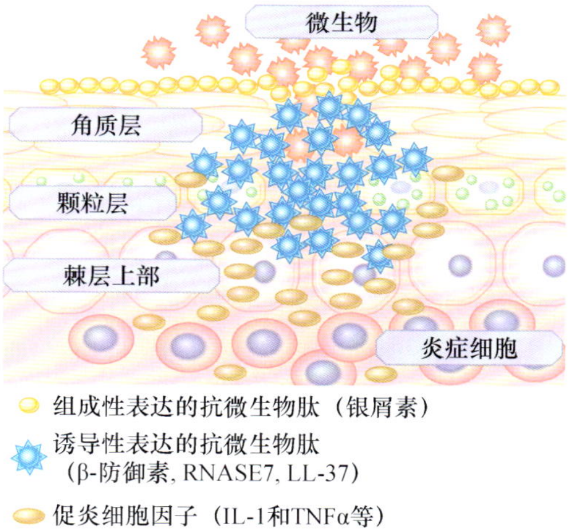


**图 1.32** 皮肤天然免疫系统：皮肤针对细菌、病毒和真菌的天然免疫反应能够阻止微生物侵入皮肤，是物理屏障的补充。这些抗微生物肽包括多种广谱的表皮组成性表达或诱导性表达的物质

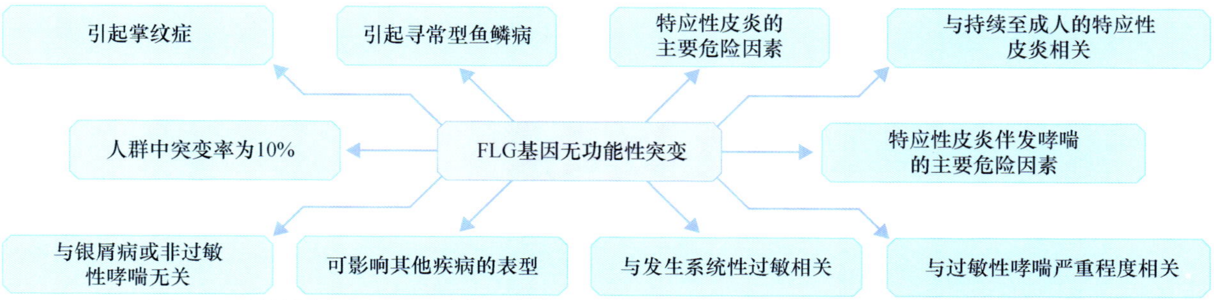


**图 1.31** 丝聚蛋白基因的无功能性突变造成的后果，在普通人群中这种突变率可达 10%

细胞，是朗格汉斯通过氯化金染色在表皮内首先发现并描述。在未激活时，朗格汉斯细胞呈现一种特殊的状态，称为“树突状伸展及回缩的循环监视特性”（Dendrite Surveillance Extension And Retraction Cycling Habitude，dSEARCH）[7]，即朗格汉斯细胞会在细胞间有节律地伸展和收回其树枝状突起。当暴露于抗原后，朗格汉斯细胞会产生更多的 dSEARCH 活动，同时相邻的朗格汉斯细胞之间会出现细胞直接接触，从而发挥表皮内巨噬细胞样作用，吞噬角质形成细胞间的抗原。然后朗格汉斯细胞离开表皮，通过淋巴管迁移至区域淋巴结，在淋巴结的副皮质区，朗格汉斯细胞表面表达蛋白并呈递给 T 淋巴细胞，后者便开始克隆性增生。朗格汉斯细胞和巨噬细胞、真皮树突状细胞一起构成皮肤内单个核吞噬细胞系统[8]。通过电镜可观察到朗格汉斯细胞具有分叶的细胞核、相对透亮的细胞质和发育完善的粗面内质网、高尔基体和溶酶体。朗格汉斯细胞内还有棒状或球拍形的特征性颗粒（图 1.34），称为 Birbeck 颗粒。这些颗粒实际上是内体再循环系统的亚区，是在朗格汉斯细胞内蛋白 Langerin 聚集部位形成。

除了表皮内朗格汉斯细胞的抗原捕获和加工过程外，真皮内的巨噬细胞、T 细胞和树突状细胞也发挥免疫防御功能。在表皮受到损伤时，这些具有监视和效应功能的免疫细胞能够迅速有效地发挥免疫反馈作用并维持组织稳态。真皮内有大量的常驻 T 细胞，数量多达 $2\times10^{10}$，是血液循环中 T 细胞数量的 2 倍以上。真皮内树突状细胞也具有很强的抗原呈递能力，并具有分化为 CD1a 和 Langerin 阳性细胞的潜能。真皮的免疫防御能力由获得性的抗原呈递功能和组织中吞噬细胞的迁移状态决定[9]。

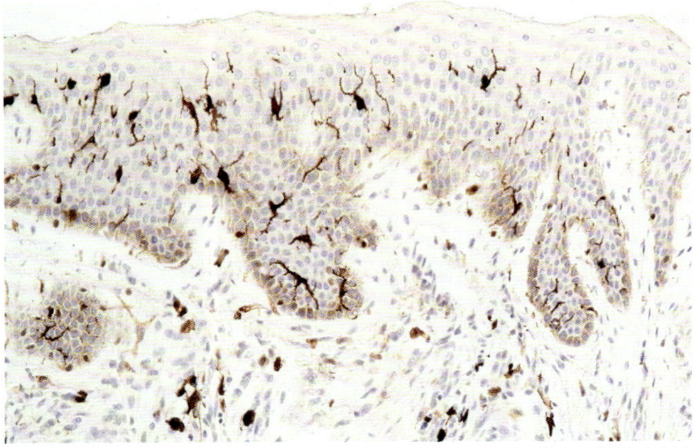

图 1.33 朗格汉斯细胞表达 S-100 蛋白：注意其显著的树枝状突起

## 黑素细胞

黑素细胞是产生色素的细胞，皮肤、内耳、脉络膜和眼睛的虹膜都有黑素细胞。皮肤黑素细胞位于基底细胞层。黑素细胞与基底细胞的比例从颊部的约 1∶4 到肢体的约 1∶10 不等。它们在苏木精和伊红染色切片上表现为空泡样细胞（图 1.35）。电镜下，黑素细胞胞质淡染并且缺乏张力微丝和桥粒（图 1.36）。通过其胞质内由滑面内质网衍生而来的特殊细胞器（黑素小体）很容易识别出黑素细胞。黑素小体被认为是一种专能的溶酶体亚型（图 1.37）。黑素细胞的功能是产生黑素，其颜色可为黄色、褐色或黑色，从而造成不同种族内部及种族间肤色的差异。黑素可以保护有丝分裂活跃的基底层表皮细胞免受紫外线损伤，这或许可以解释为什么皮肤色素较少的个体（金发和浅肤色）发生日晒伤和皮肤恶性肿瘤（鳞状细胞、基底细胞癌和黑素瘤）的风险更高。这其中的机制主要涉及吸收或散射紫外辐射及其光化产物。黑素的其他功能包括调节维生素 $D_3$ 的合成和调控局部体温。

在皮肤和毛发内可产生两种黑素，优黑素和褐黑素。优黑素是一种褐色或黑色的色素，由酪氨酸合成，多见于深肤色人种。褐黑素呈黄红色，由酪氨酸和半胱氨酸合成，主要存在于高加索人皮肤。

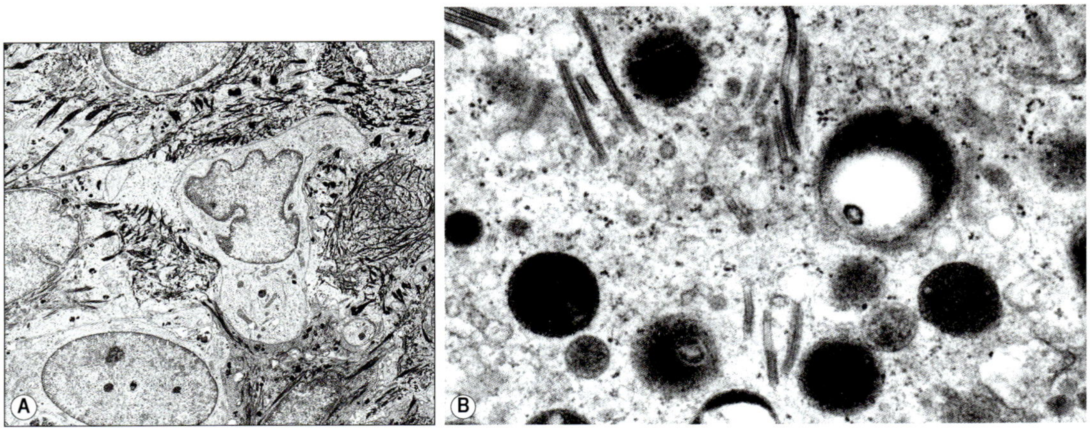

图 1.34 （A，B）朗格汉斯细胞：（A）注意特征性的分叶核。树枝状突起显而易见；（B）典型的棒状结构，具有特征性的三层结构

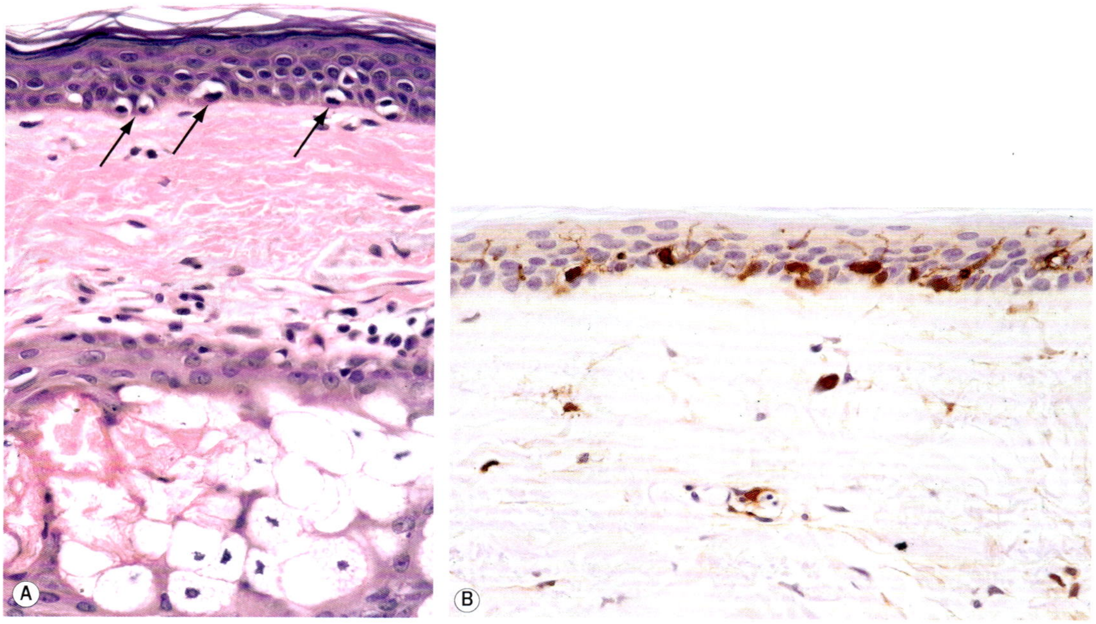

图 1.35 （A，B）正常表皮：黑素细胞分布于表皮基底层，胞质的空泡化是标本固定造成的人工现象；（B）S-100 蛋白免疫组化染色可显示黑素细胞。注意黑素细胞的树枝状突起

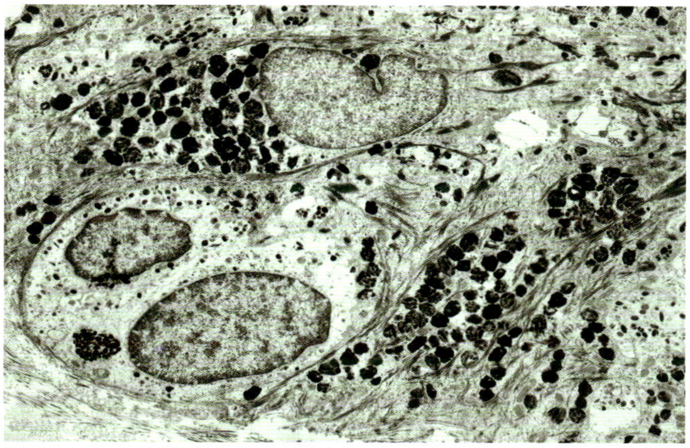

图 1.36 正常黑素细胞：黑素细胞具有丰富淡染的胞质和孤立散在黑素小体。注意无张力丝和桥粒

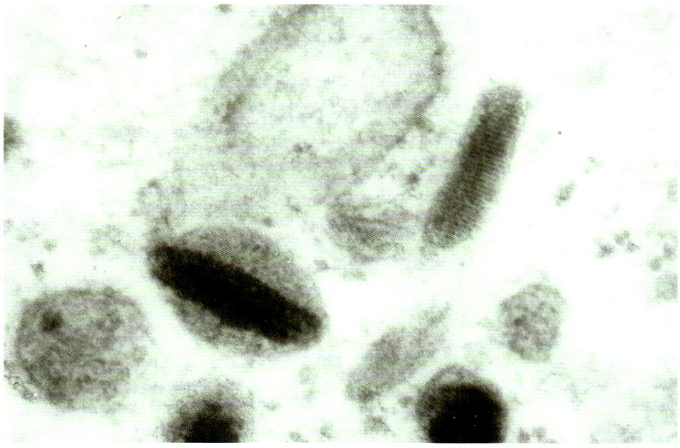

图 1.37 黑素小体：注意其典型的条纹状内部结构

黑素细胞具有黑素细胞特异性受体，包括黑皮素 -1（melanocortin-1，MC1R）和褪黑素受体[1]。黑素细胞特异性受体的激活或抑制都能够增强黑素细胞的功能、加深肤色及增强光保护作用。此外，已发现该受体基因多态性与红色头发表型相关[2]。灰白色头发则提示黑素细胞信号传导异常。值得注意的是，黑素细胞 Notch 转录因子信号对于维持正常毛发颜色和毛囊周期中黑素细胞的再生是必不可少的[3]。

通过银染色技术如 Masson-Fontana 反应可以显示黑素小体内的黑色素从黑素细胞转运至相邻角质形成细胞和毛囊内生长的毛干的过程（图 1.38）。黑素小体经黑素细胞的树突状突起转运，并在相邻的位于基底层的角质形成细胞内包装成有膜（溶酶体）包被的单个或复合黑素小体（表皮黑素单元），在角质形成细胞内它们往往呈伞状排列于细胞核外侧（图 1.39）。一个复合黑素小体通常包含 3 ～ 6 个单个黑素小体。在深色皮肤和黑色毛发中，黑素小体孤立存在，其生成时间也比浅肤色人种长。其他含有复合黑素小体的细胞还有巨噬细胞（噬黑素细胞）和黑素瘤细胞，也

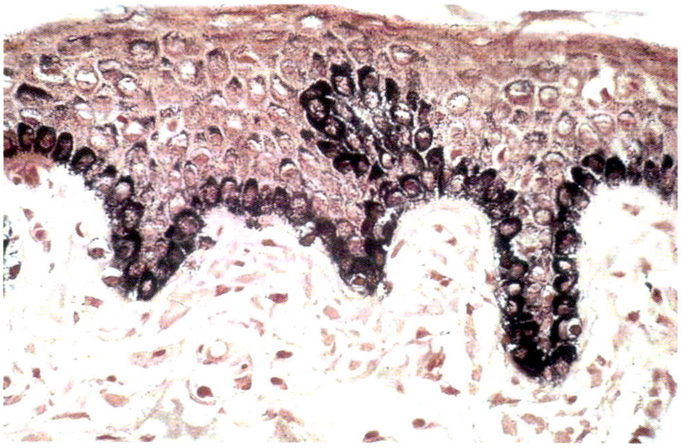

图 1.38 正常表皮：在该黑色皮肤切片中，用 Masson-Fontana 反应来显示黑色素。注意色素很明显，在黑素细胞和角质形成细胞中都存在

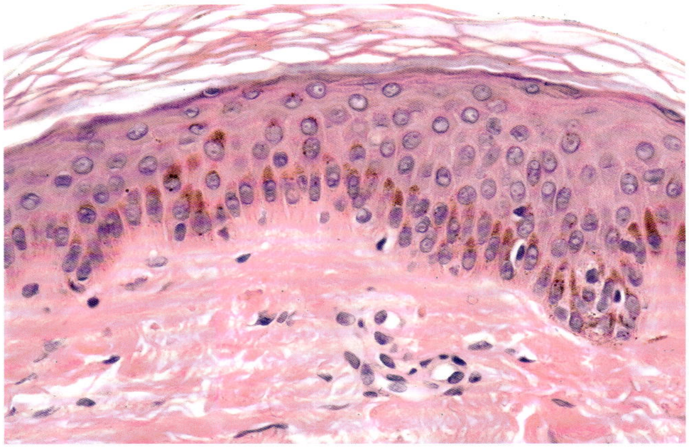

图 1.39 黑色素：光损伤皮肤。注意黑色素呈“帽状”覆盖于角质形成细胞核上

偶见于朗格汉斯细胞和其他的表皮内树突状细胞。巨黑素体（巨大黑素小体）直径可达数微米，因此在苏木精和伊红染色切片上很容易看到（图 1.40）。巨黑素体可见于正常皮肤、黑子、发育不良痣、Spitz 痣、神经纤维瘤病的咖啡斑及白化病。黑素小体组装过程中的关键蛋白是 NCKX5，是由 SLC24A5 基因编码[4]。老鼠中该基因表达缺失会导致明显的皮肤色素脱失。成熟的优黑素小体呈椭圆形，而褐黑素小体则是球形。

## Merkel 细胞

Merkel 细胞是散布于脊椎动物表皮内的有丝分裂后细胞，占表皮细胞总数的 0.2% ～ 0.5%[1]。Merkel 细胞是皮肤慢适应 1 型（slowly adapting type-1，SA1）机械感受器传入途径的一部分，因此与触觉尤其相关。它们位于表皮基底层，主要分布于有毛皮肤、光滑皮肤的触觉区、味蕾、肛管、唇部上皮和顶泌汗腺。光滑皮肤内 Merkel 细胞数量约为 50 个 /mm$^2$。日光暴露处皮肤内 Merkel 细胞的数量是非暴露部位的 2 倍[2]。在日光性角化症皮损中可见大量 Merkel 细胞[3]。常规苏木精和伊红染色下 Merkel 细胞难于辨认。免疫细胞化学染色，特别是使用抗角蛋白抗体或通过电子显微镜则易于观察到（图 1.41、1.42）。

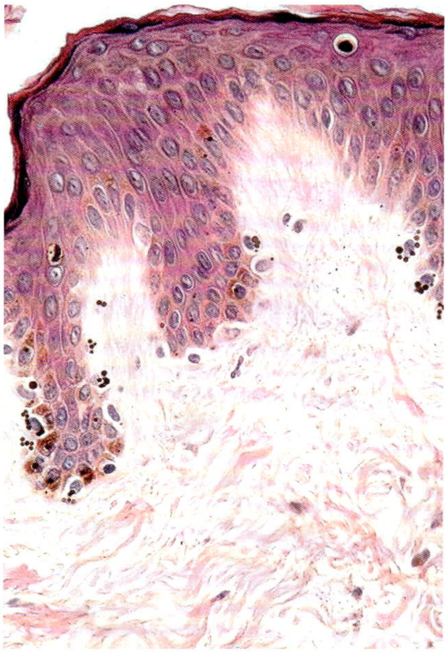

图 1.40 巨黑素小体：注意黑素细胞胞质内大的球形的黑素小体

超微结构观察可见 Merkel 细胞呈椭圆形，长轴约为 15 μm 并平行于基底膜（图 1.43）。它们有大的分叶状核和透明的胞质，这是因为 Merkel 细胞内细胞器相对较少。Merkel 细胞内含有大量神经分泌颗粒，直径从 50 nm 到 160 nm 不等，分布在与感觉神经末梢连接处的对侧（图 1.44）。Merkel 细胞含有角蛋白微丝，特别是角蛋白 8、18、19 和 20，它们都是单层上皮和胎儿表皮特有的。免疫细胞化学染色可发现 Merkel 细胞表达多种神经肽，包括突触素、血管活性肠肽（vasoactive intestinal peptide，VIP）和降钙素基因相关多肽（calcitonin gene-related polypeptide，

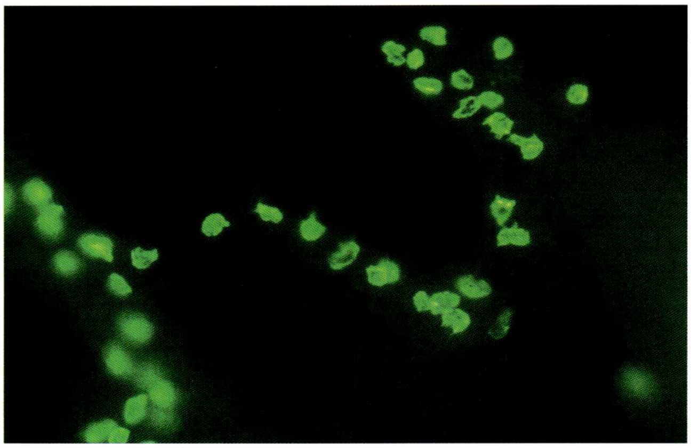

图 1.41 Merkel 细胞：在分离的人表皮内呈明显的线状排列（troma-1 抗体染色）（By courtesy of J.P. Lacour，MD，and J.P. Ortonne，MD，University of Nice，France.）

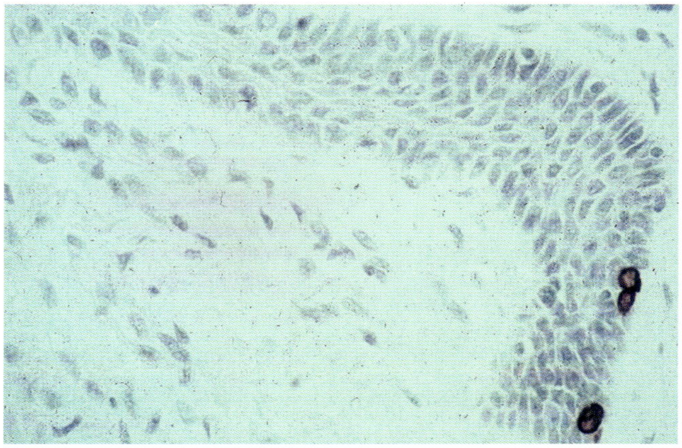

图 1.42 Merkel 细胞：表皮突斜切面可见 CAM 5.2 染色阳性的 Merkel 细胞

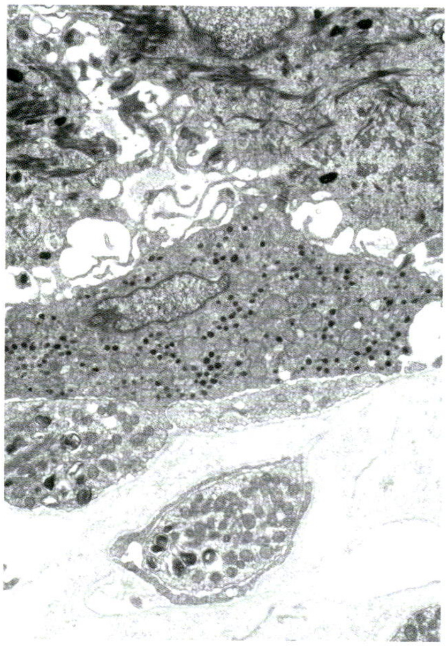

图 1.43 Merkel 细胞：视野中间可见富含颗粒的 Merkel 细胞直接与细神经纤维相连

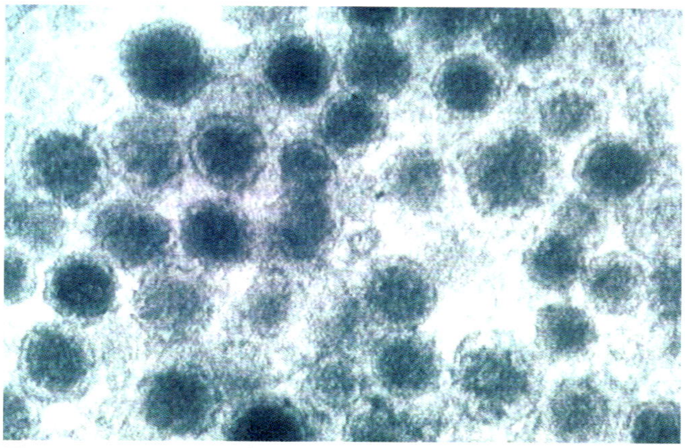

图 1.44 Merkel 细胞内颗粒：可见直径约 150nm 有被膜的颗粒（By courtesy of A.S. Breathnach，MD（1977）Electron microscopy of cutaneous nerves and receptors. Journal of Investigative Dermatology 69，8-26. Blackwell Publishing Inc.，USA.）

CGRP）[4-5]。Merkel 细胞还含有神经元特异性蛋白如神经元特异性烯醇酶（neuron-specific enolase，NSE）和蛋白基因产物（protein gene product，PGP）9.5[6]。另外 Merkel 细胞还表达桥粒蛋白、膜神经细胞黏附分子和神经生长因子受体[7-9]。Merkel 细胞 uranaffin 反应呈阳性[10]。Merkel 细胞与感觉神经末梢形成紧密的连接，分泌或表达以上神经肽[11]。这种 Merkel 细胞和神经纤维的紧密接触被称为 Merkel 细胞-轴索复合体。尽管已发现 Merkel 细胞和邻近的神经元之间存在大量的小泡，但目前还无法证实它们之间存在突触传递[12]。

人类皮肤内存在广泛的神经网络，包括胆碱能神经、肾上腺能神经、有髓及无髓感觉神经纤维。并且皮肤内还存在一些感知触觉、压力和振动的感受器，包括毛囊周围的 Ruffini 小体、Meissner 小体、位于真皮深部的 Vater-Pacini 小体和穿过表皮基底膜的神经末梢。其中一些感受器包含 Merkel 细胞并形成 Merkel 细胞-轴索复合体，另一些则是游离神经末梢。所有神经元的胞体都位于脊髓背根神经节。Merkel 细胞-轴索复合体被认为是一种机械感知受体，主要感受触觉。它们成簇聚集在无髓感觉神经末梢附近，在表皮突底部形成“触点”。这些复合体也被称为毛盘、触摸圆顶、触摸小体或 Iggo 盘。该复合体由单一的慢适应 1 型神经纤维支配。在有毛皮肤，Merkel 细胞也成簇分布于表皮突和毛囊外毛根鞘的立毛肌附着处。毛囊内 Merkel 细胞的作用还不清楚，有可能参与诱导新的毛发生长周期。

关于 Merkel 细胞的来源目前有两种假说：一种学说认为 Merkel 细胞是由表皮角质形成细胞样细胞分化而来，另一种理论则认为它和黑素细胞一样，在胚胎发育期由神经嵴干细胞迁移分化而来[13]。组织学上经常可见到 Merkel 细胞增生并伴有角质形成细胞增生，这种表现常见于附属器肿瘤如皮脂腺痣、毛母细胞瘤、毛发上皮瘤和结节性汗腺瘤[14]。在神经纤维瘤、神经鞘瘤、结节性痒疹或神经性皮炎中，Merkel 细胞增生常与神经末梢增生有关。目前还不清楚 Merkel 细胞癌是起源于 Merkel 细胞还是其前体细胞，但是后者的可能性更大，因为 Merkel 细胞癌中很少见到和表皮相连。

## 细胞间连接

桥粒是主要的表皮细胞间黏附复合物。它们将角蛋白中间丝锚定在细胞膜上，从而连接相邻的角质形成细胞（图 1.45）。在表皮、心肌、脑膜和淋巴结皮质区都有桥粒存在。超微结构显示桥粒含有高电子密度物质组成的斑块，后者沿着细胞交界处胞质平行排列，呈 3 层结构：邻近细胞膜的高电子密度带、电子

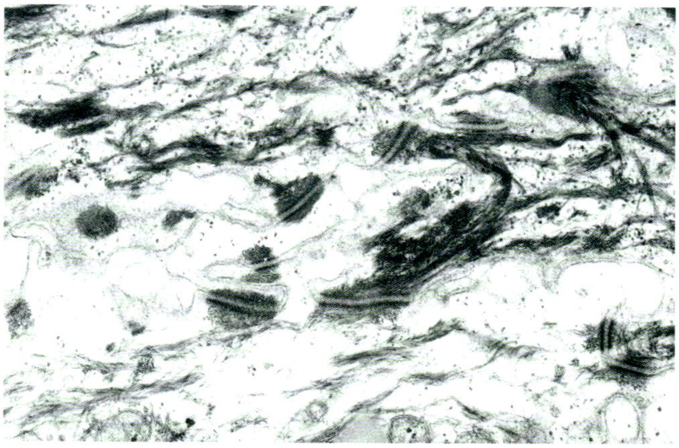

图 1.45 正常表皮的棘细胞层：相邻细胞膜之间复杂的交错结合和大量桥粒连接

密度较小带和纤维状区域（图 1.46）[1]。2 个相邻的细胞有同样的结构，中间则是中等电子密度、30 nm 宽的空隙相隔。表皮桥粒主要由 3 种蛋白组成：桥粒钙黏素，armadillo 蛋白家族和斑蛋白（图 1.47）[2]。跨膜钙黏素主要包括嗜异性的桥粒芯糖蛋白和桥粒糖蛋白。表皮有 4 种特异的桥粒芯糖蛋白（Dsg1 ～ 4）和 3 种桥粒糖蛋白（Dsc1 ～ 3）。这些蛋白呈分化特异性表达。例如，Dsg1 和 Dsc1 主要表达于表皮的上层，而 Dsg3 和 Dsc3 则在基底层表达更多。以上桥粒钙黏素的细胞内部分通过桥粒斑块蛋白主要包括桥粒斑蛋白、斑珠蛋白和斑菲素蛋白与角蛋白微丝网络相互作用[1]。

对以上桥粒组分生物学功能的了解来源于对人类各种遗传性和获得性疾病的认识[3-4]。目前已在各种皮肤、毛发和心脏疾病中发现了 10 个不同的桥粒基因的天然突变，其中部分桥粒蛋白还是自身免疫性大疱病如天疱疮的自身抗原（图 1.48、1.49）[5]。而在副肿瘤性天疱疮中可检测到多种桥粒蛋白的自身抗体，这可能是一种表位扩散现象[6]。Dsg1 胞外区域

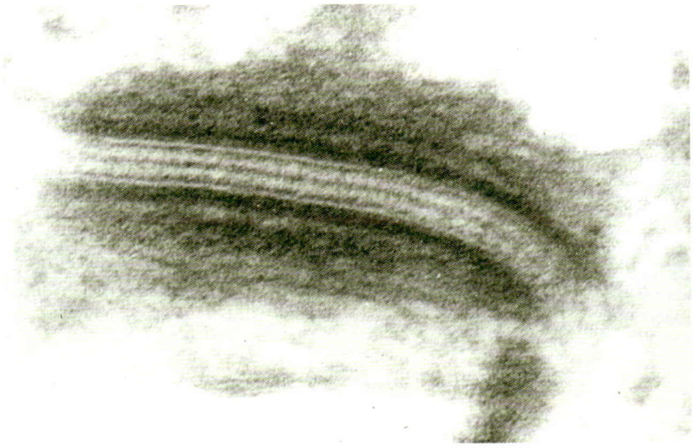

图 1.46　正常表皮的棘细胞层可见桥粒的分层结构

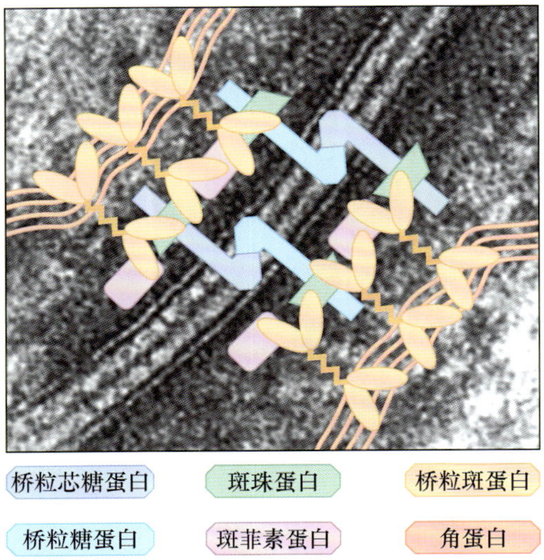


图 1.47　相邻角质形成细胞之间桥粒连接的蛋白组成。角质形成细胞内的角蛋白微丝网与一系列桥粒斑块蛋白和跨膜分子结合形成了细胞间结构及信号的桥梁

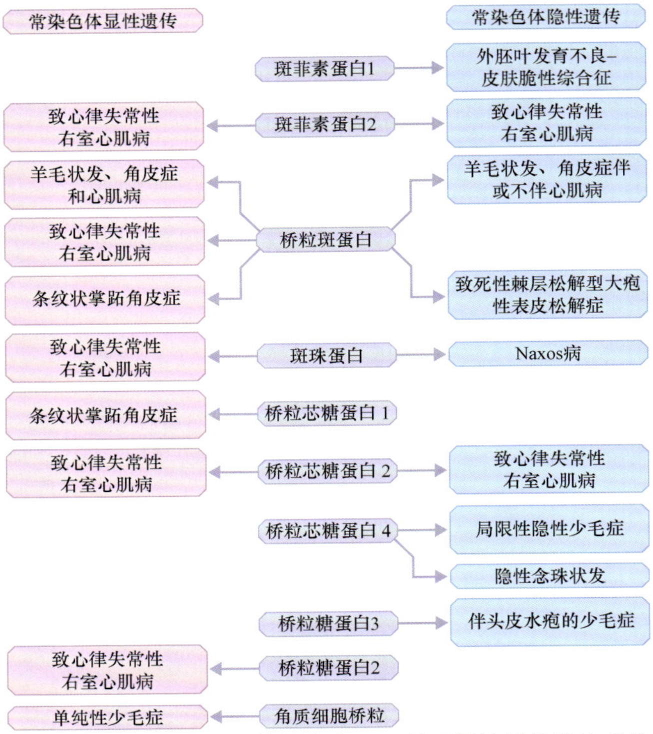


图 1.48　桥粒相关的遗传性疾病：10 种不同的桥粒结构成分的常染色体显性或隐性突变会单独或共同影响皮肤、毛发和心脏的结构，从而导致相应特殊表型的疾病

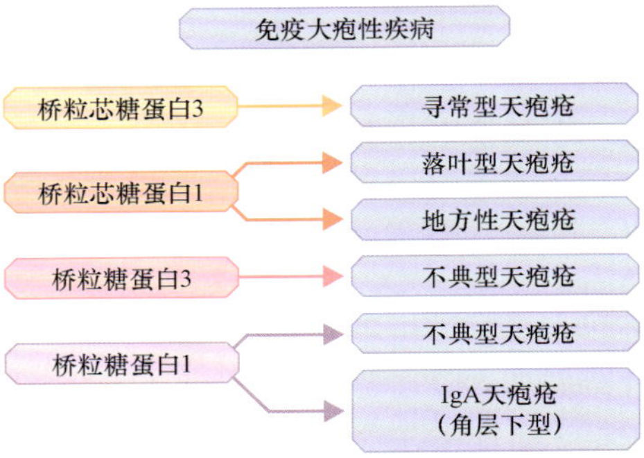


图 1.49　桥粒相关的免疫大疱性疾病：四种不同的桥粒蛋白的自身抗体会导致表皮内水疱形成，并且和天疱疮的不同临床亚型相关

的裂解也被证明是葡萄球菌烫伤样皮肤综合征和大疱性脓疱疮的病理基础[7]。

黏附连接是一种高电子密度的跨膜结构，该结构在两个相对的细胞膜之间存在 20 nm 的空隙，在细胞内则与细胞骨架肌动蛋白相连[8]。黏附连接直径约为 0.2 ～ 0.5 μm，可以作为独立的细胞间连接结构，也可以与紧密连接和桥粒关联存在。黏附连接出现于皮肤发育早期，参与上皮组装、黏附、屏障形成、细胞运动和细胞形状改变等功能。它们也可以在空间结构上与信号分子和细胞极性轴协同作用，并作为囊泡释放的对接位点。黏附连接主要包括 2 种基本的黏附单位：nectin-afadin 复合体和经典的钙黏素复合体[9-10]。nectin 蛋白可通过 afadin 蛋白（也称为 AF-6）与细胞骨架

肌动蛋白形成连接结构，它在黏附连接的初始形成过程中发挥重要作用。钙黏素则与 catenin 蛋白（α-，β- 和 p120 catenin）形成复合物，介导细胞黏附和信号传递。通过 β-catenin 传递的细胞信号能够激活多个与细胞形态发生及细胞命运决定相关的信号通路。

研究已发现黏附连接蛋白斑珠蛋白和 P- 钙黏素的遗传性基因突变。斑珠蛋白基因突变可导致 Naxos 病（羊毛状发、角皮症和心肌病）[3]。P- 钙黏素基因突变可导致常染色体隐性遗传的伴少毛症的青少年黄斑营养不良，还可导致外胚叶发育不良-先天性缺趾/指-黄斑营养不良综合征（EEM 综合征），表现为体毛减少、黄斑变性、缺牙和肢体缺陷，肢体缺陷包括先天性缺趾/指、并指畸形和先天性指屈曲畸形[11-12]。

缝隙连接是一种簇状的细胞间通道，也被称为连接子，它在相邻的角质形成细胞（或其他细胞）胞质之间形成连接[13]。连接子是在高尔基网中由 6 个连接蛋白组装而成，然后转运至细胞质膜并与其他的连接子（同型或异型）共同构成缝隙连接。迄今为止已发现 13 种不同的连接蛋白。缝隙连接的形成过程及稳定性受蛋白激酶 C、Src 激酶、钙离子浓度、钙调蛋白、3′,5′- 环磷酸腺苷（cAMP）和局部 pH 值调控[14]。根据其基因结构、同源性和特殊的基序，连接蛋白可分为 3 类（α、β 和 γ）[15]。除连接蛋白外，脊椎动物还有另一种缝隙连接蛋白 pannexin，这种蛋白与无脊索动物体内的蛋白 innexin 有相关性。缝隙连接的作用是促进相邻细胞间小分子代谢物（< 1000 Da）的共享及离子交换。缝隙连接的细胞通讯方式对于细胞同步化、分化、生长以及无血管器官包括表皮的细胞协同代谢是必不可少的[14]。

已经在几种角皮症和（或）脱发中发现了 4 种不同的缝隙连接蛋白（Cx26、30、30.3 和 31）编码基因的遗传学异常（图 1.50）。一些非皮肤性疾病的发生也和某些高分子量缝隙连接蛋白（Cx32、40、43、46 和 50）的突变有关。

在单层上皮中紧密连接的作用主要是调节上皮的通透性，而在皮肤中紧密连接对于维持皮肤屏障的完整性和细胞极性很重要[8]。其中一个重要的功能是调节相邻细胞间水溶性分子的细胞间流通[16]。紧密连接的主要结构蛋白是 claudin，约有 24 种亚型，其他结构蛋白还包括 IgG 样家族的连接黏附分子和紧密连接蛋白 occludin。表皮内主要为 claudin 1 和 4。这些跨膜蛋白能够与细胞内 zonula occudens 蛋白 ZO-1、ZO-2 和 ZO-3 结合，后者则与细胞骨架肌动蛋白之间存在相互作用[8, 17]。

在临床上，紧密连接蛋白异常可导致皮肤、肾、

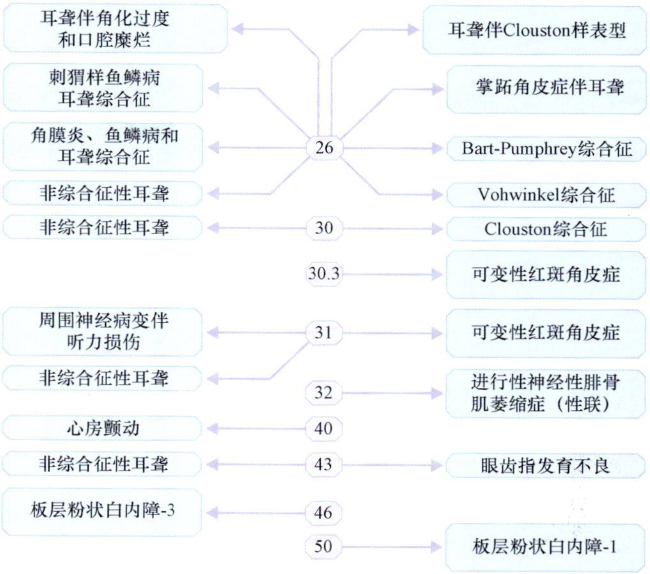


图 1.50 缝隙连接蛋白相关的遗传性疾病：9 种不同的连接蛋白分子与不同的遗传性疾病相关。如流程图上方所示，4 种低分子量连接蛋白突变与皮肤病谱相关

耳和肝疾病。已经在一个表现为广泛性鱼鳞病、少毛症、瘢痕性秃发和硬化性胆管炎的家系中发现了遗传性的 claudin 1 基因突变[18]。

## 毛囊皮脂腺单位

人体有四种毛囊皮脂腺单位：头皮和胡须的终毛；腋窝和腹股沟的顶泌毛囊皮脂腺；大部分皮肤表面的毳毛；胸、背和面部的皮脂腺。位于毛囊基底部的真皮乳头内富含细胞外基质。毛囊真皮乳头周边是具有很强分裂能力的生发细胞，并能够进一步分化为毛发纤维中央的梭形皮质细胞和外层叠瓦样排列的扁平的毛小皮细胞。一些毛发还有中央髓质，为密集有序排列的细胞中穿插着气泡或低密度芯。皮质细胞内充满沿细胞长轴排列的角蛋白中间丝，穿插于中间丝间的是致密的蛋白基质。毛小皮细胞形态不同，朝外侧为扁平的细胞，内侧则为 3 层浓聚的扁平蛋白颗粒：内小皮、外小皮和“a”层[1]。毛小皮细胞外层包绕着内毛根鞘（inner root sheath，IRS），它是由 3 层不同角化程度的细胞组成：IRS 鞘小皮，Huxley 层和最外层的 Henle 层[2]。IRS 的分化过程包括毛透明蛋白颗粒的形成及 8～10nm 微丝沿毛发生长方向排列。因此 IRS 在毛囊向上生长过程中为毛发纤维提供支持，并最终在皮脂腺上部退化消失。毛发的最外层为外毛根鞘（outer root sheath，ORS），它向上与表皮相连并表达表皮角蛋白，上部的 ORS 表达角蛋白 K5/K14、K1/K10 和 K6/K16，深部的 ORS 则表达角蛋白 K5/

K14/K17。

毛发纤维的正常生长速度是 300 ～ 400 μm/d。毛球部位具有高度增生能力的祖细胞生发成为毛发纤维。毛发生长周期分为 3 个阶段：生长期，毛发生长阶段；退行期，毛发退缩阶段；休止期，毛囊休息阶段。当毛囊重新进入生长期，旧的毛发便被新生毛发取代。

在毛球基底层以上，细胞会经历“毛发细胞”或毛发分化的第二次过程，并表达一组更为复杂的角蛋白——硬角蛋白[2]。哺乳动物的毛发角蛋白有两型：Ⅰ型和Ⅱ型。它们具有独特的氨基和羧基端并含有大量半胱氨酸残基，但是缺乏表皮角蛋白可伸展的甘氨酸残基。通过二维凝胶电泳成像可见毛发中角蛋白位置和表皮角蛋白位置不同，但是它们也形成酸性和碱性角蛋白对。每一型毛发角蛋白都包含 4 种主要蛋白和一些次要蛋白，Ha1-4 和 Hb1-4。毛发角蛋白的基因主要位于 12 号和 17 号染色体，通过克隆技术已发现越来越多的毛发角蛋白基因，如 *HaKRT1-6*（包括 3.1 和 3.2）和 *HbKRT1-6*。

研究已发现毛发角蛋白基因突变可导致人类常染色体显性遗传的念珠状发。更常见的毛发变体，如卷发，可能与毛发生长过程中的动态变化有关[3]。卷发的生长曲线在毛囊生发的基底部即被程序控制，毛球下部缺乏轴向对称从而影响结缔组织鞘、ORS、IRS 和毛干毛小皮则是造成毛发弯曲的原因。

皮脂腺通常由毛囊外毛根鞘侧面隆突处生发而来，在某些特殊部位如眼睑、唇、乳晕、乳头和小阴唇，皮脂腺独立生长并直接开口于皮肤表面（图 1.51、1.52）。皮脂腺分布广泛，除手足掌跖外，几乎遍及全身。面部、头皮、后背中线和会阴部密度较高，并且在身体腔口附近更密集（图 1.53）。眼睑的皮脂腺又称为 Zeis 腺和 Meibomian 腺。乳晕部位的皮脂腺又称为

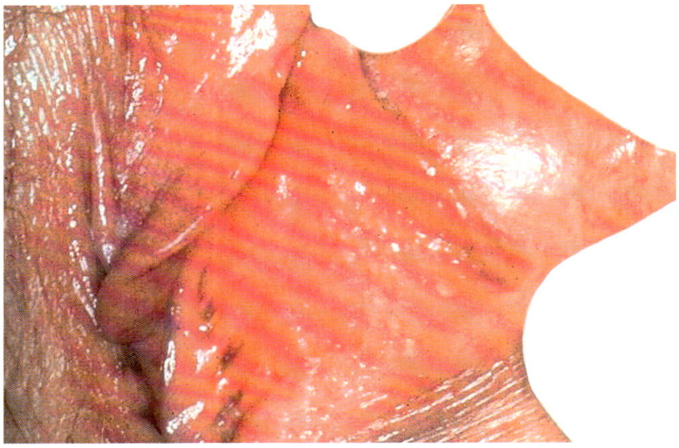

**图 1.51** 皮脂腺：阴唇内侧可见黄色小丘疹（Fordyce 点）（By courtesy of S.M. Neill，MD，Institute of Dermatology，London，UK.）

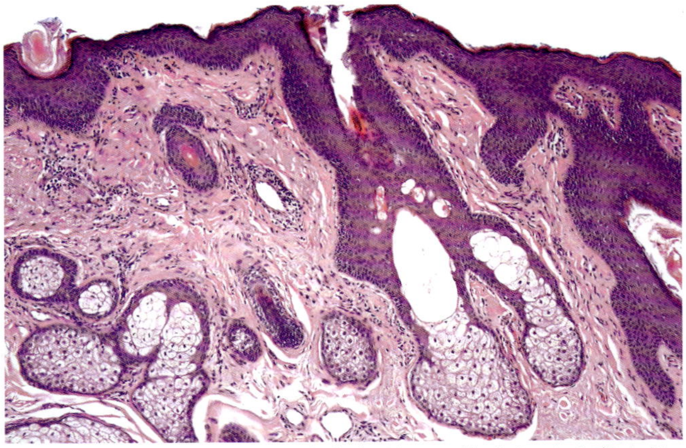

**图 1.52** 正常外阴：皮脂腺非常明显，并独立于毛囊生长，直接开口于表皮表面

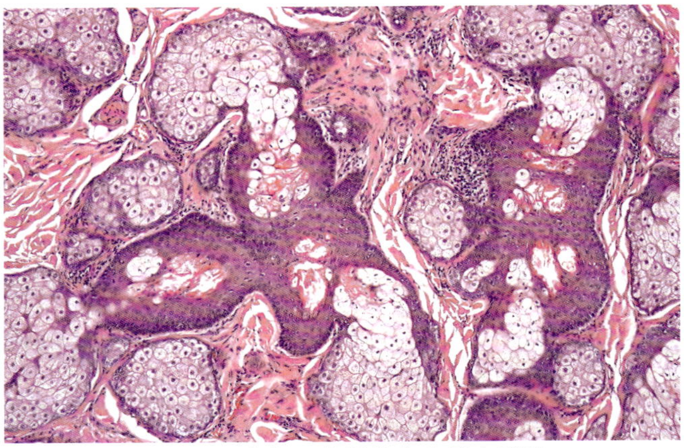

**图 1.53** 鼻部：此部位有大量皮脂腺

Montgomery 结节。面部与毳毛相关的毛囊皮脂腺单位是体积最大的皮脂腺，即所谓的毛孔。

皮脂腺由几个含脂质的小叶组成，通常与毛囊相连（图 1.54）。每个小叶都由外层立方形或扁平的嗜碱性生发细胞和内层富含脂质的空泡细胞组成，空泡细胞内可见特征性的圆锯齿状核（图 1.55）。皮脂腺分泌的皮脂引流入与毛囊漏斗部相连的皮脂腺导管（图 1.56）。皮脂腺导管是由角化的鳞状上皮组成，并与毛囊外毛根鞘相连续。皮脂腺属于全浆分泌腺，

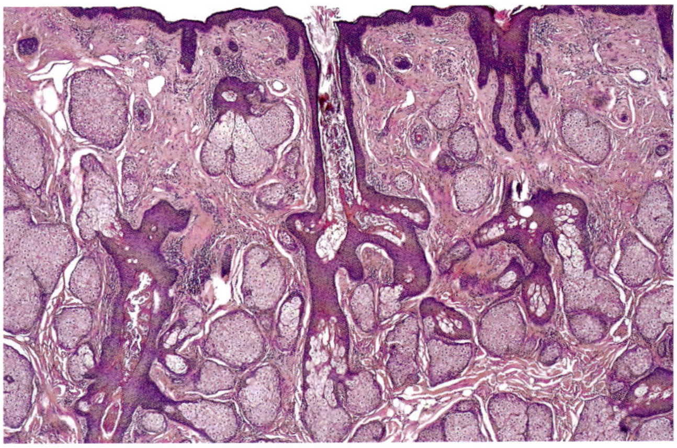

**图 1.54** 鼻部：切片可见多数皮脂腺

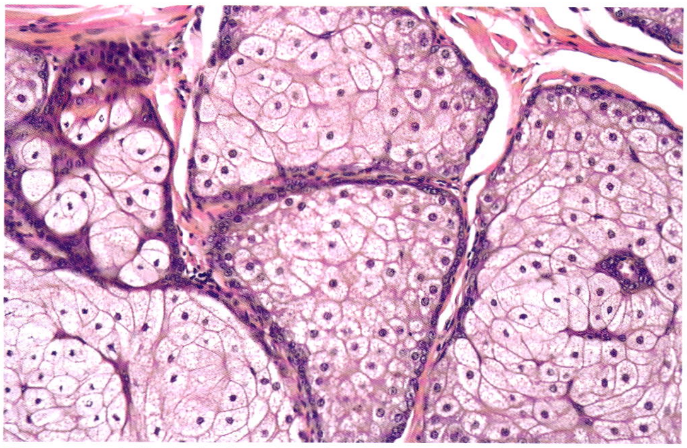

图 1.55 皮脂腺小叶：生发细胞是一类嗜碱性、扁平细胞，随着不断成熟，胞质内出现特征性的泡沫状改变

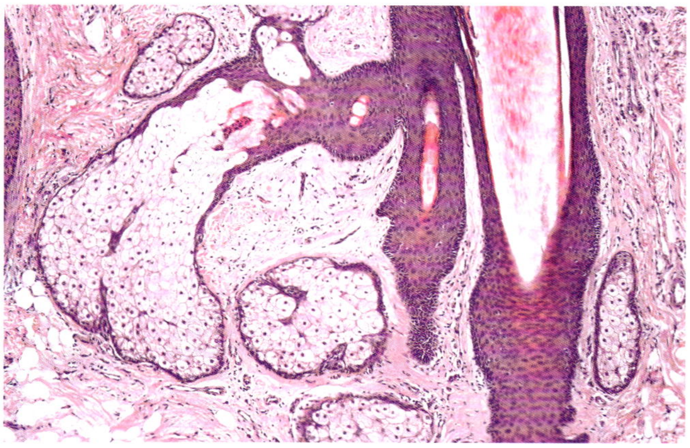

图 1.56 皮脂腺导管：由角化的复层鳞状上皮组成，并与毛囊外毛根鞘相连续

因为分泌过程中腺泡细胞完全退化变性，然后释放出细胞内所有脂质成分形成皮脂。

免疫组化染色可以看到皮脂腺细胞 EMA 染色强阳性，CEA 和低分子量角蛋白（CAM5.2）染色阴性，也不表达 S-100 蛋白（图 1.57）。超微结构可以观察到成熟皮脂腺分化的细胞胞质内聚集着大小不一、无膜包被的脂质包涵体。也可见大量线粒体、核糖体和有被膜小泡。在皮脂腺细胞成熟破裂前胞质内充满脂滴，将细胞核挤压至中心（图 1.58）。

皮脂腺的分泌物称为皮脂，它是一种成分非常复杂的脂质混合物，包括三酰甘油（57%）、蜡酯（26%）和角鲨烯（12%）。在人类皮脂的作用可能与防水、控制表皮水分丢失及保护性作用如抑制真菌和细菌生长有关。由于毛囊皮脂腺导管中丙酸痤疮杆菌（水解三酰甘油）和毛囊周围皮肤表面表皮葡萄球菌（生成胆固醇酯）的存在，分泌的皮脂成分会发生显著的变化。皮肤表面脂质是由皮脂和表皮脂质混合而成。

## 外泌汗腺

人类汗腺分为 2 种类型：外泌汗腺和顶泌汗腺[1]。外泌汗腺的主要功能是调节出汗和体温[2]。外泌汗腺分布遍及全身，不同个体外泌汗腺的数量差别很大，从 160 万到 400 万个不等。

组织学上，外泌汗腺可分为 4 部分：高度盘曲的分泌腺、盘曲的真皮导管、垂直的真皮导管和螺旋形表皮内导管（表皮内汗管）（图 1.59）。盘曲的分泌腺位于真皮深部，导管部分则在真皮内向上延伸并直接开口于皮肤表面（图 1.60、1.61）。掌跖和前额部位功能活跃的汗腺数量最多，其次是手背，再次为腰部和四肢伸侧，躯干和四肢屈侧汗腺数量最少。将汗腺分泌部拉伸后其管腔直径约为 30 ～ 50 μm，长度为 2 ～ 5 mm。成人汗腺分泌部大小约为（1 ～ 8）$\times 10^{-3}$ $mm^3$。外泌汗腺的分泌部位于网状真皮深层或真皮和皮下脂肪交界处，周围是一层较厚的基底膜和富含黏液的疏松结缔组织。腺体部分由外层不连续的可收缩肌上皮细胞和内层分泌细胞组成。分泌细胞有两种：大而透明的金字塔形细胞和体积较小富含黏多糖、深染的暗细胞，前者主要分泌水分，后者数量相对较少，主要分泌糖蛋白。相邻细胞之间为分泌小管，开口于汗管腔

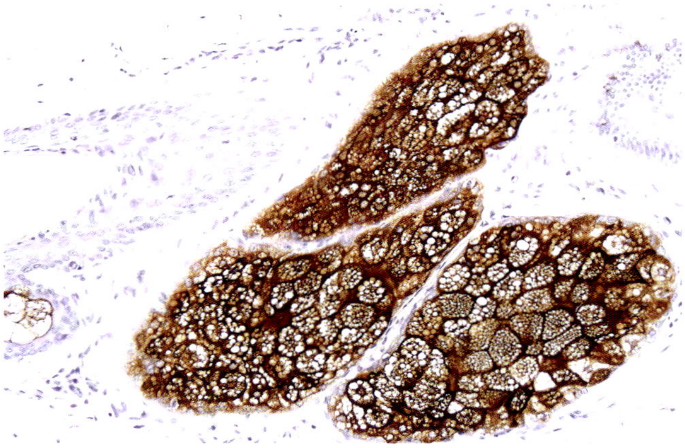

图 1.57 皮脂腺上皮细胞 EMA 染色强阳性

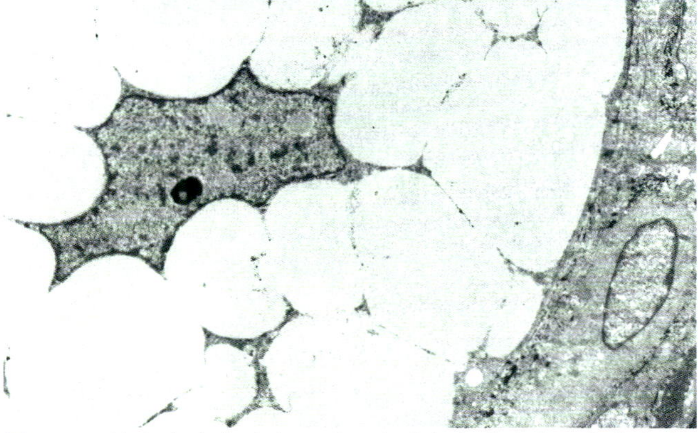

图 1.58 从皮脂腺小叶中心看，胞质内充满脂滴，完全膨胀。左下象限可见生发细胞

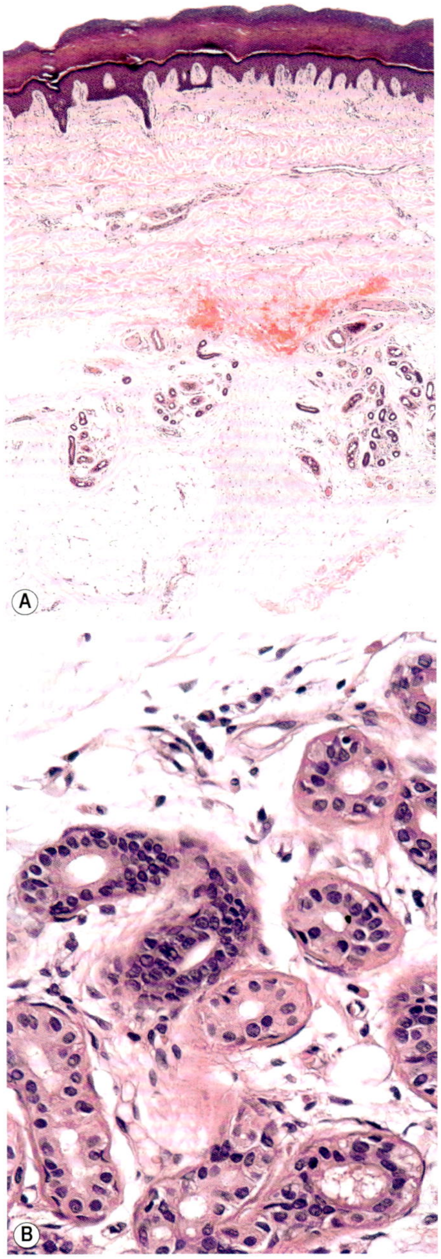


**图 1.59** 外泌汗腺：（**A**）手掌皮肤可见位于真皮网状层深部和皮下脂肪层丰富的外泌汗腺；（**B**）位于视野下部分泌部分，视野上部可见明显的盘曲导管。导管上皮细胞染色比腺体部分深

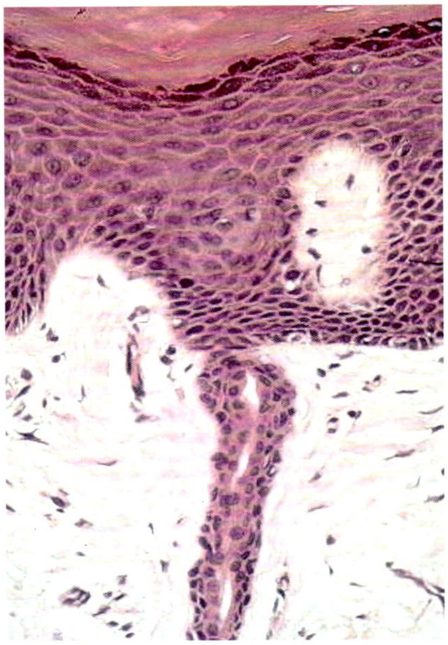

**图 1.60** 外泌汗腺：高倍视野下的真皮内垂直汗腺导管

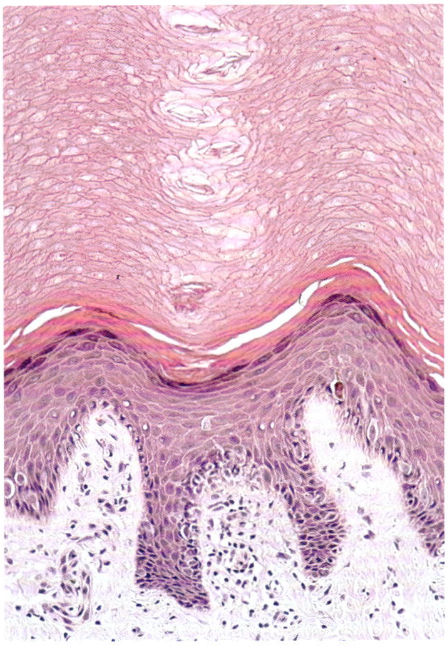

**图 1.61** 外泌汗腺：表浅的、穿过角质层的盘曲的汗腺导管

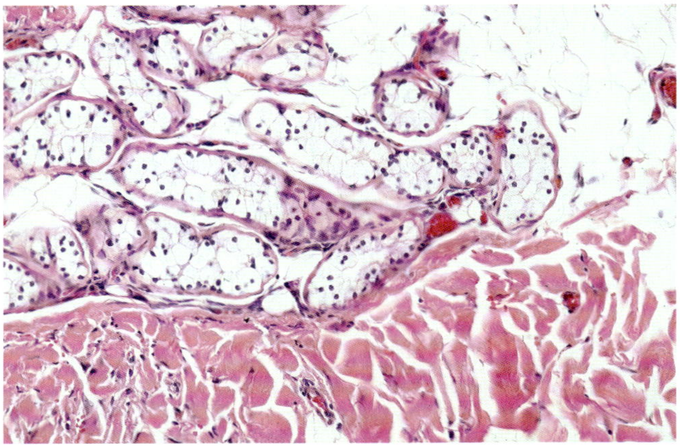

**图 1.62** 外泌汗腺：可见含有大量糖原使腺体上皮呈现空泡样改变

内（见下文）。有时腺体分泌小叶由于聚集大量糖原可见明显的透明细胞（图 1.62）。肌上皮细胞在受胆碱能神经刺激后可以收缩。它们形似梭形，沿分泌导管长轴螺旋平行排列。由于它们表达角蛋白中间丝，因此似乎来源于外胚层，而不是中胚层。波形蛋白染色呈阴性。肌上皮细胞来源于分泌部盘曲小管顶部的上皮细胞，而不是附近的间质细胞。

真皮导管部分是由双层立方形嗜碱性细胞组成。导管部分不仅仅是一个管道，它还具有生物活性，调节汗液成分，特别是重吸收水分。汗腺导管表皮内部分直接开口于皮肤表面。外泌汗腺导管外层没有肌上皮细胞包绕。

外泌汗腺分泌部 CAM5.2 染色（胞质和胞膜均有染色）和 Ber-EP4 染色呈强阳性，并且在腺腔内浓聚（图 1.63）。导管部分染色为阴性。分泌部管腔侧和细胞间分泌小管 EMA 染色阳性。导管管腔内侧及管腔内也有大量 EMA 表达。CEA 的分布与 EMA 相似，只是在分泌腺表达较弱，呈灶状分布，导管管腔内侧表达更明显。通过 S-100 蛋白、结蛋白和平滑肌肌动蛋白染色可以确定肌上皮细胞。外泌汗腺淀粉磷酸化酶、亮氨酸氨基酞酶、琥珀酸脱氢酶和细胞色素氧化酶活性很强[3]。NADH 黄递酶、酯酶、酸性磷酸酶表达较弱或无表达。

电子显微镜观察可以发现透明细胞胞质内富含糖原颗粒和线粒体（图 1.64、1.65）。相邻细胞膜呈指状突起并互相交错，之间形成微绒毛状轮廓的细胞间分泌小管。分泌黏液的暗细胞则含有大量电子密度高的脂滴和溶菌酶。肌上皮细胞位于分泌腺盘曲小管和基底板（致密板）之间，含有丰富的肌丝纤维，在电子显微镜下可见明显的致密体。外泌汗腺导管腔侧可见明显的微绒毛（图 1.66）。胞质内含有丰富的透明小泡。张力微丝以特征性的圆周方式排列并位于浆膜深层，这就是在光镜下看到的管腔内护皮。这种特点在表皮内汗管尤为明显。

汗腺的分泌功能有两种类型：隐性出汗和显性出汗。隐性出汗是机体通过呼吸道、皮肤和肺内气体交换等途径丧失水分。高温、运动和二氧化碳都会引起显性出汗。显性出汗又可分为 2 型：温度调节性出汗和情绪性出汗。温度调节性出汗对于维持体温恒定非常重要，可发生于体表任何部位[4]。支配人类汗腺分泌的神经纤维是胆碱能性交感神经，因此毛果芸香碱能够诱发出汗而阿托品则抑制出汗[5]。胆碱能神经纤维中的血管活性肠肽（vasoactive intestinal peptide，VIP）可作为一种神经递质控制汗腺的血供。胆碱能泌汗神经释放的主要神经递质是乙酰胆碱，它可以结合于外泌汗腺的毒蕈碱受体来调节出汗，外源性的 α 或 β 肾上腺素受体激动剂也可诱发出汗。从分泌细胞新产生的汗液虽然不含有蛋白质，其渗透压与血浆相似，为等渗溶液。当汗液沿着导管向上排出至体表过程中，钠离子和氯离子被导管重吸收，因此分泌至体表的汗液与血浆相比为低渗溶液[6]。当运动时，汗液分泌增加，由于大量汗液分泌到导管，而离子的再吸收机制相对减弱，从而导致大量离子丢失。因此体表汗液中钠离子的含量主要受到出汗速率的影响。

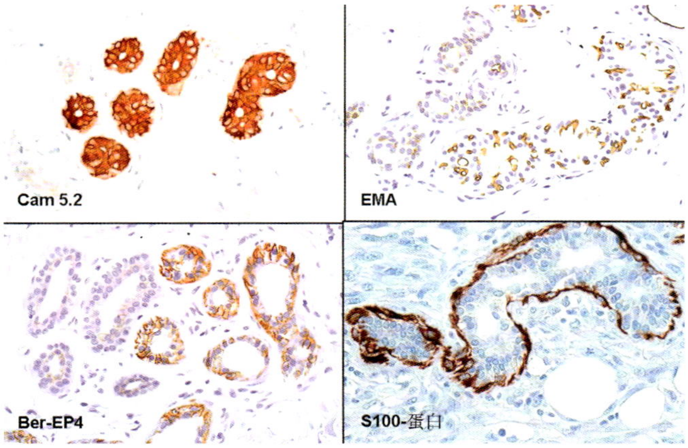

**图 1.63** 外泌汗腺：免疫组织化学染色

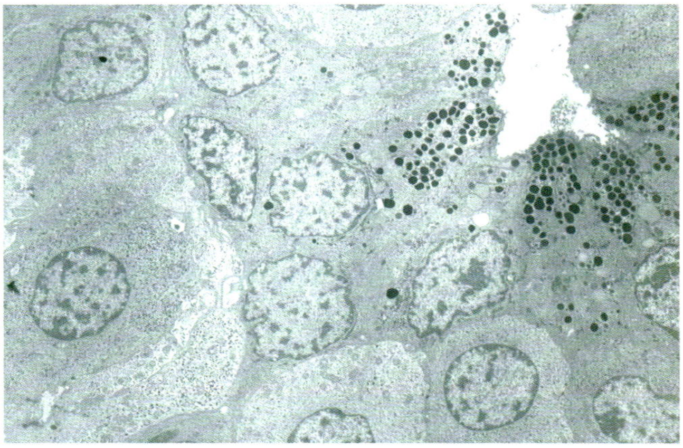
**图 1.64** 外泌汗腺：低倍电子显微镜下可见左下象限为腺腔，颗粒状黏液分泌细胞和浆液细胞

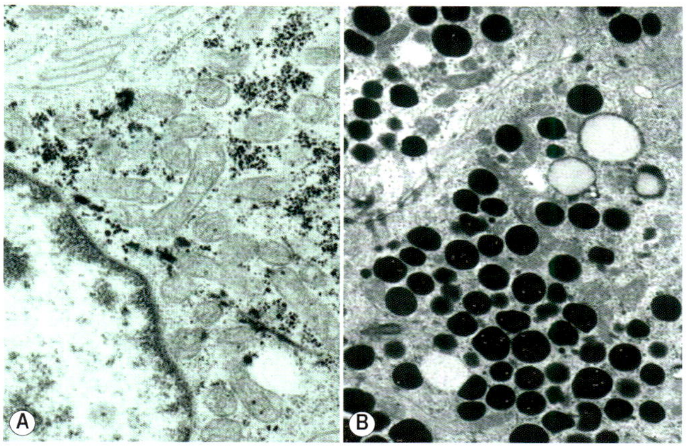

**图 1.65** 外泌汗腺：（左）高倍视野可见透明细胞内大量线粒体和电子致密性糖原颗粒；（右）高倍视野可见暗细胞内的分泌颗粒

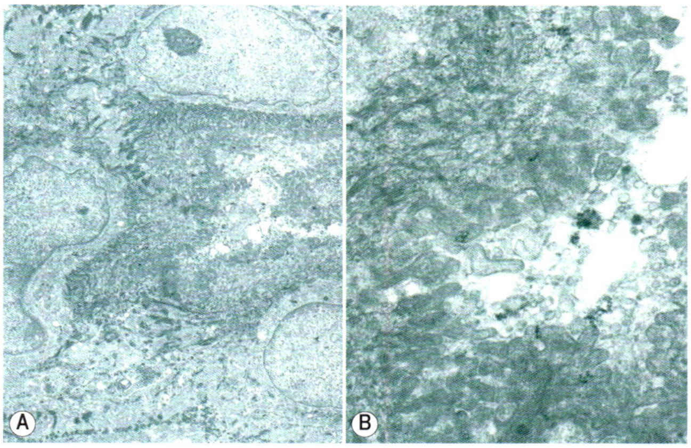

**图 1.66** 外泌汗腺：（**A**）可见真皮导管管腔内侧微绒毛；（**B**）高倍视野可见真皮导管腔内微绒毛和圆周状排列的张力微丝

## 顶泌汗腺

除了外泌汗腺，皮肤内还有顶泌汗腺[1-2]。顶泌汗腺的分泌功能较弱，因此不具有体温调节功能。顶泌汗腺主要分布于肛门生殖器和腋部，也有少量分布于外耳道（耵聍腺）、眼睑（Moll 腺）和乳晕部位。它们来源于表皮，由毛囊上皮外生形成，在胎儿 4～5 个月时出现。人类顶泌汗腺的功能还不清楚，在其他哺乳动物与产生气味有关，这对吸引异性非常重要。与皮脂腺一样，儿童期顶泌汗腺体积较小，至青春期体积增大并具有活性。耵聍腺的功能主要为润滑、清洁及保护外耳道抵御细菌、真菌感染。

顶泌汗腺由两部分组成：位于网状真皮深层或皮下脂肪层的复杂的分泌部分和在皮脂腺导管上方连接腺体与毛囊皮脂腺的导管部分。从微观角度观察，腺体分泌部分由外层不连续的肌上皮细胞和内层立方形或柱状的嗜酸性细胞构成（图 1.67、1.68）。光镜下分泌的脂滴看起来好像从柱状细胞表面割下（断头分泌），实际上这是一种假象。导管部分由双层立方形上皮细胞构成，从形态上无法与外泌汗腺导管区别。分泌部分的内层是单层柱状分泌细胞，在细胞顶部含有大量大而致密的颗粒，产生富含脂质的分泌物。顶泌汗腺分泌部分内层的分泌细胞也被一层有孔的肌上皮细胞包绕，但其管腔直径大于外泌汗腺。顶泌汗腺导管由双层立方细胞组成、并与远端毛囊上皮相连，由于没有重吸收功能，因此顶泌汗腺分泌物直接排入毛囊。

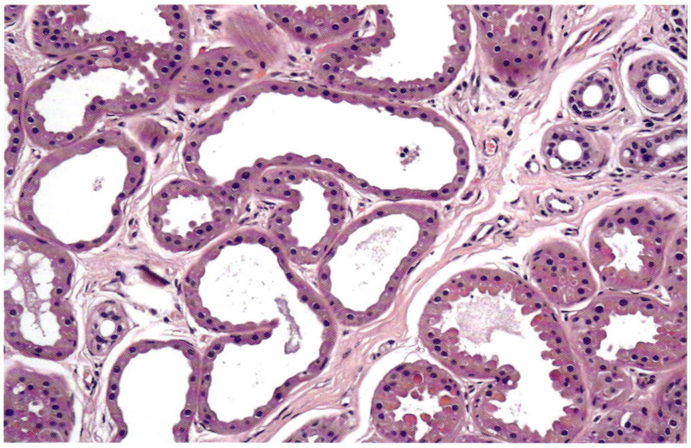

图 1.67 顶泌汗腺：正常腋部皮肤切片显示皮下脂肪层外泌汗腺分泌小叶。视野上半部可见汗腺导管

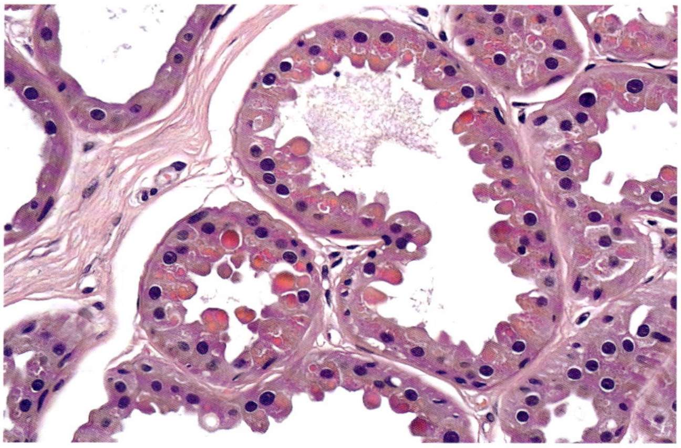

图 1.68 顶泌汗腺：分泌小叶由嗜酸性的柱状细胞排列而成，可以见到明显的断头分泌

免疫组化染色可以发现分泌部分 CAM5.2 染色呈强阳性（胞质和胞膜均有染色），并且在腺腔内浓聚，导管染色则为阴性（图 1.69）。分泌细胞胞质内 EMA 染色阳性，并沿着腺腔边缘浓集，导管管腔侧也为阳性。分泌上皮细胞 CEA 染色比较弱，呈灶状分布，而沿着导管管腔侧则十分明显。胞质内颗粒表达表皮生长因子。分泌部分的肌上皮细胞 S-100 和平滑肌肌动蛋白染色阳性（图 1.70）。顶泌汗腺分泌上皮还显著表达 NADH 黄递酶、酯酶、酸性磷酸酶和 β- 葡萄糖醛酸糖苷酶。淀粉磷酸化酶、亮氨酸氨基酞酶、琥珀酸脱氢酶和细胞色素氧化酶呈弱表达或无表达。在 pH2.0 条件下顶泌汗腺胶体金阳离子染色为阳性[3]。

顶泌汗腺的超微结构显示立方形或柱状分泌细胞内含有大量嗜锇性的分泌小泡。线粒体数量也很多，其中一部分可见明显的双嵴结构，其他的电子密度较

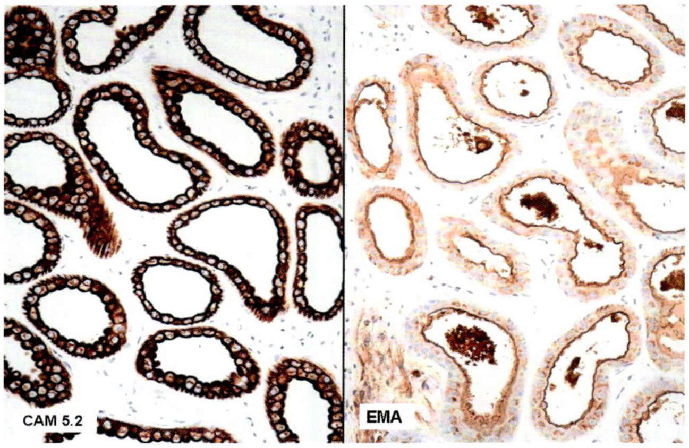


图 1.69 顶泌汗腺：免疫组织化学染色（CAM5.2 和 EMA 染色）

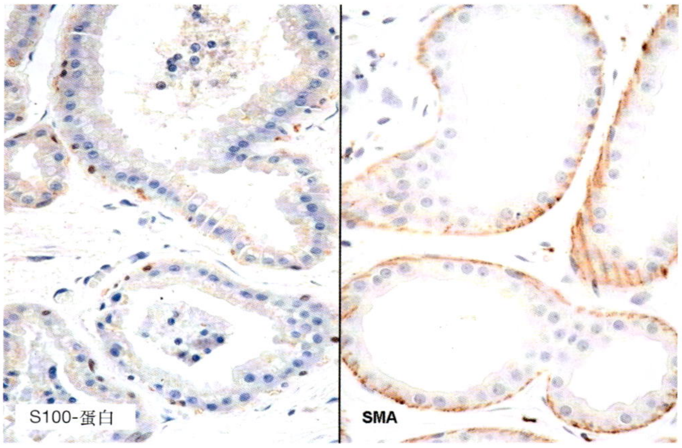


图 1.70 顶泌汗腺：免疫组织化学染色（S-100 蛋白和 SMA 染色）

高，内部结构不甚清楚。高尔基体也很明显，在腔内侧可看到线状排列的微绒毛（图 1.71）。

顶泌汗腺分泌及调控机制还不清楚，但是其功能的确受肾上腺能自主神经支配，外界刺激，如激动或恐惧均能刺激腺体分泌。顶泌汗腺分泌物本身并无气味，它产生的不良气味是由于表皮定植细菌的分解产物引起。

有学者在成年人腋部皮肤中发现一种中间型汗腺，称作顶外泌汗腺，但是尚未被学术界广泛认可。

## 表皮-真皮连接

在表皮底部和真皮顶部之间为一层由大分子相互交织而成的复杂网络结构，即皮肤基底膜带（basement membrane zone，BMZ）（图 1.72、1.73）[1]。基底膜带中大部分成分为糖蛋白，因此在组织切片中基底膜带 PAS 染色呈阳性（图 1.74）。通过透射电镜可显示 BMZ 的超微结构，可见电子密度不同的两层结构（图 1.75）[2]。上层为低电子密度的透明板，厚度约为 30 ～ 40 nm。透明板与基底层角质形成细胞胞膜直接相邻。透明板以下为 30 ～ 50 nm 厚的高电子密度的致密板，致密板与真皮上部细胞外基质相

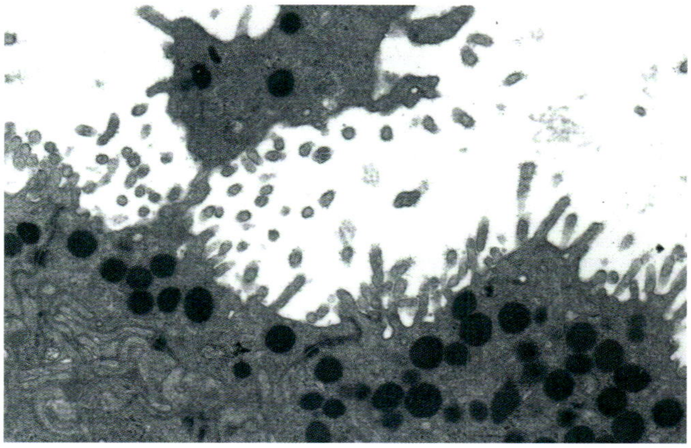

图 1.71　顶泌汗腺：近观可见微绒毛和断头分泌

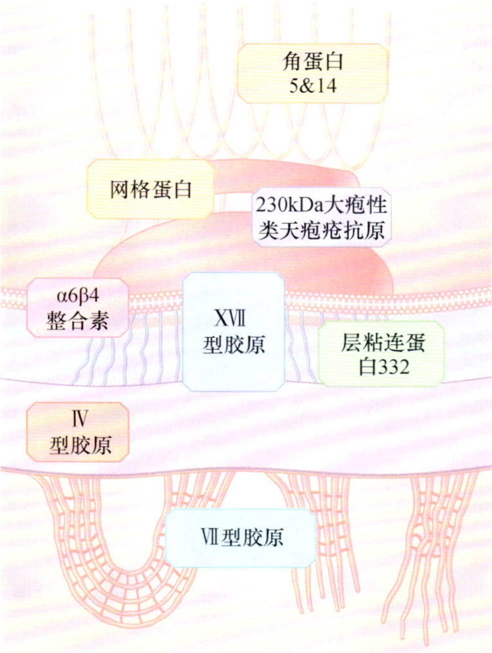


图 1.72　真皮-表皮连接的大分子组成是以半桥粒-锚丝-锚纤维复合体为核心。这些大分子之间的相互作用保证了表皮与其下真皮之间的安全粘连

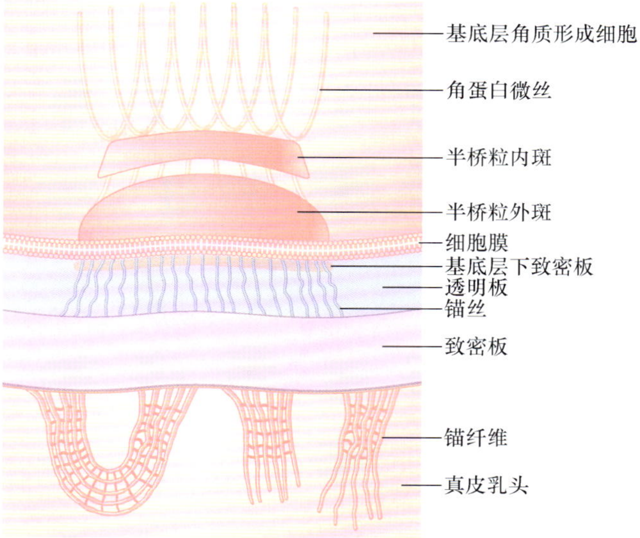


图 1.73　示意图显示了表皮-真皮连接处的半桥粒-锚丝-锚纤维复合体。复合体中的黏附蛋白从基底层角质形成细胞内的角蛋白张力丝开始有序地延伸至真皮胶原。这一复合体是表皮-真皮连接的主要黏附单位

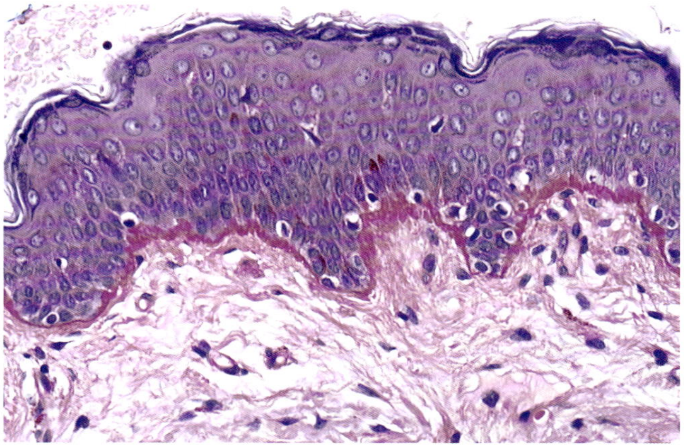

图 1.74　过碘酸 -Schiff 染色可见基底膜显著着色

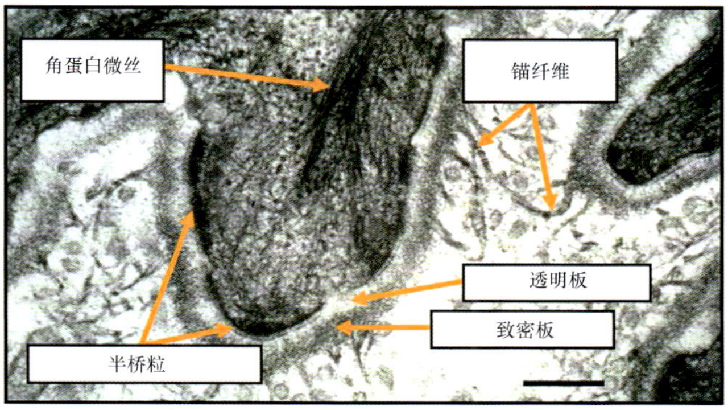


图 1.75　透射电镜下所示真皮-表皮连接。标尺＝ 200nm

邻。在皮肤基底膜带中存在不同的黏附复合体。从基底层角质形成细胞穿过透明板和致密板到真皮浅层的超微结构可见到不同的黏附结构。这些黏附结构主要包括半桥粒、锚丝和锚纤维[3]。通过对各种遗传性和获得性表皮下大疱性皮肤病的研究，人们认识到这种复合结构对于维持表皮和真皮间的紧密连接具有重要意义（图1.76、1.77）。每一种蛋白在表皮-真皮连接中的具体作用将在遗传性大疱性皮肤病和大疱性表皮松解症相关章节中详细讨论，在这些疾病中都已发现半桥粒、锚丝和锚纤维成分的基因缺陷[4]。这种黏附结构的缺陷最终造成皮肤对微小创伤的脆性增加。

半桥粒从基底层角质形成细胞内穿过细胞膜与基底膜带上部的透明板相邻。半桥粒的内斑是角蛋白中间丝的附着点，外斑与锚丝相连，后者穿过透明板。在透明板中与半桥粒外斑相连的是基底层下致密板，它也是构成表皮-真皮连接的黏附结构。在细胞内的半桥粒蛋白包括230 kD的大疱性类天疱疮抗原1和500 kD的网格蛋白。跨膜的半桥粒蛋白有180 kD的大疱性类天疱疮抗原（也称为XVII型胶原）和α6β4整合素[5]。半桥粒与透明板中的锚丝相连，后者是直径3～4 nm的细线状结构，将透明板和致密板连接在一起。

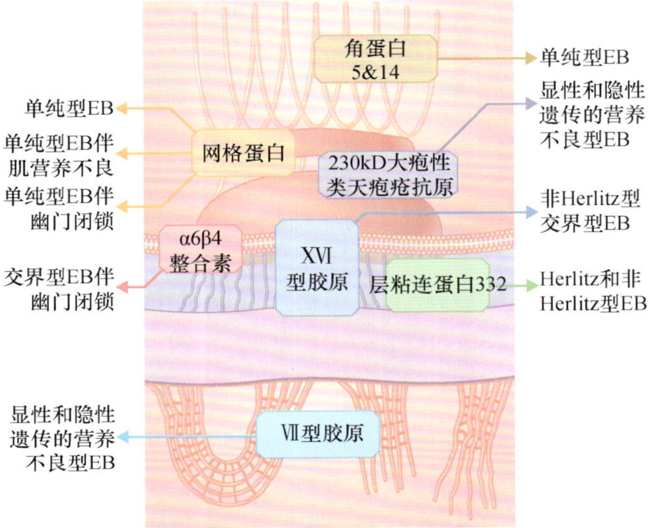


**图1.76** 半桥粒蛋白相关遗传性疾病。半桥粒-锚丝-锚纤维网络中各种组分的基因突变导致各种亚型的大疱性表皮松解症（EB）

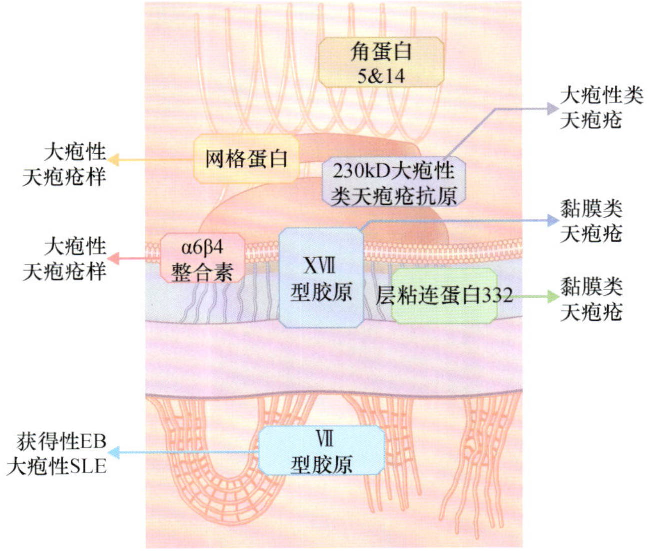


**图1.77** 半桥粒蛋白相关获得性疾病。半桥粒-锚丝-锚纤维复合体中各种组分的自身抗体导致自身免疫性表皮下大疱性疾病

在透明板和致密板之间是层粘连蛋白。皮肤基底膜带中的主要层粘连蛋白是层粘连蛋白332，曾经被命名为层粘连蛋白5（图1.78）。另外层粘连蛋白111（层粘连蛋白1）、层粘连蛋白311（层粘连蛋白6）、层粘连蛋白321（层粘连蛋白7）、层粘连蛋白511（层粘连蛋白10）和层粘连蛋白111（层粘连蛋白1）也是维持表皮-真皮完整连接的重要成分[6]。层粘连蛋白十字结构中的球状和棒状片断能够和其他细胞外基质分子相互作用，同时还参与细胞黏附、伸展及细胞分化。层粘连蛋白332对于维持皮肤基底膜带完整性具有重要作用，研究发现层粘连蛋白332的3个多肽亚单位（α3、β3或γ2链）中任何一个发生突变都会导致交界型大疱性表皮松解症。

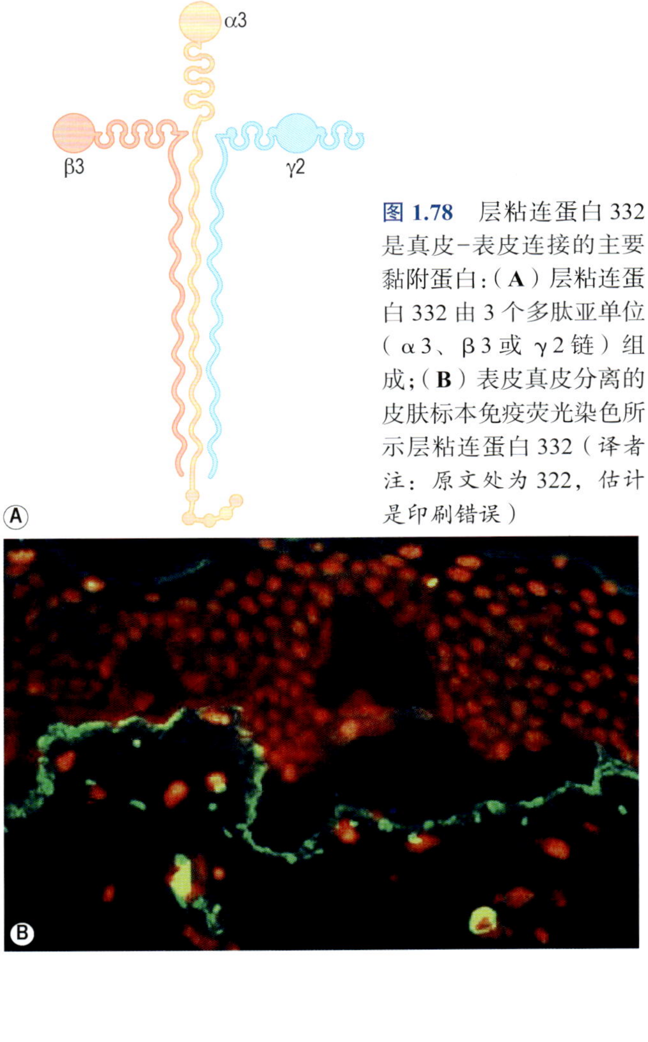


**图1.78** 层粘连蛋白332是真皮-表皮连接的主要黏附蛋白：（**A**）层粘连蛋白332由3个多肽亚单位（α3、β3或γ2链）组成；（**B**）表皮真皮分离的皮肤标本免疫荧光染色所示层粘连蛋白332（译者注：原文处为322，估计是印刷错误）

致密板主要由Ⅳ型胶原构成，皮肤中的Ⅳ型胶原主要为 α1 和 α2 链[7]。Ⅳ型胶原以六角形的方式组装排列，这种结构能够保证基底膜带有很高的弹性并能更好地与其他胶原和非胶原蛋白相互作用（图1.79）。其他表皮-真皮交界处基底膜带成分还包括巢状糖蛋白（过去称为巢蛋白）和类肝素硫酸蛋白聚糖，前者可以单独与Ⅳ型胶原相互作用或者作为层粘连蛋白-巢蛋白复合体发挥作用，后者则带有大量负电荷并呈亲水性，能够与多种基底膜成分相互连接共同构成 BMZ 的支架结构[8]。

锚纤维是一种纤维结构，从致密板底部伸展至网状真皮上部。锚纤维的主要成分是Ⅶ型胶原（图1.80）[9]。Ⅶ型胶原分子大约长 450 nm，它们通过形成反向平行二聚体，然后并排聚集成束，两端连接于 BMZ 从而形成套环状结构，真皮内胶原（Ⅰ型、Ⅲ型和Ⅴ型）则从中穿过[10]。真皮成纤维细胞和表皮角质形成细胞均可合成Ⅶ型胶原。插入到致密板中的还有弹性微纤维，主要由原纤维蛋白组成。含有原纤维蛋白的微纤维可以以弹性蛋白为核心呈纤维幔状分布，也可以单独形成不含弹性蛋白的微纤维，后者常常位于致密板以下，被称为真皮微纤维束（图1.81）。

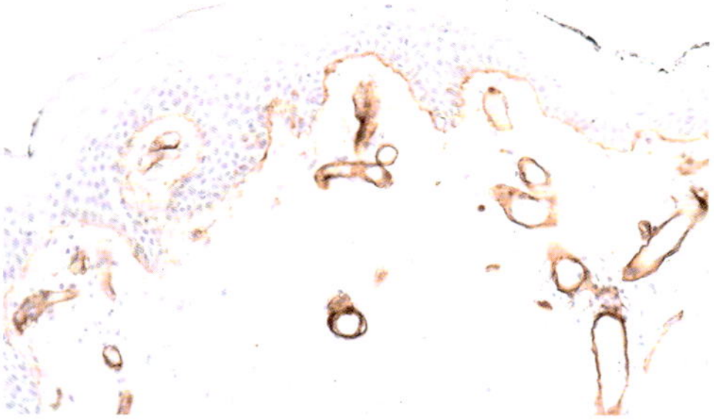

图 1.79　基底膜：Ⅳ型胶原染色所示基底膜

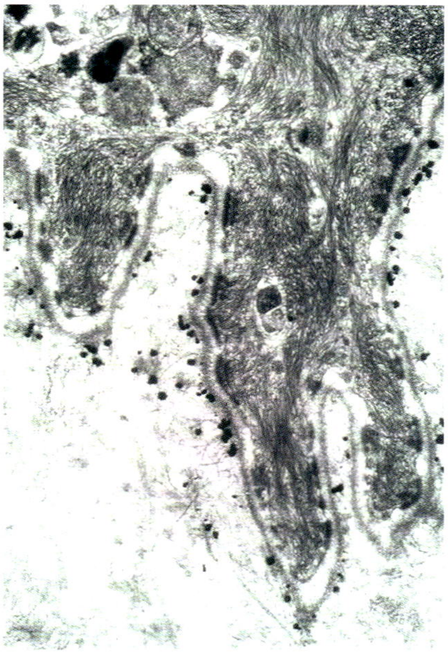

图 1.80　正常皮肤：锚纤维主要由Ⅶ型胶原组成，如图电镜下免疫金染色所示

## 真皮胶原

真皮内主要的细胞外基质成分是胶原蛋白。目前在脊椎动物中已发现 29 种不同的胶原蛋白，根据发现时间的先后按照罗马数字顺序进行命名。在人类皮肤中至少发现了 8 种胶原蛋白。所有的胶原蛋白分子都包含 3 个亚单位多肽，或者形成同源三聚体，或者由 2 个或 3 个不同的多肽形成异源三聚体。不同的亚单位都是不同基因的产物，人类基因组中编码不同亚单位多肽的基因也有 40 多个[1]。胶原蛋白具有相当明显的组织特异性，许多细胞如成纤维细胞、角质形成细胞、血管内皮细胞和平滑肌细胞均可合成胶原蛋白。胶原蛋白的一个显著特征是含有羟赖氨酸和羟脯氨酸残基，它们分别在赖氨酸和脯氨酸翻译完成后进一步羟基化后合成。羟基化反应在粗面内质网完成，需要赖氨酸和脯氨酸羟基化酶催化及维生素 C、氧分子和二价铁作为辅助分子。脯氨酸羟基化对于生理温度下形成稳定的三螺旋构象必不可少，而羟赖氨酸对于形成稳定的共价键交联也是必需的。在粗面内质网中，首先形成三聚体分子，然后发生羟基化反应并形成三螺旋结构，最后经高尔基小泡分泌到细胞外。在这个过程中，非胶原肽的延伸段被特异性酶剪切掉，胶原分子也经历超级分子的组装。为了获得有一定强度的纤维，胶原蛋白之间通过特殊的分子内或分子间共价键互相交联。Ⅰ型胶原最常见的交联形式为赖氨酸和羟赖氨酸之间的交联。部分胶原蛋白还存在半胱氨酸二硫键的交联形式。

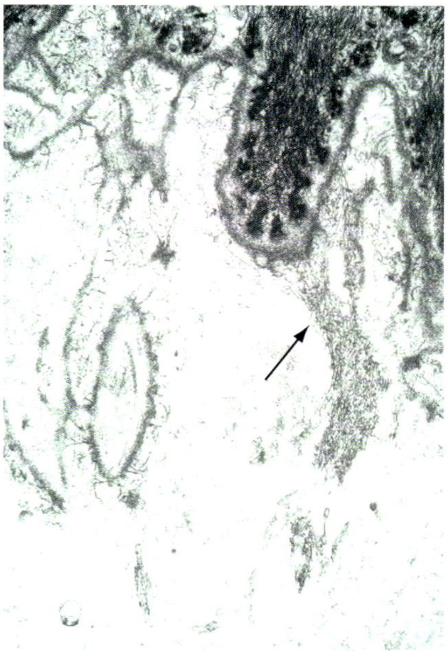

图 1.81　正常皮肤：可见完整有序的真皮微纤维束（箭头所示）

根据不同组织中纤维构架的不同，胶原蛋白被分为不同类型。Ⅰ型、Ⅱ型、Ⅲ型、Ⅴ型和Ⅸ型胶原蛋白主要构成大纤维，因此被称为纤维形成胶原蛋白。Ⅳ型胶原蛋白主要在基底膜带内交互编织呈网状，Ⅵ型胶原蛋白则是微纤维形成胶原，Ⅶ型胶原构成锚丝纤维。FACIT 胶原（fibril-associated collagens with interrupted triple-helices，具有间断三螺旋的原纤维相关胶原蛋白）包括Ⅸ、Ⅻ、XIV、XIX、XX和XXI型胶原[2]。许多 FACIT 胶原和大的胶原纤维形成有关，通常作为稳定细胞外基质结构的桥联分子。

Ⅰ型胶原是含量最丰富的胶原蛋白，主要分布于人类皮肤的真皮内，大约占所有胶原蛋白总量的 80%。Ⅰ型胶原和Ⅲ型胶原共同形成真皮内粗大的细胞外纤维。Ⅰ型胶原和Ⅲ型胶原蛋白或其合成酶的基因突变会造成结缔组织异常，这种情况可见于不同表型的 Ehlers-Danlos 综合征。Ⅰ型胶原蛋白基因突变还会造成成骨不全症[3]。

Ⅲ型胶原大约占成人真皮内所有胶原蛋白总量的 10%，但是在胎儿期它是真皮胶原的主要成分。Ⅲ型胶原主要分布于血管结缔组织、胃肠道和子宫。Ⅲ型胶原蛋白突变常见于血管型 Ehlers-Danlos 综合征。

Ⅴ型胶原分布于包括真皮在内的大部分结缔组织，但是在真皮内的含量少于 5%。Ⅴ型胶原主要分布于真皮内大的胶原纤维的表面，它的主要作用是调节胶原纤维的侧向伸展。缺少Ⅴ型胶原会导致胶原纤维直径变化和横断面不规则。在与Ⅴ型胶原突变相关的常染色体显性遗传的 Ehlers-Danlos 综合征中就可见到这种不规则的胶原纤维。

成熟的胶原纤维常常比较惰性，正常生理状态下可在组织中存在很长时间。但是，也有一些胶原蛋白不断更替，它们主要是基质金属蛋白酶（matrix metalloproteinases，MMP）家族的部分酶。这些蛋白酶家族包括胶原酶、明胶酶、基质溶解素、间质溶解素和膜型 MMPs[4]。新合成分泌的 MMPs 是一种惰性的前体酶，当剪切掉几个肽后便具有蛋白酶解的活性。MMPs 是锌相关金属基质蛋白酶，并且保持活性需要钙离子存在。MMPs 家族还有一些特异的小分子肽类抑制因子，即金属蛋白酶的组织抑制因子（tissue inhibitors of metalloproteinases，TIMPs）。这些蛋白质与 MMPs 形成化合物以阻止胶原蛋白降解。在正常皮肤内，成纤维细胞和角质形成细胞可以合成分泌一些 MMPs。在不同病理状态下，这些酶的表达会上调，例如皮肤恶性肿瘤侵袭和转移过程、真皮损伤修复过程等。

真皮乳头层的胶原纤维纤细并且垂直排列，而真皮网状层胶原纤维呈粗大的束状，常与皮肤表面平行排列（图 1.82、1.83）。将胶原纤维纵形切片，然后经透射电子显微镜观察，可发现每隔大约 64 nm 便可见横行的条纹（图 1.84）。这种横行的条纹是由于在纵轴方向上多个胶原分子重叠形成，这种重叠发生在

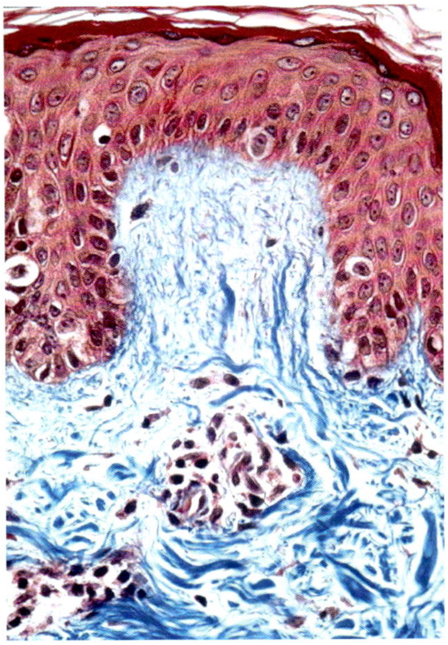

**图 1.82** 前臂正常皮肤：乳头层纤细的胶原纤维，有时呈垂直走行。Masson 染色

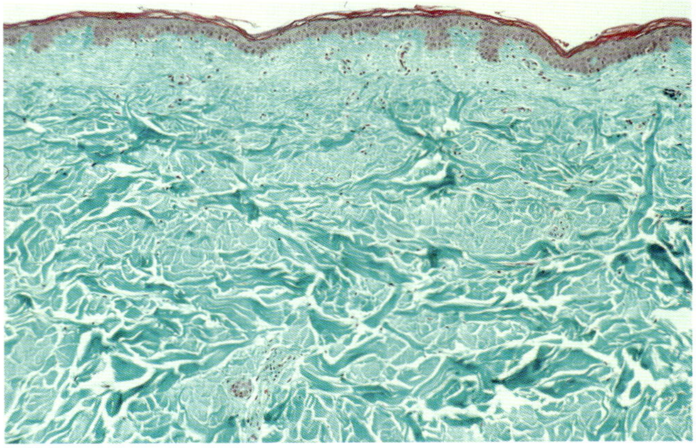

**图 1.83** 后背正常皮肤：粗大的胶原束组成网状真皮。Masson 染色

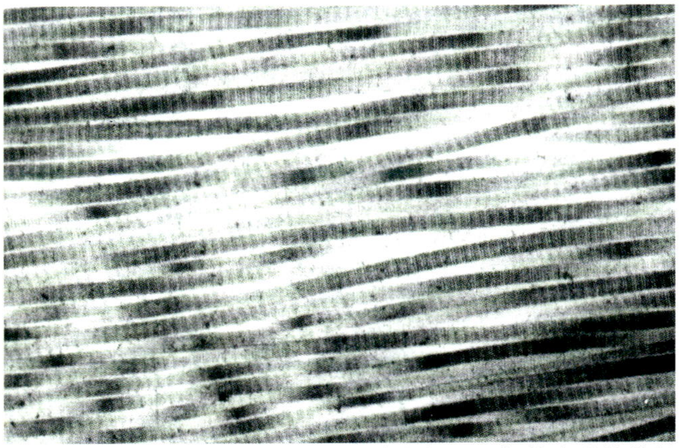

**图 1.84** 胶原蛋白：可见特征性的每隔 64nm 规律出现的横行条纹

成熟胶原纤维的装配过程中。纤维性长间距胶原纤维的横纹间隔大约在 90 ~ 120 nm 之间（图 1.85）。在外周神经和中枢神经系统肿瘤时可以见到这种特征性的胶原纤维。胶原束的方向各不相同，因此在偏振光下可见折光性（图 1.86）。

## 真皮弹性组织

弹性纤维网状结构为皮肤提供弹性和适应性[1]。弹性纤维在成人非光暴露部位皮肤中的含量相对较少，不超过真皮干重的 2% ~ 4%。弹性纤维在网状真皮内水平向互相交联（图 1.87）[2]。由此延伸并垂直分布至真皮乳头层的弹性纤维相对较为纤细，主要由微纤维束（oxytalan 纤维）或少量交联的弹性纤维（elaunin 纤维）组成（图 1.88）[3]。弹性纤维主要由两种成分组成：弹性蛋白和弹性蛋白相关微纤维。弹性蛋白是一种结缔组织蛋白，主要构成成熟弹性纤维的核心。弹性蛋白相关微纤维则一个蛋白家族。通过透射电子显微镜可以观察到弹性蛋白核心，约占弹性纤维的 90%，核心周围则由更多高电子密度的微纤维结构环绕（图 1.89）。

弹性蛋白首先被合成为多肽前体，即弹性蛋白原，大约由 700 个氨基酸构成，分子量为 70 kD[4]。弹性蛋白原的氨基酸组成和胶原蛋白相似，1/3 的氨基酸为甘氨酸。但是弹性蛋白原主要氨基酸序列不同，为甘氨酸、缬氨酸和脯氨酸序列与富含赖氨酸和丙氨酸的序列交替出现，而后一个序列的特征性氨基酸排列顺序为 2 个赖氨酸残基之间被 2 个或 3 个丙氨酸间隔。弹性蛋白中的赖氨酸残基对于锁链素与其异构体异锁链素之间形成共价键交联至关重要，这种交联结构是弹性蛋白独特的结构。形成这种弹性蛋白特异性交联的第一步是 3 个赖氨酸残基通过氧化脱氨作

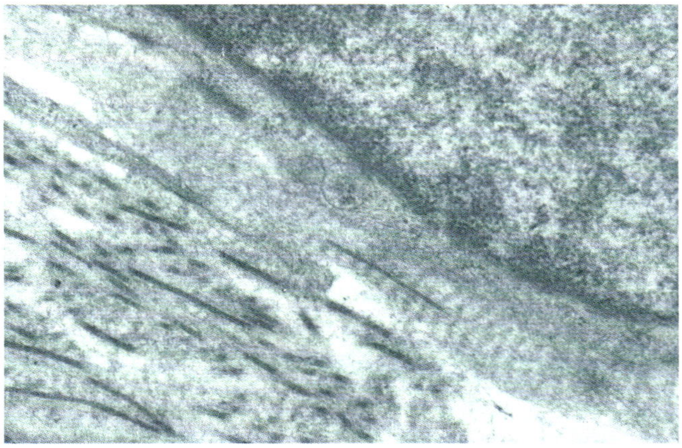

图 1.85 纤维性长间距胶原纤维：与附近普通的胶原纤维相比，可见横纹间隔不同

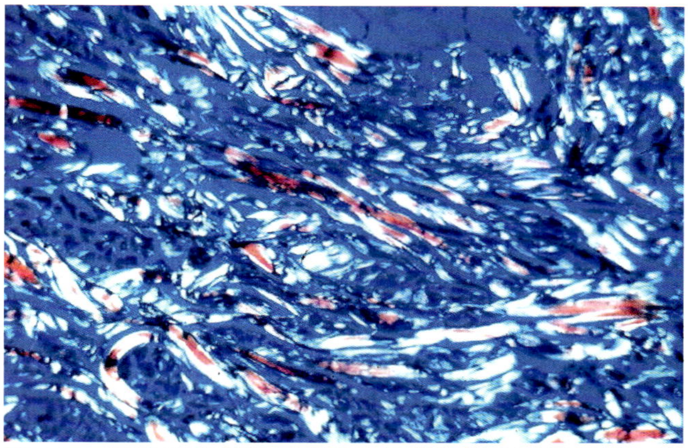

图 1.86 网状真皮的胶原蛋白：注意偏振光下具有折光性。Masson 染色

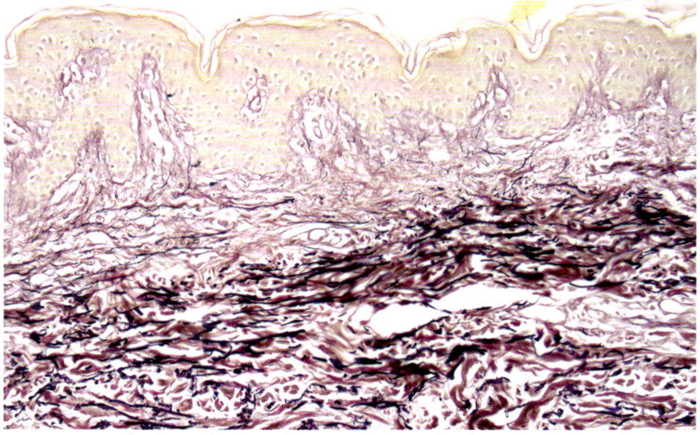

图 1.87 真皮网状层：弹性纤维长而粗大，与表皮平行排列

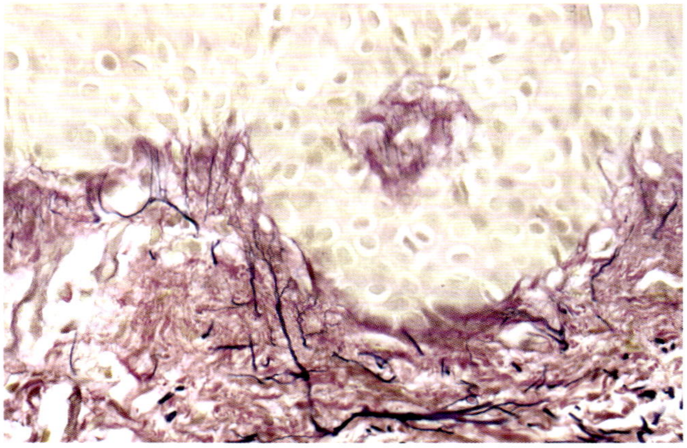

图 1.88 真皮乳头：可见纤细的弹性纤维，与表皮垂直排列。Weigert-van Gieson 染色

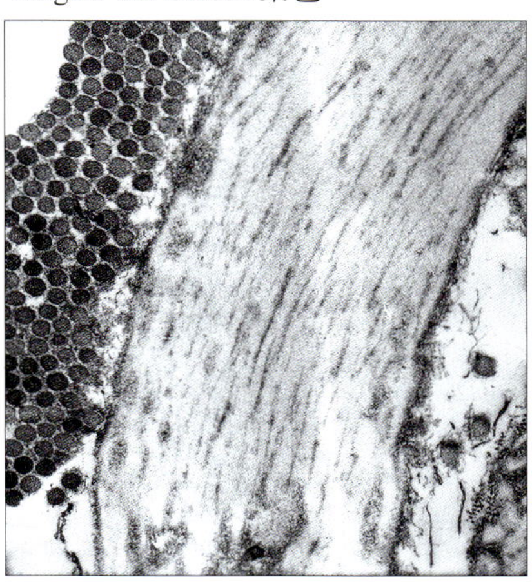

图 1.89 弹性纤维：由微原纤维和电子致密的基质共同组成的弹性蛋白构成

用形成醛基赖氨酸；然后醛基赖氨酸的醛基和另一个赖氨酸残基结合形成稳定的锁链素复合物，后者可通过共价键连接两个弹性蛋白原多肽。弹性蛋白原分子的其他部分进一步和锁链素结合后逐渐转化为可溶性的纤维结构。赖氨酸残基的氧化脱氨过程是由一组赖氨酸氧化酶催化并依赖于铜的存在。因此铜缺乏会造成赖氨酸氧化酶活性下降、锁链素不足从而导致合成的弹性纤维不稳定。在这种情况下，每一个弹性蛋白原多肽都呈可溶性状态并且很容易出现非特异的蛋白溶解，因此富于弹性纤维的组织脆性增加。弹性蛋白的代谢更替周期较慢，但是在某些皮肤松弛症和皮肤老化过程中弹性蛋白代谢加快。弹性纤维的降解依赖于弹性蛋白酶和金属弹性蛋白酶。

弹性蛋白相关微纤维是由直径 10 ～ 12 nm 的管状结构构成，其组成蛋白包括原纤维蛋白、具有潜在 TGF-β 结合作用的蛋白家族和纤蛋白（fibulin）。其他成分包括微纤维相关糖蛋白和微纤维相关蛋白（microfibril-associated proteins，MFAP）家族、emilin 和赖氨酰氧化酶。原纤维蛋白的突变会导致马方综合征，表现为骨骼异常、主动脉扩张、晶体半脱位和皮肤弹性过度[5]。同样的，某些纤蛋白的基因突变会导致皮肤松弛症，表现为皮肤松弛下垂、丧失弹性。

## 基质

蛋白多糖亚家族成员都是由一个蛋白质核心和不分支的双糖聚合体，即糖胺聚糖（glycosaminoglycans，GAGs）结合而成[1]。蛋白质核心可以在细胞内、细胞表面或者是细胞外基质的一部分，GAGs 则是大小不一、带有大量电荷的阴离子分子。例如，真皮内成纤维细胞能够合成多能聚糖，其核心蛋白可连接 12 ～ 15 个 GAGs 侧链。多能聚糖中的 GAGs 主要是硫酸软骨素或硫酸皮肤素，但是多能聚糖也能够和透明质酸结合形成大的聚合体。蛋白多糖 /GAG 复合物具有多种功能。例如，含有硫酸软骨素和硫酸皮肤素的蛋白多糖能够结合细胞外基质成分，包括各种胶原蛋白[2]。另外，这些蛋白多糖能够与生长因子、细胞因子、细胞黏附分子和生长因子结合蛋白结合，从而影响其生物活性。蛋白多糖还具有抗蛋白酶作用。除了与一些细胞外分子结合，蛋白多糖在细胞与细胞外基质的黏附过程中也发挥作用。例如，真皮成纤维细胞富含的聚糖 syndecan-4 能够促进成纤维细胞和其他细胞外基质结合分子如整合素之间的黏附作用[3]。蛋白聚糖能够和胶原蛋白以外的其他细胞外基质分子相互作用，例如硫酸软骨素和硫酸皮肤素与纤连蛋白和层粘连蛋白相互作用。透明质酸是最大的细胞外 GAG，它在稀释的溶液状态具有亲水性和黏性，这对于维持皮肤的理化特性非常重要。更为重要的是透明质酸具有很强的吸水性，从而为正常皮肤提供水分。实际上水占了正常皮肤 60% 的重量。皮肤的一些其他特性也和大分子的蛋白多糖复合物如多能聚糖或基底膜蛋白聚糖有关，例如蛋白多糖可以作为离子滤过膜调节水盐平衡，还可以作为皮肤的弹性垫[1]。

尽管基质含量很多，常规苏木精伊红染色很难显示（图 1.90）。阳离子染料如阿辛蓝在合适的 pH 值和电解质浓度下可以使基质染色。

## 成纤维细胞生物学

成纤维细胞是合成真皮内胶原、弹性组织和大分子蛋白聚糖 / 黏多糖的主要细胞[1]。刚出生时真皮内成纤维细胞的数量可达 2100 ～ 4100/mm$^3$，并且具有有限的复制能力，平均每个成纤维细胞可分裂为 50 ～ 100 个细胞。成纤维细胞在上皮-间质相互作用中具有重要意义，它通过分泌各种生长因子和细胞因子直接促进表皮增生、分化和形成细胞外基质。成纤维细胞通常是指完全分化的具有生物合成活性的细胞，而纤维细胞则指无活性的细胞。

肌成纤维细胞是在肉芽组织中发现的一种特殊的成纤维细胞，主要参与伤口的收缩修复过程。肌成纤维细胞和其他成纤维细胞功能不同，它具有和平滑肌细胞相似的超微结构、生化和物理特性。而且肌成纤维细胞内含有特征性的 α 平滑肌肌动蛋白，是平滑肌细胞内肌动蛋白的一种亚型。目前认为肌成纤维细胞来源于原肌成纤维细胞，尽管后者不总是能分化为成熟的肌成纤维细胞。与肌成纤维细胞不同，原肌成

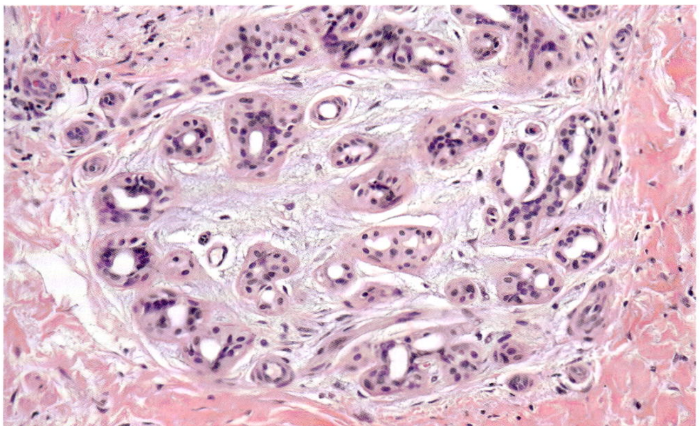

**图 1.90** 基质：可见足跖部位的外泌汗腺周围大量的糖胺聚糖

纤维细胞内含有应力纤维，而不含 α 平滑肌肌动蛋白微丝。具有生物合成活性的成纤维细胞含有丰富的胞质、发达的粗面内质网和附着在膜表面的显著的核糖体。

不同解剖部位来源的成纤维细胞都具有相似的形态，但是不同部位成纤维细胞的基因表达谱、表型特征、细胞外基质蛋白和细胞因子合成都具有部位特异性[2]。

真皮成纤维细胞具有多种功能，除了参与细胞外基质成分的合成和沉积，还对趋化因子、促有丝分裂和调节性细胞因子产生应答、增生和迁移反应，同时还参与自分泌和旁分泌过程。自分泌作用包括转化生长因子（transforming growth factor，TGF）-β 诱导的结缔组织生长因子的合成和分泌，后者能够促进胶原蛋白的合成和成纤维细胞增生。旁分泌作用则主要影响角质形成细胞的生长和分化，特别是通过成纤维细胞分泌的角质形成细胞生长因子（keratinocyte growth factor，KGF）、粒巨噬细胞集落刺激因子、白介素（interleukin，IL）6 和成纤维细胞生长因子（fibroblast growth factor，FGF）10 来发挥旁分泌作用。成纤维细胞还通过产生Ⅳ型胶原、Ⅶ型胶原、层粘连蛋白和 nidogen 部分参与基底膜的形成，同时通过分泌细胞因子如 TGF-β 刺激角质形成细胞产生基底膜相关成分。

新生的血管和淋巴管对于维持正常皮肤稳态及创伤修复具有重要作用。在这个过程中，成纤维细胞也发挥了重要的旁分泌作用。血管内皮细胞生长因子（vascular endothelial growth factor，VEGF）家族的成员包括 VEGF-A、-B、-C 和 -D 也是由成纤维细胞产生，它们通过与特异性受体结合发挥重要的调节血管和淋巴管内皮细胞增生的作用。

然而，在成纤维细胞群中也存在相当大的异质性。例如，从真皮乳头层分离出的成纤维细胞与真皮网状层的相比其合成Ⅲ型胶原的能力更强，在单个细胞水平纤连蛋白的表达量相差 30 倍。真皮乳头层内的成纤维细胞体积更小、生长更快，并且具有更长的寿命[3]。当与角质形成细胞共培养时，真皮乳头层来源的成纤维细胞能够诱导产生分化更好、更有序的表皮，并且能够形成完整的真皮-表皮连接结构。真皮乳头层成纤维细胞与网状层成纤维细胞相比，能够产生更多的粒巨噬细胞集落刺激因子（granulocyte-macrophage colony-stimulating factor，GM-CSF）和相对较少的 KGF。另外，它们合成一些细胞外基质成分如 decorin 的能力也不同。尽管成纤维细胞基因表达谱具有一定的可变性，但是它们还是分化成熟的细胞，可塑性相对较小。最近的研究发现培养体系中加入 4 种转录因子（Oct4、Sox2、Klf4 和 c-myc）后，成纤维细胞可以被诱导成多能干细胞（pluripotent stem cells，iPS）[4]，后者实际上与胚胎干细胞没有区别。

# 皮肤的血管和淋巴管

皮肤的血供非常丰富，主要来源于贯穿平滑肌和皮下脂肪层的分支血管[1]。大部分血流都直接供给皮肤中代谢较为活跃的结构，如表皮、毛乳头和皮肤附属结构。真皮乳头层血管非常丰富，但是毛细血管并不进入表皮，而是以扩散方式为表皮提供营养。从皮下脂肪层穿出的血管在真皮内分支形成两个有交通支血管相连的血管丛：位于真皮和皮下脂肪层交界处的深部血管丛；位于网状真皮浅层的浅部血管丛以及为真皮乳头层提供血供的网状毛细血管襻（图 1.91）。每个血管襻都由一个上升的动脉臂和下降的静脉臂组成。真皮乳头层的血管由终末细动脉、动脉和静脉毛细血管及毛细血管后静脉组成，后者数量占多数。深部血管丛由小的肌性动脉组成，然后分支形成浅层血管丛的细动脉（图 1.92）。

组织学上这些血管丛都是相似的，不同的只是血管大小而不是血管结构（细动脉的直径小于 0.3 mm）[2]。从管腔侧向外观察，细动脉壁内层为非常薄的内膜，内膜外侧紧贴着显著的内弹力膜。管壁中层为两层平滑肌细胞，这一层结构决定了血管的容积。管壁外膜为疏松结缔组织。小的肌性动脉（不是细动脉）外膜还有弹性纤维组成的外弹力膜。小动脉内皮细胞外侧还可见单层平滑肌细胞。毛细血管由单层内皮细胞构成，内皮细胞外也可见到周细胞，与平滑肌细胞相比

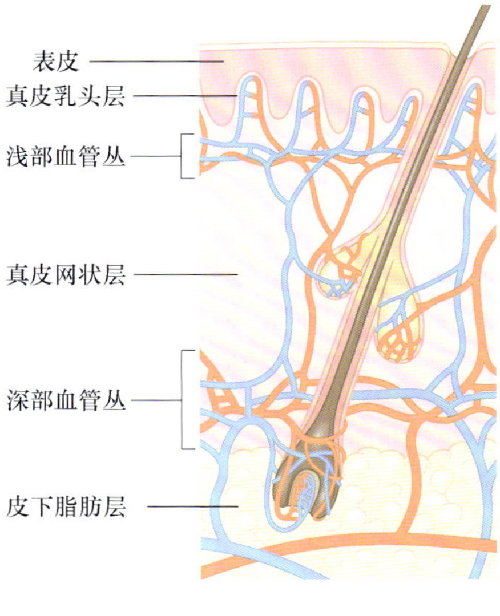


**图 1.91** 浅部血管丛和深部血管丛之间的关系

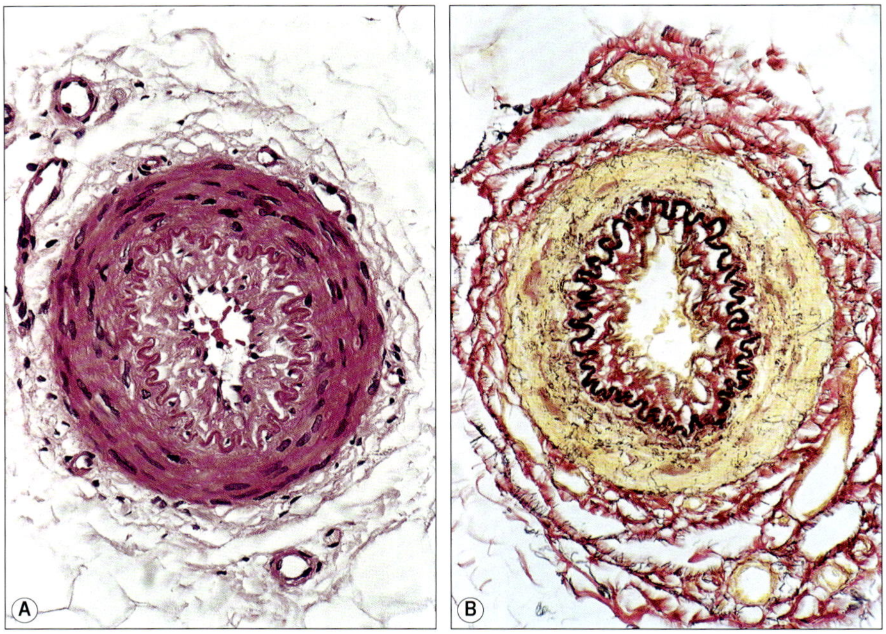


图 1.92 老年人下肢深部血管丛的肌性小动脉动脉内膜炎（内膜增厚）。请注意厚的肌膜和明显的内弹力膜，后者在 Wergert-van Gieson 染色时更明显。（**A**）苏木精和伊红染色；（**B**）Wergert-van Gieson 染色

周细胞内致密体发育不完善，张力微丝数量也较少。内皮细胞和周细胞之间形成紧密连接。静脉毛细血管周细胞数量较多，具有多层基底膜，而动脉毛细血管基底膜呈均一的单层结构。每个真皮乳头均由一个毛细血管襻提供血供。内皮细胞含有波形蛋白微丝、0.1 μm×3 μm 大小的 Weibel-Palade 小体（含有Ⅷ因子）和大量内吞噬小泡（图 1.93、1.94）。毛细血管后静脉的基本结构与毛细血管相同，管壁完全没有平滑肌细胞，只是管腔体积较大。毛细血管后静脉流入的小的肌性静脉具有扁平内皮细胞构成的内膜，外层由 1 ～ 2 层平滑肌细胞组成。这种结构与小动脉结构相似，只是管腔更大。静脉壁由内皮细胞和数层平滑肌细胞构成，很少见到内弹力膜。外层为一层较厚的结缔组织外膜，没有弹性纤维，只有非常大的肌性静脉才可见到弹性纤维（图 1.95）。

真皮内还有一些幕细胞，围绕在微血管周围，将

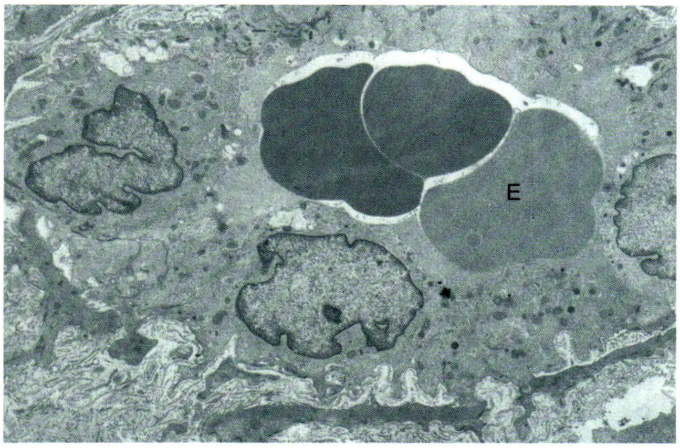


图 1.93 正常真皮乳头层：可见内皮细胞外周的周细胞和基底膜，管腔内可见红细胞（E）

血管与相邻的结缔组织分开。幕细胞形态细长、胞质少，从细胞形态上比周细胞更接近成纤维细胞。其主要位于血管壁以外，没有基底膜。

真皮乳头内的毛细血管襻由上升的动脉部分、下降的静脉毛细血管以及它们之间反转发夹形的毛细血管段构成。大部分皮肤内毛细血管襻垂直走行，只有甲床部位平行走行。

真皮内有丰富的动静脉吻合。一种分布于指尖皮肤真皮层的特殊的动静脉分流（血管球）由动脉段（Sucquet-Hoyer 导管）组成，直接与静脉臂相连（图 1.96）。在导管周围有多层特殊的平滑肌细胞（血管球细胞）围绕并有丰富的神经支配。血管球的功能是作为括约肌，允许真皮浅层的毛细血管形成旁路，从而增加肢端的血液回流。

皮肤血流（在下丘脑调控下）对于调节体温非常重要。在自主神经系统调节下，可以通过改变浅部血管丛的血流量增加或减少热量散失。如果环境温度超过体温，真皮毛细血管血流增加，同时外泌汗腺分泌增加，汗液的蒸发会带走体表热量，降低循环血液温度，从而维持稳定的核心温度。由此可以看出体温调控主要依赖于皮肤血管和汗腺功能之间精确的配合。

真皮还含有丰富的淋巴系统，它们与血管丛之间密切相关[3]。除了在肿瘤转移方面的意义外，淋巴系统的作用常常被忽视，实际上淋巴系统在转运机体日常代谢物包括体液、细胞和大分子物质过程中发挥重要作用（图 1.97）。同样的，淋巴系统还具有清理体内微生物的作用。淋巴管还为表皮朗格汉斯细胞迁移至区域淋巴结进行抗原呈递提供通路。正

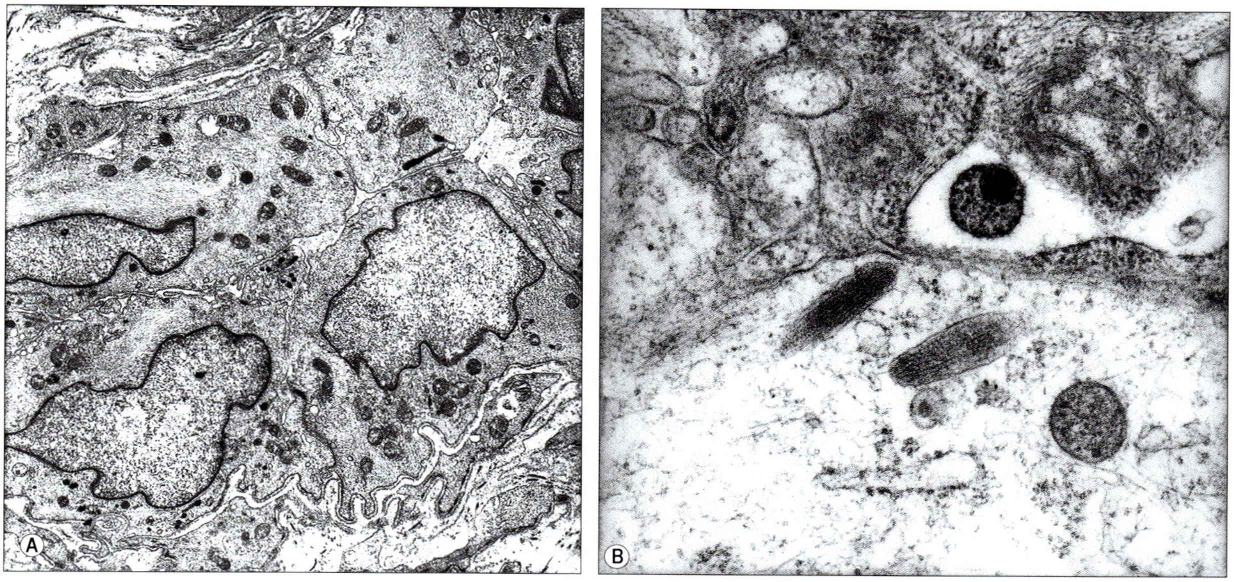

图 1.94 （**A**）真皮细动脉：可见管腔受压呈箭头样裂隙；（**B**）高倍镜下可见血管内皮细胞特征性的 Weibel-Palade 小体。这些是血管内皮细胞的特征性改变

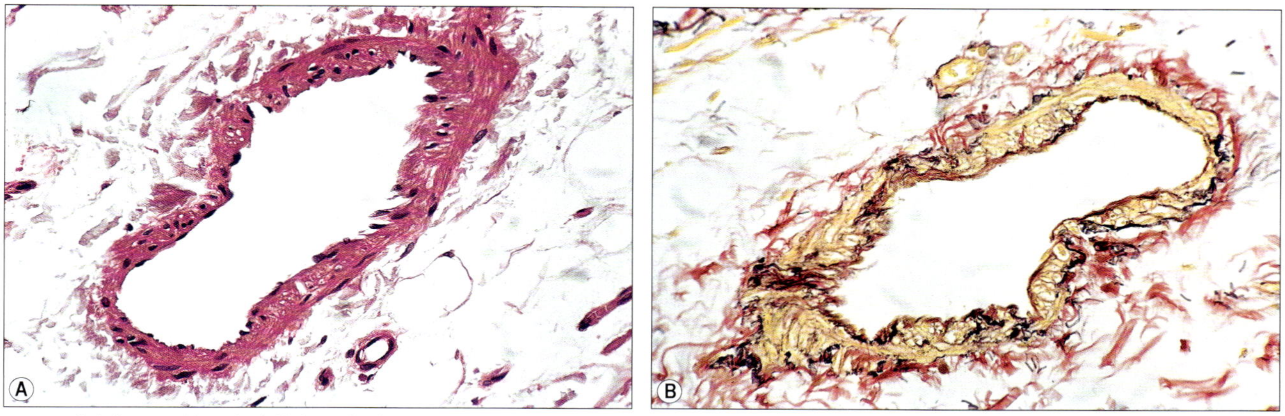

图 1.95 与图 1.92 所示动脉伴行的静脉：可见管腔直径大，而肌膜相对较薄，仅可见少量弹性组织，未见内弹力膜。（**A**）苏木精和伊红染色；（**B**）Wergert-van Gieson 染色

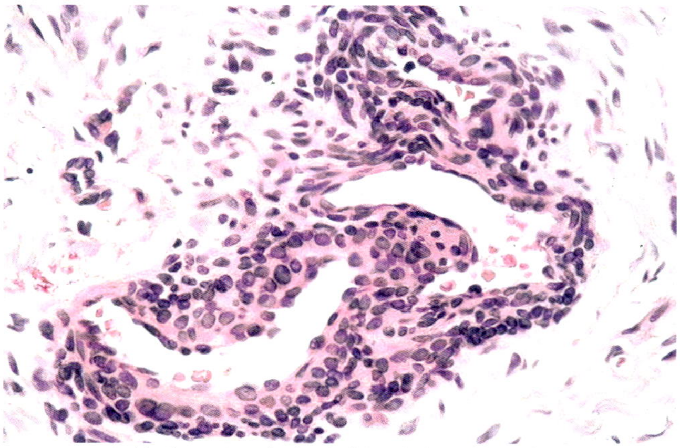

图 1.96 血管球：可见由大量球细胞内血管腔将动脉和静脉连接

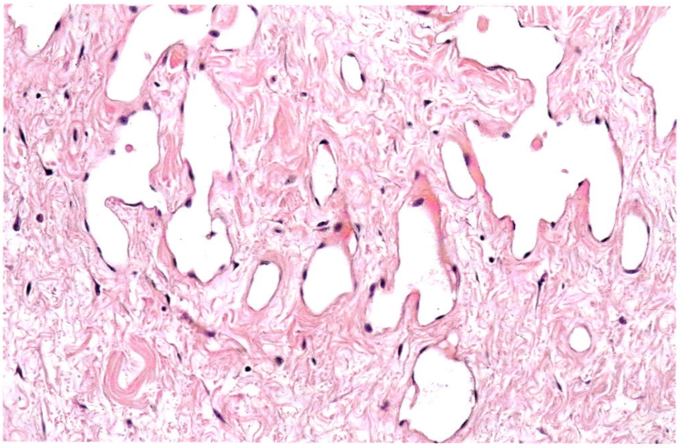

图 1.97 淋巴管：真皮内通常见不到管壁非常薄的淋巴管。此例患者由于淋巴水肿、管腔阻塞，因此淋巴管明显可见

常情况下这些管道是塌陷的，很难观察到。淋巴管壁由纤细的弹性纤维作为支架，在大的薄壁塌陷的管腔内排列着细长的内皮细胞，管腔内还具有多个瓣膜。在淋巴阻塞的情况下（如淋巴水肿或肿瘤转移）淋巴管更为明显。真皮内淋巴管主要散在分布于浅部和深部血管丛之间，然后引流进入肌性的淋巴导

管[4]。下肢的淋巴导管通常为粗大的肌性导管，可能会与动脉混淆（图 1.98）。淋巴管壁没有内弹力膜可资鉴别。采用抗 CD31 单抗和抗 von-Willebrand 因子单抗可以确定血管内皮细胞。血管内皮细胞生长因子受体 3（vascular endothelial growth factor receptor 3，VEGFR-3）目前还不是很有意义的淋巴管内皮细胞标记[5-6]。淋巴管内皮细胞 hyaluronan 受体 1（lymphatic vessel endothelial hyaluronan receptor 1，LYVE-1）、Prox-1 和 podoplanin 也许更有意义[7]。

## 皮肤神经系统

皮肤大约由 100 万个传入神经纤维支配。大部分神经末梢分布于面部和四肢，背部相对较少。皮肤神经包括位于背根神经节的神经细胞及其轴突，直径从 0.2 ～ 20 μm 不等。每一支进入皮下脂肪组织的主要神经干可分支成小的神经束。一组有髓神经纤维在水平层面呈扇形分支形成网络，神经纤维由此向上与血管伴行分布，从而在真皮浅层形成交织的神经纤维网。皮肤神经分布至皮肤附属器，围绕毛球和真皮乳头呈网状。传入神经受体由游离神经末梢、毛发相关神经末梢和被囊神经末梢组成。游离神经末梢，无论有髓或无髓，传导速度都比较慢，主要传导温度觉、痒觉和痛觉。毛囊由缠结成网状的有髓神经纤维支配，其中一部分在附属器外周结缔组织鞘分支形成游离神经末梢，另一部分进入表皮，最终分支中止于外毛根鞘内的 Merkel 细胞。毛盘结构复杂，由位于基底的 Merkel 细胞和相关的有髓外周神经纤维组成。毛盘与毛囊的关系尚不明确，目前认为是一种慢适应性机械性刺激感受器。分布于皮肤内的神经轴突都被神经膜细胞包裹，但是随着神经纤维轴突越向末梢分布，无髓神经纤维的数量逐渐增多。大部分神经纤维末梢终止于真皮，一少部分会穿过基底膜进入表皮，但不会穿行太远。

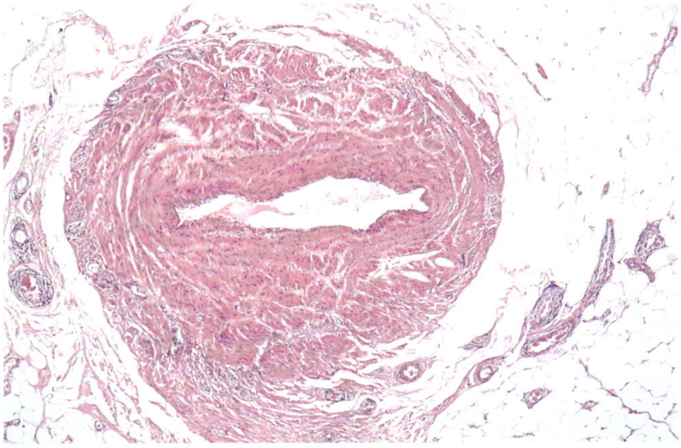

**图 1.98** 小腿皮肤：肌性的淋巴管容易与动脉混淆。淋巴管壁没有内弹力膜是其特征

感觉神经末梢主要由 2 种组成：非神经成分包绕的末梢神经小体和无包绕的游离神经末梢。末梢神经小体可分为被囊感受器和无被囊感受器，前者主要分布于真皮，而表皮的 Merkel 细胞的“触点”便属于无被囊感受器。

最典型的被囊感受器是 Pacinian 小体。它是一种长约 1 mm 的卵圆形结构，横截面呈层状排列似洋葱皮样。每个小体都由一个有髓神经轴突支配，当神经纤维进入小体中心后便失去髓鞘（图 1.99）。Pacinian 小体感受深部压力和振动，主要分布于手掌、足跖、指/趾背、外生殖器的皮下脂肪层，关节囊和韧带也有分布。

Golgi-Mazzoni 小体主要分布于人类手指皮下脂肪层，它也是层状排列，但是结构更为简单。其他经典的受体还有 Krause 终球，它是一种包绕在真皮浅层有髓神经纤维周围的球状结构。

Meissner 小体是灵长类动物光滑皮肤乳头层的特征性结构，直径约 20 ～ 40 μm，长约 150 μm，外层包绕有厚的层状囊（图 1.100）[1]。Meissner 小体传导触觉（快适应性机械性刺激感受器），主要分布于手足、唇和前臂的真皮乳头层。它由神经束来源的层状囊包绕核心内的细胞和神经纤维组成，由有髓和无髓神经纤维支配。Meissner 小体和表皮基底层角质形成细胞紧密接触，一个 Meissner 小体由多个神经支配，一个神经同样可以支配多个 Meissner 小体。Ruffini 在人类手指中首次观察到结构略有不同的神经末梢，在一个有髓传入神经纤维中延伸出几支末梢神经分支，该末梢直接分布到胶原纤维。来源于无髓神经纤维的游离神经末梢主要分布于真皮浅层及其上表皮[2]。那些分布于真皮的游离神经末梢呈簇状排列，因此被称为帚状神经末梢（penicillate nerve endings）。

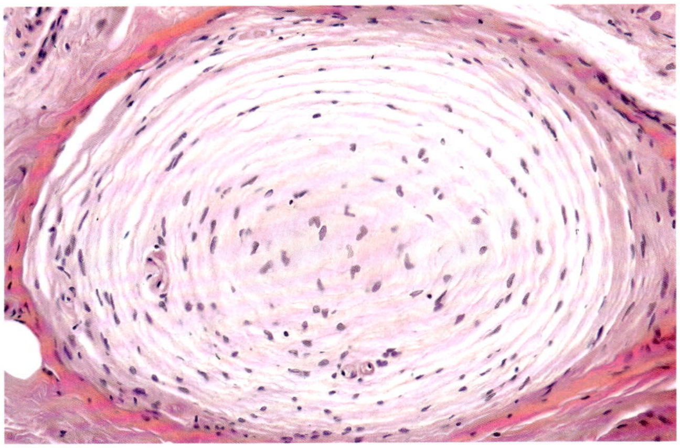

**图 1.99** Pacinian 小体：可见小体内特征性的多层状结构

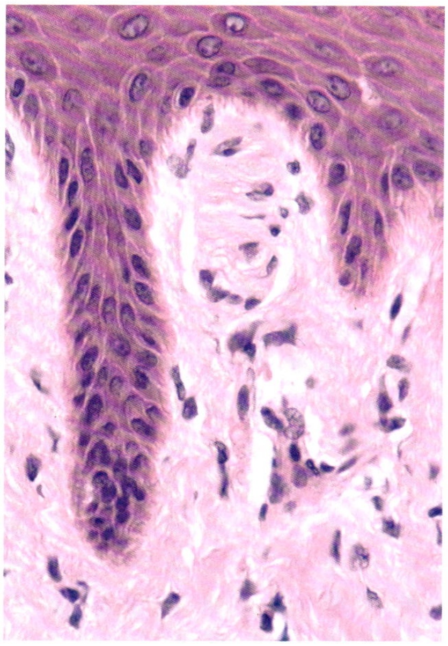

图 1.100 真皮乳头内的 Meissner 小体：苏木精和伊红染色可见周边成层排列的神经膜细胞

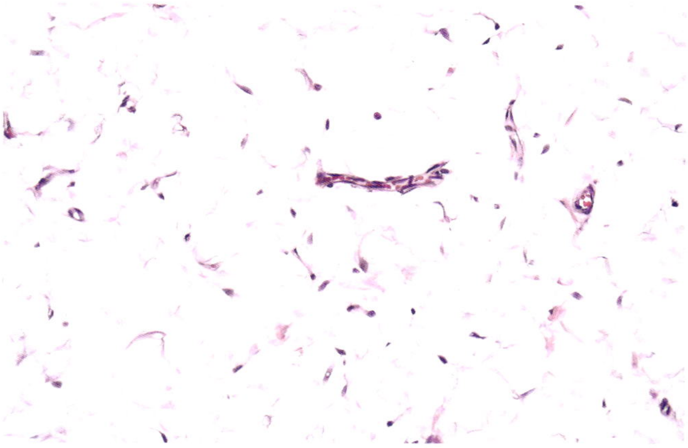

图 1.101 脂肪细胞内的脂质在常规制片（石蜡包埋）过程中被溶解，因此呈现空泡状，边缘是被挤压的细胞核

## 皮下脂肪

脂肪是人体的主要组成成分。对于非肥胖的男性，脂肪占体重的 10% ～ 12%，女性则为 15% ～ 20%。人体 80% 的脂肪分布于皮下，其他则分布于内脏器官周围。脂肪包括白色脂肪和棕色脂肪，后者更常见于婴儿和儿童，其线粒体特性不同，能够提供更多的热量[1]。过去认为脂肪具有绝缘、机械缓冲和能量储备的作用，近期研究发现脂肪还具有内分泌功能，通过分泌一些分子如瘦素与大脑进行交互作用从而改变机体的能量转化[2]。脂肪细胞在骨发生和血管生成过程中还具有重要的信号传导作用。实际上，在人类脂肪组织中已发现能够分化成脂肪细胞、成骨母细胞、肌母细胞和软骨母细胞的多能干细胞。随着对一些少见遗传性疾病（如脂肪萎缩或肥胖综合征）以及人群中常见肥胖状态研究的深入，人类对脂肪沉积和分布在基因水平、蛋白水平、激素水平及其他分子水平的调控机制的了解也逐渐明晰[3]。

皮下脂肪被血管纤维间隔分成若干小叶，脂肪细胞内可见一个大的球形脂肪将胞质和细胞核挤向一侧细胞膜（图 1.101）。脂肪细胞直径可达 100 μm。胞质内含有大量的线粒体。滑面内质网和高尔基体也很丰富。常规的组织病理制片过程会融解脂肪，如果制成冰冻切片染色则会看到细胞内的脂肪（图 1.102）。皮下脂肪中有大量的肥大细胞。

新生儿皮下可见到棕色脂肪，成年人有时也可见到，特别是肩胛间区、后背、胸廓和纵隔更常见到。棕色脂肪呈现棕色的原因是含有大量细胞色素成分。棕色脂肪细胞胞质内含有大量、甚至多形的线粒体，而内质网和高尔基体则很少见。脂肪细胞具有多泡状外观，细胞核总是偏向细胞一侧（图 1.103）。

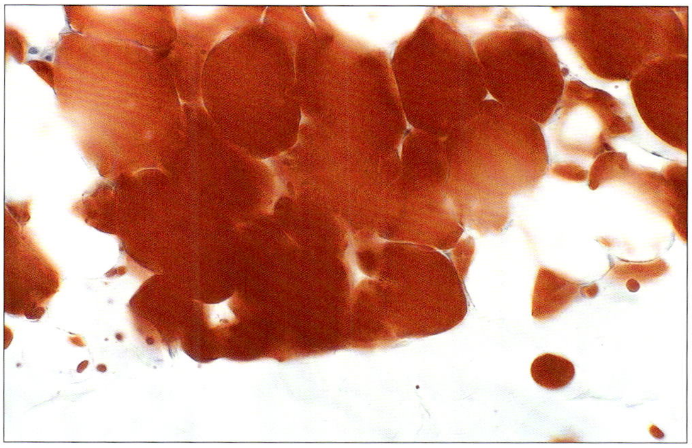

图 1.102 成人脂肪组织冰冻切片经苏丹Ⅳ染色

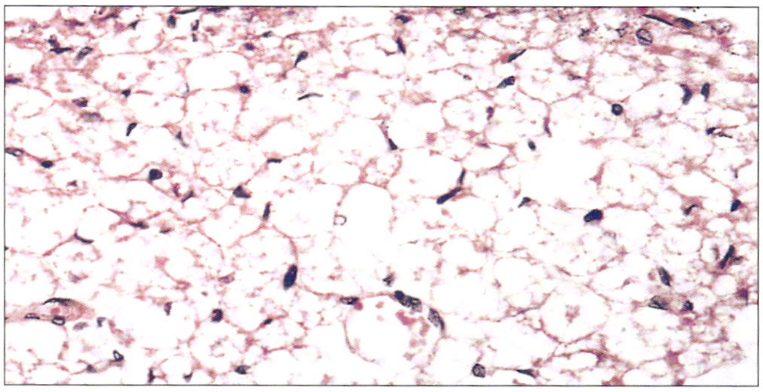

图 1.103 典型的棕色脂肪可见淡红色颗粒状胞质

（窦侠译 徐秀莲校 涂平审）

# 第2章 皮肤组织病理学专业技术

*Pratistadevi K. Ramdial , Boris C. Bastian , John Goodlad , John A. McGrath and Alexander Lazar*



## 标本固定、大体检查 / 取材、处理、包埋、切片

在皮肤组织病理学中，固定的目的是使组织保持清晰和一致的形态特征和保存最佳状态以利于一系列的染色和辅助病理技术的应用[1-2]。对于组织固定方法，大部分使用的是化学固定法，即将组织浸泡在液体固定液中[3]。组织固定还有物理方法（加热、微波、冻干和冷冻置换）和（或）化学方法（凝结剂和交联）[4]。最常用的是 10% 的中性甲醛固定液。

固定的质量受下列因素影响：

- 标本的大小，
- 固定时间的长短和温度，
- pH 值，
- 浓度，
- 渗透压，
- 固定剂和添加剂的离子组成[5]。

甲醛对组织的穿透速度约 1 mm/h[4, 6-7]。固定液的量至少是标本体积的 10 倍[7]。大块标本，如肿瘤，需要制成 5 mm 的薄片，用浸泡过固定液的纱布或棉布覆盖，固定过夜。

用于皮肤病学诊断的活检组织可能是：

- 小块的切开活检组织（削刮活检、核心取材和钻孔法），
- 切除的组织[8]。

在取材之前，要评估切除组织的边缘，需用墨水标记标本的边缘。如果手术医生放了定位缝线，就可以四分四种颜色染色，或两分两种颜色染色（图 2.1）。削刮活检用于取样或去除皮损，为了得到大小合适的标本，同一个组织可以分成 2 个或 3 个组织块，一定要包埋边缘部分。对削刮法获得的皮损包埋其边缘是关键，比如，根据边缘是否异常可以量化性判断一个小的黑素瘤浸润的宽度和深度[8-9]。核心法或钻孔法主要是用于较大皮损的活检取材，标本直径约 2 ～ 8 mm。直径大于 4 mm 的皮损应切成离心性的两半，标本切面朝下进行包埋。离心切片法能保证不会遗漏皮损。小于 4 mm 的活检组织则应完整取材[9-10]。

对标本组织的加工处理是指为了确保切片的诊断质量，利用一系列方法去除标本中的水分[9]，这些方法包括固定、脱水、透明、浸蜡和包埋。通过手动和自动化的标本处理，可以完成工作，包括：

- 圆盘式脱水机，
- 全密闭真空脱水机，
- 微波处理。

在大多数实验室，过夜处理是规范的操作[9]。然而，微波组织处理有利于缩短处理时间 1 ～ 2 h。脱水剂可帮助去除组织中的游离水分和水性固定剂。透明剂是既能与乙醇混合，又能溶解石蜡的试剂。石蜡是最常用的浸润和包埋介质，适用于大多数的常规

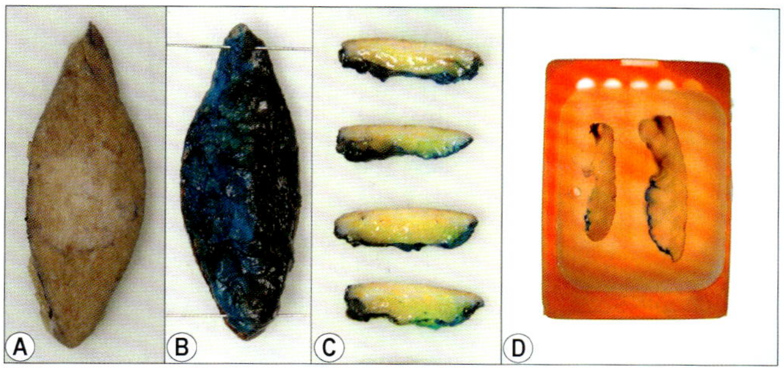


图 2.1 基底细胞癌的肉眼所见（**A**）：下面是双色的（**B**）。一个 2mm 厚的大体切片显示取材中有黑色和蓝色（**C**），在石蜡块中也是一样（**D**）（By courtesy of Dr. J. Deonarain，Department of Anatomical Pathology，National Health Laboratory Service，Durban，South Africa.）

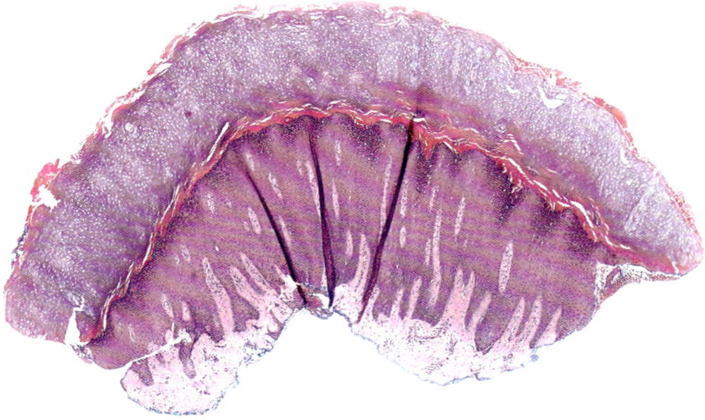

图 2.2 技术性人工现象：因为较差的水浴浮动技术造成的组织切片中的褶皱

和特殊染色。在包埋皮肤标本时，要坚持的重要原则是在组织切片时，尽可能地减小标本给刀口的阻力。通常是按照对于表皮正确的方向把皮肤标本切成一个平面，表皮一面最后切片，尽量减少压缩和变形。

组织处理不好，会引起组织切片不完整，水浴时膨胀或崩解。不正确的包埋会导致切片方向差和不完整。错误的切片机设置、松动的、钝的或损坏的刀片和不准确的清除角度可能是出现以下情况的原因：

- 厚薄不一，
- 褶皱（图 2.2），
- 空洞（图 2.3），
- 刻痕（图 2.4），
- 振动（chatter）[10]。

钙化、皮肤的缝合和刀片的缺口可导致振动或正好对着刀缘的角度出现切片分裂。

## 常规和“特殊”染色

随着免疫组化的应用，特殊染色已不常用，但仍然可以在突出某些组织特点或检测感染性微生物中发挥重要的作用。诊断用切片一般都是苏木精和伊红（hematoxylin and eosin，HE）染色，这是最广泛应用的常规染色方法[1]。苏木精使细胞核染成蓝黑色，伊红使细胞质和结缔组织染成深浅不同的粉红、橘黄和红色。过碘酸-希夫（periodic acid-Schiff，PAS）染色广泛用于证实：

- 糖原，
- 淀粉类物质，
- 唾黏蛋白，
- 中性黏蛋白，
- 基底膜，
- $\alpha_1$-抗胰蛋白酶，
- 网状蛋白，
- 浆细胞的 Russell 小体，
- 真菌[2]。

因此，PAS 染色可用于检测 SLE、迟发性皮肤卟

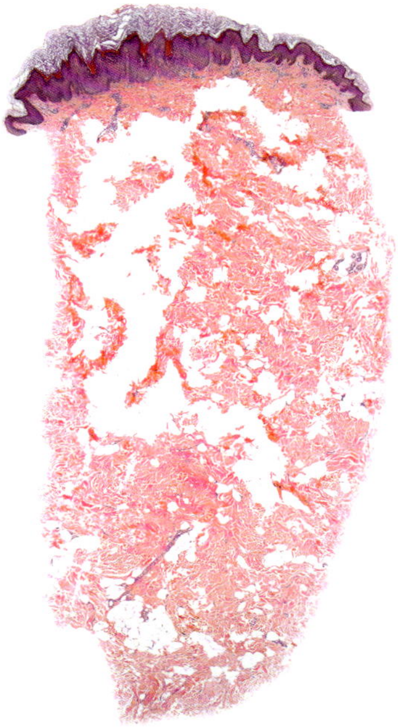

图 2.3 技术性人工现象：因为组织切片太薄造成的组织切片中的空洞

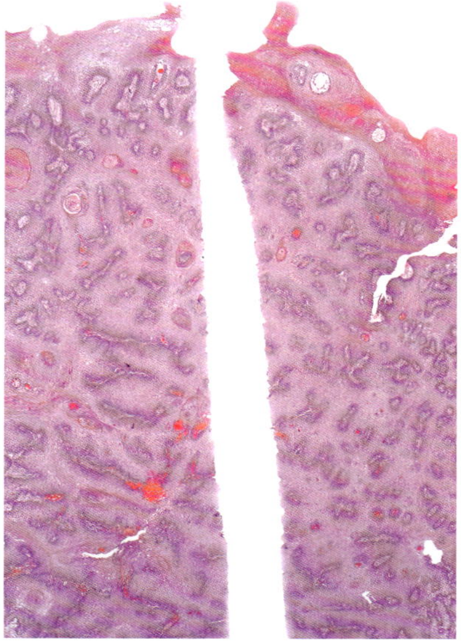

图 2.4 技术性人工现象：因为破损的刀片造成的组织切片中的刻痕

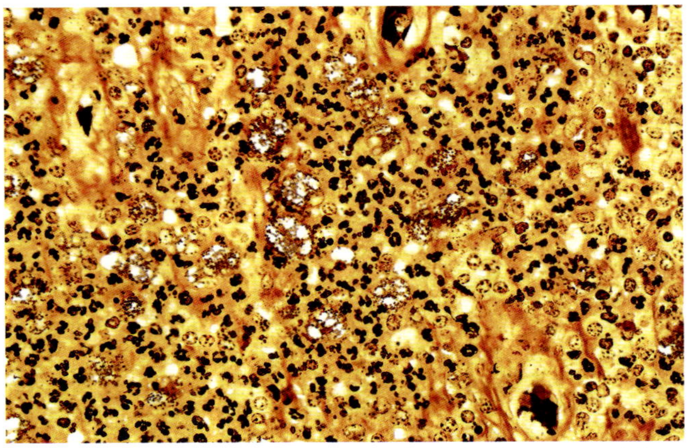

图 2.5 特殊染色：Warthin-Starry 银染表明 Donovan 小体

咻病和一些肿瘤中增厚的基底膜。糖原能被淀粉酶消化，而中性黏多糖却不会被消化。黏蛋白胭脂红可以显示酸性上皮黏蛋白[2]，用于诊断腺癌和新型隐球菌荚膜类黏蛋白 C。阿辛蓝使酸性黏多糖染色，酸性黏多糖出现在皮肤黏蛋白沉积症、环状肉芽肿、Bushke 硬肿病、红斑狼疮和转移性腺癌。阿辛蓝染色根据 pH 值的不同而染色的成分也不同：pH2.5 是唾黏蛋白染色；pH1.0 是硫酸化酸性黏蛋白物质染色[3]。

最初，Hale 用胶体铁识别酸性黏多糖，敏感性同阿辛蓝染色，但特异性和选择性存在争议，背景染色可能存在问题[4]。然而，降低胶体铁溶液和乙酸洗洁剂的内含物的 pH 值可以减少这种误差[3-5]。相对于胶体铁染色，高铁二胺对硫酸化酸性黏液物质染色，而不是唾黏蛋白或透明质酸[5-7]。结缔组织染色是突出胶原、弹力纤维和网状纤维。三色法是三种染料结合在一起，用于鉴别肌肉、胶原纤维、纤维蛋白和红细胞[8]。弹力纤维可以用伊红、焰红染料、刚果红和 PAS 染色，但在诊断硬皮病、皮肤松垂症和弹力纤维假黄瘤时最好用 Verhöeff 法。银染法用于证明网状纤维、黑素和病原体。六胺银染和 Gomori Grocott 六胺银染用于真菌和细菌，Warthin-Starry、Dieterle 和 Steiner 银染专门用于螺旋体、B. 巴尔通体和 Donovan 小体（图 2.5）。Masson-Fontana 银染是针对新型隐球菌的细胞荚膜染色，特别是鉴别荚膜缺失的新型隐球菌。更多常用的特殊染色见表 2.1。

表 2.1 常用的组织化学染色

| 染色方法 | 目的 | 结果 |
|---|---|---|
| **A. 常规** | | |
| 苏木精-伊红 | 细胞、结缔组织 | 细胞核：蓝色<br>细胞质：粉红 / 红色<br>细胞外间质：红色 / 粉红 |
| **B. 糖类和糖结合物** | | |
| 过碘酸-希夫（PAS） | 中性黏蛋白、糖原 | 红紫色 |
| PAS- 淀粉酶 | 糖原<br>蛋白聚糖，透明质酸<br>耐唾黏蛋白 | 耐淀粉酶消化 |
| 阿辛蓝，pH 2.5 | 不稳定的唾黏蛋白 | 蓝色 |
| 阿辛蓝，pH 1.0 | 硫黏蛋白，耐唾黏蛋白 | 蓝色 |
| 黏蛋白胭脂红 | 唾黏蛋白，硫黏蛋白 | 粉红 |
| 胶体铁 | 唾黏蛋白，硫黏蛋白，透明质酸，蛋白聚糖 | 蓝色 |
| 高铁二胺 | 蛋白聚糖，硫黏蛋白 | 蓝色 |
| 甲苯胺蓝 | 硫黏蛋白 | 蓝色 |
| 玻璃酸酶 | 透明质酸 | 对透明质酸敏感 |
| **C. 结缔组织纤维** | | |
| Masson 三色 | 胶原<br>肌肉，神经 | 蓝色或绿色<br>红色 |
| Verhöeff-van Gieson | 弹力纤维 | 黑色 |
| Pinkus acid orcein | 弹性的 | 暗褐色 |
| 硝酸银 | 网状纤维 | 黑色 |
| **D. 病原体染色** | | |
| Ziehl Neelsen | 抗酸杆菌 | 红色 |
| Fite-Faraco | （弱）抗酸杆菌 | 红色 |
| PAS | 真菌，寄生虫 | 红紫色 |
| 黏蛋白胭脂红 | 隐球菌属 | 红色 |
| 吉姆萨 | 利什曼原虫<br>Donovan 小体 | 红色<br>异染性呈紫色 |
| 六胺银染 | 真菌，细菌 | 黑色 |
| Grocott 六胺银染 | 真菌 | 黑色 |
| Warthin Starry 银染 | 螺旋体，细菌 | 黑色 |
| Dieterle 和 Steiner 银染 | 螺旋体，细菌 | 黑色 |
| **E. 其他** | | |
| 普鲁士蓝 | 含铁血黄素 | 蓝色 |
| 油红 O | 脂质 | 红色 |
| 猩红 | 脂质 | 红色 |
| Von Kossa | 磷酸盐（通常为磷酸钙） | 黑色<br>黑色 |
| 茜素红 S | 钙 | 橙红色 |
| 碱性刚果红 | 淀粉样蛋白 | 苹果绿双折射 |
| 氯醋酸酯酶 | 髓细胞系 | 红色颗粒 |

## 免疫组织化学技术

自从 1968 年第一次在石蜡包埋组织上使用过氧化物酶标记抗体法技术，免疫组织化学（immunohistochemistry，IHC）就成为组织形态学评估的有力辅助方法[1-3]。IHC 广泛用于皮肤病理学诊断、预后、治疗和发病机制研究，不仅应用在肿瘤（表 2.2）、免疫性疱病和感染性疾病，还可区分反应性和肿瘤性疾病[4-14]。免疫组织化学技术可以手动或自动化操作。虽然自动化操作能提高染色质量和重复性，但在许多实验室，仍然是通过手工操作 IHC 得到最佳的、可重复的染色结果，一份详细、准确的操作指南是成功的关键。

## 免疫组织化学技术和问题解答

在许多中心，IHC 是目前最常用的辅助检测临床

表 2.2 一些诊断皮肤肿瘤的免疫组织化学方法[4-13]

| 染色抗体 | 应用 |
|---|---|
| | **表皮和附属器肿瘤** |
| AE1/AE3 | 广谱角蛋白。用于确认上皮细胞 |
| CAM 5.2 | CK8、18。用于确认上皮细胞、腺型肿瘤 |
| MNF 116 | CK5、6、8、17、19。用于诊断单一细胞浸润的 SCC |
| BerEP4 | BCC 阳性。SCC 阴性 |
| CK 7 | 用于确认乳房和乳房外 Paget 病 |
| p63 | 区分原发性皮肤梭形 SCC 和间充质梭形细胞肿瘤、原发性皮肤附属器腺癌和转移性腺癌 |
| CD10 | 毛发上皮瘤：在基质和乳头显示阳性，在上皮细胞显示阴性。BCC：在上皮细胞显示阳性，在基质显示阴性 |
| bcl2 | BCC 阳性，SCC 阴性 |
| | **血管增生** |
| CD31 | 对内皮肿瘤有高度特异性和敏感性 |
| CD34 | 对内皮肿瘤有高敏感性和低特异性 |
| Fli-1 | 内皮肿瘤的细胞核染色 |
| GLUT 1 | 在青少年血管瘤的内皮细胞阳性，通常在先天性血管瘤显示阴性（快速消退型先天性血管瘤和非消退型先天性血管瘤） |
| | **黑素细胞肿瘤** |
| S-100 蛋白 | 最广泛使用的黑素细胞标记物。它具高度敏感性，但特异性不如其他黑素细胞标记物 |
| HMB 45 | 特异性好，但敏感性较低。应注意在梭形细胞黑素瘤呈阴性。在血管周皮细胞瘤呈阳性 |
| Melan A/Mart 1 | 和 HMB45 有类似的特异性。在梭形细胞黑色素瘤呈阴性 |
| Ki-67 | 在黑素瘤（13% ～ 35%）比痣（＜ 5%）有更高的增殖指数。在判断黑素细胞肿瘤，主要是痣样黑素瘤有用 |
| | **神经外胚层和神经肿瘤** |
| S-100 蛋白 | 在神经外胚层、神经、神经鞘、软骨样肿瘤、一些汗腺肿瘤和肌上皮瘤显示阳性 |
| NSE | Merkel 细胞癌 |
| CK 20 | Merkel 细胞癌 |
| 神经丝 | Merkel 细胞癌 |
| 嗜铬粒蛋白 | Merkel 细胞癌 |
| 突触囊泡蛋白 | Merkel 细胞癌 |
| TTF1 | 在大多数 Merkel 细胞癌呈阴性 |
| | **肌源性 / 肌成纤维细胞分化** |
| MSA | 肌肉来源肿瘤 |
| Desmin | 肌肉来源肿瘤（平滑肌和骨骼肌，在肌成纤维细胞瘤很少见） |
| Myogenin | 横纹肌肉瘤显示阳性 |
| SMA | 平滑肌肿瘤、血管球瘤、肌周细胞瘤、皮肤肌纤维瘤等显示阳性 |

BCC，基底细胞癌；SCC，鳞状细胞癌；SMA，抗平滑肌肌动蛋白；MSA，肌肉特异性肌动蛋白；CK，细胞角蛋白

组织样本的方法。以往，在 IHC 中用酶作为标记克服了与免疫荧光相关的难题，包括不能用后者分析组织形态学[1]。过氧化物酶–抗过氧化物酶（PAP）技术被碱性磷酸酶–抗碱性磷酸酶（APAAP）技术和抗生物素蛋白–生物素标记系统代替[1-2]。尽管链菌素–生物素标记法应用广泛，但在一定环境中，与内源性生物素有关的背景染色会增加以聚合物为基础的标记系统应用，其适合于手动或自动化 IHC 操作（图 2.6）[3]。

常规的直接法是将示踪剂直接标记第一抗体，与组织中的抗原结合即可显色[1]。在两步间接法中，示踪剂标记第二抗体是抗动物的免疫球蛋白抗体，使未标记的第一抗体显色[4]。LSAB（链菌素–生物素标记法，labeled streptavidin-biotin）法是三步法：第一步，单克隆或多克隆性第一抗体与组织中的抗原结合，形成抗原–抗体复合物；第二步，从同种系动物中得到生物素化的第二抗体[1]；第三步，第二抗体与第一抗体结合，其生物素化的末端能与酶标链菌素–生物素结合，酶是辣根过氧化物酶或碱性磷酸酶，染料与之相对应。过氧化物酶标法的染料是二氨基联苯或 3- 氨基酸 -9 乙基咔唑。碱性磷酸酶–链菌素–生物素标法的染料是吲哚试剂（红色）、萘酚红（红色）或 NBT/BCIP（蓝色）[1, 4]。

内源性生物素和由此产生的背景染色导致以聚合物为基础的免疫组化技术日渐流行。在新的直接法 EPOS（Enhanced Polymer One Step）中，大约 70 种酶分子和 10 种第一抗体结合到葡聚糖主链，虽然全部 IHC 操作一步完成，但方法受限于对特异性第一抗体制造商的高度选择性。其他新的聚合物检测系统具有葡聚糖主链，可以黏附大量的酶分子，能用于手工或自动化 IHC，这些快捷、可靠、可重复的技术有更高的敏感性。单色的、双色的和有不同染料的三色的染色法成为可能[1-2, 4-5]。

背景染色是常见的问题，受多因素影响。若减少非特异性背景染色，在不同的实验室不仅浓缩的单克隆抗体要稀释到正确的浓度（图 2.7 和 2.8），稀释液的 pH 值也是保证没有抗体降解和背景染色的关键。抗生物素蛋白–生物素系统和辣根过氧化物酶检测系统需要阻断生物素和内源性过氧化物酶淬灭技术，以减少不必要的背景染色。聚合物系统能有效地消除生物素引起的假阳性染色。抗原修复技术是暴露抗原的关键，要控制修复液的 pH 值和温度以及酶的消化程度（图 2.9）[7-10]。当消化切片时间过长，加以不合适的高温和不充分的清洗，造成蛋白扩散或沉积于皮肤标本和背景，出现过度的背景染色。

染料残留、沉淀和污染都可能导致 IHC 检测出现假阳性。因为要消除过氧化物酶和碱性磷酸酶发光性，就利用染料对光和热敏感的特性使染料分解，这会出现背景发红的现象。在未充分清洗染料或染料时间延长时，也会出现类似的结果。为了防止染料沉淀，可以过滤染料。振动、水滴、皱襞和切片在载玻片上的黏附性差都会引起染料的残留和漂洗的不彻底（图 2.10）。很

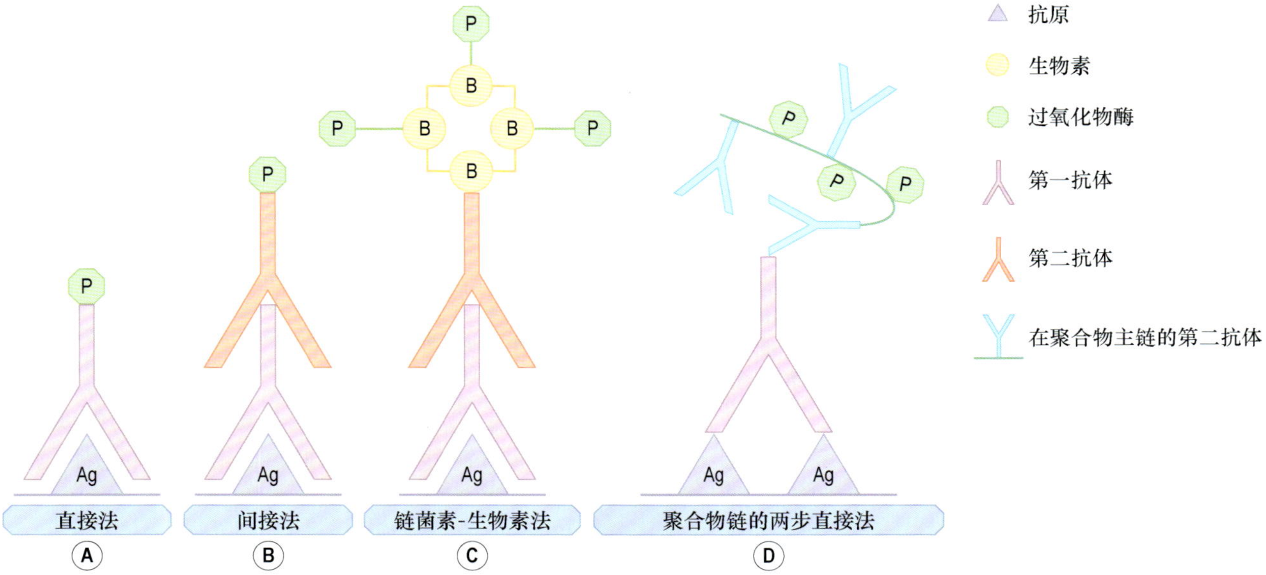


图 2.6 免疫组化技术：（A）直接法，（B）间接法，（C）链菌素-生物素法，（D）聚合物链（By courtesy of Dr. J. Deonarain, Department of Anatomical Pathology, National Health Laboratory Service, Durban, South Africa.）

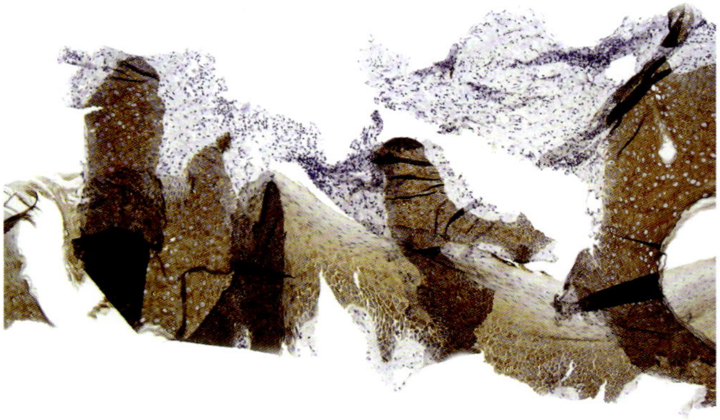

图 2.7 技术性人工现象：较差的组织固定导致不完整的切片，断裂和欠佳的 AE1/AE3 染色

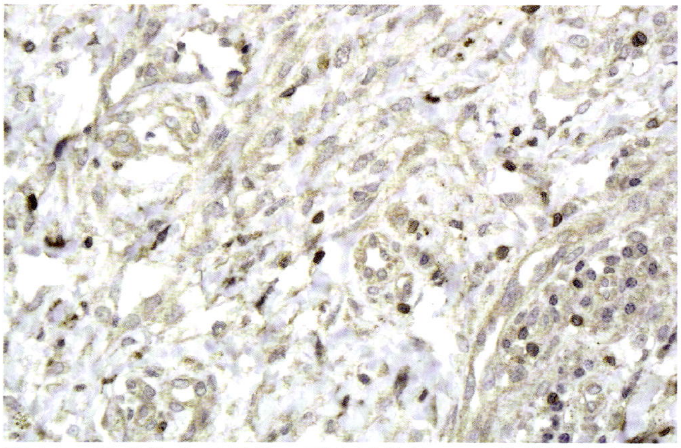

图 2.8 技术性人工现象：不合适的抗 CD3 抗体浓度产生的背景染色

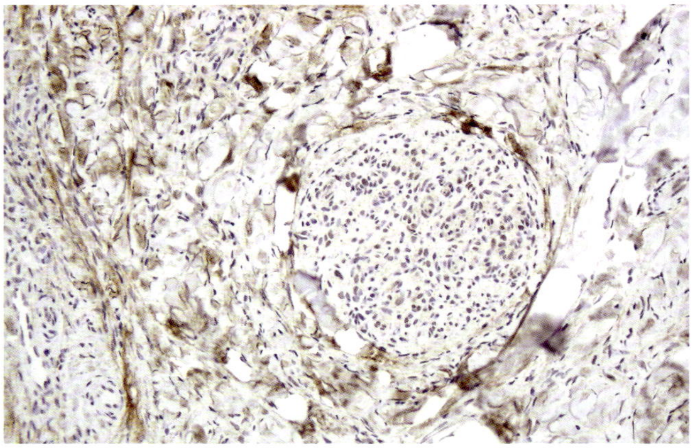

图 2.9 p53 染色的技术性人工现象：组织切片出现起皱和背景染色是因为在热辅助的微波抗原修复过程中，在 EDTA 缓冲液（pH 8）中的切片受到错误的高温修复

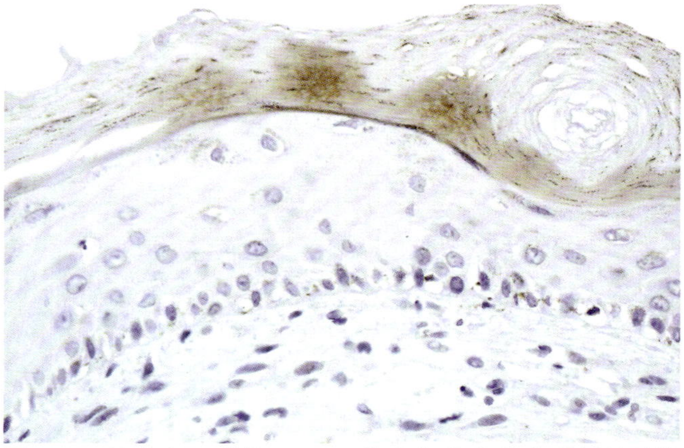

图 2.10 技术人工现象：HHV8 染色切片中的角质层显示染料残留

厚的角质层、皮肤钙化或硬化的皮肤切片易于出现人工假象，为防止这些发生就需要精湛的切片术。水浴、赤手触摸组织切片和载玻片，都可造成切片污染[1]。

IHC 可出现假阴性结果。去石蜡不完全，抗体浸透不全，会导致染色欠佳或不全。组织切片被蛋白水解酶过度消化后，能结合抗体的抗原会缺失。其他引起免疫染色假阴性的原因如下：

- 试剂，包括修复液的温度错误，
- 抗体过期，
- 稀释不恰当，
- 抗体保存不当[1，3]。

## 免疫荧光

免疫荧光技术可以把抗原抗体反应定义在亚细胞水平[1]。这种反应要求抗原与容易识别的标记物的结合是不可逆的[1-2]。荧光染料如罗丹明或荧光素能够吸收紫外线或可见光[1-5]。直接和间接免疫荧光技术（immunofluorescence，IMF）显示皮肤组织病理学特异性组织抗原的范围，包括感染性和自身免疫性疱病的抗原[3]。在直接IMF技术中，抗体直接和荧光染料结合，利用紫外线显微镜检测组织切片上的抗原[1-3]。在间接IMF技术中，患者的血清（含有抗体）与含有抗原的组织切片反应。此后，抗人免疫球蛋白抗体和荧光染料结合[1-7]。抗原需保留在原位，所需要抗原不能被溶解。为了使做免疫荧光的皮肤活检组织保持新鲜，就要用盐水浸泡过的纱布包裹，放在容器内，再置于冰上，或者放在运输培养基里，如Michel培养基[8]。保持运输培养基的pH为7.0～7.2[1，3，5]。在皮肤组织病理学中，IMF主要用于判断自身免疫性疱病、红斑狼疮和血管炎[6-7]。一般说来，免疫荧光技术比免疫组化技术有如下的优点：

- 检测抗原更敏感。
- 使用特殊的固定，保留“困难”抗原。

## 电子显微镜检查法

相比以前，电子显微镜应用得少了。免疫组织化学技术比电子显微镜检查法更有优势，甚至在一些情况下取代了电子显微镜检查法。

透射电子显微镜比光学显微镜有更高的分辨率[1]。为了提高分辨率，就要用硬质的材料包埋组织，以便切片厚度在80 nm。大多数情况下，疏水性环氧树脂是首选。一份标本要检查其超微结构时，必须立刻放在合适的固定剂中。固定剂的量应是标本体积的10倍。最终标本的大小是1 $mm^2$[1]。影响固定的因素有：

- pH值，
- 渗透压，
- 缓冲液的离子成分，
- 固定剂的浓度，
- 温度和固定时间。

标准流程是初期固定用乙醛，通常是戊二醛，二次固定用四氧化锇。在确认细胞谱系的超微结构上，免疫组化技术的进步减少了对电子显微镜的依赖。尽管如此，研究皮肤超微结构对下列疾病的诊断是有意义的：

- 未分化肿瘤，
- 免疫性疱病，
- 常染色体显性遗传病合并皮质下梗死和白质脑病（CADSIL），
- 淀粉样变，
- 代谢蓄积性疾病[2-7]。

细胞间连接、Weibel-Palade小体、黑素颗粒和前黑素体分别有助于癌症、内皮肿瘤和黑素瘤的诊断[3]。在CADSIL，胞外基质，电子致密颗粒出现在血管平滑肌细胞的切迹处[5-6]。在细胞外，淀粉样蛋白是随机排列的、长度不定、直径约7～10 nm的无分支的微丝[7]。在评价人正常细胞和病理细胞、组织成分和感染源时，透射电子显微镜仍是一个有用的工具[8-10]。

## 遗传性皮肤病的诊断

一个高效的基因检测方法通常依赖于最初的传统的皮肤活检组织学特征。最近的分子遗传学和基因测序的进步使许多遗传性皮肤病诊断或确诊是由临床分子生物学家而不是皮肤病理学家作出的。对几个遗传性皮肤病行皮肤活检仍然是至关重要的，并经常可指导后续的分子分析。皮肤活检有助于选择进一步的分子检测方案。皮肤病理医生和分子实验室的沟通对有效地利用分子技术是非常关键的。

在第4章详述了遗传性疱病即大疱性表皮松解症（epidermolysis bullosa，EB）的复杂性，在这种情况下需要多种诊断方法。EB已被证明是由于真表皮交界处或附近的至少11个不同的蛋白质结构编码基因突变引起的（图2.11）[1]。临床上，不同类型的EB有不同的预后，包括从婴儿早期死亡到以后的生活中起大疱的症状可能会缓解[2]。然而，新生儿的临床表现可能重叠出现，使皮肤科医生和儿科医生感到困惑（图2.12）。在这种情况下，皮肤活检可以提供关键的诊断和预后信息。因为关键部位是真皮-表皮交界处，常采用浅表削刮活检。通常，身体任何未出疱的部位都可以取材。在活检前，将皮肤轻轻地揉搓，使真皮-表皮交界处出现新鲜的微裂隙，便于EB的微观分型（图2.13）。

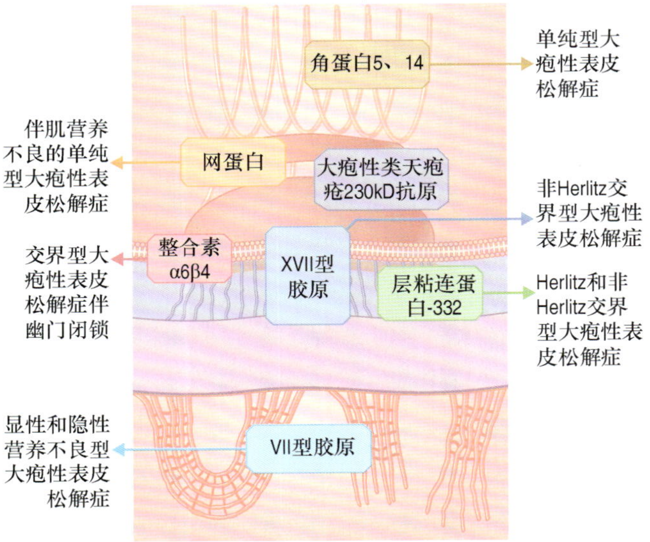


**图 2.11** 基底膜带：真皮-表皮交界处的蛋白成分和大疱性表皮松解症的亚型是由这些蛋白基因编码突变造成的

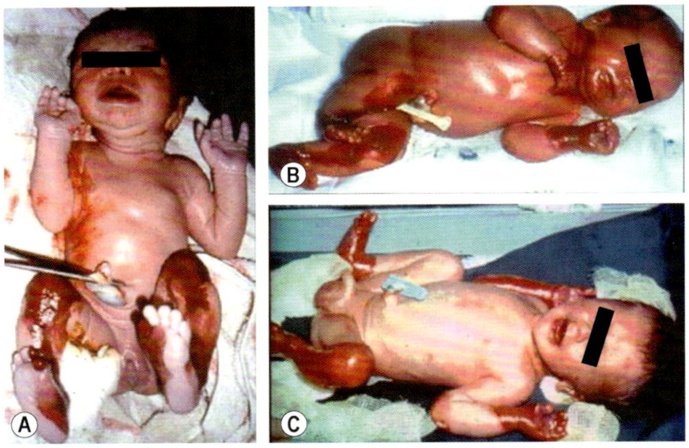


**图 2.12** 大疱性表皮松解症：不同类型的遗传性大疱性表皮松解症的新生儿临床表现。三例有类似的水疱和糜烂，但各自的预后有很大的不同。(**A**) 严重的、泛发的隐性营养不良型大疱性表皮松解症；(**B**) 单纯型 Dowling-Meara 大疱性表皮松解症；(**C**) Herlitz 交界型大疱性表皮松解症。皮肤活检是明确大疱性表皮松解症亚型的基础

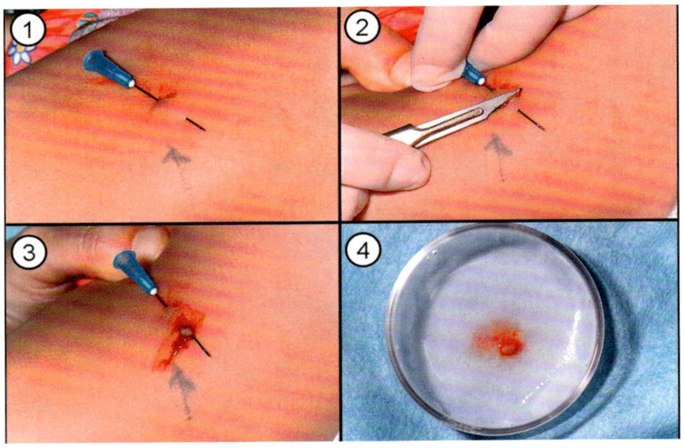


**图 2.13** 诊断大疱性表皮松解症的最佳的皮肤活检：在局部麻醉后，外观正常的皮肤被轻轻地揉搓，然后削刮浅表皮肤活检。皮肤样本可分别冰冻切片作免疫标记和进一步处理用于透射电子显微镜检查

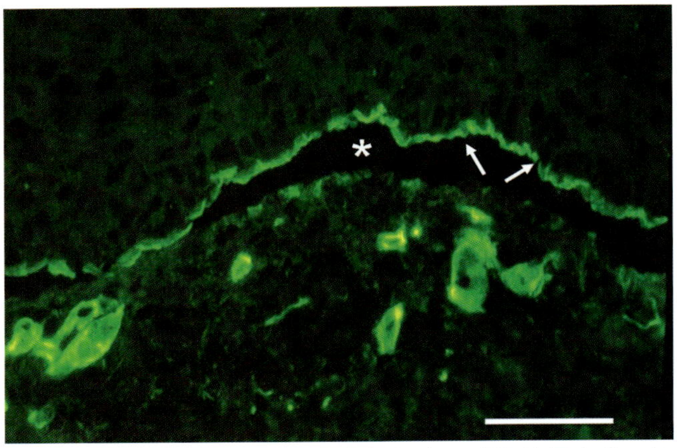


**图 2.14** 诊断遗传性大疱性表皮松解症亚型的抗原定位：这张照片显示的是用抗Ⅳ型胶原抗体作免疫标记的大疱性表皮松解症患者被揉搓的皮肤（图 2.12a 病例）。揉搓皮肤后引起的真皮-表皮交界处的微隙（*）。Ⅳ型胶原反应定位在真皮-表皮交界处的顶部（箭头）。这表明致密下层的分裂，诊断为营养不良性大疱性表皮松解症（标尺＝25μm）

最有效的检查是用基底膜抗体对真皮-表皮交界处进行免疫标记。皮肤活检标本放置在 Michel 培养基中，在室温下送到诊断实验室：固定剂很有用，可使基底膜带的免疫反应性持续 6 个月[3]。为了作免疫标记，需冰冻切片，而不是甲醛固定的石蜡切片，因为常规的处理过程会使跨膜蛋白的抗原决定簇消失。应用基底膜抗体可以检测皮肤分裂层（抗原定位），或者某一特定抗原的免疫染色的减少或缺失[4]。例如，图 2.14，用抗Ⅳ型胶原抗体证实新生儿的Ⅳ型胶原（图 2.12A）。在这个例子中，标记荧光在裂隙的顶端，表明致密板在疱的顶端，水疱形成在致密下层，这些证据支持营养不良型 EB 的诊断。这个诊断就是用Ⅳ型胶原抗体进行免疫标记的（图 2.15）。正常皮肤的真皮-表皮交界处有一个明亮的、线状荧光，而在这个新生儿却是Ⅳ型胶原完全缺失（图 2.12A），其他抗体反应正常。因此，根据这些结果可诊断为严重的泛发型隐性营养不良型 EB。特异性基底膜抗体免疫标记的减少或缺失可极其有效和快速地诊断隐性营养不良型 EB。例如：新生儿的皮损表现为对层粘连蛋白 -332 无反应，而其他抗体反应正常（图 2.12C），根据这些结果可诊断为 Herlitz 交界型 EB。

随着研制的一组基底膜抗体大多数已商用，在 EB 的诊断中，透射电子显微镜的应用减少[5]。然而，对确认分裂层和诊断显性 EB，超微结构的分析是有用的。例如，照片中的新生儿皮肤基底膜带对所有的诊断探针都有正常的强烈反应（图 2.12B），但是透射电子显微镜能识别分离的张力丝簇和基底细胞溶解，这是单纯性 EB 的 Dowling-Meara 变异

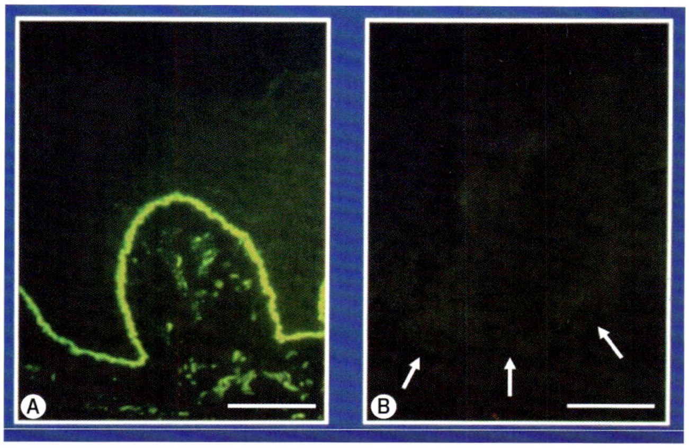

图 2.15 遗传性大疱性表皮松解症亚型的特异性抗体探针:(A)用抗Ⅶ型胶原蛋白抗体对正常对照皮肤作免疫组化染色，在真皮-表皮交界处显示明亮的线形标记。(B)相反，本例大疱性表皮松解症的皮肤完全没有标记(图 2.12a 病例)，诊断为严重的泛发型隐性营养不良性大疱性表皮松解症(标尺 = 50μm)

型的特征(图 2.16)。然而，对于隐性 EB，基底膜蛋白的免疫标记是最重要的诊断方法[6-7]。特定的蛋白质染色的减弱或丧失提供了一个快速诊断以及识别潜在的致病突变的编码基因(或基因)的方法。皮肤活检结果，包括组织学和免疫组织化学都可直接指导分子筛查，其中大部分是以 PCR 为基础的，这部分将在下面讨论。如果可以的话，这个分子信息可以用于遗传咨询、载体筛选和基于 DNA 的产前检测等。

在各种遗传性皮肤病的诊断检查中，首先分析变化的细节，在许多情况下，组织学和其他检查都是为了确定哪些分子诊断测试是最相关的。这是很重要的，因为这样的测试是复杂和昂贵的，因此检测基因

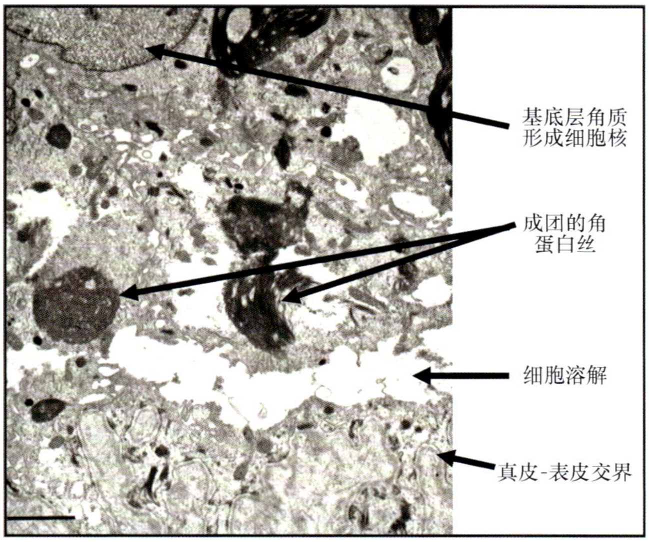


图 2.16 单纯型 Dowling-Meara 大疱性表皮松解症(图 2.12b 病例)皮肤行透射电子显微镜所见：在基底层角质形成细胞的胞质内，角蛋白丝凝结形成团块，在真皮-表皮交界的上方有细胞溶解(标尺 = 1μm)

的选择对于有效的诊断是非常重要的。

(史晓蔚 张东梅译 杨希川校 刘跃华审)

# 分子技术

## 染色体核型分析

此项技术可以用来对某些肿瘤相关的畸变染色体数目进行初筛。大多数皮肤肿瘤都很小，因此一般不会专门留存这些肿瘤组织进行核型分析。

染色体核型分析曾经是检测肿瘤组织染色体畸变的金标准(图 2.17)。核型分析需要用新鲜肿瘤组织进行细胞培养，并且需要专业人员进行细胞遗传学的准备和解读，但是该技术具有可以直观和客观地看到特定肿瘤所有染色体的优势。染色体数目的增加和减少以及染色体间的易位都可以通过该技术显示出来。特殊的肿瘤，尤其是软组织和造血系统肿瘤依据某些染色体易位就可以诊断[1]。其他染色体改变对特定肿瘤类型也有辅助诊断作用。如今，大部分易位都要通过下述其他分子学方法检测，传统的染色体核型分析只作为肿瘤染色体型的初步检查和发现新染色体畸变的重要工具[2]。事实上纵向来看，特定类型肿瘤染色体易位发现率与染色体核型分析率是一致的[3]。下文所述的其他方法，如光谱核型分析(spectral karyotyping，SKY)或者多路荧光原位杂交(multiplexed fluorescence in situ hybridization，mFISh)在复杂核型的判定方面很有用。

## 等位基因不平衡

选定的目标基因通常位于 DNA 的特定区域，该区域的插入和缺失可以帮助诊断。

一个等位基因就是 DNA 某特定基因位点或者区域比如基因上的一个突变。基因不平衡或者杂合子丢失(loss of heterozygosity，LOH)检测就是在石蜡包埋材料上检测特定等位基因缺失或者插入的一种方法，通常在特定目标基因所在区域进行操作[4]。此法利用 PCR 扩增包含常见多态性位点的一小段染色体片段，从而很可能发现该位点存在两种不同的等位基因。理论上讲，这些突变大小不同，因此很容易在电泳凝胶上检测出来。如果此法不行，可以进行 DNA 测序。只要患者的正常组织存在不同的等位

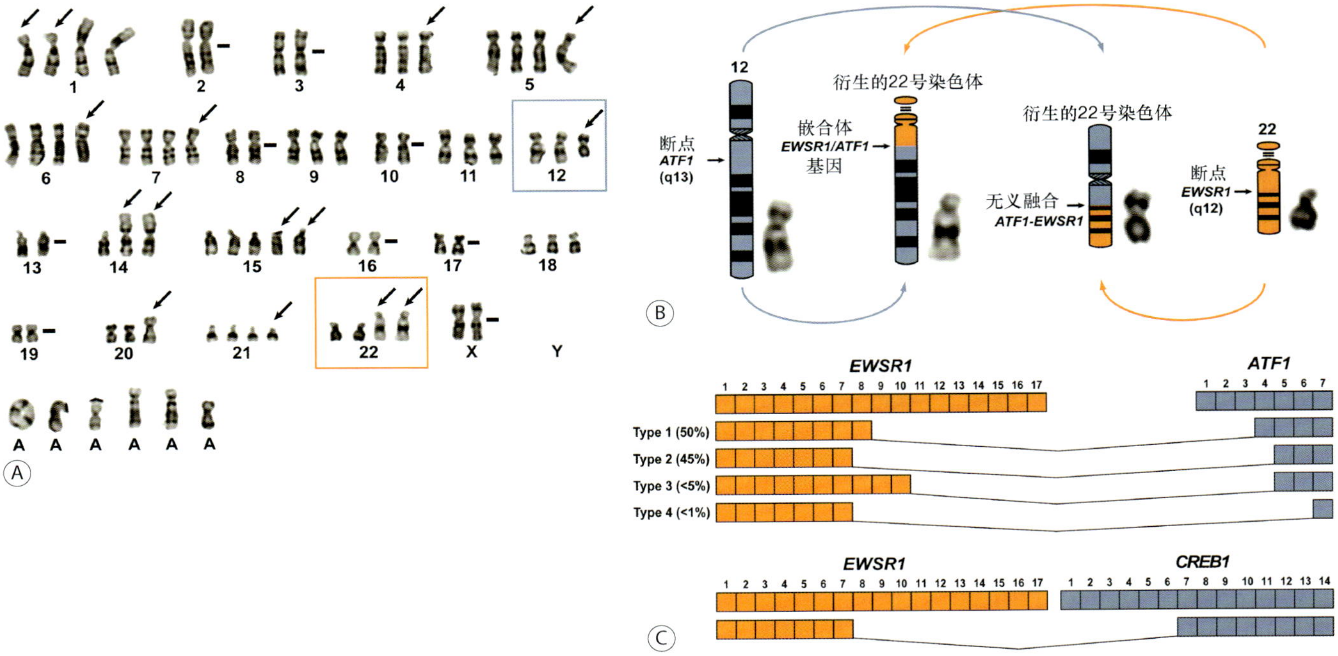


**图 2.17** 透明细胞肉瘤遗传学：（**A**）这个复杂的染色体核型图显示 12 号（蓝框）和 22 号（橙框）衍生染色体。复发性易位相关核型开始很简单，但是在肿瘤发展中变得更复杂。（**B**）染色体易位的机制涉及 12 号和 22 号染色体断裂，然后重组产生新的 12 号和 22 号染色体。活性融合基因（*EWSR1-ATF1*）在衍生的 22 号染色体处产生。融合基因可以由相关基因内含子区域内的一系列断点形成，从而造成多种外显子组合（**C**）。这种情况使 PCR 类检测方法的设计复杂化，犹如有时 *ATF1* 取代 *CREB1* 基因造成 PCR 类检测方法的设计复杂化一样

基因，该技术就能提供有价值的信息。如果检测到肿瘤组织中只有一个等位基因就提示基因不平衡（一个等位基因缺失）。更详细的分析需要区分具体是哪个等位基因缺失。易发性缺失部位通常是抑制基因所在区域。这种方法可以检测到传统染色体核型分析无法检测的缺失，并且很适用于甲醛固定、石蜡包埋（paraffin-embedded，FFPE）组织。LOH 分析的缺点包括：对正常（间质）细胞污染很敏感、不能对缺失等位基因做出判断；另外一个缺点是不能分辨基因不平衡是由一个等位基因缺失或者另外一个等位基因拷贝插入所引起的。

## 荧光原位杂交

荧光原位杂交（fluorescence in situ hybridization，FISH）利用特殊的探针检测 DNA 特定区域的拷贝数目或者某特定位点是否作为染色体易位的一部分进行了重组。

FISH 采用荧光标记、且与基因组 DNA 目标区域互补并能特异性杂交的探针进行显影[5-6]。荧光标记的探针和目标基因组 DNA 进行变性并接触反应数小时到数天，该目标 DNA 可以是分裂中期的染色体、间期的核（图 2.18），或者甲醛固定、石蜡包埋组织切片中的核（图 2.19）。在合适的杂交环境中，标记的探针和对应的目标 DNA 序列进行退火。如果探针结合染色体区域富含重复序列，比如着丝粒区域，那么退火就会很顺利。在探针可以多次杂交的区域，杂交信号就会很强，易于检测。然而这些区域通常不包含任何功能性基因，虽然可以检测到染色体拷贝数增加，但是并不能直接提供特定癌基因或者位点的拷贝数目的相关信息。包括黑素瘤在内的人类恶性肿瘤的畸变常常只涉及一个染色体片段。这类畸变的检测要求探针只针对唯一的即非重复的 DNA 序列。唯一序列的探针杂交信号较弱，更加难以检测。然而，运用高达 100 ～ 300 kb 的长序列探针使检测石蜡切片中的非重复序列成为可能（见图 2.17）。荧光原位杂交的优势在于如果杂交切片中的成瘤细胞可以从形态学上进行鉴别，就可以检测到相当数目正常细胞中存在的畸变。人们已经开发出了荧光原位杂交和免疫荧光联合检测的方法用于目标细胞群的鉴别，但是为保存抗原以维持可接受的杂交效能方面的不足限制了其在石蜡包埋组织检测方面的常规应用。荧光原位杂交在检测组织切片中杂合子缺失方面更加困难，因为普通厚度组织切片可以截断细胞核，导致杂交信号的随机性丢失。相应的，肿瘤细胞数目成倍增加可以造成目标位点检测假阳性。这些问题可以通过同时多重、分类标记探针与几个基因组位点进行杂交和分析大量细

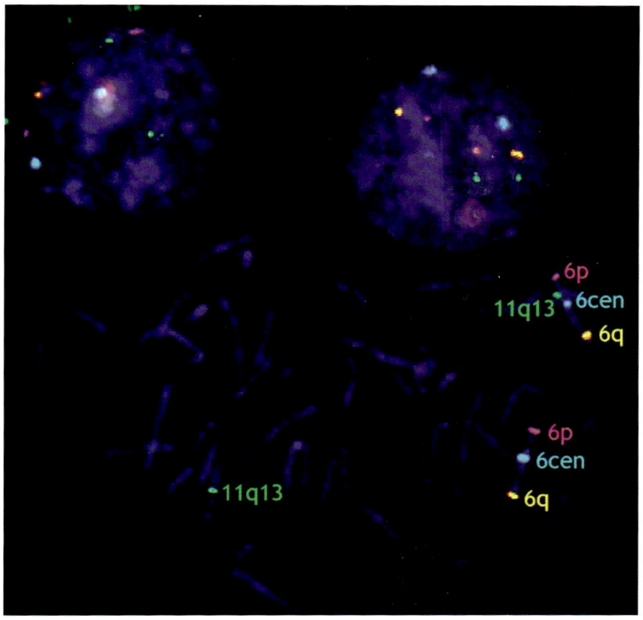


图 2.18 四色荧光原位杂交染色的两个间期的核和中期染色体。上面是两个间期的核，显示为四色杂交信号检测到的致密斑点。下面是中期染色体，杂交信号表示为 6 号染色体短臂（6p，紫色）、着丝粒（6cen，浅蓝）、长臂（6q，黄色）和 11 号染色体 13 区（11q13，绿色）

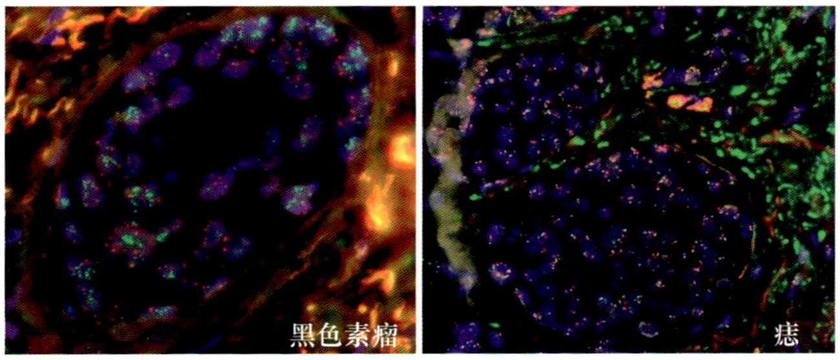


图 2.19 黑色素瘤（左）和痣（右）的组织切片荧光原位杂交图片。图片显示放大 400 倍的、染为蓝色的黑素细胞团。11 号染色体 13 区的绿色探针显示与紫色信号代表的 6 号染色体短臂相比数目明显增加，黑色素瘤扩增无疑。相反，右图痣中的黑素细胞在两个部位未显示出明显差别

胞进行弥补。通过比较同一染色体上探针已标记位点与用不同颜色的着丝粒探针的检测结果同样可以弥补非整倍体细胞检测方面的缺陷。本技术运用的一个常见的例子是比较 17q 上的 *HER2* 位点与着丝粒 17 的杂交信号，这种方法可以是人们同时检测和分辨出 17 号染色的拷贝数和 *HER2* 位点的特有扩增。

FISH 利用与染色体易位相关的可能断裂部位两侧的探针显示该位点的重组（图 2.20）。该技术对特定造血系统肿瘤及间变性大细胞淋巴瘤和一些涉及皮肤的软组织肿瘤的常见易位的诊断非常有帮助[7-8]。在该技术中，目标区域两侧探针用两种不同颜色的荧光进行标记，如绿色和红色，当在完整的的染色体中它们互相接近时，重叠区域显示两个黄色信号，即一条染色体一个黄色信号。在携带重组基因比如 22 号染色体长臂 12 区 *EWSR1* 位点的透明细胞肉瘤之类的细胞中，由于 22 号染色体基因重组 *EWSR1* 核中只有一条完整染色体因此产生一个黄色信号。另外，着丝粒探针在 22 号衍生（重组）染色体中保持不变而端粒探针被转移到参与重组的另一条染色体（本例中为 12 号染色体），因此核中红色和绿色信号分离。该方法只能显示重组位点而不能显示参与重组的是哪条染色体以及哪种基因。因此在解读的时候必须小心，因为不同肿瘤显示出的不同易位可能与同一探针检测的位点相关。例如，*EWSR1* 位点在透明细胞肉瘤、尤因肉瘤、骨外黏液样软骨肉瘤、血管瘤样纤维组织细胞瘤和黏液样脂肉瘤中都有重组（图 2.21）。认真参考临床和组织学特征有助于避免此种状况下的混淆。

FISH 的缺点是只能同时观察几个位点，并且因为需要计数大量核中的信号从而很耗时间，后者随着计算机计数法的发展已经部分得到克服[9]。

原位杂交也可以利用产色探针在光镜下观察信号（即 chromogenic In situ hybridization，CISH，色素原位杂交）。这种方法对于检测基因位点的扩增很有用，而且从技术上讲可用于分离探针策略检测易位，但在实际应用中后者的结果解读非常困难，该技术最常见的应用可能是直接检测与胞内感染，如人乳头瘤病毒（human papillomavirus，HPV）或者非洲淋巴细胞瘤病毒（Epstein-Barr virus，EB 病毒）感染有关的核酸。在 HPV 检测中，该技术可用于病毒分型以及确定是高危型（例如 16 和 18 型）还是低危型（6 和 11 型）。在该应用中，色素原位杂交用于显示只有在感染时才出现在细胞内的病毒 DNA。该技术经过改进可用于检测组织切片中的信使 RNA。

荧光或者色素原位杂交最适宜的应用是显示：

- 特定基因的扩增，
- 特定基因的重组，
- 外来 DNA 或者 RNA（感染相关）。

## 比较基因组杂交

比较基因组杂交（comparative genomic hybridization，CGH）可用于显示肿瘤样本全基因组中 DNA 的插入和缺失。虽然现在该技术只是研究工具，但是其应用思想已经被整合到精确遗传学检测这个重要发明当中去了。

比较基因组学显示整个基因组以下内容：

- 染色体缺失区域（常常包含有肿瘤抑制基因），

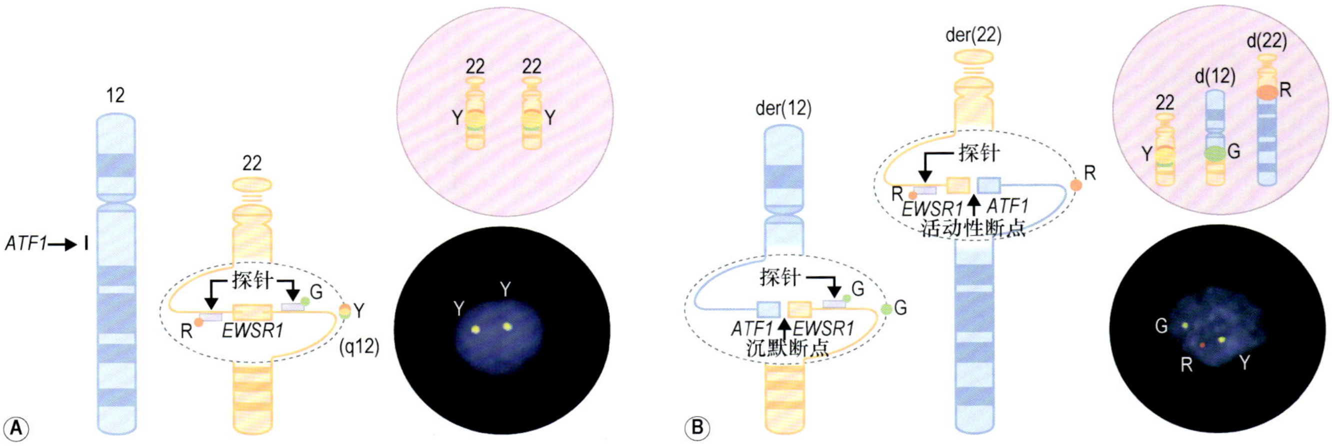


**图 2.20** 荧光原位杂交技术中的荧光分离现象：图为与透明细胞肉瘤有关的 12 号和 22 号染色体易位。（**A**）当 *EWSR1* 位点完整时，与着丝粒区域杂交的探针（红色）和与端粒杂交的探针（绿色）分别位于该基因的两侧，两个并列信号重叠区域产生一个黄色信号。因此该位点没有重组的细胞显示两个黄色信号，表示两条 22 号染色体都没有重组（左图）；（**B**）当存在重组时，比如图中显示的 12 号染色体平衡易位，22 号衍生染色体仍然保留有着丝粒探针（红色）而绿色探针被转移到了 12 号衍生染色体。因此核中一个黄色信号表示完整的 22 号染色体，而分离的单个绿色和红色信号分别表示衍生的 12 号和 22 号染色体（右图）

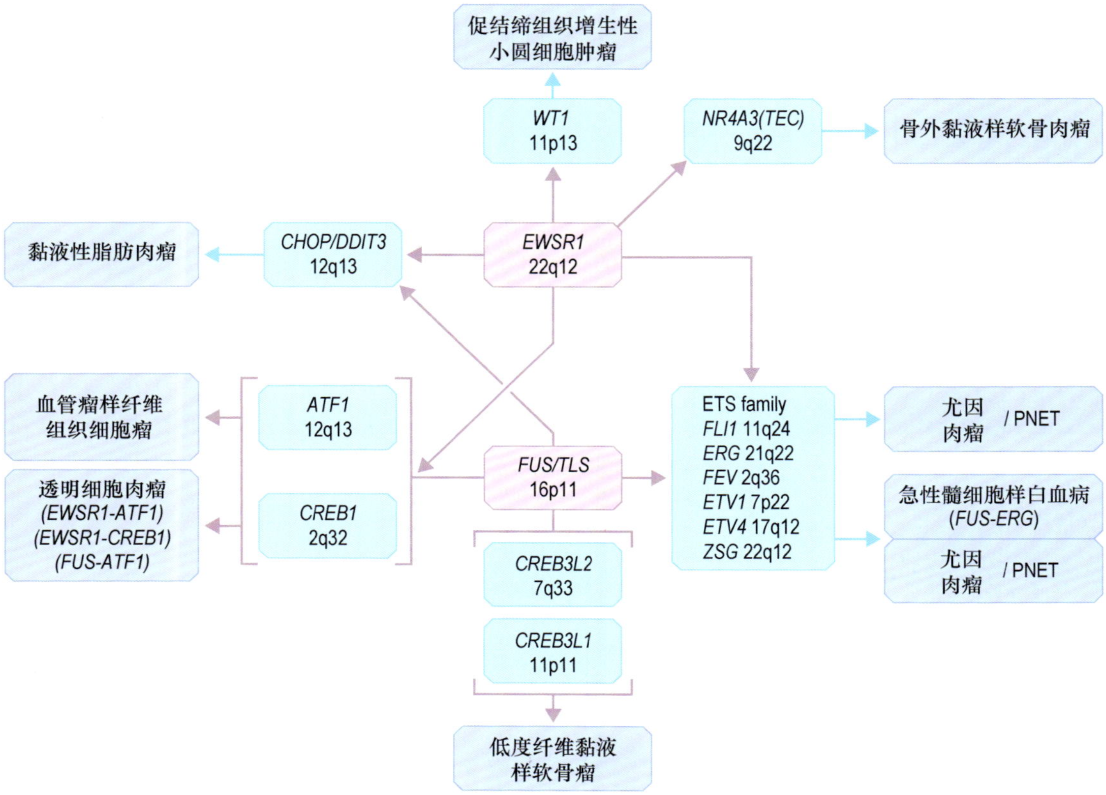


**图 2.21** 多种易位涉及 *EWSR1* 位点及其同源基因，*FUS*：*EWSR1* 和 *FUS* 可以互相替代并且参与多种基因的平衡易位，引起一系列的肿瘤。因为荧光原位杂交只显示一个位点比如 *EWSR1* 被重组而不显示其余组合部分，因此必须根据病例的临床和形态学特征对结果进行认真解读。有时候必须用其他技术比如 RT-PCR 对参与重组的其他位点进行验证

- 染色体插入区域（常常包含有癌基因），
- 大范围缺失或者插入型（不是单个特定区域）。

如前所述，CGH 可以检测分裂中期染色体整个基因组中变异 DNA 序列的数目并将其显示在细胞遗传学图谱上（图 2.22）[10]。CGH 可以看做是改良型的 FISH，就是把样本的整个基因组，比如皮肤肿瘤的 DNA 作为杂交探针。操作过程为从正常细胞中人工分离出肿瘤细胞、提取 DNA 和荧光标记（比如绿色）。另外，将抗志愿者的正常基因组 DNA 片段标记上不同的荧光（比如红色）作为对照探针。等量的绿色和红色标记的 DNA 混合到一起与代表整个人类基因组的底物进行杂交。这些底物实际上是正常人淋巴细胞染色体中期分裂象，代表细胞遗传图谱。最近，这种底物被芯片所代替，芯片中的核酸探针被以很高的密度固定于固相支持物上[11]。根据核酸探针的数目和长度，可以将整个基因组呈现在一张芯片

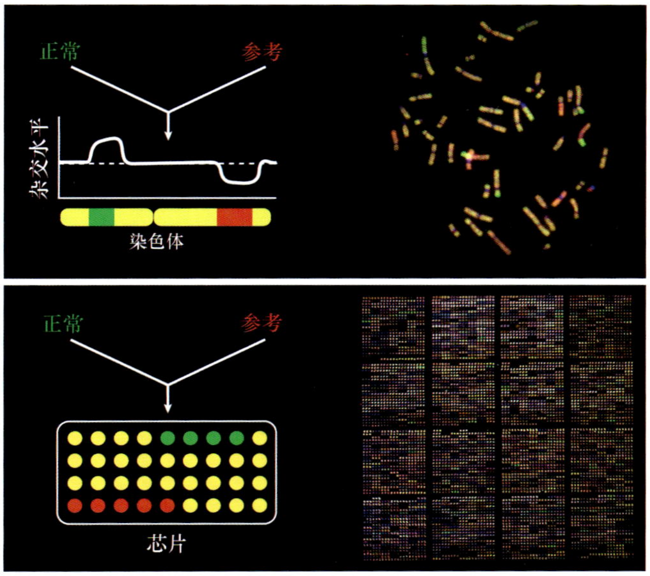


图 2.22 中期分裂象染色体（上图）和芯片（下图）的 CGH。上图中红色区域显示缺失，而亮绿色显示插入或者扩增。黄色表示正常 DNA 杂交——没有插入或者缺失。下图右侧显示有大约 2500 个目标、各 3 个复孔的 DNA 芯片。三个复孔显示绿色表示插入而红色表示缺失。芯片中的目标序列不是按照它们在基因组中的位置排列的，这种排列有助于控制技术误差。只有如图 2.23 所示计算出基因组相应位置的红色和绿色荧光强度的平均比值才能检测到基因组中发生 DNA 拷贝数变化的确切位置

上。利用更小的探针，可以检测到更小的基因缺失和插入。在杂交过程中，红色和绿色标记的 DNA 片段竞争结合芯片上的相关区域。每一张芯片（或者原始的染色体区域）上红色和绿色荧光密度的比值是确定的。比值为 1 代表该位点的平衡状态，比如该肿瘤没有基因缺失或者插入（图 2.23）。存在缺失的肿瘤基因组中，与目标杂交的绿色探针减少，导致绿色与红色荧光的密度比值下降（＜1）。如果有相同序列插入，相应目标会显示出绿色与红色荧光的密度比值大于 1。该荧光密度比值可以用于对序列拷贝变化的数目进行定量。1 代表正常数目，比值＜1 表示有缺失，＞1 表示有插入。只影响部分染色体臂的大量重复插入称为扩增。它们是在正性选择情况下累积的通过多重独立事件（染色体断裂和融合）形成的，常见原因是该基因组区域位于扩增子当中，扩增子含有癌基因，即可以使肿瘤细胞中有基因复制优势的基因。

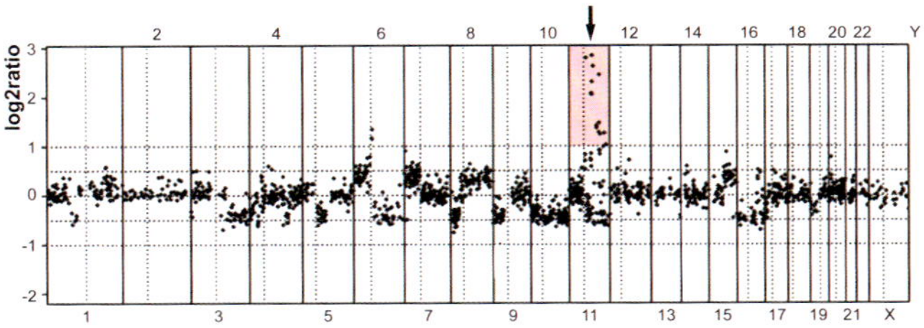


图 2.23 CGH 芯片显示一例肢端黑素瘤的 DNA 拷贝数变化：如图所示，X 轴显示基因组位置，纵轴为肿瘤与对照 DNA 荧光强度比值取 log2。顶部与底部数字表示染色体的编号。log2 值为 0 表示正常拷贝数。多个连续染色体区域显示缺失或者插入。箭头对应 11 号染色体长臂 13 区（11q13）扩增区域，该区域包括细胞周期蛋白 D1 编码基因

CGH 的实验全过程比上面所述稍复杂。还需要另外一条未标记的 DNA 以确定基因组中散在的重复区域不会与探针杂交、干扰测量。该封闭 DNA 富含重复区域且能够防止标记 DNA 和底物染色体重复区域之间的非目的性杂交。CGH 是实体肿瘤细胞遗传分析的革命性进展。与传统的细胞遗传分析相比，CGH 不需要核型分析所需的细胞培养，该优势使 CGH 可以对保存的组织做遗传分析。需要注意的是 CGH 得到的拷贝数目代表提供 DNA 的整个细胞群的平均水平。因此，只有相当比例细胞中有拷贝数改变时该技术才能检测到。根据改变类型的差异，只有细胞群中 30% ～ 50% 的细胞发生拷贝数改变时才能检测出来，其中最容易检测到的是扩增。细胞中少量细胞的改变仍然无法检测。深层次的局限是 CGH 只能检测导致 DNA 拷贝数变化的基因组畸变，平衡易位和点突变都无法检测，由染色体重组和 LOH（见上文）引起的非拷贝数改变重组也无法检测。最近，应用单核苷酸多态性（single nucleotide polymorphisms，SNPs）确定未固定组织中 DNA 拷贝数和 LOH 的全基因组检测已经取得了进展[12-13]。然而，这些方法仍有待完善才能更广泛地应用于常规固定组织。

## 聚合酶链反应

在诊断方面，聚合酶链反应（polymerase chain reaction，PCR）主要用于为测序或其他分析方法获取足够的 DNA，以证实一个突变或者遗传改变，或者一个特定的基因或者信使 RNA 是否存在。

PCR 是一项应用非常灵活的技术，可应用于以下方面：

- 检测基因突变（碱基对替代、插入和缺失），
- 证实新的融合转录（基因融合），
- 证实克隆能力，
- 证实杂合性缺失（缺失一个等位基因），
- 证实与微生物感染有关的 DNA 或 RNA，
- 证实信使 RNA 表达水平。

PCR 可以特异性地扩增和检测人类基因组的任

何DNA片段，因此在诊断上大有用处。在该技术中，需要设计一对短的DNA序列（名为引物）与两段基因组DNA（或者由RNA逆转录的DNA）杂交，用来扩增DNA的特定区域。利用耐高温的DNA聚合酶，一系列退火、延伸和融解/变性的循环来扩增两个探针之间的DNA序列。该技术可用于甲醛固定、石蜡包埋组织核酸的提取，但是因为甲醛处理后标本的DNA存在交联且碎片化，所以必须设计能够扩增短DNA片段的探针。以PCR为基础改进而成的各种技术可以用来扩增DNA并确定序列。基因组DNA直接测序可以检测到肿瘤中的点突变比如黑素瘤的BRAF或NRAS突变[14]。通常5个细胞中有1个突变该技术就能检测到。还有更敏感的技术，比如焦磷酸测序，10个或20个细胞中有1个突变都能检测到，做到精确突变分析。等位基因特异性PCR可以从50个或100个细胞中检测到1个已知的点突变。比如将该技术用于检测皮肤肥大细胞增生症中的*KIT* D816V突变，该成瘤细胞数量与周围正常细胞相比很稀少[15]。基因的插入和缺失也可用PCR检测，通常采用Sanger测序[8]。

从RNA到DNA的逆转录可用于染色体易位所导致的融合基因的特异性检测，比如透明细胞肉瘤或者隆凸性皮肤纤维肉瘤[16-17]。正常组织和其他肿瘤中不存在相应的易位，因此非肿瘤组织中检测不到扩增产物，所以该技术很有价值（见图2.24）。因为易位涉及的两个基因甚至在多个内含子（DNA编码蛋白的外显子序列之间的非编码区域）有断裂，所以可能需要多对引物才能检测到所有可能的易位类型。同样，因为可能涉及多个基因，所以也需要多对额外的引物才能检测，比如透明细胞肉瘤可能包含*EWSR1-ATF1*或者*EWSR1-CREB1*融合（见图17.11C）[18-19]。在造血系统肿瘤中，融合转录检测的用途在于通过外周血或骨髓中少量的残留肿瘤细胞DNA检测，作为肿瘤对治疗的反应性或者复发早期检测的替代指标。该技术将来也可以用于实体肿瘤。

PCR同样可用于正常基因的检测。皮肤病理学方面的一个例子就是可以检测组织学和免疫组化筛查中漏检的免疫淋巴结中的黑素细胞特异性RNA（逆转录为DNA）[20-22]。但是在这方面该技术意义不大，至少部分原因是因为也能检测到结节性痣。虽然该技术在研究领域有广泛应用，但是随着时间推移，其他基于基因表达检测的诊断方法也将迅速发展起来。

有多种方法用来检测各种分子缺陷是一件好事情，因为它们的应用并不完全相同，提供的信息也稍有不同。图2.25显示了不同方法在透明细胞肉瘤易位检测中的作用。

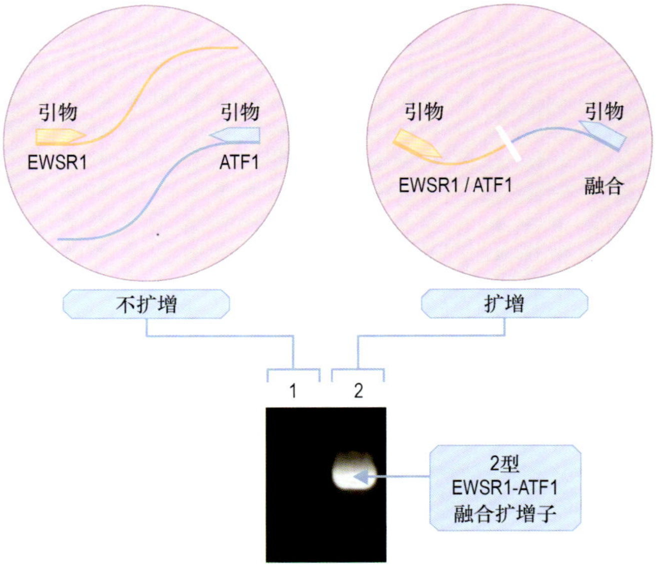


图2.24 利用逆转录聚合酶链反应（reverse transcription-polymerase chain reaction，RT-PCR）检测融合转录：该技术把RNA逆转录成可在PCR中扩增的DNA。该步骤的必要性在于基因组DNA基因的内含子区域通常很大且断点位置实际上是随机的，这使得把基因组DNA作为模版大范围扩增、鉴定断裂位点变得非常困难。基因转录成RNA后，内含子在剪切中去除，外显子变成直接相邻（图2.11c），检测来自两个不同基因的新的相邻外显子更加容易。因为引物是专门为发生易位的两个基因的外显子所设计的，因此只有融合转录的cDNA才会扩增，在正常组织中这些外显子是不相邻的。PCR产物大小是确定的，可在电泳胶上显示出，但是需要用直接DNA测序或者其他方法进行确认。正常看家基因转录本的扩增用来确保cDNA的质量

## 淋巴瘤的诊断

在过去的三十年里，淋巴瘤的诊断和亚分类发生了巨大变化。在此之前，一般是单纯根据肿瘤细胞的形态学特征进行分类[1-2]。但是，现代的分类系统是综合利用了所有有用的免疫表型、遗传学和临床信息来制订治疗方案和判断预后[3-7]。因此，免疫组化和分子学技术构成了诊断过程中的一个完整的部分，并被常规用于疑似皮肤淋巴细胞增生的诊断，从瘤体形成过程中判断肿瘤的活性，以及对确诊病例进行亚分类。一大批抗体和分子学技术都已经成为执业病理学家的利器[8-14]。

本节着重讲述PCR在血液病理学诊断中的应用，分子学技术的最常见应用，用以检测抗原受体的基因重排。特殊亚型淋巴瘤的相关免疫表型和遗传学特征详见第29章。此外，基于FISH的技术也可用于证实主要与B细胞淋巴瘤相关的易位。

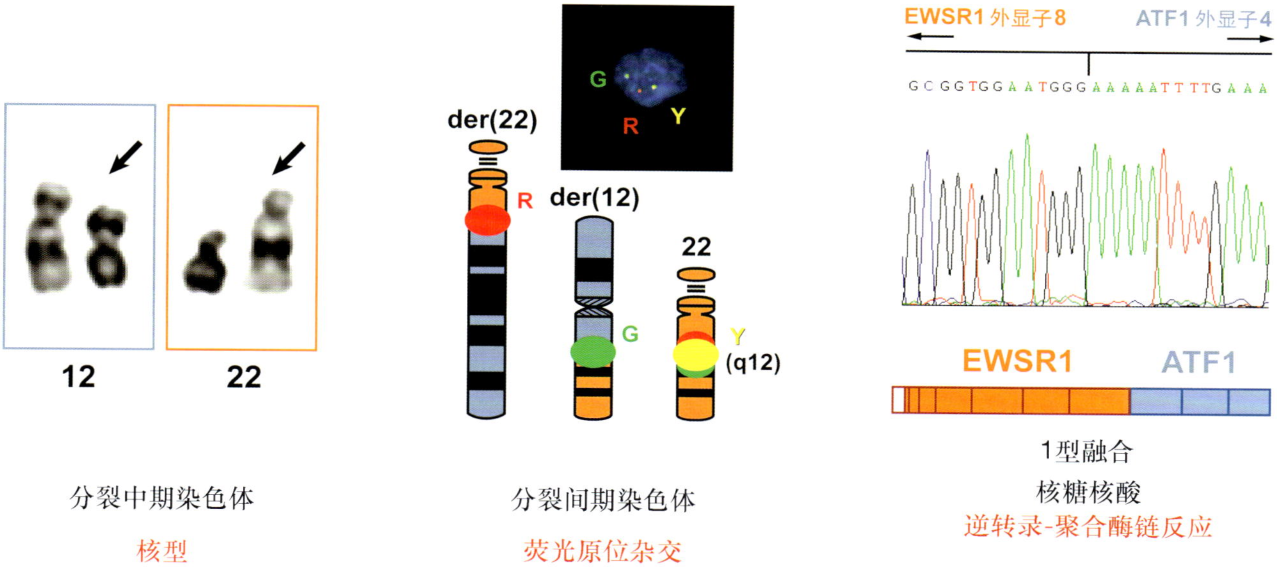


图 2.25　检测复发性易位的多种方法。传统的核型分析利用色带（染色）技术检测中期分裂象染色体的易位和其他结构性遗传畸变。FISH 用相对不致密的分裂间期染色体检测重组或者扩增。RT-PCR 可以检测到融合 RNA 转录本的具体外显子。每种都是检测染色体易位的有效方法，但是都有其适用的标本类型，也提供不同的信息

## 皮肤淋巴细胞浸润的 PCR 分析

皮肤淋巴瘤的诊断依赖于形态学、免疫表型和临床特征综合考虑，诊断可能较困难，尤其是早期阶段。分子遗传学发现在诊断过程中所占比例正在增加。这些分子遗传学的作用通常是肯定的，在病理检查所见的基础上如果证实皮损有克隆形成能力则被认为是淋巴瘤。然而，相当一部分确诊的病例并不能达到组织学和免疫表型上的确诊。在这种情况下，分子克隆形成能力的研究结果可能可以为诊断和指导患者管理提供足够多的额外信息。然而，皮肤活检的 PCR 分析也同样存在上文所述的局限性和缺点。因此，这类研究的结果必须慎重解释，并且需要病理学家、分子生物学家和临床医师密切磋商后才能采用。

## 皮肤淋巴组织增生的 TCR 基因重排

与实体肿瘤的检测不同，基于 PCR 的淋巴增生检测可以利用 TCR 受体基因重排来证实克隆形成能力，虽然这并不总是等同于恶性肿瘤。

克隆形成能力研究在鉴别早期蕈样肉芽肿或其他皮肤 T 细胞淋巴瘤方面很有用。在蕈样肉芽肿的早期皮损和皮肤 T 细胞淋巴瘤中都可以发现优势克隆，但用传统的形态学无法发现（图 2.26）[1-6]。克隆形成能力研究也被认为可以帮助鉴别蕈样肉芽肿和炎症性皮肤病，以及蕈样肉芽肿的模仿者如光化性类网状细胞增多症[3-8]。PCR 在鉴别与皮肤 T 细胞淋巴瘤相关的潜在红皮病方面也很有用，而不是炎症性疾病例如湿疹、接触性皮炎、药物反应、毛发红糠疹、银屑病

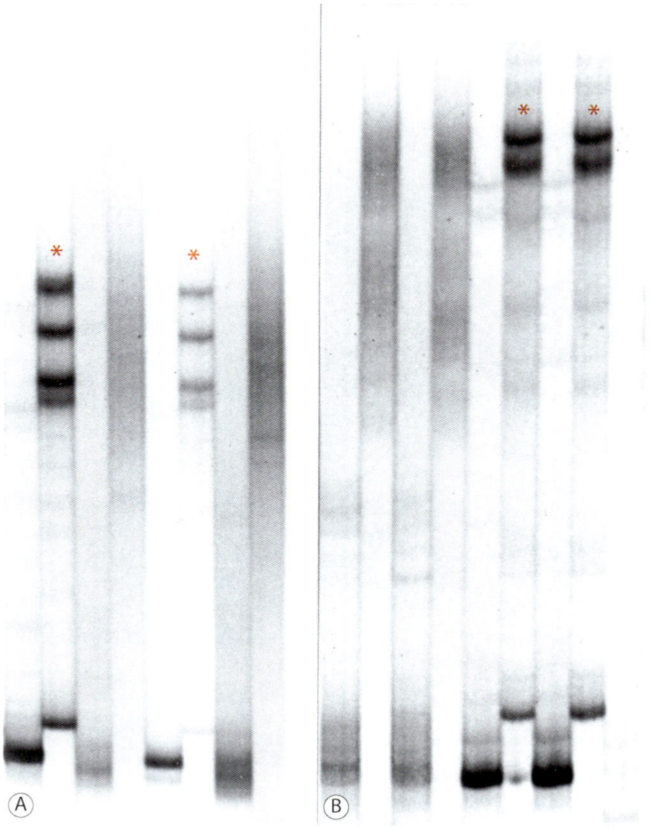


图 2.26　蕈样肉芽肿：TCR 基因重排（凝胶电泳图像）。红色的星号表示优势克隆 T 细胞基因重排，多克隆和非重排受体表现为离散频段而不是点

和落叶型天疱疮[5, 9-12]。此外，皮肤T细胞淋巴瘤有确定的变异体和恶性模仿者，这两者缺乏协助确诊的克隆TCR基因重排。这些疾病包括鼻型结外NK/T细胞淋巴瘤和CD4⁺/CD56⁺血液皮肤肿瘤和皮肤白血病。

然而，具有克隆形成能力并不等同于恶性淋巴瘤的诊断成立。已经证实一些典型的良性皮肤病也可以出现单克隆TCR基因重排。这些疾病包括：

- 盘状红斑狼疮，
- 扁平苔藓，
- 硬化性苔藓[13-15]。

皮肤T细胞假性淋巴瘤，尤其是与可逆的药物超敏反应相关的病例中也可能出现真正的T细胞克隆，已经证实在某些情况下从同一个患者不同部位活检取材也存在同样的克隆[15-19]。有一组临床上为良性经过的疾病可以发展为皮肤T细胞淋巴瘤，通常发展为蕈样肉芽肿，偶尔发展为皮肤间变性大细胞淋巴瘤或某些其他形式的皮肤T细胞淋巴瘤。这些疾病包括：

- 色素性紫癜性皮病，
- 慢性苔藓样糠疹，
- 苔藓痘疹样糠疹，
- 淋巴瘤样丘疹病[20-34]。

通过PCR分析TCRG和（或）TCRB基因发现这些疾病具有不同的单克隆能力，但这种克隆能力通常都较强，之后随访过程中出现淋巴瘤时再进行活检也发现了同样的克隆[18, 25, 32-39]。

包括皮肤T细胞淋巴增生性疾病在内的另外一组类似的疾病，目前它们认为非常惰性或者是已经被证实为皮肤T细胞淋巴瘤亚型的前体形式，这些疾病包括：

- 大斑块型副银屑病[15, 19, 40]，
- 特发性毛囊黏蛋白病[15, 41]，
- 伴脱发的汗管淋巴样增生[42-44]，
- 色素减退型蕈样肉芽肿[45]。

这些疾病与蕈样肉芽肿的变体相关。特发性红皮病与Sezary综合征具有相似性，非典型淋巴细胞性小叶性脂膜炎与皮下脂膜炎样T细胞淋巴瘤相似[47-48]。这些疾病都是典型的单克隆，并且与理论上相关的淋巴瘤有很多共同特征。但是这些疾病缺乏淋巴瘤的形态学和（或）表型证据，大多对局部治疗抵抗，部分可发展为恶性淋巴瘤，大多数预后良好。

有人提出将以下疾病归到“皮肤T细胞淋巴增生”名下[49]：

- 特发性色素性紫癜性皮病，
- 苔藓样糠疹，
- 大斑块型副银屑病，
- 特发性毛囊黏蛋白病，
- 伴脱发的汗管淋巴样增生，
- 色素减退型蕈样肉芽肿，
- 特发性克隆性红皮病，
- 非典型淋巴细胞性小叶性脂膜炎。

上述观点类似于意义不明的单克隆免疫球蛋白病，该病已明确属于浆细胞病。“皮肤T细胞淋巴增生”用来指局限的但真正具有恶性潜能的单克隆和寡克隆淋巴组织增生，编者更倾向于用“蕈样前”这个名字，因为这些病极少演变为皮肤T细胞淋巴瘤。有人提出假设，T细胞克隆是慢性抗原刺激导致的。无限克隆引起的遗传异常导致自主生长能力的形成。自主生长能力的形成最初会被宿主免疫细胞阻止，只有当完全恶性克隆出现并战胜宿主免疫细胞时才会形成。有潜在T细胞克隆群存在，但是没有恶性潜能的肿瘤被排除在此类之外。

## 皮肤淋巴组织增生中的IG基因重排

很多变异基因的重组往往涉及免疫球蛋白（immunoglobulin genes，IG）基因启动子对癌基因表达的启动，该过程是淋巴瘤形成的关键。如今的世界卫生组织（World Health Organization，WHO）分类方案是根据分子水平结果进行的精确分类。作为常规诊断检查的一部分，大部分原发性和继发性B细胞淋巴瘤病例中皮肤B细胞浸润的克隆性可通过PCR技术对IG基因重组进行检测确认（图2.27和2.28）[1-4]。然

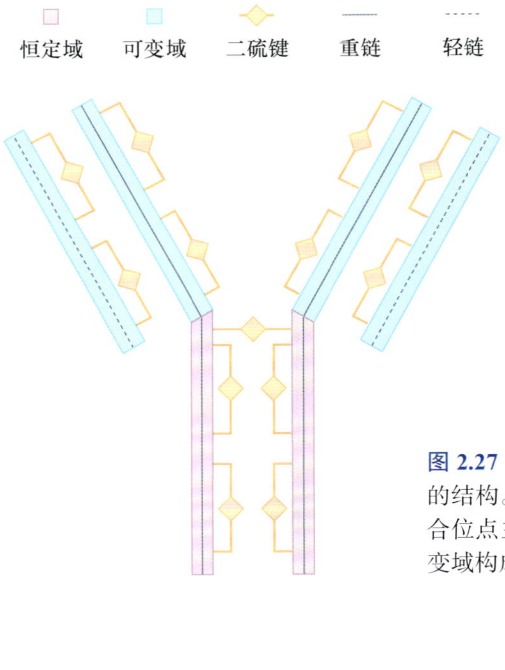


图2.27 免疫球蛋白的结构。两个抗原结合位点主要由两个可变域构成

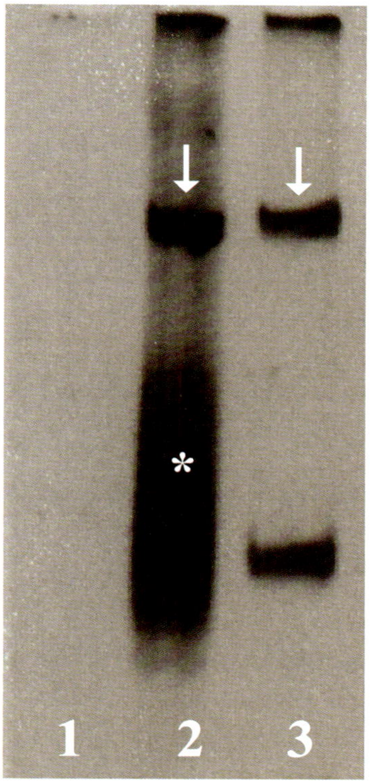


图 2.28 B 细胞淋巴瘤：免疫球蛋白基因重排（凝胶电泳图像）。第 2、3 条泳道上方箭头所指的条带表示非重排 IG，第 2 条泳道星号所指的是多克隆 IG，第 3 条泳道下方的条带显示的是优势 IG 克隆

而，即使运用 BIOMED-2 程序，仍然有相当一部分假阴性率。尤其是只有针对 IG 重链基因读码框区域引物的病例，一个研究发现在原发性皮肤 B 细胞淋巴瘤中克隆能力检出率只有 67%。假阴性高的原因可能是相当高比例的皮肤淋巴瘤属于生发中心型或生发中心后型，它们与体细胞高水平突变相关。肿瘤中 IG 轻链，包括 Kde 的检测水平升高[2]。

克隆能力检测不是区分皮肤 B 细胞淋巴瘤和 B 细胞淋巴增生的可靠方法。即使利用敏感度较低的 Southern 杂交技术，也能检测到皮肤 B 细胞增生（或者其他相关同义词）的特定皮损中存在单克隆免疫球蛋白基因重组[5-9]。然而，表达高水平单克隆 B-CLH 的病例极少会发展成真正的淋巴瘤[5, 7-8]。这些病例病程长，但是呈良性经过，极少发展为真正的淋巴瘤，因此这些病变可能与上述皮肤 T 细胞病类似。

（张东梅译　杨希川校　刘跃华审）

# 第3章 角化性皮肤病

Dieter Metze



## 鱼鳞病

鱼鳞病（ichthys，来源于希腊语，意为“鱼”）一词用于描述一组具有持续性异常角化的先天性异质性疾病[1-2]。临床症状轻者为常见的皮肤干燥（干燥病），重者为广泛的鳞屑性皮损，引起不适和社交障碍（图 3.1）。脱落的鳞屑由成簇角质形成细胞组成，而不是正常时的单层角质形成细胞[1]。鱼鳞病（ichthyosis）的发病机制非常复杂，但是，最终归结于两个不同的途径：其一是角质细胞的滞留（如寻常型鱼鳞病、隐性遗传性联鱼鳞病），其二是表皮的过度增生（如先天性鱼鳞病样红皮病、大疱性鱼鳞病、Sjögren-Larsson 综合征和 Refsum 病）[3]。

鱼鳞病样皮肤病可分为以下几组类型[3a]（表 3.1、3.2）：

- 发生于生后 4 周，除皱褶和掌跖以外的非先天性鱼鳞病。
- 出生后 4 周内，以火棉胶和鱼鳞病样红皮为表现的先天性鱼鳞病。
- 多种皮肤损害仅是系统性疾病的一个表现（鱼鳞病综合征）。

广泛的鱼鳞病样脱屑不能与鱼鳞病样皮肤异常混淆。获得性鱼鳞病样皮肤病可由以下不同的疾病诱发[4]。

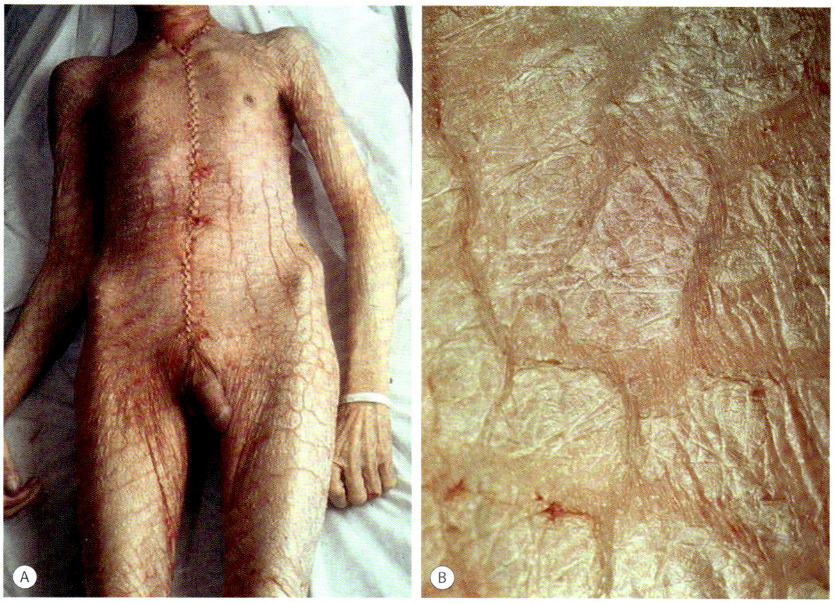

图 3.1 （A，B）严重的全身性鱼鳞病：这是一例死后由尸检偶然发现的患者。鱼鳞病可以非常毁容，影响社交

表 3.1 非先天性鱼鳞病

| 孤立的（非鱼鳞病综合征） | 合并一些症状（鱼鳞病综合征） |
|---|---|
| 寻常型常染色体显性遗传鱼鳞病 | 胆固醇硫酸酯酶缺乏相关症状 |
| 隐性遗传性联鱼鳞病 | 多发性硫酸酯酶缺乏症<br>Refsum 病 |

表 3.2 先天性鱼鳞病

| 孤立的（非鱼鳞病综合征） | 合并一些症状（鱼鳞病综合征） |
|---|---|
| 常染色体隐性遗传板层状鱼鳞病（非大疱性先天性鱼鳞病样红皮病） | Comèl-Netherton 综合征<br>Sjögren-Larsson 综合征 |
| 胎儿鱼鳞病 | Conradi-Hünermann-Happle 综合征<br>2 型点状软骨发育不良 |
| 常染色体显性遗传板层状鱼鳞病 | 鱼鳞病早产综合征 |
| 大疱性先天性鱼鳞病样红皮病 | Gaucher 综合征 2 型<br>Dorfman-Chanarin 综合征 |
| Siemens 大疱性鱼鳞病 | 毛发低硫营养不良症 |
| 剥脱性皮肤综合征<br>Curth-Macklin 高起鱼鳞病 | 毛囊鱼鳞病合并脱发和畏光 |
| 先天性网状鱼鳞病样红皮病 | |

# 寻常型鱼鳞病

## 临床特征

寻常型鱼鳞病（ichthyosis vulgaris）是一种较常见的常染色体显性遗传疾病，新生儿发病率 1：250 至 1：1000[1-2]。初期可表现为上肢、臀部、大腿的毛周角化（毛囊角化过度）。此病通常在出生的头几个月或头几年症状较轻。两性均可受累，表现为皮肤干燥（干燥病）和轻至中度细小鱼鳞状鳞屑，常见于四肢伸侧，屈侧少见（图 3.2）。微灰色鳞屑表现为不同的厚度、闪光度和黏着性，或似堆积的灰尘，搔抓后遗留痕迹，就像触及灰尘表面。躯干皮损比头面部厚，耳轮经常有鳞屑[3]。疾病常随季节变化，夏季特别是潮湿季节减轻[2]。患者掌跖皮纹加深，相反，性联遗传性鱼鳞病掌跖仅有轻度角化[3]。文献报道有合并掌跖点状角化[4]，手足皲裂[5]。但头发、指甲、牙未见受累。特应性皮炎发病率增加[5]，血脂正常[3]。

## 发病机制和组织学特征

寻常型鱼鳞病的特征是缺乏透明角质颗粒的主要组成成分丝聚合蛋白原[6-7]。目前认为发病机制为与 mRNA 的不稳定性相关的转录后控制机制缺陷[6-7]。Flaky 尾鼠是目前公认的寻常型鱼鳞病动物模型，由于丝聚合蛋白原缺陷导致丝聚合蛋白缺乏[8]。同时电镜下透明角质颗粒弹性较少、易碎，并伴有丝聚合蛋白减少[9]。寻常型鱼鳞病的临床严重程度与透明角质颗粒的减少相关，这反映了表皮合成丝聚合蛋白缺陷，用荧光标记丝聚合蛋白抗体证实了缺陷的严重程度（H.Traupe 和 V.Oji，未发表文献）。丝聚合蛋白使角蛋白中间丝聚集在角质层下方，继而蛋白水解形成自由氨基酸包括尿苷和羧酸吡咯烷酮，形成角质层的锁水化合物。

表 3.3 各型鱼鳞病的组织学表现

| |
|---|
| **正角化过度伴颗粒层减少或消失**<br>寻常型鱼鳞病（常伴特应性皮炎）<br>获得性鱼鳞病样疾病<br>Refsum 综合征<br>Dorfman 综合征<br>毛发低硫营养不良综合征<br>Conradi-Hünermann-Happle 综合征 |
| **正角化过度伴正常颗粒层**<br>XR- 鱼鳞病<br>AR- 板层状鱼鳞病<br>胎儿鱼鳞病<br>获得性鱼鳞病样疾病（慢性单纯性苔藓） |
| **正角化过度和角化不全伴显著的颗粒层**<br>AD- 板层状鱼鳞病<br>Sjögren-Larsson 综合征<br>胎儿鱼鳞病<br>炎症性皮肤病 |
| **表皮松解型角化过度**<br>Brocq 大疱性鱼鳞病样红皮病<br>环状表皮松解性鱼鳞病<br>Siemens 大疱性鱼鳞病<br>表皮痣<br>表皮松解性棘皮瘤 / 黏膜白斑病<br>表皮松解性掌跖角化病<br>附带发现 |
| **核周空泡和具有双核的角质形成细胞**<br>**伴角化不全**<br>先天性网状鱼鳞病样红皮病<br>**伴正角化过度**<br>Curth-Macklin 高起状鱼鳞病<br>**鉴别诊断**<br>表皮松解性鱼鳞病（团块状角蛋白！） |
| **毛囊角化过度**<br>毛周角化病，小棘苔藓，蟾皮病<br>萎缩性毛发角化病<br>寻常型鱼鳞病伴毛囊角化<br>板层状鱼鳞病<br>Sjögren-Larsson 综合征<br>毛囊鱼鳞病合并脱发和畏光<br>先天性毛发缺乏症<br>HID-，KID 综合征<br>遗传性黏膜发育不良<br>先天性厚甲综合征<br>外胚叶发育不良<br>毛囊角化病<br>毛发红糠疹 |
| **银屑病样表现**<br>寻常型银屑病<br>皮肤癣菌病<br>Comèl-Netherton 综合征<br>环状表皮松解性鱼鳞病<br>CHILD 综合征<br>Papillon-Lefère 综合征 |

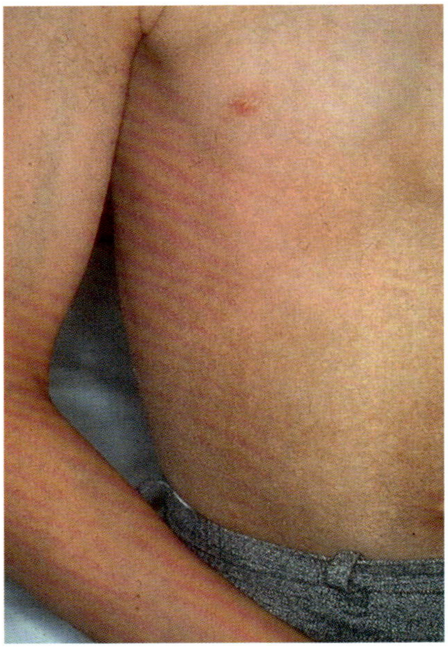

图 3.2 寻常型鱼鳞病：此患者腹部显著受累，皱褶部位不受累是此型鱼鳞病的特征（By courtesy of W. A.D. Griffiths，MD，Institute of Dermatology，London，UK.）

连锁分析位于染色体 1q21 上的表皮分化合成物证实了丝聚合蛋白基因区位突变。父母具有丝聚合蛋白基因突变杂合子可能没有症状。然而，2 个突变受累常常会出现经典型寻常型鱼鳞病[10]。由于丝聚合蛋白基因也是特应性皮炎的可疑基因，因此突变也见于特应性皮炎[11]。

寻常型鱼鳞病的病理特征是轻至中度角化过度伴增生、萎缩或正常表皮，主要特征是颗粒层变薄或消失（图 3.3）[12-13]。由于有各种表皮增生或颗粒层存在的现象，需在最大鳞屑处取病理活检。毛周角化的皮损可见毛囊扩张伴较大角栓。真皮上部血管周围可见轻度淋巴细胞浸润。当寻常型鱼鳞病合并特应性皮炎时可见角化不全和海绵水肿。

## 鉴别诊断

组织学鉴别包括其他正角化过度伴颗粒层减少或缺如疾病（表 3.3）。

# 性联隐性遗传性鱼鳞病

## 临床特征

本病为类固醇硫酸酯酶缺乏，又名黑色鱼鳞病。性联隐性遗传，发病率男婴中 1∶6000[1-3]，女性极其少见。皮损比常染色体显性遗传型更明显且严重[2]。鳞屑大而黑，常见于躯干，四肢伸侧，头皮，耳前区和颈部（图 3.4 ～ 3.7）[2]。有时可累及皱褶部位

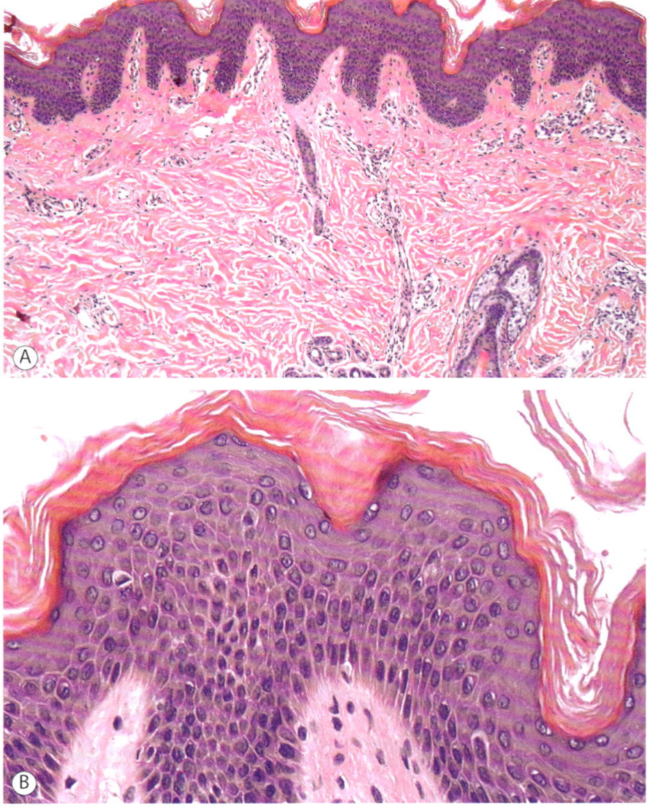


图 3.3　寻常型鱼鳞病：角化过度，颗粒细胞层缺失

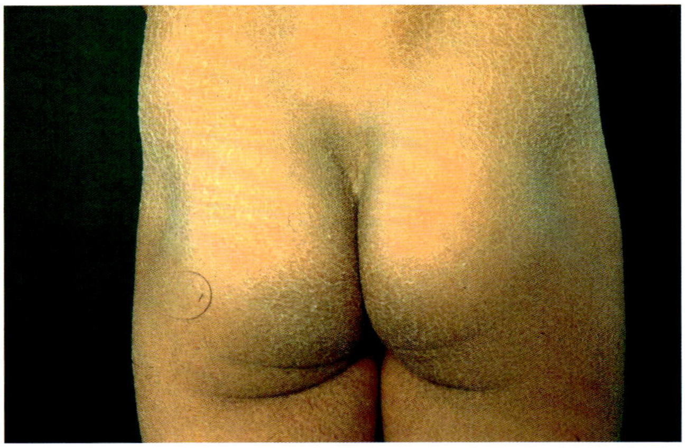

图 3.4　性联鱼鳞病：严重受累，可见黑色大片融合性鳞屑

（图 3.8）[1]。当患者仅有轻度细小鳞屑，皱褶无受累时与寻常型鱼鳞病鉴别困难。掌跖通常不受累，不伴毛周角化。躯干和颈部的皮损常使皮肤感觉很脏。夏季皮损可好转或消失[2]。头发、指甲、牙齿不受累。

角膜后壁或后弹力层小的混浊点导致角膜混浊，裂隙灯检查可见此征（图 3.9），这一特征也可见于女性携带者[5]。宫颈口扩张不充分可能导致受累男婴出生时产程延长。约 25% 的患者可发生隐睾和性功能减退[6-8]，有个别睾丸癌的报道[6]。

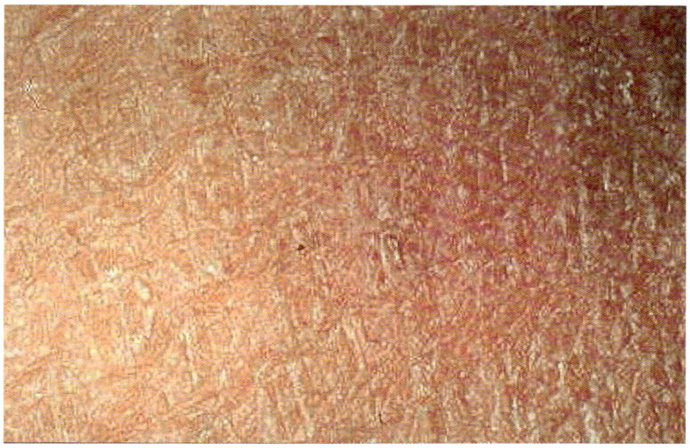

图 3.5　性联鱼鳞病：鳞屑比寻常型鱼鳞病粗大（By courtesy of the Institute of Dermatology，London，UK.）

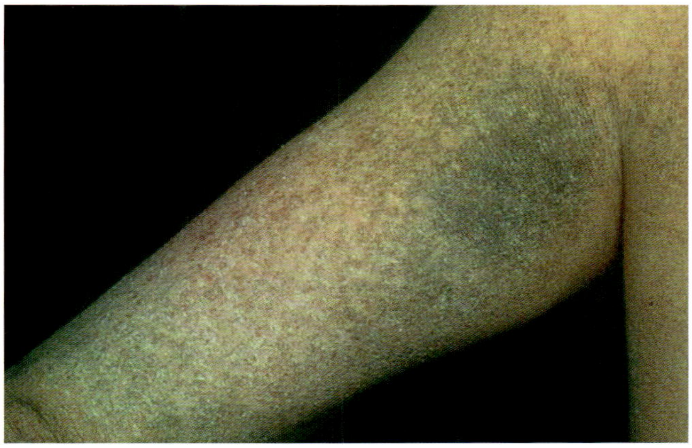

图 3.6　性联鱼鳞病：鳞屑大，具有毁容性（By courtesy of R.A. Marsden，MD，St George's Hospital，London，UK.）

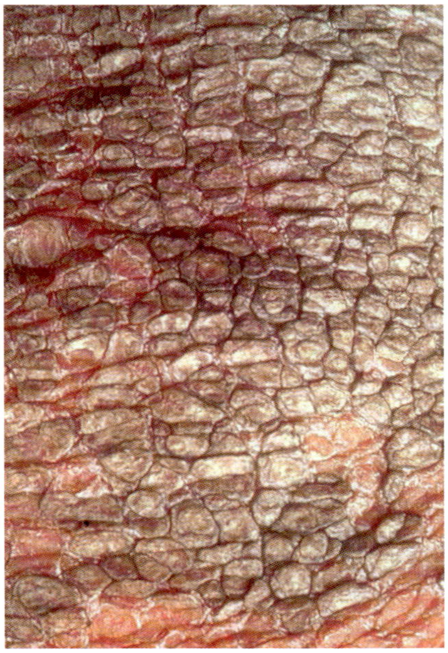

图 3.7　性联鱼鳞病：鳞屑显得很脏，这是非常令人尴尬的状况（By courtesy of the Institute of Dermatology，London，UK.）

## 发病机制和组织学特征

此病与微粒体酶类固醇硫酸酯酶 /STS（sterol sulfate sulfohydrolase/ arylsulphatase C）缺乏有关[9]。这是

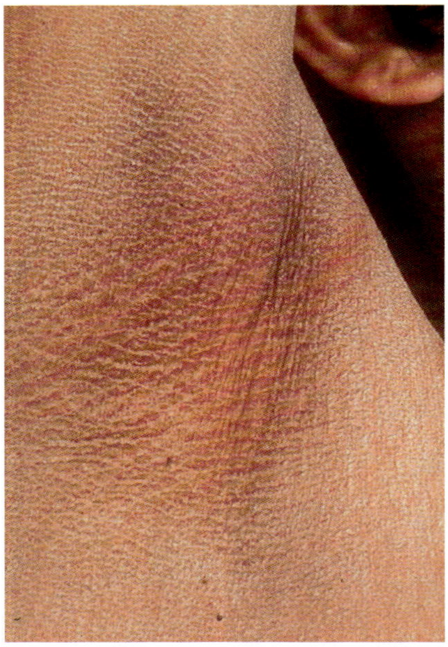

**图 3.8** 性联鱼鳞病：皱褶部受累是此型的特征（By courtesy of the Institute of Dermatology，London，UK.）

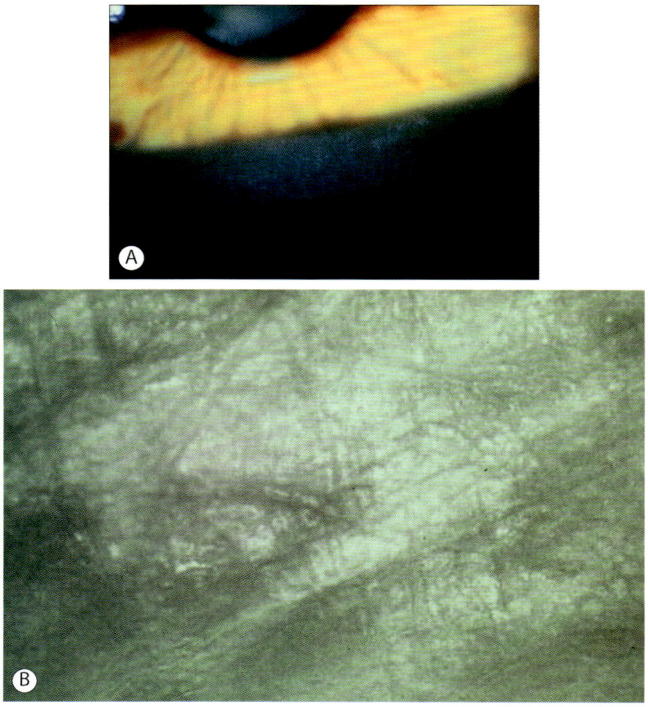


**图 3.9** 性联鱼鳞病：（**A**）后弹力层膜特征性的线状浑浊，裂隙灯照片。（**B**）用眼底镜观察的同一病损（By courtesy of R.J. Buckley，MD，Moorfield's Eye Hospital，London，UK.）

一个膜结合酶，它可以使 3-β 胆固醇硫酸酯和硫酸化的类固醇类激素水解[10]。此酶缺乏与硫酸化的类固醇激素的硫酸部分持续存在和胆固醇硫酸盐有关[3]。

隐性遗传性联鱼鳞病的特征是血清胆固醇硫酸盐增高[10]。角质细胞含有过量的胆固醇 -3- 硫酸盐，游离固醇减少[11]。类固醇硫酸酯酶的缺乏可能导致膜被颗粒的脂成分持续存在，从而使角质层相邻的角质板黏着性增加。此外，胆固醇硫酸酯酶的增加，抑制了表皮丝氨酸蛋白酶的活性，导致角质层桥粒持续存在，鳞屑不能脱落，角化过度。应用患者的外周血白细胞和培养的皮肤成纤维细胞可以检测患者类固醇硫酸酯酶的缺乏。脂蛋白电泳也可以诊断类固醇硫酸酯酶的缺乏。脂蛋白电泳表现为低密度和极低密度 β 脂蛋白移动增加，同时缺乏类固醇硫酸酯酶[12-13]。

隐性遗传性联鱼鳞病的基因位点位于 X 染色体 p22.3 区域[14-16]。近来，应用与 STS 基因紧密连锁的 DNA 多态性标记物进行间接基因型分析，是筛查携带者的可靠方法[14, 17]。已报道 90% 性联鱼鳞病患者 STS 基因结构完全缺失[14, 16-19]，其余 10% 表现为部分缺失和点突变[1]。携带者可用荧光原位杂交（fluorescent in situ hybridization，FISH）分析证实[19]。近来已报道应用聚合酶链反应（polymerase chain reaction，PCR）可以快速做出诊断，并与寻常型鱼鳞病鉴别[20]。其他重要基因位于胆固醇硫酸酯酶附近。

病理显示非特异的致密角化过度，轻度棘层肥厚，颗粒层正常或略增厚（图 3.10）[21-22]。透明角质颗粒无异常，无毛囊角栓，如果在增厚的鳞屑处取活检，偶见显著的正角化过度，颗粒层减少，表皮变薄，易与寻常型鱼鳞病混淆。血管周围可见稀疏淋巴细胞浸润，

电镜下表皮含大量移行细胞，角质层桥粒异常地持续存在，而透明角质颗粒正常。黑色素小体转移增

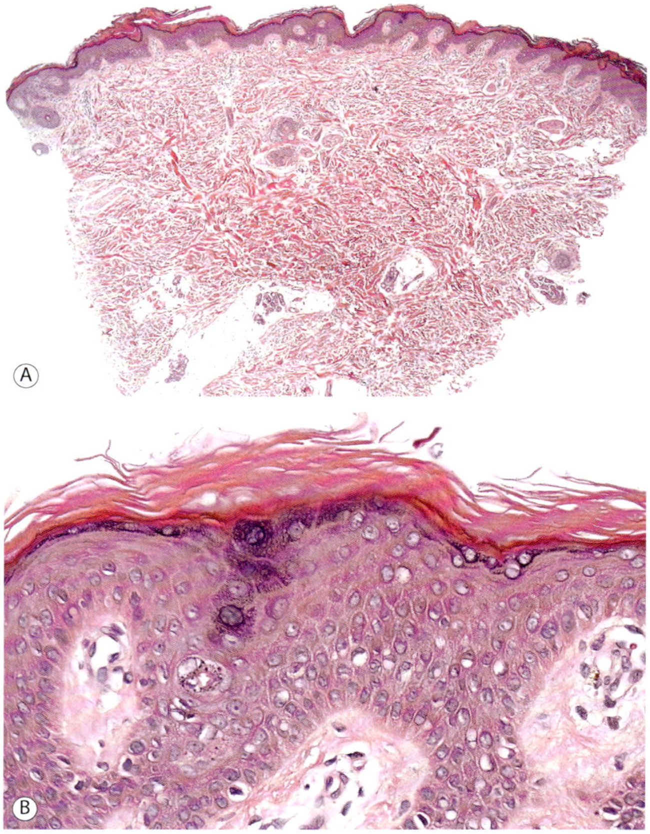


**图 3.10** 性联鱼鳞病：角化过度和轻度棘层肥厚。颗粒细胞层正常

加是黑色鳞屑的主因[23]。

## 胆固醇硫酸酯酶缺陷综合征

一些其他的重要基因位于胆固醇硫酸酯酶基因附近。如果缺失较大，包括这些基因在内，就可能导致邻近基因综合征[1]。两个紧密连锁的基因产生了Kallmann综合征（低促性腺激素和嗅觉缺失）和性联隐性遗传斑点状软骨发育不全[2]。有报道可能与幽门肥厚狭窄基因连锁[2]。因此，患者可能不仅有皮肤的X连锁的隐性遗传鱼鳞病，还有整个病谱的其他问题。

## 多发性硫酸酯酶缺陷

多发性硫酸酯酶缺陷是一种严重的小儿神经异常疾病，常染色体隐性遗传。患者出生几年发病，出现显著精神和运动能力丧失。常死于青春期前。相比其他症状，鱼鳞病是最轻的病症。在多发硫酸酯酶缺陷患者，鱼鳞病与性联隐性遗传鱼鳞病相似，但症状相对较轻。因此，儿童鱼鳞病伴有不能解释的神经症状，应检测胆固醇硫酸酯酶水平[1]。

## Refsum 综合征

### 临床特征

Refsum综合征（遗传性运动和感觉神经病变4型，遗传性共济失调，多发性神经炎，植烷酸缺陷）是很罕见的常染色体隐性遗传鱼鳞病综合征[1]。儿童期即有皮肤损害，与寻常型鱼鳞病相似，包括过多的掌纹。由于脂肪存在，黑色素痣显示为黄色，伴随症状包括由于色素性视网膜炎造成的失明，其中夜盲常常是首发症状。嗅觉缺失，心律失常，一系列神经症状包括双侧感觉性神经性耳聋，小脑共济失调，周围神经病变[2]。

### 发病机制和组织学特征

Refsum综合征通常由于编码过氧化物酶植烷醇辅酶A羟化酶基因突变引起，也可以由过氧化物酶受体基因*PEX7*特异突变引起[3-4]。过氧化物酶在胆汁酸代谢和胆固醇合成中起作用。血浆和组织中植烷酸水平升高可以诊断此病。因此必须给予低植醇饮食[5]。

常规方法固定的皮肤活检标本，其组织学表现不能与寻常型鱼鳞病鉴别。用酒精固定标本，苏丹染色，可以见到角质形成细胞内的脂滴，特别是当标本来源于黑素细胞痣时。电镜下可见同样的内含物脂滴[6]。

## 常染色体隐性遗传板层状鱼鳞病

### 临床特征

常染色体隐性遗传板层状鱼鳞病（autosomal recessive lamellar ichthyosis）包括一组通常由单基因异常引起的疾病，表现为出生就有广泛性角化过度和鳞屑（先天性鱼鳞病）。其临床的严重性和病程各不相同[1-5]。

更严重的非红皮病型板层状鱼鳞病患病率估计在1：（200 000～300 000）。患儿出生时被厚厚的火棉胶板样角质壳包裹（图3.11、3.12），因此“火棉胶婴儿”最常应用于板层状鱼鳞病，类似的表现有时见于常染色体显性遗传板层状鱼鳞病，Netherton综合征，Sjögren-Larsson综合征和毛发硫营养不良症，婴儿脑Gaucher综合征[3-4]。因此，“火棉胶婴儿”只是一个临床表现，不是疾病。患儿生后几天内出现膜脱落，显示轻度红皮和全身鳞屑（图3.13）。鳞屑又黑又大，呈板样，包裹全身包括掌跖、头皮、皱褶部位[5-8]。可见手足裂纹，围绕关节的皮肤呈疣状。常伴出汗困难和高热[7]，甲营养不良。头发受累，表现为瘢痕性脱发。严重的睑外翻（80%患者）和唇外翻（图3.14）。睑外翻由瘢痕造成，导致过度干燥和眼睑前板的挛缩[6]。合并症包括角膜溃疡、血管形成、角膜瘢痕，甚至致盲[9]。原发性眼结膜损害还见于鱼鳞病，角化性疾病，角化过度和角化不全，及

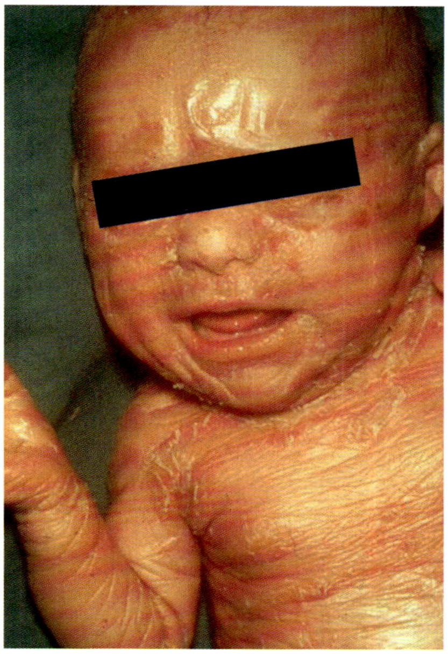

**图3.11** 常染色体隐性遗传板层状鱼鳞病：胶样膜最常见于前额。图可见躯干红斑和鳞屑（By courtesy of R.A. Marsden, MD, St George's Hospital, London, UK.）

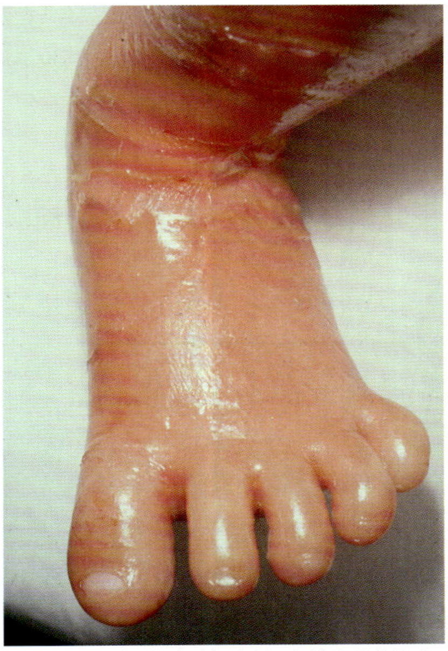

**图 3.12** 常染色体隐性遗传板层状鱼鳞病：显著红斑，皮肤紧张、发亮，在踝的前部有裂隙（By courtesy of D. Atherton，MD，Children's Hospital at Great Ormond Street，London，UK.）

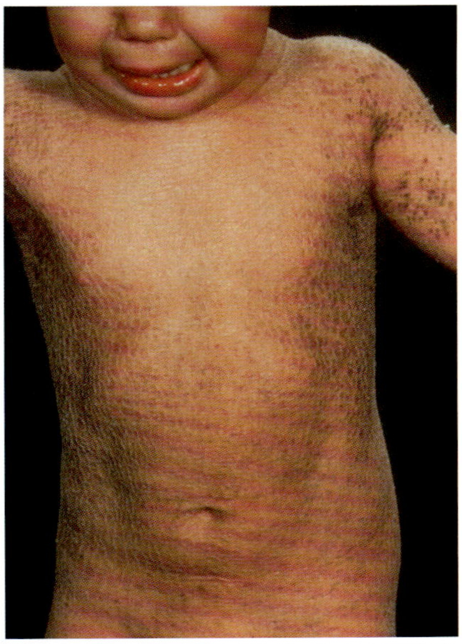

**图 3.13** 常染色体隐性遗传板层状鱼鳞病：广泛、明显的较大黑棕色鳞屑（By courtesy of D. Atherton，MD，Children's Hospital at Great Ormond Street，London，UK.）

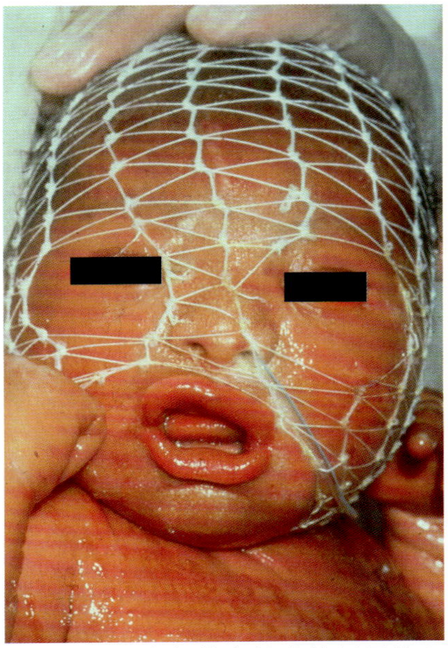

**图 3.14** 常染色体隐性遗传板层状鱼鳞病：这个婴儿整个眼睑和唇外翻（By courtesy of D. Atherton，MD，Children's Hospital at Great Ormond Street，London，UK.）

乳头状增生。牙齿正常[3]。

相反，其他个体表现为更显著的红皮和细小白色鳞屑（非大疱性先天性鱼鳞病样红皮病，NCIE）。初生时常见胶样膜[1]，膜退去后，患儿显示广泛的红皮[2]。板样鳞屑见于腿的伸侧，面部、上肢、躯干被覆细小白色鳞屑（图 3.15 ～ 3.20）[8]。合并症为轻度的眼睑外翻和唇外翻，掌跖角皮病比非红皮病型常染色体隐性板层状鱼鳞病严重[3]。此外，先天性鱼鳞病样红皮病合并色素性视网膜炎[10]。发生皮肤基底细胞癌和鳞状细胞癌的风险增高[11]。

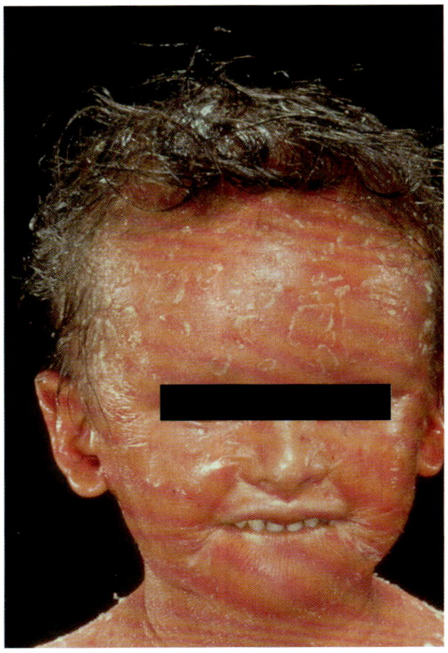

**图 3.15** 非大疱性先天性鱼鳞病样红皮病：严重的红斑和细小鳞屑，毛发稀疏，眉毛缺失（By courtesy of D. Atherton，MD，Children's Hospital at Great Ormond Street，London，UK.）

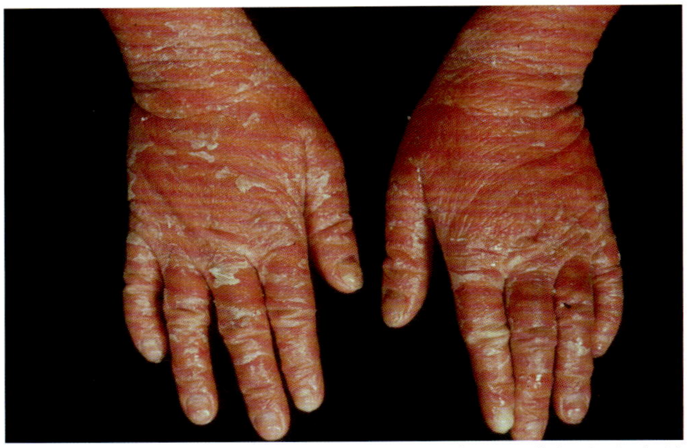

**图 3.16** 非大疱性先天性鱼鳞病样红皮病：显著红斑和大量鳞屑，此型鱼鳞病无水疱（By courtesy of D. Atherton，MD，Children's Hospital at Great Ormond Street，London，UK.）

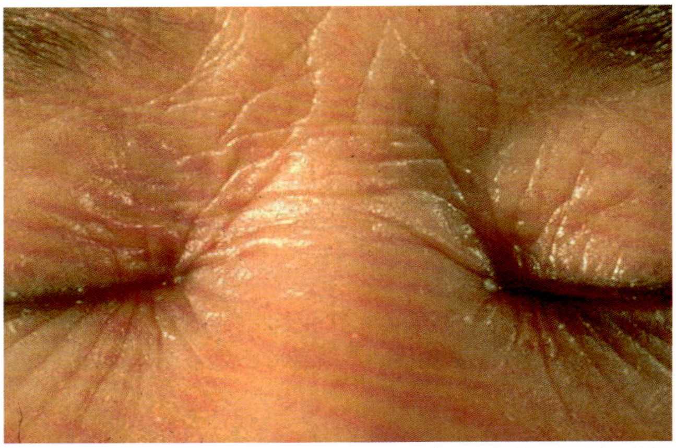

**图 3.17** 非大疱性先天性鱼鳞病样红皮病：严重红斑和细小鳞屑（By courtesy of the Institute of Dermatology，London，UK.）

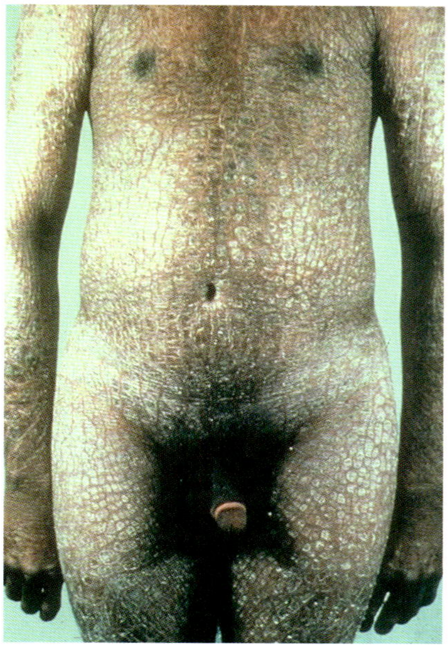

图 3.18 非大疱性先天性鱼鳞病样红皮病：全身性板样鳞屑（By courtesy of the Institute of Dermatology，London，UK.）

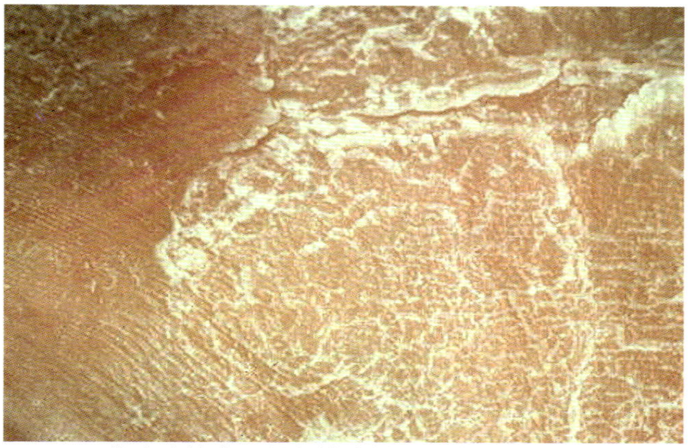

图 3.19 非大疱性先天性鱼鳞病样红皮病：大而厚的白色鳞屑（By courtesy of the Institute of Dermatology，London，UK.）

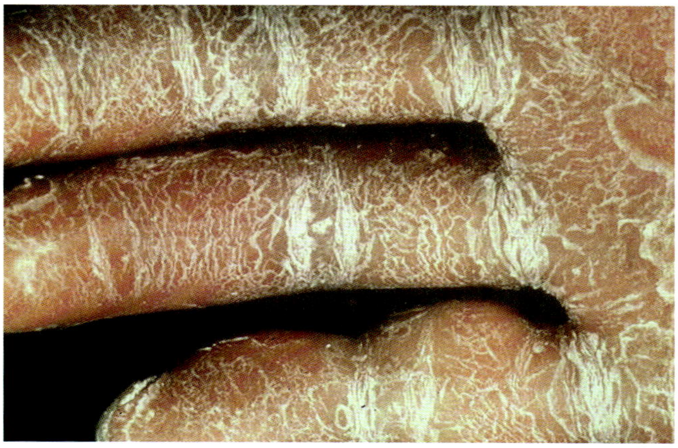

图 3.20 非大疱性先天性鱼鳞病样红皮病：严重的掌部受累，可见缩窄带（By courtesy of the Institute of Dermatology，London，UK.）

## 发病机制和组织学特征

板层状鱼鳞病最常见原因为谷氨酰胺转移酶 1 基因缺陷，约发生于 30% ～ 40% 的病例。谷氨酰胺转移酶 1 基因突变导致酶活性和蛋白的减少或缺失，有的病例酶虽然存在，却几乎检测不到活性，而另一些临床症状相似病例，谷氨酰胺转移酶 1 水平正常[12-17]。传统的酶检测和突变分析法很繁琐，现已发明了冰冻切片用生物素化底物肽的共价键渗入快速扫描谷氨酰胺转移酶 1 活性的方法[18]。结合谷氨酰胺转移酶 1 抗体免疫组化方法，可以快速识别这些酶变化诱发的病例[18]。

其他谷氨酰胺转移酶突变有特异的临床表现。自愈性火棉胶婴儿谷氨酰胺转移酶 1 突变是压力敏感的，因此在子宫内此酶不能充分发挥功能，出生后恢复正常功能。约 10% 火棉胶婴儿属于这一组[19]。游泳衣鱼鳞病（bathing suit ichthyosis，BIS）的谷氨酰胺转移酶 1 突变表现为温度敏感性，因此，与覆盖血管的部位有关，面部和四肢末端几乎完全不受累。热像图证实温热身体区域与鳞屑有显著的相关性。BSI 患者皮肤原位 TGase 测定也证实当温度升至 25 ～ 37℃时，酶活性明显减少[20]。

板层状鱼鳞病第二个最常见的突变位于结合盒式蛋白[21-22]。错义突变引起板层状鱼鳞病，而缺失导致严重的丑胎[23]。无论谷氨酰胺转移酶 1 或脂氧合酶突变，都是非大疱性鱼鳞病样红皮病最常见的原因。鳞蛋白突变通常也产生非大疱性鱼鳞病样红皮病（表 3.4）[24-28]。用临床、生化、微观结构观察不能细化分类非红皮病和红皮病亚型[29-31]。相同谷氨酰胺转移酶 1 突变可产生不同亚型，因此细化分类是很困难的[31]。

病理表现为明显的角化过度（胶样婴儿表现最重），轻度棘层肥厚，颗粒层正常或轻度增厚（图 3.21）。红皮病型比非红皮病型角化过度表现得更轻微。表皮可呈乳头瘤状增生伴银屑病样表现，有时可见真皮毛细血管周围淋巴细胞浸润[4]，真皮毛细血管扩张和扭曲，偶见毛囊角化过度。

超微结构显示角质层细胞的被膜生成有缺陷，靠近浆膜处可见电子致密的碎片，胆固醇裂隙，脂肪空泡，小而形态异常的板层小体增加，拉长的膜结构或膜包裹[32-34]。应用胎儿镜和活检可以做到产前诊断板层状鱼鳞病[35]。

# 胎儿鱼鳞病

## 临床特征

胎儿鱼鳞病（harlequin ichthyosis；又名丑胎，胎儿鱼鳞病，先天性鱼鳞病），是极严重且快速死

表 3.4 常染色体隐性遗传板层状鱼鳞病分型（LI）

| 型 | 位点 | 基因 | 蛋白 | 缺陷 |
|---|---|---|---|---|
| LI1 | 14q11 | *TGM1* | 谷氨酰胺转移酶 1 | 角化的细胞外膜中蛋白和脂质交联受损 |
| LI2 | 2q34 | *ABCA12* | ATP 结合盒 | 异常板层小体功能和脂质运输 |
| LI3/LI4 | 19p12 ～ q12 | *FLJ39501* | 细胞色素 P450 家族蛋白 | 表皮脂代谢 |
| LI5 | 17p13 | *ALOX12B*<br>*ALOXE3* | 脂氧合酶 -12R<br>脂氧合酶 -3 | 表皮脂代谢 |
| IL6 | 5q33 | *ICHYN* | ichthyin | 跨膜蛋白 |

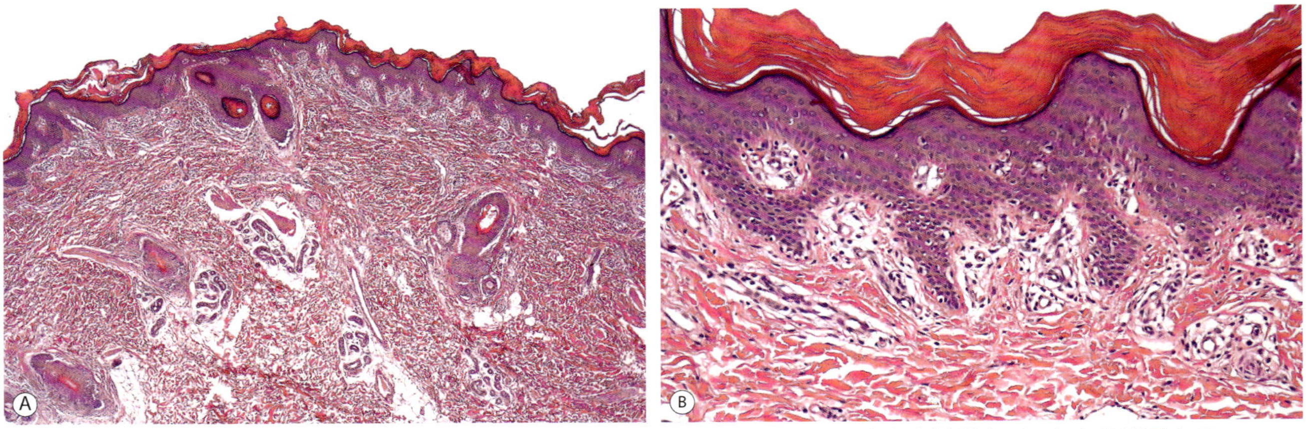

图 3.21 常染色体隐性遗传板层状鱼鳞病：（**A**）显著的角化过度，表皮呈乳头瘤样增生；（**B**）高倍镜下表现

亡的一型鱼鳞病，出生时全身被有裂隙的盔甲状皮肤（图 3.22）[1-4]。常见合并症为眼睑外翻和唇外翻，鼻和耳畸形[2]。由于呼吸和喂养困难，以及大量体液丢失，本病死亡率较高[3]。有时在维 A 酸治疗和细心护理下，患儿可能生存下来。少数幸存者的鳞屑脱落后，发展为严重的红皮病，类似非大疱性鱼鳞病样红皮病[5]。幸运的是本病已能作产前诊断[6-7]。

## 发病机制和组织学特征

这一罕见鱼鳞病是由于板层小体功能缺失造成的，起因为 *ABCA12* 基因的无义突变，轻一些的错义突变引发了不同类型的板层状鱼鳞病。严重的被删节的蛋白是胎儿鱼鳞病的分子学原因[8]。ATP 结合盒（ABC）转运家族包括不同的膜蛋白参与能量的跨膜转运。在表皮中，ABCA12 对板层小体有重要功能，通过胞吐

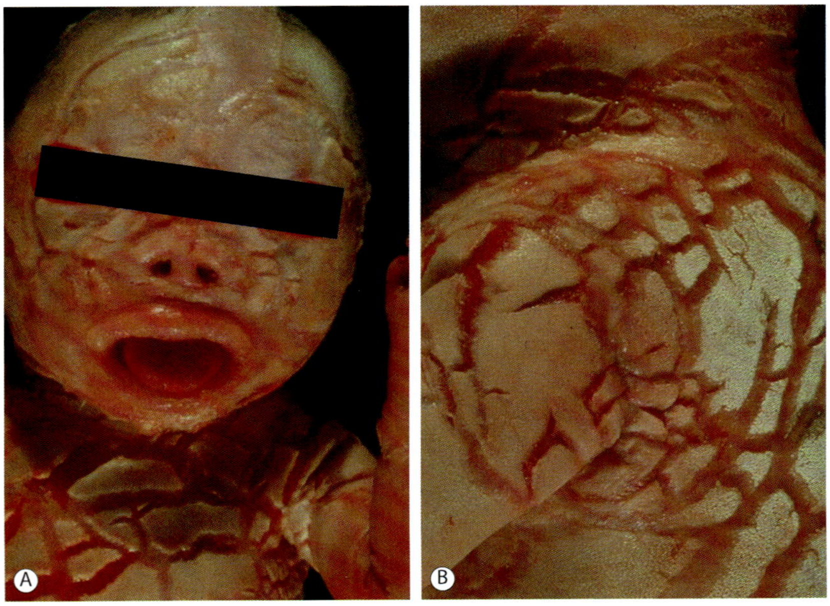

图 3.22 （**A**，**B**）胎儿鱼鳞病：先天性鱼鳞病最重一型，极高的死亡率。鳞屑很厚如同铠甲板

方式将脂质和蛋白酶转移到顶端角质形成细胞膜外。

病理特征为致密的角化过度（可见脂质沉着），颗粒层正常或缺失（图 3.23）。在妊娠 3 ～ 6 个月时，毛发毛囊首先受累[2, 7]。有时可见角化不全[9]，显著的棘层肥厚，有时呈乳头瘤样增生，真皮浅层稀疏混合炎症细胞浸润[7]。

超微结构显示患者缺少或形态异常的板层小体（包括同心板形状），角质层细胞间脂板缺乏[1-2, 9]。颗粒细胞层可见缺乏内板的小囊泡并持续至角质层，这些囊泡与具有正常板层小体的角质细胞膜无关[1, 9]。免疫细胞化学显示这些囊泡代表不能释放脂类至细胞间隙的异常板层小体。角蛋白和丝聚合蛋白表达也存在缺陷[2]。胎儿鱼鳞病的角质形成细胞表达过度增生标志的角蛋白 K6 和 K16，并且不能将丝聚合蛋白原转化为丝聚合蛋白[2]。超微结构和生物化学分析结果也提示本病是一个复杂状态。

## 常染色体显性遗传板层状鱼鳞病

### 临床特征

常染色体显性遗传板层状鱼鳞病表现为全身鳞屑伴掌跖角化病[1]。患者出生为火棉胶婴儿，之后转为全身性的融合的暗灰色鳞屑，鳞屑在伸侧最显著。手足背部苔藓化。跖部致密的角化过度伴厚黄色鳞屑，掌部受累较轻，并有突出的掌纹[1]。

### 发病机制和组织学特征

本病在基因和临床上为杂合子，有不同的外显率，其基因缺陷已被证实。生化方面，在鳞屑中已经检测到异常的脂质外形[2]。

病理表现为致密正角化过度，局灶的角化不全，棘层肥厚，乳头瘤样增生，颗粒层增厚（图 3.24）[2]。

电镜显示大量的移行细胞，透明角质颗粒呈海绵状[2]。

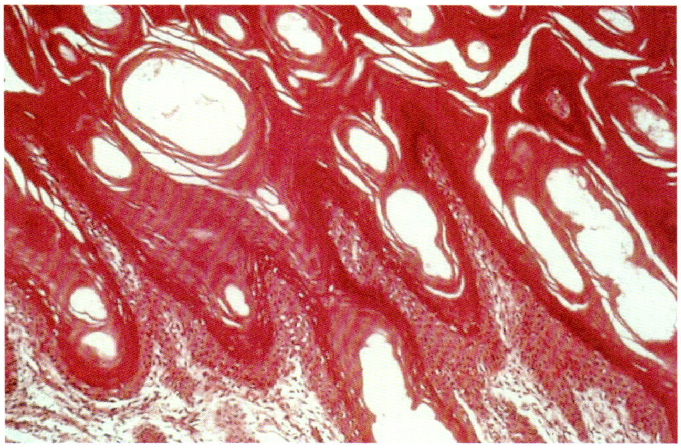

图 3.23 胎儿鱼鳞病：致密角化过度伴显著的颗粒细胞层和乳头瘤样表皮。角质层内扩张的间隙为扩大的汗腺导管口（By courtesy of M.M. Black，MD，Institute of Dermatology，London，UK.）

### 鉴别诊断

鉴别诊断包括慢性单纯性苔藓，后者有炎症和真皮乳头纤维化（表 3.3）。

## 先天性大疱性鱼鳞病样红皮病

### 临床特征

先天性大疱性鱼鳞病样红皮病（congenital bullous ichthyosiform erythroderma；又名表皮松解性角化过度，大疱性鱼鳞病，Brocq 先天性鱼鳞病样大疱性红皮病），此病极少见，新生儿发病率为 1：300 000。有的病例为常染色体显性遗传，但随机突变更常见。患

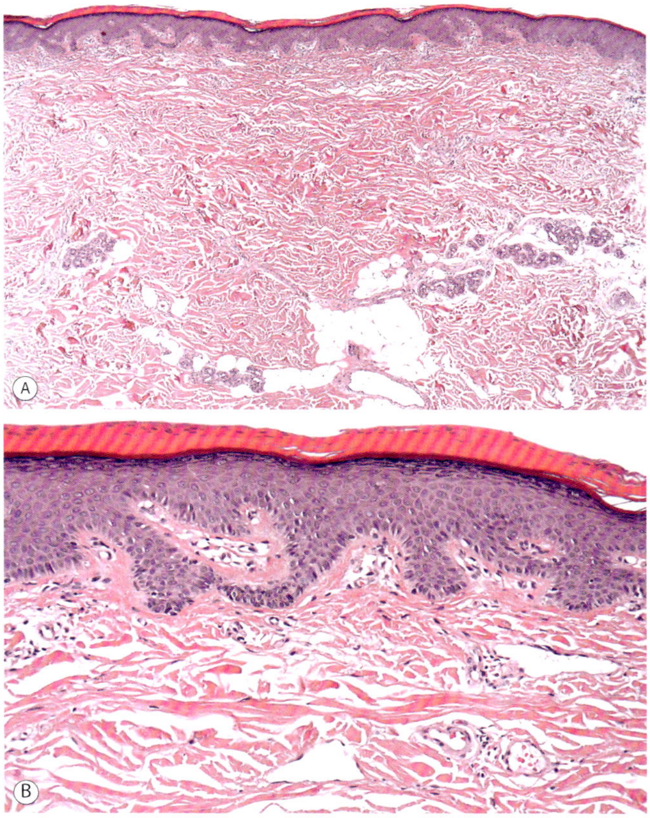



图 3.24 常染色体显性遗传层板状鱼鳞病：本例出现明显的正角化，颗粒层明显，伴有灶状角化不全（The granular cell layer is prominent and there is focal parakeratosis.）

儿出生时就有显著的角化过度，红皮，甚至表现为胶样婴儿。出生后鳞屑即脱落，出现全身性湿润易破的红皮。随表皮增生再度形成鳞屑，随后出现广泛的水疱（图 3.25），水疱愈后无瘢痕。随着年龄增长水疱和红皮逐渐消失，表现为疣状角化过度，特别是屈侧（图 3.26 ～ 3.31）。有些病例疣状鳞屑像豪猪刺样（又称豪猪样鱼鳞病），头皮皮损类似头癣[1]。颈背、腋下、腹股沟、屈侧皱褶是好发部位。偶尔，水疱还会出现，特别是夏季和受压部位。仅有角蛋白 1 而非角蛋白 10 突变患者，常见掌跖角皮病。有时可见甲营养不良。患者苦恼于令人不快的体臭。先天性大疱性鱼鳞病样红皮病具有相当的死亡率，死亡原因常由于感染、体液丢失和电解质失衡[1]。

目前已划分出沿 Blaschko 线的痣样亚型[2]。在过去，此类患者常被误诊为表皮松解性角化过度表皮痣。由于有性腺突变可能，痣样亚型患者的后代可出现全身性先天性大疱性鱼鳞病样红皮病的特征。还有环状亚型的患者出生时有轻度红斑和水疱，特征是多

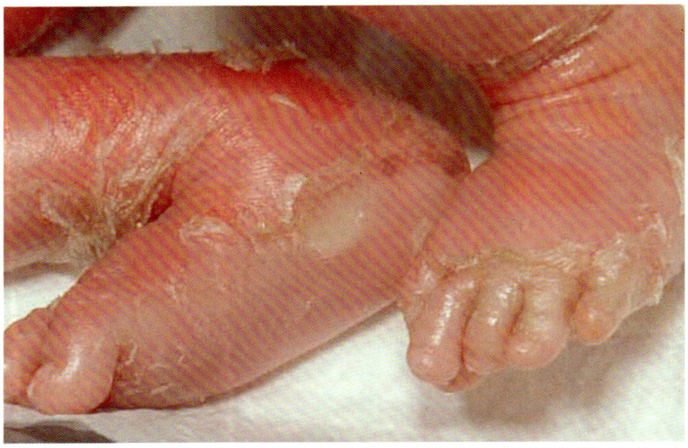

**图 3.25** 先天性大疱性鱼鳞病样红皮病：近图可见显著的红斑和水疱（By courtesy of M. Liang，MD，The Children's Hospital，Boston，USA.）

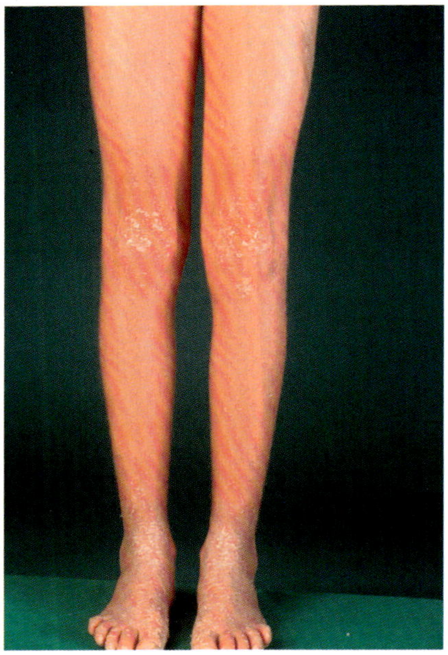

**图 3.26** 先天性大疱性鱼鳞病样红皮病：广泛水疱后表皮再生，出现角化过度和鳞屑

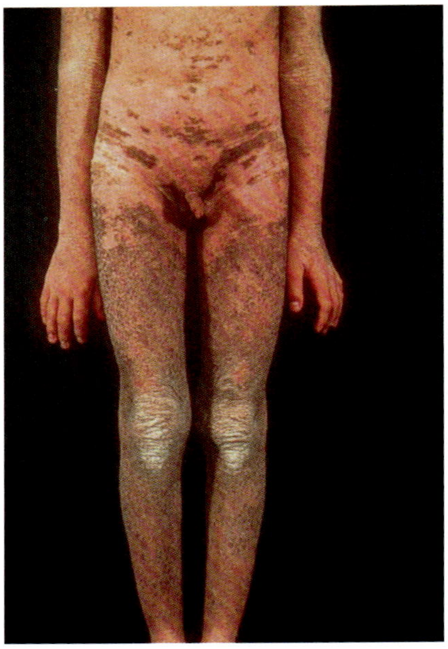

**图 3.27** 先天性大疱性鱼鳞病样红皮病：成人表现为全身性鳞屑，双腿尤其严重（By courtesy of the Institute of Dermatology，London，UK.）

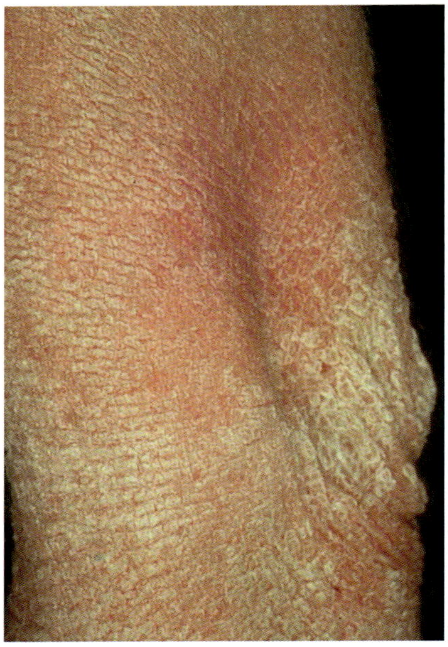

**图 3.28** 先天性大疱性鱼鳞病样红皮病：为图 3.27 同一患者，肘部受累（By courtesy of the Institute of Dermatology，London，UK.）

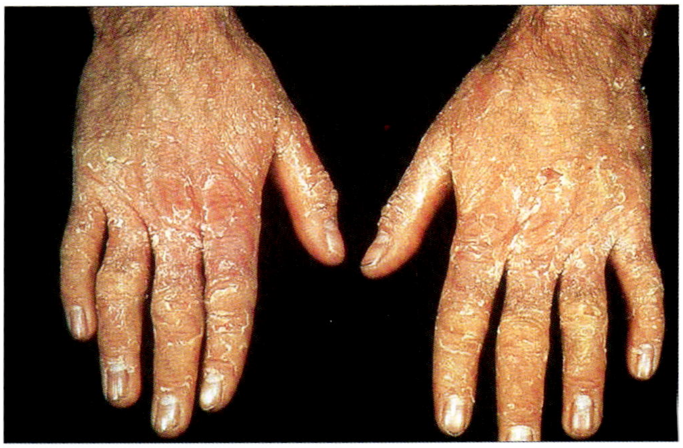

**图 3.29** 先天性大疱性鱼鳞病样红皮病：双手显著受累（By courtesy of the Institute of Dermatology，London，UK.）

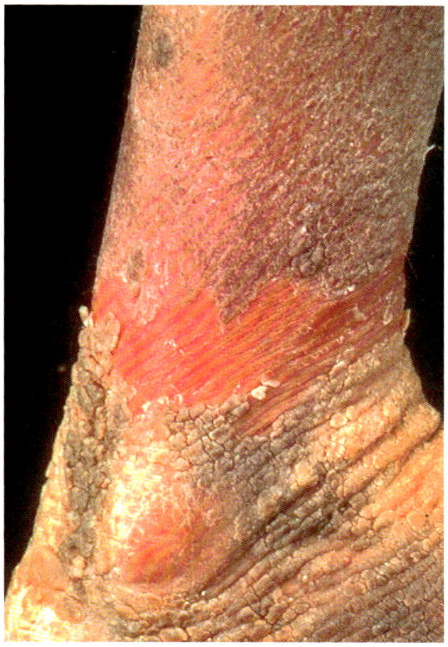

图 3.30 先天性大疱性鱼鳞病样红皮病：水疱有时可见于成人期（By courtesy of the Institute of Dermatology，London，UK.）

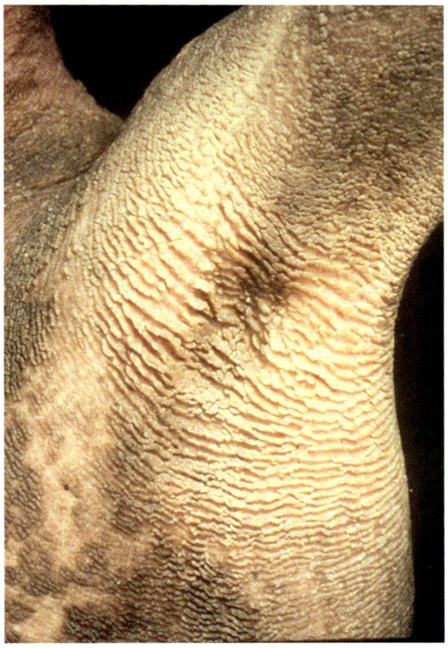

图 3.31 先天性大疱性鱼鳞病样红皮病：成人表现为皱褶部位的严重疣状鳞屑（By courtesy of R.A.J. Eady，MD，Institute of Dermatology，London，UK.）

环状角化过度灰色斑块，周围有红色边缘[3-4]。

## 发病机制和组织学特征

近期的文献证实先天性大疱性鱼鳞病样红皮病有遗传异常的角蛋白表达伴表皮增生加快[5-6]。基底角质形成细胞表达角蛋白 5 和 14，基底上细胞表达角蛋白 1 和 10。角蛋白单体形成必要的异源二聚体，成对的酸性（Ⅰ型）和碱性（Ⅱ型）角蛋白，这些角蛋白组合成角蛋白中间丝，这些中间丝构建了细胞骨架，成为表皮稳定和柔韧的结构。人为地把转基因鼠的人类角蛋白 10 基因敲除，结果显示出表皮松解性角化过度的病理生物学和生物化学表型[7]。表皮松解性角化过度连锁的角蛋白基因簇位于染色体 12q11 ～ 13（Ⅱ型角蛋白）或染色体 17q21 ～ 22（Ⅰ型角蛋白）[8-10]。对一些家族中的角蛋白 1 和 10 基因直接测序证实点突变[11-17]。大部分突变为错义，并且簇集在中心螺旋杆区的末端。角蛋白 1 突变与严重掌跖角化过度有关，而角蛋白 10 突变则与之无关，因为在掌跖皮肤，角蛋白 10 的生理功能被角蛋白 9 替代[15]。角蛋白 1 或角蛋白 10 突变的嵌合体的出现解释了先天性大疱性鱼鳞病样红皮病的痣样亚型[18-19]。环状亚型显示不同的角蛋白区域角蛋白 1 或 10 更轻微的突变[4]。

组织学特点为表皮松解性角化过度或显著的颗粒变性[20-21]。基底层上角质形成细胞空泡状，特别是含有显著的胞质内嗜酸性包涵体，细胞边界不清，可能形成表皮内水疱。高度正角化过度，乳头瘤样增生，棘层肥厚，突出的变化是颗粒层细胞胞质内有粗糙而不规则的透明角质颗粒（图 3.32）。

免疫组织化学显示本病角蛋白 5/14 和 1/10 分布正常，但是，基底层上表皮角蛋白 14 过度表达，更上方的表皮显著表达角蛋白 16，而角蛋白 16 是过度增生状态的标志[5，22]。

超微结构显示光镜下所见的胞质内包涵体由异常

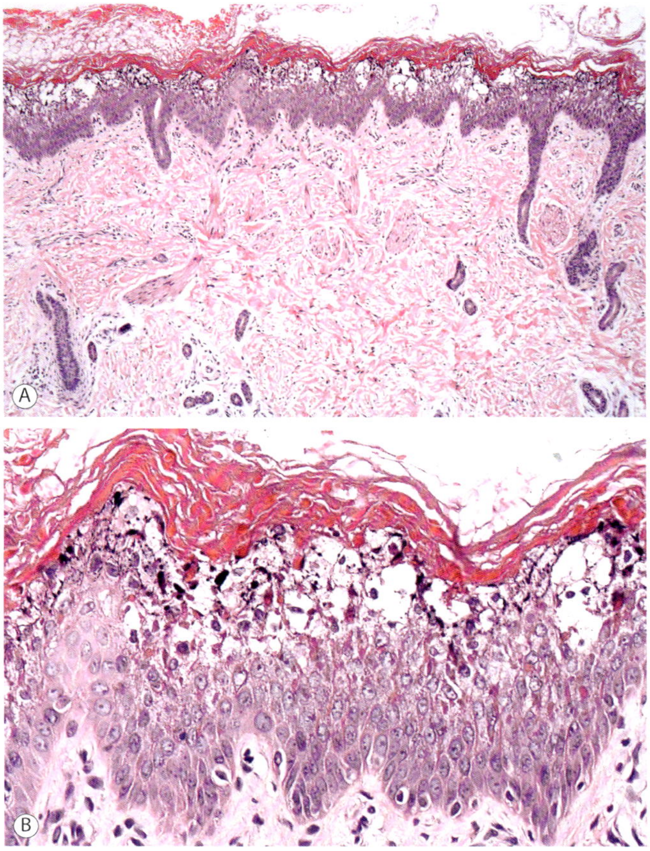

图 3.32 先天性大疱性鱼鳞病样红皮病：（**A**）广泛的角化过度和棘层肥厚，表皮上部空泡变性，导致水疱形成；（**B**）显示表皮上部细胞内水肿和不规则的嗜酸性颗粒（代表致密的异常聚集的角蛋白丝）

聚集的角蛋白丝组成，由于胞质的大部分区域缺少常规的角蛋白骨架，基底层上角质形成细胞空泡化，含有不规则的透明角质颗粒。桥粒-角蛋白复合体受损导致表皮脆弱（图 3.33）[18]。超微结构的变化是产前诊断包括羊水脱屑分析的依据[20-21]。

免疫电镜显示这些角蛋白簇由角蛋白 1 和 10 组成[22]。

## 鉴别诊断

表皮松解性角化过度是一个病理学模式，也见于其他皮肤病，如 Siemens 大疱性鱼鳞病，表皮痣，表皮松解性角化病和表皮松解性棘皮瘤，表皮松解性黏膜白斑（表 3.3）。还偶见于脂溢性角化，日光性角化，原位鳞癌，侵袭性鳞癌，色素痣，表皮和毛发囊肿[23]。表皮松解性角化过度还可见于正常和日光性损害的皮肤。在偶发皮损中，病变仅局限于表皮，覆盖一个或两个真皮乳头，而不是如上述其他疾病的更广泛皮损。因此，准确的临床资料可以避免诊断错误。

# Siemens 大疱性鱼鳞病

## 临床特征

Siemens 大疱性鱼鳞病是常染色体显性遗传，比先天性大疱性鱼鳞病样红皮病症状轻。出生时即有水疱，随后变为四肢的苔藓样角化过度，主要见于屈侧和胫前（图 3.34）[1-2]。患者皮肤脆弱，轻度外伤即可引起水疱，产生像蜕皮一样表浅剥离（Mauserung 现象）（图 3.35）[2-3]。症状随年龄减轻，没有红皮现象，偶见脓疱和多毛[3-4]。Siemens 大疱性鱼鳞病与先天性大疱性鱼鳞病样红皮病临床特征有重叠，分子遗传学分析可区分二者。

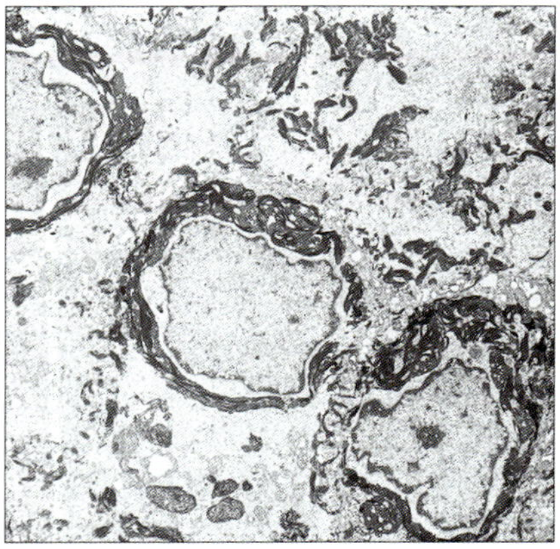

图 3.33 先天性大疱性鱼鳞病样红皮病：细胞核周显著的角质凝集（By courtesy of R.A.J. Eady，MD，Institute of Dermatology，London，UK.）

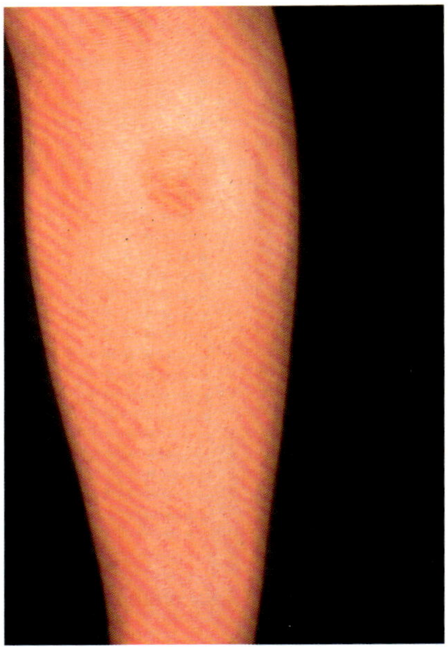

图 3.34 Siemens 大疱性鱼鳞病：弯曲部位的角化过度和早期水疱形成（By courtesy of W.A.D. Griffiths，MD，Institute of Dermatology，London，UK.）

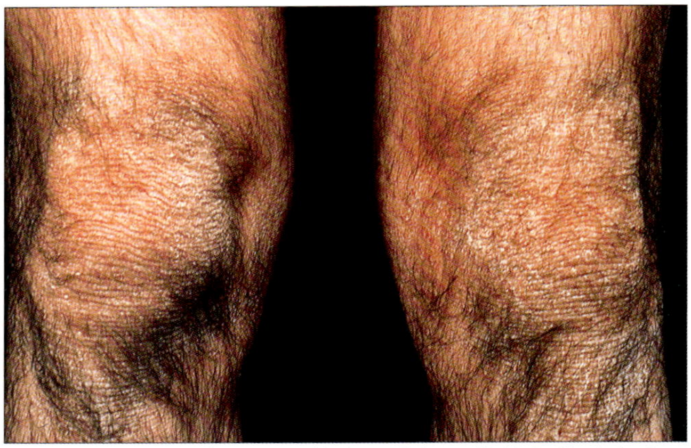

图 3.35 Siemens 大疱性鱼鳞病：膝部显著的角化过度（By courtesy of W.A.D. Griffiths，MD，Institute of Dermatology，London，UK.）

## 发病机制和组织学特征

Siemens 大疱性鱼鳞病为染色体 12q11 ～ q13 上角蛋白 2e 基因突变[4-9]。由于此角蛋白不在掌跖皮肤表达，不发生掌跖角化病。

本病在组织学和电镜下与先天性大疱性鱼鳞病样红皮病难于区别，但本病表现更轻，表皮细胞空泡化和胞质内包涵体局限于更浅的棘细胞层和颗粒细胞层，而不似后者影响到几乎全层表皮。可见到角质层下裂隙。

# 线状表皮松解性表皮痣

线状疣状表皮痣有时会有表皮松解性角化过度（图 3.36）。但是，有些具有此种皮损的患者却是先

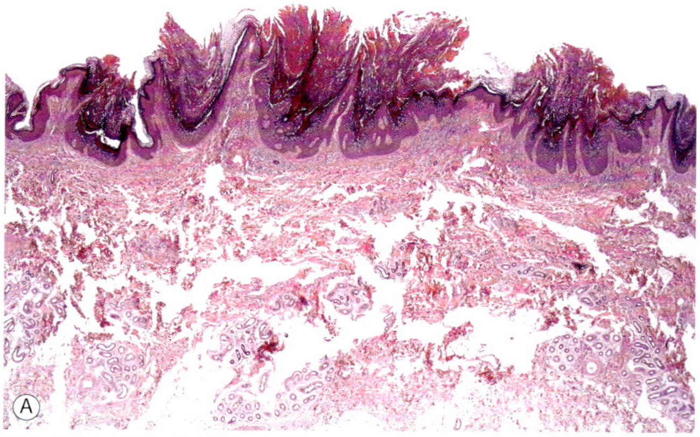

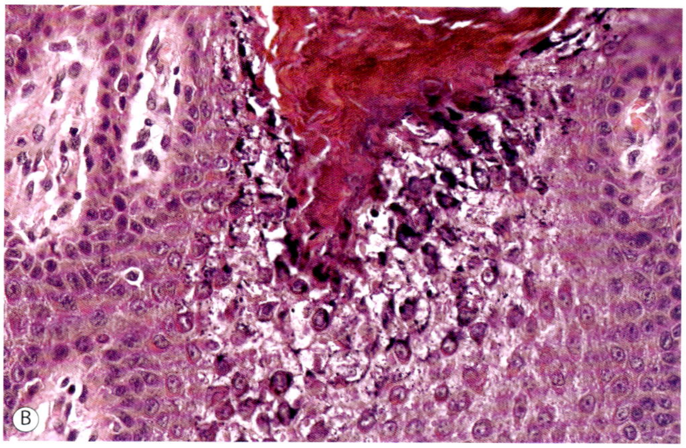

图 3.36 线状表皮松解性表皮痣：（**A**）低倍镜显示高度角化过度和乳头瘤样增生，（**B**）高倍镜下显示表皮松解性角化过度

天性大疱性鱼鳞病样红皮症的痣样亚型[1-4]。因此，有必要为表皮松解性表皮痣的患者提供遗传学咨询。

# 表皮松解性棘皮瘤

## 临床特征

表皮松解性棘皮瘤（epidermolytic acanthoma）又名播散性表皮松解性棘皮瘤，它是一个继发皮损，临床上表现为疣状丘疹或斑块，直径大约 1.0cm，有时像一个病毒疣、痣或脂溢性角化[1-3]。皮损可见于任何部位，好发于阴囊、头颈部、下肢。一般是孤立的，有时可出现多发或呈播散性[4-8]。皮损可发生于黏膜部位如口腔和女性生殖道[9-10]。本病好发于高加索人和日本人[3]。

## 发病机制和组织学特征

尽管未被证实，目前认为表皮松解性棘皮瘤是角蛋白 1 和 10 突变的结果[3]。

组织学特点为角化过度和角化不全，棘层肥厚，乳头瘤样增生（图 3.37）[1-2]。表皮上部棘细胞和颗粒细胞层显示表皮松解性角化过度，即显著的空泡变性伴嗜酸性角蛋白包涵体（图 3.38）。

## 鉴别诊断

同样的组织学表现也见于先天性大疱性鱼鳞病样红皮病，线状表皮松解性表皮痣，表皮松解性掌跖角化病和灶状表皮松解性角化过度（表 3.3）。临床资料可以避免误诊。

# 灶状表皮松解性角化过度

灶状表皮松解性角化过度（focal epidermolytic hyperkeratosis；偶然发生的表皮松解性角化过度）表现为非特异性的表皮松解性角化过度。此症很常见，可见于脂溢性角化、瘢痕和纤维组织细胞瘤以及普通色素痣和发育不良痣，日光性角化，原位鳞癌和黑色素瘤。也可见于正常皮肤[1-5]。

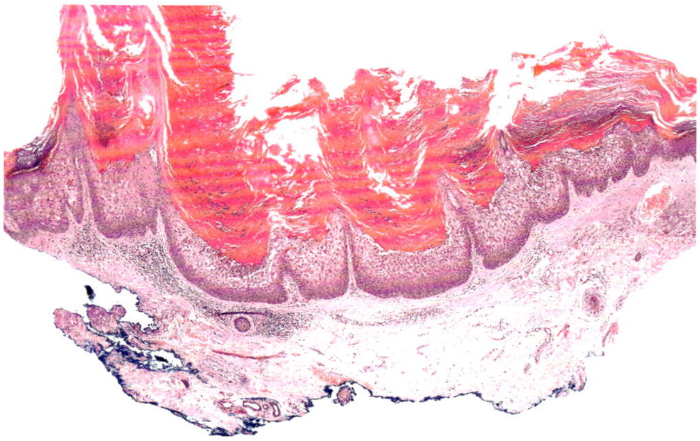

图 3.37 表皮松解性棘皮瘤：表皮角化过度和乳头瘤样增生，皮损两侧上皮呈衣领状

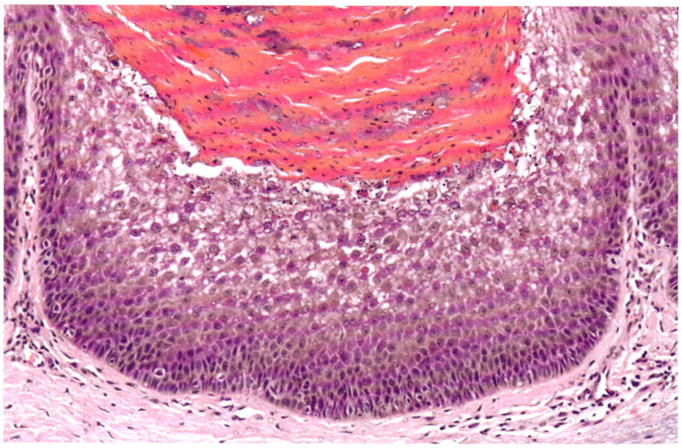

图 3.38 表皮松解性棘皮瘤：表皮上部胞质内空泡变性和嗜酸性包涵体

# 皮肤剥脱综合征

## 临床特征

皮肤剥脱综合征（peeling skin syndrome；家族性持续皮肤剥脱，先天性剥脱性角质层分离），特点为自发性持续终身的角质层剥脱，无出血和疼痛[1-6]。常染色体隐性遗传[1]。临床分为三型：

- A 型：广泛的、持续的全部皮肤脱落，无炎症和其他症状，出生就有或儿童期出现（图 3.39）[2]。
- B 型：孤立的红斑，之后表皮剥脱，留有浅表的裸露红斑，周围呈围巾样，烧灼感[3]。近期发现角质层锁链素突变[3a]。
- C 型：肢端皮肤剥脱综合征，局限于手足背（图 3.40）[4-5]。在两个无关家庭中发现谷氨酰胺转移酶 -5 纯合子错义突变[6]。

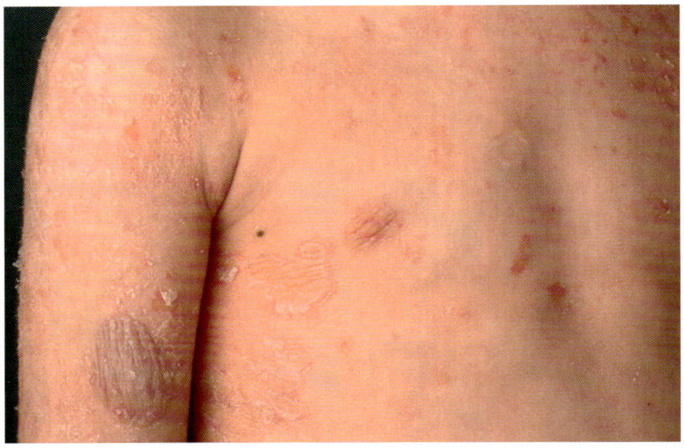

图 3.39 皮肤剥脱综合征：红斑皮损显示皮肤剥脱遗留表浅裸露的红斑（By courtesy of H.Traupe MD and V.Oji MD，Department of Dermatology，Munster，Germany.）

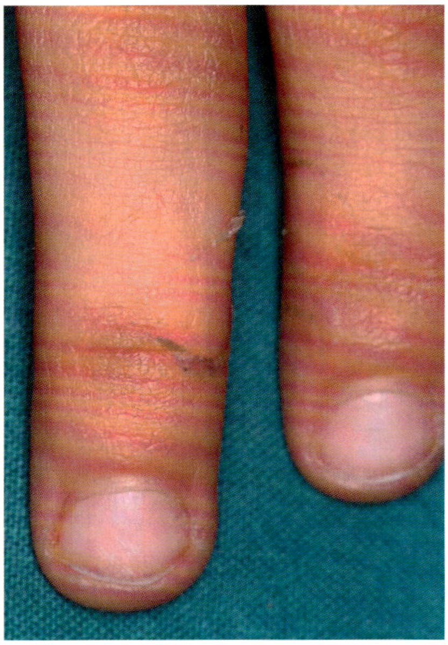

图 3.40 皮肤剥脱综合征：手足背红色鳞屑性斑片（By courtesy of H.Traupe MD and V Oji MD，Department of Dermatology，Munster，Germany）

## 组织学特征

- A 型：在正常角质层下部和颗粒层上方出现水平状分离，超微结构分析显示角质细胞胞内裂隙[2]。
- B 型：表皮呈银屑病样，显著的角化不全，颗粒层减少或消失。裂隙发生于颗粒细胞层水平[3]。
- C 型：角质层与颗粒细胞层分离（图 3.41）[4-5]。

# Curth-Macklin 豪猪状鱼鳞病

## 临床特征

豪猪状鱼鳞病一词用来描述一种具刺状深色角化过度的角化性疾病。Curth-Macklin 豪猪状鱼鳞病具有泛发性疣状斑状，累及整个躯干，四肢屈侧及掌跖部。常染色体显性遗传疾病有时类似于大疱性鱼鳞病样红皮病，但没有水疱的临床及组织学证据。

## 发病机制及组织学特征

目前的证据提示，Curth-Macklin 豪猪状鱼鳞病是因为一个角蛋白基因突变，影响了角蛋白 1 可变尾区（$V_2$），进而导致了角蛋白中间丝从细胞换到细胞骨架的成束及收缩障碍。这是首次在体内证实角蛋白尾部存在超分子角蛋白中间丝合成及屏障形成中的重要作用。

组织学显示表皮棘层肥厚，伴有正角化。基底细胞上方的角质形成细胞空泡形成，少数细胞出现多核改变。与表皮松解性角化过度不同，没有嗜酸性细胞内色涵体。

Curth-Macklin 豪猪状鱼鳞病的电镜观察，可见核周出现浓集的张力细丝壳。与表皮松解性角化过度的角蛋白杆状区的突变不同，没有角蛋白丝的聚集和成簇现象。

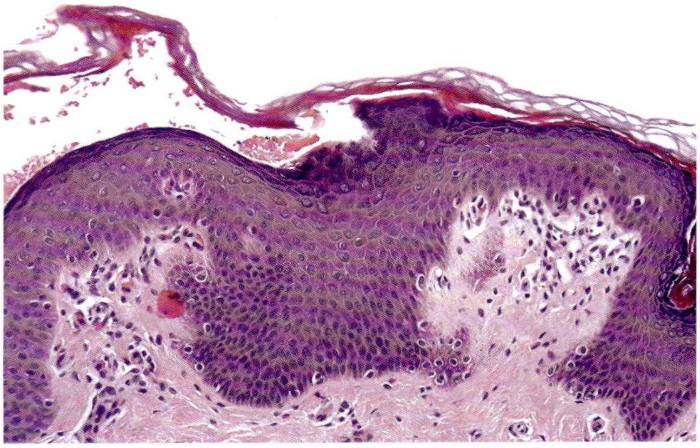

图 3.41 皮肤剥脱综合征：皮损边缘部位活检，清楚地显示角质层与下方表皮分离

# 先天性网状鱼鳞病样红皮病

## 临床特征

先天性网状鱼鳞病样红皮病（congenital reticular ichthyosiform erythroderma）是一种非常罕见的遗传性角化异常疾病[1]。因为只有散发病例，此病遗传方式不明，大部分患者为女性。患者出生即有先天性鱼鳞病样红皮病。儿童期皮肤逐渐清晰，增大的正常皮肤斑片被红色角化和色素沉着区域包围，呈网状分布。由于其特殊的临床表现，这种遗传性皮肤病又被称为彩片状鱼鳞病，或更精确地称为变异型鱼鳞病[2-8]。伴随症状为多毛，掌跖角化过度，个别病例有性功能低下，生长迟缓，肝大，角化棘皮瘤，鳞状细胞癌[1, 5, 7]。

## 发病机制和组织学特征

组织学上表皮染色苍白，呈银屑病样增生，角质层增厚伴角化不全，角化不全的角质细胞有较大的核，上层角质形成细胞核周空泡，有极少的透明角质颗粒。细胞边界清楚，无胞质内嗜酸性颗粒。有些空泡化的角质形成细胞含有双核（图 3.42）。真皮血管扩张，稀疏血管周围炎症浸润，散在噬黑色素细胞。

角蛋白 2e 缺失，其他角蛋白正常表达。超微结构下角蛋白骨架异常。免疫电镜显示胞浆内核周角蛋白丝完全缺失[1-3]。移行细胞增加，DNA 碎片终点标记（TUNEL）显示角化不全的角质细胞强阳性，持续处于凋亡状态[9]。摄取和处理黑素小体无规律。此病主要遗传缺陷为角蛋白 10 突变，导致核仁错误定位，扰乱角蛋白丝网[9-10]。

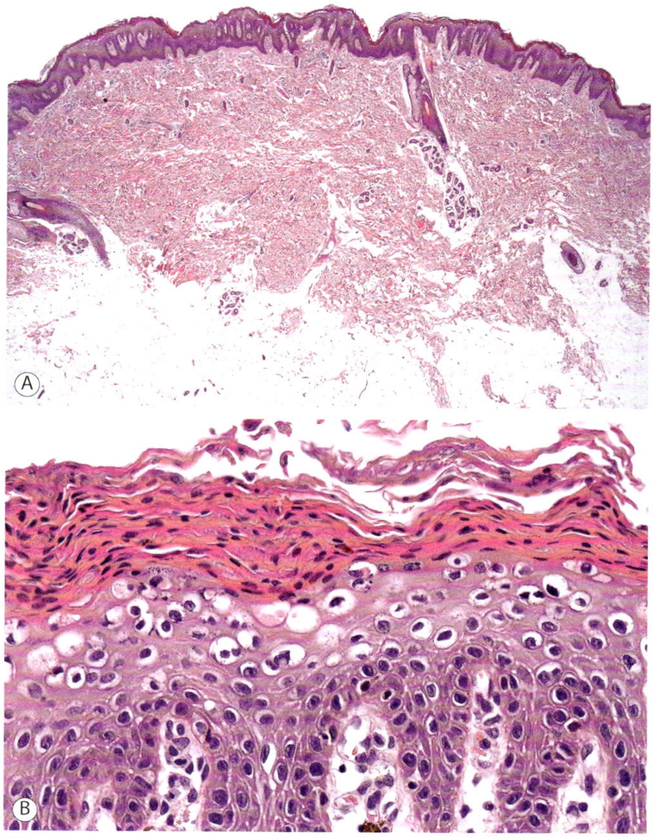


图 3.42 变异型鱼鳞病：（**A**）角化过度，明显的银屑病样增生；（**B**）角化不全，突出的核，胞质空泡变性，无胞质内嗜酸性包涵体

## 鉴别诊断

角蛋白簇消失使本病区别于其他角化异常疾病如表皮松解性角化过度。Curth-Macklin 高起鱼鳞病也有表皮内双核仁，角质形成细胞空泡变性，但是无角化不全，Curth-Macklin 高起鱼鳞病核周形成张力纤维壳（表 3.3）。

# Comèl-Netherton 综合征

## 临床特征

Comèl-Netherton 综合征（Netherton 综合征，迂回性线状鱼鳞病）是一种罕见的遗传性皮肤病，为常染色体隐性遗传。被认为是三组先天性鱼鳞病样红皮病之一，套叠式脆发（竹节状发），特应性体质伴 IgE 和嗜酸细胞增高[1]。人群发病率 1：200 000[2]。通常，先天性鱼鳞病样红皮病逐渐转为轻度迂回性线状鱼鳞病，表现为红斑鳞屑样皮疹，主要在躯干和四肢[3]。皮损呈多环、环形、游走性、匍行性，具有特征性的双边鳞屑（图 3.43 ～ 3.45）。在婴儿期，红斑和鳞屑较广泛，之后主要累及面部，特别是围

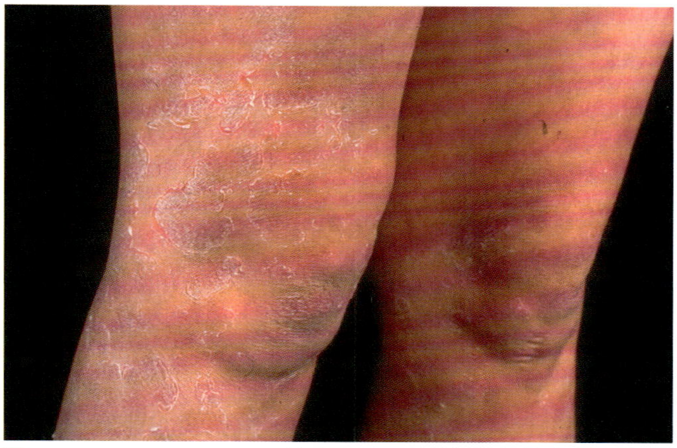

图 3.43 Comèl-Netherton 综合征：迂回线状鱼鳞病。注意匍行性皮损和双边特征（By courtesy of M. Judge，MD，Institute of Dermatology，London，UK.）

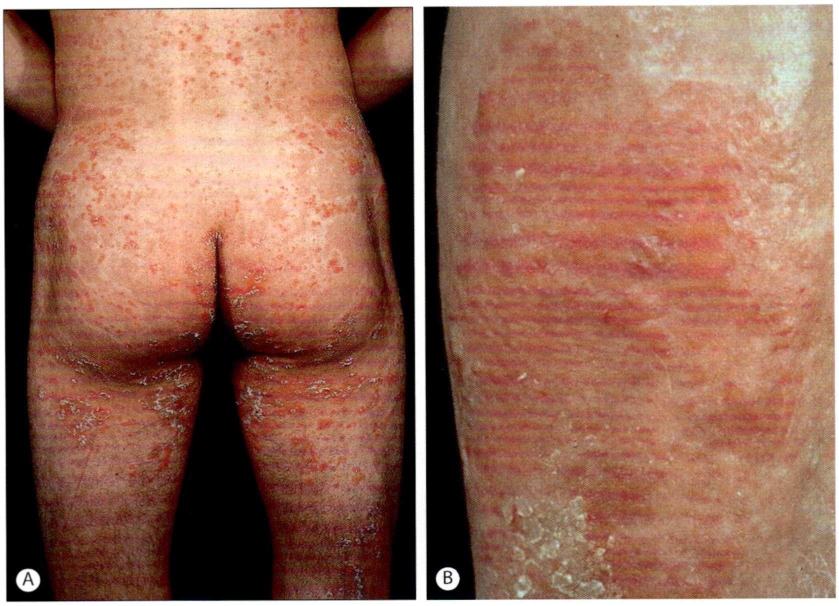


图 3.44 Comèl-Netherton 综合征:（A）主要是角化过度皮损;（B）近照局部失去多环形态

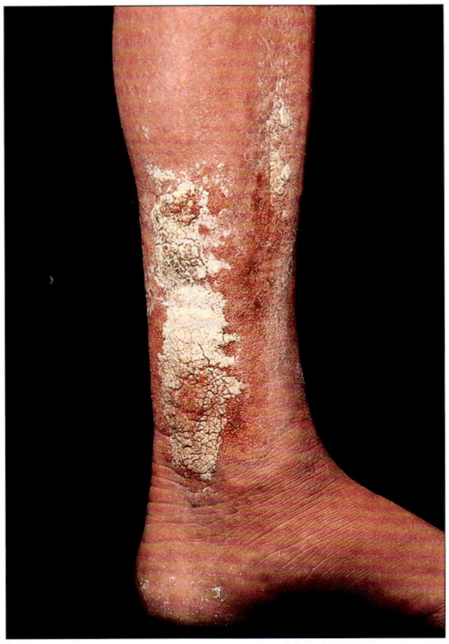

图 3.45 Comèl-Netherton 综合征：主要累及躯干和四肢

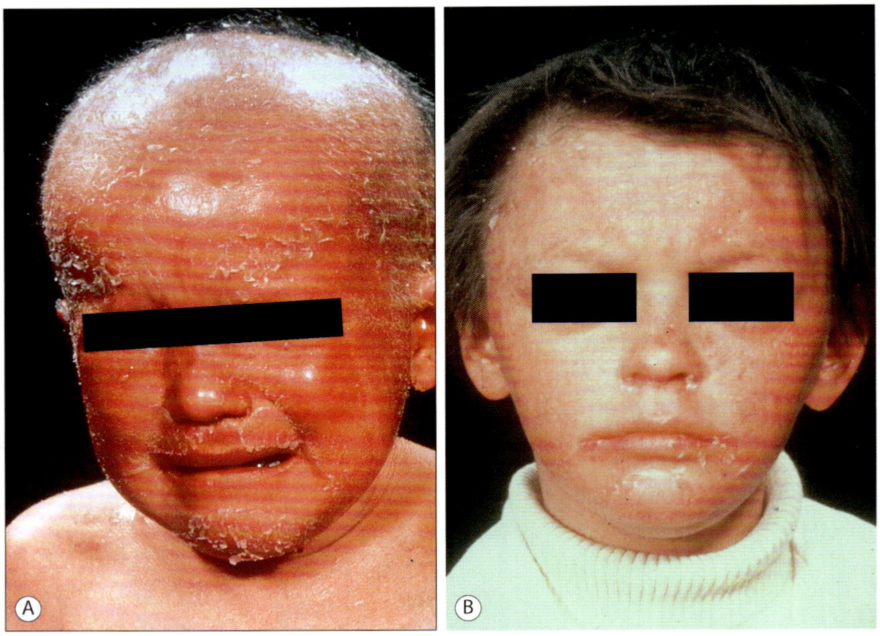


图 3.46 Comèl-Netherton 综合征:（A）显著的红斑和鳞屑;（B）头发无光泽，短而稀疏。眉毛缺乏［（A）By courtesy of M. Judge，MD，Institute of Dermatology，London，UK，（B）By courtesy of A. Griffiths，MD，Institute of Dermatology，London，UK.］

绕嘴和眼，还有会阴部[4]，皮损可被误诊为肠病性肢端皮炎（图 3.46）[1]。以后头皮、面部和眼睑出现黄色鳞屑[5]。迂回性线状鱼鳞病的特点是无瘙痒，甲和牙不受累[3]。婴儿偶尔表现掌跖角化过度[6]。Comèl-Netherton 综合征经常被误诊为脂溢性角化、特应性皮炎，寻常型银屑病。

套叠状脆发（暂时和反复角化缺陷导致发干套叠）[7] 的表现为粗糙无光泽的头发，头发短而脆易碎（图 3.46），有时可见毛发扭曲变脆（图 3.47）[5]。

Comèl Netherton 综合征还可伴有危及生命的新生儿脱水和高钠血症，发育停滞，反复金黄色葡萄球菌感染[4, 8-9]，氨基酸尿[5]，精神发育迟缓[5, 7]，免疫缺陷[1, 5]。表皮屏障受损有外用药甚至毒性吸收增加的风险。

## 发病机制和组织学特征

Comèl Netherton 综合征是由染色体 5q32 上的 *SPINK5* 基因突变造成[10-11]。无义突变、移码缺失、插入和剪切位点缺陷导致终止密码子提前，丝氨酸蛋白酶抑制剂缺陷已被确认[11-13]。现已发现淋巴上

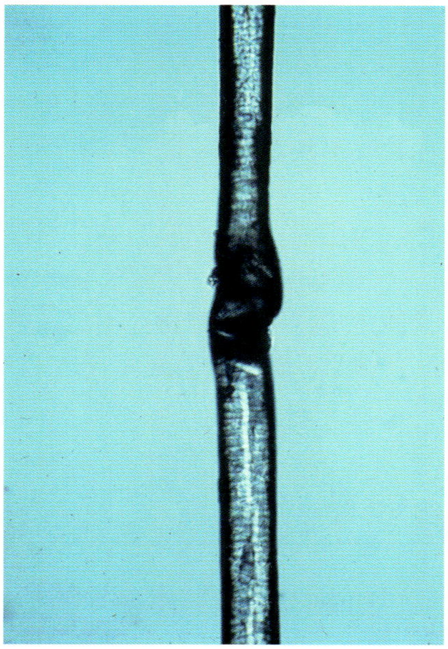

图 3.47 Comèl-Netherton 综合征：竹节状发（套叠状脆发）（By courtesy of M. Judge, MD, Institute of Dermatology, London, UK.）

皮样 Kazal 型抑制因子（LEKTI）[11-13]。缺乏因子 LEKTI，导致脱屑过程或炎症反应（激肽释放酶）中的蛋白酶高度活跃，出现表皮屏障严重受损的鱼鳞病样和炎症性皮肤表现。

为了诊断需要，活检必须取自皮损鳞屑边缘的部位（图 3.48）[14-15]，在这一区域表皮可见银屑病样增生伴海绵水肿，厚而黏着的角化不全鳞屑。颗粒层可见小而黑，圆或卵圆形颗粒，这些颗粒耐淀粉酶，PAS 和苏丹黑染色阳性，表明它来自真皮炎症的血清渗出[4]。类似的包涵物也见于银屑病、特应性湿疹，因此是非特异性的。偶尔，角化不全鳞屑伴随 Munro 微脓疡[6]。从皮损中央取活检则显示特应性皮炎的特征。

电镜下角质形成细胞中的板层小体数量减少，角质层内有溶酶体小体和细胞间无定形物沉积[14, 16]。

免疫组化证实 LEKTI 抗原缺乏，并且具有高度特异性[17]。

## 鉴别诊断

如果没有临床资料，本病组织学上与寻常型银屑病很难区分（但不是不可以）。本病需与银屑病样模式的其他遗传性皮肤病、皮肤癣菌病、炎症性皮肤病鉴别（表 3.3）。特应性皮炎是另一个重点需要鉴别的疾病。

# Sjögren-Larsson 综合征

## 临床特征

本病为常染色体隐性遗传伴有鱼鳞病特征，双下肢或四肢痉挛性瘫痪，神经系统发育迟缓[1-5]。此病少见，发病率为十万分之 0.4[4]。全世界可见此病，主要流行于瑞典北部[2]。

出生后第一年出现鱼鳞病症状，除面部外，广泛鳞屑几乎累及全身，严重瘙痒（图 3.49）[3, 5]。之后，皮肤呈棕黄色，鹅卵石样苔藓化[4]。脐周角化过度是本病的特征[5]。没有红皮，头发、甲、汗腺不受

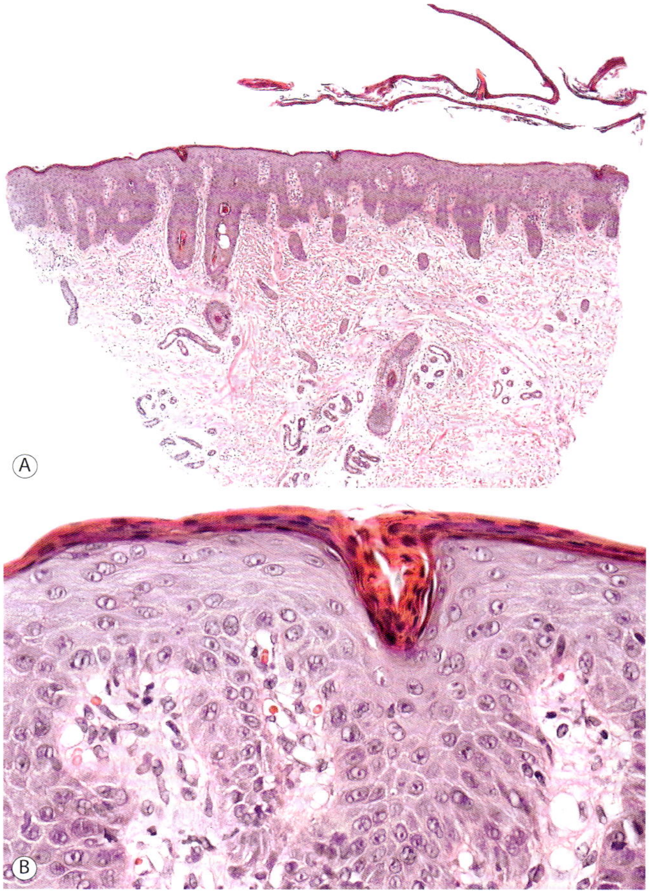

图 3.48 Comèl-Netherton 综合征：（**A**）低倍镜下显示增厚的角质层脱离，表皮银屑病样增生；（**B**）明显的角化不全

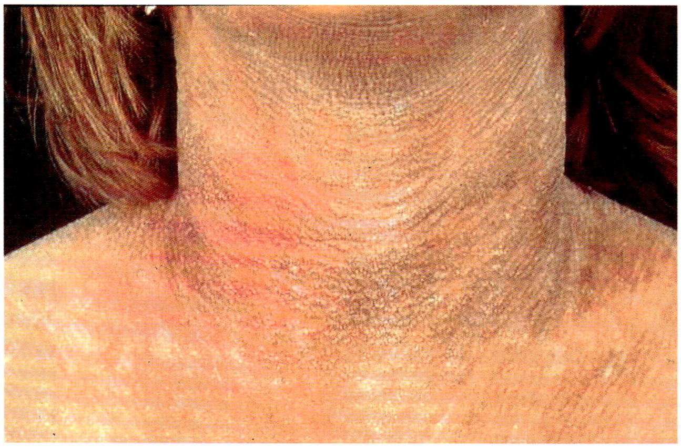

图 3.49 Sjögren-Larsson 综合征：严重鳞屑，皮肤呈棕黄色（By courtesy of M. Willemsen, MD, University Medical Center, Nijmegen, Belgium.）

累[3-4]。早产的先天性鱼鳞病婴儿需考虑此病[5]。

幼儿期的痉挛状态主要影响腿部，常常出现下肢挛缩。大部分患者不得不依靠轮椅[4]，还可出现脊柱后突侧弯[3]。大部分患者精神发育迟缓[1]，有时伴有癫痫[3]。

视力受损，畏光，视网膜斑状变性伴晶状体沉着是其特征（图 3.50）[6]。

## 发病机制和组织学特征

本病由微粒体脂肪醛脱氢酶（FALDH）缺陷所致[7]，致病基因被定位于染色体 17p11.2，已发现多发突变包括错译、缺失、插入[8-10]。本病表皮过度增生[11]。患者成纤维细胞培养发现游离脂肪醇水平异常，尿中 FALDH 活性或白介素 4（LTB4）代谢产物测定提供了生物化学筛查，可证实临床诊断，诊断首选分子学 *FALDH* 基因分子生物学突变分析。

现已发现 Sjögren-Larsson 综合征的表皮显著增生[11]。

病理表现为乳头瘤样增生，篮网状角化过度和棘层肥厚，散在轻度角化不全偶见毛囊角化过度（图 3.51）[12]。颗粒层轻度增厚，真皮浅层血管周围轻度淋巴组织细胞浸润。

超微结构显示在棘层和颗粒细胞层有板层状包涵体[12]，未见脂肪包涵体。

# Conradi-Hünermann-Happle 综合征

## 临床特征

Conradi-Hünermann-Happle 综合征是性联显性遗

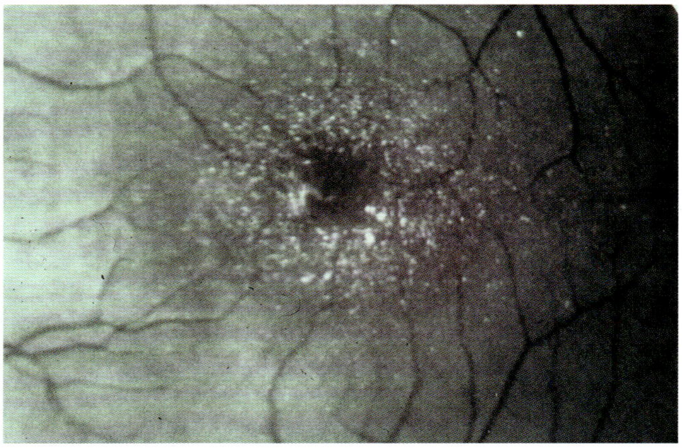

图 3.50 Sjögren-Larsson 综合征：特征性视网膜的斑状结晶（By courtesy of M. Willemsen，MD，University Medical Center，Nijmegen，Belgium.）

传先天性鱼鳞病，伴斑点状软骨发育异常。多数男性胚胎死亡。伴斑点状软骨发育异常定义为骨骺点状钙沉着。本病有几个亚型，只有第 2 亚型有严重的鱼鳞病样红皮病，红皮消退后出现沿 Blaschko 漩涡状鳞屑（图 3.52）[1-2]。

伴随症状为瘢痕性秃发，毛囊性皮肤萎缩，局灶的色素减退和色素沉着，扇形白内障，导致长骨非对称短缺的或严重脊柱侧后凸畸形的骨骼发育不良。由于个体 X 染色体失活的程度不同，即使在家族内部，疾病的表现也不同[1-2]。

## 发病机制和组织学特征

Conradi-Hünermann-Happle 综合征，用气相色谱-质谱法测定生物化学分析发现胞质内 8- 脱氢胆固醇

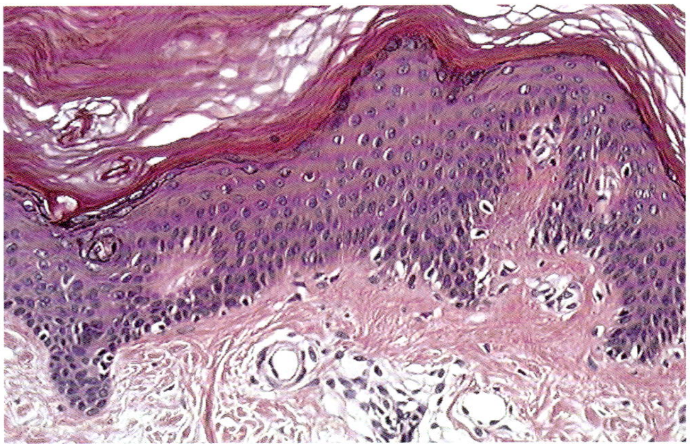

图 3.51 Sjögren-Larsson 综合征：角化过度，颗粒层增厚，轻度乳头瘤样增生，轻度真皮浅层血管周围淋巴细胞浸润（By courtesy of M. Willemsen，MD，University Medical Center，Nijmegen，Belgium.）

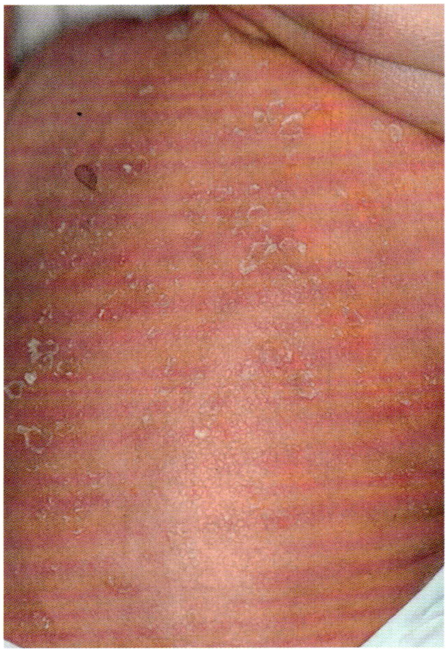

图 3.52 Conradi-Hünermann-Happle 综合征：鳞屑性红斑沿 Blaschko 线呈螺纹状排列（By coutesy of H Traupe MD，Dept of Dermatology，Munster，Germany.）

和胆固醇-8（9）水平增高，导致胆固醇代谢关键酶8-7胆固醇异构酶被阻断，此酶由依莫帕米结合蛋白基因编码，在Conradi-Hünermann-Happle综合征表现为杂合子突变[3]。

组织学表现类似寻常型鱼鳞病（图3.53）。表皮增生，正角化过度，颗粒层减少，毛囊漏斗部扩张伴毛囊角栓。在新生婴儿有一种特殊表现，von-Kossa染色显示角质细胞钙沉着，由此可以和其他同样有颗粒层减少的鱼鳞病鉴别（图3.54）（表3.3）。随年龄增大，组织学上很难测到钙沉着，但是，电镜显示颗粒层细胞胞质空泡和电子致密的钙结晶[4]。

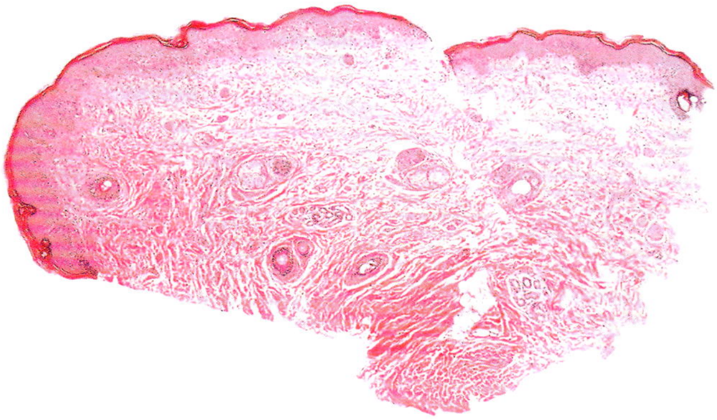

图3.53 Conradi-Hünermann-Happle综合征：角化过度和棘层肥厚

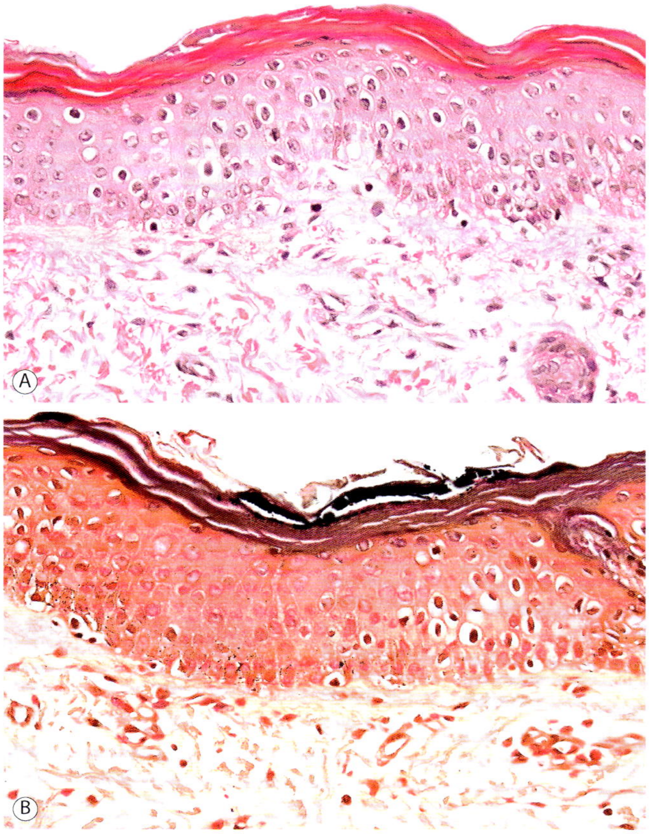

图3.54 Conradi-Hünermann-Happle综合征：（**A**）颗粒层缺失，注意增厚的角质层有嗜碱性沉着；（**B**）von Kossa染色显示嗜碱性物质为钙质

# 其他先天性鱼鳞病综合征

许多综合征伴先天性鱼鳞病。鱼鳞病早产综合征有羊水过多，早产新生儿一过性窒息。婴儿被覆干酪样膜，几周内脱落，皮肤改善。皮肤表现为致密的正角化过度和棘层肥厚。超微结构显示角质层和颗粒层细胞核周透镜状排列的脂膜膨胀，因此可与4型先天性鱼鳞病鉴别[1]。鱼鳞病早产综合征突变的位点在染色体9q33～34[2]。

Ⅱ型或婴儿脑Gaucher综合征，表现为胶样婴儿。可以通过测定外周血白细胞或培养的皮肤成纤维细胞提取液中葡糖脑苷脂酶活性诊断这一致命的代谢性疾病[3]。

Dorfman-Chanarin综合征是一个甘油三酯堆积伴长链脂肪酸氧化受损疾病，导致白内障，肝脾肿大，神经性耳聋，肌病和精神发育迟缓。出生时全身有不同程度的红皮伴白色鳞屑。尽管颗粒层变薄，皮肤表现类似先天性鱼鳞病样红皮病。细胞内脂质空泡见于血循环的中性粒细胞和其他多种细胞包括角质形成细胞。因此，需用酒精固定皮肤活检标本，脂质空泡也见于携带者身份的父母。Refsum综合征患者也有表皮脂质空泡，但是Dorfman-Chanarin综合征患者植烷酸水平正常[4]。

毛发低硫营养不良症是一组常染色体隐性遗传疾病，共同表现为毛发易碎，毛干硫含量异常低下（半胱氨酸减少）。偏振光显微镜下可见典型的裂发，黑白相间的头发[5]。毛发低硫营养不良症至少有两个亚型伴随先天性鱼鳞病：IBIDS（Tay综合征），临床表现为鱼鳞病（ichthyosis）即胶样膜，头发易碎（brittle hair），智力低下（intellectual impairment），生殖减弱（de creased fertility），身材矮小（short stature）。其他表现为小头畸形，甲发育不良，发育停滞；早老症综合征，白内障和光敏感[6]。半数毛发低硫营养不良症患者对紫外线引起的DNA损伤核苷酸剪切修复异常[7]。组织学上，鱼鳞病样皮肤显示正角化过度，棘层肥厚，颗粒层减少。

## 毛囊鱼鳞病

### 临床特征

毛囊鱼鳞病（follicular ichthyosis）比较少见。临床表现为广泛的毛囊性角化皮损，好发于头颈部（图3.55）[1-2]。Hazell和Marks报道的临床症状包括腋下的假性黑棘皮病，面颊和手指的粉刺，牙错位咬合[2]。

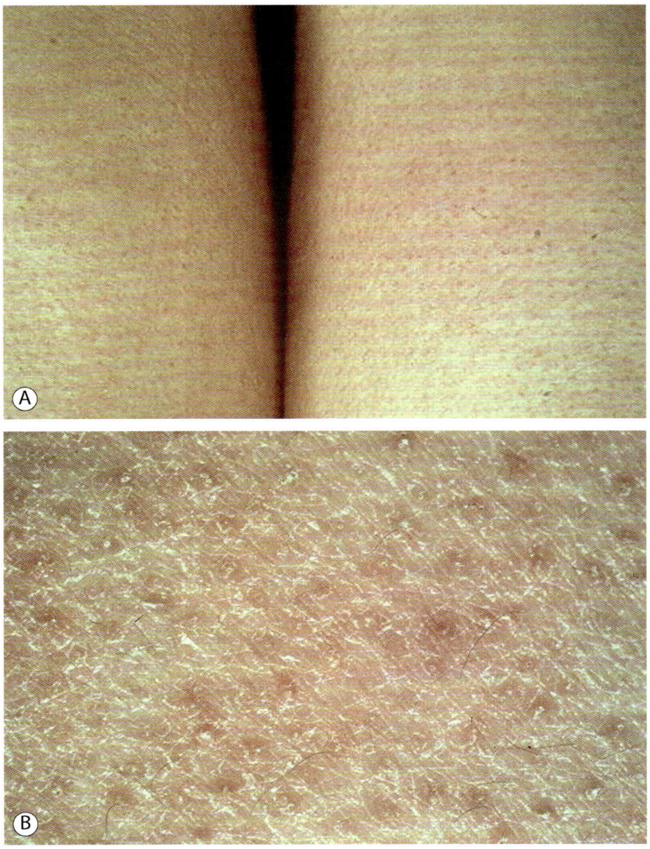

图 3.55 毛囊鱼鳞病：（A）双侧毛囊性皮损；（B）毛囊被棘状鳞屑栓塞（By courtesy of the Institute of Dermatology，London，UK.）

也有脱发和畏光的报道（见下文）[3]。

## 发病机制和组织学特征

毛囊鱼鳞病是一个概括的概念或组织学形态，可见于许多情况，定义为毛囊正角化过度，伴或不伴漏斗部颗粒层增厚。

鉴别诊断见表 3.3。

# 毛囊鱼鳞病伴脱发和畏光

## 临床特征

伴脱发和畏光的毛囊鱼鳞病（IFAP 综合征）是一个极其少见的疾病。特征是棘状（丝绒状）毛囊角化过度，症状通常在出生后第一年改善（图 3.56）。其他症状如鱼鳞病样皮肤干燥，非瘢痕性全秃，包括眉毛和睫毛缺失，以及严重畏光[1-6]。眼部病变包括角膜变性、混浊和血管增生[6]。患者可出现口角炎，四肢伸侧银屑病样角化过度斑，甲营养不良和慢性感染[2，6]。此外还有少汗，反复呼吸道感染，骨骼异常，隐睾，进行性恶化的神经系统症状如癫痫和小脑症状[5]。

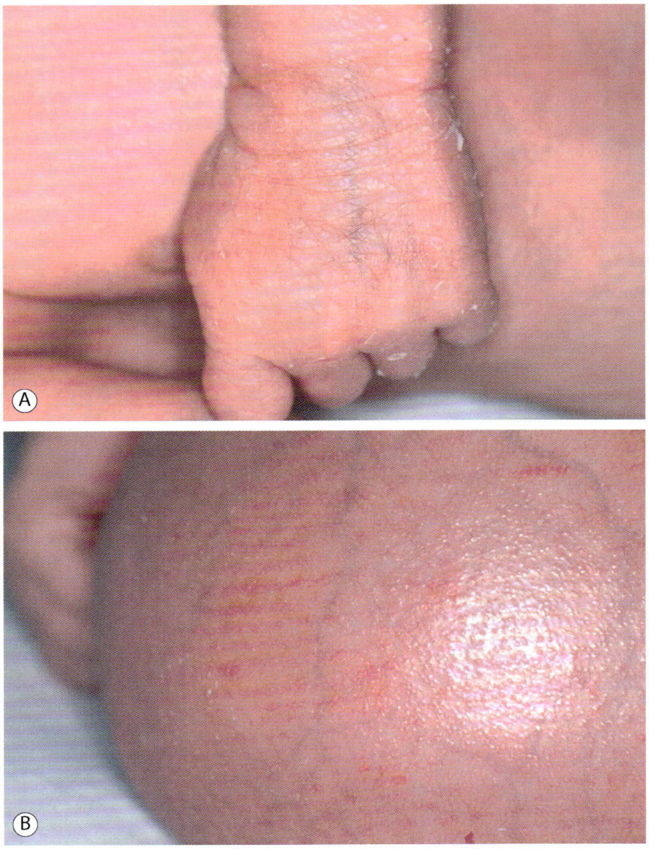

图 3.56 毛发鱼鳞病伴脱发和畏光：（A）皮肤干燥，鱼鳞病样；（B）头皮非瘢痕性脱发，毛囊角化过度（By courtesy of H Traupe MD，Dept of Dermatology，Munster，Germany.）

## 发病机制和组织学特征

此病的遗传模式和发病机制还不清楚，有常染色体显性和性联隐性遗传的报道。完整的 IFAP 亚型似乎仅见于男性，因而可能为性联隐性遗传。女性携带者表现为沿 Blascho 线线状分布的皮损如局限性无发、无汗或皮肤鱼鳞样区域[2，5-6]。

病理上毛囊皮损特征为突出的角栓，灶状角化不全，颗粒层增厚[6]。毛囊萎缩，毛干和皮脂腺缺失（图 3.57、3.58）[1]，汗腺正常[5]。但是，由于末端汗管角化过度，可能堵塞汗腺导管开口[5]。

银屑病样斑块有角化过度及角化不全、棘层肥厚、海绵水肿，及真皮上部带状淋巴组织细胞浸润[7]。

## 鉴别诊断

需与其他形式的脱发和毛囊角化鉴别（表 3.3）。

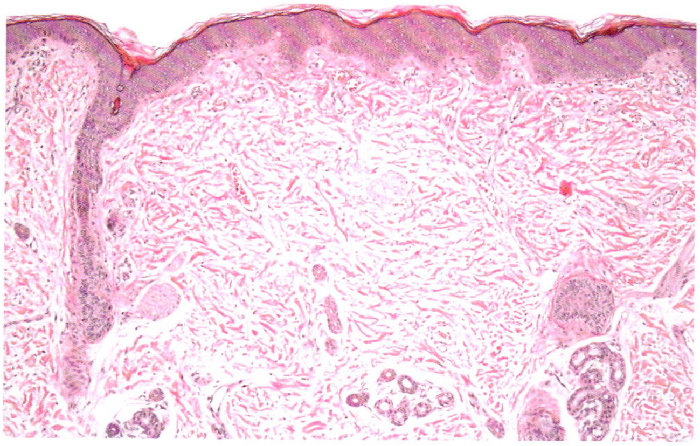

图 3.57 毛发鱼鳞病伴脱发和畏光：显著的毛囊萎缩，立毛肌很小

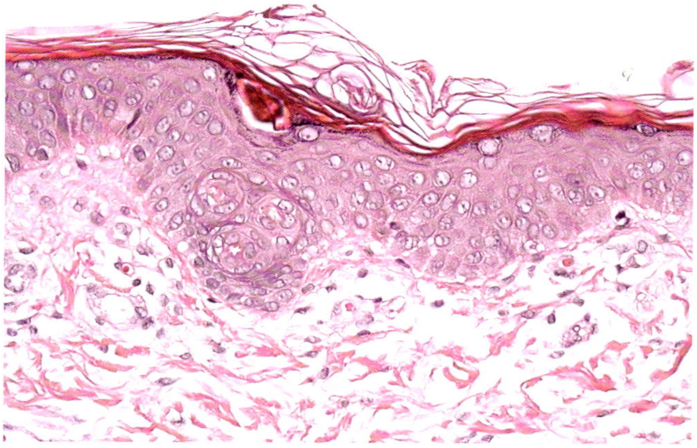

图 3.58 毛发鱼鳞病伴脱发和畏光：汗管末端位于角化过度中心

# 小棘苔藓

## 临床特征

小棘苔藓（lichen spinulosus）是一种病因尚不清楚的少见皮肤病。好发于四肢伸侧、胸背部、臀部、面部和颈部[1]，有时皮损发于全身。好发年龄20～30岁。在对称分布的2～6 cm圆形皮色区出现群集的1～3 mm突出皮肤的棘状毛囊性丘疹，有时瘙痒[1-3]。其皮肤纹理更像肉豆蔻研磨器的表面。男性多于女性，无种族易感性[2]。此病除美容方面的问题，无临床意义。曾报道小棘苔藓发生于克罗恩病、HIV感染和药物副作用[4-7]。

## 组织学特征

组织学特点为毛囊漏斗部扩张和角栓，毛囊和血管周围淋巴组织细胞浸润[1]，皮脂腺萎缩或消失。可并发穿通性毛囊炎。

## 鉴别诊断

毛发角化病与毛发红糠疹的毛囊性损害在组织学上有相当的重叠，最好根据临床做出鉴别。

# 蟾皮病

## 临床特征

蟾皮病（phrynoderma）常见于维生素A缺乏症[1-4]。其他可能的病因包括缺乏复合维生素B，维生素C，核黄素，维生素E，必需脂肪酸[4]。西方国家的大部分病例发生于吸收障碍[4-5]。患者的皮肤干燥和色素沉着，皮损为多发的直径2～6 mm红棕色圆顶丘疹，毛囊中心如火山口样，充满了层状角质碎屑[1, 4]。皮损好发于肘膝部，也可累及上肢、股部和臀部[1]。

## 组织学特征

丘疹为囊状扩张的毛囊漏斗部，充满了角质碎屑[4]。

# 毛周角化病

## 临床特征

毛周角化病（keratosis pilaris）是一种较常见疾病，常染色体显性遗传。本病可能是鱼鳞病的毛囊亚型[1-3]，常伴随寻常型鱼鳞病。初发年龄为20岁以前，青春期是高峰[2]。约有40%成人患病[2]。本病无种族易感性，女性好发。皮损为毛囊角化，有时含扭曲的毳毛，瘙痒。皮损好发于上肢和大腿的伸侧，面部、躯干、臀部也可受累（图3.59）[2]。皮损随季节变化，冬季加重[2]。常伴发特应性皮炎[2]。

毛周角化病大部分表现为独立现象，偶可伴随系统疾病包括霍奇金淋巴瘤，维生素$B_{12}$和C缺乏，甲状腺功能低下，库欣病，接受肾上腺皮质激素治疗者[3-5]。

## 组织学特征

毛周角化病的病理特点为毛囊扩张和角栓，其中含一个或几个弯曲的毳毛（图3.60）[4]。真皮血管周

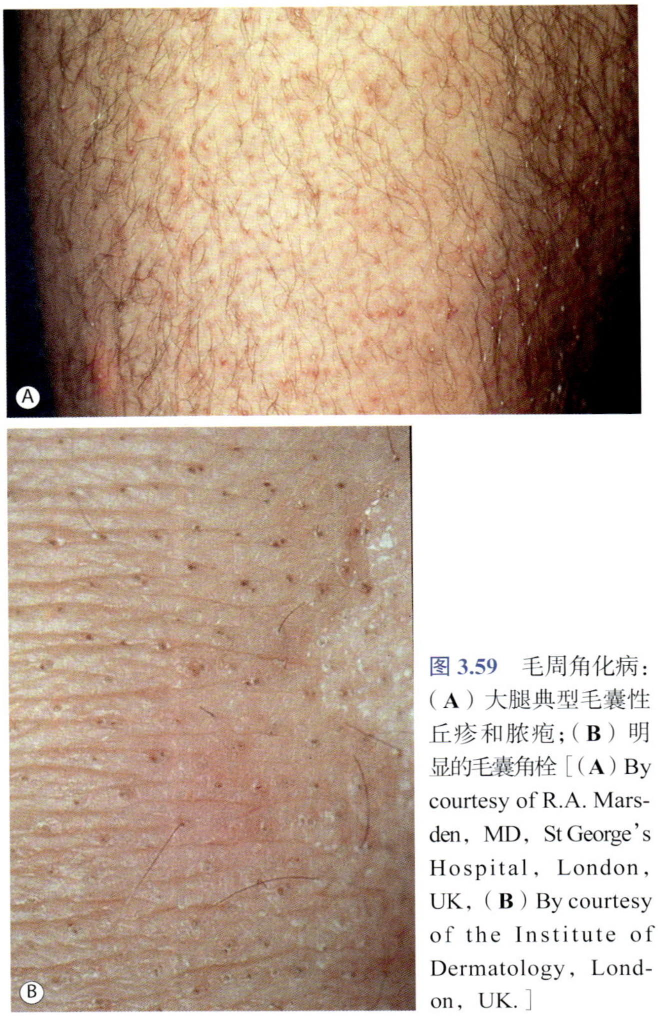

图 3.59 毛周角化病：（A）大腿典型毛囊性丘疹和脓疱；（B）明显的毛囊角栓［（A）By courtesy of R.A. Marsden，MD，St George's Hospital，London，UK，（B）By courtesy of the Institute of Dermatology，London，UK.］

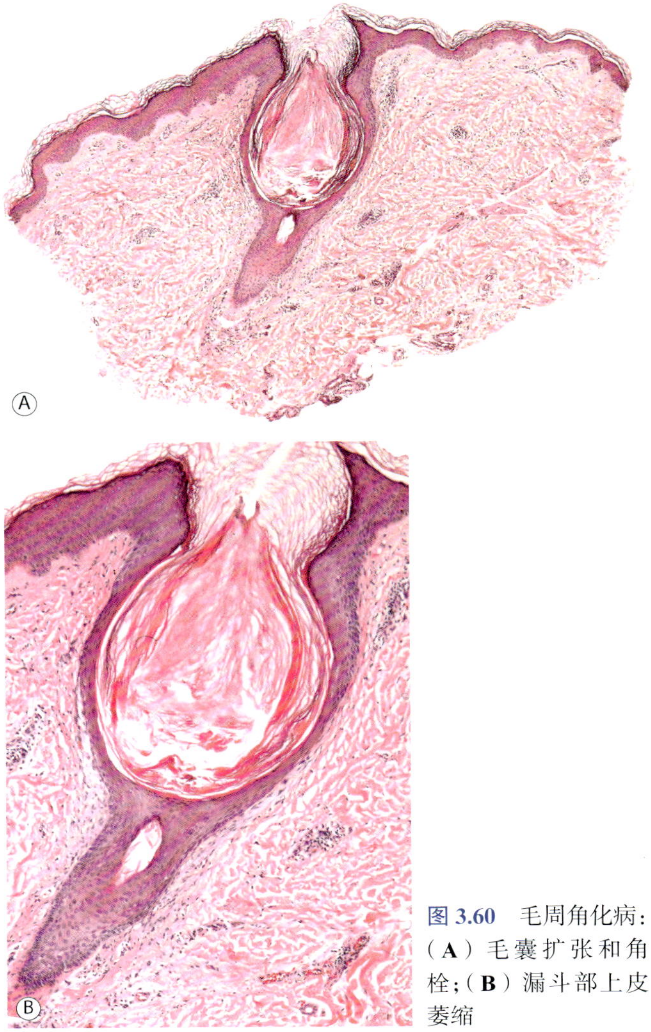

图 3.60 毛周角化病：（A）毛囊扩张和角栓；（B）漏斗部上皮萎缩

围轻度非特异性慢性炎症细胞浸润，有时可累及毛囊。

# 萎缩性毛发角化病

## 临床特征

萎缩性毛发角化病（keratosis pilaris atrophicans）特点为毛囊角化和瘢痕形成[1]。有些学者认为这是一个独立疾病，另一些学者把它分为一些亚型，包括眉部瘢痕性红斑，虫蚀样皮肤萎缩，棘状秃发性毛发角化病[2]。不同的遗传模式、临床表现和伴随症状更支持后者[2]。

眉部瘢痕性红斑又称面部萎缩性毛发角化病（keratosis pilaris atrophicans facei，KPAF），发生于出生时或婴儿早期，皮损为毛囊性丘疹，周围绕以红斑，随后出现萎缩性瘢痕，累及眉毛（图 3.61）[3-5]。可累及面颊、前额、颞部、颈部（图 3.62）。最后，整个眉毛可脱失。毛周角化有时也可累及上肢和大腿伸侧[3]。

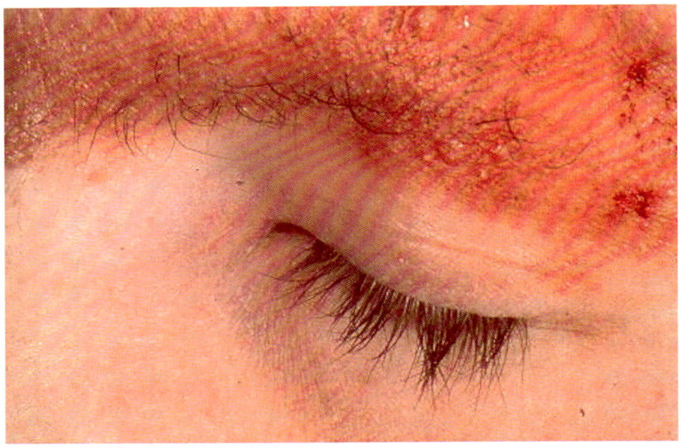

图 3.61 眉部瘢痕性红斑：明显的红斑伴毛囊缺失。眉毛为常见部位（By courtesy of the Institute of Dermatology，London，UK.）

本病常染色体显性遗传。

此病可能合并其他一些遗传性疾病，如 Noonan 综合征，羊毛状发，心、面、皮肤综合征，Cornelia de Lange 综合征，Rubinstein-Taybi 综合征，染色体 18 单体部分缺失[3, 6-12]。合并 Noonan 综合征的患者尤其需要注意，患者可能伴有潜在的危及生命的先天

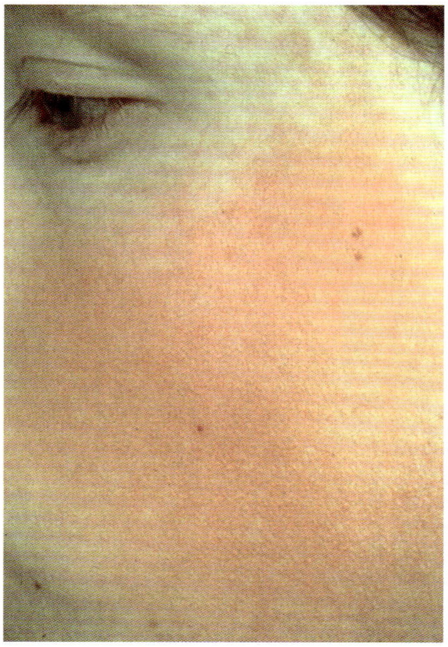

**图 3.62** 眉部瘢痕性红斑：面颊也是常累及部位（By courtesy of the Institute of Dermatology，London，UK.）

性肺狭窄。眉部瘢痕性红斑也伴有特应性素质[13]。

虫蚀状皮肤萎缩（又名痤疮样瘢痕性红斑，虫蚀状皮肤萎缩，网状皮肤萎缩，网状瘢痕红斑性毛囊炎，瘢痕红斑性毛囊炎，蜂窝状萎缩）是一种极少见的萎缩性毛发角化病，常染性显性遗传。患者表现为毛囊角化，与正常皮肤界线清楚的点状凹陷（虫蚀样），好发于面颊、耳、前额（蜂窝状萎缩）[2，14-17]。发病年龄＞5 岁[2]。有报道沿 Blaschko 线的单侧痣样亚型[15-17]。

棘状秃发性毛发角化病表现为头皮弥漫的萎缩性毛发角化伴瘢痕性秃发[18-20]。其他症状为特应性体质，掌跖角化病，畏光和点状角化[18]。有些患者为性联隐性遗传，基因定位于 X 染色体 p21.13 ～ p22.2 区域[21-22]。也有报道常染色体显性遗传[19]。

## 发病机制和组织学特征

萎缩性毛发角化病发病机制不清，角化性栓子阻塞了毛囊口。

病理特征为毛囊口扩张和毛囊角化过度，皮脂腺萎缩，毛囊和血管周围稀疏淋巴组织细胞浸润，可见粉刺和粟丘疹。毛囊周围纤维化并且扩展至真皮网状层（图 3.63）[3，11-12，16]。

## 获得性鱼鳞病样疾病

获得性鱼鳞病样皮肤病是指那些出现获得性弥漫性鱼鳞病样鳞屑的患者（表 3.5）。换言之，并不是特指成年发病并具有鱼鳞病样损害的患者，因为许多

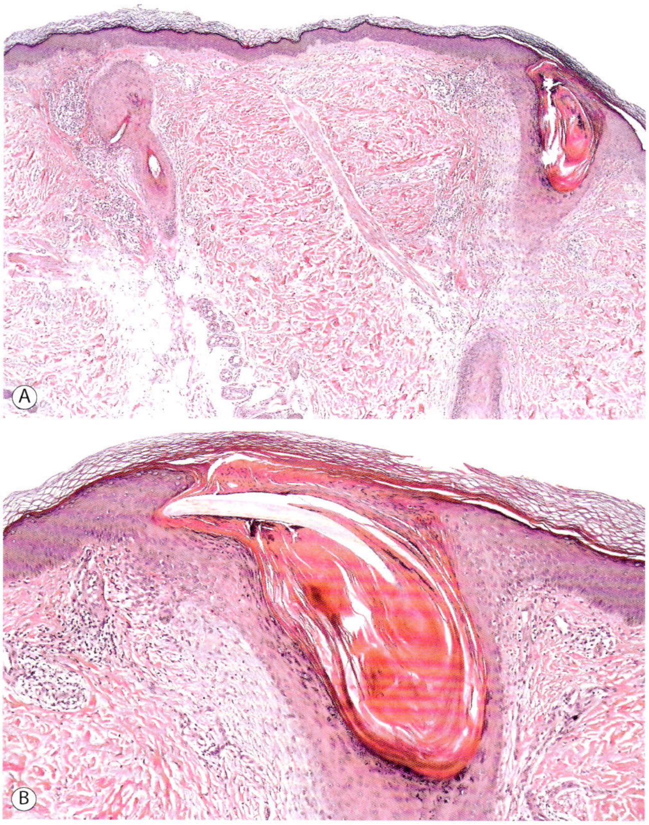


**图 3.63** 萎缩性毛发角化病：（**A**）低倍镜下明显的毛囊角化过度和毛囊口扩张；（**B**）高倍镜下毛囊周围纤维化

**表 3.5** 获得性鱼鳞病样疾病

| 病因 | 疾病 |
|---|---|
| 干性皮肤 | 无 |
| 副肿瘤性 | 霍奇金和非霍奇金淋巴瘤<br>Kaposi 肉瘤<br>各种癌症 |
| 感染 | 麻风<br>结核病<br>HIV/AIDS |
| 营养不良 | 糙皮病<br>维生素 A 缺乏症 |
| 药物 | 降脂药物（他汀类）<br>烟酸<br>别嘌呤醇<br>西咪替丁<br>锂剂<br>维 A 酸类 |
| 胃肠道疾病 | 克罗恩病<br>乳糜泻<br>胃切除术 |
| 内分泌病 | 甲状旁腺功能亢进<br>甲状腺功能减退 |
| 其他 | 肾功能不全<br>结节病<br>移植物抗宿主病<br>皮肌炎和系统性红斑狼疮<br>唐氏综合征 |

患者实为一种副肿瘤的表现。其中最常见的是霍奇金淋巴瘤，而非霍奇金淋巴瘤如蕈样肉芽肿和其他一些癌症患者也可伴发鱼鳞病样皮损[1-3]。鱼鳞病样皮损还可伴有营养不良、HIV 感染及其他感染性疾病、结节病、胶原病、乳糜泻和其他胃肠道疾病、肾功能不全、甲状腺功能减退和移植物抗宿主病[4，9-15]。鱼鳞病样皮损亦可发生于口服降脂药和其他药物或摄入卡瓦（kava）类食物后[13-14]。皮肤干燥者，尤其黑人，下肢和躯干部会出现板层状鳞屑。获得性鱼鳞病样疾病的临床和病理特征常常与寻常型鱼鳞病很相似（图 3.64 ～ 3.67）。

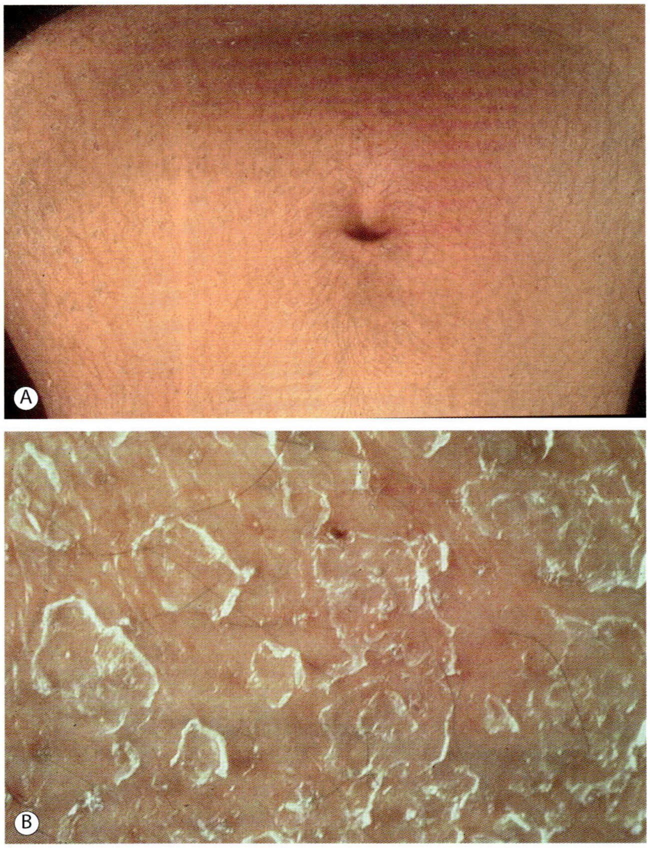

图 3.64 获得性鱼鳞病：（**A**）皮肤表现常与寻常型鱼鳞病相似；（**B**）鳞屑的特写（By courtesy of the Institute of Dermatology, London, UK.）

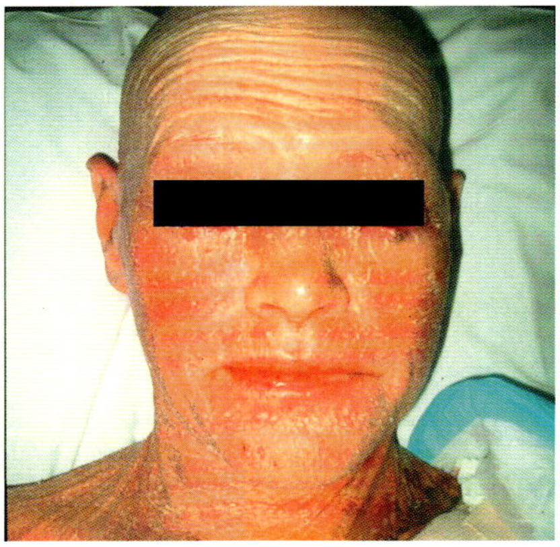
图 3.65 获得性鱼鳞病：鲜红斑和鳞屑。该患者患有移植物抗宿主病（By courtesy of B. Solky, MD, Department of Dermatology, Brigham and Women's Hospital and Harvard Medical School, Boston, USA.）

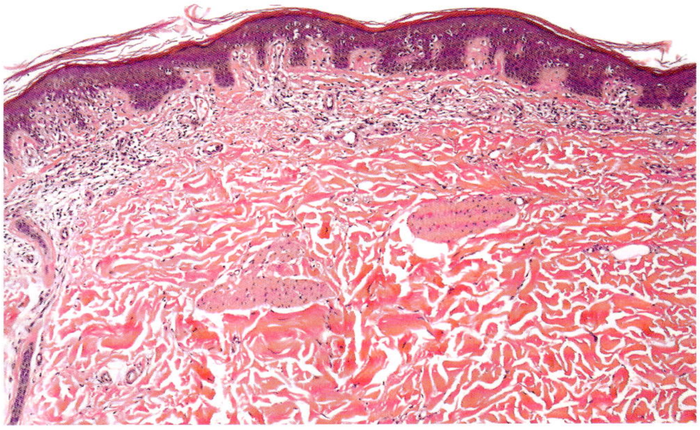
图 3.66 获得性鱼鳞病：伴发鱼鳞病的蕈样肉芽肿患者。低倍镜下可见局灶的、显著致密的角化过度和棘层肥厚

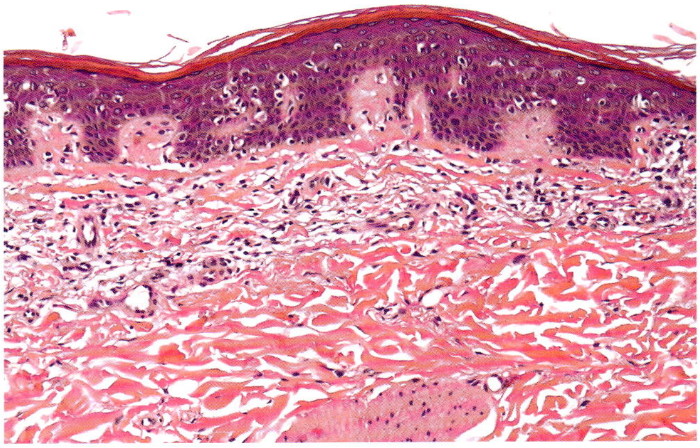
图 3.67 获得性鱼鳞病：高倍镜下主要观察不典型的淋巴细胞及异型性。注意发育良好的人工收缩现象很典型

本病临床上需与皮肤干燥症鉴别，后者缺乏厚屑，发病迟，外用含油脂的润肤剂常能明显改善症状。

# 正圆形糠秕疹

## 临床特征

本病又名连圈状糠秕疹，日本学者首先报道了这一获得性角化异常性疾病[1]。此病在南非的斑图和西印度群岛的黑人中也不少见[2-3]，除萨丁尼亚的一个意大利人的分支外，本病罕见于其他高加索人[4-7]。

典型表现为持续存在的、圆形或卵圆形、边界十分清楚的色素沉着或色素减退斑，上覆细小鳞屑（图 3.68）。皮损好发于躯干和四肢，常为多发甚至大量，直径 0.5 ～ 28 cm，易融合，无炎症反应和自觉症状。男女发病率均等。夏季，皮损有时可逐渐消退，冬季复发[6]。发病高峰年龄在 30 ～ 50 岁，常有寻常型鱼

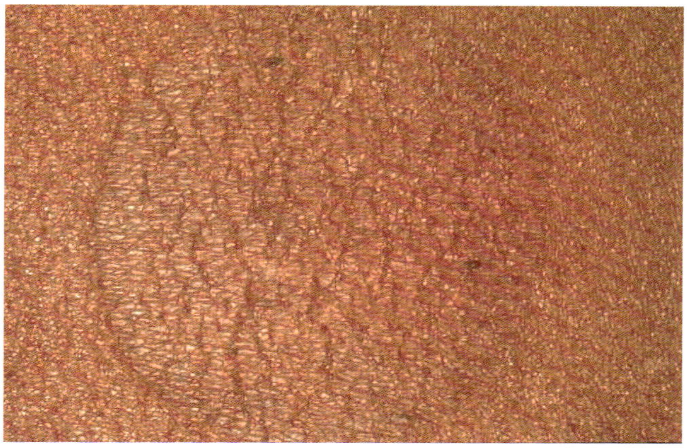

图 3.68 正圆形糠秕疹：特征性损害为局限性、鳞屑性色素沉着斑（By courtesy of R.A. Marsden，MD，St George's Hospital，London，UK.）

鳞病家族史[8]。偶尔呈家族聚集发病[8-9]。

正圆形糠秕疹（pityriasis rotunda）有时是一种严重内脏疾病的皮肤表现，如结核、癌症（尤其肝癌）[10-11]、白血病[12]、肝硬化[6]，卵巢和子宫疾病[13]，营养状况低下和蚕豆病[8]。有人认为正圆形糠秕疹可作为获得性局限性鱼鳞病的亚型[12]。

## 组织学特征

组织病理表现特征性不明显。可见角化过度，颗粒层减少或消失，表皮突变平，基底层细胞色素增加，真皮浅层血管周围有时存在少量慢性炎症细胞浸润。需作 PAS 和银染色以除外浅部真菌感染如花斑癣[14]。

# 红斑角化病

红斑角化病（erythrokeratodermas）包含一组遗传性皮肤病，以局限性红斑、角化性斑块为特征，偶伴轻度的掌跖角化[1]。这组疾病大多会出现联接蛋白（接合素）突变（表 3.6）。联接蛋白基因编码的跨膜蛋白可形成细胞连接的间隙并参与表皮分化。已证实 KID/HID 综合征和 Vohwinkel 综合征与感觉神经性耳聋相关；而本组中其他疾病的缺陷基因尚未明确[2]。

## 可变性红斑角化病

### 临床特征

本病罕见，一般为常染色体显性遗传，而常染色体隐性遗传亦见于最近的报道中[1-5]。常出生后不久或 1 岁以内发病，典型病例同时存在两种类型的皮疹：

- 1 型皮损是对称分布、散在、常为奇特图案的红色斑片，其大小、形状、数量和部位可在数小时或数天内不断变化（图 3.69）[3]，且有时与温度或压力相关[1, 6]。
- 2 型皮损为境界清楚、部位固定的黄红或棕黄色油腻性、角化过度性斑块，可有红斑的基底，更常出现于正常皮肤上（图 3.70）。损害通常无症状，偶伴轻度瘙痒或烧灼感[4]。

皮损好发于面部、臀部和四肢伸侧[7]。冬季气候寒冷和情绪异常有时可加重病情，夏季症状常自行缓解[4]。服用含有雌激素的避孕药有时可导致病情加重，推测本病可能与雌激素水平升高有关[1-2, 4]。还可伴有多毛症（毳毛）和轻度的掌跖角化[3, 6]。黏膜、头发、牙齿和指（趾）甲均不受累且无系统症状[4]。

### 发病机制和组织学特征

联接蛋白基因编码的蛋白构成了细胞间的通道即

表 3.6 具有联接蛋白突变的疾病

| 疾病 | 遗传方式 | 位点 | 基因 | 蛋白 |
|---|---|---|---|---|
| 可变性红斑角化病 | AD/AR<br>AD | 1q35.1<br>1q35.1 | *GJB3*<br>*GJB4* | 联接蛋白 31<br>联接蛋白 30.3 |
| 具有匍行性回状红斑样损害的可变性红斑角化病 | AD | 1q35.1 | *GJB4* | 联接蛋白 30.3 |
| 角膜炎-鱼鳞病-耳聋综合征 / 豪猪样鱼鳞病耳聋综合征（KID/HID 综合征） | AD | 13q11 ～ 12 | *GJB2* | 联接蛋白 26 |
| 眼、齿、指（趾）发育不良 | AD | 6q22 ～ 24 | *GJA1* | 联接蛋白 43 |
| Vohwinkel 皮肤角化病 | AD | 13q11 ～ 12 | *GJB2* | 联接蛋白 26 |
| Clouston 有汗性外胚叶发育不良 | AD | 13q11 ～ 12 | *GJB6* | 联接蛋白 30 |

AD，常染色体显性遗传；AR，常染色体隐性遗传

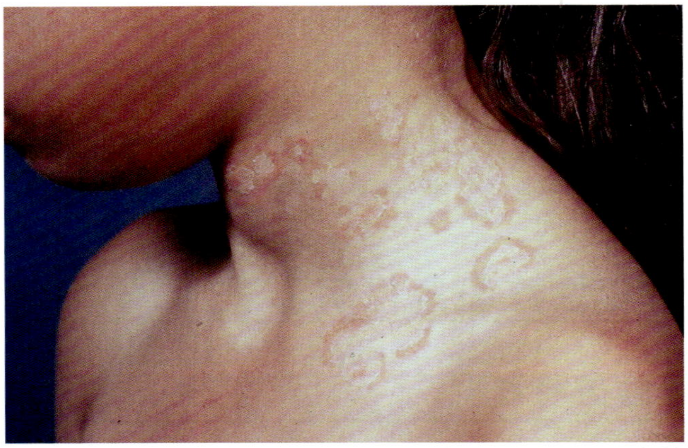

图 3.69 可变性红斑角化病：环形和匍行性红斑，逐渐外扩边缘清晰隆起，上覆鳞屑（By courtesy of R.A. Marsden, MD，St George's Hospital，London，UK.）

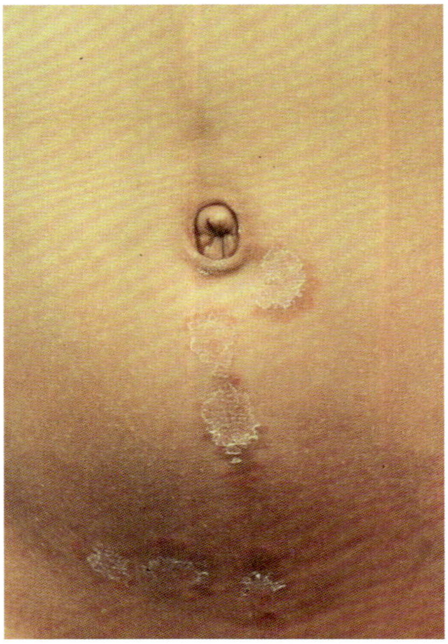

图 3.70 可变性红斑角化病：这些损害表面可见更明显的鳞屑

缝隙连接，表皮相邻细胞可在该连接下进行物质运输和信号传导。表皮颗粒层表达 Cx31 和 Cx30.3 可作为角质形成细胞终末期分化的信号[8]。

最初认为 1p 的 RH1 基因为可变性红斑角化病的致病基因，目前已确定在 1p34 ～ p35，包括联接蛋白基因 *GJB3* 和 *GJB4*[7-8]。然而，可变性红斑角化病患者具有异质性（多相性），因为并不是所有临床诊断为可变性红斑角化病的个体都能检测到突变基因 *Cx31* 或 *Cx30.3*[8-11]。联接蛋白 30.3 突变亚型的患者临床表现独特，即瞬间变化形态奇特、环形或旋涡状边缘的红色斑片，很像匍行性回状红斑，即有匍行性回状红斑样损害的红斑角化病[12]。

该病的组织学表现没有特异性：正角化过度，程度不同的角化不全，不规则的棘层增厚和乳头瘤样增生，使表皮呈波浪状（图 3.71）[3, 13]。仅 1 例可见核固缩的角化不良细胞，类似 Darier 病的谷粒[6]。颗粒层基本正常。真皮浅层血管周围可见淋巴细胞和组织细胞浸润。毛囊皮脂腺单元和汗腺均正常[13]。

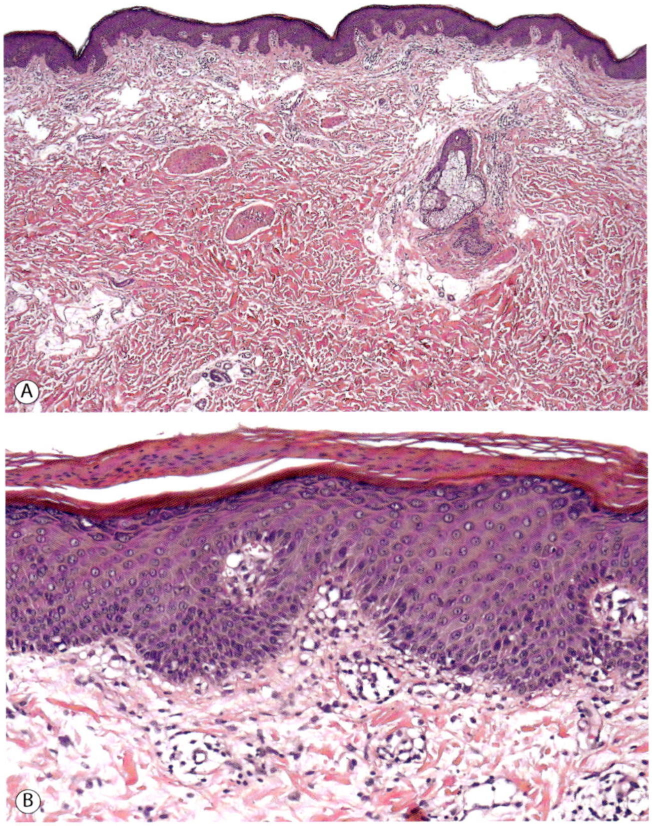



图 3.71 可变性红斑角化病：（**A**）低倍镜可见角化过度，棘层增厚，表皮呈波浪状，真皮浅层血管周围轻度的慢性炎症细胞浸润；（**B**）高倍镜可见明显的角化不全，其上为正角化过度。颗粒层尚存

联接蛋白免疫组化显示表皮缝隙连接蛋白的分布不规则[14]。

超微结构显示缝隙连接的数量增多，部分可出现四层，提示缝隙连接中的角质形成细胞的浆膜连接松散[15]。其他研究表明颗粒层中奥德兰小体（Odland body）的数量明显减少[6, 14]。真皮乳头层可见明显无髓鞘神经纤维和神经膜细胞[6, 14]，但以上表现并非一定出现[16]。偶尔可见核周浓缩的角蛋白细丝和透明角蛋白[16]。

## 鉴别诊断

进行性对称性红斑角化病以对称分布，相对固定或进展十分缓慢的红斑鳞屑性斑块为特征性皮疹。自明确病因为兜甲蛋白基因突变（归属兜甲蛋白皮肤角化病）后进行性红斑角化病就不再纳入联接蛋白异常性疾病的病谱中。

# 进行性对称性红斑角化病

## 临床特征

又称 Gottron 综合征，属常染色体显性遗传，具不完全外显率，亦有散发病例[1-2]。1 岁以内发病，常表现为分布于肘、膝伸侧、臀部、手足背面及头部的对称固定的红斑鳞屑性斑块，有时伴痒（图 3.72）[1-5]。面、胸和腹部一般不受累[2]。斑块在最初几年逐渐扩大，然后趋于稳定[3]。还可出现掌跖角化和假阿洪现象（手足指趾出现缩窄环）。男女发病率均等[2]。与可变性红斑角化病有重叠，部分患者可同时出现上述两种疾病的临床特征。只是进行性对称性红斑角化病的红斑缺乏快速游走的特点[1]。

## 发病机制和组织学特征

一家系的遗传学分析显示致病基因兜甲蛋白的突变位点在染色体 1q21[6]。据报道作为鱼鳞病的异型——Vohwinkel 综合征——具有与该病相似的突变位点。因此，在联接蛋白基因异常性疾病或其他遗传性疾病中所表现出的基因型和表现型之间密切相关性进一步说明进行性对称性红斑角化病是一种独立的疾病。

组织学表现为网篮状的显著的角化过度，灶状角化不全，颗粒层增厚，银屑病样增生[2-3]。颗粒层细胞可见核周空泡化[3, 7]。真皮浅层血管周围淋巴细胞浸润[5]。

超微结构表现为颗粒层细胞内可见特征性富含兜甲蛋白的核内颗粒[6]。在角化的细胞中板层颗粒数量增加并可见脂滴[3]。免疫组化染色显示角化细胞壁中的兜甲蛋白明显淡染[6]。颗粒层细胞内的线粒体肿胀可作为本病重要的诊断线索[3-5, 7]。

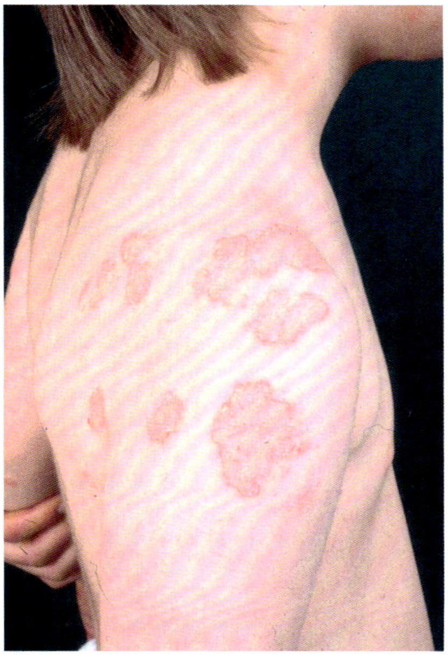

图 3.72 进行性对称性红斑角化病：四肢伸侧的红斑鳞屑性斑块逐渐增多并持续存在

## 鉴别诊断

进行性对称性红斑角化病与银屑病的鉴别之处在于后者病理表现为真皮乳头上延、其上棘层变薄，中性粒细胞浸润和 Munro 微脓肿[2]。另外，本病通常出现灶状角化不全和颗粒层增厚。

# 角膜炎–鱼鳞病–耳聋综合征

## 临床特征

角膜炎–鱼鳞病–耳聋综合征（keratitis-ichthyosis-deafness，KID 综合征，掌跖外胚叶发育不良，XVI型）是一种非常罕见的遗传性皮肤病。自发性突变、常染色体显性遗传、常染色体隐性遗传均有报道[1-4]。男女发病率均等[5]。出生即可发病，周身皮肤犹如覆一层胎脂，但很快发展成干燥的鳞屑性红斑，主要累及面部（尤其颊部）和四肢，包括掌跖[1, 3-4, 6-7]。皮肤变厚，呈皮革样改变[7-8]，继之发展成疣状、角化过度的棕黄色斑块，边界清楚（图 3.73）[1]。口周的沟纹形成早老样外观[9]。头部和四肢时常有毛囊角化，手背偶尔出现多数针状突起[3-4, 8]。掌跖的皮肤的沟壑宛如皮革的纹理[10]。然而该病临床表现多样[1]。有些患者出生时表现正常，儿童后期才出现干燥鳞屑性皮疹；而另一些患者“一出生即出现干枯

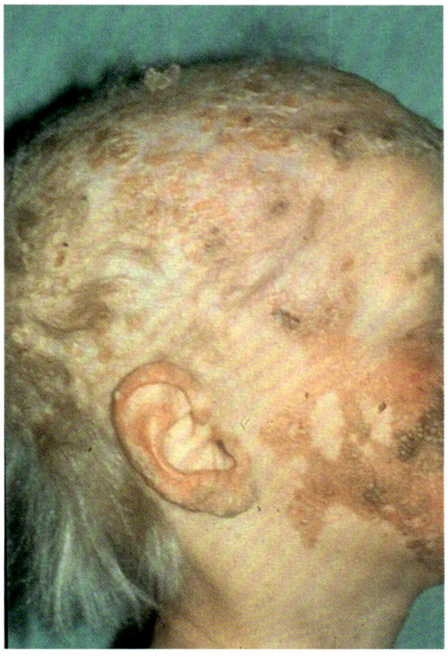

图 3.73 KID 综合征：头皮鳞屑显著并伴斑秃。面部红斑，颊部的暗色斑块（By courtesy of R.J.G. Rycroft, MD, St John's Dermatology Centre, London, UK.）

的红斑”[11-12]。

角膜炎和畏光常见，血管性角膜炎可导致严重的视觉障碍[8]。最终因血管性或纤维性云翳造成角膜损伤（圆锥形角膜）[1]。

耳聋是先天性神经性耳聋，偶可因复发性中耳炎所致；也可以出现传导缺陷[1, 7-8]。所有患者常出生时即发生耳聋，但直至儿童早期才被发现[8]。

外胚叶发育不良有多种表现，包括斑秃（局部或全秃，包括眉毛和睫毛）、牙齿小而畸形、龋齿数目增加、皱襞舌、白斑角化以及一系列甲营养不良的表现如脆性增加、角化过度、发育不良、白甲和甲萎缩[1, 4, 8]。

其他特征包括浅表和系统性的慢性感染（细菌和真菌）的易感性、神经肌肉疾病、跟腱缩短、少汗症、对热不耐受和生长迟缓[1, 3, 8, 13-15]。皮肤感染概率增加的原因不明，有人提出与免疫异常有关，增殖数量明显增加及角蛋白变性可能是更主要的致病因素[16]。到目前为止尚没有相关免疫异常的报道[3, 11, 14]。智力迟钝很少见，肝病如肝硬化，均见于常染色体隐性遗传的患者[1-2]。舌和皮肤的鳞状细胞癌（有时多发）为重要的并发症（图3.74）[3, 13, 17-19]。

## 发病机制和组织学特征

部分有KID综合征家族史的患病者发病与联接蛋白26基因突变相关[20-21]。

皮损的组织学表现非特异：网篮状角化过度，可出现灶状角化不全，棘层增厚和乳头瘤样增生（图3.75、3.76）[8]。颗粒层增生和细胞空泡化亦见报道[22-23]。

常见毛囊角栓，小汗腺导管开口偶尔也被累及[5, 11]。

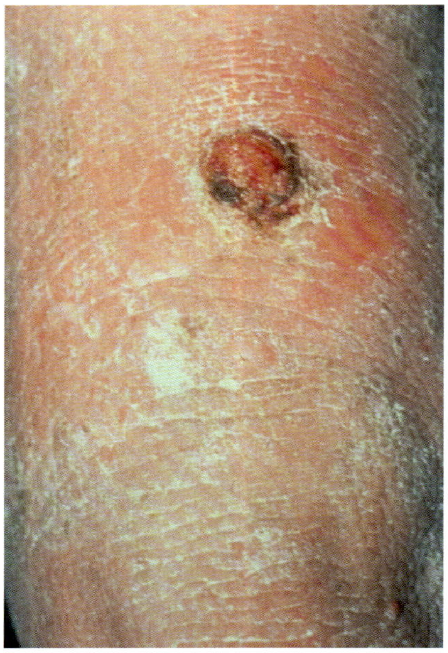

图3.74 KID综合征：膝部的鳞状细胞癌。肿瘤可多发（By courtesy of M. Judge，MD，Institute of Dermatology，London，UK.）

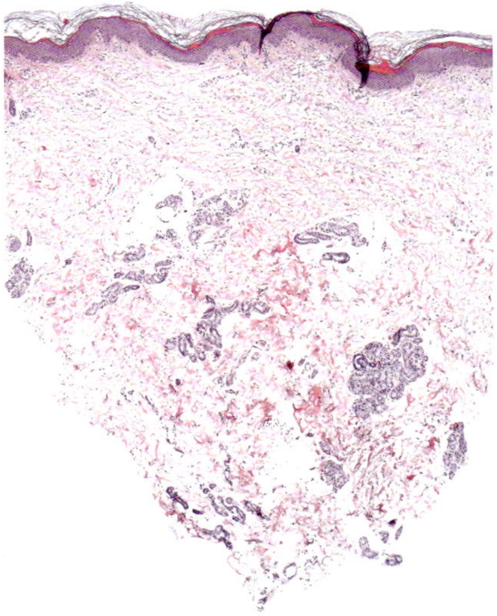

图3.75 KID综合征：扫视下可见网篮状角化过度。本例中小汗腺正常

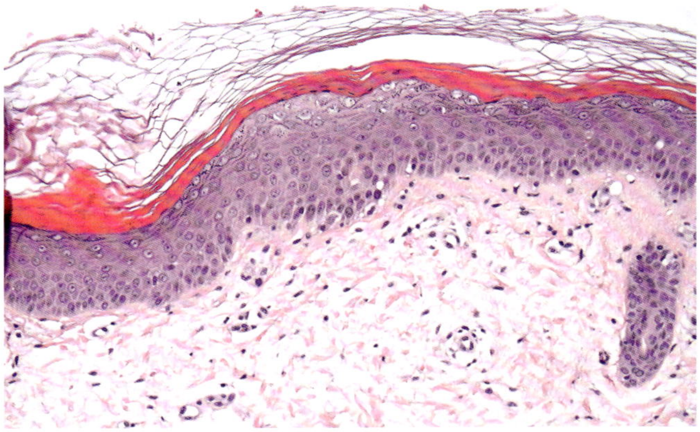

图3.76 KID综合征：高倍镜下见明显的网篮状角化过度，其下为角蛋白组成的致密带，灶状角化不全，颗粒层空泡变性

有时见真皮浅层血管周围淋巴组织细胞浸润[8]。可见小汗腺数目减少、腺体萎缩、基底膜增厚和玻璃变性，脱发区毛囊萎缩或消失[3, 8, 22]。电镜下表皮无明显异常[7, 15]。

一例近期的尸检报告描述了眼睛和耳朵发生的改变[16]：

- 眼部改变局限于角膜和结膜。角膜上皮角化不良和萎缩伴新生血管形成及角膜固有质明显的慢性炎症浸润。球结膜上皮萎缩，角化不良，轻度慢性炎症。晚期改变主要为炎症和血管翳[8]。
- 耳部改变不仅有外耳道上皮和鼓膜上皮发育异常，还有耳蜗畸形[16]。前者的主要特征为鼓膜上覆的鳞状上皮角化不全。还可出现外耳道骨性结构表面的上皮发育不良和突起部分角化不全。内耳的改变包括耳蜗畸形、覆膜和Corti器缺如，伴神经纤维和脊髓神经节细胞数目减少[16]。以上病理学特点与本病的症状之一——耳源性感觉神经性耳聋极其吻合。

肝病变有微结节性肝硬化、胆汁淤积、库普弗细胞增生、Mallory 玻璃变性及铜蓄积显著[1]。

## 豪猪样鱼鳞病伴耳聋

### 临床特征

豪猪样鱼鳞病伴耳聋（hystrix-like ichthyosis with deafness，HID）综合征（Rheydt 豪猪型鱼鳞病）表现为长而尖（钉状）的、鹅卵石样的角化过度[1-2]，与角膜炎-鱼鳞病-耳聋综合征（KID 综合征）的临床特征大部分相似。但 HID 患者出生不久出现多发的红色斑片，随后发展为鱼鳞病样红皮病。与 KID 综合征相比，HID 患者躯干受累更广泛，掌跖角化过度较少；角膜炎不重但伴感觉神经性耳聋；易患皮肤真菌 / 细菌感染和皮肤肿瘤[2]。

### 发病机制和组织学特征

HID 和 KID 综合征均与联接蛋白 26 错义突变有关[3]。因此二者属于同一病谱中不同的基因表现型而并非各自独立的疾病[3]。

组织病理学可见正角化过度，灶状角化不全，棘层肥厚，核周空晕似“鸟眼”。超微结构下角质形成细胞中张力微丝（tonofibrils）减少，可将内含的黏液排泌到细胞间的膜结合颗粒异常[4]。KID 综合征不具备上述病理特征可能是由抽样误差所致，包括某些部位的皮损较其他区域更严重。

# 掌跖角化病

掌跖角化病（palmoplantar keratoderma，PPKs）是一系列以掌跖角化过度为临床特征的限局性角化性疾病。鱼鳞病样皮肤异常和红斑角化病也出现掌跖角化过度，但身体其他部位也可受累。PPKs 可据遗传模式、皮损分布、其他临床特征和相关异常进行分类[1-5]。多数这类遗传性皮肤病属迟发型。本病已发现至少 30 种亚型，一并归属于两大类：一类仅有皮肤损害（表 3.7）；另一类则为病变范围更广的外胚叶发育不良，除皮肤外，黏膜、甲板、头发、牙齿和神经系统均可受累（表 3.8）[4-5]。Stevens 等将超过一个外胚层结构受累的病例命名为“掌跖外胚层发育不良”，目的是强调其受累范围的广泛性这一特征，并给本病分了 19 个亚型[6]。

临床上主要分三型：弥漫型、局限型和点滴型（表 3.7、3.8）[4-5]。组织学上则有四个主要模式，它们的共同特点为表皮松解性角化过度，正角化过度，颗粒层和棘层增生，角化过度下方的表皮受压变平，核周可见嗜酸性包涵体（表 3.9）。多数亚型已明确其潜在的分子学缺陷及其相对应的结构蛋白（角蛋白），包括角质性包膜（兜甲蛋白，转谷氨酰胺酶），内聚力（血小板亲和蛋白，桥粒斑蛋白，桥粒芯蛋白 1），细胞间的连接（联接蛋白）和跨膜信号转导（组织蛋白酶 C）的异常[7]。

## 弥漫性掌跖角化病

### 临床特征

弥漫性掌跖角化病（keratosis palmoplantaris diffusa Vörner-Unna-Thost）即表皮松解性掌跖角化病（PPK），是掌跖角化病中最常见的类型，发病率 1∶100 000。对 Unna-Thost PPK 一家系再调查发现了如 Vörner 所描述的表皮松解的存在，因此将 Unna-Thost 报道的

**表 3.7 掌跖角化病的分型（PPKs）**

| 掌跖角化病 | 遗传方式 | 位点 | 蛋白 | 疾病 |
|---|---|---|---|---|
| 弥漫型 | AD | 17q12 ～ q21 | 角蛋白 9 | 表皮松解性掌跖角化病（Vörner-Unna-Thost） |
| | | 17q11 ～ 13 | 角蛋白 1 | 同上、表皮松解性角化过度症伴多环形银屑病样斑块 |
| | | 12q11 ～ 13 | 角蛋白 1 | 进行性掌跖角化病（Greither）和其他非表皮松解性掌跖角化病 |
| | | 8p22 ～ 23 | 不明 | 冬季角质松解性红斑 |
| | AR | 8qter | SLURP1 | 先天掌跖角化病（梅勒达地方病） |
| | | 2q11 ～ 13 | 不明 | Gamborg-Nielson 掌跖角化病 |
| 局限型 | AD | 18q12.1 ～ 12.2 | 桥粒芯蛋白 1 | 簇状和条纹状掌跖角化病（1 ～ 3 型） |
| | | 6q24 | 桥粒斑蛋白 | |
| | | 12q | 角蛋白 1 | |
| | | 不明 | 不明 | 钱币状掌跖角化病（遗传性疼痛性胼胝） |
| 点滴型 | AD | 8q24 | 不明 | 点状掌跖角化病（Buschke-Fischer-Brauer） |
| | | 不明 | 不明 | 边缘丘疹性肢端角化病 |

AD，常染色体显性遗传；AR，常染色体隐性遗传

表 3.8 掌跖角化病（PPKs）相关症状

| 掌跖角化病 | 疾病 | 遗传方式 | 位点 | 蛋白 | 症状 |
|---|---|---|---|---|---|
| 弥漫型 | Huriez 综合征 | AD | 4q23 | ? | 指端硬化、甲营养不良、萎缩部位发生鳞状细胞癌 |
| | Vohwinkel 综合征 | | 13q11 ～ 12 | 联接蛋白 26 | 残毁性皮肤角化病、感觉神经性耳聋 |
| | 兜甲蛋白角化病 | | 1q21 | 兜甲蛋白 | 相关鱼鳞病 |
| | Clouston 综合征 | | 13q12 | 联接蛋白 30 | 弥漫性掌跖角化病 / 脱发 / 甲营养不良 |
| | Olmsted（1927）综合征 | ? | ? | ? | 弥漫性残毁性掌跖、腔口周围角化病外胚层发育不良 |
| | 掌跖角化牙周病综合征 | AR | 11q14 | 组织蛋白酶 C | 弥漫性掌跖角化病伴严重的牙周炎 |
| | Naxos 综合征 | | 17q21 | 斑珠蛋白 | 羊毛状发、心脏肥大、心动过速 |
| | McGrath 综合征 | | 1q32 | 血小板亲和蛋白 1 | 疼痛性弥漫性掌跖角化病、皮肤脆性增加、甲营养不良、头发稀疏 |
| 局限型 | 先天性厚甲 Ⅰ 型 | AD | 12q13 | 角蛋白 6A | 甲增厚、灶状掌跖角化病 |
| | Jadassohn-Lewandowsky | | 17q12 ～ q21 | 角蛋白 16 | 毛囊角化过度、白斑角化病 |
| | 先天性厚甲 Ⅱ 型 | | 12q13 | 角蛋白 6B | 甲增厚、灶状掌跖角化病 |
| | Jackson-Lawler | | 17q12 ～ q21 | 角蛋白 17 | 囊肿、胎生牙 |
| | 掌跖角化病伴食管癌 | | 17q24 | ? | 食管癌相关症状 |
| | Ⅱ 型酪氨酸血症（Richner-Hanart 综合征） | AR | 16q22.1 ～ q22.3 | 酪氨酸 | 灶状、疼痛性掌跖角化病 |
| | Carvajal-Huerta 综合征 | | 6p24 | 桥粒斑蛋白 | 表皮松解性掌跖角化病、羊毛状发、致心律失常性左心肌病 |
| 点滴型 | Schöpf-Schulz-Passarge 综合征 | ? | ? | ? | 掌跖角化病伴眼睑囊肿、牙发育不良、少毛症 |

AD，常染色体显性遗传；AR，常染色体隐性遗传

表 3.9 PPK 的组织学模式

| | |
|---|---|
| 表皮松解性角化过度 | 表皮松解性掌跖角化病（Vörner-Unna-Thost）<br>钱币状掌跖 / 角化病<br>PPK 伴多环形银屑病样斑块<br>Carvajal-Huerta 综合征 |
| 角化过度下方表皮挤压变平 | 点状掌跖角化病 |
| 核周嗜酸性球状包涵体 | 先天性厚甲<br>Ⅱ 型酪氨酸血症（Richner-Hanhart） |
| 正角化过度、非均匀一致的灶状角化不全、表皮增生、散在血管周围炎症 | 其他类型 PPK |

病与 Vörner 病统一为一种疾病。

本病属常染色体显性遗传，常在出生第一个月内或患儿开始能跑步时发病[1-6]。患儿表现为掌跖对称性、界限清楚、光滑的、蜡样淡黄色斑块，指 / 趾腹也可有一定程度的受累（图 3.77、3.78）。皮损可达手、足侧缘但不会逾越。皮损周边可见一红色的炎性边界[2]（图 3.79）。疼痛性水疱并非少见。多汗和浸渍的出现会促发皮肤癣菌病[3, 6]。指节垫或杵状指罕见报道[7]。表皮松解性 PPK 的确诊会影响治疗结果，系统应用维 A 酸治疗将引起皮损的炎症反应和进一步形成糜烂。

## 发病机制和组织学特征

表皮松解性掌跖角化病致病基因最初定位于 17q12 ～ q21，即一组 Ⅰ 型酸性角蛋白的位点，已报道角蛋白 9 有不同点突变[8]。然而据报道表皮松解性掌跖角化病与角蛋白 1 的突变有关，其定位于 12q11 ～ 13 的，这也是角蛋白 Ⅱ 的基因位点[9-10]。角蛋白 1、9 是掌跖部表皮的基底层上方细胞中主要的结构角蛋白。角蛋白 9 突变比角蛋白 1 突变所引起的临床表现更严重。

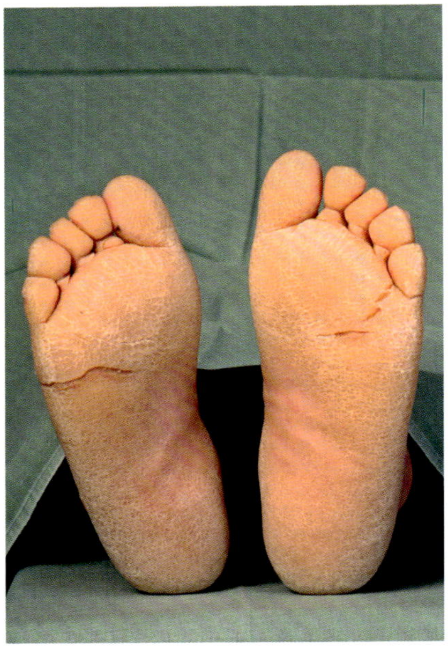

图 3.77 弥漫性掌跖角化病（Vörner-Unna-Thost）：整个足底弥漫性角化过度（By courtesy of W.A.D. Griffiths，MD，Institute of Dermatology，London，UK.）

大多数角蛋白突变累及蛋白的中间区域，这一区域对于角蛋白细丝的组装和维持角蛋白骨架稳固极为重要。因此张力微丝的凝集引起了细胞的变性、

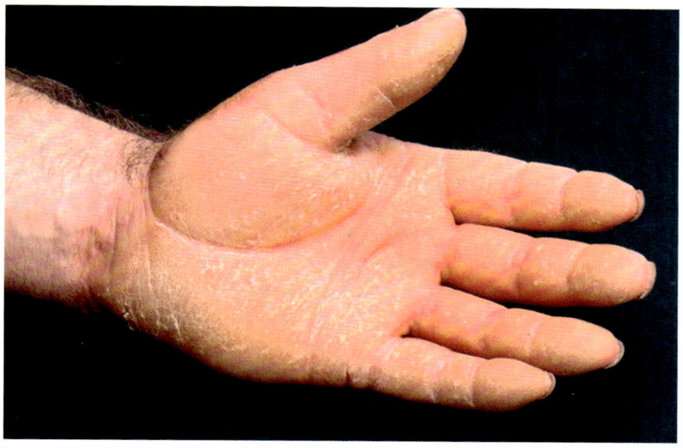

图 3.78 弥漫性掌跖角化病（Vörner-Unna-Thost）：该患者手掌也受累（By courtesy of W.A.D. Griffiths，MD，Institute of Dermatology，London，UK.）

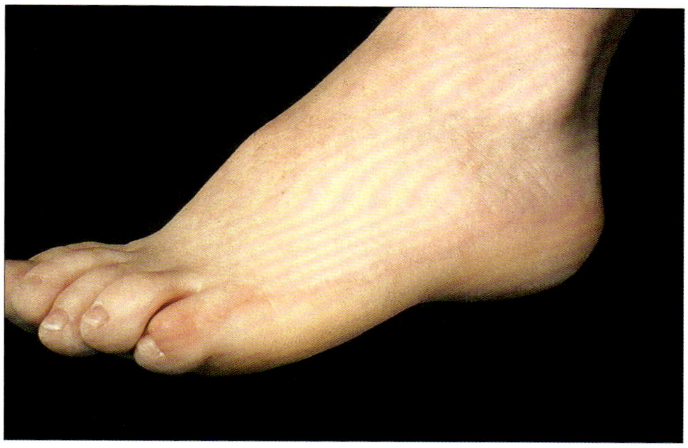

图 3.79 弥漫性掌跖角化病（Vörner-Unna-Thost）：损害边缘可见清晰的线状红斑（By courtesy of W.A.D. Griffiths，MD，Institute of Dermatology，London.）

分裂，即形成表皮松解性掌跖角化病。在杆域（rod domain）区的突变仅引起掌跖部表皮的棘层轻微灶状的表皮松解性角化过度[11]。

表皮松解性掌跖角化病与恶性肿瘤无关。在一大家系中，本病患者出现了乳腺癌和卵巢癌的高发[10]。对上述情况的现有解释为：这是一种共分离（cosegregation）现象，即在 17q21.2 上非常巧合地同时出现了 BRCA1 突变和角蛋白 9 突变。

组织学上，可见明显的正角化过度、颗粒层增厚，乳头瘤样增生，棘层肥厚伴颗粒层、棘层细胞的表皮松解性角化过度及未被染色、胞质空泡化、胞质内嗜酸性颗粒、粗大的透明角质颗粒（图 3.80、3.81）。有时可见真皮浅层血管周围淋巴组织细胞浸润。表皮海绵水肿和水疱形成可能提示浅部真菌感染。

电镜可见角蛋白细丝和角蛋白团块聚集，即光镜下的胞质内嗜酸性颗粒。大片胞质丧失角蛋白骨架，即光镜下的空泡改变。透明角质颗粒随意地聚集在角蛋白团块周围。

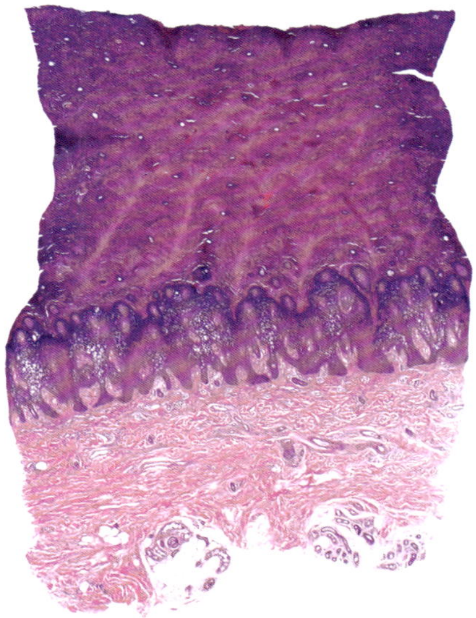

图 3.80 弥漫性掌跖角化病（Vörner-Unna-Thost）：低倍镜下见显著的角化过度，乳头瘤样增生和棘层肥厚

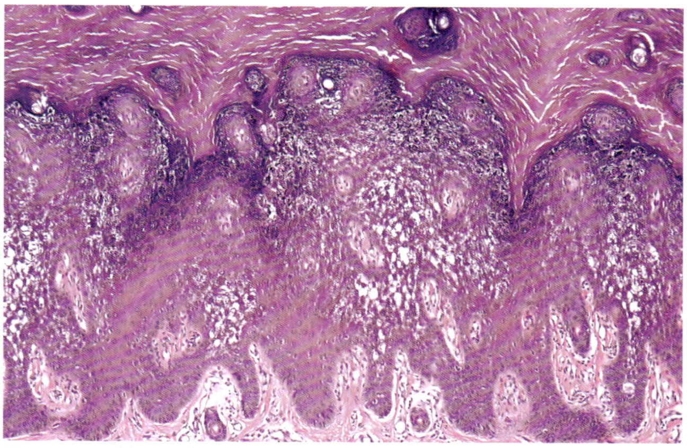

图 3.81 弥漫性掌跖角化病（Vörner-Unna-Thost）：高倍镜下显示表皮松解性角化过度的特点

## 表皮松解性角化过度症伴多环形银屑病样斑块

### 临床特征

表皮松解性角化过度伴多环形银屑病样斑块是一种常染色体显性遗传的独特的掌跖角化病[1]。临床上患儿出生时即出现暂时性水疱，随后逐渐发展为慢性弥漫性掌跖角化病。固定不变的多环形银屑病样红色斑块间歇性出现，时坏时好，且皮损的病程（数周至数月）及严重程度上均有个体差异[1]。

### 组织学特征

银屑病样斑块的组织学检查可见典型的表皮松

解性角化过度。患病家族成员中的角蛋白1基因序列突变位于螺旋结构2B段的高保守螺旋结构的终止子(基序)[1]。

# 弥漫性非表皮松解性掌跖角化病

## 临床特征

弥漫性非表皮松解性掌跖角化病(diffuse nonepidermolytic palmoplantar keratoderma)是异质性的、杂乱的、分组困难的疾病。它具有常染色体隐性遗传模式，瑞典人群中高发。典型皮损为与正常皮肤界限分明的角质增生及手指关节背侧出现的指节垫[1]。症状通常在生后3年内出现[1]。许多患者伴多汗，常见继发皮肤浸渍，且皮肤癣菌病发生率明显增加[1]。本病患者腋窝和腹股沟也可受累，还见甲下角化过度、甲营养不良和面中部皮损[2]。另一种弥漫性非表皮松解性PPK为先天掌跖角化病(梅勒达地方病)(见下文)。

虽然既往认为弥漫性掌跖角化病与食管癌有关(Howell-Evans综合征)，通过患病家系的再检测提示这种掌跖角化病最好归类为局灶性(见局限性非表皮松解性掌跖角化病伴食管鳞状细胞癌)[3]。然而弥漫性掌跖角化病伴皮肤鳞状细胞癌罕见报道，如Huriez综合征(掌跖角化病伴指端硬化)和Schöpf-Schulz-Passarge综合征(掌跖角化病伴受累部位继发鳞状细胞癌)[4-5]。

获得性弥漫性掌跖角化病可能与恶性肿瘤有关[6]。

## 发病机制和组织学特征

弥漫性非表皮松解性掌跖角化病的致病基因定位于12q11～13，即角蛋白Ⅱ基因的位点[7-8]。本病的突变基因是由Kimonis等最先定位在角蛋白链的可变区(variable end region)[9]。未见表皮松解现象的事实说明了角蛋白的氨基末端可能只负责角蛋白细丝超分子(supramolecular)间的相互作用而非掌管其细胞骨架的稳定性[9]，但不能忽略遗传异质性的存在[10]。

本病组织学特点为明显的角化过度、颗粒层、棘层增生和表皮突延长(图3.82)。真皮浅层有时可见慢性炎症细胞浸润。海绵水肿和水疱的出现提示伴有皮肤癣菌感染。PAS或银染可协助快速诊断(图3.83、3.84)[11]。角化过度在隐性遗传模式的病例中比在显性遗传的病例中更突出，且表皮会出现显著的银屑病样增生[1]。

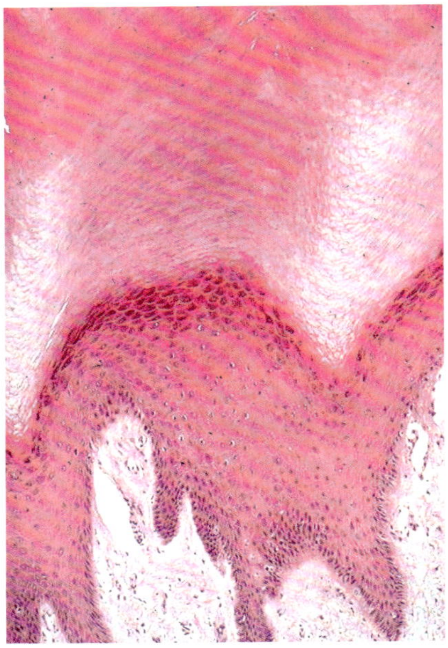

图3.82 弥漫性非表皮松解性掌跖角化病：可见大量的角化过度、颗粒层和棘层增厚

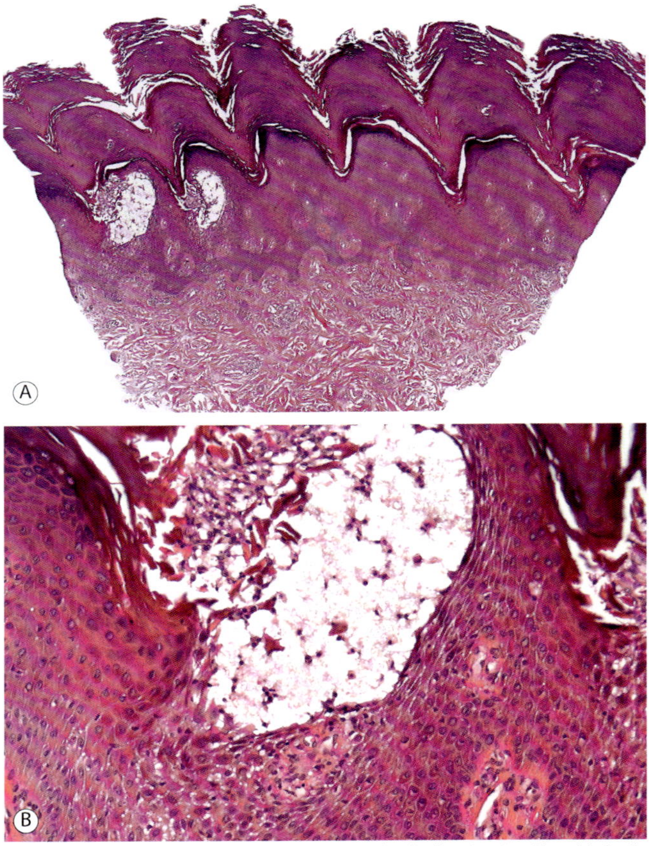

图3.83 弥漫性非表皮松解性掌跖角化病：(A)明显的角化过度并呈波浪状。表皮内水疱形成；(B)高倍镜观

# 进行性掌跖角化病

## 临床特征

进行性掌跖角化病[又称格赖特尔(Greither)综合征、弥漫性逾越性(transgrediens)和渐进坏死性

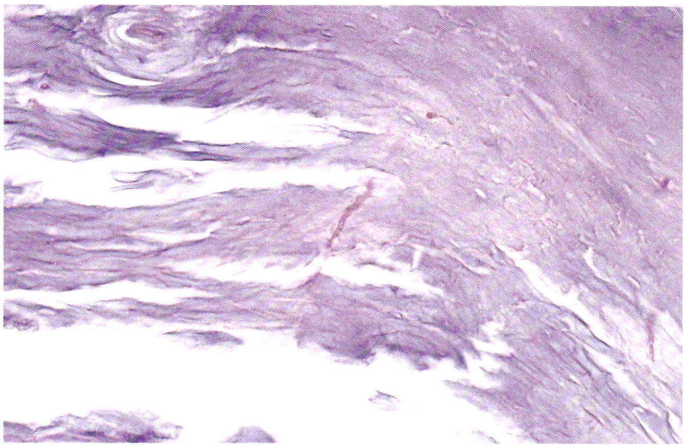

图 3.84 弥漫性非表皮松解性掌跖角化病：增厚的角质层内可见明显的真菌菌丝（PAS 染色）

（progrediens）掌跖角化病］是一种常染色体显性遗传性疾病。儿童时期，弥漫对称性掌跖角化病伴有小的凹点或皲裂、皮肤多汗，角化过度性斑片将渐进性蔓延至手足背、跟腱、肘、膝或踝部。中年以后症状自行改善[1]（图 3.85、3.86）。

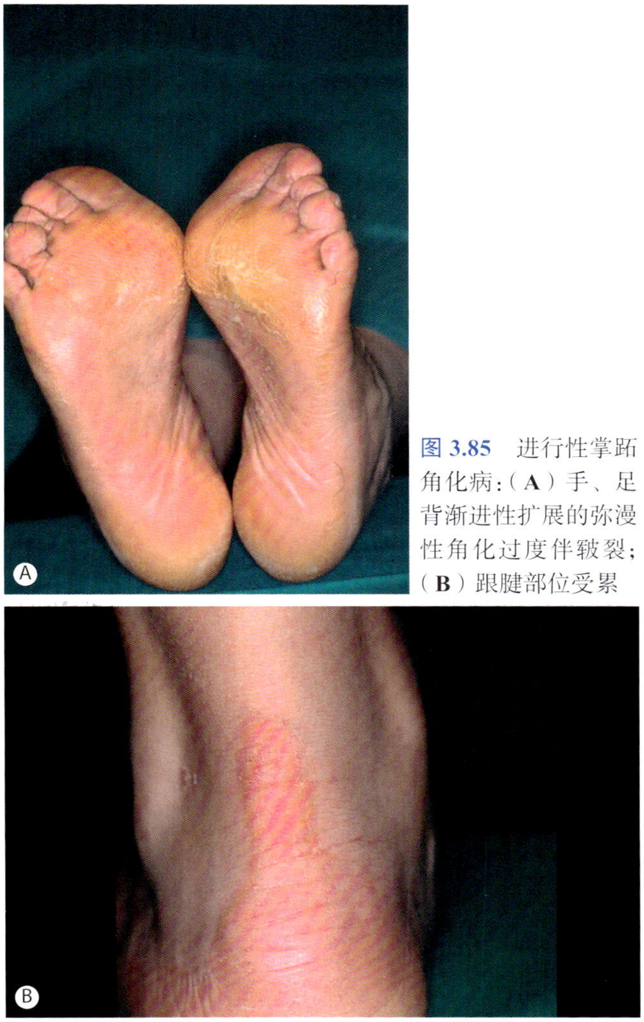

图 3.85 进行性掌跖角化病：（A）手、足背渐进性扩展的弥漫性角化过度伴皲裂；（B）跟腱部位受累

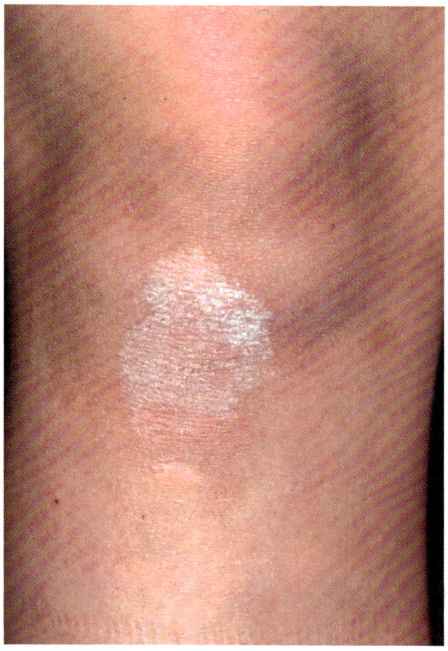

图 3.86 进行性掌跖角化病：膝部出现角化过度性斑片

## 发病机制和组织学特征

最初报告的若干例 Greither 综合征临床表型多变，提示潜在不同的基因缺陷。至少有几例 Greither 综合征是由角蛋白突变引起[2]。

组织学可见表皮的棘层肥厚伴灶状正角化过度（图 3.87）。通常不出现表皮松解性角化过度，除 1 例存在角蛋白突变的病例外[3]。

# 冬季角质松解性红斑

## 临床特征

冬季角质松解性红斑（又称冬令红斑角质松解、

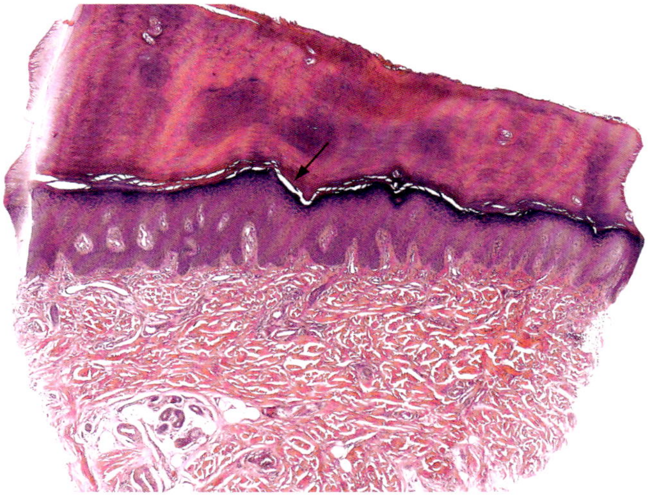

图 3.87 进行性掌跖角化病：大量的角化过度伴小的裂隙（箭头处）

Oudtshoorn 病）是一种常染色体显性遗传性疾病，世界上第 1 例报道出现在南非[1]。其他国家也有零星报道[2-3]。本病幼年发病，以掌跖部位复发性环形红斑为特点，之后出现轻度角化过度及脱屑，无痛痒。严重病例累及四肢和躯干，表现为旋涡状鳞屑性红斑。最值得注意的特征为症状往往出现在冬季[2]。

## 发病机制和组织学特征

本病的突变基因位于 8p22 ～ 23，具有异质性，具体的致病基因尚未明确[4-5]。

表皮棘层和颗粒层增厚。皮损的活动性边缘可见海绵水肿和水疱形成。损害近中心区域颗粒层呈苍白淡染、细胞核固缩，同时其上方呈角化不全层。角质层裂隙内可见残余的角化不全细胞[1]。一些文献报道真皮浅层血管周围可见淋巴细胞浸润[3]。

# 先天性掌跖角化病

## 临床特征

先天性掌跖角化病（Mal de Meleda，梅勒达地方病）是一种常染色体隐性遗传性疾病，在亚得里亚海的梅勒达（Meleda）流行。弥漫性角化病发展至指 / 趾背侧（梅勒达逾越性和渐进坏死性掌跖角化病）。其他特征包括炎症性边缘、严重的多汗症、浸渍和恶臭。另外，还可见缩窄环（假阿洪病）、短指症、甲营养不良、膝肘部皮损、口周和口腔的白斑角化病[1-2]。

## 发病机制和组织学特征

突变被定位于 8 号染色体 ARS 组分的 B 基因，编码 SLURP1 蛋白[3-6]。推测 SLURP1 可与角质形成细胞和汗腺上神经元的乙酰胆碱能受体相互作用。伤口愈合过程中，分泌的 SLURP1 作为表皮神经调控物质对维持表皮的内稳态和抑制巨噬细胞释放 TNF-α 起重要作用，以上假设可以解释先天掌跖角化病出现的过度增生和炎症反应这两种临床表现[3-6]。

组织学上可见正角化过度，灶状角化不全，棘层肥厚，不伴表皮松解改变，真皮浅层血管周围淋巴细胞浸润。

# 簇状和条纹样掌跖角化病

## 临床特征

簇状条纹样掌跖角化病（又称条纹状掌跖角化病、Brünauer-Fuchs-Siemens 综合征、肢端角化病）是一种常染色体显性遗传的疾病，临床表现为手掌和指掌上出现线状角化性条带（图 3.88）伴足跖岛屿样角化过度[1-2]。皮损多在青春期或成年早期发病，手工劳动后加重。手背亦可见角化过度和皲裂[3]。有时还可出现甲（甲嵴和甲小皮角化过度）、牙齿和毛发（羊毛状发）的异常[3-4]。没有系统受累。

## 发病机制和组织学特征

条纹状掌跖角化病是一种异质性的疾病。在一家系中检测到了染色体 18q12.1 上的桥粒芯蛋白 1 的转换突变[5-7]。另外，染色体 6p21 上的桥粒斑蛋白的转换突变也已确定，第三种类型据报道为角蛋白 1 的突变和 V3 区的甘氨酸部分缺失[3, 8]。

组织学上，条纹状掌跖角化病以广泛角化过度，颗粒层和棘层增厚为特征（图 3.89）。棘细胞层可见深染的颗粒状和细丝状物，伴有角质形成细胞轻度分离[6]。颗粒状和细丝状物质代表浓集的角蛋白细丝。另外还发现包壳蛋白和丝聚合蛋白的不成熟表达[9]。一家系患者皮损的免疫组织化学研究发现，桥粒斑蛋白着色减弱[6]。电镜显示小的和（或）退化的桥粒数量减少，伴角蛋白微丝聚集和透明角质颗粒增大而畸变[6, 8-9]。

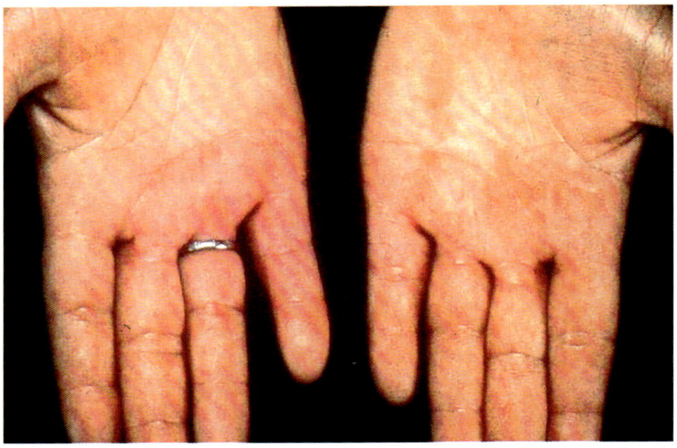

图 3.88 簇状和条纹样掌跖角化病：沿手掌尺侧缘清晰可见线状角化过度性条带（By courtesy of the Institute of Dermatology, London, UK.）

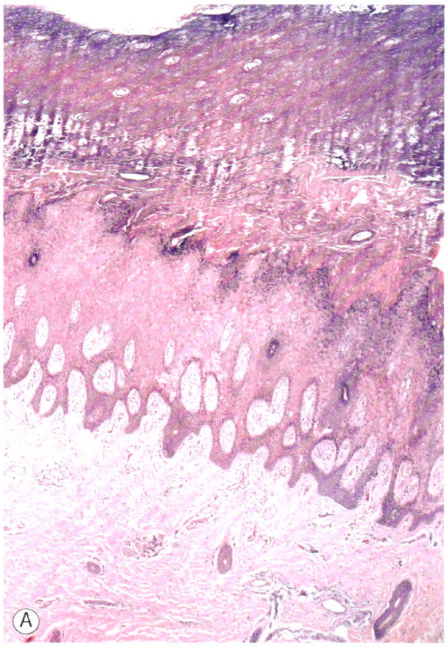

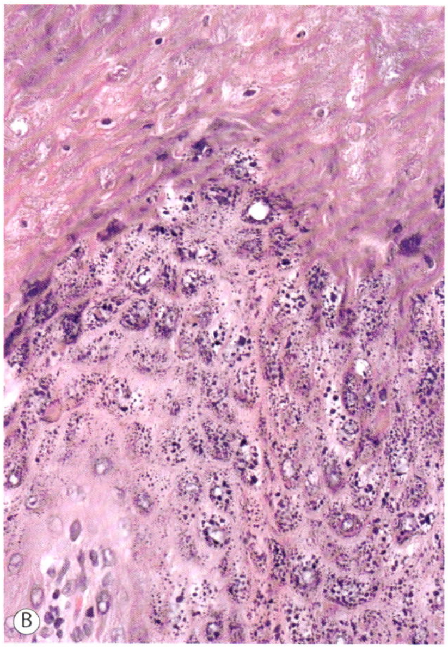

图 3.89 簇状条纹样掌跖角化病：(A) 广泛的角化过度伴颗粒层、棘层增厚；(B) 高倍镜观

# 钱币状掌跖角化病

## 临床特征

钱币状掌跖角化病（keratosis palmoplantaris nummularis，又称遗传性疼痛性胼胝）患者足底各受压部位呈现钱币状角化性损害。患儿开始走路时发病（形成角化）。主要自觉症状为疼痛[1]。

## 发病机制和组织学特征

本病的致病基因尚未明确。

组织学显示表皮松解性角化过度，与表皮松解性掌跖角化病 Vörner-Unna-Thost 表现相似[1]。

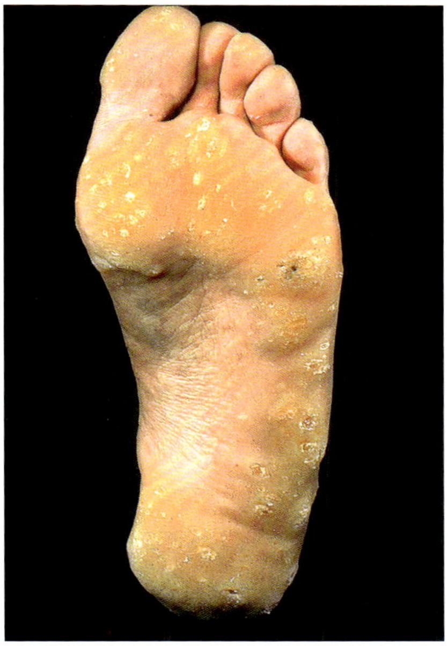

图 3.90 点状掌跖角化病：足跖承重部位出现散在的黄色角化灶（By courtesy of the Institute of Dermatology，London，UK.）

# 点状掌跖角化病

## 临床特征

点状掌跖角化病（punctate palmoplantar keratoderma；又称掌跖点状角化病、遗传性散在掌跖角化病、Buschke-Fischer-Brauer 病、Davis-Colley 病）为常染色体显性遗传[1-4]。黑人中的发病率有升高[2]。有时皮损的发生与过度的体力劳动相关[2]。在 1 例确诊病例中，患者的掌跖和指趾腹面出现多个散在的黄棕色、1～3 mm 大小、凹陷的角质性损害（图 3.90、3.91）[5]。拔出角栓，可遗留深在的凹坑。损害通常无症状，偶有疼痛、触痛和烧灼感[2, 5]。

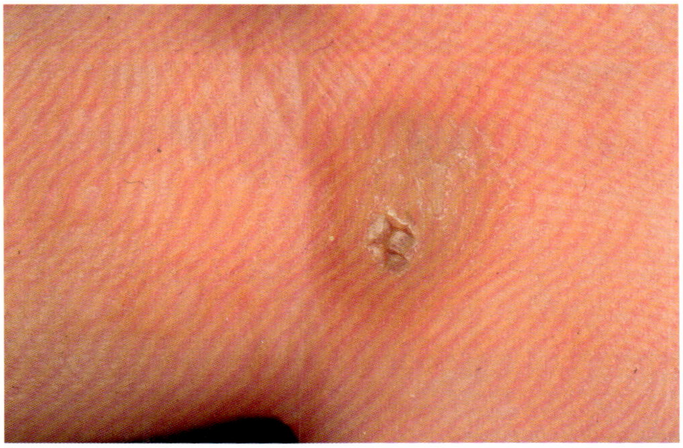

图 3.91 点状掌跖角化病：图 3.90 中皮损的放大图片（By courtesy of the Institute of Dermatology，London，UK.）

偶见报道点状掌跖角化病与内脏恶性肿瘤，如结肠癌、肾癌、乳腺癌、胰腺癌和霍奇金淋巴瘤并发[6-7]。

曾报道二噁英（dioxin）可引发掌跖部位类似本病的皮损[8]。

## 发病机制和组织学特征

发病机制不清。致病基因定位于染色体 15q22 ～ q24。基因连锁分析已排除角蛋白基因簇的可能[9]。

病理示表皮凹陷上方出现明显的角化过度（图 3.92）。

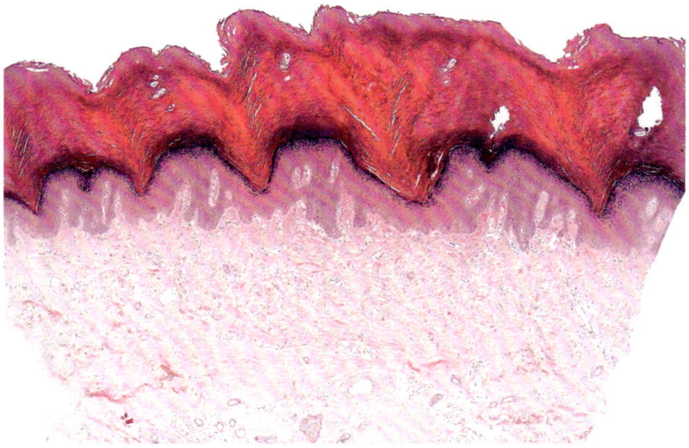

图 3.92 点状掌跖角化病：右侧中央表皮凹陷处上方可见大片角化过度

# 掌纹点状角化病

## 临床特征

掌纹点状角化病（keratosis punctata of the palmar creases，掌纹角质凹陷）是点状角化病的异型，其损害局限于掌指的纹络[1-5]。足跖和足跟有时受累[3, 6]。发病无性别差异，中青年居多[7]。多见于黑人，白种人罕见[3, 5, 8-9]。发病诱因似乎与外伤有关，因户外工作者患病人数较多，一旦休假皮疹可自行好转。多数为散发病例，也有常染色体显性遗传的病例报道[2, 4]。

损害为 1 ～ 3 mm 大小、淡黄色凹陷性角栓，常无自觉症状，有时伴有疼痛。角栓局限于屈侧掌纹，拔除角栓可遗留一锥形凹陷（图 3.93）。本病有时可与寻常型鱼鳞病伴发，但一般认为两者并发是一种偶然现象[4, 7]。也有报道掌腱膜挛缩、伴银屑病的疱疹样皮炎、条纹状角化病和指节垫的患者也可出现掌纹点状角化病[7, 10]。

## 组织学特征

在表皮圆锥形的凹陷内可见角化过度性角栓或灶状角化不全，有时角栓或角化不全也会围绕在顶端汗管周围[4]。邻近表皮出现颗粒层和棘层增厚，部分病例真皮浅层血管周围存在淋巴和组织细胞浸润。

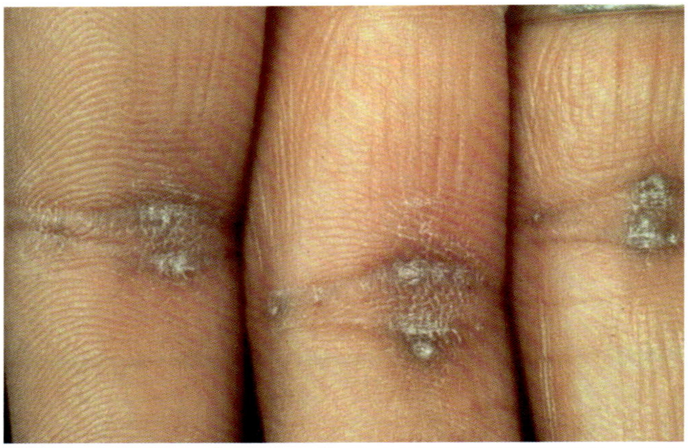

图 3.93 掌纹点状角化病：微小的点状损害仅局限于掌纹。患者通常为体力劳动者（By courtesy of the Institute of Dermatology，London，UK.）

# 边缘丘疹性肢端角化病

## 临床特征

边缘丘疹性肢端角化病（marginal papular acrokeratoderma）是一种复杂的、易混淆的疾病，且其与 Costa 肢端角化类弹力纤维病、点状肢端角化过度症、马赛克肢端角化病、手部退行性胶原斑块，手指丘疹钙化性弹力纤维变性和手部边缘性角化类弹力纤维病均有重叠[1]。皮疹主要表现为手足侧缘漏斗状、角化性丘疹（图 3.94）[1]。散在分布，有些丘疹可融合成斑块。

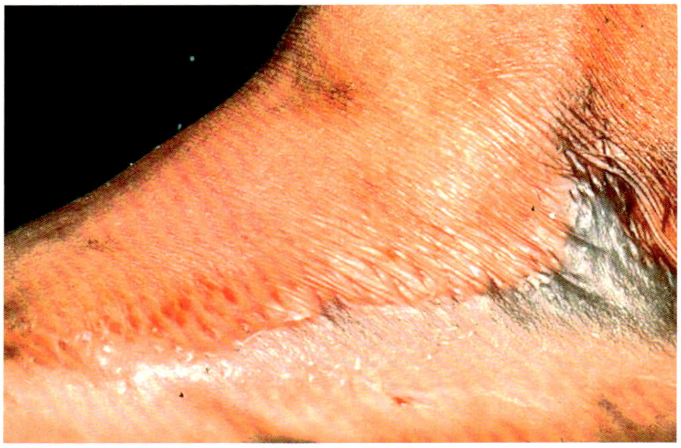

图 3.94 边缘丘疹性肢端角化病：足侧缘可见鳞屑性线状带（By courtesy of the Institute of Dermatology，London，UK.）

肢端角化类弹力纤维病是在儿童和青春期出现的淡黄色、疣状、漏斗状角化性或珍珠样丘疹，主要累及手的两侧、腕部、手指和足[2-5]。本病无种族倾向，男女发病率无差异。患者也可出现局限角化病性指节垫样皮损、掌跖角化过度和多汗[1, 3]（图 3.95）。病例散发和常染色体显性遗传模式均可见。本病致病基因可能存在于 2 号染色体上[6]。反复创伤是重要的病因。

点状肢端角化过度症与肢端角化类弹力纤维病临床的鉴别点在于前者是在手的两侧、手指和足侧面出现角化性丘疹[7-8]。有人命名本病为无弹力纤维断裂的肢端角化类弹力纤维病[9]。甚至一些报道将本病误诊为肢端角化类弹力纤维病[10]。女性较男性发病率高。本病最初仅见于黑人儿童，最近也有白人发病的报道[11]。

马赛克肢端角化病与点状肢端角化过度症的临床表现即使不完全相同，也很相似，即沿足背和邻近的下肢远端以马赛克或拼图式分布的角化性丘疹[12]。角化过度也出现于掌跖[1]。仅见女性患者，黑人为主[1]。

手部退行性胶原斑块主见于老年人的光暴露损伤部位，表现为拇指、第一指蹼和示指侧面对称性、淡黄色、表面角化或平滑的丘疹和斑块[4, 13-18]。手的尺侧缘和手腕的掌侧也可受累。手部边缘性角化类弹性纤维病也是表现相似，需要鉴别的疾病之一，澳大利亚患者表现为示指和拇指的外伤部位出现角化性丘疹[19]。典型病例中皮肤存在严重的光损伤。退行性胶原斑块的钙化型即为手指丘疹钙化性弹力纤维变性[20-21]。

## 组织学特征

肢端角化类弹力纤维病表现为角质层火山口状凹陷内广泛的正角化过度，表皮棘层肥厚。也可见颗粒层增厚。真皮可见弹性组织的断裂、缺失（图 3.96）。胶原纤维排列紊乱或均质化，淡染[2-3]。

点状肢端角化过度症与马赛克肢端角化病组织学表现除了弹性组织正常外其余特征均相同[7-12]。

手部退行性胶原斑块可见增厚而变形的胶原纤维致密带及弹力纤维碎片，其上方有角化过度和棘层肥厚[4, 13-18]。真皮乳头正常。有时见钙化（手指丘疹钙化性弹力纤维变性）[19-21]。还可见毛细血管扩张和真皮内黏蛋白增多[19]。

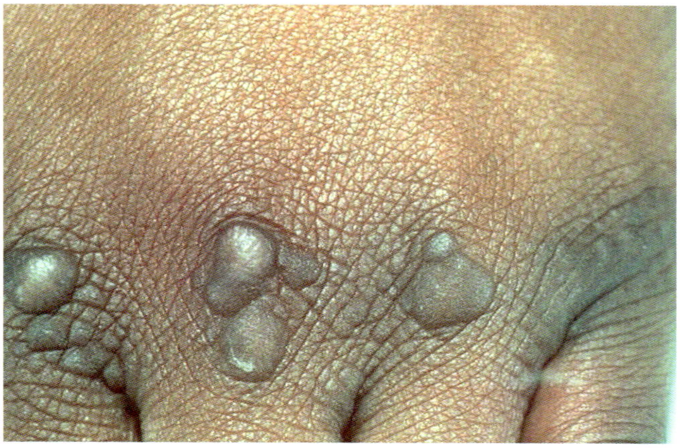

图 3.95 边缘丘疹性肢端角化病：本例展示明显的指节垫（By courtesy of the Institute of Dermatology，London，UK.）

# 休里茨综合征

## 临床特征

休里茨综合征（Huriez syndrome，又称弥漫性掌跖角化病伴有指端硬化、硬化分离症）患者有轻型弥漫性掌跖角化病、四肢皮肤硬化萎缩、少汗、发育不

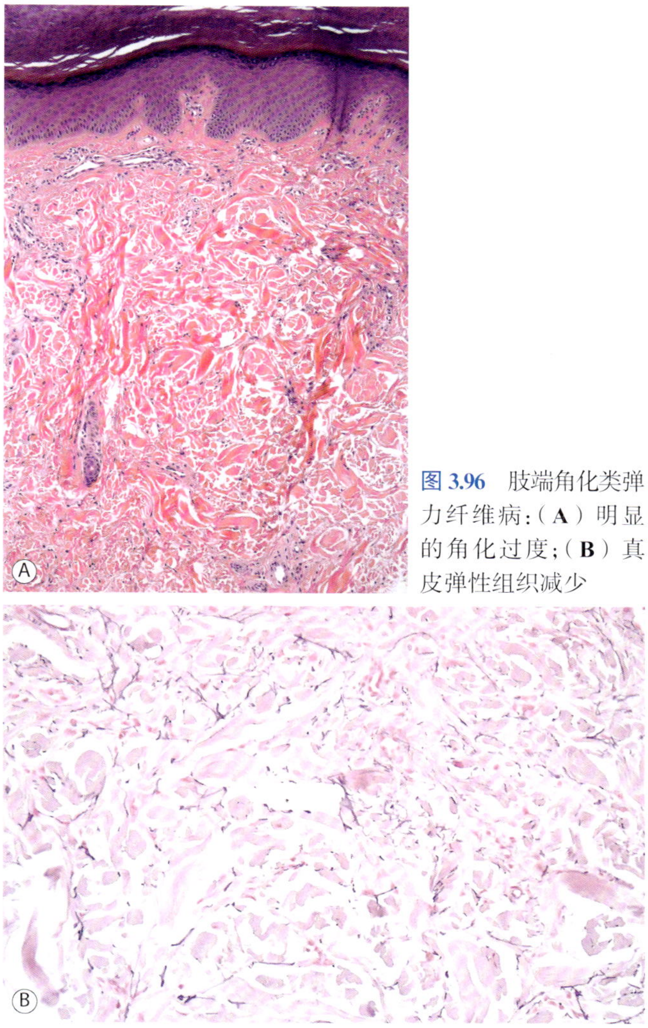

图 3.96 肢端角化类弹力纤维病：（**A**）明显的角化过度；（**B**）真皮弹性组织减少

良和甲营养不良（图3.97）[1]。在接近15%的病例中，皮损上发生侵袭性鳞状细胞癌。发病早的个体在30～40岁期间肿瘤具有转移的高度风险性[1]。

## 发病机制和组织学特征

本病属常染色体显性遗传，但致病基因不明。组织学可见轻度棘层肥厚、正角化过度和发育良好的颗粒层（图3.98）。有意思的是，免疫组化和超微结构显示皮损中的朗格汉斯细胞缺失[2]。

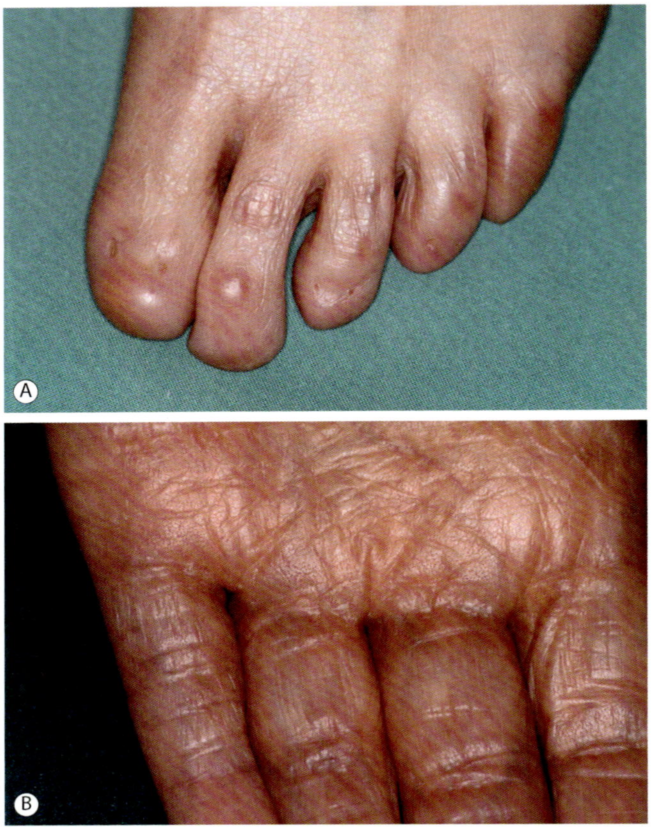

图3.97 休里茨综合征：（A）主要特征为指端硬化、发育不良和甲营养不良；（B）轻度掌跖角化病

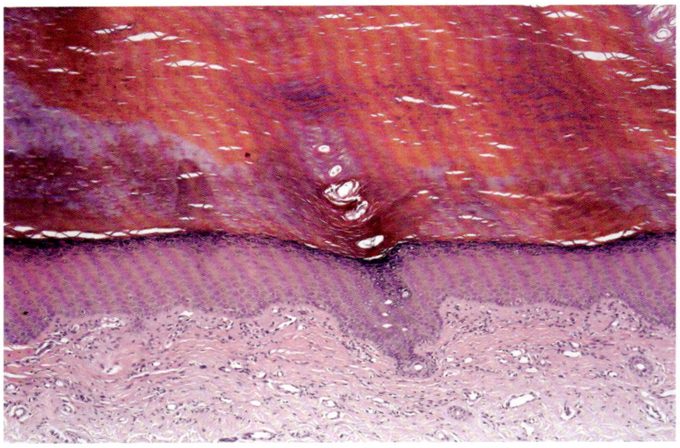

图3.98 休里茨综合征：轻度棘层肥厚、正角化过度和发育良好的颗粒层

# Vohwinkel综合征

## 临床特征

Vohwinkel综合征（残损性遗传性角皮瘤，残损性掌跖角化病，Ⅶ型掌跖外胚叶发育不良）是一种少见的角化病，常染色体显性遗传，也有个别隐性遗传的报道[1-3]。婴儿期或幼儿期发病[2]。主要发生于白种人，女性好发[3]。临床表现为掌跖呈淡黄色丘疹状、蜂巢状角化过度，同时伴有多汗，其他特征主要为累及手背、足、腕部、前臂、肘和膝部的海星状的角化过度（图3.99～3.100）[3]。指（趾）骨间关节会出现弯曲挛缩和纤维缩窄带（假性断指症）以及断指症[2-3]。其他表现包括秃发，甲营养不良及嵌甲[3]。典型病例常伴发感觉神经性耳聋[1, 4-5]。鱼鳞病相关的Vohwinkel综合征变体是一个不同的疾

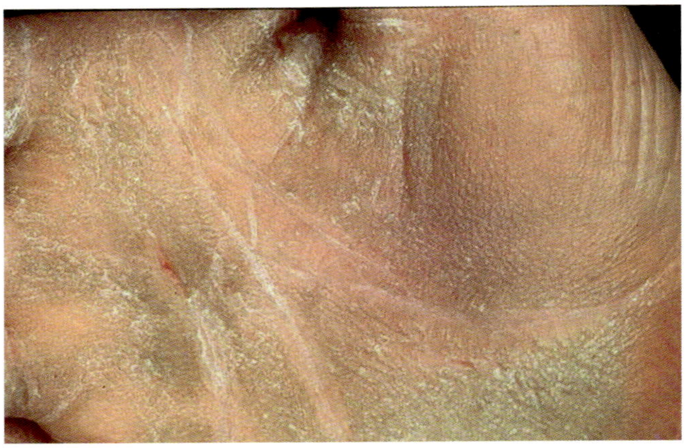

图3.99 Vohwinkel综合征：明显的掌跖角化（By courtesy of W.A.D. Griffiths，MD，Institute of Dermatology，London，UK.）

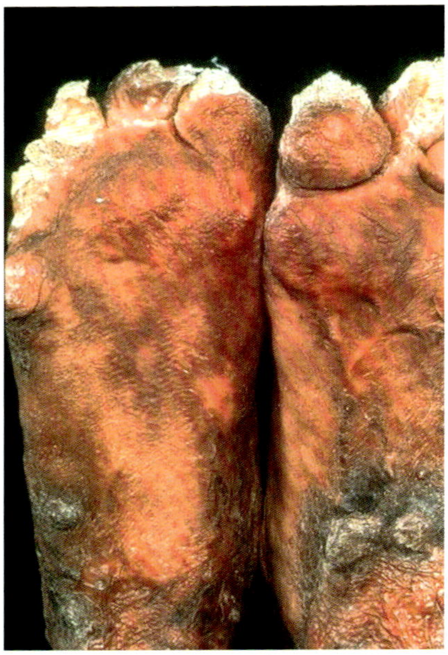

图3.100 Vohwinkel综合征：该病例展示残毁性角化，因此也称为遗传性残毁性角化病（By courtesy of W.A.D. Griffiths，MD，Institute of Dermatology，London，UK.）

病（参见兜甲蛋白皮肤角化病或 Vohwinkel 综合征 Camisa 变型）[6-9]。

## 发病机制和组织学特征

合并耳聋的典型 Vohwinkel 综合征是由于连接蛋白 26 基因突变[8]。组织学特点是角化过度、颗粒层增厚和棘层肥厚[3]。

# 兜甲蛋白皮肤角化病

## 临床特征

兜甲蛋白皮肤角化病（Vohwinkel 综合征 Camisa 变型，鱼鳞病性 Vohwinkel 皮肤角化病）为常染色体显性遗传病，表现为弥漫性的掌跖角化，类似于 Vohwinkel 综合征的蜂巢状外观（图 3.101）[1]。不同的是掌跖角化非残毁性，缺乏疣状丘疹和海星状角化过度。伴发的鱼鳞病表现为泛发的细小鳞屑，早于掌跖角化病，常于出生后即出现[2]。患者常无神经性耳聋。

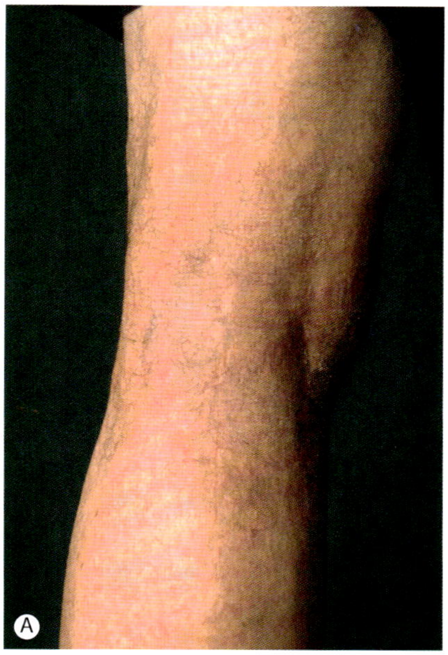

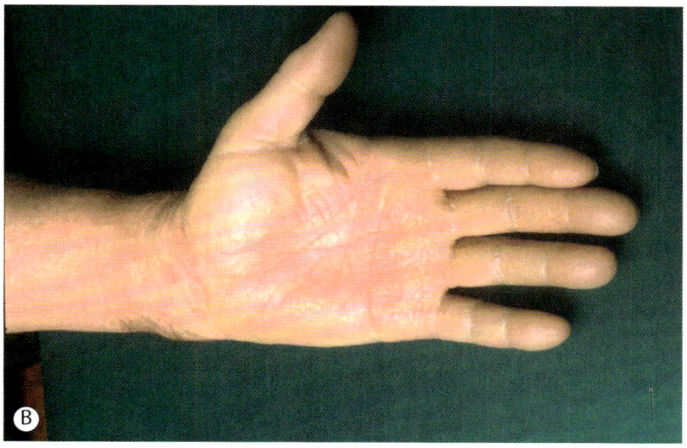


图 3.101　兜甲蛋白皮肤角化病：（A）广泛的细小鳞屑；（B）非残毁性的掌跖角化，淡黄色丘疹和蜂巢样外观

## 发病机制和组织学特征

染色体 1q21 突变使一个兜甲蛋白的等位基因 C 端异常延长，导致兜甲蛋白异常表达，从而致使自身及与他角化的包膜蛋白的交联损伤[3-5]。兜甲蛋白皮肤角化病及一些进行性对称性红斑角化病有共同的基因突变，以及光学及超微结构特点[6]。因此一些学者提出兜甲蛋白皮肤角化病应包括伴鱼鳞病的 Vohwinkel 皮肤角化病和进行性对称性红斑角化病[7]。

与进行性对称性红斑角化病相似，兜甲蛋白皮肤角化病也有棘层增厚，颗粒层增厚及角化不全（图 3.102、3.103）。

电镜下可看到典型的移行层结构，颗粒层细胞核内颗粒及薄角化包膜[4]。兜甲蛋白的免疫反应活性可以在颗粒层细胞核和角化不全细胞核内检测[4]。

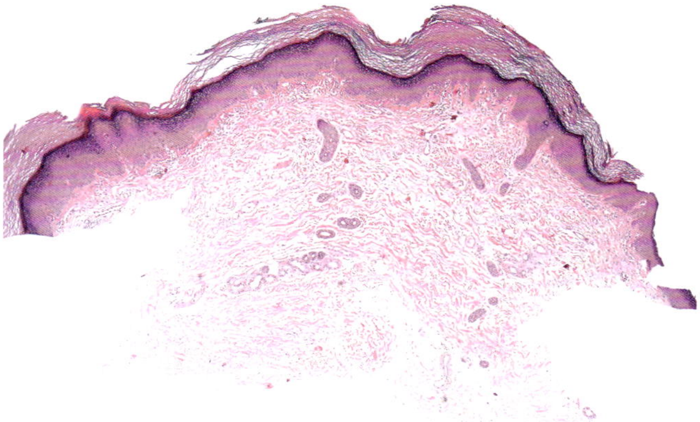

图 3.102　兜甲蛋白皮肤角化病：角化过度和轻度棘层肥厚

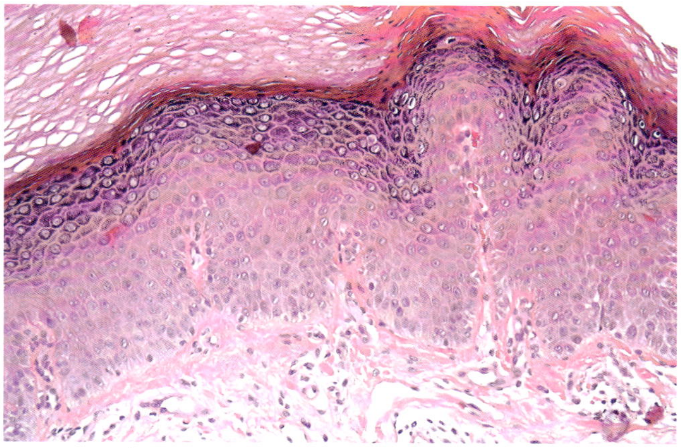

图 3.103　兜甲蛋白皮肤角化病：显著的颗粒层增厚。散乱的细胞（视野右侧细胞）显示核周空泡化，下方角质层角化不全细胞代表移行细胞

目前认为细胞核中突变的兜甲蛋白损伤了丝聚合蛋白原的功能，丝聚合蛋白原在细胞凋亡过程中介导核溶解，代表角质形成细胞的终末分化[6]。

# Clouston 综合征

## 临床特征

Clouston 综合征（有汗性外胚叶发育不良，掌跖 X 型外胚叶发育不良）是一个少见的常染色体显性遗传性皮肤病。主要表现为指甲损害，并可见毛发损害和掌跖角化病（图 3.104）[1-7]。其他少见的表现包括神经性耳聋、视觉异常、皮肤色素沉着、多指（趾）畸形、并指（趾）畸形、智力迟钝、癫痫和侏儒症[5-6]。指甲的改变多样，通常变短、增厚、有纵嵴、颜色出现变化、表面凹凸不平[5-6]。甲沟炎是常见的并发症。

斑秃（从头发变细到完全脱落）是常见表现，面部、腋窝和阴阜的毛发也稀疏或脱落[6]。患者面容正常，牙齿没有受累，没有异常出汗。

虽然有汗性外胚叶发育不良主要报道于法裔加拿大人中，但是在法国人、苏格兰的爱尔兰人和印度人中也都有报道[4, 7-10]。

## 发病机制和组织学特征

致病基因位于 13q11 ～ 12.1[11-14]，是连接蛋白 30 基因突变[15-18]。

掌跖角化病典型表现是角化过度，颗粒层增厚和棘层肥厚[5, 7]。小汗腺正常，但是毛囊和皮脂腺的数目明显减少，大汗腺完全缺失[8]。

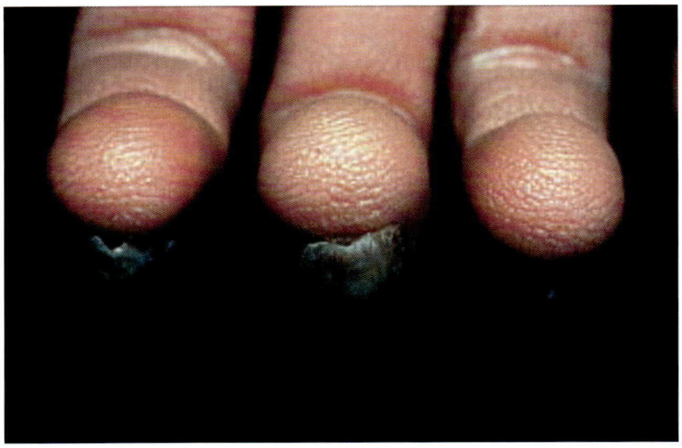

图 3.104 有汗性外胚叶发育不良：指甲萎缩伴指尖的角化过度，使皮嵴突出（By courtesy of D. Atherton，MD，the Children's Hospital at Great Ormond Street，London，UK.）

# Olmsted 综合征

## 临床特征

Olmsted 综合征非常少见，以残损性掌跖角化病和口周斑块为特征。大约报告有 20 个病例[1-5]。已证实一个家系是性联遗传[6]，但大多数是散发病例。发病没有种族差异，主要发生于男性（男女比例为 5∶1）。

角化病出生即有或发生于婴儿早期，最终可以发展为整个足跖和手掌双侧对称、弥漫增厚黄色浸软的角化性斑块，常可扩展到手足的侧缘和伸侧（图 3.105）[3-4]。足跟和前臂也可以被累及。斑块边界清楚，周边是瘙痒性红晕。皮损常发生裂隙，十分疼痛，造成行走非常困难或不能行走[3-4]。偶尔有水疱出现[5]。关节挛缩、阿洪样缩窄带和断指症是常见并发症。皮损会出现细菌和真菌的双重感染。特别是白念珠菌的感染，并会引起皮损出现恶臭。鳞状细胞癌是一个少见的并发症[7-8]。

儿童患者会出现腔孔周围的角化性丘疹和斑块，包括口周、鼻孔、耳朵和肛门周围[3-4]。眼睑、脐、腹股沟和臀裂处都可以被累及。

其他特点包括瘢痕性斑秃、毛周角化和指甲营养不良，包括纵嵴、横沟、增厚、弯曲、甲下角化和感染[3-4]。腋窝和肘窝可以出现角化过度的线状条纹。偶见的临床表现包括生长迟钝、大关节松弛和角膜受累[3-4]。

## 组织学特征

斑块的特点是弥漫的角化过度，伴以垂直方向的

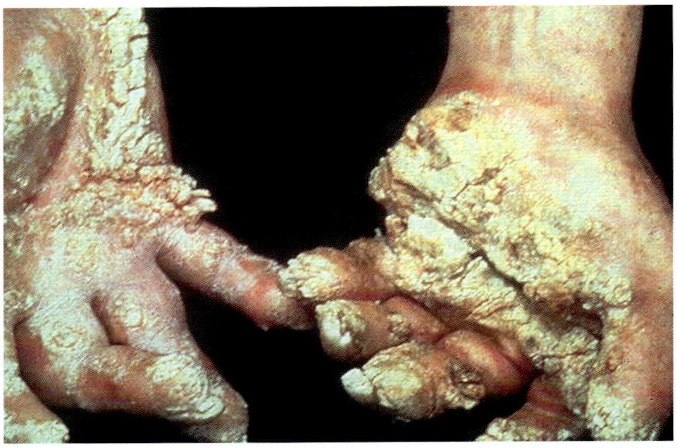

图 3.105 在该病中皮损常为残毁性的，收缩带和指（趾）断离为重要的并发症（By courtesy of W.A.D. Griffiths，MD，Institute of Dermatology，London，UK.）

点状角化不全[2-5]。在角化过度区域，颗粒层增厚伴以大而粗糙的颗粒，而角化不全区域的颗粒层缺如。表皮棘层肥厚呈银屑病样或乳头瘤样增生，真皮浅层水肿、血管增加，也可有淋巴组织细胞浸润。

斑块处的有丝分裂活动增加，Ki-67 的表达增强，嗜银染色核仁组织区增加（AgNORS）[4，9]。

角化过程异常，伴以角蛋白 5、10、14 和锚丝、胞鞘蛋白的表达异常[4-5]。角蛋白的表达异常认为和异维 A 酸和依曲替酯的治疗有关[10]。

## Papillon-Lefèvre 综合征

### 临床特征

掌跖角化病伴发牙周病（掌跖Ⅳ型外胚叶发育不良）是一种少见的常染色体隐性遗传性皮肤病[1]。发病率是百万分之 1 ～ 4[2]。发病无明显的性别差异，通常在 10 岁以内发病。以手足伸侧对称、界限清楚的皮肤角化为特征（图 3.106）[3]。也可以出现多汗、累及乳牙和恒牙的齿龈炎以及界限清楚的牙周炎[4-5]。牙周炎的发生与口腔卫生状况无关，并可以导致牙齿与牙周韧带分离（图 3.107）、松动，牙槽萎缩（上腭、下腭），最终牙齿脱落。牙周韧带是一个致密的纤维带，连接牙齿与齿槽，里面走行血管、淋巴和神经[6]。另外膝部和肘部可见银屑病样皮损，也会出现沟状甲（图 3.108）[3]。皮肤附属器很少受累。临床症状通常发生在 2 ～ 4 岁之间。

有时可见脑幕附着处和脉络膜丛的钙化[6]。还会出现耳聋、指（趾）骨畸形、毛囊角化过度和智力迟钝。患者容易发生感染，尤其是疖病，这与中性粒细胞趋化和吞噬功能出现缺陷，以及 B 和 T 淋巴细胞有丝分裂反应减弱有关[7]。

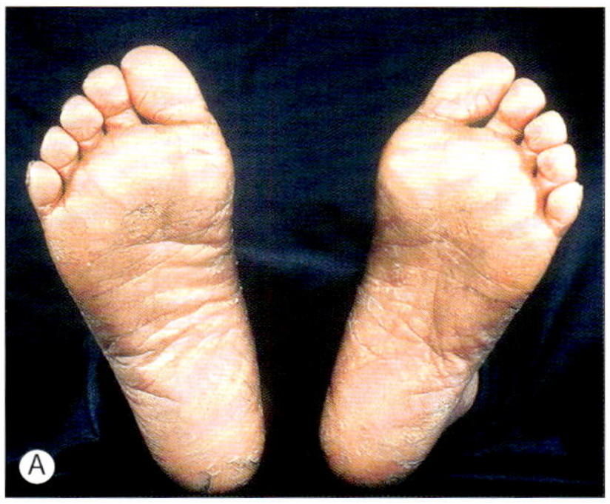

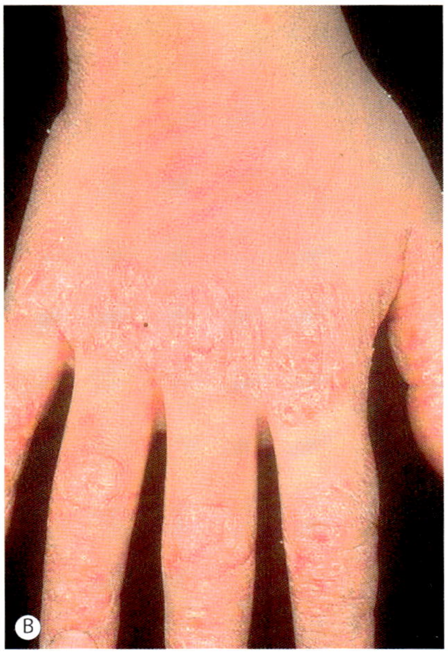

图 3.106 Papillon-Lefèvre 综合征：（**A**）足底明显的角化过度。（**B**）患者的手背，尤其是指节关节受累（By courtesy of W.A.D. Griffiths，MD，Institute of Dermatology，London，UK.）

### 发病机制和组织学特征

Papillon-Lefèvre 综合征认为是 11q14 ～ 21 染色体的变异[8]。此病与错义和无义基因突变以及删除

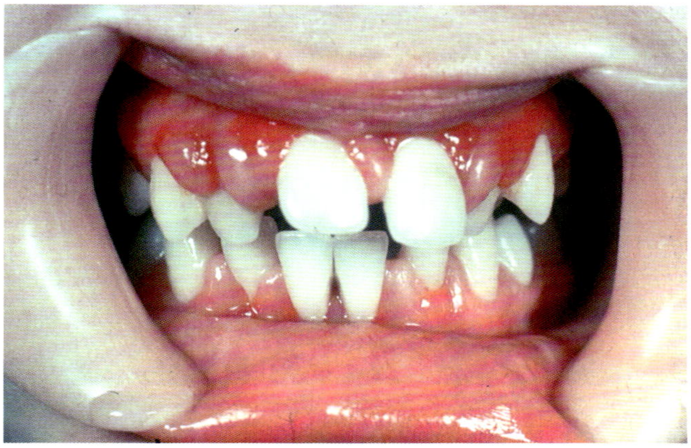

图 3.107 Papillon-Lefèvre 综合征：牙龈充血肿胀，由于支持组织的破坏，牙齿在咀嚼压力的影响下出现不规则的移位。这个患者 12 岁，但是牙周组织的破坏程度类似 60 多岁的老人（By courtesy of R.A. Cawson，MD，Guy's Hospital，London，UK.）

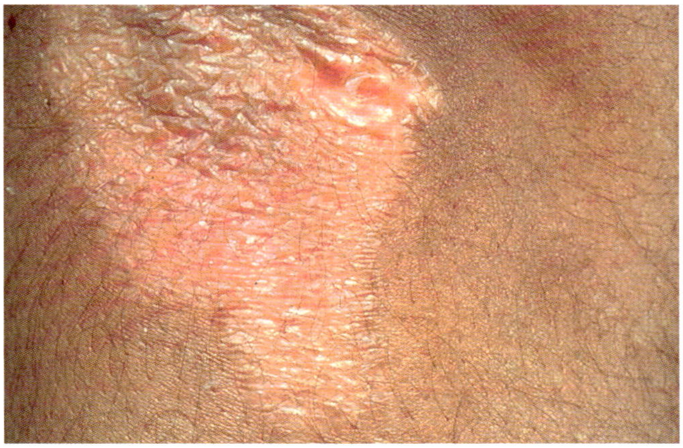

图 3.108 Papillon-Lefèvre 综合征：肘部上方一处银屑病样的脱屑斑块（By courtesy of W.A.D. Griffiths，MD，Institute of Dermatology，London，UK.）

和插入溶酶体半胱氨酸组织蛋白酶C有关（氨基二肽酶）[9-12]。在纯合子的患者中，组织蛋白酶C活性的缺失会导致骨髓功能和巨噬细胞颗粒丝氨酸蛋白酶功能受损，从而发生顽固的细菌吞噬功能缺陷[11-12]。组织蛋白酶C也在手掌、足跖、膝盖和角化的齿龈中表达[9]。在这些部位其功能尚不明确。

掌跖皮损的组织病理特点是明显的角化过度、棘层肥厚和颗粒层增厚（图3.109）[3]。也可见角化不全和表皮银屑病样增生[7]。肘部和膝部皮损可见表皮银屑病样增生和角化不全，真皮乳头延长和浅层血管扩张[3]。

## Naxos 综合征

### 临床特征

Naxos综合征（掌跖角化病伴心律失常性心肌病）是一种常染色体隐性遗传病。表现为掌跖角化，卷发及其他与扩张型心肌病相关的外胚层特征[1-2]。本病首次报道为希腊纳克索斯岛的一个家族[1]。

### 发病机制和组织学特征

斑珠蛋白为细胞桥粒的重要组成部分，其基因的缺失导致了斑珠蛋白的移码突变，为Naxos综合征的致病原因[3]。组织学特点为致密的角化过度，颗粒层增厚和棘层肥厚[2]。

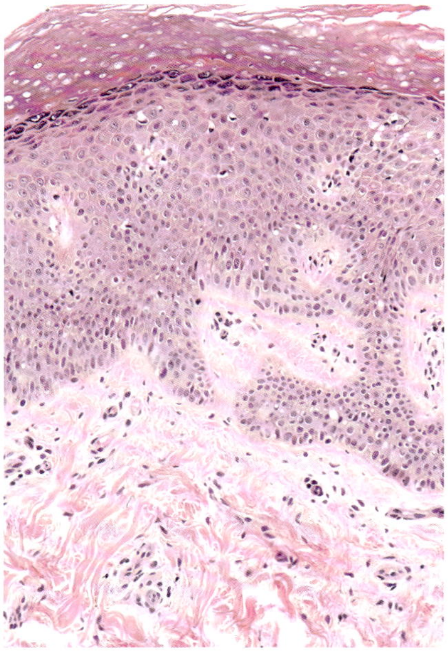

图3.109 Papillon-Lefèvre综合征：角化过度，颗粒层增厚和银屑病样增生

## McGrath 综合征

### 临床特征

McGrath综合征（皮肤脆弱和少汗性外胚层发育不良）为一种常染色体隐性遗传病，表现为弥漫性、有时为疣状掌跖角化，创伤诱导的皮肤脆性增加，和先天性外胚层发育不良，累及甲，头发及汗腺[1]。有时为痛性的足跖角化，皲裂严重以致无法行走。甲增厚且有显著的营养不良。皮肤脆性增加，压力部位创伤诱发的水疱和结痂。头发显著变短和稀疏。出汗减少。

### 发病机制和组织学特征

该病目前认为与桥粒斑菲素蛋白1（plakophilin-1，PKP1）基因突变相关，导致桥粒斑菲素蛋白1完全消融，这个蛋白与细胞膜和角蛋白相互作用的桥粒蛋白形成有关[1-2]。

光镜下可见表皮增厚，广泛的细胞间隙增宽，从基底层上向上扩展。皮肤的桥粒斑菲素蛋白-1的免疫荧光完全缺失。电子显微镜显示角质形成细胞间连接消失。尤其下部的基底上层桥粒变小及数量减少。内部及外部的桥粒斑均发育不良[3]。

## 先天性厚甲综合征Ⅰ型

### 临床特征

局限性掌跖角化病（非表皮松解型）伴口腔角化过度（Jadassohn-Lewandowsky综合征，局限性掌跖角化病伴口腔角化过度，掌跖外胚叶发育不良Ⅰ型）通常是常染色体显性遗传，但也有常染色体隐性遗传的报道[1-2]。克罗地亚人、斯洛文尼亚人和犹太人发病率较高，尤其犹太人更常见[3-4]。患儿于出生时或生后六个月内发病[1，5]。男女患病率均等。

临床表现为指（趾）远端甲床严重角化过度，导致甲板明显增厚并与甲床分离（图3.110）。还可见掌跖角化过度、多汗和毛周角化，以及肘部、膝部、下肢远端的干皮症和疣状增生（图3.111）。患者也可出现斑秃、甲床感染和牙齿[1，5-6]。足跖可出现红斑和水疱，手掌虽可发病但较少见；几乎所有患者都会发生口腔黏膜白斑（图3.112）[1，6-7]。病变甚至会累及喉部[8]。

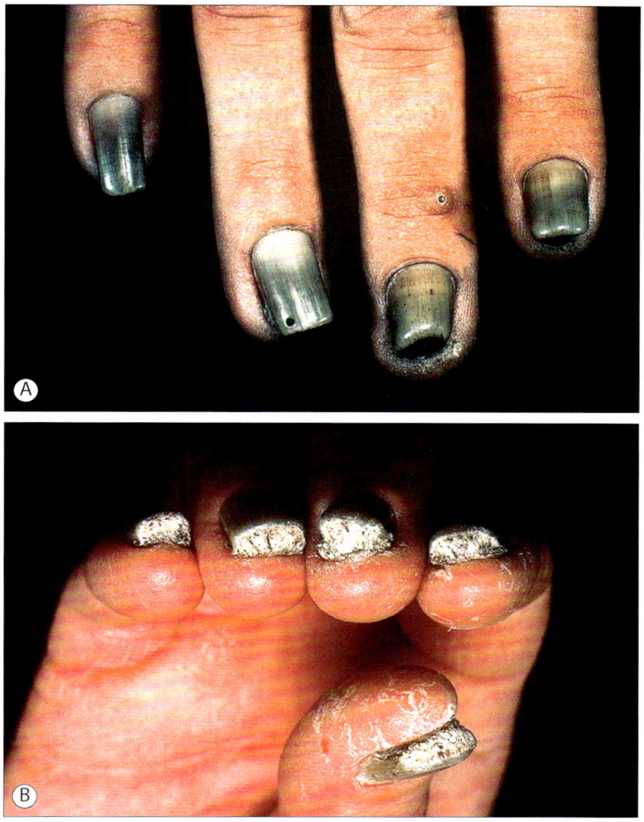

图 3.110 先天性厚甲综合征Ⅰ型：（A）可见甲板严重变形和甲远端横沟。虽然看上去表现为甲板增厚，其实大多数病变是由于甲床显著角化过度而导致的甲板弯曲和与甲床分离；（B）这张照片的甲下角化过度更明显［（A）By courtesy of R.A. Marsden，MD，St George's Hospital，London，UK，（B）By courtesy of W.A.D. Griffiths，MD，Institute of Dermatology，London，UK.］

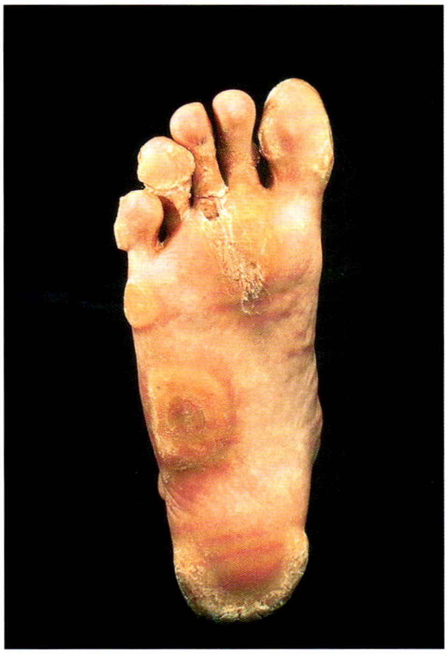

图 3.111 先天性厚甲综合征Ⅰ型：常见的临床表现为足跖散在、黄色角化过度性斑块（By courtesy of R.A. Marsden，MD，St George's Hospital，London，UK.）

## 发病机制和组织学特征

本病为限局性掌跖角化病的异型。突变基因为角

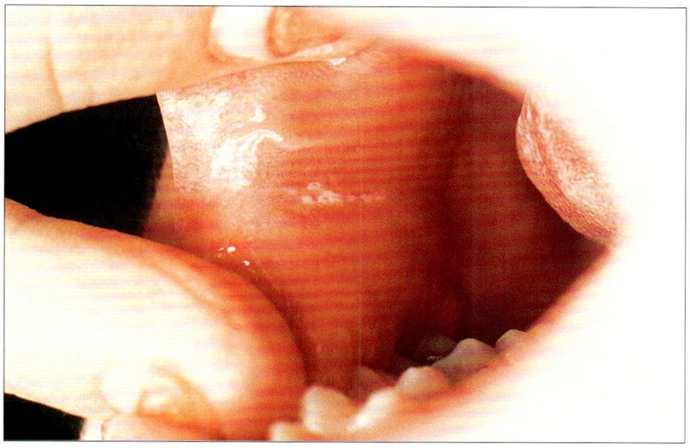

图 3.112 先天性厚甲综合征Ⅰ型：常伴发颊黏膜白斑（By courtesy of R.A. Marsden，MD，St George's Hospital，London，UK.）

蛋白 16 和角蛋白 6a［9-14］。

组织学表现为甲床显著角化过度［1］。掌跖角化过度，颗粒层和棘层肥厚（图 3.113）［1］。超微结构示棘细胞层核周出现圆形或卵圆形、深染的包涵体为浓密聚集的角质张力微丝［11］。毛囊损害表现为毛囊口角栓及其周围角化过度、角化不全和棘层肥厚（图 3.114）［6］。真皮浅层血管周围出现单一核细胞的慢性炎症浸润。口腔损害不易与白色海绵样痣的口腔损害（均为角化不全、棘层肥厚和表皮空泡形成）鉴别（图 3.115）。黏膜上皮未见异形细胞。

# 先天性厚甲综合征Ⅱ型

## 临床特征

先天性厚甲综合征Ⅱ型（掌跖外胚叶发育不良Ⅱ

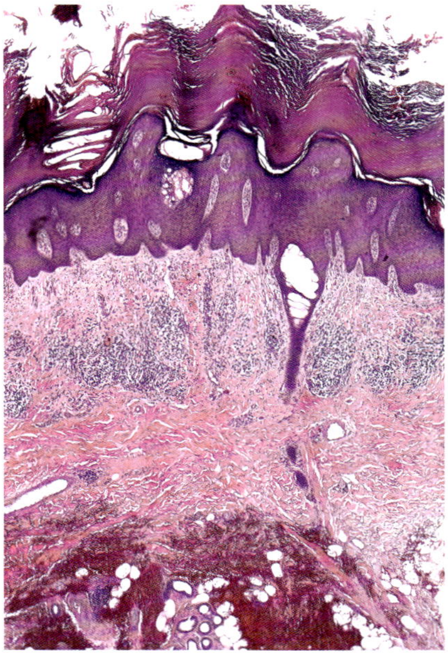

图 3.113 先天性厚甲综合征Ⅰ型：手掌皮肤示显著的角化过度，颗粒层及棘层肥厚

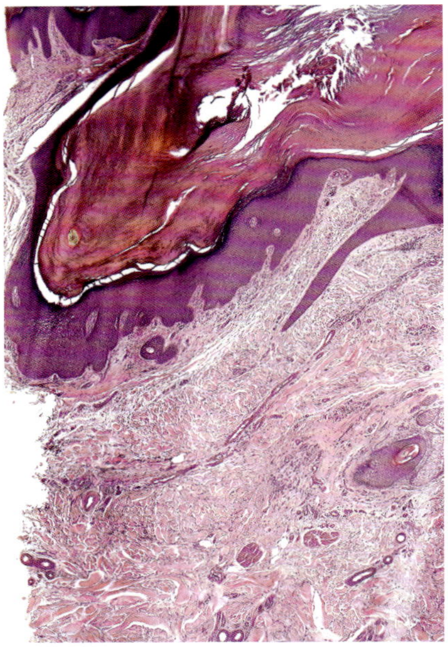

图 3.114 先天性厚甲综合征Ⅰ型：毛囊损害示毛囊口角栓及其周围角化过度、角化不全和棘层肥厚

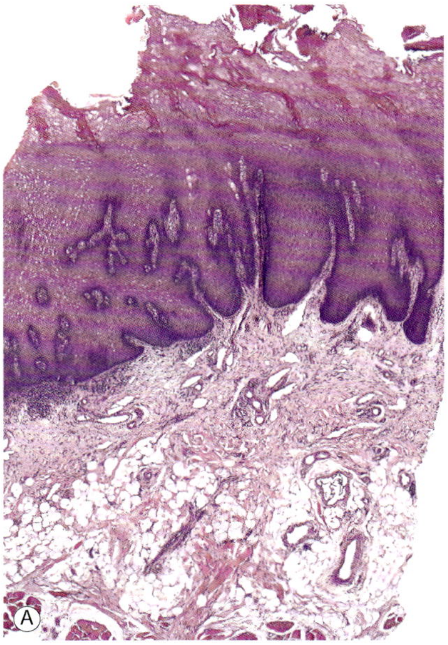

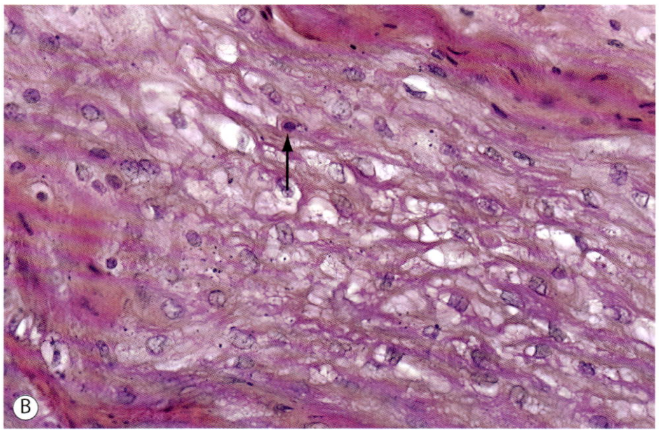

图 3.115 先天性厚甲综合征Ⅰ型：（**A**）黏膜损害为显著的棘层肥厚，伴巨大而圆钝的表皮突。（**B**）高倍镜下可见表皮角质形成细胞灶状角化不全及空泡化。箭头示角化不良细胞

型，Jackson-Lawler 综合征，Jackson-Sertoli 综合征）为常染色体显性遗传。临床表现为限局性、掌跖压迫部位轻度的角化过度，甲下角化过度，表皮囊肿，多发性脂囊瘤和眉毛、体毛异常（扭曲发），牙齿发育不良，口角炎和声嘶[1-2]。足跖损害可迟至儿童后期发病。与先天性厚甲综合征Ⅰ型相比，本病不发生口腔黏膜白斑。此型掌跖外胚叶发育不良一般不伴有恶性肿瘤。

## 发病机制和组织学特征

先天性厚甲综合征Ⅱ型为角蛋白 17 和角蛋白 6b 基因突变所致[3-7]。有趣的是，角蛋白 17 突变也可仅导致多发性脂囊瘤[3]。

甲下损害及角化病的组织学表现与先天性厚甲综合征Ⅰ型相似，只是程度轻些。本病出现的表皮样囊肿和脂囊瘤病理表现典型。

# Ⅱ型酪氨酸血症

## 临床特征

Ⅱ型酪氨酸血症（Richner-Hanhart 综合征，酪氨酸氨基转移酶缺乏，掌跖角化病伴角膜营养不良）是以出生后几个月发生疱疹样角膜溃疡为特征的眼皮肤综合征。随后出现常发生于指（趾）、手掌和脚掌的痛性的点状、有时为条纹状和局限性的角化过度，常伴有多汗。偶尔可在肘、膝甚至舌头上发现异常的角化斑块。其他症状包括精神和躯体发育迟滞[1]。

## 发病机制及组织学特征

Ⅱ型酪氨酸血症为常染色体隐性遗传病，是由于肝脏酪氨酸氨基转移酶缺乏所致。是酪氨酸氨基转移酶基因 16 号染色体长臂点突变所致[2-3]。检测出酪氨酸血症和苯乙酸血症并伴有尿中对羟基苯乙酸增高即可确诊。通过低苯基丙氨酸-低酪氨酸饮食可以达到临床及生化指标的改善[1]。

组织学变化为棘层及颗粒层增厚，角质形成细胞内含有嗜酸性球状包涵体[4]。

电镜下显示张力原纤维和角质透明蛋白合成物增多，大量的微管，角质透明蛋白包块紧密的结合，其中含有管状通道和微管包涵体[4]。过多的细胞内酪氨酸可能加强了聚合的张力微丝间的交联，导致了球状的外观[4]。

# Carvajal-Huerta 综合征

## 临床特征

Carvajal-Huerta 综合征为常染色体隐性遗传病，表现为掌跖角化过度、羊毛发及扩张型心肌病[1-2]。患者出生时即有羊毛发。出生第一年掌跖角化病和其他角化病状即可出现。Carvajal-Huerta 综合征的临床症状类似于 Naxos 综合征，但前者的掌跖角化为线状的而非弥散型的。最初的心脏症状仅有心电图异常，常在无症状患者中发生。在这些患者中，左心室扩张合并肌肉收缩力变化，可能导致充血性心力衰竭和死亡。

## 发病机制和组织学特征

编码桥粒斑蛋白的染色体 6p24 基因突变导致该病发生[3]。桥粒斑蛋白是细胞桥粒的重要成分，对表皮和心脏组织的硬度和强度也尤为重要。

皮损活检表现为表皮松解性角化过度的特征[1]。

免疫组化证实了基底层上角质形成细胞核周围角蛋白聚集。这意味着细胞间细丝网倒塌，桥粒斑蛋白依附细胞桥粒的中间细丝失败。

超微结构下可见细胞间连接松散，桥粒与角蛋白间细丝连接破坏，可看见萎缩的桥粒结构[2]。

# Howell-Evans 综合征

## 临床特征

常染色体显性遗传性掌跖角化病伴发食管鳞状细胞癌于 1958 年首次报道，又称为 Howell-Evans 综合征[1-5]。最初认为是一种弥漫性角化病，后证实损害为限局的，受压部位更易产生皮损（图 3.116）[4]。发病年龄多在 6 ~ 15 岁，有时压迫部位的角化过度可伴有疼痛，长期卧床休息后皮损可消失[5]。体力劳动者手掌常受累。该综合征又称为掌跖外胚叶发育不良Ⅲ型，包括发生在四肢近端的毛周角化，多发性表皮囊肿和颊黏膜灰白色角化过度斑（此斑常发生在角化病的初期，因此可作为患病家系成员早期的诊断线索）[5-9]。甲板不受累[6]。到目前为止，最大的样本报道有 28% 的患者（89 人）合并食管鳞状细胞癌，其中 84% 死于肿瘤[4]。

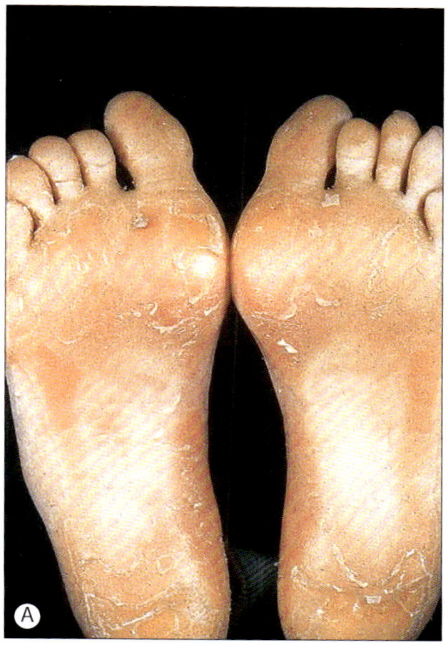


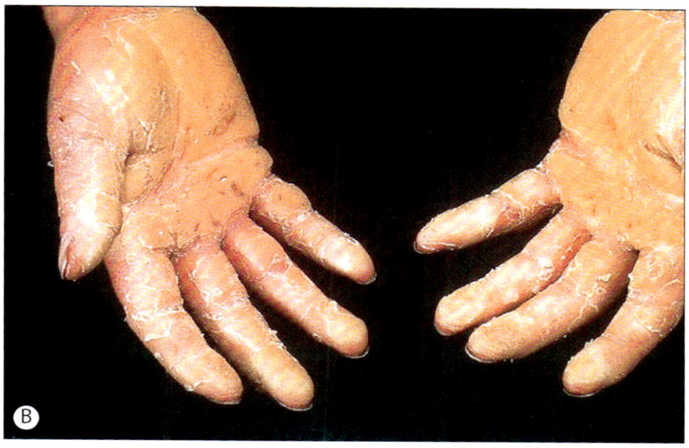


图 3.116 Howell-Evans 综合征：（**A**）限局性、常染色体显性遗传性掌跖角化病患者发生食管癌的危险性增高；（**B**）该患者手掌也严重受累（By courtesy of the Institute of Dermatology, London, UK.）

## 发病机制和组织学特征

致病基因定位于 17q23-qter（TEC 点），在角蛋白基因组远端，因此本病并非为角蛋白基因突变[10-12]。

皮肤组织病理表现为角化过度、颗粒层和棘层肥厚。未见表皮松解。

颊黏膜灰白斑表现为角化不全，棘层肥厚和由棘细胞胞质空泡化导致的海绵形成[4]。

# Schöpf-Schulz-Passarge 综合征

## 临床特征

Schöpf-Schulz-Passarge 综合征（掌跖角化病伴眼睑囊肿，牙齿发育不全，少毛症）很可能为一种常染色体隐性遗传模式的疾病[1]。患者表现为相对较轻的弥漫性红斑角化病，伴有牙齿发育不全，毛发稀疏，甲营养不良和迟发的眼睑囊肿。

### 组织学特征

眼睑囊肿提示大汗腺囊瘤。许多外分泌腺纤维瘤和鳞状细胞癌可以出现在老年人肢端的皮肤上[1-2]。其中的原因尚不知晓[3]。

## 获得性掌跖角化病和内脏恶性肿瘤

获得性弥漫性掌跖角化病可能伴发内脏肿瘤，包括支气管癌、食管癌、胃癌、膀胱癌和骨髓瘤（图3.117）[1-6]。也有报道认为获得性线状和点滴状两型掌跖角化病的发病与乳腺癌、肾癌、结肠癌和肺癌有相关性[7-8]。

## 更年期角化病

### 临床特征

更年期角化病（又称Haxthausen病），是发生于绝经期妇女的获得性角化性疾病[1-2]。损害表现为足跖受压部位出现红斑、角化过度性斑块，表面可有皲裂。随病情发展可扩展到足跖的其他部分（图3.118）。患者通常肥胖。皮损也可见于手掌大鱼际和小鱼际隆突之间的区域[2]。双侧卵巢切除术的年轻妇女也可出现相似损害[3]。本病应与先天性掌跖角化病的迟发型鉴别。

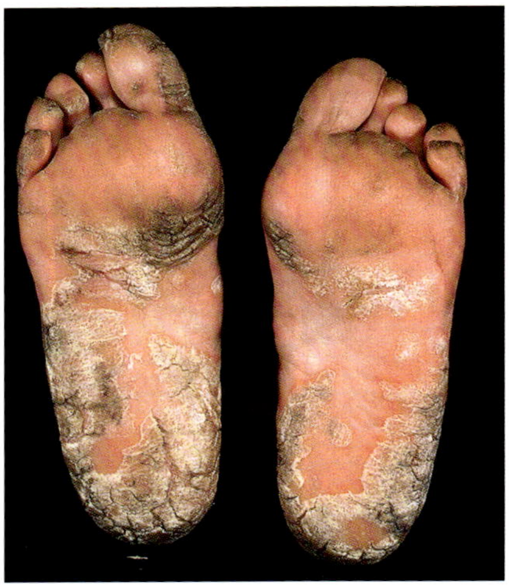

图3.117 获得性掌跖角化病：本病的发生提示潜在的内脏恶性肿瘤（By courtesy of the Institute of Dermatology，London，UK.）

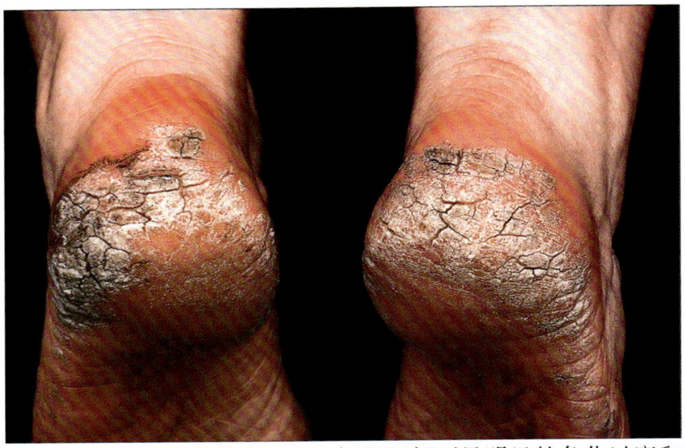

图3.118 更年期角化病：在双侧足跟部可见明显的角化过度和皲裂（By courtesy of the Institute of Dermatology，London，UK.）

### 组织学特征

明显角化过度，颗粒层和棘层增厚，表皮海绵水肿，有淋巴细胞移入[2]。真皮浅层血管周围淋巴、组织细胞浸润，常可见真皮胶原纤维垂直分布伴不典型的肌成纤维细胞[2]。

## 鸡眼

鸡眼是非常常见的疼痛性角化皮损，见于足趾的背面和侧缘，通常由于穿鞋不合脚所致。组织学上，是以深在的角蛋白栓伴以上皮的萎缩为特点（图3.119）。缺少空泡细胞和不规则的透明角质颗粒，这些可与跖疣进行鉴别。

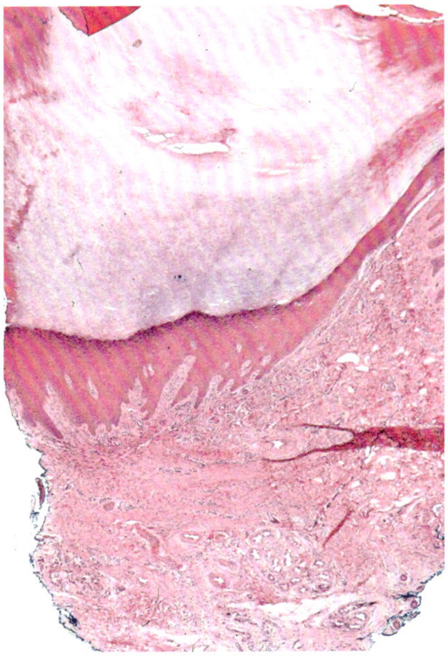

图3.119 鸡眼：弥漫的角化过度，其下表皮萎缩

## 胼胝

与鸡眼相比，胼胝是非疼痛性的、局限性角化过度斑块，通常因为压力和足部畸形而形成，发生在足跖或足跟。手掌皮损是慢性摩擦的结果。组织学上与鸡眼相似，是一个充满角蛋白的表皮凹陷伴以颗粒层增厚。常见角化不全。

## Hopf 疣状肢端角化病

### 临床特征

是一种非常少见的常染色体隐性遗传皮肤病[1-3]。发病于婴儿期或儿童早期。皮损为干燥、粗糙、棕黄色或肤色的疣状角化增生性斑块，主要局限于手背（图 3.120）、足背、膝盖和肘部[4]。手掌和足跖可见点状角化凹陷。这些皮损偶尔可见于毛囊角化病，临床和组织学上难以区分[5-7]。也有报道慢性家族性良性天疱疮、痣样基底细胞癌综合征出现类似皮损[8-9]。指甲可以受累，包括纵向分裂、条纹和甲下角化过度[10]。

### 发病机制和组织学特征

疣状肢端角化病肌浆（内质）网 $Ca^{2+}$ ATP 酶 2 功能缺失，证实该病和毛囊角化病为等位基因疾病[11]。基因突变而非 ATP2A2 突变暗示了疣状肢端角化病中基因的异质性[12]。

皮损棘层肥厚，颗粒层增厚，呈典型的“教堂顶尖状”表现（图 3.121）。中度至重度的角化过度，无角化不全。连续切片有时显示出棘层松解性角化不良，提示该病与毛囊角化病相关。

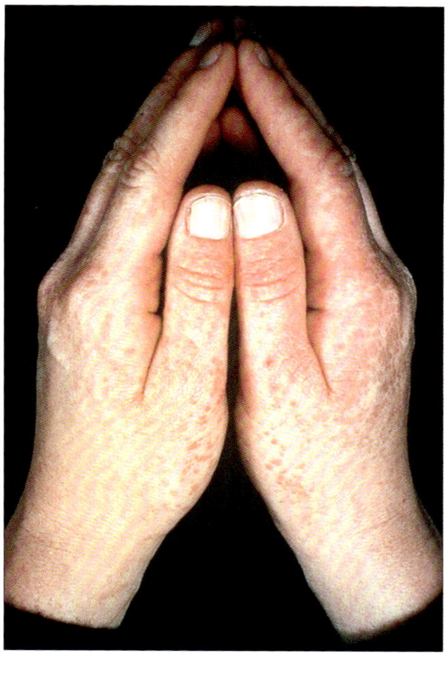

图 3.120　疣状肢端角化病：许多棕黄色平顶的丘疹对称分布在手背侧（By courtesy of R.A. Marsden，MD，St George's Hospital，London，UK.）

### 鉴别诊断

疣状肢端角化病样皮损可见于线状表皮痣[13]。组织病理表现与灰泥角化有许多重叠。

## 汗孔角化病

### 临床特征

汗孔角化病是一种常见的疾病。皮损中心萎缩或红斑，周边围以堤状角化隆起。中心有呈角度突出的角栓（圆锥状板层）[1]。汗孔角化病主要分为六类：经典型、局限型、线状、点状、浅表播散型（DSP）和播散性浅表性光线性汗孔角化病（DSAP）。所有类型都是常染色体显性遗传，但散发病例也有报道。

- 在经典 Mibelli 型汗孔角化病，患者的肢端出现一个或几个斑块样皮损（图 3.122）。常见于成年人，非常难治。
- 局限型汗孔角化病是一块大的单一皮损。
- 浅表性播散性光线性汗孔角化病最为常见，发生于暴露部位，以多发、小的、干燥的浅表皮损为特征（图 3.123、3.124）[2]。可以继发于 PUVA 治疗，也可发生于免疫抑制的患者[3-5]。好发于 30 ～ 40 岁之间，虽然与日晒有关，但很少发于面部。好发部位依次为小腿、前臂、后背、上臂和大腿[6]。
- 浅表播散性（非光线性）汗孔角化病（掌跖泛

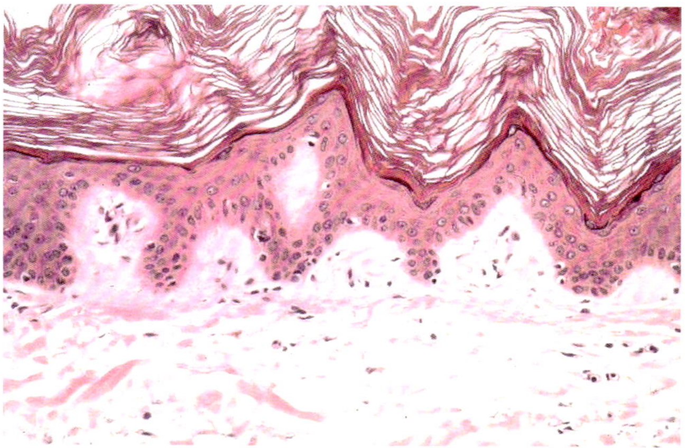

图 3.121　疣状肢端角化病：角化过度和教堂顶尖状乳头瘤样增生

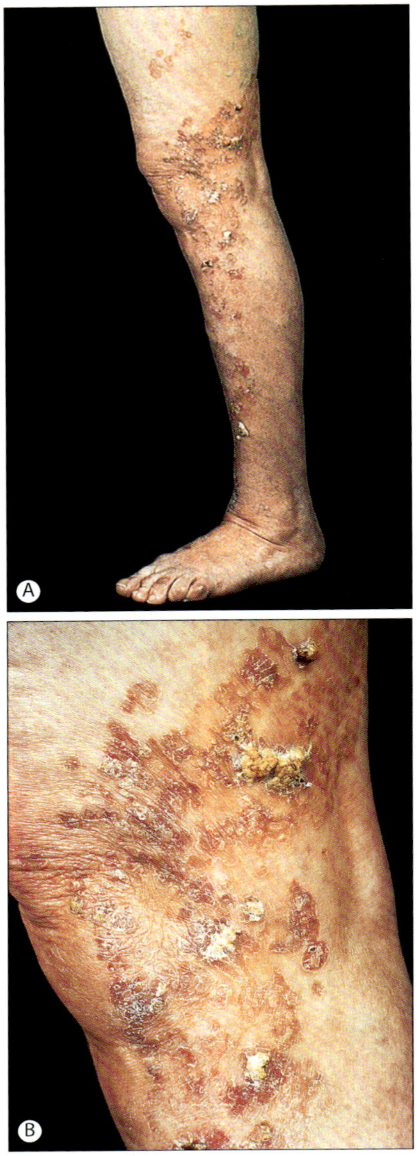

图 3.122 Mibelli 汗孔角化病：（**A**）皮损呈广泛的线状分布。（**B**）可见萎缩性鳞屑性红斑，边缘清楚，轻度隆起（By courtesy of M.M. Black，MD，Institute of Dermatology，London，UK.）

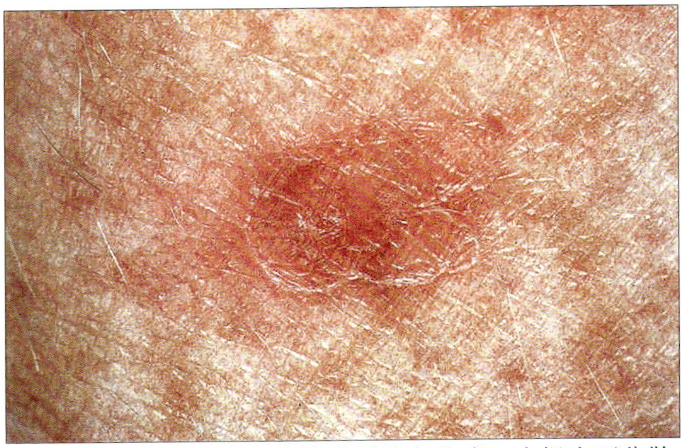

图 3.124 浅表性播散性光线性汗孔角化病：皮损小而分散，特征性隆起的边缘（By courtesy of the Institute of Dermatology，London，UK.）

发性型）的特征性皮损是无症状的，好发于躯干、外生殖器、手掌和足跖。最近报道了 1 例以剧烈瘙痒的发疹型皮疹为特点的病例[7]。

- 临床上线状汗孔角化病的皮损与发生在肢端的表皮痣相似，常发生于婴儿期或儿童早期（图 3.125）[8]。带状疱疹样的变型已有报道，通常发生于儿童，好发部位依次为下肢、上肢及躯干[9]。
- 点状汗孔角化病（棘状角化病）常为累及手掌和足跖细小的棘状突起，通常在 20 ～ 30 岁时出现[6]。Mibelli 汗孔角化病并无典型的超微结构。必须与其他的点状角化病相鉴别。

汗孔角化可以累及黏膜，导致指甲萎缩和斑秃。发生皮肤肿瘤的风险稍有增高。可以继发鲍恩病、基底细胞癌和鳞状细胞癌[1，8，10-15]，发生率从 6.8% 到 11.6% 不等[10，13-14]。某些病例肿瘤的发生可能与既往放射治疗有关[10]。肿瘤通常发生于原发疾病后的许多年，常为多发，大多发生于较大或粗糙的皮损[8，10，16]，

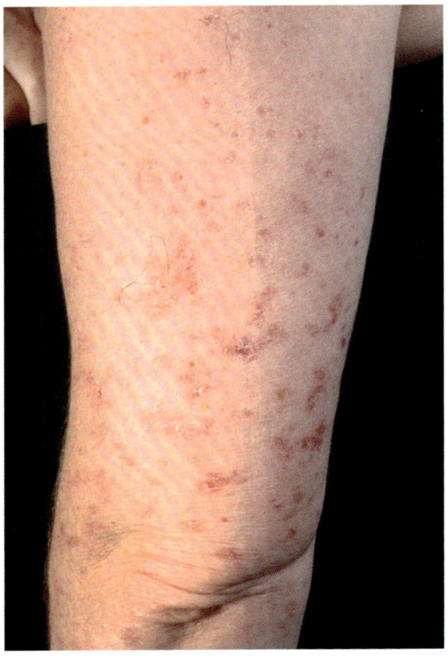

图 3.123 浅表性播散性光线性汗孔角化病：光暴露部位许多小的红色至褐色的角化型斑疹

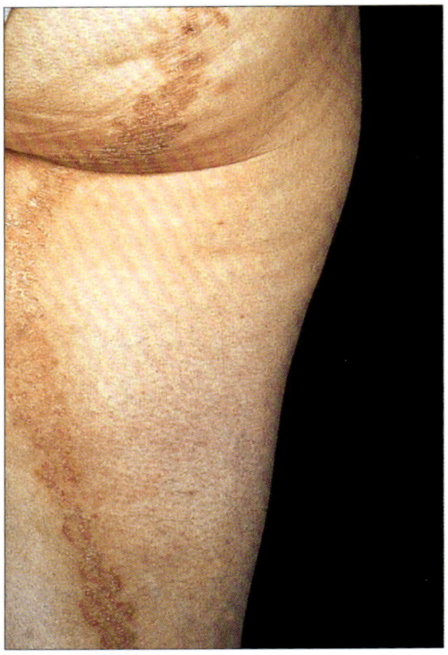

图 3.125 线状汗孔角化病：皮损为线状、痣样分布

多见于躯干和肢端[8]。

## 发病机制和组织学特征

汗孔角化病的病因不明。Reed 和 Leone 认为局部的角化不良可能与圆锥样板层形成有关，而它的形成与角质形成细胞局灶性、不正常的扩增性克隆增生有关[17]。最近发表的一篇文献报道支持这个观点。

已经发现汗孔角化的皮损与增高 DNA 指数相关的异常上皮 DNA 倍数有关，此表现介于正常皮肤和鲍恩病之间[18-19]。未被累及的皮损通常是双倍型[8]。在局限性和 Mibelli 型汗孔角化病患者培养的角质形成细胞和成纤维细胞中发现了染色体的异常[8，10，20-21]。这些发现已经从正常皮肤和淋巴细胞中培养出的成纤维细胞得到证实，3 号染色体更易被影响[22]。3 号染色体短臂近端片段的突变认为与恶变有关[22]。电离辐射、紫外线、包括 PUVB 和 PUVA 可能与新发皮损有关[23]。电离辐射尤其与这些皮损的恶变有关[14，24]。

培养的成纤维细胞显示出对 X 射线的致死剂量高度敏感，但对紫外线没有敏感性[21-22]。这个现象在 50% 的患者中显示与染色体的不稳定性有关[20]，认为是异常 DNA 修复机制的结果（见于着色性干皮病），但目前还没有支持这个假设的相关证据[21]。

Mibelli 型汗孔角化病、浅表性播散性汗孔角化病和浅表性播散性光线性汗孔角化病的发生可能是机体对器官移植或输血的反应，并可能与丙型肝炎感染、克罗恩病、肾衰竭和血液透析有关[25-29]。

在圆锥形板层下方皮损的角质形成细胞中，p53 和 pRb 蛋白过度表达；mdm-2 和 $p21^{waf-1}$ 表达减少[30-33]。虽然到目前为止还没有发现 p53 基因的突变，汗孔角化皮损出现恶性变可能与细胞周期控制机制紊乱有关[32，34]。

最近，在一个中国人浅表性播散性汗孔角化病的家系患者中，致病基因定位于 12q23.2 ～ 24.1 染色体[35]。

活检必须取自隆起的边缘，如果病理取自周边隆起的皮嵴，可以看到典型的病理表现。其特点是一个充满角蛋白的凹陷中有一个成角度的角化不全板层，即圆锥形板层（图 3.126）。尽管叫汗孔角化，但其不与汗管“开口”相关。病变常累及毛囊，最常见的来源是非附属器上皮。圆锥形板层的角质形成细胞含有特征性的 PAS 阳性颗粒。板层下方的上皮细胞空泡化，并缺少颗粒层（图 3.127）。可以出现角化不良细胞和上皮不良增生，可以从轻度改变到原位癌的改变。有时会出现基底细胞的液化变性，偶尔可见明显的胶样小体。上皮附近靠近真皮部位常有萎缩，但也可正常或棘层肥厚。真皮有时可有非特异性慢性炎细胞浸润和毛细血管扩张。典型特征最多见于 Mibelli 型汗孔角化病。其他亚型特征性表现不显著（图 3.128）。在光线性汗孔角化病中，相邻表皮可见日光弹力纤维变性和表皮萎缩[6]。

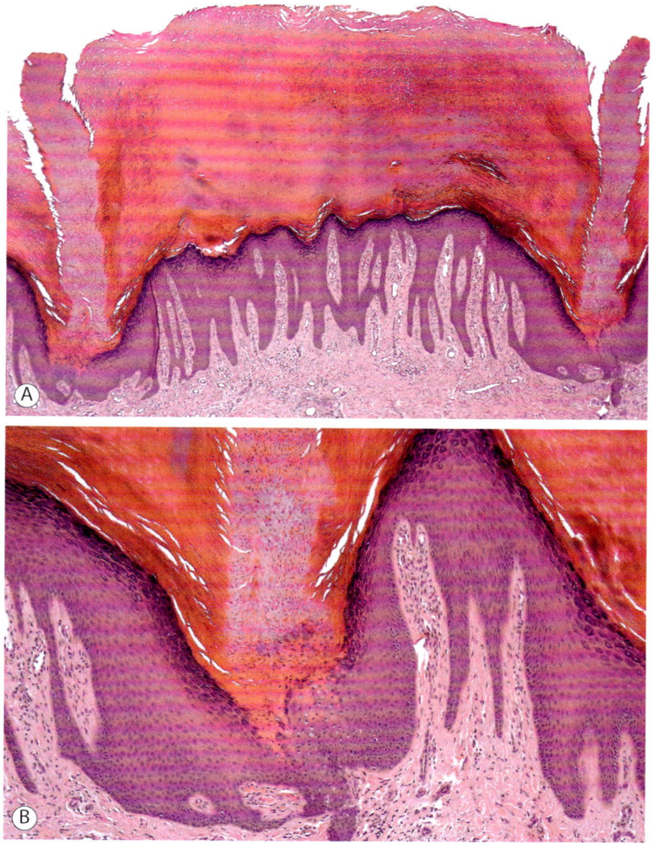

图 3.126 Mibelli 型汗孔角化病：（A）可见角化过度和两处明显的圆锥状板层，呈钝角突出。下方的表皮萎缩；（B）圆锥状板层中可见一个成角度的层状角化不全柱

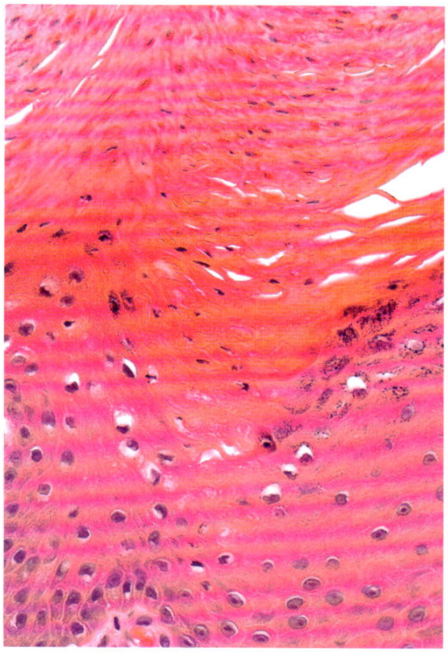

图 3.127 Mibelli 型汗孔角化病：圆锥状板层下的表皮空泡样变，颗粒层缺失

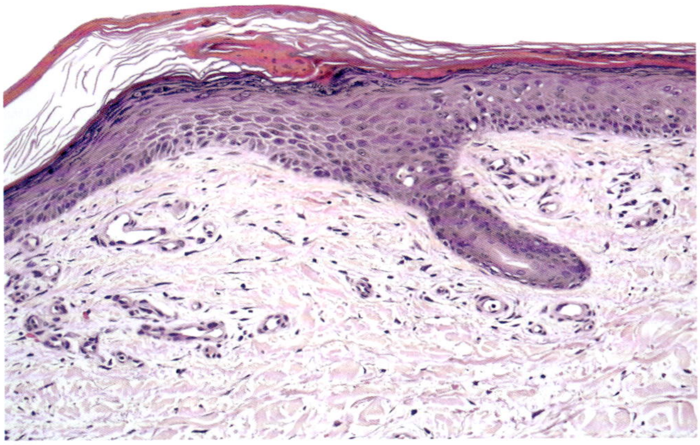

**图 3.128** 浅表性播散性光线性汗孔角化病：在该病例中，圆锥形板层上覆有末端汗管。皮损中心表皮萎缩，真皮乳头毛细血管扩张

## 鉴别诊断

根据组织病理特点结合临床体征可以做出诊断。圆锥状板层是一个非特异性表现，可见于一系列疾病中，包括寻常型银屑病、脂溢性角化、日光角化、寻常疣、鳞状细胞癌和基底细胞癌[36]。圆锥状板层也是疣状表皮痣和汗孔角化性小汗腺痣的特点[37-38]。它们在正常，特别是光老化的皮肤中也可以见到。圆锥形板层中的 PAS 阳性颗粒可作为汗孔角化病的标志，虽然笔者并未见过[39]。

# 持久性豆状角化过度病

## 临床特征

持久性豆状角化过度病（Flegel 病）并不少见，有时会与 Kyrle 病混淆[1-5]。发病无性别差异，多在 40～50 岁间发病。慢性病程，许多患者可以出现皮肤损害数十年。患者出现多个 1～5 mm、分散、灰色、棕灰色或棕红色、环状脱屑的丘疹（图 3.129）。最初的皮损常发生于足背。其他好发部位为双小腿、上臂和肩胛。臀部、躯干和手背侧均可受累，手掌和足跖可以出现点状角化。皮损为无自觉症状或轻度瘙痒。去除鳞屑可见点状出血，这是一个和灰泥角化病进行鉴别的特点。除了个别的病例报道，没有发生基底细胞癌和鳞状细胞癌的病例报道（与 Kyrle 病相比较）[6]。大多数是散发病例，但是一些证据表明部分病例是常染色体显性遗传。

## 发病机制和组织学特征

Flegel 病病因和发病机制不明，以局灶性异常角化过度为特点[7-10]。早期皮损无特征性，仅仅显示板层状角化过度、局部角化不全和基本正常的表皮。在典型的皮损，除了角化过度和角化不全外，可见表皮萎缩、颗粒层减少或缺失（图 3.130、3.131）。表皮下层可见细胞间水肿，偶见点状基底细胞液化变性。有时可见胶样小体。真皮乳头水肿和慢性炎细胞浸润可沿血管周围或呈苔藓状分布。色素失禁较少见。

可见 $CD4^+$ T 辅助细胞和少量 $CD8^+$ T 抑制细胞的混合浸润[8-9]，也可见 Sézary 样细胞。朗格汉斯细胞显著减少[9]。在萎缩区域，例如细胞角蛋白 1 和 10、丝聚合蛋白和兜甲蛋白等分化标记物缺失。

超微结构上最常见的变化是退化的角质颗粒，缺失的、空泡形成或异常薄片状膜覆盖的 Odland 小体。不能形成紧密的角蛋白，使角质形成细胞角化[8-9]。

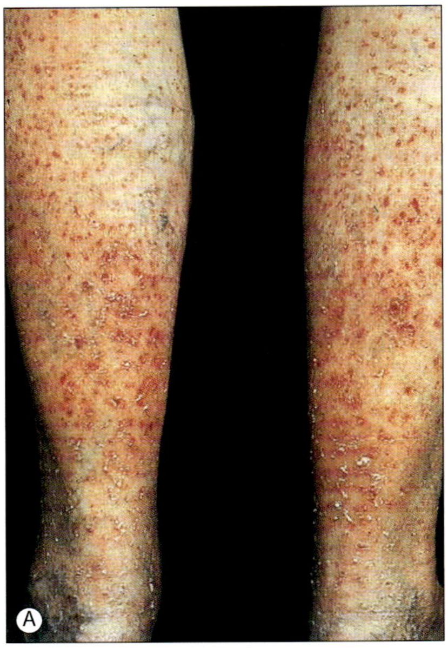

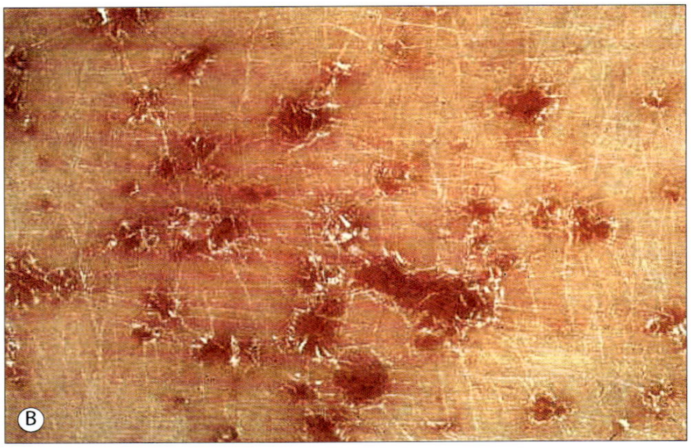

**图 3.129** Flegel 病：（**A**）可见特征性的播散性脱屑红斑；（**B**）小腿常被累及。皮损小而多发，覆以鳞屑（By courtesy of M. Price，MD，Institute of Dermatology，London，UK.）

## 鉴别诊断

临床上，Flegel 病缺乏穿通性的角栓，常有掌跖

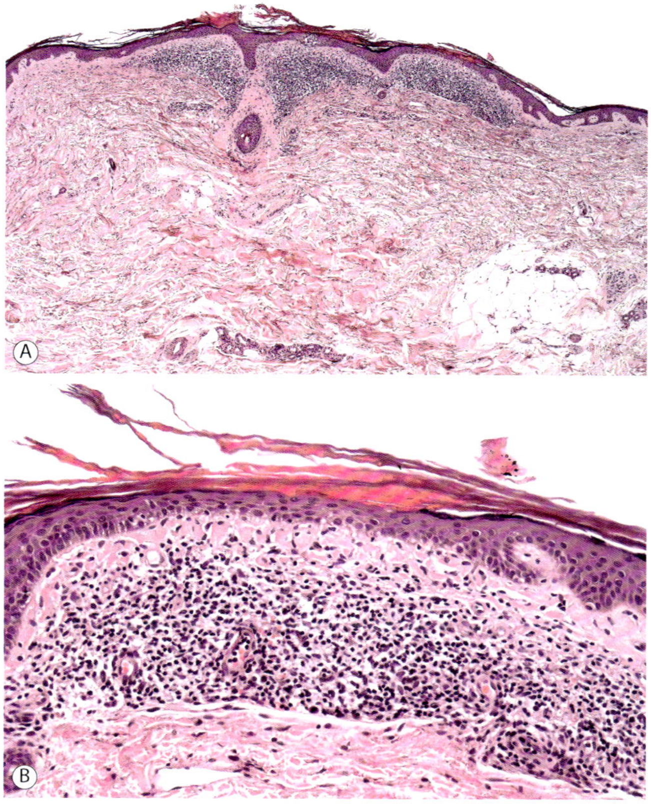

图 3.130 Flegel 病：（**A**）低倍镜下可见灶状角化过度和角化不全，真皮浅层带状的炎症细胞浸润；（**B**）角化过度，灶状的表皮萎缩和基底细胞液化变性。注意胶样小体

皮损，以此可以与 Kyrle 病进行鉴别。Flegel 病有时易与灰泥角化病混淆，但是灰泥角化病不累及躯干、手掌和足跖，而且皮损很容易被去除而没有出血。组织学上，灰泥角化是以垂直的角化过度和“教堂尖顶状”的乳头瘤样增生为特点。虽然组织病理上可与其他疾病有重叠表现，均出现苔藓样改变，但是诊断要点是出现突出的伴角化不全的颗粒层缺失。

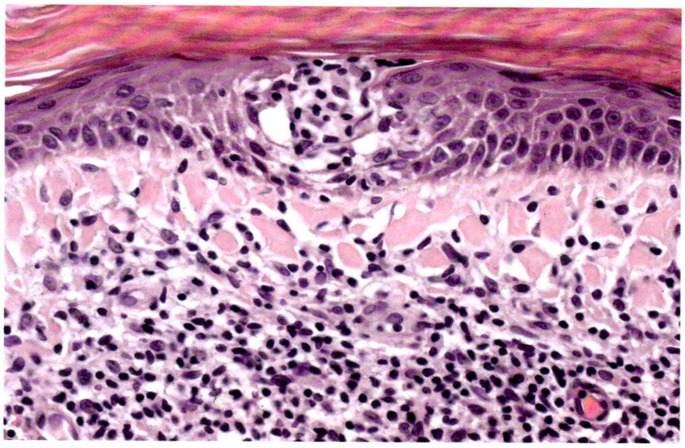

图 3.131 Flegel 病：高倍镜下见细胞间水肿和微水疱形成，胶样小体和以淋巴细胞为主的炎细胞浸润

# 颗粒状角化不全

## 临床特征

颗粒状角化不全是一个特征性的获得性角化性疾病，最初报告于 1991 年[1-4]。病变主要累及腋窝，但是也会累及其他皱褶部位，包括乳房下和乳房之间的皮肤、腹股沟、外阴、肛周，也可见于一些非皱褶皮肤，包括腰背、臀部和侧腰[5-8]。女性好发。此病多发于中年和老年患者，儿童很少发病[8-10]。表现为瘙痒性或烧伤样的红斑、色沉和角化过度性斑片、斑疹或斑块（图 3.132）。可以看到皲裂或“鹅卵石”样外观。据报道维 A 酸、钙泊三醇和乳酸铵治疗有效[11-12]。

## 发病机制和组织学特征

病因不明。有人认为此病是对止汗药接触反应或

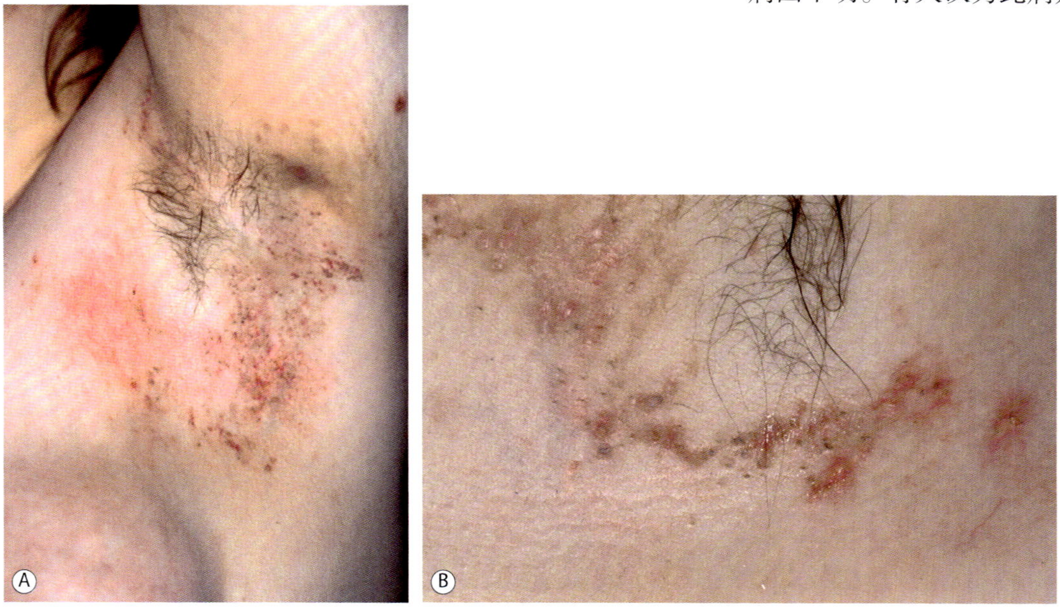

图 3.132 颗粒状角化不全：（**A**）中年女性的腋窝，可见网格状的红斑，色沉和角化过度性丘疹；（**B**）有些可见糜烂

是过度使用其他局部制剂包括软膏、香波和肥皂的结果[1-6, 8]。然而这不能解释发生在远离腋窝部位的皮损。分子生物学机制认为此病是因为前微丝向微丝转换机制的失调以及透明角质颗粒降解失败所致[1, 7]。

典型的组织学表现是伴有角化不全的角化过度和角质层中透明角质颗粒的滞留（图 3.133）。其下的表皮可以出现轻度的棘层肥厚或者是某种程度的萎缩。毛囊漏斗部偶尔可受累。坏死区域中性粒细胞聚集或表皮穿通罕见。真皮浅层血管周围稀疏淋巴细胞浸润[1-7]。

## 鉴别诊断

除了表示一种皮肤疾病，颗粒状角化不全也是很多角化型疾病的特征，例如颗粒状角化不全性棘皮瘤[13]。其也可为很多疾病的其中一种表现，例如足癣、传染性软疣、皮肌炎、日光性角化病、鳞状细胞癌、角化棘皮瘤、淋巴细胞样丘疹和基底细胞癌（图 3.134）[14]。颗粒状角化不全与灶状棘层松解性角化不良和表皮松解性角化过度一样，被认为是一种组织学模式[14]。

# 局限性掌跖角化不足

## 临床特征

局限性掌跖角化不足是最近提出的一个疾病，以边界清晰的凹陷性红斑为特征，出现在掌跖或手掌的小鱼际或足跖的中部（图 3.315）[1]。皮损有时有弧形或多环形边界，伴有轻微脱屑，直径从几毫米到 3 厘米不等，常常无症状。所有患者均为中老年女性。

## 发病机制和组织学特征

局限性掌跖角化不足的发病机制一直在争论中。一些学者支持表皮畸形的解释，因为皮损持续多年，一些学者反对该学说，因为一些皮损持续发展，暗示存在创伤或人类乳头瘤病毒 4 型感染[1-5]。

组织学表现上，凹陷的皮损与角质层缺失有关（图 3.136）[1-7]。一些学者观察到在角化过度区域上

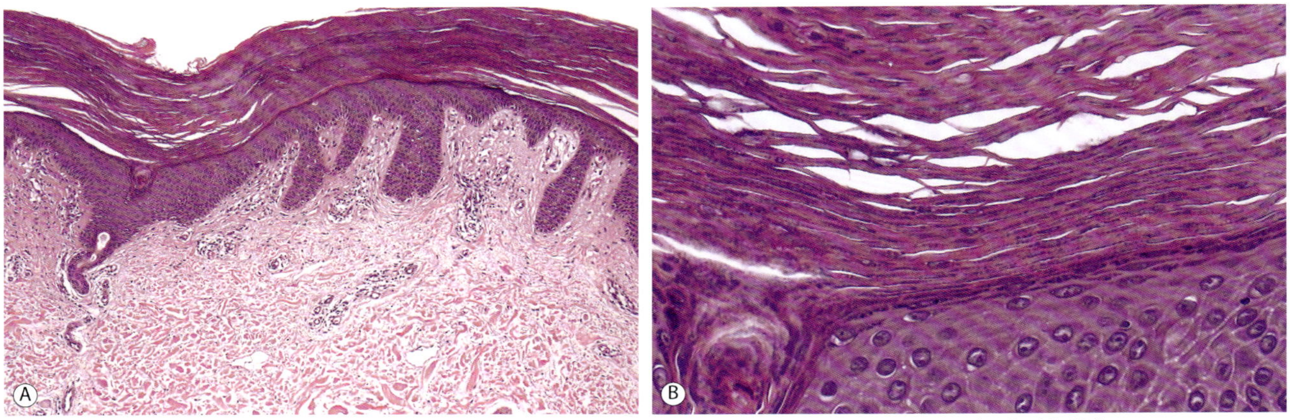

图 3.133 颗粒状角化不全：（A）可见明显的角化不全；（B）高倍镜下可见透明角质颗粒滞留

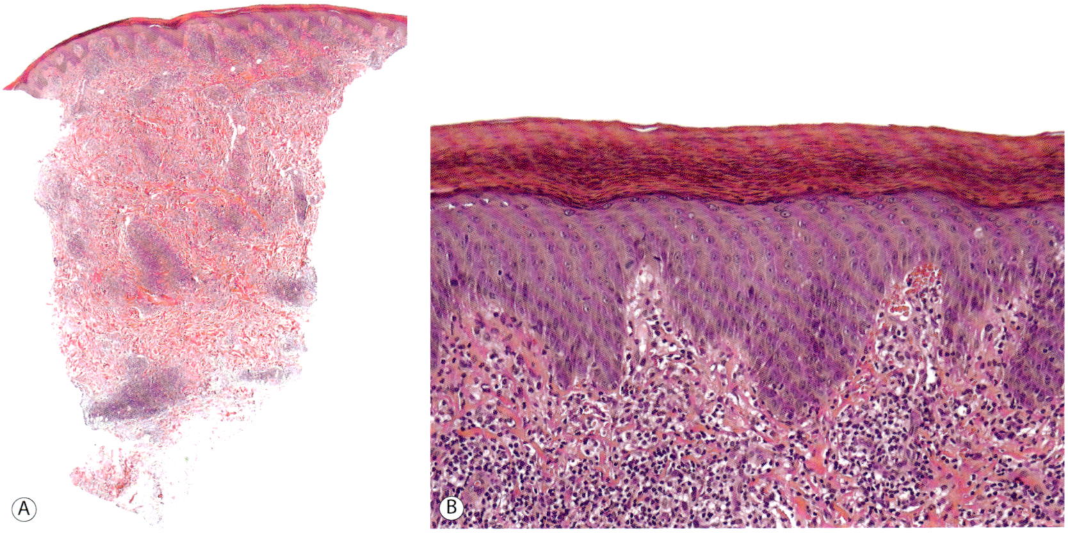

图 3.134 颗粒状角化不全：（A）淋巴瘤样丘疹病出现的背景；（B）高倍镜观

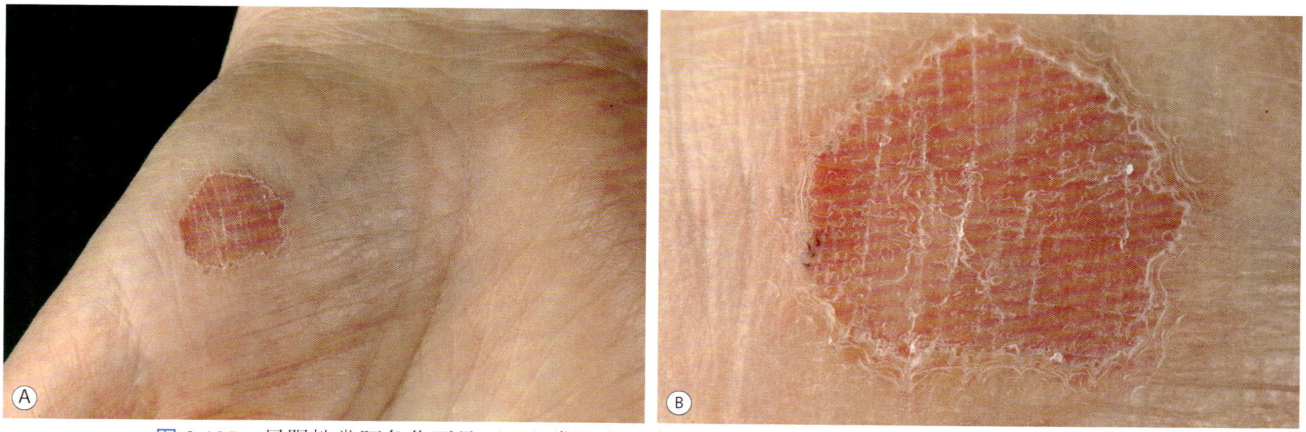

图 3.135　局限性掌跖角化不足：（A）掌跖边界清晰的凹陷性红斑；（B）近距离可见鳞屑性边缘

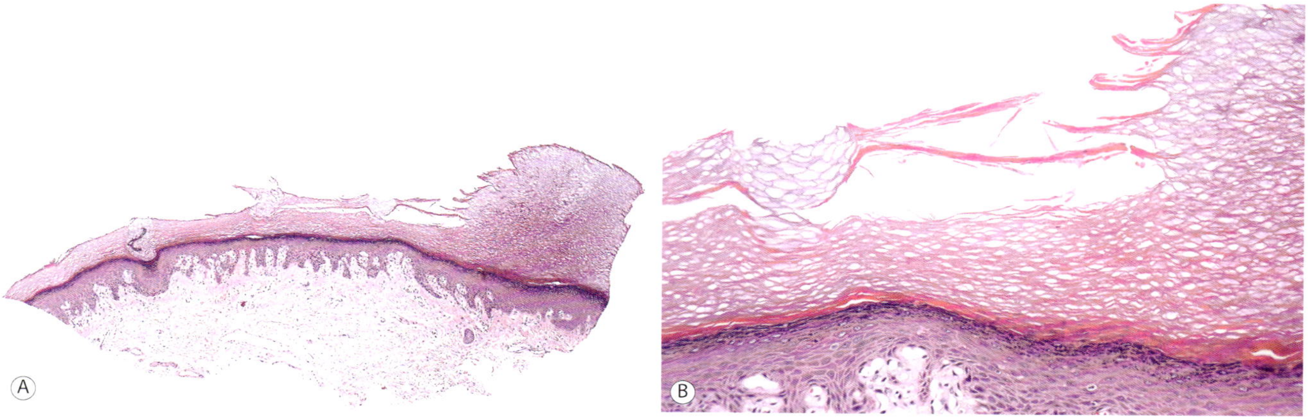

图 3.136　局限性掌跖角化不足：（A）低倍镜下的皮损边界；（B）注意灶状角质层变薄

有较薄的角化不全层，一些银屑病样的增生表皮表达过度增殖角蛋白 16[6-7]。

其他特点包括汗腺导管增生，真皮乳头毛细血管弯曲、延长，但缺乏炎细胞浸润[5]。

超微结构下角质形成细胞及其胞质破坏提示细胞脆性增加[7]。

（张春玲　杨敏　鲍迎秋　王巧贤　张明译　张韡校　常建民审）

# 第4章 遗传性和自身免疫性表皮下大疱性皮肤病



水疱有小疱和大疱之分，临床上将液体聚集在表皮/黏膜内的水疱称为小疱，将聚集在表皮下的水疱称为大疱。还有一种分类方法，将皮损直径小于0.5 cm的称为小疱，而将皮损直径大于0.5 cm的称为大疱。表皮下疱是指发生在表皮或黏膜基底膜区域的疱，包括遗传性和获得性（常是自身免疫性）疾病。前者常为非炎症性（浸润细胞少）的大疱性皮肤病，而后者常是炎症性（浸润细胞多）的大疱性皮肤病（图4.1）。

表皮下疱可以发生在表皮以下的透明板内（如大疱性类天疱疮）或更深的致密板（如获得性大疱性表皮松解症）（图4.2）。正确诊断大疱性皮肤病，除了临床表现外，还需要结合病理和免疫荧光检查。必要时，免疫荧光检查还应该包括盐裂皮肤为底物的间接免疫荧光检查，可以定位表皮-真皮分离的具体部位[1]。如果皮肤标本不是按照免疫荧光检查的要求准备的，则用石蜡包埋的标本进行免疫过氧化物抗原定位，有时至少也是一种有价值的筛查程序。电镜研究和一些特定的分子学研究奠定了如今表皮下大疱性皮肤病分类的基础，但这些技术不是日常诊断获得性大疱性皮肤病的基本方法。

表皮下大疱性皮肤病的发病机制多种多样。包括基底膜蛋白遗传突变导致的缺陷，如大疱性表皮松解

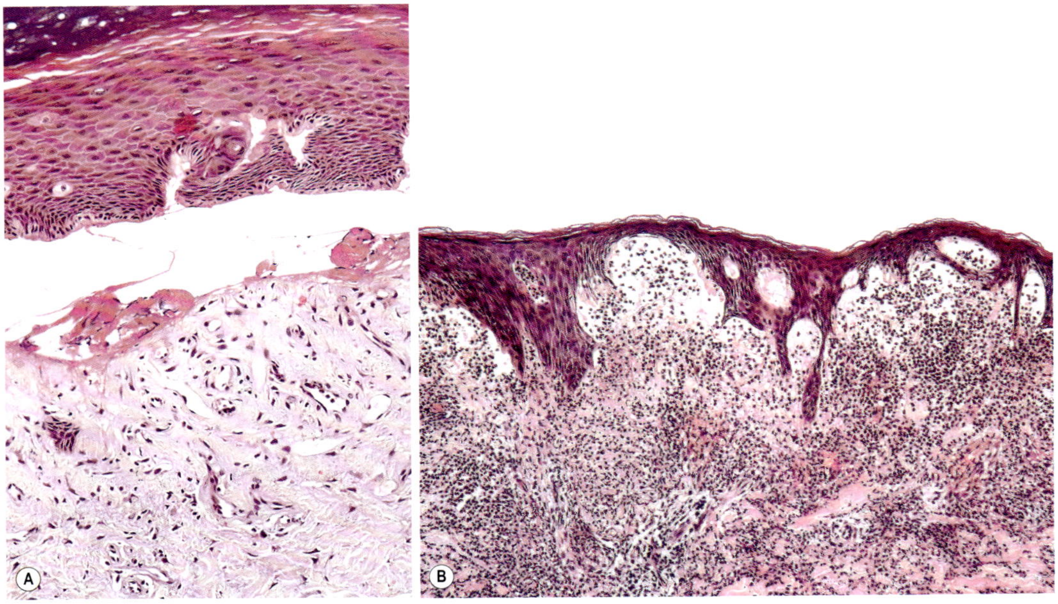


**图4.1** 表皮下疱的分类：皮损可以被分为（**A**）无浸润细胞和（**B**）多数浸润细胞两类

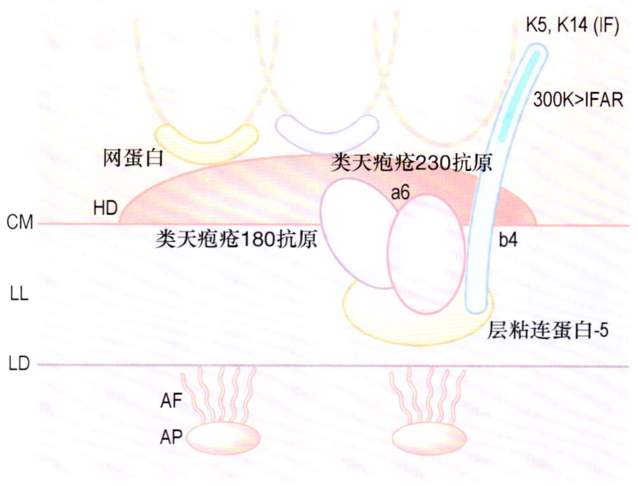


图 4.2 基底膜组成：水疱可以分为发生在透明板内（LL）或在致密板下（LD）（AF，锚纤维；AP，锚斑；CM，细胞膜）

症；获得性自身免疫性大疱性皮肤病，如大疱性类天疱疮；细胞免疫介导的疾病如多形红斑和中毒性表皮松解症；代谢性疾病包括迟发性皮肤卟啉症；深在性表皮下水肿可见于节肢动物叮咬后的水疱及真皮急性炎症反应如 Sweet 病。

本章节仅包括了以表皮下疱形成为主要表现的遗传性和自身免疫性皮肤病。其他可能和表皮下疱相关的皮肤病也将在有关章节中描述。

## 盐裂皮肤免疫荧光检查

盐裂皮肤免疫荧光检查（split skin immunofluorescence）是一种改良的间接免疫荧光检查，方法是人为地将正常人的皮肤在透明板处裂开（疱的底部是致密板），用此作为底物。分离表皮和真皮可以通过负压吸引（体内）或将正常人的皮肤标本浸泡在 1M NaCl 中在 4℃，放置 48 小时（图 4.3）。首选后一种

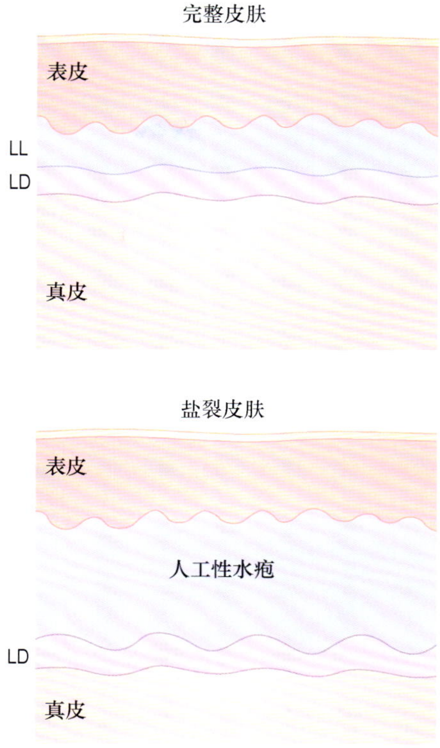


图 4.3 盐裂皮肤免疫荧光

方法[2]。经过电镜或免疫荧光检查证实，这种裂隙发生在透明板（图 4.4、4.5），因此该检查可以将循环中的基底膜带抗体准确地定位在这个人工形成裂隙的顶部或底部。大疱性类天疱疮、妊娠疱疹和多数黏膜性类天疱疮，线状免疫荧光出现在人工形成裂隙的顶部；而以致密板下裂隙为特征的疾病如获得性大疱性表皮松解症、抗层粘连蛋白黏膜性类天疱疮、抗 p105 类天疱疮、抗 p200 类天疱疮和大疱性红斑狼疮的大疱性皮损，线状免疫荧光出现在人工形成裂隙的底部（参考文献 3 和 4 对此做了综述）（图 4.6）。在某些疾病如线状 IgA 皮病和某些黏膜性类天疱疮亚型，免疫荧光可以出现在人工形成裂隙的顶部或底部，或同时出现在顶部和底部。这种标记的可变性反映了这些疱病抗原的异质性。

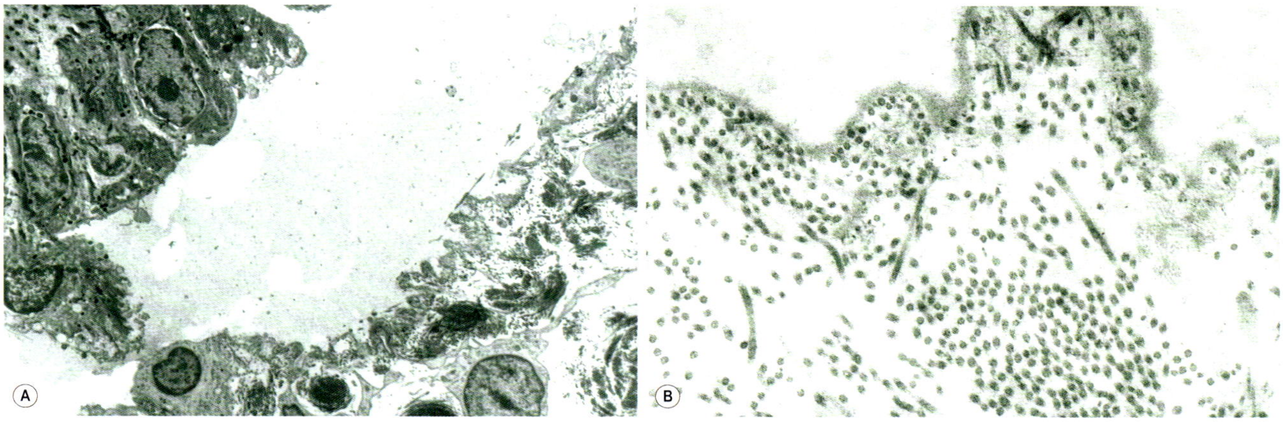


图 4.4 （A，B）盐裂皮肤免疫荧光：人工形成裂隙的底部是致密板

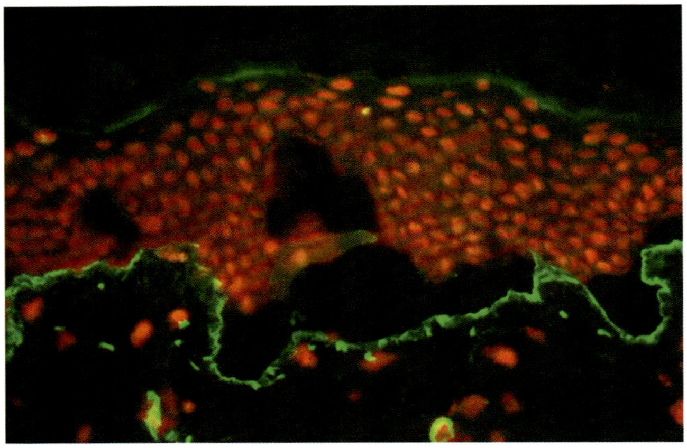

图 4.5 盐裂皮肤免疫荧光：Ⅳ型胶原定位在人工形成裂隙的顶部，疱位于透明板部位（By courtesy of B. Bhogal，FIMLS，Institute of Dermatology，London，UK.）

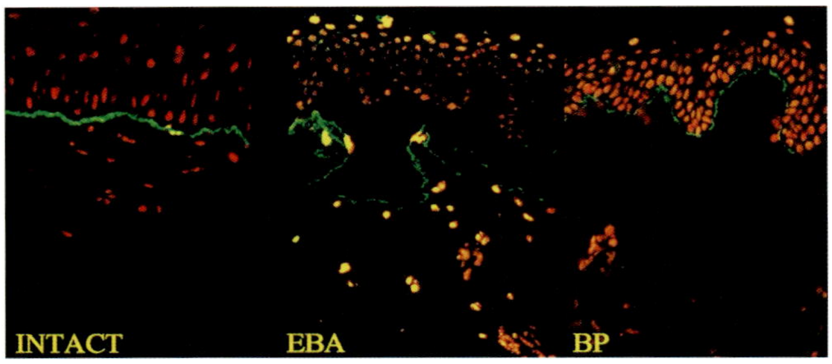


图 4.6 盐裂皮肤免疫荧光：（左）线状 IgG 沉积在基底膜位置；（中）获得性大疱性表皮松解症（EBA）抗体和人工形成裂隙的底部结合；（右）大疱性类天疱疮（BP）抗体和人工形成裂隙的顶部结合（By courtesy of B. Bhogal，FIMLS，Institute of Dermatology，London，UK.）

## 免疫过氧化物抗原定位

免疫过氧化物抗原定位（immunoperoxidase antigen mapping）是盐裂皮肤免疫荧光检查的一种替代方法，用皮损部位标本石蜡包埋的切片，采用直接免疫过氧化物抗原定位技术来确定表皮－真皮分离的层次。[5-8] 该方法可以将一些已知的基底膜部位组分如角蛋白 5/14、层粘连蛋白和Ⅳ型胶原定位在疱的顶部或底部，从而将疱的位置分类为基底层细胞内、透明板内或致密板下。如单纯性大疱性表皮松解症所有的免疫反应物沉积在疱的底部。大疱性类天疱疮中角蛋白定位在疱的顶部，而层粘连蛋白和Ⅳ型胶原定位在疱的底部（图 4.7）。营养不良性大疱性表皮松解症、获得性大疱性表皮松解症和大疱性系统性红斑狼疮，所有的三种免疫反应物都沉积在疱的顶部（图 4.8）。然而在很多遗传性和获得性大疱性皮肤病中，由于针对靶抗原的相关抗体在石蜡包埋的材料中无法正常发挥作用，常产生假阳性和假阴性结果，所以这种方法用于常规诊断并不可信。对遗传性表皮下大疱病的抗原定位只能在冰冻切片上获得良好的结果。

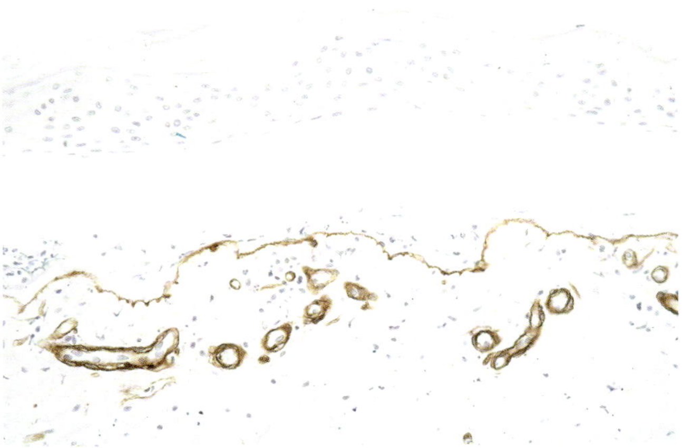

图 4.7 石蜡包埋标本的免疫过氧化物抗原定位：大疱性类天疱疮，Ⅳ型胶原定位在疱的底部

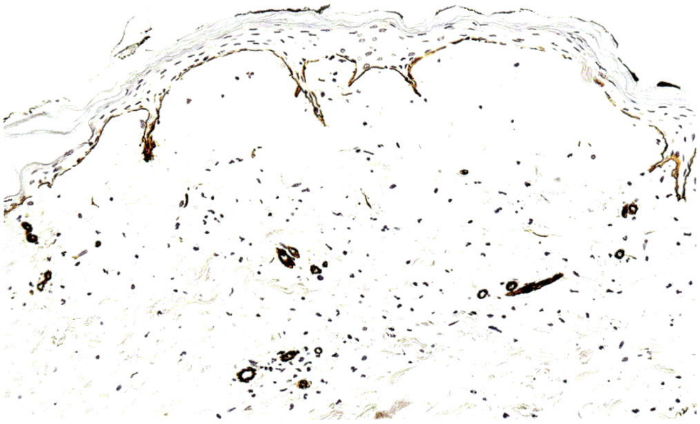

图 4.8 石蜡包埋标本的免疫过氧化物抗原定位：获得性大疱性表皮松解症，Ⅳ型胶原定位在疱的顶部

## 大疱性表皮松解症

大疱性表皮松解症（epidermolysis bullosa，EB）是指皮肤或黏膜受到轻微外伤即可引起水疱的一组异质的或多相的遗传性疾病。有时也称之为机械性大疱性皮肤病[1]。这是一类罕见的疾病，发病率约为 1：20 000。除了获得性大疱性表皮松解症外，其余的都是常染色体遗传性疾患。

EB 在 1886 年开始被描述成一个明确的整体[2]。多年来，这组疾病已经按照多种方式进行过分类。1962 年的一项突破性电子显微镜研究定义了 EB 的三种主要类型[3]。1988 年，美国国家 EB 登记处筹划指导委员会（成立于 1986 年）和美国皮肤病学会联合举办的第一次共识会议确定了 EB 的当代分类及主要亚变型[4-5]。当时共同确定了 23 种临床明确的亚型（见表 4.1）[5]。在接下来的十年里，举办了第二次共识会议[6]。随着研究病例的增多，发现以前的临

表 4.1 第一次共识会议（1988）：表皮下水疱的分类

| |
|---|
| **单纯型 EB** |
| 局限型 |
| 手足的单纯型 EB（Weber-Cockayne 型） |
| 无牙 / 牙发育不全的单纯型 EB（Kallin 综合征） |
| 泛发型 |
| 单纯型 EB，Koebner 型 |
| 单纯型 EB（Dowling-Meara 型） |
| 有或无点状角化病的斑状或网状色素沉着的单纯型 EB |
| 浅表性单纯型 EB |
| 单纯性 EB，Ogna 型 |
| 有或无神经肌肉疾患的常染色体隐性单纯型 EB（致死型） |
| 单纯型 EB，Mendes da Costa 型 |
| Reproduced with permission from Fine，J.D. et al（1991）Pediatrician，18，175-187. |
| **交界性交界型 EB** |
| 局限型 |
| 屈侧性（反相性）交界型 EB |
| 肢端性交界型 EB |
| 进行性交界性 EB |
| 泛发型 |
| 交界型 EB，重型（Herlitz 型） |
| 交界型 EB，轻型（non- Herlitz 型萎缩性泛发性轻型 EB，泛发性萎缩性良性 EB） |
| 瘢痕性交界性 EB |
| **营养不良型 EB** |
| 局限型 |
| 反转性隐性营养不良型 EB（RDEB） |
| 屈侧性（反转性）轻型显性营养不良型 EB（DDEB） |
| 胫前显性营养不良型 EB（DDEB） |
| 向心性隐性营养不良型 EB（RDEB） |
| 泛发型 |
| 常染色体显性型 DEB |
| DDEB，Pasini 型 |
| DDEB，Cockayne-Touraine 新生儿暂时性大疱性表皮肤松解症 |
| 常染色体隐性型 DEB |
| RDEB，重型（Hallopeau-Siemens） |
| RDEB 轻型 |

DDEB，显性营养不良性 EB；DEB，营养不良性 EB；RDEB，隐性营养不良性 EB

表 4.2 第二次共识会议（1999）：大疱性表皮松解症的分类

| 主要的 EB 分型 | 主要的 EB 亚型 | 受累的蛋白 / 基因系统 |
|---|---|---|
| EBS（表皮松解型 EB） | EBS-WC | K5，K14 |
| | EBS-K | K5，K14 |
| | EBS-DM | K5，K14 |
| | EBS-MD | Plectin |
| 交界型 EB | JEB-H | 层粘连蛋白 -5* |
| | HEB-nH | 层粘连蛋白 -5，XVII 型胶原 |
| | JEB-PA† | $\alpha_6\beta_4$ 整合素‡ |
| DEB（真皮松解型 EB） | DDEB | VII 型 胶原 |
| | RDEB-HS | VII 型 胶原 |
| | RDEB-nHS | VII 型 胶原 |

Reproduced from Fine et al（2000）J Am Acad Dermatol，42，1051-1066 from American Academy of Dermatology.
DDEB，显性营养不良型 EB；EBS-DM，EBS Dowling-Meara；EBS-K，Koebner；EBS-MD，伴有肌肉营养不良的 EBS；EBS-WC，EBS，Weber-Cockayne；JEB-H，交界型 EB，Herlitz；JEB-nH，交界型 EB，non-Herlitz；JEB-PA，伴幽门闭锁的交界型 EB；RDEB-HS，隐性营养不良型 EB，Hallopeau-Siemens；RDEB-nHS，隐性营养不良型 EB，non-Hallopeau-Siemens。
* 层粘连蛋白 -5 是由 3 条独特的链组成的大分子，编码任何 1 条链的基因突变都可引起交界型 EB 的表型。
† 伴有幽门闭锁的一些 EB 患者可有表皮内裂隙，或透明板和表皮内都有裂隙。
‡ $\alpha_6\beta_4$ 整合素是一种异源二聚体蛋白，任何 1 个基因突变都与 JEB-PA 综合征相关

床分型有很多重叠。基于对 EB 各亚型分子基础的更深理解，这次会议制定了一种更简明的分类系统（见表 4.2）[7-8]。最近，关于 EB 诊断与分类的第三届国际共识会议，对分类方案做了进一步的修订，其提出的方案构成了本章的讨论的框架（见表 4.3、4.4）[9]。过去 20 年对 EB 各种亚型的研究积累了丰富的分子生物学知识，因此，根据 EB 的分子生物学知识和基底膜内的分离层次对 EB 进行分类是可能的。分子学分类目前主导着我们对这组疾病的理解，但是传统的临床分型知识仍能帮助我们解释患者的疾病过程，虽然临床表现谱经常出现重叠。

传统上，根据临床特点，抗原谱和电镜观察结果将 EB 分三类：

- 单纯型（表皮松解；分离部位在基底层细胞内），
- 交界型（透明板松解；分离部位在透明板内），
- 营养不良型（真皮松解；分离部位深达致密板）。

1999 年增加了第四类——半桥粒型 EB（分离部位在半桥粒内）[10]。但是这一临时的分类已被移除，Kindler 综合征是现在的第四大分类。基于当前对几乎所有该疾病亚型研究得到的精确分子数据，最新的分类能更好地解释 EB 的发病机制和各种亚型的形成机制。为了更准确地描述该病同时符合该病当前的分子学分类，EB 的命名系统已经发生了一些改变。

编码斑菲素蛋白 -1（PKP1），桥粒斑蛋白（DSP），角蛋白 5 和 14（KRT5、KRT14），网蛋白（PLEC1），BP180，$\alpha_6$ 和 $\beta_4$ 整合素亚单位，层粘连蛋白 -5（现在称为层粘连蛋白 -332，由 LAMA3、LAMB3、LAMC2 基因编码），XVII 和 VII 型胶原（COL17A1、COL7A1），kindling-1（KIND1）的基因突变分别导致了 EB 的不同亚型的发生（在第 1 章详细讨论了这

表4.3 第三次共识会议（2007）：大疱性表皮松解症的分类

| 主要的 EB 分型 | 主要的 EB 亚型 | 受累的蛋白 |
|---|---|---|
| **EBS** | **基底上型** | |
| | *致死性棘层松解型 EB* | 斑蛋白 |
| | *Plakophilin 缺陷* | Plakophilin-1 |
| | *浅表型 EBS（EBSS）* | ? |
| | **基底层** | |
| | EBS，局限型（EBS-loc）+ | K5，K14 |
| | EBS，Dowling-Meara（EBS-DM） | K5，K14 |
| | EBS，其他泛发型（EBS，gen-nonDM；EBS，gen-nDM）^ | K5，K14 |
| | *EBS，伴斑状色素沉着（EBS-MP）* | K5 |
| | *EBS，伴肌肉萎缩（EBS-MD）* | 网蛋白 |
| | *EBS，伴幽门闭锁（EBS-PA）* | 网蛋白，$\alpha_6\beta_4$ 整合素‡ |
| | *EBS，常染色体隐性（EBS-AR）* | K14 |
| | *EBS，Ogna（EBS-Og）* | 网蛋白 |
| | *EBS，移行性环形红斑型（EBS-migr）* | K5 |
| **交界型 EB** | **JEB，Herlitz（JEB-H）** | 层粘连蛋白 -332（层粘连蛋白 -5）* |
| | **JEB，其他（JEB-O）** | |
| | JEB，non-Herlitz，泛发型（JEB-nH gen）$ | 层粘连蛋白 -332；XVII型胶原（BP180） |
| | JEB，non-Herlitz，局限型（JEB-nH loc） | XVII型胶原 |
| | JEB 伴幽门闭锁（JEB-PA）† | $\alpha_6\beta_4$ 整合素‡ |
| | *JEB，反转型（JEB-I）* | 层粘连蛋白 -332 |
| | *JEB，迟发型（JEB-lo）#* | ? |
| | *LOC 综合征（喉-甲-皮肤综合征）* | 层粘连蛋白 -332 的 $\alpha_3$ 链 |
| **DEB（真皮松解性 EB）** | **显性营养不良型 EB（DDEB）** | |
| | DDEB，泛发型（DDEB-gen） | VII型胶原 |
| | *DDEB，肢端型（DDEB-ac）* | VII型胶原 |
| | *DDEB，胫前型（DDEB-Pt）* | VII型胶原 |
| | *DDEB，痒疹型（DDEB-Pr）* | VII型胶原 |
| | *DDEB，新生儿大疱性表皮松解症（DDEB-BDN）* | VII型胶原 |
| | **隐性营养不良型 EB（RDEB）** | |
| | RDEB，重症泛发型（RDEB-sev gen）@ | VII型胶原 |
| | RDEB，其他泛发型（RDEB-O） | VII型胶原 |
| | *RDEB，反转型（RDEB-I）* | VII型胶原 |
| | *RDEB，胫前型（RDEB-Pt）* | VII型胶原 |
| | *RDEB，痒疹型（RDEB-Pr）* | VII型胶原 |
| | *RDEB，向心型（RDEB-Ce）* | VII型胶原 |
| | *RDEB，新生儿大疱性表皮松解症（RDEB-BDN）* | VII型胶原 |
| **Kindler 综合征** | | Kindlin-1 |

Adapted from Fine et al（2008）J Am Acad Dermatol，58，931-50 from American Academy of Dermatology.
罕见亚型用斜体显示。
+ 之前名为 EBS，Weber-Cockayne。
^ 包括之前名为 EBS-Koebner 的病例。
‡ $\alpha_6\beta_4$ 整合素是一种异二聚体蛋白；其基因突变与 EBS-PA 和 JEBS-PA 有关。一些伴幽门闭锁的 EB 患者可能具有表皮内裂隙或既具有表皮内裂隙也具有透明板裂隙。
* 层粘连蛋白 -332（层粘连蛋白 -5 是由三种不同的层粘连单链构成的大分子蛋白；其中任何一个基因突变都可导致交界型 EB 的表型。
$ 之前名为泛发萎缩性良性 EB（GABEB）。
# 之前名为进展型 EB。
@ 之前名为 RDEB，Hallopeau-Siemens
显性遗传营养不良 EB；EBS-DM，EBS Dowling-Meara；EBS-K，EBS，Koebner；EBS-MD，EBS 伴肌肉萎缩；EBS-WC，EBS，Weber-Cockayne；JEB-H，交界型 EB，Herlitz；JEB-nH，交界型 EB，non-Herlitz；JEB-PA，交界型 EB 伴幽门闭锁；RDEB-HS，隐性遗传营养不良型 EB，Hallopeau-Siemens；RDEB-nHS，隐性遗传营养不良型 EB，non-Hallopeau-Siemens。
† 某些伴有幽门闭锁的 EB 可有表皮内裂隙，或透明板和表皮内均有裂隙。
‡ $\alpha_6\beta_4$ 整合素是一种异二聚体蛋白，在 JEB-PA 综合征中可伴有这两种基因突变

表 4.4 大疱性表皮松解症的简单分类

| | 亚型 | 突变 |
|---|---|---|
| 单纯型 | 基底上层<br>基底层 | plakophilin-1；桥粒斑蛋白<br>角蛋白 5 或 14；网蛋白；$\alpha_6\beta_4$ 整合素 |
| 交界型 | Herlitz<br>Non-Herlitz | 层粘连蛋白 -332（层粘连蛋白 -5）<br>层粘连蛋白 -332；XVII 型胶原；$\alpha_6\beta_4$ 整合素 |
| 营养不良型 | 显性<br>隐性 | VII 型胶原<br>VII 型胶原 |
| Kindler 综合征 | | Kindlin-1 |

些基底膜蛋白）[10-12]。

并不是每一例 EB 患者都能进行分子生物学的研究如免疫印迹和免疫沉淀。在临床上，甚少可以根据患者以下的表现临时进行亚型分类：

- 临床特点
- 是否有皮肤以外的表现的存在或缺如
- 遗传模式
- 免疫表位谱和（或）电镜检查结果

对怀疑 EB 的患者的临床评估应包括：发病年龄，皮损的性质和分布，目前是否有瘢痕和挛缩。应对家系中里的先证者进行研究，检查其是否有皮肤以外的病变（眼，口咽部，喉，胃肠道，泌尿生殖道和肌肉骨骼系统）和可能提示特殊类型的其他损害（包括牙釉质发育不良，无牙或牙发育不全，幽门闭锁和肌肉营养不良）。[4-5]

目前认为 EB 有四种主要亚型：单纯型，交界型，营养不良型和 Kindler 综合征[4-7, 9]。

- 单纯型 EB（以前称表皮松解型）是以表皮内裂隙为特征的，常是细胞松解的结果。传统观点认为所有该型的变型均与角蛋白 5 和 14 基因突变有关[8-9]。然而最新的分类系统把该亚型分为基底上型和基底型。现在某些罕见类型被认为与编码桥粒斑蛋白、斑菲素蛋白 -1、网蛋白、$\alpha_6$ 和 $\beta_4$ 整合素亚单位的基因突变有关[9]。
- 以前将晚发肌肉营养不良的 EB 归入单纯型 EB。但是 Pulkkinen 和 Uitto 认为本亚型是由于编码网蛋白的基因突变所致，所以在 1999 年的分类系统中暂时把它归入半桥粒型 EB[10, 13]。半桥粒型 EB 的特点是裂隙穿过半桥粒。这组疾病包括晚发肌肉营养不良型（以前属于单纯型），一部分泛发萎缩性良性 EB（其他与层粘连蛋白 -332 基因突变相关的属于交界型）和幽门闭锁型 EB（以前属于交界型）[10, 14-16]。这三种亚型分别是编码半桥粒的网蛋白、BP180、$\alpha_6\beta_4$ 整合素亚单位的基因发生突变的结果[10]。这些亚型在最新的分类系统中被归为基底上和基底型单纯型 EB（表 4.4）。共识会议认为半桥粒型 EB 不适用于新的分类系统，所以这一名称已不再使用。做出这一决定的主要理由是该分类某种程度上属于人为分类。它根据是否存在编码层粘连蛋白 -332 或 XVII 型胶原的基因突变，把 non-Herlitz 交界型 EB 分为交界型 EB 和半桥粒型 EB。这两种亚型的临床特点非常相似，无法临床鉴别，致使临床医生、患者及患者父母产生混淆。因此所有半桥粒型 EB 的亚型现在分别被重新归类为交界型 EB 或单纯型 EB。
- 交界型 EB 是以透明板内的裂隙为特征的，它是由编码层粘连蛋白 -332 的异三聚体亚基、$\alpha_6$ 和 $\beta_4$ 整合素亚基、XVII 型胶原的基因其中之一发生突变所致[17]。正如上文提到，交界型 EB 中的一部分曾经在以前的分类系统中被暂时归为半桥粒型 EB（$\alpha_6$ 或 $\beta_4$ 整合素亚单位相关的幽门闭锁型 EB）。
- 营养不良型 EB（也称真皮松解型）裂隙发生在紧邻致密板下方的锚纤维处。这种亚型是由 VII 型胶原的基因突变所致，包括显性遗传和隐性遗传两类[18-19]。

# 临床特征

## 单纯型 EB（EBS）

目前认为有 2 种主要的单纯型 EB（12 种亚型）：

- 基底上型，
- 基底型。

## 基底上型 EBS

包括三种亚型，均罕见。

### 棘层松解型 EB

两个皮肤和黏膜上皮出现严重缺陷的病例中描述了棘层松解型 EB[19]。这种疾病由于在分娩过程中出现表皮松解，导致不可控的经皮体液丢失，所以在新生儿阶段是致命的。其他缺陷包括普秃，完全性甲脱落和出现新生儿牙。组织学表现为基底层上裂隙，产生一种类似寻常型天疱疮的墓碑样表现。分子学研究显示这类患者遗传了两条无功能的编码桥粒斑蛋白的基因（DSP，这种桥粒蛋白连接跨膜钙黏素和各种胞质中间丝蛋白），分别来自患者的父母，提示该病为常染色体隐性遗传模式。这些基因突变导致桥粒斑蛋白截短，无法行使连接作用。未来还需要更多的病例来进一步定义这一综合征。

### 斑菲素蛋白缺陷（外胚层发育不良–皮肤脆性综合征，McGrath 综合征）

斑菲素蛋白是桥粒的必需成分，在外胚层发育过程中发挥重要作用。这种蛋白发生的罕见缺陷会导致最近描述的一种称为外胚层发育不良–皮肤脆性综合征的遗传性疾病。斑菲素蛋白 -1（PKP1）缺陷导致的这种与皮肤脆性相关的常染色体隐性遗传性疾病由于产生炎症反应，可以出现糜烂、痂屑和持续进展的掌跖角化。少毛、无汗和散光等外胚层发育不良的表现也可出现[20]。该病最初在一个儿童病例中被描述，后来又有大约 10 个发生这种基因突变的病例被报道[20-21]。

### 浅表型单纯型 EB

1989 年首次报道了这种常染色体显性遗传的罕见类型 EB。由于它的裂隙位于表皮，在是角层下而不是基底膜内，这种类型与其他单纯型 EB 亚型的不同点在于表皮裂隙发生于角质层和颗粒细胞层，或者有时发生于棘细胞层，而不在基底层内[22]。除手掌和足跖底外，患者出生时或两岁之内就有糜烂和结痂。萎缩性瘢痕，甲萎缩和粟丘疹是该亚型的常见特征[23]。少数患者不仅出现皮肤损害，也出现贫血和胃肠道病变。部分患者与导致Ⅶ型胶原结构功能失调的基因突变有关[23]。该病临床易与皮肤剥脱综合征（peeling skin syndrome）混淆，但后者不会出现水疱，而是持续、自发发生皮肤剥脱。

## 基底型 EBS

包括九种亚型，其中五种非常罕见。

### 单纯型 EB，局限型（Weber-Cockayne；手足单纯型 EB）

这是大疱性表皮松解症最常见的一型[4-5]。皮损局限于手掌和足跖底，常在婴儿期或生后 2 ～ 3 年发病（图 4.9）。部分轻症的患者直到儿童期或成年早期在剧烈活动后才会发生水疱和糜烂。皮损有季节性变化，经常仅发生在夏季，有时愈后可遗留萎缩性瘢痕。有时可有多汗症。粟丘疹、萎缩性瘢痕和甲萎缩并不常见[5, 7]。牙齿不受累。除了有相当数量的婴儿期患者可有口腔糜烂外，没有系统性受累的证据[7]。眼部损害不是该亚型特征。部分患者反复发生继发感染，炎症后色素沉着和色素减退有时会影响外观[8]。

### 单纯型 EB，Dowling-Meara（疱疹样单纯型 EB）

这种亚型是第二常见的单纯型 EB，临床特征类似疱疹样皮炎，为是常染色体显性遗传（图 4.10）[7, 24-27]。疱疹样群集的水疱是其特征。通常出生时即有皮损。有时皮损分布类似严重营养不良型或交界型 EB[7]。部分患者由于感染、体液丢失或电解质紊乱死于婴儿期[1]。粟丘疹常见，萎缩和瘢痕罕见[7]。偶见远端屈侧挛缩[25]。甲萎缩常见。掌跖角化是其特征。文献报告患者可无牙或牙发育不良。高烧间期患者表现正常是本病的一个典型表现。季节性变化不是它的特征[26]。水疱损害随年龄增长而明显改善[27]。角蛋白 5 和 14 基因突变导致该病[28-31]。该病罕见并发死亡，死亡病例多数发生于 1 岁以内，死于败血症或呼吸衰竭[32]。

### 单纯型 EB，其他泛发型（包括 Koebner 变型）

这种亚型是常染色体显性遗传，包括先前名为 Koebner 型和其他泛发亚型的单纯型 EB[5]。Koebner 型患者水疱可在出生时或生后不久出现。尽管全身都有可能受累，但四肢末端，尤其背面皮损更严重。

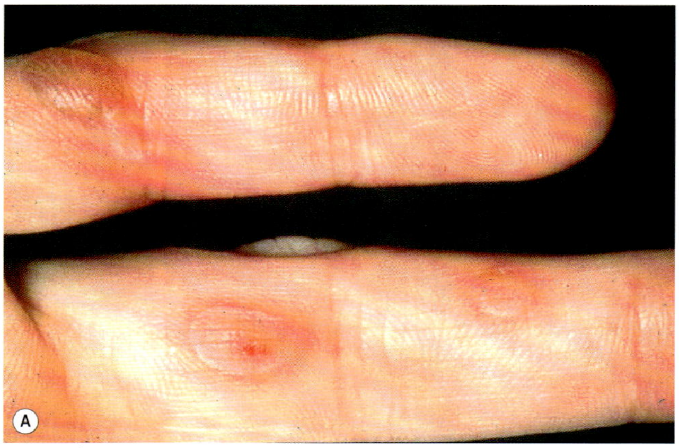


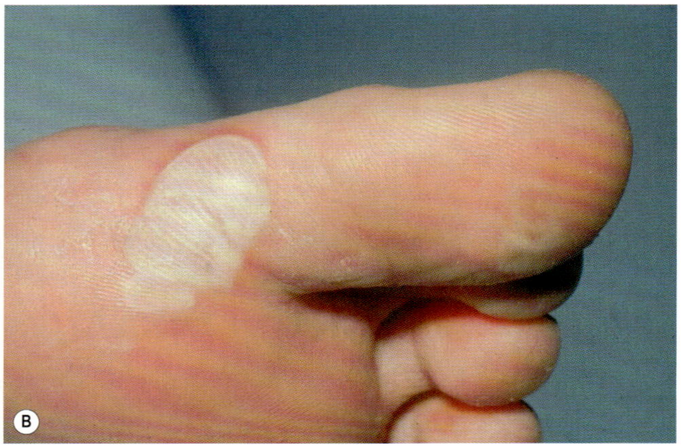


图 4.9 单纯型 EB（Weber-Cockayne）：受累部位的典型皮损（**A**）手指（**B**）脚趾。后者的苍白色是因水疱的厚顶所致（By courtesy of the Institute of Dermatology，London，UK.）

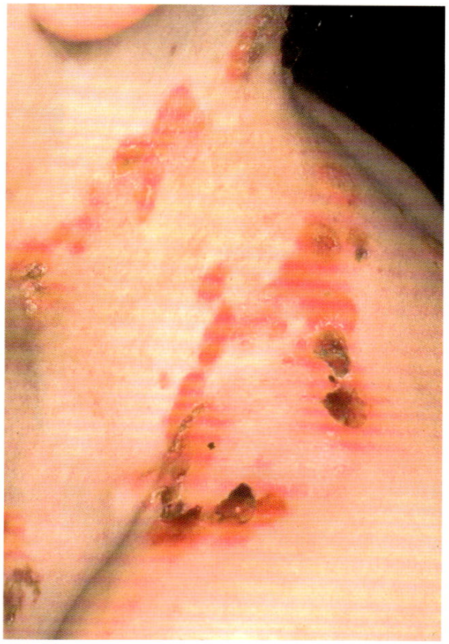

图 4.10 单纯型 EB：Dowling-Meara 型，显示特征性的群集水疱和多处糜烂面（By courtesy of R.A.J. Eady，MD，Institute of Dermatology，London，UK.）

（图 4.11）[5]。这种水疱通常愈合后不留瘢痕或萎缩。粟丘疹罕见[5]。皮损夏季加重。甲萎缩罕见，无牙齿异常。虽然婴儿期可出现口腔损害，但无系统受累。

### 伴斑状色素沉着的单纯型 EB

最早报道这种亚型是出现在一个家系的六个成员中，为常染色体显性遗传[33]。除了颈部和躯干好发斑状或网状色素沉着外，皮肤损害类似 Dowling-Meara 亚型。另一特点是见于手掌的点状角化和累及手、肘和膝的疣状角化过度[33-35]。有时可见龋齿，偶见口腔内损害。

### 伴肌肉萎缩的单纯型 EB（假交界型 EB）

这是一个常染色体隐性遗传的亚型。患者同时伴有肌肉萎缩或偶尔伴发重症肌无力甚至心脏受累[36-38]。出生时或生后不久即有泛发水疱和糜烂。患者还可有萎缩性瘢痕、粟丘疹、甲萎缩或无甲、脱发和口腔损害[36-37]。严重的黏膜损害罕见[39]。本亚型死亡率高[6]。该亚型与网蛋白基因突变相关[40-42]。

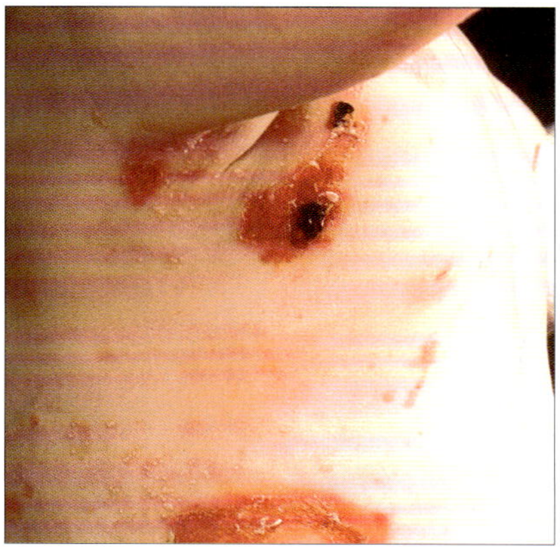

图 4.11 单纯型 EB（Koebner）：在腋窝和胸部可见完整的水疱（By courtesy of M.J. Tidman，MD，Guy's Hospital，London，UK.）

网蛋白是一种大分子（大于 500 kD）的中间丝结合蛋白，通过交联细胞骨架为细胞提供机械强度[43]。*PLEC1* 基因具有与 *BPAG1* 相似的结构域，表明它们同属于一个蛋白家族，可能行使类似的功能。例外的情况下，网蛋白的斑蛋白结合域如果发生突变会产生致死性的单纯型 EB，与肢体皮肤发育不全和发育障碍相关[42]。

### 伴幽门闭锁的单纯型 EB

本亚型在本书的上一版中被归为半桥粒型。目前认为伴发幽门闭锁的病例分为两种：一种属于这里讨论的单纯型 EB，另一种属于后续要讨论的交界型 EB。这是大疱性表皮松解症一种罕见的亚型，发生于婴儿，除伴有幽门闭锁外，还可伴有整个泌尿道的纤维化导致的输尿管膀胱连接处的闭塞，以及先天性皮肤发育不全（图 4.12、4.13）[44-47]。也可出现羊水过多。幽门闭锁可能是由于形成隔膜或硬化狭窄引起的（图 4.14）。这种亚型死亡率很高，患病婴儿死亡率达高至 78%[46]。这是单纯型 EB 中最致命的亚型。网蛋白和 $\alpha_6\beta_4$ 整合素亚单位（交界型 EB）的基因突变已经有所报道[48]。由于网蛋白和 $\alpha_6\beta_4$ 整合素在孕早期的绒毛滋养细胞都有表达，所以可以借此进行这组疾病的产前诊断[49]。

### 单纯型 EB，常染色体隐性遗传

常染色体隐性遗传的单纯型 EB 常见，出生时发作。水疱明显，伴发轻度萎缩性瘢痕。有时会出现鱼鳞状斑块和局灶性掌跖角化。甲萎缩或缺失。可以并发贫血，生长迟缓，龋齿和便秘[9]。角蛋白 14 的基因突变导致该病；角蛋白 5 的突变在该病中还没

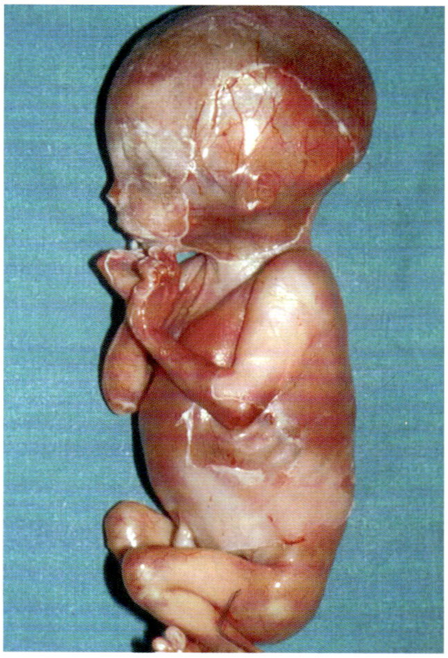

图 4.12 伴幽门闭锁型 EB：全身泛发水疱的死亡婴儿（By courtesy of M.J. Tidman，MD，Institute of Dermatology，London，UK.）

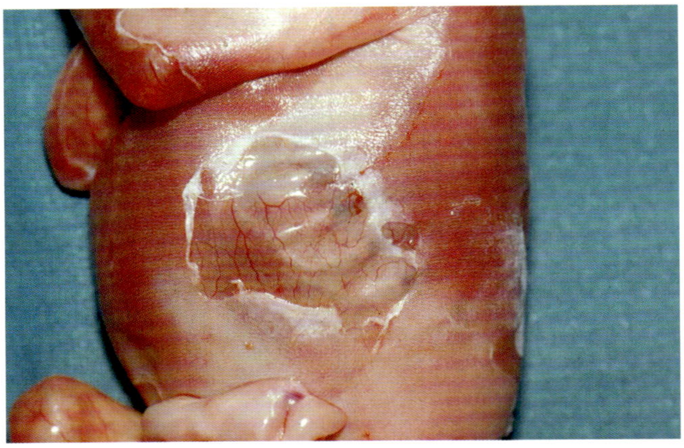

图 4.13 伴幽门闭锁型 EB：除了水疱，还有深溃疡（By courtesy of M.J. Tidman，MD，Institute of Dermatology，London，UK.）

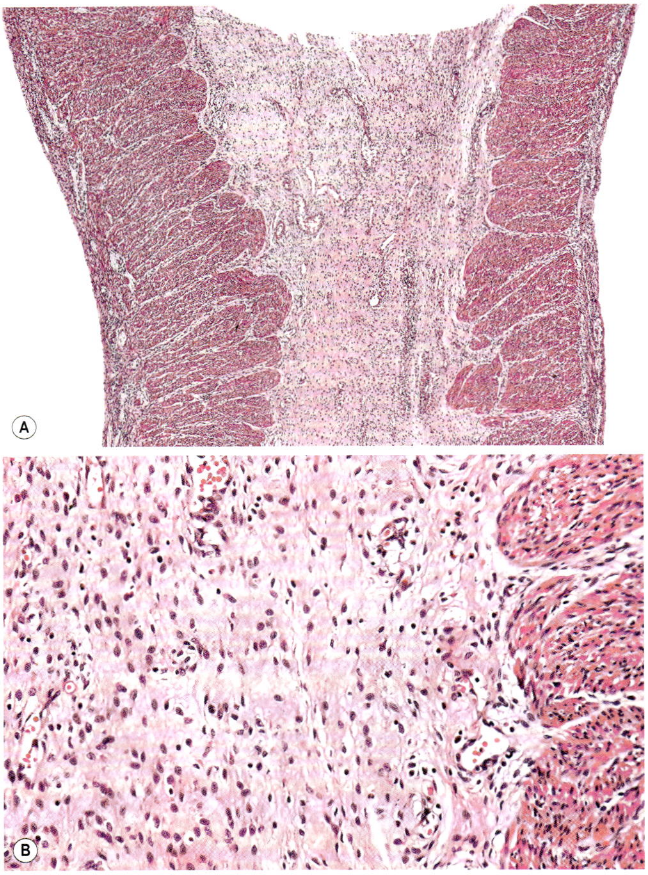

图 4.14 （A，B）伴幽门闭锁型 EB：由于结缔组织纤维化导致幽门闭锁

有报道[50-51]。

### 单纯型 EB，Ogna

这种形式是常染色体显性遗传，出生即有临床表现。主要累及肢端部位，但也可以泛发全身。水疱明显，钩甲常见。文献报道该病具有挫伤倾向[9, 52]。该病缺乏肌肉受累，可以与上文讨论的 EBS 伴肌萎缩相鉴别；突变基因型可以预测该病[42, 53]。网蛋白突变可以导致该综合征[39, 52]。

### EBS，移行性环形红斑型

这种常见的 EBS 出生时发作，为常染色体显性遗传模式。水疱非常显著，伴发移行性环形红斑和炎症后色素沉着[9]。角蛋白 5 基因突变已经有所报道，但目前没有角蛋白 14 基因突变的报道[39, 54-55]。

### 半桥粒型 EB

这组疾病以前包括三个亚型：

- 泛发性萎缩性良性 EB（GABEB）（其他亚型属于交界型，见下述），
- 伴晚发肌肉萎缩型 EB（以前属于单纯型），
- 伴幽门闭锁型 EB（以前属于交界型）。

这些亚型仅仅存在一定的历史研究价值，因为它们在目前的分类系统中已不再使用。

## 交界型大疱性表皮松解症

这种类型包括两个主要亚型：交界型 EB-Herlitz，交界型 EB-non-Herlitz（其他）。后者在新修订的分类中包括局限型和泛发型，伴幽门闭锁的病例，以及其他三种非常罕见的亚型[9]。伴幽门闭锁型交界型 EB 以前归属于半桥粒型 EB。所有亚型都是常染色体隐性遗传。

### 交界型 EB，Herlitz（重症型交界型 EB，遗传致死性 EB，泛发萎缩性重症型 EB）

这种泛发型中没有其他额外的亚型报道，患儿在出生时即有水疱和糜烂，并伴有瘢痕和萎缩（图 4.15）[56-58]。会出现特征性的粟丘疹[7]。在愈合时出现伴有高度增生的，生长性的或肿瘤性的肉芽组织形成是一个具有诊断意义的特征（图 4.16）[5]。这种表现常见于口周，颈侧，躯干和甲周[4]。甲萎缩或无甲，有时有明显的瘢痕性脱发。常见严重的口腔受累（包括瘢痕和口裂变小），具有特征的是点状牙釉质营养不良（图 4.17）。龋齿常很严重。其他的特征有：肌肉骨骼变形，胃肠道损害，喉气管狭窄，泌尿生殖系和眼部病变。可以发生食管狭窄。感染引起的穿孔是死亡的重要原因。常有明显的生长迟缓和贫血。婴儿死亡率高（42.2%）[7]。层粘连蛋白 -332 的三个亚基之一发生突变就会导致该病[59-61]。

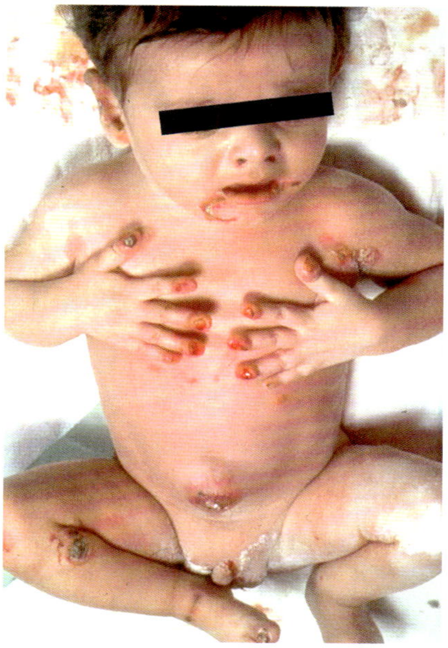

**图 4.15** 交界型 EB（Herlitz）：这个新生儿有水疱和甲受累（By courtesy of J. McGrath，MD，Institute of Dermatology，London，UK.）

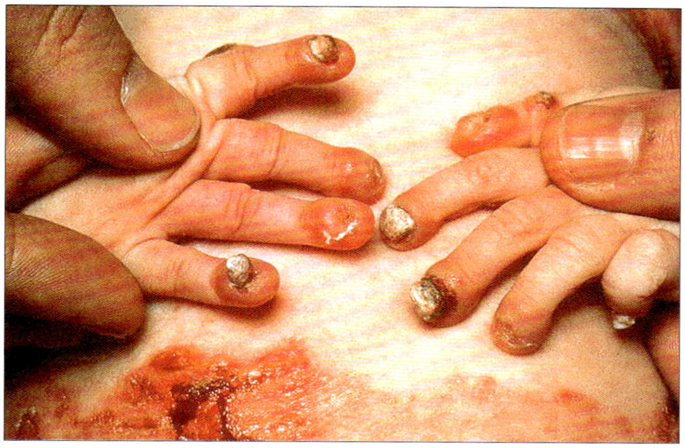

**图 4.16** 交界型 EB（Herlitz）：婴儿期正在愈合的水疱边缘可见肉芽组织（By courtesy of the Institute of Dermatology，London，UK.）

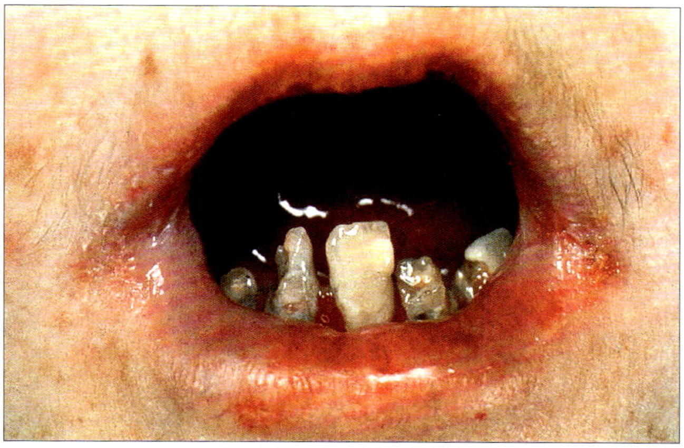

**图 4.17** 交界型 EB（Herlitz）：注意伴有瘢痕造成口裂变小，瘢痕和严重的牙齿受累（By courtesy of J. McGrath，MD，St John's Dermatology Centre，London，UK.）

## 交界型 EB，其他

包括六种亚型，其中两种常见，四种罕见。

### 交界型 EB-non-Herlitz［泛发性型 non-Herlitz 交界型 EB，轻症型泛发性萎缩性 EB，泛发性萎缩性良性 EB（GABEB），半桥粒型 EB，轻症型交界型 EB］

这是一种较轻的类型，它的皮肤病变特征类似重型。部分患者有层粘连蛋白-332 基因的突变，另外一些是XⅦ胶原基因突变，之前被归为半桥粒型[9，62]。系统受累很轻或缺如[63-66]。患者出生时即有泛发的水疱和糜烂，伴有轻微的瘢痕和广泛的香烟纸样萎缩。不同程度的色素沉着和色素减退是其特征[63]。皮损夏季加重。高度增生的肉芽组织较 Herlitz 型少见。其他特征有甲萎缩或缺如（图 4.18），伴有轻微瘢痕的口腔损害，点状营养不良的牙釉质和严重的龋齿。眼部损害有复发性角膜糜烂，水疱和角膜瘢痕[64]。除了睫毛和眉毛稀疏外，毛囊萎缩还可引起头皮，腋窝和耻骨区脱毛（图 4.19）[63]。患者可有大的或多发的黑素细胞痣作为表型的一部分，但目前认为它并不是一个特征性的表现[5]。不发生挛缩。系统表现仅限于轻微的喉和（或）食管受损。一部分

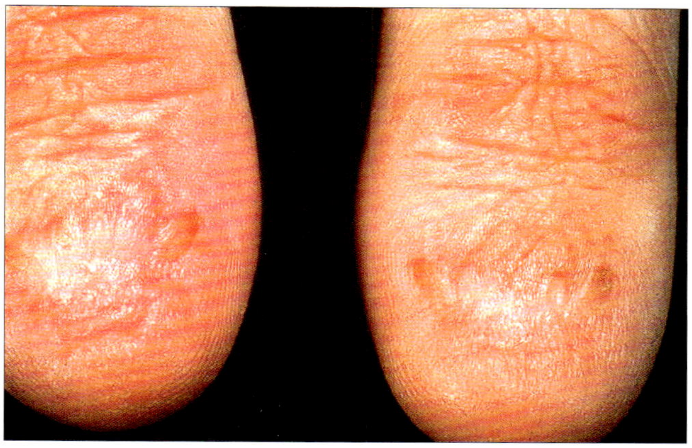

**图 4.18** 泛发性萎缩性良性 EB：有瘢痕和甲完全缺如（By courtesy of the Institute of Dermatology，London，UK.）

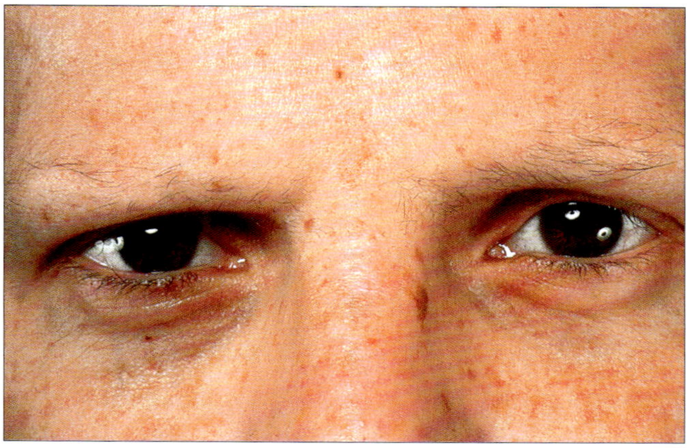

**图 4.19** 泛发性萎缩性良性 EB：注意稀疏分布的睫毛和眉毛（By courtesy of the Institute of Dermatology，London，UK.）

患者表现为生长迟滞和贫血。婴儿死亡率高（高达 44.7%）[7, 32]。

### 交界型 EB，non-Herlitz，局限型

这种轻症局限型交界型 EB 与XVII型胶原基因突变有关，而不是层粘连蛋白 -332 基因突变[67-68]。根据基因型和免疫荧光抗原定位可以将这种亚型与其他更严重的泛发亚型区分开[68]。

### 伴幽门闭锁的交界型 EB

所有伴幽门闭锁的 EB 之前都被归为半桥粒型 EB，而这一分类现在已被取消。这些疾病现在被分别归为单纯型 EB 和交界型 EB。伴幽门闭锁的单纯型 EB 与网蛋白和 $\alpha_6\beta_4$ 整合素亚单位基因突变都有关，但是伴幽门闭锁的交界型 EB 仅与后者的基因突变有关[69-71]。它们具有相似的临床表现，包括出生即有广泛的水疱伴萎缩性瘢痕，甲萎缩或缺失，偶有粟丘疹。有报道出现大面积的皮肤发育不全[67]。该病通常在幼年是致命的。

### 反转型交界型 EB

皮损发生在出生时或婴儿早期，最初为泛发，以后主要局限于屈侧如腋窝和腹股沟[5]。水疱和糜烂常伴有萎缩性瘢痕，甲萎缩或缺如。其他明显的特征有口腔糜烂，牙釉质发育不良，偶有胃肠道损害，好发于食管和肛门。该病发现与层粘连蛋白 -332 基因突变有关[9, 58]。

### 晚发性型交界型 EB（进展型）

这种亚型皮损发生于儿童晚期，表现为发生在手、肘、膝、足的水疱和糜烂[5]。甲萎缩或缺如，牙釉质发育不良是其特点征。可有明显的口腔糜烂。有时可并发轻微的手指挛缩[3, 5]。该亚型相关的基因突变并不清楚[9]。

### 喉–甲–皮肤综合征

编码层粘连蛋白 -332 的 $\alpha_3$ 链的发生基因突变会导致一种少见的 N 端丢失从而导致该综合征[72]。Shabbir 及其同事首次报道了 22 个来自旁遮普族的患者，另有其他 10 个患者也被报道[73-74]。目前为止，这种常染色体隐性遗传的疾病还没有在其他种族中被报道。该病可以在非近亲交配的情况下发生。该病发生的伤脾缺陷可以导致皮肤糜烂、甲萎缩、慢性结膜和喉部肉芽组织。严重的并发症包括睑球粘连和失明。气道阻塞和感染也容易产生问题。该病的皮肤脆性程度低于其他的交界型 EB 亚型。在新的分类系统中，基于该综合征在分子学和临床表现方面与交界型 EB 存在相似性，故被作为罕见亚型添加入交界型 EB 的类别[9, 59]。

## 营养不良型 EB

报道了两种主要的亚型–显性营养不良性 EB，隐性营养不良性 EB（Hallopeau-Siemens），它们被分为三种主要亚型（一种显性遗传，两种隐性遗传）和九种罕见的显性或隐性遗传的亚型。所有亚型都与编码VII型胶原的基因突变有关[9]。

## 显性营养不良型 EB

已报道了五种亚型；其中四种为罕见类型。

### 显性营养不良型 EB，泛发型

常染色体显性 EB，泛发型，包括 Cockayne-Touraine 和 Pasini 两个亚型。两者都是由VII型胶原基因突变引起的。白色丘疹样损害（白色毛周丘疹和斑块）并不是每一个患者都具有（图 4.20）[6-7]。出生时可见泛发的水疱（图 4.21A）[4, 8]。可有脱发，其特征性典型的表现是粟丘疹、萎缩性瘢痕和甲萎缩或缺如（图 4.21B）。口腔损害比较轻微或无。有时见牙釉质发育不良，少数患者有胃肠道损害和泌尿生殖道受累。发生基底细胞癌和黑色素瘤的风险较正常人略微增高[75]。

### 显性营养不良型 EB，肢端型

在这种常染色体显性遗传亚型中，皮损轻微而限局。出生时或儿童早期发病。皮损好发于肢端。除了萎缩性瘢痕，没有其他重要的损害，儿童期后水疱、糜烂、粟丘疹和甲萎缩可全部消退[1]。该病没有皮肤外表现的报道。

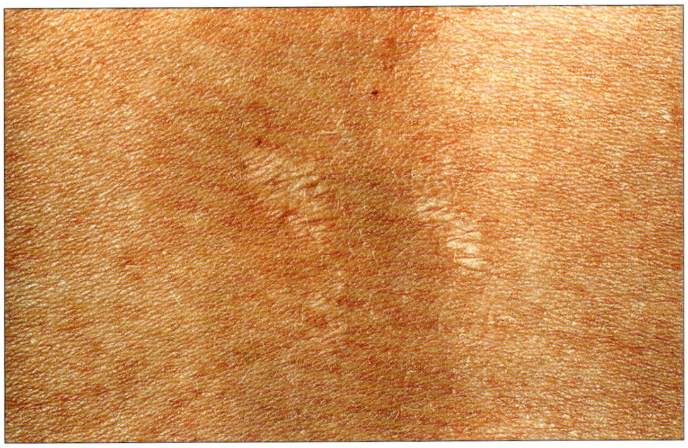

图 4.20 营养不良型 EB：腰骶部的白色丘疹样损害并不常见，它并不是继发于水疱，可能是结缔组织痣的表现（By courtesy of M.J. Tidman，MD，Guy's Hospital，London，UK.）

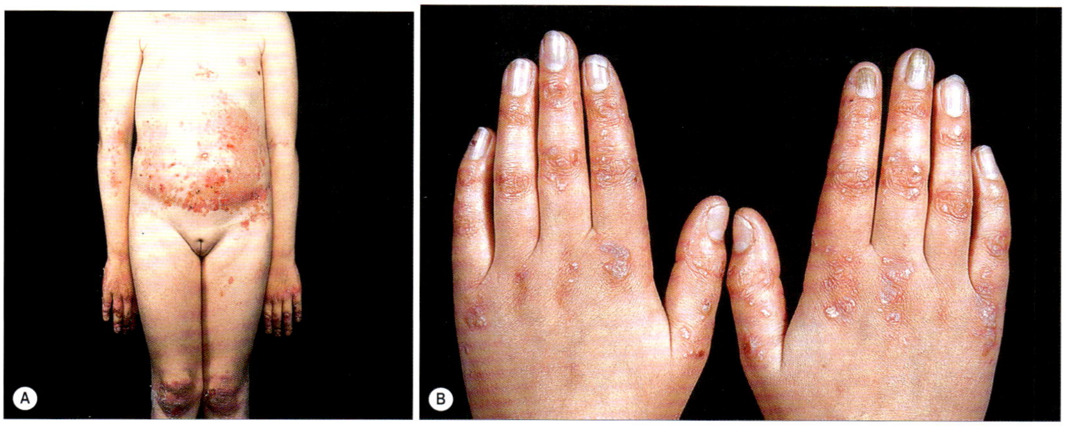

图 4.21 显性营养不良型 EB（Cockayne-Touraine）：（**A**）除了典型的四肢皮损外，还有躯干受累。（**B**）出血性水疱，瘢痕，粟丘疹和甲萎缩（By courtesy of the Institute of Dermatology，London，UK.）

### 显性营养不良型 EB，胫前型

为常染色体显性遗传，是一种轻微的、限局性、对称性 EB。最近有人报道了一个常染色体隐性遗传的病例（见下文）[76]。发病较迟，通常在儿童早期发病[77]。伴有萎缩性瘢痕和粟丘疹，水疱和糜烂好发于胫前区和足背（图 4.22、4.23）。瘢痕呈紫色外观，似增生性扁平苔藓[76]。前臂和躯干的皮损可以很明显[76]。常见瘙痒和甲萎缩。没有牙齿或头发的改变[77]。

### 营养不良型 EB，痒疹型

这种亚型在儿童期发病，有显性和隐性两种遗传方式（见下文）[78]。患者有发生在水疱、粟丘疹、甲萎缩和白色丘疹样损害基础上的剧痒的紫色痒疹样结节。

### 显性营养不良型 EB，新生儿大疱性表皮松解症

这是一种极其罕见的、自限性疾病。出生时就有水疱，常在两岁内消退。愈合后留有轻微萎缩，粟丘疹和瘢痕[79-80]。尽管有隐性遗传的报道，但大多为数是常染色体显性遗传[6]。

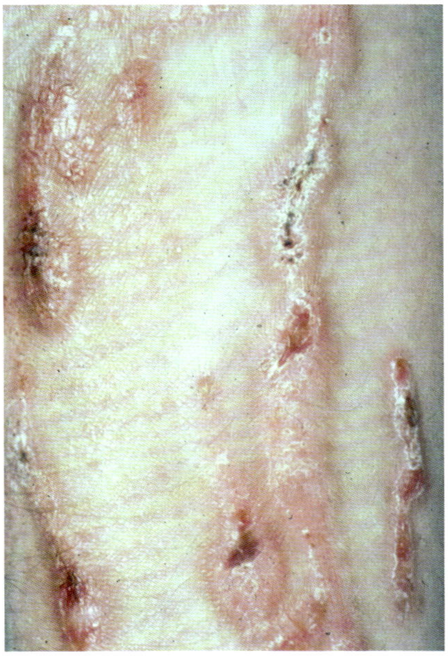

图 4.22 胫前型营养不良型 EB：胫前广泛的糜烂和瘢痕形成（By courtesy of the Institute of Dermatology，London，UK.）

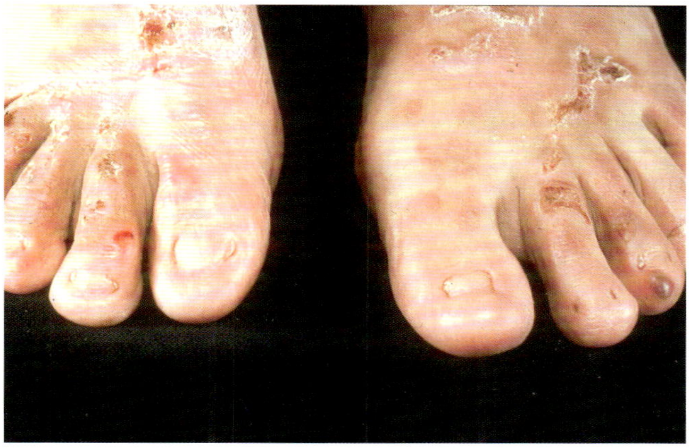

图 4.23 胫前型营养不良型 EB：近观图（By courtesy of the Institute of Dermatology，London，UK.）

## 隐性营养不良型 EB

这一分类包括七种亚型，其中五种罕见。

### 隐性营养不良型，重症泛发型（Hallopeau-Siemens；多发性营养不良性 EB；重症型 EB）

这种常染色体隐性 EB 亚型比常染色体显性 EB 严重得多[4，8]。出生时即有水疱和糜烂，萎缩、瘢痕、贫血和生长延迟同时存在（图 4.24、4.25）。尼氏征阳性。四肢末端破坏性损害导致挛缩和严重变形，如手足的特征性“拳击手套样”损害（假性并指）（图 4.26 ～ 4.28）[81]。如果后者不作治疗，其下方的骨骼最终会被机体吸收（自发截肢）。甲营养不良很显著，常见瘢痕性脱发（图 4.29）。口腔损害严重，有水疱、糜烂和瘢痕。龋齿很多且常见。胃肠道和肾合并症常见[82-83]。常有结膜受累，表现为结膜炎和瘢痕，黏膜损害导致张口困难、吞咽困难和食管狭窄。一些婴儿最终死于呼吸道感染（图 4.30）[84]。

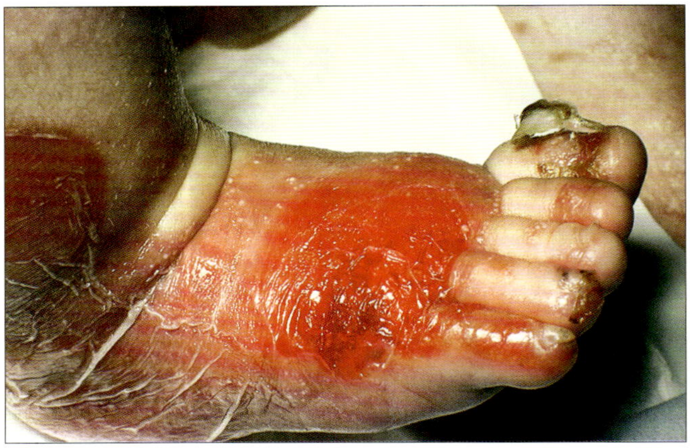

图 4.24 隐性营养不良型 EB（Hallopeau-Siemens）：出生时广泛的水疱，常累及甲，此患儿前两个趾甲缺如（By courtesy of R.A. Marsden，MD，St George's Hospital，London，UK.）

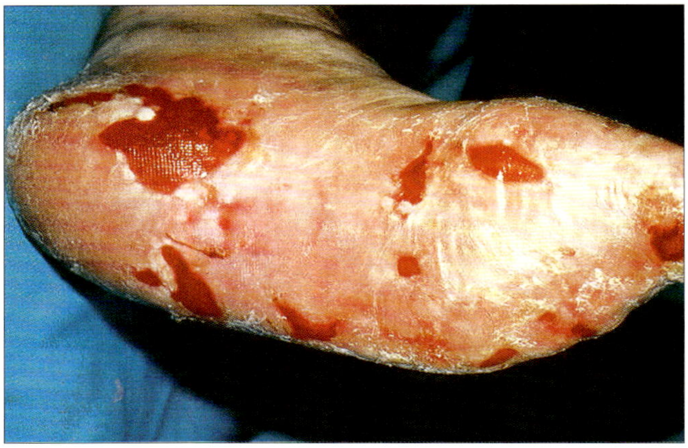

图 4.25 隐性营养不良型 EB（Hallopeau-Siemens）：注意瘢痕和广泛的糜烂（By courtesy of the Institute of Dermatology，London，UK.）

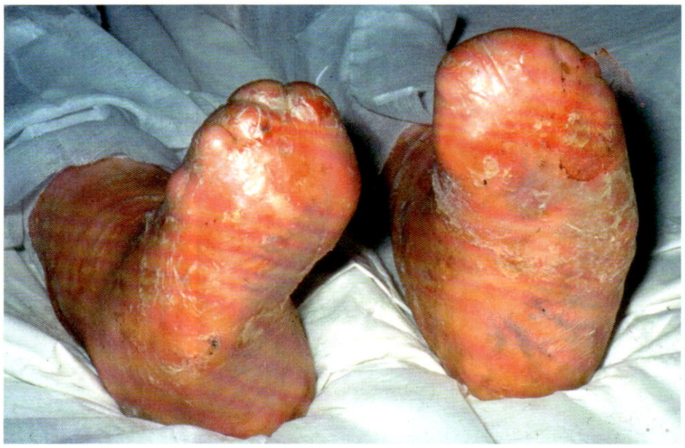

图 4.26 隐性营养不良型 EB（Hallopeau-Siemens）：包含足趾的网状皱褶呈现一种棍棒状外观（By courtesy of R.A. Marsden，MD，St George's Hospital，London，UK.）

可见肛门和生殖泌尿系受累。在皮肤瘢痕上发生鳞癌是常见的并发症（发生率是 39.6%），并且是死亡的重要原因（图 4.31 ～ 4.33）[85-86]。肿瘤常是多发的，侵袭性生长，并与广泛转移相关。黑色素瘤较少发

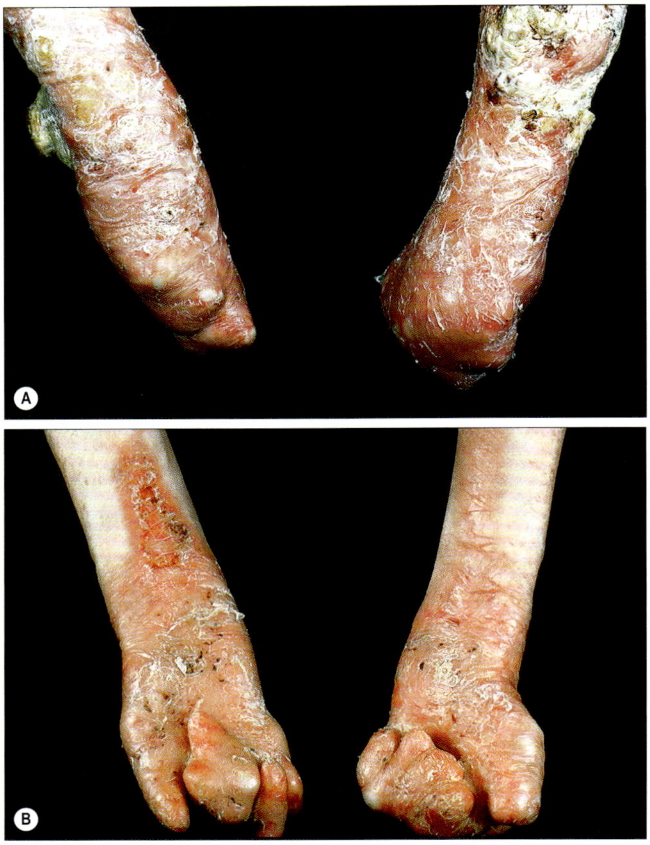

图 4.27 （A，B）隐性营养不良型 EB（Hallopeau-Siemens）：除了拳击手套样畸形外，还有很严重的瘢痕和鳞屑。[（A）By courtesy of R.A.J. Eady，MD，and B. Mayou，MD，St Thomas' Hospital，London；（B）by courtesy of the Institute of Dermatology，London，UK.]

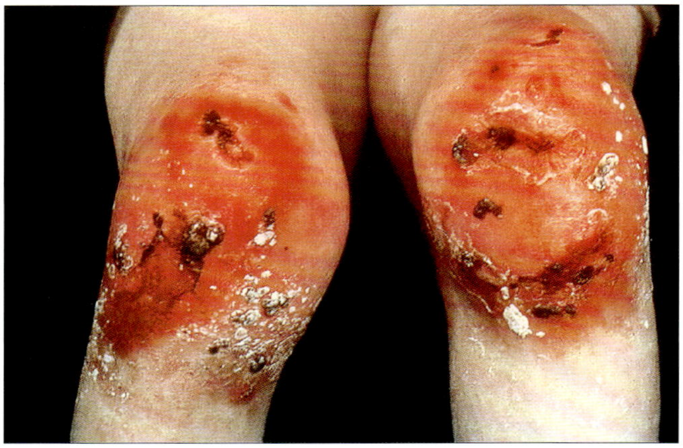

图 4.28 隐性营养不良型 EB（Hallopeau-Siemens）：膝部有显著的畸形（By courtesy of J. McGrath，MD，Institute of Dermatology，London，UK.）

生。这种亚型死亡率很高，达 38.7%[7]。

## 隐性营养不良型 EB，泛发其他型（轻型 EB）

这种亚型通常被称为 non Hallopeau-Siemens 型。与重症泛发型相比，这种亚型较少发生贫血和

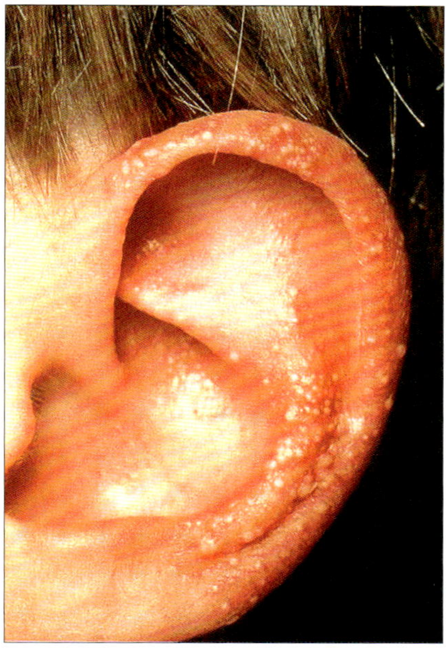

**图 4.29** 隐性营养不良型 EB（Hallopeau-Siemens）：注意明显的粟丘疹（By courtesy of the Institute of Dermatology，London，UK.）

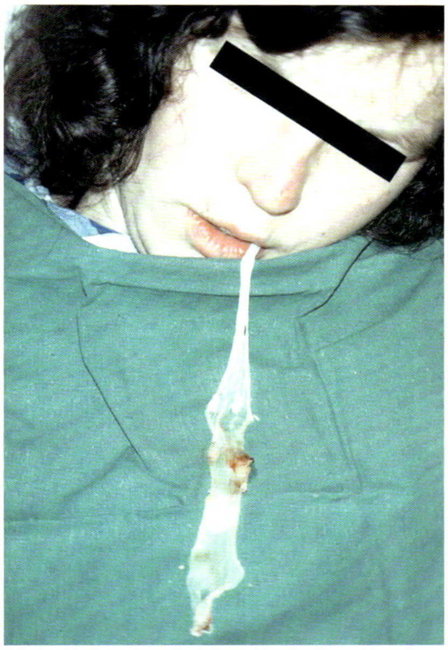

**图 4.30** 隐性营养不良型 EB：广泛的食管受累，黏膜完全分离，但这是很罕见的表现（By courtesy of R.A. Marsden，MD，St George's Hospital，London，UK.）

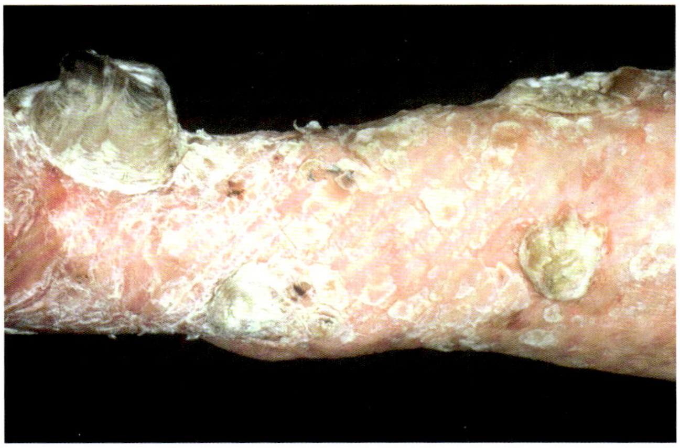

**图 4.31** 隐性营养不良型 EB（Hallopeau-Siemens）：这位患者皮损上有大量的角化性斑片，这种皮损大多发展为鳞癌（Courtesy of R.A.J. Eady，MD，and B. Mayou，MD，St Thomas' Hospital，London，UK.）

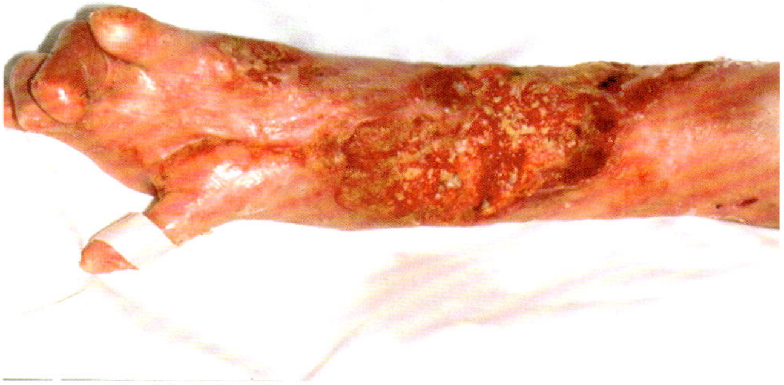

**图 4.32** 隐性营养不良型 EB（Hallopeau-Siemens）：除了严重的瘢痕伴有指尖的自发截肢，还有一个大的溃疡性鳞癌（Courtesy of R.A.J. Eady，MD，and B. Mayou，MD，St Thomas' Hospital，London，UK.）

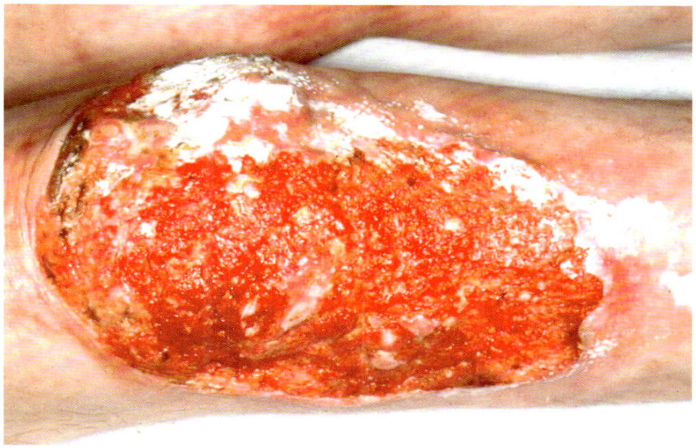

**图 4.33** 隐性营养不良型 EB（Hallopeau-Siemens）：这个患者有一个大的鳞癌，它已破坏了大部分膝关节（Courtesy of R.A.J. Eady，MD，and B. Mayou，MD，St Thomas' Hospital，London，UK.）

智力发育迟缓，龋齿并不增加。该亚型的表现类似于 Hallopeau-Siemens。除了皮肤外，其余损害和合并症（例如贫血、智力发育迟缓，龋齿）较轻，发生鳞癌的概率较低（14.3%）[4, 8]。它的死亡率是 10%[87]。编码Ⅶ型胶原的基因突变类型和位点不同导致的基因型差异可能是导致这种疾病表型差异的原因[88]。

## 营养不良型 EB，反转型

这种隐性遗传亚型的患者出生时即有皮损，包括水疱、糜烂、粟丘疹及萎缩性瘢痕，好发于屈侧，如腹股沟、腋窝、颈和背部下方[89-90]。甲萎缩很显著，偶见瘢痕性脱发。有特征性的严重的口腔和食管受累（糜烂和瘢痕）[91]。

### 隐性营养不良型 EB，胫前型

该型损害与显性类型相似（见上文），但程度更严重。

### 隐性营养不良型 EB，痒疹型

该型损害与显性类型相似（见上文），但程度更严重。

### 营养不良型 EB，向心型

这种隐性遗传的局限型 EB 已报道过一例。出生时即有广泛的水疱。然而成年后皮损局限于肢端。水疱、粟丘疹和严重的萎缩性瘢痕呈特征性的向心性分布。也有甲萎缩或缺如。尽管有严重的瘢痕，但挛缩和畸形不是其特征[92]。没有皮肤外的表现。

### 隐性营养不良型 EB，新生儿大疱性表皮松解症

该型损害与显性类型相似（见上文），但程度更严重。

## Kindler 综合征

由于与 EB 存在相似性，Kindler 综合征已被添加到 EB 的分类系统里，希望将 EB 作为一个整体来理解其分子和致病机制可以使该病的患者受益。该病水疱的分离部位可以位于表皮内、交界处或者致密板下，所以不能归为任何一个 EB 亚型。这种病是由编码基底层角质形成细胞的接触位点成分 kindlin-1 蛋白的 *KIND-1* 基因突变造成的[93-94]。该病于 1954 年被首次报道，目前已发表的文献发现超过 50 例患者[95-96]。这一罕见的常染色体隐性遗传病具有显著的异质性表现，其皮肤脆弱性类似于其他形式的 EB，但却具有其他形式的 EB 没有的皮肤异色症和光敏性现象。创伤引起的水疱和光敏往往随着年龄增长而有所改善。鳞状细胞癌与膀胱移行细胞癌已有报道[97]。

所有类型的遗传性大疱性表皮松解症（单纯型，交界型，营养不良型）在少数情况下都可能出现巨大色素痣，经常在临床表现方面与黑素瘤相似，然而组织学并没有恶性的表现。

## 发病机制和组织学特征

对可疑的 EB 患者理想的病理学研究应包括免疫荧光抗原谱定位、超微结构、分子学和基因的研究。一般而言，常规组织病理检查除了能证实表皮下水疱的存在外，并无大的意义。

各种类型的 EB 均可用基底膜的免疫荧光抗原定位谱来确定裂隙发生的部位。这样可避免做超微结构研究[100-101]。实际上，三种抗原的部位——Ⅳ型胶原，层粘连蛋白 -332 和大疱性类天疱疮抗原 -1——都可用受损皮肤（自然发生的或是机械诱导的）为底物的间接免疫荧光来确定[7]：

- 单纯型，所有三种抗原都位于水疱底部。
- 交界型，大疱性类天疱疮抗原 -1 主要在水疱顶部，Ⅳ型胶原和层粘连蛋白 -332 位于水疱底部。
- 营养不良型 EB，裂隙位于致密板下方，因此所有三种基底膜抗原都位于水疱顶部。

在皮肤标本上利用免疫荧光研究各种大疱性表皮松解症减少或缺如的基底膜成分非常有价值，并被用于产前诊断（妊娠 16 ～ 18 周）[102-104]。

在严重隐性营养不良型 EB 的非皮损区域，能结合于致密板的单克隆抗体 KF-1 的荧光是完全缺失的，而在显性亚型中它的荧光是减弱的[105-106]。

单克隆抗体 AF1 和 AF2 识别位于致密板下方的抗原（可能是锚纤维成分），在隐性营养不良型 EB 的正常和受损皮肤里荧光都缺如。但在显性营养不良型 EB 中荧光都正常[107]。

LH7：2 是识别Ⅶ型胶原 NC-1 球形区的单克隆抗体，与致密板和其相连的锚纤维结合[108-109]。在严重隐性营养不良型 EB 中，它的荧光缺如或明显减弱。在轻症或局限性隐性营养不良型 EB 中呈斑片状减弱，而在显性营养不良型 EB 中荧光是正常的[110-111]。

识别层粘连蛋白 -332（nicein/ 缰蛋白 /epligrin）的单克隆抗体 GB3 的免疫荧光在交界型（Herlitz）EB 中减弱或缺如，在 non- Herlitz 交界型中荧光可正常、减弱或缺如[112-113]。层粘连蛋白 -332 锚纤维的主要成分，它从半桥粒伸展到致密板。

另两种的抗体，19-DEJ-1 和 AA3 的特点是不能标记交界型大疱性表皮松解症的基底膜带，因此有辅助诊断价值[114]。19-DEJ-1 能识别 uncein，被推荐为评估和诊断主要的交界型亚型最可靠的抗体[115-116]。

在许多泛发性萎缩性良性 EB 患者中大疱性类天疱疮 180KD 抗原的荧光明显减弱或缺如[117]。

## 单纯型 EB

在单纯型 EB 亚型中，基底细胞松解导致水疱形成（图 4.34）。裂隙深达角质形成细胞的细胞核，水疱底部可见基底细胞胞质的残余，所以水疱位于表皮

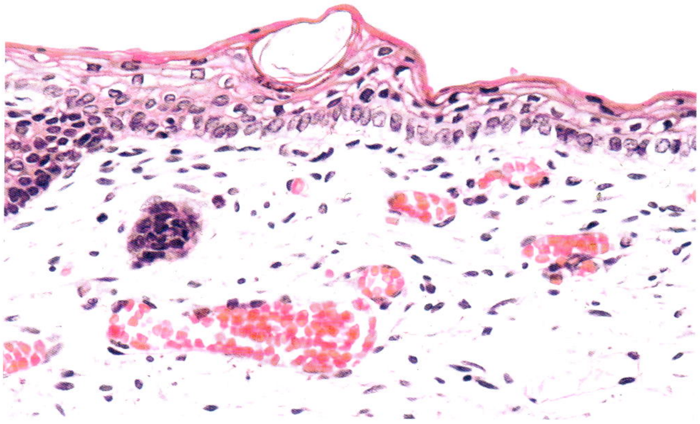

图 4.34 单纯型 EB：水疱形成过程中最早的组织学改变特征是基底的角质形成细胞明显空泡化，这种现象称为细胞松解

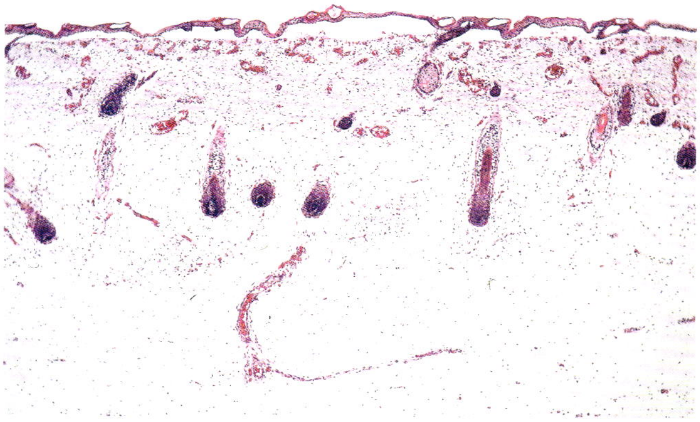

图 4.35 单纯型 EB：晚期损害示“表皮下”水疱

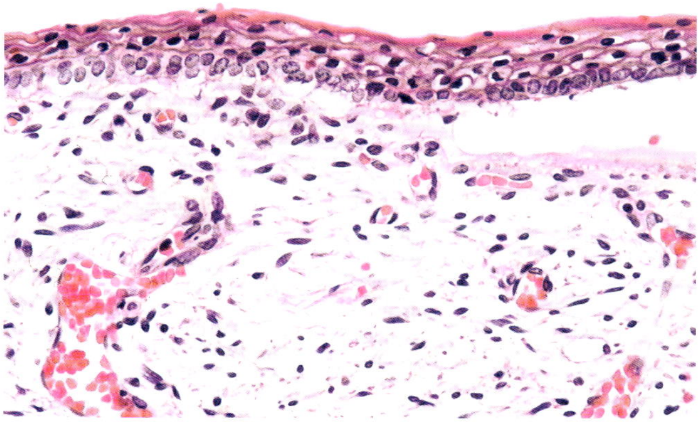

图 4.36 单纯型 EB：水疱底部可见基底细胞胞质的残余

细胞内（图 4.35、4.36）[118]。由于残余的角质形成细胞胞质持续的水解，使陈旧皮损处的水疱常常看起来位于表皮下（图 4.37）。石蜡切片上的直接过氧化物酶免疫抗原定位在水疱底部可见角蛋白、板层素和Ⅳ型胶原，证实水疱位于表皮内（图 4.38）。

超微结构研究显示角质形成细胞内最早的变化是角蛋白丝（张力微丝）的丢失[118-119]。这种改变导致角质形成细胞的不稳定性和脆性。类似 Dowling-Meara 亚型中描述过的角蛋白团块在单纯型 EB Koebner 亚型中罕见[120]。随着角质形成细胞胞质其

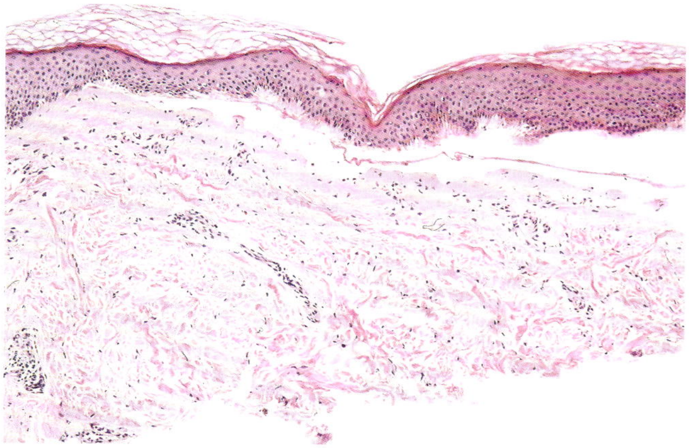

图 4.37 单纯型 EB：陈旧皮损；特征是不含细胞的表皮下疱，但没有特异性

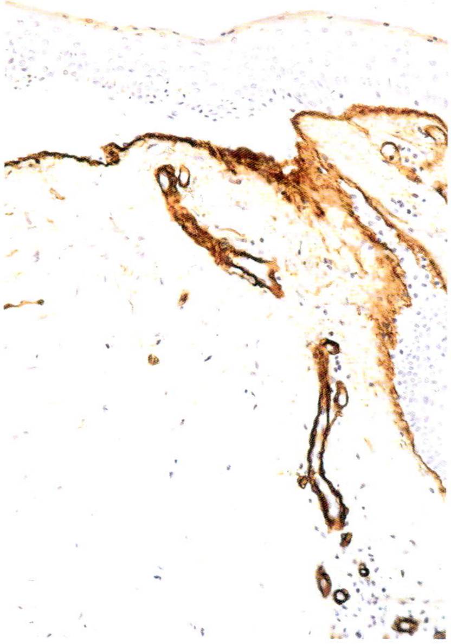

图 4.38 单纯型 EB：以石蜡切片上做的直接过氧化物酶免疫抗原定位示Ⅳ型胶原沿水疱底部分布（与图 4.37 为同一病例）

他成分的溶解，角蛋白丝发生丢失。基底层上的桥粒不受影响。致密板层和锚纤维是正常的。半桥粒总体看来是正常的，但最近一篇报道发现其出现重叠和电子密度增高[121]。

Dowling-Meara 亚型（包括斑状色素沉着亚型）以 1～5 μm 大小的均质化的胞质内角蛋白团块和细胞松解为特征（图 4.39）[122]。这些变化出现在基底的角质形成细胞并累及其上面的棘细胞层。在毛囊外根鞘、真皮汗腺导管和皮脂腺也可见到上述变化。这些团块是由角蛋白 5（Ⅱ型）和 14（Ⅰ型）组成的[122]。除了表皮内水疱外，在毛囊漏斗部也可见到角质形成细胞内裂隙。其他的皮肤附属器结构不受影响。真皮可有淋巴细胞和嗜酸粒细胞浸润。

角化损害呈角化过度和棘层肥厚，可见明显的角蛋白团块。

超微结构上，裂隙发生于基底层的角质形成细

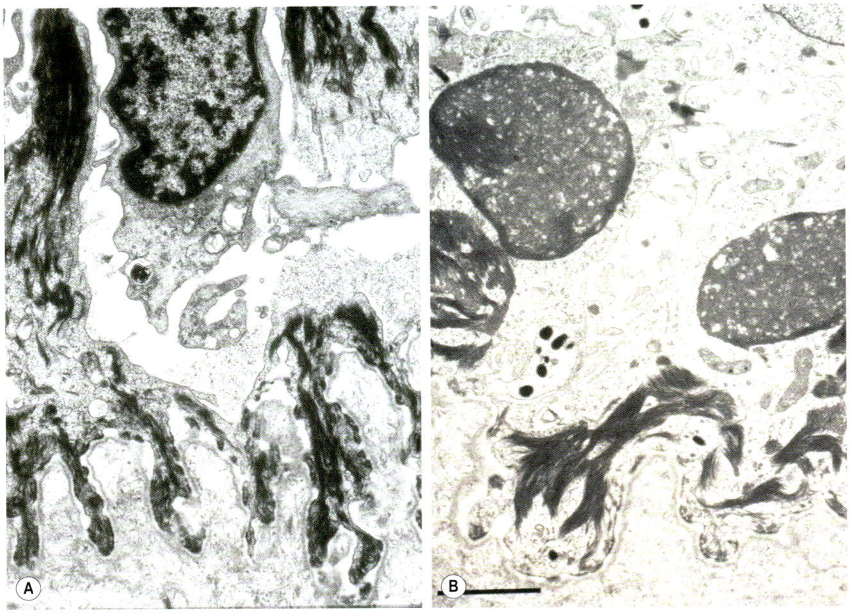


**图 4.39** 单纯型 EB（Dow- ling-Meara 型）：（**A**）电镜图示角质形成细胞内裂隙。（**B**）近观张力微丝团块（By courtesy of J.A. McGrath，MD，and R.A.J. Eady，MD，Institute of Dermatology，London，UK.）。

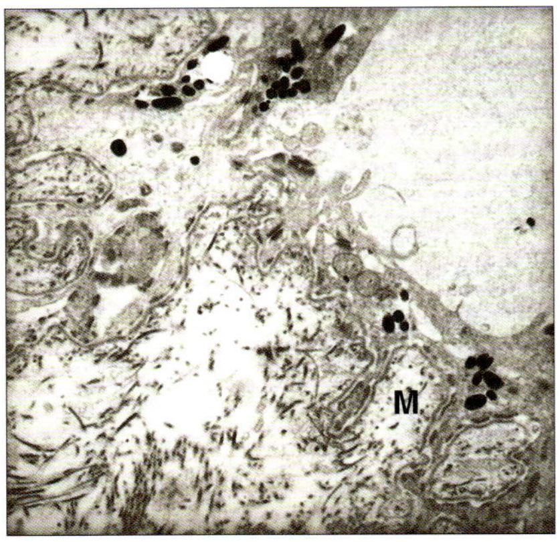


**图 4.40** 单纯型 EB（Koebner）：基底层的角质形成细胞内水疱形成。注意胞质残余在水疱底部（M，黑素小体）

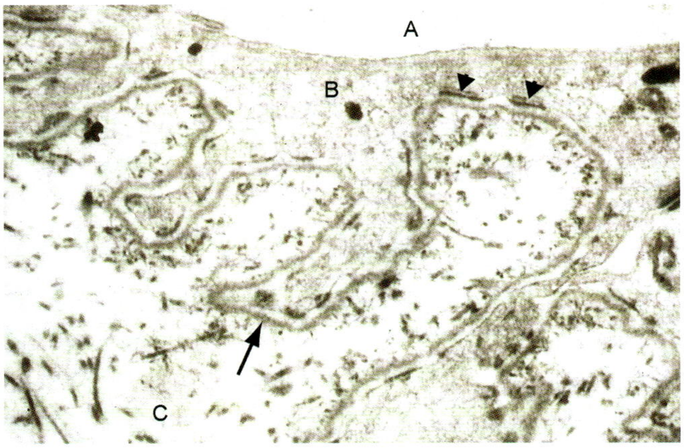


**图 4.41** 单纯型 EB（Koebner）：高倍镜下的水疱底部，可见致密板（指针箭头），半桥粒（箭头的头）和基底的角质形成细胞胞质（A，水疱；B，胞质；C，真皮）

胞内的下部，刚好在半桥粒水平的上方（图 4.40、4.41）。除了细胞松解外，棘层松解有时很明显。角蛋白丝的异常除均质化的团块外，还呈不规则的涡状小束。它们除出现在皮损处，也在正常皮肤出现（图 4.42）[122-123]。含有张力微丝团块的角质形成细胞内桥粒数目减少。基底膜带成分正常。

浅表性单纯型 EB 裂隙位于表皮上部，正好在角质层下方[22]。其余裂隙还可位于表皮的下 1/3 处。

目前认为单纯型 EB 的主要亚型是直接由角蛋白基因突变引起的，但是在一些罕见亚型中也发现了斑蛋白、plakophilin、网蛋白和 $\alpha_6\beta_4$ 整合素亚单位的基因突变（见表 4.2）[124-125]。随着首次在 Dowling-Meara 型 EB 中发现角蛋白丝团块，随后又确定了它们是角蛋白 5 和 14，现已在患有该病的患者的培养的角质形成细胞内证实有同样的形态学异常[120]。遗传连锁研究证实单纯型 EB 是与 12 号和 17 号染色体上的角蛋白基因簇相关的[126-130]。编码角蛋白 5 的基因位于染色体 12q，编码角蛋白 14 的基因位于染色体 17q。把突变的人角蛋白 14 的基因转入转基因小鼠可

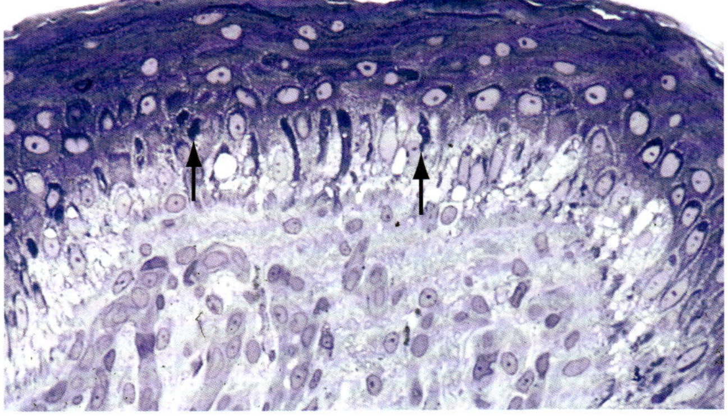

**图 4.42** 单纯型大疱性表皮松解症（Dowling-Meara）：在邻近的临床上正常的皮肤内可见大量的张力微丝团块（箭头）（By courtesy of J.A. McGrath，MD，Institute of Dermatology，London，UK.）

诱导出 EB 的表型，而且这种突变基因在转染的人的角质形成细胞内可表达同样的异常角蛋白[131-132]。特异的错义突变或缺失突变已在患有 Dowling-Meara(角蛋白 5 和 14)，局限型（角蛋白 5 和 14）和其他泛发型（角蛋白 5 和 14）的亚型中以及伴斑状色素沉着罕见的单纯型 EB 亚型（角蛋白 5），常染色体隐性遗传（角蛋白 14）和移行性环形红斑型（角蛋白 5）患者中得到证实[133-138]。角蛋白基因高度保守的末端区容易发生重要的突变，使角蛋白丝组合不稳定，最终导致轻微外伤后基底层的角质形成细胞发生脆裂[124]。

网蛋白，位于半桥粒的内板侧，是斑蛋白家族的一成员，和 BP230 一起对角蛋白丝的锚定起重要作用[10，14]。近来发现编码该蛋白的 *PLEC1* 基因突变发生于伴发肌肉萎缩、幽门闭锁和 Ogna 的亚型中[39]。网蛋白与骨骼肌肌间蛋白 Z 线有关，这说明了它对肌细胞间黏附功能的重要性，以及它在伴肌肉萎缩的单纯型 EB 发病中的作用[139]。编码桥粒斑蛋白和 plakophilin-1 的基因突变与致死性棘细胞松解型 EB 和 plakophilin 缺陷有关[19-20]。

伴幽门闭锁的 EB（单纯型和交界型）是由于 $\alpha_6\beta_4$ 整合素基因的错义突变导致，后者使终止密码子提前出现，从而合成有缺陷的或无功能的 $\alpha_6$ 或 $\beta_4$ 整合素亚单位[140-142]。最终导致半桥粒发育不全或数量减少[10]。单纯型 EB 中也发现有网蛋白基因突变存在[48，143]。

比较特殊的是，Weber-Cockayne 型 EB 发现存在淀粉样变[144]。角化不良被认为是 Weber-Cockayne 型 EB 的特征，而非其他亚型，包括 Koebner 型 EB 或 Weber Cockayne 型 EB[145]。然而该研究的样本量太小，还需要进一步的研究证实这一发现的特异性。

## 交界型 EB

交界型 EB 也是表皮下水疱，通常不伴有大量的炎症细胞浸润（图 4.43）[146]。超微结构上裂隙的部位穿过透明板（图 4.44）。半桥粒可表现为畸形、数量减少或缺如[147-150]。电镜看到的半桥粒的改变是异质性的。通过对单位长度基底膜内所含大量的半桥粒形态学的研究发现，1/5 的 Herlitz 型患者和 2/3 的 non-Herlitz 型患者的半桥粒形态是正常的[151]。同一个作者还报道了交界型 EB 和相关的基底下板的半桥粒数量减少是相关的。

交界型 EB 是以编码层粘连蛋白 -332（层粘连蛋白 -5）的 $\alpha_3$、$\beta_3$，或 $\gamma_2$ 链的基因发生突变为特征的[152-158]。所有 Herlitz 致死型患者中，均是由于粘连素 -332 基因突变使终止密码子提前出现[7，10]。无义突变，移码缺失或插入和剪切突变错误影响了两个等位基因，导致异三聚体层粘连蛋白 -332 分子合成减少和组装缺陷[10]。尽管 *LAMA3* 和 *LAMC2* 基因异常也有报道，但主要是 *LAMB3* 基因突变导致该病。Non-Herlitz 交界型 EB 包括一些泛发性萎缩性良性 EB 是由于与层粘连蛋白 -332 基因轻微的错义突变或缺失突变所致[12，159-160]。层粘连蛋白 -332 位于锚丝纤维和致密板内。异常的层粘连蛋白 -332 导致锚丝纤维缺陷，使基底膜区变得不稳定。

交界型 EB，Non-Herlitz 型（泛发型和局限型）最常见于 BP180（大疱性类天疱疮抗原 2/ XVII 胶原）基因突变[161-163]。无义突变或插入 / 缺失导致提前出现终止密码子使得 XVII 型胶原缺失。这是一种跨膜胶原，被认为有助于通过其羧基末端连接锚丝[10]。氨基末端的球状结构域位于基底层角质形成细胞半桥粒斑块外侧的细胞质中。少数情况下，层粘连蛋白 -332

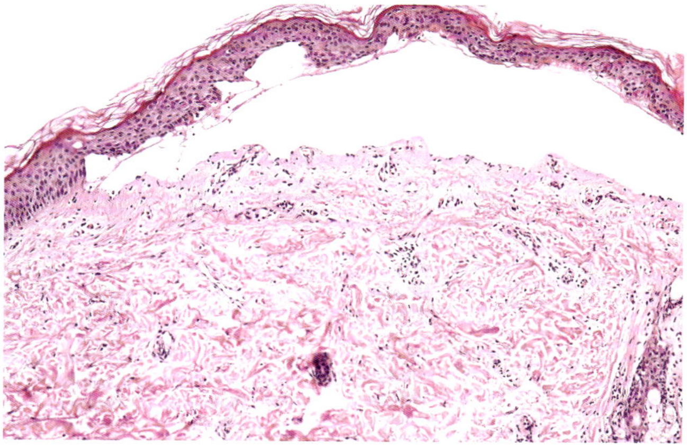

图 4.43 交界型 EB：无炎症细胞浸润的表皮下疱

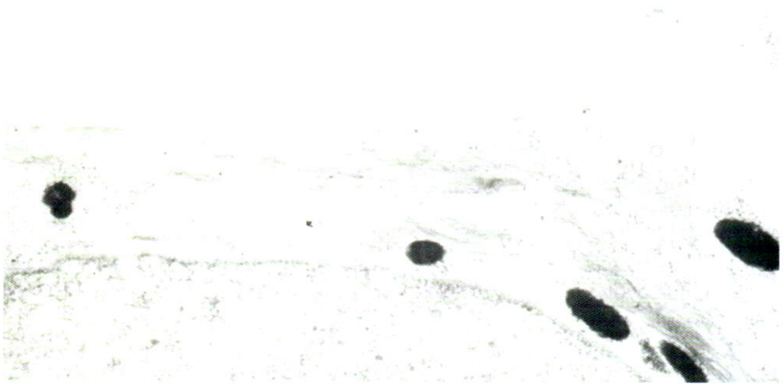

图 4.44 交界型 EB：皮损在真皮表皮交界处的透明板内发生分离（By courtesy of R.A.J. Eady，MD，Institute of Dermatology，and M.J. Tidman，MD，Guy's Hospital，London，UK.）

突变也会导致这一临床表型。

## 营养不良型 EB

营养不良型 EB 组织学特征是表皮下水疱，疱内无明显或不含任何重要炎症细胞成分的水疱形成（图 4.45）。各临床亚型没有特征性。由于以前发生过水疱，使相邻的真皮常有明显的瘢痕。

常发生在隐性营养不良型 EB 患者皮损上的鳞癌常分化良好（图 4.46）。偶尔它们的外观提示一种疣状癌亚型。还不清楚发生疣状癌的亚型预后是否良好。

超微结构上裂隙正好位于致密板下方（图 4.47）[164-165]。在常染色体显性和一些局限性隐性营养不良型 EB 中，锚丝纤维数量减少，但形态可正常，而在泛发性隐性营养不良型 EB 中（和偶尔在严重的显性病例）锚丝纤维很稀少或更常缺如[166-168]。所能见到的只是紧邻致密板纤细的锚丝。在最近的一项对各种营养不良型 EB 没有发生水疱皮肤的基底膜进行的形态测量学研究，证实在泛发性隐性营养不良型 EB 中没有水疱的皮肤处锚丝纤维完全缺如。在局限性隐性和显性营养不良型 EB 中，锚丝纤维形态正常但数量减少[169]。以荧光素标记的 LH7：2 单抗显示Ⅶ型胶原，在营养不良型 EB 中Ⅶ型胶原的表达不是简单的有或无的现象。即使在隐性营养不良型 EB 中，在紧邻致密板下方可以见到一些阳性染色，为纤细的发育不全的丝状结构。在更为严重的亚型中，也可见到真皮浅层的胶原溶解。

在新生儿暂时性大疱性表皮松解症中，除了锚丝纤维数量减少外，基底层的角质形成细胞胞质内还可见到包涵体。包涵体呈星状，代表残余的Ⅶ型和Ⅳ胶原[170-172]。

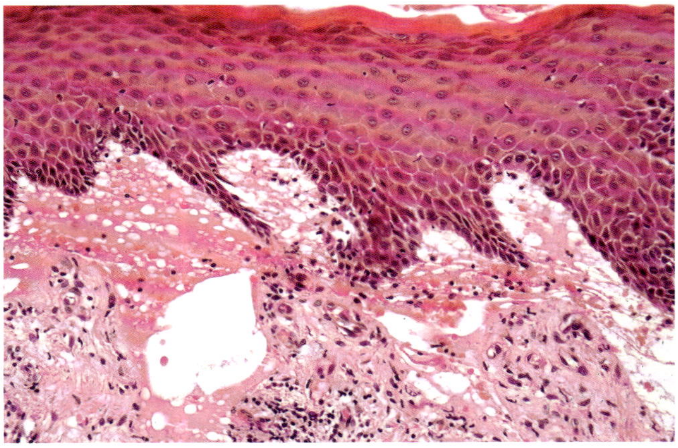

图 4.45 营养不良型 EB（Hallopeau-Siemens）：除了明显的表皮下疱外，还有致密的真皮瘢痕和慢性炎症

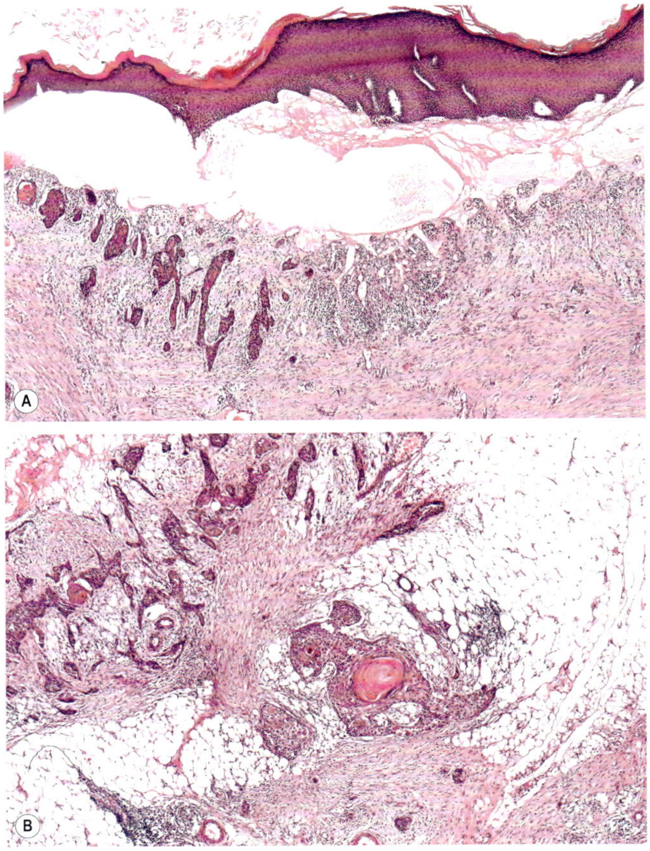


图 4.46 （A，B）营养不良型 EB（Hallopeau-Siemens）：从一位 30 岁患者的前臂取的皮肤活检显示无炎症细胞的表皮下疱。此外，可见一个高分化鳞癌侵入皮下脂肪

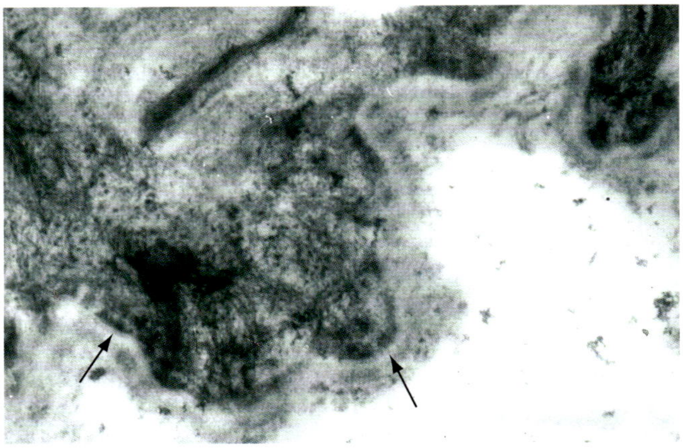

图 4.47 营养不良型 EB（Hallopeau-Siemens）：证实皮损裂隙正好位于真皮-表皮交界处的致密板下方（箭头）（By courtesy of R.A.J. Eady，MD，Institute of Dermatology，and M.J. Tidman，MD，Guy's Hospital，London，UK.）

营养不良型 EB 的所有亚型都是因编码Ⅶ型胶原的基因 *COL7A1* 突变引起的[173-175]。已确认了 100 多个突变[10]。严重的 Hallopeau-Siemen 营养不良型 EB 是 *COL7A1* 基因的无义突变、插入、缺失或剪切突变错误使终止密码子提前出现，影响了两个等位基因，导致了极低水平的 mRNA，使Ⅶ型胶原无法合成[10，172-173]。

在大量的不太严重的营养不良型性 EB 亚型中，已证实有 *COL7A1* 基因提前出现终止密码子、错义突变、缺失或替代突变[7]。显性营养不良型 EB 是由甘氨酸替代突变引起的，后者引起的临床表现较轻，Ⅶ型胶原尽管有缺陷但仍然能产生，锚丝纤维只是数量减少[176-177]。新生儿暂时性大疱性表皮松解症也是由Ⅶ型胶原基因 *COL7A1* 突变引起的[79-80]。

粟丘疹常见于营养不良型 EB，是真皮上层内微小的囊肿，由鳞状上皮包绕的一团角化的鳞状上皮组成，因此是微小的表皮样囊肿。它并不是大疱性表皮松解症的特异性表现，还可见于其他一系列与皮肤附属器结构损伤有关的疾病（如严重烧伤、和迟发性皮肤卟啉症）和其他的大疱性疾病。

## 鉴别诊断

根据临床资料和组织学特点很容易诊断 EB。虽然在早期皮损的标本中基于细胞松解的现象可确认单纯型亚型，然而 Dowling-Meara 型是个例外，有时很难判断患者患的是哪种亚型。然而不含细胞的表皮下疱，可见于许多疾病，包括自溶、获得性 EB、炎症细胞浸润少的类天疱疮、负压产生的大疱、大疱性皮肤淀粉样变、大疱性硬化性苔藓、迟发性皮肤卟啉症和假卟啉症等。

由于大量 EB 亚型的基因缺陷是已知的，使得产前诊断成为可能[178]。希望对于这种疾病的分子病生理机制的研究，可以最终成功实现基因治疗，正如最近报道的使用修饰后能表达野生型 *LAMB3* 的表皮干细胞移植技术治疗一位交界型 EB 患者[179-180]。

# 大疱性类天疱疮

## 临床特征

大疱性类天疱疮（bullous pemphigoid）不是一种单一的疾病，而是分为很多亚型，主要分为原发于皮肤及黏膜的类型，以及泛发性与局限性（图 4.48）[1-4]。大疱性类天疱疮（BP）是最常见的自身免疫性大疱性皮肤病，每年的人群新发病率为 6.6/$10^7$ [5-6]。

## 泛发性皮肤型类天疱疮

任何年龄都可发病，但泛发性类天疱疮多见于老

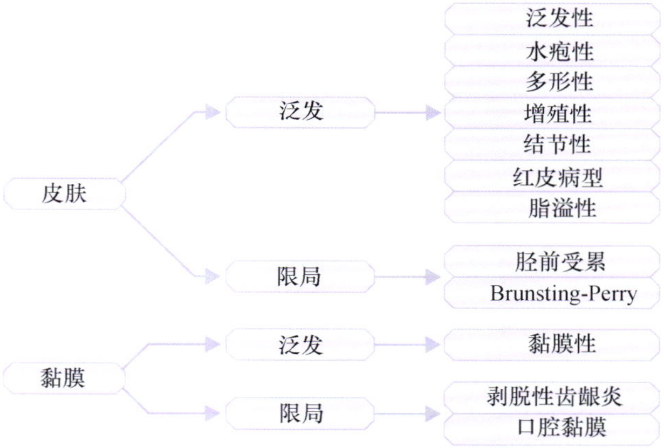


**图 4.48** 大疱性类天疱疮：临床分类

年人，在 70 岁以上人群发病率最高。偶见于儿童甚至婴儿[7-8]。该病全世界均有分布，无种族差异。与人白细胞抗原（human leukocyte antigen，HLA）无显著相关。男女发病率基本相等。

前驱表现多种多样，包括红斑样、荨麻疹样或少见的湿疹样[9-10]。有一种罕见类型是在水疱出现前或同时发生红皮病（红皮病型类天疱疮）[11-12]，也有些患者表现为广泛的瘙痒而无可见的皮损（瘙痒型类天疱疮）。在这种情况下，免疫荧光检查对于确诊是至关重要的[13]。

大疱性类天疱疮的典型皮损为正常皮肤或红斑上发生的张力性、经常为完整的水疱（图 4.49、4.50）。直径可达数厘米，典型的为半球形（图 4.51），内容物常为清亮或血性液体。体表任何部位都可受累，最常见于下腹部、股内侧、前臂屈侧、腋窝和腹股沟（图 4.52）[14]。水疱通常没有疱疹样皮炎常见的群集性，一般不会对称分布。而线状 IgA 皮病中常见的“珍珠冠样”外观，即在恢复期皮损的边缘出现新水疱，却不时在大疱性类天疱疮中出现（图 4.53）[15]。皮损常伴瘙痒，有时伴烧灼感。尼氏征通常为阴性。与黏膜性类天

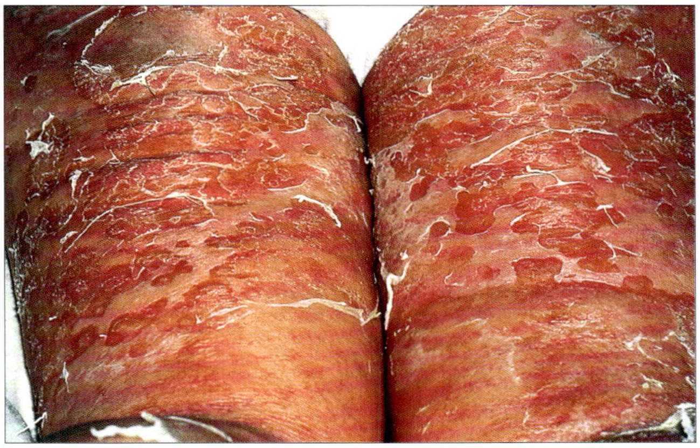

**图 4.49** 红皮病型类天疱疮：水疱在泛发红皮病的基础上出现（By courtesy of the Institute of Dermatology，London，UK.）

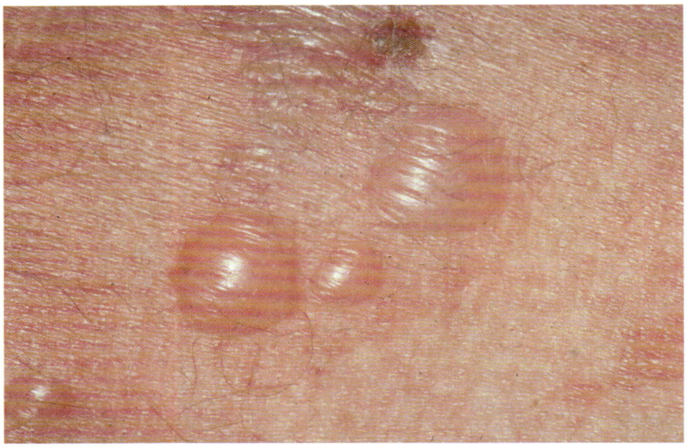

图 4.50 大疱性类天疱疮：红斑基础上出现早期的张力性水疱（By courtesy of the Institute of Dermatology，London，UK.）

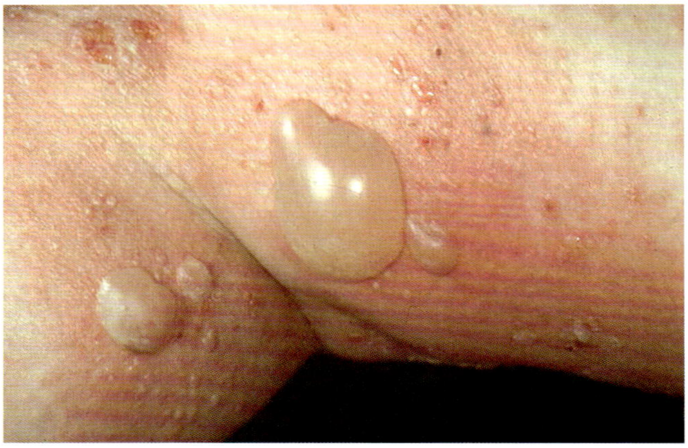

图 4.51 大疱性类天疱疮：张力性半球形水疱，常累及躯体屈侧（By courtesy of the Institute of Dermatology，London，UK.）

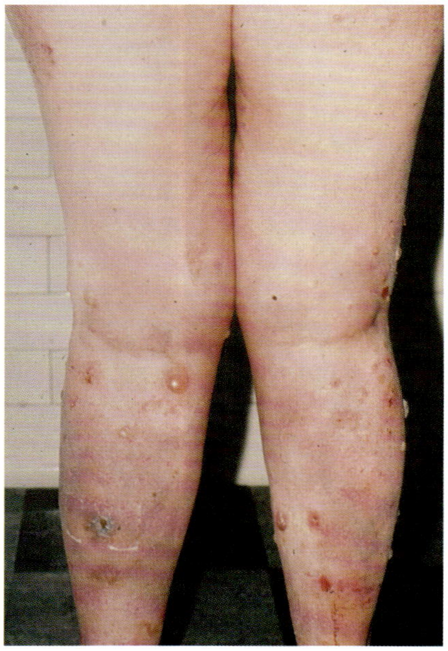

图 4.52 大疱性类天疱疮：一位老年女性患者四肢广泛的浆液性或血性的水疱大疱（By courtesy of the late M. Beare，MD，Royal Victoria Hospital，Belfast，N. Ireland.）

疱疮不同，泛发性大疱性类天疱疮一般不出现瘢痕。

文献报告的黏膜累及（通常为溃疡）率介于8%～58%[16-18]。最近调查的115名患者中24%有口腔黏膜累及，7%有外阴黏膜累及[18]。黏膜损害最常见于腭部、颊部、唇和舌（图4.54）。其他较少累及的部位包括鼻黏膜、咽部、结膜，偶尔累及尿道或女阴（见后述）（图4.55）[17]。与黏膜性类天疱疮不同，泛发性大疱性类天疱疮的黏膜损害一般不留瘢痕。

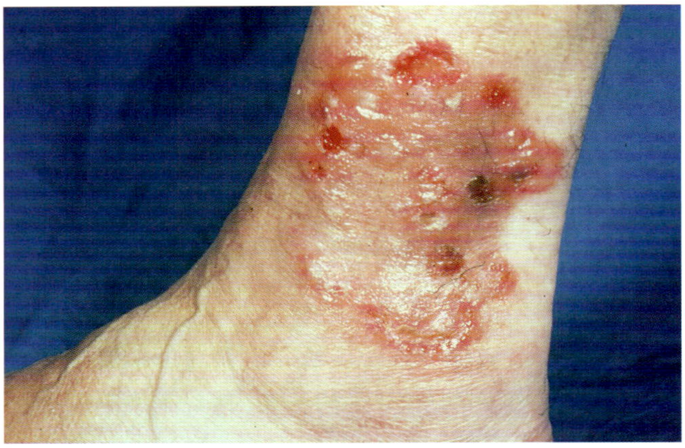

图 4.53 大疱性类天疱疮：恢复期皮损边缘出现的新水疱（“珍珠冠”样外观）。典型者见于儿童线状IgA皮病，有时也出现在大疱性类天疱疮（By courtesy of R.A. Marsden，MD，St George's Hospital，London，UK.）

虽然有报告大疱性类天疱疮与某些内脏恶性肿瘤伴发，这可能只是巧合，只反映这两种疾病均多见于高龄人群[19]。瑞典一个近500名患者的研究中并未发现癌症发生率增高[20]。但最近的研究显示内脏恶性肿瘤可能与血清学阴性的大疱性类天疱疮呈正相关[21]。

泛发性大疱性类天疱疮是一种严重疾病，死亡率为10%～20%[1]。自从皮质类固醇和免疫抑制剂疗法问世以后，患者死于本病的风险降低，而罹患医源性疾病的风险提高[22]。该病的风险与患者的年龄和一般健康状况更相关，而不是水疱的严重程度[23]。虽然该病的死亡率较低，但有报道称该病的死亡率20世纪的最后20年有所升高[24]。

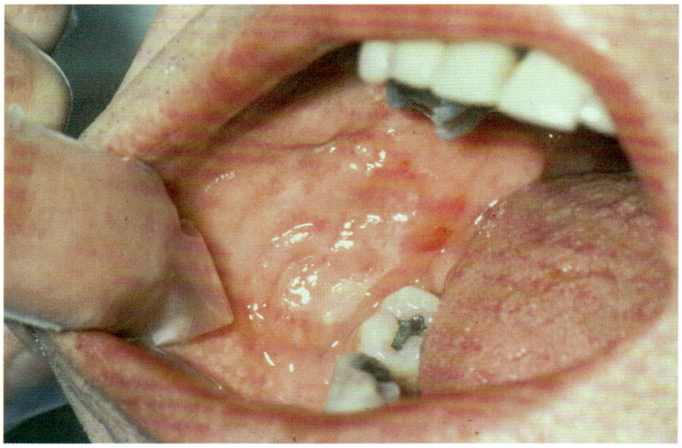

图 4.54 大疱性类天疱疮：口腔损害不多见，完整水疱罕见（By courtesy of R.A. Marsden，MD，St George's Hospital，London，UK.）

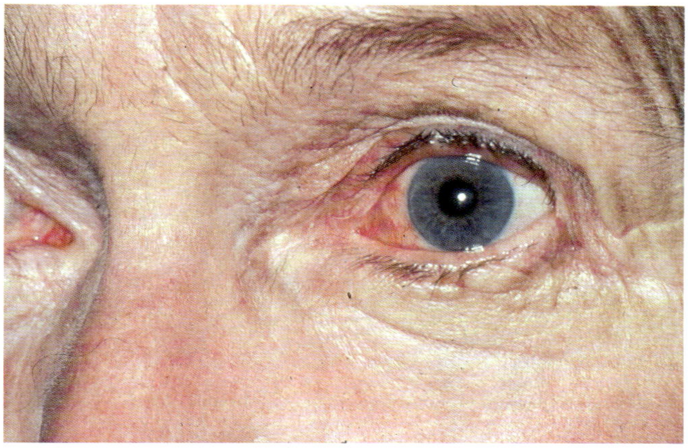

图 4.55 大疱性类天疱疮：结膜充血（By courtesy of R.A. Marsden，MD，St George's Hospital，London，UK.）

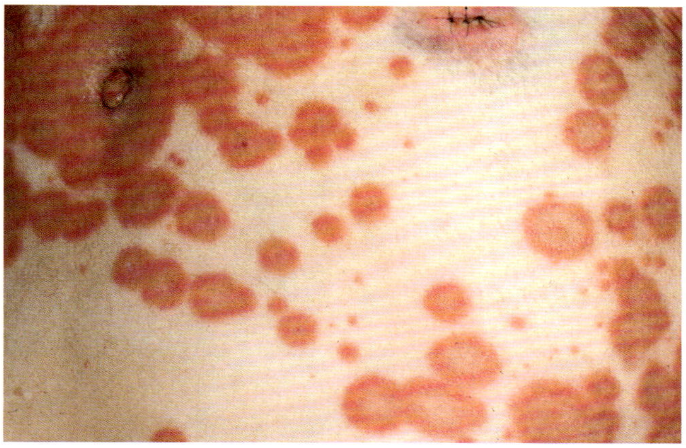

图 4.57 大疱性类天疱疮：近观图（By courtesy of R.A. Marsden，MD，St George's Hospital，London，UK.）

## 泛发性类天疱疮的临床亚型

荨麻疹样类天疱疮表现为大而持久的红色斑块，有时排列成环状或回形（图 4.56、4.57），[1] 偶见小水疱。

水疱性类天疱疮是一种罕见的临床亚型，皮损与疱疹样皮炎有明显的重叠[25-28]。表现为多数小的张力性水疱，可能对称分布，伴剧烈瘙痒而有明显抓痕。

多形性类天疱疮是一个较混杂的类型，与水疱性类天疱疮相似，但可能与线状 IgA 皮病有重叠[29-31]。

皮损伴烧灼感及瘙痒，多累及肢体伸侧、背部和臀部，对称分布或群集，有丘疹、水疱及大小各异的大疱等多形性表现，与疱疹样皮炎相似。有人指出多形性类天疱疮不是一个独特的类型，而是水疱性类天疱疮、线状 IgA 皮病以及直接免疫荧光表现为 IgA 和 IgG 线状沉积或真皮乳头颗粒状 IgA 沉积的混合性表皮下大疱性皮病等的汇总[30]。

增殖性类天疱疮是一种极为罕见的间擦部位有增殖表现的亚型，可与慢性炎性肠病伴发[32-39]。文献报告不足 10 例。患者表现为腹股沟、腋窝、颈部、手、眼睑、乳房下及口周等部位的增殖性、有时为侵蚀性、结脓痂的损害（图 4.58）。可形成瘢痕[39]。水疱大疱也可出现。这种增殖性损害发生的原因不详。

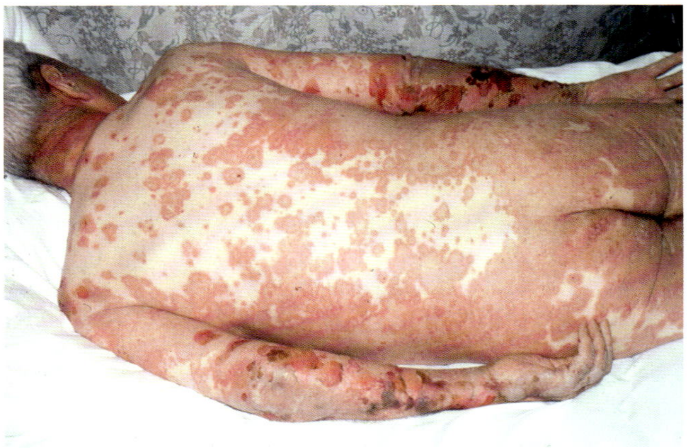

图 4.56 大疱性类天疱疮：有时表现为红斑性或荨麻疹样损害，数周后才出现水疱（By courtesy of R.A. Marsden，MD，St George's Hospital，London，UK.）。

脂溢性类天疱疮是一个临床表现与红斑型天疱疮相似的亚型[31]。

结节性类天疱疮是一种罕见亚型，大疱性类天疱疮与结节性痒疹的剧痒性丘疹、结节伴发，主要累及躯干、四肢（图 4.59）[40-42]。一个病例报告研究了结节性类天疱疮与免疫失调、多内分泌腺病、肠病、X 连锁（IPE X）综合征的关系[43]。

特殊情况下，患者无相应皮损，而免疫荧光检查可显示大疱性类天疱疮的证据[42]。这种少见现象的原因不明，但至少在部分患者，长期搔抓可能损伤基底膜带而暴露了大疱性类天疱疮抗原。女性较多（2∶1）[42]。发病年龄从 24 岁到 80 岁，与经典的大疱性类天疱疮一样，大多数患者为老年人。

出汗不良样类天疱疮是一种罕见亚型，患者掌跖部位出现 1 ～ 2 mm 的张力性“西米粒样”水疱，形似出汗不良样皮炎（汗疱疹）[44-50]。皮疹可为局限性，也可继发或伴发广泛皮疹。有报道称该亚型与结节性类天疱疮有重叠[51]。

儿童类天疱疮的皮损与成人类似，但皮疹有限局于面部、躯干下部、股部和外生殖器的倾向，这与儿童线状 IgA 皮病相似（图 4.60）[7-8，52-61]。“珍珠冠”样外观有时也会出现[7]。掌跖和口腔经常受累并可能是婴儿唯一发病部位（图 4.61）。黏膜可被累及但很少留瘢痕。有报告一些儿童患者原发皮损局限于外阴部（图 4.62）[47-48，62-63]。由于可能被误认为性虐待，辨别这一亚型具有重要临床意义。儿童类天疱疮预后良好，与成人发病者一样，该病常为自限性。尽管病

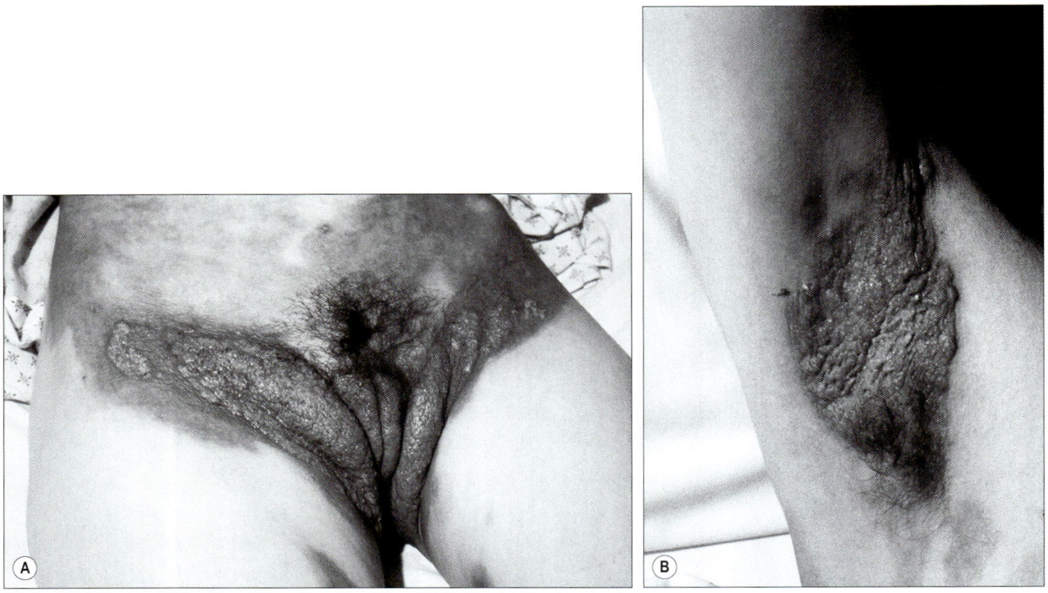


**图 4.58** （**A**，**B**）：增殖性类天疱疮：表现为屈侧的疣状损害，可能给诊断带来很大困难（By courtesy of R.K. Winkelmann，MD，The Mayo Clinic，Scottsdale，Arizona，USA.）

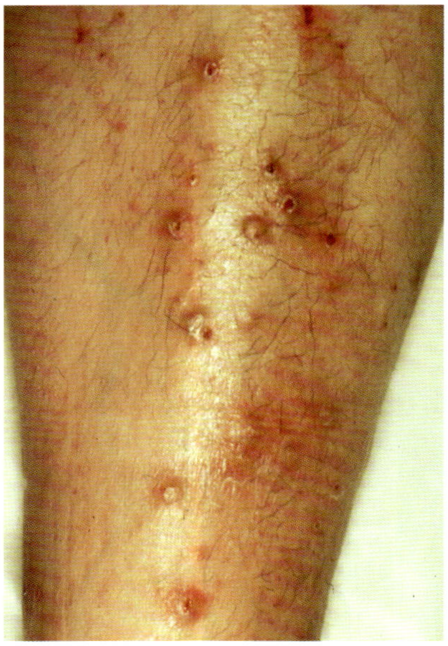

**图 4.59** 结节性类天疱疮：除大疱性皮损外，该患者还出现了瘙痒性结节（By courtesy of H. Shimizu，MD，Keio University School of Medicine，Tokyo，Japan.）

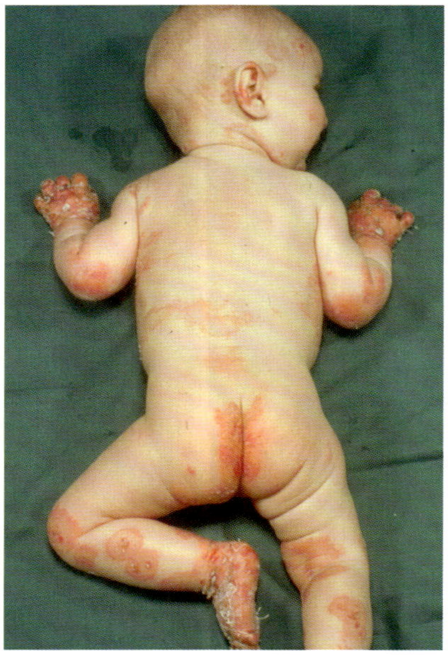

**图 4.60** 儿童大疱性类天疱疮：罕见情况下大疱性类天疱疮发生于低龄儿童及婴儿，患儿出现广泛的大疱，典型者继发于红斑基础上（By courtesy of R.A. Marsden，MD，St George's Hospital，London，UK.）

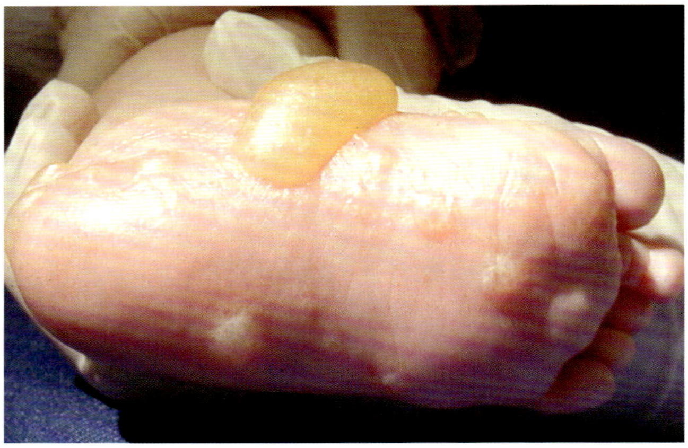

**图 4.61** 儿童大疱性类天疱疮：有时仅累及足跖部（By courtesy of M. Liang，MD，The Children's Hospital，Boston，USA.）

因不明，但在某些婴儿可能与免疫接种有关[59，64]。有报道发现儿童和婴儿患者之间存在差异，但进一步分类的意义并不明确[64]。

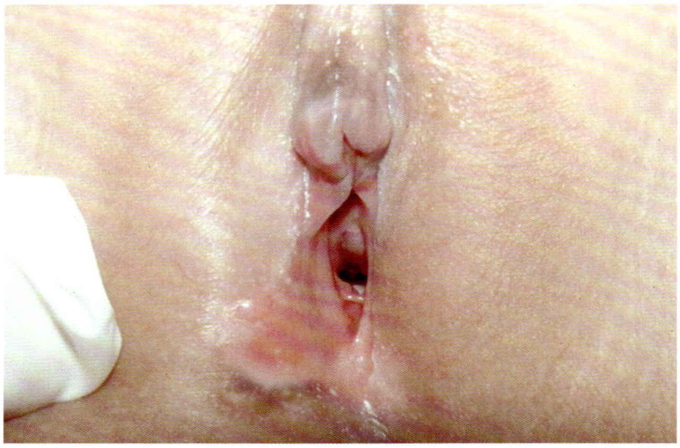

**图 4.62** 儿童大疱性类天疱疮：注意会阴部瘢痕和孤立水疱（By courtesy of M. Liang，MD，The Children's Hospital，Boston，USA.）

## 局限性皮肤型类天疱疮

大疱性类天疱疮初发时皮损常局限，数月后一般会泛发全身。但少数患者皮疹一直限局，不会泛发（局限性大疱性类天疱疮）[65]。它又分为两种亚型：

- Brunsting-Perry 类天疱疮主要累及头颈部，愈后留瘢痕[66]；
- 限局性皮肤型无瘢痕大疱性类天疱疮（Eberhartinger 与 Niebauer 亚型）[67]，主要累及女性小腿（特别是胫前区）。

前者在黏膜性类天疱疮中讨论。后者皮损多见于小腿（图 4.63），也可累及其他部位如前臂、手、乳房、胸部、臀部和脐周。局限性类天疱疮的损害可能与创伤有关[67]。该亚型的发病年龄高峰为 60 ～ 70 岁。与泛发者类似，皮损为正常皮肤或红斑基础上的张力性大疱，疱液有时为血性。局限性皮肤型无瘢痕大疱性类天疱疮的预后一般良好[67]。

罕见有局限性类天疱疮患者病变只见于外伤处，且没有其他部位疾病的证据[68]。

## 黏膜型类天疱疮 / 剥脱性齿龈炎

最近，局限性口腔类天疱疮被描述为剥脱性齿龈炎的一个亚型[69-71]。后者定义为一种多因素引起的累及齿龈游离缘和结合缘的疾患，女性多见（9∶1），好发于中年人。剥脱性齿龈炎也可能是扁平苔藓、黏膜性类天疱疮和天疱疮的一种表现[41]。局限性口腔类天疱疮的诊断依赖于直接免疫荧光显示表皮基底膜带荧光物质的线状沉积[69]。临床表现包括红斑、水肿、糜烂和溃疡[72]。口腔损害不留瘢痕。大疱性类天疱疮相关的剥脱性齿龈炎可局限于齿龈（局限性口腔类天疱疮），约半数患者最终发展为完全的皮肤型类天疱疮（图 4.64）[69]。

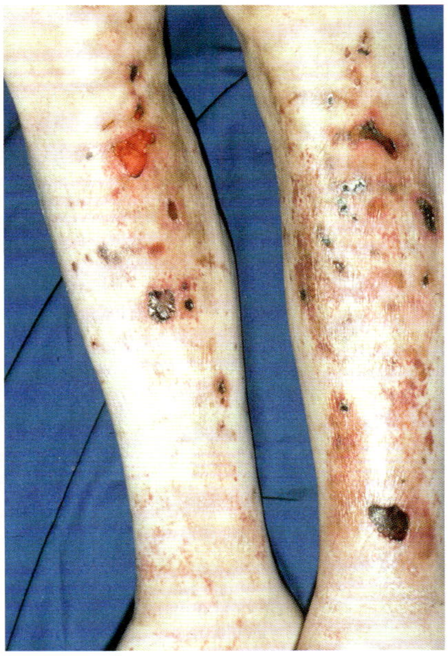

图 4.63 局限性无瘢痕类天疱疮：典型者常见于女性小腿，预后通常良好，但偶可泛发（By courtesy of R.A. Marsden，MD，St George's Hospital，London，UK.）。

## 发病机制和组织学特征

大疱性类天疱疮的组织学特点一定程度上取决于活检处皮损的发展阶段。早期红斑或荨麻疹样损害多表现为真皮浅层水肿，血管周围淋巴组织细胞浸润，伴明显嗜酸粒细胞（图 4.65、4.66）。有时出现嗜酸性海绵水肿，如果大量嗜酸性粒细胞存在，则可能出现火焰相特征。早期或前驱期损害可出现基底细胞液化变性引起的轻度界面改变。

若活检取自充分发展期的水疱，通常表现为炎症性（富细胞型）改变[73]。这种表皮下水疱通常为单房的，疱顶为压扁的表皮（图 4.67）。对于早期皮疹，疱顶的表皮可正常或包含散在或融合的坏死基底层角

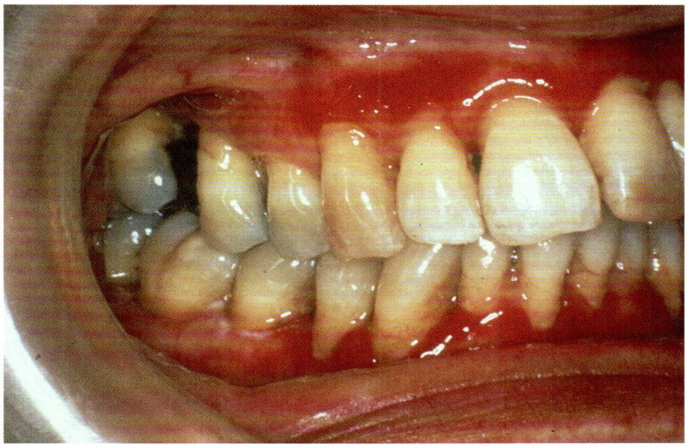

图 4.64 剥脱性齿龈炎：注意严重的齿龈红斑和回缩。这种特征也可见于瘢痕性类天疱疮和天疱疮（By courtesy of P. Morgan，FRCPath，London，UK.）

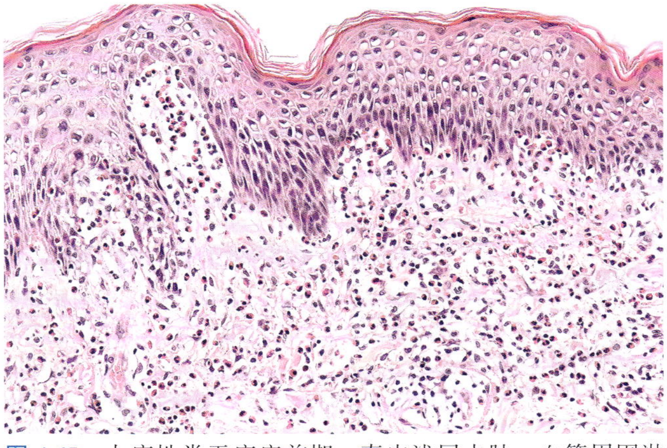

图 4.65 大疱性类天疱疮前期：真皮浅层水肿，血管周围淋巴组织细胞浸润，伴大量嗜酸性粒细胞

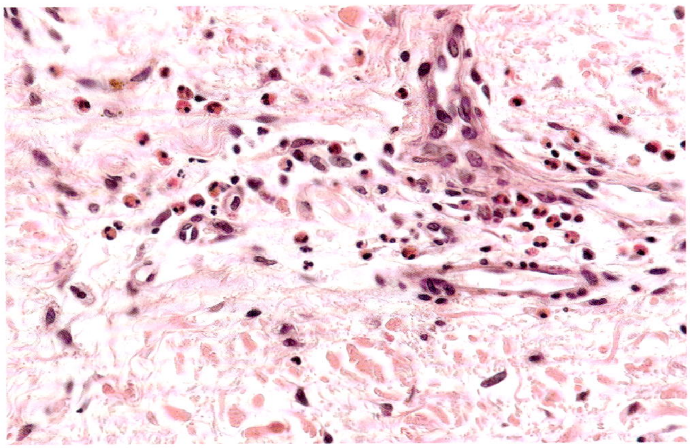

图 4.66 大疱性类天疱疮前期：大量嗜酸性粒细胞

质形成细胞。水疱内容物为凝固血清、纤维蛋白及大量炎症细胞，尤其是嗜酸性粒细胞（图 4.68）。还可能出现数目不等的中性粒细胞。

大疱性类天疱疮的一种典型表现是保持了完整的真皮乳头轮廓（齿缘样外观），像哨兵一样突入水疱腔内（图 4.69）。疱下方的真皮有炎症反应，多出现广泛严重的水肿，血管周围有嗜酸性粒细胞和单核细胞浸润，并延伸到相邻的胶原束间。一般不出现白细胞碎裂和血管炎。相邻部位的真皮乳头常出现水肿，偶可形成嗜酸性粒细胞微脓肿（图 4.70）。罕见情况下可出现中性粒细胞微脓肿（见水疱性类天疱疮），此时与疱疹样皮炎难以鉴别。相邻部位的表皮也可出现嗜酸性海绵水肿（图 4.71）[74]。

若活检取自无炎症的皮肤，则病理为乏细胞型（无炎症性）表现（图 4.72）。由于炎症细胞稀少甚至在某些病例缺如，可能给鉴别诊断带来很大困难，尤其当临床资料不全和未作免疫荧光检查时。

水疱性 / 多形性类天疱疮典型表现为表皮下疱，伴大疱性类天疱疮或（和）疱疹样皮炎的特点（图 4.73）。真皮乳头中性粒细胞微脓肿常被作为疱疹样皮炎的标志，但在此亚型中也可出现（图 4.74）。

增殖性类天疱疮典型表现为棘层肥厚，常伴假上皮瘤样增生、真皮乳头水肿和表皮下裂隙或水疱形成以及嗜酸性粒细胞、单核细胞等炎症细胞浸润，偶见中性粒细胞。

结节性类天疱疮出现瘙痒性皮疹，典型表现为角化过度、棘层肥厚，并可出现假上皮瘤样增生和真皮纤维化（图 4.75）。真皮血管周围有淋巴细胞和嗜酸性粒细胞浸润。水疱具有典型的大疱性类天疱疮表现

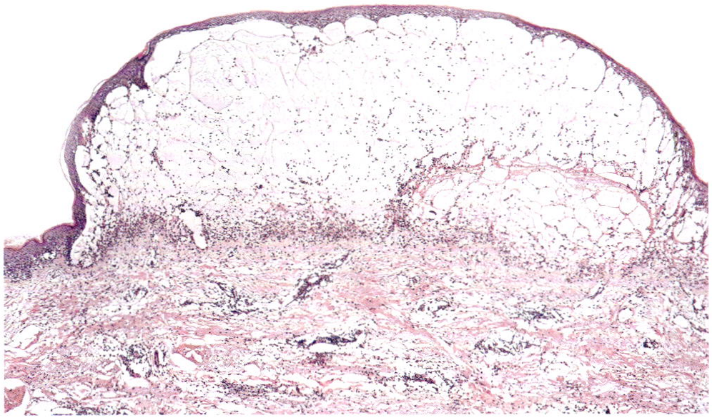

图 4.67 大疱性类天疱疮：充分发展期的皮损表现为张力性半球形表皮下疱，疱内有水肿液、纤维蛋白和炎症细胞

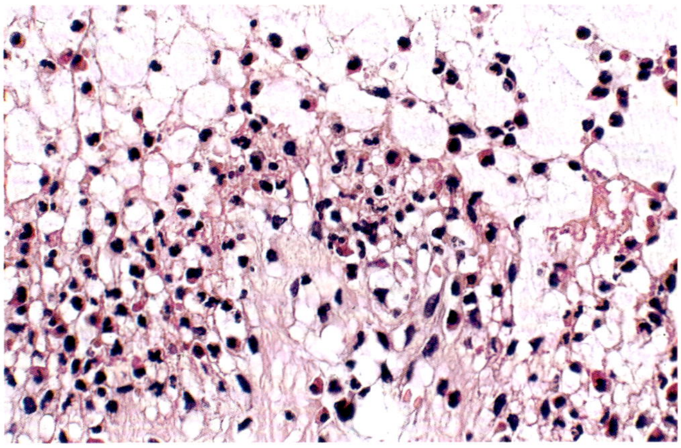

图 4.68 大疱性类天疱疮：疱腔内包含大量嗜酸性粒细胞

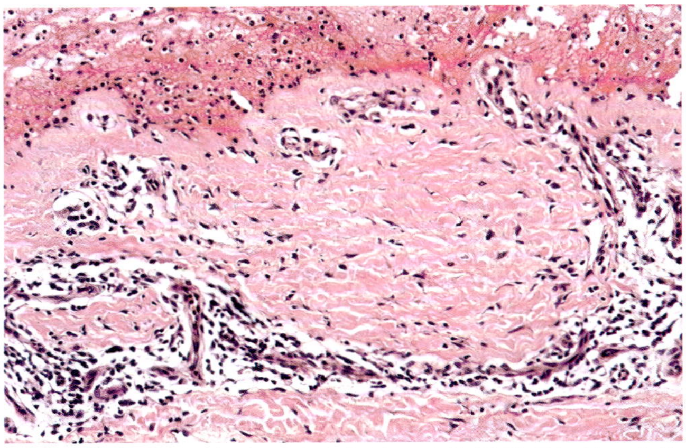

图 4.69 真皮乳头轮廓的完好保持（齿缘样外观）是一个特征性表现

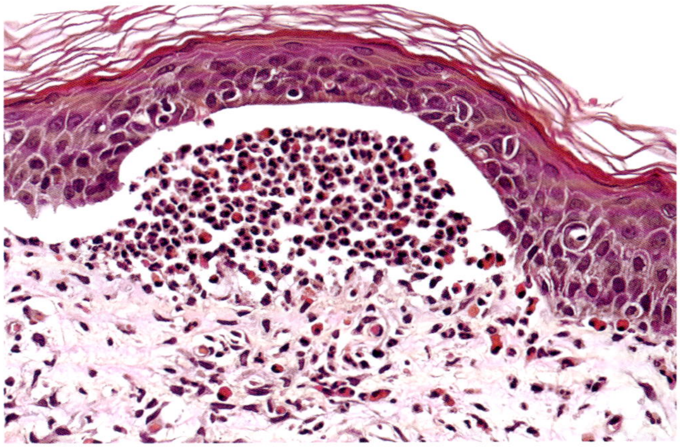

图 4.70 大疱性类天疱疮：真皮乳头出现嗜酸性粒细胞微脓肿是一种少见但很有意义的诊断标志

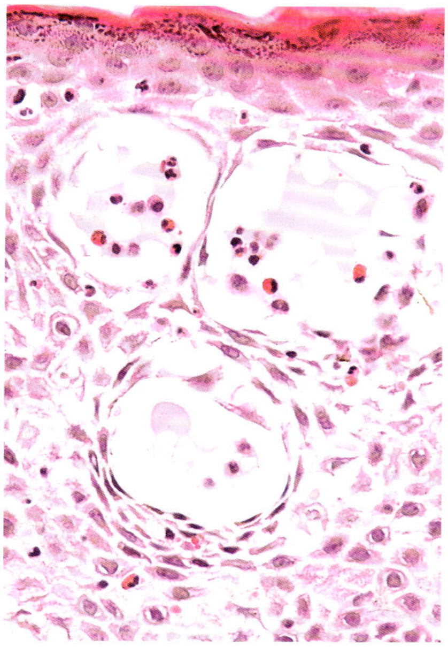

**图 4.71** 大疱性类天疱疮：疱周围的表皮内可出现嗜酸性海绵水肿

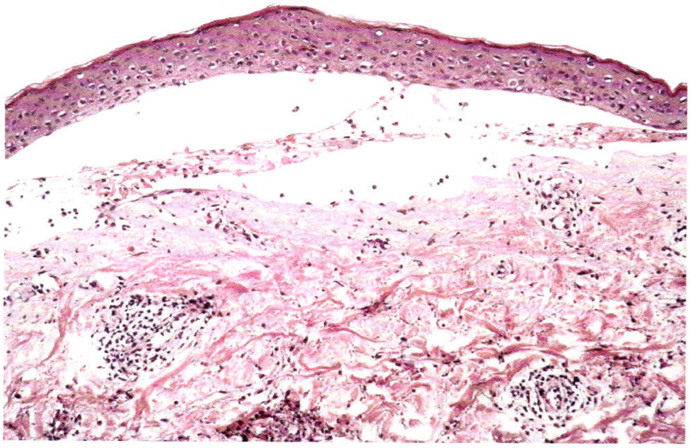

**图 4.72** 乏细胞型类天疱疮：这是一种非常少见的亚型，常见于极早期的皮损。水疱包含极少量水肿液，真皮浅层仅有轻度炎细胞浸润

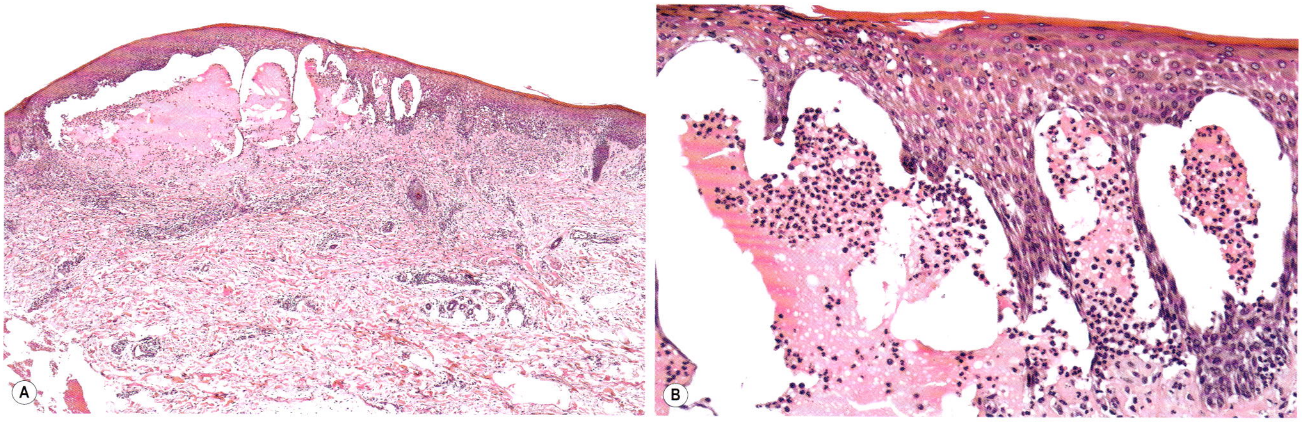

**图 4.73** 水疱性类天疱疮：（**A**）低倍镜示多房性水疱；（**B**）疱内为中性粒细胞为主的浸润

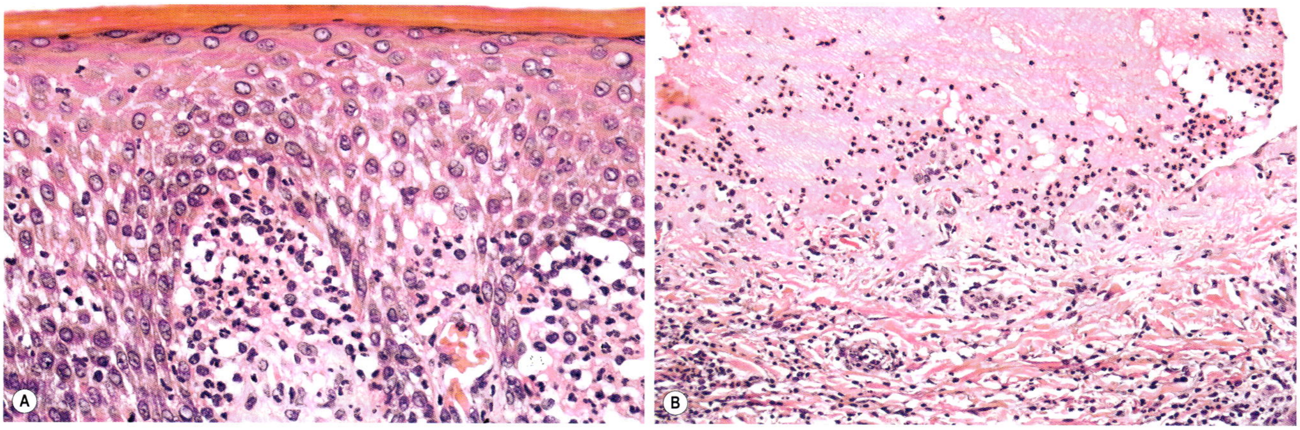

**图 4.74** （**A, B**）水疱性类天疱疮：邻近的真皮乳头出现中性粒细胞微脓肿，与疱疹样皮炎相似；如果没有相应的免疫荧光表现，很难做出大疱性类天疱疮的诊断

（图 4.76）。

局限性无瘢痕（胫前）大疱性类天疱疮常出现富细胞型的病理特点。局限性口腔类天疱疮特征性表现为表皮下疱，病理表现无法与黏膜性类天疱疮区分（见后述）。

大疱性类天疱疮早期损害的超微结构图像显示真表皮裂隙发生于基底层角质形成细胞质膜与致密板之间，穿过透明板[75]，因此致密板位于疱底（图 4.77、

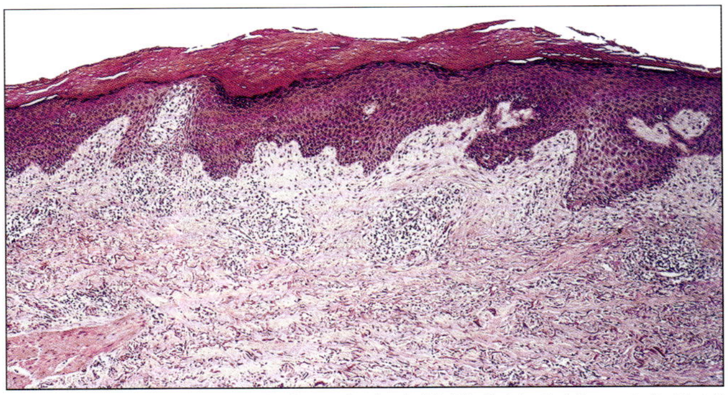

图 4.75 结节性类天疱疮：在瘙痒性结节处取材，示角化过度、不规则棘层肥厚、真皮慢性炎症和瘢痕形成

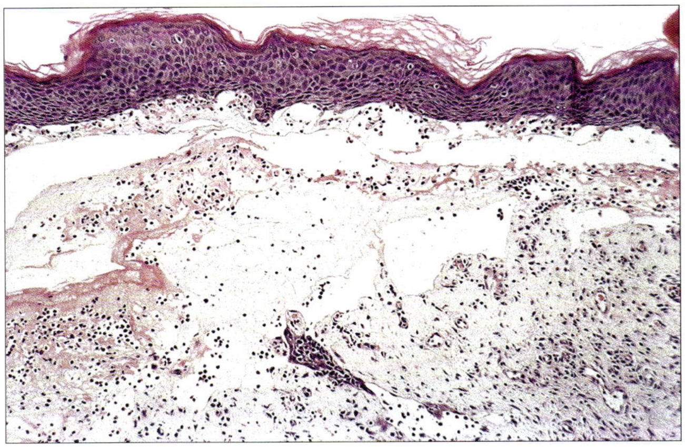

图 4.76 结节性类天疱疮：与图 4.75 来自同一患者，示表皮下疱。结节性类天疱疮的特点是结节性皮损可能在水疱出现前存在

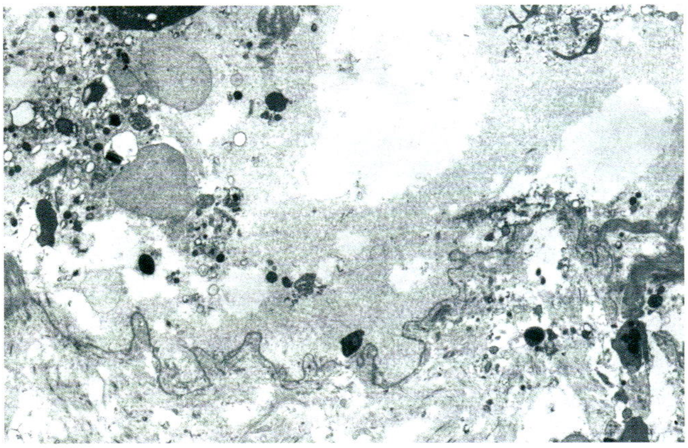

图 4.77 大疱性类天疱疮：电镜示致密板位于疱底

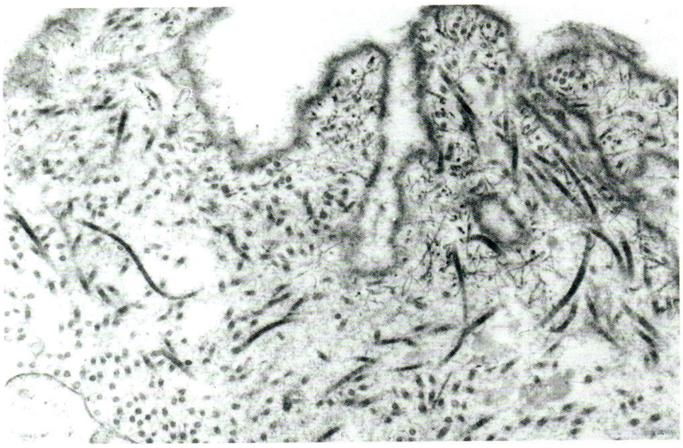

图 4.78 大疱性类天疱疮：高倍镜下的致密板

4.78）。常可见基底细胞退行性改变如绒毛样突起形成、微粒体肿胀和胞质空泡变性。半桥粒数目可减少甚至缺失[76]。相邻细胞间水肿常见[77]。若标本取自充分发展的炎症性损害，致密板可能破碎或完全消失[48]。

间接免疫荧光检查时，大疱性类天疱疮的特征是抗基底膜带抗体线状沉积[78]。其中 IgG 肯定存在（最常见 IgG4 亚型），其他免疫球蛋白包括 IgE 也可出现[79]。该抗体在 75% ～ 80% 的患者中可出现[80-83]。若用盐裂皮肤做底物，敏感性可提高到 90%[18]。抗体滴度与病情严重程度无关，但最近发现针对 BP180 NC16A 片段（大疱性类天疱疮抗原的一个亚单位）的抗体滴度与病情轻重相关（见后述）[84-85]。

对出现线状 IgG 抗基底膜带抗体的患者，以盐裂皮肤作底物的间接免疫荧光检查是至关重要的[86-88]。这种抗体也特征性地出现在瘢痕性类天疱疮、妊娠疱疹（妊娠性类天疱疮）、获得性大疱性表皮松解症和大疱性系统性红斑狼疮中。各型类天疱疮（除后述的抗 p105 和抗 p200 亚型外）的抗体均结合于 1M 氯化钠盐裂皮肤的表皮侧，而获得性大疱性表皮松解症和大疱性系统性红斑狼疮的抗体则结合于真皮侧。

对于无法进行间接免疫荧光检查的患者，也可通过石蜡包埋的直接免疫过氧化物酶技术将致密板成分如Ⅳ型胶原或层粘连蛋白 -1 固定而得到类似结果。类天疱疮出现沿疱底的染色，而在获得性大疱性表皮松解症和大疱性系统性红斑狼疮中出现沿疱顶的染色（见图 4.7、4.8）。

75% 患者的大疱性类天疱疮抗体可固定补体[89-90]，其补体固定功能多数存在于 IgG4 亚型[91]。

直接免疫荧光检查时，90% 或更多患者出现免疫球蛋白线状结合于真皮−表皮交界处（图 4.79）[18, 92]。常伴补体（C3）沉积，有时仅有补体沉积（图 4.80）[93]，偶见其他免疫球蛋白亚型如 IgM、IgA 和 IgE[83, 89, 94]。除 C3 外，其他补体经典途径的成分尤其是 C5b-9（膜攻击复合物）以及补体替代途径成分如裂解素、B 因子和 B-1H 球蛋白也可出现[83, 95]。表明补体经典途径和替代途径在大疱性类天疱疮发病中都起作用[96]，但主要是经典途径。最近的一个小鼠模型研究强调了完整的先天免疫系统的必要性，因为去除补体或中性粒细胞或拮抗肥大细胞活化的可以防止水疱形成[97]。

红斑样、瘙痒性、荨麻疹样及湿疹样等前驱期皮损以及儿童期、出汗不良样、水疱性、结节性和增殖性等亚型的免疫荧光所见与经典的泛发性大疱性类天

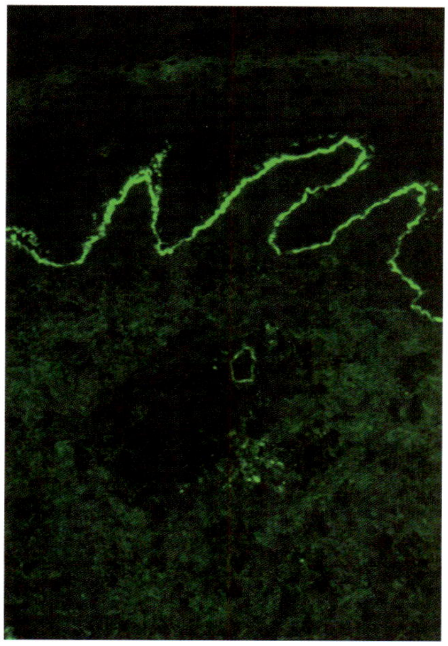

图 4.79 大疱性类天疱疮：损害周围皮肤的直接免疫荧光示基底膜带线状强荧光（IgG）

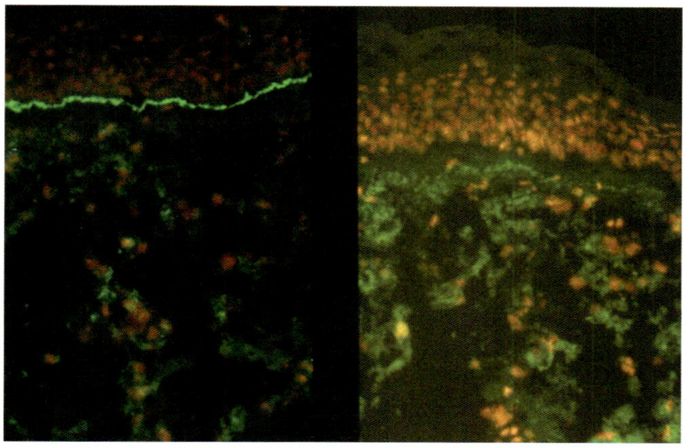

图 4.80 大疱性类天疱疮：直接免疫荧光示 C3 沉积（左），阴性对照（右）未见染色（By courtesy of B. Boghal，FIMLS，Institute of Dermatology，London，UK.）

疱疮相似[25-28，32-49，98-99]。多形性类天疱疮则可出现 IgG 或 IgA 沿基底膜带线状沉积[29-31]，血清抗体可为 IgG 或 IgA[30]。

局限性类天疱疮的免疫荧光所见各异，有些直接免疫荧光示真皮-表皮交界处 IgG 和 C3 阳性，同时间接免疫荧光示大疱性类天疱疮抗体阳性。另一些为直接免疫荧光示补体阳性，而间接免疫荧光阴性[66-67，99]。最近对一组局限性类天疱疮患者的研究显示血清循环 IgG 抗体的阳性率约为 70%，这些抗体的存在可用于血清检测，如下文所述[67，100]。值得注意的是一项研究发现一组最终没有患该病的正常人中，超过一半也能检测到抗体[101-102]。下文将进一步讨论这一现象。

用直接免疫电子显微镜观察，免疫反应物（IgG 和 C3）位于半桥粒斑块和透明板上部（图 4.81）[103-107]。间接免疫电子显微镜显示大疱性类天疱疮抗原多在细胞内，位于半桥粒的胞质面（图 4.82）[104，108-110]。

儿童期、水疱性、多形性、结节性、增殖性和局限性类天疱疮的免疫电子显微镜下所见与经典的大疱性类天疱疮相同[111-112]。

免疫印迹和免疫沉淀研究已发现两种主要的大疱性类天疱疮抗原，分别为 230 kD（BPAG1）和约 180 kD（BPAG2）（图 4.83）[113-119]，代表不同的基因产物[120-123]。

BP230 定位于 6 号染色体短臂，位点是 6p11 ～ 12[121]。它属于斑蛋白家族，与网蛋白和桥粒芯糖蛋白同源[122]。它是一种细胞内分子，位于半桥粒。BP230 在水疱发生的早期阶段不起作用，而作为继发现象有重要意义；这种抗体在大多数病例中对于水疱形成不是必需的[124-126]。

BP180 是大疱性类天疱疮的主要致病性抗原，定位于 10 号染色体长臂，位点是 10q24.3[121]。它是一种跨膜黏附分子，包含一个胞质内的 N 末端片段、跨膜区和一个胞外胶原样 C 末端功能区[127]。后者构

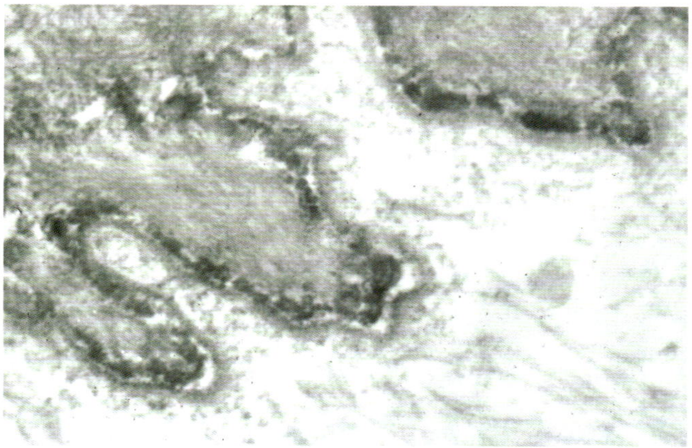

图 4.81 大疱性类天疱疮：以冰冻组织作底物的直接免疫过氧化物酶反应示透明板内的电子致密沉积物

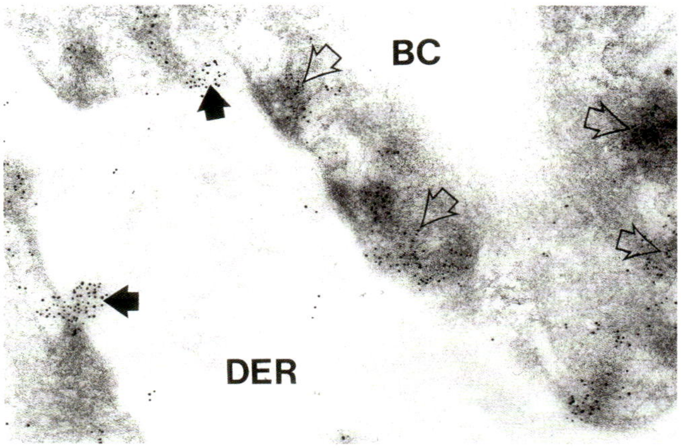


图 4.82 大疱性类天疱疮：免疫金电子显微镜标本。注意针对 BP180 和 BP230 的免疫反应物主要位于半桥粒（箭头所示），但也有些沉积在透明板内（BC，基底细胞；DER，真皮）（By courtesy of H. Shimizu，MD，Keio University School of Medicine，Tokyo，Japan.）

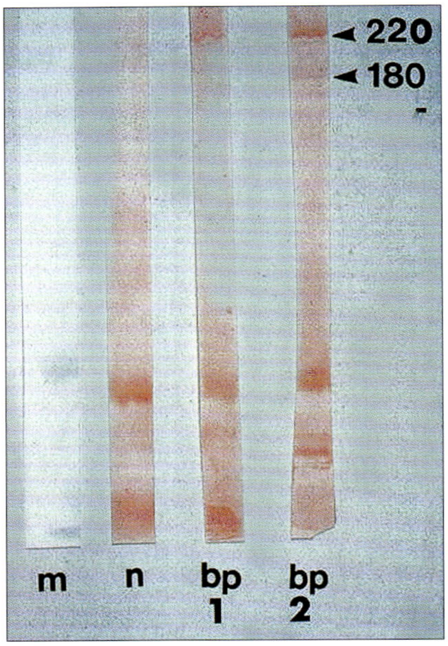


**图 4.83** 大疱性类天疱疮：免疫印迹显示两个大疱性类天疱疮抗原（By courtesy of M.M. Black，MD，Institute of Dermatology，London，UK.）

成锚丝的一部分，远端与致密板融合。大疱性类天疱疮患者的抗 BP180 抗体多针对细胞外非胶原结构的一个小片段——NC16A（MCW0—MCW3 区）——位于透明板上部与胶原区相邻（图 4.84）[127-130]。现在认为特异性针对这个区域的抗体对水疱形成是必需的，而抗体也可能针对 BP180 非 NC16A 区域，而这种抗体在大多数病例中无致病性[124-126]。这一发现解释了抗 BP180 和 BP230 抗体可以在相当一部分没有水疱形成的人群中存在，因为这些抗体都不是针对关键的 BP180 NC16A 区域[84]。

泛发性大疱性类天疱疮患者中 50% ～ 90% 具有

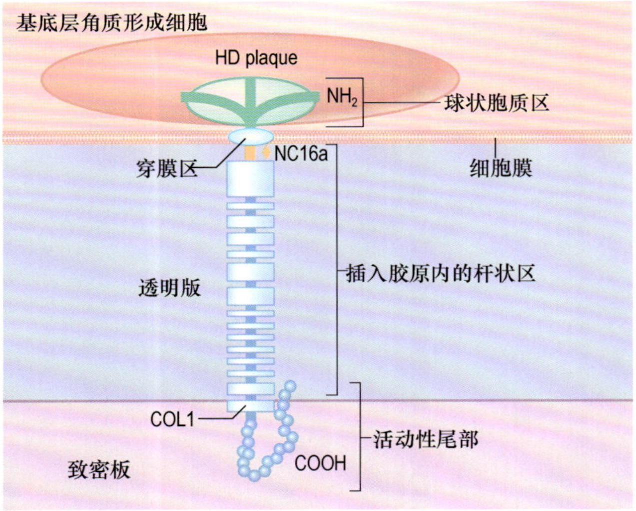


**图 4.84** BP180 分子示意图显示球状的胞内 NH2 区域，近膜的 NC16A 区和胞外区的柔性棒状胶原结构（HD，半桥粒）。XVII型胶原 /BP180：一种跨膜的胶原蛋白，构成真皮-表皮连接复合体（owell AM，Sakuma-Oyama Y，Oyama N，Black MM. Department of Immunodermatology，St John's Institute of Dermatology，St Thomas' Hospital，London，UK.）

抗 BP230 抗体，35% ～ 50% 具有抗 BP180 抗体，可以被免疫印迹所检测[131]。但若患者血清与 BP180 NC16A 片段重组蛋白反应，阳性率为 100%[131]。后一发现强调了最近开展的外周血抗 NC16A 抗体检测在鉴别类天疱疮与其他疾病中的作用[100，132-134]。

在大疱性类天疱疮的许多其他亚型中也发现针对 BP180 或 BP230 的循环抗体，包括局限型、水疱性、增殖性、红皮病性和结节性类天疱疮[131，135-139]。

儿童类天疱疮的抗体也是针对上述抗原的[140]，偶尔还会出现针对线状 IgA120kD 抗原的抗体[140]。抗 BP180 抗体出现频率最高，免疫印迹结果同成人一样，抗体特异性针对 NC16A 区域。某些儿童患者的 IgG 亚型与成人不同，包括所有 IgG 亚型或仅有 IgG2[18]。IgE 抗体不是儿童类天疱疮的特点。

最近报告了两例无瘢痕大疱性类天疱疮样疾病，其特征为类似疱疹样皮炎的富含中性粒细胞的表皮下疱和出现针对某种 105 kD 蛋白的抗体，因此称为抗 p105 类天疱疮[141-143]。间接免疫荧光检查发现该抗原位于盐裂皮肤的真皮侧。其性质尚未确定。

抗 p200 类天疱疮的特征是其抗体针对基底膜透明板较深部位的抗原[144-146]。患者多表现为无瘢痕大疱性类天疱疮样皮损，也有文献报告线状 IgA 皮病样或疱疹样皮炎样表现者[144]。该病也曾报告与银屑病伴发[145]。以盐裂皮肤作底物的间接免疫荧光显示抗体结合于疱底[144]。间接免疫电子显微镜下可见抗体结合于透明板较深部位[147-148]。200 kD 蛋白的性质尚待定，但它有别于层粘连蛋白或Ⅶ型胶原[148]。

曾报道一名抗 p450 类天疱疮病例。其抗原定位于基底层角质形成细胞内，属于网蛋白家族[149]。其确切性质尚不明确。

特殊情况下大疱性类天疱疮可出现抗网蛋白抗体[150]。

曾有报告蕈样肉芽肿患者接受 PUVA 治疗后发生大疱性类天疱疮，最近还报道一例放疗后发病的病例，可能提示组织损伤在该病发病中的作用[151]。

Jordon 等曾就大疱性类天疱疮发生水疱的机制提出下述理论[80，152]：抗原抗体结合和补体固定之后，产生各种趋化因子包括 C3a 和 C4a[153]，在后者或 IgE 的作用下肥大细胞脱颗粒，释放 ECF-A、NMW-NCF、ESM、组胺和酶类[154]。趋化嗜酸性粒细胞和中性粒细胞聚集并结合（可能通过 C3b 受体）于基底膜区。通过直接的细胞毒作用（嗜酸性粒细胞具有抗体依赖、细胞介导的细胞毒作用）或释放的蛋白水解酶特别是弹性蛋白酶破坏基底膜区，导致水疱形成。淋巴细胞产生的组胺释放因子（histamine-releasing factor，HRF）能增强并长久维持肥大细胞脱颗粒过程。该炎症过程涉及多种细胞因子，包括白介素（IL）-1，IL-4 ～ IL-8，IL-10 ～ IL-13，IL15 和干扰素 γ[155]。它们的重要性及发挥作用的先后顺序尚不明确。

大疱性类天疱疮是真正的自身免疫性疾病，其中抗原抗体反应和补体固定引起一系列特征性的、可重现的反应链，并最终不可避免地导致表皮下疱形成。其病因及始动因素（药物或 PUVA 治疗诱发者除外）尚不明确。该病患者自身免疫耐受被打破和产生致病性自身抗体的原因是进一步研究需要解答的重要问题。

## 鉴别诊断

炎症性富细胞型大疱性类天疱疮须与其他以致密炎症细胞浸润为特征的表皮下水疱性疾病鉴别。这类疾病包括疱疹样皮炎、线状 IgA 皮病、炎症性获得性大疱性表皮松解症和大疱性红斑狼疮（表 4.5）。鉴别诊断基于详细的临床病例分析和免疫荧光检查或最近开展的血清免疫学检测（ELISA）。盐裂皮肤间接免疫荧光，或用Ⅳ型胶原或层粘连蛋白 -1 直接免疫过氧化物酶进行致密板抗原定位对确定裂隙发生的水平非常重要。尽管电子显微镜、免疫电子显微镜和免疫印迹能提供精确的信息，但这些技术对大多数患者并非必需。

乏细胞型大疱性类天疱疮须与多种疾病相鉴别，如大疱性表皮松解症（先天性或获得性）、迟发性皮肤卟啉症、大疱性淀粉样变、糖尿病性大疱性皮病及自溶等。

# 妊娠性类天疱疮

瘙痒是很常见的妊娠期症状，可发生于多达 18% 的孕妇[1-4]。当不伴有明显皮损时称为妊娠瘙痒症，发病偶尔可能与胆汁淤积有关。长久以来，文献中关于特发于妊娠期的皮疹存在很大混乱和争议，很大程度上是由于其命名和分类的庞杂。最近 Holmes 试图引入一种新的、简洁的分类方法来解决这一问题[2, 5]。据此特发于妊娠期的皮肤病可分为：

- 妊娠期多形性皮疹，主要是荨麻疹样。在美国较为公认的命名为妊娠瘙痒性荨麻疹性丘疹及斑块（pruritic urticarial papules and plaques of pregnancy，PUPPP）。
- 妊娠痒疹，皮疹主要为瘙痒性丘疹。
- 妊娠性类天疱疮（妊娠疱疹）是一种自身免疫性皮肤病，是大疱性类天疱疮的一个亚型。

妊娠性类天疱疮（pemphigoid gestationis）是一种发生于妊娠期和产褥期的大疱性皮肤病，口服避孕药可使之加重，偶并发葡萄胎和妊娠期绒毛膜上皮瘤（但不发生非妊娠性绒毛膜上皮瘤）。目前证据提示发病与自身免疫有关，其中体液免疫起重要作用[6-7]。

## 临床特征

（妊娠）疱疹的命名是不恰当的，因其既非病毒感染所致，也不具备匍行性的特点（希腊语 herpes 意为匍行）。最初这样命名是基于该病具有“皮损向外

表 4.5 富细胞型类天疱疮的鉴别诊断

| 指标 | BP | EBA | BSLE | LAD | DH |
|---|---|---|---|---|---|
| DIMF | 线状 IgG，C3 | 线状 IgG，C3 | 线状 IgG，C3 | 线状 IgA | 颗粒状 IgA |
| IIMF | IgG 抗体 75% ～ 80% | IgG 抗体 25% ～ 50% | IgG 抗体 60% | IgA 抗体 30% | 抗转谷氨酰胺酶抗体 |
| 盐裂皮肤 IMF | 疱顶 | 疱底 | 疱底 | 疱顶或（和）疱底 | N/A |
| Ⅳ型胶原 | 疱底 | 疱顶 | 疱顶 | 疱顶或疱底 | N/A |
| EM：裂隙部位 | LL | Sub-LD | Sub-LD | LL 和（或）Sub-LD | 真皮乳头 |
| 免疫印迹 | BP180 kD<br>BP230 kD | 290 kD（Ⅶ型胶原） | 290 kD（Ⅶ型胶原） | BP180 kD<br>BP230 kD<br>200/280 kD<br>285 kD<br>250 kD<br>290 kD | 未知抗原 |

BP，大疱性类天疱疮；BSLE，大疱性系统性红斑狼疮；DH，疱疹样皮炎；DIMF，直接免疫荧光；EBA，获得性大疱性表皮松解症；EM，电子显微镜；IIMF，间接免疫荧光；IMF，免疫荧光；LAD，线状 IgA 皮病；LL，透明板；Sub-LD，致密板下方

周蔓延而进展全身”的特点[3]。鉴于其与大疱性类天疱疮的密切关系，妊娠性类天疱疮的命名更恰当。由于较大的系列性研究包含了各种来源的患者，据此估算的发病率也有很大差异，从1∶3000至1∶50 000孕妇不等[4, 8-10]。最近基于经免疫荧光确证的患者提示后一数字较准确[3]。

妊娠性类天疱疮可发生于初次妊娠及其后任何一次妊娠[3]，也偶可初发于产褥期。在一项研究中，30%患者为初次妊娠[9]。除发生于妊娠期或产褥期外，偶报该病发生于葡萄胎和妊娠期绒毛膜上皮瘤之后[11-12]。但尚未报告该病伴发于非妊娠性绒毛膜上皮瘤如发生于卵巢、纵隔和睾丸者，或伴发恶性畸胎瘤。妊娠性类天疱疮主要发生于白人女性，黑人极罕见[13-14]。该病好发于妊娠中期三个月或后三个月，尤其是第六、七个月，但可发生于妊娠2个月到产后4天。尽管少数患者分娩后可痊愈，多数患者（75%左右）病情会加重，并在产后孕酮水平下降时更严重[15-16]。特殊情况下新生儿会出现脐周红斑、水疱[4]。

妊娠性类天疱疮常在以后妊娠时复发，并通常发病更早，症状更严重[10]。但有时也可跳过中间某几次妊娠[3]，这可能与父亲一方的变化或HLA-D位点相容性有关。

妊娠性类天疱疮可在产后进展，病情迁延、死亡率很高，病程可达12年[17-18]。但多数患者产后6个月可痊愈[4]。该病可因性伴侣的更换而首发[3, 19]，但复发性病情可能不因性伴侣的更换而终止[7]。这使人对特异性父系抗原的作用产生质疑。

约20%～50%患者[3]病情在口服避孕药后加重[10, 20-23]。雌激素可能是主要原因[22]。产后数周或数月的月经期也可出现病情复发，有时在排卵期（这也提示雌激素的影响）可能出现症状（瘙痒）复发，但这极罕见[3, 10, 22]。

最近发表了有关产后症状持续时间与哺乳行为的关系。大疱性皮损在哺乳的女性仅持续5周，而不哺乳女性则持续24周。尽管该现象肯定与体液因素相关，但具体原因尚不明确[22]。

妊娠性类天疱疮多伴有严重瘙痒，出现在皮疹出现前数日或数周[1]。典型者皮疹为多形性，包括红斑或荨麻疹样斑块和丘疹，有些呈多环状，然后在进展的红斑、斑块边缘发生水疱大疱（图4.85）[3, 10, 24]。充分发展的水疱为张力性、内含清液（偶可为出血性）（图4.86），通常不留瘢痕而痊愈。

初发部位往往为脐周，然后蔓延至躯干四肢（图4.87、4.88）[3]。面部和黏膜很少累及，可出现掌跖损害。除瘙痒外，其他症状多很轻微，针刺感、

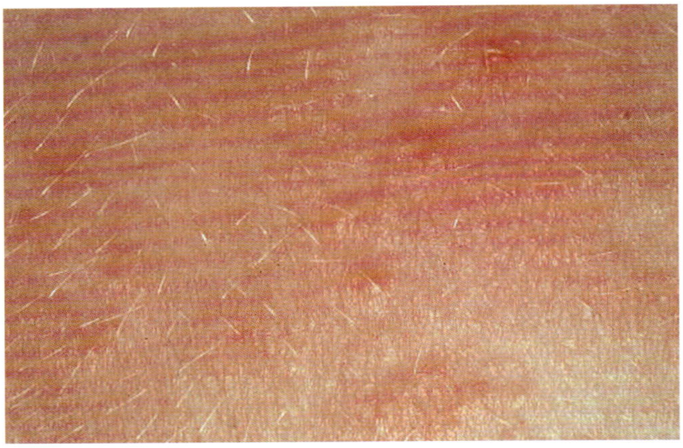

图4.85 妊娠性类天疱疮：水疱前期的红斑和小丘疹（By courtesy of the Institute of Dermatology, London, UK.）

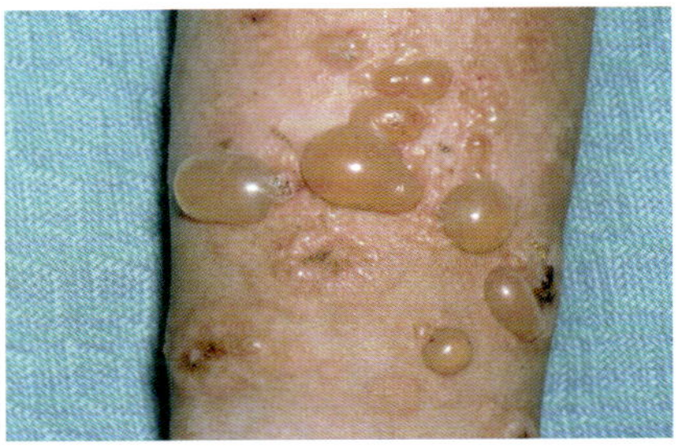

图4.86 妊娠性类天疱疮：张力性、半球形水疱（By courtesy of R.C. Holmes, MD, Warneford Hospital, Oxford, UK.）

烧灼感和疼痛相对少见[10]。偶可出现类似于多形红斑的靶心或虹膜现象[25]。较少情况下初发时即表现出经典的大疱性类天疱疮特点[25]。该病偶尔可与疱疹样皮炎重叠。

妊娠性类天疱疮与先兆子痫毒血症无相关性，也不会引起孕妇死亡。

妊娠性类天疱疮可显著增加患者罹患Graves病及产生自身抗体的可能性[26]。

关于胎儿致死或致残的发生率及性质文献仍无定论。Kolodney认为没有证据显示该病引起死产或流产率增加，但对该组患者的研究开展于免疫荧光应用之前[5]。Lawley等对一组经免疫荧光确证的大样本患者的调查显示胎儿的致死率及致残率增加。更新的证据提示妊娠性类天疱疮患者易早产出低体重儿和胎龄小样儿[20, 27]。相反，Shornick等未能发现严重胎儿并发症的证据[7]，孕早期或孕中期发病和出现水疱可能导致更多合并症包括早产儿和低体重儿[28]。因此如果对胎儿有影响，其程度很可能是轻微的。抗体可穿过胎盘，约5%新生儿可出现轻微、一过性的水疱大疱性皮疹[29-32]。

## 发病机制和组织学特征

妊娠性类天疱疮患者皮损的组织病理学特点各异，取决于皮损发展的阶段：是早期的红斑或荨麻疹

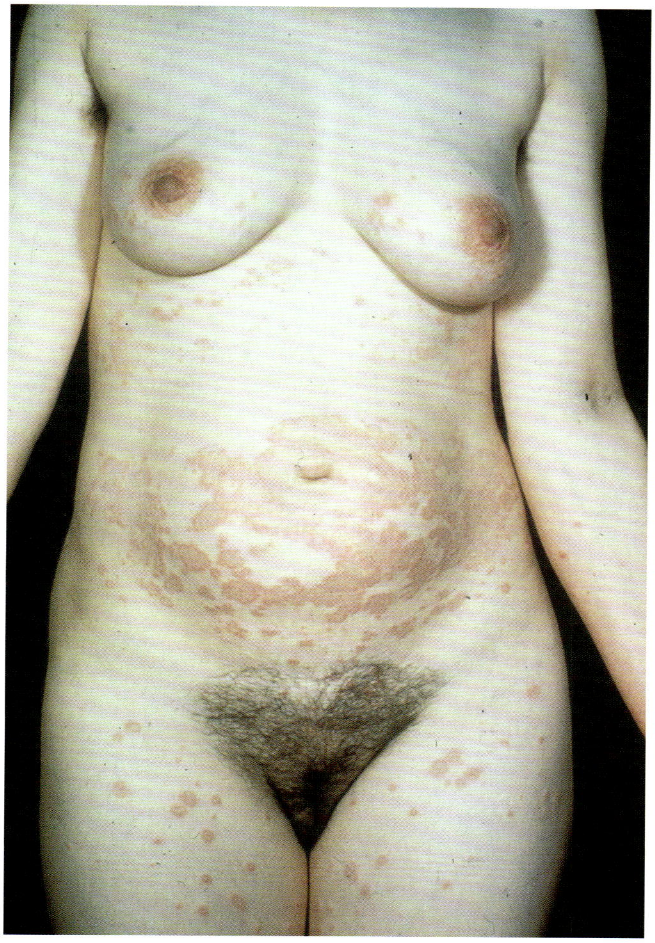

图 4.87　妊娠性类天疱疮：轻度隆起的红斑，有簇集于腹部的倾向（By courtesy of R.C. Holmes，MD，Warneford Hospital，Oxford，UK.）

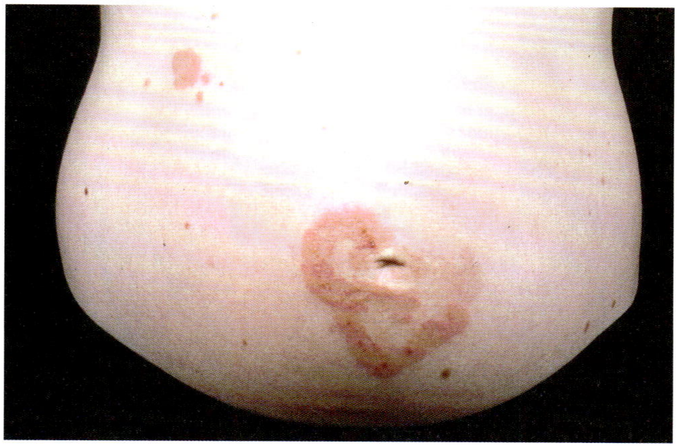

图 4.88　妊娠性类天疱疮：脐周受累是常见的早期表现（By courtesy of the Institute of Dermatology，London，UK.）

样斑块还是充分发展的水疱大疱[33]。

早期损害的主要病理学特点是真皮浅层血管周围炎症细胞浸润，包括淋巴细胞、组织细胞和特征性的大量嗜酸性粒细胞，伴有真皮乳头水肿，水肿严重时可出现"泪滴"样外观（图 4.89）[33]。有时出现海绵水肿并可伴大量嗜酸性粒细胞（嗜酸性海绵水肿，图 4.90）。偶尔淋巴细胞、组织细胞和嗜酸性粒细胞的浸润沿真皮–表皮交界呈线状分布[3]。

基底层角质形成细胞空泡变性，伴个别细胞坏死可出现于早期损害，但通常在充分发展的水疱大疱性阶段更显著[33]。水疱位于表皮下，常有大量嗜酸性粒细胞（图 4.91、4.92）[33]。下方及相邻部位的真皮水肿，血管周围有显著的淋巴 / 组织细胞浸润，伴大量嗜酸性粒细胞。白细胞碎裂及真皮乳头嗜酸性粒细胞微脓肿则罕见[33-34]。超微结构显示裂隙位于透明板[33，35]。

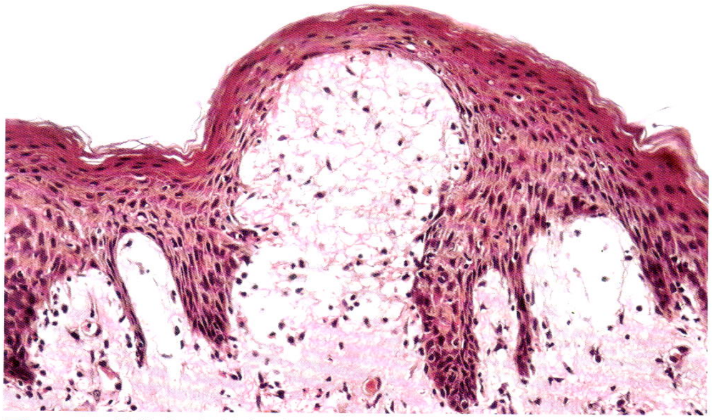

图 4.89　早期红斑性损害示真皮乳头显著水肿伴大量嗜酸性粒细胞

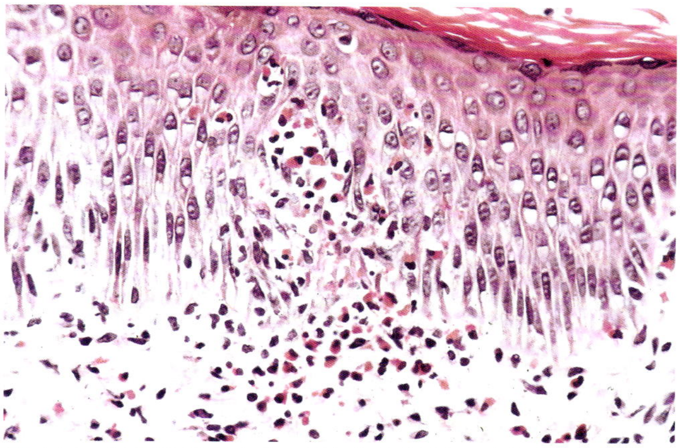

图 4.90　妊娠性类天疱疮：早期红斑性损害示嗜酸性海绵水肿

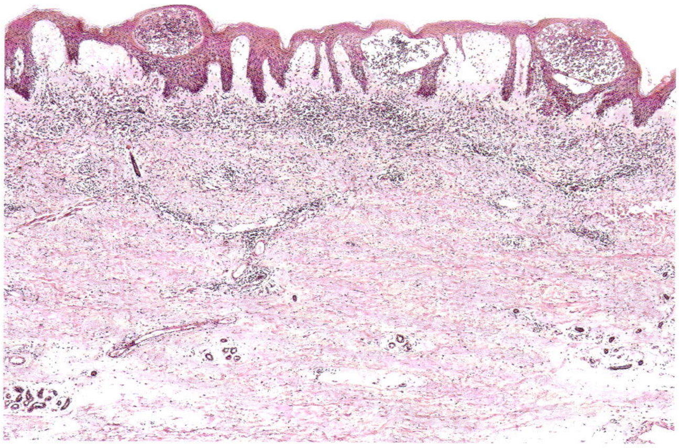

图 4.91　妊娠性类天疱疮：充分发展的表皮下疱

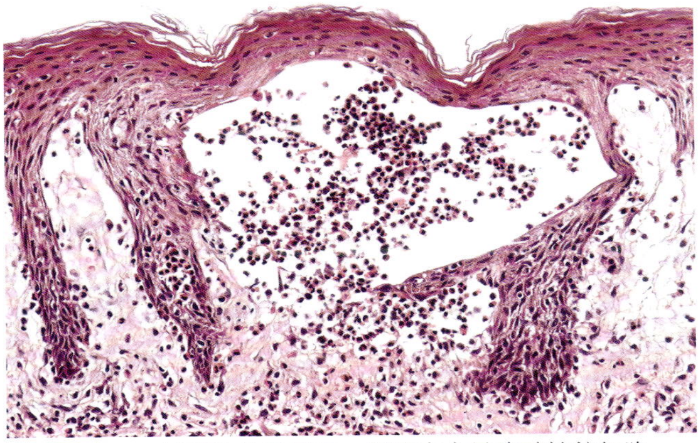

**图 4.92** 妊娠性类天疱疮：疱腔内大量嗜酸性粒细胞

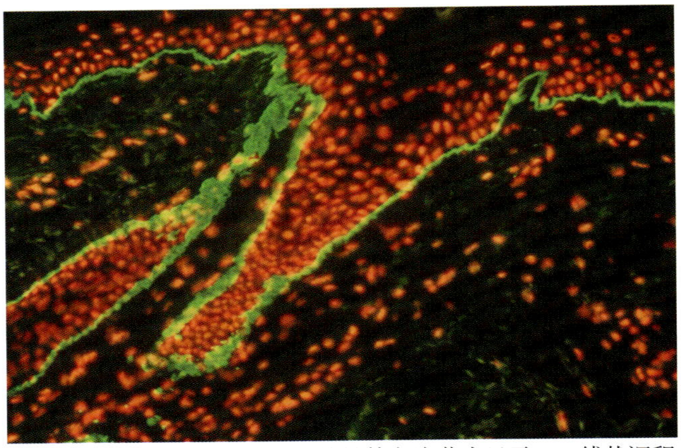

**图 4.93** 妊娠性类天疱疮：间接补体免疫荧光显示 IgG 线状沉积

损害周围皮肤的直接免疫荧光显示所有患者均有基底膜带 C3 线状沉积[3, 36-41]。约 30% ～ 50% 患者同时有 IgG 带（较少情况下也可出现 IgM 或 IgA）[36]。该带在损害周围或损害处皮肤均可出现[36]。最近发现真皮-表皮交界处线性 C3d 沉积可作为该病的有效诊断工具[42]。该研究的作者利用甲醛固定、石蜡包埋的组织获得了良好的免疫组化结果。也可发现补体成分如裂解素和裂解素 B 因子[1]。直接免疫荧光检查可发现羊膜基底膜带 IgG 和补体的沉积[38, 43-44]。在孕中期以后的胎盘中可检测到妊娠性类天疱疮抗原[45]。抗体可在娩出的新生儿皮肤中检测到[29]。有趣的是，在没有疾病的表现的情况下也可发现妊娠性类天疱疮血清学证据，一个新生儿天疱疮病例是例外，他的母亲具有寻常型天疱疮的临床和血清学证据，但是孩子只有妊娠性类天疱疮的血清学证据[46]。

通过间接补体免疫荧光方法，可在 50% ～ 75% 的患者中检测到循环固定补体（经典途径）的 IgG 抗体（妊娠性类天疱疮因子，即妊娠疱疹因子，HG）（图 4.93）[20, 36, 47-51]。HG 因子是一种低滴度、能固定补体的 IgG 型抗基底膜抗体[36]，可属于任何 IgG 亚型；IgG1 和 IgG4 常见[38, 51]。使用针对 IgG1 的单克隆抗体可显示 100% 患者具有循环 HG 因子[38]，通过传统技术则 25% 患者可检测到抗基底膜带抗体[51]。该抗体结合于 1M NaCl 盐裂皮肤顶部[36]，也可结合羊膜和绒毛膜的基底膜[42, 44]。该自身抗体是针对XVII型胶原，即 BP 180 蛋白（BPAG2）。后者在细胞黏附和信号转导中起着重要的作用。XVII型胶原在羊膜上皮细胞、融合和滋养细胞有表达[52]。虽然该病确切的发病机制尚不清楚（见下文），这些组织中的XVII型胶原似乎在发病机制中发挥了重要作用。

免疫电子显微镜示免疫反应物沉积于透明板上部，可能与基底层下致密斑结合[53-54]。免疫印迹显示妊娠性类天疱疮的抗体识别 BPAG2（XVII型胶原），且与大疱性类天疱疮一样结合于 NC16A 区段[55-62]。在大疱性类天疱疮患者血清中可以用同样的检测到抗体[60-62]。10% ～ 26% 的患者还具有可识别 230 kD 大疱性类天疱疮抗原的抗体[56-57]。实验模型表明，针对 NC16A 的 BP180 抗体在妊娠性类天疱疮中的致病作用与大疱性类天疱疮相同[7, 62]。

妊娠性类天疱疮患者 HLA-B8（43% ～ 79%）、HLA-DR3（61% ～ 80%）和 HLA-DR4（52% ～ 53%）出现率增加。单倍体 HLA-DR3、HLA-DR4 成对出现于 54% 的患者，而在普通人群出现率仅 3%[1, 3, 22, 63-64]。但其表型似乎与妊娠性类天疱疮的临床特点无相关性[3, 65]。妊娠性类天疱疮患者中抗 HLA、尤其是针对父系抗原的细胞毒性抗体出现率也极高（100%）[36, 63-66]。它也可在 25% 的多产妇女中出现，因此在妊娠性类天疱疮发病中的可能作用尚不清楚[26]。

妊娠性类天疱疮的发病与抗体介导的补体固定、产生白细胞趋化因子、肥大细胞脱颗粒并致真皮-表皮分离有关[36]。

妊娠性类天疱疮抗原在皮肤和羊膜中均出现这一现象提示：可能是某种原发的抗胎盘抗体与皮肤发生交叉反应，导致妊娠性类天疱疮的临床表现[29]。发现 HLA 抗原 -DP 和 -DR 在该病患者的胎盘中稳定表达为该理论提供了支持[64, 67]。皮肤和胎盘表达的主要抗原XVII型胶原以及其与特异 HLA 基因型的遗传易感可能促发了这种疾病[68]。

## 鉴别诊断

鉴别诊断包括获得性大疱性表皮松解症、疱疹样皮炎、线状 IgA 皮病和大疱性红斑狼疮（见表 4.4）。妊娠性类天疱疮还必须与妊娠瘙痒性荨麻疹性丘疹及斑块（PUPPP）和妊娠痒疹区分。

PUPPP 主要发生于初次妊娠，皮损多初发于腹部妊娠纹周围，脐周不受累是该病的特点（图 4.94）。充分发展的损害可出现嗜酸性海绵水肿及表皮下疱，因此若缺乏详细的临床资料及免疫荧光检查，可能很难与妊娠性类天疱疮区分。

典型的妊娠痒疹发生于妊娠后期三个月，表现为瘙痒性丘疹结节（图 4.95），一般不出现水疱。组织学表现为轻度非特异性海绵水肿性皮炎。

# 扁平苔藓类天疱疮

## 临床特征

扁平苔藓类天疱疮（lichen planus pemphigoides）须与由于严重的基底细胞液化变性所致的水疱性扁平苔藓相鉴别[1-2]。扁平苔藓类天疱疮是指扁平苔藓与大疱性类天疱疮样疾病伴发，常呈良性经过，本病罕见。这反映了针对一系列基底膜带抗原的抗体异质性。

临床上，类天疱疮样皮损通常在典型扁平苔藓皮损之后出现，偶见大疱首发（图 4.96）。大疱好发于四肢，可以发生于正常皮肤之上，也可以发生在红斑或扁平苔藓样丘疹的表面（图 4.97、4.98）。大疱可泛发全身。少数情况下，水疱局限于典型的扁平苔藓样损害处。有一例患者水疱仅发生于脚趾[3]。大疱疱壁紧张、圆顶、内含清亮或血性液体。男性多见，

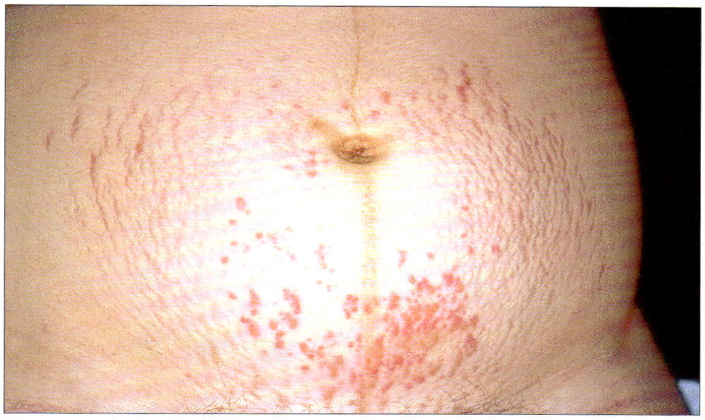

图 4.94 妊娠瘙痒性丘疹及斑块：注意红斑丘疹的分布与腹部妊娠纹相关，以及特征性的脐周不受累现象（By courtesy of R.C. Holmes，MD，Warneford Hospital，Oxford，UK.）

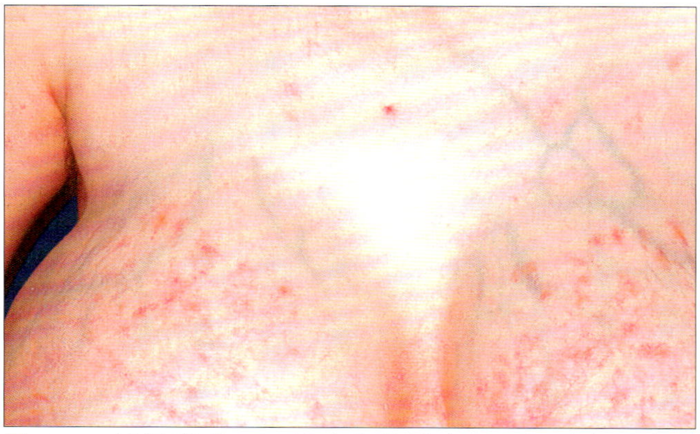

图 4.95 妊娠痒疹：红斑丘疹及抓痕，一般不出现水疱（By courtesy of R.A. Marsden，MD，St George's Hospital，London，UK.）

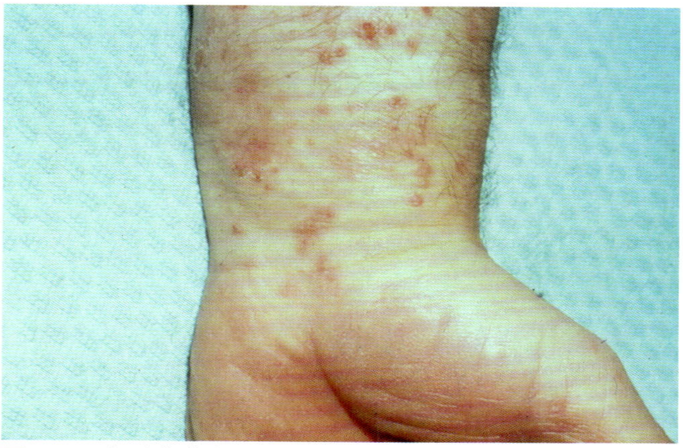

图 4.96 扁平苔藓类天疱疮：腕部屈侧典型的扁平苔藓样丘疹（By courtesy of M.M. Black，MD，Institute of Dermatology，London，UK.）

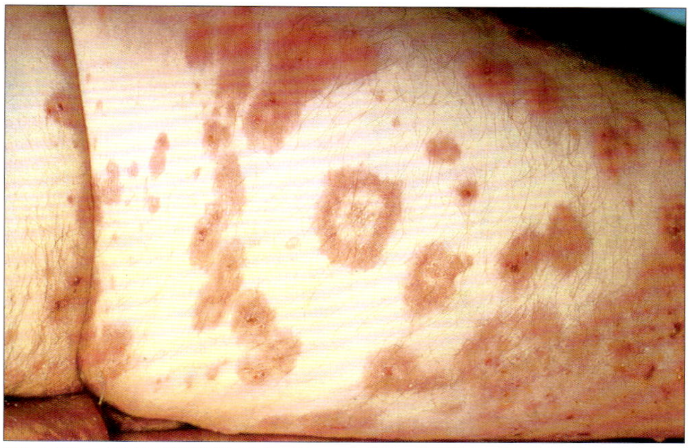

图 4.97 扁平苔藓类天疱疮：大疱和糜烂发生于红斑基础上。可见不典型的靶型损害（By courtesy of M.M. Black，MD，Institute of Dermatology，London，UK.）

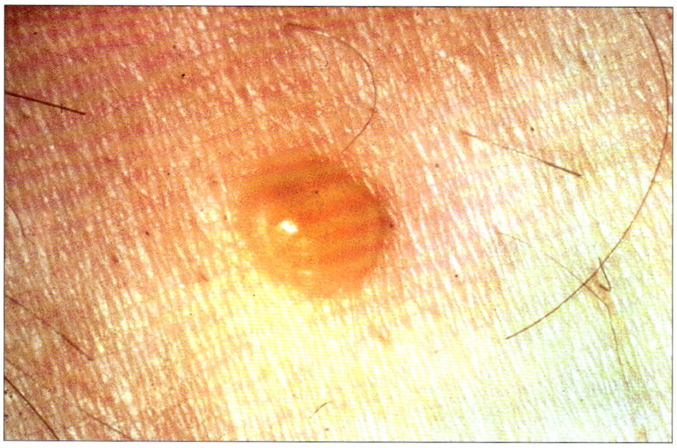

图 4.98 扁平苔藓类天疱疮：完整的圆顶紧张大疱（By courtesy of M.M. Black，MD，Institute of Dermatology，London，UK.）

常发生于 40 ～ 50 岁[5-6]。也有儿童发病的报道[7-9]。所有种族均可发病。

## 发病机制和组织学特征

扁平苔藓样皮损表现为典型扁平苔藓的组织学和免疫荧光改变，但大疱的表现更提示为大疱性类天疱疮（图 4.99）。早期红斑表现为高度的真皮水肿，血管周围和胶原间多数嗜酸性粒细胞浸润；有时可见明显的嗜酸性海绵水肿。形成的大疱为表皮下疱，既有炎症性的（细胞丰富的），又有缺乏炎症细胞的（图 4.100、4.101）[5]。嗜酸性粒细胞多少不等，通常数量较多。

取大疱旁的皮肤做免疫荧光检查显示 IgG 和补体的线状沉积[10-13]。超过 50% ～ 60% 患者血清中含有抗基底膜 IgG 抗体。以盐裂皮肤为底物，抗体通常在疱顶沉积。超微结构显示皮肤在透明板处分离。免疫电镜显示免疫反应物沉积于半桥粒和透明板[5, 13-14]。黏膜性类天疱疮和获得性大疱性表皮松解症（EBA）样的表现也有报道[15]。

扁平苔藓类天疱疮的血清可以识别一系列抗原，包括 BP180、BP230 和角质形成细胞来源的 200 kD 分子，后者性质尚未确定[1, 15-23]。在 NC16A 抗原表位区段，扁平苔藓类天疱疮识别的部位与大疱性类天疱疮是不同的，前者位于 MCW-4（更接近 C 末端），而后者位于 MCW-0 至 MCW-3[24-25]。在 EBA 样亚型中显示与Ⅶ型胶原有关，但免疫印迹结果是阴性的[15]。

扁平苔藓类天疱疮的发病机制尚不清楚，可能是扁平苔藓的基底膜带损伤造成了抗原暴露，继而产生自身抗体导致大疱形成，但为什么仅有少部分扁平苔藓患者有大疱出现并不清楚。虽然发现与不同的抗原有关，但是这些以大疱为首发表现的患者的发病机制仍不清楚。还有报道扁平苔藓类天疱疮可由严重的药物反应引起（如血管紧张素转移酶抑制物或者 PUVA 治疗，或服用对乙酰氨基酚、布洛芬，接受窄谱 UVB 治疗）[26-35]。有人认为扁平苔藓类天疱疮可能和内脏恶性肿瘤相关，但是缺乏免疫荧光的证据[36]。另外最近注意到有两例并发多发性角化棘皮瘤、结肠腺癌表现为 Torre Muir 样综合征和腹膜后 Castleman 病[37-38]。

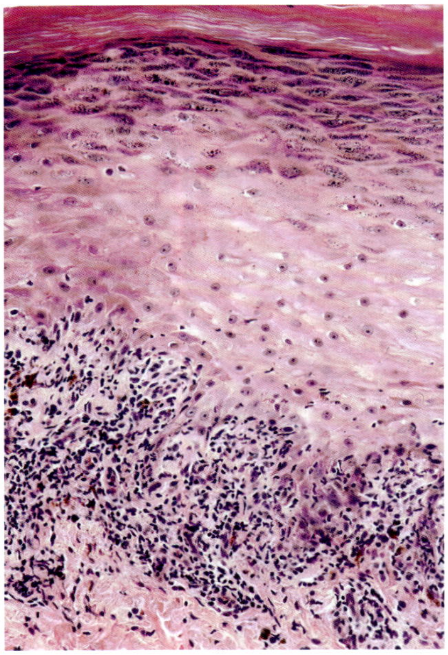

图 4.99 扁平苔藓类天疱疮：苔藓样丘疹示典型扁平苔藓的改变

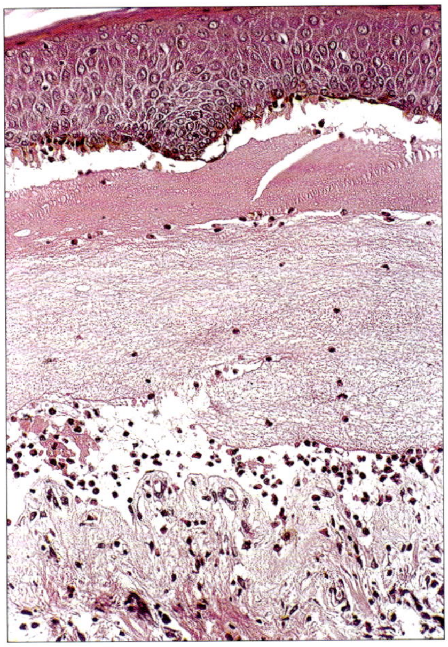

图 4.100 扁平苔藓类天疱疮：表皮下疱

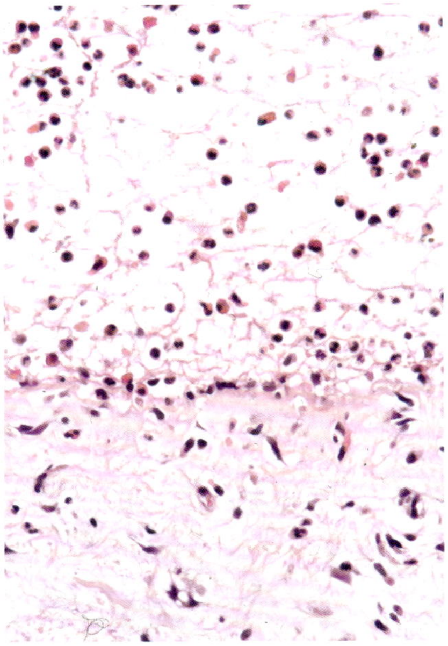

图 4.101 扁平苔藓类天疱疮：大疱内含嗜酸性粒细胞

## 鉴别诊断

临床上扁平苔藓类天疱疮与典型大疱性类天疱疮的不同在于它的发病年龄较早，更好发于下肢。在和BP180抗体相关的病例中，根据抗原表位的定位可以区分。

# 黏膜性类天疱疮（瘢痕性类天疱疮）

黏膜性类天疱疮（mucous membrane pemphigoid）为一个疾病谱（包括眼类天疱疮、口腔类天疱疮、良性黏膜类天疱疮）可累及黏膜和皮肤[1-4]。分子生物学的研究表明由于患者血清中存在针对不同基底膜抗原的抗体，导致了有明确临床及病理特点的一组自身免疫病。本病常多系统受累，但越来越多的证据显示可以仅累及眼和口腔[1-2]。

## 临床特征

黏膜性类天疱疮是一种少见的大疱性皮肤病，以黏膜受累为主，并以形成瘢痕为特点（但是口腔不形成瘢痕）[1-2，5]。疾病的严重程度主要由瘢痕的严重程度决定。当眼部和口腔损害为主时，许多患者首诊于口腔科和眼科，而不是皮肤科。

年发病率大约在1/12 000至1/20 000之间[2]。女性多发（2∶1），70岁发病并不少见。少有儿童受累的报道[3，6-10]。黏膜性类天疱疮是一种慢性，极少自愈的疾病。没有种族和地区的差异。

85%～95%患者口腔受累，常继发于轻微创伤[11]。最常表现为牙龈或颊黏膜的大疱、糜烂和红斑，软硬腭、舌和口唇也常受累（图4.102、4.103）。剥脱性龈炎是最常见的临床表现[12-13]，表现为牙龈的疼痛、肿胀、红斑，可伴有出血、大疱、糜烂和溃疡[14]。多数剥脱性龈炎患者有扁平苔藓损害，而仅有少部分患者，约9%，发展为黏膜性类天疱疮[15]。仅限于口腔的瘢痕性类天疱疮有其特点，尽管病程缓慢，但通常预后较好[1]。咽部（19%患者）和食管（4%患者）的损害所致的瘢痕可导致狭窄。吸入性肺炎有时是致命的并发症。15%患者鼻腔累及，可导致阻塞、瘢痕性狭窄和鼻中隔穿孔[16]。8%患者喉部受累，当合并严重狭窄和水肿时，为挽救生命需行气管切开术[14]。

约64%患者眼部受累，这是导致严重残疾的原因之一[17-19]。眼部，特别是结膜，可以是唯一的受累部位[14]。早期症状为非特异性的结膜炎。严重时可发生结膜下纤维化[20-21]。造成患者眼穹隆和眼球间的纤维带（睑球粘连）牵拉（图4.104）。最终可阻塞结膜囊。眼黏膜性类天疱疮主要临床表现是异常的泪膜形成，这是由于导管狭窄引起的泪腺分泌减少，杯状细胞黏液分泌的破坏和眼睑闭合损伤造成的

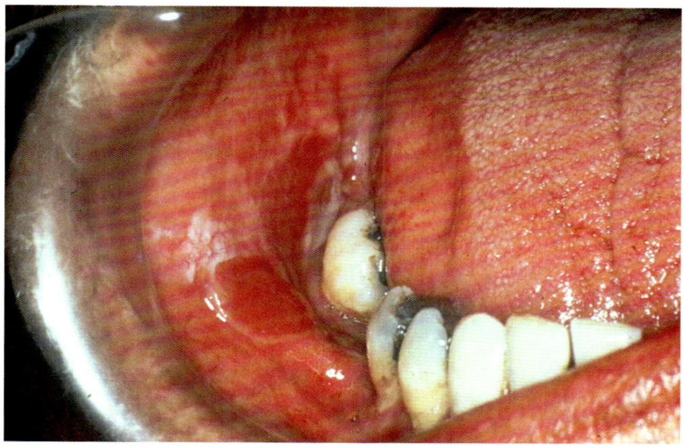

图 4.102 黏膜性类天疱疮：颊黏膜糜烂（By courtesy of P. Morgan，FRCPath，London，UK.）

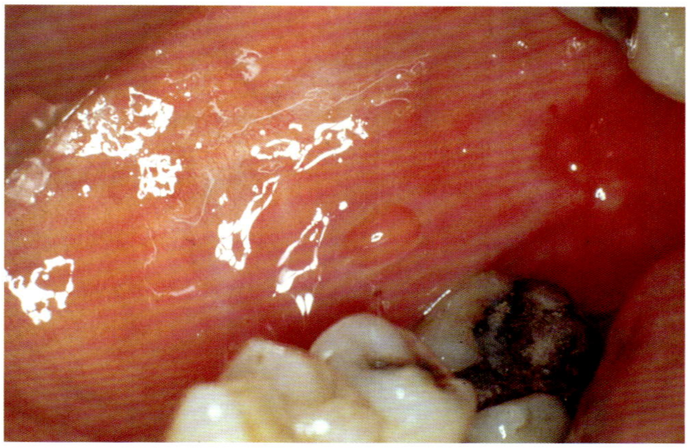

图 4.103 黏膜性类天疱疮：除了糜烂，可见一完整大疱（By courtesy of P. Morgan，FRCPath，London，UK.）

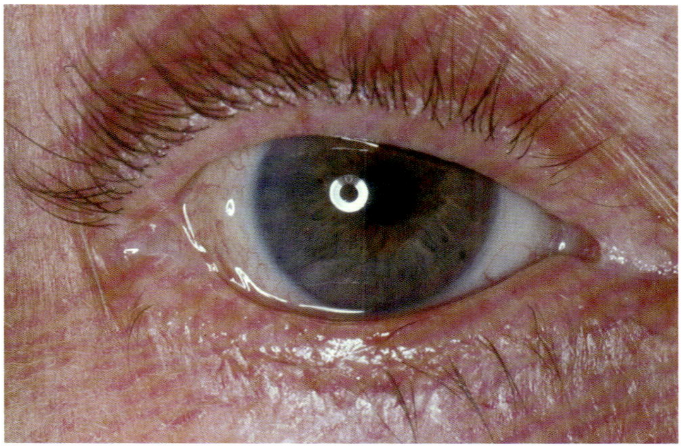

图 4.104 黏膜性类天疱疮：在睑结膜和球结膜之间致密的纤维粘连（睑球粘连）（By courtesy of the Institute of Dermatology，St Thomas' Hospital，London，UK.）

眼球外露所致[20]。结果是眼部干涩和眼部表面上皮永久角化。其他严重损害包括睑内翻、倒睫（可导致角膜磨损）、糜烂、穿孔、角膜新生血管形成和浑浊（图 4.105、4.106）。原发的角膜大疱罕见而糜烂则多见[11]。角膜损害表现为有异物感、畏光，最终达 16% 的患者失明，且可以是双侧的[9]。眼部病损可以分为不同的病期（改良 Foster 分期系统）[22]。

黏膜性类天疱疮眼部损害和因药物诱导的类天疱疮（假性眼黏膜性类天疱疮）不同[2]。后者是一种自限性的非对称性瘢痕性眼病，通常发生于青光眼患者，长期使用含有毛果芸香碱、碘化二乙氧膦酰硫胆碱、碘苷、噻吗洛尔和肾上腺素的滴眼液[23-24]。

20% 女性患者生殖器受累，主要累及大小阴唇[14]。瘢痕常见，可造成阴唇粘连（图 4.107）。男性生殖器最常受累的部位是包皮和龟头，有时合并尿道狭窄。4% 患者肛门受累，可导致狭窄[14]。

约 25% ～ 33% 患者有皮肤损害，常累及头面及颈部[1-2, 15]。部分患者临床表现与大疱性类天疱疮类似，无纤维化表现[2]。皮损数量少，表现为红斑和风团基础上的张力性大疱（图 4.108）。伴瘙痒，有时有烧灼感。皮损易在原皮损处复发，极少数患者可出现短暂的泛发性大疱[14]。尼氏征阴性[21]。

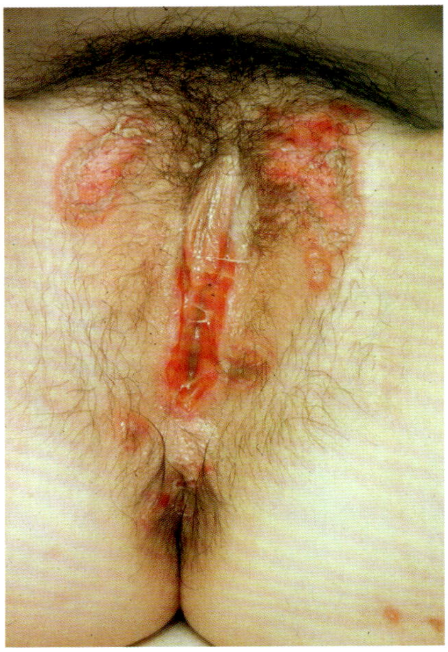

图 4.107 黏膜性类天疱疮：阴唇除了糜烂，尚可见明显的瘢痕（By courtesy of R. A. Marsden, MD, St George's Hospital, London, UK.）

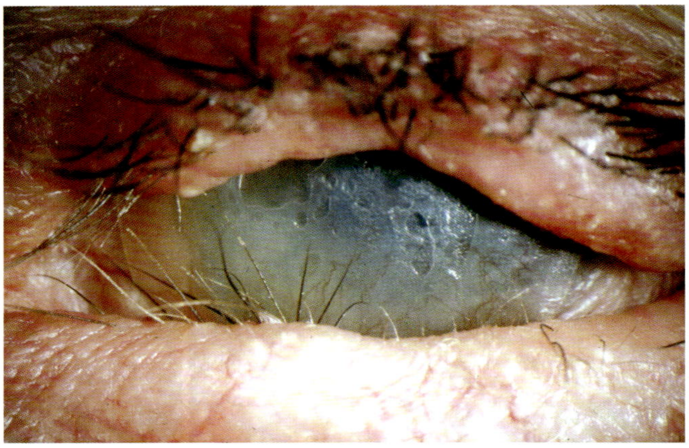

图 4.105 黏膜性类天疱疮：此严重的病例可见眼睑内翻和倒睫（By courtesy of D. Kerr-Muir, MD, St Thomas' Hospital, London, UK.）

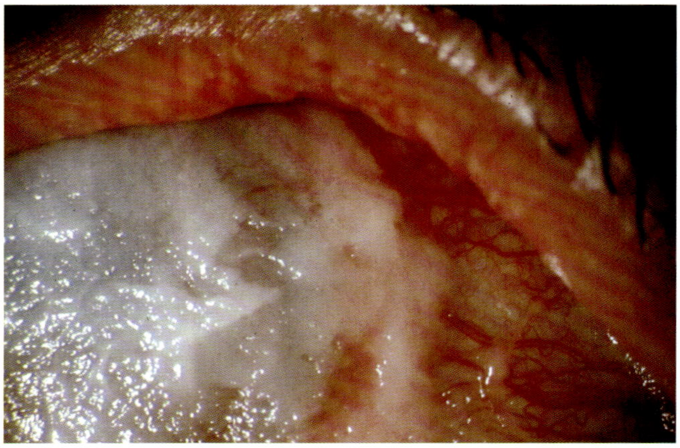

图 4.106 黏膜性类天疱疮：瘢痕导致角膜完全浑浊（By courtesy of D. Kerr-Muir, MD, St Thomas' Hospital, London, UK.）

局限性黏膜性类天疱疮：Brunsting-Perry 亚型。瘢痕主要发生于头颈部（图 4.109）[25-26]。男性好发，多见于 60 ～ 70 岁。皮损缓慢增大，直径为数厘米大小的萎缩或瘢痕性斑块，在皮损中心或扩大的边缘形成水疱或（和）大疱[27]。头皮的前部，面部（前额，颞部和颊部）以及颈部前侧最常受累[27]。有些患者的皮损数目少。由于结痂，在临床上易误诊为日光性角化症。患者可有一过性黏膜损害，但无瘢痕形成[25]。

有报道发现一例特殊的抗 BP180 黏膜类天疱疮伴寻常型天疱疮病例，出现局限于黏膜部位的寻常型天疱疮的损害[28]。

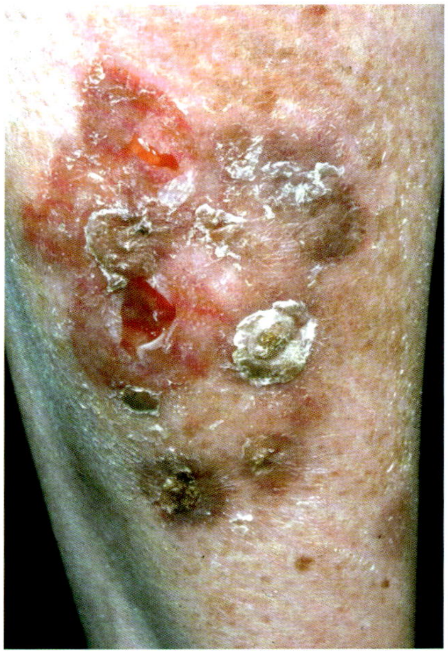

图 4.108 黏膜性类天疱疮：老年妇女的下肢，可见局限性的大疱和糜烂及瘢痕（By courtesy of R.A. Marsden, MD, St George's Hospital, London, UK.）

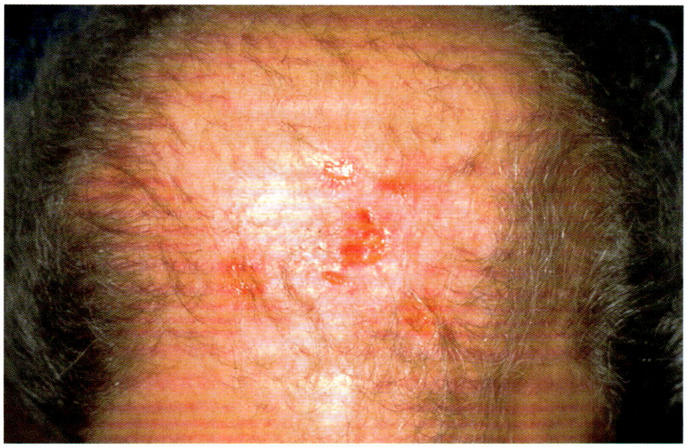

图 4.109 Brunsting-Perry 亚型：广泛的脱发及多处糜烂和瘢痕（By courtesy of R.A. Marsden，MD，St George's Hospital，London，UK.）

自身免疫性大疱病很少与 HIV 感染相关，但有一例黏膜性类天疱疮与 HIV 相关的病例报道[29]。

## 发病机制和组织学特征

有报道治疗类风湿性关节炎的 D- 青霉胺、普拉洛尔和可乐定可诱发黏膜性类天疱疮[14, 30]。还有报道 Stevens-Johnson 综合征患者在急性眼部炎症后出现免疫学上典型的黏膜性类天疱疮改变[31]。尽管 HLA 的结果各不相同，但 HLA-DR4 和 -DQw3（DQB1*0301）与眼部受累的高危性相关[32]。

黏膜性类天疱疮的皮损常不易和富细胞（炎症性）大疱性类天疱疮鉴别。黏膜性类天疱疮嗜酸性粒细胞明显，但数目较泛发性大疱性类天疱疮要少。真皮血管周围有淋巴组织细胞，浆细胞、中性粒细胞和嗜酸性粒细胞的浸润。陈旧或复发皮损处可以出现瘢痕（图 4.110）。乏细胞的黏膜性类天疱疮少见（图 4.111）。在晚期皮损中可以观察到真皮浅层带状瘢痕伴或不伴表皮下裂隙。如果出现后者则是一个很好的诊断线索，特别是对于不具有临床怀疑理由的局限性亚型。

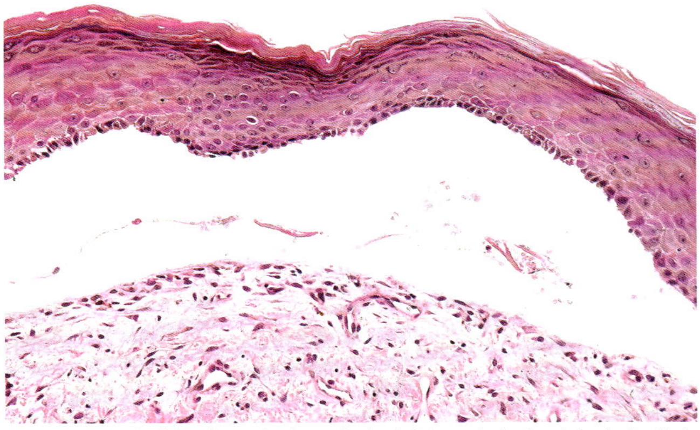

图 4.110 黏膜性类天疱疮：头皮皮损显示表皮下水疱和真皮瘢痕

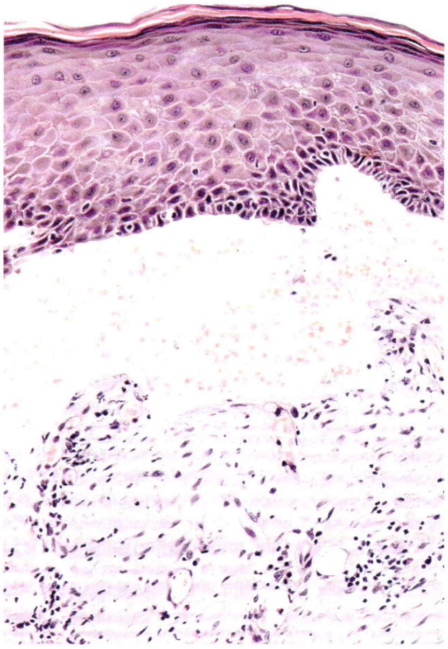

图 4.111 黏膜性类天疱疮：仅有少许炎症细胞

基于少量病例，已有对抗层粘连蛋白 -332 的黏膜类天疱疮组织病理学研究[33]。其特征不具有诊断价值，不能与其他的自身免疫性大疱病鉴别。可出现表皮下水疱和浅层轻度到中度的混合炎性细胞浸润，包括淋巴细胞、组织细胞、中性粒细胞和（或）嗜酸性粒细胞。由于活检通常取自早期皮损，所以瘢痕不常被发现。

口腔损害可仅表现为黏膜复层鳞状上皮和固有层之间的水疱（图 4.112、4.113）。固有层水肿，有淋巴细胞、组织细胞、浆细胞和不同程度嗜酸性粒细胞和中性粒细胞等混合炎症细胞的浸润（图 4.114）。更常见的是糜烂或者溃疡下方肉芽组织或纤维成分及非特异性急性或慢性炎症反应。组织学上常有由于继发感染所致急性炎症的改变。

眼黏膜性类天疱疮很少见到结膜的水疱或大疱。虽然临床表现为糜烂，但组织学上常见的改变为结膜

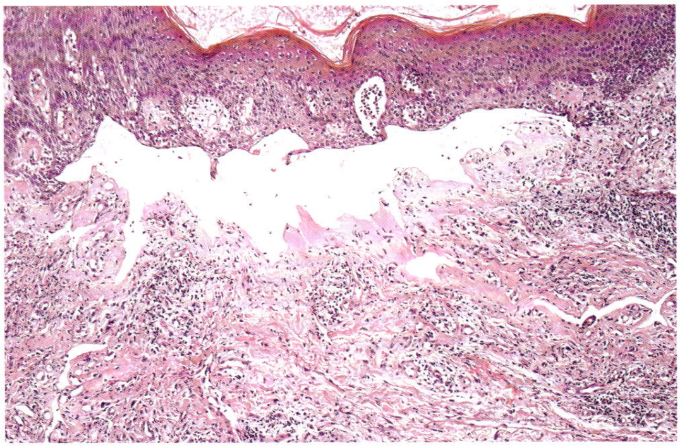

图 4.112 黏膜性类天疱疮：口腔损害示一个完整的上皮下大疱

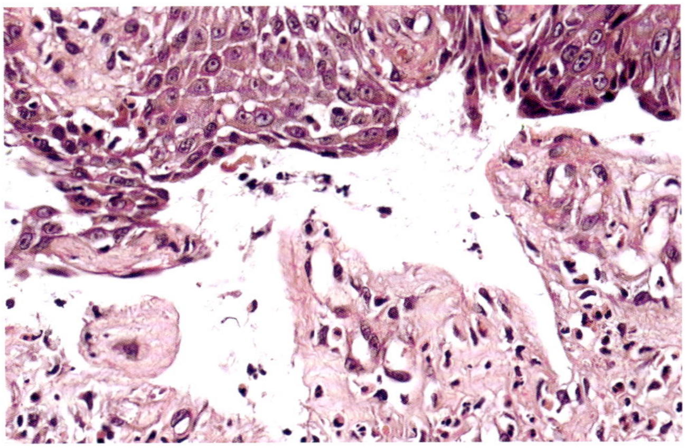

图 4.113 黏膜性类天疱疮：固有层致密的炎症

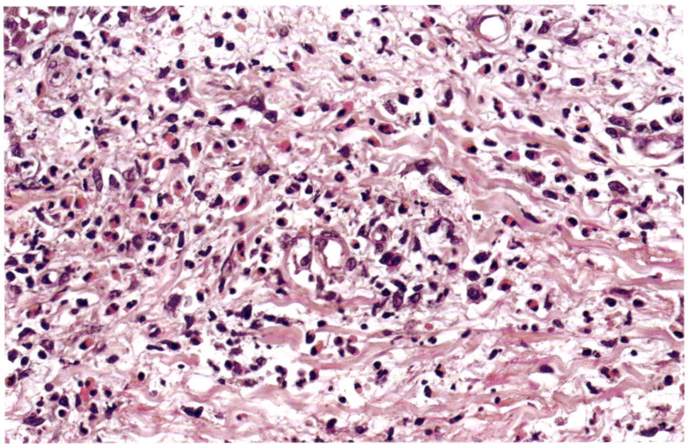

图 4.114 黏膜性类天疱疮：浸润细胞包括淋巴细胞和组织细胞，而没有嗜酸性粒细胞

鳞状化生，杯状细胞减少，局灶性的角化亢进和角化不全（图 4.115）[14]。固有层混合炎症细胞浸润，包括淋巴细胞、浆细胞、肥大细胞、偶见嗜酸性粒细胞和中性粒细胞[21]。早期可见肉芽组织，晚期为致密的瘢痕。严重的可出现内眼症状，包括虹膜睫状体炎和粘连形成（图 4.116 ～ 4.118）。

咽喉和食管的损害常表现为糜烂、溃疡、炎症反应和纤维化（图 4.119），上皮下大疱少见。慢性受累可导致严重的狭窄。

局限性黏膜性类天疱疮 Brunsting-Perry 亚型的组织学改变和其他类型的黏膜性类天疱疮大致相同[27]。

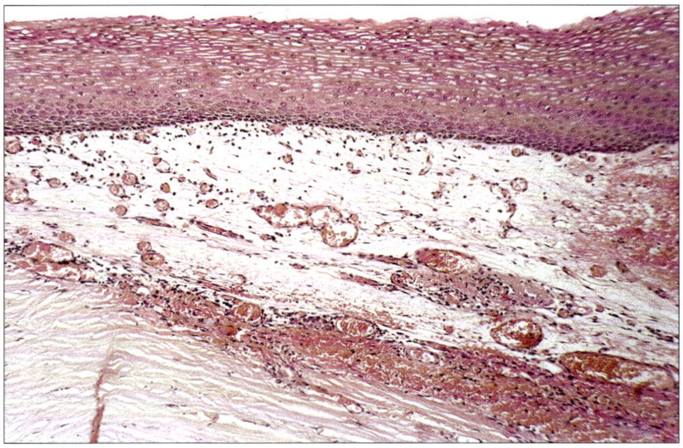

图 4.115 黏膜性类天疱疮：结膜显示完全的鳞状化生，明显的固有层新生血管化（By courtesy of A. Garner，MD，Institute of Ophthalmology，London，UK.）

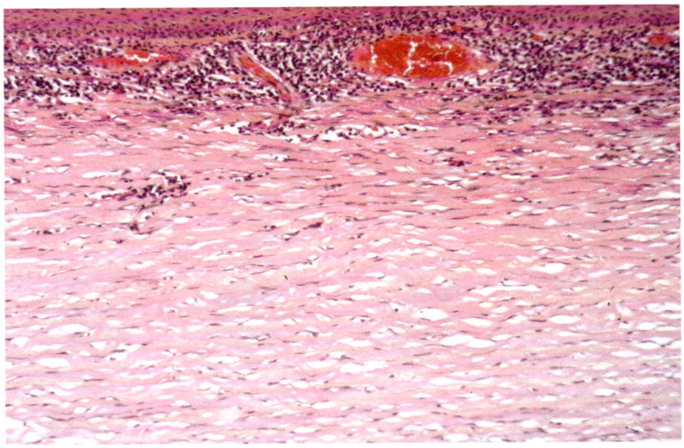

图 4.116 黏膜性类天疱疮：角膜切片。上方的云翳显示鳞状化生，慢性炎症和新生血管化。在角膜内也可见血管（By courtesy of A. Garner，MD，Institute of Ophthalmology，London，UK.）

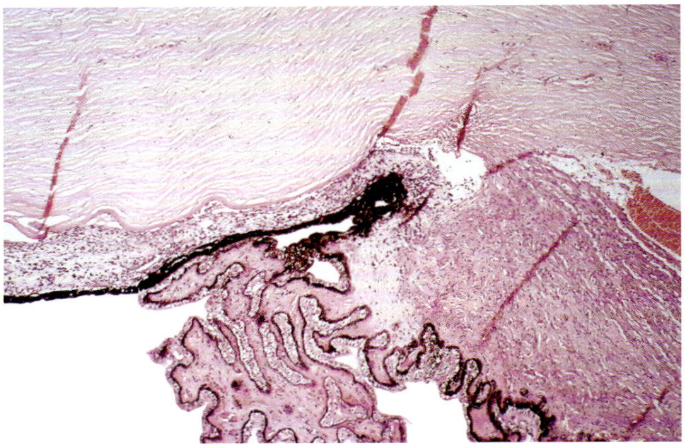

图 4.117 黏膜性类天疱疮：此区域显示伴有前粘连的虹膜嵌入。也可见虹膜炎和后粘连（By courtesy of A. Garner，MD，Institute of Ophthalmology，London，UK.）

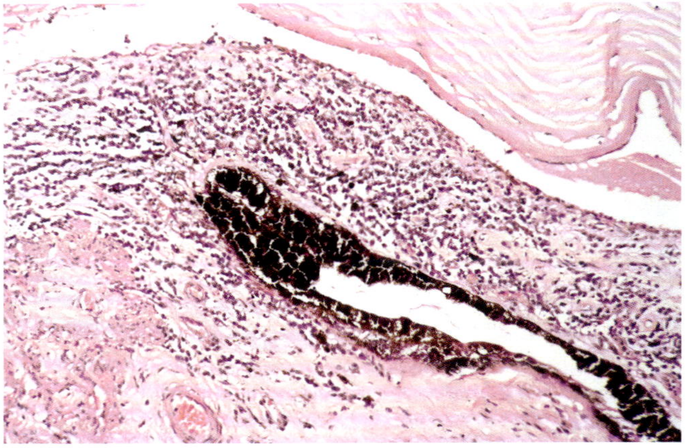

图 4.118 黏膜类天疱疮：此视野示前葡萄膜炎，伴有虹膜和睫状体炎（By courtesy of A. Garner，MD，Institute of Ophthalmology，London，UK.）

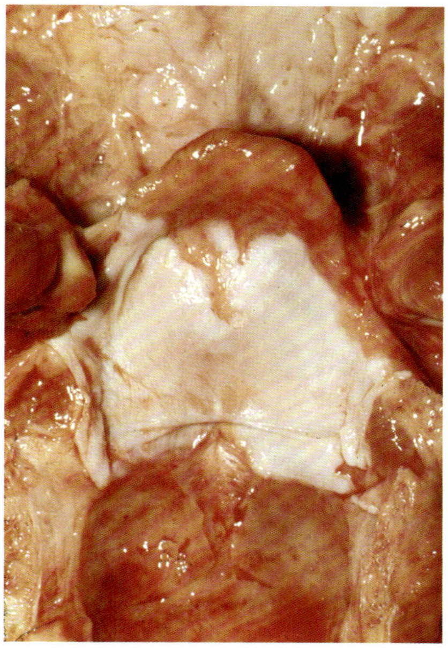

**图 4.119** 黏膜性类天疱疮：尸检标本显示食管糜烂和溃疡

电镜下表现呈多样化。有的病例裂隙位于透明板，疱底为致密板；有的病例疱顶为致密板；偶见裂隙位于致密板内，疱顶和疱底均是致密板[2，34]。

黏膜性类天疱疮的直接免疫荧光与泛发性大疱性类天疱疮相似。皮损旁黏膜或皮损旁皮肤直接免疫荧光有 80% ～ 97% 患者出现 IgG（有时 IgA）和 C3 线状沉积[35-39]。基底膜 IgA 伴 IgG 和 C3 沉积更倾向于黏膜性类天疱疮的诊断[2]。口腔黏膜在眼部病变的诊断中也有价值[2]。如果没有直接免疫荧光的检查，可用石蜡包埋的组织切片作直接免疫过氧化物酶检查[40]。

血循环中抗基底膜带 IgG 和（或）IgA 自身抗体阳性率 26% ～ 36%，滴度通常较低[36，41-42]。以正常颊黏膜作为底物并不能提高循环抗体的检出率[41]。抗体主要是 IgG4 和 IgG1，后者有固定补体的能力[43]。IgA 抗体的存在可能与黏膜损害的分布有关[44]。

以盐裂皮肤作底物检测瘢痕性类天疱疮抗体的结果变化较大[45-47]。在活动期 50% ～ 100% 病例可检出循环抗体[48-49]。血清抗体主要沉积在表皮侧，但也可沉积于底部（真皮侧，由抗层粘连蛋白 -332 抗体造成，见下文），有时抗体同时沉积于疱顶和疱底[45-49]。间接免疫荧光的结果随受累部位的不同而不同。在皮肤黏膜都受累的患者，以盐裂皮肤为底物的间接免疫荧光阳性率 81%，仅黏膜受累的阳性率 18%，只有眼部受累的阳性率 7%[2，50]。

Brunsting-Perry 亚型的免疫荧光结果与其他类型的黏膜性类天疱疮相同[51-54]。

黏膜性类天疱疮的免疫电镜改变有两种类型。一是 IgG 和 C3 沉积于透明板下层和致密板，一是 IgG 和 C3 沉积于半桥粒[55-61]。致密板下带不受累。出现这一现象可能是由于靶抗原的不同，如 BP180，层粘连蛋白 -332 或 $\beta_4$ 整合素。

Brunsting-Perry 亚型免疫球蛋白沉积于透明板和基底细胞的底面[62]。一例病例报告发现血清中存在抗 BP180（BPAG2）C 端的自身抗体[63]。在致密板和真皮乳头上层还可检测到补体 C3 和 C4，后者可能导致了病变的瘢痕形成[62]。

黏膜性类天疱疮的亚型与所针对的抗原不同有关，包括针对 BP180，层粘连蛋白 -332 或 $\beta_4$ 整合素的抗体[3，47，57，64-74]。传统上，这类疾病被归类在一起，但随着发现针对不同的细胞黏附分子的自身免疫反应，可能会最终导致本组疾病按照类似皮肤型类天疱疮一样进行亚型分类。目前由于临床特征比皮肤型类天疱疮更一致，这些黏膜受累的病例被归为同一类疾病。BP180（XVII型胶原）的自身抗体至少与抗原胞外的两个不同区域发生反应。一种区域位于非胶原区即 NC16A；另一个位于 C 末端区[68，75-78]。在少数病例中可检测到针对 $\gamma_3$ 亚单位的抗层粘连蛋白 -332 抗体（有时同时有抗层粘连蛋白 -6 的抗体）。抗层粘连蛋白 -332 抗体可以该病的一部分患者中发现，通常是 IgG、IgA、IgE[79]。含有抗层粘连蛋白 -332 抗体的患者被归类为有抗整连素黏膜性类天疱疮（AE MMP）。这些患者中部分与内部恶性肿瘤有关（包括肺癌、结肠癌、子宫内膜癌、卵巢癌、胃癌、胰腺癌、前列腺癌、非霍奇金淋巴瘤、皮肤 T 细胞淋巴瘤和急性髓系白血病）[80-84]。整合素与眼部损害相关，一种尚未确定性质的 45 kD 抗原结合于盐裂皮肤表皮侧，可能与有 IgA 抗体的患者有关[70，72-73]。针对VII型胶原的抗体对一些局限性皮肤瘢痕（Brunsting-Perry）亚型的患者非常重要（这些患者归类为获得性大疱性表皮松解症为妥，见后文）[85]。

## 鉴别诊断

除了在陈旧皮损上的瘢痕，黏膜性类天疱疮无法与大疱性类天疱疮区分。

# 获得性大疱性表皮松解症（真皮松解性类天疱疮）

获得性大疱性表皮松解症（epidermolysis bullosa acquisita；真皮松解性类天疱疮，dermolytic pemphigoid）

是一种少见的慢性大疱性皮肤病，具有多种临床表现，容易误诊为先天性大疱表皮松解症和其他获得性自身免疫性大疱性皮肤病[1-2]。法国和德国每年的发病率 0.17 ～ 0.26/100 万人群[3-4]。与先天性大疱表皮松解症不同，获得性大疱性表皮松解症通常成年发病，尽管有儿童发病的病例报道[5-6]。最初的皮肤改变以摩擦性水疱为特征，和迟发性皮肤卟啉症类似，最近有报道 EBA 可以为全身泛发的炎症性大疱[1]。几十年来，EBA 只是采用排除法作诊断。但免疫荧光和免疫电镜技术与免疫印迹和免疫沉淀技术相结合后，目前 EBA 已明确是一种自身免疫性皮肤病，靶抗原是Ⅶ型胶原（290 kD）[1, 8]。从Ⅶ型胶原裂解出来的 145 kD 抗原有时也认为是其靶抗原。

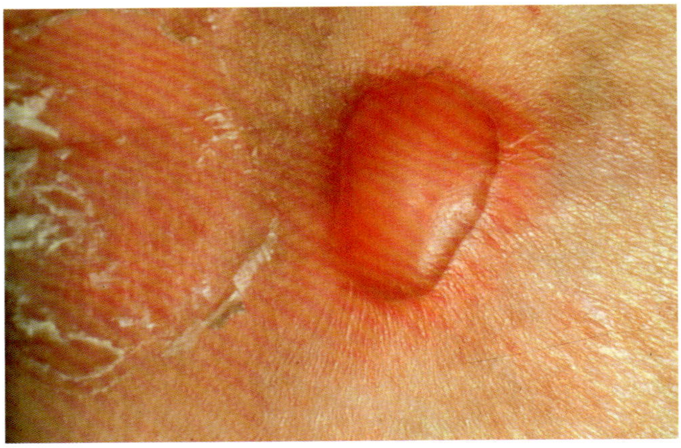

**图 4.120** 获得性大疱性表皮松解症：指关节上出血性大疱和瘢痕，类似于常染色体显性遗传的表皮松解症（By courtesy of the Institute of Dermatology，London，UK.）

## 临床特征

1971 年 Roenigk 和他的同事[5]首先描述了 EBA：

- 临床皮损类似于营养不良型大疱性表皮松解症，即大疱发生在轻微外伤后，好发于手、足、肘、膝，并合并萎缩性瘢痕、粟丘疹和甲萎缩。
- 成人发病。
- 没有大疱性表皮松解症的家族发病史。
- 排除了其他的大疱性皮肤病，包括迟发性皮肤卟啉症、大疱性类天疱疮、疱疹样皮炎、天疱疮、多形红斑和大疱性药疹[9]。

发病年龄从 11 岁至 77 岁，平均年龄 47 岁。女性略多于男性。

除了摩擦性大疱的经典类型外，还有大疱性类天疱疮样，瘢痕性类天疱疮样和线状 IgA 皮病样等炎症性亚型[1, 10-11]。

有文献报道了一个家族性 EBA[12]。

## 经典型

经典型最常见。临床表现类似于迟发性皮肤卟啉症，患者皮肤脆性增加，轻度外伤后（包括剪力）出现糜烂、大疱和结痂[5]。皮损好发于手背、指背和其他容易受到外伤的部位，如膝部、肘部和臀部，实际上任何部位都可能受累（图 4.120）[1, 5]。大疱的特点是非炎性、无痛感、疱壁紧张、疱液清亮或呈血性。

皮损愈合后常有炎症后色素沉着，明显的瘢痕和萎缩。常见粟丘疹，甲改变包括远端甲分离，甲萎缩和伴随甲板萎缩的无甲症都是常见的合并症（图

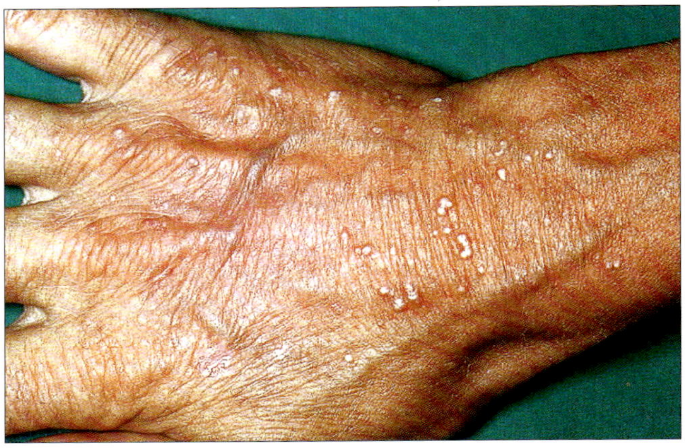

**图 4.121** 获得性大疱性表皮松解症：手背明显的粟丘疹（By courtesy of the Institute of Dermatology，London，UK.）

4.121）。皮损广泛的病例受累可类似于显性遗传或更像隐性遗传的营养不良型大疱性表皮松解症。瘢痕可非常严重，最终可导致肢体挛缩和并趾畸形。食管受累，但最终造成狭窄极少见[10, 13-14]。

## 大疱性类天疱疮样 EBA

这是一种最常见的炎症性亚型[15]。以盐裂皮肤作直接免疫荧光（见后文）提示约 50% 的 EBA 病例有 BP 表现，10% ～ 15% 诊断为 BP 的患者实际上是 EBA[15]。但另有一些作者认为相对于 BP 而言，EBA 是非常少见的，发病率之比约 25 ～ 50：1[16-17]。

全身泛发的红斑和张力性大疱更易发生于屈侧和间擦部位[18-19]。常伴瘙痒[15]。除非同时有摩擦性水疱，否则患者缺乏经典的皮肤脆性增加，瘢痕和粟丘疹也不太常见[1, 15]。少数情况下临床表现可类似于疱疹样皮炎（图 4.122）。少数情况下可见结节痒疹样损害[20]。

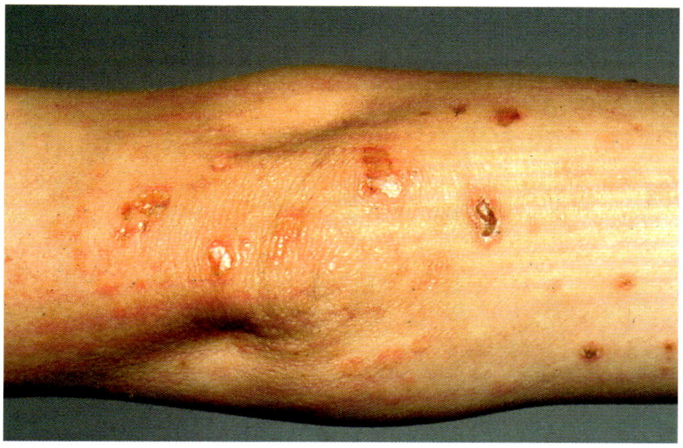

图 4.122　获得性大疱性表皮松解症：疱疹样皮炎样炎性亚型，肘部明显的大疱糜烂和红色斑块（By courtesy of R.A. Marsden，MD，St George's Hospital，London，UK.）

## 黏膜性类天疱疮样亚型

黏膜性类天疱疮样亚型的特点是黏膜受累。口腔黏膜最常受累。舌、牙龈、腭部和颊黏膜出现糜烂，溃疡和大疱[11]。极少数情况下喉部和食管受累，最终可导致狭窄[10]。肛门、阴唇、阴道和膀胱极少受累[21]。结膜受累很少见，一旦受累可导致睑球粘连、泪溢甚至失明，应予重视[10-11，22]。脱发有时也可见到[7，13]。

## Brunsting-Perry 亚型

一些黏膜性类天疱疮 Brunsting-Perry 亚型的患者（头颈部大疱和瘢痕）有抗Ⅶ型胶原抗体，最好应归为获得性大疱型表皮松解症病谱[7，23-24]。面部更易受累[26]。有文献报道了一例非常少见局限性病例，其丘疹水疱局限于眶周[26]。

## 线状 IgA 皮病样亚型（IgA-EBA）

EBA 也可以线状 IgA 样亚型为表现，成人儿童均受累，存在抗Ⅶ型胶原的 IgA 自身抗体（见下文）[27-29]。成人患者眼部损害通常严重，失明并不少见[28]。

## 儿童 EBA

儿童 EBA 非常少见，黏膜损害通常严重，临床表现包括经典的大疱性类天疱疮样和线状 IgA 样亚型[6，8，30-33]。

## 系统性疾病

长期以来认为 EBA 和免疫介导的系统性疾患有关。最重要的是炎性肠病和糖尿病[2，10，15，34-45]。约 30% 的 EBA 患者有炎性肠病，最常见的是克罗恩病[42，46]。对一些患者来说，如果控制了系统性疾病将有助于皮肤的恢复。有趣的是，虽然高达 68% 的炎性肠病患者有Ⅶ型胶原抗体，但只有其中极少数的患者会发展为 EBA[47]。与内部恶性肿瘤相关的副肿瘤性表现也有所报道[48-49]。

## 发病机制和组织学特征

摩擦性水疱和炎症性皮损的病理表现是不同的。

摩擦性水疱病理表现为表皮下水疱，疱液中仅有少许红细胞和纤维素（图 4.123、4.124）。在疱腔或真皮内常无明显的炎症细胞浸润。有时可有少量的中性粒细胞、组织细胞和嗜酸性粒白细胞。疱顶是基底膜带。经常可见附近真皮有明显的瘢痕形成，也常有粟丘疹。

炎症性亚型的病理表现为表皮下水疱，混合性炎

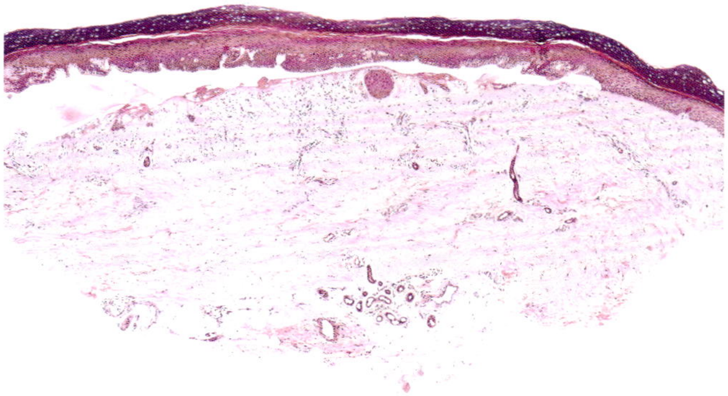

图 4.123　获得性大疱性表皮松解症（经典亚型）：无炎症细胞的表皮下水疱。注意真皮瘢痕

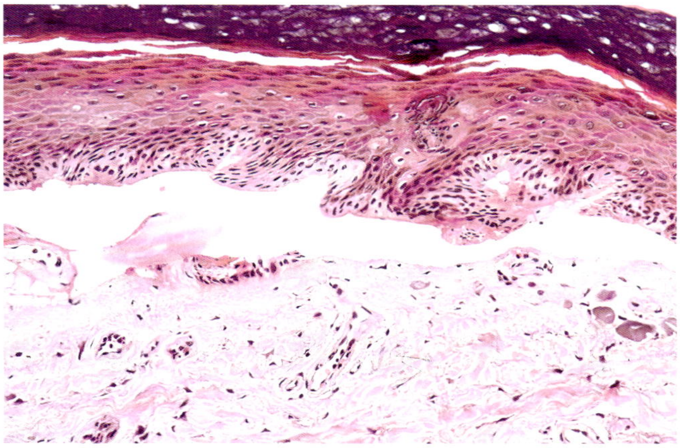

图 4.124　获得性大疱性表皮松解症（经典亚型）：高倍镜下可见疱底的纤维素。炎症细胞很少

症细胞浸润，包括淋巴细胞、组织细胞和明显的中性粒细胞和嗜酸性粒细胞。中性粒细胞常是最主要的细胞类型，取早期皮损，中性粒细胞常呈线状分布于表皮和真皮的交界处[15]，偶尔嗜酸粒白细胞明显[24]。这样的炎症性皮损类似于 BP 或者疱疹样皮炎（图 4.125、4.126）[2，50]。口腔损害表现为黏膜下水疱，疱内有红细胞和炎症细胞。

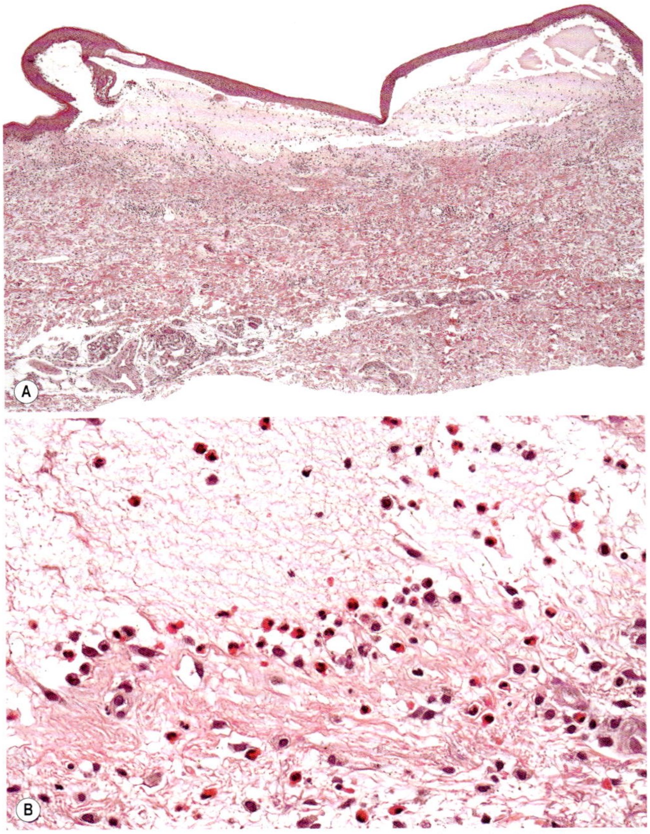

图 4.125 炎症性获得性大疱性表皮松解症：大疱性类天疱疮样亚型，表皮下大疱伴多数嗜酸性粒细胞浸润

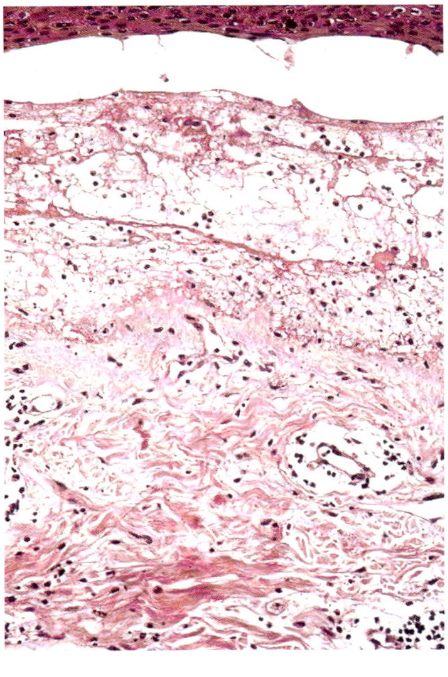

图 4.126 炎症性获得性大疱性表皮松解症：疱疹样皮炎样亚型，多数中性粒细胞浸润

石蜡包埋标本直接免疫过氧化物酶检测，可见疱顶部存在Ⅳ型胶原（见图 4.8）。

超微结构检查，EBA 的裂隙位于真皮浅层的致密板下带（图 4.127）[51-53]。基底层的角质形成细胞正常。锚纤维减少或消失[47-53]。

一种少见的现象为在真皮乳头层存在接近于致密板但与致密板分离的高电子密度，无定形的颗粒状物（图 4.128）[9，35]。这时，皮损的裂隙常位于高电子密

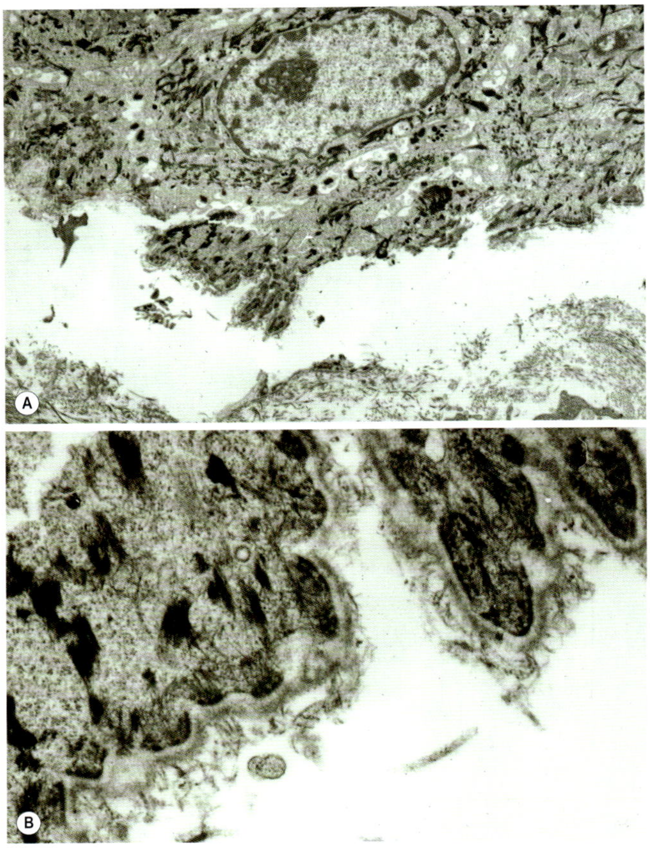

图 4.127 （A，B）获得性大疱性表皮松解症：电镜显示致密板在疱顶

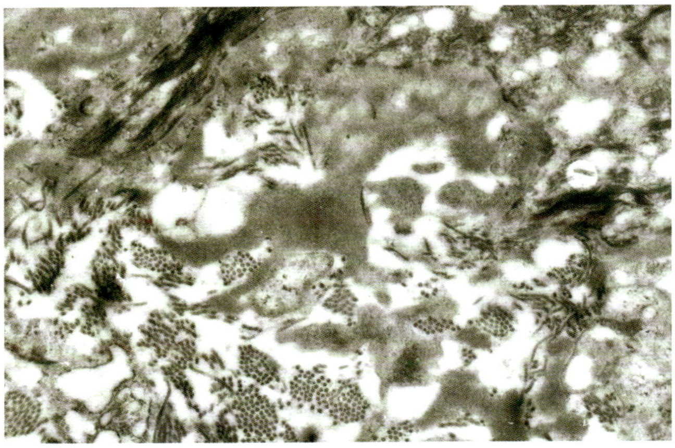

图 4.128 获得性大疱性表皮松解症：该区域所示的细小颗粒状高电子密度物质沉积有利于诊断

度的无定形物下，该颗粒状物存在于疱顶。

直接免疫荧光检查，大多数EBA病例有IgG和C3呈线状沉积于基底膜带（与BP相同）（图4.129）[9-10，36]。少数为IgM、IgA、裂解素和B因子[1，52-53]。线状IgA皮病样患者可以检测到IgA，而无IgG[27-29]。其他受累部位如口腔黏膜、结膜、角膜、食管、十二指肠和膀胱，直接免疫荧光也有阳性的报道[9，28，34]。

25%～50%患者血清可检出抗基底膜带IgG抗体，增加了与BP的相似性[2，47，51，54]。多数患者抗基底膜抗体能结合补体[55]。以盐裂皮肤作间接免疫荧光比传统的间接免疫荧光检查敏感，免疫反应物呈线状沉积于疱底[56-59]。

直接和间接的免疫电镜研究表明免疫反应物位于致密板或其下，相当于前面提到的高电子密度无定形物的位置（图4.130）[1，51-52，60-61]。免疫金标志确定免疫球蛋白沉积于锚纤维（图4.131）[62]。鉴于这些发现提出了EBA诊断的修订标准[1，63]：

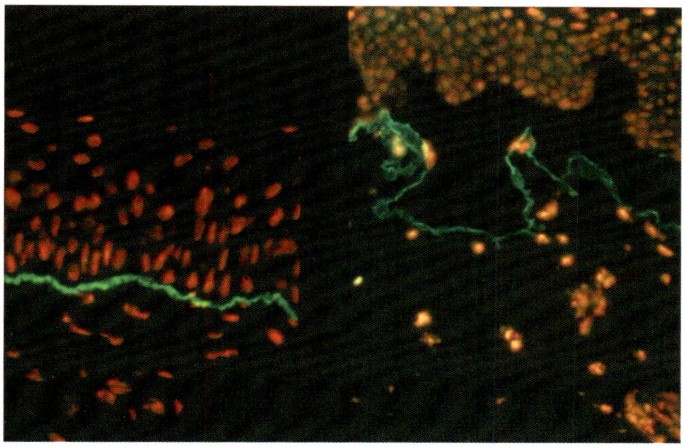

图 4.129 获得性大疱性表皮松解症：（左）直接免疫荧光IgG线状沉积于基底膜；（右）盐裂皮肤中免疫反应物分布于皮损的底部（By courtesy of Department of Immunofluorescence, Institute of Dermatology, London, UK.）

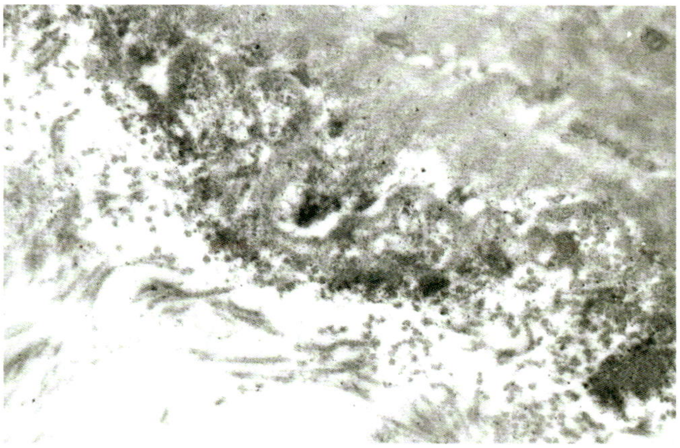

图 4.130 获得性大疱性表皮松解症：直接免疫电镜示反应物沉积于致密板下

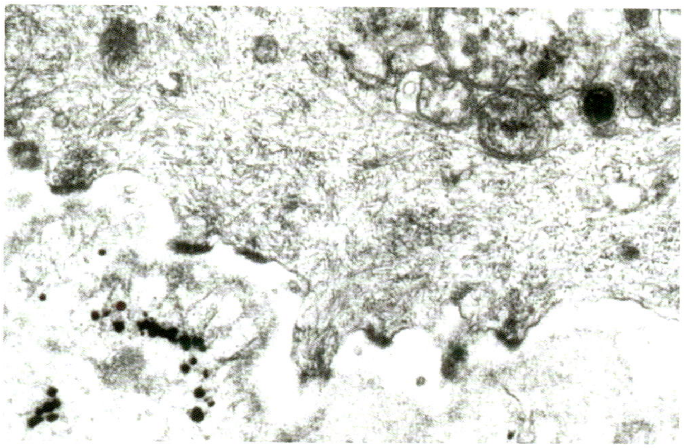

图 4.131 获得性大疱性表皮松解症：免疫金标本显示免疫球蛋白沉积于锚纤维（By courtesy of H. Shimizu, MD, Keio University School of Medicine, Tokyo, Japan.）

- 临床表现为创伤诱发的大疱，发生于手、足、肘和膝关节，萎缩型瘢痕，粟丘疹和甲营养不良，也可表现为炎症性大疱或瘢痕性类天疱疮样病程。
- 婴儿期后发病。
- 无EBA家族史。
- 排除其他的大疱性疾病。
- 直接免疫荧光IgG基底膜带沉积。
- 水疱位于致密板下，免疫电镜显示IgG与致密板下的锚纤维相关。
- 盐裂皮肤的直接或间接免疫荧光显示免疫物质沉积在盐裂皮肤的真皮侧。

EBA抗原（290 kD）是Ⅶ型前胶原的球形C末端（非胶原区）（图4.132）[64-68]。Ⅶ型胶原是锚纤维的主要组成成分，通过致密板和附近真皮结缔组织固定基底膜，由三条相同的α链（每一条的分子量为

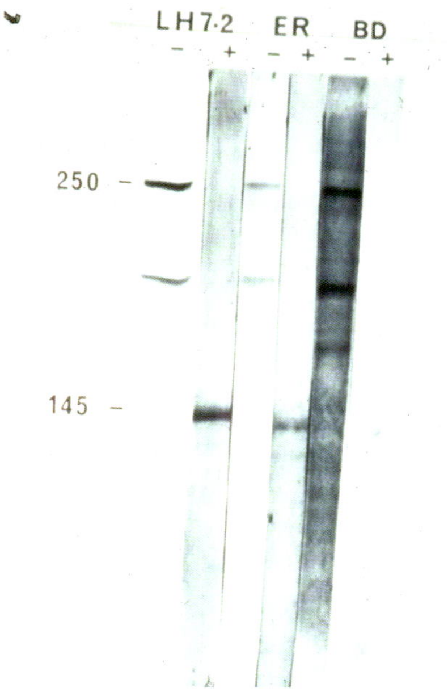


图 4.132 获得性大疱性表皮松解症：两个不同的抗原：290 kD主要抗原和145 kD次要抗原（By courtesy of I. Leigh, MD, Royal London Hospital Trust, London, UK.）

290 kD）组成。在培养中它由人角质形成细胞及成纤维细胞合成，在其他哺乳类动物如狗，猫，豚鼠，大鼠，小鼠和仓鼠的皮肤中也存在，而在鸟类，爬行类，两栖类或鱼类的皮肤中不存在[69-72]。Ⅶ型胶原也存在在食管、口腔、肛门和阴道中，它与纤维粘连蛋白（作用于细胞连接和真皮基质间的连接）有高亲和力[73]。EBA 抗体和Ⅶ型胶原间的反应破坏了这种薄弱的连接进而导致了表皮和真皮的分离[74]。EBA 自身抗体的小鼠被动转移实验和Ⅶ型胶原免疫小鼠实验都可构成 EBA 疾病模型，证实了该抗体的重要性[75-78]。动物模型和人类抗体的鉴定表明，大疱性表皮松解症的致病性抗体经常结合于Ⅶ型胶原 N 端非胶原区域的软骨素基质蛋白域[79]。部分炎症性 EBA 患者的自身抗体与三螺旋胶原区域的表位存在反应[80]。

EBA 和 BP 的关联性是显而易见的，推测可能在自身抗体与靶蛋白结合后有相似的发病机制[81]。但还需要有更多的证据证实。近期对发病机制的研究表明在一部分病例发病和补体活性导致的中性粒细胞聚集及在表皮基底膜区补体衍生的趋化活性（C5A）有关[74]。在实验模型中，培养的正常皮肤经 EBA 补体固定的抗体处理后产生了免疫复合物，导致了补体依赖的中性粒细胞向基底膜区域趋化，并引起了表皮真皮分离[55, 82]。一个研究模型中发现不具有固定补体作用的自身抗体无法导致组织损伤[83]。这些大疱形成的确切机制尚不清楚，但白细胞来源的蛋白酶和反应性氧介质可能起重要的作用[54]。

乏细胞摩擦性大疱亚型的发病机制知之甚少。也与抗基底膜抗体有关，但缺乏中性粒细胞趋化活性的证据，表皮-真皮连接处的分离可能是由于Ⅶ型胶原和层粘连蛋白 -332 之间失去了连接，以及由于沉积此处的抗体直接作用于基质蛋白如纤维粘连蛋白[1, 84-86]。另一种可能的机制是自身抗体直接作用于Ⅶ型胶原反向二聚体，导致了锚纤维形成的减少[1, 87]。EBA 特异性自身抗体的发现直接提示软骨素基质蛋白的重要功能[81]。有趣的是，EBA 的致病抗体针对Ⅶ型胶原，而营养不良性大疱性表皮松解症中这一蛋白质的基因缺陷导致无功能的锚原纤维。然而，EBA 的临床表现是多样的，包括营养不良性 EB 不具有的特点，如大疱性类天疱疮样皮损。

## 鉴别诊断

乏细胞性的 EBA 需与先天性 EB、迟发性皮肤卟啉症、假性卟啉症和皮肤大疱性淀粉样变鉴别。依靠免疫荧光可较早作出诊断。

炎症性 EBA 通过盐裂皮肤的间接免疫荧光与大疱性类天疱疮，瘢痕性类天疱疮和线状 IgA 皮病鉴别，若需要可行免疫印迹检查（见表 4.4）。

由于自溶导致的表皮真皮分离不能与活体上大疱的形成相混淆，这一点也很重要。自溶的上皮表现为明显的嗜酸性，细胞核通常消失。

# 大疱性系统性红斑狼疮

水疱是系统性红斑狼疮（SLE）的一种少见表现，它在血管炎的基础上发生或是因日晒伤和光敏感所致[1-2]。基底细胞高度液化变性形成的水疱少见[3]。

SLE 患者体内的抗体可引起多种合并症，包括自身免疫性大疱性皮肤病，如大疱性类天疱疮、疱疹样皮炎、寻常型天疱疮、落叶型天疱疮、线状 IgA 皮病和获得性大疱性表皮松解症[3]。大疱性 SLE 特点是全身广泛的水疱大疱样损害，病理表现类似于疱疹样皮炎，抗体呈线状沉积于基底膜带（与Ⅶ型胶原反应），以氨苯砜治疗疗效好[4]。

## 临床特征

大疱性 SLE，又称 SLE 大疱性皮损、水疱大疱性 SLE、有疱疹样大疱的 SLE，好发于 20 ～ 30 岁，以黑人女性较为多发，但所有的年龄、种族和性别都可受累（图 4.133）[4, 6-11]。少数情况下儿童发病[12-13]。

临床表现为全身泛发的张力性水疱大疱，分布于光暴露部位和非暴露部位，有时伴瘙痒（图 4.134 ～ 4.136）。皮损可先于 SLE 发生，也可发生于 SLE 之后[8, 14]。可见于屈侧、伸侧以及黏膜（口和咽）[4, 8, 15]。好发于躯干上部和锁骨上部[4]。多于红

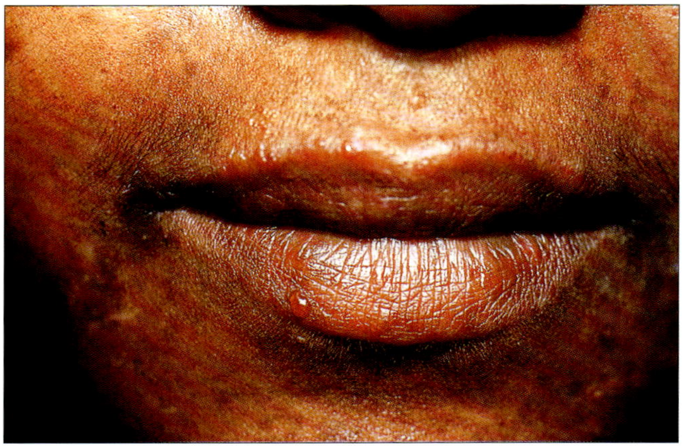

**图 4.133** 大疱性 SLE：西印度妇女的口周大疱（By courtesy of R.A. Marsden，MD，St George's Hospital，London，UK.）

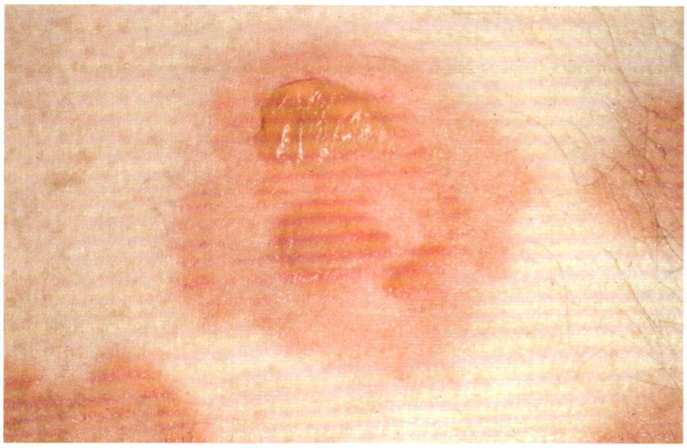
图 4.134 大疱性 SLE：明显的炎症性基底（By courtesy of the Institute of Dermatology，London，UK.）

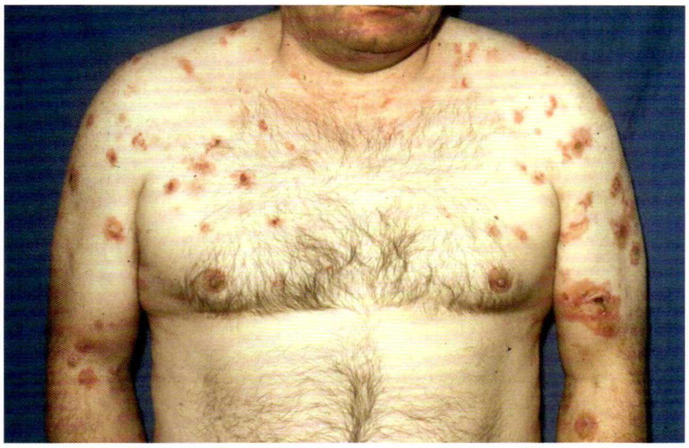
图 4.135 大疱性 SLE：前胸肩及上臂大量的糜烂（By courtesy of R.A. Marsden，MD，St George's Hospital，London，UK.）

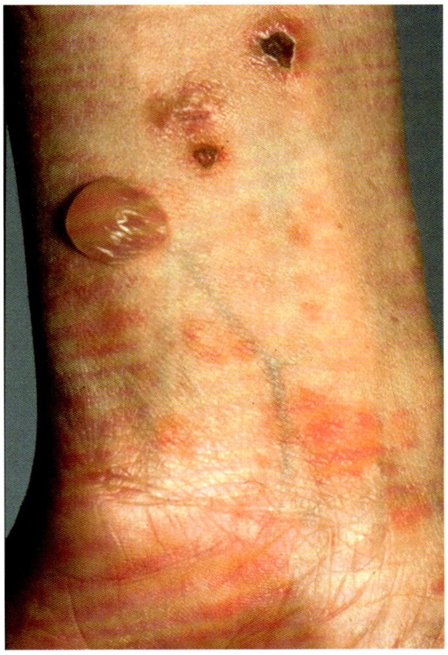
图 4.136 大疱性 SLE：张力性大疱——类天疱疮样皮损（By courtesy of the Institute of Dermatology，London，UK.）

斑基础上出现大疱，发生于风团表面少见，没有摩擦性水疱和瘢痕[4]。粟丘疹很少见，有两例发生于儿童的报道[9-10]。炎症后色素沉着不少见。令人惊奇的是，大疱性 SLE 的患者通常没有其他狼疮的皮肤表现，有一例肼屈嗪诱导的大疱性 SLE，另一例混合结缔组织病的患者出现了相同的表现（包括免疫学表现）[16]。

## 发病机制和组织学特征

大疱性 SLE（和 EBA）的患者与正常人群相比，HLA-DR2 明显增高[4]。认为与患自身免疫病的危险性增高相关[17]。

大疱性 SLE（BSLE）的组织学改变为表皮下水疱，通常难以和疱疹样皮炎区分。其疱顶完整，疱腔内有纤维素、大量的中性粒细胞和碎核（图 4.137）。少数情况下可见较多淋巴细胞、组织细胞和嗜酸性粒细胞[4]。皮损附近非大疱性的皮肤病理为表皮下嗜中性粒细胞微脓疡（图 4.138）。真皮浅层血管周围混合性炎症细胞浸润包括中性粒细胞，嗜酸性粒细胞、淋巴细胞和组织细胞少见。有时也可见白细胞碎裂性

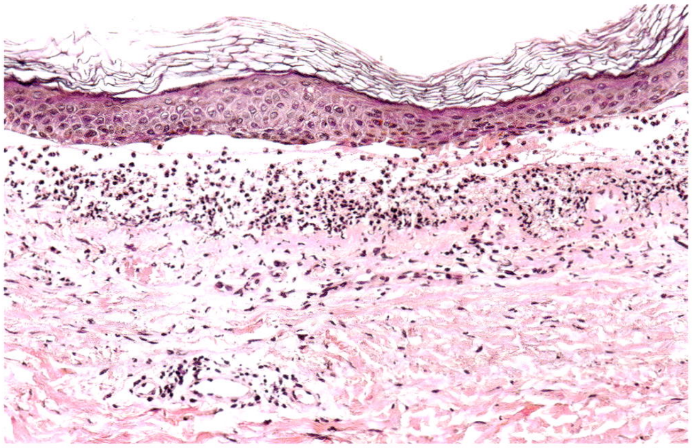
图 4.137 大疱性 SLE：典型的含多数中性粒细胞的表皮下水疱

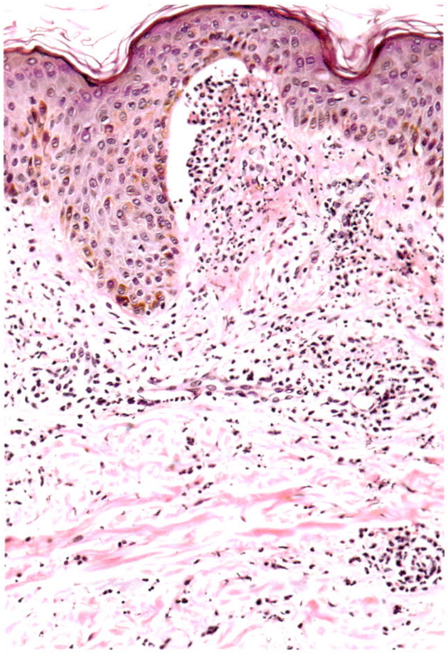
图 4.138 大疱性 SLE：真皮乳头中性粒细胞脓疡，与疱疹样皮炎的病理改变类似

血管炎改变（图 4.139 ～ 4.141）。

电镜显示裂隙位于致密板下[4]。

皮损及皮损周围皮肤直接免疫荧光均示免疫球蛋白和补体沉积于基底膜。通常有多种免疫球蛋白：100% 患者存在 IgG；67% 患者有 IgA；50% 患者有 IgM[4, 7-8, 17-18]。免疫沉积有两种模式：40% 为颗粒状沉积，60% 为线样沉积[8]。有时免疫反应物也可出现在真皮浅层的血管壁上，特别是小静脉上[4]。

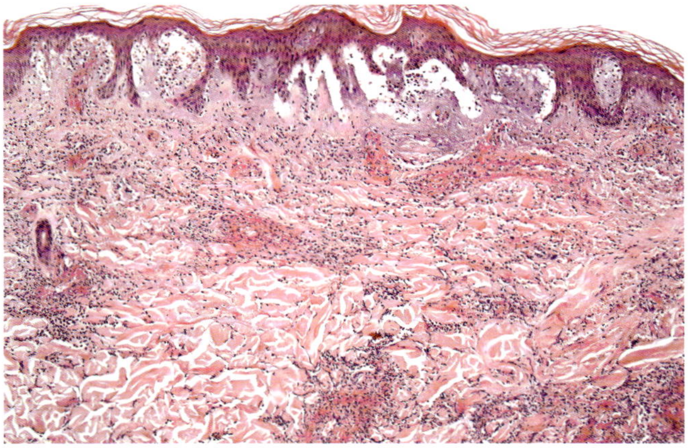

**图 4.139** 大疱性 SLE：表皮下水疱，真皮血管周围明显的炎症改变

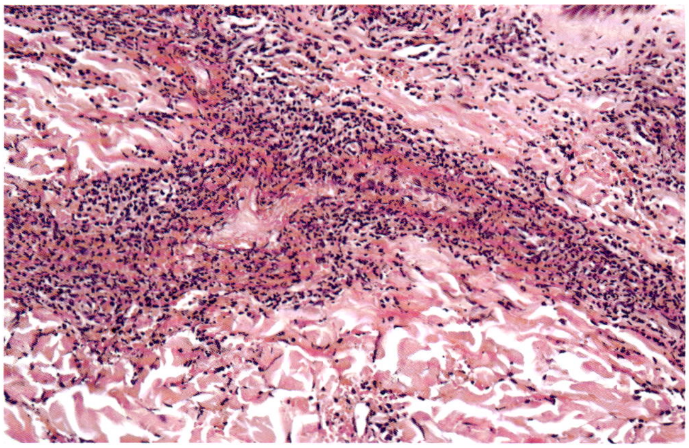

**图 4.140** 大疱性 SLE：白细胞碎裂性血管炎，管壁红染

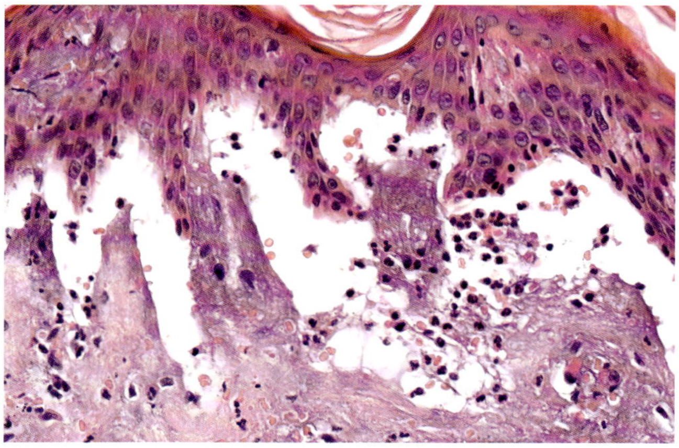

**图 4.141** 大疱性 SLE：图 4.139 表皮下水疱的特写

直接免疫荧光线状沉积的患者，以盐裂皮肤为底物的间接免疫荧光示血清中有低滴度的抗基底膜抗体（Ⅰ型 BSLE）[1, 4, 8, 15-16, 19-22]。抗体主要沉积于疱底，疱顶抗体阳性的亚型少见[8]。间接免疫荧光阴性的患者为Ⅱ型 BSLE[4]。Ⅲ型 BSLE 指的是那些靶抗原表位在表皮侧而不是在真皮侧[6]。

直接免疫电镜示免疫反应物存在于致密板或其下，导致锚纤维模糊不清，沉积的位置在真皮乳头层更深处少见，与其他的非大疱性 SLE 类似[4, 23-25]。与获得性大疱表皮松解症相同，其自身抗体与致密板及致密板下带结合[4, 24]。

免疫印迹检查结果与获得性大疱表皮松解症相同，抗体与 290 kD 和 145 kD 抗原结合（Ⅶ型胶原）[19]。少数没有大疱的 SLE 患者血清中也存在抗Ⅶ型胶原的循环抗体，个别大疱性 SLE 的患者同时存在抗盐裂皮肤疱顶和疱底的抗体，这与基底膜带的不同抗原有关[1, 4]。大疱性 SLE 表皮亚型的靶抗原尚未明确。尽管有一例患者，以盐裂皮肤为底物的间接免疫荧光显示真皮和表皮侧均阳性，其靶抗原是大疱性类天疱疮抗原 1、Ⅶ型胶原、层粘连蛋白 -332 和层粘连蛋白 -311，这证明了炎症后的表位扩散[25]。

大疱性 SLE 抗体与补体活化活性（导致中性粒细胞游走并与基底膜黏附）有关[4]。中性粒细胞酶的释放与基底膜损伤有关并导致表皮和真皮的分离。

## 鉴别诊断

大疱性 SLE 明显与 EBA 重叠。但也有许多不同。大疱性 SLE 与 EBA 摩擦性大疱的发病机制无关，也不形成瘢痕。发病年龄通常早于 EBA。大疱性 SLE 疱疹样皮炎样的组织病理学改变在 EBA 中非常少见，这是重要的鉴别要点；氨苯砜治疗大疱性 SLE 的疗效很好，EBA 则不然[3]。

# 疱疹样皮炎

## 临床特征

疱疹样皮炎（dermatitis herpetiformis）和肠病密切相关，是有相同遗传倾向自身免疫病的不同表现。

疱疹样皮炎临床表现为全身广泛分布的丘疱疹伴极度瘙痒。任何年龄均可发病，以 20 ～ 40 岁好发[1-4]。男女比例 2∶1。

北欧、爱尔兰和苏格兰是疱疹样皮炎的高发地区[2，5-6]。美国的发病率低。高加索人种较易受累，亚洲人群和黑人中少见。常见到病例的集中出现，10.5% 的病例有家族发病史（有疱疹样皮炎或肠病），可能存在常染色体显性遗传[2，7]。疱疹样皮炎患者的亲属患肠病的概率增高[2]。

皮损对称群集分布于枕部、肩部、背部、臀部和四肢伸侧（图 4.142、4.143）。因为搔抓非常严重，常见到表皮剥蚀或苔藓样变，完整的水疱反而很少见到。偶见类似于大疱性类天疱疮样的大疱。有时还可见荨麻疹样的斑块和表面结痂的糜烂[2]。口腔极少受累[3]。少数情况下，该病初发皮损局限于某一区域，比如头皮[8]。后者很少累及更广泛的区域。有一例患者的症状表现为指尖的瘀点[9]。

服用氨苯砜（50 ~ 200 mg/d）后疗效显著；药物治疗反应既可达到治疗的目的，又可作为诊断的依据。服药后数小时瘙痒缓解，皮疹随之消退。停药后 2 ~ 3 天皮疹又可复发。本病可持续数年并且通常持

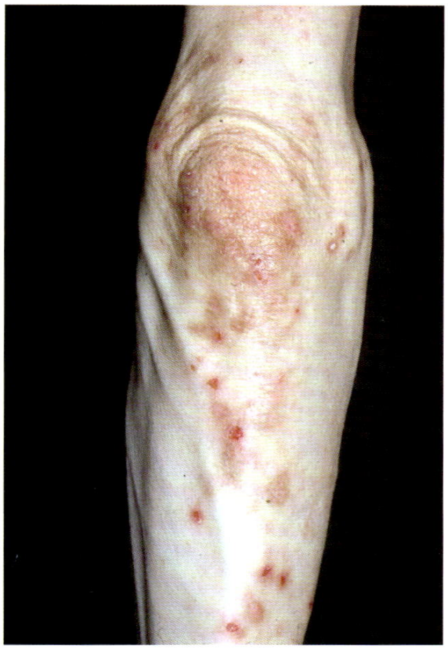

图 4.142 疱疹样皮炎：肘部和上肢伸侧的表皮剥失。由于剧烈的瘙痒，在疱疹样皮炎中完整的大疱少见（By courtesy of the Institute of Dermatology，London，UK.）

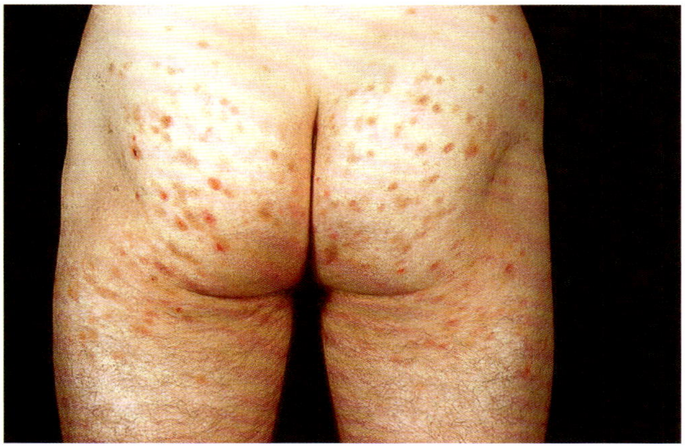

图 4.143 疱疹样皮炎：臀部经常受累（By courtesy of the Institute of Dermatology，London，UK.）

续终身。不含谷胶的饮食可使部分患者的缓解期延长或可减少每天的服药量。

至少 65% ~ 75% 疱疹样皮炎的患者有肠病的病理表现（谷胶敏感性肠病，GSE）。仅有 20% 患者存在吸收不良，且症状较轻[10-15]。实际上，肠病的发病率可能更高，因为疱疹样皮炎的黏膜损害呈片状分布，除非是多点取材，否则容易漏诊[16-18]。有趣的是，没有肠病的患者当食入了大量的谷胶后也可发生肠病（潜在性 GSE）[13]。所以认为所有疱疹样皮炎患者都有程度不等的 GSE[1-3]。疱疹样皮炎患者的亲属可以没有皮肤损害，但可有明显的或亚临床肠病症状。

10% ~ 25% 疱疹样皮炎患者存在抗胃壁细胞抗体，50% ~ 90% 胃酸减少，50% ~ 70% 胃萎缩[3]。患者血清中还有抗甲状腺抗体，导致甲状腺疾病。胰岛素依赖型糖尿病和包括系统性红斑狼疮及干燥综合征在内结缔组织病的发病概率也增高[19-20]。当仅合并肠病时，肠道淋巴瘤的发病概率增高[21]。

碘可能诱发该病发生或复发[22-23]。

## 发病机制和组织学特征

疱疹样皮炎（和肠病）患者 HLA-B8、HLA-DR3 和 HLA-DQ2 的阳性率分别为 80% ~ 90%、90% ~ 95%、95% ~ 100%，明显高于正常人群（分别为 21%、23% 和 40%）[3，24-27]。但最近的研究表明连锁不平衡引起了 HLA-B8 和 -DR3 的增加[28]。更新的资料表明Ⅱ类抗原 DQ2 是决定因素[2，29]。这些 HLA 的相关性有助于诊断[30]。

所有疱疹样皮炎患者皮损周围真皮乳头 IgA 呈颗粒状沉积，很多患者可见成束的纤维素（图 4.144）[31-32]。口腔黏膜中也发现 IgA[33]。颗粒状线性沉积模式似乎比以前报道的更常见[34]。对于线状沉积模式的患者，需要仔细检查是否也存在颗粒状沉积，以避免误诊为线状 IgA 疾病。最近也有纤维状沉积模式的报道[35]。三分之二的具有这种模式的患者表现为疱疹样皮炎，但是缺乏抗转谷氨酰胺酶和肌内膜抗体。C3 常见，但没有其他免疫球蛋白的沉积[36]。这和膜攻击复合物（C5 ~ C9，引起中性粒细胞趋化和表皮下水疱形成）的形成有关[3，37]。经氨苯砜治疗后，皮肤仍可检测到 IgA 沉积。但在长期无谷胶饮食后，IgA 有可能消失[2]。肠病患者皮肤内无 IgA 沉积[2]。

电镜显示真皮浅层高电子密度无定形物质沉积，与基底膜或其他结构无特殊关系[38-39]。

免疫电镜结果主要提示 IgA 沉积与含弹力纤维的微小纤维束有关，但是近期关于抗纤维丝抗体的研究

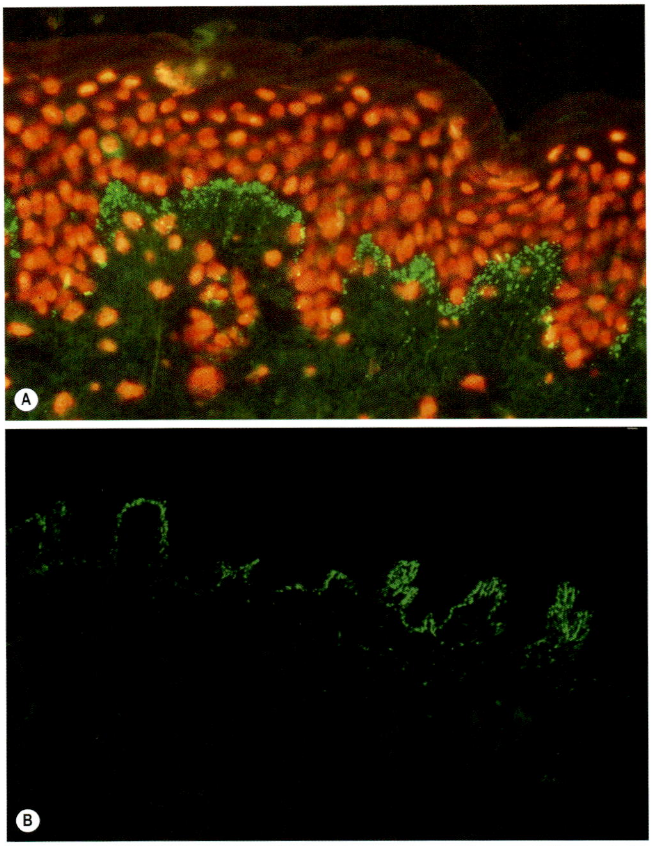

图 4.144 疱疹样皮炎：直接免疫荧光显示（A）真皮乳头 IgA 颗粒状沉积；（B）真皮乳头纤维素沉积（By courtesy of the Department of Immunofluorescence，Institute of Dermatology，London，UK.）

结果不支持该理论[38, 40]。

通常用于评价肠病程度的抗麦胶蛋白抗体在疱疹样皮炎的诊断上意义不大[13]。它的特异性好，但敏感性差[13]。抗平滑肌肌内膜抗体和谷胶敏感相关，并且出现于肠道病理改变之前[13, 41-42]。70% 患者肌内膜抗体阳性，而且特异性好；它们与组织的转谷氨酰胺酶（tTG）反应（抗转谷氨酰胺酶抗体）[43]。表皮转谷氨酰胺酶的抗体比后者更常见。抗转谷氨酰胺酶抗体，特别是那些针对表皮转谷氨酰胺酶的抗体，似乎是疱疹样皮炎最敏感的血清学标志物[33, 44]。具有高水平 IgG 和 IgA 抗体的患者通常有更突出的黏膜绒毛萎缩和更严重的临床表现[45]。麦胶蛋白是组织转谷氨酰胺酶形成麦胶蛋白-麦胶蛋白或麦胶蛋白 -tTG 复合物的重要底物[45]。针对 tTG 的循环 IgA 抗体是疱疹样皮炎和肠病的致病原因[47]。谷氨酰胺转氨酶在肠道为 TG2 型，在皮肤为 TG3 型。这些同源蛋白之间抗原交叉反应和抗原扩散可能导致了该病的皮肤黏膜表现[48-49]。不管潜在的机制是什么，IgA 确实以某种方式固定在皮肤上并激活补体[50-52]，然后释放中性粒细胞趋化因子，继而的炎症反应导致了真皮乳头水肿，纤维素沉积和最终的水疱形成。细胞介导的免疫过程可能也参与了该病的发病过程，也许涉及 γ/δ T 细胞[53]。

疱疹样皮炎最重要的病理改变是真皮乳头中性粒细胞微脓疡，这种改变在早期红斑处最多见，在远离大疱的皮肤也常见（图 4.145）[54-56]。有时需做多次活检才能发现微脓疡。

微脓疡的发展依赖于初期存在的纤维素和真皮乳头顶部的多形核白细胞（图 4.146），两者都与胶原变性和水肿有关。表皮下微水疱导致了多房性表皮下大疱。

通常大疱腔内含水肿液、纤维网状结构和大量的多形核白细胞（图 4.147、4.148）。与大疱性类天疱疮不同，疱底的真皮轮廓通常不明显。

真皮内浸润的炎症细胞包括淋巴细胞、组织细胞和大量的中性粒细胞。白细胞碎裂（核尘，图 4.149）最具特征性。血管内皮细胞肿胀，但没有血管炎的改变。有时嗜酸性粒细胞大量浸润，但它们通常晚于

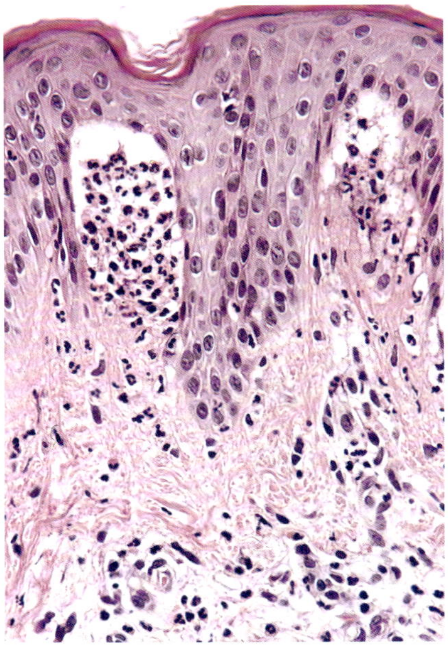

图 4.145 疱疹样皮炎：早期皮损病理显示明显的中性粒细胞微脓疡

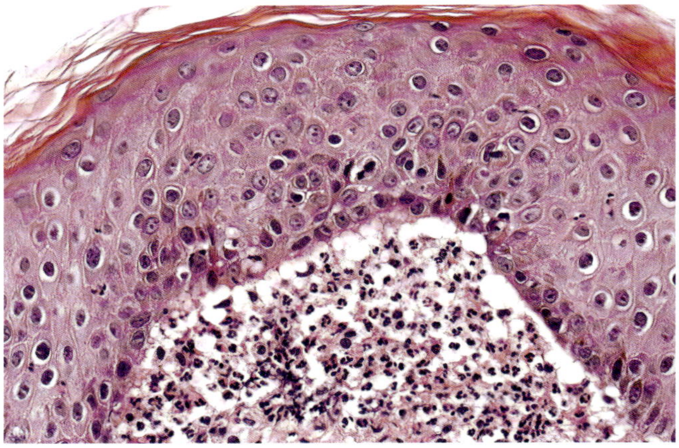

图 4.146 疱疹样皮炎：在非常早期的皮损中，真皮乳头顶端存在细条状的纤维素和一些中性粒细胞

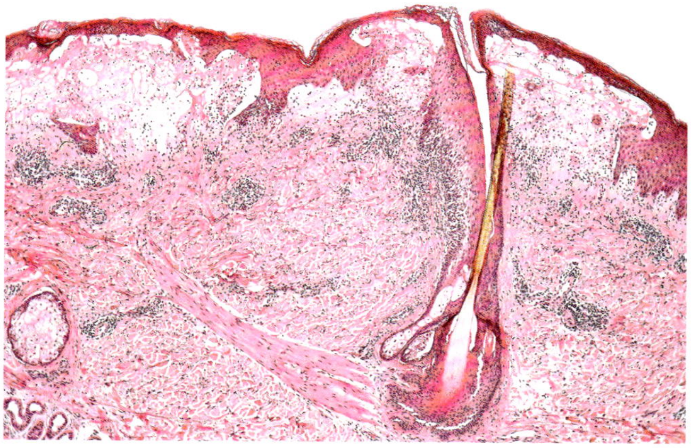

图 4.147 疱疹样皮炎：表皮下大疱。早期皮损通常是多房性的，24 ～ 48 小时后可成为单房性的水疱

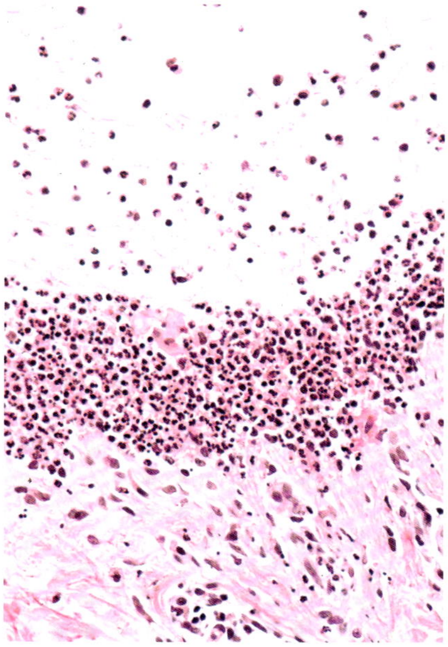

图 4.148 疱疹样皮炎：图 4.147 大疱的疱底显示，致密的中性粒细胞浸润

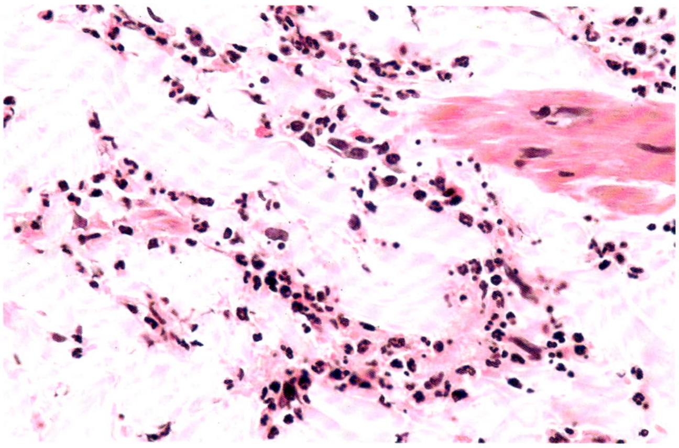

图 4.149 疱疹样皮炎：在真皮内的碎核是特征性的改变

多形核白细胞 24 ～ 48 小时后出现。令人困惑的是，有时典型的疱疹样皮炎病理改变出现棘层松解（图 4.150）。

空肠活检显示绒毛短粗，肠道隐窝延长，表面上皮细胞变平伴随微绒毛的消失和上皮内 γ/δ 淋巴细胞浸润，不同程度的绒毛萎缩[57]。如果饮食中去除谷胶成分，这些改变将恢复正常。

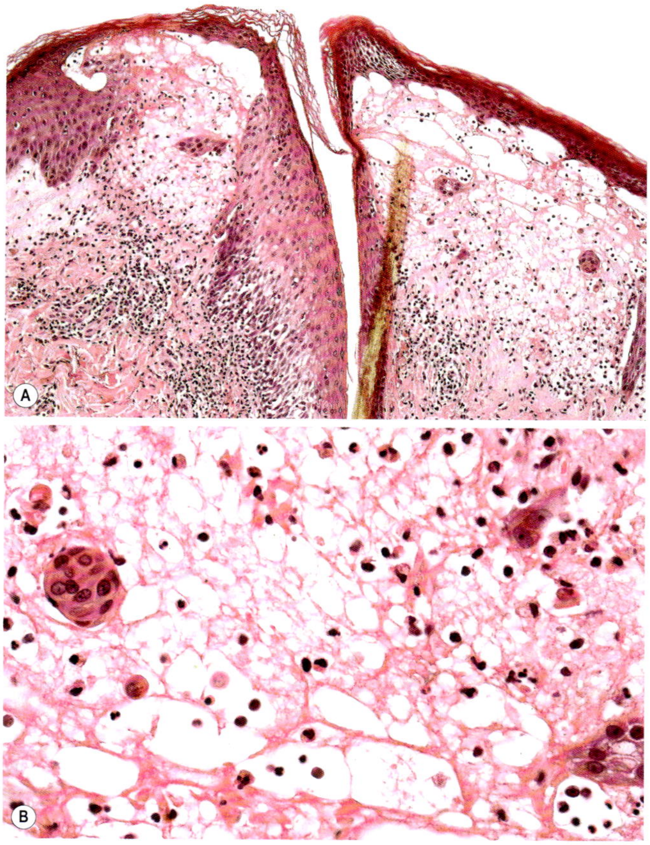

图 4.150 （A，B）疱疹样皮炎：此病例中的棘层松解可能与天疱疮相混淆。注意大疱位于表皮下

## 鉴别诊断

中性粒细胞为主的表皮下水疱，伴真皮乳头中性粒细胞微脓疡不仅出现在疱疹样皮炎，也可见于小疱性类天疱疮、大疱性系统性红斑狼疮、获得性大疱性表皮松解症和线状 IgA 皮病。鉴别依靠临床资料和免疫荧光结果（见表 4.4）。

# 线状 IgA 皮病

成人线状 IgA 皮病（linear IgA disease）发生于青春期后，主要特点为表皮下水疱大疱，正常皮肤和皮损周围皮肤的直接免疫荧光示抗体呈线状沉积于基底膜，氨苯砜或磺胺类药物治疗有效，有时可自行缓解[1-3]。儿童线状 IgA 皮病（儿童慢性大疱性皮病）和成人线状 IgA 皮病相似；但临床表现有所不同。

成人线状 IgA 皮病少见，以前认为是疱疹样皮炎[4-6]或大疱性类天疱疮[7-8]的一种亚型。有些病例被诊断为红斑多型性类天疱疮（见前文）或大疱性皮肤病的界限型（混合型）[9-10]。最近，特别是应用了免疫电镜和免疫印迹技术后，此病被认为是一种独立的疾病（或者至少是一个病谱）[11-15]。

英国南部的发病率接近 1∶250 000[16]。在法国和德国中部发病率为 0.5/100 万人口[17-18]。新加坡的发病率估计在 0.26/100 万人口[19]。美国的数据有限，犹他州的发病率为 0.6/10 万[20]。有人认为该病存在漏诊情况。

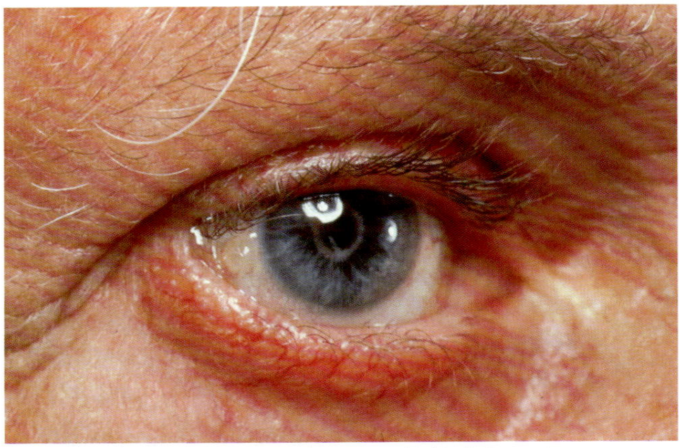

图 4.152 成人线状 IgA 皮病：明显的结膜充血（By courtesy of the Institute of Dermatology，London，UK.）

## 临床特征

成人线状 IgA 皮病：男女发病比例相同，发病年龄广泛，在十几岁、青年期和 60 岁时呈现发病高峰[1]。临床表现为不典型的大疱，易误诊为疱疹样皮炎或大疱性类天疱疮（图 4.151）。有时在早期易误诊为多型红斑[21]。早期的皮损包括风团样、环状、多环状和靶样损害，常伴瘙痒和（或）烧灼感[15，22]。充分发展期的皮疹可以是水疱或者大疱；典型的临床表现是大疱发生在环形红斑边缘（串珠征）[15]。

好发部位依次为躯干、四肢、手、头皮、面部和口周。会阴和阴道也可出现糜烂和大疱[1]。黏膜受累常见并且重要，因为可形成瘢痕。重要的受累部位包括眼部（结膜炎，睑球粘连，倒睫，角膜浑浊和少见的失明；图 4.152），口腔（糜烂，大疱和慢性溃疡），鼻腔（结痂和出血）和咽部（声音嘶哑）[1，23-25]。当黏膜表现严重时，易误诊为黏膜性类天疱疮。

儿童线状 IgA 皮病（儿童慢性大疱性皮病）：并不少见，可发生于上呼吸道感染青霉素治疗后[26-29]。女性多于男性（1.6∶1）（图 4.153）。平均发病年龄 6 岁，但有极少数患者新生儿期发病[30]。

早期的皮损为正常皮肤上的风团样、环状或多环状表现，伴瘙痒或灼热。然后出现明显的水疱和大疱（有时是血疱），尽管口周和生殖器部位易受累，但皮损也累及面部、耳、躯干、四肢和手足（图 4.154）。新的皮损常出现在那些正在消退的皮损周围（图 4.155）。在年龄较大的人群和非洲的黑人儿童出现这种临床表现可能是大疱性类天疱疮。皮损愈合后有炎症后色素沉着和色素减退。黏膜损害常见（64%）。眼部受累时，40% 儿童自觉疼痛，有沙砾感，眼部发红有分泌物；接近 21% 的患者出现结膜瘢痕；57% 患者有口腔损害。

尽管儿童线状 IgA 皮病是自限性的，25% 患者症

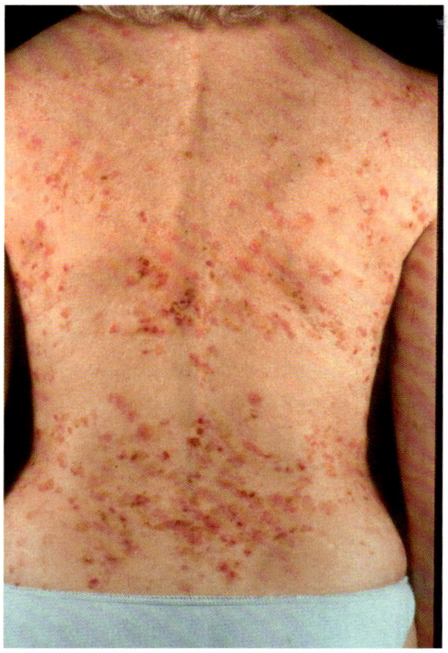

图 4.151 成人线状 IgA 皮病：表皮剥失（By courtesy of the Institute of Dermatology，London，UK.）

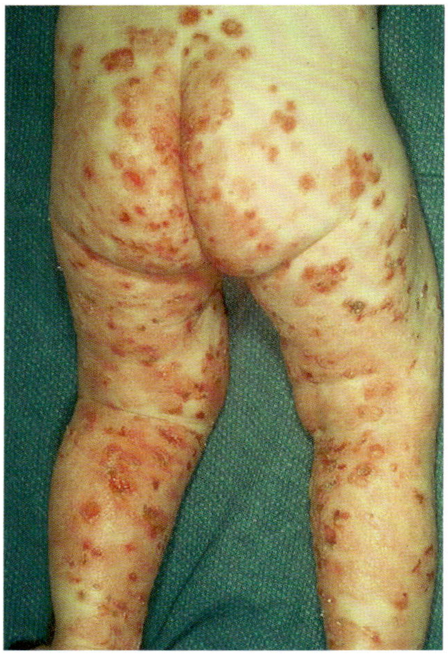

图 4.153 儿童线状 IgA 皮病：臀部和下肢广泛的红斑基础上的糜烂。少许的完整水疱（By courtesy of R.A. Marsden，MD，St George's Hospital，London，UK.）

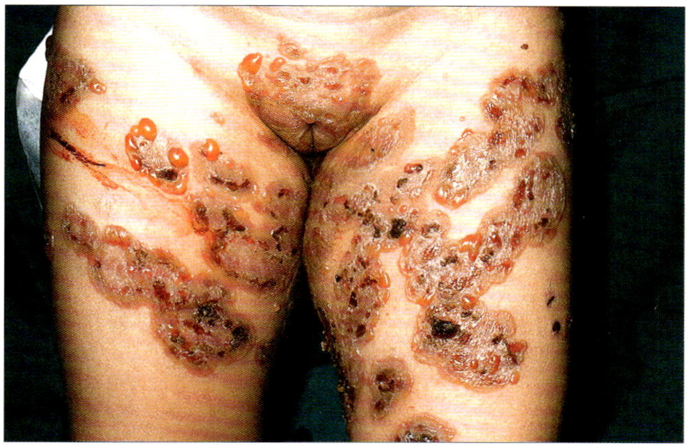

图 4.154 儿童线状 IgA 皮病：阴唇和大腿内侧群集的大疱（By courtesy of R.A. Marsden，MD，St George's Hospital，London，UK.）

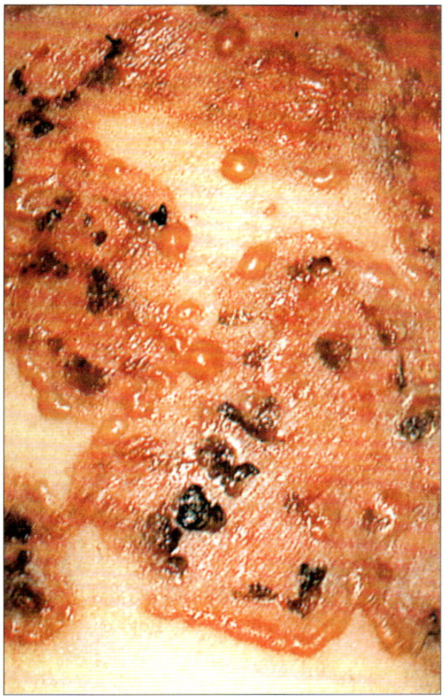

图 4.155 儿童线状 IgA 皮病：大疱呈珍珠状排列（By courtesy of R.A. Marsden，MD，St George's Hospital，London，UK.）

状可持续 5 年以上，有些病例可一直延续至成年。少数患者与 IgA 肾病有关[31]。

线状 IgA 皮病与 HLA-Cw7、-B8、-DR2、-DR3 和 -DQ2 的表达增高有关[32]。HLA-B8 的表达程度变化较大，从 28% ～ 56%（正常为 20% ～ 25%）[15，22]。没有 HLA-B12 增加的证据[15]。线状 IgA 皮病还和 HLA-Cw7 及 -DR3 有关[1]。

在早期文献中，24% 线状 IgA 皮病患者认为与谷胶敏感性肠病有关，但实际发生率相当低[1]。最近的文献报道合并有谷胶敏感肠病的线状 IgA 皮病患者存在抗肌内膜和抗谷氨酰胺转移酶抗体[33-34]。这些病例可能是未发现颗粒的线状颗粒状沉积模式。

有些文献报道线状 IgA 皮病和内脏恶性肿瘤包括淋巴瘤、白血病有关，但不能确定两者有明显相关性[35-38]。

## 发病机制和组织学特征

线状 IgA 皮病病理表现多与疱疹样皮炎的改变雷同（图 4.156）[26，39-40]。有时也可呈大疱性类天疱疮样的改变或者两者皆有（图 4.157）。嗜酸性海绵水肿少见[23]。

超微结构中裂隙的位置可能在透明板或致密板下[21]。

100% 患者直接免疫荧光示 IgA 线状沉积于基底膜带（图 4.158）[26，41-43]。最好从未受累的皮肤（特别是背部）取材[1]。口腔黏膜和结膜也可以是阳性的[1]。线状 IgA 抗原可以在所有复层鳞状上皮及羊膜中表达，与大疱性类天疱疮抗原不同，它不出现在膀胱黏膜[42]。25% 病例也可检测到 IgG[12，15]。有时也可出现 IgM 和 C3[43]。

接近 30% 患者存在低滴度的抗基底膜带 IgA 循环抗体[1]。但是若将结膜作为底物，阳性率可增加至 50%[23]。抗基底膜 IgG 循环抗体或 C3 仅仅出现在那些重叠综合征的患者[44]。IgA 抗体有明显的致病性，将其与培养的皮肤共同孵育后可导致表皮、真

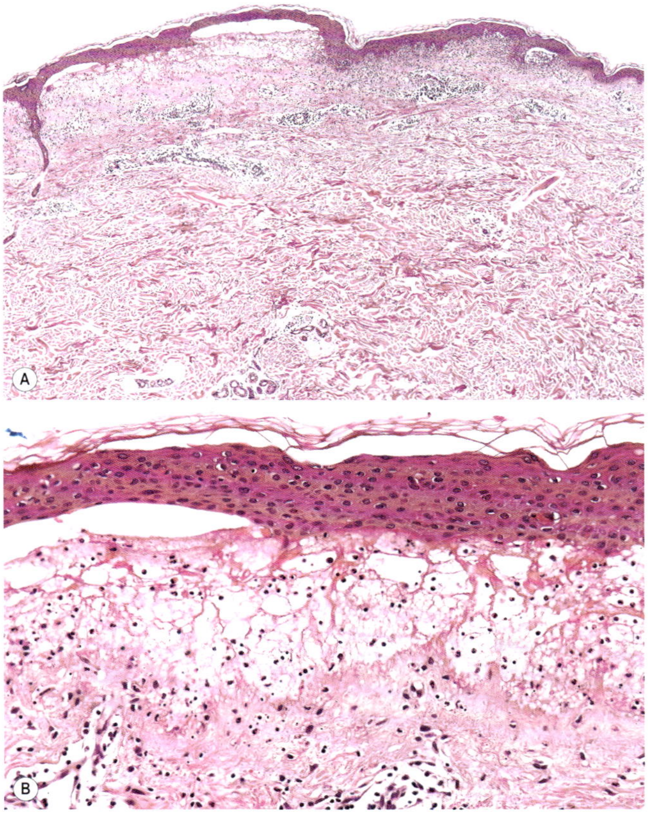

图 4.156 （A，B）线状 IgA 皮病：表皮下水疱含多数中性粒细胞，类似疱疹样皮炎

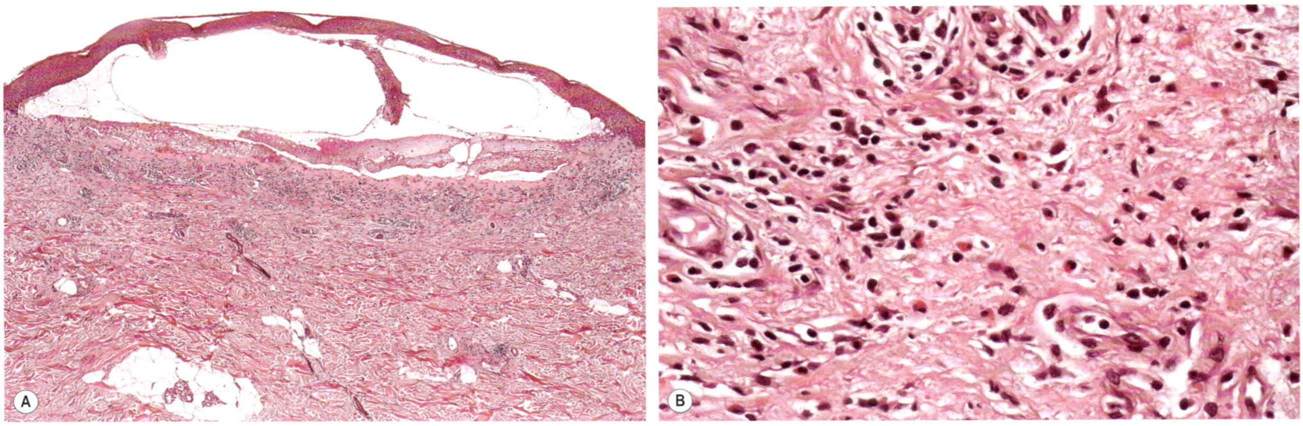

图 4.157 线状 IgA 皮病：此区域的嗜酸粒白细胞，易误诊为大疱性类天疱疮

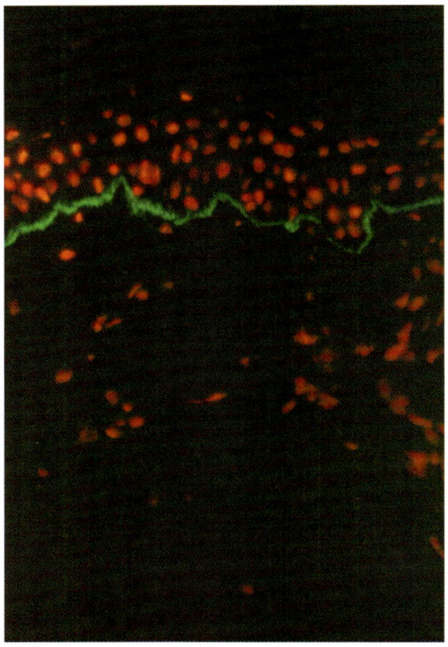

图 4.158 线状 IgA 皮病：直接免疫荧光示 IgA 线状沉积。(By courtesy of the Department of Immunofluorescence, Institute of Dermatology, London, UK.)

皮的分离[45]。疱液的间接免疫荧光结果亦阳性[1]。

以盐裂皮肤为底物，免疫荧光的敏感性和滴度均可升高。抗基底膜 IgA 抗体可沉积于表皮侧，真皮侧或两侧同时沉积[47-49]。免疫电镜结果相似，IgA 沉积于透明板或致密板下，有时两者皆有（图 4.159）[50-55]。

免疫印迹研究结果显示了线状 IgA 皮病的异质性。以盐裂皮肤为底物的间接免疫荧光，若于真皮侧沉积，抗原为 285 kD、250 kD 蛋白和Ⅶ型胶原[14, 49, 56-57]。若于表皮侧沉积，抗原为 BP230、BP180 及 200/280 kD[58-60]。以前所报道的抗原 120 kD（LAD1）和 97 kD 是 BP180 的蛋白水解产物[61-64]。线状 IgA 皮病 BP180 抗体的识别位点在ⅩⅦ型胶原（BPAG2）的 NC16A 区，这种抗体在上文提到的大疱性类天疱疮、妊娠性类天疱疮、黏膜性类天疱疮和扁平苔藓样类天疱疮中也发挥重要致病作用[65-68]。这是这些自身免疫性大疱病出现各种亚型的重要因素。LAD1 是 BP180KD 的细胞外部分[69]。那些同时存在 IgA 和 IgG 的病例，其抗原也是 BP180[44]。最近的研究发现针对 NC16A 的自身抗体比针对 BP180 剪切产物 LAD1 的自身抗体更重要，但不是所有的病例都含有抗 NC16A 自身抗体[70-72]。

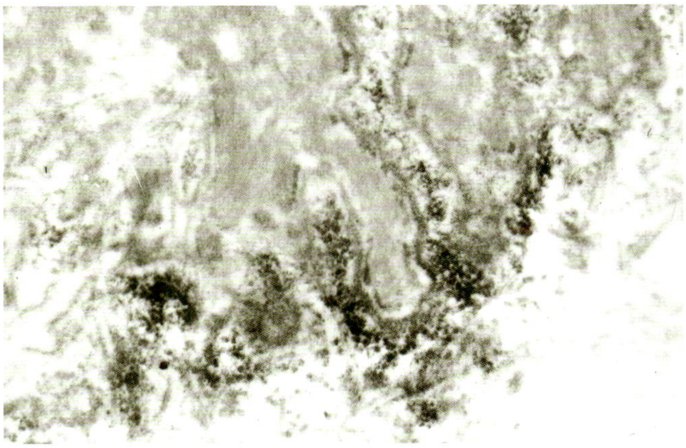

图 4.159 线状 IgA 皮病：直接免疫过氧化物酶，冰冻组织为底物。大量的颗粒状 IgA 沉积于基底膜下

药物诱导的线状 IgA 皮病将在第 14 章讨论。

## 鉴别诊断

线状 IgA 皮病必须和疱疹样皮炎、大疱性类天疱疮及炎性大疱性表皮松解症鉴别。鉴别要点见表 4.4。

（彭 洋译）

# 棘层松解性疾病 第 5 章



## 简介

棘层松解（acantholysis）一词来源于希腊语“akantha”（意为“角质或棘刺”）和“lysis”（意为“松解”）。该词最简单的定义是用于描述一种以角质形成细胞在桥粒处相互分离为特征的原发性皮肤损害（有时为黏膜损害）（图 5.1）。许多皮肤病具有该特点，包括遗传性疾病，如毛囊角化病（Darier 病）和慢性家族性良性天疱疮（Hailey-Hailey 病），二者是由于钙泵基因突变导致的桥粒稳定性下降所致；还包括自身免疫性天疱疮类疾病，由自身抗体直接破坏桥粒导致角质形成细胞分离和水疱形成（表 5.1）。桥粒损害也可继发于其他情况，如继发于严重的水肿，或为细胞间水肿（海绵水肿），或为细胞内水肿（如各种病毒感染时出现的气球样变性）。但是，这些继发性情

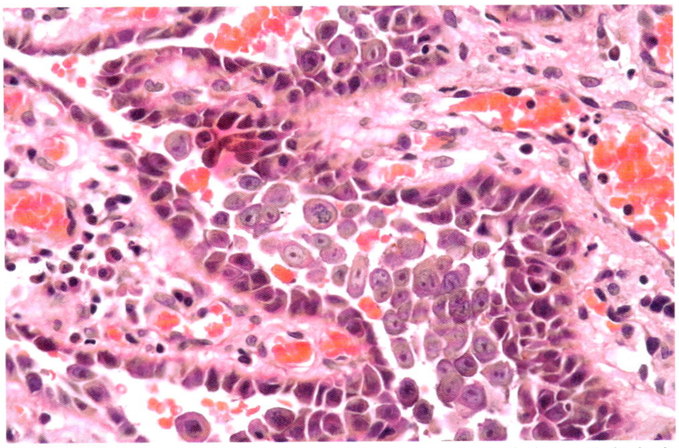

图 5.1 棘层松解：角质形成细胞变圆，彼此分离，形成表皮内水疱。典型者其下方真皮乳头形成绒毛突入表皮内腔隙中

表 5.1 天疱疮各型的靶抗原

| 天疱疮亚型 | 自身抗原 |
|---|---|
| 寻常型天疱疮 | Dsg3（黏膜型）、Dsg1（皮肤型）、桥粒芯胶蛋白、膜粘连蛋白 9 和 α9- 乙酰胆碱受体 |
| 增殖型天疱疮 | Dsg3，某些患者为 Dsc1 和 Dsc2 |
| 落叶型天疱疮 | Dsg1 |
| 红斑型天疱疮 | Dsg1 |
| 巴西落叶型天疱疮 | Dsg1，偶尔也可有 Dsg3 |
| IgA 天疱疮 | Dsc1、Dsg1 或 Dsg3 |
| 疱疹样天疱疮 | Dsg1，偶尔也可有 Dsg |
| 副肿瘤性天疱疮 | 桥斑蛋白 Ⅰ 和 Ⅱ，包斑蛋白、周斑蛋白、BP230、网格蛋白、Dsg1 和 Dsg3 |
| 药物诱发的天疱疮 | Dsg1 或 Dsg3 |

Dsc，桥粒芯胶蛋白；Dsg，桥粒芯糖蛋白［Modified from Martel，P.，Joly，P.（2001）Pemphigus：autoimmune diseases of keratinocyte's adhesion molecules. Clinical Dermatology，19，667.］

况不在本章而将在其他章节进行讨论。本章所述疾病的组织学表现有较多重叠，因而诊断要依赖于详尽的临床资料和免疫荧光检查结果。

# 天疱疮

天疱疮（pemphigus；希腊语“pemphix”意为“水疱”）是指一组慢性水疱性疾病，由针对各种桥粒蛋白的自身抗体导致[1-5]。总体而言，本病罕见，年发病率仅为0.1～0.7例/100 000总体人口[2]。在犹太人中发病率较高，年发病率可达1.6～3.2例/100 000人[6]。Ashkenazi犹太人是最易罹患本病的种族[6]。印度的发病率似乎比其他国家的更高[7]。本病发病率无性别差异。

临床特征及分型取决于表皮内裂隙发生的部位：

- 寻常型天疱疮和增殖型天疱疮：水疱在基底层上。
- 落叶型天疱疮、红斑型天疱疮和巴西落叶型天疱疮：水疱位置更为浅表。

寻常型天疱疮是最常见的一型，占所有天疱疮的80%[8-9]。

除发生于人类外，天疱疮还可发生于其他动物，包括狗、猫、山羊和马[10]。

## 寻常型天疱疮

### 临床特征

寻常型天疱疮（pemphigus vulgaris）好发于中年人（一般在40～60岁之间发病），偶见于儿童（约2.6%的病例）[1-7]。由于母亲的自身抗体经胎盘转移而引起的新生儿自限性天疱疮也偶见报道（参见发病机制）[8-11]。约50%～70%的患者于口腔内起病（图5.2和5.3），

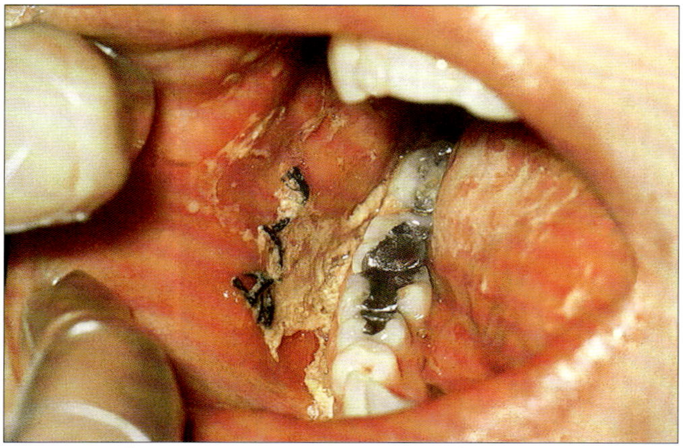

图5.2 寻常型天疱疮：颊黏膜的疼痛性糜烂（By courtesy of R.A. Marsden，MD，St George's Hospital，London，UK.）

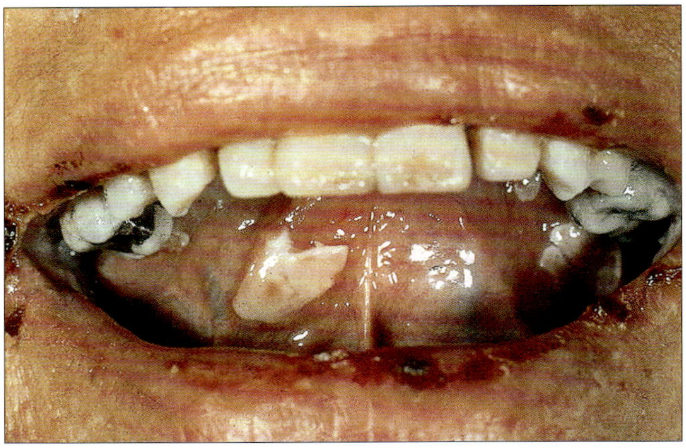

图5.3 寻常型天疱疮：该患者口腔底部有一个完整的水疱。天疱疮常见口腔损害（By courtesy of the Institute of Dermatology，London，UK.）

表现为疼痛性糜烂或大疱，数周或数月后皮肤出现水疱[12-15]。口腔损害最常侵犯颊黏膜、腭部和齿龈[1, 15-17]。寻常型天疱疮仅局限于皮肤的情况罕见[18-19]。

典型皮损为发生于正常皮肤或红斑基础上的松弛性薄壁水疱，易破裂，之后遗留疼痛性、带有结痂的血性糜烂面（图5.4、5.5）。皮损常见于头皮、面部、腋窝和腹股沟，有些患者可泛发全身（图5.6～5.8）[1-3, 20]。用手

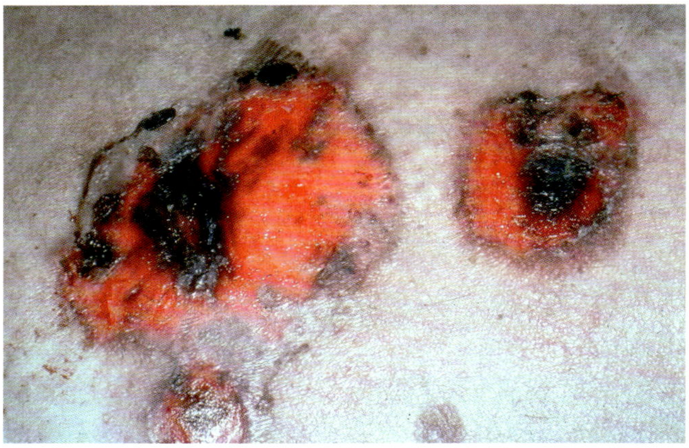

图5.4 寻常型天疱疮：由于水疱很表浅，常见糜烂面（By courtesy of the Institute of Dermatology，London，UK.）

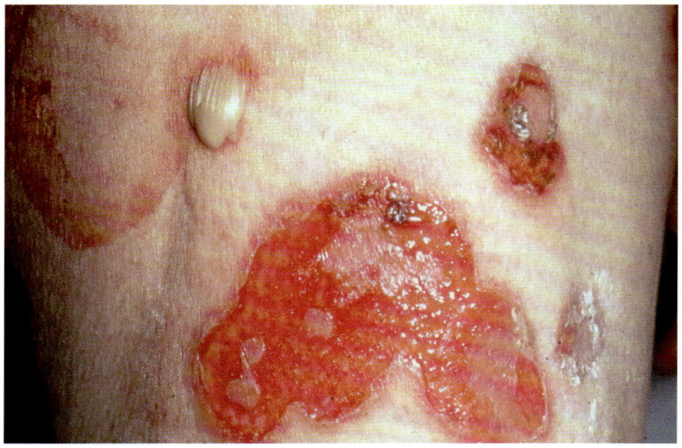

图5.5 寻常型天疱疮：胫部皮肤有广泛糜烂水疱（By courtesy of R.A. Marsden，MD，St George's Hospital，London，UK.）

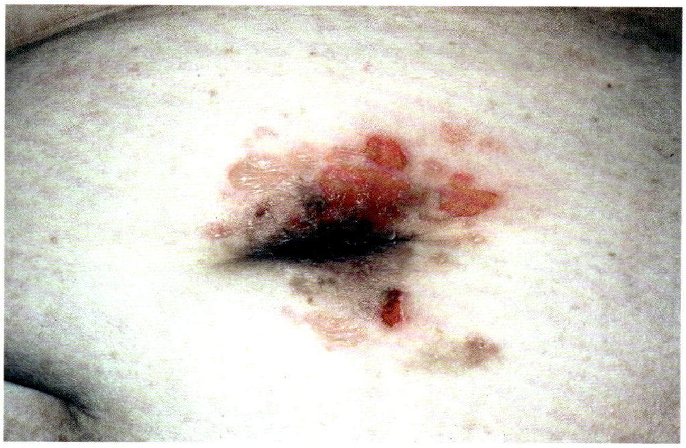

图 5.6 寻常型天疱疮：脐周损害示完整水疱及糜烂（By courtesy of R.A. Marsden，MD，St George's Hospital，London，UK.）

指摩擦周围外观正常的皮肤可诱发水疱，即 Nikolsky 征。直接压迫水疱中心可使其向周围蔓延，即 Asboe-Hansen 征[2]。皮损愈合后常遗留炎症后色素沉着，一般不留瘢痕[2]。

糖皮质激素治疗问世前，本病皮损常会变得较为广泛并最终导致患者死亡。大剂量糖皮质激素、免疫抑制剂（如硫唑嘌呤）以及近期生物制剂的使用，已使本病死亡率显著降低至 5% ~ 15%。有报告表明，在治疗终止后病情仍能维持长期缓解[2]。仍有一部分患者出现死亡，主要是由治疗相关不良反应所致，包括葡萄球菌感染及相对少见的肺栓塞[2]。本病还可伴发严重的机会性感染，包括一大类病原体，如李斯特菌、诺卡氏菌、肠球菌、疱疹病毒、隐球菌和念珠菌[21-27]。

本病的甲损害似乎较早期报道的更为常见。患者可出现出血性甲沟炎、慢性甲沟炎、甲脆裂、甲分离或甲脱落[17, 28]。甲沟炎和甲脱落是最常见的甲改变。甲损害更常见于伴甲周水疱的指趾末端和有大量水疱的患者[29]。

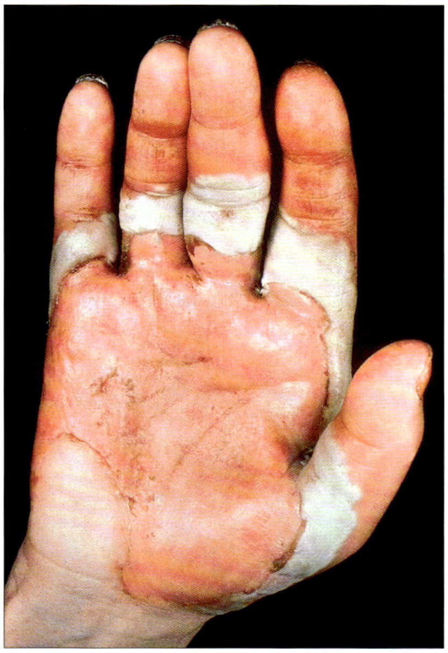

图 5.7 寻常型天疱疮：广泛创伤诱发的水疱（By courtesy of the Institute of Dermatology，London，UK.）

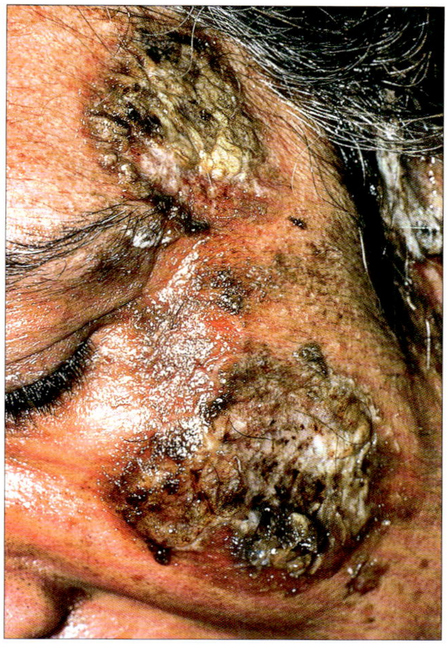

图 5.8 寻常型天疱疮：广泛损害可毁容（By courtesy of the Institute of Dermatology，London，UK.）

少数患者的皮损呈线状，或在手术、烧伤、疫苗接种或放射治疗后发病[30-39]。有接触杀虫剂后诱发本病的报道，也有报道本病可能与用鼻吸食可卡因相关[40-41]。有一例特殊病例报道了水疱开始发生时仅局限于黑素细胞痣[42]。寻常型天疱疮也可罕见地由药物诱发。

除累及口腔及皮肤外，损害可发生于多个部位，如鼻咽、喉、食管、耳朵、眼、外生殖器、尿道、肛门和结肠黏膜[1, 43-45]。以往认为食管损害罕见，但近期报道显示可发生于 63% ~ 87% 的患者[46-47]。通常表现为糜烂和溃疡，完整水疱罕见。特殊情况下全部黏膜均可累及，并导致剥脱，即浅表性剥离性食管炎[48]。眼损害常局限于结膜，表现为结膜炎或易破裂的小水疱[2, 49-50]。罕见情况下可致瘢痕或角膜溃疡伴穿孔[51]。外阴、阴道和宫颈损害也常出现[52-56]。特殊情况下，阴道可作为唯一受累的部位[57]。阴茎损害多累及龟头[58]，一般不留严重的后遗症。

天疱疮可与其他疾病伴发，如其他自身免疫性疾病，特别是大疱性类天疱疮、红斑狼疮、胸腺瘤、重症肌无力、桥本甲状腺炎、白癜风、微小病变肾病和溃疡性结肠炎[59-66]。据报道一例 1p36 缺失综合征患者发生本病[67]。与其他免疫性疾病一样，天疱疮患者伴发内脏恶性肿瘤的概率增加，肿瘤包括胸腺瘤、淋巴瘤和多发性骨髓瘤（参见副肿瘤性天疱疮）[68-69]。本病也与 Kaposi 肉瘤相关[70]。

## 发病机制和组织学特征

天疱疮是一种免疫介导的疾病[71-72]。损害周围皮肤的直接免疫荧光检查示：免疫球蛋白（通常是 IgG），常伴有补体（C3）结合于表皮细胞间（图 5.9）[73]。外毛根鞘和毛母质处存在大量抗原，这可以解释天疱疮明显的头皮累及，而剥离的毛囊可作为直接免疫荧光检查的底物[74-75]。体内结合的 IgG 主要为 IgG1 和 IgG4 亚型[76]。

间接免疫荧光显示：天疱疮患者血清中有 IgG 抗体，结合于正常鳞状上皮的细胞间隙——细胞间底物（天疱疮）抗原[77]。但这种抗体并非完全特异，也可见于许多其他疾病如严重烧伤、青霉素药物反应和放射治疗后[78-80]。据推测，天疱疮抗原在这种创伤后释放入血液循环，导致抗体生成。循环抗体主要是 IgG1 和 IgG4 亚型，很少出现 IgG3 亚型[81]。

循环 IgG 抗体是致病性的[71-72]。抗体滴度水平与临床病情密切平行[82-85]。病情缓解时 IgG4 滴度下降，而循环 IgG1 抗体可能继续存在[72, 83]。复发前常有 IgG4 滴度上升[83]。

病情活动的寻常型天疱疮的孕妇偶尔可分娩出患该病的新生儿[8, 86]。因为这些自身抗体可穿过胎盘使婴儿致病。但是，其病情往往为一过性，源自母体的抗体被代谢之后，皮损即消失。将 IgG4 被动转移入新生小鼠可致水疱发生[87]。纯化的天疱疮 IgG 可使人皮肤移植物及培养的角质形成细胞发生棘层松解[88-89]。

天疱疮抗体可结合于表皮全层。使用患者血清行免疫荧光检查显示，与寻常型天疱疮不同，落叶型天疱疮患者的表皮浅层染色更为明显，这与表皮裂解的位置一致[90-91]。与之相反，寻常型天疱疮患者的血清对表皮深层亲和力更强。尽管存在这种趋势，但通常我们并不以这些（常常是细微的）免疫荧光染色的分布差异作为诊断依据。

寻常型天疱疮抗体是针对分子量 130 kD 的表皮桥粒钙黏蛋白——桥粒芯糖蛋白 3（Dsg3）的胞外区，

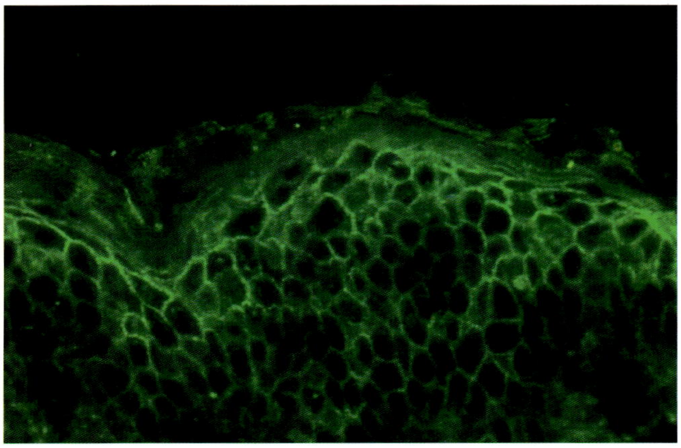

图 5.9 寻常型天疱疮：直接免疫荧光检查（By courtesy of the Institute of Dermatology，London，UK.）

该蛋白与桥斑珠蛋白（85 kD）形成一个复合体[92-98]。但寻常型天疱疮抗体不能识别后者。许多患者还有能结合落叶型天疱疮抗原——桥粒芯糖蛋白 1（Dsg1）（一种 160 kD 的多肽）的抗体[99-100]。Dsg3 主要表达于口腔黏膜，针对它的抗体可导致黏膜型天疱疮。与之相反，Dsg1 是一种皮肤抗原，针对它的抗体可导致皮肤而非黏膜损害（皮肤型天疱疮）[90]。抗 Dsg1 抗体也显示出针对 Dsg4 的交叉反应性，后者是桥粒芯糖蛋白家族中近期被鉴定出的成员[101-102]。尽管患者血清中包含针对 Dsg3 非构象性表位的抗体，但病情的活动程度与针对 Dsg3 的 NH2 端，特别是外功能区 2-4 的抗体相关[103-105]。口腔病变与针对外功能区 1-4 的抗体尤其相关，但该抗体在皮肤型天疱疮中降低[103]。

寻常型天疱疮患者的血清中也发现了针对其他蛋白的抗体，如针对桥斑蛋白、桥粒芯胶蛋白、膜粘连蛋白 9 和乙酰胆碱受体的抗体[106-110]。

寻常型天疱疮患者血清中常包括其他 IgA 抗体，特别是针对 Dsg1 和 Dsg3 的抗体[111-113]。IgG 和 IgA 抗体同时出现时，在文献中有时会被称为 IgG/IgA 天疱疮，但是该病是定义不清、具有异质性的一组疾病[111, 114]。除寻常型天疱疮外，抗 Dsg 的 IgA 抗体也在落叶型天疱疮、增殖型天疱疮、疱疹样天疱疮和副肿瘤性天疱疮中存在[111, 115-116]。此外，所谓的 IgG/IgA 天疱疮可有不典型临床表现，组织学特征更类似 IgA 天疱疮，有一类患者 IgA 抗体针对的是桥粒芯胶蛋白[114, 117-123]。

棘层松解的发生机制不清。抗体直接结合于桥粒钙黏蛋白起主要作用，导致了 Dsg3 的内化，Dsg3 随后被内吞溶酶体途径降解[71, 114, 124]。桥斑珠蛋白在介导 IgG 结合 Dsg3 后的细胞内事件中起作用[125-126]。特别要指出的是，桥斑珠蛋白的作用是将信号传导到细胞核[125, 127]。也有证据提示，局部的蛋白水解酶在该过程中可能起作用，至少是继发性作用[70]。天疱疮抗体可诱导纤溶酶原激活物受体在角质形成细胞表面表达[128]。纤溶酶原激活物与角质形成细胞膜上的受体结合可导致纤溶酶原活化，产生纤溶酶[129-130]。后者具有非特异的蛋白水解活性，可能部分地与桥粒松解有关[71]。寻常型天疱疮抗体刺激角质形成细胞生成磷脂酶 C、1,4,5- 三磷酸肌醇，并使细胞内钙升高。蛋白激酶 C 活化引起角质形成细胞纤溶酶原激活物释放及纤溶酶原激活物受体表达增加[131-133]。但由于寻常型天疱疮的 IgG 抗体在敲除了纤溶酶原激活物基因的小鼠中同样可以引起棘层松解[134]，因此其他因素可能起更重要的作用。另外一个现象是，IgG

结合 Dsg3 后可导致热休克蛋白 27 和 p38MAPK 的快速磷酸化，引起细胞骨架的重组和崩塌[135-136]。该过程是通过上游分子包括 EGF 受体激酶和 src 介导的[137]。补体对于棘层松解似乎不是必需的，可能只起继发作用，即加速或延续该反应过程[71]。尽管目前认为凋亡可能由寻常型天疱疮 IgG 抗体诱导，该机制在发病过程中可能起重要作用，但是，近期研究表明，凋亡并非形成水疱的先决条件，可能是一个继发现象[138]。

T 细胞对于抗体介导的棘层松解也是至关重要的[70]。其中 $CD4^+$ 记忆性 T 细胞起主要作用，T 辅助细胞 1（Th1）和 Dsg3 特异性的 Th2 亚群也都参与其中[139-140]。Th1 T 细胞来源的干扰素 γ 刺激 IgG1 产生，Th2 细胞产生 IL-4 和 IL-13，它们能引起 B 细胞分泌 IgG4[141]。因此两个 T 细胞亚群在刺激寻常型天疱疮抗体产生的过程中都起重要作用[72]。另外，有证据表明，肿瘤坏死因子 1（TNF-1）、Fas 配体和 IL-1 在棘层松解的发生中起重要作用[142]。在这两种细胞因子基因均被敲除的小鼠中，抗体被动转移实验显示棘层松解明显减轻[143]。

有充分证据表明，遗传背景影响寻常型天疱疮的易感性，因为该病与人类白细胞抗原（HLA）-DRβ1*0402、HLA-DRβ1*1401 和 HLA-DQβ1*0503 具 有明显相关性[144-147]。但令人意外的是，很少有家族性发病的报道[148-151]。

寻常型天疱疮的水疱易破，因此选择早期皮损活检对于正确诊断至关重要。细胞间桥的破坏引起特征性的棘层松解。棘层松解细胞为圆形，有强嗜酸性的胞质、固缩的核及核周晕。寻常型天疱疮的早期皮损表现为基底层上裂隙或水疱，偶可含棘层松解细胞。成熟水疱包含簇集或孤立的棘层松解细胞（图 5.10 和 5.11）。典型者疱底排列一层完好的基底细胞，形成所谓的“墓碑”样外观（图 5.12）[152]。

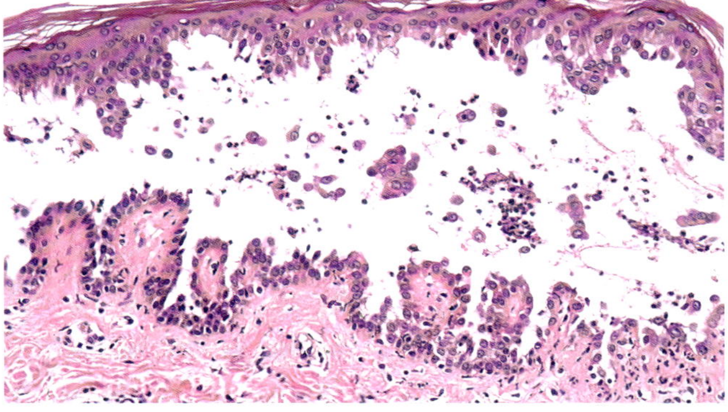

图 5.10 寻常型天疱疮：成熟水疱示显著的棘层松解和散在的中性粒细胞。真皮乳头突入疱腔内呈绒毛状

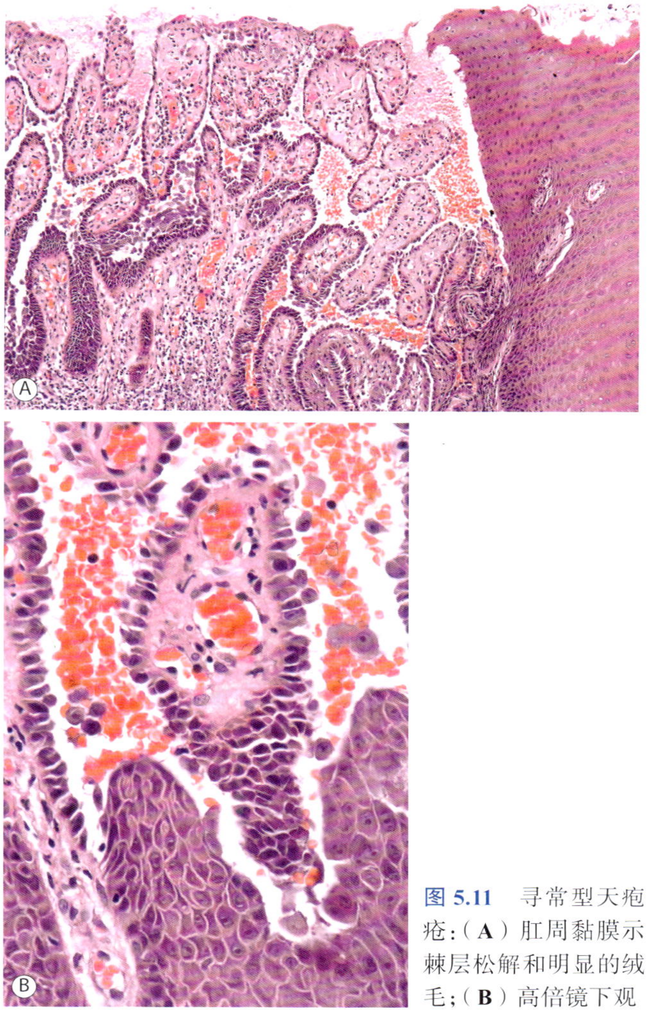

图 5.11 寻常型天疱疮：（A）肛周黏膜示棘层松解和明显的绒毛；（B）高倍镜下观

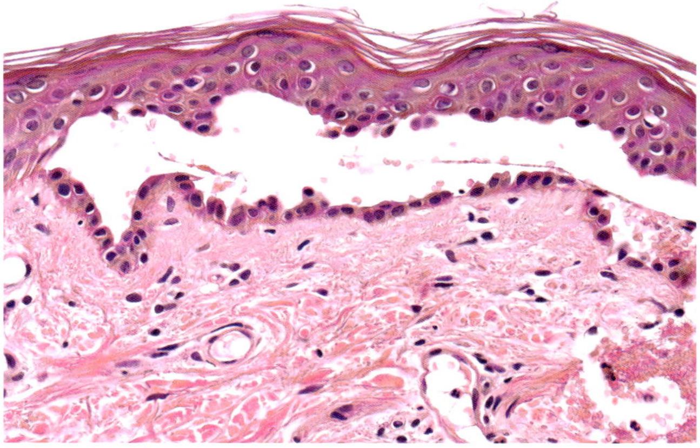

图 5.12 寻常型天疱疮：乏炎症细胞型示栅栏状排列的基底层角质形成细胞——所谓的“墓碑”样外观

棘层松解常累及附属器上皮，这对于水疱壁缺失的皮损而言是一条有价值的诊断线索（图 5.13）[153]。真皮乳头轮廓多完好保存，乳头常突入疱腔内。有时可见嗜酸性海绵水肿，尤其是取早期皮损活检时[154]。疱内常含少量炎症细胞（特别是嗜酸性粒细胞），真皮内血管周围可见中度慢性炎症细胞浸润，伴明显嗜酸性粒细胞，但有时炎症细胞可能很稀少甚至没有。

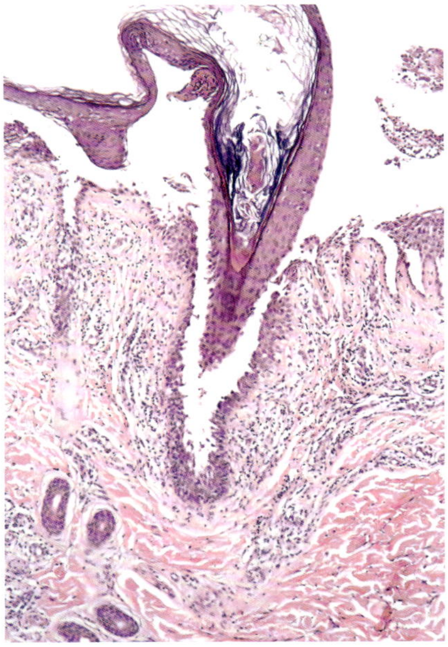

图 5.13 寻常型天疱疮：毛囊受累，而 Hailey-Hailey 病一般无此现象，借此可区分二者

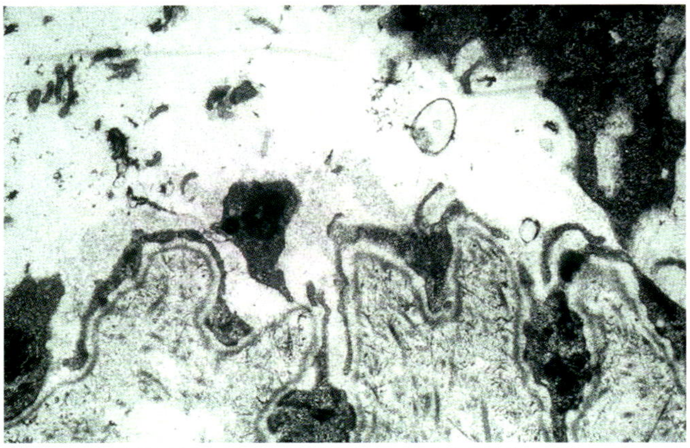

图 5.14 寻常型天疱疮：早期皮损的电子显微镜示，表皮内基底层上表皮内水疱形成。残存的基底层角质形成细胞的胞质构成疱底。致密板清晰可见

黏膜损害的组织学改变与皮肤相似。

超微结构特点为细胞间隙增宽，导致桥粒连接点被拉伸（图 5.14、5.15）[155]。随着病情的进展，桥粒相互分离并最终消失，残存的细胞膜常显示假绒毛样外观。半桥粒外观正常。免疫电子显微镜证实，免疫反应物位于细胞间隙内。

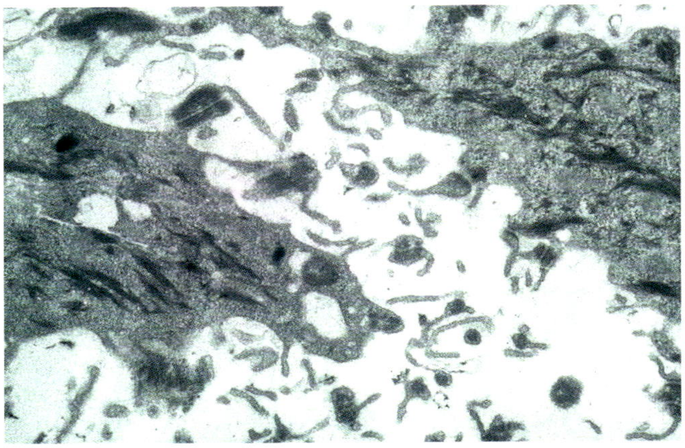

图 5.15 寻常型天疱疮：早期皮损的电子显微镜示，细胞间隙明显增宽。胞质"绒毛"形成明显，仅偶见桥粒

## 地方性寻常型天疱疮

在流行落叶型天疱疮的巴西的戈亚尼亚地区和巴西利亚地区发现了一类患者，这些患者具有寻常型天疱疮的临床和组织学表现，但也有巴西落叶型天疱疮的流行病学特征。这些患者有典型的皮肤黏膜病变以及针对 Dsg1 和 Dsg3 的抗体，但发病年龄早，常在 20 岁前起病[156]。

## 鉴别诊断

寻常型天疱疮需与许多疾病鉴别，如 Darier 病、Hailey-Hailey 病和暂时性棘层松解性皮病（Grover 病）（表 5.2）。若临床资料或免疫荧光检查结果缺乏，几乎不可能做出确切诊断。Darier 病和 Hailey-Hailey 病无免疫反应物沉积。

以圆体和谷粒形式存在的角化不良是 Darier 病的特征，但很罕见于 Hailey-Hailey 病，天疱疮中也不存在。在 Hailey-Hailey 病中，疱周表皮呈倒塌砖墙样外观，这种现象有时在寻常型天疱疮中也可见到。但后者疱上方及周围的表皮通常基本是完好的。

表 5.2 基底层上天疱疮的鉴别诊断

| | 寻常型天疱疮 * | Darier 病 * | Hailey-Hailey 病 * |
|---|---|---|---|
| 皮损类型 | 表皮内疱 | 基底层上裂隙 | 表皮内疱 |
| 相邻表皮 | 完好 | 完好 | 不完整 |
| 附属器受累 | 有 | 有 | 无 |
| 圆体和谷粒 | 无 | 有 | 罕见 |
| 真皮炎症 | 单核细胞、嗜酸性粒细胞 | 单核细胞 | 单核细胞 |
| 免疫荧光 | 阳性 | 阴性 | 阴性 |

* Grover 病的病损组织学可与上述任何一种疾病相似，只有通过免疫荧光来鉴别

天疱疮中的棘层松解常累及毛囊上皮，但在Hailey-Hailey病中无此表现。Grover病的天疱疮样亚型在组织学上与天疱疮难以区分，但结合临床病史、显微镜下观察到的损害微小以及免疫荧光检查阴性，使得二者易于鉴别。棘层松解性日光性角化病若发生严重的棘层松解，偶尔可能与上述棘层松解性疾病相混淆。同样，在因其他皮损行皮肤活检的标本中，有时可偶然发现局灶性棘层松解性角化不良，应注意不要误判。

## 增殖型天疱疮

### 临床特征

增殖型天疱疮（pemphigus vegetans）是寻常型天疱疮的一种慢性亚型，预后较寻常型天疱疮好，偶可自愈[1-3]。本型约占所有天疱疮病例的1%～2%[1]。与寻常型一样，本型好发于成年人，但也有少数儿童病例，包括一种氨苯砜治疗有效、IgA介导的亚型[4-7]。皮损表现为水疱和糜烂，多见于屈侧，尤其是腋窝、腹股沟、乳房下、脐部及唇缘。头皮也是好发部位[8-9]。之后很快会在水疱边缘出现特征性的肥厚性增生和脓疱（图5.16）[1]。

口腔常受累，脑回状或"阴囊"舌可能是疾病早期的一条诊断线索[10-13]。有报道一例特殊患者损害仅累及舌部[14]。一些患者有食管受累，表现为糜烂和白色斑块。鼻黏膜、喉、女阴、阴道和肛门也可受累[7, 15-19]。有时可见甲损害，包括甲分离和脓疱[20]。肢端受累时临床上可被误诊为连续性肢端皮炎[21]。有一例报道，本病发生且局限于中厚皮片移植物上[22]。另外一例特殊病例与鼻内吸食海洛因有关，损害局限于鼻黏膜[23]。外周血嗜酸性粒细胞增高常见。

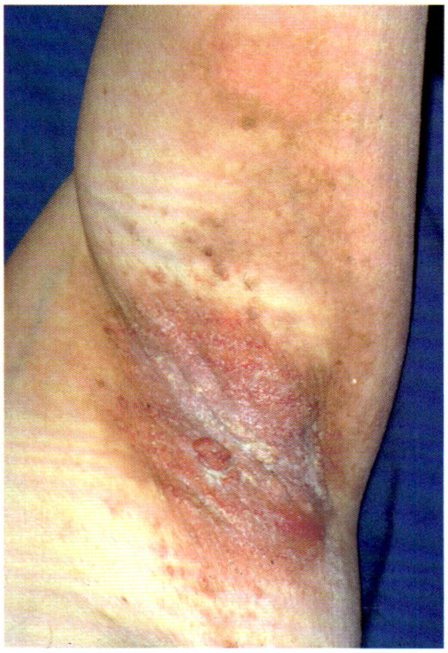

图5.16 增殖型天疱疮：腋窝溃疡和增殖性皮损（From the slide collection of the late N. P. Smith, MD, The Institute of Dermatology, London, UK.）

本病有两种临床亚型[24-25]：

- Neumann亚型（较重型）：皮损初起时类似寻常型天疱疮，但之后出现的糜烂面继发增殖性损害。其临床病程与寻常型天疱疮相似。
- Hallopeau亚型（"增殖性脓皮病"）：皮损初起为脓疱性损害，后迅速变为疣状增殖性斑块[2]。本型一般不出现大疱。该亚型较轻微，往往可自愈。

### 发病机制和组织学特征

支持增殖型天疱疮是寻常型天疱疮一种亚型这一观点的理论基础为：直接免疫荧光显示二者表皮细胞间均有IgG和C3沉积，并都有循环的"天疱疮"抗体[25]。增殖型天疱疮的特点为具有针对桥粒钙黏蛋白——桥粒芯糖蛋白3的抗体[26-28]。针对桥粒芯胶蛋白1和2以及周斑蛋白的抗体也可存在[29-30]。罕见情况下，可检测到针对Dsg3的IgA抗体[33]。

增殖型天疱疮的诱发因素目前基本不明。但该亚型的发病与血管紧张素转化酶（ACE）抑制剂如卡托普利和依那普利相关[32-33]。有报道一例长期吸食海洛因的患者发生局限于鼻黏膜的损害，也有报道本病与人免疫缺陷病毒（HIV）感染有关[19, 34-35]。曾有一两篇报道将增殖型天疱疮与潜在恶性肿瘤联系在一起，还有一例副肿瘤性天疱疮患者出现增殖型天疱疮样损害[33, 36-40]。

虽然增殖型天疱疮是寻常型天疱疮的一种亚型，但二者的组织学特征有显著差异。前者可出现基底层上棘层松解，但常表现轻微，而鳞状上皮显著增生（有时可呈假上皮瘤样增生）（图5.17）。特征表现为致密的炎症细胞浸润，包括大量嗜酸性粒细胞，表皮内微脓肿常见（图5.18、5.19）。嗜酸性海绵水肿为特征之一[41-42]。炎症性改变和表皮增生有时极为突出，以致病变的真实本质被掩盖。在富含嗜酸性粒细胞的微脓肿中偶尔可见10～40 μm的嗜酸性六角形Charcot-Leyden晶体[32, 43]。增殖型天疱疮易被漏诊，具有高度警惕性的病理医师方能做出诊断。

### 鉴别诊断

由于早期皮损可与寻常型天疱疮相似或相同，本

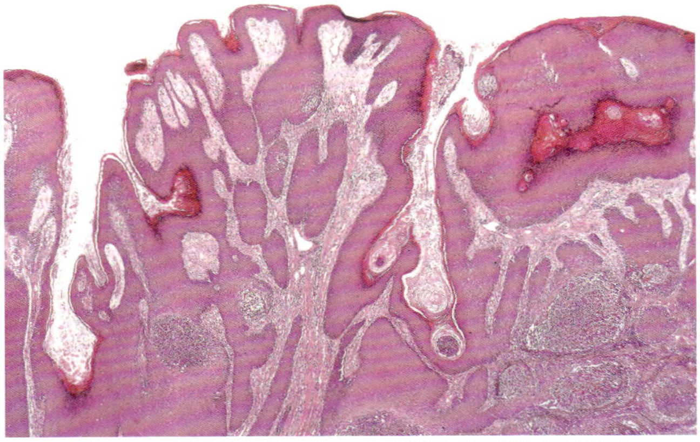

图 5.17 增殖型天疱疮：表皮增生并有散在的脓肿

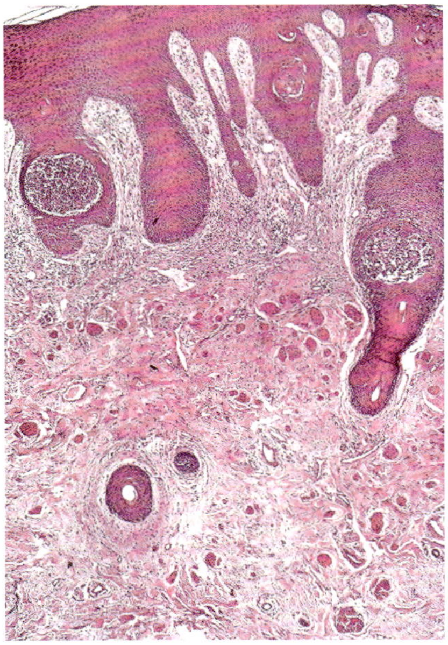

图 5.18 增殖型天疱疮：右侧可见毛囊受累

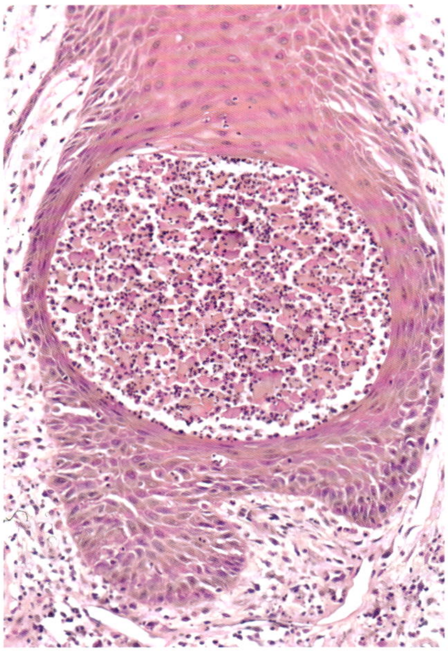

图 5.19 增殖型天疱疮：有大量嗜酸性粒细胞。注意棘层松解

型的鉴别诊断同寻常型。在已出现鳞状上皮增生的成熟损害，基底层上裂隙多为局灶性，易被忽略。感染性皮肤病，尤其是真菌或细菌感染，可出现假上皮瘤样增生及微脓肿，应注意与增殖型天疱疮鉴别。特别要注意的是，有口腔受累的患者需除外增殖性化脓性口炎。该病常伴发炎性肠病，其临床及病理表现与增殖型天疱疮虽然类似，但直接免疫荧光总为阴性。卤素皮炎也可出现相似的组织学特征。

# 落叶型天疱疮

## 临床特征

落叶型天疱疮（pemphigus foliaceus）比寻常型天疱疮少见得多。本病患者大多为中老年人，但实际发病年龄范围很广，有时年轻人，甚至儿童也可发病[1-8]。特殊情况下，母体抗体可穿过胎盘导致新生儿发病[9-11]。一般而言，儿童发病的非地方性落叶型天疱疮相对良性，病程较短[6]。

落叶型天疱疮的浅表水疱极易破裂，因而临床很不明显；糜烂及大片叶状屑或痂常更为明显（图 5.20 ～ 5.22）。损害可局限于头皮、鼻部、面部和躯干达数月或数年，可被误诊为脂溢性皮炎、脂溢性角化症，甚至红斑狼疮。有时皮疹分布于整个体表，临床上与剥脱性皮炎（红皮病）相似（图 5.23）[12-13]。黏膜受累罕见[1]。个别情况下，患者皮损局限，典型者仅局限于面部[14-15]。个别情况下可出现脓疱性损害[16]。通常落叶型天疱疮较寻常型天疱疮的病程更为良性，但重症患者需要使用皮质类固醇和免疫抑制剂治疗。这类患者仍有一定的死亡率。本病可并发 Kaposi 水痘样疹[17]。

非常少见的情况下，患者可在患寻常型天疱疮期

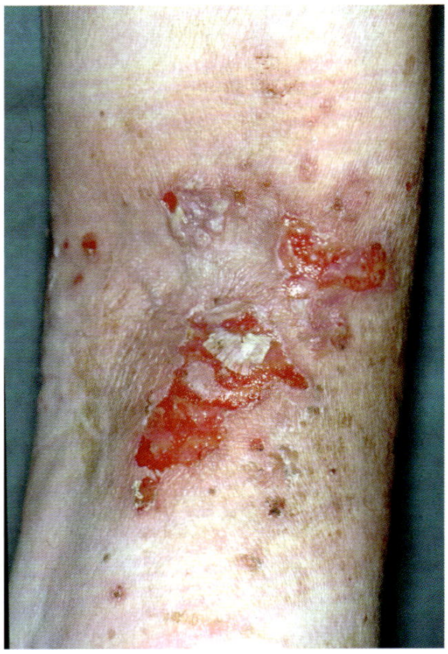

图 5.20 落叶型天疱疮：在红斑和炎症后色素沉着的基础上出现多发糜烂面（Courtesy of The Institute of Dermatology，London，UK.）

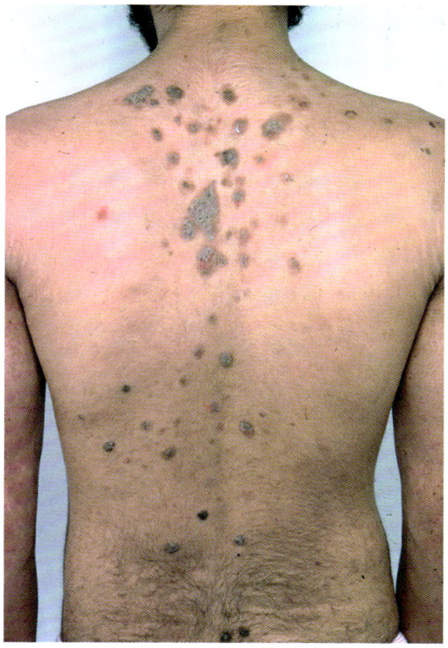

**图 5.21** 落叶型天疱疮：该青年男性患者背部有明显的结痂性损害（From the collection of the late N.P. Smith，MD，The Institute of Dermatology，London，UK.）

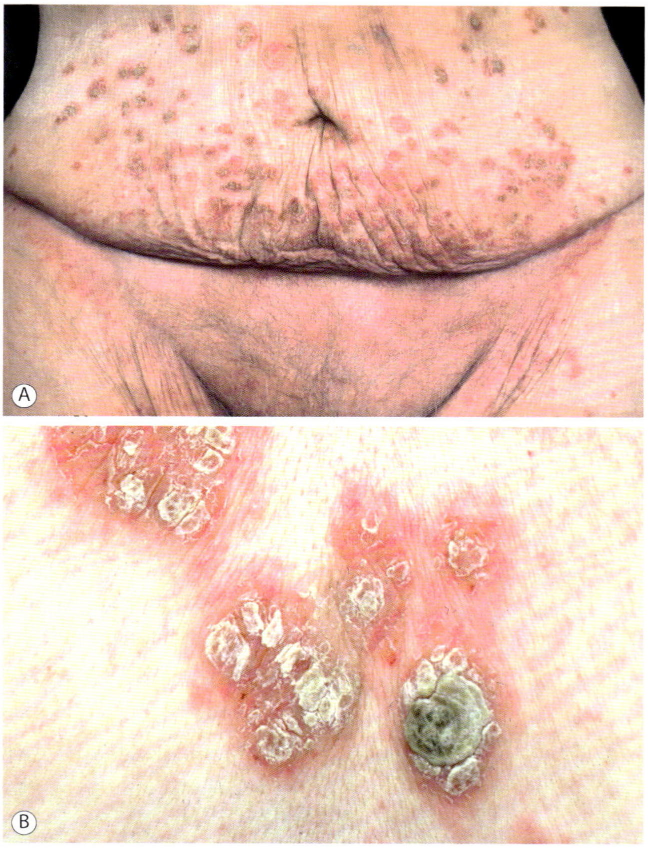

**图 5.22** 落叶型天疱疮：（**A**）该患者的下腹部和腹股沟有非常多的结痂性损害；（**B**）近观（From the slide collection of the late N.P. Smith，MD，The Institute of Dermatology，London，UK.）

间或之后出现落叶型天疱疮，反之亦可[18-20]。也有报道落叶型天疱疮继发于大疱性类天疱疮之后[21-22]。该现象与抗原转移有关，可能是分子间表位扩散的结果[19，23-25]。据报道有一例患者进食螺旋藻后出现水疱性皮肤病，该患者同时表现出大疱性类天疱疮和落叶型天疱疮的特征[26]。也有报道寻常型和落叶型天疱疮同时发生于一名患者身上[27]。近期报道另一例副肿瘤性天疱疮患者具有落叶型天疱疮的临床特征，同时伴针对 Dsg1 的抗体[28]。

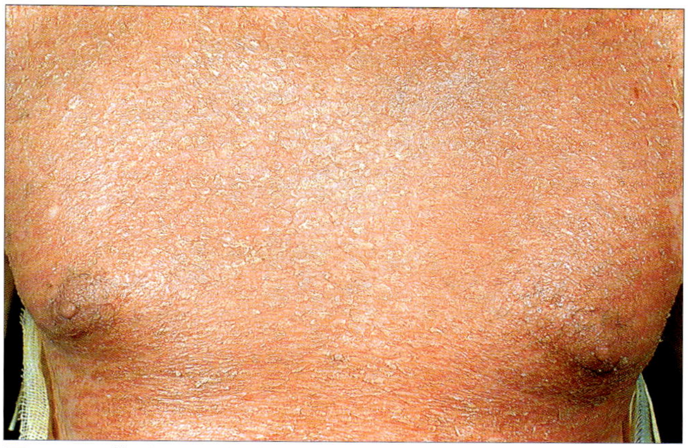

**图 5.23** 落叶型天疱疮：该患者有广泛糜烂伴鳞屑和红皮病（By courtesy of R.A. Marsden，MD，St George's Hospital，London，UK.）

除特发性落叶型天疱疮外，还可见到药物诱发的亚型，多由青霉胺引起（图 5.24）。皮损局限者可与局部外用药物如咪喹莫特或放射治疗相关[29-32]。罕见情况下，落叶型天疱疮可与潜在恶性肿瘤包括非霍奇金淋巴瘤和食管癌相关[33-34]。

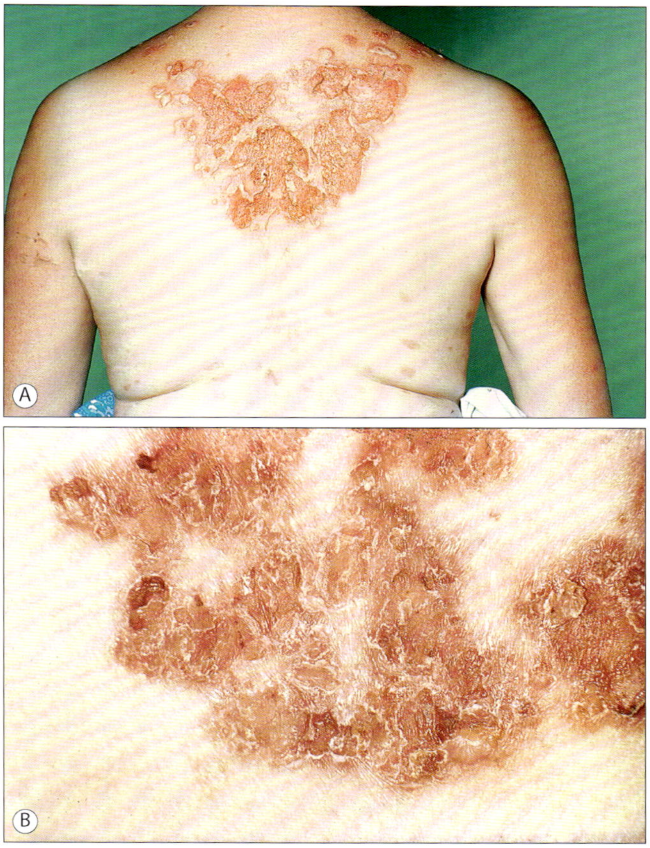

**图 5.24** 落叶型天疱疮：（**A**）患者接受青霉胺治疗后诱发的皮损；（**B**）完整水疱、糜烂及结痂的近观照片（By courtesy of R.A. Marsden，MD，St George's Hospital，London，UK.）

## 发病机制和组织学特征

与其他亚型的天疱疮一样，落叶型天疱疮也是一种免疫介导的疾病。取损害周围皮肤做直接免疫荧光检查显示，表皮细胞间有免疫球蛋白（常为 IgG）沉积，并常伴补体（C3）沉积[1]。毛囊外毛根鞘和毛母质处有大量抗原，这可以解释天疱疮的头皮受累的原因[35]。

间接免疫荧光显示，落叶型天疱疮患者血清中存在与正常鳞状上皮细胞间物质反应的 IgG 抗体[36]，以 IgG4 为主，其次为 IgG1[37-38]。有时可见 IgG3，这一点可能具有重要性，是因为 IgG3 是最有效的补体活化因子[37]。约 60% ～ 70% 的患者间接免疫荧光检查阳性[39]。

落叶型天疱疮抗体结合于 160 kD 的桥粒钙黏蛋白，称为桥粒芯糖蛋白 1（Dsg1）[40-41]。本病患者的血清可与牛 Dsg1 的细胞外氨基末端结合，而寻常型和增殖型天疱疮患者血清则可与 Dsg1 的细胞内区域结合[42-43]。与寻常型天疱疮相比，落叶型天疱疮患者血清的免疫荧光反应更集中于表皮浅层，与裂隙水平相一致[44-45]。与之相反，寻常型天疱疮患者的血清对表皮深层有更多的亲合力。抗 Dsg1 抗体是致病性抗体[46]。将来自落叶型天疱疮患者血清的抗 Dsg1 抗体纯化后注入新生小鼠，可诱发角层下棘层松解，表现典型的落叶型天疱疮模式[47]。棘层松解被认为是抗体介导的细胞反应的结果，而非单纯的空间阻隔的结果[48]。棘层松解可能的机制为非簇集的 Dsg1 内化，导致新形成的桥粒缺乏，而非之前存在结构的破坏[49]。不断有证据提示水疱是 p38MAPK 依赖的信号通路被落叶型天疱疮抗体激活的结果[50]。罕见情况下，患者血清还含有针对 Dsg3 的 IgG 抗体，以及针对 Dsg1 和 3 的 IgA 抗体[3, 51-52]。此外，据报道有三名患者具有落叶型天疱疮的临床及组织学特征，但是直接免疫荧光检查结果与红斑型天疱疮类似。在这些患者中，除抗 Dsg1 抗体外，还检测到了针对 BPAg1（BP230）和一种 190kD 的蛋白（与周斑蛋白存在共迁移现象）的抗体[53]。使用 D- 青霉胺可诱发天疱疮样抗体产生，并导致落叶型天疱疮[54]。

由于落叶型天疱疮的水疱表浅，易破，因而很难找到完整水疱用于诊断。患者通常有糜烂而非水疱，因而临床医师经常不考虑大疱性疾病。通常裂隙或水疱位于颗粒层内或角质层下（图 5.25）。疱壁常缺失，多在活检前后剥脱。棘层松解很难发现，但常可见少数棘层松解细胞附着于疱顶或疱底。对于没有水疱的病例，仔细检查毛囊有可能发现局灶性棘层松解。有时水疱内含大量急性炎症细胞（图 5.26），尤其是中性粒细胞，导致与角层下脓疱性疾病鉴别尤为困难，这类疾病包括大疱性脓疱疮、皮肤癣菌感染、念珠菌感染、脓疱型银屑病和角层下脓疱病[55-56]。也可见嗜酸性海绵水肿[57]。

## 鉴别诊断

浅表型天疱疮的组织学特征易被忽略，这是因为临床医师经常不能发现水疱，缺乏经验的病理医师阅片时可能不会考虑到大疱性疾病。因此往往需要医师具有高度的警惕性。浅表型天疱疮的鉴别诊断包括大疱性脓疱疮、葡萄球菌烫伤样皮肤综合征、IgA 天疱疮和角层下脓疱病（表 5.3）。对这些疾病的鉴别依赖于对临床资料、细菌培养结果和免疫荧光检查的细致考虑。

# 地方性落叶型天疱疮

## 临床特征

巴西天疱疮（巴西落叶型天疱疮，“野火”，地方

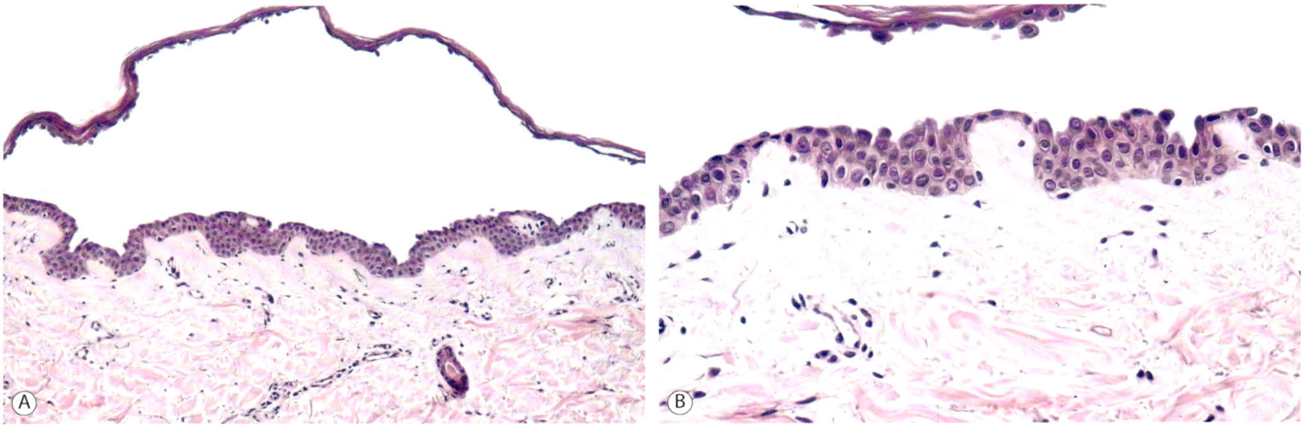

图 5.25 落叶型天疱疮：（**A**）该例示乏细胞性角层下水疱；（**B**）可见个别棘层松解细胞附着于疱顶

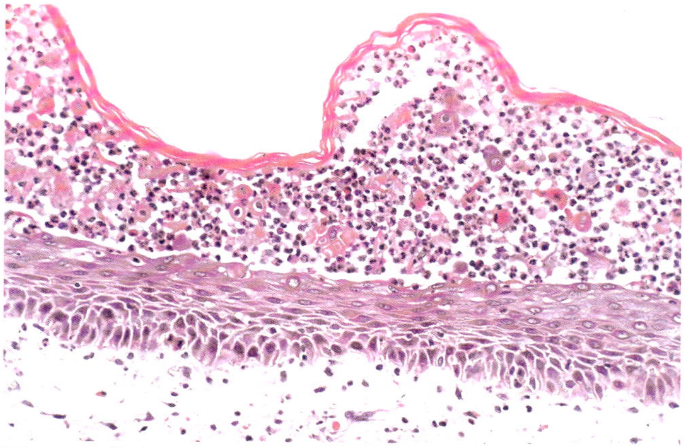

图 5.26 落叶型天疱疮：该例疱腔内含大量中性粒细胞，伴明显棘层松解细胞

表 5.3 浅表型天疱疮的鉴别诊断：以角层下脓疱为特征的疾病

| |
|---|
| 浅表型天疱疮 |
| IgA 天疱疮 |
| 角层下脓疱性皮病 |
| 脓疱性银屑病 |
| Reiter 综合征 |
| 脓疱性药物反应 |
| 大疱性脓疱疮 |
| 金黄色葡萄球菌性烫伤样皮肤综合征 |
| 脓疱性真菌感染 |

性落叶型天疱疮；endemic pemphigus foliaceus，Fogo selvage）主要地方性流行分布于巴西的一些地区，也可见于中南美洲的其他区域如哥伦比亚、萨尔瓦多、巴拉圭、委内瑞拉和秘鲁[1-11]。在突尼斯某一地区也曾出现地方性流行[12-13]。该病与贫穷和营养不良有关，好发于儿童和年轻成人。最近的流行病学研究表明本病也可发生于具有较高经济社会地位的人群和都市人群[34]。本病有显著的家族聚集性[4]。绝大多数病例见于主要河流沿岸，高危人群包括从事开荒和修路的农民和工人[2]。大多数患者居住在海拔 500 ~ 800 m 的区域，他们的寓所距离河流多不超过 10 ~ 15 km，并位于季风经过处，提示昆虫可能为该病的传播媒介[4, 15]。一项病例对照流行病学研究已证实，黑蝇（家蚋）叮咬是本病发生的重要危险因子，据推测黑蝇唾液中的某一成分可在易感人群中诱发抗体生成[16-18]。黑蚋属见于巴西落叶型天疱疮疫区，已被认为是可疑致病微生物[17]。

根据临床表现，巴西天疱疮可分为局限型和泛发型[2, 4]：

- 局限型：表现多样，可呈小水疱和糜烂，或紫红色丘疹及斑块，后者主要分布于脂溢部位，临床易被误诊为盘状红斑狼疮。
- 泛发型：表现为大疱性表皮剥脱性、剥脱性红皮病样及泛发斑块结节性（类似结节性痒疹）亚型（图 5.27）[4]。

皮损缓解后可遗留色素沉着[19]。本病抗体不能通过胎盘，因此新生儿一般不发病[19]。巴西天疱疮患者发生其他自身免疫性疾病的风险并不增加[21]。

与巴西天疱疮相比，发生于哥伦比亚埃尔巴格雷地区的地方性落叶型天疱疮表现出数种不同的特征[22]。在该地区，落叶型天疱疮患者年龄较大，以男性为主，临床表现类似红斑型天疱疮。除了更为典型的临床表现外，患者可在面部、胸部和背部出现角化性斑块，临床类似盘状红斑狼疮，也可在面中部出现红色斑疹，呈蝶形分布[22]。病情活动时可伴发角膜炎。本病有典型的免疫学和组织学特征，将讨论如下。

## 发病机制和组织学特征

巴西落叶型天疱疮的免疫学特征与落叶型天疱疮相似。间接免疫荧光检查示患者血清内存在与 Dsg1 结合的 IgG4 型抗体[15, 23]。将该抗体被动转移入 BALB/c 新生小鼠可致棘层松解和角层下疱，其临床表现与人类患者无法区分[24-26]。患者也有低滴度 IgG1 和 IgG2 抗体，而在疫区的未发病患者和潜伏期患者体内可有非致病性 IgG1 抗体[15, 24]。IgG 抗体可伴发 IgM 抗体，该发现更多见于来自农村的患者，少见于城市患者。此外，与非地方性落叶型天疱疮相比，IgM 抗体更常见于巴西落叶型天疱疮[27]。巴西落叶型天疱疮与非地方性落叶型天疱疮的组织学及免疫荧光表现均难以区分，与后者一样，前者的抗体也能识别 Dsg1 外功能区的表位[28-29]。表位识别是构象特异性及钙离子依赖性的。近期发现分子内表位扩散与发病相关。表位扩散似乎与起病以及疾病的缓解和复发交替相关[30]。特别要指出的是，目前已证

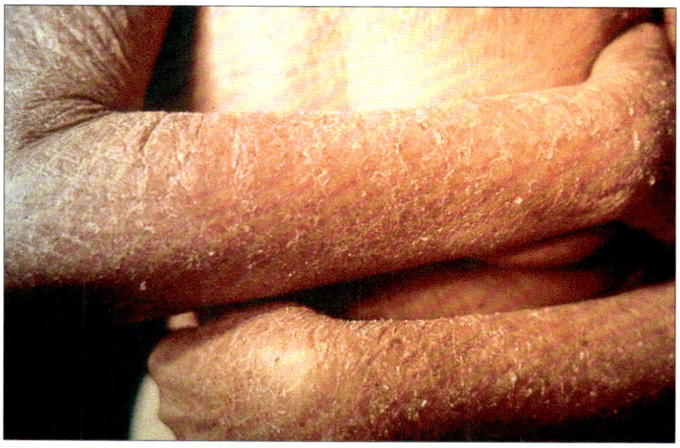

图 5.27 巴西落叶型天疱疮：这名慢性女性患者表现为严重脱屑，没有水疱（By courtesy of S.A. Pecher，MD，Amazonas，Brazil.）

实，从潜伏期或消退期患者来源的血清可识别Dsg1外功能区的COOH末端的表位，而识别NH2末端区域表位的抗体在起病时方可检测到[15，30]。有趣的是，有一项研究表明，若无症状个体血清中存在抗Dsg1的IgG4抗体，则提示其处于潜伏期[31]。有一小部分患者可有针对Dsg3的抗体，来自巴西利奥贝尔德地区Terena族保留地的患者中，有多达36%的人可检测到针对Dsg3的抗体[32-33]。患者有循环$CD4^+$记忆T细胞，伴Th2细胞因子，受Dsg1细胞外区刺激后可出现增生。目前认为这些细胞可以刺激B细胞产生自身抗体，因而在该病的发生和发展过程中起重要作用[34-36]。巴西天疱疮患者激肽系统被激活，但此发现的意义及作用机制仍不清楚[37]。

患者常出现的HLA表型为DRB1*0102，缺乏DQB1*0201，后者被认为是地方流行区内未患病者的一种显性保护性基因[38-39]。HLA-DRB1*0404，*1402和*1406也可能与该病易感性相关[4，28，34]。

巴西落叶型天疱疮的组织学改变与其他浅表型天疱疮（红斑型及落叶型天疱疮）相同[40]。由于水疱表浅，组织学检查时通常仅能取到没有水疱的糜烂面。很难获得完整水疱用于诊断。典型者裂隙或水疱位于颗粒层内或角质层下。棘层松解一般轻微，但常可见少量棘层松解细胞附着于疱底，疱顶通常缺失。疱内可含大量炎症细胞，特别是中性粒细胞。这个特点可能会使其与感染性或其他角层下脓疱性疾病混淆。有时可见嗜酸性海绵水肿，尤其是当活检取到早期皮损时（图5.28、5.29）。

局限型或慢性巴西落叶型天疱疮偶尔可见疣状斑块和结节，其病理表现为棘层松解、角化过度、角化不全和乳头瘤样增生[41]。棘层松解肯定存在。

本病缓解期出现色素沉着，为色素失禁的直接结果。

哥伦比亚埃尔巴格雷地区的地方性落叶型天疱

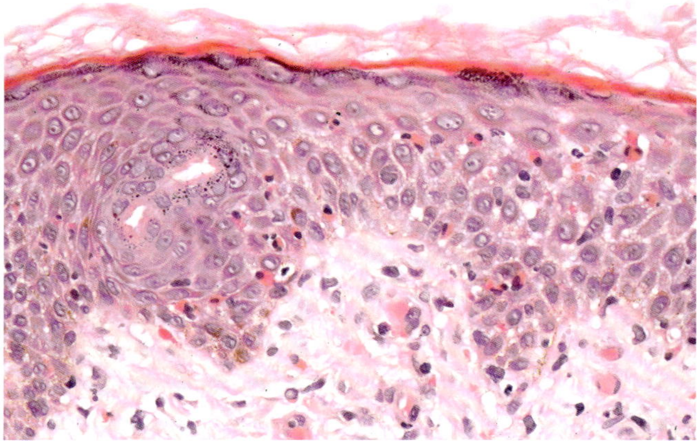

图5.28 巴西落叶型天疱疮：该例早期损害内嗜酸性海绵水肿明显

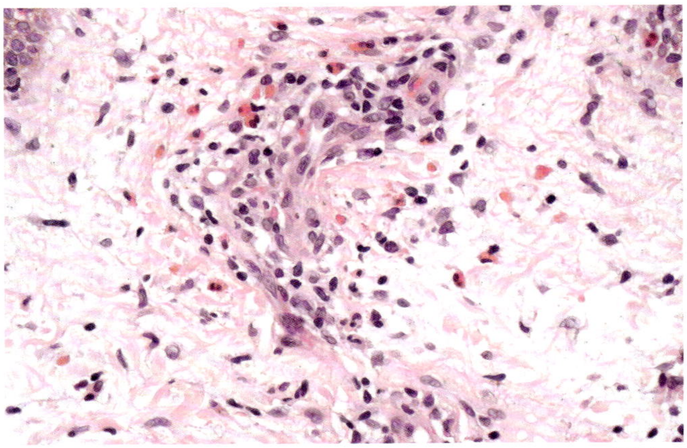

图5.29 巴西落叶型天疱疮：可见真皮浅层水肿和血管周围炎症细胞浸润，嗜酸性粒细胞明显

疮的组织学特点与活动期巴西落叶型天疱疮一致。此外，有1/4的患者可见基底细胞层液化变性[22]。直接免疫荧光检查显示，除可见IgG沉积于角质形成细胞表面外，40%的患者可出现狼疮带试验阳性。反应性抗体为IgG4亚型，针对的主要抗原为Dsg1。患者血清内还含有针对基底膜带的抗体以及针对细胞抗原表面的IgG1抗体，这些抗原包括桥斑蛋白1、包斑蛋白和周斑蛋白[42]。

最近，已提出本病与非地方性落叶型天疱疮相区别的诊断标准[4]：

- 临床评估，
- 存在角层下棘层松解，
- 直接及间接免疫荧光和（或）免疫沉淀或ELISA检查阳性，
- 流行病学资料支持。

## 鉴别诊断

同落叶型天疱疮一样，巴西落叶型天疱疮的组织学特征易被忽略，要做出正确诊断需具备高度的警惕性。鉴别诊断包括落叶型天疱疮、红斑型天疱疮、大疱性脓疱疮、葡萄球菌烫伤样皮肤综合征和角层下脓疱病。细致的临床联系、免疫荧光检查、必要时的细菌培养对做出正确诊断至关重要。

# 疱疹样天疱疮

## 临床特征

疱疹样天疱疮（pemphigus herpetiformis；棘层松解性疱疹样皮炎）是天疱疮的一种亚型，临床特征与疱疹样皮炎相似，而组织学和免疫荧光表现符合天疱疮[1-6]。这种类型很罕见，约占所有天疱疮病例的7.3%[2]。男女发病概率一样，发病年龄31～83岁[3]。

患者通常表现为剧烈瘙痒的群集性红色丘疹、斑块和水疱，有时可有黏膜受累[2]。皮损有时可表现为荨麻疹[7]。Nikolsky征表现各异。皮疹通常泛发，但肢体伸侧更易受累。疱疹样天疱疮偶尔可伴发银屑病、系统性红斑狼疮或潜在的恶性肿瘤，包括前列腺癌和肺癌（参见副肿瘤性天疱疮）[8-12]。有些患者的皮损始终表现为疱疹样，另一些则可演变为落叶型天疱疮、巴西落叶型天疱疮或较少见的寻常型天疱疮[2，4-6]。反之，典型的落叶型或寻常型天疱疮患者也能进展出现疱疹样皮损[13]。IgA天疱疮也可有疱疹样皮损[14-15]。一般而言，疱疹样天疱疮病程良性，绝大多数患者对砜类药物或皮质类固醇反应良好[2-3，16]。

## 发病机制和组织学特征

本病的直接和间接免疫荧光检查均显示天疱疮特征性的细胞间IgG沉积[1-2，4，16]。大多数患者的靶抗原为Dsg1（落叶型天疱疮抗原）[4，6，17-18]。但也有些患者的抗体针对Dsg3（寻常型天疱疮抗原）[18-19]。有一例患者出现了针对Dsg1的IgG和IgA抗体，也出现了针对Dsc3的IgG抗体[15]。与落叶型天疱疮相比，疱疹样天疱疮患者的Dsg1抗体为何常常不引起明显的棘层松解，其原因不明。据推测，疱疹样天疱疮抗体针对的是不同的抗原表位，但该观点尚未被证实。最近有2名患者的组织学表现见多数中性粒细胞浸润，局部同时出现天疱疮抗体和中性粒细胞趋化因子IL-8。此外，循环IgG抗体可上调培养的角质形成细胞IL-8表达，从而解释了病灶处中性粒细胞募集的原因[20-21]。

本病病理表现差异较大，常为非特异性。嗜酸性海绵水肿是最典型的表现，也可见海绵水肿伴嗜酸性粒细胞和中性粒细胞的混合浸润，或中性粒细胞为主的浸润[4，22]。常出现表皮内水疱和脓疱不同程度地组合，可见真皮乳头中性粒细胞微脓肿[2，6，16]。通常（但不总是）可见棘层松解细胞。文献资料表明，常常需多次活检后才能做出诊断。

## 鉴别诊断

该病的临床表现及组织学特征与IgA天疱疮和疱疹样皮炎均有重叠，通过免疫荧光检查可以鉴别。应注意的是，特殊情况下，疱疹样皮炎偶尔可出现棘层松解细胞，但没有疱疹样天疱疮的其他组织学表现。

对于组织学上有显著嗜酸性海绵水肿的病例，鉴别诊断还应包括过敏反应和感染（细菌和真菌感染）。免疫荧光检查及对微生物的特殊染色有助于排除这些可疑诊断。

# 红斑型天疱疮

## 临床特征

红斑型天疱疮（pemphigus erythematosus；Senear-Usher综合征）是一种轻症局限性浅表型天疱疮，组织学及免疫荧光表现结合了落叶型天疱疮和红斑狼疮的特征[1-6]。一般情况下，红斑狼疮是亚临床的，仅有一些实验室检查提示存在，但罕见情况下，也可出现充分发展的系统性红斑狼疮[4]。本病全世界均有分布，女性发病稍多[5]。特殊情况下本病可累及儿童，但目前仅有一例儿童病例经免疫学确诊[7-10]。

临床上，皮损常局限于头、颈及躯干上部，典型者与落叶型天疱疮相似。皮损为红斑、鳞屑和结痂，伴或不伴有浅表水疱或糜烂。面部皮损常呈蝶形分布，类似红斑狼疮或脂溢性皮炎（图5.30）[1]。黏膜受累极其罕见[2]。

有报道红斑型天疱疮发生于许多药物使用之后，特别是D-青霉胺，也有些病例与使用普萘洛尔、卡托普利、吡硫醇、硫普罗宁、头孢他啶和头孢呋辛有关[11-15]。也有报道本病为吸食海洛因的并发症之一[16]。

本病偶见伴发胸腺瘤[3，17-19]。典型者胸腺瘤先于皮损出现，往往在胸腺切除术后发生皮疹[18]。多数肿瘤是良性的，但也有一例为恶性肿瘤的报道[19]。

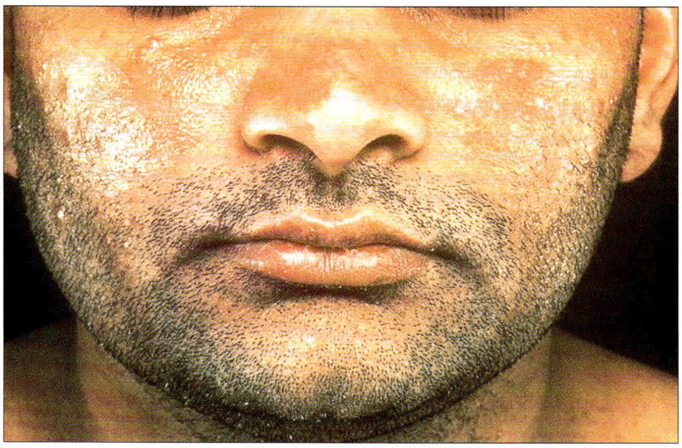

图5.30　红斑型天疱疮：红斑、脱屑累及双颊（By courtesy of the Institute of Dermatology，London，UK.）

本病也可以是副肿瘤性天疱疮的一种表现[3]。

## 发病机制和组织学特征

除细胞间荧光沉积外，红斑型天疱疮可出现基底膜带 IgG 和补体颗粒状沉积（狼疮带试验阳性）（图 5.31、5.32）[2，20-21]。后者通常见于光暴露区域皮肤，但有些患者非光暴露部位的正常皮肤也可呈阳性[2]。间接免疫荧光检查通常可发现天疱疮抗体，抗核抗体也可出现[20-21]。除同时具有系统性红斑狼疮表现的患者外，抗 DNA 抗体及可提取性核抗原抗体（ENA）常是阴性的[4]。与落叶型天疱疮一样，其自身抗体针对 Dsg1[22]。

红斑型天疱疮的组织学表现与落叶型天疱疮及巴西落叶型天疱疮相同。由于水疱表浅，很难获得完整水疱用于诊断。通常裂隙或水疱位于颗粒层内或角层下。与其他浅表型天疱疮一样，通常很难发现棘层松解，但常可发现少数棘层松解细胞附着于疱底或疱顶。疱内可包含大量急性炎症细胞，尤其是中性粒细胞，使之与角层下脓疱性疾病的鉴别极为困难。

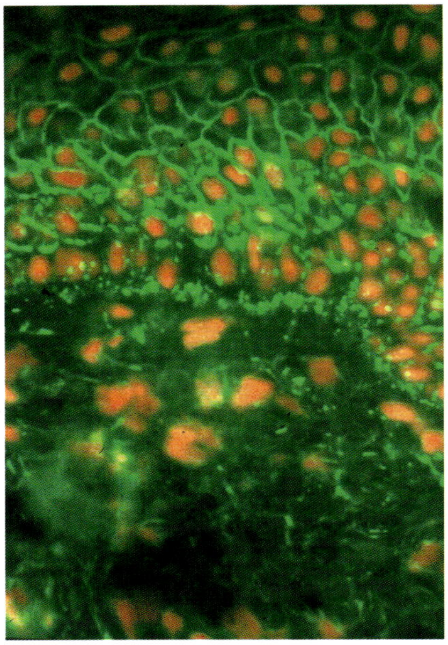

图 5.31 红斑型天疱疮：基底膜带出现典型的细胞间免疫荧光颗粒沉积（IgG）（By courtesy of B. Bhogal，FIMLS，Institute of Dermatology，London，UK.）

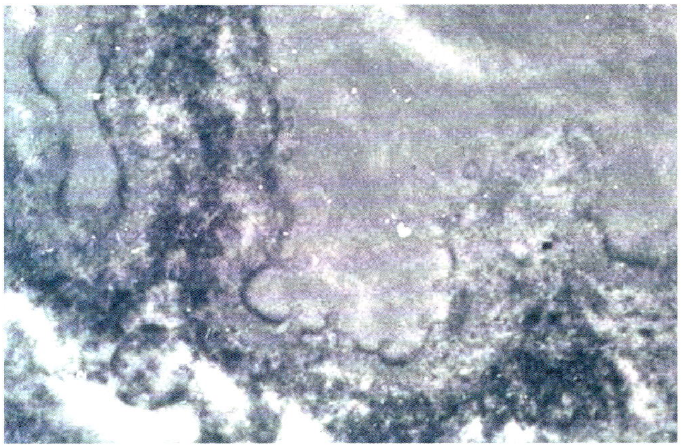

图 5.32 红斑型天疱疮：免疫电镜显示，除细胞间隙，免疫反应物还沉积于致密板下（By courtesy of B. Bhogal，FIMLS，Institute of Dermatology，London，UK.）

## 鉴别诊断

除角层下脓疱性皮病外，本病的鉴别诊断还包括其他浅表性天疱疮（落叶型天疱疮和巴西落叶型天疱疮）、大疱性脓疱疮和葡萄球菌烫伤样皮肤综合征。鉴别依赖于对临床资料、细菌培养结果和免疫荧光检查的综合考虑。

# 副肿瘤性天疱疮

## 临床特征

副肿瘤性天疱疮（paraneoplastic pemphigus）是天疱疮的一种亚型，与寻常型和落叶型天疱疮有显著差别[1]。副肿瘤性天疱疮可与许多肿瘤伴发，如 B 细胞淋巴增生性疾病、造血系统恶性肿瘤、Castleman 病、Waldenström 巨球蛋白血症、胸腺瘤（偶尔伴重症肌无力）、霍奇金淋巴瘤、癌症（如支气管癌、胰腺癌、肝癌、子宫癌和乳腺癌）及肉瘤（包括树突状滤泡细胞肉瘤、圆形细胞脂肪肉瘤、平滑肌肉瘤和炎性肌纤维母细胞瘤）[2-47]。我们见到一例特殊病例伴发系统性肥大细胞增生症。最常见伴发淋巴瘤[1]。一名伴非霍奇金淋巴瘤的患者，其副肿瘤性天疱疮在 6 个疗程的氟达拉滨化疗后出现，其发病可能与药物相关[48]。另外一例特殊病例中，一名患者的组织学、免疫印迹和免疫沉淀检查均符合副肿瘤性天疱疮的诊断标准，但随访其 8 年，未见肿瘤发生[49]。

副肿瘤性天疱疮最近由 Sapadin 和 Anhalt 定义如下：

- 在隐匿性或已确诊的肿瘤基础上出现疼痛性黏膜糜烂和多形性皮疹（图 5.33）。
- 组织学改变包括角质形成细胞坏死、表皮内棘层松解和空泡化界面皮炎。
- 直接免疫荧光检查示角质形成细胞间 IgG 和补体沉积，伴真皮-表皮交界处补体呈线状或颗粒状沉积（图 5.34）。
- 间接免疫荧光显示自身抗体可以典型的天疱疮模式结合于皮肤和黏膜，也可结合单纯上皮、柱状上皮和移行上皮。

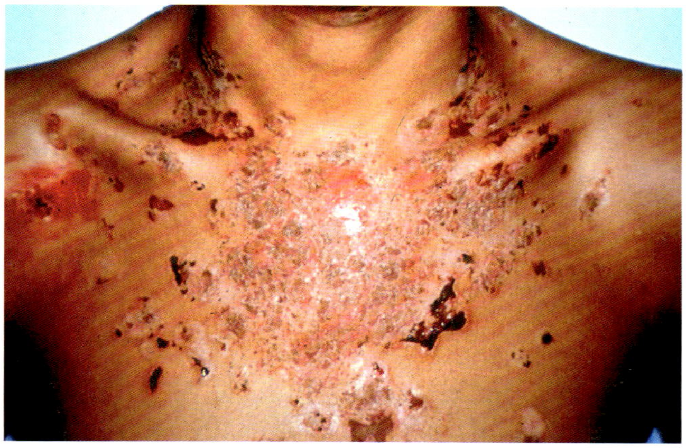

图 5.33 副肿瘤性天疱疮：大量糜烂和结痂性损害（Courtesy of The Institute of Dermatology，London，UK.）

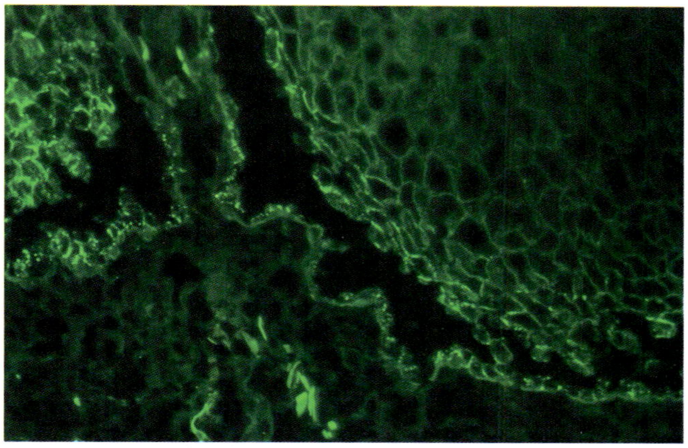

图 5.34 副肿瘤性天疱疮：IgG 明显分布于细胞间

- 循环自身抗体可免疫沉淀分子量为 250、230、210、190 和 170 kD 的大分子复合物，它们来源于从角质形成细胞提取的多肽。

本病发病年龄范围很广（7 ～ 83 岁），但大多数患者在 41 ～ 80 岁间发病，男性好发[5]。特殊情况下，儿童也可发病[4，51-54]。皮肤和黏膜都可受累。患者表现为口腔黏膜及唇红缘的难治性、疼痛性、持续性糜烂面。此外，舌、齿龈、口底、腭部、口咽和鼻咽也可受累[5]。特殊情况下，损害可仅局限于皮肤或口腔黏膜[22，55-56]。食管损害已有报道，气管和支气管也可受累[57-59]。后者有时伴确定致死性闭塞性细支气管炎样疾病[46，58-59]。结肠受累不常见[60]。患者常见严重的假膜性结膜炎，可致睑球粘连和最终失明[5]。女阴、阴道和阴茎有时受累[4]。罕见情况下，本病可伴发其他自身免疫疾病包括重症肌无力和斑秃[46-56]。

典型的皮损为多形性，通常为瘙痒性、丘疹鳞屑性损害，之后继发水疱。典型者常累及躯干、肢体近端和掌跖部位[61]。可出现甲损害。虽然典型皮疹类似寻常型天疱疮，但也可类似落叶型天疱疮、IgA 天疱疮、大疱性类天疱疮、线状 IgA 皮病、扁平苔藓样类天疱疮、多形红斑及中毒性表皮坏死松解症[39，62-67]。也曾报道增殖型天疱疮样损害[49]。副肿瘤性天疱疮的死亡率很高[5]。

## 发病机制和组织学特征

副肿瘤性天疱疮的循环抗体结合于桥粒和半桥粒斑蛋白家族成员，包括 250 kD（桥斑蛋白 I）、230 kD（大疱性类天疱疮抗原）、210 kD（最初认为是桥斑蛋白 Ⅱ，后来确定为包斑蛋白）和 190 kD 抗原（周斑蛋白）[68-71]。出现针对包斑蛋白和周斑蛋白（均为角质包膜成分）的抗体是副肿瘤性天疱疮的特异性表现，斑蛋白家族的连接区域可能具有特殊重要性[72-73]。还存在针对一种未鉴定的 170 kD 抗原的抗体[66]。也发现了针对 Dsg1 和 3 以及网格蛋白（另一个斑蛋白家族成员）的抗体[74-75]。目前认为抗 Dsg 抗体在皮疹初发时起重要作用，它们破坏细胞膜、导致桥粒和半桥粒的斑蛋白暴露，最终导致自身抗体产生[68，76]。

直接免疫荧光显示 IgG 可沉积于表皮全层，而 C3 只在表皮深层出现[68，77-79]。特征性的细胞间荧光常为局灶性且较微弱[77-78]。此外，还有补体沉积于基底膜带。有报道免疫球蛋白沉积于呼吸道上皮[57-59]。虽然细胞膜的荧光常被强烈的细胞质荧光所掩盖，但间接免疫荧光方法仍可证实循环抗体的存在[68]。细胞质荧光可通过血清稀释来减弱或消除[68]。

除结合于复层鳞状上皮外，副肿瘤性天疱疮的抗体还可结合于移行上皮、呼吸道假复层上皮、小肠及大肠黏膜和甲状腺上皮[78]。它还可与心肌和骨骼肌反应。鼠膀胱上皮对副肿瘤性天疱疮抗体而言有高度特异性[79]，但 25% 的患者对其反应阴性[80]。

最近越来越多的证据显示，除与其他免疫性大疱病重叠外，副肿瘤性天疱疮自身存在相当程度的异质性。患者血清常包含针对 Dsg3 的 IgA 型抗体，近期报道一名患者具有针对桥粒芯胶蛋白的 IgA 型抗体，与 IgA 天疱疮表现类似[66，81]。副肿瘤性天疱疮患者存在免疫表型的多样性。基于患者表现为寻常型或落叶型天疱疮样特点的文献报道，有些作者提出伴发恶性肿瘤的免疫性大疱性疾病应被视为一个病谱而非一种独立的疾病[62]。该病谱还应包括其他非天疱疮性免疫性大疱病，其表现可类似多形红斑、移植物抗宿主病及扁平苔藓。有些多形红斑患者出现针对桥斑蛋白 Ⅰ 和 Ⅱ 的抗体，提示这些自身抗体可能在此类患者的发病中起作用[82]。但是该发现的重要性还需进一步研究来证实。

与其他类型的天疱疮一样，近期研究表明副肿瘤性天疱疮具有遗传易感性。HLA 基因分型确认 HLA-Cw*14 为一个中国人群的易感等位基因，而 DRB1*03 在一项法国人群的研究中得到确认[83-84]。

副肿瘤性天疱疮的病理改变多样，病理特点包括与寻常型天疱疮类似的基底层上棘层松解、裂隙或水疱形成（有时累及附属器上皮），以及基底细胞液化变性导致的界面改变、角质不良细胞和淋巴细胞移入表皮（图 5.35 ～ 5.37）[69, 85]。海绵水肿常见[3]。真皮浅层可见血管周围和苔藓样慢性炎症细胞浸润[77]。在一些病例中，组织学表现可与扁平苔藓非常相似。嗜酸性粒细胞罕见。常有明显的色素失禁[85]。

有报道支气管上皮出现棘层松解样改变，并可见闭塞性细支气管炎样表现[57, 59]。

## 鉴别诊断

有人认为混合有棘层松解和界面改变的病理学

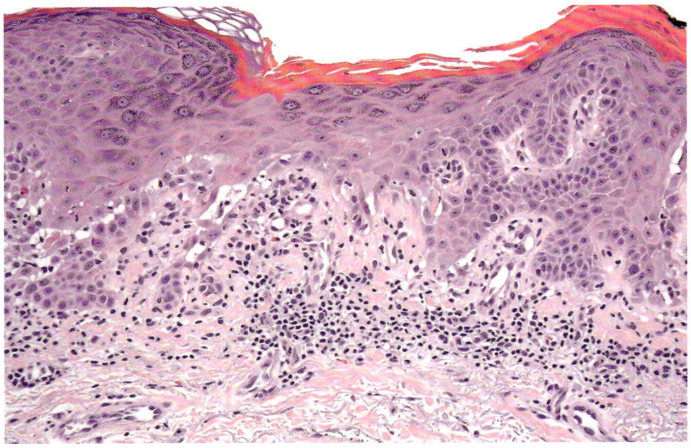

图 5.35 副肿瘤性天疱疮：中倍镜显示基底层上棘层松解和界面改变。注意角化过度和颗粒层增厚（Courtesy of N. Brinster，MD，Virginia Commonwealth University Medical Center，Richmond，Virginia，USA.）

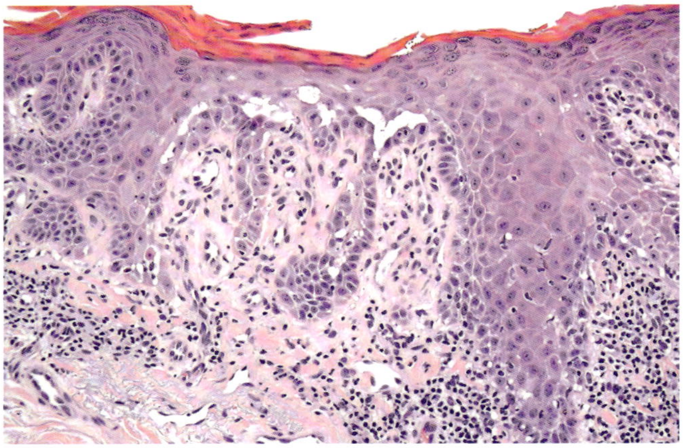

图 5.36 副肿瘤性天疱疮：高倍镜显示棘层松解伴基底层上裂隙形成（Courtesy of N. Brinster，MD，Virginia Commonwealth University Medical Center，Richmond，Virginia，USA.）

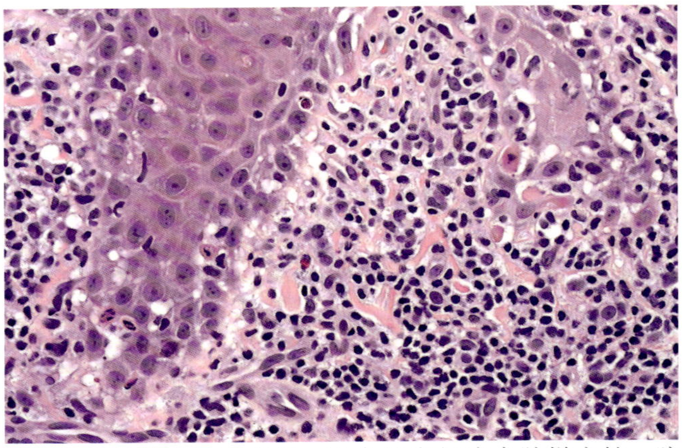

图 5.37 副肿瘤性天疱疮：注意基底细胞水肿样变性，胶样小体形成。可见致密的淋巴组织细胞浸润（Courtesy of N. Brinster，MD，Virginia Commonwealth University Medical Center，Richmond，Virginia，USA.）

特点缺乏特异性。有些患者出现了典型自身免疫性天疱疮皮损，组织学特征为典型的副肿瘤性天疱疮样改变，但并没有发现无肿瘤证据，证实了上述观点[79]。

鉴别诊断主要包括界面皮炎（如药疹、扁平苔藓、多形红斑和移植物抗宿主病），而不是其他类型的天疱疮。病理学家和临床医师对本病的高度警惕性以及确证性免疫荧光检查是确诊的先决条件。

# IgA 天疱疮

## 临床特征

IgA 天疱疮（IgA pemphigus）是一种罕见的、对氨苯砜治疗有效的天疱疮亚型，如其命名所示，其特征为细胞间 IgA 沉积。本病临床上更多表现为脓疱而非水疱或大疱[1-6]。该病曾有多种不同命名，如表皮内中性粒细胞性 IgA 皮病、IgA 落叶型天疱疮、IgA 疱疹样天疱疮、表皮内 IgA 脓疱病、细胞间 IgA 皮病、细胞间 IgA 水疱脓疱性皮病[7-16]。大多数患者为中老年人，但儿童也可受累[8, 17-21]。两性发病率相同。本病发病无种族及地域差异[8, 11]。偶有药物诱发本病的报道[22]。

IgA 天疱疮主要分为两个亚型：角层下脓疱性皮病（SPD）亚型（IgA 落叶型天疱疮）和表皮内中性粒细胞性 IgA 皮病（IEN）型（IgA 寻常型天疱疮）[7]。也可见到其他尚未明确分类的亚型。

- SPD 样 IgA 天疱疮：患者临床表现为浅表松弛性脓疱，常发生于红斑基础上，典型者累及躯干和四肢近端，间擦部位更易受累[11]。少见情况下，损害可仅局限于口腔黏膜和肛周皮肤[23]。

偶尔出现皮肤广泛受累。损害可结痂并向周围扩展，形成环状或花环样外观[15]。这些特点可能与非 IgA 相关的经典 SPD 难以区分。

- IEN 样 IgA 天疱疮：患者临床表现为泛发的脓疱、结痂，红斑边缘出现水疱形成向日葵样外观（图 5.38、5.39）[7]。可见群集水肿性丘疹的疱疹样皮炎样表现[11-12, 15]。瘙痒常见，有时很严重[8]。

个别患者的皮损可与典型的寻常型或落叶型天疱疮相似。一个儿童病例出现了增殖型天疱疮样皮损，伴有 $\alpha_1$ 抗胰蛋白酶缺乏[18]。两种亚型中黏膜受累均不常见[17]。部分患者 Nikolsky 征阴性[2, 12-13]。IgA 天疱疮的病程为慢性复发性，但通常偏良性[11-12, 15]。

有相当数量的患者（约 20%）可伴发单克隆 γ-球蛋白病，通常为 IgA 亚型[11, 24-26]。据报道，其中 2 例为良性病变，而其他患者则与 B 细胞淋巴瘤或多发性骨髓瘤相关[11]。

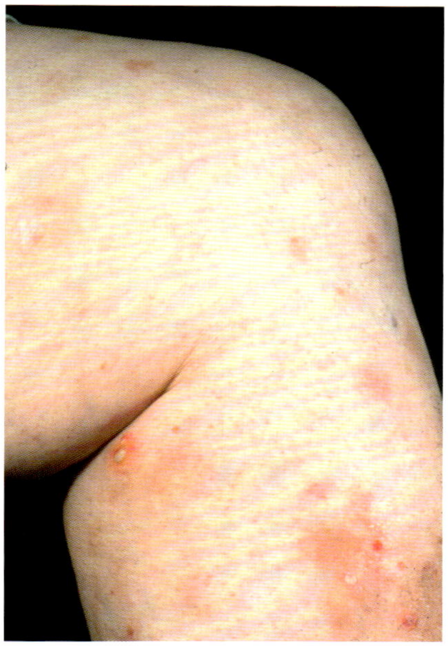

图 5.38 IgA 天疱疮：可见红斑和一个完整水疱（From the slide collection of the late N. P. Smith，MD，The Institute of Dermatology，London，UK.）

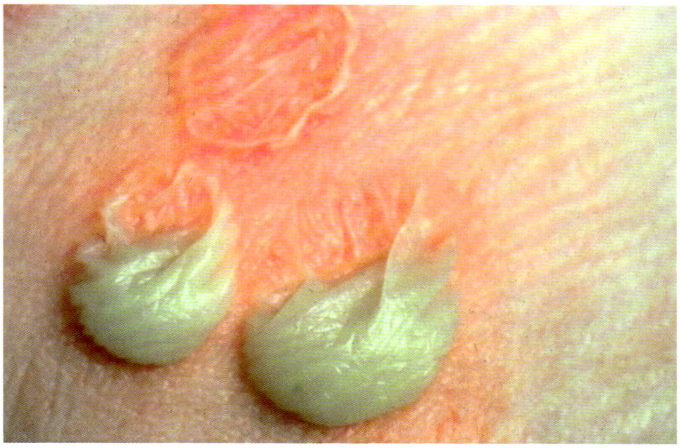

图 5.39 IgA 天疱疮：近观显示含有脓液的完整水疱和一处糜烂（From the slide collection of the late N.P. Smith，MD，The Institute of Dermatology，London，UK.）

## 发病机制和组织学特征

SPD 型 IgA 天疱疮特征为表皮上层细胞间 IgA 沉积，循环 IgA 抗体主要与表皮上层结合[4]；而在 IEN 亚型，IgA 主要沉积于表皮下层，循环抗体也主要与表皮下层结合。有些患者 IgA 抗体可与表皮全层结合。也有报道 IgA 在角层下呈线状分布[9]。补体不常见，缺乏 IgG 和 IgM[7]。抗体为 IgA1 亚型，滴度通常较低[4, 17]，约 50% 患者可检出这类抗体[12]。

对一部分患者进行免疫电镜研究显示，免疫球蛋白定位于细胞间，在角质形成细胞膜上，某些病例显示在桥粒处沉积增强[27-29]。免疫球蛋白在 SPD 亚型中主要位于角质形成细胞之间、桥粒处的细胞外间隙，而 IEN 亚型中主要位于非桥粒区域的细胞间隙[30]。

两种亚型源于自身抗体针对不同桥粒蛋白而产生[31]。SPD 亚型患者的抗体显示与 Dsc1 反应[32-35]。相反，IEN 亚型则存在抗 Dsg1 或抗 Dsg3 的 IgA 抗体[19, 36-38]。一名 SPD 亚型的患者同时有抗 Dsc1 和抗 Dsg1 的 IgA 抗体[39]。有些患者桥粒芯胶蛋白和桥粒芯糖蛋白都不受累，提示 IgA 天疱疮是一组异质性疾病[13, 18, 35, 38]。

组织学上，SPD 亚型的水疱位于角层下，伴有中性粒细胞浸润。由于 IgA 有中性粒细胞趋化作用，中性粒细胞表面有 IgA 受体，因此推测显著的中性粒细胞反应是 IgA 存在所致[40-41]。

在 IEN 亚型，脓疱可分布于表皮全层，也可累及毛囊（图 5.40 和 5.41）[18]。棘层松解细胞常常（但不总是）存在。特征性地，棘层松解细胞一般稀疏分布，因而这一诊断线索很容易被忽略[11-13]。在

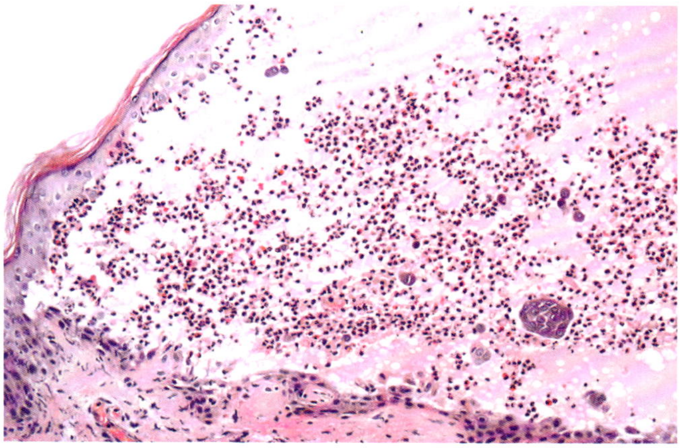

图 5.40 IgA 天疱疮：活检取自成熟水疱边缘。注意重度的炎症细胞浸润和局灶性棘层松解

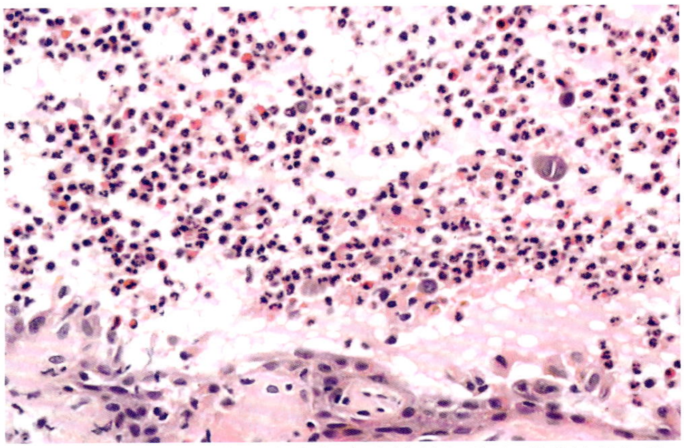

图 5.41 IgA 天疱疮：疱内包含中性粒细胞和嗜酸性粒细胞

一例 IgG/IgA 天疱疮中见到显著的角化不良细胞[42]。在 IEN 病例中偶尔可见大量嗜酸性粒细胞[20, 43]。也有报道出现真皮乳头中性粒细胞微脓肿，有时伴中性粒细胞性海绵水肿[12, 20]。真皮浅层血管丛周围有中性粒细胞、淋巴细胞和组织细胞浸润，有时伴嗜酸性粒细胞。除了以脓疱为特征的主要亚型外，有些 IgA 天疱疮患者组织学可表现为典型的寻常型或落叶型天疱疮，偶尔甚至可类似增殖型天疱疮[4, 18]。

### 鉴别诊断

鉴别诊断包括角层下脓疱性皮病、经典的落叶型天疱疮及感染如大疱性脓疱疮。尽管临床上角层下脓疱性皮病的皮损多局限于屈侧，但与角层下 IgA 天疱疮亚型的鉴别主要依赖于免疫荧光检查。组织学检查应包括革兰染色及 PAS 染色以除外感染。

## 药物诱发的天疱疮

已报道至少有 25 种药物与天疱疮的发生有关[1]。最常见药物为青霉胺和卡托普利，其他如依那普利、普萘洛尔、比索洛尔、格列苯脲、西拉普利、青霉素、头孢菌素类和利福平也可诱发皮损[1-8]。有些药物如青霉胺可引起落叶型或寻常型天疱疮，但更易诱发前者。

致病性含巯基的（硫醇类）药物停用后，多数患者症状消失。非硫醇类药物停药后症状不易消退[2]。

药物诱发的天疱疮的组织学表现与其相对应的天疱疮亚型类似，多数（而非全部）患者直接免疫荧光阳性[9]。由于药物可诱发不同亚型的天疱疮，因此患者可出现针对 Dsg1 和 Dsg3 的抗体[10]。据报道针对 Dsg1 和 Dsg3 的单克隆抗体可能在诊断药物诱发天疱疮及判断其预后中有帮助[11]。应用该抗体进行染色，在特发性天疱疮中染色常为局灶性，而在药物诱发的天疱疮中为弥漫性。此外，具有弥漫性着色的药物诱发的天疱疮患者的预后更差。

## 接触性天疱疮

### 临床特征

越来越多的文献报道表明，在天疱疮发生之前，患者有局部接触某种物质的病史。这种情况的发病机制不明，但目前认为对于某些病例而言，暴露于某些物质激发或诱发了天疱疮。该现象被命名为“接触性天疱疮”（contact pemphigus），这在寻常型、落叶型或红斑型天疱疮中均有报道[1-2]。可疑致病物质包括镍、杀虫剂、硫酸铬、二苯乙醇酮酊剂、苯酚、双氯芬酸、二氢二苯三氯乙烷、酮洛芬、非普拉酮和咪喹莫特[1-14]。显而易见，要阐明局部接触物质与接触性天疱疮发病之间的关系还需进一步研究。

### 发病机制和组织学特征

目前尚不知本病的病因是源于表皮抗原的系统吸收、接触过敏还是直接的毒性作用。有趣的是，大多数报告的病例在接触致病物质相当长的时间后才出现水疱性皮损[6]。

接触性天疱疮的组织学特征与寻常型天疱疮相似，但有一例患者的表现更类似增殖型天疱疮。免疫荧光检查示细胞间 IgG 沉积，有时伴 C3 沉积。

### 鉴别诊断

主要应与经典的天疱疮鉴别。只有依赖临床资料才能将接触性天疱疮与其他类型的天疱疮区分开。

# 伴角化不良的棘层松解性皮病

## Hailey-Hailey 病

### 临床特征

Hailey-Hailey 病（Hailey-Hailey disease，慢性家

族性良性天疱疮）是一种罕见的、周期发作性、棘层松解性疾病，呈常染色体显性遗传[1-2]。但是，仅有2/3的患者有家族史。本病无性别差异[2-3]。

皮损常在患者11～40岁时出现，好发于易受轻微外伤或摩擦的部位，尤其在屈侧、颈周、腋窝和腹股沟（图5.42）。皮损也可发生在其他部位，如生殖器、脐部、乳房下区域和头皮。皮疹泛发者罕见[4-5]。Nikolsky征有时呈阳性[3]。水疱和大疱发生于正常皮肤或红斑基础上，不久出现糜烂、结痂和鳞屑性斑块，有时类似脓疱疮（图5.43、5.44）[2,6]。愈合后遗留色素沉着，一般不形成瘢痕[3]。常伴发瘙痒和恶臭。有时患者疼痛明显，特别是发生裂隙时[3]。症状常随年龄增长而减轻[1]。由白念珠菌、疱疹病毒和金黄色葡萄球菌引起的继发感染是常见的并发症[7-8]。有节段性受累的罕见报道，根据Happle的分型，这是1型或2型镶嵌现象导致的结果。目前已经明确，至少有部分复发性线状棘层松解性皮病实际为2型节段性Hailey-Hailey病[9-13]。

损害的发生与机械性外伤、压力和紫外线照射相关，病情加重与接触、接触刺激和斑贴试验相关[14-18]。有一特殊病例报道了患者在使用依法利珠单抗治疗银屑病期间发生本病[19]。冬天时患者症状常减轻甚至消失，夏天则趋于加重[1,20]。黏膜损害不常见。然而，有时在肛门生殖器部位可出现多个直径3～5 mm的疣状丘疹[21]。这种情况最常见于女性，特别是黑人女性，有时可作为一种临床特征。在这种情况下，本病与发生在女阴的丘疹性棘层松解性角化不良有重叠[22]。

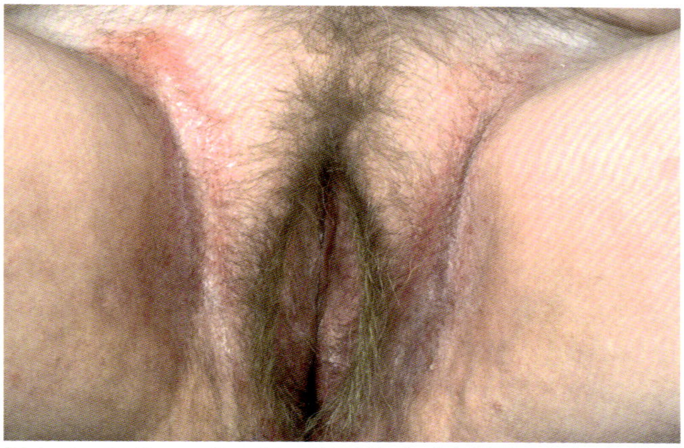

图 5.42 Hailey-Hailey病：腹股沟和大阴唇可见红斑鳞屑性损害（From the slide collection of the late N.P. Smith，MD，The Institute of Dermatology，London，UK.）

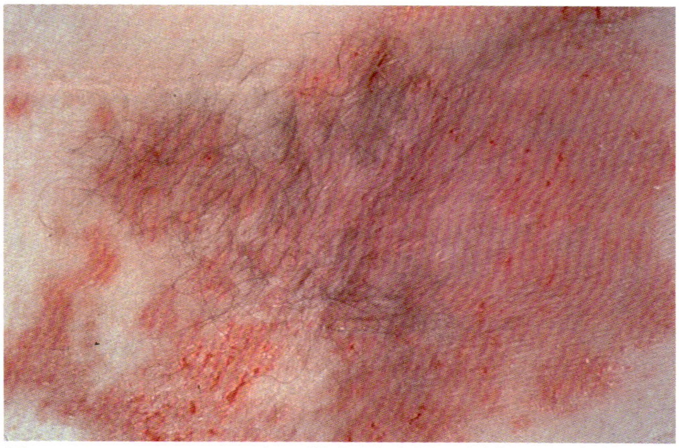

图 5.43 Hailey-Hailey病：损害最常见于屈侧，是摩擦所致（By courtesy of the Institute of Dermatology，London，UK.）

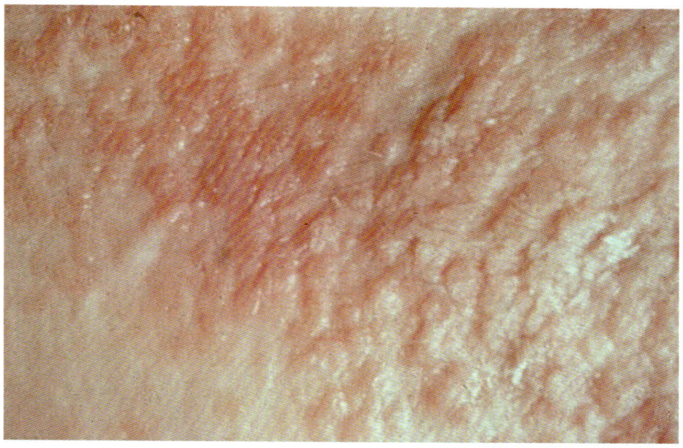

图 5.44 Hailey-Hailey病：角化性型疣状损害近观（By courtesy of the Institute of Dermatology，London，UK.）

多达70%的患者指甲上有白色纵形条带，无症状[1,23]。本病无Darier病的其他甲改变。

本病一般不合并严重疾病，个案报道可能与双相型障碍或情感障碍相关（见Darier病）[24-25]。在一个突尼斯家系中报道了本病合并多乳头[26]。

Hailey-Hailey病患者偶尔可继发鳞癌[27]。发生在女阴的鳞癌可能与人乳头瘤病毒感染有关[28-29]。最近在本病的生殖器部位皮损内发现了尖锐湿疣样改变和HPV感染的证据[30-31]。

罕见报道Darier病与Hailey-Hailey病可共存，但现有证据表明它们是完全不同的疾病[32]。

## 发病机制和组织学特征

Hailey-Hailey病主要是细胞间黏附异常导致的疾病。现已证实该病是由染色体3q21～24上编码钙泵SPCA1的*ATP2C1*基因的多个突变引起[33-34]。SPCA1是一种$Ca^{2+}$/$Mn^{2+}$腺苷三磷酸酶，位于高尔基体膜内，主要功能是转运$Mn^{2+}$和$Ca^{2+}$进入高尔基体[35-36]。目前已在整个*ATP2C1*基因序列鉴定出超过100种突变，这些突变包括错义、移码、剪接位点以及无义突变[37-46]。但是，目前无明确的基因型与表型的关联性。研究表明，在培养的角质形成细胞中，钙离子的调节是受损的[33]。此外，有证据表明细胞间连接的完整性依赖于细胞内钙库[47-50]。钙泵异常引发棘层松解的确切机制还不清楚。但是，在培养的单层鳞状细胞中加入钙可诱导其分层[48]。与之相反，生长在低钙培养基中的细胞无法分层[50]。值得注意的是，另外一个表现为棘层松解的疾病，即Darier病，与另一个钙泵——ATP2A2的基因突变相关。这两种棘层松解性疾病都与钙泵基因突变相关，这一事实强烈支持钙在维持细胞间的黏附上起重要作用。

免疫组织化学研究已证实，在Hailey-Hailey病中，主要的桥粒蛋白和糖蛋白能被合成，并沿未受累表皮的细胞膜分布[51]。在受损处的皮肤，可标记出明显的桥斑蛋白（DpⅠ和DpⅡ）、桥粒芯糖蛋白（Dsg2和Dsg3）及桥粒芯胶蛋白[51-55]。有关角质形成细胞分化的研究证实，mRNA降解增加可导致内披蛋白过早表达和水平下降，作者提出完整的ATP2C1蛋白是基底层角质形成细胞维持其未分化状态的必要条件[56-57]。近期针对Hailey-Hailey病和Darier病进行了许多有趣的观察性研究，这些研究进一步揭示了钙离子浓度梯度的变化如何影响ATP受体以及角蛋白的表达[58]。与正常皮肤相比，两种疾病的表皮基底细胞层钙离子水平均较低，ATP受体P2Y2在受累细胞的细胞膜不出现，但通常不位于细胞膜的P2X27在这些细胞上却有表达，可能作用为介导凋亡。此外，角蛋白14和10共表达于受累的细胞，而这两种蛋白在正常角质形成细胞上无法共表达。

Hailey-Hailey病早期皮损示基底层上裂隙，充分发展期则以大量棘层松解伴有基底层上小疱或大疱形成为特征[3]。但是，典型的组织学特征是不完全的棘层松解，细胞保留一些连接，看起来像“倒塌的砖墙”（图5.45～5.47）。附属器上皮通常不受累。偶尔可见角化不良细胞，与Darier病中所见的圆体和谷粒相似。

超微结构研究主要揭示了桥粒-张力微丝单位是不正常的，特征为桥粒数量减少，张力微丝呈团块状[59-62]。后者在基底层角质形成细胞内呈线状分布，基底层上细胞则呈涡状分布[60, 62]。细胞膜有微绒毛形成[59]。人工诱导的早期皮损的电镜结构显示，桥粒裂开先于张力微丝形成团块出现[61]。角化不良细胞以浓密的张力微丝包绕固缩的核为特征。

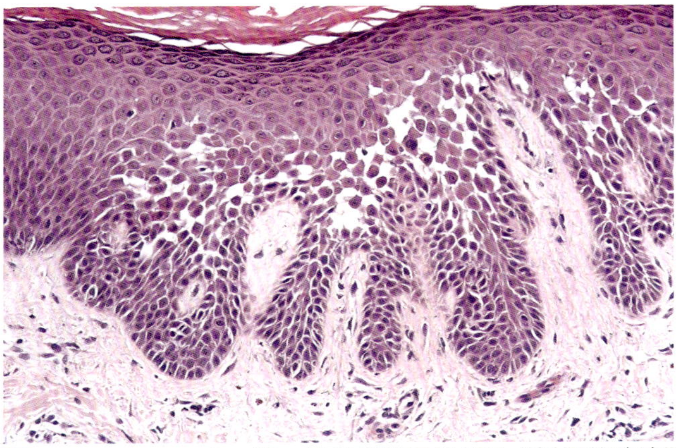
图 5.45 Hailey-Hailey 病：早期皮损示特征性“倒塌的砖墙”样外观

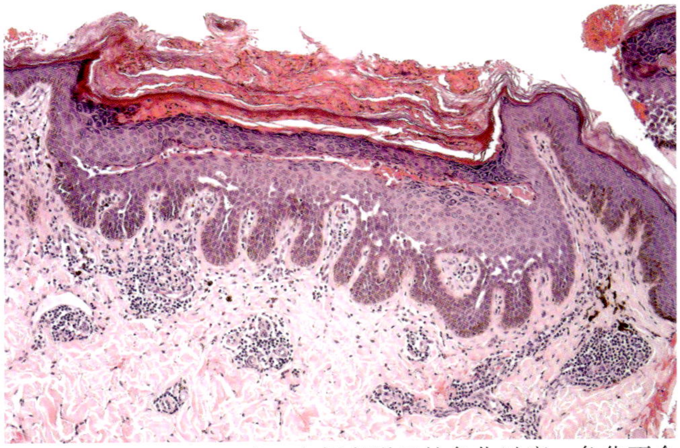
图 5.46 Hailey-Haile 病：本例有明显的角化过度、角化不全和棘层肥厚。绒毛伸入水疱内

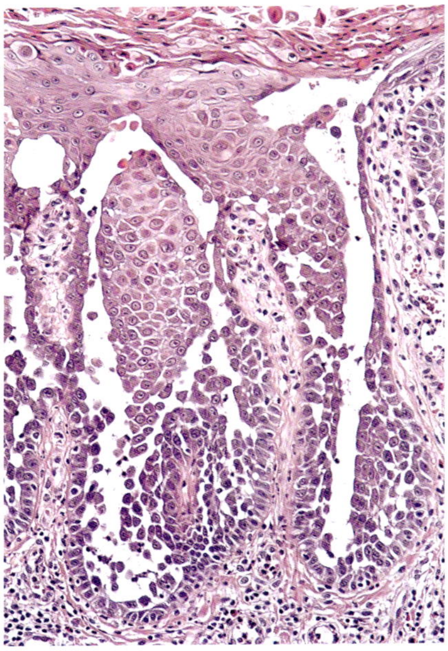
图 5.47 Hailey-Haile 病：与 Darier 病不同，角化不良较少或缺乏

## 鉴别诊断

Hailey-Hailey病的组织学必须与Darier病、寻常性天疱疮和Grover病的组织学相鉴别。天疱疮与Hailey-Hailey病的区别点在于，前者与水疱相邻的表皮有相对完整的上皮（对应于“倒塌的砖墙”），且棘层松解累及附属器结构。对于鉴别困难的病例，若免疫荧光检查阳性则支持天疱疮的诊断。Darier病有显著的基底层上裂隙形成，伴附属器受累以及大量圆体和谷粒。这些区别点总结在表5.2。

用于查找免疫球蛋白和补体的免疫荧光检查对于

本病而言总是阴性的，这有助于与免疫性大疱病相区别。但是，要与发生在生殖器部位的棘层松解性皮病鉴别则特别困难。事实上，这些疾病之间的相互关系还不十分清楚。结合皮损局限于外阴生殖器的临床特点和无类似疾病的家族史倾向于诊断生殖器部位的棘层松解性皮病。

# 复发性线状棘层松解性皮病

## 临床特征

复发性线状棘层松解性皮病（relapsing linear acantholytic dermatosis；Hailey-Hailey 病样表皮痣）是一种罕见的痣样疾病，以沿 Blaschko 线分布且伴有水疱和糜烂的红色斑块为特征[1-3]。本病经常自行消退，之后又复发，病程慢性。因病例太少难以确定本病与 Hailey-Hailey 病之间的关系。最新的资料表明，至少有部分患者存在 Hailey-Hailey 病的致病基因 ATP2C1 的突变。根据 Happle 的分型，本病是一种 2 型嵌合体，导致突变基因的纯合性，产生呈节段性分布的显著皮损，皮损是在一个杂合子个体更为典型的皮损基础上叠加发生的[4-7]。

## 组织学特征

组织学改变与 Hailey-Hailey 病无法区别。

# 毛囊角化病

## 临床特征

Darier 病（Darier's disease，毛囊角化病）以角质形成细胞黏合异常为特征，是一种罕见的遗传性疾病，通常为常染色体显性遗传模式。然而，47% 的患者没有明确的家族病史[1]。可能这些病例代表新的突变或存在不完全外显性。本病的发病率报道不一。在英国牛津郡，发病率是 1∶55 000，在英国北部，发病率是 1∶36 000，在苏格兰西部，发病率是 1∶30 000，而丹麦的发病率是 1∶100 000[2-5]。本病发病率无性别差异，但男性患者病情较女性更为严重。本病通常在 1 ~ 20 岁（发病高峰在青春期）发病，常在暴露于紫外线后发病[1]。少数患者在 51 ~ 70 岁才发病[6]。本病病程慢性。部分患者随年龄增长病情减轻，但本病不会自行消退[6]。

皮损常伴瘙痒，疼痛少见[1，6]。皮损特征表现为油腻性、结痂的角化性棕黄色丘疹和斑块，好发于身体的“脂溢性”部位，如头皮、前额、耳、鼻唇沟、上胸部、背部和锁骨上窝（图 5.48 ~ 5.52）[1，5]。大

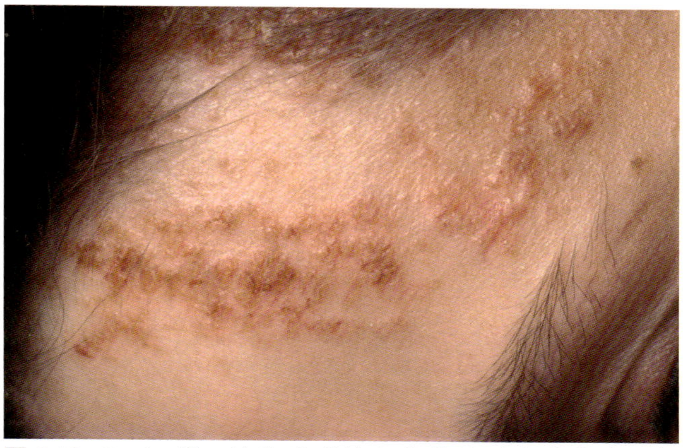

图 5.48　Darier 病：这位患者棕色角化性丘疹分布在项部（From the slide collection of the late N.P. Smith，MD，The Institute of Dermatology，London，UK.）

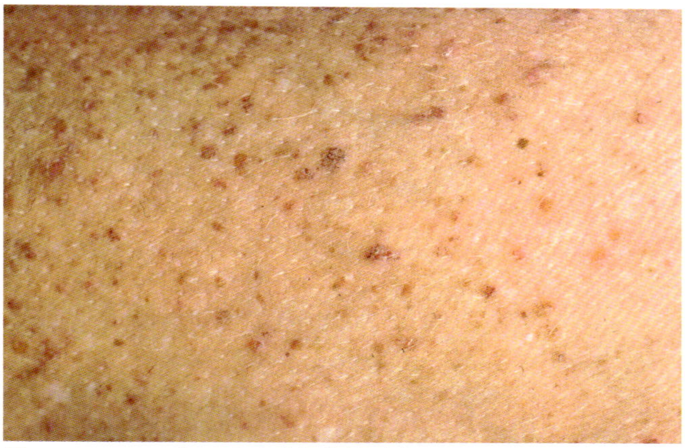

图 5.49　Darier 病：近观示角化性丘疹（From the slide collection of the late N.P. Smith，MD，The Institute of Dermatology，London，UK.）

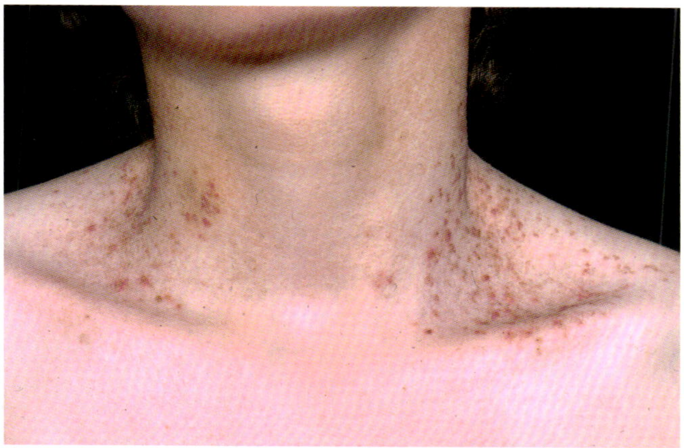

图 5.50　Darier 病：这位患者的皮损表现为明显的对称性分布（From the slide collection of the late N.P. Smith，MD，The Institute of Dermatology，London，UK.）

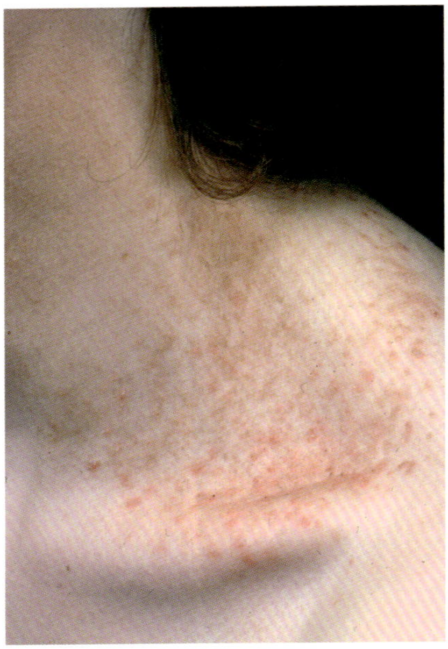

图 5.51 Darier 病：受热、出汗和浸渍可诱发皮损（From the slide collection of the late N.P. Smith，MD，The Institute of Dermatology，London，UK.）

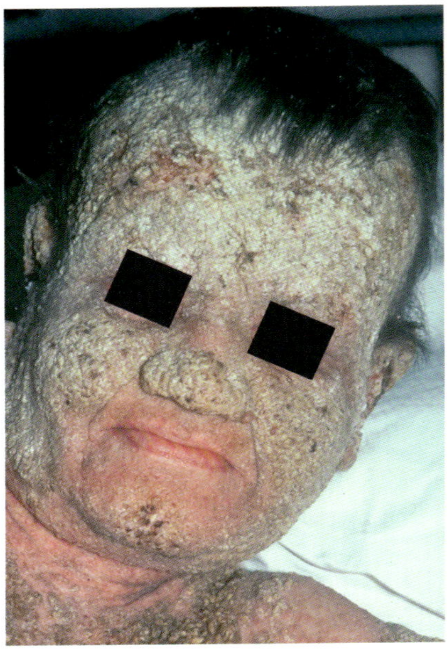

图 5.53 Darier 病：皮损很严重，但这种表现极罕见（By courtesy of M. Greaves，MD，the Institute of Dermatology，London，UK.）

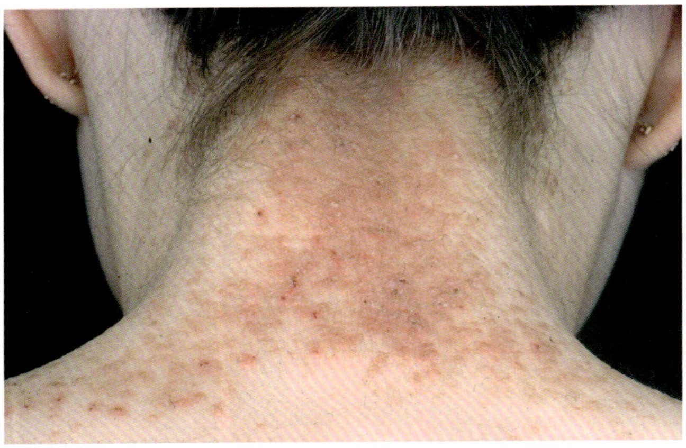

图 5.52 Darier 病：近观（From the slide collection of the late N.P. Smith，MD，The Institute of Dermatology，London，UK.）

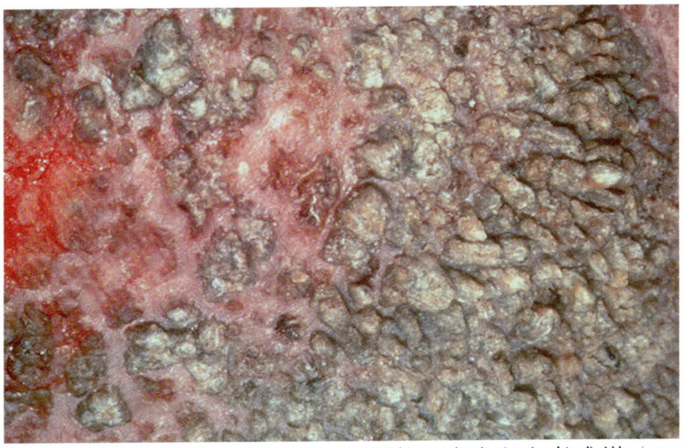

图 5.54 Darier 病：严重病例可毁容、致残和患者难堪（By courtesy of M. Greaves，MD，the Institute of Dermatology，London，UK.）

多数患者屈侧部位轻度受累，但有时可主要以屈侧分布为主[1，6]。压力、受热、出汗和浸渍可诱发或加重皮损[1，7]。在有些部位损害呈疣状，而在屈侧部位损害常呈增殖性，伴有恶臭（一个特别令人烦恼的问题），常继发感染（图 5.53、5.54）[6]。大疱性损害罕见，一般在日光暴露后方能发生[8-10]。黑人患者可出现白色斑疹[11-14]。其他病变有皮角、出血性手掌部损害[15-18]。

Darier 病的患者易发生细菌（特别是金黄色葡萄球菌）、皮肤癣菌和病毒感染[1，19-20]。极少数人可合并种痘性湿疹和疱疹性湿疹，另有报道一名患者合并了肛门生殖器牛痘[21-23]。可威胁生命的 Kaposi 水痘样疹是一种罕见但却重要的并发症[24-26]。目前尚未发现恒定的免疫功能异常来解释该现象的发生[27-28]。最近，在一个 Darier 病患者细胞内发现了金黄色葡萄球菌小菌落的持续存在，这对解释皮肤的慢性感染和抗生素治疗无效有重要意义[29]。其他患者是否也存在这种机制还需证实。

Darier 病还可表现为单侧、线状或带状分布的皮损，这类疾病被一些学者认为是棘层松解性角化不良性表皮痣而非真正的 Darier 病（见下文）[30-31]。这些亚型更可能，或至少有部分原因是由于镶嵌型基因所致[32]。

96% 的患者有手部受累[1]。特征性表现为掌跖的点状凹陷和点状角化伴有局限性皮嵴破坏（图 5.55）[1，6，33]。手背常见疣状肢端角化症样损害[1]。Hopf 疣状肢端角化症是一种四肢末端的局限性角化性疾病，与 Darier 病密切相关，二者似乎由相同的基因突变所致[34-35]。

甲的变化是一项很重要的诊断特征[1-2，6，36-37]。甲板有纵行白色或红色条纹（经常二者都有），典型者在条纹的游离端出现小的缺口（图 5.56、5.57）[1]。还可见疼痛性裂口和甲下角化过度[1]。趾甲受累较指甲少见且程度较轻[1]。轻微的指趾甲表现有时可

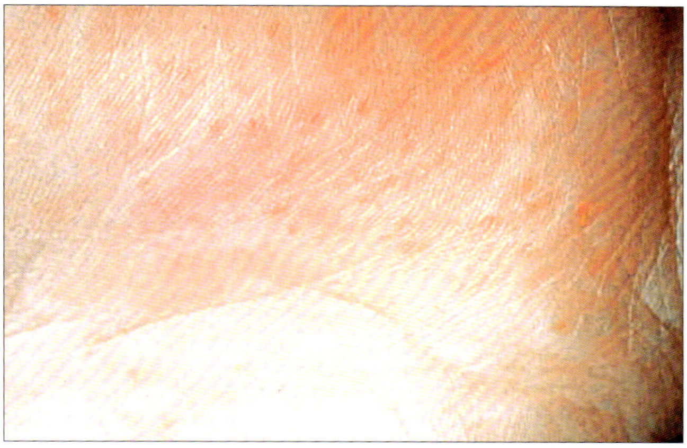

图 5.55 Darier 病：手掌的点状凹陷是一条有用的诊断线索（By courtesy of J. Wilkinson，MD，Wycombe General Hospital，High Wycombe，UK.）

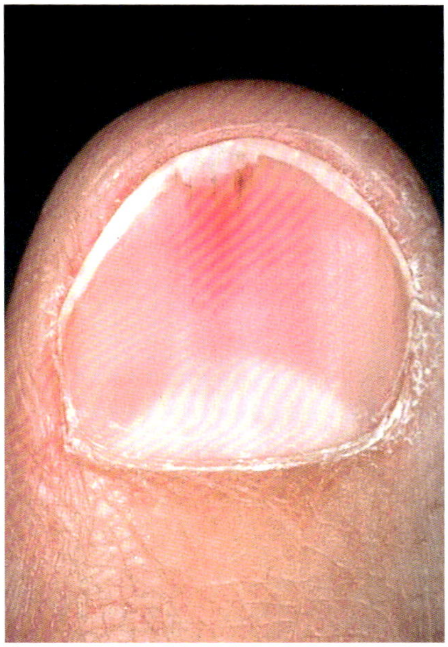

图 5.56 Darier 病：平行的纵行白色和红色条纹具有诊断意义（By courtesy of the Institute of Dermatology，London，UK.）

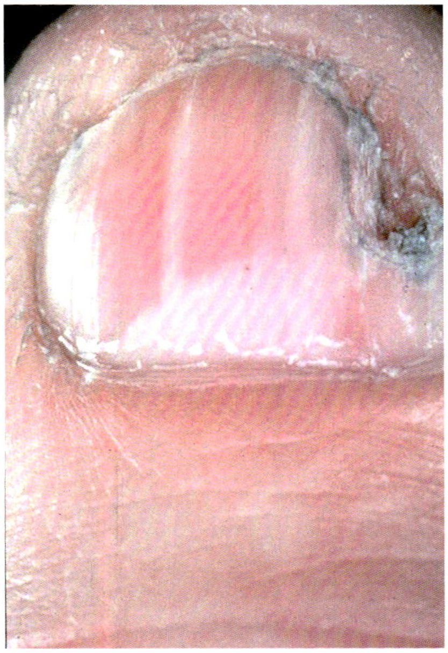

图 5.57 Darier 病：甲游离缘小缺口是常见的表现（By courtesy of the Institute of Dermatology，London，UK.）

能为患者首发表现[6]。

口腔、咽、喉和食管黏膜和女性生殖器也可受累[38-41]。多达 50% 的患者有口腔损害，硬腭上有小的白色丘疹[42-43]。有时可见大的结节和疣状斑块，偶尔有牙龈、颊黏膜和舌的损害[15]。涎腺导管受累不常见，可导致涎腺肿胀伴梗阻和涎腺炎[44-45]。但是，近来一项研究报道 30% 的患者有腮腺累及[42]。肛门受累表现为肛门瘙痒或有恶臭的疣状斑块[46]。

多达 76% 的患者有眼部损害，特别是累及角膜[47]。常见角膜边缘模糊和中央上皮不规则。角膜云翳罕见。损害一般无症状。

相关的系统异常不常见，可有癫痫、肺损害、骨囊肿、低智商和身材矮小[1]。可出现多种神经精神问题，包括抑郁和双相情感障碍[6, 48]。有证据表明双相情感障碍至少在部分患者中存在家族性并合分离现象[48-49]。

其他罕见及偶然相关的情况包括内脏恶性肿瘤、马蹄肾、血液透析、男性乳房发育、回状头皮和 Fanconi 贫血。

大多数患者疾病持续终生，自行消退罕见。

## 发病机制和组织学特征

通过对不同家系的定位克隆研究，揭示 Darier 病基因位于 12q23 ～ q24[56-57]。*ATP2A2* 为一种编码 SERCA2 蛋白（2 型肌浆内质网钙 ATP 酶）的基因，其突变导致了这种疾病，在大多数患者中均可发现该基因突变[57]。迄今为止，已报道超过 100 种该基因的突变。这些突变主要为错义突变，但也有移码突变、剪接位点突变以及致密码子提前终止的突变[58-67]。但是，目前未发现明确的基因型和表型间的相关性。本病可能是基因单倍不足的结果，因为仅有一个 *ATP2A2* 基因拷贝正确表达[68]。突变的基因拷贝可能进一步导致蛋白酶体介导的降解增强，和（或）蛋白质二聚化，从而导致 SERCA2 蛋白活性完全丧失[68-69]。虽然不断有证据提示细胞间连接的完整性依赖于细胞内的钙库，但 *ATP2A2* 基因突变引起本病的确切机制还不清楚[70]。SERCA 是一种广泛表达的钙 ATP 酶，其功能为将胞内钙离子转运到内质网[68]。有三种不同的基因来编码这些蛋白质，产生九种不同的亚型。在这些亚型中，似乎只有 *SERCA2b* 在角质形成细胞表达[71]。因此 SERCA2 功能的损失后无法得到代偿，这可解释为何多数 Darier 病患者会出现严重的皮肤表现，但不会出现进一步的系统受累[68]。完整的细胞内钙离子稳态已被确定为桥粒组装这一复杂过程中的一个主要因素，也是桥粒钙黏蛋白和胞内斑块蛋白（如斑珠蛋白）间相互作用的必要条件[68，72]。Darier 病中造成角化不良的细胞凋亡可能与钙稳态失衡直接相关，免疫组化研究发现 bcl-2 基因家族的抗凋亡蛋白在皮损处表皮表达下降[73-75]。

Darier 病没有单一的、特异性的超微结构异常。已报道的变化包括棘层松解区内桥粒完全消失，伴细胞膜微绒毛形成、细胞质空泡化、细胞膜缺损、异常的张力微丝聚集、团块状或散布状，不成熟和异常的角质透明蛋白颗粒和膜被（Odland）小体，以及角质层内扁平的角质形成细胞间过多的脂质层[76-80]。半桥粒和致密板形态通常是正常的，虽然有报道说后者是不连续的。超微结构上圆体以大的致密角质透明蛋白团块、大量的膜被颗粒和张力丝团块为特征[76]。它们位于核周，常包绕在含有水疱的胞质晕周围。谷粒由围绕在角化不良碎片周围的核残迹组成[76]。

棘层松解是桥粒分离和张力微丝断裂的结果，尚不清楚它们中哪个先出现。

Darier 病的组织学特征取决于棘层松解和异常角化（角化不良）间相互作用的结果，棘层松解导致基底层上裂隙形成（罕见水疱形成），角化不良表现为圆体和谷粒。

- 圆体是大的结构，通常在颗粒层最显著，包括一个不规则、偏心性、且有时固缩的核，外周有一透明的晕，由嗜碱性或嗜酸性的“壳”包绕（图 5.58）。可见数量不等、很不规则的角质透明蛋白颗粒。
- 谷粒位于角质层内，由扁平的卵圆形细胞组成，内有拉长的雪茄形核仁和丰富的角质透明蛋白颗粒。

在充分发展的皮损中，有角化过度和角化不全，有时呈界限清楚的叠瓦状排列（图 5.59 ～ 5.61）。表皮可见棘层肥厚或萎缩，典型者可见棘层松解并有基底层上裂隙形成，裂隙下方覆盖有单层上皮的真皮乳头伸进疱腔（绒毛形成）。疱顶有数量不等的谷粒，邻近上皮有数量不等的圆体。偶尔可见上皮增生显著呈假上皮瘤样。大疱性损害如图 5.62 和 5.63 所示。

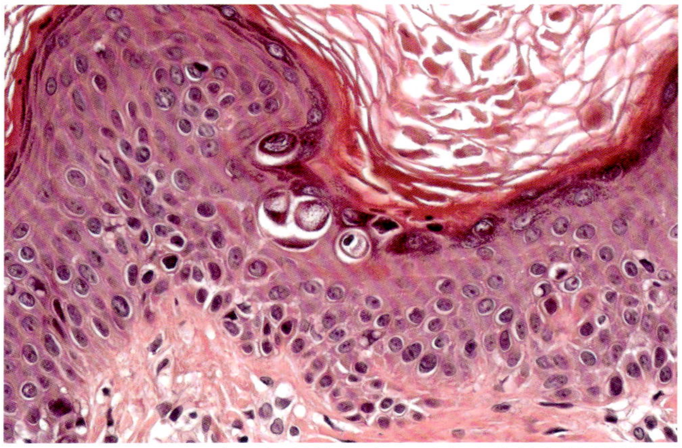
图 5.58 Darier 病：极早期损害显示多发的特征性圆体

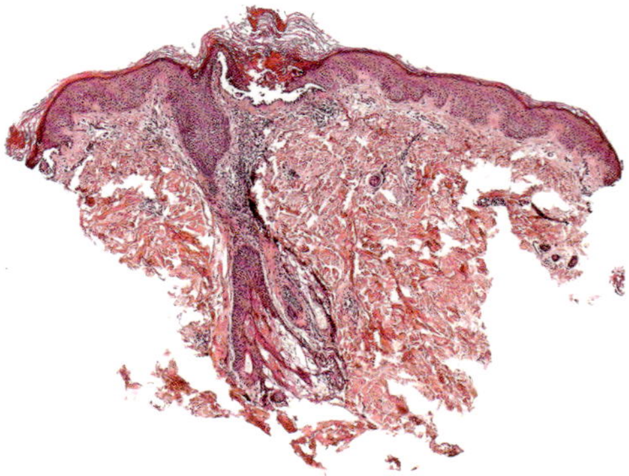
图 5.59 Darier 病：扫视下一个典型损害。注意层状角质和基底层上裂隙

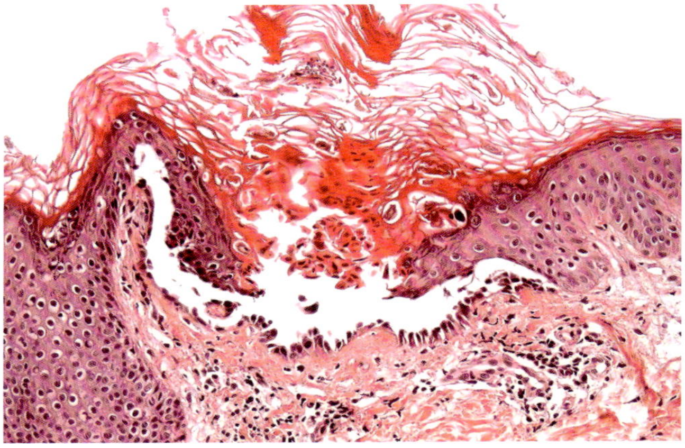
图 5.60 Darier 病：高倍镜示充分发展水疱，伴有基底层上棘层松解和成熟的圆体和谷粒

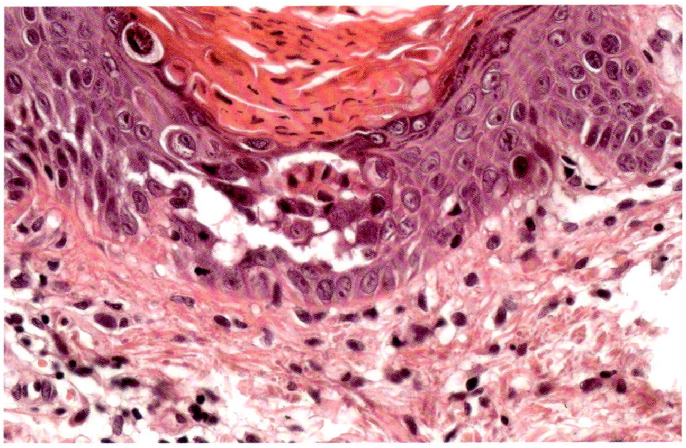
图 5.61 Darier 病：在该例中圆体和谷粒明显可见

真皮浅层血管周围可有慢性炎症细胞浸润，但不常见。

口腔、咽、喉和食管损害的组织学特征与皮肤相似，只是角化不良不明显[42]。涎腺损害示导管扩张和内皮的鳞状化生，伴有棘层松解和角化不良[44-45]。

角膜损害表现为角膜上皮水肿、上皮下颗粒沉积

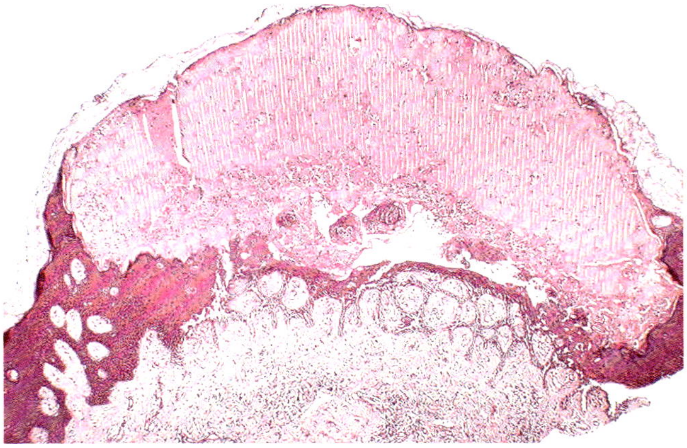

图 5.62　Darier 病：大疱性亚型示基底层上棘层松解、表皮再生和角层下水疱

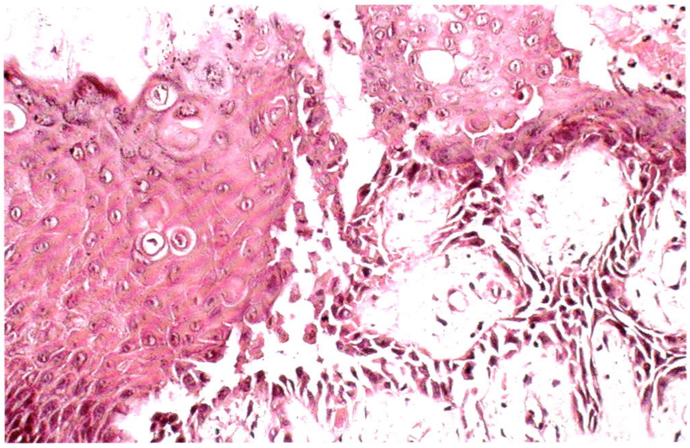

图 5.63　Darier 病：图 5.62 的高倍镜观，示多个圆体和基底膜增厚。没有棘层松解和角化不良[47]。

## 鉴别诊断

根据临床特点容易将 Darier 病与疣状角化不良瘤、Hailey-Hailey 病及天疱疮相鉴别。疣状角化不良瘤是单个的脐窝状损害，乳头状结构更明显。Hailey-Hailey 病为表皮全层棘层松解，没有广泛的角化不良。组织活检不能鉴别 Darier 病和 Grover 病，但后者临床上皮损通常较小，仅波及几个皮嵴。Grover 病的特点是同时存在海绵水肿及类似于其他棘层松解性皮病的组织学改变。当仅有 Darier 病样变化时，依靠临床特点可明确诊断。

# 线状 Darier 病

## 临床特征

线状 Darier 病（linear Darier's disease；棘层松解性角化不良表皮痣、单侧性 Darier 病、带状疱疹样 Darier 病、节段性 Darier 病）是一种罕见的获得性疾病，特征是群集、角化的棕黄色丘疹，有时自觉瘙痒。本病好发部位依次为躯干、躯干和四肢、四肢、头皮、女性外阴和面部（图 5.64）[1-9]。皮损沿 Blaschko 线呈线状分布。日晒、受热和出汗可使皮损加重。本病可发生在任何年龄段，多数在 21 ～ 40 岁发病。发病无性别差异。患者常无 Darier 病家族史，亦无 Darier 病的其他改变，但极少数线状 Darier 病例在病变侧可有与 Darier 病相似的指甲改变和掌部点状凹陷性损害[10-11]。

## 发病机制和组织学特征

本病的确切性质目前还不清楚。大多数学者倾向于认为本病是伴有棘层松解性角化不良的表皮痣，另一些学者则认为本病是局限性或单侧性 Darier 病，认为它的发生是基因镶嵌的结果。但本病皮损晚发与典型的表皮痣不符，后者通常在儿童期出现。沿 Blaschko 线分布的特点和偶有报告的皮损同侧躯体有 Darier 病样损害支持它为局限性 Darier 病。最近，从 2 例患有线状棘层松解性表皮痣的患者皮损组织而非正常皮肤中发现了 *ATP2A2* 基因突变，证实了这些皮损与 Darier 病具有相关性[12-13]。

组织学上，这些皮损与 Darier 病无法区别。

## 鉴别诊断

表皮痣疣状斑块表现为棘层肥厚和乳头瘤样增生，罕见情况下组织学上可表现为棘层松解和角化不良[14-15]。这样的皮损，如果出生时就有，最好应归为伴棘层松解和角化不良的表皮痣，而不应归为棘层松解性角化不良表皮痣。

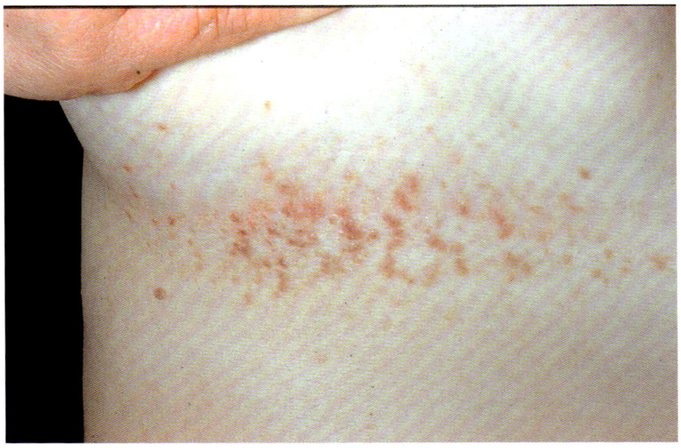

图 5.64　线状 Darier 病：躯干是常见受累部位。注意小丘疹（Courtesy of the Institute of Dermatology，London，UK.）

# 暂时性棘层松解性皮病（Grover 病）

## 临床特征

暂时性棘层松解性皮病（transient acantholytic dermatosis，Grover's disease）（持续性棘层松解性皮病）是一种原发性、获得性、自限性棘层松解性皮肤病。本病病因不清，好发于中老年人，偶见于儿童[1-5]。男性比女性多见（男女比例为 3∶1）[2-3]。白种人最好发[5]，黑种人患该病非常罕见[6]。本病在非住院患者中好发于冬季[7]。该病病程多数呈暂时性的，但文献报道也有持续性和复发性亚型（持续性棘层松解性皮病）[8-10]。Kaposi 水痘样疹为本病一个罕见的并发症，同时也发现了单纯疱疹病毒的潜在定植[11-12]。

皮损常呈多种形态，包括 1 ～ 3mm 的红色、红褐色或肤色丘疹、水疱和湿疹样斑块，好发于前胸、后背和大腿（图 5.65、5.66）[2]。掌跖部一般不受累。

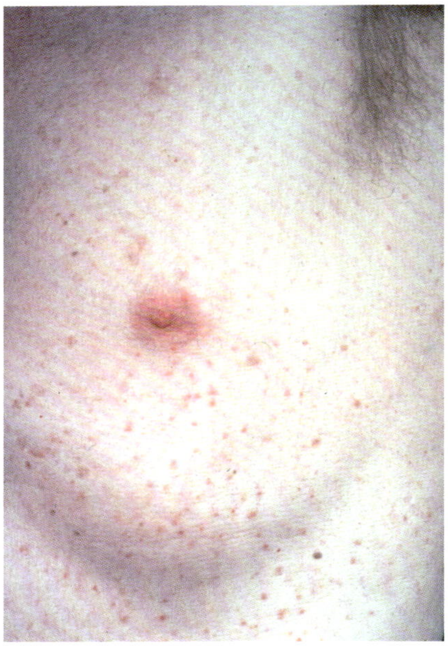

图 5.65 暂时性棘层松解性皮病：胸壁上见无数的红色丘疹（By courtesy of the Institute of Dermatology，London，UK.）

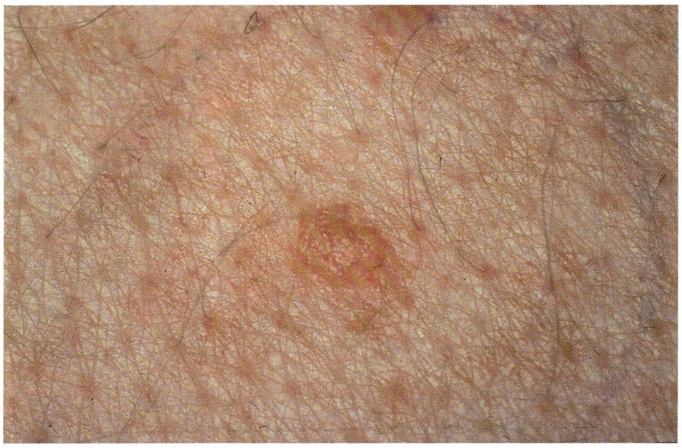

图 5.66 暂时性棘层松解性皮病：近观（By courtesy of the Institute of Dermatology，London，UK.）

皮损瘙痒剧烈，导致表皮剥蚀。皮损也可呈脓疱、大疱、毛囊性疱疹样和带状疱疹样[2，13-16]。黏膜、掌跖一般不受累，偶可累及口腔、鼻和咽喉部位[2，17-18]。在急性期后，炎症后色素改变比较常见。据报道，暂时性棘层松解性皮病与白血病、淋巴瘤以及多种实体肿瘤有关，包括肾癌、肾盂癌、膀胱癌和前列腺癌[2，19-24]。有一项研究表明，25% 的患者伴有某种恶性肿瘤[21]。其他罕见伴发情况包括疥疮、肾衰竭、腹膜透析、肾移植和骨髓移植[25-29]。但是，可能这些合并因素中的大多数均为巧合。暂时性棘层松解性皮病和乏脂性湿疹、变应性接触性皮炎和特应性皮炎有关[3，30-31]。

## 发病机制和组织学特征

本病的发病机制还不完全清楚。已知的致病因素如下：

- 日晒
- 过热和出汗
- 电离辐射
- 药物不良反应

一直认为暂时性棘层松解性皮病与日晒有关[2-3，32-35]。皮损多分布在日光暴露部位，且患者往往有近期日晒史[36]。过热和出汗也与该病有关[35，37-39]。卧床、发热的患者容易患本病，因此有学者推测该病的发病机制可能与痱子相似。据推测这是由于汗管堵塞和出汗增多，汗液中高浓度的尿素导致棘层松解，但这种推论还未被证实[40]。近期免疫组织化学研究并不支持上述推测，虽然卧床和发热的患者可能偶尔会出现汗腺导管受累，这种现象被称为发汗性顶端汗管棘层松解性皮病[21，41-42]。还有报道认为，日光灯、日光沙龙、PUVA 治疗、蒸汽浴、热水浴、热水瓶和化纤类慢跑服与本病的发生有关[1-2，21]。除了这些公认的因素，肯定还有其他重要诱发因素，因为过度日晒和大量出汗都很普遍，但本病较少见。

偶见文献报道暂时性棘层松解性皮病在癌症放疗后出现，而且皮损局限在照射部位[2，22，43-44]。少数药物与暂时性棘层松解性皮病的发病有关[2]。有报道在服用乙胺嘧啶、2- 氯脱氧腺苷、D- 青霉胺、重组白介素 -4、西妥昔单抗以及异基因骨髓移植的诱导化疗后出现本病皮损[45-50]。本病真皮浸润的炎症细胞中有嗜酸性粒细胞，提示本病可能为一种过敏反应[21]。已有报道少数 HIV 感染患者伴发本病[21]。

尽管本病在组织学表现上与 Darier 病和 Hailey-Hailey 病类似，但本病患者没有发现 *ATP2A2* 基因突变的证据[51]。

本病的直接和间接免疫荧光检查表现多样，有类似红斑狼疮样、大疱性类天疱疮样和天疱疮样的表现[21，52]。参考文献2对此进行了综述。这些表现仅为特例而非特征，因此无太大的诊断意义。

免疫组织化学检查可见桥粒染色减少或消失，伴胞质内蛋白包括桥斑蛋白Ⅰ和Ⅱ、桥斑珠蛋白和桥粒芯糖蛋白的重新分布[53-55]。桥粒连接斑块的分解和重新分布是Grover病发病的第一阶段[55]。

本病无特异性组织学特征，其病理表现可类似三类其他疾病：Darier病、Hailey-Hailey病和天疱疮（寻常型和落叶型）（图5.67～5.70）[21]。最常见者为类似Darier病的表现。因此，在典型病例中，可见角化过度、角化不全、棘层肥厚和棘层松解，伴有圆体和谷粒的出现。类似Hailey-Hailey病的病例棘层松解更明显，可以见到倒塌砖墙样表现，病变可累及毛囊。类似天疱疮的病例特征为无角化不良。从一个患者所取的多处标本可能会表现出多种不同的组织学亚型，常伴海绵水肿，偶见大疱。有些病例真皮有不同程度的单核细胞浸润，并有一定数量的嗜酸性粒细胞[21]。

发汗性顶端汗管棘层松解性皮病患者除了有Grover病的典型表现外，汗腺导管的浅表部分有棘层松解的表现。

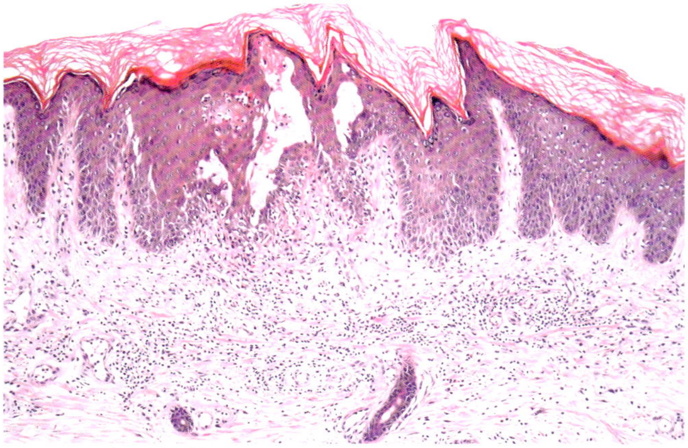

图5.67 暂时性棘层松解性皮病：低倍镜下显示一完整的表皮内水疱

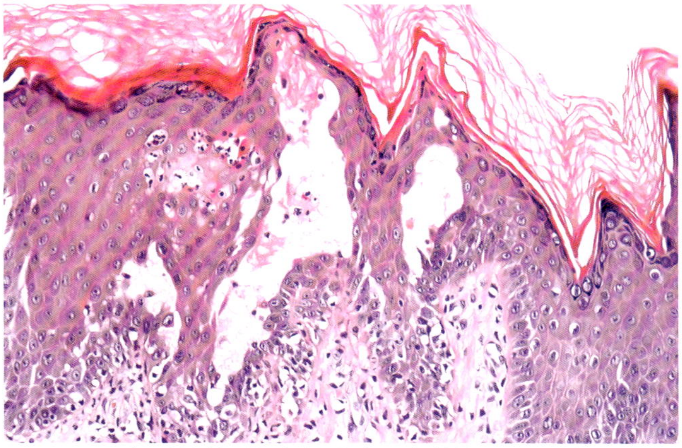

图5.68 暂时性棘层松解性皮病：高倍镜下显示棘层松解

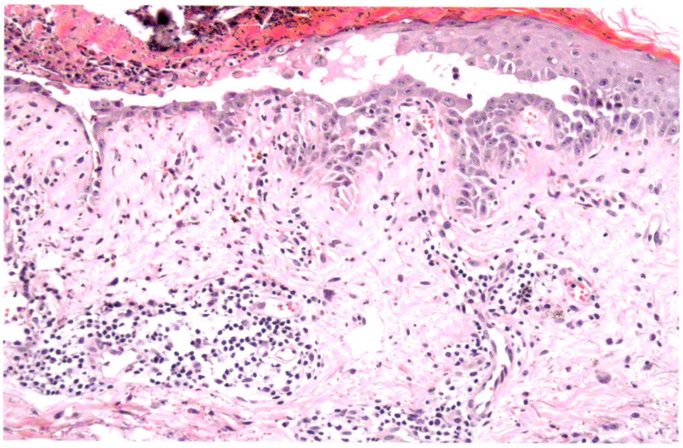

图5.69 暂时性棘层松解性皮病：本例与寻常型天疱疮难以区分

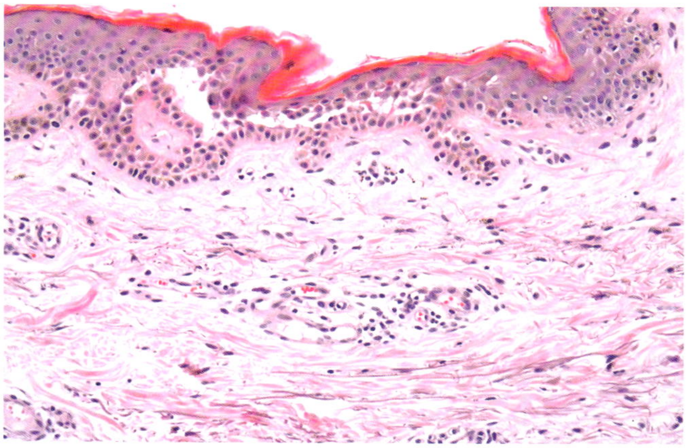

图5.70 暂时性棘层松解性皮病：早期损害显示表皮内水疱形成

## 鉴别诊断

临床上本病很容易与Darier病、Hailey-Hailey病和天疱疮鉴别开来。但它的活检结果常与这些疾病相似。病变体积较小是本病的一条组织学诊断线索。本病通常只有一两个小而散在的皮损，累及几个表皮突。这与其他棘层松解性皮肤病不同，它们往往累及整个活检标本。本病患者的病理表现多样，同一个体的标本可类似不止一种棘层松解性皮肤病，有时在一个活检标本上可同时见到多种病理模式。病理上有时表现为非特异性海绵水肿性皮炎。伴有海绵水肿的棘层松解是诊断本病的重要线索（参见表5.2）。

# 发生在阴股部位的棘层松解性皮病

## 临床特征

发生在阴股部位的棘层松解性皮病（阴股部位的丘疹性棘层松解性皮病）见于青年或中年女性的阴股

部位，局限性角化不良和（或）棘层松解可呈孤立表现[1-10]。有时，皮损会发展到大腿和会阴部位[5]。患者表现为不同程度的瘙痒性、多发性、0.1～0.4 mm大小的孤立或成群的白色丘疹，单发性角化性结节，少数为直径达1.0 cm的红色或白色斑块，可累及大阴唇或腹股沟部位。近来有报道在男性患者的阴茎、阴囊、大腿、肛周和肛管内发现了病理表现类似的疾病[11-12]。

本病患者没有Darier病或Hailey-Hailey病家族史，而且从定义可知，本病不累及身体其他部位[4]。有2例患者伴有汗管瘤[1]。

## 发病机制和组织学特征

本病发病机制还不清楚，但身体褶皱部位的潮湿环境对本病的发生有重要影响。许多病例伴有白念珠菌感染，但这可能是巧合[4, 6]。免疫荧光检查阴性，但有一例出现细胞间IgG和C3沉积[3-5, 8]。

皮损病理表现为角化过度、角化不全、棘层肥厚和棘层松解，偶有类似Darier病、Hailey-Hailey病的角化不良表现。偶见伴毛囊受累的疣状角化不良瘤样改变[2, 4]。典型病例中很少或没有炎症表现。

# 疣状角化不良瘤

## 临床特征

疣状角化不良瘤（warty dyskeratoma）是一种特殊的、中心呈脐凹状、持续存在的角化过度性结节。本病多见于中年人，好发于日光暴露部位，如头颈部，但也可偶见于躯干和四肢（图5.71）[1-4]。多数皮损是单发的，偶有多发皮损，尤其是在日本患者[3, 5-7]。皮损常无症状，偶有渗出或出血[2]。文献报道男女发病率的数据存在矛盾[2-3]。皮损被认为是毛囊来源的，但组织学上类似的结节偶尔可见于口腔和外阴黏膜[8-11]。前者多发生在角化的黏膜部位，如上腭、齿槽嵴和齿龈[9]。也有报道甲下疣状角化不良瘤样皮损[12]。

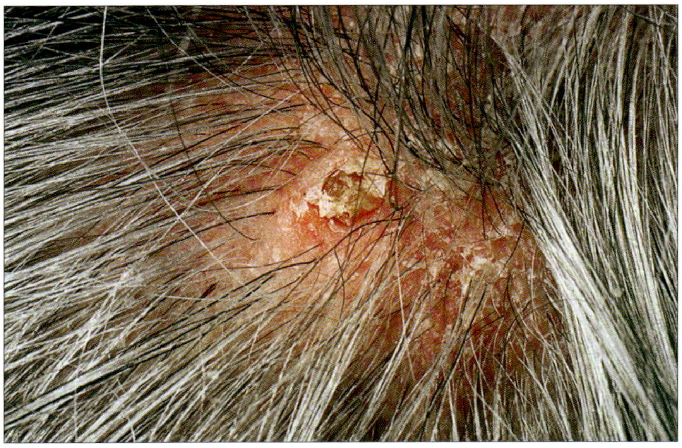

图5.71 疣状角化不良瘤：头皮上一个鳞屑性结节，头皮是好发部位（By courtesy of the Institute of Dermatology，London，UK.）

## 发病机制和组织学特征

本病的发病机制还不清楚，既往有作者认为紫外线照射和病毒感染可能与本病的发生有关，但还未被证实。本病和Darier病无关。多发皮损可能与慢性肾病有关[5-6]。本病很可能是毛囊来源的。因此，许多病例皮损与一个扩张的毛囊口相连续，有时可以看到皮脂腺[3, 6]。瘤体中针对毛囊髓质和内毛根鞘的抗体染色阳性，更证明它是毛囊来源的。黏膜和甲下的皮损应该有其他来源。

本病组织学特征为一个高度扩张的杯状或囊性皮损，里面充满了角蛋白碎片，常与毛囊相关（图5.72）。浅表的角蛋白碎片里有明显的圆体和谷粒，相邻及深层表皮伴有显著的棘层松解和基底层上绒毛（图5.73、5.74）。下方真皮内常有淋巴细胞和组织细胞浸润，有时也可见浆细胞。

口腔损害的组织学改变与发生在皮肤上的损害无法区别，但许多病例发生在良性创伤相关的角化病基础上，表现为局灶性棘层松解性角化不良。有1例报道在典型的口腔皮损中出现疣状黄瘤样表现[13]。

## 鉴别诊断

本病的组织学特征可类似于家族性角化不良性粉刺、Darier病、Hailey-Hailey病和暂时性棘层松解性皮病，但本病特征性的改变是深在性穿通性火山口样皮损和绒毛形成。临床上单发的脐样结节也不容易与上述疾病混淆，但应注意除外家族性角化不良性粉

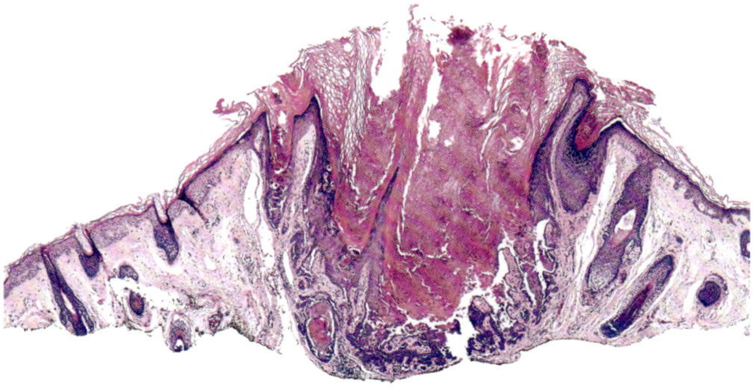

图5.72 疣状角化不良瘤：扫视下见典型的囊样结节，伴有棘层松解

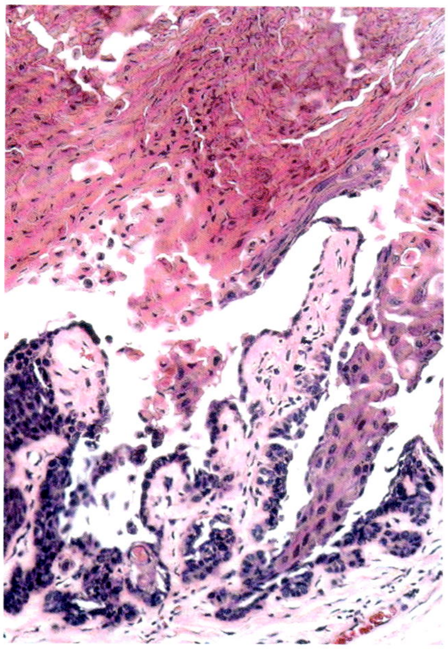

图 5.73　疣状角化不良瘤：注意棘层松解和绒毛形成

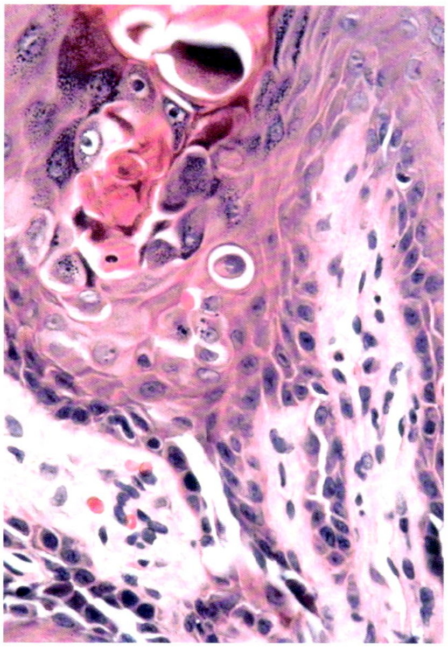

图 5.74　疣状角化不良瘤：圆体非常明显

刺，不过后者绒毛形成不明显。本病与局灶性棘层松解性角化不良和棘层松解性棘皮瘤的病理表现有一定的重叠，但后两种疾病没有深在性穿通性火山口样皮损。

# 家族性角化不良性粉刺

## 临床特征

本病并不少见，但文献报道却极少。至今文献仅报道不到 10 个家系[1-8]。本病为常染色体显性遗传。皮损于儿童期或青春期出现并持续存在[5]。皮损为直径 1 ～ 3 mm 的丘疹，中心有小而硬的角栓，与粉

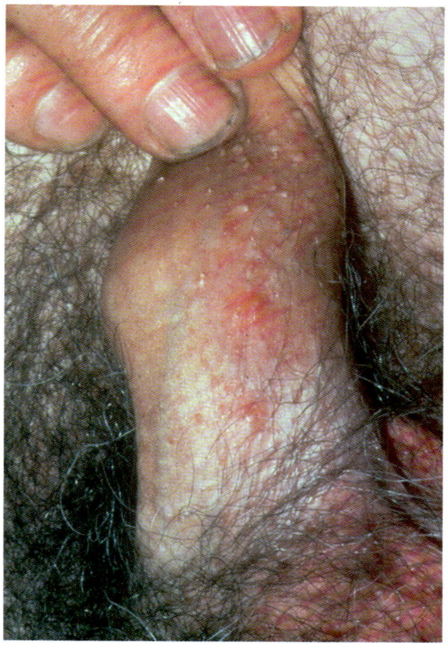

图 5.75　家族性角化不良性粉刺：阴茎和包皮上有多个粉刺（By courtesy of B.J. Leppard，MD，Royal South Hants Hospital，UK.）

刺类似，去除角栓后遗留火山口样皮损（图 5.75）。有时可以见到皮角（图 5.76）[2]。皮损常泛发，四肢尤其是前臂和大腿更易受累。面部、头皮、掌跖和黏膜部位一般不受累。有时有瘙痒或炎症表现。本病没有外胚叶发育不良的表现，也没有系统受累。

## 组织学特征

皮损的特点是毛囊样、火山口状囊腔，囊内有板层样角化过度和角化不全碎片，囊壁是鳞状上皮，有角化不良，有时基底层有棘层松解（图 5.77、5.78）[4]。谷粒也是本病的典型表现，但圆体少见。本病没有 Darier 病中的绒毛结构，也没有毛干和皮脂腺。

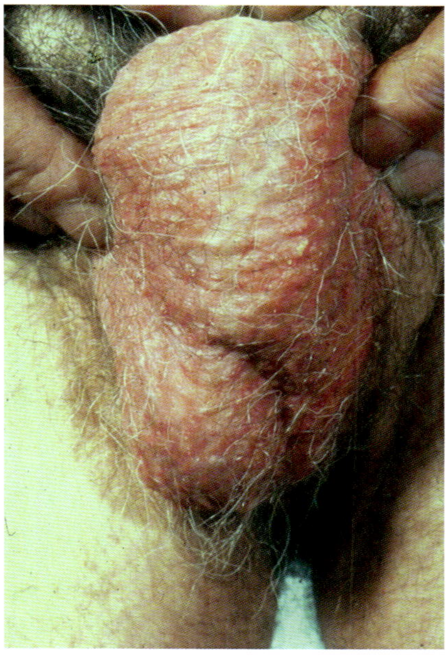

图 5.76　家族性角化不良性粉刺：阴囊上见到一个小的皮角（By courtesy of B.J. Leppard，MD，Royal South Hants Hospital，UK.）

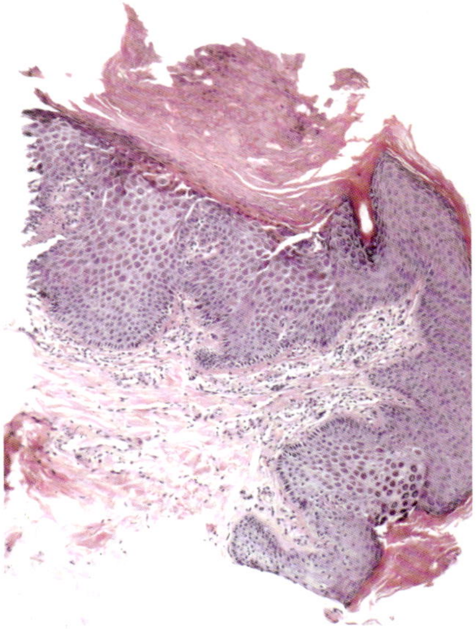

**图 5.77** 家族性角化不良性粉刺：本切片取自皮损的边缘。注意裂隙和相邻的角化过度和角化不全。片中所示的棘层肥厚在一定程度上同切片的角度有关（By courtesy of B.J. Leppard，MD，Royal South Hants Hospital，UK.）

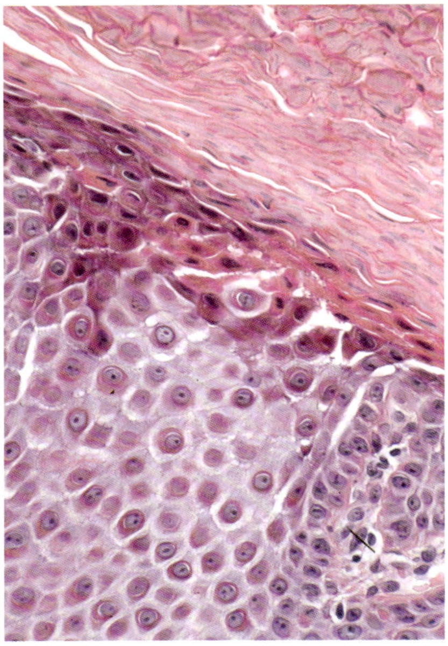

**图 5.78** 家族性角化不良性粉刺：注意浅层的角化不良（By courtesy of B.J. Leppard，MD，Royal South Hants Hospital，UK）

## 鉴别诊断

本病与 Darier 病的区别在于：本病是以毛囊为中心，没有甲和口腔黏膜的改变。圆体是 Darier 病的特征性表现，在本病往往不明显。在一个单发皮损中发现绒毛和充分形成的圆体，可以帮助区别本病和疣状角化不良瘤。

播散性家族性粉刺和本病的区别在于：前者没有角化不良[9-10]。家族性角化不良性粉刺也可能被误诊为 Kyrle 病或 Flegel 病：

- Kyrle 病：通常发生在成年人下肢伸侧。没有家族史。组织学上的特征性表现是角化不全性和炎症性碎片通过表皮排出。没有角化不良。
- Flegel 病：特征性发生在老年人，表现为表皮萎缩、界面改变和角化不良。没有充满角蛋白的火山口样皮损。

穿通性毛囊炎见于成年人，好发于四肢。特征性表现是火山口样皮损里面有一根扭曲的毛干。

# 棘层松解性棘皮瘤

## 临床特征

棘层松解性棘皮瘤（acantholytic acanthoma）是一种常见疾病，表现为一个单发性、无症状的角化性丘疹或斑块，直径 0.5 ～ 1.5 cm，表面常有痂屑。好发于躯干、臂或颈部，临床上常被诊为是脂溢性角化症或日光性角化症[1-5]。有一例皮损中央呈脐凹样，类似传染性软疣[6]。皮损很少多发[7]。有些患者自觉瘙痒。患者多为老年人（年龄的中位数是 60 岁），男性好发（男女比例 2：1）[2，4]。皮损不累及头部、掌跖和黏膜部位[2]。

## 发病机制和组织学特征

发病机制不清。有一例报道与免疫抑制状态有关，但可能是巧合[7]。

诊断可以依靠排除法，皮损单发是本病的特征之一。组织学表现是角化过度、棘层肥厚和乳头瘤样增生，伴有表皮全层或任一层的棘层松解（图 5.79、5.80）[1]。可有角化不良。真皮浅层血管周围有淋巴组织细胞为主的慢性炎症细胞浸润，有时真皮浅层可见嗜酸性粒细胞。

## 鉴别诊断

在棘层松解性脂溢性角化症中，棘层松解是局灶

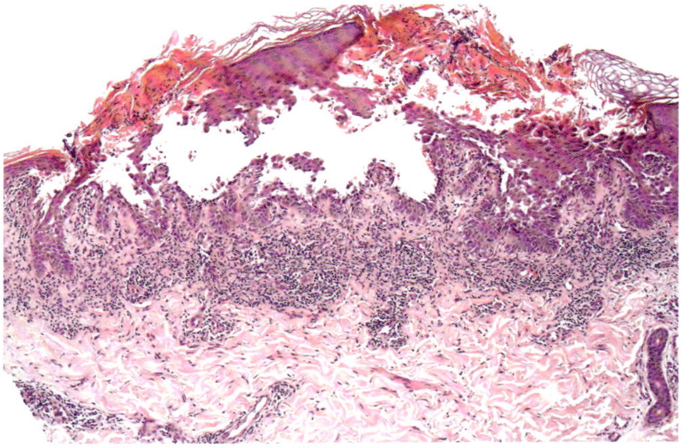

**图 5.79** 棘层松解性棘皮瘤：低倍镜下示角化过度、角化不全、表皮内水疱形成和多发的灶性棘层松解

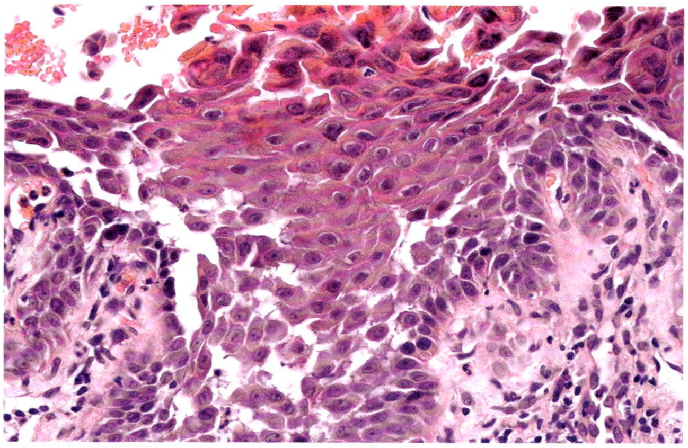

图 5.80 棘层松解性棘皮瘤：高倍镜下显示棘层松解和角化不良

性的，皮损其他部位有典型的角珠和鳞状涡[8]。本病与 Darier 病、发生在阴股部位的棘层松解性皮肤病、疣状角化不良瘤、天疱疮、Hailey-Hailey 病和 Grover 病有类似的组织学特征，但从临床上很容易区分。棘层松解性日光性角化症在棘层松解的同时伴表皮不典型增生。

# 棘层松解性角化不良性棘皮瘤

## 临床特征

本病是近期报道的一种疾病，临床特点类似棘层松解性棘皮瘤。本病好发于中年至老年人躯干，发病无性别差异[1]。皮损单发，直径小于 1 cm，临床印象常为基底细胞癌、日光性角化症或原位鳞状细胞癌[1-2]。

## 发病机制和组织学特征

发病机制不清。组织学特征包括规则的棘层肥厚，棘层松解性角化不良伴谷粒和圆体[1-2]。棘层松解性棘层肥厚呈融合性，累及不同层次的表皮。可偶尔仅累及颗粒层或角质层，呈非融合性和多灶性[1]。本病无杯状内生性生长和毛囊受累。

## 鉴别诊断

本病与棘层松解性棘皮瘤的鉴别点在于显著的角化不良。局灶性棘层松解性角化不良可出现同样的组织学特征，但它是一种偶发的病理现象，而非一种临床疾病。疣状角化不良瘤以杯状内生性生长为特征。通过临床表现可区分天疱疮、Darier 病和 Grover 病。

# 局灶性棘层松解性角化不良

## 临床特征

从名称上可以看出，本病是一种伴随出现的病理表现，与临床表现没有关联。

## 发病机制和组织学特征

局灶性棘层松解性角化不良是一种组织病理学中的描述性术语，是指在一个病理上不相关的皮损上方或其附近的表皮内发现 Darier 病样的改变[1-2]。发病机制不清。组织学表现包括角化过度、角化不全伴基底层上裂隙形成、棘层松解和角化不良[3]。这种改变可见于许多疾病，如基底细胞癌、黑素细胞痣、耳轮结节性软骨皮炎、恶性黑素瘤、皮肤纤维瘤和表皮痣（图 5.81）。有报道在 1 例毛发红糠疹患者的病理切片上发现本现象[4]。重要的是要认识到，本现象是一种偶然发生的病理表现，不要误诊为 Darier 病。

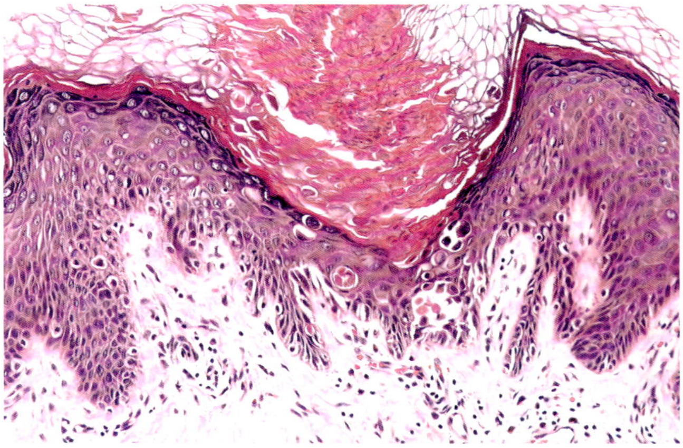

图 5.81 局灶性棘层松解性角化不良：本例所示 Darier 病样改变是其附近完全无关损害的一个偶然发现。临床上无 Darier 病的证据

（曾跃平译　涂 平校　姜祎群审）

# 第6章 海绵水肿性、银屑病样和脓疱性皮肤病



## 湿疹样皮炎

本章将讨论归类于湿疹样皮炎的一系列疾病，这类疾病也称为湿疹和海绵水肿性皮炎。“湿疹”一词是指病因可能不同但有相似临床和组织学特征的一组疾病。一些专家不主张应用“湿疹”这一诊断，因其并不代表一种特异性疾病，而是一个可以用来描述任何组织学具有海绵水肿，临床表现为红斑基础上湿润、“水疱样”丘疹或斑块状皮损的非特指的术语。其中有些类型的发病机制不清。除了“符合湿疹样皮炎的海绵水肿性皮炎”以外，组织病理学家很多时候并不能给出一个更确切的诊断，对海绵水肿性皮炎的鉴别诊断进行精确分类也通常不太可能。基于上述原因，这类疾病归为一类来讨论。各自不同的临床表现、发病机制及组织学特征将在合适的章节中进行描述。

### 湿疹–概论

湿疹包括一组有不同病因及临床表现的疾病，是皮肤科最常见的疾病之一。

最早的临床表现为红斑和簇集的瘙痒性小水疱，水疱易破，流出清亮液体，继而结痂（图 6.1）。较慢性的皮损会出现鳞屑，增厚（苔藓样变），形成慢性单纯性苔藓（图 6.2）。持续的搔抓或摩擦（如见于特应性皮炎）皮肤将形成苔藓样变。因此，皮炎的临床表现取决于皮损的病程、发病部位以及搔抓程度。

如汗疱疹（急性手足水疱性皮炎），液体聚集在增厚的角质层下，表现为白色米粒大的紧张小水疱。而在一些皮肤松弛的部位，如眼睑、阴囊和手背，组织水肿常常会很明显。

湿疹样皮炎根据病因，主要分为两类：

- 内因性皮炎，与体质或遗传性因素相关。

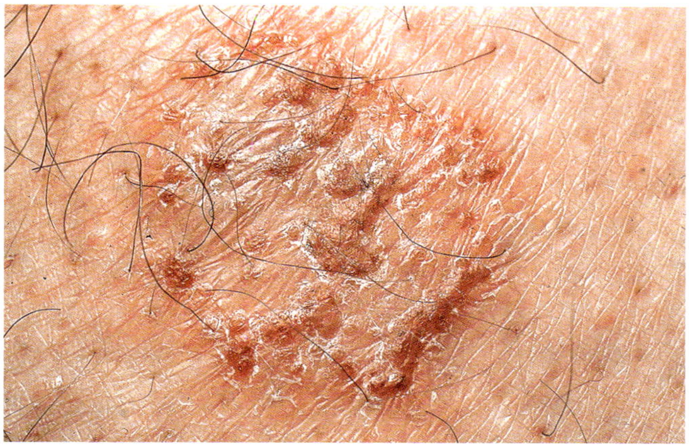

图 6.1 湿疹：盘状湿疹的斑块。皮损周边有小水疱（By courtesy of the Institute of Dermatology，London，UK.）

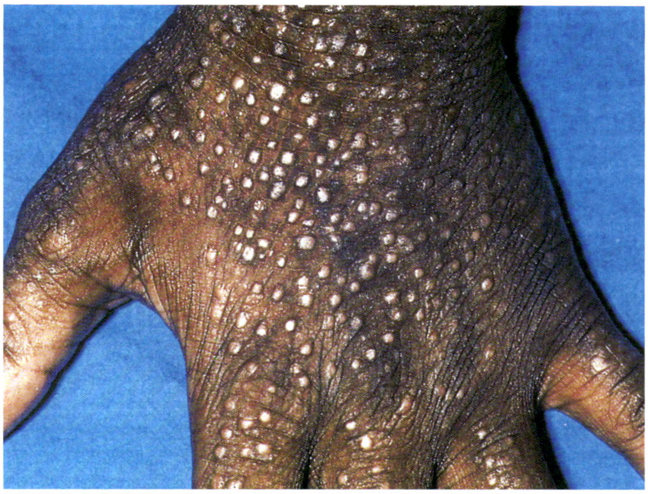

图 6.2 苔藓样变：特应性皮炎患者手背部明显的卵石样苔藓样变。这类怪异的损害在黑人儿童中并不罕见（By courtesy of R.A. Marsden，MD，St George's Hospital，London，UK.）

- 外因性皮炎，与环境因素相关。

# 内因性皮炎

## 特应性皮炎

### 临床特征

尽管特应性皮炎（婴儿皮炎或屈侧皮炎）可在任何年龄发病，通常生后 6 周之后开始出现。特点是慢性病程，反复发作[1]。婴儿期，皮损主要分布在头部、面部、颈部、尿布区域和四肢伸侧（图 6.3）。当患者年龄增长进入儿童期时，皮疹转移至四肢屈侧。慢性特应性唇炎也可出现[1]。瘙痒剧烈，持续搔抓和摩擦导致苔藓样变和频发的继发性细菌感染（图 6.4）[2-3]。特应性湿疹常与皮肤干燥（干皮症）相关。

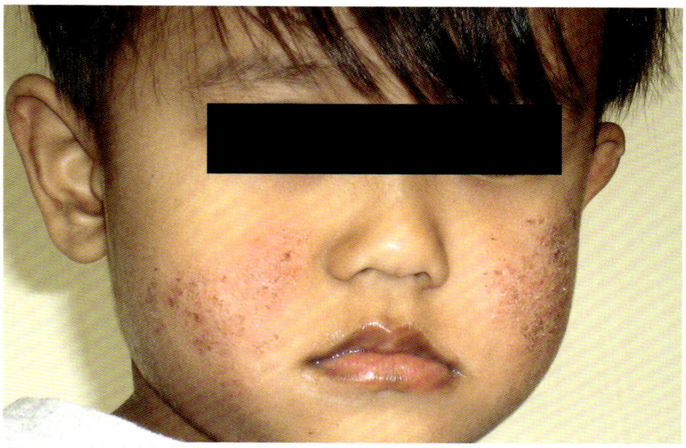

图 6.3 特应性皮炎：面部和躯干部的皮疹主要见于婴儿和幼童。这名儿童双侧面颊受累（By courtesy of J. Dayrit，MD，Manila，The Philippines.）

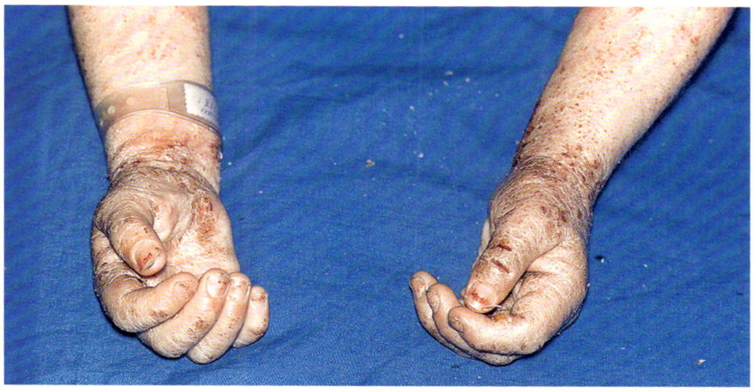

图 6.4 特应性皮炎：这些结痂、渗出、受到感染并形成苔藓样变的皮损为其典型特征（By courtesy of R.A. Marsden，MD，St George's Hospital，London，UK.）

水疱不多见。皮肤真菌和病毒感染的概率增高[1]。

病情在儿童期缓解，50% 以上患者在十几岁时皮损完全消退。大约 75% 特应性皮炎患者有特应性家族史，高达 50% 患者患有哮喘或枯草热[4-5]。病情易在冬季加重。患者发生接触性皮炎，尤其手部接触性皮炎的概率增高[6]。其他可能见到的特征有：鱼鳞病（50%）、乳头湿疹、结膜炎、圆锥形角膜、双侧前囊白内障、汗液相关性瘙痒、羊毛不耐受、毛周角化、食物不耐受和白色皮肤划痕症[5]。眶下褶（Dennie-Morgan 褶），尤其是双褶，据称是特应性皮炎的典型表现[1]。

### 发病机制

特应性是指一种由遗传决定的疾病，包括皮炎、哮喘和枯草热。它和对常见环境抗原产生过多的免疫球蛋白 E（IgE）抗体有关。"内源性特应性皮炎"患者占有特应性体质的患者的大约 10% ～ 30%；发病似乎不是由对环境抗原的反应引起[7]。特应性皮炎是一种多因素疾病。其发病机制复杂，尽管近来有新的研究进展，仍尚不完全清楚。除了基因易感性，对疾病状态的始发和维持起主要作用的因素还包括皮肤屏障功能异常、固有和获得性免疫系统的异常活动以及环境因素和传染原[7-15]。

由于特应性皮炎患者常有哮喘或过敏的个人或家族史，长期以来一直认为该病有遗传易感性。近期研究显示，一大部分特应性皮炎患者存在编码丝聚蛋白原（一种角化包膜蛋白）的FLG基因的功能缺失性突变，其代表着特应性皮炎的最高危险因素[16]。在角质形成细胞的终末分化过程中，丝聚蛋白作为主要成分与外皮蛋白及兜甲蛋白一起构成了角化性包膜，维持完好的表皮屏障功能。皮肤屏障功能的破坏可能在疾病的发生及早期阶段起到重要作用。尽管如此，40%有FLG突变的人群并不患有特应性皮炎，并且FLG突变仅在14%～56%的患者中检出，说明在该病的发病过程中其他因素可能也起着重要作用。除了角化性包膜，表皮屏障功能还需其他因素维持，例如蛋白酶及蛋白酶抑制物以及直接的角质形成细胞的相互作用。在特应性皮炎的角质层中可以观察到激肽释放酶相关肽酶的表达增加，同时一项研究发现特应性皮炎患者KLF7基因3′非翻译区一个4个碱基的插入突变可以导致该蛋白酶的水平上升[13, 17-18]。然而该发现并没有在进一步研究中被证实[13]。编码丝氨酸蛋白酶抑制物LEKTI的SPINK5基因也被发现与该病相关。表达于颗粒层的LEKTI是激肽释放酶相关肽酶KLK5和KLK7的重要抑制物，在脱屑过程中起控制作用。然而与SPINK5的关系要显著弱于与丝聚蛋白原的关系[13]。皮肤屏障功能的另一种相关机制是细胞间连接的存在，最近的数据显示特应性皮炎中紧密连接蛋白1（claudin-1）的表达减少[15]。

也有许多证据提示异常的免疫反应是特应性发病机制的关键。值得注意的是，Wiskott-Aldrich综合征患者可通过骨髓移植治愈特应性。Wiskott-Aldrich综合征是以易感染、血小板减少和湿疹样皮炎为特征的一种免疫性疾病[19]，为X连锁隐性遗传，表现为淋巴结和循环T淋巴细胞的耗竭。反之，没有特应性病史的患者在接受一个特应性体质个体的骨髓移植后也可以产生特应性疾病[20]。

特应性皮炎患者对多种环境抗原有异常的免疫反应，产生IgE抗体和T细胞反应[9, 21-23]。有证据显示特定的T细胞亚群选择性地循环到皮肤及相应淋巴结行使免疫监视功能[9, 23]。此类淋巴细胞具有特殊的免疫表型，并表达皮肤淋巴细胞抗原（CLA）。在特应性皮炎患者中，抗原如尘螨和细菌激活CLA T细胞，引起细胞因子的产生，刺激嗜酸性粒细胞产生IgE，从而促进肥大细胞和嗜碱性粒细胞在“中间相反应”中释放细胞因子和趋化因子[8]。所谓的迟发相反应的特征为嗜酸性粒细胞、淋巴细胞、组织细胞和中性粒细胞从循环到真皮和表皮的迁移。

真皮中各种细胞所释放的因子显然在临床表现的产生和诱导瘙痒、引起搔抓中起作用。在早期，机械性创伤和皮肤屏障受损导致促炎因子（IL-1α、IL-1β、TNF-α、GM-CSF）的释放，它们激活细胞信号转导并在受体结合到内皮细胞之后诱发血管内皮细胞黏附分子的表达[15, 24-25]。这些步骤接下来促使炎症细胞进行跨血管迁移[8, 26]。炎症细胞释放的趋化因子会吸引更加精确的细胞免疫反应。值得一提的是，特应性皮炎患者中CCL27、CCL22和CCL17含量上升，水平和疾病活动度相关[14, 25]。疾病初发和TH2细胞因子IL-4、IL-13以及IL-31相关，疾病维持期（慢性阶段）和TH1细胞因子有关。其他T细胞例如$T_{reg}$和TH17也在皮损中存在，但是它们确切的作用尚不清楚[14]。特应性皮炎患者鳞状细胞中GM-CSF的生成增加，这种细胞因子对朗格汉斯细胞/树突样细胞的功能具有一定作用，进一步提示了角质形成细胞缺陷可能与特应性的发病机制相关[27]。

另一令人感兴趣的领域是超抗原在特应性及其他免疫介导的皮肤病或非皮肤病中的发病作用[28-33]。虽然超抗原可能参与银屑病、川崎病及特应性皮炎的发病，但它们在这些和其他疾病中的确切作用机制仍不十分清楚并且存有争议[29-30]。为了阐明超抗原在免疫介导的疾病中的作用，有必要做进一步研究。

超抗原是指可刺激$CD4^+$T细胞的微生物（病毒、细菌和真菌）毒素。它们与T细胞受体及Ⅱ型主要组织相容性复合物（MHC）相结合，从而刺激淋巴细胞增殖、活化、释放细胞因子，产生T细胞介导的组织损伤。它们也可以刺激B细胞活化。超抗原能以非特异方式激活大量T细胞，因而它是免疫系统强有力的介导物。尤其是葡萄球菌超抗原已成为了一个研究的领域[32]。大部分特应性皮炎患者的皮肤有金黄色葡萄球菌定植，而只有小部分对照病例的皮肤上有金黄色葡萄球菌[33]。疾病的严重程度也与产毒性金黄色葡萄球菌的存在相关[34]。葡萄球菌超抗原SEA和SEB（葡萄球菌内毒素A和B）可激活T细胞[34-37]。对患有特应性皮炎儿童的一项研究中发现，疾病的严重程度与SEA和SEB抗体的存在相关[35]。近来发现，在正常人与特应性患者中都表现出T细胞激活与SEB相关[38]。总之，越来越多的证据表明葡萄球菌超抗原与特应性皮炎症状相关。超抗原在特应性皮炎的发病中是起关键作用或只是加特应性患者的症状还有待进一步研究。

# 脂溢性皮炎

## 临床特征

脂溢性皮炎是一种常见皮肤病，累及 1% ～ 3% 的人群[39-41]。男性好发。除婴儿外，第二个发病高峰为成人[42]。通常有家族史。好发于有大量皮脂腺的部位，如头皮、前额、眉毛区、眼睑、耳、面颊、胸骨前区和肩胛间区（图 6.5、6.6）[43]。皱褶部位偶可受累（间擦疹）。脂溢性皮炎的皮损边界常常十分清楚，呈暗红色或黄色，被覆油腻鳞屑[43]。易与银屑病混淆。

头皮屑和摇篮帽有时也归在脂溢性皮炎病谱中。

脂溢性皮炎是获得性免疫缺陷综合征（AIDS）患者最常见的皮肤病之一。脂溢性皮炎还与压力以及神经疾病包括帕金森病、脊髓空洞症和三叉神经损伤相关[44]。

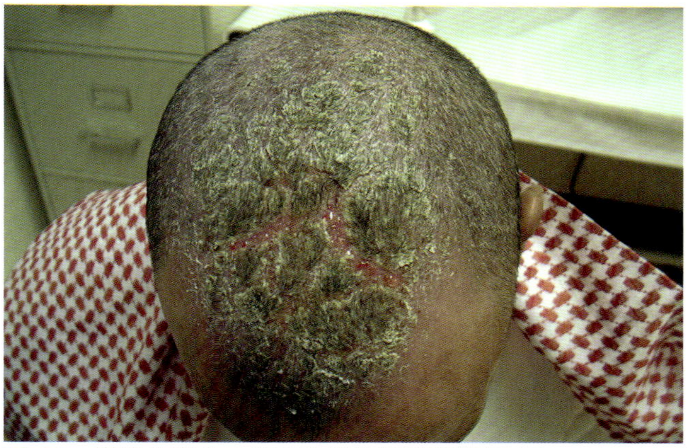

图 6.5 脂溢性皮炎：头皮弥漫性红斑和鳞屑（By courtesy of B. Al Mahmoud，MD，Doha，Qatar.）

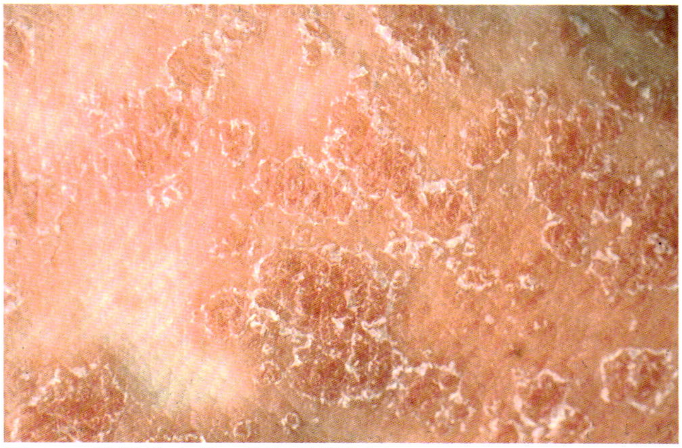

图 6.6 脂溢性皮炎：明显的鳞屑（By courtesy of the Institute of Dermatology，London，UK.）

## 发病机制

本病的确切发病机制尚不清楚。尽管其发病部位（和名称）与皮脂有关，但令人意外的是，皮脂腺的活性和皮脂的组成成分似乎是正常的[44]。

脂溢性皮炎与亲脂性的酵母菌糠秕马拉色菌（卵圆形糠秕孢子菌）在皮肤的大量定植有关，而最近的研究发现限制性马拉色菌（*Malassezia restricta*）及球形马拉色菌（*Malassezia globosa*）占优势地位[41，45-50]。虽然许多人认为这是有病因学意义的，但有几乎数量相等的人对此并不信服。一些抗真菌药物成功治疗脂溢性皮炎的病例支持了它们之间有重要关系[39-40，51]。但尚不能确定这代表一种因果关系或仅仅是一个加重因素。

# 盘状皮炎（钱币状湿疹）

## 临床表现

此种慢性皮炎的特点是单发或多发的瘙痒性、伴有水疱的钱币状红色斑块，好发于小腿、前臂和手背（图 6.7 ～ 6.9）[52]。与体癣不同，皮损无周边隆起[52]。有两个高发年龄段：年轻女性（15 ～ 30 岁）和中年人。此病易转为慢性。

## 发病机制

尚未明确。有人提出微生物参与发病，但并没有被广泛接受[53]。盘状皮炎可在肥皂、酸或碱等的刺激

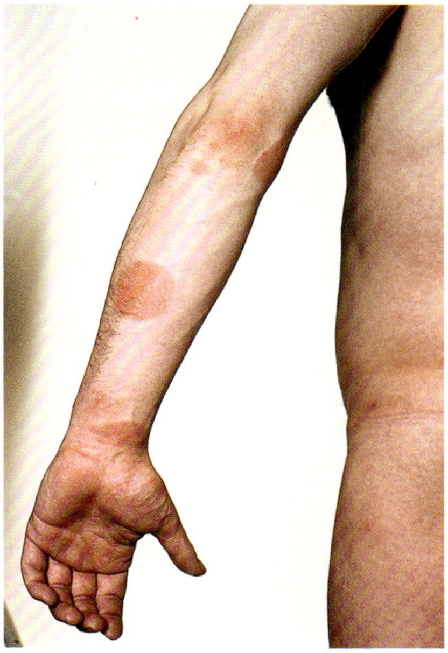

图 6.7 盘状湿疹：前臂典型部位的局限红斑性皮损（By courtesy of the Institute of Dermatology，London，UK.）

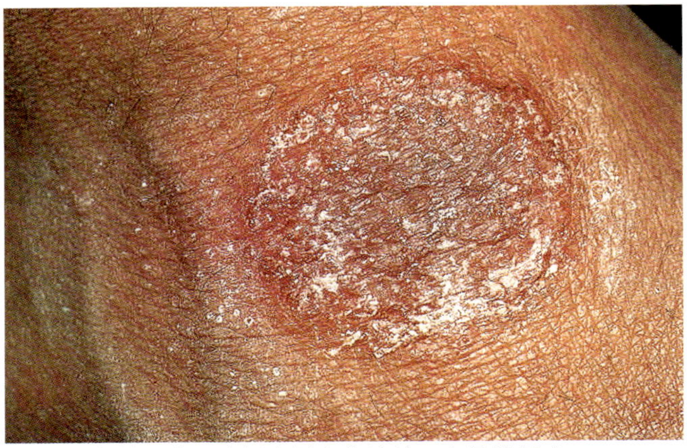

图 6.8 盘状湿疹：皮损边界十分清楚，大量鳞屑（By courtesy of the Institute of Dermatology，London，UK.）

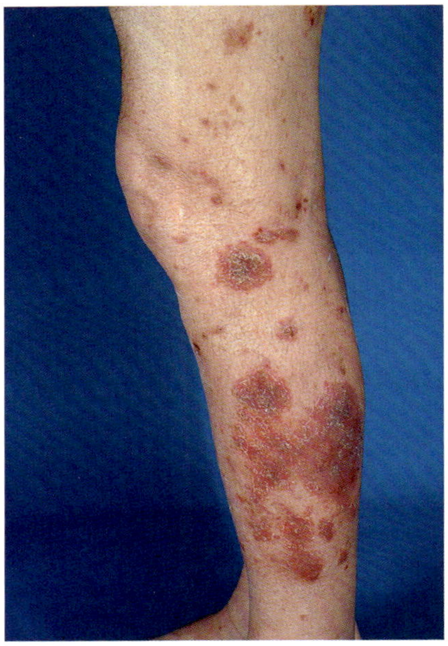

图 6.9 盘状湿疹：腿部泛发皮损。膝下可见一个边界清楚、附有鳞屑的红色圆形皮损（By courtesy of R. A. Marsden，St George's Hospital，London，UK.）

后发生（图 6.10）[52]。有时，它可能是特应性的一个表现，也偶可在镍、铬酸盐或钴过敏后发生[54-55]。也有报道应用干扰素 α-2b 联合利巴韦林治疗丙型肝炎后皮损泛发[56]。

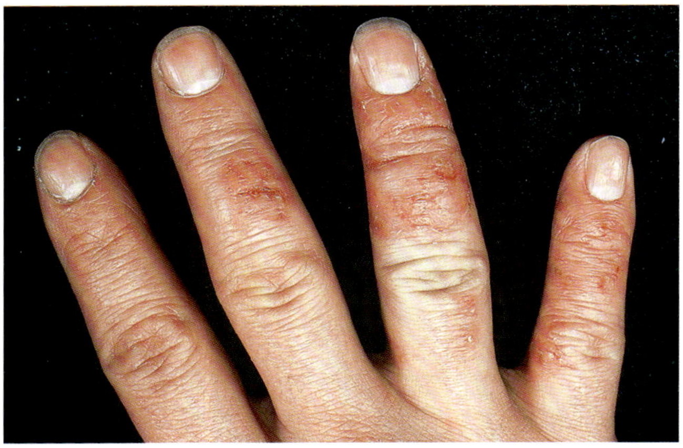

图 6.10 盘状湿疹：限于手指的皮损常提示刺激性接触性反应（By courtesy of R.A. Marsden，St George's Hospital，London，UK.）

# 手湿疹（出汗不良性湿疹、掌跖湿疹、汗疱疹）

## 临床特征

手湿疹表现为手掌、足跖、手指或足趾反复发作的瘙痒性水疱性损害。由于这些部位角质层较厚，水疱在破裂前看似白色小丘疹（图 6.11、6.12）。偶可形成明显的大疱。受累部位随时间推移可出现鳞屑和皲裂。有时可出现甲营养不良，表现为颜色异常和横嵴[57]。虽然高温或精神紧张可能诱发发作，但大多数病例病因不明[57]。一些患者有个人或家族特应性病史，或并发足癣。橡胶、乳胶、铬、钴或镍敏感可能诱发此病[58-62]。高温可加重病情，罕有光照诱发[63]。

汗疱疹常与多汗症相关[58]。女性略多于男性，10 ～ 50 岁居多[59]。有人报道了一种家族性常染色体显性遗传的类型，候选基因定位于染色体 18q22.1 ～ 18q22.3[64]。

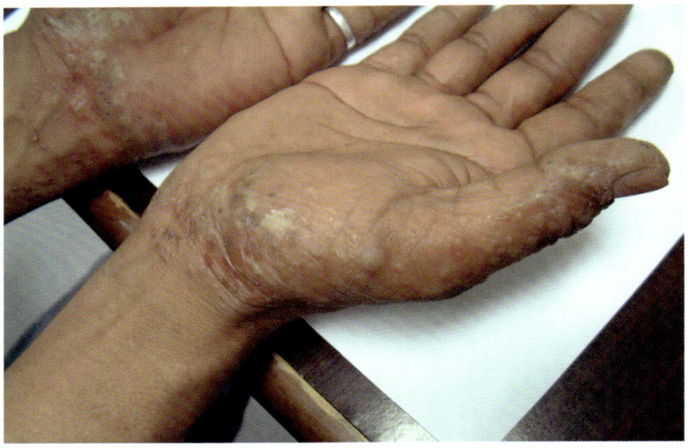

图 6.11 手湿疹：紧张的黄色水疱（By courtesy of B. Al Mahmoud，MD，Doha，Qatar.）

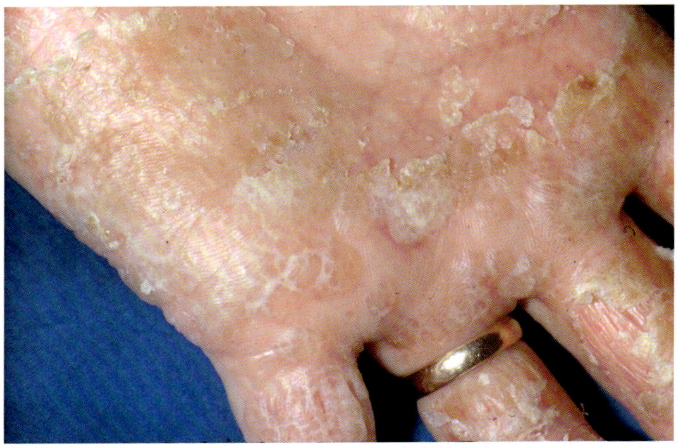

图 6.12 手湿疹：慢性皮损表现出显著鳞屑（From the collection of the late N.P. Smith，MD，the Institute of Dermatology，London，UK.）

### 发病机制

尚不清楚。值得注意的是血清中 IgE 水平常增高[58]。

## 自身敏感性（疹性）反应

### 临床特征

有时患者会因远隔部位的皮肤病或感染产生泛发的海绵水肿性皮炎，随感染或皮肤病的成功治疗，此湿疹性皮炎即可缓解，这一现象被称为自身敏感性反应或疹性反应。疹性反应的特征皮损可为局限性的手足汗疱疹样湿疹性皮炎或躯干四肢的散发丘疹[65-69]。可能与疹性反应相关的疾病包括真菌感染如皮肤癣菌感染、疥疮、传染性软疣、蜱咬、头虱、细菌及分枝杆菌感染[65-69]。有报道泛发性钱币状皮炎和局部牙齿感染有关[70]。

### 发病机制

尚不清楚，一些数据显示针对皮肤抗原的异常 T 细胞介导免疫反应可能是造成这一疾患的原因[71]。

# 外因性皮炎

## 接触性皮炎

这类皮炎是由外源性物质引起的，可分为变应性接触性皮炎和刺激性接触性皮炎两类。

### 变应性接触性皮炎

变应性接触性皮炎是对环境过敏原的一种特异的细胞介导免疫反应，这些致敏原的浓度可以很低。临床常见的致感物包括镍（可见于首饰、扣子、手表和吊袜带）、合成橡胶的成分（如橡胶手套中的秋兰姆）、樱草属植物、毒葛、外用药物（如新霉素、抗组胺药、局麻药）以及存在于水泥和皮革中的铬酸盐（图 6.12 ～ 6.15）[72-82]。

二硝基氯苯（DNCB）是一种强接触性致敏物，常用来进行细胞介导的免疫反应试验[83-84]。

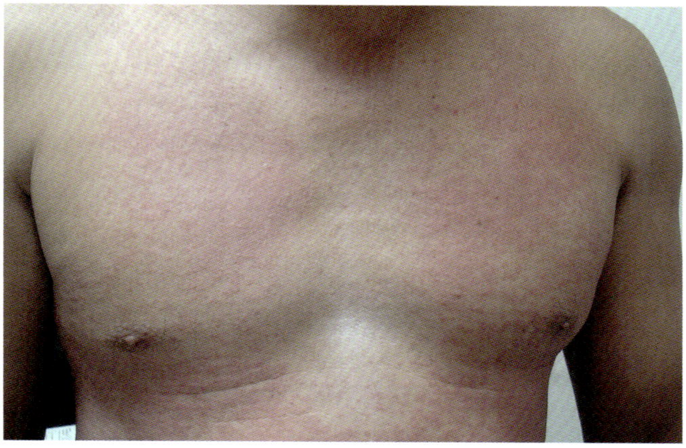

图 6.13　接触性皮炎：这种早期以红斑性斑疹为主的皮疹是对织物柔顺剂的反应（By courtesy of J. Dayrit，MD，Manila，The Philippines.）

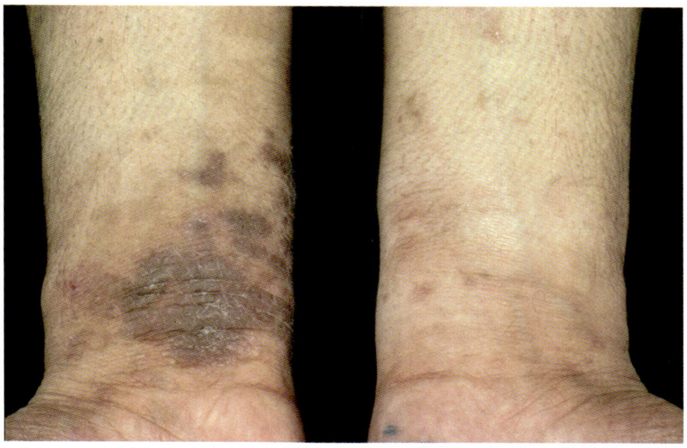

图 6.14　接触性皮炎：一位患者在右手腕佩戴手表并在左手腕佩戴皮质手链后产生的双侧皮疹（From the collection of the late N.P. Smith，MD，the Institute of Dermatology，London，UK.）

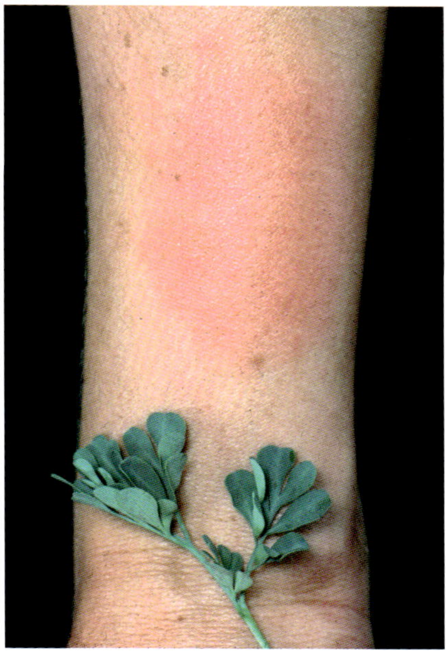

图 6.15　接触性皮炎：对毒葛的严重反应（From the collection of the late N.P. Smith，MD，the Institute of Dermatology，London，UK.）

在过去 10 年中，对变应性接触性皮炎的认识逐渐加深，大量证据表明它是一种 T 细胞介导的超敏反应[3, 85-88]。引起变应性接触性皮炎的抗原常常是不稳定的（半抗原），需要与宿主表皮蛋白相结合[3, 85]。这些半抗原-蛋白相互作用是通过化学物质的亲电子残基和氨基酸，尤其是半胱氨酸共价结合形成的[89-91]。与此不同的是，金属离子，例如镍，则形成非共价的蛋白-金属螯合物[89]。在疾病的敏化/初始阶段，皮肤初次接触某种强效半抗原后淋巴结内会产生半抗原特异的 T 细胞[91]。皮肤中的朗格汉斯细胞和淋巴结中的树突状细胞处理抗原并激活适当的幼稚 CLA T 细胞。CLA 阳性 T 细胞是一类可表达皮肤选择性归巢受体，并对皮肤及引流皮肤的淋巴结进行免疫监视的 T 细胞亚群[92]。适当抗原或抗原-蛋白质复合物的刺激可使 CLA 阳性 T 细胞增殖。反复接触此种抗原可使 CLA 阳性记忆 T 细胞数量增多[3, 85]。在诱导阶段，当患者接触该抗原时，CLA 阳性 T 细胞被激活并释放细胞因子，引起免疫反应，从而产生变应性接触性皮炎的临床及组织学特征[87]。$CD8^+$ T 细胞似乎是诱导阶段主要的效应细胞[89]。角质形成细胞也在半抗原接触和结合后通过细胞因子的释放而起一定的作用[88]。

偶尔，暴露于强效半抗原可能会导致在之前未致敏的个体产生过敏性接触性皮炎（原发性过敏性接触性皮炎）[89]。

之前通过皮肤吸收致敏的患者摄入或吸入过敏原可能导致和变应性接触性皮炎相似的临床表现（如摄入镍、铬或钴可能导致手湿疹）[93]。更少见的情况下，系统性变应性接触性皮炎可能在组织学上和多形红斑样皮疹、血管炎或荨麻疹相关[93]。这被认为是由于系统性接触半抗原后通过血行播散到皮肤所导致[94]。它之前可能有也可能没有过致敏过程，很多药物都可能在发病机制中起作用[94]。

## 刺激性接触性皮炎

接触能直接损伤皮肤的物理或化学物质可导致刺激性接触性皮炎，它远远比变应性接触性皮炎常见。损伤的机制各种各样，包括角蛋白变性、皮表油脂和保水物质去除、细胞膜损伤和（或）直接细胞毒作用[95]。急性刺激性皮炎常由单一强刺激物，如强酸或强碱相对短时间的单次接触引起，而慢性累积性接触或“磨损（wear and tear）”皮炎则是与单个或多个弱刺激物，如肥皂和水、清洁剂、工业用油或植物，相对较长时间的接触而引起的（图 6.16）[96-100]。

大多数类型的手部职业性皮炎是刺激性接触性皮炎，包括“主妇”皮炎和“婚戒”皮炎。接触性皮炎的诊断主要依据病史及皮损分布，对于变应性皮炎，

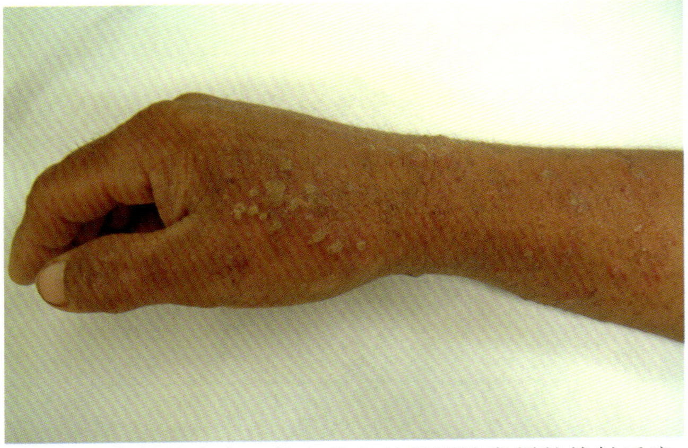

**图 6.16** 接触性皮炎：此患者有对家用消毒剂的接触反应，造成了皮损之上的脓疱（By courtesy of B. Al Mahmoud，MD，Doha，Qatar.）

确诊则需以可疑致敏物作斑贴试验。虽然两类接触性皮炎皮损都倾向于局限在暴露部位，但也可最终扩散到非暴露部位，甚至当致病原从环境中去除后病情仍可持续。

与特应性皮炎相似，编码丝聚蛋白的 FLG 基因的功能缺失突变可能通过引起皮肤屏障功能缺陷的机制使得患者对慢性刺激性接触性皮炎的易感性增加[101]。

## 感染性皮炎

感染性皮炎是一种严重的慢性和复发性的湿疹样皮炎，有显著的渗出和结痂，可见于感染人类嗜 T 淋巴细胞病毒 1 型（HTLV-1）的儿童[102-105]。成人发病不常见[106-107]。疾病好发于头皮、屈侧皮肤、耳部或足部，有时见于伤口或溃疡周围（图 6.17），常常与皮肤和鼻前庭的金黄色葡萄球菌和乙型溶血性链球菌感染相关。该病可见于 HTLV-1 流行地区。该病常被报导于牙买加，而日本的病例数相对罕见[108]。该

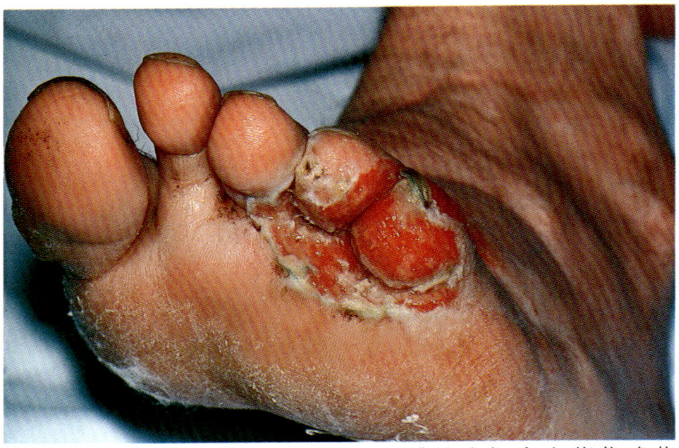

**图 6.17** 感染性皮炎：累及足部趾蹼的皮损常由葡萄球菌或链球菌感染造成，与出汗过多有关（By courtesy of R.A. Marsden，MD，St George's Hospital，London，UK.）

病的发生可能与免疫系统缺陷相关，且可能是其他HTLV-1相关疾病如成人T细胞白血病及热带痉挛性截瘫的危险因素[109-110]。

## 乏脂性皮炎

常见于老年人，尤其冬季和有轻度鱼鳞病的患者。过度洗涤、接触清洁剂、冷风或湿度低等导致皮肤干燥的情况均可能引发乏脂性皮炎[111]。受累部位发红，鳞屑性条纹和浅表皲裂使其形成方格状（图6.18）。乏脂性皮炎可能与体内恶性肿瘤相关，包括淋巴增殖性疾病和实体瘤[112-115]。

## 发病机制和组织学特征

海绵水肿性皮炎的组织病理学特征包括真皮和表皮的改变。它们相对改变的程度虽然与疾病的亚型有关，但是主要根据病期而不同。重要的是海绵水肿性皮炎的改变不是静止不变的，不同阶段可见到不同的特征[116-118]。对以海绵水肿为为基本改变的病变，单纯依据组织学特征无法区分不同的临床亚型，临床检查更为重要。

海绵水肿性皮炎的组织学特征是细胞间水肿或海绵水肿。轻度的细胞内水肿也可出现，但容易被忽视。在疾病早期，海绵水肿表现为细胞间隙增宽，使得细胞间桥清晰可见（图6.19）。液体的进一步聚积导致表皮内水疱形成，细胞间水肿常伴有表皮淋巴细胞浸润（炎细胞外渗）。在严重的刺激性接触性皮炎中，表皮可见大量多形核嗜中性粒细胞浸润，这一现象与角质形成细胞坏死有关[119]。可伴有因真皮表皮分离而引起的水疱或大疱。皮损易破溃，伴明显结痂。

海绵水肿性皮炎常伴细菌或真菌感染。重叠的感

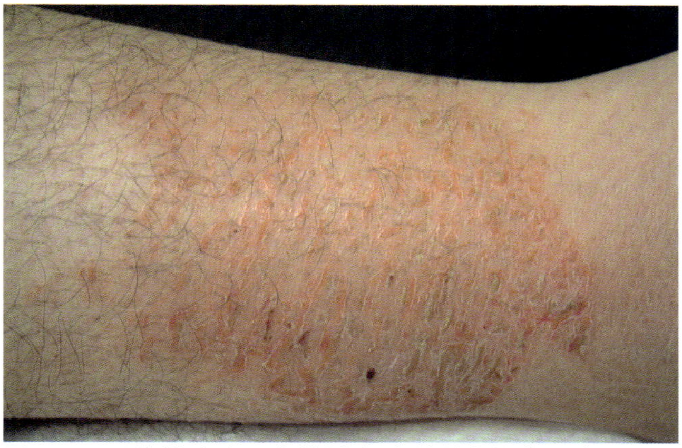

图6.18　乏脂性皮炎：由鳞屑和皲裂形成的典型表现（By courtesy of B. Al Mahmoud，MD，Doha，Qatar.）

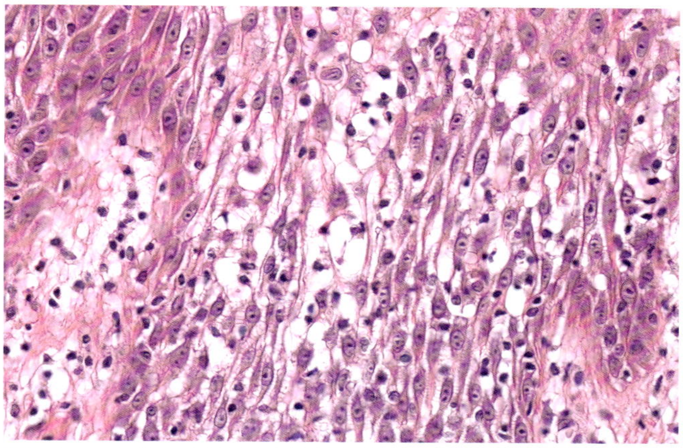

图6.19　皮炎：细胞间水肿最早的表现是细胞间隙增宽，细胞间桥清晰可见

染可使组织学表现产生巨大变化，造成明显的急性炎症并导致表皮下、表皮内和角层下脓疱。此种改变可成为组织学主要所见，从而掩盖了基础的海绵水肿性皮炎。此时需进行微生物染色，如革兰染色、PAS染色或培养以评估感染情况。

伴随这些变化的是不同程度的上皮细胞增生，从早期急性皮炎的轻度棘层肥厚到慢性期的显著银屑病样表皮增生。海绵水肿部位的上方常可见角化不全，角化过度则常发生在因搔抓或摩擦所致的慢性海绵水肿性皮炎（苔藓样变）。

活动期皮损常可见真皮充血及明显水肿。浅层血管丛周围可见混合炎症细胞浸润，主要为淋巴细胞、组织细胞，偶见嗜酸性粒细胞或中性粒细胞。真皮炎症的程度及组成成分可有很大不同。变应性接触性皮炎时可见较多嗜酸性粒细胞[119]。

海绵水肿性皮炎在组织学上通常可分为急性、亚急性和慢性三种：

- 急性皮损，可见水疱和大疱（图6.20～6.22）。
- 亚急性海绵水肿性皮炎，以棘层肥厚和海绵水肿为特征，且常伴水疱（图6.23）。
- 慢性海绵水肿性皮炎，仍可见海绵水肿，但可

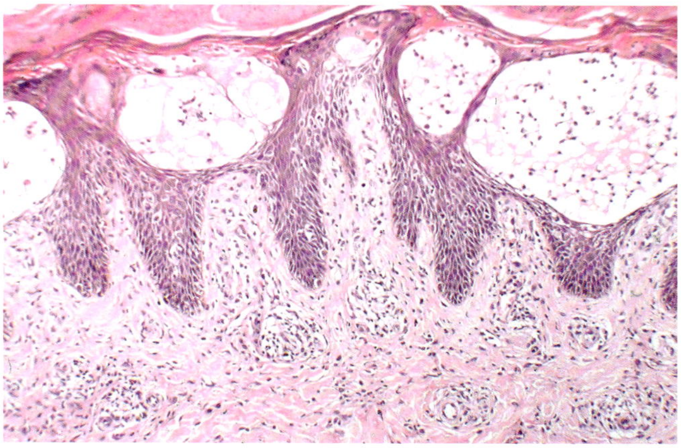

图6.20　急性皮炎：由于严重海绵水肿产生充满液体的水疱

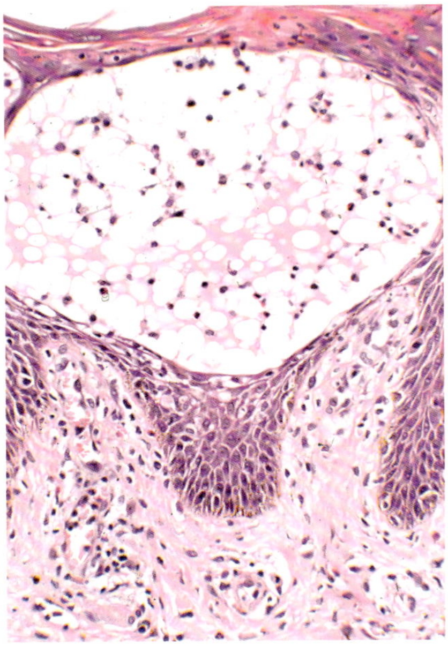

**图 6.21** 急性皮炎：水疱内含有淋巴细胞，偶有嗜酸性粒细胞

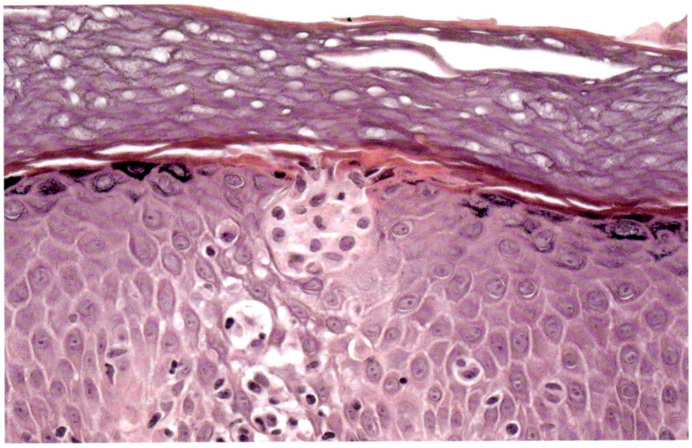

**图 6.22** 急性皮炎：在接触反应中，如图示富含朗格汉斯细胞的聚集十分常见。此时不要误诊为蕈样肉芽肿的 Pautier 微脓肿

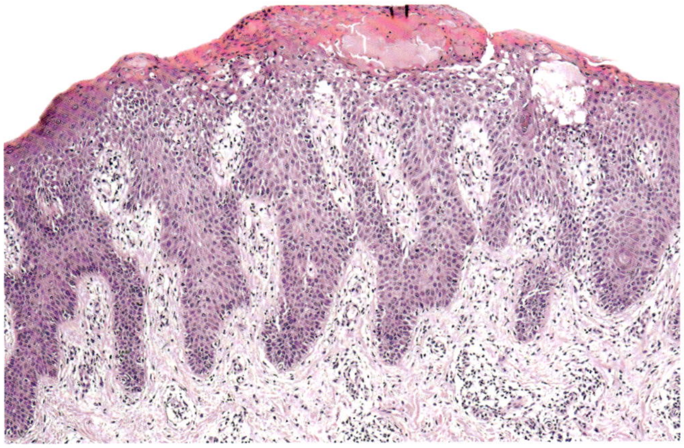

**图 6.23** 亚急性皮炎表现为片状角化不全、结痂、明显棘层肥厚伴显著表皮突延长（和融合）、局部海绵性水疱形成。真皮致密淋巴细胞浸润

能很轻，水疱少见。表皮棘层肥厚明显，常呈银屑病样改变（图 6.24）。

系统性接触性皮炎可有与血管炎或多形红斑相关的特征[120]。如同其他类型的海绵水肿性皮炎一样，组织学表现也可分为急性、亚急性和慢性类型。急性期虽然海绵水肿不是其标志性特征，但清晰可见。与其不同的是，在转为慢性的过程中，表皮增生逐渐变得明显，呈银屑病样。

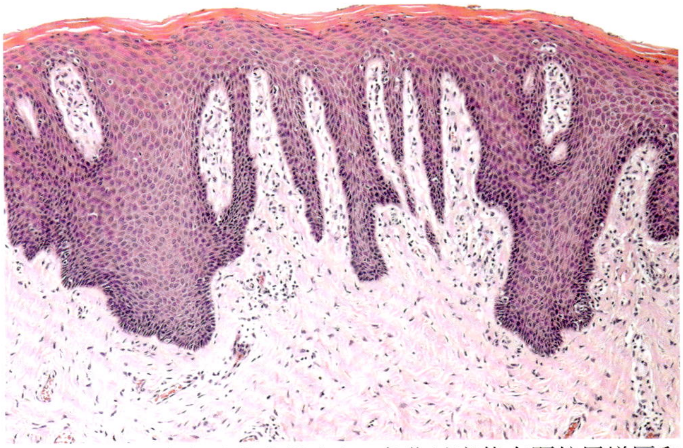

**图 6.24** 慢性皮炎（苔藓样变）：角化过度伴有颗粒层增厚和银屑病样增生。乳头真皮纤维化和片状慢性炎症细胞浸润

脂溢性皮炎的表现常是非特异的并且轻微。特点是角化过度和角化不全，后者在毛囊口更明显，典型的可见中性粒细胞外渗（图 6.25、6.26）。PAS 染色有时可在角质层发现酵母菌。慢性皮损中常可见表皮棘层增厚伴表皮突增宽，但比起银屑病的一致性增生，显得不太规则。伴有淋巴细胞外渗的不同程度的海绵水肿较常见。真皮可见水肿和轻度血管扩张。浅表血管丛周围可见淋巴细胞、组织细胞和少量嗜酸性粒细胞组成的混合炎性细胞浸润。

## 鉴别诊断

尽管海绵水肿是海绵水肿性皮炎的典型表现，也

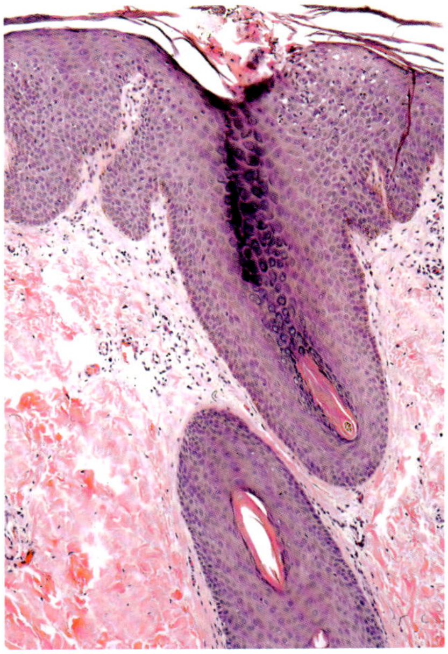

**图 6.25** 脂溢性皮炎：在这一视野中，毛囊周围可见银屑病样增生，在毛囊口两侧均可见角化不全

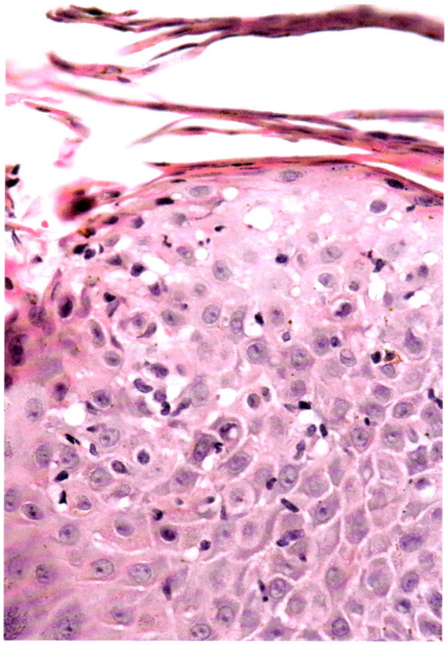

图 6.26 脂溢性皮炎：角化不全，偶见中性粒细胞

可见于许多其他的炎症性皮肤病（表 6.1），尤其是浅表皮肤癣菌病。如果没有真菌染色（如 PAS 染色）排除真菌感染的可能性，就不能做海绵水肿皮炎的诊断。这一点很重要，因为常外用于治疗海绵水肿性皮炎的皮质激素制剂会加重真菌感染（难辨认癣）（图 6.27 ～ 6.29）。

# 慢性单纯性苔藓

## 临床特征

慢性单纯性苔藓（局限性神经性皮炎）是指由于长期及严重搔抓导致的，而无原发疾病的局部皮肤产生增厚、脱屑性皮损（图 6.30）[1]。苔藓样变则是指在有原发的伴剧烈瘙痒的皮肤病，如特应性皮炎的基础上出现的相同过程[2]。皮肤癣菌感染、淤积性皮

**表 6.1 有海绵水肿的皮肤病**

- 玫瑰糠疹
- 浅表真菌感染
- 妊娠疱疹（早期皮损）
- 妊娠多形疹
- 多形红斑
- 红痱
- 离心性环状红斑
- 滴状副银屑病
- 儿童丘疹性肢端皮炎
- 湿疹
- 线状苔藓
- 虫咬反应
- 结节性痒疹

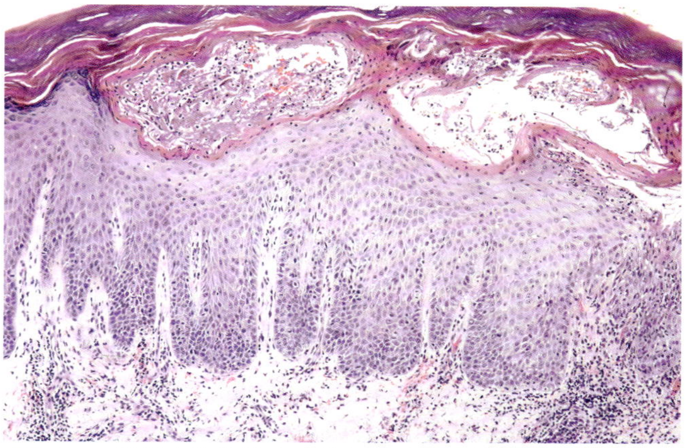

图 6.27 海绵水肿性浅表皮肤癣菌感染：显著的角层下水疱

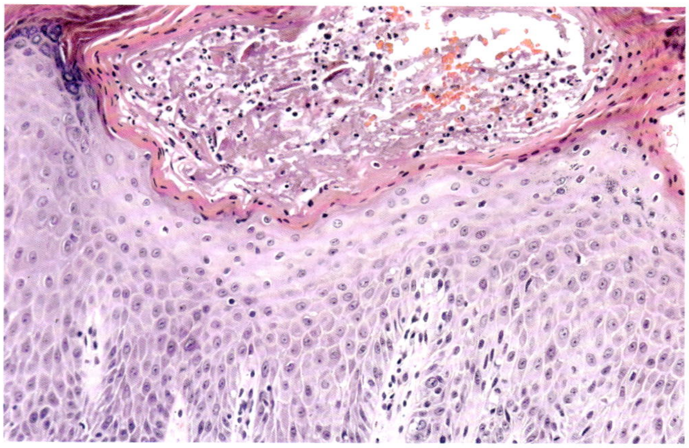

图 6.28 海绵水肿性浅表皮肤癣菌感染：高倍镜观

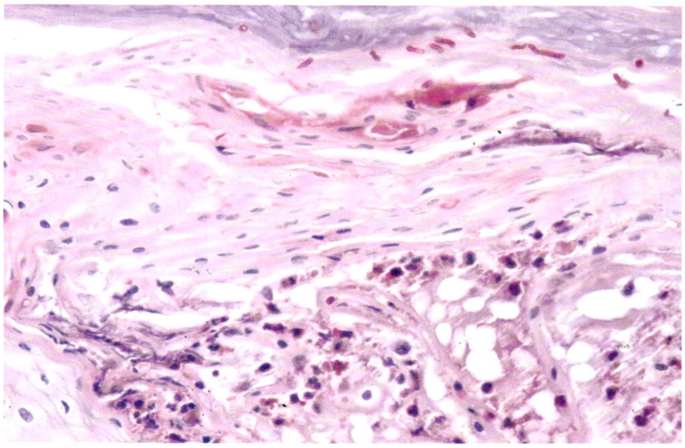

图 6.29 海绵水肿性浅表皮肤癣菌感染：在 PAS 染色切片中可见大量真菌菌丝

炎和慢性变应性接触性皮炎也有苔藓化倾向。Picker 结节和结节性痒疹也有类似情况（见下）[3]。

患者瘙痒剧烈，皮损为限局性鳞屑性斑块，皮纹加深像树皮一样。女性好发，多见于青年至中年人。皮损好发于可触及的部位，常见部位包括项部、颈两侧、大腿、小腿及踝部、外阴及阴囊[2]。

卵石样苔藓样变是一个独特的类型，表现为炎症性皮肤病如特应性湿疹患者在严重搔抓后出现的苔藓样丘疹[2]。

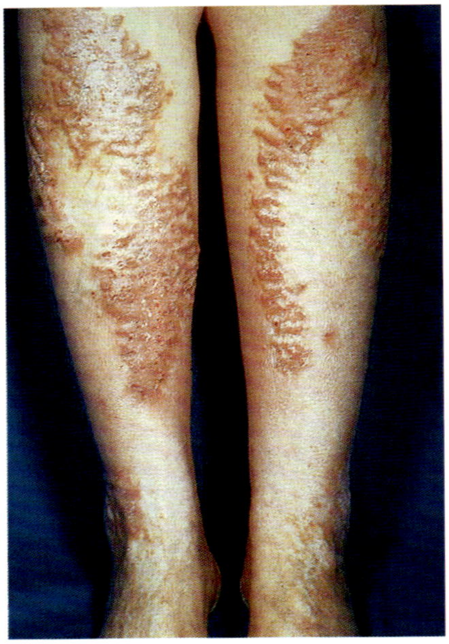

图 6.30 慢性单纯苔藓：胫前为易累及部位，示肥厚、鳞屑性红色斑块（By courtesy of R.A. Mars- den，MD，St George's Hospital，London，UK.）

## 组织学特征和发病机制

尽管慢性单纯性苔藓的病因及发病机制不明，心理因素可能起到重要作用[4-5]。近期的数据进一步提示至少在一部分患者中基础的神经病变可能有重要意义[6]。

慢性单纯性苔藓组织学上表现为明显角化过度，可伴小灶性角化不全，常可见明显的颗粒层（图 6.31）[7]。表皮突延长，不规则增宽。根据病因可不同程度上出现轻度海绵水肿。真皮浅层血管周围，有时在间质内可见由淋巴细胞、组织细胞和少量嗜酸性粒细胞组成的炎症细胞浸润。有时可见肥大、多角状的肌成纤维细胞。和其他许多慢性皮肤病一样，可见散在的小的多核细胞，即所谓的 Montgomery 巨细胞。乳头真皮纤维化是其典型表现，在一些病例中还可见神经增生（图 6.32）[3]。但根据我们的经验，后一种表现很少见。

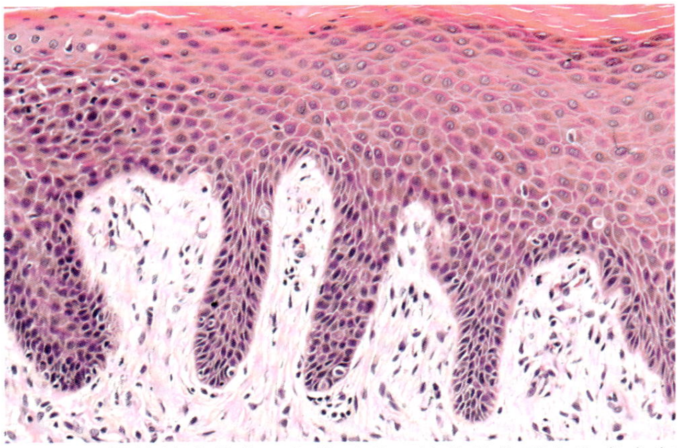

图 6.31 慢性单纯苔藓：角化过度、片状角化不全和表皮突延长

# 结节性痒疹和痒疹性结节

## 临床特征

结节性痒疹的特征是慢性病程，皮损为苔藓化和抓痕明显的结节，瘙痒剧烈[1-2]。5 至 75 岁人群均可累及，患者平均年龄 40 岁。少见情况下儿童也可受累[3]。病程从 6 个月至 33 年，平均 9 年。无性别差异。它与慢性单纯性苔藓有明显的重叠，但此观点尚未被广泛接受[1-2]。

单个皮损常呈表面呈疣状且有抓痕的球形损害，直径可大至 2 cm（图 6.33）[2]。皮损常成群、对称分布，主要在四肢（远端）伸侧（图 6.34、6.35）[1]。躯干部也可受累[2]。偶有播散型病例[2]。手掌及足底通常不受累[2]。皮损间的皮肤正常。类似的皮损有时也可见于湿疹患者（见下）。大多数结节性痒疹患者一般情况好，常规检查阴性；偶有结节性痒疹可见于谷胶性肠病的患者[4]。有报告指出患者有精神社会性疾病的比例较高[5]。有些病例皮疹可在虫咬后发生，但随后的皮损则是自行产生的[5]。

瘙痒为阵发性，热和情绪紧张可诱发或加重[5]。实验室检查异常可有贫血、嗜酸性粒细胞增多和血清 IgE 水平升高[5]。

结节性痒疹（湿疹）定义为在明显湿疹基础上发生的结节性痒疹皮损[5]。这种划分虽然有学术意义，但对临床或预后意义不大。

痒疹性结节是一种由于局部搔抓、抠挖而形成的孤立性皮损。

有时，结节性痒疹可伴有大疱性类天疱疮的表现

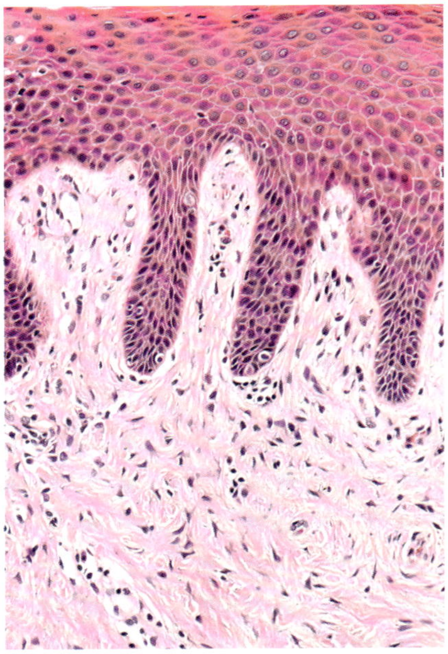

图 6.32 慢性单纯苔藓：颗粒层增厚。注意垂直排列的胶原纤维是一个典型特征

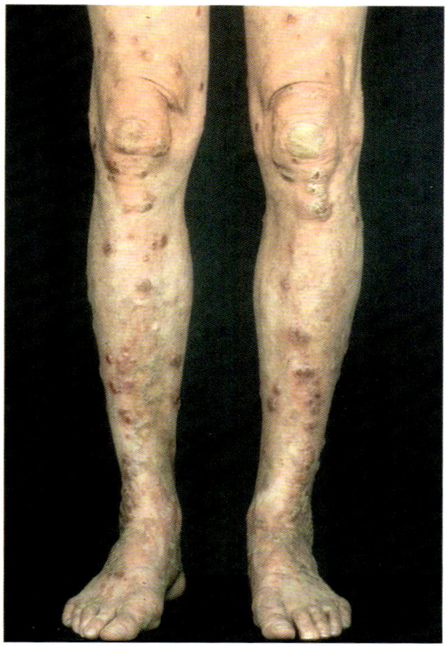

图 6.33 结节性痒疹：典型的球形结节，皮损间皮肤看似是正常的（From the collection of the late N.P. Smith，MD，the Institute of Dermatology，London，UK.）

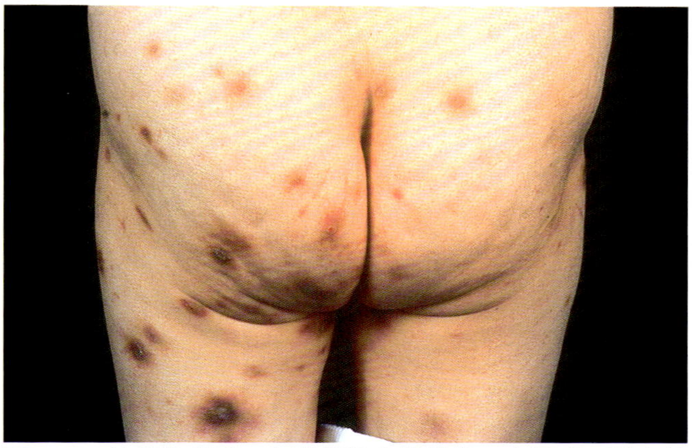

图 6.34 结节性痒疹：在臀部及大腿散发、有抓痕、孤立的结节。可见炎症后色素沉着（By courtesy of R.A. Marsden，MD，St George's Hospital，London，UK.）

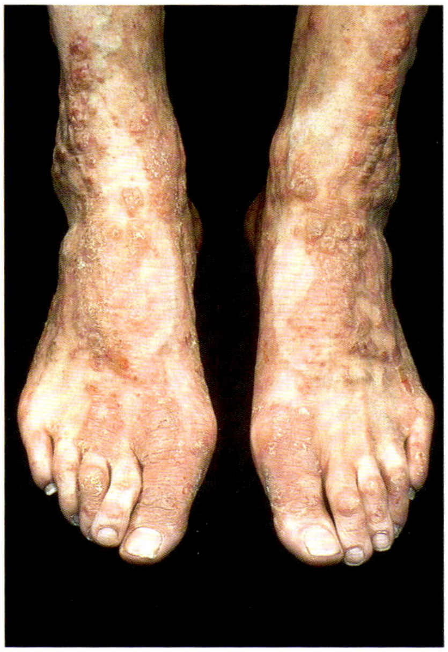

图 6.35 结节性痒疹：此患者严重累及胫前及足背（By courtesy of the Institute of Dermatology，London，UK.）

（结节性类天疱疮）[6]。

## 发病机制和组织学特征

典型的结节性痒疹具有局限性、增生性特征，近来认为与毛囊上皮有关[2, 7]。表皮表现为正角化过度、颗粒层增厚及棘层肥厚，有时可达到假上皮瘤样增生的程度（图 6.36、6.37）[8]。偶可见浅表轻度海绵水肿及局部角化不全，可有类似慢性湿疹的改变[5]。有时可见表皮下纤维蛋白沉积[9]。

在真皮乳头层及网状层均见血管增生、扩张。可见新生血管，血管周围轻度炎症细胞浸润，以淋巴细胞为主，尚有组织细胞、浆细胞，偶有嗜酸性粒细胞及散在的浅表的小的多核细胞（Montgomery 巨细胞）（图 6.38）[8]。肥大细胞数量正常[1]。炎症细胞浸润表现为从浅表真皮向下延伸的倒三角形[2]。本篇作者未见过这一现象。偶见真皮内伴有生发中心形成的淋巴滤泡样改变，与持续的虫咬反应相似[5]。另一处特征是乳头真皮的纤维化[8]。

光学显微镜观察下，神经可以表现正常、数量增

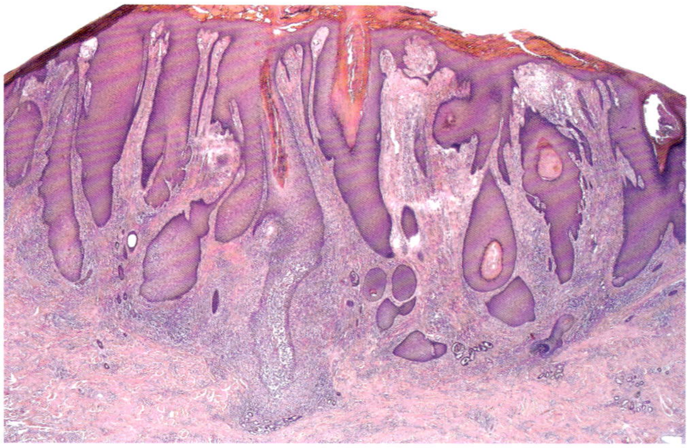

图 6.36 结节性痒疹：可见角化过度、颗粒层增厚和假上皮瘤样增生。真皮有瘢痕，血管周围及间质中慢性炎症细胞浸润

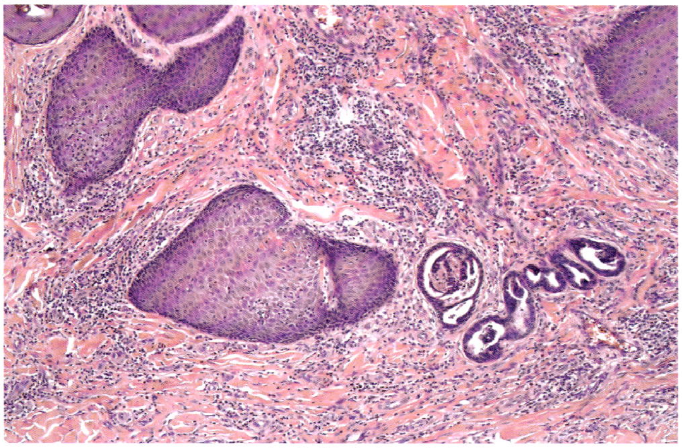

图 6.37 结节性痒疹：高倍镜观

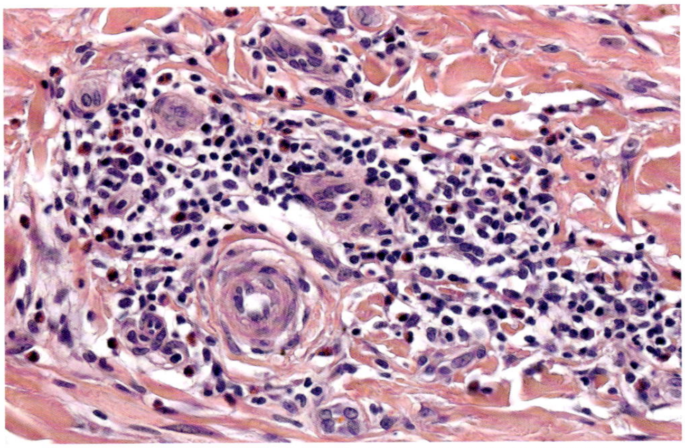

图 6.38 结节性痒疹：注意明显的嗜酸性粒细胞

多或偶有增生（图 6.39）[1, 5]。特殊的神经染色或 S-100 蛋白免疫细胞化学染色可以显示神经轻度增生改变。但神经的改变不是必需的诊断依据[1]。没有证据显示有真正的神经瘤形成，一些研究者认为神经的改变是继发于慢性创伤和对严重瘙痒结节搔抓的结果[1, 5, 7]。剧烈瘙痒可能是以往人们对结节性痒疹的神经改变十分关注的部分原因。但是，非常罕见的情况下，增生神经干与神经膜细胞增殖有关，引起小的神经瘤[10]。

电镜可见神经膜细胞胞浆空泡化，伴有线粒体内部结构缺失[5, 10-11]。

## 淤积性皮炎和肢端血管皮炎

### 临床特征

淤积性（静脉曲张性）皮炎常累及小腿及足踝的内侧，皮损可更广泛，它是下肢静脉回流受阻的并发症[1]。浅表静脉曲张是常见的诱发因素。皮损瘙痒，附有鳞屑，常有肿胀和色素沉着。此种改变常见于慢性淤积性溃疡周围（图 6.40）。溃疡的边缘偶可发展成恶性肿瘤（包括鳞状细胞癌和基底细胞癌）[2-5]。在疾病早期，皮损可为单发，临床上可被误诊为皮肤恶性肿瘤，如鳞状细胞癌[6]。

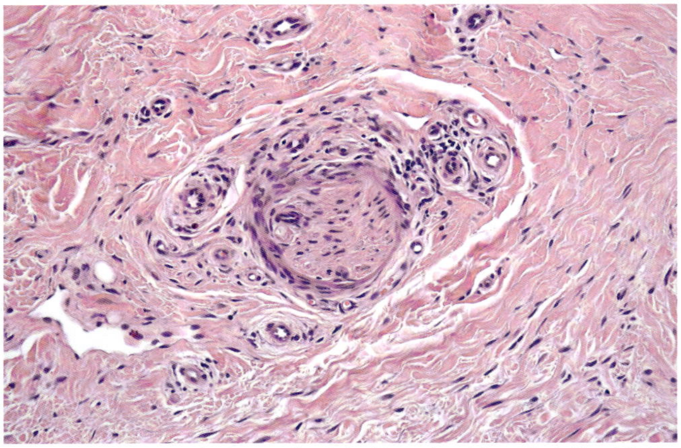

图 6.39 结节性痒疹：根据我们的经验，神经增生并不常见

肢端血管性皮炎（假性卡波西肉瘤，先天发育不良性血管病，伴血管炎的动静脉畸形）是指严重长期静脉功能不全的患者在足背及趾背出现紫色斑疹、结节，有时可为疣状斑块[7]。常可见曲张的静脉，此特征在临床诊断时很重要，以免误诊为卡波西肉瘤[7]。相同的皮损还可见于 Klippel-Trénaunay、Stewart-Bluefarb 和 Prader-Willi 综合征、血液透析患者的外科动静脉瘘管、截肢术后的残肢和瘫痪的肢体上不合适的吸引孔假体[9-22]。

### 发病机制和组织学特征

淤积性皮炎和肢端血管性皮炎的发病机制不清，可能与静脉压升高或循环不畅导致的组织缺氧有关[13]。

淤积性皮炎除表皮可见海绵水肿性皮炎的改变外，真皮有明显的含铁血黄素沉积，伴有纤维化和特征性浅表和（或）深部真皮叶状新生血管形成（图 6.41 ～ 6.45）。可见大量炎症细胞，包括淋巴细胞、组织细胞和数量不等的浆细胞，明显的红细胞外渗。

在肢端性血管皮炎中，血管常过度增生，以致与血管性肿瘤尤其是卡波西肉瘤相似（图 6.46）[23]。

### 鉴别诊断

肢端性血管皮炎应与卡波西肉瘤鉴别，前者没有梭形细胞群或不规则的穿插于真皮胶原间的类似淋巴

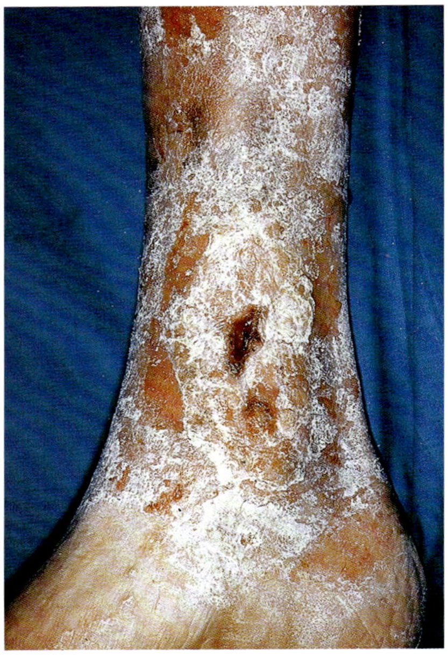

图 6.40 淤积性皮炎：在小腿静脉淤积性溃疡周围可见水疱、渗出、结痂，溃疡是由抗生素封包过敏诱发的（By courtesy of R.A. Marsden，MD，St George's Hospital，London，UK.）

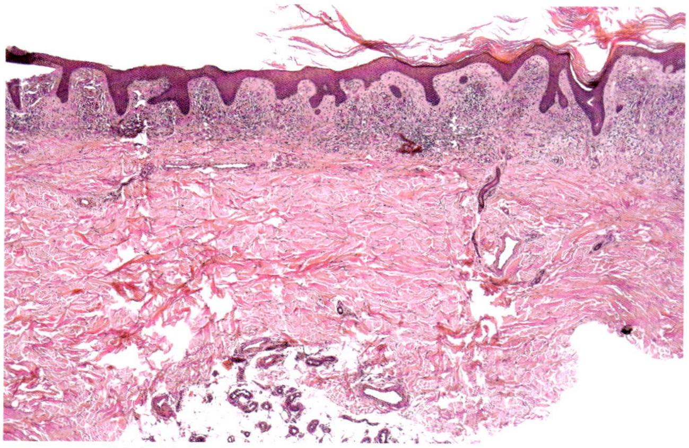

图 6.41 淤积性皮炎：可见角化过度、灶性角化不全和明显的表皮增生。真皮可见慢性炎症和瘢痕

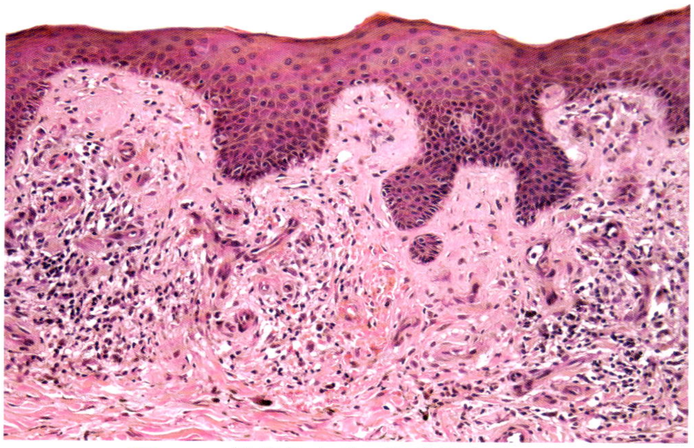

图 6.42 淤积性皮炎：注意增多的血管

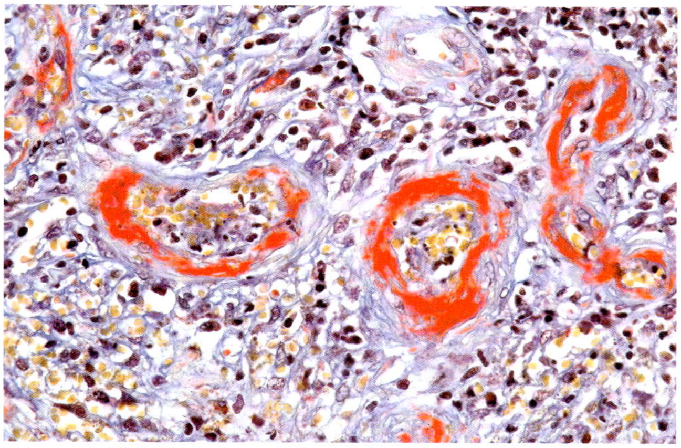

图 6.43 淤积性皮炎：可见显著的血管壁纤维素沉积。这一特征与白色萎缩相似

管的血管腔隙，且缺乏海岬征（肿瘤血管部分包绕在正常血管和附属器周围）。肢端性血管皮炎的特征性改变是小叶状的毛细血管增生。

对可疑病例，CD34 免疫细胞化学染色对鉴别诊断有一定意义。卡波西肉瘤的梭形细胞表达此抗原，而肢端血管皮炎阴性[24]。平滑肌肌动蛋白染色可凸显肢端血管皮炎的周皮细胞，叶状毛细血管增生用网硬蛋白染色可更清楚地显示。

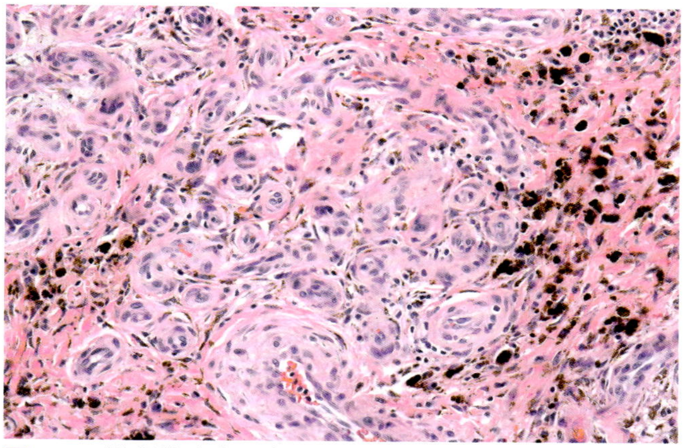

图 6.44 淤积性皮炎：在此视野中，可见显著新生血管形成和大量含铁血黄素

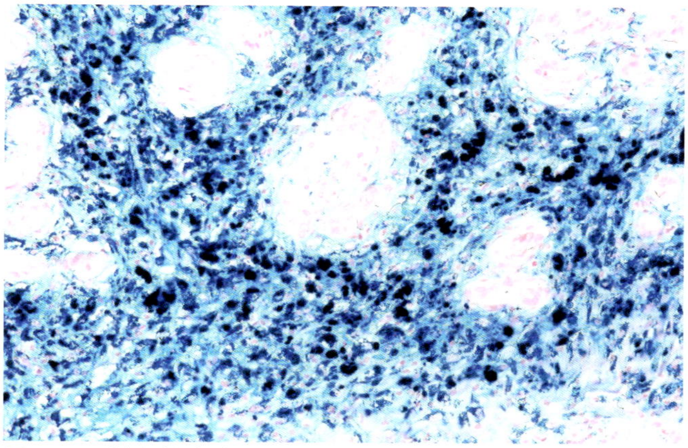

图 6.45 淤积性皮炎：对铁的普鲁士蓝反应可使含铁血黄素更明显

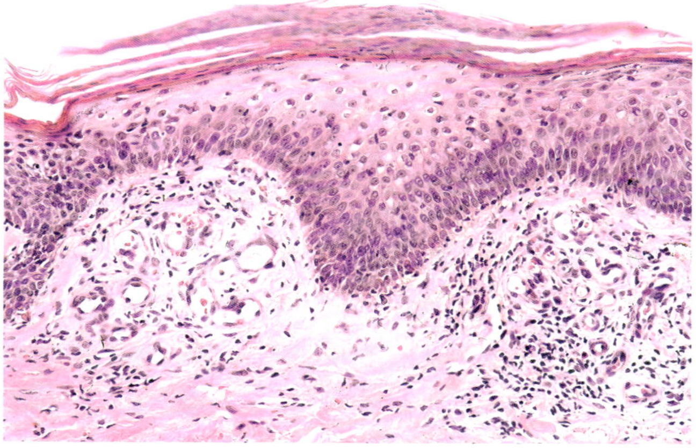

图 6.46 肢端性血管皮炎：显示叶状毛细血管增生、红细胞外溢和慢性炎症细胞浸润

# 白色糠疹

## 临床特征

白色糠疹是很常见的慢性皮炎，通常累及青春期前的儿童，男女均可累及[1]。在美国，健康人群的发病率为 1.9%[2]。皮损好发于面部，但肩部、上肢

和腿部也可受累（图6.47～6.49）[1, 3]。早期皮损为有少许鳞屑、轻度瘙痒、圆至椭圆形粉红色斑块，直径约0.5～5.0 cm或更大，随后表现为鳞屑性色素减退斑[1]。此病在深色皮肤者更为明显，但各人种发病率相同[1, 4]。在数月及数年后可自行缓解。

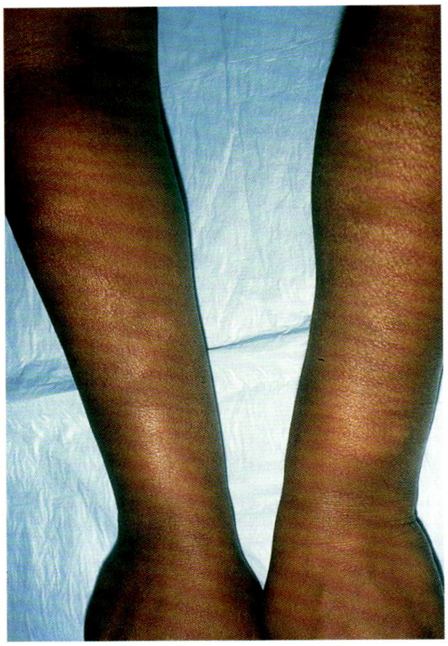

图6.47 白色糠疹：双臂多个色素减退、附有鳞屑的斑片。皮损在有色人种更明显（By courtesy of C. Furlonge，MD，Port of Spain，Trinidad.）

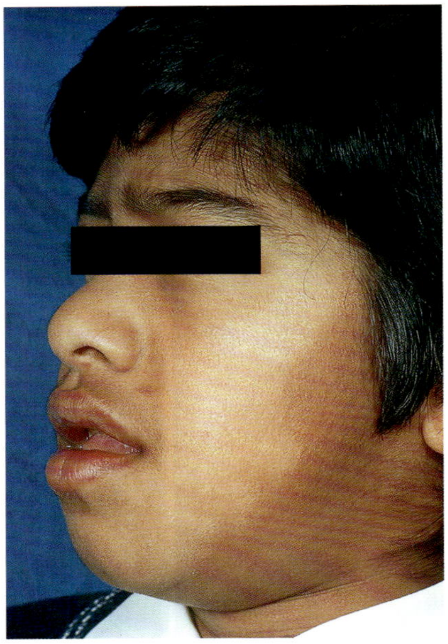

图6.48 白色糠疹：双颊和下颌是本病的好发部位，可见明显的白色皮疹（By courtesy of R.A. Marsden，MD，St George's Hospital，London，UK.）

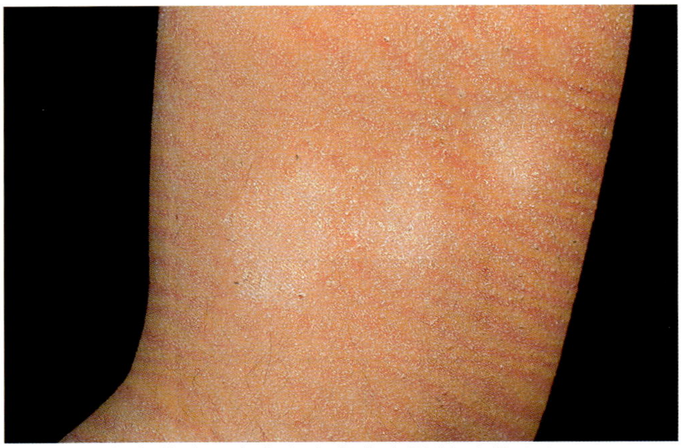

图6.49 白色糠疹：在白人患者中皮损很不明显（By courtesy of the Institute of Dermatology，London，UK.）

## 发病机制和组织学特征

病因不清，有人认为它可能是特应性皮炎的一种表现形式，因为许多患者有典型特应性皮炎的表现或有特应性家族史[5]。但也有患者没有典型特应性表现。有人提出它可能与干燥症有关，也可能与铜缺乏相关[6-7]。

早期组织学特点包括：毛囊扩大、角栓伴漏斗部海绵水肿，毛囊周围角化不全，皮脂腺萎缩，伴有浅表血管周围淋巴细胞浸润和水肿[8]。晚期表现为慢性非特异性皮炎，包括角化过度、有时伴有轻度棘层肥厚的角化不全和轻度海绵水肿[8-10]。可见不同程度的基底细胞色素减退或增加，黑素细胞数量减少或正常以及色素失禁[8, 11]。

# 光线性痒疹

## 临床特征

光线性痒疹是一种罕见的家族性的日光性皮肤病，女性居多，儿童期发病（4～5岁），虽然成人患者也有报道[1-4]。该病最常见于美洲原住民及拉丁美洲人。高加索人、亚洲人及澳大利亚人较少受累[1-2, 4-5]。临床表现各异。患者通常表现为剧烈瘙痒和红斑性丘疹。皮损可形成结节和斑块，由于反复搔抓可出现苔藓样变及抓痕，并可见炎症后瘢痕[1-3]。日光暴露部位如面部、颈部、上胸部、前臂和手部最容易受累。常见受累部位还包括唇部和结膜[1, 3]。唇炎可以是该病唯一表现，主要累及下唇，表现为水肿、皲裂、溃疡及慢性干燥鳞屑[6]。结膜受累引起畏光、充血及假性翼状胬肉形成[1, 3]。光线性痒疹的病程慢性，对生活质量有明显的负面影响[7]。对于居住在每年不同时期光照明显不同的地理位置的患者，冬季该病可有缓解[1, 3]。对于儿童起病的患者，症状在成年时会有改善，有时会自然缓解[3]。

## 发病机制和组织学特征

光敏感测试结果显示，大多数患者对广谱的UVA及UVB的敏感度增加[1-2]。该病和HLA单倍型的关系显著，尤其是 DRB1*0407（60%～70% 患者）以及 DRB1*0401（20% 患者）[3]。

组织学表现常无诊断意义，常选取表皮剥脱部位行活检。晚期皮疹变化包括规则的表皮棘层肥厚、角化不全以及一定程度的颗粒层增厚。浅层到中层真皮血管周围明显的慢性炎症细胞浸润，主要为淋巴细胞。乳头真皮可有灶状纤维化，色素失禁常见。在溃疡部位尤其是唇部可见淋巴样滤泡。嗜酸性粒细胞常见。除有海绵水肿和基底细胞空泡变性外，唇部活检显示类似的表皮特征。真皮水肿和明显的毛细血管扩张也是该病典型表现。与之相关的淋巴浆细胞性浸润可呈带状，也可见具有生发中心的淋巴样滤泡。后者主要见于结膜活检中。

## 嗜酸性海绵水肿

嗜酸性海绵水肿是一个组织病理学术语，用来描述那些以嗜酸性粒细胞浸润为主的海绵水肿性疾病[1-5]。嗜酸性海绵水肿是一个非特异的表现，可见于许多皮肤病。表 6.2 列出了嗜酸性海绵水肿常见的皮肤病。对于每一种疾病的详细讨论请见相应的章节。

## 红皮病

海绵水肿性皮炎是红皮病的病因之一。红皮病仅指全身皮肤发炎、出现红斑和鳞屑（图 6.50），称之为剥脱性皮炎并不正确[1-5]。红皮病可有不同的病因，但临床表现基本相同，因此对原有疾病诊断常有一定困难。患者可有不同程度瘙痒，在 Sézary 综合征和蕈样肉芽肿时瘙痒尤重。常见淋巴结肿大（皮病性淋巴结病）。长期的红皮病，尤其在老年人，可合并心衰、外周循环衰竭、低体温和感染。由于临床检查结果常是非特异的，所以红皮病患者常需作皮肤活检。临床资料对诊断很重要[1]。表 6.3 列出了引起红皮病的不同原因，具体疾病详见相应章节。

**表 6.2　表现为嗜酸性海绵水肿的皮肤病**

- 色素失禁症
- 天疱疮
- 大疱性类天疱疮
- 线状 IgA 皮病
- 妊娠类天疱疮（妊娠疱疹）和妊娠多形疹
- 虫咬反应
- 特应性湿疹
- 接触性皮炎
- Grover 病
- 药疹

## Sulzberger-Garbe 综合征

### 临床特征

Sulzberger-Garbe 综合征（渗出性盘状及苔藓样慢性皮病）最早描述为在中年犹太人男性发生的泛发、盘状瘙痒性皮疹[1-3]。阴茎受累据称是特征性的。另一特征性表现是从湿疹样到苔藓样皮损的转化或由苔藓样到湿疹样的转变。本病呈慢性病程，持续数月至数年，最终可缓解。

### 发病机制和组织学特征

Sulzberger-Garbe 综合征是否为一个独立性疾病尚有争议。有人认为此类疾病可归为钱币状皮炎[3]。

渗出性皮损为非特异海绵水肿性皮炎表现。苔藓

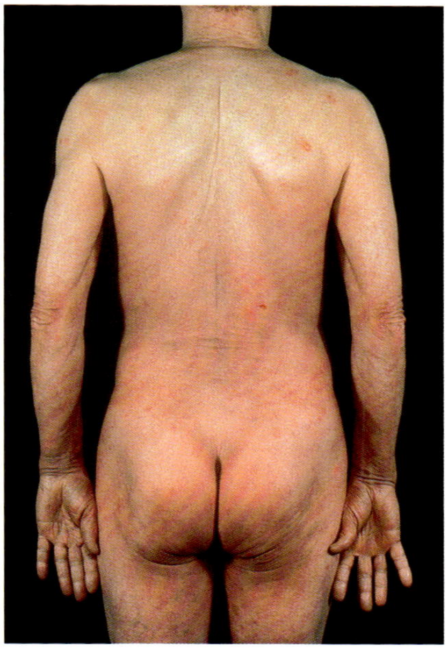

图 6.50　红皮病：整个皮肤表面发红、脱屑。表现为非特异性，没有提示病因（By courtesy of the Institute of Dermatology, London, UK.）

**表 6.3　红皮病的病因**

- 皮炎
- 淋巴瘤（蕈样霉菌病、T 细胞白血病、霍奇金淋巴瘤）
- 药物（金制剂、青霉素等）
- 银屑病
- 毛发红糠疹
- 鱼鳞病样红皮病
- 疥疮
- 扁平苔藓

样皮损的特征是带状淋巴细胞浸润。可见不同数量的嗜酸性粒细胞。

# 静脉移植部位皮炎

冠状动脉旁路移植的患者有时在隐静脉供体部位的瘢痕处出现湿疹样皮炎[1-2]。发病机制不清。因患者常有神经病变的客观证据，一些学者认为神经痛在发病中可能起一定作用[1]。静脉淤积也可能在发病中起作用。

活检显示为非特异性海绵水肿皮炎。

# 儿童丘疹性肢端皮炎

## 临床特征

儿童丘疹性肢端皮炎（Gianotti-Crosti 综合征，婴儿丘疹肢端皮炎）是一种罕见疾病，是皮肤对一些病毒感染的反应。急性起病，皮损呈形态单一、对称性、扁平的丘疹或丘疱疹，约 1 ～ 10 mm，颜色呈粉红色至红色或棕色，好发于面部（尤其是两颊）、臀部以及前臂和腿的伸侧，躯干一般不累及（图 6.51 ～ 6.53）[1-4]。皮损通常可压之褪色，偶见淤点和出血[4]。有时见同形反应[4]。偶有瘙痒，呈自限性，病程可长达 3 周。黏膜不受累。此病主要累及婴儿和儿童，成人偶见[4-9]。

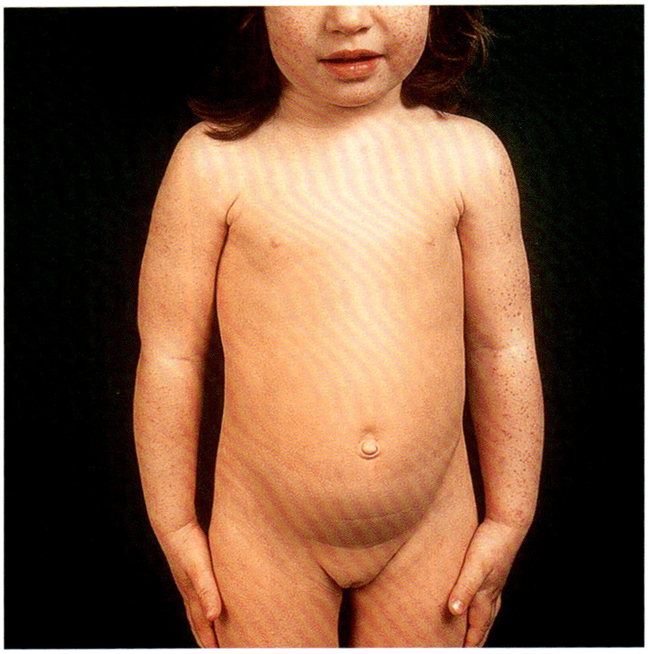

图 6.51 Gianotti-Crosti 综合征：面部和手臂的皮疹，躯干未受累（By courtesy of C. Gelmetti，MD，Milan University，Italy.）

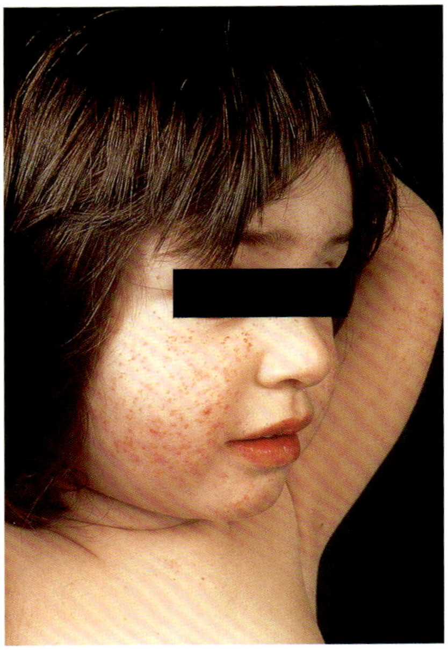

图 6.52 Gianotti-Crosti 综合征：女孩两颊广泛分布红色丘疹（By courtesy of C. Gelmetti，MD，Milan University，Italy.）

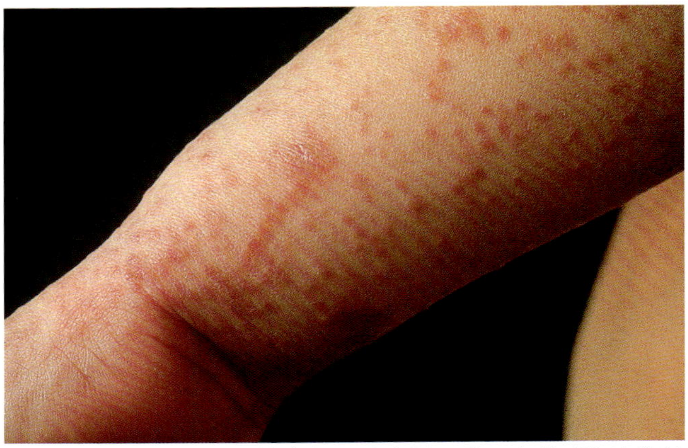

图 6.53 Gianotti-Crosti 综合征：丘疹很一致，病毒感染为常见病因（By courtesy of C. Gelmetti，MD，Milan University，Italy.）

全身症状包括肝脾肿大，腋窝和腹股沟淋巴结肿大。有时可伴发热。可有急性非黄疸性肝炎，偶可发展成慢性肝病。

## 发病机制和组织学特征

在最初的和早期的病例报告中，Gianotti-Crosti 综合征被认为是乙型肝炎病毒感染之后发生的[10-12]。最近的病例报告显示本病与甲型肝炎病毒、柯萨奇病毒、流感病毒、EB 病毒、巨细胞病毒、副流感病毒、人疱疹病毒 6 型、牛痘病毒、细小病毒和轮状病毒有关[13-25]。还可与 HIV 感染有关[26]。有报道 Gianotti-Crosti 综合征可出现在支原体感染、莱姆病和免疫接种后[27-35]。此病的发病机制仍不清楚，尽管有人提出病毒抗原血症和免疫复合物介导的机制[36]。

皮损示完全非特异的组织学表现。表皮一般正常，或可见伴角化不全的轻度棘层肥厚。常可见淋巴细胞外渗[3]。真皮上部血管周围淋巴组织细胞浸润，可见血管内皮细胞肿胀，有时伴明显的真皮乳头水肿[31]。可见散在的嗜酸性粒细胞[29]。有时可见苔藓样炎症浸润。没有血管炎的证据。

直接免疫荧光阴性[3]。

免疫组织化学染色显示为 $CD4^+$ 辅助 T 细胞和 $CD8^+$ 细胞毒 T 细胞的混合浸润[19, 36-37]。

若发生在肝炎患者，多为急性病毒性肝炎，常在 6 个月内缓解。慢性病变少见。

# 玫瑰糠疹

## 临床特征

玫瑰糠疹为急性炎症性皮肤病，其特点是躯干及四肢椭圆形丘疹鳞屑性损害，病程有自限性[1-3]。女性更多见，约 75% 患者发病年龄为 10 ~ 35 岁[4]。发病有季节特点，12 月到 2 月份最常见[5]。发病次数一般为单次，约 2% 患者可复发[6-7]。

大多数病例首先发生“母斑”，即见一片红色鳞屑性皮损，在 48 小时内增大到约 2 ~ 10 cm（图 6.54）[8]。在出疹前 2 ~ 3 周很多患者有发热、头痛、身体不适、关节痛、寒战、呕吐、腹泻和淋巴结肿大等症状[9]。

母斑出现后有一个约 7 ~ 14 天的“继发潜伏期”，随之出现泛发的粉红色至鲑鱼色的椭圆形鳞屑性皮损（图 6.55）[10]。皮损长轴约 1 cm，沿皮纹分布，呈典型的“羽毛”样或“圣诞树”样。通常斑疹中心呈红色，周边为浅棕色并附有鳞屑。在深色皮肤患者，斑疹比周边皮肤颜色更深（图 6.56）。皮损一般 2 周内可从胸部发展至腹部、大腿、前臂和背部，继续维持 2 ~ 4 周，再在 2 周内逐渐消退。可有瘙痒。

约 16% 患者出现口腔损害[4]。可表现为单个大片红色斑块、大疱、多发出血性斑点、圆形红斑性斑疹及斑块或环状红斑[4, 11-14]。

皮损可有多种亚型：丘疹型见于幼儿、孕妇和非洲–加勒比海血统人群；水疱或大疱型见于婴儿及儿童；荨麻疹样皮损也有报道[5, 14-15]。玫瑰糠疹偶可见紫癜性、出血性皮损[5, 14, 16]。皮损局限且呈单侧分布的亚型，以及皮损出现在面部及四肢的“反转型”也有报道[17]。

## 发病机制和组织学特征

确切病因不清；大多数证据指向感染为病因，可能是病毒感染。有时合并上呼吸道感染[18]。母斑可以出现在虫咬，尤其是跳蚤咬的部位，也可出现在陈旧伤口和瘢痕部位，提示有同形反应存在[17]。不典型的玫瑰糠疹可见于一些接受骨髓移植并随后以干扰素 -α（IFN-α）治疗的患者以及霍奇金病患者，药物如甲磺酸伊马替尼、ACE 抑制剂和氢氯噻嗪可引起玫瑰糠疹样皮疹[19-23]。在社区中群发的病例支持感染的病因。不仅血浆和皮肤，近来玫瑰糠疹患者的外周血单核细胞中亦可测到 HHV-7、HHV-6 及 HHV-8，电镜也可在玫瑰糠疹皮损中发现疱疹病毒样颗粒[24-33]。但是其他作者不能确认此结果[28, 34-35]。有极少数艾滋病患者可以表现为玫瑰糠疹样皮疹[36]。

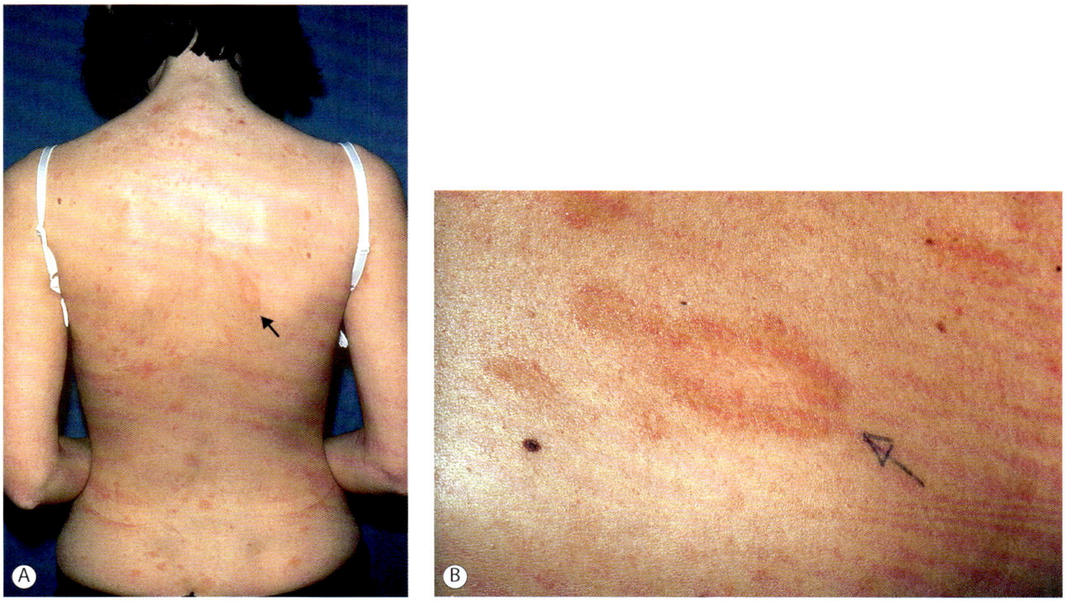

图 6.54 玫瑰糠疹：（**A**）“母斑”标志着该病起病，箭头所示；（**B**）近照外观（By courtesy of R.A. Marsden, MD, St George’s Hospital, London, UK.）

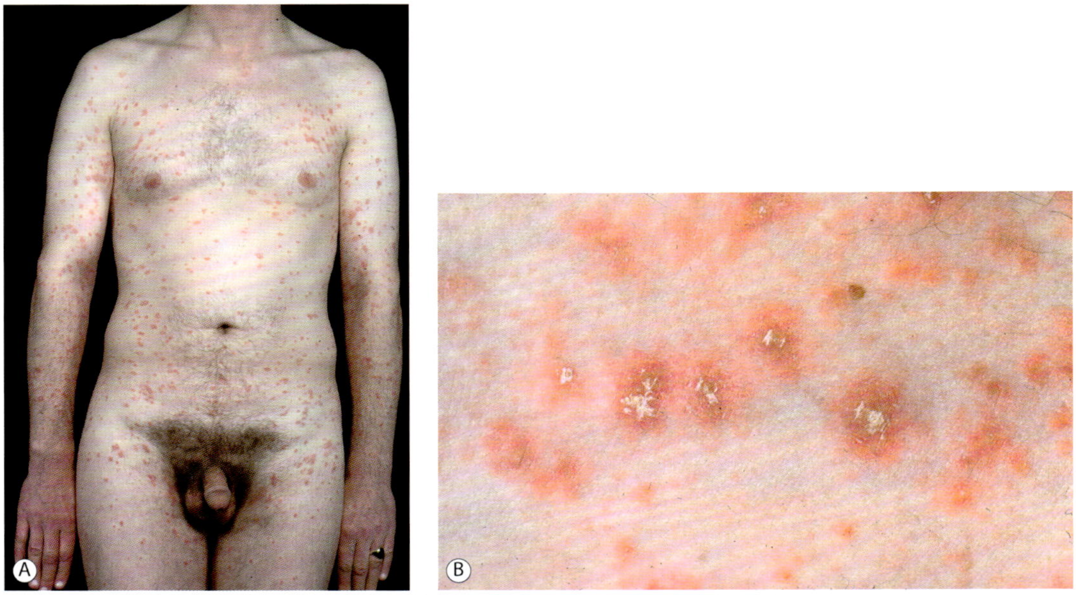

图 6.55 玫瑰糠疹:(A)继发的皮疹，为粉色带少许鳞屑的小斑疹;(B)近距离观(From the collection of the late N.P. Smith，MD，the Institute of Dermatology，London，UK.)

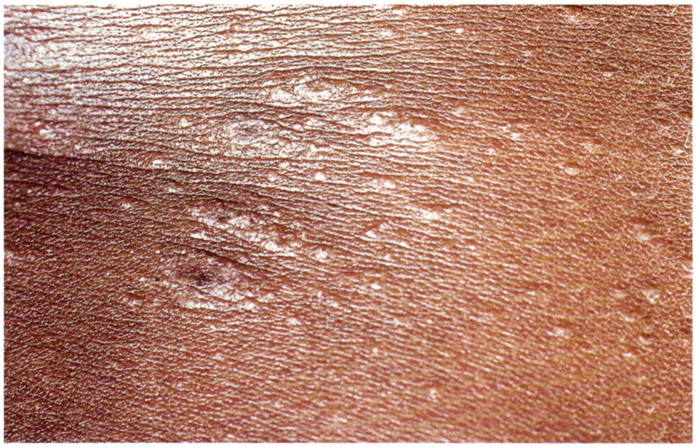

图 6.56 玫瑰糠疹：深色皮肤患者，常出现炎症后色素沉着，并且皮疹的红斑性表现不明显(By courtesy of R.A. Marsden，MD，St George's Hospital，London，UK.)

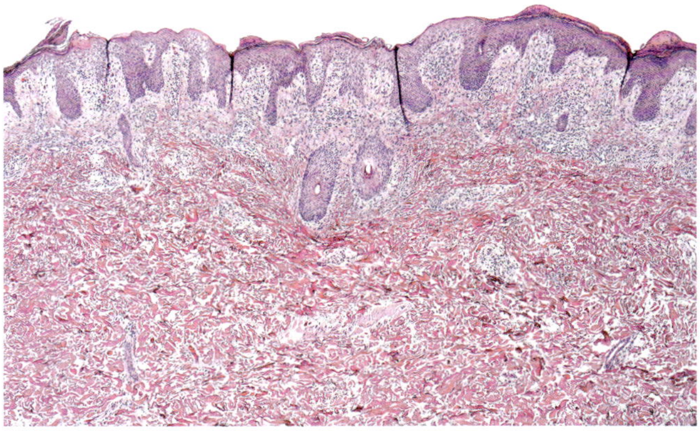

图 6.57 玫瑰糠疹：低倍镜下示伴有银屑病样增生的多发鳞屑灶

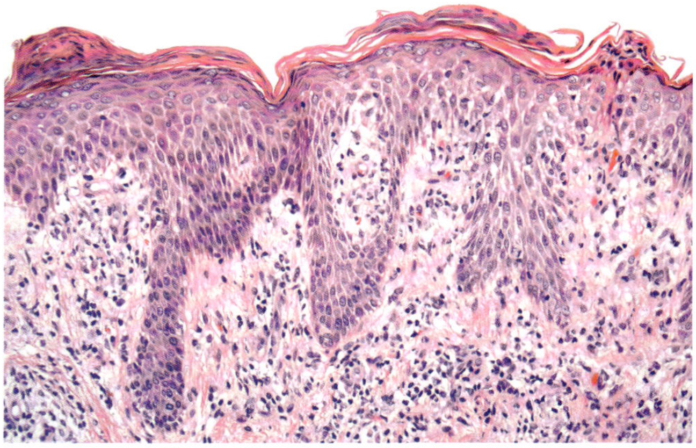

图 6.58 玫瑰糠疹：典型表现为小灶性角化不全鳞屑，表皮轻度海绵水肿

组织病理表现为非特异的亚急性或慢性皮炎改变，包括灶状角化过度和角样角化不全，伴有轻度棘层肥厚(图 6.57 ～ 6.60)[37]。在角化不全灶下方，颗粒细胞层可以缺失。50% 病例可出现表皮内细胞样小体(cytoid bodies)[38-39]。偶见灶性棘层松解性角化不良[40]。轻度海绵水肿，浅层血管丛周围淋巴组织细胞浸润。罕见海绵性水疱形成[5]。偶见散在的嗜酸性粒细胞。红细胞外渗并不少见，有时表皮内可见红细胞。

免疫细胞化学染色显示真皮内浸润的主要是 T 细胞，包括辅助性和抑制性 T 细胞以及大量朗格汉斯细胞[41]。在角质形成细胞的表面发现有人白细胞抗原 DR(HLA-DR，La 样抗原)，表明角质形成细胞在细胞免疫方面的积极作用[42-44]。T 辅助细胞的表面亦可见 HLA-DR 抗原表达[43]。

## 鉴别诊断

点滴状银屑病与玫瑰糠疹有很多重叠之处，在角化不全灶内出现中性粒细胞有助于银屑病的诊断。

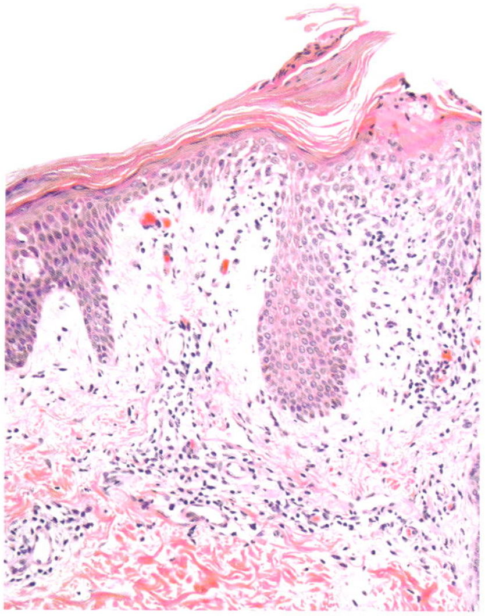

图 6.59 玫瑰糠疹：可见海绵水肿和血管周围淋巴细胞浸润。呈角状的角化不全层（茶壶盖征）是典型表现

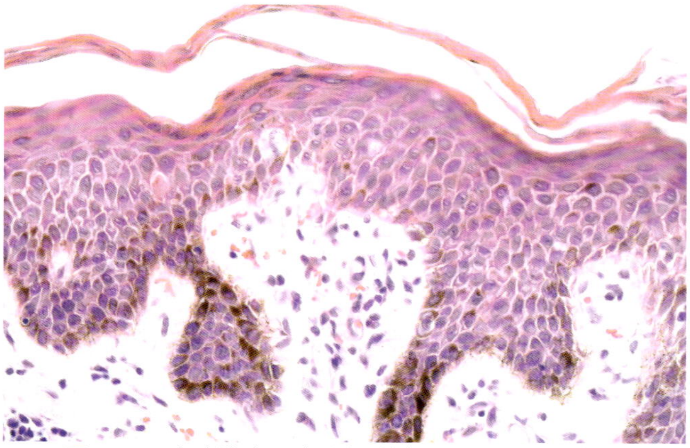

图 6.60 玫瑰糠疹：在此视野中，可见红细胞外溢

很多药物可导致玫瑰糠疹样皮疹，包括巴比妥酸盐、酮替酚、可乐定、卡托普利、异维甲酸、金、铋、砷、有机汞制剂、甲氧丙嗪、D-青霉胺、盐酸曲吡那敏、甲硝唑和胂凡钠明[15, 17]。鉴别诊断依赖于临床与病理相结合。出现大量嗜酸性粒细胞提示为超敏反应。

急性和亚急性湿疹样皮炎也可与玫瑰糠疹相混淆。灶性晶体状角化不全和局限性海绵水肿支持玫瑰糠疹的诊断。临床表现也有助于鉴别。

慢性苔藓样糠疹的特征是界面改变和表皮基底层细胞空泡变性，玫瑰糠疹则无此改变。

除外表皮癣菌感染，应做 PAS 染色。

# 青少年跖部皮病

## 临床特征

青少年跖部皮病的特征是掌跖表皮正常纹理消失，附有鳞屑。皮损部位常表现为亮红色，有皲裂（图 6.61、6.62）[1-4]。主要见于青春期前儿童，平均年龄为 9.6 岁[1]。最常累及大拇趾的掌面和足跟[1]。手部很少累及。常有个人或家族特应性病史[2, 4]。持续 6 个月到几年后缓解[1, 3]。但许多患者以后可发生典型手部湿疹[2]。

## 发病机制和组织学特征

发病机制不清，合成材料的鞋袜可能在发病中起作用[3]。

皮损活检显示表皮棘层肥厚和亚急性到慢性海绵水肿[1]。可见不同程度的角化不全和颗粒层变薄。以汗腺导管为中心的淋巴细胞浸润是其特征[1]。

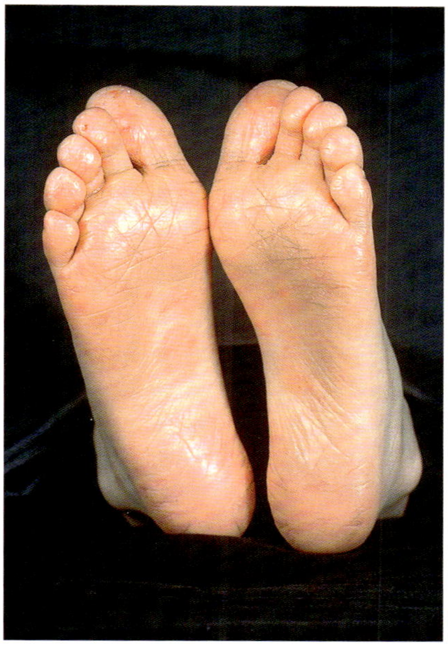

图 6.61 青少年跖部皮病：在足底部多发红斑性皮损（By courtesy of the Institute of Dermatology，London，UK.）

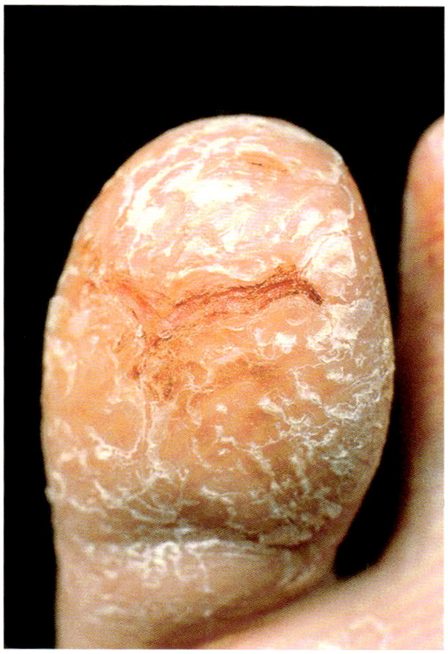

图 6.62 青少年跖部皮病：近照显示鳞屑和皲裂（By courtesy of the Institute of Dermatology，London，UK.）

## 鉴别诊断

组织学改变无特异性，结合临床表现及以汗管为中心的慢性炎症可提示青少年跖部皮病的诊断，并可与其他往往不累及末端汗管的海绵水肿性皮炎相鉴别。一研究小组将青少年跖部皮病患者皮肤作连续组织切片，未发现 PAS 阳性物质阻塞汗管（和痱子区别）[1]。为除外真菌感染，应做淀粉酶消化的 PAS 染色。

# 痱子

## 临床特征

本病常见，可累及任何年龄，最常见于儿童，先天发病罕见[1]。表皮内汗管排出管道阻塞后引发该病，与出汗过多和高湿度有关。传统上分为三个亚型：白痱、红痱和深在性痱[2-3]。

- 白痱，阻塞的水平在角质层，形成小而清亮的水疱，好发于躯干部（图 6.63）。可伴随有高热和明显出汗。
- 红痱（热疹）在湿热的气候中尤为常见，阻塞水平在棘细胞层内，表现为红色丘疹和水疱，常位于躯干和间擦部位（图 6.64）。在婴儿期尤为常见。脓痱是指此亚型出现脓疱时。红痱及其脓疱亚型被发现与假性醛固酮减少症 I 型相关[4-6]。
- 深在性痱，亦主要见于热带气候，阻塞位于真皮汗管水平。小丘疹可见于躯干，偶见于四肢。

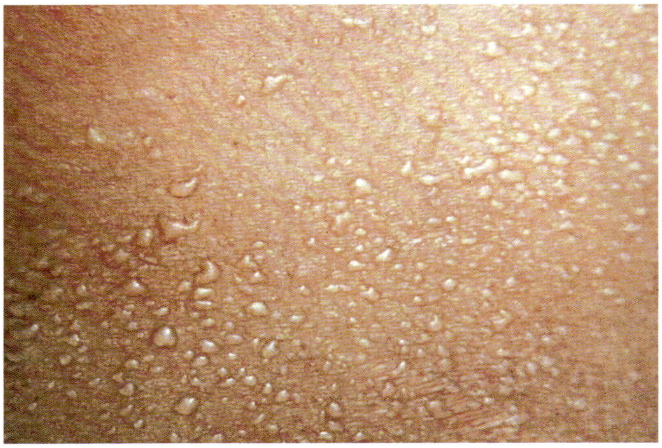

图 6.63 白痱：青年男性腹部散在像水滴一样的小水疱（By courtesy of R.A. Marsden，MD，St George's Hospital，London，UK.）

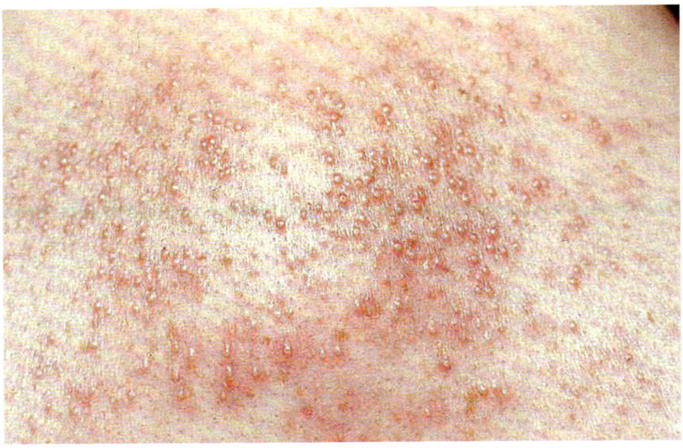

图 6.64 红痱：典型表现为大量微小丘疹、水疱（By courtesy of M.M. Black，MD，Institute of Dermatology，London，UK.）

## 发病机制和组织学特征

发病机制不清。细菌可能在发病中起作用。有证据表明一些表皮葡萄球菌菌株产生 PAS 阳性的细胞外多糖物质（EPS），可阻塞汗管而致病[7]。在正常人前臂屈侧以拭子涂上表皮葡萄球菌，继以封包和受热后可发生痱子。用其他细菌做实验，则不能重复上述结果[7]。皮损活检示一些患者皮肤内有 EPS。

白痱的特征是角质层下水疱，内有少量嗜中性粒细胞，红痱则有表皮内海绵水肿性水疱。此两类痱子，病变是以表皮内汗管为中心的。脓痱是痱子的特点加上表皮内或角质层下脓疱。深在性痱的特征是汗腺导管真皮部的海绵水肿，常伴有真皮内受累汗管周围的慢性炎症。

# Fox-Fordyce 病

## 临床特征

Fox-Fordyce 病（顶泌汗腺痱，腋窝和耻骨区慢性瘙痒性丘疹）表现为慢性瘙痒性丘疹，皮疹位于有顶泌汗腺的部位如腋窝、耻骨区、阴唇、会阴和乳晕（图 6.65）[1-3]。丘疹彼此孤立、坚实，皮色或有色素沉着。皮损处常伴有毛发脱落。

此病少见，90% 以上发生于女性，多发于 13 ～ 35 岁间。很少发生在青春期前和绝经后[4-5]。

## 发病机制和组织学特征

Fox-Fordyce 病患者有顶泌汗腺无汗症。虽然小

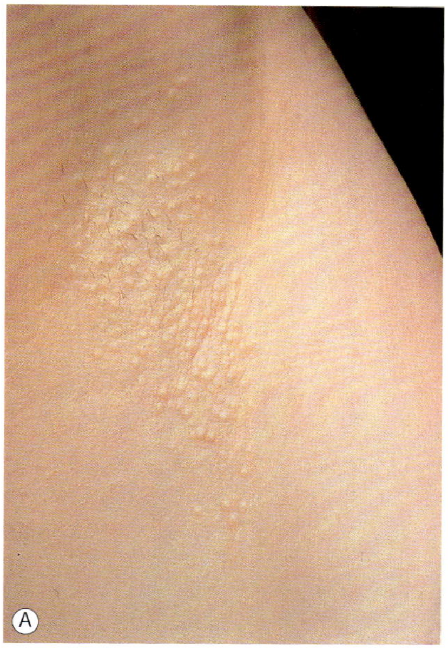


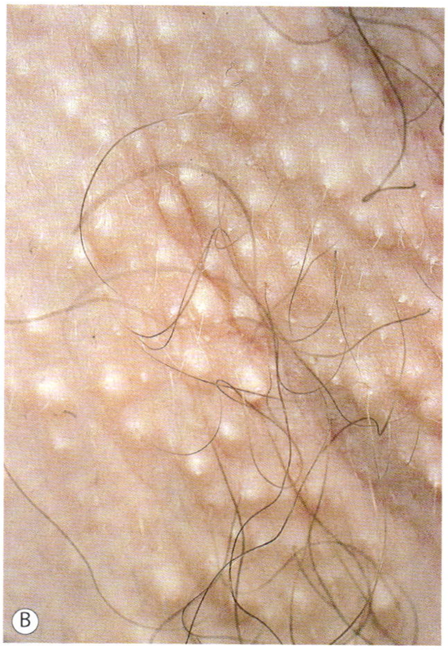


图 6.65 Fox-Fordyce 病：（**A**）可见大量白色丘疹，腋窝是典型的发病部位；（**B**）近照外观（By courtesy of the Institute of Dermatology，London，UK.）

汗腺正常，但顶泌汗腺口有角质栓塞，所以顶泌汗液不能排出。不断分泌的汗液会导致导管破裂，继而上皮内形成顶泌汗腺储汗性囊肿。形成毛囊角栓的确切原因并不清楚，可能与激素有关。偶有与化脓性汗腺炎伴发的病例[6]。

组织学可见毛囊漏斗部角栓，伴有棘层肥厚、角化不全、海绵水肿和非特异性慢性炎症细胞浸润。可见顶泌汗腺扩张，毛囊周围泡沫样组织细胞常见，且是对诊断有帮助的一个特征[7-9]。其他被报道的表现包括空泡样改变、角化不良以及累及毛囊漏斗部的板层状角化不全[10]。角栓阻止了顶泌汗腺分泌物的排出，导致有诊断特征的毛囊内汗液储积性水疱；有时需连续切片才能显示此特征[11-12]。

## 显著累及汗腺导管的暂时性棘层松解性皮病

Grover 病（暂时性棘层松解性皮病）将在其他章节详述；但因此病常有海绵水肿（常在无棘层松解的情况下），是以本章节对该病加以描述。最近对 Grover 病的研究显示高温和出汗与此病有强相关性，提示它的发病机制可能与痱子相似[1-3]。久卧病床及发热者发生 Grover 病也支持这种观点。这些患者皮损常在背部，有显著的小汗腺导管累及，皮损被称为出汗性末端导管棘层松解性疾病（出汗性 Grover 病）[4]。出汗性末端导管棘层松解性疾病患者皮损活检常可见同时具有 Grover 病的典型特征及小汗腺导管浅表部分的棘层松解。有棘层松解，结合临床病史即可诊断此病。但 Grover 病患者活检只有海绵水肿（常为嗜酸性海绵水肿）的情况并不少见。对于这些患者结合典型临床表现仍可诊断 Grover 病。

值得注意的是很多皮肤病都可以有不同程度的海绵水肿。如在蕈样肉芽肿和银屑病这两种完全不同的疾病里不同程度的海绵水肿并不少见。在本章中，我们主要集中讨论那些以海绵水肿为主要组织学表现的疾病。其他偶与一定程度海绵水肿相关的疾病将会在相应章节讨论。

# 银屑病样皮肤病

银屑病样反应模式是指表皮增生伴有基本一致且明显增大的表皮突。虽然银屑病（此类疾病的原型）的组织学特征是融合性角化不全伴中性粒细胞外渗，为避免太局限，定义中并没有包含此特征。除银屑病外，表现为银屑病样改变的还包括 Reiter 综合征、毛发红糠疹、慢性单纯性苔藓、银屑病样药物反应、亚急性和慢性海绵水肿性皮炎、副银屑病和玫瑰糠疹（母斑）。其他疾病有时也有银屑病样增生，如表皮癣菌感染、念珠菌病、二期梅毒、疥疮、炎性线状疣状表皮痣、坏死松解性游走性红斑、肠病性肢端皮炎和烟酸缺乏症。肿瘤如 Bowen 病和蕈样肉芽肿，常有明显的表皮增生，但并不包括在这类中。

# 银屑病

## 临床特征

银屑病是一种慢性、反复复发并缓解的皮肤病，可以累及身体任何部位[1]。是最常见的皮肤病之一，在白人中发病率为1%～2%[2-3]。在黑人、日本人、北美和南美本土人群中较少见[4]。无性别差异。可发生于任何年龄，最常见于十几岁和青年人群（Ⅰ型银屑病）[5]。第二个高发年龄为50～60岁的中年人，其病情较轻（Ⅱ型银屑病）[5]。

寻常型银屑病（斑块型银屑病）占所有银屑病患者的85%～90%，其典型皮损边界清楚、隆起皮面、表面附有银白色鳞屑（图6.66～6.68）[6-7]。基底皮肤有光泽、红色。如果用指甲除掉角化不全的鳞屑，可见点状出血（Auspitz征），具诊断价值。多发斑块常呈对称分布，经常可见皮损中央消退，呈环形（图6.69）。好发于头部、四肢伸侧皮肤（主要为膝部和肘部）、下背部和脐周。临床表现有部位差异：头部皮损常呈明显的斑块，而阴茎部位皮损鳞屑很少，易与Bowen病混淆（图6.70～6.72）。线状皮损（线状银屑病）出现在以前的外伤部位（同形现象）（图6.73）。

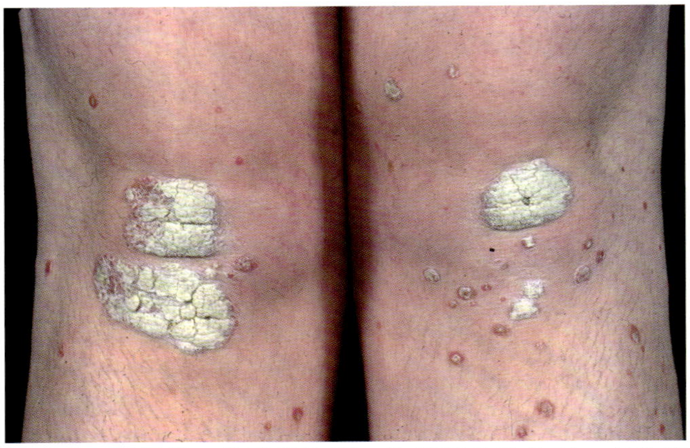

图6.66 银屑病：典型斑块型，为双侧对称分布。在此病例中，银白色鳞屑很明显（From the collection of the late N.P. Smith，MD，the Institute of Dermatology，London，UK.）

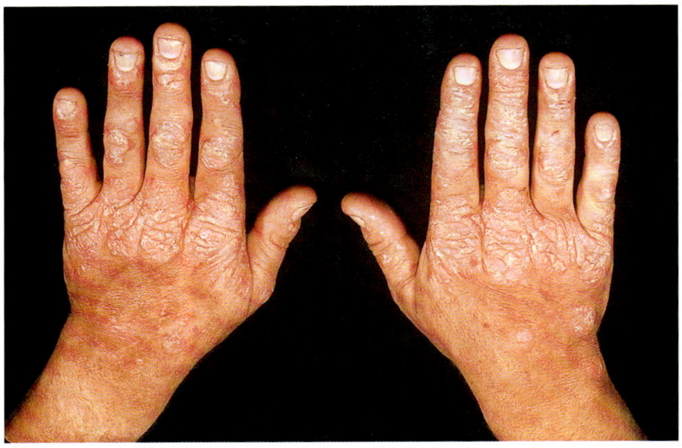

图6.67 斑块型银屑病：皮损对称分布（By courtesy of R.A. Marsden，MD，St George's Hospital，London，UK.）

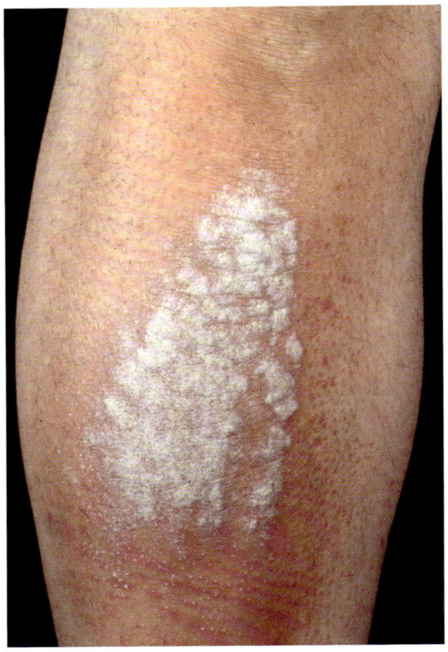

图6.68 斑块型银屑病：近照显示厚的鳞屑（From the collection of the late N.P. Smith，MD，the Institute of Dermatology，London，UK.）

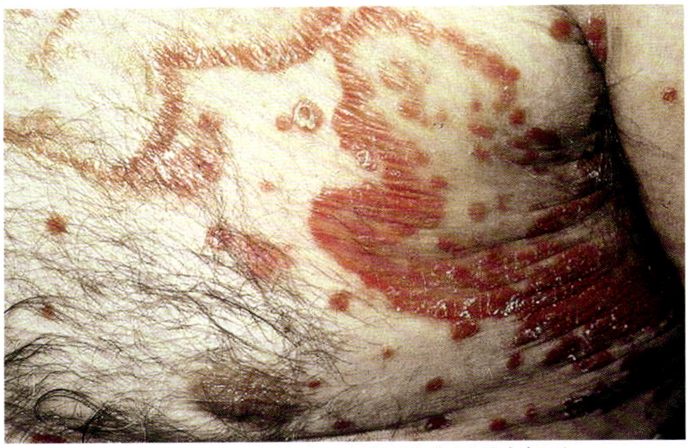

图6.69 环状银屑病：斑块中心消退形成环形皮损（By courtesy of R.A. Marsden，MD，St George's Hospital，London，UK.）

银屑病可表现为其他多种形式。

- 滴（发疹）状银屑病表现为躯干上部和四肢近

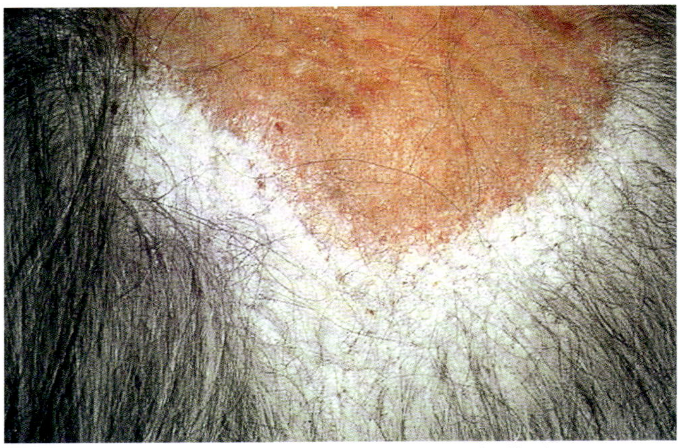

图6.70 斑块型银屑病：头皮是常累及的部位（By courtesy of the Institute of Dermatology，London，UK.）

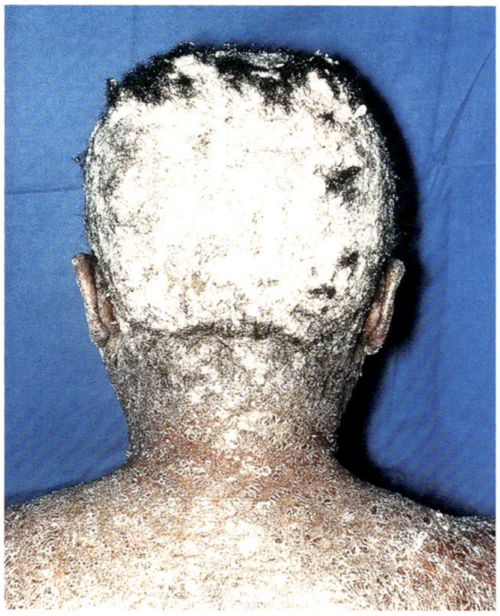

图 6.71 斑块型银屑病：这是一个极端病例，最初诊断为挪威疥。脱发是一个少见的并发症（By courtesy of R.A. Marsden，MD，St George's Hospital，London，UK.）

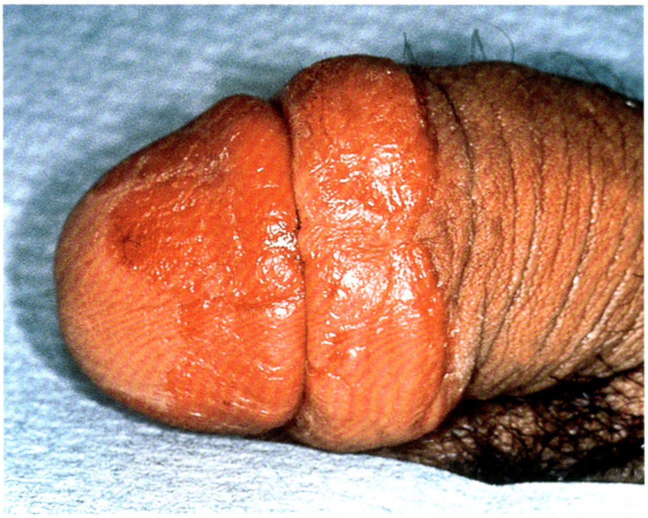

图 6.72 银屑病：阴茎皮损表现为边界清楚的红色斑块，伴有糜烂和轻度鳞屑（By courtesy of C. Furlonge，MD，Port of Spain，Trinidad.）

端小丘疹（直径 0.5 ~ 1.5cm），好发于年龄较小的患者（图 6.74 ~ 6.76）。

- 反转型银屑病为发生于屈侧皮肤的斑块（图 6.77）。

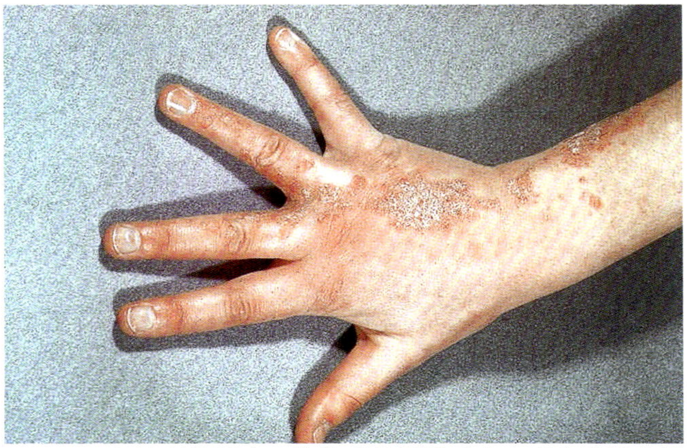

图 6.73 斑块型银屑病：外伤后的同形反应表现为线形皮损（By courtesy of the Institute of Dermatology，London，UK.）

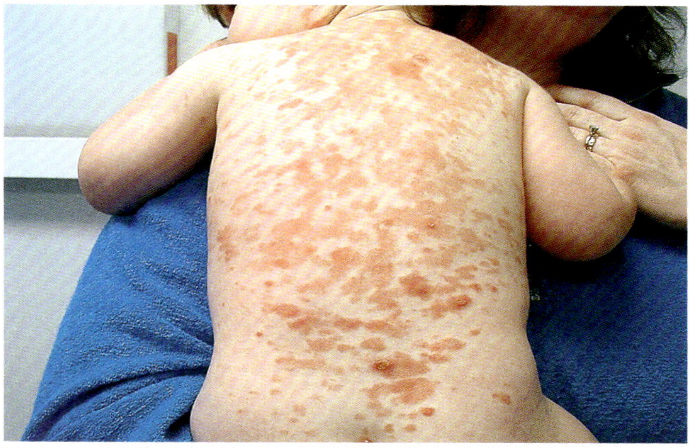

图 6.74 滴状银屑病：这个婴儿皮损表现为典型的躯干分布（By courtesy of M. Liang，MD，Children's Hospital，Boston，USA.）

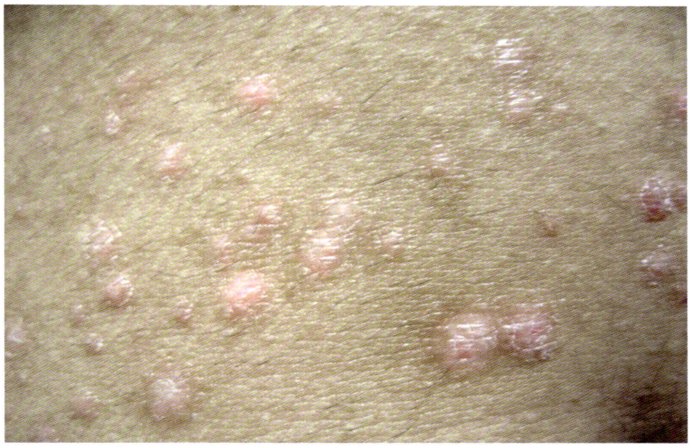

图 6.75 滴状银屑病：近照显示红斑鳞屑（By courtesy of the Institute of Dermatology，London，UK.）

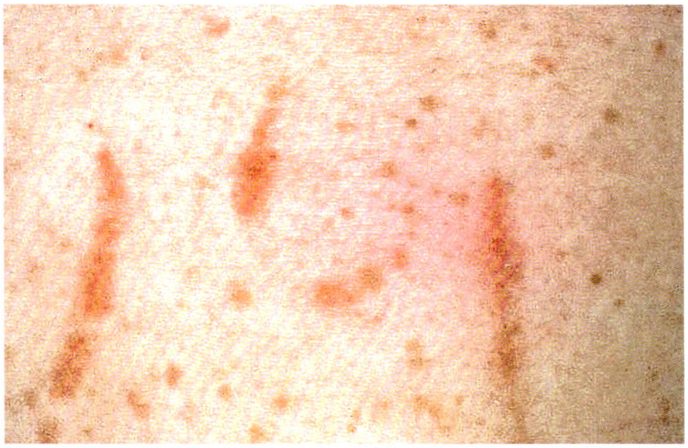

图 6.76 滴状银屑病：像斑块型银屑病一样，滴状银屑病也有同形反应现象（By courtesy of the Institute of Dermatology，London，UK.）

- 泛发性脓疱型银屑病（von Zumbusch）是一个急性亚型，典型表现为持续数日发热伴有躯干四肢突发无菌性脓疱，约 2 ~ 3 mm（图 6.78）[8]。脓疱周围皮肤发红，融合后可形成泛发的红皮病（图 6.79）。通常发热可反复发作，随之伴有新的脓疱爆发（图 6.80）。全身表现包括体

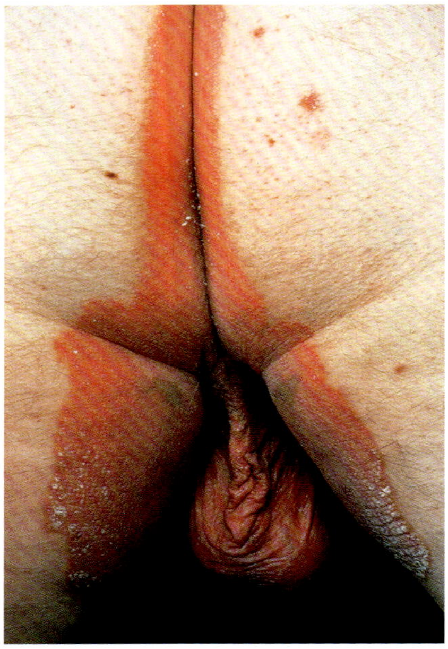

图 6.77 屈侧（反转型）银屑病：这是一种皮损累及屈侧皮肤的少见类型

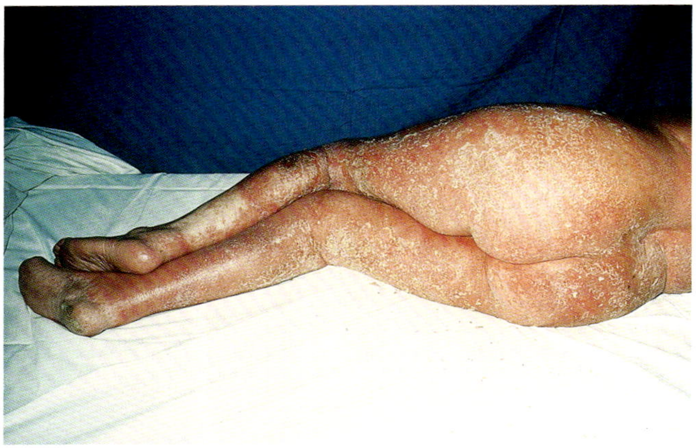

图 6.78 脓疱型银屑病（von Zumbusch）：极度泛发的红斑和脓疱。这型少见，有时可致命（By courtesy of R.A. Marsden，St George's Hospital，London，UK.）

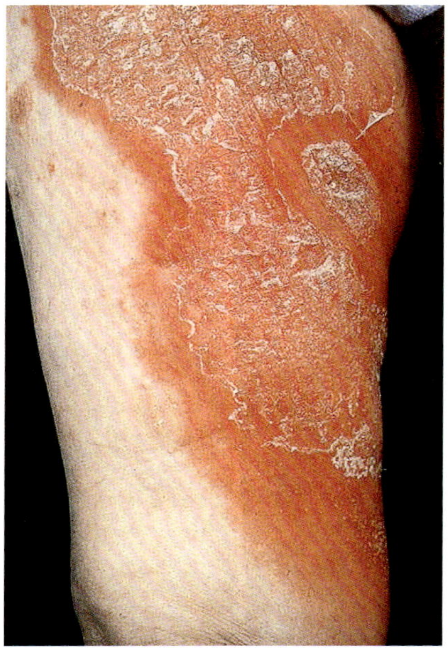

图 6.79 脓疱型银屑病：早期表现为明显红斑（By courtesy of the Institute of Dermatology，London，UK.）

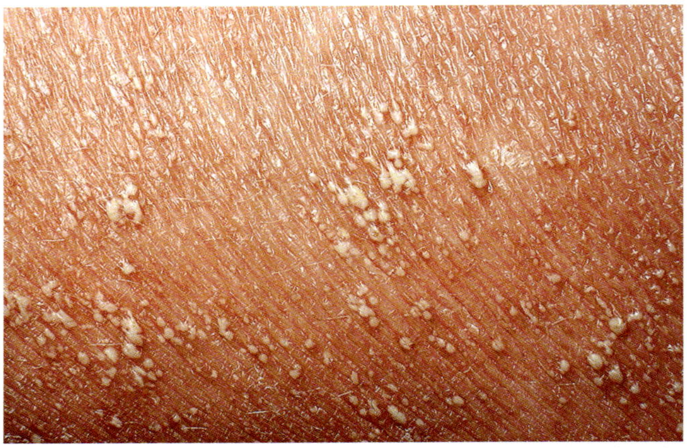

图 6.80 脓疱型银屑病：近照显示在明显红斑基础上出现的典型脓疱（By courtesy of the Institute of Dermatology，London，UK.）

重下降、乏力和低钙血症，伴有血白细胞计数升高和红细胞沉降率加快。诱发因素常不清楚，但脓疱型银屑病可在链球菌或病毒感染后发生。骤停系统皮质激素治疗也是一个诱因[9]。皮质激素系统治疗或过强的局部治疗是其发生的危险因素[10]。引起脓疱性银屑病发作的其他危险因素包括：药物、怀孕、低钙血症、光照或光疗[11]。脓疱型银屑病的少见类型包括环状脓疱型银屑病、发疹性脓疱型银屑病、青少年和婴儿脓疱型银屑病[12-13]。环状型是较轻的一型，由于中心皮损消退，皮损表现为环状或回状[11]。系统表现常较轻。发疹型易自发起病，可以在感染后发生或为一种脓疱型药疹的表现[11]。虽然一些作者将疱疹样脓疱病和脓疱型银屑病归为两个独立的病，但疱疹样脓疱病很可能是怀孕时的脓疱型银屑病[14]。

- 红皮病型银屑病，患者全身皮肤表现为严重的泛发性红斑，伴有脱屑（图 6.81）。可出现睑外翻，头皮受累时可伴有头发脱落。寻常型银屑病感染金黄色葡萄球菌、突然减少皮质激素或甲氨蝶呤用量、日晒伤均可诱发红皮病[11]。系统表现包括发热、寒战、气短、无力和肌痛[11]。生化异常包括低蛋白血症、贫血和脱水[15]。高心输出量型心力衰竭是其严重的并发症。
- 局限性（混合性）脓疱型银屑病，脓疱发生在已存在的银屑病斑块上[9]。这一型常从银屑病急性爆发或治疗后发展而来[11]。有时是进一步泛发的先兆。
- Barber 掌跖脓疱病型银屑病（掌跖脓疮病）是指限于手掌和足跖的慢性复发性脓疱型皮肤病（图 6.82、6.83）。女性患者显著多于男性（9∶1），好发于 40 ～ 60 岁，与吸烟史相关[6, 16-17]。大

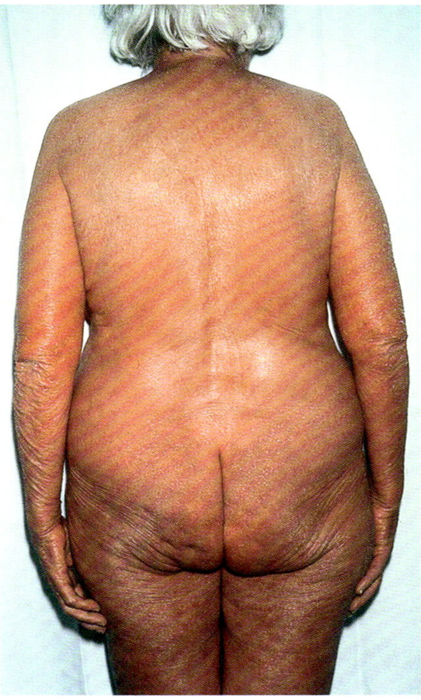

图 6.81 红皮病型银屑病：泛发红斑。患者有脱水、低白蛋白血症和贫血的风险（By courtesy of R.A. Marsden，St George's Hospital，London，UK.）

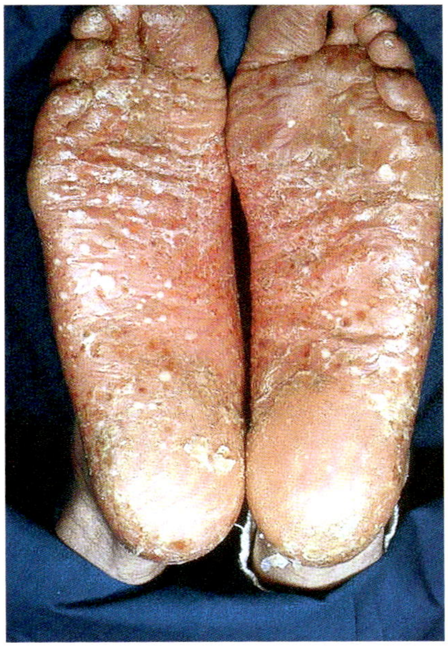

图 6.82 掌跖脓疱病型银屑病：可见明显红斑、鳞屑和大量脓疱（By courtesy of the Institute of Dermatology，London，UK.）

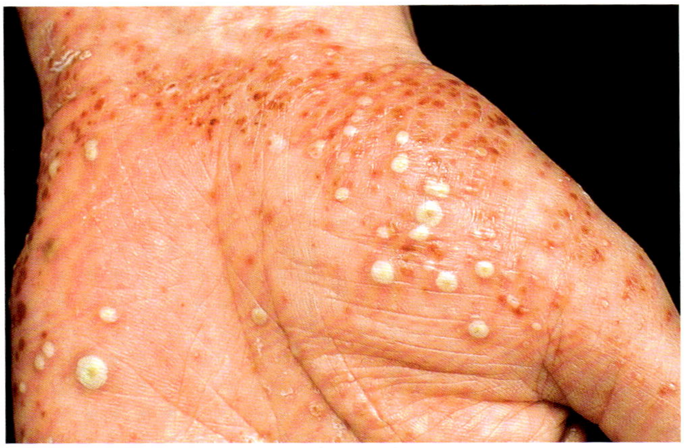

图 6.83 掌跖脓疱病型银屑病：手掌脓疱的近照（By courtesy of the Institute of Dermatology，London，UK.）

约 25% 的患者也患有慢性斑块型银屑病[6]。

- Hallopeau 连续性肢端皮炎（肢端脓疱病）是一个罕见类型，表现为累及手指及足趾的无菌性脓疱，甲亦受累，并向近端缓慢发展（图 6.84、6.85）。

银屑病常累及甲，可有甲点状凹陷、变色、甲剥离、甲下过度角化、甲沟、裂片型出血。脓疱型银屑病甲可完全脱落[18]。

银屑病患者有更高概率合并抑郁、肥胖、2 型糖尿病、高脂血症、高血压、代谢综合征、心血管疾病、克罗恩病、多发性硬化以及皮肤和内脏恶性肿瘤[6, 19]。

## 银屑病性关节炎

银屑病性关节炎发病率为 0.02% ～ 7%，但是最近的数据显示它可能高达到 30%[20]。可有多种不同的类型（图 6.86）[21]：

- 最常见类型为不对称地侵犯手指或足趾数个关节，超过 70% 病例属于该类型。
- 15% 的患者为对称性多关节炎，临床表现与类风湿性关节炎无法区别，但血清反应是阴性的。

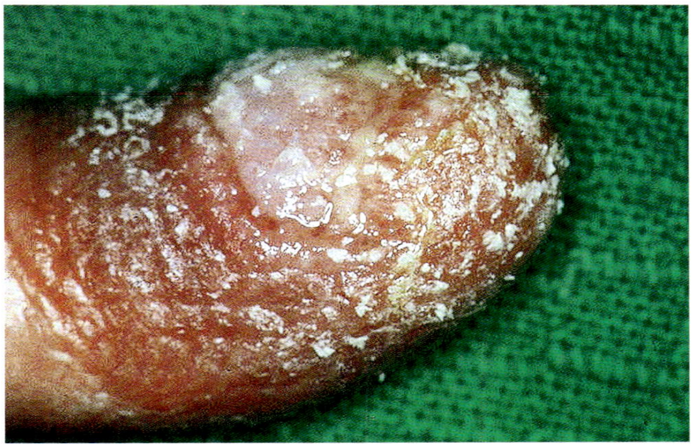

图 6.84 连续性肢端脓疱病：可见伴有红斑和鳞屑的脓疱。指甲已脱落，甲板有损伤（By courtesy of R.A. Marsden，St George's Hospital，London，UK.）

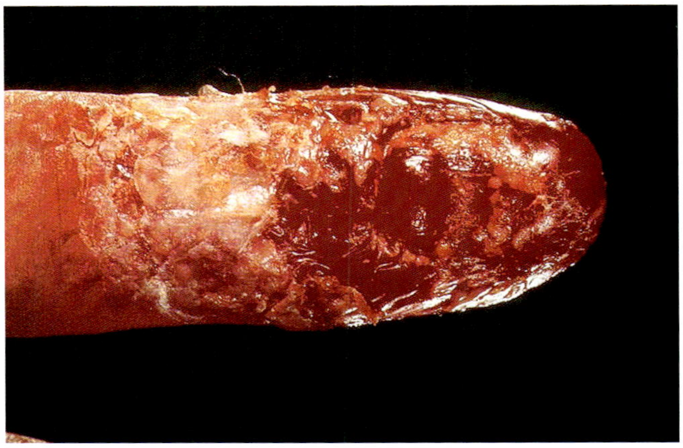

图 6.85 连续性肢端脓疱病：这是一个十分严重的病例（By courtesy of S. Dalziel，MD，University Hospital，Nottingham，UK.）

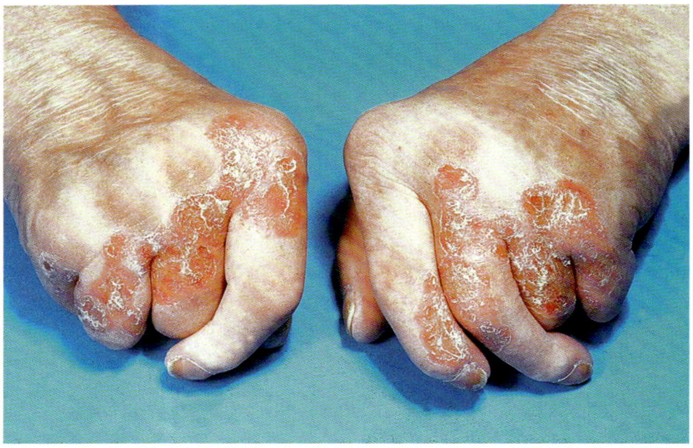

**图 6.86** 银屑病性关节病：关节受累少见。指间关节受累具有特征性，但并不常见。该患者关节畸形明显（By courtesy of R.A. Marsden，St George's Hospital，London，UK.）

- 约 5% 患者远端指（趾）间关节受累，是银屑病性关节病的经典表现（图 6.87）。
- 5% 的患者为损毁性和严重变形的关节炎、残毁性关节炎。
- 剩下的患者为强直性脊柱炎，伴或不伴周围关节受累（图 6.88）。

银屑病性关节炎与导致功能不全的二尖瓣脱垂的高发病率有关[22]。高发年龄为 36 ～ 45 岁，损毁性

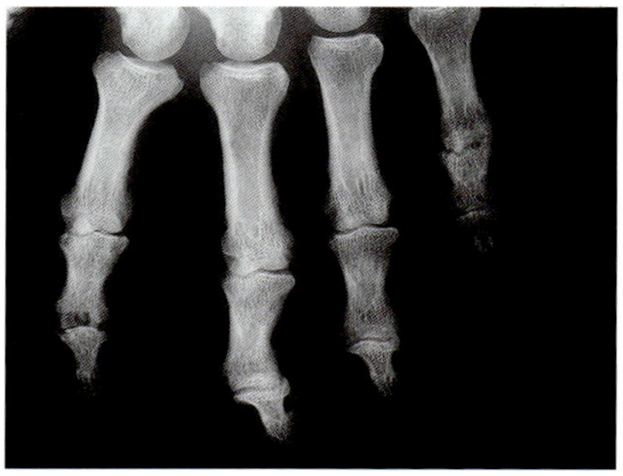

**图 6.87** 银屑病性关节病：经典型。示指远端指间关节破坏（By courtesy of the Institute of Dermatology，London，UK.）

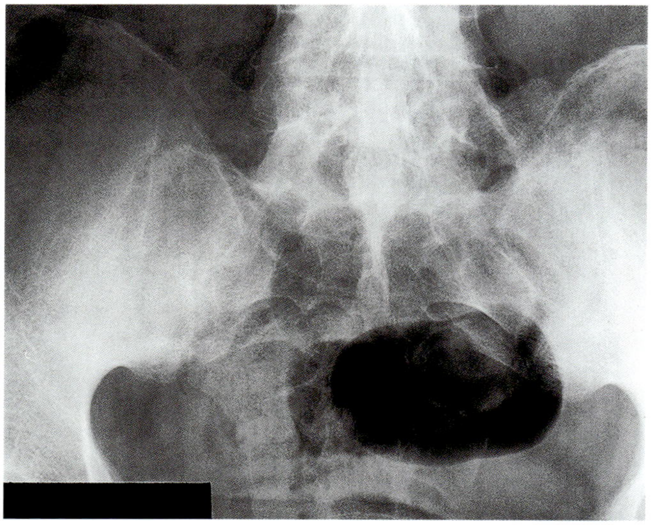

**图 6.88** 银屑病性关节病：骶髂关节炎。注意骶髂关节已被完全破坏消失（By courtesy of R.A. Marsden，St George's Hospital，London，UK.）

亚型可以发生较早。已证明银屑病性关节炎患者中，免疫球蛋白基因多态性发生率高，提示此病有遗传学倾向[23]。

儿童银屑病性关节炎虽不常见，但很重要，因其关节炎经常出现在皮损出现前。仔细检查指甲变化及询问家族史对确诊很有价值。

## 发病机制和组织学特征

尽管银屑病的病因还没有完全清楚，但在过去 20 年里，在揭示其复杂的发病机制方面取得了很大进展。多年来银屑病一直被认为是一种原发的表皮过度增生性疾病。但是，近来的研究显示 T 淋巴细胞驱动的免疫过程是银屑病发生和发展的关键。其他重要的因素包括遗传、环境因素和角质形成细胞产生的炎症介质。

人们很早就知道银屑病的遗传倾向性，患者常有家族发病史。一级亲属中的发病率为 7.8% ～ 17.6%[24-25]。同卵双胞胎均发病的概率为 64% ～ 70%，而异卵双胞胎的概率为 14% ～ 23%[26]。连锁分析确定了至少九个不同位点（PSORS1-9）[6-7，27-30]。PSORS1 表现出了最强的基因易感性，在 35% ～ 50% 的家族性银屑病中都有发现[6-7，31-32]。该位点位于染色体 6p 主要组织相容性复合物区，最近的数据显示 HLA-Cw6 是 PSORS1 的易感位点[31-32]。

遗传学上，银屑病在 PSORS1 水平表现出异质性，分为两型[5]：

- Ⅰ型主要累及青年人，包括滴状银屑病，特征是和 HLA-Cw6 有关的家族性分离[5，33]。
- Ⅱ型包括累及年龄较大者（大于 50 岁）的寻常型银屑病以及掌跖脓疱病，无家族性分离，与 PSORS1 位点无关[4，33-34]。脓疱型银屑病及银屑病伴周围关节炎患者中 HLA-B27 阳性率较高，伴脊柱炎者最明显[35]。与银屑病遗传易感性增加相关的其他基因包括位于染色体 1p 上的白介素 -23 受体基因、染色体 5q 上的白介素 -12B 基因、染色体 20q 上的锌指蛋白 313、染色体 6p 上的 CDKAL1 基因、染色体 18p 上的 PTPN22 基因、染色体 5q 上的 IL4-IL13 细胞因子基因群、1q 上的 LCE3B/3C 基因、染色体 17q 上的 PSORS2 位点[7]。

IL-23 受体特别引起研究人员的兴趣，因其与强直性脊柱炎和银屑病性关节炎相关，而 CDKAL1 基因也和克罗恩病及 2 型糖尿病相关[7]。

一些特定因素可引发有遗传倾向的个体发生银屑病。皮损好发于曾有皮肤创伤的部位如机械摩擦、日

晒伤或儿童时的疾病如水痘的位置，称为同形反应或Koebner现象[36-38]。

感染也是银屑病的诱发因素，尤其在儿童，上呼吸道感染常可诱发银屑病，而化脓性链球菌的感染可诱发急性滴状银屑病，并可加重其他类型的银屑病[39-42]。但并未显示是哪些特异的链球菌血清型。

其他可加重银屑病的因素包括压力、失去亲人、HIV/AIDS、长期应用皮质激素撤药及一些药物包括锂、抗疟药和β受体阻滞剂[6, 43]。

银屑病是由多因素相互作用的结果，包括角质形成细胞过度增殖而缺乏分化、浅表真皮血管的变化和T淋巴细胞介导的炎症[44]。角质形成细胞增生、血管改变和免疫反应的相关作用在近来的文献中讨论很多[45]。最近的研究突出了固有和获得免疫机制的重要性[7]。

皮肤的表皮增殖率加快：在正常皮肤，角质形成细胞通过表皮的时间是56天；银屑病缩短到7天[46-47]。表皮细胞周期也可能缩短，基底层生发细胞的数量大量增加，正常的静止期表皮其表皮生发细胞仅限于基底细胞一层，而银屑病可有三层正在增殖的细胞。

真皮乳头毛细血管后小静脉增生可能是银屑病最早期的表现之一[48]。这是由αVβ3整合素和血管内皮生长因子（VEGF）上调介导的[49-51]。

目前有证据提示T细胞介导的免疫反应是银屑病发病机制的核心[44, 52]。临床研究也支持这一理论的证据包括抗淋巴细胞药物如环孢素治疗有效[53]。近期的研究发现，应用与IL-2受体结合区相互作用的活化T淋巴细胞选择性毒素DAB389 IL-2治疗严重银屑病可使患者病情缓解[54]。抗CD3和抗CD4单克隆抗体治疗成功更进一步支持此观点[55-56]。进一步证据来自骨髓移植的研究，无银屑病的患者在接受银屑病患者供体的骨髓移植后出现银屑病，而银屑病患者在接受无银屑病供体的骨髓移植后疾病可痊愈[57]。严重联合免疫缺陷小鼠皮内注射银屑病患者T辅助淋巴细胞可导致典型银屑病的体外试验进一步支持了T淋巴细胞驱动的发病机制[58]。

固有免疫系统在疾病早期可能起到重要作用，活化的浆细胞样树突状细胞在早期银屑病皮损中的数量增加[59]。浆细胞样树突状细胞产生的干扰素α以及自然杀伤细胞产生的TNF-α及INF-γ可以活化髓样树突状细胞，并通过IL-12和IL-23的释放引起T细胞增殖[7, 60]。

虽然CD4 T辅助淋巴细胞（Th）可能在早期斑块的发展中很重要，但大多数浸润细胞表达CD8。T细胞的免疫表型包括CD45RO＋、HLA DR＋、CD25$^{+}$和CLA＋，均表明已活化的皮肤特异的记忆细胞[61]。淋巴细胞细胞因子中富含IL-2、IL-17、干扰素-γ（IFN-γ），而缺乏IL-4、IL-10和肿瘤坏死因子α（TNF-α），表明主要是Th1介导的炎症反应以及产生IL-17-A的17型辅助T细胞（Th17）[7, 62-64]。Th17细胞对于上皮免疫监视尤为重要，它产生在角质形成细胞分化和增殖中起作用的IL-22[65-66]。IFN-γ是斑块形成的关键。体外研究显示角质形成细胞增殖是IFN-γ依赖性的[67]。而且，在正常人皮肤注射IFN-γ可导致表皮增殖[68]。除了上面讨论的淋巴细胞源性细胞因子，角质形成细胞本身也可产生多种炎症介质，它们可能在激发炎症反应和银屑病样斑块的发展及维持中起重要作用[69]。尤其重要的是，角质形成细胞可分泌IL-1α、IL-1β和TNF-α，这些细胞因子在血管形成、循环淋巴细胞的招募和诱导许多内皮细胞黏附因子，包括E-选择素、细胞间黏附因子1（ICAM-1）和血管细胞黏附因子1（VCAM-1）的表达中起主要作用[69-71]。这些黏附因子在促进淋巴细胞穿过内皮细胞而溢出血管尤为重要[52]。角质形成细胞也是包括IL-8、黑素瘤生长刺激活性α（MGS/GRO-α）、γ诱导蛋白10（IP-10）和分子化学趋化蛋白1（MCP-1）等趋化因子的重要来源[69]。IL-8对中性粒细胞和T淋巴细胞有趋化作用[72]。它还可以促进角质形成细胞增殖和诱导血管形成[73-74]。IL-8主要来源自浅表的角质形成细胞及银屑病斑块中的中性粒细胞。MGS/GRO-α是另一个强效的中性粒细胞化学趋化物[69]。

因此，银屑病的发病机制是在有遗传易感倾向的背景下，损伤的角质形成细胞和活化的淋巴细胞通过释放各种细胞因子之间的相互作用[71]。但T细胞介导的免疫反应和表皮增生之间的确切关系仍不清楚。同样，这一过程的始动者也不清楚。近来自体抗原和细菌超抗原受到重视，但淋巴细胞和角质形成细胞相互作用的直接结果的可能性仍未被排除[74]。

在早期皮损，组织学特征主要为真皮改变[75-79]。初期浅层乳头真皮内毛细血管迂曲、扩张，常见充血，伴有真皮乳头水肿和血管周围单一核细胞浸润（图6.89）[75]。血管改变可见于所有类型的银屑病，并在治疗后临床好转的皮损中仍可见到[78]。然后淋巴细胞迁移到已有海绵水肿的表皮下层。继之表皮上层出现局灶空泡形成，最终颗粒细胞层消失，形成土丘状角化不全。中性粒细胞从真皮乳头毛细血管，通过表皮基底膜的缝隙，迁移到角质层，完成了这一过程。进而出现银屑病样表皮增生。

典型的斑块状银屑病皮损表皮突肥厚而有特点，

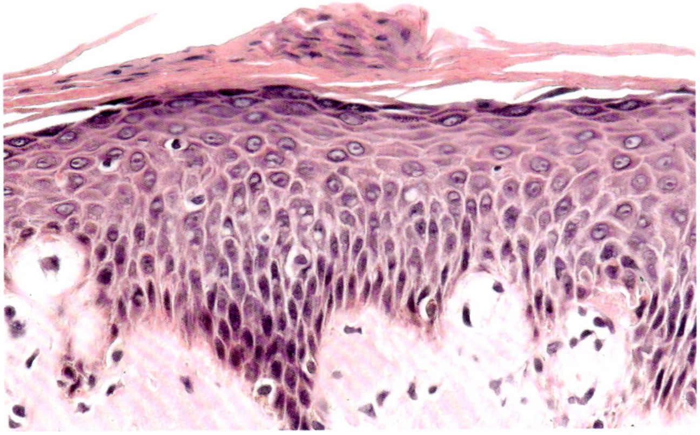

图 6.89 进展中的银屑病：早期可见毛细血管扩张，海绵水肿，小的土丘状角化不全

即表皮突一致性延长，并在基底部呈棒槌状，与之交替存在的是延长而水肿的乳头，顶部亦呈棒槌状（图 6.90 ～ 6.93）。在成熟的皮损常可见邻近表皮突的融合。乳头顶部表皮变薄，表皮表面为融合性的角化不全，颗粒层减少或消失。基底层上表皮下部的细胞常可见活跃的细胞分裂。真皮乳头可见大而扭曲的毛细血管，乳头层下血管周围可见轻度淋巴细胞浸润。掌跖的皮损由于可能有明显海绵水肿，偶见明显水疱，

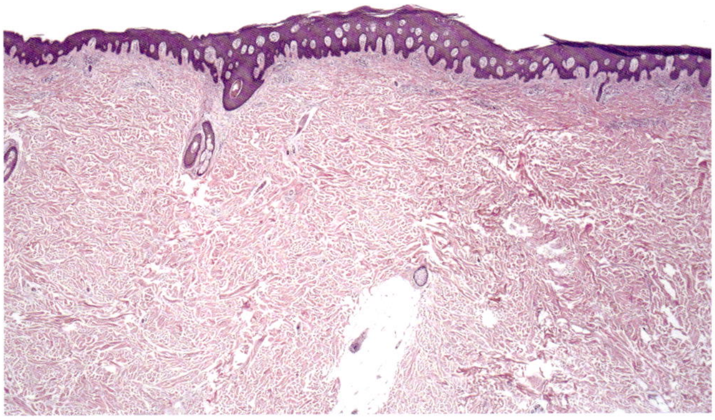

图 6.90 斑块状银屑病：扫视见广泛的角化不全、规则的棘层肥厚、棒状表皮突，及表皮突融合

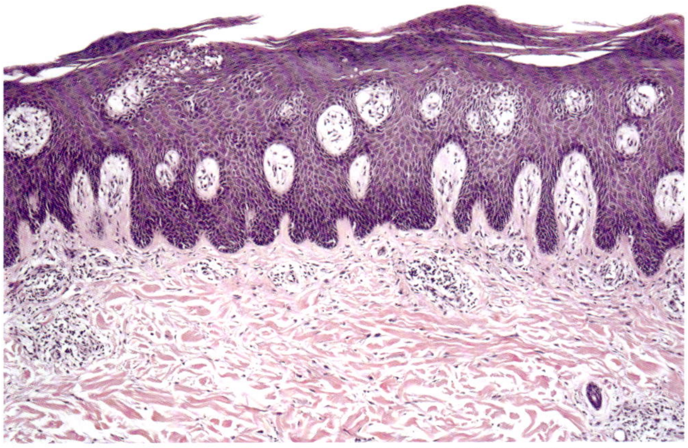

图 6.91 斑块型银屑病：高倍镜示伴中性粒细胞聚集（Munro 微脓肿）的角化不全。真皮乳头可见明显扩张迂曲的毛细血管。可见海绵水肿

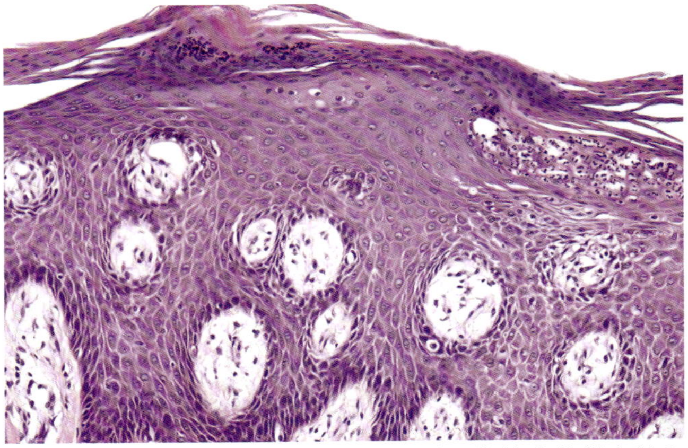

图 6.92 斑块型银屑病：Munro 微脓肿、海绵水肿样变性和角化不全

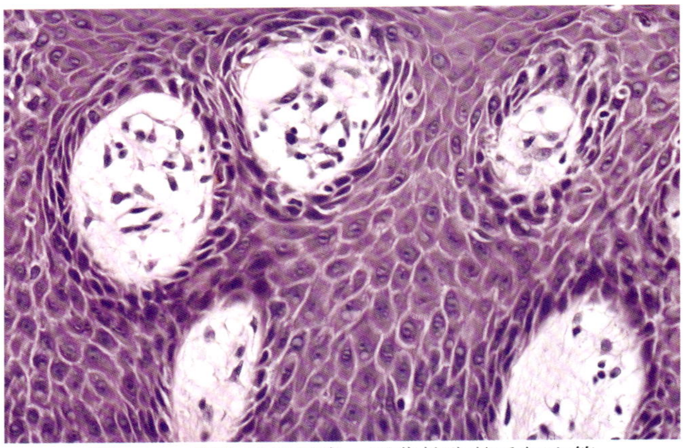

图 6.93 斑块型银屑病：迂曲扩张的毛细血管

可能造成诊断困难[78]。

“Munro 微脓肿”和“Kogoj 海绵水肿性脓疱”是活动期皮损具有诊断意义的特征。Munro 微脓肿表现为角化不全的角质层中多形核细胞的聚积。海绵水肿性脓疱见于角质层下，在局灶性海绵水肿内有中性粒细胞聚积，偶有淋巴细胞，混杂有表皮细胞。

点滴状银屑病的组织学特征和进展期者有重叠[78]。角化不全伴颗粒细胞层减少或缺失仅为灶状，大部分

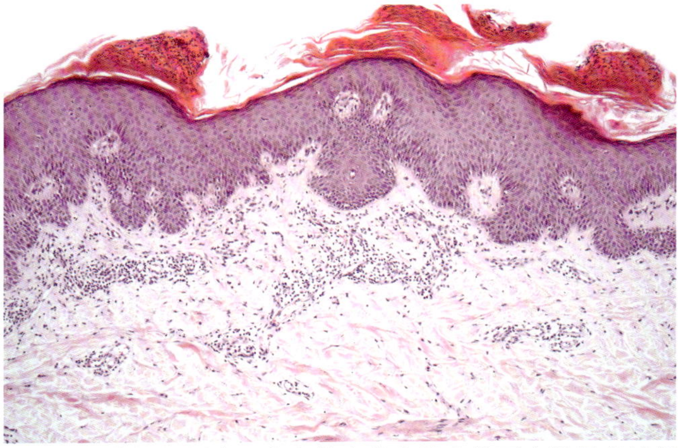

图 6.94 滴状银屑病：多个散在分布的角化不全灶具有特征性。表皮增生没有斑块型那么明显

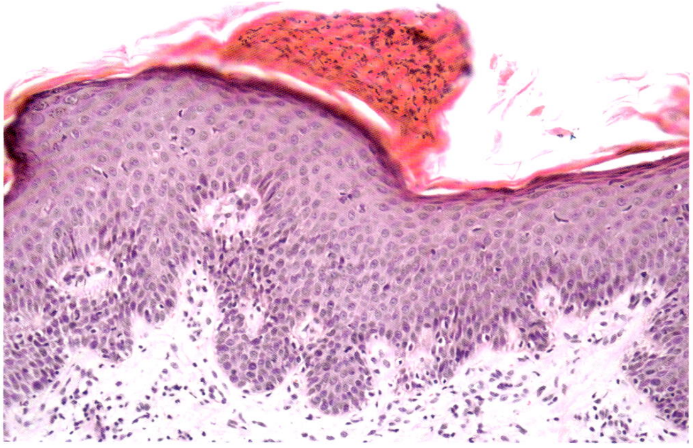

图 6.95　滴状银屑病：高倍镜观

为正角化（图 6.94、6.95）。中性粒细胞见于成层角化不全的顶部。棘层肥厚比成熟性的斑块性银屑病轻得多。中性粒细胞和淋巴细胞常见于浅表乳头真皮，轻度海绵水肿也常是一个特征，特别是早期皮损[80]。

泛发性脓疱型银屑病及其三个亚型组织学表现略有不同表现为，海绵水肿性脓疱呈巨大的脓疱，且为特征性损害（图 6.96、6.97）[79]。随着海绵水肿脓疱体积增大，表皮细胞坏死，坏死中心形成空腔。变薄的表皮细胞形成一个壳状边缘。最终，中性粒细胞迁移到角质层，类似一个大的 Munro 脓肿。虽然表皮和真皮的特征可能与寻常型银屑病相似，尤其是脓疱在斑块型银屑病的基础上发展而来时，但这种发展常不充分（图 6.98）。因此，常看到的是，真皮乳头毛细血管迂曲扩张伴有淋巴细胞或淋巴细胞和中性粒细胞混合浸润，而表皮不增生或仅有轻度增生[11]。

掌跖脓疱性皮损，开始的表现是表皮海绵水肿，伴有淋巴细胞外渗至表皮下层[80]。随着皮损的发展，中性粒细胞浸润至表皮，形成大的脓疱。

红皮病型银屑病的组织学表现各异，但多数病例都可确诊[81]。最常见的表现类似于滴状银屑病的进展期表现，如表皮轻度增生，灶状颗粒细胞层减少或缺失，以及轻度海绵水肿（图 6.99）。表皮增生之上的角化不全轻微，中性粒细胞浸润程度不一（图 6.100）。真皮乳头水肿，可见淋巴组织细胞浸润，毛细血管呈螺旋状扩张迂曲明显。常有红细胞外溢。其次为寻常型银屑病的表现，有时可见类似消退期银屑病的表现。

退行期皮损，在角化不全的鳞屑中可见散在的灶状角化过度伴颗粒层增厚，表皮增生不明显（图 6.101）。

对于严重泛发性斑块型银屑病，目前的治疗包括 PUVA 疗法。近年来，有研究显示这与皮肤鳞状细胞癌和发育不良性角化病的危险性升高相关，尽管升高

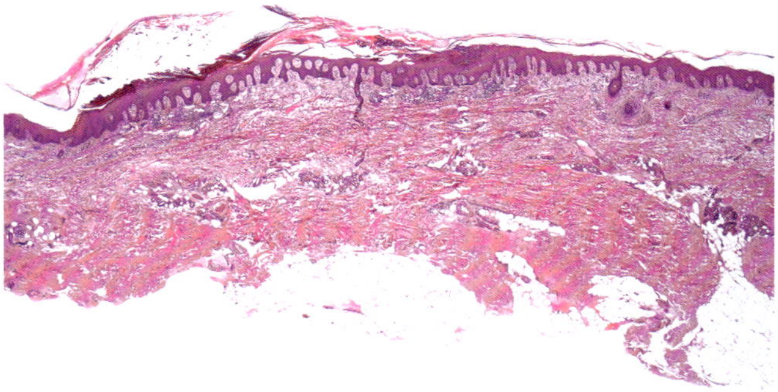

图 6.96　脓疱型银屑病：可见大脓疱。在邻近的表皮可见伴有角化不全的典型银屑病样表皮增生

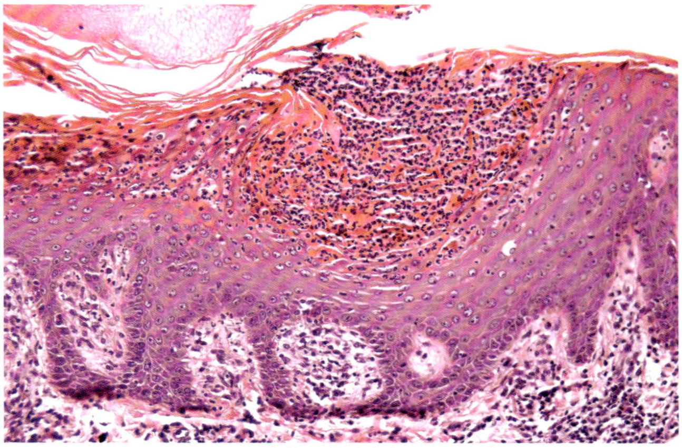

图 6.97　脓疱型银屑病：近距离观

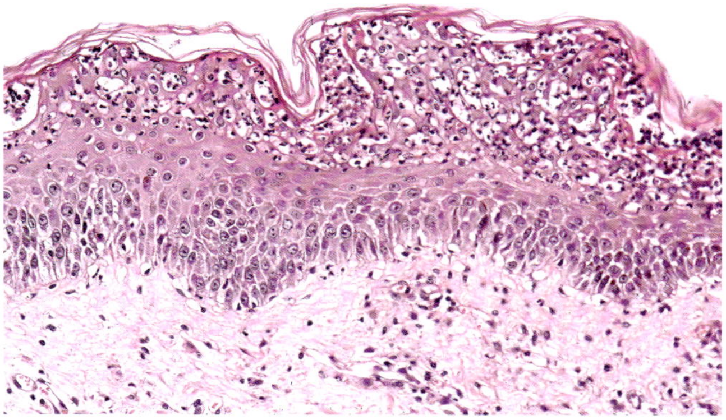

图 6.98　脓疱型银屑病：患者皮损在没有明显斑块的基础上快速发展而来。表皮只有轻度增生

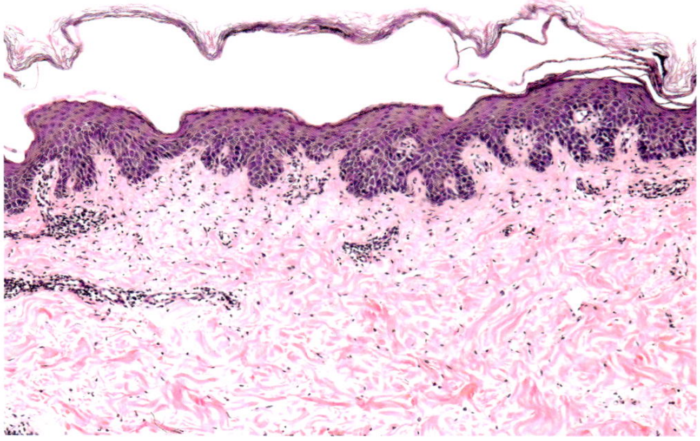

图 6.99　红皮病型银屑病：仅见灶性角化不全伴散在的中性粒细胞浸润。表皮仅轻度增生

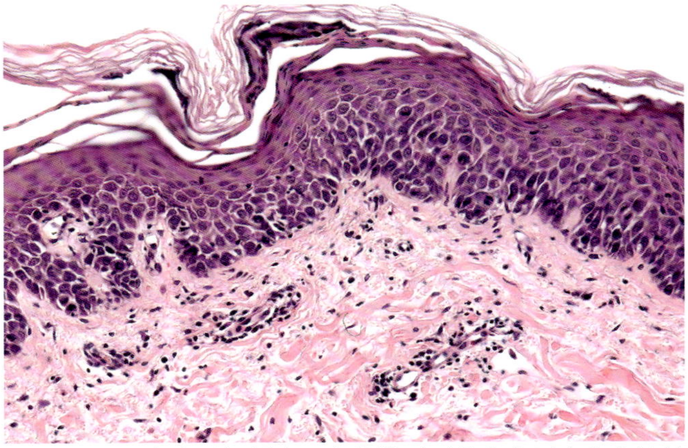

图 6.100 红皮病型银屑病：高倍镜下可见角化不全和中性粒细胞碎核

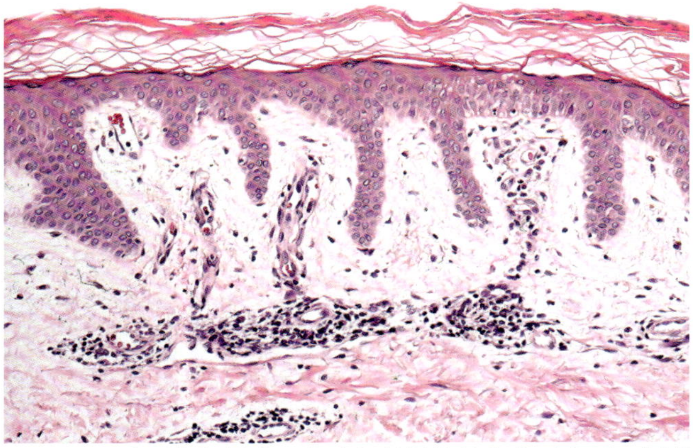

图 6.101 消退期银屑病：在残留的局灶性角化不全下，新形成的网篮状正角化

程度小[82-85]。尤其是 PUVA 治疗超过 200 次和（或）累计量超过 1000 J/cm$^2$ 的患者。有证据表明这些肿瘤恶性度低，并且转移的危险性也较低[85]。

银屑病偶与自身免疫性大疱性皮病如大疱性类天疱疮、寻常型天疱疮、线状 IgA 大疱性皮病及获得性大疱性表皮松解症共存[86-92]。尽管不是全部病例，但常常显示出与治疗相关，尤其是 PUVA 疗法。有时组织学上可同时见到两种疾病的特征（图 6.102 ～ 6.104）。

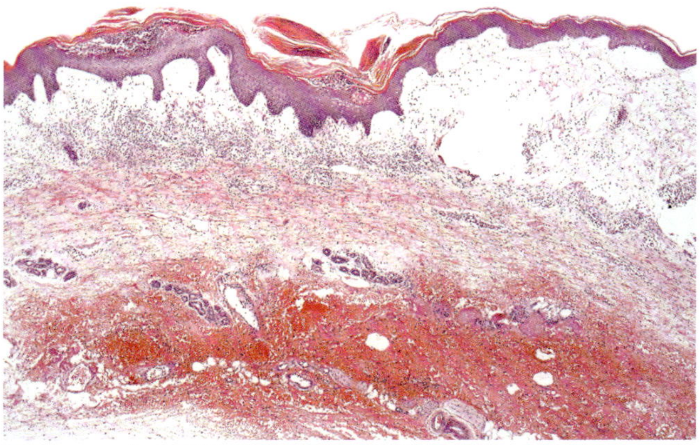

图 6.102 大疱型类天疱疮和脓疱型银屑病：左边是角层下脓疱，而右边是表皮下水疱

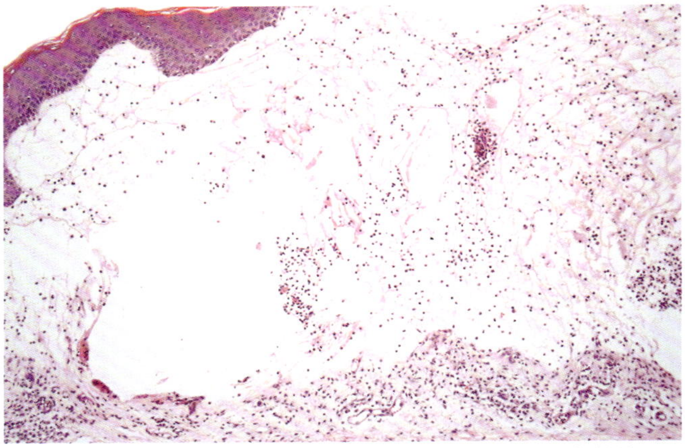

图 6.103 大疱型类天疱疮和脓疱型银屑病：水疱的高倍镜观

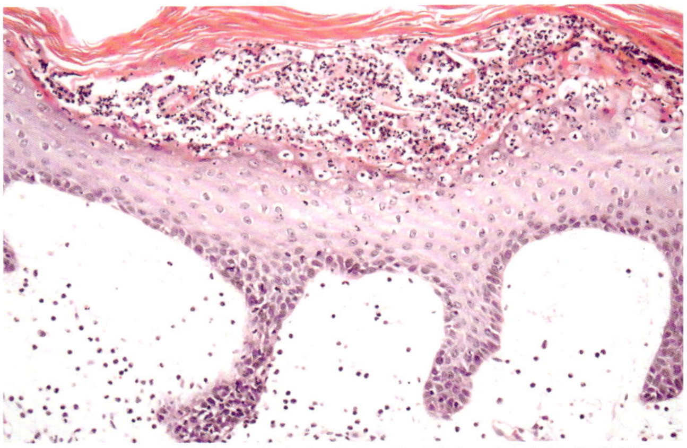

图 6.104 大疱型类天疱疮和脓疱型银屑病：脓疱的高倍镜观

## 鉴别诊断

银屑病的鉴别诊断包括许多疾病：

- 毛发红糠疹：与银屑病的不同在于前者表现为垂直和水平方向上均出现交替的角化不全（点状角化不全）和角化过度。除非有继发感染，角质层的中性粒细胞浸润不是毛发红糠疹的特征。
- 慢性单纯苔藓：典型表现是由于持续搔抓产生的真皮乳头瘢痕形成，并且没有乳头上方表皮变薄。角化过度和颗粒层肥厚常很明显，除非有海绵水肿，否则仅有极少的角化不全。
- 丘疹鳞屑型药疹（如由于锂或普萘洛尔引起）：可与银屑病相似，但浸润细胞中含有大量的嗜酸性粒细胞。
- 脂溢性皮炎：典型表现为银屑病样表皮增生，角质层内可能出现中性粒细胞浸润有时是其特点。其与银屑病不同的是海绵水肿更明显，而银屑病只在早期皮损出现，并且很轻微。在一些不能作出鉴别诊断的病例，有时也使用“脂溢性银屑病”这一名称。
- 脓疱型银屑病及其不同亚型均相似，应与其他脓疱性皮疹相鉴别，包括脓疱性皮肤癣菌病、细菌性脓疱疮和脓疱型药疹。脓疱型银屑病与角层下脓疱性皮病不同的是后者缺乏海绵水肿样改变或变性。革兰染色和 PAS 染色及培养可排除感染。浅表天疱疮有棘层松解，常无银屑病样增生。IgA 型天疱疮通常可见棘层松解细胞，尽管并不是所有病例。这一特点是与银屑病鉴别的线索，但很容易被忽视。在缺乏棘层松解细胞的 IgA 型天疱疮，而临床上怀疑该诊断时，可能需行免疫荧光检查，以与脓疱型银屑病鉴别。

# Reiter 综合征

Reiter 综合征的皮损典型表现为伴有角化不全的银屑病样表皮增生。表皮明显棘层肥厚，伴有表皮突延长和肥厚。乳头上方表皮变薄，中性粒细胞浸润表皮，并形成海绵水肿脓疱、微脓肿以至和脓疱型银屑病不能区分的大脓疱。真皮上部血管周围淋巴组织细胞伴中性粒细胞浸润。

# 毛发红糠疹

## 临床特征

毛发红糠疹是一种红斑丘疹鳞屑性皮肤病，典型表现为毛囊角栓（常见于手足背），毛囊周围融合性红斑，掌跖角化过度和头皮糠疹[1-3]。本病少见，在英国大约每 5000 个新的皮肤病转诊病例中才有一个[3]。发病无性别差异，好发年龄集中在 1 ～ 10 岁和 40 ～ 50 岁[3]。大多数有记录的患者是白人，近来也有非洲黑人患毛发红糠疹的报告[4]。

临床上毛发红糠疹分 5 型[3]：

- Ⅰ型，经典成人型毛发红糠疹，超过 50% 患者为此型。初起为身体上半部（典型者为面部和头皮）出现单个红色斑片，面积逐渐扩大，伴有毛囊周围红晕的毛囊性过度角化，有时有瘙痒或烧灼感（图 6.105）[4]。红斑相互融合，许多患者发展成泛发性红皮病（图 6.106），其中偶见正常皮岛是本病特点（图 6.107）。典型表现是在手指背及腕、前臂和大腿伸侧的毛囊性丘疹[5]。面部和头皮可见细碎粉末样鳞屑，而在身体下部鳞屑较粗（图 6.108）。红斑为

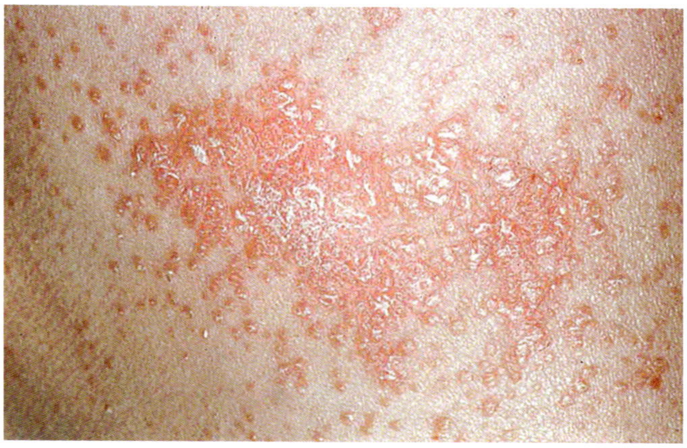

图 6.105　毛发红糠疹：典型的角化过度和周边的红斑。皮损边缘可见一个个的毛囊性皮疹（By courtesy of M.M. Black，MD，Institute of Dermatology，London，UK.）

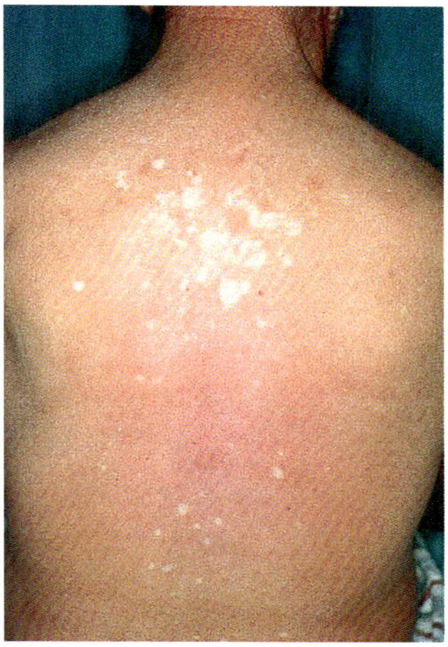

图 6.106　毛发红糠疹：皮损融合导致泛发红皮病（By courtesy of the Institute of Dermatology，London，UK.）

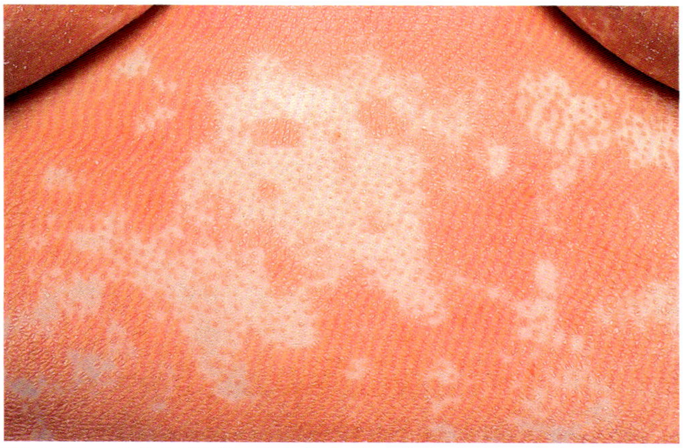

图 6.107　毛发红糠疹：散在的正常皮岛是典型表现（By courtesy of the Institute of Dermatology，London，UK.）

橘黄色，在掌跖更明显，并有明显的角化过度（图 6.109）。甲也受累，表现为远端呈黄棕色、甲下过度角化、甲增厚和裂片状出血[6]。常见睑外翻[7]，可出现弥漫性脱发[8]。口腔损害

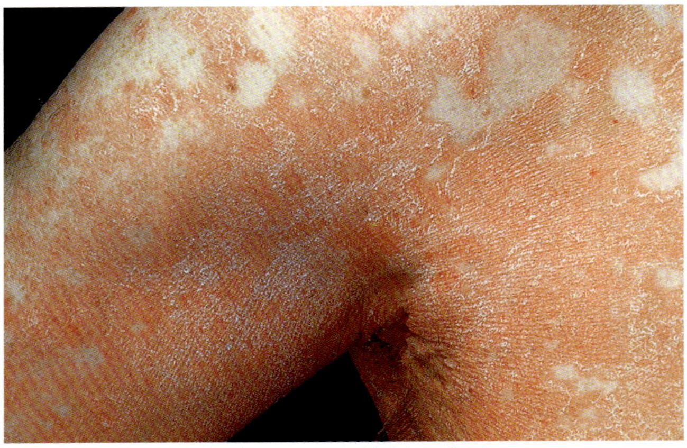

**图 6.108** 毛发红糠疹：此患者鳞屑显著（By courtesy of the Institute of Dermatology，London，UK.）

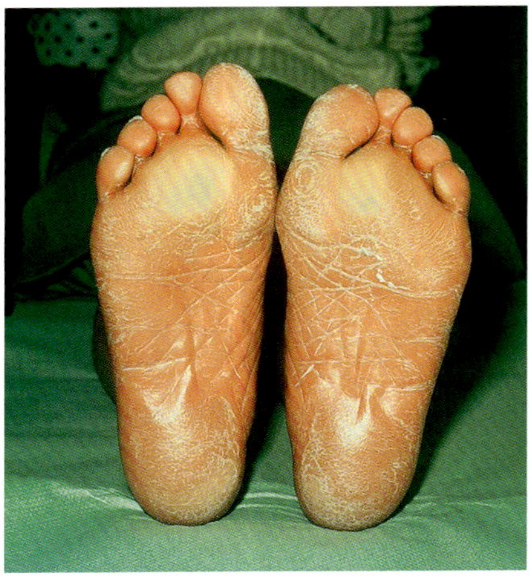

**图 6.109** 毛发红糠疹：常见伴有角化过度的掌跖红斑。有时可呈现如本例的橘黄色（By courtesy of the Institute of Dermatology，London，UK.）

不常见，包括弥漫性角化过度及与扁平苔藓相似的具有白色网纹的红斑[5]。这一型患者预后好，80% 患者可在 3 年内缓解。

- Ⅱ型，不典型成人型毛发红糠疹，发生于约 5% 的患者。皮损不典型，病程较长，可长达 20 年。鳞屑呈鱼鳞样，常可见湿疹化改变的区域。这一型预后不佳，只有 20% 在 3 年内缓解。
- Ⅲ型，经典青少年型毛发红糠疹，除了年龄不同外，与经典成人型表现类似；主要累及 2 岁以下的儿童，约占所有病例的 10%（图 6.110）。皮疹最初常发于身体的下半部。这一型患者预后好，大部分患者可在 1 年内痊愈，但有报导称复发率达 17%[9]。
- Ⅳ型，局限型毛发红糠疹，占所有病例的 25%，见于青春期前儿童。皮疹主要表现为膝、肘部境界清楚的毛囊性过度角化和红斑，有时伴有身体其他部位鳞屑性红斑及掌跖过度角化[10]。
- Ⅴ型，不典型青少年型毛发红糠疹，约占所有病例的 5%。这一型发病早，病程长。可见典型的毛囊性过度角化，以及轻度红斑。有时可见鱼鳞病样表现[5]。手足皮肤可增厚及呈硬皮病样表现。

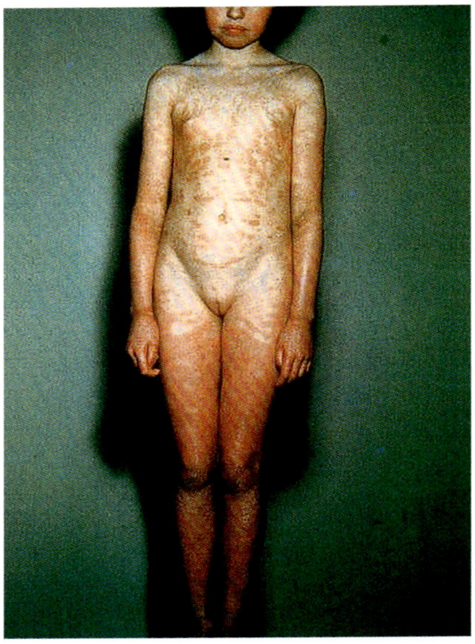

**图 6.110** 毛发红糠疹：经典青少年型。皮损分布十分广泛（By courtesy of M.M. Black，MD，Institute of Dermatology，London，UK.）

家族性亚型占 0 ～ 6.5%，大多数表现为Ⅴ型毛发红糠疹样的不典型症状[5]。大多数病例为常染色体显性遗传，表现度不同，外显率降低，也有人提出一种隐性遗传模式[11]。

有报道毛发红糠疹与 HIV 感染相关[12-13]。结节囊肿性痤疮样或疖样皮损，以及小棘苔藓样皮损也可出现。这些患者皮损严重，治疗效果差[13]。其他相关疾病包括风湿性疾病，尤其是关节炎，皮肌炎，以及以副肿瘤现象表现出来的恶性肿瘤[14-25]。

## 发病机制和组织学特征

病因不明。有人认为与维生素 A 代谢异常有关，但除了对维生素 A 或维 A 酸类药物治疗有反应外，很少有证据支持这一点[5]。与自身免疫性疾病、免疫紊乱、内脏肿瘤、感染以及特别是近几年来与人免疫缺陷病毒的联系均有描述[5, 13, 26-27]。但大部分病例都没有前驱或相关情况。毛发红糠疹与表皮生成速率增加有关[28-32]。

典型毛囊性丘疹组织学表现为：圆锥形毛囊角栓、表皮显著的一致性棘层肥厚、表皮突增宽及相应增宽的真皮乳头（图 6.111）[28-29, 33]。可见角化过度，毛囊旁灶状角化不全。真皮可见轻度到中度的炎症细胞浸润和皮脂腺萎缩。

非毛囊部位成熟性皮损组织学表现可以是非特异的：竖直和水平方向交替出现的正角化过度和角化不全、灶性或融合性颗粒层增厚、真皮乳头上表皮增厚、表皮突增宽、真皮乳头变窄以及真皮浅层血管周

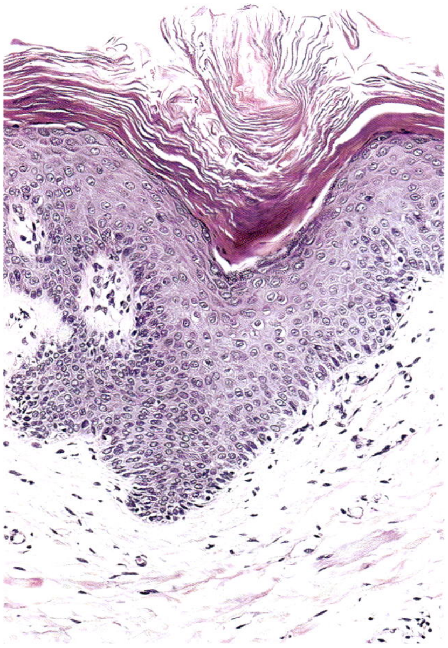
图 6.111 毛发红糠疹：毛囊性皮损可见圆锥形角栓，邻近表皮上方可见角化不全

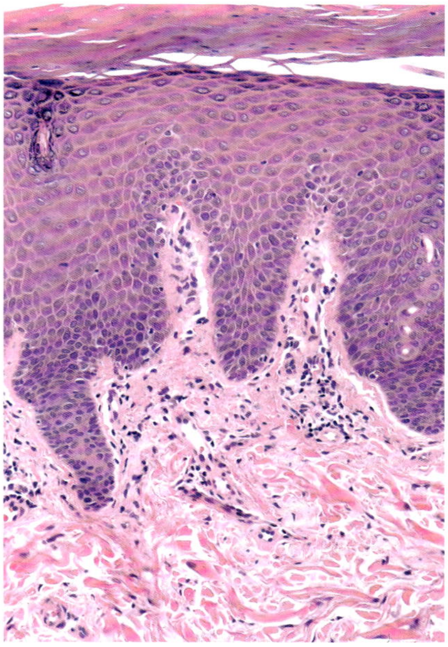
图 6.114 毛发红糠疹：高倍镜观

围淋巴细胞浸润（图 6.112 ～ 6.114）[34]。有时可见少量的浆细胞和嗜酸性粒细胞[26]。浅表血管可轻度扩张。偶有轻度海绵水肿，伴表皮内散在淋巴细胞浸润[27]。中性粒细胞浸润在银屑病常见，在毛发红糠疹很少，若有则提示可能有浅表细菌或真菌的感染。近来对毛囊和毛囊间上皮棘层松解，伴或不伴角化不良予以了重视，还有文献报告了罕见的苔藓样浸润[26，35-38]。

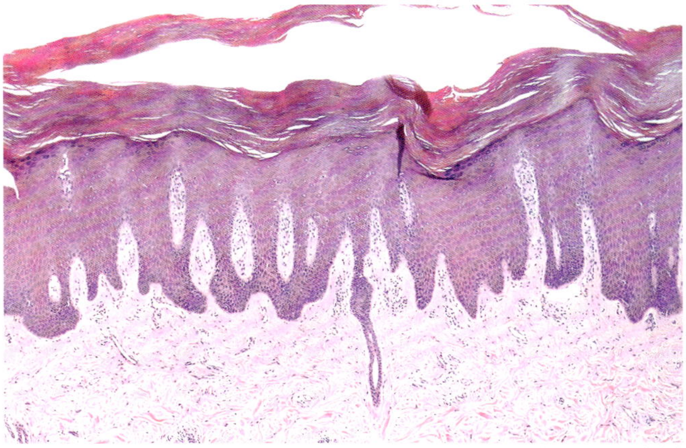
图 6.112 毛发红糠疹：角化过度伴灶状角化不全和银屑病样表皮增生

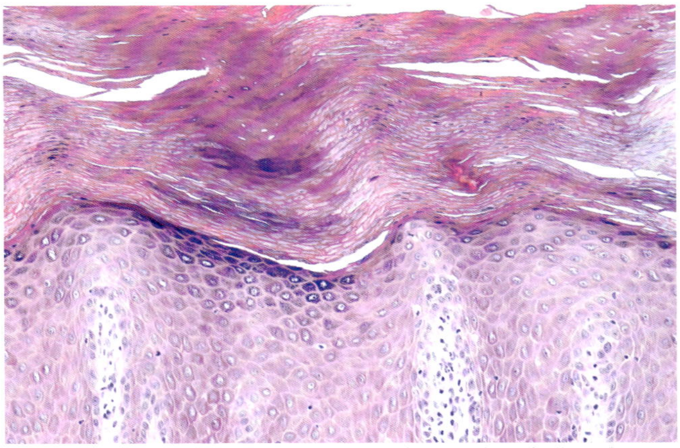
图 6.113 毛发红糠疹：交替的角化过度和角化不全

早期诊断常较困难，此时角化不全尚未形成，主要表现为板层状正角化过度[34]。可见颗粒层增厚和表皮突增宽、轻度延长。乳头上表皮轻度增厚。

红皮病皮损中，角质层可能变薄或缺失，颗粒细胞层变薄[34]。

掌跖皮损表现为过度角化、灶状角化不全和轻度棘层肥厚（图 6.115）。

## 鉴别诊断

毛发红糠疹与银屑病在临床和组织学上均易混淆。毛囊角栓伴邻近上皮角化不全、灶状角化不全、颗粒细胞层增厚、表皮突增宽、乳头上表皮增厚、紧邻表皮处真皮内无毛细血管迂曲扩张，支持毛发红糠疹的诊断。而银屑病患者棘层肥厚更明显，且非常规则，表皮突细长并常见融合，乳头上表皮变薄，角化不全常为融合性，角化不全的角质层内可见典型的中性粒细胞聚集，伴有下方表皮浅层海绵样变性。

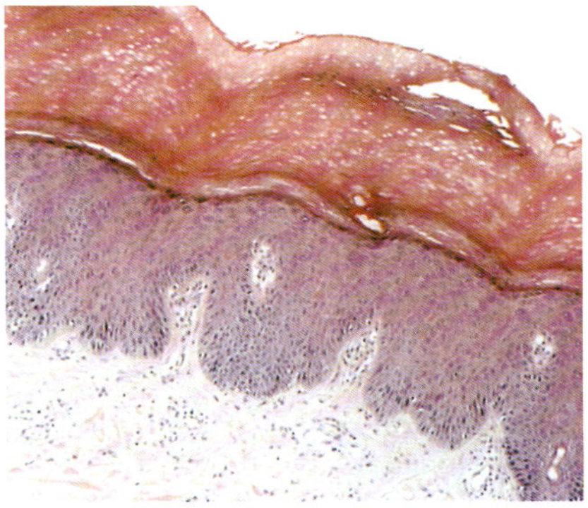
图 6.115 毛发红糠疹：足底皮损表现为过度角化、灶状角化不全，规则性的棘层肥厚、下界呈圆形

# 炎性线状疣状表皮痣

## 临床特征

炎性线状疣状表皮痣（inflammatory linear verrucous epidermal nevus，ILVEN）少见，好发于婴儿及儿童，皮损为鳞屑性、沿皮纹线状排列的红色损害，单侧分布，持续存在，瘙痒明显[1]。单个损害为孤立的鳞屑性丘疹，可融合成斑块[2]。常伴有苔藓样变和表皮剥脱。尽管可能广泛分布，皮损好发于小腿、股部及臀部（图 6.116）[1, 3]。女性多见，男女发病比率 1∶4[2]。以左侧躯体多见[2, 4-5]。双侧皮损很少见，罕见泛发[6-8]。可见家族性病例，有时可在成人发病[7-11]。偶与银屑病伴发，极少数为表皮痣综合征的一部分[12-13]。罕见与关节炎并存[14]。

## 组织学特征

典型组织学表现是境界清楚的交替出现的角化不全和正角化过度（图 6.117 ～ 6.119）[2, 5, 15]。表皮可见伴有银屑病样增生的乳头瘤样改变，角化不全灶下颗粒层缺失，而正角化过度下方颗粒细胞层增厚。有时可见 Munro 微脓肿。表皮突延长并增厚。可见伴有淋巴细胞外渗的灶性轻度海绵水肿。真皮浅层血管周围轻度淋巴细胞浸润。

## 鉴别诊断

ILVEN 需与线状银屑病鉴别[16]。ILVEN 的角化不全与正角化过度交替出现，而银屑病为融合性角化不全。ILVEN 表皮突增厚，而银屑病变薄。免疫细胞化学检测可见 ILVEN 皮损角化不全下方表皮包膜蛋白的表达明显减少，在角化过度下方表皮表达增加[17]，而银屑病整个皮损包膜蛋白的表达广泛增加。

ILVEN 罕见表现为类似疣状黄瘤皮损的真皮内组织细胞浸润[18-21]。

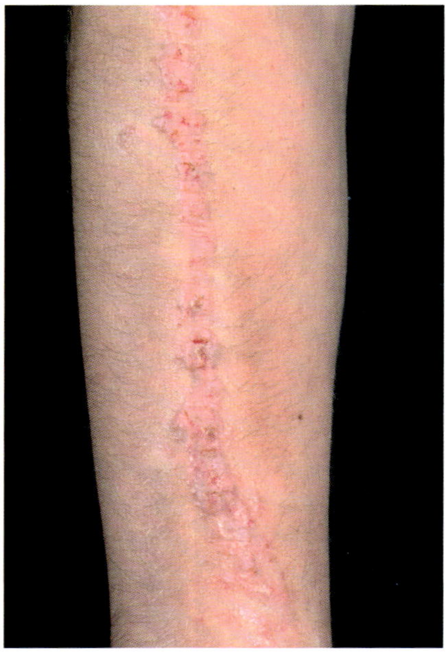

图 6.116 炎性线状疣状表皮痣（ILVEN）：患者表现为线状分布、鳞屑性、瘙痒性红斑性丘疹和斑块，好发于小腿（From the collection of the late N.P. Smith，MD，the Institute of Dermatology，London，UK.）

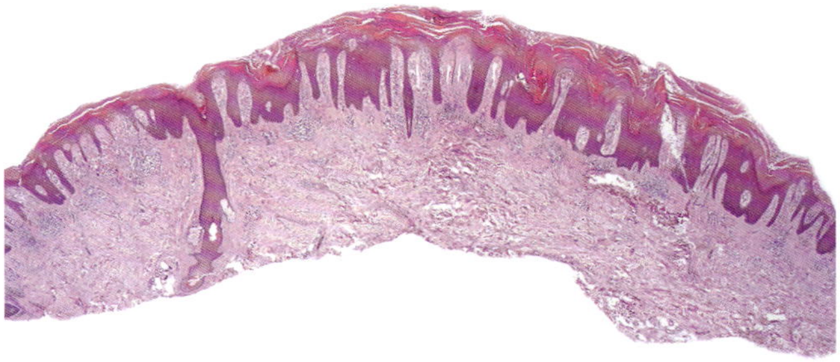

图 6.117 炎性线状疣状表皮痣（ILVEN）：可见明显的银屑病样表皮增生，伴大片角化过度。真皮浅层可见轻度慢性炎症表现

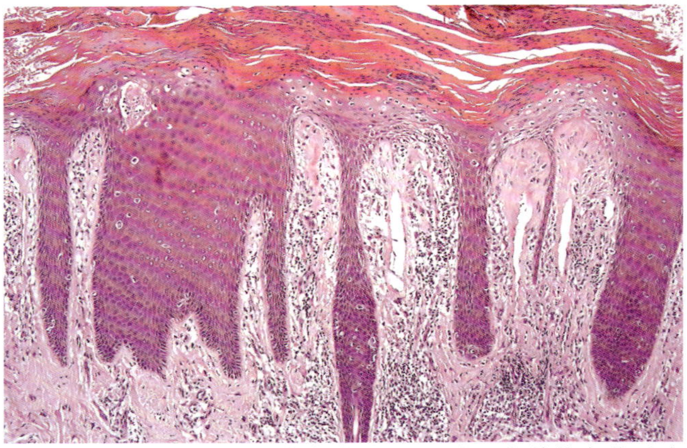

图 6.118 炎性线状疣状表皮痣（ILVEN）：交替的角化过度和角化不全为典型表现

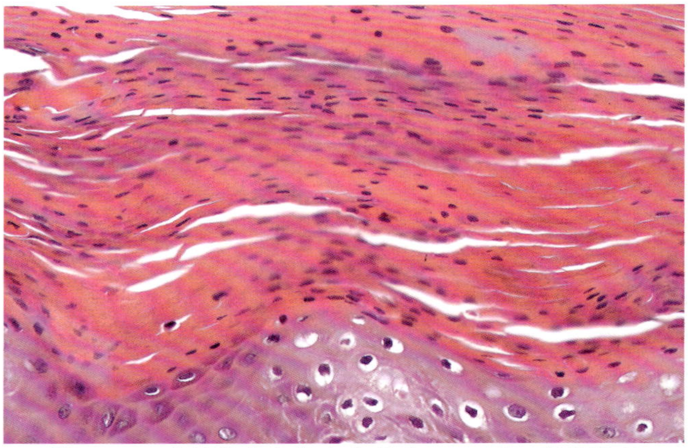

图 6.119 炎性线状疣状表皮痣（ILVEN）：高倍镜观

# Bazex 综合征

## 临床特征

Bazex 综合征（副肿瘤性肢端角化病）是与内脏恶性肿瘤有关的一种肢端银屑病样皮病[1-3]。常见于老年男性，在耳、鼻、手指、足趾出现对称性、红色或紫红色皮疹，伴有鳞屑（图 6.120）[1]。有时可累及膝、肘。水疱及大疱少见[4]。在黑色及棕色皮肤者，皮损色素增加[2]。掌跖为角化性皮病改变，甲可见甲沟炎、横嵴或纵嵴、甲板变黄、甲变厚、甲分离、甲下角质碎片（图 6.121）[1]。

Bazex 综合征患者均患内脏恶性肿瘤，最常累及部位按递减顺序依次为口咽部、喉部、食管、肺[1]。常有颈部淋巴结转移。皮损持续存在者少见，常随恶性肿瘤的成功治疗而消退[2, 5]。

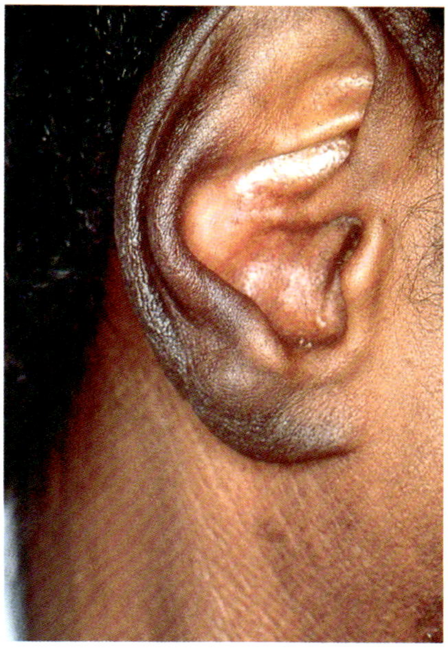

图 6.120 Bazex 综合征：耳部紫红色的颜色改变（By courtesy of J.L. Bolognia，MD，Yale Medical School，CT，USA.）

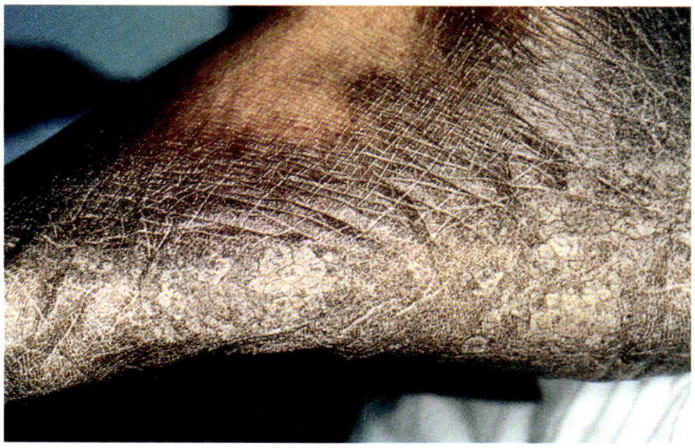

图 6.121 Bazex 综合征：角皮症表现（By courtesy of J.L. Bolognia，MD，Yale Medical School，CT，USA.）

## 组织学特征

组织学表现上与银屑病及慢性海绵水肿性皮炎明显重叠，表皮角化过度、角化不全、棘层肥厚。常见扁平苔藓样的角化不良及界面改变[1]。真皮浅层可见血管周围或在少数情况下苔藓样的慢性炎细胞浸润。

大疱性损害可见表皮下或更少见的情况下呈表皮内疱[1, 6]。

# 脓疱性皮肤病

# 脓疱性药物反应

该条目在有关药物不良反应的章节讨论。

# 角层下脓疱性皮病

## 临床特征

角层下脓疱性皮病（Sneddon-Wilkinson 病）是一种病因不明、少见、慢性复发性、非感染性皮肤病[1-2]。好发于中年女性（女：男为 4：1）。偶见儿童病例[3-4]。此病可能与良性或恶性 IgA 副蛋白血症（40% 病例）或多发性骨髓瘤有关，有时伴有坏疽性脓皮病[5-15]。其他可能相关的疾病有类风湿性关节炎、系统性红斑狼疮、甲状腺功能亢进、克罗恩病、多发性硬化、IgG 冷球蛋白血症、大疱性类天疱疮、硬斑病、弥漫性硬皮病、干燥综合征、边缘区淋巴瘤、慢性淋巴细胞白血病、支气管鳞癌及转移性胃泌素瘤，但是否有明确的相关性还不确定[15-26]。

临床表现为环状或匍行性群集、片状分布的浅表松弛性脓疱，如波纹状，有时可见到液平面，好发于身体皱褶处如腋窝（图 6.122、6.123）、腹股沟、乳房下及腹部。黏膜、面部、头部、肢端很少累及。皮疹常在数天或数周内迅速消退，对氨苯砜反应好，但不如疱疹样皮炎明显。愈后常见炎症后色素沉着。

犬角层下脓疱性皮病也有报道，常累及迷你雪纳

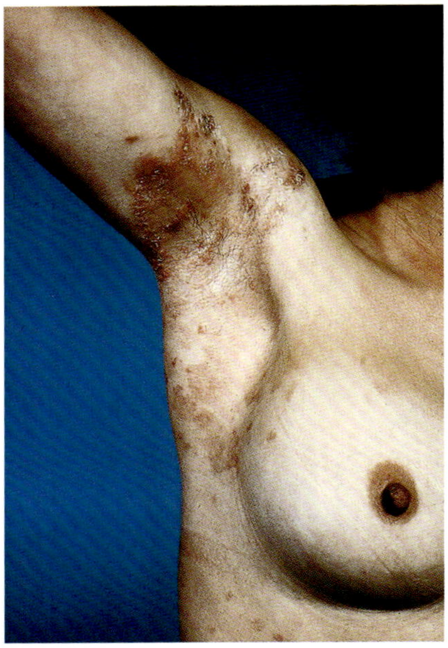

图 6.122 角层下脓疱性皮病：典型表现为从腋窝向外播散的连续性脓疱。皮损周边可见愈合结痂（By courtesy of R.A. Marsden，MD，St George's Hospital，London，UK.）

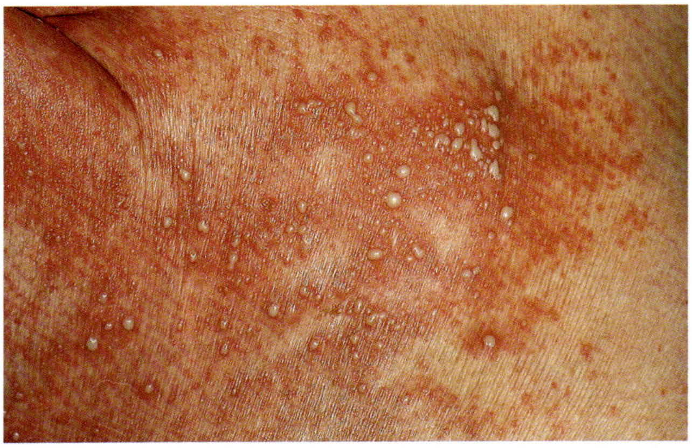

图 6.123 角层下脓疱性皮病：早期皮损近距离观，典型表现为在红斑基础上大量脓疱（By courtesy of R.A. Marsden，MD，St George's Hospital，London，UK.）

瑞犬[27]。

## 发病机制和组织学特征

病因不明。很多病例直接免疫荧光检查可见细胞间 IgA 沉积，许多患者可有循环 IgA 天疱疮抗体。这些病例在文献中被诊断为 IgA 型天疱疮[28-33]。角层下脓疱性皮病应仅限于那些免疫荧光阴性的病例。

典型病理改变为位于皮肤表面的角层下脓疱（图 6.124）。脓疱内主要为中性粒细胞，偶有嗜酸性粒细胞。脓疱下方表皮几无改变，仅见迁移的中性粒细胞及轻微的细胞间水肿（图 6.125）。

陈旧性皮损可见棘层松解细胞（图 6.126），真皮浅层血管周围可见包括多形核中性粒细胞及单核细胞的非特异性混合炎细胞浸润。

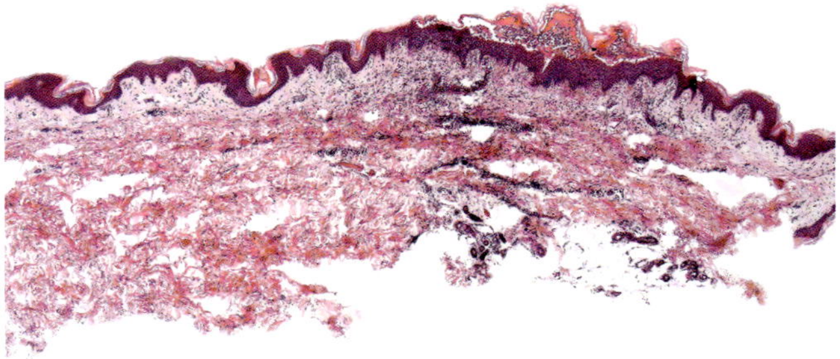

图 6.124 角层下脓疱性皮病：紧邻角质层下富含液体和大量中性粒细胞的疱腔。表皮可见迁移的中性粒细胞。真皮乳头见中性粒细胞和淋巴细胞浸润

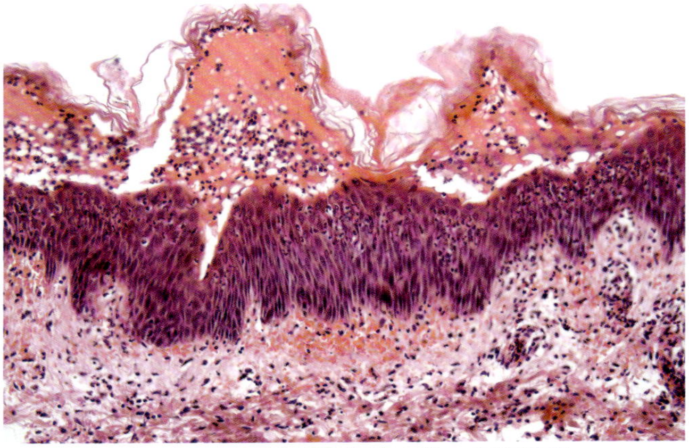

图 6.125 角层下脓疱性皮病：高倍镜观

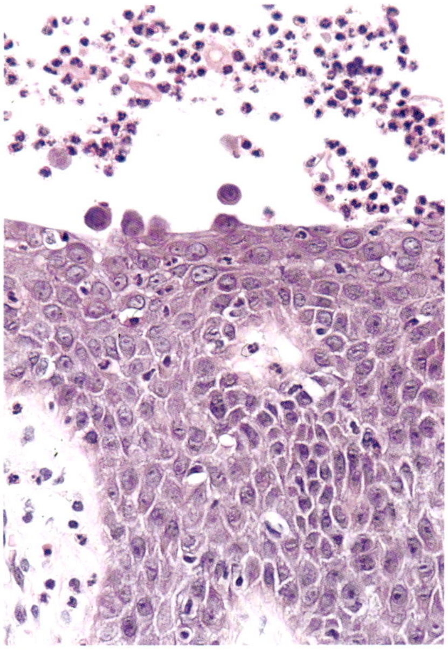

图 6.126 角层下脓疱性皮病：除中性粒细胞外，还可见散在的棘层松解细胞。这与落叶型天疱疮难以区分

## 鉴别诊断

角层下脓疱性皮病在组织学上不易与大疱性脓疱疮、葡萄球菌性烫伤样皮肤综合征、落叶性天疱疮、IgA 天疱疮相鉴别。脓疱疮以幼儿多见，尽管疱液涂片革兰染色常为阴性，但培养可见葡萄球菌或链球菌生长。

葡萄球菌性烫伤样皮肤综合征（Ritter 病）主要见于婴儿，成人罕见。临床表现与角层下脓疱性皮病不同，以松弛性大疱、破溃后可见广泛表皮剥脱为特征。

尽管棘层松解是天疱疮类疾病的特点，偶也可见于脓疱疮、葡萄球菌性烫伤样皮肤综合征、角层下脓疱性皮病及脓疱性银屑病。对于疑难病例，免疫荧光阳性可确立天疱疮的诊断（参见 IgA 天疱疮）。

在早期文献中，有关角层下脓疱性皮病与脓疱性银屑病的关系有两种不同的观点，一些学者认为两者为同一种病，另一些学者则认为是两种完全不同的疾病。我们支持后者。角层下脓疱性皮病无家族史，身体的其他部位也没有典型的银屑病样皮损。绝大多数患者对氨苯砜治疗效果好，组织学缺乏典型银屑病的海绵水肿性脓疱改变。银屑病与单克隆丙球蛋白血病或多发性骨髓瘤无关。

# 新生儿中毒性红斑

## 临床特征

新生儿中毒性红斑是一种很常见的自限性疾病，可发生于 48% 到 72% 的新生儿[1-7]。本病无种族差异，但男婴似乎更常受累[2, 8]。常在生后前三天出现无症状性红色斑疹[1, 9]。偶见出生时即有，罕见情况下生后第二周才发病[5-6, 10]。有时可见丘疹、水疱，一些患儿有脓疱形成。皮损好发于前额、面部、胸部、躯干、四肢[1]。掌跖不累及是其特征。皮损无症状，通常存在时间短，仅持续数小时或数天[1]。常在 1 ～ 5 天内痊愈，约 11% 新生儿可复发[2]。患儿常有外周血嗜酸性粒细胞增高。

## 发病机制和组织学特征

病因不明[2]。起初人们认为分娩过程中来源于母亲的淋巴细胞引起新生儿急性移植物抗宿主反应是重要的致病原因，但最近的数据显示其可能是对共生微生物在皮肤的首次定植产生的免疫反应[11-16]。

早期红斑损害显示某种程度而无明显特征的血管周围炎细胞浸润，见较多嗜酸性粒细胞，毛囊附近表皮内可见嗜酸性粒细胞浸润。在成熟的皮损中，脓疱为毛囊性，位于角层下，内含大量嗜酸性粒细胞及少许中性粒细胞[17]。毛囊漏斗的外毛根鞘亦可受累。

## 鉴别诊断

新生儿中毒性红斑需与色素失禁症鉴别，后者以嗜酸性粒细胞海绵水肿为特征，而新生儿中毒性红斑则无。红痱的水疱与汗腺导管相关而非毛囊，且浸润细胞为单核细胞，非嗜酸性粒细胞。新生儿中毒性红斑还需与婴儿肢端脓疱病、新生儿暂时性脓疱性黑变病及婴儿嗜酸性脓疱性毛囊炎相鉴别（见下）。

# 婴儿肢端脓疱病

## 临床特征

此病少见，常出现在生后的第一年，有时出生即有[1-4]。男性好发，黑人儿童最多见，亚洲人及白种人偶有报道[5-8]。

皮损为群集的、直径 1 ～ 5 mm 的红色丘疹、水疱、脓疱，瘙痒剧烈，好发于手掌、足跖，偶见于手腕屈侧、踝部、面部及头皮（图 6.127）[6]。黏膜不受累[1]。皮损持续 1 ～ 2 周消退，常每隔 2 ～ 4 周复发一次。随病程进展，皮损持续时间缩短，复发的间隔时间逐渐延长。常在 2 ～ 3 岁时自然痊愈。

## 发病机制和组织学特点

病因及发病机制不清，但婴儿肢端脓疱病可能与特应性体质和嗜酸性粒细胞增多有关[6, 9-11]。有时患儿同时患有疥疮，或以往有过疥疮病史，但这是否为病因尚不清楚[4]。

组织学显示角层下脓疱，疱液中主要为中性粒细

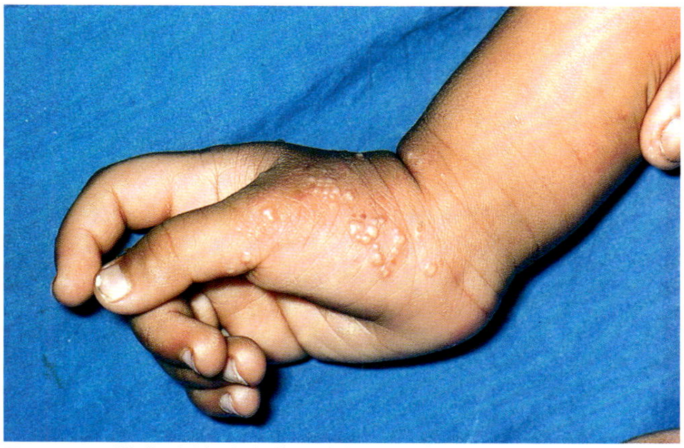

图 6.127 婴儿肢端脓疱病：在拇指根部可见典型簇集排列的小脓疱（By courtesy of R.A. Marsden，MD，St George's Hospital，London，UK.）

胞，偶有少许单核细胞和嗜酸性粒细胞。富含嗜酸性粒细胞的脓疱亦有报道，但多数此类病例可能应诊断为嗜酸性脓疱性毛囊炎[11]。邻近表皮轻度棘层松解[12]。下方真皮常见血管周围慢性炎细胞浸润，有时伴有散在的中性粒细胞和嗜酸性粒细胞。直接和间接性免疫荧光检测阴性。

## 鉴别诊断

婴儿肢端脓疱病的诊断应结合临床及组织病理。需要鉴别的疾病包括疥疮、汗疱疹、念珠菌感染及皮肤癣菌病、单纯疱疹、青少年疱疹样皮炎、新生儿中毒性红斑、大疱性脓疱疮、婴儿嗜酸性脓疱性毛囊炎以及新生儿暂时性脓疱性黑变病。

# 新生儿暂时性脓疱性黑变病

## 临床特征

本病少见，患者的前额、颏下、项、胸、背及臀部可见水疱及脓疱[1-4]。与婴儿嗜酸性脓疱性毛囊炎不同的是，头皮很少累及。该病累及 4% ～ 5% 的黑人婴儿及 0.1% ～ 0.3% 的白人婴儿[2]。无性别差异[3]。皮损出生即有，或在生后第一天出现，快速痊愈，遗留褐色小斑疹，周边鳞屑，通常 3 个月时消退[3]。

## 组织学特征

组织学上与婴儿肢端脓疱病相同：角层下中性粒细胞聚集的脓疱，有时伴有少量嗜酸性粒细胞[1]。

# 婴儿嗜酸性脓疱性毛囊炎

## 临床特征

嗜酸性脓疱性毛囊炎（Ofuji 病），多发生于成人，为复发性、瘙痒性、毛囊性丘疹和脓疱，好发于面部、躯干和四肢，罕见于婴儿[1-6]。男性好发[1]。婴儿嗜酸性脓疱性毛囊炎可发生在刚出生时或在生后 24 小时内，皮损好发于头皮和手足[1, 7-10]。躯干和四肢也可累及[2]。皮损为红斑基础上发生的 1 ～ 3 mm 大小白色到黄色结痂性脓疱[1-2]。血嗜酸性粒细胞增多常见[7, 11]。病程可持续 3 个月至 5 年[2]。

## 发病机制和组织学特点

病因不明，少数病例伴有特应性素质[12]。与成人患者不同，伴 HIV 感染者极少[13]。

组织学上可见从角质层至皮脂腺导管水平的外毛根鞘内有富含嗜酸性粒细胞的“海绵水肿性”脓疱[14-18]。附近的真皮内可见致密炎症细胞浸润，包括嗜酸性粒细胞、淋巴细胞和组织细胞。其组织学特征与经典的成人型嗜酸性脓疱性毛囊炎相比，较不显著和特异[10, 19]。

许多其他脓疱性皮肤病，包括浅表性天疱疮（尤其是 IgA 天疱疮）、脓疱性药物反应、大疱性脓疱疮、葡萄球菌性烫伤样皮肤综合征、脓疱性皮肤癣菌感染、坏疽性脓皮病的脓疱性皮损及坏死松解性游走性红斑，都将在此书的其他章节讨论。

（周毅辉译　涂平校　黄长征审）

# 苔藓样及界面皮炎 第7章

Wei-Lien Wang and Alexander Lazar



在组织病理学中，“苔藓样”是指以真皮浅层带状的淋巴、组织细胞浸润为特征的炎性皮肤病，而炎症细胞的浸润常使表皮-真皮交界面模糊不清，苔藓样皮炎的典型病变是扁平苔藓（框 7.1）。界面皮炎是指基底细胞空泡改变（液化变性），常伴有单个角质形成细胞的凋亡（框 7.2）。这两种情况并不互相排斥，实际上，多数苔藓样浸润伴随有界面改变。但是，一些主要以界面改变为特征的皮肤病，如红斑狼疮、多形性红斑，并不表现为苔藓样浸润。

## 苔藓样皮炎

### 扁平苔藓

#### 临床特征

扁平苔藓（lichen planus）为常见疾病，通常表现为严重瘙痒的、对称性的丘疹鳞屑性皮肤病[1-2]。发病率约为 1%，好发于 30 ～ 60 岁，女性稍多于男性[3-4]，儿童患病者少见[5-6]。偶尔有家族性发病的报道[7-8]。

本病的特征性皮疹是小、光滑、有光泽的扁平多角形丘疹，直径数毫米至 1 cm，通常为紫红色（图 7.1）。典型皮疹表面有纤细的白色条纹，称为 Wickham 纹（图 7.2）。皮疹最常见于腕部和前臂的屈侧、手背、踝部伸侧、腰部及龟头。同形现象阳性（图 7.3）。一般为自限性，皮疹通常在数周至 1 ～ 2 年内消退，有时病程也较长。

口腔扁平苔藓很常见（皮肤扁平苔藓患者中多达 60% 的患者伴有口腔黏膜损害），其中女性占大多数，且多数是 60 多岁的老年患者。有时口腔扁平苔藓单独出现，约 15% ～ 35% 的患者从不出现皮肤损害[9-14]。好发部位依次是颊黏膜、口腔前庭、舌、及齿龈[12]。口腔损害通常表现为白色花边样纹理，也可表现为丘疹、斑块及糜烂、溃疡性、萎缩性及大疱性损害（图 7.4 ～ 7.6）[1, 15]。多数没有自觉症状，但糜烂及大疱可能会有触痛及疼痛。慢性溃疡性口腔扁平苔藓有发展为鳞状细胞癌的危险，虽然这种危险并不高，但仍值得重视（图 7.7）。恶变概率存在争议，文献报道约 0 ～ 12.5% 的患者会发展为恶性损害[12, 16-22]。本书将另有篇幅深入探讨口腔扁平苔藓与皮肤鳞状细胞癌的关系。齿龈受累可能表现为脱屑性齿龈炎[1]。其他可能受累的黏膜部位包括咽部、喉部、食管、鼻腔、肛门及外阴[23]。仅有口腔受累的家族性扁平苔藓亦有报道[24]。

眼睛受累罕见，表现为眼睑损害、眼睑炎、结膜炎、角膜炎、点状角膜混浊、虹膜睫状体炎及脉络膜视网膜炎[25-26]。

食管受累很少见，但是却是食管病变的重要原因，

**框 7.1 有苔藓样皮炎改变的疾病**

- 扁平苔藓
- 苔藓样移植物抗宿主病
- 光泽苔藓
- 苔藓样角化病
- 苔藓样药物反应
- 固定性药物反应
- 毛发扁平苔藓
- 线状苔藓
- 成人 Blaschkitis 皮炎
- 金黄色苔藓
- 苔藓样蕈样肉芽肿
- 灰皮病
- 苔藓样和肉芽肿性皮炎

**框 7.2 有界面皮炎改变的疾病**

- 苔藓样皮病（见框 7.1）
- 多形性红斑
- Steven-Johnson 综合征 / 中毒性表皮坏死松解症
- 结缔组织病：红斑狼疮，皮肌炎和混合性结缔组织病
- 移植物抗宿主病
- 皮肤异色症：包括和少见遗传性疾病相关的皮肤异色症
- 界面皮炎性药物反应
- 界面皮炎性病毒性红斑
- 苔藓样糠疹

也是胃肠道中最常累及的部位[27]。食管受累总是伴有口腔损害。患者都是中老年女性[28-31]。主要的并发症包括慢性吞咽困难、食管中部或上部狭窄[28, 32-35]。慢性食管扁平苔藓有发展成鳞状细胞癌的危险，但尚不确定[27-28, 30-31, 36-37]。

生殖器扁平苔藓比较常见（特别在男性），高达 25% 患者有生殖器皮损，有时表现为环状（图 7.8）[1]。可在身体其他部位发现类似的环状扁平苔藓，包括间擦区域[38]。偶尔，皮损可仅累及阴茎[39]。51% 皮肤

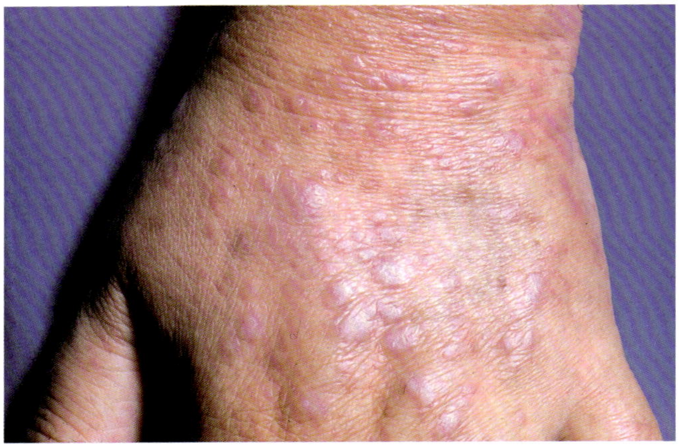

图 7.1 扁平苔藓：手背部典型的扁平多角形丘疹（From the collection of the late N.P. Smith，MD，the Institute of Dermatology，London，UK.）

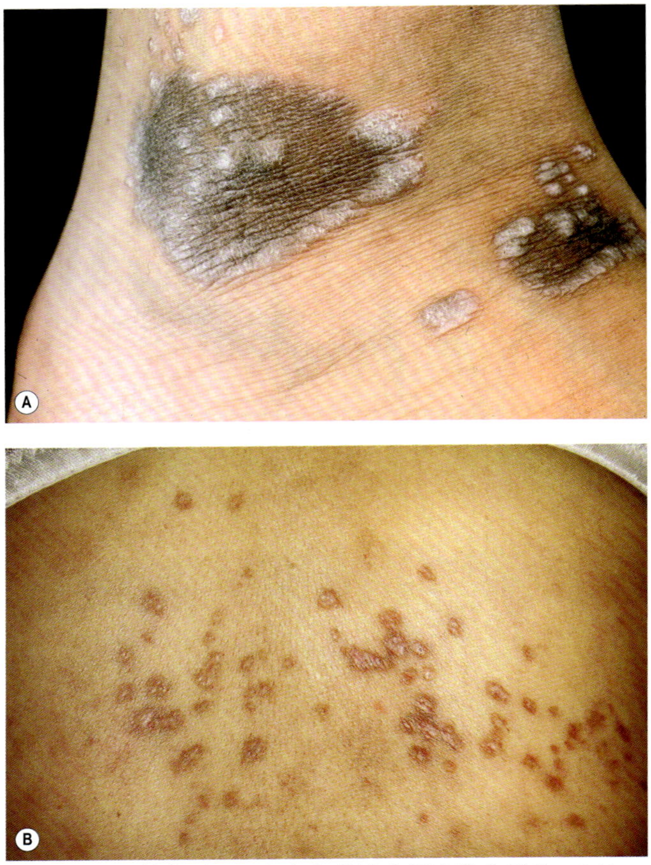

图 7.2 扁平苔藓：（**A**）注意色素性皮损边缘典型的 Wickham 纹；（**B**）背部皮损上明显的 Wickham 纹，该部位受累少见［（**A**）From the collection of the late N.P. Smith，MD，the Institute of Dermatology，London，UK.（**B**）Courtesy of J. Dayrit，MD，Manila，The Philippines.］

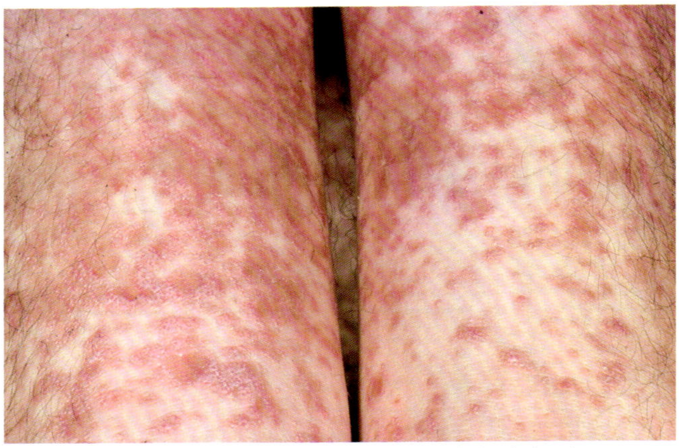

图 7.3 扁平苔藓：前臂屈侧广泛的对称性皮损（From the collection of the late N.P. Smith，MD，the Institute of Dermatology，London，UK.）

扁平苔藓女性患者伴有外阴皮损[40]。有时女性生殖器损害与齿龈损害共存，表现为糜烂性扁平苔藓，称作外阴阴道-齿龈综合征[41-44]。患者交媾困难、外阴灼痛难忍。外阴充血或有糜烂，糜烂边缘常呈白色网状。由于炎症、脱屑以及糜烂，阴道损害也可导致交

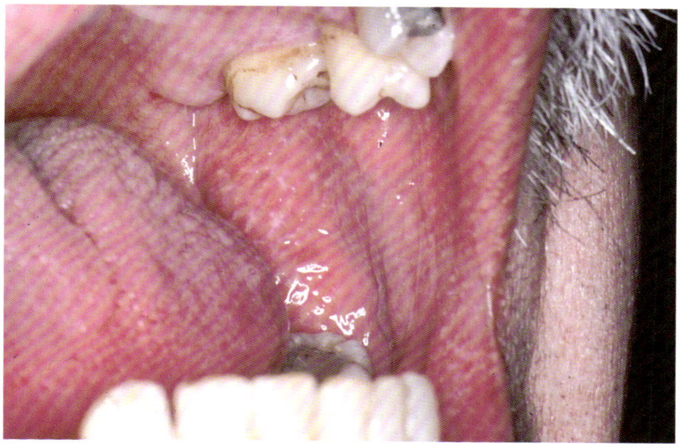

图 7.4 扁平苔藓：口腔黏膜特征性的花边状损害（From the collection of the late N.P. Smith，MD，the Institute of Dermatology，London，UK.）

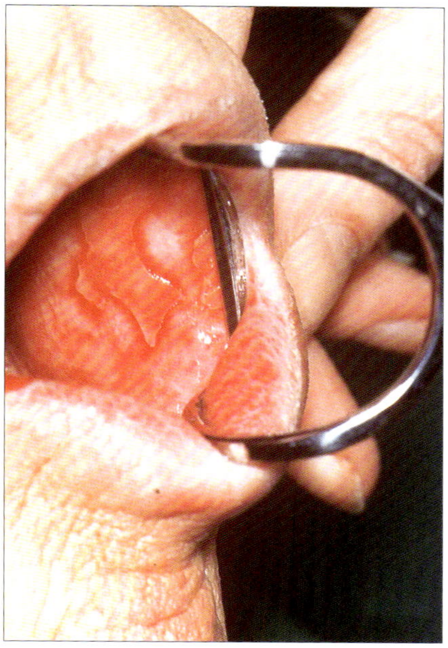

图 7.5 扁平苔藓：颊黏膜大面积溃疡（By courtesy of R.A. Marsden，MD，St George's Hospital，London，UK.）

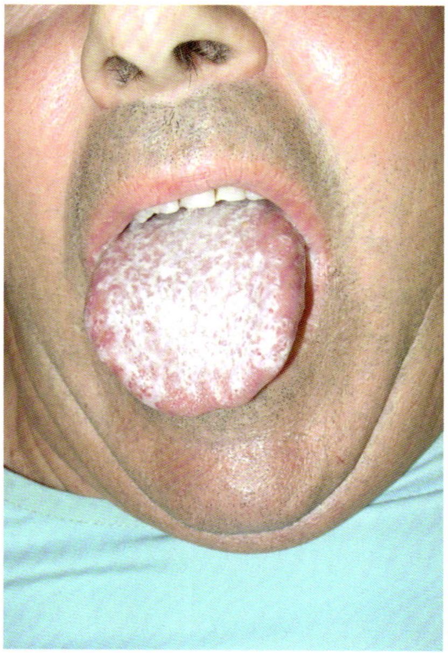

图 7.6 扁平苔藓：舌部是常见的受累部位（By courtesy of M. Blanes，MD，Alicante，Spain）

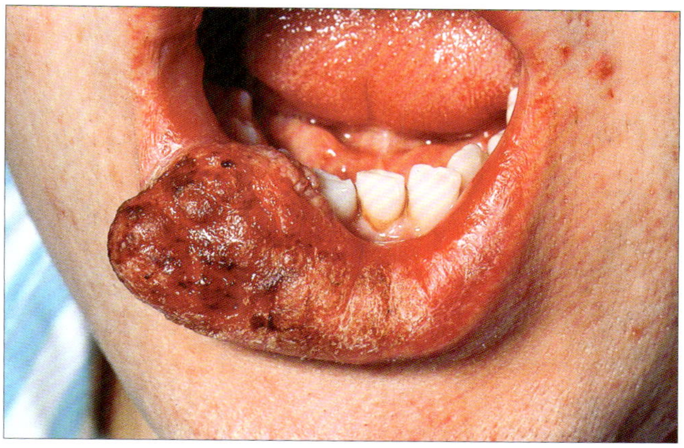

图 7.7 扁平苔藓：下唇可见溃疡性鳞状细胞癌（By courtesy of R.A. Marsden，MD，St George's Hospital，London，UK.）

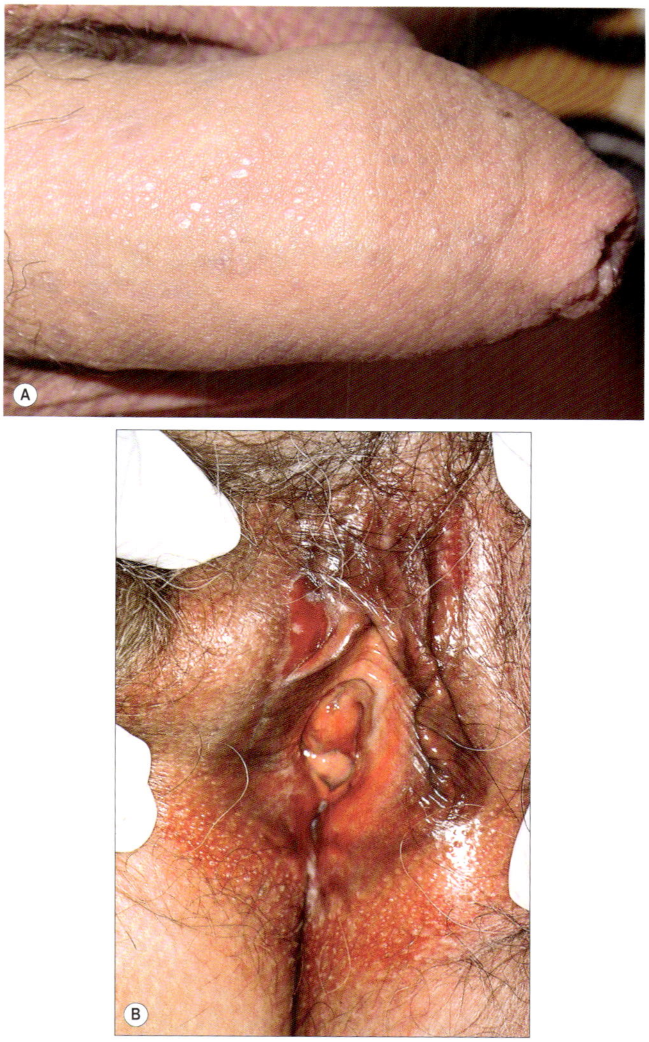

图 7.8 扁平苔藓：（A）阴茎典型的丘疹；（B）外阴阴道口和小阴唇周围红斑糜烂［（A）From the collection of the late N.P. Smith，MD，the Institute of Dermatology，London，UK；（B）By courtesy of S. Neill，MD，Institute of Dermatology，London，UK.］

媾困难及性交后出血。在身体其他部位可见典型的皮肤损害。鳞状细胞癌是慢性外阴扁平苔藓的严重并发症[45]。阴茎扁平苔藓发展成阴茎癌的少见[46]。后文将更深入地讨论生殖器扁平苔藓。

10% 的患者伴有甲的损害，表现为甲板变薄、甲纵嵴、甲条纹、翼状胬肉形成、甲下角化亢进，偶可见甲的完全破坏（图 7.9）[1]。甲受累在儿童比较少见，有的作者认为二十甲营养不良是一种局限性扁平苔藓，但这种假说并没有得到所有人认同[47-51]。

病变大多在发病后 6 ～ 18 个月内消退，但口腔损害、肥厚性损害及毛发扁平苔藓病程都较慢。皮损消退后的炎症后色素沉着，非常影响美观，在有色人种更明显（图 7.10）。

以下讨论一些特殊类型的扁平苔藓：

- 毛发扁平苔藓（毛囊扁平苔藓）：表现为单发或多发的瘢痕性秃发，可伴有一系列临床改变，从好发于躯干及四肢的棕色或紫色角化性、毛囊性丘疹，到头皮的典型苔藓样丘疹均可见（图 7.11 ～ 7.13）[52-55]。也可表现为具有明显毛囊性丘疹的非瘢痕性斑块。线状皮损很少见[56-58]。一些作者认为头皮扁平苔藓即为 Brocq 假性斑秃[59-60]。儿童也可受累[61]

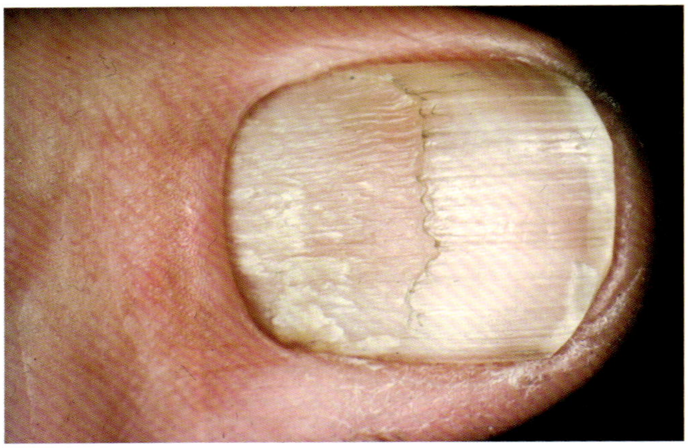

图 7.9 扁平苔藓：拇指指甲纵嵴和条纹，伴甲皱襞炎症反应（From the collection of the late N.P. Smith，MD，the Institute of Dermatology，London，UK.）

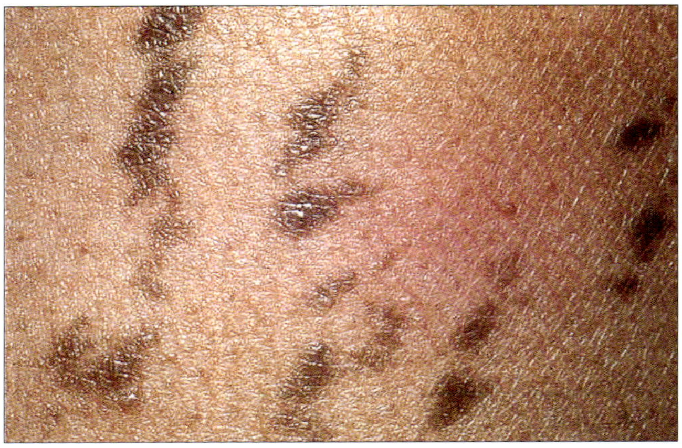

图 7.10 扁平苔藓：炎症后色素沉着很常见（By courtesy of R.A. Marsden，MD，St George's Hospital，London，UK.）

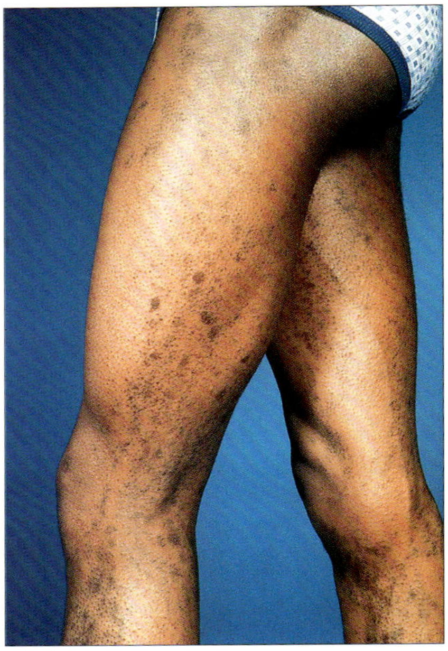

图 7.11 毛发扁平苔藓：典型的深色毛囊性丘疹，有些部位融合（By courtesy of R.A. Marsden，MD，St George's Hospital，London，UK.）

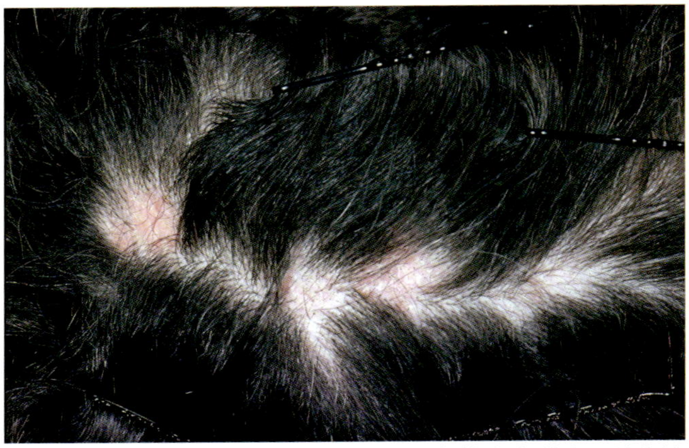

图 7.12 毛发扁平苔藓：明显的炎症反应伴瘢痕形成、继发性脱发。这些改变不容易与假性斑秃、慢性盘状红斑狼疮鉴别（From the collection of the late N.P. Smith，MD，the Institute of Dermatology，London，UK.）

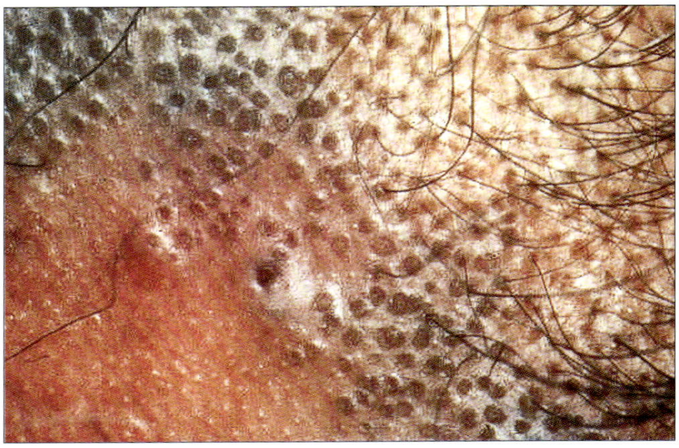

图 7.13 毛发扁平苔藓：毛囊性苔藓样丘疹（By courtesy of the Institute of Dermatology，London，UK.）

- 萎缩性扁平苔藓：是典型、活动性病变的消退期改变。

- 光线性扁平苔藓（亚热带扁平苔藓，夏季光化性苔藓样发疹；summertime actinic lichenoid eruption，SALE）：发生于长时间暴露于日光的人群，春夏季好发[62-66]。秋冬季节皮疹可缓解或消退。好发于中东（特别是埃及）及远东地区，10 到 30 岁之间年轻人，女性略多于男性（图 7.14）。好发部位包括前额外侧、手背、前臂、面部及颈部。皮疹包括扁平苔藓样皮疹及光泽苔藓样皮疹，一些患者两种皮疹均可存在，另一些患者只出现一种皮疹（见下文中光线性光泽苔藓）。典型的扁平苔藓样皮损表现为中央萎缩、边缘隆起的蓝褐色环状皮疹，有时皮损可相互融合成环状斑块，偶有黄褐斑样皮疹的报道[66]。本病通常没有明显瘙痒和同形反应，且一般不累及指 / 趾甲。
- 色素性扁平苔藓：常见于热带地区黑色皮肤患者，表现为光暴露部位及屈侧皮肤为主、伴不同程度瘙痒的暗褐色斑疹（图 7.15、7.16）。面颈部最常见[67-72]。两性发病率无明显差异，皮疹可周期性的加重和缓解[4]。罕见口腔黏膜受累[5]。
- 肥厚性扁平苔藓：认为是扁平苔藓和慢性单纯样苔藓的重叠表现，皮损好发于下肢，特别是胫前，表现为深色的疣状斑块（图 7.17）[73]。家族性扁平苔藓患者发生肥厚性扁平苔藓的概率较高[74]。皮损瘙痒严重，持续存在。有个例报告在本病基础上发生癌变，但证据较少，且危险性不高[75]。
- 溃疡性扁平苔藓：慢性病变，侵犯手指、手、跖及足趾，常可引起永久性的甲脱失（图 7.18、7.19）。这种类型的扁平苔藓可发生鳞状细胞癌[76]。

其他类型包括主要发生在儿童的线状扁平苔藓，以及需要与扁平苔藓样类天疱疮相鉴别的、少见的水疱或大疱性扁平苔藓。大疱性扁平苔藓是指由于严重的基底细胞液化变性，在原有苔藓样皮疹上发生水疱

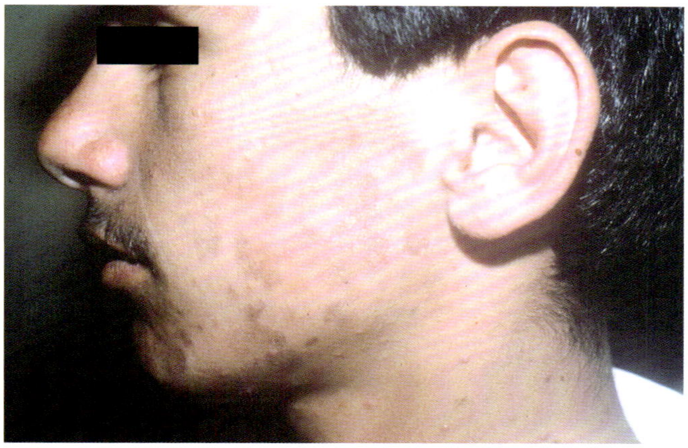

图 7.14　光线性扁平苔藓：面部显著的色素沉着，代表炎症后的改变（From the collection of the late N.P. Smith，MD，the Institute of Dermatology，London，UK.）

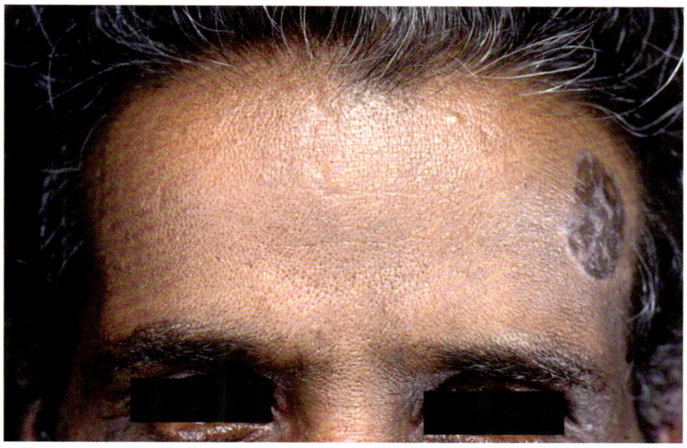

图 7.16　色素性扁平苔藓：面部是好发部位（From the collection of the late N.P. Smith，MD，the Institute of Dermatology，London，UK.）

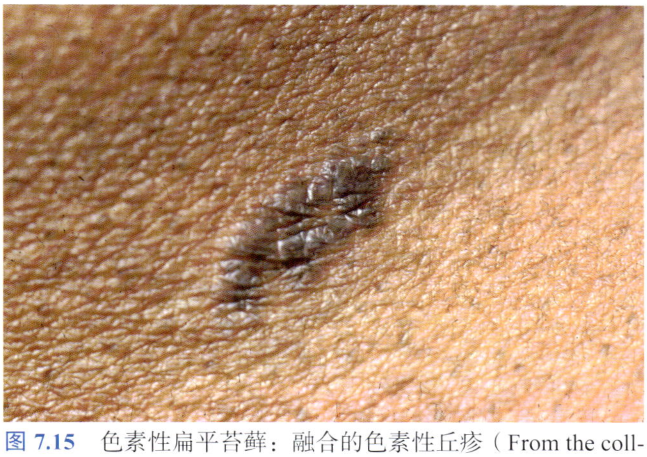

图 7.15　色素性扁平苔藓：融合的色素性丘疹（From the collection of the late N.P. Smith，MD，the Institute of Dermatology，London，UK.）

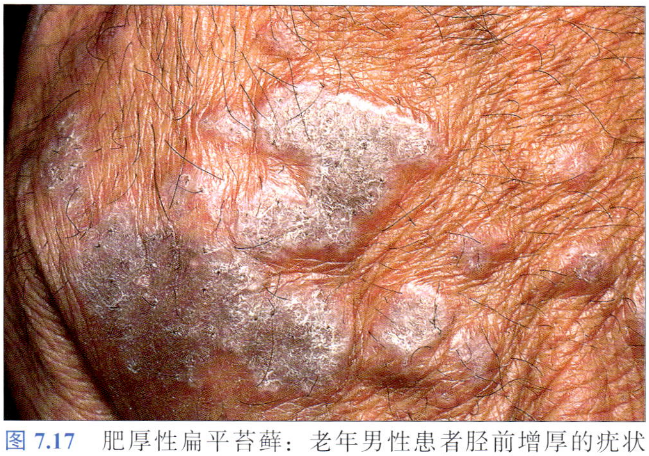

图 7.17　肥厚性扁平苔藓：老年男性患者胫前增厚的疣状紫色斑块。这些皮疹已持续了 30 年（By courtesy of R.A. Marsden，MD，St George's Hospital，London，UK.）

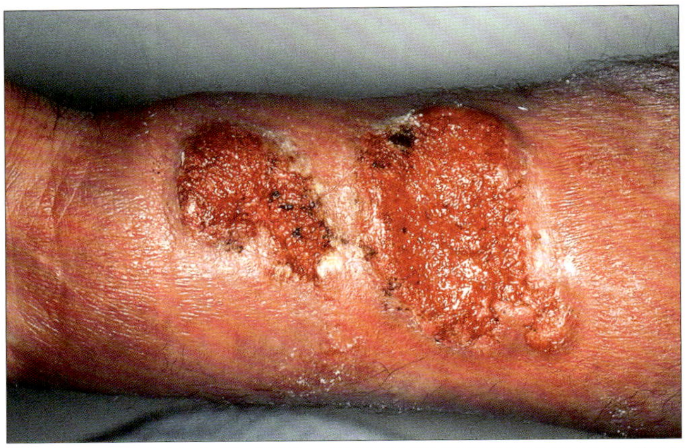

图 7.18 溃疡性扁平苔藓：结痂的溃疡周围皮肤明显萎缩（By courtesy of the Institute of Dermatology，London，UK.）

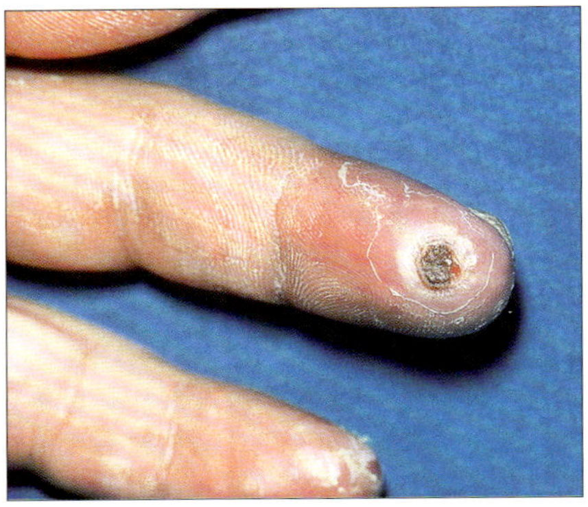

图 7.19 溃疡性扁平苔藓：指、趾常常受累，此类扁平苔藓有发生鳞状细胞癌的轻度可能（By courtesy of R.A. Marsden，MD，St George's Hospital，London，UK.）

或大疱，这往往是病理发现而非临床诊断。相反，扁平苔藓样类天疱疮是指在正常皮肤上或红斑基础上发生张力性大疱，同时患者在其他部位有典型扁平苔藓皮损，即同时存在扁平苔藓与大疱性类天疱疮[77]。

儿童扁平苔藓以男性多见（男：女为2：1）[5-6, 61, 78]。尽管认为黏膜受累较少见，但最近大量文献表明，黏膜受累率为14%～39%[6, 61, 78]。肥厚性皮疹的比例可达26%[6]。

## 发病机制和组织学特征

扁平苔藓的病因不清楚，有包括感染（细菌和病毒）、自身免疫、代谢、身心性、遗传等的理论。目前有学者认为扁平苔藓是机体对表皮某种尚未明确的新抗原的异常迟发性超敏反应，这种新抗原可能是外源性抗原结合内源性自身抗原后形成的[79-80]。扁平苔藓与病毒感染（如乙型肝炎病毒、丙型肝炎病毒、人类免疫缺陷病毒）的相关性、与一些药物的明确相关性为这一假说提供了一定依据[81-83]。

扁平苔藓与包括肝功能和血清学异常在内的各种肝细胞异常有关[84-85]。本病患者中慢性活动性肝炎、原发性硬化性胆管炎、原发性胆汁性肝硬化的发病率较高[86-91]。但并非所有文献都支持这一观点，提示这种相关性与研究人群中乙型肝炎病毒的感染水平有关[89]。有接种乙型肝炎疫苗后发生扁平苔藓的报道[92-95]。近来发现本病（特别是口腔扁平苔藓）与丙型肝炎病毒及慢性肝病相关。但在不同患者人群中丙型肝炎病毒感染率差异很大，在英国、印度和斯洛文尼亚为0，但在日本，高达100%[96-101]。

其他疾病和本病相关的报道，包括甲状腺疾病、血脂异常和碳水化合物代谢异常如糖尿病，特别与口腔扁平苔藓关系密切[102-110]。近期日本的一项研究发现丙型肝炎与糖尿病和扁平苔藓可能有关[109]。

有不少学者发现扁平苔藓与HLA-DR1及HLA-DQ1明显相关[111-117]。这种相关性在伴有或不伴有黏膜损害的扁平苔藓中明显，但不见于药物诱发的扁平苔藓。有作者提出这种相关性是基于HLA-DR1阳性细胞向T辅助细胞呈递抗原而诱发的自身免疫反应[111]。

尽管多数观点认为扁平苔藓中基底细胞的破坏主要是由于细胞免疫应答，但确切的机制仍不清楚。自身抗体及免疫复合物介导的损伤在苔藓样炎症浸润中似乎并不起显著作用[79-80]。

扁平苔藓最早发生的改变是表皮基底层的破坏（角质形成细胞及黑素细胞）[118-119]。在疾病发生的最初阶段，表皮内朗格汉斯细胞增多，处理改变的表皮抗原并呈递给T淋巴细胞[120]。角质形成细胞表达HLA-DR抗原，这很可能具有致病意义。此后，$CD8^+$ T细胞移行并活化，IFN-γ、IL-6、粒细胞-巨噬细胞集落刺激因子（GM-CSF）及肿瘤坏死因子（TNF）α的联合作用导致基底层角质形成细胞死亡[81-83, 121]。扁平苔藓基底层角质形成细胞表达FasR/FasL，提示细胞凋亡是扁平苔藓中一种重要的细胞死亡模式[122]。在真皮浸润的炎症细胞中主要有$Ia^+$、$CD4^+$淋巴细胞[120,123]。$CD8^+$淋巴细胞也存在于表皮-真皮交界处，基底层角质形成细胞坏死灶的临近区域，且被认为在皮疹早期占优势[121, 123-125]。除了肥厚型扁平苔藓，皮肤损害中B淋巴细胞很少，浆细胞几乎没有。

角质形成细胞的持续破坏及再生导致典型扁平苔藓丘疹的形成，角质形成细胞的再生主要依赖于皮疹边缘及临近小汗腺导管的上皮细胞的移行，而不是由细胞有丝分裂活动的增加造成的。研究发现，在基底细胞破坏的区域，胸腺嘧啶合成增加很少，但在皮疹边缘胸腺嘧啶的合成却非常明显，这反映了上皮再生存在于皮损的边缘，同时基底层上表皮的角蛋白17表达上调[126]。因此，基底细胞液化变性与上皮再生的相互作用决定了扁平苔藓的特点。

扁平苔藓最早可见到的改变是胶样小体及色素

失禁。胶样小体为圆形或椭圆形、均质的、嗜酸性小体，位于表皮基底层及真皮乳头层（图 7.20），表现为耐淀粉酶的 PAS 阳性染色，可出现在皮损中、皮损周围、甚至明显正常的皮肤中。虽然胶样小体可见于多种皮肤病（包括红斑狼疮、移植物抗宿主病、皮肤异色症）及正常皮肤，但是胶样小体的大量或成簇出现提示扁平苔藓。

在超微结构上，胶样小体由紧密排列的 6 ～ 8 nm 直径的细丝组成，免疫细胞化学显示它们由角蛋白组成。

典型皮疹通常在低倍扫视下就可看到特征性的组织学改变（图 7.21），包括角化亢进、与表皮内小汗腺导管及毛囊有关的颗粒层楔形增厚（临床上表现为 Wickham 纹）以及不规则棘层肥厚（图 7.22、7.23）。棘层肥厚常表现为锯齿状（图 7.24、7.25）。如果有明显的角化不全，则强烈不支持诊断（见苔藓样反应）。有时在表皮内可有淋巴细胞及组织细胞，极个别情况下可看到卫星状细胞坏死。表皮基底层液化变性是本病特征，并经常形成表皮下裂隙（Max Joseph

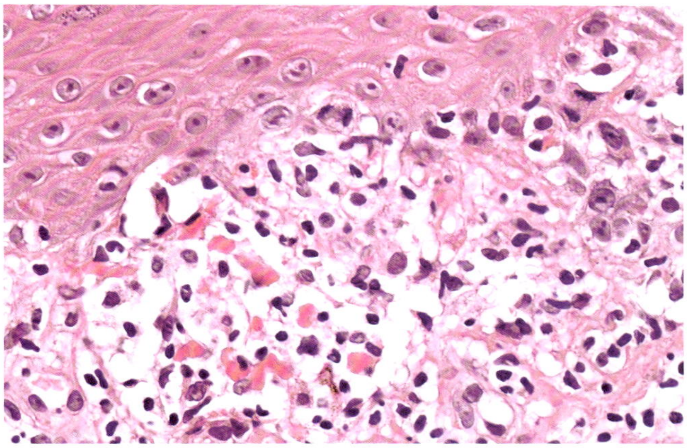

图 7.20　扁平苔藓：可见到典型的嗜酸性胶样小体、基底细胞液化变性、淋巴组织细胞浸润

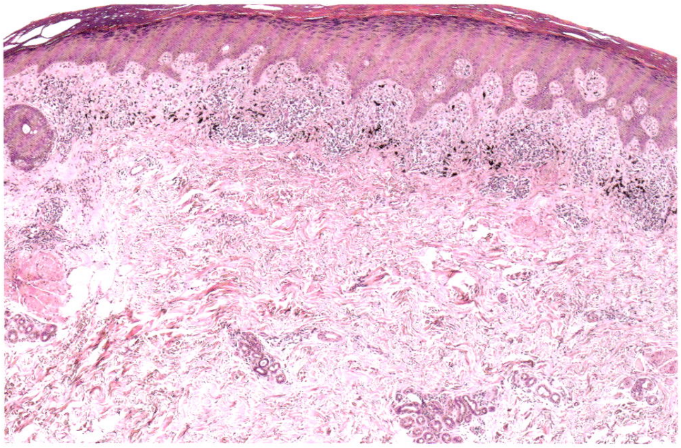

图 7.21　扁平苔藓：扫视下可见到特征性的角化过度，颗粒层增厚，不规则棘层增厚，带状炎症细胞浸润和色素失禁

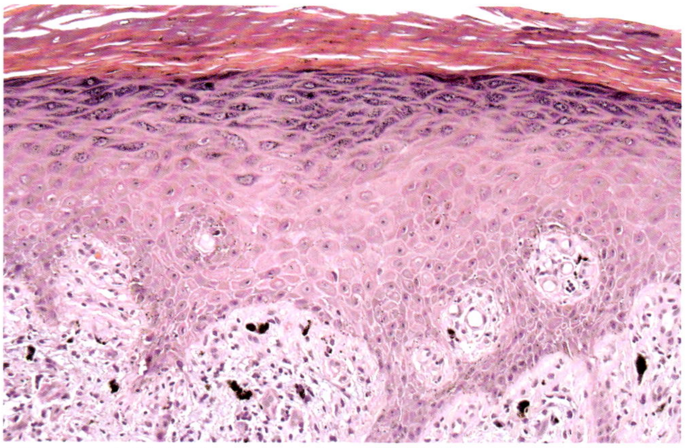

图 7.22　扁平苔藓：角化亢进、颗粒层增厚及不规则棘层肥厚

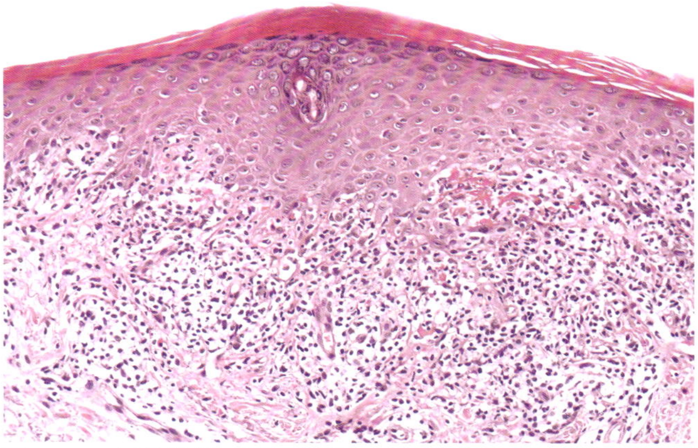

图 7.23　扁平苔藓：颗粒层增厚明显与表皮内小汗腺顶端导管有关，基底细胞液化变性明显，注意纤维蛋白沉积

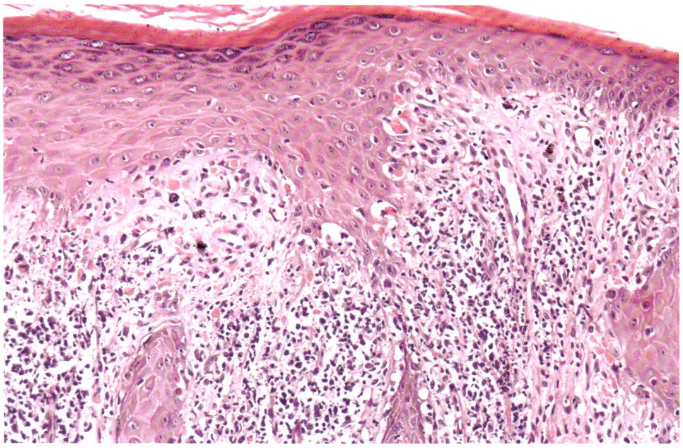

图 7.24　扁平苔藓：不规则棘层肥厚，呈锯齿样改变

间隙）。色素失禁很常见（图 7.26）。真皮上部淋巴、组织细胞带状浸润，并使表皮-真皮交界模糊。扁平苔藓消退过程中，仍能看到角化亢进，但是棘层肥厚消失，导致表皮变平（图 7.27）；可能有局灶性的瘢痕形成，真皮的炎症浸润也不再明显（图 7.28）。

皮损可变得完全萎缩，组织学可见表皮变平，数量不等的胶样小体，色素失禁，几乎没有炎症。如果胶样小体很少，很难与皮肤异色症鉴别。

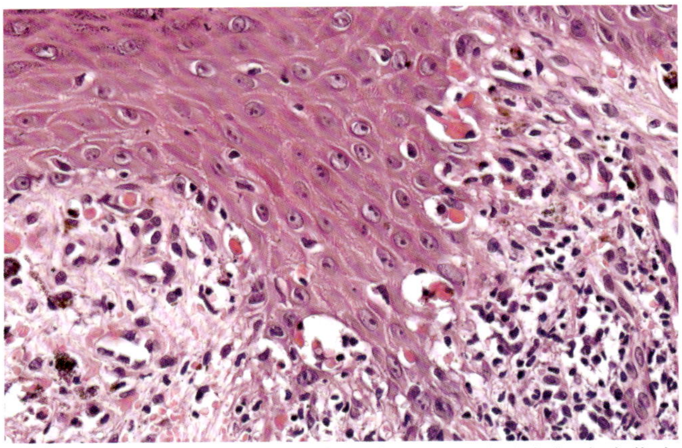

图 7.25 扁平苔藓：图 7.24 高倍镜观，显示基底细胞液化变性及胶样小体

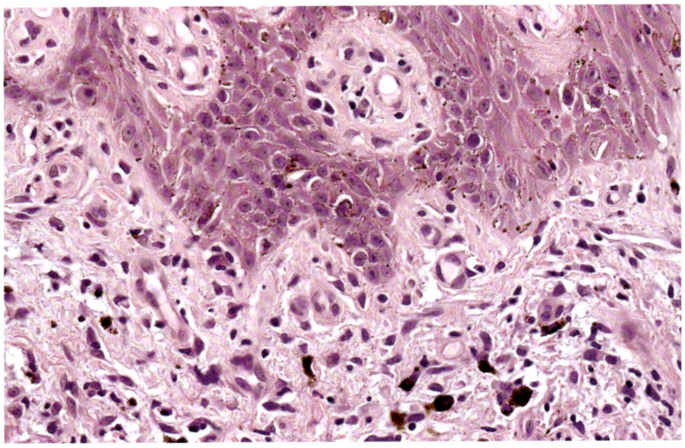

图 7.26 扁平苔藓：巨噬细胞内可见黑素颗粒（色素失禁）

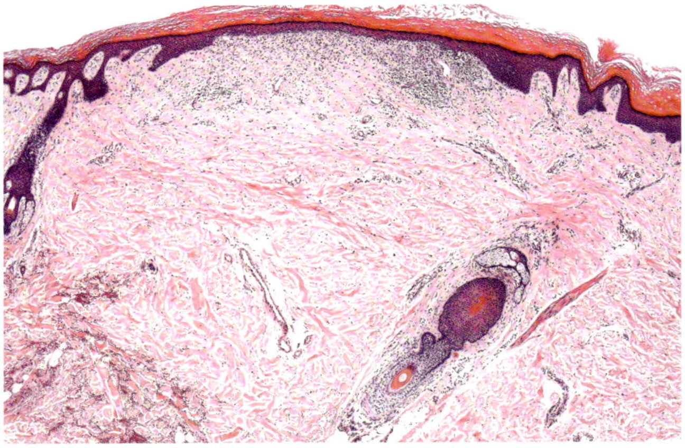

图 7.27 萎缩性（消退中的）扁平苔藓：可见角化亢进、表皮变平及残留的轻度淋巴组织细胞浸润

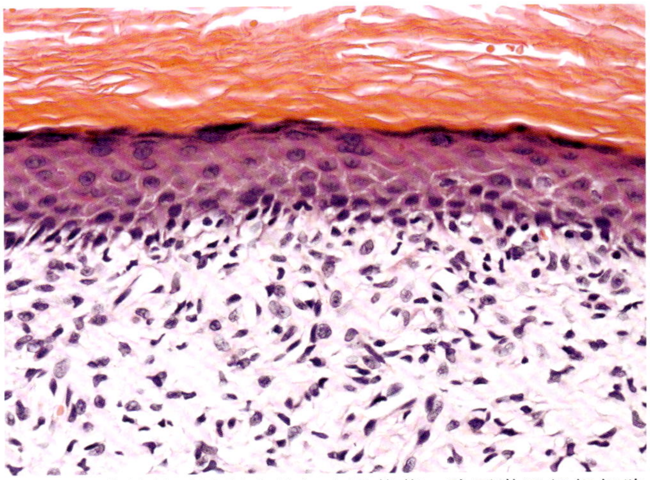

图 7.28 萎缩性（消退中的）扁平苔藓：除了淋巴组织细胞浸润外，可见到成纤维细胞增多、真皮乳头层胶原增多

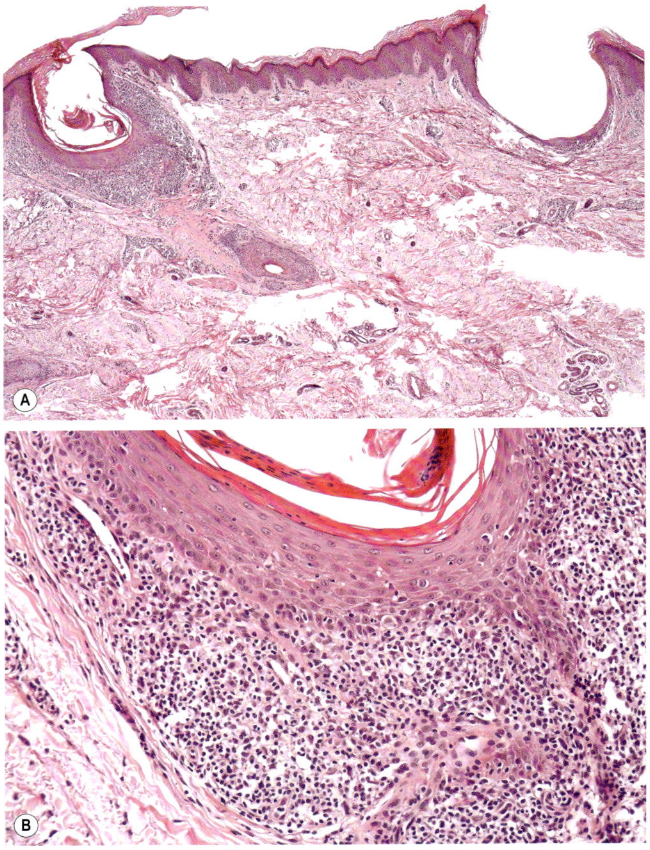


图 7.29 毛发扁平苔藓：（**A**，**B**）毛囊明显扩张、伴毛囊角栓形成，以毛囊为中心的带状炎症细胞浸润。该患者表现为瘢痕性秃发，在其他部位有典型扁平苔藓皮疹

环状扁平苔藓典型组织学表现仅在进展期皮损的边缘可以见到。

微小丘疹型扁平苔藓的组织学表现常很局灶，如没有连续切片，容易漏诊。

毛发扁平苔藓在早期可见到毛囊下部及乳头周围炎症细胞浸润、毛囊扩张及角栓形成（图 7.29）[52, 54]。毛囊间的表皮可以是典型的苔藓样浸润，也可以是正常的（图 7.30）。有时可见到明显的基底细胞液化变性、胶样小体形成及色素失禁。在典型皮损中，毛囊被破坏，取而代之的是垂直排列的纤维瘢痕，类似 Brocq 假性斑秃中的纤维束改变。

汗孔扁平苔藓（lichen planoporitis）为最近描述的一种以表皮内末端汗管及小汗腺导管为中心的苔藓

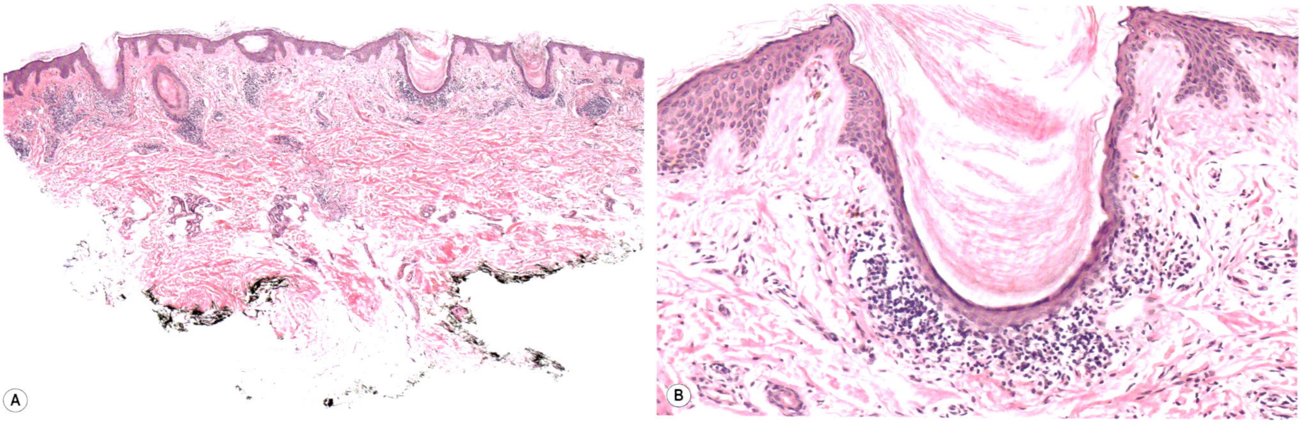



图 7.30 毛发扁平苔藓：（A，B）显著的毛囊中心带状浸润，伴毛囊角栓。毛囊间表皮不受累

样 / 界面改变。导管内皮的鳞状化生可能为本病的一个特点[127]。

在光线性扁平苔藓的环状边缘可见到典型的扁平苔藓病理改变。在皮疹中央，表皮则萎缩变薄变平，但仍可看到淋巴组织细胞浸润。此外还可见到灶状角化不全及毛囊上皮湿疹化改变。有时可看到光泽苔藓样损害（见下文）。

色素性扁平苔藓的特点是表皮变薄、基底细胞空泡改变、色素失禁、及真皮浅层苔藓样淋巴组织细胞浸润[4]。

肥厚性扁平苔藓的特点是显著的角化亢进和棘层肥厚，有时表皮呈假上皮瘤样增生，甚至可能误诊为鳞状细胞癌，特别是在无法获得临床信息时（图 7.31 ～ 7.33）[73]。也可出现经典扁平苔藓没有的一些表现，如角化不全，海绵水肿，基底层上角质形成细胞的坏死，真皮内嗜酸性粒细胞和浆细胞浸润。这些表现需要考虑苔藓样药物皮疹的可能，两者鉴别并不困难，后者皮疹分布更为广泛，通常没有表皮增生。

口腔损害常具有经典扁平苔藓的特点，虽然可能有角化不全，有时可和角化过度交替出现。与皮肤损害不同的是，上皮常常不厚，锯齿样改变并不明显，

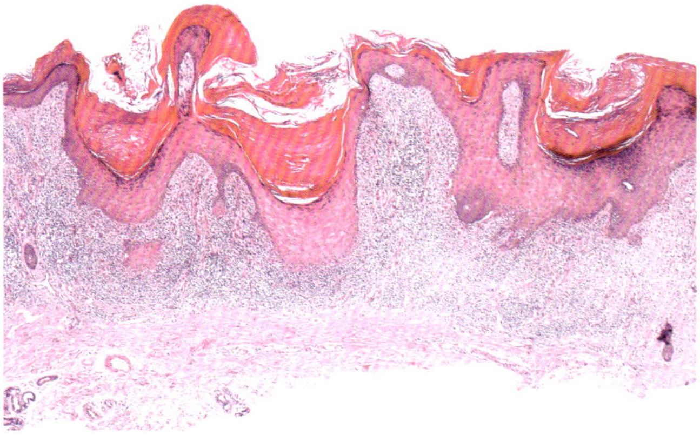

图 7.31 肥厚性扁平苔藓：角化亢进、颗粒层灶性楔形增厚、显著的棘层不规则肥厚及真皮浅层带状浸润

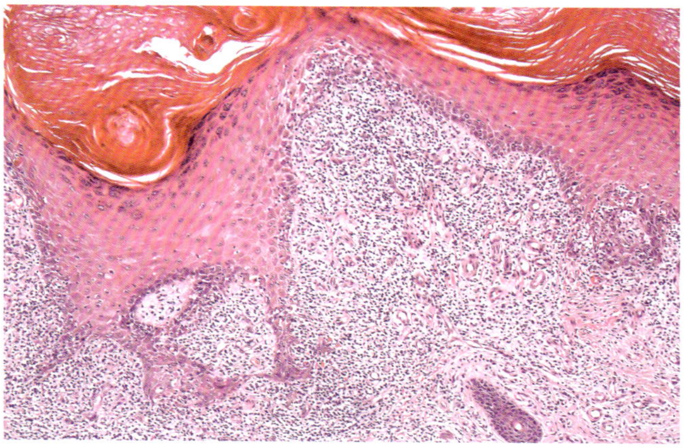

图 7.32 肥厚性扁平苔藓：显著的棘层不规则增厚，颗粒层增厚

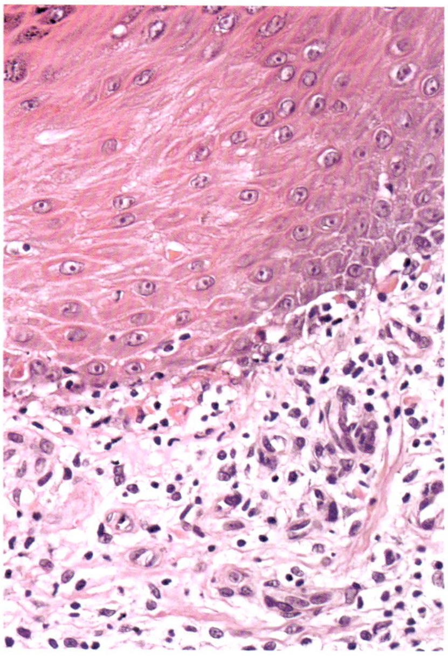

图 7.33 肥厚性扁平苔藓：基底细胞液化变性，伴胶样小体形成

基底细胞液化变性则很明显。由于富含纤维蛋白的嗜酸性无定形物质沉积，可看到基底膜增厚。在浸润的炎症细胞中，除了淋巴和组织细胞外，常可见到浆细胞。表皮细胞的不典型性也可出现。

和皮损表现不一样，食管损害表现为角化不全，常可见到不同程度的上皮萎缩和（或）轻度增厚，棘层锯齿样改变不多见[28, 32-34]。与口腔损害一样，除了淋巴细胞，还可见到浆细胞的浸润。

水疱和大疱性扁平苔藓可见表皮下水疱形成，疱的形成是由于基底细胞液化变性造成基底膜破坏的基础上，出现高度水肿造成的（图 7.34）。

皮损直接免疫荧光检查可见表皮-真皮交界面线状纤维蛋白沉积带（图 7.35）。胶样小体可以非特异性着色，主要是 IgM，也可有 IgG、IgA 及 C3（图 7.36）。最近，利用患者血清在胎儿皮肤进行间接免疫荧光检查，发现了一种位于棘层及颗粒层细胞的扁平苔藓“特异性抗原”[128]，其是否具有致病意义还不明确。毛发扁平苔藓的直接免疫荧光检查显示毛囊的基底膜带有免疫球蛋白线状沉积，主要是 IgG 或 IgA[129]，还可能有纤维蛋白。这对疾病分类的意义还不清楚。间接免疫荧光查不到循环抗基底膜带抗体。

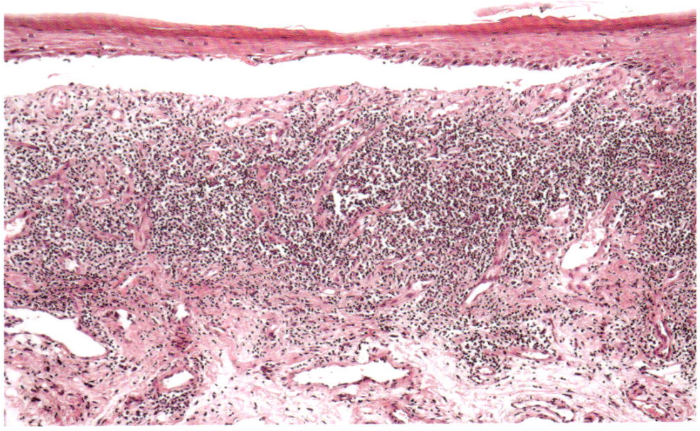

图 7.34 大疱性扁平苔藓：口腔损害显示鳞状上皮与黏膜固有层分离。注意炎症细胞带状浸润

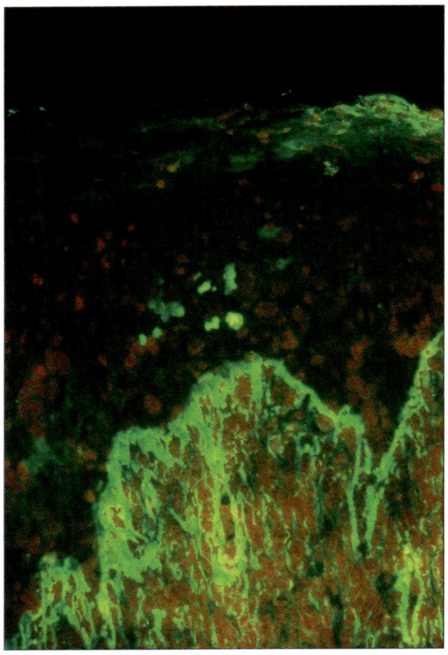

图 7.35 扁平苔藓：亮绿色的荧光提示纤维蛋白（By courtesy of the Department of Immunofluorescence, Institute of Dermatology, London, UK.）

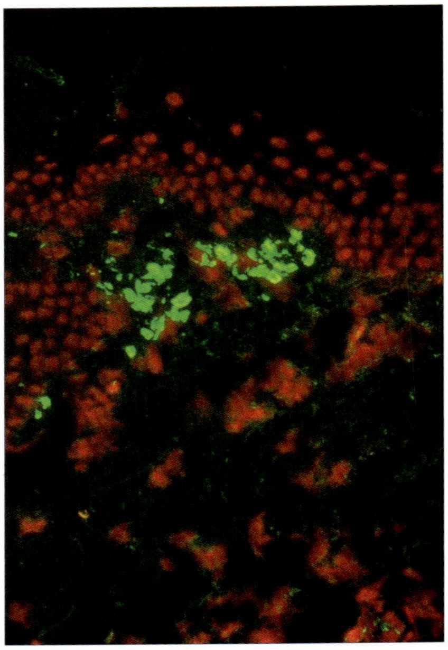

图 7.36 扁平苔藓：胶样小体 IgM 阳性（By courtesy of the Department of Immunofluorescence, Institute of Dermatology, London, UK.）

## 鉴别诊断

扁平苔藓应与其他具有苔藓样浸润及表皮基底层空泡变性的疾病相鉴别[130]。扁平苔藓不容易与苔藓样角化病相鉴别，只能根据临床与病理的结合来鉴别。苔藓样角化病大多出现局灶性海绵水肿和角化不全。萎缩性病变需要与皮肤异色症及慢性盘状红斑狼疮鉴别。慢性移植物抗宿主病的早期可呈现典型扁平苔藓样改变。

皮肤异色症表现为表皮萎缩、表皮突变平，并不形成锯齿样改变。与蕈样肉芽肿相关的皮肤异色症皮损，苔藓样浸润细胞中有数目不等的不典型淋巴细胞及蕈样肉芽肿细胞。

慢性盘状红斑狼疮可见到表皮萎缩及毛囊角栓，炎症细胞呈片状浸润，并倾向于在附属器周围浸润。狼疮带试验阳性有助于鉴别诊断。

苔藓样药物反应很容易误诊为扁平苔藓，特别在缺少临床信息的情况下。组织学上大量的胶样小体及真皮内嗜酸性粒细胞浸润更倾向诊断苔藓样药物反应。

# 光泽苔藓

## 临床特征

光泽苔藓（lichen nitidus）较少见但很有特点，两性发病率没有差别[1]，多见于儿童及青年。临床上表现为针头大小、肤色、有光泽的平顶或半球形丘疹，好发于上肢、胸部、腹部、及外生殖器（图

7.37、7.38）[1-5]。同形反应通常阳性[5]。皮疹通常局限、无自觉症状，偶尔有轻微甚至严重瘙痒的报道[2]。个别患者皮疹泛发[2, 6-7]。有泛发性皮疹伴发Down综合征和一例应用α-干扰素治疗后发病的报道[8-9]。有少数病例皮疹发生在掌跖部[3-12]。偶有家族性发病的报道[13-14]。光泽苔藓可在数月内自行消退，偶尔可持续存在[2]。

黏膜损害表现为灰黄色丘疹[4]。甲的损害非常少见，可表现为增厚伴纵嵴、波纹状、末端劈裂、横纹及点状凹陷等[2, 4]。

临床少见的表现包括角皮病型、水疱型、出血型、紫癜型、穿通型等[2, 15-19]。穿通性光泽苔藓好发于前臂及手指，可能与外伤有关[17, 20]。

光线性光泽苔藓是指发生在光暴露部位的光泽苔藓，常发生在夏季。一些患者皮损主要分布在面部，黑人多见[21]。本病与光线性扁平苔藓有一定程度重叠（见前文）[22-23]。

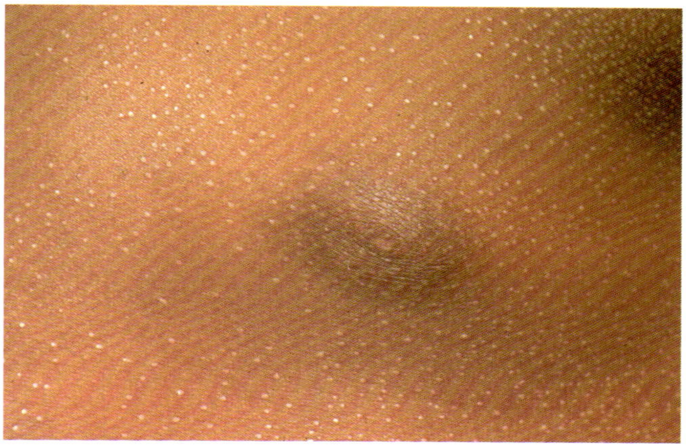

图 7.37　光泽苔藓：在一儿童胸部皮肤可见大量小丘疹（By courtesy of R.A. Marsden，MD，St George's Hospital，London，UK.）

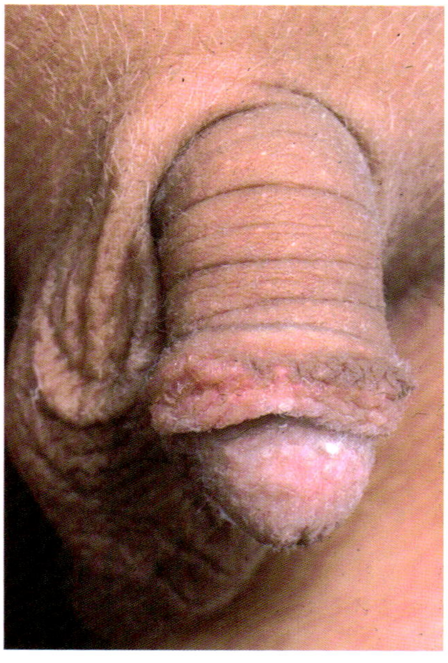

图 7.38　光泽苔藓：阴囊部位大量丘疹。外生殖器为常见发病部位（From the collection of the late N.P. Smith，MD，the Institute of Dermatology，London，UK.）

## 组织学特征

多数光泽苔藓病例具有特征性的组织学改变。典型皮疹界限清楚、单个丘疹只累及4～5个真皮乳头。皮损中央表皮常萎缩、角化不全、真皮内细胞浸润（图7.39～7.42）。皮疹两侧的表皮突延伸呈抱球状，浸润细胞上方的表皮基底细胞液化变性，可见到胶样小体。浸润的炎症细胞包括淋巴细胞、组织细胞及数目不等的上皮样细胞，有时可见到巨细胞，偶尔形成真正的肉芽肿，但没有干酪样坏死[24]。在紫癜型损害中，除红细胞外渗外，还可见到血管增多、血管壁增厚及玻璃样变[18]。个别病例可见显著淋巴细胞浸润下延至毛囊和汗腺，难与线状苔藓鉴别[24]。毛囊型光泽苔藓组织学类似小棘苔藓[25]。但很少见的情况下，临床上二者可共存[26]。

手掌皮疹的病理改变可与其他部位皮疹相同，也可显示更弥漫的带状淋巴组织细胞浸润，伴有巨细胞及灶性角化不全[3, 10-12, 27]。

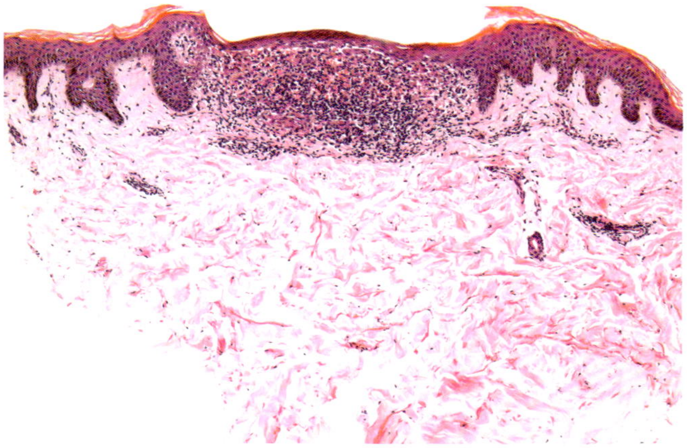

图 7.39　光泽苔藓：扫视下典型的病理改变，病变局限而且界限清楚，只累及几个真皮乳头，两侧表皮突呈抱球状

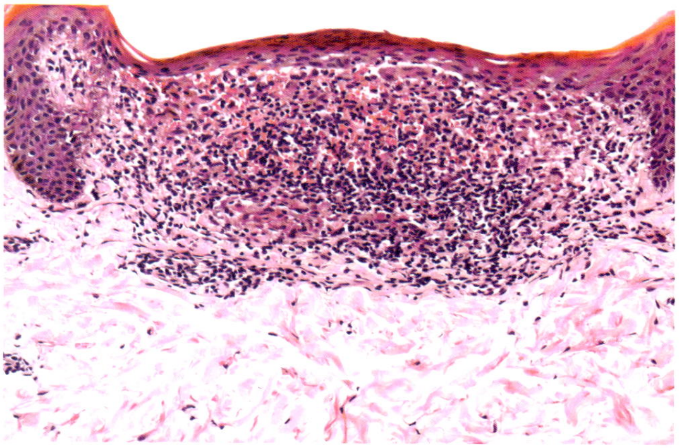

图 7.40　光泽苔藓：显示角化不全及带状浸润

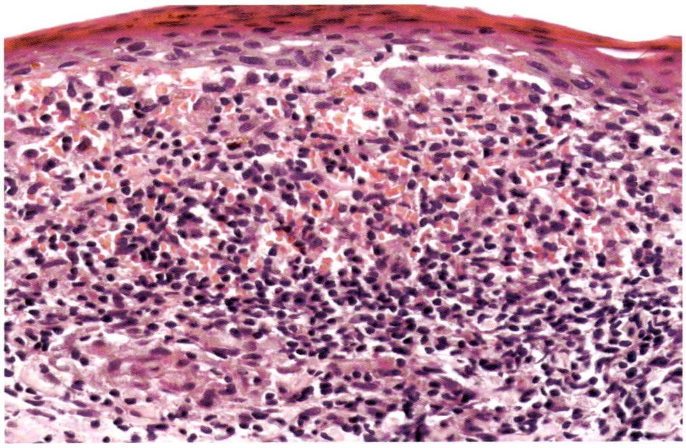

图 7.41 光泽苔藓：浸润细胞包括淋巴细胞、组织细胞、上皮样细胞；无干酪性坏死的非特异性肉芽肿很常见

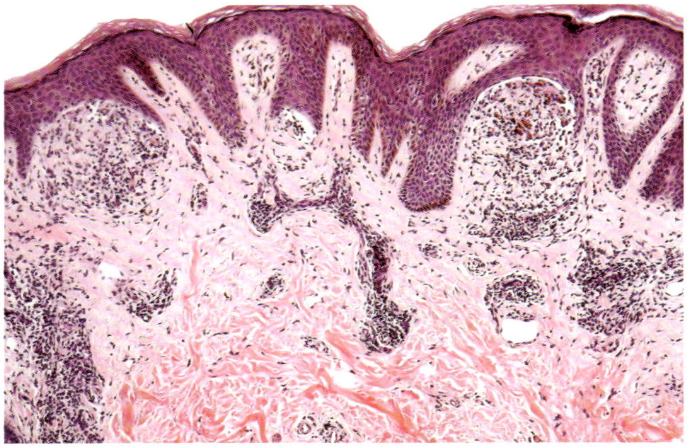

图 7.42 光泽苔藓：可见多发光泽苔藓的改变，可见肉芽肿形成。该患者还同时还有典型的扁平苔藓皮疹（By courtesy of R. Margolis，MD，St Elizabeth's Hospital，Boston，USA.）

免疫荧光可检测到基底膜带的纤维蛋白，但通常没有免疫球蛋白的沉积[28-29]。免疫组化显示 CD4$^+$细胞（辅助性 / 诱导性 T 细胞）明显多于 CD8$^+$细胞（细胞毒性 / 抑制性 T 细胞）[28]。朗格汉斯细胞也较明显[30]。这些特点与扁平苔藓类似。

超微结构的检查没有特异性发现，可见表皮细胞间水肿、表皮下水肿、胶样小体、桥粒减少以及致密板破坏或增厚[31-33]。在紫癜型损害中可发现血管周围有性质不明的电子致密物质沉积[8]。

## 评论

光泽苔藓可同时或早于扁平苔藓存在于同一患者，在典型扁平苔藓患者身上可能会发现光泽苔藓样的皮疹，但这两种疾病可能并不相关[34-35]。光泽苔藓没有 Wickham 纹，黏膜损害非常少见[2，4]。光泽苔藓中表皮角化不全伴萎缩，而扁平苔藓中表皮为正角化亢进伴棘层肥厚。光泽苔藓没有表皮下部锯齿样改变，且免疫球蛋白的免疫荧光检查是阴性的。此外，存在上皮样细胞及巨细胞是光泽苔藓的特点，而扁平苔藓没有。由 3 例患者发生光泽苔藓的报道，但光泽苔藓是否真的是克罗恩病的胃肠外表现仍需观察[36]。另有一例在接种乙肝疫苗后发生光泽苔藓的报道[37]，但其意义尚不确定。

# 苔藓样角化病

## 临床特征

苔藓样角化病（lichenoid keratosis；良性苔藓样角化病，扁平苔藓样角化病，单发性扁平苔藓）并不少见，通常单发，直径 0.3 ～ 2 cm，界限清楚，表现为红色、紫罗兰色、棕褐色、或褐色的丘疹或斑块（图 7.43）[1-2]，偶见多发皮疹[2-3]。病史通常比较短，好发于面部（特别是颊部和鼻部）、颈部、躯干上部（特别是屈侧）、前臂和手背[2，4-8]。皮疹表面多覆有鳞屑，常无自觉症状，有时有轻度瘙痒[8]。多见于白种人，偶见于黑种人[2，7-8]。多发生于 30 岁至 70 岁[2，5]，女性多于男性。

临床上，苔藓样角化病常误诊为脂溢性角化症、浅表型基底细胞癌、鳞状细胞癌、日光性角化或鲍恩病[5]。

## 发病机制和组织学特征

苔藓样角化病的确切性质还不明确。过去被认为是单发的扁平苔藓，还有学者认为日光照射为其病因[9-11]。也有另一种假说，认为本病类似于晕痣，是原有皮肤损害的一种免疫性或退行性反应[2]。由于苔藓样角

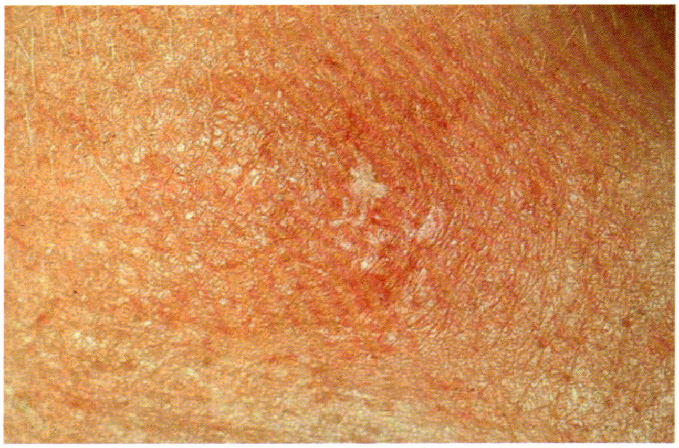

图 7.43 苔藓样角化病：轻度隆起的红色斑块，表面覆有鳞屑（By courtesy of the Institute of Dermatology，London.）

化病周围皮肤常伴有日光雀斑样痣，也可见脂溢性角化，这种现象也支持该假说[4-6, 8]。近来研究发现本病中浸润的淋巴细胞其免疫表型不同于扁平苔藓，以CD8$^+$淋巴细胞为主。CD20$^+$B淋巴细胞在本病中更常见。更重要的是，本病淋巴细胞缺乏皮肤淋巴细胞抗原（CLA）表达，提示本病缺乏扁平苔藓中存在的局部抗原刺激[2, 12]。这些均提示尽管组织学类似，但本病是一种与扁平苔藓不同的疾病。

组织学上，苔藓样角化病正如同它的名字，具有类似于扁平苔藓的特点：角化亢进、颗粒层增厚、不同程度的棘层肥厚、基底细胞液化变性、有时伴淋巴细胞浸润（图7.44、7.45）[2-3, 5]。灶性角化不全也很常见[1-2]。尽管有时可见到扁平苔藓样的棘层锯齿样改变，但多数情况下只能看到表皮增厚、表皮突不规则增宽[4]。表皮基底层细胞有时具有轻微不典型性，如细胞大、核大、核仁明显，但这些改变只代表再生现象[3]，而不是像苔藓样日光性角化症中的发育不良。此外在表皮及真皮均可见到胶样小体，且常有明显的色素失禁（图7.46～7.48）[1-2, 7]。角质形成细胞凋亡显著，导致表皮内和表皮下水疱形成。部分可见表皮细胞苍白和真皮水肿，伴轻微或无棘层增厚，空泡化变性伴淋巴细胞浸润呈界面改变，有时可见灶状的萎缩[2]。有时可同时出现苔藓样浸润和海绵水肿。

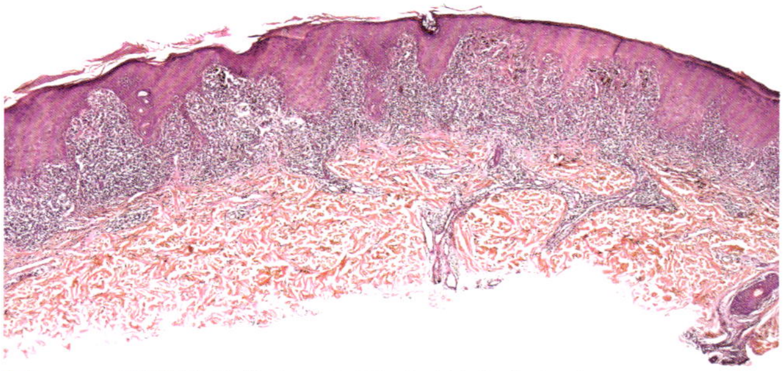

图 7.44 苔藓样角化病：扫视下可见角化亢进、颗粒层增厚、棘层不规则肥厚及带状慢性炎症细胞浸润

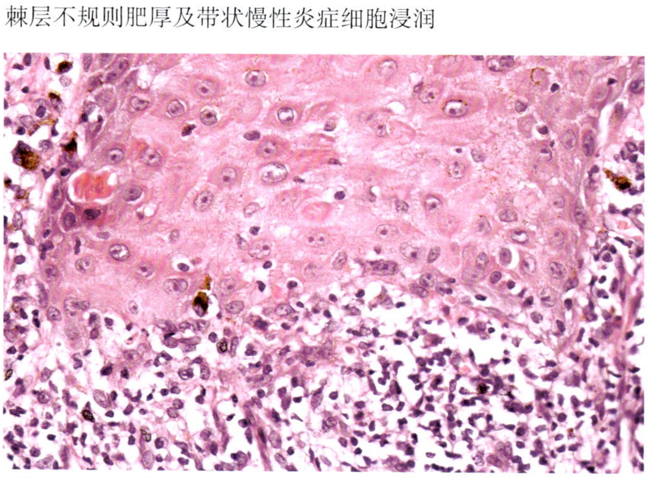

图 7.45 苔藓样角化病：基底细胞液化变性，可见胶样小体

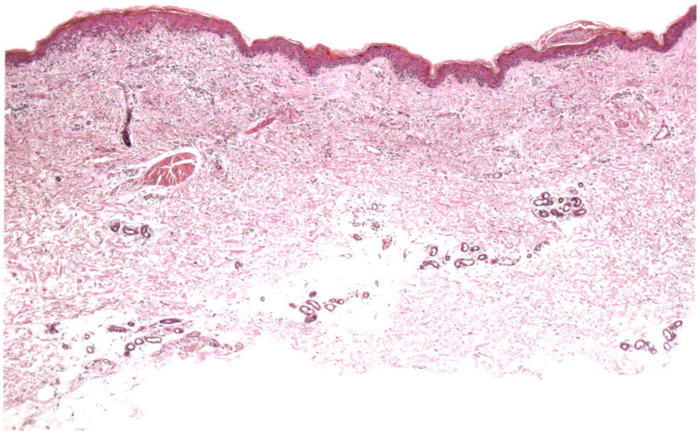

图 7.46 苔藓样角化病：早期损害，棘层肥厚较一致

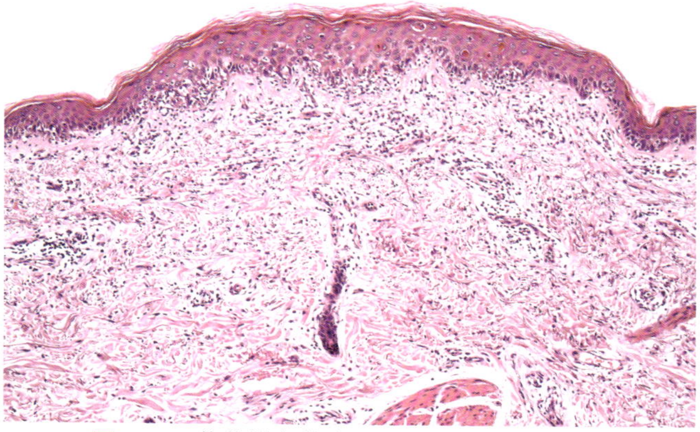

图 7.47 苔藓样角化病：界面改变伴胶样小体

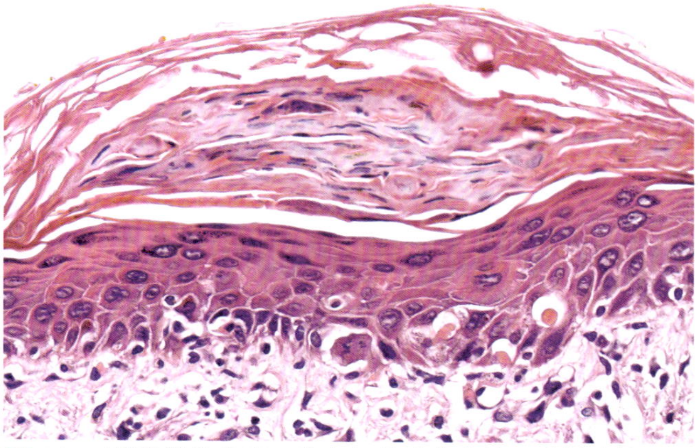

图 7.48 苔藓样角化病：基底细胞液化变性、胶样小体及淋巴细胞浸润，注意角化不全

真皮浅层有致密的慢性炎症细胞浸润，典型改变为苔藓样浸润，但浸润细胞有时也可较分散，主要分布在血管周围[4, 7]。浸润细胞大多是淋巴细胞、组织细胞，有少量浆细胞，偶有嗜酸性粒细胞。偶见少数非典型淋巴细胞（大而深染，不规则，异形核），表达CD30和CD3[2]。相邻皮肤可见轻度呈雀斑和日光性弹力纤维变性。蕈样肉芽肿的特征如Pautrier微脓肿，真表皮特有的轻度异形淋巴细胞在良性苔藓样角化病中很少见[13]。为避免误诊，具有

这种表现的患者应结合病理和临床考虑，进行仔细的随访是必要的。

免疫荧光检查特点类似于扁平苔藓，胶样小体IgM阳性，少数情况下IgG也可阳性[5]。

## 鉴别诊断

许多疾病都可能具有苔藓样组织学改变，应予鉴别，主要包括扁平苔藓、苔藓样药物反应。

如果有临床资料，不难与扁平苔藓鉴别，扁平苔藓多发并伴有瘙痒，而苔藓样角化病多单发。扁平苔藓没有苔藓样角化病中的角化不全、浆细胞或嗜酸性粒细胞浸润[7]。

日光性角化及原位鳞状细胞癌有时可有苔藓样炎症细胞反应。但苔藓样角化病没有真正意义上的细胞异形[1-2]。炎症性脂溢性角化和汗孔角化症可出现明显的苔藓样炎症反应。角囊肿形成，鳞状涡和板层状的角质层提示脂溢性角化，鸡眼样板提示汗孔角化症。本病应与伴halo现象的黑素细胞损害鉴别，注意检查真皮和真表皮的黑素细胞巢。在鉴别困难时，进行S-100免疫组化染色。最后，由于组织学上有散在分布的CD30阳性淋巴细胞，应与淋巴瘤样丘疹病相鉴别。但CD30阳性细胞少，浸润浅表，临床上单发皮损，更支持苔藓样角化病的诊断[2]。

# 线状苔藓

## 临床特征

线状苔藓（lichen striatus；Blaschko linear acquired inflammatory skin eruption，BLAISE）病因不清楚，为少见病，常无自觉症状，好发于四肢及颈部，皮疹按Blaschko线排列[1-8]，偶伴瘙痒[6-9]。本病具自限性，常在数月至1年内消退，女性多于男性（女：男为2～3：1），可发生于任何年龄，最多见于5～15岁儿童[2, 5, 7-8]。偶见成人患者（成人Blaschkitis，见下文）[4, 10-11]。孕期发病非常罕见[12]，偶有家族性发病的报告，提示病因涉及遗传易感性和（或）共同的环境因素[2, 6, 8, 13-14]。本病与季节变化有关，多数患者春夏季发病[2, 7]，也有冬季发病的大宗报道[8, 13]，有聚集性发病的报告[2]。

皮疹常单发，单侧分布，呈红色或肤色的苔藓样、有时呈银屑病样的脱屑性丘疹，融合成连续或间断的线状或带状，宽1～3 cm，经常贯穿整个肢体，

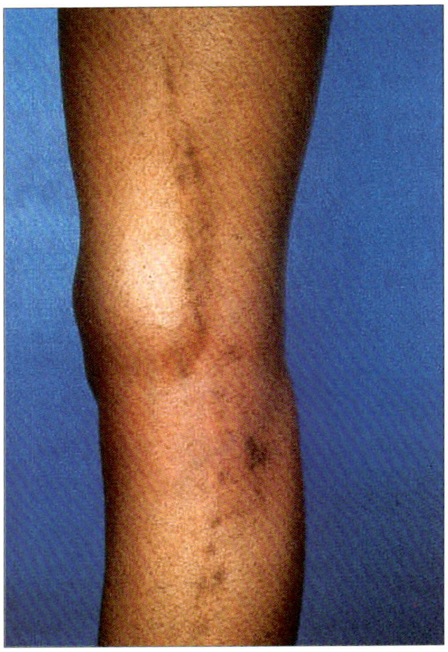

图7.49 线状苔藓：下肢内侧带状分布的脱屑性深色丘疹，是本病好发部位（By courtesy of R.A. Marsden，MD，St George's Hospital，London，UK.）

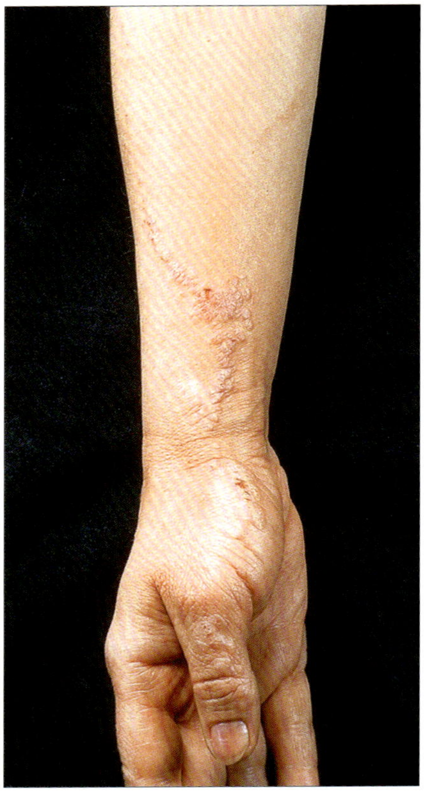

图7.50 线状苔藓：有时发生在前臂，多见于儿童（By courtesy of the Institute of Dermatology，London，UK.）

上下肢均可受累（图7.49、7.50）[2, 8]。偶尔有多发皮疹如双侧发病的报告[8, 15-16]。两处和多处不同部位发病也有报告[17]。甲的损害可只累及单个甲，表现为甲脱离、纵嵴、劈裂及缺失[8, 1, 18-19]。有一例线状苔藓伴双侧甲营养不良的报告[20]。线状苔藓无同形现象。本病愈后有时会遗留色素减退或色素沉着，有色人种更明显[8]。近60%的线状苔藓患者有特应性体质[1, 6-8]。

## 发病机制和组织学特征

病因尚不清楚，其聚集性发病和春夏季好发的特点提示本病可能与环境因素或感染及异常宿主反应有关[2, 21]。线状苔藓皮疹常沿 Blaschko 线分布提示本病发病中可能存在针对异常细胞克隆的细胞介导的自身免疫反应。Blaschko 线被认为是皮肤早期发育过程中表皮生发中心生长的方向[1]，因此线状苔藓皮疹的分布特点也反映出本病的异常发生于合子体后，例如由于体细胞突变影响了局部干细胞的功能[1]。有成人外伤后发病[22]，也有日光浴后、感染水痘和乙肝疫苗接种后发病的报道[23-25]。

组织学改变可以是非特异的，表现为轻度慢性非特异性皮炎[26]。充分发展期皮损可见海绵水肿性皮炎、界面改变及苔藓样浸润多种改变（见图 7.51）[27]。因此病理上常可见到正常或轻度棘层肥厚伴角化不全，细胞间水肿、淋巴细胞浸润以及坏死角质形成细胞（见图 7.52 ~ 7.54）。偶有文献报告坏死角质形成细胞是本病的特征之一，也可见角质碎片经表皮排除除的现象（穿通性线状苔藓）[4, 28]。有时可见到朗格汉斯细胞内小泡[27]。致密的淋巴组织细胞浸润累及真皮浅层、浅深层血管周围，有时也累及皮肤附属器[4, 27]。嗜酸性粒细胞和浆细胞浸润不常见[27]。

组织学改变有时不易与扁平苔藓鉴别。毛囊受累的病例，病理改变可能与毛发扁平苔藓类似，晚期皮疹的病理表现可类似光泽苔藓。

免疫组织化学发现表皮内的淋巴细胞大多数是 $CD8^+$ 的细胞毒性 T 细胞[4, 27]。真皮内为 $CD4^+$ 细胞和 $CD8^+$ 细胞混合浸润。一般没有丢失 CD7 抗原[25]。表皮内的朗格汉斯细胞可以正常、增多或减少[27]。

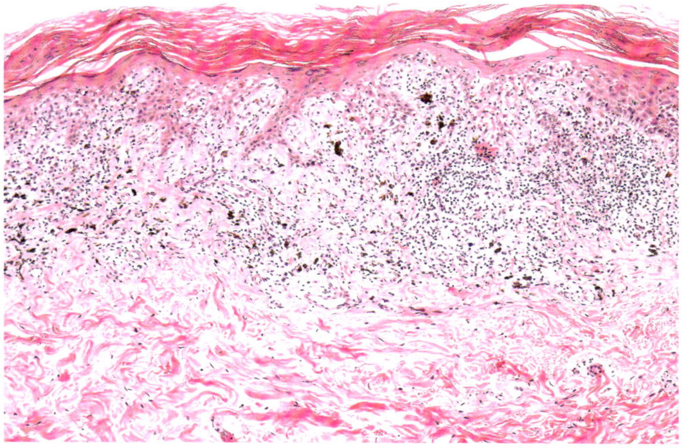

图 7.51 线状苔藓：扫视镜头下可见角化亢进，灶状角化不全，棘层增厚，真皮上半部致密的炎症细胞浸润。可见显著的色素失禁（Case courtesy of S. Lyle，MD，Beth Israel Deaconess Medical Center，Boston，USA.）

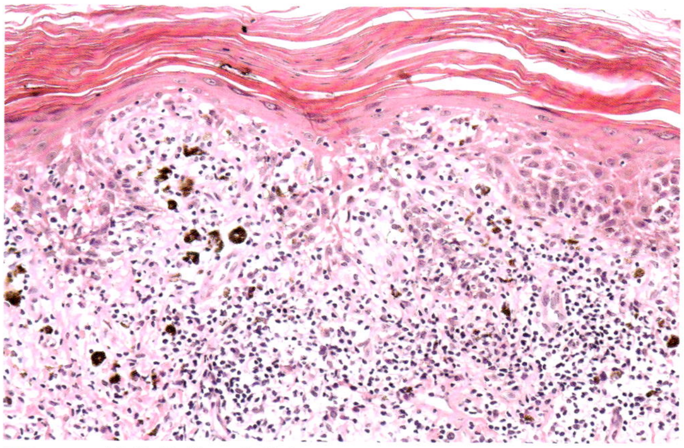

图 7.52 线状苔藓：高倍镜下可见角化不全和角化亢进，海绵水肿，界面改变。注意明显的色素失禁及致密的慢性炎症细胞浸润（Case courtesy of S. Lyle，MD，Beth Israel Deaconess Medical Center，Boston，USA.）

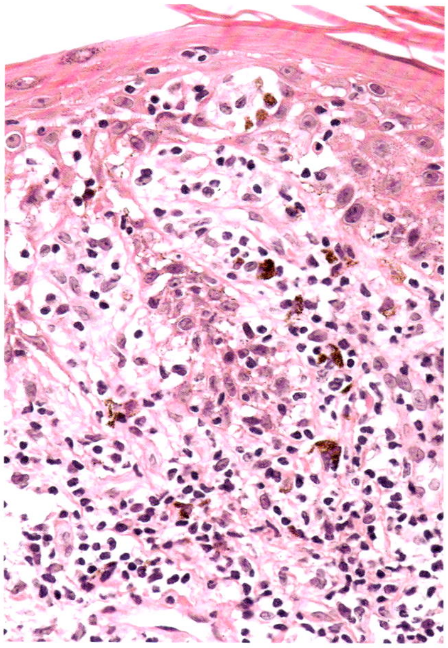

图 7.53 线状苔藓：可见海绵水肿及明显的淋巴细胞浸润（Case courtesy of S. Lyle，MD，Beth Israel Deaconess Medical Center，Boston，USA.）

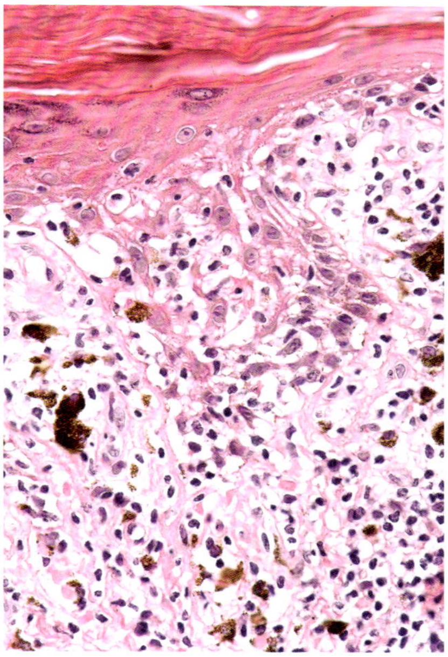

图 7.54 线状苔藓：可见海绵水肿，基底细胞液化变性，色素失禁（Case courtesy of S. Lyle，MD，Beth Israel Deaconess Medical Center，Boston，USA.）

甲的改变包括轻度海绵水肿、细胞外渗、灶性颗粒层增厚、角化不良、近端甲皱、甲床、甲母质真皮带状淋巴组织细胞浸润[18]。

# 成人 Blaschkitis 皮炎

## 临床特征

成人Blaschkitis皮炎（获得性复发性自愈性Blaschko皮炎）为少见的复发性线状发疹，多见于男性，平均发病年龄40岁[1-14]。皮疹表现为多发的瘙痒性丘疹及水疱，好发于躯干，沿Blaschko线分布，数天至数周内消退[1]。可单侧分布，但双侧分布更多见，在数月至数年后复发。

## 发病机制和组织学特征

发病机制不清。在一例女性患者，和正常外观皮肤相比，其受累皮肤的细胞出现18号染色体的异常，提示该病和皮肤遗传嵌合有关[13]。有和药物有关及复发前有精神紧张的报道[11-12]。

本病主要组织学特征是海绵水肿，炎症细胞没有苔藓样浸润，也不累及深部附属器[6, 8]。有一例出现界面改变的报告[10]。

## 鉴别诊断

本病类似线状苔藓，二者很难鉴别[15]。但临床上出现水疱，躯干分布，相对快的自愈过程，典型的反复病程，提示本病。线状苔藓中瘙痒很少见，主要累及幼儿，尽管也有累及儿童的类似成人Blaschkitis皮炎的报告。

# 慢性苔藓样角化病

## 临床特征

慢性苔藓样角化病（keratosis lichenoides chronica；Nekam病，疣状网状红苔藓）是罕见的慢性炎症性皮肤病，表现为躯干、臀部及四肢出现苔藓样丘疹结节，而头皮及面部则是脂溢性皮炎样皮疹[1-6]。多发生在20～50岁成人，有少数儿童发病报告，部分有可能家族相关性[7-9]。本病通常慢性，对治疗反应差，部分病例可在夏季改善[5]。

躯干及四肢皮疹表现为红色或紫色苔藓样脱屑丘疹，融合成网状或线状分布，提示可能有同形现象（图7.55、7.56）。有时可见丘疹结节及浸润性斑块，面部及头皮部皮疹与躯干及四肢皮疹不同，表现为油腻脱屑性红斑。皮疹对称分布，常无自觉症状，偶有严重瘙痒，愈后不留瘢痕。其他表现包括口腔丘疹及溃疡、眼部损害（眼睑炎、结膜炎、前葡萄膜炎、虹膜睫状体炎）、喉部结节、掌跖角化、甲变黄及甲营养不良（纵嵴、甲板增厚、甲松离、及甲沟炎）（图7.57）[1, 10-14]。生殖器损害包括阴茎及阴囊丘疹、慢性龟头炎及包茎[6, 10-11]。

根据文献，本病可与慢性感染（弓形体病、结核及

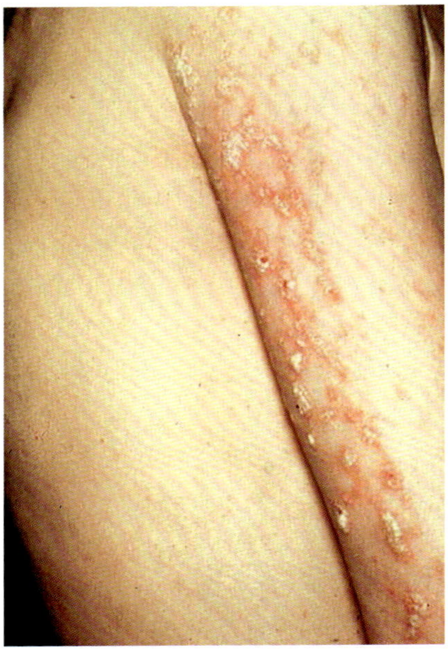

图 7.55 慢性苔藓样角化病：线状、网状分布的角化性红色苔藓样皮疹（By courtesy of R.A. Marsden, MD, St George's Hospital, London, UK.）

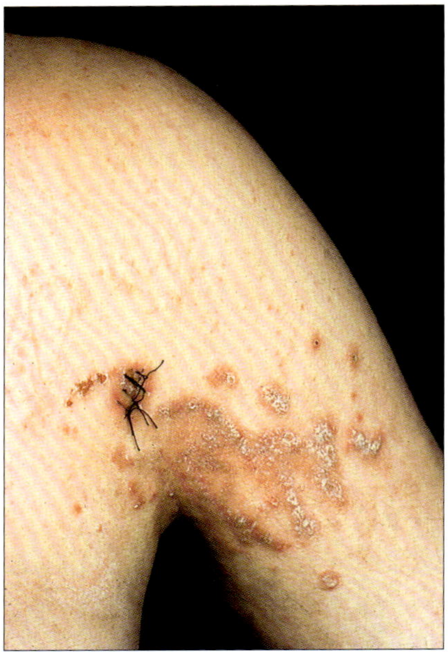

图 7.56 慢性苔藓样角化病：单个苔藓样丘疹及融合的斑块（By courtesy of R.A. Marsden, MD, St George's Hospital, London, UK.）

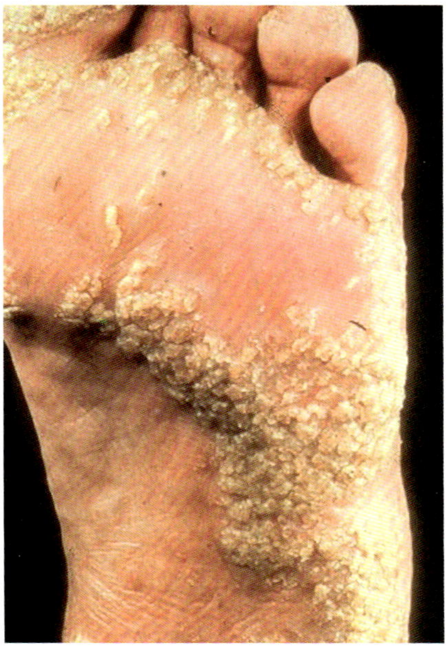

图 7.57 慢性苔藓样角化病：跖部皮疹表现为毁损性、外生性、角化性疣状斑块（By courtesy of R.A. Marsden，MD，St George's Hospital，London，UK.）

病毒性肝炎）、肾病及淋巴瘤等系统性疾病伴发[3，15-17]。

## 发病机制和组织学特征

本病的确切性质不明确。有作者认为是一种肥厚性扁平苔藓[10，18]。

组织学上苔藓样丘疹表现为角化过度伴角化不全、不同程度的棘层肥厚和表皮萎缩、真皮浅层带状淋巴组织细胞浸润、伴多数噬黑素细胞[11]。角质层见显著的中性粒细胞。毛囊、汗腺及血管周围慢性炎症细胞浸润。表皮基底层可有液化变性及胶样小体形成[11，18]。可见多数坏死角质形成细胞[1]。偶有淀粉样物质沉积[19]。

真皮内浸润细胞包括淋巴细胞、组织细胞、数目不等的浆细胞及嗜酸性粒细胞[11]。

直接免疫荧光检查胶样小体阳性[18]。

头皮及面部皮疹显示慢性皮炎改变，可见海绵水肿、细胞外渗、及片状角化不全。真皮上部可见血管周围慢性淋巴细胞、组织细胞、浆细胞浸润[5]。

# 持久性色素异常性红斑

## 临床特征

持久性色素异常性红斑（erythema dyschromicum perstans；dermatosis cenicienta，灰皮病）发生在拉丁美洲人（特别是墨西哥人）及亚洲人[1-7]。为获得性皮肤病，常无症状，但影响美观。本病最初在灰色皮肤的 *los cenicientos* 人群发现，就被命名为灰皮病[1]。本病很少发生在白色人种[8]。病因不清楚，女性多见，可发生在任何年龄，多见于 30 岁以内[2，9]。有婴儿患病的报告[10]。

皮疹为椭圆形、不规则形、或多环状灰色斑疹，具有 1 ～ 2 mm 宽、红色、持续存在的炎症性边缘。皮疹离心性扩大、互相融合、可发展成很大面积（图 7.58 ～ 7.60）。随着病情进展，皮疹转为灰蓝色，红色边缘消失，成为色素减退斑。皮疹常对称，好发于躯干、四肢近端，少数发生于面部及颈部[2]。一般不侵犯掌跖、头皮、甲、及黏膜[6]。

## 发病机制和组织学特征

病因不明确。个别病例发生在 HIV 感染后，有白

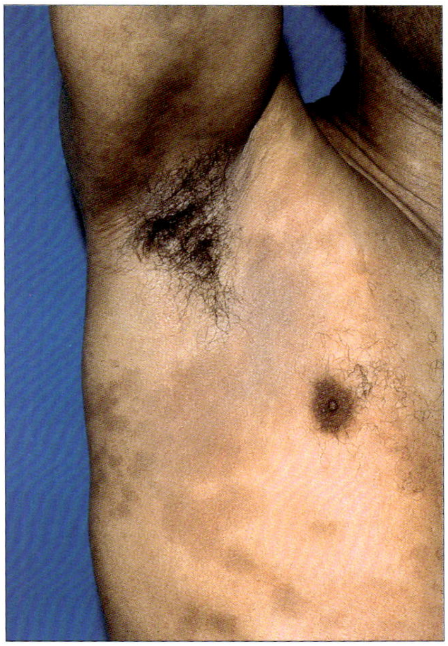

图 7.58 持久性色素异常性红斑：患者显示不规则的灰色斑疹（By courtesy of R.A. Marsden，MD，St George's Hospital，London，UK.）

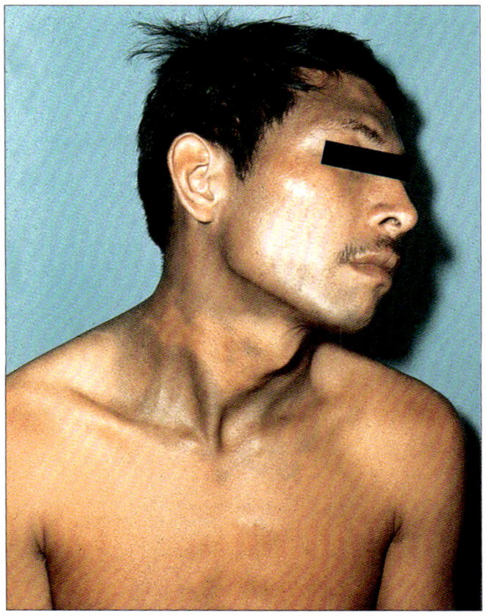

图 7.59 持久性色素异常性红斑：面部、颈部及躯干部广泛受累（By courtesy of J. Tschen，MD，Baylor College of Medicine，Houston，USA.）

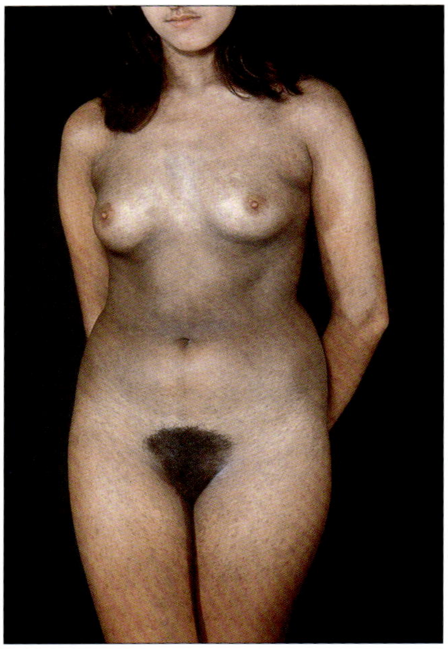

图 7.60 持久性色素异常性红斑：患者病情充分发展，皮肤呈泛发的蓝灰色（By courtesy of the Institute of Dermatology，London，UK.）

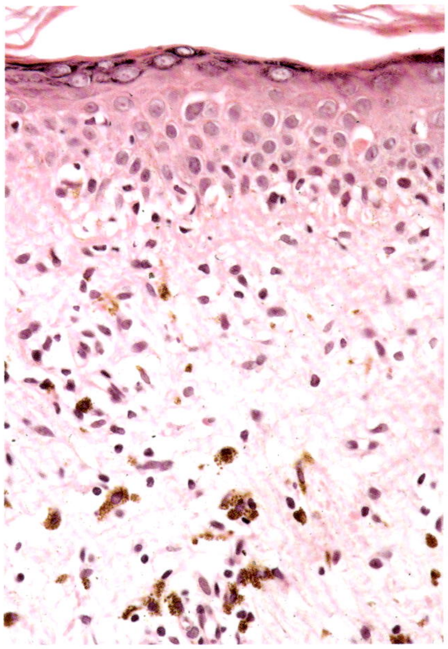

图 7.62 持久性色素异常性红斑：基底层细胞液化变性，胶样小体和色素失禁

癜风与本病并发的报告，这些个例的意义不清楚[10-11]。有报告墨西哥患者 HLA-DRB1*0407 易感性增加[13]。

炎症边缘取材可见角化亢进、表皮正常或轻度萎缩、基底细胞液化变性及胶样小体形成（图 7.61）。真皮内见色素失禁、血管周围轻度炎症细胞浸润或真皮浅层苔藓样炎症细胞浸润（图 7.62）。中央灰色斑疹区取材可见表皮萎缩、毛囊上皮角化过度及色素失禁。真皮浸润的炎症细胞为 CD4 和 CD8 阳性 T 淋巴细胞，通常 CD8 稍占优势[14]。

直接免疫荧光检查胶样小体非特异的 IgG、IgM 及 C3 阳性[15-17]。表皮-真皮交界面可有纤维蛋白原[16]。免疫细胞化学研究改变类似扁平苔藓。表皮角质形成细胞表达 Ia 抗原，浸润的淋巴细胞中，辅助 / 诱导细胞及抑制 / 细胞毒性细胞均有[17-18]。

超微结构无特异性，包括表皮细胞内及细胞间水肿、细胞质空泡形成、桥粒断裂、胶样小体形成、角质形成细胞基底板灶性裂隙、及真皮乳头层噬色素组织细胞[16，19-20]。

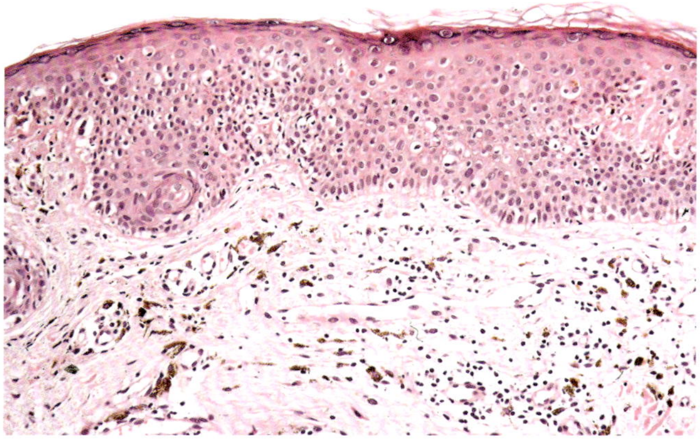

图 7.61 持久性色素异常性红斑：角化亢进及严重的色素失禁

## 鉴别诊断

本病与扁平苔藓的关系不明确，组织病理学、免疫学、超微结构的结果提示两者密切相关[15-16]。部分患者在本病皮损出现前可有典型扁平苔藓皮疹，有时两种疾病同时出现，虽然文献中部分病例可能就是色素性扁平苔藓[21-22]。

# 苔藓样及肉芽肿性皮炎

## 临床特征

苔藓样及肉芽肿性皮炎（lichenoid and granulomatous dermatitis）于 2000 年由 Magro 和 Crowson 描述，同时具有苔藓样和肉芽肿性皮炎的特征[1]。女性稍多于男性（女：男为 21：15），发病年龄在 5 ~ 86 岁。躯干和肢端是好发部位，其次为头部和颈部。临床皮损表现为苔藓样丘疹。

## 发病机制和组织学特征

发病与药物、合并内科疾病、感染有关。和其他苔藓样疾病类似，本病组织学表现为淋巴细胞和组织细胞的带状浸润。组织细胞的表现各异，从浅表疏松的聚集、融合的肉芽肿、弥漫的间质性肉芽肿性炎症、散在的单个巨细胞、到肉芽肿性血管炎均可见到[1]。药物相关的患者可表现角化不全，角质形成细胞坏死，末端汗管处尤为显著，红细胞外溢，肉芽肿性血管炎，真皮浅层少量嗜酸性粒细胞和浆细胞浸润[1-2]。和皮肤淋巴瘤或淋巴瘤性药物反应相关的病例可以出现异型的淋巴细胞。

# 界面皮炎

## 定义

文献中关于多形性红斑（特别是“经典”类型）、Stevens-Johnson 综合征及中毒性表皮坏死松解症的确切定义及它们之间的关系有多种说法，以至于有时很难，也不可能弄清楚作者到底指的是哪种疾病[1-5]！在本书中，我们依据被多数人认同的 1993 年 Bastuji-Garin 发表的论文来进行分类，该论文的多数作者当时是这一领域的权威[1]。

依靠单个皮疹的形态和模式、及疾病最重阶段皮肤受累面积（已经剥脱的及未剥脱的表皮）占体表总面积的百分比来对每个患者进行疾病分类。

- 靶形损害界限清楚、圆形、直径不超过 3.0 cm，包括 3 个明显的带状区域，中央是盘状的红斑或紫癜，伴或不伴有水疱，周围环状水肿性隆起，最外面是一圈红斑（图 7.63）[1]。靶形损害分布于肢端，常见于疱疹病毒感染后，是多形性红斑的特征性损害。大面积表皮剥脱的患者无典型的靶形损害。
- 隆起性不典型靶形损害界限欠清，为圆形、可触性皮疹，呈中央水肿性隆起及外周的红斑两个带状改变。
- 扁平的不典型靶形损害界限欠清、圆形、分两带、不可触及，中央可能有水疱（图 7.64）。
- 伴或不伴水疱的斑疹为非隆起性的红斑或紫癜，形状不规则，大小不一，相互融合，斑疹表面全部或局部常形成水疱。这种损害是有用药史的、泛发性表皮剥脱患者的特征性皮疹。

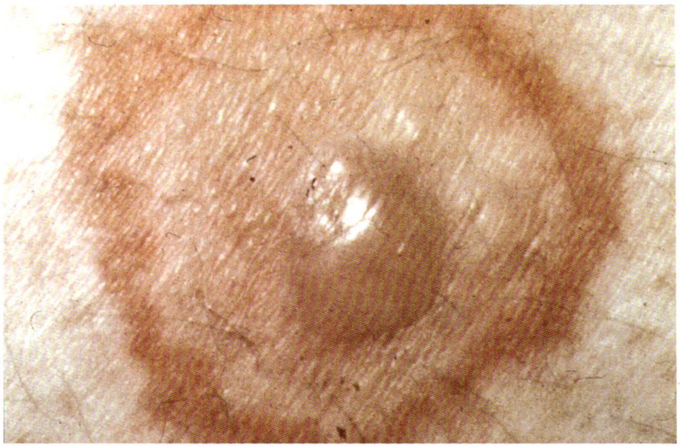

图 7.63 靶形损害：中央水疱，其周围水肿，最外层红斑（By courtesy of R.A. Marsden, MD, St George's Hospital, London, UK.）

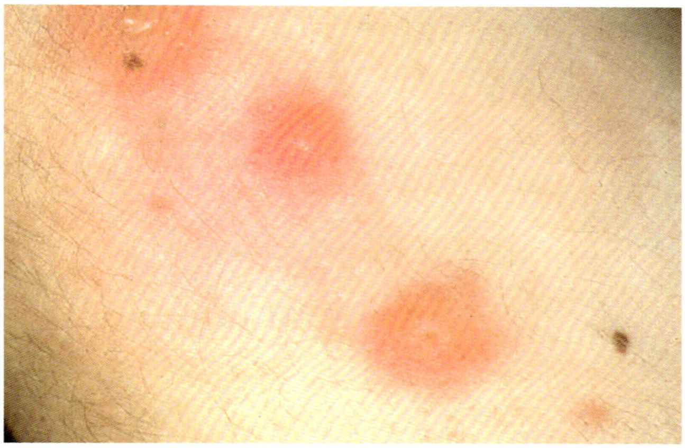

图 7.64 扁平的不典型靶形损害：特征是只有两带组成，中央肿胀或水疱形成，外周红斑，可见于多形性红斑、Stevens-Johnson 综合征及中毒性表皮坏死松解症（By courtesy of the Institute of Dermatology, London.）

以此为基础，建议采用以下定义[1]：

- 大疱性多形性红斑表皮剥脱面积不超过 10%，皮疹为典型靶形损害，有时有隆起性不典型靶形损害。
- Stevens-Johnson 综合征表皮剥脱面积超过 10%，除了一处或多处黏膜水疱及糜烂外，还有扁平的不典型靶形损害及红斑。
- Stevens-Johnson 综合征 / 中毒性表皮坏死松解症重叠征的表皮剥脱面积 10% 到 30%，皮疹为不典型靶形损害及红斑。
- 中毒性表皮坏死松解症表皮剥脱面积大于 30%，伴扁平的不典型靶形损害和（或）红斑。偶尔表现为大片表皮脱落，不伴红斑性皮损。

## 多形性红斑

### 临床特征

多形性红斑（erythema multiforme）较常见，好发于所有种族青壮年（特别是 10 ～ 40 岁），包括儿童，男性稍多见[1-8]。本病具自限性，常复发（复发性多形性红斑），偶有多形性红斑持续发病的报告（持续性多形性红斑）[9-13]。极个别情况，如军营中，本病可流行[4]。本病与季节有关，春夏季多见。

皮疹对称分布，为固定的、分散的红色圆形斑丘疹，直径 1 ～ 2 cm，成批出现在肢端，特别是肘部、膝部及四肢伸侧（图 7.65 ～ 7.67）。有时皮疹见于面

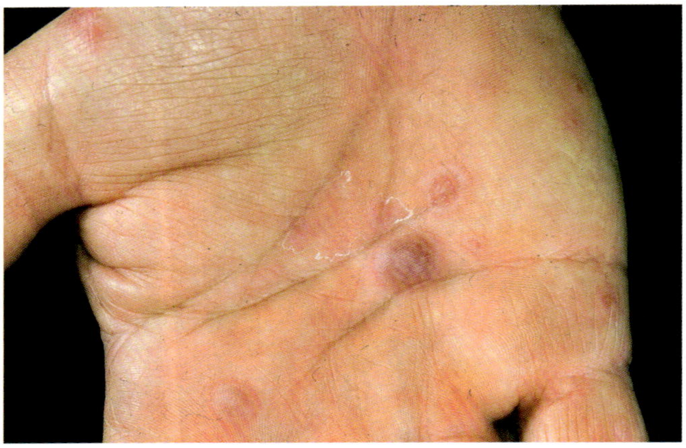

图 7.65 多形性红斑：手部多发损害，手部为好发部位（From the collection of the late N.P. Smith，MD，the Institute of Dermatology，London，UK.）

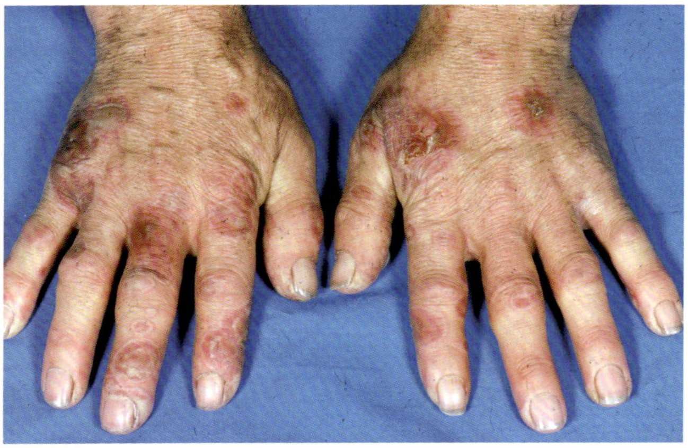

图 7.66 多形性红斑：手部多发溃疡性损害（From the collection of the late N.P. Smith，MD，the Institute of Dermatology，London，UK.）

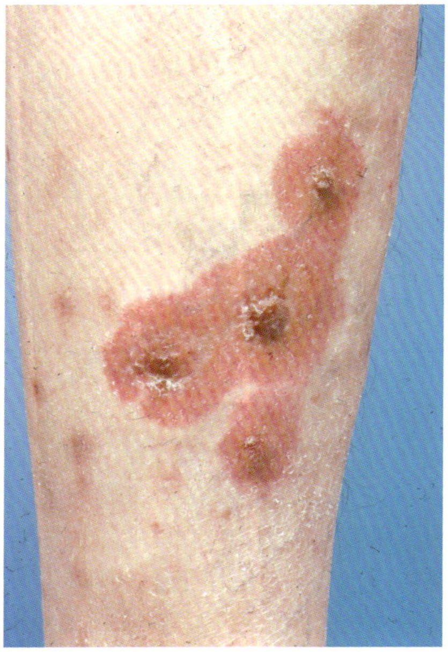

图 7.67 多形性红斑：成人患者，皮损广泛，见大片红斑，水疱已破裂（By courtesy of the Institute of Dermatology，London.）

部、掌跖、四肢屈侧及会阴（图 7.68）[2]。头皮很少受累[14]。典型损害中央由于缺血变为蓝色（经典的

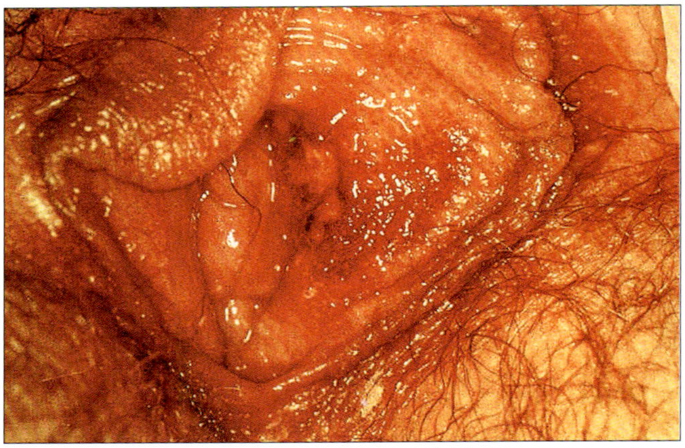

图 7.68 多形性红斑：小阴唇红斑及糜烂（By courtesy of P. Morgan，MD，London，UK.）

虹膜样或靶形损害），并最终形成水疱。单个皮疹持续时间达 7 天，整个病程一般 6 个星期或更短[14]。皮疹数目常达 100 个或更多，消退后可有炎症后色素沉着。

口腔损害常见，一般轻微，典型的表现为多发溃疡，可累及整个口腔，或主要累及颊黏膜及舌（图 7.69、7.70）[15]。唇部常见靶形损害。

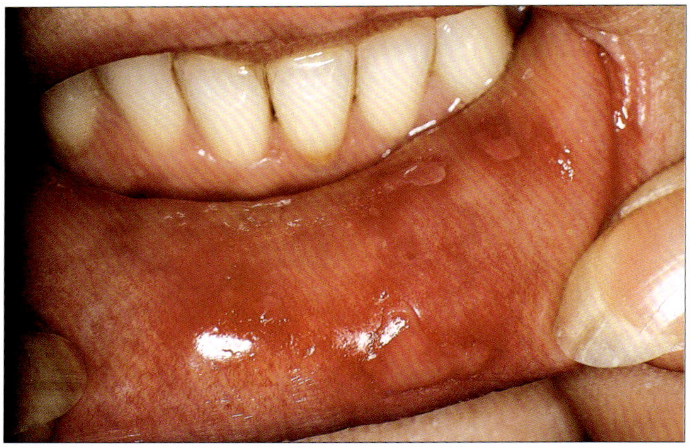

图 7.69 多形性红斑：唇部黏膜多发糜烂（By courtesy of P. Morgan，MD，London，UK.）

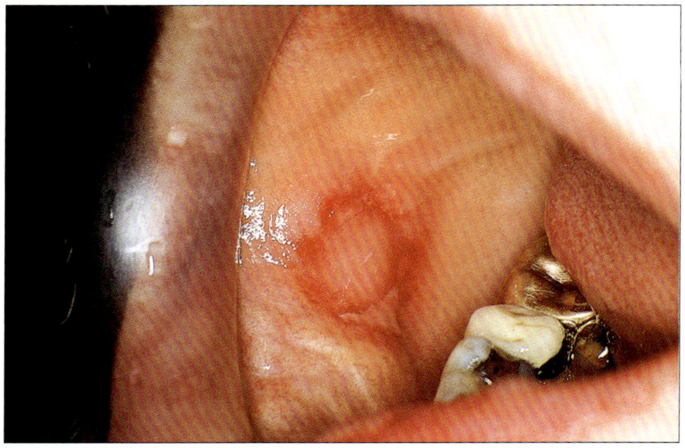

图 7.70 多形性红斑：颊黏膜见大溃疡（By courtesy of P. Morgan，MD，London，UK.）

多数患者疾病呈复发性，1年内可反复发作5次，这样的病例几乎无一例外与单纯疱疹病毒感染有关。这种类型有特殊的临床表现，包括阳性同形反应、皮损分布于光暴露部位、肘部与膝部成群皮疹及甲皱受累[8]。

过去的文献中有一种多形性红斑亚型（多形性红斑主要型），患者有包括口腔、眼睛、肛门生殖器在内的多处黏膜损害。以目前的观点来看，这种病例应归类为Stevens-Johnson综合征病谱中[1-2]。

少数患者（通常是女性患者）多形性红斑与盘状或系统性红斑狼疮伴发，即Rowell综合征。

## 发病机制和组织学特征

绝大多数病例的病因是既往或现存的Ⅰ型、Ⅱ型单纯疱疹病毒（herpes simplex virus，HSV）感染。许多患者为亚临床感染。一些研究显示，复发性多形红斑与单纯疱疹感染相关性最强。偶尔，支原体感染可以致病。其他可能有关的病毒及细菌感染包括羊痘、牛痘和EB病毒；链球菌、脑膜炎双球菌、组织胞浆菌、及多种儿童的免疫接种剂，但很难说它们确实是多形性红斑的病因，还是应该把他们归为其他一些皮肤病，包括Stevens-Johnson综合征的病因[4, 14, 16]。一些药物，包括磺胺药、复方甲氧苄嘧啶-磺胺甲噁唑、青霉素、巴比妥、口服避孕药、TNF-α拮抗剂、硼替佐米、索拉非尼、治疗HIV的抗逆转录病毒药物等可引起多形性红斑[4, 1, 17-20]。有趣的是喝酒后，服用环丙沙星可引起多形红斑[21]。抗肿瘤药物紫杉醇不仅与多形红斑有关，也能引起光敏性疾病[22]。另外，酮洛芬引起的皮损与光接触性皮炎有关[23]。也有HPV疫苗引起多形红斑的个案报道[24]。指甲花染料引起的局限性接触性皮炎也可引起本病发生[25]。本病也与内脏恶性肿瘤（包括淋巴瘤）有关，并可发生在放疗后[26-27]。

多形性红斑皮疹取材通常不能培养出单纯疱疹病毒，但PCR法可在皮损处的表皮内发现病毒DNA；原位杂交及免疫组化通常可以阳性[13, 16, 28-35]。皮疹愈合后病毒DNA无法检测到[31]。病毒基因表达与皮疹发展有关[29]。由于缺乏病毒血症的证据，推测病毒可能通过循环的淋巴细胞转运到皮肤，而不是直接通过血液或中枢神经[31, 34]。尚不明确为什么病毒能定位于特定部位的皮肤，可能与紫外线暴露有关。多形性红斑可能是对疱疹病毒抗原，包括在角质形成细胞表面形成的DNA聚合酶的一种迟发型超敏反应[和（或）细胞毒性反应]。在活动期皮疹中发现IFN-γ，提示存在迟发超敏反应，并有多种细胞因子趋化淋巴细胞、巨噬细胞扩大炎症反应[35-36]。据推测，HSV DNA聚合酶可能与转化生长因子β（transforming growth factor beta，TGF-β）及p21waf表达有关，因此可解释细胞生长停止及凋亡的现象[37]。皮疹消退后病毒抗原不持续存在，所以在复发性病例中，病毒DNA一定是反复转运至皮肤的。

多形性红斑患者，特别是复发性病例，HLA-B15（B62）、HLA-B35、及HLA-DR53表达率较正常人高[38-41]。局限性黏膜损害的患者HLA-DQB1*0302表达率较高，而黏膜损害明显的患者HLA-DQB1*0402表达率较高[41]。

多形性红斑的病理特点包括基底细胞液化变性、角质形成细胞凋亡、真皮浅层致密淋巴细胞浸润、淋巴细胞外渗及卫星状细胞坏死[16, 42-46]。有一例以组织细胞浸润为主的病例报道，与Kikuchi病相似[47]。

凋亡的角质形成细胞圆形、嗜酸性染色、通常无核，有时可见残余的固缩的核（图7.71、7.72）。凋亡细胞可灶性分布、在基底层偶见或类似于中毒性表皮坏死松解症（Lyell综合征），分布于整个表皮（图7.73）。严重的基底细胞液化变性可导致表皮下裂隙

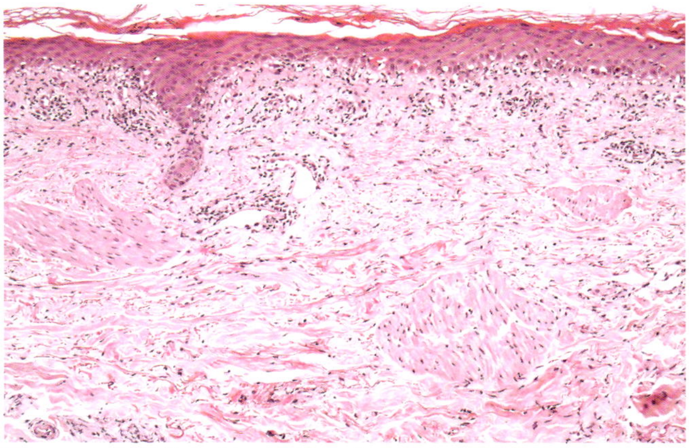

图7.71　多形性红斑：早期皮疹，见角化过度、基底细胞液化变性、散在胶样小体

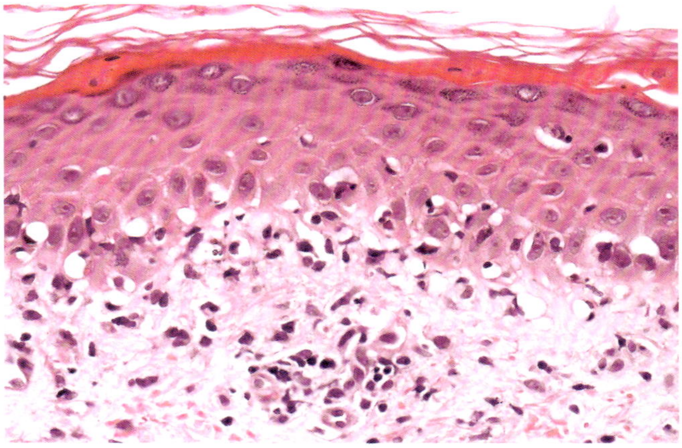

图7.72　多形性红斑：高倍镜下见基底细胞液化变性

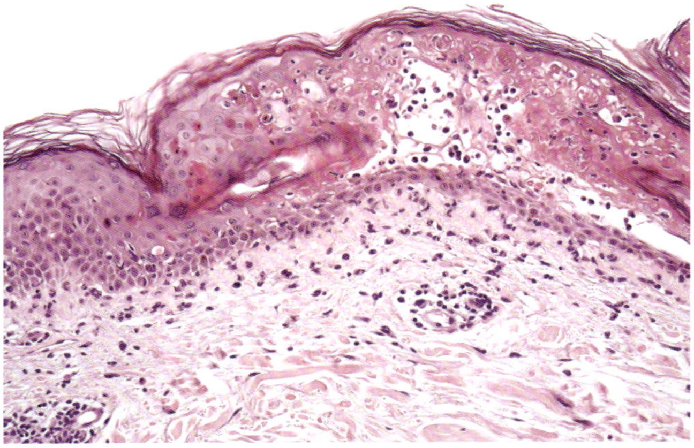

图 7.73 多形性红斑：细胞凋亡明显，导致表皮内水疱形成

形成或水疱（图 7.74）。表皮细胞内及细胞间水肿明显，并可导致海绵水肿性水疱形成（图 7.75）。

早期皮疹病理改变主要在真皮，包括真皮乳头明显水肿，伴慢性炎症细胞浸润及血管外红细胞（图 7.76），这就解释了临床上为什么会有紫癜出现。

浸润的炎症细胞常有淋巴细胞及组织细胞，中性粒细胞很少或没有，有时可有嗜酸性粒细胞[48]。无白细胞碎裂现象。

黏膜损害的组织学改变与皮肤损害类似，海绵水肿及细胞内水肿更明显，因此表皮内水疱可能很显著。

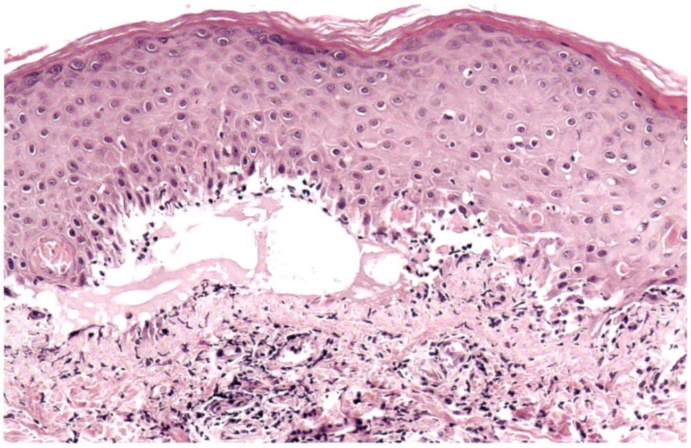

图 7.74 多形性红斑：表皮下水疱形成

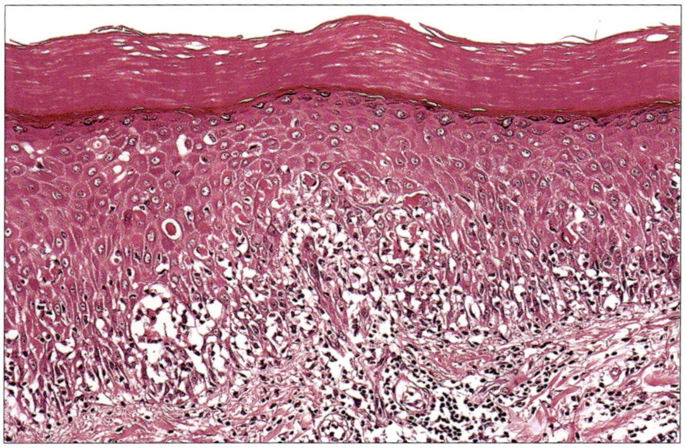

图 7.75 多形性红斑：早期皮疹见海绵水肿、淋巴细胞外渗及胶样小体

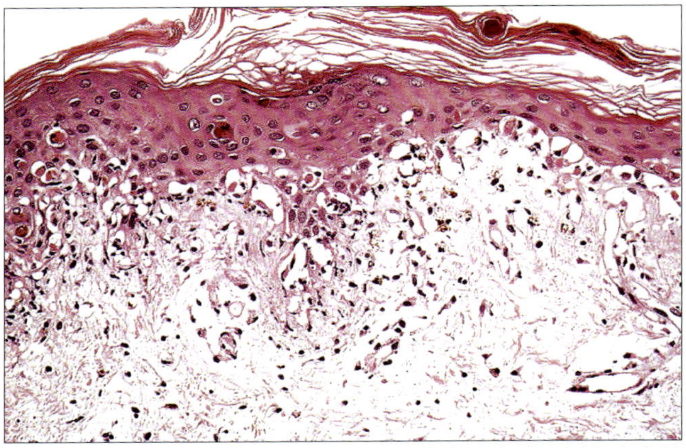

图 7.76 多形性红斑：早期皮疹见界面改变及真皮浅层高度水肿

免疫组化显示浸润细胞主要是辅助性（$CD4^+$，$V\beta_2^+$）T淋巴细胞，细胞毒性T淋巴细胞较少，散在巨噬细胞[49-50]。角质形成细胞表达细胞间黏附分子-1（intracellular adhesion molecule-1，ICAM-1）及HLA-DR抗原，后者可能是由活化的$CD4^+$ T辅助细胞1（Th1）来源的IFN-γ诱导产生[49, 51]。HSV相关皮疹不表达TNF-α[37]。和中毒性表皮松解症和Stevens-Johnson综合征一样，循环的可溶性Fas可能介导凋亡。针对桥粒斑蛋白1和2的自身抗体在重症多形红斑中起作用[16]。

## 鉴别诊断

多形性红斑可与Stevens-Johnson综合征及中毒性表皮坏死松解症有一定重叠。然而，多形性红斑有更明显的炎症反应，而Stevens-Johnson综合征及中毒性表皮坏死松解症的特点是为广泛的表皮细胞凋亡。

多形性红斑偶与固定性药物反应、急性GVHD、及结缔组织病，如系统性及亚急性皮肤型红斑狼疮、皮肌炎混淆。黏蛋白的出现以及慢性表现如角化过度、角化不全对于诊断结缔组织病是很有用的线索。出现明显的嗜酸性粒细胞则提示药疹可能。灶性的界面皮炎，同时缺乏明显的嗜酸性粒细胞及毛囊受累有助于鉴别GVHD和多形性红斑。本病病理上缺乏绝对特异性的表现，临床和病理结合有助于鉴别诊断。

# 中毒性表皮坏死松解症和Stevens-Johnson综合征

以往关于中毒性表皮坏死松解症（toxic epidermal necrolysis）的描述包括2种不相关的疾病[1]：

- 烫伤样皮肤综合征见于婴幼儿，由于葡萄球菌产生毒素所致。
- 另一种情况是对药物的超敏反应，主要见于成人，目前认为是中毒性表皮坏死松解症的唯一类型。

## 临床特征

中毒性表皮坏死松解症（Lyell 综合征）及 Stevens-Johnson 综合征（Stevens-Johnson syndrome）的鉴别，主要看在疾病最重阶段剥脱表皮或可剥脱的表皮受累面积占体表总面积的百分比[2]。中毒性表皮坏死松解症中表皮剥脱面积大于等于 30%，而 Stevens-Johnson 综合征表皮剥脱面积不超过 10%（图 7.77、7.78）。剥脱面积介于 10% ～ 30% 之间的病例为中间类型[3-5]。

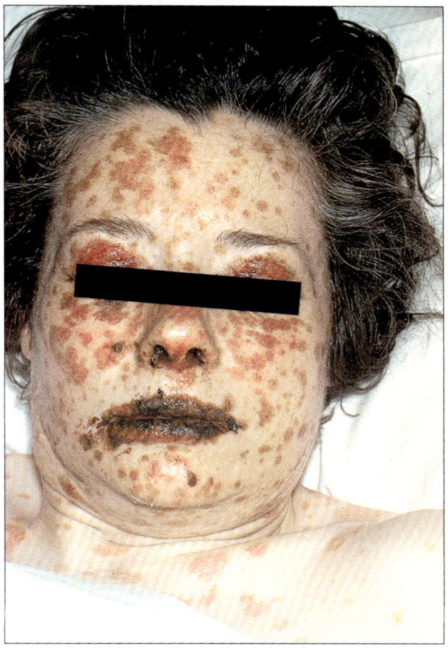

图 7.77 Stevens-Johnson 综合征：服用磺胺药后出现 Stevens-Johnson 综合征（By courtesy of R.A. Marsden，MD，St George's Hospital，London，UK.）

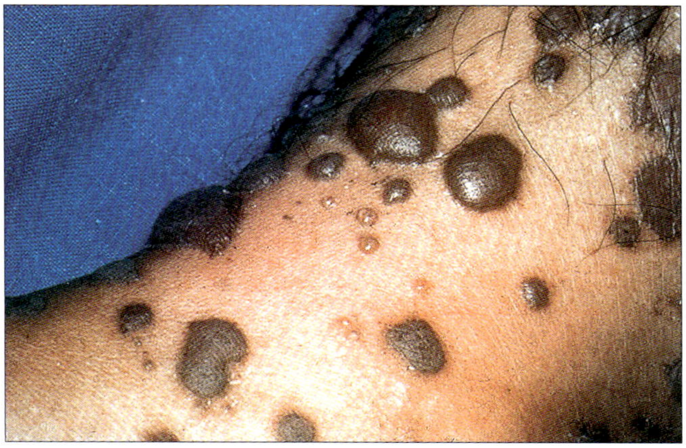

图 7.78 Stevens-Johnson 综合征：表皮剥脱面积少于 10%，可与中毒性表皮坏死松解症鉴别。注意紧张性水疱（By courtesy of the Institute of Dermatology，London，UK.）

中毒性表皮坏死松解症及 Stevens-Johnson 综合征很少见，在欧洲发病率为 0.93 ～ 1.3 例 /$10^6$，美国为 0.5 例 /$10^6$[6-9]。除 GVHD 发展成中毒性表皮坏死松解症样的病例外，这两种疾病均是严重的药物过敏反应[7, 10]。既往研究显示本病可发生于任何种族，具有遗传易感性。中国汉族具有 HLA-B*1502 和 HLA-B*5801 的患者分别与卡马西平和别嘌呤醇所致的 Stevens-Johnson 综合征相关[5, 11-12]。两种疾病老年人多见，但可见于任何年龄，包括儿童、婴儿及新生儿[13-15]。新生儿可仅表现为黏膜损害[16]。既往研究表明女性患者较多（女：男为 2：1）[10]。但是近期研究则显示男性和 HIV/AIDS 患者多见[4, 15]。儿童患病率无性别差异。

典型患者先出现短暂的前驱症状，包括发热、咽喉痛、肌肉疼痛、头痛、厌食、恶心、呕吐及眼睛灼痛，很快出现疼痛性皮疹，最常开始于面部、颈部及肩部，接着泛发加重至躯干及四肢近端[4-5, 15-18]。皮疹包括形状不规则的、红斑性、有时是紫癜性或坏死性、扁平的不典型靶形损害，有些患者最初表现为麻疹样发疹[19]。偶可见典型靶形损害，这是与多形性红斑重叠时的特点[9]。早期皮疹迅速发展成松弛的、充满液体的大疱（图 7.79）。很快，疱壁破溃，皮疹呈烫伤样疼痛的糜烂面（图 7.80 ～ 7.83）。尼氏征阳性。最终，除了覆盖毛发的头皮外，全身均可受累。

中毒性表皮坏死松解症 /Stevens-Johnson 综合征是多系统疾病。所有患者均有黏膜损害，有时黏膜损害为首发症状[17]。黏膜部位损害发生频率由高到低依次是：口咽部、眼、外生殖器及肛门[4-5, 19]。眼部损害需要重视，40% ～ 50% 存活者眼部遗留长期损害[4, 20]。患者可表现为结膜炎、虹膜粘连、干燥综合征、倒睫及角膜炎[19]。偶有胃肠道损害、食管狭窄、肝炎及胰腺炎[21-23]。气管支气管受累较常见，

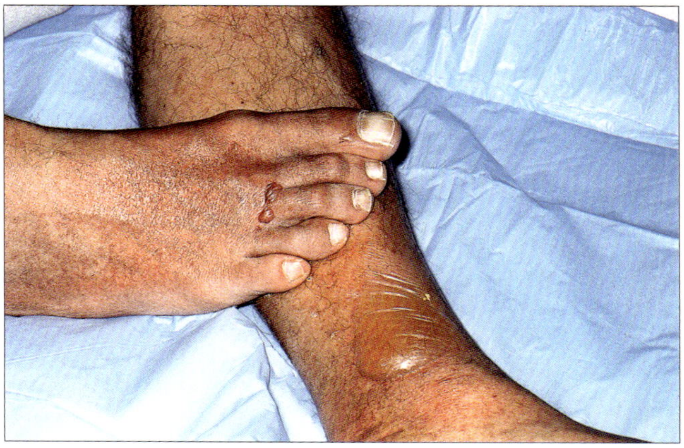

图 7.79 中毒性表皮坏死松解症：早期表现为多发大疱，其内充满液体（By courtesy of R. Reynolds，MD，Harvard Medical School，Boston，USA.）

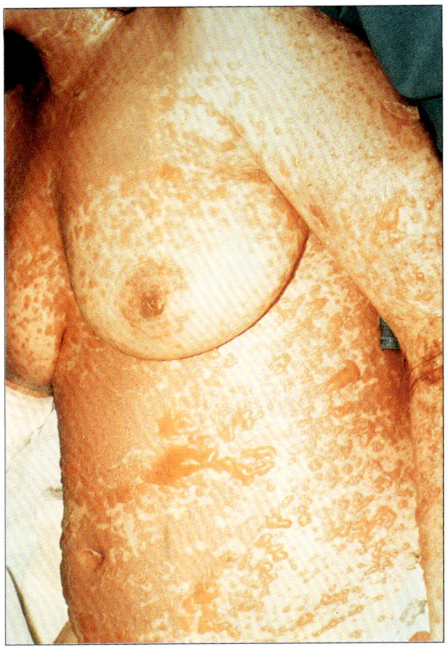

图 7.80 中毒性表皮坏死松解症：广泛的红斑及大量的水疱（By courtesy of I. Zaki，MD，and S. Dalziel，MD，University Hospital，Queen's Medical Centre，Nottingham，UK.）

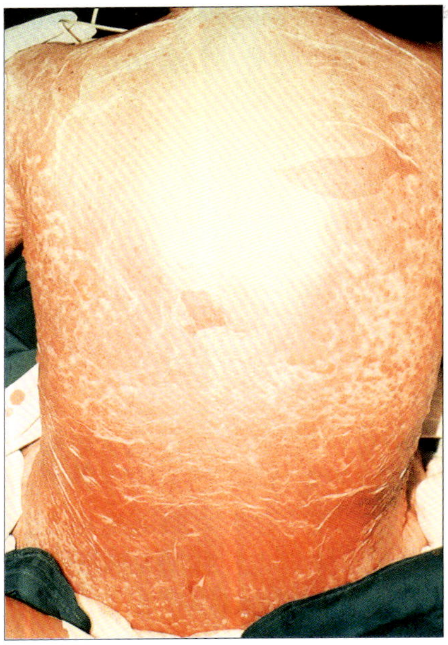

图 7.81 中毒性表皮坏死松解症：类似于烫伤的泛发水疱（By courtesy of I. Zaki，MD，and S. Dalziel，MD，University Hospital，Queen's Medical Centre，Nottingham，UK.）

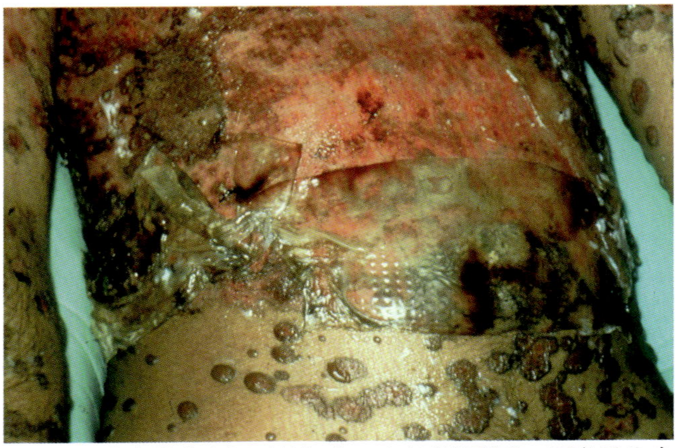

图 7.82 中毒性表皮坏死松解症：患者病情严重，可危及生命（From the collection of the late N.P. Smith，MD，the Institute of Dermatology，London，UK.）

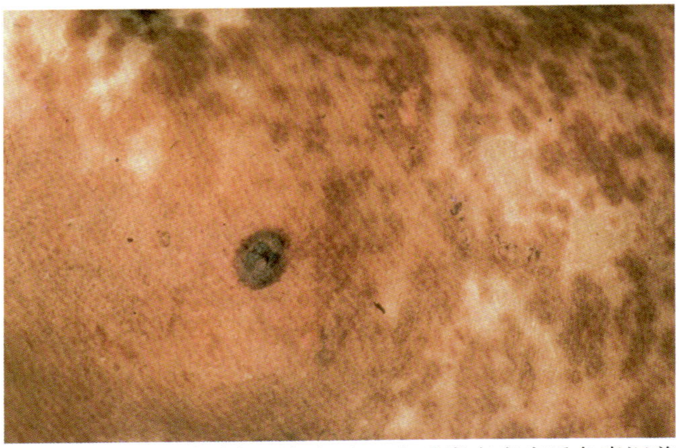

图 7.83 中毒性表皮坏死松解症：愈后常有炎症后色素沉着（From the collection of the late N.P. Smith，MD，the Institute of Dermatology，London，UK.）

成人呼吸窘迫综合征为重要并发症，可危及生命[17]。贫血及白细胞减少也很常见。

Stevens-Johnson 综合征的死亡率大约是 5%，中毒性表皮坏死松解症的表皮受累面积更广泛，死亡率高达 40%[17，22，24-26]。主要死亡原因包括败血症（特别是金黄色葡萄球菌及铜绿假单胞菌引起的）、心衰、肺栓塞、感染中毒性休克、DIC 及胃肠道出血[19]。老年患者、皮肤剥脱面积大、肾功能不全[22]及支气管上皮广泛受累[4]的患者预后较差。

## 发病机制和组织学特征

中毒性表皮坏死松解症 /Stevens-Johnson 综合征病例几乎均为药物不良反应[13，17，27]。但这种情况并不适用于儿童，有时肺炎支原体感染与儿童 Stevens-Johnson 综合征发病有关[5，16]。致病药物包括磺胺药、抗惊厥药（苯妥英、巴比妥及卡马西平）、抗生素（氨基青霉素、喹诺酮及头孢菌素）、非甾体类抗炎药（保泰松、羟基保泰松、伊索昔康及吡罗昔康）和别嘌呤醇[17，19]。治疗 HIV 的抗逆转录病毒药物也有报道[28]。患者可能对过敏药物斑贴试验阳性，淋巴细胞转化实验也是阳性[27，29]。

急性 GVHD 可表现为中毒性表皮坏死松解症样，其中一些无疑是由于药物反应引起，另一部分则是特殊而严重的急性 GVHD。患者预后很差，死亡率高[10，30]。

中毒性表皮坏死松解症 /Stevens-Johnson 综合征是 HIV 感染的重要并发症，每年每 1000 例获得性免疫缺陷综合征（acquired immunodeficiency syndrome，AIDS）患者中约有 1 例发生中毒性表皮坏死松解症 /Stevens-Johnson 综合征[31]。高发病率部分由于这些患者经常使用磺胺药[32]。系统性红斑狼疮患者的发病率也较高[15]。

有少数成人中毒性表皮坏死松解症病例发生在感染后，如甲型肝炎病毒、肺炎支原体感染后[4，33-34]

中毒性表皮坏死松解症的确切发生机制不清楚。与磺胺药有关的病例通常是慢乙酰化代谢者，且对药物活性代谢产物的解毒功能有缺陷[17，35-36]。有些病例可能是药物直接的作用，更多的很可能是药物代谢产物作为半抗原、间接地诱导了针对角质形成细胞的细胞免疫反应。AIDS 病患者谷胱甘肽缺乏，因此活性代谢产物持续存在，这可能可以解释为什么这类患者的发病率高于普通人群[36]。

中毒性表皮坏死松解症患者 HLA-B12 阳性率为 50%，而正常人群是 26%[37]。正如上文所述，在某些人种，特定的 HLA 类型与 Stevens-Johnson 综合征有关。

尽管确切发病机制尚不清楚，已经有研究表明水疱中的炎症细胞为细胞毒性 T 淋巴细胞和自然杀伤细胞[38]。主要毒性蛋白为粒溶素，这种蛋白可能是诱导角质形成细胞坏死的主要因素。当将其注射到小鼠皮肤内，所起水疱与中毒性表皮坏死松解症 /Stevens-Johnson 综合征的改变非常类似[38]。

组织病理学特点包括不同程度的表皮细胞凋亡、基底细胞液化变性或表皮下疱形成（图 7.84～7.87）[39-40]。可有淋巴细胞外渗，有时有明显的卫星状细胞坏死[41-42]。病变累及小汗腺导管上皮，毛囊也可受累，但较少见（图 7.88）[13]。真皮浅层常水肿，可见血管周围以淋巴细胞、巨噬细胞及噬黑素细胞为主的轻度浸润（图 7.89、7.90）。可伴少量嗜酸性粒细胞浸润。

免疫组化显示真皮浸润细胞主要是 CD4$^{+}$ T 辅助细胞，表皮内最多的是 CD8$^{+}$ T 细胞[41，43-44]。可有许多组织细胞[45]。朗格汉斯细胞很少。角质形成细胞表达 HLA-DR 抗原。包括穿孔素在内的细胞融解酶及可溶性 TNF-α、IL-6 等细胞因子的联合作用，可能导致角质形成细胞死亡[18，39，45-47]。Fas 配体介导的细胞凋亡在细胞最终的坏死松解过程中起主要作用[4-5，18，39，45-47]。

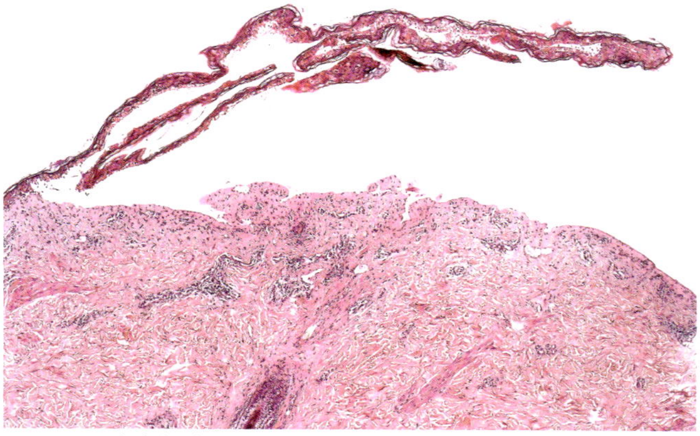

图 7.84 中毒性表皮坏死松解症：低倍镜下见表皮下水疱形成

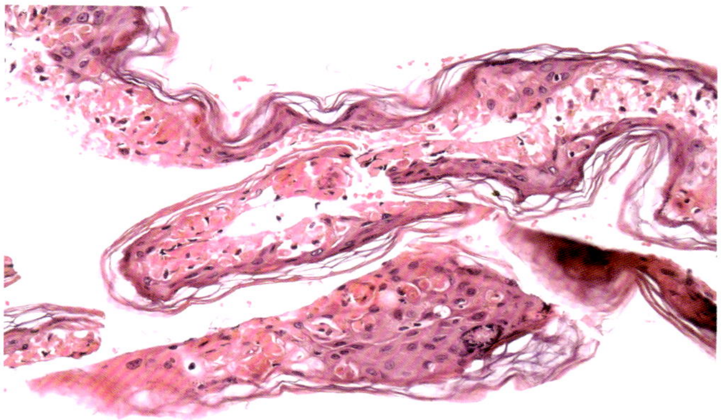

图 7.85 中毒性表皮坏死松解症：疱顶表皮完全坏死

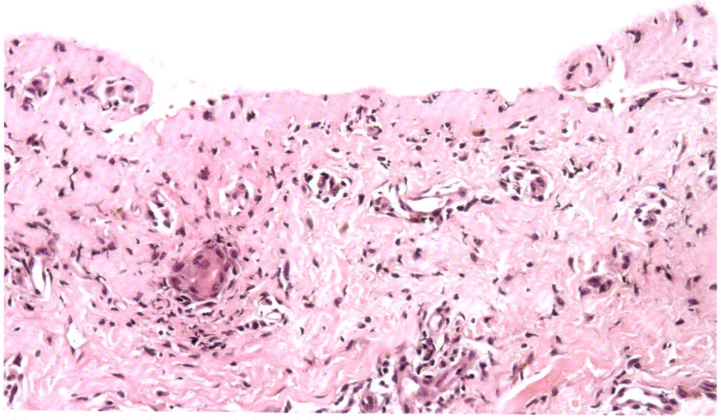

图 7.86 中毒性表皮坏死松解症：可见水疱基底，本例未见炎症细胞

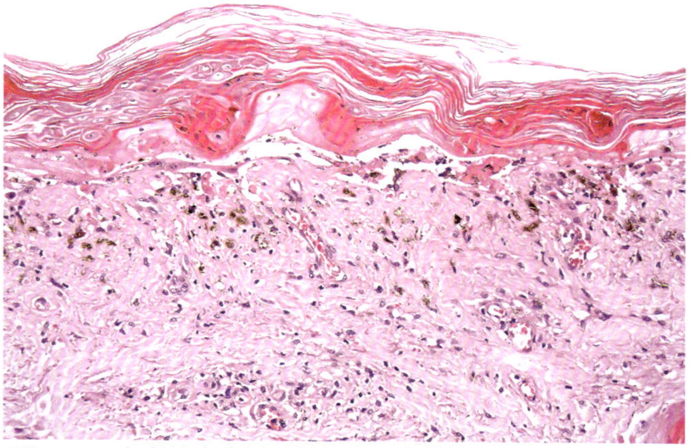

图 7.87 中毒性表皮坏死松解症：中倍镜下见疱顶全层坏死

## 鉴别诊断

葡萄球菌性烫伤样皮肤综合征是重要的鉴别诊断。该病组织学上可见角层下脓疱，不难鉴别。另外，其没有全层上皮的坏死。

中毒性表皮坏死松解症 /Stevens-Johnson 综合征

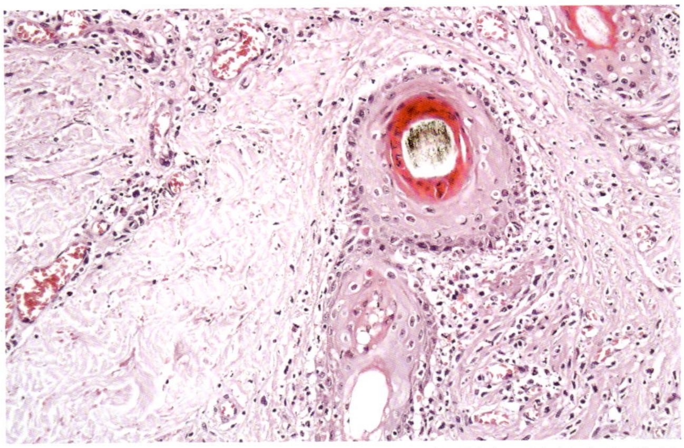

图 7.88 中毒性表皮坏死松解症：毛囊受累，见基底细胞液化变性及细胞凋亡

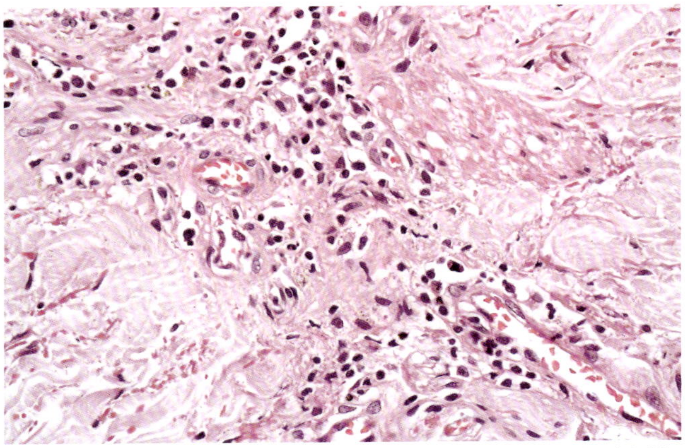

图 7.89 中毒性表皮坏死松解症：血管周围淋巴组织细胞浸润

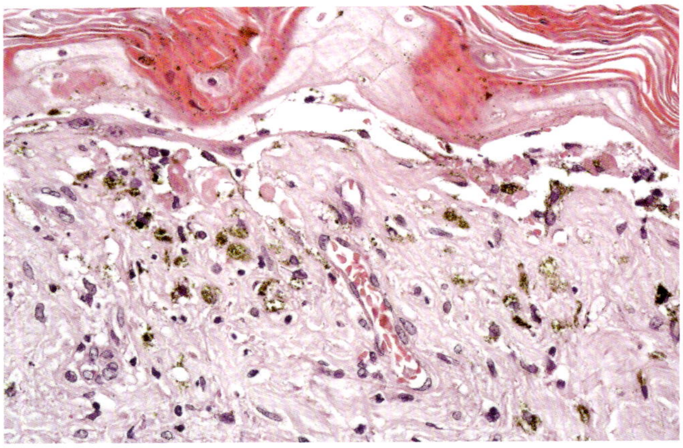

图 7.90 中毒性表皮坏死松解症：细胞凋亡及色素失禁

有时不易与严重的多形性红斑鉴别。以下病理改变更支持后者的诊断：明显的淋巴细胞外渗、表皮下层为主的细胞凋亡、真皮致密的苔藓样慢性炎症细胞浸润，且炎症浸润可沿着浅层及深层血管丛蔓延和明显的血管外红细胞[40, 48]。组织学的差异在一定程度上反映了两者病因的不同。感染诱发的病例具有更明显的炎症反应，而药物不良反应主要表现为表皮的改变[48]。在这里，有无嗜酸性粒细胞的浸润不能用来鉴别是药物还是感染相关的疾病[40]。

严重 GVHD 基础上出现的中毒性表皮坏死松解无法与由药物不良反应引起的病例鉴别。

## 副肿瘤性天疱疮

总体上副肿瘤性天疱疮（paraneoplastic pemphigus）具多形性红斑样的组织学特点。

## 皮肤异色症

皮肤异色症（poikiloderma；Gr. Poikilos，spotted，mottled，varied）为一种临床描述，是指皮肤轻度脱屑、萎缩、不同程度色素沉着及毛细血管扩张。在许多疾病中可见到皮肤异色改变，包括红斑狼疮、皮肌炎、大斑块型副银屑病、Civatte 皮肤异色病、先天性皮肤异色病、Bloom 综合征、Cockayne 综合征、先天性角化不良症和线粒体 DNA 综合征相关皮肤异色症。其组织学特点包括角化亢进、表皮萎缩、基底细胞液化变性、色素失禁、毛细血管扩张及真皮浅层不同程度的淋巴组织细胞浸润（图 7.91、7.92）。

## Civatte 皮肤异色病

Civatte 皮肤异色病（poikiloderma of Civatte；头颈部皮肤异色病、Derbyshire 颈）较常见，为光暴露部位分布的渐进性、不可逆的皮肤异色改变，皮疹主要分布于双侧面颈部和胸部"V"区（图 7.93）[1-4]。好发于中老年及绝经期的妇女。可能的病因包括激素作用、香水或香薰所致的光毒性作用或光敏反应[4-6]。近来还有家族性病例的报告[4]。

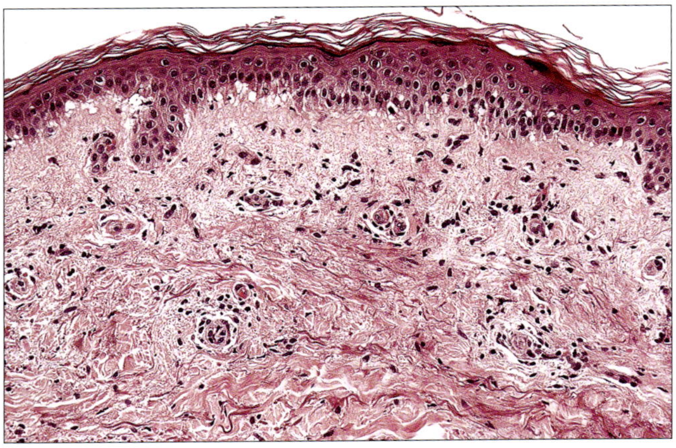

图 7.91 皮肤异色症：基底细胞液化变性，血管周围少许淋巴组织细胞浸润

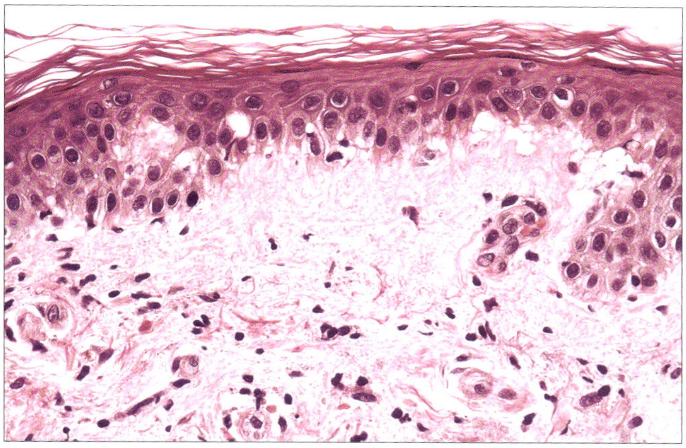

图 7.92 皮肤异色症：高倍镜下所见

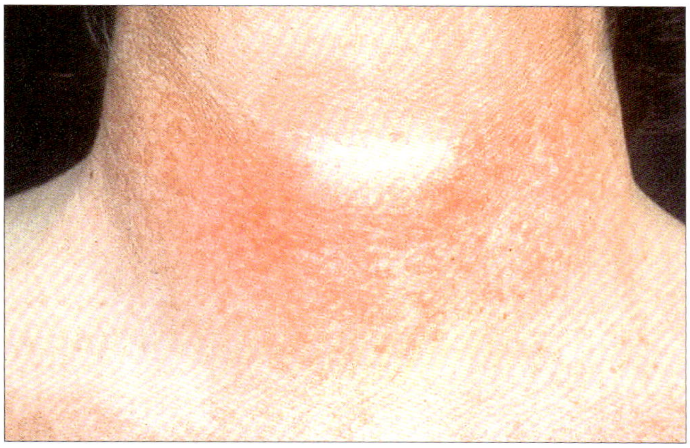

图 7.93 Civatte 皮肤异色病：典型部位的点状色素沉着（By courtesy of the Institute of Dermatology，London，UK.）

## 组织学特征

除了典型的皮肤异色症组织学改变外，常可见明显的日光弹力变性[3]。有时病变缺乏特征性。

# 线粒体 DNA 综合征相关皮肤异色症

光暴露区域皮肤异色症可见于多种线粒体 DNA 综合征，特别是 Pearson 综合征，患者还有发育停滞、胰腺外分泌功能不全、严重的肾小管功能紊乱及骨髓抑制等症[1]。线粒体 DNA 综合征的其他皮肤表现包括手足发绀、头发干枯易碎、白癜风、色素沉着及无汗[2-7]。

# Rothmund-Thomson 综合征

## 临床特征

这种少见的综合征见于亚洲人种、黑人及白人，常染色体隐性遗传。早先认为两性发病率相同，近来文献提示男性多见（男：女为 2∶1）[1-2]。通常出生后 3 ～ 6 个月发病，（因此称为“先天性皮肤异色病”），皮损最初出现在面部，最终可累及四肢及臀部，表现为网状红斑，有时呈大理石样（图 7.94 ～ 7.96）[2]。躯干及屈侧通常不受累[1]。患儿有光敏感，皮疹发生前常有光暴露史[3-4]。之后皮疹变为网状、线状或点灶状的萎缩[4]，并出现毛细血管扩张伴色素减退及色素沉着。皮肤异色表现最常见于光暴露部位[1]。

其他临床表现包括不同程度的秃发，特别是头发、眉毛、睫毛，多常见于女性，多达 80% 的患者会出现[1]。婴儿期可见胃肠道损害，包括慢性呕吐

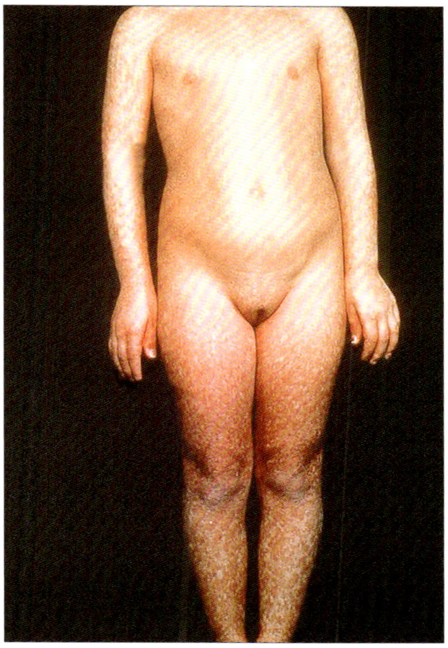

图 7.94 Rothmund-Thomson 综合征：以四肢受累为主的点状色素沉着（By courtesy of the Institute of Dermatology，London，UK.）

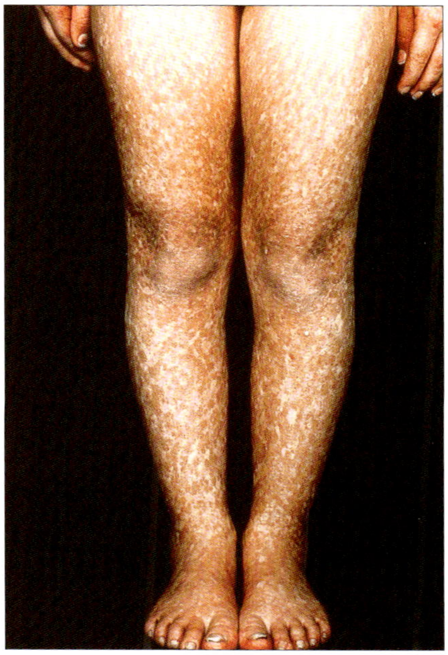

图 7.95 Rothmund-Thomson 综合征：双小腿对称皮疹（By courtesy of the Institute of Dermatology，London，UK.）

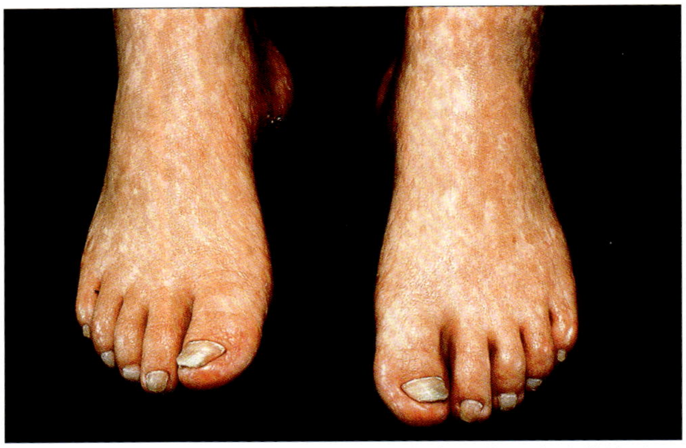

图 7.96 Rothmund-Thomson 综合征：色素沉着及皮肤萎缩（By courtesy of the Institute of Dermatology，London，UK.）

及腹泻[2]。青少年期常可见囊下性白内障（单侧或双侧）、骨骼发育异常（包括身材矮小、骨质减少、病理性骨折、关节脱位、不规则干骺端、异常骨小梁形成及膝盖骨点状骨化）[2]。手掌小及指趾短小很常见[5]。额骨隆起、鞍鼻和凸颌是特征性改变[1]。10% ～ 20% 的患者桡骨缺失或畸形，还可见叉状拇指或拇指缺失[1-2, 6]。患者可有甲营养不良、牙齿异常（特别是带龋洞的圆锥性齿）及生殖腺发育不全。有时在伸侧皮肤，特别是关节、足部及手部，可见角化亢进的疣状皮疹[6]。偶有智力迟钝的报告[1]。本病可发生皮肤鳞状细胞癌，极少数发生基底细胞癌[2, 4]。有发生鲍恩病的报告[7]。

内脏恶性肿瘤的发病率较高，特别是胫骨骨肉瘤及多中心性骨肉瘤（7% ～ 32%）[1-2, 8-10]。一例患者同时患十二指肠狭窄及环状胰腺[11]。患者寿命一般正常。

## 发病机制和组织学特征

有些患者与 *RECQL4* 基因的某一突变有关，该基因是 DNA 解旋酶家族的一员（见 Bloom 综合征）[9, 12-15]。细胞遗传学分析发现一部分患者有染色体镶嵌形象及 8 号染色体三体现象[2]。Rothmund-Thomson 综合征最根本的缺陷还不明确。多数研究无法证实患者对 UVA 或 UVB 异常敏感，但近来有研究发现培养的成纤维细胞经 UVB 及 UVC 照射后随机 DNA 合成减少[3, 16]。最近研究显示 *RECQL14* 对 UV 所致的 DNA 损伤有修复作用[17]。其他研究已经显示 *RECQL14* 参与 DNA 复制[18-20]。

该病缺乏特异性的检查，诊断主要根据皮肤异色样皮疹[15]。可对患者 *RECQL14* 基因进行突变筛查，并与该病的某些特征相结合来诊断，但是也有其他基因参与本病的发病[21]。

组织学特点包括角化亢进、表皮萎缩、基底细胞液化变性及毛细血管扩张。可有色素失禁，有时真皮浅层血管周围可见明显的慢性炎症细胞浸润，还可见到弹力组织碎裂及附属器的减少或缺失[1]。发生鳞状细胞癌者可见典型鳞癌改变。

头皮检查可发现没有皮质层的浅色毳毛[6]。

# Bloom 综合征

Bloom 综合征（Bloom's syndrome）是少见的染色体遗传性综合征（又称作先天性毛细血管扩张性红斑伴侏儒症），呈常染色体隐性遗传，特别见于东欧犹太人（Ashkenazim 德系犹太人）。如发生在非犹太人，患者父母多为近亲结婚。本病为单个位点的遗传同质性疾病，无任何明显的遗传异质性[1]。

## 临床特征

特征性的表现有小头畸形、长头畸形伴窄小“压缩”的面容、及发育障碍导致严重的侏儒[2-3]。红斑样皮疹及毛细血管扩张主要见于面部（特征性呈蝴蝶样分布），光照后皮疹加重（图 7.97）[4]。皮疹还可累及手背及前臂，婴儿期即出现皮疹具有代表性。常见的皮疹还有咖啡斑及色素减退[3]。有些患者有独特的高频、尖细的嗓音（被称作“米奇老鼠”）[5]。男性不育常见[3]。患者还可有注意力差、短期记忆及整合组织思维能力丧失[5]。

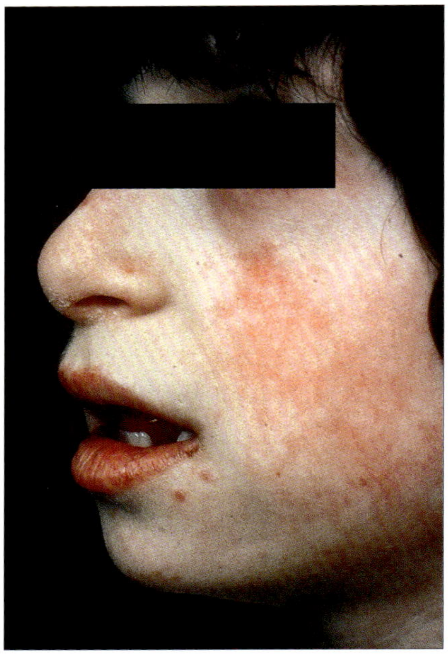

图 7.97 Bloom 综合征：典型的“压缩”样面容。面颊部见大理石样的红斑，下唇见结痂性皮疹（By courtesy of D. Atherton，MD，Institute of Dermatology and Children's Hospital at Great Ormond Street，London，UK.）

本病有染色体异常的遗传倾向，特别是同源染色体的交换。各种恶性肿瘤发生率高，特别是急性白细胞、非霍奇金淋巴瘤、结肠癌、乳腺癌及皮肤鳞状细胞癌。患者易发生多发原发肿瘤，常在早年发生（30岁）。因此，患者常于30岁死于肿瘤[4, 6]。患者还可有免疫缺陷（IgG、IgA、IgM减少），因此儿童期感染、肺部感染及慢性肺病的发病危险高于常人[5, 7]。糖尿病的发病率也较高[8]。

## 发病机制和组织学特征

致病基因 *BLM*，位于15q21.3，为RecQ解旋酶蛋白家族的一员，负责DNA及RNA螺旋的松解[9-15]。已证实它是BRCA1相关基因组监视复合物的代表基因，后者突变见于遗传性乳腺癌家族患者[16]。相应蛋白质为3′-5′ DNA解旋酶，特别是参与有丝分裂过程中同源染色体的分离[12, 17]。DNA解旋酶在遗传重组、转录、DNA复制及修复过程中起重要作用[15]。*BLM* 基因的突变导致基因组不稳定。Bloom综合征伴有烷基化敏感性增高、染色体自发断裂增多、染色体间交换增多（包括同源染色体交换，6～10倍）、体细胞突变频率增高及复制叉延伸速度下降[4, 11]。突变种类包括错义、无义、移码及基因组缺失，多数导致翻译提前终止，产生有缺陷的Bloom综合征蛋白，且功能受损[14]。已证实包括DNA连接酶I在内的多种核酶有缺陷[18]。在许多髓样白血病患者中发现7号染色体单体或7号染色体长臂缺失[19]。已有小鼠模型可复制包括造血系统恶性肿瘤在内的多种疾病表现[20]。

组织学改变类似红斑狼疮，可见表皮萎缩、基底细胞液化变性、胶样小体形成、真皮浅层淋巴组织细胞浸润及明显的血管扩张。

# Cockayne 综合征

Cockayne综合征（Cockayne's syndrome）是极罕见的常染色体隐性遗传病，男性多见（男：女为4：1），已报告的多数病例有大不列颠血统。为多系统疾病伴早老现象，主要侵犯皮肤、牙齿、眼睛、骨骼及中枢神经系统[1]。

## 临床特征

患儿出生时看似正常，早期病变不明显。常常2岁时开始出现光敏感，颧部出现“蝶形”皮疹（如同红斑狼疮），随时间推移，出现瘢痕及色素沉着。此外，可见凸颌、眼凹、皮下脂肪消失及鼻萎缩（“钩状”鼻），使患儿呈现早老样或鸟头样相貌（图7.98）[2-4]。毛发纤细及无汗明显[1]。

眼部损害包括角膜混浊、白内障、视网膜变性及视萎缩导致的失明[1]。眼底的“盐及胡椒粉样”色素沉着具有特征性[2]。

患者常有进行性神经性耳聋[1]。可有侏儒、四肢长而不成比例、手足大[2]。小头畸形常见，放射学检查显示颅骨增厚。常伴脊柱后凸、关节强直、及屈曲痉挛，牙齿异常包括错位咬合及龋齿。中枢神经系统损害包括小头畸形、正常压力脑积水、智力低下、共济失调、舞蹈样手足徐动症、痉挛状态、肌阵挛和步态失调[1-2, 5]。肾功能不全常见[6]。

患者感染发病率较高，常在30岁以内死亡。

文献报告过一种少见的严重类型，患者发病早、快速死亡、伴胸腺嘧啶二聚体修复异常（因此表现为与着色性干皮病重叠）[5, 7]。

目前可以对Cockayne综合征进行产前诊断[8]。

## 发病机制和组织学特征

已克隆出2个Cockayne综合征的致病基因（*CSA* 及 *CSB*），大部分病例是 *CSB* 突变引起[9-11]。*CSA* 编码1个WD（色氨酸-门冬氨酸）蛋白，该蛋白与包括p44蛋白在内的多种蛋白质相互作用，p44蛋白是转录/DNA修复因子IIH（TFIIH）的一个亚基[12]。*CSB* 属于酵母SNF2/SW12蛋白家族，后者在基因转录活化过程中起重要作用[12]。与CSA不同，CSB没

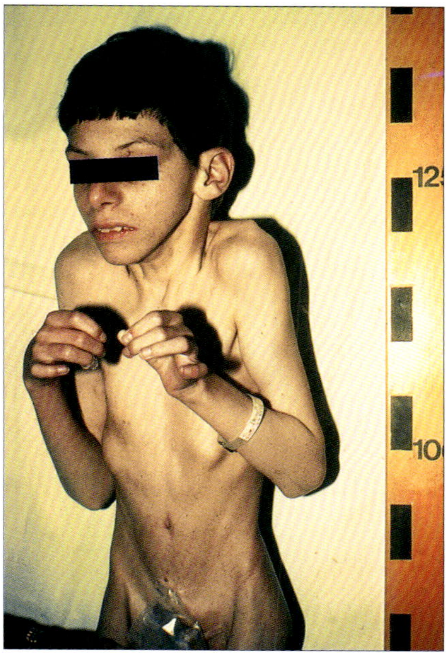

图 7.98 Cockayne综合征：大耳、凸颌、“钩状”鼻及屈曲痉挛（By courtesy of D. Atherton, MD, Institute of Dermatology and Children's Hospital at Great Ormond Street, London, UK.）

有解旋酶活性。CSB蛋白与CSA蛋白及剪切修复酶XPG相互作用。它在缺氧损伤及染色质结构的应答中也起作用[11]。已建立起本病的小鼠模型[13]。

患者DNA剪切/修复机制受损、对紫外线照射反应敏感、紫外线照射后不能启动正常水平的DNA和RNA合成[14-17]。其确切的缺陷在于无法修复转录活性基因的突变，而非总体上的剪切/修复机制[18-19]。细胞融合研究可确认5个互补组：CSA、CSB、XPB、XPD及XPG[5, 11]。XPB、XPD及XPG组不同于CSA及CSB组，前者皮肤癌发生率升高[12]。Cockayne综合征患者可伴有毛发硫营养不良[20]。

颧部皮疹活检可见表皮萎缩伴基底细胞液化变性。真皮浅层见慢性炎症细胞浸润。

脑部损害可见脑白质缺失、小脑皮层萎缩、脑水肿和广泛的钙化[5, 21]。组织学上可见脱髓鞘、神经胶质增多。还可见载铁神经元、神经纤维缠结、及巨大、怪异星形胶质细胞[21-22]。严重的动脉粥样硬化偶尔可导致卒中[21]。

肾由于明显的基底膜（Ⅳ型）胶原沉积，而导致肾小球硬化，伴有肾小管萎缩及间质纤维化[6]。

## 先天性角化不良症

### 临床特征

先天性角化不良症（dyskeratosis congenita）是少见的重要的系统性疾病，预后差、死亡率高。主要发生在男性（男：女为6：1），多为X连锁隐性遗传，但也有常染色体显性遗传及常染色体隐性遗传的不同遗传类型[1-5]。该病主要表现为三联征：皮肤色素沉着，甲及黏膜异常。恶性肿瘤发生率增高，包括血液系统肿瘤及实体肿瘤[1-2, 6]。

皮肤改变为广泛的网状色素沉着伴皮肤异色症样改变，最初主要集中在面部、颈部及上胸部“V”区，但逐渐泛发（图7.99）[1, 4]。儿童期出现甲营养不良，并常脱落（图7.100）。掌跖角化伴多汗、泪溢、牙齿早落、龋齿、生长发育不良、头发稀疏、大疱性皮疹、泪管狭窄及智力低下[1-3, 7]。肺纤维化导致弥散容积下降[2]。

主要累及口腔及肛门的白斑为重要并发症，这些癌前病变极易发展为鳞状细胞癌[2, 5]。尿道及阴道也可受累。血液学改变包括血小板减少、再生障碍性贫血、全血细胞减少、骨髓发育不良及急性髓样白血病[7-9]。

感染并发再生障碍性贫血、恶性肿瘤及肺部并发

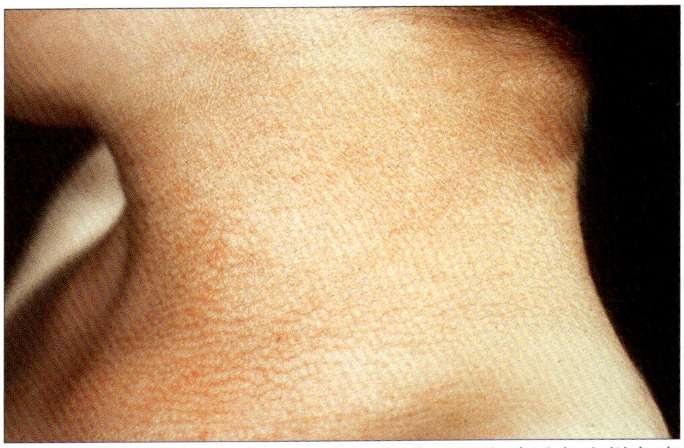

图7.99 先天性角化不良症：颈部见典型的皮肤异色症样色素沉着（By courtesy of D. Atherton，MD，Institute of Dermatology and Children's Hospital at Great Ormond Street，London，UK.）

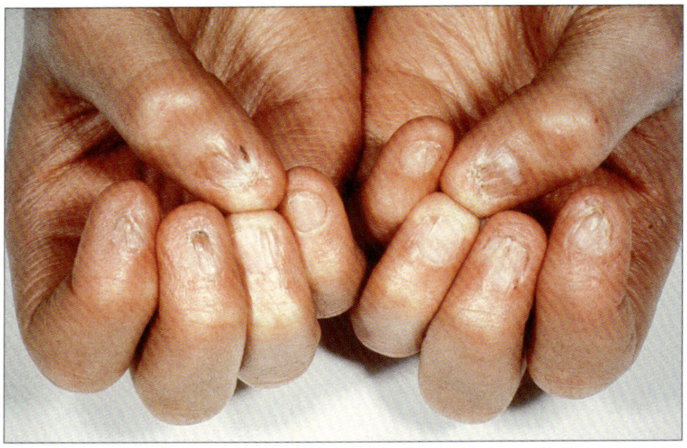

图7.100 先天性角化不良症：见甲营养不良、周围皮肤明显萎缩（By courtesy of D. Atherton，MD，Institute of Dermatology and Children's Hospital at Great Ormond Street，London，UK.）

症是影响先天性角化不良症预后的主要原因[2, 10]。

X连锁遗传的男性患者病情最重。常染色体遗传者病情有一定程度变异，患者症状可能很轻微，寿命可正常[2]。

### 发病机制和组织学特征

基于遗传方式，导致涉及端粒功能的基因突变是本病特征[6]。定位于Xq28的*DKC1*基因突变导致了X连锁隐性遗传的先天性角化不良症[11]。主要为错义突变，导致dyskerin的单个氨基酸的改变，dyskerin是核仁蛋白质，被认为负责核糖体RNA特异位点的假尿苷化。同时，本病与端粒功能相关的*TERC*、*TERT*、*NOP10*和*NHP2*基因的突变有关[12-13]。但并非所有病例都与遗传相关。患者染色体高度不稳定、极易发生重组[2, 14]。端粒酶活性缺陷及由此导致的干细胞更新或增殖活性障碍可能是引起先天性角化不良症的原因[4, 15]。患者的端粒在早年就明显缩

短为这一理论提供了证据[6，16]。

近来发现常染色体显性遗传者与端粒酶 TERC 及端粒酶酵素 TERT 的 RNA 成分突变有关，上述两种成分都是端粒保护复合体 TIN2 的组成部分[4，6]。

常染色体隐性遗传的患者与调节端粒酶的 *NOP10/NHP2* 基因的突变有关[6]。

色素沉着处皮疹的组织学没有特征性，只有色素失禁的改变。

黏膜损害取材可见上皮增厚、伴或不伴增生异常。晚期病例应注意有无鳞状细胞癌。

# 移植物抗宿主病

## 临床特征

移植物抗宿主病（graft-versus-host disease，GVHD）为器官移植后的复杂的多系统的并发症，通常见于骨髓移植患者，主要侵犯皮肤、肠道及肝。在移植受者免疫功能抑制的条件下，当供者免疫功能正常的 T 淋巴细胞活化并增殖、对受者主要组织相容性复合物（MHC，对于供者来说，是组织不相容性抗原）发生反应时，即产生 GVHD[1-9]。在同胞兄弟姐妹作为移植供者的情况下，HLA Ⅰ类抗原相同，HLA Ⅱ类抗原（HLA-DR、DP 及 DQ）及次要组织相容性抗原就具有主要致病意义[1-2]。经过移植前的放疗或化疗，这些 HLA 抗原在受者上皮细胞表面表达，因此供者淋巴细胞的免疫反应主要针对皮肤、肝及肠道[1，10-11]。

本病为同种异体骨髓移植的严重并发症，发病率及死亡率均非常高[12]。GVHD 也可发生在实体器官移植后、严重免疫抑制的患者输注未经辐射的全血或血制品后或经胎盘输入母亲淋巴细胞的免疫缺陷的胎儿[13-15]。

供者 T 淋巴细胞介导的针对受者的免疫反应所产生的结果，就是 GVHD 的临床表现。成功的骨髓移植依赖于 ABO 血型系统及组织相容性抗原（histocompatibility antigens，HLA）的相容性。组织相容性位点 D（HLA Ⅱ类）特别重要，在 D 位点相同、A 位点及 B 位点不同的情况下，移植可成功。但 GVHD 的发生并不完全取决于 HLA 的不相容性，在 A、B 及 D 位点均相同的情况下，仍有 35% 的病例发生 GVHD，提示次要组织相容性抗原（minor histocompatibility antigens，miH）在发病中有一定重要性[2，16]。

急性 GVHD 的发生可能是 HLA 配型不合、性别不合、患者年龄大、存在感染的结果[7]。皮肤是 GVHD 的主要靶器官，也是首先受累的器官之一，肝脏及胃肠道也会受累[9，17]。临床表现包括倦怠、恶心、呕吐、腹泻、吸收障碍及肝功能异常。此外，GVHD 患者机会性感染率增高，这也是本病高死亡率的一个重要原因。

既往根据移植后的发病时间，GVHD 分为：

- 急性 GVHD，发生在移植后 3 个月以内（多数发生在移植后 2～6 周）[2，17-19]。
- 慢性 GVHD，发生在移植 3 个月后。

但移植方法的改变导致出现了延迟的，甚至不典型的表现。2005 年，NIH 在临床试验标准的共识发展项目中提出新的慢性 GVHD 诊断标准来规范诊断，并对新的 GVHD 临床表现做出了说明，将其分为以下四组[17，19-21]：

- 经典急性 GVHD：在 HCT 后或输注供者白细胞后 100 天内出现急性 GVHD。
- 持久的、复发的或迟发的急性 GVHD：移植后 100 天以上出现急性 GVHD，没有慢性 GVHD 的症状。
- 经典慢性 GVHD：不管移植后的发病时间，只有慢性 GVHD 临床表现，而没有急性 GVHD 临床表现。
- 重叠综合征：不管移植后的发病时间，同时有急性和慢性 GVHD 临床表现。

经典急性和慢性 GVHD 的典型特征见下文。而其他两类表现相似，只是由移植后的发病时间不同。

### 急性 GVHD

6%～90% 骨髓移植患者发生急性 GVHD[22]。发病率主要与 HLA 配型不合、患者年龄及所用的调节方案有关[1-2]。其他重要危险因素包括性别不合，如供者是女性（尤其是经产妇女），而受者是男性及移植前进行放疗和（或）高剂量化疗、移植前输血、移植前脾切除、病毒感染及免疫功能抑制不足[2]。

表现为突然出现的发热及倦怠，皮疹迅速出现，包括面部红斑、及泛发的麻疹样斑丘疹，并可累及掌跖，具有特征性（图 7.101、7.102）。也可累及黏膜（图 7.103）。皮疹好发于上半身及项部，耳部及肩部也是好发部位[1，7，18-19]。有时可伴随出现扁平苔藓样皮疹。其他皮肤表现包括紫癜、瘀斑、脱屑及毛囊炎样损害[7，19]。

严重者出现红皮病，甚至中毒性表皮坏死松解症样反应。后者预后差，可能是药物反应，也可能是急性 GVHD 本身的表现。通常大面积皮肤受累，伴黏

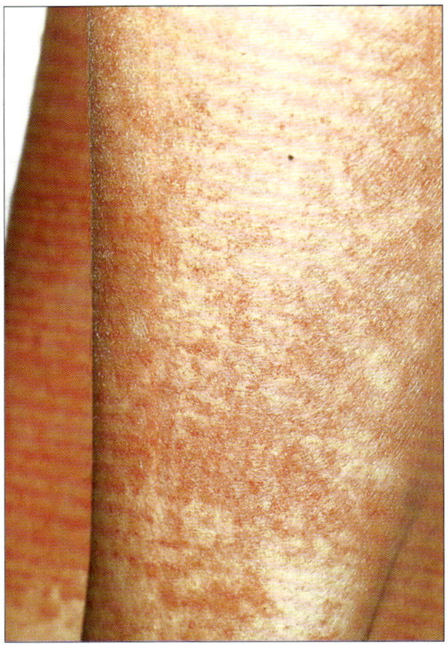

**图 7.101** 急性移植物抗宿主病：胸部及上肢见广泛分布的红斑、纤细的毛细血管扩张及轻度脱屑（By courtesy of R. Touraine，MD，Hôpital Henri Mondor，Paris，France.）

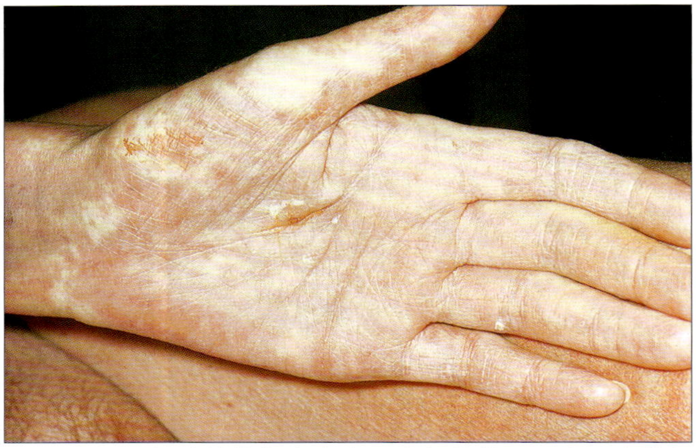

**图 7.102** 急性移植物抗宿主病：掌部的鲜红斑疹具有特征性（By courtesy of R. Touraine，MD，Hôpital Henri Mondor，Paris，France.）

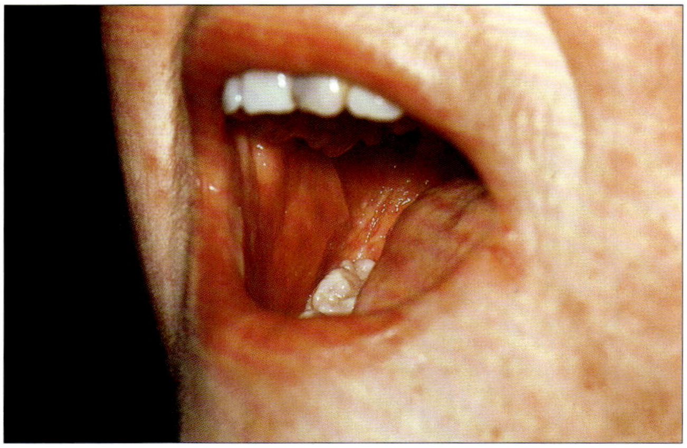

**图 7.103** 急性移植物抗宿主病：颊黏膜糜烂（By courtesy of R. Touraine，MD，Hôpital Henri Mondor，Paris，France.）

膜损害及严重的肝和胃肠道损害[23-24]。死亡率非常高（50% 或更高，尤其是未经治疗的），与皮疹的严重程度及治疗效果有关[12，25]。存活的患者，皮疹可完全消退，也可逐渐演变为慢性 GVHD 样损害。从临床及组织学上，很难鉴别急性 GVHD、病毒感染及药物的细胞毒性 / 不良反应。

急性 GVHD 临床表现可分为以下 4 期[1-2，17-18]：

- Ⅰ期：斑丘疹样损害达体表面积 25%。胆红素 2 ～ 3 mg/dl，腹泻量超过 500 ml/d。
- Ⅱ期：斑丘疹样红斑达体表面积 25% ～ 50%。胆红素 3 ～ 6 mg/dl，腹泻量超过 1000 ml/d。
- Ⅲ期：泛发的红皮病。胆红素 6 ～ 15 mg/dl，腹泻量超过 1500 ml/d。
- Ⅳ期：中毒性表皮坏死松解症。胆红素大于等于 15 mg/dl，腹泻量超过 1500 ml/d。

## 慢性 GVHD

10% 的同种异体骨髓移植患者可出现慢性 GVHD，长期存活的患者中的发生率是 30% ～ 70%[26]。可累及皮肤、眼、口腔、食管、肝、生殖系统、肌肉及外周和中枢神经系统[7]。实际上所有慢性 GVHD 患者均有皮肤表现，90% 患者有口腔损害[2]。30% 的患者发病之前没有发生急性 GVHD，而 32% 的患者从急性 GVHD 缓慢发展而来[2]。36% 患者在急性 GVHD 消退后，经过一段静止期后才发生慢性 GVHD[2]。慢性 GVHD 可表现为扁平苔藓样发疹、皮肤异色症样改变和硬皮病样改变[27-29]。少见的病例还有盘状红斑狼疮样损害。有表现为多发性肌炎及筋膜炎的报告[30-32]。另外，特别是在疾病早期，可出现多种轻微的临床表现，如皮肤干燥，鱼鳞病，毛孔粗大，糠疹样、湿疹样、银屑病样皮损，类似荨麻疹或离心性环状红斑的环状皮损，麻疹样丘疹鳞屑性皮疹，甚至红皮病[33]。发生慢性 GVHD 的危险因素包括急性 GVHD 的病史、高龄、性别不合（如供者是女性，特别是经产妇女，而受者是男性）、及非 T 细胞减除的骨髓移植方法[2，34]。

慢性 GVHD 早期典型皮疹为苔藓样，晚期为硬皮病样，在有些患者，这两种皮损可同时出现[2]。紫外线照射、创伤、带状疱疹病毒或包柔螺旋体感染可促使慢性 GVHD 发生[2]。

慢性 GVHD 早期常是典型的苔藓样皮疹，为红色或紫色多角形丘疹，表面有 Wickham 纹（图 7.104）。眼眶周围、耳部及掌跖为好发部位[2]。口腔黏膜损害包括典型的网状白色条纹，可形成溃疡（图 7.105 ～ 7.107）。颊部、舌、上颚及唇部为好发部位[2]。常有干燥综合征表现。可见甲松离、瘢痕性秃发。有时皮疹缺乏特征性，表现为慢性脱屑性皮炎或毛囊过度角化。有时出现前面提到的轻微皮肤表

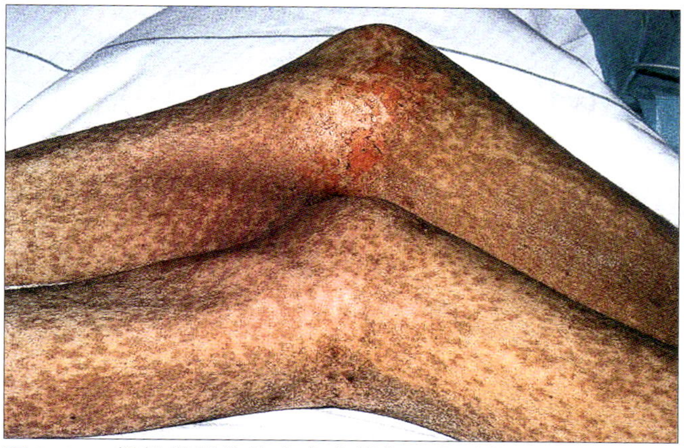

图 7.104　慢性移植物抗宿主病早期：广泛的、几乎融合的、色素沉着性苔藓样丘疹。伴有表皮糜烂，类似于中毒性表皮坏死松解症（Lyell 综合征）的表现（By courtesy of R. Touraine, MD, Hôpital Henri Mondor, Paris, France.）

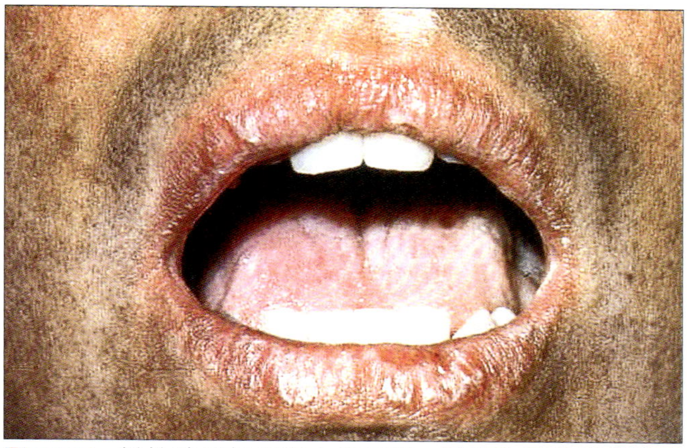

图 7.105　慢性移植物抗宿主病早期：唇部弥漫的苔藓样改变（By courtesy of R. Touraine, MD, Hôpital Henri Mondor, Paris, France.）

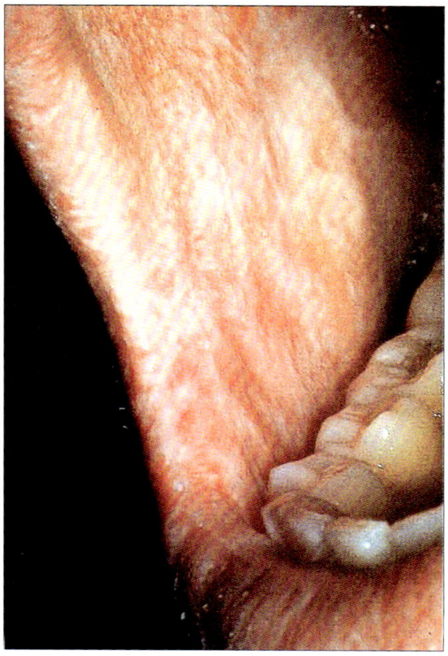

图 7.106　慢性移植物抗宿主病早期：颊黏膜明显的网状白纹（By courtesy of R. Touraine, MD, Hôpital Henri Mondor, Paris, France.）

现如皮肤干燥[33]。

典型的慢性 GVHD 晚期表现为硬皮病样，发生在移植后 8 ～ 18 个月（图 7.108 ～ 7.110）。在皮肤异色症样改变后出现萎缩及硬化[30]。最终表现类似于硬斑病或系统性硬化症。可伴慢性溃疡，特别是发

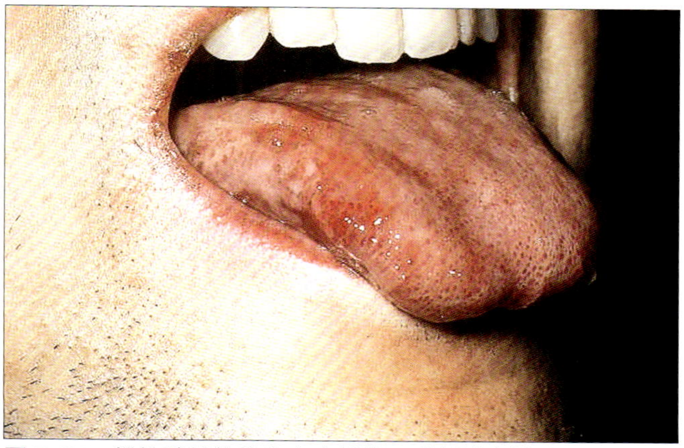

图 7.107　慢性移植物抗宿主病早期：舌部见糜烂（By courtesy of R. Touraine, MD, Hôpital Henri Mondor, Paris, France.）

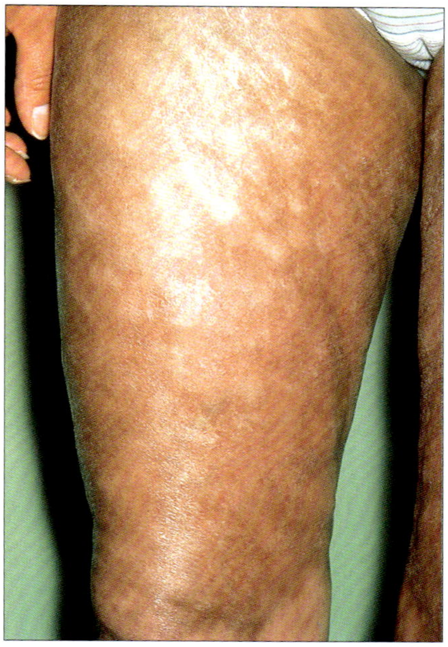

图 7.108　慢性移植物抗宿主病晚期：肢体弥漫色素沉着及硬化（By courtesy of R. Touraine, MD, Hôpital Henri Mondor, Paris, France.）

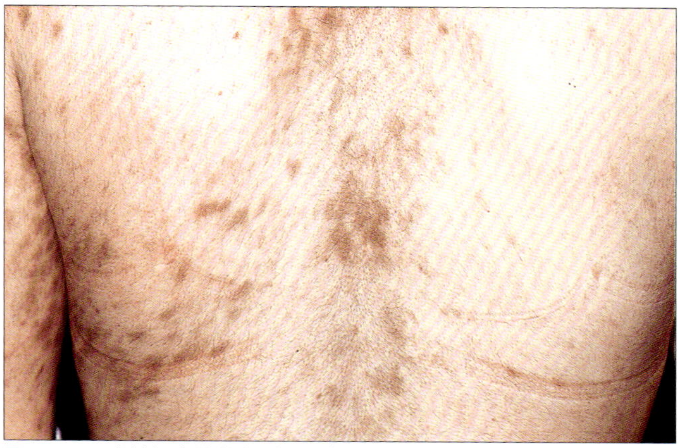

图 7.109　慢性移植物抗宿主病晚期：背部色素沉着性硬化性斑块（By courtesy of R. Touraine, MD, Hôpital Henri Mondor, Paris, France.）

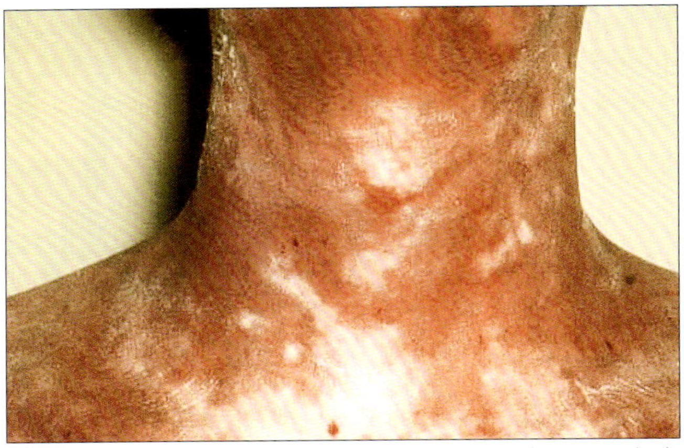

图 7.110 慢性移植物抗宿主病晚期：斑状色素减退及色素沉着，伴弥漫萎缩及脱屑（By courtesy of R. Touraine，MD，Hôpital Henri Mondor，Paris，France.）

生在受压部位常难以控制。偶可形成水疱、大疱。偶有发展为皮肤鳞状细胞癌的报告[31-32]。

慢性 GVHD 死亡率高达 40%，死亡原因包括感染、恶液质及肝衰竭[2]。

系统表现包括慢性肝炎、腹泻伴吸收不良、阻塞性支气管炎、周围神经嵌压症及多发性肌炎[2]。机会性感染也很常见。

## 发病机制和组织学特征

GVHD 的发生是供者 T 淋巴细胞（$CD4^+$细胞与 MHC Ⅱ类抗原作用，$CD8^+$细胞与 HLA Ⅰ类抗原作用）与包括 IL-1、TNF-α、IFN-γ 及 GM-CSF 在内的细胞因子共同作用的结果[1-2，11，35-43]。宿主免疫抑制、移植前诱导治疗造成的组织损伤及供者淋巴细胞增殖活化而造成的宿主易感组织的损伤及死亡，这些因素的复杂相互作用导致急性 GVHD 发生[1]。

淋巴细胞可能为 $CD4^+$或 $CD8^+$ T 细胞，通常混合存在。$CD4^+$ T 细胞中既有 Th1 细胞也有 Th2 细胞。Th1 细胞产生 IL-2 及 IFN-γ，促进 GVHD 发生，Th2 细胞产生 IL-4、IL-6 和 IL-10，可能有保护作用，但还有争议[44]。在疾病发生过程中自然杀伤细胞（natural killer cells，NK 细胞）的作用可能也很重要，但是否存在还有争议[45]。疾病过程中没有 B 细胞参与。诱导性化疗或放疗后活化的角质形成细胞产生 TNF-α 及 IL-1，并表达 ICAM-1 及 HLA-DR[46]，这可能增加了供者 T 细胞对组织不相容性 MHC 抗原的识别[1]。真皮浅层血管内皮细胞表达选择素 E、整合素 $\alpha_4\beta_1$、整合素 $\alpha_1\beta_2$、ICAM-1、血小板内皮细胞黏附分子 1（platelet endothelial cell adhesion molecule-1，PECAM-1）及血管细胞黏附分子 1（vascular cell adhesion molecule-1，VCAM-1），后者介导淋巴细胞黏附至内皮、促进对 MHC 分子的识别、活化及反应[1，47-49]。细胞损伤及死亡可能是细胞毒性 T 细胞与可能存在的 NK 细胞介导的细胞毒性反应，及细胞因子联合的作用。前者包括穿孔素及颗粒酶 B 介导的细胞溶解作用，及经 Fas-Fas 配体途径的细胞凋亡[50-51]。在细胞毒性反应中，IL-1、IL-2、IL-6 及 TNF-α 可能起重要作用[1]。血清 TNF-α 水平升高与 GVHD 相关，而抗 TNF-α 抗体或其受体的抗体具有保护性[1，52-54]。近年来认为调节性 T 细胞（Treg）可能在 GVHD 的发病中有作用。GVHD 患者 Treg 水平下降，其作用尚有待于阐明[17]。也有研究认为 B 细胞在 GVHD 起作用[55]。

多达 39% 的急性 GVHD 患者可见表皮-真皮交界面及浅层血管周围 IgM、C3 沉积，提示体液免疫在 GVHD 发病中有一定意义[56]。

慢性 GVHD 发生与许多因素有关，包括供者 T 细胞的抗宿主组织活性及自身免疫的发生[2，57]。浸润细胞主要包括 $CD8^+$ T 细胞，一般没有 NK 细胞[2]。与急性 GVHD 一样，TNF-α 及 IL-1 为主要起作用的细胞因子[2]。

急性 GVHD 皮疹组织学特点为灶状或弥漫的基底细胞液化变性（图 7.111 ～ 7.114）[58]。表皮各层可见凋亡细胞及角化不良细胞，周围伴淋巴细胞（卫星状细胞坏死），这是特征性表现[17，59-60]。单个胶样小体常见。可见不同程度淋巴细胞外渗，可有海绵水肿。有时表皮-真皮交界面形成微水疱。毛囊受累常见，隆突部损害具特征性[61-60]。朗格汉斯细胞数目常减少。血管改变包括内皮细胞肿胀及脱落，管内及管周淋巴细胞浸润。可有血管增生、血管周围水肿及核尘、及肥大细胞浸润[62-63]。有时可见嗜酸性粒细胞，这一发现并不一定表明是药物反应。因此 GVHD

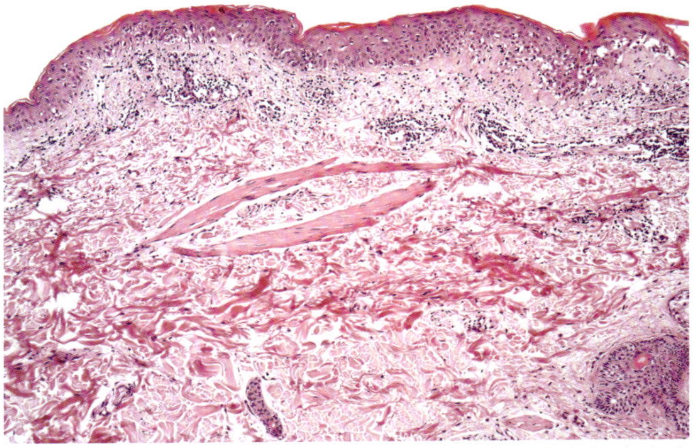

图 7.111 急性移植物抗宿主病：进展期皮疹见基底细胞液化变性及散在的角质形成细胞凋亡。真皮见血管扩张及血管周围轻度慢性炎症细胞浸润

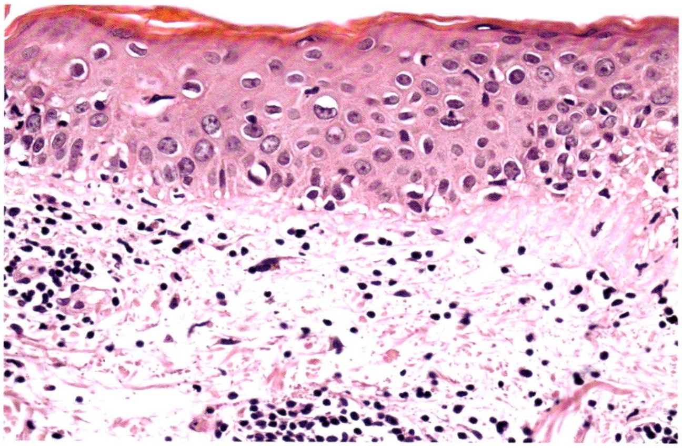

图 7.112 急性移植物抗宿主病：高倍镜下见基底细胞液化变性。诊断完全依靠临床病史

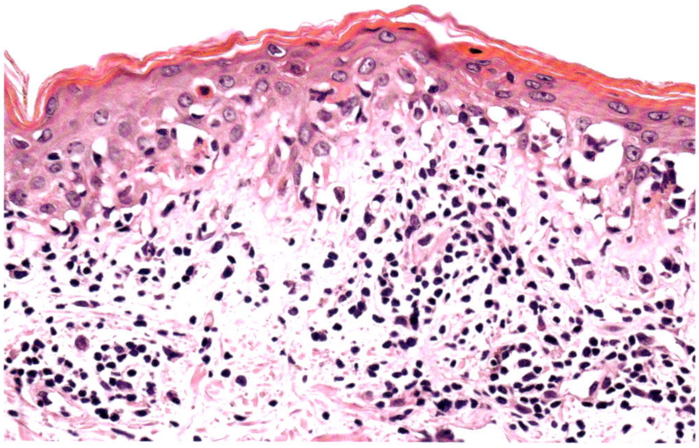

图 7.113 急性移植物抗宿主病：高倍镜下见角化不全、基底细胞液化变性及细胞凋亡

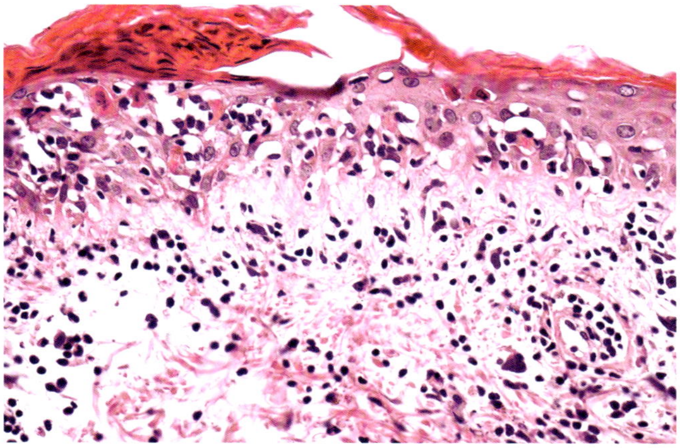

图 7.114 急性移植物抗宿主病：高倍镜下见角化不全、细胞凋亡及卫星状细胞坏死

的组织学表现多样，缺乏特征性[12，19]。

中毒性表皮坏死松解症样皮疹可见严重的表皮坏死伴表皮下水疱形成。小汗腺受累常见[64-65]。可见汗孔开口角栓形成、导管细胞变性及增殖[65]。表皮基底细胞液化变性、淋巴细胞浸润及细胞凋亡。毛囊受累并不少见[66]。急性 GVHD 组织学上可分 4 期，预后不同（表 7.1）[66-68]。

表 7.1 急性移植物抗宿主病分级

| 分级 | 特点 |
|---|---|
| Ⅰ | 基底细胞灶状或弥漫空泡变性 |
| Ⅱ | 基底细胞空泡变性、表皮海绵水肿及角化不良细胞 |
| Ⅲ | 表皮下裂隙形成，伴角化不良及海绵水肿 |
| Ⅳ | 表皮完全缺失 |
| Reproduced with permission from Lerner et al.（1974）Transplantation Proceedings，6，367-371. | |

慢性 GVHD 组织学呈典型的苔藓样皮炎改变，有时与特发性扁平苔藓难以鉴别（图 7.115）。其特点为角化过度，颗粒层增厚，棘细胞层不规则增生，基底细胞空泡变性，形成胶样小体，色素失禁及表皮-真皮交界处淋巴组织细胞带状浸润。与特发性扁平苔藓不同，慢性 GVHD 早期即可出现灶状角质形成细胞坏死，炎症细胞中可见浆细胞和嗜酸性粒细胞。有时可见小汗腺导管鳞状化生[60，65]。

慢性 GVHD 晚期组织学表现包括表皮萎缩、皮突变平，真皮浅深层瘢痕化、皮肤附属器减少、消失（图 7.116），呈硬皮病样表现，类似嗜酸性筋膜炎，脂膜炎，硬斑病和硬化萎缩性苔藓的改变[60，69-70]。慢性 GVHD 早期可见基底细胞液化变性、胶样小体形成及慢性炎症细胞浸润，这些表现也可不明显。有时可见真皮黏蛋白沉积[71]。

肝脏改变包括胆管不典型增生伴坏死，门静脉周围炎症，灶状肝细胞坏死及胆汁淤积[9]。胃肠道表现为单个腺上皮细胞坏死，伴轻度慢性炎症[60，72-73]。

## 鉴别诊断

细胞毒性药物如环磷酰胺，及放疗可诱发急性

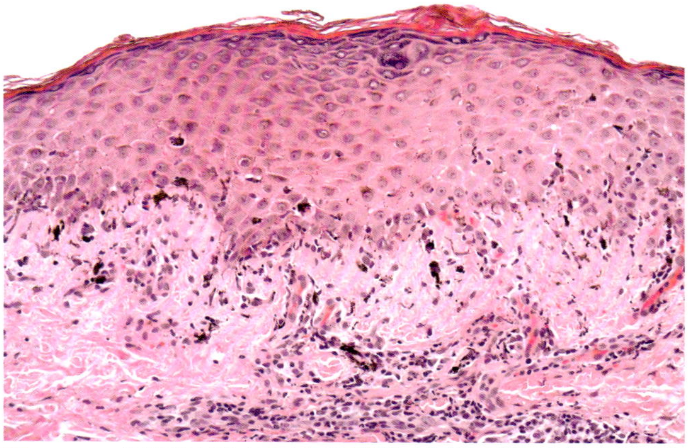

图 7.115 慢性移植物抗宿主病早期：角化过度、颗粒层增厚、不规则棘层肥厚及基底细胞液化变性，类似于扁平苔藓

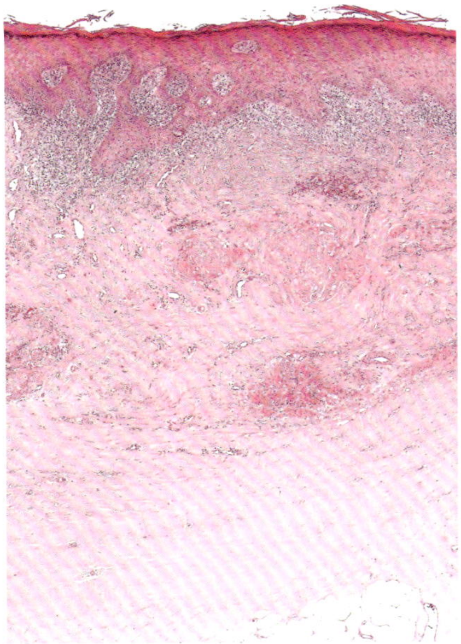

图 7.116 慢性移植物抗宿主病晚期：表皮变平，真皮致密纤维化，伴皮下脂肪萎缩，皮肤附属器明显减少。无法与硬皮病鉴别

GVHD 表现。病毒感染及药物不良反应（如抗生素）也应予以鉴别。尽管明显的嗜酸性粒细胞浸润在一定程度上提示药物不良反应，但事实上药物不良反应与急性 GVHD 间没有真正的可鉴别特点[74]。总而言之，通过皮肤活检来鉴别 GVHD、药物反应、化疗反应、及病毒感染并不可行。

急性 GVHD 有时不易与多形性红斑鉴别，严重病例不易与中毒性表皮坏死松解症鉴别。近来发现 GVHD 患者角质层胆色素沉积可能是一个鉴别诊断线索[75]。

慢性 GVHD 早期组织学改变可能不易与扁平苔藓鉴别，但本病真皮炎症细胞浸润一般不如扁平苔藓明显，有时可见浆细胞及嗜酸性粒细胞，如有卫星状细胞坏死则支持慢性 GVHD 诊断。

在没有临床资料的情况下，从病理上通常不可能鉴别慢性 GVHD 晚期及硬斑病或系统性硬化症。

淋巴细胞恢复期皮疹的组织学改变与急性 GVHD 无法鉴别。急性 GVHD 应与移植物综合征进行鉴别。后者在移植后 10 ~ 14 天发病，但在外周学淋巴细胞出现之前，表现为发热，肝炎，肠道症状，红色斑丘疹样皮损，类似急性 GVHD。部分患者出现体重增加和肺水肿。移植物综合征是否为一种超急性 GVHD 尚不确定。发病机制不清，推测由中性粒细胞脱颗粒和恢复释放的细胞因子引发损伤所致。G-CSF、GM-CSF、女性、乳腺癌、其他造血系统疾病和药物是该病的危险因素。

总之，GVHD 缺乏特异性组织学改变，结合临床表现非常必要。因此，在特定患者中，尽管组织学表现不特异，活检病理表现相应特点高度提示诊断，而没有这些特点则诊断的可靠性较差。部分学者提出 GVHD 的四级诊断体系：非 GVHD、可能 GVHD、符合 GVHD、确诊 GVHD。结合实践切实可行[60]。

## 苔藓样糠疹

### 临床特征

苔藓样糠疹（pityriasis lichenoides）（Gr. Pityron，bran + iasis；lichen；Gr. Eidos，form）少见、病因不详，可能与患者对包括腺病毒、弓形体、EB 病毒、及肺炎支原体在内的病原体的超敏反应有关[1-4]。本病还可与类风湿性关节炎、甲状腺功能减退及恶性贫血等自身免疫病伴发[3-4]。有两例克罗恩病应用阿达木单抗和一例由英夫利昔单抗诱发[5-6]慢性苔藓样糠疹（PLC）的报道。苔藓样糠疹包括一组病谱样疾病，从急性溃疡坏死性皮疹，即急性痘疮样苔藓样糠疹（pityriasis lichenoides et varioliformis acuta，PLEVA，也称作 Mucha-Habermann 病、急性点滴状副银屑病），到慢性的脱屑性丘疹，即慢性苔藓样糠疹（慢性点滴状副银屑病），临床上经常互相重叠[7-10]。此外还有发热伴溃疡坏死性皮疹的亚型（发热性溃疡坏死性 Mucha-Habermann 病）[3-8]。

近年文献发现该病在成人中无性别差异，但一些研究发现儿童患者中，男性多见[11-14]。常见于儿童期（5 ~ 10 岁）及 10 多岁到 20 多岁的成人期[11-14]。

皮疹好发于上肢、下肢、躯干及臀部（图 7.117）。上肢较下肢多见，屈侧较伸侧多见。初起为小斑片，进展为丘疹。PLC 常无自觉症状，而 PLEVA 可伴瘙痒或灼热感[9]。患者起病隐袭，病情起伏波动，周期性发疹，除了溃疡坏死型外，皮损成

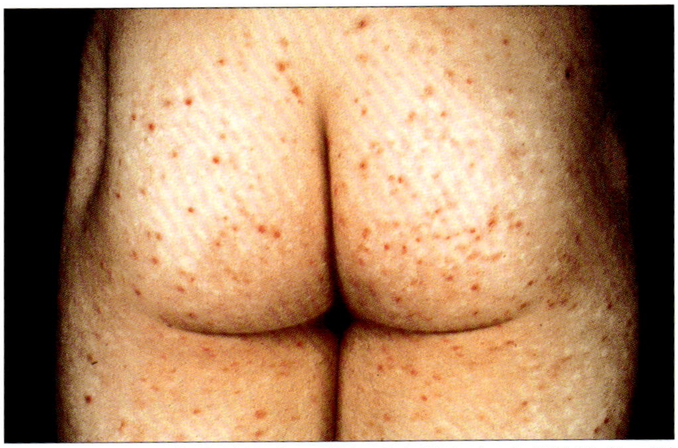

图 7.117 急性苔藓样糠疹：臀部及大腿红色丘疹及结痂。严重病例皮疹可以非常广泛（By courtesy of the Institute of Dermatology，London，UK.）

批反复发作，病程长短不一，可能 3 ～ 6 个月，也可持续数年[11]。病情与季节变化有关，冬季加重、夏季改善。传统上将苔藓样糠疹分为急性和慢性，但患者同时具有急性、慢性两种皮疹的情况并不少见，提示 PLC 和 PLEVA 可能存在联系[9]。

在急性类型的初期，皮疹为成批的粉红色丘疹（图 7.118、7.119），可进展为水疱或出血，最终形成坏死及溃疡（图 7.120）。愈合后常形成浅表的痘疮样瘢痕。炎症后色素沉着或色素减退也不少见（图 7.121）[9, 11]。皮疹为多形性，患者同时具有不同阶段的皮疹。患者可有发热及淋巴结肿大[1]。

慢性皮疹表现为大量的苔藓样棕红色脱屑丘疹，直径 3 ～ 10 mm，边缘脱屑最明显，有时呈云母状（图 7.122、7.123）。皮疹愈合后一般不形成瘢痕，但有时留色素减退，这在深色皮肤人群中可能是最显著的特征。

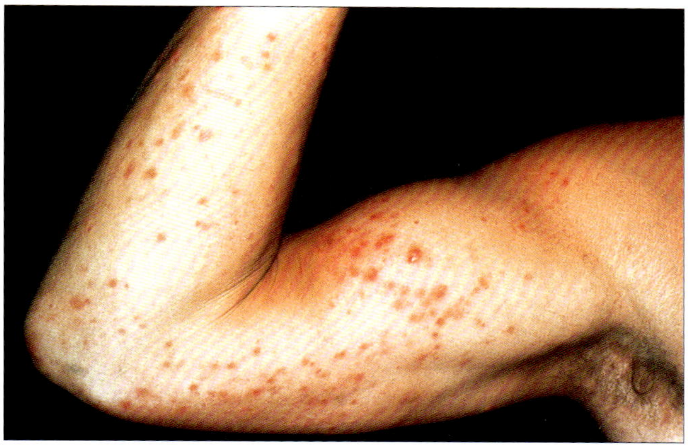

图 7.118　急性苔藓样糠疹：上肢见典型皮疹伴脓疱形成。上肢为好发部位（By courtesy of the Institute of Dermatology，London，UK.）

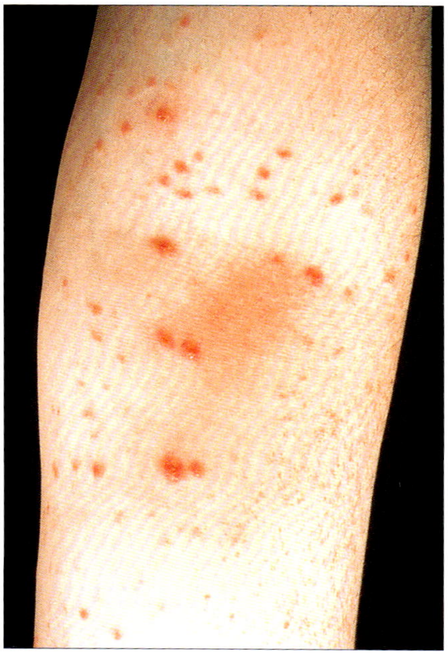

图 7.119　急性苔藓样糠疹：早期皮疹为红斑及丘疹（By courtesy of the Institute of Dermatology，London，UK.）

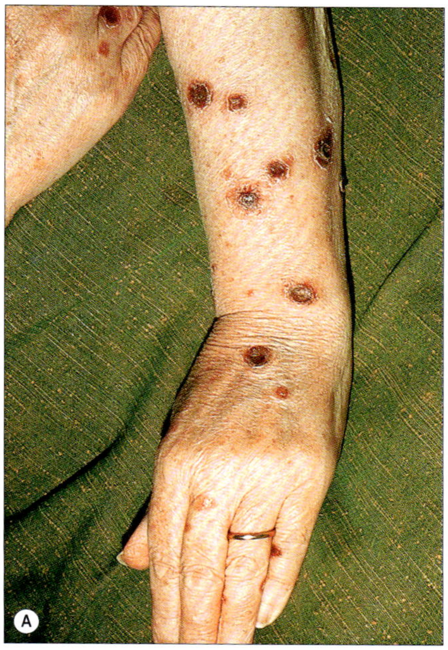

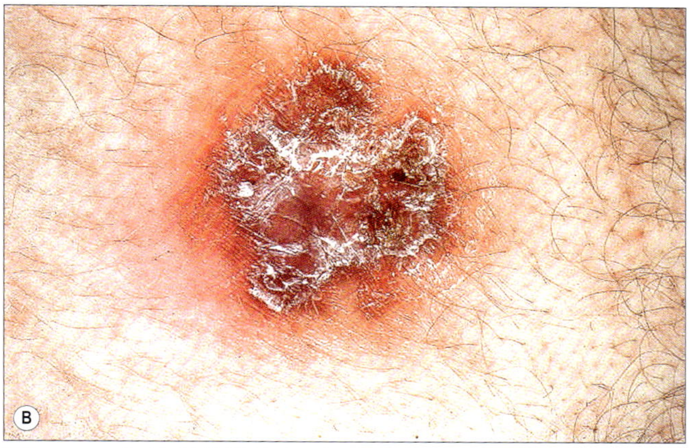

图 7.120　急性苔藓样糠疹：（**A**）见坏死及溃疡；（**B**）皮疹近观（By courtesy of the Institute of Dermatology，London，UK.）

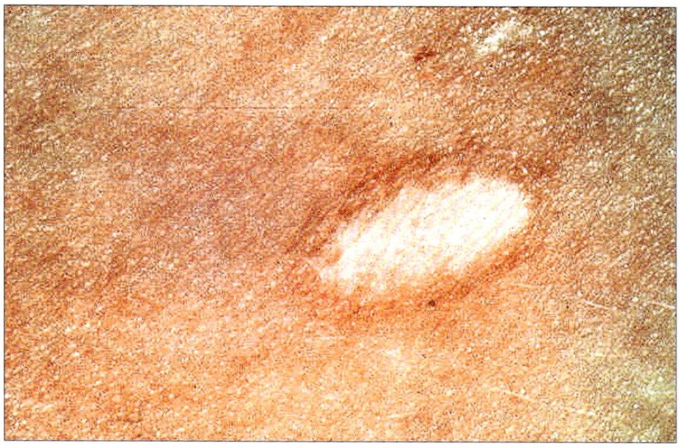

图 7.121　急性苔藓样糠疹：皮疹愈合后留瘢痕及色素减退（By courtesy of the Institute of Dermatology，London，UK.）

有患者发生淋巴瘤（蕈样肉芽肿）的报告，但很少见，详见后文[15-17]。

发热溃疡坏死性亚型少见，患者可有发热、肌无力及肌痛、倦怠、淋巴结肿大、关节炎、心肌受累及

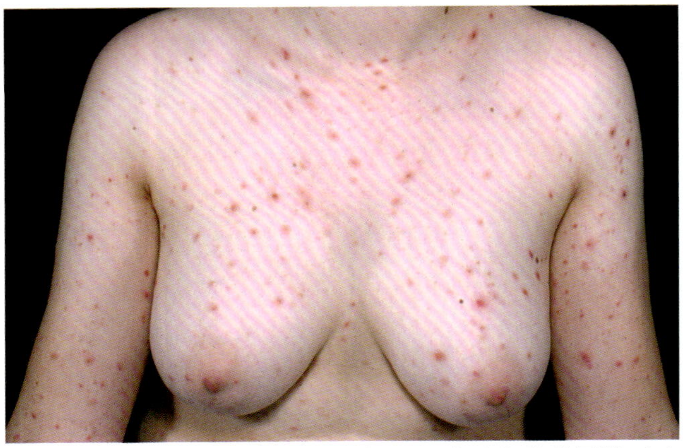

图 7.122 慢性苔藓样糠疹：胸部和上肢泛发的脱屑性丘疹（From the collection of the late N.P. Smith，MD，the Institute of Dermatology，London，UK.）

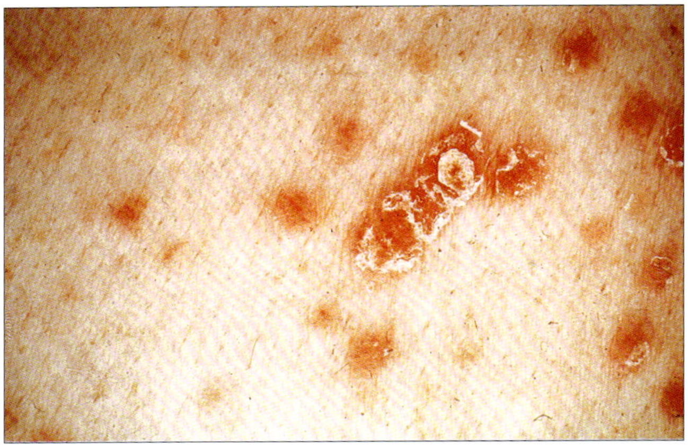

图 7.123 慢性苔藓样糠疹：典型的云母状脱屑（By courtesy of the Institute of Dermatology，London，UK.）

神经精神症状等系统表现[3-8, 11, 18-19]。皮肤表现包括直径 2 ～ 6 cm 大的溃疡性坏死，出血性及坏死性丘疹及多形性红斑样皮疹[3-4, 11]。

## 发病机制和组织学特征

取急性与慢性苔藓样糠疹的新鲜紫癜样皮疹进行免疫荧光检查，均可发现真皮浅层血管壁及表真皮交界 IgM 和 C3 沉积[20-22]。多数患者循环免疫复合物水平升高[23-24]。细胞毒性抑制性 T 细胞在急性痘疮样苔藓样糠疹中浸润的细胞中占多数[25-26]，而在慢性苔藓样糠疹中数目较少。这些细胞（还有上面的角质形成细胞及附近的血管内皮细胞）表达 HLA-DR[26]。与淋巴瘤样丘疹病不同，急性苔藓样糠疹不表达 Ki-1（CD30），但重叠型病例可能表达[27]。本病浸润细胞中还有很多巨噬细胞。朗格汉斯细胞数目减少。在少数急性苔藓样糠疹患者中发现克隆性 T 细胞受体基因重排，提示可能与皮肤 T 细胞淋巴瘤重叠[28-29]。偶有急性苔藓样糠疹发展为皮肤 T 细胞淋巴瘤的病例[11, 30-31]。因此，部分学者提出 PLEVA 是一种对进展性 T 细胞淋巴增生性疾病的宿主反应[11]。

急性和慢性苔藓样糠疹的组织病理学改变类似，两者均有特征性的表皮和真皮改变，但急性者表现较重[32-35]。

苔藓样糠疹慢性皮疹的组织学特点包括角化不全，有时可在角化不全的角质层内见到小群淋巴细胞聚集，类似于银屑病的 Munro 微脓肿（图 7.124、7.125）。表皮棘层轻度肥厚，可见少量坏死角质形成细胞，及界面改变（图 7.126）。海绵水肿常见。真皮浅层血管周围慢性炎症细胞浸润（图 7.127）。血管外红细胞常见，但不明显。

苔藓样糠疹急性皮疹的表皮改变类似于慢性皮疹，脱屑更显著。明显的细胞间和细胞内水肿、伴角质形成细胞坏死及界面改变常导致水疱及溃疡形成（图 7.128、7.129）。常有明显细胞外渗，红细胞进入表皮具有特征性。真皮上部水肿，伴慢性炎症细胞浸润（图 7.130）。血管周围有数量不一的炎症细胞浸润，典型表现为楔形，向真皮网织层深部浸润。浸润细胞

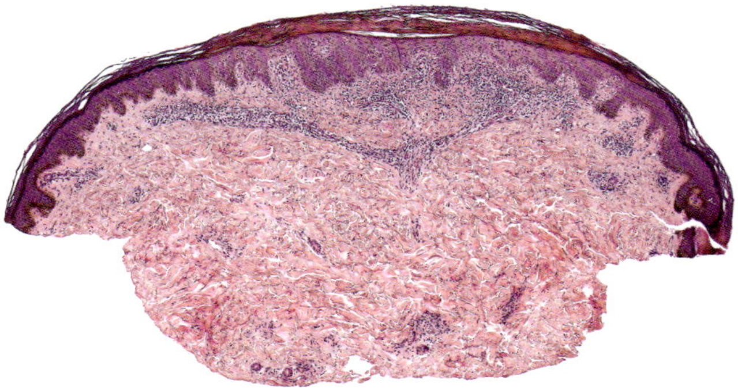

图 7.124 慢性苔藓样糠疹：低倍镜见角化过度伴角化不全、棘层肥厚

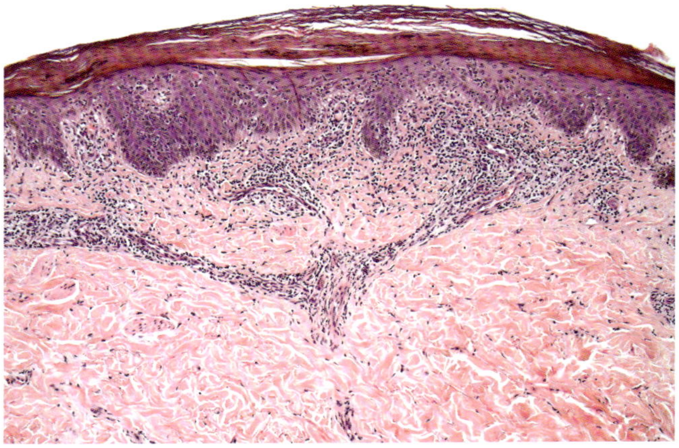

图 7.125 慢性苔藓样糠疹：角化不全、棘层肥厚，血管周和间质慢性炎细胞浸润

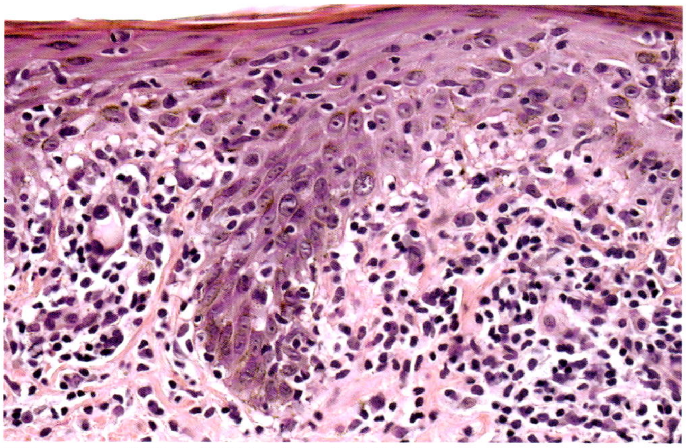

图 7.126 慢性苔藓样糠疹：高倍镜下显示基底细胞液化变性

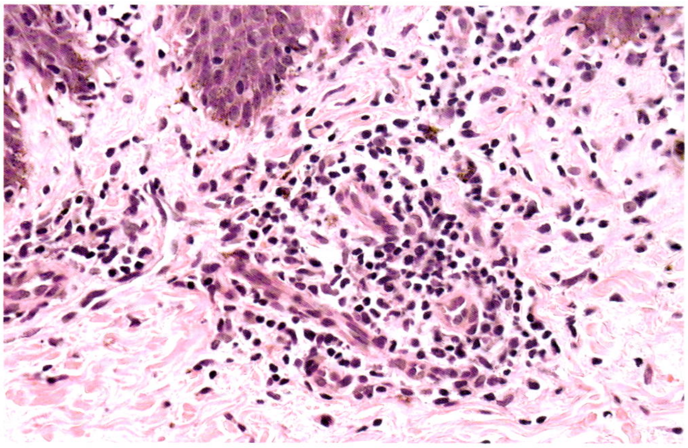

图 7.127 慢性苔藓样糠疹：高倍镜下见淋巴组织细胞浸润和噬色素细胞

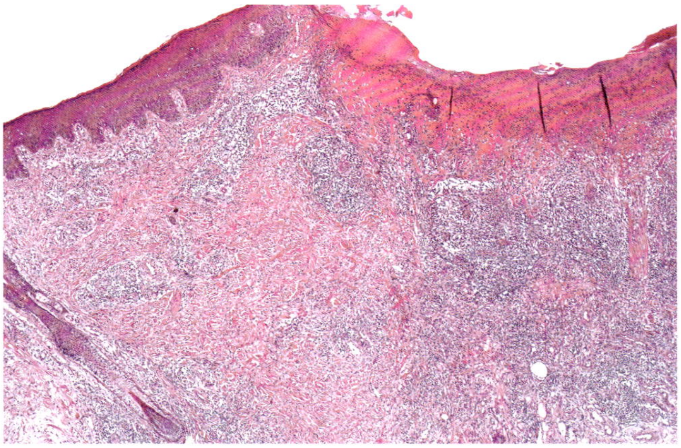

图 7.128 急性苔藓样糠疹：低倍镜下见丘疹表面溃疡结痂

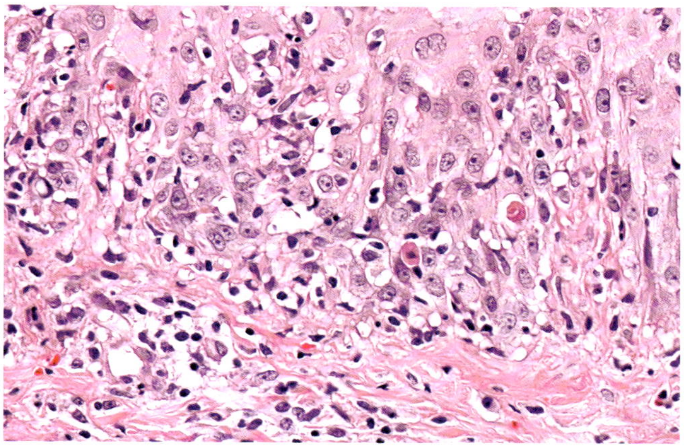

图 7.129 急性苔藓样糠疹：基底细胞液化变性和凋亡

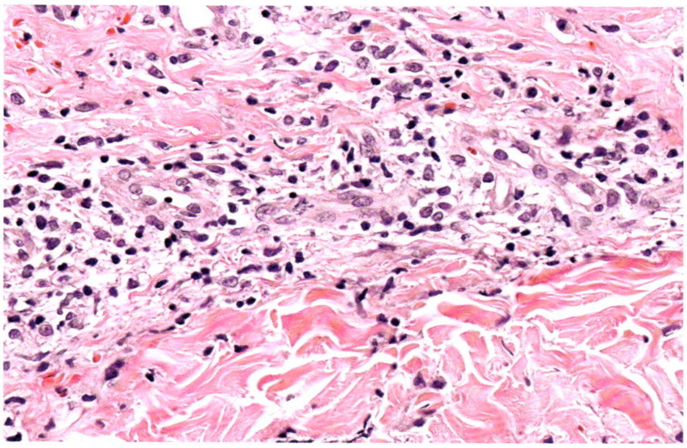

图 7.130 急性苔藓样糠疹：高倍镜下见淋巴组织细胞浸润和红细胞外渗

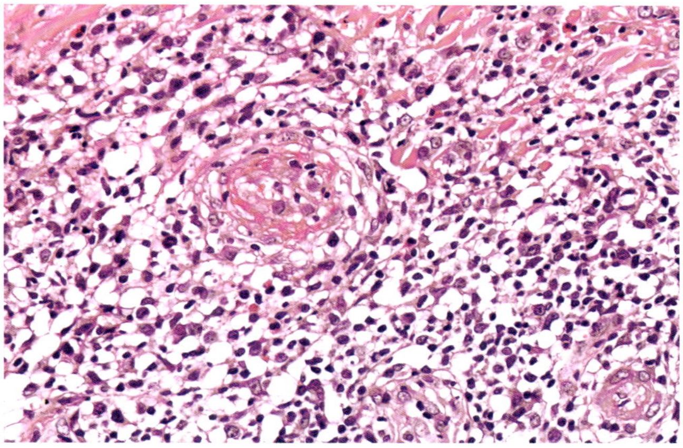

图 7.131 急性苔藓样糠疹：高倍镜下见真皮血管纤维素样坏死

包括淋巴细胞及组织细胞。血管外红细胞明显可见，真皮浅层血管扩张、充血，虽然血管内皮细胞常混浊、肿胀，但纤维素样坏死性血管炎很少见（图 7.131）。

发热性溃疡坏死性 Mucha-Habermann 病在病理上表现为非常严重的急性苔藓样糠疹，常伴变应性血管炎改变[11，36-38]。

早期文献曾报告，一些患者同时有急性痘疮样苔藓样糠疹与淋巴瘤样丘疹病的临床及病理表现[2]。根据我们现在对这两种疾病的理解，这样的患者显然是患有淋巴瘤样丘疹病。

（冉立伟 高莹译 陈浩校 涂平审）

# 第 8 章 浅表性和深在性血管周围炎症性皮病



## 慢性浅表性皮炎

### 临床特征

慢性浅表性皮炎（chronic superficial dermatitis；指状皮病、浅表性鳞屑性皮炎、小斑块性副银屑病、持久性浅表性皮炎）临床上并非少见，表现为持久性鳞屑性红斑，好发于四肢和躯干。尽管皮疹可呈圆形或卵圆形，但经常表现为指状，故又称指状皮病（图 8.1 和 8.2）[1]。斑片的直径通常可达数厘米，有时会更大。皮疹上常有细小的“烟卷纸”状鳞屑，外观灰白色、棕褐色或淡黄色（图 8.3）。本病常见于中年人，男性多见。患者通常无自觉症状。有文献报道一例患者合并溃疡性结肠炎[2]。皮损多为慢性病程，常持续多年。有报道一例慢性浅表性皮炎的患者发展为蕈样肉芽肿，可能是两种疾病合并，而非疾病进展[3]。

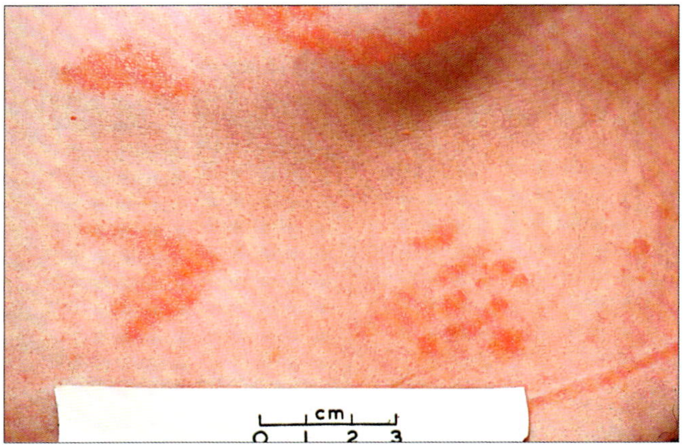


图 8.1 慢性浅表性皮炎：此患者特征性分布的指状红斑（By courtesy of the Institute of Dermatology，London，UK.）

### 组织学特征

活检显示真皮浅层血管周围淋巴细胞浸润（图 8.4 和 8.5）。浸润的致密程度不一，但通常较稀疏。无细胞异型性。表皮常有灶状海绵水肿。横跨多个皮突的融合性角化不全是其特征性改变。

浸润的炎症细胞主要为 $CD4^+$ T 淋巴细胞，并有少量 $CD8^+$ T 抑制细胞（图 8.6）[2]。一项小样本病例回顾研究发现，CD4 和 CD8 之间的比值在 2 ～ 4.4 之间。T 细胞通常还表达 CD2、CD3 和 CD5（图 8.7）。CD7 的表达不稳定，有可能缺如。可见散在 CD68 阳性的巨噬细胞和 $CD1^+$ 朗格汉斯细胞。

### 鉴别诊断

慢性浅表性皮炎的病理改变无特异性。实际上，

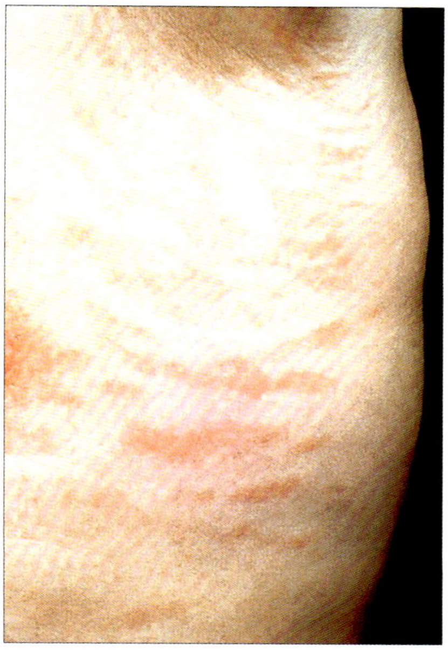

**图 8.2** 慢性浅表性皮炎：这些一致、线状的皮损持续存在多年（By courtesy of the Institute of Dermatology，London，UK.）

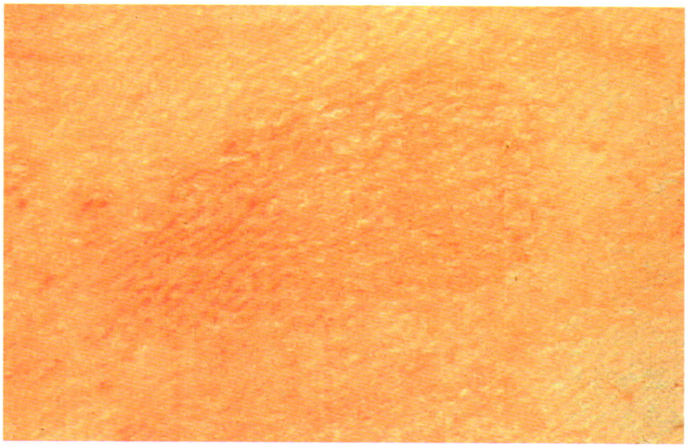

**图 8.3** 慢性浅表性皮炎：近观皮疹，可见起皱和细小鳞屑（By courtesy of R.A.Marsden. MD. St George's Hospital，London，UK.）

这类组织学改变很常见，显然，并不能因此诊断为慢性浅表性皮炎。迟发型过敏反应也常有这种组织学改变。其他不少疾病同样也可出现与此相似的非特异性病理改变，如病毒疹和结缔组织病。因此必须结合临床才能做出诊断。

临床上主要与蕈样肉芽肿鉴别，大部分活检目的就是为了排除这种可能。慢性浅表性皮炎的斑片大小、形状和颜色常常基本一致，而蕈样肉芽肿的皮疹变化较大。见到海绵水肿更倾向于慢性浅表性皮炎，但蕈样肉芽肿也可出现显著的海绵水肿，因此不能一概而论。早期的蕈样肉芽肿的诊断要点有：出现异型淋巴细胞、亲表皮现象以及淋巴细胞沿表皮基底层排列（“标签”现象）。

免疫组化的结果应谨慎对待。在组织学提示蕈样肉芽肿，并且临床也符合的情况下，T 细胞标记缺如支持蕈样肉芽肿的诊断。但是，一些反应性疾病也

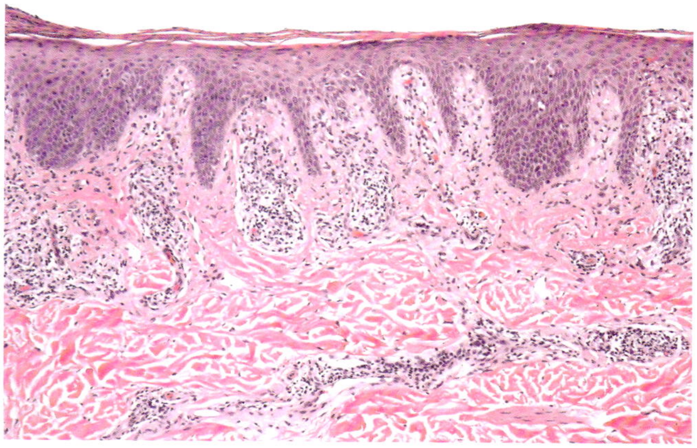

**图 8.4** 慢性浅表性皮炎：可见角化不全、棘层增厚和真皮浅层血管周围炎症细胞浸润

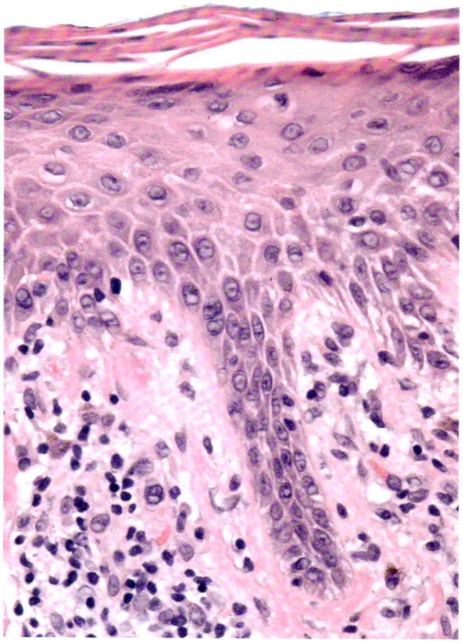

**图 8.5** 慢性浅表性皮炎：有极其轻微的细胞间水肿，有淋巴细胞和组织细胞浸润

可出现 CD7 表达缺如，因此，这一特征不可靠。有时需要通过详细回顾临床资料，结合既往可能做过的病理活检，才可以最终确诊。值得注意的是，有研究者发现诊断确凿的慢性浅表性皮炎应用聚合酶链反应（PCR）检测到克隆性 T 细胞基因重排[4]。还有一例出现克隆性 T 细胞亚群的病变发生了消退，这些情况让人越来越认识到，克隆和恶性并非同义词[4]。因此，克隆性 T 细胞亚群阳性并不足以完全将慢性浅表性皮炎和早期蕈样肉芽肿区分开。以往有些学者认为，慢性浅表性皮炎就是蕈样肉芽肿[5]。临床上却极少有慢性浅表性皮炎发展成蕈样肉芽肿，这使不少学者怀疑上述观点[6]。最近又有文献称，慢性浅表性皮炎不会发展成为蕈样肉芽肿[7]。究其原因很可能是一些较早期报道的蕈样肉芽肿并未与慢性浅表性皮炎区别开。近来发现，指状皮炎患者外周血中的淋巴细胞有克隆性 T 细胞基因重排，而在皮肤中无此现象[8]。显而易见，应对那些所谓克隆阳性的慢性浅表

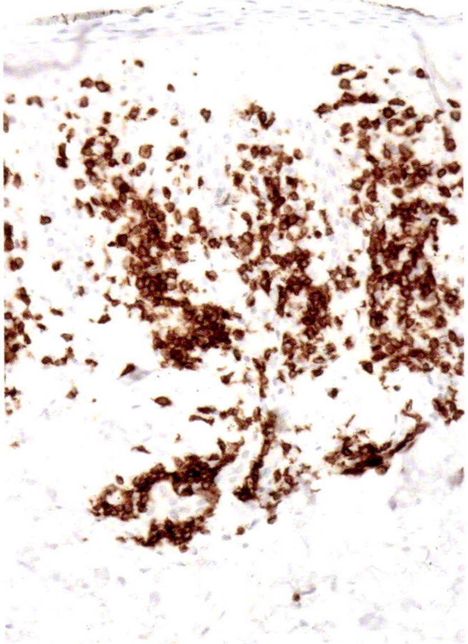

**图 8.6** 慢性浅表性皮炎：浸润的细胞以 CD4⁺T 辅助细胞为主

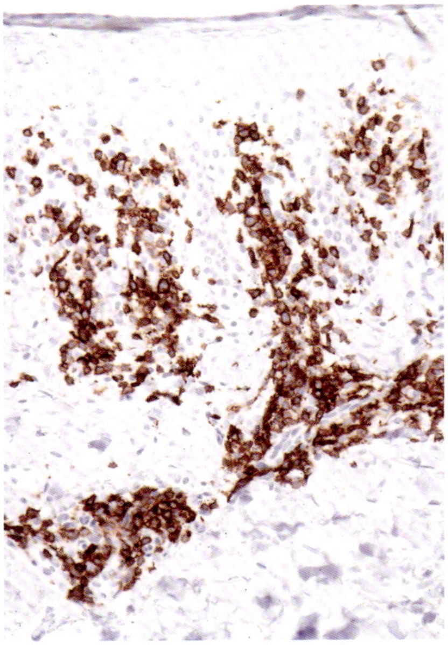

**图 8.7** 慢性浅表性皮炎：本例中 CD7 表达无明显缺失

性皮炎患者进行长期随访研究，以确定克隆的意义。

苔藓样糠疹也可与慢性浅表性皮炎混淆。海绵水肿不伴有界面改变可支持后者诊断。苔藓样糠疹可见液化变性或苔藓样界面改变，而无海绵水肿[9]。

# 中毒性红斑

中毒性红斑、环状红斑和回状红斑是皮肤病学者用来描述一些有相同临床和组织改变疾病的名称。病名提示它们的临床表现为环状红斑。病理学者常应用同样的名称（特别是回状红斑）来描述一类血管周围淋巴细胞“袖口状”浸润的炎症性疾病。尽管这种术语只是用于描述疾病（正如我们用“苔藓样”一词），但不能把它看做一种特异的疾病。可能早期的文献常常将不同的疾病归类于这些名下[1]。为了避免混乱，这些名称最好不要用于特殊的疾病。

# 离心性环状红斑

## 临床特征

离心性环状红斑（erythema annulare centrifugum）的发病率为 1/100 000，可能与如下所示的一些潜在因素相关：

- 结缔组织病，如干燥综合征[1-2]，
- 药物因素，如青霉素、水杨酸盐、amytriptyline、依替唑仑、金制剂、sodium thiomoalate、硫酸羟氯喹、吡罗昔康、非那雄胺、氢氯噻嗪和氨硫脲[3-11]，
- 细菌感染，如分枝杆菌、链球菌和埃希菌属大肠杆菌[12]，
- 病毒感染，如 EB 病毒、HIV、单纯疱疹和带状疱疹、传染性软疣病毒[13-16]，
- 真菌感染，如皮肤癣菌、念珠菌[17-19]，
- 寄生虫感染，如蠕虫[20]，
- 节肢动物[21]，
- 结节病[22]，
- 嗜酸细胞增多性综合征[23]，
- 疱病，如线状 IgA 皮病[24-25]，
- 自身免疫性疾病，如自身免疫性多腺体综合征 I 型、自身免疫性孕酮皮炎和自身免疫性肝炎[26-28]，
- 妊娠[29-30]。

这些合并的情况许多可能是一种巧合，而且大部分离心性环状红斑病例未能查到潜在的病因[31-35]。现在还不清楚离心性环状红斑是一种独特的疾病，还仅是一些炎症性皮肤病的形态学改变，就像过敏反应具有相同的组织学特征一样。

Mahood 等强调，许多早期报道的离心性环状红斑与肿瘤相关与否值得怀疑，因为当时常把不同类型环状红斑分在一类[31, 37-38]。不过最近有一些报道发现，离心性环状红斑可发生于肿瘤患者，因此该病是否与肿瘤相关再一次被提出来。过去 10 年中已经有非小细胞肺癌、食管癌、肠癌、前列腺癌、慢性淋巴细胞白血病和霍奇金淋巴瘤患者合并离心性环状红斑的报道[14, 39-44]。最近一项 66 例患者的大样本研究中，有 6 例发现罹患癌症（13%）[45]。其中 2 例

为白血病（急性髓性和急性淋巴母细胞性）；1 例为非霍奇金淋巴瘤；另外 3 例分别合并肺癌、直肠癌和肝细胞癌[45]。

离心性环状红斑可发生于任何年龄组，包括婴儿和新生儿，但最常见于年轻人[46-47]。最近一项大样本病例研究发现，病变常位于下肢，特别是大腿更容易受累[45]。近 50% 的患者皮损发生在下肢，躯干受累占 28%，上肢占 16%。手足和面部很少受累，头颈部受累仅占 8%。实验室检查发现部分患者可见外周血嗜酸性粒细胞升高[31]。虽然单个皮损持续数周至数月可自然消退，但是常常复发，病程迁延数月或数年[48]。Kim 等报道的病程短则 3 天，长则 18 年，平均病程为 2.8 年[45]。

离心性环状红斑的皮疹表现为环状红色的条带，可向外扩展，也可保持不变（图 8.8、8.9），皮疹界限清楚，边缘高起皮面，活动的病损边缘内侧常有少量鳞屑[49]。随着时间的推移，中央消退，因此偶尔形成特征性的弧形和多环形[31]。皮疹可有轻度瘙痒，水疱罕见[32]。

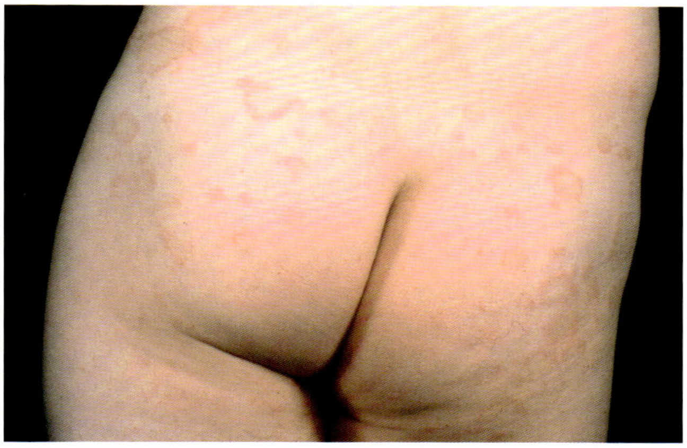

图 8.8 离心性环状红斑：臀部对称性红斑（From the collection of the late N.P.Smith，MD. The institute of Dermatology，London，UK）

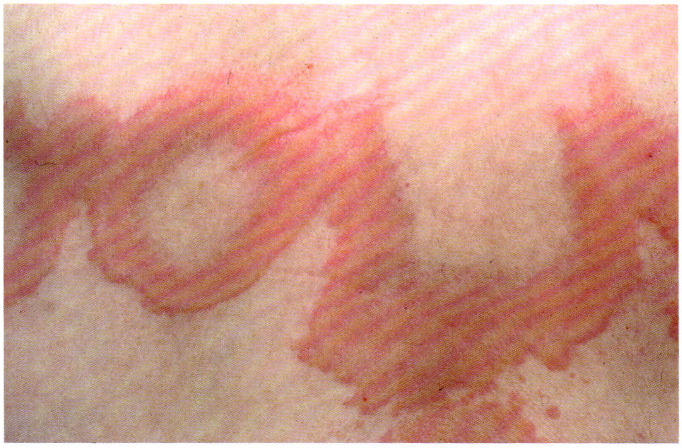

图 8.9 离心性环状红斑：近观（From the collection of the late N.P.Smith，MD. The institute of Dermatology，London，UK）

有学者把该病分为两种不同的亚型：浅表型和深在性[45]。

- 浅表型常有瘙痒，内侧有鳞屑。
- 深在型的特征是红色环状红斑，边缘发硬而无鳞屑。

## 组织学特征

离心性环状红斑组织学特征无特异性，呈病谱表现。如上所述，可分为浅表型和深在型[45]。

浅表型病变局限于真皮浅层，血管周围界限清楚的淋巴细胞和组织细胞浸润，即常说的“袖口状”或“烟杆状”外观（图 8.10、8.11）。表皮通常正常，但是约 50% 的患者可出现轻度海绵水肿、轻微或局灶性基底层空泡化变性、层状角化不全或角化过度[44-45]。

深在型离心性环状红斑中，浅表和深部血管周围

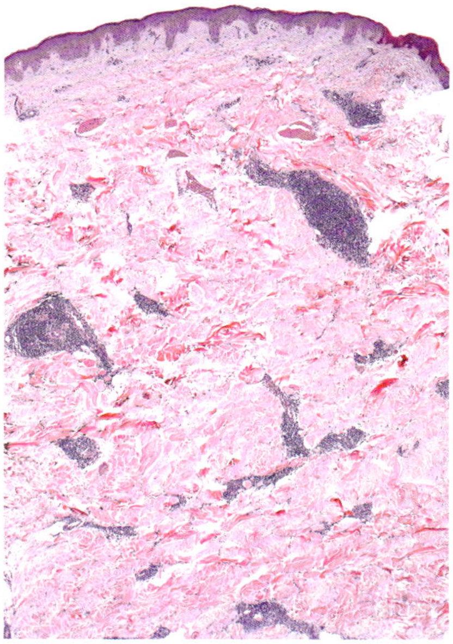

图 8.10 离心性环状红斑：浅表和深部血管周围致密的炎症浸润

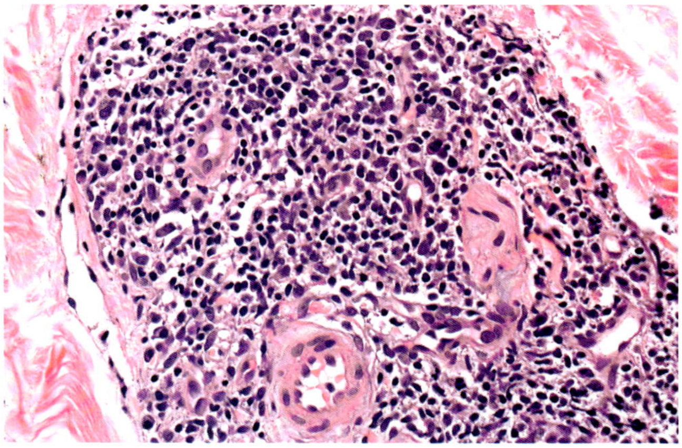

图 8.11 离心性环状红斑：浸润以成熟的淋巴细胞和组织细胞为主

浸润均有炎症浸润[14, 32-34, 45]。表皮常正常或改变轻微。

两种类型的炎症浸润程度变化不一，深在型的炎症浸润更加致密。炎症细胞中绝大多数是淋巴细胞，但也可见少量组织细胞和嗜酸性粒细胞。

## 鉴别诊断

由于离心性环状红斑的组织学改变缺乏特异性，因此临床与病理结合至关重要。本病在与回状红斑、玫瑰糠疹、过敏反应、红斑狼疮、病毒疹和 Jessner 淋巴细胞浸润症鉴别时，临床资料非常重要。当发现明显的表皮病变时，需行银染色以排除真菌感染。离心性环状红斑临床上也可能像银屑病。如组织病理上发现堆状角化不全中伴中性粒细胞浸润，则支持银屑病的诊断。而与皮肤红斑狼疮的不同之处在于，离心性环状红斑的界面改变通常不典型，并且免疫荧光检查阴性。有时本病也需与慢性游走性红斑鉴别，若有浆细胞，则倾向于后者。后者螺旋体组化染色可阳性，但检查繁琐，解释困难，确诊时 PCR 更可靠，操作简易。

# 匍行性回状红斑

## 临床特征

匍行性回状红斑（erythema gyratum repens；拉丁文“repens”，意为“匍匐或爬”）极为罕见，临床上具有特征性的图案样皮疹。常伴发恶性肿瘤，其中最常见的是肺癌，其他还有子宫癌、宫颈癌、食管癌、胃癌、肾癌、乳腺癌以及血小板增多症[1-11]。治疗肿瘤可使皮疹消退，而肿瘤复发或转移时可能伴有皮疹复发[2]。极少数情况下，匍行性回状红斑不伴有潜在的恶性肿瘤[12-17]。匍行性回状红斑也可能伴有结核。曾有报道 1 例该病患者未合并恶性肿瘤，但切除患者肺部空洞性结核数日后，皮疹消退[14]。

鱼鳞病可合并匍行性回状红斑[18]。有报道 1 例肾移行细胞癌患者同时合并鱼鳞病和匍行性回状红斑，这两种疾病均与恶性疾病相关。有报道 1 例患者同时罹患鱼鳞病、掌跖角化症和匍行性回状红斑，却没有合并恶性肿瘤[19]。

结缔组织病患者也可出现匍行性回状红斑样皮疹。有 1 例亚急性皮肤型红斑狼疮的患者经羟氯喹治疗后，出现了典型的匍行性回状红斑皮疹[20-21]。该文作者提出，这种皮疹是亚急性红斑狼疮的一种特殊类型，可称之为匍行性回状亚急性红斑狼疮。也有报道干燥综合征、嗜中性皮病、白细胞碎裂性血管炎以及红斑狼疮的患者出现匍行性回状红斑样皮疹[22-25]。

Caputo 等报道了 1 例 IgA 皮病患者表现为红斑和匍行性回状红斑样皮疹，但是不伴有恶性肿瘤[26]。大疱性类天疱疮患者也可合并匍行性回状红斑。另有经治疗缓解后的银屑病、获得性大疱性表皮松解症合并溃疡性结肠炎的患者合并匍行性回状红斑样皮疹[27-31]。

有报道 1 例嗜酸性粒细胞增多性皮病患者出现匍行性回状红斑，而未合并肿瘤[32]。

匍行性回状红斑一般在恶性肿瘤之前数月发生，表现为同心性红斑，排列成环状或脑回状（图 8.12、8.13）。这些条纹常被描述为“木纹状”或“斑马纹状”，每天都向外扩展（可达 1 cm）[33]。皮疹有鳞屑，可瘙痒。皮疹常常始发于手臂和下肢，经常泛发全身[1]。手足和面部通常不受累[33]。炎症后色素沉着是疾病的一个特征[1]。有时有掌跖角化过度[3, 12]。男性患者是女性的两倍[3]。该病多发生在 61 ～ 70 岁[20]。

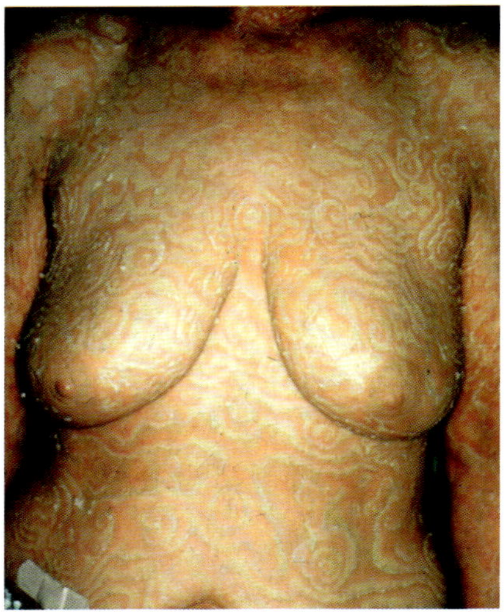

图 8.12 匍行性回状红斑：本病的特征改变为环状的红色鳞屑性带状皮疹，相互平行排列（From the collection of the late N.P. Smith, MD. The institute of Dermatology, London, UK.）

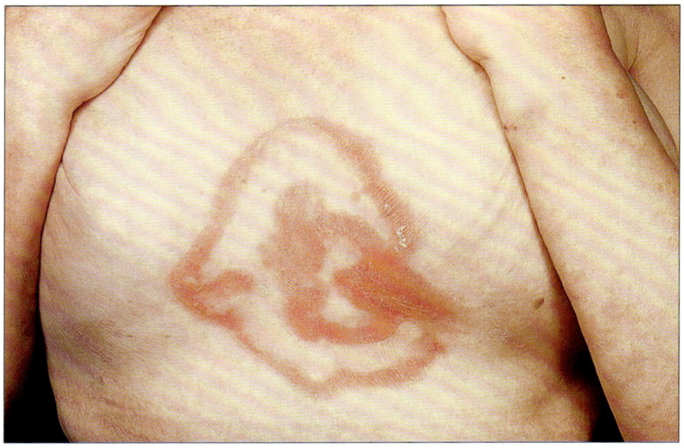

图 8.13 匍行性回状红斑：有时皮疹呈奇异的外观（By courtesy of R.Cerio, MD. The London Hospital, London, UK.）

## 发病机制和组织学特征

免疫性因素可能参与了匍行性回状红斑的发生。有研究发现，匍行性回状红斑合并支气管癌患者的皮损和正常皮肤活检后行免疫荧光检查，可在基底膜带见到 IgG 和 C3 颗粒状沉积。而在另外 1 例未合并肿瘤的患者的非曝光部位皮疹处取活检，也有同样的发现[16，34-36]。另 1 例患者虽然基底膜带免疫荧光检测结果阴性，但表皮细胞核可见荧光标记[37]。Caux 等报道的 1 例肺鳞状细胞癌患者在皮损处和非曝光正常皮肤的基底膜带也有 IgG、IgM 和 C3 着色[35]。但在肿瘤组织中却未发现这些免疫反应成分存在。

匍行性回状红斑的组织学表现无诊断意义。病理改变包括角化过度、角化不全、棘层增厚和海绵水肿，真皮乳头层的浅表血管周围淋巴组织细胞浸润（图 8.14、8.15）[2]。

## 鉴别诊断

如上所述，匍行性回状红斑的组织学改变无特异性，且每个病例的表现各有不同。所幸该病临床特征显著，很少有可能与其他疾病混淆。特别需要注意的是，任何一个匍行性回状红斑的患者，均应详细全面检查，以除外潜在的肿瘤。

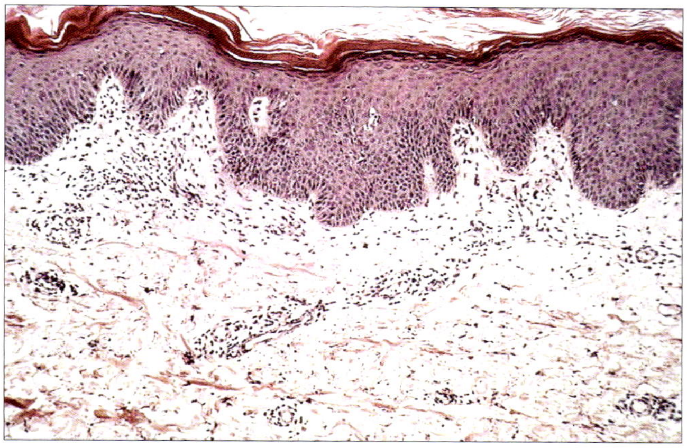

图 8.14 匍行性回状红斑：见角化过度、棘层增厚，血管周围有少量慢性炎症细胞浸润

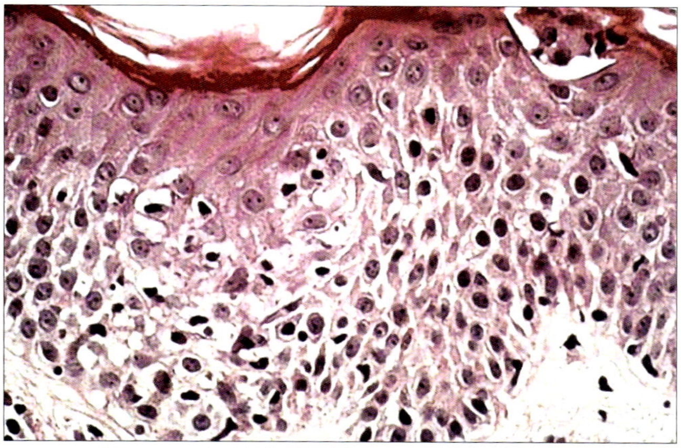

图 8.15 匍行性回状红斑：可出现海绵水肿

# 皮肤淋巴细胞浸润症（Jessner）

## 临床特征

皮肤 Jessner 淋巴细胞浸润症（Jessner's Lymphocytic infiltrate of the skin）是一种不常见的皮肤病，病因不明，文献报道认为至少在疾病的早期与日晒有关[1]。皮损可以单发，但多发性皮疹更常见。病变最常位于面、颈、背和上胸部，表现为盘状、红色或淡褐色丘疹或斑块，直径 1～2 cm，中央常常消退形成环状（图 8.16、8.17）[1-4]，皮疹无自觉症状。偶有家族性发病的报告[5-8]。

皮肤 Jessner 淋巴细胞浸润症有时可与盘状红斑狼疮混淆，与后者不同的是，该病无角化过度、毛细

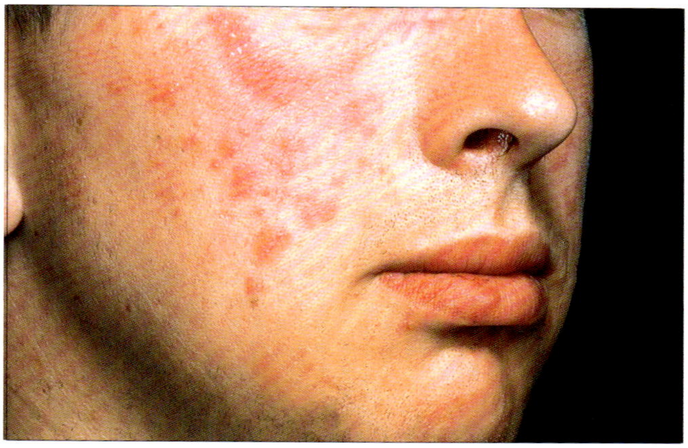

图 8.16 Jessner 淋巴细胞浸润症：此年轻患者面颊可见多个红色斑块（By courtesy of The Institute of Dermatology，London，UK.）

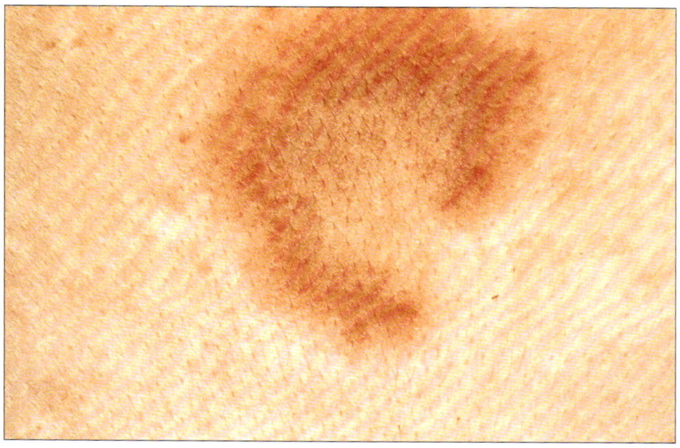

图 8.17 Jessner 淋巴细胞浸润症：中央消退形成环状皮疹（By courtesy of The Institute of Dermatology，London，UK.）

血管扩张或毛囊角栓，亦无瘢痕形成。二者合并发生极为罕见[1]。该病多见于成人，特别是 20 ～ 50 岁的患者居多。有些作者认为男性多发，但一项大样本研究发现 54% 的患者是女性[1, 3]。个别为儿童患者[9-11]。皮疹常在数周或数月内消退，但经常可以复发，部分患者的病情可持续数年之久。皮疹不具有季节性变化的特征。皮肤淋巴细胞浸润症是一种独特的皮肤病，不会转化为红斑狼疮、多形日光疹或淋巴细胞性淋巴瘤[1]。

## 发病机制和组织学特征

本病病因至今不清。尽管有些患者的发病与日晒有关，但多数病例并无此表现，有相当多的患者的皮损发生在非曝光部位。

Braddock 和其同事发现，该病患者的自然杀伤细胞的溶解功能和抗体依赖性细胞介导的细胞毒反应降低[10]，他们还发现外周血循环免疫复合物水平升高。2 例患者治疗后免疫复合物下降至正常水平，但是病情复发期间其水平又升高[10-11]。根据这些发现，研究者认为，在 Jessner 淋巴细胞浸润症的发病中免疫缺陷起重要作用。有意思的是，在网状红斑性黏蛋白病患者中也观察到了相似的变化。显然需要进一步研究以明确发病机制。

本病的表皮通常无变化。真皮浅层和中层血管周围有成熟的淋巴细胞浸润，毛囊周围炎细胞浸润较少见（图 8.18、8.19）。偶尔可出现组织细胞和散在的浆细胞，有时真皮内的基质多[12]。淋巴样滤泡不是本病的特征。

浸润的炎细胞主要为 T 细胞，大部分是 $CD4^+$ T 辅助型细胞（图 8.20）。偶尔 $CD8^+$ T 抑制细胞占大多数[3, 13-16]。细胞常表达 Leu-8，而无 HLA-DR 表达。B 细胞稀疏分布或缺如。

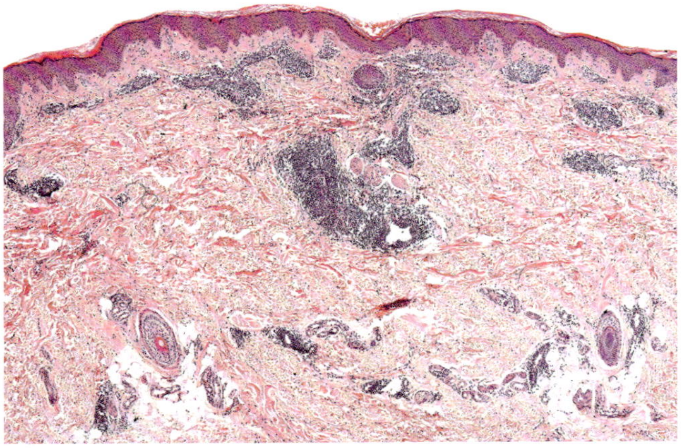

图 8.18 Jessner 淋巴细胞浸润症：真皮浅层和中层血管周围有致密慢性炎症细胞浸润，形成袖口状外观

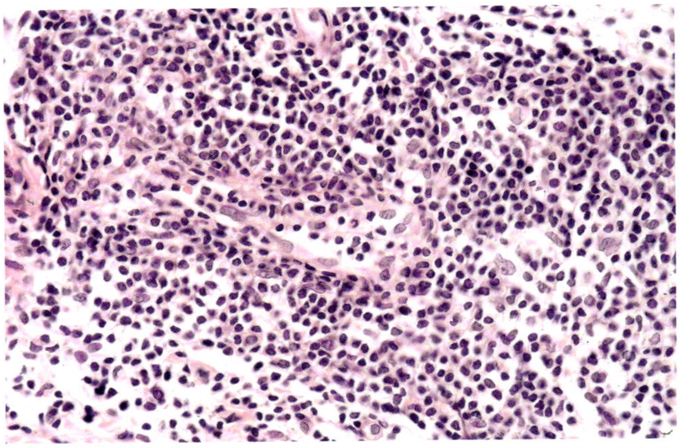

图 8.19 Jessner 淋巴细胞浸润症：浸润的炎症细胞几乎是小淋巴细胞

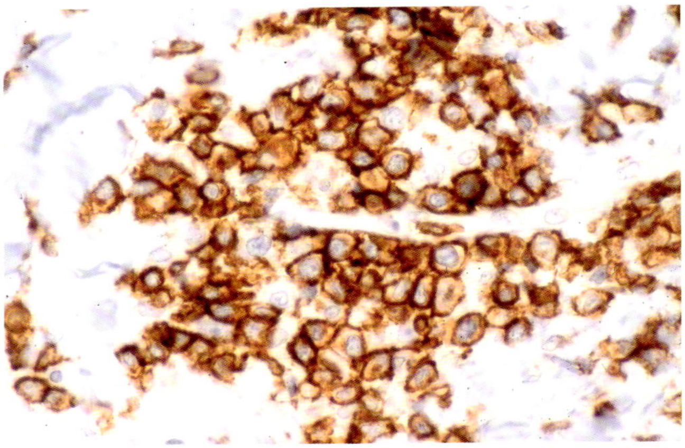

图 8.20 Jessner 淋巴细胞浸润症：大多数淋巴细胞表达 CD4（T 辅助细胞）

## 鉴别诊断

皮肤淋巴细胞浸润症与盘状红斑狼疮的鉴别要点在于：前者无表皮改变，无瘢痕形成，以及狼疮带阴性。有时免疫组织化学有助于鉴别：皮肤淋巴细胞浸润症的淋巴细胞为 HLA-DR 阴性，而盘状红斑狼疮与之相反，淋巴细胞和角质形成细胞 HLA-DR 常常为阳性[17]。皮肤淋巴细胞浸润症中细胞表达 Leu-8（免疫调节型 T 细胞）更常见[13, 18]。一项研究发现，在皮肤淋巴细胞浸润症，leu-8 阳性淋巴细胞平均占 65%，而在盘状红斑狼疮仅占 15%。出现 $CD20^+$ B 细胞则支持红斑狼疮诊断，其炎细胞浸润表现为 B 细胞和 T 细胞混合存在，而皮肤淋巴细胞浸润症主要为 T 细胞[14, 19-20]。一个研究小组认为，出现浆细胞样单一核细胞浸润更倾向于皮肤淋巴细胞浸润症的诊断。他们发现，58% 的皮肤淋巴细胞浸润症中有浆细胞样单一核细胞，而仅有 7% 的盘状红斑狼疮有这种

细胞[21]。不过其他一些研究者并未证实此发现[19]。真皮内存在大量黏蛋白时支持红斑狼疮诊断。皮肤淋巴细胞浸润与肿胀性红斑狼疮之间完全鉴别十分困难，有时甚至不可能。因为淋巴细胞浸润真皮内有时也合并大量黏液。因此，推测这些疾病为一病谱性皮肤病，而非不同疾病[22]。有研究者发现一部分淋巴细胞浸润症患者也符合红斑狼疮的诊断标准，他们推测皮肤淋巴细胞浸润可能代表红斑狼疮的一个亚型[4]。

表皮内朗格汉斯细胞在皮肤淋巴细胞浸润症常常增多，而在盘状红斑狼疮中常常少见[13]。

通过仔细观察细胞形态可以将皮肤淋巴细胞浸润症和慢性淋巴细胞性白血病/淋巴细胞性淋巴瘤区别开。良性的淋巴细胞浸润是由形态规则、色深而小的非肿瘤性的淋巴细胞组成。慢性淋巴细胞性白血病/淋巴细胞性淋巴瘤的淋巴细胞细胞核更大，形状不规则且淡染，可以见到核仁。权且不管这些细微的细胞差异，一旦存在低级别淋巴瘤的可能性，都应该行免疫组织化学检查。分化好的淋巴瘤常常来源于B细胞系。

虽然在组织病理上淋巴细胞浸润症与多形性日光疹不易鉴别，但多形性日光疹的早期表现为明显的真皮乳头水肿。应该注意这两种疾病有时可能合并发生。对于那些不能确诊的病例，进行皮肤光敏感试验可能会有所帮助。一组研究者发现，淋巴细胞浸润症中较多出现浆细胞样单一核细胞，而多形性日光疹不会[19]。不过，如上所述，其他人没有这种发现。

组织学上皮肤Jessner淋巴细胞浸润症与网状红斑性黏蛋白病有时重叠，但是黏蛋白沉积不是皮肤淋巴细胞浸润症的特征改变，另外网状红斑性黏蛋白病的炎症浸润通常轻微。

# 网状红斑性黏蛋白病

## 临床特征

网状红斑性黏蛋白病（reticular erythematous mucinosis）是一种罕见的慢性皮肤病，女性多见（2∶1），世界各地均有病例报道[1]。可发生在各年龄组，最常见于11～40岁[2]。儿童罕见[2]。家族发病罕见[3]。该病通常表现为持久性的网状、风团样斑疹，有时为丘疹和红斑，边缘不规则但境界清楚。皮疹往往发生在前胸中部和背部（图8.21～8.23）[4-6]。少数病例的皮疹可见于面部、上肢、腹部和腹股沟，但是远心部位很少受累[1, 7-8]。患者常注意到日晒皮疹加重，但日光和疾病间的关系仍了解不多[2, 6-11]。

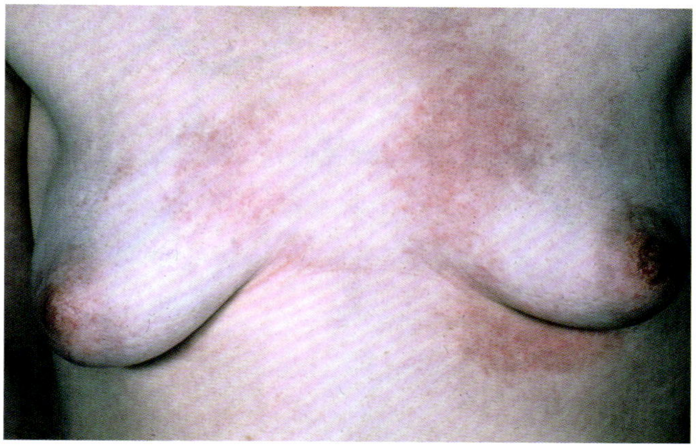

图8.21 网状红斑性黏蛋白病：年轻女性患者特征性分布的网状红色皮疹（By courtesy of The Institute of Dermatology, London, UK.）

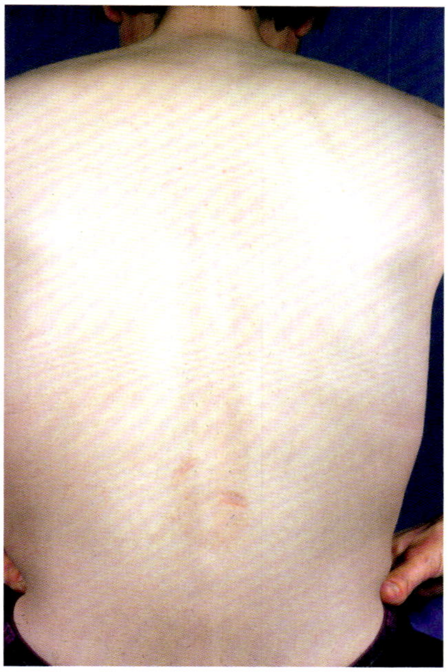

图8.22 网状红斑性黏蛋白病：罕见的下背部局限性皮损（From the collection of the late N.P.Smith, MD. The institute of Dermatology, London, UK.）

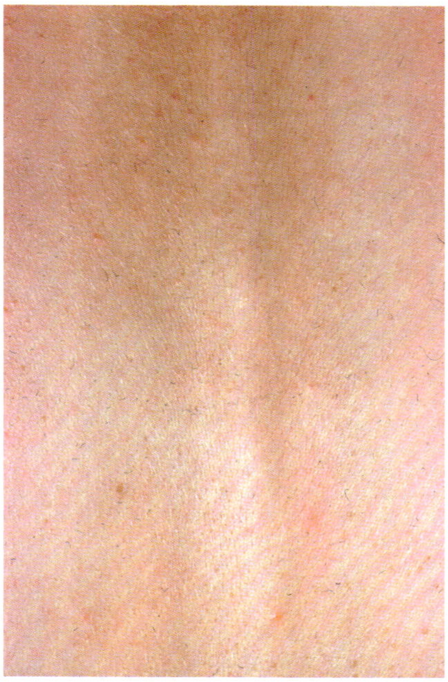

图8.23 网状红斑性黏蛋白病：皮损近观，以斑疹为主（From the collection of the late N.P.Smith, MD. The institute of Dermatology, London, UK.）

皮疹一般无自觉不适，但有的患者感觉瘙痒或日晒有烧灼感。本病不发生系统损害。

有些患者的皮损表现为浸润明显的丘疹和斑块，以往这种皮疹被称为斑块样皮肤黏蛋白病，现在认为这也是网状红斑性黏蛋白病的一个亚型[12-13]。特别需要指出的是，有文献报道这种斑块型网状红斑性黏蛋白病可能与乳腺癌和结肠癌有关，一例患者罹患肺癌合并原发性血小板增多症[13-14]。

网状红斑性黏蛋白病患者发生甲状腺疾病、关节炎和糖尿病的风险增加[2]。在一项有9名本病患者的研究中，发现其中1例合并桥本病，1例患有甲状腺功能亢进[13]。1例患者在桥本甲状腺炎的基础上同时患有网状红斑性黏蛋白病和黏液性水肿[15]。

也有HIV感染者发生网状红斑性黏蛋白病的报道[16-17]。有意思的是，HIV感染者也可以罹患其他一些皮肤黏蛋白病，如硬肿病和黏液水肿性苔藓[17]。而且AIDS患者的骨髓内常可见黏液沉积[18]。这些不同形式的黏蛋白沉积之间的致病关系还不明确。当然，可以假设它们之间有内在的联系，但是目前还缺乏证据。

有报道1例患者合并单克隆IgG（kappa型）副球蛋白血症[19]。

## 发病机制和组织学特征

网状红斑性黏蛋白病的发病机制并不完全了解。光毒性在本病中可能直接或间接地起一定作用。Braddock等发现，本病患者的自然杀伤细胞的溶解功能和抗体依赖细胞介导的细胞毒活性下降[20]。他们还同时发现循环免疫复合物水平升高。有意思的是，2例患者治疗后免疫复合物水平下降，病情复发期间其水平又升高[20]。基于上述发现，研究者认为，免疫缺陷可能在网状红斑性黏蛋白病发病中起重要作用。有意思的是，在Jessner淋巴细胞浸润症患者中也有类似发现（见上文）。显然本病的确切发病机制尚需进一步研究。

病理表现表皮轻度变平或正常。真皮内血管中度扩张，血管周围单核细胞浸润显著，毛囊周围常有炎细胞浸润，主要为T辅助淋巴细胞（图8.24、8.25）[6, 13, 20-22]。真皮上部可见大量黏蛋白（主要是透明质酸），但在一些慢性皮损中有时无黏蛋白（图8.26）。黏蛋白阿辛蓝（pH2.5）和胶样铁染色阳性，但通常甲苯胺蓝无染色。胶原纤维相互分离，但形态正常[7]。弹性纤维碎裂是该病的一个特征。无成纤维细胞增生现象，但免疫组化发现，XⅢa因子阳性，真皮树突细胞数量增多[23]。

部分病例的直接免疫荧光染色阳性。文献报道1例真皮乳头的细胞样小体与IgM结合的病例[20]。个别病例显示IgM沿真皮-表皮交界处沉积[2, 10, 24]。这些发现的意义尚不清楚，提示免疫因素参与了网状红斑性黏蛋白病的发病[24]。

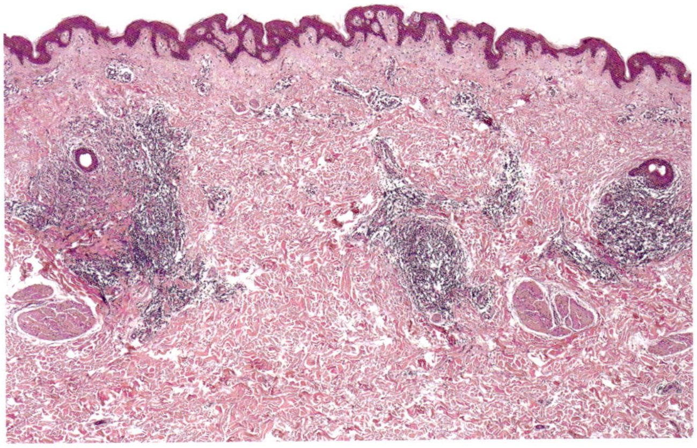

图8.24 网状红斑性黏蛋白病：真皮浅层和中层可见毛囊和血管周围炎症浸润

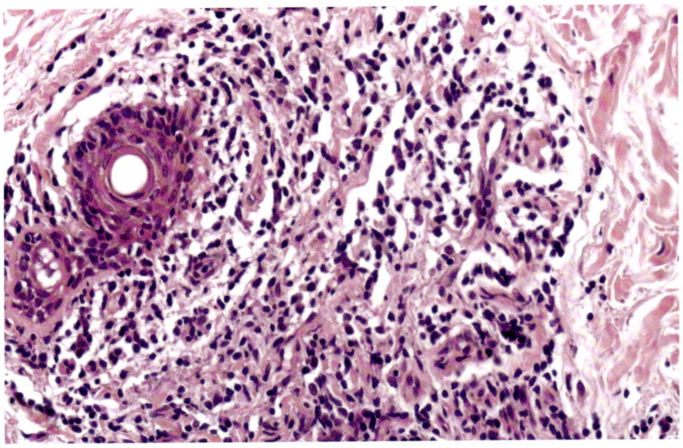

图8.25 网状红斑性黏蛋白病：浸润细胞以成熟淋巴细胞为主，伴少量组织细胞

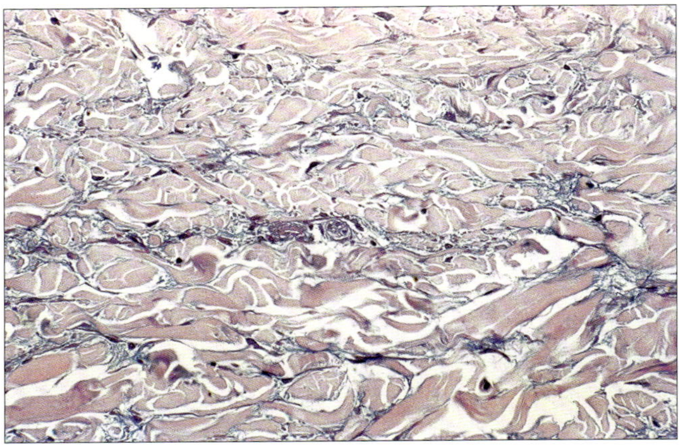

图8.26 网状红斑性黏蛋白病：真皮内黏蛋白增多（透明质酸），使胶原蛋白分离（阿辛蓝染色）

超微结构研究对认识本病的发病机制没有大的作用。电镜检查只是发现成纤维细胞内有丰富的、扩张的粗面内质网，证实了一些在光镜下的发现，如胶原纤维束相互分离[21]。一些报道称，在内皮细胞胞质中存在管网状结构[7，25-26]。虽然这些曾被认为可能是副黏病毒，最近的研究则认为这些结构很可能是折叠的内质网。此类结构也可以存在于胫前黏液性水肿、红斑狼疮、皮肌炎、恶性萎缩性丘疹病和各种淋巴瘤中[27]。

## 鉴别诊断

本病临床和病理上主要与红斑狼疮和多形性日光疹鉴别。红斑狼疮和网状红斑性黏蛋白病的鉴别非常困难，特别是其中一种疾病可能会发展为另一种疾病[28]。组织学上网状红斑性黏蛋白病无红斑狼疮的表皮改变。免疫荧光通常为阴性[7-9]。但是如上所述，有人发现网状红斑性黏蛋白病的真皮-表皮交界处可见颗粒状免疫球蛋白沉积[2，10，24]。如果在皮损中同时发现存在几种免疫反应成分，则更支持红斑狼疮的诊断。临床和血清学检查有利于诊断红斑狼疮。

多形性日光疹中黏蛋白沉积较少，且多局限于真皮乳头[29]。毛囊周围炎症浸润不是多形性日光疹的特征性改变。此外表皮的海绵水肿（有时在丘疹和湿疹样皮损中发现水疱形成），以及在斑块型损害中存在轻微的基底细胞液化改变均可作为进一步鉴别的依据[30]。多形性日光疹在光暴露结束后可以自然消退，而网状红斑性黏蛋白病的皮疹持续存在。

组织学上，网状红斑性黏蛋白病亦和 Jessner 淋巴细胞浸润有重叠之处，但是后者很少有黏蛋白沉积，但炎症细胞浸润常明显。

# 多形性日光疹（包括青少年春季疹和产羔季耳病）

## 临床特征

多形性日光疹（polymorphous light eruption）是最常见的光照性皮肤病，常发生在年轻人，表现为暴露于紫外线后皮肤上出现复发性红丘疹、水疱和（或）斑块（图 8.27、8.28）[1-6]。最常见的部位是面部、前胸、上背和四肢[5]。大部分患者皮疹呈多发性[5]。一项对 138 例患者的研究发现，患者平均发病年龄 26 岁[5]。本病年轻女性好发，89% 为女性[7-8]。绝大多数皮疹

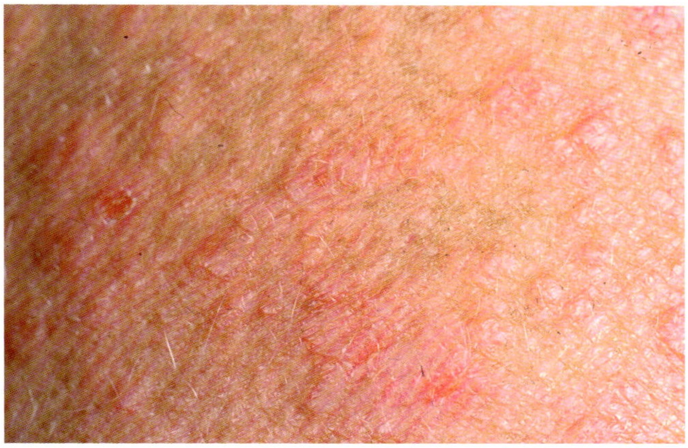

图 8.27 多形性日光疹：患者曝光部位出现红丘疹和水疱（By courtesy of The Institute of Dermatology，London，UK.）

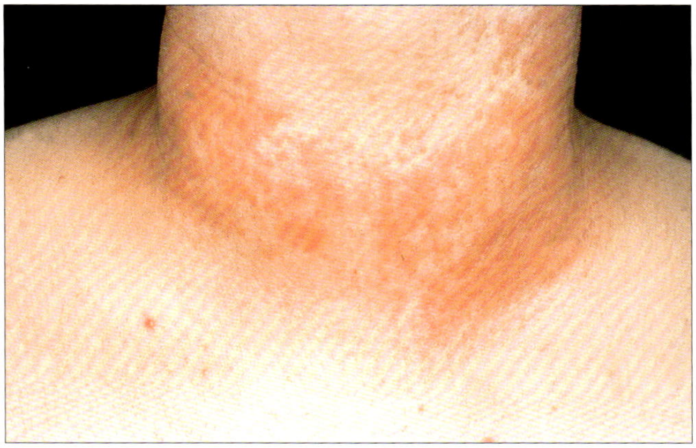

图 8.28 多形性日光疹：典型皮疹对称分布，常自觉瘙痒（By courtesy of The Institute of Dermatology，London，UK.）

伴有瘙痒症状。多数患者仅需日光照射 30 min 内即可发生临床可见的皮疹[5]。光照引起的典型皮疹一般在 18 ～ 24 h 后出现。UVA 或 UVB 均可引起本病[2，9]。56% 的病例皮疹由 UVA 引发，17% 为 UVB，26% 由 UVA 和 UVB 共同致病[2]。有作者使用 UVB 未能引发本病[4]。多形性日光疹的发生无须先发生晒伤[4]。有些患者的皮疹是由透过玻璃的光线引起的[4]。

多形性日光疹最常见于皮肤白皙者，偶尔深色皮肤者也能发病。本病好发生于居住在北半球的居民。一项研究发现，伦敦（英国）和珀斯（澳大利亚）的居民患病率分别为 14.8% 和 5.2%[10]。一项最近的回顾性分析发现，有色人种和高加索人种光敏感反应和多形性日光疹发病率却大致相同[11]。小丘疹型多形性日光疹最近才被报道，而且有色人种比较常见[11-12]。其特点是直径 1 ～ 2 mm 大小多发群集的小丘疹，急性期可出现小水疱[13]。

多形性日光疹的实际发病率似乎比医务工作者发现要高。一项调查结果显示，在一家瑞典医药公司中供职的工作者中 21% 曾经发生过多形性日光疹样皮疹，但其中只有 3% 的人因为这些症状而就医[7]。

试验引起的皮疹与自然患病发生的皮疹组织学上表现相同[4]。由于本病的病因系暴露于日光所致，因此春夏季多发[4]。此外患者首次发作是在去南半球度假时也不少见。皮疹在日晒后经过数小时到数天的潜伏期后即发生，可以在数天内完全消退且愈合后不留后遗症。然而本病一旦发病，常常持续发作数年之久[3]。疾病的总体趋势是随着时间的推移对光照的敏感性逐年降低，这个过程常需要多年[3]。一项大样本研究结果发现，该病的平均病程为 10.5 年[5]。患者的病程可长达 53 年[7]。皮疹的分布位置随时可以发生变化[5]。

一项研究结果显示，14% 的本病患者同时患有甲状腺疾病[14]。该研究还发现，同时调查的 94 例患者中仅有 2 例患有红斑狼疮，提示多形性日光疹发生红斑狼疮的风险并不增高。但也有学者认为，患有某种类型的多形性日光疹患者发生红斑狼疮的风险可能增加[15]。

青少年春季疹（juvenile spring eruption）可能是多形性日光疹的一种表现形式，或者是一种与之密切相关的疾病[16-21]。一项研究资料显示，该病的患病率为 6.7%，男性多见[16]。皮疹特征是日光照射后在耳轮的日光照射部位出现红丘疹和水疱，常有瘙痒症状[17]。在一项研究中，18 例患者中有 4 例同时发生了典型的多形性日光疹皮损。如其名所示，该病倾向于发生在春季。有些患者有家族史[19]。有报道一种临床和病理上均提示青少年春季疹的疾病，在产羔和冰雪融化的季节，农民发病，暂时命名为“产羔季耳病”（lambing ears）[22]。

## 发病机制和组织学特征

多形性日光疹的发病机制并不明了。对黏附分子表达的研究使许多作者认为，多形性日光疹是一种免疫介导的疾病[23]。有文献报道，在诱导的皮损组织活检中可以发现血管内皮细胞表达的内皮白细胞黏附分子 -1（ELAM-1）和血管细胞黏附分子 -1（VCAM-1），角质形成细胞和内皮细胞表达细胞间黏附分子 -1（ICAM-1）[23]。作者注意到这些发现与迟发型过敏反应中所见相似。不过引起本病的触发抗原并不清。多形性日光疹可能是一种遗传性疾病。在一项研究中，发现 46% 的患者有家族史[7]。

组织学上血管周围淋巴组织细胞浸润见于真皮浅层，有时真皮深层也可见（图 8.29、8.30）[25-27]。真皮乳头层水肿是其特征性改变，且其程度通常非常显著，但是这种改变并非见于所有的患者。大面积的真皮水肿可以导致表皮下或真皮内水疱形成。

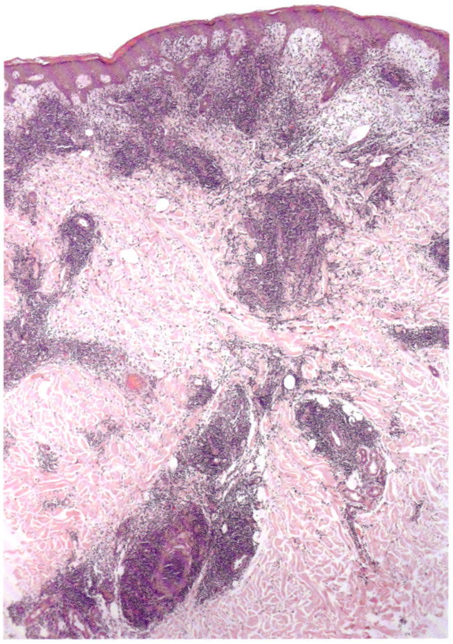

**图 8.29** 多形性日光疹：可见真皮乳头水肿和浅表及深部血管周围致密的炎症细胞浸润

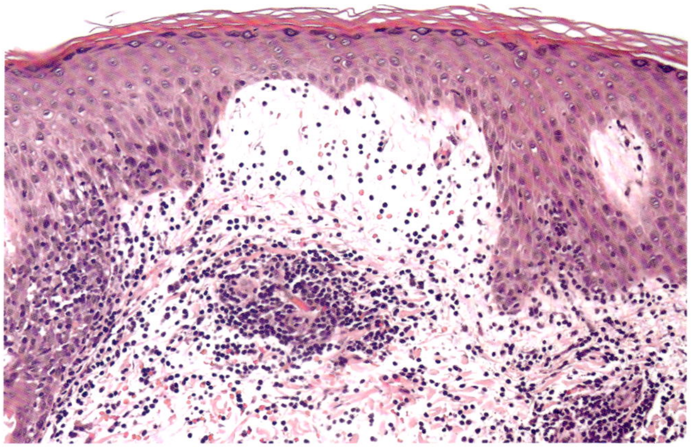

**图 8.30** 多形性日光疹：早期表皮下水疱明显，可见红细胞溢出和淋巴细胞浸润

在丘疹和丘疱疹处取材可见表皮棘层增厚、海绵样变，偶见角化不良和淋巴细胞移入表皮现象[25, 27]。有时海绵样变比较明显，严重时导致表皮内水疱形成[25]。也有学者认为，海绵样变并非本病的显著特征[26]。部分病例可见轻度的基底细胞液化[25, 27-28]。丘疹和丘疱疹皮损中可见附属器周围炎细胞浸润[25]。有人报告其中可见嗜酸性粒细胞和中性粒细胞增多，但此点并未得到证实[25-26]。真皮乳头层常见红细胞外溢[25]。由于搔抓引起的角化过度和棘层增厚等继发改变也可见到[27]。

免疫荧光检查可见基底膜带免疫反应原（C3、IgG 和 IgM）沉积，但通常很微弱[3]。

发生在耳部的青少年春季疹表现为血管周围淋巴组织细胞浸润，常伴有表皮下水疱形成[20]。

早期病变中辅助-诱导性 T 淋巴细胞占优势，真皮内朗格汉斯细胞数目增多[26]。当病情慢性时细胞毒性抑制性 T 细胞数增多。

## 鉴别诊断

需要注意的是，多形性日光疹的临床和病理特点变化差异很大。这使一些学者认为，多形性日光疹可能是代表一组相关疾病而不是单个疾病[25-26]。因而皮肤光敏感试验可能是确定诊断的“金标准”。与网状红斑性黏蛋白病相比，多形性日光疹中黏蛋白沉积缺如或不明显。在临床上，多形性日光疹在停止光晒后可消退，而网状红斑性黏蛋白病的皮疹持续存在。

组织学上多形性日光疹与其他性质的回状红斑有相同之处，如 Jessner 淋巴细胞浸润症，但是多形性日光疹的真皮内乳头水肿更加突出。临床病史上如果能证明在停止日光暴露后皮疹消退，则可鉴别二者。个别患者在难以做出诊断时常常需要进行皮肤光试验检测。

有时候红斑狼疮的组织学改变很难与多形性日光疹鉴别，特别是当后者免疫荧光阳性时。不过大多数多形性日光疹患者免疫荧光结果阴性。个别患者即使出现了免疫反应原沉着，其着色程度通常也很弱。全面的临床和血清学检查有助于鉴别这两种疾病。

光化性类网织细胞增生症也与暴露于紫外线有关。此病与多形性日光疹的不同之处在于：光化性类网织红细胞增生症的特征是真皮乳头和网状层内有致密的细胞浸润，有时可以侵犯至皮下脂肪层。其浸润细胞由淋巴细胞、组织细胞和多少不等的嗜酸性粒细胞和浆细胞组成。如果出现明显的多核的星状肌成纤维细胞和巨细胞，则倾向于光化性类网织细胞增生的诊断。外观不典型的、深染核脑回状的大淋巴样细胞和母细胞是光化性类网织细胞增生症的特征。

# 肿胀性红斑狼疮

## 临床特征

红斑狼疮在第 17 章详细讲述，读者可参阅相关章节以全面了解该病。本节仅讨论红斑狼疮的一个肿胀性亚型。

肿胀性红斑狼疮（tumid lupus erythematosus）是一种罕见的红斑狼疮皮肤表现，不少学者认为该型表现特征明显，可以将其视为慢性皮肤狼疮的一个独立亚型[1]。不过目前对本病的看法尚有争议，也缺乏观点一致的诊断标准。所以有必要对本病的诊断标准进行进一步的修订，以与其他炎性皮病有效地区别开来。

本病的临床特征是高起皮面的红色斑块，其突出特点是“鲜红如汁”[1]。毛囊角栓不是该型的特征[2]。有些患者可表现为环状和回状皮疹[1]。皮疹最常见于曝光部位，如面部、前胸、上臂和肩部[1-4]。迄今为止一项最大样本量的研究显示，在各种皮肤狼疮患者中，具有这种临床表现的患者占 16%[1]。男性和女性患者数基本相等，此点与其他皮肤红斑狼疮多见于女性显著不同[2, 4]。此亚型以年轻人居多，儿童罕见[4-5]。大部分患者经 UVA 和 UVB 照射后可引起皮疹[1, 3, 6]。有报道，HIV 患者经高强度的抗逆转录病毒治疗后，免疫重建时可出现肿胀性红斑狼疮。雌激素及英夫利昔单抗治疗也可诱发本病[7-9]。单侧或双侧肘部受累很不常见[10-11]。

## 组织学特征

病理表现为真皮浅层血管周围“袖口状”淋巴细胞浸润（图 8.31）[12]。许多病例也可见附属器周围浸润。真皮内可见大量黏蛋白（图 8.32）[2, 12-13]。不同于其他类型红斑狼疮的是，本病很少有表皮改变（如

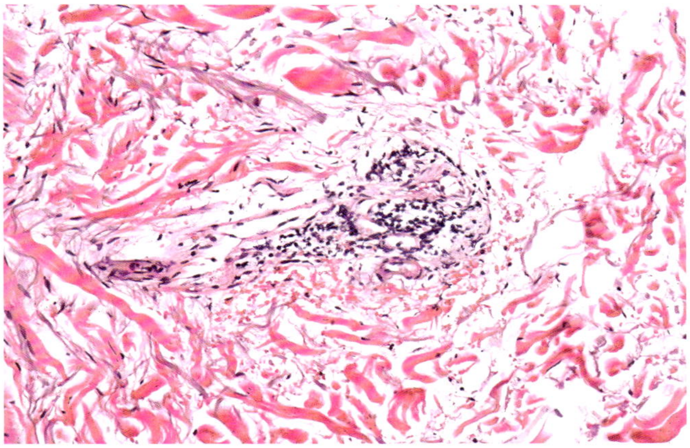

图 8.31 肿胀性红斑狼疮：血管周围淋巴细胞浸润。胶原纤维束被大量的黏蛋白分开（By courtesy of J.Cohen，MD. Dermatopathology Laboratory，Tucson，Arizona. USA.）

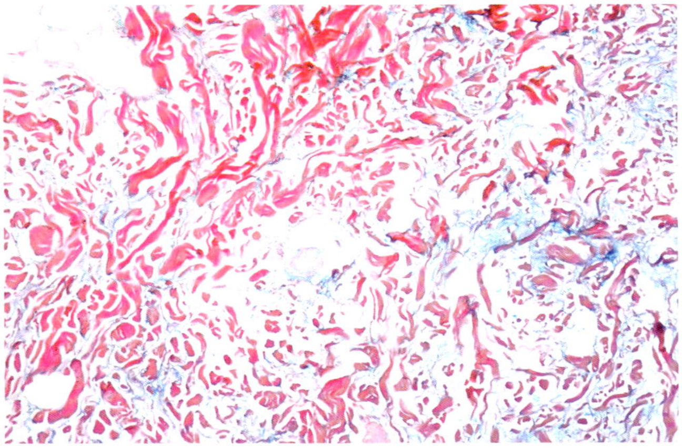

图 8.32 肿胀性红斑狼疮：黏蛋白阿辛蓝染色阳性（By courtesy of J.Cohen，MD. Dermatopathology Laboratory，Tucson，Arizona. USA.）

毛囊角栓、界面的液化变性和基底膜增厚）[1-2, 12]。

直接免疫荧光染色阴性[1]。

浸润细胞由 CD4+和 CD8+的 T 淋巴细胞混合而成[2, 14]。

## 鉴别诊断

最近一项大样本研究对肿胀性红斑狼疮的概念进行了扩展[1]。是否有理由将这类患者的病变划分为红斑狼疮的一个亚型，学界仍有争议。这些患者中没有一例符合红斑狼疮的诊断标准，而且大部分患者的抗核抗体（ANA）水平未见明显增高。仅有个别患者出现典型的盘状红斑狼疮，包括明显的表皮改变[13, 15]。

除外与 Kuhn 等所报道特征相似的病例[1]，那些符合盘状红斑狼疮（DLE）、亚急性皮肤型红斑狼疮（SCLE）或系统性红斑狼疮（SLE）诊断标准的患者中，很少出现真皮浅、深层血管和附属器周围致密浸润，并缺少表皮改变[16]。仅仅依靠病理改变，来鉴别肿胀性红斑狼疮和 Jessner 淋巴细胞浸润症、多形性日光疹，十分困难，甚至几无可能[17]。事实上有些学者认为不少报道为 Jessner 淋巴细胞浸润症和网状红斑性黏蛋白病的病例可能就是肿胀性红斑狼疮[18]。

肿胀性红斑狼疮的组织学改变与多形性日光疹尤其难以鉴别。后者是最常见的光照性皮肤病，常常发病于年轻人，特别是女性，表现为暴露于 UV 光线后出现复发性红丘疹、水疱和（或）斑块。皮疹在经过数小时到数天的潜伏期后发生，常常在数天内完全消退而不留后遗症[19]。真皮浅层有时至深层的血管周围出现致密的淋巴组织细胞浸润，常伴有真皮乳头水肿[20]。真皮乳头的水肿更支持多形性日光疹的诊断。而且，后者常有局灶性表皮改变，如海绵水肿，真皮内无黏液沉积。

皮肤淋巴细胞浸润症（Jessner）与肿胀性红斑狼疮鉴别同样困难[3]。在这种情况下，有时免疫细胞化学可能有助于鉴别。淋巴细胞浸润症中的淋巴细胞为 HLA-DR 阴性，与此相反，红斑狼疮中的淋巴细胞甚至角质形成细胞也可出现 HLA-DR 阳性[21]。淋巴细胞浸润症 Leu-8（免疫调节 T 细胞）的表达更加常见[21]。淋巴细胞浸润症中表皮内朗格汉斯细胞的数目增多，而盘状红斑狼疮常常减少[22]。当发现大量黏蛋白沉积时，支持肿胀性红斑狼疮的诊断。

离心性红斑的真皮内缺乏明显的黏蛋白沉积，借此有别于肿胀性红斑狼疮。

由此可见，肿胀性红斑狼疮是一种尚存在争议的疾病。从某种程度上讲，这是一个名称和定义的问题。有不少学者持这样一种观点：即把网状红斑性黏蛋白病和 Jessner 淋巴细胞浸润症看做是肿胀性红斑狼疮更加合适[18]。显然，需要更多的研究来进一步确定肿胀性红斑狼疮的临床病理特征，以便将其与相似的疾病鉴别开。

# 冻疮，非典型冻疮和骑手寒冷性脂膜炎

## 临床特征

冻疮（perniosis）的特征是皮肤对湿冷天气敏感，因此常见于一年当中的寒冷月份。冻疮在供暖不足的月份中较常见，而在冬季气候严寒但是家庭供暖充足的地区却较少见到[1]。有时接触冷水也能引起发病[2]。

患者表现为肢体远端特别是手指和脚趾皮肤的痛性、红色结节（图 8.33）[1, 3]。其他暴露部位如鼻部和耳朵也可受累（图 8.34）。皮疹可并发水疱或溃疡。大多数患者的病情在夏季可缓解，冬季常复发。神经性厌食的患者发生冻疮的机会增多[4-5]。

骑马爱好者因冬季穿着紧身衣服在大腿上有可能出现相似的皮疹（图 8.35）。这种情况可伴有脂膜炎，因此被称为“骑手寒冷性脂膜炎”（cold equestrian panniculitis）[6]。

皮疹持续至温暖季节的患者发生红斑狼疮的风险增高[7]。一个研究小组把这些不符合结缔组织病如红斑狼疮最低诊断标准的患者，称为“不典型冻疮”[7]（atypical chilblains），他们发展成为结缔组织病的风险加大。所以有必要对所有诊断冻疮的患者进

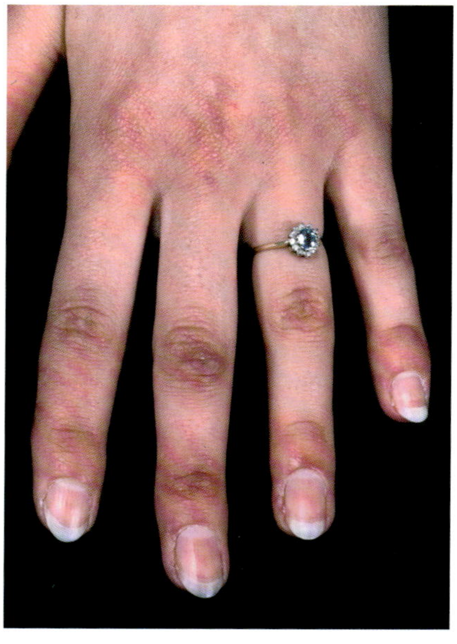

图 8.33 冻疮：手指上出现的红斑性结节（From the collection of the late N.P.Smith, MD. The institute of Dermatology, London, UK.）

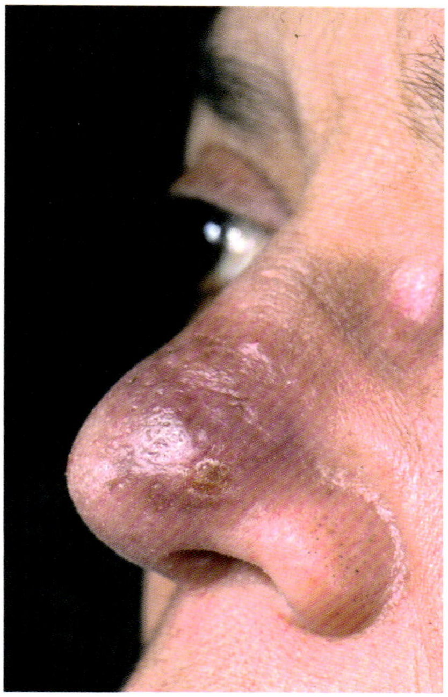

图 8.34 冻疮：此患者鼻部发病（From the collection of the late N.P.Smith，MD. The institute of Dermatology，London，UK.）

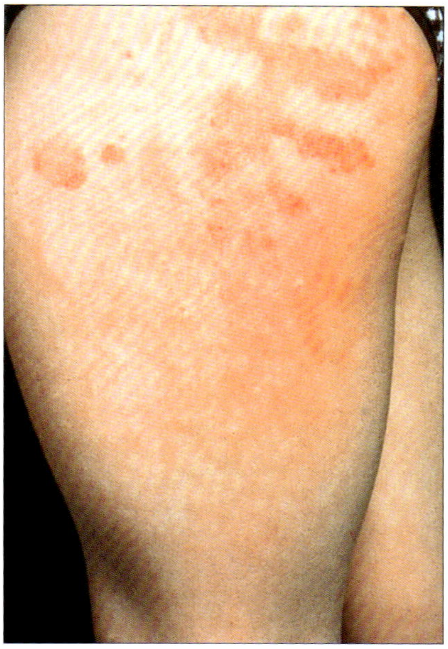

图 8.35 骑手寒冷性脂膜炎：臀部及大腿处痛性红色皮疹（By courtesy of The Institute of Dermatology，London，UK.）

行全面评价，观察他们是否存在红斑狼疮的证据。偶尔有冻疮患者无任何结缔组织病表现，却最终发展成为系统性红斑狼疮[8]。

## 发病机制和组织学特征

冻疮的发病机制还不完全了解。很显然寒冷是发病的一个必要条件。非暴露部位发病中紧身衣服起一定作用。在有些患者中，特别是儿童，血液循环中存在冷球蛋白对冻疮的发病起一定作用[9]。

皮损活检可见血管壁呈不同程度的纤维素样变性，血管周围袖口状淋巴细胞浸润（图 8.36～8.38）。炎性浸润位于真皮浅层，但也常常延伸至真皮深层和皮下脂肪层。有些病例很难找到证据证实淋巴细胞性血管炎（图 8.39）。但也有些患者可以见到广泛存在的血管壁纤维素样损害和血栓形成。常常见到真皮乳头水肿，甚至很显著[10]。有时可见界面改变，如界面空泡化变性或苔藓样皮炎[11]。偶尔可见明显的汗腺周围慢性炎细胞浸润[7]。

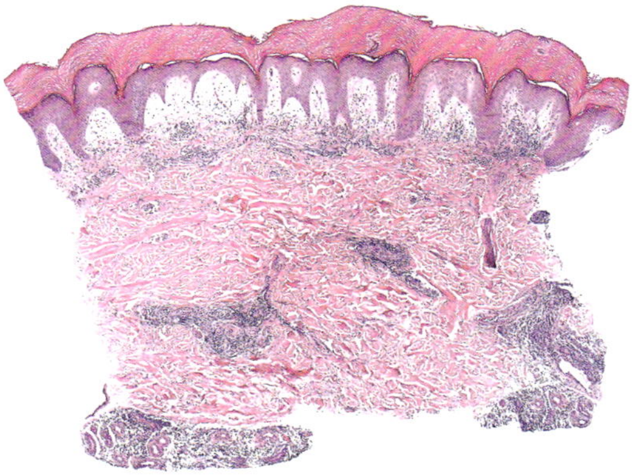

图 8.36 冻疮：角化过度，棘层增厚，显著的淋巴细胞浸润。请注意显著的表皮下水肿

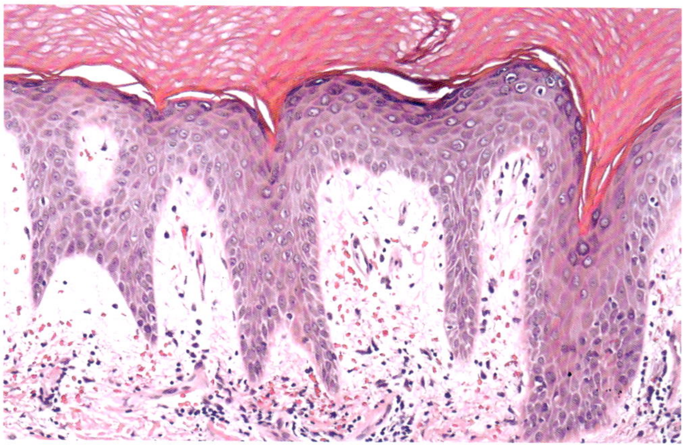

图 8.37 冻疮：显著的表皮下水肿和红细胞外溢

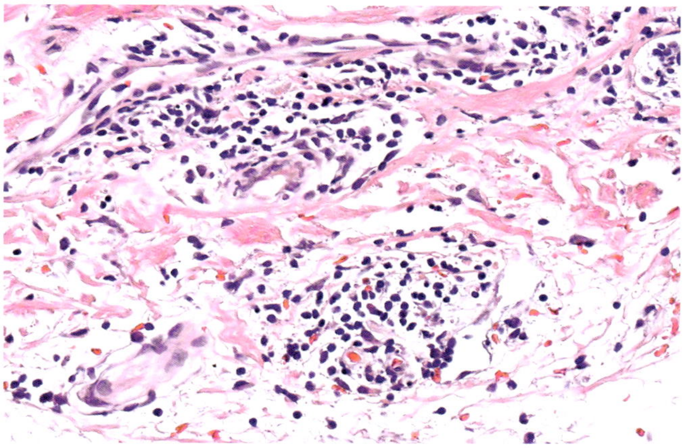

图 8.38 冻疮：淋巴细胞为主的浸润

寒冷性脂膜炎皮损活检表现为血管周围慢性炎细胞浸润，往往明显累及真皮-皮下组织交界处[6]。

浸润的炎细胞大部分是 $CD3^+$ T 细胞，少量为 $CD20^+$ B 细胞和散在 $CD68^+$的巨噬细胞[11-12]。

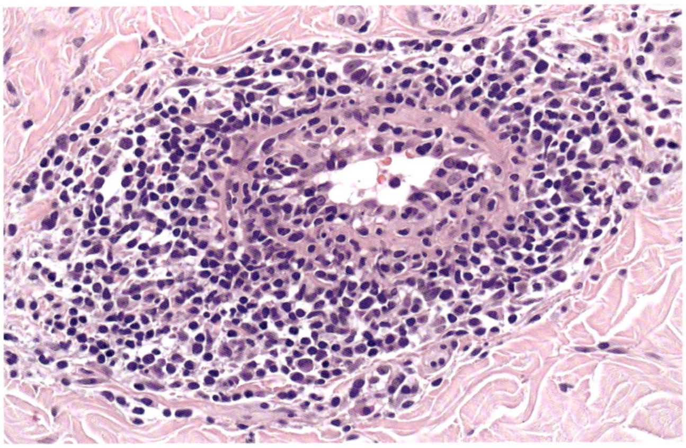

图 8.39 冻疮：该片显示血管壁显著的细胞浸润，符合淋巴细胞性血管炎改变

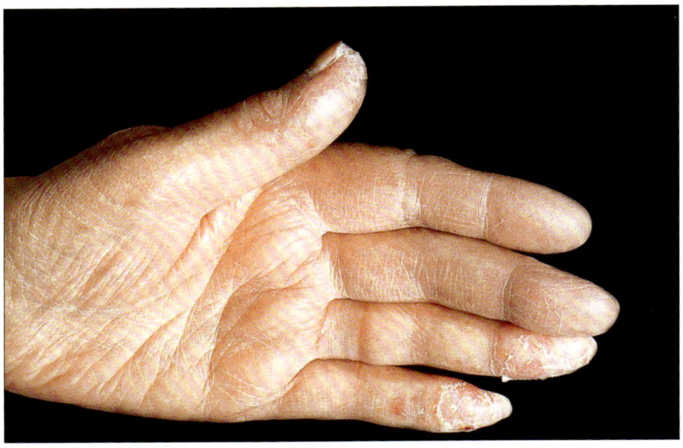

图 8.40 冻疮样红斑狼疮：缓解后的冻疮，皮损位于拇指、无名指和小指的远端（By courtesy of R.A.Marsden，MD，St George's Hospital，London，UK.）

## 鉴别诊断

病理改变无特异性，凡是有袖口状血管周围淋巴细胞反应和淋巴细胞性血管炎的其他疾病均应与之鉴别。诊断本病时需要认真仔细分析临床资料。患者常有结缔组织病的某些表现，但是并不符合其诊断标准[7]。并且，皮肤型或系统性红斑狼疮的患者可以发生冻疮相似或完全一样的皮疹[8, 11, 13]。冻疮样红斑狼疮患者出现典型的淋巴细胞性血管炎和界面改变比非特异性冻疮患者更为常见，不过这些表现是否出现并不能作为二者鉴别的可靠依据[7, 11]。狼疮带试验阳性或抗核抗体阳性均有利于冻疮样红斑狼疮的诊断[7]。

# 冻疮样红斑狼疮

## 临床特征

红斑狼疮在第 17 章中详细讨论，读者可翻阅相关章节，以全面了解该病。本节仅讨论冻疮样红斑狼疮。

冻疮样红斑狼疮（chilblain lupus erythematosus）可以是盘状红斑狼疮和系统性红斑狼疮的临床表现，其临床和病理上与特发性冻疮有不少相似之处（图 8.40）。该型患者无一例外都是女性，冬季发病[1]。皮疹的特征性表现是多个部位发生瘙痒、疼痛性红色或蓝紫色丘疹、斑块和结节，包括手指、足跟和足趾。而双手、小腿、膝盖、指节、肘部、鼻部和耳朵较少受累[2]。有时出现角化过度性皲裂和溃疡[3]。患者可在典型的盘状红斑狼疮皮损发生多年后出现冻疮，或两种皮疹同时出现。偶尔冻疮是唯一症状[3]。绝大部分病例是散发的，常染色体显性遗传的家族性病例也有报道[4-7]。

约有 15% 的本病患者可以发展为系统性红斑狼疮，特别是那些同时发生盘状和冻疮样皮疹的患者，以及那些除有冻疮外还有 DLE- 多形红斑样综合征的患者[1-2, 8]。与特发性冻疮相比，严重冻疮持续至温暖季节的患者发生红斑狼疮的风险增高[9]。出现了结缔组织病的一些表现，但是没有达到诊断标准的患者被称为“不典型冻疮”[9]。此类患者最终发展为结缔组织病的可能性大[9]。综上，对有冻疮的患者应检查是否有红斑狼疮的可能。

## 发病机制和组织学特征

散发性冻疮样红斑狼疮的发病机制尚不清楚。有报道发现，常染色体显性遗传的家族性病例中，位于第三条染色体上的 DNA 核酸外切酶 TREX1 出现了突变[4-7]。TREX1 可水解单链 DNA。最近又研究发现，TREX1 功能缺乏可导致反转录 DNA 蓄积，进而激发干扰素，后者最终可能诱发自身免疫反应[10-11]。其他自身免疫性疾病，如 Aicardi-Goutieres 综合征，也有 TREX1 基因突变。Aicardi-Goutieres 综合征是一种以基底节钙化合并白质病变的脑病[6, 12]。该病患者出现冻疮并不少见，且临床和病理与冻疮样红斑狼疮均类似[13-14]。

病理显示血管周围袖口状淋巴细胞浸润，同时伴有水肿、红细胞外溢和不同程度的血管纤维素样变（图 8.41）。有时可见明显的淋巴细胞性血管炎。炎细胞浸润常常延伸至真皮深层和皮下组织层。表皮的界面改变，如灶状的液化变性甚至苔藓样组织反应都比较常见[2, 15]。汗腺周围可见到慢性炎细胞浸润[9]。

浸润细胞多数为 T 细胞，偶尔伴有巨噬细胞和散在的 B 细胞。

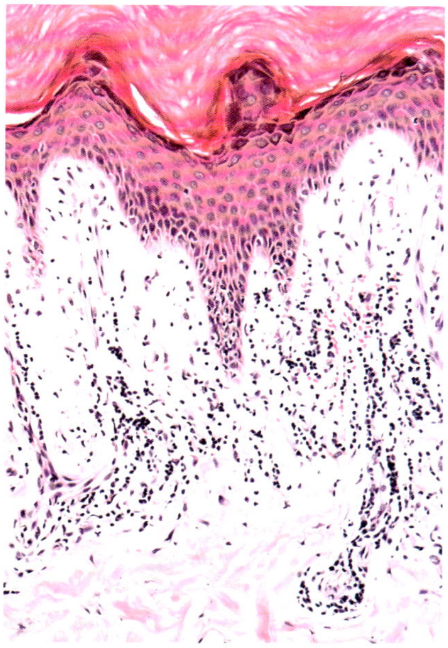

图 8.41 冻疮样红斑狼疮：见表皮下水肿伴红细胞外溢，并且真皮浅层血管周围淋巴细胞浸润

## 鉴别诊断

凡是有血管周围袖口状淋巴细胞浸润和淋巴细胞性血管炎的疾病均须与本病鉴别。本病的诊断依靠认真仔细分析患者的临床资料和血清学检查结果。仅依靠组织学改变不能将其与特发性冻疮相鉴别。与特发性冻疮相比，淋巴细胞性血管炎和界面改变更多见于冻疮样红斑狼疮，不过这些特征仍然不能作为鉴别的主要依据[9]。狼疮带试验阳性或抗核抗体阳性均有利于诊断冻疮样红斑狼疮。

# 色素性紫癜性皮病，包括 Majocchi 病、Schamberg 病、Gougerot 和 Blum 色素性紫癜性苔藓样皮炎以及瘙痒性紫癜

## 临床特征

色素性紫癜性皮病（pigmented purpuric dermatoses；单纯性紫癜、慢性毛细血管炎）这一名称下包含一组以橙黄 / 褐色色素沉着为临床特征的疾病（由于含铁黄素沉积于组织中，外观如辣椒粉而得名），其间掺杂着细小针尖大小的紫癜（由红细胞外渗所致）[1-4]。这类的疾病的病因不清。它们在临床表现和组织学改变上可能相互重叠。实际上，有些学者认为，目前的这种分类方法在疾病分类学上没有价值。除以下列举的疾病，还有少见的临床表现，如单侧发病的、带状分布的、合并硬皮病的以及家族性发病的[5-9]。

- Majocchi 病（Majocchi's disease）：皮疹往往呈环状，散在分布，直径从一厘米到数厘米，伴有毛细血管扩张（图 8.42）。
- Schamberg 病（Schamberg's disease）：特征性表现为紫癜和瘀斑，伴有明显的色素沉着；男性多见、儿童少见（图 8.43、8.44）[10]。皮疹通常形状不规则，主要发生在下肢，病程持续 10 年或更长。有些病例的皮损表现与慢性静脉功能不全相似。大多数患者无自觉症状。部分患者有痒感。
- Gougerot 和 Blum 色素性紫癜性苔藓样皮炎（pigmented purpuric lichenoid dermatitis of Gougerot and Blum）：主要发生在男性，皮损表现为紫癜和苔藓样丘疹，多位于下肢。
- 瘙痒性紫癜（itching purpura；痒疹性血管皮炎）：同样多见于男性，急性发病，皮疹为广泛分布的橘黄色斑疹（图 8.45、8.46）。常常发生在足背或踝部，但很快增多扩散至大腿臀

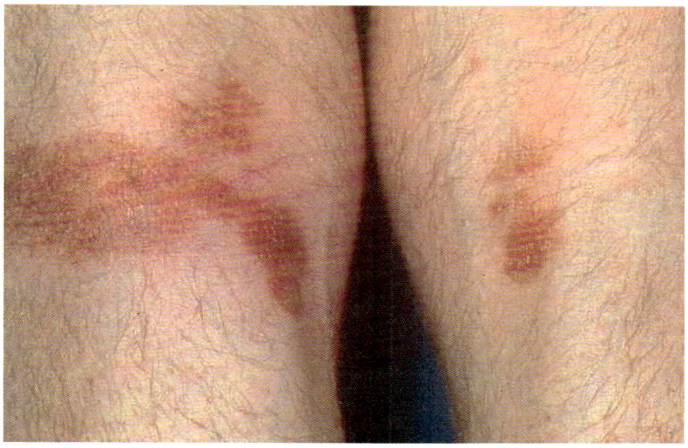

图 8.42 Majocchi 病：该男性患者膝盖后出现特征性的褐色斑块（By courtesy of R.A.Marsden，MD，St George's Hospital，London，UK.）

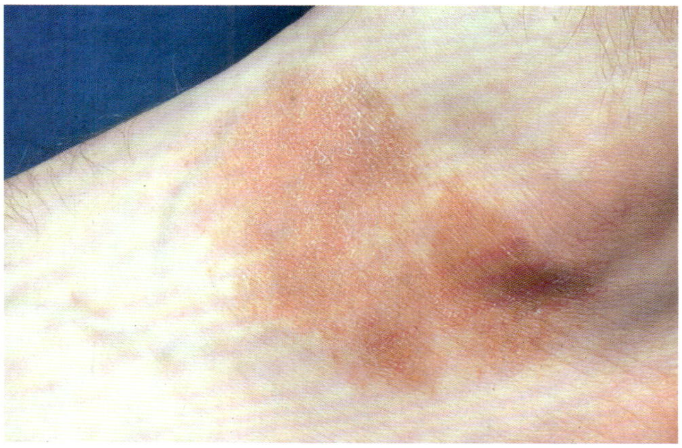

图 8.43 Schamberg 病：该男性患者的单侧踝部出现局限性毛细血管炎，呈现特征性的辣椒粉状（By courtesy of R.A.Marsden，MD，St George's Hospital，London，UK.）

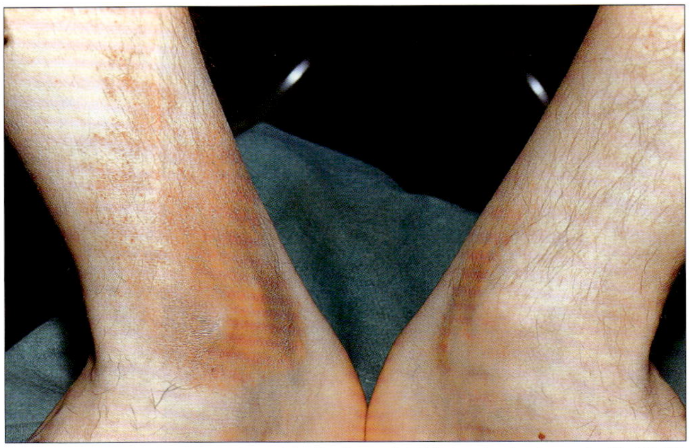

图 8.44 Schamberg 病：该患者双侧踝部有皮疹，与静脉淤积引起的皮疹类似（By courtesy of R.A.Marsden，MD，St George's Hospital，London，UK.）

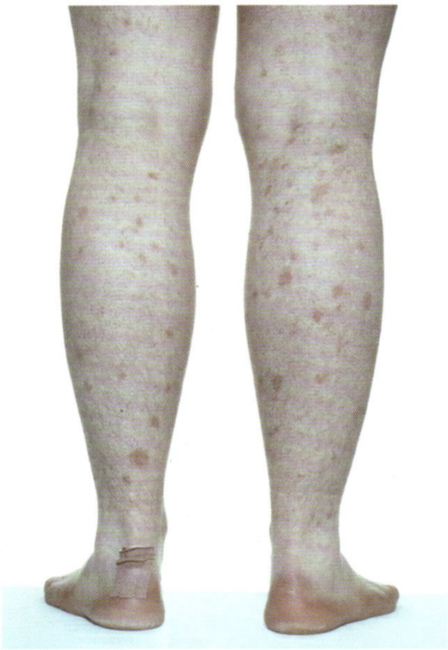

图 8.45 瘙痒性紫癜：这些小斑疹广泛分布于双侧下肢（By courtesy of J.Newton，MD，St Thomas' Hospital，London，UK.）

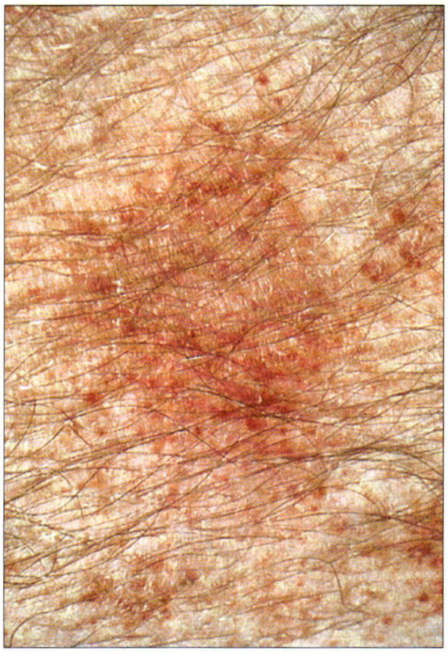

图 8.46 瘙痒性紫癜：近观橘黄色斑疹（By courtesy of J.Newton，MD，St Thomas' Hospital，London，UK.）

部、躯干和上肢。这种类型的病程较其他类型的病程短，多数患者的皮疹在 1 个月内消退。常常伴有明显的瘙痒症状，其发生原因不清。药物过敏时也可以发生类似的改变。

由于金黄色苔藓具有更加独特的特征，将单独讨论（见后文）。

## 组织学特征

不同临床类型均具有相似的组织病理学特征。表现为血管周围淋巴细胞浸润伴有反应性内皮细胞改变和红细胞外溢（图 8.47、8.48）[11]。后者以 T 辅助细胞亚群占优势[12]。浸润的密集程度变化很大。Gougerot-Blum 型常有致密的苔藓样淋巴细胞浸润。红细胞外溢现象常见于早期病变，晚期病变中无，但是此时含有含铁血黄素的巨噬细胞成为显著特征（图 8.49）。铁染色可用于显示含铁血黄素。最近有报道称，色素性紫癜性皮病伴发肉芽肿性炎症者称之为肉芽肿性色

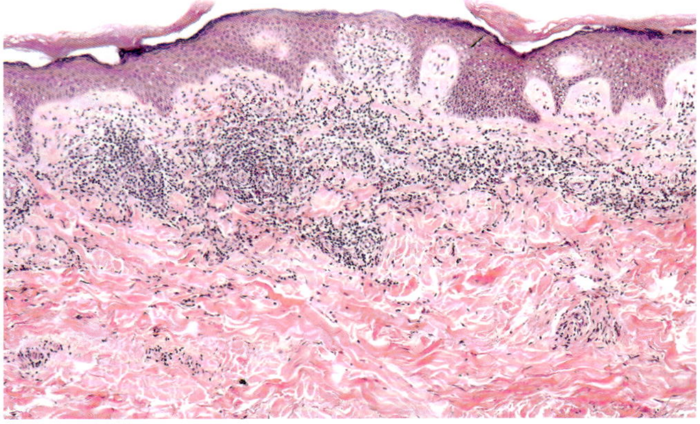

图 8.47 色素性紫癜：真皮上层血管周围有密集的淋巴细胞浸润

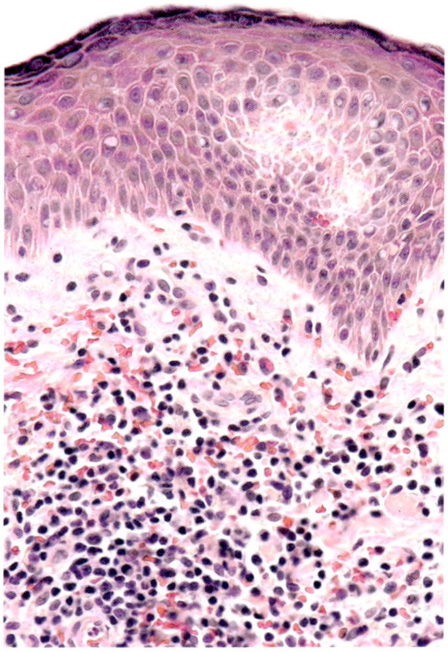

图 8.48 色素性紫癜：浸润细胞由淋巴细胞和组织细胞组成，注意红细胞外溢

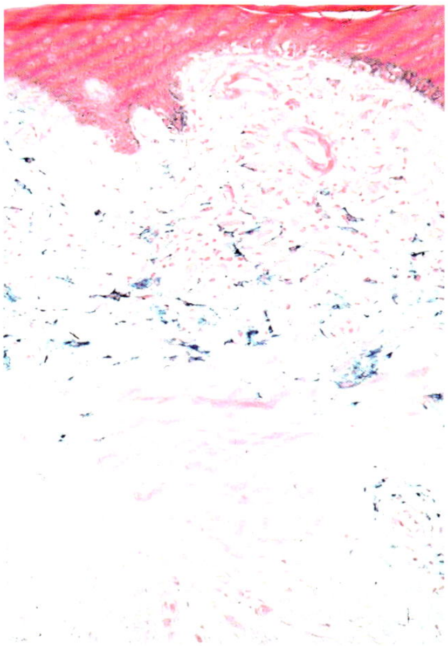

图 8.49 色素性紫癜：Perl 普鲁士蓝铁染色显示大量的含铁血黄素沉积

素性紫癜性皮病[13-14]。一些肉芽肿性色素性紫癜性皮病患者可合并高脂血症。

## 鉴别诊断

需要强调的是，红细胞外溢、含铁血黄素沉积和淋巴细胞性毛细血管炎均不是特异性改变。因而本病需要鉴别的疾病较多，包括任何以血管周围淋巴细胞浸润和淋巴细胞性毛细血管炎为组织病理改变的疾病。此时需要密切结合临床才能做出准确的诊断。曾有报道称，类似于色素性紫癜性皮病的皮疹发展为蕈样肉芽肿[16-17]。然而一般认为这种情况并不多见，这些病例更可能一开始就是紫癜性皮肤 T 细胞淋巴瘤。缺乏亲表皮现象和细胞异型性更支持色素性紫癜性皮病的诊断，而非 T 细胞增生性疾病。个别难以鉴别的疾病需要做一些辅助检查，如免疫组织化学和 T 细胞基因重排，可帮助诊断。但是近来有报道称，某些色素性紫癜性皮病同样出现克隆性 T 细胞基因重排现象，使鉴别诊断更加困难[13, 18]。可见基因重排的结果也并非是可绝对信赖的鉴别诊断依据。为了确定诊断就必须综合分析所有的资料——包括临床、组织学、免疫组织化学和基因学信息。

# 金黄色苔藓

## 临床特征

金黄色苔藓（lichen aureus；瘙痒性苔藓）是色素性紫癜性皮肤病的一种罕见类型。由于其具有独特的临床和组织学改变而不同于其他的类型[1-4]。因此在本章中单独讨论。

金黄色苔藓多见于男性（男女比例为 2∶1），好发生于年轻人，高发年龄为 31 ～ 40 岁。偶尔儿童受累[3]。皮疹通常无自觉症状，偶尔可有瘙痒。特征性皮损为散在的或融合性苔藓样斑疹和丘疹，呈金黄色、青铜色、紫色或暗褐色，可以类似于瘀伤（图 8.50）。有时紫癜成分明显。金黄色苔藓皮疹通常持久性存在，部分患者也可以消退。皮损最常见于下肢，但其他很多部位均可累及，包括手臂、双手、躯干和大腿[5-6]。皮疹通常单侧分布，仅仅局限于 1 ～ 2 个部位，既可为单个直径为 3 ～ 5 cm 的卵圆形斑丘疹，也可表现为直径达 20 cm 的不规则形斑块。极个别患者的皮疹表现为带状分布[7]。

## 组织学特征

表皮结构正常。紧贴在表皮下的真皮上层可见密集淋巴组织细胞呈带状浸润（图 8.51、8.52）。其与扁平苔藓的不同之处在于其无基底层液化变性，胶样小体也很少见到。炎症浸润紧邻其上面的表皮，有时可以见到无浸润区。可见淋巴细胞移入表皮现象。浸润区内血管增多并散在分布。浸润深层与浸润周边的真皮内可见吞噬了含铁血黄素的巨噬细胞。可以有不同程度的紫癜改变，但是无明显的血管炎特征。

## 鉴别诊断

组织学上与色素性紫癜样皮炎中的 Gougerot-

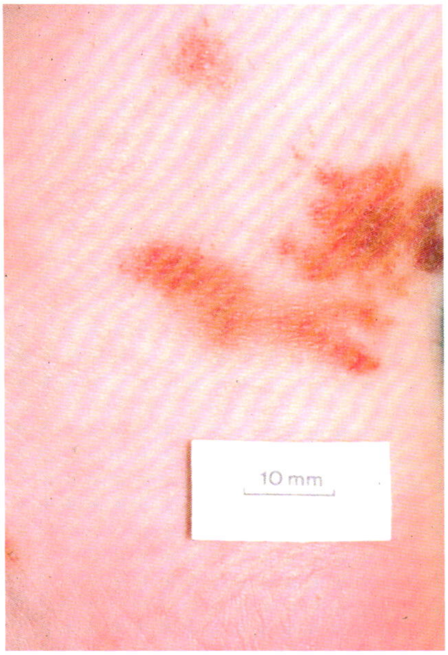


图 8.50 金黄色苔藓：踝部金、红、褐三色混杂的斑块（By courtesy of M.Price，MD，St Thomas's Hospital，London，UK.）

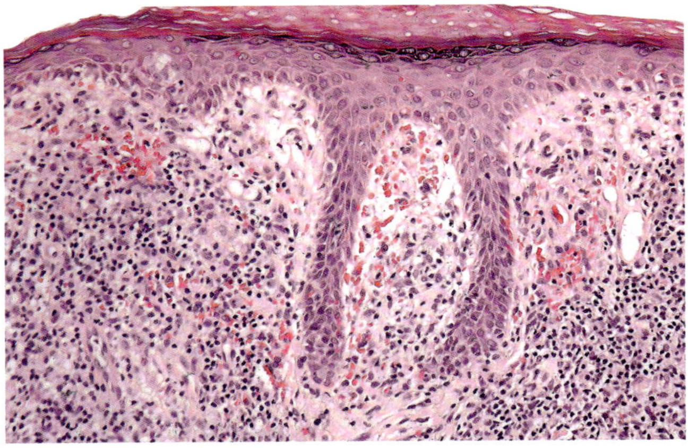

图 8.51 金黄色苔藓：真皮上层密集的带状浸润

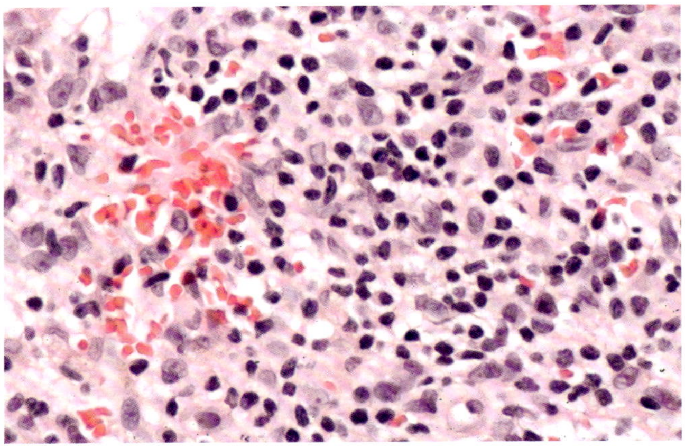

图 8.52 金黄色苔藓：浸润细胞为淋巴细胞和组织细胞。注意显著的红细胞外溢现象

Blum 型有一些重叠，但是金黄色苔藓的病变更加局限。

# 妊娠瘙痒性荨麻疹性丘疹及斑块病

## 临床特征

妊娠瘙痒性荨麻疹性丘疹及斑块病（pruritic urticarial papules plaques of pregnancy，PUPPP；又称妊娠多形疹、妊娠毒血疹、妊娠中毒性红斑和晚发性妊娠痒疹）是一种原因不明的常见皮肤病，发病率约为 0.5%[1-2]。尤其好发生在初产妇[3-4]。本病多发生在妊娠晚期，常常在妊娠的 7～9 个月，平均在第 36 周发病[3-4]。产后发病者罕见[3-5]。最近的一项研究发现，怀男孩的产妇发病率是怀女孩的 2 倍（2∶1）[6]。本研究证实，76% 的患者是初产妇[3-4]。

如名所示，荨麻疹性丘疹及斑块病常引起剧烈的瘙痒，影响患者睡眠[3]。发病之初，丘疹常局限于腹部，沿膨胀纹分布。约 50% 患者表现如此[1, 3]，偶有小水疱出现[3]。随着时间的推移，丘疹逐渐扩展至四肢的近端和躯干，可以相互融合形成斑块[4]。四肢罕见受累[4, 7]。面部不受累有助于诊断。皮疹通常在分娩后不久消退。PUPPP 的重要特征是在以后的妊娠中一般不出现复发（见下文的鉴别诊断）。

有一个研究小组发现，与对照组相比，PUPPP 的发病与孕妇和新生儿体重增加有关[8-9]。还有研究认为，PUPPP 与双胞胎有关，其中有两篇研究报道，二者的合并发生率分别为 10% 和 16%[3, 8-10]。这些资料使得一些学者猜测，孕妇的腹部膨胀可能在 PUPPP 发病中起一定作用[8]。另有报道本病与高血压病及引产术有关[11]。

个别文献报告，PUPPP 与先天性新生儿异常有关，但样本量不大。报道中一个幼儿患有牙釉发育不全，另一个出现喉软化需手术治疗[3]，还有一个儿童患有室间隔缺损。然而，大部分学者认为 PUPPP 和先天性发育异常无直接联系。

## 组织学特征

妊娠多形疹的早期病变（荨麻疹性丘疹）显示表皮和真皮上层水肿。血管周围淋巴细胞浸润伴有数量不等的嗜酸性粒细胞（图 8.53～8.55）。浸润的嗜酸性粒细胞不多，一项研究发现仅 17% 的病理切片内，炎症浸润中有嗜酸性粒细胞。但是与之相左的文献报道，认为大多数病例有嗜酸性粒细胞浸润。我们的经验是进行多张切片检查，大多数切片中至少有少量嗜酸性粒细胞。

淋巴与组织细胞浸润的致密程度同样不一样，炎细胞从中等量到在血管周围“袖口状”致密性浸润[3]。轻度真皮乳头水肿比较常见，而显著的水肿不多见。另外海绵状水疱形成是晚期病变的特征表现。其他一些表现包括嗜酸性海绵形成比较少见，罕见富含嗜酸

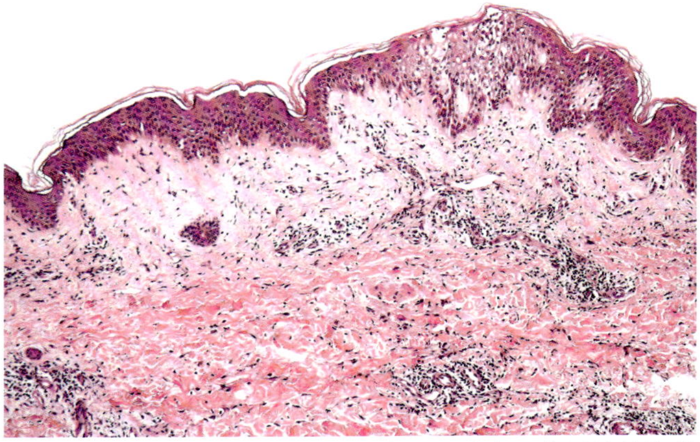

图 8.53 妊娠瘙痒性荨麻疹性丘疹及斑块病：有局灶性海绵样变。注意真皮上层血管周围炎症细胞浸润

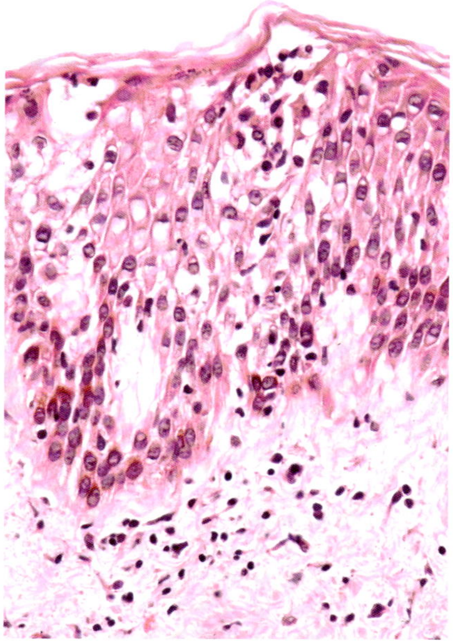

图 8.54 妊娠瘙痒性荨麻疹性丘疹及斑块病：高倍镜显示海绵样变

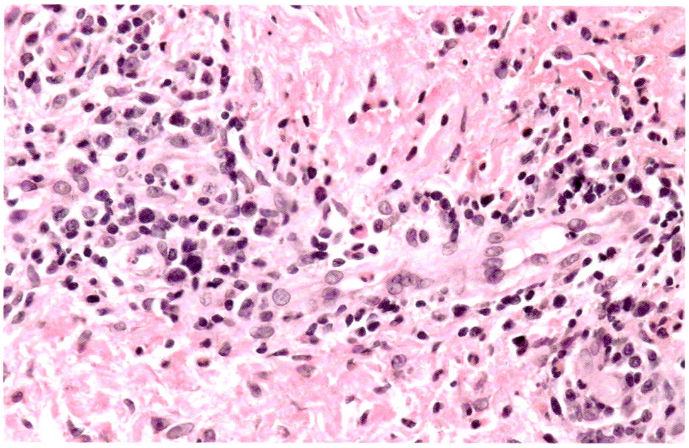

图 8.55 妊娠瘙痒性荨麻疹性丘疹及斑块病：浸润细胞中有淋巴与组织细胞，以及嗜酸性粒细胞

性粒细胞的表皮下水疱。

### 鉴别诊断

从上述组织学特征的描述中可以推断，这种疾病为无特异性病理改变。主要的鉴别诊断包括荨麻疹、过敏反应和妊娠类天疱疮。虽然皮肤过敏反应与本病组织学特征类似，但是二者的临床特点和病史不同，可用于鉴别。荨麻疹病理上有中性粒细胞，以此可与 PUPPP 鉴别。我们的经验是，临床大夫做病理主要是为了和水疱前期的妊娠类天疱疮相鉴别。二者鉴别的重要性在于，妊娠类天疱疮可以引起严重的胎儿死亡，而 PUPPP 却不会这么严重。若有表皮下水疱，或显著的真皮乳头水肿，则倾向于妊娠类天疱疮；但是，一些早期病变缺乏以上特征性改变。另外，PUPPP 常出现轻度的真皮乳头水肿。最终确诊须依靠免疫荧光检查。妊娠类天疱疮可在基底膜带出现 C3 沉积，有时可出现 IgG 沉积。绝大部分的 PUPPP 荧光检查结果阴性[12]。需要指出的是，一些不可靠的病例报道认为，PUPPP 基底膜带有微弱的 C3 呈线状沉积[3]。还有些实验室，报告 PUPPP 荧光结果为沿基底膜带颗粒状沉积[3, 13]。总之，若荧光结果是沿基底膜带线状强阳性沉积，不考虑 PUPPP，应高度怀疑是妊娠类天疱疮[13]。如上所述，与妊娠类天疱疮相比，PUPPP 再次妊娠不会反复。

## 妊娠性痒疹

### 临床特征

妊娠性痒疹（pregnancy prurigo）发病率为 1/300，表现为 0.5 ～ 1 cm 的瘙痒性红色丘疹和结节，皮疹好发于四肢伸侧和腹部[1-8]。同时伴痂屑和表皮剥脱。该病常常发生在妊娠的 7 ～ 9 个月，但是据文献报道，本病可见于妊娠的各个不同时期[6]。本病通常在分娩后消退，也有一些患者的皮疹可以持续到产后。水疱并非本病的特征。资料显示本病不影响胎儿和母亲的健康[5]。

### 发病机制和组织学特征

妊娠性痒疹的发病机制不清。有人提出这种疾病有特应性皮炎的背景[1, 5]。患者常常有特应性疾病史[5]。无论患者是否存在特应性病史，其血清 IgE 水平都可能升高[5]。有意思的是，妊娠女性常出现湿疹样皮炎[5]。近来一篇关于妊娠相关皮肤病的综述分析显示，妊娠湿疹、妊娠瘙痒性毛囊炎和妊娠性痒疹在临床和病理上存在明显的重叠，三者可以统称“妊娠特应性发疹”[6]。

本病的组织学改变是非特异性的，可见轻度海绵样变，淋巴细胞移入表皮和真皮浅层血管周围淋巴组织细胞浸润，偶见嗜酸性粒细胞（图 8.56、8.57）。也常见到表皮剥脱的组织学表现。免疫荧光检测阴性。

### 鉴别诊断

组织学上无特异性，因此需要结合临床才能做出肯定的诊断。诊断本病的最好办法是排除性诊断，同时积极寻找潜在的病因。主要的鉴别诊断包括过敏反应（药疹、昆虫叮咬等）和结节性痒疹。

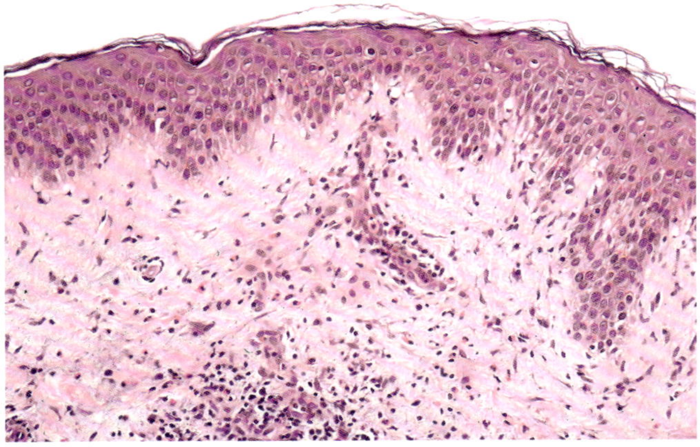

图 8.56 妊娠性痒疹：真皮浅层血管周围炎症细胞浸润

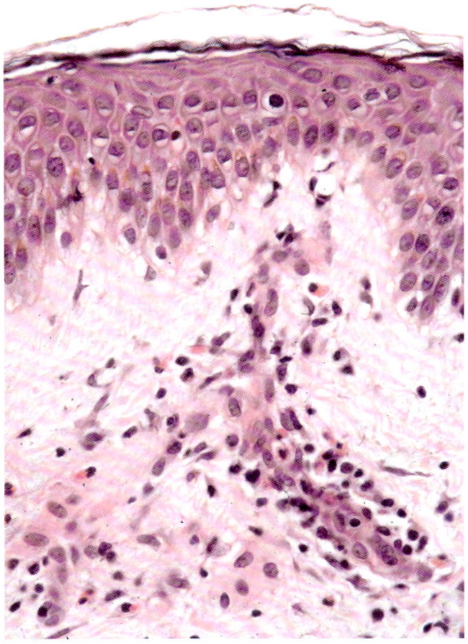

图 8.57 妊娠性痒疹：浸润细胞包括淋巴细胞，偶见嗜酸性粒细胞

# 荨麻疹性血管炎

## 临床特征

荨麻疹性血管炎（urticarial vasculitis）是一种少见的疾病，其临床表现为慢性荨麻疹而组织病理上为白细胞碎裂性小静脉炎[1-3]。一些荨麻疹性血管炎患者的发病与抗原抗体复合物有关，即Ⅲ型过敏反应[4-5]。但是多数患者的致病原因并不清楚。

患者除了存在荨麻疹样皮疹外，还可以出现血管性水肿、关节痛、胃肠道症状以及肾损害。该病的表现从仅有轻微症状到严重的系统性病变不等，后者在治疗上需要系统应用皮质类固醇[6]。

荨麻疹性血管炎女性多见（2∶1），最常见于 21 ~ 50 岁。儿童少见[7]。皮疹表现为荨麻疹样风团，但是持续时间常常达到 24 ~ 72 h（图 8.58 ~ 8.60）[8]。患者的主诉为瘙痒、烧灼感和疼痛。疾病的发作频率

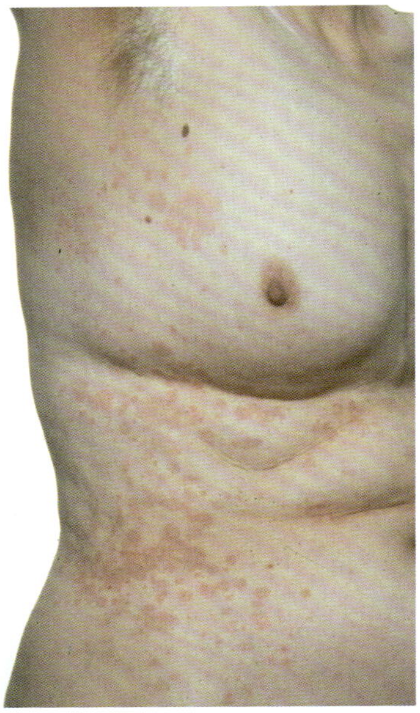

图 8.58 荨麻疹性血管炎：注意青灰色的荨麻疹（By courtesy of J.Newton，MD，St Thomas's Hospital，London，UK.）

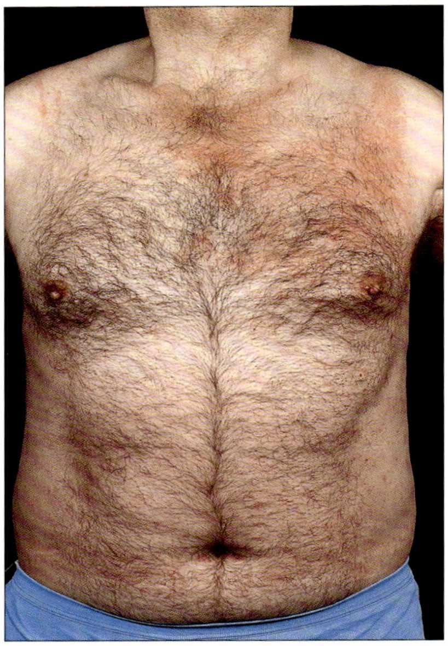

图 8.59 荨麻疹性血管炎：此患者可见广泛的荨麻疹性斑块（By courtesy of J.Newton，MD，St Thomas's Hospital，London，UK.）

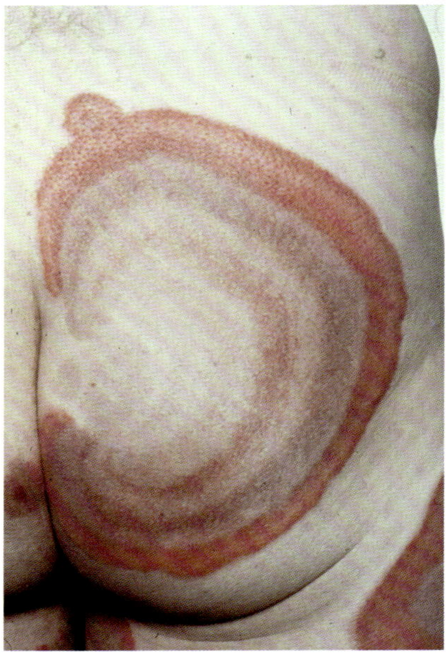

图 8.60 荨麻疹性血管炎：注意外观奇特的环状紫癜性荨麻疹性斑块（By courtesy of J.Newton，MD，St Thomas's Hospital，London，UK.）

由每天发作1次到每月发作1次不等。皮疹高起皮面，表面水肿发红，可伴有压之不退的紫癜。

系统症状常见关节痛、僵直和肿胀，特别容易发生在手、肘、足、踝和膝关节。关节炎极其少见，但可能伴随心瓣膜病而发生[9-10]。有些患者可以出现蛋白尿和血尿。很多患者发生低补体血症[4, 11]。个别患者肾活检时发现灶状或弥漫性增殖性肾小球性肾炎。也有新月体肾小球肾炎和系膜性与膜性肾病的报道[6, 12-14]。部分患者出现腹痛，伴有恶心、呕吐和腹泻。

很多患者红细胞沉降率（ESR）增快，约50%的患者有低补体血症。后者的出现与系统性受累有关[6, 15]。补体经典激活途径中的早期成分C1q、C4、C2也可下降。伴有低补体血症的荨麻疹性血管炎患者常出现抗内皮细胞抗体和抗C1q抗体。“Schnitzler综合征”是指同时出现荨麻疹性血管炎和单克隆IgM γ 球蛋白病患者[19-24]。这些患者的特征是肝脾大、红细胞沉降率增快、白细胞计数增高、发热和关节痛，也有肾功能不全的报道[20-22, 25]。少部分患者存在潜在的淋巴增生性疾病[19]。

重要的是，荨麻疹性血管炎（特别是低补体血症型）常常与多种系统性疾病相关，或本身就是这些疾病的前驱表现，包括系统性红斑狼疮、关节炎、间质性肺病、心包炎、系统性硬皮病、混合性结缔组织病、复发性多软骨炎、炎症性肌炎、肝炎、炎性肠病、血清病、结节性多动脉炎、Wegener肉芽肿病、病毒感染、干燥综合征、冷球蛋白血症、真性红细胞增多症、药物反应，以及日光引起的反应[6, 15, 26-44]。一项研究发现，超过50%的患者患有葡萄膜炎、巩膜炎、结膜炎或巩膜外层炎[6]。而且伴有低补体血症的患者病情似乎更加严重[26]。有人推测低补体血症性荨麻疹性血管炎是系统性红斑狼疮的一种表现[45]。不过也有人发现，红斑狼疮患者无论合并发生补体正常性荨麻疹性血管炎还是低补体血症性荨麻疹，两者的病情严重严重程度并无差异[6]。因此，对于任何一个表现为荨麻疹性血管炎的患者，都要检查其是否存在其他系统性疾病。一般来讲荨麻疹性血管炎的预后良好[6]。

曾经有荨麻疹性血管炎合并恶性疾病的报道[6, 46-51]。但这类报道极其罕见，因而多认为这仅为一种巧合。

## 组织学特征

荨麻疹性血管炎的表现是在真皮水肿和炎症浸润等典型荨麻疹改变的基础上出现血管损伤。血管炎主要侵犯浅表血管丛。红细胞外溢是血管受损的证据。血管炎是一种白细胞碎裂性血管炎，只是组织学改变比较轻微，容易被忽视（图8.61 ～ 8.63）。典型病变为轻度或灶性纤维素样改变，伴有少量中性粒细胞和散在的核碎裂。根据我们的经验，血管炎本身病变的程度较轻。有人发现内皮细胞坏死不多见[52]。虽然如此，有时可见显著的坏死性血管炎（图8.64）。所以，荨麻疹性血管炎可表现谱性改变：从伴有轻度血管损伤的荨麻疹到出现明显坏死的血管炎[53-55]。

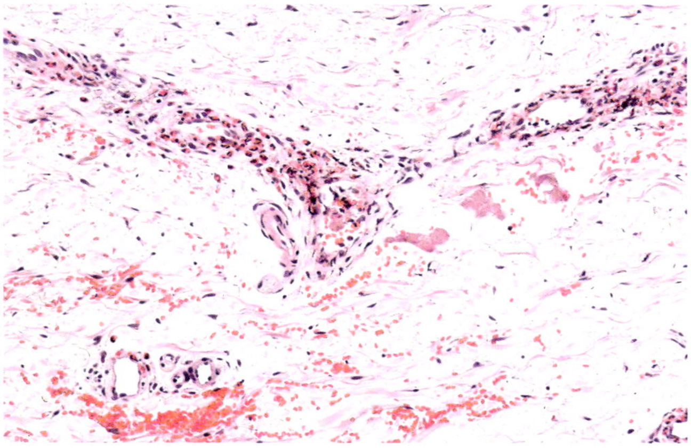

**图8.61** 荨麻疹性血管炎：此例早期病变显示明显的血管周围嗜酸性粒细胞浸润。血管壁未见受累

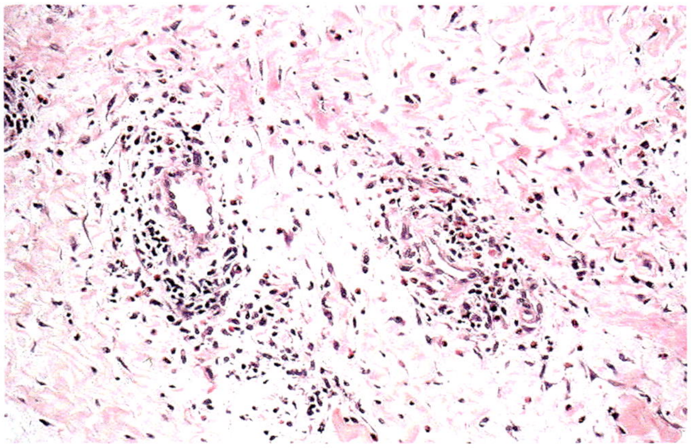

**图8.62** 荨麻疹性血管炎：本视野可见高度水肿伴有淋巴细胞和嗜酸性粒细胞混合浸润

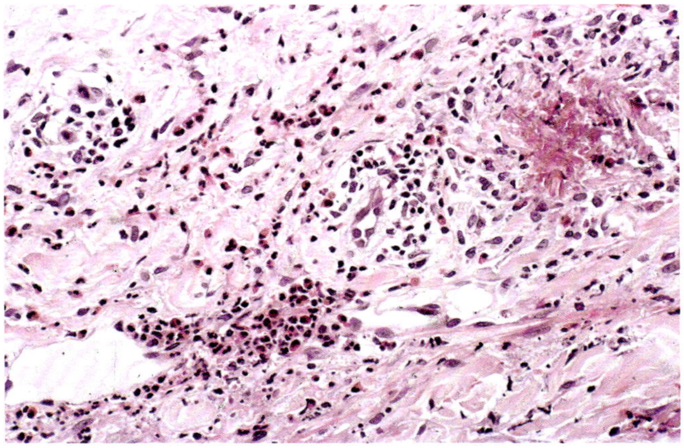

**图8.63** 荨麻疹性血管炎：见致密的淋巴细胞和嗜酸性粒细胞浸润。本例见明显的“火焰征”

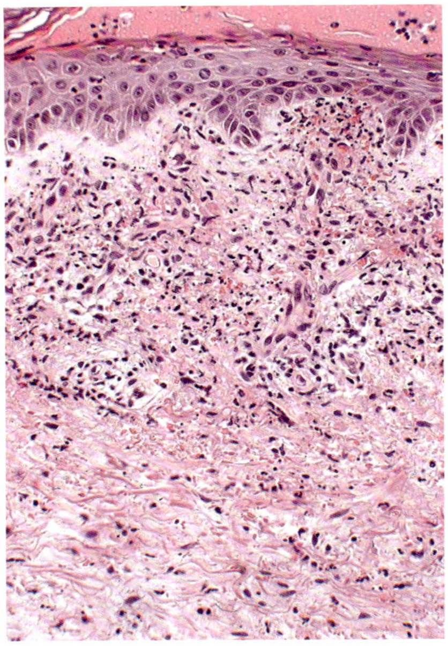

图 8.64 荨麻疹性血管炎：紫癜性皮疹活检显示明显的血管炎特征

## 鉴别诊断

若将荨麻疹性血管炎同其他类型的白细胞碎裂性血管炎鉴别开，必须密切结合临床。荨麻疹性血管炎常常出现轻微和较轻程度的血管损伤，但无法与其他类型的血管炎鉴别。简而言之，组织学只能是证实有血管炎的存在。

# 肿瘤坏死因子受体相关的周期性综合征（家族性爱尔兰热）

## 临床特征

肿瘤坏死因子受体相关的周期性综合征（tumor necrosis factor receptor associated periodic syndrome，TRAPS）是一种罕见的常染色体显性遗传病，好发于爱尔兰和苏格兰人的后裔[1-5]。其他用于描述这种疾病的名称还有家族性爱尔兰热（familiar Hibernian fever）、良性常染色体显性遗传性家族性周期热和伴有淀粉样变的常染色体显性遗传性周期热。通常见于婴儿或儿童早期，表现为长时间的发热，伴有（按照发作频率逐渐降低排序）腹痛、皮肤表现、肌痛、头痛、关节痛和胸膜痛[3]。偶可出现影响中枢神经系统的脱髓鞘疾病，以及 IgA 肾病、小血管炎伴发复发性脂膜炎[6-8]。

皮肤表现为游走、无自觉症状、无鳞屑的红斑与斑块，可形成环状和匍行性皮疹，直径可达 28 cm[2-3]。皮疹好发于躯干和四肢，在近心端出现并呈离心性游走[5]。患者也可表现为结膜炎和眶周水肿[2]。偶尔合并淀粉样变[9]。

## 发病机制和组织学特征

TRAPS 是由于 *TNFRSF1A* 基因突变所致，这个基因编码肿瘤坏死因子受体[3]。它位于染色体 12p13[4]。至今已发现 *TNFRSF1A* 基因有 60 多个突变，但具体发病机制仍不清楚[10]。

皮疹的特征性组织学改变为真皮水肿和真皮浅层、深层及间质内淋巴细胞浸润，并有少量巨噬细胞[1-3]。无血管炎征象。偶尔见到少量中性粒细胞和浆细胞[3]。

浸润的炎症细胞包括 $CD3^+$ T 细胞和 $CD68^+$ 巨噬细胞。$CD4^+$ T 辅助细胞和 $CD8^+$ T 抑制细胞可同时出现。$CD20^+$ B 细胞缺如。

# 放疗相关的嗜酸性多形性瘙痒性皮疹

## 临床特征

Rueda 等最近报道了一位在接受放疗后发生了一种多形性皮疹的女性癌症患者（称之为放疗相关的嗜酸性多形性瘙痒性皮疹，EPPER）[1-6]。尽管本病可以出现在多种肿瘤，但宫颈鳞状细胞癌患者最常见。皮疹剧痒，表现为表皮剥脱、红丘疹、水疱、大疱和脂膜炎样损害。四肢特别是下肢为最常见的受累部位。

## 发病机制和组织学特征

本病发病机制不清。

组织病理特征为真皮浅层、深层的淋巴组织细胞浸润，伴有明显的嗜酸性粒细胞。表皮角化过度，轻度棘层增厚，常有海绵样变。其他表现有嗜酸性海绵样变、大疱性类天疱疮样表皮下大疱和嗜酸性脂膜炎。

直接免疫荧光可能出现血管周围 C3 和 IgM 沉积。间接免疫荧光阴性。

淋巴细胞为 $CD3^+$ T 细胞，主要是 $CD4^+$ T 辅助细胞，超过了 $CD8^+$ T 抑制细胞的比例。B 细胞缺如。

# 病毒疹

多种病毒感染可以引起皮疹（表 8.1）。虽然有些病毒引起的皮疹临床表现非常独特，其他的病毒却引发非特异性斑丘疹性皮病。发疹偶可是病毒引起的原发性皮肤感染，但多数情况下，皮疹是皮外器官病毒感染后，诱发免疫反应的皮肤表现，如免疫复合物病或细胞介导的过敏反应。

病毒疹（viral exanthemata）的病理表现常常为真皮浅层血管周围淋巴细胞浸润。部分病例有表皮改变，如界面病变伴有角化不良细胞。该病在组织学上无特征性，如果不联系临床（包括血清学检查），不可能与过敏反应（如药疹）相鉴别。通过光学显微镜（包括做免疫组织化学）检查、病毒培养、免疫学实验、PCR 和 DNA 杂交，有可能检测到引起皮肤感染的病毒。在第 18 章中将详细讨论病毒感染引起的皮肤表现。

**表 8.1　与皮肤发疹有关的病毒**

- 巨细胞病毒
- 肠病毒（柯萨奇病毒、埃可病毒）
- EB 病毒
- 乙型肝炎病毒
- 人类免疫缺陷病毒
- 副黏病毒
- 细小病毒
- 红疹病毒（人类疱疹病毒 -6）
- 风疹病毒
- 麻疹病毒
- 披盖病毒（Togavirus）

（王 涛译　刘跃华校　姜祎群审）

# 第9章 肉芽肿性、坏死性和穿通性皮病



## 结节病

### 临床特征

结节病（sarcoidosis）（希腊语 sarkos 意为"肉"，eidos 意为"形成"）是一种常见的病因不明的系统性疾病，起初因组织病理特征类似肉瘤（Boeck）而命名。特征性的表现为非干酪性肉芽肿形成，这也是确诊本病的特征改变。本病常常累及多个系统（但也有例外）[1-10]。本病临床表现较为多样，患者常常表现为：

- 急性和自限型，
- 仅皮肤受累的慢性型（20% ～ 40% 的患者无系统受累），
- 病情严重的累及多系统的慢性型，皮损往往泛发，发病率较高，偶可致命。

结节病常见于工业化的国家，特别是在北欧（包括英国）、美国和新西兰发病率很高，大约为 20/100 000。本病常见于 20 ～ 40 岁的人群，以女性好发[11]。在美国和英国，本病常见于黑人（图 9.1、9.2）。一项位于密歇根州的底特律的流行病学研究发现，此地居住的非裔美国人的发病率为高加索人的 3.8 倍[12]。本病亚洲人罕见[13]。一二级亲属结节病的发病率比正常人群高[14]。本病罕见于儿童，青少年患者较为常见，虽然这些患者的临床表现与成人类似，但婴儿患者可能表现类似幼年型类风湿关节炎[15-17]（图 9.3）。目前儿童结节病分为两型，一型主要发生于年长儿童，一般于青少年期发病，伴多系统受累，似成人结节病表现；另一型主要发生于 4 岁以下的儿童，表现为皮损、关节炎和尿道炎[18]。发生

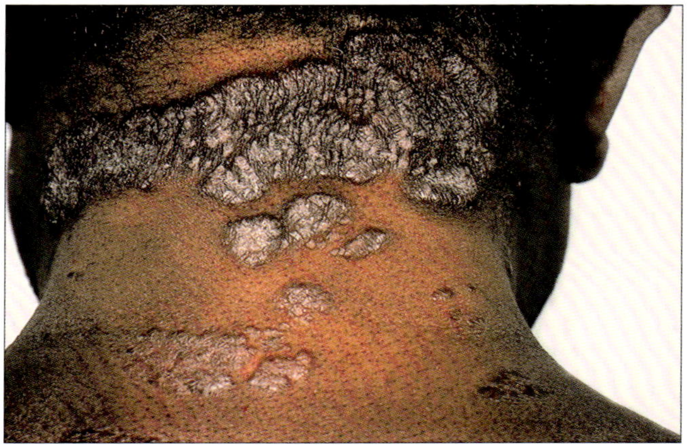

图 9.1 结节病：表现为颈部多发的边缘隆起的斑块（From the collection of the late N.P.Smith，MD，the Institute of Dermatology, London, UK.）

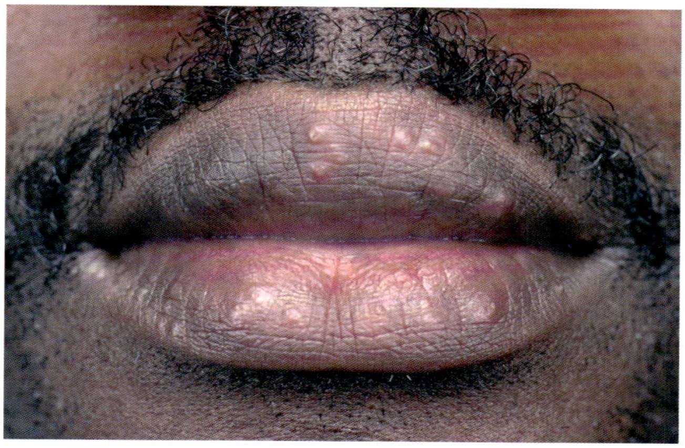

图 9.2 结节病：上唇和下唇均可见丘疹（From the collection of the late N.P.Smith，MD，the Institute of Dermatology，London, UK.）

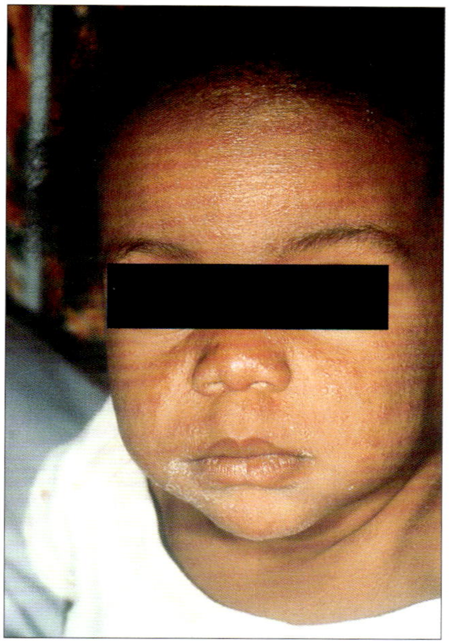

图 9.3 结节病：本病儿童罕见，可见面部泛发的小丘疹（By courtesy of C.T.C. Kennedy，MD，Bristol Royal Infirmary，Bristol，UK.）

于婴幼儿的这一型需要与 Blau 综合征相鉴别，后者是一种常染色体显性遗传病，特征性表现为皮肤结节病样肉芽肿形成，伴尿道及关节受累，但无肺部受累[19-20]。虽然二者表现类似，但目前未发现二者遗传学上的联系。

本病偶见于同卵双胞胎的患者[21]。合并各种免疫缺陷也是较为罕见的情况[22]。

20%～35% 的系统性结节病患者出现皮肤损害，后者可分为非特异性（结节性红斑）和特异性（肉芽肿）[10]。皮肤结节性肉芽肿预示着预后较差，并提示患者伴发肺纤维化和葡萄膜炎的概率增高。面部慢性皮损更常伴有肺部、鼻窦和眼部受累[23]。结节性红斑在结节病中很常见，发生率为 11%～31%[24]，以女性多见（女男比例 3∶1）。不同的是，美国黑人和白人结节性红斑的发生率都较低。结节性红斑表现为触痛性红斑和皮下结节，常见于胫前，发病的同时常伴有发热、多关节痛（腕关节、膝关节和踝关节），红细胞沉降率明显加快和肺门淋巴结肿大（Lofgren 综合征）。以上这种急性发病的结节病往往预后良好，大多数病例在出现症状后的 6 个月内逐渐缓解[25-27]。但有研究指出，出现结节性红斑的患者中 16% 病情发展成为慢性[26]。

本病也常表现为无症状的泛发斑丘疹，皮疹呈红色或紫罗兰色，直径约 3～6 mm，常位于面部（特别是眶周）、躯干、四肢伸侧和颈部（图 9.4 和 9.5）。此型患者可能出现急性淋巴结肿大和葡萄膜炎，胸部 X 线片可见早期肺部受累的征象，有时病变可自行消退，偶尔在面部和四肢可见小丘疹（图 9.6）。罕见情况下，患者可出现成片分布的针头大小的苔藓样丘疹，皮损突然发生，成批出现。部分患者可出现结节和斑块。皮疹可位于躯体任何部位，但最常见于面部、四肢、臀部和肩部（图 9.7～9.11）。还有部分患者可出现环形或匍行性皮损，有时伴有明显的毛细血管扩张（血管狼疮型）（图 9.12 和 9.13）[10]。少数患者可由于表皮改变，皮损呈银屑病样或鱼鳞病样[28]。有皮损呈硬化性脂膜炎样的罕见病例报

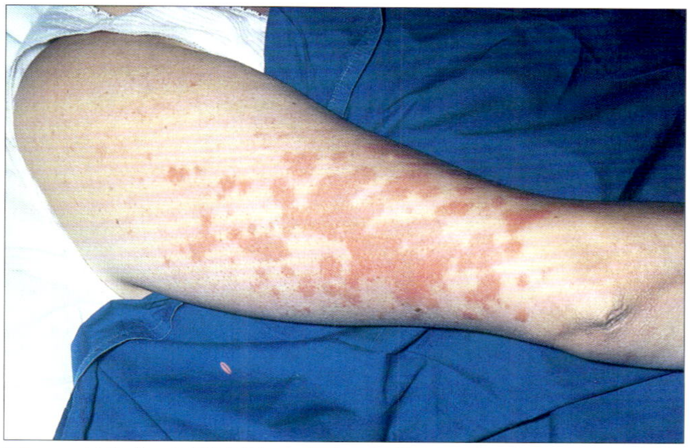

图 9.4 结节病：上臂泛发红色斑片，部分呈环形（By courtesy of R.A. Marsden，MD，St George's Hospital，London，UK.）

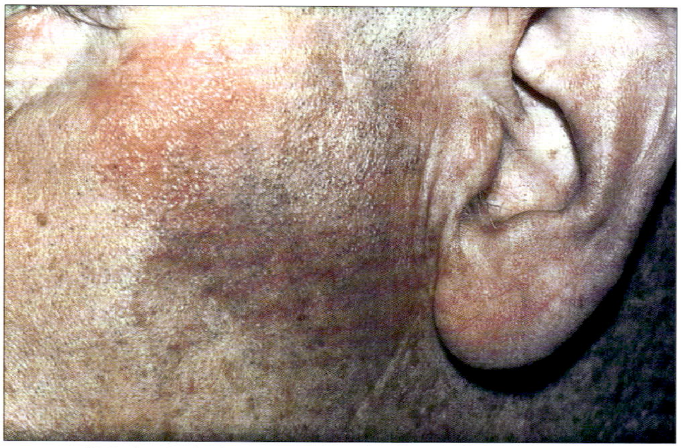

图 9.5 结节病：颊部特征性的浸润性淡紫色斑片（By courtesy of R.A. Marsden，MD，St George's Hospital，London，UK.）

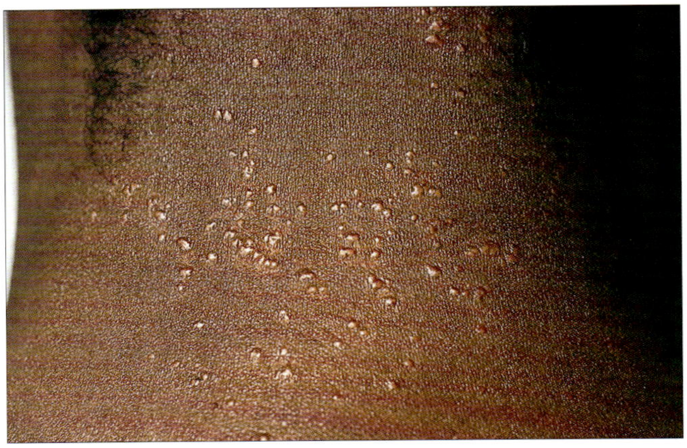

图 9.6 结节病：小丘疹型。注意细小的苔藓样丘疹（By courtesy of the Institute of Dermatology，London，UK.）

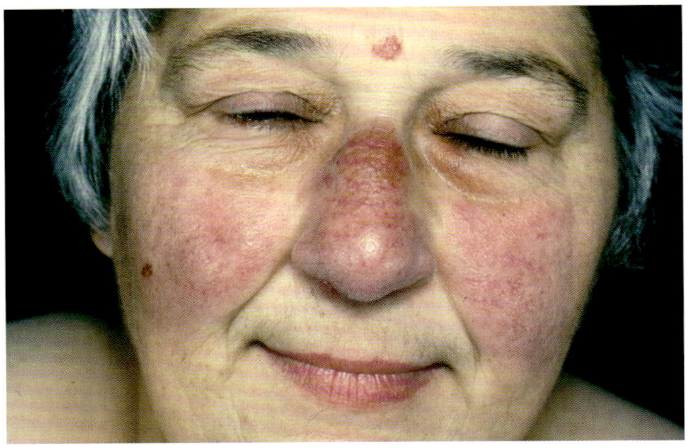

图 9.7 结节病：面部广泛受累，是常见受累部位（From the collection of the late N.P. Smith，MD，the Institute of Dermatology，London，UK.）

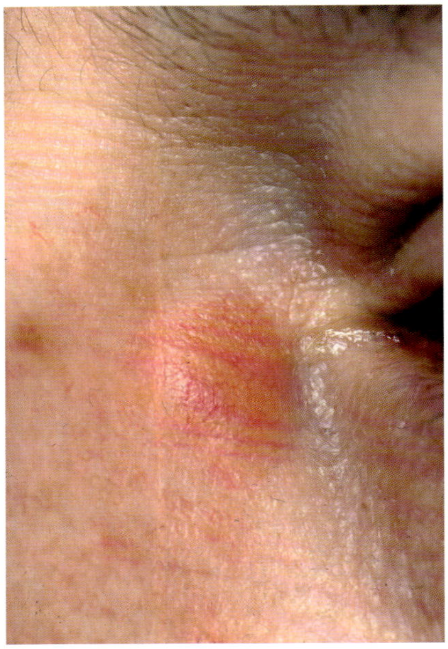

图 9.8 结节病：临近眼部的红色斑块（From the collection of the late N.P. Smith，MD，the Institute of Dermatology，London，UK.）

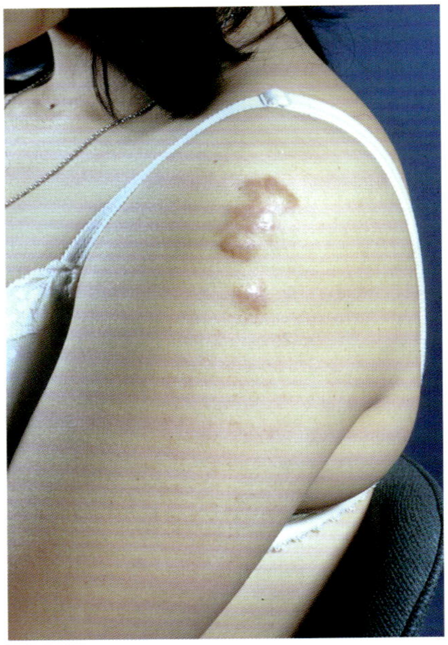

图 9.9 结节病：常常累及四肢（From the collection of the late N.P. Smith，MD，the Institute of Dermatology，London，UK.）

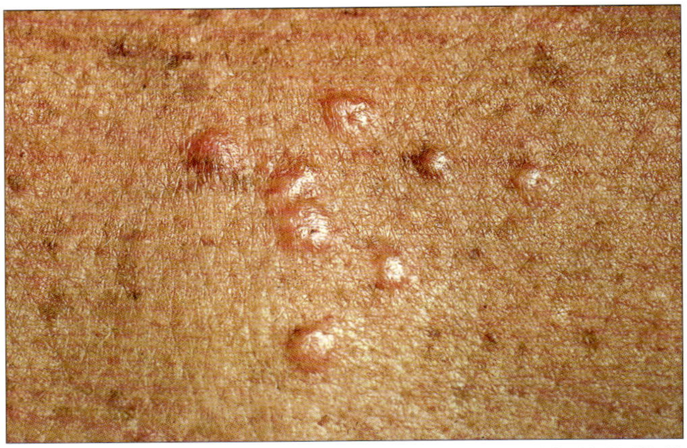

图 9.10 结节病：上胸部日光暴露部位可见群集性的结节（By courtesy of the Institute of Dermatology，London，UK.）

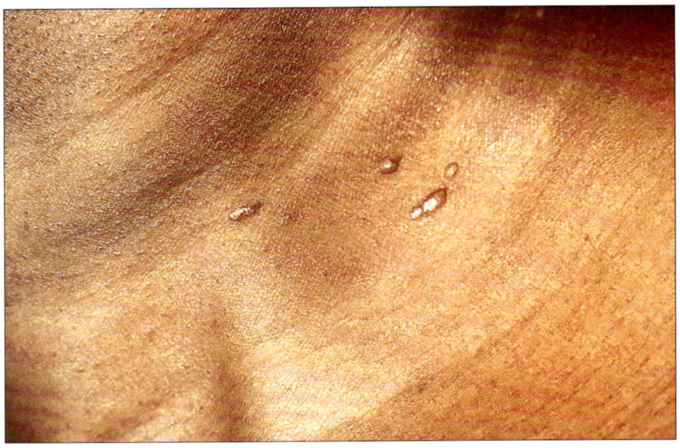

图 9.11 结节病：颈前小结节（By courtesy of R.A. Marsden，MD，St George's Hospital，London，UK.）

道[29]。病程呈慢性经过的皮损常常合并肺纤维化以及眼部和骨受累。

各型结节病中最具特征性的是冻疮样狼疮，表现为紫红色斑块，长期存在，常见于鼻部、颊部和耳部，皮损偶尔也可累及手指和膝关节（图 9.14）。此型消退后遗留瘢痕，易导致毁容。冻疮样狼疮常伴有上呼吸道损害，后期可发生鼻部堵塞和鼻中隔穿孔。患者常合并严重的肺纤维化、骨囊肿和眼部受累，此

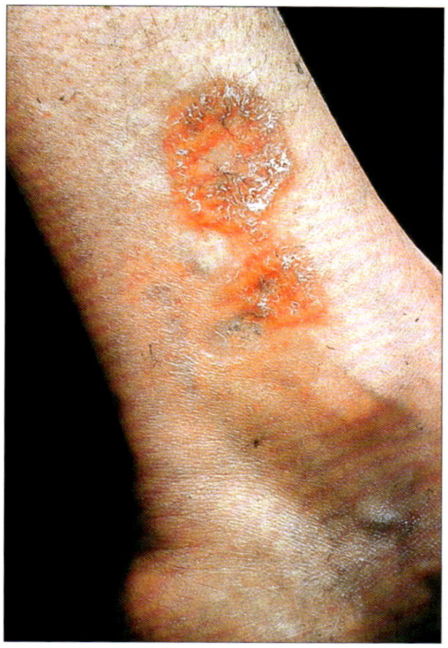

**图 9.12** 结节病：踝部环状皮损（By courtesy of the Institute of Dermatology，London，UK.）

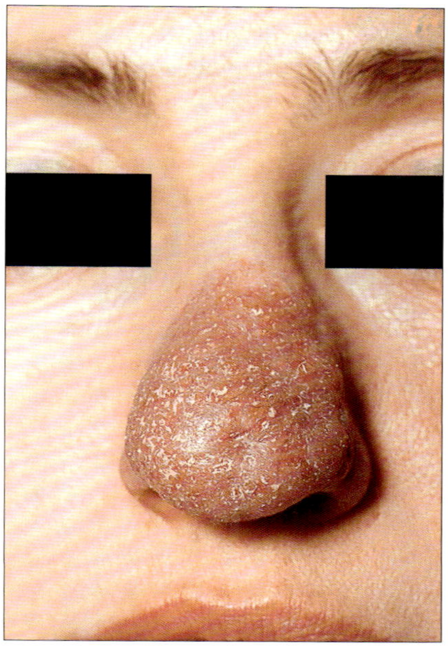

**图 9.14** 结节病：冻疮样狼疮，鼻部呈鳞屑性紫红色肿胀损害（By courtesy of the Institute of Dermatology，London，UK.）

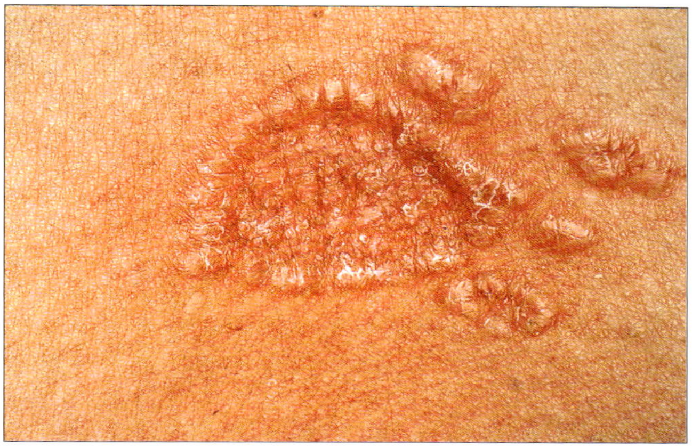

**图 9.13** 结节病：环状皮损的近视图，注意串珠状外观（By courtesy of the Institute of Dermatology，London，UK.）

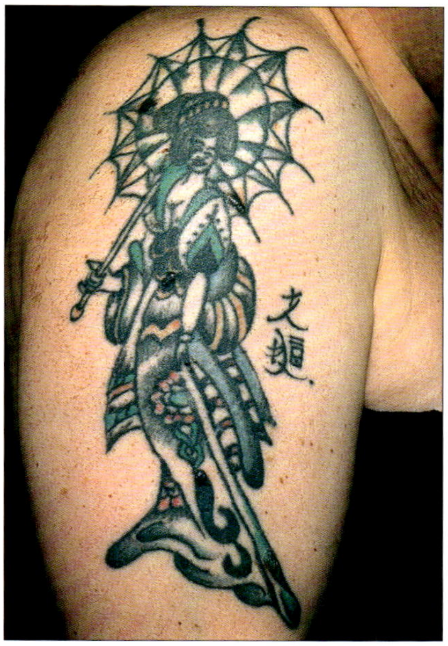

**图 9.15** 结节病：文身反应。有多个圆顶状的结节（By courtesy of the Institute of Dermatology，London，UK.）

型往往隐匿起病，病程较长，预后较差[15]。

结节病患者于瘢痕组织上出现皮损并不少见[30-31]，也可发生于其他外伤部位，如脱敏针、文文身、静脉穿刺、手术、激光治疗、美容填充和卡介苗注射（图 9.15）[32-37]。有含铜耳环导致结节病的个案报道[38]。发现与异物有关的结节病样肉芽肿并不意味着可确诊结节病，但有部分与硅和色素有关的结节病样肉芽肿患者可能存在系统性结节病，或者会发展成系统性结节病[39]。重视这个问题是因为，有些皮肤肉芽肿可能是结节病的最初表现。有文献报道应用 α-干扰素治疗丙型肝炎后在文身上出现结节病[40]。有趣的是，结节病罕见于接受干扰素和利巴韦林治疗的丙型肝炎患者[41-42]，也罕见于接受 α-干扰素治疗的恶性黑素瘤患者[43-44]。对于患有丙型肝炎的结节病患者而言，结节病可能与丙型肝炎并发而与治疗无关，也可能由于治疗诱发，后者主要是指干扰素和利巴韦林治疗[45]。

黑人患者可出现色素减退性皮疹[46]。较少见的皮疹表现包括皮下结节、鱼鳞病样皮损、红皮病、瘢痕性和非瘢痕性秃发、淋巴水肿、无甲下骨改变的甲萎缩、疣状皮损、弥漫性萎缩、狮面、掌红斑、伴或不伴有肉芽肿性血管炎的下肢溃疡[47-61]。瘢痕性秃发临床上常类似盘状红斑狼疮[62]。皮下结节较为罕见，表现为持久性、活动性、疼痛性损害，直径约 5 ～ 15 mm，位于皮下的皮损往往合并系统受累[63]。进一步的研究发现，位于皮下的皮损往往出现在疾病早期，且合并的系统疾病往往并不严重[64]。口腔及外阴皮损较为罕见，但也有局限于女性外阴的结节病报道[65-67]，同样，结节病也可表现为睾丸肿物[68]。

90%的结节病患者可出现肺部受累[27]。双肺门淋巴结肿大是结节病最为常见的胸内表现，连同肺受累构成结节病最常见的损害。结节病的胸部表现分为五类[6, 10]：

- 0期：肺部X线片正常。
- Ⅰ期：双侧肺门淋巴结肿大，伴或不伴气管旁淋巴结肿大，无肺部受累。
- Ⅱ期：淋巴结肿大伴肺部浸润。
- Ⅲ期：肺部浸润，无淋巴结肿大。
- Ⅳ期：不可逆的肺纤维化和大疱、囊肿、肺气肿。

Ⅰ期患者往往可自行消退，很少进展到Ⅱ期。Ⅲ期患者往往合并严重的肺部受累，伴有深在的呈慢性经过的斑块性皮损和冻疮样狼疮。此类患者往往合并肺纤维化，最终发展成为肺心病，可致死。

有些成人和儿童患者可出现累及小至大血管的系统性血管炎[69]，这更常见于非裔美国人和亚洲人[69]。

20%的结节病患者可出现眼部损害，最常见的表现是急性前葡萄膜炎，常常双侧发病，多见于女性，预后良好，常合并结节性红斑。慢性葡萄膜炎也可累及前房，如果治疗不及时可导致青光眼和失明。其他损害包括视网膜周静脉血管炎、视盘水肿和新生血管形成。30%的患者有结合膜肉芽肿，因此活检是一种安全可靠的确诊方法。部分患者可累及泪腺。

5%～15%的系统性结节病患者存在神经系统受累。临床表现包括，面神经麻痹、Guillain-Barré综合征、眼神经病、脑膜炎、癫痫和脑病[6, 70-71]。一项研究发现，31%的结节病患者的主要症状是神经系统结节病[70]。葡萄膜炎、面神经麻痹、发热和腮腺肿胀同时出现称作眼色素层腮腺热（Heerfordt综合征），通常与中枢神经系统受累有关。下丘脑和垂体受累较为罕见，可表现为尿崩症和全垂体功能减退。

30%的患者可出现外周淋巴结肿大，75%的结节病患者的外周淋巴结组织学检查可见肉芽肿改变。虽然脾大仅见于10%～25%的患者，但约50%的患者病理上可见肉芽肿改变。脾病变一般无症状，但少数患者可出现腹痛、脾功能亢进，极罕见的情况下可出现脾破裂。脾病变的出现与胸内肉芽肿的出现正相关。肝功能异常很常见，约20%的患者可出现肝大，60%的患者组织病理上可见肉芽肿改变。

心脏病变并不常见，但因其可致命故应重视[6]。在最近的一项尸检研究中发现，50%的患者是因心脏病变致死[72]。相同的研究还发现，临床医生一般不易察觉心脏受累，只有29%的患者在生前被诊断出有心脏病变[72]。肉芽肿可累及心脏任何部位，但特别常见于传导系统，临床表现包括室性心动过速、完全性心脏传导阻滞、充血性心力衰竭、心包积液和心肌梗死。结节病性肉芽肿可累及大小血管，以肺部血管最为常见。

肌肉受累通常无症状，随机肌活检发现50%的患者存在肉芽肿改变。少见的表现包括无症状的可触性结节和多发性肌炎样改变。

相比其他感染，结节病患者更易出现隐球菌感染，虽然隐球菌感染为罕见并发症[73]。

15%的患者放射检查可见骨损害，早期病变包括骨质疏松、骨皮质变薄和斑点状疏松、晚期可见骨囊性变，有时可导致病理性骨折，最常累及手足（图9.16）。鼻部冻疮样狼疮可直接导致鼻骨骨折。

高血钙，特别是高尿钙，是结节病的重要并发症，可能是由于肠内钙吸收增加和1,25-羟维生素D异常产生导致[74]。高血钙往往是暂时的，但一小部分病理性高血钙可持续存在，有时可因肾钙沉着症而发展为肾衰竭。40%的患者组织病理可见肉芽肿形成。

实验室检查发现多项免疫学指标异常（见下），患者可出现血管紧张素转换酶（ACE）水平升高，但此发现并无特异性，ACE水平升高还可见于糖尿病、酒精性肝病和麻风。有时ACE水平对于已知结节病患者的病情活动水平的监测有一定意义。患者还可出现血清及尿溶菌酶、血$\beta_2$微球蛋白及胶原酶水平升高。

Kveim实验曾被用于协助本病的诊断。用已知结节病组织的匀浆于标记（印度墨水）部位皮内注射，4～6周后于此处行活检。阳性结果表现为上皮样肉芽肿形成。假阳性见于一些其他疾病，如克罗恩病、感染（分枝杆菌、真菌）、铍中毒、硅肺、石棉肺和淋巴瘤。Kveim试剂刺激结节形成的抗原性质尚未明

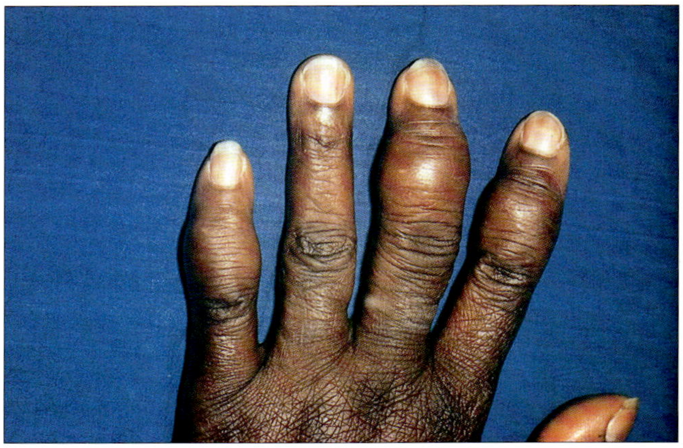

图9.16 结节病：远端指间关节明显肿胀（By courtesy of R.A. Marsden，MD，St George's Hospital，London，UK.）

确[75]。由于结节病组织的匀浆难以获得，Kveim 实验目前已经几乎不用。

虽然结节病的发病率较高，但死亡率很低，约3%～6%。患者死亡原因包括心脏受累、呼吸以及肾衰竭。女性、结核菌素纯蛋白衍生物试验（PPD）阳性者和血清免疫球蛋白水平正常者预后较好。黑人和亚洲人疾病严重程度较白种人严重[76]。值得注意的是，尽管患者有多项免疫指标明显异常，除了因治疗所致（如皮质类固醇激素治疗）的机会性感染外，患者合并机会性感染的概率并无明显升高。

结节病与一些系统性疾病并发可能是巧合，据报道，结节病可合并白癜风、恶性贫血、自身免疫性甲状腺病、Graves 病、慢性肝炎、Addison 病、干燥综合征、糖尿病、溃疡性结肠炎、淋巴瘤、人类免疫缺陷病毒（HIV）感染和原发性胆汁性肝硬化[77-88]。有趣的是，合并获得性免疫缺陷综合征（AIDS）的患者往往在抗反转录病毒治疗开始后出现结节病的表现，此现象称作免疫恢复综合征[85, 89]。结节病合并的自身免疫性皮肤疾病包括疱疹样皮炎和线状 IgA 病[90-91]。有结节病合并脆甲的个案报道[92]。

## 发病机制和组织学特征

结节病的发病机制尚不明确，家族聚集现象的出现提示遗传易感性在部分患者的发病中起一定作用[14, 93]。

尽管目前对结节病进行了大量的研究，但本病的发病机制和病因仍不清楚[94-95]。本病有可能是易感个体对于一种或多种感染性因素或其他抗原的反应性改变。

目前对于分枝杆菌在结节病发病中起的作用存在争议。应用 PCR 技术查找分枝杆菌的研究存在矛盾的结果，一些研究未发现分枝杆菌 DNA，而另一些研究发现了多种结核分枝杆菌和非结核分枝杆菌的 DNA[96-100]。一项研究发现，尽管应用 PCR 的方法可在 38% 的结节病患者中扩增出分枝杆菌的 DNA，但在 44% 的正常对照组织中也可检测到分枝杆菌的 DNA 扩增[101]。而且目前大部分的研究结果显示，分枝杆菌 DNA 检测的阳性率不足 6%[102]。另一项有趣的研究发现，在 20 例结节病患者中，有 19 例在外周血中可培养出细胞壁缺陷的抗酸细菌（L 型），而对照组为阴性[103]。综上所述，各个实验室间的不同的结果并不能阐释清楚分枝杆菌在结节病发病机制中所起的作用，但分枝杆菌可能在一部分结节病患者的发病中起重要作用。

结节病患者的皮肤和淋巴结组织中可检测到痤疮丙酸杆菌，该发现的意义尚不明确[104-105]。在本病患者组织中，目前尚未发现人疱疹病毒 8 型[105]。

本病与自身免疫病，如进行性系统性硬化症和红斑狼疮的偶然并发，提示本病的发病机制与自身免疫可能有关。尽管有家族性发病的病例报道，但并未发现统一的遗传模式。人类白细胞抗原（HLA）分型与本病的一些特征相关，如 HLA-A1 和 HLA-B8 与关节炎相关，HLA-A1 同时也与葡萄膜炎相关，HLA-B13 与慢性难治型有关[10]。HLA-DR17 阳性的患者预后较好[106]。有研究发现结节病患者的 HLA-DPB 的 B1 链 69 位出现谷氨酰胺残基的概率较正常对照更高[107]。值得注意的是，慢性铍中毒患者也存在这种多态性现象，铍中毒与本病在病理上有一定的类似，也是一种肉芽肿性疾病。

对于结节病患者的免疫学研究的文献很多，提示结节病与异常升高的免疫反应活性有关，存在细胞免疫和体液免疫的改变。尽管人们对于结节病的免疫生物学，特别是对于致病抗原的确切性质的研究做出了巨大的努力，但仍无法明确地阐释本病的发病过程。结节病至少部分与 T 辅助细胞过度增生反应以及其产生的淋巴因子有关[108]。肺泡组织内可见 T 辅助细胞（Th1、Th2）增多。有多项研究发现了寡克隆 T 细胞亚群的选择性活化[109-112]。其中有研究表明，特定的寡克隆 T 细胞亚群与疾病的活动度有一定的相关性[109]。而且相对于 Th2 细胞（表达 IL-4、IL-5 的 T 细胞）而言，Th1 细胞（表达 IL-2 和 IFN-γ 的 T 细胞）更易聚集于肺实质和肺泡腔内[113]。支气管肺泡灌洗液中 T 细胞的 IFN-γ 和肿瘤坏死因子 α（TNF-α）的表达水平较外周血 T 细胞明显升高[106]。有趣的是，带有 HLA-DR17 的患者没有这些细胞因子反应，这可能与这类患者预后较好相关[107]。

T 淋巴细胞反过来可刺激 B 细胞，患者体液免疫异常包括非特异性高丙种球蛋白血症和急性型（特别是结节性红斑）中循环免疫复合物形成。

解释本病发病机制的关键是阐明导致发病的最初因素。尽管有关本病免疫生物学的研究很多，这个问题仍然无法解释。

结节病的病理学特征是真皮致密的非干酪样肉芽肿浸润（图 9.17、9.18），有时可累及皮下脂肪组织。肉芽肿组织散在分布，形状大小均匀一致，由上皮样细胞组成，这种细胞胞质丰富、呈嗜酸性，有椭圆形或扭曲的空泡状细胞核，中央常含一个小核仁（图 9.19）。可见不等量的朗格汉斯细胞，肉芽肿周围有时可见散在分布的淋巴细胞（图 9.20）。有时肉芽肿中央可见小灶状的纤维素样坏死，但罕见干酪样坏死（图 9.21）[114-115]。有时可见经表皮排出现象[116]。通

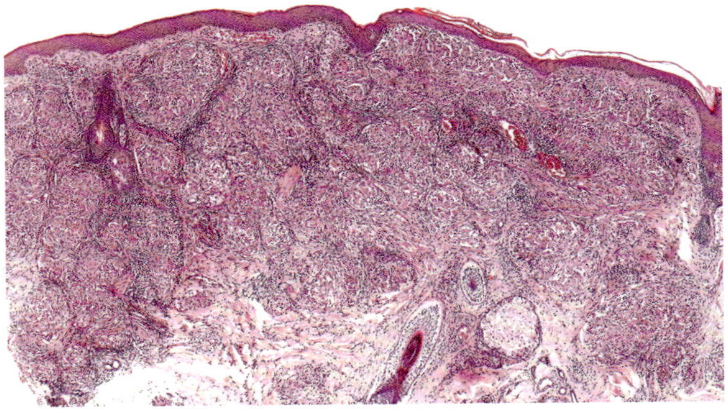

图 9.17 结节病：真皮被大小一致的境界清楚的非干酪肉芽肿替代

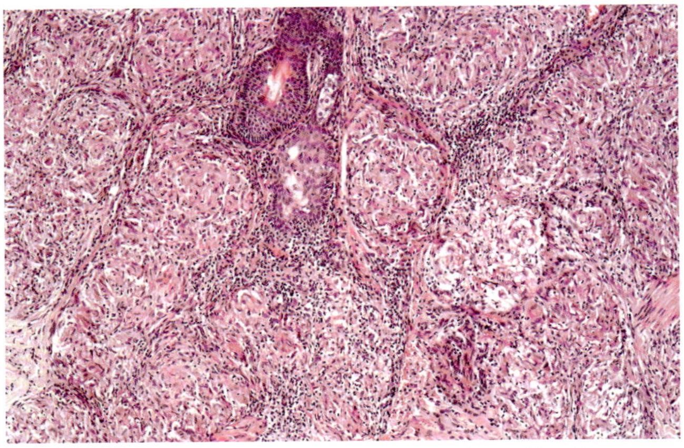

图 9.18 结节病：示少量淋巴细胞，无坏死

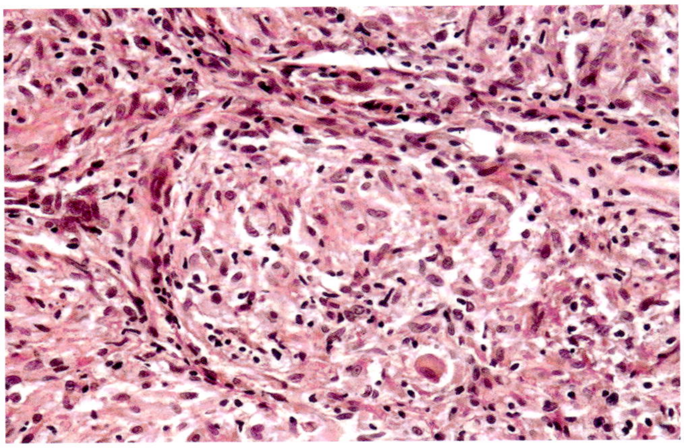

图 9.19 结节病：上皮样细胞胞质粉红色，有椭圆形或扭曲的空泡状细胞核，内含一个嗜碱性小核仁。肉芽肿还含有淋巴细胞和少量成纤维细胞

常表皮无异常，偶见棘层肥厚，有时局灶性苔藓样改变，苔藓样型结节病能见到明显的苔藓样改变[117]。少见的病例可与一些疾病的病理表现重叠，如环状肉芽肿、栅栏状嗜中性和肉芽肿性皮炎和间质性肉芽肿性皮炎[118]。其他已报道的病理表现包括吞噬弹性纤维、类似麻风的神经周围肉芽肿、黏液沉积和较多浆细胞浸润[115]。

部分患者病变中可见包涵体，此改变在淋巴结病

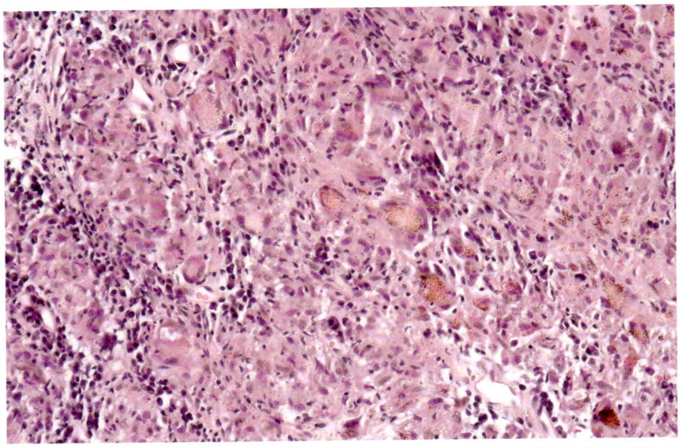

图 9.20 结节病：这张切片中肉芽肿反应与大量异物有关

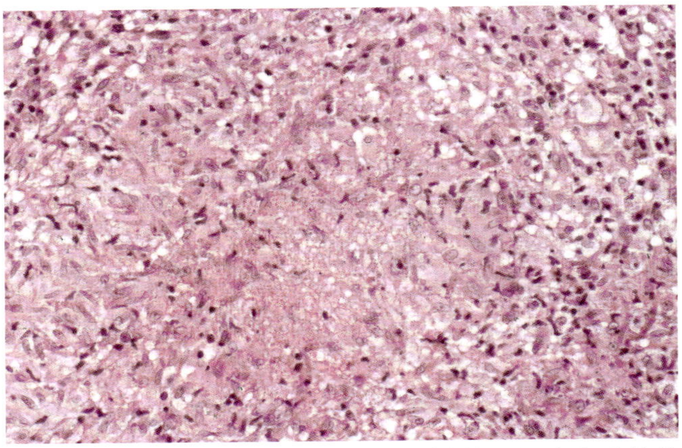

图 9.21 结节病：偶可见小灶状纤维素样坏死，但细胞结构轮廓仍可见

变内更为常见。Schaumann 小体为嗜碱性、层状、圆形的贝壳状结构，成分为碳酸钙、草酸钙、磷酸盐、铁和白云石，此结构不是结节病特有，也可见于结核和铍中毒等肉芽肿性疾病（图 9.22）[119-121]。星状体为细胞内嗜酸性星形结构，不是结节病所特有，可见于结节病、结核样麻风、铍中毒和不典型面部渐进性坏死，还常见于渐进性坏死性黄色肉芽肿[122]。早期的研究认为星状体是由胶原构成的，而最近的研究通过免疫组化证实，星状体是细胞内微导管的产物[123-124]。结节病性肉芽肿中异物的出现并不能除外结节病，实际上有 5% 的结节病中可见偏振光物质[125-127]。

有研究发现，在形成肉芽肿的细胞中癌基因 gli-1 持续性异常表达，这不仅见于结节病，也可见于环状肉芽肿和类脂质渐进性坏死。该发现使应用 gli-1 抑制剂治疗结节病成为可能[128]。

内脏结节病的表现亦为非干酪性肉芽肿，可伴有明显的瘢痕形成，例如在肺部，进展期病例可出现间质性纤维化，有时可形成蜂窝状肺。肝内肉芽肿常出现在汇管区或中央静脉区。脾脏病变分布无规律，也不形成明显纤维化。

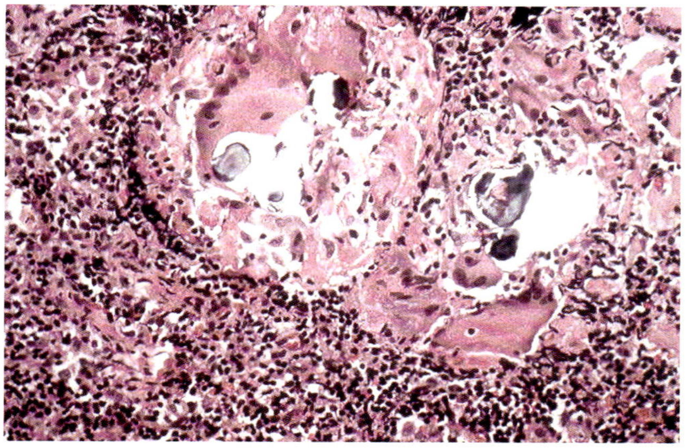

图 9.22 结节病：该淋巴结切片中可见碎片状的层状的 Schaumann 小体，是结节病的罕见的表现

## 鉴别诊断

诊断结节病需采用排除法，需除外一些病理上表现为非干酪性肉芽肿的疾病，如某些结核病、结核样麻风、铍中毒、真菌感染、克罗恩病和异物肉芽肿反应[129]。因此，在确诊结节病前需完成一些特殊染色，如针对分枝杆菌的 Ziehl-Neelsen 染色和针对真菌的 PAS 染色和六胺银染色，有时需采用培养的方法以除外感染性疾病。结核样麻风的特征性表现为神经受累，而结节病无此表现。

一些原发性免疫缺陷综合征中的肉芽肿与结节病类似，二者在病理上无法区分。有研究发现结节病比原发性免疫缺陷病 $CD4^+/CD8^+$ 细胞的比例更低[130]。

口唇和齿龈受累在病理上易误诊为克罗恩病和肉芽肿性唇炎（Miescher）。值得注意的是，少见病例中，克罗恩病的口唇受累可先于系统症状数年出现。转移性克罗恩病与结节病难以鉴别，前者表现为弥漫分布的非化脓性肉芽肿，周围淋巴细胞呈袖套样浸润。其他表现包括较多嗜酸性粒细胞和溃疡形成，这在结节病中很少见[131]。

外源性褐黄病可以出现类似于结节病的肉芽肿改变[132]，但这种疾病的改变有时也很像光化性肉芽肿[133]。

# 环状肉芽肿

## 临床特征

环状肉芽肿是一种常见的无症状的皮肤病，病因不明[1-2]。临床上可分为六型：

- 局限型
- 泛发型
- 穿通型
- 皮下型
- 丘疹型
- 线状

其他少见的表现包括脓疱性毛囊性皮疹和斑片状皮疹[3-4]。曾有 1 例接触性皮炎样表现的环状肉芽肿的个案报道[5]。环状肉芽肿（常为泛发播散性损害）可发生在 HIV 感染患者，而且可能是疾病的首发表现[6-18]。有报道称环状肉芽肿（主要是泛发型）与霍奇金淋巴瘤和非霍奇金淋巴瘤有关[19-22]。少见的情况下，也有前葡萄膜炎和与之相伴的皮损的报道[23-24]。

可并发环状肉芽肿的疾病包括硬斑病、慢性丙型肝炎、自身免疫性甲状腺炎、继发性甲状腺功能亢进、结节病、Plummer 病、骨髓增生异常综合征、转移癌和蜜蜂叮咬[25-33]。环状肉芽肿可发生在接种破伤风、白喉、乙型肝炎和结核病等疫苗之后，也可见于美塑疗法后[34-38]。本病也可发生于带状疱疹愈后瘢痕上[39-42]。值得注意的是大部分患者在一段时间后病情可自愈，长期随诊未发现本病与任何系统疾病有关[43]。进一步的研究发现，环状肉芽肿与恶性肿瘤无相关性[44]。但是对于老年患者，皮损不典型但病理上可见类似环状肉芽肿表现的，需排查潜在的肿瘤，特别是淋巴瘤[44]。

应用别嘌呤醇、氨氯地平、达克珠单抗和肿瘤坏死因子抗体治疗后可发生环状肉芽肿[45-48]。α-干扰素与泛发性间质性环状肉芽肿相关[49]。但药物引起的环状肉芽肿皮疹很可能是间质性肉芽肿反应型药疹。

### 局限型环状肉芽肿

该型最为常见，好发于 20～30 岁，以女性多见（2.25：1）。皮损为由一个或多个丘疹组成的肤色、红色或紫红色的环状或弧形皮疹，直径 1～5 cm（图 9.23～9.27）。约 50% 的患者皮疹单发，肢端是好发部位，特别是指关节和手指背侧。少数患者皮疹可分布于上下肢，偶见躯干受累。但皮疹罕见于手掌[50]。面部皮疹少见[51-52]。有 1 例皮疹局限于 Becker 痣区域的报道[53]。虽然皮疹可持续存在，约 50% 患者皮疹可在 2 年内消退，常见复发。皮疹出现较早的患者一般消退也较早[54]。有趣的是，偶尔有患者皮疹在活检后自行消退[55]。有 1 例皮疹消退导致真皮中部弹性纤维溶解的个案报道[56]。少数环状肉芽肿有家族或单卵双生子患病的个案报道[57]。有病变随季节变化曝光部位发生的个案报道[58]，仅有 1 例伴有腹腔内类似皮疹的皮肤环状肉芽肿的病例报道[59]。有

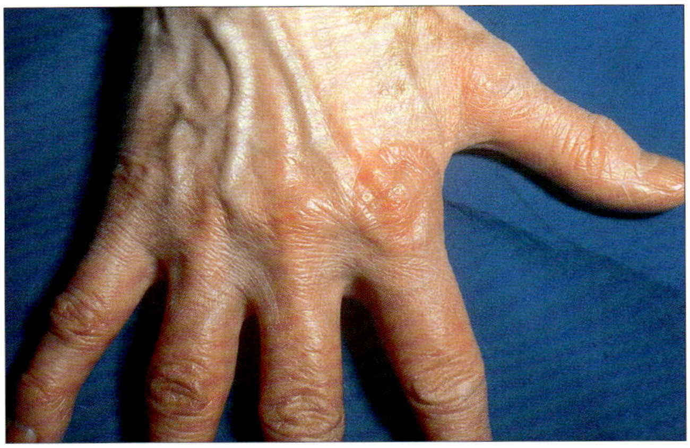

图 9.23 局限型环状肉芽肿：指关节典型的环状皮损，绷紧皮肤可见透明的串珠状边缘（By courtesy of R.A. Marsden，MD，St George's Hospital，London, UK.）

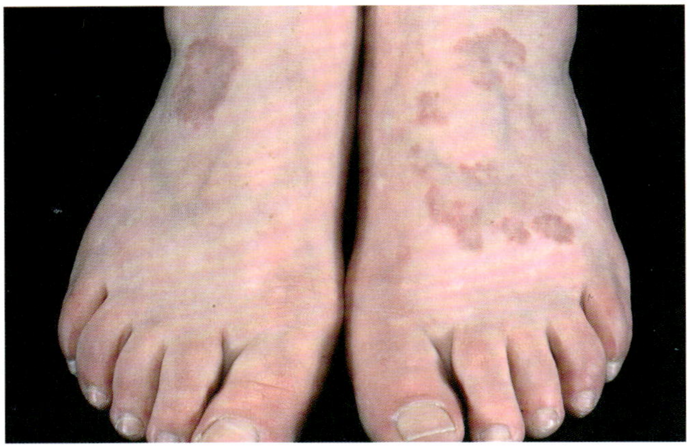

图 9.24 局限型环状肉芽肿：足部多发皮疹（From the collection of the late N.P. Smith，MD，the Institute of Dermatology，London，UK.）

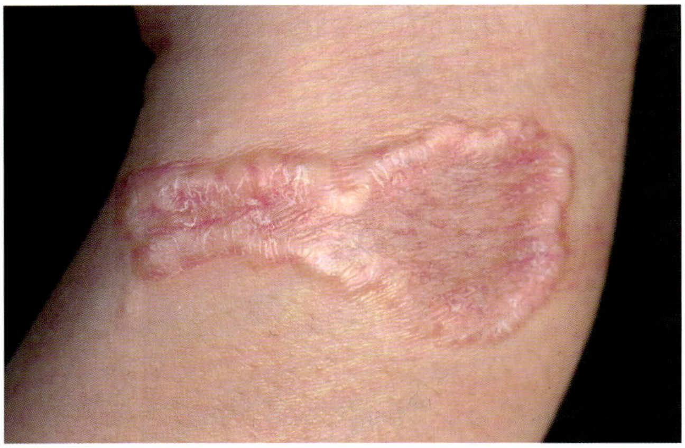

图 9.25 局限型环状肉芽肿：手臂皮损可见典型的串珠状边缘（From the collection of the late N.P. Smith，MD，the Institute of Dermatology，London，UK.）

报告环状肉芽肿表现为成人 T 细胞白血病 / 淋巴瘤的首发症状，同时也有本病合并血管免疫母细胞性 T 细胞淋巴瘤的报道[60-61]。极罕见情况下，肢端局限型环状肉芽肿皮损可出现急性、发作性疼痛[62]。

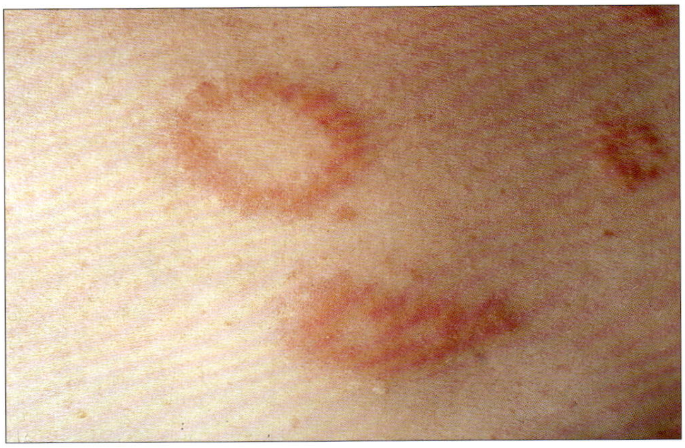

图 9.26 局限型环状肉芽肿：环状皮损的近视图（By courtesy of the Institute of Dermatology，London，UK.）

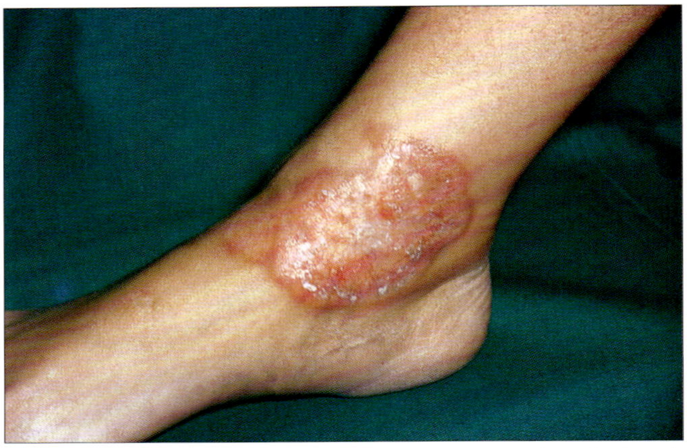

图 9.27 局限型环状肉芽肿：足踝部的大斑块，中央有消退痕迹（By courtesy of the Institute of Dermatology，London，UK.）

## 泛发型环状肉芽肿

15% 的环状肉芽肿患者可出现泛发性皮损[2，63]，皮损与局限型类似，本病好发于女性，大部分患者发病的平均年龄为 40 ～ 70 岁，其余病例发生在 10 岁以内。泛发型环状肉芽肿患者中 HLA-Bw35 阳性率高[64]。泛发型环状肉芽肿定义为皮疹至少发生于躯干和上肢或下肢，或上下肢均受累[2]。绝大部分皮疹为环状排列的丘疹，但也可见斑丘疹和结节，皮疹颜色可为肉色、红色、棕褐色、褐色或黄色，数量由几十个到数百个不等（图 9.28 ～ 9.30）。有 1 例泛发皮疹伴有双手肿胀的个案报道，还有 1 例患者在多形红斑之后出现环状肉芽肿的病例报道[65-66]。皮疹可无自觉症状或伴瘙痒[2]。与局限型相比，本病一般持续存在，但也有一些患者皮疹在四年之内消退。偶有环状肉芽肿并发皮肤松弛症的报道[67]。值得注意的是，目前有报道的可并发泛发型环状肉芽肿的疾病包括，巨细胞动脉炎、胃肠道间质肿瘤以及其他内脏系统恶性疾病，包括卵巢肿瘤和胃部肿瘤[68-70]。有 1 例合并结核性淋巴结炎的个案报道[71]。有两个病

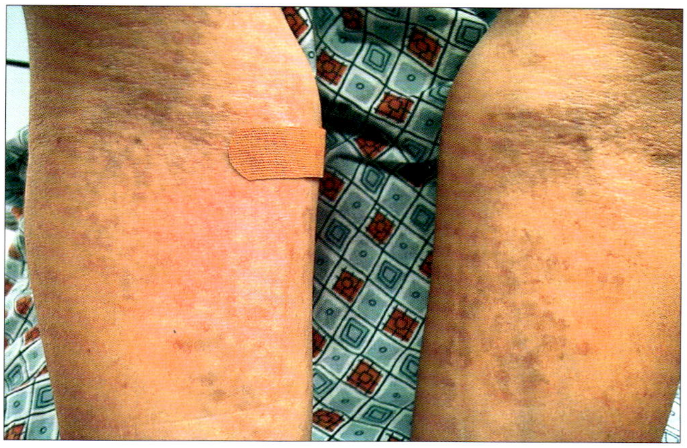

图 9.28 泛发型环状肉芽肿：患者手臂多发丘疹（By courtesy of J. Williams，MD，Brigham and Women's Hospital，Boston，USA.）

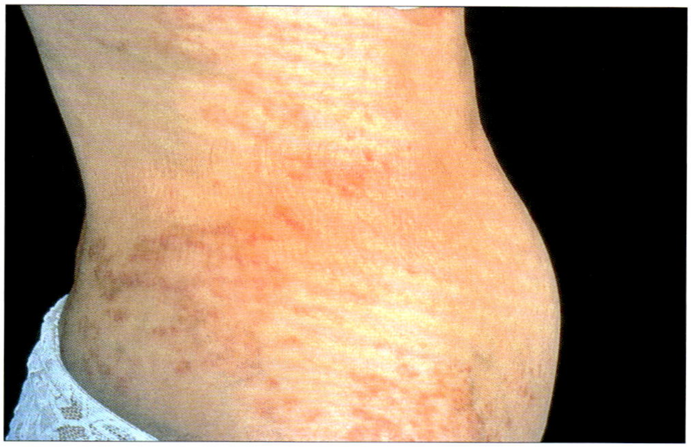

图 9.29 泛发型环状肉芽肿：可见泛发丘疹和斑块（By courtesy of the Institute of Dermatology，London，UK.）

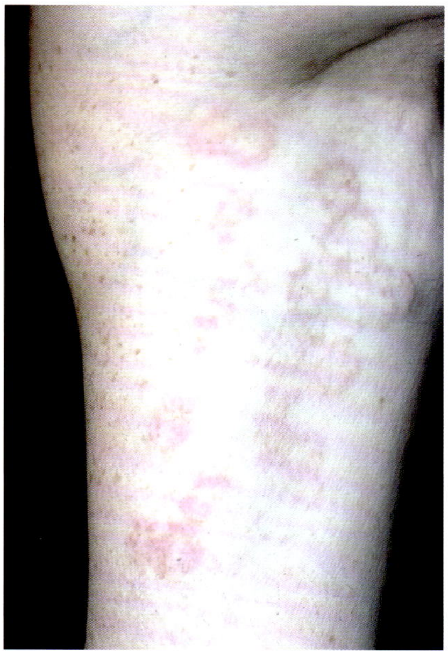

图 9.30 泛发型环状肉芽肿：可见大量环状皮疹出现（From the collection of the late N.P. Smith，MD，the Institute of Dermatology，London，UK.）

例报道发现本病为慢性粒-单核细胞白血病的首发表现[72]。也有本病与淋巴瘤，特别是霍奇金淋巴瘤有关的报道[73]。有报道称 1 例合并乙型肝炎的泛发型环状肉芽肿，皮损局部 PCR 检测可见病毒 DNA[74]。此外，还有发生于曝光部位的泛发型环状肉芽肿，预后遗留瘢痕和粟丘疹形成的个案报道[75]。

## 穿通型环状肉芽肿

穿通型环状肉芽肿的特点是有渐进性坏死的胶原经表皮排出[10，18，76-79]。皮损通常位于四肢，特别是手背，表现群集性丘疹，表面可见脐凹状结痂（图 9.31）。发生于耳部的皮疹罕见，属于泛发型的一个亚型[80-82]。本病可见于成人和儿童，表现为局限型或泛发型，有时发病后数月至数年内皮疹可自行消退。有发生于文身处的穿通型环状肉芽肿的罕见病例报道[83]。

## 皮下型（深部）环状肉芽肿

皮下型又称儿童假类风湿样结节和深在型环状肉芽肿[84-87]。皮疹可在刚发病时就表现为皮下型，也可在典型的丘疹型基础上发生。本病儿童发病，常累及下方骨膜，本病好发于下肢（特别是胫骨）、足部、臀部、手部和头部[88]。皮疹也可见于阴茎和双眼睑[89-90]。有 1 例儿童头皮多发皮损、自行消退的病例报道[91]。还有眶周骨膜炎皮损和先天皮损的个案报道[92-93]。一项 47 例患者的研究显示本病发病年龄为 4.3 岁，患儿无类风湿关节炎或风湿热，皮疹可在数年内消退，但 19% 的病例可复发[88]。

## 丘疹型环状肉芽肿

丘疹型环状肉芽肿表现为肤色或色素减退性丘疹，直径 1 ～ 3mm，好发于手背，常见于男性儿童。偶见皮疹呈脐凹状或泛发[94]（图 9.32、9.33）。

## 线状环状肉芽肿

线状环状肉芽肿非常少见，可双侧分布[95-96]，罕见情况下可沿 Blaschko 线分布[97]。本病可与间质性肉芽肿性皮炎类似，也可以是两种疾病重叠发生。

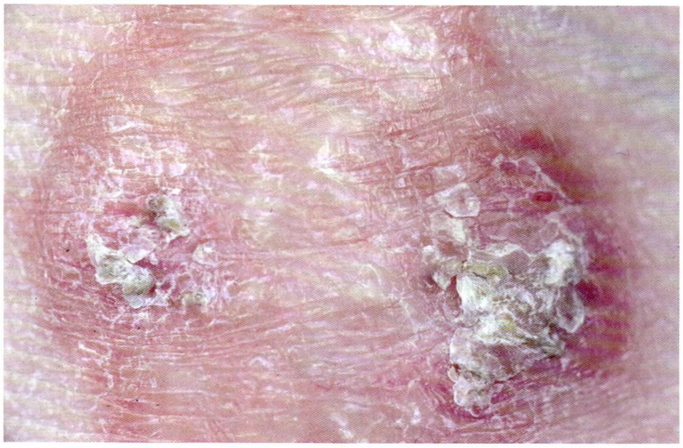

图 9.31 穿通型环状肉芽肿：最常见于四肢，可见渐进性坏死的碎片和结痂（From the collection of the late N.P. Smith，MD，the Institute of Dermatology，London，UK.）

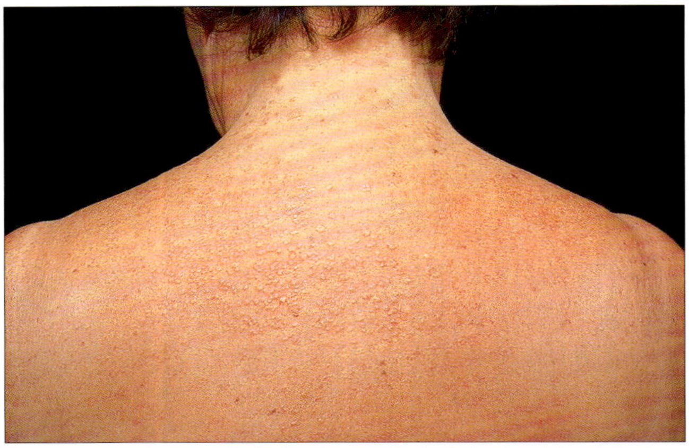

图 9.32 丘疹型环状肉芽肿：患者肩背部有泛发丘疹（By courtesy of the Institute of Dermatology，London，UK.）

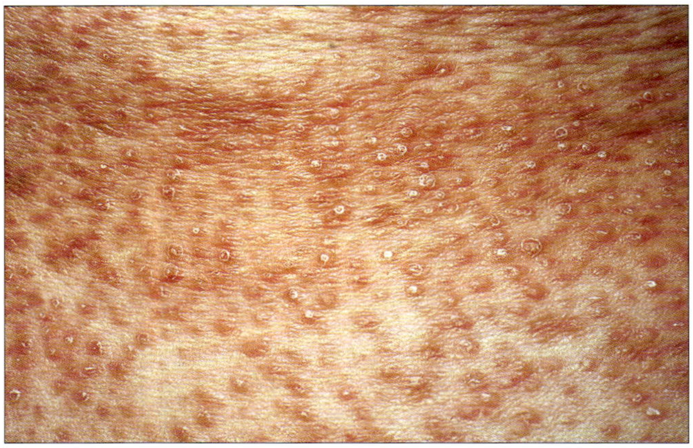

图 9.33 丘疹型环状肉芽肿：多发鳞屑性小丘疹（By courtesy of the Institute of Dermatology，London，UK.）

## 发病机制和组织学特征

环状肉芽肿病因不明，最初认为它是一种结核疹，但这种概念的可信度已经大大下降。尽管有报道环状肉芽肿发生于先前有带状疱疹和寻常疣的部位，但本病不可能是由感染引起的。有研究通过聚焦浮动显微镜于患者皮损中发现伯氏疏螺旋体，提示微生物在一些患者的发病中起一定作用[98]，但有研究通过 PCR 的方法并未发现环状肉芽肿与伯氏疏螺旋体感染之间的联系[99]。目前有很多关于本病可能的发病机制，大部分有一定的价值，但都不能完全解释环状肉芽肿出现的原因[100]。最流行的说法是免疫复合物性血管炎和细胞介导的迟发型超敏反应。用直接免疫荧光的方法可在一些患者的血管壁上发现免疫反应物（IgM 和补体），这一点支持免疫复合物性血管炎的说法[100]。也有报道称患者血液中循环免疫复合物升高[101]。一些组织病理学改变也提示血管炎，包括内皮肿胀、血管壁增厚（由于 PAS 染色阳性物质沉积导致）、血管阻塞和坏死[102]（图 9.34）。所有这些改变可能都是炎症反应的结果而不是原因。最新的一项研究显示，对于

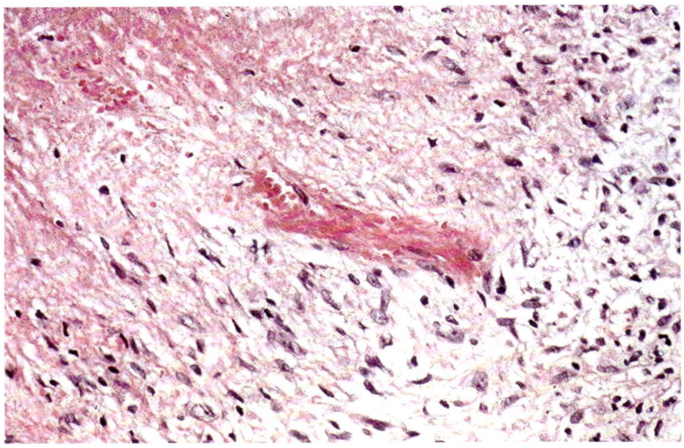

图 9.34 环状肉芽肿：渐进性坏死区的边缘。中央可见纤维素样坏死的小血管，管腔阻塞。此现象不常见

35 例患者的 38 个病理切片的检查并未发现有任何血管炎证据[103]。

支持本病为细胞介导的迟发型超敏反应的理由如下：

- 电镜检查发现环状肉芽肿皮损中 T 淋巴细胞活化；
- 炎细胞浸润中 T 辅助诱导细胞占优势；
- 环状肉芽肿的组织病理改变与其他已知有迟发型超敏反应引起的疾病相似，如结节病和结核病[104]。

有研究表明表达 IFN-γ 的 Th1 细胞诱导的迟发型过敏反应使巨噬细胞成为效应细胞，使之表达 TNF-α 和基质金属蛋白酶[105]。如果 TNF-α 在诱发本病中起一定作用，则阻断该细胞因子应对治疗本病有效。一些患者对阻断该细胞因子的药物治疗有效，但一些患者无效，其中原因不清。患环状肉芽肿的同卵双生子和 8.1 祖先单倍体（一种 TNF-α 产生增加的基因型）对于阿达木单抗有很好的治疗反应[106]。

环状肉芽肿患者可出现血清移动抑制因子水平升高[87]，也有中性粒细胞迁移能力下降的报道[107-108]。其他可能的发病机制有：巨噬细胞溶酶体水解酶释放导致胶原纤维破坏，或胶原纤维的原有病变诱导变应性或非变应性组织反应。糖尿病和 HLA-B8 的发生率增加也与疾病有相关性（与类脂质渐进性坏死相比）[109]。一项针对泛发皮损的环状肉芽肿患儿的研究发现，其血清胰岛素水平较对照组明显降低，同时有轻度糖耐量异常[110]。然而，这些患儿同时也有糖尿病的家族史。

尽管有报道称泛发型环状肉芽肿与日光照射有关，但两者之间的关系值得怀疑[2]。

有报道称胶质瘤相关癌基因 gli-1——胶质瘤超家族的一种锌指转录因子，在有些肉芽肿疾病，包括环状肉芽肿中表达明显增高[111]，这与环状肉芽肿发病机制的相关性尚不明确，但提示了用抗 gli 抗体治

疗非感染性肉芽肿性疾病的可能性。

环状肉芽肿最典型的组织病理学特征是栅栏状肉芽肿形成（图 9.35 ～ 9.38）。栅栏状肉芽肿由中央变性的（渐进性坏死的）胶原，和周围一般呈放射状浸润的淋巴细胞、组织细胞和成纤维细胞组成。病灶中弹性纤维消失，肉芽肿结构周边可见吞噬了弹性纤维的巨噬细胞（图 9.39）[112]。但变性的弹性纤维并不常见，日光性弹性纤维变性也不是环状肉芽肿的病理特征。有时变性的胶原可以由于酸性黏多糖的出现而呈嗜碱性外观，但多数情况下，变性的胶原由于纤维素降解而呈嗜酸性（图 9.40）。硫酸肝素是环状肉芽肿中黏蛋白的重要组成成分，但其他有黏蛋白沉积的皮肤疾病中不含这种成分（图 9.41）[113]。

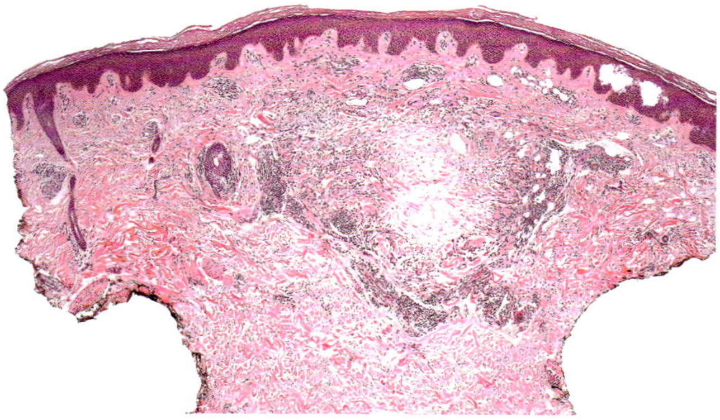
图 9.35　局限型环状肉芽肿：典型的栅栏状肉芽肿，境界清楚，由中央的渐进性坏死和周围的细胞浸润组成

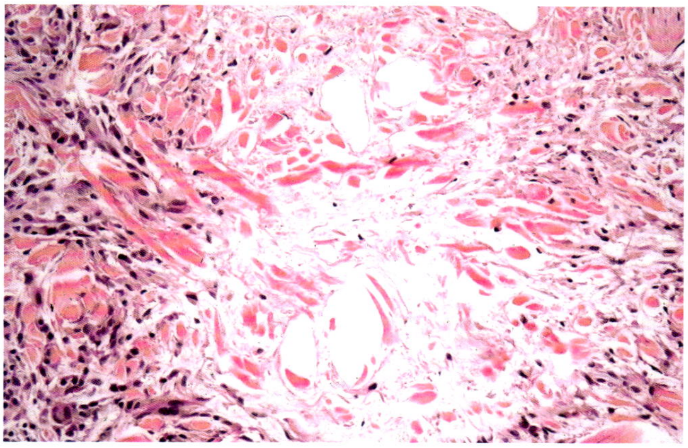
图 9.36　局限型环状肉芽肿：胶原纤维碎裂，部分呈颗粒状。注意栅栏状排列的组织细胞，偶尔伴有淋巴细胞和成纤维细胞

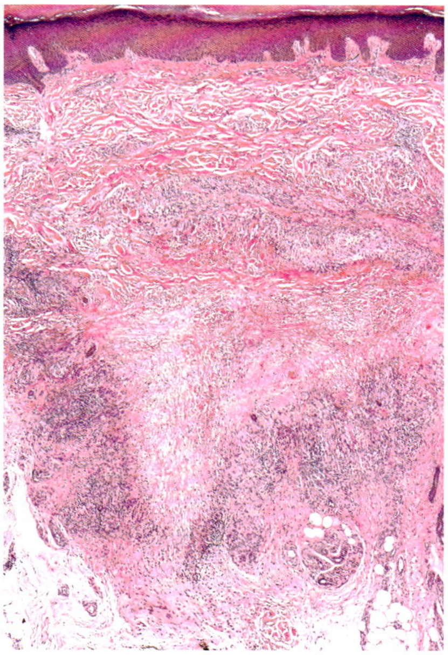
图 9.37　局限型环状肉芽肿：病变活检取材于手掌，是少见的受累部位。组织病理上可见真皮网状层境界清楚的渐进性坏死灶

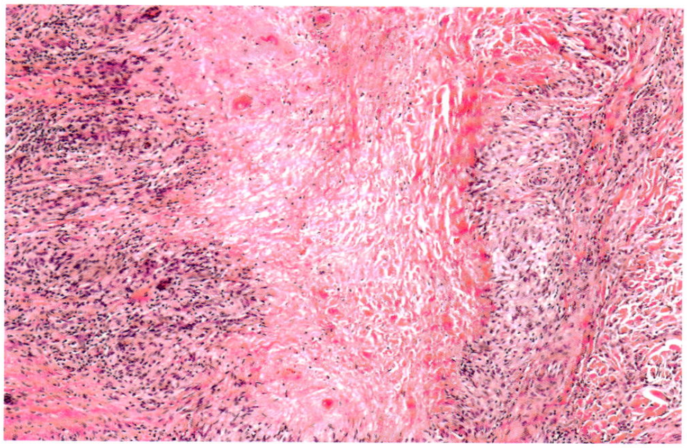
图 9.38　局限型环状肉芽肿：渐进性坏死向外扩展，表现为嗜酸性的颗粒状碎片，组织细胞呈栅栏状排列

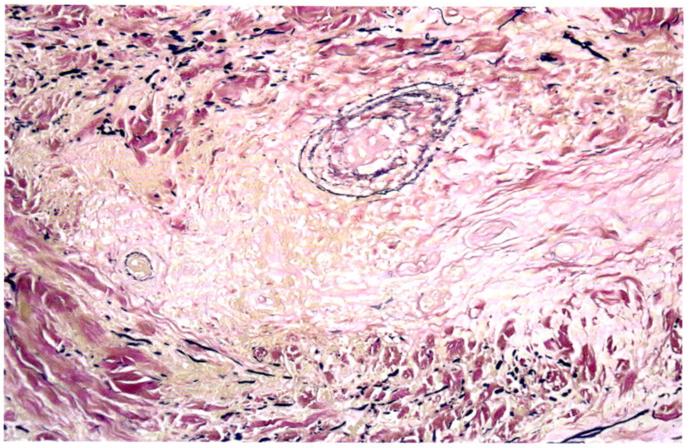
图 9.39　局限型环状肉芽肿：肉芽肿内弹性纤维缺失。弹性纤维 van Gieson 染色

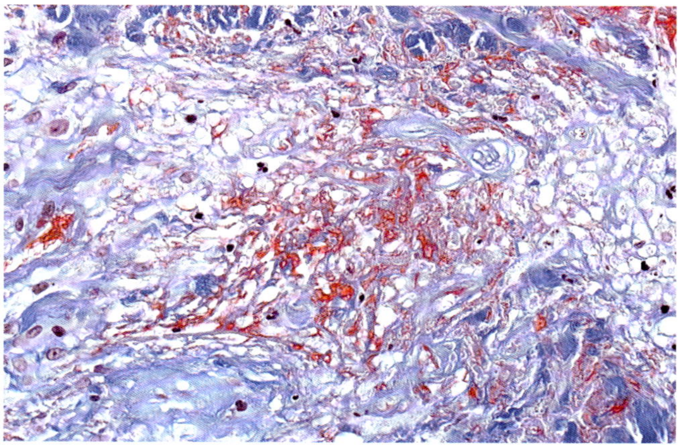
图 9.40　局限型环状肉芽肿：中央红染的物质是纤维素。Martius 猩红蓝染色

偶尔病变中央可见核碎片，有时渐进性坏死灶内可见脂滴。但变性的胶原纤维常常不呈结节状分布，而是随机的累及单个的胶原纤维，这在低倍镜下容易被观察到（图 9.42）[114]。在这些所谓的弥漫性或间质性肉芽肿中，受累的胶原纤维肿胀且呈强嗜酸性，与外观正常的胶原纤维间隔分布，使组织结构变紊乱（图 9.43 和 9.44），渐进性坏死轻微或缺如。胶原纤维被安申兰染色阳性的黏蛋白分隔是其特征性的改变（pH 2.5）。组织细胞在受累的胶原纤维周围及之间浸润是诊断早期环状肉芽肿的重要线索，因其胶原改变不明显，提示需进一步切片检查以观察到更典型的改变（图 9.45）。

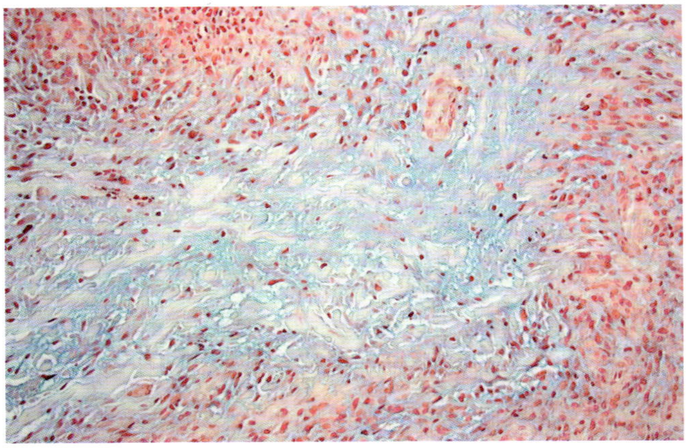

图 9.41　局限型环状肉芽肿：渐进性坏死的中央可见大量黏蛋白。阿辛蓝染色

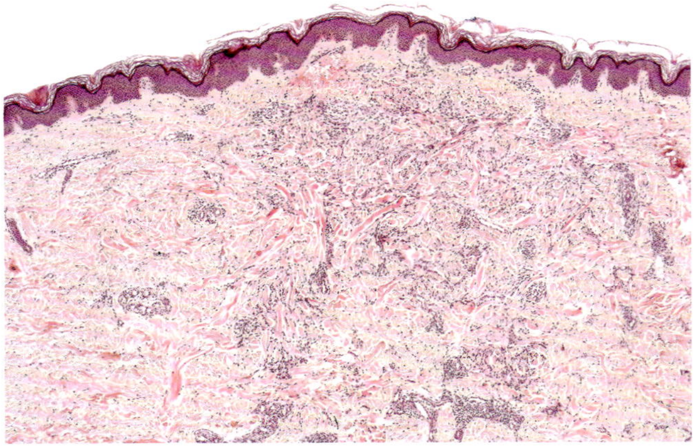

图 9.42　弥漫型环状肉芽肿：胶原纤维束排列紊乱，注意淋巴细胞于周围浸润

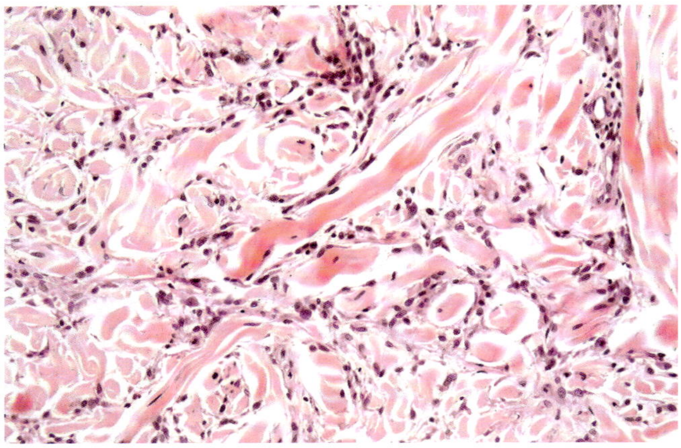

图 9.43　弥漫型环状肉芽肿：单个胶原纤维肿胀，呈强嗜酸性。胶原纤维束间因黏蛋白沉积而明显分隔

几乎每一例环状肉芽肿均可见病灶内及结缔组织中血管周围慢性炎症细胞浸润。部分病例可见结节病样肉芽肿伴巨噬细胞浸润。常常可见嗜酸性粒细胞浸润[115]，有一项研究发现，66% 的病理切片可见嗜酸性粒细胞，其中 14% 的病例高倍视野中可见 10 个以上的嗜酸性粒细胞[115]。罕见浆细胞，故浆细胞的出现可以用来与类脂质渐进性坏死相鉴别（见下）。中性粒细胞也很罕见，合并血管炎改变的中性粒细胞浸润常常合并系统疾病[116]。

尽管本病与伯氏疏螺旋体感染的相关性尚存争议，但有研究认为，环状肉芽肿中假菊形团的形成提示该微生物的感染[117]。

在穿通型环状肉芽肿中，渐进性坏死的颗粒接近表皮，表皮细胞包围吞噬渐进性坏死的颗粒，形成穿通性隧道，使坏死物质排出到表面（图 9.46 和 9.47）。如行连续切片检查，则可发现穿通现象常常

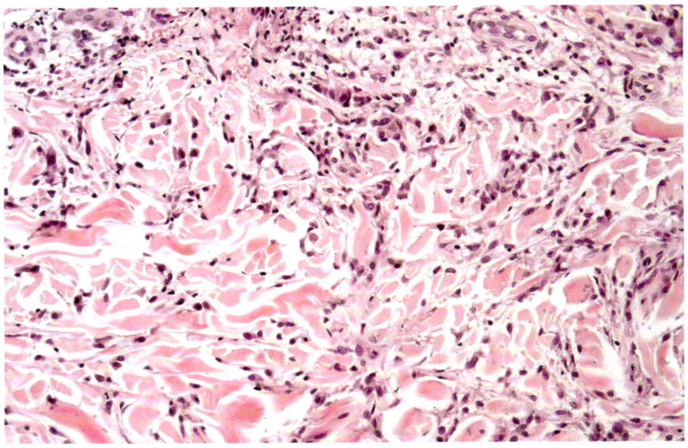

图 9.44　弥漫型环状肉芽肿：高倍镜下可见组织细胞于胶原纤维束间密集浸润

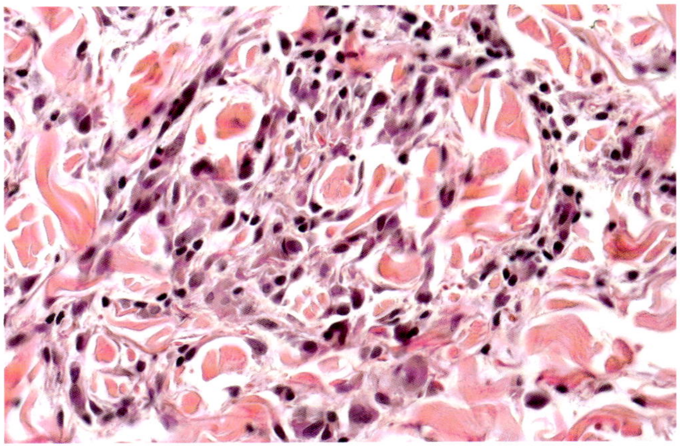

图 9.45　弥漫型环状肉芽肿：高倍镜下观

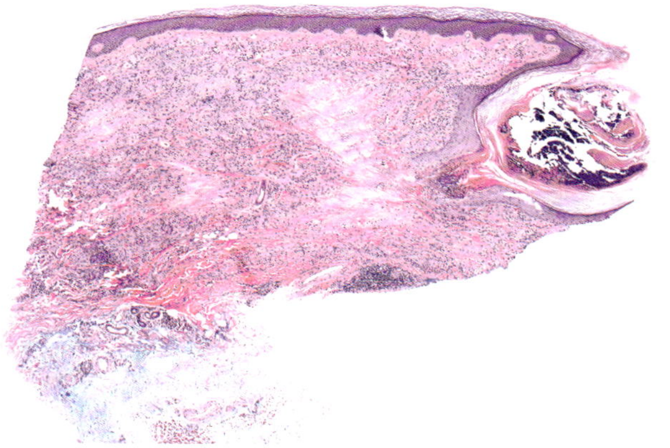

图 9.46 穿通型环状肉芽肿：低倍镜下可见泛发的典型环状肉芽肿（右上角可见变性的胶原经表皮排出）

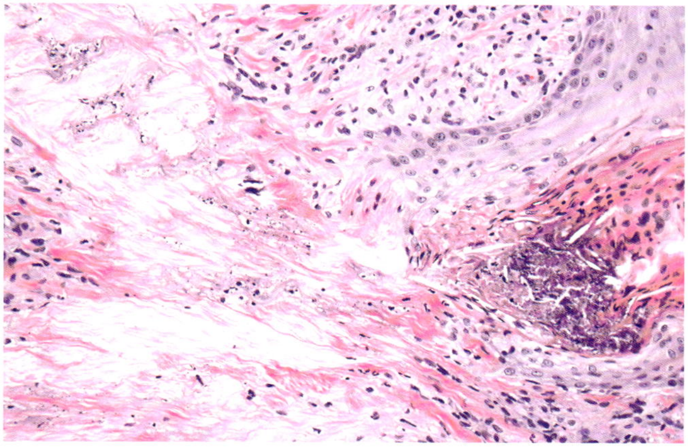

图 9.47 高倍镜下可见胶原的碎片经真皮和表皮排出

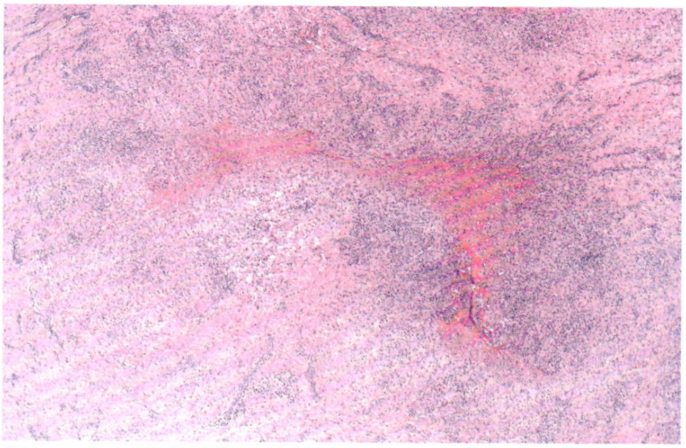

图 9.48 皮下型环状肉芽肿：皮下组织内可见巨大的渐进性坏死性结节，累及筋膜

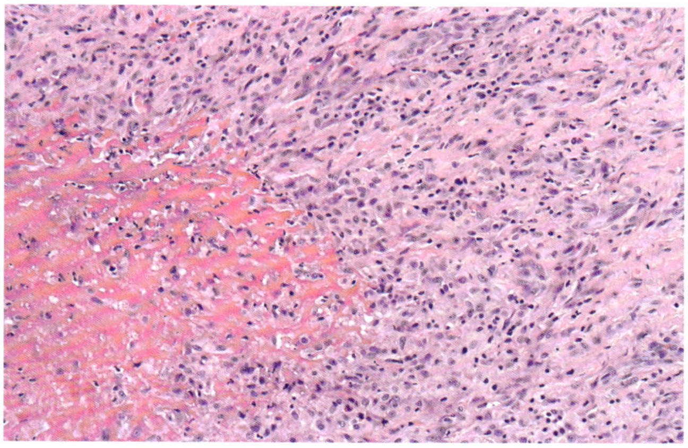

图 9.49 皮下型环状肉芽肿：注意渐进性坏死内大量的嗜酸性粒细胞和周围组织纤维化

出现在毛囊处。

皮下型的病灶比浅表型大很多（图 9.48 和 9.49），通常由多个结节组成。通常含有大量的渐进性坏死和丰富的黏蛋白，偶尔可见脂滴。如果有纤维素沉积，黏蛋白可以很少或几乎不可见，此时与类风湿结节很难鉴别。皮下型环状肉芽肿表现为中央渐进性坏死，周围可见密集的淋巴细胞、组织细胞和成纤维细胞浸润。多核巨细胞和嗜酸性粒细胞也很常见。后者在皮下型环状肉芽肿中较其他类型更为常见。皮损周围组织有时可见明显纤维化。约 25% 的皮下型环状肉芽肿真皮内可见典型环状肉芽肿组织病理改变[118]。

丘疹型和线状型组织病理改变与经典型类似。

## 鉴别诊断

环状肉芽肿需与类脂质渐进性坏死、类风湿结节、光线性肉芽肿和多形性肉芽肿相鉴别，具体鉴别点总结见表 9.1。

环状肉芽肿样病变同时伴有血管炎表现和急性炎症细胞浸润，提示存在系统性疾病[116, 119]。这种形式的疾病将在栅栏状中性粒细胞和肉芽肿性皮炎及其相关疾病部分详细讨论。

有环状肉芽肿样药疹的报道，出现界面改变提示药疹[10, 120]。

罕见情况下，硬化性黏液性水肿病理可与间质性环状肉芽肿病理上相似[121]，但组织病理上仅仅一部分类似环状肉芽肿，其他部分可见典型的硬化性黏液性水肿改变，如纤维化和成纤维细胞增加。

偶尔海分枝杆菌感染可于病理上模拟间质性环状肉芽肿，二者的病理改变可以非常相似，只能通过特殊染色和培养以协助明确诊断[122]。

虽然上皮样肉瘤的上皮样坏死在低倍镜下其表浅部分与环状肉芽肿很相似，但前者表现出一定程度的核异型性和多形性，据此可与大部分病例鉴别。另外，上皮样肉瘤常有神经周围浸润。需指出的是，环状肉芽肿也可见到核分裂象[123]。如果二者鉴别困难，可采用针对角蛋白、上皮膜蛋白和 CD34（60% 的上皮样肉瘤可为阳性）的免疫组织化学染色，以协助鉴别诊断。

少数蕈样肉芽肿可出现类似环状肉芽肿的组织反

**表 9.1 栅栏状肉芽肿及其分型的鉴别诊断**

| | 环状肉芽肿（GA） | 皮下型 GA | 穿通型 GA | 类脂质渐进性坏死（NL） | 非典型 NL | 类风湿样结节 | 光化性肉芽肿 | 多形性肉芽肿 |
|---|---|---|---|---|---|---|---|---|
| 表皮 | 正常 | 正常 | 经表皮排出 | 正常或萎缩或基层增厚 | 正常 | 正常 | 正常或萎缩 | 正常 |
| 病变部位 | 真皮浅层 | 真皮深层和皮下组织 | 真皮浅层 | 真皮深层和皮下组织 | 真皮中上层 | 真皮深层和皮下组织 | 真皮中上层 | 真皮中上层 |
| 渐进性坏死 | 境界清楚或不明确 | 大量和境界清楚 | 境界清楚 | 明显和弥漫性 | 少见 | 大量和境界清楚 | 无 | 局灶性 |
| 黏蛋白 | 常见 | 大量 | 常见 | 不定 | 缺如 | 常见 | 缺如 | 出现 |
| 脂滴 | 偶见 | 不定 | 不定 | 常见 | 缺如 | 不定 | 缺如 | 缺如 |
| 纤维化 | 缺如 | 明显 | 缺如 | 常见，可能明显 | 缺如 | 常见 | 常常缺如 | 轻度 |
| 弹性纤维缺失 | 是 | 是 | 是 | 是 | 是 | 是 | 非常明显 | 是 |
| 血管壁增厚 | 常见 | 不定 | 轻微 | 常见 | 缺如 | 不定 | 缺如 | 缺如 |
| 毛细血管增生 | 缺如 | 常见 | 缺如 | 不定 | 缺如 | 常见 | 缺如 | 缺如 |
| 巨细胞 | 相对少见 | 常见 | 相对少见 | 常见 | 常见 | 相对少见 | 大量，含有弹性纤维 | 常见 |
| 星状小体 | 缺如 | 缺如 | 缺如 | 缺如 | 出现 | 缺如 | 不少见 | 缺如 |
| 栅栏状组织细胞 | 常见 | 常见 | 常见 | 程度不定 | 缺如 | 常见 | 不常见 | 不明显 |

（Reprinted from Muhlbauer JE. Granuloma annulare. J Am Acad Dermatol 3：217-230；Copyright Elsevier 1980，with permission from the American Academy of Dermatology，Inc.）

应[124-125]。间质内有不典型核的淋巴细胞和亲表皮现象提示蕈样肉芽肿，可协助鉴别诊断。有些诊断困难的病例需行免疫分型和基因重排以协助鉴别。

# 类脂质渐进性坏死

## 临床特征

类脂质渐进性坏死（necrobiosis lipoidica）是一种病因不明的与糖尿病密切相关的疾病[1-6]。虽然这种相关性可能与本病的致病有关，但其确切的发病机制尚不明确，二者关系的本质目前也不清楚。大多数情况下本病发生在已经确诊的糖尿病之后，有时也可出现在糖尿病之前。本病病程与高血糖不相关，治疗糖尿病对本病的病情也没有影响。一项研究发现，与未合并类脂质渐进性坏死的糖尿病患者相比，蛋白尿、视网膜病变以及吸烟更多见于糖尿病合并皮损者[7]。有趣的是，仅有少部分类脂质渐进性坏死患者合并糖尿病，有研究表明 11% 的类脂质渐进性坏死患者有糖尿病，另有 11% 的患者将在长期随访中发展为糖尿病或糖耐量异常[8]。

类脂质渐进性坏死可发生在青少年（Ⅰ型）和成人（Ⅱ型）糖尿病患者。有趣的是，经过胰腺移植治疗的糖尿病患者，类脂质渐进性坏死可好转[9]。本病除与糖尿病外，也可与其他内分泌疾病合并发生，如甲状腺功能减退、甲状腺功能亢进，此外还可合并炎性肠病和血管炎[10]。其他个案报道有：非糖尿病患者合并共济失调性毛细血管扩张[11]，类脂质渐进性坏死合并环状肉芽肿[12-13]，类脂质渐进性坏死合并结节病[14-15]。

类脂质渐进性坏死以女性多发（男女比例 1∶3.3），虽然各年龄段均可发病，但以 31 ~ 40 岁（与糖尿病相关）和 41 ~ 50 岁（与糖尿病不相关）居多。本病儿童罕见，通常与糖尿病合并发生。还与肾脏疾病和视网膜病有关[16-20]。有家族发病的报道，可以合并或不合并糖尿病[21-23]。有同卵孪生子同患 2 型糖尿病和类脂质渐进性坏死的报道[24]。

典型皮损表现为圆形或卵圆形的局限性硬化性斑块，边缘常常略微隆起，皮损直径数毫米至数厘米，皮损早期为红棕色，随着病情进展期皮损中央变为黄色，边缘为紫罗兰色。较大的斑块通常形状多变，不规则，皮损脱屑和毛细血管扩张更为明显。常见溃疡，发生率高达 13%[25-27]。穿通型类脂质渐进性坏死非常罕见，几乎仅见于儿童[28-29]，皮损表现为局部凹陷的鳞屑性皮损或粉刺样皮损。类脂质渐进性坏死的其他不典型表现有：丘疹或结节性皮损以及环状肉芽肿样皮损（注意有时二者可同时存在）[12，30]。罕见的表现有丘疹坏死性和结节溃疡性皮损，似树胶肿或硬红斑外观[25]。类脂质渐进性坏死皮疹常常位于下肢，特别是胫前（图 9.50～9.53），常对称分布，可单发或多发，也可发生于上肢、手、手指、腹部、乳头和背部。少数人可发生在头面部，这种患者一般不合并糖尿病[31]。泛发性皮损较为罕见[32]。

发生于头面部的所谓非典型类脂质渐进性坏死是否为本病的一种变型至今仍有争议，此命名是由于最初报道的一患者同时有胫前典型的类脂质渐进性坏死皮疹而得出的。而大多数病例在其他部位并没有典型的皮疹，且组织病理改变也与典型的类脂质渐进性坏死不同[33]。

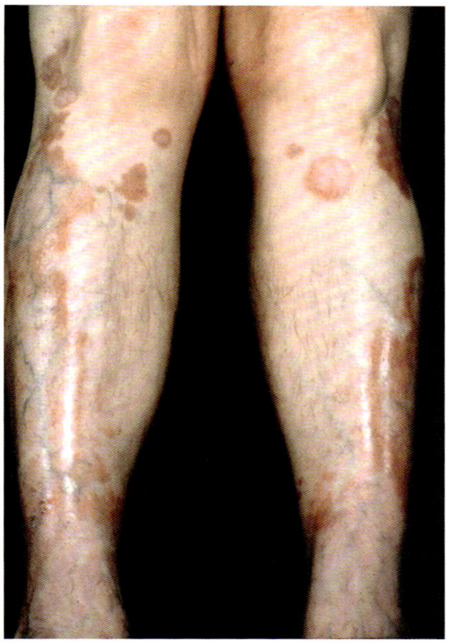

图 9.50 类脂质渐进性坏死：典型的双侧对称分布的皮疹（From the collection of the late N.P. Smith，MD，the Institute of Dermatology，London，UK.）

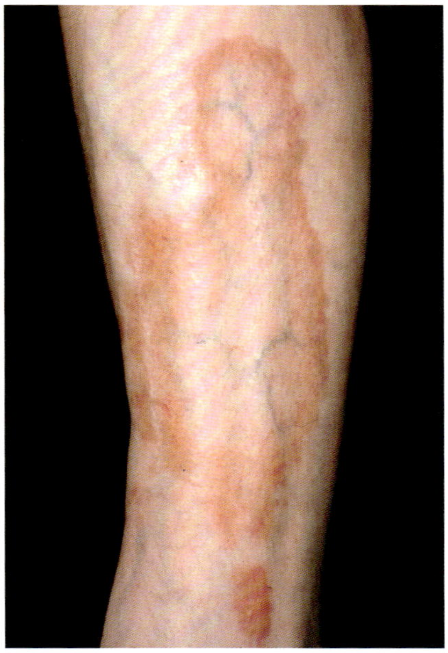

图 9.51 类脂质渐进性坏死：典型的有红色边缘的皮疹（From the collection of the late N.P. Smith，MD，the Institute of Dermatology，London，UK.）

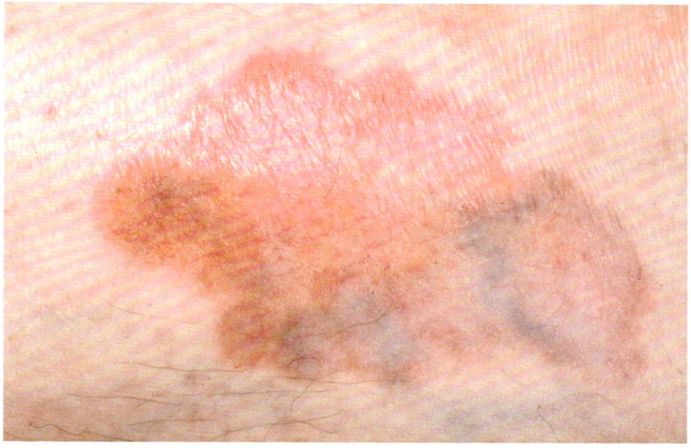

图 9.52 类脂质渐进性坏死：胫部皮疹可见萎缩和毛细血管扩张（From the collection of the late N.P. Smith，MD，the Institute of Dermatology，London，UK.）

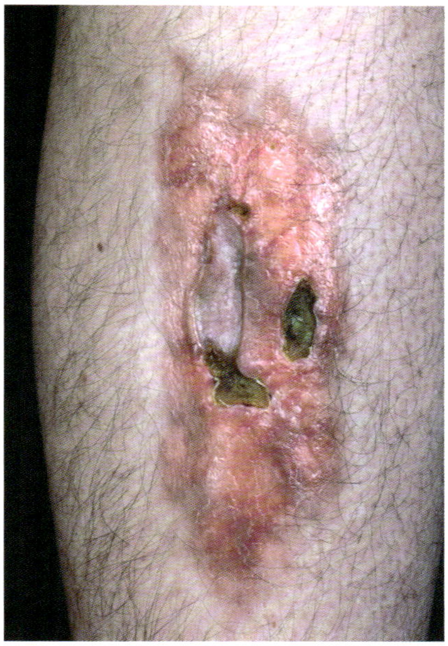

图 9.53 类脂质渐进性坏死：慢性皮疹，伴有溃疡和结痂（From the collection of the late N.P. Smith，MD，the Institute of Dermatology，London，UK.）

类脂质渐进性坏死可以累及阴茎，呈慢性龟头炎样表现[34-36]。偶见同形反应[37-39]。也有报道静脉切除后瘢痕上出现渐进性坏死和硅肉芽肿改变[40]。

该病呈慢性病程，有报道称合并糖尿病或未合并糖尿病的类脂质渐进性坏死都可伴有局部感觉减弱或感觉完全丧失[41-42]。一项研究发现患者皮损内神经消失，据此研究者推测神经受损是部分患者感觉丧失的原因[42-43]。此外，还有皮损局部少汗和毛发脱失的报道[44]。

个别患者在长期病变的基础上发生鳞状细胞癌[45-49]。有个案报道在穿通性类脂质渐进性坏死的基础上发生鳞状细胞癌[50]。

## 发病机制和组织学特征

本病的确切发病机制尚不清楚，胶原纤维变性和炎症细胞浸润之间的关系在其发病中有重要意义[51]。糖尿病和类脂质渐进性坏死常常合并发生，提示二者存在内在联系，但确切的发病机制尚不清楚。以往的报道发现约60%的类脂质渐进性坏死患者合并糖尿病[2, 4, 52-53]，然而糖尿病患者中类脂质渐进性坏死的发生率仅为3/1000[51]。最近的研究发现，只有少数类脂质渐进性坏死患者合并糖尿病[8]。

有报道称类脂质渐进性坏死是由糖尿病微血管病导致的：病理上可见血管壁增厚，有耐淀粉酶PAS阳性物质沉积。但这不能解释非糖尿病患者病变的发生，也不能解释已经存在微血管病变的患者为何不发生类脂质渐进性坏死。有一小部分患者合并静脉功能不全和高胆固醇血症，这其中的意义尚不明确[54]。对非糖尿病的类脂质渐进性坏死病变进行多普勒流式仪微循环和氧分压分析发现，病变区域内微循环发生了变化[55]。低氧分压和高二氧化碳分压可能导致渐进性坏死皮损内缺血，表现为渐进性坏死斑块[56]。血管病变可能是坏死的原因，也可能是渐进性坏死的结果。血小板异常聚集可能在发病机制中起一定的作用。类脂质渐进性坏死患者血小板寿命明显缩短[57]，但这与本病病因是否相关尚不明确。

类脂质渐进性坏死患者血清中可检测到抗细胞骨架蛋白的自身抗体，这些自身抗体（包括抗肌钙蛋白、抗结蛋白、抗角丝蛋白、抗胰岛素、抗苦味酸的IgG抗体，以及抗角丝蛋白的IgA和IgM抗体）在类脂质渐进性坏死患者中较之无类脂质渐进性坏死的糖尿病患者明显升高[58]。自身抗体在本病发病中发挥何种作用尚不清楚。有研究发现由类脂质渐进性坏死皮损培养的成纤维细胞合成的胶原较正常皮肤减少[59]。

应用免疫荧光技术发现某些类脂质渐进性坏死病变内的血管壁上有免疫复合物沉积（IgM和C3），其意义尚不明确[60-61]。表皮内S-100阳性的树突状细胞数量增多[62]，这是否说明免疫因素在类脂质渐进性坏死发病中起一定作用尚不清楚。

类脂质渐进性坏死皮损的硬化病变区的成纤维细胞可表达Glut-1（人类红细胞葡萄糖转移运载体）[63]，提示受累部位葡萄糖转运发生了改变，可能导致本病的组织病理学改变。

Gli-1——脑胶质瘤相关癌基因——在包括类脂质渐进性坏死在内的一些肉芽肿性皮肤疾病中表达[64]，其原因尚不清楚，但提示抗Gli的抗体用于治疗本病存在一定可能。

最近有研究发现欧洲中部的类脂质渐进性坏死患者的皮损内可检测到螺旋体类微生物，可能是伯氏疏螺旋体[65]。该发现的意义尚不明确。

本病的组织病理学表现多样，某种程度上取决于是否合并糖尿病[66-67]。合并糖尿病的类脂质渐进性坏死组织病理学常表现为伴有渐进性坏死性栅栏状肉芽肿，而不合并糖尿病者则表现为结节病样肉芽肿性反应。两种表现之间有很大的重叠，对于大部分病例来说，不能单单凭借病理判断是否合并糖尿病。

表皮的改变一般不明显或缺如，可表现为棘层肥厚或萎缩，角化过度不常见。

本病特征性的改变是渐进性坏死性肉芽肿形成。大片融合的渐进性坏死常常出现在真皮深层，真皮浅层和皮下脂肪也可受累（图9.54～9.56）。皮下脂肪受累时，病灶往往位于小叶间隔。渐进性坏死灶由嗜酸性、肿胀或变性的、通常呈玻璃样变的胶原构成，周围可见多少不等的淋巴细胞和组织细胞浸润（图9.57）。常常可见聚集在一起的淋巴细胞，中央伴有或不伴有生发中心形成[68]。病变组织几乎总是可见浆细胞。有单克隆浆细胞浸润的个案报道，进一步研究发现此病例有潜在的单克隆丙种球蛋白病[69]。渐进性坏死灶内有时包含黏蛋白沉积。栅栏样改变的程

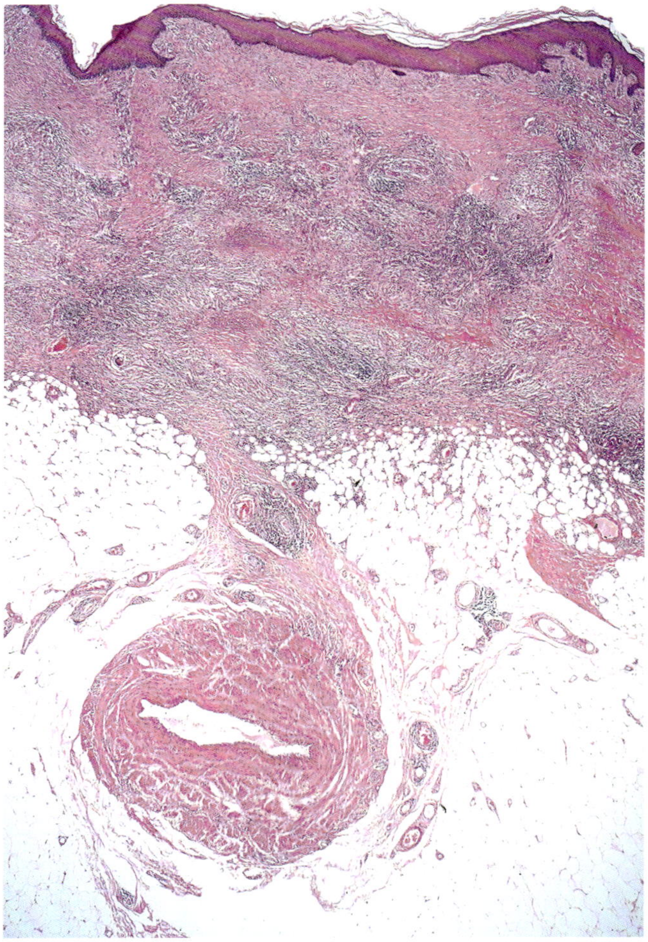

图9.54 类脂质渐进性坏死：表皮不受累，真皮网状层广泛渐进性坏死，慢性炎症细胞浸润明显

度不一，在有大量细胞浸润的病例中更为明显。渐进性坏死区域的弹性纤维缺失（图 9.58）。通常可以见到上皮样组织细胞和巨细胞，有时可见到典型的肉芽肿，类似结节病样渐进性坏死的组织病理学反应（见下文）（图 9.59）。星状体罕见[70]。渐进性坏死灶内几乎均可见到脂滴，后者冰冻切片行油红 O 或苏丹Ⅳ染色可清晰显示。通常在病变临近的真皮内血管周围可见少量到中等量的淋巴细胞浸润。胆固醇裂隙罕见，也有部分病例非常明显[71-72]。

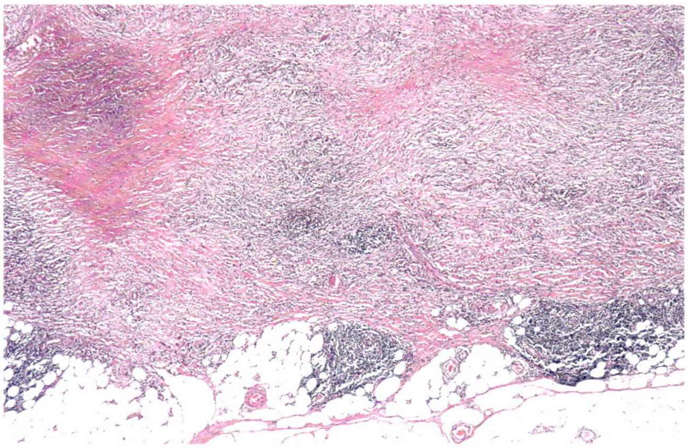

图 9.55 类脂质渐进性坏死：病变向下累及皮下组织

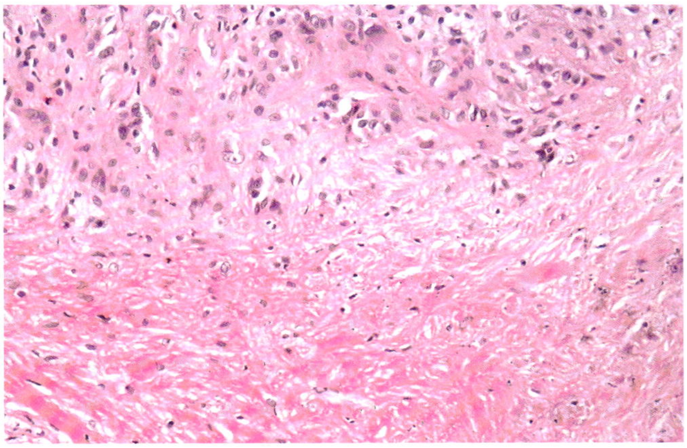

图 9.56 类脂质渐进性坏死：图 9.54 的高倍镜下观

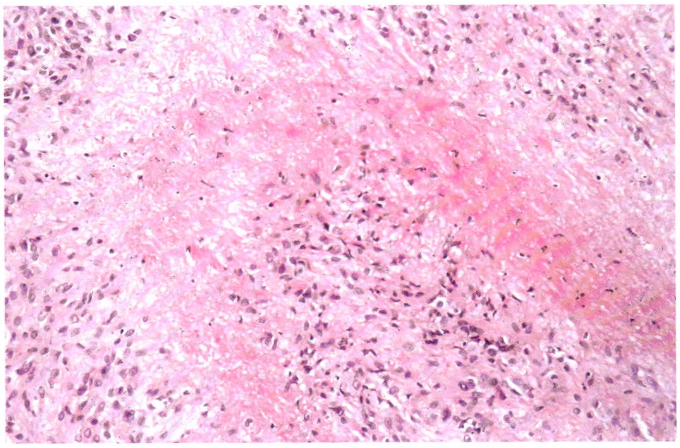

图 9.57 类脂质渐进性坏死：淋巴细胞、组织细胞和成纤维细胞呈栅栏状排列围绕变性的胶原

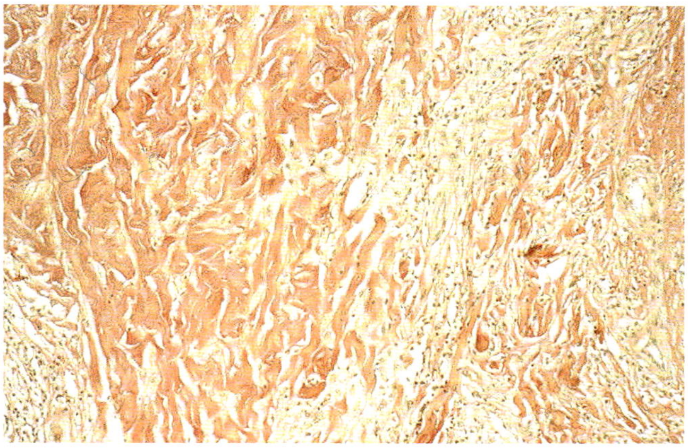

图 9.58 类脂质渐进性坏死：注意弹性纤维完全缺失。弹性纤维 van Gieson 染色

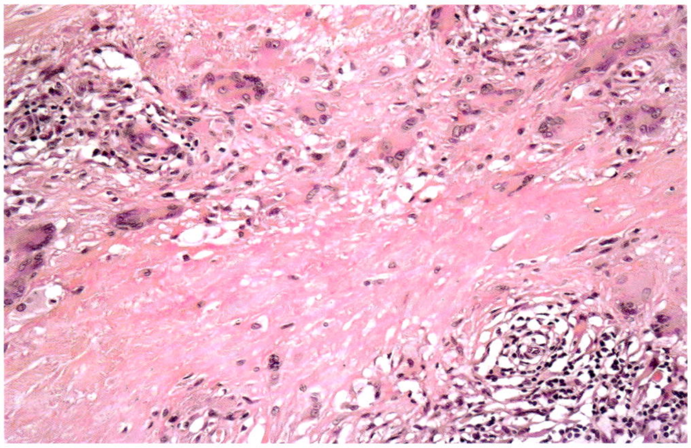

图 9.59 类脂质渐进性坏死：肉芽肿性浸润，可见多核巨细胞

仔细观察类脂质渐进性坏死可在病灶内发现血管病变。包括血管壁增厚、内膜增生和管腔变窄，有时可见血栓形成。部分病例可见血管数量增多。血管病变在合并糖尿病或其他系统疾病的患者中更为明显。在渐进性坏死非常明显的病例中，血管改变尤为严重。还有一项研究发现中性粒细胞性和肉芽肿性血管炎与系统性疾病的联系[73]。同时，浅表小静脉扩张也是常见的组织病理学特征。伴有渐进性坏死、明显的血管炎和中性粒细胞浸润的系统性疾病将在与系统性疾病相关的栅栏状中性粒细胞性肉芽肿和肉芽肿性皮炎部分详述。在有感觉减退的病例中，S-100 染色显示渐进性坏死区域神经纤维破坏[42-43]。

弥漫型类脂质渐进性坏死坏死病变内可见广泛的渐进性坏死，炎症反应轻微，这些病例通常合并糖尿病（图 9.60）。有的病例可见组织细胞于胶原纤维束间呈线状浸润，似环状肉芽肿改变。部分病例可出现脂膜的渐进性坏死[74]。

结节病型类脂质渐进性坏死一般不合并糖尿病，表现为上皮样细胞肉芽肿，特别是在真皮深层（图 9.61）。可见明显的朗格汉斯巨细胞和异物巨细胞，淋巴细胞和浆细胞浸润也可很明显（图 9.62）。渐进

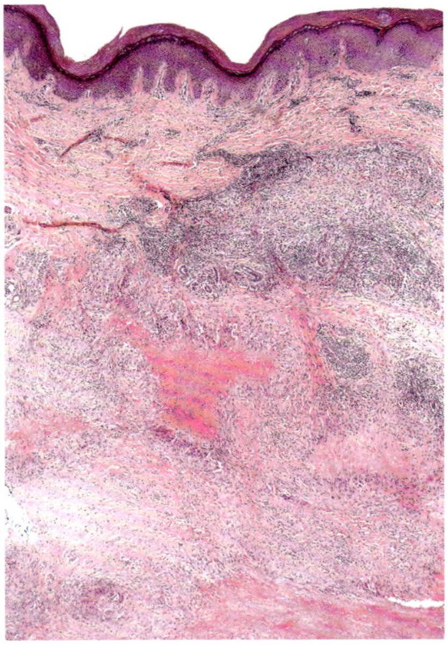

图 9.60 类脂质渐进性坏死（弥漫型）：宽带状融合性渐进性坏死破坏了整个真皮网状层

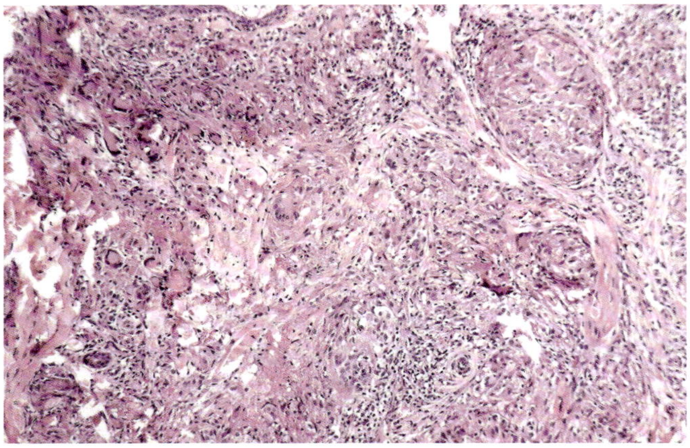

图 9.61 类脂质渐进性坏死（肉芽肿型）：境界清楚的非干酪样坏死性肉芽肿取代了真皮网状层。渐进性坏死在中心的左侧

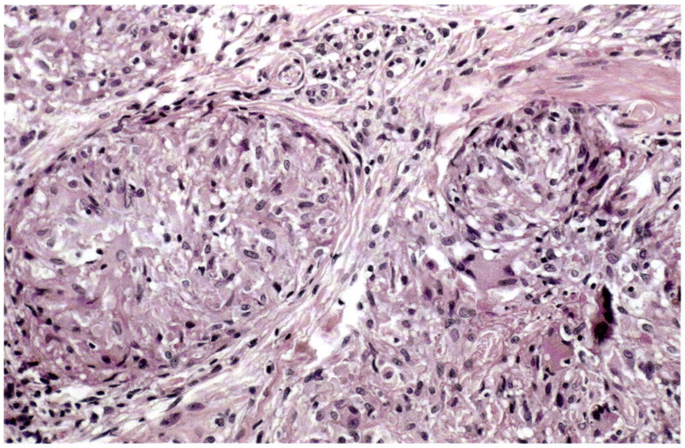

图 9.62 类脂质渐进性坏死（肉芽肿型）：裸露的肉芽肿结节与结节病类似。注意多核巨细胞

性坏死常不明显，需要多次切片才可发现坏死灶（图 9.63）。不合并糖尿病的类脂质渐进性坏死的结节病性肉芽肿过去曾被称为 Miescher 肉芽肿。

穿通型类脂质渐进性坏死表现为渐进性坏死的胶原纤维和变性的弹性纤维经表皮排出（图 9.64～9.66）[71，75-76]。

## 鉴别诊断

类脂质渐进性坏死需与环状肉芽肿、类风湿结

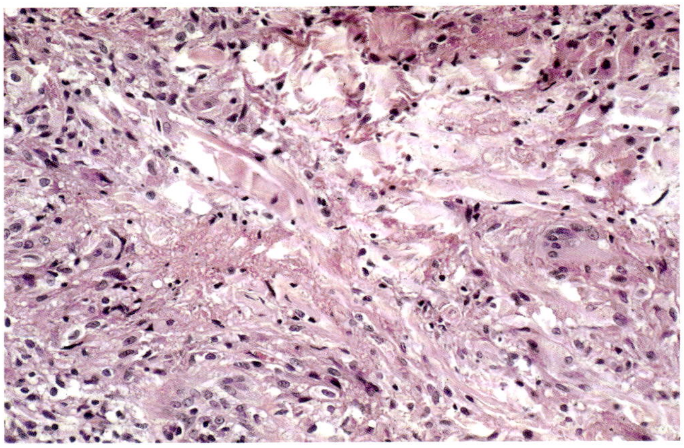

图 9.63 类脂质渐进性坏死（肉芽肿型）：图 9.61 的渐进性坏死灶的高倍镜观

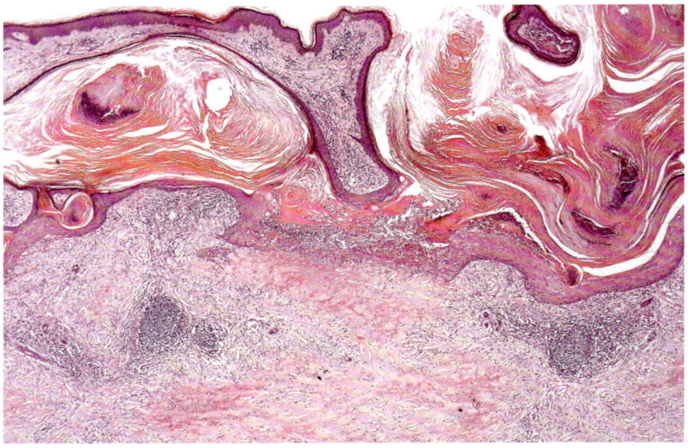

图 9.64 穿通型类脂质渐进性坏死：可见广泛的角化过度和结痂。右侧可见穿通的隧道

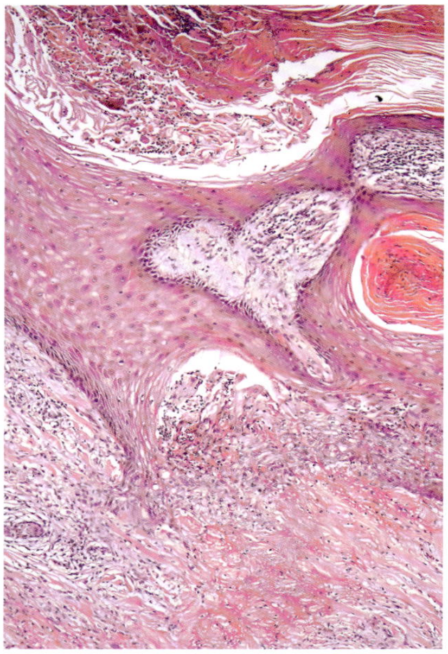

图 9.65 穿通型类脂质渐进性坏死：穿通隧道的高倍镜下观

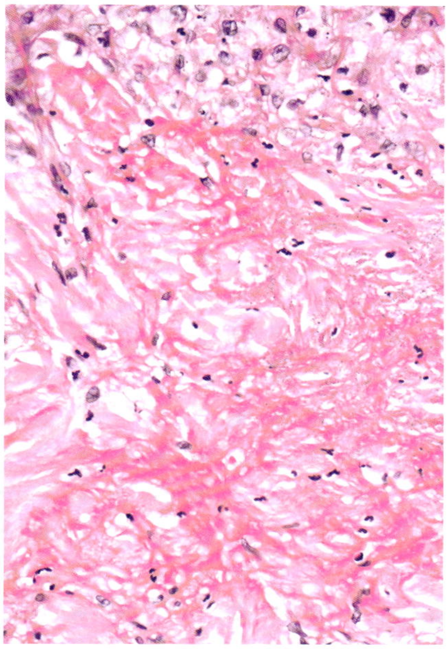

图 9.66 穿通型类脂质渐进性坏死：穿通部位下方的真皮内可见严重的渐进性坏死改变

节、光化性肉芽肿和多形性肉芽肿相鉴别，具体鉴别点见表 9.1。渐进性坏死性黄色肉芽肿表现为大量的渐进性坏死、较多的胆固醇裂隙以及奇异的多核巨细胞和 Touton 巨细胞，这些均可与类脂质渐进性坏死相鉴别。综上，明显的胆固醇裂隙形成是渐进性坏死性黄色肉芽肿的特征之一，在类脂质渐进性坏死很罕见[66-67]。环钻取标本可能不足以得出准确的诊断，此时需要注意由于标本的偏差导致的误诊。临床和病理相互结合才能得出正确的诊断。

# 类风湿性结节

## 临床特征

类风湿性结节（rheumatoid nodule）位于皮下组织，出现在外伤或受压部位，见于约 30% 的类风湿关节炎患者[1-3]。最常发生于上肢伸侧和肘部（特别是鹰嘴）、足部、膝关节、指关节、臀部、头部和背部（图 9.67 和 9.68）[4]。本病还可发生于其他部位，如腹壁、心脏（心包、心肌和瓣膜）、喉、肺部、胸膜、脾被膜、腹膜、肠系膜、眼部、鼻梁、耳郭、坐骨粗隆、甲状舌骨膜和跟腱[5-6]。皮损常固定在下面的骨膜或深筋膜上，表现为皮下脂肪层或深层组织内坚实、无症状的圆顶状肿物，直径几毫米至几厘米到 5 cm 大小，数目一个至上百个。有时可形成溃疡。有肺内类风湿性结节与应用来氟米特治疗类风湿关节炎有关的报道[7]。有报道 HIV 患者于肺内形成大的腔隙[8]。

类风湿性结节常见于严重的类风湿关节炎，与高滴度类风湿因子、关节毁损以及类风湿性血管炎高

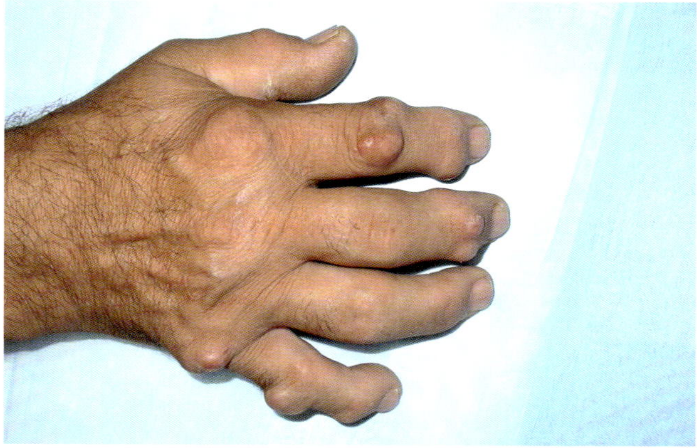

图 9.67 类风湿性结节：类风湿关节炎常常可见指关节皮损（By courtesy of Dr J.C. Pascual，MD，Alicante，Spain.）

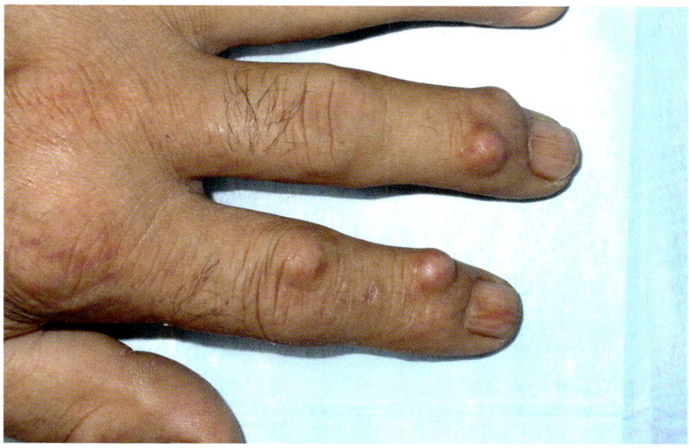

图 9.68 类风湿结节：近距观（By courtesy of Dr J.C. Pascual，MD，Alicante，Spain.）

发生率相关[9]。类风湿性结节不是类风湿关节炎所特有，前者也可见于 5% ～ 7% 的 SLE 患者（皮疹多局限于手部），偶见于血清阴性强直性脊柱炎[10-11]。据报道临床上硬皮病患者也可见类似的皮疹。手指多发类风湿性结节伴有轻微或不伴关节炎称为类风湿样结节反应[12-14]，但上述情况也可伴有残毁性关节炎[15]。在甲氨蝶呤治疗类风湿关节炎期间，于不同部位出现多发性小结节，被称为皮肤结节反应[16]。依那西普与广泛肺部结节反应有关，而英夫利昔单抗和芳香酶抑制剂来曲唑与皮肤结节反应的加重有关[17-19]。

## 发病机制和组织学特征

尽管皮疹于外伤及受压部位发生（提示其与发病机制有关），免疫荧光检查在临近类风湿性结节的血管管壁发现 IgG 和 IgM 沉积，提示本病可能是免疫复合物介导的[20]。同样在类风湿性结节内可发现类风湿因子和补体存在。在类风湿性结节中血管腔面内皮细胞有 IgM 型类风湿因子和最终补体复合物 C5b-9

沉积[21]，有报道称 C4d 与巨噬细胞栅栏样排列有关，存在于纤维素样坏死的区域，进一步证实了补体活化在本病发病中起作用[22]。类风湿性结节内可检测到一些促炎因子和细胞黏附分子（TNF-α、IL-1β、IL-Ra RNA、E-选择素），他们可能在介导组织免疫性损伤中起一定作用[23]。类风湿性结节内表达的细胞因子与类风湿关节炎的关节滑膜表达的细胞因子非常类似，提示二者发病机制相似，均为 Th1 介导[24]。这些细胞因子包括 IFN-γ、IL-1β、TNF-α，IL-12，IL-18，IL-15 和 IL-10[23]。尽管中央可见大量坏死，整个结节内均可见凋亡[25]。

类风湿性结节通常位于皮下脂肪或软组织，虽然有时会延伸至真皮网状层。本病与环状肉芽肿和类脂质渐进性坏死相反，二者位置更表浅。本病一般呈多结节状，伴有广泛的渐进性坏死（图 9.69、9.70）。结节中央常有纤维素沉积[26]。也可见免疫球蛋白、葡萄氨聚糖和核蛋白质。陈旧皮损有时因结节内容物液化变性呈囊性改变。典型的病变中央为渐进性坏死灶及纤维素样物质（图 9.71）。周围组织细胞排列呈栅栏状，偶见巨细胞。星状体不是本病的特征。结节的外层由血管肉芽组织组成，陈旧病变处纤维化明显。常见有淋巴细胞、浆细胞和嗜酸性粒细胞等炎症细胞浸润。偶有早期结节内及周围血管可见白细胞碎裂性血管炎的报道。罕有穿通型类风湿性结节的病例报道[27]。

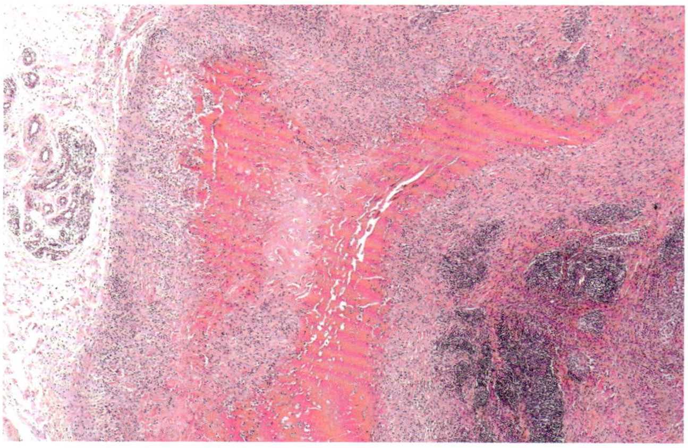

图 9.69 类风湿性结节：有大量渐进性坏死，周围可见瘢痕和致密淋巴细胞浸润。类风湿性结节的特征病变位于软组织内

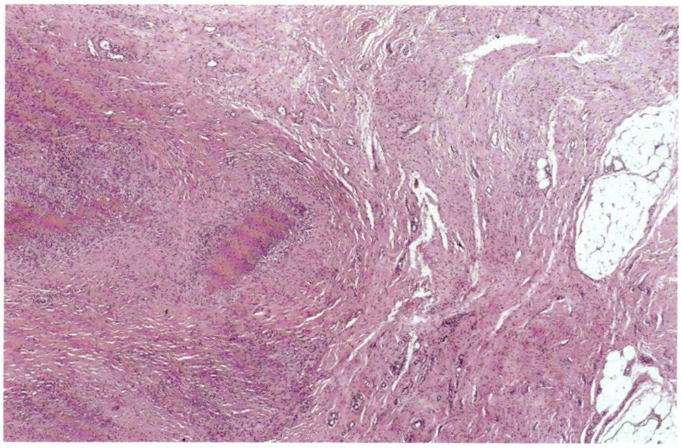

图 9.70 类风湿性结节：此病例中，肌腱位于视野右侧

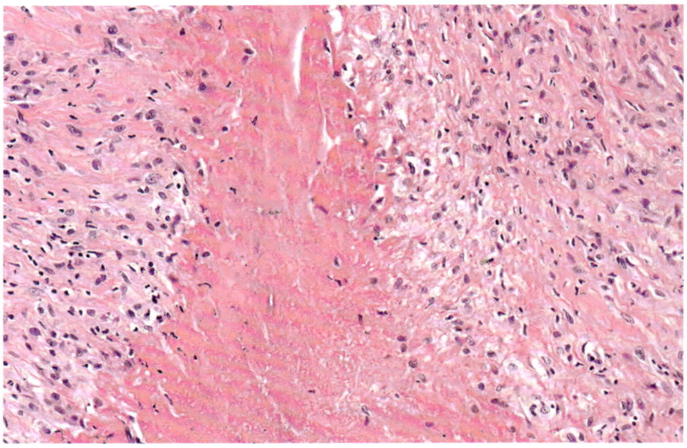

图 9.71 类风湿性结节：栅栏状排列的组织细胞围绕渐进性坏死的结缔组织

## 鉴别诊断

有些深部肉芽肿的病例，组织病理学改变与类风湿性结节类似。深部环状肉芽肿（“假类风湿性结节”）比类风湿性结节黏液多，纤维素少[28]。故前者被称作“蓝色肉芽肿”，后者被称作“红色肉芽肿”[29]。但值得注意的是，类风湿性结节内也可存在黏液，此时需要结合临床、病理、血清学才能做出正确的诊断。

与类风湿热性结节相比，类风湿性关节炎性结节境界更清楚，组织细胞栅栏状排列更明显。另外类风湿热性结节的中央为纤细的纤维素样物质，而类风湿关节炎性结节的中央为致密的片状渐进性坏死区和纤维素沉积。

有合并严重类风湿关节炎和栅栏状肉芽肿的患者，同时伴有中性粒细胞浸润和白细胞碎裂性血管炎的报道[9]，这些将在栅栏状中性粒细胞浸润和肉芽肿性皮炎合并血管炎一节中讨论。简言之，有以上表现的患者可能合并一系列的系统疾病，包括类风湿性关节炎。

尽管上皮样肉瘤可见地图状坏死，在低倍镜下可能表现类似类风湿性结节，但前者可见核异型性和多形性，可与后者相鉴别（图 9.72）。对于鉴别困难的病例，可行针对上皮样肉瘤角丝蛋白和上皮膜抗原的免疫组织化学染色以协助鉴别。

# 弹性组织溶解性肉芽肿

弹性组织溶解性肉芽肿（elastolytic granulomata）

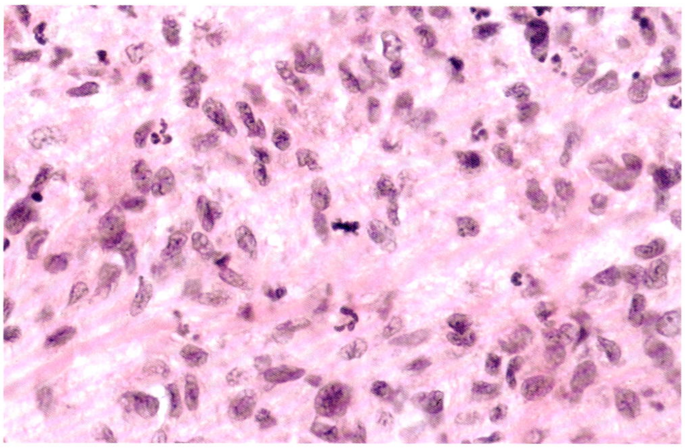

图 9.72 类风湿性结节：栅栏状排列的组织细胞中有时可见核分裂象，易误诊为上皮样肉瘤

是一组存在争议的疾病，原先称为光化性肉芽肿。其他可能属于本组的疾病还包括非典型性面部类脂质渐进性坏死和多形性肉芽肿（见下）。有报道称这些疾病可能是环状肉芽肿发生在不同临床背景下的特例[1-4]。但是这些疾病的临床病理各有特征，病理过程与肉芽肿浸润导致弹性纤维原发破坏明显相关。而环状肉芽肿与结节病类似，病理上并不总是能见到弹性纤维破坏，即使存在也只是发生在局部，且常常是继发的[5]。

# 环状弹性组织溶解性巨细胞性肉芽肿

## 临床特征

“环状弹性组织溶解性巨细胞性肉芽肿”（annular elastolytic giant cell granuloma）一词不但被用来形容光化性肉芽肿，还可用来形容无日光性弹性纤维变性的弹性纤维破坏[6]。事实上，一些病例可发生在非曝光部位，甚至可以发生在儿童[7]。因此，尽管光化性肉芽肿和弹性纤维溶解性巨细胞性肉芽肿在一些文献中用词可以互换，但后者多用于描述不伴有日光性弹性纤维病变的弹性组织溶解性肉芽肿[8]。

皮疹通常位于躯干和颈部，罕见情况下可出现于四肢近端，皮疹大小各异，但一般较大。虽然命名为“环状”，但皮疹也可表现为丘疹或网状红斑[9]，环状皮损可有丘疹性隆起边缘。少见情况下，皮疹可泛发[10]。自发缓解很少见。有文献报道一例发生于烧伤瘢痕的病例，于创伤后皮疹泛发[11]。

有报道称弹性组织溶解性肉芽肿少见情况下可合并成人 T 细胞淋巴瘤、原发性皮肤 CD4 阳性小 / 中多形性 T 细胞淋巴瘤、急性髓系淋巴瘤和单克隆丙种球蛋白血症[12-14]。也有本病发生于内脏的报道[15]。然而后者很可能是伴有明显弹性纤维病变的结节病。

## 发病机制和组织学特征

弹性纤维因为未知的原因改变，刺激XIIIa 因子阳性细胞和 CD68 阳性巨噬细胞形成肉芽肿[16]。

组织学表现除了日光性弹性纤维病变外与光化性肉芽肿类似。理想状态下，环状皮损活检取材应为楔形，包含中央部分、进展的边缘和正常皮肤以做对照。但事实上并不能每次均达到理想状态，特别是对于非环状的皮损。皮损的中央纤维完全缺失，通常无炎症反应，弹性纤维的缺失是不可逆的[17]。进展性的边缘可见肉芽肿反应，伴有弹性纤维碎片和被吞噬。有病例报道发现真皮中层弹性纤维溶解，作者推测环状弹性组织溶解性巨细胞性肉芽肿可能代表弹性组织溶解性肉芽肿的前驱期或炎症期[18]。

## 鉴别诊断

许多肉芽肿反应，包括感染，通常可见弹性纤维被吞噬，但这些疾病的弹性纤维吞噬一般较轻微，或位于局部。环状肉芽肿一般少见或无弹性纤维被吞噬，而环状弹性组织溶解性巨细胞性肉芽肿则无渐进性坏死和栅栏状肉芽肿[19]。

# 光化性肉芽肿

## 临床特征

光化性肉芽肿［actinic granuloma（O’Brien）］主要发生于颈部、面部、上胸部和上肢等曝光部位，常见于中年人[1-5]。本病也可发生于结合膜，有发生于上唇的个案报道[6-9]，也有表现为秃发的病例报道[10]。本病男女发病率相同。居住在阳光充足地方的金发人种和有雀斑的人更易患病。有报道称日光浴和多西环素光毒性与本病有关[11-12]。

本病表现为一个或多个皮色或粉红色的丘疹，皮疹可扩大至直径 1 cm，形成环形或弧形的斑块。皮疹边缘略微隆起，形成 0.2 ～ 0.5 cm 宽的边界，这些环形斑块缓慢扩大，中央可消退，皮面变得相对正常或萎缩，伴有不同程度的色素减退。无自觉症状或感觉减退。本病不发生在非曝光部位，皮损可在数月至数年后自行消退。

有1例肾衰竭的患者在双侧眼周出现光化性肉芽肿的报道[13]。少数情况下，本病还可合并复发性多软骨炎、皮肤淀粉样变和巨大传染性软疣[14-16]。

## 发病机制和组织学特征

本病的发病机制不明，有人认为在本病和颞动脉炎的肉芽肿形成过程中光化性变性的弹性组织是抗原性刺激物[17-18]。有趣的是，有研究通过光试验并不能复制光化性肉芽肿的皮疹[19]。

在活检时最好选择皮损边缘取材，并包含一些未受累皮肤[20-21]。表皮正常或萎缩，周围正常的皮肤中可见明显的日光性弹性纤维变性（图9.73～9.75）。在皮损边缘可见异物巨细胞反应及吞噬的弹性纤维碎片（弹性纤维碎裂）（图9.76和9.77）[20-21]。肉芽肿反应位于日光性弹性纤维变性区域，因此病变主要位于真皮浅层[22]。巨细胞内可能含有星状小体。同时可见慢性炎症细胞浸润，包括淋巴细胞、组织细胞和浆细胞。渐进性坏死不是本病的特征性改变。栅栏状排列的组织细胞无或较少，如果出现，则提示与弹性纤维碎片有关。真皮内黏液不增多[22]，成纤维细胞稀少，纤维化现象不明显。病变内血管一般正常。病变中心的胶原纤维一般外观正常，但有时可见纤维水平排列并可能比正常的胶原纤维更致密。病变中央弹性纤维缺如的区域可见轻度的瘢痕形成[22]。

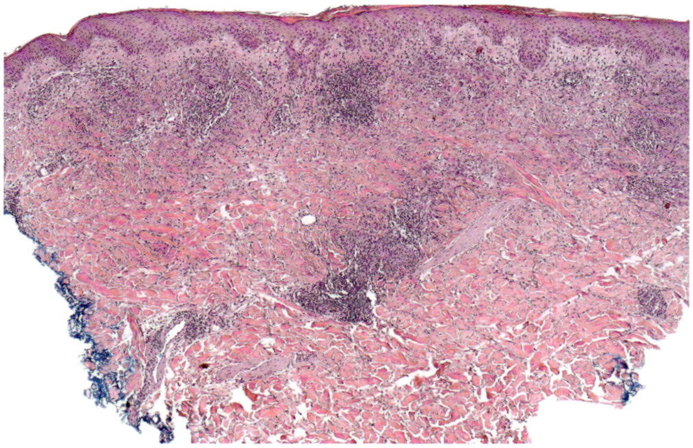

图9.73 光化性肉芽肿：真皮浅层可见肉芽肿反应，周围可见境界不清的渐进性坏死。可见明显的日光性弹性纤维变性

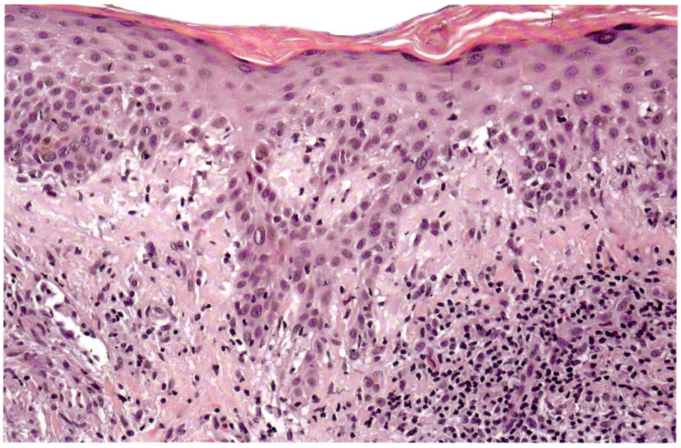

图9.74 光化性肉芽肿：除了日光性弹性纤维变性，本例还可见界面改变和明显的星状小体

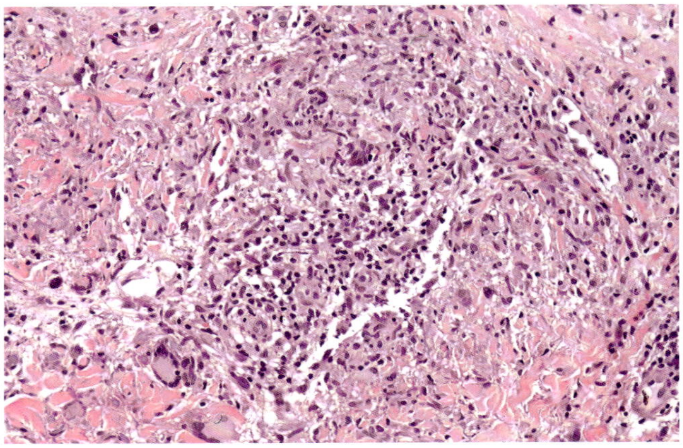

图9.75 光化性肉芽肿：肉芽肿性浸润伴有弹性纤维破坏

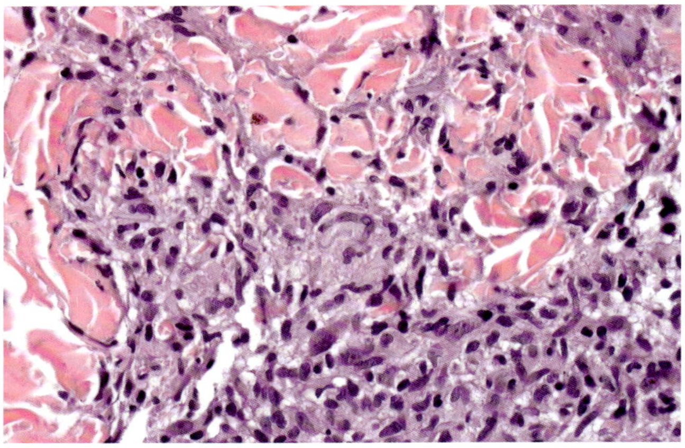

图9.76 光化性肉芽肿：视野中心的巨细胞的胞质内可见变性的弹性纤维物质

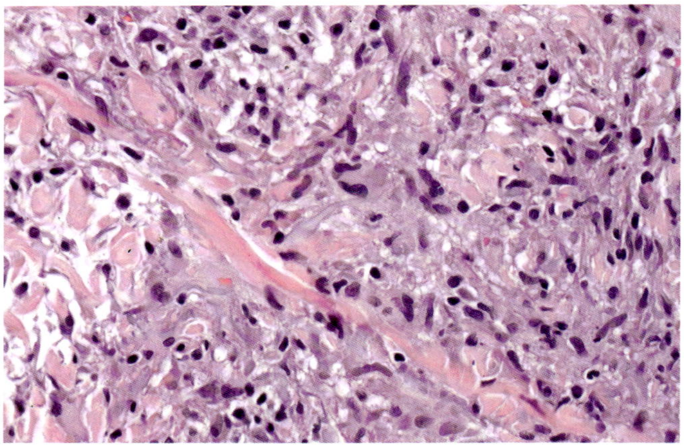

图9.77 光化性肉芽肿：弹性纤维嗜碱性变的高倍镜观

## 鉴别诊断

本病皮损发生在面部，可见弹性纤维吞噬现象，无渐进性坏死，这些可以协助鉴别其他肉芽肿性疾病。真皮内无黏蛋白沉积、渐进性坏死和栅栏状肉芽肿，可见明显的弹性纤维碎裂和轻微的瘢痕形成有助于本病与环状肉芽肿鉴别，后者与本病最为相似[14，23]。

# 面部非典型类脂质渐进性坏死

## 临床特征

面部非典型类脂质渐进性坏死（atypical facial necrobiosis lipoidica）是特殊类型的类脂质渐进性坏死，具有独特的临床表现和组织病理学改变，值得重视[1-5]。本病女性多发（9∶1），好发于 31 ～ 40 岁，患者一般不合并糖尿病。本病皮损表现为发生于面部上方和头皮的一个或多个环形、非鳞屑性斑块，通常伴有轻微隆起的均匀一致的边缘，直径 1 ～ 5 cm（图 9.78）。早期皮疹发红，边缘褐色，陈旧的皮损特征性的表现为中央色素减退，但萎缩不明显或无萎缩。患者皮损还可发生于手臂、手部和躯干。极罕见情况下，患者可在胫部存在典型的类脂质渐进性坏死的皮损，本病正是由此得名。但目前认为本病可能与类脂质渐进性坏死无关，本病更可能是弹性组织溶解性肉芽肿的一种类型。

## 组织学特征

本病特征性的病理表现为密集的肉芽肿性浸润，可见巨细胞，累及真皮（图 9.79 和 9.80）。浸润细胞分布不规则，被单个胶原束分隔。偶尔可见境界清楚的肉芽肿。巨细胞的胞质内常见星状小体。典型的肉芽肿性炎症区域内弹性纤维缺失。偶尔可见境界不清的渐进性坏死灶（图 9.81）。但一般无境界清楚的栅栏状肉芽肿。在合并类脂质渐进性坏死的病例中，胫部皮损处组织病理学检查可见特征性的本病组织学改变。

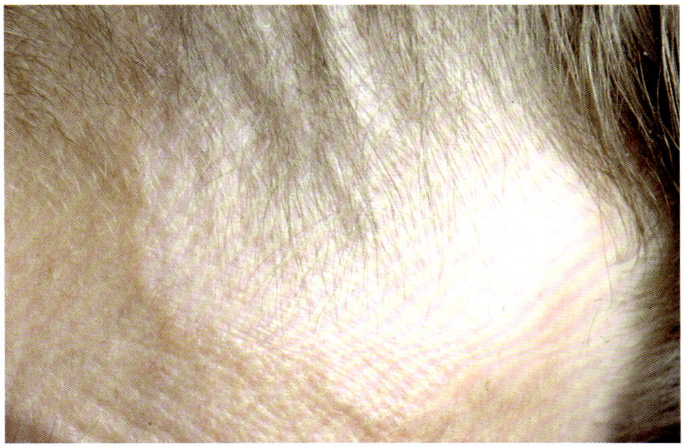

图 9.78 面部非典型类脂质渐进性坏死：额部萎缩性斑块伴有境界清楚的边缘（From the collection of the late N.P. Smith，MD，the Institute of Dermatology，London，UK.）

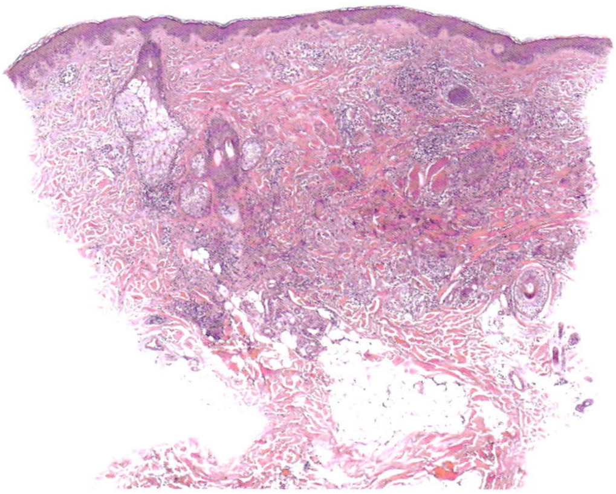

图 9.79 面部非典型类脂质渐进性坏死：真皮全层密集的肉芽肿性浸润

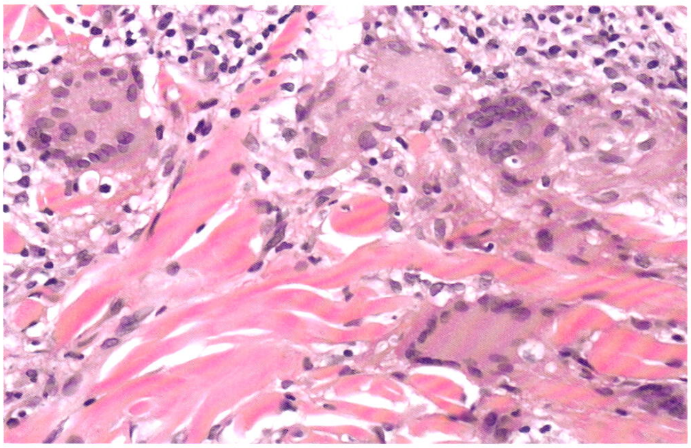

图 9.80 面部非典型类脂质渐进性坏死：肉芽肿的高倍镜下观，注意明显的巨细胞

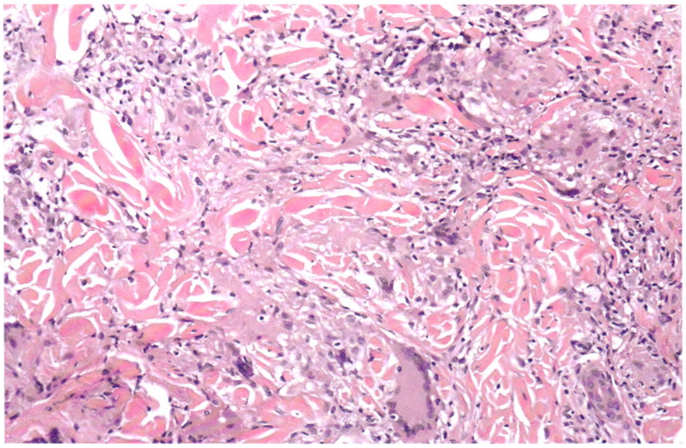

图 9.81 面部非典型类脂质渐进性坏死：可见境界不清的渐进性坏死灶

## 鉴别诊断

本病易与光化性肉芽肿混淆，前者皮损周围皮肤中无光化性弹性纤维变性和弹性纤维碎裂表现。

# 多形性肉芽肿

## 临床特征

多形性肉芽肿（granuloma multiforme）病因不明，临床容易与麻风相混淆，但本病无感觉减退[1-2]。本病好发于女性，常见于中部非洲，特别是尼日利亚东部，其他地区如刚果、乌干达、印度和突尼斯也有报道[3-6]。本病多发生在一些小村庄的居民，尤其以40岁以上人群多见。病程慢性，皮损好发于身体上部和曝光部位，起初表现为肤色、质硬、瘙痒性小丘疹和结节，直径1～8 mm，可高于皮面1～3 mm，皮损向外扩展可融合形成环状或斑块（图9.82和9.83）。巨大的皮损形状常不规则，边缘呈扇形或旋涡状。皮损中央可消退遗留色素减退斑。

## 组织学特征

表皮正常，真皮内可见境界不清的不规则渐进性坏死灶（图9.84）[7]。病变多侵犯单个胶原纤维束，形成病变胶原纤维束与未受累胶原纤维束混杂存在的表现，同时伴有组织细胞浸润（图9.85）。偶可见典型的栅栏状肉芽肿。浸润的细胞除组织细胞外，还可见巨细胞，血管周围淋巴细胞和不等量的浆细胞和嗜酸性粒细胞浸润。巨细胞内无星状小体。无神经周围浸润的特征[1]。临近的血管结构正常。弹性组织消失，与炎症细胞浸润有关，愈合区域内弹性纤维消失，形成浅表轻微的瘢痕（图9.86）[1]。

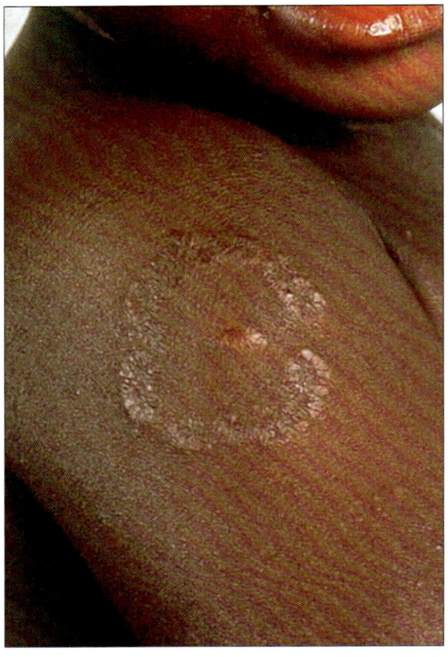

图9.82 多形性肉芽肿：儿童典型的环状皮损伴有隆起的边缘（By courtesy of R.A. Marsden，St George's Hospital，London，UK.）

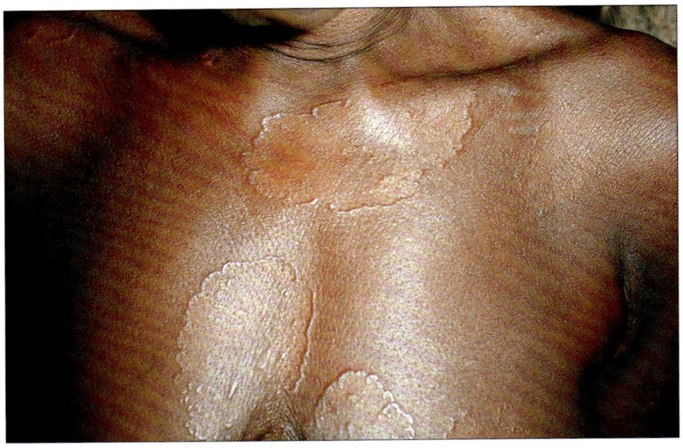

图9.83 多形性肉芽肿：多发、大的不规则斑块（By courtesy of the Institute of Dermatology，London，UK.）

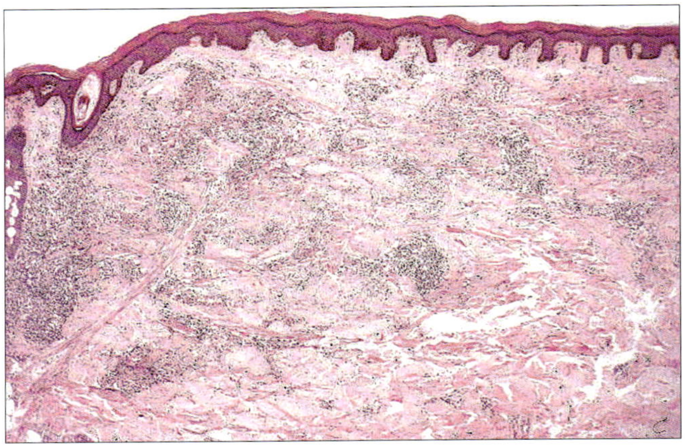

图9.84 多形性肉芽肿：广泛的渐进性坏死

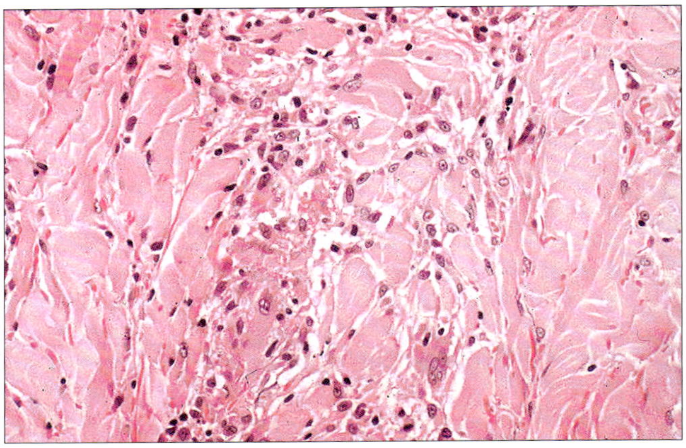

图9.85 多形性肉芽肿：中央可见渐进性坏死

## 鉴别诊断

本病在疾病分类中的确切位置尚不明确。根据临

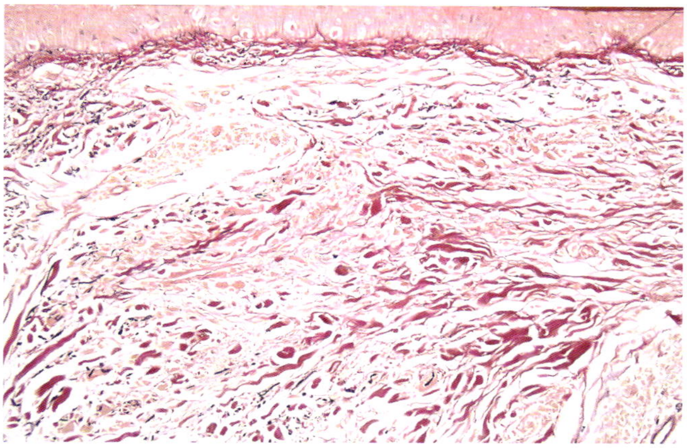

图 9.86 多形性肉芽肿：注意弹性组织完全缺失。弹性纤维 van Gieson 染色

床和病理，本病可能是弹性组织溶解性肉芽肿的一种亚型。本病可能与日光照射有关[8]。本病无神经周围浸润，借此可与麻风相鉴别。此外，因明确诊断前必须除外感染，需行针对微生物的染色（特别是分枝杆菌和真菌）以协助除外，临床允许的情况下，还可行培养。

# 风湿热结节

## 临床特征

有效的抗生素治疗使风湿热变成了一种少见的儿科疾病。因此风湿热的并发症成为了一种皮肤科少见的疾病。以往研究认为 1/3 的风湿热患者可出现皮损，表现为好发于骨性突起表面的丘疹，如膝部、肘部、手指、踝部、脊柱、头皮，偶尔可位于其他部位[1-3]。大部分患者皮疹多发，一项研究显示，结节数量可 1 个至 108 个不等[1]。皮损可持续数天至数月。一项最新的研究显示，44 例患者中，仅有 1 例表现为单发的皮下结节[4]。

## 组织学特征

活检显示病灶中央为纤细的纤维素，周围有数量不等的中性粒细胞、淋巴细胞、浆细胞和核尘，病变境界不清，周围有组织细胞包绕，形成不典型的栅栏状浸润。

## 鉴别诊断

风湿热结节（rheumatic fever nodule）的组织病理学表现不具特征性，需结合临床做出正确的诊断。本病在分类上属于“与系统性疾病相关的栅栏状中性粒细胞和肉芽肿性皮炎”，但由于历史上该病一直被列为独特的病种，故单独讨论。因此鉴别诊断包括栅栏状和渐进性坏死皮炎，其他系统性疾病，包括结缔组织病、感染、血管炎、肿瘤和炎性肠病，也可能出现组织学改变类似的皮损。可参见相关章节以详细了解。简言之，风湿热结节的诊断需要建立在已经确诊的风湿热的基础上。如无风湿热病史，需仔细检查是否存在其他系统性疾病。

类风湿关节炎性结节境界清楚，周围可见典型的栅栏状排列的组织细胞，同时，风湿热结节的中央为纤细的纤维素样条索，而类风湿关节炎性结节中央为致密的片状渐进性坏死区域。

# 渐进性坏死性黄色肉芽肿

## 临床特征

渐进性坏死性黄色肉芽肿（necrobiotic xanthogranuloma；渐进性坏死性黄色肉芽肿伴副蛋白血症）是一种极为罕见的不明原因的疾病[1-3]。本病男女发病率相同，以中老年患者居多（平均发病年龄 56 岁）。典型的皮损表现为结节和斑块，好发于面部、颈部、躯干和四肢近端。面部皮疹主要分布在眼周（最常位于眼眶内），表现为丘疹，并可发展为斑块、结节，还可形成溃疡（图 9.87）。尽管大部分患者均有眶周的皮疹，但部分患者也可无眶周部位的皮损[4-5]。皮损表面常有瘢痕和毛细血管扩张，境界清楚，有明显的黄瘤样外观。眼部并发症很常见，包括巩膜外侧炎、角膜炎、眼球突出、葡萄膜炎和虹膜炎[6]。部分患者主诉疼痛，但这并不常见[2]。

躯干和四肢的皮损一般表现为境界清楚、形状不

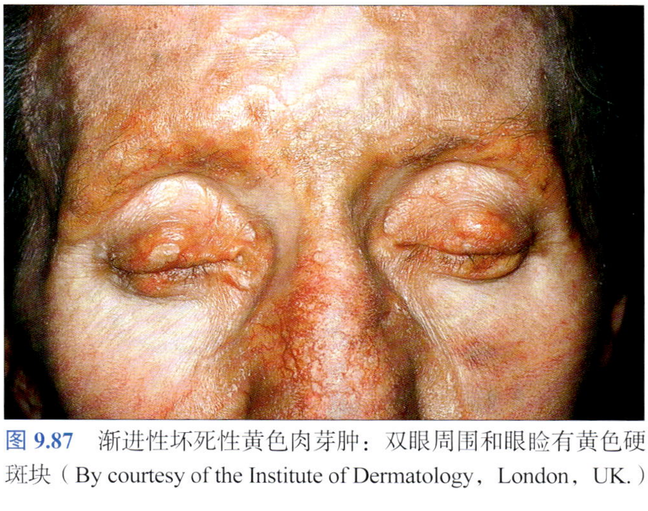

图 9.87 渐进性坏死性黄色肉芽肿：双眼周围和眼睑有黄色硬斑块（By courtesy of the Institute of Dermatology，London，UK.）

规则的亮黄色真皮和皮下斑块，最大可达 25 cm（图 9.88）。皮损可伴有溃疡、出血、瘢痕形成、中央萎缩和毛细血管扩张，并常有特征性的炎症性边缘。有时可见紫红色和肉色的结节，特别是躯干部位。少数情况下，皮损可表现为单发结节，似肿瘤外观。也有无皮疹的例外情况[7-8]。有皮损发生于眼睑成形术后瘢痕和烧伤后瘢痕的病例报道[9-10]。

本病可累及心肌、肺部、喉部、肾、唾液腺和骨骼肌[11-16]。患者可同时患有关节炎、慢性阻塞性肺疾病、神经病变和高血压[2]。曾有并发 Graves 病、线状硬斑病、硬皮病和硬化性苔藓的报道[2，17-19]。有 1 例合并巨细胞肝炎的个案报道[20]，还有合并肝内结节形成的罕见病例报道[14，21]。

实验室检查发现有贫血、白细胞减少和红细胞沉降率增快。大部分渐进性坏死性黄色肉芽肿患者同时有单克隆副蛋白血症，通常为 IgG κ 型，少数患者出现 λ 型副蛋白。有 1 例同时出现两种蛋白的病例报道。部分患者合并多发性骨髓瘤和 B 细胞淋巴瘤[22-26]。有报道 1 名患者合并霍奇金淋巴瘤。有时患者可以合并糖尿病，少数患者有高脂血症[27]。其他可遇到的合并症有低补体血症和冷球蛋白血症。

## 发病机制和组织学特征

本病发病机制不清，组织病理上浸润的浆细胞为多克隆性，提示本病为反应性过程[3]。直接免疫荧光检查示：血管壁有 IgM、C3 和纤维素沉积[6]。最近的研究发现单核细胞导致脂蛋白来源的脂质在细胞内聚集和低胆固醇血症[28]。有研究通过聚焦浮动显微镜在 6 例患者中发现了伯氏疏螺旋体[29]，此发现的意义目前尚不明确。

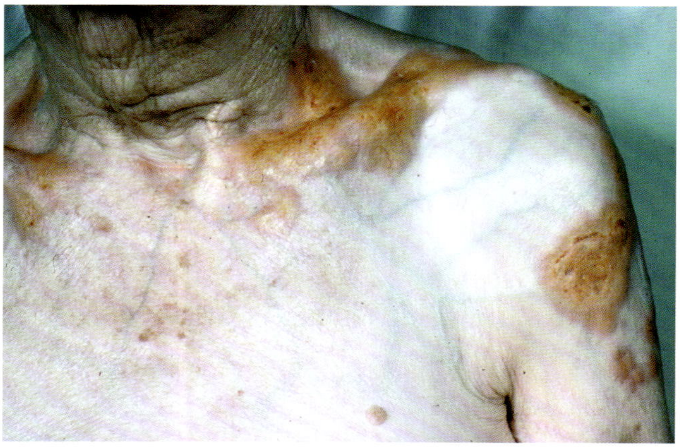

**图 9.88** 渐进性坏死性黄色肉芽肿：肩部周围和锁骨上可见多发黄色斑块（By courtesy of the Institute of Dermatology，London，UK.）

渐进性坏死性黄色肉芽肿的组织病理表现非常具有特征性[6，26]。表现为广泛明显的渐进性坏死与黄色肉芽肿样浸润病变交替分布，累及真皮全层，有时可扩展至皮下组织（图 9.89）[4]。少数情况下，渐进性坏死可缺如[30]。皮下脂肪受累主要累及脂肪间隔，似脂膜炎样病理表现[31]。渐进性坏死的胶原表现为无定形的嗜酸性碎片（图 9.90）。肉芽肿性浸润由上皮样组织细胞、泡沫细胞和巨细胞组成，大部分为 Touton 巨细胞（图 9.91 和 9.92）。有时也可见异物巨细胞。常见淋巴细胞和浆细胞，有时可见生发中心形成。在渐进性坏死灶边缘可见大的形状怪异的多角形巨细胞，胞质嗜酸性，多个不规则排列的细胞核，这一点很有特征性（图 9.93）。巨细胞内常见星状小体，这一点对于诊断本病很有意义[32]。冰冻切片和油红 O 染色可见脂滴，渐进性坏死灶和黄色肉芽肿性炎症中有时可见胆固醇裂隙和脂肪空泡（图 9.94）。少数病例脂质沉积和巨细胞不明显[33]。肉芽肿和渐进性坏死过程可累及肌性动脉。弹性纤维染色显示渐进性坏死区无弹性纤维，安申兰染色显示间质内有少量黏蛋白沉积。与其他肉芽肿性疾病一样，渐进性坏死的

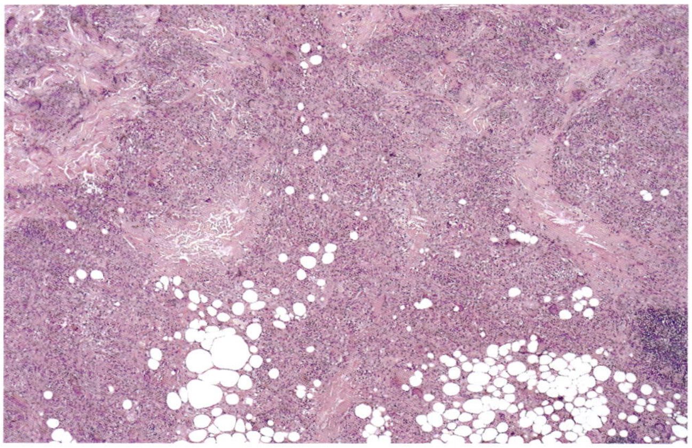

**图 9.89** 渐进性坏死性黄色肉芽肿：全层真皮和皮下脂肪密集的浸润

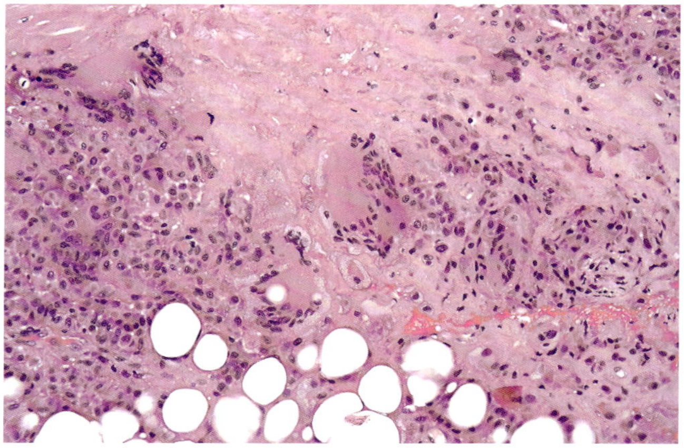

**图 9.90** 渐进性坏死性黄色肉芽肿：可见广泛的渐进性坏死、密集的组织细胞浸润和明显的巨细胞

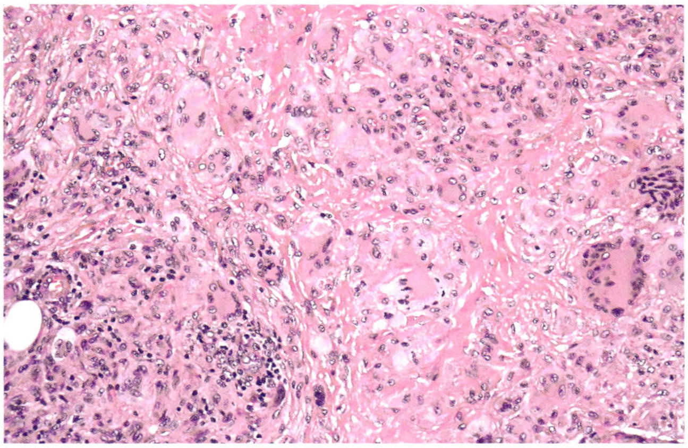

图 9.91 渐进性坏死性黄色肉芽肿：该视野可见明显的黄色肉芽肿样组织细胞

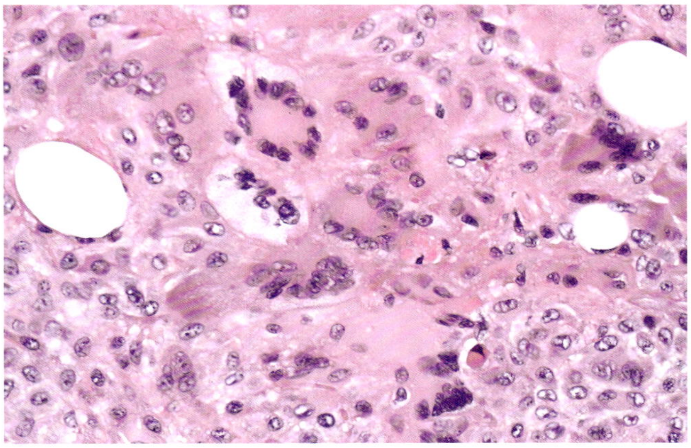

图 9.92 渐进性坏死性黄色肉芽肿：Touton 巨细胞有时很明显

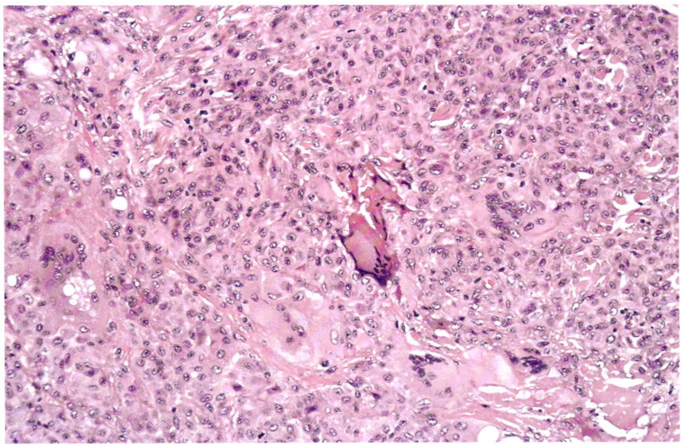

图 9.93 渐进性坏死性黄色肉芽肿：常可见核深染的多角形巨细胞

胶原纤维有时可经表皮排出[34]。有组织病理上存在弹性纤维吞噬现象的病例报道[35]。有系统性疾病的患者其肺和心脏内可见巨细胞、肉芽肿、渐进性坏死或这些病变同时存在[12]。

## 鉴别诊断

本病临床和病理有特征性：出现大量渐进性坏死

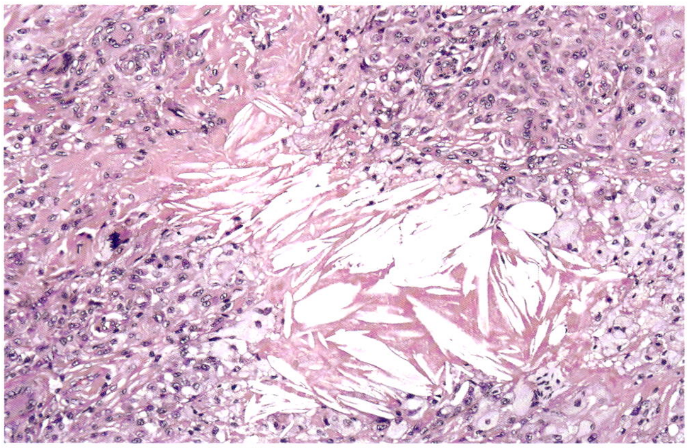

图 9.94 渐进性坏死性黄色肉芽肿：胆固醇裂隙是特征性的表现

伴较多胆固醇裂隙、形状怪异的多核巨细胞和 Touton 巨细胞，以上有助于将渐进性坏死性黄色肉芽肿和类脂质渐进性坏死以及其他肉芽肿性疾病的鉴别。注意明显的胆固醇裂隙在类脂质渐进性坏死很少见[36]。小环钻活检标本有时不足以进行准确诊断，因标本取材偏差可导致误诊。需临床病理相结合以明确诊断。

# 栅栏状中性粒细胞性和肉芽肿性皮炎

## 临床特征

栅栏状中性粒细胞性和肉芽肿性皮炎（palisaded neutrophilic and granulomatous dermatitis；间质性肉芽肿性皮炎）被用来描述在系统性疾病中出现的渐进性坏死性和肉芽肿性炎症反应[1]。其他一些用来描述上述病变的相似并有重叠的不同名词可能是同一种病，包括合并关节炎的间质性肉芽肿性皮炎、类风湿丘疹、浅表溃疡性类风湿样渐进性坏死、皮肤血管外坏死性肉芽肿和变应性肉芽肿[1-6]。目前报道的与这些病变相关的系统疾病有，类风湿性关节炎、红斑狼疮、系统性硬化、干燥综合征、甲状腺炎、Raynaud 综合征、肝炎、炎性肠病、淋巴增生性疾病、骨髓增生异常综合征、血管炎（Wegener 肉芽肿、变应性肉芽肿、Takayasu 动脉炎、结节性动脉周围炎）、溶血性尿毒综合征、血栓性血小板减少性紫癜、混合性冷球蛋白血症、药物反应（特别是磺胺类药物）、肿瘤、糖尿病、感染性疾病（链球菌、HIV、EB 病毒和细小病毒）[1-4，7-12]。大部分病例存在系统疾病，但少数病例未发现潜在系统疾病[13]。

本病皮损主要局限于四肢，很少发生于躯干。本病常见于成年人[1]，儿童少见[14-15]。典型皮损表现为线状排列的丘疹和结节，皮疹可融合形成带状或条索状，质地如“绳索样”，皮疹也可为斑块状[6]。

## 发病机制和组织学特征

本病发病机制与合并的系统性疾病有关。很多病例可见自身抗体，特别是抗 DNA 抗体[16]。有人认为本病是免疫复合物介导的[17]。直接免疫荧光检查在一些患者的血管壁发现纤维素和 IgM 沉积。

本病组织学表现多样，不同的表现可在同一个患者的同一个或不同病理切片上出现，提示各个表现不是单独的疾病[18]。一些切片的组织病理表现类似间质性环状肉芽肿，但无栅栏状疏松排列的组织细胞，可见不等量的中性粒细胞和核尘。有时可见纤维蛋白。事实上，有人把这些病变列为环状肉芽肿的“谱性”疾病[4]。但本病黏蛋白沉积不及环状肉芽肿明显，且病灶境界不清楚。其他的病例可见栅栏状排列的组织细胞围绕单个胶原束，在此背景下可见中性粒细胞浸润和核尘（图 9.95 和 9.96）。病变晚期可见纤

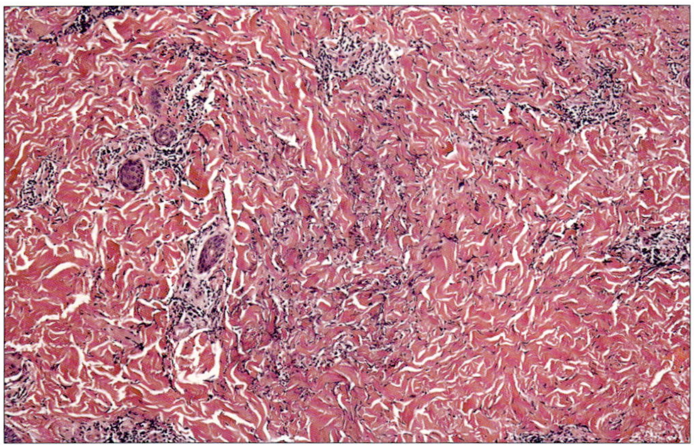

图 9.95 栅栏状中性粒细胞性和肉芽肿性皮炎：视野中央可见间质性炎症细胞浸润，与弥漫性环状肉芽肿类似

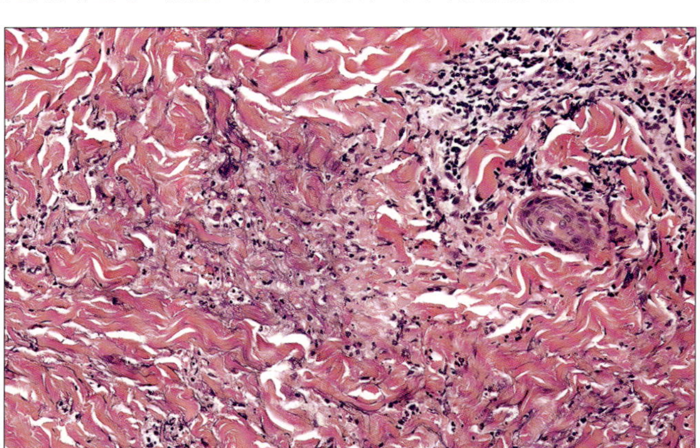

图 9.96 栅栏状中性粒细胞性和肉芽肿性皮炎：高倍镜下可见渐进性坏死，组织细胞和中性粒细胞浸润，可见核尘

维化。本病不同的病理表现可能代表的皮损的演变过程。有时可见多少不一的嗜酸性粒细胞，这些患者通常有外周血嗜酸性粒细胞增多。一些病例可见白细胞碎裂性血管炎[18]。少数病例组织病理类似类脂质渐进性坏死[4]。

## 鉴别诊断

从以上的讨论可以看出，有很多用以描述类似环状肉芽肿或类脂质渐进性坏死这一类疾病的名称，但这类疾病同时还伴有嗜酸性粒细胞浸润、核碎裂和白细胞碎裂性血管炎表现。有人认为这类疾病最好归类在环状肉芽肿和类脂质渐进性坏死病谱中[4]。对于皮肤病理学家而言，如何命名不重要，更重要的是一旦发现这种病例报告，需提醒临床医师和患者可能存在某种潜在系统疾病，需进行相应的检查以评估[10]。

# “转移性”克罗恩病

## 临床特征

克罗恩病患者也可有皮肤及口腔损害，最常见的是阿弗他口炎、坏疽性脓皮病和结节性红斑[1]。皮肤“转移性”克罗恩病（“Metastitic” Crohn’s disease）在临床上很少见，定义为非邻近胃肠道部位出现的无菌性肉芽肿。本病主要累及下肢、生殖器、会阴、肛周和口唇，有一篇文献综述报道，约 50% 的皮肤克罗恩病累及下肢[2]。本病好发于成人，少数见于儿童[3]。皮损表现为丘疹、斑块、结节和溃疡[2-12]，也可表现为女阴瘤样肿物、女阴或阴茎肿胀和疱疹样皮损[10, 13-14]。阴茎有时出现皮损[15]。有文献报道 1 例患者的皮损表现为口唇和鼻唇沟处丹毒样皮损，还有文献报道皮疹位于乳头[5, 16]。有些患者的皮肤黏膜表现先于肠道出现[7, 17-18]。皮肤克罗恩病似乎与发生在大肠的病变关系更密切，其中相关性不明[13]。本病病程不一，一般持续数月至数年。

## 发病机制和组织学特征

本病发病机制不清。组织病理表现为境界不清的非干酪性非感染性肉芽肿，一般位于真皮浅层（乳头层），但有时也可累及真皮深层和皮下脂肪组织[19-20]。肉芽肿周围淋巴细胞袖套样浸润，同时可见真皮浅层

和深层血管周围混合炎症细胞浸润。肉芽肿病变同肠道病变类似。一些病例可见胶原纤维渐进性坏死。淋巴细胞和浆细胞浸润也很常见。还可见表皮溃疡。最近，转移性克罗恩病的特征也包括明显的渐进性坏死、伴有白细胞碎裂现象，及血管炎表现（见栅栏状中性粒细胞性和肉芽肿性皮炎，见上文）。

### 鉴别诊断

因为皮肤克罗恩病的组织病理学改变是非特异性的，确诊本病需临床上证实有肠道受累。因此内镜检查、胃肠道组织活检和临床资料分析在确诊中起重要作用。结节病与转移性克罗恩不易鉴别，但前者的肉芽肿分布更加离散且结构更加致密，转移性克罗恩病常见嗜酸性粒细胞，而结节病中罕见[20]。本病还需要与分枝杆菌感染相鉴别，因此针对微生物的特殊染色非常重要，临床上必要时还可做培养以明确诊断。

如前所述，皮肤肉芽肿表现可先于肠道受累[7, 16-17]，发现不明原因的皮肤肉芽肿病时需仔细随访，查找是否存在肠道疾病的表现。

肉芽肿性唇炎与本病表现类似，有研究表明肉芽肿性唇炎的患者随后出现了克罗恩病的临床或组织病理学改变（无肠道症状）[20, 22-27]。一项研究发现，1 例肉芽肿性唇炎患者 7 年出现克罗恩病[28]，因此，有些肉芽肿性唇炎有发展为克罗恩病的风险，需进行胃肠道检查和仔细的临床随访。同样有 25% 的外阴克罗恩病出现在肠道受累之前[13]。

## 肉芽肿性唇炎

肉芽肿性唇炎（granulomatous cheilitis；Meischer 唇炎、口面部肉芽肿病）将在其他章节描述。

## 聚集性痤疮

### 临床特征

聚集性痤疮（acne agminata；颜面播散性粟粒性狼疮、痤疮炎、丘疹型结核疹）是一种少见疾病，起初认为是一种结核疹，但现在已经排除了与结核的关系[1-4]。有些作者认为本病与肉芽肿性玫瑰痤疮是同一种疾病，但本病临床表现独特且缺乏典型玫瑰痤疮的特点。最近有人提出了一个新的名称：面部特发性退行性肉芽肿（facial idiopathic granulomata with regressive evolution，FIGRE）[5]。

临床表现为形态基本一致的黄褐色丘疹，主要累及面部中央，特别是眶周（图 9.97）。有皮损局限于眼睑的少见病例报道[6]。罕见累及腋窝和上肢[7-9]。本病发病无性别差异，各年龄段均可发病，大部分病例发生于青年和中年，有发生于妊娠期的病例报道[11]。本病对于针对玫瑰痤疮的常规治疗效果不佳，但皮损可于数月至数年自行消退，遗留轻微瘢痕[12]。

### 发病机制和组织学特征

有人认为分枝杆菌感染是本病的潜在致病因素，但这一理论由于患者在既往病史和病程经过中均没有全身结核菌感染的证据，其反复分离结核杆菌均未获得成功，已被否定。一项以色列的研究证实，采用 PCR 的方法在组织中检测不到分枝杆菌 DNA[1]。有人认为本病的发生是由于机体对毛囊破裂的一种肉芽肿反应[13]。

本病不同阶段的组织病理学表现不同，可能为非特异性表现[14]。从发展成熟的病变取活检行组织病理学检查可见中央境界清楚的明显干酪样坏死，周围有多核巨细胞和上皮样细胞浸润（有时与结核感染难以鉴别）（图 9.98 和 9.99）。连续切片可以发现坏死组织处存在毛囊破坏结构。特殊染色可显示坏死灶中央有弹性纤维组成的环状结构，可能是毛囊的峡部。这种肉芽肿与蠕形螨感染关系不如玫瑰痤疮密切。少数病例可见灶状血管炎。

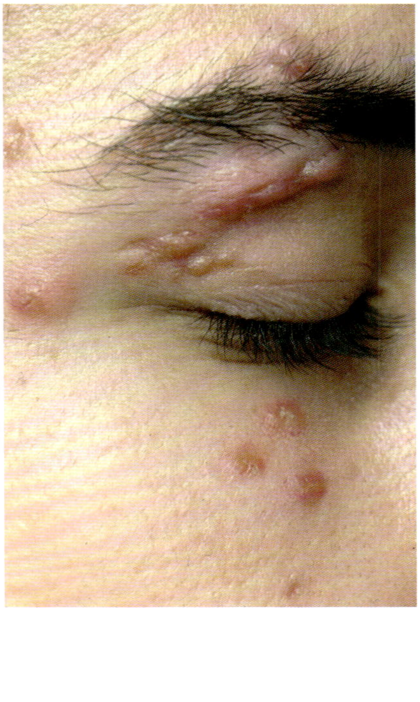

图 9.97 聚集性痤疮：注意特征性地分布于颊部和眼周（From the collection of the late N.P. Smith, MD, the Institute of Dermatology, London, UK.）

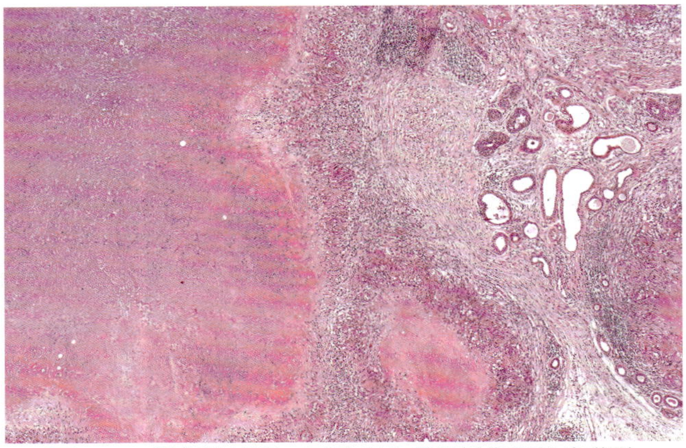

图 9.98 聚集性痤疮：可见多个干酪样坏死性肉芽肿

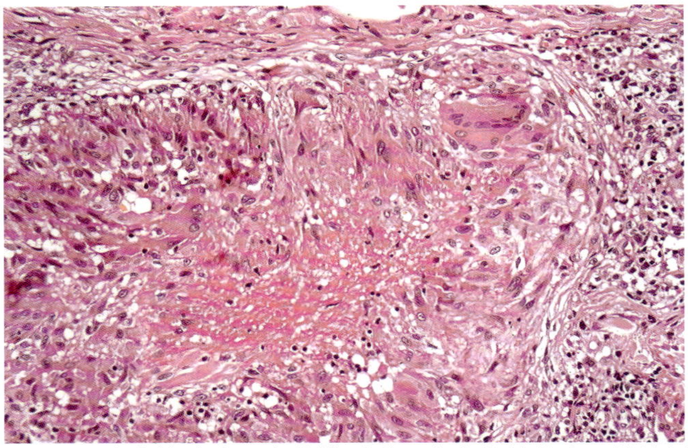

图 9.99 聚集性痤疮：高倍镜下观，本病非结核疹，结核杆菌特殊染色和培养均为阴性

## 鉴别诊断

本病易于诊断，其病理上表现为肉芽肿结构围绕干酪样坏死性肉芽肿，而玫瑰痤疮和口周皮炎无此特征。当病理上仅有局灶性肉芽肿性炎症时，诊断本病需结合临床和病理。

# 口周皮炎

## 临床特征

口周皮炎（perioral dermatitis；口周肉芽肿性皮炎）是一种常见的皮肤疾病，可能是玫瑰痤疮的一种特殊类型[1-6]。于本章中讨论是因为本病有时组织学上可见肉芽肿性病变。本病好发于青年女性，偶尔也可发生于儿童[1，7]。有同卵双生子同时发病的报道，但很罕见[8]。儿童病例中也有口周皮炎的肉芽肿型报道[9-11]。本病好发于非洲-加勒比儿童，称为“非洲-加勒比儿童面部疹”（afro-Caribbean childhood eruption，FACE）[9]。本病典型皮损为红色丘疹和脓疱，特征性分布于下巴和鼻唇沟（图 9.100）。少数患者累及面颊内侧、鼻部周围、前额和眼周。因部分患者皮损累及鼻周和眼周，建议命名为口周皮炎（periorificial dermatitis）[12]。有面部以外发病和泛发皮疹的报道[13]。临床表现类似痤疮，但无粉刺[14]。

## 发病机制和组织学特征

本病发病机制不清，但一些病例可能与外用糖皮质激素、化妆品、某些牙膏、牙科填充树脂、避孕药和一些润肤霜有关[15-23]。有妊娠期发病，分娩期间皮疹暴发的罕见病例报道[23]。甚至吸入糖皮质激素也可能诱发口周皮炎[24]。有高防晒指数的物理遮光剂导致儿童口周皮炎的病例报道[25]。有报道称多种包含水银的汞合金牙科填充物诱发一女童患口周皮炎，还有正颌手术诱发本病的报道[26-27]。也有报道本病发生在肾移植患者接受系统性激素和硫唑嘌呤治疗的过程中[28]。

组织病理表现为轻度棘层增厚、灶状海绵形成，角化过度伴角化不全，真皮内血管及附属器周围淋巴组织细胞浸润。这与玫瑰痤疮不能鉴别[29]。偶尔可见毛囊破裂伴微脓肿形成。有时可见结节病样肉芽肿形成[30]。如果发现巨细胞存在，则与结节病鉴别困难[1，31]。在大多数病例中，临床和病理结合可以做出正确的诊断。

# 蠕形螨病

寄生于人类毛囊的有两种蠕形螨，为毛囊蠕形螨（D.folliculorum）和皮脂蠕形螨（D.brevis），前者主

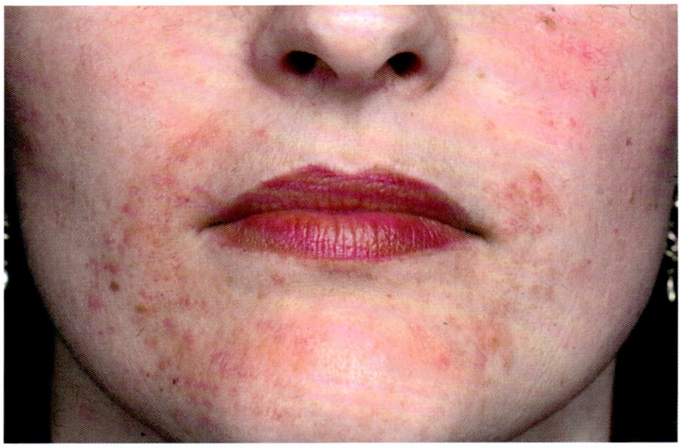

图 9.100 口周皮炎：特征性分布的红斑和丘疹（From the collection of the late N.P. Smith，MD，the Institute of Dermatology，London，UK.）

要寄生于毛囊漏斗部，而后者则在皮脂腺。二者在全身皮肤普遍存在，主要位于面部。二者与皮肤病发病的关系目前存在争议，一般认为二者不致病。但是在一部分患者，特别是免疫功能不全者，蠕形螨在疾病的发病中起重要作用[1-4]。蠕形螨不是玫瑰痤疮发病的起始因素，但在肉芽肿形成中起重要作用。既往把蠕形螨病（demodicosis）的面部皮疹分为三种：毛囊性糠疹、玫瑰痤疮样蠕形螨病和重症蠕形螨病。但由于蠕形螨导致的皮疹有多种表现，包括玫瑰痤疮样皮疹、口周皮炎样皮疹、慢性睑缘炎、毛囊角栓和红斑以及免疫功能不全者的泛发型皮疹[1-12]。还有局限性脓疱甚至脓肿的病例报道[13]。曾报道1例发生于眼带状疱疹，表现为面部斑块的蠕形螨病的病例报道。此外还有皮疹类似儿童黄癣的报道[14]。本病一般累及成人，但也有儿童发病的报道[9-11，15]。

## 发病机制和组织学特征

蠕形螨和皮肤疾病发病的关系尚存争议。在认为蠕形螨与发病明显相关的病例中，蠕形螨的密度非常高[4]。

组织病理上本病存在化脓性和肉芽肿性改变。可见扩张的毛囊中有较多蠕形螨，同时可见中性粒细胞性脓疱形成。毛囊周围有不等量的包括淋巴细胞和浆细胞的单核细胞浸润。当毛囊破坏时，可见局部肉芽肿形成，其中常常可见蠕形螨的碎片。

# 感染性肉芽肿

感染，特别是真菌和分枝杆菌感染常常表现为肉芽肿性炎症，但大部分常规活检显示的肉芽肿性炎症并不是由感染引起的。然而当病理学家发现肉芽肿性炎症时，应建议尽可能多的行针对微生物的特殊染色以及培养。否则大多数由于感染导致的肉芽肿将会被误诊。尽管一些肉芽肿性炎症的类型与某些特异性的病原体有关（如干酪性肉芽肿性炎症和结核分枝杆菌相关），但同一病原体也可引起不同类型的肉芽肿性炎症（如麻风分枝杆菌）。肉芽肿和化脓性混合性炎症可能有非典型分枝杆菌和深部真菌感染引起。因此，病理学家应同时进行几种针对多个病原体的特殊染色，而不是进行一种针对最有可能的致病微生物进行检查。

特殊感染引起的肉芽肿性炎症将在第18章详细讨论。

# 异物肉芽肿

很多物质进入真皮后会引起异物巨细胞反应，这种反应可能类似原发性肉芽肿反应。表9.2总结了引起这些反应的物质，例图见图9.101～9.108。因此在对病因不明的肉芽肿性炎症进行检查时，均应使用偏振光检测，以除外异物反应。大部分异物肉芽肿反应是由于外源性异物造成的，特别是手术缝线。此外还可以由于海胆刺伤导致，特别是在肢端部位[1-4]。肉芽肿的类型一般为异物性或结节病样，但也有其他

表9.2 引起异物肉芽肿的重要病因

| 内源性 | 外源性 | | |
|---|---|---|---|
| 角蛋白 | 硅石 | 石墨 | 仙人掌刺 |
| 毛干 | 铍 | 石蜡 | 植物油 |
| 破裂囊肿的内容物 | 锆 | 榴霰弹 | 矿物油 |
| 释放的脂质 | 滑石粉 | 缝线 | 食物碎屑 |
| 尿酸盐结晶 | 硅树脂 | 节肢动物 | 木屑 |
| | 文身色素 | 海胆刺 | |

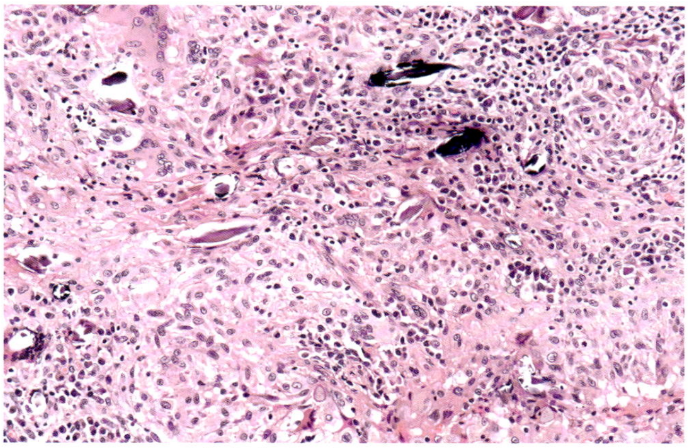

图9.101 异物肉芽肿：有明显的霰弹样肉芽肿反应

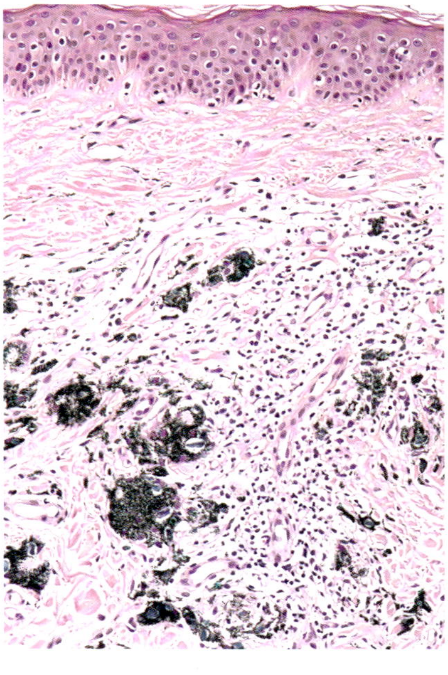

图9.102 文身部位：文身反应中偶尔可见异物和结节病样反应

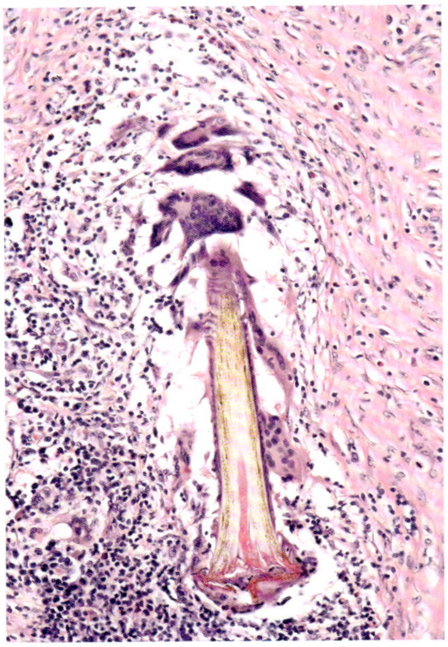

图 9.103 异物肉芽肿：游离的毛干部分被异物巨细胞吞噬

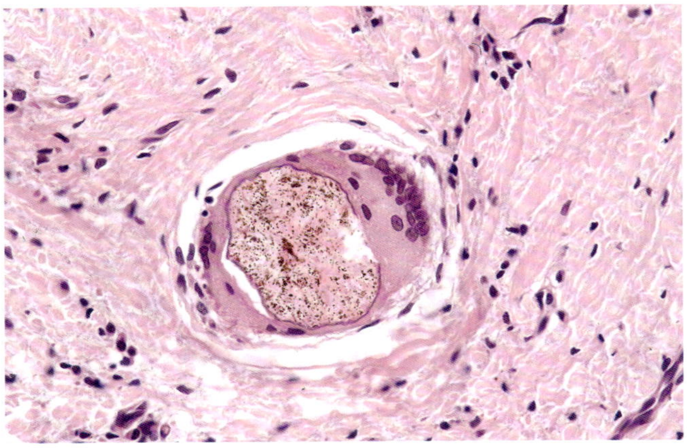

图 9.104 异物肉芽肿：高倍镜下观

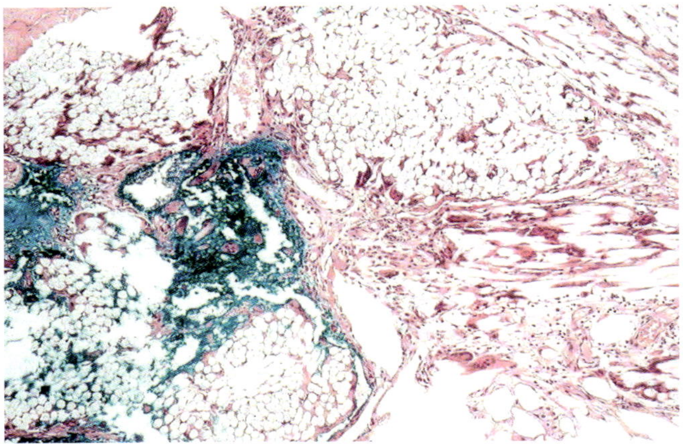

图 9.105 缝线肉芽肿：可见缝线的碎片，注意多核巨细胞

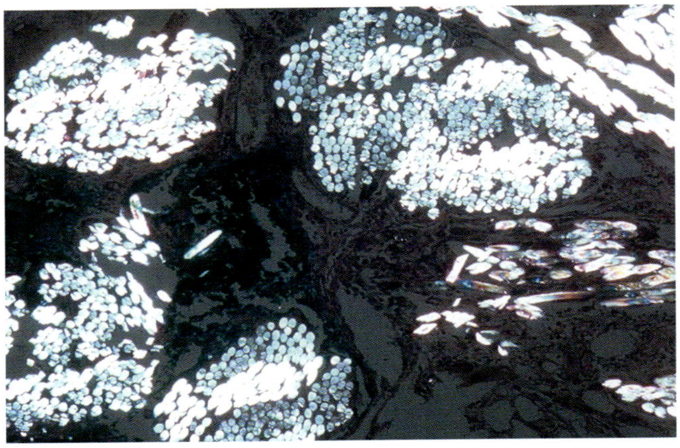

图 9.106 缝线肉芽肿：偏振光下，缝线碎片呈双折光性

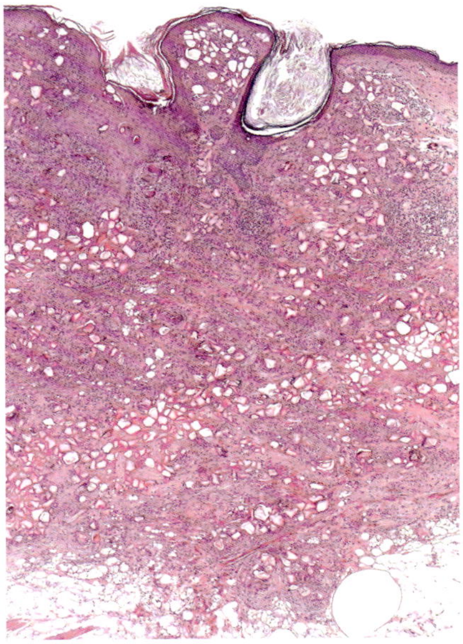

图 9.107 硅胶和硅树脂肉芽肿：注意硬化和小囊腔

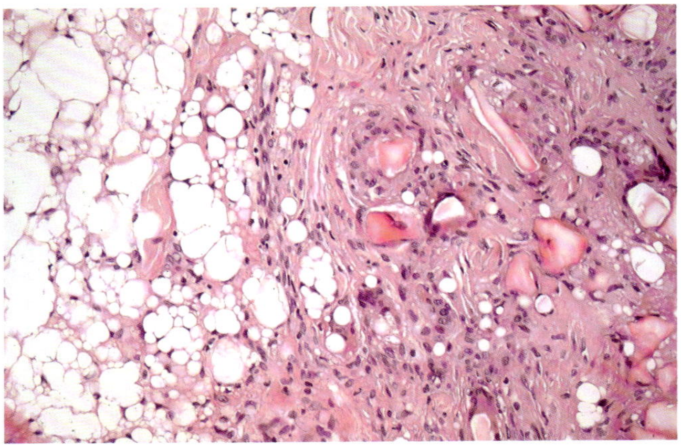

图 9.108 硅胶和硅树脂肉芽肿：注意视野左侧硅树脂形成的腔隙似成脂细胞，视野右侧可见形状不规则的包含异物的囊腔

类型的肉芽肿的报道，包括渐进性坏死性、化脓性和结核样肉芽肿[4]。一项有趣的研究通过 PCR 的方法，在一些海胆导致的肉芽肿中检测到海鱼分枝杆菌 DNA，提示微生物可能在本病的发病中起一定作用[5]。引起异物反应的内源性物质主要是毛囊炎后进入真皮的毛干，或者是表皮样囊肿或外毛根鞘囊肿破裂后溢出的角蛋白碎片。另一个引起异物肉芽肿（foreign body granuloma）的原因是痛风。

病理学家应特别注意，铍和锆引起的肉芽肿可类似结节病的“裸结节”。但需特别注意的是，这些因素引起的肉芽肿很少见，因为在常规切片或偏振光显微镜下这些物质均不可见。铍曾被用作制造日光灯，接触铍元素可引起系统性铍中毒，也可仅仅引起皮肤疾病。吸入可引起肺病[5]。直接接种可诱发皮肤丘疹性皮损[6]。诊断慢性铍病需通过斑贴试验证实患者产生针对铍的细胞介导的免疫反应[6]。激光微探头质谱仪也可用于本病的诊断[6-7]。

锆曾被用作止汗剂[8]。患者可于接触部位出现丘疹，也可出现肺间质疾病[9]。最近有患者淋巴结受累后产生象皮病的报道，这些患者曾接触过含有铍和锆的土壤（足粉尘病）[10]。可通过质谱分析协助诊断[6-7, 11]。

由于技术的改进，因美容种植物引起的异物肉芽肿已经不常见。有时可以遇到硅树脂肉芽肿，偶尔也可见到因 Dermalive（透明质酸和丙烯酸凝胶），爱贝芙（PMPM 微球体），生物塑形剂（聚甲基硅氧烷）和 bioalcamid 等引起的肉芽肿[12-13]。因纹眉导致的氧化铁肉芽肿也曾有报道[14]。

有报道接受乳腺硅树脂移植的患者可发生转移性硅树脂肉芽肿，其临床表现类似聚集性痤疮[15]。

# 肉芽肿性接触性皮炎

## 临床表现

由金属导致的肉芽肿反应少见，常见的金属是钯，偶尔与金和钛合金有关，常见于耳部穿耳孔的部位，也可见于其他穿孔的部位[1-8]。有植入含钛的起搏器导致肉芽肿的报道[9]。皮损表现为穿孔部位的肿胀、硬化、红丘疹和（或）结节，可发生于佩戴耳环后立即出现，也可在数周甚至数月后出现。大部分病例发生于成人，也有儿童发病的报道[10]。

还有接触蜂胶导致肉芽肿性接触性皮炎（granulomatous contact dermatitis）的报道[11]。

## 发病机制和组织学特征

本病发病机制可能为对金属的迟发型超敏反应，患者通常对于钯或金的斑贴试验阳性，可证实以上机制的可能性。同时患者也可能出现针对锌的斑贴试验阳性。

组织病理学表现为明显而弥漫的肉芽肿性炎症细胞浸润，累及整个真皮，偶尔可累及皮下组织。浸润的细胞包括上皮样细胞和散在的巨细胞，周围被淋巴细胞围绕，偶尔可见浆细胞。渐进性坏死并不常见。在 1 例由钛合金（包含钛、铝、钒）导致的肉芽肿的组织病理切片中，巨噬细胞的胞质内可见棕黑色颗粒[8]。在另 1 例由金耳环所致的病例中，巨噬细胞内可见胞质内结晶体[6]。

## 鉴别诊断

本病与结节病及其他肉芽肿性疾病鉴别较为困难，有局部穿孔的病史和发病部位有助于做出正确的诊断。

# 发生在先天性免疫缺陷综合征的肉芽肿

一些先天性免疫缺陷性疾病偶尔可出现非感染性肉芽肿，后者累及很多器官，包括皮肤[1-4]。这些疾病有联合性免疫缺陷、慢性肉芽肿性疾病、共济失调性毛细血管扩张症、普通型可变性免疫缺陷和 X 连锁婴儿低丙种球蛋白血症（图 9.109 ～ 9.112）。

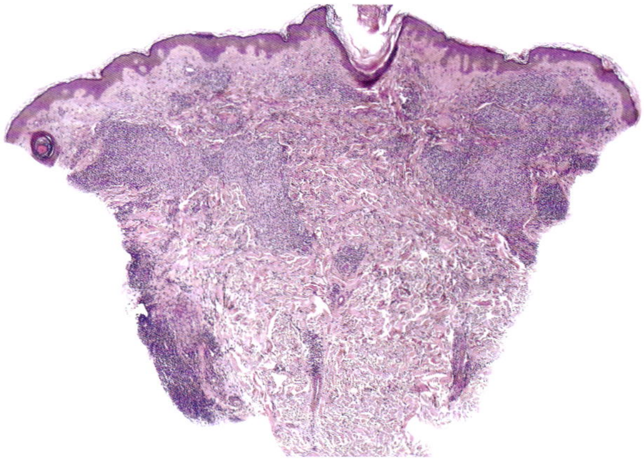

图 9.109　丙种球蛋白缺乏血症的结核样结节：真皮全层肉芽肿性浸润

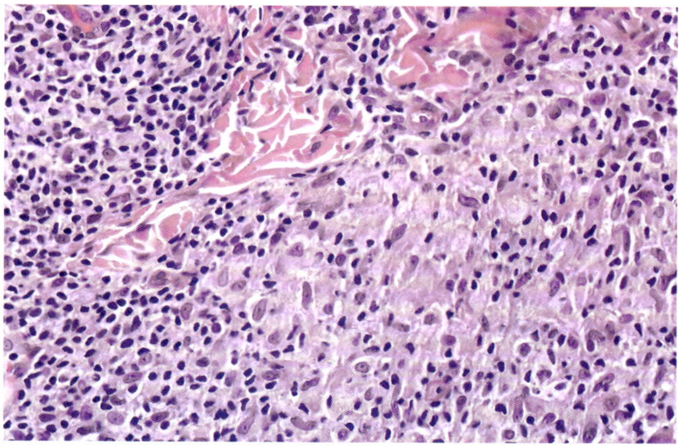

图 9.110　丙种球蛋白缺乏血症的结核样结节：高倍镜下观

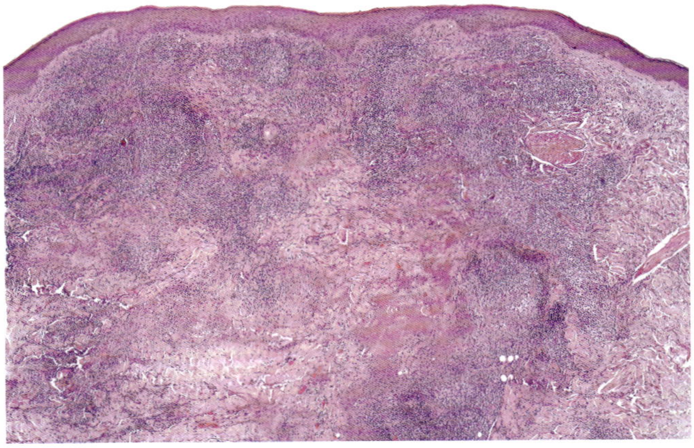

图 9.111 丙种球蛋白缺乏血症的渐进性坏死性肉芽肿：真皮广泛坏死伴周围肉芽肿性浸润

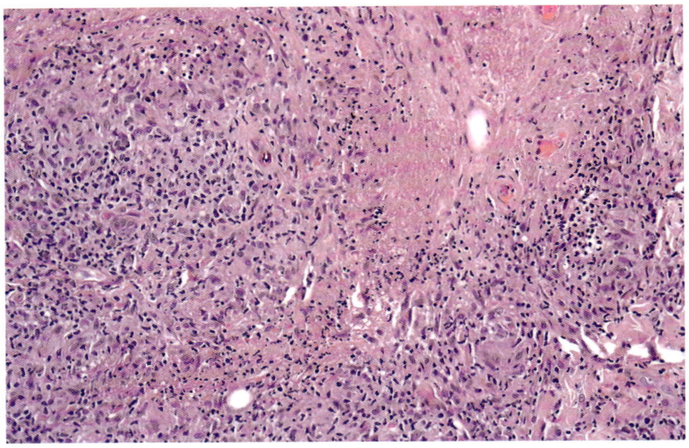

图 9.112 丙种球蛋白缺乏血症的渐进性坏死性肉芽肿：高倍镜下观

联合性免疫缺陷组织病理上可出现结核样肉芽肿和渐进性坏死性肉芽肿，有 1 例出现神经周围浸润的病例，类似结核样麻风表现[5-6]。慢性肉芽肿性疾病中的皮肤肉芽肿表现为无明显诱因的干酪样坏死，有时还可与异物有关[7-8]。共济失调性毛细血管扩张症可出现渐进性坏死性肉芽肿和结核样肉芽肿[9-11]。普通型可变性免疫缺陷可表现为渐进性坏死性、结节病样和干酪样肉芽肿[12-14]。X 连锁婴儿低丙种球蛋白血症可发生干酪样肉芽肿[15]。有 1 例血中丙种球蛋白缺乏的患者出现穿通性中性粒细胞性和肉芽肿性皮炎的报道[16]。值得注意的是，患者均存在免疫缺陷，故必须行特殊染色和培养以除外感染。

# 铝肉芽肿

## 临床特征

铝肉芽肿（aluminum granuloma）是在注射含有氢氧化铝作为溶媒的疫苗或脱敏剂的部位出现持续存在的、有时伴疼痛的皮下结节（图 9.113）[1-5]。如果疫苗被错误的皮内注射，则皮损可出现在真皮[6]。病名中“肉芽肿”有一定的歧义，因为本病的皮损不一定存在肉芽肿性炎症。本病在注射后数周至数年出现，被认为是由对氢氧化铝的超敏反应导致的。患者通常对氢氧化铝斑贴试验阳性。引起本病最常见的疫苗是破伤风类毒素，但含有氢氧化铝作为溶媒的疫苗均可导致本病，包括甲肝疫苗、乙肝疫苗和人乳头瘤病毒疫苗[7]。

肌注疫苗可导致巨噬细胞性肌筋膜炎，有本病发生于儿童和成人的报道[8-9]。

## 组织学特征

机体对铝发生迟发型超敏反应后可导致结节的形成。

本病有 4 种组织病理学类型，可互相重叠出现，包括[10]：

- 明显的小叶性脂膜炎伴有一些非特异性改变，包括局部淋巴细胞、组织细胞、浆细胞为主的炎症细胞浸润伴脂肪坏死以及皮下组织内松散的组织细胞团，胞质轻度淡蓝色、颗粒状。组织细胞持续存在，数量不等，变化细微。
- 皮下组织内伴有嗜酸性粒细胞的单核细胞性浸润，局部可见生发中心形成，似边缘区淋巴瘤外观（图 9.114 ～ 9.116）。可见明显的浆细胞浸润。仔细检查可发现散在的组织细胞，胞质淡蓝色、颗粒状。
- 深部环状肉芽肿样改变，大量组织细胞围绕渐进性坏死区（图 9.117 和 9.118）。所有的组织细胞显示特征性的淡蓝色颗粒状胞质。

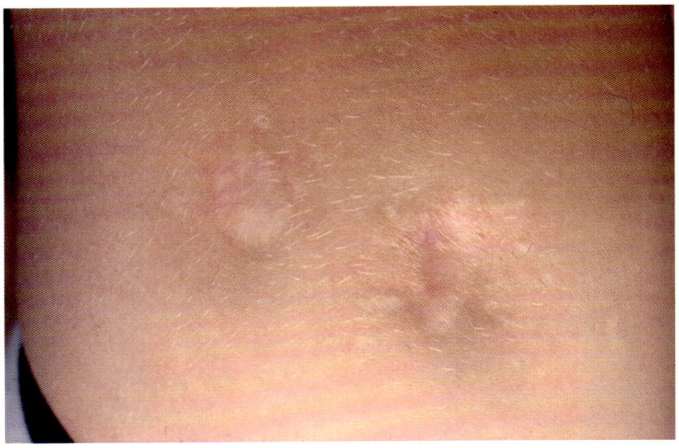

图 9.113 铝肉芽肿：明显的多发扁平结节伴有瘢痕形成（From the collection of the late N.P. Smith，MD，the Institute of Dermatology，London，UK.）

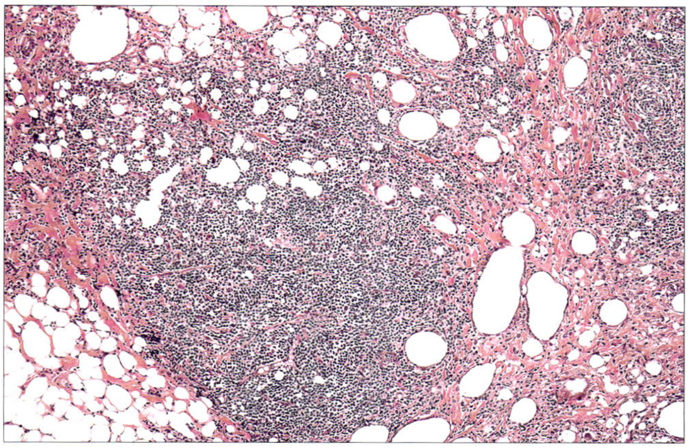
图 9.114　铝肉芽肿：皮下脂肪组织密集炎症细胞浸润

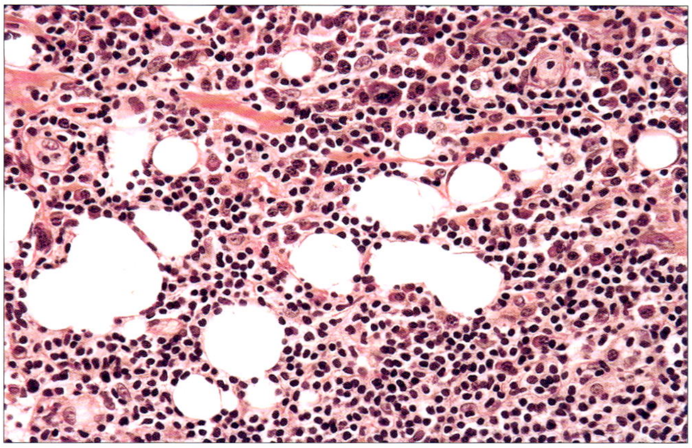
图 9.115　铝肉芽肿：浸润的细胞包括淋巴细胞、组织细胞和浆细胞

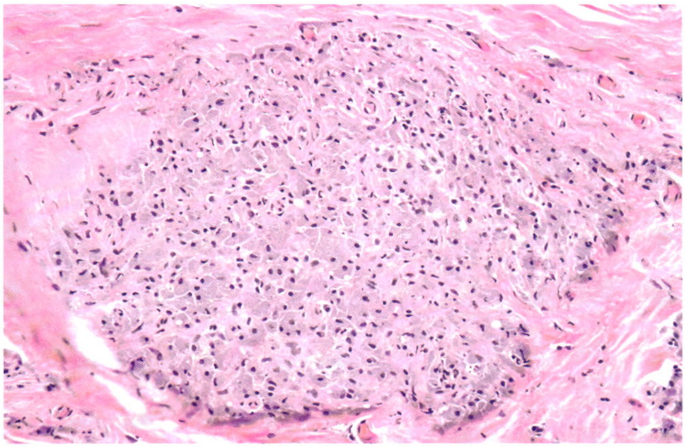
图 9.116　铝肉芽肿：由于铝的存在，组织细胞呈现明显的颗粒状胞质

- 脂肪小叶透明坏死，似深在型狼疮改变。可见淋巴细胞、浆细胞和生发中心。仔细检查可见特征性的淡蓝色颗粒状胞质的组织细胞。

曾有 1 例伴有大量肥大细胞和荨麻疹的病例报道[11]。

组织细胞内的物质是铝，应用天青蛋白组织化学染色和能量 X 线微量分析可以证实铝的存在。

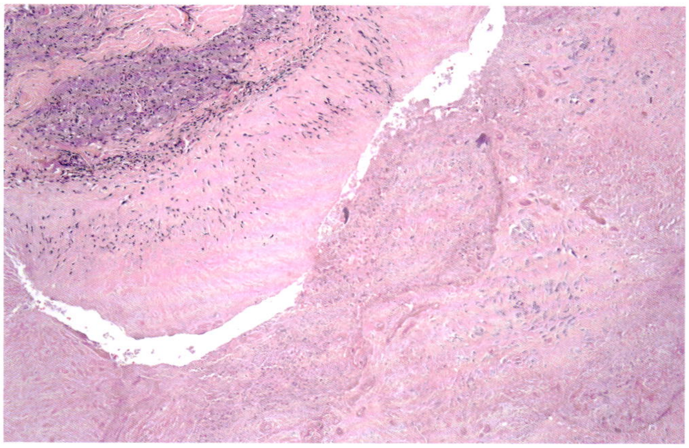
图 9.117　铝肉芽肿：本例可见栅栏状肉芽肿围绕渐进性坏死结节

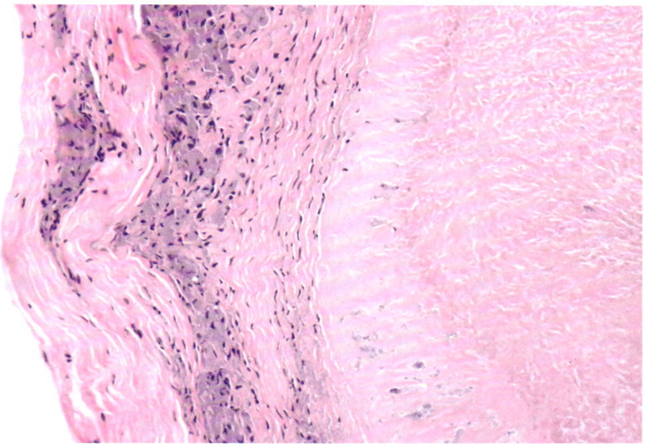
图 9.118　铝肉芽肿：组织细胞胞质呈细颗粒状

# 穿通性疾病

## 反应性穿通性胶原病

### 临床特征

反应性穿通性胶原病（reactive perforating collagenosis）是一种罕见的病因不明的疾病，患者轻度外伤即可产生不正常的皮肤反应，表现为受损的胶原经过表皮排出[1-4]。虽然存在散发病例，但多数文献报道，本病有遗传特征，为常染色体隐性和显性遗传[5-8]。据报道本病与 Treacher-Collins 综合征相关[9]。本病男女发病率相同，常儿童期发病，但病情可持续至成年期。在家族性病例中，疾病的表现可各不相同，有时病情可以很轻微甚至不易察觉[10]。皮疹可由日晒诱发[10]。成年期起病的获得性反应性穿通性胶原病可合并很多疾病，包括 IgA 肾病、糖尿病、慢性肾衰竭、肾盂积水、肺纤维化、带状疱疹病毒感染、巨细胞病毒感染、疥疮、淋巴瘤、白血病和癌症（包括甲状腺

乳头状癌和肝细胞癌）[11-32]。有 1 例报道称 Mikulicz 病的患者，皮损组织病理切片中同时可见 IgG4 相关硬化性疾病的病理学特征[33]。一些药物，如西罗莫司和英地刚韦也与本病相关[34-35]。遗传性的病例一般不合并系统疾病。有一例终末期肾病的 HIV/AIDS 患者合并反应性穿通性胶原病的病例报道[1-2，37]。约 10% 的肾功能不全患者可出现穿通性胶原病，皮损可在透析治疗前和治疗后出现[2]。大部分病例可能合并潜在的糖尿病[1-2，37]。患者瘙痒明显，皮损表现为结痂性丘疹。有 1 例皮损为带状疱疹样分布的个案报道[38]。

患者轻度外伤后，如搔抓或昆虫叮咬后即出现直径 1 ～ 2 mm 的皮色丘疹，丘疹逐渐增大，出现脐凹，并于 4 周左右的时间增大至直径 5 ～ 10 mm（图 9.119 ～ 9.121）。罕见情况下可出现巨大的皮疹[39]。皮损脐凹中含有角化性碎屑，外观暗褐色、质硬如皮革样，且连接紧密，剥除后可有出血。皮损随后开始消退。发病 6 ～ 8 周后，丘疹变平，遗留瘢痕或色素减退。有趣的是，皮损仅发生在轻微的表浅创伤后，深的穿透性外伤可自行愈合。Koebner 征阳性是该病的特征性反应，轻度针刺即可诱发皮损。皮损表现为多形性，旧的皮损愈合，新的皮损正在发生。本病皮损好发于上肢、下肢和面部，躯干也可受累[40-41]。偶有掌跖部位皮损的报道。有报道 1 例患者黏膜受累[42]。皮损一般冬季更加严重，夏季时数量减少。有继发感染的罕见报道[43]。

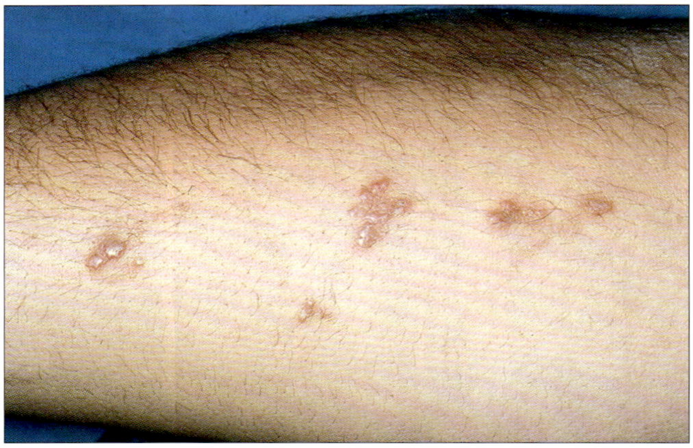

图 9.119 反应性穿通性胶原病：多发粉红色丘疹，部分皮损中央可见脐凹和结痂（By courtesy of D. McGibbon，MD，St Thomas' Hospital，London，UK.）

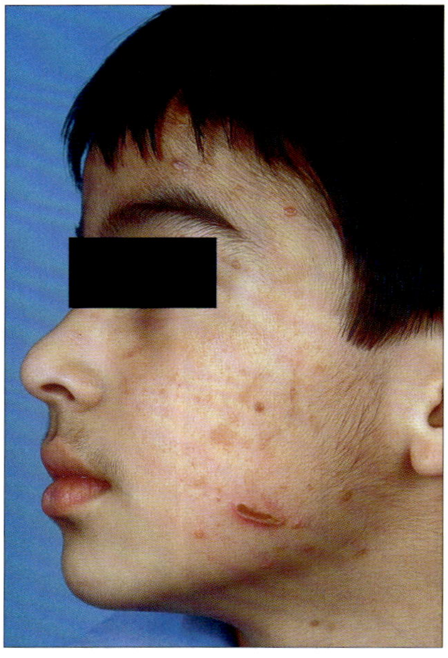

图 9.120 反应性穿通性胶原病：一男孩面部皮疹（By courtesy of E. Young，MD，Wycombe General Hospital，High Wycombe，UK.）

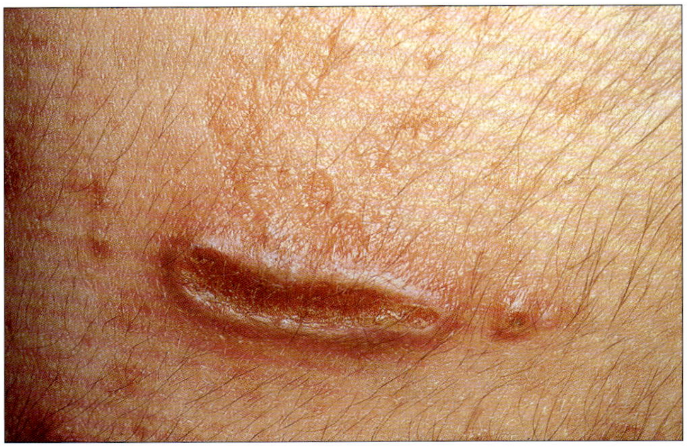

图 9.121 反应性穿通性胶原病：皮疹近视图（By courtesy of E. Young，MD，Wycombe General Hospital，High Wycombe，UK.）

## 发病机制和组织学特征

本病发病机制尚不明确[44]，目前发现Ⅳ型胶原经表皮排出，而其中的机制不清[45]。

早期未形成脐凹的皮损表现为真皮乳头增宽，内含变性的嗜碱性的胶原。上方表皮萎缩，中央可见薄层角化不全物质。皮损两边可见典型的棘层肥厚。充分发展的有脐凹的皮损，中央栓由角化不全物质、变性的胶原和炎症细胞组成（图 9.122 和 9.123）[46]。角栓底部的表皮明显变薄，局部可见垂直穿过表皮的胶原纤维

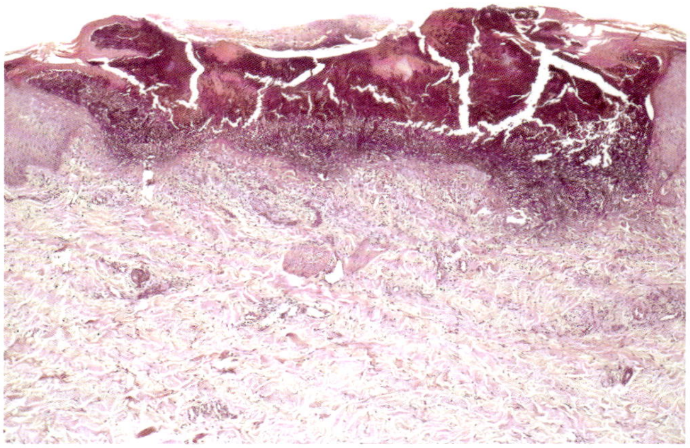

图 9.122 反应性穿通性胶原病：这是通过皮损中央横断面的切片

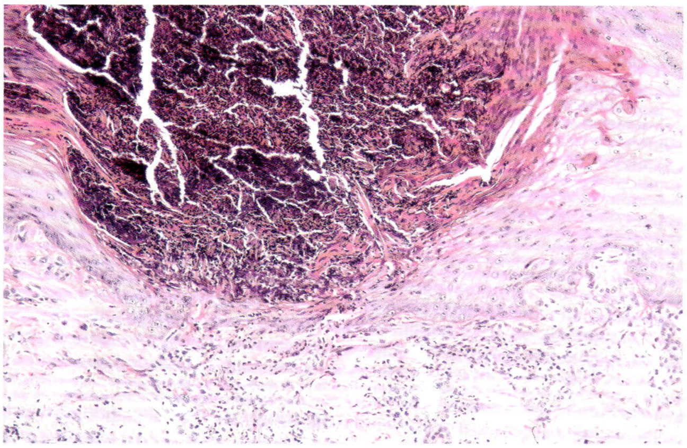

图 9.123　反应性穿通性胶原病：不规则的肿胀的胶原已穿过表皮

（图 9.124 和 9.125）。向外排出的结缔组织碎片不含弹性纤维。在杯状变性的结构的两侧可见棘层肥厚和角化过度。真皮浅层可见淋巴组织细胞浸润。反应性穿通性胶原病和获得性穿通性胶原病的组织病理表现相同，二者的鉴别需结合临床（图 9.126 和 9.127）。

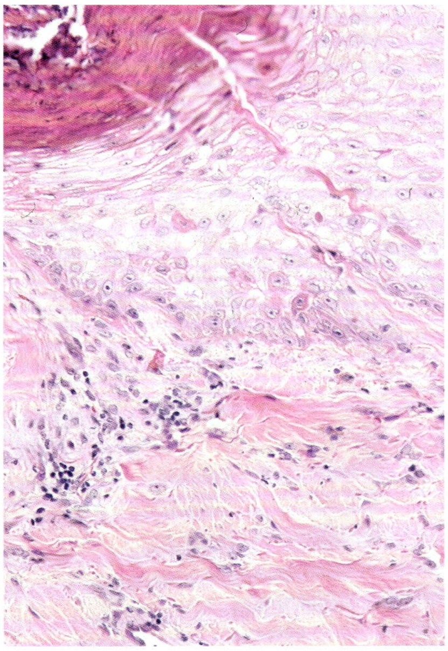

图 9.124　反应性穿通性胶原病：高倍镜下的表皮内胶原纤维

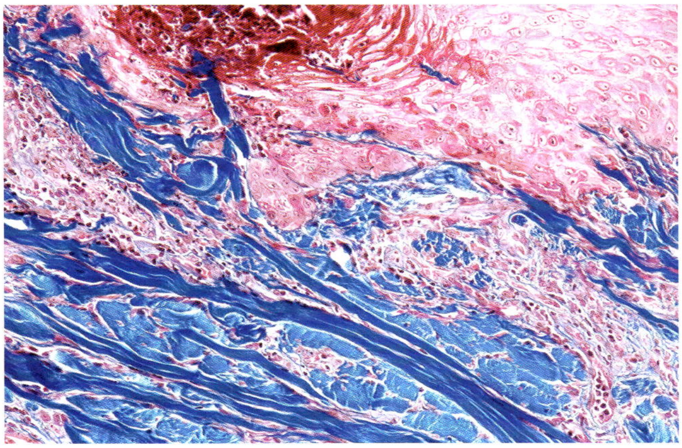

图 9.125　反应性穿通性胶原病：Masson 三色染色可帮助观察经表皮排出现象

## 鉴别诊断

相对"正常"皮肤的患者外伤后也可出现与本病相同的改变。有些结节性痒疹 / 慢性单纯性苔藓患者（不符合反应性穿通性胶原病标准）在组织病理上也可见胶原纤维经表皮排出。表 9.3 总结了穿通性疾病的鉴别要点。

# 穿通性毛囊炎

## 临床特征

穿通性毛囊炎（perforating folliculitis）并不少见，病因不明，通常无症状，外观与 Kyrle 病相似[1-3]。本病好发于女性（男女比例 1：2），各年龄均可发病，但以 21 ～ 30 岁多见。本病表现为散在的红色小丘疹，直径 2 ～ 8 mm，丘疹中央可见小角栓。皮损最常发生于四肢，特别是上肢有毛的部位、前臂和大腿。也有臀部受累的报道（图 9.128 和 9.129）。同形反应并不常见。皮疹持续时间不定，可数月至数年不等，皮损可出现缓解与恶化交替出现。有报道称一些

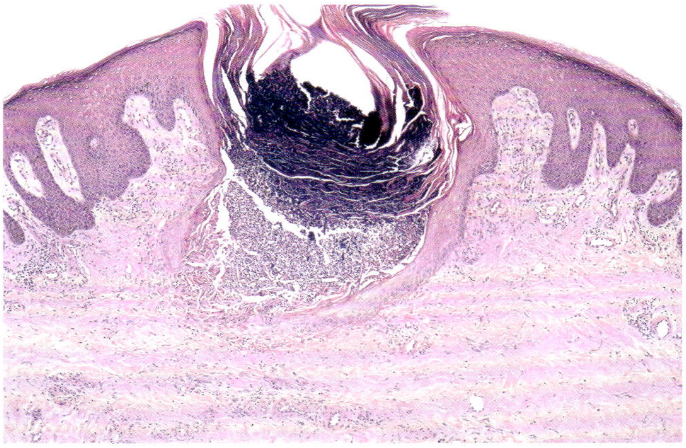

图 9.126　反应性穿通性胶原病：本例患者合并慢性肾衰竭

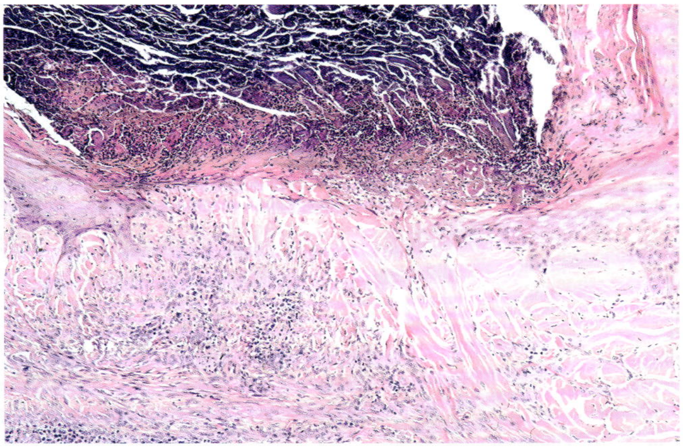

图 9.127　反应性穿通性胶原病：高倍镜下观

表 9.3 穿通性疾病的鉴别诊断

| | Kyrle 病 | 反应性穿通性胶原病 | 匍行性穿通性弹性纤维病 | 穿通性毛囊炎 |
|---|---|---|---|---|
| 患者年龄 | 平均年龄 30 岁（20～60） | 儿童 | 11～20 岁 | 21～30 岁 |
| 性别分布 | 男＝女 | 男＝女 | 男：女＝1：4 | 男：女＝2：1 |
| 部位 | 下肢伸侧、上肢、头颈和躯干 | 上下肢、面部 | 颈部两侧和颈后，上肢、面部、下肢 | 手臂有毛部位、前臂、大腿 |
| Koebner 征 | 偶尔阳性 | 阳性 | 偶尔阳性 | 阴性 |
| 相关疾病 | 糖尿病、肾衰竭、肝功能不全、充血性心力衰竭 | 无（获得性肾衰竭） | Down 综合征、Ehlers-Danlos 综合征、成骨不全、弹性纤维假黄瘤 | 无 |
| 遗传方式 | | ？常染色体显性遗传<br>？常染色体隐性遗传 | | |
| 组织学改变 | 变性的角化不全和炎症细胞碎片经表皮排出 | 胶原纤维经表皮排出 | 异常的弹性纤维经表皮排出 | 毛囊内卷曲的毛发；变性的结缔组织经表皮排出 |

患者可存在 1 种以上的穿通性疾病（如穿通性毛囊炎和匍行性穿通性弹性纤维病）[4]。

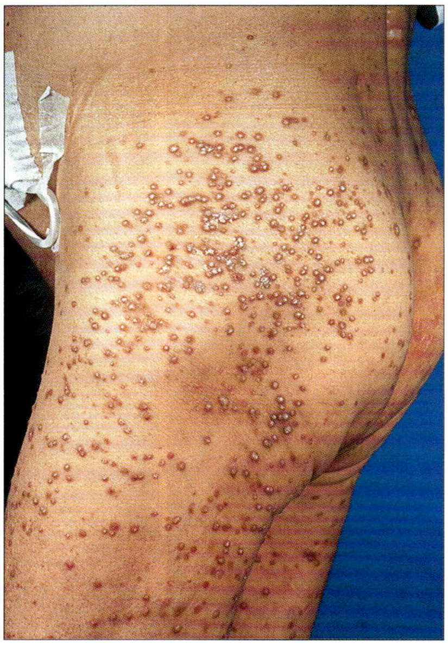

图 9.128 穿通性毛囊炎：臀部和大腿散在鳞屑性皮损（By courtesy of K. Green, MD, Lister Hospital, Stevenage, UK.）

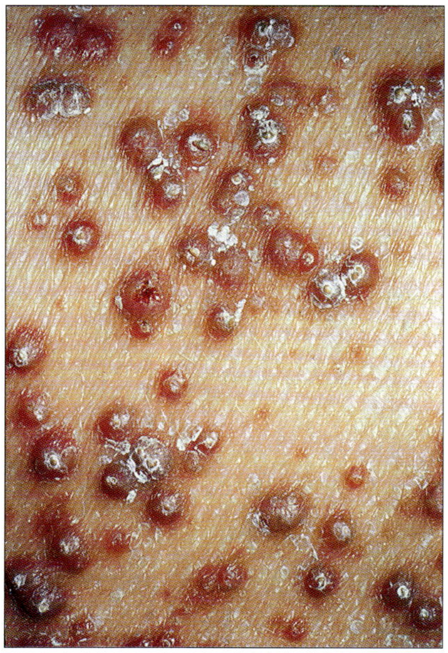

图 9.129 穿通性毛囊炎：近观皮疹（By courtesy of K. Green, MD, Lister Hospital, Stevenage, UK.）

部分患者与肾衰竭有关。也可发生在 HIV 感染者，最近文献报道 2 个病例发生在接受透析者，伴有明显血清硅升高[8-9]。罕有本病合并原发性胆管炎的报道[10-11]。一些药物与本病有关，如索拉菲尼、英夫利昔单抗和依那西普[12-13]。

## 发病机制和组织学特征

尽管本病确切病因不明，但病理上常可发现扩张的毛囊内有卷曲的毛发、毛囊上皮破坏以及偶尔在附近真皮内发现毛发碎片。提示本病的病因与毛囊上皮破裂有关。本病好发于四肢伸侧，提示本病可能与创伤有关。与 Kyrle 类似，慢性摩擦导致毛囊上皮角化过度，并最终导致毛发穿通。毛囊内容物暴露于真皮导致结缔组织坏死以及经表皮排出。

本病组织病理学特征是，高度扩张的毛囊，内含正常角化和角化不全的角蛋白、嗜碱性坏死的碎片、结缔组织成分和变性的炎细胞（图 9.130）[2]。有时可于角质栓内或真皮毛囊周围见到卷曲的毛发。毛囊

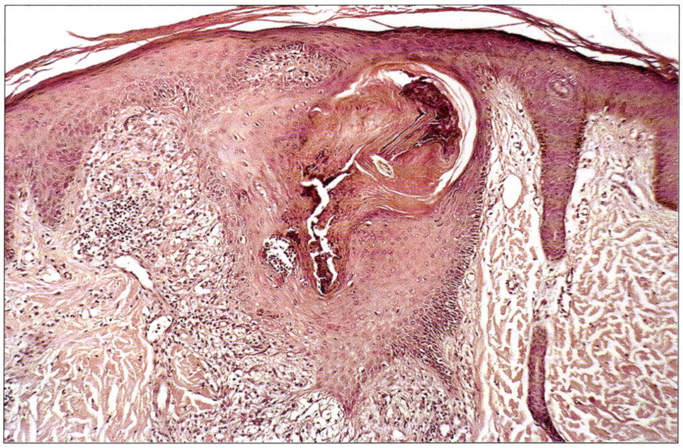

图 9.130 穿通性毛囊炎：视野中可见扩张的毛囊，内含角质碎片和嗜碱性碎片。可见一毛干

漏斗部可特征性的出现一处或多处破坏。下方变性的真皮胶原纤维和弹性纤维紧紧围绕穿通的毛囊周围。邻近表皮表现为假上皮瘤样增生。有时真皮浅层可见异物巨细胞反应。

## 鉴别诊断

本病与 Kyrle 病的鉴别点在于，本病为单纯毛囊受累，毛囊漏斗部上皮穿通（Kyrle 病在皮疹底部穿通）以及可见卷曲的毛发。尽管扩张的毛囊内可见弹性纤维，但其外观正常，含量也不增加，可与匍行性穿通性弹性纤维病相鉴别。表 9.3 总结了穿通性疾病的鉴别点。毛发角化病也表现为毛囊中心角栓，但无穿通和炎症。

# 匍行性穿通性弹性纤维病

## 临床特征

匍行性穿通性弹性纤维病（elastosis perforans serpiginosa）（拉丁文 serpere 的意思是爬行）是一种罕见的表现为异常的弹力组织经表皮排出的皮肤疾病[1-3]。本病以男性多发（男女比例 4：1），常见于 11 ～ 20 岁。有姐妹两人同时患病的罕见病例报道[4]，也有 1 例核型为 47XYY 的患者同时发生单侧性 Pasini 和 Pierini 皮肤松弛症[5]。

本病原发性皮损表现为直径 2 ～ 5mm 的肉色丘疹或红色角化性丘疹，有黏着性角栓，剥除后有出血。皮损典型排列为弧形或匍行性，偶尔不规则分布（图 9.131）。皮损最常局限于 1 个部位，以背部和颈侧最为常见，罕见对称分布的皮疹[6]。其他可能累及的部位，按频率由高到低依次是上肢、面部、下肢和腹部。有阴茎受累的罕见报道[7]。对于皮疹累及多个部位的病例，对称分布为其特征性表现。偶有皮损播散全身的病例。患者常无自觉症状，有时可有轻度瘙痒。偶尔可见同形反应。

尽管本病可作为一独立疾病单独发生，但有相当一部分患者可合并其他疾病，如 Down 综合征、Ehlers-Danlos 综合征、成骨不全、Marfan 综合征、弹性纤维假黄瘤、皮肤松弛症、肢端早老症、Rothmund-Thomson 综合征和烟雾病[8-17]。有时本病可成为青霉胺治疗肝豆状核变性和胱氨酸尿症的并发症[9，18-23]。青霉胺治疗还与弹性纤维假黄瘤和皮肤松弛症有关[24-25]。也有患者合并幼年性类风湿性关节炎的报道[9]。

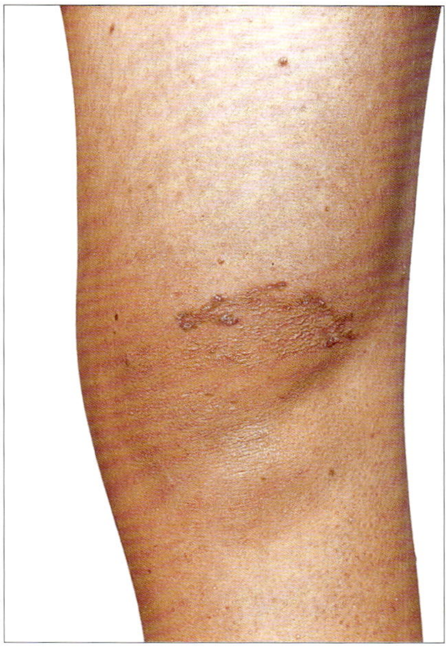

图 9.131 匍行性穿通性弹性纤维病：肘部典型的鳞屑性匍行性皮疹（By courtesy of M.M. Black，MD，St Thomas' Hospital，London，UK.）

## 发病机制和组织学特征

本病的发病机制尚不完全清楚。家族性发病的现象提示遗传因素在一部分患者中起作用[26]。本病和多种结缔组织病相关，提示弹性纤维缺陷在本病的发病中起一定的作用。组织化学和相关酶学研究证实，弹性组织参与了本病的跨表皮排出过程：电子显微镜显示弹性纤维变粗、蜷曲和形成分叉[27]。这些异常的弹性纤维具有刺激作用，导致表皮增生，并最终被表皮所吞噬。随着表皮的生长，弹性纤维也向上推移，异常的弹性纤维随之通过穿通的隧道向外排出。最近的研究发现，67 kD 弹性纤维受体表达于角质形成细胞，前者与弹性物质向外排出相关[28-29]。且受体表达的程度在疾病的不同阶段有变化，提示弹性纤维和角质形成细胞之间的相互作用在弹性纤维经表皮排出的过程中起重要作用[28-29]。

有趣的是，有报道称患者在应用铜螯合剂青霉胺后出现本病。实验动物也证实组织中缺乏铜可引起动脉弹性纤维层损伤[9，18-19]。Blotchy 小鼠具有铜代谢缺陷，表现为铜依赖性赖氨酸氧化酶活性下降，后者对弹性纤维交联至关重要，这种小鼠容易发生纺锤状大动脉瘤。Menkes 综合征的特点是铜代谢异常，表现为动脉壁内弹性纤维数量减少。推测可能是青霉胺耗尽了真皮局部的铜离子，引起弹性组织异常产生，并最终导致匍行性穿通性弹性纤维病。

在充分发展的病变组织内可见真皮网状层和乳头层的弹性纤维显著增加（图 9.132）。乳头层内垂直排

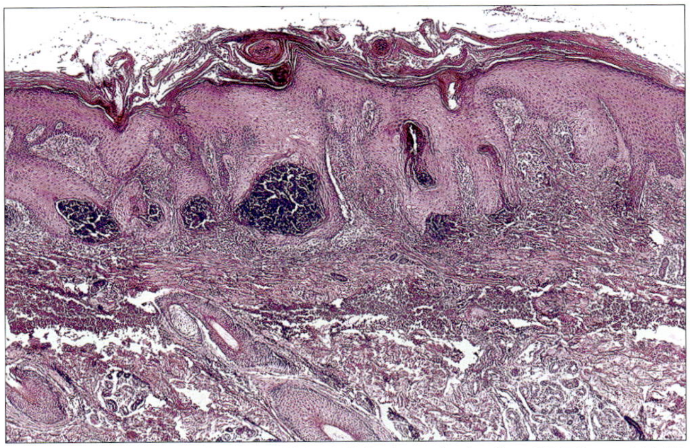

图 9.132 匍行性穿通性弹性纤维病：表皮明显增厚，可见较多包含嗜碱性碎片的穿通隧道

列的纤维比正常更粗，可穿入真皮内。经过皮损中央的切片可见特征性的跨表皮穿通性的隧道形成，这种隧道可跨表皮、毛囊周围或通过毛囊、呈直线形、波浪形或螺旋形（图 9.133 和 9.134）。隧道的内容物为嗜碱性团块，由变性的上皮细胞、炎症细胞碎片和大量弹性纤维组成（图 9.135）。表浅的角栓主要由角化性物质和嗜碱性碎片组成。有时在角质层内可见弹性纤维。通道两侧的表皮棘层肥厚，可形成假乳头瘤样增生。真皮浅层常见异物巨细胞反应，偶可见弹性纤维被吞噬。

由青霉胺引起的病变中，弹性纤维特征性的表现为不规则的锯齿状边缘[7]。超微显微镜下受累的弹性纤维边缘呈现团块状波浪样外观[5]。

## 鉴别诊断

尽管穿通性毛囊炎扩张的毛囊内也可有弹性纤维，但其外观正常，数量也不像匍行性穿通性弹性纤维病那样增多。毛发角化病有角栓，多数以毛囊为中心，穿通和炎症不常见。Kyrle 病皮损基底部可见穿通性角质栓和蜷曲的毛发，可与匍行性穿通性弹性纤维病相鉴别。表 9.3 总结了穿通性疾病的鉴别点。

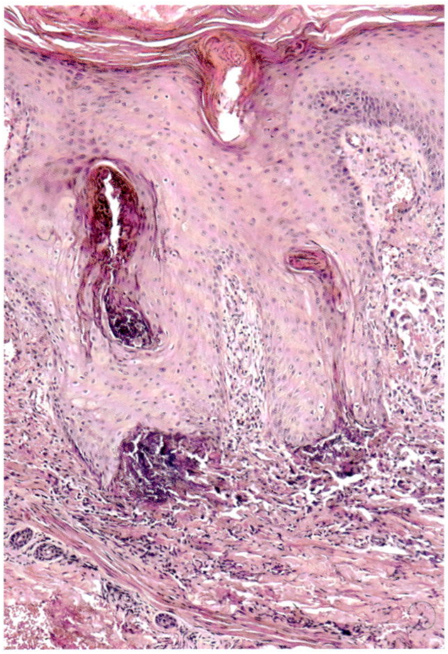

图 9.133 匍行性穿通性弹性纤维病：本图像取自特征性的卷曲的穿通通道中央，注意病变基底部有变性的弹性组织

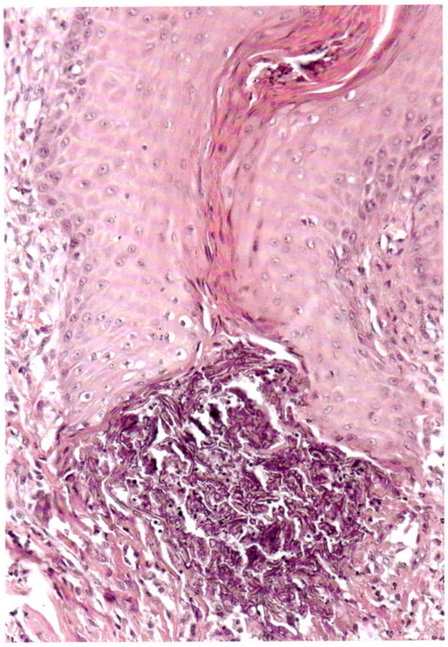

图 9.134 匍行性穿通性弹性纤维病：高倍镜下观

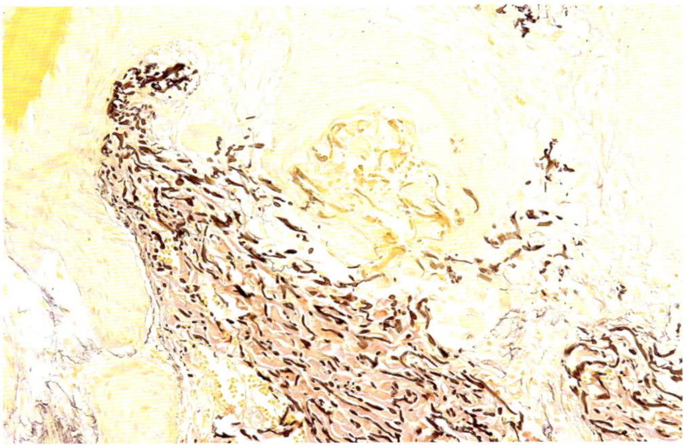

图 9.135 匍行性穿通性弹性纤维病：弹性 van Gieson 染色示真皮浅层弹性纤维染色强阳性，而经表皮排出的纤维呈弱阳性

# 皮肤穿入性毛囊和毛囊旁角化过度症

## 临床特征

毛囊和毛囊旁角化过度症（hyperkeratosis follicularis et parafollicularis；Kyrle 病）是一种罕见的病因不清的皮肤疾病[1-4]。本病男女发病率相同，发病年龄 20～60 岁，平均 30 岁。皮损表现为泛发、对称分布的丘疹，直径 1～8 mm，皮疹中央可见一圆锥形角

栓，患者通常无自觉症状。皮疹好发于双下肢伸侧，但也可见于双上肢、头部、颈部和躯干（图 9.136 和 9.137）。皮疹可与毛囊一致，也可不一致。本病不累及黏膜和掌跖。有 1 家系出现眼部受累的报道[5]。也有 1 例皮损累及结膜和口腔黏膜的报道[6]。皮损可融合成斑块，罕见情况下可出现同形反应。目前认为本病发病与遗传无关。但偶尔可见同胞发病和家族发病的病例[5，7-8]。本病有时可合并糖尿病、肾功能不全、肝功能异常和充血性心力衰竭[9-10]。本病是否为一独立疾病目前尚存争议。有些病例可与穿通性毛囊炎重叠，也有合并糖尿病和肾衰竭的报道，也有本病与 Flegel 病重叠的报道[11]。

## 发病机制和组织学特征

本病确切的机制目前尚不清楚，有人认为本病可能是角化过程过快和异常的结果，即由于角化速度快于表皮分化速度，引起表皮全层早熟和异常分化。大部分病例合并表皮基底膜区溶解，使角质碎屑挤入真皮，从而导致异物肉芽肿反应。破口邻近的表皮随之向下增生，同中央部分融合后最终把炎性碎片围堵起来。随后表皮增生深至真皮最终导致组织碎片经表皮排出。因此经表皮排出或穿通现象似乎均为继发改变。早期病变中可能无表皮破损现象。

曾有 1 例皮损于克林霉素治疗后自行消退的病例报道，提示感染性因素在本病发病中可能起一定的作用。但是没有其他证据证实这个过程是由细菌诱发的[12]。

充分发展的典型皮疹组织病理表现为表皮内陷，内含角质栓[13-15]。角质栓包含角化不全及嗜碱性的细胞碎片（图 9.138 和 9.139）。弹性组织缺如。深达角质栓底部的表皮均表现为角化不全，可延伸至表皮中断的地方（图 9.140 ～ 9.143）。角质碎片接触真皮的部分常可见肉芽肿性浸润。随着病变的进一步发展，表皮向下增生形成合围现象，使嗜碱性的细胞碎片进入下面的表皮，随后经表皮排出。向下表皮突周围和真皮浅层血管周围可见淋巴细胞浸润。有 1 例表现棘层松解性角化不良似 Darier 病表现的病例报道[16]。

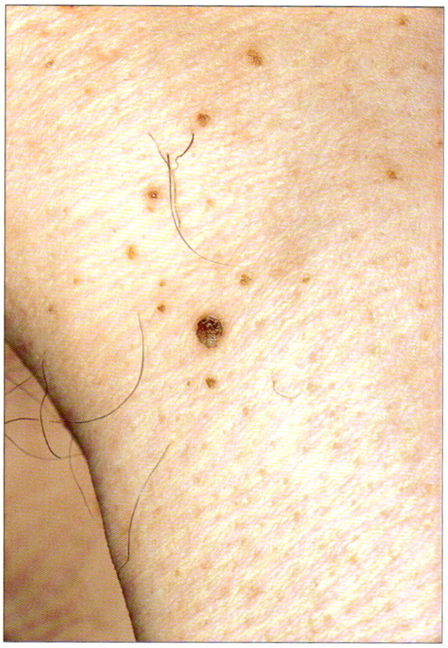

图 9.136 Kyrle 病：大腿多发有脐凹的丘疹，较大的丘疹有角质栓（By courtesy of M.M. Black，MD，St Thomas' Hospital，London，UK.）

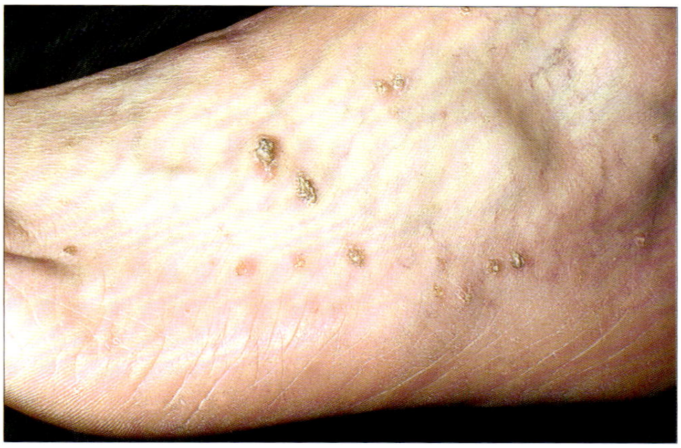

图 9.137 Kyrle 病：足背多发角化性丘疹（By courtesy of the Institute of Dermatology，London，UK.）

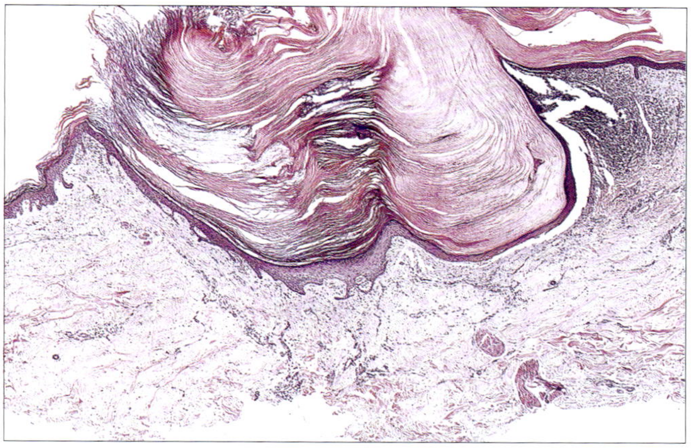

图 9.138 Kyrle 病：低倍镜下，充分发展的皮疹中央可见角质栓

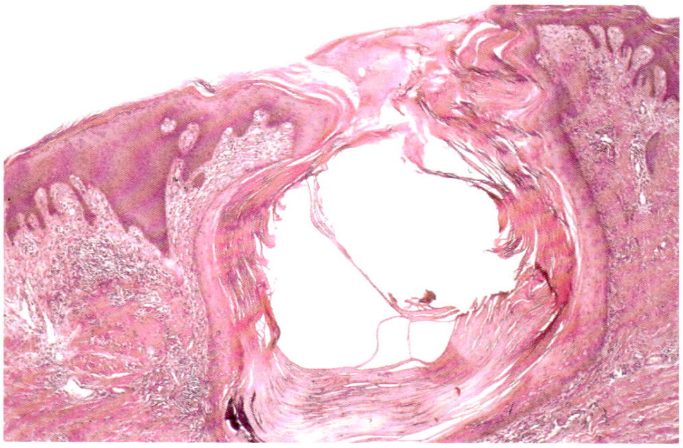

图 9.139 Kyrle 病：病变表现为烧瓶状表皮内陷，内含角化不全性碎片。视野左下角可见层状的嗜碱性变性物质灶

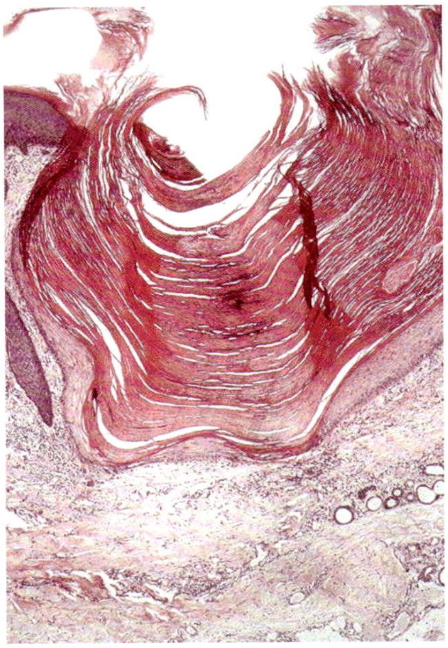

图 9.140 Kyrle 病：稍早期病变无穿通发生，注意基底部的表皮变薄。角化不全部位的颗粒层缺如

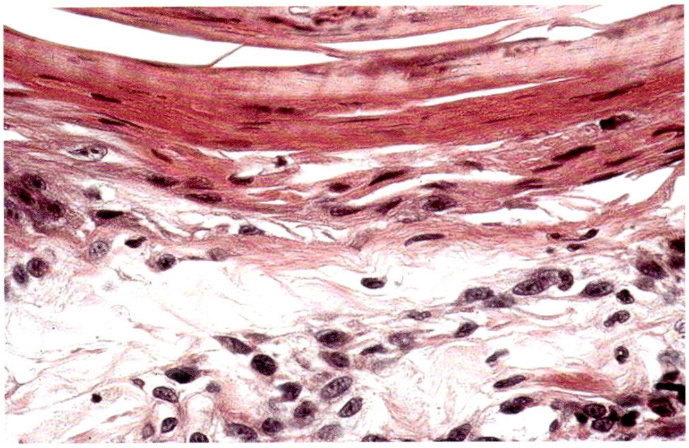

图 9.141 Kyrle 病：高倍镜下可见残留上皮上的角化不全

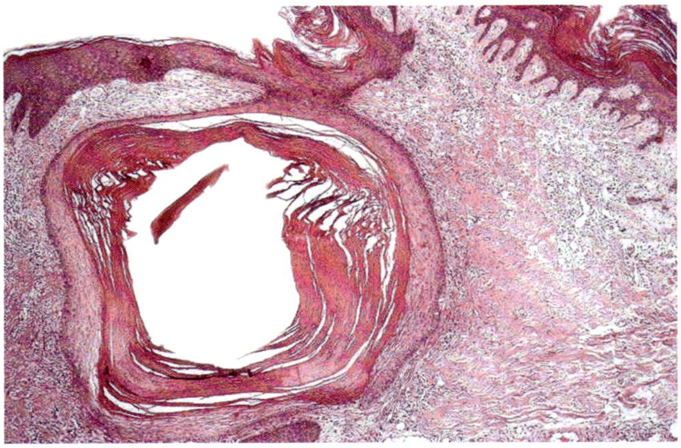

图 9.142 Kyrle 病：本例可见初期的穿通现象

## 鉴别诊断

本病需与反应性穿通性胶原病和匍行性穿通性弹性纤维病相鉴别。反应性穿通性胶原病可见胶原纤维束从真皮进入病变区，匍行性穿通性弹性纤维病的嗜

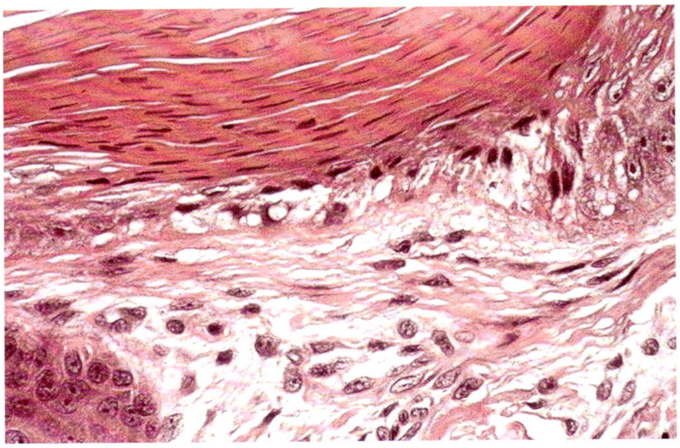

图 9.143 Kyrle 病：高倍镜下可见基底层液化变性

碱性物质是弹性组织。Kyrle 病同样需要与穿通性毛囊炎鉴别（见前文）。表 9.3 总结了穿通性疾病的鉴别点。

## 穿通性弹性纤维假黄瘤

穿通性弹性纤维假黄瘤（perforsting pseudoxanthoma elasticum；Grönblad-Strandberg 综合征）是一种遗传性泛发性弹性纤维退行性改变的疾病，有常染色体显性和常染色体隐性两种遗传类型。本病也可出现穿通现象，故在本节中做简要讨论。

本病多发在多产的妇女、肥胖、中年并常有高血压的黑人妇女。皮损局限于腹部和脐周[1-6]。其代表一种顿挫型还是代表一种独特的疾病尚未定论（所谓的获得性弹性纤维假黄瘤）。在有些病例中，经表皮排出见于有全身症状的患者（图 9.144）[7]。穿通型可能合并肾衰竭[6]。

穿通型的特征是变性的弹力组织经表皮排出[7-8]。

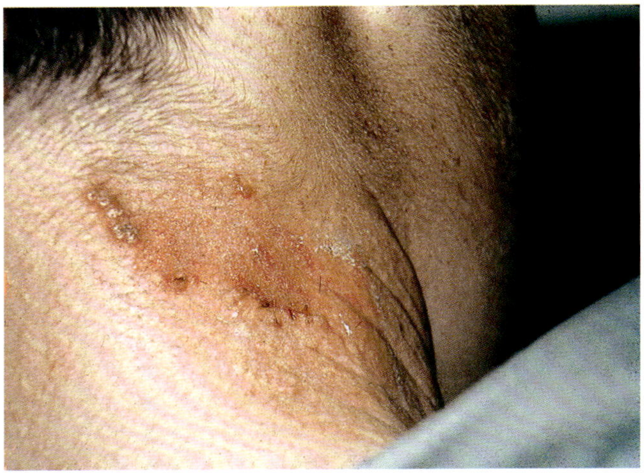

图 9.144 穿通性弹性纤维假黄瘤：在典型黄色丘疹周围可见多个小的结节性损害（By courtesy of the Institute of Dermatology, London, UK.）

# 坏死性漏斗形结晶性毛囊炎

## 临床特征

坏死性漏斗形结晶性毛囊炎（necrotizing infundibular crystalline folliculitis）仅有3例病例报告，有两例被描述成穿通性疾病，因其可见尿酸盐样结晶经表皮排出，但最近的研究发现，此两例应为一种毛囊炎[1-2]。两例患者为男性，皮疹位于背部，另一例为女性，表现为面部皮疹，既往有寻常痤疮的病史。皮损均表现为多发有脐凹的丘疹，中央可见蜡样角质栓，无症状。无需治疗可自行消退。

## 发病机制和组织学特征

尽管脐凹中的物质似尿酸盐结晶（尿酸钠），患者均无痛风或高尿酸血症的证据。

典型的组织病理改变为表皮局部呈“火山口”样，充满嗜酸性细丝状物质，周围围绕无定型的基质，并突入真皮（图9.145、9.146）。局部细丝状物质呈水平状排列，似尿酸盐结晶，但结晶不具有双折光性。尽管前两个病例未发现与毛囊的关系，但最近的病例可见部分破坏的毛囊。残留的毛囊漏斗部可见空泡化和细丝状破坏。电镜检查显示，细丝状物质是张力细丝。

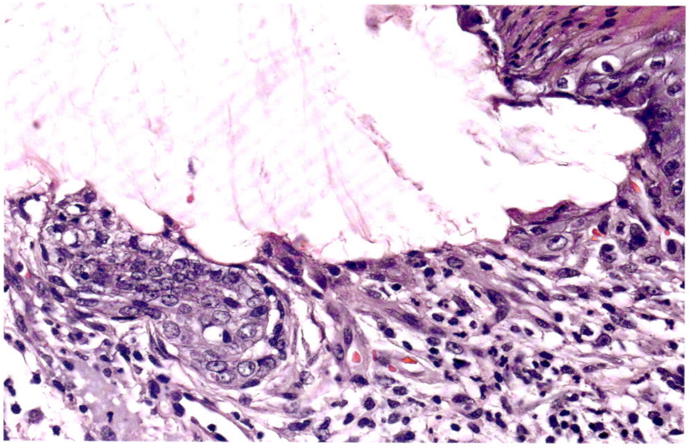

图 9.146 坏死性漏斗形结晶性毛囊炎：细丝样物质类似尿酸盐结晶

# 慢性结节性耳轮软骨皮炎

## 临床特征

慢性结节性耳轮软骨皮炎（chondrodermatitis nodularis chronica helicis）通常表现为单发的痛性圆顶结节，发生于耳轮部位，常见于40岁的男性（平均年龄60岁），常继发于慢性损伤（图9.147）[1-3]。本病罕见对称发病[4]。少见于女性，而且皮损常位于对耳屏上。罕见有儿童发病的报道[5]。本病疼痛明显，睡眠时如果患耳接触枕头，患者可被疼醒。大多数患者病程为2～3年[3]。

近距离观察可见结节上覆坚硬痂皮，痂皮下可见小的糜烂面或细小隧道。皮疹直径3～15 mm[6]，手术切除后20%可复发。本病常被误诊为鳞状细胞癌或基底细胞癌，但结合病史和发病在耳郭可明确诊断。同时，病理检查确诊也很有必要。有本病合并系统性硬化和儿童皮肌炎的报道[7-8]。此外，还有研究发现本病还可合并一些系统性血管炎和结缔组织病，包括红斑狼疮和类风湿关节炎，这种情况常见于青年患者，以女性多见[9]。

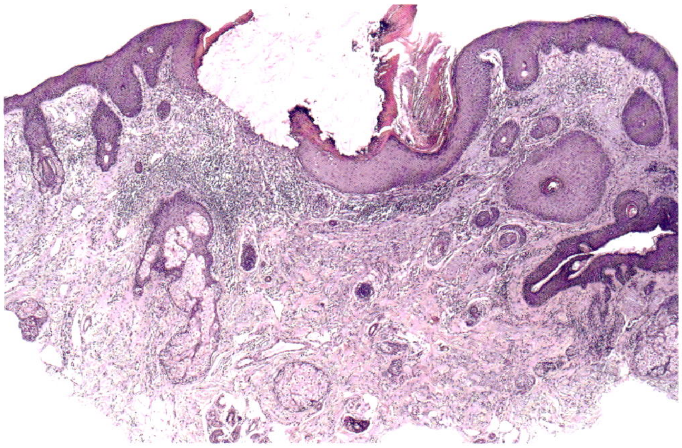

图 9.145 坏死性漏斗形结晶性毛囊炎：注意内含细丝样物质的火山口样区域

## 发病机制和组织学特征

本病病因是多因素的，但创伤可能是首要因素。

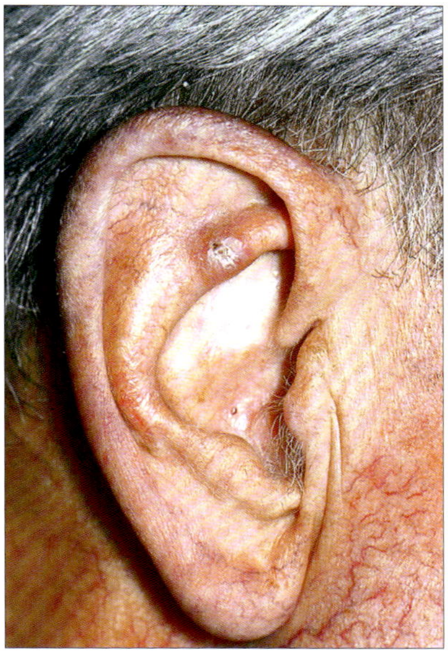

图 9.147 慢性结节性耳轮软骨皮炎：表现为耳轮结痂性皮疹，易被误诊为上皮肿瘤（By courtesy of R.A. Marsden, MD, St George's Hospital, London, UK.）

病变发生在耳部暴露部位，有日晒或物理性损伤史，多数患者从事户外工作和有日光暴露史均支持此观点。曾经的电话接线生和修女（戴头巾）患本病的概率高，同样支持创伤与本病相关的观点。其他的因素包括寒冷、耳部解剖结构异常（如血运差）和软骨老年性退化在发病中也起一定的作用[3]。最近的研究发现，本病与耳郭软骨膜血管狭窄有关[10]。下面介绍的软骨改变可能更有可能是继发导致。有双胞胎中年同时患病的罕见报道[11]。

目前认为本病的发病机制是经表皮排出[3]，这种现象是由于真皮内病变继而引起的表皮反应。真皮内存在的异物可引发下面三种反应中的一种。

- 如果该物质是惰性的，则无反应。
- 如果该物质具有刺激性，可产生浅表脓肿或坏死。
- 该物质（如本病所见的变性的胶原）可能被逐渐的经表皮向外排出。

本病虽然常见溃疡，但早期皮损并不常见[3, 6]。溃疡两侧的表皮可见增生，似慢性单纯性苔藓表现（图 9.148、9.149）。偶尔可见明显的乳头瘤样增生[6, 12]。有些病变发生在毛囊漏斗部[6]。火山口状溃疡内含有角化性表皮碎片，其下可见真皮胶原纤维纤维素样坏死灶（图 9.150）。底部和四周可见肉芽肿组织和程度不一的慢性炎症细胞浸润，包括淋巴细胞、组织细胞和少量浆细胞（图 9.151）。有时可见明显的血管内血栓和毛干碎片[6]。可见神经增生，有人认为这可以解释为何本病受压后出现疼痛[13]。

目前认为该病后期的发病过程是经表皮或偶尔是经毛囊排出受损伤的胶原纤维[3, 14]。下方软骨常见变性，包括玻璃样变、着色改变和软骨膜炎。有时变性的软骨组织也可经表皮排出。临近的真皮可见光线性弹性纤维病特点[3]。

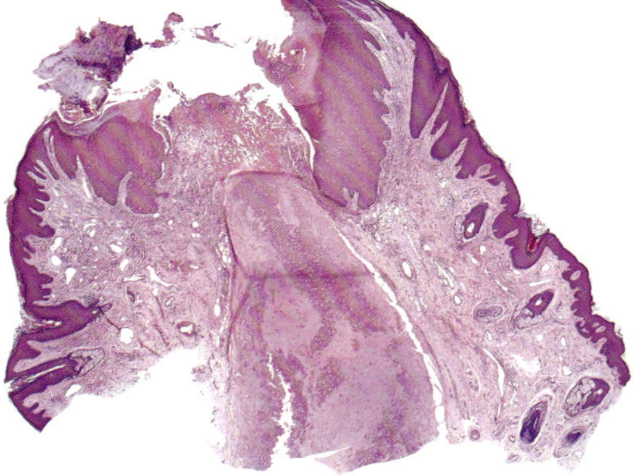

图 9.148 结节性软骨皮炎：经皮损中央切片，可见溃疡。临近表皮角化过度、角化不全、棘层肥厚。基底部可见慢性肉芽组织。中央视野内有软骨组织

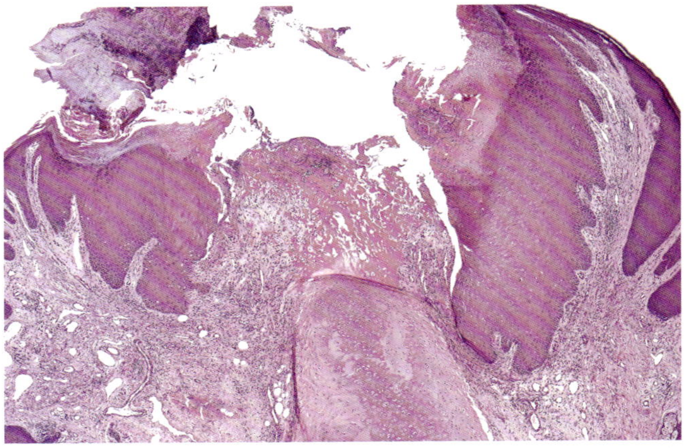

图 9.149 结节性软骨皮炎：基底部和临近溃疡处可见大量肉芽组织

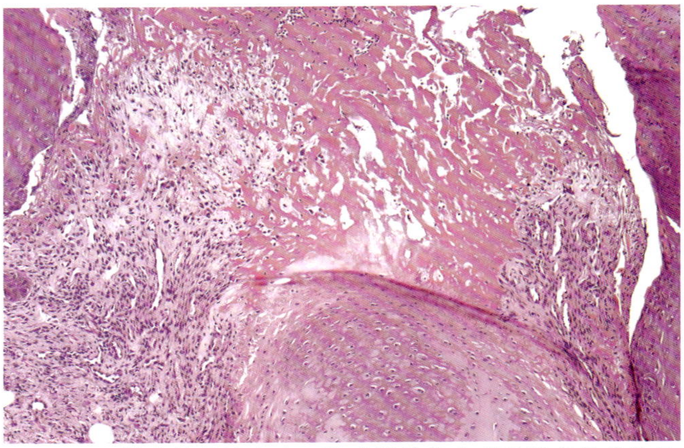

图 9.150 结节性软骨皮炎：注意纤维化和嗜酸性变性的软骨

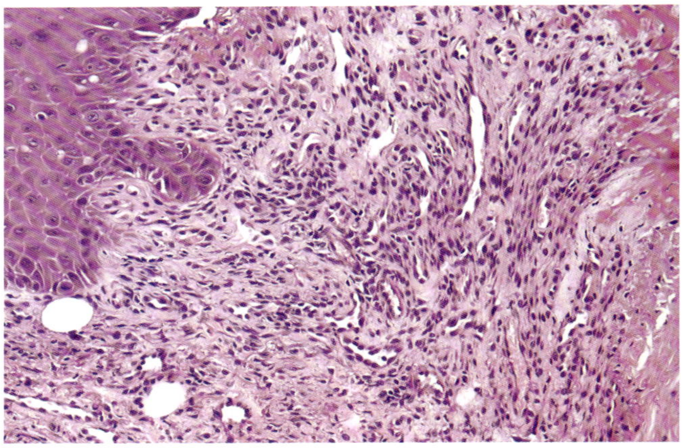

图 9.151 结节性软骨皮炎：肉芽组织和炎症细胞高倍镜下观

## 鉴别诊断

钻取活检可以显示特征性的层状排列的纤维素、肉芽组织和变性的软骨，这些改变具有诊断和鉴别诊断价值。浅表刮取活检仅可见纤维素和肉芽组织，而见不到软骨。如果临床资料完整，也可诊断本病。

（徐晨琛译　刘跃华校　徐秀莲审）

# 第 10 章 皮下脂肪炎症性疾病

*Bostjan Luzar and Eduardo Calonje*



皮下脂肪炎症性疾病是一组很容易混淆的疾病，因此临床医师和病理科医师常常在诊断中遇到困难。部分原因是在进行疾病分类和临床特征描述时使用的参考文献虽经典弥久却已过时[1-4]。活检标本取材不充分也是造成诊断困难的原因之一，尤其是在钻孔活检时，取到的标本经常无皮下脂肪组织。另外，组织学上将脂膜炎根据累及皮下脂肪小叶和脂肪小叶间隔再分为两种类型，这在某种程度上是人为的，有时也是徒劳的，因为多数疾病二者均可受累[2-3, 5]。本组疾病的临床表现较为单一，多数患者主诉为下肢程度不等的触痛或疼痛性深在的皮下结节，通常累及双小腿。

皮下脂肪对致病刺激的反应能力有限。脂肪坏死是许多类型脂膜炎的常见组织学表现，因此在病理表现上常有重叠。虽然脂肪坏死有许多不同的类型，包括酶解型、结晶型、化脓型、透明样变型和微囊肿型，噬脂质性脂肪坏死是其中最常见的亚型，并且常常是许多脂膜炎的继发表现（图 10.1）。其特征是脂肪小叶内有组织细胞、黄瘤化细胞和异物巨细胞浸润，常伴肉芽肿形成（图 10.2）。

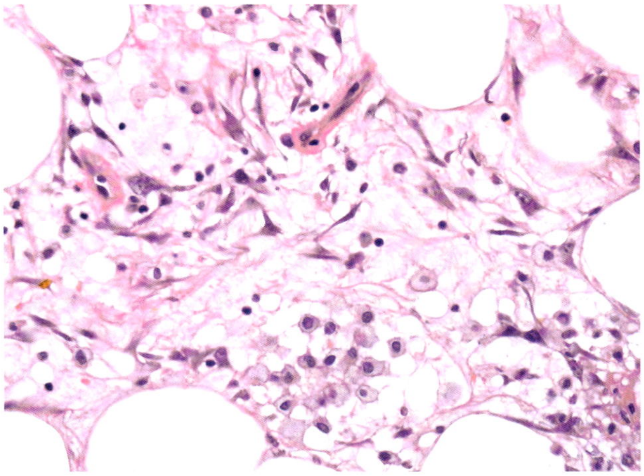

图 10.1 噬脂质性脂肪坏死：脂肪坏死引起大量组织细胞吞噬游离的脂质形成黄瘤化细胞

重要的一点应记住，即皮下脂肪受累可以是继发的，如继发于血管炎、皮肤深部真菌感染、肿瘤转移以及外科手术后或放疗后（图 10.3 和 10.4）。在本章中，我们尽可能依据发病机制对脂膜炎进行分类（表 10.1）。

各型脂膜炎在组织学上有很大程度的重叠，应充分结合临床资料以明确诊断。怀疑为脂膜炎的患者，应采取手术深切方法做活检（图 10.5）。钻孔活检术对任何脂膜炎的诊断均没有价值。

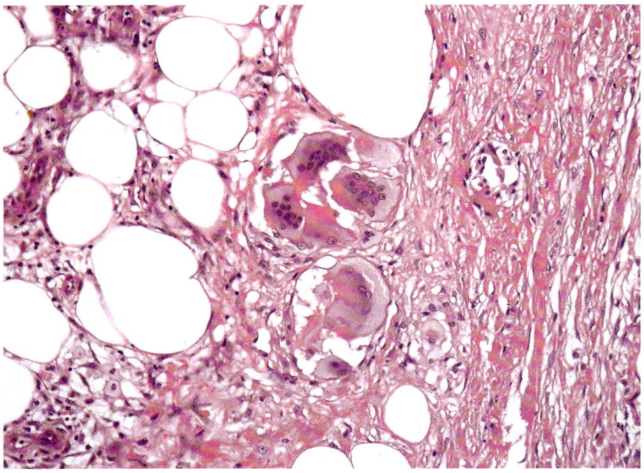

图 10.2 脂肪吞噬性脂肪坏死：此视野可见黄瘤化的多核异物巨细胞。这种细胞的浸润是多种类型脂膜炎的常见表现，仅仅反映了脂肪坏死的存在

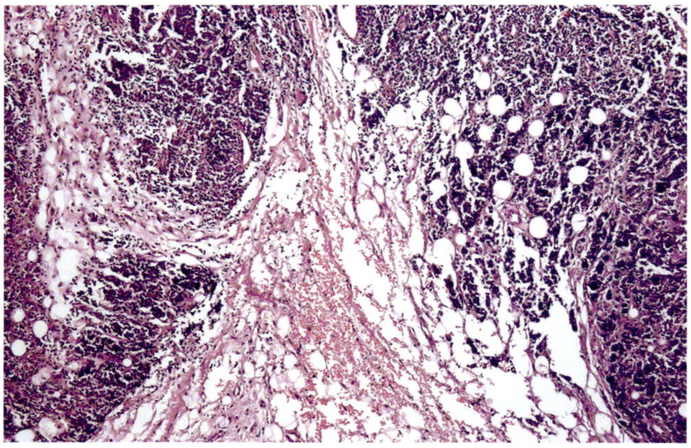

图 10.3 “恶性”脂膜炎：该患者有支气管小细胞癌的病史，表现为位于胸壁的皮下结节

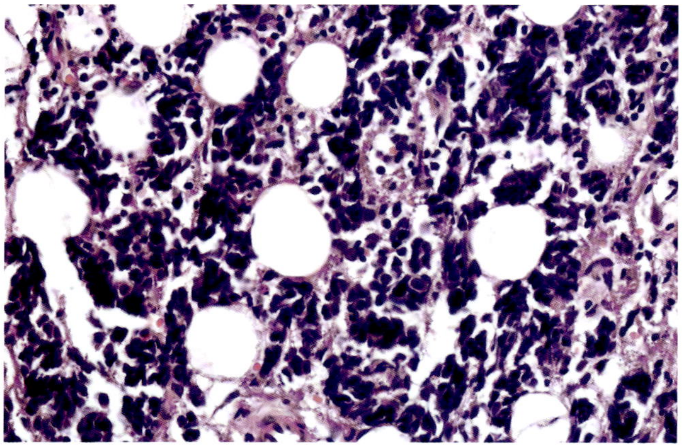

图 10.4 “恶性”脂膜炎：高倍镜下可见嗜碱性肿瘤细胞具有深染的细胞核。注意挤压导致的人工现象

表 10.1 脂膜炎分类

- 结节性红斑
  - 亚急性结节性游走性脂膜炎 / 游走性结节性红斑
- 硬红斑
  - 结节性血管炎
- 与结缔组织疾病相关的脂膜炎
  - 狼疮性脂膜炎
  - 深在性硬斑病 / 硬皮病 / 嗜酸性筋膜炎
  - 皮肌炎
  - 结缔组织脂膜炎
- 脂肪萎缩
  - 局限性（退化性；炎症性，例如脂肪吞噬性脂膜炎 / 肉芽肿性脂肪萎缩）
  - 脂肪营养不良
- 人工性或外伤性脂膜炎
  - 注射引起（皮质类固醇、胰岛素、麻醉药、其他药物）
  - 硬化性脂肪肉芽肿
  - 钝器伤
- 寒冷性脂膜炎
  - 冰棍脂膜炎
  - 骑马者脂膜炎
- 新生儿脂膜炎
  - 新生儿硬化症
  - 新生儿皮下脂肪坏死
- 药物引起
  - 直接（局部）作用，例如注射引起
  - 全身作用或反应
  - 皮质类固醇后脂膜炎
  - 继发于环丙沙星的小叶性脂膜炎
  - $\alpha_1$- 抗胰蛋白酶缺陷相关性脂膜炎
- 钙化性脂膜炎
  - 肾衰竭
  - 甲状旁腺疾病
- 胰腺性脂膜炎
- 痛风性脂膜炎
- 伴有吞噬性组织细胞的脂膜炎
  - 组织细胞吞噬性脂膜炎
  - 恶性组织细胞增多症
  - 伴淋巴结炎的窦组织细胞增多症
  - T 细胞淋巴瘤
- 嗜酸性脂膜炎
  - 寄生虫感染
  - Well 综合征
  - 其他脂膜炎类型中偶尔可见的嗜酸性粒细胞
- 脂膜性脂膜炎
- 非感染性皮下肉芽肿性疾病
  - 环状肉芽肿、渐进坏死性黄色肉芽肿、类风湿结节、结节病
- 感染性脂膜炎
- 皮下 Whipple 病
- 继发于动脉粥样化栓塞的出血性脂膜炎
- 累及脂膜的血管炎
- 结节性动脉周围炎

Reproduced with permission from Peters，M.S. and Daniel Su，W.P.（1992）. Panniculitis. Dermatologic Clinics，10，37-57

# 结节性红斑

## 临床特征

结节性红斑（erythema nodosum）是结节性脂膜炎中最常见的类型，也是典型的小叶间隔性脂膜炎[1-2]。结节性红斑是一种临床综合征，而不是一种独立的特异性疾病。它有多种症状和体征，病因也各异[3-4]。本病好发于青壮年，女性多见（一些文献报告女性与男性之比高达 9∶1）。儿童少见[5]。临床表现为突然发生的鲜红色、热的触痛结节，多见于小腿伸侧及两侧，也可见于上肢、面部、小腿屈侧和躯干（图 10.6 和 10.7）[6-7]。皮损罕见于足跖，但足跖受累多见于儿童[8-9]。皮损常多发，双侧对称性分布，高出皮面，直径 1 ～ 15cm[7]。皮损多无溃疡，愈后不留瘢痕。红斑逐渐消退变成淡蓝色或青紫色，然后变成黄色，像瘀斑消散后的痕迹（图 10.8）。病程 3 ～ 6 周。患者有时有发热、不适、隐痛及关节痛。实验室检查可见红细胞沉降率升高、白细胞增高和轻度贫血[3]。

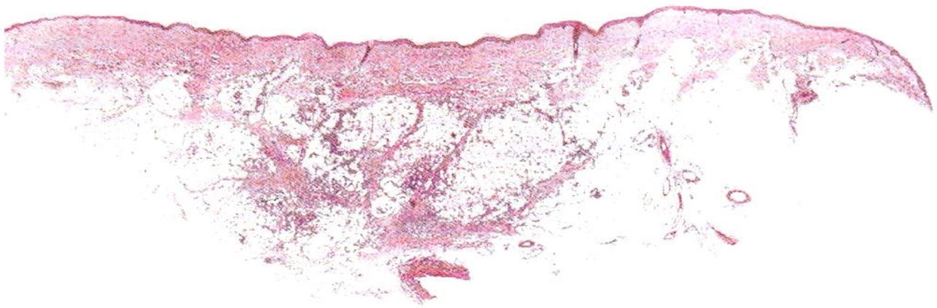

图 10.5　脂膜炎：所有怀疑脂膜炎的病例均应进行手术活检获取深部组织

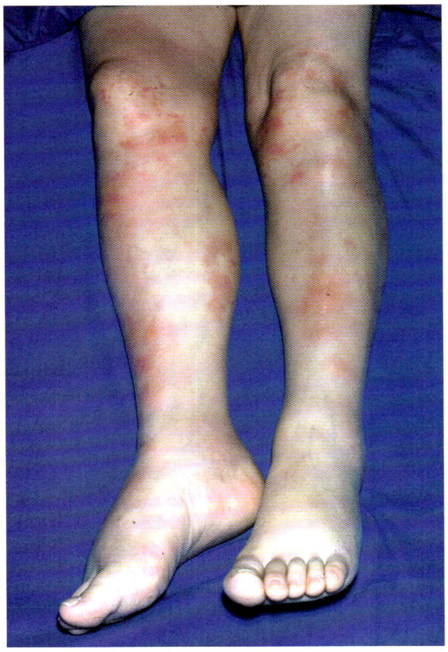

图 10.6　结节性红斑：一位年轻女性胫前的典型红斑结节（From the collection of the late N.P. Smith，MD，the Institute of Dermatology，London，UK.）

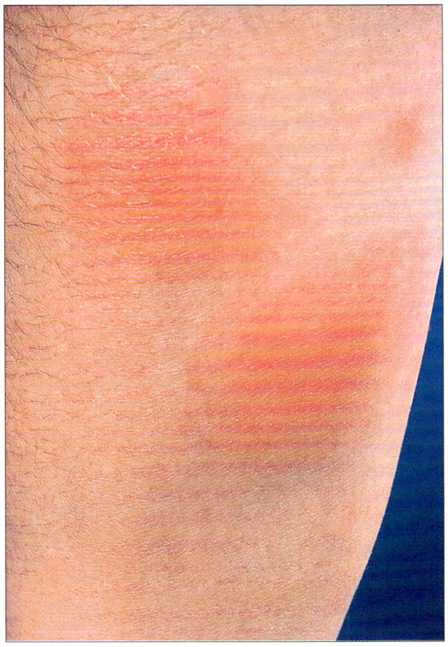

图 10.7　结节性红斑：皮损隆起呈红色（By courtesy of the Institute of Dermatology，London，UK.）

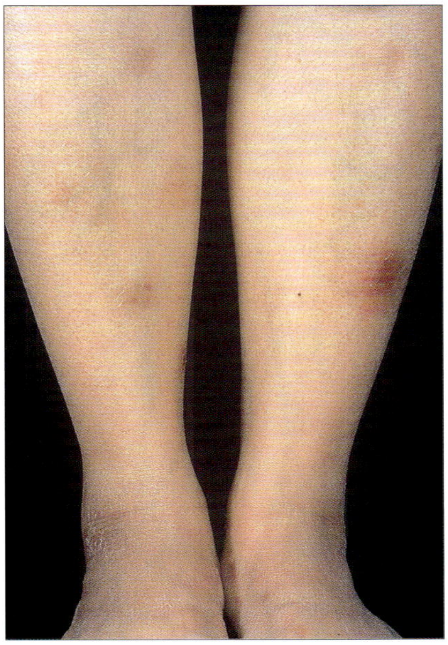

图 10.8　结节性红斑：此患者的皮损恢复中，外观呈特征性的淤青样

临床有两个亚型：

- 游走性结节性红斑（亚急性结节性游走性脂膜炎，游走性脂膜炎）：与经典型结节性红斑相似，但由于皮损中央消退后周围又出现新的结节，呈游走性表现[10-13]。皮损可持续数月至数年，症状较轻[10]。可有复发，不留瘢痕。此型皮损多不对称，单侧发生，只分布于下肢。此型也以女性多见（女∶男约 9∶1），但与经典的结节性红斑相比，此型在更年长的人群（平均年龄为 50 岁）中多见[11]。
- 慢性结节性红斑：一个尚有争议的亚型，其主要特点为结节性红斑的病程超过数月甚至数年[14]。除此之外，其临床表现与经典型结节性红斑无法区分。

## 发病机制和组织学特征

结节性红斑的病因和发病机制尚不清楚。虽然血管壁偶尔可见免疫反应复合物（IgM 或 IgG，以及 C3），本病仍不被认为属于免疫复合物介导的血管炎症反应[6]。结节性红斑可能是一种非特异性过敏反应，除Ⅲ型变态反应外，迟发型变态反应也参与了发病过程。

结节性红斑可有很多合并疾病。尽管其中一些疾病在本病发病中起重要作用，但是其他许多疾病的共同发生很可能仅是巧合（表 10.2）[15-28]。在 20 世纪初期，90% 的成人结节性红斑患者合并结核病，但现在这个比例还不到 1%。目前更常见的合并疾病与相关因素包括链球菌感染、结节病、溃疡性结肠炎、克罗恩病、Sweet 综合征、白塞病、月经期、妊娠、雌激素和口服避孕药、猫抓病以及各种药物治疗（例如溴化剂、抗生素和磺胺类药物）。与结节性红斑有关的其他感染性疾病包括巨细胞病毒、EB 病毒、细小病毒 B19、耶尔森菌属、支原体、衣原体、布鲁菌、巴尔通体属、立克次体、幽门螺杆菌、乙型肝炎、非典型分枝杆菌感染（如游泳池肉芽肿）、沙门菌、志贺菌、脑膜炎球菌败血症、Q 热、钩端螺旋体病、梅毒、人类免疫缺陷病毒（HIV）、脓癣、组织胞浆菌病、芽生菌病、阿米巴病、蛔虫病、支原体肺炎和贾第鞭毛虫病[15，25-27，29-49]。其他与结节性红斑发病有关的药物包括异维 A 酸、白介素 -2、米诺环素、沙利度胺、紫锥花属、金盐、乙肝疫苗、全反式维 A 酸、加巴喷丁、硫唑嘌呤、芳香酶抑制剂、卡麦角林和利多卡因[16，50-62]。还有报道结节性红斑继发于各种恶性疾病，包括霍奇金淋巴瘤、骨髓增生异常综合征、毛细胞白血病、急性髓细胞性白血病、急性粒单核细胞白血病、弥漫性大 B 细胞淋巴瘤、肾上腺样瘤、非小细胞肺癌、嗜铬细胞瘤、类癌瘤、肝细胞肝癌、结肠癌、胰腺癌、宫颈癌以及放疗后[63-79]。20% ～ 30% 的患者无明显原因（称为特发性结节性红斑）[2]。肾移植受体患者的结节性红斑可与感染、恶性肿瘤、药物、炎症性肠病或自身免疫性疾病相关[80]。

妊娠、口服避孕药、链球菌感染和甲状腺疾病与游走性结节性红斑的关系似乎较为密切[10-12]。但许多病例仍无明显的诱因。

表 10.2 结节性红斑：病因学

| | |
|---|---|
| • 链球菌 | • 结节病 |
| • 结核 | • Sweet 综合征 |
| • 鹦鹉热衣原体 | • 猫抓病 |
| • 克罗恩病 | • 耶尔森菌感染 |
| • 药物 | • 溃疡性结肠炎 |
| • 白塞病 | • 恶性肿瘤 |

结节性红斑的组织学表现为典型的小叶间隔性脂膜炎。其特点为表现多样化，包括血管改变、小叶间隔炎症、出血和不同程度的急性或慢性脂膜炎（图 10.9）。虽然通常认为结节性红斑以累及小叶间隔为特征，但应当注意的是，本病中脂肪小叶部分或完全受累的现象并非少见，特别是活检取到陈旧性皮损时。以往后一种情况可能会被诊断为 Weber-Christian 病。

明显的血管炎很少见到。血管炎存在时，可累及结缔组织间隔中的小静脉，偶尔累及中等大小的血管[81]。它表现为急性炎症与坏死，伴有血管内栓塞与出血现象，或者表现为伴有血管内皮细胞肿胀的慢性静脉炎症反应（图 10.10、10.11）。上方的真皮中可见典型的血管周围和附属器周围慢性炎症细胞浸润。

在炎症的早期，小叶间隔为急性炎症，其特征为中性多形核粒细胞浸润，但随着疾病的发展，这些细胞很快被淋巴细胞和组织细胞所取代（图 10.12 ～ 10.14）[82-83]。浸润的细胞中有时可见嗜酸性粒细胞，极个别病例可见大量嗜酸性粒细胞。特征性表现是间隔

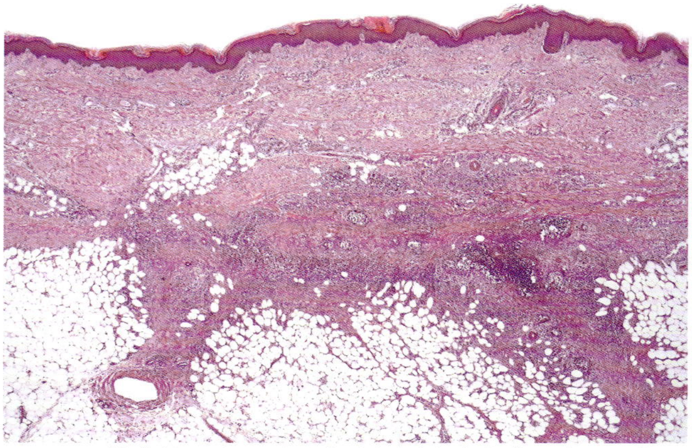

图 10.9 结节性红斑：图示小叶间隔炎症的典型表现，扩展至直接相邻的小叶，产生一种花边样外观

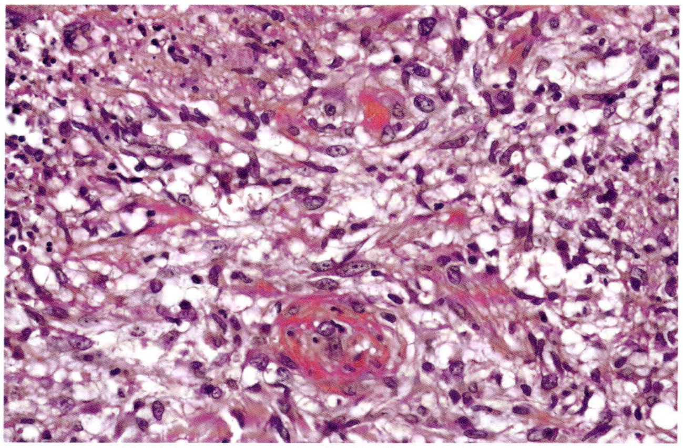

图 10.10 结节性红斑：急性期静脉炎非常少见，需多次切片或阅读切片的不同层面才可能发现

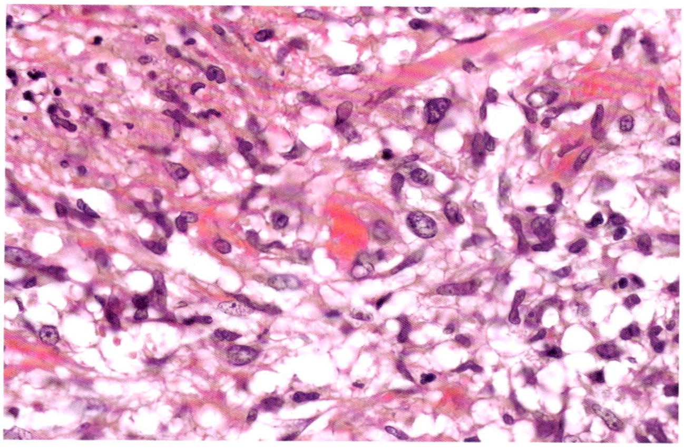

图 10.11 结节性红斑：此视野示栓塞的静脉，伴明显出血

内组织细胞聚集，围绕成裂隙样空间（所谓的 Miescher 放射状肉芽肿），不过上述改变也可见于 Sweet 综合征、结节性血管炎和类脂质渐进性坏死（图 10.15 ～ 10.17）[2, 84-85]。进一步发展可有明显的肉芽肿浸润，内含大量巨细胞。结节性红斑无凝固性坏死和干酪样坏死（与下文中的结节性血管炎相比）。纤维间隔中的结缔组织可见纤维素样坏死，常有出血（图 10.18 ～ 10.20）。

特征性的间隔浸润（淋巴细胞、组织细胞和肉芽肿）可累及脂肪小叶的周边，形成花边样外观，但是脂肪坏死并不常见。有时在一些典型的结节性红斑中，

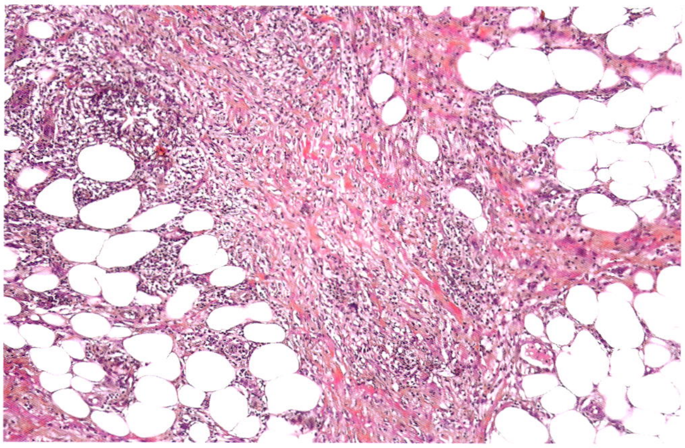

图 10.12 结节性红斑：示间隔增厚，伴淋巴细胞浸润

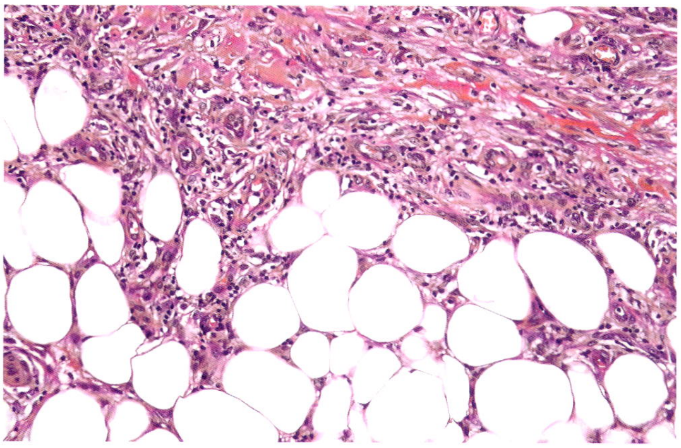

图 10.13 结节性红斑：此视野示间隔和小叶间的界面

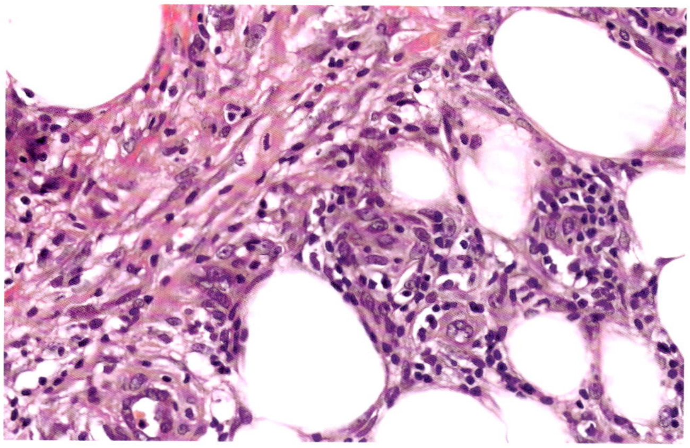

图 10.14 结节性红斑：细胞浸润的高倍镜图像

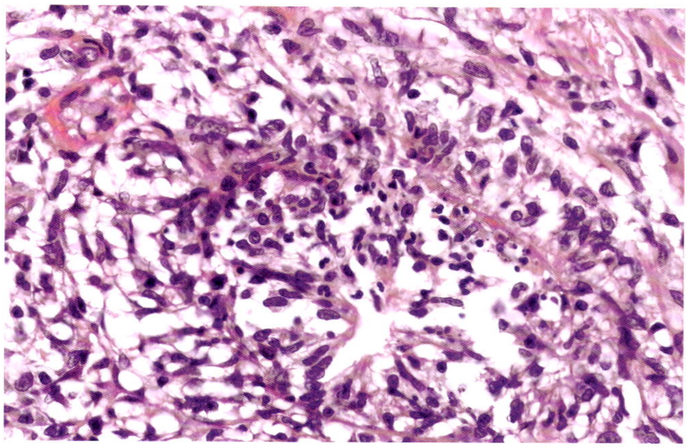

图 10.15 结节性红斑：常见组织细胞聚集，称为 Miescher 肉芽肿。图中可见一小静脉纤维素样坏死

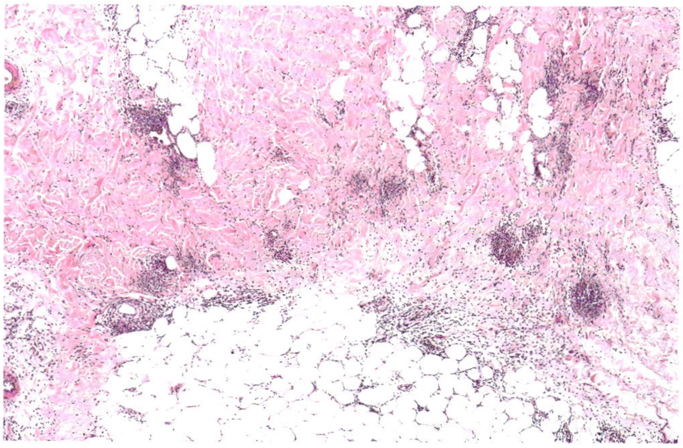

图 10.16 结节性红斑：本例示增厚的间隔中有大量小的肉芽肿

可伴有脂肪坏死或中性粒细胞浸润（图 10.21）[81, 86]。

如果取活检处为陈旧损害，间隔纤维化现象有时比较突出，其内常可见到残留的肉芽肿性炎症。

游走性结节性红斑表现为小叶间隔增厚，伴大量肉芽肿浸润（图 10.22、10.23）。可见大量巨细胞，这些细胞沿间隔边缘形成栅栏状排列。肉芽组织样血管增生为常见的显著特征。无血管炎，出血也不常见。

慢性结节性红斑的组织学改变与急性结节性红斑相似，但通常较轻[11]。

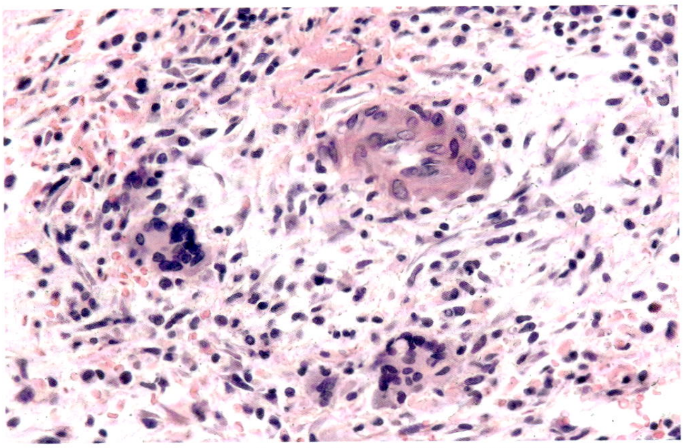

图 10.17 结节性红斑：肉芽肿高倍镜图像

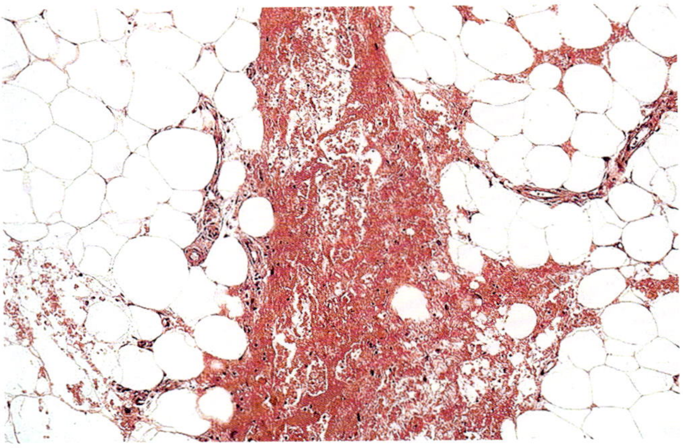

图 10.20 结节性红斑：此例有大量出血。红细胞破裂后形成含铁血黄素，可解释临床上的淤青表现

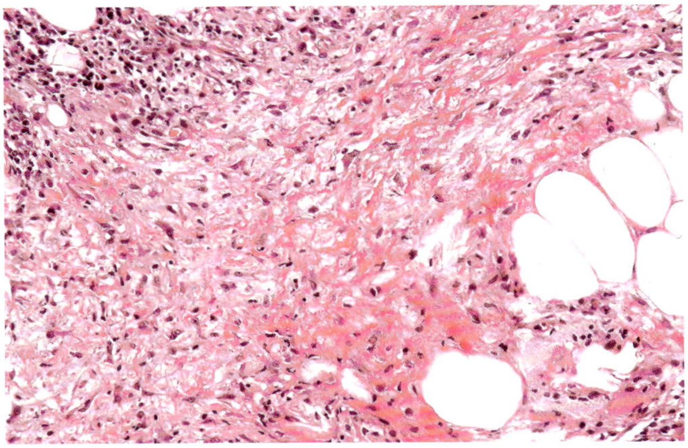

图 10.18 结节性红斑：偶尔可见结缔组织间隔纤维素样坏死

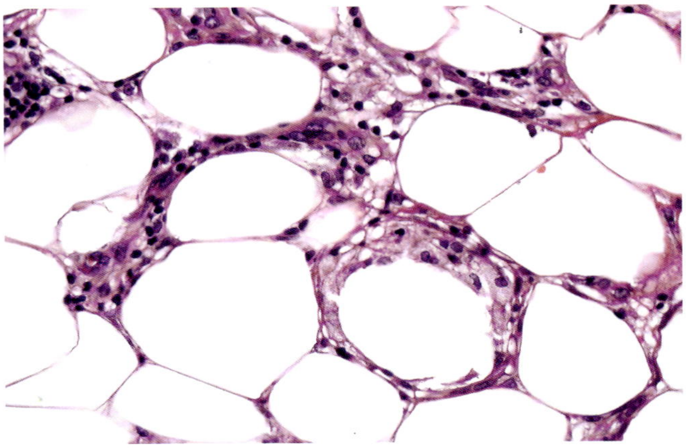

图 10.21 结节性红斑：局灶性脂肪坏死，组织细胞内充满脂质

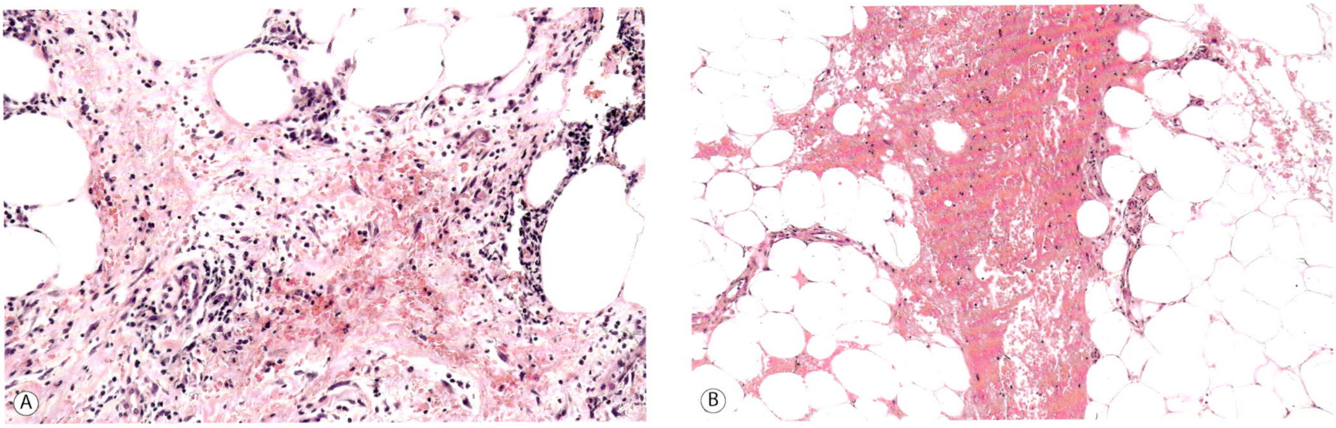


图 10.19 结节性红斑：可见明显的红细胞外溢

## 鉴别诊断

当血管炎累及皮下脂肪间隔时，扫视下易误认为结节性红斑。结节性红斑偶尔在皮下脂肪间隔中可以见到白细胞碎裂性血管炎的特点，但缺乏血管炎更易累及真皮血管的改变[87]。这种情况表现为累及小腿的红色结节。类似情况也见于浅表性血栓性静脉炎发生在皮下脂肪间隔内时。这种情况下炎症主要累及静脉且伴有血栓形成，脂肪小叶很少或不受累。皮肤结节性多动脉炎可累及真皮下部和皮下脂肪间隔内的肌性动脉，因此与结节性红斑不易混淆[87]。极少数的肾源性系统性硬化症可伴脂肪间隔内轻度单一核细胞浸润和肉芽肿形成，因此可与结节性红斑表现类似[88]。

## 白塞病的结节性红斑样皮损

白塞病（Behçet's disease）在临床上常见反复发

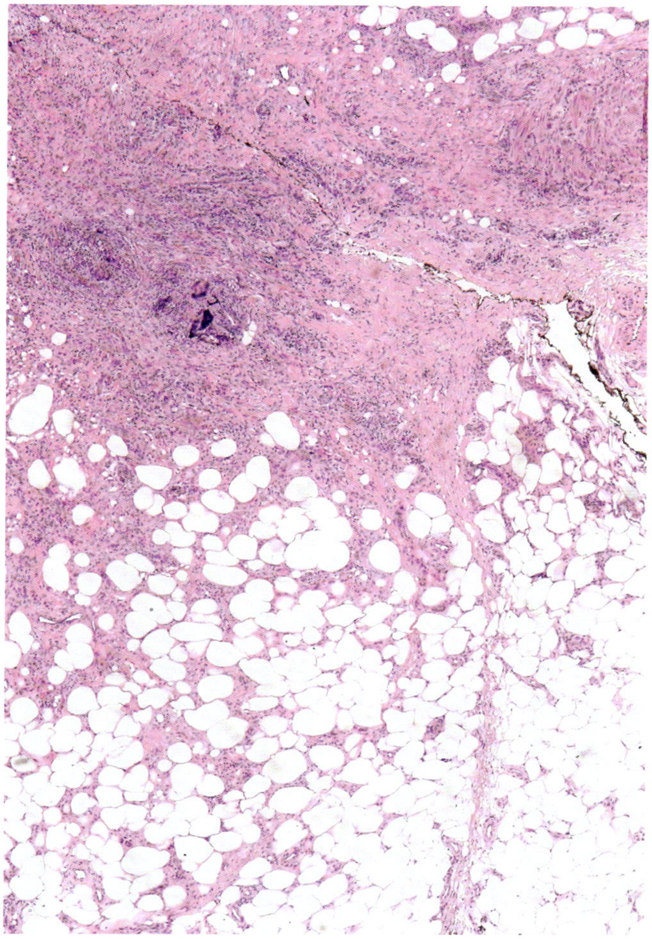

图 10.22 游走性结节性红斑：明显的间隔增厚伴有大量的肉芽肿。肉芽组织延伸入邻近的脂肪小叶

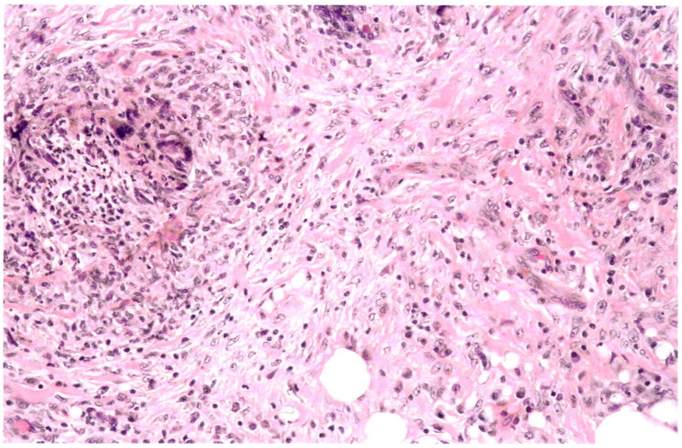

图 10.23 游走性结节性红斑：肉芽肿的高倍镜观，可见新生的血管

生的下肢红色触痛性结节（临床表现类似结节性红斑）[1-6]。在本病病程中，超过 40% 的患者可发生结节性红斑样皮损[7]。结节性红斑样皮损和浅表性血栓性静脉炎可作为内脏受累的预测指标[8]。

皮损常见于胫前，也可见于上肢、面部、颈部和臀部[2]。虽然组织学病变表现为结节性红斑样改变，但其更常见的特点为小叶性或小叶间隔混合性脂膜炎，伴有大量中性粒细胞浸润、中性粒细胞性血管炎（累及小动脉和小静脉），可引起脂肪坏死[2, 9]。淋巴细胞性血管炎不常见。偶尔可见到结节性多动脉炎样表现。有时也可见到 Miescher 肉芽肿[2, 10]。

## Weber–Christian 病

Weber-Christian 病（Weber-Christian disease）最初于 1928 年首先由 Christian 描述（复发性发热性结节性非化脓性脂膜炎），其特点是反复发热伴皮下触痛性结节（最常见于四肢），组织学特点为非化脓性脂膜炎，愈合后留有深陷的瘢痕[1-4]。本病好发于年轻的白人女性，最常累及下肢，但也可见于上肢、臀部、腹壁、乳房和面部。本病常伴有关节炎、关节痛和肌痛[3]。一种可致命的系统型（累及肠、肠系膜、肺、心和肾）也已被人们所认识[3, 5]。

自 1928 年以来，文献中已有大量病例报告论及这种所谓的“特殊疾病”。总体而言，其中许多研究，特别是早期的研究使用的临床和组织学诊断标准较为模糊。一些病例可以肯定为结节性红斑。以目前对于脂膜炎的认识水平而言，许多病例应该重新分类。Weber-Christian 样病可见于结节性红斑、人工性脂膜炎、狼疮性脂膜炎、胰腺性脂肪坏死相关性脂膜炎、$\alpha_1$- 抗胰蛋白酶缺陷相关性脂膜炎、结缔组织疾病、皮下脂膜炎样 T 细胞淋巴瘤和 $\gamma/\delta$ T 细胞淋巴瘤[6-15]。这个术语还被用于感染性脂膜炎和空肠回肠旁路分流术后的脂膜炎病例[16-19]。

因此，Weber-Christian 病似乎不能作为一种独立的疾病，因此本书借这个机会建议废除这一病名。正如 Patterson 所建议的“对临床诊断为 Weber-Christian 病的病例应进一步查找其真正的病因”[9]。同样，Rothmann-Makai 综合征这一病名也应被废除[20]，它往往可能就是结节性红斑。

## $\alpha_1$- 抗胰蛋白酶缺乏相关性脂膜炎

### 临床特征

$\alpha_1$- 抗胰蛋白酶缺乏与一种特别难治的重症脂膜炎有关[1-14]。患者反复发生疼痛或触痛性结节，对治疗特别抵抗。本病多发于男性（3：2），虽然可见于各年龄组（7 ～ 73 岁），但大多数患者为 30 至 40 岁的成人[5, 7]。本病偶尔可见于儿童[5]。结节常由外伤所诱发，常发生在躯干和四肢近端，但臀部、胸部、背部和腹部有时也可发生（图 10.24）。偶尔生殖器和腹部脂肪可受累。

结节呈红色，常伴溃疡，可自发性流出透明或血性浆液性液体[5]。深部穿通性窦道伴皮下组织液化是重要的并发症。

患者常伴有发热，并经常有肺部疾患，包括全腺泡型肺气肿、慢性阻塞性肺疾病、胸腔积液和栓塞现象[5, 15]。有时表现为外周水肿和全身性水肿。本病是一种特别严重的脂膜炎，近期用商品 $\alpha_1$- 抗胰蛋白酶浓缩物滴注或肝移植治疗本病获得成功[5, 9, 16-17]。以往报告为 Weber-Christian 病的许多病例现在认为属于这一组疾病[18]。

$\alpha_1$- 抗胰蛋白酶缺乏相关性脂膜炎（$\alpha_1$-antitrypsin deficiency-associated panniculitis）可由冷冻手术[19]、妊娠、剖宫产分娩和静脉输液处克拉霉素泄漏所诱发[17, 19-21]。有 1 例酶缺乏的患者出现 Sweet 综合征后发生了获得性皮肤松弛症（Marshall 综合征）[22]。近期报道了一例肝移植术后出现的获得性 $\alpha_1$- 抗胰蛋白酶缺乏相关性脂膜炎，该患者通过重新行肝移植术获得痊愈[23]。

## 发病机制和组织学特征

$\alpha_1$- 抗胰蛋白酶是一种丝氨酸蛋白酶抑制剂（PI），是来源于肝的一种糖蛋白。其作用是严格调节蛋白水解酶的活性，至少可抑制 90% 以上的血清蛋白水解酶活性。除了抑制抗胰蛋白酶之外，它还可抑制糜蛋白酶、胶原酶、弹性蛋白酶、Ⅷ因子和激肽释放酶[7]。$\alpha_1$- 抗胰蛋白酶缺乏与全腺泡型肺气肿、新生儿和成人的非感染性肝炎和肝硬化有关。近来还报道该酶缺乏与皮肤血管炎、特应性皮炎、银屑病、结节性痒疹和寒冷性荨麻疹有关[24]。有人提出，蛋白酶抑制剂的缺乏与非限制性补体激活有关，伴有炎症细胞活化、内皮细胞损伤，结果导致自溶性组织损害[25]。

本型脂膜炎患者的血管壁上可检测到免疫球蛋白（IgM）和补体（C3）[6]，但其意义尚不清楚。

$\alpha_1$- 抗胰蛋白酶基因位于 14 号染色体上，有 75 个以上的等位基因，为常染色体显性遗传[7]。北美白种人每 3000 ～ 5000 人中就有一人缺乏此酶[26]。MM 基因型最常见，具有正常酶活性者编码为 PiMM。ZZ 基因型伴有 $\alpha_1$- 抗胰蛋白酶活性缺乏，脂膜炎通常见于 PiZZ 基因型个体[27]，但是也有 PiMZ、PiSZ、PiSS 和 Null 型个体发生脂膜炎的报道[28-31]。$\alpha_1$- 抗胰蛋白酶功能异常也可导致脂膜炎[31-32]。这类患者的识别很重要，因为其血清中 $\alpha_1$- 抗胰蛋白酶水平是正常的，容易被误诊。

本病的最早病理改变是在真皮网状层的结缔组织和皮下脂肪间隔出现坏死，伴有中性多形核粒细胞炎症浸润（图 10.25）[33]。典型损害的组织学表现为显著的急性脂膜炎表现（图 10.26）。病变累及小叶间隔和临近间隔的小叶区域，以局灶性损害为特征。在急性炎症反应部位，脂肪小叶可见大量中性多形核粒细胞浸润。脂肪坏死很常见，其典型特征为坏死和发炎的脂肪周围可见正常脂肪细胞（图 10.27、10.28）[6, 34]。特殊染色常显示弹性纤维组织断裂和消失[6]。在一例患者中，通过免疫组化发现受累和未受累的脂肪组织中均存在 Z 型 $\alpha_1$- 抗胰蛋白酶多聚体[35]。可见血管栓塞合并局灶性出血，但无活动性血管炎的证据（图 10.29）[6]。此外，深部血管和相邻脂膜中均可见明显的组织细胞浸润。有时可见吞噬脂肪的泡沫状吞噬细胞，偶尔可见多核巨细胞。愈后留有纤维性瘢痕。

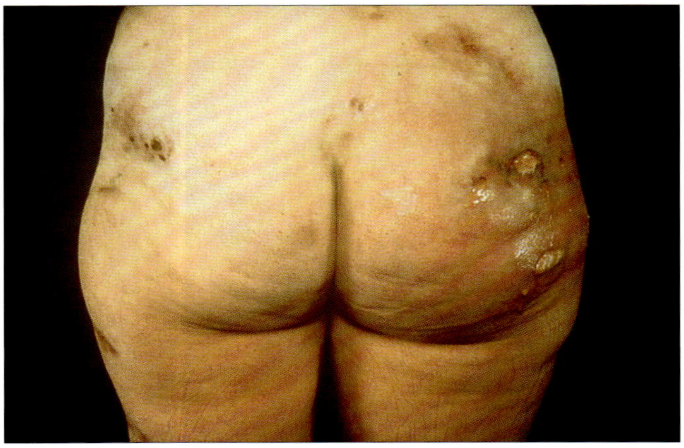

**图 10.24** $\alpha_1$- 抗胰蛋白酶缺乏相关性脂膜炎：注意在这位年轻女性臀部有广泛受累（By courtesy of M.R. Pittelkow，MD，Mayo Clinic，Rochester，New York，USA.）

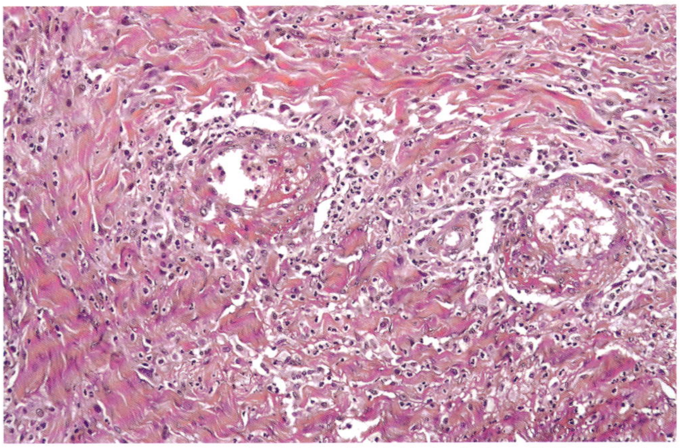

**图 10.25** $\alpha_1$- 抗胰蛋白酶缺乏相关性脂膜炎：早期损害示真皮深部网状层的坏死和急性炎症。可见血管受累（By courtesy of M.R. Pittelkow，MD，Mayo Clinic，Rochester，USA.）

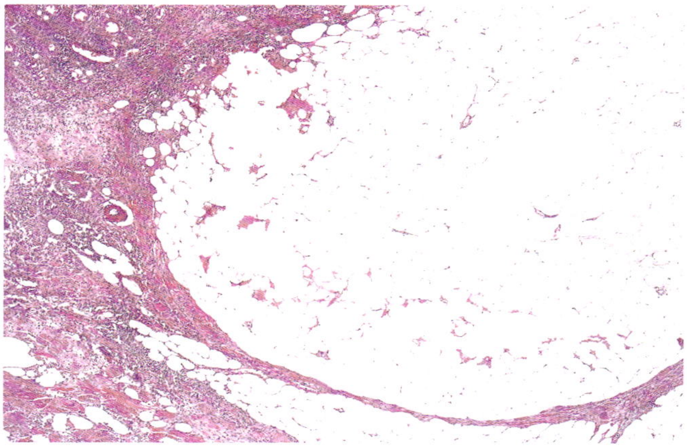

图 10.26 α₁-抗胰蛋白酶缺乏相关性脂膜炎：严重的急性炎症浸润，从脂肪间隔扩展至脂肪小叶。注意其邻近的真皮结缔组织坏死（By courtesy of M.R. Pittelkow，MD，Mayo Clinic，Rochester，USA.）

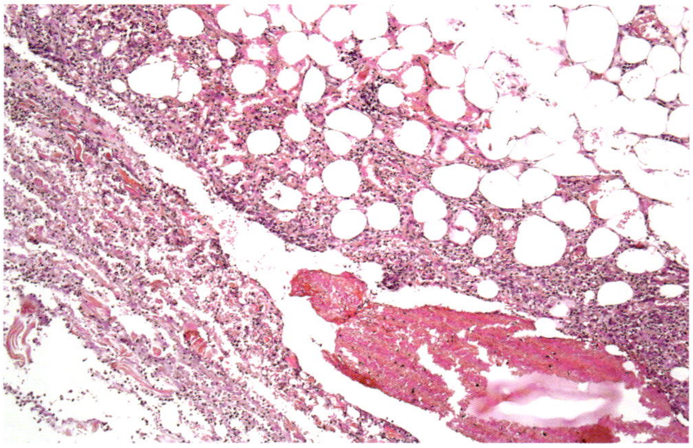

图 10.27 α₁-抗胰蛋白酶缺乏相关性脂膜炎：本视野除了炎症改变之外，可见出血（By courtesy of M.R. Pittelkow，MD，Mayo Clinic，Rochester，USA.）

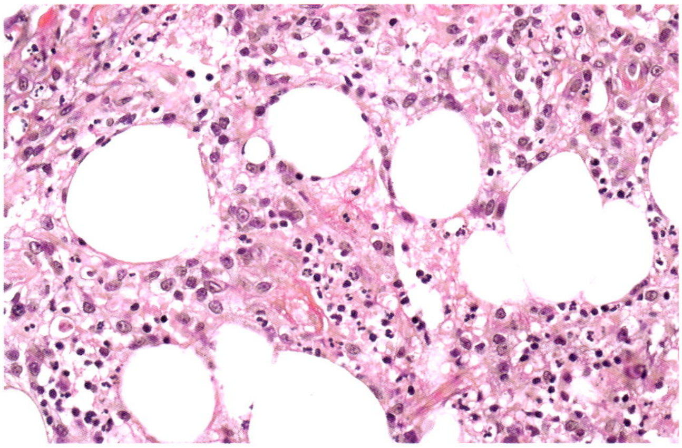

图 10.28 α₁-抗胰蛋白酶缺乏相关性脂膜炎：高倍镜示密集的中性粒细胞浸润。（By courtesy of M.R. Pittelkow，MD，Mayo Clinic，Rochester，USA.）

## 鉴别诊断

本病临床表现可能提示为外伤性或人工性脂膜炎。因为有大量中性粒细胞浸润，诊断上可能会与感

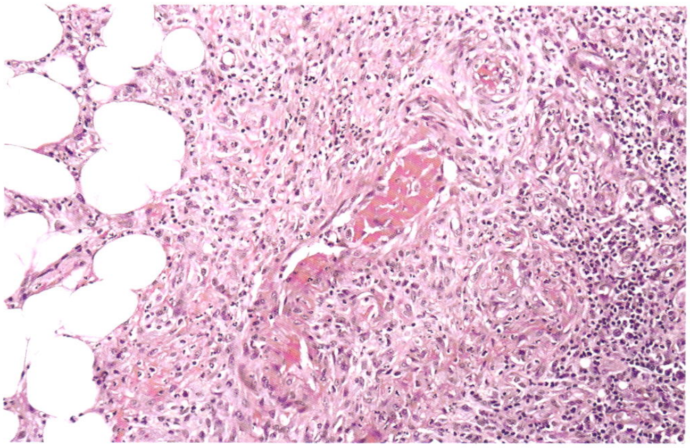

图 10.29 α₁-抗胰蛋白酶缺乏相关性脂膜炎：注意机化的血栓（By courtesy of M.R. Pittelkow，MD，Mayo Clinic，Rochester，USA.）

染性脂膜炎混淆[10]。如有疑问，应做微生物特殊染色检查。

# 人工性和外伤性脂膜炎

## 临床特征

人工性脂膜炎（factitial panniculitis）是人为造成的，可由机械性、物理性或化学性因素引起，但是患者极度否定自己的人为因素。对于皮损形态稀奇古怪、皮下脂肪表现为炎症改变而无法分类者，常常应考虑本病可能。对于已知有精神病史或吸毒或酗酒的脂膜炎患者，应特别检查有无此病。皮损最常见于更易触及的部位，如臀部和大腿。

机械性原因包括局部挤压和反复的钝器伤。后者因出现明显的瘀斑而易于识别。寒冷是人工性脂膜炎另一种可能的原因。

迄今为止，最常见的原因是皮下注射化学物质，包括药物、油类物质和有机物质[1-4]。有报道注射吗啡和破伤风抗毒素后可出现脂膜炎并发症。同样，有报道反复注射喷他佐辛可引起皮肤和皮下脂肪特征性的木质样纤维化，伴深部穿通性溃疡和色素沉着晕[5-7]。喷他佐辛滥用现象已有报道，尤其见于医务人员[5]。据报道这种患者有个人或家族性糖尿病史。外周供血不足可能与发病有关[7]。近来有报道注射阿片样凯托米酮后发生同样的问题[8]。

引起人工性脂膜炎的一个重要原因是反复注射油性物质，如石蜡和液体硅油（石蜡瘤、硬化性脂肪肉芽肿、脂肪肉芽肿性脂膜炎）（图 10.30）[1-2，4，9-13]。硬化性脂肪肉芽肿是一种常见于男性生殖器的疾病，是由于在阴茎中注射石蜡油和有关的化合物造成的，

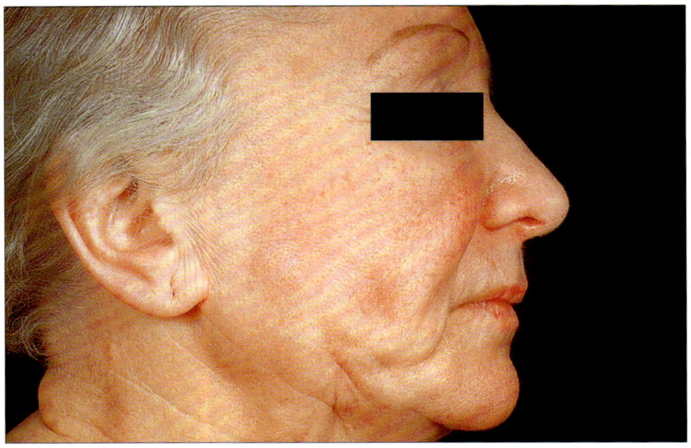

图 10.30 石蜡瘤：注意浸润斑块伴有灶性塌陷（By courtesy of the Institute of Dermatology，London，UK.）

患者错误地认为这样做可以增强勃起。聚维酮（聚乙烯吡咯烷酮）是一种合成的分散状或混悬状制剂，被用于制药和制造发胶，可引起具有特殊组织学典型表现的脂膜炎[14-15]。其他相关表现包括肺部损害、淋巴结肿大和肝脾肿大。能引起人工性脂膜炎的有机物还有食物、牛奶甚至粪便。

结节性囊肿性脂肪坏死是一种独特的外伤后损害，主要见于青春期男孩和中年女性。损害多见于腿部，常有外伤史[16]。

外伤性脂肪坏死也是一种并不少见的疾病，好发于有较大下垂乳房的中老年女性。本病的重要性在于它在临床上易被误诊为恶性肿瘤。此外，本病可见于过度肥胖者的上肢、躯干、臀部和大腿。

一些治疗性注射用药也与本型脂膜炎的发生有关，如 β-干扰素[17-21]、醋酸格拉替雷[22-24]、那屈肝素钙[25]和粒细胞克隆刺激因子[26]。铝肉芽肿可表现为脂膜炎。还有报道脂膜炎发生在注射维生素 $K_1$ 后[27]。最近报道了两例电针治疗引起人工性脂膜炎的病例[28]。

## 发病机制和组织学特征

人工性脂膜炎的组织学表现通常无特异性，在一定程度上取决于致病原因。有些表现为急性小叶性炎症，伴脂肪坏死和中性多形核粒细胞浸润。陈旧损害以单一核细胞、脂肪吞噬性组织细胞和异物巨细胞浸润为主，甚至有时以肉芽肿反应为主。另一些病例可能主要累及脂肪间隔，因而很像结节性红斑。偶尔可见钙沉着[2]。有时可采用偏振光显微镜观察切片，若看到双折射物质则提示疾病有人工因素引起的可能。

石蜡瘤特征性的组织学表现为真皮和皮下脂肪组织内圆形或卵圆形空隙（“瑞士奶酪”样模式）（图 10.31），仔细观察可见泡沫状组织细胞或巨细胞沿着

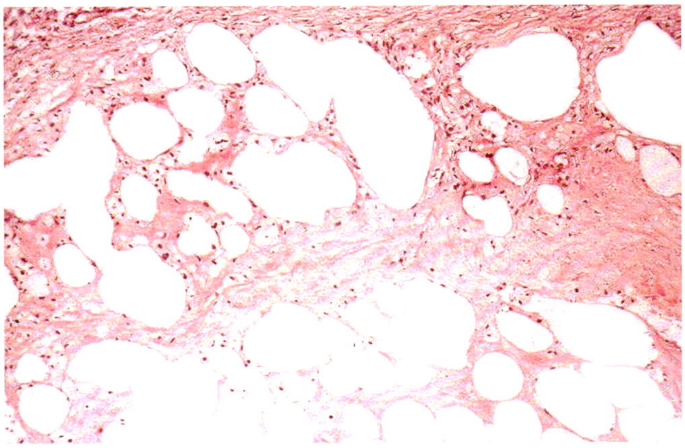

图 10.31 石蜡瘤：病变表现为大小不一的空腔（组织标本处理过程中脂肪被去除掉所致）。镜下表现类似瑞士奶酪

这些囊腔边缘排列（图 10.32）[9]。常伴有致密的纤维性瘢痕形成。早期损害有时表现为明显的肉芽肿成分[9]。注油枪损伤后可见类似的改变[29]。

喷他佐辛滥用引起的脂膜炎，其组织学表现包括致密的真皮纤维化，伴有不同程度的皮下脂肪瘢痕形成[5]。可见“瑞士奶酪”样表现。小血管栓塞常见[5]。

聚维酮脂膜炎特征性表现为组织细胞内聚集灰蓝色、刚果红染色阳性的泡沫状物质，伴坏死和出血[14]。

钝器伤引起的损害中可表现出血肿机化的特点。其他表现包括肉芽肿和局灶性含铁血黄素沉着[30]。

目前认为结节性囊肿性脂肪坏死可由缺血所致。组织学特点为由坏死的（无核）脂肪细胞形成有纤维包绕的结节样囊肿（图 10.33）[31-32]。伴有不同程度的炎症。

从既往手术部位取材的皮下脂肪（或更深部位）标本中常见脂肪坏死伴组织细胞（脂肪吞噬细胞）和巨细胞的组织学表现。Zelickson 和 Winkelmann 认为这是脂肪吞噬性脂膜炎[31]。含铁血黄素沉着也很常见，并且在许多病例组织中能找到缝线材料碎屑。

外伤性脂肪坏死的组织学表现是非特异的，以脂

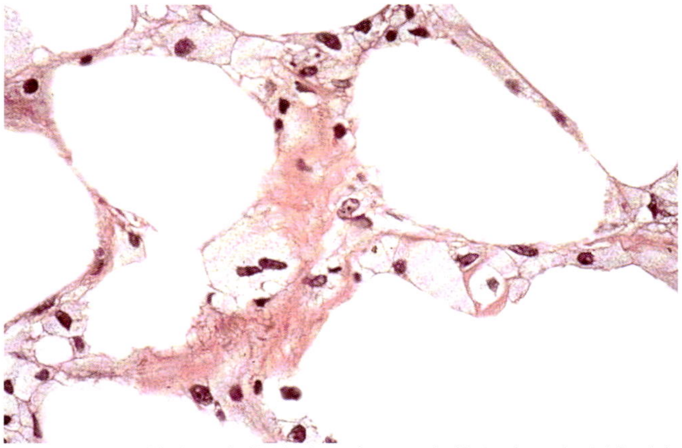

图 10.32 石蜡瘤：高倍镜检查常可见囊状空腔，内壁排列有脂肪吞噬细胞

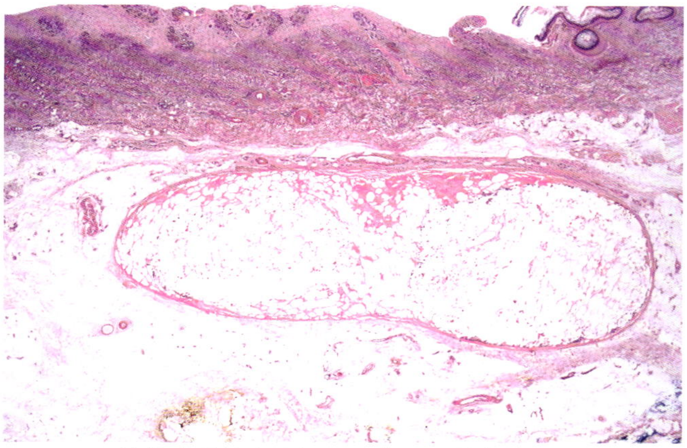

图 10.33 结节囊肿性脂肪坏死：典型的低倍镜下表现；注意有包膜的脂肪囊肿、瘢痕和慢性炎症

肪坏死伴不同程度的炎症细胞浸润为特征（图 10.34 和 10.35）。早期损害主要为中性粒细胞浸润，晚期则被淋巴细胞和单核细胞浸润所取代。脂肪吞噬细胞聚集常见，且这种反应会成为肉芽肿样反应。脂肪囊肿也是本病的一个常见特征，吸收后发生纤维化（图 10.36）。外伤性病灶中局灶性含铁血黄素沉着并不少见（图 10.37）。偶尔可见脂肪坏死伴钙化灶（图 10.38）。

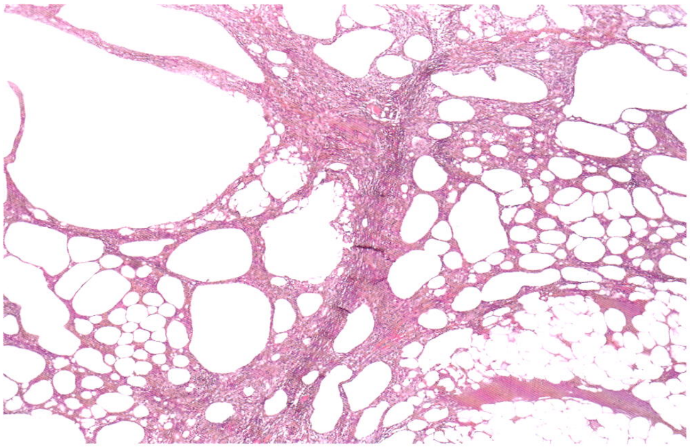

图 10.34 外伤性脂肪坏死：脂肪小叶有致密的炎症，伴间隔纤维化和出血

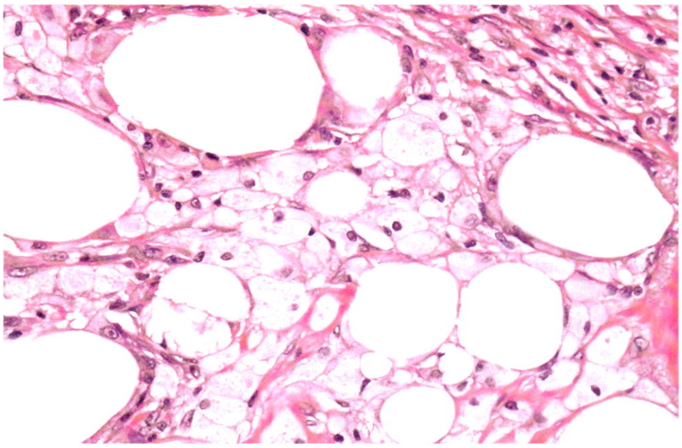

图 10.35 外伤性脂肪坏死：以大量脂肪吞噬细胞聚集为特点

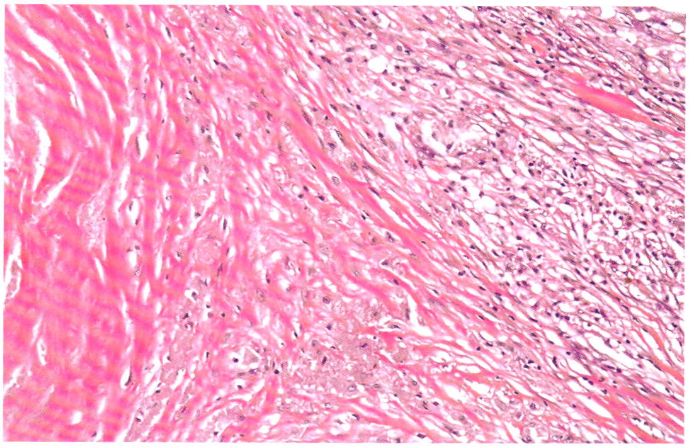

图 10.36 外伤性脂肪坏死：较慢性的皮损中常见瘢痕形成

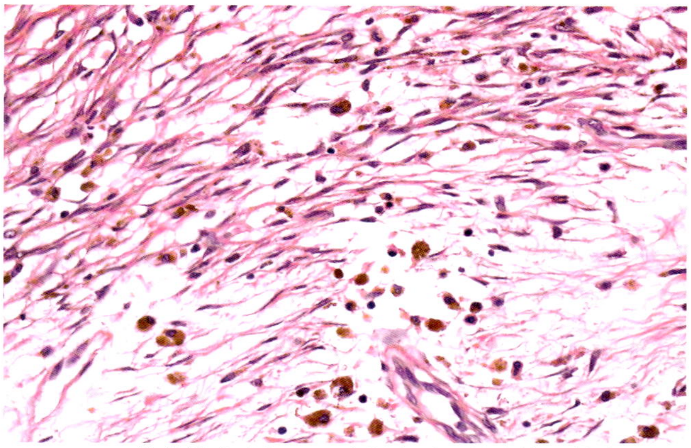

图 10.37 外伤性脂肪坏死：本例有明显的含铁血黄素沉积

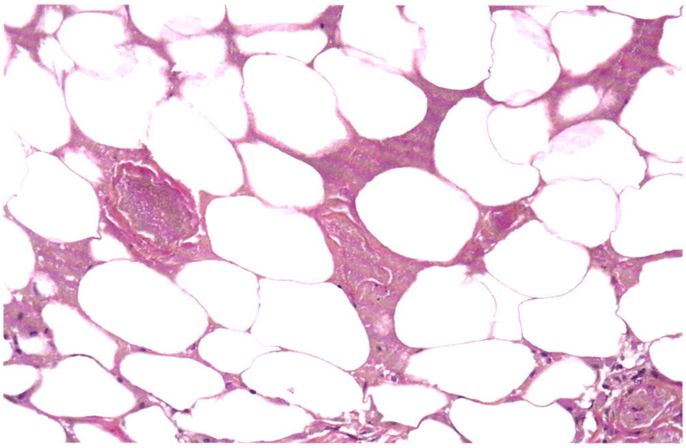

图 10.38 外伤性脂肪坏死：本例有明显的颗粒状钙化

皮下注射 β-干扰素发生的脂膜炎组织学上可类似结节性红斑、狼疮性脂膜炎和胰腺性脂膜炎的表现[18-20]。

醋酸格拉替雷导致的脂膜炎组织学上主要为脂肪小叶性炎症，在脂肪吞噬性肉芽肿的背景上出现淋巴细胞、浆细胞和散在中性粒细胞和嗜酸性粒细胞浸润[23]。有时可见反应性生发中心。

β-干扰素和醋酸格拉替雷导致的脂膜炎常常继发脂肪萎缩[18, 22]。

# 寒冷性脂膜炎

## 临床特征

寒冷性脂膜炎（cold panniculitis）罕见，最早报告的病例为婴儿和幼儿，受冷后在颊部和颌下等暴露部位出现触痛、发热的红色斑块[1-6]，损害常在暴露后 72 小时内出现[7]。斑块 2 ～ 3 周后可自行吸收不留痕迹。用小冰块敷在儿童皮肤上可导致相似的损害。吸吮冰棒也可导致同样的病变（“冰棍性脂膜炎”）[8-11]。儿童的饱和脂肪含量增加，使脂肪熔点升高，可诱发脂膜炎。

近来有报道称年轻女性在寒冷天气骑马后出现类似现象（马鞍寒冷性脂膜炎）。这些患者在冰天雪地里长时间骑马后，大腿的外上方出现浸润性紫红色斑块（图 10.39）[12-14]。本病有形成溃疡的趋势，愈后遗留炎症后色素沉着和凹陷性瘢痕。发生这样的损害被认为是在极度寒冷的天气下穿不保暖的紧身衣物，引起大腿周围的血液循环障碍所致。最近有两例具有冷凝集素的患者发生本病的报道[13]。

冻疮（冻伤）也表现为对寒冷的局限性异常炎症反应[15]。皮损分布于肢端（如指、趾背面），表现为瘙痒性红色皮损，可出现水疱和溃疡。

## 组织学特征

寒冷性脂膜炎的特征性改变在真皮和皮下脂肪组织交界处最明显（图 10.40）[3, 8]。浸润细胞包括淋巴细胞、组织细胞和中性粒细胞，从血管周围扩展到邻近的脂肪组织，可见脂肪细胞坏死和小囊肿形成（图 10.41）。有时可见过量的透明质酸。肉芽肿形成通常并不明显[16]。血管壁增厚，内皮细胞肿胀，但无明显的血管炎表现。

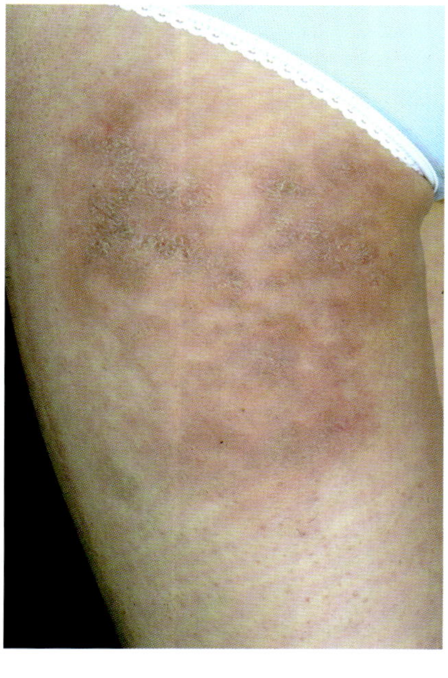

图 10.39 寒冷性脂膜炎：患者大腿部有溃疡（From the collection of the late N.P. Smith，MD，the Institute of Dermatology，London，UK.）

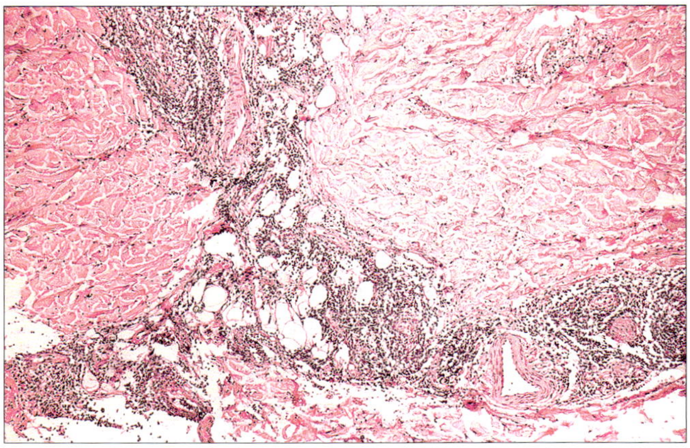

图 10.40 寒冷性脂膜炎：真皮和皮下脂肪交界处有致密的炎症细胞浸润（By courtesy of P.H. Cooper，MD，University of Virginia Medical Center，USA.）

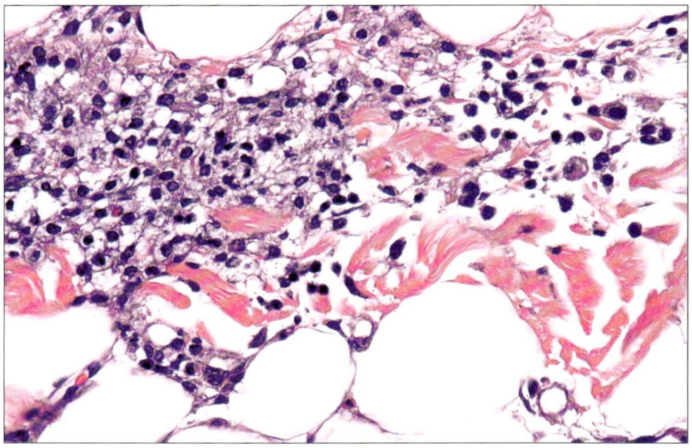

图 10.41 寒冷性脂膜炎：浸润由淋巴细胞和组织细胞组成

冻疮的组织学特征包括明显的真皮乳头水肿及浅表血管周围单核细胞浸润。血管壁显示特征性高度水肿，并常有纤维蛋白沉积[15]。

# 组织细胞吞噬性脂膜炎

## 临床特征

组织细胞吞噬性脂膜炎（cytophagic histiocytic panniculitis；噬血细胞综合征相关性脂膜炎）最早被认为是一种免疫调控异常的严重疾病[1-3]。本病的发生与多种潜在疾病相关，包括病毒感染，如巨细胞病毒和 EB 病毒[4-8]。个别还有 HIV 感染的报道[7]。细菌、真菌和寄生虫有时也与发病有关[9-11]。本病可以是苯妥英治疗后的并发症，在系统性红斑狼疮、骨髓移植后发生，也可以是 α-干扰素治疗的不良反应[12-15]。在早期文献中，一些病例被归为 Weber-Christian 病[16]。

特别重要的是，噬血细胞综合征也可能与许多恶性肿瘤相关，最常见的是（淋巴结或皮肤）T 细胞淋巴瘤[8，16-18]。过去报道的许多病例很可能为一些淋巴瘤，包括皮下脂膜炎样 T 细胞淋巴瘤、结外鼻型 NK/T 细胞淋巴瘤，特别是 γ/δ T 细胞淋巴瘤。极个别病例还需要考虑潜在的系统性 B 细胞淋巴瘤[19]。大多数这类患者均呈免疫抑制状态，但极个别患者例外，其病因尚不清楚（即特发性组织细胞吞噬性脂膜炎）[17，20]。因此，诊断为本病的患者应特别注意进行详尽的检查以除外潜在的淋巴瘤，特别是 T 细胞淋巴瘤。

组织细胞吞噬性脂膜炎临床上的皮损表现为红色、紫红色或出血性的结节，主要见于下肢和躯干（图 10.42 和 10.43）。然而，许多患者的皮损分布更为广泛。有时可见溃疡。严重的局限性或全身性水肿也可出现[18]。全身症状包括发热、不适、体重减轻、疲倦和肌肉疼痛。患者常出现肝脾肿大、淋巴结肿大、高三酰甘油血症、贫血、白细胞减少、血小板减少和弥散性血管内凝血[2-4]。细胞吞噬性出血性脂膜炎爆发时可伴发脂肪性肝炎[21]。

本病病程长短不一，一定程度上取决于潜在的疾病[22-31]。有些患者在经历长期慢性疾病后才进展为系统性噬血的临床表现。罕见情况下，患者出现皮损但病情相对较轻[20，25，30，32]；其他患者则病情进展很快，起病不久很快出现噬血现象及其后遗症。这些患者的死亡率很高。除了骨髓功能衰竭和弥散性血管内凝血的直接影响之外，系统感染，包括机会性细菌感染和真菌感染，也是患者死亡的重要原因[8]。

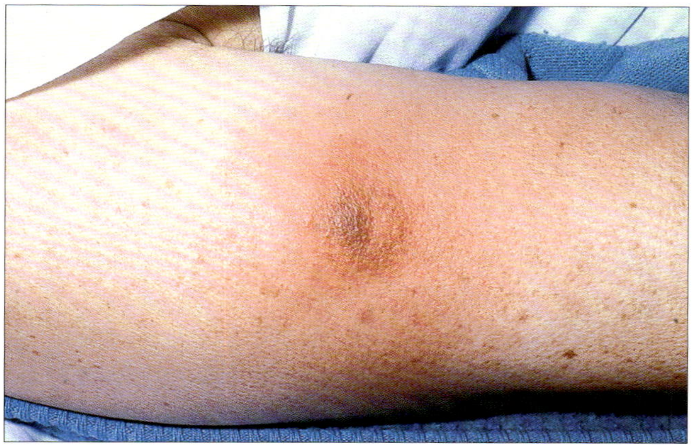

图 10.42 组织细胞吞噬性脂膜炎：上臂的大面积红色硬化斑块（By courtesy of M. Cook，MD，St George's Hospital，London，UK.）

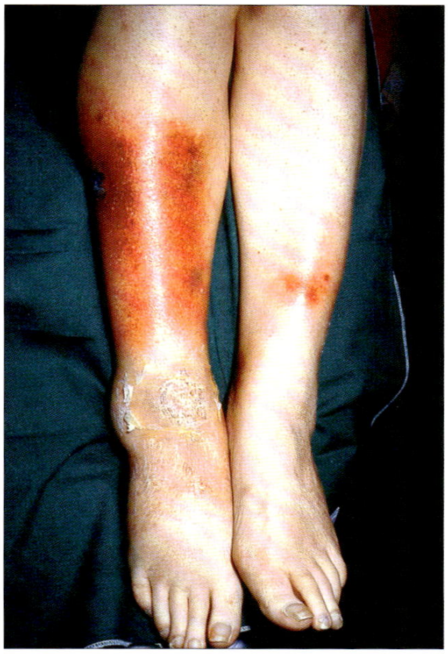

图 10.43 组织细胞吞噬性脂膜炎：本例皮损为出血和溃疡性损害（By courtesy of M. Cook，MD，St George's Hospital，London，UK.）

## 发病机制和组织学特征

发生吞噬血细胞现象可能系 T 细胞产生过多细胞因子的结果，这可能是病毒诱导的或是肿瘤转化的效应。其中肿瘤坏死因子-α（TNF-α）和 IL-2 可能起重要作用[8]。一名细胞吞噬性淋巴细胞性脂膜炎的儿童伴有致命性噬血性淋巴组织细胞增生症，在其体内检测到穿孔素的基因突变[33]。

病变的组织学特点是组织细胞浸润，细胞质丰富呈嗜酸性，细胞核形态均一，染色质深浅不一或呈泡状核含有较小核仁。也可见数量不等的淋巴细胞和中性粒细胞浸润。病变虽然主要分布在脂肪小叶，但也可累及脂肪间隔和真皮深部（图 10.44）。红细胞外溢为典型表现，且皮损常为明显的出血性损害。总能观察到吞噬红细胞现象，吞噬淋巴细胞或细胞核碎片的现象也常见（图 10.45）。这种吞噬了细胞而增大和膨胀的组织细胞有时被描述为“豆袋”细胞（图 10.46）[2-3]。巨细胞和肉芽肿通常并不常见，除非合并了脂肪坏死。有 T 细胞淋巴瘤的患者中可见淋巴样细胞的核异型（见下文）。

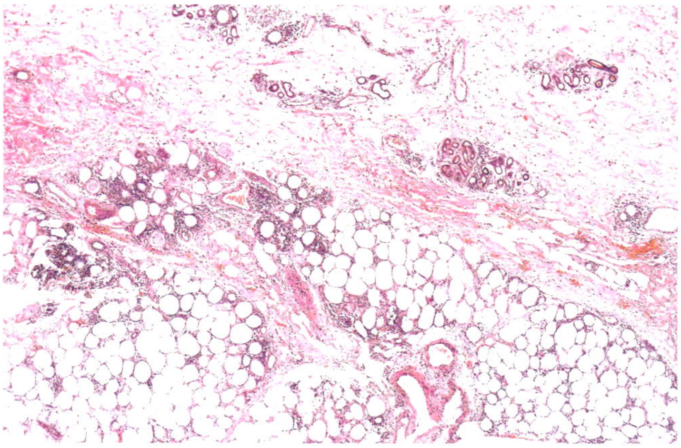

图 10.44 组织细胞吞噬性脂膜炎：有炎细胞浸润伴脂肪坏死

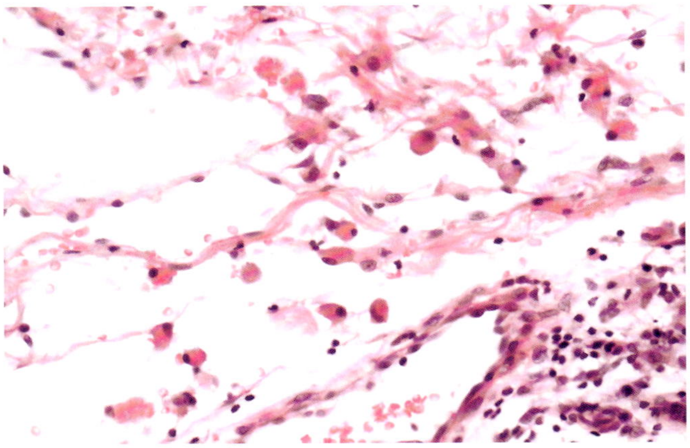

图 10.45 组织细胞吞噬性脂膜炎：注意组织细胞含大量嗜酸性胞质，其中多数示红细胞吞噬现象

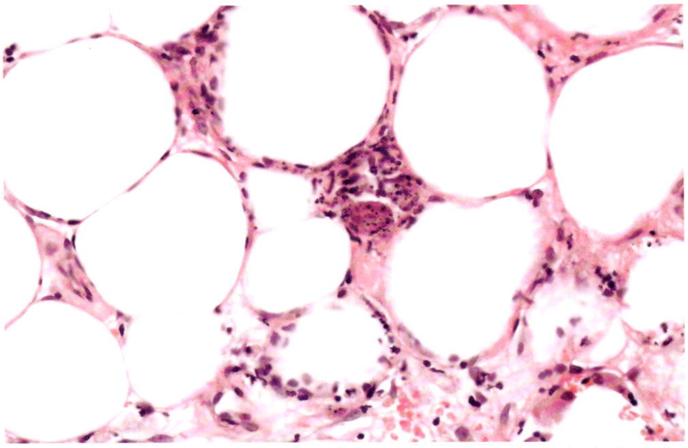

图 10.46 组织细胞吞噬性脂膜炎：视野中央有几个多核巨细胞，内含吞噬的核碎片（“豆袋细胞”）

## 鉴别诊断

组织细胞吞噬性脂膜炎需与那些有红细胞吞噬现象或噬血现象的疾病相鉴别：包括皮下脂膜炎样 T 细胞淋巴瘤、血管中心性淋巴瘤和皮肤 Rosai-Dorfman 病。在皮下脂膜炎样 T 细胞淋巴瘤中，淋巴细胞显示有细胞异型性，伴核碎裂和有丝分裂活跃（图 10.47）。血管中心性 T 细胞淋巴瘤以侵犯和破坏血管的异型淋巴样细胞浸润为特点，常伴有广泛的凝固性坏死。在皮肤 Rosai-Dorfman 病中，浸润通常集中在真皮。淋巴细胞吞噬现象明显，但红细胞吞噬现象不常见。其组织细胞的 S-100 蛋白染色阳性。

# 皮下 Whipple 病

## 临床特征

Whipple 病是一种罕见疾病，好发于男性，是由

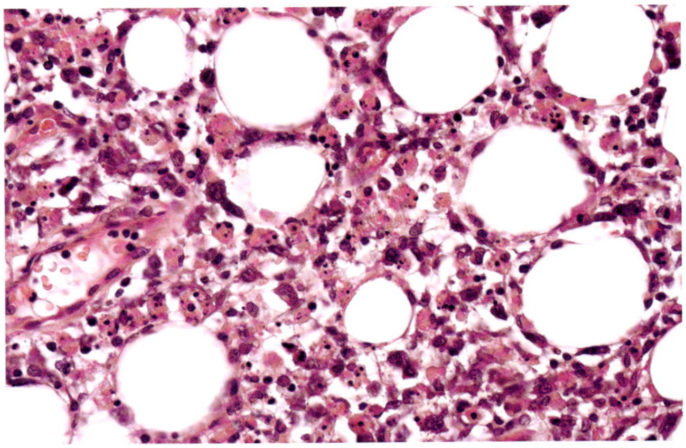

图 10.47 皮下脂膜样 T 细胞淋巴瘤：大量的组织细胞示血细胞吞噬现象。此外，尚可见大量深染和不规则的异型淋巴细胞

*Tropheryma whippeli* 杆菌感染引起的[1-2]。尽管本病可累及任一脏器，但其以累及小肠为特征，表现为小肠吸收障碍，伴发热和关节炎。皮肤损害包括色素沉着、红皮病、紫癜、血管炎、红斑与风团损害、湿疹样皮炎和苔藓样肉芽肿性损害[3-4]。偶尔可见皮下结节[3, 5-7]，对称分布于大腿内侧和前臂[8]。

## 组织学特征

受累的皮下脂肪主要表现为间隔性“脂膜炎”，以混合性炎症细胞浸润为特点，包含淋巴细胞、中性粒细胞和泡沫样组织细胞（PAS 染色阳性）[4, 8]。

电镜显示在组织细胞胞质内可见膜性小泡中有变性的杆菌[3]。最近的研究发现，本病可以采用 PCR 技术和免疫组织化学技术帮助诊断[9]。

# 胰腺性脂膜炎

## 临床特征

在胰腺性脂膜炎（pancreatic panniculitis）中，胰腺疾病合并发生皮下脂肪坏死（转移性脂肪坏死）是非常罕见的，但具有特殊的重要性，因为有时潜在的胰腺损害并不表现出临床症状。胰腺疾病包括急性胰腺炎、慢性胰腺炎、胰腺假囊肿、胰腺分裂症和胰腺肿瘤（大多是腺泡细胞癌，但也可为导管癌、神经内分泌癌和导管内乳头状黏液性肿瘤）[1-24]。有报道胰腺性脂膜炎可以为 SLE 患者肾移植术后的药物不良反应，也可以继发于 1 型糖尿病患者的胰肾同步移植术后[25-26]。另有 2 例红斑狼疮患者发生本病的报道[27-28]。胰腺性脂膜炎还可见于急性淋巴母细胞性

白血病使用L-门冬酰胺酶治疗后以及急进性肾小球肾炎引起的肾病综合征患者[29-30]。

患者的临床表现为多发性剧烈触痛的结节，外表为红色或紫红色（图10.48和10.49）。好发于下肢、臀部和躯干，偶尔可见于上肢、胸和头皮。有时结节发生溃破，有奶油状或油性的分泌物流出（图10.50）。关节症状（疼痛和肿胀）是本病重要的特征性表现，约54%（与胰腺炎相关）到88%（与胰腺癌相关）的患者会出现[5, 31-35]。最常累及踝部，但也可累及膝、肘、腕和掌指、跖趾关节。个案报道可出现软骨坏死和骨坏死[36]。其他表现包括胸腔积液（25%）和腹腔积液（30%），偶尔可见心包积液[4]。骨髓内脂肪也可受累，罕见肠道受累[1, 35]。实验室检查常见外周血嗜酸性粒细胞计数增高（与胰腺炎相关者为19%；与胰腺癌相关者为65%）。本病患者男性多于女性（与胰腺炎相关者为2∶1；与胰腺癌相关者为7∶1），患者年龄多在30～60岁。本病死亡率高，胰腺炎相关型为42%，有潜在胰腺癌者高达100%[4]。

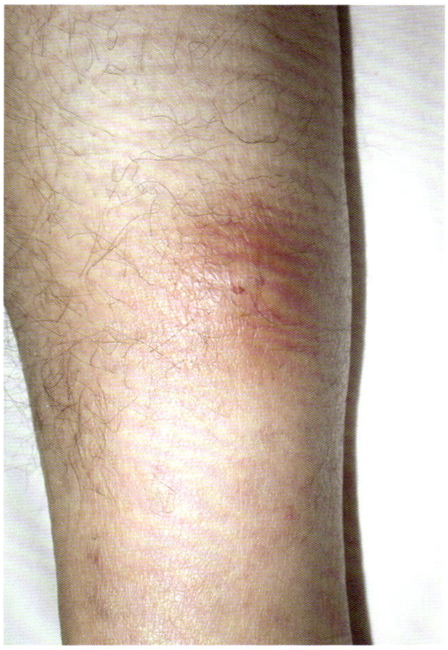

图10.48　胰腺性脂膜炎：早期损害常为红色（By courtesy of J.C. Pascual，MD，Alicante，Spain.）

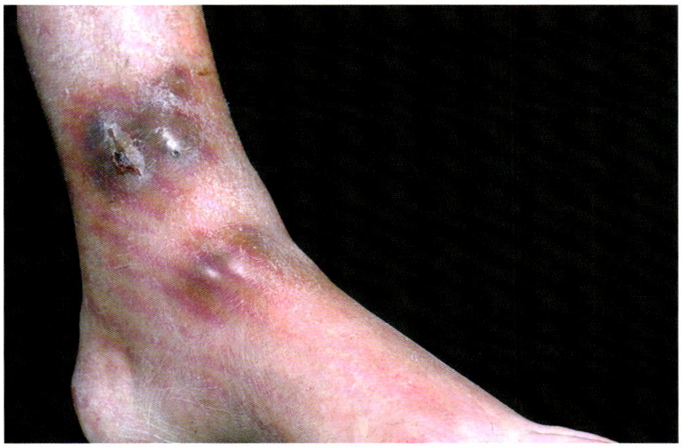

图10.49　胰腺性脂膜炎：较晚期的皮损（From the collection of the late N.P. Smith，MD，the Institute of Dermatology，London，UK.）

## 发病机制和组织学特征

与胰腺疾病相关的皮下脂肪坏死是由于胰酶、脂肪酶、磷酸酯酶和淀粉酶释放进入外周血循环中所导致的[7, 37]。据推测胰酶可损伤血管的结构，特别是重要部位的血管，使脂肪酶得以进入周围组织。体内试验却显示这种观点太简单化[9]。因为患者血清中脂肪酶水平与皮下脂肪坏死不总是相关的，有报道发现，出现皮下脂肪坏死的患者其血清中脂肪酶水平却正常[10]。但Wilson等和Simkin等的研究报告提供了强有力的体内试验证据，支持胰腺的酶类释放对本病的致病作用[31-32]。

组织学上的特征具有确定诊断的价值，与急性出血性胰腺炎发作后的胰周脂肪组织所见相同（图10.51）。尽管早期病变显示为间隔性脂膜炎，不伴有脂肪坏死或血管炎，但其最常见的病变分布在脂肪小叶，有特征性的“鬼影”细胞（图10.52）[38]。后者

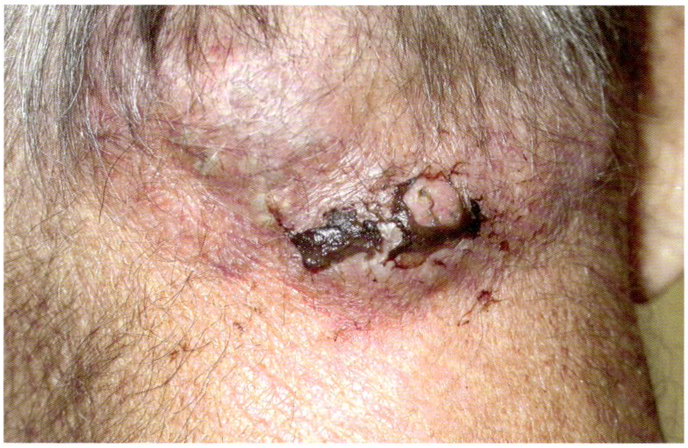

图10.50　胰腺性脂膜炎：结节可破溃，流出血性液体（By courtesy of J.C. Pascual，MD，Alicante，Spain.）

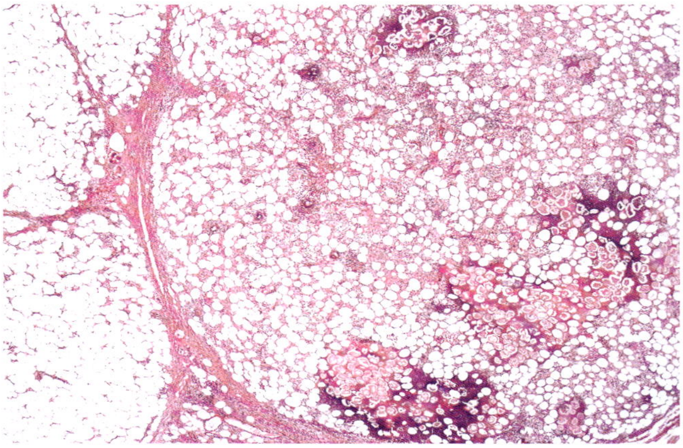

图10.51　胰腺性脂膜炎：病变主要累及脂肪小叶

是无核细胞，含有无定形的颗粒状碎片，边缘常示嗜酸性红染（图 10.53）。因钙化而呈点彩状嗜碱性染色常常可见（图 10.54）。脂肪坏死灶周围有中性粒细胞反应，常见出血灶（图 10.55）。未受累的周围脂肪中可见大量密集的急性和慢性炎症细胞浸润，包括大量的巨噬细胞，其中许多细胞因吞噬脂质而有泡沫状胞质，有时可见多核巨细胞（图 10.56）。无血管炎征象。有报道肠系膜脂肪和受累关节可见有双折射性晶体，但皮下脂肪中未见到[39-40]。

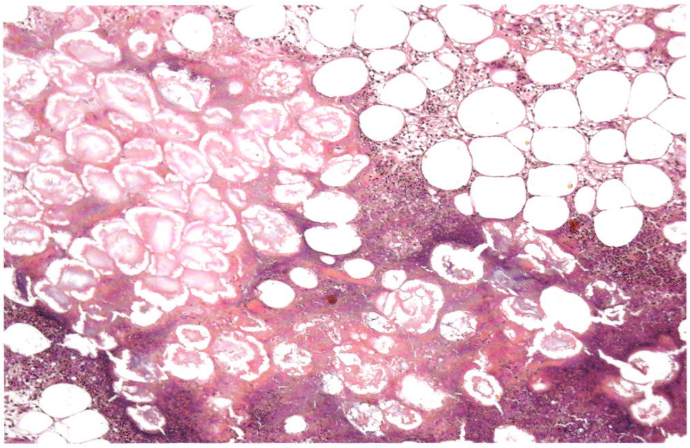

图 10.52 胰腺性脂膜炎：有广泛的酶解性脂肪坏死。注意特征性的鬼影细胞

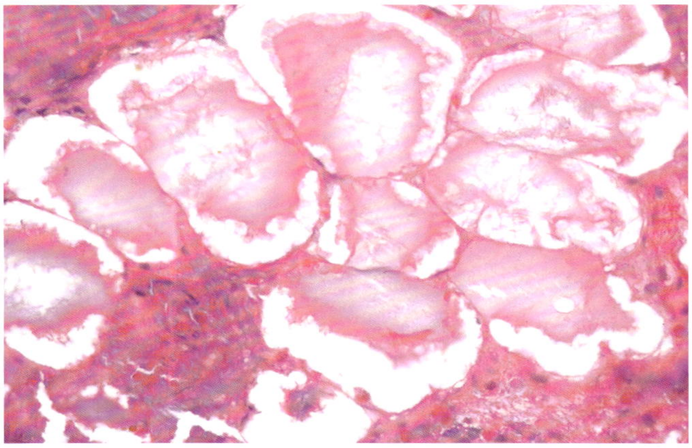

图 10.53 胰腺性脂膜炎：高倍镜下的鬼影细胞

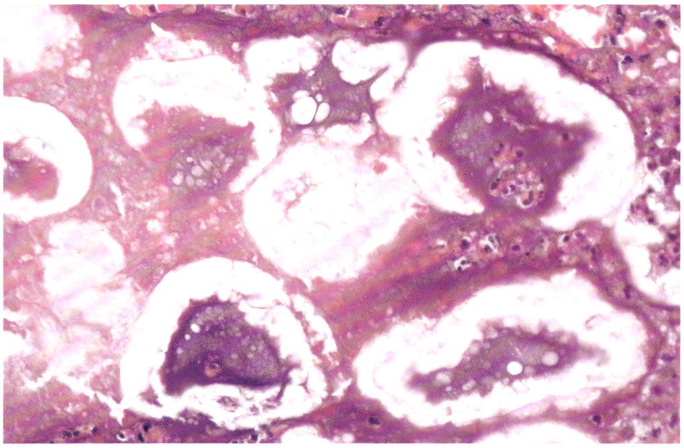

图 10.54 胰腺性脂膜炎：点彩状嗜碱性染色代表钙化

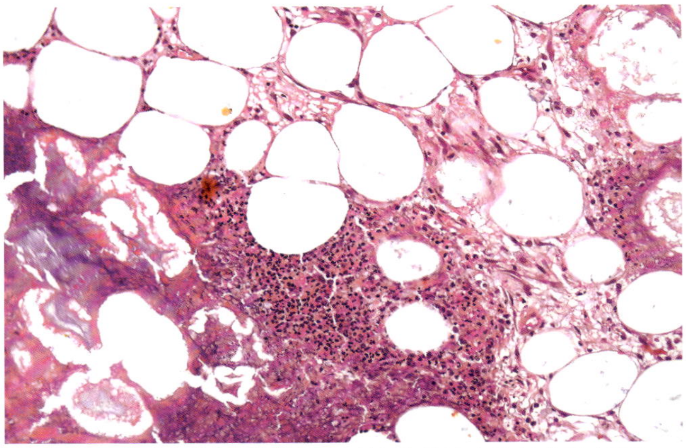

图 10.55 胰腺性脂膜炎：可见重度的中性粒细胞浸润

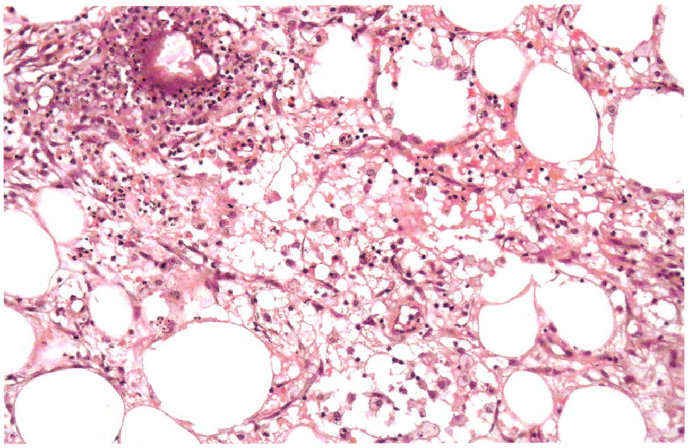

图 10.56 胰腺性脂膜炎：同其他类型的脂肪坏死一样，脂肪吞噬现象常见

# 新生儿皮下脂肪坏死

## 临床特征

这种少见疾病发生于出生后几周内的足月或过产期新生儿[1-4]。患儿出现无痛性皮下结节，直径几毫米至几厘米不等。表面皮肤外观正常或为红色或紫红色。损害对称分布于骨性隆起部位、上肢、肩部、臀部、大腿和面颊部（图 10.57）。结节常软化、有波动感，有时液化。本病通常为良性自限性疾病，绝大多数病例在数周至数月内自行缓解。但有时本病伴发高钙血症、血脂异常、血小板减少症和乳酸性酸中毒[4-11]。高钙血症可以无症状，也可以并发生长迟缓、发热、呕吐、烦躁和癫痫发作[1, 12]。钙沉积见于肾、肝、下腔静脉和心脏[4, 13]。新生儿皮下脂肪坏死发生 6 个月后才出现迟发性的高钙血症也有报道[14]。个别病例可致死。

## 发病机制和组织学特征

高钙血症的发病机制尚不清楚。一些理论提出以

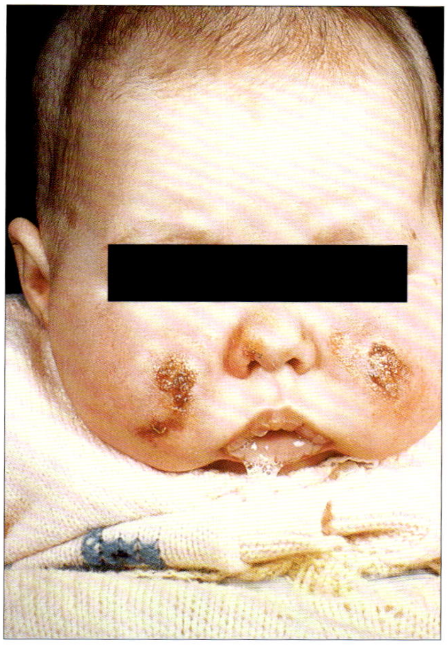

图 10.57 新生儿皮下脂肪坏死：双颊有结痂、溃疡性结节（By courtesy of the Institute of Dermatology，London，UK.）

下解释，包括钙质从消退中的斑块内释放、甲状旁腺素和前列腺素 E2 水平升高、维生素 D 敏感性增加，以及最近提出的，皮损处组织细胞产生过量的 1,25-二羟维生素 D3 导致肠道对钙的吸收增加[15-23]。

新生儿皮下脂肪坏死（subcutaneous fat necrosis of the newborn）的原因尚不清楚，但多数病例与某种形式的胎儿窘迫有关，包括产科或其他分娩外伤、脐带意外伤害、胎粪吸入、感染、低体温、前置胎盘、剖宫产和新生儿窒息[2，4]。也有报道与先兆子痫和母亲糖尿病有关[4，7]。皮下脂肪的原发性异常也是一定重要性的因素[24]。新生儿脂肪的特点是饱和脂肪酸水平高，其熔点较高，因此更易由于新生儿低体温而沉积。也有人提出棕色脂肪的缺陷是潜在的病因[25]。有 1 例剖宫产术后出现胎儿窘迫、低体温、新生儿呼吸窘迫和低血糖的婴儿同时发生新生儿硬化症和新生儿皮下脂肪坏死的病例报道，但是该例未经组织学证实[26]。

此外尚有报道皮下脂肪坏死可与以下因素有关：可发生在低温心脏手术后；是患有室间隔缺损和动脉导管未闭的婴儿发生充血性心力衰竭后的一种并发症；与母亲合并糖尿病、高血压、吸烟、具有与血栓形成有关的危险因素有关；与滥用可卡因相关；也可在产后使用钙通道阻滞剂后发生；可由于在寒冷天气下暴露时间过长导致[4，27-33]。

组织学改变具有特征性[21，34-36]。皮下脂肪重度坏死。单个脂肪细胞肿胀并含有大量放射状排列的嗜酸性晶状间隙，系脂肪溶解所致（图 10.58、10.59）。晶体主要由三酰甘油组成[35]。可见致密的炎症细胞浸润，包括多形核细胞、淋巴细胞、组织细胞和大量异物巨细胞（图 10.60）。近来报道 2 例病变内大量嗜酸性粒细胞浸润[21]。近期也有报道浸润细胞中多核巨细胞胞质中含

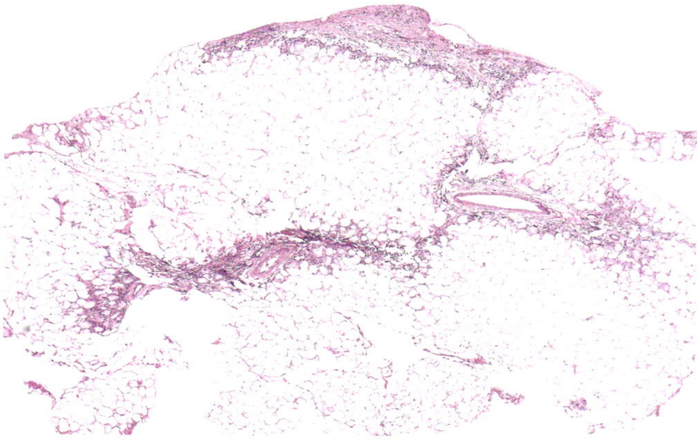

图 10.58 新生儿皮下脂肪坏死：多灶性脂肪坏死伴慢性炎症浸润

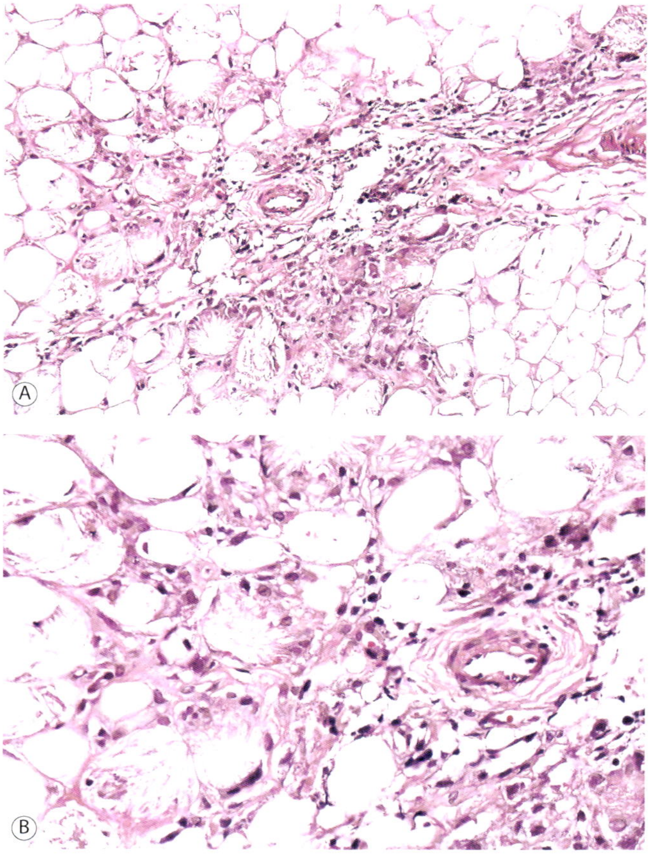


图 10.59 （A 和 B）新生儿皮下脂肪坏死：单个脂肪细胞肿胀，含特征性的、放射状排列的嗜酸性结晶

有嗜酸性颗粒[37-38]，这些颗粒的意义不清，据推测它们可能来源于脱颗粒的嗜酸性粒细胞[37]。陈旧损害可见纤维化和钙化灶。有时可有系统受累[36]。

## 鉴别诊断

有意思的是数年前报告的类固醇后脂膜炎综合征与本病具有相同的组织学改变[39-44]。这种情况发生在用大剂量类固醇治疗风湿性热或肾小球肾炎的患儿，

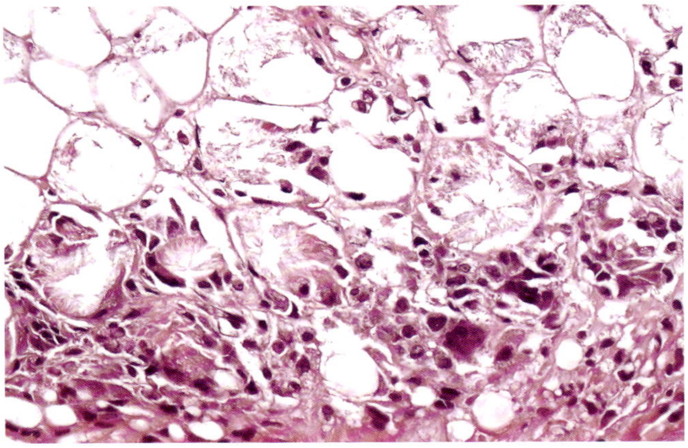

图 10.60 新生儿皮下脂肪坏死：脂肪坏死灶周围是慢性炎症细胞浸润，含大量的异物巨细胞

突然撤药导致在患儿的面颊、上肢和躯干发生深达 4 cm 的皮下肿胀。现在由于类固醇撤药是按标准逐渐减量，本病已很难见到，仅具历史价值。这些患者的结节表面皮肤发红、温热且有瘙痒感。轻度脂膜炎患者可自发缓解；更严重的患者在重新使用类固醇后皮损消退。近期有报道类固醇后脂膜炎发生于一名成人[45]。

# 新生儿硬化症

## 临床特征

新生儿硬化症（sclerema neonatorum）是一种非常罕见的疾病，死亡率高（75% ~ 90%）[1]。本病易与新生儿皮下脂肪坏死相混淆，应与之鉴别[2-4]。患儿表现为在出生第一周内（平均起病时间为 4 天，但从出生时至生后 70 天均可发病）皮下脂肪出现弥漫性、快速扩展的蜡样增厚和硬化，像猪油一样。通常好发于臀部、大腿和躯干，常扩展至全身，掌跖及生殖器不受累。脂肪与其下方筋膜紧密连接，皮肤不能捏起。无可凹性水肿。

患儿常体温低下，但也有体温正常者，极少数体温升高[5-6]。少数患儿为早产儿。多数伴有某种其他疾病，如败血症、肺炎、腹泻、脱水、肠梗阻、先天性心脏病或其他先天畸形[7]。有报道 1 名患儿同时出现新生儿硬化症和新生儿皮下脂肪坏死[8]。

## 发病机制和组织学特征

本病的病因和发病机制尚不清楚。一般认为新生儿皮下脂肪结构不同可能是发生临床症状的前提条件。与成人相比，新生儿皮下脂肪中的饱和脂肪酸（软脂酸和硬脂酸）含量较高，不饱和脂肪酸（油酸）含量较低[2]。其熔点和凝固点也较高。有人提出，新生儿硬化症的患儿将饱和脂肪酸转化成不饱和脂肪酸的酶系统发育不完善[2]。这个因素加上应激因素可能会导致三酰甘油沉积从而发生皮下脂肪凝固。最近有人提出，全身血液循环的重新分布使得皮下脂肪的供血不足可能在发病中起重要作用[9]。新生儿硬化病患儿的血脂过氧化反应升高以及超氧化物歧化酶活性降低，使人想到自由基在发病机制中也可能起一定的作用[10]。本病不发生血管炎。

组织学表现无明显特殊之处。皮下脂肪显著增厚，纤维间隔较正常增宽。脂肪细胞增大，细胞内可见放射状排列的细小晶体，与新生儿皮下脂肪坏死中所见相同，但常常不太明显[1, 11]。与后者相比，没有坏死或明显的炎症细胞浸润。罕见钙化[1]。真皮硬化伴透明样变，表皮萎缩，皮突消失[11]。

# 皮肤草酸盐沉积症

## 临床特征

草酸盐沉积症（oxalosis）的特征是草酸钙物质广泛沉积在各种组织中，可代表一种原发性代谢障碍疾病，也可代表为因草酸盐前体摄入增加或排泄不完全引起的一种继发性现象[1-5]。继发性草酸盐沉积也可由下列原因引起，如维生素 $B_6$ 缺乏、甘油输注、甲氧氟烷麻醉、维生素 C 过量、过度血液透析、腹膜透析和乙二醇中毒[2]。

原发性草酸盐沉积症与草酸盐生成过多有关，是一种常染色体隐性遗传病。有三个亚型。

- Ⅰ型：最常见，由肝酶丙氨酸-乙醛酸盐转氨酶缺乏所致，引起经尿排泄的草酸盐、羟乙酸盐和乙醛酸盐含量增加[1-3]。
- Ⅱ型（L-甘油酸尿症）：是由细胞内的 D-甘油酸盐脱氢酶和乙醛酸盐还原酶缺乏所致，伴发经尿排泄的 L-甘油酸盐和草酸盐含量增加，但是羟乙酸盐和乙醛酸盐含量正常[4]。
- Ⅲ型：是由原发性小肠疾病相关的草酸盐重吸收过多所致[5]。

草酸钙结晶沉积最常发生在肾（草酸钙结石和慢性肾衰竭）[4]。随着慢性肾衰竭的发生，高草酸盐血症随之形成，继而草酸盐晶体沉积于血管壁、视网膜、心肌、心脏传导系统、中枢神经系统、周围神经、骨骼和关节[6]。

原发型和继发型均有皮肤表现[6-24]。皮损因血管受累而发生，患者表现为手足发绀、网状青斑、Raynaud 现象和肢端坏疽（图 10.61）[7-12]。类似钙超敏反应的坏死溃疡性损害也有报道[13-15]。有时面部和手指皮肤出现晶体沉积，表现为粟粒状沉积、真皮/皮下结节或疼痛性甲下结节[16-21]。偶尔可见全身皮肤丘疹结节损害者[22]。原发型患者中血管累及较常见，而继发型患者中血管外的损害较常见[21]。

## 组织学特征

草酸钙结晶为黄色至棕色，呈放射状排列的针形或长方形结晶物（图 10.62 和 10.63）。皮肤内它们可见于真皮网状层或皮下脂肪中。血管受累时主要累及动脉中层（图 10.64）。有时晶体在较小动脉或小动脉腔内可见到[1，11-12]。用偏振光镜检查时晶体显示明显的黄色或蓝色双折光。有时它们伴有异物巨细胞反应，特别是当钙质沉着发生在真皮或皮下时[8，18，22-24]。在伴有坏疽或网状青斑的患者中可见纤维蛋白血栓[8]。

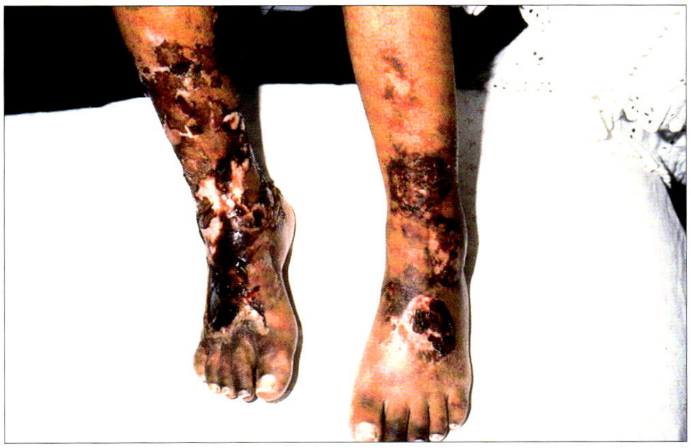

图 10.61　皮肤草酸盐沉积：此患儿表现为溃疡与坏疽（By courtesy of N. Saxe，MD，Groote Schuur Hospital，Cape Town，South Africa.）

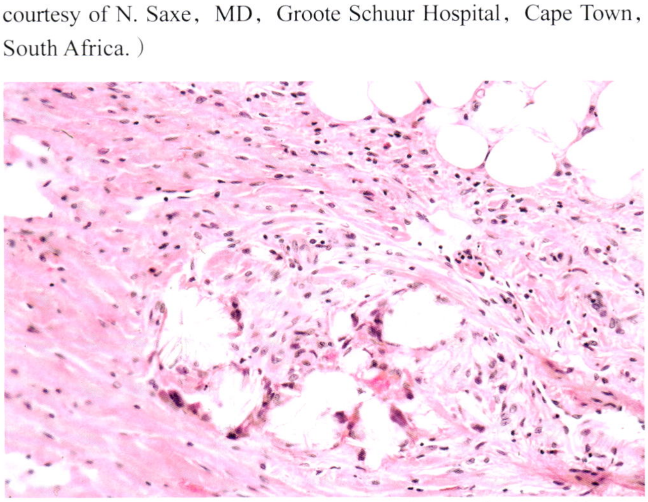

图 10.62　皮肤草酸盐沉积：注意放射状分布的针形结晶

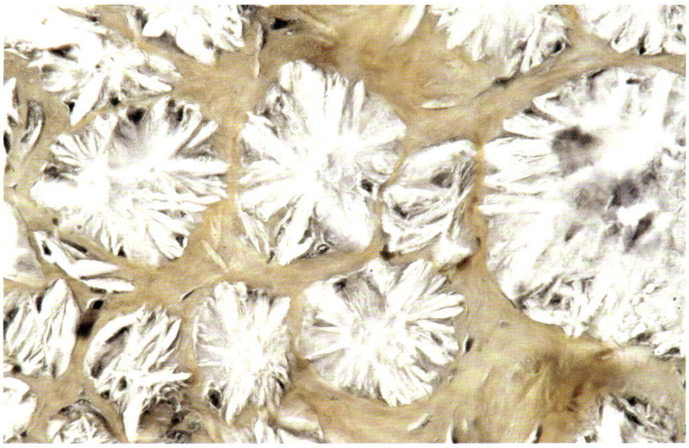

图 10.63　皮肤草酸盐沉积：注意偏振光镜下的放射状结晶

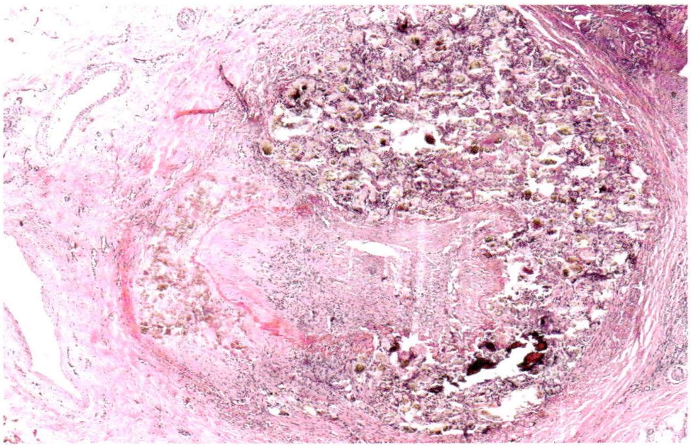

图 10.64　皮肤草酸盐沉积：此视野有明显的血管受累，伴血管中层结构损坏和明显内膜增厚

# 钙超敏反应

## 临床特征

钙超敏反应（calciphylaxis）最初的定义来自于大鼠试验模型，即大鼠经甲状旁腺素或二氢速甾醇致敏后，再给大鼠注射激发剂，如金属盐，导致其局部坏死和钙质沉积[1]。此术语后来被用以描述钙磷代谢异常以及随后产生的皮下脂肪血管的钙化，随后形成血栓伴广泛皮肤坏死[2-7]。

钙超敏反应的皮肤损害临床上常表现为双侧对称性分布，并常为瘙痒和疼痛/触痛性皮疹，好发于下肢（图 10.65）。少数情况下皮损累及乳房、臀部、腹部和阴茎[8-24]。损害常为边界清楚的、青斑样紫色斑块和结节，其下组织有缺血性坏死，有时扩展深及筋膜。溃疡为典型表现，有时有大疱。肢端受累时可出现坏疽和自体截肢[6]。有小肠受累伴大量出血的个案报道[16]。

钙超敏反应患者伴相当严重的病态，其死亡率高达 60%[4，14]。多数患者死于继发感染。晚期肾病引起的钙超敏反应偶可发生于儿童，迄今有 4 例报道[25]。

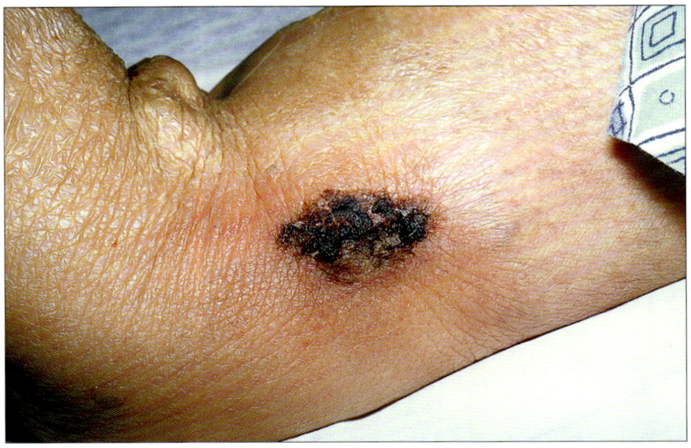

图 10.65 钙超敏反应：溃疡性坏疽皮损，周围发红（By courtesy of A. Qureshi，MD，Department of Dermatology，Brigham and Women's Hospital，Boston，USA.）

## 发病机制和组织学特征

皮下血管结构发生钙化的确切机制尚不清楚，可能由多种因素造成。绝大多数患者是在发生慢性肾衰竭和二期或三期甲状旁腺功能亢进的背景下，出现钙磷代谢异常而致敏的。患者常常正在进行透析治疗。少数患者有原发性甲状旁腺功能亢进或维生素 D 过多症病史[4，12，14，17]。虽然许多患者的钙沉积与钙磷产物增加有关，但他们当中有相当一部分人的钙磷水平正常[4]。这提示这些患者发生钙沉积是机体对过量的甲状旁腺素或维生素 D 的直接反应。引起血管钙盐沉积的激发因素也不肯定，但一些物质（包括白蛋白、皮质类固醇激素和免疫抑制剂）可能与之有关[12]。有报道称功能性蛋白 C 的减少与钙超敏反应可能有关[13]。罕见情况下，个别患者无肾疾病或甲状旁腺素水平升高[17]。本病患者也可伴发恶性肿瘤、类风湿性关节炎、巨细胞动脉炎以及酒精性肝病[26]。

钙超敏反应的组织学表现为小到中等大小的动脉、微动脉的钙化（图 10.66 和 10.67）。钙化的碎片有时出现在血管腔内，偶尔可见血管栓塞（图 10.68）。有报道血管内膜出现成纤维细胞增生伴管腔狭窄（图 10.69）[9]。一些病例中可见皮下脂肪内出血和脂肪坏死，伴脂肪小叶淋巴组织细胞浸润（图 10.70）。间质钙化罕见[9]。偶尔可见弹力纤维假黄瘤样改变[27]。一篇报告描述了与之相关的一种现象，即 1 例有甲状旁腺功能亢进病史的中毒性表皮松解坏死症患者出现了表皮和毛囊的钙化，但是无血管损害[28]。

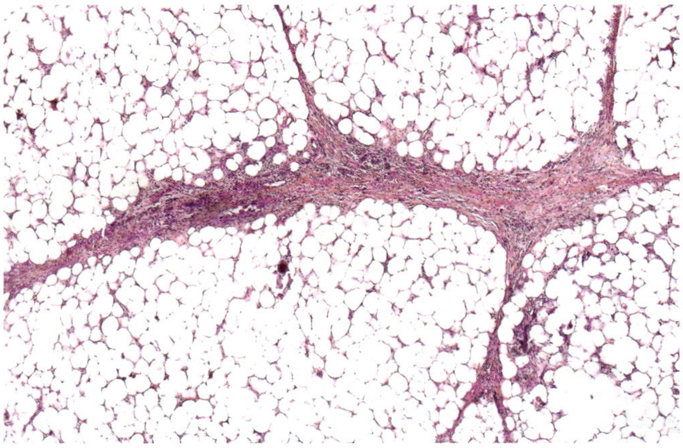

图 10.66 钙超敏反应：灶性脂肪坏死，受累脂肪小叶的小血管有广泛钙化。注意增厚和纤维化的间隔

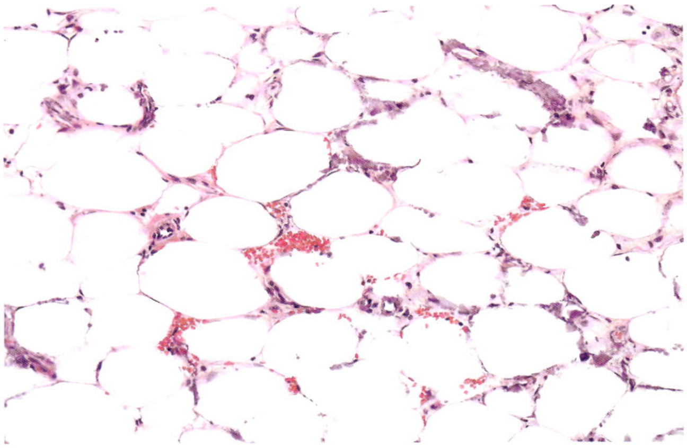

图 10.67 钙超敏反应：皮下脂肪的小血管和毛细血管钙化

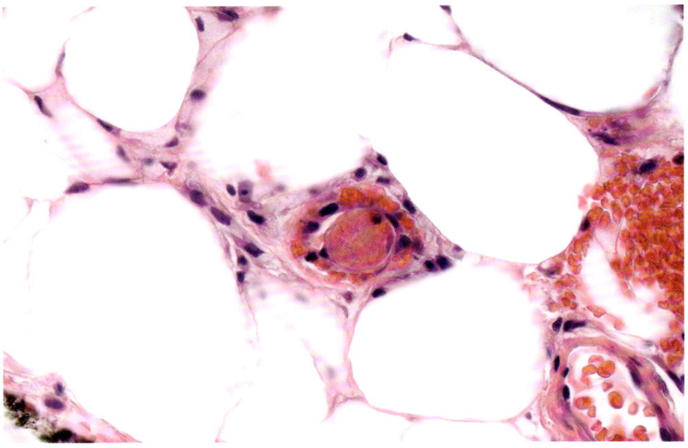

图 10.68 钙超敏反应：注意视野中央栓塞的血管

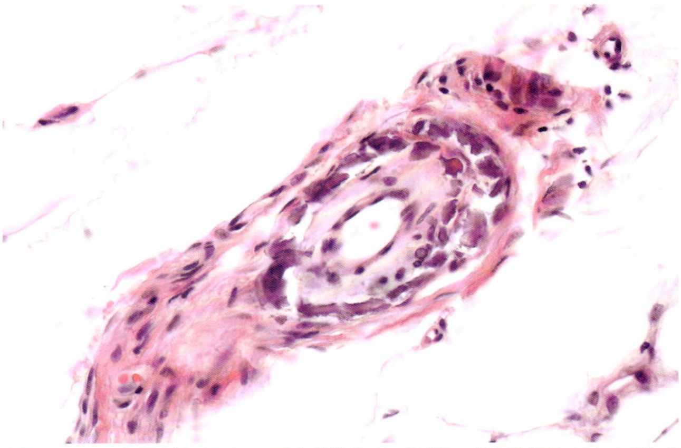

图 10.69 钙超敏反应：除了管壁钙化外，还有明显的内膜成纤维细胞增生

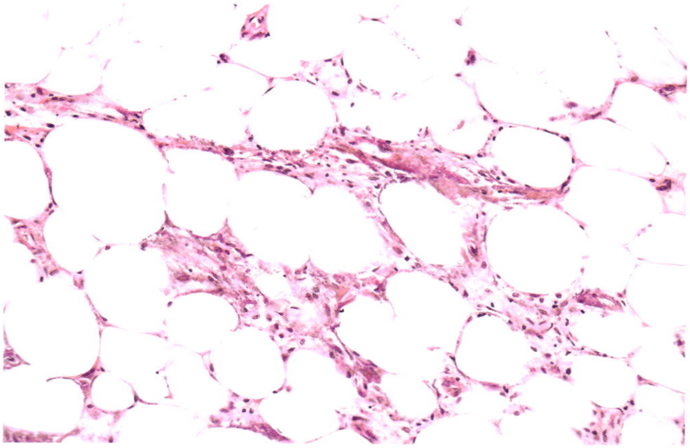

图 10.70 钙超敏反应：脂肪坏死伴明显脂肪吞噬现象。同时可见广泛钙化

## 鉴别诊断

肾源性系统性纤维化症患者中可出现累及小动脉和微动脉的钙化，不伴血栓[29]。此外，偶然的血管钙化也可见于周围血管病、肾功能不全和糖尿病的患者[30]。

# 晶体潴留性组织细胞增多症

## 临床特征

晶体潴留性组织细胞增多症（crystal-storing histiocytosis）是一种十分罕见的疾病，可见于与 κ 轻链单克隆丙种球蛋白病相关的淋巴浆细胞性肿瘤患者，这些肿瘤包括淋巴浆细胞性淋巴瘤（免疫细胞瘤）、意义未定的单克隆丙种球蛋白病、多发性骨髓瘤、髓外浆细胞瘤、黏膜相关淋巴样组织淋巴瘤和大细胞性 B 细胞淋巴瘤[1-5]。原发性皮肤受累少见，有关的文献报道仅有 3 篇[6-8]。这些患者的皮损表现为无症状的红色皮下结节与肿块（图 10.71）。

## 组织学特征

本病特征为具有包含嗜酸性晶体的组织细胞，细胞类似 Gaucher 细胞（称为假 Gaucher 细胞），同时混有淋巴瘤细胞（图 10.72）[3]。晶体为多角形到菱形或针形，PAS 染色和磷钨酸苏木素染色阳性（图 10.73）[6-7]。可见红细胞吞噬现象[3]。

组织细胞表达 CD68，有时免疫球蛋白重链和轻链可有弱的染色[3]。

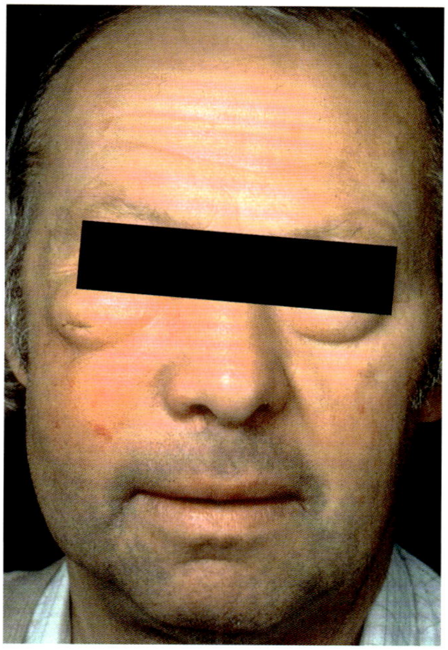

图 10.71 晶体潴留性组织细胞增多症：此患者的面部和眼睑明显肿胀

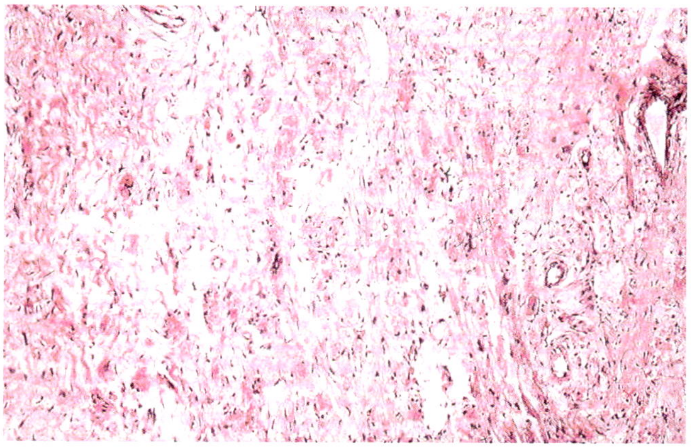

图 10.72 晶体潴留性组织细胞增多症：真皮内有较大的组织细胞，含有丰富的嗜酸性胞质

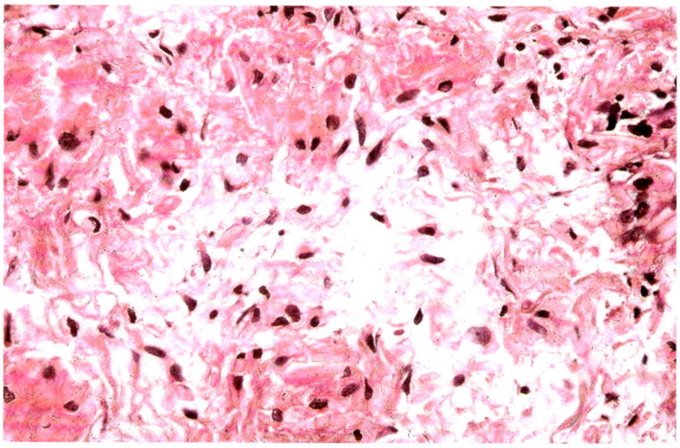

图 10.73 晶体潴留性组织细胞增多症：胞质内含大量嗜酸性晶体

超微结构下晶体有时与被膜结合在一起（溶酶体衍生物），呈盘状、长方形、梯形和菱形，具备一个独特的六边形晶格结构[3, 6-7]。肿瘤细胞的胞质中也可含有晶体[3]。

## 痛风性脂膜炎

表现为结晶状小叶性脂膜炎的痛风病例报道很少[1-5]。

# 结节性血管炎

## 临床特征

结节性血管炎（nodular vasculitis；硬红斑）是一种罕见疾病，好发于中青年女性，常见于具有红绀样血液循环的患者[1]。男性患者罕见[2]。患者表现为疼痛与触痛的紫红色硬结，最常累及小腿屈侧，也可累及胫前、足、踝、大腿和上肢（图 10.74、10.75）。损害常双侧发生，体重过重伴小腿脂肪较多者最易受累。本病有季节性，在寒冷的冬季发病率升高。皮损常反复发作多年。常有溃疡，愈后常有瘢痕伴色素沉着（图 10.76 ～ 10.78）。

作为潜在结核病的临床表现时，常采用硬红斑（Bazin 病）这个术语。在这种情况下，皮内注射

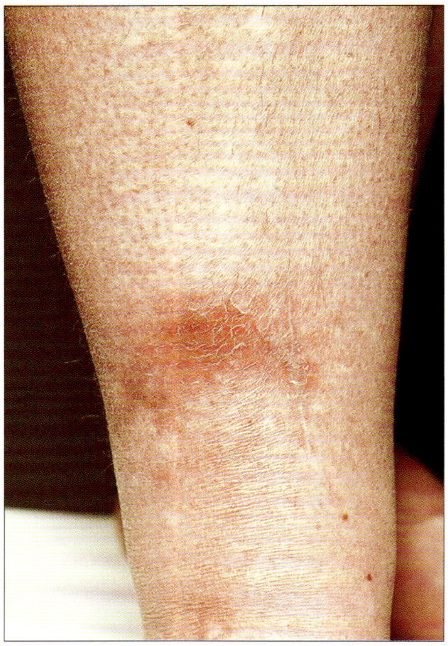

图 10.74 结节性血管炎：早期损害表现为中年女性小腿上的红色结节（By courtesy of M.M. Black, MD, St Thomas' Hospital, London, UK.）

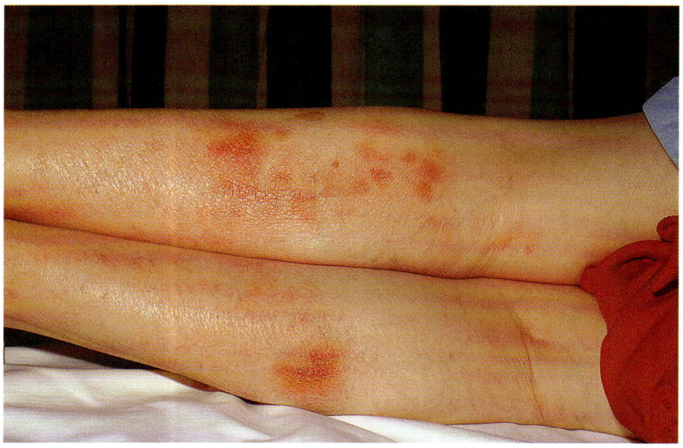

图 10.75 结节性血管炎：典型的双小腿同时受累（By courtesy of the Institute of Dermatology, London, UK.）

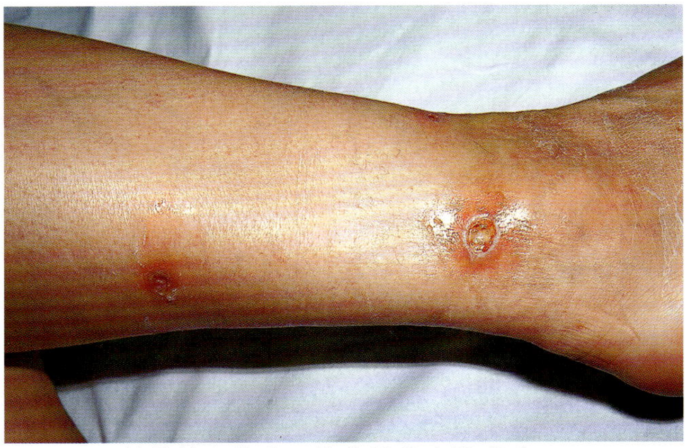

图 10.76 结节性血管炎：结节常发生溃疡（By courtesy of R.A. Marsden, MD, St George's Hospital, London, UK.）

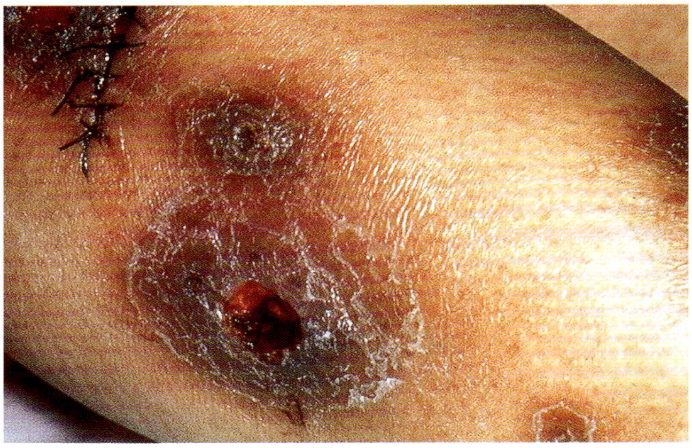

图 10.77 结节性血管炎：这位重症患者的胫前及小腿屈侧均有溃疡性损害（By courtesy of R.A. Marsden, MD, St George's Hospital, London, UK.）

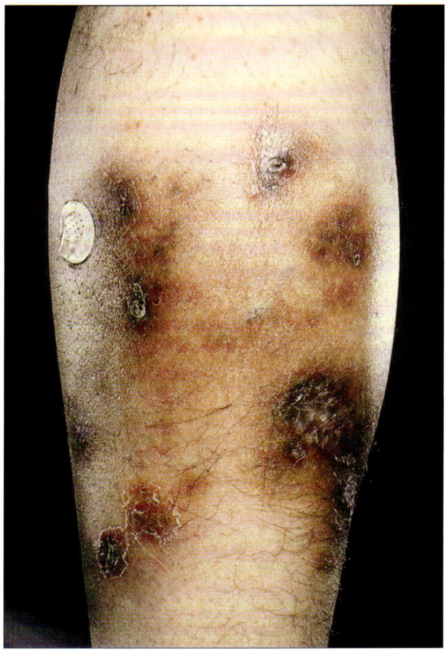

图 10.78 结节性血管炎：多发性瘢痕损害。注意明显的色素沉着（By courtesy of the Institute of Dermatology, London, UK.）

1：10 000 稀释的纯化蛋白衍生物（PPD），这些患者都会出现阳性反应，抗结核化学治疗后所有皮损可完全消退[3-6]。

## 发病机制和组织学特征

硬红斑与结节性血管炎的关系在学术界已争论了许多年。同样，前者与潜在的结核感染之间的关系也一直争论不休。

正如上述，目前的文献倾向于支持硬红斑患者多合并结核菌潜伏感染这一观点。因此，对多数病例来说，这两种命名是同义词。因此，硬红斑可能与活动性结核有关[7-11]。虽然在皮损处取材行细菌培养结果总是阴性，但近来用 PCR 检测出的结核分枝杆菌 DNA 的例子很多，进一步支持了潜在的结核感染为本病病因的观点[12-21]。

因此，结节性血管炎可以被认为是一种超敏反应，其中，分枝杆菌抗原是一个重要的原因。目前已有人提出免疫复合物型和迟发型的发病机制[13]。本病的其他诱发因素尚未得到公认，虽然有些报道称本病与急性髓系白血病和慢性丙型肝炎相关，并可能是丙硫氧嘧啶相关的一种药物不良反应[20, 22-25]。最近报道了 1 例结节性血管炎伴发溃疡性结肠炎[26]。卡介苗（BCG）接种、远端疼痛性周围神经病变和肉芽肿性主动脉瓣狭窄偶尔可与 Bazin 硬红斑相关[27-29]。

组织学表现包括脂肪间隔和小叶改变（图 10.79）。传统上认为血管炎的存在是诊断结节性血管炎（硬红斑）的必要条件。但是，近期一项研究分析了 86 例硬红斑患者的 101 个活检标本发现 9.9% 的标本未见血管炎，即使多次深切也如此[30]。

发展充分的皮损病理表现为间隔增宽和慢性炎症浸润（图 10.80）。急性血管炎（累及间隔和小叶内的静脉和小静脉时）可见大量密集的炎症细胞浸润，包含中性粒细胞、淋巴细胞和组织细胞，有时可见血管壁坏死和血管内栓塞（图 10.81）。最常受累的为小叶内小的静脉，之后为间隔内静脉和小叶内小静脉[30]。此外，间隔内动脉可由于血管炎病变而受累[30]。

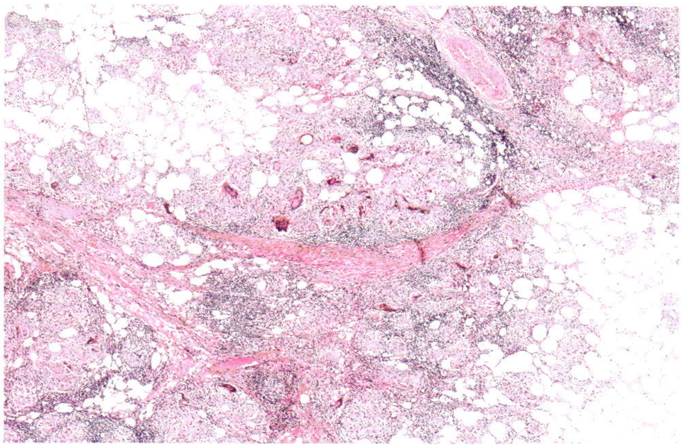

图 10.79 结节性血管炎：注意小叶周围特有的肉芽肿性炎性结节

偶见脂肪间隔的肉芽肿性炎症反应。

少数病例可见急性发炎的血管周围有脂肪小叶局灶性炎症[31]。而多数病例表现为整个脂肪小叶或多个脂肪小叶散在的结节性损害。脂肪坏死恒见，嗜伊红性加深。组织学表现存在差异，从典型的脂肪吞噬性坏死到凝固性或更罕见干酪样坏死都可出现（图 10.82、10.83）[32]。典型者可见中性粒细胞、淋巴细胞和黄瘤样变的组织细胞浸润。常可见到肉芽肿、异物巨细胞和朗格汉斯巨细胞（图 10.84）。

慢性或正在消退的皮损活检标本中常可见脂肪间隔和小叶的纤维化。巨细胞和肉芽肿仍然能够见到。

## 鉴别诊断

由于病理表现为明显的肉芽肿改变，因此须除外感染导致的脂膜炎，特别是分枝杆菌和真菌感染，包括隐球菌病、足菌肿、着色真菌病、孢子丝菌病和曲

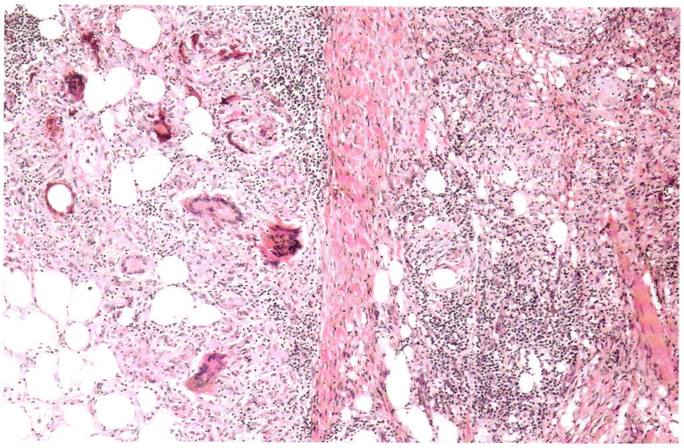

图 10.80 结节性血管炎：充分形成的上皮样肉芽肿和多核巨细胞

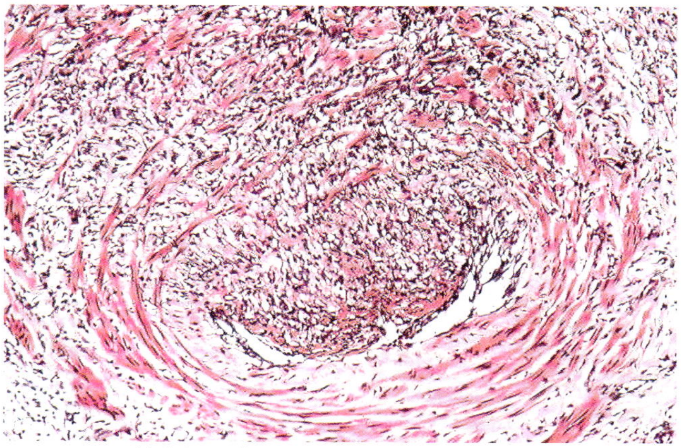

图 10.81 结节性血管炎：此视野所见血管受累具有特征性

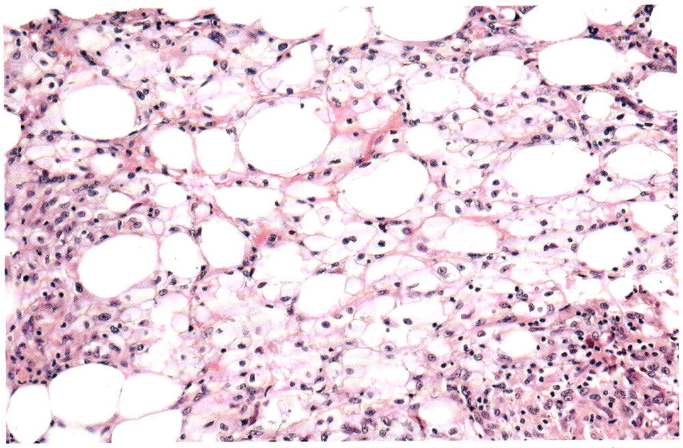

**图 10.82** 结节性血管炎：注意大量的脂肪吞噬现象

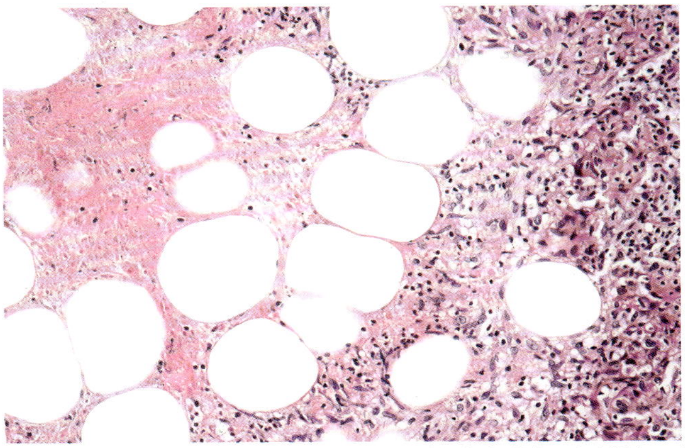

**图 10.83** 结节性血管炎：嗜酸性坏死性碎片类似干酪样坏死是典型的表现

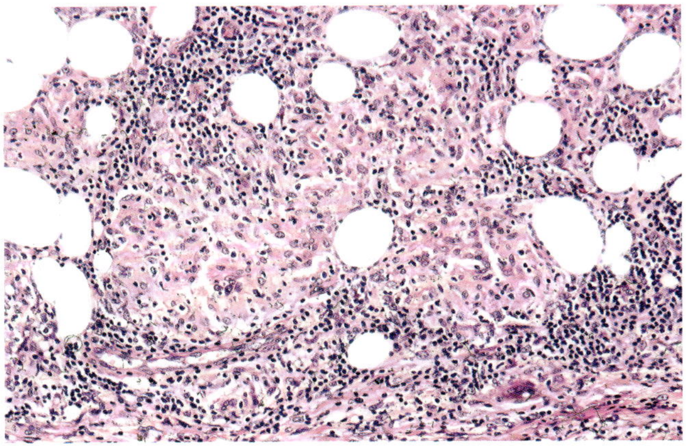

**图 10.84** 结节性血管炎：脂肪小叶及间隔均可见肉芽肿

霉病。皮下结节病也应考虑在内，虽然后者的肉芽肿在真皮中也可见到。星状包涵体和 Schaumann 小体均为结节病的特点（见下文），而非硬红斑的特点。

# 皮下结节病

## 临床特征

虽然有多达 1.4% 至 6% 的结节病患者可以出现皮下脂肪受累的情况，但病理科医师却很少观察到[1-3]。本病常表现为无症状或有触痛的肉色至红色的皮下结节，常成簇存在，主要累及四肢，也可全身泛发[2-10]。个别病例皮下受累可作为结节病的首发甚至是唯一的临床表现[6, 11]。有报道孤立性皮下结节病发生于应用干扰素治疗后的黑色素瘤患者[12-13]。但结节病的皮下损害更常见与内脏损害相关，特别是与双侧肺门淋巴结肿大相关。

皮下结节病（subcutaneous sarcoidosis）好发于女性，患者大多数为 40 至 60 岁[6]。

## 组织学特征

病变主要累及脂肪小叶，为境界清楚的、非干酪样坏死的肉芽肿，有时伴有纤维化，可扩展至脂肪间隔。典型的肉芽肿为“裸结节”型，即周围没有淋巴细胞，并常可见异物巨细胞和朗格汉斯巨细胞。偶有可见干酪样坏死和钙化的报道[14-15]。

## 鉴别诊断

皮下结节病是一个除外性诊断，其他肉芽肿性炎症包括分枝杆菌和真菌感染、异物反应以及所谓的“转移性克罗恩病”均需作为鉴别诊断[16-17]。

# 类风湿性关节炎相关的中性粒细胞性小叶性脂膜炎

## 临床特征

类风湿性关节炎相关的中性粒细胞性小叶性脂膜炎（neutrophilic lobular panniculitis associated with rheumatoid arthritis）也称为脓疱性脂膜炎，罕见报道，仅见于中年女性，表现为疼痛性结节，主要发生在下肢[1-5]。有报道显示类似的改变见于 1 例幼年型类风湿性关节炎婴儿的背部、上臂、前臂和鼻梁[6]。可见水疱、脓疱、溃疡和油性、坏死性碎片分泌物[3-5]。

## 发病机制和组织学特征

患者血液中存在的高水平循环免疫复合物可能与发病有关[3-4]。

脂肪小叶和间隔有中性粒细胞浸润，小叶中央有坏死伴组织细胞和巨细胞浸润[2-5]。有时可见少量嗜酸性粒细胞[4]。核尘可以很明显且可见囊肿形成伴膜性改变[4-5]。真皮的小动脉和小静脉可见白细胞碎裂性血管炎改变[4]。也可见内皮细胞肿胀、出血、纤维蛋白沉积[7]。

有报道中性粒细胞性小叶性脂膜炎见于 1 名非类风湿性关节炎患者[8]。

## 鉴别诊断

富含中性粒细胞浸润的脂膜炎均应除外人工性和感染性脂膜炎。同样，胰腺疾病相关性脂膜炎和 $\alpha_1$-抗胰蛋白酶缺陷相关性脂膜炎也具有脂肪小叶中大量中性粒细胞浸润的炎症特点。与肠道分流术有关的小叶性脂膜炎中也富含中性粒细胞[9-10]。

# 嗜酸性脂膜炎

## 临床特征

嗜酸性脂膜炎（eosinophilic panniculitis）本身不是一种独立的疾病，但可以在许多疾病中出现的一种反应方式[1]。女性比男性多见（比例为 3∶1）。虽然可见于所有年龄组，但有两个高发年龄段：一个是 21 ～ 30 岁，另一个是 51 ～ 60 岁及以上。患者的临床表现主要为结节和斑块，有时可见丘疹和脓疱[2-5]。皮损单发或多发，部位受累概率从高到低依次为四肢、躯干和面部。

嗜酸性脂膜炎的相关疾病或因素包括结节性红斑、免疫复合物介导的血管炎、特应性皮炎、顽固性贫血、慢性复发性腮腺炎、人为因素、白细胞碎裂性血管炎、药物反应、嗜酸性蜂窝织炎、昆虫叮咬、弓回虫病、颚口线虫病、片吸虫感染、人类免疫缺陷病毒（HIV）、应用水化的冻干蜂毒行特异性免疫治疗、注射部位局部反应、创伤和淋巴瘤[5-19]。罕见情况下，无法找到潜在病因[19]。除了与肿瘤相关的患者之外，嗜酸性脂膜炎似乎是一种自限性良性疾病[7]。

## 组织学特征

其组织学特征为脂肪小叶和间隔受累，有特征性的致密嗜酸性粒细胞浸润，可伴有数量不等的其他炎症细胞浸润，包括中性粒细胞、淋巴细胞和单核细胞（图 10.85、10.86）。通常见不到血管炎。脂肪坏死有时可见。偶尔可见到典型的“火焰征”，这种现象一般见于嗜酸性蜂窝织炎（图 10.87）。这些病变有时可扩展至真皮网状层，偶尔累及下方筋膜层。

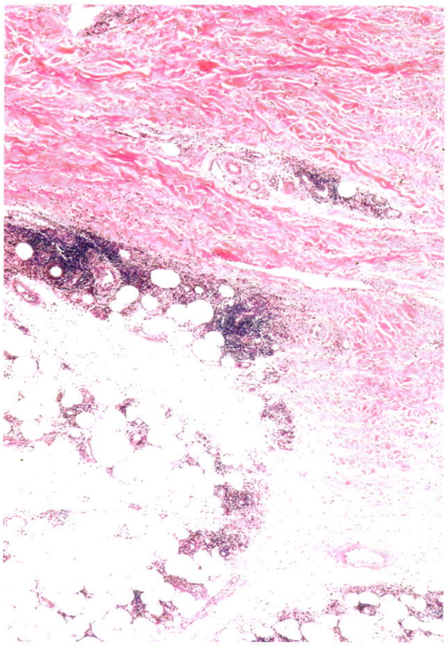

图 10.85 嗜酸性脂膜炎：可见主要累及脂肪小叶的重度炎细胞浸润

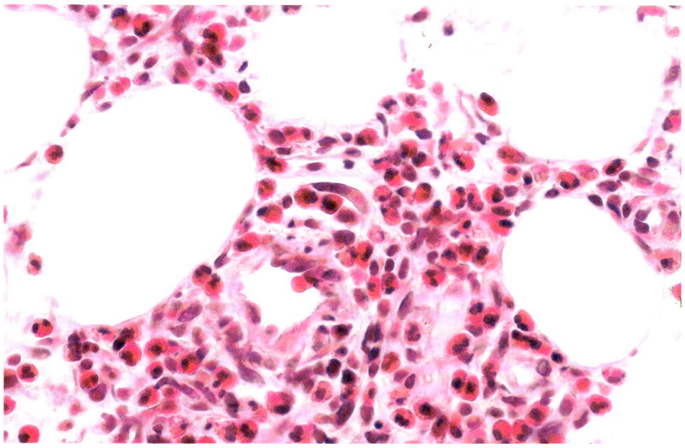

图 10.86 嗜酸性脂膜炎：注意大量的嗜酸性粒细胞浸润

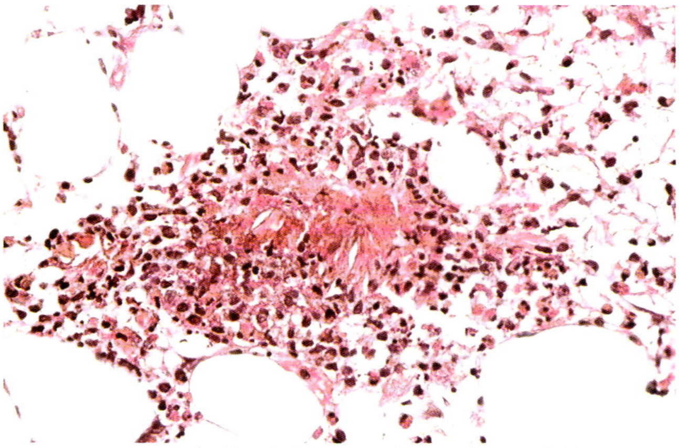

图 10.87 嗜酸性脂膜炎：注意视野中央的火焰征

# 感染性脂膜炎

## 临床特征

感染性脂膜炎（infective panniculitis）临床表现无特异性，包括结节、溃疡、脓肿和结节性红斑样损害[1]。患者通常但不是所有患者伴有免疫功能低下。皮损多累及腿部和足部。以脂膜炎为表现的特殊感染微生物包括：荚膜组织胞浆菌、铜绿假单胞菌、白念珠菌、曲霉菌、接合菌、新生隐球菌、镰刀菌、细胞内鸟分枝杆菌、溃疡分枝杆菌、海分枝杆菌、结核分枝杆菌、龟分枝杆菌、布鲁菌属、脑膜炎奈瑟菌、化脓性链球菌、金黄色葡萄球菌、放线杆菌、放线菌属、贝纳特立克次体和巨细胞病毒[2-28]。

## 组织学特征

表皮改变有角化不全、棘层肥厚和海绵水肿[1]。真皮水肿，且常显示血管周围和间质内炎症细胞浸润，含较多的中性粒细胞。有时可见出血。

皮下脂肪组织中常见小叶 / 间隔混合性脂膜炎改变（图 10.88 ～ 10.92）[1]。结节性红斑样表现也可以见到[1]。提示病变为感染引起的改变有明显的中性粒细胞浸润、出血、嗜碱性坏死和汗腺坏死、血管增生和散在的脓肿形成[1, 29]。

非典型分枝杆菌感染时有时肉芽肿较明显。其他情况下可见急性炎症伴脓肿形成（如龟分枝杆菌感染）。在后一种情况下，在微囊肿中可识别出病原体，微囊肿周围有中性多形核粒细胞[1]。分枝杆菌感染也可表现为静脉炎[30]。深部真菌感染常累及皮下脂肪，表现为肉芽肿性炎症或化脓性和肉芽肿性混合炎症。

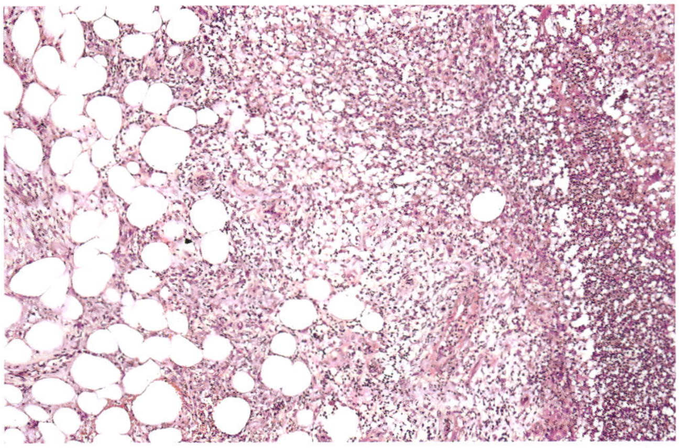

图 10.88 感染性脂膜炎：可见致密的急性炎症及脓肿形成

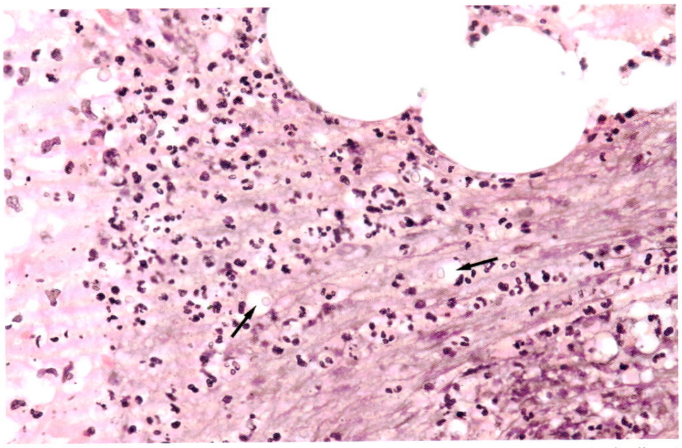

图 10.89 感染性脂膜炎：此例由隐球菌感染引起。注意典型的酵母样菌（箭头所示）

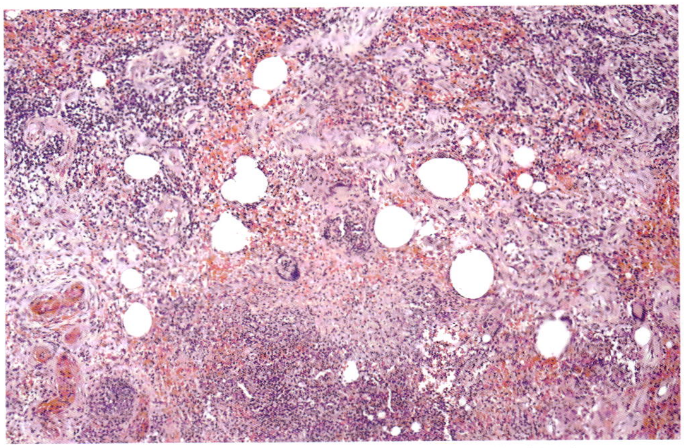

图 10.90 感染性脂膜炎：此例有肉芽肿浸润

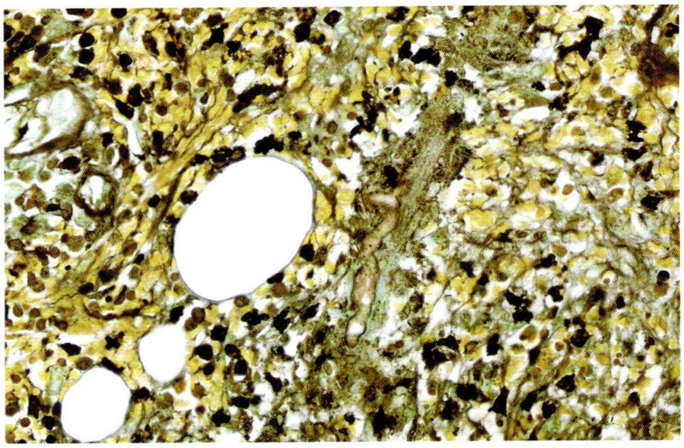

图 10.91 感染性脂膜炎：可见扭曲的菌丝，提示是典型的接合菌

从上述讨论可知，当脂膜炎的病因不能明确时，所有病例均应做细菌和真菌的特殊染色以确定病原体。必要时有些病例也应做微生物培养。

# 急性感染性细菌反应性脂膜炎－脂膜炎性细菌疹

急性感染性细菌反应性脂膜炎－脂膜炎性细菌疹

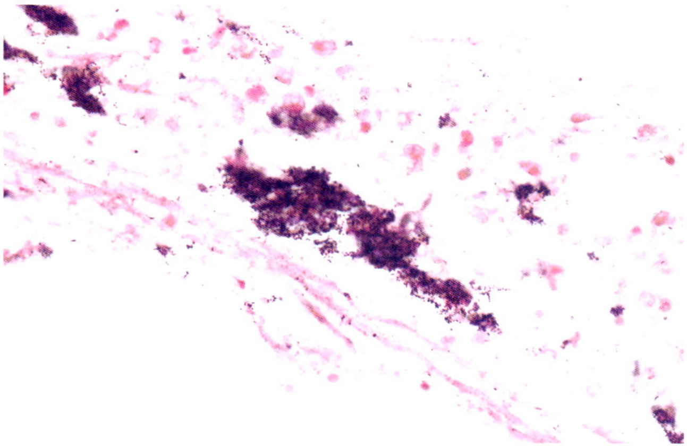

图 10.92 感染性脂膜炎：在这位坏死性筋膜炎患者的切片中，可见大量球菌

（acute infectious id panniculitis-panniculitic bacterid）是近期报道的中性粒细胞性小叶性脂膜炎的一种亚型，本病可能代表一种针对感染的细菌性反应，感染的微生物不是结核分枝杆菌。

## 临床特征

在其他部位的原发感染（鼻窦炎、乳腺和牙脓肿、脓疱疮、蜂窝织炎、病毒性咽炎、铜绿假单胞菌肺炎和溃疡性结肠炎）发生后，全部 10 名患者（4 名男性，6 名女性）在下肢突然出现了触痛性结节，有 3 名患者上肢也有受累。皮损在充分治疗原发灶后完全消退。3 名患者有高黏滞血症。

## 组织学特征

脂肪小叶和间隔可见明显的炎症细胞浸润，主要包括中性粒细胞，后者可形成微脓肿，伴脂肪坏死。浸润中也包括淋巴细胞和组织细胞，偶见肉芽肿形成。可见炎症蔓延至真皮。脂肪小叶和深层真皮内可见血管改变，包括累及小动脉和小静脉的坏死性血管炎改变，以及皮下脂肪内毛细血管的栓塞性微血管病变。

所有病例行微生物特殊染色均为阴性。所有患者均已除外结核分枝杆菌感染的可能。

## 鉴别诊断

应通过恰当的特殊染色来除外感染。类风湿性关节炎相关的中性粒细胞性小叶性脂膜炎可有类似改变，此时临床与病理的联系非常重要。

# 硬化性脂膜炎

## 临床特征

硬化性脂膜炎（sclerosing panniculitis；又名与淤积相关的硬化性脂膜炎、硬皮病样皮下组织炎、脂肪皮肤硬化症、伴有脂膜改变的慢性脂膜炎）是一种相对常见的疾病，好发于超重的中老年女性，患者常有外周静脉疾病史，包括静脉曲张、血栓性静脉炎和深部静脉栓塞[1-7]。少数患者有动脉供血不足。患者表现为硬化性、木板样、硬皮病样斑块，常累及下肢，呈长筒袜样分布，典型者呈“倒瓶状”（图 10.93）[1, 3]。皮损常双侧对称分布[2]。表面皮肤可有静脉淤积的其他改变，如萎缩、溃疡、色素沉着和毛细血管扩张。硬化性脂膜炎和系统性硬化症的患者常伴发肺动脉高压[8]。

## 发病机制和组织学特征

硬化性脂膜炎的发病机制是脂肪小叶中央的毛细

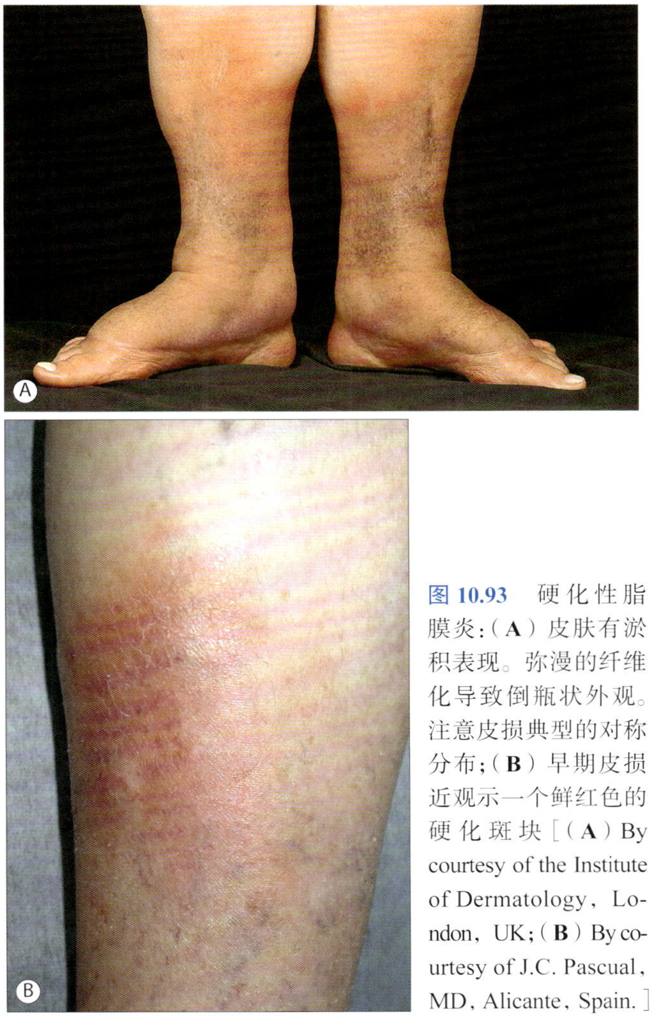

图 10.93 硬化性脂膜炎：（A）皮肤有淤积表现。弥漫的纤维化导致倒瓶状外观。注意皮损典型的对称分布；（B）早期皮损近观示一个鲜红色的硬化斑块［（A）By courtesy of the Institute of Dermatology，London，UK；（B）By courtesy of J.C. Pascual，MD，Alicante，Spain.］

血管出现静脉淤积，导致皮下脂肪供血不足，最终形成梗死。静脉高压引起毛细血管渗透性增加，从而导致间质纤维蛋白原增多被认为在本病的发病过程中起重要作用[4]。纤维蛋白沉积在真皮毛细血管周围导致供氧不足。此外，也有一些研究认为，基质中金属蛋白酶和尿激酶型纤维蛋白溶酶原激活剂的增多可能在本病发病过程中起重要作用[9-10]。

组织学表现存在差异，取决于活检取自早期皮损或是成熟皮损[5, 11]。

在早期的损害中，病变特点为皮下脂肪小叶中央供血不足和脂肪细胞坏死，以及血管充血 / 出血[5]。血管栓塞也可见到，但无血管炎表现。间隔中有淋巴细胞浸润，且可累及到小叶边缘。含铁血黄素沉积常见。

在成熟损害中缺血现象仍然可见，但更常见的特点是微囊肿形成，伴脂肪小叶内出现透明样变（图 10.94 ～ 10.96）。膜性脂肪坏死常见，也可见脂肪吞噬现象。可见间隔内瘢痕形成，在晚期损害中更为明显，伴皮下脂肪萎缩。

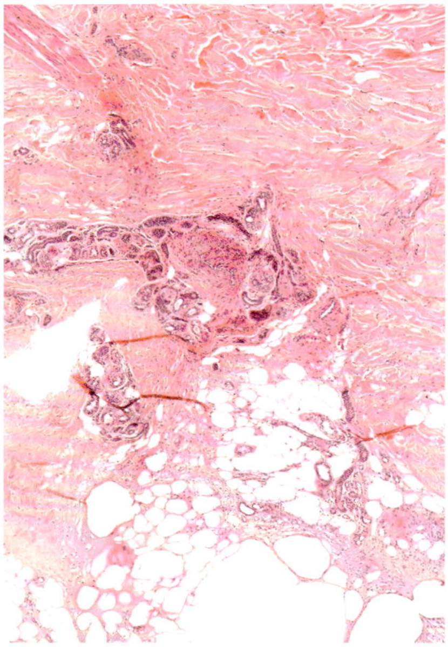

**图 10.94** 硬化性脂膜炎：典型的微囊肿改变

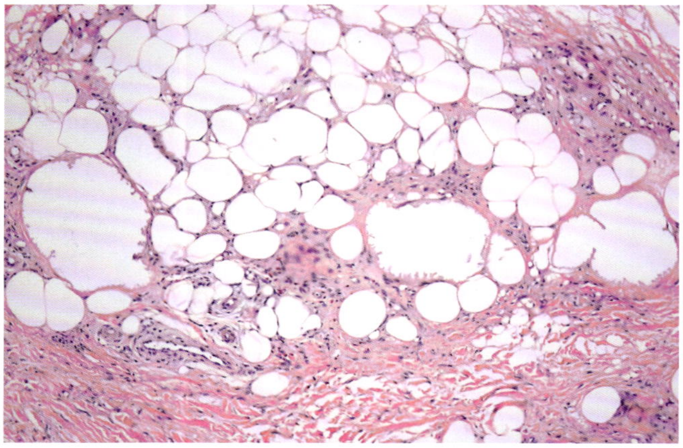

**图 10.95** 硬化性脂膜炎：高倍镜下的微囊肿

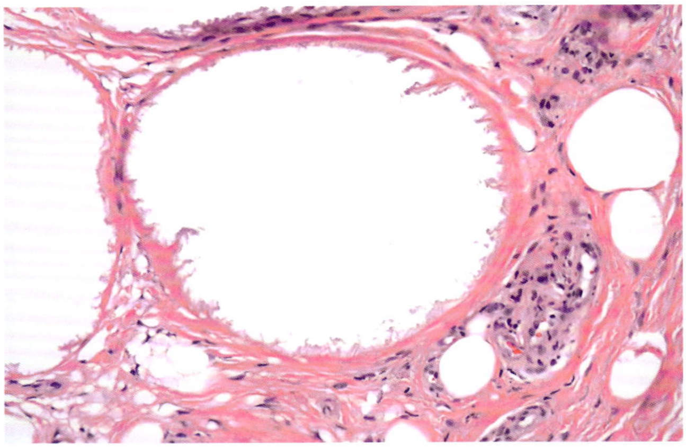

**图 10.96** 硬化性脂膜炎：可见膜性脂肪坏死

真皮的典型改变为淤积现象，包括慢性炎症、纤维化、血管壁增厚、小叶状毛细血管增生和含铁血黄素沉积。表皮可见棘层肥厚、海绵水肿和苔藓样变。

## 鉴别诊断

晚期硬化性脂膜炎的真皮缺乏硬皮病样改变，且存在静脉淤积特征，这些可使其与深部硬斑病、硬皮病和萎缩性慢性肢端皮炎（Lyme 病的晚期表现）相鉴别。

# 膜性脂肪坏死

## 临床特征

膜性脂肪坏死是一种主要发生在皮下脂肪的非特异性病变。本病最初见于进行性嗜苏丹型脑白质病（Nasu-Halola 病）患者[1-3]。本病罕见，患者的皮下脂肪和骨髓中发生囊性损害，可伴发病理性骨折和脑损害，导致癫痫发作和早老性痴呆。

继发性脂肪膜性改变常见于与静脉淤积有关的疾病中[4-7]，但也见于其他多种疾病，包括动脉供血不足、糖尿病、结节性红斑、结节性血管炎、感染性脂膜炎、胰腺疾病相关性脂膜炎、皮下结节病、硬斑病、深在性硬斑病、组织细胞吞噬性脂膜炎、皮肌炎、系统性硬化症、狼疮性脂膜炎、类脂质渐进性坏死和结节性囊性脂肪坏死[6-16]。它还可见于乳房、阑尾系膜、卵巢囊性畸胎瘤内以及皮下注射汞剂后[17-21]。也有膜囊性改变伴肌小球体病的报道[22]。

## 发病机制和组织学特征

虽然多数病例的发病机制可能与供血不足有关，

但本病在外伤后和感染背景下发生提示其他因素也可能参与发病。膜性改变可能是由脂肪细胞胞膜病变所致，但近来有人认为组织细胞也参与发病[5-7]。

组织学表现为皮下脂肪小叶内无定形的、有自发免疫荧光现象的、嗜酸性、PAS 染色阳性的有包膜囊腔形成（图 10.97）。常见假乳头状和阿拉伯式花纹样外观（图 10.98 和 10.99）。脂膜应用苏丹黑染色可显示脂质存在，应用神经髓鞘固蓝染色呈阳性反应[5]，因此认为脂膜中至少有部分成分是类蜡质[23]。

超微结构中脂膜由垂直排列微绒毛和扩张的管状囊泡相互交替构成，类似滑面内质网及相邻的电子致密物质[5]。

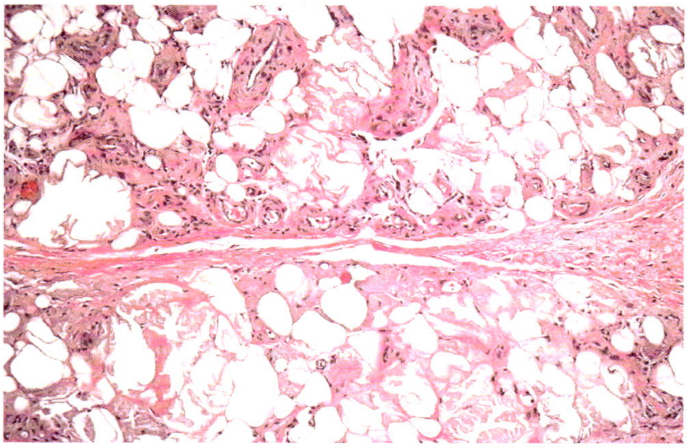

图 10.97 膜性脂肪坏死：注意细薄的脂膜处于小的囊性空腔内

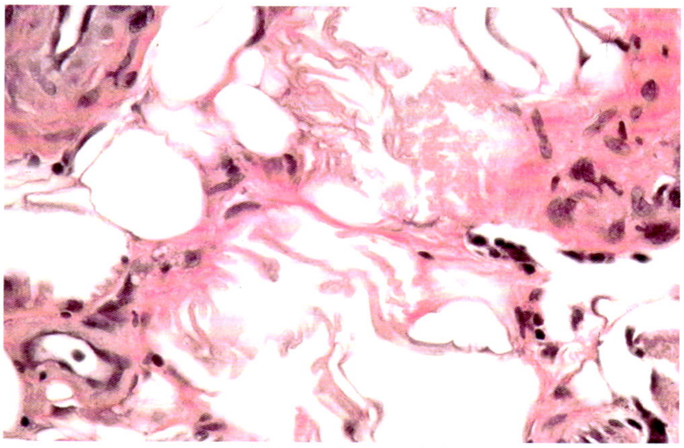

图 10.98 膜性脂肪坏死：高倍镜下所见

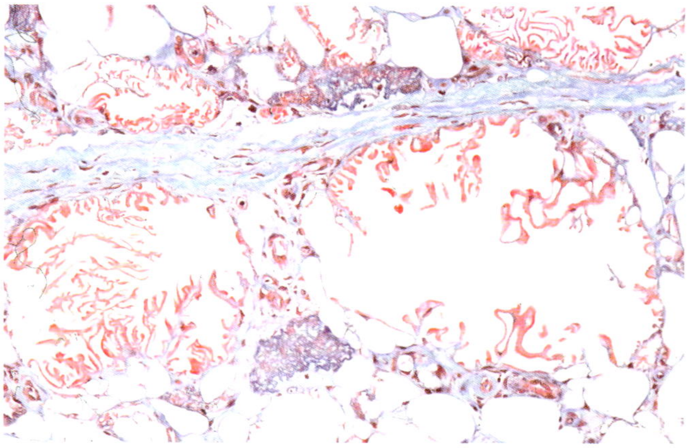

图 10.99 膜性脂肪坏死：Masson 三色染色后，病变更为清晰可见

# 脂肪营养不良

## 分类和临床特征

脂肪营养不良（lipodystrophy）是一组复杂的疾病，以家族性或获得性原因导致的皮下脂肪完全或部分丧失为特征[1-5]。其分类如下[1]：

- 家族性脂肪营养不良包括：
  - –全身性脂肪营养不良（Breardinelli-Seip 综合征）
  - –部分性脂肪营养不良（Dunnigan 和 Köbberling 亚型）
- 获得性脂肪营养不良包括：
  - –全身性脂肪营养不良（Lawrence 综合征）
  - –部分性脂肪营养不良（Barraquer-Simons 综合征）
  - – HIV 相关性脂肪营养不良
- 局限性脂肪萎缩（局部性脂肪营养不良）包括：
  - –药物引起的脂肪萎缩
  - –压力引起的脂肪萎缩
  - –脂膜炎相关性脂肪萎缩
  - –离心性脂肪萎缩
  - –特发性脂肪萎缩

## 家族性脂肪营养不良

### 先天性全身性脂肪营养不良

先天性全身性脂肪营养不良（congenital generalized lipodystrophy，Breardinelli-Seip 综合征）是脂肪营养不良中极为罕见的一种亚型，为常染色体隐性遗传性疾病，出生时即发病[1-4]。发病率约为 1/12 000 000[1]。男女发病概率均等。

临床表现为完全缺乏具有代谢活性的皮下脂肪组织，同时伴发胰岛素抵抗、高胰岛素血症、胆固醇正常或轻度升高的高三酰甘油血症和非酮症性糖尿病[4]。具有充填和垫衬功能的脂肪不受累，如位于眶周、掌跖部和外生殖器周围的脂肪[1]。患者还可以表现出食欲旺盛、代谢亢进和明显多汗。其他表现包括合成代谢综合征的特点，包括身高增加过速、骨龄提前、肌肉肥大、男性体格、肢端肥大症样改变、肝肿大、儿童期外生殖器肥大、头部大量卷发、多汗、脐疝、黑棘皮病、伴脑水肿的轻度智力低下和下丘脑–垂体功能不全[4-5]。

糖尿病的发生机制一般认为是由胰腺发生广泛性淀粉样物质沉积，伴 β - 细胞缺失所致[6]。尸检证实有脂肪肝伴肝硬化发生[7]。

近来已将本病的基因定位在人类染色体的 9q34 和 11q13，并分别命名为 *AGPAT2* 和 *BSCL2*（seipin 基因）[8-10]。并非所有患者均有这些基因突变，提示尚存在其他未经证实的基因位点[11]。

最新推荐的诊断标准见表 10.3[1]。

## 家族性部分性脂肪营养不良（Dunnigan 亚型）

家族性部分性脂肪营养不良（Dunnigan 亚型）（familial partial lipodystrophy；Dunnigan variant）是另一种极其罕见的亚型，估计人群中发病率低于 1/15 000 000[1]。最初报告的患者均为女性，因而当时推测本病是一种性联显性遗传性疾病，而男性杂合患者均已在宫内死亡[12-13]。但最新的报道患病家系中有男性患者，提示本病也存在常染色体显性遗传方式[14]。

患者出生时正常，但到青春期时四肢出现皮下脂肪消失，其次是躯干部位[15]。面部不受累，也有报道一些患者的面部和颈部出现了过多的脂肪堆积。到了成年早期，患者开始出现糖尿病、高三酰甘油血症、血清高密度脂蛋白（HDL）胆固醇水平降低[1, 16-17]。患者可发生乳糜微粒血症和胰腺炎[1]。有时可发生黑棘皮病、多毛症、月经紊乱和多囊卵巢[1]。

近来，与本病有关的基因被定位在染色体 1q21 ～ 22[18-20]。目前已明确它是核纤层蛋白 A/C 基因，负责编码一种核膜蛋白——核纤层蛋白[21-23]。

最新推荐的本病诊断标准见表 10.3[1]。

## 家族性部分性脂肪营养不良（Köbberling 亚型）

本病是一种极其罕见的亚型，只有很少几个家系[1, 24-26]和个别散发病例报道[1, 26-27]。患者脂肪消

**表 10.3 脂肪营养障碍的诊断标准**

| 疾病名称 | 基本标准 | 确定标准 |
|---|---|---|
| 先天性全身性脂肪营养不良 | 全身体脂肪缺乏<br>出生起肌肉发达 | 黑棘皮病<br>肢端肥大症样表现<br>脐疝<br>阴蒂肥大和轻度多毛<br>严重的禁食或餐后高胰岛素血症<br>青春期开始的糖尿病或葡萄糖耐量降低<br>高三酰甘油血症伴低 HDL 胆固醇浓度<br>MRI 特征性的躯体脂肪分布 |
| 家族性部分性脂肪营养不良（Dunnigan 型） | 出生时身体外观正常<br>青春期开始出现四肢皮下脂肪消失<br>青春期四肢肌肉显现 | 面部脂肪组织正常或过多<br>黑棘皮病<br>轻度到中度的禁食或餐后高胰岛素血症<br>20 岁以后开始的糖尿病或糖耐量降低<br>高三酰甘油血症伴低 HDL 胆固醇浓度<br>MRI 特征性的躯体脂肪分布 |
| 获得性全身性脂肪营养不良 | 儿童期或以后发生的全身皮下脂肪消失<br>明显的四肢肌肉显现 | 从掌跖开始的脂肪消失<br>严重的禁食或餐后高胰岛素血症<br>葡萄糖耐量降低或糖尿病<br>高三酰甘油血症伴低 HDL 胆固醇浓度<br>脂肪营养障碍发生之前有结节性脂膜炎<br>同时患有自身免疫性疾病 |
| 获得性部分性脂肪营养不良 | 儿童或青少年发生的面部、颈部、躯干和上肢皮下脂肪逐渐消失 | 臀部和下肢脂肪正常或过多<br>蛋白尿<br>活检证实有肾小球膜毛细血管性肾小球肾炎<br>血清 C3 水平降低<br>存在 C3 肾炎因子<br>无胰岛素抵抗<br>存在其他自身免疫性疾病<br>MRI 特征性的躯体脂肪分布 |

HDL，高密度脂蛋白；MRI，磁共振成像

失局限在四肢，而躯干脂肪增多[1, 26]。患者常合并高三酰甘油血症、动脉性高血压、胰岛素抵抗和糖尿病，患者早发性心血管疾病和胰腺炎的发病风险升高[1, 26]。个别患者还伴发黑棘皮病[26]。迄今为止报道的病例都是女性患者。

## 合并下颌骨肢端发育不良症的家族性部分性脂肪营养不良

此型脂肪营养不良为常染色体隐性遗传，特征性地表现为各种骨骼发育缺陷，包括下颌骨和锁骨发育不全、肢端骨质溶解、颅骨骨缝闭合延迟以及关节挛缩伴皮肤色素沉着[28-29]。本病在遗传学上是一种异质性疾病。目前已检测到编码核纤层蛋白和锌金属蛋白酶的基因出现突变[30-33]。脂肪营养不良范围不定，可以局限于四肢（A 型），也可以全身广泛性缺失（B 型）。患者也有胰岛素抵抗性高胰岛素血症、高三酰甘油血症和血清 HDL 胆固醇水平降低[29]。

# 获得性脂肪营养不良

## 获得性全身性脂肪营养不良

获得性全身性脂肪营养不良（acquired generalized lipodystrophy；又名 Lawrence 综合征、脂肪萎缩性糖尿病、脂肪萎缩性脂膜炎、脂肪营养不良性糖尿病）可分为 3 个亚型：

- 1 型：脂膜炎亚型
- 2 型：自身免疫亚型
- 3 型：原发性亚型

3 种亚型分别占 25%、25% 和 50% 的患者[34]。

本病与先天性全身性脂肪营养不良相似，但女性多见（3∶1）[1, 34-37]。患者从儿童期或青少年期开始出现脂肪消失，病程进行性发展数月至数年[1]。全身均可受累，特别是面部、上肢和下肢。四肢肌肉显得过分突出。本病患儿食欲亢进。

一些病例在发生脂肪营养不良前可出现炎症性结节性脂膜炎的表现（脂肪萎缩性脂膜炎）[34, 38-39]。与自身免疫亚型或原发性亚型的患者相比，这些患者脂肪缺失更轻，发生高三酰甘油血症和糖尿病的概率更低[34]。

伴发获得性全身性脂肪营养不良的自身免疫性疾病主要包括幼年型皮肌炎，还有桥本甲状腺炎、幼年型类风湿性关节炎、成人型皮肌炎、系统性红斑狼疮、系统性硬化症、干燥综合征和白癜风[1, 40-42]。

相当一部分患者随后发生肝病变，特别是脂肪肝、自身免疫性肝炎和肝硬化[4, 43]。其他表现包括严重的胰岛素抵抗、糖尿病、高胰岛素血症和高三酰甘油血症，伴有血清 HDL 胆固醇水平降低[1, 34]。本病也可伴发小脑变性、单房性骨囊肿和蛋白尿肾病[44-46]。

获得性全身性脂肪营养不良发病之前常有病毒性感染病史，但是这种感染是否与发病有关尚不清楚[1, 4]。最近报道了 1 例脂膜炎亚型的患者，可能与肺结核激发相关[47]。

最新推荐的本病诊断标准见表 10.3[1]。

## 获得性部分性脂肪营养不良

获得性部分性脂肪营养不良（acquired partial lipodystrophy；又名 Barraque-Simon 综合征、进行性脂肪营养不良、头与胸廓的进行性脂肪营养不良）是脂肪营养不良中较常见的一种亚型。患者中女性为男性的 3 倍[1]。患者在儿童后期或青春期起病，表现为皮下脂肪逐渐消失，发生部位依次为面部、颈部、肩部、上肢、胸和上腹部（图 10.100）[1, 48-50]。远端皮下脂肪通常不受累，且有时正相反，臀部和腿部有脂肪过度堆积。

本病常伴有膜毛细血管性（膜增生性）肾小球肾炎（MCGN Ⅱ）和低补体血症[51-53]。C3 水平通常降低，而 C1q、C4、C5、C6、B 因子和备解素均正常[54-55]。肾小球肾炎和 C3 降低被认为是由 IgG 自身抗体和 C3 肾炎因子（C3NeF）所致[56]。后者有引起脂肪细胞分解的能力[57]。近期报道了 3 例患者出现 C4 补体水平降低、广泛分布的获得性脂肪营养不良和慢性自身免疫性肝炎[58]。

与本病有关的其他自身免疫性疾病包括干燥综合征、皮肌炎、甲状腺功能低下和 SLE[59-62]。患者还可发生高脂血症、非酮症性糖尿病、黑棘皮病和多毛症[1]。偶尔可见因脂肪堆积引起的肝肿大。有个别患者合并了外源性变应性肺泡炎[63]。

对一个散发患者行表达基因分析证实 PPAR γ 基因表达下调，该基因的正常表达与脂肪细胞分化有关，同时线粒体基因的表达下降[64]。此外，4 名受试患者中有 3 人检测出了 *LMNB2* 基因的杂合突变[65]。

最新推荐的诊断标准见表 10.3[1]。

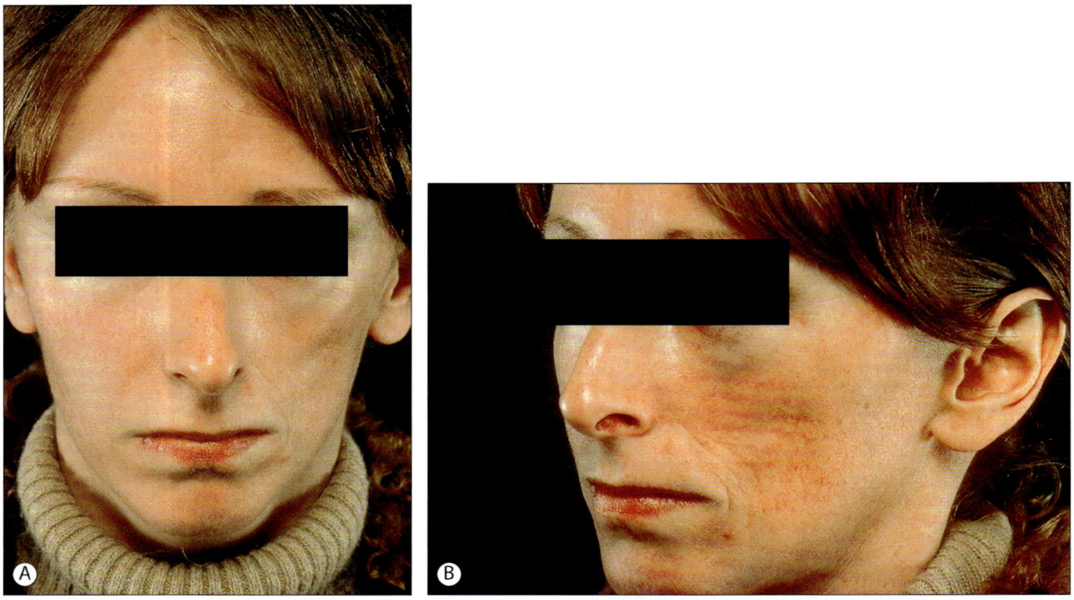


图 10.100 （A 和 B） 部分性脂肪营养不良：左侧面部因脂肪组织减少而明显凹陷（By courtesy of the Institute of Dermatology，London，UK.）

# 局限性脂肪萎缩

## 临床特征

局限性脂肪萎缩（localized lipoatrophy；皮下脂肪萎缩）是一种更常见的现象。多年来由于使用了大量不同名称来描述本病，其诊断变得十分复杂（这些名称包括脂肪营养不良、环状脂肪萎缩、环状脂肪营养不良、半环状脂肪萎缩、注射后皮下脂肪萎缩、退化性皮下脂肪萎缩、婴儿腹部离心性脂肪营养不良、离心性脂肪营养不良）。从根本而言，局限性脂肪营养不良可由各种损伤性刺激引起，可发生在不同部位，但上文列出的各种亚型基本上是同一种疾病过程的不同表现，因此可能继发于局限性脂膜炎、结缔组织疾病、注射以及外伤等。

累及四肢近端或臀部的损害应考虑感染或外伤的可能。局限性脂肪萎缩见于皮下注射胰岛素、醋酸曲安西龙、右旋糖酐铁和疫苗接种后[66-69]。它也可以是特发性结缔组织疾病的并发症，包括系统性红斑狼疮（深在型）、皮肌炎、多发性肌炎、线状硬斑病、面部偏侧萎缩、硬化萎缩性苔藓和进行性系统性硬化症[70-72]。

其他类型的局限性脂肪营养不良包括环状脂肪营养不良和仅累及单个肢体半环的一种亚型（半环状脂肪萎缩）。这些特殊的环状损害可能因局部压迫作用所致，诸如穿紧身衣服或持续的局部外伤产生的压迫作用[73-76]。特发型也可发生，包括与 Becker 痣有关的皮下脂肪萎缩和婴儿腹部离心性脂肪营养不良[77-80]。

## 发病机制和组织学特征

脂肪营养不良确切的发病机制尚不清楚。有关本病发病机制的假说很多，包括下丘脑-垂体功能不全（动员脂肪的肽和胺过度生成）、脂肪代谢障碍、感染和遗传。目前研究的兴趣点在于脂肪细胞上异常胰岛素受体的功能。据推测异常的胰岛素受体与脂肪细胞减少摄入脂肪有关，结果导致脂肪营养不良、高脂血症和高胰岛素血症。

总体而言，脂肪营养不良的病理表现是非炎症性的[81-83]。脂肪细胞内脂质含量进行性减少伴细胞体积缩小，以致细胞之间相互分离（图 10.101）。基质透明样变性或黏液样变性，其中存在成簇扭曲的毛细血管。最终与胚胎脂肪相似，这种萎缩过程有时被称为“胚胎发育逆转”。

多发性局限性脂肪萎缩患者的皮损可见轻度炎症性改变，血管周围和间隔周围有淋巴细胞浸润，伴有间隔轻度的纤维化。

# 脂肪萎缩性脂膜炎

## 临床特征

脂肪萎缩性脂膜炎（lipoatrophic panniculitis；萎缩性结缔组织性脂膜炎）是局部脂肪萎缩中一种罕见的炎症类型[1-7]。最早报告的 3 例儿童患者在下肢发生离心性扩大的红色结节和斑块，中央有萎缩。皮损愈合后临床上出现局部脂肪萎缩的表现。脂肪萎缩的

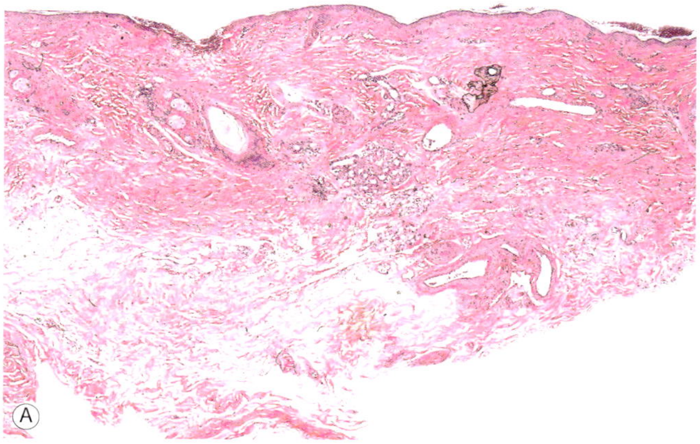

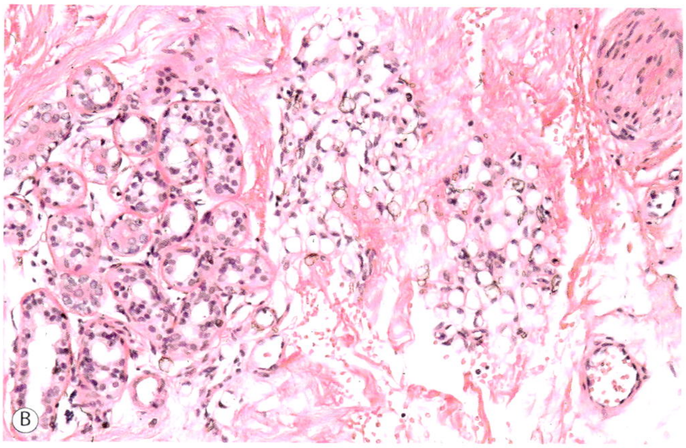

图 10.101 脂肪营养不良：(**A**) 中央部位仅有少量残留的皮下脂肪；(**B**) 这些微小的脂肪细胞与胚胎期脂肪相似（By courtesy of W.P. D. Su, MD, Mayo Clinic, Rochester, USA.）

部位融合后使其外观类似部分性或全身性脂肪营养不良[1]。3 例患者均有红细胞沉降率增快。2 例有糖尿病（其中 1 例同时有桥本甲状腺炎），1 例有幼年型类风湿性关节炎。Peter 和 Winkelmann 曾以“萎缩性结缔组织疾病性脂膜炎”为标题报告了另外 1 例相似的病例[2]。目前本病可能最好归入获得性全身性或部分性脂肪营养不良的疾病谱中。

### 组织学特征

萎缩性结缔组织性脂膜炎的组织学表现为小叶性脂膜炎[1, 7]。真皮深部血管周围可有淋巴细胞和组织细胞浸润。脂肪小叶内有致密的淋巴细胞和单核巨噬细胞浸润。嗜酸性粒细胞和多核巨细胞不常见。较晚期的损害有脂肪萎缩，伴有以泡沫样巨噬细胞为主的浸润[3]。本病无血管炎表现[1]。

## 儿童脂肪吞噬性脂膜炎

### 临床特征

儿童脂肪吞噬性脂膜炎（lipophagic panniculitis of childhood；脂肪吞噬性肉芽肿性脂肪萎缩）极其罕见，儿童发病，表现为无症状性或有触痛的红色斑块和结节，好发于上肢或下肢，发生于下肢者伴有脂肪萎缩[1]。本病常有发热，儿童通常红细胞沉降率增快、血小板增多和小细胞性贫血。也可存在抗核抗体[1]。类似的疾病在成人中罕见（成人脂肪吞噬性脂膜炎）[2]。Winkelmann 认为早期文献报告的 Weber-Christian 病多属于本病（文献综述见参考文献 1）。

### 组织学特征

组织学特点为全脂肪小叶出现炎症浸润伴有脂肪萎缩的表现[1]。炎症细胞包括组织细胞和 Touton 样脂肪吞噬细胞。有时可见淋巴细胞、中性粒细胞和浆细胞。有时也可见大量嗜酸性粒细胞。本病无血管炎表现[1]。

## 结缔组织脂膜炎

### 临床特征

结缔组织脂膜炎（connective tissue panniculitis）为一种非常罕见的慢性疾病，最早见于由 Winkelmann 和 Padilha-Goncalves 报道的 2 例女性患者，表现为反复发生的触痛性皮下结节，主要见于肩部和上肢，但也可见于面颊、乳房、躯干、颈部或下肢[1]。损害愈合后有时可遗留皮下脂肪萎缩和色素沉着，可导致明显毁容（图 10.102）[2]。

实验室检查发现有白细胞减少、贫血、红细胞沉降率增快、抗核抗体阳性和一种针对可提取核抗原的未定类抗体阳性[3]。

### 组织学特征

本病组织学上表现为同时伴有急性和干酪样坏死的淋巴组织细胞性脂膜炎。可见脂肪吞噬性组织细胞和巨细胞，肉芽肿改变不显著，无间隔受累或血管炎改变[1-2]。

目前这种慢性脂膜炎无法进一步分类。

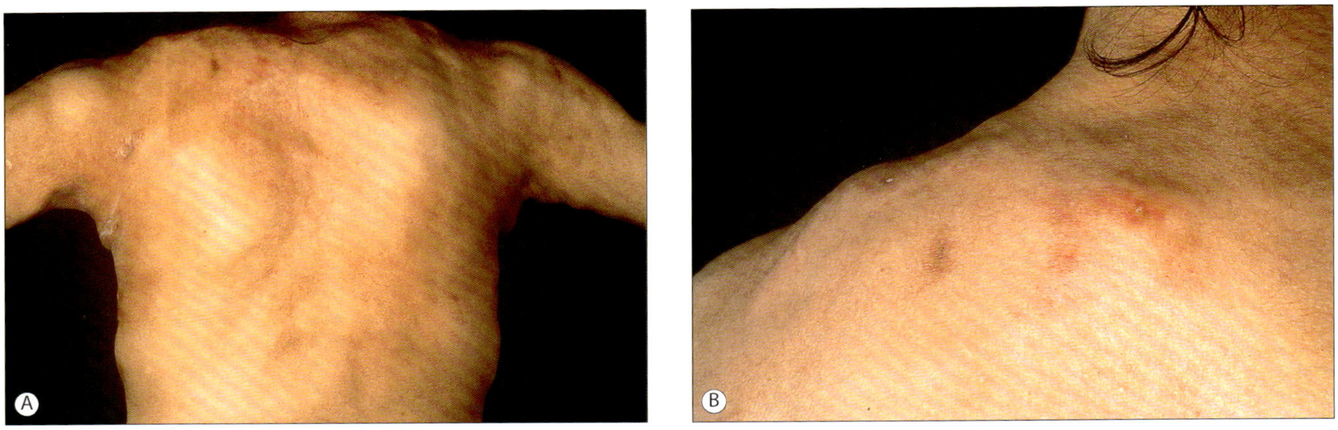

图 10.102 （A 和 B）结缔组织性脂膜炎：此例示弥漫性色素沉着伴泛发性瘢痕和变形（By courtesy of M.M. Black，MD，London，UK.）

# 深在性红斑狼疮

## 临床特征

深在性红斑狼疮（lupus erythematosus profundus；又名狼疮性脂膜炎）是脂膜炎中比较少见的一种类型，可以与盘状红斑狼疮（DLE）或系统性红斑狼疮（SLE）相伴发[1-8]。在 SLE 中狼疮性脂膜炎的发生率为 2% ～ 10%[4，9-11]；33% ～ 70% 的本病患者有 DLE 损害[4-5]。但是狼疮性脂膜炎患者也可以不出现红斑狼疮的其他临床表现[9]。来自 Mayo 诊所的一篇近期报道称，50% 的本病患者不出现任何自身免疫相关性疾病的表现[4]。狼疮性脂膜炎多见于女性（4∶1），大多患者为中年人[4]。但偶尔也见于儿童（包括婴儿）[7，12]。罕见情况下，狼疮性脂膜炎可提示 SLE 复发[13]。

皮损表现为散在分布于皮下脂肪的、质地坚硬的无症状性或疼痛性的结节，直径一至数厘米，结节常常与外伤有关[9]。本病偶尔可呈线状分布，这提示疾病的临床进展快[14]。表面皮肤可表现正常，也可表现为盘状红斑狼疮的斑块、皮肤异色、红斑、萎缩或溃疡（图 10.103）[10，15]。皮肤松弛性狼疮性脂膜炎与抗磷脂抗体相关[16]。病程通常慢性，皮损反复成批发生。皮损可自行消退并留有凹陷萎缩变形的瘢痕（脂肪萎缩）（图 10.104）。好发部位为面部、上肢的上部和外侧、乳房、背部和臀部。乳房受累出现瘢痕和钙化时临床上可能被误诊为癌症（所谓的“狼疮性乳腺炎”）[17-18]。唾液腺和眶周也可累及[19-23]。皮损偶尔可泛发全身[8]。

在伴发 SLE 的病例，患者常有关节痛和 Raynaud 现象，而肾和神经系统相对较少受累[10]。抗核抗体、抗 DNA 抗体、抗可提取核抗原（ENA）抗体和类风湿因子可阳性[9，15]。部分患者可能仅有的血清学异常为抗核抗体滴度升高，无其他红斑狼疮的证据[4]。虽然这些患者通常预后较好，但其中部分患者也有相

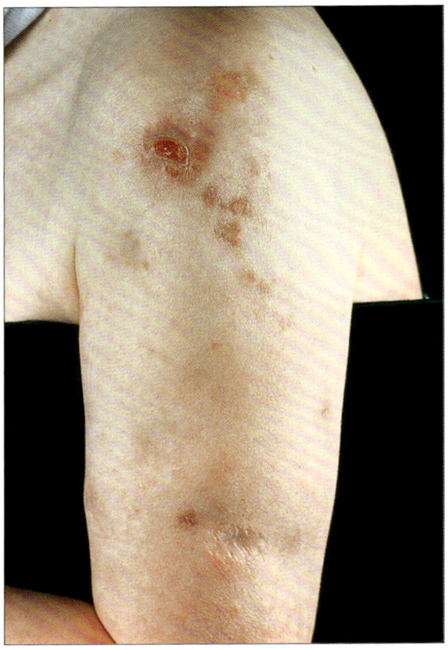

图 10.103 深在性红斑狼疮：在典型的皮肤损害部位出现紫红色斑块，有溃疡灶（By courtesy of the Institute of Dermatology，London，UK.）

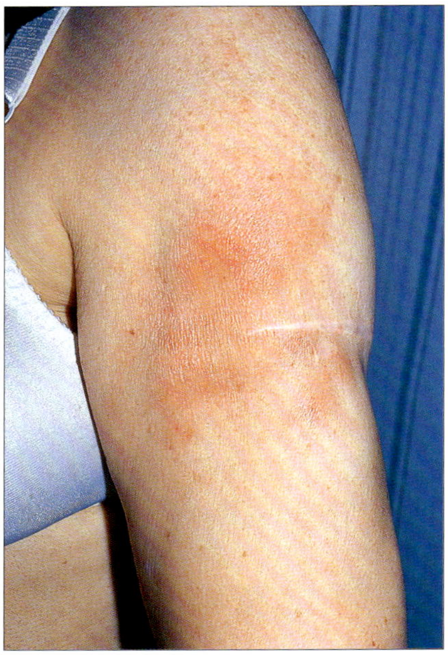

图 10.104 深在性红斑狼疮：脂肪萎缩终末期的凹陷性瘢痕（By courtesy of the Institute of Dermatology，London，UK.）

当高的病死率，而且毁容会给患者带来相当大的精神压力[24-25]。患者可有部分 C4 缺乏[26]。

## 组织学特征

成熟皮损的组织学表现具有诊断价值。皮损上部的表皮和真皮浅层组织中可以见到 DLE 或皮肤异色症的表现，也可完全正常（图 10.105 ～ 10.108）[27-28]。真皮深部及增宽的皮下脂肪间隔中可见密集的慢性炎症细胞浸润，主要为淋巴细胞团块和少量浆细胞（图 10.109 ～ 10.111）[11, 13, 28]。淋巴细胞浆细胞性炎症浸润中常见淋巴细胞核碎片或核尘[13]。有时可见淋巴样滤泡伴生发中心（图 10.112）。浸润可围绕并渗透血管壁和汗腺；偶尔可累及周围神经束（图 10.113）[27, 29]。有时可见明显的淋巴细胞性血管炎、血管壁纤维素样坏死和血管腔内血栓形成（图 10.114）。

炎症浸润常波及脂肪小叶周边，当伴有脂肪坏死时，其间可见中等量的中性粒细胞浸润。真皮深部的胶原和皮下脂肪纤维间隔中可见显著的纤维素样变性。

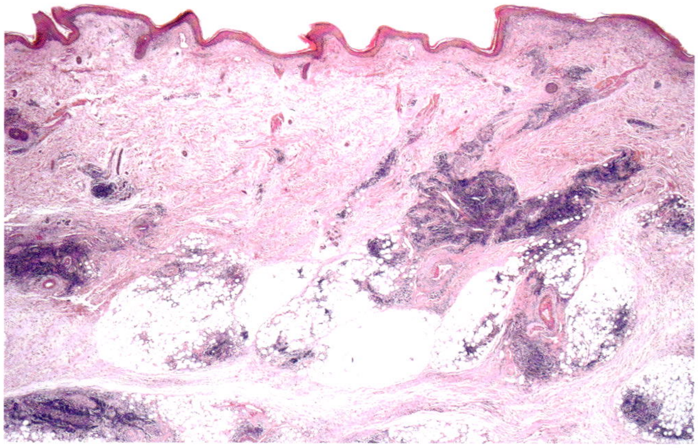

**图 10.105** 深在性红斑狼疮：低倍镜下示表皮萎缩伴角化过度，真皮密集淋巴细胞浸润伸入皮下脂肪组织中

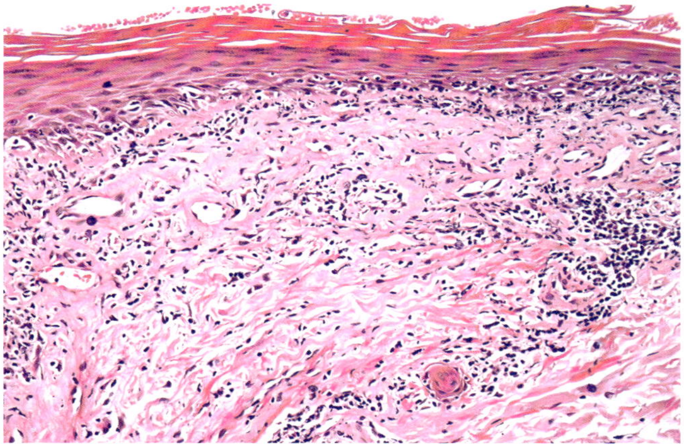

**图 10.106** 深在性红斑狼疮：此例有典型盘状红斑狼疮的特点

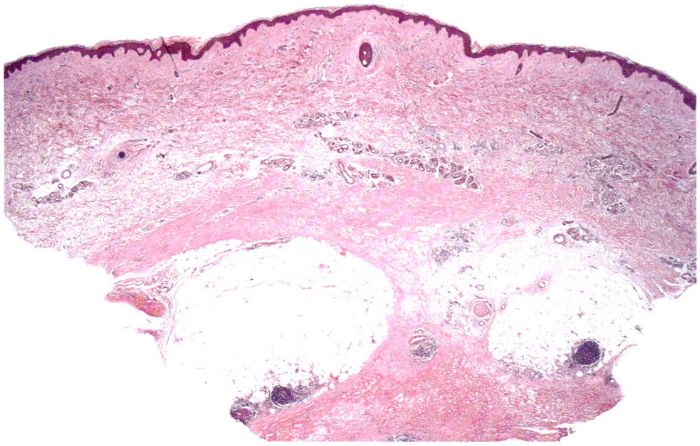

**图 10.107** 深在性红斑狼疮：此例正好相反，病变局限在皮下脂肪

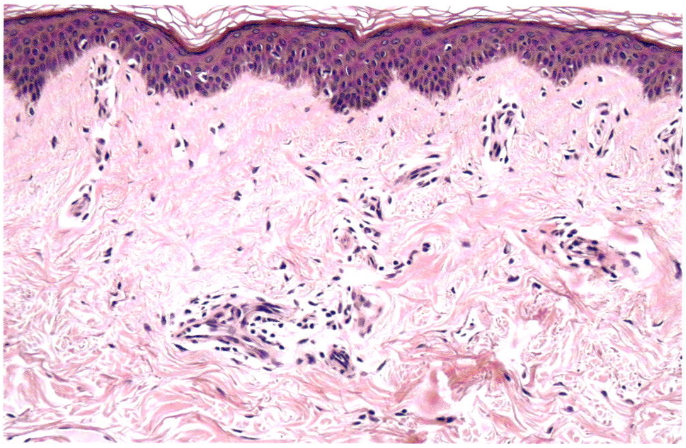

**图 10.108** 深在性红斑狼疮：表皮外观正常

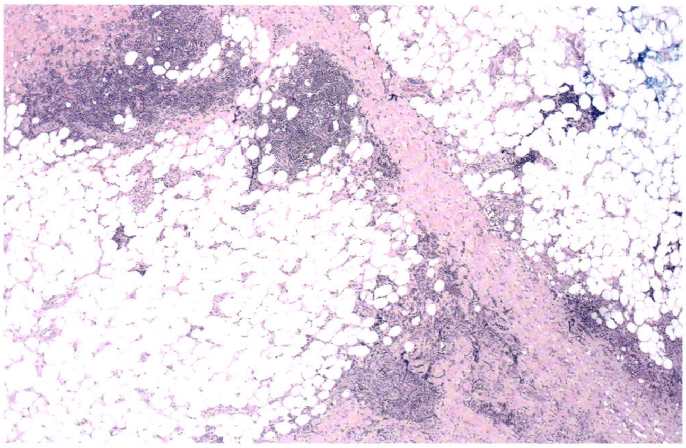

**图 10.109** 深在性红斑狼疮：小叶间隔增厚，有密集的炎症浸润

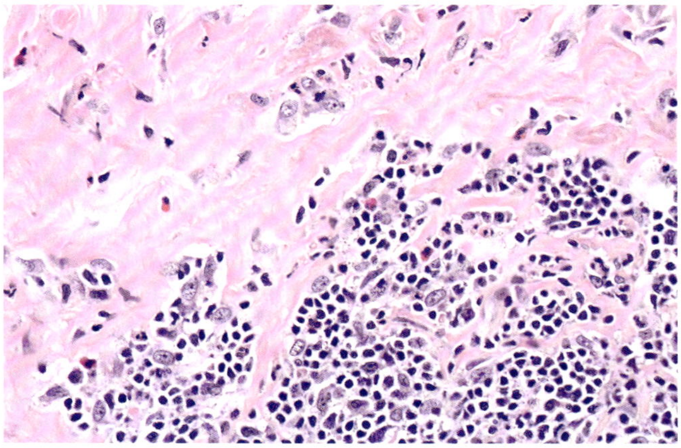

**图 10.110** 深在性红斑狼疮：大量淋巴细胞浸润

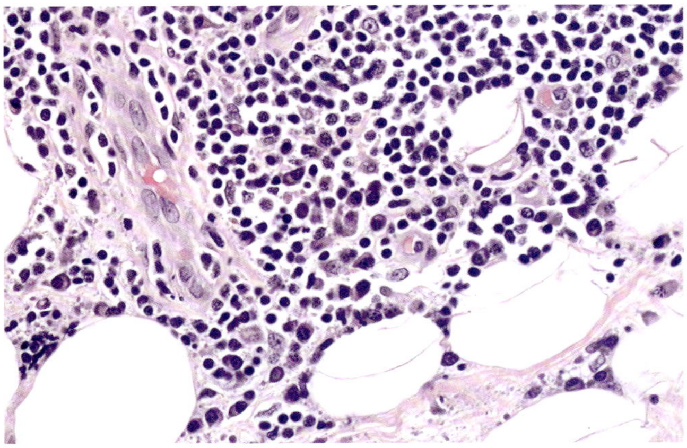

图 10.111 深在性红斑狼疮：如本视野所见，有时可见大量的浆细胞浸润

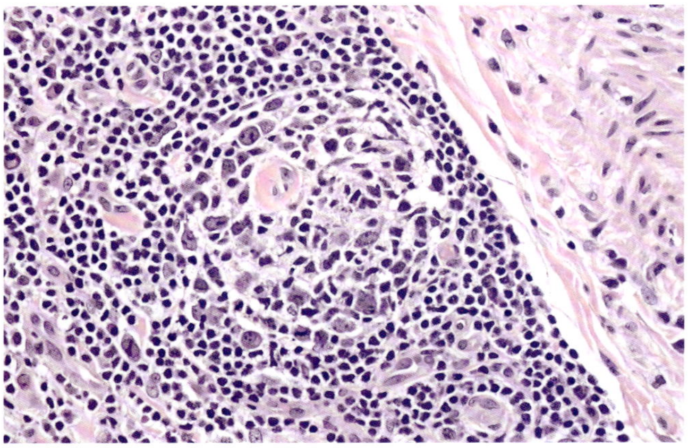

图 10.112 深在性红斑狼疮：如本视野所见，淋巴样滤泡可为显著特征

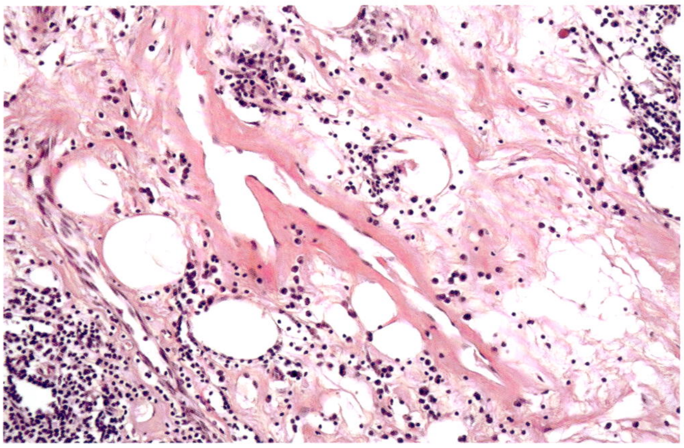

图 10.113 深在性红斑狼疮：血管壁常增厚，有透明样变性

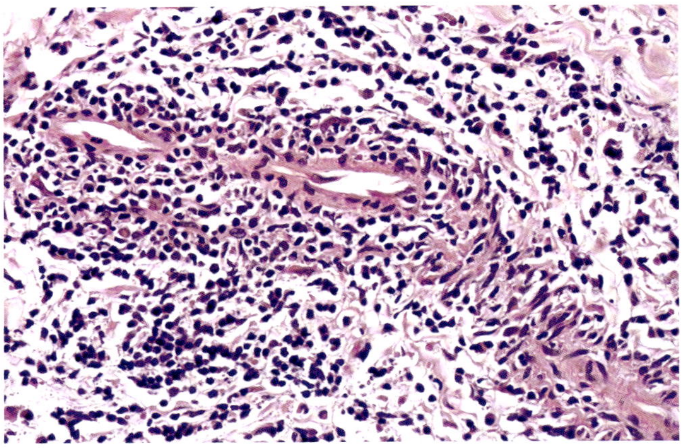

图 10.114 深在性红斑狼疮：如本视野所见，淋巴细胞性血管炎并不少见

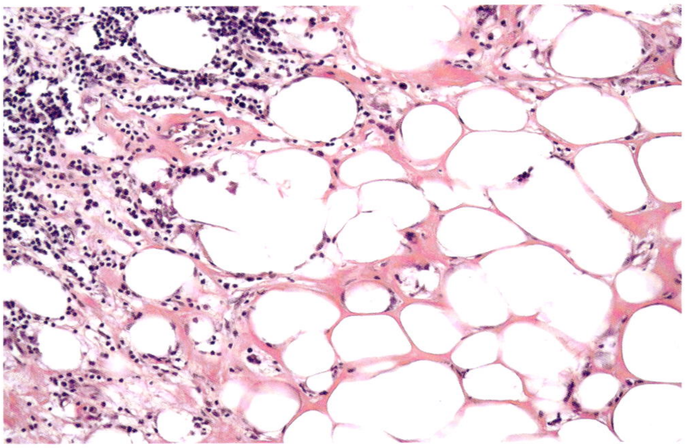

图 10.115 深在性红斑狼疮：脂肪组织的透明样变性是特征性表现

纤维束可明显肿胀、重度红染或碎裂成无定形的颗粒状碎片。单个脂肪细胞周围也可见到类似的改变。晚期皮损中可见毛玻璃样嗜酸性坏死，皮下脂肪呈弥漫性透明样变（图 10.115）。可见灶性胶原变性伴黏蛋白沉积，偶尔钙化灶明显可见[10, 13, 15, 27-28, 30]。有 1 例本病患者出现了广泛性闭塞性动脉内膜炎，伴发膜囊性改变和营养不良性钙化[31]。

免疫组化检查显示主要浸润的细胞为 α/β T 辅助性淋巴细胞，夹杂 B 淋巴细胞[13]。应用 PCR 行分子检测一般提示多克隆表型[13]。

免疫荧光检查常可见免疫球蛋白和补体在表皮与真皮连接处沉积，有时也在浅层血管周围沉积[15, 27]。

## 鉴别诊断

相似的组织学表现也可见于其他结缔组织疾病，包括线状硬斑病、深在性硬斑病、系统性硬化症、皮肌炎、混合性结缔组织病以及多发性肌炎[32-35]。干燥综合征近来也被认为是所谓的“浆细胞性脂膜炎”的病因之一[36]。有报道 1 例 Degos 病（恶性萎缩性丘疹病）患者发生了小叶性脂膜炎伴有硬化，类似狼疮性脂膜炎[37]。深在性狼疮和皮下脂膜炎样 T 细胞淋巴瘤的鉴别，无论从临床上还是组织学上，有时均非常困难[38-41]。异型淋巴细胞伴细胞毒性 T 淋巴细胞免疫表型（$CD3^+$，$CD8^+$）的存在，以及细胞增生过快和 TCR-γ 基因重排为单克隆均提示淋巴瘤的可能[38]。但是，深在性狼疮和皮下脂膜炎样 T 细胞淋巴瘤可合并发生于同一患者[38]。这些患者可出现两种疾病重叠的组织学表现[38，42-43]。

## 硬皮病性脂膜炎

### 临床特征

硬化与慢性脂膜炎病变是泛发性硬斑病和进行性系统性硬化症的主要特征[1-3]。除此之外，目前认为深在性硬斑病是硬斑病的一个硬化性亚型，病变主要累及皮下脂肪，与深在性红斑狼疮相似[4-5]。本病主要见于女性（3∶1），发病年龄为 9 ~ 62 岁，主要表现为皮下组织硬化[6]。硬化可以泛发全身，累及肢端，也可以为孤立或多发的、局限性、炎症性、不对称分布和边界不清的色素沉着性或红色斑块。皮损好发于肩部、上臂和躯干[6-8]。有报道发生在儿童的、皮损局限于脊柱旁区的特殊类型[9-10]。系统性硬化症患者可出现硬化性脂膜炎。这些患者具有系统性硬化症相关的肺动脉高压[11]。

### 组织学特征

真皮深部的结缔组织、皮下脂肪和肌筋膜增厚和透明变性是本病最显著的特征[3]。脂膜性脂肪坏死也是一个特征[12]。皮下脂肪组织中可见血管周围和局灶淋巴细胞和浆细胞间质性浸润。个别情况下，浆细胞很多——称为浆细胞性脂膜炎[13-15]。可见淋巴样结节（通常不形成生发中心）和肥大细胞数目增多[6]。偶尔可见散在的嗜酸性粒细胞浸润。有时可见黏蛋白沉积，并且弹力组织通常减少，虽然个别患者也可增多[8]。可见局部骨化生并经表皮排出现象[16]。筋膜的改变与皮下脂肪的改变相似。

### 鉴别诊断

深在性硬斑病应与普通的泛发性硬斑病鉴别，前者硬化改变累及的部位更深，慢性炎症细胞浸润更加致密[6]。一些作者认为，嗜酸性筋膜炎属于深在性硬斑病疾病谱的一部分[6]。

## 皮肌炎性脂膜炎

### 临床特征

在皮肌炎患者的皮肤或肌肉组织活检标本中见到的脂膜炎改变不具有特异性[1-3]。但是偶尔本病可引起患者的症状，患者可主诉手臂、大腿、腹部和臀部出现质地坚硬的疼痛或触痛性红色斑块和结节[3-11]。在一些病例中，脂膜炎先于肌炎起病[3]。慢性患者可发生脂肪萎缩[12]。儿童和成人均可发病。

### 组织学特征

皮肌炎性脂膜炎（dermatomyositis panniculitis）主要表现为脂肪小叶的淋巴细胞和浆细胞浸润，有时可见淋巴样滤泡形成伴生发中心[4-5]。局灶性脂肪坏死可见，偶有淋巴细胞性血管炎[6]。皮下脂肪间隔进行性增厚和透明变性。一些病例报道，特别是在日本患者中观察到膜囊性改变[1，12-13]。晚期才出现钙化改变，但可以很明显[1，14]。

皮肌炎患者也可见到无脂膜炎的皮下脂肪组织的轻度炎症改变，包括灶性淋巴细胞浸润、纤维化和钙化[5]。

皮损表皮可见基底细胞空泡化变性的界面改变和淋巴细胞移入[1，7]。

免疫荧光表现不一，多数患者为阴性改变，但在 1 例患者发现在其真皮和表皮连接处有 C3 沉积，而另 1 例患者其真皮浅层血管壁上有 C3 和 IgM 沉积[6-7]。

### 鉴别诊断

有 1 例儿童皮肌炎患者伴发皮下脂膜炎样 T 细胞淋巴瘤的报道[15]。

## 放疗后假性硬皮病性脂膜炎

### 临床特征

放疗后假性硬皮病性脂膜炎（postirradiation pseudosclerodermatous panniculitis）为高剂量放射治疗的一种罕见并发症。迄今报道的病例仅见于在接受根治性乳房切除术后又接受过放射治疗的女性乳腺癌患者[1-4]。患者表现为在先前的放疗部位出现深在性皮下硬化斑块并进行性加重（图 10.116），通常出现于放疗后的第一年[1-3]。

### 组织学特征

主要病变局限在皮下脂肪组织，表现为小叶性脂

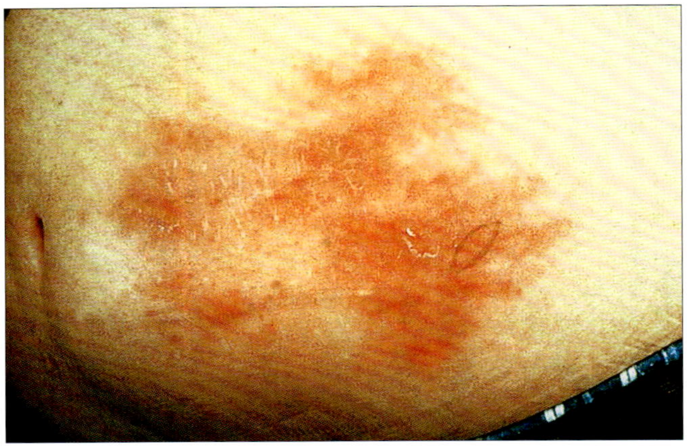

图 10.116 放疗后假性硬皮病性脂膜炎：不规则的红色斑块（By courtesy of the Institute of Dermatology，London，UK.）

膜炎，其特征为脂肪坏死伴有异物（脂肪吞噬）性肉芽肿形成和淋巴细胞与浆细胞浸润[1-2]。间隔显著增厚，充满透明变性的胶原。真皮可无异常，或有血管周围和淋巴细胞及浆细胞间质性浸润，伴有不典型的肌成纤维细胞[1]。真皮内偶尔可见扩张的淋巴管[3]。见不到放疗导致的表皮异常[2]。

## 鉴别诊断

遇到这类患者，应仔细阅读患者的病理切片，寻找是否有乳腺癌复发或转移的证据。免疫组织化学染色很有价值。

放疗后假性硬皮病性脂膜炎在组织学上容易与深在性硬斑病和深在性红斑狼疮混淆[2]。正确的诊断有赖于临床与病理的密切联系。

（曾跃平译 渠涛校 姜祎群 刘跃华审）

# 口腔黏膜病 第11章

Sook-Bin Woo

# 简介

口腔和颌面部病理学属口腔科学的范畴，包含口腔黏膜及支撑性骨和软组织、牙、唾液腺、唇红和口周皮肤的疾病诊断和处理。在一章中讨论累及上述全部组织的疾病是不可能的。因此，本章只着重讨论口腔和颌面部外科医师、皮肤科医师或耳鼻喉科医师观察或活检的常见的和不常见的黏膜病变。如果一种疾病的主要病变发生于皮肤，同时还有口腔病变（如天疱疮），那么这一主题将在书中其他章节做详细描述，这里仅就口腔病变作简要介绍。

从组织学的角度，口腔黏膜分为非角化部位和角化部位。前者包括唇黏膜（唇的湿润面）、颊黏膜、上颌骨和下颌骨沟（有时也称为"前庭"）、舌腹、口底、软腭、非附着性牙龈和牙龈沟上皮（图 11.1）。牙龈沟上皮是边缘牙龈向牙齿表面的延伸部分。这些表面的任何角化现象都被认为是不正常的，应该报告。位于颊黏膜上下牙交界处的白线（"咬合线"）可能出现轻微角化不全，这被认为是正常现象（图 11.2）。

角化部位包括硬腭黏膜、附着性牙龈（从牙齿向周围延伸 3 ～ 7 mm 的带状区域）及舌背。舌是一种特化结构，因为其是味觉器官并具有丝状、菌状和轮廓乳头，后两种乳头中具有味蕾（图 11.3）。

口腔黏膜由上皮和下方的固有层组成，后者可以人为划分为浅层和深层，以及下方肌肉或骨骼。由于没有黏膜肌层，因此没有真正的黏膜下层。口腔黏膜上皮在舌背部分最厚，而在口底部位最薄，通常比表皮厚 2 ～ 4 倍（图 11.4）。不熟悉这一特征的病理医师会将正常黏膜诊断为棘层增厚或银屑病样增生。附着性牙龈和硬腭黏膜与骨膜相连，以至固有层深部出现致密纤维化（图 11.5）。若将其诊断为"纤维化"是不恰当的，因为在这些部位出现此现象是正常的。

牙齿外露的牙冠由高度钙化的牙釉质薄鞘包裹，不可见的骨内部分由与骨骼组成和表现相似的牙骨质覆盖。牙体由牙本质填充，牙体中心的牙髓包含纤维血管组织和神经组织（大多数牙痛的发生部位）。生牙上皮经常出现在牙龈组织和牙龈的牙源性肿瘤中。这些成簇的鳞状上皮可能有透明胞质，有时表现为栅栏状基底细胞核（图 11.6）。

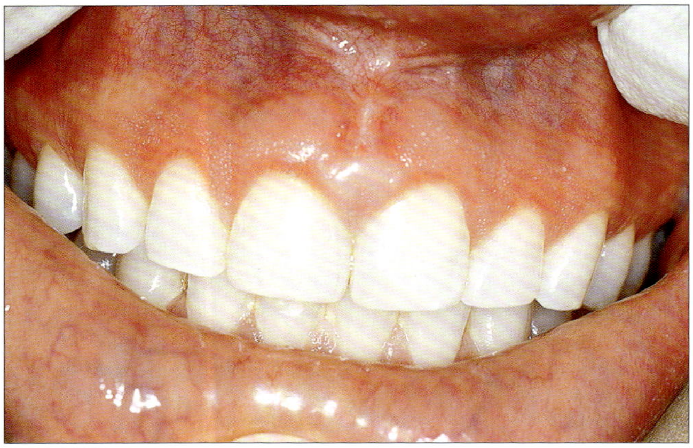

图 11.1 正常口腔：注意上颌沟，附着和非附着的牙龈及牙齿

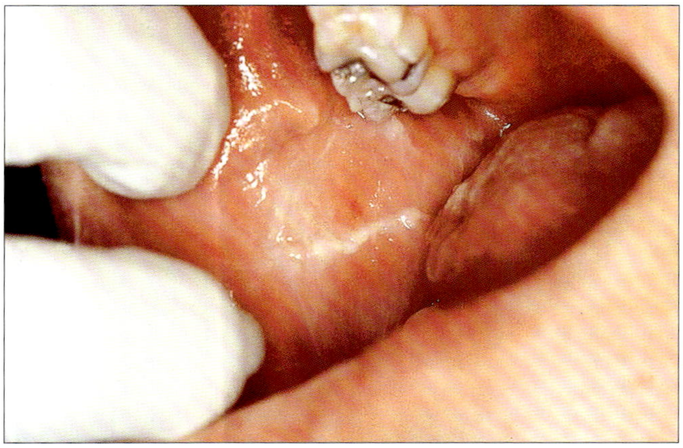

图 11.2 正常口腔：颊黏膜上的白线，常表现为白斑水肿，可以出现轻微角化不全

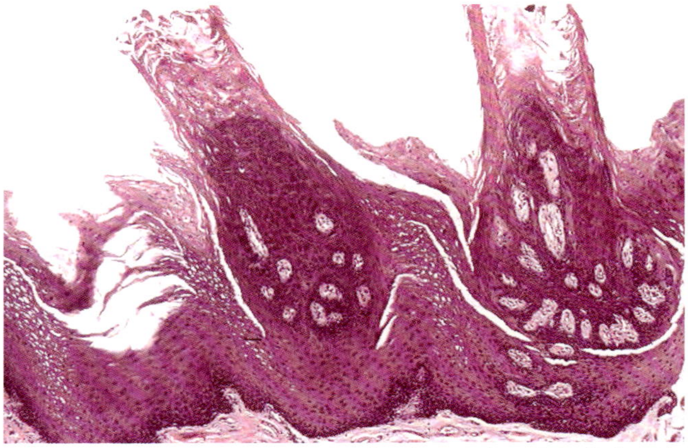

图 11.3 正常舌：丝状乳头为螺旋状角化不全，常与菌落有关

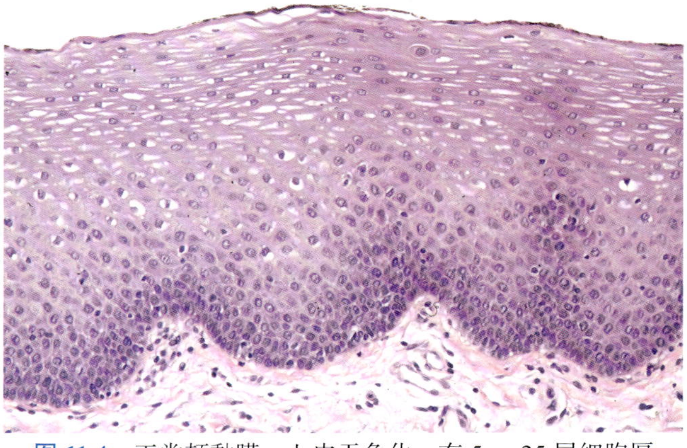

图 11.4 正常颊黏膜：上皮无角化，有 5 ～ 25 层细胞厚

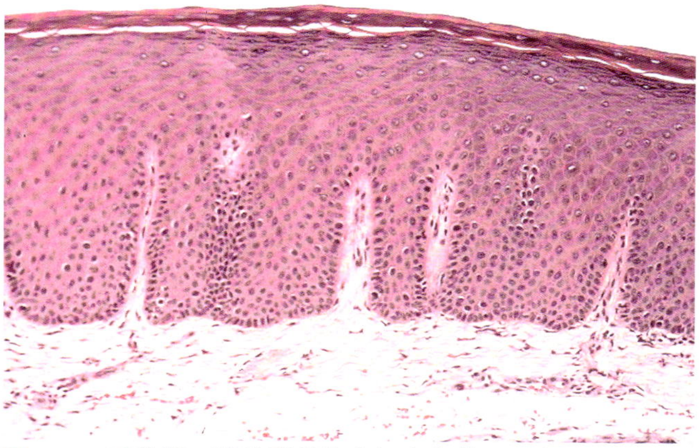

图 11.5　正常腭：腭及牙龈均有轻度角化。下方的致密纤维组织在这一部位是正常的

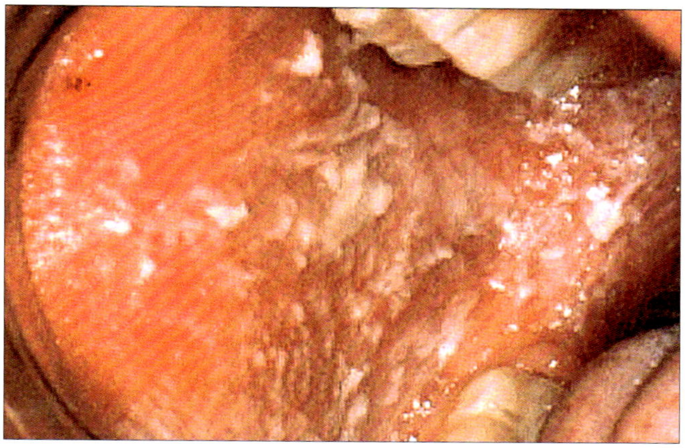

图 11.7　白色海绵状痣：典型的白色、增厚的海绵状黏膜（By courtesy of C. Allen，DDS，Columbus，USA.）

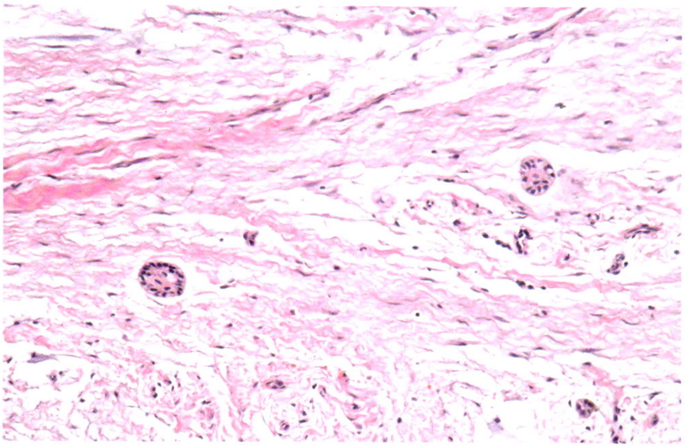

图 11.6　牙源性上皮：注意鳞状细胞组成的小巢，有时细胞核呈栅栏状排列在巢周

# 遗传性疾病

## 斑状病变

### 白色海绵状痣

#### 临床特征

白色海绵状痣（white sponge nevus；又称 Canon 白色海绵状痣、口腔黏膜剥脱性白斑水肿、家族性口腔白色皱襞发育不良）是一种常染色体显性遗传性疾病，具有高度外显率和多变的表现。儿童期早期发病，50% 的患者在 20 岁之前被诊断[1-3]。颊黏膜几乎总是受累，其他好发部位包括唇黏膜、舌、牙槽黏膜和口底。鼻、食管、阴道、肛门和阴茎黏膜也可受累。虽然有 1 例眼组织缺损的报告[4]，但本病不累及结膜。病变表现为弥漫、灰白色、无痛性海绵皱襞状斑块，有蜕皮倾向（图 11.7）[2, 5-6]。病变时轻时重。

#### 发病机制和组织学特征

白色海绵状痣是黏膜特异角蛋白 K4（基因位于染色体 12q）和 K13（位于染色体 17q）的螺旋状域突变所致的一种疾病。突变方式为氨基酸缺失、置换和插入，造成角蛋白丝不稳定及张力微丝聚合异常[7-9]。一些病例用抗生素治疗可使病情缓解，提示感染和（或）炎症因素可能在疾病发生中起作用[10-11]。

组织学表现为角化不全，棘层增厚，棘突延长增宽以及细胞空泡化；浅部出现无核角质形成细胞（图 11.8）。角化不良细胞有核周和核旁致密嗜酸性凝集物，炎症反应轻微（图 11.9）[5, 12-13]。浅表角质形成细胞下方可见栓状和条纹状角化不全。曾有 1 例出现灶状表皮松解性角化过度的文献报告[14]。

嗜酸性凝集物是由张力微丝聚合在核周和核旁造成的[1, 12-13, 15]。空泡化细胞的细胞器倾向于分解和缺失。角质小体（Odland 小体）在角质形成细胞中含量丰富，而在细胞间隙中缺如，提示是由于酸性磷酸酶缺乏导致细胞潴留，而非表面细胞正常脱落所致[1]。

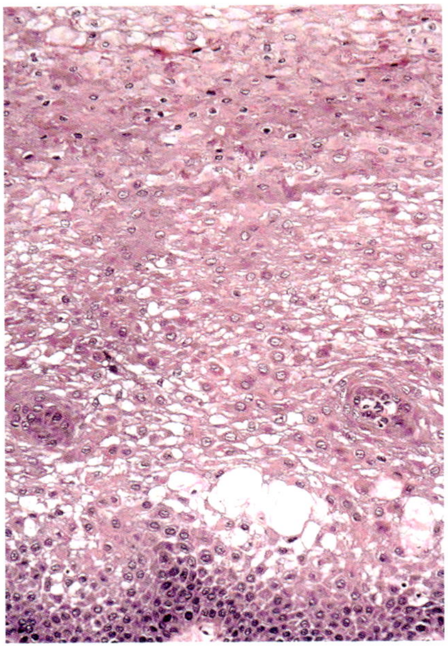

图 11.8 白色海绵状痣：上皮显示空泡形成、棘层增厚和角化不良

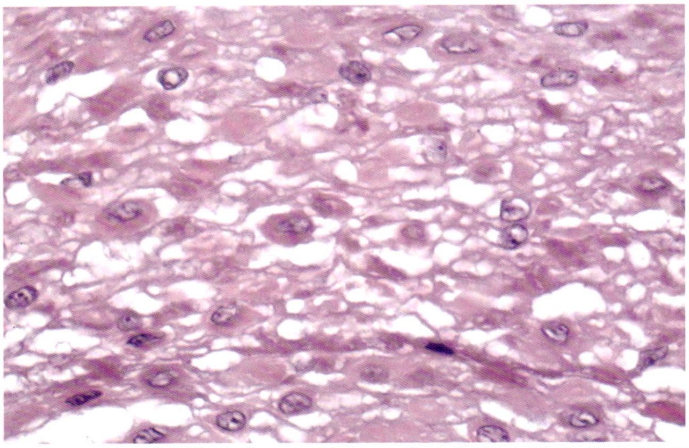

图 11.9 白色海绵状痣：有核周嗜酸性角蛋白凝集物和胞质空泡形成

# 遗传性良性上皮内角化不良

## 临床特征

这种发生于眼和口腔的常染色体显性遗传病最早发现于北卡罗来纳州的三个不同种族人群中（白人、美洲土著和非洲人），当地称之为 Halowar 或 Haliwa 或 Haliwa-Saponi 印第安人。由于移民，目前居住在纽约、宾夕法尼亚、弗吉尼亚和华盛顿特区的后裔中也有病例报告。

遗传性良性上皮内角化不良（hereditary benign intraepithelial dyskeratosis）的眼部病变常在出生后的第 1 年内发生，为泡沫状或凝胶状的斑块，分布于鼻侧和颞侧的球结膜边缘。患者感到刺激和畏光，春季可加重。由于角膜血管形成，有时导致失明。

口腔病变无症状，通常到十几岁才被发现。病变累及颊、唇黏膜、口底、舌侧、舌腹和牙龈，但舌背和悬雍垂受累不常见[3-5]。黏膜呈白色、乳白色、海绵状、浸渍、皱襞，表面粗糙，常类似白色海绵状痣（图 11.10）。通常生殖器、鼻和直肠黏膜不累及。

## 发病机制和组织学特征

基因学研究已将这种疾病的致病基因定位于染色体 4q35，受累个体出现基因的重复分离[6]。

组织学表现为角化过度和棘层增厚（图 11.11）。角化不良细胞（又称为“烟草细胞”，因为在巴氏染色涂片中呈棕黄色）位于上皮的中部到上部 1/3，被邻近的正常角质形成细胞卷入；这种“细胞内细胞”表现是本病的一个特征，在细胞学涂片中可以很清楚地见到（图 11.12）[4，7-8]。

角化不良细胞被张力微丝包裹，其中的囊状小体可能是角质小体[7]。部分角质形成细胞显示细胞间桥和桥粒消失。

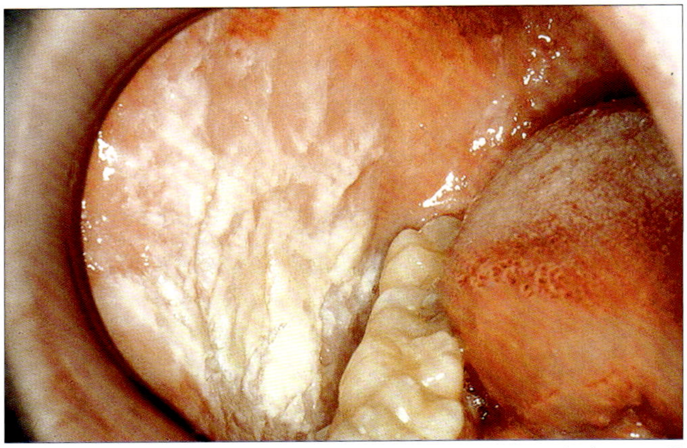

图 11.10 遗传性良性上皮内角化不良：黏膜表现为白斑、增厚（By courtesy of J. McDonald，DDS，Cincinnati，USA.）

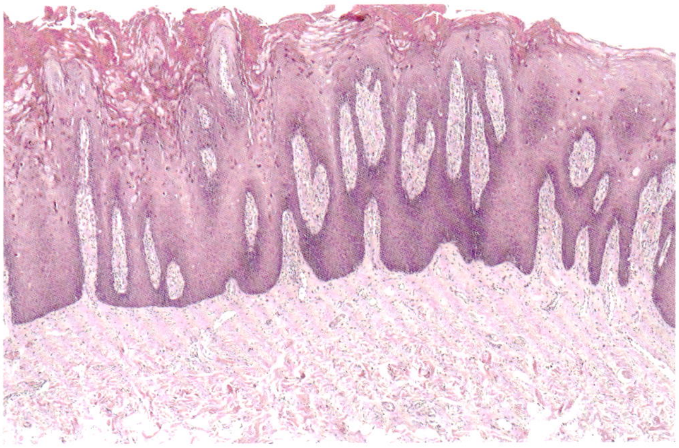

图 11.11 遗传性良性上皮内角化不良：有角化过度、角化不良和棘层增厚（By courtesy of J. McDonald，DDS，Cincinnati，USA.）

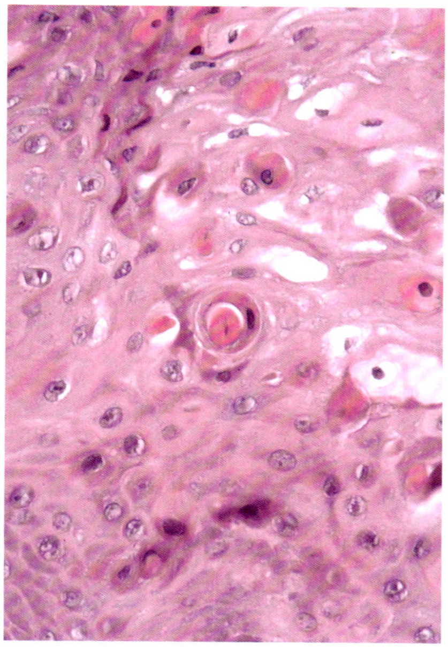

图 11.12 遗传性良性上皮内角化不良：注意角化不良及典型的“细胞内细胞”结构（By courtesy of J. McDonald，DDS，Cincinnati，USA.）

# 先天性厚甲

## 临床特征

这种罕见的遗传性皮肤病的特征是甲营养不良、掌跖皮肤和毛发异常以及黏膜白斑。喉和眼也可受累[1]。口腔病变大多在 20 岁之前发生，表现为灶状或弥漫的白色角化过度斑块，发生于舌背、舌侧缘和颊黏膜，见于 75% ～ 95% 的病例[1-4]。胎生牙（出生时即有的牙）是本病第 2 型的常见表现[1，5-6]。

## 发病机制和组织学特征

先天性厚甲（pachyonychia congenita）通常是一种常染色体显性遗传性疾病，以位于染色体 17q.1，7 的角蛋白 6a 和 16（1 型）、6b 和 17（2 型）基因的错义突变为特征。在角蛋白纤维的组合中，蛋白亚基的聚合存在缺陷。

组织学表现有显著角化不全或正角化过度、棘层增厚和细胞内空泡形成[3，6，8]。由于先天性厚甲和先天性角化不良通常可根据皮肤活检进行诊断，有关口腔病变组织学表现的详细报告很少。

# 先天性角化不良

## 临床体征

先天性角化不良（dyskeratosis congenita）是另一种遗传性皮肤病，表现为甲营养不良、皮肤异色症、口腔黏膜白斑和全血细胞减少，常需造血干细胞移植。结膜、尿道和生殖道黏膜也可受累[1-2]。口腔白斑，特别是舌部黏膜白斑，多于十几岁出现，并有在低龄发生发育不良和（或）发展成鳞状细胞癌的高度倾向性[3-4]。

## 发病机制和组织学特征

通常认为这是一种 *DKC1*、*TERC* 或 *TERT* 基因突变而致的端粒酶功能障碍引起的早衰综合征[5]。

组织学上，先天性角化不良显示为过度角化不全或正角化，伴发育不良或鳞状细胞癌。

# 毛囊角化病

## 临床特征

口腔病变发生于近 50% 的毛囊角化病（Darier’s disease；又称 Darier-White 病）患者。轻微病变表现为微小的白色或粉色角化丘疹，较严重的病例融合为大斑块，或呈鹅卵石样外观。病变一般无症状[1-4]。上腭是最常见的好发部位，可能是由于这个部位正常即可存在角化，其次是牙龈、舌、颊黏膜和口底。唇很少受累[5]。复发性腮腺或下颌下腺水肿见于近 1/3 的患者，很可能是由主导管狭窄造成阻塞所致[4-5]。总的来说，口腔病变的程度通常与皮损的严重程度相平行[2，5]。

## 发病机制和组织学特征

本病与染色体 12q 上的 *ATP2A2* 基因突变有关，该基因在细胞膜钙离子转运中发挥作用，后者在桥粒正常功能和角质形成中发挥作用[6]。

典型表现为角化过度，棘层增厚以及基底层上裂隙，伴棘层松解形成垂直的绒毛样突起凸入裂隙。圆体和谷粒细胞可能不如在皮损中明显[2，5]。巴氏染色涂片中角化不良的“谷粒”及圆体中折光性核周同心环及颗粒状带呈棕黄色染色[7]。唾液腺导管分泌部可以出现化生，造成狭窄和阻塞[1，8-9]。

## 鉴别诊断

寻常型天疱疮和增殖性化脓性口炎都可表现为棘层松解，但通常不出现角化不良；另外，天疱疮直接免疫荧光检查可见细胞间 IgG 沉积。

# 疣状角化不良瘤

## 临床特征

疣状角化不良瘤（Warty dyskeratoma）通常为口腔内类似 Darier 病的孤立病变，可表现为口腔内的丘疹或结节（又称口腔灶状棘层松解性角化不良）。常发生于 40 ～ 60 岁，几乎全部发生于腭或牙龈的角化和附着黏膜，女性多见，性别比为 2∶1[1]。大多数皮损直径小于 1 cm，少数病例发生于颊黏膜和舌[2-4]。有意义的是，多数病例发生于口腔左侧，提示创伤可能在发病中起重要作用，因为大多数人是右利手，刷左侧牙时更用力。丘疹病变表现为白色丘疹或斑块，结节病变可出现脐窝或火山口样外观。本病与吸烟有关[3, 5]。

## 组织学特征

口腔疣状角化不良瘤具有 Darier 病样特征，包括基底层上裂隙及隐窝形成，绒毛样突起，圆体和谷粒[3]。丘疹病变表现为多灶性，有时出现乳头瘤样上皮增生[6]。下方的皮脂腺和唾液腺无改变。

## 鉴别诊断

根据临床病史和直接免疫荧光检查中特征性的细胞间 IgG 沉积，可以轻易与寻常型天疱疮区分开。

# 肿瘤样病变

# 迷芽瘤

### 骨性迷芽瘤

## 临床特征

骨性迷芽瘤（osseous choristoma）大多数病变（93%）为发生于舌背后部的无蒂或有蒂的肿块，接近盲孔，但其他部位也可被累及[1-4]。多数病例发生于 11 ～ 30 岁，女性发病率是男性的 3 ～ 5 倍[2,4]。可伴有吞咽困难。

## 发病机制和组织学特征

有关肿瘤来源的学说包括残余腮弓骨化，创伤后的继发性骨化生，以及局部多潜能间质细胞的不明原因骨生成作用。

病变由局限的可生长的板层状骨组成，纤维结缔组织包绕中央管系统；边缘围绕成骨细胞、造血细胞、脂肪髓和软骨都有可能出现（图 11.13、11.14）[1, 5-6]。

### 软骨性迷芽瘤

## 临床特征

软骨性迷芽瘤（cartilaginous choristoma）表现为孤立的结节，大多发生于舌侧缘（85% 的病例），少数发生于颊黏膜和软腭[1-3]。多发生于成年人[4]。

## 发病机制和组织学特征

它们可能代表舌部多潜能间质细胞进化上的畸变、外伤后继发化生或软骨残余也可能是本病的发病机制。

软骨性迷芽瘤包含一个良性成熟透明软骨肿块，由致密的软骨膜包绕；类似原始间充质的疏松黏液组织，成熟脂肪也可能出现[2, 4-5]。部分病例出现骨化并与唾

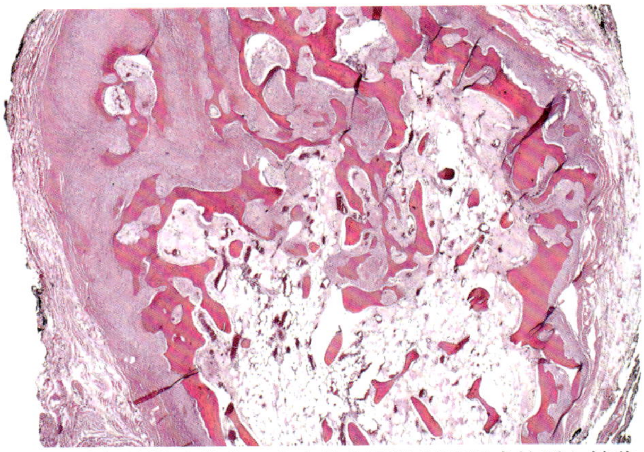

图 11.13 舌部骨性迷芽瘤：有由骨和脂肪组织组成的孤立结节

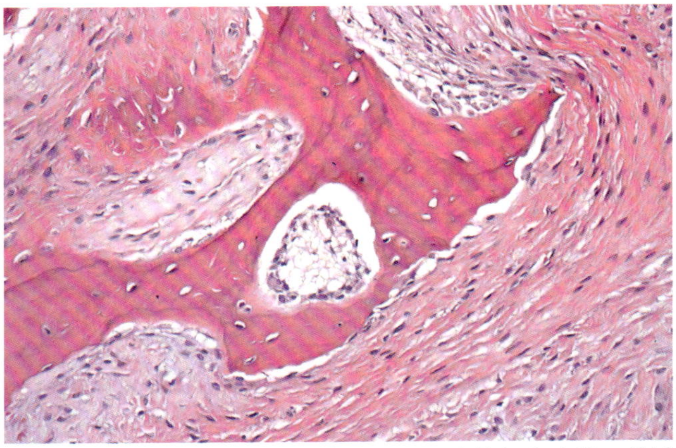

图 11.14 舌部骨性迷芽瘤：编织骨可见成骨细胞边缘，并被周围间质细胞所包绕

液腺相关[2-3]。偶尔有合并软骨肉瘤的病例报道[6]。

## 鉴别诊断

化生软骨结节也常见于义齿相关性纤维增生的病例，但这些发生于上颌骨和下颌骨前庭，与义齿凸缘有关。软骨残余也常见于鼻腭管处。部分作者认为，软腭和扁桃体部位出现软骨残余是一种化生现象，扁桃体检查中有 20% 可以发生此现象[7]。需要与多形性腺瘤伴广泛软骨样化生相鉴别。

### 皮脂腺迷芽瘤、增生和腺瘤

## 临床特征

大约 80% 的成年人在唇颊黏膜可见 1 ～ 3 mm 的黄色斑疹或丘疹状皮脂腺（图 11.15）[1]。然而，它们可以增生或腺瘤化，形成无痛性丘疹、斑块或结节，分别称为皮脂腺增生或皮脂腺腺瘤[2-3]。发生的部位与 Fordyce 颗粒一致。

皮脂腺迷芽瘤（sebaceous choristoma）病例罕见，有报告发生于成年人舌部。表现为发生于舌背中线中后 1/3 的半球形肿块，常与甲状舌管有关[4-5]。

## 组织学特征

Fordyce 颗粒包含皮脂腺成熟小叶，通过导管与表面上皮相通。可见包含潴留分泌物的假性囊肿形成和腺瘤样增生；罕见在 Fordyce 颗粒内发现毛囊和蠕形螨的报道[6-8]。

皮脂腺增生时，至少有 15 个成熟皮脂腺小叶向与表面相通的导管内排空（图 11.16）[2]。在皮脂腺迷芽瘤中，成熟皮脂腺单位可能与小汗腺、毛囊和顶泌汗腺有关[5]。皮脂腺腺瘤小叶边缘常显示基底样细胞增

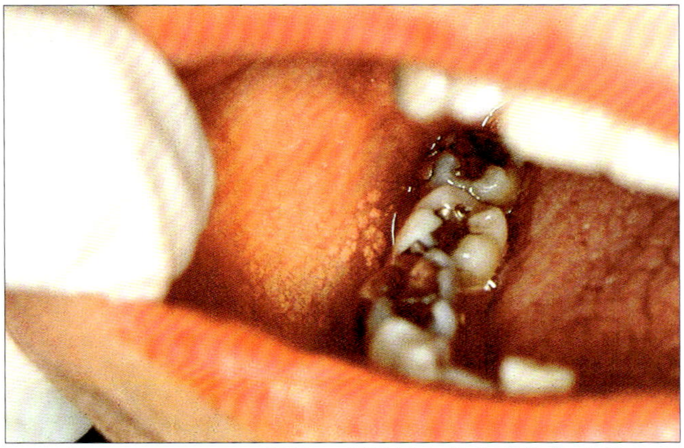

图 11.15 Fordyce 颗粒：颊黏膜上的典型黄色丘疹

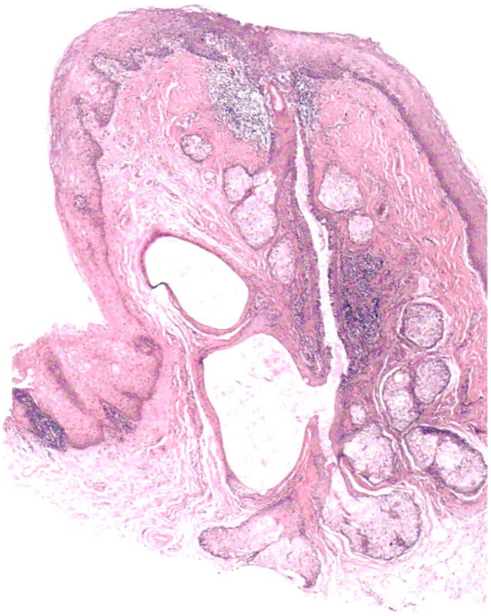

图 11.16 皮脂腺增生：多个皮脂腺小叶排空到一个中央管

生[9-10]。部分病例代表了小唾液腺的皮脂腺腺瘤[11]。

### 胃肠迷芽瘤

## 临床特征

几乎所有病例均表现为水肿的舌体上出现囊性病变，通常位于腹侧或口底[1-3]。有时表现为窦道[4]。多数患者见于婴儿期或儿童早期，可能与口面部畸形有关[3]。

已有很多病因学假说，包括上皮内陷和吸入，腔隙未完全融合及残留的肠上皮芽[4-5]。

囊壁为典型胃贲门、胃底或幽门区上皮，并有壁细胞和 Paneth 细胞[4]。另外，有时囊壁为结肠和（或）纤毛上皮[5]。囊壁通常具有平滑肌。亦有报道发现胰腺组织[6]。如果外胚层和中胚层成分均存在，皮损应考虑为畸胎瘤。

## 发病机制和组织学特征

# 异位脑组织

## 临床特征

这种少见疾病发生于 1 岁以内，常累及腭、舌（尤其是盲孔部位）或口咽，是原始神经成分在发育早期发生错误或多能干细胞神经胶质分化的结果[1-2]。部分患者伴有腭缺损[3]。呼吸阻塞是发生疾病和喂养困难的主要原因[4]。

## 组织学特征

中枢神经系统的成熟成分包括星形胶质细胞、少

突胶质细胞、室管膜组织和脉络膜从样组织，罕见情况下可见到神经元组织（图 11.17）[1-2, 5-6]。

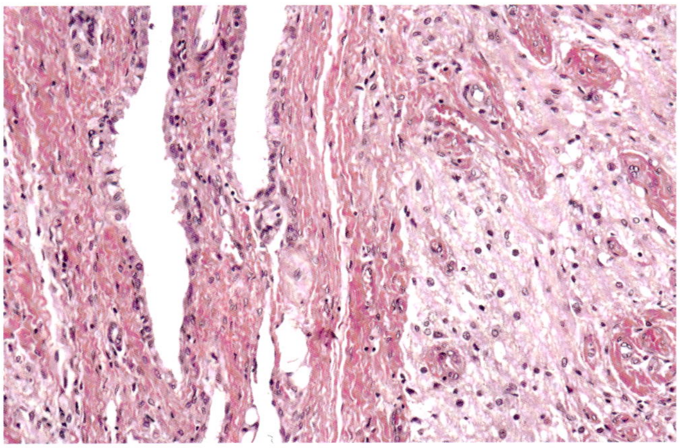
图 11.17 异位脑组织：注意存在神经胶质和室管膜组织

# 表皮样囊肿和皮样囊肿

## 临床特征

口底是最常见的好发部位，女性发病稍多于男性，部分病例是先天性的[1-3]。病变根据舌、颏下或下颌下的解剖学位置及组织学表现进行分类[1-2, 4]。

表现为半球形黄色肿物，硬度柔软或橡胶样。口内病变造成进食、吞咽和讲话困难，而口外病变发生于 myohoid 肌下，产生明显的颏下肿物。哑铃形囊肿同时有口内和口外的肿胀[5]。

表皮样囊肿（epidermoid）和皮样囊肿（dermoid cysts）为发生于儿童和青年人口底中线的囊性结构，而皮样肿瘤或毛息肉多为发生于鼻咽和软腭的巨大先天性病变。

## 发病机制和组织学特征

本病发病机制尚不明确。一种假说认为，本病源于面部融合过程中卷入融合线的上皮残留。另一种假说认为，囊壁由胚胎残留物移位或外伤种植发展而来，本病也可以发生于子宫[3]。

表皮样囊肿和皮样囊肿囊壁均为角化性鳞状上皮，腔内充满角化物质。表皮样囊肿（也称为上皮包涵体囊肿）的囊壁无附属器结构，而皮样囊肿的囊壁一般具有附属器结构。口腔皮样囊肿的发生率是表皮样囊肿发生率的 3 倍[2]。

某些囊肿也包含胃肠黏膜[6-7]。如果同时出现三个胚层结构，则称为“畸胎囊肿”更合适。

## 鉴别诊断

成人牙龈囊肿通常无角化，囊壁为矮立方到柱状或复层鳞状上皮，偶有上皮细胞斑块和透明细胞[8]。新生儿牙龈囊肿因能自行排出，通常不取活检，囊肿内充满角质物[9]。两者均可根据牙龈上的位置，与表皮囊肿鉴别。

# 皮样囊肿肿瘤（皮样囊肿）、畸胎瘤和上颌寄生胎

## 临床特征

这些罕见疾病通常是先天发生的，或于婴儿期发病，表现为口腔的突出肿物，可造成呼吸困难和喂养困难。它们的分类如下：

- 皮样囊肿（dermoid）：只有外胚层和中胚层结构，因此并不是严格意义上的畸胎瘤。
- 畸胎样肿瘤和畸胎瘤（teratoma）：具有全部三个胚层的结构（通常畸胎样肿瘤的组织结构并不像畸胎瘤那样有序）。
- 上颌寄生胎（epignathus）：其中有可辨识的器官和肢体形成；然而该名词同样适用于任何发生于鼻咽或腭部的畸胎样肿瘤或畸胎瘤。

其中，皮样囊肿最常见[1]。

皮样囊肿好发于女性（是男性发病率的 6 ～ 7 倍），为发生于鼻咽、口咽和软腭的带蒂肿物[2-3]。肿物表面包被皮肤，因此又称为“毛息肉”，也可能很像是一个副耳郭[4]。

畸胎瘤、畸胎样肿瘤和上颌寄生胎表现为从口腔突出的肿物，气道阻塞是常见的症状；女性好发，大多数为出生时发生[5]。与皮样囊肿不同，这些肿瘤多伴有其他异常，如甲胎蛋白升高和羊水过多[6-7]。

上颌寄生胎尤易合并严重的先天畸形，常发生死产。它们多发生于硬腭（由此命名），虽然后鼻咽和上唇也可累及，有时可合并腭裂和头颅扩张[7-9]。大体上肿瘤有时包含发育不全的肢体，甚至是头颅，类似不完全双胞胎或胎儿中的胎儿[10]。

舌畸胎瘤通常与这些发育缺陷无关[11]。

## 组织学特征

皮样囊肿外包被皮肤及附属器。另外，软骨、骨、肌肉、脂肪组织甚至唾液腺都可能出现（图 11.18）[3, 7, 12]。

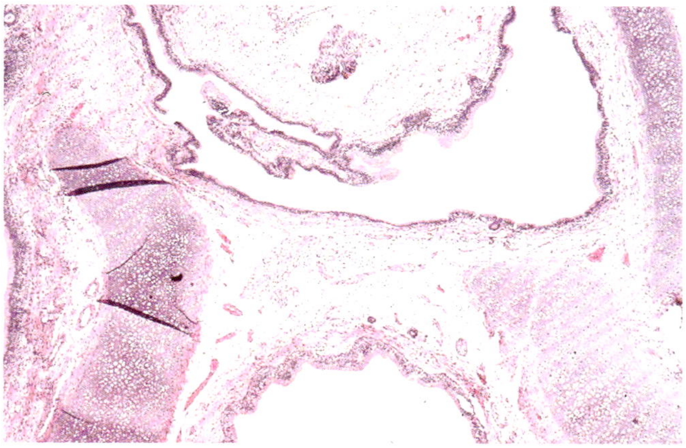

图 11.18 皮样肿瘤：注意存在软骨和柱状上皮（By courtesy of the Registry of Oral Pathology，AFIP，Washington DC，USA.）

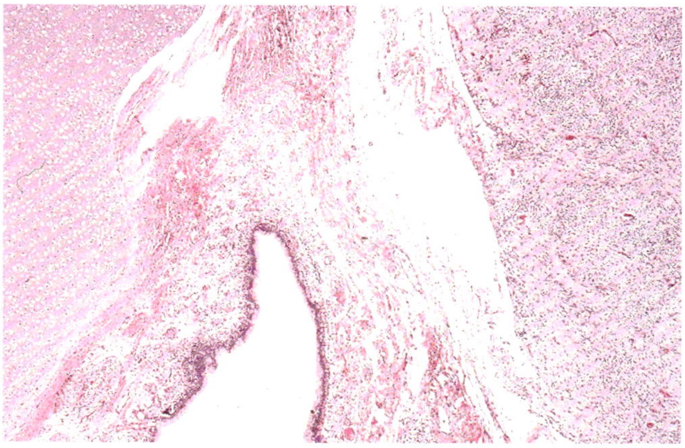

图 11.19 畸胎瘤：除内胚层成分外，还存在神经胶质组织（By courtesy of the Registry of Oral Pathology，AFIP，Washington DC，USA.）

畸胎瘤包含以上所有结构。另外，有时可见神经、脑、肺、胃肠道和呼吸组织（图 11.19）[6, 11]。

上颌寄生胎包含的组织结构大体可辨别出特异器官系统，如肢体、头或眼[7, 10]。

# 口腔淋巴上皮囊肿

## 临床特征

口腔淋巴上皮囊肿（oral lymphoepithelial cyst）通常发生于 31 ～ 40 岁的患者，无性别倾向[1-2]。也发生于 HIV 阳性个体的腮腺[3]。表现为无痛的黄色结节，直径通常小于 1 cm，最好发于口底，其次是舌腹后部、软腭和咽扁桃体（图 11.20）[3-5]。它们通常充满奶酪状角化物。部分作者认为，发生于扁桃体组织的病变是炎症或梗阻性扁桃体反应的正常结果[4]。

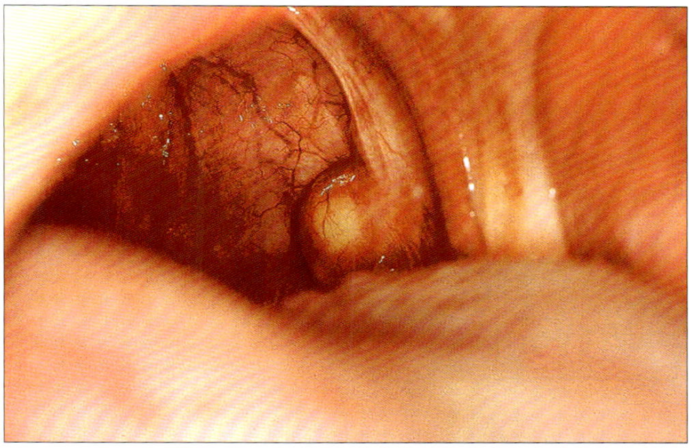

图 11.20 口腔淋巴上皮囊肿：注意位于前咽弓后方的黄色结节

## 发病机制和组织学特征

目前有三种有关发病机制的理论：

- 胚胎发育时期口腔淋巴组织中包裹上皮，此后上皮增殖，囊样变性[1]。
- 这些淋巴样聚集物是“异位的口腔扁桃体”，由于隐窝开口被阻塞，造成分泌物潴留[5-6]。
- 上皮代表正常唾液腺排泄导管，淋巴样组织是对炎症和免疫刺激的反应[3]。

最后一种理论主要解释发生于口底的病变，正常情况下这一部位不出现扁桃体或淋巴样组织。

囊壁为角化不全的复层鳞状上皮，囊腔充满脱落的角化物（图 11.21）[3-4, 7]。极少数病例囊壁为假复层柱状上皮，伴或不伴黏液细胞[5]。上皮通常有淋巴细胞外渗（图 11.22）。周围淋巴组织可部分或全部环绕囊肿上皮，常常形成完整的生发中心，但有时不出现。部分病例通过细小开口与表面上皮连接。

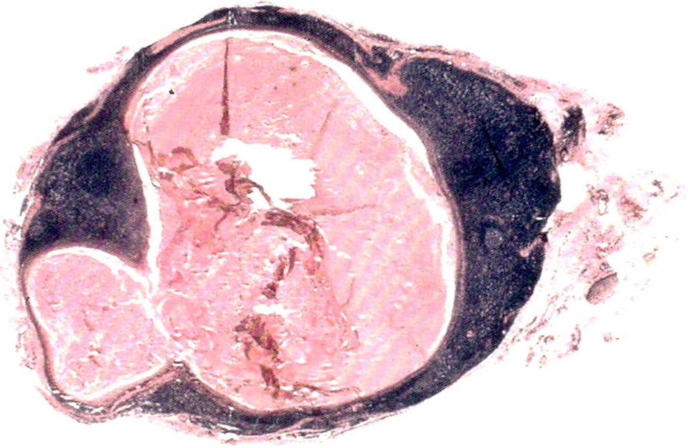

图 11.21 口腔淋巴上皮囊肿：囊肿完全被淋巴组织包绕

唾液腺和导管可以出现在囊肿附近，特别是口底的病变[1, 3]。

## 鉴别诊断

潴留性黏液囊肿囊壁含有复层鳞状柱状、嗜酸性

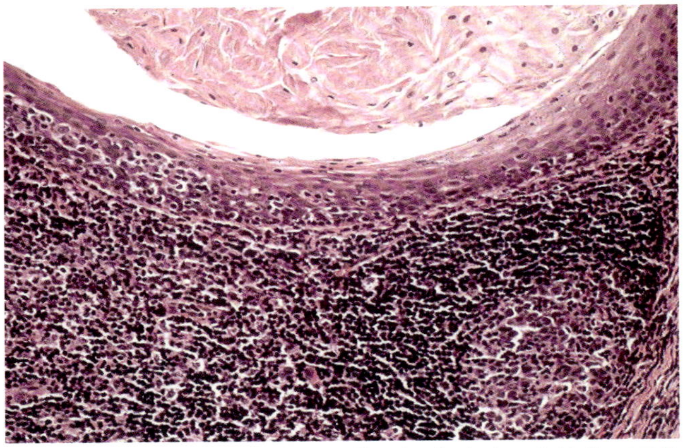

图 11.22 口腔淋巴上皮囊肿：淋巴细胞透过上皮外移，可见一个小的生发中心

粒细胞或呼吸道上皮，有时伴有黏液细胞化生。它们可显示为慢性炎症病灶，但不常见伴生发中心的增厚淋巴细胞套。皮样囊肿和表皮样囊肿缺乏淋巴细胞包绕，皮样囊肿囊壁可见附属器结构。

细菌团块可以缠结在一起，阻塞扁桃体隐窝，表现为不透明的黄色肿块，但表面无上皮覆盖，很容易被刮除[8]。

# 舌甲状腺

## 临床特征

尸检发生将近 10% 的舌组织中出现甲状腺组织巢，并无性别倾向[1-2]。然而，当甲状腺组织在舌上形成肿物时，被称为“舌甲状腺迷芽瘤”或“异位舌甲状腺”。由于将近 86% 的这种肿瘤含有体内唯一的甲状腺组织，因此称为“舌甲状腺”（lingual thyroid）或“异位舌甲状腺”更准确些[3]。

病变表现为舌基底内的球形、软或硬的肿物，常位于盲孔和会厌之间。可能造成吞咽困难、呼吸困难、烦躁不安或出血[2-4]。女性发病率是男性的 3 ～ 7 倍，发病年龄有两个高峰，即 1 ～ 20 岁和 41 ～ 60 岁，可能与激素的影响有关[4-5]。儿童少见[6]。1/4 的患者可伴有甲状腺功能减退。

## 发病机制和组织学特征

由于甲状腺原基发生于盲孔区并从这里下降到颈部，下降失败或残留的基质增生则形成可见的肿物。

在大多数病例中，如果锝扫描甲状腺组织呈阳性，则不需进行活检。甲状腺滤泡含有成熟的或胚胎甲状腺上皮，并呈现微滤泡、巨滤泡或腺瘤性变[1, 5]。可见到甲状舌管导管[2]。滤泡和乳头癌有时可见，其发生率与正常甲状腺疾病一致[7-8]，甚至有髓样癌的报道[9]。

# 先天性颗粒细胞牙龈瘤

## 临床特征

先天性颗粒细胞肿瘤（congenital granular cell tumor）表现为粉红色的有蒂肿物，通常位于前牙槽嵴，表面完整（图 11.23）。女性好发，性别比为 10∶1，上颌发生率是下颌的 3 倍[1]。它可能会给喂养带来困难。大约 9% 的患者表现为多发结节，部分合并舌部病变[2-4]。

## 发病机制和组织学特征

有关本病的组织发生的学说包括上皮、周细胞和神经来源。目前的假说是：它是一种间质肿瘤（有人认为是肌成纤维细胞来源），并有退行性变的证据。支持后者的证据有婴儿出生后肿瘤不生长，部分病例随时间推移而消退，有退行改变的组织学证据，并且即使肿瘤切除不完全也很少复发[1, 5-6]。

组织学上可以出现浸润带，也可以不出现，其上方上皮明显萎缩。细胞圆形或多角形，具有丰富的嗜酸性颗粒状的胞质，细胞边界清楚，异常小细胞核，核仁不明显；细致分叉状毛细管网常很明显（图 11.24）[3, 6]。颗粒耐淀粉酶 PAS 染色阳性；可见牙源组织残留[4, 7]。

颗粒细胞不表达 S-100 蛋白，但波形蛋白通常阳性；巨噬细胞 / 组织细胞标记（如 MAC387 和溶

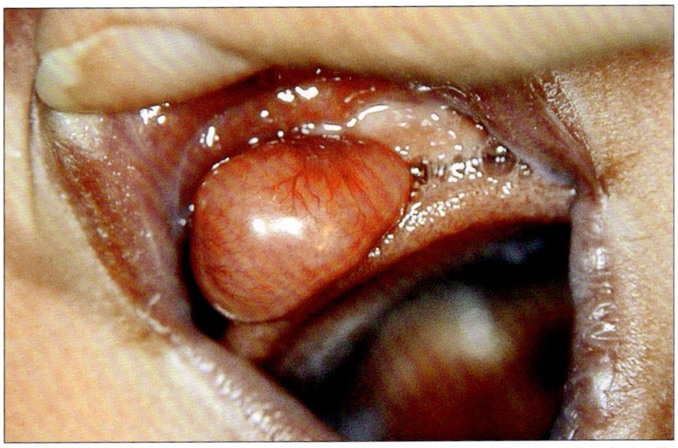

图 11.23 先天性颗粒细胞牙龈瘤：上颌骨牙槽是这种肿瘤的典型好发部位（By courtesy of B. Padwa，MD DDS，Boston，USA.）

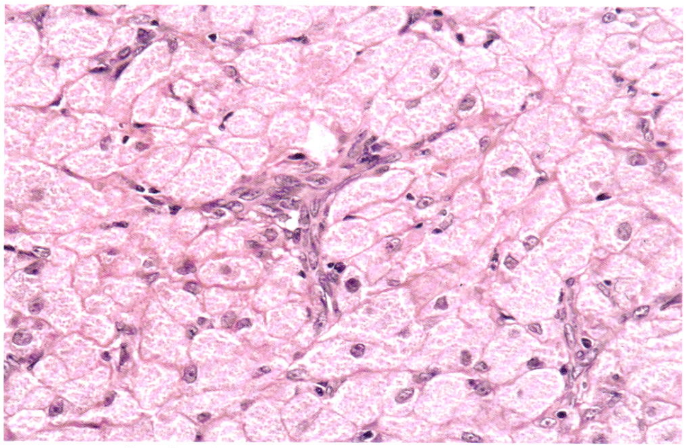

图 11.24 先天性颗粒细胞牙龈瘤：可见淡染大细胞，胞质颗粒状，S-100 染色阴性

菌酶）多为阴性，但免疫组织化学染色 CD68 和 Ki-M19 阳性，提示存在吞噬溶酶体[6, 8]。有时表达抗胰凝乳蛋白酶[8]。平滑肌肌动蛋白、雌激素和孕激素受体、神经胶质元纤维酸性蛋白（GFAP）、髓磷脂碱性蛋白（MBP）和神经丝蛋白染色阴性[1, 6]。曾有 1 份报告在颗粒细胞内鉴定出神经元特异烯醇化酶（NSE）[9]。

超微结构显示存在含有电子致密内容物的膜结合颗粒，极有可能为吞噬溶酶体[1, 3, 8, 10]。出现细胞膜下致密体，含有前胶原物的吞饮泡及细胞质内层粘连蛋白和纤溶酶，提示肌成纤维细胞分化[3, 7-8]。

### 鉴别诊断

颗粒细胞瘤细胞组织学上与先天性颗粒细胞牙龈瘤无法区分。但是，先天性颗粒细胞牙龈瘤中无假性上皮瘤样增生，而有明显的纤细分叉的血管网；重要的是，其细胞 S-100 染色阴性。可见于颗粒细胞瘤超微结构中的有角小体在本病不存在。

先天性牙龈平滑肌瘤样息肉 / 错构瘤具有相似的临床表现（常位于上颌骨中线），但组织学上包含梭形和纺锤形无包膜增生的平滑肌细胞，表达 HHF-35、平滑肌肌动蛋白和肌纤维蛋白，不表达 S-100 蛋白[11-13]。这种情况也见于其他部位[14]

## 牙槽嵴淋巴管瘤

### 临床特征

在所有黑人中，近 4% 婴儿患有淋巴管瘤（lymphangioma）。表现为半球形、淡蓝色充满液体的结节，常累及上颌骨后部和下颌骨牙槽嵴，典型皮损直径 3 ～ 4 mm。女性患者为男性患者的 2 倍，74% 的病例有一个以上的病变[1-2]。许多（或多数）在 6 个月月龄时消退[1, 3-4]。

### 组织学特征

淋巴管瘤的特征表现为裂隙样腔隙，腔壁为扁平内皮细胞，腔内充满红细胞或稀疏的纤细状嗜酸性物质[1-2]。有时可见残留的牙源上皮。

### 鉴别诊断

局限性淋巴管瘤具有同样的组织学表现，但见于老年患者。

## 牙龈纤维瘤病

### 临床特征

本病表现为良性、弥漫性、非出血性和纤维化牙龈肿大，常双侧发生，累及上颌和下颌牙龈，有时可达到牙齿的咬合 / 切线边界[1-2]。可见有几种类型。遗传型（多为常染色体显性遗传，偶尔为常染色体隐性遗传）不常见，常为先天发生的或在 10 岁以内与出牙同时发生，多表现为弥漫性牙龈受累（图 11.25）。与多毛、智力低下和（或）癫痫有很强的相关性。牙龈纤维瘤病（gingival fibromatosis）也可以是 Zimmerman-Laband、Ramon、Rutherford 和 Cross 综合征的一个特征[2-3]。特发型多发生于老年患者，常局限于上或下颌，或一个象限内。无消退倾向。最常见的表现为上颌粗隆和舌颚组织过度生长，多为对称性[1]。

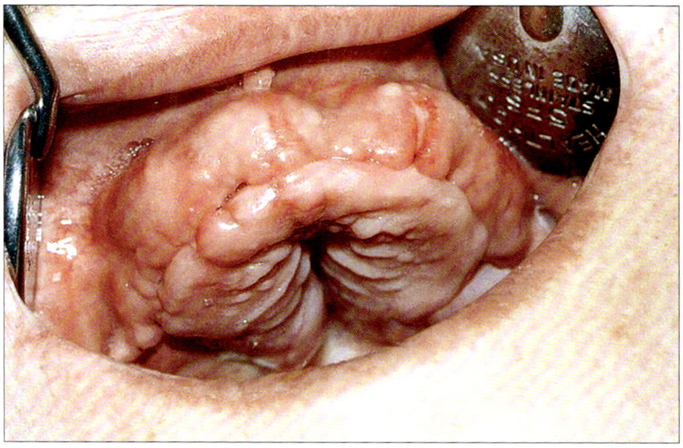

图 11.25 遗传性牙龈纤维瘤病：上颌软组织广泛受累（By courtesy of G. Gallagher，DMD，Boston，USA.）

## 发病机制和组织学特征

非综合征型的致病基因已定位于染色体 2q21 ～ 22[4]。

牙龈过度生长是由于生长增加和结缔组织代谢减少造成的。成纤维细胞增生速度加快且纤维连接蛋白和Ⅰ型胶原合成增加[5]。基质金属蛋白酶水平降低——可能由转化生长因子 β1（TGF-β1）生成增加介导——可能造成细胞外基质过度聚集[6]。

组织学上表现为过多基质背景下胶原的带状和旋涡状弥漫增生（图 11.26）。部分皮损包含丰满的、星状成纤维细胞（图 11.27）。43% 以上的病例可以见到营养不良性钙化[2]。其上的上皮可能出现轻度棘层增厚，伴有少量炎症细胞。

## 鉴别诊断

由局部刺激或系统影响（如药物或激素）造成的弥漫牙龈增生需与牙龈纤维瘤鉴别，可基于前者临床病史及炎症更明显来鉴别。

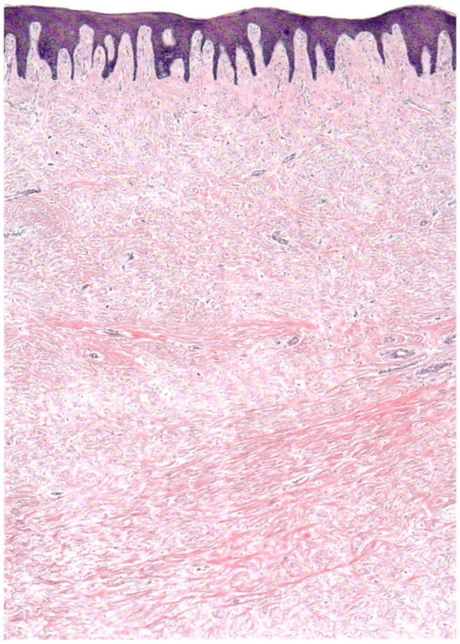

图 11.26 遗传性牙龈纤维瘤病：有大量积聚的纤维组织和基质

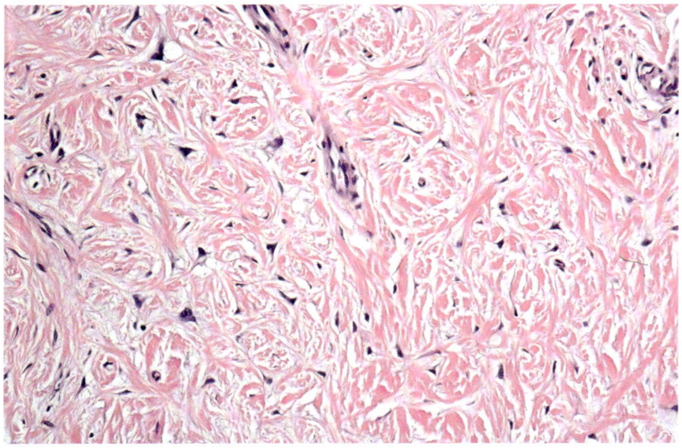

图 11.27 遗传性牙龈纤维瘤病：致密的胶原基质中可见肥大的、星状成纤维细胞

# 幼年透明纤维瘤病

## 临床特征

幼年透明纤维瘤病（juvenile hyaline fibromatosis）是一种罕见的常染色体隐性遗传性疾病，表现为皮肤上（面、耳、头皮、颈和躯干周围）的珍珠状丘疹和较大的纤维结节，牙龈增生，关节屈侧挛缩和骨溶解病变[1-3]。婴儿系统性透明变性（另一种常染色体隐性遗传性疾病）除以上表现外，还有内脏受累，在 2 岁以内死亡[4]。

## 发病机制和组织学特征

毛细管形态发生蛋白（CMG2）突变造成基底膜基质形成缺陷，以及染色体 4q 21 突变[5-6]。包括糖蛋白、黏多糖，胶原的透明物质，并可能发生血浆合成。随之造成Ⅲ型胶原生成和代谢减少，以及可能继发的Ⅰ型胶原代谢增高，及Ⅱ和Ⅳ型胶原减少[3，7-8]。

幼年透明纤维瘤病的牙龈和皮肤病变表现为耐淀粉酶 PAS 染色阳性和刚果红染色阴性的均一、嗜酸性透明物质沉淀于结缔组织（图 11.28）[1，3]。成纤维细胞有时为巢状，类似软骨细胞，有时表现为“细胞条纹”。成纤维细胞为丰满的或纺锤形，具有大泡状细胞核[1]。

超微结构显示基底板中断，锚纤维缺乏，成纤维细胞具有膨大的内质网，高尔基体充满与细胞外间隙类似的微纤维颗粒物质[1-3]。

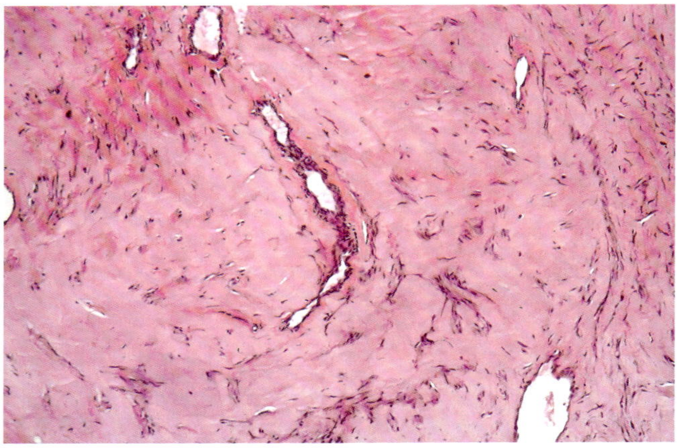

图 11.28 幼年透明纤维瘤病：注意丰富的嗜酸性透明纤维胶原物质和散在成纤维细胞（By courtesy of J. Sciubba，DDS，Baltimore，USA.）

# 反应性疾病

## 白斑水肿

### 临床特征

白斑水肿（leukoedema）为良性、无痛性疾病，通常累及两侧颊黏膜。黏膜呈现弥漫灰白、乳白色光泽，伴有白色皱纹或模糊的网状结构，除一些严重的病例，牵拉皮肤可使条纹消失（图 11.29）[1-2]。

在不吸烟和不咀嚼古柯叶的人群中，患病率为 20% ～ 36%，而在咀嚼吸食烟草、古柯或大麻的人群中，患病率为 51% ～ 68%[3-6]。随年龄增长，发病率增高[7]。有报道非洲裔美国人中患病率为 51%，但并未提及烟草使用情况[8]。另一项研究发现，一个白人人群的患病率为 93%，使作者怀疑这种疾病只是一种正常变化[2]。所有吸烟嗜好者中，吸烟斗、香烟和鼻烟的人群与发病率减低有关。

### 发病机制和组织学特征

本病通常被认为是局部轻度损伤所致，例如烟草和古柯叶可造成这种损伤。如此一来，大多数改变局限于较浅层的角质形成细胞。

本病可能有棘层增厚伴有轻微角化不全或无角化不全，特征表现为分别在浅层和中层上皮内出现退化和水肿细胞，有时（但并不总是）在两层间出现一层致密细胞夹层（图 11.30）[9]。最浅层的细胞具有苍白胞质，无核，细胞膜明显，部分瓦解位于其他细胞之上，形成七巧板样模式（图 11.31）。表皮中层的气球细胞大而苍白，胞质淡染；常出现胞核固缩。固有层无炎症。

超微结构显示浅表退行细胞内有异常透明角质颗粒，疏松散在的张力微丝和细胞器碎片。中层水肿细胞包含异常水肿的线粒体[9-10]。这些特征支持局限细胞水肿损伤理论，即水肿可能是钠泵功能不全造成的，但不足以造成整个细胞死亡和分解。同样的特征也发生于新生儿的吸吮垫[11]。

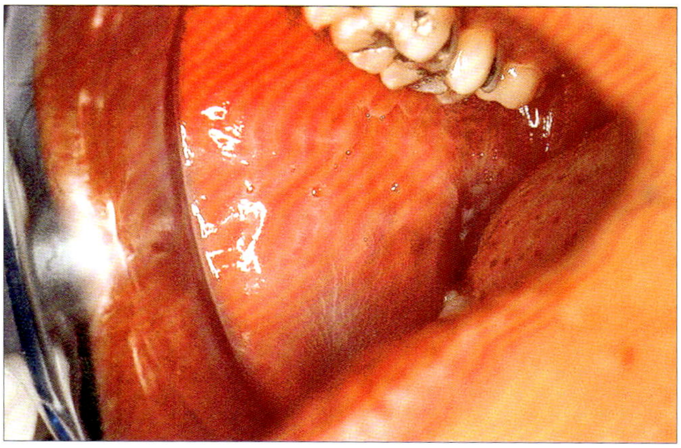

图 11.29 白斑水肿：注意颊黏膜上的苍白色乳状膜

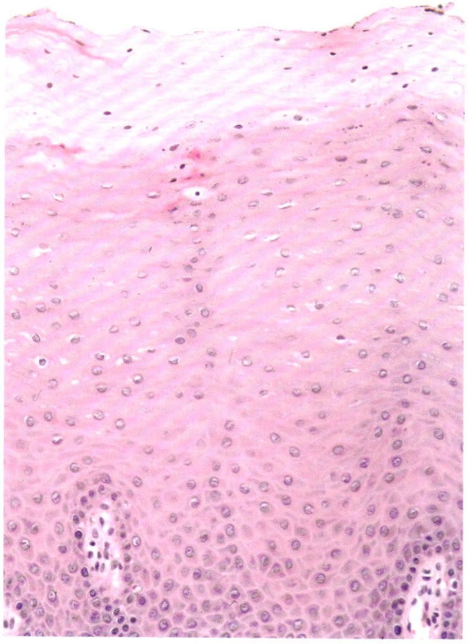

图 11.30 白斑水肿：注意苍白的浅表细胞和棘层增厚

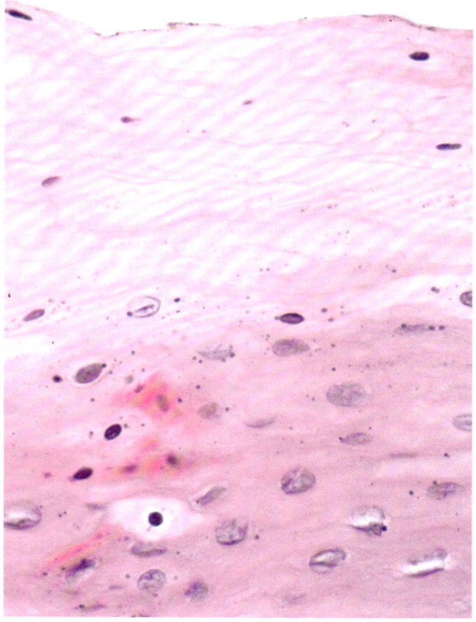

图 11.31 白斑水肿：浅表细胞特征为无核，细胞膜呈“七巧板样”模式

### 鉴别诊断

在慢性咬合伤中，有乳头状和表面粗糙的角化不全，伴有许多细菌菌落，无炎症；白斑水肿多见于咬合伤部位的下方（见下文）。

非吸烟性烟草角化症表现为角蛋白锯齿状并显示带状凝固和退化细胞，细胞无核，类似白斑水肿，正常和退化之间的过渡带常不连贯（见下文）。毛状黏膜白斑可以表现为白斑水肿，伴慢性咬伤，但同时表现为病毒性细胞病变。

# 慢性咬合伤 / 摩擦角化

## 临床特征

在慢性咬合伤（morsicatio mucosae oris；口腔黏膜精神病）中，颊、唇或舌咬嗜好或于夜间无意识发生，或为一种有意识的机体功能紊乱。多发生于成人，常累及双侧颊黏膜（最常见）、舌侧和下唇黏膜[1-3]。损伤部位常表现为粗糙的白色斑块，表皮剥脱，表面脱屑；糜烂常见，偶尔可见溃疡（图 11.32、11.33）。同样的病变也见于槟榔果咀嚼者和玻璃吹制工[4-5]。

## 组织学特征

显著角化不全，其程度可能很重，可伴棘层增厚。角质层特征性的表现为下陷形成乳头，伴有裂隙和裂缝，边缘有细菌围绕（图 11.34）[2, 6-7]。通常无海绵水肿或白细胞溢出。可见白斑水肿的典型改变——浅表角质形成细胞气球样变和水肿。若无糜烂和溃疡，则固有层中炎症不明显。槟榔果咀嚼者中，浅表角质层和上皮内可见黄棕色色素，为槟榔碎片[5, 7]。有趣的是，白线（双侧颊黏膜上下齿交界处的白线）活检通常显示几乎相同的组织学特征。

## 鉴别诊断

慢性咬合伤可以是以上所述的原发性黏膜疾病，也可以继发于隆起的斑块和结节所造成的慢性损伤，如纤维瘤。

毛状白斑增生可以表现为类似的蓬松显著角化不全，有时同时伴有咬伤。然而根据本病的典型变化，即染色质浓缩、嗜酸性包涵体和可检出 EB 病毒，容易鉴别。

非吸烟性烟草角化症表现为边界清晰的浅表细胞凝集，有时伴有固有层内透明样变和无定形嗜酸

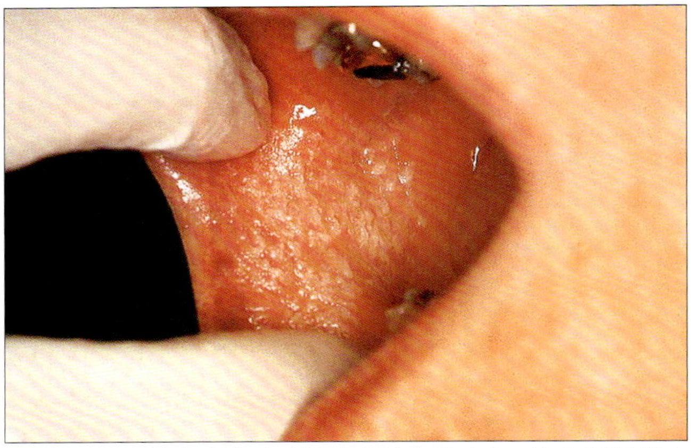

图 11.32 慢性咬合伤（慢性咬合性角化病）：注意颊黏膜上的粗糙、毛状斑块

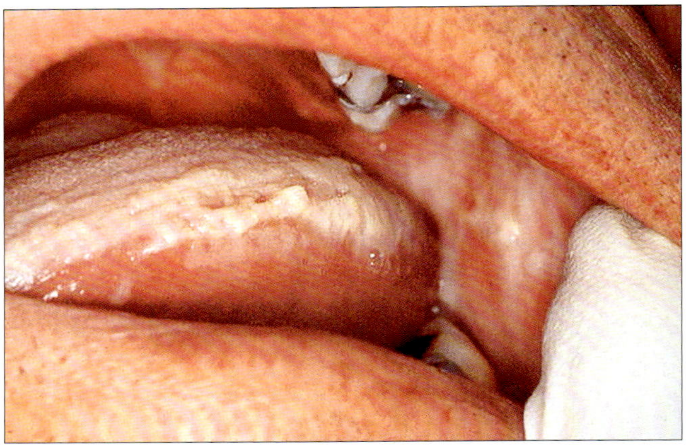

图 11.33 慢性咬合伤（慢性咬合性角化病）：注意颊黏膜和舌侧缘上的浸渍、毛状斑块

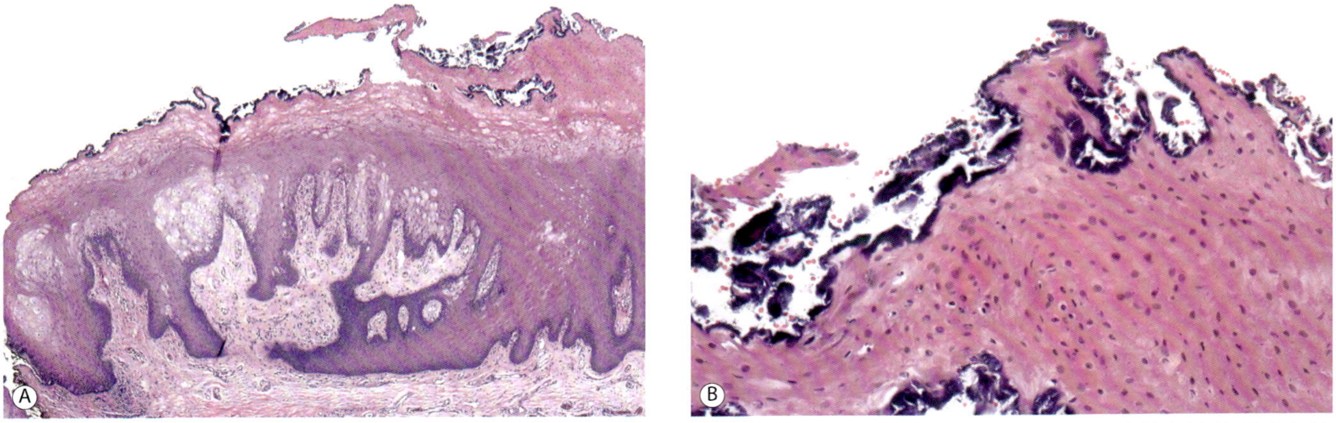

图 11.34 慢性咬合伤：（A）显著的毛状角化不全，伴棘层增厚和白斑水肿，但炎症轻微；（B）角化不全中有特征性的裂隙和缝隙，边缘有细菌围绕，炎症轻微或无炎症

性物质。

白色海绵状痣表现为核周嗜酸性角蛋白凝聚。

# 良性牙槽嵴角化病 / 口腔慢性单纯性苔藓

## 临床特征

良性牙槽嵴角化病 / 口腔慢性单纯性苔藓（benign alveolar ridge keratosis/oral lichen simplex chronicus）表现为白色粗糙的丘疹和斑块，位于齿槽嵴顶端，特别多见于拔除的下颌第 3 磨牙和邻近的磨牙后垫区域（图 11.35）[1]。它们也可发生在以前拨过牙的牙槽嵴的任意其他部位。无恶变可能。

报告的牙槽嵴角化的病变为牙槽嵴和牙龈上任意白色病变，无组织学意义，包括良性和发育不良 / 恶性牙龈和牙槽嵴角化性病变。它们不是良性牙槽嵴角化病的同义词，后者有特征性慢性单纯性苔藓的组织学表现[2]。

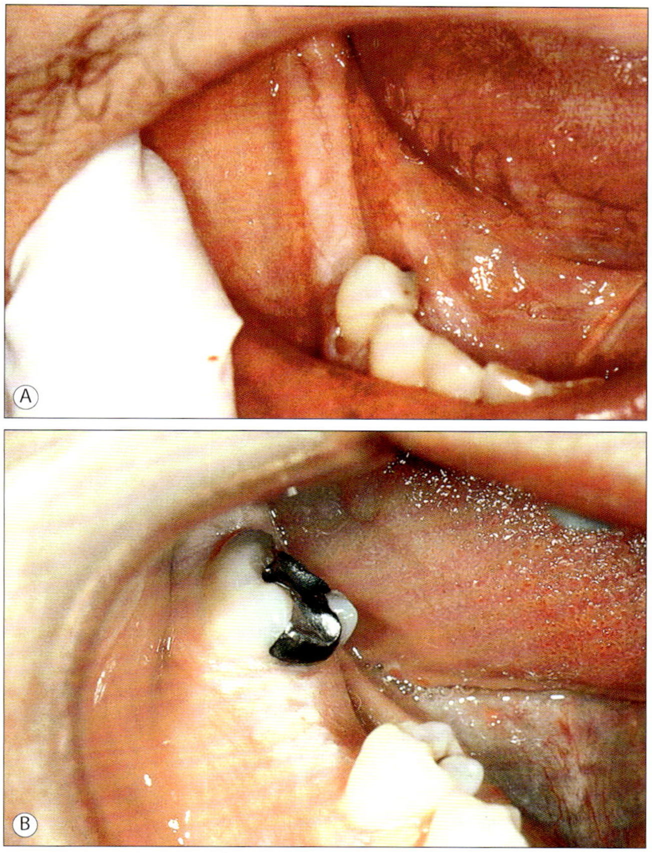

图 11.35 良性牙槽嵴角化病：（**A**）前下颌骨第三磨牙拔除的部位是该病典型的好发部位；（**B**）牙槽嵴冠部，既往拔牙的部位是该病的另一好发部位

## 发病机制和组织学特征

本病可能由对齿槽峭的慢性摩擦性创伤引起，无需牙齿和齿槽嵴直接接触，而是通过牙齿与对应的缺齿牙槽嵴间食物压碎造成的。

这些病变有典型的慢性单纯性苔藓皮损的组织病理表现。有角化过度（通常明显）伴颗粒层楔形增厚、表面乳头瘤样增生和棘层肥厚（图 11.36）。棘突逐渐变细，常常一致延长，并常在基底部位融合。固有层可见轻微或不明显的慢性炎症。后磨牙垫病变有星形成纤维细胞，后者在此处属于正常现象。

## 鉴别诊断

疣状增生的组织学相似，常见于牙龈或牙槽嵴。然而，乳头瘤样增生常更明显，不典型上皮增生常见，大量上皮增生和内生性生长模式。临床上，呈泛发性增生性疣状白斑病变。

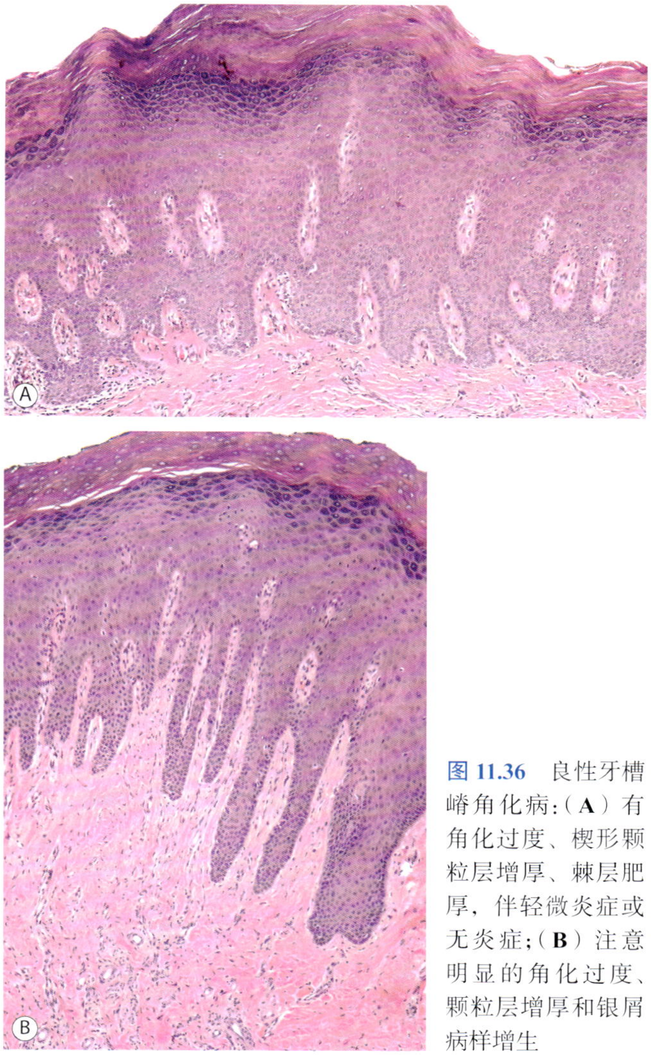

图 11.36 良性牙槽嵴角化病：（**A**）有角化过度、楔形颗粒层增厚、棘层肥厚，伴轻微炎症或无炎症；（**B**）注意明显的角化过度、颗粒层增厚和银屑病样增生

# 良性迁移性舌炎

## 临床特征

良性迁移性舌炎（benign migratory glossitis；又称地图样口炎、斑状迁移性口炎红斑、地图舌、迁移环、环状红斑）在人群中的发生率为 1%～2%（通常为成年人），由于这种疾病能够自然消退，这个数据可能低于实际情况[1-2]。病变表现为复发性红斑萎缩区，伴匍行性轻度隆起的白色边缘，呈环状或荷叶状（图 11.37）[2-3]。这些地图样病变在舌背上迁移并改变形状，当病变在一侧边缘消退时，在另一侧又出现。部分病变也可以固定不变。患者疼痛，为烧灼感或感觉敏感，也可能无症状。20%～60% 的患者同时伴有裂隙舌[1-3]。

“异位性地图舌”或更适当地称为地图样口炎，是指发生于其他部位的类似的病变，好发于颊黏膜和唇黏膜[4-6]。特应性体质在发病机制中的作用尚未明确[3，7]。

仅 0.5% 良性迁移性舌炎的患者患银屑病，但 5%～14% 的银屑病患者伴有良性迁移性舌炎[8-10]。这一患病率在脓疱性银屑病患者中可能更高[11-12]。这种情况也发生于 Reiter 综合征患者[13]。口腔银屑病样病变（不包括良性迁移性舌炎）好发于上腭。碳酸锂（能使银屑病加重）也能使迁移性舌炎加重[14]。

人白细胞抗原（HLA）-B15（现为 Bw62 和 Bw63）在本病、特应性体质个体及伴有 2 型糖尿病病变的患者中频率增高[15-17]，但与糖尿病的相关性近来被否认。除了 HLA-Cw4 的阳性率减低外，HLA-Cw6 和 HLA-B13 的阳性率也增加[18]。另有作者报道 HLA-DRw6 和 -DR5 阳性率增加，HLA-B51 和 -DR2 阳性率降低[19]。白介素 -1β 基因的多态性也有增加[20]。

## 组织学特征

舌背丝状乳头消失（图 11.38）。有浅表海绵状脓疱和微脓肿（常累及的上皮厚度高达 1/3），无念珠菌感染证据（图 11.39）[2，4，21]。邻近上皮可见不同程度的海绵水肿和白细胞浸入。其他特征常见银屑病样增生伴棘突增宽，有时可见基底部融合、固有层水肿并有不同程度淋巴细胞浸润伴毛细血管显著扩张。

## 鉴别诊断

念珠菌病必须排除，其表现为更典型海绵状脓疱，只累及顶部 2～3 层角质形成细胞。所有口腔脓疱性病变均需要常规进行 PAS 染色检查。正中菱形舌炎作为一种念珠菌感染，可以出现丝状乳头萎缩等类似的临床表现，需要与本病鉴别，但正中菱形舌炎受累部位无“迁移现象”（见下文）。

痊愈溃疡边缘的上皮可以出现海绵状脓疱，无念珠菌病，伴有中性粒细胞浸润。

银屑病患者的口腔病变组织学上无法与良性迁移性舌炎鉴别[22]。

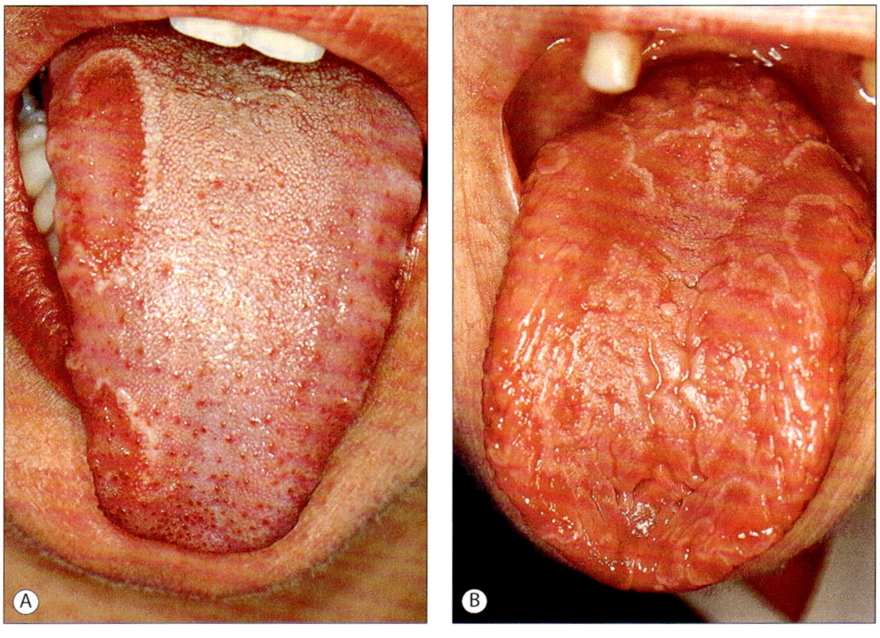


**图 11.37** 良性迁移性舌炎：（**A**）注意红斑、无乳头区域，绕以白色边缘。（**B**）裂隙舌病变更广泛

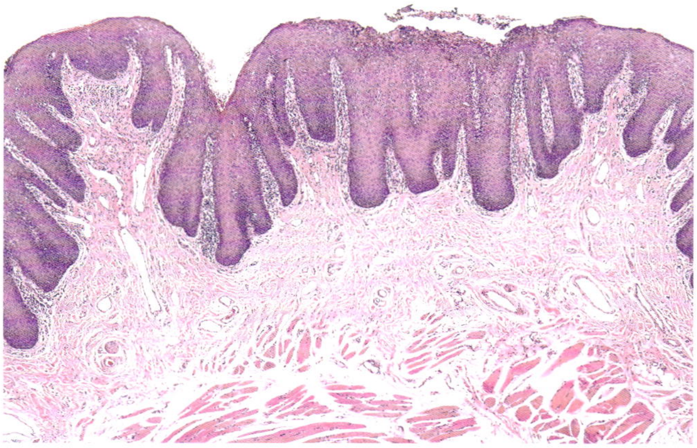

图 11.38　良性迁移性舌炎：注意不存在丝状乳头（丝状乳头萎缩）并有银屑病样上皮增生

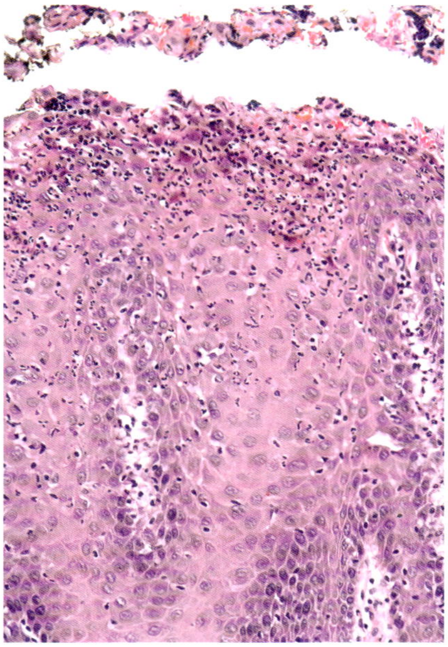

图 11.39 良性迁移性舌炎：注意有海绵状脓疱和中性粒细胞外溢

# 正中菱形舌炎

## 临床特征

正中菱形舌炎（median rhomboid glossitis）是口腔念珠菌病感染的一种类型，特别发生于舌中线轮状乳头前方（图 11.40）[1-3]。

## 组织学特征

根据银屑病样的黏膜炎、海绵状脓疱和念珠菌假菌丝可作出诊断（图 11.41、11.42）。在固有层发现致密透明纤维带，即中缝脊，可证实组织来自于舌中线部位（图 11.43）。舌这一特殊部位对念珠菌易感的原因尚不清楚。

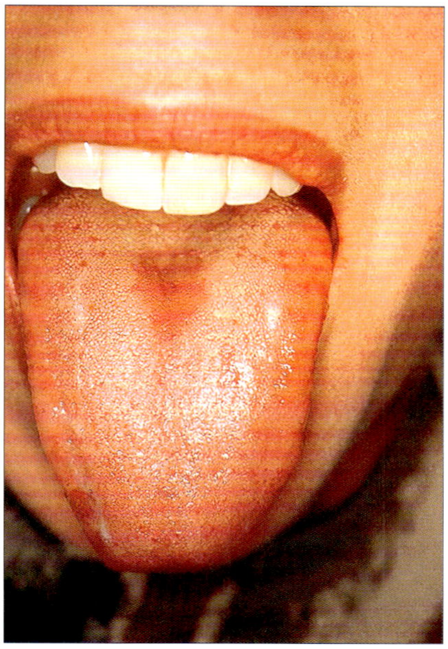

图 11.40　正中菱形舌炎：舌中线后部有典型的菱形病变

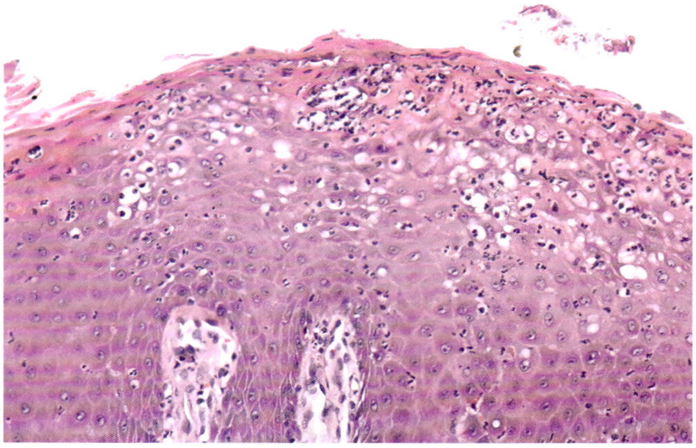

图 11.41　正中菱形舌炎：注意海绵状脓疱

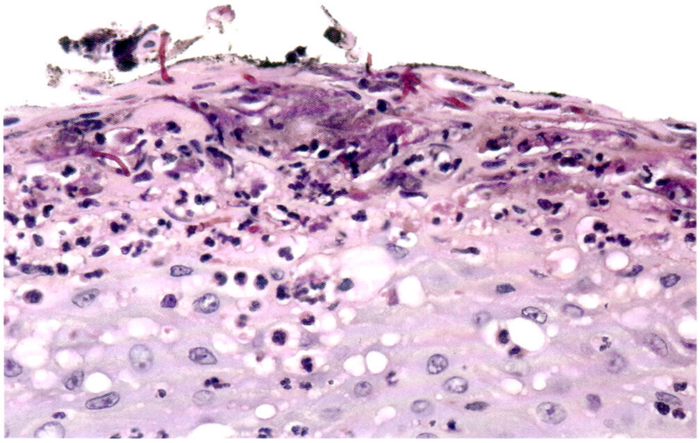

图 11.42　正中菱形舌炎：PAS 染色显示念珠菌假菌丝

# 非吸入性烟草角化症

## 临床特征

在非吸入性烟草角化症（smokeless tobacco keratosis;

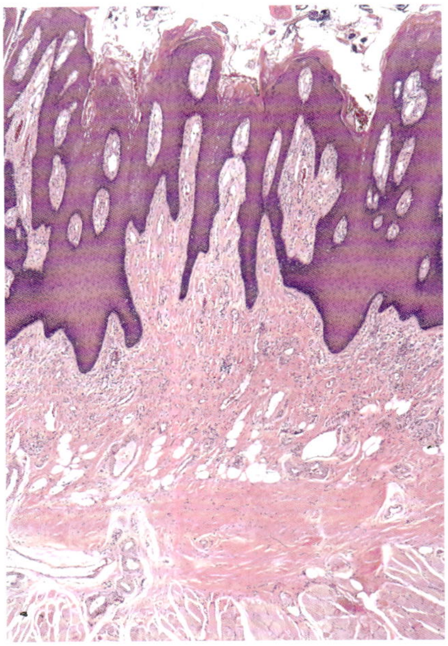

图 11.43 正中菱形舌炎：注意有银屑病样上皮增生及肌纤维上方的致密中缝

又称鼻烟浸渍角化症），因非吸入性烟草多置于下颌沟，13% ～ 46% 的患者在此接触部位出现白色病变[1-4]。口腔病变的严重程度与黏膜接触的非吸入性烟草角化的量和使用时间成正比[2]。停止使用烟草后，病变通常可以消退[5]。苏丹鼻烟是烟草和碳酸氢钠的混合物，烟草特有的亚硝胺含量更大[6]。

早期和中期的皮损表现为黏膜苍白和轻度皱纹，严重的皮损出现深沟和肥厚黏膜白斑，以及更典型的黏膜白斑（图 11.44）。

## 发病机制和组织学特征

非吸入性烟草包括鼻烟（湿性或分装的）和口嚼烟草。斯堪的那维亚鼻烟是一种特殊的湿性碱性（pH 8 ～ 9）鼻烟，比美式鼻烟更易产生皮损[1-2]。通常非吸入性烟草诱发口腔癌症的危险性低于吸入性烟草，但这一结论一直有争议[7-8]。

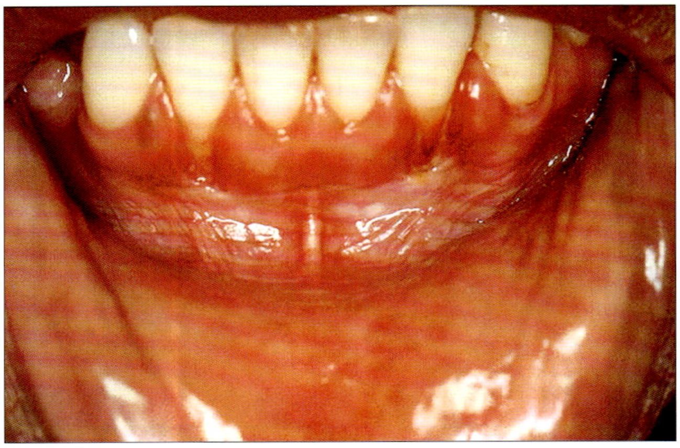

图 11.44 非吸入性烟草角化症：注意灰白、苍白、皱褶的下颌沟黏膜

"非吸入性烟草角化症"这一名词并不准确，因为早期皮损并未显著角化过度。白斑的临床表现是由于直接接触损伤导致的浅表角质形成细胞退行性变引起的。

病变显示特征性的凝固和退化的苍白染色表层，常为无核细胞，偶尔覆盖一薄层角化不全（图 11.45）。这一浅表苍白层与其下方有活性的上皮界线清楚，下方上皮增生，伴有不同程度的慢性炎症。另外，塔尖样角质层—"锯齿状"—常存在于这层苍白表层带中（图 11.46）[9-11]。锯齿状角化也常见于烟斗或其他烟草制品所致的口腔病变中[10]。42% 以上的病例伴有小唾液腺的唾液腺炎[12]。上皮内朗格汉斯细胞数量减少[13]。

8% ～ 17% 的病例固有层有透明沉积物，表现为致密均一的嗜酸性带，通常位于唾液腺和表面上皮之间，但有时亦可侵犯腺体，并包围腺体导管（图 11.47）[12，14-15]。PAS 阳性物质不代表淀粉样物，而是变性的胶原，原因是胶原合成增加和（或）降解减少[16]。

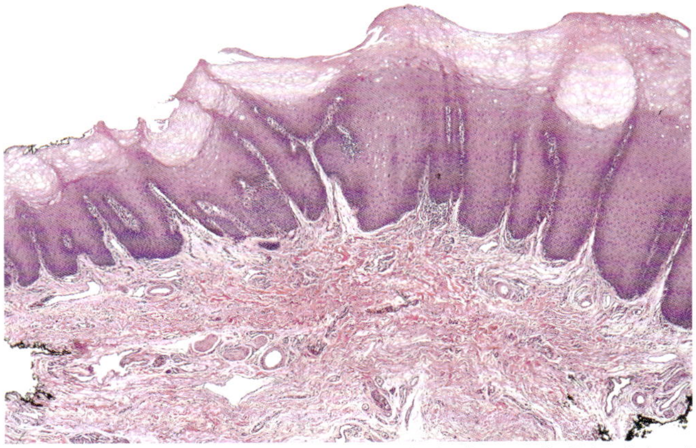

图 11.45 非吸入性烟草角化症：浅部凝集和退化的细胞与下方的棘层上皮分界清楚

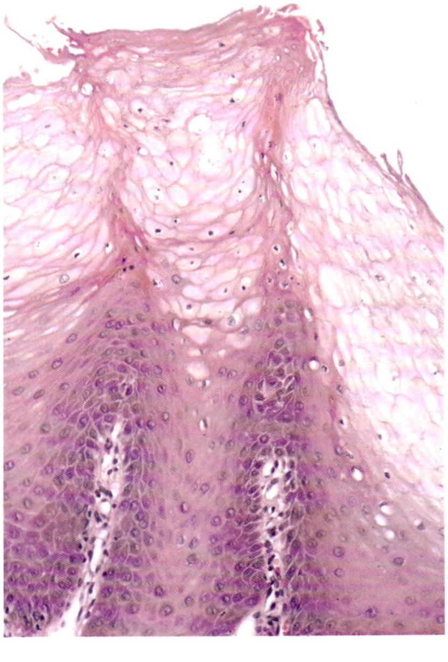

图 11.46 非吸入性烟草角化症：注意锯齿状角蛋白及无核、退化的浅表角质形成细胞

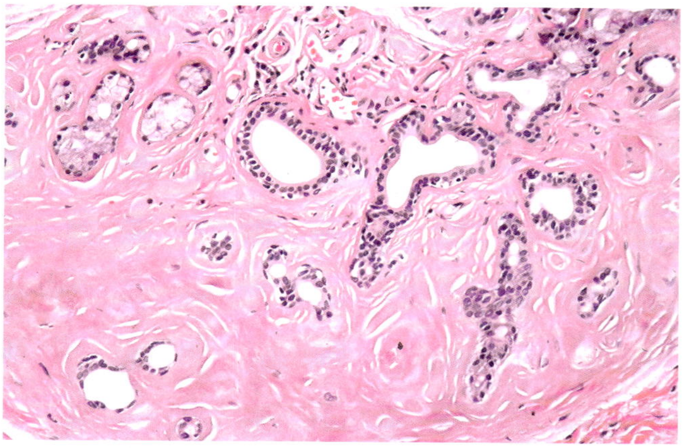
图 11.47 非吸入性烟草角化症：嗜酸性淀粉样物质常可见于下方唾液腺实质内

上皮发育不良（通常很轻）出现于 8% 的病例，通常不在呈锯齿状的区域，而多见于致密角化过度的区域[10]。鳞状细胞癌在无吸烟和（或）饮酒嗜好的单纯非吸入性烟草使用者中，并不是常见的合并症[3-4, 9-10, 15]。上皮细胞非典型性改变可能只是反应性的，因为戒掉这一嗜好后，皮损能够缓解[5, 17]。

角蛋白分化障碍，证据是使用苏丹烟的患者与使用瑞典鼻烟的患者相比，K13 和 K14 表达增加[18]。*p53* 基因突变已有报告[19]。

## 鉴别诊断

透明沉淀物亦可见于黏膜下纤维瘤的皮损。透明物刚果红染色阴性，证明不是淀粉样物质。皮肤黏膜透明性与本病临床表现不同。

# 异物牙龈炎

## 临床特征

异物牙龈炎（foreign body gingivitis）女性多于男性，比例为 4∶1，大多数为 41 ～ 50 岁患者。患者牙龈出血伴多发局限或弥漫红斑，大多数患者伴有疼痛。病变可以是溃疡性和（或）炎症性的[1-3]。

## 发病机制和组织学特征

能量分散 X 线微量分析在大多数病例中发现硅、铝、铁、铜和钛，很多病例中，分析结果与牙磨粉的成分相符。因此认为，部分病例与专业口腔清洁时牙磨粉挤入牙龈有关，有些也与使用汞合金的情况相符[3-4]。

50% 病例有上皮棘层增厚或萎缩，可有基底细胞变性。半数病例炎症细胞不同程度浸润且呈苔藓样（淋巴细胞带状浸润）（图 11.48）。1/4 的病例可见肉芽肿性炎症反应，有时伴有异物和（或）朗格汉斯样巨细胞[1-2, 5]。可见大量浆细胞。病程中均见直径 1 ～ 5 μm 的异物，其中 44% 具有折光性（图 11.49）。

## 鉴别诊断

浆细胞牙龈炎表现为大量浆细胞浸润，常呈片状，无异物。有时这两种疾病也可以同时合并发生。

# 增殖性脓性口炎

## 临床特征

增殖性脓性口炎（pyostomatitis vegetans）是发生于口腔的增殖性脓皮病。男性发病是女性的 2 倍[1]。常合并溃疡性结肠炎（约 70%）、克罗恩病（10% ～ 15%）和肝病（21%）[1-4]。患者表现为多发的浅溃

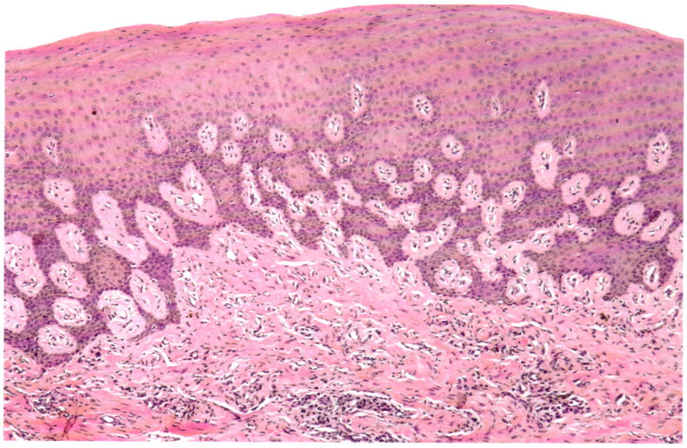
图 11.48 异物牙龈炎：固有层有非特异性轻度慢性炎症

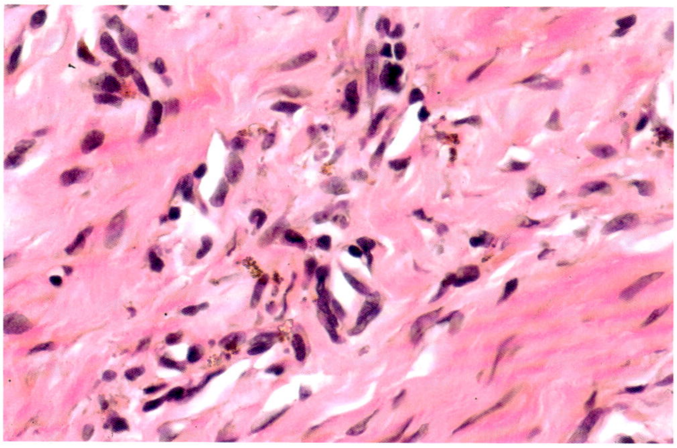
图 11.49 异物牙龈炎：偏振光下可见带有折光性的小异物颗粒，颗粒周围有轻度慢性炎症

疡和糜烂，粟粒大脓肿和脓疱，融合形成“涡轮”状病变（图 11.50）[5-7]。这些改变发生在黏膜红斑基础上，增殖是其特征表现。颊黏膜可以出现皱褶和裂隙。舌背通常不受累[8-9]。90% 病例外周血嗜酸性粒细胞增高[1]。

## 组织学特征

上皮增生，有时合并乳头瘤样增生和海绵水肿。可见基底层上裂隙和棘层松解（图 11.51）。特征性的中性和嗜酸性脓肿见于真皮乳头与表皮交界处，有时位于表皮内（图 11.52）[1, 5, 8-10]。嗜酸性和中性粒细胞可以侵入表皮，固有层有大量的慢性炎症细胞。

直接免疫荧光检查，IgG 和 C3 通常为阴性。即使为阳性，荧光也很微弱，代表上皮炎症和损伤的继发反应，而不是原发自身免疫现象[1, 11]。

## 鉴别诊断

寻常型天疱疮可以出现类似的表现，但典型病例棘层松解更明显，并且没有嗜酸、中性微脓肿和表皮乳头瘤样增生。增殖型天疱疮组织学表现与本病有重叠，但口腔病变罕见。直接免疫荧光检查示细胞间 IgG 沉积，因此这两种疾病很容易鉴别。

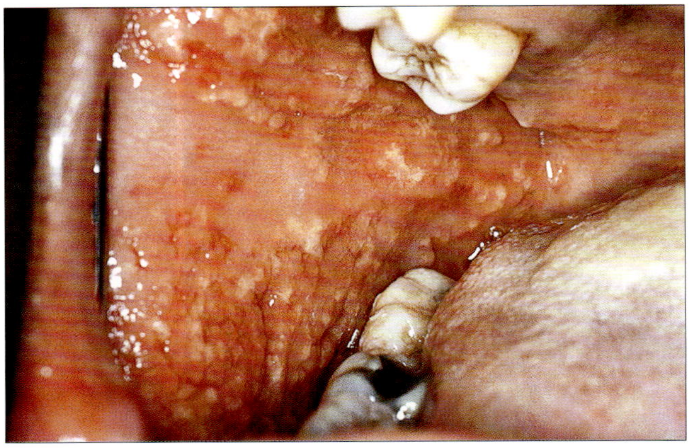
图 11.50 增殖性脓性口炎：注意颊黏膜可见黄色脓疱性丘疹和线状病变（By courtesy of B. Neville，DDS，Charleston，USA.）

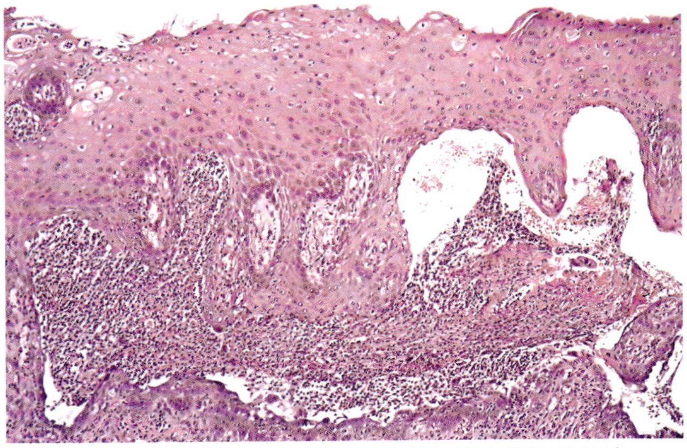
图 11.51 增殖性脓性口炎：注意上皮内裂隙和脓疡

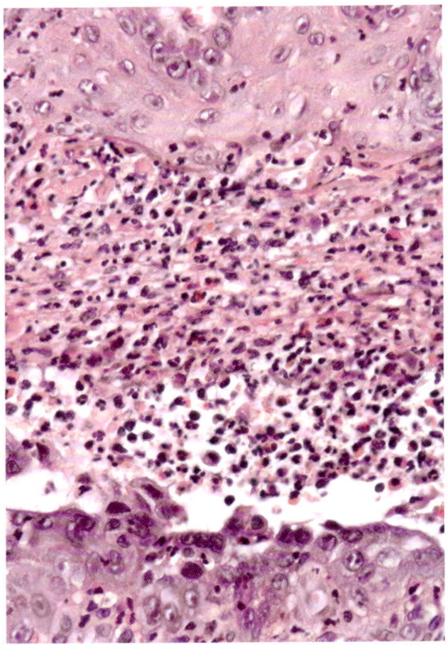
图 11.52 增殖性脓性口炎：可见棘层松解和基底层上脓疡

# 溃疡性疾病

## 复发性阿弗他口炎

### 临床特征

复发性阿弗他口炎（recurrent aphthous stomatitis）发生于 15%～20% 的成年人，患者多小于 40 岁[1-2]。本病是一种发生于非角化黏膜的慢性、痛性、复发性、溃疡性疾病（图 11.53）。可分为三型：轻型、重型和疱疹型。

- 轻型（最常见的类型）溃疡小于 1 cm，持续 7～14 天，愈后不留瘢痕。
- 重型溃疡大于 1 cm，持续数周，愈后留有瘢痕。
- 疱疹型一次发作可出现 10～100 个小溃疡[2-3]。

一些疾病常与轻型有关，包括白塞病、贫血、炎性肠病、谷胶敏感性肠病、食物过敏和中性粒细胞减少症[4-5]。与风湿病和皮肤黏膜相关的阿弗他口炎常被称为复合型口疮[6]。口疮性溃疡常有家族史，但

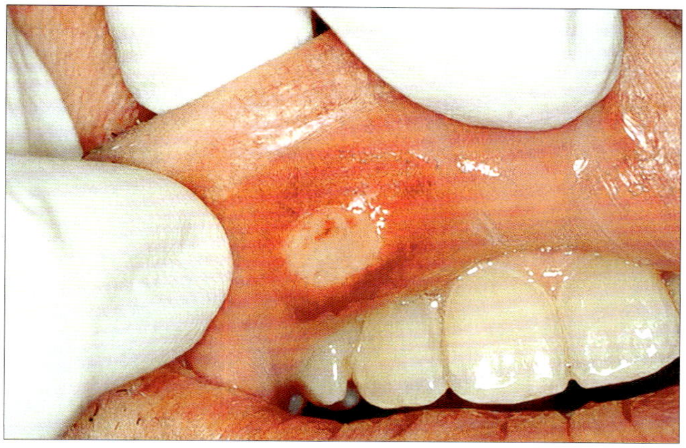

图 11.53 复发性阿弗他溃疡：上唇黏膜典型的阿弗他溃疡，表面覆盖以黄色纤维素膜，周围绕以红斑

无证据证明本病是感染性的。近期研究认为幽门螺杆菌可能发挥一定作用，它们可能存在于扁桃体或牙菌斑中[7-9]。在儿童患者中，阿弗他口炎可能是综合征的一种表现，与周期性发热、淋巴结病和咽炎（PFAPA 综合征、周期发热综合征）伴发[10-12]。有意思的是，这些患者常在扁桃体和（或）腺样体切除术后完全缓解[13]。

## 发病机制和组织学特征

突变链球菌的交叉反应抗原和一种线粒体热休克蛋白可能在发病机制中起重要作用[14]。上皮细胞表达的 HLA Ⅰ类和 HLA Ⅱ类抗原可能是细胞毒素攻击的结果[15]。无证据表明循环免疫球蛋白和免疫复合物增加。

溃疡的产生是由 T 细胞活化造成的。虽然靶抗原尚不清楚，但最终结果是上皮破坏。早期病变中以 T 辅助细胞为主，溃疡期 T 抑制细胞增加，恢复期 T 辅助细胞再度出现[16-18]。外周 γ/δ 细胞数量增加，提示抗体依赖细胞介导细胞毒性反应在本病免疫发病机制中起重要作用[19]。细胞溶解可能是由肿瘤坏死因子 α（TNF-α）介导的[20]。

组织学表现无特异性。可见黏膜溃疡伴厚纤维蛋白凝块，包裹中性粒细胞（图 11.54）。邻近上皮可以出现反应性非典型改变；未见病毒包涵体。溃疡基底有肉芽肿组织伴急、慢性炎症细胞浸润[21]。也可见浅表骨骼肌纤维的炎症改变和退行性变。

## 鉴别诊断

创伤性溃疡和白塞病溃疡在组织学上与本病无法区分，鉴别需要结合临床病理表现。如果肌层出现

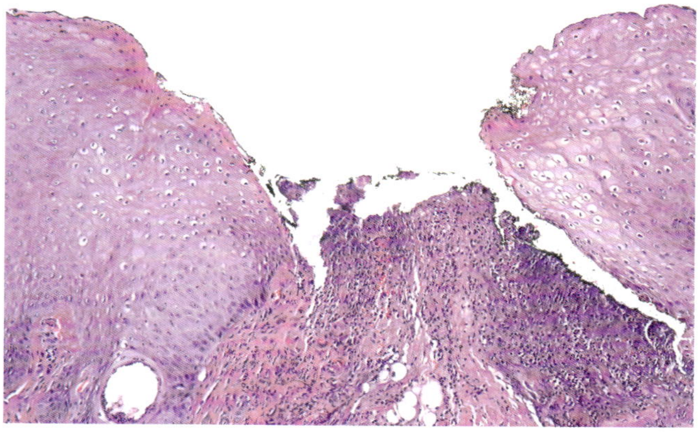

图 11.54 复发性阿弗他溃疡：黏膜显示非特异性溃疡

炎症，为组织细胞样单核细胞浸润和大量嗜酸性粒细胞，则倾向于诊断创伤性溃疡性肉芽肿（如下）。如果纤维蛋白凝块和其下的肉芽肿组织中几乎不含中性粒细胞，则应考虑中性粒细胞减少症相关溃疡，如 HIV 感染性疾病和循环中性粒细胞减少症。

# 创伤性溃疡性肉芽肿

## 临床特征

创伤性溃疡性肉芽肿（traumatic ulcerative granuloma；创伤性溃疡性肉芽肿伴基质嗜酸性粒细胞增多，舌嗜酸性溃疡/肉芽肿，Riga-Fede 病）可以有两种完全不同的表现。少见的一型发生于 1 岁以内的婴儿，大多未行活检。其痛性溃疡发生于舌腹或下唇，是由于患儿在前下乳牙萌发前摩擦黏膜造成的（Riga-Fede 病）[1]。第二型较常见，发生于 41 ～ 60 岁患者。舌侧（64% 患者）最易受累，其次是颊黏膜[2-5]。可出现溃疡或硬块，发生并持续数周或数月（图 11.55、11.56）。无痛是本病的一个特征，这在临

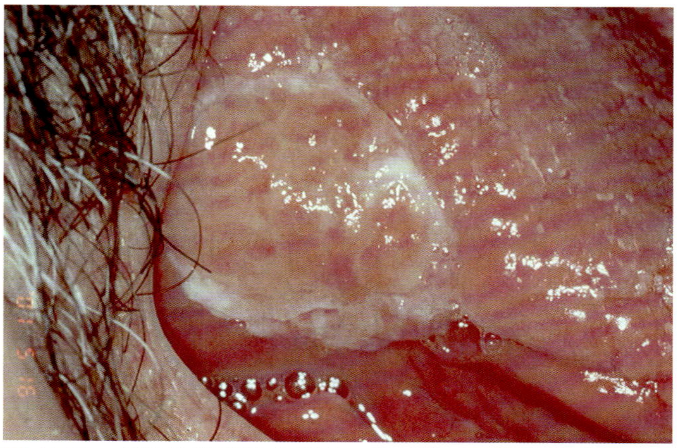

图 11.55 创伤性溃疡性肉芽肿：舌活检后，该部位出现的坚硬溃疡

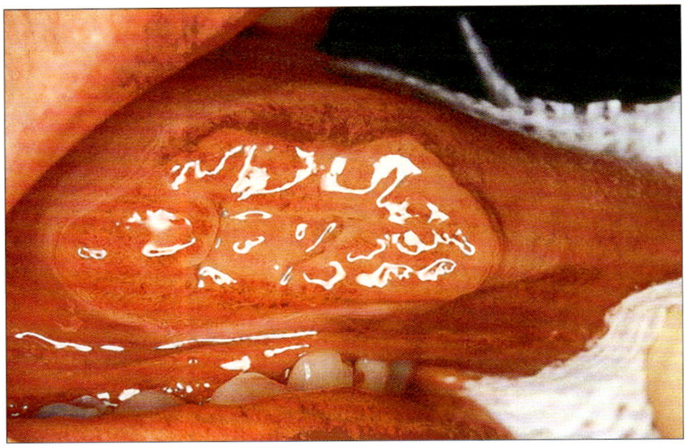

图 11.56 创伤性溃疡性肉芽肿：此患者在癫痫发作时咬伤了舌部，数日内形成坚硬肿块

床上可能被疑诊为鳞状细胞癌[4]。只有 50% 的病例有外伤史[2-3]。病例为多灶性病变，高达 30% 病例反复发生[5]。

## 发病机制和组织学特征

动物实验中挤压伤可以产生与本病类似但不完全相同的病变[6]。创伤被认为是这种急慢性炎症的诱发因素，但进而使炎症成为深在的、穿通性的慢性和扩大化的原因尚不明确。可能是活化的淋巴细胞释放的细胞因子使嗜酸性粒细胞趋化所致。肌肉退化是原发性的还是继发现象并不清楚[2-3]。病变中未证实有感染因素和异物。

表面上皮缺失伴溃疡基底丰富的肉芽组织和 T 淋巴细胞、浆细胞混合炎症浸润，可贯穿深部黏膜和其下的肌肉（图 11.57、11.58）。有多量单核组织细胞样细胞和嗜酸性粒细胞，有时可见肥大细胞具有诊断意义（图 11.59）[2-3, 7-8]。肌肉碎片、伴退行性变的束间炎症和条带细胞也是常见特征[6, 9]。部分病例中，肉芽组织增生相当严重，以至于导致外生性化脓性肉

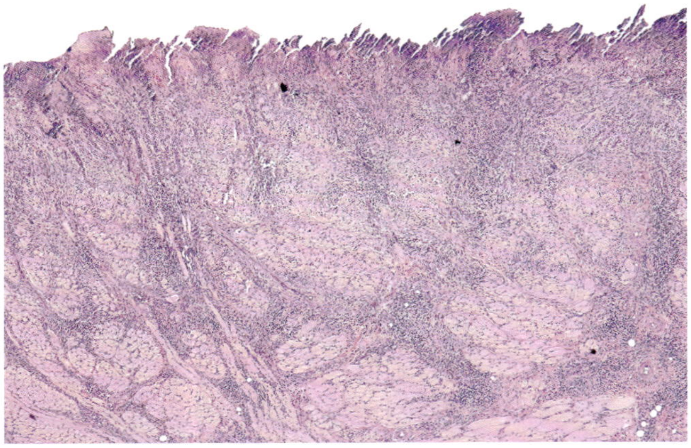

图 11.57 创伤性溃疡性肉芽肿：注意溃疡表面，且穿通性炎症分隔肌纤维束

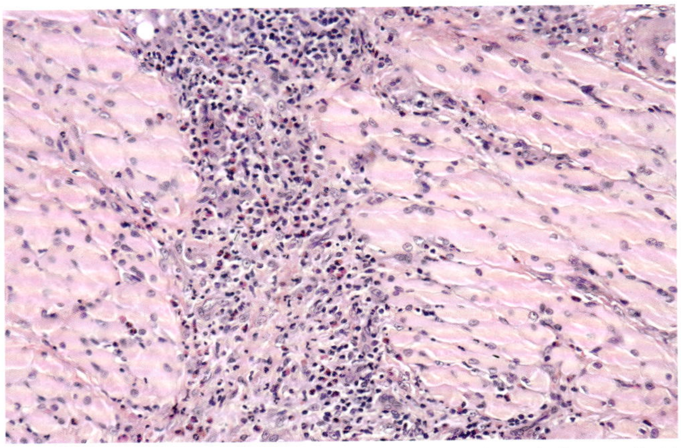

图 11.58 创伤性溃疡性肉芽肿：明显的肌束间炎症和肌肉退行性变

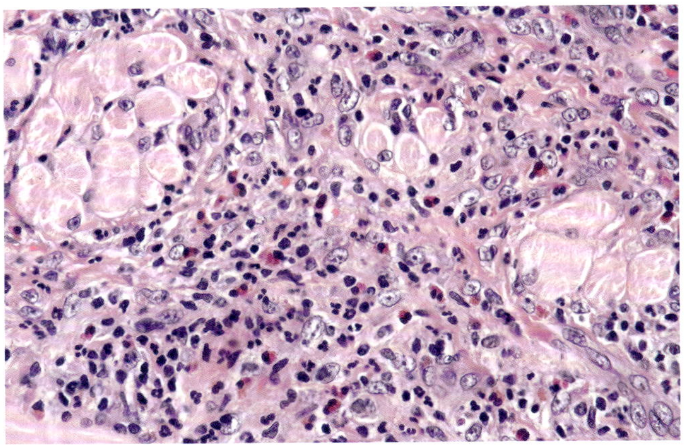

图 11.59 创伤性溃疡性肉芽肿：注意存在组织细胞样单核细胞和多数嗜酸性粒细胞

芽肿样肿物。

大组织细胞样细胞表达 CD68 或ⅩⅢa 因子[7]。皮损中可见散在的 $CD30^+$细胞[4, 10]。

## 鉴别诊断

创伤性溃疡性肉芽肿较鲜红的病变组织学上与不典型组织细胞肉芽肿（假性淋巴瘤）有重叠[11-14]。后者可以累及或不累及下方的肌肉，特征性表现为致密淋巴细胞浸润，包括不同转化阶段型和中心母细胞，常疑似淋巴瘤（图 11.60、11.61）[12]。这两种疾病常常需要通过克隆和基因重排研究来区分。大多数病例不典型组织细胞肉芽肿可以自行消退。但 CD30 弥漫阳性提示 T 细胞淋巴瘤[10]。

伴嗜酸性粒细胞增多性血管淋巴样增生有时发生于颊黏膜或唇[15-16]。上皮样内皮细胞血管标记物染色阳性。淋巴细胞、浆细胞和嗜酸性粒细胞常见，偶见有生发中心的淋巴滤泡（图 11.62、11.63）[16-17]。

组织细胞样细胞和嗜酸性粒细胞是朗格汉斯细胞组织细胞增多症的特征。但是，朗格汉斯细胞有特征

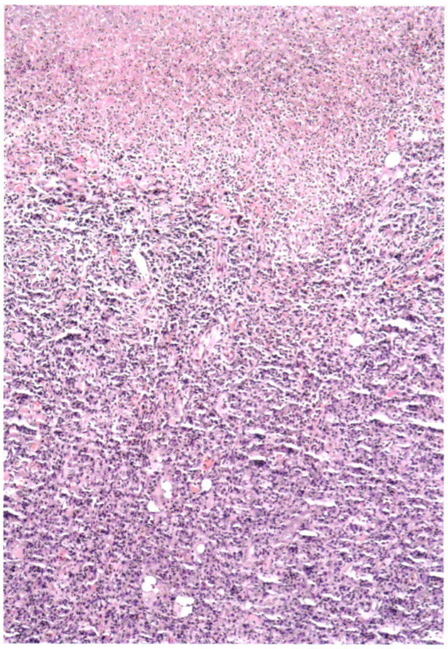

图 11.60 不典型组织细胞肉芽肿：有弥漫致密的淋巴组织细胞浸润

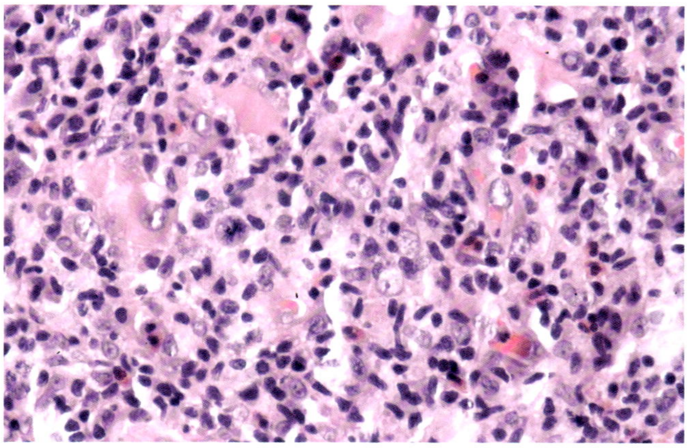

图 11.61 不典型组织细胞肉芽肿：存在许多淋巴细胞、单核细胞和嗜酸性粒细胞，可见有丝分裂象

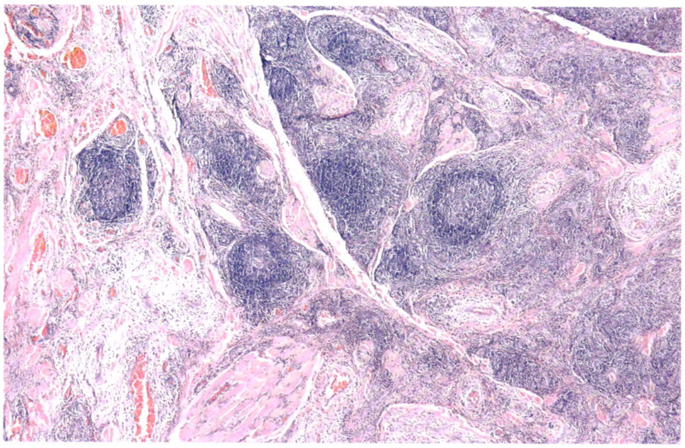

图 11.62 嗜酸细胞增多性血管淋巴样增生：注意苍白小叶区的中央血管和显著的生发中心

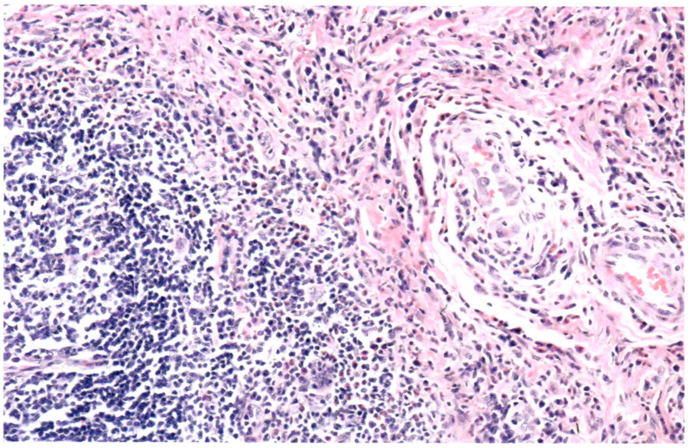

图 11.63 嗜酸细胞增多性血管淋巴样增生：显示丰满的上皮样内皮细胞、淋巴细胞和嗜酸性粒细胞

性的沟纹核，免疫组织化学染色 S-100 蛋白、CD1a 和 langerin 阳性。

# 乳头状病变

## 鳞状细胞乳头状瘤

### 临床特征

鳞状细胞乳头状瘤（squamous papilloma）通常发生于 11 ～ 40 岁人群。好发于软腭-悬雍垂复合体和舌，但是口腔中的任何部位都可以受累。表现为白色或红色疣状、指状或菜花状病变（图 11.64、11.65）[1-2]。

### 组织学特征

上皮陷入乳头状皱襞，可有明显的或完全没有显著角化不全或过度角化。通常如果乳头状瘤发生于非角化部位（如悬雍垂、软腭、舌腹或口底），则无角化或仅薄层角化，但可表现为角质形成细胞水肿（尤其

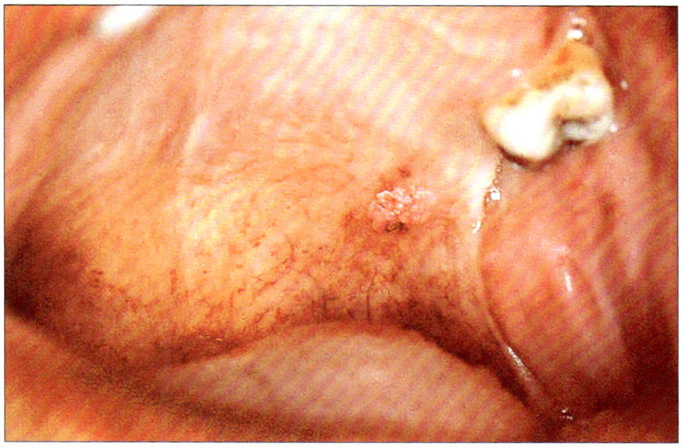

图 11.64 鳞状细胞乳头状瘤：软腭上的粗糙、疣状病变

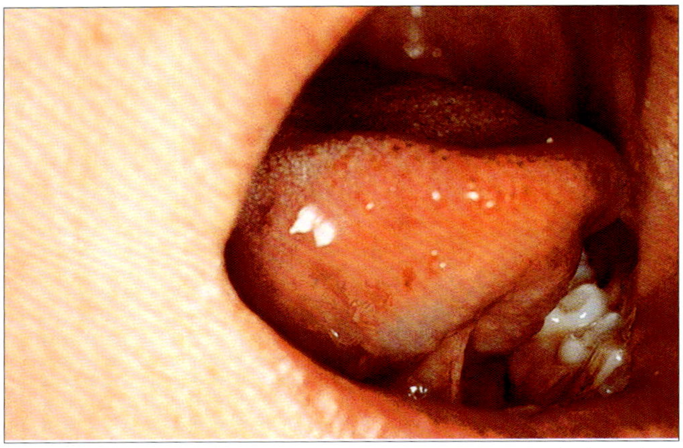

图 11.65 鳞状细胞乳头状瘤：舌侧缘可见粗糙、白色的疣状病变

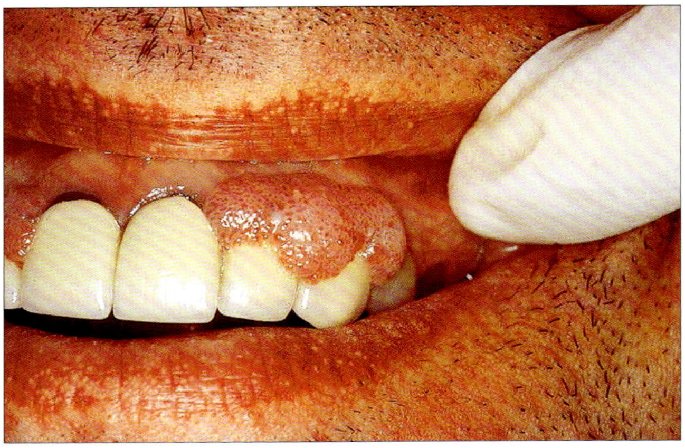

图 11.67 尖锐湿疣：牙龈较大的疣状病变发生于肺移植后长期使用免疫抑制剂的患者

是软腭病变）（图 11.66）[1]。空泡化细胞通常不明显。上皮可能增厚，但棘突不呈球状。结缔组织核心通常包含充血的血管，血管外围绕透明样物质。根据乳头状瘤是否有过损伤，可出现不同程度炎症[1-2]。原位杂交和聚合酶链式反应（PCR）研究在 67% 的病例鉴定出人乳头瘤病毒（HPV）（多为 6 和 11 型），偶见 HPV2 感染[3-4]。

## 鉴别诊断

寻常疣偶尔可发生于口腔，如发生于皮肤，可特征性地表现为显著正过度角化、明显的粗透明角质颗粒和上皮乳头突起轴倾斜。20% 的口腔内寻常疣和 100% 的唇寻常疣中可以鉴定出 HPV2[5-7]。

口腔尖锐湿疣表现为大的、球状棘突和明显的空泡化细胞。少见病例中可见唾液腺导管病变，常可检测到 HPV6 和 11（图 11.67、11.68）[8-10]。这种疾病最常见于长期使用免疫抑制剂的患者，如器官移植受体或那些先前已存在的外生殖区皮损。

刺激性和炎性乳头状瘤常见海绵形成，幼年局限性海绵状牙龈增生可能属于这种刺激性乳头状瘤或是一种独立的疾病[11]。

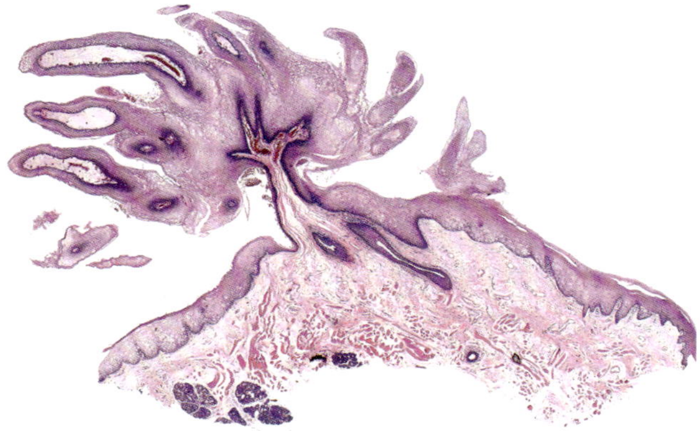

图 11.66 鳞状细胞乳头状瘤：可见表皮角质形成细胞水肿形成的指状突起

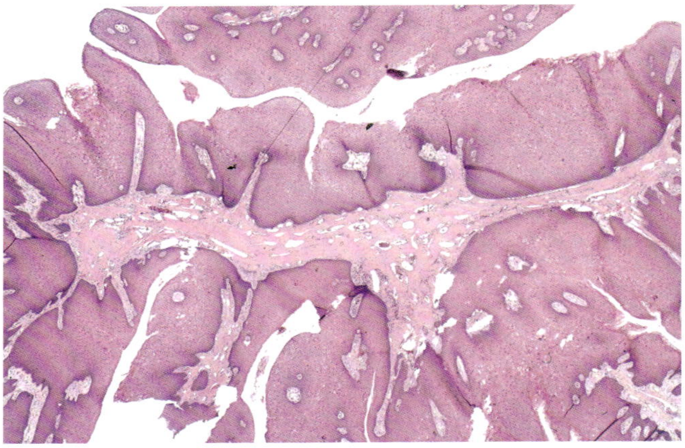

图 11.68 尖锐湿疣：与鳞状细胞乳头状瘤不同，其钉突增大，呈球状，易见空泡化细胞

灶状上皮增生（Heck 病）与 HPV13 和 HPV32 感染有关，可以表现为乳头上皮增生，但不总是出现此种改变。重要的是，“似核丝分裂”象（细胞呈核碎裂）是一种特征性表现。

亦有口腔黑棘皮病的罕见病例报道，这些通常与胃肠道恶性肿瘤相关[12-13]。

# 疣状黄瘤

## 临床特征

疣状黄瘤（verruciform xanthoma）发生于 31 ~ 50 岁的成年人，无明显的性别倾向[1-3]。表现为边界清楚的粗糙、颗粒状或卵石状凸起或凹陷，黄色、红色或灰色斑块（图 11.69）。70% 原发于上腭、牙龈或牙槽嵴黏膜的角化附着黏膜。发生于皮肤（特别是肛门生殖器区域）和其他部位黏膜的病变也有

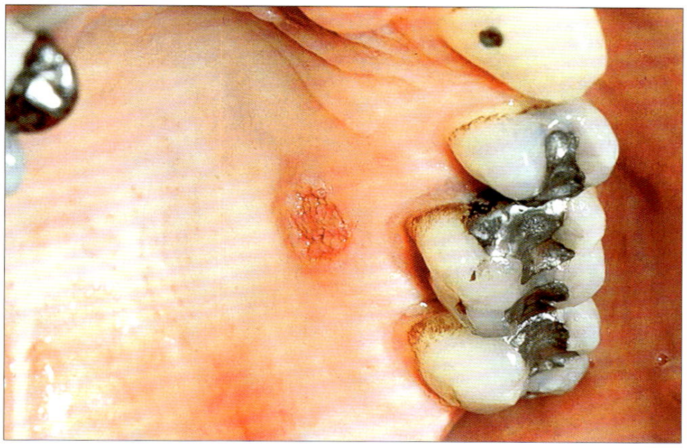

图 11.69 疣状黄瘤：注意硬腭左侧可见疣状无蒂病变（By courtesy of C. Allen，DDS，Columbus，USA.）

报道[4]。虽然有 1 例合并多发性病变和脂质储积疾病的报道，但大多数患者不伴有高脂血症或脂质储积异常[5]。

## 发病机制和组织学特征

据推测上皮细胞损伤和退化，释放脂质被吞噬细胞吞噬。中性粒细胞也被退化细胞趋化到这一部位[4，6]。牙龈和腭常在咀嚼运动中受损伤支持这一假设。疣状黄瘤也发生于其他有上皮损伤的疾病，如扁平苔藓、寻常型天疱疮、盘状红斑狼疮、大疱性表皮松解症、骨髓移植后和移植物抗宿主反应（GVHD）[7-12]。

组织学上可见显著角化不全，角化不全角质呈亮橙色。疏松角蛋白鳞屑覆于表面和上皮隐窝。疣状黄瘤表面一般呈疣状结构，但有些病变是扁平的[1]。棘突变长，均一，有时底部融合（图 11.70、11.71）。真皮乳头可见大的、泡沫状、充满脂质的巨噬细胞（图 11.72）；偶见泡沫细胞延伸至比棘突更深的部位或在上皮内[13-14]。多核巨细胞不是其特征性改变。淋巴细胞（主要为 T 细胞）出现在基底部[15-16]。浅部可见中性粒细胞，受累上皮内朗格汉斯细胞减少[8，15]。偶尔非黏膜病例可以出现囊状和倒置的火山口样结构[4，17]。

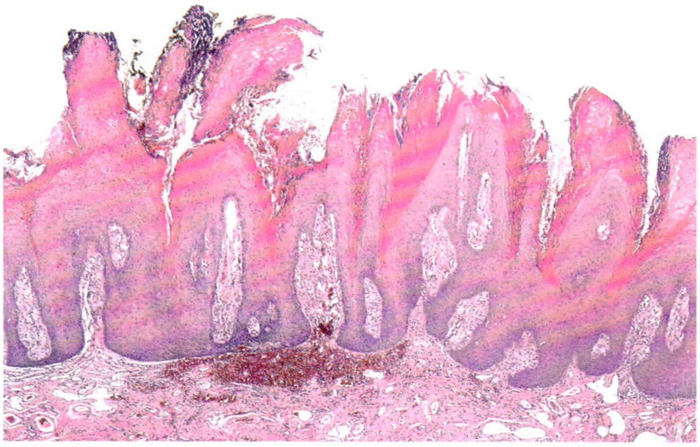

图 11.70 疣状黄瘤：有明显的显著角化不全和乳头瘤病，棘突上部融合。注意角蛋白染色非常鲜亮

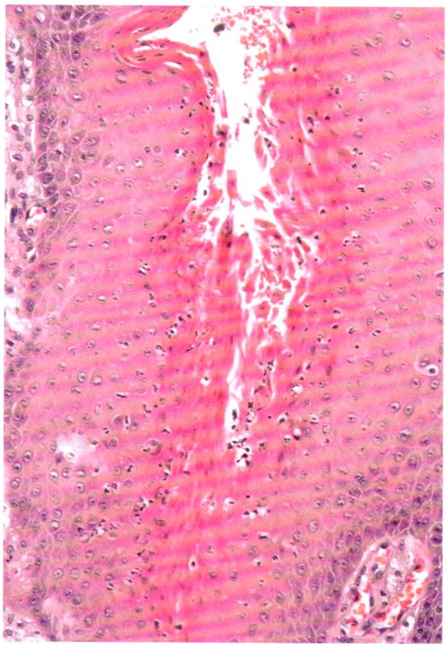

图 11.71 疣状黄瘤：角质层表面和隐窝中有角化不全鳞屑是本病的一个特征

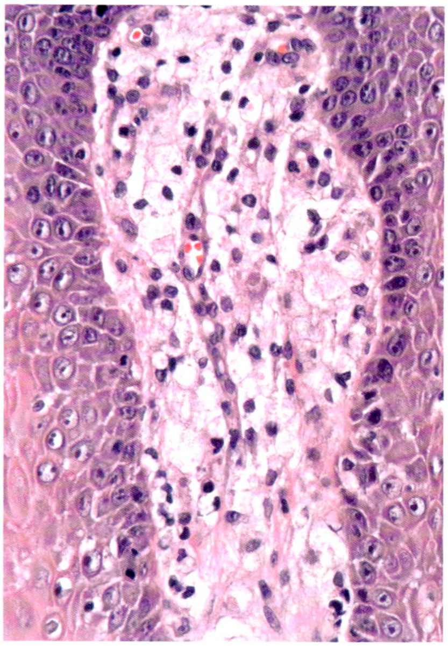

图 11.72 疣状黄瘤：固有层含有多数泡沫状巨噬细胞

超微结构上黄瘤细胞包含有包膜的颗粒，为溶酶体、髓磷脂和桥粒片段，后者支持吞噬上皮细胞片段的理论[6，13，18]。

黄瘤细胞表达 CD68，有时表达 S100 蛋白[15-16，19]。大多数黄瘤细胞表达泡沫细胞修复标记（RM3/1）和驻守标记（25F9）[20]。泡沫细胞内角蛋白染色颗粒状弱阳性，支持存在上皮片段[4]。HPV 免疫组织化学染色阴性[4，16]。

# 肿瘤样疾病

## 纤维瘤

### 临床特征

纤维瘤（fibroma；又称纤维血管息肉、纤维上皮息肉、刺激性纤维瘤、咬合伤纤维瘤）是口腔中最常见的肿瘤样（但非肿瘤性）疾病。它常位于损伤部位，即颊黏膜或白线附近，舌侧缘和舌尖，下唇黏膜和牙龈[1-2]。表现为肉质的、有蒂或无蒂半球形结节，呈黏膜色，有破溃或角化过度（图 11.73、11.74）。

### 组织学特征

纤维瘤包含增生的纤维胶原组织，伴有多少不一的血管，除非有溃疡形成，炎症通常轻微或不显著（图 11.75、11.76）。有时病变类似增生性瘢痕或瘢痕疙瘩。硬化性纤维瘤（胶原性纤维瘤）已有发生于口腔的报告，其病变中胶原呈席纹状，胶原和有树突的星状或多核成纤维细胞间存在裂隙。这些细胞有时呈 CD34 阳性[3]。上皮可角化过度、棘层增厚或萎缩。如果出现脂肪组织，有时被称为“纤维脂肪瘤”。

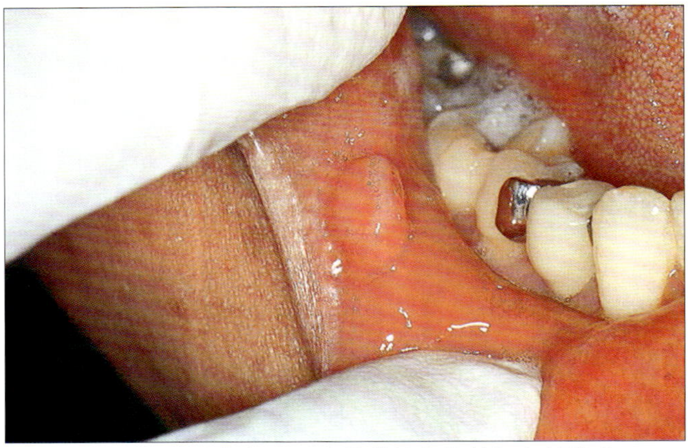

图 11.73 纤维瘤：下唇黏膜的肉状粉红色纤维瘤

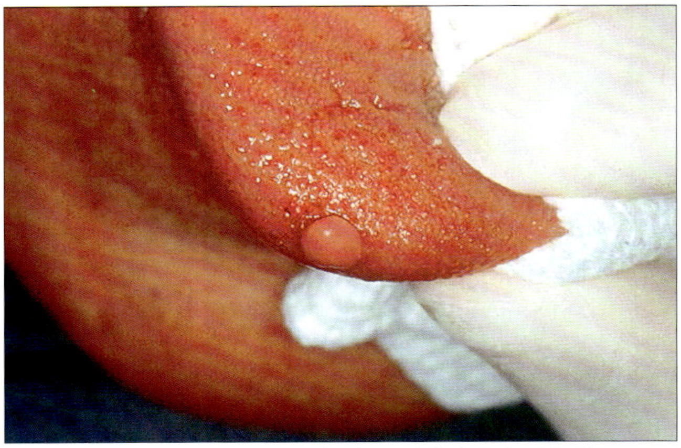

图 11.74 纤维瘤：舌侧缘是纤维瘤的常见部位

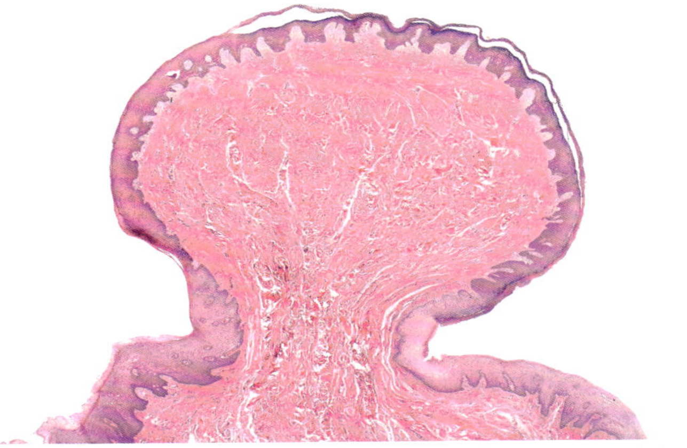

图 11.75 纤维瘤：颊黏膜的纤维瘤出现角化过度，而基底部位无角化

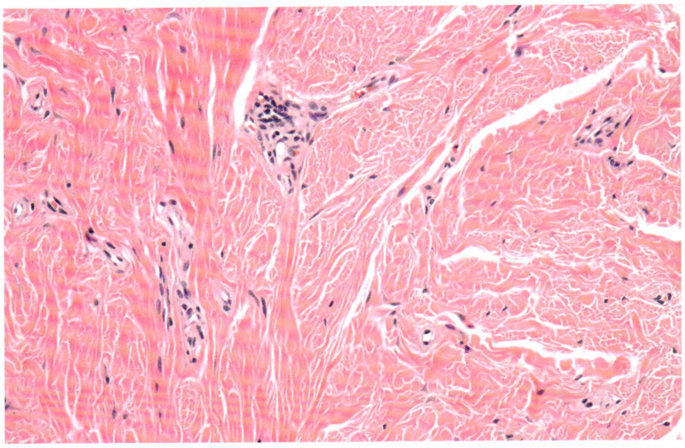

图 11.76 纤维瘤：纤维瘤内的胶原常可有极度透明样变性，几乎呈瘢痕疙瘩样表现

## 巨细胞纤维瘤

### 临床特征

巨细胞纤维瘤（giant cell fibroma）发生在 30 岁以内，最常见的受累部位是牙龈角化部位（44% ～ 49%）、舌（17% ～ 22%）和腭（15% ～ 18%）[1-2]。它常为乳头状或表面隆起状结构。它与鼻纤维丘疹、血管纤维瘤和阴茎珍珠状丘疹病有某些相似之处。尖牙后乳突具有相似的组织学表现，后者位于舌腭牙龈的牙齿对应部位[3-4]。

## 组织学特征

巨细胞纤维瘤最具特征性的表现是巨大的、树突和星状成纤维细胞样细胞，常在上皮下呈簇状（图11.77、11.78）[1-2, 5]。成纤维细胞样多核巨细胞（“魔鬼鱼细胞”）常见。上方上皮常增生，呈钉状、锯齿状棘突，可有表面乳头瘤样增生。

细胞表达波形纤维蛋白，偶有ⅩⅢa 因子，但不表达 S-100 蛋白或 CD68[5-6]。

## 鉴别诊断

多核巨细胞血管组织细胞瘤极少发生于口腔，包含多核巨细胞、树枝状毛细血管和黏液状基质[7-8]。

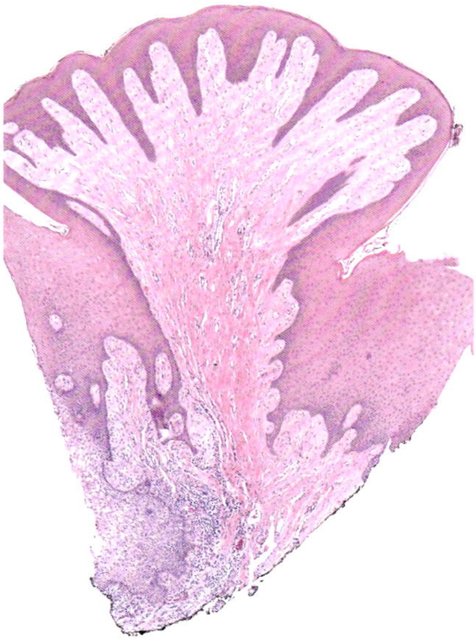

图 11.77 巨细胞纤维瘤：注意波浪状表面和钉状钉突

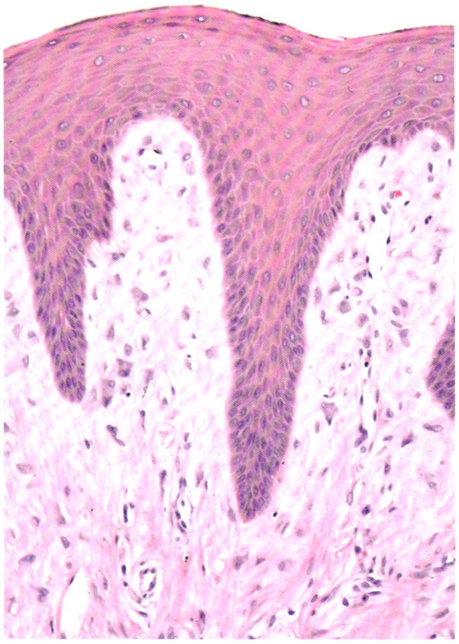

图 11.78 巨细胞纤维瘤：注意星状和多核细胞

# 脂肪瘤和其他不典型脂肪瘤样肿瘤

## 临床特征

病变是一种黄色、柔软并苍白、无痛、有蒂或无蒂的结节，常发生于颊黏膜或沟槽（图 11.79）。常见于 51 ～ 70 岁的成年人[1-3]。其他部位包括舌、唇和口底。浸润性或肌间脂肪瘤（lipoma）发病于 20 岁以前，常累及舌部[2, 4-5]。

一些颊黏膜的脂肪瘤不是真正的肿瘤，而是颊脂肪垫的疝囊。

## 组织学特征

脂肪瘤是成熟脂肪细胞的局限性增生，这些成熟脂肪细胞是正常脂肪组织[3]。偶有软骨化生和骨化生的报道[6-7]。类似的良性脂肪细胞可出现在浸润性（肌内）脂肪瘤的骨骼肌纤维内[4]。口腔纺锤形细胞脂肪瘤也有报道，为黏液样基质中含有轻度核多形性的纺锤形细胞，伴破碎胶原和肥大细胞[3]。

## 鉴别诊断

陈旧脂肪瘤需与不典型脂肪瘤样肿瘤鉴别，后者常发生于成年人舌部，表现为分化良好的浅表性脂肪肉瘤，后者为侵袭性肿瘤，包含成脂肪细胞（一个、两个或多个空泡），核染色深且有不典型性（图11.80、11.81）[7-9]。并有报道其出现灶状梭形细胞及去分化改变。

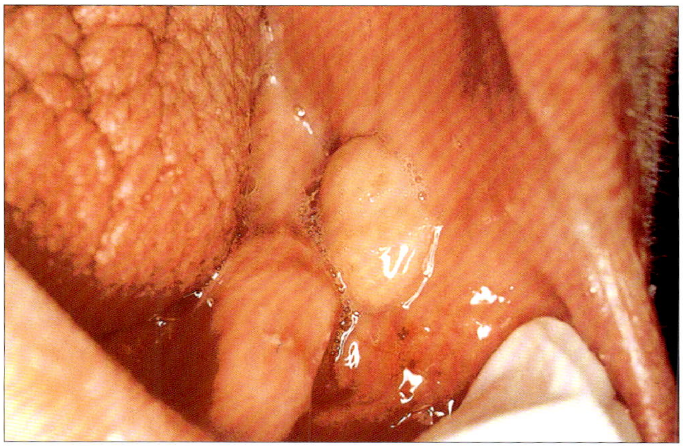

图 11.79 脂肪瘤：注意颊黏膜上的黄色结节

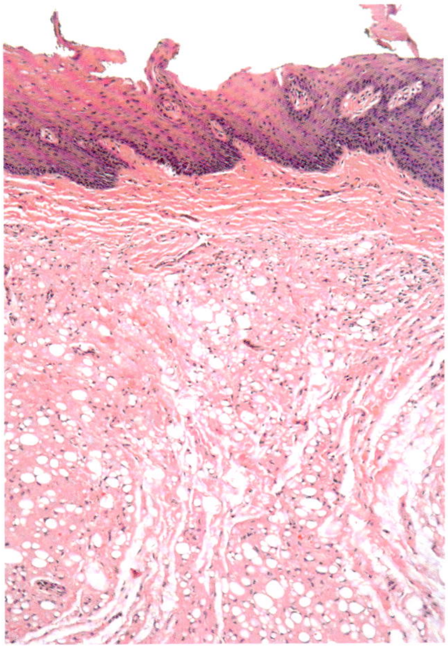

图 11.80 不典型脂肪瘤样肿瘤：肿瘤具有浸润性边缘，细胞含有不同大小的空泡

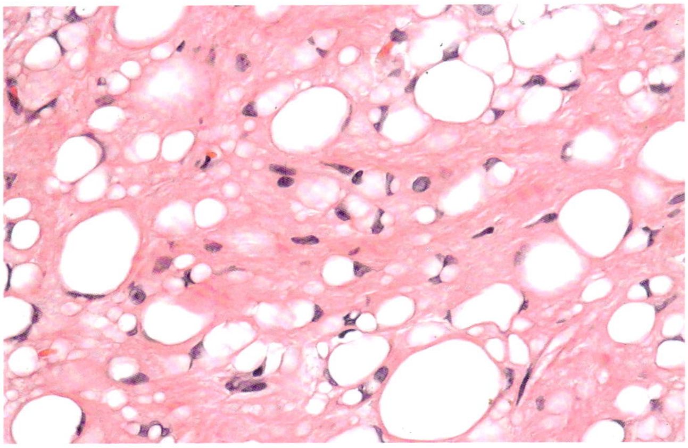

图 11.81 不典型脂肪瘤样肿瘤：注意成脂肪细胞具有不典型的深染的锯齿状细胞核

# 义齿相关性纤维增生

## 临床特征

义齿相关性纤维增生（denture-associated fibrous hyperplasia；又称炎性纤维增生、裂隙龈瘤、义齿增生、乳头状增生、炎性乳头状增生）表现为发生于不合适的义齿凸缘周围的颊黏膜沟上的线状肿物，是针对持续创伤产生的颊黏膜多余组织垫。前部上颌骨和腭沟是好发部位（图 11.82、11.83）。女性好发，性别比为 3：1，多发生于 51 ～ 60 岁[1-3]。

义齿相关性纤维增生的一种不同的临床亚型表现为腭的乳头状增生或炎性乳头状增生。不合适的上颌义齿的移动可造成硬腭黏膜红斑、水肿和卵石样、多结节表现（图 11.84）[4-5]。

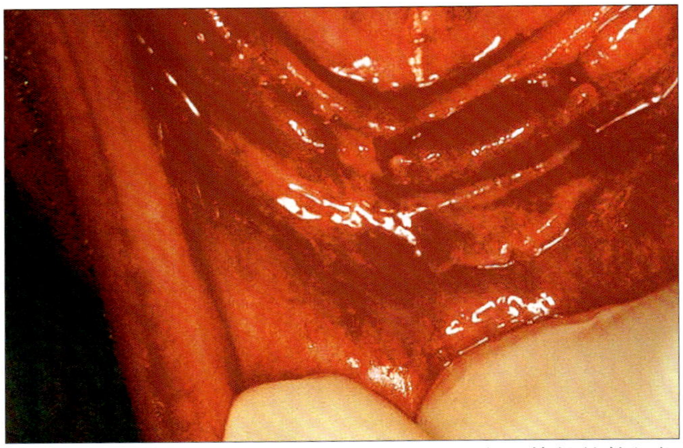

图 11.82 义齿相关性纤维增生：下颌沟上有一伸长的软组织肿物，有一道裂隙穿过肿物

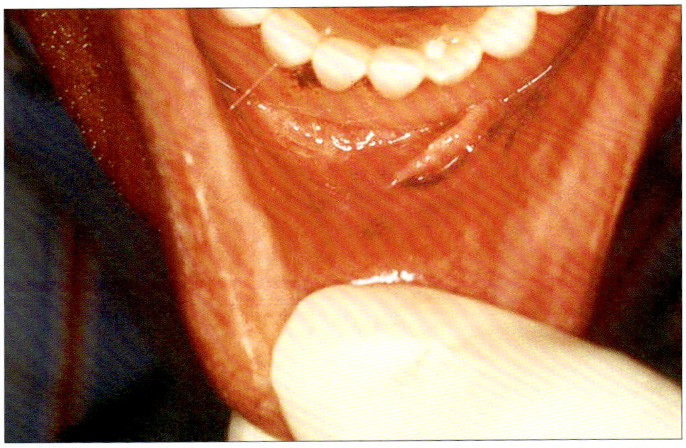

图 11.83 义齿相关性纤维增生：义齿边缘对应着裂隙

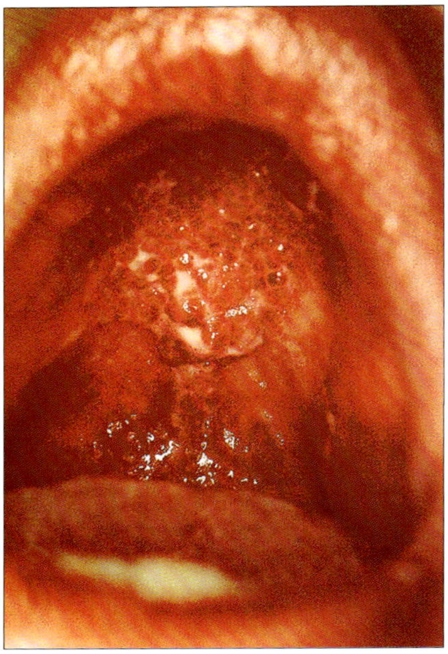

图 11.84 义齿相关性上腭乳头增生：注意上腭部典型的卵石样乳头状结构

## 组织学特征

义齿相关性纤维增生特征地表现为致密纤维组织增生伴不同程度的血管形成。淋巴细胞通常弥漫分布于上皮和纤维组织的界面处；上皮增生呈乳头瘤样

（图 11.85）。黏膜表面的血浆湖提示有创伤。骨性和软骨样化生见于约 5% 的病例，特别是在前上颌骨[6]。43% 病例可见唾液腺。

腭部病变的组织学表现为多发小结节，结节含纤维血管组织及慢性炎症细胞，典型表现是零碎的脱落（图 11.86）[4]。如果出现海绵状脓疱，应当排除浅表念珠菌感染[7]。

# 牙龈结节

## 临床特征

“牙龈瘤”一词是指牙龈或牙槽嵴上的结节或肿物，只能作为临床诊断。裂隙牙龈瘤和先天性颗粒细胞牙龈瘤是两个例外，是两种具有特殊临床和组织学意义的疾病。

大多数实体牙龈结节（gingival nodules）表现为以下疾病中的一种：反应性肿瘤样增生、牙源性囊肿、原发性牙源性和非牙源性肿瘤和转移肿瘤。迄今为止第一种最常见，包含以下疾病：

- 纤维瘤或纤维增生，伴有或不伴有炎症
- 巨细胞纤维瘤
- 化脓性肉芽肿
- 外周骨化性纤维瘤
- 外周巨细胞纤维瘤

这些病变局限于牙齿邻近的附着牙龈或牙龈边缘。根据血管形成的程度、炎症和（或）溃疡表现，病变可为黏膜色的、红斑或溃疡和疼痛（图 11.87、11.88）。

这种纤维和血管反应性结节被认为是针对牙蚀斑和牙垢刺激的反应，常因有缺陷的复位或其他牙硬体刺激而加重。结缔组织内未分化的间质细胞增生及分化成能再生组织的细胞，如成纤维细胞（纤维瘤）、内皮细胞（化脓性肉芽肿）、骨或牙骨质生成细胞（外周骨化性纤维瘤），或破骨细胞（外周巨细胞纤维瘤）。因此在一个皮损中同时出现 4 种实体的不同程度表现的情况并不少见。除非刺激因素被完全去除，否则病变复发很常见。

牙蚀斑常为革兰阳性丝状菌丛，形态类似放线菌菌落。除非包绕厚的中性粒细胞壳，这种菌落是表面定植的，并且不代表放线菌感染。

其他牙龈结节和肿物包括牙龈和牙周脓肿和龋脓肿。

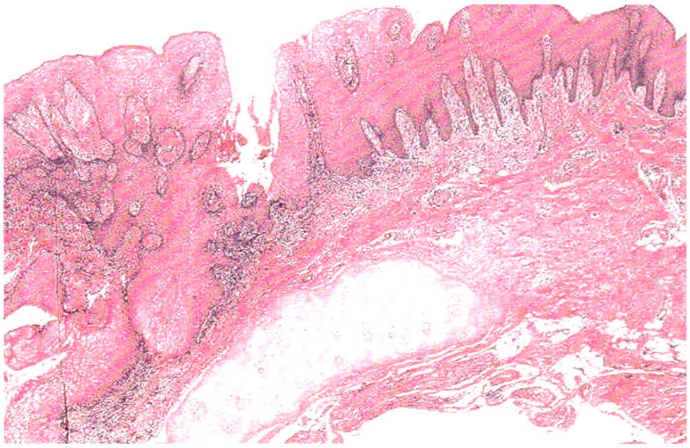

图 11.85 义齿相关性纤维增生：有乳头状瘤和上皮及纤维组织增生。上颌沟前部病变可见软骨冠

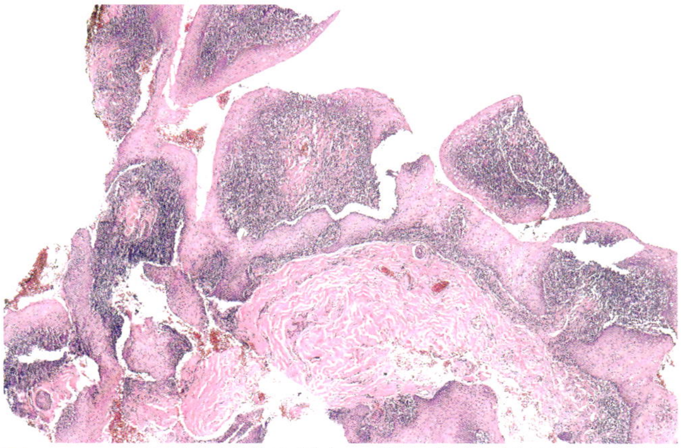

图 11.86 义齿相关性乳头增生：刮除术标本显示的纤维结节伴慢性炎症

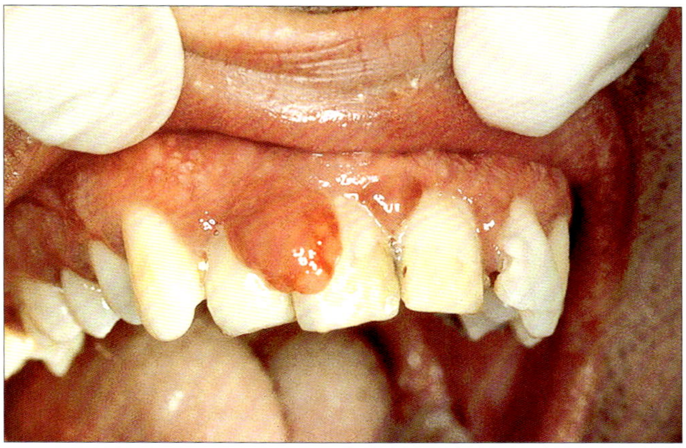

图 11.87 牙龈结节：注意结节发生于牙龈边缘，悬垂在牙齿上

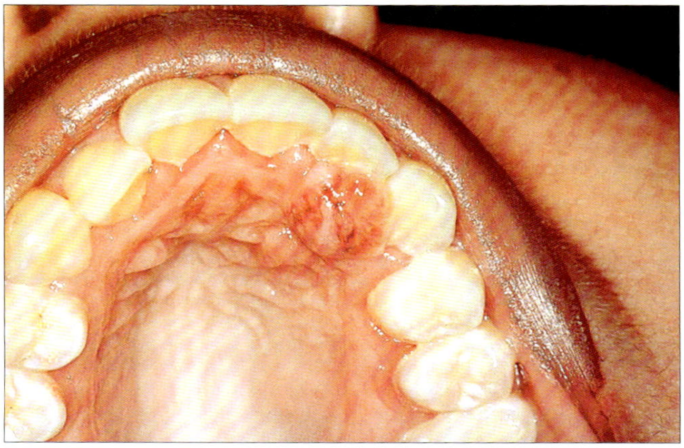

图 11.88 牙龈结节：这些结节可位于牙龈的腭侧

# 牙龈纤维瘤

## 临床特征

部分纤维瘤代表化脓性肉芽肿的瘢痕残余。纤维瘤的一型，牙龈纤维结节（又称为纤维增生、纤维血管息肉、炎性纤维增生、纤维牙龈瘤）不发生于游离或边缘牙龈，而发生于附着牙龈，表现为多发黏膜色丘疹[1]。另一型是巨细胞纤维瘤，常有乳头状表面，临床上可能会被误诊为乳头状瘤。

## 组织学特征

牙龈纤维瘤（gingival fibroma）为致密或柔软的胶原组织组成的肿物，伴不同程度的血管增生（图 11.89）[2]。如果存在明显的慢性炎症，基质可能水肿。表面上皮有时角化过度，可能有持续的裂隙上皮，一般显示为海绵水肿、中性粒细胞溢出和下方浆细胞浸润（图 11.90）。

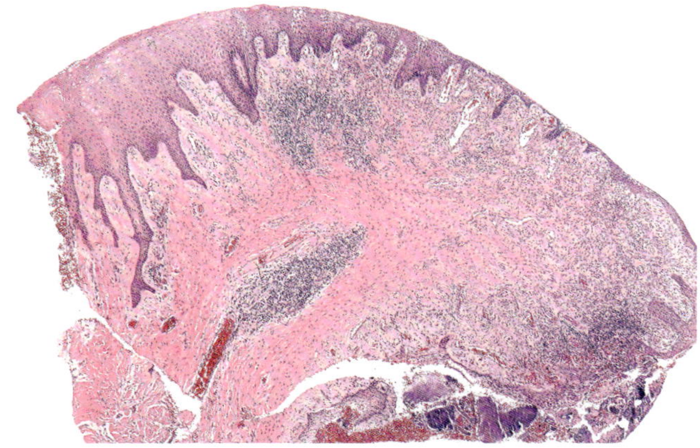

**图 11.89** 牙龈炎性纤维增生：表面角化表皮与非角化裂隙上皮相连，可见炎症细胞浸润

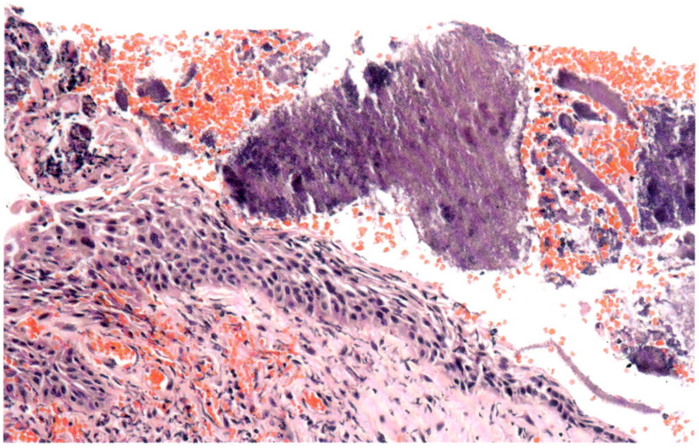

**图 11.90** 牙龈炎性纤维增生：注意伴海绵水肿的裂隙上皮和形态类似一团放线菌菌体的小片牙菌斑

# 化脓性肉芽肿

## 临床特征

结节呈暗红色，易出血。妊娠肉芽肿是其一种亚型，发生于妊娠中晚期，可能是雌激素作用引起新生血管形成的结果（图 11.91）[1]。复发率是 16%[2]。

绝大多数口腔内化脓性肉芽肿（pyogenic granuloma）发生于牙龈，其他部位包括唇、颊黏膜和舌也可累及[3-5]。

## 组织学特征

牙龈化脓性肉芽肿的特征表现为内皮细胞弥漫性（很常见）或小叶状（其他非牙龈部位更常见）增生，形成较多的穿通性和充血性毛细血管（图 11.92、11.93）[5]。扩张、分叉的血管通常位于小叶中心[3]。

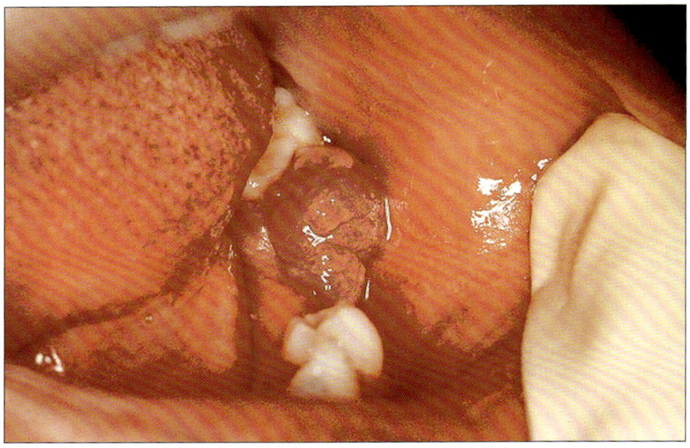

**图 11.91** 化脓性肉芽肿：结节发生于下颌的缺齿部位

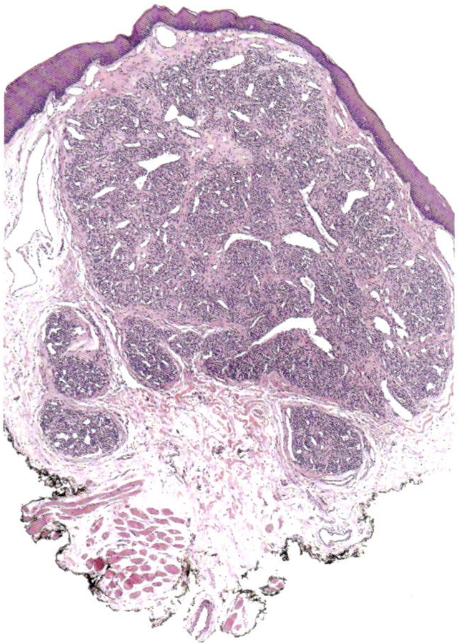

**图 11.92** 化脓性肉芽肿：有典型的内皮细胞和毛细血管小叶状增生

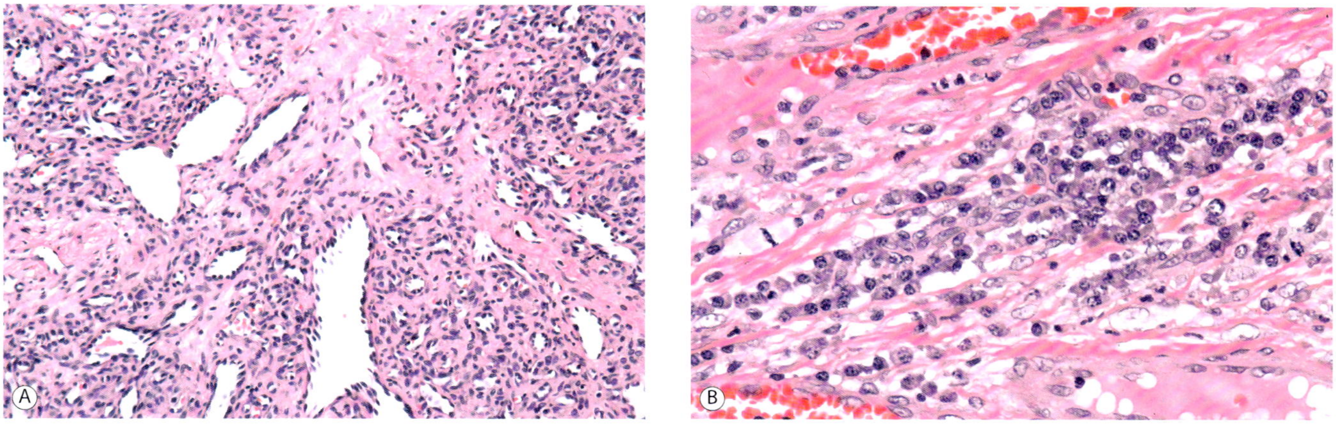

图 11.93　化脓性肉芽肿：（**A**）注意良性表现的内皮细胞和扩张的毛细血管；（**B**）正常有丝分裂象常见

75% 的病例表面上皮有溃疡，并有不同程度的中性粒细胞、淋巴细胞和浆细胞浸润[2]。大量血管被纤维组织替代后，部分化脓性肉芽肿逐渐硬化，最终成为牙龈纤维增生（图 11.94、11.95）。

皮损中内皮细胞雌激素受体数量较正常并未增加，但血管内皮生长因子和其他血管生成促进因子表达增加，抑制因子表达降低[6-7]。

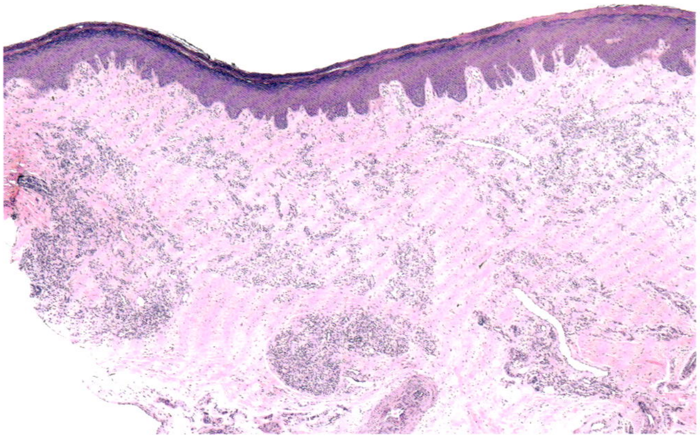

图 11.94　硬化性化脓性肉芽肿：注意被纤维组织分隔的小叶结构

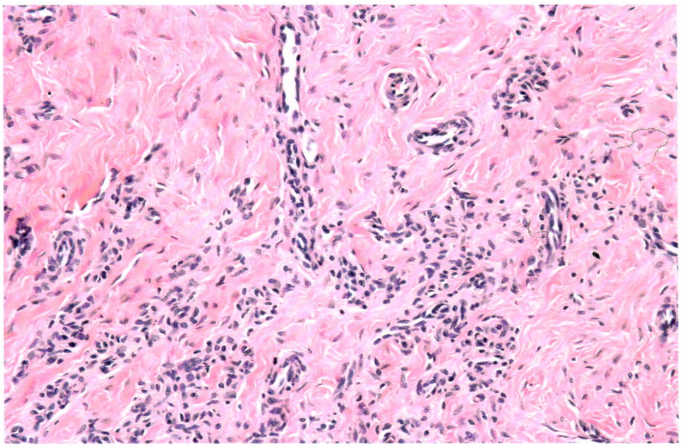

图 11.95　硬化性化脓性肉芽肿：注意明显的硬化和血管数量的相应减少

# 外周骨化性纤维瘤

## 临床特征

外周骨化性纤维瘤（peripheral ossifying fibroma）又称为钙化纤维牙龈瘤或钙化成纤维细胞肉芽肿，11～30 岁发病，女性发病率可达到男性的 2 倍（1.5～2∶1）。2/3 的病例发生于上颌[1-2]。复发率 8%～16%[1-2]。

## 组织学特征

皮损无包膜，表现为丰满的成纤维细胞样细胞增生，伴梭形、卵圆形小泡状核，胞膜不清楚（图 11.96、11.97）。混合有不同数量的类骨质、编织状和板层状骨（图 11.98）。骨成熟度越高，间质细胞越少。

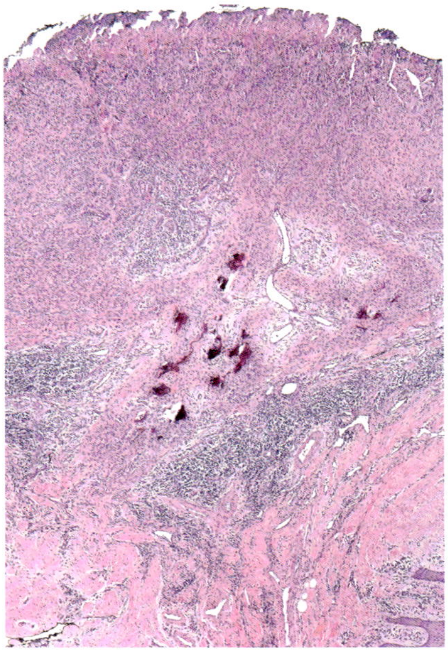

图 11.96　外周骨化性纤维瘤：有细胞性纤维组织团块，伴钙化，上方伴溃疡

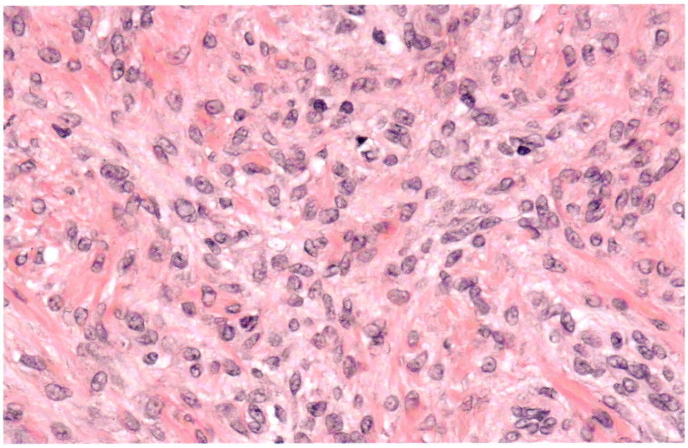

图 11.97 外周骨化性纤维瘤：注意饱满的成纤维细胞和明显细胞数目增多

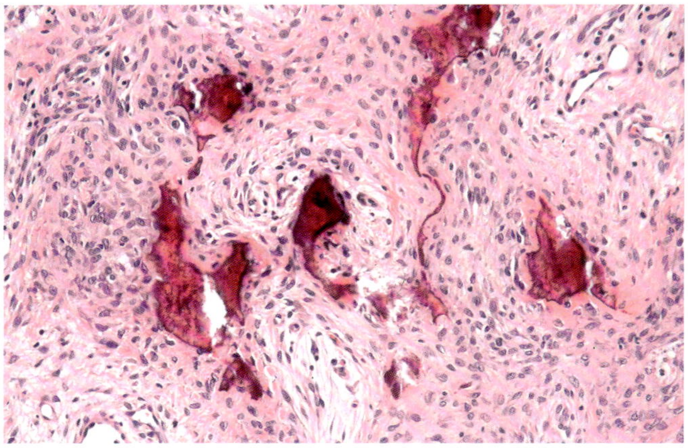

图 11.98 外周骨化性纤维瘤：骨的形式有类骨质、编织和（或）板层骨或钙化球

骨可呈灶状，边缘为成骨细胞样细胞。有时可见钙化小滴和（较少见）广泛融合的球状牙骨质肿物[1, 3]。这种病变不是真正的肿瘤，但是一种纤维性增生，形成化生骨和牙骨质。即使不能明确是否存在钙化，若发现有成纤维细胞样细胞增生，则要怀疑本病，深部切片多能发现骨质。除了类似化脓性肉芽肿的区域外，偶见灶状成骨细胞样多核巨细胞（图 11.99）[1-2]。

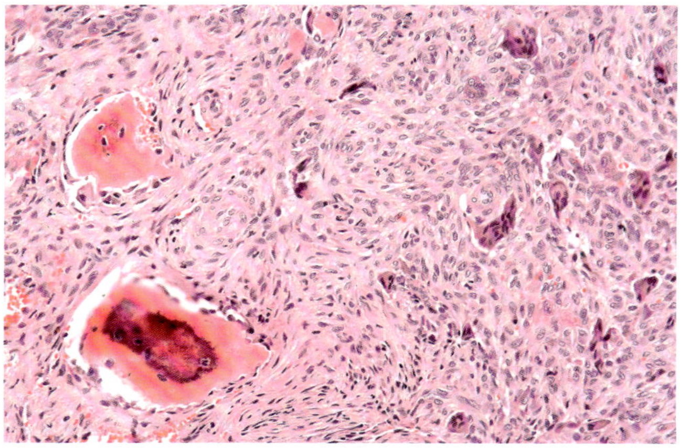

图 11.99 外周骨化性纤维瘤：在皮损中常可见到簇集的破骨细胞样巨细胞

# 外周巨细胞肉芽肿

## 临床特征

本病通常发生在 31 ～ 50 岁，累及下颌骨的概率是上颌骨的 2 ～ 3 倍。病变常位于骨的帽状凹陷中[1-3]。大约 19% ～ 22% 的病例发生在无牙区域[4]。复发率达 22%[3]。与甲状旁腺功能亢进相关的外周巨细胞肉芽肿可能是中央型巨细胞肉芽肿累及齿龈[5-6]。

## 组织学特征

外周巨细胞肉芽肿（peripheral giant cell granuloma）的特征性表现为散在分布而无包膜的破骨样多核巨细胞增生，血管间质中单核细胞伴丰富新鲜出血和含铁血黄素沉积（图 11.100、11.101）。这种巨细胞可有核空泡或深染[7]。单核细胞核有大的空泡，核仁明显（图

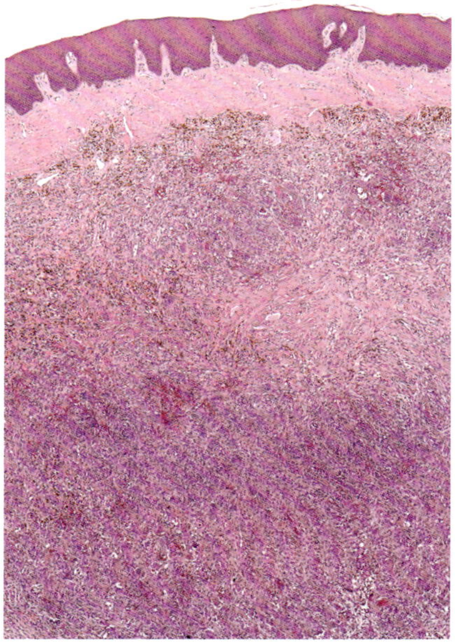

图 11.100 外周巨细胞肉芽肿：常有无浸润带将上皮与巨细胞分开

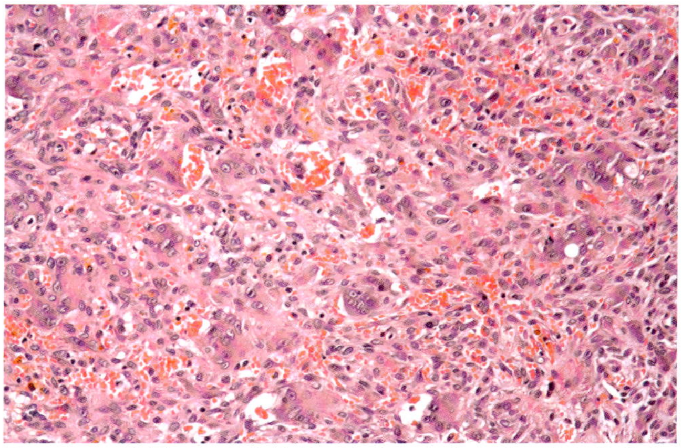

图 11.101 外周巨细胞肉芽肿：注意病变内有明显的血管形成

11.102）。核分裂象多见[8]。无浸润带将上方完整或溃疡的上皮与浸润病灶分开[2]。可能存在慢性炎症。存在肌成纤维细胞可以说明本病反应性的本质[9]。在1/3的病例中有灶状外周骨化纤维瘤[8，10-11]。

巨细胞和单核细胞表达波形蛋白、溶菌酶、$\alpha_1$-抗胰蛋白酶、$\alpha_1$-抗凝乳胰蛋白酶和CD68，提示它们来源于单核吞噬细胞系[7，12]。其他研究显示，多核巨细胞对骨细胞标记MBI染色呈阳性[13]。单核细胞和巨细胞中有雌激素受体，而无黄体酮受体[14]。

# 牙龈脓肿

## 临床特征

牙龈脓肿（或龈脓肿）表现为单个红色或粉红色的无痛性丘疹，有时中央有点状凹陷。龈脓肿离龈边缘较远，常位于牙根上方，为骨内牙源性感染引流窦道的开口（图11.103）。

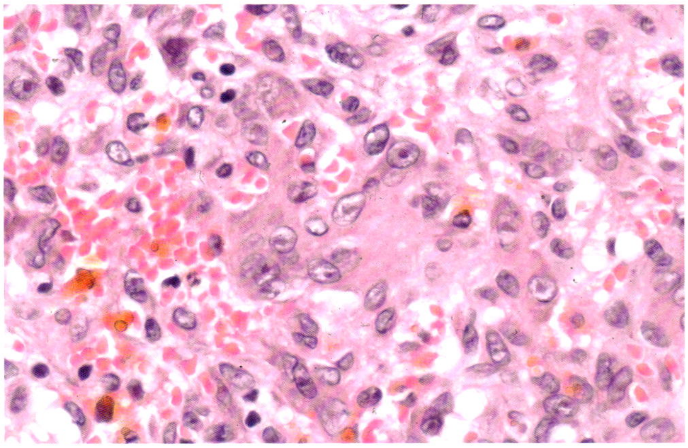

图 11.102　外周巨细胞肉芽肿：可见巨细胞、单核细胞和许多噬铁细胞

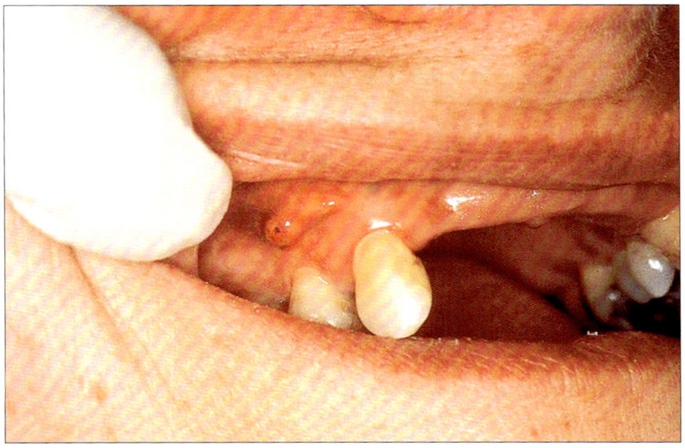

图 11.103　牙龈脓肿：注意位于非附着牙龈上的小丘疹，离牙龈边缘有一段距离

## 组织学特征

结节包含水肿性肉芽组织增生，其中包含许多急慢性炎症细胞，特别是在线状排列的微脓肿——窦道中多见（图11.104、11.105）。

## 鉴别诊断

尽管该病表面上与黏液囊肿相似，但无黏液或黏液吞噬细胞。由于牙龈没有唾液腺组织，黏液囊肿基本上不发生在此处。

# 外周牙源性纤维瘤

## 临床特征

好发部位是下颌骨前臼齿／犬齿和前上颌骨区域[1]。主要发生于21～30岁的成年人，男女发病率相等。复发率3%～39%[1-2]。

## 组织学特征

结节中纤维组织增生，胶原纤维致密或稀疏排列，细胞数多少不一。更典型的表现是间质呈旋涡状、带状或束状排列[2-4]。出现不同程度的牙源性上皮岛、带和巢（图11.106、11.107）。上皮细胞可以明显或稀少，有时在上皮组织周围可见鳞状细胞和透明套（所谓的"诱导效应"）。33%～50%的病例可见钙化，钙化有两种形式：即间质中牙质样或萎缩性球状钙化[1-2，4-5]。

当上皮成分很丰富时，称为牙源性牙龈上皮细胞错构瘤（图11.108）[6]。一种亚型含有间质颗粒细胞。有报道称可见巨细胞[8]。

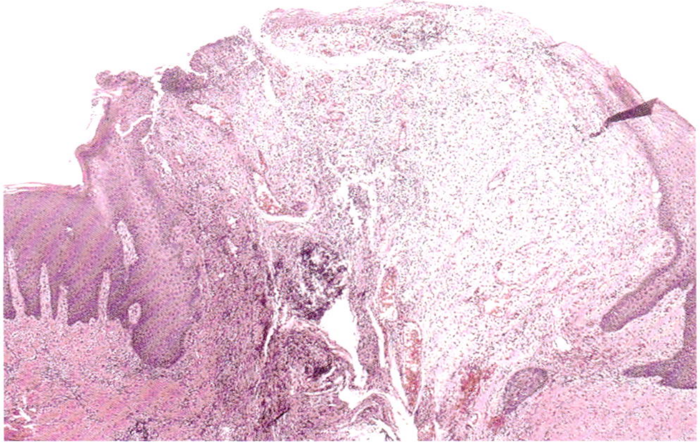

图 11.104　牙龈脓肿：丘疹由水肿的肉芽组织构成，一个管道从组织深部通到表面

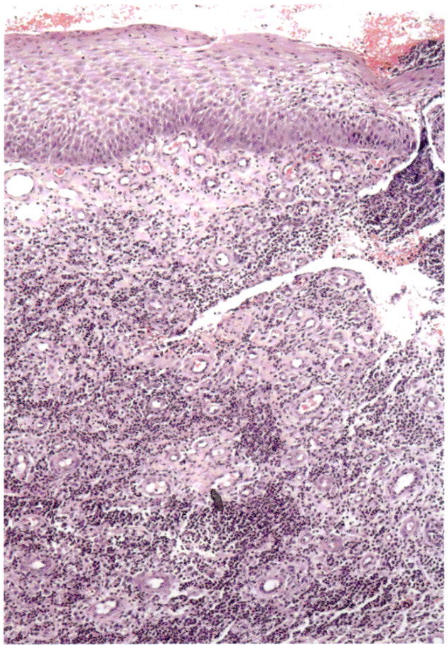

图 11.105 牙龈脓肿：注意由线状排列的中性粒细胞形成的自然空隙

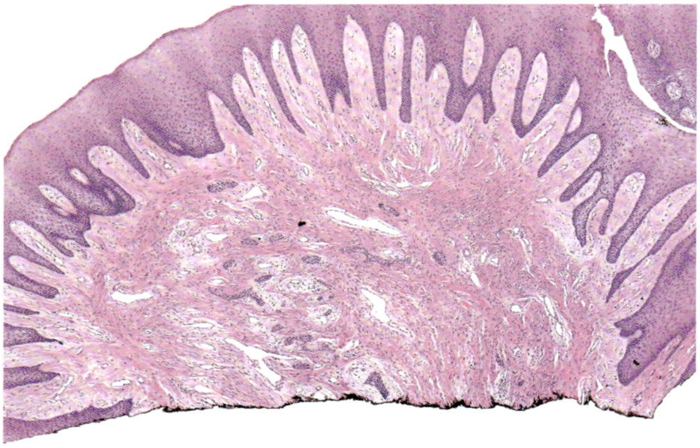

图 11.106 外周牙源性纤维瘤：在纤维基质中的束状牙源性上皮

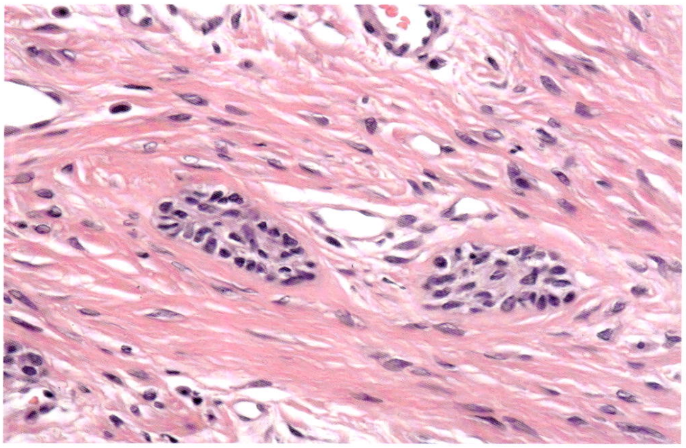

图 11.107 外周牙源性纤维瘤：束状鳞状上皮提示外周核呈栅栏状排列，呈典型的牙源性上皮

## 鉴别诊断

虽然多种恶性腺样和（或）附属器肿瘤有时仅有轻微的多形性，但这种肿瘤缺乏显著的细胞非典型性，可以与转移癌相区分。

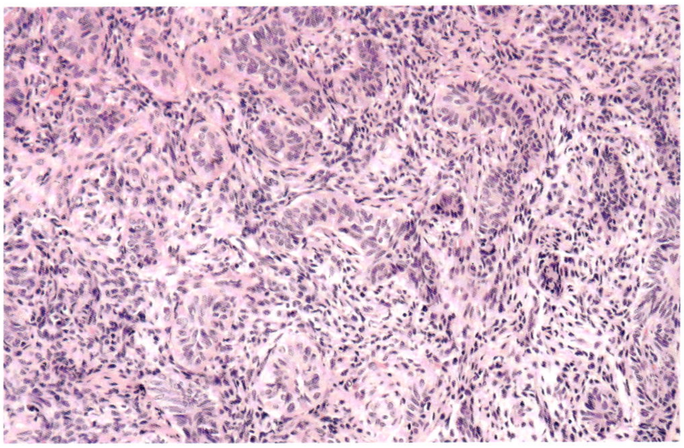

图 11.108 外周牙源性纤维瘤：注意此病变中的丰富的上皮（By courtesy of T. Daley，DDS，Winnipeg，Ontario，Canada.）

外周牙源性纤维瘤（peripheral odontogenic fibroma）是最常见的外周牙源性肿瘤，应该与其他位于牙龈部位的牙源性肿瘤相鉴别[9]。外周成釉细胞瘤含有许多大的牙源性上皮细胞岛，周围基底细胞核呈显著栅栏状排列，类似基底细胞癌（图 11.109、11.110）[10]。

外周钙化牙源性肿瘤的囊壁由含有鬼影细胞的基底样细胞组成，有时有萎缩性钙化（图 11.111、11.112）[11]。该病在皮肤上的相应表现是 Malherbe 钙化上皮瘤（毛

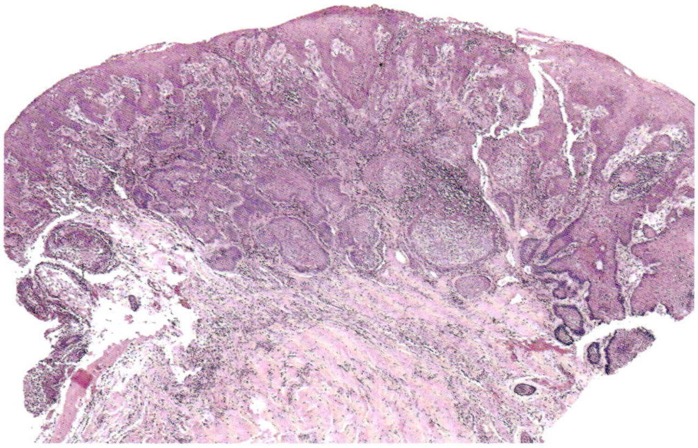

图 11.109 外周成釉细胞瘤：上皮岛从表面生长进入基质（By courtesy of C. Allen，DDS，Columbus，USA.）

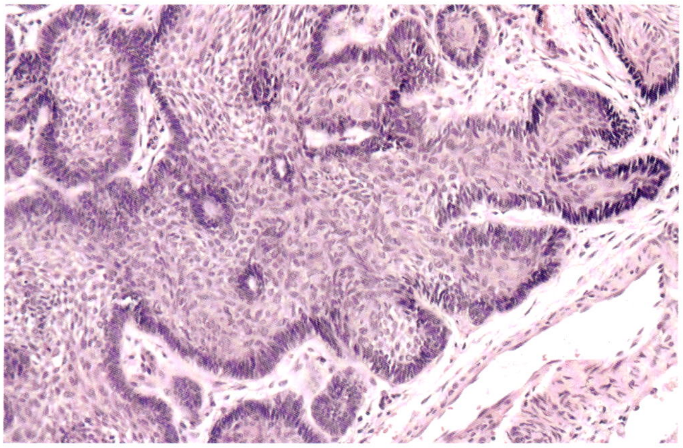

图 11.110 外周成釉细胞瘤：注意基底细胞核呈典型的栅栏状排列（By courtesy of C. Allen，DDS，Columbus，USA.）

母质瘤）。一种被称为牙源性鬼影细胞肿瘤的亚型同时具有显著的鬼影细胞和牙源质细胞或骨样细胞[12]。

外周钙化牙源性肿瘤含有大的嗜酸性胞质的多角形细胞，细胞内有淀粉样物质沉积和环状萎缩性钙化（图 11.113）[13]。

# 成人牙龈囊肿

## 临床特征

本病多发生在 41 ～ 50 岁，男女发病率大致相等。3/4 的病变发生在下颌骨，主要是犬齿 / 两尖齿颊龈区域。表现为蓝色结节，直径通常小于 1 cm[1-3]。

## 发病机制和组织学特征

关于该病的起因有多种假说。牙龈囊肿（gingival cyst）可能起源于牙板的刺激性剩余部分（一种牙源性残留），或起源于齿龈裂隙上皮[2，4-5]。

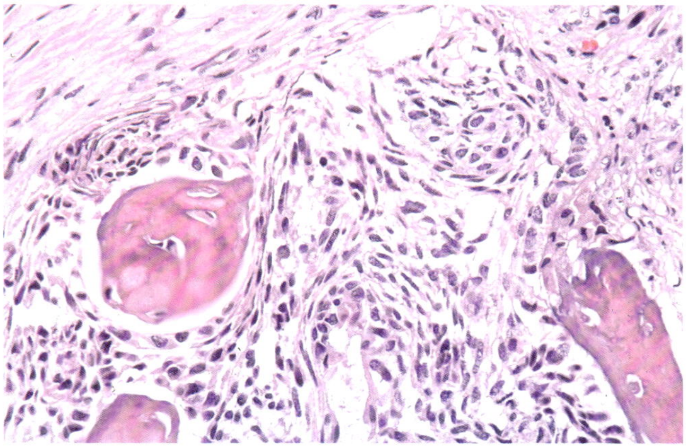

图 11.111 牙源性鬼影细胞肿瘤：注意与上皮毗邻的基底样细胞和钙化物质

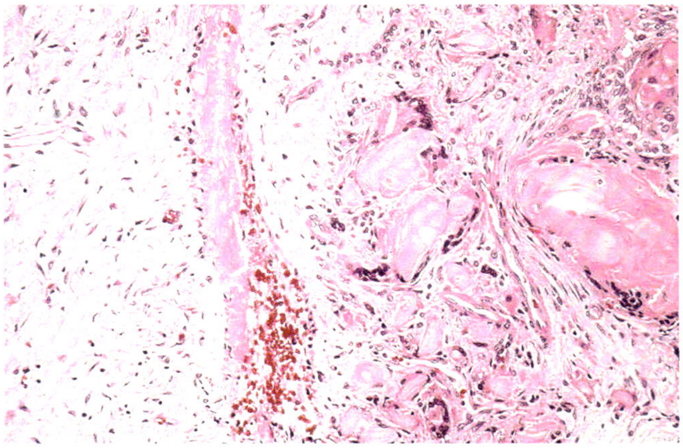

图 11.112 牙源性鬼影细胞肿瘤：注意鬼影细胞及对其的异物反应

囊壁通常由 1 ～ 3 层细胞组成，为低柱状或鳞状非角化上皮（图 11.114、11.115）。约 1/3 的病例可见灶状上皮斑块，其中有些含有透明细胞[1-3]。偶尔有些病变与骨内牙源性角质囊肿类似，伴有薄层上皮囊壁、波状角化不全和栅栏状排列的基底细胞[6]。这种亚型有时称为外周牙源性角质囊肿。

## 鉴别诊断

儿童和新生儿的牙孔囊肿发生在牙槽峭（特别是上颌骨），外观通常类似于粟丘疹且充满角蛋白[7]。如果囊肿中含有嗜酸瘤细胞，则更可能为一种唾液腺导管囊肿。该囊肿虽然不是起源于齿龈（不含唾液腺组织），但可通过上颌骨或下颌骨沟延伸到齿龈。

# 泛发性牙龈增生

## 临床特征

本病病变多发，通常累及上下牙龈，开始为牙齿间结节增生，逐渐融合形成弥漫性结节样 / 乳头状团块。牙龈可水肿湿软或变得坚实纤维化，由此增生到

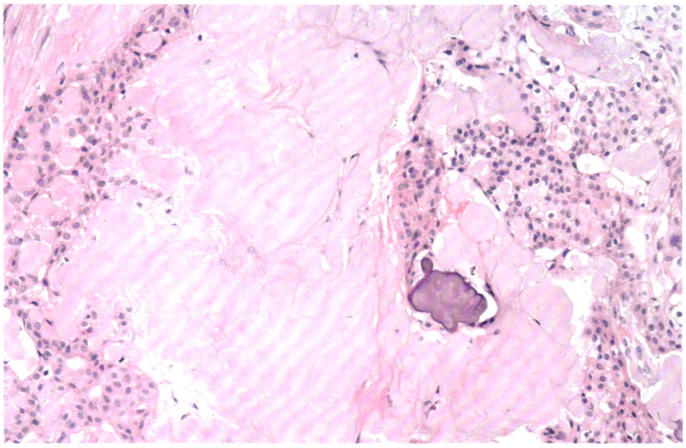

图 11.113 钙化上皮牙源性肿瘤：注意存在上皮细胞和淀粉样蛋白

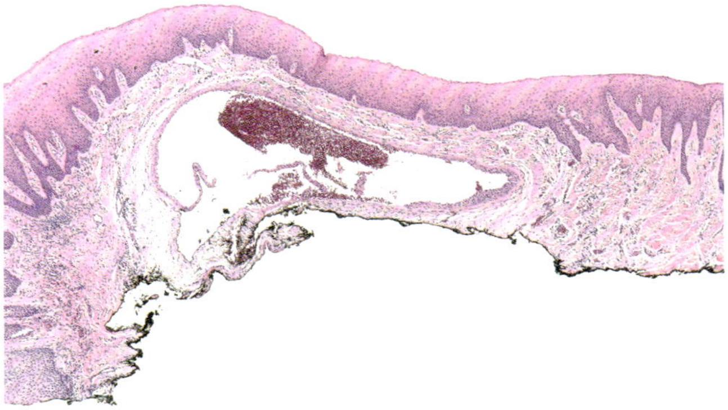

图 11.114 牙龈囊肿：注意固有层中的薄壁囊肿

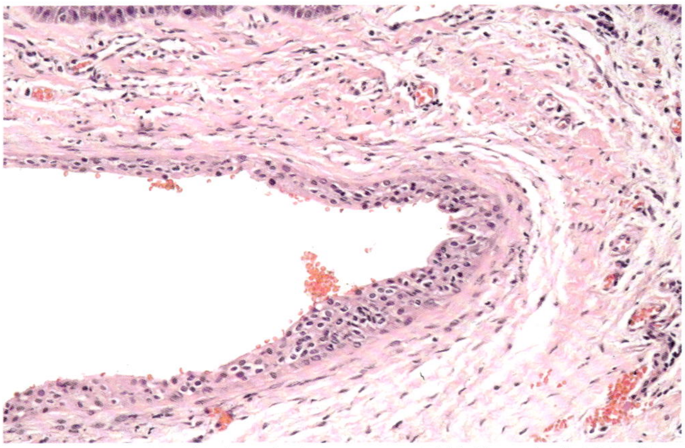

图 11.115 牙龈囊肿：囊壁由 3 ～ 6 层鳞状上皮或低柱状上皮细胞组成

咬合面。诱发因素包括：

- 口腔卫生差（图 11.116），
- 激素影响（在青春期或妊娠期），
- 摄入药物，特别是苯妥英钠、丙戊酸、钙通道阻滞剂和环孢素（图 11.117）。

在无齿患者中这种过度生长很少见，如果拔除牙齿后病变不复发，提示菌斑在发病机制中起重要作用[1-3]。总的来说，良好的口腔卫生措施可降低疾病的严重程度。

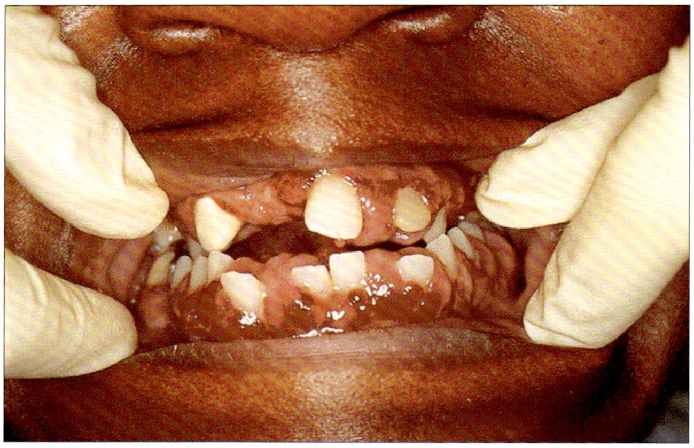

图 11.116 泛发性齿龈增生：齿龈过度增生是由口腔卫生不良引起

在服用苯妥英钠的患者中，牙龈增生的发生率约为 50%[4-5]，服用硝苯地平的患者发生率为 15% ～ 40%[3, 6]，服用环孢素的患者发生率为 25% ～ 70%[7-9]。同时服用环孢素和硝苯地平的肾移植患者比单独服用环孢素的患者牙龈过度生长更加明显[10]。在所有钙通道阻滞剂中，硝苯地平和二氢吡啶类最可能引起牙龈增生。维拉帕米和氨氯地平引起增生的比例分别为 4% 和 3%，可能与未服用这些药物的患者没有明显差异[11-12]。

在服用环孢素治疗慢性移植物抗宿主反应的患者中，有几例被推测发生了环孢素诱发的牙龈外纤维化增生 / 化脓性肉芽肿（图 11.118）[13-15]。然而，在服用环孢素治疗慢性移植物抗宿主反应的患者中，牙龈显著增生现象并不常见。

有一种与木质样结膜炎相关的牙龈增生疾病临床少见，它是一种常染色体隐性遗传病，可导致功能性血浆酶原缺陷，以及结膜和牙龈的特征性组织学改变[16-17]。牙龈和结膜类似，出现无痛性融合的蜡样结节[18-19]。其他黏膜表面也可累及[20]。有 1 例发生于系统性氨甲环酸（一种纤溶酶原抑制剂）治疗后[21]。

## 发病机制和组织学特征

环孢素引起的牙龈增生（所有药物中研究最广泛的）可能系牙龈中易感的成纤维细胞亚群产出增加或降解减少导致胶原和细胞外基质聚积[22-23]。钙平衡是这些药物的一种重要的药代动力学特征，推测钙依赖机制（如胶原酶和金属蛋白酶活性）的破坏可能在发病中起重要作用。环孢素上调 TGF-$\beta_1$ 活性，一种维持胶原稳态的强效细胞因子[24-25]。

组织学上，有纤维组织增生、基质增多，伴不同程度的成纤维细胞增生。角化不全、上皮增生，并

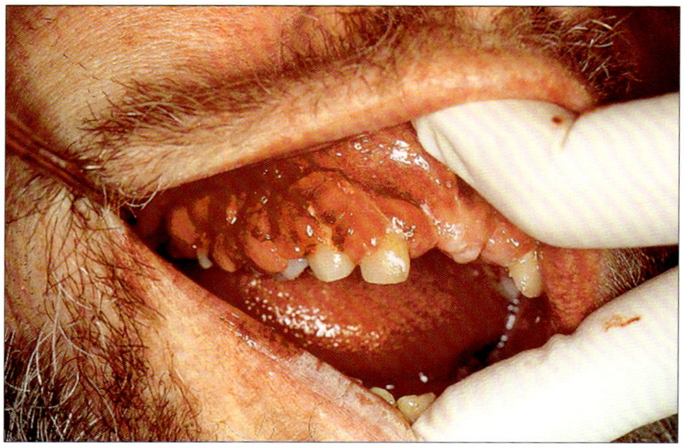

图 11.117 环孢素诱发的齿龈增生：此患者正在服用环孢素以预防肾移植排异反应；他也在服用钙通道阻滞剂硝苯地平

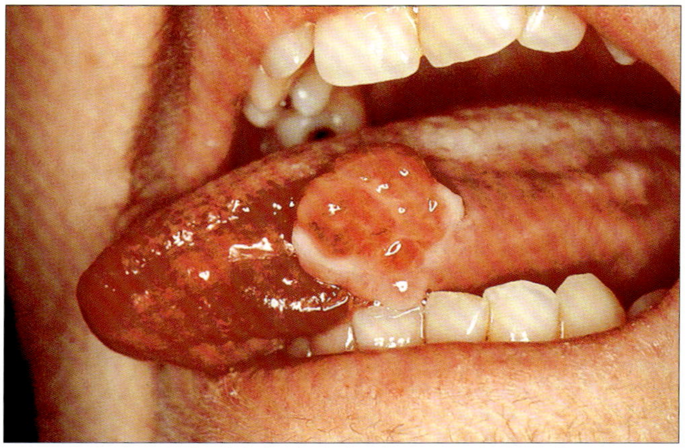

图 11.118 环孢素诱发的非齿龈增生：此患者正在服用环孢素治疗同种异体骨髓移植后的慢性移植物抗宿主病

有不同程度的淋巴细胞、浆细胞浸润和血管扩张（图 11.119）。在这些药物诱导的牙龈增生中，有报道棘突呈直边“试管”样，但没有特异性发现[6-7, 26]。也可见黏液样灶 / 黏液灶。

在环孢素诱发的非牙龈病损中，肿瘤主要为炎性纤维血管息肉，可见广泛溃疡并伴有不同程度炎症反应的水肿性肉芽组织，部分类似化脓性肉芽肿（图 11.120、11.121）[13-15]。

超微结构显示成纤维细胞胞质容量增大，含有更广泛的粗面内质网和高尔基复合体，反映出成纤维细胞合成活性增强及伴随的吞噬功能减弱[27-28]。充满硫酸黏多糖分泌颗粒的成纤维细胞数目增多[29]。肌成纤维细胞的数目也增多[30]。

在木质样牙龈增生中，固有层充满嗜酸性、PAS 染色阳性的无定形物质，该物质 MSB 磷钨酸-苏木精染色阳性，且含有纤维蛋白（图 11.122）[17-18]。淀粉染色阴性。可有相关上皮增生，伴急慢性炎症和凋亡。早期皮损的血管周围纤维蛋白沉积。

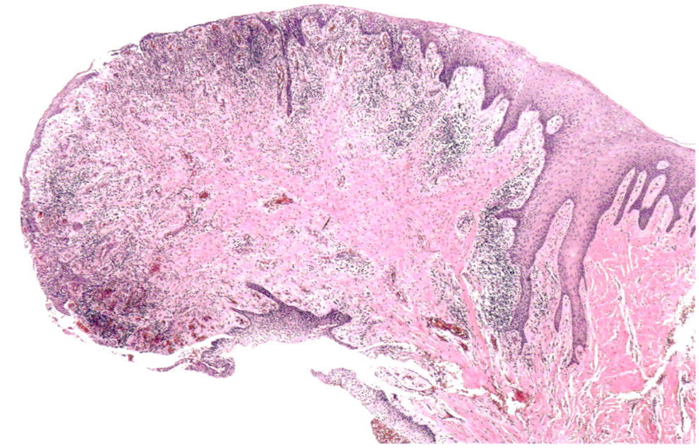

图 11.119 炎性纤维增生：其组织学表现与相似病因的孤立齿龈结节相似

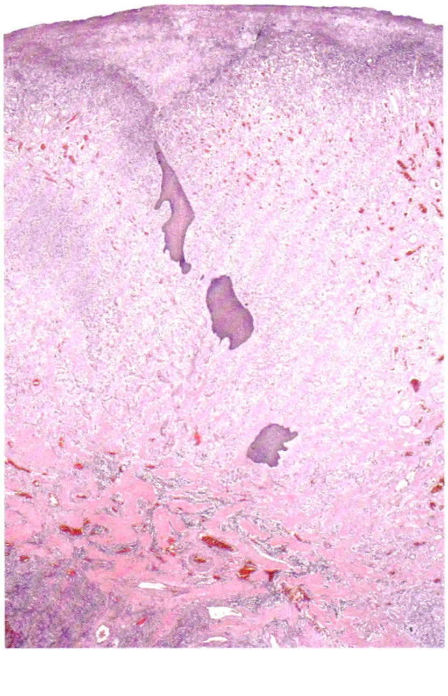

图 11.120 环孢素诱发的非齿龈增生：这些是类似于化脓性肉芽肿的肉芽组织息肉样团块

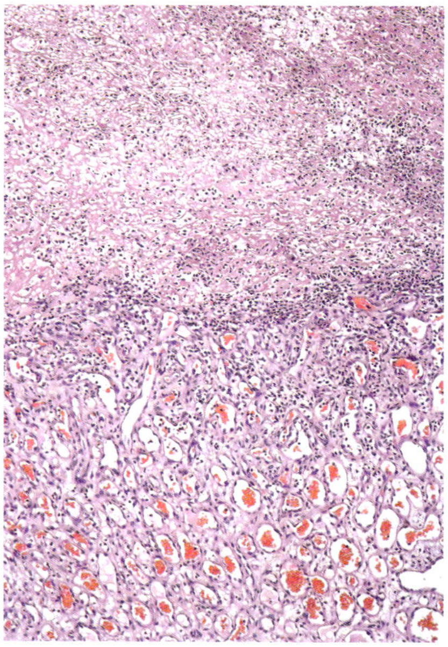

图 11.121 环孢素诱发的非齿龈增生：注意水肿性肉芽肿组织和炎症

## 鉴别诊断

嗜酸性物质在牙龈的聚积可见于类脂质蛋白沉积症（皮肤黏膜透明变性）；这些沉积物中纤维蛋白原或纤维蛋白染色阴性，皮肤和其他部位常可受累[31-32]。淀粉样沉积物也应排除。类似的淀粉样物质有时可在使用鼻烟患者的颊黏膜见到（但牙龈不常见）。

# 静脉曲张

## 临床特征

静脉曲张（或静脉湖）最常见于舌腹侧（舌下静

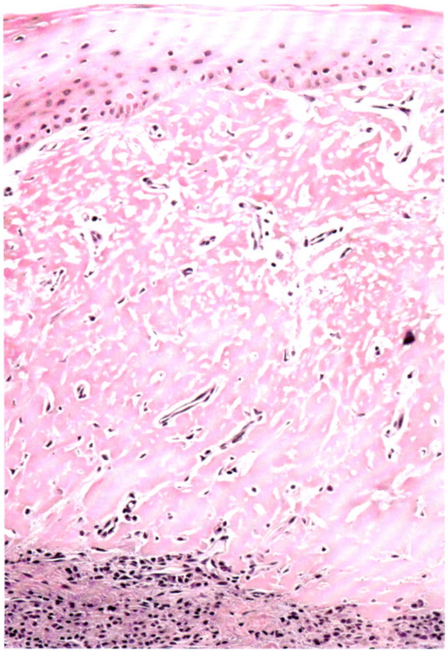

图 11.122 木质样齿龈炎：有丰富的纤维素性嗜酸性物质充满固有层

脉曲张）、下唇及颊黏膜。好发于老年人（图 11.123、11.124）[1-2]。皮损为蓝紫色大疱，若发生栓塞则变硬。

## 组织学特征

静脉曲张表现为内皮细胞内衬的血管 / 小静脉扩张，肌纤维薄（图 11.125、11.126）[3]。有些发生栓塞，可机化和再通，表现为 Masson 肿瘤（血管内乳头状内皮细胞增生）（图 11.127）[4]。

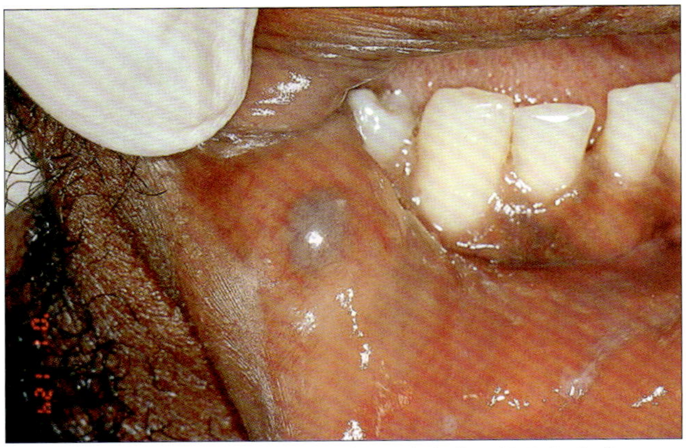

图 11.123 静脉曲张：注意下唇黏膜上的蓝色大疱

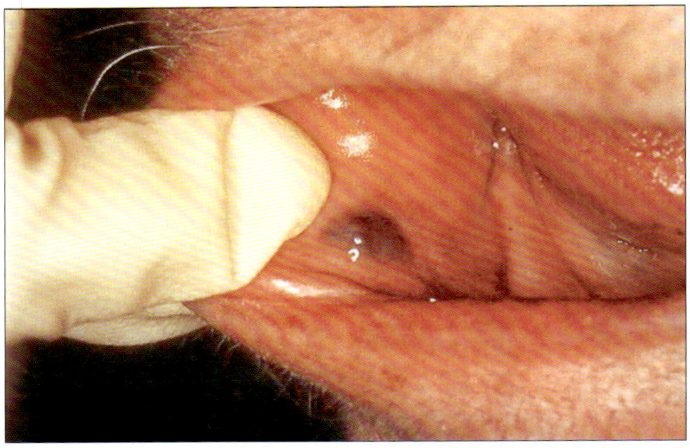

图 11.124 静脉曲张：注意颊黏膜上的蓝色大疱

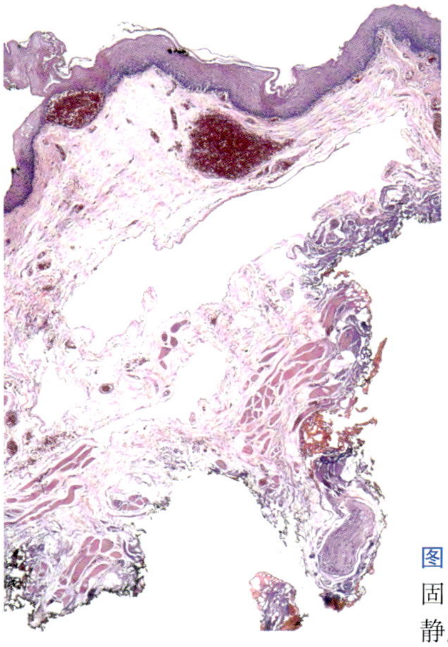

图 11.125 静脉曲张：在固有层有显著扩张的小静脉

## 鉴别诊断

直径一致的唇动脉（一种下唇的跳动性皮损）由靠近上皮表面、直径 / 深度比小于 1.6 的动脉组成（图 11.128）[5-6]。这些可能来自一个主要供给唇动脉的动脉分支进入表浅黏膜，其直径未变[6]。

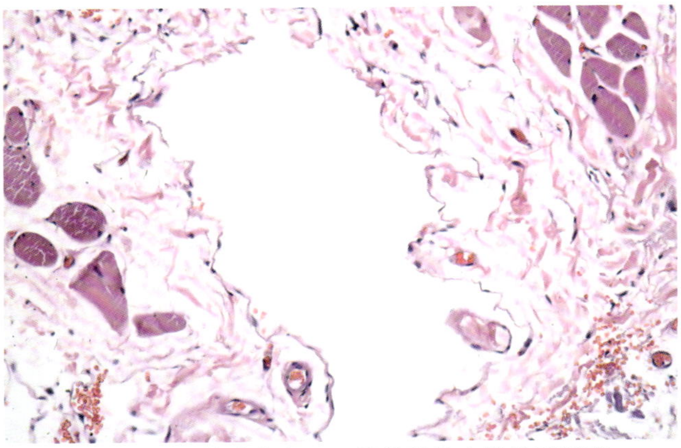

图 11.126 静脉曲张：显著扩张的小静脉壁很薄

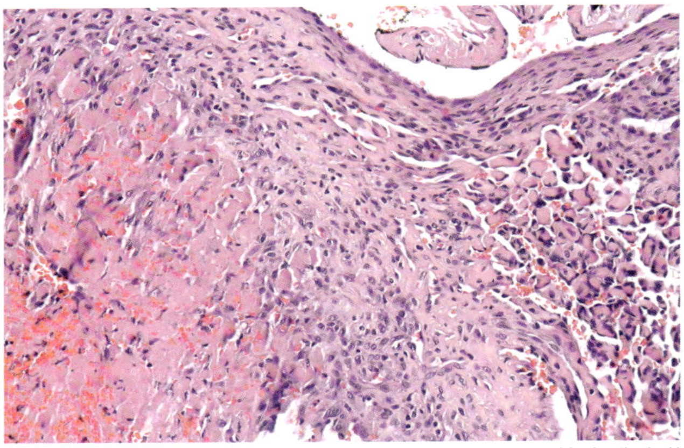

图 11.127 静脉曲张：在这个机化的血栓中有血管内乳头状内皮增生

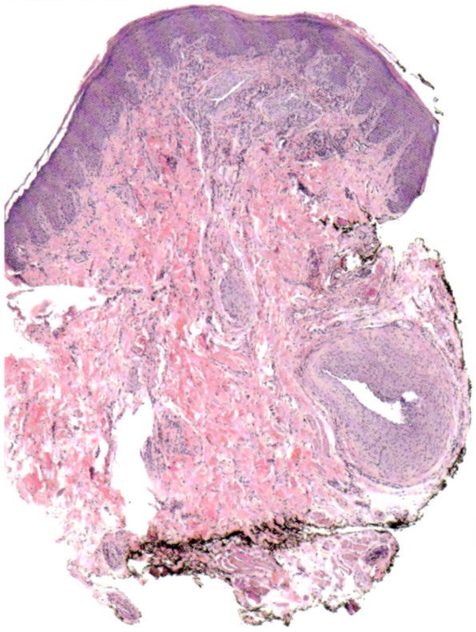

图 11.128 管径固定的动脉：此小动脉特征性地位于浅表位置

# 感染

## 毛状黏膜白斑

### 临床特征

毛状黏膜白斑（hairy leukoplakia）是一种口腔上皮 EB 病毒感染，最早见于 HIV 感染人群[1]。亦可见于其他对机会病毒感染或病毒再活化易感的免疫缺陷疾病患者，如器官移植受者[2-3]。已有发生于健康人的报道[3-4]。虽然毛状黏膜白斑这个术语现在常用于科学文献中，但是本病并不具备“黏膜白斑”的常见特征，并不意味着细胞学不典型性发生率或发生鳞状细胞癌的倾向性增加。

大多数病例（大于 70%）发生在舌侧缘，为白色、表面不平（因此呈毛状）的斑块，早期有沿舌长轴垂直分布的裂隙（图 11.129、11.130）[5-6]。1/3 患者皮损外观与 3 年内获得性免疫缺陷综合征的病程进展相关[7]。

### 发病机制和组织学特征

口咽上皮和淋巴组织是 EB 病毒持久性潜伏感染的部位[8]。舌黏膜潜伏感染的再激活可能是毛状黏膜白斑的病因[9]。

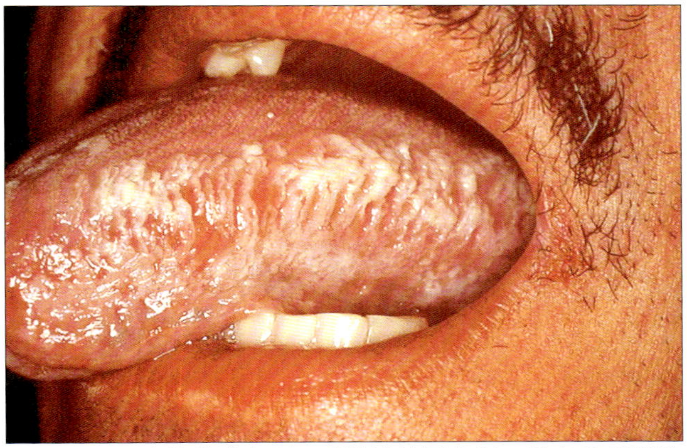

图 11.129　毛状黏膜白斑：舌侧缘的厚白斑，具有垂直裂隙

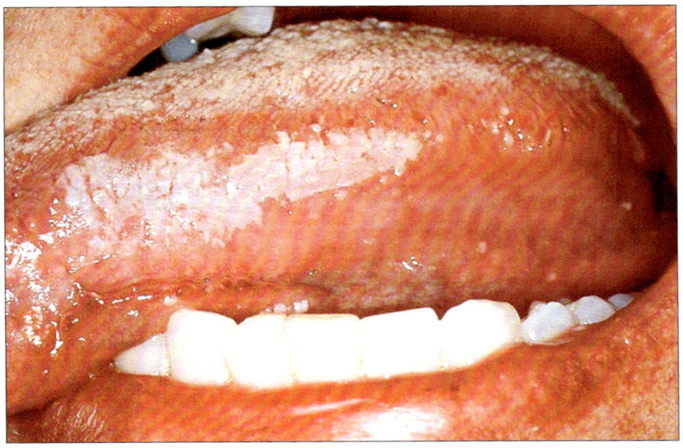

图 11.130　毛状黏膜白斑：此白斑无垂直裂隙

口腔毛状黏膜白斑的特征性表现为显著角化不全，轻度表面不平。80% 的病例可见到念珠菌菌丝，但不发生海绵状脓疱[5-6, 10-11]。在角质层下方有一条明显的空泡化细胞和气球样细胞带（图 11.131）。苍白细胞包含 Cowdry A 型嗜酸性包涵体和特征性的核膜染色质凝聚（“串珠效应”）（图 11.132、11.133）[12]。这种形态在脱落的细胞中易见[13-14]。原位杂交 EB 病毒位于角质形成细胞核内（图 11.134）。

PCR 原位杂交研究显示，中断 EB 病毒潜伏感染的蛋白存在于上皮各层细胞（包括基底细胞）内，支持潜伏 EB 病毒潜伏感染再激活的概念。在角质形成细胞中也可发现 HIV[9]。

尽管早期的研究在毛状黏膜白斑中发现了 HPV，但最新研究结果对此提出了质疑[5, 9, 15]。

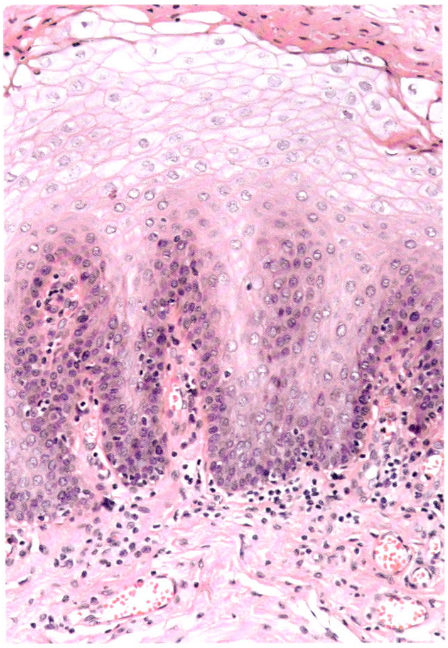

图 11.131　毛状黏膜白斑：注意厚层角化不全，其下方有病毒感染的空泡细胞

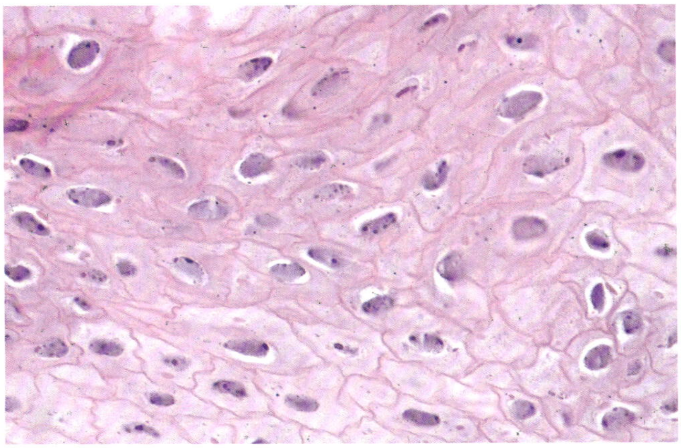

图 11.132　毛状黏膜白斑：注意染色质沿核膜凝聚成串珠状

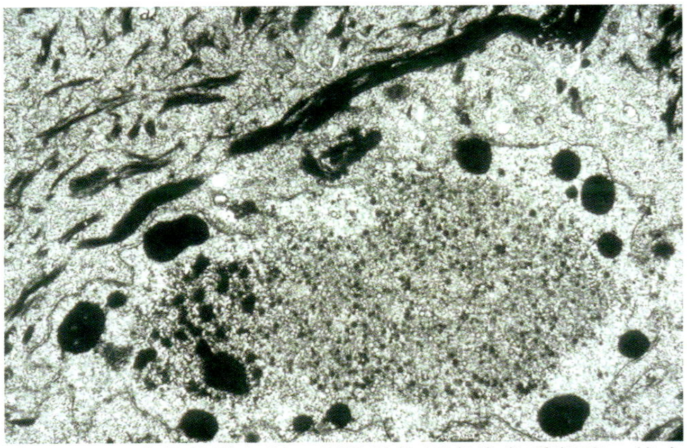

图 11.133 毛状黏膜白斑：超微结构证实染色质凝聚；核中央充满了疱疹病毒

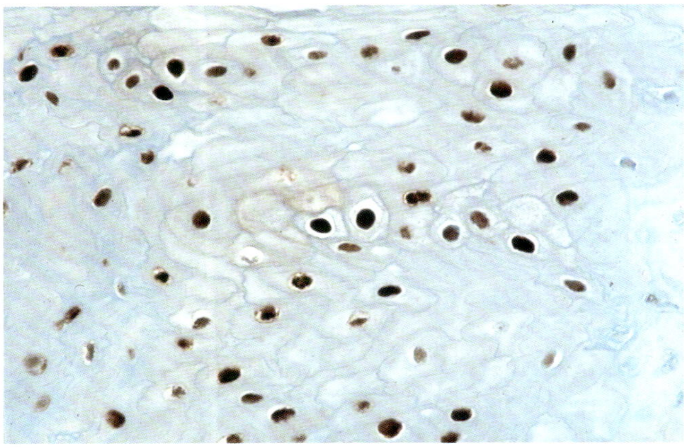

图 11.134 毛状黏膜白斑：原位杂交显示核内有 EB 病毒

## 鉴别诊断

有时慢性咬合伤可被误诊为毛状黏膜白斑。这两种疾病都有粗糙的显著角化不全和胞质空泡化。然而，除非合并有继发咬合伤，真正的毛状黏膜白斑通常没有被细菌围绕的裂纹和裂隙，而这可见于咬合伤。咬合伤的空泡细胞代表角质形成细胞水肿，而不是病毒感染的细胞病理学效应。检测到 EB 病毒即可确立诊断。

# 灶状上皮增生

## 临床特征

尽管任何种族均可发生灶状上皮增生（focal epithelial hyperplasia；又称 Heck 病、多灶性乳头状瘤病毒上皮增生），但其更好发于中南美洲、因纽特和非洲的本地人。90% 以上病例发生在 20 岁以前，好发人群中患病率为 7% ～ 13%[1-3]。本病病情常随年龄的增长而减轻。灶状上皮增生也可发生于 HIV 感染者[4]。

皮损通常多发，多灶分布，好发于唇黏膜、唇、颊黏膜和舌侧缘（图 11.135、11.136）。表现为黏膜色丘疹或结节，有时也可呈乳头状[2]。

## 组织学特征

有良性上皮增生伴轻度角化和棘突融合增宽（图 11.137）。浅层内通常可见空泡细胞（图 11.138）。中下 1/3 上皮内的“丝状分裂”可能是一个特征性表现（图 11.139）。这些代表细胞核的变性和核破裂，由于粗糙的块状染色质聚集而致，类似有丝分裂。此现象

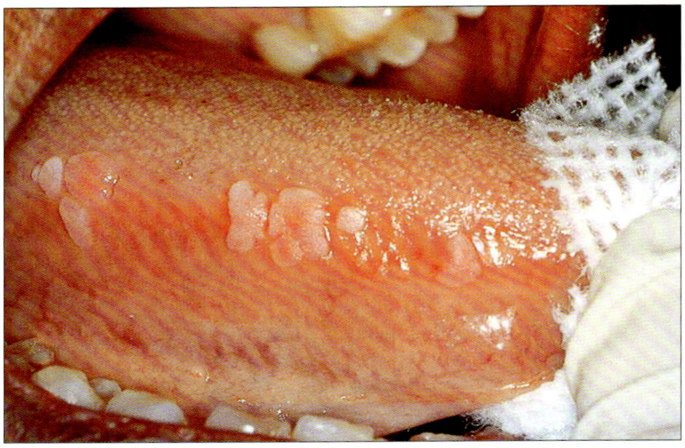

图 11.135 Heck 病：病变为苍白肉色丘疹

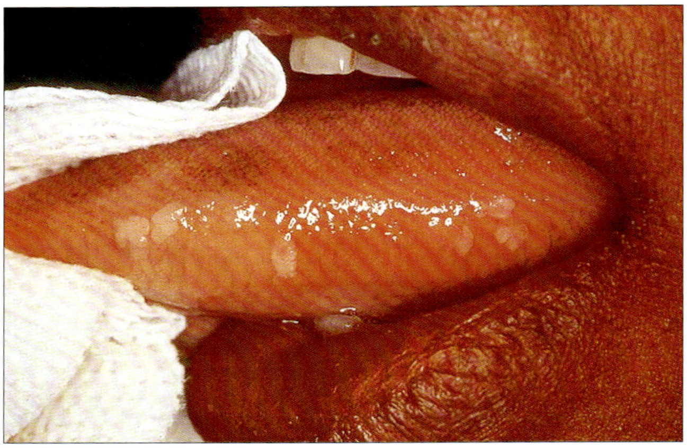

图 11.136 Heck 病：东非原住民舌侧缘上的典型多发融合性丘疹

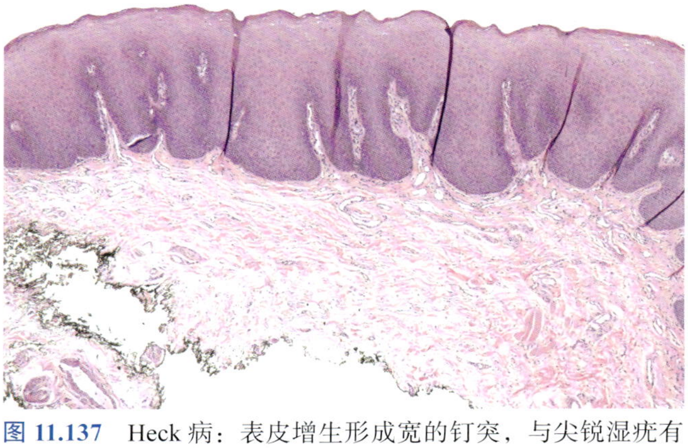

图 11.137 Heck 病：表皮增生形成宽的钉突，与尖锐湿疣有些相似

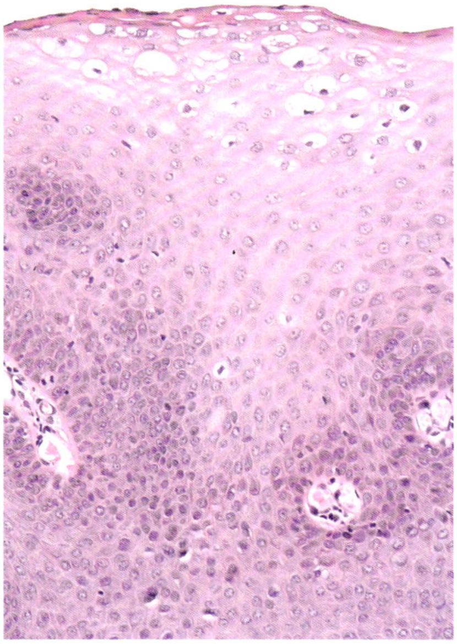
图 11.138 Heck 病：空泡细胞很明显

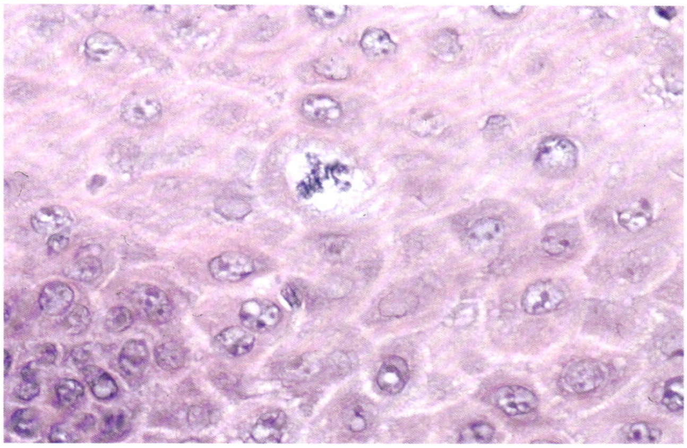
图 11.139 Heck 病："丝状分裂"小体代表人乳头瘤病毒诱导的核改变

见于 50% 的初次切片，经连续切片后几乎所有切片均可见此现象[2，5-6]。

在 50% ～ 100% 的病例中存在 HPV-13 感染，而在 60% 的病例中存在 HPV-32 感染[3，6-7]。

## 鉴别诊断

尖锐湿疣在临床和组织学上可有类似表现，但其皮损一般不含有 HPV13 和 HPV32。鲍恩样丘疹病也可有"丝状分裂"象，但其表现更多样，上皮细胞异型性更常见。

# 苔藓样病变和超敏反应

## 口腔扁平苔藓和苔藓样口炎

### 临床特征

口腔扁平苔藓（oral lichen planus）是口腔黏膜的一种慢性炎性疾病，在人群中的患病率为 1% ～ 2%（值域 0.08% ～ 4.0%）[1]。患者大多 51 ～ 60 岁，女性发病率是男性的 1.5 ～ 3 倍[2-3]。80% ～ 90% 的病例颊黏膜受累，其次是舌和齿龈。

本病在既往文献中被分为 5 ～ 6 种不同的临床亚型，但可简单地分为三种主要类型：

- 网状和（或）丘疹样口腔扁平苔藓：典型皮损为有花边的白色角化条纹（Wickham 纹）。也可见环状、丘疹样和线样亚型。该亚型倾向于无症状或仅有轻度症状（图 11.140）。
- 红斑（或糜烂）型口腔扁平苔藓：皮损表现为红色黏膜病变，症状不一。因为口腔是一个创伤密集环境，所以大疱性扁平苔藓的大疱或水疱很难见到。水疱常常很快会破裂，形成红斑和糜烂病变。另一种红斑亚型的临床表现为"脱屑性齿龈炎"（图 11.141）[4-6]。
- 溃疡型扁平苔藓：表面呈黄色纤维性渗出，通常伴疼痛（图 11.142）。

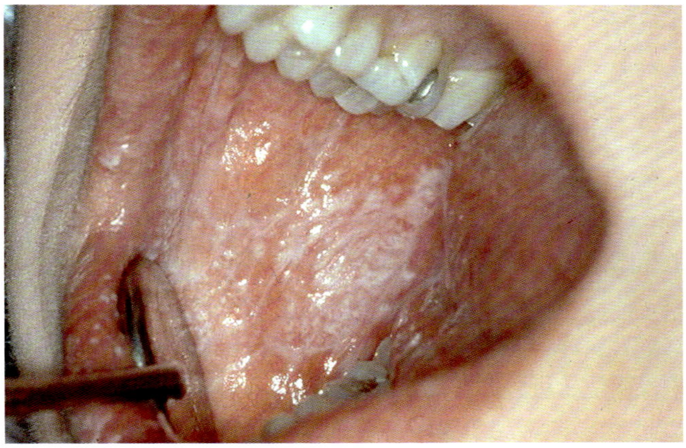
图 11.140 口腔扁平苔藓：网状扁平苔藓的 Wickham 纹，伴轻度红斑

口腔扁平苔藓经常为上述几种临床表现的组合，并且随着时间的推移可从一型转变为另一型[7]。根据流行病学研究，网状型最常见，特别是在颊黏膜上，但在转诊医学中心的统计中，红斑型和溃疡型占大多数，因为这两型多有症状。同样，流行病学研究表明，大约 5% 的病例有皮肤受累，而在转诊中心，则为 20% ～ 44%[2-3，8]。如糜烂型口腔扁平苔藓患者齿龈同时受累且女性生殖器也受累，则称为外阴阴道-齿龈综合征。其他黏膜部位如食管也可受累[9-12]。约 7%

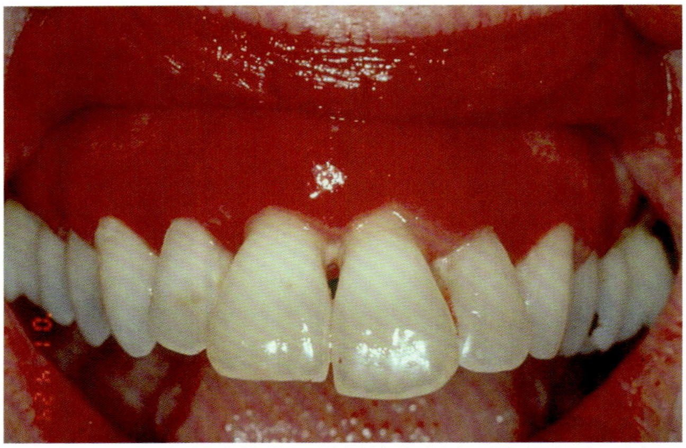

图 11.141 口腔扁平苔藓：脱屑性齿龈炎可能是红斑型扁平苔藓的一种形式

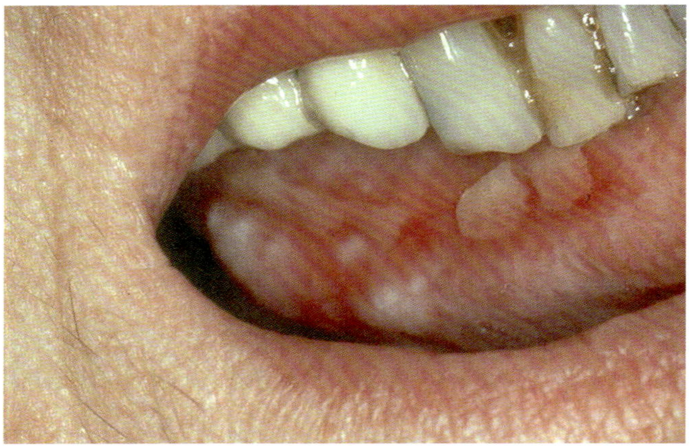

图 11.142 口腔扁平苔藓：注意存在白色丘疹区域、红斑和溃疡

的病例皮损可自行消退[2]。

发现类似黏膜白斑的斑块样病变应考虑源于口腔扁平苔藓的普通黏膜白斑。吸烟与该病的恶变有很大的关联。恶变率在 0 ～ 12.5% 之间，但许多恶变率高的报道未将烟草使用率作为一个混淆因素[2-3，13-14]。真实的风险可能在 0.1% ～ 1%。有些作者认为斑块样病变与恶性肿瘤有更高的相关性，也有作者认为糜烂型皮损更易恶变。这种混淆的原因是临床医师有时将任何红白色皮损都诊断为扁平苔藓，而黏膜红白斑病也是一种红白色皮损（见下文），有很高的恶变概率。增生性白斑和增生性黏膜红白斑病皮损也曾被临床诊断为扁平苔藓。

## 发病机制和组织学特征

可导致口腔扁平苔藓或口腔苔藓样病变的局部因素包括对汞合金中汞的接触性苔藓样反应。16% ～ 91% 的患者显示对汞斑贴试验阳性，特别是那些病变创面直接接触合金的患者[15-17]。当合金被去除时，病变可消退。也有对合成修复剂有类似反应的病例报道，这些病例可能是对甲醛的一种反应[18-19]。在沙特阿拉伯人群中，已有咀嚼 Deram 引起口腔扁平苔藓的报道[20]。

口腔苔藓样药疹和口腔扁平苔藓在临床上和组织学上很难区分。前者比发生在皮肤上的苔藓样药疹少见得多。已涉及的药物包括降压药（特别是噻嗪类利尿药）、抗疟药、金制剂、非甾体类消炎药（NSAIDs）、降糖药、青霉胺和别嘌呤醇[21-22]。以前被诊断为 Grinspan 综合征（口腔扁平苔藓、糖尿病和高血压）的患者可能是对摄入的药物产生了苔藓样黏膜反应。患有红斑狼疮和慢性移植物抗宿主反应等自身免疫性疾病的患者口腔皮损在临床上和组织学上与扁平苔藓很难区分（图 11.143、11.144）[23-25]。肝炎患者特别是丙型肝炎患者口腔扁平苔藓的发病率增高，尤其在南欧人和日本人中与 HLA-B6 阳性率增高有关（图 11.145）[26-28]。

在英国白种人中，口腔扁平苔藓患者的 HLA-Bw57 阳性率增高，中国人和日本人中 HLA-DR9 阳性率增高，在瑞典人中 HLA-DR3 阳性率增高，英国白种人中 HLA-DQ1 阳性率减低[29-32]。在以色列人群中，

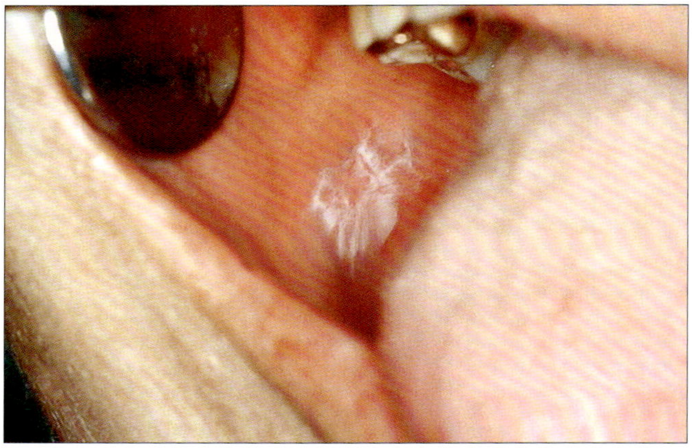

图 11.143 口腔盘状红斑：一位系统性红斑狼疮患者的口腔苔藓样网状纹

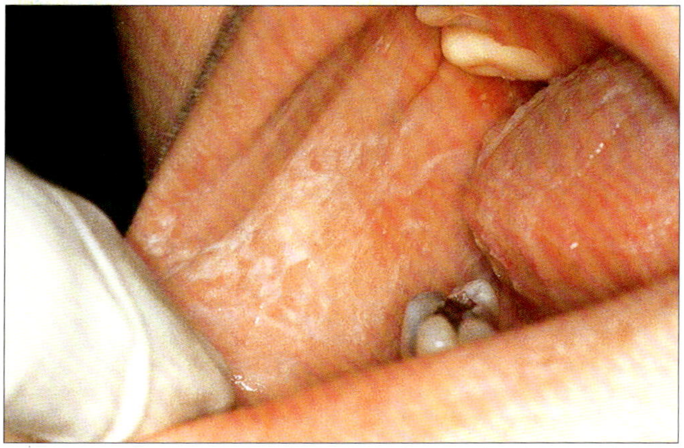

图 11.144 慢性口腔移植物抗宿主病：一位慢性口腔移植物抗宿主病患者的苔藓样网状纹

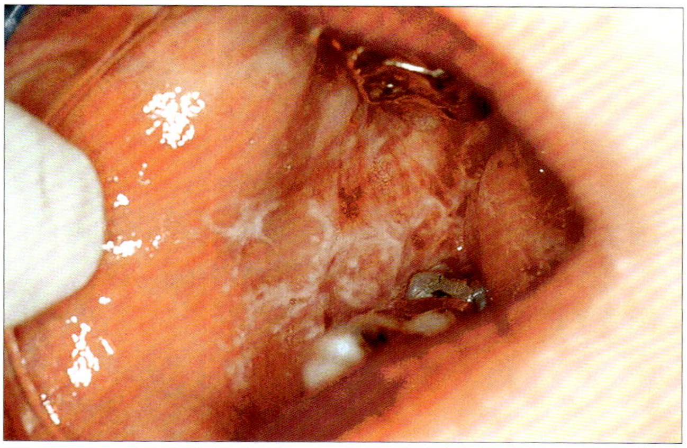

图 11.145 口腔扁平苔藓：一位丙型肝炎患者的口腔苔藓样网状纹

与 HLA-DR2 有显著相关性，且 DR4 阳性率降低[33]。在一项中国口腔扁平苔藓的队列研究中，IFN-γ 和 IL-4 基因多态性与疾病易感性和进展相关[34]。

由于多种不同疾病均可出现口腔扁平苔藓的临床表现——包括接触刺激、对药物敏感和自身免疫性疾病，将口腔病变视为黏膜对局部或系统抗原反应的最后共同结果更为合适。它代表一种迟发型过敏反应，特征表现为对病变上皮的 T 细胞反应，最终导致基底细胞溶解。

口腔疾病的发病机制在几篇文章中已做过综述，在此仅做简单摘要[22, 35-36]。初始为角质形成细胞的改变，由细胞表面结合或暴露的抗原（如药物、主要组织相容复合物或病毒抗原）引起。角质形成细胞和抗原呈递细胞分泌化学因子，吸引淋巴细胞。表皮内的抗原呈递细胞通过 MHC Ⅱ类分子向 CD4 细胞呈递抗原，而基底细胞通过 MHC Ⅰ类分子向 CD8 细胞呈递抗原。CD4 细胞介导的 Th1 型反应导致分泌 IL-2 和 IFN-γ，与活化的 CD8 细胞受体结合，诱发基底角质形成细胞凋亡[36]。同时，局部的肥大细胞活化并分泌 TNF-α，诱导内皮细胞黏附分子表达，启动淋巴细胞向血管黏附和迁移[37]。

网状 / 丘疹型或表现为显著角化不全，或角化过度，伴有颗粒层增厚，有时棘层增厚（图 11.146、11.147）。红斑型无角化或薄层角化，表现为上皮萎缩或糜烂（图 11.148）。在这两种情况中均有淋巴细胞外渗、轻度海绵水肿和朗格汉斯细胞数目增多。所有亚型都常见基底细胞层破坏，伴上皮-固有层界面不清及表浅带状淋巴细胞浸润[35]。早期浸润的淋巴细胞主要包含 CD4 淋巴细胞，晚期主要是 CD8 淋巴细胞。可见到锯齿样棘突和凋亡细胞（细胞样或 Civatte 小体），并且由于纤维蛋白原沉积，基底膜带有时呈增厚的嗜酸性带。有时见表皮下分离，但也可能是人工现象（虽然可靠）（图 11.149）。尽管主要为淋巴细胞浸润，但也可见到浆细胞，特别是在变应性苔藓样反应或如果有糜烂溃疡时。当一个皮损只有上述特征中的几项时，特别是点状基底细胞液化变性或界面稀疏带状淋巴细胞浸润时，称为苔藓样口炎（lichenoid stomatitis）/ 黏膜炎。汞合金诱发的口腔扁平苔藓和通常的扁平苔藓在组织学上很难区分[38]。

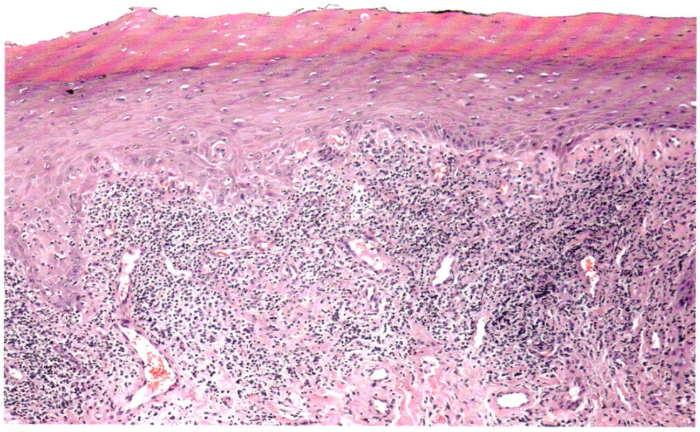

图 11.146 口腔扁平苔藓：典型特征是角化过度、棘层增厚、基底细胞鳞状细胞化、界面处淋巴细胞呈带状浸润

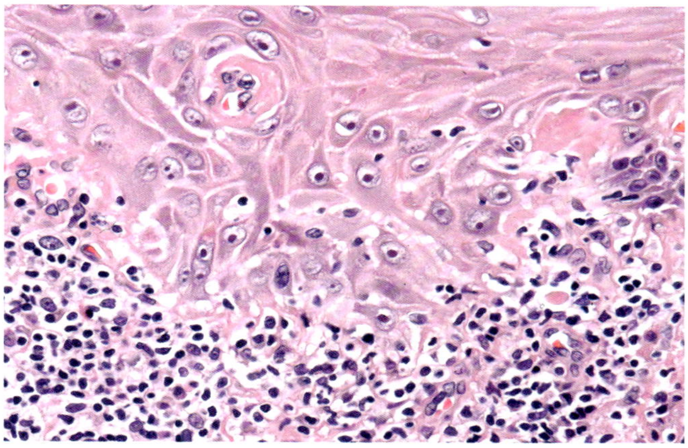

图 11.147 口腔扁平苔藓：高倍镜突出显示界面皮炎；注意胶样小体的存在

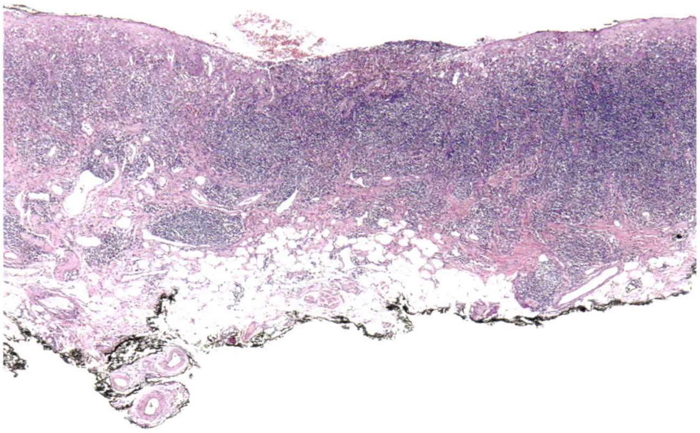

图 11.148 口腔扁平苔藓：无角化过度的糜烂和溃疡性扁平苔藓

趋化因子 RANTES 和黏附分子 ICAM-1 均在口腔扁平苔藓和汞合金诱导的苔藓样反应中表达，但并不表达 IL-8[39]。

尽管可以见到反应性表皮不典型性，但如有明确

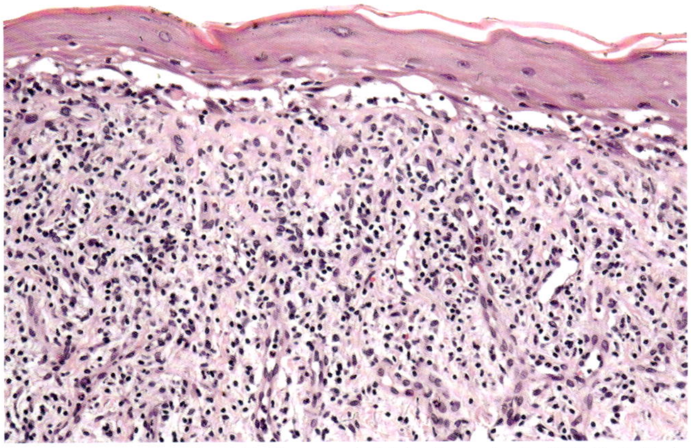

图 11.149 口腔扁平苔藓：此病例充分显示了不同程度的上皮下裂隙

的表皮不典型增生，应注意报告。“苔藓样不典型增生”是指发生于苔藓样口炎、后来发展为鳞状细胞癌的不典型增生[40-41]。这些病变表现为显著角化不全或正角化过度、上皮细胞不典型增生和带状淋巴细胞浸润（图 11.150、11.151）。它们与其他性质的口腔上皮细胞不典型增生无法区别，不应该单独分类，而诊断为“伴苔藓样浸润的轻 / 中 / 重度不典型增生”更合适。真正不典型增生的一个重要组织学特征是基底细胞过度增生和不典型性，而不是基底细胞液化变性。在一篇报道中，不典型增生皮损伴苔藓样组织学特征，更常见于临床“苔藓样”病变，而不是网状口腔扁平苔藓[42]。这种苔藓样组织学和临床病变（不是扁平苔藓的典型组织学和临床病变）也显示较高的恶变概率[43]。

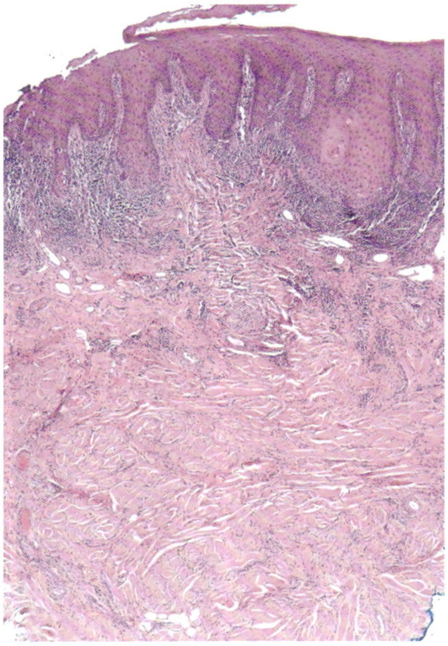

图 11.150 伴苔藓样炎症浸润的上皮发育不良：注意不典型细胞和带状淋巴细胞浸润

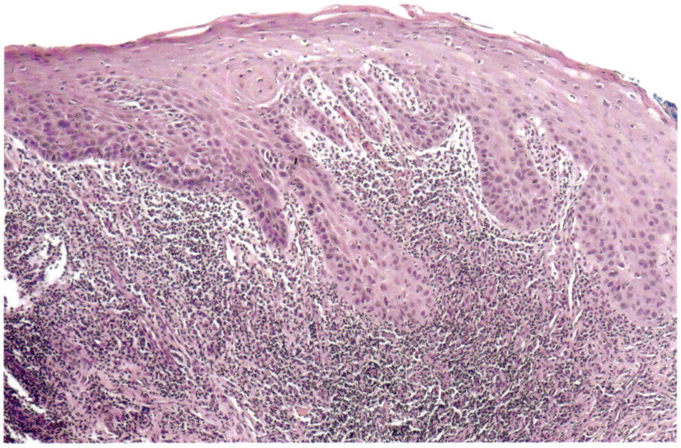

图 11.151 伴苔藓样炎症浸润的上皮发育不良：注意有基底细胞突出和成熟度紊乱

对肉桂的接触性苔藓样过敏反应表现为血管周围和血管旁的结节状淋巴细胞浸润（图 11.152、11.153）[44-45]。此外，嗜酸性粒细胞存在与否也不是诊断口腔过敏反应的可靠指标。

直接免疫荧光显示纤维蛋白原在基底膜带沉积，经常呈纤细的“钟乳石”样，偶尔有 C3 和 IgM 沉积。Civatte 小体 IgM 或 C3 阳性[46]。间接免疫荧光检查有可能检测到针对基底细胞的循环抗体[47-49]。

慢性溃疡性口炎（一种临床上类似糜烂性口腔扁平苔藓的口腔糜烂溃疡病变）患者有复层状上皮特异性斑点型抗核 IgG 抗体，主要存在于上皮下部（图 11.154）[50-52]。以豚鼠食管做底物的间接免疫荧光显

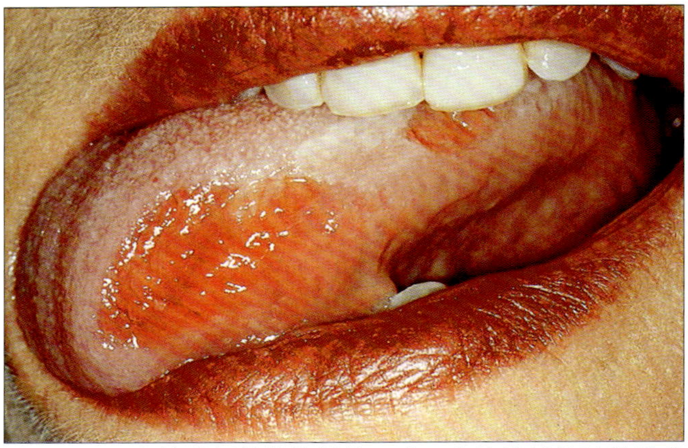

图 11.152 肉桂醛相关的接触性口炎：肉桂胺接触过敏反应引起的舌红斑区

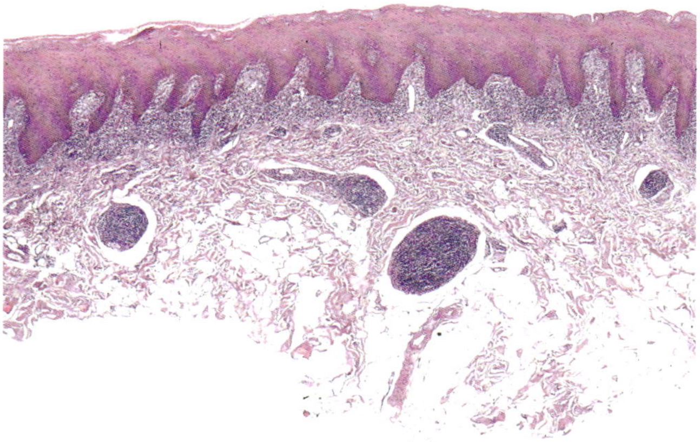

图 11.153 肉桂醛相关的接触性口炎：界面呈苔藓样炎症浸润，血管周和血管旁结节状淋巴细胞聚积；此例基底细胞完整

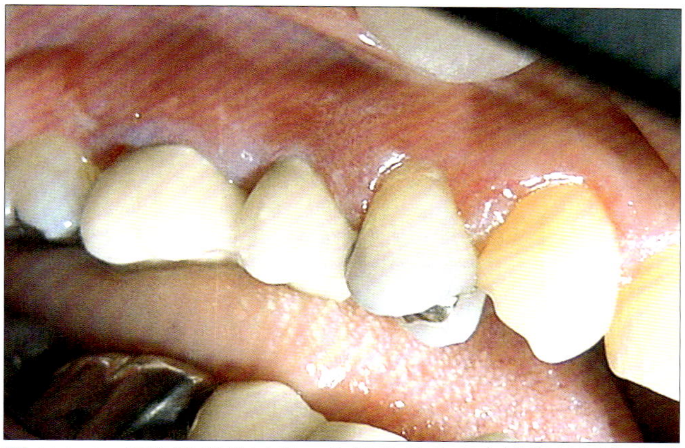

图 11.154　慢性溃疡性口炎：此例患者表现为模糊的网状黏膜（By courtesy of L. Solomon，MD，SUNY，Buffalo，NY，USA.）

示核反应性尤其好。可疑抗原是 deltaNp63alpha，p63 的异构体[53]。组织学上，慢性溃疡性口炎也类似口腔扁平苔藓，仍不清楚这两者之间的关系。

染色体 3p、9p 和 17p 杂合性丢失不是口腔扁平苔藓的一个特征，这也支持了该病不是内源性恶化前的假说。然而，在苔藓样浸润的发育不良皮损中，可疑发现高频率的杂合性缺失[55]。在 70% 的患者中已查出端粒酶活性[56]。在口腔扁平苔藓中已有 *TP53* 基因高突变率的报道[57]。p53 基因在恶性发生中的作用尚不清楚[58]。

## 鉴别诊断

盘状红斑狼疮的皮损也可出现苔藓样淋巴细胞呈界面带状浸润、血管浸润以及血管旁团块状淋巴细胞浸润（图 11.155）。直接免疫荧光，皮损组织狼疮带试验通常阳性。

界面密集的慢性炎细胞浸润也可见于浆细胞齿龈炎，虽然该病的浸润细胞主要为浆细胞。少见的类天疱疮样扁平苔藓病例也有报道[59]。

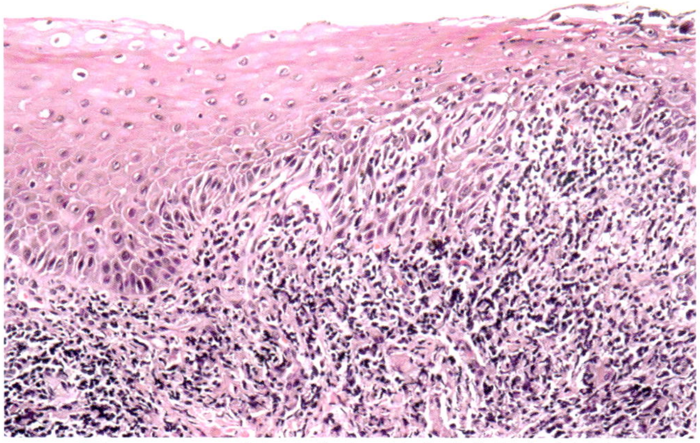

图 11.155　口腔红斑狼疮：注意苔藓样炎症浸润

# 浆细胞性龈口炎

## 临床特征

在 20 世纪 60 年代和 70 年代早期，咀嚼口香糖患者出现口腔黏膜疼痛和烧灼症状。出现口角炎，伴唇裂隙、干燥萎缩，偶尔脱屑。舌头经常出现裂隙、水肿并变成锯齿状（具有扇形边缘），齿龈（分离的和附着的）呈火红色，通常延伸到上腭黏膜[1-2]。有些患者对药物过敏，还有一些患者处于特应性状态。有时齿龈为唯一受累部位[3]。

停止咀嚼口香糖可使大部分但并非所有病变消退，有假说认为本病代表对咀嚼型口香糖的一些成分或一些其他未明抗原的一种过敏反应[1-2]。由于病例多以及咀嚼型口香糖的改良，现在只有少数病例对多种推测的局部刺激物起反应，如肉桂味牙膏和阿拉伯茶[4-5]。

在这些报道以后，又发现患者不仅有口腔疼痛的症状，还有声音嘶哑、吞咽困难和呼吸道阻塞的症状。内镜检查示喉黏膜增厚、变红、水肿并且呈天鹅绒样，唇增厚，口角炎症伴有裂隙和舌裂隙[6-9]。软腭和齿龈有时同时受累。在阴茎（Zoon 龟头炎）和外阴已见相同皮损。

尚不清楚这种上呼吸道黏膜广泛受累是否与另一种更严重更广泛的浆细胞性龈口炎（plasma cell gingivostomatitis）有关。未发现特征性抗原。

## 组织学特征

浆细胞口黏膜炎和浆细胞性龈口炎组织学上相似。有银屑病样上皮增生，伴海绵水肿形成、海绵样脓疱和白细胞外渗（图 11.156）。真皮乳头上表皮非常薄[1，3]。角化不良常见于更严重的病例[6，8]。特征性的表现是数层浆细胞充满固有层，浆细胞表达 κ 和 λ 两种轻链（图 11.157）。可见到 Russel 小体，

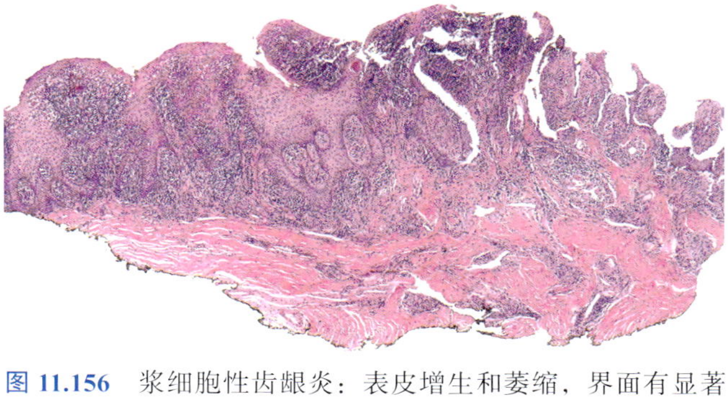

图 11.156　浆细胞性齿龈炎：表皮增生和萎缩，界面有显著的炎症浸润

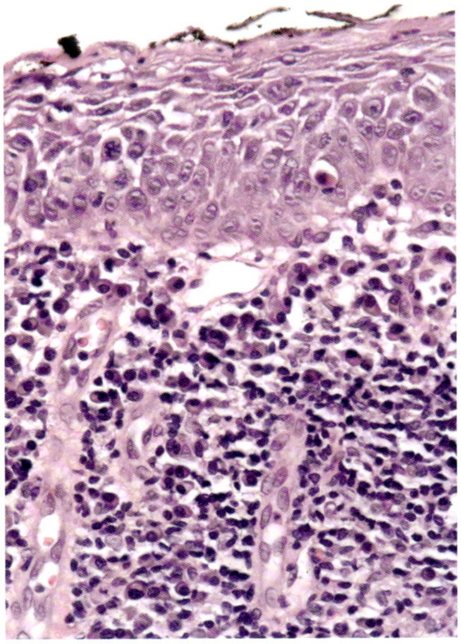

图 11.157 浆细胞性齿龈炎：固有层充满了浆细胞

但无 Dutcher 小体。偶见淋巴细胞[1, 3]。

## 鉴别诊断

致密的浆细胞浸润是慢性齿龈炎和口周疾病的特征。但在这些病变中，浆细胞一般不呈连续薄层状分布，而是呈分区、略呈小叶状分布（图 11.158）。临床上尽管齿龈可增生水肿，齿龈炎 / 口周炎对局部治疗反应良好。

浆细胞性肉芽肿是一种口腔少见皮损，组织学上和浆细胞口黏膜炎类似，临床上表现为肿瘤样团块或结节[10-13]。牙周间隙来源的浆细胞性肉芽肿病例可能表现为伴致密浆细胞浸润的慢性牙周炎或炎症纤维血管样增生[14]。

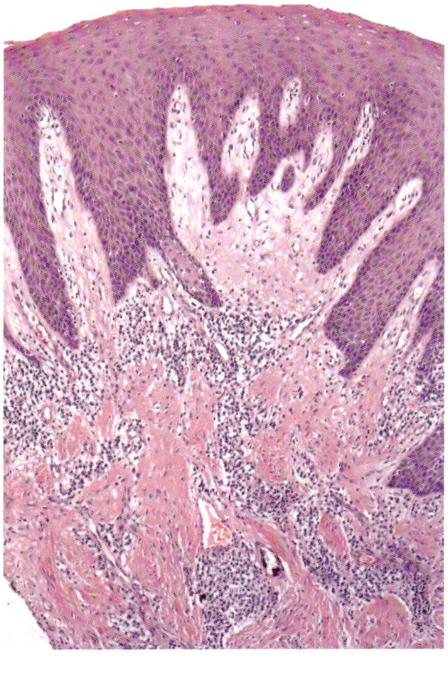

图 11.158 慢性牙周炎：注意带状胶原将浆细胞分隔成团状

缺乏轻链限制性增生可排除浆细胞瘤。

# 口面部肉芽肿病

## 临床体征

口面部肉芽肿病（orofacial granuloma；又称肉芽肿性唇炎）是一种慢性非坏死性肉芽肿性炎症性疾病，类似迟发型超敏反应。以口唇和（或）面部非触痛性肿胀和水肿为特点，但不总伴牙龈肿胀（通常在前牙周围）、鹅卵石样外观、皱褶和颊黏膜红斑。已有皮损中可能存在口角炎、溃疡和显著的垂直裂隙[1]。

在 Melkersson-Rosenthal 综合征中，还包括面神经瘫痪和裂纹舌[2-3]。

总的来说，唇部肿胀是最重要的临床体征，起初柔软而易复发（图 11.159）。肿胀可累及眶周、颧弓或下颏等其他部位[4]。多年后，皮损变得持久而红润。在 20% ～ 30% 的病例中牙龈受累[5-6]。牙龈肿胀延伸至牙槽黏膜，经年累月逐渐纤维化（图 11.160）[6]。面神经瘫痪在 13%～47% 的病例中存在，可能由于肉芽肿神经病变或水肿导致神经受压。在

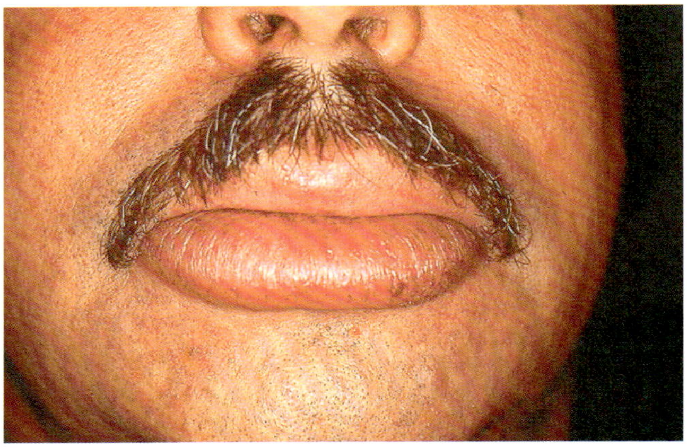

图 11.159 口面部肉芽肿病：下唇弥漫性橡皮样肿胀

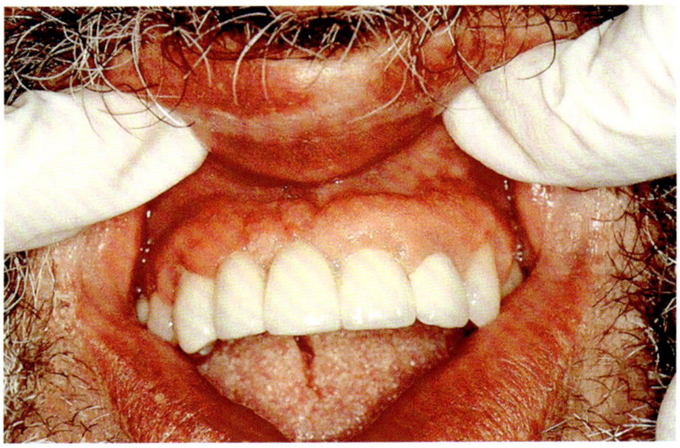

图 11.160 口面部肉芽肿病：注意前上颌牙龈增厚

57% ～ 100% 的病例中，面神经瘫痪先于面部 / 唇部肿胀而存在[3，5-6]。40% ～ 50% 的病例出现裂纹舌，但其意义尚不清楚，因为裂纹舌相对常见。大约 1/3 的患者自然改善或消退[5]。

10% 的患者与克罗恩病存在关联，而只有 3% 患者与结节病相关[7]。除更广泛的神经系统受累之外，外阴和眼部病变也有报道。要注意，在患口面部肉芽肿病但无胃肠道症状的患者中，54% 的病例在回结肠镜和活检时，发现小肠病变和肉芽肿[8]。

## 发病机制和组织学特征

高达 20% 的病例对食物（如蛋类、巧克力和奶制品）、调味料、抗氧化物（如辛基丁基羟基茴香醚和肉桂醛）、防腐剂（如苯甲酸盐和偏亚硫酸氢盐）、香料存在过敏反应，常有较强的异位性体质病史[1，9-11]。控制饮食中的相关因素可显著改善症状[12]。以寻找感染性病因为主要目的的研究中，对酿酒酵母、结核分枝杆菌、包柔螺旋体的检测结果不一[13-15]。

口面部肉芽肿病与 HLA-A3、B7 和 DR2 表达频率增高有关[16]。细胞因子分析（如干扰素 - γ 生成增加）提示以 Th1 反应为主导，与克罗恩病的肠道病变类似[17]。

非坏死性肉芽肿存在于固有层中，有时临近淋巴管，伴相关淋巴细胞和浆细胞（图 11.161、11.162）[2，6] 浸润。肉芽肿可能微小而尚未成形，常需要连续切片才能确定。它们可以突出并阻塞血管。水肿和血管扩张也有报道，但这些特征单独存在时并不足以做出面部肉芽肿病的诊断。肉芽肿中的异物足以排除口面部肉芽肿病的诊断。在任何肉芽肿性浸润中，均应行特殊染色查找微生物。

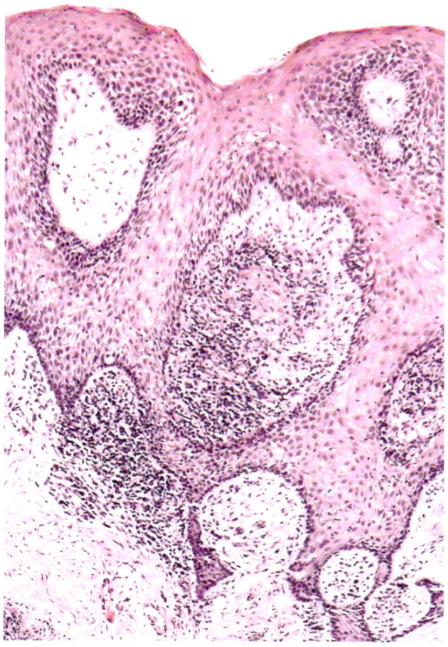

图 11.161 口面部肉芽肿病：多张切片中唯一的肉芽肿表现

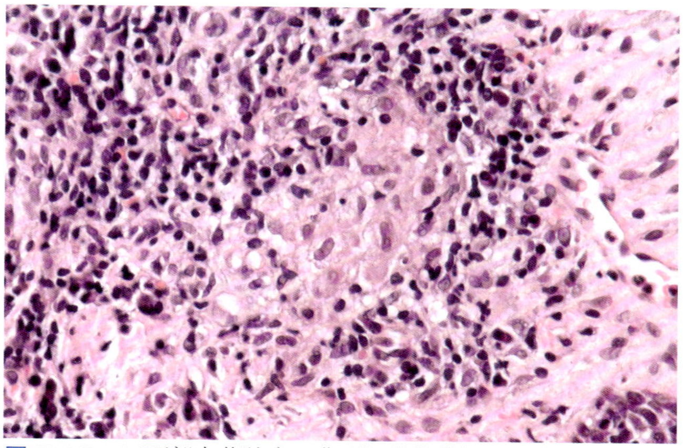

图 11.162 口面部肉芽肿病：典型细微的非坏死性肉芽肿性炎症

## 鉴别诊断

组织学上与胃肠道外克罗恩病难以区分，临床特点有助于区别二者。总的来说，结节病的肉芽肿往往较大。血管性水肿和超敏反应可表现为水肿、血管扩张，但不伴肉芽肿。口腔韦格纳肉芽肿病伴假上皮瘤样增生、混合急慢性炎症浸润，伴脓肿、坏死和嗜酸性粒细胞。

# 口腔克罗恩病

## 临床特征

克罗恩病好发于 11 ～ 20 岁，男性多发[1-2]。一项研究发现，37% 的患者有无症状的胃肠道疾病[3]。其通常有面部或唇部肿胀；另外可有线状前庭口疮性溃疡、口角炎、丘疹样和息肉样肿物、黏膜赘生物、唇和

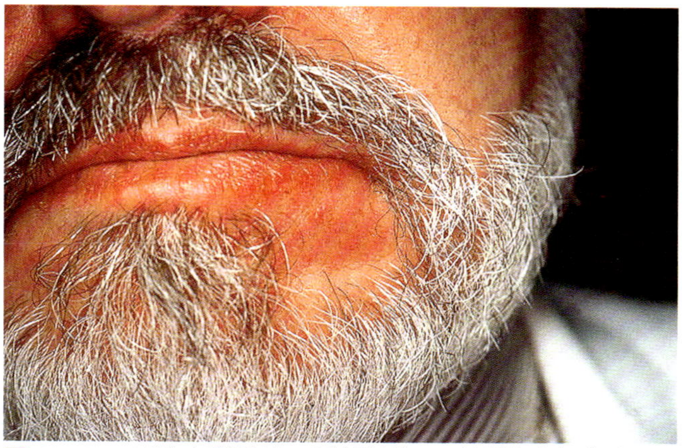

图 11.163 口腔克罗恩病：唇部肿胀，下唇附近皮肤可见一处红色质硬区域，均是克罗恩病的典型皮肤表现

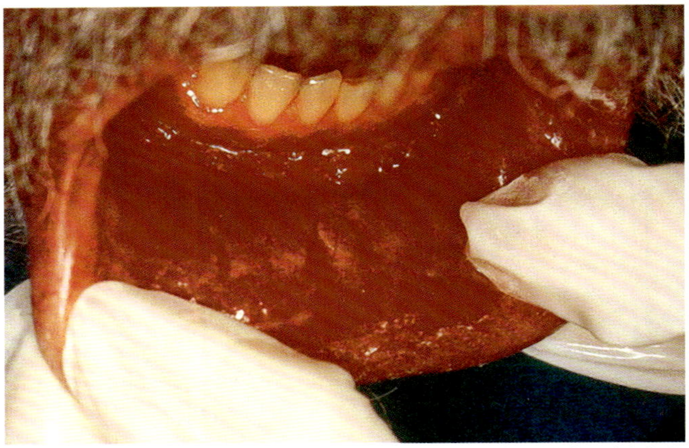

图 11.164 口腔克罗恩病：注意下唇黏膜的裂隙和鹅卵石样改变

齿龈肿胀，齿龈红斑以及黏膜鹅卵石样改变（图 11.163、11.164）[1,3]。部分患者表现为化脓性增殖性口炎和“蜗牛迹溃疡”[4]。在 22% ～ 60% 的病例，口腔症状先于胃肠道症状发生[1-3]。粘连可导致张口受限[2]。

## 发病机制和组织学特征

目前认为携带 *NOD2/CARD15* 基因的患者易患克罗恩病，该病意味着免疫功能障碍，对细胞内微生物抵御障碍，如类结核鸟分枝杆菌亚株和（或）黏附侵袭性大肠杆菌[5]。

88% 的黏膜病变中可见肉芽肿，其典型表现为通常位于浅表固有层的非干酪性肉芽肿，常境界不清，类似口面部肉芽肿病[1-4]。这些肉芽肿可在丘疹样皱褶、黏膜赘生物甚至溃疡中见到。也可累及唾液腺（图 11.165）。

## 鉴别诊断

必须除外特殊感染或异物相关的肉芽肿病。口腔克罗恩病的组织学特点与未知病因的口面部肉芽肿病无法区别。

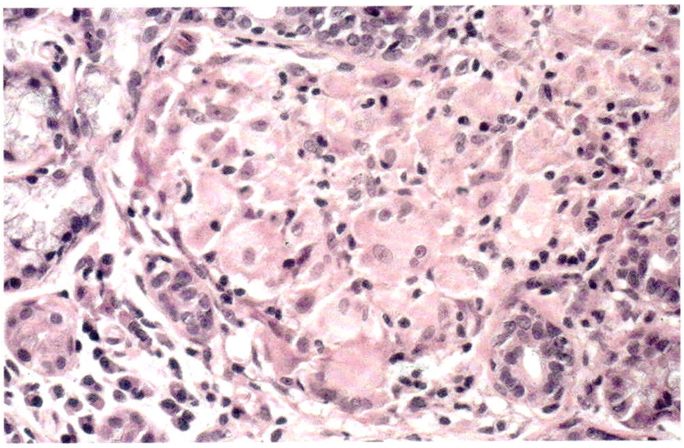

图 11.165 口腔克罗恩病：下唇黏膜的小唾液腺受累，发生非坏死性肉芽肿

# 自身免疫性疾病

## 脱屑性齿龈炎

脱屑性齿龈炎（desquamative gingivitis）是一种发生于成人的慢性疾病，女性多发（4∶1），累及齿龈呈弥漫性或多灶性。其表现为易碎的、鲜红色、痛性、表面糜烂、剥脱物附着的齿龈，原发于面部或颊侧，偶有溃疡[1-2]。约半数脱屑性齿龈炎病例，齿龈是唯一受累的部位。

脱屑性齿龈炎是自身免疫性大疱病、过敏反应或口腔扁平苔藓的一种独特的临床表现[2-4]。对脱屑性齿龈炎的大量研究表明，黏膜类天疱疮和扁平苔藓共占约 80%，其余为寻常型天疱疮或非特异性病例，其中部分可能是过敏反应[5-7]。少量获得性大疱表皮松解症的患者表现为脱屑性齿龈炎，局限于口部的线状 IgA 病例可能表现为 IgA 型黏膜类天疱疮[8]。

## 黏膜类天疱疮

### 临床特征

黏膜类天疱疮（mucous membrane pemphigoid）是发生在口腔最常见的自身免疫性表皮下大疱病。黏膜类天疱疮有几个亚型，不同亚型有不同的抗原特征，但均以黏膜受累为主、表皮下大疱为特征。然而，瘢痕形成并不是口腔黏膜疾病的特征[1-3]。

黏膜类天疱疮通常发生于 51 ～ 60 岁及以上的人群，女性好发[1, 4-11]。84% ～ 96% 的病例口腔受累，52% ～ 81% 结膜受累[4, 6, 12]。其他受累部位按发病率高低为：上呼吸道（40% ～ 50%）、皮肤（20% ～ 25%）和少见部位：生殖器（9% ～ 17%）、肛门直肠区域（3% ～ 4%）和食管（3% ～ 4%）[4, 6, 12]。眼部、外生殖器、鼻咽、食管和喉部受累者为“高危”患者，因为气道受阻威胁生命，狭窄和瘢痕可致残。仅口腔黏膜或口腔黏膜和皮肤受累的患者为“低危”患者[3]。

大约60%的病例口腔为唯一受累部位，48%～96%的患者口腔病变为首发表现[4，13-14]。齿龈是最常见的受累部位，64%～94%的病例受累；通常表现为脱屑性齿龈炎[1，6，8-9，14]。60%的病例脱屑性齿龈炎可为黏膜类天疱疮的唯一表现（图11.166）[10]。颊黏膜、唇黏膜和舌受累相对较少（图11.167）。皮损表现为痛性糜烂、红斑和溃疡。完整的水疱少见。塌陷的水疱外观为容易从黏膜脱落的黄白色膜。与伴眼受累的病例不同，瘢痕并不常见，在一组病例研究中发现只有9%的病例有瘢痕形成[4]。

已有副肿瘤性天疱疮与淋巴瘤和肺癌相关的报道，可代表副肿瘤性自身免疫性多器官综合征（见下文）[15-16]。

口腔和眼黏膜类天疱疮与HLA-DQB1*0301阳性率增加有关[17-19]。

## 发病机制和组织学特征

黏膜类天疱疮的特征性表现为黏膜鳞状上皮与其下的结缔组织分离，基底层存留角质形成细胞（图11.168、11.169）[8-10]。固有层有不同程度的淋巴细胞和浆细胞浸润。与大疱性类天疱疮不同，嗜酸性粒细胞很少。

直接免疫荧光检查，67%～96%的病例示基底膜带抗体呈光滑、连续的线状荧光类型[12，20-21]。39%～96%的病例IgG阳性，43%～97%的病例C3阳性，20%～30%的病例IgA阳性[3，7，9，20，22]。

大约20%的病例间接免疫荧光检查循环抗体（通常是IgG）阳性[9，12]。但有一项以口腔黏膜做底物的研究显示阳性率为36%[20]。抗体滴度和疾病活动性无相关性。

皮肤盐裂解试验间接免疫荧光研究显示84%～100%的病例中有循环抗体IgG或IgA[21，23-24]。大多数（57%～82%）结合在表皮侧，9%～22%分布于真皮或表皮和真皮均有。循环抗体IgG和IgA阳性者需要用系统性免疫抑制治疗[21]。

目前黏膜类天疱疮被认为是一种异质性疾病。因此用免疫印迹和免疫沉淀法已经发现了多种抗原，包括BPAg2和在较少范围上的BPAg1、层粘连蛋白-332、α6β1整合素的β4亚基以及其他特征不明确的分子[3，12-33]。

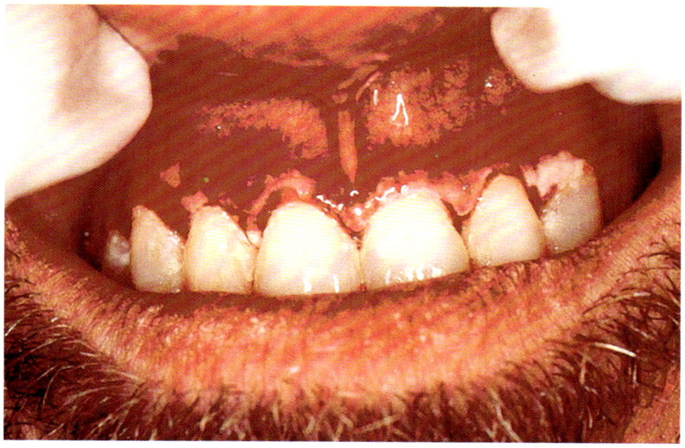

图11.166　黏膜类天疱疮：此典型病例表现为齿龈红斑和白色脱屑

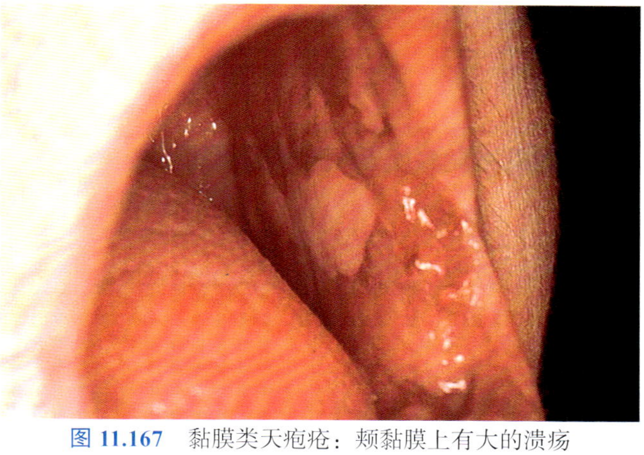

图11.167　黏膜类天疱疮：颊黏膜上有大的溃疡

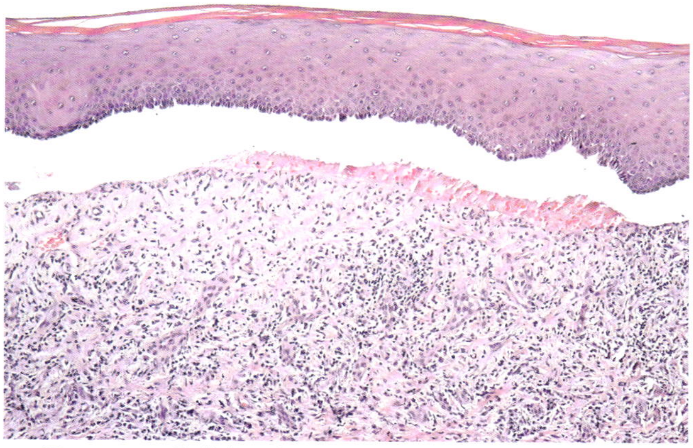

图11.168　黏膜类天疱疮：上皮分离，基底细胞层完整

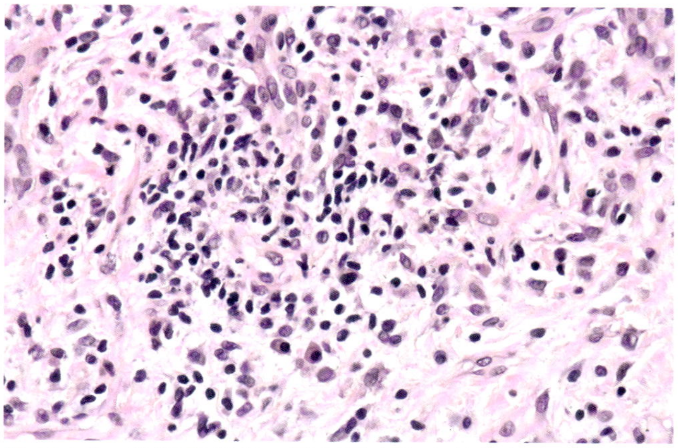

图11.169　黏膜天疱疮：固有层有许多扩张的小毛细血管，伴淋巴细胞浸润，散在浆细胞

## 鉴别诊断

黏膜类天疱疮的口腔水疱必须与其他表皮下自身免疫性大疱病和大疱性扁平苔藓相鉴别。后者典型表现为基底细胞破坏和胶样小体形成。此外，淋巴细胞浸润更致密。

在鉴别扁平苔藓和界面自身免疫性口炎中，直接免疫荧光检查是基本的方法。以往的单纯口腔线状 IgA 病例可能需要重新归类为 IgA 型黏膜类天疱疮。

# 天疱疮

## 临床特征

典型的口腔寻常型天疱疮（pemphigus vulgaris）发生于 51 ～ 60 岁的患者，女性好发。87% 的病例累及口腔[1-4]。在 80% 的病例中，口腔皮损先于其他部位的皮损发生[5]。25% 的病例口腔是唯一受累部位，并且颊黏膜、舌、腭和口底最常受累（图 11.170）[5]。寻常型天疱疮表现为脱屑性齿龈炎。增殖型天疱疮患者常有口腔受累[6]。落叶型天疱疮和红斑型天疱疮口腔受累极其罕见。副肿瘤性天疱疮具有特征性的口腔受累（见下文）。

## 组织学特征

寻常型天疱疮的病变组织活检显示基底层上方棘层松解和裂隙[4, 7]。增殖型天疱疮还可有上皮乳头瘤样增生和嗜酸性细胞脓肿[6]。

未经治疗的寻常型和增殖型天疱疮的病变直接免疫荧光检查显示特征性上皮细胞间 IgG 沉积[4, 7]。天疱疮与化脓性增殖性口炎的区别是后者基底层上部棘层松解。

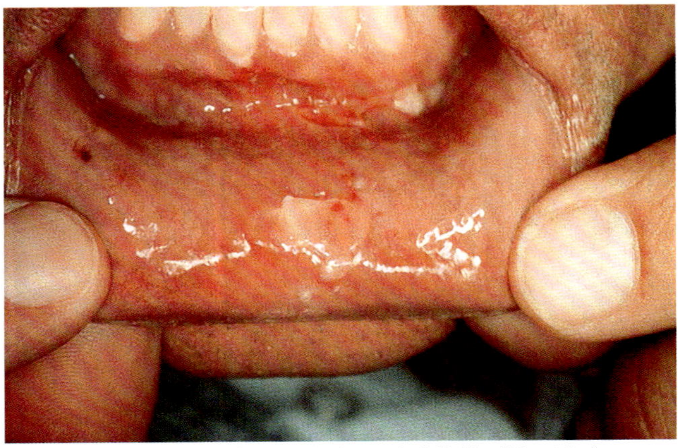

图 11.170 寻常型天疱疮：下唇黏膜可见一溃疡

# 副肿瘤性天疱疮

## 临床特征

副肿瘤性天疱疮（paraneoplastic pemphigus）的所有病例均有口腔黏膜受累，表现为持续性、痛性、治疗抵抗性口炎和唇部糜烂。其结痂的唇红损害类似于 Stevens-Johnson 综合征[1-2]。最近有人提出了副肿瘤性自身免疫性多器官综合征的概念[3]。该综合征以自身免疫性大疱性皮肤黏膜疾病为特征，伴免疫荧光检查阳性、特征性免疫沉淀检测结果、恶性肿瘤（淋巴增殖性肿瘤最常见）以及肺、肾等其他器官系统受累。皮肤黏膜病变类似寻常型天疱疮、多形红斑或苔藓样。目前认为肿瘤引起的免疫系统失调导致了自身抗体或宿主抗肿瘤反应产生的抗体与自身抗原发生了交叉反应[3]。

## 发病机制和组织学特征

组织学上，基底层上部棘层松解与天疱疮几乎相同，另外，单个角质形成细胞坏死和空泡化界面改变，提示苔藓样炎症反应[1, 3]。

直接免疫荧光显示 IgG 和（或）补体在细胞间以及沿基底膜带沉积[1, 4]。在许多病例中，鼠膀胱间接免疫荧光阳性[3]。抗包斑蛋白和周斑蛋白的自身抗体持续存在，但抗桥粒芯蛋白和基底膜带抗原的自身抗体也可存在[3, 5]。

# 线状 IgA 病

## 临床特征

26% ～ 100% 的线状 IgA 病患者有口腔黏膜病变，表现为水疱、大疱、糜烂或溃疡[1-3]。可发生于腭、颊或唇黏膜和口咽部[3-6]。

## 组织学特征

线状 IgA 病有表皮下水疱或大疱，其中有中性粒细胞或嗜酸性粒细胞浸润[4-5]。许多病变是中性粒细胞和嗜酸性粒细胞混合浸润。

直接免疫荧光研究显示均匀光滑的 IgA 沿基底膜带线状沉积[1, 4-5]。目前认为，线状 IgA 沉积的脱屑性齿龈炎自身（无皮肤病变）就是黏膜类天疱疮[7]。

# 疱疹样皮炎

## 临床特征

疱疹样皮炎（dermatitis herpetiformis）的口腔受累是一种与谷胶敏感性肠病相关的疾病，发生于 70% 的疱疹样皮炎病例中，表现为红斑、假水疱、紫癜或糜烂[1-2]。高达 22% 的患者可见伴黏膜红斑和萎缩性舌炎的口疮样溃疡[3]。

## 组织学特征

黏膜活检有时示上皮-结缔组织界面有中性粒细胞微脓肿，偶有上皮下水疱以及固有层嗜酸性粒细胞和淋巴细胞浸润[1-2]。有时有明显的红细胞外渗。

直接免疫荧光检查示 IgA 在基底膜呈颗粒状沉积，在乳头顶端尤为明显[1-2, 4]。

# 获得性大疱性表皮松解症

## 临床特征

53% ～ 64% 的病例口腔黏膜受累，虽然许多报道未说明病变的性质[1-2]。然而，在一组病例研究中发现，所有 11 例儿童患者均有颊黏膜受累，有的表现为脱屑性齿龈炎[3]。

## 组织学特征

组织学表现多样。在部分皮损中，表现为无炎症细胞的表皮下水疱（经典亚型），而在其他病例可见丰富的中性粒细胞或嗜酸性粒细胞浸润。

直接免疫荧光检查示 IgG 和 C3 在基底膜呈线状沉积，类似类天疱疮的皮损[4]。盐裂解试验示循环抗基底膜带抗体仅位于盐裂皮肤中的水疱底[5]。副肿瘤性获得性大疱性表皮松解症（paraneoplastic epidermolysis bullosa acquisita）可能就是副肿瘤性自身免疫性多器官综合征（见上文）[6]。

# 红斑狼疮

## 临床特征

26% ～ 45% 的系统性红斑狼疮（systemic lupus eythematosus）患者伴有口腔病变，主要表现为溃疡、伴有或不伴有白色条纹的红斑、脱屑及盘状斑块，常发生在硬腭、颊黏膜和唇。有些病变可引起烧灼感或疼痛，另一些无症状[1-4]。大疱性红斑狼疮偶尔可见口腔溃疡[5-6]。

在患有盘状红斑狼疮的患者中，口腔病变表现为白色斑块、丘疹和伴糜烂的条纹和溃疡，可见于 5% ～ 50% 的病例中[1, 7-8]。常有扁平苔藓样外观。

## 组织学特征

系统性和盘状红斑狼疮的口腔病变都表现为角化过度或角化不全、上皮增生或萎缩，基底细胞液化变性，上皮下 PAS 阳性物质沉积，血管周围炎症细胞浸润（有些病例表现为带状苔藓样浸润）以及胶原变性[2, 8-10]。

直接免疫荧光研究显示 IgG、IgM、IgA 和（或）C3 在基底膜带呈带状沉积，细胞样小体 IgM 染色阳性[8]。T 淋巴细胞（CD4）为主的炎症细胞浸润[11]。

# 韦格纳肉芽肿病

## 临床特征

韦格纳肉芽肿病（Wegener's granulomatosis；ANC 血管炎的一种）完整型的特征表现为中小血管的血管炎、上下呼吸道非感染性肉芽肿性炎症和肾小球肾炎。大约 5% 的患者有口腔受累。尽管几乎所有患者有上和（或）下气道病变，但也有仅累及皮肤黏膜的报道（局限性韦格纳肉芽肿病）。有些病例在发展到多脏器受累前，疾病可局限于上呼吸道很长时间[1]。齿龈增生过度，常伴有易碎、颗粒状、红色至紫红色外观，即所谓的“草莓样齿龈炎”（图 11.171）。可有溃疡和坏死肿块[2-3]。受累部位的牙齿松动，脱落牙齿的牙槽不易愈合。

## 发病机制和组织学特征

患者的血清中可检测到抗中性粒细胞胞质抗体

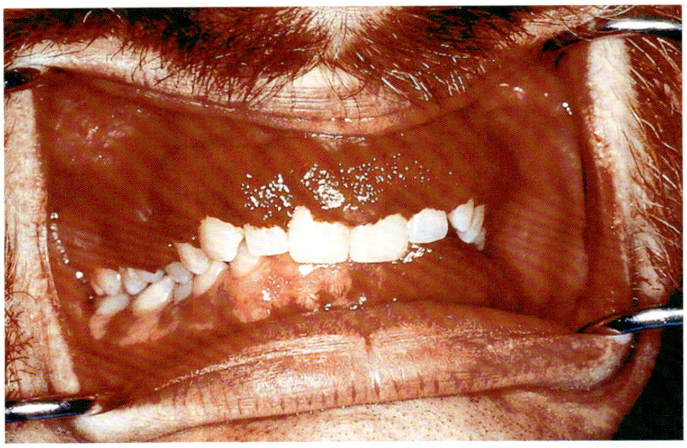

图 11.171 口腔韦格纳肉芽肿病：注意典型的“草莓样齿龈炎”（By courtesy of S. Zunt，DDS，Indianapolis，USA.）

（ANCA）。抗中性粒细胞胞质抗体有两种主要的免疫荧光染色类型：

- 胞质型或 c-ANCA 染色（对韦格纳肉芽肿病更特异）：针对蛋白酶 3，这是一种存在于中性粒细胞嗜苯胺蓝颗粒中的 29 kD 的丝胺酸蛋白酶。
- 核周型或 p-ANCA 染色：针对髓过氧化物酶，是另一种中性粒细胞颗粒成分[4-5]。其他靶点包括乳铁蛋白和人类嗜中性粒细胞弹性蛋白酶。

然而，局限于上呼吸道的病变上述抗体可能均为阴性[6]。促炎症细胞因子促使中性粒细胞在细胞表面表达蛋白酶 -3 和髓过氧化物酶，因此 ANCA 能够活化这些细胞，导致脱颗粒和其他细胞因子的释放，进而破坏内皮细胞，吸引更多的炎症细胞到病变区域[7]。

口腔黏膜活检显示明显的假上皮瘤样增生，伴水肿、急慢性混合性炎症细胞浸润、出血和血管扩张；也可见大量嗜酸性粒细胞。有时有散在多核巨细胞，但通常情况下肉芽肿不易形成或缺如[2]。伴纤维素样坏死的血管炎有时是一个特征[3, 8]。伴栅栏样肉芽肿的典型地图样坏死，虽然偶而在大唾液腺病变中很显著，但是这种现象在口腔黏膜中并非常见特征[9]。

皮肤活检直接免疫荧光检查示 IgG 或 IgA 沉积在血管周围[10]。

### 鉴别诊断

如有混合性炎症细胞浸润，必须排除感染。伴有嗜性粒细胞和散在巨细胞的假上皮瘤样增生提示真菌感染，如芽生菌病。其他血管炎也要考虑，虽然血管炎单纯发生于口腔很罕见。显微镜下多动脉炎和韦格纳肉芽肿病的皮损很难鉴别，但前者血管壁无免疫沉积物[11-12]。尽管增殖化脓性口炎和增殖性天疱疮都显示假上皮瘤样增生和嗜酸性粒细胞，但二者的典型表现为棘层松解，无血管炎或肉芽肿改变。

可卡因诱导的中线坏死性疾病可类似韦格纳肉芽肿病，如果未发现明显的肉芽肿改变尤应考虑此病，该病也可 ANCA 阳性[13]。韦格纳肉肿病无不典型淋巴细胞浸润，据此可与腭和鼻部 NK/T 细胞淋巴瘤相鉴别（“中线破坏性疾病”）（见下文）。

# 唾液腺疾病

## 反应性唾液腺病

### 黏液囊肿

#### 临床特征

黏液囊肿（mucocele；黏液外渗现象）由分泌导管破裂、黏液渗出到结缔组织中引起。常发生于儿童和年轻人，最常见的好发部位为下唇黏膜（59% ～ 73%）、颊黏膜（11% ～ 17%）、口底（7% ～ 12%，被称为舌下囊肿）和舌腹部（4%）（图 11.172）[1-3]。表现为圆顶形的、波动性、蓝色无蒂的病变，体积可变大和缩小。

唾液腺导管囊肿或涎囊肿由远端导管阻塞、潴留性囊肿引起。好发于老年人，最常见的发病部位是口底（50%）、颊黏膜和上唇[2]。

浅表黏液囊肿呈明显的水疱或露珠样，可疑为疱疹病毒感染或自身免疫性大疱病，见于中老年人，好发于腭、白齿后垫和颊黏膜[4-5]。

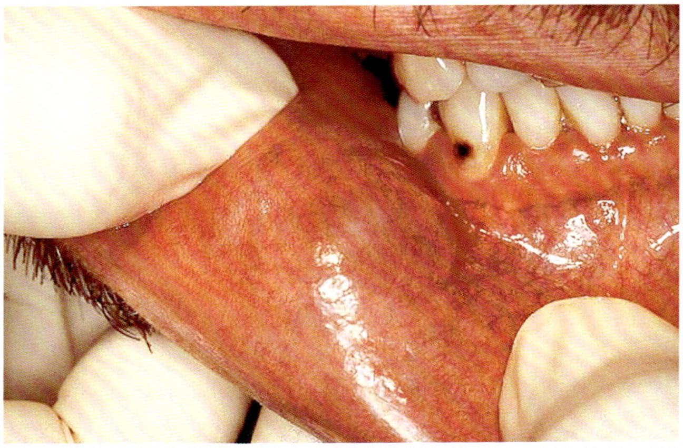

图 11.172 黏液囊肿：注意下唇黏膜上的蓝色无蒂结节，下唇黏膜是典型发病部位

口底黏液囊肿足够大时也称舌下囊肿，可延伸到下颌舌骨肌下，在口腔外表现为“突出性舌下囊肿”[6]。约 2% 的病例可复发[1]。

## 组织学特征

外渗型黏液囊肿由大量黏蛋白组成，其中有噬黏液细胞和许多中性粒细胞，周围由致密肉芽组织和噬黏液细胞包绕（图 11.173、11.174）[1-2]。有些组织病变中仅有塌陷的肉芽组织壁甚或一个含噬黏液细胞的实体性肉芽组织团块（图 11.175）。黏蛋白分布于结缔组织小叶间和小叶内。20% 的病例可见化生的导管部分[2]。偶尔在黏蛋白中有嗜酸性细胞团块[7]。

表浅黏液囊肿有黏蛋白湖，其上方边界仅由常变薄的表面鳞状上皮组成[5, 8]。

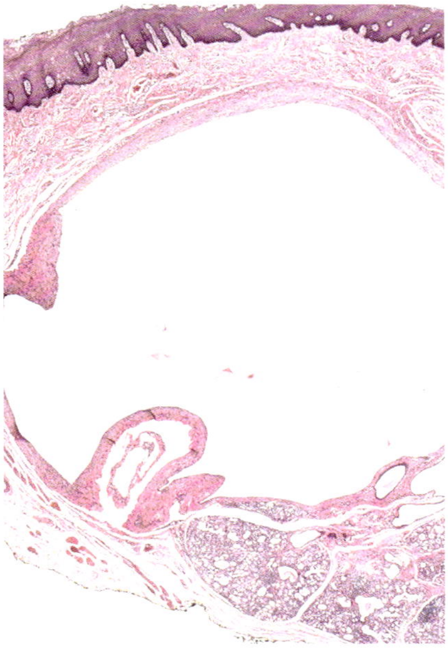

图 11.173 黏液囊肿：充满黏液的囊肿样腔隙位于固有层

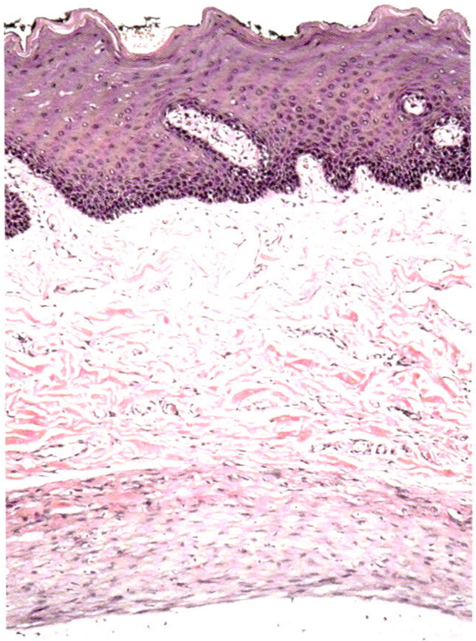

图 11.174 黏液囊肿：内壁无上皮层，只有致密的肉芽组织

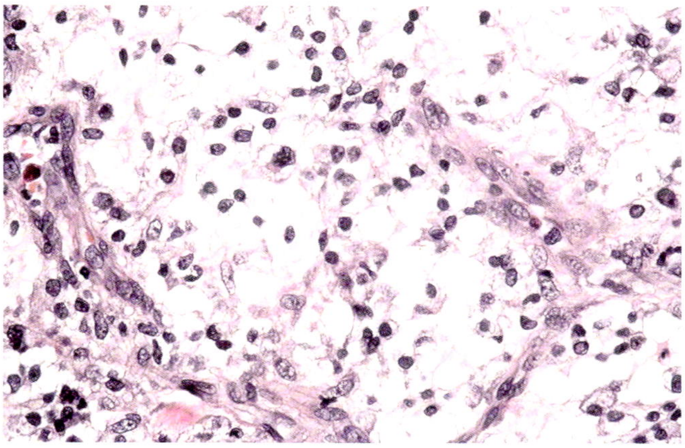

图 11.175 黏液囊肿：在机化区域，有成片状的嗜黏液细胞和不同数量的肉芽组织

唾液腺导管囊肿的囊壁由立方形或柱状上皮细胞组成，常有黏液细胞或灶状鳞状上皮化生；半数以上的细胞为肿瘤细胞，有时有乳头状突起（图 11.176 和 11.177）[4]。这些改变也称为肿瘤细胞性涎囊肿。

最少见的亚型是黏液乳头样囊肿，通常为多小叶状，囊壁由复层鳞状细胞或柱状上皮细胞组成，有明显的黏液细胞化生和腔内乳头状突起。相关的小唾液腺经常可见不同程度的腺泡萎缩。导管扩张和伴纤维化的间质慢性炎症。

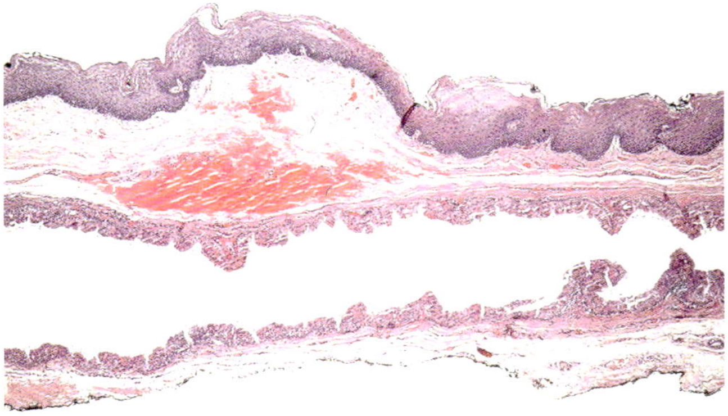

图 11.176 肿瘤细胞性涎囊肿：潴留囊肿由显著扩张的唾液腺分泌导管组成；腔内乳头状突起很明显

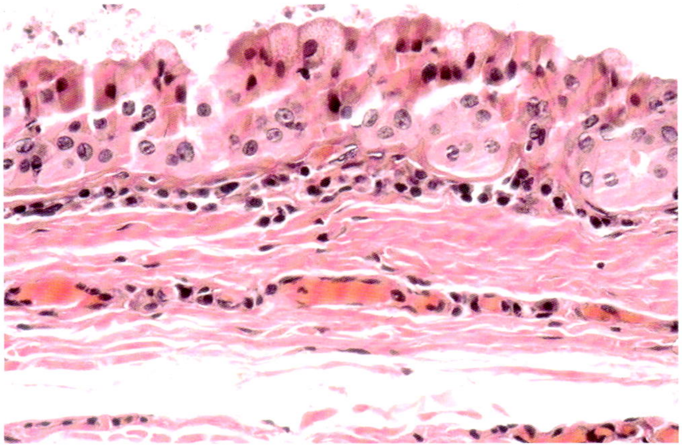

图 11.177 肿瘤细胞性涎黏液囊肿：囊壁细胞是肿瘤细胞

## 鉴别诊断

齿龈的牙龈脓肿有时可被误诊为外渗型黏液囊肿。然而，牙龈脓肿既无黏蛋白内湖也无噬黏液细胞，微脓肿和窦道则几乎总是可以见到。

黏液乳头潴留性囊肿与黏液上皮癌的区别之处在于，前者无基质浸润，无散在的实体肿瘤上皮样细胞岛或黏液细胞。

乳头状囊腺瘤是唾液腺导管细胞增生成囊状的真性肿瘤（见下）。在大唾液腺，淋巴瘤样乳头状囊腺瘤（Warthin 肿瘤）除了具有瘤细胞囊壁外，还有明显的淋巴样成分[9]。

# 涎石病

## 临床特征

涎石病（sialolithiasis；又称唾液腺结石）好发于 51 ～ 70 岁的中老年人。最常见的发病部位为上唇和颊黏膜，占所有小唾液腺结石的 75% ～ 90%[1-2]。表现为深在的肿块、结节和隆突，有时伴溢出。

## 组织学特征

结石呈层状外观，嗜酸性和嗜碱性带交替，且有一个共同的中心[1-2]。可见球状及颗粒状区域和细胞包涵体。这种结石通常位于囊样扩张的分泌导管内，导管可有鳞状上皮化生和周围炎细胞浸润（图 11.178）。细菌和炎症细胞可见于结石和导管壁间或层状结构间。破裂可引起急慢性炎症和（或）异物反应。约 1/4 的结石是非矿化物的[1]。

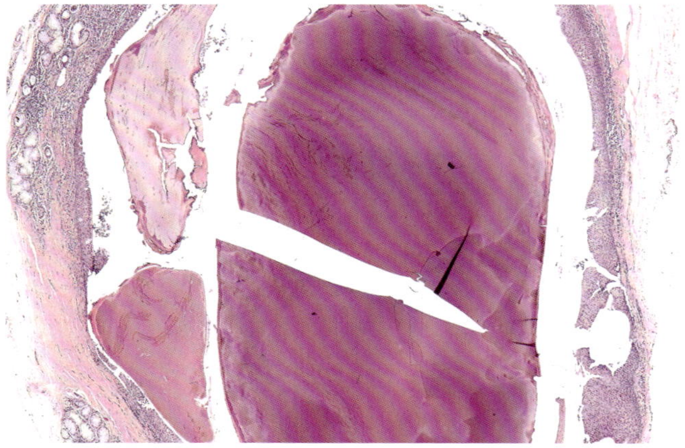

**图 11.178** 涎石：存在于扩张的唾液腺导管内，内壁显示鳞状细胞化生

## 鉴别诊断

静脉石和钙化性血栓通常没有层状结构，并且发生在血管腔内，管壁为内皮细胞。

# 坏死性涎腺化生病

## 临床特征

坏死性涎腺化生病（necrotizing sialometaplasia）是一种唾液腺的自愈性炎症性疾病，因其具有快速进展性溃疡的特性，大部分病例无疼痛症状，临床及组织学上易被误诊为恶性肿瘤。

本病好发于成人（男女比例 2：1），平均发病年龄 41 ～ 50 岁。其通常表现为一个痛性或非痛性溃疡或（相对少见）肿物，大部分（大约 80%）发生在硬腭（图 11.179）。大约 10% 的病例累及大腺体及（相对少见）鼻黏液腺、上颌窦和喉[1]。1/3 的患者近期发病部位有手术史。其他诱发因素包括创伤、局部麻醉、酒精和使用烟草，有时与肿瘤有关[1]。已有发生在贪食症患者和可卡因使用者的报道[2-3]。总的来说，本病在发病数周内可愈合。

## 发病机制和组织学特征

推测本病可能因血管病变导致腺体梗死以及腺泡和导管反应性鳞状上皮化生。已经通过实验动物结扎唾液腺导管和局部注射麻醉剂产生了该现象[4-5]。患有 Buerger 病的患者发展为坏死性涎腺化生的事实支持该假说[6]。

确诊本病和鉴别恶性肿瘤的最重要的特征之一是腺体保留正常小叶结构，仅轻度变形。早期病变可见腺

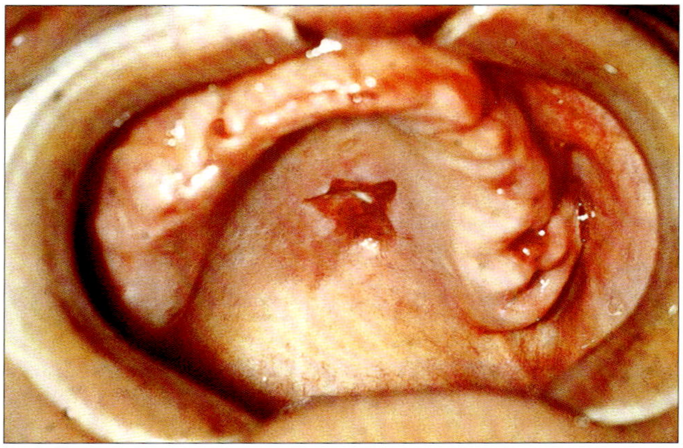

**图 11.179** 坏死性涎腺化生病：硬腭有类似钻取的溃疡（By courtesy of C. Allen，DDS，Columbus，USA.）

泡梗死和腺泡形蛋白湖；较晚期病变出现化生，伴良性外观的假侵袭鳞状上皮岛（图 11.180、11.181）。晚期病变中有显著的炎症细胞浸润和肉芽组织形成[1，7-8]。

其他病理改变可见假性上皮样增生、反应性上皮不典型性和血管阻塞。浆液性和黏液性腺体很少见到坏死和梗死性改变[1]。非常早期的病变中可见明显的黏液溢出。

## 鉴别诊断

本病的小叶结构保留，在周围组织浸润中，无上皮成分及梗死，并且化生岛细胞核大致正常，据此可将该病与鳞状细胞癌和黏液上皮样癌区别开。黏液上皮样癌表现为大量黏液细胞增生，该特征在高度恶性肿瘤中不明显。后者表现为对周围组织的明显浸润。CK7 和肌上皮细胞标记物的使用有助于鉴别三种不同的情况[9]。

亚急性坏死性涎腺炎特征性地好发于年轻人（21～30 岁），几乎只发生在腭部。急性发病，病程数天，特征性地表现为一个疼痛性非溃疡性肿物，2

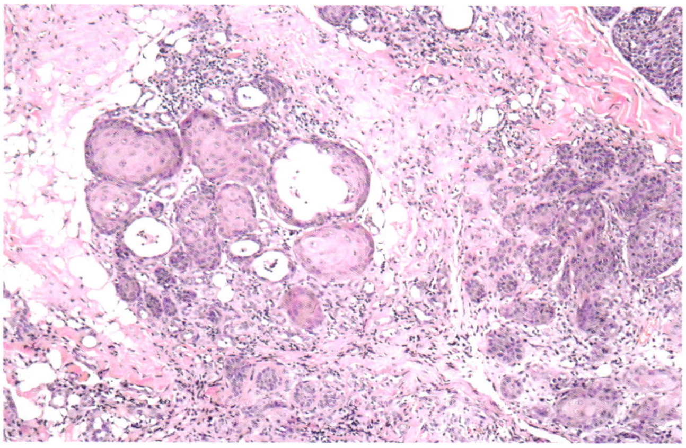

图 11.180 坏死性涎腺化生病：在常见的唾液腺小叶内，可见鳞状细胞岛，伴炎症

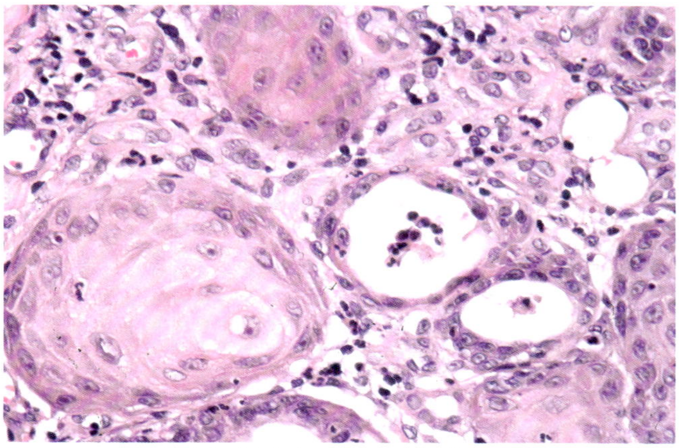

图 11.181 坏死性涎腺化生病：鳞状细胞是良性的，代表化生的导管

周之内快速愈合[10]。由于本病的大多数病例报道发生于部队，推测该病为一种可在邻近住所个体之间传播的病毒感染。其特征为仅有灶状坏死和轻度化生。腺体有混合性炎症细胞浸润，包括中性粒细胞、淋巴细胞、组织细胞和偶尔可见的嗜酸性粒细胞[11-12]。有人主张把亚急性坏死性涎腺炎归为坏死性涎腺化生的范畴内，但总的来说，临床和组织学的不同可将两者区分为不同的疾病。

# 烟碱性口炎

## 临床特征

烟碱性口炎（nicotinic stomatitis）与吸烟斗有关，其严重程度和该习惯的持续时间成正比。在戒除吸烟后，该病可缓解[1-3]。该病由烟斗的热所引起，而非尼古丁所致。有一患者因喝热饮发生该病[4]。

早期皮损表现为小的红色点状区域，有时腭的后半部周围黏膜变白，出现许多唾液腺。病变常对称。当病变加重时，腭呈鹅卵石样外观，伴隆起的白色丘疹，有轻微的中央点状脐凹（图 11.182）[1，3]。红色点状凹陷为分泌性唾液导管的发炎的开口。

在反向吸烟（在亚洲部分地区常见的一种在口内吸点燃一端的吸烟方法）者中可见类似改变[5-6]。

## 组织学特征

角化不全，或角化过度与棘层肥厚。丘疹代表分泌唾液腺导管的出口，其有鳞状化生，并且在水肿的基质中通常有浆细胞和淋巴细胞浸润（图 11.183、11.184）[2，7]。在化生的导管内常见淋巴细胞。小唾液腺的小叶也可以见到，但取决于活检的深度。

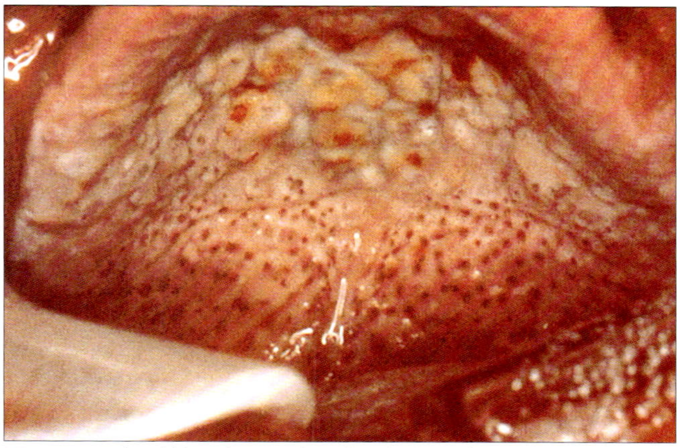

图 11.182 烟碱性口炎：一位反向吸烟的患者的硬腭呈鹅卵石样外观（By courtesy of L. Lee，DDS，Toronto，Ontario，Canada.）

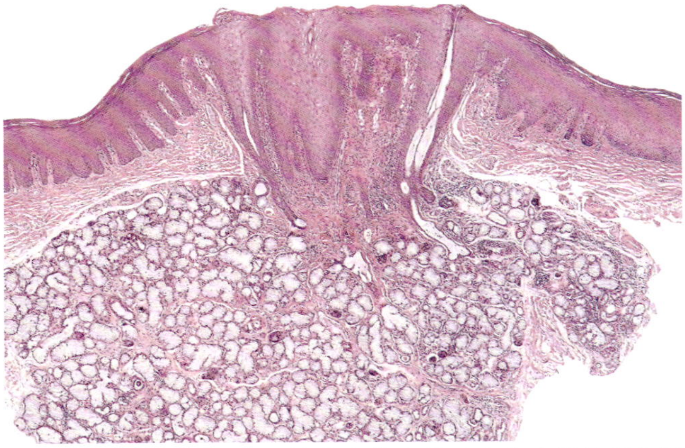

图 11.183 烟碱性口炎：结节由化生的唾液腺分泌导管和周围的慢性炎症细胞组成

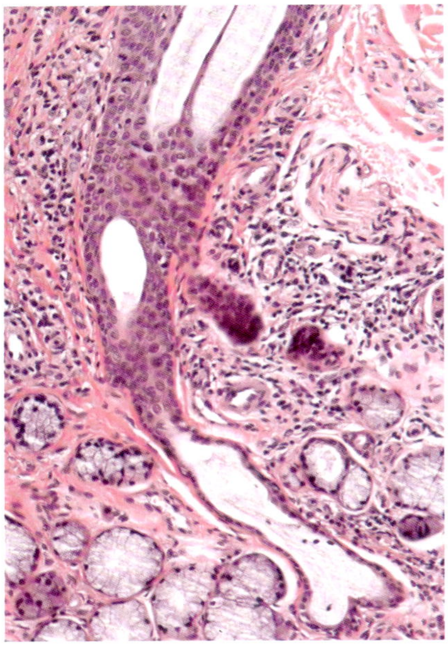

图 11.184 烟碱性口炎：周围纤维组织有慢性炎症，淋巴细胞透过导管上皮外移

在反向吸烟的患者可见不典型增生甚至侵袭性鳞状细胞癌，但总的来说恶变并非吸烟斗的特点[3]。

# 腺性唇炎（腺性口炎）

## 临床特征

腺性唇炎［cheilitis glandularis；又称腺性口炎（stomatitis glandularis）、脓肿性腺炎唇炎］是一种罕见的慢性复发性炎症性疾病，通常发生于下唇小唾液腺，有些是化脓性疾病。因可累及其他黏膜部位的唾液腺，因此建议改名为“腺样口炎”[1]。

患者表现为无痛性或疼痛性唇肿胀和唇外翻，常有黏液或黏液脓性分泌物从导管口流出[1-2]。唇可为干燥、脱屑和结节样。分为单纯型、深在型和深在化脓型。

## 发病机制和组织学特征

本病病因不清，但该病可能是对各种局部刺激物的一种炎症反应。癌变的病例发生在有户外职业和吸烟的老年男性；下唇外翻增加了光损伤[3]。人工损伤如唇部反复湿敷和干燥可能是一种致病因素[4]。已有家族病例发生的报道[5-6]。

本病有分泌导管的扩张和化生（鳞状、黏膜细胞或嗜酸性瘤细胞），伴周围不同程度的急慢性炎症。可有腔内化脓。小唾液腺显示腺泡萎缩、导管扩张、间质纤维化和间质炎症等非特异性炎症改变（图 11.185）[2, 8]。

## 鉴别诊断

类似的组织学改变可见于腺样阻塞，如发生在排入黏液囊肿的腺体，尤其是已被厚的黏液样分泌物或小结石阻塞（上唇的一种常见现象）的腺体。临床表现可将该病与黏液囊肿或涎石症区分，这两种疾病都是局限且散发的。

# 唾液腺肿瘤

## 临床特征

发生在大唾液腺的任何上皮分化的唾液腺肿瘤（salivary gland neoplasms），无论良恶性，也可见于口腔内微小腺体（主要分泌黏液）。本节仅讨论较常见的累及小腺体的唾液腺肿瘤。口腔内唾液腺肿瘤中，半数为良性，半数为恶性，女性好发[1-4]。最常见的部位是硬腭、软腭、唇和颊黏膜，但任意部位均可受累。皮损表现为该部位的肿胀，良性病变往往病

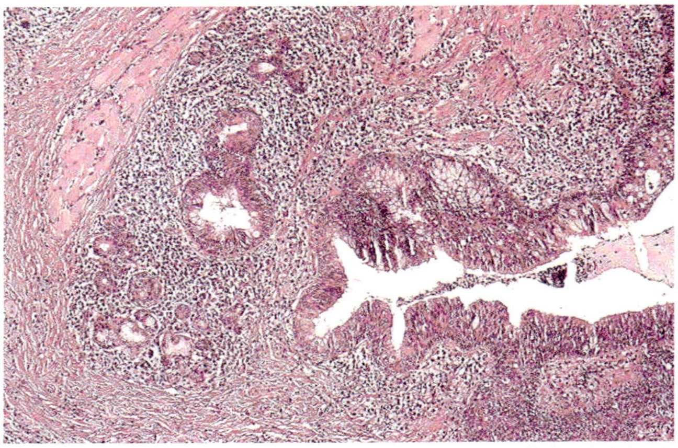

图 11.185 腺性唇炎：可见高度扩张的分泌导管伴黏液细胞化生、腔内脓肿和周围组织慢性炎症

史长、逐渐增大，而恶性病变往往生长迅速、易破溃。

下文的讨论将主要关注口腔中具有一定发病率的5种病变的组织病理：

- 多形性腺瘤
- 管状腺瘤
- 黏液上皮样癌
- 多形性低级腺癌
- 腺样囊性癌

有些肿瘤的患病率在不同的种族中可能有所不同[3-4]。

多形性腺瘤（以及其亚型：肌上皮瘤）和管状腺癌是两种最常见的良性肿瘤[1, 3-4]。管状腺癌尤其好发于女性上唇，皮损常呈多灶性。

最常见的恶性肿瘤是黏液上皮样癌（第二常见的肿瘤，仅次于多形性腺瘤）[1, 3-4]。低级别多形性腺癌（由于其与乳房小叶状癌类似，最初命名为小叶状癌，以及末端导管腺癌）直至20世纪80年才被报道是一种独立的病种[5-7]。在此之前，常被诊为多形性腺瘤、腺样囊性癌及腺癌，过去是非特异性的诊断。即便如今对很多人而言，此病诊断仍具有挑战性。这些肿瘤的遗传性标记物近期已进行综述[8]。

小腺体的腺样增生性疾病由外观正常的黏液腺增生组成，常见于唾液腺附近，有可能是对唾液腺肿瘤的反应，应该对原发肿瘤进行研究。

## 多形性腺瘤

该病名优于“良性混合瘤”。目前认为它来源于闰管储备细胞，可以分化为导管、腺泡或肌上皮细胞。典型表现为独立但常完全包裹的导管、肌上皮和间质成分增生，形成导管和囊，伴片状、束状和小梁状的肿瘤细胞[9]。导管内衬以嗜酸性立方形细胞，绕以袖套状上皮样肌上皮细胞（图11.186、11.187）。

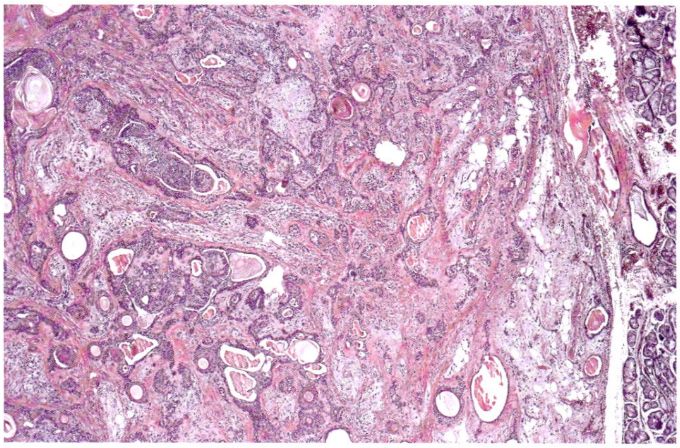

图 11.186　多形性腺瘤

在这些管周区域，可见梭形或卫星状肌上皮细胞混杂分布在透明样变性和（或）黏液软骨样基质中，有时形成骨性或脂肪组织（图11.188）[10]。角珠形成不常见，其形成既非恶性表现，也非局部侵犯包膜。这种典型的组织学的许多亚型包括细胞型、黏液型和最重要的肌上皮优势型，或者肌上皮瘤[2-4]。

肌上皮瘤被认为是多形性腺瘤（pleomorphic adenoma）的亚型，以肌上皮成分为主，管状结构很少或不存在。大多数皮损发生于腭部，包含梭形细胞、浆细胞样细胞或“透明”细胞（大细胞富含嗜酸性胞质和轮辐状胞核）或两者皆有（图11.189）[11]。也可见透明的上皮样肌上皮细胞。浆细胞样肌上皮细胞的形状和胞核大小差异较大，但无核丝分裂象。上述浆细胞样肌上皮细胞可见于陈旧的多形性腺瘤。浆细胞瘤向肌上皮瘤的分化以肌上皮细胞为基础，无Hopf带，无团块状染色体形态，B细胞标记物染色阴性，单克隆染色阴性。

肌上皮细胞的细胞角蛋白、S-100蛋白和波形蛋白染色阳性。钙调蛋白、p63和胶质原纤维嗜酸性蛋白染色阳性，但肌特异性肌动蛋白和平滑肌肌动蛋白不总是阳性[9, 12-13]。

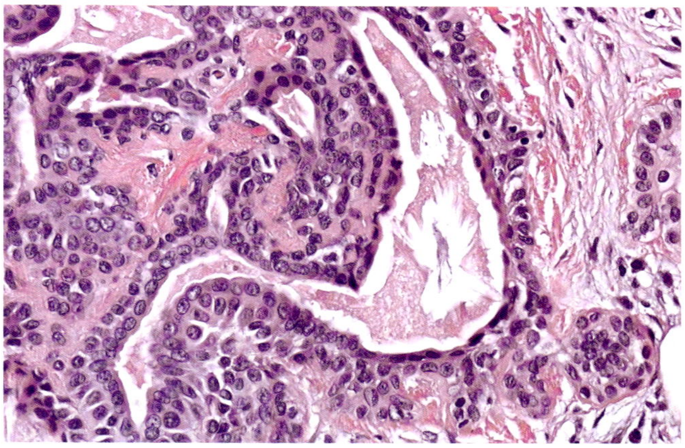

图 11.187　多形性腺瘤：导管内壁覆均一的立方形细胞，周围绕以肌上皮细胞层

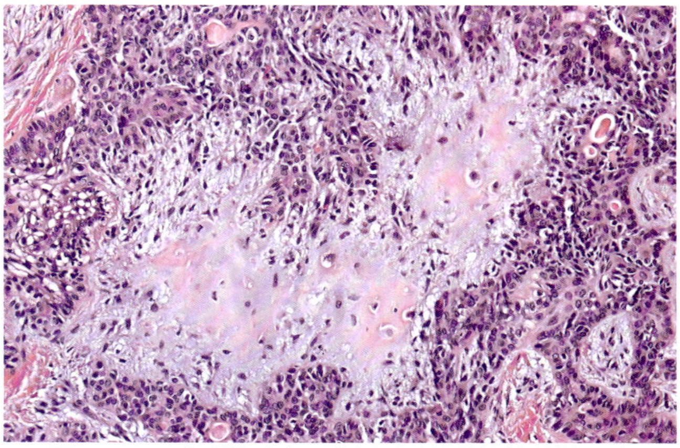

图 11.188　多形性腺瘤：本例可见局灶性软骨样基质

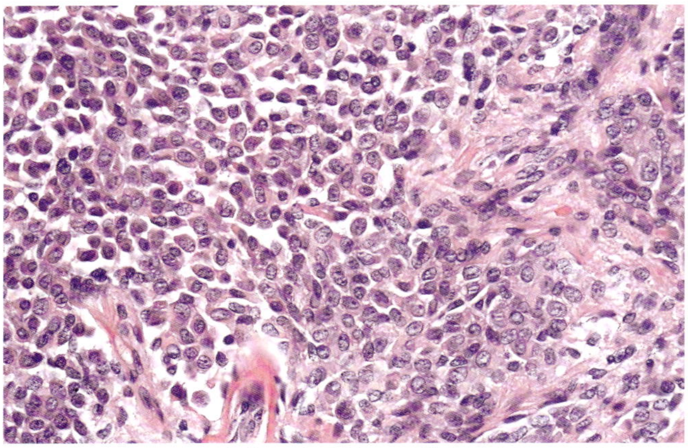

图 11.189 肌上皮瘤：高倍镜显示浆细胞样肌上皮细胞

口腔内多形性腺瘤可以发生恶变，但罕见[9]。

唾液腺的腺瘤样增生是一种腺泡和导管的良性小叶性增生，形态类似正常腺体，常见于良性和恶性唾液腺肿瘤附近（图 11.190）[14-15]。

## 管状腺瘤

管状腺瘤（canalicular adenoma）一般都有厚的包膜，基底样细胞呈束状或汇合的小梁状增生，常为双层，也可见实体性或小梁状分布[16]。胞核呈纺锤形，核仁不明显，无异型性。基质呈黏液性，包含小血管，但胶原含量不多。多灶性分布并不罕见，不应被误诊为浸润（图 11.191、11.192）。肿瘤的 S-100 染色阳性，平滑肌肌动蛋白、钙调蛋白或 c-kit 阴性[9, 17]。

## 黏液表皮样癌

黏液表皮样癌（mucoepidermoid carcinoma），由增生的黏液性、表皮样细胞和中间细胞组成，伴不同程度的导管和囊肿形成（图 11.193、11.194）[9, 18]。表皮

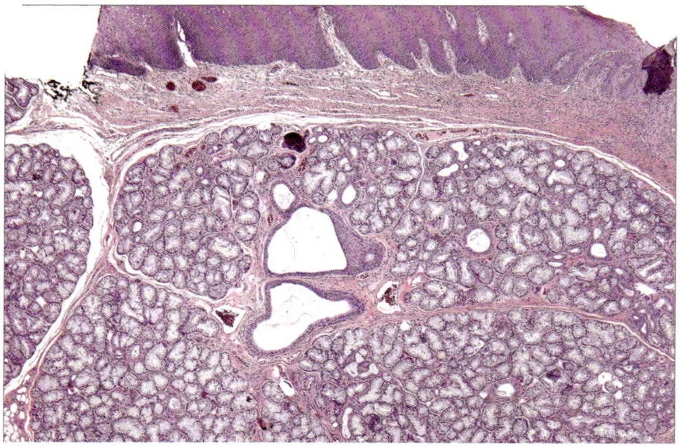

图 11.190 唾液腺腺瘤样增生：注意小叶生长模式。其腺泡类似正常唾液腺腺泡

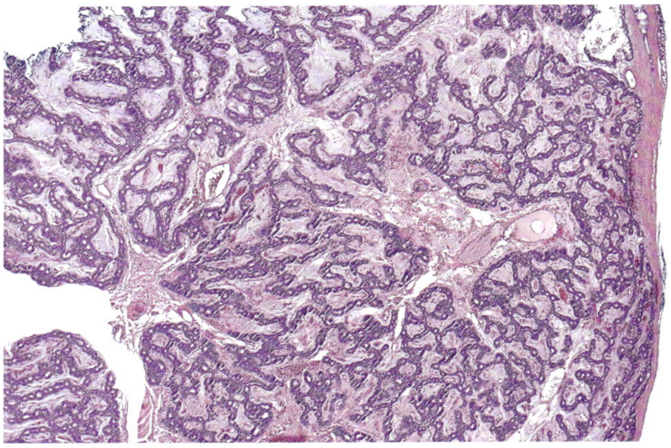

图 11.191 管状腺瘤：肿瘤包膜完整，由边界清楚的排列成小梁状和交错条索状的基底样细胞组成

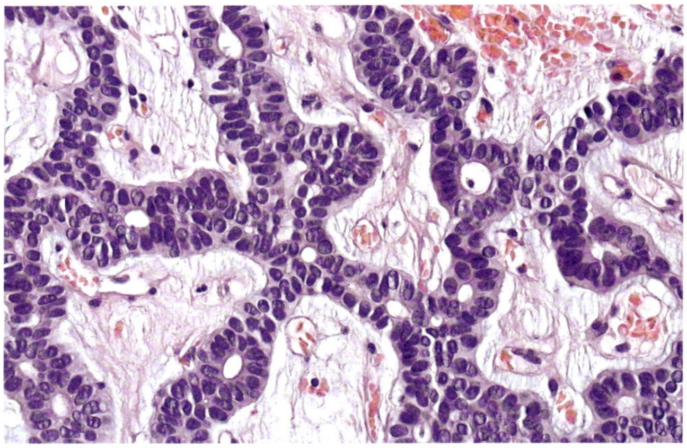

图 11.192 管状腺瘤：小梁表现为两层细胞厚度，形成小导管结构；间质黏液样，伴少量胶原和扩张的毛细血管

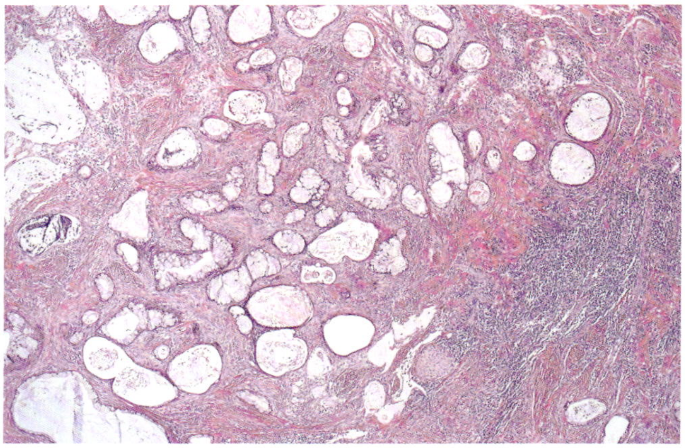

图 11.193 黏液表皮样癌：中倍镜视野显示导管和囊状腔隙内壁覆盖黏液细胞，伴有间质浸润

样细胞胞质丰富、嗜酸性淡染，核中等大小，染色质散在分布，而中间细胞的胞质较少。囊性结构常内衬以全部 3 种细胞，管腔中增生的也是同样的细胞，形成导管和复杂的结构。部分肿瘤以透明细胞为主，侵袭基质呈细胞岛状，不易发现。

数十年来，人们根据是否存在囊腔、黏液细胞与表皮样细胞的比例将该病分为低级、中级和高级。然

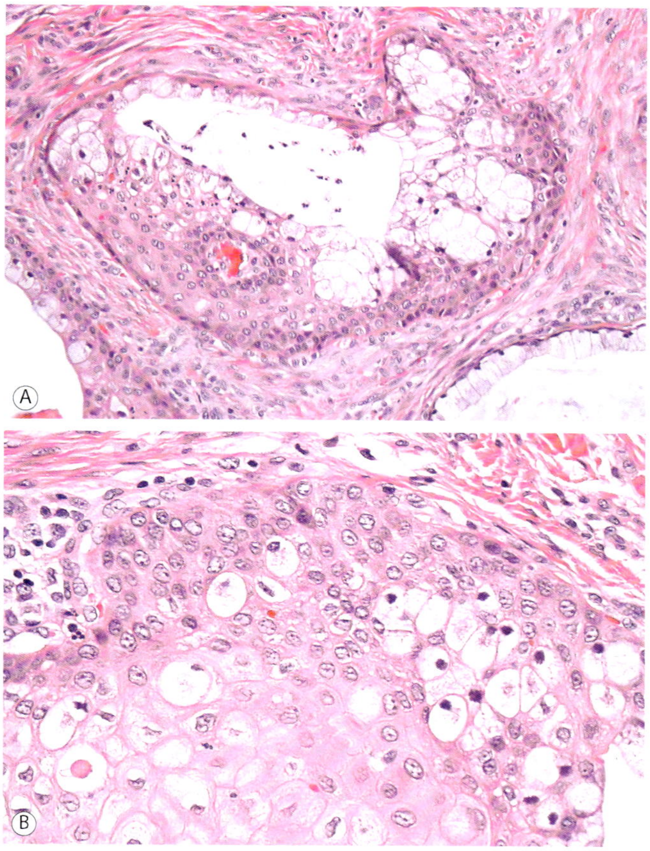


图 11.194 黏液表皮样癌：高倍镜视野显示（**A**）黏液细胞和表皮样细胞；（**B**）局部鳞状分化

而近年来，有两项研究提出，根据囊性结构、黏液细胞、间变性、间质和骨骼受累情况、神经和血管周围侵犯，以及核丝分裂象[19-20]，使用评分系统。在两个标准下，Ⅰ到Ⅲ期的分型，伴复发和预后。表达p27或Ki-67可能影响预后[21-22]。

腺泡细胞癌可能看起来相似，但缺乏大量的黏液细胞，且90%以上包含酶原颗粒，PAS染色阳性，淀粉酶无法消化。囊性病变易误诊为乳头样囊腺瘤（通常不含黏液细胞），尤其这些肿瘤的细胞学阴性、少有核丝分裂活跃的证据时[9，23]。黏液细胞和表皮样细胞在管腔内的增生，复杂的管状结构以及侵犯周围基质是重要特征。

本病与乳头样囊腺癌也有类似之处，后者有突出的管腔内乳头，显示管腔中有大头钉样细胞，细胞学异型性明显，核丝分裂活跃[24]。

## 多形性低度恶性腺癌

多形性低度恶性腺癌（polymorphous low-grade adenocarcinoma）肿瘤无包膜，但常边界清楚，具有以下两种特征：肿瘤细胞分布各异，可呈实体状、管状、条索状、小梁状、囊状或束状；细胞本身呈同构性（图11.195、11.196）[7，9，25]。这些细胞呈卵圆形至梭形，胞核中等大小，染色质细小而散在、核仁小、胞质淡染。可存在透明细胞或嗜酸性细胞。核丝分裂活动和坏死不常见。有意义的特征是在肿瘤边缘或接近肿瘤的黏膜表面细胞常呈单列。基质透明变性和（或）黏液样，但未见到软骨和骨性成分。尽管肿瘤为低度恶性，神经周围侵犯常见。在刮除的标本中鉴别真正的基质侵犯并不容易。在免疫组化研究中，胶质原纤维酸性蛋白

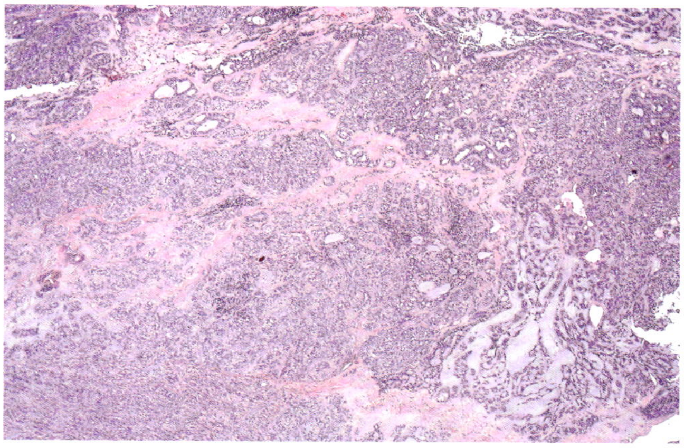

图 11.195 多形性低级别腺癌：低倍镜视野下，肿瘤易与多形性腺瘤混淆。注意实性区域，导管分化和局灶性黏液样间质

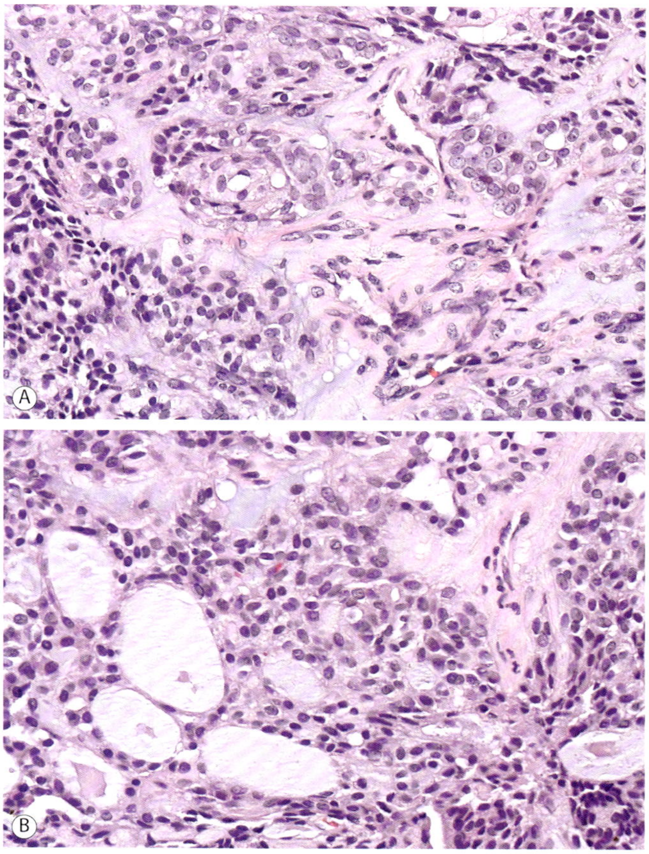


图 11.196 多形性低级别腺癌：（**A**）肿瘤细胞表现均一，具有囊状细胞核和突出的核仁。透明细胞形态明显，可见黏液样间质；（**B**）本视野中囊性间隙表现明显

（GFAP）、S-100、肌动蛋白、bcl2、p53 染色结果各有不同，无法将本病与多形性腺瘤或腺样囊性癌区别开[25]。

如无神经周围侵犯的证据，很难鉴别本肿瘤与多形性腺瘤，因为二者有许多共同特征，如分布模式、细胞学温和以及黏液样基质。浆细胞样肌上皮细胞的簇集存在和单层肌上皮细胞组成的袖套样导管结构是多形性腺瘤的特征，在多形性低度恶性腺癌中不存在。多形性腺瘤的基质细胞 GFAP 常阳性，而多形性低度恶性腺癌阴性[26]。

本肿瘤可能与腺样囊性癌类似，但后者通常具有核多形性、染深染和异型性。多形性低度恶性腺癌的 p63 和 CD43 表达少于腺样囊性癌[27-28]。

## 腺样囊性癌

本肿瘤有 3 种形式：经典型有显著的筛样结构，管状型和实体性，后者导管状或筛样结构少见，预后最差[9, 16, 29]。

腺样囊性癌（adenoid cystic carcinoma）是侵袭性肿瘤，包含增生的基底样细胞，细胞大、椭圆形或不规则形、有角且胞核深染（图 11.197 ～ 11.199）。细胞的胞质少于多形性低度恶性腺癌。筛样结构（所谓“瑞士奶酪”样外观）和管样结构并存是最可靠的特征。基质黏液样或透明变性、程度各异，常可见神经周围侵犯。大神经的神经周围侵袭和实体成分大于 30% 的肿瘤常与较高的局部复发率和较低的生存率相关[30]。

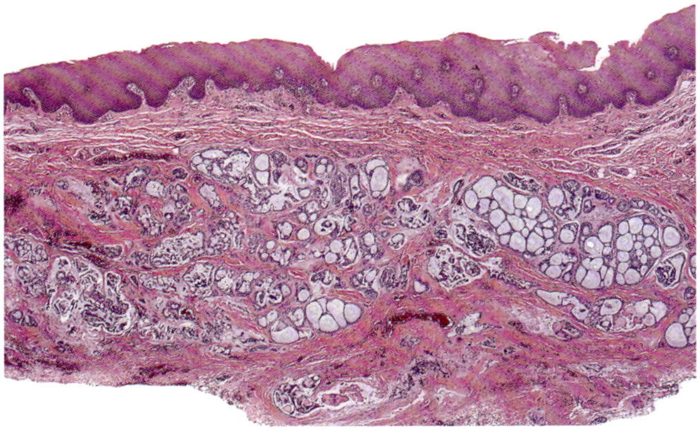
图 11.197 腺样囊性癌：低倍镜视野显示特征性筛状排列

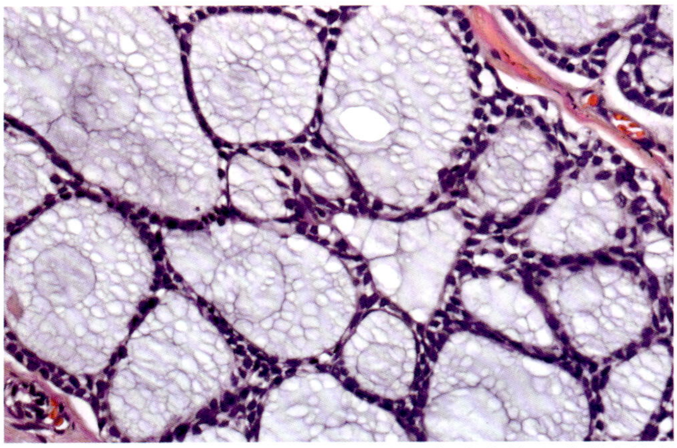
图 11.198 腺样囊性癌：肌上皮细胞包绕黏液样基质形成筛状结构

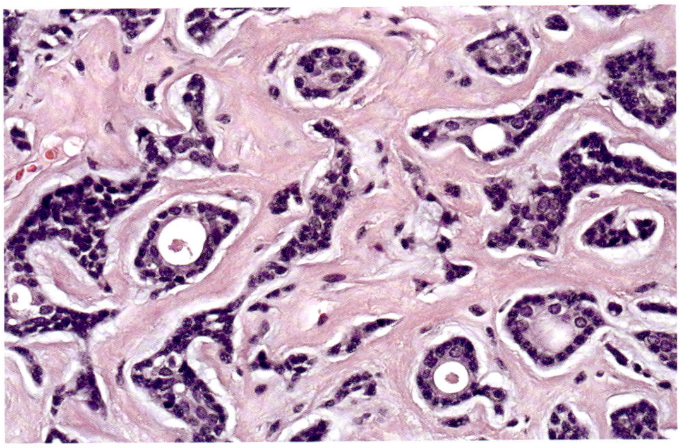
图 11.199 腺样囊性癌：透明间质中导管细胞和肌上皮细胞形成管状结构

本病与多形性低度恶性腺癌鉴别困难，后者局部也可见筛样结构，但本病更倾向于 c-kit 和 CD43 染色阳性[28]。总的来说，腺样囊性癌细胞的核异型、深染和核丝分裂象更明显。

## 乳头样导管状病变

有 3 种病变应该注意：导管内乳头状瘤、内翻性乳头状瘤和乳头状涎腺瘤[1]。它们可能都是反应性乳头状和化生性病变，并非真正的肿瘤。

导管内乳头状瘤和内翻性乳头状瘤表现为黏膜结节或肿物。导管内乳头状瘤见于囊性扩张的唾液腺导管，是柱状上皮乳头状增生的结果，常伴纤维血管核上方的大量黏液细胞[1]。内翻性乳头状瘤表现为上皮的内生性乳头状增生，形成巨大的小叶状结构，伴隐窝[2]。管腔上皮呈柱状，小叶内为基底样。可见黏液细胞和小囊肿。核丝分裂象少见，通常无异型性。少见病例中存在人乳头瘤病毒 6/11[3]。

乳头状涎腺瘤是乳头状汗管囊腺瘤的黏膜表现[4-5]。病变通常位于腭部，临床上呈外生性乳头状生长。显微镜下，可见鳞状细胞外生性增生和内生性增生的导管状和囊性结构，伴复杂的分支结构，以及柱状细胞和黏液细胞的管腔内乳头状突出。细胞角蛋白、S-100、胶质原纤维酸性蛋白、波形蛋白和平滑肌肌动蛋白染色阳性，提示肌上皮细胞在这些肿瘤中发挥了一定作用[4]。

# 癌前期病变

## 黏膜白斑、黏膜红斑和上皮不典型增生

### 临床特征

黏膜白斑（leukoplakia）是一个临床术语，定义为不能擦掉的白色斑块，并且在临床或组织学上不能归类为任何其他疾病，除烟草外与其他物理或化学因素无关。排除任何摩擦角化病[1-2]。患病率 1.5%[3]。黏膜白斑与使用各种烟草有强相关性[4-5]。相反亦然，所有黏膜白斑的患者中，70% ～ 90% 有吸烟史[6-7]。随着年龄增长，黏膜白斑发病率增加[6]。临床上，病变的表现（颜色和质地）可一致也可不一致；如果不一致，被称为黏膜红白斑（或混杂黏膜白斑）、疣状黏膜白斑或结节状黏膜白斑（图 11.200、11.201）[1-2，8]。最常见发病部位是颊黏膜、接合处、舌、齿龈 / 齿槽黏膜和腭，但口腔习惯会影响黏膜白斑的位置[4，8-10]。其中与不典型增生和癌高度相关的部位（所谓的“高危”部位）是口底、舌和软腭（图 11.202）[8-9，11]。

20% ～ 34% 的黏膜白斑患者出现不典型增生、原位癌或侵袭性鳞状细胞癌[6，10]。然而，在印度次大陆，此发生率一般小于 1%，提示可能有其他相关因素或使用了不同的诊断标准[8]。黏膜白斑的恶变率是 3% ～ 5%[12]。如果存在表皮发育不良，这个概率上升至 12% ～ 19%[13-15]；有一项研究概率高达 37%[6]。

疣状黏膜白斑很可能为疣状或乳头状鳞状细胞癌的前兆。临床上此型为发生在齿龈或齿槽黏膜的粗糙白色斑块，好发于 50 岁以上患者，男女发病率大致相等[16]。更广泛的皮损称为增生性疣状黏膜白斑，是一型持久和进展性的黏膜白斑，好发于女性（3∶1），大约 30% 的患者有吸烟习惯[17-20]。其初始为一块单纯的黏膜白斑，随后蔓延发展为多灶性，常经过 20 多年才变为疣状，有时呈红斑（图 11.203、11.204）。这些皮损虽然临床上广泛分布，但在细胞学上正常，患者多处取材活检，也无法诊断不典型增生或者癌。

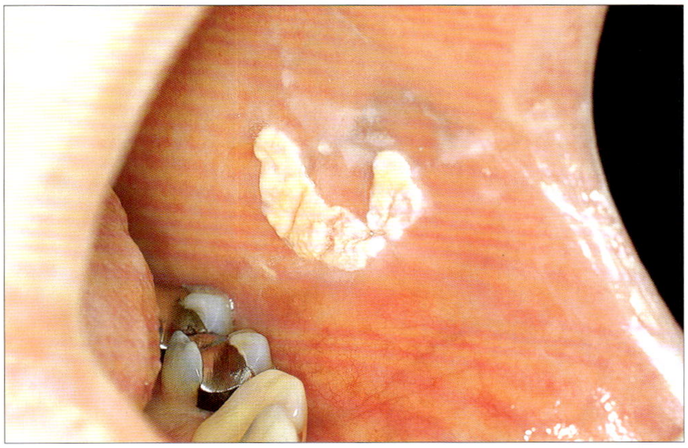

图 11.200 黏膜白斑病：颊黏膜上有异质性界限分明且伴裂隙的白色斑块，显示中度发育不良

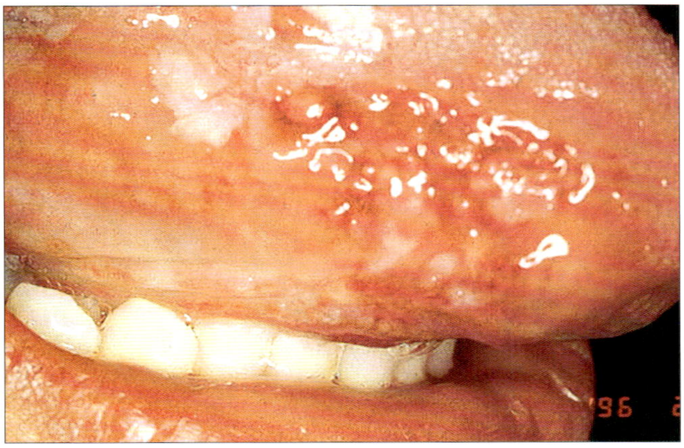

图 11.201 黏膜白斑病：舌侧缘可见红白斑。显示中度发育不良

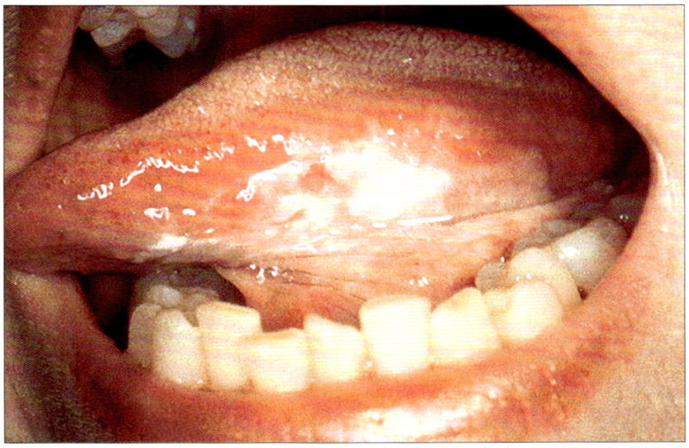

图 11.202 黏膜白斑病：黏膜红白斑显示重度上皮发育不良

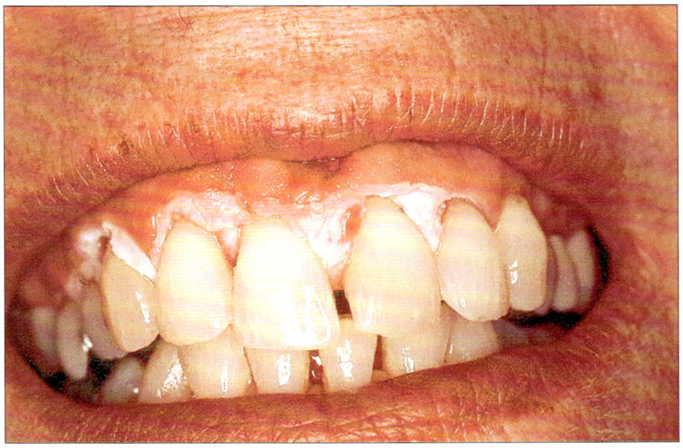

图 11.203 增生性疣状黏膜白斑病：患者发现此进行性病变已有约 10 年，增生性疣状黏膜白斑病已发展为疣状癌

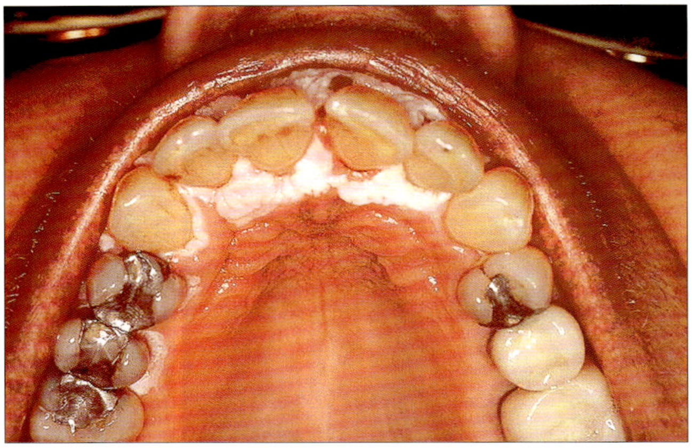

图 11.204 增生性疣状黏膜白斑病：与图 11.203 描述的是同一患者，显示上腭受累

60% ～ 100% 的病例恶变为鳞状细胞癌或疣状癌[20]。

黏膜红斑（erythroplakia）（和增殖性红斑类似）表现为无痛性天鹅绒样红色丘疹或斑块。它比黏膜白斑少见得多（图 11.205）。69% ～ 91% 的病例活检有不典型增生、原位癌或侵袭性癌[21-23]。

## 发病机制和组织学特征

黏膜白斑特征性的表现为角化不全或角化过度，伴不同程度的棘层肥厚和慢性炎症。与其他黏膜部位不同，不典型增生的结构特征十分重要，对于评价增生性疣状黏膜白斑尤其重要。不典型增生的结构特征包括显著的乳头瘤样增生和外生式生长，如疣状增生，以及内生式生长[24]，常有体积巨大的皮损。如果存在明显的上皮发育不良，棘突常呈球状或泪珠状或水滴状。细胞学特征与其他上皮类似：正常分层消失，黏附不良，角化不良，基底细胞不典型增生，核浆比增加，上皮中上层核分裂象和间变[2, 13, 25]。按照常规，轻、中和重度不典型增生分别指上皮细胞受累小于 1/3、1/3 ～ 2/3、大于 2/3（图 11.206 ～ 11.208）。上皮全层受累为原位癌。

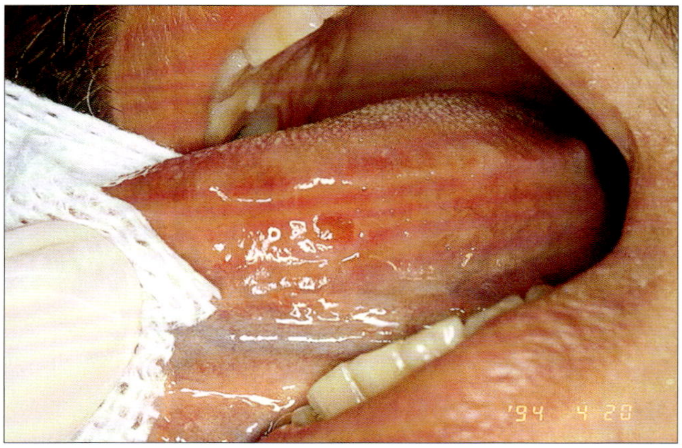



图 11.205 黏膜红斑病：舌侧缘看起来无害的红色斑片组织学上是侵袭性鳞状细胞癌

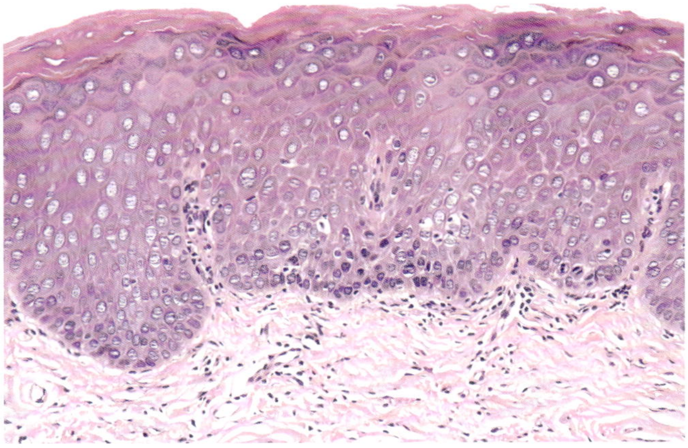

图 11.206 上皮发育不良：可见芽蕾状棘突；发育不良细胞累及范围不足表皮厚度的 1/3

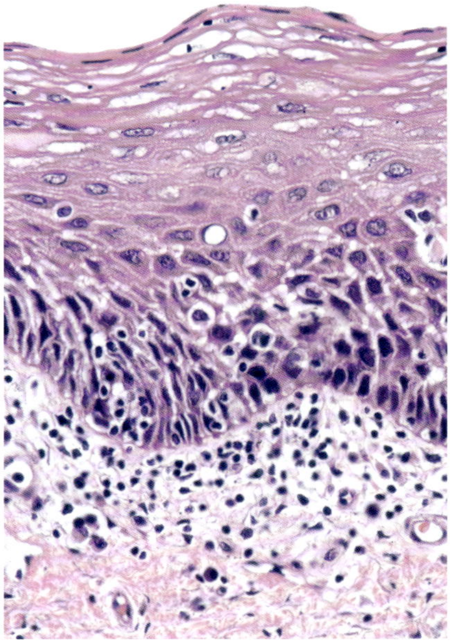

图 11.207 上皮发育不良：发育不良细胞累及范围超过表皮厚度的 1/3，但不足 2/3

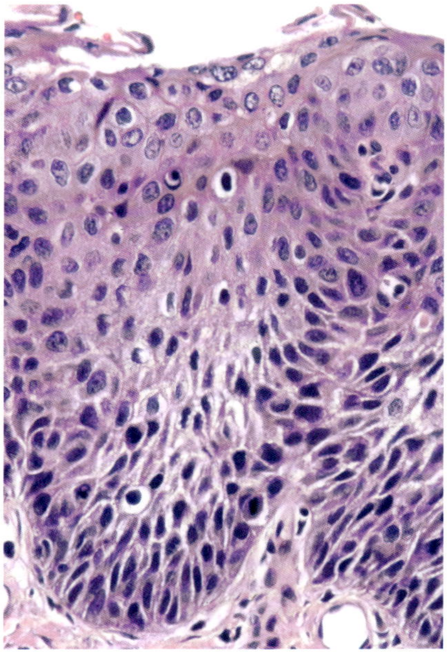

图 11.208 原位癌：发育不良细胞累及表皮全层

不典型增生细胞从上皮浅层沿分泌唾液导管（尤其在口底不典型增生）扩展和蔓延，无基质侵袭，其与侵袭性鳞状细胞癌的复发率相同（图 11.209）[26]。这可部分解释表浅激光切除病损后出现口底复发的原因。

同宫颈上皮内瘤变的概念类似，鳞状上皮内瘤变用于描述上呼吸消化道的不典型增生和原位癌[27]。鳞状上皮内瘤变不仅意味着恶变（虽然是非侵袭性皮损）的组织形态学特征，而且还包括肿瘤转化的分子和基因学改变。

分子标记物的使用有助于预测快速发生的恶变[28]。3p、9p 和 17p 与不典型增生有关，但不必然相关[29-30]。中重度不典型增生和原位癌患者 p53 表达增加。吸烟患者的黏膜中 p53 的表达也增加[31-32]。基底细胞上层 p53 的存在与口腔鳞状细胞癌的发展相关[33]。应用微阵列芯片检测特异性基因的表达产物，对于进一步确定不典型增生皮损进展的可能性有重要意义[34]。其他研究包括多倍体状态、增生和分化标记物的研究。然而目前的“金标准”仍是常规组织学检查。

病变具有明显的角化过度或角化不全，上皮呈外生性乳头状突起，有时呈球状棘突和内生性生长模式，组织学上可诊断为疣状不典型增生[24]。这在临床上符合疣状黏膜白斑。乳头状突起分为“钝型”和“锋利型”，钝型通常无角化或有轻微角化，而锋利型有明显的角化过度（图 11.210、11.211）[12]。细胞学不典型性很轻。如果有显著角化不全及上皮乳头状突起向内挤压呈叶状棘突，则可诊断疣状癌（图 11.212、11.213）[24, 35]。20% ～ 30% 的疣状增生组织中发现有 HPV[36-37]。

增生型疣状黏膜白斑的组织学特征是不同的，常呈疣状增生。表现为正角化过度或显著角化不全及乳头瘤样增生。早期病变上皮不典型增生（epithelial dysplasia）可无或为轻度。当不断延伸至黏膜时，病变可显示出更多不典型增生的细胞学证据，更明显的

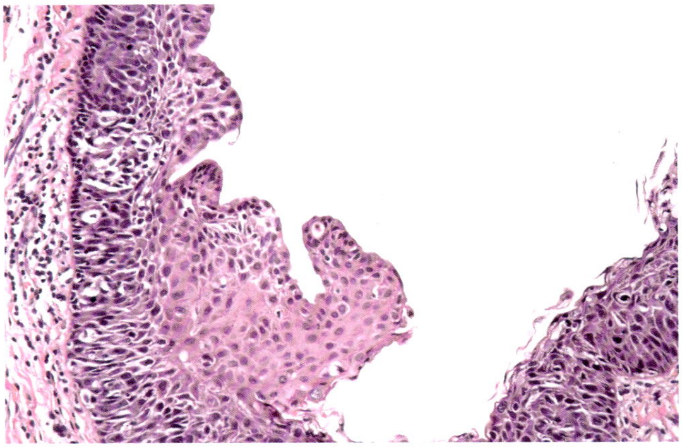

图 11.209 原位癌：发育不良细胞以原位方式累及唾液腺分泌导管，这有重要的预后提示

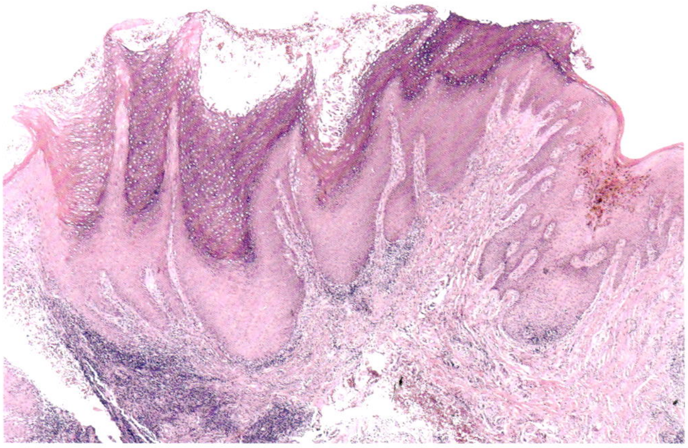

图 11.210 疣状增生：注意外生性和内生性鳞状细胞增生伴明显的角化过度；一侧边缘存在正常表皮

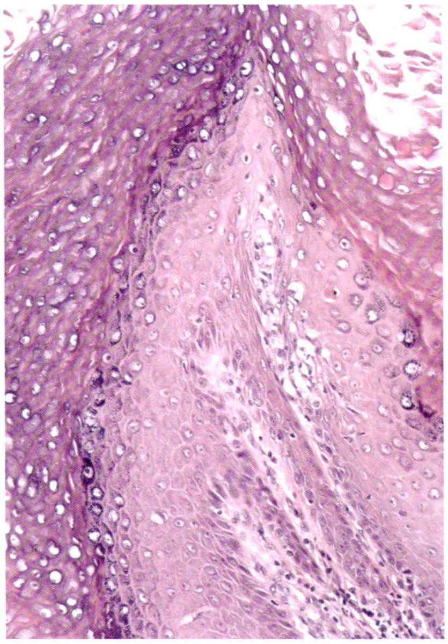

图 11.211 疣状增生：可见角化过度、正常大小的棘突和轻度细胞异型性

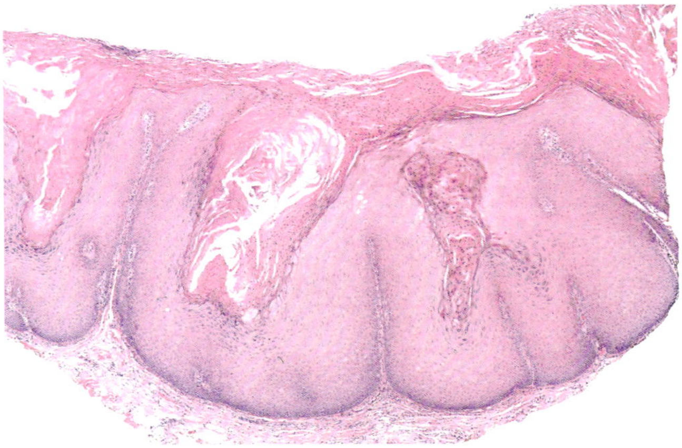

图 11.212 疣状增生 / 早期疣状癌：注意具有球状棘突的外生性和内生性鳞状细胞增生

外生性乳头瘤样增生，最终呈内生性和（或）传统鳞癌或疣状癌的侵袭性生长方式[20]。在一组病例报道中，77% 的病例 HPV-16 阳性[38]。也有 DNA 非整倍体的报道[39]。随着皮损进展并不典型增生，病例可出现非整倍体[40]。

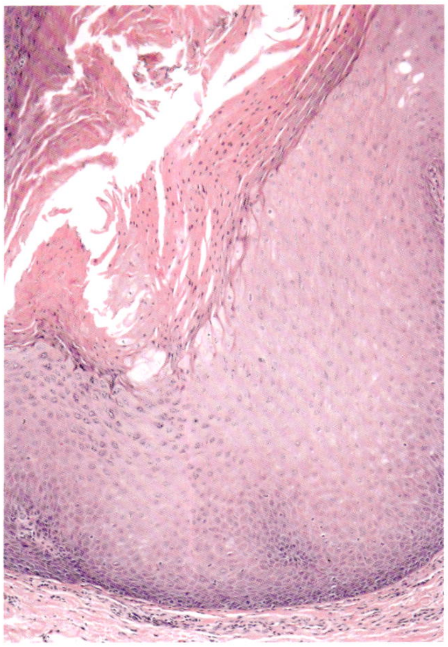

**图 11.213** 疣状增生/早期疣状癌：有角化不全栓、轻度细胞异型性和宽大的内生性前沿

## 鉴别诊断

用含有美洲血根草的补牙剂 Viadent 可导致上颌前庭黏膜白斑，表现为角化过度、萎缩、乳头瘤样增生和轻度细胞不典型性和不典型增生（图 11.214）[41-42]。即使停止使用也不能缓解，但是未发现癌变。

鲍恩样丘疹病是一种少见的发生于年轻人的疾病，偶发于唇、舌和颊黏膜。除了空泡细胞以外，上皮全层有不典型性、角化不良细胞、凋亡细胞，异常的染色质片段类似静止的核分裂，周围的上皮显示不同程度的上皮不典型增生（图 11.215、11.216）[43-46]。70% 的病例原位杂交 HPV 阳性，而且大多数为高危型 HPV-16/18 阳性[42]。另一组病例研究的作者认为，如果有不典型增生，不应使用鲍恩样丘疹病这个术语，而推荐使用“空泡细胞性不典型增生”。在这组病例中，68% 的病例 HPV-16/18 阳性[45]。

“苔藓样不典型增生”这个术语用于描述伴有界面带状淋巴细胞浸润的上皮不典型增生，而不是典型的扁平苔藓。在此情况下，使用“伴苔藓样炎症细胞浸润的上皮不典型增生”这个术语更不易混淆，因为淋巴细胞带可能是宿主对不典型增生细胞的反应。

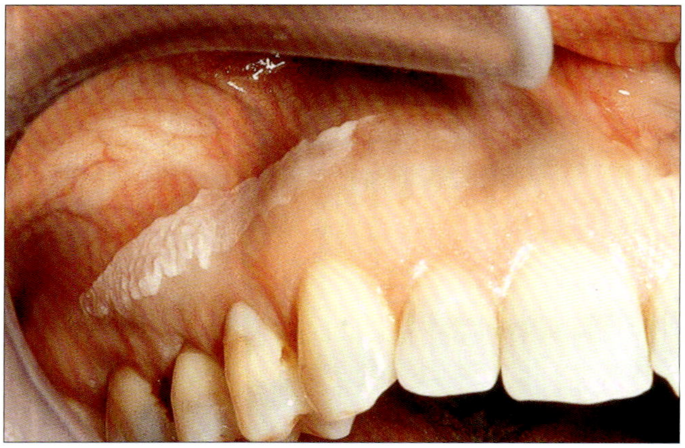

**图 11.214** 血根草诱发的黏膜白斑：上颌骨齿龈和牙槽沟是这些边界清楚、粗糙斑块的典型发病部位

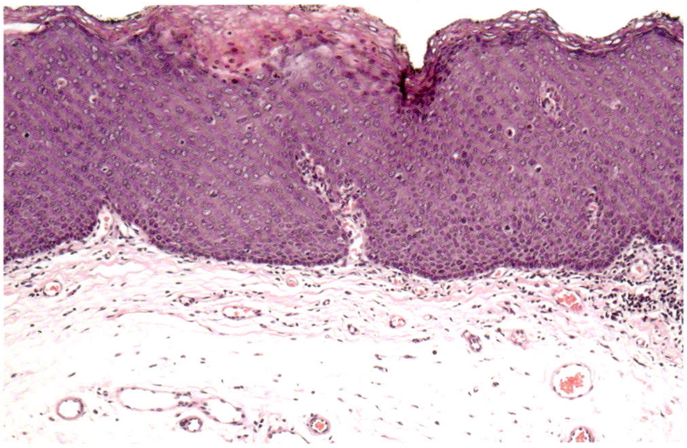

**图 11.215** 空泡细胞发育不良：为原位癌

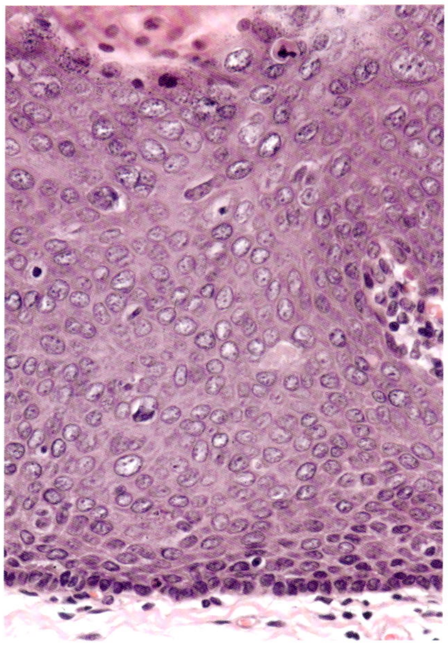

**图 11.216** 空泡细胞发育不良：核碎裂是该病的一个特征性表现

# 黏膜下纤维化

## 临床特征

黏膜下纤维化（submucous fibrosis）通常发生在咀嚼槟榔（蒌叶）坚果的亚裔（特别是次大陆印度人）成人[1]。开始在软腭和喉头，然后在颊黏膜、唇和舌出现灰白色斑，逐渐增大、纤维化，大理石样硬度，表现与进行性系统性硬化不同。在晚期病变中，可触及的纤维化条带沿颊黏膜垂直分布，导致张口受限。常见溃疡、片状红斑和烧灼感[2]。这是一种癌前期病变，许多病例发展成鳞状细胞癌[3-4]。

## 发病机制和组织学特征

槟榔碱和类槟榔碱具有致癌性，可刺激胶原合成，也可生成亚硝胺。转化生长因子 β 介导的胶原合成增加、基质降解导致纤维化，这种情况被认为是一种胶原代谢性疾病[5-6]。在一项研究的近半数黏膜下纤维化病例中，发现不稳定的染色体位点和位点杂合性的缺失，p53 和 DNA 修复受抑制，以及 T 细胞功能受损，与口腔鳞状细胞癌存在相关性[7-9]。

上皮角化过度和萎缩，伴棘突消失。上皮下结缔组织初始表现为水肿、血管扩张和慢性炎症。胶原纤维束进行性增厚伴玻璃样变程度增加（图 11.217）。在严重病例中，玻璃样变的胶原束无细胞成分[2，10-11]。半数病例呈苔藓样炎症浸润，上皮不典型增生见于 8% 的病例[11]。

早期超微检查示胶原纤维异常，出现断裂、弯曲 / 有角和变性[12]。其他研究表明，Ⅰ型和Ⅲ型胶原纤维形态和分布都正常，但密度增加[13]。更进一步的研究显示，纤维区域Ⅲ型原胶原和Ⅵ型胶原数量减少[14]。

## 鉴别诊断

胶原嗜酸性带淀粉样蛋白染色阴性。非吸烟草性角化症也可出现类似的变性胶原的嗜酸性带，但其表面的角蛋白聚集成肩章状，可见上皮增生而非萎缩。系统性硬化症的口腔黏膜受累是一个重要的鉴别诊断，可通过临床表现和血清学检查排除。

硬化性苔藓是一种少见的口腔疾病。除上皮下嗜酸性玻璃样变带外，有基底细胞变性和玻璃样变区域下淋巴细胞浸润带[15-17]。

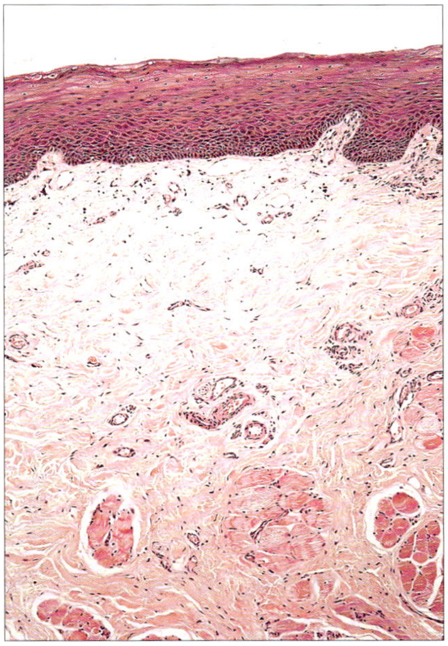

**图 11.217** 黏膜下纤维化：可见表皮萎缩和骨骼肌纤维周围致密纤维化

# 恶性病变

## 鳞状细胞癌

### 临床特征

鳞状细胞癌（squamous cell carcinoma）是口腔最常见的恶性肿瘤，占所有口腔癌症的 90% 以上。在美国，约占所有恶性肿瘤的 3%，每年新诊断的病例有 20 000 ～ 25 000 例[1-2]。最常见的两种危险因素是吸烟（迄今为止最重要的）和过度饮酒[3-5]。在亚洲国家，吸烟和咀嚼槟榔果是引起口腔癌最重要的原因[5]。在印度有此习惯的男性中，鳞状细胞癌是口腔癌中最常见的肿瘤[5]。这些肿瘤经常但不总是都在黏膜下纤维化的基础上发生。其他危险因素包括既往口腔鳞状细胞癌病史、身体其他部位癌症病史、免疫抑制剂的应用以及肿瘤家族史和年龄[6-7]。唇癌一般不在口腔疾病中讨论，因为它的病因（日晒）不同，预后较好。口腔癌中偶可检测到 HPV，但与扁桃体和 Waldeyer 环相关的黏膜鳞癌中约 25% 可以检测到 HPV，预后较好，大多数属于 HPV-16 亚型[8-9]。

该肿瘤初始表现为黏膜白斑、黏膜红斑和增生性疣状黏膜白斑，或为难愈合的溃疡、肿物或结节（图 11.218）。后者也是一种癌前病变，如同黏膜白斑，最常见的部位是舌和口底[1-2]。尽管最近数据显示该肿瘤在年轻人中的发病率升高，但普通常见于 51 ～ 60 岁或年龄更大的老年人，常与吸烟无关。大约 25% 的患者可同时或不同时出现上呼吸消化道或消化道肿瘤[10]。总体 5 年生存率是 58%，Ⅰ期和Ⅱ期肿

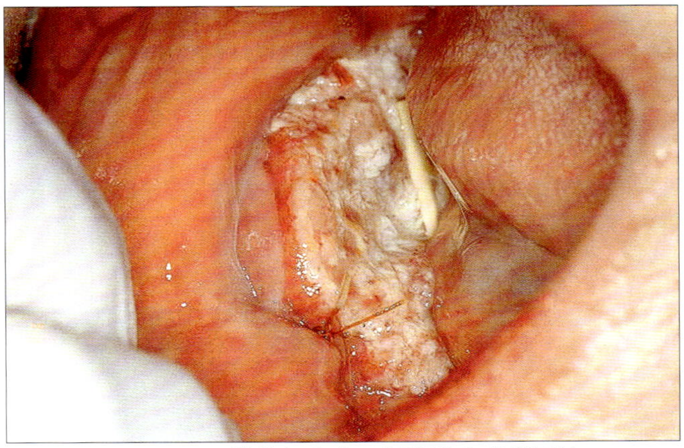

**图 11.218** 鳞状细胞癌：颊黏膜有蕈样团块

瘤是 85%，Ⅲ期和Ⅳ期伴远处转移的肿瘤是 25%[1]。

## 发病机制和组织学特征

口腔鳞状细胞癌的发展是一个多步骤过程，包括等位基因不平衡和染色体 3p、9p、11q、13q 和 17p 的杂合性消失；但上述是最常见的染色体位点，检测到的遗传学畸变几乎累及每个基因[11-12]。吸烟和饮酒史与 p53 高突变率相关[5]。分子技术已经在组织病理学显示的良性边缘发现 p53 基因高表达。在这种 p53 阳性边缘患者中，38% 发现局部复发。21% 临床阴性的淋巴结发现淋巴结转移。二倍体肿瘤与复发率低和淋巴结转移有关[13]。

组织学上，这些肿瘤与发生在其他部位的鳞状细胞癌相似（图 11.219）。覆盖的上皮呈不同程度的不典型增生。肿瘤细胞角化不良、角珠形成，多形性程度和核分裂活性各有不同。这种肿瘤细胞一般大而富含嗜酸性胞质，细胞间桥清晰可见。鼻咽部和扁桃体部位的肿瘤轻度角化，呈基底细胞样形态，多为高危 HPV 阳性，p16 是其可靠的标记物[8]。

这种肿瘤可能以大的上皮细胞岛（钝侵袭型）或小的不规则肿瘤细胞岛或单个细胞的方式浸润基质，常与表面上皮相连。钝侵袭型病变中常见棘突尖部微脓疡形成、角珠形成。Ⅳ型胶原和层粘连蛋白的免疫定位显示，钝侵袭性肿瘤基底膜通常保留，浸润性肿瘤基底膜消失[14]。浸润性肿瘤与淋巴结转移率显著升高相关[15-16]。厚度 5 mm 以上的肿瘤更易转移，然而，舌和口底 1.5 ～ 2 mm 厚的病变即有转移的危险性，两者均为高危部位[17-21]。一项近期的肿瘤评分系统按以下 7 个参数进行评价[22]：

- 侵袭血管
- 肿瘤体积
- 分化程度
- 肿瘤厚度
- 炎症程度
- 侵袭形状
- 神经周围播散

这对颈部淋巴结转移预测的相关性良好。尽管常以产生角质的量为依据将肿瘤分为高分化、中分化或低分化，但角化程度可能与预后无关。

最近对无颈部转移临床表现的患者进行的前哨淋巴结活检显示，大约 25% ～ 50% 的病例已有转移[23]。

乳头状鳞状细胞癌是一个重要亚型，好发于齿槽嵴、颊黏膜、喉、咽、口底和舌。有关该病的文献有些令人困惑。现已有两型，都表现为乳头状生长方式：

- 一型发生在喉和上呼吸道，表现为侵袭性乳头状增生突起，上皮细胞角化少，细胞有高度不典型性和许多核分裂象，其下方为纤维血管核（图 11.220、11.221）[24-26]。该肿瘤的原位部分类似伴原位癌的鳞状细胞乳头状瘤。该肿瘤大约 1/3 的病例 HPV 阳性，p53 的存在与预后差相关[26]。
- 相比而言，尽管口腔乳头状鳞状细胞癌与疣状癌的组织学特点相比有不同程度的不典型增生，但具有明显的角化过度，总的分化好（图 11.222、11.223）[27]。

口腔内所谓的角化棘皮瘤罕见，类似疣状癌[28-29]。

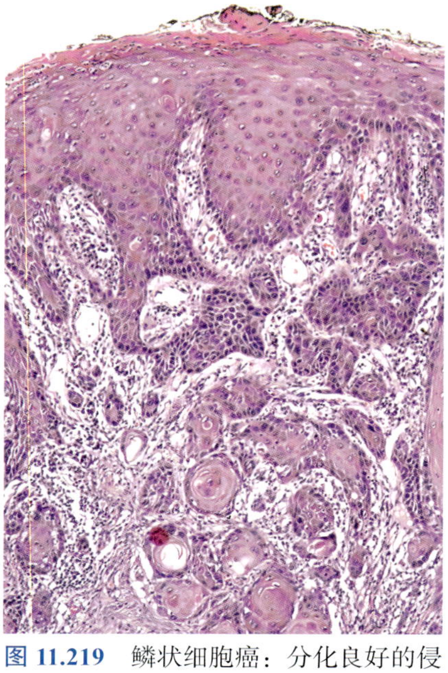

**图 11.219** 鳞状细胞癌：分化良好的侵袭性肿瘤

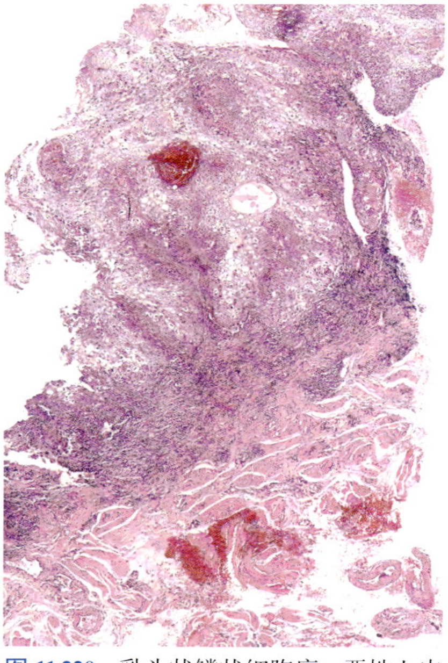

**图 11.220** 乳头状鳞状细胞癌：恶性上皮细胞的乳头状突起无角化，有间质浸润

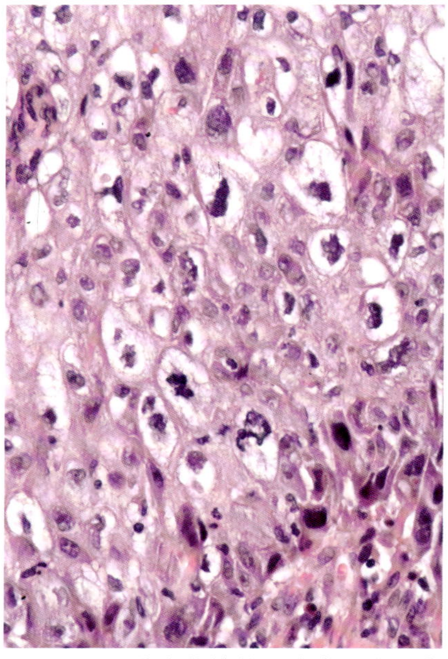

**图 11.221** 乳头状鳞状细胞癌：有显著的细胞多形性和空泡样细胞

它们呈火山口样结构，杯状凹陷中充满角质。细胞“毛玻璃样”胞浆，其下方基质中常有形态不典型的细胞浸润。角化棘皮瘤最好当做一种高分化鳞癌看待和治疗。

# 肉瘤样癌

## 临床特征

肉瘤样癌（sarcomatoid carcinoma；又称癌肉瘤、肉瘤样鳞状细胞癌、梭形细胞癌、化生癌）是一种发生于 51 ～ 80 岁、男女发病率相等的肿瘤[1]。最好发部位是下唇、舌和齿槽嵴。最常见的表现是息肉样外生形态。13% ～ 67% 的病例有发病部位放射线接触史[1-3]。口腔肿瘤多向深部侵袭，生存率较低；息肉样病变预后较好[2, 4]。

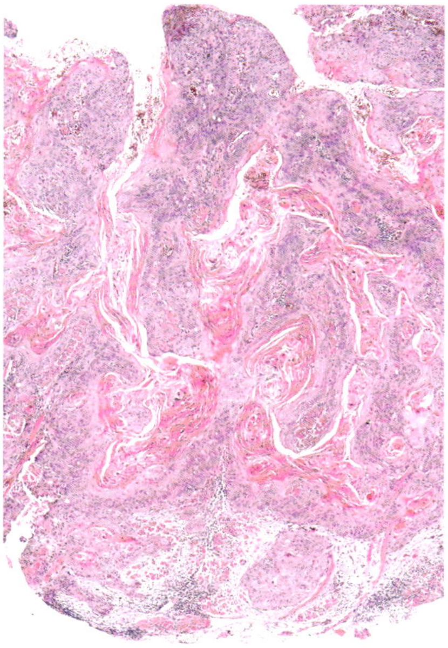

图 11.222 乳头状高分化鳞状细胞癌：注意丰富的角蛋白、乳头和隐窝形成

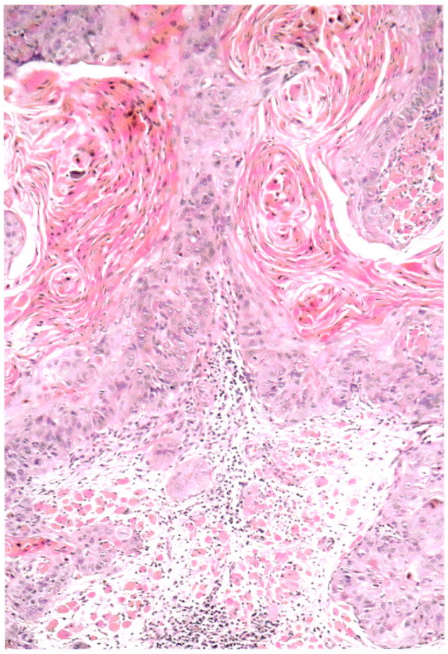

图 11.223 乳头状高分化鳞状细胞癌：该肿瘤的细胞正在发生角化

## 组织学特征

肿瘤典型表现为溃疡，呈双相型，息肉基底或蒂部有恶性上皮成分（鳞状细胞癌），肿瘤主体有恶性梭形细胞[1]。发育不良细胞如梭形细胞从表面上皮“脱落”或成束侵入其下的基质。梭形细胞可呈束状，有明显的黏液样基质（肉芽组织碎片）或呈周皮细胞瘤和席纹状（图 11.224）[1-2, 5]。它们有时有两极过程或呈星形和上皮细胞样；核可呈多形性，核仁明显（图 11.225）。通常有丰富的核分裂象，有时可见多形性肿瘤巨细胞和破骨细胞样巨细胞。7% 的病例有骨样组织，且有恶性软骨的报道[1, 4, 6]。

50% ～ 62% 的病例梭形细胞表达低分子量细胞角蛋白，如 AE1/AE3 和 CAM5.2；梭形细胞也可同时弥漫性表达波形蛋白[4, 7]。少于 10% 的病例表达上皮膜抗原（EMA）、S-100 蛋白和 GFAP 通常阴性[3, 7]。

超微结构检查，桥粒分化可好或较差，角蛋白丝多少不匀。粗面内质网扩张并存在原胶原蛋白，提示

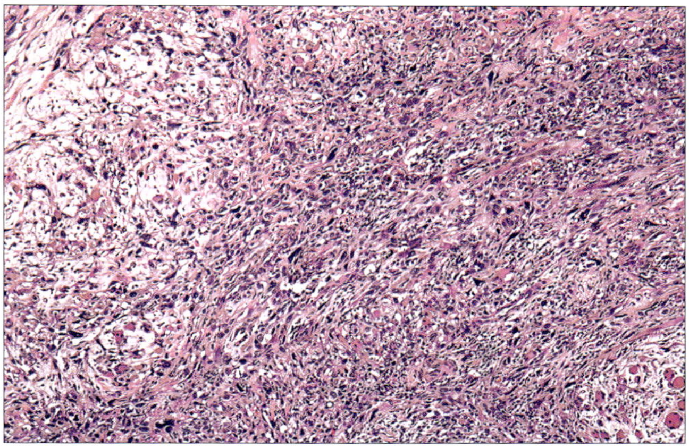

图 11.224 肉瘤样癌：注意流水样、束状结构

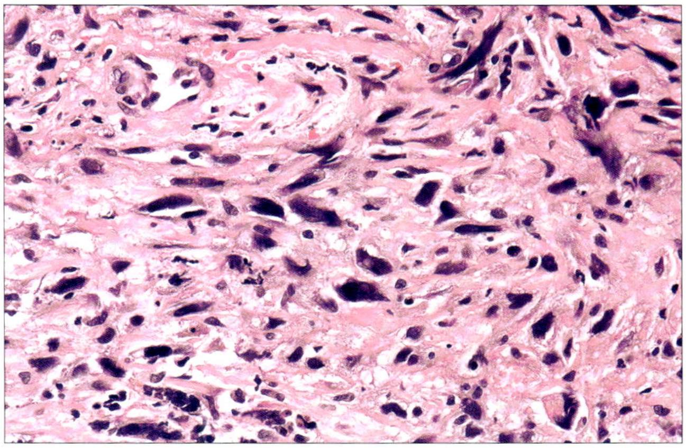

图 11.225 肉瘤样癌：注意大的多形性梭形细胞

有分泌活性[3-5]。

## 鉴别诊断

肉瘤样癌是口腔最常见的梭形细胞恶性肿瘤。当梭形细胞恶性肿瘤伴有典型鳞状细胞时，尽管后者在息肉样损害的基底部仅为局灶性改变，诊断化生癌并不困难。重要的鉴别诊断包括结节性筋膜炎、梭形细胞黑素瘤、肉瘤和恶性肌上皮瘤。在复杂的病例，免疫过氧化物酶检查有助鉴别诊断。

# 基底样鳞状细胞癌

## 临床特征

基底样鳞状细胞癌（basaloid squamous cell carcinoma）是鳞状细胞癌的一种侵袭性亚型，好发于 51 ～ 70 岁的男性（男女比例为 7：1）。常见于舌和口底，60% ～ 80% 发生局部和（或）远端转移[1-3]。

## 组织学特征

这种不常见的肿瘤的特征性表现为中至高度分化的鳞状细胞癌，同时伴有基底样细胞的恶性小叶状增生。这种肿瘤小叶中经常可见粉刺样坏死和充满 PAS 阳性物质的微囊间隙（图 11.226）。呈明显的筛状结构，有时有特征性的围绕肿瘤细胞岛的玻璃样变物质（图 11.227）[1, 4]。有时可以见到真性导管分化和梭形细胞形态[5]。基底样细胞致密，核深染，核仁不明显。核分裂象多见，神经周围侵犯明显[3]。

确诊本病必须有可识别的鳞状细胞癌。85% 的病例可见其上有上皮细胞不典型增生，并且鳞状细胞和基底样细胞形态之间的移形可轻微或没有[2, 4]。

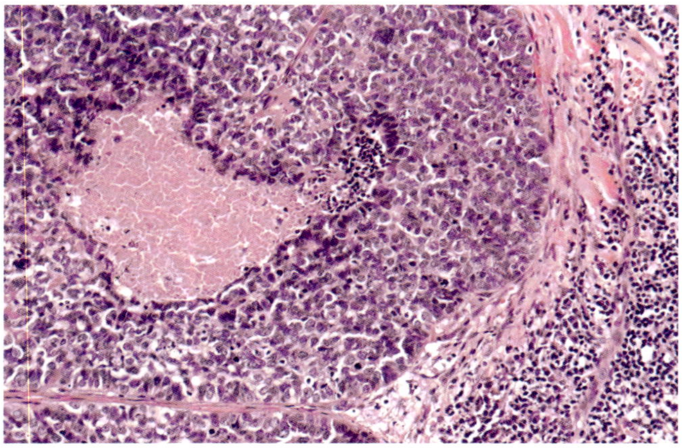

图 11.226 基底细胞样鳞状细胞癌：有粉刺样坏死和恶性基底样细胞小叶形成

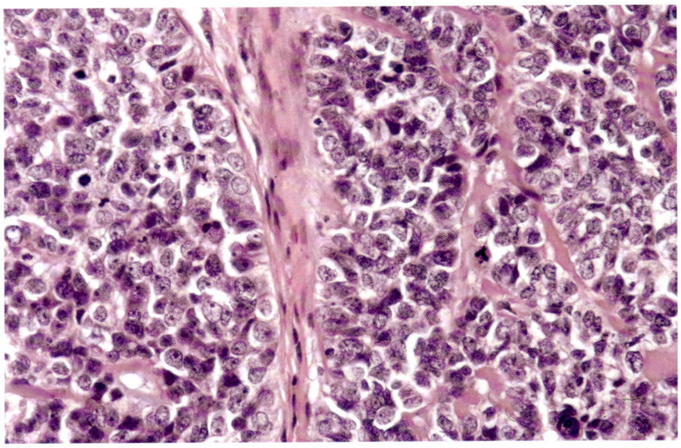

图 11.227 基底细胞样鳞状细胞癌：有许多核分裂象和玻璃样变物质的小梁

细胞表达细胞角蛋白（特别是 AE1/AE3、CAM5.2 和 34βE12）、EMA 和 NSE（弱）。约 50% 的病例存在癌胚抗原（CEA）和 S-1OO 蛋白[2]。另有报道波形蛋白在基底样细胞核边缘表达。NSE 阴性，仅在树突状细胞内 S-100 阳性[3-4, 6]。嗜铬粒蛋白和突触素阴性[2-3]。大约 50% 的肿瘤是非整倍体，但预后并无差别[7-8]。这些肿瘤具有显著的增生活性（PCNA 研究），并表达 p53 蛋白和 Bax[9-11]。

## 鉴别诊断

口咽部的非角化性 HPV 相关性鳞状细胞癌看起来十分相似，但没有伴发的典型鳞状细胞癌[12]。唾液腺癌如腺样囊性癌和基底细胞腺癌（小唾液腺的少见肿瘤）虽然包含基底样细胞，但无可识别的典型的鳞状细胞癌。波形蛋白在腺样囊性癌中为弥漫性胞质表达，而在基底细胞样鳞状细胞癌中为核周表达。一项研究表明，角蛋白 34βE12 染色在基底样细胞鳞状细胞癌几乎总是阳性，而在未分化的小细胞癌阴性[13]。Merkel 细胞癌是小梁状或实性生长方式，通常 NSE 染色阳性。角蛋向表达为特征性的核旁斑点状，肿瘤细胞含典型的神经内分泌颗粒[14]。腺鳞癌有真性导管样结构且产生上皮黏蛋白。

# 腺样鳞状细胞癌

## 临床特征

大多数腺样鳞状细胞癌（adenoid squamous cell

carcinoma；又称棘层松解性鳞状细胞癌、假腺样鳞状细胞癌、腺棘皮瘤）发生在下唇，男性发病是女性的 5 倍[1-2]。约 21% 发生在上唇，是相对多见的鳞状细胞癌的非好发部位[3]。唇部皮损总体上预后较好，而 4 期的口腔内肿瘤的死亡率高达 75%[2-4]。

## 组织学特征

典型的鳞状细胞癌必须识别。在肿瘤细胞岛中可见周围 2～3 层的非典型鳞状上皮排列成中央有空腔的假腺样结构（图 11.228）。在腔内有典型的圆形棘层松解肿癌细胞（图 11.229）[1-5]。在多数病变中，棘层松解现象紧挨着基底层[6]。在唇部皮损中，有典型的日光弹性组织变性背景，有时可见棘刺松解性日光角化，支持本病与光损伤相关[7]。有时可见透明细胞变性或结缔组织增生性反应[8]。上皮细胞细胞角蛋白和 EMA 染色阳性，但黏液染色阴性[2-3, 8]。

该肿瘤的一亚型是假血管性腺样鳞状细胞癌，显示吻合的假血管性空隙，内衬上皮样细胞，类似血管肉瘤[9]。内衬细胞的细胞角蛋白染色阳性，不表达血管抗原。

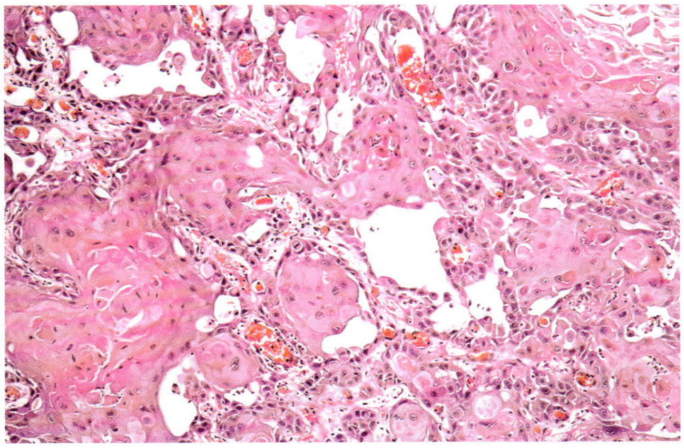

图 11.228 棘层松解性鳞状细胞癌：注意假腺样结构

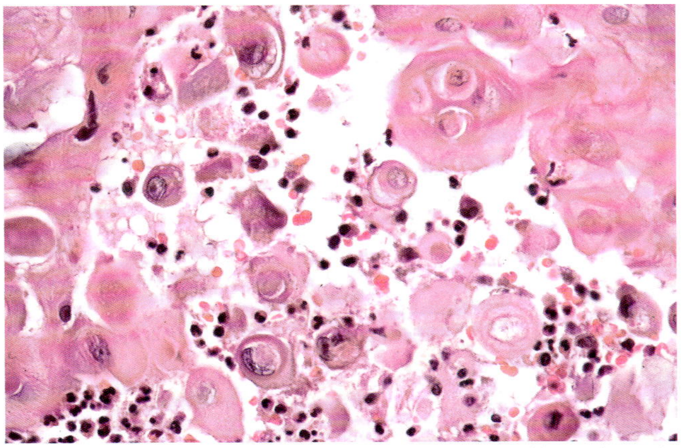

图 11.229 棘层松解性鳞状细胞癌：注意不典型棘层松解细胞

## 鉴别诊断

这些皮损必须与有真性腺样分化的腺鳞癌相鉴别。（如下）

# 腺鳞癌

## 临床特征

口腔内病例只有少数报道，喉和鼻旁窦是该肿瘤的常见部位[1-2]。老年男性的舌和口底好发，至少半数病例有局部或远处转移[1, 3-4]。

## 组织学特征

存在两种独立的组分：中至低分化的鳞状细胞癌、分泌黏液的腺癌和中间区域（图 11.230、11.231）。黏液存在于腔内或细胞内[1, 3]。可存在导管原位癌，腺癌可呈管状、小叶状和导管状结构[1, 5]。鳞状细胞癌组分中存在高分子量角蛋白，而腺癌中存在低分子量角蛋白[3]。癌胚抗原和 CAM5.2 常见于腺样区域，而不见于鳞状区域[6]。

## 鉴别诊断

当高度黏液表皮样癌的恶性表皮样成分明显，细胞和黏液细胞成分不明显，可被误诊为腺鳞癌。总体上，恶性上皮样成分多形性、不典型性和角化程度不及鳞状细胞癌。

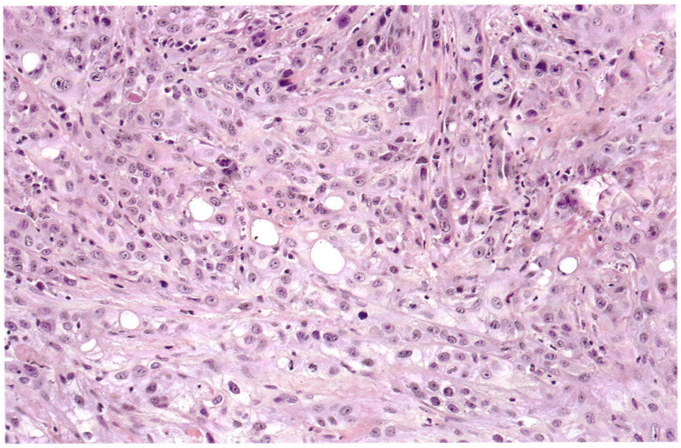

图 11.230 腺鳞癌：低倍镜视野可见具有细胞内管腔的低分化肿瘤

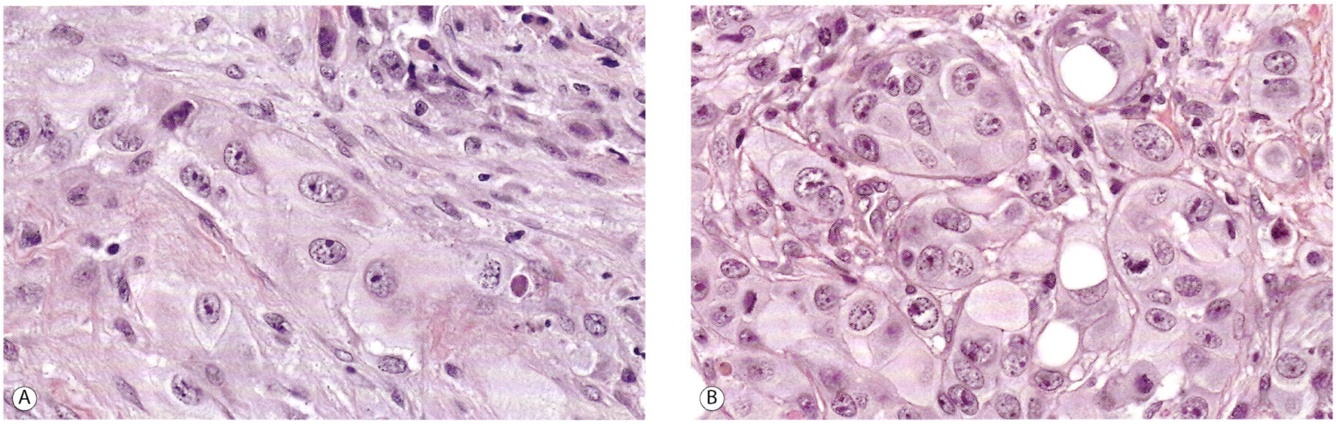

图 11.231 腺鳞癌：（**A**）注意异型性鳞状细胞；（**B**）具有类似印戒细胞的细胞内管腔

# 疣状癌

## 临床特征

疣状癌（verrucous carcinoma）发生在年长者（通常 61 ～ 70 岁），好发于颊黏膜和齿龈（超过 70% 的病例），且与使用非吸烟草和纸烟呈强相关性[1-4]。肿瘤呈白色、菌样、菜花样肿物，一般为几厘米大小，通常存在多年后才被确定诊断（图 11.232）。其下方的骨和其他结构也可被广泛破坏。经常有反应性淋巴结肿大，但除了经放射治疗的肿瘤外，淋巴结转移少见[1, 4]。17% ～ 20% 的患者可有与黏膜白斑相关疾病（最可能是疣状黏膜白斑），38% 的患者继发肿瘤[1, 4]。

## 组织学特征

疣状癌的特征性表现为明显的显著角化不全，伴良性上皮乳头状突起间角栓形成。上皮形成大的球状、叶状棘突，其宽阔的前沿向前推进而不是浸润（图 11.233）。尽管可有轻度上皮细胞不典型性，但无多形性或间变性（图 11.234）。有些棘突处可见中心变性和脓肿形成。由于角蛋白溢出可形成异物肉芽肿[1-2, 4]。淋巴结手术切除通常无转移[5]。

1/5 的肿瘤中可见更典型的鳞状细胞癌浸润灶，即所谓“杂交瘤”。此类不考虑放射治疗，这种病变与较高的复发率（大约 30%）和其后的间变相关[4]。严格地说，这种肿瘤可能应被诊断为乳头状高分化鳞状细胞癌，而不是疣状癌。

## 鉴别诊断

诊断疣状癌必须遵守严格的诊断标准。乳头状鳞状细胞癌常见于喉部，角化常轻微，包含由高度不典型性鳞状细胞组成的迂曲状细带，伴上皮全层的不典型增生[6]。据此可与类似疣状癌的高分化乳头状鳞状细胞癌相鉴别，后者具有显著的细胞不典型性、多形性、角化不良、角珠形成和基质浸润（即使浸润是“钝”型）特征。大多数“杂合性疣状癌”实质上是乳头状高分化鳞状细胞癌。具有“高分化鳞状上皮巢”神经周围浸润的疣状癌病例其本质属于乳头状高分化鳞状细胞癌[7]。

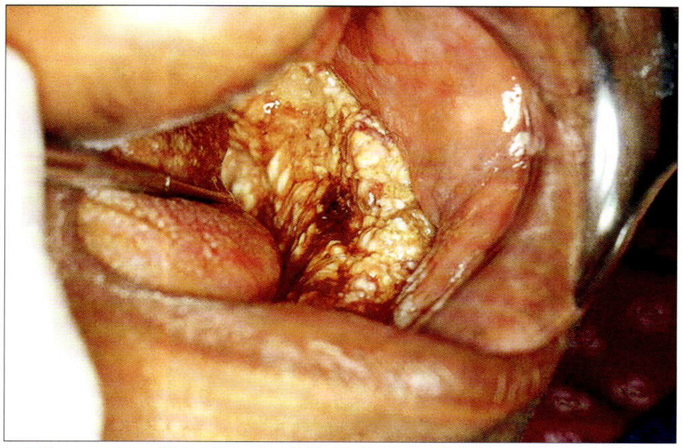

图 11.232 疣状癌：下颌骨颊黏膜和牙槽沟可见疣状肿块

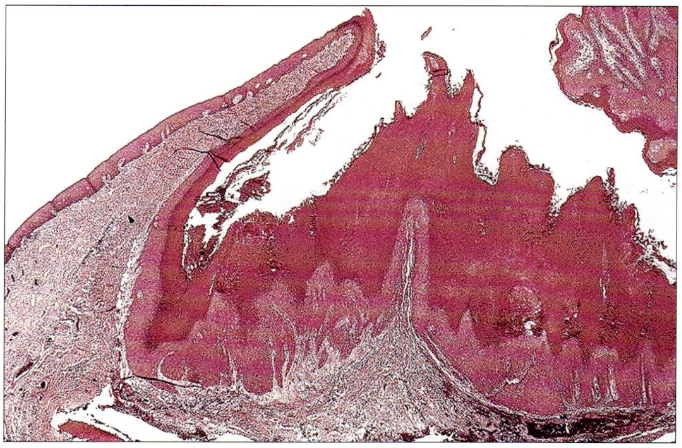

图 11.233 疣状癌：具有宽大侵袭前沿的鳞状上皮内生性增长；注意周边正常的齿龈上皮

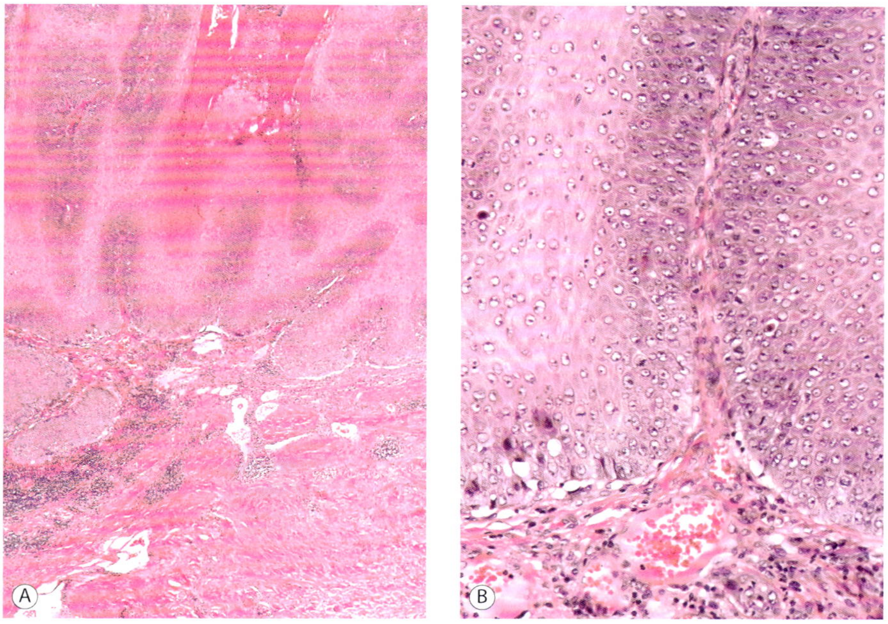

图 11.234 疣状癌（A，B）：有轻度细胞异型性，无单一细胞浸润

# 中线损毁性疾病

## 临床特征

中线损毁性疾病（midline destructive disease；也称作中线致死性肉芽肿、面中部恶性肉芽肿、多形性网状细胞增多症）表现为面中线、鼻中隔和腭的深度溃疡和坏死。该病以前被认为是独特的疾病，现在则被认为是由多种疾病引起的，包括感染（特别是深部真菌，螺旋体和分枝杆菌）、长期使用可卡因、韦格纳肉芽肿病、恶性疾病和鼻窦管 NK/T 细胞淋巴瘤[1-4]。T 细胞淋巴瘤占所有这些中线性疾病的 60%[1]。这些淋巴瘤（以前也叫做恶性组织细胞增多症和血管中心性淋巴瘤）由小核、分裂核和大核淋巴细胞组成，分散于多形性炎性细胞中，炎性细胞有中性粒细胞、反应性淋巴细胞、组织细胞和浆细胞，血管浸润明显，随后坏死[4-7]。在土著南美人和亚洲人中常见，该病和 EB 病毒有很强的相关性[5, 8-9]。

# 色素性疾病

# 汞合金文身

## 临床特征

汞合金文身（amalgam tattoo）通常是发生于齿龈 / 齿槽嵴（大约 50%）、颊黏膜（大约 25%）或口底（大约 10%）的无症状的灰色、淡蓝色、黑色或大理石色斑疹（图 11.235、11.236）。但也可发生于成人口腔的任何部位[1]。

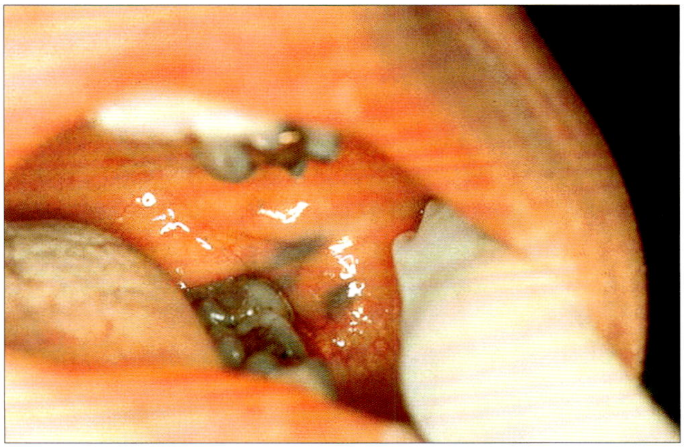

图 11.235 汞合金文身：左颊黏膜的石板灰色斑片，与某些大的汞合金牙齿修复材料有关

## 发病机制和组织学特征

汞合金颗粒可通过牙医置入或去除汞合金修复剂、患者咬伤、修复剂渗漏或脱落（或填充材料入根管）或拔牙后修复剂落入牙洞等方式创伤性地植入黏膜。口腔汞合金是银、锡、少量其他金属和汞的混合物。结缔组织中的嗜银纤维银染色阳性。人们相信文身和结合蛋白中也存在金属硫蛋白（与金属结合的低

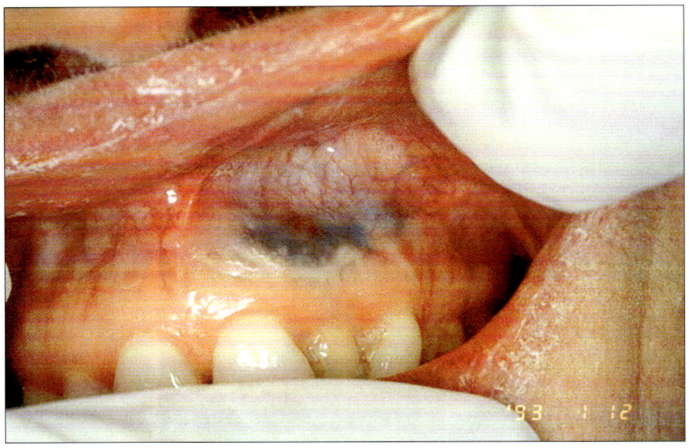

图 11.236 汞合金文身：在半月形瘢痕上方的附着齿龈上有蓝黑色斑片；该文身由根管相关的外科手术引起

分子量蛋白），可以阻止局部和系统毒性[2]。

组织中的汞合金主要有两种形式：一种是大而致密的深褐色至黑色碎屑，肉眼可见；另一种是细小的金色或深褐色灰尘样颗粒（图 11.237）[1]。由于银能沉积于网状蛋白，因此细小颗粒特征性地沿结缔组织纤维分散。它们特征性地沉积于上皮基底膜和血管，并可使神经和肌肉鞘着色（图 11.238）。胶原纤维本身有时被染成金色。在大约 50% 的病例，在大颗粒

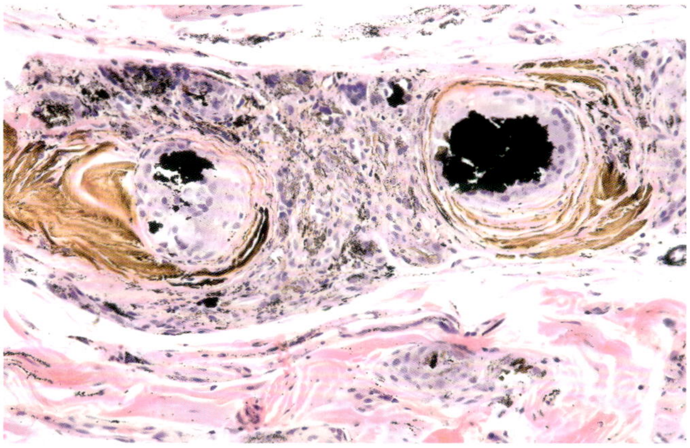

图 11.237 汞合金文身：可见粗糙及精细的汞合金颗粒伴异物肉芽肿形成，尚见呈金色染色的胶原纤维

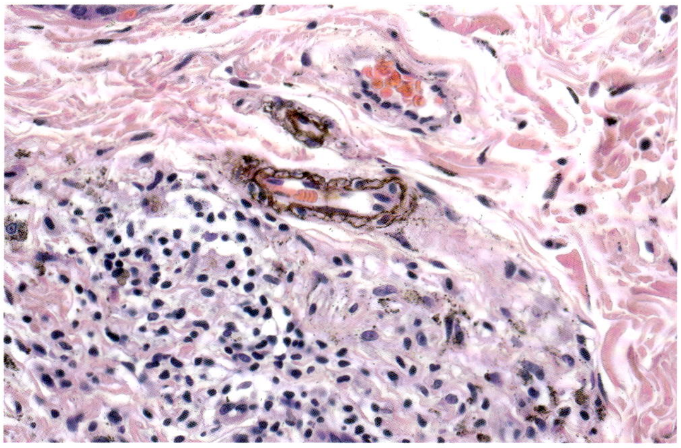

图 11.238 汞合金文身：注意典型的血管基底膜染色

周围可见淋巴细胞和（或）组织细胞和异物肉芽肿反应，有的巨噬细胞和巨细胞的胞质内可见大颗粒[1]。瘢痕普遍存在，证实许多病例的病因是创伤。

超微结构下，金属颗粒位于上皮下和血管周围的基底膜带的致密板，以及弹力纤维上[3]，包括银、铜和汞合金常含的其他金属。

## 鉴别诊断

石墨（铅笔铅）可表现为团块状黑色颗粒。这些颗粒粗糙且不局限于结缔组织纤维（图 11.239）。用弥散 X 线显微分析法可发现铝和硅（石墨硬化剂）[4]。

已有报道患者在使用硝酸银腐蚀剂后，发生非汞合金来源的银文身[5]。

# 口腔黑素细胞病变

四种疾病非常重要：黑素斑、黑素棘皮病、黑素细胞痣和黑素瘤。

## 口腔黑素斑

### 临床特征

这是口腔中最常见的黑素细胞病变，由于大多数皮损发生于唇部，起初它们被称为“唇部黑素斑”（图 11.240）[1-2]。然而，随后有报道在口腔内（特别是腭部）和生殖器等其他黏膜部位有类似外观的皮损。这类口腔病变被称为“口腔黑素斑”（oral melanotic macule）[3]。

本病通常单发（2/3 单发、1/3 多发）为境界清楚

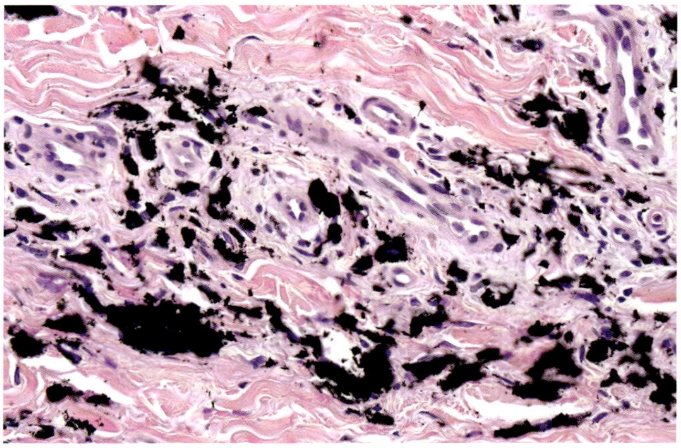

图 11.239 石墨文身：可见大的黑色颗粒物质沉积

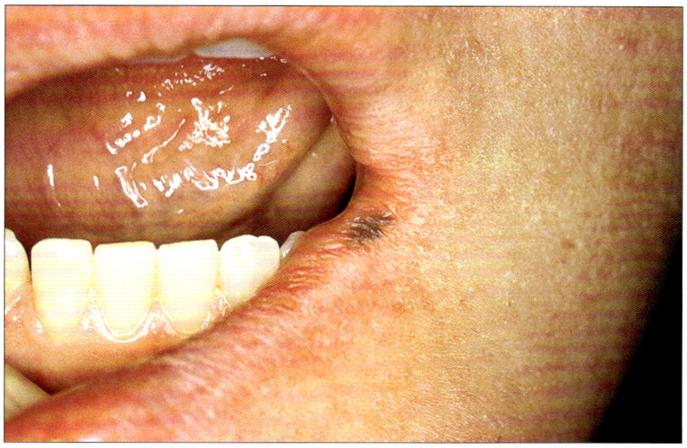

图 11.240 口腔黑素斑：注意唇的典型暗灰黑色斑片

的褐黑色斑，直径小于 1.5cm，好发于成人的唇（通常为下唇）、腭、齿龈或颊黏膜部，女性多发（男女比为 1∶2）[1，4-5]。其颜色深浅常固定不变，不像雀斑日晒后颜色加深。病变通常已持续存在数月至数年。14% ～ 25% 的病例病变可增大[1，4，6]。活检检查多用于排除黑素瘤。除了与 HIV 感染相关的口腔黑素斑外，一般不易复发[7]。可能是因为这些特殊的皮损是药物诱发的或是炎症后色素沉着。

## 发病机制和组织学特征

超微结构上出现黑素失禁和高度黑素化的黑素小体，提示黑素细胞功能活性可能增强，但其原因尚不清楚[8]。由于 14% 的唇部黑素斑患者有家族史，该病可能有遗传倾向。有些黑素斑可能代表药物诱导的黑素增加、生理 / 种族性黑色素异常分布、内分泌疾病的表现、炎症后色素增加或特发性疾病。口腔黑素斑也与 Laugier-Hunziker 综合征的甲纵形色素带（线状黑甲）以及生殖器和其他皮肤黏膜部位的色素沉着相关[9-10]。结合临床表现对确定诊断至关重要。

口腔黑素斑的特征性表现为上皮基底细胞层黑色素增加，通常限于棘突顶部，并且无或仅有轻度黑素细胞增生（图 11.241）[1，3，8]。然而一项研究发现，黑素细胞增生是不变的特征[11]。通常固有层噬黑素细胞增多，与慢性炎症的程度相关。可有轻度角化过度和棘层肥厚。

超微结构发现在黑素细胞、角质形成细胞和噬黑素细胞内存在簇集的Ⅲ期和Ⅳ期高度黑素化的黑素小体[8]。

## 鉴别诊断

炎症后色素沉着显示基底层角质形成细胞黑素增

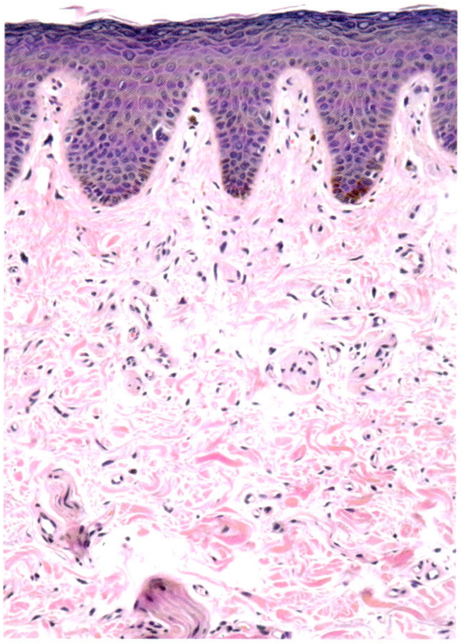

图 11.241 口腔黑素斑：基底细胞黑素增加，不伴有黑素细胞的增生或炎症

加，但棘突黑素未增加。另外，固有层内黑素沉积，伴噬黑素细胞数目增加，较明显的淋巴细胞、浆细胞浸润和血管扩张（图 11.242）。这些特征在苔藓样黏膜炎和口腔扁平苔藓的消退期以及吸烟者中更明显[12]。

雀斑在光暴露部位发生且色素深度随光暴露增加而增加。雀斑样痣除黑色素增加外，还有上皮和黑素细胞增生。伴上皮和黑素细胞增生的口腔单纯性雀斑样痣少见[13]。

与黑素斑相关的综合征包括 Peutz-Jegher 综合征、Albright 病、神经纤维瘤病和 Laugier-Hunziker 综合征，由于它们在组织学上几乎相同，因此主要靠临床特征鉴别这些综合征。米诺环素诱发的色素沉着通常在固有层可见黑色素和铁混合沉积。

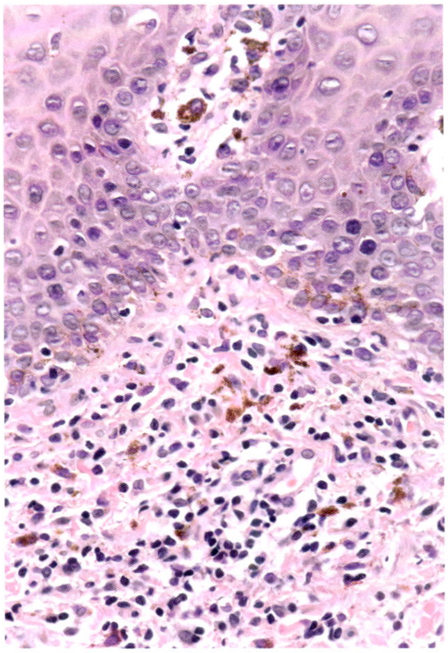

图 11.242 炎症后色素沉着：基底细胞黑素增加，血管扩张，慢性炎症，固有层可见多数噬黑素细胞

# 黑素棘皮病

## 临床特征

黑素棘皮病（melanoacanthosis；又称口腔黑棘皮瘤、黏膜黑素斑）不应与皮肤黑棘皮瘤相混淆。该病好发于年轻的黑人女性（大于 70%），好发于易受外伤的部位，如颊黏膜、下唇、腭和齿龈[1-4]。为褐色、黑色或蓝色斑疹，表面略粗糙（图 11.243）。病变边界可清晰或不清。大多数病变为单发，偶有病例为多发[5]。仅 50% 的病例有创伤史。病变可快速生长到几厘米大小。几周到几个月内可完全消退。

## 发病机制和组织学特征

黑素棘皮病可能是一种反应性病变，很可能因创伤后炎症而加重，导致树突状黑素细胞受刺激和黑素细胞透表皮消除异常。

病理改变有角化不全和棘层肥厚，海绵水肿常明显（图 11.244）。在上皮全层，许多树突状黑素细胞和含有黑素的突起伸入角质形成细胞间（图 11.245）[1-6]。

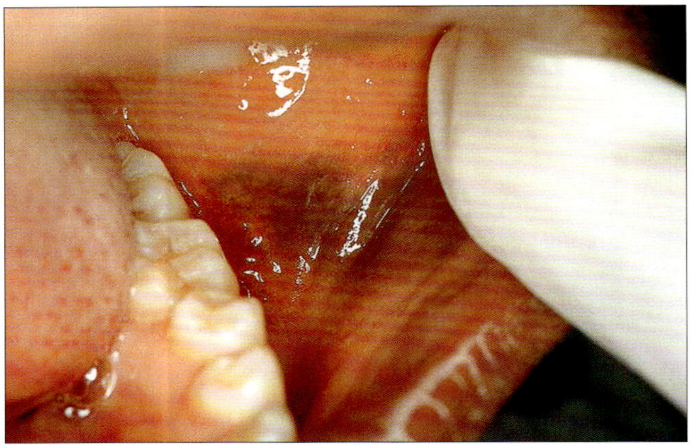

图 11.243 黑素棘皮病：颊黏膜上的蓝黑色斑片在几周内迅速扩大

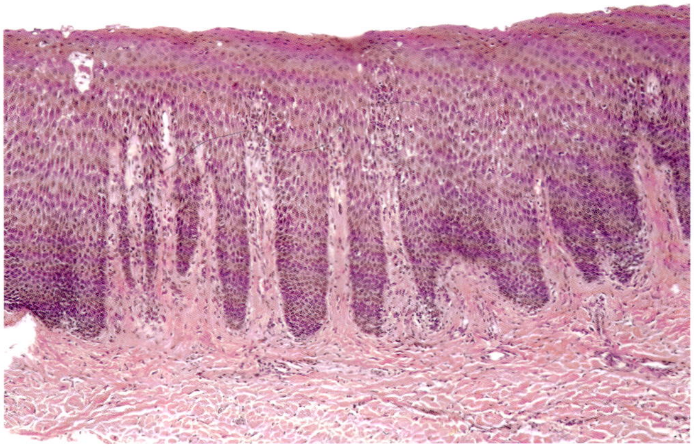

图 11.244 黑素棘皮病：有角化不全、棘层肥厚和海绵水肿

这种黑素细胞的迁移不应被过度诊断为黑素瘤，因为没有细胞学异型性。在固有层可见噬黑素细胞、轻度淋巴细胞浸润和血管扩张。有时海绵水肿严重而形成海绵状水疱[7]。黑素细胞的 S-100、Melan-A 和 HMB-45 染色阳性[3, 8]。

## 鉴别诊断

黑素棘皮病不存在任何交界处活性，可与痣鉴别。该病的良性细胞学特征使其很容易与口腔黑素瘤区分。

# 口腔黑素细胞痣

## 临床特征

口腔黑素细胞痣（oral melanocytic nevus）通常发生在 21 ～ 40 岁的女性（2：1）。约 85% 有临床可见的色素（灰色、褐色、蓝色或黑色，或这几种颜色混合），几乎都为隆起的结节或丘疹[1-2]。硬腭和颊黏膜为好发部位，其次为唇黏膜、齿龈和唇红。75% 的口腔内蓝痣发生在腭，其次为唇黏膜。黏膜内痣发生在腭和颊黏膜的概率相等[3]。

## 组织学特征

口腔黑素细胞痣在组织学上与发生在皮肤的黑素细胞痣完全一致。黏膜内痣（对应皮内痣）最常见（63% ～ 66%），其次为蓝痣和复合痣（3% ～

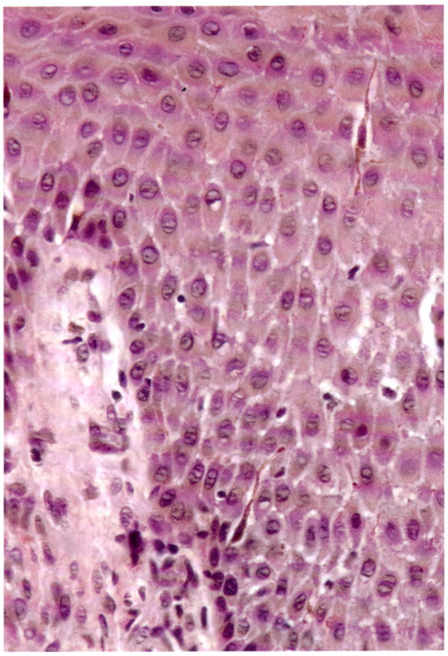

图 11.245 黑素棘皮病：表皮全层存在良性树枝状黑素细胞

5%）[1，3-4]。约 50% 的病例黏膜内痣伴上皮增生，有时伴良性雀斑样黑素细胞增生。大约 13% 组织学上为无色素性的。有时在下方脂肪组织和肌肉内也可见到痣细胞[1]。蓝痣的梭形细胞和其上方的上皮间通常由 Grenz 带分开。黏膜内和口腔蓝痣 S-100 蛋白和 HMB-45 染色阳性[5]。

混合痣（蓝痣和黏膜内痣）已有报道[3]。Spitz 痣和先天性痣也有报道，但比较罕见[6-7]。

## 口腔黑素瘤

### 临床特征

原发性口腔黑素瘤占头颈黏膜黑素瘤的 20% ～ 40%[1-3]。该病在日本特别常见[4]。肿瘤最常见于年长的成人，性别比例相等。在 70% 以上的病例中，硬腭黏膜和上颌齿龈受累。病变通常为色素性斑疹，少数情况下为结节性，周围绕以黑斑[2，4-6]。20% ～ 40% 的患者有淋巴结转移[1-3]。

口腔黑素瘤（oral melanoma）的总体预后比皮肤黑素瘤差得多，5 年生存率为 8% ～ 10%[1-2]，也有报道可达 40%[3，7]。高淋巴结转移率、就诊时肿瘤较厚、肿瘤广泛播散和上颌骨的复杂解剖结构使大多数时候完全切除肿瘤很困难。

### 组织学特征

大多数口腔黑素瘤是从既往存在的雀斑样或 Paget 样上皮内黑素细胞发育不良基础上出现的，与肢端雀斑样黑素瘤相似[8]。侵袭性肿瘤由恶性上皮样细胞和梭形黑素瘤细胞组成，极少数是无色素性的。高临床分期、肿瘤厚度超过 5 mm、出现血管浸润、组织切片黑色素缺失、淋巴结转移或远处转移预示着预后差[3，9]。另外，Ⅰ期患者的生存率与侵袭深度有关，与预测一致[9]。已有口腔促结缔组织增生性黑素瘤的报道[10-11]；也有软骨样化生（化生性黑素瘤）的报道[12]。免疫组化研究结果与其他皮肤黑素瘤几乎完全一致。

另有一种口腔内肿瘤表现为黑素细胞色素增加，是婴儿黑素细胞神经外胚层肿瘤，常形成骨内病变，突破骨皮质进入软组织[13]。

## 药物导致的口腔色素沉着

### 临床特征

该病表现为理石蓝的色素斑，通常位于硬腭和牙龈。皮肤组织可以受累或不受累。致病药物包括米诺环素、抗疟药、氯法齐明、避孕药、胺碘酮和含重金属的药物[1-6]。四环素与骨骼和牙齿中的羟基磷灰石结晶相结合，色素沉着的骨质常透过黏膜呈现灰色斑[7]。拔除的牙齿也有灰绿色外壳。

### 发病机制和组织病理学特征

这些药物的代谢产物或者自身着色，或者与含铁血黄素和黑素螯合形成可识别的色素颗粒。

小的 1 ～ 3 μm 的褐色球形颗粒在浅表的固有层沉积，常沿结缔组织纤维呈线状排列。部分颗粒存在于巨噬细胞中。重要的是，基底层角质形成细胞中通常无黑素沉积。然而，这些颗粒的黑素染色（Fantama Massan 染色）或铁（Prussian blue 染色）常呈阳性。

### 鉴别诊断

许多药物导致的色素沉着增加状态是由药物代谢产物引起的，代表炎症后黑素增加的状态。如果药物引起的是苔藓样或界面口炎，这种情况尤其常见。在这些病例中，皮损基底层角质形成细胞几乎总是呈黑色素增加（即使界面不存在带状淋巴细胞），铁染色阴性。

# 其他肿瘤

## 颗粒细胞瘤

### 临床特征

颗粒细胞瘤（granular cell tumor）见于许多部位，最常见的是皮肤（38%）、舌（23% ～ 28%）、乳房（16%）和喉，特别是声带（8%）[1-3]。女性发病率是男性的 2 倍，平均发病年龄 31 ～ 40 岁。但在 20 岁以下的病例也有报道[4]。在口腔中，大多数病例（大于 80%）发生在舌，唇、颊黏膜和口底也可受累[5]。约 8% 的病例为多发。病变为黄白色、坚实、质硬、无痛的肿物或斑块，通常最大直径小于 2 cm（图 11.246）。即使未完全切除，复发率仍很低。

## 发病机制和组织学特征

尽管这些年来已提出了许多有关本病组织来源的学说，包括成肌细胞、神经细胞、成纤维细胞和未分化间质细胞，但肿瘤细胞 S-100 蛋白染色阳性支持退行改变的 Schwann 细胞的分化理论[6-7]。

在 1/3 ～ 2/3 的病例中，上方的上皮细胞显示有假上皮瘤样增生，有些肿瘤增生特别明显，以致被误诊为侵袭性鳞状细胞癌[3-4，6-7]。肿瘤无包膜，表现为邻近表皮的巢状、条索状和片状颗粒细胞，通常（但不总是）填满整个固有层，并浸润到其下方的肌肉（图 11.247）[4]。肿瘤细胞通常与骨髓肌、神经和血管有密切联系[4，7-8]。细胞大，多角形，边界清楚或不清楚，胞核较小（图 11.248）[4]。胞质含耐淀粉酶 PAS 染色可见阳性的颗粒，这是一个很不稳定的阳性指标，其诊断价值有限。

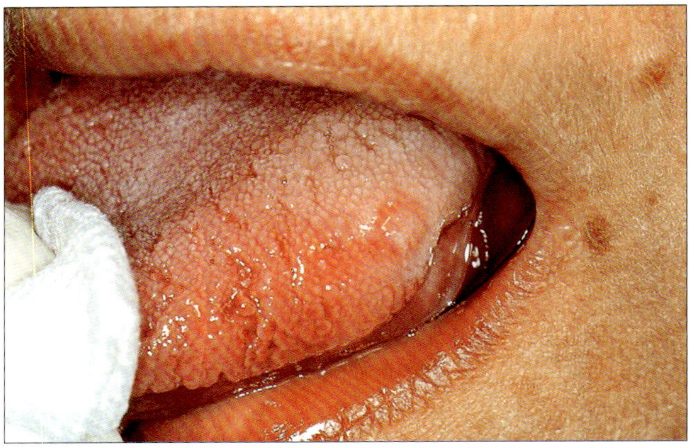

图 11.246 颗粒细胞肿瘤：注意舌部黄色深在性肿物

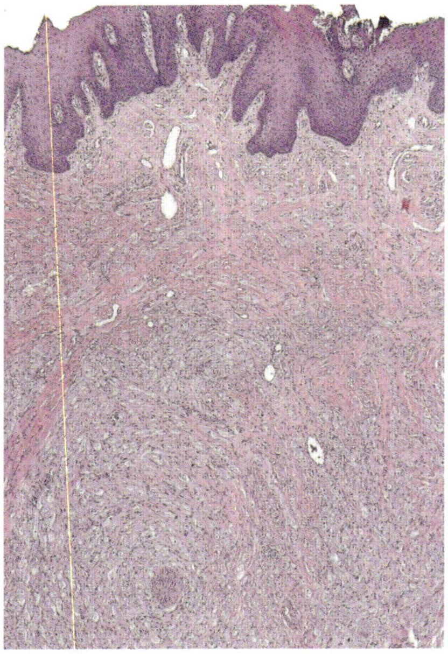

图 11.247 颗粒细胞肿瘤：颗粒细胞位于舌肌纤维之间，充满了固有层

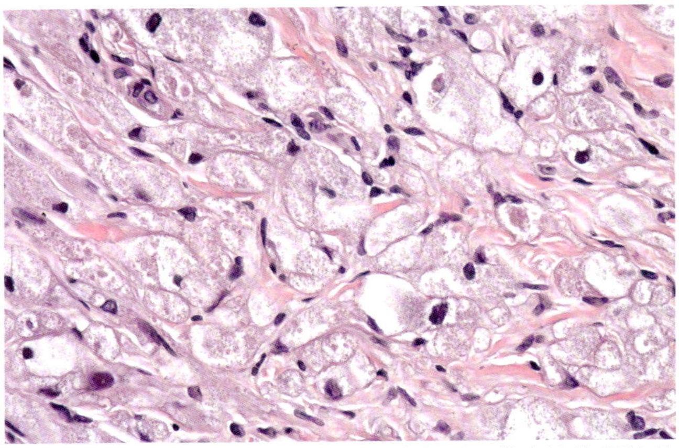

图 11.248 颗粒细胞肿瘤：细胞呈多角形，伴有淡染颗粒状胞质，胞核小

S-100 蛋白常阳性，肌肉和组织细胞的免疫组化标记物常阴性[7-9]。CD68 和 PGP9.5 染色经常阳性[10-13]。

超微结构上，颗粒细胞含有吞噬颗粒和泡样小体[14]。有包膜的有角小体代表的是有角溶酶体。有时细胞团围绕一层基膜，支持 Schwann 细胞来源的假说。

恶性颗粒细胞瘤罕见，表现为多型性，可见核分裂象、坏死和染色类型相似的梭形细胞。可发生转移[15-16]。

## 鉴别诊断

有一种 S-100 蛋白染色阴性的颗粒细胞瘤亚型——“原始息肉样颗粒细胞瘤”。病变为息肉样，伴两侧上皮增生，呈衣领状。颗粒细胞有轻度核不典型性[17-19]。先天性颗粒细胞瘤 S-100 蛋白染色也阴性，具有纤细分叉的血管结构。颗粒细胞的改变可见于许多其他肿瘤的局部[18]。

# 外胚层间质软骨黏液样肿瘤

## 临床特征

外胚层间质软骨黏液样肿瘤（ectomesenchymal chondromyxoid tumor）为少见的结节样肿瘤，位于舌背前端，发生在 21 ～ 59 岁。

## 组织学特征

该肿瘤境界清楚，但无包膜，肿瘤细胞在表浅舌肌肉组织中呈小叶样增生，在软骨黏液间质中排列成片状、线状和条索状，伴裂隙样间隙（图 11.249）[1-3]。细胞为多角形、圆形和纺锤形，核小，胞质弱嗜碱性。可有灶状核染色质深染和双核或多核现象。基质的黏液性质使肿瘤呈网状外观，50% 的病例可见假囊肿形成（图 11.250）。肿瘤边缘经常被肌纤维包绕[4]。

肿瘤细胞波形蛋白、GFAP 和 S-100 蛋白染色阳性，细胞角蛋白染色也可为阳性[1-3]。CD57、平滑肌肌动蛋白和 Leu-7 染色不稳定。结合素和 EMA 染色阴性[1-2]。肌上皮细胞的典型标记物如钙调蛋白、平滑肌肌球蛋白和 p63 为阴性[5]。

超微结构上，基底板呈灶状，但没有桥粒和致密小体[1]。

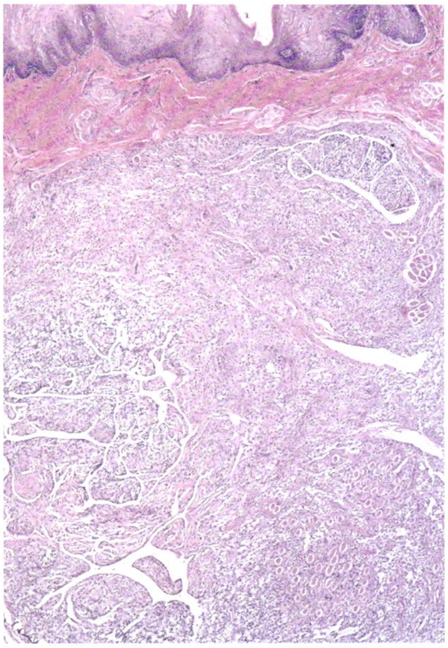

图 11.249 舌的外胚层间质软骨黏液样肿瘤：该肿瘤单发而呈黏液样，伴有许多裂隙样间隙

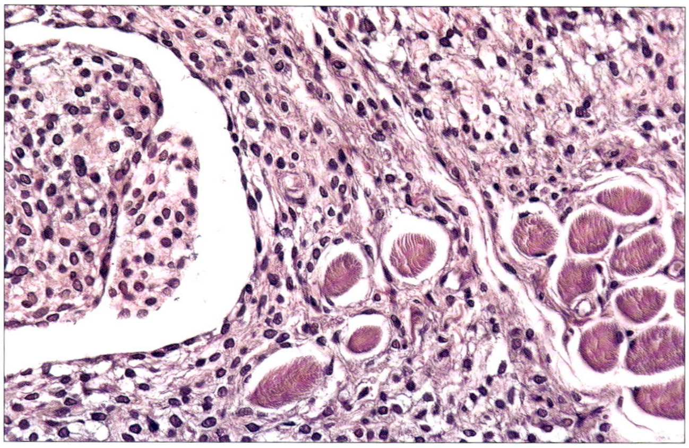

图 11.250 舌的外胚层间质软骨黏液样肿瘤：注意上皮样细胞和肌纤维间隔

该肿瘤可能来源于多潜能间质细胞。

## 鉴别诊断

肌上皮瘤与该肿瘤相似，具有相似的细胞形态和免疫组织化学特性。两者都有软骨黏液样基质，但根据无导管分化和浆细胞样细胞很容易将其区分。另外，肌上皮瘤紧靠唾液腺发生，不伸入或包绕附近骨骼肌。虽然外胚层间质软骨黏液样肿瘤对角质原纤维酸性蛋白和 S100 蛋白染色阳性，但对肌上皮细胞的其他标志物染色均阴性。

（李峰译 刘洁校 张韡 刘跃华审）

# 第12章 肛门生殖器皮肤病

*Eduardo Calonje, Sallie Neill, Chris Bunker, Nick Francis, Alcides Chaux and Antonio C Cubilla*

# 简介

本章主要介绍发生于肛门和生殖器部位的皮肤病，妇科和泌尿外科疾病在此不作讨论。

许多发生于其他部位的皮肤病可累及肛门生殖器部位。由于病程的迁延不愈和皱褶部位的通气性较差，其临床和组织学特征与其他部位有所不同。

多年来，外阴疾病有多种不同的分类方法[1]。诸如“鳞状细胞增生”一词即从组织学上进行描述，并无临床意义。或许并无必要建立一种专门针对外阴皮肤和黏膜疾病的分类方法。外阴上皮内瘤变（vulval intraepithelial neoplasia，VIN）和阴茎上皮内瘤变（penile intraepithelial neoplasia，PIN）两个术语将在下文讨论。乳房外佩吉特病和原位黑色素瘤不再归属于 VIN 之列。

肛门生殖器部位具有特殊性，因为覆盖在其表面的上皮既有皮肤也有黏膜，即角化的和非角化的复层鳞状上皮。从皮肤向黏膜的移行特征性地表现为上皮之间的连接发生了细微的变化。因此，为了避免混淆和误诊，强调组织病理的取材部位非常重要。

# 正常女性解剖

女阴包括阴阜、大阴唇、小阴唇、阴道前庭、阴蒂（包括包皮和系带）、前庭大腺、斯基恩腺、处女膜、阴道后联合、舟状窝、阴道口和尿道外口（图 12.1）。

## 组织学特征

与其他皮肤黏膜区一样，肛门生殖器部位的组织学表现为皮肤向黏膜的移行。

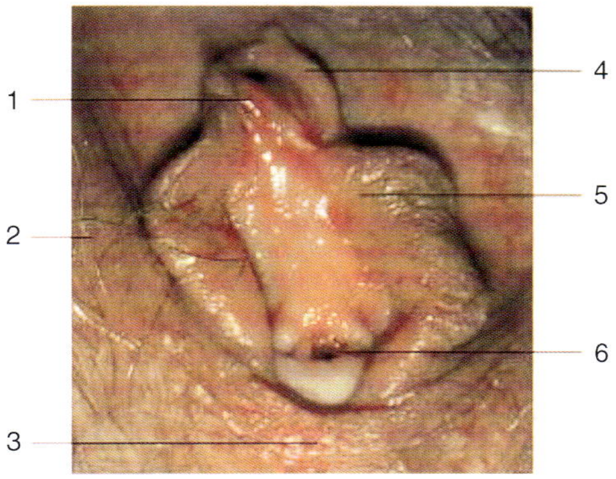


图 12.1 正常女性外阴的主要解剖学标志。1，阴蒂；2，大阴唇；3，阴唇后联合；4，阴蒂包皮；5，小阴唇；6，尿道外口

# 大阴唇和肛周皮肤

## 组织学特征

这两个部位的皮肤均为角化的复层鳞状上皮、并有附属器，故与身体其他部位皮肤最相似。正常情况下，大阴唇的上皮内含有少量淋巴细胞，真皮浅层的血管周围亦可见少量的淋巴细胞。大阴唇皮肤中含有毛囊及与之相连的皮脂腺及大小汗腺。大阴唇中部的毛囊有所不同，仅有皮脂腺存在而无毛发（图 12.2）。部分皮脂腺直接开口于上皮（Fordyce 疹，见下文）。真皮深部可见一层平滑肌，称为阴唇肉膜。大阴唇的皮下组织在生育期妇女很明显，绝经后萎缩。大阴唇内含有一条很长的平滑肌。肛周皮肤可见大量附着皮脂腺的终末期毛发。

# 小阴唇和阴蒂包皮

## 组织学特征

女性小阴唇的结构相当于男性阴茎尿道海绵体的结构，位于阴道前庭的外侧和大阴唇的内侧，被覆复层鳞状上皮，常有色素沉着。大多数女性小阴唇的皮下组织中没有附属器。基质富含丰富的血管、勃起组织和弹力纤维。

由于皮脂腺常不伴毛囊，直接开口于皮肤表面，故毛囊皮脂腺单位不完整。汗腺很少见。皮下脂肪组织缺如。

# 阴蒂

## 组织学特征

表皮为复层角化上皮，无附属器。与男性不同，女性阴蒂无尿道海绵体，其系带和包皮从小阴唇演化而来，富含皮脂腺和黏液腺。

# 前庭

## 组织学特征

表皮为复层非角化上皮，类似于黏膜（图

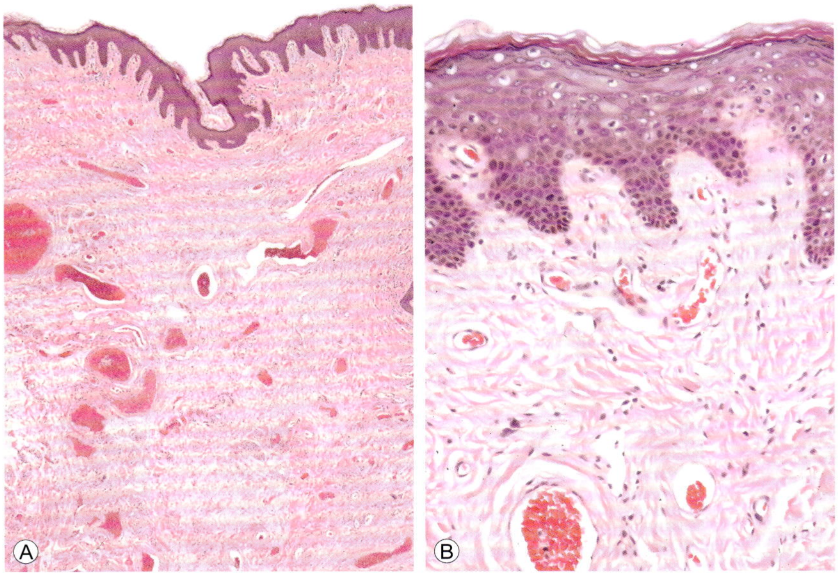

图 12.2 （A，B）正常女性外阴：大阴唇的中部。表皮是角化上皮，真皮富含血管，没有毛囊

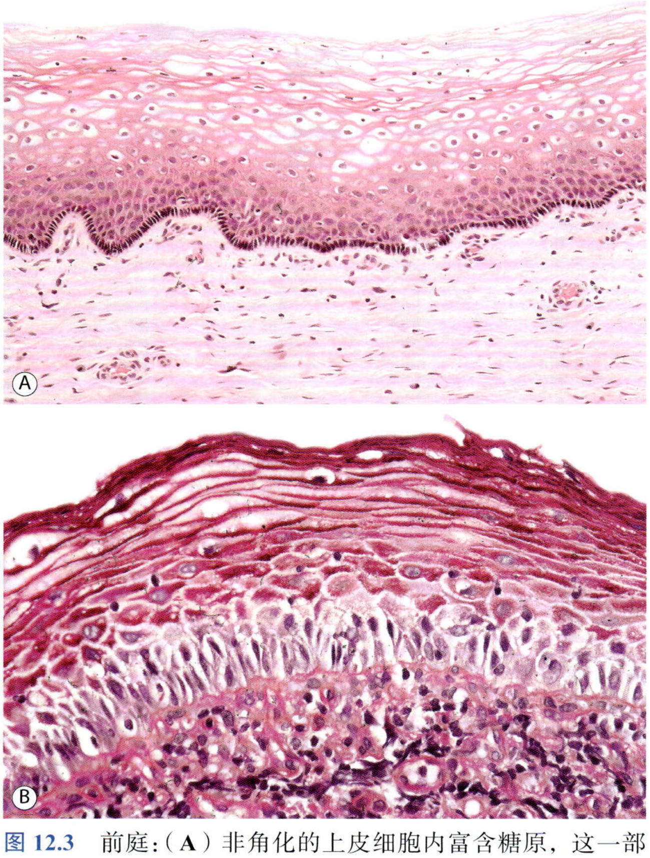

图 12.3 前庭：（A）非角化的上皮细胞内富含糖原，这一部位没有皮肤附属器；（B）上皮细胞 PAS 染色强阳性

12.3）。阴道和尿道都在前庭开口。前庭大腺位于大阴唇后壁的深部。类似于男性的 Cowper 腺或称尿道球腺。前庭大腺、斯基恩腺和小前庭腺的导管均开口于前庭。

## 正常男性解剖

阴茎是男性性交和排尿所必需的器官。阴囊是体外的一个囊，其内含有睾丸，为精子的发育提供适宜的温度。臀沟和腹股沟皱褶是两层皮肤紧密结合的区域，具有重要的意义。它们构成了下肢与躯干之间的连接，同时，它也包绕了肛门和生殖器的皮肤黏膜连接处。会阴位于肛门和阴囊之间，该处皮肤与皮下组织紧贴在一起。

包皮存在于灵长类已有至少六千五百万年的历史，事实上可能被低估了，有学者认为应该是长达 1 亿年。在女性，类似的结构是阴蒂皮肤。男性包皮可伸缩自如的年龄，4% 发生于出生时，15% 6 岁时，50% 1 岁时，多达 80% ～ 90% 在 3 岁时出现。直至 17 岁，包皮的黏膜与龟头才彻底分离[2-4]。包皮由特定的组织构成，该组织具有保护性并具有唤起性欲的功能，这种保护既有物理性的保护也有免疫学的保护[4]。它的结构（包括阴茎肉膜肌）和分泌物对于正常的功能具有重要意义。男性包皮的长度和伸缩能力不同。

正常阴茎的解剖以阴茎勃起时的解剖学位置为准，因此阴茎的背侧面与腹部直接接触，属于身体的腹侧面。

## 组织学特征

肛门生殖器区上皮的角化类型不同，在尿路上皮向“皮肤”转化的过程中尤为明显。对于“黏膜”

的定义一直有争议[5-6]，但毫无疑问的是，阴茎尿道海绵体是一种黏膜组织，而对于割除包皮的男性，则有所不同；龟头和内包皮没有黏膜组织，而外包皮则有黏膜组织。有几个上皮移行区域[7]。近端尿道（前列腺前区和前列腺）表面衬移行上皮，膜性阴茎尿道海绵体则衬于假复层柱状上皮。远端阴茎尿道则覆复层或假复层鳞状上皮，部分区域覆单层柱状上皮，含有 Littre 腺，远端 5 ～ 6 mm 长包含舟状窝的尿道覆 6 ～ 10 层细胞组成的非角化鳞状上皮，它们不包含附属器，是未割包皮的龟头表皮（龟头表皮具有薄的角质层，尽管一些报道宣称未割包皮的龟头表皮是非角化的）和包皮内侧表皮的延续；包皮外侧表皮则与正常皮肤相同[7]。正因为舟状窝的大小、形态各不相同，所以移行上皮区域的大小、龟头角化的程度及附属器的存在也会有所不同。尿道周围表皮中存在多潜能的黏膜分泌细胞[8]，龟头和包皮有黏液性化生[9-10]。当然，最后的分化取决于包皮的长度：我们的经验，外阴硬化萎缩性苔藓常发生于包皮较长的男性（阴茎癌也是如此）。男性泌尿生殖道分化程度的不同伴随有角蛋白表达的不同，原因未知[12]。正常局部组织结构如图 12.4 ～ 12.9。

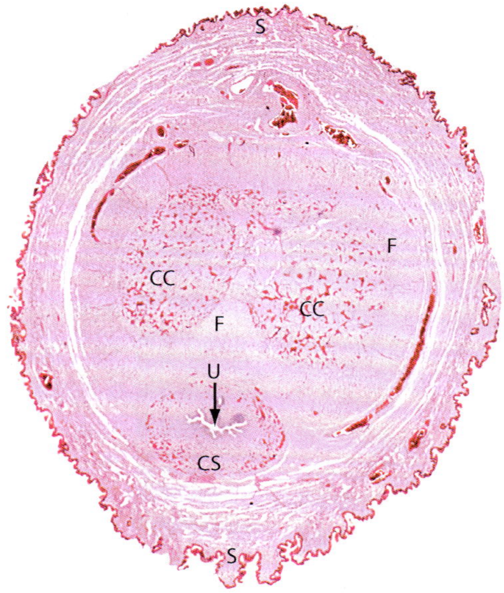


图 12.4　阴茎：人类阴茎横断面显示了勃起组织的构成，它们存在于如图所示的三个圆柱形结构中。背侧的两个圆柱形结构被称作阴茎海绵体（CC），腹侧单个的圆柱结构是尿道海绵体（CS），阴茎尿道（U）从中通过。在阴茎远端，尿道海绵体扩大形成阴茎龟头。勃起海绵体被纤维胶原组织（F）包绕分隔，阴茎勃起中心则被含有丰富血管的疏松皮下组织相连的皮肤（S）包绕（Reproduced with permission from Young B. et al.，Wheater's Functional Histology，5th edition. © Churchill Livingstone，2006.）

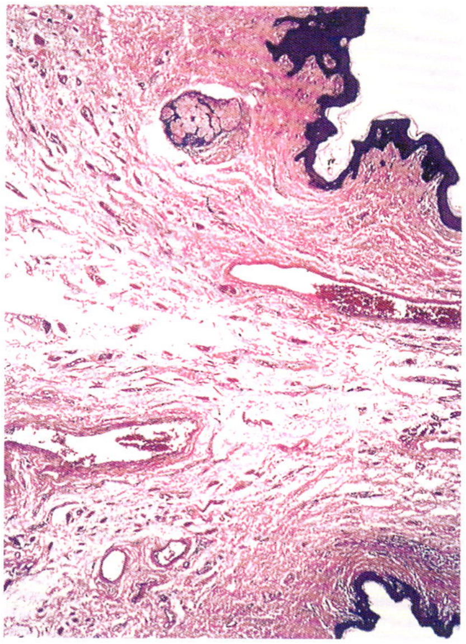

图 12.5　阴茎的正常组织结构：包皮。包皮共有 5 层：角化的复层鳞状上皮，含有皮脂腺的真皮，肉膜，黏膜下层和鳞状上皮（黏膜层）。H&E 染色（Courtesy of and reproduced with permission from Sternberg，SS，ed. Histology for Pathologists，2nd edition. Philadelphia：Lippincott，Williams and Wilkins，1997.）

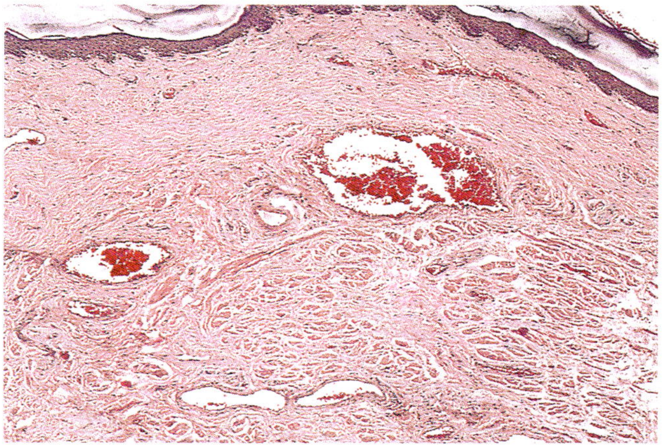

图 12.6　阴茎正常组织，冠状沟。存在龟头和阴茎体的组织成分。此活检标本来自一包皮环切术的男性，显示黏膜位于最上层，其下为固有层，然后肉膜，或平滑肌层和 Buck 筋膜。H&E 染色（Courtesy of and reproduced with permission from Sternberg，SS，ed. Histology for Pathologists，2nd edition. Philadelphia：Lippincott，Williams and Wilkins，1997.）

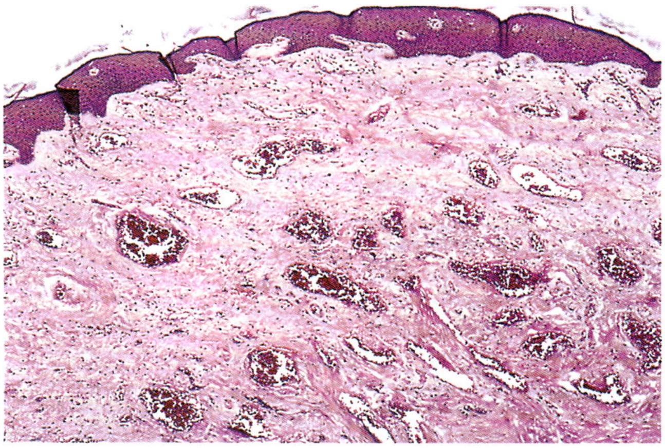

图 12.7　阴茎正常组织，阴茎头。注意龟头的三层结构：非角化复层黏膜，固有层和阴茎海绵体。H&E 染色（Reproduced with permission from Sternberg，SS，ed. Histology for Pathologists，2nd edition. Philadelphia：Lippincott，Williams and Wilkins，1997.）

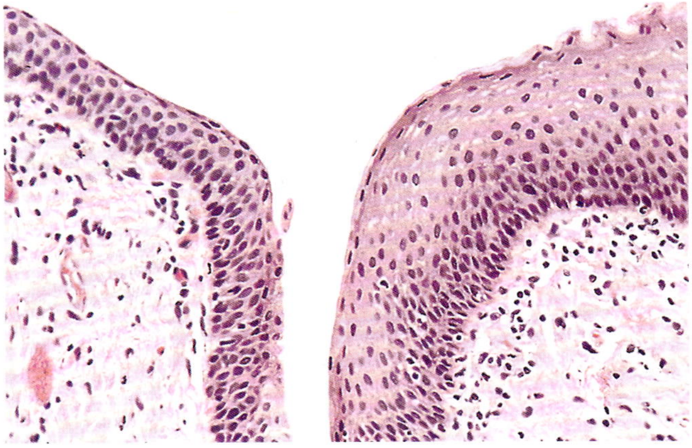

图 12.8 肛门移行带。从 ATZ 上皮（左侧）移行至鳞状上皮区域（右侧）。H&E 染色（Reproduced with permission from Sternberg，SS，ed. Histology for Pathologists，2nd edition. Philadelphia：Lippincott，Williams and Wilkins，1997.）

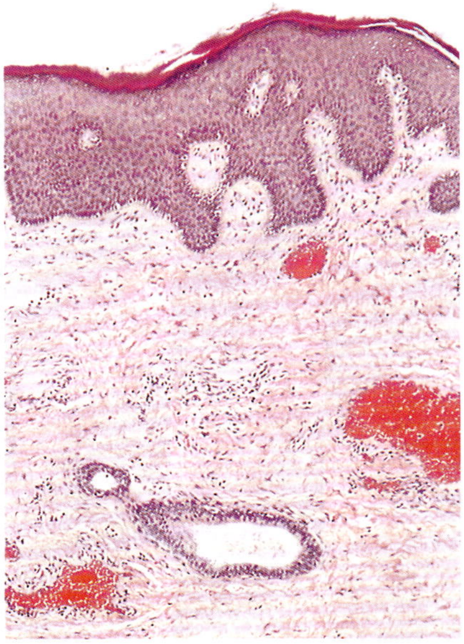

图 12.9 肛周皮肤。角化鳞状上皮和顶泌汗腺。H&E 染色（Reproduced with permission from Sternberg，SS，ed. Histology for Pathologists，2nd edition. Philadelphia：Lippincott，Williams and Wilkins，1997.）

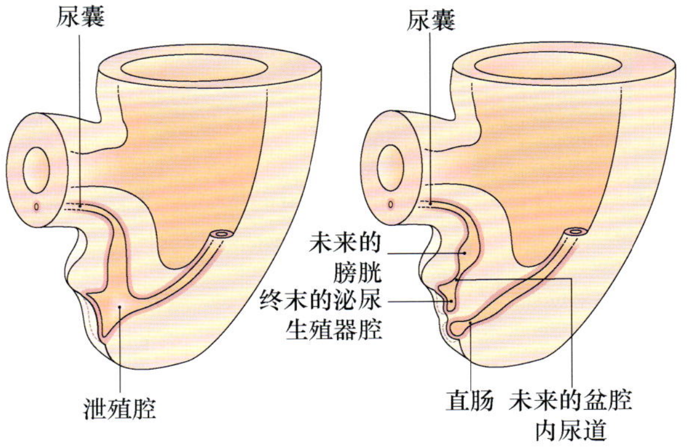


图 12.10 原始泌尿生殖窦的发展。4 至 6 周，泌尿直肠隔将泄殖腔分隔成前方的原始泌尿生殖窦及后方的直肠。原始泌尿生殖窦的上半部分，即尿囊的延续部分形成膀胱。在原始膀胱的基础上形成的盆腔尿道在女性为膜性尿道，男性为膜性和前列腺尿道。原始泌尿生殖窦远端膨大部分，即终末生殖腔在女性形成阴道前庭，男性形成阴茎尿道（From Bunker C：Male Genital Skin Disease. Saunders Ltd./Elsevier 2004.）

## 胚胎学

解剖学位置、组织结构、正常的组织学及部分组织病理学改变都可以应用胚胎学进行解释（图 12.10、12.11）[1-2]。在胚胎发育的第三周左右，由原条发育而来的间充质细胞构成了泄殖腔膜周围脊组织。这些泄殖腔皱褶在头端融合，形成生殖结节。然后他们在尾部部分融合成肛环。约 6 周时泄殖腔膜形成泌尿生殖膜及肛门膜。同时，外侧生殖隆起发展为阴囊或大阴唇。

从这个角度看，性别决定外生殖器的分化方向，在男性，其分化由婴儿期睾丸雄激素驱动。生殖结节延长，形成尿道沟，最终在第 12 周皱褶融合时，形成尿道。阴茎尿道上皮来源于内胚层。现在还不清楚龟头由生殖器结节哪部分发展而来。尿道腺体、舟状窝和尿道由外胚层的“侵入绳”分化而来，最终形成尿道。男性舟状窝形状、大小有较大变异，与胚胎发育过程的多样性相符。14 周左右阴囊膨大部融合，但直到出生前，睾丸才下降至阴囊。外胚层及内胚层在尾部直接融合成泄殖腔膜。约在第 7 周时，尿直肠隔在前面的尿囊和后面的后肠之间，向尾部生长，将后肠的泄殖腔分隔开，分为前方的尿生殖窦和后方的肛直肠管，此时尿道膜和肛门膜分离，会阴形成。9 周时肛膜破裂从而与泄殖腔皱褶前端形成的肛道相通。外胚层、神经外胚层和间充质于中线融合形成具有黏膜鳞状上皮（内层）、固有层、内膜肌、真皮和无毛皮肤（外层）的五层结构的包皮[3-4]。包皮皱褶逐渐延伸，同时细胞层向内生长，最后与龟头黏膜融合。出生时，包皮组织仍继续生长，且通常与龟头不能完全分开。

## 阴毛

阴毛是青春期外阴出现的毳毛，逐渐被终毛取代。与女性相比，男性有不同模式的阴毛，事实上，它们是一样的。男性毛发及阴毛分布彼此间有很大不同[1]。通常，腹壁、阴阜、腹股沟、阴囊和会阴有毛发生长，而臀沟、肛周、阴茎体、包皮和龟头则无毛发生长。

## 肛门生殖器的汗腺

肛门生殖器区域含有大量外分泌腺和顶泌汗腺（部分无功能）。皮质腺（全浆分泌）也很丰富，通

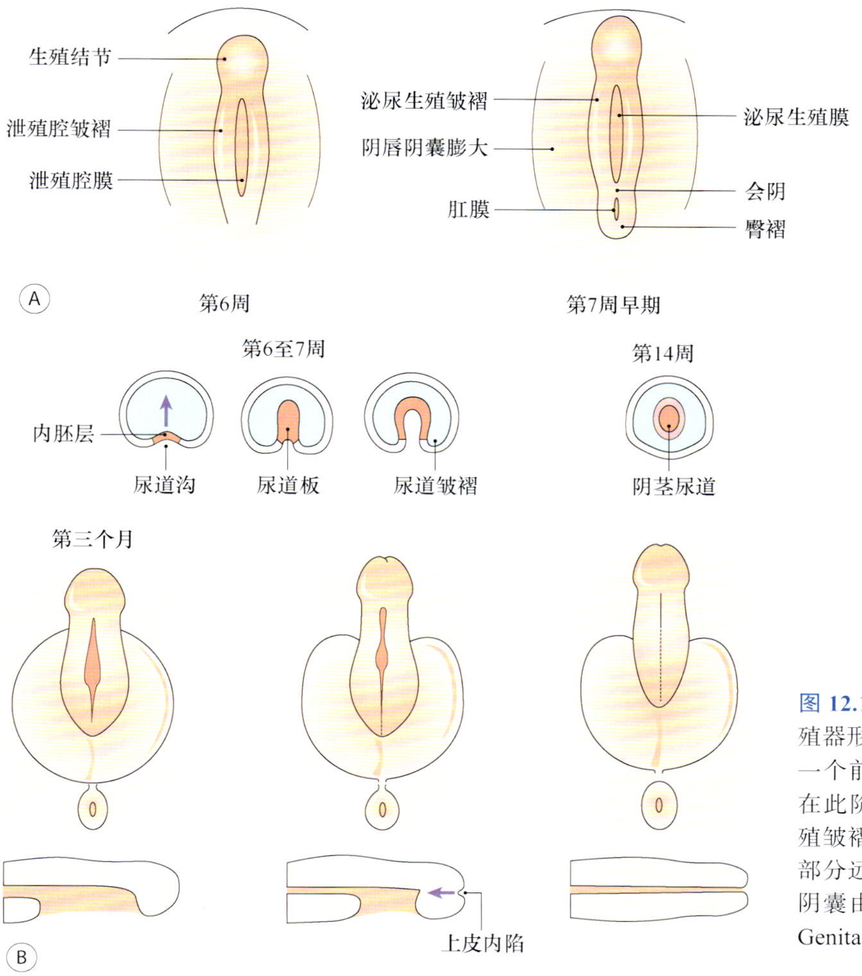


图 12.11　男性及女性外生殖器的形成。(**A**)外生殖器形成一对阴唇阴囊皱褶，一对泌尿生殖皱褶和一个前方的生殖结节。男性及女性的生殖器形态在此阶段表现出巨大的不同。(**B**)男性，泌尿生殖皱褶融合及生殖结节延长以形成阴茎体及龟头。部分远端尿道由覆盖龟头的外胚层向内凹陷形成。阴囊由阴唇阴囊皱褶形成(From Bunker C：Male Genital Skin Disease. Saunders Ltd./Elsevier 2004.)

常与毛囊相连(毛囊皮脂腺单位)，但在肛周、冠状沟，这些腺体则无功能(Tyson 腺)。他们的分泌物可润滑躯干与肢体连接处、毛发和皮肤黏膜移行处，从而起到参与排泄，保护受刺激的外阴上皮和性活动时的阴茎的作用(包皮的回缩)。

Van der Putte 最早描述的肛门生殖器汗腺存在于肛门生殖器皮肤、特别是小叶间沟[1-2]。它们具有与外分泌腺、顶泌汗腺及乳腺腺体相同的形态学及组织学特点，这使得分类变得困难(图 12.12)。浅层外分泌腺导管直接开口于皮肤。更深层次的盘绕或长直管道产生许多囊样内陷而形成小腺体，通常较顶泌汗腺和小汗腺位置深。肛门生殖器汗腺由整齐排列的单层柱状上皮细胞组成(图 12.12)，其周围由单层肌上皮包绕。现认为发生于生殖器皮肤的附属器肿瘤来源于

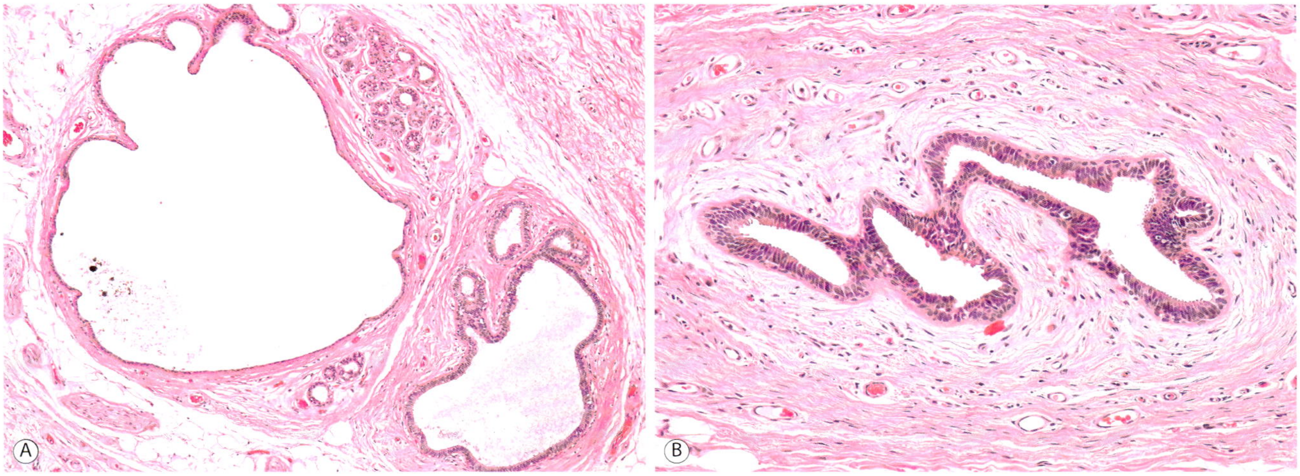


图 12.12　肛门生殖器乳腺样腺体。(**A**)中倍镜下显示有局部囊样扩张的腺体。(**B**)高倍镜下显示双层细胞膜。局部有顶浆分泌腺分化(By courtesy of D Kazakov，Charles University Medical Faculty Hospital，Pilsen，Czech Republic.)

肛门生殖器腺体，可表现出与肛门生殖器腺体不同的特点，在很多病例，损害与乳房肿瘤非常相似[3-4]。

# 正常变异

## 色素沉着

最常见的变异是基于人种的色素沉着（pigmentation）。日晒引起的色素沉着罕见发生在生殖器，但炎症后色素沉着则常见。阴茎腹侧、沿中线分布的线状色素沉着常见。

## 包皮环切

最常见的变异就是包皮的存在或缺如。包皮环切（circumcision）是古老的手术方式，有证据显示公元前 2400 至公元前 3000 年[1]，古埃及已有包皮环切的实例。历史上，包皮环切术可因宗教、文化或医学因素而施行[2]。估计全球 25% 的男性已行包皮环切术[3]。在不同人群中，包皮环切术的存在反映了人种、宗教、文化及医学的不同。新生儿行包皮环切术的利弊也成为争论的焦点[4-6]。重要的是，包皮环切术可防止男性患阴茎癌、尿道感染及性传播疾病，包括 HIV 和其他生殖器皮肤病[7]。但阴茎癌发病率在行包皮环切术极少的国家如日本、丹麦发生率却较低[8]，所以，其他因素在疾病的发生中也起重要作用。

包皮环切术在阴茎及包皮疾病（包括皮肤疾病）的治疗中是不可或缺的。包皮环切术控制 HIV 感染的作用也在研究中。长期以来，大家认为包皮环切术几乎无明显副作用（如性心理障碍），但不良反应与并发症确实存在，包括出血、术后或其他感染、粘连、瘘管和瘢痕形成[5]。

## 皮赘

### 临床特征

皮赘（acrochordons）常见于腹股沟，特别是肥胖患者。它们妨碍穿衣，可有出血和感染。纤维性痔疮可导致肛周皮赘，但体积较大，多肉，明显的水肿性皮赘，则应怀疑克罗恩病：它们可先于胃肠道病变数年出现[1]。这些损害与伴有腹泻、腹痛和（或）生长发育迟滞的年轻患者密切相关。

### 组织学特征

组织学特征与其他部位的病变相同。肛门皮赘组织存在肉芽肿通常是诊断克罗恩病的线索[2]。

## 阴茎珍珠状丘疹

### 临床特征

阴茎粉红 / 珍珠状丘疹（pearly penile papules）[1] 在 15% ～ 50% 男性中存在[2-5]。为圆形肤色、光滑的丘疹（1 ～ 3 mm），常排列成线状、环状（图 12.13），主要位于龟头冠状沟，极少发生于龟头。阴茎珍珠状丘疹也存在异位皮损，曾有报道皮损位于阴茎体[6]，包括儿童[7]。它们经常被误诊为疣和 Tyson 腺或皮脂腺异位。这些皮损与其他肢端血管纤维瘤如皮脂腺腺瘤，甲下、甲周纤维瘤、鼻纤维状丘疹、获得性肢端血管纤维瘤和口腔纤维瘤类似。行包皮环切术后或随着年龄增大皮损或可缓解[8]。

### 组织学特征

组织病理学表现为血管纤维瘤[9]。HPV DNA 阴性[10-11]。

## 前庭乳头瘤病

### 临床特征

前庭乳头瘤病等同于男性阴茎珍珠状丘疹，并非由人乳头瘤病毒感染引起，是一种无临床意义的表现[1-2]。

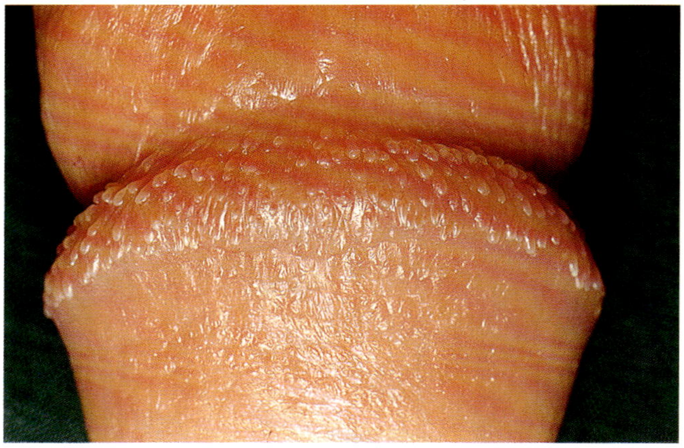

图 12.13 阴茎珍珠状丘疹。阴茎龟头，冠状沟边缘（From Bunker C：Male Genital Skin Disease. Saunders Ltd./Elsevier 2004.）

皮疹为半球形或丝状丘疹，常单独出现，无自觉症状，常见于小阴唇内侧和前庭（图 12.14）。

### 组织学特征

纤维血管中心上方有正常或增厚的表皮。

## 皮脂腺增生

### 临床特征

大阴唇内侧、小阴唇、阴蒂和包皮的皮脂腺通常没有毛囊与之相连。皮脂腺直接开口于皮肤表面，这些部位的皮脂腺显而易见且数量众多。若绷紧皮肤，很容易看到均匀一致的黄色丘疹（Fordyce 点）（图 12.15）。皮质腺增生（sebaceous gland hyperplasia）增大或破裂时，其内容物进入真皮时可伴瘙痒、疼痛。

在男性，皮脂腺增大、Tyson 腺、皮脂腺增生和皮脂腺异位均为同义词，是阴囊、阴茎常见的皮肤正常变异，但可引起患者焦虑，甚至导致“畸形恐怖症”（图 12.16）[1-2]。

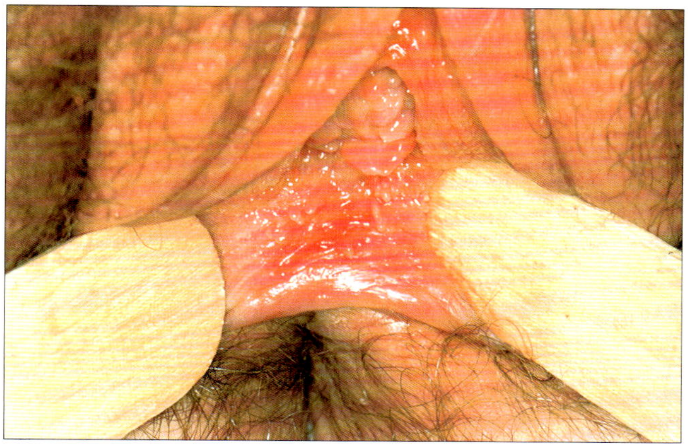

图 12.14　前庭乳头状瘤病：前庭和小阴唇大量苍白的乳头状丘疹。这是正常表现，在妊娠妇女中尤其常见（By courtesy of the Institute of Dermatology，London，UK.）

### 组织学特征

存在一个或多个增大的皮脂腺，每个皮脂腺由多个小叶构成，共同包绕一个中央小管，后者直接开口于表皮（图 12.17）。

# 炎症性皮肤病

## 间擦疹和龟头包皮炎

### 临床特征

间擦疹和龟头包皮炎（intertrigo and balanoposthitis）并不是特异性诊断[1]。间擦疹指发生于皮肤皱褶部位的皮肤炎症：摩擦、磨损导致表皮角质层快速剥脱

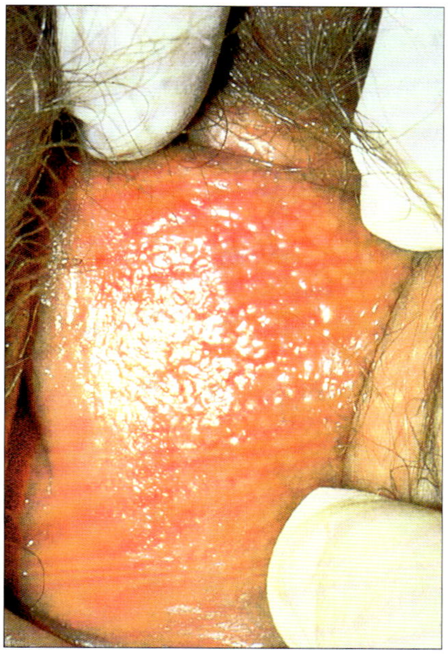

图 12.15　Fordyce 点：增生的皮脂腺表现为明显的黄色丘疹，类似皮损可见于口唇内侧和口腔黏膜（By courtesy of the Institute of Dermatology，London，UK.）

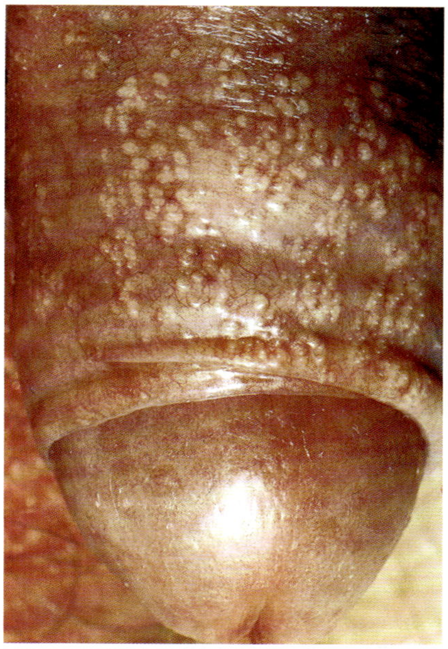

图 12.16　皮脂腺增生（Fordyce 病变）。阴茎，包皮（From Bunker C：Male Genital Skin Disease. Saunders Ltd./Elsevier 2004.）

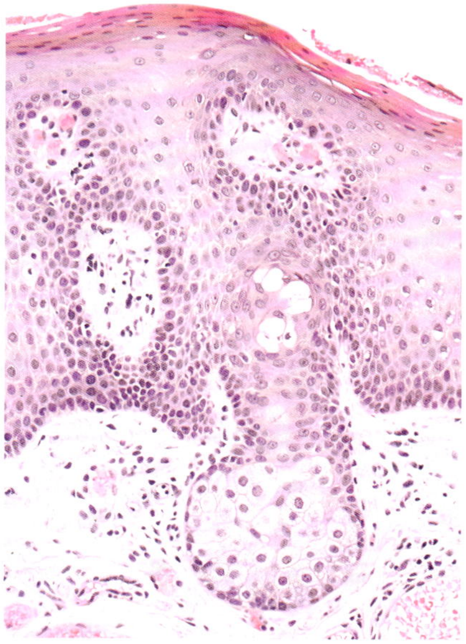

图 12.17　Fordyce 点：可见小的皮脂腺直接与表皮相通

及不同程度的表皮缺失，进而导致糜烂及继发感染，如，假丝酵母菌感染（见下文）。

龟头炎指龟头、阴茎炎症，包皮炎则指包皮炎症。龟头包皮炎指龟头和包皮炎症，是间擦疹的一种特殊类型。显然，包皮环切术后的男性不患包皮炎，但可患龟头炎。

### 发病机制和组织学特征

通常，皮肤科医生认为龟头炎、包皮炎和龟头包皮炎大部分可能由炎症、癌前病变引起，而泌尿生殖科医生则认为更多的患者是由感染引起，病原体多为假丝酵母菌。然而，假丝酵母菌为机会性感染，它并不都是导致生殖器炎症的原发感染的因素。越来越多人认为细菌感染为主要的发病机制，特别是金黄色葡萄球菌[2]，因为从患者中分离出此菌，所以认为可能经口交传播[3]。糖尿病是感染假丝酵母菌及其他病原菌或龟头包皮炎出现并发症的重要危险因素[1]。

组织学特征无特异性。

## 非典型包皮龟头炎

临床经验及组织学证据表明非典型包皮龟头炎（non-specific balanoposthitis）是确实存在的疾病类型[1-3]。然而，实际上它是一个笼统的诊断，因为它包括性传播疾病、湿疹样皮肤病、银屑病、浆细胞性龟头炎、扁平苔藓、黏膜类天疱疮和原位阴茎癌。非典型包皮龟头炎是包皮异常（功能失调）的一种表现。患者通常会主诉性交时疼痛，皮损可有多样的表现，包括湿疹样、苔藓样和浆细胞性外阴炎样炎症，甚至可有瘢痕。能分离出假丝酵母菌与其他病原菌，但可能为机会性感染。需要排除糖尿病。严重患者，药物治疗无效，唯一治疗方法就是行包皮环切术。早期的临床诊断可能会被包皮组织病理诊断推翻，如组织病理显示硬化萎缩性苔藓、扁平苔藓或原位癌。然而，经验显示即使对切除的包皮组织进行最彻底的组织学检查，除非典型慢性炎症外，常常没有其他更多的发现。

## 湿疹

### 临床特征

脂溢性皮炎是肛门生殖器皮肤最常见的湿疹类型，其次是刺激性接触性皮炎。湿疹，特别是脂溢性皮炎，在未行包皮环切术的男性中较其他炎症性皮肤病更为常见[1]。变应接触性皮炎在生殖器区不常见，而更多发生于肛周。特应性皮炎在生殖器部位也不常见。

在婴儿，湿疹样反应常见于尿布区，大多数情况下是原发刺激性皮炎。脂溢性皮炎及银屑病样尿布疹有时也可发生。部分银屑病样尿布疹患者在以后会发展成银屑病[2]。

### 组织学特征

其组织病理学特征同其他部位的皮肤湿疹一样。银屑病样尿布疹可表现为银屑病的组织学特征。

## 婴儿臀部肉芽肿

### 临床特征

婴儿臀部肉芽肿（infantile gluteal granuloma；Jacquet 和 Sevestre 丘疹糜烂性皮炎）是一种少见病，主要发生于新生儿和婴儿的尿布区。常发生在刺激性尿布疹的基础上[1-4]。类似皮损还可见于患尿失禁老年女性的大阴唇（图 12.18）[5-7]。皮损为圆形或卵圆形的丘疹、结节。多见于会阴突起区，通常与尿布或尿失禁垫直接接触有关。数周后皮损可自行消退，偶尔会留下瘢痕。

### 发病机制和组织学特征

病因不明，可能与该部位不透气、念珠菌感染和外用氟化皮质类固醇相关，但后者与老年尿失禁患者

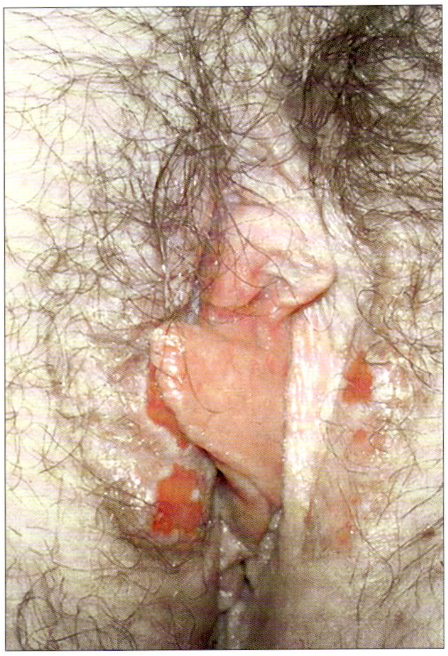

**图 12.18** 丘疹糜烂性皮炎：大阴唇上可见多发的丘疹破溃和结节（By courtesy of the Institute of Dermatology，London，UK.）

的发病关系似乎不大。

组织学上无特异性，包括浅表溃疡、局灶性坏死和明显的混合性炎症细胞浸润、伴肉芽肿性炎症、大量的淋巴细胞和浆细胞。有时可见出血和含铁血黄素沉积。

### 鉴别诊断

在老年人，应排除克罗恩病和感染性肉芽肿。

## 慢性单纯性苔藓

### 临床特征

发生于生殖器和肛周皮肤的慢性单纯性苔藓（lichen simplex chronicus）的临床特征与身体其他部位的病变一样。其好发部位为阴阜、大阴唇、阴囊和肛周皮肤。存在巨大皮损类型，如：在阴囊，形成菠萝样皮损（图 12.19）。

### 组织学特征

组织学特征在有关章节详细讨论，但角化过度、颗粒层增厚、棘层均一肥厚、真皮乳头层纤维化及真皮浅层血管周围少量单核细胞浸润是苔藓化皮损的特征。

## 脂溢性皮炎

### 临床特征

脂溢性皮炎（seborrheic dermatitis）是非常常见的湿疹样皮炎，与患者对共生的皮肤酵母菌过度反应相关，如皮屑芽孢菌，这在相关章节讨论。除了常见的发病部位，如：头皮（头皮糠疹、头皮屑）、耳、眉间、眉毛、鼻唇沟、腋窝、前胸和背部，腹股沟和阴茎也可累及。事实上，可发生于单一部位，导致肛周瘙痒和龟头包皮炎。有些患者甚至有发展为银屑病的倾向（脂溢样银屑病）。在头皮、面部、褶皱和肛门生殖器部位，脂溢性皮炎和银屑病难于区分。脂溢性皮炎在 HIV 患者中很常见。根据临床表现可诊断，无需行病理活检。能看到大量糠疹菌属菌体。

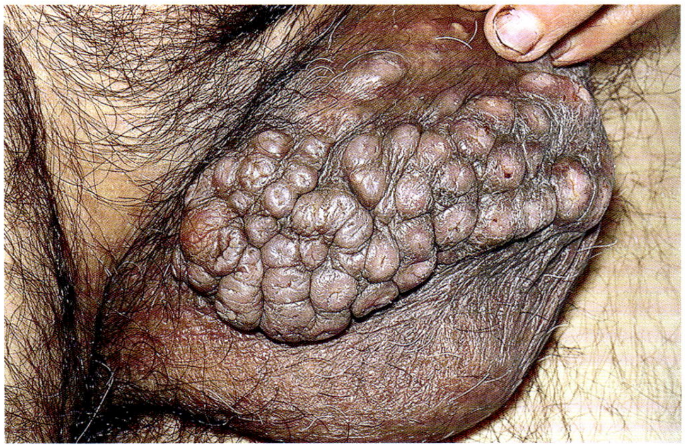

图 12.19 慢性单纯性苔藓。巨大“菠萝样”皮损（From Bunker C：Male Genital Skin Disease. Saunders Ltd./Elsevier 2004.）

组织学特征与其他部位的脂溢性皮炎相同，但海绵水肿更为突出。

## 银屑病

### 临床特征

屈侧银屑病最常发生于肛门生殖器区域，并可延伸至生殖器下肢间的皱褶区和臀间沟（图 12.20～12.23）。在这些部位，银屑病（psoriasis）和脂溢性皮炎的鉴别通常变得很困难。褶皱和生殖器皮损反映了同形现象，且相对常见[1]。行包皮环切术后的男性，其龟头及远端阴茎体的银屑病与身体其他部位的病变很相似，而未行环切术的龟头阴茎皮损与皱褶部位的皮损很相似[2]。

### 组织学特征

组织学改变没有特异性，因此对诊断常常没有帮助。皮损常没有银屑病的典型表现，而继发的海绵形成很容易起误导作用。

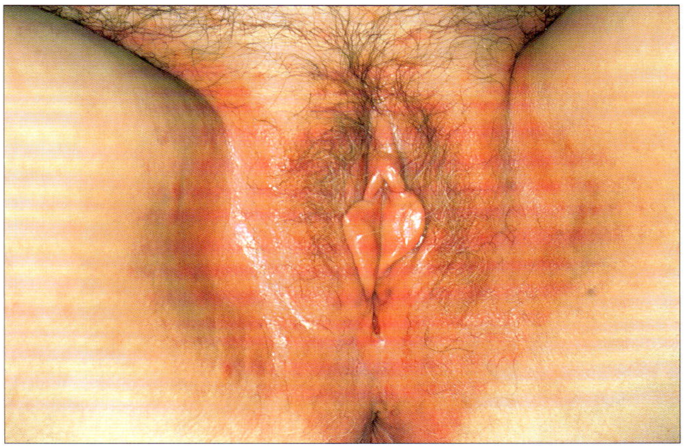

图 12.20 银屑病：注意累及腹股沟、外阴和会阴的对称性鲜红斑，表面没有鳞屑，边界很清楚（By courtesy of the Institute of Dermatology，London，UK.）

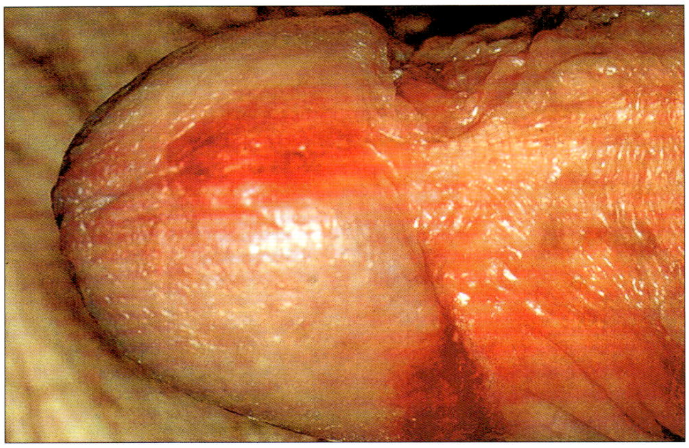

图 12.21 银屑病：龟头红斑块（By courtesy of the Institute of Dermatology，London，UK.）

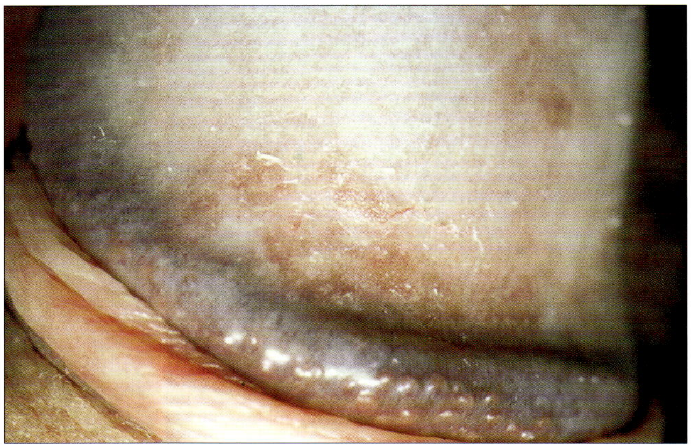

图 12.22 银屑病：此患者皮损表面可见少量鳞屑（By courtesy of the Institute of Dermatology，London，UK.）

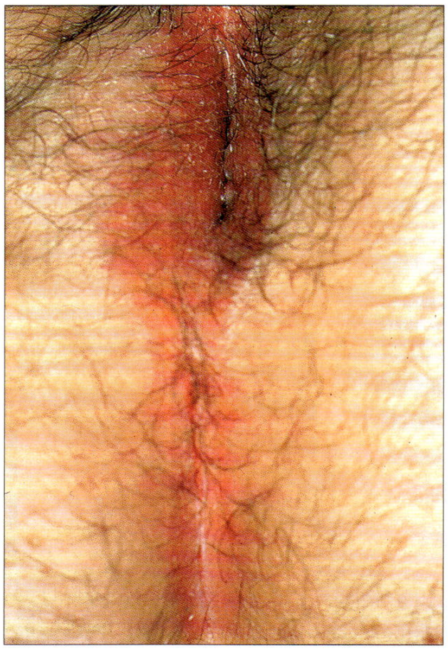

图 12.23 银屑病：注意累及会阴部的红斑，表面有少量鳞屑（By courtesy of the Institute of Dermatology，London，UK.）

# Reiter 综合征

## 临床特征

Reiter 病或 Reiter 综合征在具有遗传倾向的个体是银屑病病谱疾病的一部分[1]。Reiter 综合征是由关节炎、尿道炎和结膜炎组成的三联征。因为更多描述性术语的出现，它的命名逐渐失去支持，而反应性关节炎一词则频繁被使用。可由非特异性尿道炎和细菌性或阿米巴性痢疾触发，并与 HIV 感染和免疫性基因 HLA-27 相关[2-6]。还可有其他临床症状，经典三联征表现可同时或先后出现。本病全球均有分布，20～30 岁青年男性发病率最高，男女发病率约为 10：1[1]。反复发作的病程也是本病的一个特征[4]。

疾病可于肠道、泌尿生殖道感染后出现[7-8]。志贺菌性痢疾是最早发现的相关性肠道感染，其病原菌为福氏志贺菌或痢疾杆菌[9]。近来，报道 Reiter 综合征发病前曾有沙门菌，耶尔森菌和弯曲杆菌感染。

经性传播的 Reiter 综合征可发生非淋菌性或非典型尿道炎[10-14]。40%～60% 男性患者的泌尿生殖道可分离出沙眼衣原体；分离的阳性率各异，但 90% 的患者可通过间接免疫荧光检查检测到衣原体的存在[15-16]。支原体和草绿色链球菌感染也有报道[17-19]。与获得性免疫缺陷综合征（艾滋病）可能相关[20-22]。罕见的相关感染包括孢子虫属、隐孢子虫属、静脉卡介苗、阴道加德纳菌、乙肝疫苗接种和系统性 IFN-α 治疗[23-28]。

Reiter 综合征更易发生在有易感倾向的患者。在 90%Reiter 综合征患者中存在的人类白细胞抗原 HLA-B27，使患 Reiter 综合征的危险升高 25 倍；HLA-B27 阳性的患者其病情也更重[4，29]。HLA-B27 与 Reiter 综合征的强直性脊柱炎密切相关[4]。20% HLA-B27 携带者在特定感染后患 Reiter 综合征[30]。10% 的正常人 HLA-B27 阳性。近来，有报道 HLA-B51 也与 Reiter 综合征相关[31]。家族性发病很少见[30]，因此 Reiter 综合征是具有遗传易感倾向的个体，经感染触发未知的机制而发病。

Reiter 综合征患者泌尿生殖道常被累及，表现为尿道炎、前列腺炎、精囊炎和出血性膀胱炎。有时可出现尿道狭窄，女性患者可发生宫颈炎。

35% 以上的患者可发生双侧黏液脓性结膜炎，偶尔发生虹膜炎、虹膜睫状体炎、角膜炎，甚至导致失明[32]。

关节炎常发生于承重关节和大关节（膝关节、踝关节、足和腕关节），骶髂关节也常发病。影像学改变包括骨质疏松、关节腔侵蚀和消失，通常累及多个关节[4，30]。骨膜炎常可累及跗中部、跖骨和趾骨，偶尔，手足部的小骨病变可致关节强直。红细胞沉降率增快是强直性脊柱炎是重要的临床特征[30]。

在关节炎早期，临床特征与急性关节感染类似。尽管 Reiter 综合征关节炎可完全恢复，但有时也可表现为慢性关节炎。更重要的是，关节炎可能是 Reiter 综合征复发时的唯一临床症状。

Reiter 综合征的皮损可与银屑病相似。皮肤表现包括掌跖角化过度，偶尔也累及躯干、四肢（图 12.24）。皮损开始表现为红斑，数天后变成角化过度的蜡样丘疹，其周围可见红晕，红晕表面覆干燥角化过度物。丘疹数量很多，最后融合在一起形成增厚的角质斑块。掌跖可有明显的脓疱性损害（黏液性皮肤角化病）（图 12.25）。

环状龟头炎表现为潮湿的浅表溃疡，直径 2～4 mm，可累及龟头、阴茎和尿道（图 12.26～12.28）。口腔黏膜也可发生浅表溃疡，周围黏膜呈红色颗粒状[4-5]。

还可有口腔炎和甲营养不良（与银屑病甲无法鉴别）[4]。体重下降常见[20]。主动脉瓣关闭不全是重要晚期并发症之一，另有相当数量的患者可患有 IgA 肾病[4, 33]。

如前所述，Reiter 综合征在女性中很少见，大部分报道的病例为男性患者[34-38]。女性外阴炎只在少量病例中有描述[34-38]，宫颈皮损只见于一例患者[37]。外阴皮损可为红斑、溃疡、糜烂或鳞屑，常像皮肤黏膜念珠菌病，宫颈皮损为白色丘疹[37]。本病同时可伴发口腔损害。

Reiter 综合征可自愈，但更常为慢性反复病程[4]。少数情况下本病可致死，死因包括主动脉关闭不全、房室传导阻滞、恶病质、系统性淀粉样变和医源性疾病[39]。

## 组织学特征

本质上，Reiter 综合征的皮损类似于银屑病（图 12.29），它们具有与脓疱性银屑病相同的组织病理学特征和超微结构[40]。

表皮角化不全、棘层肥厚伴皮突延长肥大。乳头上方表皮变薄，且有中性粒细胞移入表皮，伴表皮浅层角质形成细胞空泡化、海绵状脓疱和微脓肿形成（图 12.30）。炎症浸润可累及附近真皮，主要是单核细胞浸润，这些组织学改变与脓疱性银屑病完全一样[2]。因此，诊断需紧密结合临床和病理改变。有时从 Reiter 综合征患者典型皮损处取活检可发现白细胞碎裂性血管炎[41]。

有文献报道，少数 Reiter 综合征患者的皮损组织病理学改变为无菌性中性粒细胞毛囊炎和毛囊周围血管炎[42]。作者认为这种组织病理学改变可能提示有系统疾病，如 Reiter 综合征、炎性肠病、白塞病、乙型肝炎、瘰疬性皮肤结核、结缔组织病和血液恶病质。Reiter 综合征患者表现为系统症状和不同的皮肤损害，包括毛囊炎、血管炎、痤疮样皮损、水疱脓疱和结节性红斑样皮损。

早期关节病变的特征性损害表现为中性粒细胞浸

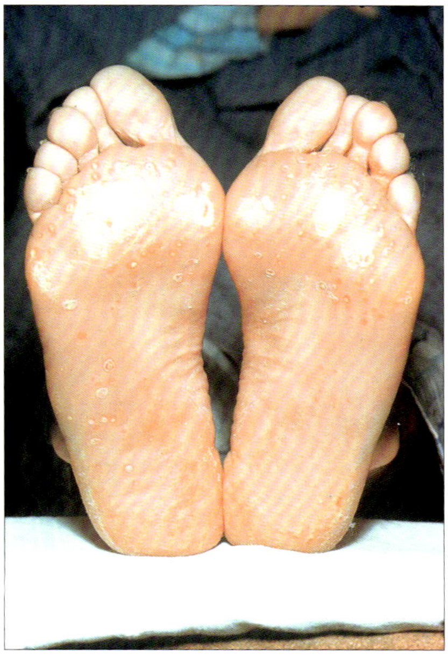

图 12.24 Reiter 综合征：双足部的角化性丘疹和斑块（By courtesy of R.A. Marsden, MD, St George's Hospital, London, UK）

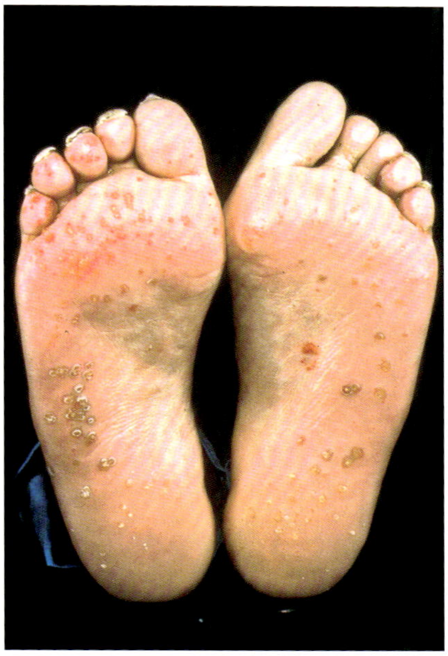

图 12.25 Reiter 综合征：除角化性丘疹外，还有脓疱性皮损，其中许多已破裂，即黏液性（By courtesy of the Institute of Dermatology, London, UK.）

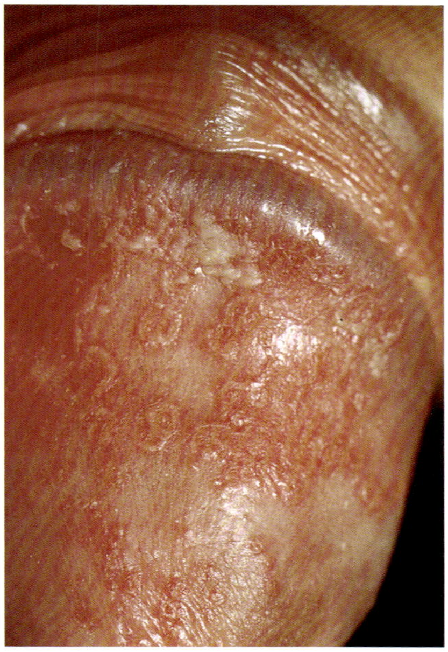

图 12.26 Reiter 综合征：旋涡状龟头炎。龟头阴茎，银屑病样皮损（From Bunker C: Male Genital Skin Disease. Saunders Ltd./Elsevier 2004.）

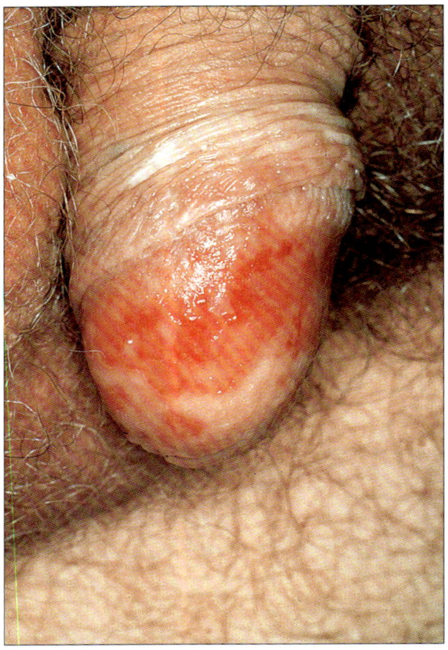

图 12.27 Reiter 综合征：龟头可见多处糜烂（By courtesy of The Institute of Dermatology，London，UK.）

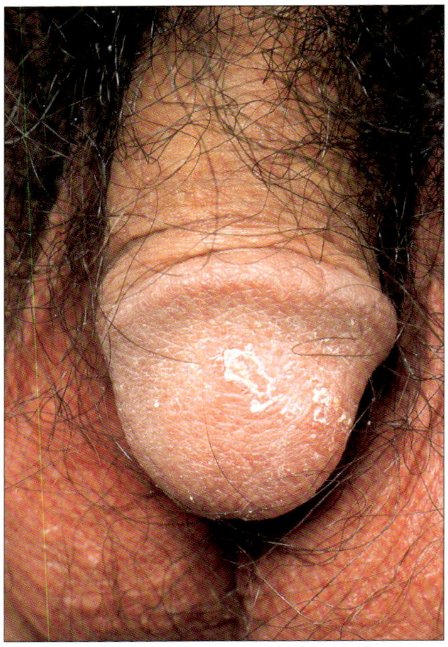

图 12.28 Reiter 综合征：此患者龟头上有鳞屑性皮损（By courtesy of the Institute of Dermatology，London，UK.）

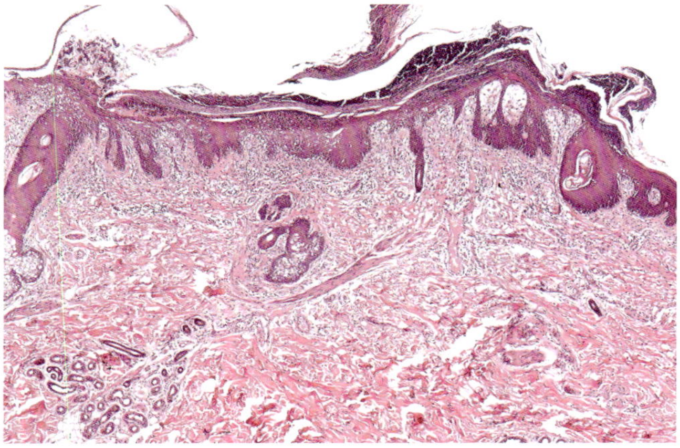

图 12.29 Reiter 综合征：巨大脓疱上方表皮角化不全。鳞状上皮呈银屑病样增生。这些特点与脓疱性银屑病很难鉴别

润不伴或伴轻微滑膜改变。而晚期关节损害表现类似于类风湿性关节炎，表现为淋巴样细胞聚集、血管周

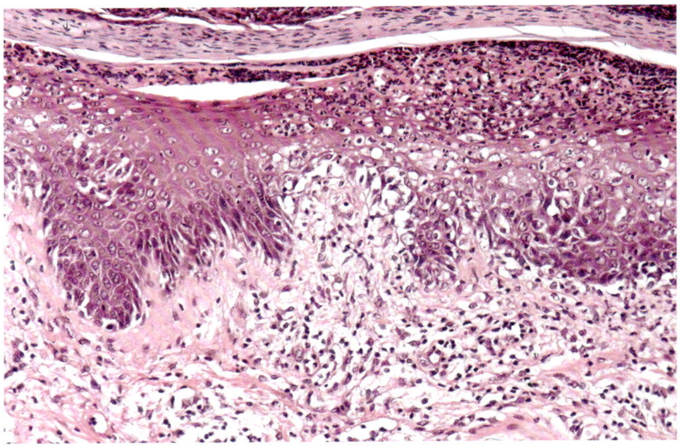

图 12.30 Reiter 综合征：高倍镜下可见角化不全和脓疱

围慢性炎症细胞和滑膜增生[30]。

## 鉴别诊断

应行 PAS 或银染色以除外真菌感染，因为后者也可有相似的组织学特征。

# 生殖器扁平苔藓

## 临床特征

高达 40% 的泛发性扁平苔藓患者存在肛门生殖器部位的皮损。然而，有些患者皮损累及下生殖道和（或）肛周，这些患者的诊断有时较困难[1-2]。扁平苔藓（lichen planus，LP）有同形反应，这或许可部分解释其好发于口腔、生殖器。儿童生殖器扁平苔藓非常少见[4]。

典型的皮损为紫红色或白色斑、红斑和糜烂。Wickham 纹（常见于口腔黏膜皮损），较少见于肛门生殖器部位皮损（图 12.31）。肛门生殖器皮损常有糜烂，愈后可形成瘢痕和导致生殖器变形（图 12.23 ～ 12.34）。可累及女性外阴前庭、阴道和宫颈，有时阴道或宫颈可为唯一受累器官[5-7]。肛周皮损可形成深在疼痛性裂隙，且常在此部位形成肥厚性损害。有口腔扁平苔藓的女性患者常同时有生殖器皮损，常无症状[8-9]。

生殖器扁平苔藓常有以下几种类型：糜烂的多角形丘疹、肥厚及色素性屈侧皮损（图 12.35 ～ 12.39）。男性生殖器扁平苔藓可表现为包茎[10-11]。未行包皮环切术的男性可见冠状沟或冠状沟下粘连。

女性患者还有一种特殊类型的扁平苔藓，即外阴阴道-齿龈综合征，皮损累及牙龈、阴道前庭和阴道

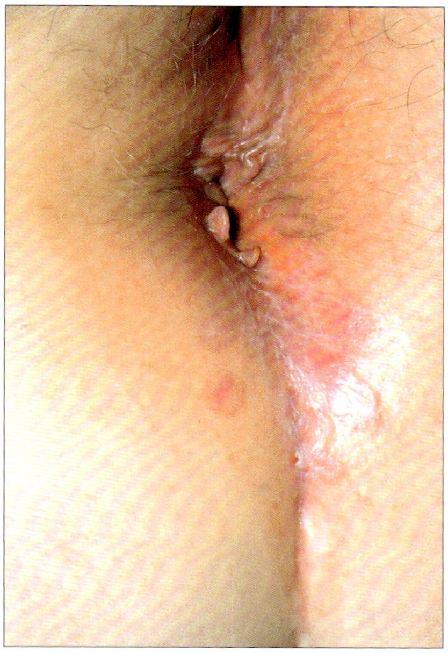

图 12.31　扁平苔藓：会阴皮损可见明显的条纹（By courtesy of the Institute of Dermatology，London，UK.）

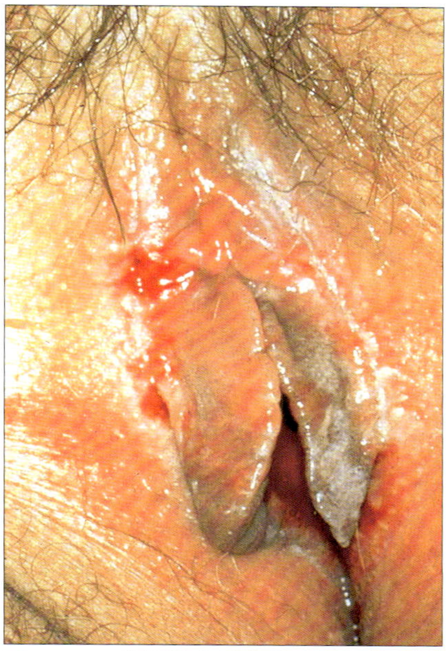

图 12.32　糜烂性扁平苔藓：双侧小阴唇糜烂（By courtesy of the Institute of Dermatology，London，UK.）

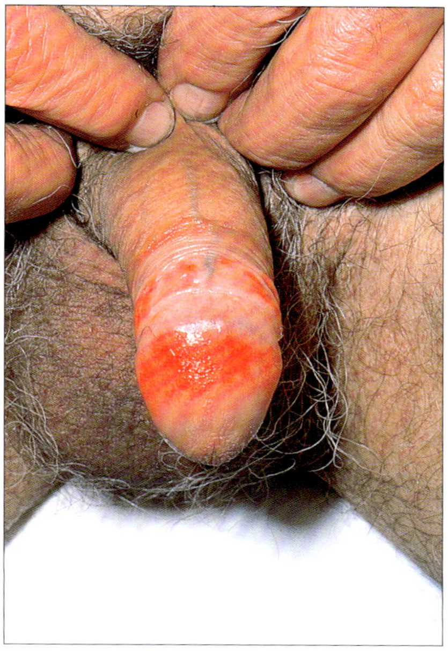

图 12.33　糜烂性扁平苔藓：龟头的大片糜烂皮损（By courtesy of the Institute of Dermatology，London，UK.）

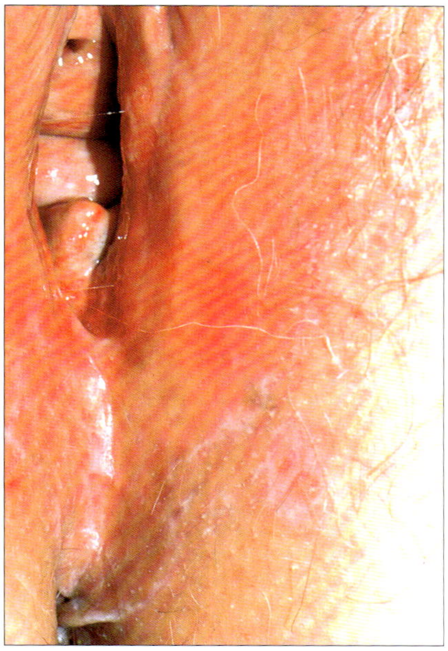

图 12.34　外阴扁平苔藓：扁平苔藓的网状皮损波及会阴部（By courtesy of the Institute of Dermatology，London，UK.）

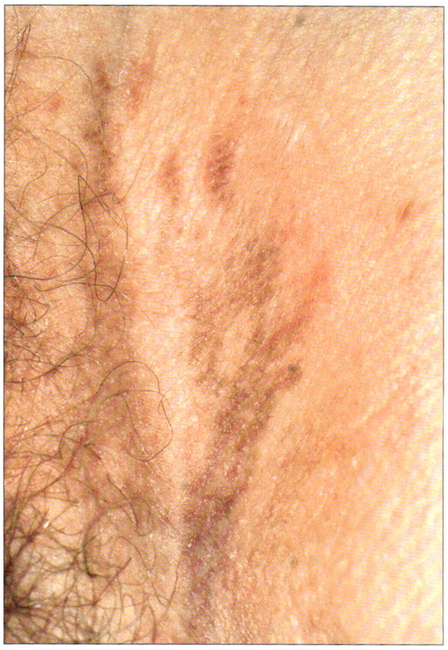

图 12.35　外阴扁平苔藓：此患者皮损消退后留下线状色素沉着。（By courtesy of the Institute of Dermatology，London，UK.）

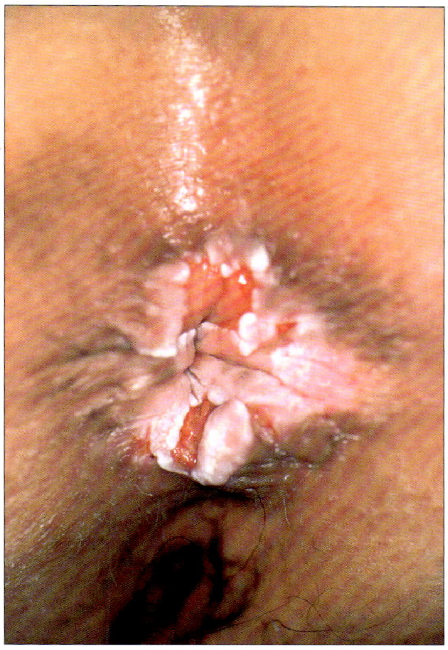

图 12.36　会阴部扁平苔藓：可见有 Wickham 纹的典型丘疹（By courtesy of the Institute of Dermatology，London，UK.）

（图 12.40 ～ 12.42）[12-13]。可形成外阴、阴道严重的瘢痕，导致阴道粘连，收缩环形成，甚至完全闭锁[14]。发生于男性，与外阴阴道-齿龈综合征相似的生殖器-牙龈综合征已被描述[15-16]，其表现为慢性牙龈糜烂和生殖器皮损。生殖器扁平苔藓的患者可同时有肛门、口腔、外耳道、结膜和食管累及[17-24]。那些以黏膜病变为主的扁平苔藓患者虽然临床特征类似于黏膜类天疱疮，但免疫荧光检查总是阴性。曾报道一例与胸腺瘤相关的口腔生殖器副肿瘤性扁平苔藓，伴结膜瘢痕形成[25]。

毛发扁平苔藓也可发生于外阴[26]。

肛门生殖器扁平苔藓虽然恶变的可能性较小，通常为鳞状细胞癌（图 12.43）。阴茎龟头的扁平苔藓皮损增生明显，应视为有恶变倾向[28, 31]。

## 发病机制和组织学特征

口腔扁平苔藓的研究支持本病的发病可能存在

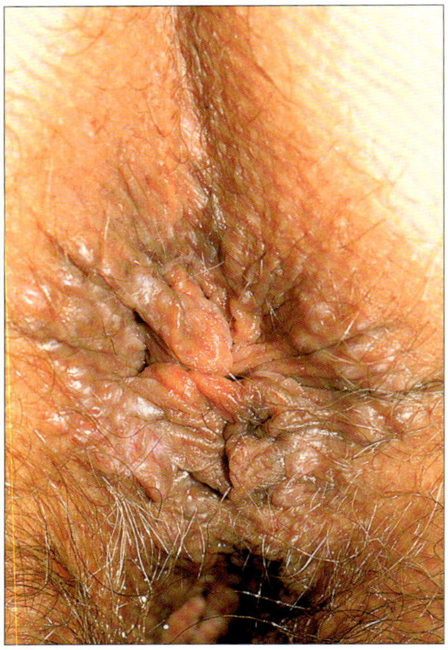

**图 12.37** 肥厚的肛周扁平苔藓：长期搔抓导致皮损上方出现苔藓化（By courtesy of the Institute of Dermatology，London，UK.）

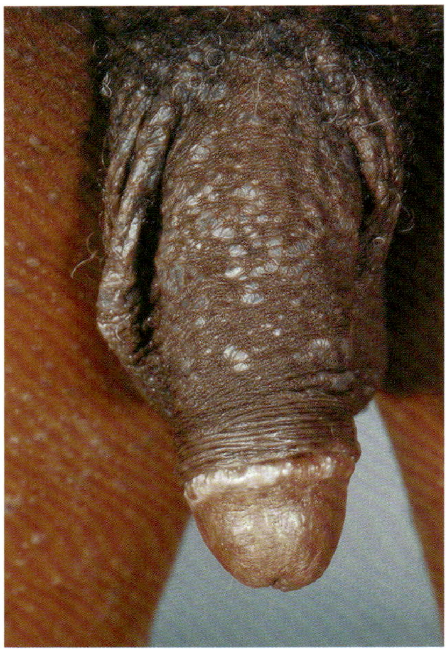

**图 12.38** 阴茎扁平苔藓：包括阴茎体及龟头病变（From Bunker C：Male Genital Skin Disease. Saunders Ltd./ Elsevier 2004.）

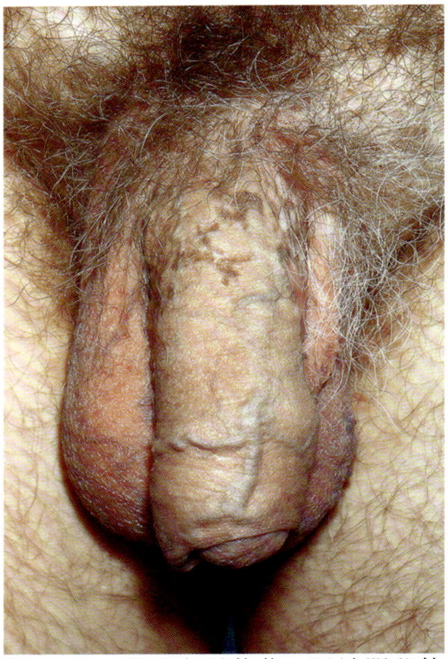

**图 12.39** 阴茎扁平苔藓：近端阴茎体示炎症后色素沉着（From Bunker C：Male Genital Skin Disease. Saunders Ltd./ Elsevier 2004.）

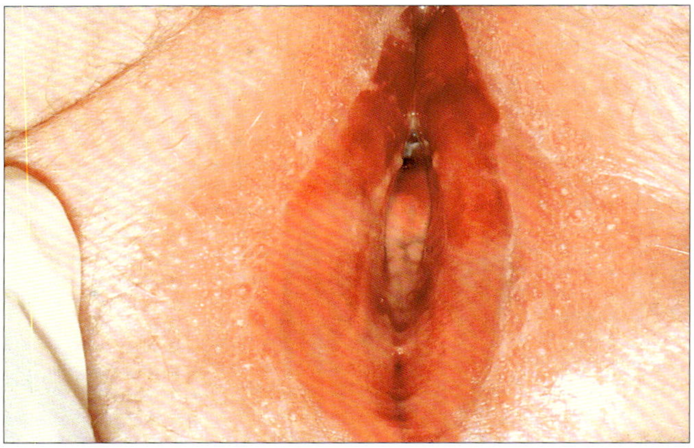

**图 12.40** 外阴阴道-牙龈综合征：广泛的阴道前庭红斑糜烂，周围有少量白色鳞屑（By courtesy of the Institute of Dermatology，London，UK.）

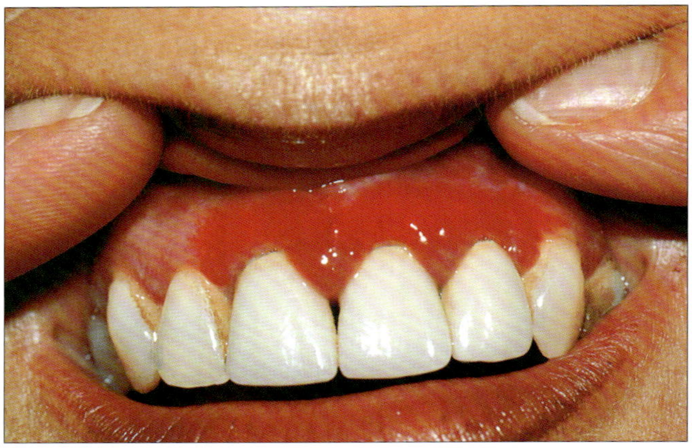

**图 12.42** 外阴阴道-牙龈综合征：注意齿龈上的鲜红斑伴有糜烂（By courtesy of the Institute of Dermatology，London，UK.）

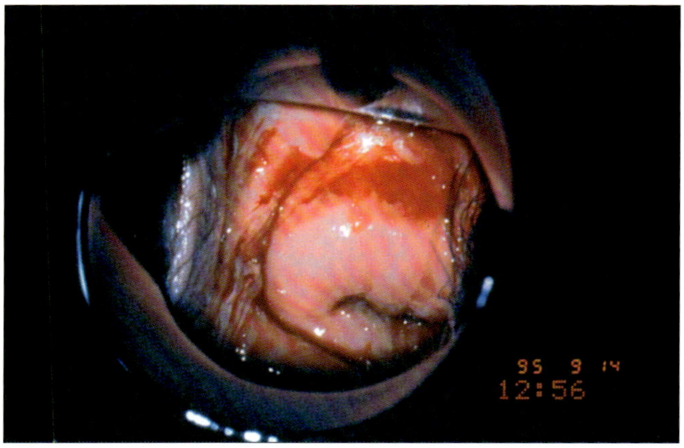


**图 12.41** 外阴阴道-牙龈综合征：宫颈和阴道有溃疡（By courtesy of the Institute of Dermatology，London，UK.）

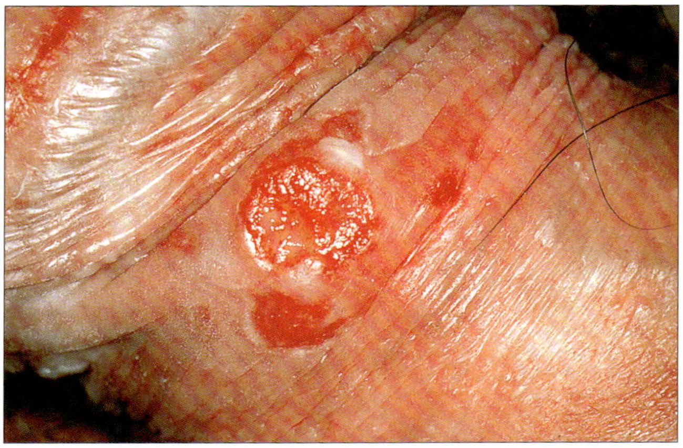

**图 12.43** 扁平苔藓：阴茎部位的慢性扁平苔藓继发溃疡性鳞癌（By courtesy of the Institute of Dermatology，London，UK.）

被不明抗原刺激活化的T细胞的免疫学基础[32]。肛门生殖器部位的扁平苔藓其组织学特征与其他非黏膜部位的扁平苔藓相比，往往更难做出诊断。其表皮可能脱落或增厚，表皮-真皮交界处有致密的带状浸润（图12.44）。很多生殖器部位的皮损位于黏膜，并且炎症浸润中含有大量浆细胞。而身体其他部位的皮损主要为淋巴细胞核和组织细胞浸润（图12.45）。基底层常被破坏。代之以一些新生的细胞，其细胞形态有一定不典型性。可见胶样小体，但数量不多。可有角化不全。有时，黏膜皮损的颗粒层可局灶性增厚。局部继发性棘细胞层水肿改变并不少见，尤其在黏膜表面。病程较长者，致密的带状浸润消失，代之以少量的斑片状浸润，仅有小部分有苔藓样炎症浸润。许多生殖器扁平苔藓被误诊为浆细胞性外阴炎。

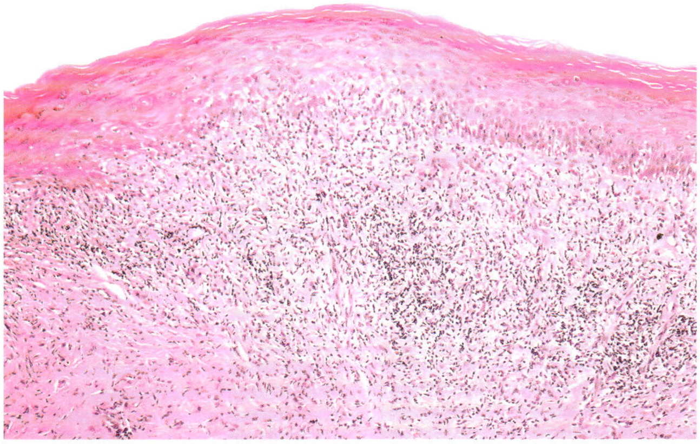

**图12.44** 扁平苔藓：可见角化过度，棘层肥厚，并且炎症细胞呈带状浸润

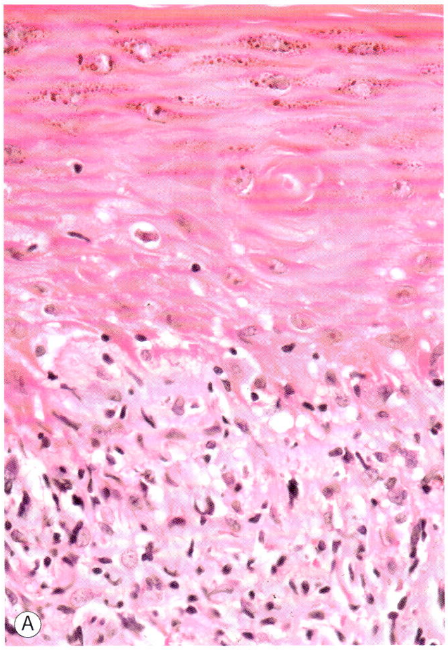

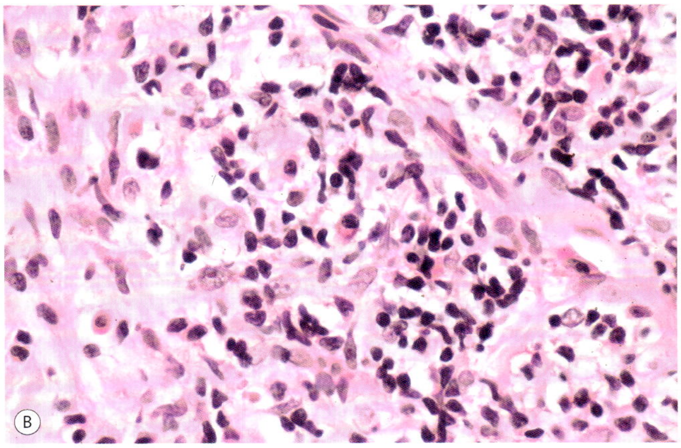

**图12.45** 扁平苔藓：（**A**）注意角化过度，颗粒层增厚和基底细胞液化变性；（**B**）与皮肤扁平苔藓不同，生殖器部位的扁平苔藓常可见浆细胞

免疫荧光检查可见纤维蛋白原和IgM沿基底膜带沉积，少数情况下可见IgG或IgA沉积[19]。胶样小体也可被染色[33]。

## 鉴别诊断

临床上需与扁平苔藓鉴别的疾病包括银屑病、男性浆细胞性外阴/龟头炎、硬化萎缩性苔藓、病毒疣、鲍恩样丘疹病和汗孔角化病。扁平苔藓还需与肛周瘙痒鉴别。活检对于诊断通常是必要的，但更重要的是对罕见的、有可能发展为鳞状细胞癌的慢性溃疡、糜烂性或疣状肛门生殖器皮损患者进行随访。扁平苔藓通常与硬化萎缩性苔藓的特征重叠，在某些患者两者可能同时存在，真皮乳头层或固有层浅层的透明样变性提示其为后者。对这些慢性重叠综合征的患者应特别关注其是否有增生异常或鳞状细胞癌病变。

某些药物可促进泛发性扁平苔藓的发生。有一例普萘洛尔引起的局限于阴茎的苔藓样药疹的报道[34]。

# 光泽苔藓

## 临床特征

好发于阴茎[1]。即使泛发时，也可能难以诊断，因为它的表现很轻微，此外，因瘙痒导致的表皮剥脱和湿疹化也可使光泽苔藓（lichen nitidus）的特征被掩盖。

## 组织学特征

其组织学改变与身体其他部位的皮损相同。

# 硬化萎缩性苔藓

## 临床特征

硬化性萎缩性苔藓（lichen sclerosus）是由淋巴

细胞介导但机制未明的皮肤病[1-3]。好发于女性的肛门生殖器皮肤和男性的生殖器皮肤。女性比男性多见，且好发于白种人。几乎不发生于出生时已行包皮环切术的男性[4]。

有两个发病高峰：在女性，一个为初潮前，另一个为更年期；在男性，则为青春期前和青年至中年男性。当发生于儿童时，病情倾向持续，缓解少见[5]。女性发病年龄可很小，表现为出血性肛周皮损（图 12.46、12.47）。便秘可作为疼痛性肛管裂隙的合并症。如果肛门生殖器明显受累，可被误诊为性虐待[2]。肛周皮损不发生于男性，但男性生殖器硬化萎缩性苔藓是包茎形成最常见的原因。11% 的女性生殖器硬化萎缩性苔藓患者同时有生殖器以外的皮损[6]。根据发病率，由高向低排列依次为躯干上部、腹股沟、上肢、躯干下部和下肢（图 12.48、12.49）。罕见累及头皮与面部，若有，伴随脱发[7-9]。一例特殊病例记录了发生在足底的硬化萎缩性苔藓[10]。生殖器外皮损可单独发生，不伴发生殖器部位皮损。硬化萎缩性苔藓常有同形现象，它可发生在瘢痕、放疗、注射胰岛素及文身部位[11-14]。可复发或发生于移植皮肤上[15]。口腔也可累及，包括唇部皮损，可单独发生也可与生殖器皮损并发[16-18]，但其确切的发病率并不清楚，因为可疑的病例常常未经病理检查确诊[19]。扁平苔藓可与硬化萎缩性苔藓并发，这种情况可发生于某些口腔皮损[20]。还有报道硬化萎缩性苔藓可与局限性硬皮病并发。一例接受甲磺酸伊马替尼治疗的患者出现多发生殖器及生殖器外皮损[22]。有病例报道本病与同种异体干细胞移植相关，并且记录一例发

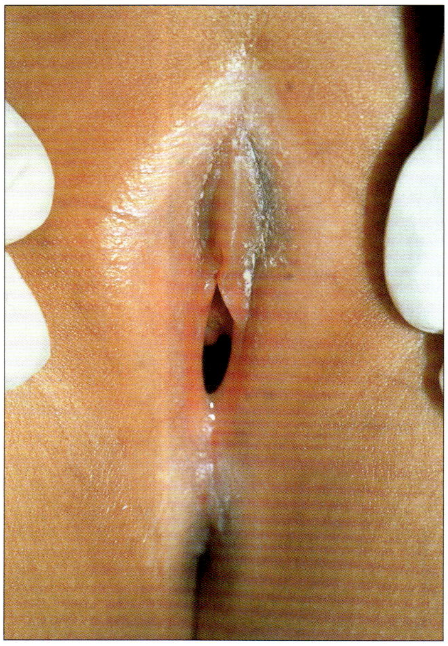

图 12.46 硬化萎缩性苔藓：双侧女阴对称性严重萎缩，小阴唇几乎消失，伴有剧烈瘙痒（By courtesy of the Institute of Dermatology，London，UK.）

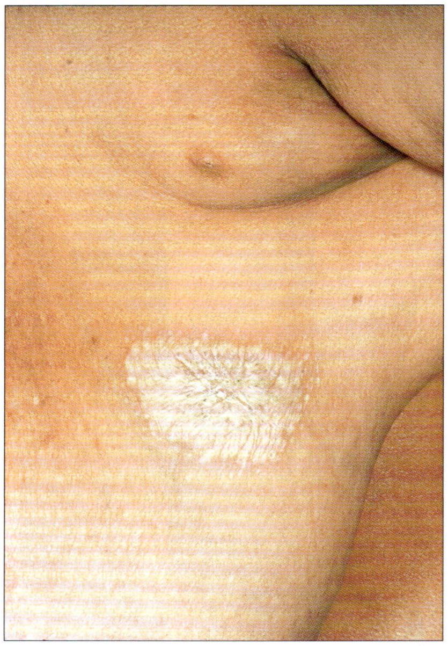

图 12.48 硬化萎缩性苔藓：不规则的白斑。应注意有时生殖器以外发生皮损不一定同时伴有生殖器部位的皮损（By courtesy of R.A. Marsden，MD，St George's Hospital，London，UK.）

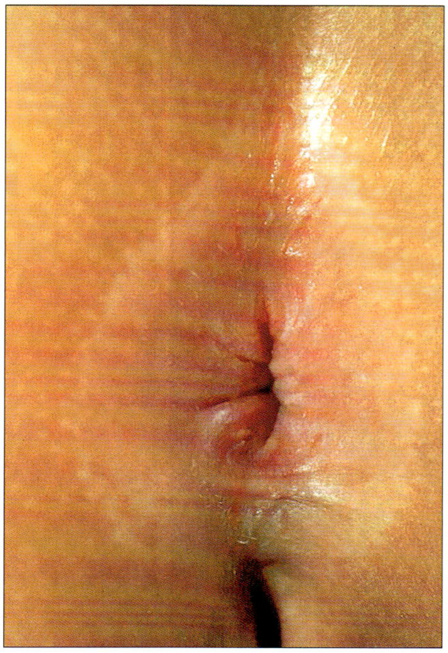

图 12.47 硬化萎缩性苔藓：外阴皮损常同时伴有肛周皮损，形成沙漏样外观（By courtesy of the Institute of Dermatology，London，UK.）

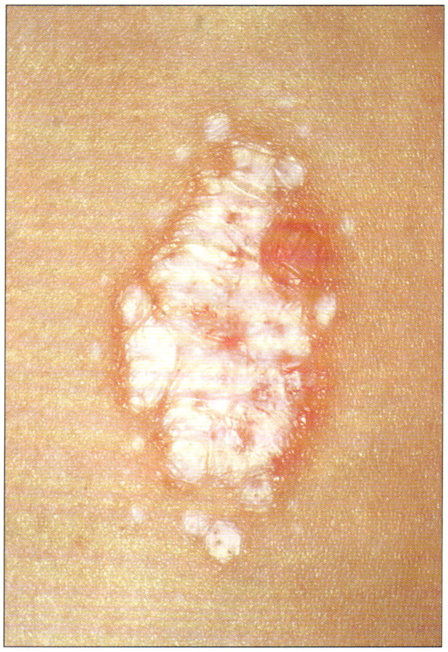

图 12.49 硬化萎缩性苔藓：愈后皮损有典型的羊皮纸样外观（By courtesy of R.A. Marsden，MD，St George's Hospital，London，UK.）

生于男女变性患者阴囊部位的皮损[23-24]。

硬化萎缩性苔藓的典型皮损为瓷白色丘疹或斑块，表面皱缩。皮损有时可融合成斑块。常可出现瘀斑和角化过度区。偶可形成水疱。女性常见症状包括瘙痒、烧灼和性交不适感，男性则出现性交及泌尿系统问题。尽管肛门生殖器部位的硬化萎缩苔藓瘙痒很剧烈，但苔藓样改变往往不明显。女性生殖器部位皮损常对称分布于双侧。当累及肛周及外阴皮肤时，男性皮损则表现为郁金香样，对称分布于远端阴茎体、龟头和包皮（不发生于肛周）（图 12.50）。另一方面，还可形成完全包茎（图 12.51）。外阴皮损主要累及大阴唇内侧、小阴唇、阴蒂、舟状窝和后联合（图 12.52、12.53）。阴茎皮损可累及龟头和远端包皮，包皮系带和腹侧冠状沟是特殊的受累部位。女性硬化萎缩性苔藓发展到最后常形成瘢痕，可引起明显的解剖学改变，如小阴唇缺失、阴蒂萎缩消失和尿道周围梗阻，但不累及阴道，尿道累及罕见[25]。在男性，可能形成完全性包茎、束紧性包皮炎，原因包括硬化带形成、冠状沟横向及腹侧粘连、糜烂、溃疡、系带破坏、冠状沟结构消失和尿道针孔样狭窄。累及前尿道病情可很严重：29% 因尿道狭窄进行尿道成形术的患者有患硬化萎缩性苔藓的病理证据。

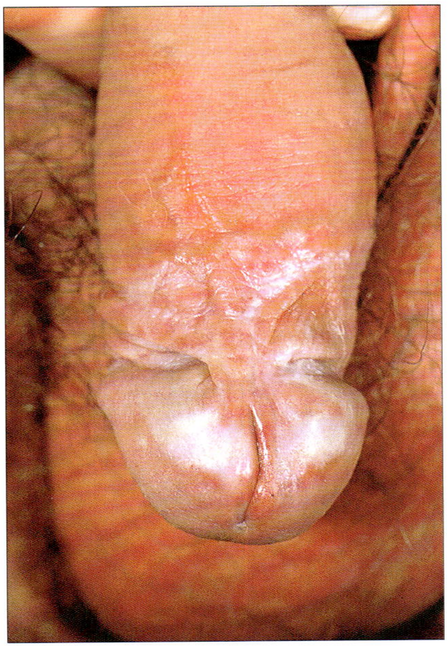

图 12.50 硬化萎缩苔藓：男性患者包皮和龟头部位的硬化萎缩性苔藓（所谓干燥性龟头炎）可引起尿道狭窄（By courtesy of the Institute of Dermatology，London，UK.）

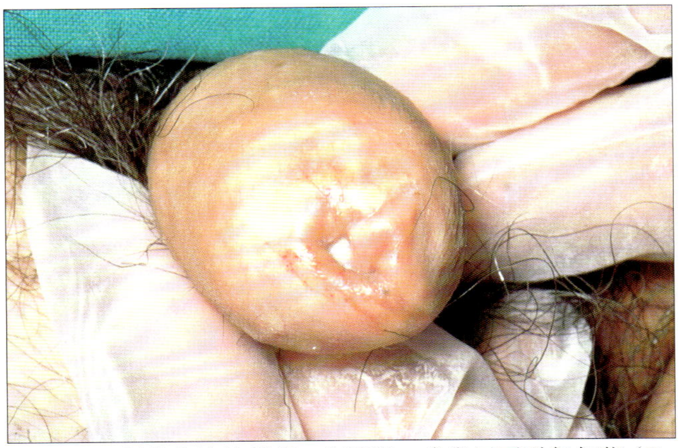

图 12.51 硬化萎缩性苔藓：病情进一步发展可引起包茎（By courtesy of the Institute of Dermatology，London，UK.）

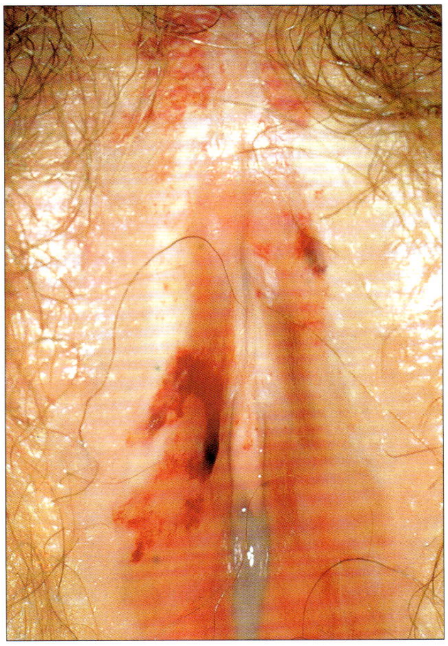

图 12.52 硬化萎缩性苔藓：对称的白色皮损，伴有萎缩和出血（By courtesy of the Institute of Dermatology，London，UK.）

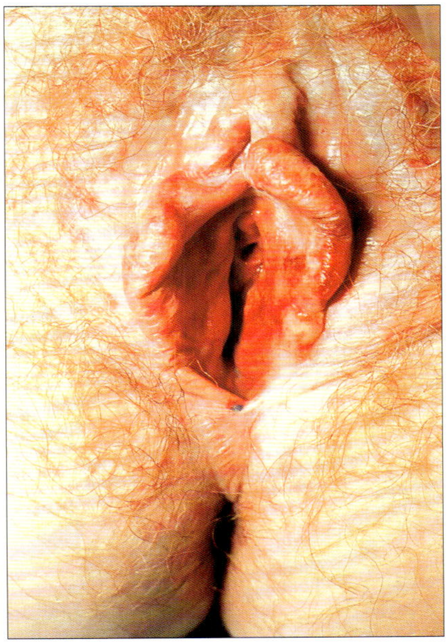

图 12.53 硬化萎缩性苔藓：有广泛的外阴皮损，伴会阴累及，并可见萎缩（By courtesy of the Institute of Dermatology，London，UK.）

只有一例儿童外阴硬化萎缩性苔藓最后发展为黑色素瘤的报道[26]。

外阴硬化萎缩性苔藓的重要并发症是外阴发育不良和鳞状细胞癌，后者罕见于生殖器外皮损[27]。在女性外阴，发育不良的部位表现为角化过度、粘连的灰白色区域、碎冰锥样侵蚀和固定性红斑[3]。这种皮损必须行组织活检。不到 4% 的外阴硬化萎缩性苔藓会发展为鳞状细胞癌。近来发现一大部分之前诊断为硬化萎缩性苔藓继发鳞癌的病例实质上为分化型外

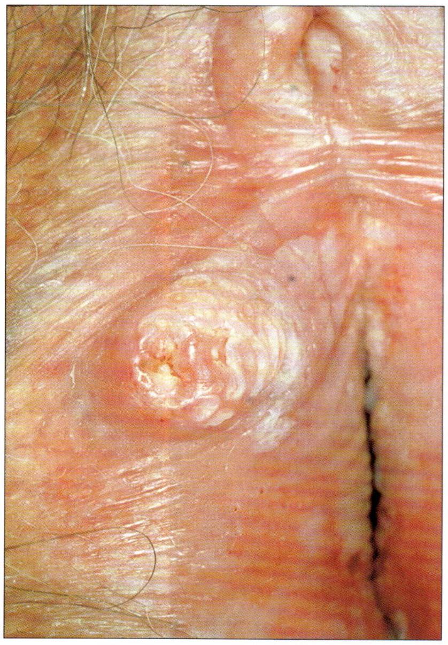

图 12.54 硬化萎缩性苔藓：长期的病变导致外阴结构消失，并伴有溃疡性鳞癌发生（By courtesy of the Institute of Dermatology，London，UK.）

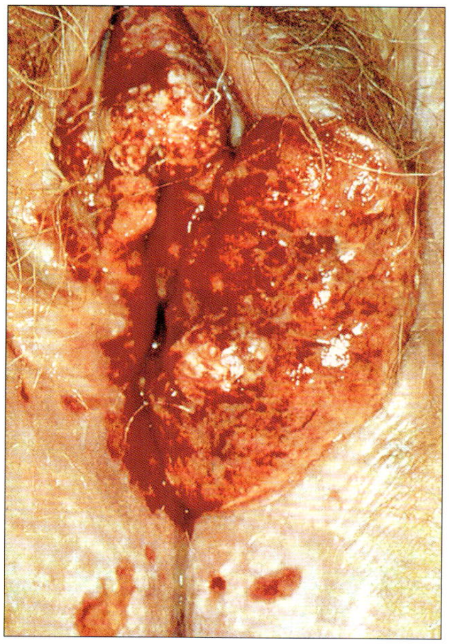

图 12.55 硬化萎缩性苔藓：溃疡性鳞癌破坏了左侧外阴的大部分，注意其发生在溃疡性硬化萎缩性苔藓的基础上（By courtesy of the Institute of Dermatology，London，UK.）

阴上皮内瘤变，这个发现很重要[28]。出现大量误诊病例的原因可能是在组织学层面诊断分化型外阴上皮内瘤变较困难。这些患者可能将更快发展为侵袭性鳞状细胞癌。有恶变倾向的硬化萎缩性苔藓患者，存在一些非恶变患者不具备的组织病理学特点。这些标准被建议用于判断患者是否存在恶变危险。它们包括角化不全、角化不良、异常增生和基底细胞异型性[28]。男性硬化萎缩性苔藓并发鳞癌的危险为 4%～8%[29-32]。而对阴茎鳞状细胞癌患者切除的组织进行镜检，发现 32%～50% 存在硬化萎缩性苔藓[32-34]。与硬化萎缩性苔藓相关的鳞状细胞癌并不总与 HPV 相关[35]。对慢性、不对称、红斑、浆细胞性外阴炎样、增殖性红斑、糜烂、溃疡和疣状改变必须持高度怀疑态度，应行组织活检。

## 发病机制和组织学特征

硬化萎缩性苔藓的病因不明。遗传、激素以及自身免疫因素可能都是非常重要的。有家族发病的报道，与性别无关，在同卵双生及异卵双生子中都有报道[36-39]。超过 12% 的患者有家族史，提示大部分硬化萎缩性苔藓患者具有遗传因素[40]。约 21% 患者伴有自身免疫性疾病，包括斑秃、白癜风、甲亢、甲低、恶性贫血和糖尿病[41-42]。除抗核抗体外，患者及其一级亲属可有多种循环自身抗体，包括抗甲状腺、胃壁细胞和平滑肌细胞的抗体[43]。已有本病与Ⅱ型抗原明显相关的报道，包括 HLA-DQ7、DR7、DQ8 和 DQ9[44]。泛发性生殖器外皮损患者常无 HLA-A2，因为它可能起保护作用。此外，肛门生殖器部位结构明显破坏的患者常与 HLA-DR4 和 DQ8 有关。在 75% 患外阴硬化萎缩性苔藓的女患者血清中存在针对细胞外基质糖蛋白 1 的循环 IgG 抗体[45]。在一些患外阴硬化萎缩性苔藓的健康女童中检测到抗 BP180 IgG 抗体[46]。

近期一项研究发现，患生殖器硬化萎缩性苔藓的女性患者，其患银屑病（主要为生殖器外）的概率较正常人升高[47-48]。

女性患者在绝经期前患硬化萎缩性苔藓可能与口服避孕药相关，特别是那些含有抗雄激素成分的药物[49]。

其他可能的病因包括胶原酶缺乏、胶原抑制酶增多和弹性蛋白酶活性降低[1]。有些患者的二氢睾酮水平下降，有 1 例报道组织病理中显示有数量不等的抗酸杆菌感染[50-51]。有报道局限性硬皮病和皮肤萎缩偶与博氏疏螺旋体感染有关，但这种假定的联系来源于欧洲患者，而不是美国[52]。患生殖器硬化萎缩性苔藓的男性患者中无感染博氏疏螺旋体的血清学证据[53]。在硬化萎缩性苔藓中，即使采用巢式 PCR 技术也很难发现博氏疏螺旋体[54]。结果的不同或许是因为用于检测螺旋体技术的差异，而聚焦浮动显微镜（focus floating microscopy）被认为是检测博氏疏螺旋体的金标准[55]。报道 70% 阴茎硬化萎缩性苔藓儿童患者（HPV6、16、18 型）和 17.4% 成人（HPV16、18、45 型）患者存在 HPV 感染，而一项研究显示 8.7% 正常男性存在 HPV 感染，另一项研究则显示 33% 成人存在 HPV 感染（HPV16、18、33、51 型）[56-58]。局部应用糖皮质激素可能会导致 HPV 感染[59]。然而，还未发现其他研究中有女性外阴皮损感染 HPV 的报道[60]。也有研究显示 26.5% 的皮损存在 EB 病毒感染。但硬化萎缩性苔藓流行病学及临床特点并不支持其是感染性或性传播疾病。

男性解剖学异常及外伤似乎是硬化萎缩性苔藓的

致病因素[4, 25, 61]。硬化萎缩性苔藓已被认为与尿道下裂及其修复相关[25, 62]。部分硬化萎缩性苔藓的组织病理学特点显示松弛皮肤的管腔闭塞也是发病的一个原因[63]。在男性，至少，有证据指向硬化萎缩性苔藓的发生是因为尿道的慢性间歇性阻塞。

尽管病变的部位有所不同，但其组织病理学改变是相同的（图 12.56 ～ 12.59）[64-66]。然而，生殖器皮损，与发生于生殖器外的皮损相反，常无萎缩、慢性单纯性苔藓化、海绵水肿和真皮嗜酸性粒细胞浸润的特点[67]。生殖器外皮损，从另一方面说，似乎大部分病例与弹性纤维吞噬现象相关，但此特点在生殖器皮损并无报道[68]。偶尔，类似弹性纤维假黄瘤的胶原改变也可出现在未患弹性纤维性假黄瘤的硬化萎缩性苔藓患者中[69]。典型的硬化萎缩性苔藓皮损表现为表皮萎缩变薄伴界面变化，真皮浅层有宽的透明样变性带，在透明样变性带下方有淋巴细胞和组织细胞组成的浸润带。在有毛部位，常有明显角化过度伴毛囊角栓。有时有表皮下水肿，甚至形成表皮下水疱（图 12.60）。毛细血管扩张很常见，有时可见到紫癜，也可出现血

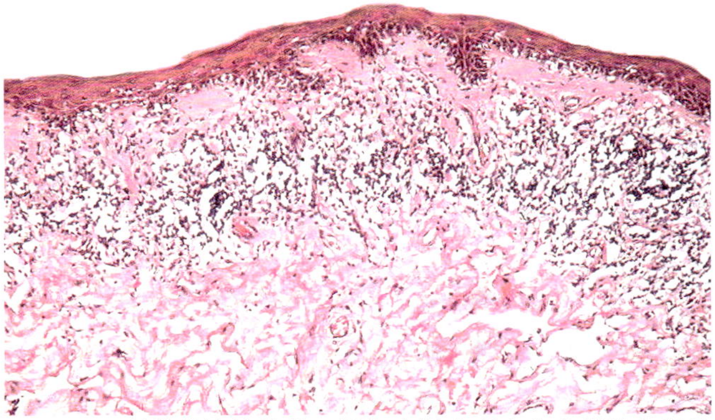

图 12.56 硬化萎缩性苔藓：早期皮损表现为表皮萎缩和明显的基底细胞液化变性。在真皮乳头有一狭窄的透明化变性带，其下方可见带状浸润

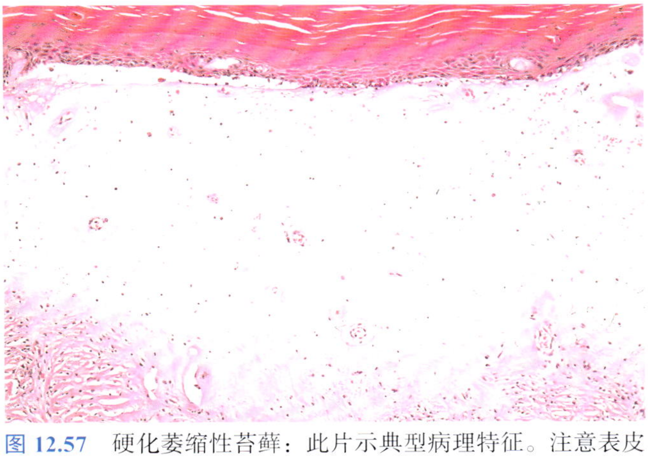

图 12.57 硬化萎缩性苔藓：此片示典型病理特征。注意表皮角化过度，萎缩变薄和真皮浅层有一条宽的透明化变性带。毛细血管扩张非常明显

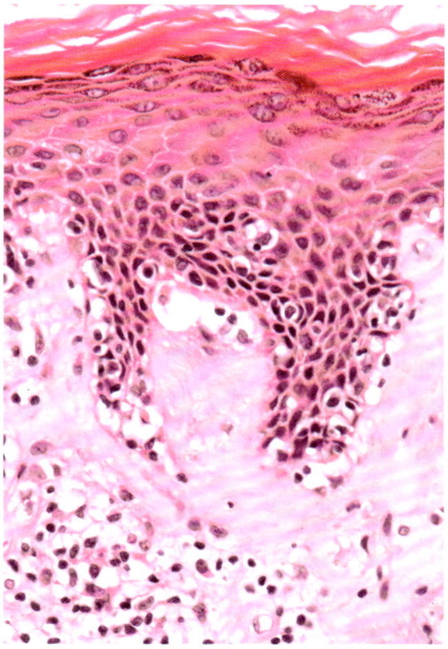

图 12.58 硬化萎缩性苔藓：基底细胞液化变性的高倍镜观察

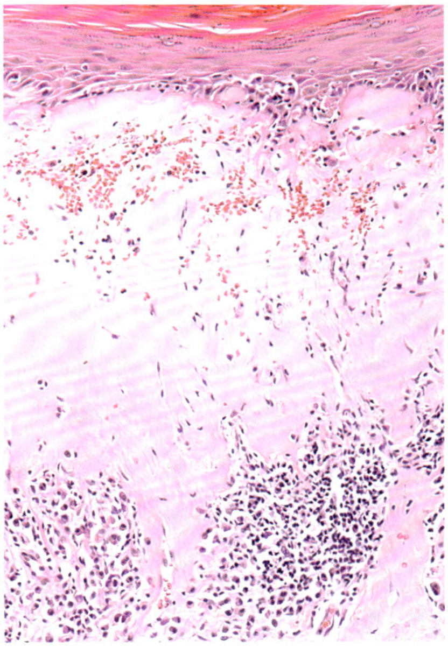

图 12.59 硬化萎缩性苔藓：在这张图中，淋巴组织细胞浸润位于透明化变性带的下方。有毛细血管扩张伴出血

管角皮瘤样皮损[70]。相似的现象出现在淋巴管扩张症[71]。早期皮损和发育成熟的皮损外周可有苔藓样改变，类似于扁平苔藓（参见鉴别诊断）。有些病例局部棘层肥厚显著且不规则，常常有一明显的锯齿状下缘（所谓的鳞状细胞化生）。这些患者必须仔细检查是否存在上皮发育不良（分化型上皮内瘤变），或者其附近是否有肿瘤。分化型上皮内瘤变是目前为止硬化萎缩性苔藓相关的鳞状细胞癌患者中最常见的异常增生类型[72]。目前还没有充分证据表明硬化萎缩性苔藓相关的鳞癌与致癌性 HPV 感染相关。

在硬化萎缩性苔藓中偶尔观察到动脉内膜炎导致“闭塞性”这一词的使用。在两个男性患者中发现淋巴组织细胞性和肉芽肿性静脉炎，且其中一个有 HPV 感染[73]。有一例伴有嗜酸性海绵样水肿的硬化

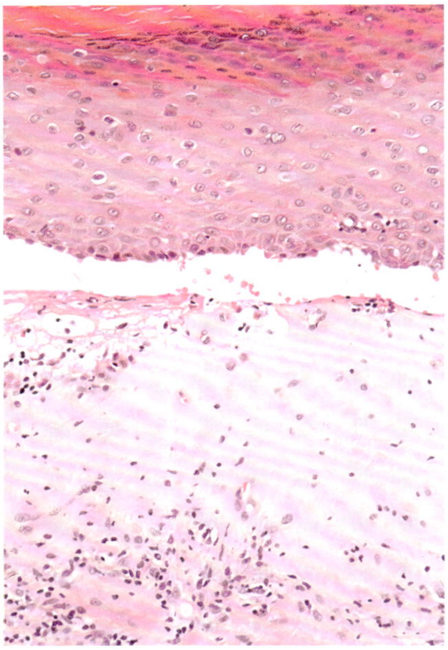

图 12.60 硬化萎缩性苔藓：有时高度的水肿可形成表皮下疱

萎缩性苔藓，证明其与大疱性类天疱疮重叠[74]。

硬化萎缩性苔藓的超微结构显示，基底板有裂隙和裂隙形成[65-66]，朗格汉斯细胞游走时似乎通过这些裂隙。硬化萎缩性苔藓的单一核细胞浸润包括 T 辅助和 T 抑制淋巴细胞。有报道称，硬化萎缩性苔藓的表皮细胞中有 p53 基因的表达[67, 76]，后者更常见于鳞状细胞癌患者[77]。

## 鉴别诊断

大部分生殖器硬化萎缩性苔藓可根据临床表现作出诊断。应与扁平苔藓和罕见的黏膜类天疱疮鉴别。若无法确诊或皮损表现为糜烂、疣状，应行组织病理活检。肛门生殖器部位的硬化萎缩性苔藓，尤其是早期皮损，有时很难与扁平苔藓鉴别。早期硬化萎缩性苔藓具有、而扁平苔藓没有的组织学改变包括：银屑病样苔藓化浸润、累及基底细胞层的炎症细胞亲表皮性、基底膜带增厚、局灶性表皮萎缩和真皮乳头弹性纤维的缺失[65]。这些组织学特征可模仿蕈样肉芽肿[78-79]。

# 浆细胞性龟头炎

## 临床特征

浆细胞性龟头炎（Zoon's balanitis，ZB）主要发生于未行包皮环切术的中年或老年男性，有报道外阴、口腔、口唇和会厌也可出现类似病变[1-7]。极个别的，也可能会发生于已行包皮环切术的男性[5]。典型皮损为龟头或包皮上界限清楚、光亮、潮湿的鲜红色或褐色斑（图 12.61），舟状窝也可累及。通常表现惰性或无症状。其他表现包括点状深红斑—“辣椒粉样”和伴含铁血黄素沉积的紫癜，单发或多发，大小不一的皮损（点滴状或钱币状），还可表现为典型的阴茎冠状沟中轴部位的对称性接吻样皮损。尽管增生性及结节样皮损均有报道，但若皮损不典型或皮损形态少见，应持怀疑态度并行组织病理活检[8-9]。临床上需鉴别的疾病包括糜烂性扁平苔藓、银屑病、脂溢性皮炎、接触性皮炎、固定性药疹、二期梅毒、组织胞浆菌病、增殖性红斑和卡波西肉瘤[10-11]。由此，仅依据临床表现确诊通常不可能，也是危险的[12-13]。建议行组织病理活检，且病理医师应该积极寻找伴随的病变。无论是临床或病理上[9, 13-16]，现有报道显示硬化萎缩性苔藓、扁平苔藓、鲍恩样丘疹病和阴茎癌临床及组织学表现也可类似浆细胞性龟头炎，说明本病可继发于潜在的包皮疾病[8]。多种临床组织特点的变异型的报道及浆细胞样龟头炎是癌前病变的观点或许反映了这一现象。浆细胞性龟头炎显示了一个不正常的包皮，隐藏了更凶险的潜在疾病[10, 17-18]。

## 发病机制及组织学特征

尽管很多文献报道了浆细胞性龟头炎，但其病因仍不明确。现有证据表明浆细胞性龟头炎是一个由不正常包皮导致的慢性、反应性、刺激性皮肤病。尿潴留、鳞屑和过度摩擦伤［浆细胞性龟头炎好发于龟头背侧和（或）相邻的包皮］可能造成了刺激。没有证据表明本病与感染相关，免疫组化结果提示浆细胞性龟头炎代表一个非特异性多克隆组织反应，与刺激性皮炎并发[6-7]。

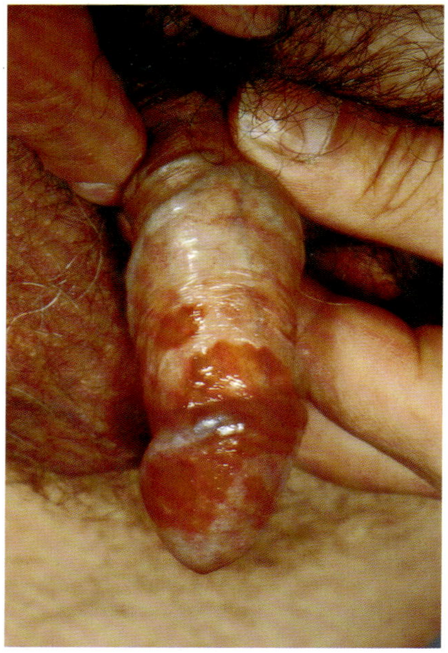

图 12.61 浆细胞性龟头炎：累及龟头、包皮和阴茎体（From Bunker C：Male Genital Skin Disease. Saunders Ltd./Elsevier 2004.）

组织病理学特点包括表皮变薄，颗粒层和角质层消失，海绵形成伴菱形或钻石样角质形成细胞（图 12.62、12.63）。真皮致密的炎症细胞带状浸润[13]，其中富含浆细胞。其他特征包括红细胞外溢，含铁血黄素沉积和血管增生。Zoon 强调本病中存在浆细胞的浸润，但实际上，浆细胞浸润的数量可有很大差别[9，13，19]。

## 浆细胞性外阴炎

女性浆细胞性外阴炎（Zoon's vulvitis）具有浆细胞性龟头炎的大部分特征，Garnier 最早发现本病，随后 Zoon 对其进行描述[1-3]。

### 临床特征

女性中极其罕见，主要累及前庭和小阴唇[4-8]。阴蒂部位的皮损几乎没有报道。本病可能不是单独存在，而是其他炎症性皮肤病表现在黏膜表面的另一种炎症形式，尤其是扁平苔藓[9]。典型皮损为鲜红色，具有漆样外观，偶尔表现为辣椒粉样斑点。

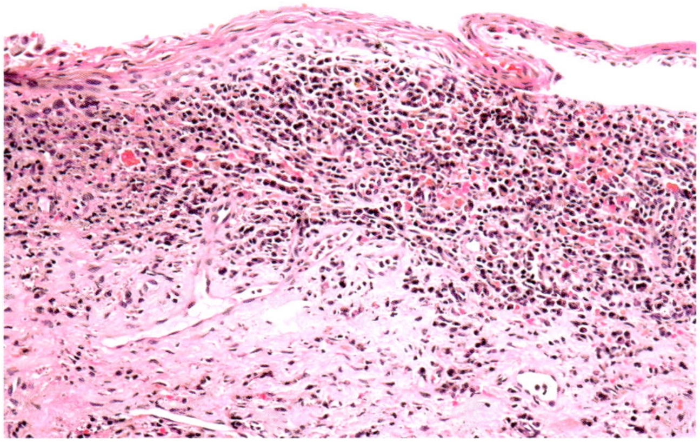

图 12.62 浆细胞性龟头炎：注意表皮变薄，海绵形成和真皮浅层致密的炎性细胞浸润

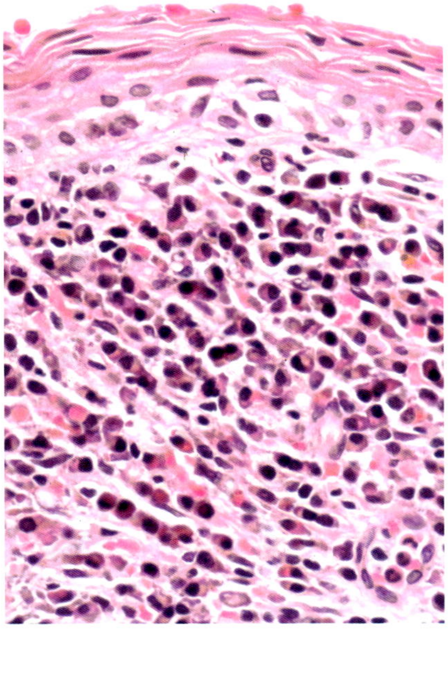

图 12.63 浆细胞性龟头炎：有菱形的海绵形成和致密的浆细胞浸润

建议使用慢性外阴紫癜[10]和持续性紫癜性皮病[11]取代浆细胞性外阴炎来描述这些炎性病变。类似皮损也曾有报道出现在口腔和其他黏膜表面，包括会厌、浆细胞性管口黏膜炎和非典型龈口炎[12]。

### 组织学特征

组织学特征与上面描述的浆细胞性龟头炎一致。但也有例外，曾报道一例伴明显黏液化生的浆细胞性外阴炎[13]。

## 环状肉芽肿

阴茎环状肉芽肿鲜有报道，好发于儿童及青年[1-4]。皮损表现为圆形红色光滑的线状结节。其组织学改变与身体其他部位的皮损相同，且皮损常倾向表现为深在性环状肉芽肿。

## 水疱大疱性疾病

表皮下自身免疫性疱病包括大疱性类天疱疮和黏膜类天疱疮，这二者在其他章节讨论。其他大疱性疾病包括天疱疮、Darier 病和 Hailey-Hailey 病，也在其他章节论述。天疱疮常累及阴茎（龟头是常见的累及部位），但少见单发。报道一例病程 4 年的增殖型天疱疮，阴茎、龟头均有累及，表现为牛肉样红色糜烂增殖性斑块，散在不规则角化过度堆[1]。累及阴茎的黏膜类天疱疮非常少见，它可能出现水疱、糜烂、冠状沟横向粘连，瘢痕和包茎[2]。

生殖器皮肤的大疱性疾病的组织学改变与身体其他部位皮损相同。

## 生殖器丘疹性棘层松解性角化不良

该名词被用来描述外阴皮肤上出现的丘疹及结节，这些病变曾被误认为是疣[1-2]。组织学特征与 Darier 病和 Hailey-Hailey 病相似[3-4]。也有人认为本病是后者的顿挫型[5]。另一个用来描述本病的词是棘层松解性角化不良。本病免疫荧光结果阴性，尽管报道有一例免疫荧光结果阳性：细胞间 IgG 及 C3 沉积[7]。

# 阴茎痤疮

## 临床特征

本病在文献中无实质性的报道，但在临床上偶尔可遇到。年轻男性主诉斑点、疮或黑头，查体可见黑头粉刺、丘疹、脓疱、炎性结节和近端阴茎体瘢痕（图 12.64、12.65）。其痤疮样皮损主要与氯痤疮鉴别，氯痤疮是由皮肤吸收机械油引起。

## 组织学特征

组织病理学特征与典型部位的痤疮相同。

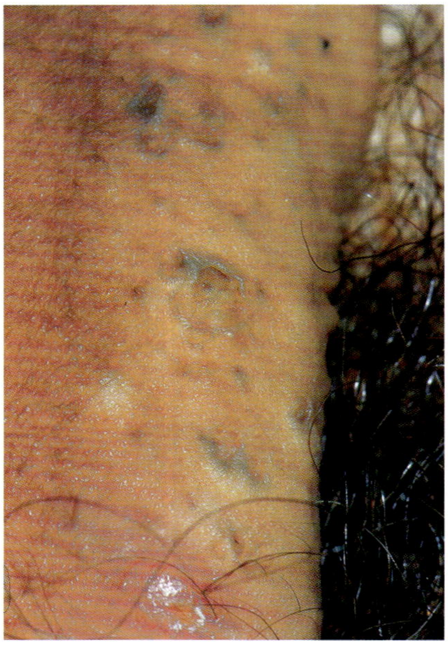

图 12.64 阴茎痤疮：位于阴茎近端的黑头粉刺、囊肿和治疗后的炎性皮损（From Bunker C：Male Genital Skin Disease. Saunders Ltd./Elsevier 2004.）

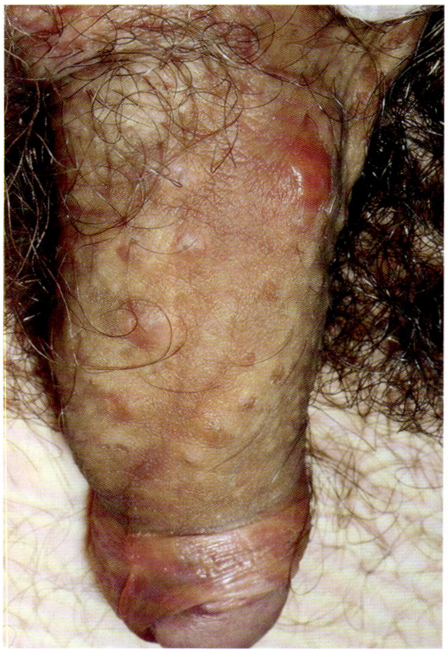

图 12.65 阴茎痤疮：黑头粉刺、明显的丘疹和结节（From Bunker C：Male Genital Skin Disease. Saunders Ltd./Elsevier 2004.）

# 化脓性汗腺炎

## 临床特征

化脓性汗腺炎（hidradenitis suppurativa；在日本被称为慢性肛周脓皮病）代表一个与慢性毛囊炎重叠的临床疾病谱，如臀部及阴茎痤疮[1]。内嵌毛发（毛发向内生长）和继发性毛囊炎是妇女“比基尼”区域的常见问题，但男性少见（图 12.66）。典型汗腺炎可表现为腹股沟、臀沟、臀部、腋窝和乳房下的黑头粉刺、毛囊炎、疖、深在窦道、结节、囊肿和瘢痕，这些特点可同时发生（图 12.67），患者也可有聚合型痤疮。在黑人中常见，主要发生于女性腋窝和男性会阴。尿道瘘管和包茎也有报道[3]。本病是引起阴茎背部穿孔的主要原因[4-5]。可造成广泛的瘢痕形成，需要积极治疗（图 12.68）。汗腺炎的发病率可能让人震惊，可影响患者的坐、卧、行走、排便和性活动。常导致抑郁症。

化脓性汗腺炎可能是“顶浆分泌痤疮”的一种类型。内分泌因素所起的作用尚不明确，细菌被认为是

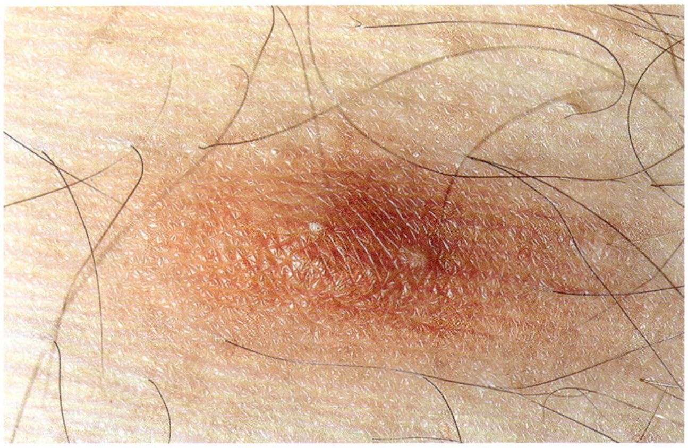

图 12.66 内嵌毛发：腹股沟皮损表现为毛囊炎（From Bunker C：Male Genital Skin Disease. Saunders Ltd./Elsevier 2004.）

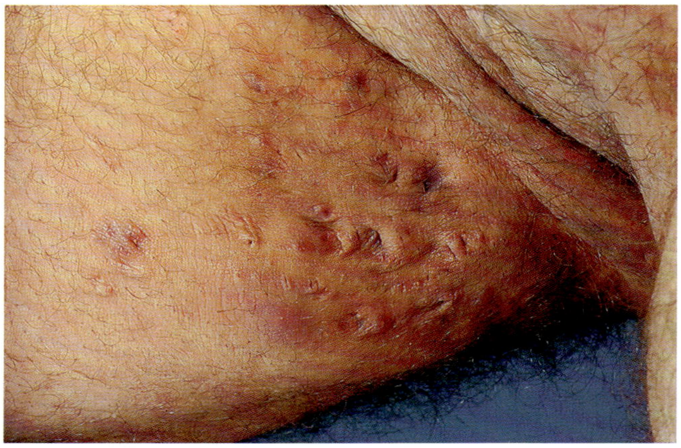

图 12.27 化脓性汗腺炎：腹股沟皮损严重（From Bunker C：Male Genital Skin Disease. Saunders Ltd./Elsevier 2004.）

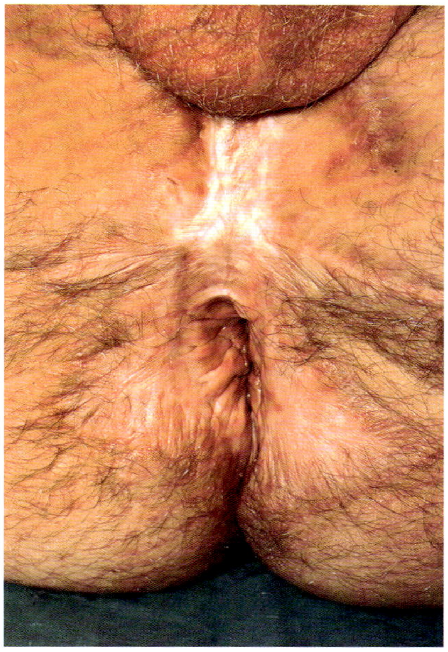

图 12.68 化脓性汗腺炎：疾病和手术导致的广泛瘢痕形成（From Bunker C：Male Genital Skin Disease. Saunders Ltd./Elsevier 2004.）

主要病因。病程慢性及组织破坏形成典型的体征。病程超过 20 年的化脓性汗腺炎存在进展为鳞状细胞癌的高度危险性，也可进展为疣状癌，但罕见[6-9]。

汗腺炎通常是一个临床诊断，应行皮肤拭子进行细菌学分析。偶尔需要活检以排除肿瘤或克罗恩病。会阴克罗恩病临床表现可与汗腺炎相似，包括肉芽肿性炎症、溃疡和瘘管形成，但克罗恩病疼痛较轻，且克罗恩病不发生于腋窝，患者几乎都有胃肠道症状。肛周非常严重的化脓性汗腺炎可见于患骨髓瘤或白血病的同性恋男性和艾滋病患者[10-12]。

### 组织学特征

组织学特征与其他部位的化脓性汗腺炎相同。

## 阿弗他溃疡

### 临床特征

阴茎、阴囊的确可发生阿弗他溃疡（Aphthe），但肛周及生殖器皮损在未完全排除性传播疾病前，难以诊断为本病，临床上对创面进行培养也是合理的[1]。而阿弗他溃疡的发病原因仍不清楚。

给人的印象是，阿弗他溃疡、特发性口腔生殖器溃疡常发生于 HIV 感染患者，且其溃疡症状和形态更严重。巨大溃疡也可发生。HIV 患者，所有黏膜皮肤溃疡必须行活检和培养；不同的组织病理学改变可同时存在[1]。

### 组织学特征

特发性阿弗他溃疡组织学无特异性。

## 急性外阴溃疡

### 临床特征

本病是青少年女性外阴突然发生的溃疡，皮损可单发或多发[1-7]。最初皮损为淡紫色或出血性丘疹，迅速增大形成溃疡。溃疡深在、疼痛且边缘红色锐利。患者可能伴发热、乏力和宫颈淋巴结肿大。然而，大多数患者因临床症状或体征缺乏或不明显，确诊依靠血清学检查。相关的感染包括伤寒、副伤寒、支原体和巨细胞病毒感染[5-7]。

在男性中未发现相似的情况。

### 发病机制及组织学特征

全身感染的局部毒性反应，最常见的是 EB 病毒感染（传染性单核细胞增多症）[1-7]。

镜下表现为非特异性浅表溃疡，伴有混合炎细胞浸润。

## 阴茎硬化性淋巴管炎

### 临床特征

阴茎硬化性淋巴管炎（sclerosing lymphangitis of the penis，Mondor 病）是一种相当少见的皮肤病。表现为冠状沟附近的皮肤呈条索样增厚[1-4]，很少累及阴茎背部。皮损可有炎症或局部压痛。疾病有自限性，数周后皮损可自行消退。偶尔某些皮损持续存在，需手术治疗[5]。女性没有与之相对应的疾病，但有报道女性上唇和小阴唇可出现类似皮损[6]。

### 发病机制和组织学特征

病因未明，过度的或创伤性的性活动是一个重要的病因[7-8]。虽然有报道可继发于生殖器疱疹和衣原体感染[9-10]，但通常情况下与性传播疾病无关。有报道一例患者在同时服用他达拉非和氟康唑后发病[11]。

组织学特征是淋巴管或静脉病变继发的淋巴管腔

堵塞。部分学者将硬化性淋巴管炎与 Mondor 病区分开，认为前者是淋巴管病变引起，而后者是静脉病变引起[12]。镜下还可见到到局灶性 Masson 样改变。病程晚期，栓子可被纤维组织代替，并可见少量散在的单核细胞浸润。此后，受累的管壁可增厚和硬化。

## 坏疽性脓皮病

少见于外阴，包括发生于成人及儿童阴茎的浅表肉芽肿性脓皮病[1]。儿童患者除头皮、颈部外，肛门生殖器皮损也是常见的发病部位。坏疽性脓皮病可由创伤引起，如：泌尿外科手术[1-2]或癌症治疗[3]。可能与溃疡性结肠炎和慢性淋巴细胞白血病并发，也可特发[5-8]。特发患者的诊断常被延误，因为在鉴别诊断方面，临床医师通常未考虑到坏疽性脓皮病，而在癌症或感染两者间鉴别。病理医师在收到活检标本时，也未获得此患者可能为坏疽性脓皮病的提示[9]。

### 组织学特征

组织病理表现与其他部位的坏疽性脓皮病相似。

## 阴茎坏死

### 临床特征

病情严重，可由各种原因引起，需鉴别的疾病广泛。大部分病因将在此章及其他章节讨论，如褥疮、窒息及止血带综合征、自体性行为、淫乱行为、坏疽性脓皮病和氟尔涅坏疽。阴茎坏死也可作为系统性疾病的一个并发症（如：毛霉菌病、急性髓细胞性白血病）[1]。此外，还可由以下病因导致：糖尿病小血管病变、终末期肾病[2-3]、慢性肾衰竭导致的甲状旁腺素亢进和血管钙化[4]、真性红细胞增多症、血小板减少症、白血病、冷球蛋白血症和血管炎、弥散性血管内凝血（DIC）继发的下腔静脉血栓[5]、肝素诱发的血小板减少症和华法林导致的获得性蛋白 C 功能障碍[6-7]。

### 组织学特征

组织学特点包括皮肤和深层组织的广泛坏死，可有更多的原发病特异的改变等待发现。

## 自发性阴囊溃疡

Pinole Aguade 报道了 5 例健康青年男性患自发性阴囊溃疡[1]。组织病理提示为可自行缓解的非特异性血管炎。可能与特发性阴囊脂膜炎和脂肪坏死相关。Sarihan 报道了一位 2 个月男孩发生特发性阴囊坏死[2]，并排除了创伤、冻伤和氟尔涅坏疽。

## 阴囊脂肪坏死

与其他原因引起青春期前男孩的急性阴囊病变不同[1]。急性起病、偶疼痛、肿胀（典型，可发生于在冷水中游泳后，但并非常见），阴囊壁可触及包块。患者一般情况好，无发热或白血病[2-3]。有报道一例成人自发性阴囊脂膜炎[4]，另一例与胰腺炎相关[5]。

# 与全身性疾病相关的皮肤病

## 克罗恩病

### 临床特征

大约 30% 的小肠内克罗恩病患者其肛门生殖器部位也有皮损，肛门生殖器部位的皮损也可由活动性小肠病变直接扩展所致，或作为所谓的“转移性克罗恩病”的表现（图 12.69 ～ 12.72）[1-7]。皮肤受累在结肠克罗恩病中更常见（高达 80%）。在“转移

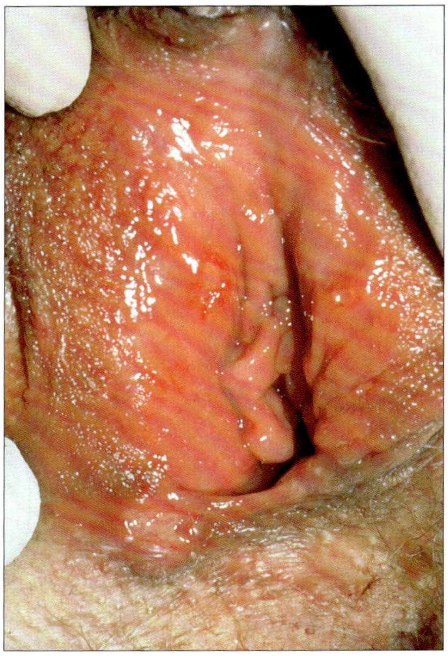

**图 12.69** 外阴克罗恩病：鲜红色斑和多发前庭溃疡（By courtesy of the Institute of Dermatology，London，UK.）

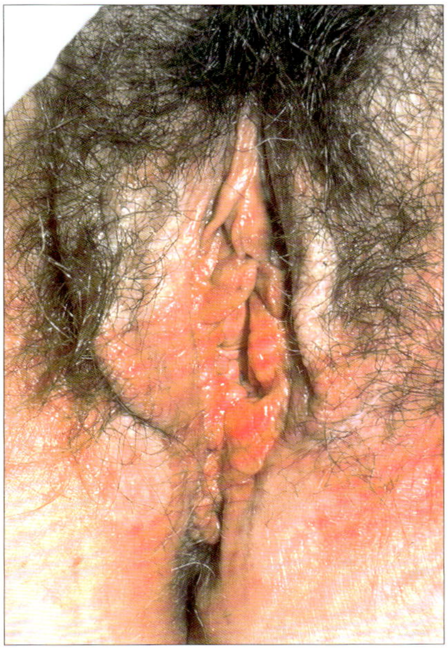

图 12.70 外阴克罗恩病：明显的水肿性红斑和肉芽肿损害（By courtesy of the Institute of Dermatology，London，UK.）

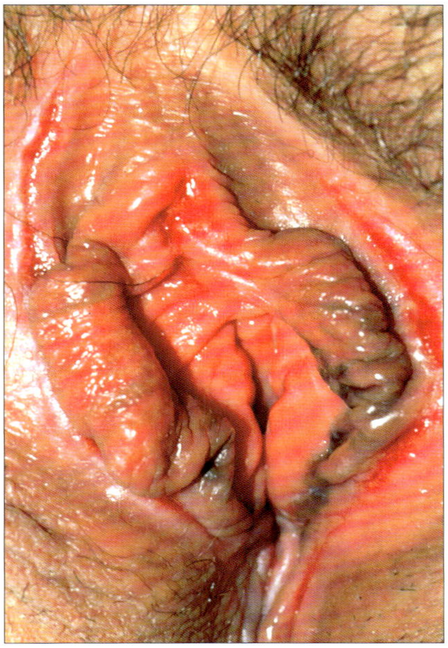

图 12.71 外阴克罗恩病：注意红斑、水肿和糜烂（By courtesy of the Institute of Dermatology，London，UK.）

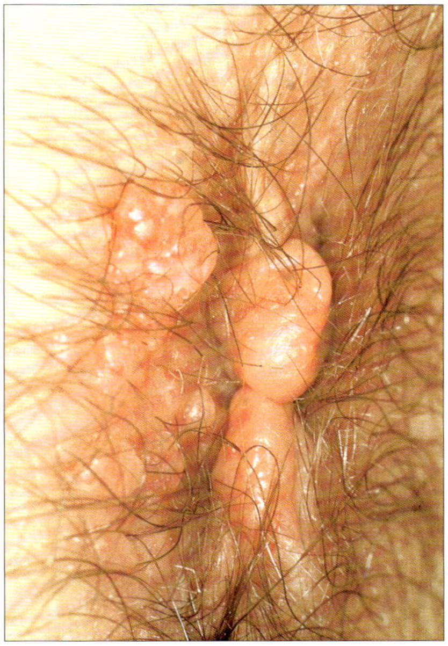

图 12.72 肛周克罗恩病：多发性皮赘，有严重的水肿（By courtesy of the Institute of Dermatology，London，UK.）

性克罗恩病”中皮损与受累肠道不邻近，并可出现在与肠道相距很远的皮肤，如：面部和四肢[8-12]。有时在肛门生殖器部位的病变出现数年后才出现胃肠道病变[13-16]。两侧外阴水肿有时是皮肤的唯一表现，偶尔发生于单侧[17-18]。克罗恩病也可累及阴茎阴囊，表现与淋巴水肿相似[19-21]。但是更常见的皮损是溃疡、脓肿、皮赘、窦道和瘘管形成[22]。皮损还可模拟化脓性汗腺炎和坏疽性脓皮病[23]或表现为单侧阴唇肥大[24]，但少见。沿皮纹的深在性裂隙（“刀切样征”）是特征性表现。任何年龄的克罗恩病患者包括儿童均可发生肛门生殖器部位的损害[25]。口腔损害包括肿胀、裂纹和黏膜“鹅卵石征”。有 1 例“转移性”克罗恩病患者同时伴口腔表皮内 IgA 脓疱病的报道[26]。

克罗恩病患者常伴发坏疽性脓皮病及结节性红斑。此外，还可伴发白细胞碎裂性血管炎、持久隆起性红斑、肉芽肿性血管炎、Sweet 综合征、获得性大疱性表皮松解、结节性动脉炎、增生性脓性口腔炎、白癜风、银屑病、多形红斑、光泽苔藓、化脓性汗腺炎和暴发性痤疮[27-43]。

病程缓慢。有 1 例外阴阴道克罗恩病患者病程中出现鲍恩病报道[44]。长期克罗恩病可发展为鳞状细胞癌，但罕见[45-47]。

### 组织学特征

组织学上可只表现为真皮水肿和淋巴管扩张，但更常见的是真皮或偶尔皮下组织内非干酪坏死性肉芽肿（图 12.73）。后者可分布于血管周围[45]。组织学诊断需结合详细的临床资料。

## 儿童急性出血性水肿

### 临床特征

本病是婴儿及幼年儿童少见的一种白细胞碎裂性血管炎，可表现为阴茎和阴囊红肿，质软，且可伴随更广泛的出血性皮损[1-2]。

### 发病机制和组织学特征

链球菌、葡萄球菌和腺病毒感染与本病相关。组

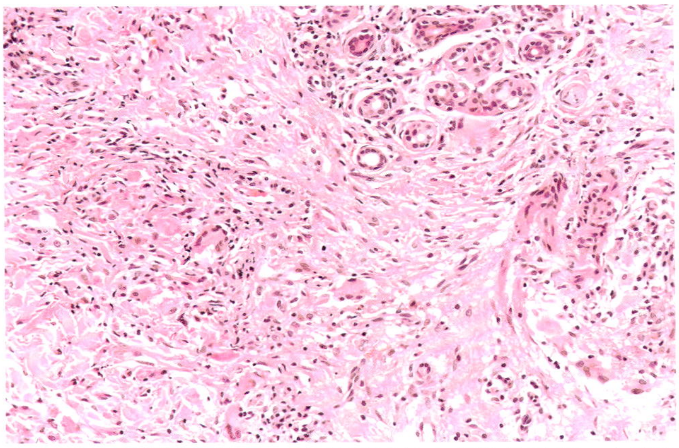

图 12.73 外阴克罗恩病：边界不清的肉芽肿性浸润，在真皮网状层深部有大量多核巨细胞

织病理学显示白细胞碎裂性血管炎。

## 坏死性血管炎

阴茎阴囊溃疡由 Wegener 肉芽肿、系统性红斑狼疮、系统性血管炎、结节动脉性血管炎和遗传性球形红细胞增多症相关的坏死性血管炎导致[1]。Rubio 等[2]报道一例由坏死性血管炎导致的单发阴茎溃疡，且没有证据表明其由糖皮质激素治疗效果好的系统性血管炎引起。氟尔涅血管炎组织病理学可表现为坏死性血管炎[3]，有报道阴茎单发血管炎可由淫乱行为引起[4]。

# 感染性疾病

## 红癣

### 临床特征

红癣（erythrasma）是皮肤的浅表细菌感染，常见于腹股沟和生殖股皱褶及身体屈侧部位（图 12.74）[1-7]。趾间和臀间沟的皮肤也可受累。皮损为红棕色的鳞屑性斑块，边界清楚。常常无自觉症状或有轻度瘙痒。在 Wood 灯下，皮损显示为珊瑚红荧光。这种荧光与卟啉有关，有些病例可能没有这一现象[5]。极少数患者皮损可泛发。本病可伴发皮肤真菌病，这点常造成诊断困难[7]。

### 发病机制及组织病理学

红癣的病原菌是需氧、革兰染色阳性的棒状杆菌[3]，属皮肤的正常寄生菌，在温暖潮湿的环境下可致病。易感因素包括肥胖、热、摩擦和免疫抑制剂[4]。

通过特征性的临床表现和 Wood 灯下的荧光表现即可诊断。因此大部分患者无需行皮肤活检。活检组织显示在角质层内可见呈杆状和丝状的病原体（图 12.75、12.76）。真皮炎症反应轻微。

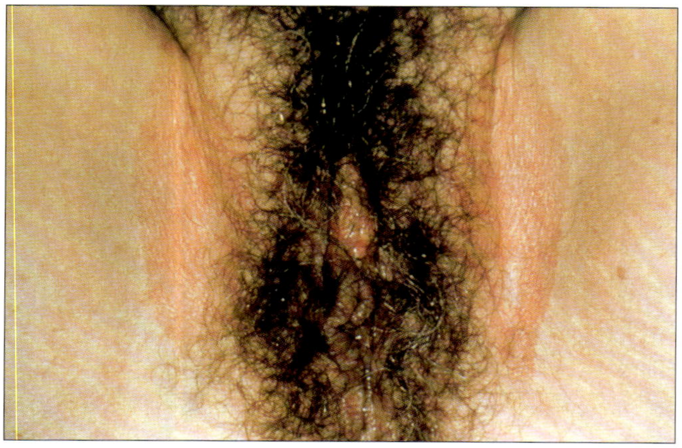

图 12.74 红癣：皮损特点为屈侧分布，边界清楚（By courtesy of the Institute of Dermatology，London，UK.）

## 癣

癣（癣菌病）指皮肤的浅表真菌感染。癣是骨盆带区，尤其是腹股沟常见的疾病（图 12.77 ～ 12.79）。通常是红色毛癣菌感染引起。少见由趾甲或足部发展而来，尽管患者腹股沟及肛周皮损可由手癣和甲癣发展而来。股癣瘙痒明显，根据红棕色的鳞屑性皮

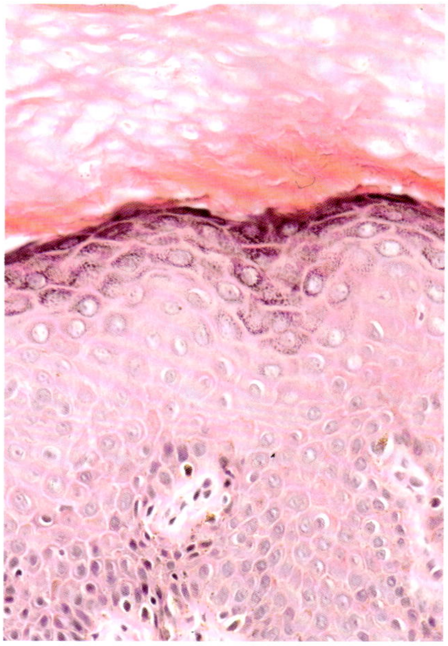

图 12.75 红癣：仅在角质层的上部可见病原菌

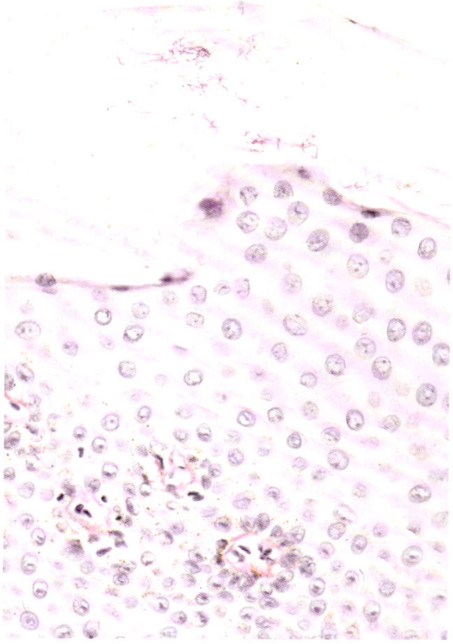

图 12.76 红癣：PAS 染色可见细长的杆菌

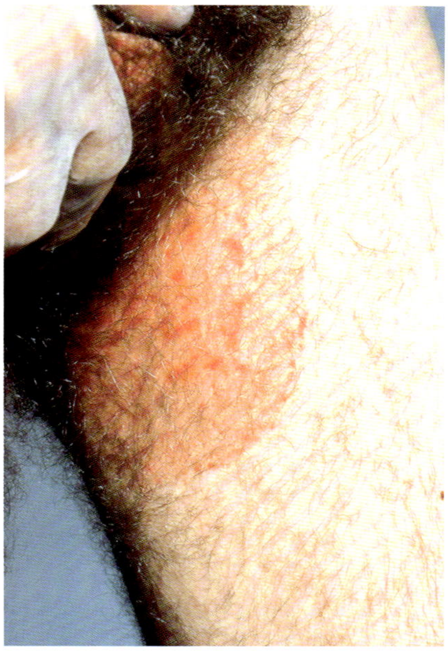

图 12.77 股癣：大腿内侧大片红色皮损（From Bunker C：Male Genital Skin Disease. Saunders Ltd./Elsevier 2004.）

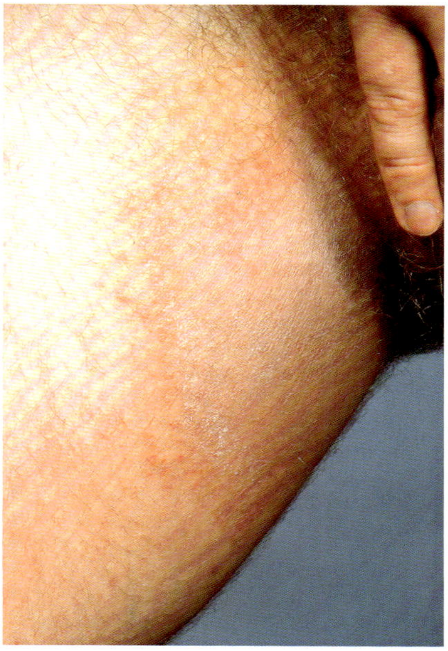

图 12.78 股癣：注意急性边缘皮损（From Bunker C：Male Genital Skin Disease. Saunders Ltd./Elsevier 2004.）

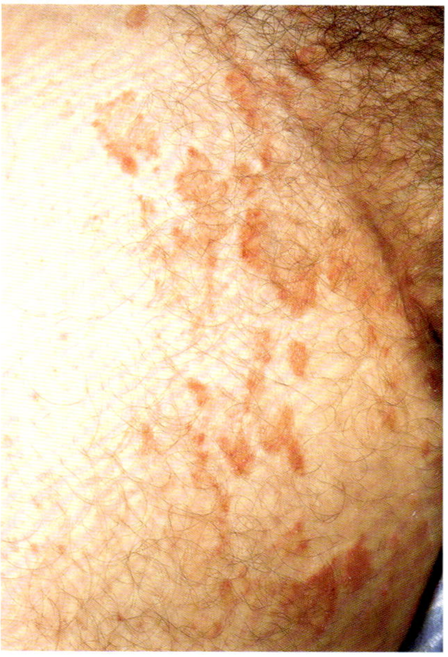

图 12.79 股癣：近观（From Bunker C：Male Genital Skin Disease. Saunders Ltd./Elsevier 2004.）

损，皮损周围有隆起浸润性边缘可诊断。皮损可由腹股沟延伸至腹部（图 12.80）、臀部（图 12.81）和大腿。环形皮损常不明显。诊断并不总是那么容易，因为部分患者曾被误诊，或者局部使用过糖皮质激素和抗真菌制剂。这种现象被称为隐匿性真菌感染（图 12.82），这时出现瘙痒症状和炎症表现，包括红斑、脱屑、界清扇形皮损和活动性边缘均不明显，通常仅有少量的炎症后色素沉着。

阴茎和阴囊真菌感染不常见[1]，当其发生时，通常与股癣相关。罕见伴有瘙痒、疼痛、出现红斑或脱屑性丘疹的阴茎龟头真菌感染。Pandey 等[2]认为阴茎癣菌病（印度）与穿 langota 造成的不透气相关——langota 是绑在生殖器上的 T 字形绷带。

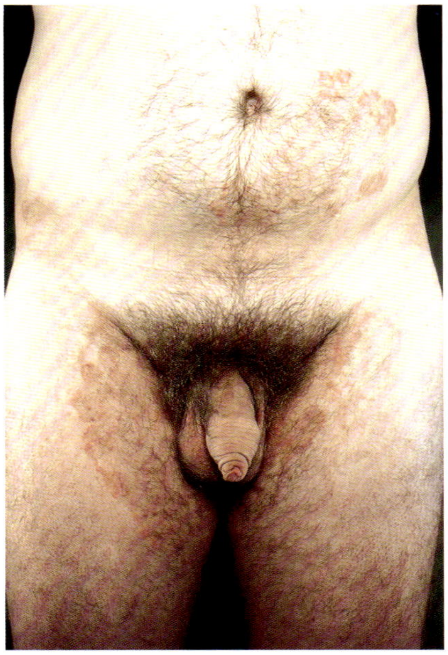

图 12.80 股癣：此患者皮损广泛（From Bunker C：Male Genital Skin Disease. Saunders Ltd./Elsevier 2004.）

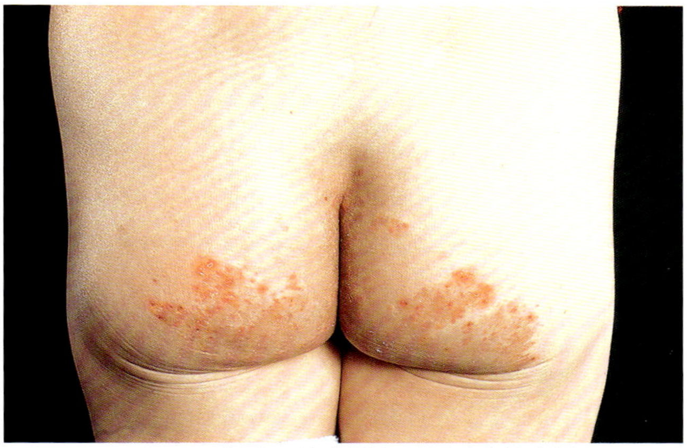

图 12.81 股癣：注意臀部两侧对称性皮损

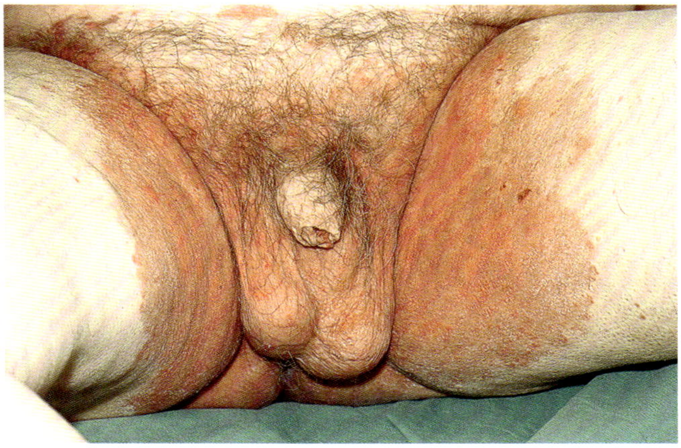

图 12.82 难辨认癣：由糖皮质激素使用不当造成的腹部、腹股沟、大腿和阴囊的泛发皮损（From Bunker C：Male Genital Skin Disease. Saunders Ltd./Elsevier 2004.）

# 毛孢子菌病

## 临床特征

在印度，毛孢子菌引起的毛孢子菌病（trichosporosis）是外生殖器、大腿和肛周皮肤间擦疹常见的类型[1]。主要症状是瘙痒和烧灼感，可伴发鳞屑性丘疹。本病可共存其他皮肤感染：念珠菌病、毛发菌病和红癣。皮损罕见发生于其他部位，如头皮[2-3]。

## 组织学特征

感染累及毛发，但不影响周围皮肤。显微镜下可见毛发上大小不一的白色或棕色柔软结节，易被刮除[2]。真菌镜检根据 KOH 处理后皮损中存在不同大小的分节孢子可作出诊断。诊断的金标准是真菌培养。

# 尖锐湿疣（生殖器疣、人类乳头病毒感染）

## 临床特征

尖锐湿疣主要由 HPV-6、-11、-16、-18、30 ～ 32、42 ～ 44 和 51 ～ 55 型引起[1-5]。HPV-7 常引起屠宰者的病毒疣，很少引起尖锐湿疣[6]。其中 HPV-6 和 -11 型约占 90%[2, 7]。可从单个皮损分离出多型 HPV 病毒[8]。龟头、包皮和阴茎部位形成柔软的、肉质（有时是丝状的）斑块，有时可延伸至尿道（图 12.83、12.84）。在阴茎体，它们外生性并不明显。女性外阴皮损体积可能很大，存在浸渍，也可能发展至阴道内（图 12.85 ～ 12.87）。临床检查中，阴道内皮损很难分辨[1, 9-10]。女阴尖锐湿疣常累及小阴唇、阴唇间沟或阴道口周围。类似的肉质或丝状柔软赘生物可发生在肛周，男性更常见（图 12.88）[11]。很多病例中，肛周和宫颈鳞癌显示存

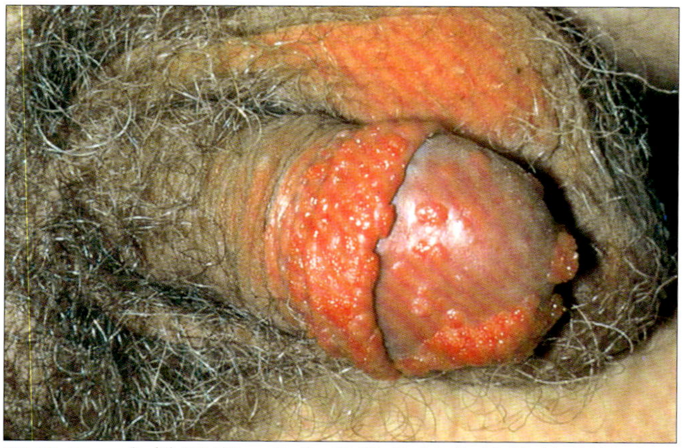

图 12.83 尖锐湿疣：龟头多发性红色柔软的斑块（By courtesy of the Institute of Dermatology，London，UK.）

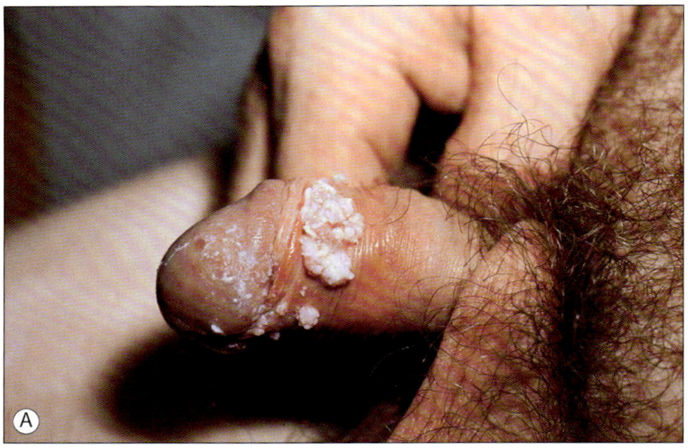



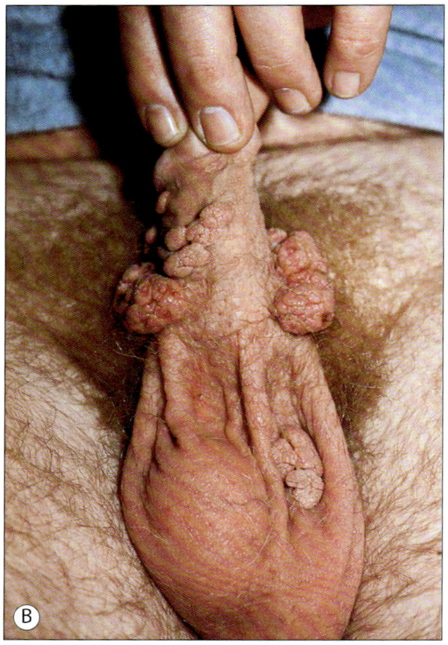



图 12.84 尖锐湿疣：（**A**）此患者的皮损表现为典型的丝状外观；（**B**）阴茎和阴囊的多发性尖锐湿疣（By courtesy of the Department of Genitourinary Medicine，St Thomas' Hospital，London，UK.）

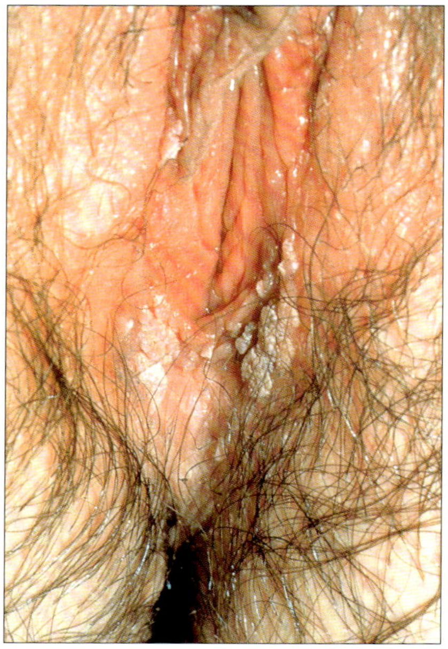

图 12.85 尖锐湿疣：小阴唇和阴道前庭周围的多发灰白色皮损（By courtesy of the Institute of Dermatology，London，UK.）

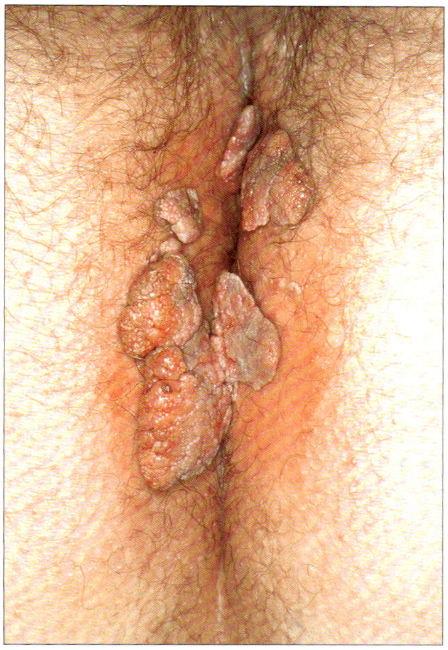

图 12.86 尖锐湿疣：此患者皮损的疣体有蒂，并且延伸到大腿（By courtesy of the Institute of Dermatology，London，UK.）

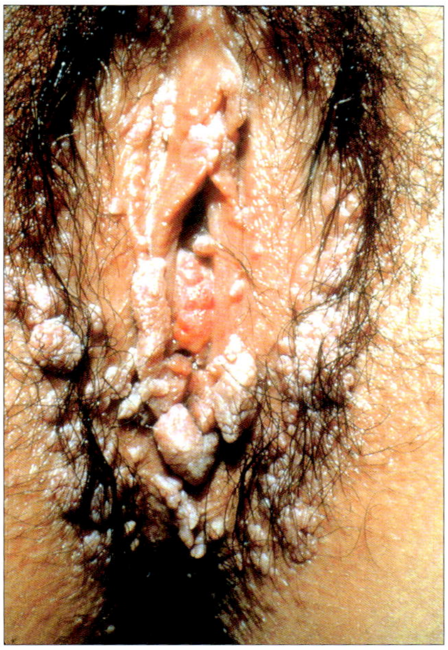

图 12.87 尖锐湿疣：皮损非常泛发。本例患者很容易继发宫颈尖锐湿疣（By courtesy of R.A. Marsden，MD，St George's Hospital，London，UK.）

在 HPV-6、-16 和 -18 型病毒[4]。皮损在儿童中并不常见，其存在可能是性侵犯的征象，但也可能是非性关系密切接触所致[12]。非性病病毒性疣（寻常疣）可能由 HPV-2 感染引起，年轻女性常见，而成年女性中相对少见，所以 HPV 分型很重要[13]。性活跃青年（11 ～ 30 岁）感染率最高，且常伴发其他性传播疾病[2, 5, 14]。

口腔尖锐湿疣少见[15]。近期，有报道尖锐湿疣发生于小部分肥胖患者的腹部血管翳褶皱[16]。

值得注意的是，生殖器 HPV 感染常无症状[1, 17]。男性尖锐湿疣患者的女性性伴发生宫颈 HPV 感染表皮内肿瘤的危险性增高[18]。至少在部分患者[19]，出现外阴尖锐湿疣相关的宫颈增生不良与免疫抑制状态有关。多达 80% 的侵袭性宫颈鳞癌皮损中存在 HPV DNA。HPV-16、-18、31 ～ 33、35、39、42 和 51 ～ 54 型与宫颈癌、外阴癌和阴茎癌的相关性最强[4-5, 20]。尖锐湿疣转化为恶性肿瘤很少见，但可能在鲍恩样丘疹病和外阴上皮内瘤变（未分化）中发现尖锐湿疣[3, 21-24]。

Buschke-Löwenstein 瘤是一种巨大、生长迅速、有局部破坏性的湿疣类型，临床上较少见[25-26]。其与 HPV-6、-11 和 -16 相关，一般认为是一种疣状癌，属于高分化鳞癌的亚型（见下文）。但仍存争议，部分学者将其视为与尖锐湿疣不同的另一种疾病。患尖锐湿疣的产妇生下的孩子可发生喉部乳头瘤，内含 HPV-6 和 -11 型[1]。如果受到放射线照射，这些皮损可能恶变。这种情况在 HIV 患者中有报道[27]。

## 组织学特征

典型组织病理表现为角化过度伴角化不全，棘层明显肥厚，实性或小梁型增生、宽广圆形的外生性生长（图 12.89、12.90）。有清楚、规则、深在的边界。浅表有空泡的角质形成细胞（凹空细胞）为特征性表现（图 12.91）。凹空的上皮在倾斜处最明显，小心不

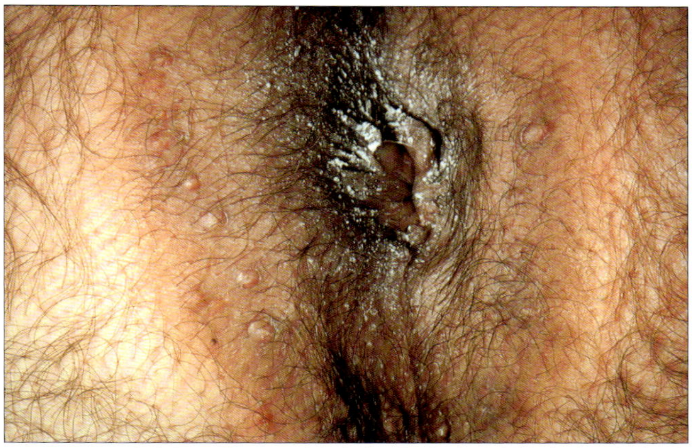

图 12.88 尖锐湿疣：肛周皮损考虑与同性恋行为有关（By courtesy of R.A. Marsden，MD，St George's Hospital，London，UK.）

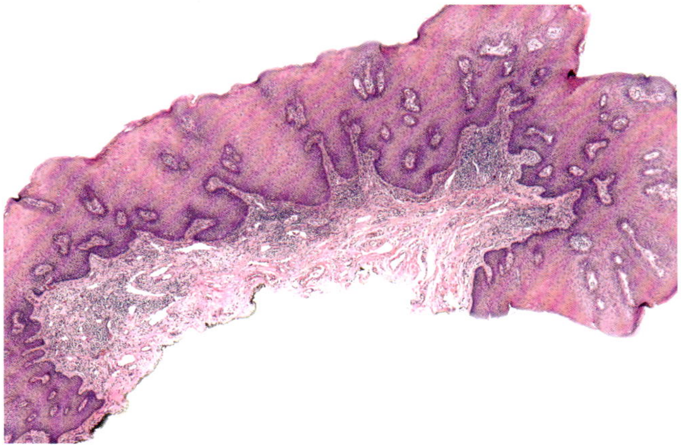

图 12.89 尖锐湿疣：可见局灶性角化不全，轻度乳头瘤样增生和非常明显的棘层肥厚，与真皮之间的界限清楚

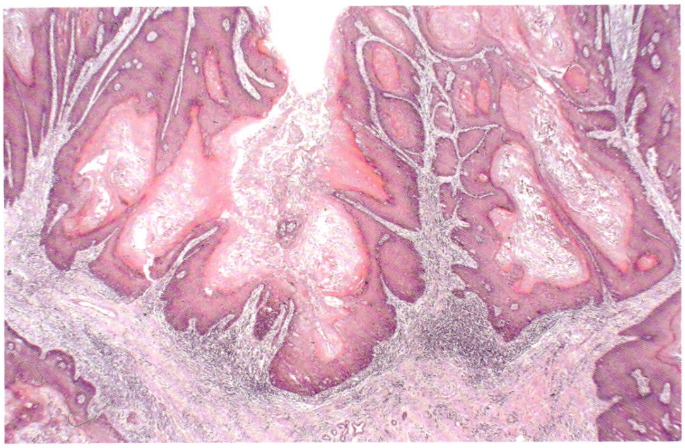

图 12.90 尖锐湿疣：典型的菜花样皮损。注意乳头瘤样增生和明显的棘层肥厚

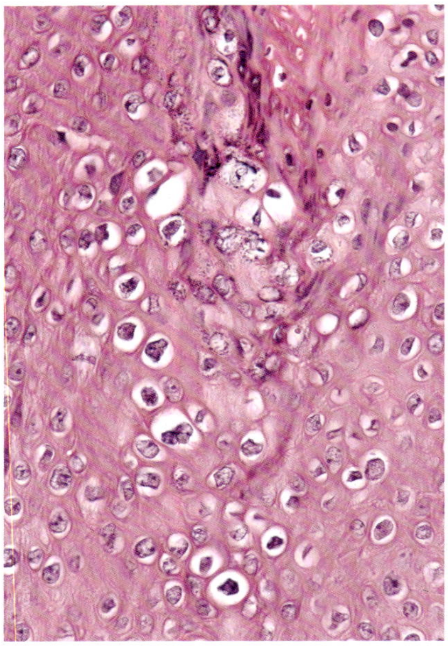

图 12.91 尖锐湿疣：明显的凹空细胞，核不规则，胞质空泡化

要将有空泡的细胞同黏膜细胞上皮中含糖原的空泡化角质细胞混为一谈。两者的鉴别点在于：前者的细胞核增大，皱缩、染色体增多。

解释经鬼臼毒素治疗过的尖锐湿疣皮损的组织学一定要慎重（尽管因咪喹莫特的出现，这种治疗方法现在已很少使用）[28-29]。其组织学表现可有明显的退行性变，即胞质空泡化，核增大及细胞核停止在核分裂中期。但这些变化一般较局限，并且没有异常的有丝分裂象。用抗乳头瘤病毒共同抗原的抗体免疫组织化学染色检查可确定病毒的存在，但只有 60% 的病例为阳性[30]。近来，石蜡包埋组织的原位杂交成为可能。

巨大尖锐湿疣（Buschke-Löwenstein 瘤）最常见于生殖器部位，皮损较普通的尖锐湿疣大，且更像菜花样[24-25, 31]。皮损有内向性生长的倾向，但没有明显的浸润。皮损可在局部复发。肛周尖锐湿疣可出现类似于鲍恩样特征，偶尔可继发侵袭性肿瘤[3-4]。

# 梅毒

## 临床特征

梅毒的发病率在 20 世纪 40 年代青霉素问世后有所下降。但近年来，其发病率又有所上升，主要因为 HIV 感染患者的增多，其次是吸毒和高危性行为的增加[1-3]，尤其是"为吸毒而卖淫"[2]。梅毒的发病率持续升高，特别是在感染 HIV 的年轻同性恋黑人男性中[4]。

在 16 世纪，梅毒的死亡率较高，常常致残并让许多患者丧失生活自理能力。近年来，梅毒的危害性有所降低，甚至是在未治疗的患者。梅毒的传染性很强，性伴侣患梅毒，被传染的可能性为 30% 至 51%[5-6]。被传染的概率取决于接触的次数、性交方式和性伴侣皮损的部位、数量[2]。梅毒与 HIV 感染关系密切，患者可同时感染这两种疾病[7-9]。现已明确，能引起生殖器溃疡的疾病如梅毒能增加 HIV 感染的概率[9]。

病原体为梅毒螺旋体，需复杂的培养基进行培养。主要通过性接触传播。非性病性梅毒包括地方型，其致病病原体相同，发生在居住卫生条件很差的儿童身上，通过皮肤接种传染[10]。其他地方型梅毒的非性传播方式包括与患口腔或唇部梅毒的患者共用饮水容器。

典型的原发皮损——硬下疳多发生于接触皮损后 20 ～ 30 天，可发生于肛周生殖器皮肤的任何部位，最常见于龟头（尤其是冠状沟）、阴茎、包皮或大小阴唇（图 12.92 ～ 12.96）[5]。至少 5% 原发性硬下疳见于生殖器外，最常见于口腔。事实上，任何部位皮肤均可能累及，包括扁桃体、手指、眼睑和乳头（图 12.97、12.98）[2, 5, 11-12]。阴道内及宫颈的皮损常不易被察觉。硬下疳表现为质硬的穿凿性无痛性溃疡，常

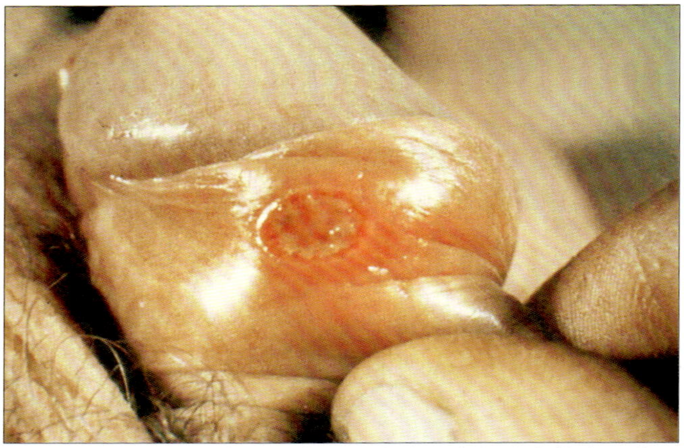

图 12.92 一期硬下疳：梅毒性溃疡为无痛性溃疡伴有硬化边缘。溃疡的基底呈黄色，其中含大量的螺旋体（By courtesy of F. Lim，MD，King's College Hospital，London，UK.）

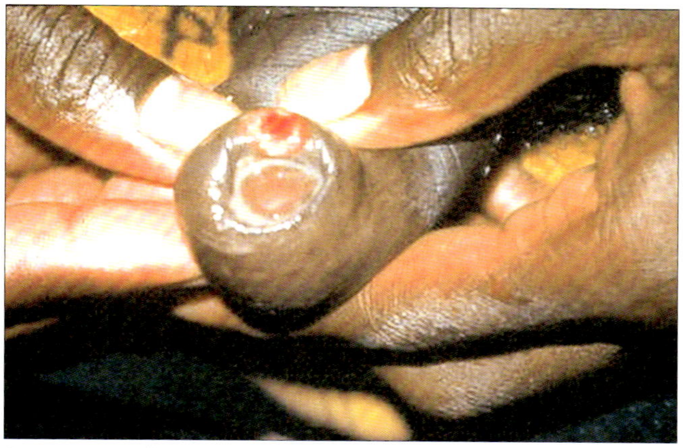

图 12.93 一期梅毒：常有无痛性淋巴结肿大（By courtesy of C. Furlonge，MD，Port of Spain，Trinidad.）

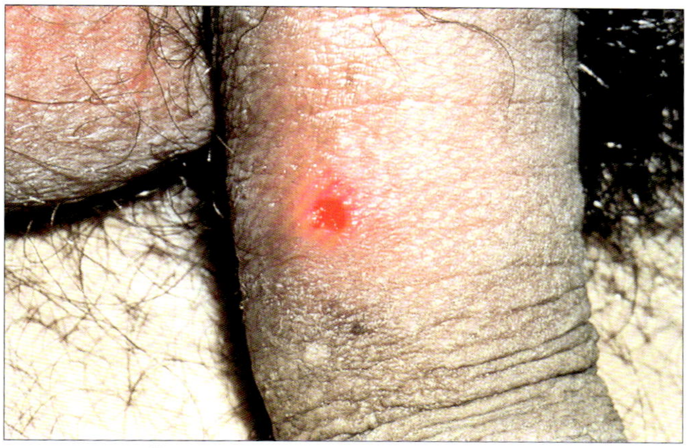

图 12.94 一期梅毒：此患者的硬下疳有打孔样外观（By courtesy of the Institute of Dermatology，London，UK.）

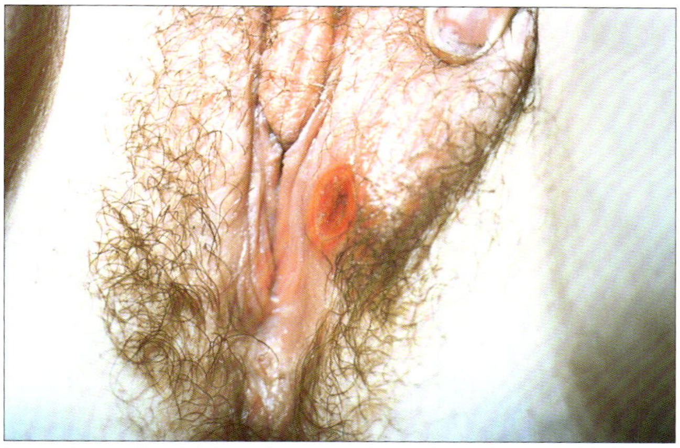

图 12.95 一期梅毒：左侧大阴唇上可见一典型的硬下疳（By courtesy of R.N. Thin，MD，St Thomas' Hospital，London，UK.）

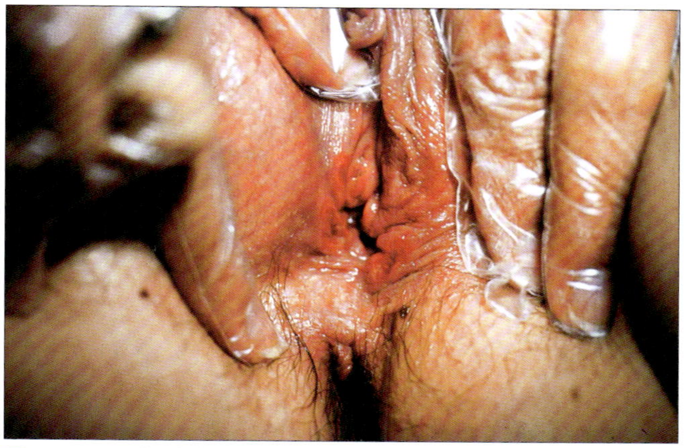

图 12.96 一期梅毒：阴道前庭可见典型的"接吻样溃疡"（By courtesy of D. Barlowe，MD，St Thomas' Hospital，London，UK.）

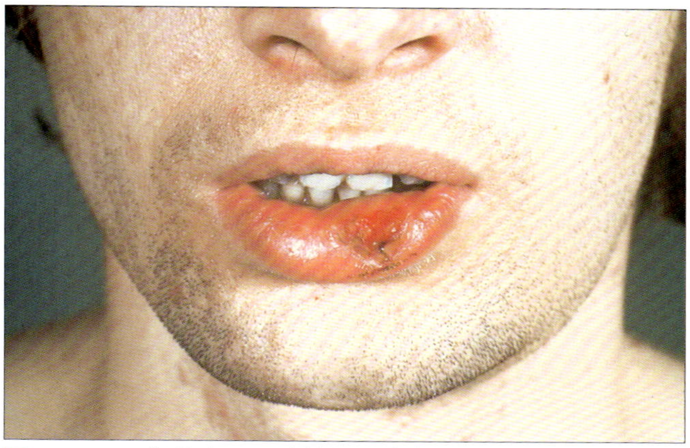

图 12.97 一期梅毒：口腔的硬下疳常位于唇部（By courtesy of R.N. Thin，MD，St Thomas' Hospital，London，UK.）

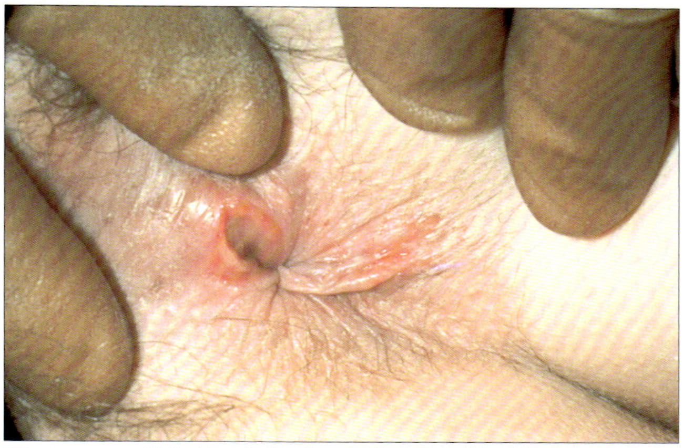

图 12.98 一期梅毒：在肛门口边缘可见一硬下疳（By courtesy of R.N. Thin，MD，St Thomas' Hospital，London，UK.）

伴无痛性淋巴结肿大。通常 1 ～ 5 周后溃疡可自行愈合，不留瘢痕。

二期梅毒疹传染性很强，可模拟任何皮肤病的皮损，通常发生在硬下疳出现后 6 ～ 8 周[13]，呈隐袭性进展（在高达 80% 的患者），表现为头部、面部、颈部的玫瑰疹、形态多样的斑丘疹[5]。皮损直径约 5 ～ 10 mm，不伴瘙痒，好发于躯干、腹部和四肢，尤其是掌跖部（图 12.99 ～ 12.104）[13]。典型的皮损为铜红色丘疹，直径 3 ～ 10 mm。颈部的色素脱失斑称为"颈部梅毒性白斑"[13]。

其他皮损表现包括湿疣（间擦部位）、环状皮损、苔藓化、丘疹鳞屑性皮损（银屑病样皮损）、弧形皮损、暗红色丘疹（群集的、常春藤花样）、大疱性皮损、毛囊性和脓疱性皮损，常伴有糜烂性溃疡（黏膜

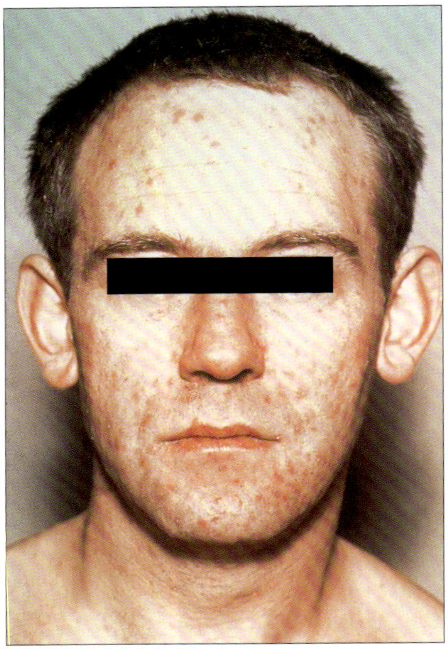

图 12.99 二期梅毒：面部常被累及。注意此患者面部有大量丘疹（By courtesy of R. N. Thin，MD，St Thomas' Hospital，London，UK.）

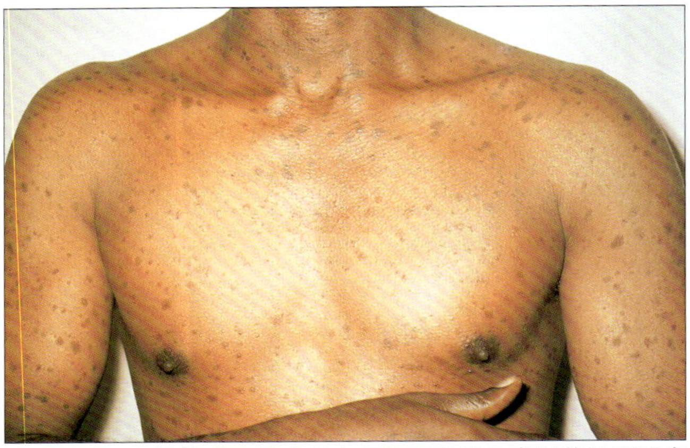

图 12.100 二期梅毒：此患者表现为泛发的色素沉着性斑丘疹（By courtesy of C. Furlonge，MD，Port of Spain，Trinidad.）

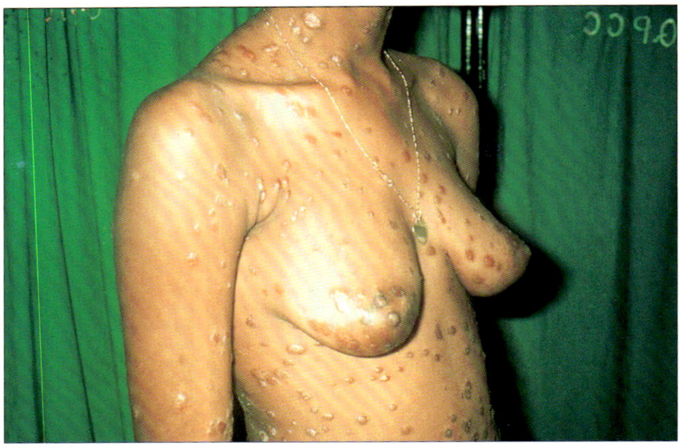

图 12.101 二期梅毒：注意泛发的丘疹和结节，其中许多呈肥厚外观（By courtesy of C. Furlonge，MD，Port of Spain，Trinidad.）

斑），常见蜗牛爬行痕迹样皮损以及具有高度传染性的黏膜扁平湿疣（图 12.105 ～ 12.108）[14-21]。除此外，也可见皮肤角化症[22]，巨大增生性湿疣称为雅司螺旋体梅毒疹[12]。其他皮损还包括痤疮样、天花

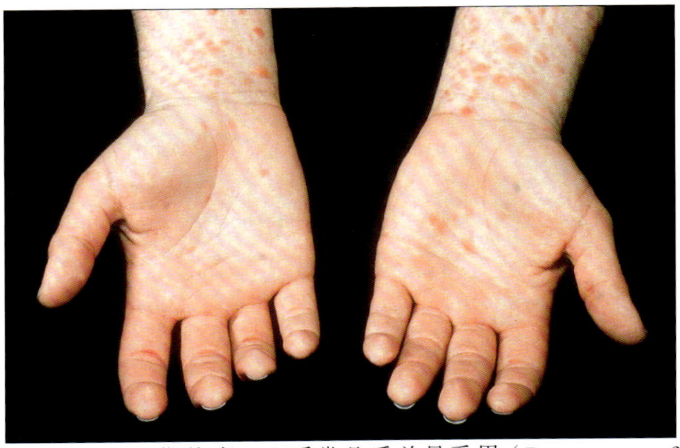

图 12.102 二期梅毒：双手掌几乎总是受累（By courtesy of the Institute of Dermatology，London，UK.）

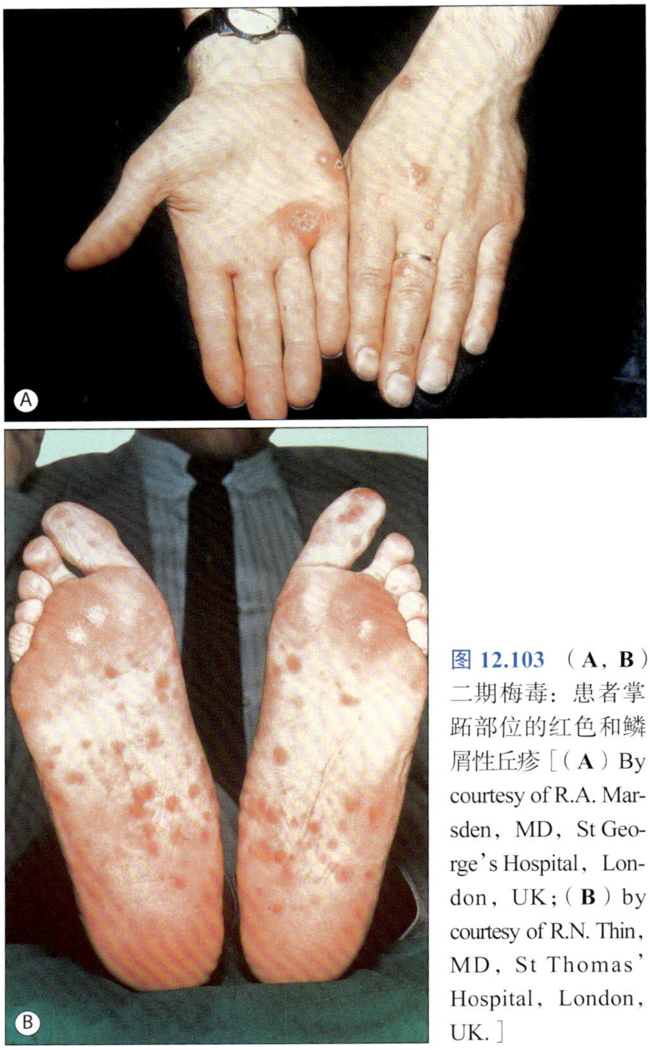

图 12.103 （A，B）二期梅毒：患者掌跖部位的红色和鳞屑性丘疹［（A）By courtesy of R.A. Marsden，MD，St George's Hospital，London，UK；（B）by courtesy of R.N. Thin，MD，St Thomas' Hospital，London，UK.］

样疹以及少见的坏死性皮损（图 12.109）。皮损常为播散性、对称性分布[5]。头皮丘疹样皮损常可导致非瘢痕性脱发（图 12.110）[23]。二期梅毒疹导致的秃发称为梅毒性斑秃，具有特征性的虫蚀样外观[24-25]。胡须、眉毛及睫毛均可被累及。静止期脱发也有报道[13]。

罕见的“恶性”梅毒表现为进展迅速的丘疹脓疱

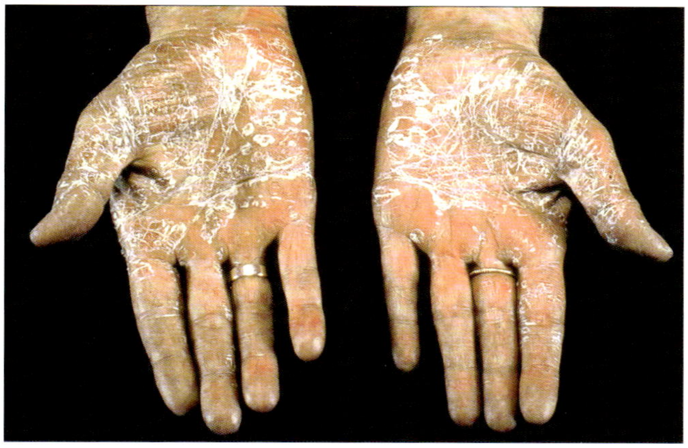

图 12.104　二期梅毒：此患者双手典型的古铜色斑，周围有环状鳞屑（Biette 衣领）（By courtesy of the Institute of Dermatology，London，UK.）

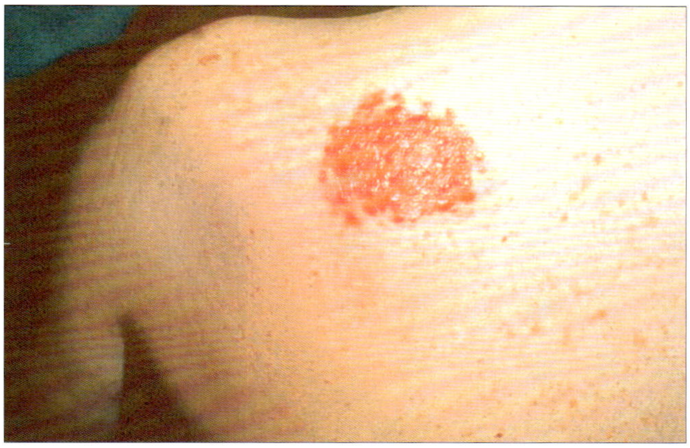

图 12.105　二期梅毒：典型的伞房花形梅毒疹。注意融合的红色鳞屑性丘疹，边界清楚（By courtesy of the Institute of Dermatology，London，UK.）

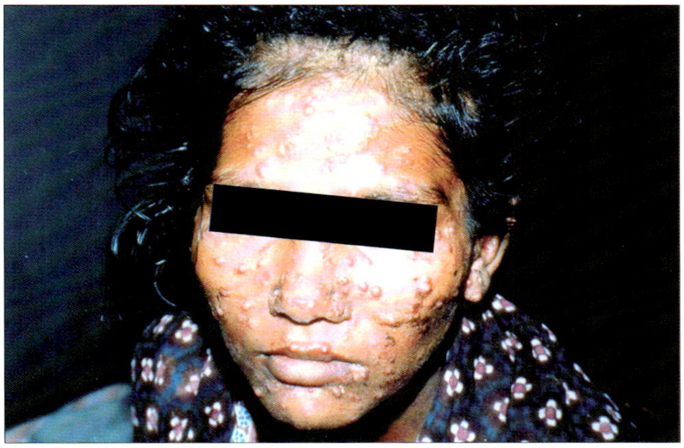

图 12.106　二期梅毒：面部的脓疱性皮损较少见（By courtesy of R.N. Thin，MD，St Thomas' Hospital，London，UK.）

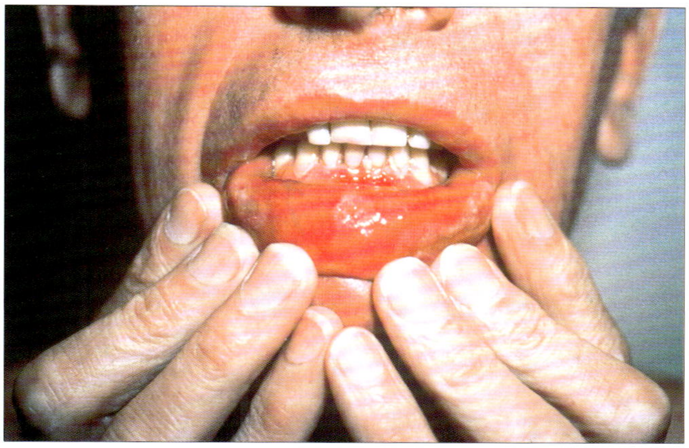

图 12.107　二期梅毒：注意对称分布的"蜗牛爬过样"溃疡（By courtesy of R.N. Thin，MD，St Thomas' Hospital，London，UK.）

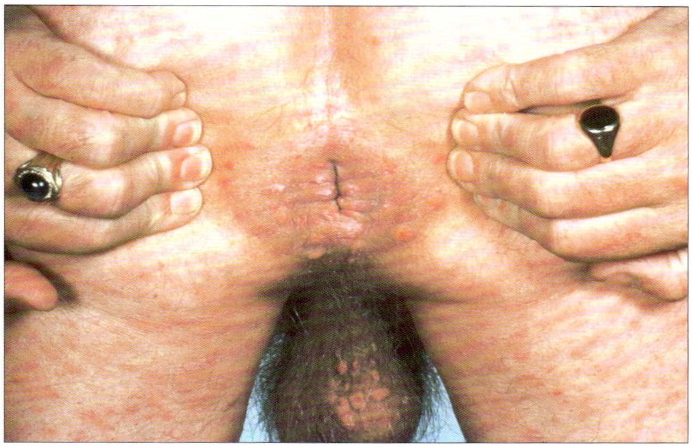

图 12.108　二期梅毒：早期的肛周扁平湿疣（By courtesy of R.N. Thin，MD，St Thomas' Hospital，London，UK.）

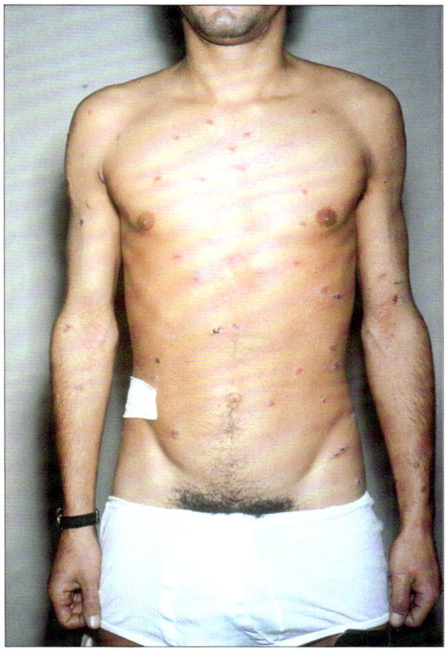

图 12.109　二期梅毒：此患者的二期梅毒疹与玫瑰糠疹非常相似（By courtesy of R.A. Marsden，MD，St George's Hospital，London，UK.）

样皮损，或更多的溃疡和蛎壳样皮损（坏死皮损上覆有大量污浊片状层状分泌物，类似于牡蛎壳样结构），主要累及面部及下肢[13，26-27]。患者同时可有发热、眼睛受累、肌痛、淋巴结炎和肝脾肿大[28]。这种严重的梅毒与 HIV 感染相关，坏死性和溃疡性皮损为其特征性皮损[29-31]。

典型的二期梅毒疹不伴瘙痒，但并不是所有患者均无瘙痒[2，5，32]。事实上，Chapel 报道的 105 例二期梅毒疹患者中，42% 有瘙痒[33]。皮损消退时，常

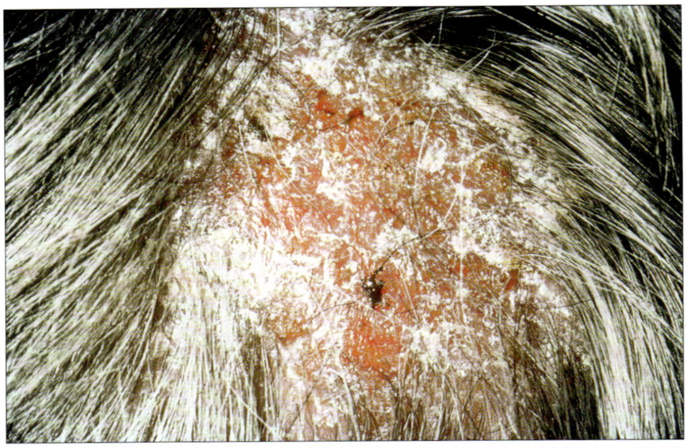

图 12.110 二期梅毒：头皮受累不常见，注意鳞屑和脱发（By courtesy of M.M. Black，MD，Institute of Dermatology，London，UK.）

常会出现色素减退或色素沉着。50% ～ 85% 患者出现淋巴结肿大[5]，为橡胶样质感，无痛性，可多发。患者常伴发热、头痛、体重减轻和非特异性肌肉、关节疼痛[13]，骨膜炎罕见[34]。眼睛受累可出现于疾病的任何阶段，包括葡萄膜炎和视网膜炎。未治疗的梅毒皮损可在 2 ～ 10 周后消退[13]。当梅毒患者应用抗生素治疗时，可能出现伴有全身症状的自限性发热反应，称为 Jarisch-Herxheimer 反应。

HIV 阳性的梅毒患者可出现不典型的梅毒临床表现[36-37]，多个生殖器溃疡可能发生在一期梅毒，也可发生在二期梅毒[38]。

二期梅毒之后进入隐性梅毒期，其预后可能是：

- 血清阴转并自愈；
- 血清持续阳性，但不进一步出现皮损；
- 发展为三期梅毒。

三期梅毒主要累及心血管系统（主动脉关闭不全）和中枢神经系统（脊髓痨和全身麻痹性痴呆）。皮损表现为结节性溃疡和树胶肿，中央易坏死和化脓。梅毒树胶肿可能出现在首次感染长达 15 年后。梅毒树胶肿是无痛性、反复出现溃疡的皮下坚实结节，好发于头皮、面部、胸部及下肢（图 12.111）[35, 39]。晚期梅毒的结节溃疡性皮损表现为浅表结节，周边扩大中心自愈，并形成溃疡性匍行性斑块[40-41]。三期梅毒损害可见于内脏器官，临床表现可能类似肿瘤[42]。

感染梅毒的母亲分娩出的胎儿可能有广泛性损害，有系统性梅毒感染（先天梅毒）。先天梅毒的发生主要与未行产前诊断相关[43]。本病包括多脏器的纤维化伴主要累及骨骼和肺部的炎性改变。水疱性皮损及齿和骨的发育不良时有发生。晚期先天性梅毒的典型表现包括前额圆凸、短腭、切牙缺口（Hutchinson 齿）、桑葚齿、第Ⅷ脑神经性耳聋和鞍状鼻[44]。其他成年后的晚期表现包括无痛性关节肿胀，

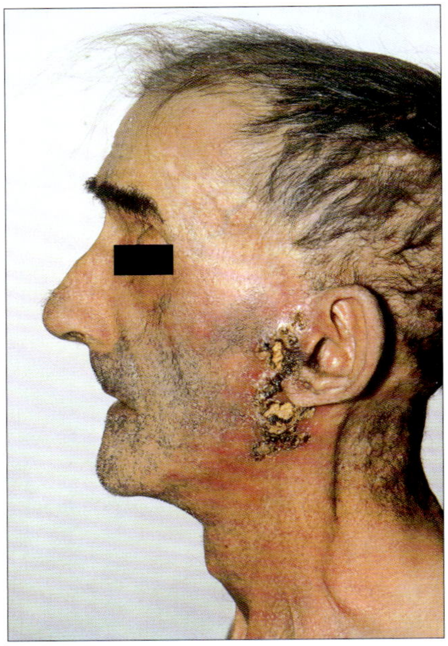

图 12.111 梅毒：此老年男性患者的树胶肿皮损，现在已很少见（By courtesy of M. M. Black，MD，Institute of Dermatology，London，UK.）

鼻中隔和上腭穿孔，心血管和神经系统病变。

## 发病机制和组织学特征

梅毒螺旋体是一种长约 6 ～ 16 μm 的细长卷曲的病原体，呈波浪状，螺旋样运动。从一期硬下疳取材作暗视野显微镜检查，很容易找到病原体，而其培养近期才获得成功。非致病性螺旋体通常在齿龈周围与宿主共生，尽管同属于螺旋体，但与梅毒螺旋体有很大的不同，非致病螺旋体右旋，而梅毒螺旋体和其他致病性螺旋体则是左旋。

梅毒螺旋体可产生没有抗原性的黏蛋白外壳，早期感染时它可起保护作用。在宿主炎症细胞产生的某种成分刺激下，这种黏蛋白成分可能会增加。梅毒螺旋体的表面有透明质酸酶，这可能有助于它在体内的播散[45]。

当梅毒螺旋体通过黏膜或破损的皮肤首次感染进入体内后，在感染部位出现硬下疳前随血液播散全身，此时可检出大量的螺旋体。

硬下疳的组织病理学表现为初期表皮增生，伴真皮致密的组织细胞及中性粒细胞浸润（图 12.112 ～ 12.114）。可有浆细胞浸润，但其在丘疹或丘疹鳞屑性二期梅毒疹中数量更多（见下文）。其上表皮可形成溃疡，相邻表皮常表现为假性上皮瘤样增生，并有中性粒细胞浸润。原发皮损质硬是因为组织中含有大量黏液样物质。血管内皮细胞肿胀常很明显。原发皮损涂片在暗视野显微镜下可发现病原体。银染（Warthin-Starry 法）或免疫组织化学染色均有助于在组织切片中找到病原体。电镜检查在巨噬细胞、内皮细胞、浆细胞和小血管附近的细胞间隙中常可找到螺

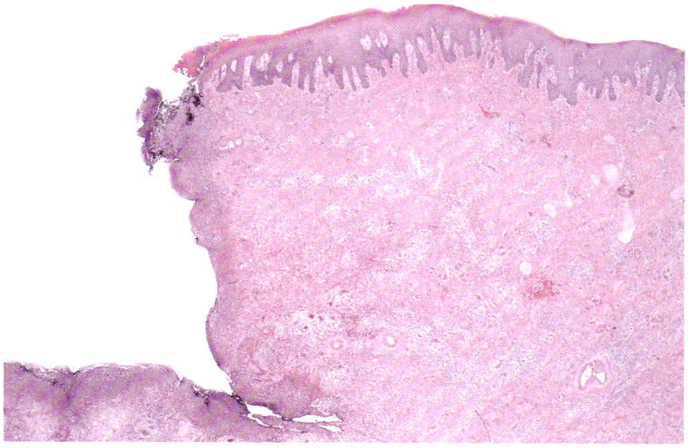

图 12.112 一期梅毒：取自阴茎硬下疳皮损的病理切片。注意典型的打孔样外观

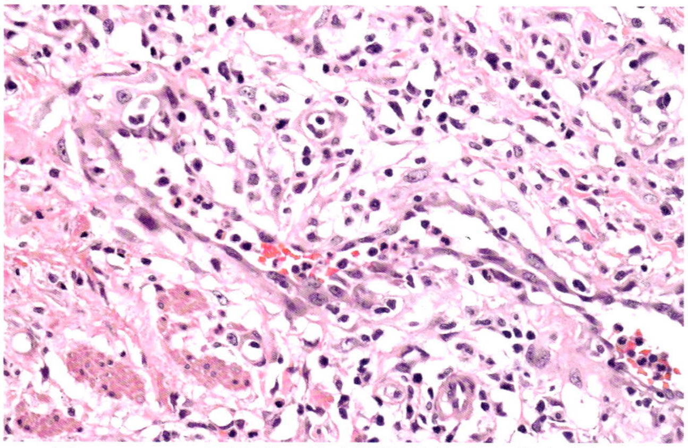

图 12.113 一期梅毒：注意明显肿胀的血管内皮细胞

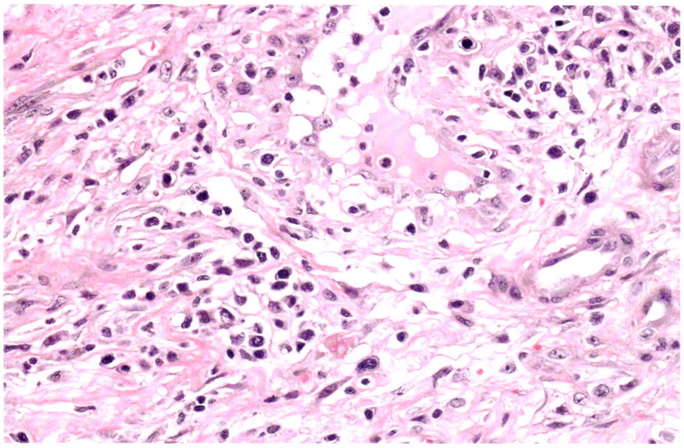

图 12.114 一期梅毒：浸润细胞由淋巴细胞、组织细胞和明显的浆细胞组成

旋体[46]。硬下疳的消退与体内抗体形成及免疫反应有关，但这并不能阻止螺旋体的播散及增殖，因此皮损在二期梅毒时又可复发，至今未能解释这种矛盾现象出现的原因。

二期梅毒疹根据临床表现的多样性，其组织病理学表现各不相同（图 12.115 ～ 12.122）[47-50]。斑疹的组织学表现呈非特异性：表皮正常，血管周围少量淋巴组织细胞浸润，几乎没有浆细胞[13]。当斑疹逐渐发展成丘疹时，组织学上出现真皮浅部和深部血管周围

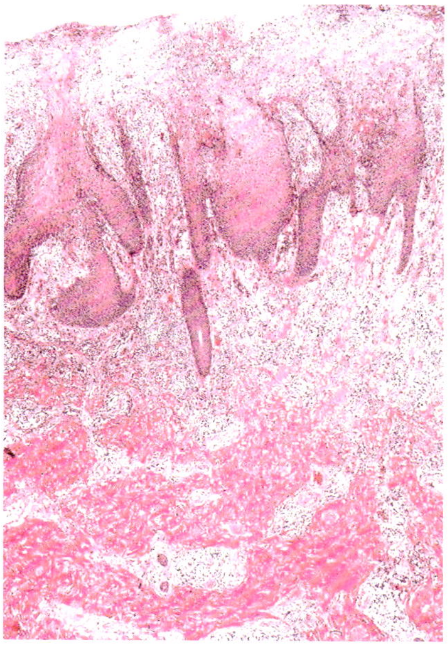

图 12.115 二期梅毒：非常明显的角化过度和角化不全。表皮呈银屑病样增生。在固有层内可见致密的炎性细胞浸润

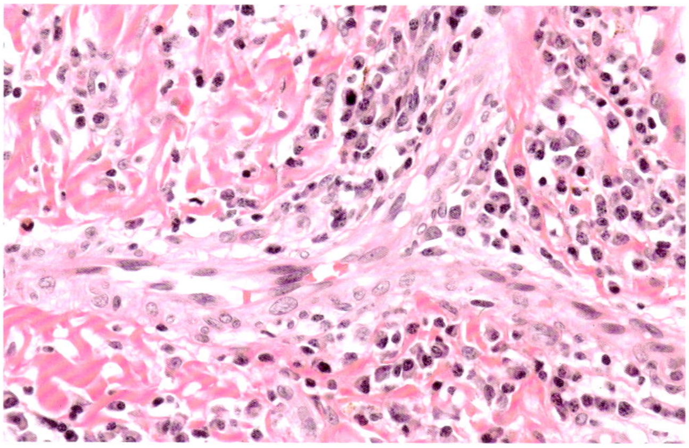

图 12.116 二期梅毒：大量的浆细胞浸润。此组织来自扁平湿疣

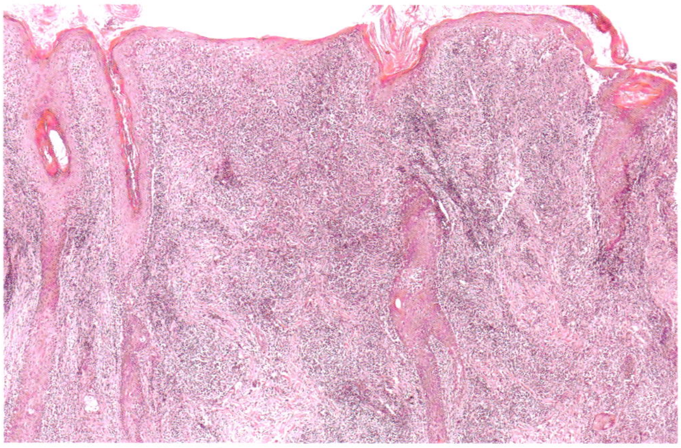

图 12.117 二期梅毒：可见角化过度、棘层不规则增厚和真皮致密的炎症细胞浸润

炎症浸润，也可呈带状浸润。皮下组织很少累及，浆细胞数量大大增加，并可有角化不全、棘层肥厚、海绵形成和中性粒细胞移入表皮。血管壁增厚、内皮细胞肿胀是其特征性表现。毛囊和汗腺周围常有明显的炎症细胞浸润。早期皮损可表现为中性粒细胞浸润，有类

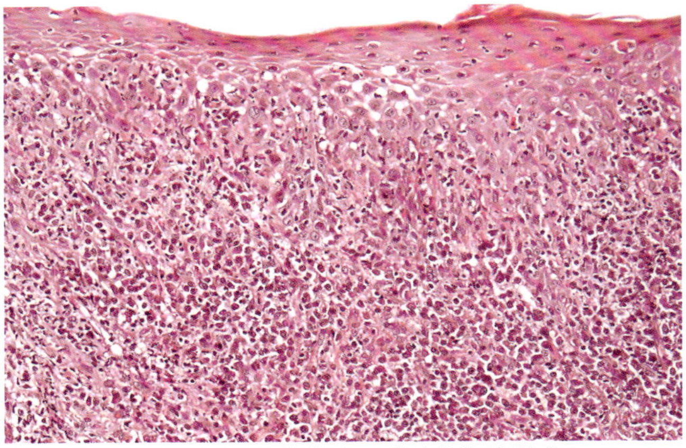

图 12.118 二期梅毒：明显的海绵形成

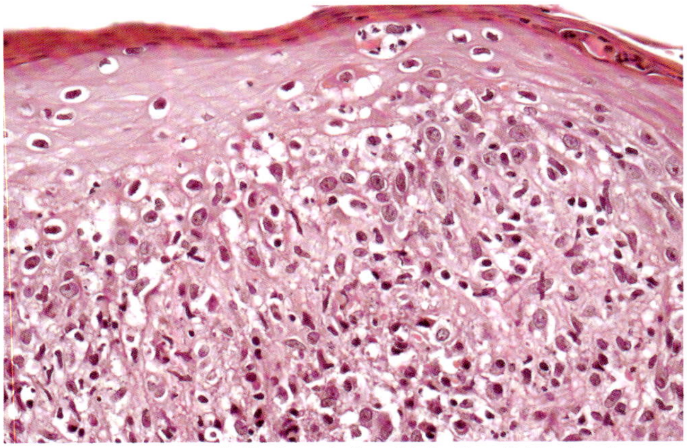

图 12.119 二期梅毒：这个区域有明显的界面改变

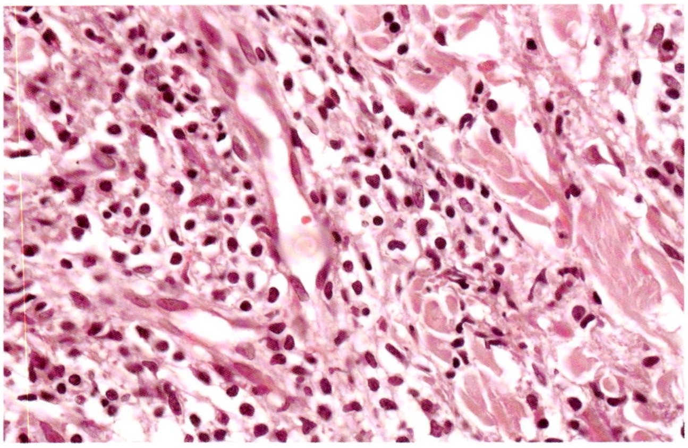

图 12.120 二期梅毒：注意明显的血管内皮细胞肿胀

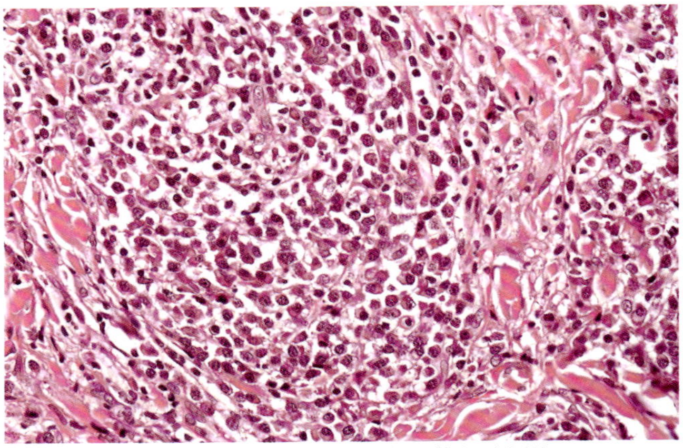

图 12.121 二期梅毒：大量浆细胞浸润

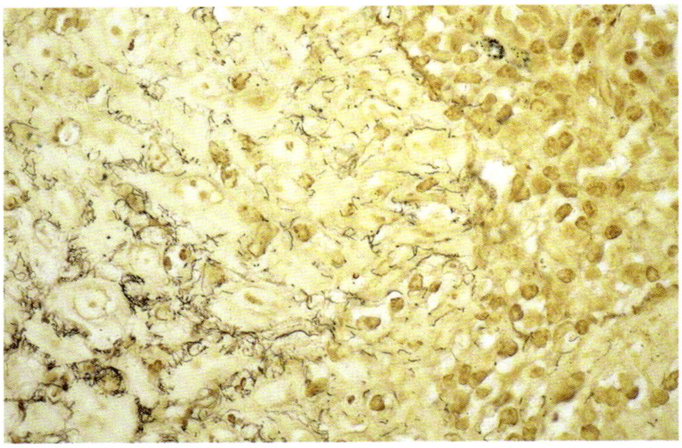

图 12.122 二期梅毒：可见大量螺旋体（Warthin-Starry 染色）

似 Sweet 综合征的大量中性粒细胞浸润的报道[51]。银屑病样梅毒疹表现为角化不全、棘层肥厚、皮突延长（银屑病样），真皮浅层和血管周围炎症细胞呈带状浸润。可见特征性海绵状脓疱和中性粒细胞移入表皮，有时有局灶性细胞液化变性[14, 50]。偶可见坏死的角质形成细胞[50]。白细胞碎裂性血管炎罕见[52]。

红细胞外溢或许是丘疹和丘疹鳞屑型皮损共同的组织病理学表现。在丘疹型和丘疹鳞屑型皮损中，有时可见肉芽肿性炎症细胞浸润，但这并不是常见的病理学特征[50]。在伞房花型二期梅毒疹中，除了真皮有致密的炎症浸润外，还可见到大量的浆细胞，偶尔可见到巨细胞。二期梅毒皮损中螺旋体的数量多少不等。常通过银染，主要是 Warthin-Starry 法来检出，但是后者费时且结果难以解释。也可通过 PCR 及应用梅毒螺旋体多克隆抗体免疫组化法发现病原体[53-56]。PCR 及免疫组化诊断梅毒的特异性较组织化学更高[55-57]。在一期梅毒疹的表皮及血管周围均可发现病原体，而在二期梅毒疹中只能在表皮发现病原体，这种现象有助于区别一期和二期梅毒疹。应用反射共聚焦显微镜也可发现体内表皮的梅毒螺旋体[58]。令人惊讶的是，在一例“恶性”梅毒患者中，其皮损中的病原体数量非常少[59]。有一例梅毒性斑秃患者的毛囊中存在螺旋体的报道[60]。

结节性二期梅毒疹组织学上可表现为肉芽肿或假性淋巴瘤[61-63]。某些皮损包含较多 CD30 阳性的不典型 T 细胞[64]。其中的肉芽肿改变类似于结节病，少数可呈栅栏状排列类似环状肉芽肿[61, 65]。砺壳样和湿疣样梅毒疹组织学表现为表皮明显增生、海绵形成和中性粒细胞浸润。真皮内有非常致密的炎症细胞浸润，其中包括大量的浆细胞。血管改变很明显。

晚期的二期梅毒疹组织学的特征表现为组织细胞肉芽肿[40]。它们界限不清，通常没有多核巨细胞。它们与结核病的区别在于前者肉芽肿周围有大量的浆细胞和小血管的内皮细胞肿胀。

树胶肿的典型病理表现为中心类似干酪样坏死，但可见细胞残留的轮廓（图 12.123）。坏死区域周围有淋巴组织细胞和浆细胞浸润，并有纤维化。梅毒螺旋体的数量很少，银染下很难找到螺旋体。常可见到动脉内膜炎。

结节溃疡性皮损的组织病理学改变为肉芽肿，无明显坏死，浆细胞不多，这使本病的诊断很困难[41，66]。

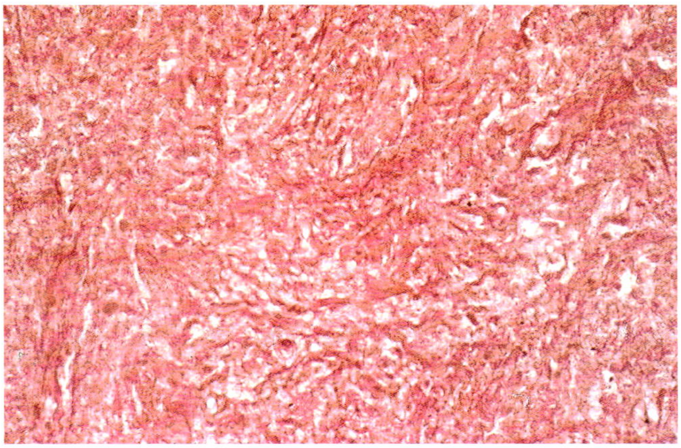

图 12.123 树胶肿：坏死细胞和结缔组织的残影

# 腹股沟肉芽肿

## 临床特征

腹股沟肉芽肿（granuloma inguinale）发生于热带卫生条件差的人群，主要见于印度、巴西、西印度群岛、中国南部和西非。既往可见于美国南部，但现在已罕见[1-7]。本病仍可见于澳大利亚土著居民中[8]。病原体传染性不强，推测可能通过性接触经破损的皮肤传播。最常见于 30 ～ 59 岁的成年人[1]。潜伏期长短不一，从 2 ～ 3 周到几个月均有可能[9]。

女性的首发皮损常常在阴唇内侧、阴唇系带或阴蒂周围，表现为一个或多个坚实的丘疹或结节（图 12.124）[10]。男性的阴茎、包皮和系带均可累及（图 12.125）。晚期可出现包皮背侧穿孔[11]。肛周、腹股沟和宫颈也可受累[12-15]。曾报道一例软斑病相关的宫颈皮损[15]。溃破的丘疹形态不规则，如果不治疗，溃疡范围可扩至很大，溃疡基底呈“牛肉样”，边缘潜行，质较硬。有时皮损周围相对应的区域也可受累形成对吻状改变。其他皮损形态包括疣状、坏死和瘢痕性皮损[1]。原发感染不累及淋巴结，但可出现继发性痛性淋巴结肿大。原发于生殖器外的皮损很少见（主要累及口唇，但也可发生在罕见部位，如足部）[12，16-18]。此外，有表现为腰大肌脓肿、类似卵巢癌的盆腔肿物的报道[19-21]。

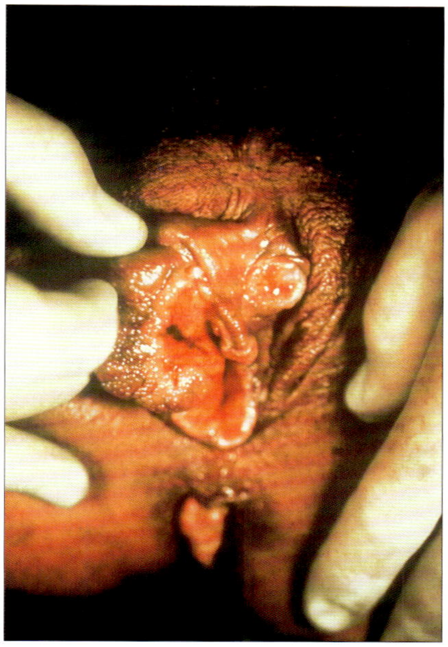

图 12.124 腹股沟肉芽肿：早期皮损示阴蒂附近有一溃烂丘疹（By courtesy of J. Lawson, MD, University of Newcastleupon-Tyne, UK.）

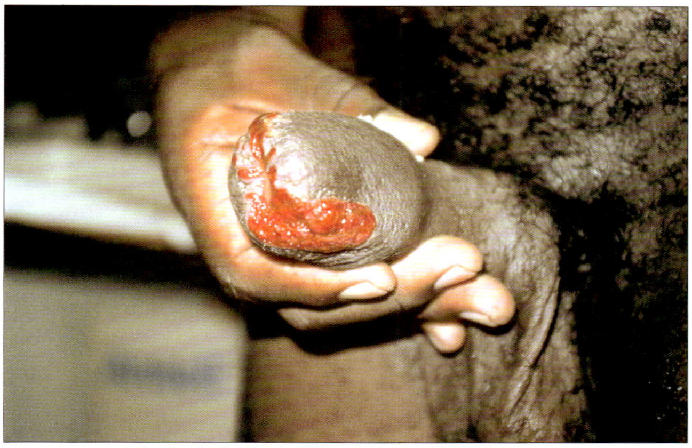

图 12.125 腹股沟肉芽肿：此患者龟头部有广泛的溃疡。注意典型的“牛肉样外观”（By courtesy of C. Furlonge, MD, Port of Spain, Trinidad.）

极少数情况下，可发生全身感染，累及多个器官，包括肝和溶骨性损害[22]，后者尤其与原发于子宫颈的病变相关[1]。也有病变压迫脊髓的报道[23]。晚期并发症包括尿道、阴道或肛门狭窄、阴茎破坏和假性象皮肿[1，24-27]。与其他性传播疾病一样，腹股沟肉芽肿患者 HIV 常阳性，也可能患梅毒[9，28]。生殖器鳞状细胞癌是本病的一个少见但重要的并发症[1，29-30]。儿童感染罕见，多为出生时由母亲垂直传播造成。儿童少见的临床表现有颈部包块、中耳炎和乳突炎[32-33]。

## 发病机制和组织学特征

腹股沟肉芽肿的病原体是肉芽肿荚膜杆菌，它是一种革兰染色阴性的、有荚膜的短杆菌（1 ～ 2 μm），具有双染色特征。本病通过性接触传染，但其传染性很低[1]。在粪便中可发现病原体，因此粪便可作为传染源，少数病例生殖器部位的感染即来源于此。同性恋患者发病率较高支持这一观点。

特征性皮损表现为非常致密的炎症细胞浸润，浆细胞为主（图 12.126）。局部常见中性粒细胞形成的微脓肿，巨细胞胞质内可见囊样空泡，通过吉姆萨或 Warthin-Starry 染色可见到其中的病原体（图 12.127、12.128）[34]。有时在细胞外也可见到病原体。大多数病例有表皮棘层肥厚，有时可形成假性上皮瘤样增生。常见溃疡形成。最近一项大型研究证实，本病可经表皮排出病原体[35]。这种现象的存在或许是本病传播的一个重要途径。

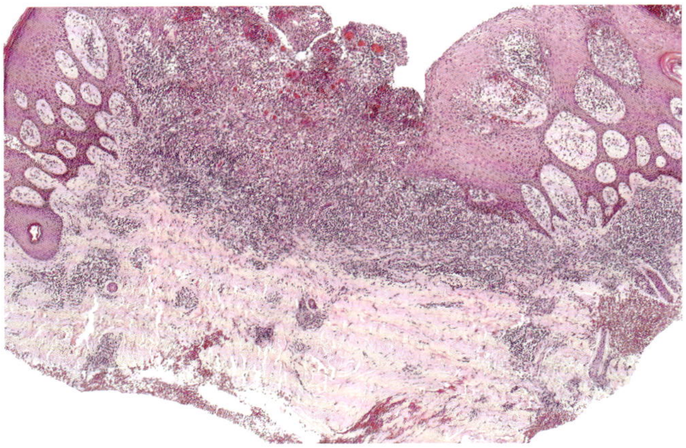

图 12.126 腹股沟肉芽肿：取材于阴茎。注意假性上皮瘤样增生和致密的炎性改变

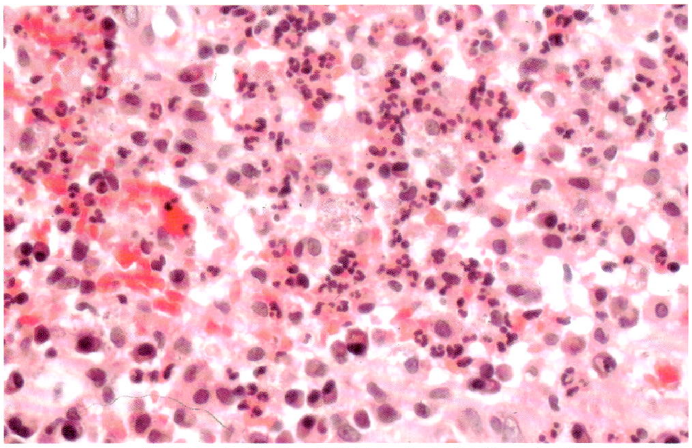

图 12.127 腹股沟肉芽肿：浸润细胞包括淋巴细胞、中性粒细胞、浆细胞和明显淡染的组织细胞

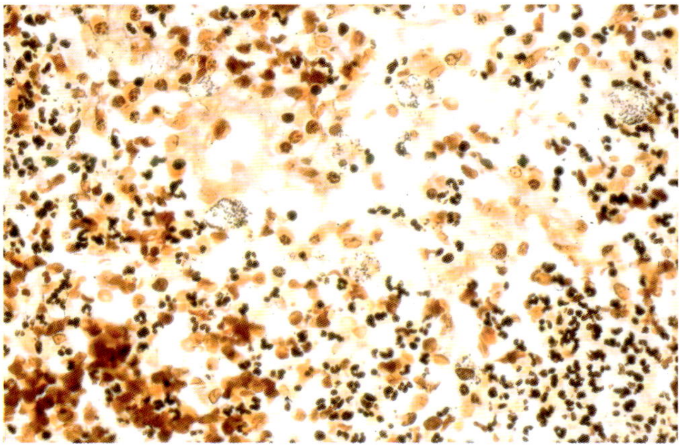

图 12.128 腹股沟肉芽肿：组织细胞内可见特征性的 Donovan 小体（Warthin-Starry 染色）

可通过在溃疡刮取物或组织中行吉姆萨，Warthin-Starry 染色发现典型病原体（杜氏体）而确诊。最近，聚合酶链反应（PCR）已成功用于诊断。须行暗视野显微镜检查以除外梅毒。通过电子显微镜检查，在巨噬细胞的吞噬小体中可见有荚膜的病原体[9, 37]。

# 软下疳

## 临床特征

软下疳（软性下疳，生殖器溃疡病）在一些热带地区，如非洲、亚洲南部、美国中部及太平洋地区很常见[1-4]。卫生条件差是本病流行的一个重要原因[5]。与传染性或获得性 HIV 的发病危险升高相关[6-7]。包括软下疳在内的生殖器溃疡常见于正在接受抗逆转录病毒治疗的 HIV 阳性妇女的第一个月治疗期间[8]。由于旅行、移民和卖淫者增多，本病在西欧和北美越来越常见。20 世纪 80 年代，在纽约和南佛罗里达州流行[6]。在巴黎，软下疳占性传播生殖器溃疡的 3%[9]。几乎均通过性接触传播，潜伏期很短，3 天至 2 周不等（平均 7 天）。有来自巴布新几内亚萨摩亚的报道称在成人及儿童下肢可出现非性传播的软下疳溃疡[10-11]。可与其他性传播疾病并发，如淋病[12]。

初发皮损常常是一过性的疼痛性丘疱疹，很快形成溃疡，表面大量脓液。溃疡边界清楚，边缘潜行，质软[2]。皮损常见于男性阴茎（图 12.129），最好发的部位包括包皮、冠状沟、系带和龟头[6]。包皮环切术后的男性患本病的危险性降低[13]。女性患者皮损常位于阴唇系带、阴唇或阴蒂周围，会阴和肛周也

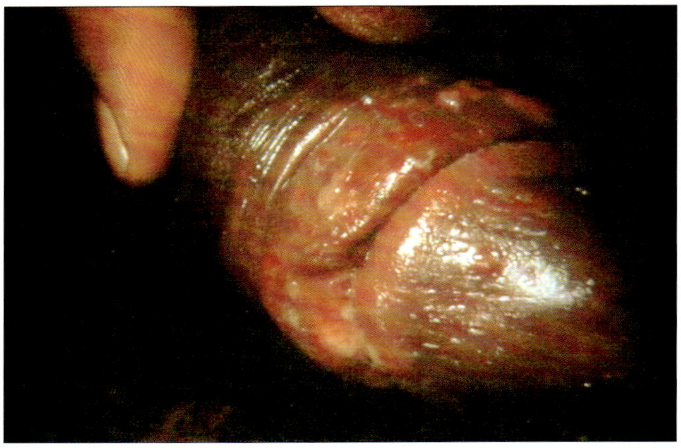

图 12.129 软下疳：不规则的溃疡延伸到阴茎的冠状沟（By courtesy of R.A. Marsden，MD，St George's Hospital，London，UK.）

可累及。溃疡形态多样，边缘不规则，基底腐烂。宫颈和阴道受累较少见。不典型的软下疳包括：巨大软下疳、匐行性软下疳、毛囊性软下疳、一过性软下疳和小的软下疳，偶尔可表现为扁平湿疣样皮损[2]。

溃疡不硬，有疼痛，接触尿液时疼痛尤为明显。约 50% 患者在生殖器皮损出现一周后会出现淋巴结炎，其中又有 50% 的患者有化脓性淋巴结炎形成。有时化脓破溃，形成腹股沟溃疡。病程不一，有些在起病后数天可自行消退，而另一些会迁延数周，形成包茎甚至坏死。本病不会导致全身感染[2]。

## 发病机制和组织学特征

软下疳由杜克雷嗜血杆菌引起，它是革兰染色阴性的球杆菌，呈链状或平行排列。通过性交时微小的损伤而传染。典型的组织学表现包括：

- 浅表区由中性粒细胞、红细胞、细菌和细胞碎片组成。
- 中间区为水肿的肉芽组织。
- 深在区为组织细胞、淋巴细胞和浆细胞浸润（图 12.130、12.131）。

肿大淋巴结中心坏死，周围为中性粒细胞和巨噬细胞为主的混合炎症细胞浸润。

33℃条件下，在含有血清及万古霉素的培养基中培养出病原体可确诊。从溃疡边缘刮取组织进行培养，根据链状生长的特点可分辨本病的病原体，但常有其他微生物的生长影响诊断，因此抽取坏死淋巴结中的组织进行细菌培养更有助于诊断。近年来，针对杜克雷嗜血杆菌的 DNA 原位杂交技术和聚合酶链反应已用于诊断[14-15]。已在 HIV 阳性患者的食管皮损用聚合酶链反应检测到病原体 DNA[16]。

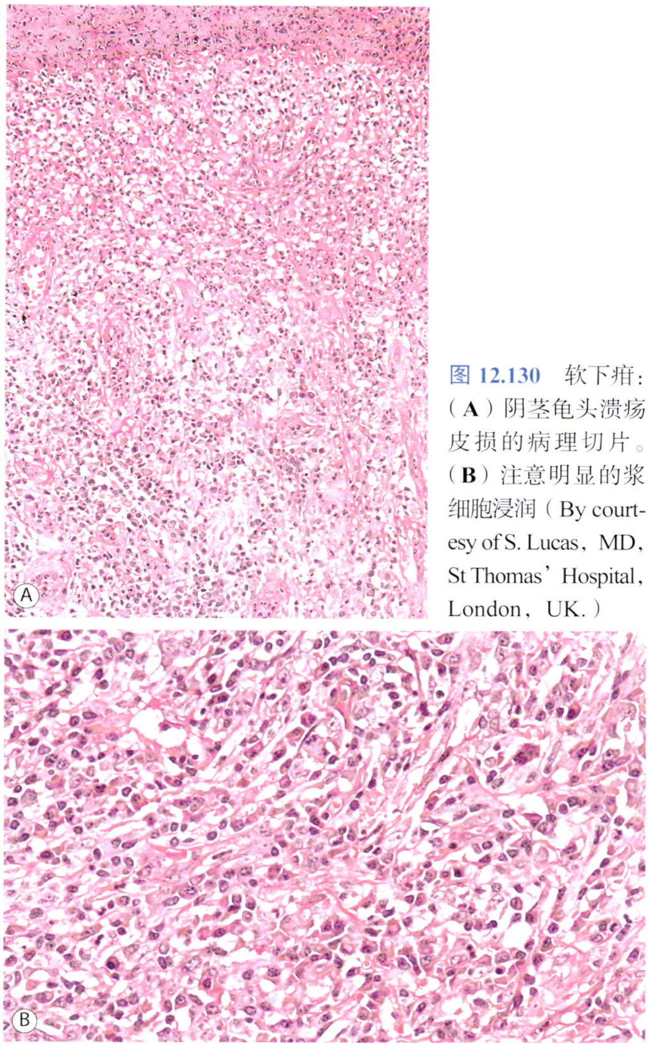


图 12.130 软下疳：（**A**）阴茎龟头溃疡皮损的病理切片。（**B**）注意明显的浆细胞浸润（By courtesy of S. Lucas, MD, St Thomas' Hospital, London, UK.）

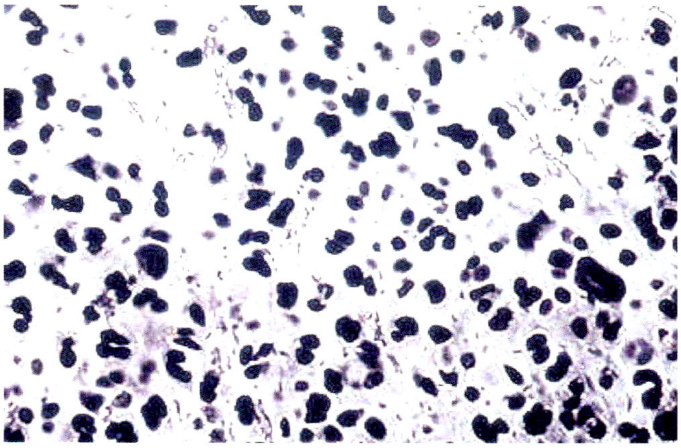

图 12.131 软下疳：注意链状排列的球杆菌

# 性病性淋巴肉芽肿

## 临床特征

性病性淋巴肉芽肿（lymphogranuloma venereum）在亚洲、非洲和美国南部流行，一直认为本病在发达国家罕见，直到西欧及美国出现数次本病的爆发，累及众多患者，特别是同性恋及 HIV 感染者[1-5]。女性中相对少见[6-10]。

临床上本病可分为三期：

- 第一期：在不洁性交后 3 ～ 30 天出现原发皮损，位于阴茎、阴囊、直肠、外阴、阴道和（或）宫颈，为一小的、一过性的、往往无症状的丘疱疹或溃疡。（图 12.132、12.133）[11]。外阴最常受累的部位是阴唇系带[6]，也有原发皮损位于手指和舌部的报道[12]。曾有表现为腰肌脓肿的报道[13]，但罕见。临床上，猫抓病的表现可类似于性病性淋巴肉芽肿[14]。
- 第二期：在原发皮损出现后数周内出现局部淋

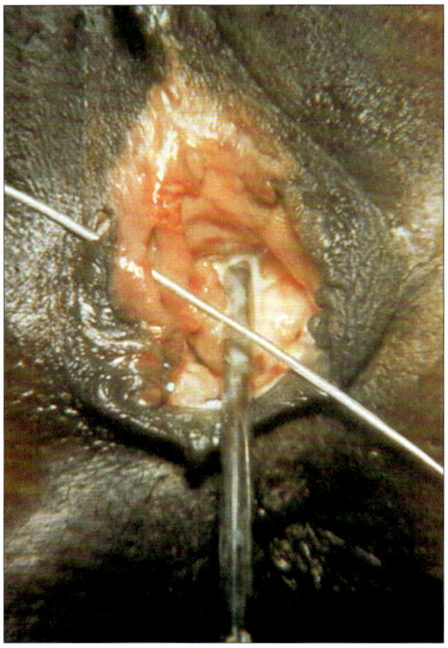

图 12.132 性病性淋巴肉芽肿：注意位于右侧大阴唇的溃疡（By courtesy of S. Lucas, MD, St. Thomas' Hospital, London, UK.）

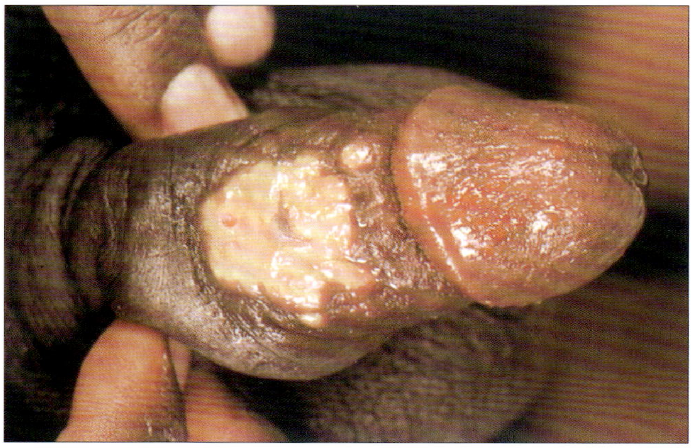

图 12.133 性病性肉芽肿：阴茎上有一溃疡，上覆坏死组织（By courtesy of the Institute of Dermatology, London, UK.）

巴结增大，常累及男性的腹股沟淋巴结和女性的腹股沟和（或）盆腔淋巴结。淋巴结肿大很明显，开始时无痛、质硬，此后淋巴结（炎性淋巴腺肿）软化并可排出黏稠的脓液。炎症可累及淋巴结周围组织，因此它们可互相粘连。此外，患者还可有全身不适，关节痛和肝脾肿大。这期间还可出现结节性红斑、光敏性皮炎和多形红斑，多见于女性患者。

- 第三期：早期炎症改变可出现并发症。位于阴道上部、尿道后方、宫颈或直肠的原发皮损，病变可累及引流的髂深淋巴结和直肠周围淋巴结，可以并发距肛门 5 ～ 10 cm 处的直肠狭窄[15]。这种狭窄与直肠周围炎和直肠结肠炎有关，有时可形成瘘管[16-17]。晚期偶可并发直肠癌[18]。长期慢性的淋巴结炎后，男女性的生殖器均可出现淋巴水肿甚至象皮肿，以后还可引起继发性皮肤糜烂和溃疡。

全身病变少见，包括心肺病变、角膜结膜炎、巩膜外层炎、葡萄膜炎、视盘水肿、视网膜出血、脑膜炎、肝炎和皮肤病变，如结节性红斑和多形红斑[7, 19]。

## 发病机制和组织学特征

性病性淋巴肉芽肿由沙眼衣原体 L1、L2 和 L3 血清型引起[20-21]。根据沙眼衣原体外膜蛋白的不同将其分为 15 种血清型[22]，只有血清型 L1 ～ L3 与性病性淋巴肉芽肿相关。大部分淋巴性病肉芽肿患者由沙眼衣原体 L2 型引起。衣原体是一种球状、不动的专属细胞内寄生物[23-24]。它们依靠宿主细胞的 ATP 代谢产物存活，并在巨噬细胞胞质膜包裹的空泡中繁殖[20]。HE 染色呈淡蓝色，Brown-Hopps 组织革兰染色呈阴性，Warthin-Starry 银染法呈黑色[25]。少数情况下行原发皮损的组织病理学检查，溃疡基底部为致密的炎性纤维肉芽组织，有浆细胞及微脓肿。淋巴结炎的特征性组织学表现为中央星状坏死伴中性粒细胞，周围绕以栅栏状肉芽肿反应，偶见巨细胞。

中央坏死组织逐渐被吸收，代之以纤维组织。随后在远端出现淋巴水肿。淋巴管有典型炎症，可形成肉芽肿。

补体结合试验（滴度升高）或单克隆抗体检查有助于诊断[24]。PCR 也可用于确定诊断。现已不做 Frei 皮试。诊断的金标准是通过组织培养或淋巴结活检分离出病原体[27]。

# 血吸虫病

## 临床特征

埃及血吸虫与曼氏血吸虫在非洲均广泛存在。曼氏血吸虫在西印度群岛和南美洲部分地区也有分布。日本血吸虫则分布于中国、日本和东南亚。这些血吸虫通常不引起严重的皮肤疾病，但在血吸虫病的各个阶段均可有皮肤损害[1-13]。

水生尾蚴感染人体可引起血吸虫尾蚴皮炎（游泳者瘙痒症）[3, 9, 11]。皮损为瘙痒性红斑和荨麻疹样风团，最后可消退，遗留点状色素沉着。这种现象在鸟类物种感染时更常见[3]。

当血吸虫成虫排卵时，血吸虫病患者可出现非特异性的瘙痒性红斑。这可能是机体对血吸虫抗原释放的一种系统反应。日本血吸虫可引起一种更严重的反应——片山疾病（Katayama disease）或黄河热（Yellow

River Fever）。除了红斑、斑疹和痒疹样皮损外，患者还可有发热、全身不适、寒战、出汗、关节疼痛、头痛、淋巴结肿大、肝脾肿大和外周血嗜酸性粒细胞增高[3]。

青春期前女性，由于虫卵在生殖器周围堆积，在该处通常可见到特异性皮损（图 12.134）。它们表现为群集的实性丘疹，逐渐成为疣状或赘生物样，类似于尖锐湿疣（图 12.135）。大阴唇常最早受累，偶尔可发展为鳞状细胞癌。血吸虫引起的尿道周围肉芽肿可能与血栓形成及组织坏死有关。有时可形成会阴瘘管（“喷壶样会阴”）[3]，晚期可形成明显的瘢痕。在更少的情况下，其他部位的皮肤也可见到虫卵结节，但虫卵是如何移行到这些部位的还不清楚。血吸虫病的生殖器外皮损可见于躯干（主要是脐周，也可以发生于腋窝、背部和乳房下）、面部和下肢近端[4, 6, 8, 14]。面部损害可能累及眼睛。肛门生殖器外血吸虫病，也称生殖器外迟发性皮肤血吸虫病，非常罕见，但是很重要，因为其通常是内脏病变复发的先兆或潜在的外部标记[14]。有趣的是，这种情况通常出现在事先存在皮肤病变中，包括鳞状上皮乳头状瘤、鳞状上皮癌、瘢痕和化脓性汗腺炎[14]。

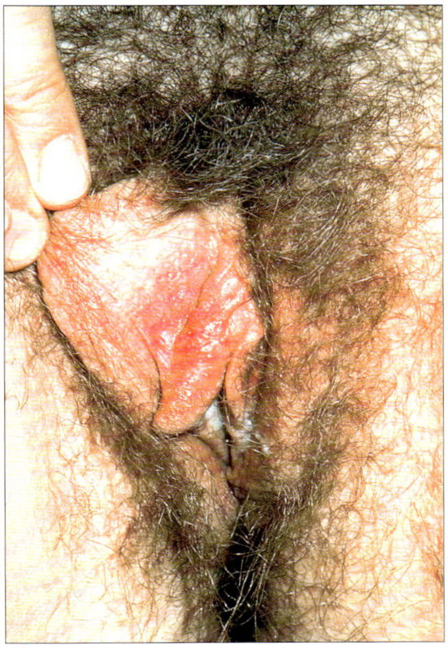

图 12.134 血吸虫病：早期皮损表现为阴唇红斑和肿胀。这些特征是机体对虫卵沉积的反应（By courtesy of P. Dowd，MD，Middlesex Hospital，London，UK.）

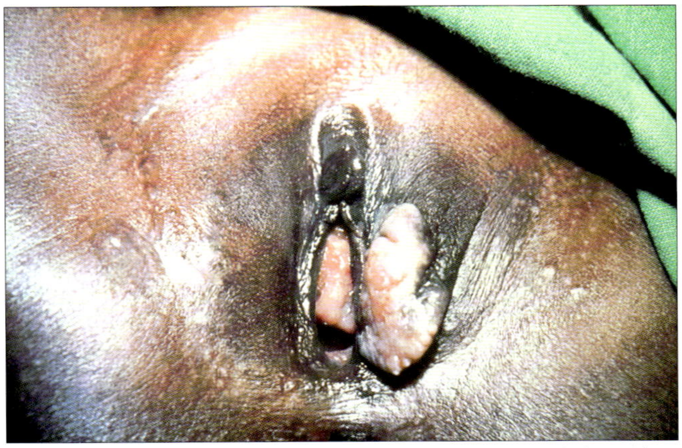

图 12.135 血吸虫病：这个白色的疣状结节几乎全部取代了左侧阴唇，外阴的其他表现包括血吸虫湿疣、溃疡和白癜风（少见）（By courtesy of the late M.S.R. Hutt，MD，St Thomas' Hospital，London，UK.）

## 发病机制和组织学特征

血吸虫生活周期的一部分是在水中的钉螺体内完成。当尾蚴被释放出来后，它们穿过皮肤，随血流移行到门静脉，在那里发育为雌性和雄性成虫。然后，雌性成虫移行到肠系膜血管丛（曼氏血吸虫和日本血吸虫）或膀胱静脉丛（埃及血吸虫），接着它们将卵产于小静脉中。临床表现和病理所见是机体对虫卵免疫反应的直接后果。

雌虫孵卵时，将卵产于宿主的尿或粪中，在水中孵化出毛蚴，进入钉螺体内。女性生殖道受累通常系埃及血吸虫所为，是通过膀胱静脉丛和子宫阴道静脉丛之间的交通支进行虫体转运引起的。

组织学上，偶尔在扩张的皮肤深静脉和淋巴管腔中可见到成虫（图 12.136）。有活力的虫卵内可见到毛蚴结构（图 12.137）。这些虫卵通常位于由许多中性粒

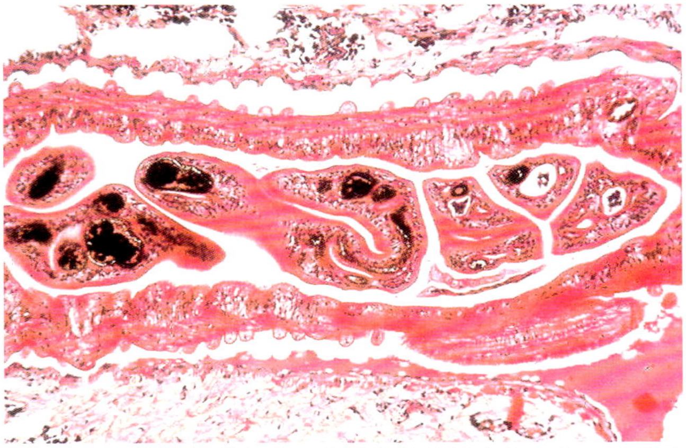

图 12.136 外阴血吸虫病：扩张的淋巴管内的成虫，特征性表现为雄虫将雌虫揽入抱雌沟中

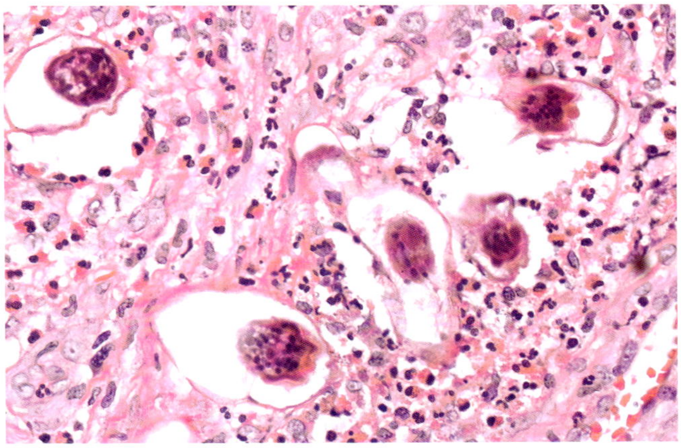

图 12.137 血吸虫病：这些虫卵周围有致密的慢性炎症细胞浸润

细胞和数目不等的嗜酸性粒细胞组成的脓肿中。含有朗汉斯巨细胞、结构不完整的肉芽肿有时也是本病的一个特点。埃及血吸虫可通过其末端的棘刺辨认（图 12.138）。曼氏血吸虫侧方有棘刺，日本血吸虫则没有棘刺。死亡的虫卵通常发生钙化，可引起慢性肉芽肿性炎症反应。其上覆盖的表皮通常有棘层肥厚，有时甚至有假上皮瘤样增生，偶尔可见正通过表皮排出的虫卵（图 12.139）[15-16]。用两张玻片将组织碾碎后在生理盐水中行台盼蓝染色，可清晰地看到虫卵[17]。偶尔可在肛门生殖器或生殖器外皮损中看到成虫[14]。

血吸虫种类的鉴别则需要依靠分子学方法[18]。

# 皮肤阿米巴病

## 临床特征

溶组织阿米巴引起的皮损很少见，且多发生于成年人[1-3]，但也有发生于儿童的报道[4-6]。本病多见于

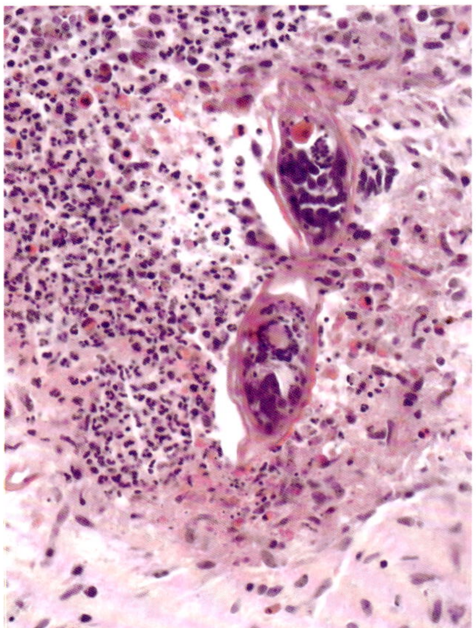

图 12.138 血吸虫病：末端的棘刺是该种属的特点

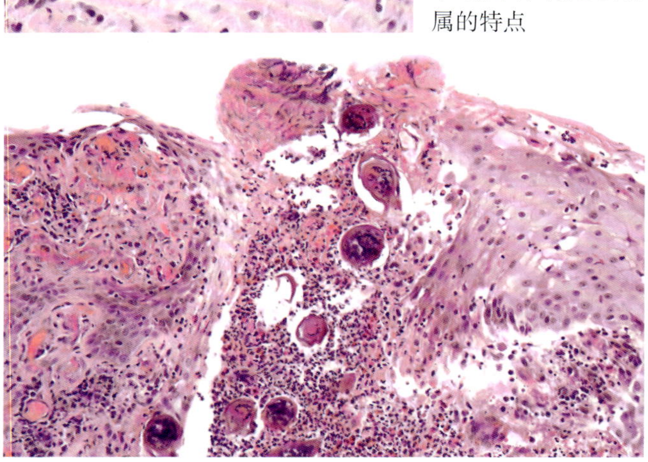

图 12.139 血吸虫病：棘层明显肥厚。表皮缺口处可见虫卵

肠道或肝阿米巴手术治疗后，也可通过直接蔓延引起，如肛周阿米巴可来自肠道或肝阿米巴的直接播散，但也可通过其他部位病变直接接种。阴茎阿米巴病可通过肛交感染，或可通过与患阿米巴性阴道炎的妇女性交而感染。应怀疑患者是否有 HIV 感染[7]。皮损可见于躯干、臀部、面部（包括眼睑和眼眶）、外生殖器、会阴部和腿部[3, 8-12]。生殖器部位的皮损常累及宫颈[13]。有报道临床可表现为皮下肿胀，即所谓的阿米巴瘤[9]。有深部组织受累的患者多与邻近病变播散相关，且预后较差。艾滋病患者预后则与共存的系统疾病相关，有严重内脏累及的患者死亡率很高[14]。

皮损表现为皮肤溃疡伴有中央坏死区，上覆脓性渗出物，边缘潜行，周边有红晕。溃疡虽不规则，但界限清楚。皮损范围可扩大，不能自愈。皮损常为破坏性且伴有剧痛。皮损形态可表现为瘘管、裂纹、脓肿、息肉样或疣状[14]。有时皮损较大，类似溃疡性肿瘤，有时皮损类似鳞状细胞癌[15-16]。有报道龟头阿米巴病[17]。尽管肿胀、疼痛、溃疡是阿米巴病常见的临床表现，排尿困难、尿潴留也可为其并发症。

## 组织学特征

皮损特点为明显的溃疡、坏死和混合炎症细胞浸润，包括淋巴细胞、组织细胞、浆细胞和中性粒细胞。溃疡的脓性分泌物中可见溶组织阿米巴滋养体，PAS 染色最清楚（图 12.140 ～ 12.142）[13, 18]。其特点是能吞噬红细胞。在患者的粪便中通常可找到阿米巴滋养体和包囊。滋养体周围有大量中性粒细胞浸润，可有一些淋巴细胞和浆细胞。皮损周围的表皮有棘层增厚，而疣状皮损棘层增厚更明显，或表现为假上皮瘤样增生。一些组织中可看到由血管内阿米巴滋养体引起的血栓与血管炎[13]。

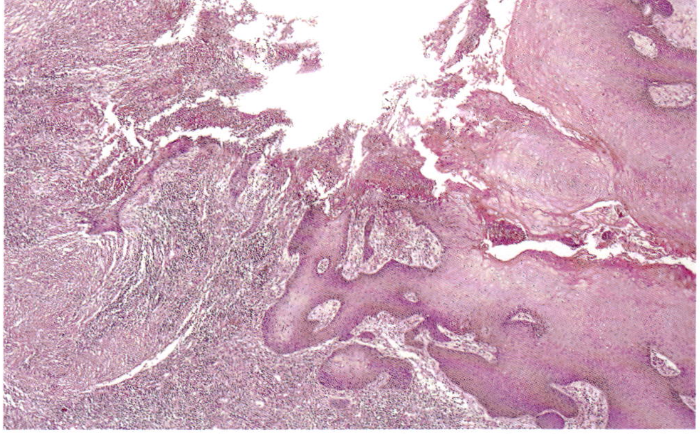

图 12.140 阿米巴病：女性外阴溃疡组织活检，其由肛门病变直接蔓延而来

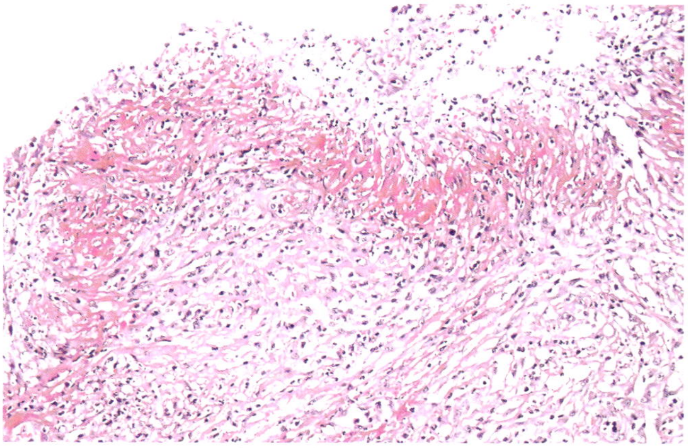

图 12.141 阿米巴病：溃疡基底上覆大量纤维蛋白渗出物

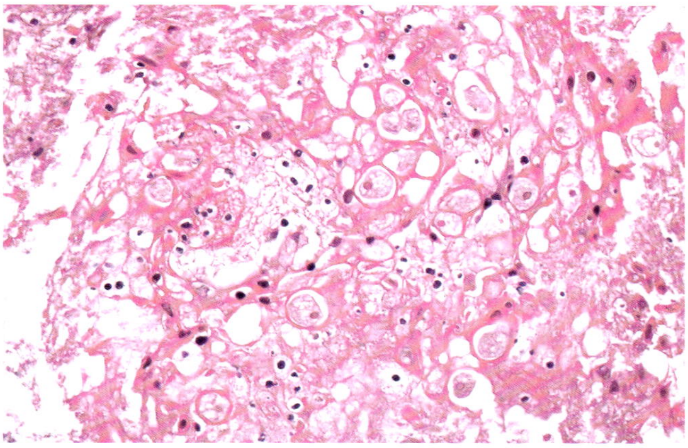

图 12.142 阿米巴病：有大量的滋养体。注意滋养体内吞噬的红细胞

## 蠕形螨病

毛囊蠕形螨在人类皮肤病中如玫瑰痤疮中所起的作用至今存在争议。而 Hwang 等[1]描述了一例阴茎、阴囊长期出现瘙痒性丘疹的患者，其皮损形态单一、火柴头大小，颜色鲜艳。组织病理显示毛囊内存在螨虫，且患者局部外用克罗米通后皮损消退。

## 软化斑

### 临床特征

软化斑（柔软斑块）由在对细菌病原体炎症反应中功能受损的巨噬细胞形成，最常见的病原菌是大肠杆菌，但其他病原体，包括葡萄球菌、变形杆菌、假单胞菌、克雷白杆菌和分枝杆菌也可引起类似皮损。40% 患者中发现原发性或获得性免疫功能缺陷[1]。后者包括 HIV 和实质器官移植，主要是肾移植，罕见的有心脏移植[2-4]。

软化斑最常见于泌尿道，但也可累及其他许多器官，如消化道、淋巴结、外生殖器、脑、骨骼、肺、肾上腺和皮肤[5-13]。皮损可为真皮或皮下损害，最常见于生殖器（特别是女性外阴）或会阴部，约占 41%；也可见于其他部位：20% 位于躯干，20% 位于头颈部，10% 位于四肢及 10% 位于腋窝[7]。其他各种皮肤部位也可累及，有皮损累及颅骨及脑实质的病例报道[7]。罕见前庭大腺受累的报道[14]。皮损形态多种多样，如丘疹、斑块、息肉、溃疡和窦道。也可出现阴道流血。多个部位可同时伴有软化斑。

本病常伴有机体免疫功能抑制的潜在或相关疾病，如癌症、类风湿性关节炎、系统性红斑狼疮、丙型肝炎、结节病、白血病、淋巴瘤和器官移植[5, 8, 15]。皮损非侵蚀性，但持续存在。

### 发病机制和组织学特征

典型组织病理表现为组织细胞连成片，其中有嗜酸性胞质颗粒和小而怪异的细胞核。其特征性的表现为在组织细胞的胞质中有 von Kossa 染色阳性的钙化包涵体，也称为 Michaelis-Gutmann 小体（图 12.143、12.144）。这种包涵体有时呈板层状，PAS 染色更清楚。普鲁士蓝

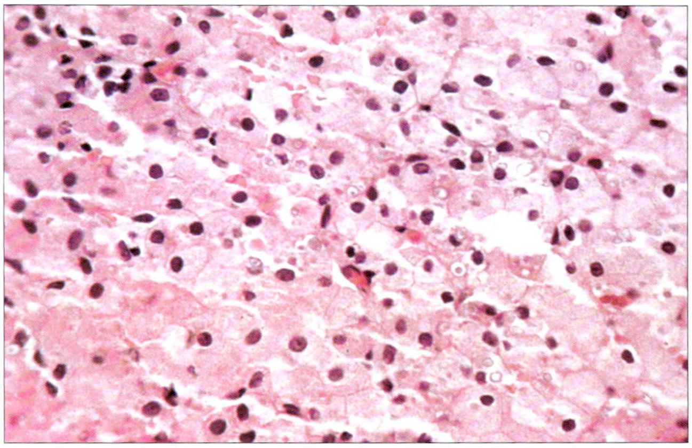

图 12.143 软化斑：浸润由含嗜酸性胞质的组织细胞组成。注意淡蓝色、板层状的 Michaelis-Gutmann 小体

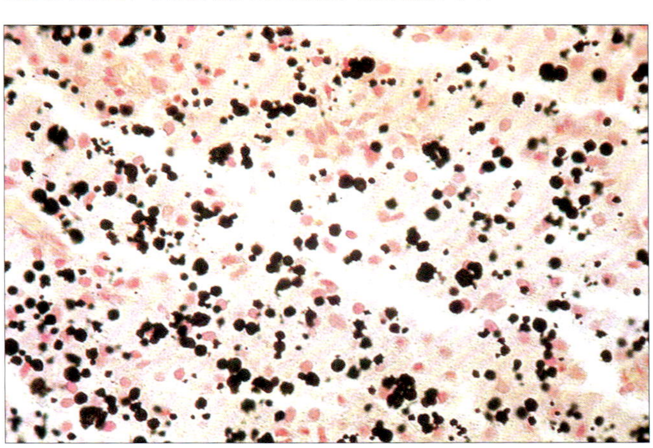

图 12.144 软化斑：von Kossa 染色使 Michaelis-Gutmann 小体更清楚

铁染色也可阳性。皮肤刮片中，Michaelis-Gutmann 小体对软化斑的细胞学诊断具有确定性意义[16-17]。本病为肉芽肿性浸润，除组织细胞外，还可有中性粒细胞、淋巴细胞和浆细胞。电镜下显示，软化斑中的组织细胞含有大量的吞噬溶酶体，有时在这些吞噬溶酶体内可见完整的和（或）部分消化的细菌。表明溶酶体反应性聚集是由长期细菌感染引起的。

## Fournier 坏疽

Fournier 坏疽与坏死性筋膜炎和 Meleney 坏疽类似。与尿道或附属器多种细菌感染相关。分离出的大部分病原菌是尿道常驻菌群及下消化道的细菌群，大部分患者有混合感染。儿童最常分离出葡萄球菌及链球菌[1]。本病的坏死性血管炎可发生于皮肤、皮下组织、筋膜和肌肉。生殖器出现典型疼痛性肿胀红斑（特别是阴囊[2]，可出现暗红或黑色斑），可扩展至肛周或下腹部皮肤，可导致尿潴留[3]。存在捻发音，但无化脓性炎症[4]。成人可有全身中毒症状，儿童则无[3]。皮肤及深部组织可迅速坏死，除非诊断及时且得到彻底完善的治疗，患者死亡率非常高。在有多种危险因素的患者中，积极手术及护理显得尤为重要。

成人患者死亡率接近 25%，但在儿童中死亡率较低[3，5]。

临床上需与 Fournier 坏疽鉴别的疾病有创伤、单纯疱疹、蜂窝组织炎（链球菌、葡萄球菌）、链球菌坏死性筋膜炎、淋球菌性龟头炎和水肿、坏死性臁疮、过敏性血管炎、结节性多动脉炎、坏死性游走性红斑、血管闭塞综合征和华法林坏死等。

# 其他皮肤病

## 外阴疼痛

外阴疼痛（vulvodynia）这一术语用来描述前庭外观上无病变，但存在烧灼、疼痛的感觉。本病是一种感觉障碍，现分为两个种类：触痛（前庭疼痛）和自发性疼痛。本病是一个临床而非组织学诊断，但值得一提的是，在旧版教科书上其归于前庭炎。前庭炎这一说法已被认为是错误的，因为它不是一种炎症性皮肤病[1]。活检发现的炎症反应是非特异性的，也可出现在健康正常的前庭上皮组织[2-4]。目前认为，前庭炎是前庭触痛（前庭疼痛），以多种症状和体征为特征的疾病，这些包括继发性性交困难和前庭尖端触痛（特别是在前庭开口到前庭大腺的 5 点和 7 点之间的位置），及这些部位出现的红斑（图 12.145）[5]。但一项针对诊断标准的研究认为，红斑是一个不可靠的临床体征[6]。本病与 HPV 感染或慢性念珠菌感染无关[7-8]。

## 特发性钙沉着症

### 临床特征

生殖器钙沉着并不常见，主要发生在阴囊，外阴较少见[1-8]，阴茎或乳晕非常罕见[9-10]。皮损表现为发生在儿童或年轻人的单发或多发质硬结节（图 12.146）。偶尔结节可破溃，流出粉末状物质。部分皮损为息肉状，此时如果只有单个皮损，做出诊断很困难[11-13]。幼儿的特殊表现为继发于睾丸鞘膜炎的单个或多个阴囊钙化损害[14-15]。

### 发病机制和组织学特征

最初认为本病是一种特发性疾病，现倾向于起自表皮样囊肿或囊样扩张的小汗腺导管的内容物的营养不良性钙化[16-22]。也有认为由内膜肌退化变性导致[23]。阴囊钙沉着的特征性改变为真皮内有单个或多个营养不良性钙化结节（图 12.147）。有些病例组织学上还保留着发生钙化前的囊肿和部分破坏的囊肿的证据。

## 人工皮炎

偶尔会遇到肛门生殖器部位的人工皮炎（dermatitis artefacta）（图 12.148 ～ 12.150）。此部位持续的损害

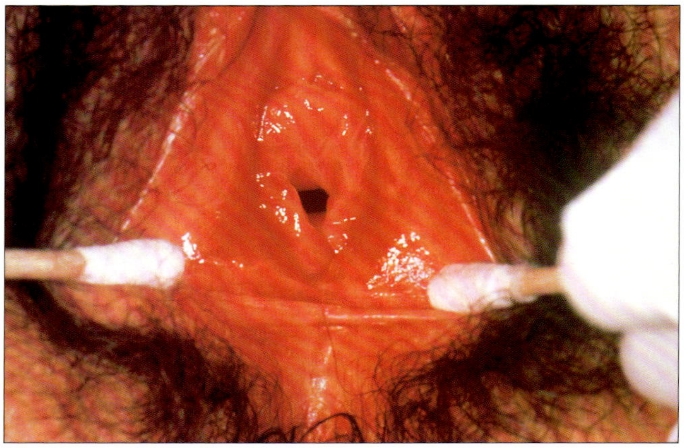

图 12.145　有明显的外阴红斑（By courtesy of C. Furlonge，MD，Port of Spain，Trinidad.）

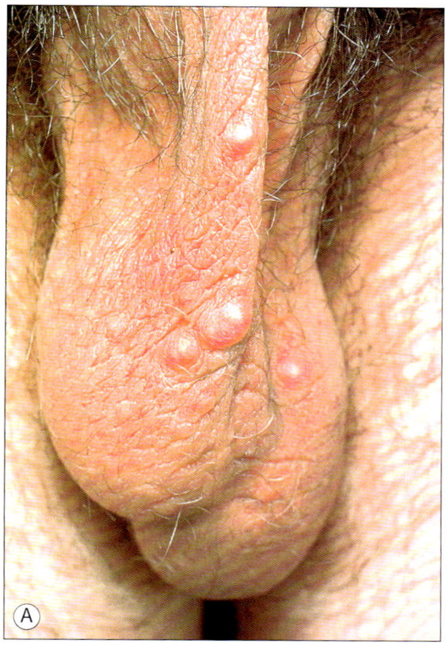


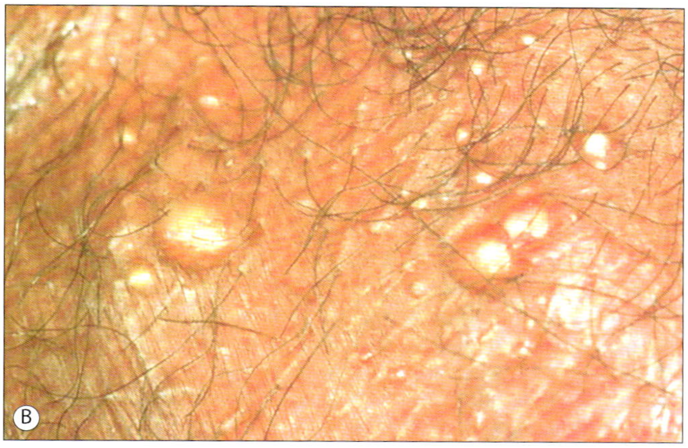


图 12.146 阴囊钙沉着症：（**A**）阴囊上有特征性的黄色丘疹、结节；（**B**）皮损高倍镜观（By courtesy of the Institute of Dermatology，London，UK.）

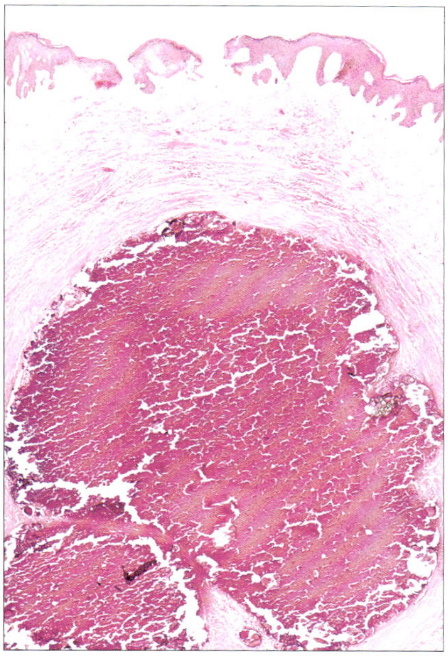

图 12.147 阴囊钙沉着症：HE 染色钙沉着呈紫色。有时可发现发生钙化前的表皮样囊肿

可能是由施受性虐满足（爱的痛苦）引起的[1]。行组织活检以排除阴茎癌，考虑到坏疽性脓皮病的可能也是很重要的；尽管少见，在肛门生殖器溃疡的鉴别

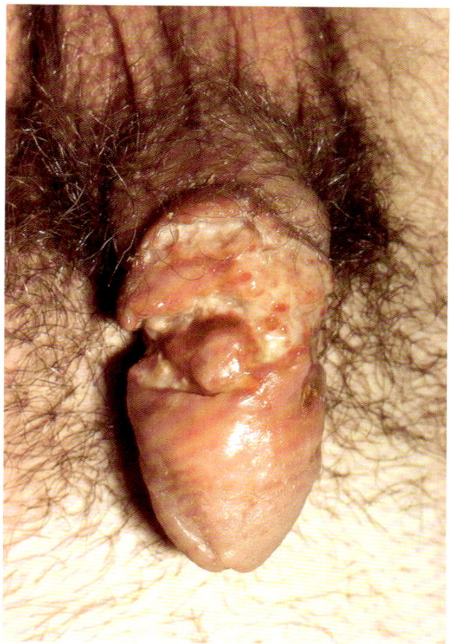

图 12.148 人工皮炎：阴茎系带明显的组织破坏（From Bunker C：Male Genital Skin Disease. Saunders Ltd./Elsevier 2004）

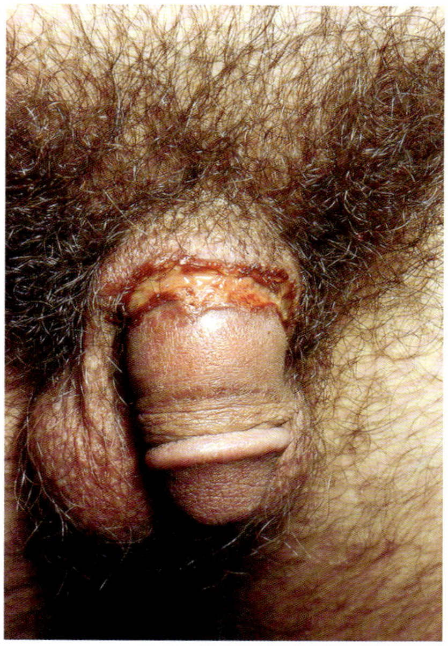

图 12.149 人工皮炎：注意环形溃疡（Reproduced with permission from Bunker CB and Mallon E，Management of penile erosions and ulcers，Postgraduate Doctor Middle East，1998；21：163-168. Copyright © Professional Managerial and Healthcare Publications Limited. From Bunker C：Male Genital Skin Disease. Saunders Ltd./Elsevier 2004.）

诊断中，坏疽性脓皮病也经常被非皮肤科医生漏掉。

# 硬化性脂肪肉芽肿

## 临床特征

硬化性脂肪肉芽肿（sclerosing lipogranuloma；石蜡瘤）可累及阴囊、阴茎，特殊情况下，可累及附睾[1-3]。它是组织对外源性物质刺激（一般是石蜡、硅酮，甚至是矿物油或凡士林）的一种反应。常见于睾丸周围的皮肤，往往继发于注射增大阴茎尺寸的物质之后[4-5]。少数病例为原发性，常见于日本人，好发于泌尿生殖道，也可发生于其他部位，如直肠[6-8]。有报道肉芽肿性阴茎结节（Tanko 结节）是由于在阴茎皮肤下方

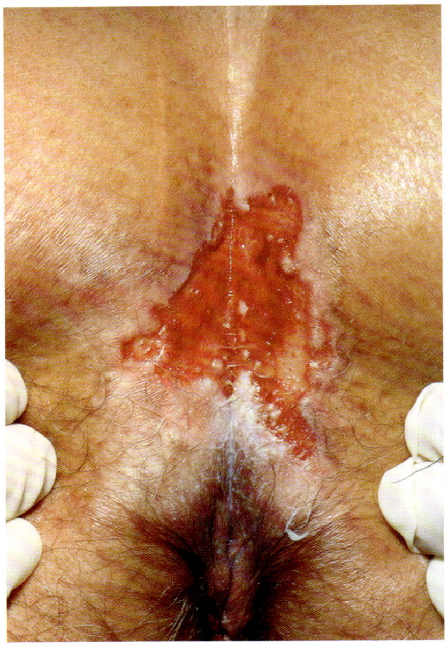

图 12.150 人工皮炎：皮损位于臀沟。注意中间的溃疡和周围苔藓样变（From Bunker C：Male Genital Skin Disease. Saunders Ltd./Elsevier 2004.）

置入玻璃球而引起[9]。

### 组织学特征

真皮可见异物肉芽肿性反应。"脂质"空泡周围有致密纤维组织包绕。有原发硬化性脂肪肉芽肿发生罕见的严重组织坏死的报道[8]。

## 藏毛窦

### 临床特征

主要发生在骶尾区，只在少数情况下发生于阴茎[1-8]。文献报道约20例。皮损好发于未行包皮环切术的成年人的冠状沟背侧。推测是由于冠状沟的存在，毛发在其内聚集并最终因为阴茎体和包皮间的摩擦穿透出来而发展为藏毛窦（pilonidal sinus）。症状表现为慢性炎症和脓肿形成。藏毛窦与放线菌病、鳞状细胞癌及疣状癌的发生有关[1, 8-10]。

### 组织学特征

组织学表现与身体其他部位的藏毛窦完全一致。

# 色素性损害临床特征

黑色素损害不是生殖器色素沉着的唯一原因。继发于扁平苔藓等炎症性皮肤病的炎症后色素沉着比前者更常见。本章只讨论黑色素性生殖器皮损。

## 生殖器黑变病

### 临床特征

这种生殖器皮损的特征是生殖器皮肤出现色素沉着前并没有出现明显的炎症性皮肤病[1-5]。然而，男性患者临床上还应怀疑硬化萎缩性苔藓、扁平苔藓、Zoon龟头炎或非特异性龟头包皮炎。色素沉着的程度不同，形状各异，通常累及皮肤和黏膜表面的数个部位。色素沉着发展缓慢，累及范围可非常广泛。

有时也会出现单发皮损。小的、孤立的单发或多发皮损常被称为生殖器黑素斑[4]。最常见的部位是龟头、阴茎体及外阴的内侧面，包括前庭（图12.151、12.152）。病变也可累及阴道和宫颈[6-7]。

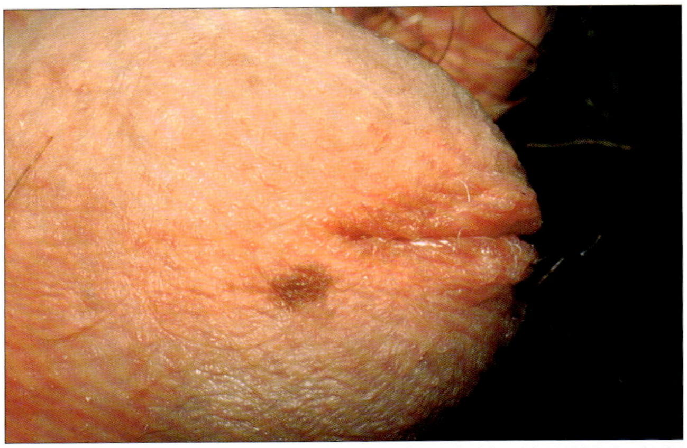

图 12.151 阴茎黑变病斑：阴茎龟头一小的不规则的色素斑（By courtesy of the Institute of Dermatology，London，UK.）

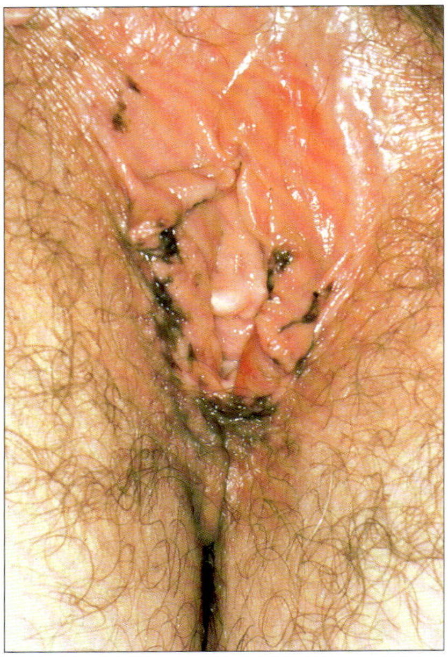

图 12.152 女阴黑变病：女阴及周围皮肤有许多不规则的色素斑（By courtesy of the Institute of Dermatology，London，UK.）

该病被认为是良性的，但有极少数单例病例报道，在黑变区域发生了恶性黑色素瘤[8-9]，这种情况发生在阴茎。女性外阴黑变病极少转变为恶性黑色素瘤，可能是因为女性患者外阴黑变病皮损没有黑素细胞数目的增加，只有基底细胞层的色素沉着。另一方面，阴茎皮损常表现出基底层黑素细胞增加。从临床特征上，很难区分某一单发皮损是色素斑还是早期交界痣。

伴有口腔色素沉着的多发性生殖器皮损称为 Laugier-Hunziker 病（特发性黏膜皮肤色素沉着）[10-11]。值得注意的是，在患有罕见病 Carney 综合征的病例中，也有少部分患者在生殖器部位出现着色斑，这种情况下，只有同时注意 Carney 综合征的其他标志才能够做出正确诊断[12-13]。Dowling-Degos 病也可能有生殖器黑变病的表现。

## 组织学特征

组织病理表现为基底层角质形成细胞和黑素细胞色素增加（图 12.153）。从定义可知，本病黑素细胞的数目并未增加。然而，如果存在黑素细胞的数目增多，则称为“生殖器着色斑病”更为合适[14]。实质上，两者的区别是理论上的。没有证据表明本病有交界活性或细胞的异型性。真皮浅层可见明显的噬黑素细胞。值得注意的是，当并发硬化萎缩性苔藓时，因为其真皮改变可能类似完全消退的黑色素瘤[15]容易引起误诊。

# 生殖器黑素细胞痣

## 临床特征

获得性生殖器黑素细胞痣在不同人种中的患病率如下：白人 9.5%，拉丁人 21.5%，黑人 3.5%[1]。女性外阴黑素细胞痣的患病率约 2.3%[2]。交界痣、混合痣以及皮内痣均可发生在男女外生殖器，并可出现令人担忧的组织学特征，有恶变的可能[2-6]。同样，发生于腋窝、脐部、腹股沟皱褶部、耻骨、阴囊及肛周等屈侧部位的黑素细胞病变（生殖器不典型痣、屈侧不典型痣、奶线样痣和生殖器不典型性黑素细胞痣）可表现出完全相同的组织学特征[6]。

女性生殖器黑素痣发生于年轻人或成人，大小从几毫米至 1cm 不等（图 12.154）。典型皮损位于小阴唇、阴蒂黏膜表面或大阴唇。不典型的生殖器色素痣应与发育不良痣相鉴别，后者也可能发生在外生殖器，特别是大阴唇部位[4]。男性外生殖器的黑素细胞痣较女性少见。

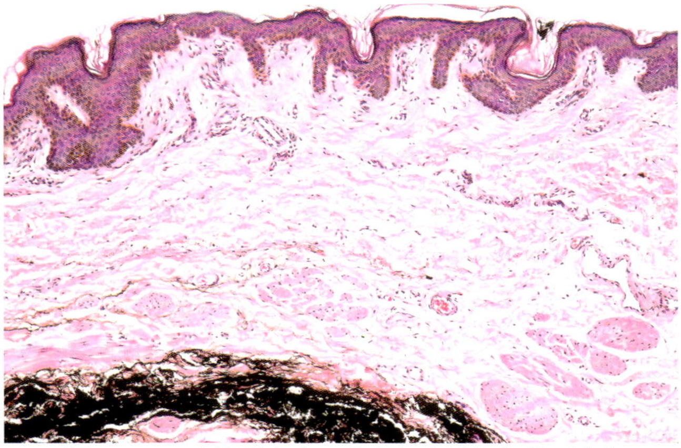

图 12.153 女阴黑变病：基底细胞层色素明显增多

## 发病机制和组织学特征

像其他部位的痣和黑色素瘤一样，普通和典型的生殖器痣均可显示存在 *BRAF V600E* 突变[7]。尽管存在 *BRAF* 突变，但同时存在 *IGFBP7* 的表达，这或许能够解释为什么这些含有 BRAF 突变的皮损并未发生恶变。

生殖器部位的普通色素痣和发育不良痣的组织学特征与身体其他部位的同类型痣完全相同，将在其他章节讨论。

不典型的生殖器色素痣会给诊断带来很大困难，过于警惕并无根据，因为这些病变通常不发展为黑色素瘤[8-12]。其他皱褶部位的痣常常相似，尽管通常不具有显著的改变。可以是交界性的或混合性的，对称性的或不对称的，且典型皮损很小，直径只有数毫米至 1cm。病变的表皮有典型的增生，呈乳头瘤样（图 12.155、12.156）。表皮-真皮交界处的成分

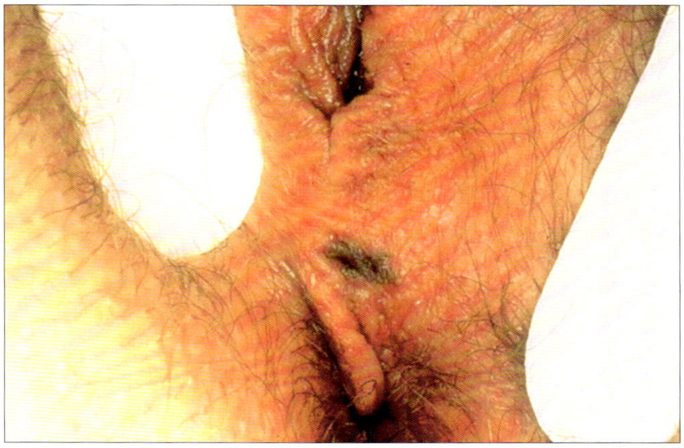

图 12.154 不典型的女阴黑素细胞痣：会阴区可见一颜色较深的不规则色素性皮损（By courtesy of the Institute of Dermatology，London，UK.）

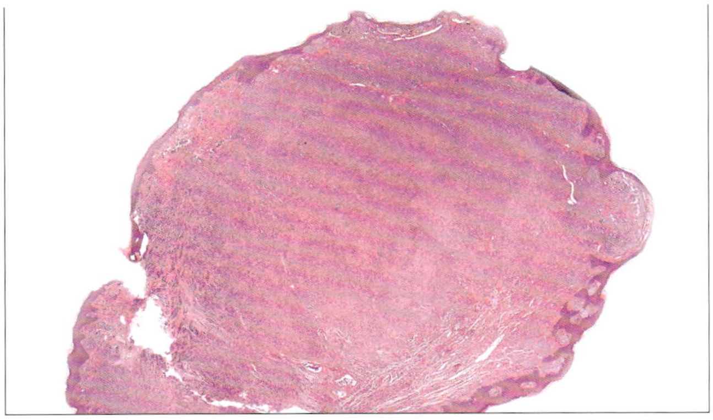

图 12.155 不典型的生殖器黑素细胞痣：来自 17 岁女性的息肉样皮损外观。注意顶部区域颜色极深的色素巢

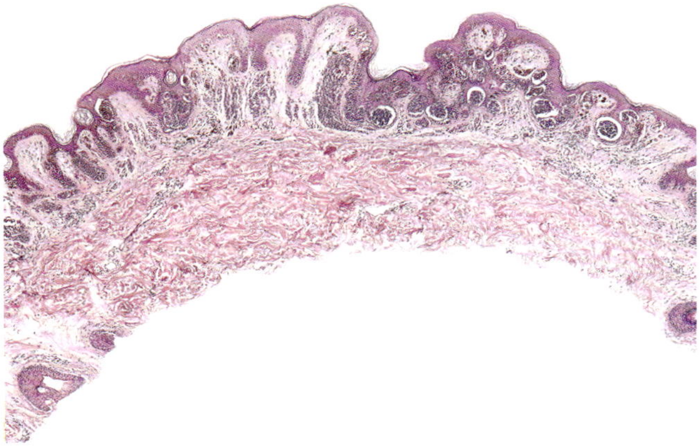

图 12.156 不典型的生殖器黑素细胞痣：这张大阴唇的削片活检显示的是一个混合性黑素细胞痣。乳头瘤样增生以及交界痣细胞巢周围有明显的收缩间隙是本病的典型特征

常常呈雀斑样和巢状。除表皮外，皮肤附属器也常受累。与普通色素痣不同，本病的痣细胞巢一般较大，并且分布于皮突的侧缘和顶端，有时也可位于真皮乳头的上方（图 12.157）。痣细胞巢经表皮排除常见，并且一定程度的 Paget 病样播散可能是本病的一个特征[13]。痣细胞呈上皮样，并常有异型性（图 12.158 ～ 12.160）。真皮由形态相似的痣细胞组成，随着真皮层由浅至深，痣细胞逐渐成熟。交界处和真皮的痣细胞均可有异型性。有些病例中的异型性明显。以上这些特点加上并不少见的真皮核分裂象，很容易认为有恶性黑素瘤的可能。然而，生殖器黑素瘤一般发生于老年妇女。它们的生物学行为应该是良性的。尽管如此，切除不全的痣与有放射性边缘的病变最好行再次切除。

虽然生殖器色素痣与发育不良痣的组织学表现可有部分重叠。但后者皮突延长，黑素细胞数量更多呈

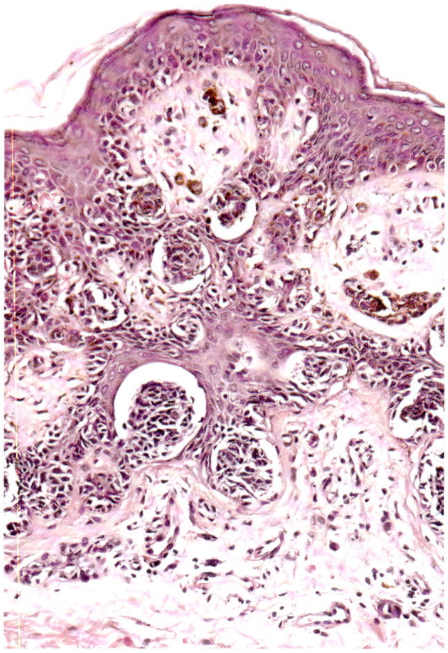

图 12.157 不典型的生殖器黑素细胞痣：高倍镜下显示的收缩间隙

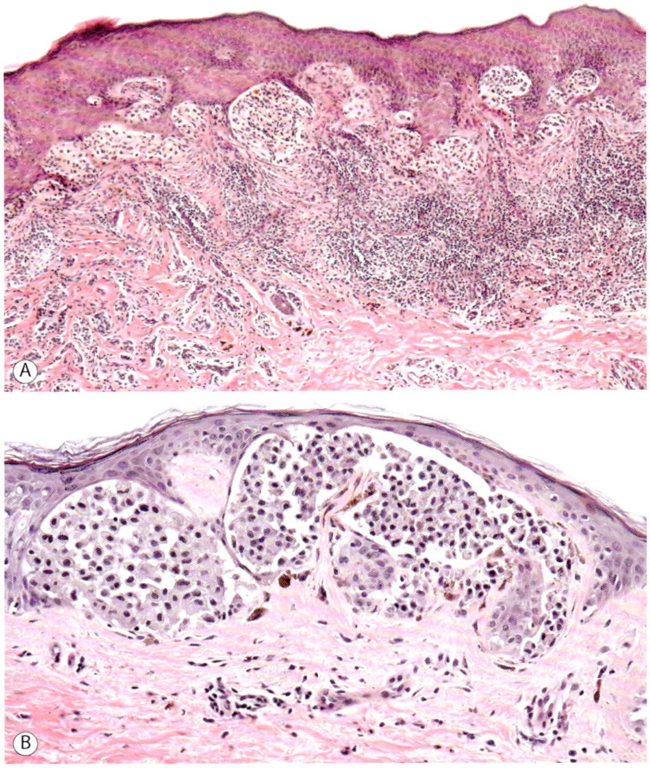


图 12.158 （**A 和 B**）不典型的生殖器黑素细胞痣：在这个标本中，交界痣细胞巢很大，黑素颗粒很细。胞质呈灰色。注意细胞核染色加深

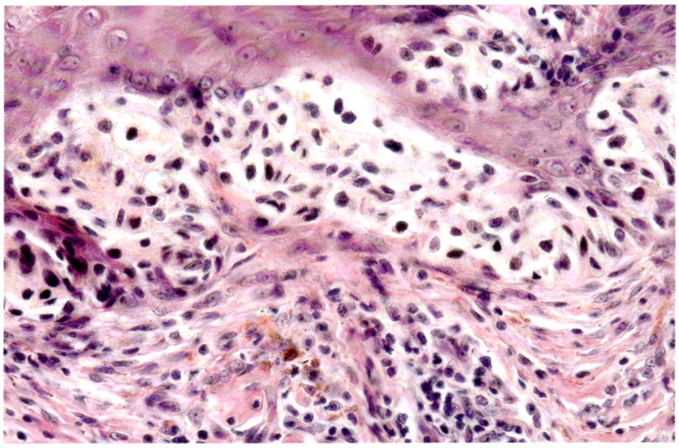

图 12.159 不典型的生殖器黑素细胞痣：这个视野有细胞核染色加深和痣细胞轻度多形性

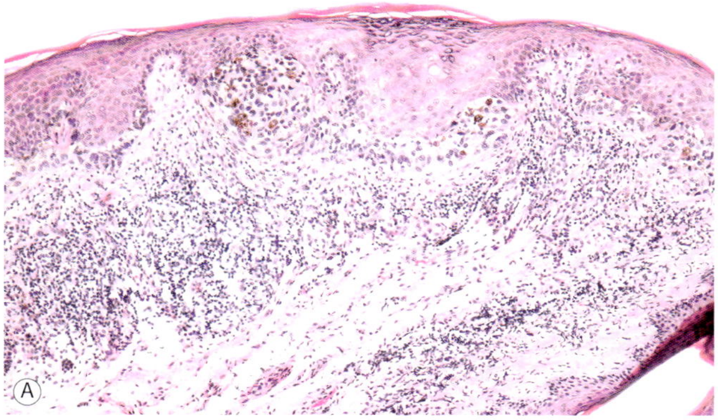

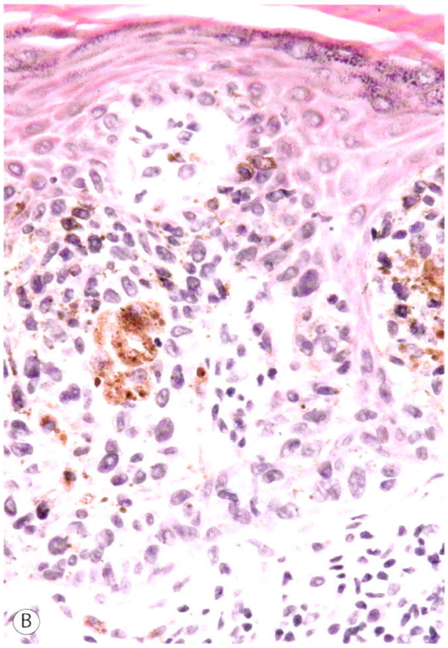

图 12.160 （**A 和 B**）不典型的生殖器黑素细胞痣：这例标本取自一位 20 岁女性的外阴，显示有严重的细胞异型性。虽然发生恶变的可能性很低，但其生物学行为仍未确定，因此必须彻底切除

雀斑样痣样分布，并且真皮乳头可呈板层状、嗜酸性纤维化，以及不同程度的单核细胞浸润和色素失禁，可资鉴别。

其他任何类型的痣都有可能发生在生殖器部位的皮肤上，包括 Spitz 痣、Reed 痣、深部穿通性痣和蓝痣。近来有少量报道称，在无 Carney 综合征表现的患者的生殖器部位皮肤（包皮和小阴唇）可发生上皮样蓝痣[14]。有报道位于阴茎的分裂或亲吻痣（图 12.161），与发生于眼睑的相似[15-17]。

先天性“泳裤区域”痣可以累及肛门生殖器部位，此时处理较为棘手，因为他们出现多病灶恶变的风险较高。

## 黑素瘤

### 临床特征

女性生殖器部位的黑素瘤很少见，约占女性全部黑素瘤的 3% 和女性生殖道恶性肿瘤的 2%～10%[1-16]。

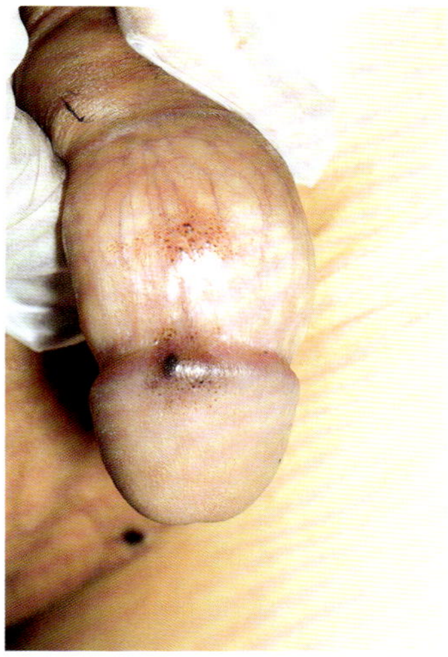

图 12.161 分离或接吻痣：注意阴茎体和龟头的色素沉着皮损（From Bunker C：Male Genital Skin Disease. Saunders Ltd./Elsevier 2004.）

女性生殖道黏膜黑素瘤占所有黏膜黑素瘤的 18%[17]。外阴是最常见的受累部位，阴道次之，宫颈则少见（图 12.162）[5-6，8，10-11，18]。大阴唇和阴蒂是最好发的部位[18]，好发年龄为 61～80 岁[19]。50 岁以下的病例不到 1/3。儿童的外阴黑素瘤仅见于极个别报道，有报道其与硬化萎缩性苔藓相关[20-21]。与黑变病相关的黑素瘤非常罕见，曾报道一位经常日光浴的年轻女性患者[22-23]。

临床表现多样，从扁平到突起的息肉状，褐色到黑色，可有溃疡。少数情况下，患者诉瘙痒和（或）出血。无色素的恶性黑素瘤非常罕见，其临床特征可类似鳞状细胞癌或乳房外 Paget 病。在瑞典的一项大规模研究中，27% 的患者是无色素的[18，24-25]。

一些黑素瘤由原来就存在的色素痣恶变而来[18]。近期一项研究发现，大约 5% 的病例属于这种情况[18]。多数为浅表播散型。

5 年生存率各不相同，从 15%～54% 都有报

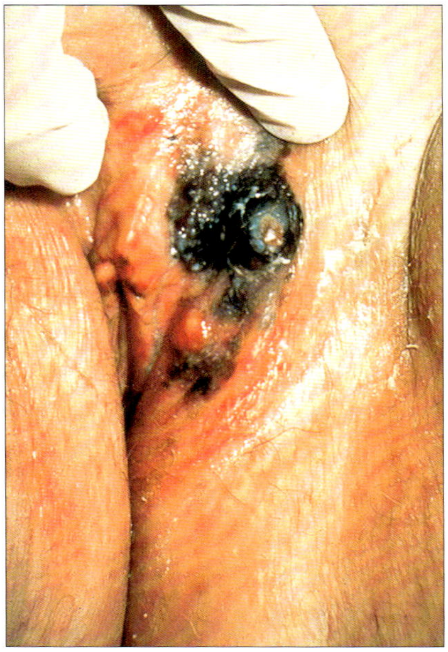

图 12.162 外阴黑素瘤：发生在外阴的黑素瘤很少见，就诊时皮损通常较厚，因此一般预后不佳（By courtesy of M. Ridley，MD，Institute of Dermatology，London，UK.）

道[4-13, 26]。近期一项研究显示219名外阴黑素瘤患者的5年生存率为47%[27]。同其他部位的黑素瘤一样，皮损的厚度是预后的关键指标[1, 27]。肿瘤分期也是一项影响预后的独立指标[27]。此外，仅在Ⅰ期患者中发现溃疡和无黑素是影响预后的独立因素。外阴黑素瘤放射治疗似乎不影响预后。一项对664例外阴黑素瘤患者的多因素分析发现年龄小、局限性皮损和淋巴结无肿大都是与预后相关的独立因素[28]。局限性、区域性和远处转移的患者5年生存率分别为75.5%、38.7%和22.1%[28]。

相对于肛门部位，男性生殖器部位的黑素瘤很少见（图12.163）[29-32]。男性生殖器黑素瘤最好发的部位为龟头，其他部位非常少见，包括阴茎和阴囊[34-36]。诊断常常因患者不愿就医而被延误。曾报道一个特殊的病例，患者并发阴茎黑变病、黑素细胞痣和阴茎黑素瘤，在阴茎黑素瘤的基础上又发生了阴茎鳞癌[38-40]。因为罕见，所以判断其预后很困难。有少量病例报告显示，本病预后差，但这似乎与病例为晚期表现、延误诊断以及因为部位原因无法完全去除病变有关。包含19例原发阴茎黏膜黑素瘤患者的系列研究及对文献报道的47例患者的回顾性研究，发现本病2年及5年生存率分别为63%和31%[40]。所有表现为结节样和（或）有远端转移的患者均在2年内去世[41]，与阴茎有远端转移来的黑素瘤患者的预后相似[42]。预后不良因素与溃疡、厚度大于3.5 mm及肿瘤直径大于15 mm相关。阴茎黏膜黑素瘤的生物学行为与其他部位具有相同厚度的黏膜黑素瘤完全一样。

## 发病机制和组织学特征

一个重要数据显示与阳光直接暴露部位的皮肤黑素瘤不同，黏膜黑色素瘤显示c-kit突变，BRAF突变也常存在[43-44]。c-kit突变的存在使对黑素瘤的靶向治疗成为可能。对外阴及阴道黑色素瘤的研究显示，大部分皮损中存在HPV-3和导致疣状表皮发育不良相关的HPV感染[45]。这些类型的HPV在外阴及阴道并不常见，所以猜测其在此部位黑素瘤的发生中起重要作用。

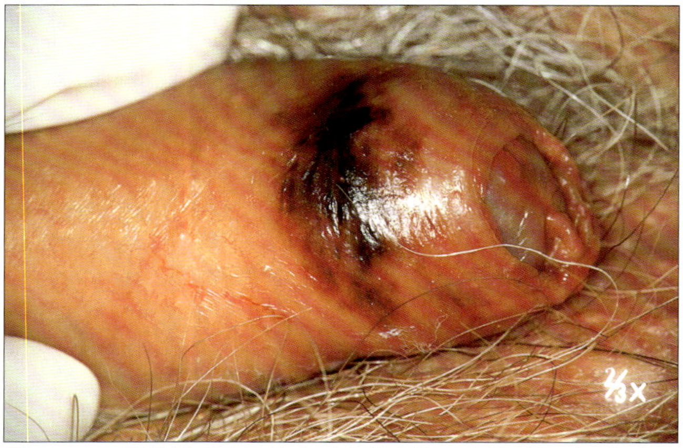

图12.163 阴茎黑素瘤：注意巨大的瘤体，边界不规则，色素不均匀（By courtesy of the Institute of Dermatology, London, UK.）

生殖器部位的黑素瘤其组织学特征与全身其他部位的黑素瘤完全一样。直到最近，有关生殖器部位黑素瘤的分类仍没有统一的意见。最近一个大样本调查发现，外阴黑素瘤患者中，57%为黏膜雀斑型，22%为结节型，12%未分类，4%为浅表播散型[16]。偶尔可见结缔组织增生型和嗜神经型。已有多个原位阴茎黑素瘤的报道[46]。

# 表皮损害

## 良性黏液性化生和黏液性汗管转化

阴茎与女性外阴的良性黏液化生非常罕见[1-2]。文献报道的损害发生在包皮和大阴唇部位。临床表现无特异性，组织病理学为在表皮可找到黏液性细胞，这些细胞多存在表皮上层。本病与乳房外Paget病很难鉴别，鉴别点主要在于本病缺乏不典型细胞[1]。

黏液性汗管转化在生殖器部位非常少见，与良性黏液性化生的区别在于此病的细胞不仅仅位于表皮层，还同时存在于附属器结构中[3]。

## 子宫内膜异位症和输卵管子宫内膜异位症

### 临床特征

皮肤的子宫内膜异位症并不常见，常发生在年轻女性腹部手术如剖宫产术后的瘢痕部位[1-5]。偶尔，也可发生于体表（如：脐部、腹股沟和会阴）。外阴的子宫内膜异位症非常少见，可能发生在剖宫产及会阴切开术后的瘢痕上[6-7]。临床表现为淡蓝色结节，常有疼痛，有时皮损大小与症状可发生周期性改变[8]。罕见皮损随着月经周期出现相应的出血现象。皮肤子宫内膜异位症发生恶变者罕见[9]。

皮肤输卵管子宫内膜异位症与上述表现非常相似，为一导管上皮形成的囊肿，继发于输卵管切除术后[10]。这种皮损发生于皮肤上非常少见，绝大多数患者发生在腹部手术的瘢痕之上[11-12]，偶见于脐部。有一例患者伴腹部剧烈疼痛的报道[13]。

## 组织学特征

皮肤子宫内膜异位症的诊断根据观察到内膜腺体和基质来确定（图 12.164、12.165）[2]。内膜腺体由线状排列的高柱状上皮细胞构成，胞质嗜碱性，卵圆形疱状核位于基底部，有时可见明显的核分裂象。所有类型的米勒上皮化生都可以见到，包括管状、嗜酸性、鞋钉细胞、黏液性和乳头状融合[14]。偶尔可见明显的核分裂象，但不典型分裂象少见[14]。基质由小的梭形细胞组成，常有水肿，偶尔可见到蜕膜化。当出现后者时，蜕膜细胞表现为 CD30 阳性，这可能会导致误诊[15]。其他基质改变包括平滑肌化生，部分成脂肪细胞含核内包涵体和嗜神经浸润[14]。随月经期出血常可引起局部皮肤含铁血黄素沉积，瘢痕形成和慢性感染。

输卵管子宫内膜异位的表现为单房性囊肿，由纤毛柱状上皮、分泌黏液的非纤毛柱状上皮和插在前两者间的暗细胞构成[10]。与子宫内膜异位症不同，本病没有间质，没有灶状出血和（或）含铁血黄素沉积。

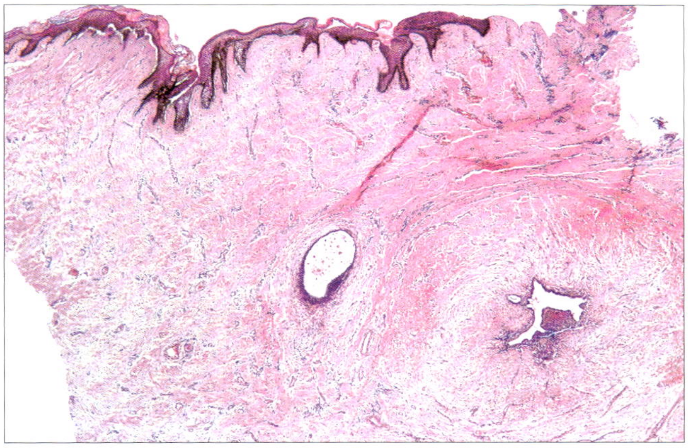

图 12.164 女阴子宫内膜异位症：真皮网状组织中可见内膜腺体伴水肿性基质

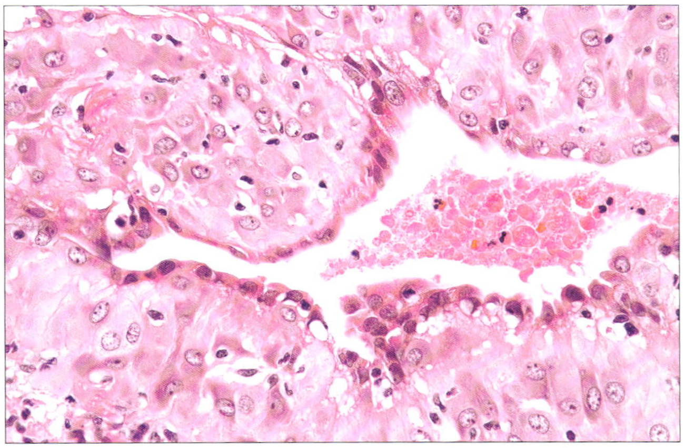

图 12.165 女阴子宫内膜异位症：此例可见基质蜕膜化

# 中线囊肿

## 临床特征

中线囊肿（median raphe cyst，泌尿周围囊肿）是一种少见病，多出现在年轻男性的阴茎腹侧，常累及龟头（图 12.166）[1-4]。皮损偶见于会阴和阴囊，息肉形成少见[5-7]。某些皮损表现为带状硬化。囊肿通常是先天性的，只是成年后才显现出来，通常在创伤和感染后显现。有报道一例在睾丸固定术后发病的病例[9]。皮损多为单发，无症状，直径仅仅几毫米。较大的皮损非常少见[10]。多发囊肿及自愈现象也偶有报道[11]。色素性囊肿与细胞组成中存在的黑色素相关[10, 12-13]。治疗可单纯切除皮损。

## 发病机制和组织学特征

本病似乎并非由中线嵴未愈所致，而是继发于反常的出芽导致泌尿系柱状上皮与尿道分离所致[3]。

囊肿由假复层柱状上皮组成（图 12.167、12.168）。黏液细胞和纤毛细胞少见。免疫组织化学染色可见囊肿内衬细胞[14-15]，细胞角蛋白 7、细胞角蛋白 13 和 CAM5.2 免疫组化染色阳性，而角蛋白 20 阴性。这一结果支持囊肿内衬细胞为黏液柱状上皮，由不成熟的尿道上皮化生而来的学说[16]。可见到散在的黑素细胞和神经内分泌细胞（嗜铬粒蛋白和突触素阳性）[16]。尽管皮损可类似于顶泌汗腺囊腺瘤，但并没有向其分化的趋势，因为中线囊肿内衬的假复层柱状上皮细胞其人乳脂肪球蛋白 1 染色为阴性[17]。

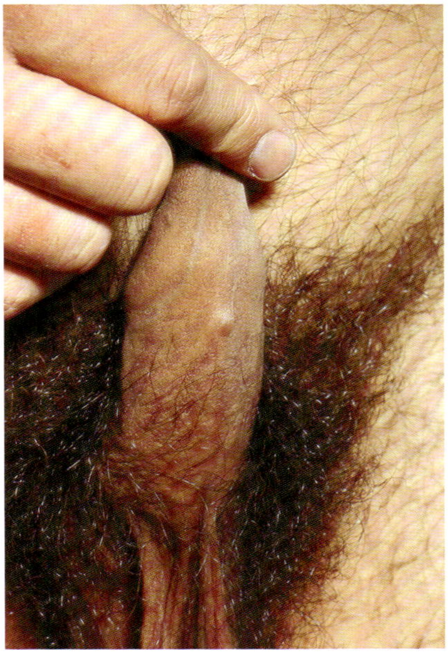

图 12.166 中线囊肿：阴茎可见一个透明的囊肿状隆起性病变（From Bunker C：Male Genital Skin Disease. Saunders Ltd./Elsevier 2004.）

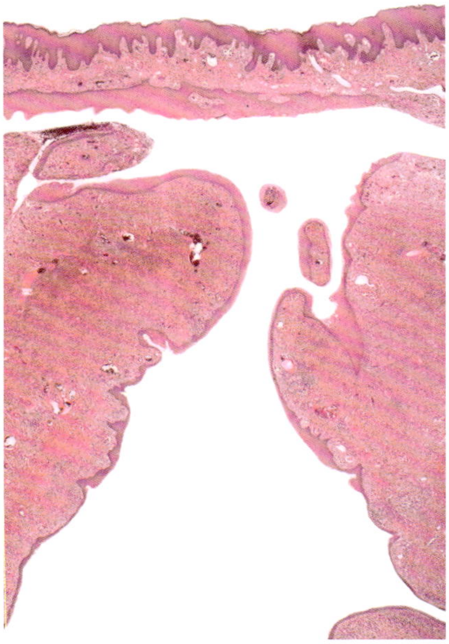

图 12.167 中线囊肿：囊肿低倍镜观（By courtesy of C. Gulmann，MD，Beaumont Hospital，Dublin，Republic of Ireland.）

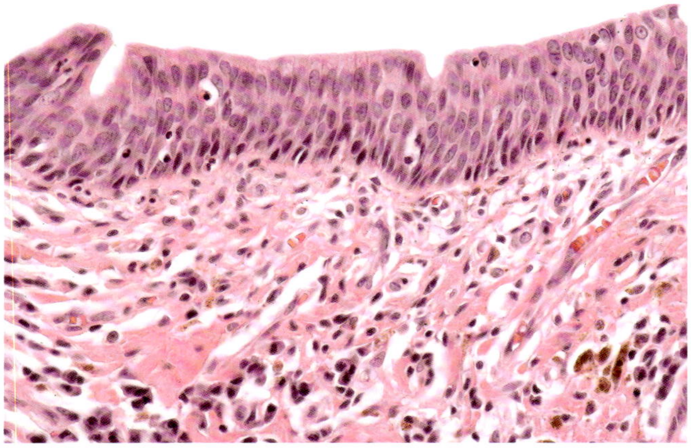

图 12.168 中线囊肿：囊肿由假复层柱状上皮覆盖（By courtesy of C. Gulmann，MD，Beaumont Hospital，Dublin，Republic of Ireland.）

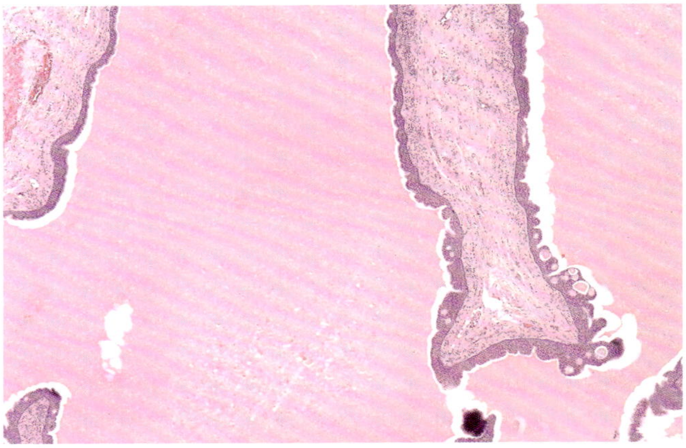

图 12.169 前庭大腺导管囊肿：囊肿低倍镜观（By courtesy of C. Crum，MD，Brigham and Women's Hospital and Harvard Medical School，Boston，USA.）

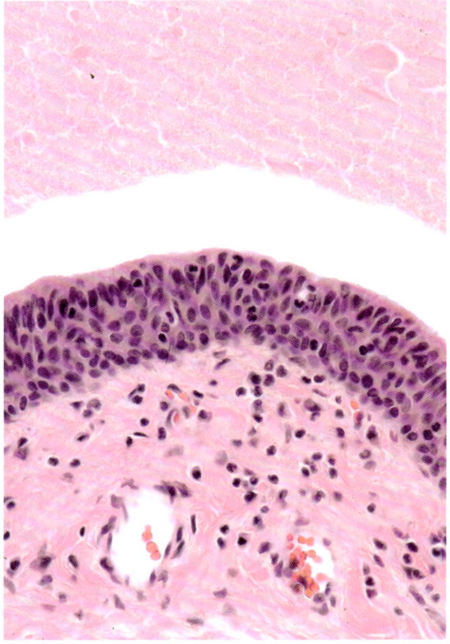

图 12.170 前庭大腺导管囊肿：囊肿由移行上皮覆盖（By courtesy of C. Crum，MD，Brigham and Women's Hospital and Harvard Medical School，Boston，USA.）

## 前庭大腺导管囊肿

### 临床特征

前庭大腺导管囊肿（Bartholin duct cyst）多见于生育期妇女，由前庭大腺导管阻塞扩张所致，相对少见。皮损多位于大阴唇的后壁。直径从一至几厘米不等。囊肿常常是非对称的，但遗留的腺体分泌物继发感染引起的前庭大腺脓肿很常见。

### 组织学特征

囊壁内衬移行上皮，常可见到鳞状上皮化生（图 12.169、12.170）[2]。报道罕见囊腔内发生乳头状瘤[3]。有报道在囊肿内发生与 HPV-6 感染相关的高分化鳞状细胞癌[4]。

## 黏液囊肿

### 临床特征

本病是发生于男性的少见损害，表现为小的皮色、中线部位、半透明、移动的 2 mm 大小丘疹至 25 mm 大小的结节，临床上很容易诊断为囊肿[1-2]。无凹点，可无症状，也可发生感染或导致性交受干扰。常在出生或儿童时就存在，也可发生于任何年龄的患者，多位于龟头附近或包皮上，但从尿道口至肛门的其他部位也可发生。对此种囊肿的评估应注意排除其是否有继发感染，如淋病。

女性外阴皮损主要见于成年女性，通常为单发，偶于前庭见到多发皮损[3-5]。青少年罕见。囊肿通常是由于小的前庭腺导管扩张所致。单纯切除可治愈本病。

## 发病机制和组织学特征

女性皮损被认为源自米勒上皮细胞。然而，不管男性还是女性，更倾向于皮损源自异位的尿生殖窦上皮[2，6-7]。囊肿的壁由黏膜上皮构成，偶尔可见局灶性鳞状上皮化生（图 12.171 ～ 12.173）[3-5]。没有肌上皮细胞。

# 中肾管囊肿

## 临床特征

多见于外阴的后壁，皮损表现为小的、无症状的蓝红色包含清亮囊液的皮损。可能来源于中肾管的残余。单纯切除皮损可治愈。

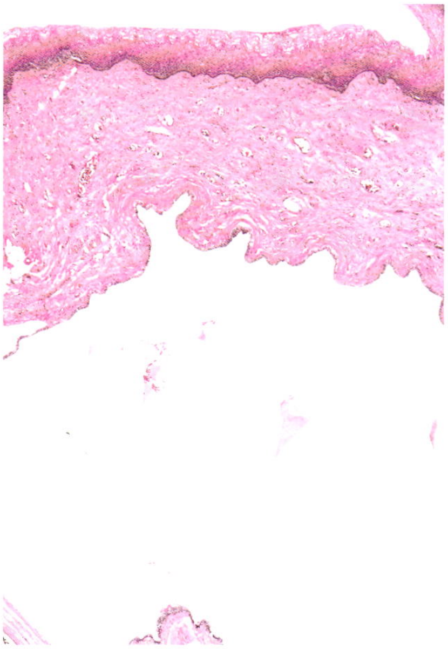

图 12.171 黏液囊肿：低倍镜下可见含有黏液的囊肿。注意没有角化的上皮（By courtesy of C. Crum，MD，Brigham and Women's Hospital and Harvard Medical School，Boston，USA.）

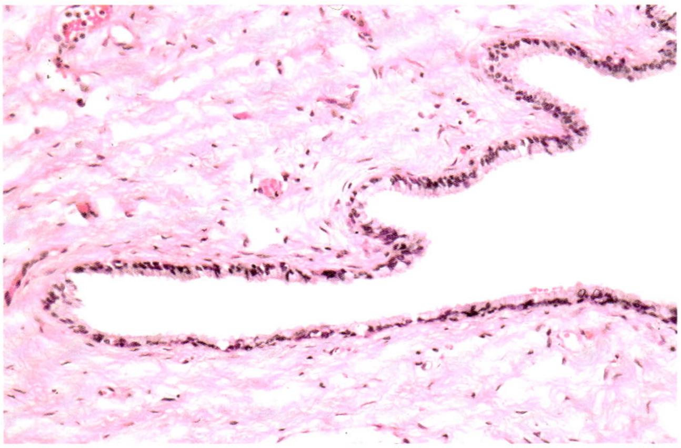

图 12.172 黏液囊肿：囊肿内衬分泌黏液的上皮细胞（By courtesy of C. Crum，MD，Brigham and Women's Hospital and Harvard Medical School，Boston，USA.）

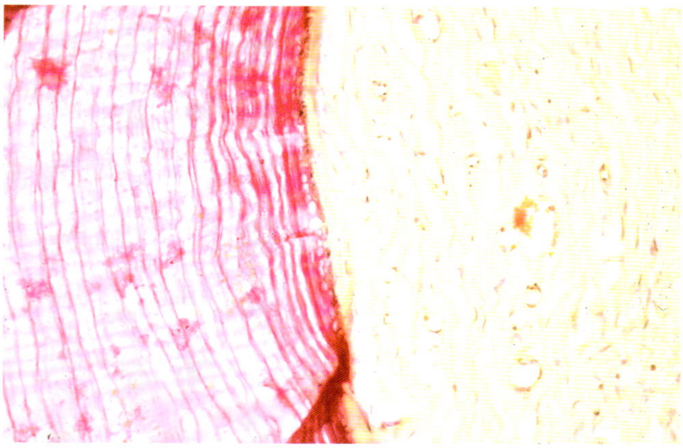

图 12.173 黏液囊肿：黏液红染色，黏液囊肿的黏液呈鲜红色（By courtesy of C. Crum，MD，Brigham and Women's Hospital and Harvard Medical School，Boston，USA.）

## 组织学特征

囊肿内衬单层立方或柱状的非纤毛上皮细胞，周围有一层平滑肌包绕[1]。

# 间皮囊肿

## 临床特征

间皮囊肿（Nuck 管囊肿）的大小不一，皮损 1 cm 以下至 5 cm 以上均可见到。皮损常见于大阴唇的上壁和侧壁，相当于圆韧带插入大阴唇的位置。有些病例可伴有腹股沟斜疝。单纯切除即可治愈。

## 组织学特征

显微镜下可见到单房性囊腔，内衬单层扁平间皮细胞[1]。

# 尿道周围囊肿

## 临床特征

囊肿表现为尿道口侧壁小的或少数较大的肿胀物[1-2]。

## 组织学特征

组织病理显示一个囊腔，内衬移行上皮（图 12.174、12.175）。

## 阴茎皮角

皮角（图 12.176）是以角化过度为特点的疣状皮损。阴茎皮角（penile horn）很少见，只有少量报道[1-6]。皮角角化过度可以源自许多皮肤病，包括烧伤、色素痣、血管瘤、鲍温病、湿疣、脂溢性角化症、基底细胞癌、假上皮瘤样角化过度、云母状龟头炎、疣状癌和鳞状细胞癌[1, 7-10]。慢性炎症及新近对长期包皮过长进行包皮环切是重要的发病诱因。本病是癌前病变，或者，在 1/3 的患者中，恶性病变已存在，鳞状细胞癌为潜在的病变。做出准确的诊断需要完全切除皮损，并对所有皮损行组织病理检查，因为本病可能会复发[11]。

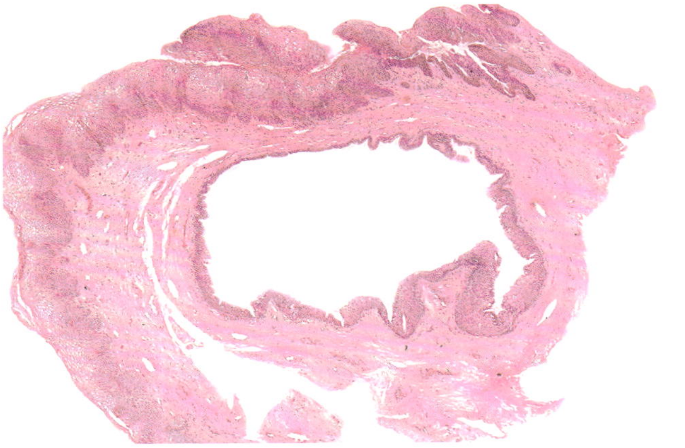

图 12.174 尿道周围囊肿：低倍镜下可见单房性的囊腔（By courtesy of C. Crum，MD，Brigham and Women's Hospital and Harvard Medical School，Boston，USA.）

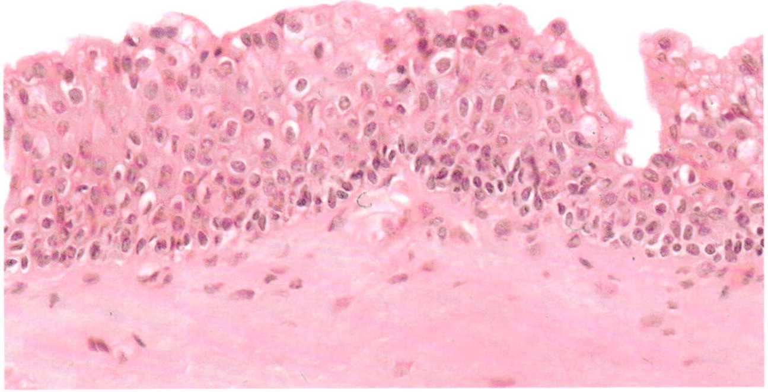

图 12.175 尿道周围囊肿：囊腔内衬移行上皮（By courtesy of C. Crum，MD，Brigham and Women's Hospital and Harvard Medical School，Boston，USA.）

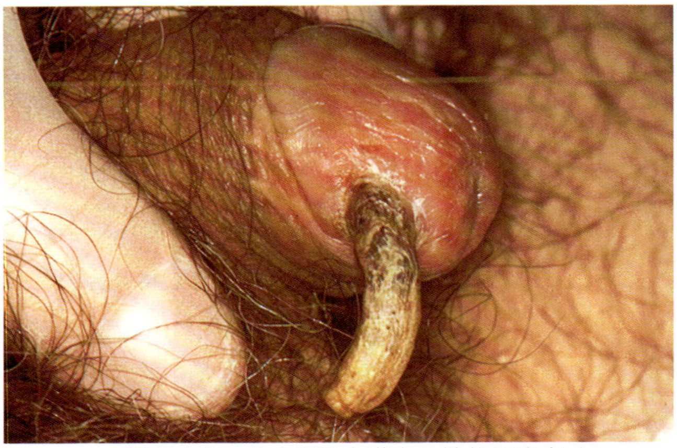

图 12.176 阴茎皮角：此皮损源自潜在的鳞状细胞癌（Courtesy of Dr. J. Ponce de Leon，Barcelona，Spain. Reproduced by kind permission of Blackwell Science from Ponce de Leon J et al. Cutaneous horn of glans penis. Br J Urol 1994;74:257-8. From Bunker C：Male Genital Skin Disease. Saunders Ltd./Elsevier 2004.）

## 假上皮瘤样、角化性和云母片状龟头炎

### 临床特征

云母状假上皮内瘤变和角化性龟头炎（pseudo-epitheliomatous micaceous and keratotic balanitis，PEMKB）是一种少见的阴茎病变，由 Lortat-Jacob 和 Civatte 首次描述[1-2]。临床表现为阴茎龟头厚的、鳞状及云母状斑块[3-6]，常见于未行包皮环切术的老年男性。本病对治疗抵抗，疣状（阴茎皮角）或糜烂性肿瘤可能在这些皮损的基础上产生（图 12.177、12.178）。可误诊为 Reiter 病。有些人认为 PEMKB 是一种局限的侵袭性疣状癌[7]，也有认为其是硬化萎缩性苔藓的一种[8]。本病未见转移扩散除非有阴茎皮角病史[9]，也有一例发展为阴茎恶性软组织肉瘤的患者[10]。本病与人乳头瘤病毒感染无关[11]。

### 组织学特征

早期皮损活检显示表皮轻中度增生，无细胞异型性，局部可见不同程度的苔藓样单核细胞浸润。较大

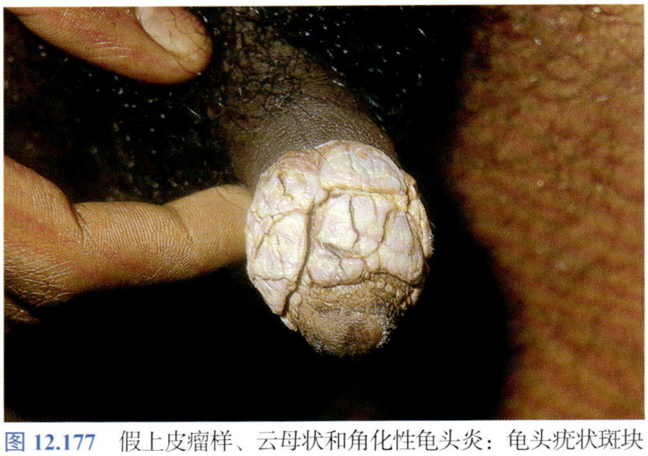

图 12.177 假上皮瘤样、云母状和角化性龟头炎：龟头疣状斑块（Courtesy of B. Kumar，MD，Chandigarh，India. From Bunker C：Male Genital Skin Disease. Saunders Ltd./Elsevier 2004.）

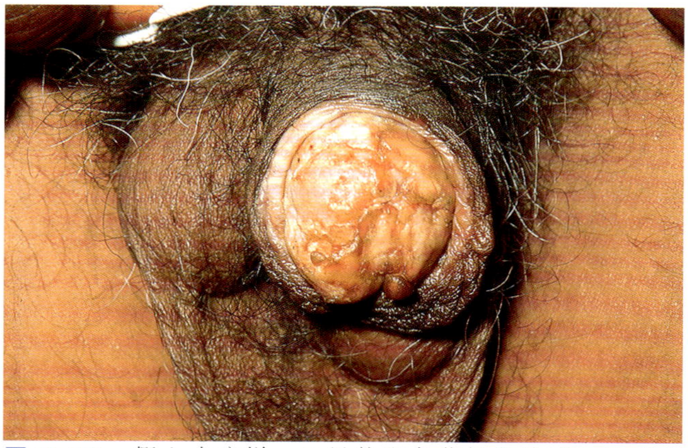

图 12.178 假上皮瘤样、云母状和角化性龟头炎：注意疣状斑块。有潜在的硬化萎缩性苔藓（Courtesy of B. Kumar, MD, Chandigarh, India. From Bunker C：Male Genital Skin Disease. Saunders Ltd./Elsevier 2004.）

的皮损有假上皮瘤样增生，常可见到向疣状癌转化。

## 生殖器上皮内肿瘤和鳞状细胞癌

本文中，上皮内瘤变这个术语仅指鳞状细胞来源的肿瘤，不包括乳房外 Paget 病和原位黑素瘤。多年来这一被用于描述外阴上皮癌前病变的术语因其定义不清而不能令人满意。1986 年修订的最新版本命名办法使本病与宫颈上皮内瘤变使用相同的命名法：VIN1、2、3 级代表上皮不典型增生的程度（表 12.1）。一些旧的术语，如鲍恩病、Queyrat 增殖性红斑、鲍恩样丘疹病、多灶性色素性鲍恩病、重度不典型增生和原位癌，它们均表示上皮全层有不典型性[1-3]，在这个分类系统中都不采用。这一分类被延伸到外阴其他部位，如肛周（PaIN3）及阴茎的上皮内瘤变（其他章节讨论）。

特别在女性外阴皮损，“VIN3 分化型”用来描述肿瘤细胞未累及表皮全层且分化仍然良好的亚型。但是，这两个部位的命名并非一一对应的，因为宫颈被覆的是黏膜，而外阴主要被覆皮肤，只有前庭部位是黏膜。这种新的命名不能表明宫颈及外阴病变临床特征上的和生物学上的差异，从 VIN1 ～ 3 级病变到侵袭性鳞状细胞癌的自然发展也是一个错误概念。此外，对于此病，存在观察者间的差异，特别是 VIN2 及 VIN3，临床上，这些皮损 VIN1 及 VIN2 在组织学上也无明显的相关性[4]。表皮修复导致的基底细胞异常（如扁平苔藓、HPV 感染引起的基底细胞增生）其临床特征常类似于 VIN1。一个新的分类方法已经被提出以取代现有的分级系统，新的分类方法包括两种 VIN 类型：未分化型 VIN（常见类型）及分化型 VIN[5]。

表 12.1 外阴上皮内瘤变的分类

| |
|---|
| • VIN1——轻度间变 |
| • VIN2——中度间变 |
| • VIN3——重度间变或原位癌（分化良好型 VIN 和未分化型 VIN） |

未分化型 VIN（常见）：累及外阴表皮 2/3 至全层的不典型增生，分别相当于 VIN2 或 VIN3。这种类型的 VIN 通常与致癌性 HPV 感染相关。之前描述为 VIN1 的病变现已认为是扁平湿疣（HPV 相关）[5]。

分化型 VIN（或原位癌）：这种不典型增生累及表皮基底层，之前称为 VIN3 分化型。常发生在硬化萎缩性苔藓的基础上，在鳞癌附近或恶变之前。这种类型 VIN 与 HPV 感染无关。分化型 VIN 进展为侵袭性鳞状细胞癌的风险更高[6]。

这种命名方法还是不够完善，特别是分化型 VIN 的预后经常可能被误解为比未分化型 VIN 好。而实际情况正好相反，从硬化萎缩性苔藓的基础上发展而来分化型 VIN 比 HPV 相关的未分化的 VIN 更有可能发展为侵袭性肿瘤。分化型 VIN 常见于在慢性单纯性苔藓或扁平苔藓基础上发生的女阴 SCC 的切除标本中。

### 临床特征

临床上，未分化型 VIN（常见类型）可以单发或多发，散在分布于外生殖器或会阴，有时也可累及肛门。过去由于在观念上错误地认为鲍恩样丘疹病在组织学上可与上皮内肿瘤区分开来，并且二者生物学上很不相同，因此多年来，这些部位的多发性小丘疹一直被误认为是鲍恩样丘疹病。现在认为二者在组织学上无法区分开，并且虽然在大多数患者其发展成为侵袭性肿瘤的危险性很小，但在免疫抑制时的危险性大大增加，尤其是位于肛周的皮损[7]。同样，多发性色素性鲍恩病现在也归入 VIN 的范畴。

VIN 的皮损形态多种多样，从丘疹到斑块，颜色可以是肤色、白色、红色或色沉（图 12.179 ～ 12.181）。表面通常呈生殖器疣样；偶尔也可见到乳头瘤样的皮损，尤其是位于肛周的皮损可形成息肉样（图 12.182）。主要症状是瘙痒。

多发性外阴、肛周和阴茎的 VIN 与致癌性乳头瘤病毒密切相关，尤其是 HPV-16 和 HPV-18[10]，几乎毫不例外地发生在吸烟者身上[8-9]。HPV-16 感染较 HPV-18 常见。目前认为这是由于宿主不能对 HPV 发生免疫反应所致，免疫抑制患者尤其易罹患本病。但是，很多患者都没有明确的免疫缺陷。肛门生殖器上皮内瘤变既可为多灶性，也可为多中心性，并且对于 1/3 女性患者

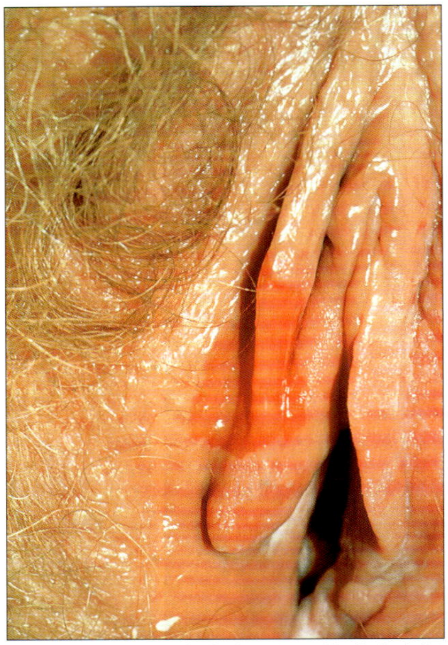

图 12.179 上皮内瘤变：很红的溃疡皮损（By courtesy of the Institute of Dermatology，London，UK.）

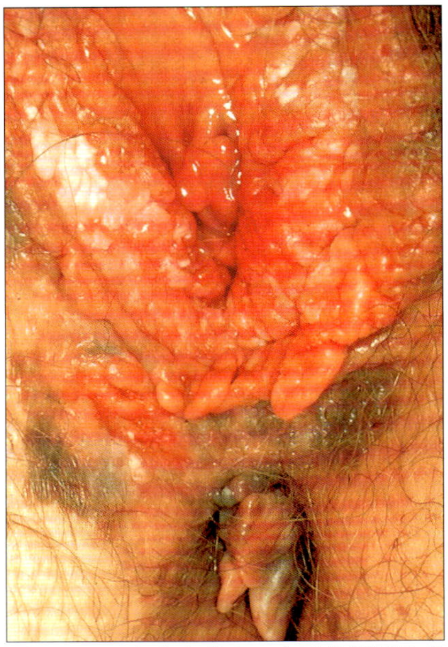

图 12.180 上皮内瘤变：大量的鳞屑性丘疹伴有尖锐湿疣。以前被称为鲍恩样丘疹病。也可见到色素性皮损，即以前的多中心性色素性鲍恩病（By courtesy of the Institute of Dermatology，London，UK.）

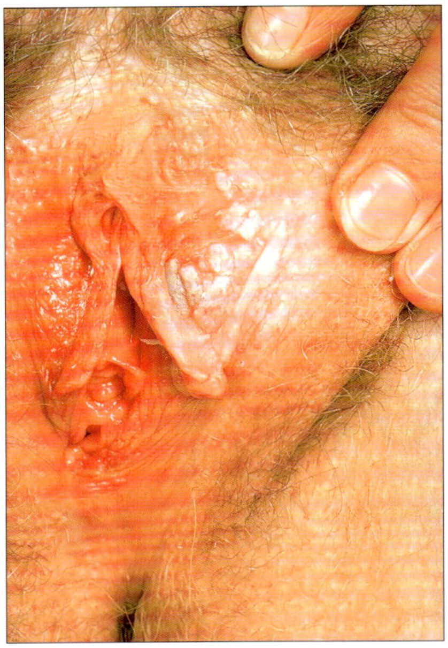

图 12.181 上皮内瘤变：局部的瘢痕表面有鳞屑（By courtesy of the Institute of Dermatology，London，UK.）

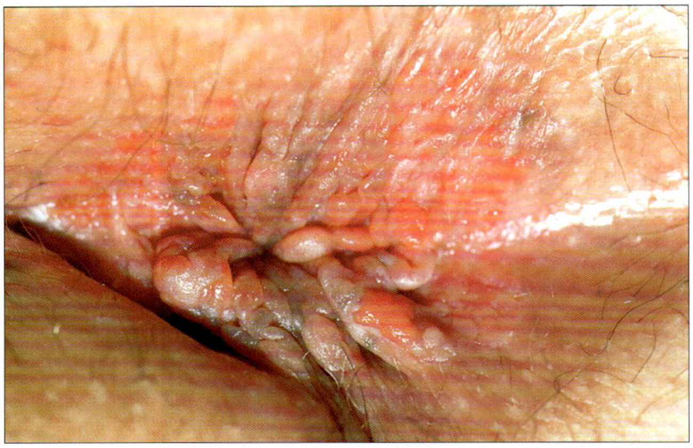

图 12.182 上皮内瘤变：肛周多发性小丘疹（鲍恩样丘疹病）（By courtesy of the Institute of Dermatology，London，UK.）

而言，都有既往或现在罹患宫颈上皮内瘤变的病史[11]。

本病累及阴道少见。皮损形态各异，有些类似于典型的尖锐湿疣，其余的为岛屿状红斑，糜烂或白色斑片[12]。

术语疣状和基底细胞样未分化型 VIN 指组织学类型，它们在生物学方面无明显区别，并且许多病变显示这两种组织学亚型常混合存在。

临床上，分化型 VIN（单纯）并不常见，也少见描述。因为本病侵袭迅速，任何怀疑病变的区域均应活检。通常是小的角化过度的白色丘疹或斑块、穿孔性溃疡或边界清晰的糜烂面。在慢性萎缩性皮肤炎症如慢性萎缩性苔藓（存在相关的棘层肥厚）基础上发展而来的分化型 VIN 皮损与鳞状细胞化生密切相关。

## 组织学特征

### 未分化型 VIN（常见或经典类型）

在这一主要亚型中，表皮全层细胞的极性消失，并有大量细胞核深染细胞、角化不良细胞、多核巨细胞以及很多典型和非典型的核分裂象[13]。

未分化型 VIN 有两种不同类型，但它们在临床及组织学上都相同。

- 疣状型：其特征性的表现为个别细胞的角化和未成熟细胞的分化；肿瘤细胞的多形性可很明显，且异常的核分裂象常很清楚（图 12.183）。
- 基底细胞样型：伴不典型的基底层上方细胞增

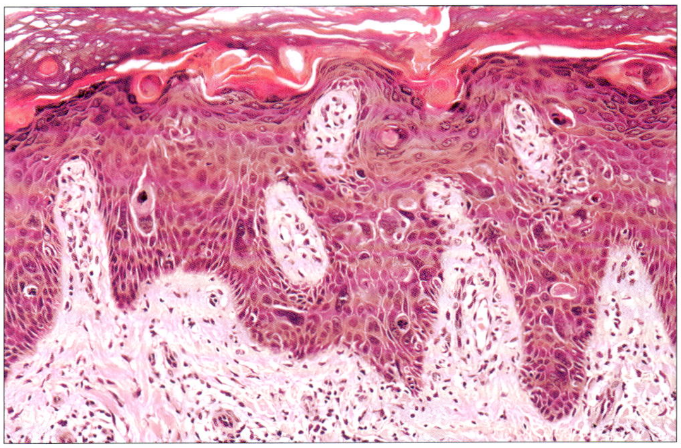

图 12.183 未分化型 VIN：表皮全层间变，伴非常明显的核多形性，注意异常的有丝分裂象

生，累及上皮全层（图图 12.184）。

这两种类型在组织学上常重叠。就像之前提到的，它们是同一疾病谱的一部分。

已报道两例与 HPV16 及明显黏液分化相关的病例[14]。

大部分未分化型 VIN p16 阳性，p53 阴性。

### 分化型 VIN（单纯）

一些外阴硬化萎缩性苔藓患者，基底层的角质形成细胞有异形性，伴上皮全层的角化不良和正常分化（图 12.185）[15]。皮突延长呈分叉状，并有角珠。这些变化显示其已经具有侵袭性或开始变得有侵袭性。为了强调此类上皮病变的重要性，ISSVD 提出了“分化的 VIN3”这一概念。但是，这种变化未被很多病理学家识别出，常有被报告为 VIN1 的可能性，这可能会引起严重后果。

重要的是，要注意有些 HPV 阴性的分化型 VIN 病例表现为表皮完全被嗜碱性、均匀一致的未分化角质形成细胞取代[16]。

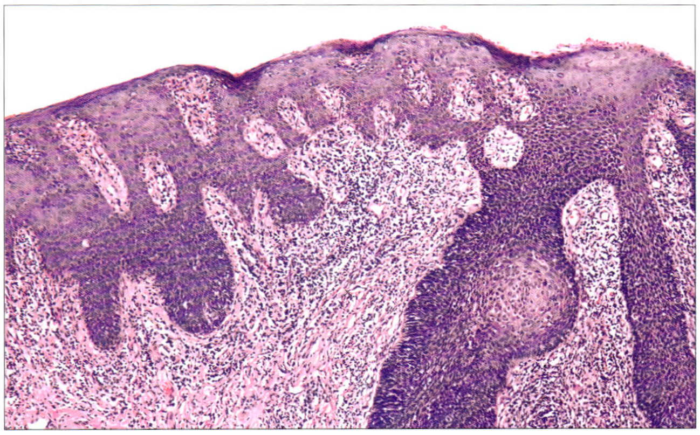

图 12.184 基底细胞样 VIN：表皮全层被相当均一的小细胞取代，这些小细胞具有深嗜碱性的核，几乎看不到胞质

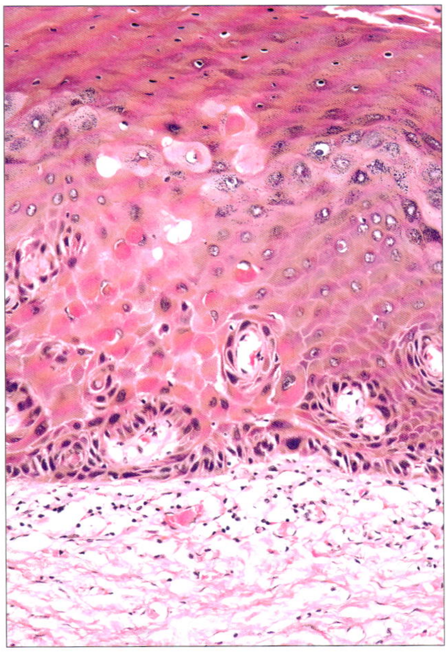

图 12.185 分化型 VIN：基底层间变，伴有角化不良和正常分化（By courtesy of C. Crum，MD，Brigham and Women's Hospital and Harvard Medical School，Boston，USA.）

分化型 VIN 与 p53 突变相关，不仅基底细胞 p53 阳性，表皮上层细胞也为阳性[15]。炎性病变包括硬化萎缩性苔藓可见到类似的染色模式[17]。最近表明，在分化型 VIN 中，高水平的 p53 表达与异倍体 DNA 相关[18]。分化型 VIN 中 p16 则常为阴性。

## 生殖器上皮鳞状细胞癌

### 外阴鳞状细胞癌

外阴鳞状细胞癌（SCC）有两个主要病因[1-3]：

- 多数病例（> 60%）发生于老年女性，多有慢性皮肤病史，通常是硬化萎缩性苔藓，少数情况下为扁平苔藓。在这些患者，肿瘤大多在皮炎的基础上直接出现，少数可由分化型 VIN 演变而来，它们通常与 HPV 感染无关[4-11]。在分化型 VIN 基础上发展而来的鳞状细胞癌具有更大的局部复发倾向[12]。
- 第二组为年轻女性，多数有与 HPV-16、18 感染、吸烟、现在或既往有鳞状上皮内增生（SIL/CIN）病史相关的未分化型 VIN 的背景。与 HPV 感染相关的外阴鳞状细胞癌中最常见的感染类型是 HPV-16[13]。

有趣的是，近期一项针对外阴侵袭性鳞状细胞癌 HPV 感染的研究显示 70% 的患者有 HPV 感染，主要是 HPV-16 型。患者的平均年龄为 65 岁。无 HPV 感染的患者平均年龄较有 HPV 感染的患者大，但无统计学差异[14]。

少数情况下，外阴肿瘤与慢性肉芽肿性疾病相关，如化脓性汗腺炎、Fanconi 贫血和遗传病 Netherton 综合征[15-19]。有一例年轻克罗恩病女性患者同时患外阴鳞癌和一例在慢性家族性良性天疱疮皮损基础上发展而来外阴鳞状细胞癌的报道[20-21]。

与经典角化性 SCC 相比，生殖器疣状型和基底细胞样型的外阴 SCC 患者年龄更小。在黑人患者中，主要是这两个组织学亚型[22]。外阴鳞状细胞癌多见于大阴唇内侧和阴蒂[23]。皮损表现为肿块，有时伴有瘙痒、溃疡、出血、渗出或疼痛（图 12.186）。多灶性外阴 SCC 很少见[24]。外阴 SCC 常可经淋巴管转移至腹股沟、股部和盆腔淋巴结。发生在阴蒂部位的 SCC 常可有双侧淋巴结的转移[25]。

外阴 SCC 患者的 5 年生存率与肿瘤浸润深度和是否发生淋巴结转移有关[26-32]。一项研究发现肿瘤浸润深度大于 9mm 的患者其局部复发的危险性更高[33]。在没有发生淋巴结转移的情况下，5 年生存率可达

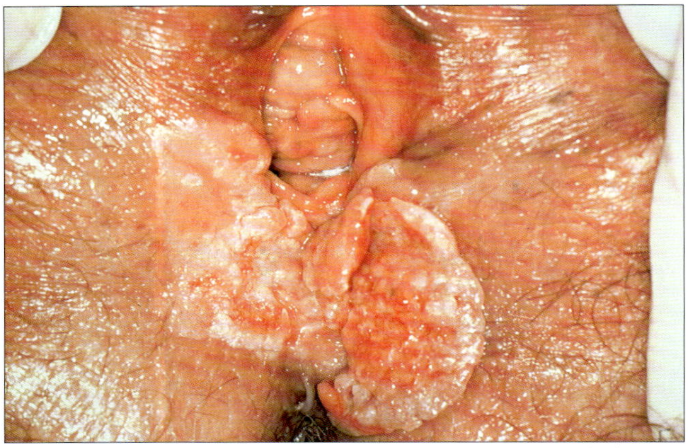

图 12.186 外阴鳞状细胞癌：肿瘤继发于长期原位癌的基础上（鲍恩病）(By courtesy of the Institute of Dermatology, London, UK.)

90% 以上；而在发生腹股沟淋巴结转移的患者，5 年生存率降至 70% 以下；如果发生盆腔淋巴结转移，则 5 年生存率下降到 25% 以下[27]。因此，是否发生淋巴结转移是决定预后最重要的因素[34]。其他与预后有关系的独立危险因素还包括：年龄、肿瘤分级、肿瘤的大小、边缘是否存在瘤细胞以及肿瘤的分化程度。有人认为，HPV 感染相关的外阴 SCC 预后比非 HPV 感染相关的外阴 SCC 预后差[35-36]。生殖器疣样型和基底细胞样型的外阴 SCC 常与 HPV 感染有关，有作者认为基底细胞样型的外阴 SCC 预后比经典型 SCC 的要差（见下文）[6, 22]。除了 HPV-16 型外，外阴疣样型鳞状细胞癌与其他高危型 HPV 感染关系也更密切[14]。

肿瘤浸润深度小于 1 mm 的肿瘤不需要清扫淋巴结，选择合适的手术方式即可治愈。

## 疣状癌

### 临床特征

疣状癌（verrucous carcinoma）是一种生长缓慢、低度恶性的鳞状细胞癌，1948 年首次报道[1]。发病率很难精确统计，因为过去它有很多不同的名称，包括疣状癌、高分化的表皮样鳞状细胞癌、穿掘性上皮瘤、Buschke-Löwenstein 巨大型尖锐湿疣，之前存在争议它们是同一疾病还是不同的病种。现在普遍认为它们是同一种疾病[2-3]。

临床表现为疣状的外生性肿块，常见于三个解剖部位：口咽部、足跖部和肛门生殖器部位（图 12.187、12.188）[2, 4-6]。外阴疣状癌可以发生于硬化萎缩性苔藓或扁平苔藓的基础上[7-9]。口腔和下肢的肿瘤与不同类型的 HPV 感染相关[10-13]。同样，少数生殖器疣状癌也可能与 HPV 感染相关[14]。疣状癌的良性组织学表现常常会使其被误诊为尖锐湿疣或鳞状细胞乳头瘤而未予治疗[15]。外阴疣状癌可与鳞状细胞癌同时存在。有一例 HIV 患者患外阴疣状癌的报道[16]。

### 组织学特征

疣状癌特征性表现为外生性和内生性两种方式[17-18]。内生性生长可深达皮下组织，甚至更深的部位，其下缘有明显的界限，并没有经典鳞状细胞癌侵袭性生长的特点（图 12.189 ～ 12.191）。上皮分化良好，无明显的细胞不典型性，核分裂象少见且局限于底层。上皮内常有中性粒细胞脓肿形成。部分疣状癌可见凹空细胞。提示与 HPV 感染有关。一项研究描述了一个独特的三重结构：棘层肥厚、颗粒层缺失与浅层表皮细胞淡染和数层角化不全[19]。外阴棘层的分化改变可能是疣状癌的癌前期病变。

## 阴茎鳞状细胞癌

### 阴茎上皮内瘤变（PeIN）

本文中，阴茎上皮内瘤变（penile intraepithelial

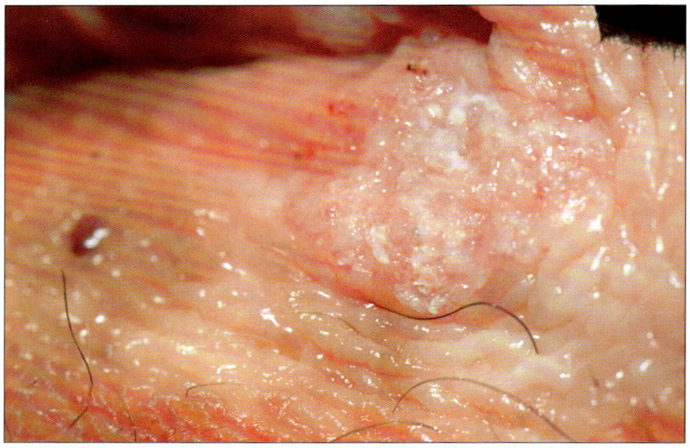

图 12.187 疣状癌：注意角化的生殖器疣状癌（By courtesy of the Institute of Dermatology, London, UK.）

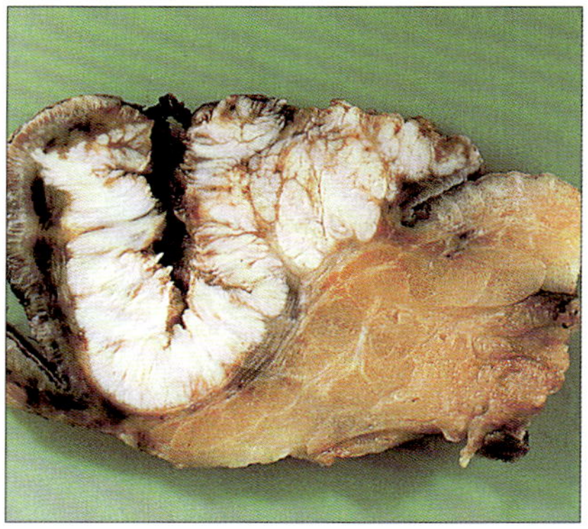

图 12.188 疣状癌：该肿瘤发生于一位老年女性的臀沟。注意其下界很清楚，具有特征性

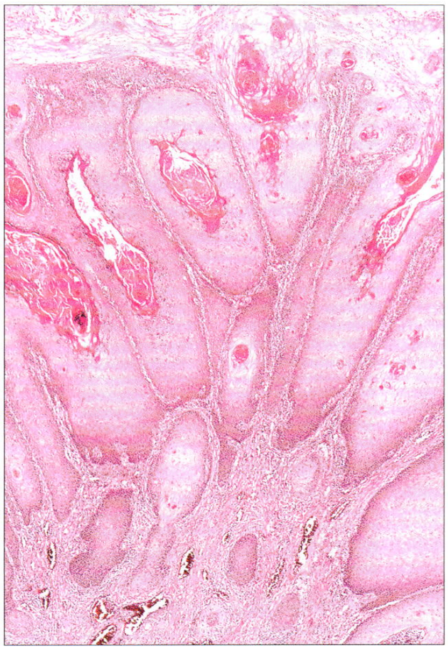

图 12.189 疣状癌：低倍镜下可见特征性的生长方式，下缘钝的指状皮突深入皮内

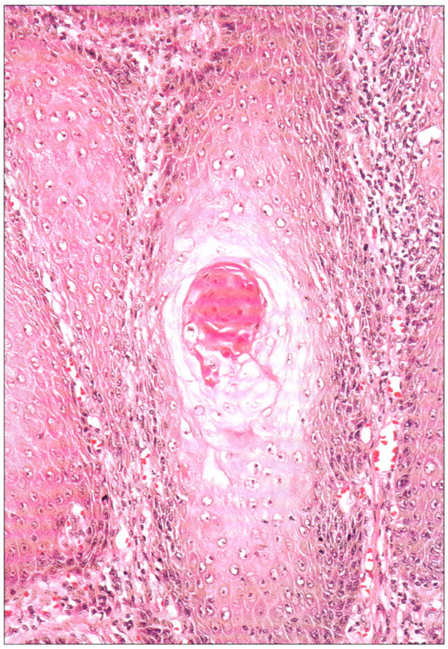

图 12.190 疣状癌：上皮均分化良好，常可见磨砂玻璃样淡染的胞质

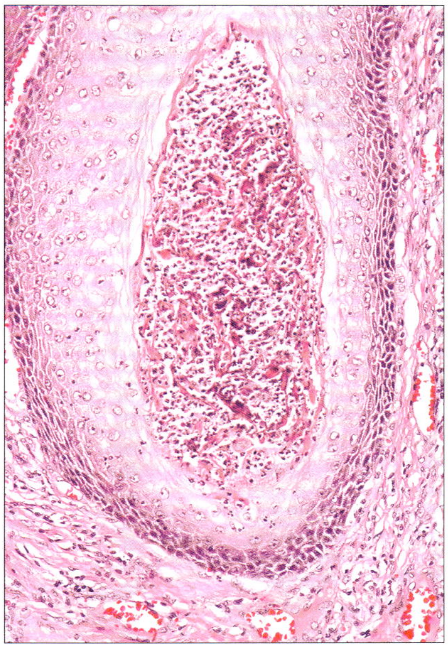

图 12.191 疣状癌：常有上皮内中性粒细胞组成的脓肿

neoplasia，PeIN）指单纯的鳞状上皮病变，不包括佩吉特病和原位黑素瘤。阴茎鳞状细胞癌皮损为多种形态，反映了不同的发病机制。组织学上，提出不同的命名方法和不同的阴茎癌前病变分类[1-6]：

- 鲍恩病
- 增殖性红斑
- 原位癌
- 低分化和高分化的鳞状上皮内病变
- 异常增生
- 3 级阴茎上皮内瘤变

考虑到女性外阴和阴茎肿瘤形态学上及发病机制的相似性，据此为阴茎癌前病变提出一个新的命名方法[7-8]。此部分，我们介绍简化的命名方法，这种命名方法可显示侵袭性病变是否与 HPV 感染相关[9]。阴茎上皮内瘤变（PeIN）这个术语优于其他古老的命名[10-13]。PeIN 被分为分化型（非 HPV 相关）、未分化型（HPV 相关）、分化及未分化混合型。

未分化 PeIN 可被进一步分为疣状、基底细胞样、混合疣状及基底细胞样及其他类型。PeIN 可为单发或多发，与浸润性鳞癌相关也可能不相关。与侵袭性癌相关的 PeIN 多发生于年轻患者，倾向于与 HPV 相关的未分化型。HPV 相关的患者也可发展为疣状或基底细胞样 PeIN。相反的，与侵袭性鳞癌相关的 PeIN 的组织学类型大部分是分化型，占所有病例的 65%，且 HPV 常为阴性。对于这个明显矛盾的结论的解释是在临床及病理上对分化型 PeIN 难以正确识别及正确诊断。分化型 PeIN 常累及老年男性阴茎包皮，而未分化型 PeIN 常累及年轻男性龟头。

PeIN 的表现多样且两种类型间无明显的区别。分化型 PeIN 表现倾向于白色，而未分化型 PeIN 则主要为红色或黑色色素沉着。皮损平坦或轻微隆起，可为斑点、丘疹或斑块，颜色为珍珠白或为潮湿的红斑、棕黑色或黑色。可能为疣状、颗粒状或绒毛状（图 12.192 ～ 12.195）。皮损轮廓或锐利或柔和、不规则。

## 组织学特征

显微镜下，分化型 PeIN 特征为角化过度、角化不全、颗粒层增厚、棘层肥厚、表皮突延长，互相吻合交织成网。存在轻微的成熟异常（增大的角质形成细胞，含有丰富的嗜酸性胞质）（图 12.196），漩涡状和角珠形成（常位于深部皮突），明显的细胞间桥（海绵形成），偶有棘层松解。可见到典型

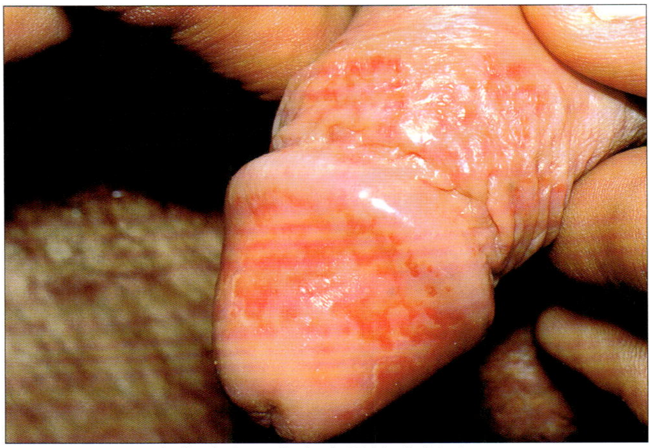

图 12.192 上皮内肿瘤：多发糜烂性皮损（By courtesy of the Institute of Dermatology，London，UK.）

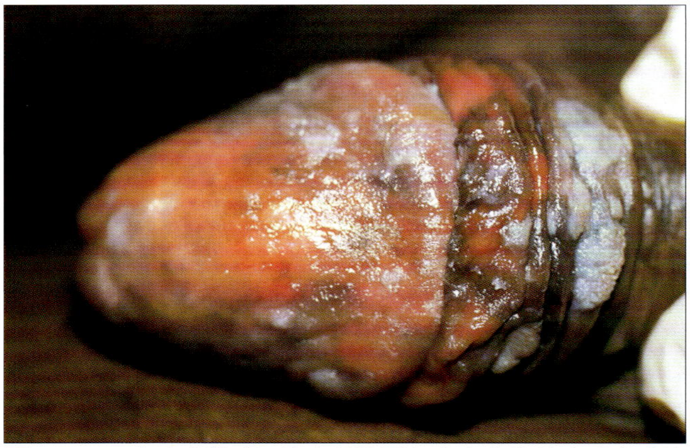

图 12.193 上皮内肿瘤：此患者除了龟头有多发性小丘疹（鲍恩样丘疹病）外，还可见到病毒疣（By courtesy of the Institute of Dermatology，London，UK.）

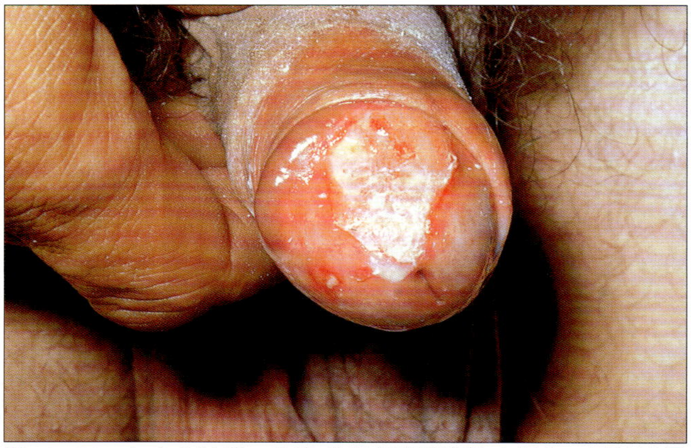

图 12.194 上皮内肿瘤：此患者有多发溃疡性皮损和一厚的鳞屑性斑块（By courtesy of the Institute of Dermatology，London，UK.）

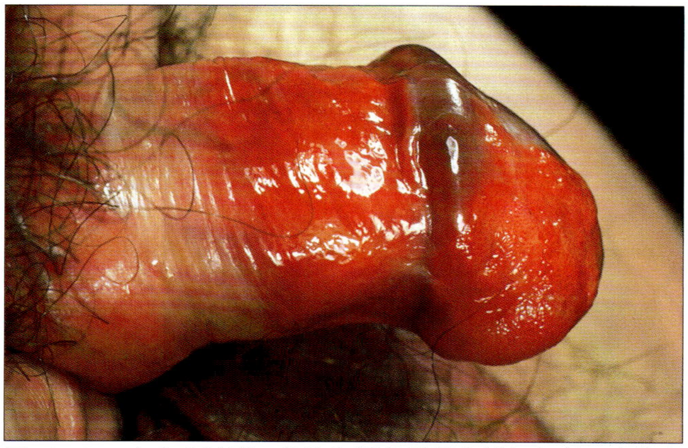

图 12.195 上皮内肿瘤：龟头和阴茎远端有鲜红色斑，这种皮损也被称为鲍恩病，在过去的文献中称为 Queyrat 红斑增生病（By courtesy of the Institute of Dermatology，London，UK.）

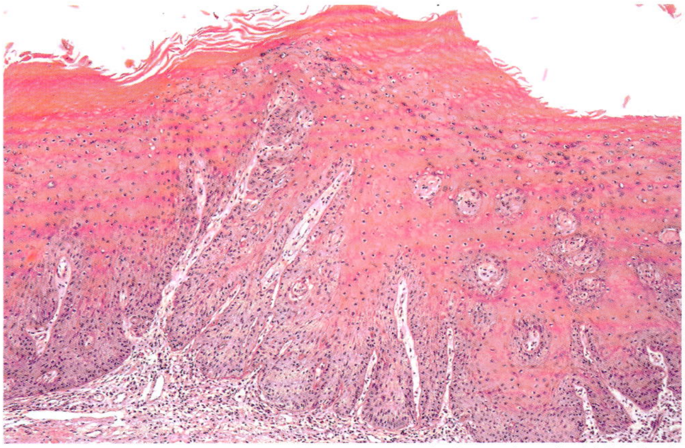

图 12.196 分化型 PeIN：棘层肥厚、角化过度、保持鳞状成熟，并具有轻度异型性

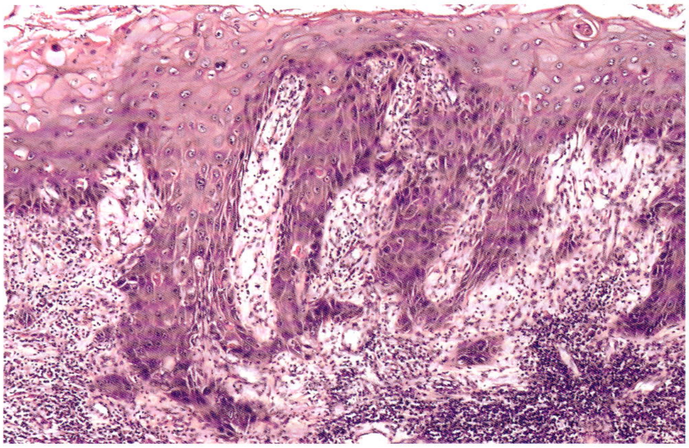

图 12.197 分化型 PeIN：明显的异型性，基底层更明显

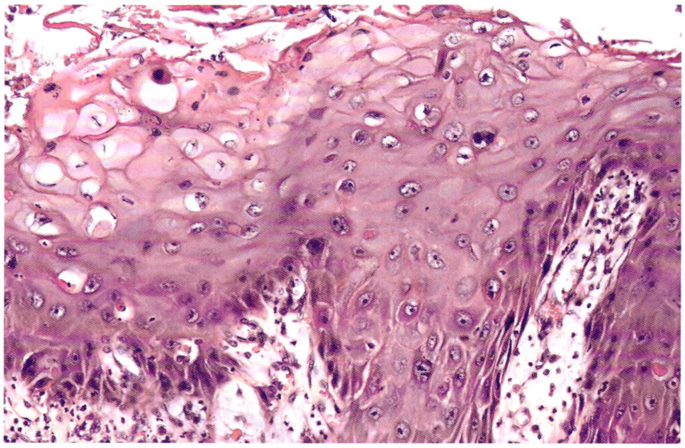

图 12.198 分化型 PeIN：上皮全层可见异型性。注意角化不良

的基底或棘层细胞和明显的核仁（图 12.197）。异型性似乎只存在于表皮的较低水平。然而，在高倍镜下，可见表皮存在不同程度的轻微成熟异常（图 12.198 ～ 12.200）。

PeIN 需与鳞状细胞异常增生鉴别，后者通常无细胞异型性。在缺乏与异常增生相关的特定阴茎皮肤病变的情况下，很可能大多数棘层鳞状细胞病变是分化型 PeIN。

并不奇怪分化良好的侵袭性肿瘤的癌前期病变表现出如此高的分化等级。识别这种皮损显得很重要，因为它通常是阴茎癌的癌前期病变，特别是对于角化型及分化良好型。不幸的是，大部分分化型 PeIN 的研究都是回顾性的，且基于切除的侵袭性癌变组织来进行的。

分化型 PeIN 与硬化萎缩性苔藓间存在较强的联系（图 12.201）[14]。所以当诊治带有轻度异型性的

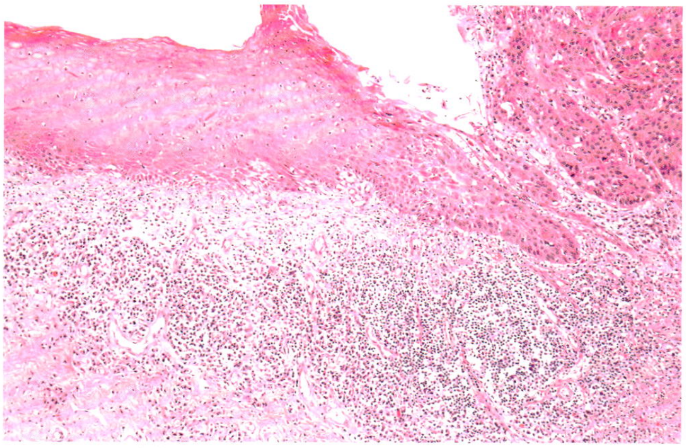

图 12.199 分化型 PeIN：鳞状细胞增生（左侧区域）融合进分化型 PeIN（中心区域），后者与鳞状细胞癌连续（右侧区域）

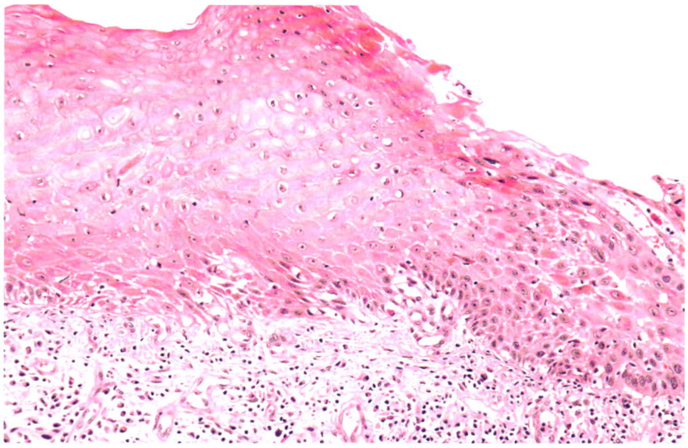

图 12.200 分化型 PeIN：细胞核异型性（右侧区域）的存在是分化型 PeIN 与鳞状细胞增生（左侧区域）的区别

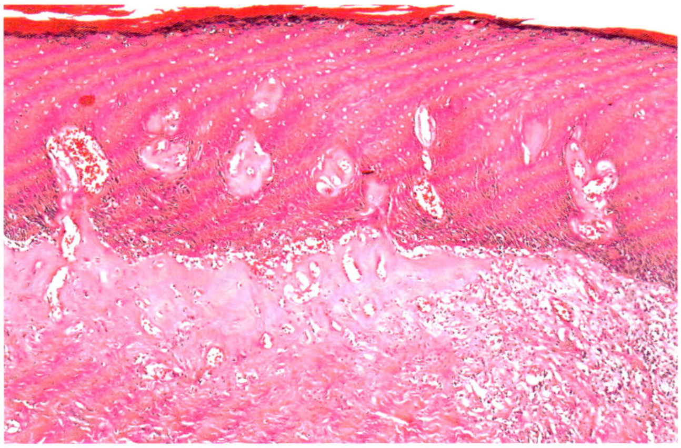

图 12.201 分化型 PeIN：下层存在硬化萎缩性苔藓的特点，表现为致密的表皮下玻璃样变组织

角化过度 / 异常增生的皮损，如长期存在的硬化萎缩性苔藓，保持高度的怀疑很重要。

未分化型 PeIN（HPV 相关型）皮损形态各异。皮损可分为基底细胞样、疣状和混合疣状-基底细胞样 PeIN。因为它们具有相同的发病机制，所以在同一组织中同时发现疣状和基底细胞样两种类型较普遍。当其中一种类型超过 90% 时，我们就称其为疣状型或基底细胞样型，而不是混合型。

在基底细胞样 PeIN，上皮被大量核深染的单一小细胞或中等大小细胞取代（图 12.202 ～ 12.205）。可发现短钉形或纺锤形细胞，存在大量凋亡细胞及有丝分裂象。基底细胞样 PeIN 应与尿道移行上皮原位肿瘤鉴别，后者可累及阴茎尿道[15]。

在疣状型 PeIN，上皮具有波浪状尖锐的表面，

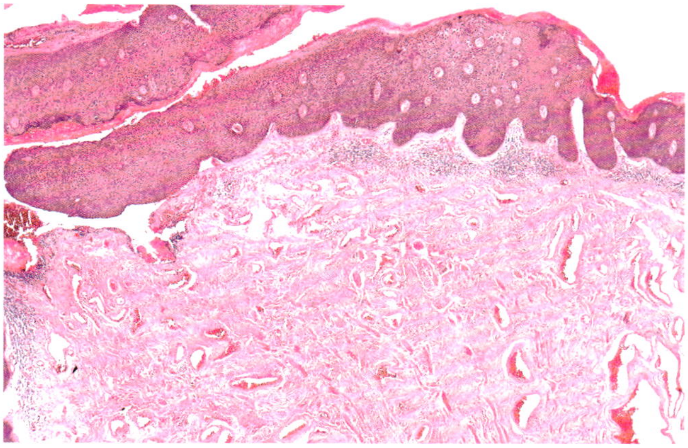

图 12.202 基底细胞样型 PeIN：棘层肥厚、角化不全和轻度不规则表面

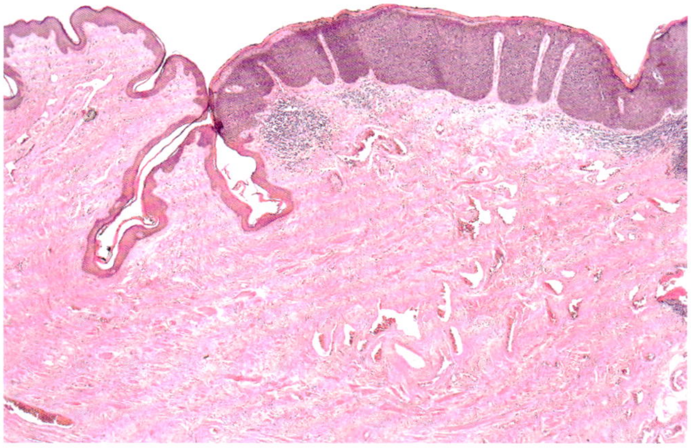

图 12.203 基底细胞样型 PeIN：表皮增厚、角化不全和整个蓝色外观，后者由病变的成熟鳞状细胞导致

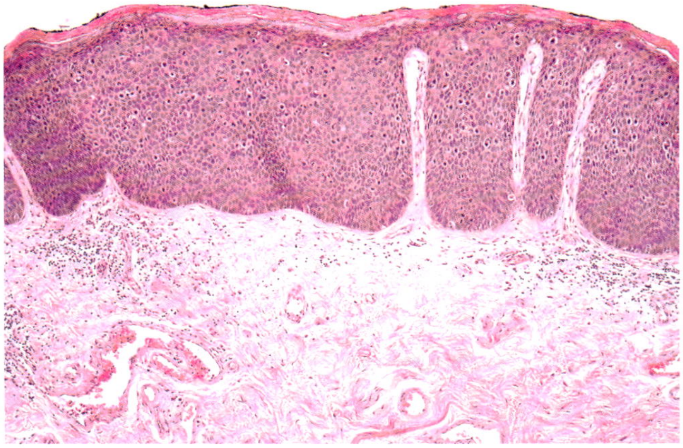

图 12.204 基底细胞样 PeIN：上皮由单一的增殖的小或中等大小的基底细胞样细胞取代

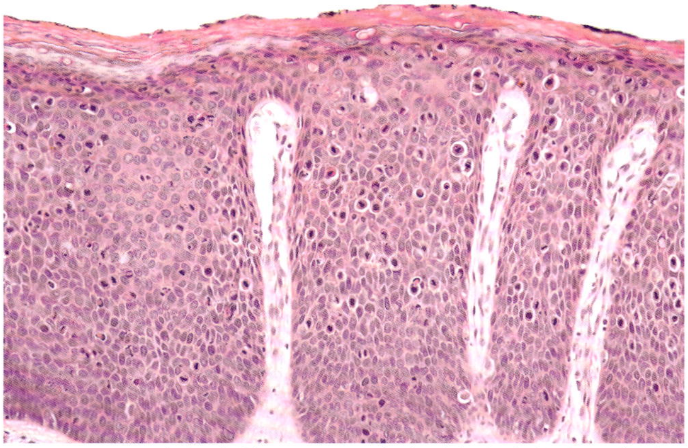

图 12.205 基底细胞样 PeIN：上皮全层有丰富的有丝分裂和凋亡细胞

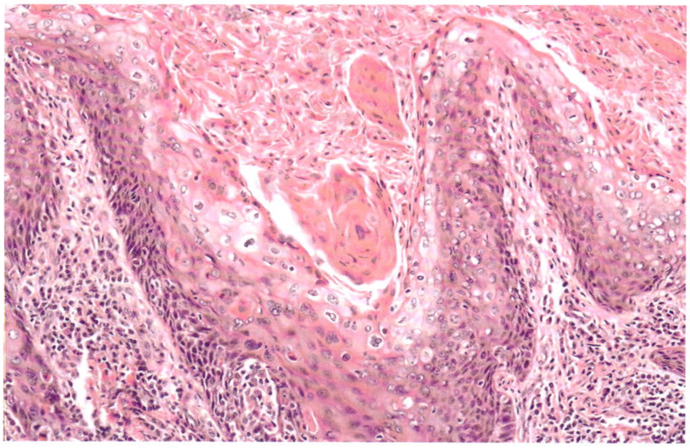

图 12.206 疣状 PeIN：明显的角化不全和丰富的凹空细胞，在上层更为明显

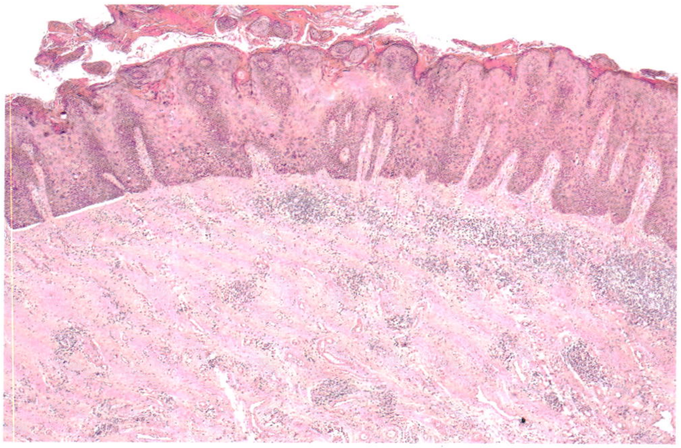

图 12.207 疣状 PeIN：显示其表面针状、角化不全的特点

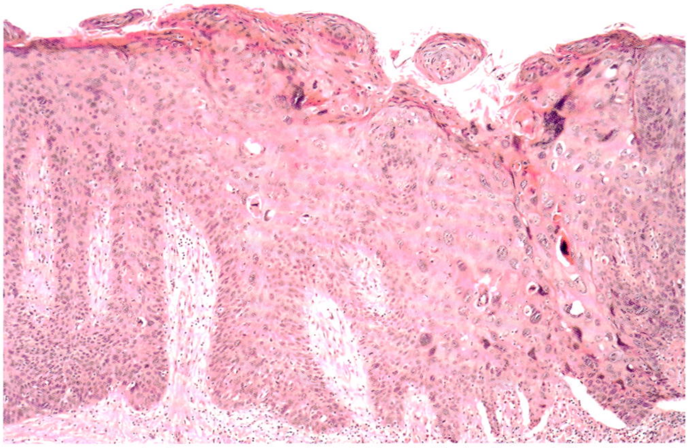

图 12.208 疣状 PeIN：上皮全层细胞核有明显不典型性，有时可见多形态的凹空细胞（右侧区域）和显著的角化不全

同时表现为不典型角化不全。存在细胞多形性和凹空细胞（多核、不规则的细胞核、核周晕和角化不良）（图 12.206 ～ 12.208）。可能存在大量的有丝分裂象。

基底细胞样皮损单一、平坦，而疣状型皮损则尖锐、多样，以凹空细胞为主。通常，皮损兼具两者特点，称为混合疣状-基底细胞样型 PeIN。这些混合皮损有不规则的表皮，含凹空细胞，而表皮下半部分主要由小的基底细胞组成。所以发现或者考虑疣状和基底细胞样型 PeIN 均为 HPV 相关性肿瘤并不奇怪。疣状 PeIN 需与常见的尖锐湿疣鉴别，后者除上层凹空细胞层外无异型性。

罕见的混合型病变由分化和未分化型 PeIN 组成。如果出现相关的侵袭性癌，它也可表现为多种侵袭性鳞癌亚型的混合形态。

其他特殊的和研究较少的癌前病变类型包括多形性细胞、纺锤形细胞、透明细胞、Paget 样和小细胞。所有这些都可表现为未分化型的不同种类。

除少数例外，癌前期皮损显微镜下表现与相关的浸润性癌关联性很好。异常型及分化型的 SCC 与分化型 PeIN 关系密切，而疣状和基底细胞样浸润性癌与疣状或基底细胞样 PeIN 关系密切。这些观察研究进一步支持阴茎肿瘤发生双向通路的学说[9]。

## 鲍恩样丘疹病

鲍恩样丘疹病（Bowenoid papulosis）患者较阴茎癌患者年轻（平均年龄 30 岁），主要表现为阴茎体、龟头、冠状沟或包皮皮肤的多形态丘疹。有些皮损可缓解[16-21]。组织学低倍镜下表现为棘层肥厚，表皮尖锐或平坦。高倍镜下表现为小的嗜碱性细胞增生，灶状不典型性。角化过度、角化不全和黑色素沉着可见。鲍恩样丘疹病与 HPV-16、18 相关，所以，认为本病可能由性传播。组织学表现与基底细胞样型或混合疣状-基底细胞样型 PeIN 相似，只有发生于年轻患者，临床表现为多形态丘疹的可考虑诊断为本病。

## 扁平“醋酸白”阴茎皮损

对患 HPV 相关上皮内瘤变女性的男性伴侣进行阴茎镜检查显示一种被 Bleeker 等称为“扁平阴茎皮损”的病变[22]。在 230 例患者中发现 60% 患此病，主要累及阴茎包皮表面内侧、系带和冠状沟。通过原位杂交，发现大部分皮损存在 HPV。可见到大概（只有经过醋酸白反应证实）2 ～ 4 处或更多 1 ～ 2 cm 界限清楚的白色扁平皮损，其具有马赛克样的血管模式。显微镜下，显示鳞状上皮增生或低分化 PeIN。在少数病例可见到高分化 PeIN。对 118 名患者进行随访，发现其良性的临床经过，5 年内 90% 的皮损可自行消退，通常在 12 个月内即消退。

## 侵袭性鳞状细胞癌

阴茎黏膜表面从包皮口至尿道口，包括包皮内侧面、冠状沟和龟头均可发生鳞状细胞癌[23]。阴茎外层皮肤的鳞状细胞癌较常见。远端尿道肿瘤，在形态学上与某些阴茎肿瘤相似，在本文中不讨论。

阴茎癌在西方人群中的发病率为 0.3 ～ 1.0/100 000，在不同的国家其发病率可有较大差异。阴茎 SCC 高发病率的国家有乌干达、肯尼亚和一些南美洲地区，发病率低的国家则包括北欧、美国、日本和以色列[2]。比较美国及巴拉圭患者，发现阴茎 SCC 在形态学、组织学亚型、相对发病率及有无 HPV 感染上均无地理差异[9，24]。阴茎癌在地理分布上的差异主要归因于环境。几项流行病学调查提出如下危险因素[25-28]：

- 社会经济落后
- 卫生条件差
- 缺乏自来水
- 包茎
- 遗留包皮垢
- 缺少包皮环切
- 慢性炎症
- 阴茎损伤或撕破史
- 活动不足
- 发生疣病史
- 紫外线照射
- 性伴侣患宫颈癌
- 免疫抑制
- 吸烟
- HPV
- 硬化萎缩性苔藓

与晚期行包皮环切术比较，早期包皮环切显示与阴茎癌的低发病率相关。阴茎癌发生在包皮环切术后的个体罕见，报道其与行割礼仪式者的不规则瘢痕相关。环切术后阴茎癌表现出更强的生物学侵袭性[29]。

在一些地区，阴茎癌和宫颈癌发病率均高。然而，病理学上，阴茎癌与女性外阴癌相似。阴茎癌总的 HPV DNA 存在率（42%）较宫颈癌低（接近 100%），与女性外阴癌相似。阴茎癌亚型如基底细胞样和尖锐湿疣样一贯与 HPV 相关，此病毒在普通、疣状、乳头状和肉瘤样鳞状细胞癌中并不常见[9，24]。说明这两组肿瘤沿不同通路发展。HPV-16 是与阴茎癌相关的最常见的 HPV 型。与普通人群相比，HPV 相关的肛门生殖器肿瘤，包括阴茎癌，在 HPV 感染的患者中更常见[30-31]。

## 临床特征

阴茎 SCC 患者的平均年龄为 60 岁。HPV 相关的肿瘤如尖锐湿疣样和基底细胞样癌主要发生于年轻患者（45 ～ 55 岁），而疣状及假性增生型癌主要发生于老年患者（70 ～ 80 岁）[32]。一个外生的或无溃疡的皮损是常见的表现。在非西方国家，多于 40% 的患者出现腹股沟淋巴结转移，10% 的患者出现病变播散情况。这个较高的数字与美国北部患者的低水平局部及全身转移率形成鲜明的对比（分别为 13% 和 2.3%）[33]。原位及侵袭性肿瘤发病率因地区不同而不同。在高发病率地区，大部分肿瘤最初诊断为侵袭性肿瘤，而在低发病率地区，大部分病例诊断为原位癌。在巴拉圭诊断为侵袭性肿瘤的 500 名患者中，我们发现只有 20 例是原位癌（4%），而来自美国的 SEER 数据显示 1605 例患者原位癌所占比例是 37%[33]。地理差异或许可反映侵袭性肿瘤的发病率。

## 鳞状细胞癌

通常，SCC 具有多形态的表现，从白色-灰色外生型到红色平坦型及内部有溃烂的肿块。它的剖面显示白色-灰色新生组织累及阴茎不同的解剖水平（固有层、尿道海绵体或阴茎海绵体、龟头和内膜或包皮皮肤）。在新鲜组织或组织固定后，可见白色肿瘤和暗红色阴茎组织间有明显的对比。肿瘤和基质间的边界常参差不齐和不规则。相邻的鳞状上皮增生或 PeIN 可为深部约 1 ～ 2 mm 厚的白色线。

## 组织学特征

显微镜下，肿瘤表现为分化良好的角化性癌至实体未分化癌（图 12.209 ~ 12.211）。大部分肿瘤为高度角质化，中度分化。分化不良的肿瘤可有多形态和局限的纺锤形细胞、巨细胞、立方体、棘层松解、透明细胞、小细胞、疣状、基底样或颗粒状成分。当这些特点占优势时，有形态学理由将肿瘤分离出来作为一种特殊的鳞状细胞癌的亚型。

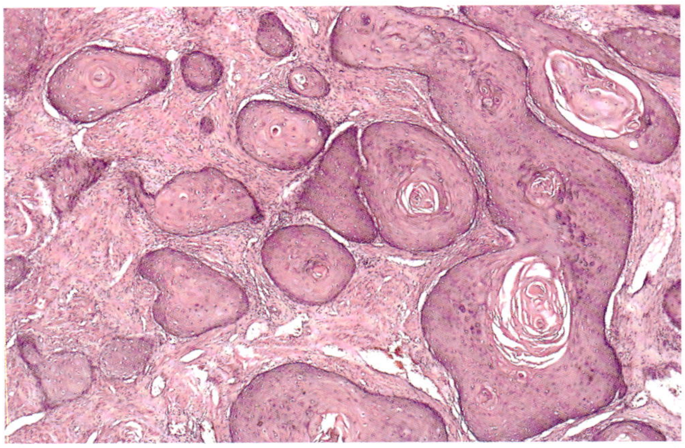

图 12.209 鳞状细胞癌：分化良好（1 级），由轻度异型的肿瘤细胞组成的角化性癌巢，局限于基底层 / 基底层周围

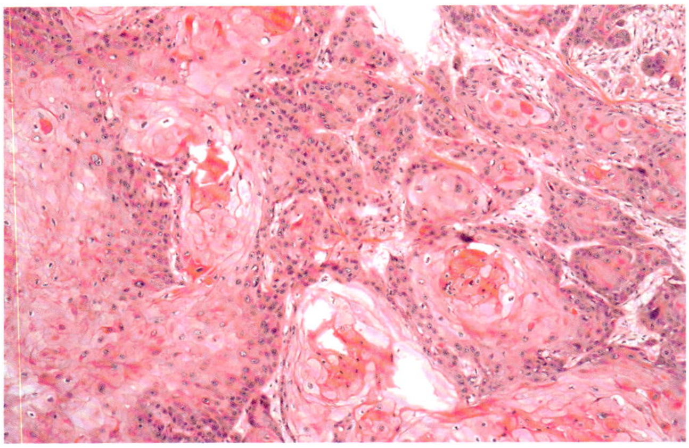

图 12.210 鳞状细胞癌：中等分化（2 级），有更明显的异型性（右侧上层），但遗留成熟的鳞状细胞

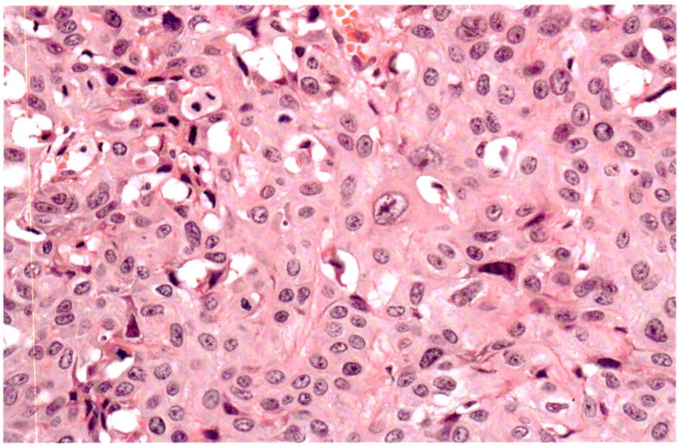

图 12.211 鳞状细胞癌：分化不良（3 级），明显异型性，但有鳞状细胞分化的痕迹

# 鳞状细胞癌亚型

表 12.2 鳞状细胞癌亚型

| | 乳头状突起 | 凹空细胞 | 界面 | HPV |
|---|---|---|---|---|
| 疣 | 尖锐湿疣样 | 存在 | 锯齿状 | 高危＋ |
| 疣状 | 非尖锐湿疣样 | 无 | 宽阔 | 无 |
| 乳头状 | 复杂的 | 无 | 锯齿状 | 无 |
| 巨大尖锐湿疣 | 尖锐湿疣样 | 浅表存在 | 宽阔 | 低危＋ |

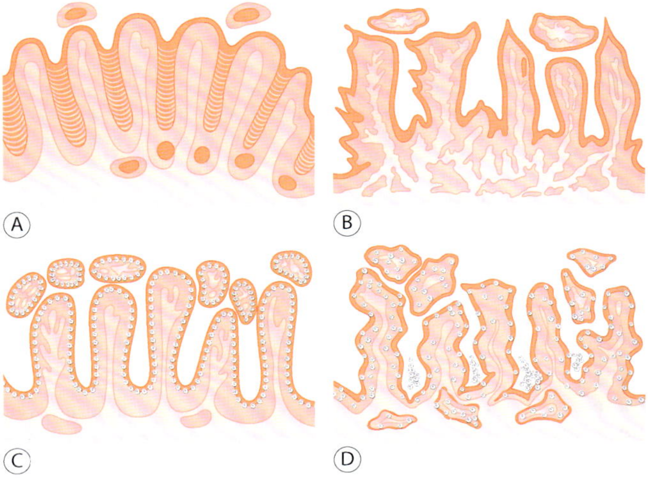


（**A**）疣状癌：密集的乳突由角质分开（红色的），肿瘤和基质间宽阔的边界。（**B**）乳头状癌：不规则的乳突，无凹空细胞。锯齿状的肿瘤-基质边缘。（**C**）巨大尖锐湿疣：尖锐湿疣样乳突，浅表凹空细胞（白色斑点）和宽阔的非浸润性基底。（**D**）疣（尖锐湿疣样癌）癌：不规则尖锐湿疣样乳突，弥漫凹空细胞，肿瘤与基质间有锯齿状边缘

## 临床特征

### 疣状癌

疣状癌是生长缓慢、分化良好的肿瘤，具有乳头样外观和宽阔的球状浸润边缘，与常规鳞状细胞癌的不规则浸润边缘形成对比。1948 年 Dr Lauren Ackerman 描述了位于颊黏膜疣状癌，疣状癌一直存在与其他疣状肿瘤鉴别的问题，这些疣状肿瘤往往具有疣状癌的一些特点[34]。尖锐湿疣、乳头状和尖锐湿疣样癌都归属在指定的疣状癌和 Buscke-Löwenstein 肿瘤下。我们已经提出疣状新生物的分类方法，它有助于疣状癌与其他相似皮损的鉴别[35]。根据严格的诊断标准进行诊断很重要，因为实际上经典的阴茎疣状癌无明显的转移潜能[36-37]。有一系列具有灶状或明显疣状特征的肿瘤需与典型疣状癌区别。普通侵袭性鳞癌是和疣状癌混合发生最常见的类型。这些混合或杂交的疣状癌有 25% 的转移率[38-40]。偶尔疣状癌与肉瘤样癌相关，或有时肉瘤样癌发生在前者放射治疗后。研究显示 HPV 感染在疣状癌罕见

或完全没有[9, 24, 42]。

疣状癌少见，占所有阴茎鳞癌的 7%[2]。好发于 60 ～ 79 岁人群，平均病程 56 个月，是所有阴茎恶性肿瘤中最长的。阴茎上皮的任何部分均可累及，包皮和龟头累及同样常见。大多数肿瘤是单中心的，但也可见到多中心病例或其他类型如假上皮样增生合并发生。

它是一种外生型的乳头状肿瘤，乳头瘤的外形包括一些种类，如多中心的鹅卵石样结节，丝状、长而尖的外观。其剖面显示白色的锯齿状肿瘤及皮损与基质间宽阔的界面。疣状癌表浅，很少穿透固有层、表浅筋膜或尿道海绵体。

## 组织学特征

显微镜下，肿瘤分化良好，类似正常鳞状上皮。基底层或邻近基底层偶有不典型细胞核的存在。其特征包括乳头瘤样增生、过度角化或正常角化、棘层肥厚、肿瘤与基质间的界面宽阔，后者被认为是特征性病理表现。不存在凹空细胞，尽管有些乳头状突起可能含有纤维血管的核心，但这不是本病的特征。乳头间的空隙充满角质，在纵切面上表现为充满角质的假性囊肿。基质可能表现为致密的淋巴细胞浸润，有时使肿瘤与其下的结缔组织间的界限变得模糊（图 12.212 ～ 12.216）。类似分化良好的侵袭性角质化 SCC 在固有层（1 ～ 3 mm 深）的微小巢很少被观察到。没有发现这些病例有转移，此种病变可为微侵袭的疣状癌。这种类型不同于混合疣状癌，后者大部分特点为中等或低分化的典型侵袭性鳞状细胞癌（图 12.217 ～ 12.219）。邻近上皮可能存在的相关病变包括鳞状上皮增生和分化型 PeIN，增生常常与疣状增生的特点相吻合。硬化萎缩性苔藓是常见的相关性疾病，可能在病理遗传方面与疣状癌相关[43]。疣状癌

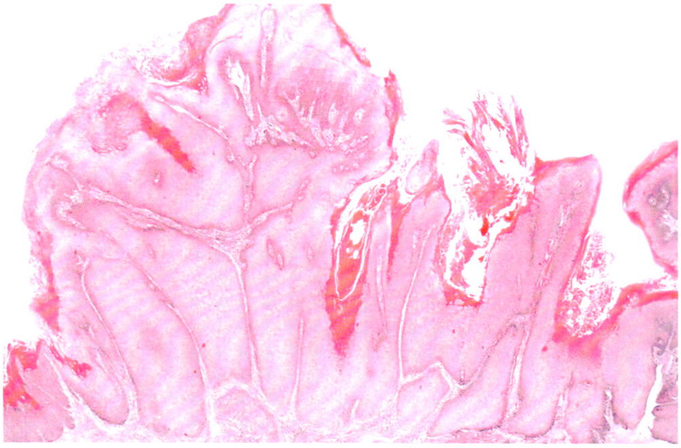

图 12.212 疣状癌：外生型、疣状增生，乳突有不明显的纤维血管核心

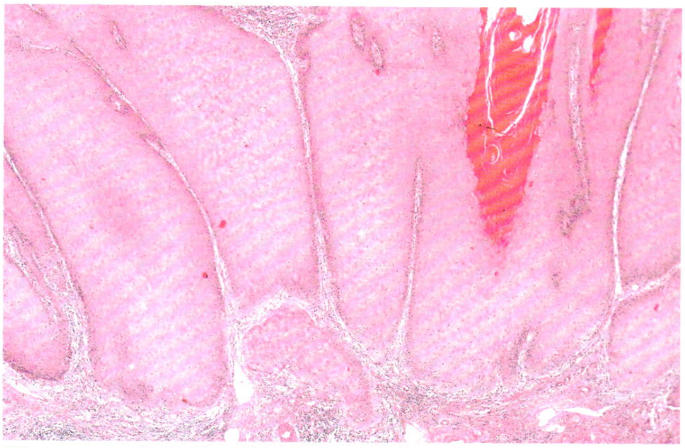

图 12.213 疣状癌：棘层肥厚、角化不全、乳头瘤样增生和宽阔的肿瘤-基质间界面

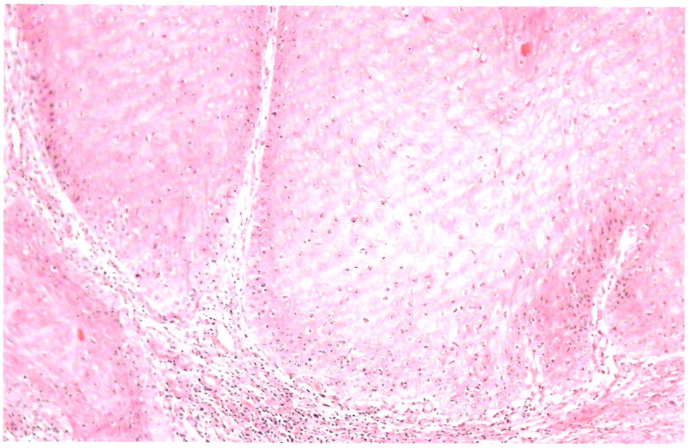

图 12.214 疣状癌：肿瘤细胞分化非常好，基底层 / 基底层周围有轻微异型性

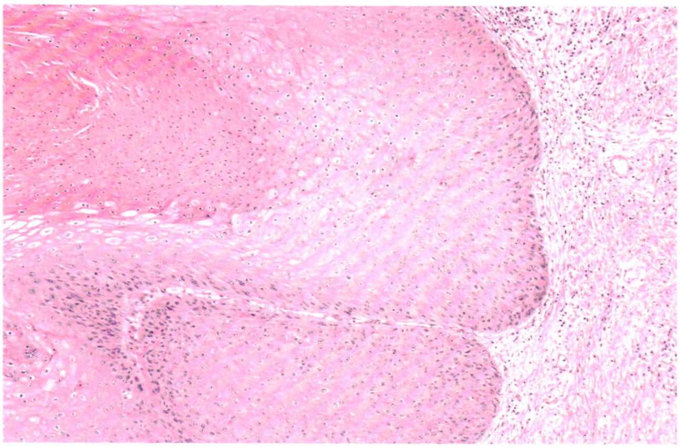

图 12.215 疣状癌：表皮增厚、轻度异型，角化不全、界限清楚及圆形肿瘤边界

如果未充分切除，则倾向于局部复发。典型皮损中未见局部转移。

### 尖锐湿疣样癌

## 临床特征

尖锐湿疣样癌［condylomatous（warty）carcinoma］

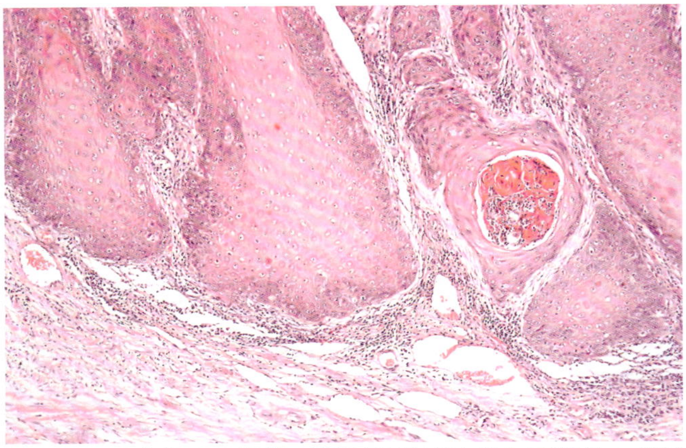

图 12.216 疣状癌：轻微不规则的肿瘤边界和可疑的小范围局灶性浸润性疣状癌

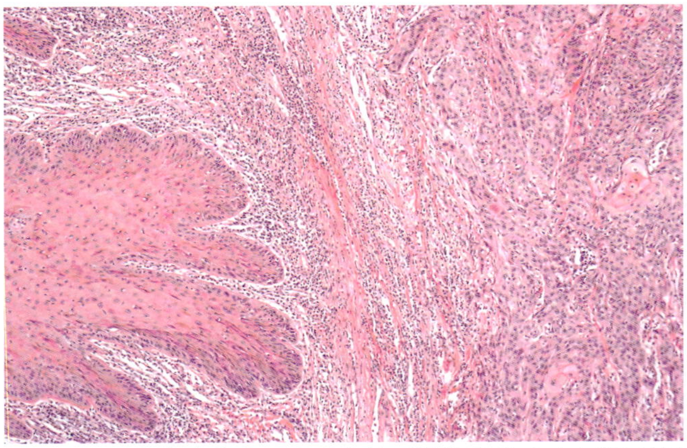

图 12.217 混合疣状癌：由具有异型性的疣状癌（左侧区域）和常规 SCC 组成（右侧区域）

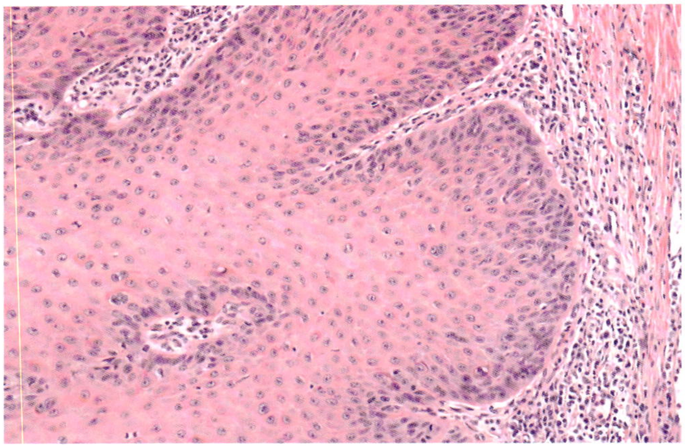

图 12.218 混合疣状癌：疣状成分使肿瘤边缘移动；分化好的肿瘤细胞；注意潜在的基质反应

是一种生长缓慢，疣状、低至中度 HPV 相关的肿瘤，与巨大尖锐湿疣很像，但其具有恶性组织学特征及淋巴结转移的潜能[35]。本病占所有阴茎 SCC 的 7%，主要发生于年轻患者，不同于常规 SCC。患者有反复患病毒疣的病史。包皮、冠状沟和龟头常累及。显微镜下，切面表现为乳头瘤样生长，通常浸润至尿道海绵体或阴茎海绵体。肿瘤与基质间的界面为锯齿状、

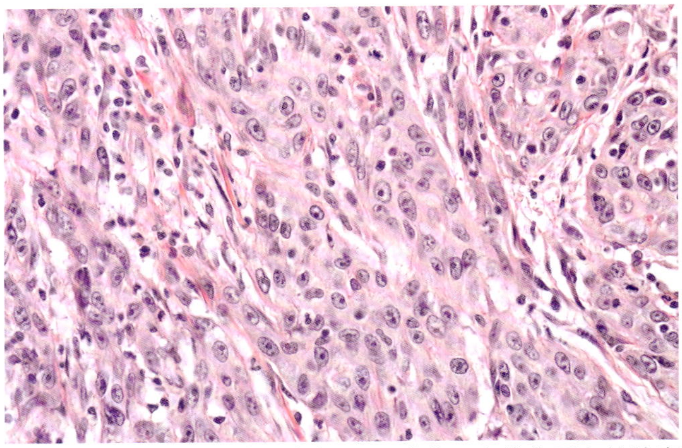

图 12.219 混合疣状癌：常规 SCC 成分，由分化不良的肿瘤细胞组成

不规则、宽窄不等。

## 组织学特征

显微镜下，肿瘤的乳头样突起为尖锐湿疣样，并有多种形状（圆形、卵圆形或钉状，长或短），但常有一个明显的纤维血管核心和凹空细胞改变（图 12.220 ～ 12.224）。不同于良性尖锐湿疣，凹空细胞

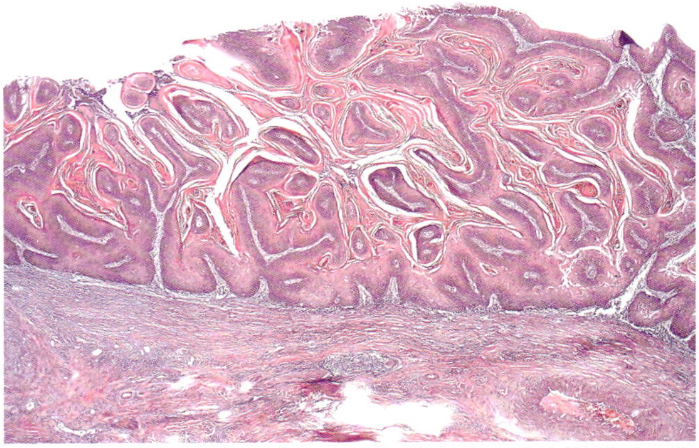

图 12.220 尖锐湿疣样癌：表现出外生性、乳头样模式，含有纤维血管核心

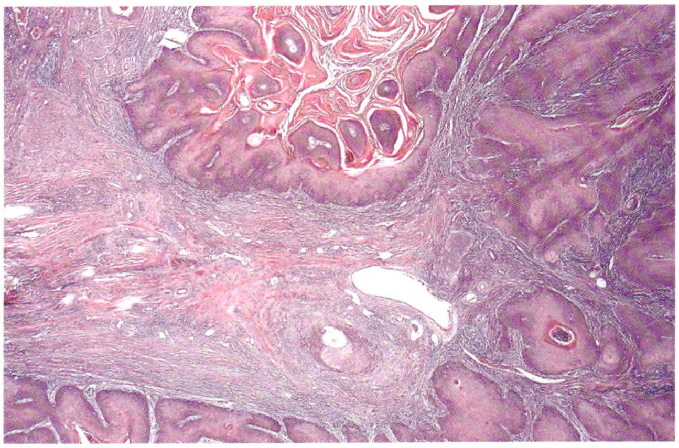

图 12.221 尖锐湿疣样癌：表现出不规则、锯齿状浸润的肿瘤边缘（右侧区域）

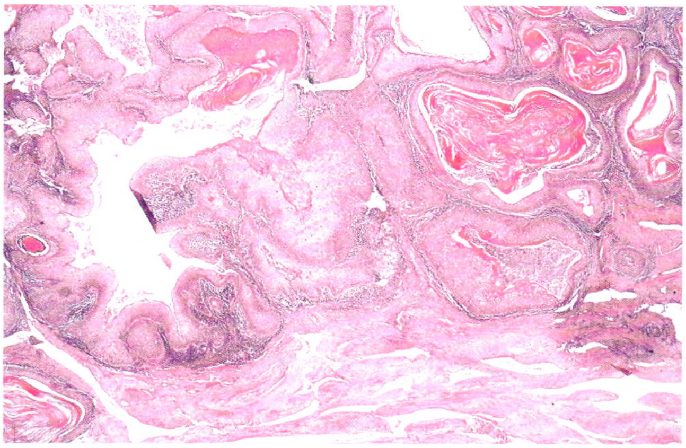

图 12.222 尖锐湿疣样癌：乳头瘤样增生，明显的纤维血管中心，以及不规则肿瘤-基质界面

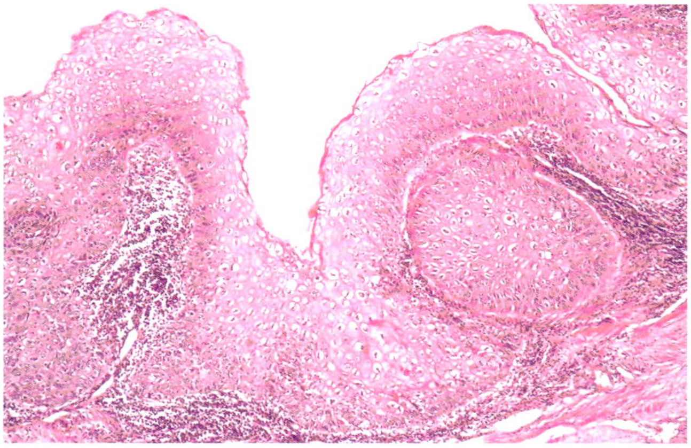

图 12.223 尖锐湿疣样癌：有明显凹空细胞的乳突，轻度角化不全和其下方的慢性间质反应

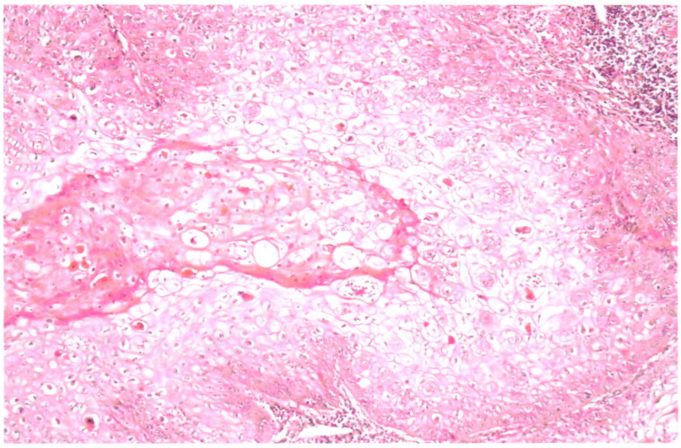

图 12.224 尖锐湿疣样癌：显示丰富的凹空细胞，在上层更明显，明显的角化不全

不只局限于上皮细胞表面，在肿瘤浸润深层也存在（图 12.225）。角化过度和角化不全、细胞多形性和透明细胞样变可以是主要的改变。尖锐湿疣样癌的生物学行为介于与其他类型如低分化疣状肿瘤（疣状和乳头样）和常规鳞状细胞癌中间。腹股沟淋巴结转移可能与尖锐湿疣样癌浸润深、级别高相关。

鉴别诊断包括其他疣状肿瘤、疣状或乳头样癌和巨大尖锐湿疣。包括乳头类型、凹空细胞的存在、肿

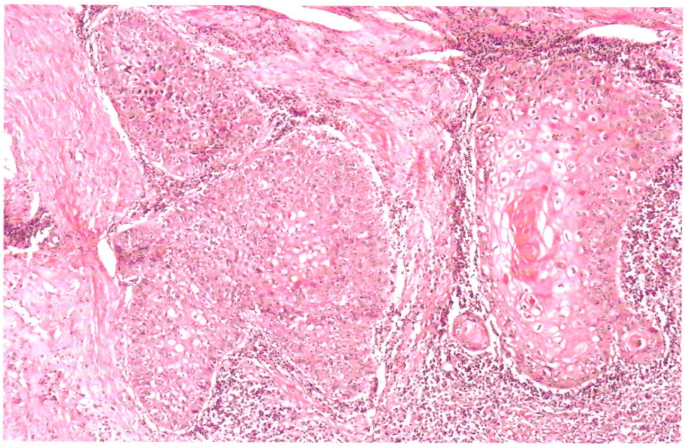

图 12.225 尖锐湿疣样癌：深部浸润的细胞巢，有凹空细胞和周围间质反应

瘤和基质的界面、HPV 感染在内的组织学评价有助于这些肿瘤的鉴别（见表 12.1 和 12.2）。

凹空细胞、尖锐湿疣样乳突和肿瘤与基质间的锯齿状不规则边缘在疣中存在，但在疣状癌中不存在。在乳头状癌，乳头是复合的且没有凹空细胞。巨大尖锐湿疣是无侵袭性的肿瘤，表面有凹空细胞（见表 12.2）[35, 44]。尖锐湿疣样癌前期病变包括疣状和基底细胞样 PeIN。

### 乳头状癌，NOS

## 临床特征

乳头状癌，NOS 是阴茎低分化疣样癌的第三种类型[2-3, 45]。患者平均年龄为 60 岁。肿瘤多为外生性、较大和不规则，可累及龟头、冠状沟和包皮。切面显示乳头状新生物，累及尿道海绵体或肉膜。乳头样癌是一种生长缓慢的肿瘤，有腹股沟淋巴结转移，但发生率较低。

## 组织学特征

显微镜下表现为分化良好的乳头样鳞状细胞肿瘤。有角化过度和乳头瘤样增生。乳头多样且复杂，短或长，有或无纤维血管中心（图 12.226 ~ 12.228）。顶端可能表现为直的、波状的、钉状或钝的。角化过度和棘层肥厚很突出。角质囊肿或上皮内脓肿有时存在。皮损的基本特征为不规则和浸润性。肿瘤和基质间的界面表现为特征性锯齿状（图 12.229）。凹空细胞样改变通常不存在。疣状癌和尖锐湿疣样癌的区别基于乳头的异质性，缺乏凹空细胞和肿瘤与基质间的锯齿状不规则界面。后者在乳头状癌和疣状癌的鉴别中起重要作用。HPV 研究可能对区分乳头状肿瘤和

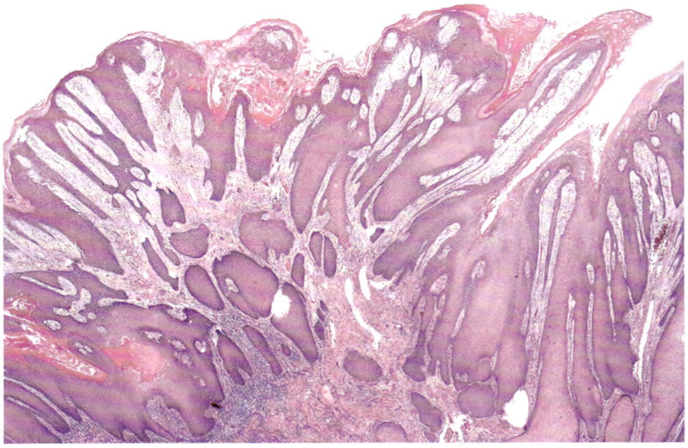

图 12.226 乳头样癌，NOS：显示乳头瘤样增生，复杂的乳头状突起和不规则的纤维小管中心

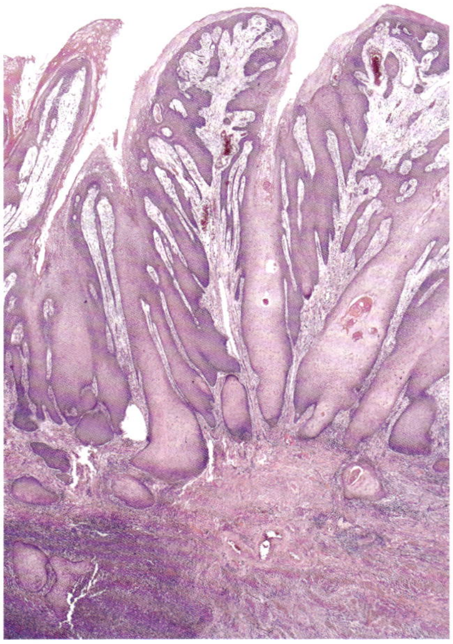

图 12.227 乳头样癌，NOS：有圆形而倾斜的乳头状突起，角化过度，不规则的纤维血管中心

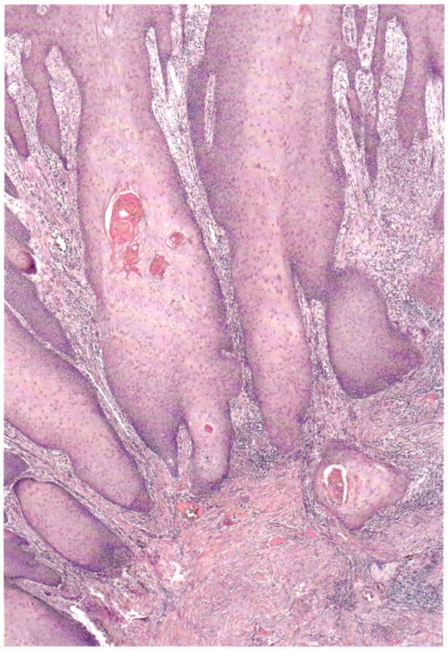

图 12.228 乳头样癌，NOS：显示不规则的、锯齿样肿瘤边缘，具有侵袭性和明显的间质反应

低分化尖锐湿疣样癌是必需的，前者通常为 HPV 阴性。另外一个需与乳头状癌鉴别的肿瘤是不常见的乳头基底细胞样 SCC[2]。这种肿瘤的乳头含有一个细的纤维血管中心，细胞较小和退行发育，像基底细胞样或转移性肿瘤。这种不常见的阴茎肿瘤通常有深部浸润。低分化鳞状上皮内瘤变和硬化萎缩性苔藓通常与乳头状癌相关。

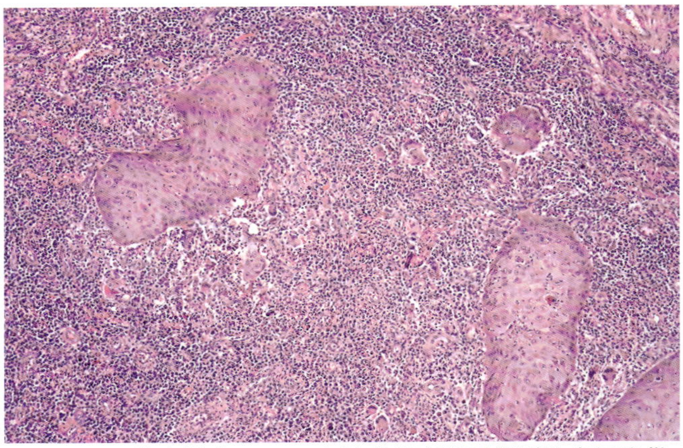

图 12.229 乳头样癌，NOS：在肿瘤基底的不规则肿瘤细胞巢，被严重的慢性炎症包绕

### 基底细胞样癌

## 临床特征

基底细胞样癌是一种侵袭性、HPV 相关的 SCC 类型。常见于 50 ～ 60 岁患者，好发于龟头[46]。已提出本病起源于尿道鳞状细胞移行带的学说。包皮发生基底细胞样癌少见。本病占阴茎 SCC 的 4% 至 10%。中位发病年龄为 53 岁。临床诊断时，半数以上的患者有腹股沟淋巴结转移。严重时，可有溃烂不规则的肿块。切面表现为黄褐色的坚实肿瘤，浸润深至尿道和阴茎海绵体。

## 组织学特征

显微镜下有孤立的或融合的由小基底样细胞组成的坚实细胞巢，通常中心坏死（粉刺型坏死）或中心突然角化（图 12.230 ～ 12.233）。细胞核退行性发育，核仁不明显。有大量有丝分裂象。偶尔可见到细胞巢周围的栅栏样细胞，但它并不像在皮肤基底细胞癌中那样常见和明显。在某些病例中可看到嗜碱性胞质或大的细胞核。假腺管型特征有时存在（图 12.234、12.235）（腺样-基底细胞样癌）。疣状-基底细胞样 PeIN 通常在与侵袭性癌交界处发现。

### 基底细胞样癌的不寻常形态学特征

依据它们共同的病因——HPV 感染，一些肿瘤

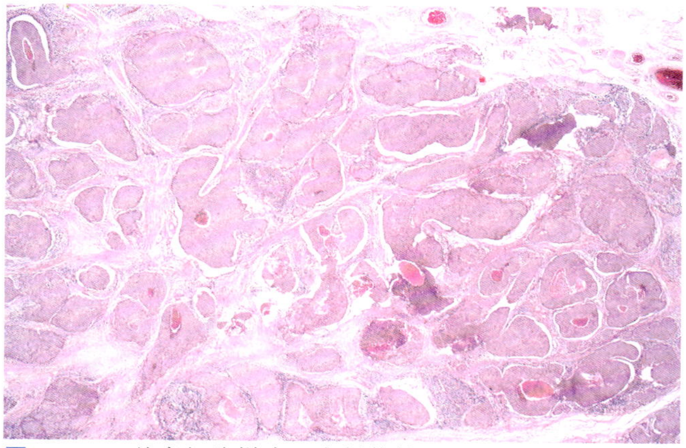

图 12.230　基底细胞样癌：在低倍镜下显示深部浸润的肿瘤细胞巢

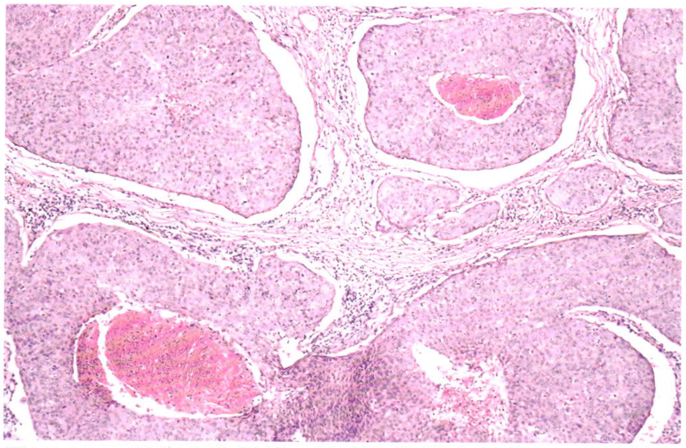

图 12.231　基底细胞样癌：肿瘤细胞巢表现为中心突然性角化不全和人工样收缩间隙

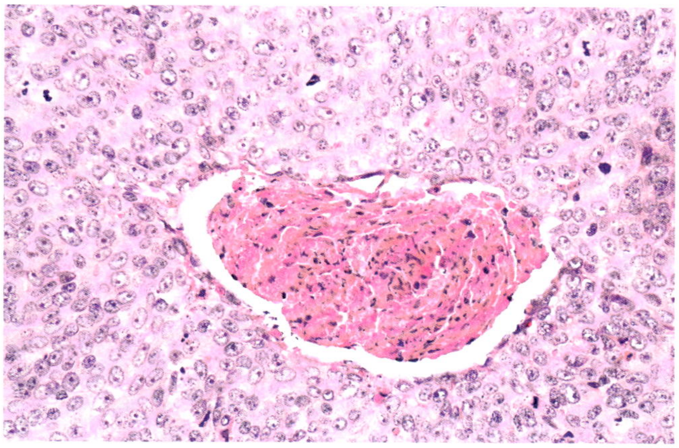

图 12.232　基底细胞样癌：由单一形态的大量细胞组成的肿瘤细胞巢，有明显的异型性，中心有角化不全的细胞碎片

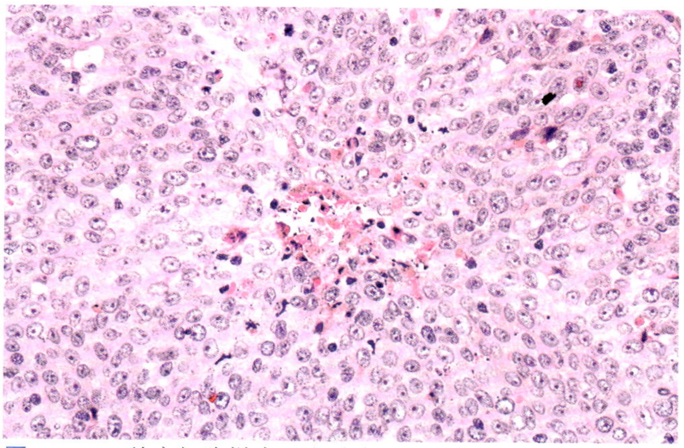

图 12.233　基底细胞样癌：由肿瘤细胞组成，肿瘤细胞界限不清，高度有丝分裂 / 高细胞凋亡率，和中心（粉刺样）坏死

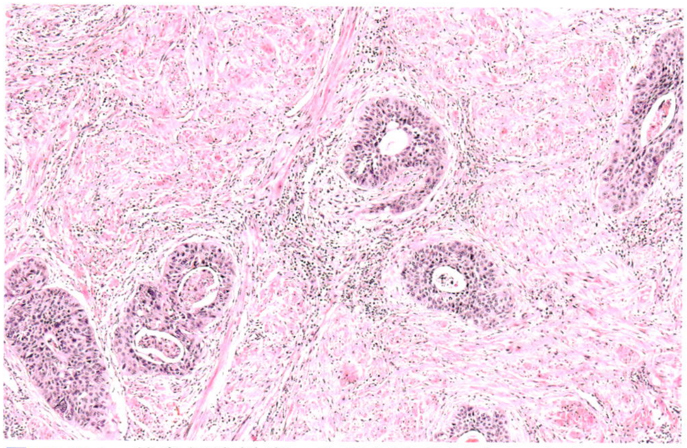

图 12.234　基底细胞样癌：肿瘤细胞巢因中心坏死表现空的中心区域，似腺腔

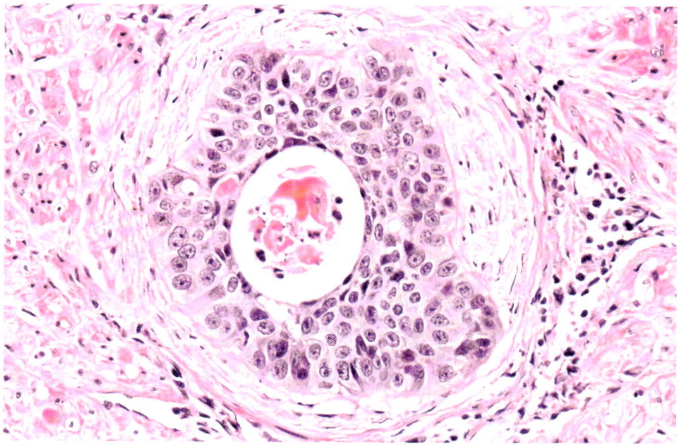

图 12.235　基底细胞样癌：中心有细胞坏死碎片和假腺体表现

表现为混合基底细胞-尖锐湿疣样特征。尖锐湿疣成分表浅呈乳头状，深层部分为典型的基底细胞样癌。存在深部浸润的细胞巢，细胞巢中间角化或粉刺样坏死，凹空细胞样的透明细胞包绕，周边有小的基底样细胞。这种混合肿瘤生物学行为类似基底细胞癌，常见淋巴结转移。另一种少见的肿瘤形态学表现为完全由小基底样细胞组成的乳头样皮损（转移样乳头基底细胞样癌）。肿瘤深在部分表现为基底细胞癌的经典特征。不像其他阴茎乳头状肿瘤，本病的乳头完全由类似转移性移行细胞癌的小细胞组成。

### 肉瘤样癌（分化不齐的癌，化生性癌）

## 临床特征

肉瘤样癌是一种具有侵袭性的阴茎肿瘤，主要由梭形细胞组成。它可能是原发的，也可能在常规鳞状细胞癌复发时或疣状癌行放射治疗后出现。约占所有阴茎癌的 1% ～ 4%，常累及阴茎龟头，包皮也有累及[47]。像常规 SCC，其平均发病年龄为 60 岁。临床表现为一个 5 ～ 10 cm 大的圆形溃疡性或息肉样肿块，切面显示病变总是浸润深达阴茎海绵体。85% 肉瘤样癌发生局部转移，死亡率高。

## 组织学特征

显微镜下，鳞状细胞和梭形细胞间的比例是可变的，但通常后者为主。肉瘤样成分包括平滑肌肉瘤、纤维肉瘤、黏液肉瘤、上皮血管肉瘤、经典血管肉瘤和所谓的多形纤维组织细胞瘤（图 12.236 ～ 12.240）。局部偶有骨和软骨形成，罕见假腺管和（或）假血管分化（图 12.241、12.242）。鳞状细胞成分为典型的常规 SCC 形态。但也可观察到疣状、乳头状或基底细胞样癌，提示肉瘤样癌可由任何种类的肿瘤转化而来。HPV 常为阴性。鉴别诊断包括肉瘤和黑色素瘤。免疫组化染色对含有少量或不含上皮成分的肿瘤或小的活检标本是必需的。梭形细胞通常对波形蛋白、各种细胞角蛋白及 p63 阳性。根据我们的经验，细胞角蛋白 34βE12 和 p63 是识别这种上皮肿瘤更特异和敏感的标志物。AE1/AE3 和 Cam5.2 变化较大，常常只是局灶阳性，有时只有散布的阳性细胞。平滑肌肌动蛋白可为局灶阳性，而结蛋白、特异性肌动蛋白（MSA）、肌细胞生成素（Myogenin）和 S-100 阴性。有特异性肉瘤成分如平滑肌肉瘤或血管肉瘤的肿瘤可显示相关的免疫组化结果。

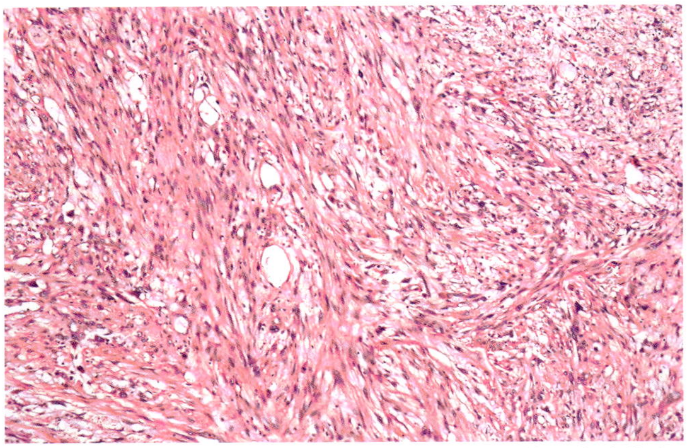

图 12.236 肉瘤样癌：由梭形肿瘤细胞组成，模拟高分化癌

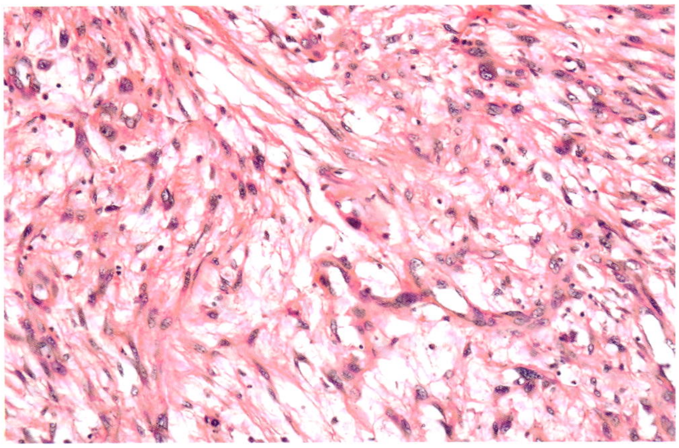

图 12.237 肉瘤样癌：分化好的多形态细胞，混合梭形细胞

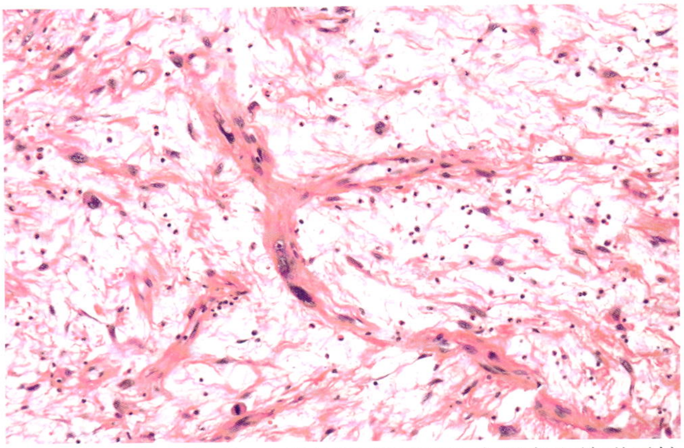

图 12.238 肉瘤样癌：在黏液样背景下的多形态和梭形恶性细胞

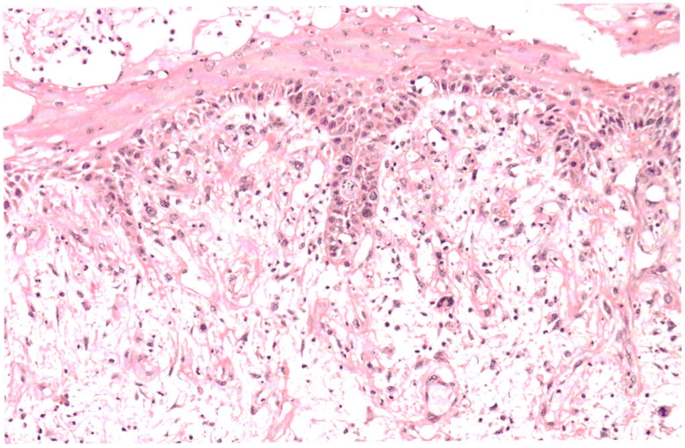

图 12.239 肉瘤样癌：具有潜在肉瘤样癌的分化型 PeIN

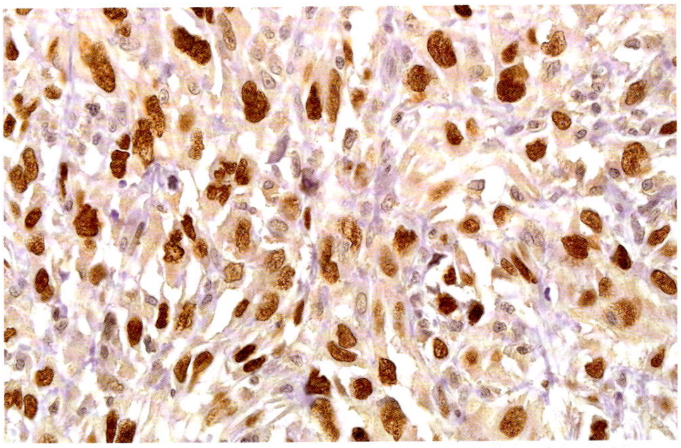

图 12.240 肉瘤样癌：免疫组化染色显示肿瘤细胞细胞核 p63 阳性

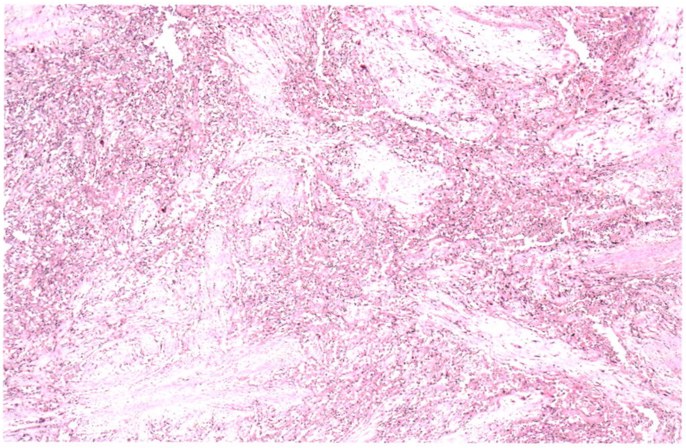

图 12.241　肉瘤样癌：低倍镜下肉瘤样癌有不规则的空间，模拟血管腔

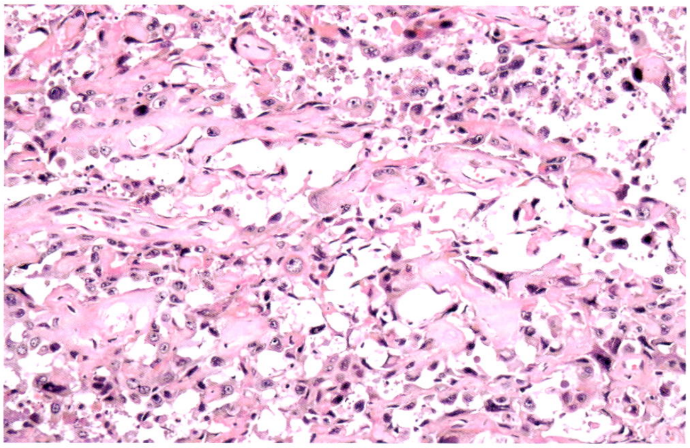

图 12.242　肉瘤样癌：分化好的多形性细胞模拟血管肉瘤的生长模式（假性血管肉瘤样癌）

### 假性增生样癌

## 临床特征

假性增生样癌（pseudohyperplastic carcinoma）是一个临床病理实体，以低分化鳞状细胞癌为特征。好发于老年男性（80 ～ 90 岁）的包皮，与硬化萎缩性苔藓相关[48]。肿瘤分化好（像正常的鳞状上皮），在小的活检标本，它可能模拟假性上皮瘤样增生。病变通常是多中心的，第二或第三个独立病变有时是疣状的。我们在严重日光性弹性组织变性或烧伤后的瘢痕相关的肿瘤中观察到类似的改变。皮损大部分为平坦或稍隆起，约 2cm 大小。

在 1 个 10 例患者的报道中，发现一例患者龟头皮损复发，其在两年前确诊后行包皮环切术治疗多中心癌。所有患者均未发现转移。

## 组织学特征

显微镜下组织特征为异型性小的鳞状细胞组成的角化细胞巢，由反应性基质包绕（图 12.243）。与硬化萎缩性苔藓间的紧密联系提示这种炎症条件可能是其中的一个重要致病因素。

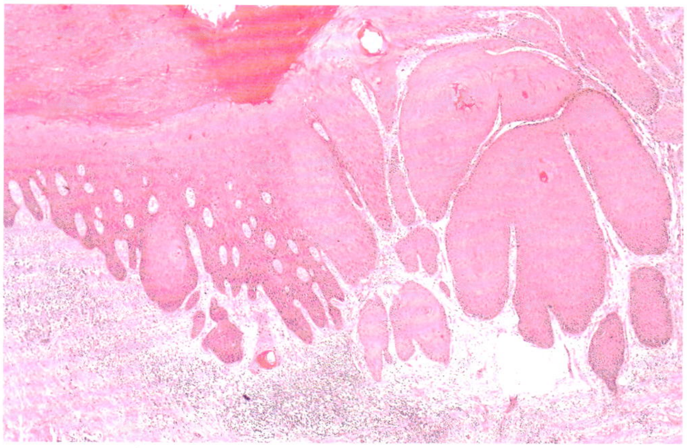

图 12.243　假性增生样癌：显示向下增殖，由分化非常好的肿瘤细胞组成的不规则细胞巢

### 隧道型癌

## 临床特征

本病最早的病例的皮损位于足底。尽管它是一种分化级别低的鳞状细胞癌，但因为其挖掘性生长的模式，浸润很深，1954 年 Ayrd 将其称为穿掘性上皮瘤[49]。已报道 7 例这种不常见的阴茎 SCC[50]，患者平均年龄为 77 岁。大部分肿瘤为白灰色、外生-内生性生长和乳头状，具有鹅卵石样或针样外观。常累及龟头，发展至冠状沟和包皮（平均 6cm 大小）。切面可见本病的特点：不规则的肿瘤向深部凹陷，细长的肿瘤窦道连接肿瘤表面和深部解剖位置。

除了深部浸润，没有报道隧道癌诊断时有淋巴结或系统转移。

## 组织学特征

显微镜下此肿瘤部分类似伴有球状浸润的疣状癌。也可能存在不规则的局灶侵袭性常规鳞状细胞癌（图 12.244 ～ 12.246）。隧道癌需与经典疣状癌鉴别，疣状癌分化好，但很少浸润超过固有层，同时浸润的边界非常清晰。

### 透明细胞癌

在鳞状细胞癌中可发现透明细胞的特征。我们研究了一些坚实、分化差的 SCC 病例，它们由很多 PAS 染色阳性的透明细胞组成，由此形成胞质糖原过多的表现，与宫颈病变类似[2-3]。透明细胞在尖锐湿疣状癌中也可能很明显。

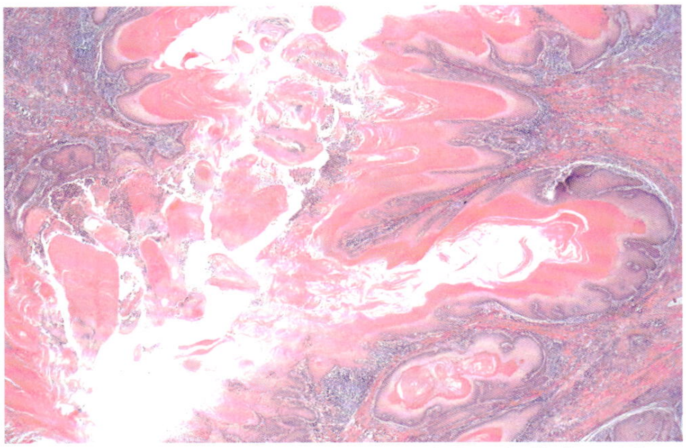

图 12.244 隧道型癌：低倍镜下显示疣状生长模式，生长至深部阴茎勃起组织

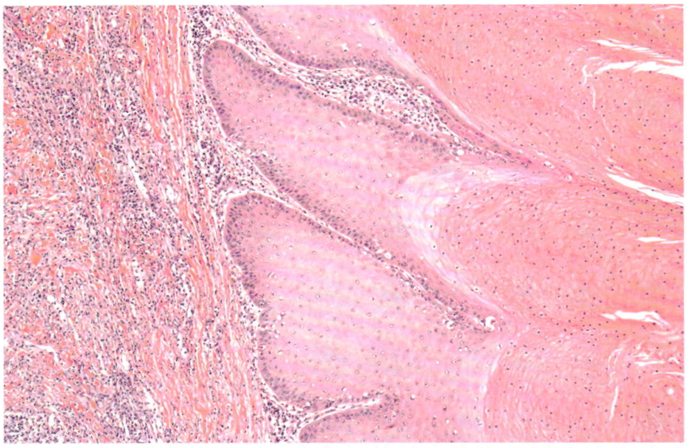

图 12.245 隧道型癌：一个宽阔的肿瘤边缘，严重的基质反应，轻微异型性的肿瘤细胞和显著的角化不全

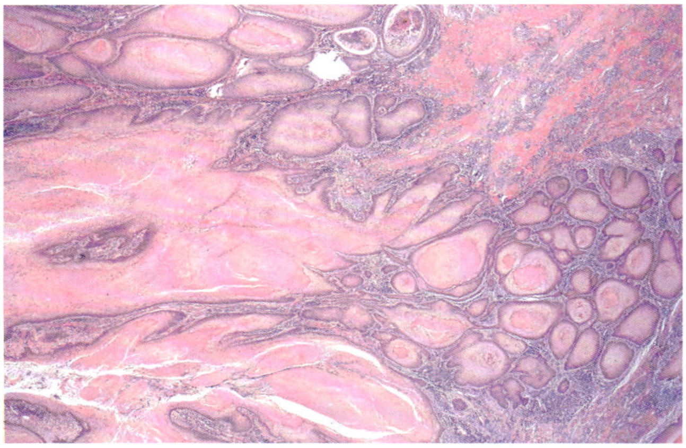

图 12.246 隧道型癌：典型的疣状增生模式（左侧区域），与侵袭性常规 SCC 相关（右侧区域）

近期奥地利报道一例罕见的只有透明细胞组成的阴茎肿瘤，并确定为透明细胞癌[51]。这个肿瘤很大、呈外生性、局部溃烂和广泛浸润，所有皮损都位于包皮内面。

## 组织学特征

显微镜下，透明细胞癌由透明、PAS 染色阳性的大肿瘤细胞组成（图 12.247）。HPV-16 始终存在。在奥地利，随访病例显示所有 5 例患者均有腹股沟囊状透明细胞癌转移，其中两例患者存活，其余患者或死亡或无最后随访的资料。

### 腺鳞癌

## 临床特征

腺鳞癌（adenosquamous carcinoma）是一种非常少见的类型，认为起源于存在错位腺体细胞的阴茎尿道周围区域，由鳞状细胞癌和灶状分化的黏液腺体细胞组成。可能起源于龟头上皮表面，可发现聚集的原位鳞状细胞癌。临床病理特点和预后与普通 SCC 相似。大体观察可发现大的、坚实的颗粒性肿瘤向深部浸润阴茎主体。偶有腺鳞癌有强侵袭性和淋巴结转移的报道。

## 组织学特征

显微镜下，鳞状细胞癌和黏液性腺癌混合（图 12.248、12.249），一般以鳞状细胞占主导[52]。腺样上

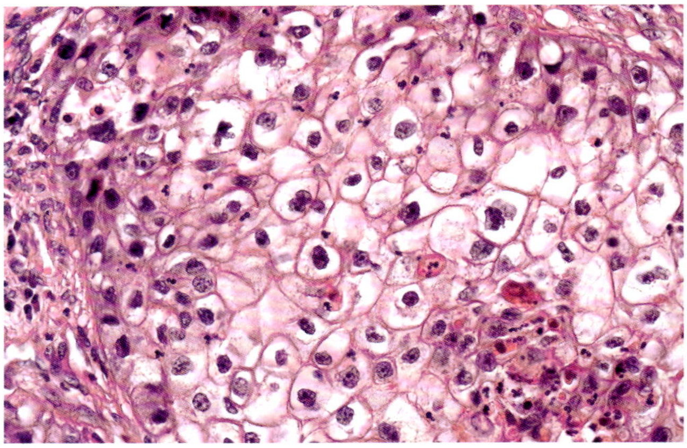

图 12.247 透明细胞癌：由多角形细胞组成，有明显的异型性和清晰的淡染嗜酸性细胞质

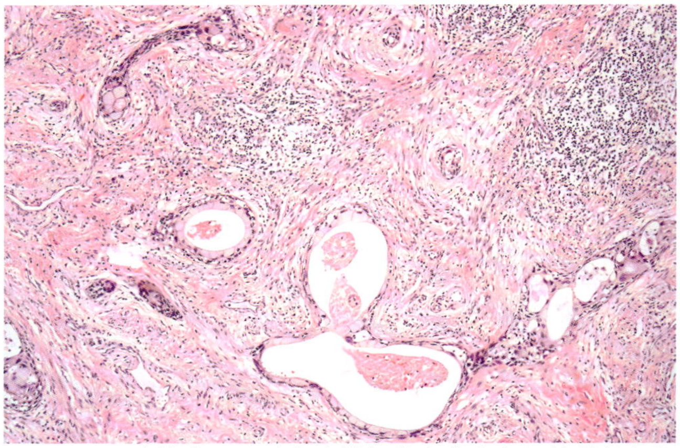

图 12.248 腺鳞癌：显示由腺样细胞和分化良好的鳞状细胞组成的肿瘤细胞巢

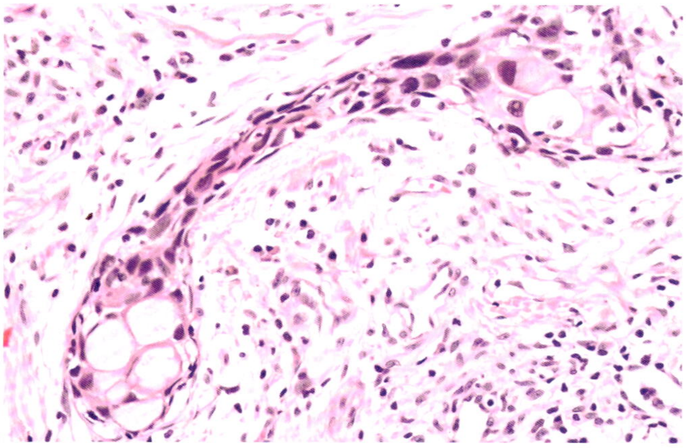

图 12.249 腺鳞癌：肿瘤细胞巢含高分化的鳞状细胞成分，与腺样分化区域相连

皮表达癌胚抗原（CEA）。分化型 PeIN 通常在相邻的龟头黏膜出现。腺鳞癌应与黏液表皮样癌、腺样-基底细胞样和假腺管型 SCC 鉴别。在黏液表皮样癌，存在散在或群集的包含黏液但无腺状结构的鳞状细胞[53]。在腺样-基底细胞样肿瘤，有完整的黏液分泌腺形成，但实体成分则是基底细胞样癌。假腺管型（腺样或棘层松解）SCC 类似普通 SCC 样，有角化不良和棘层肥厚，同时有模拟腺体结构的继发的假性腺管形成。缺乏黏液形成有助于它们的鉴别。另一个需鉴别的重要疾病是源于 Littre 腺的腺癌，这种肿瘤位于阴茎尿道的周围。

### 皮肤棘层松解型（腺样，假腺管样）癌

## 临床特征

这种少见的 SCC 类型主要以棘层松解和假腺管样形成为特征[54]。患者的中位年龄为 54 岁。肿瘤体积常常较大，累及多个阴茎解剖部位并浸润深至整个阴茎。

## 组织学特征

本病假性腺管样区域包括角质物、棘层松解细胞和坏死细胞碎片（图 12.250、12.251）。CEA 和黏蛋白染色阴性。与普通 SCC 相比，假腺管样 SCC 表现为高分化肿瘤，但可侵入更深的解剖结构，并且有较高的区域转移率和死亡率。鉴别诊断包括由腺体形成的阴茎肿瘤（表层腺样鳞状细胞癌、黏液上皮样癌和尿道腺癌）和属于肉瘤样癌的血管肉瘤样癌。

### 巨大尖锐湿疣

由 Buschke 和 Löwenstein 描述，这是一种外生性肿瘤，经过几年的发展后体积变得很大[55]。对于本病的正确分类还存在较多困惑，且易与疣状癌混淆。

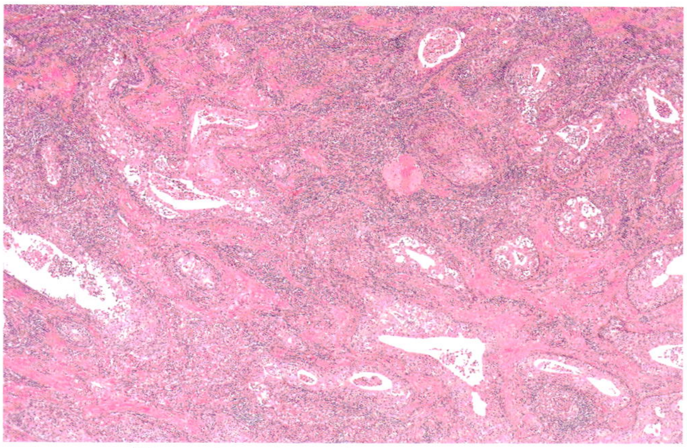

图 12.250 棘层松解型癌：深部浸润的肿瘤细胞巢，中心区域严重的棘层松解，使皮损有腺样外观

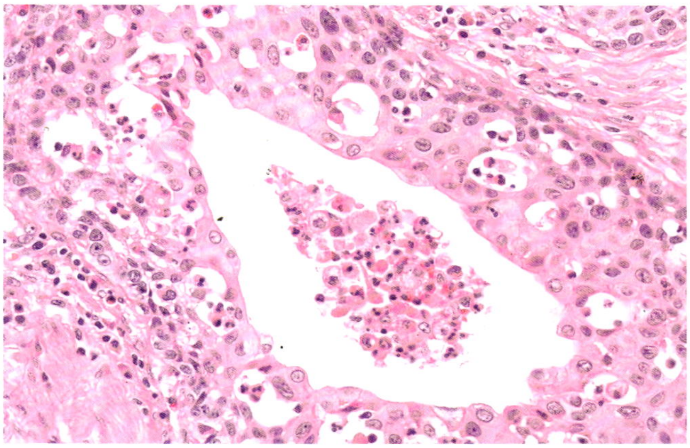

图 12.251 棘层松解型癌：肿瘤细胞巢中心棘层松解，显示中性粒细胞、坏死细胞碎片和脱落细胞

我们认为疣状癌是分化型肿瘤（见上文）。巨大型尖锐湿疣患者年龄较尖锐湿疣患者大，而较尖锐湿疣状癌患者小。通常表现为菜花样，显示乳头样生长，在肿瘤和基质间有锐利的界面。肿瘤深在的边缘可能累及固有层、肉膜或阴茎海绵体。组织学上，它可能为外生混合（或）内生模式，与尖锐湿疣具有相同形态。然而，根据我们近期的经验，发现一个完整的形态谱：

- 完全良性，由分化型鳞状细胞组成，与尖锐湿疣无法鉴别，
- 局灶不典型性，
- 完全不典型性，但无侵袭性，
- 与浅表微灶浸润型鳞状细胞癌相关，
- 与明显的浸润性鳞状细胞癌相关（见图解）。

本病尖锐湿疣样乳头中心有纤维血管核心和浅表凹空细胞改变（图 12.252 ～ 12.255）。鉴别诊断包括尖锐湿疣和非浸润性的尖锐湿疣样癌（见表 12.1）。尖锐湿疣好发于年轻患者，皮损较小且常为多形性，不仅累及阴茎黏膜鳞状上皮，也累及包皮和阴茎体的外层皮肤。巨大型尖锐湿疣好发于年老患者，体积通常较大，单中心。鉴别巨大尖锐湿疣与分化良好的

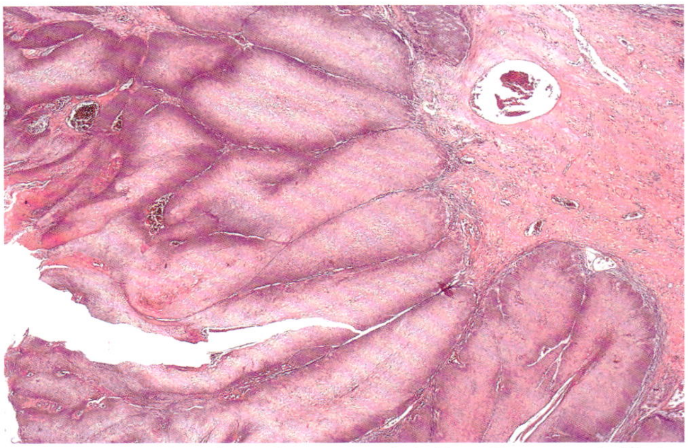

图 12.252 巨大尖锐湿疣：显示乳头样、外生型生长模式，显著的纤维血管中心，和宽阔的肿瘤基底

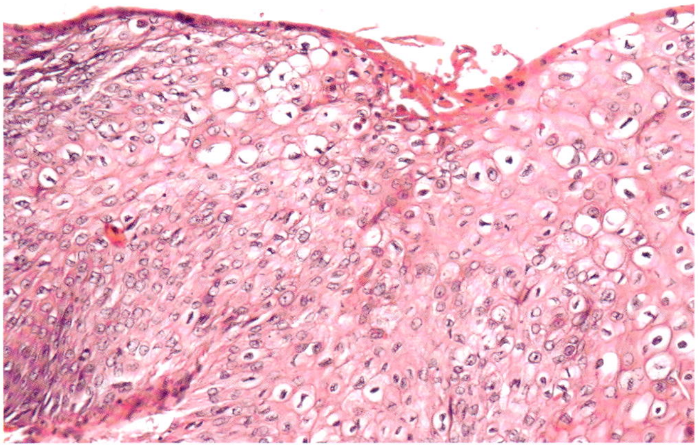

图 12.253 巨大尖锐湿疣：明显的凹空细胞，轻度角化不全，无细胞异型性

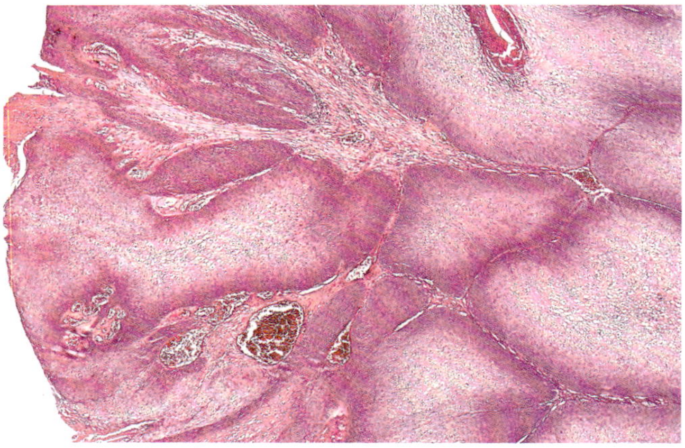

图 12.254 巨大尖锐湿疣：推动、向下增殖延伸至阴茎勃起组织

尖锐湿疣样癌较困难。巨大型尖锐湿疣常有低危型 HPV 感染，而尖锐湿疣样癌常为 HPV-16 感染，这些发现可能有助于两者的鉴别。

## 泄殖腔源性癌

这种少见的肿瘤发生于中年女性，表现为浅表溃疡性癌，由与外阴表面的上皮直接相邻的结肠样腺

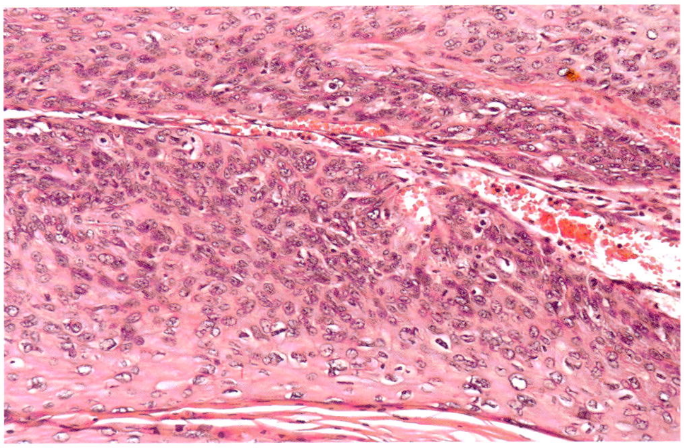

图 12.255 巨大尖锐湿疣：有凹空细胞、在上层很容易被发现，乳头基底有轻微异型性

体组成（图 12.256 ～ 12.258）[1-5]。本病与外阴周围腺体无关，根据定义，需排除潜在的大肠腺或内脏腺癌的直接延伸和转移。临床特征无特异性，但肿瘤与巴氏腺感染的表现相似[6]。有一例肿瘤腺体中含有 Paneth 细胞的报道[5]。该肿瘤的起源不明，但大多数人认为可能起源于胃肠化生或异位的肠道组织（图

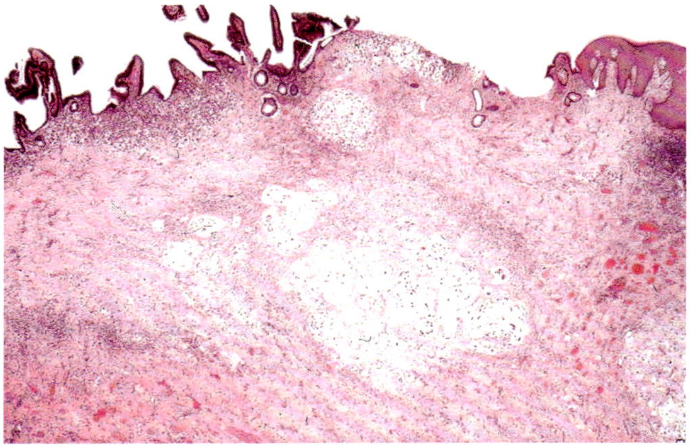

图 12.256 泄殖腔外阴腺癌：低倍镜下，最右侧可见外阴鳞状上皮，左侧可见结肠样上皮，黏液分泌腺癌延伸至其下结缔组织全层

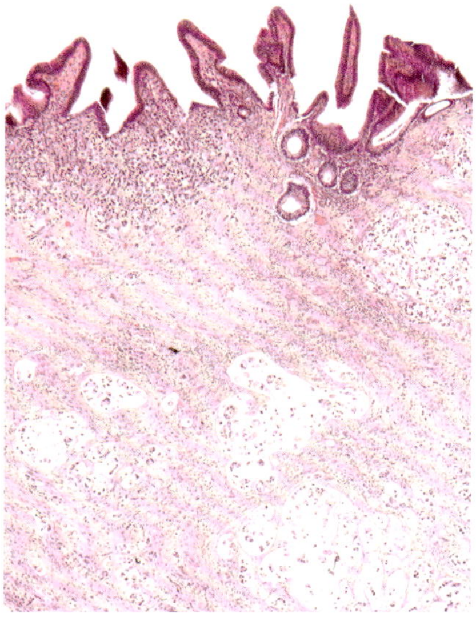

图 12.257 泄殖腔外阴腺癌：肿瘤分泌大量黏液形成多个黏液湖

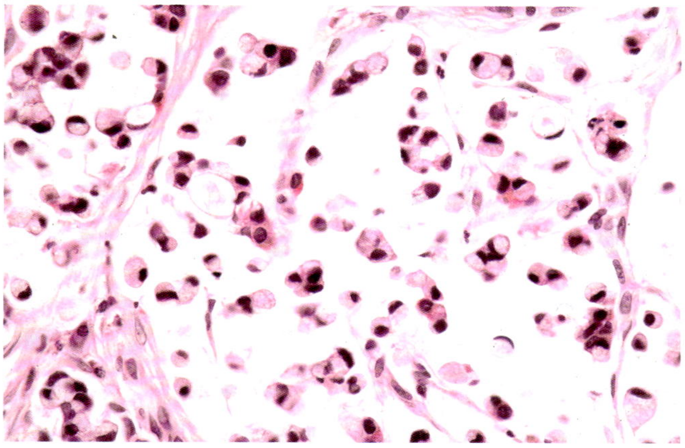

图 12.258 泄殖腔外阴腺癌：高倍镜下可见肿瘤细胞由于胞质中的黏蛋白而膨大

12.259）[7]。注意外阴泄殖腔癌不应与名称上相似的肛管肿瘤相混淆。肿瘤细胞 CK7 和 CK20 阳性，雌激素和孕激素受体阴性[8]。

# 附属器肿瘤

## 乳头状汗腺腺瘤（外阴乳腺样腺瘤）

### 临床特征

乳头状汗腺腺瘤（乳头状汗腺瘤，外阴乳腺样腺瘤）几乎只发生于女性[1-6]。只有 1 例发生于男性肛周的报道[7]。

主要发生于中年女性的外阴、会阴或肛周，皮损为直径 1 ～ 2 mm 的单发小结节，无自觉症状[4, 6]。少数病例的皮损也可比较大[8-9]。一般不发生溃疡。皮损多累及大阴唇，偶可发生于小阴唇侧面、阴唇系带和阴蒂（图 12.260）[6, 10]。肛周皮损很少见[11]，通常与肛门生殖器腺体有关（见下文）[6, 12]。皮损可表现为出血或瘙痒，有些有溃烂[6]。少数情况下肿瘤可多发，这时肿瘤多分布于外阴的同侧[1-2, 13]。在很少数情况下，也可发生于乳头、眼睑和外耳道[3-4]。

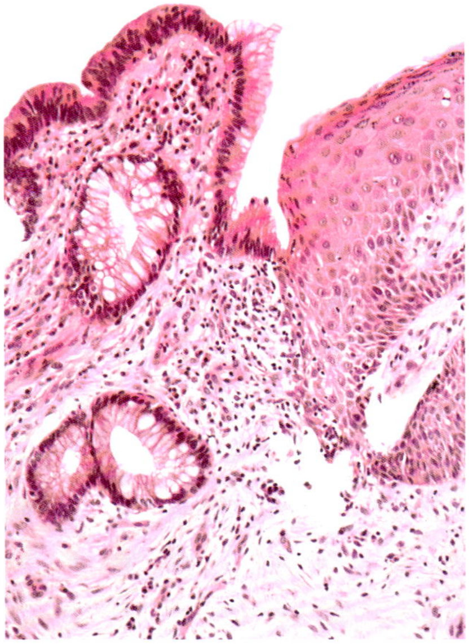

图 12.259 泄殖腔外阴腺癌：高倍镜下可见鳞状上皮和结肠上皮的交界处

### 发病机制和组织学特征

现在认为本病起源于肛门生殖器乳腺样腺体，乳腺样腺瘤的名称也被提出[6]。

表皮可正常，棘层肥厚或形成溃疡。肿瘤在真皮或固有层形成边界很清楚的结节，有时可见肿瘤与其上覆盖的上皮相连接[5]。肿瘤由结节、乳头和实体团块混合组成[6]。覆有上皮的乳头组成并突入囊腔中（图 12.261）。典型的囊腔上皮分两层，外层是小的肌上皮细胞，胞核卵圆深染，内层由高柱状上皮细胞构成，胞质嗜酸性，有时可见断头分泌（图 12.262、12.263）。有时可见鳞状细胞。肿瘤细胞嗜酸性化生常见[14]。肿瘤细胞由上皮和肌上皮细胞构成，后者可发生透明样变性[6]。偶尔囊腔上皮只有一层

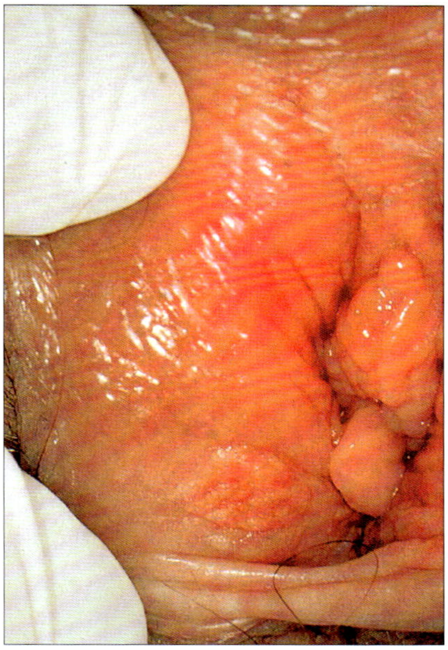

图 12.260 乳头状汗腺腺瘤：皮损呈疣状结节外观（By courtesy of the Institute of Dermatology，London，UK）

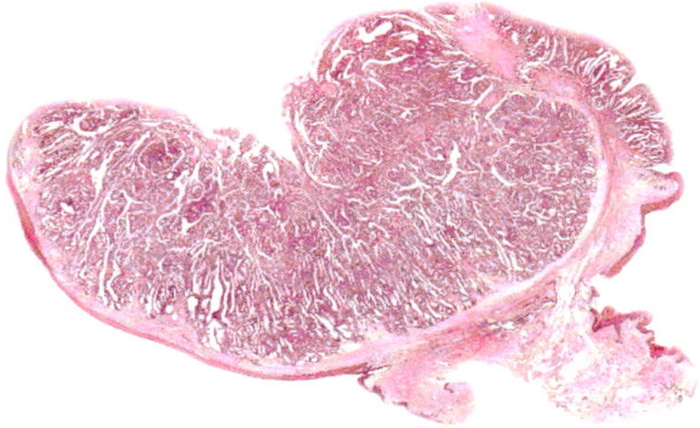

图 12.261 乳头状汗腺腺瘤：整张切片可见境界清楚的乳头状肿瘤

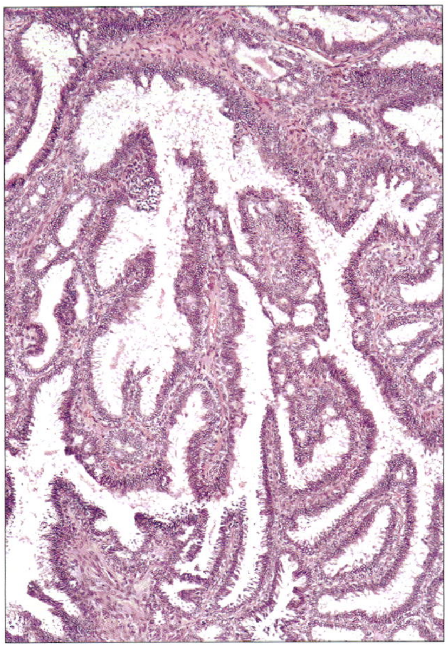

图 12.262 乳头状汗腺腺瘤：乳头内有一纤维血管组成的核心

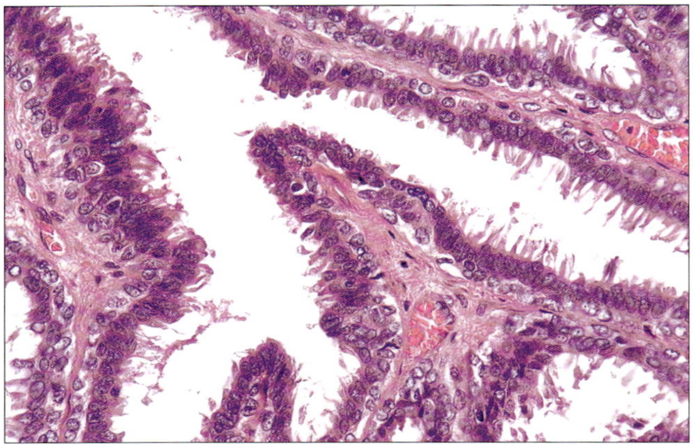

图 12.263 乳头状汗腺腺瘤：乳头表面覆有双层上皮细胞，其中内层细胞可见断头分泌

细胞（柱状）。常有耐淀粉酶、PAS 染色阳性的胞质中颗粒。偶尔可见核分裂象，但这并不提示恶性。较大的绒毛有一纤维轴心，其内偶见导管结构。大多数情况下，肿瘤挤压包裹在其周围的纤维组织形成假包膜。一些肿瘤表现与乳房肿瘤如乳头状汗管囊腺瘤、糜烂性腺瘤病、硬化性腺瘤和导管腺瘤相同[6]。炎症细胞并非本病特点但可见泡沫组织细胞[6]。极少数情况下，此肿瘤可发生恶变[15-16]。其恶性成分通常为顶泌汗腺癌但也有发展为腺鳞癌的报道[15]。

偶尔可发现本病存在 HPV 感染[14]。

## 前庭大腺良性肿瘤

### 临床特征

前庭大腺的良性肿瘤非常少见，大多数呈结节状增生[1]。其中腺瘤和腺肌瘤尤其少见，[1, 3-4]。主要发生在年轻女性，罕见发生于绝经后妇女[2]。常表现为发生于外阴后侧的无症状小肿块，临床上常误诊为囊肿。双侧同时发生病变少见[5]。增生和腺瘤都可伴有疼痛[5-6]。结节增生常见于年轻患者。

### 组织学特征

结节状增生呈局限且境界清楚的小叶状，有正常的导管腺泡组织结构[1]。常可见导管的灶状炎症及鳞状上皮化生。有时可见膨胀的导管和有黏液溢出的破裂导管[7]。腺瘤境界清楚，由小到中等大小的腺体构成，可见灶状乳头样突起，腔内衬以分泌黏液的柱状细胞，无细胞异型性。极少见到核分裂象。与单纯前庭大腺的增生不同，本病的导管和腺泡增生排列紊乱，失去了正常的组织结构[1]。已有 1 例来源于前庭大腺囊肿导管的乳头瘤的报道[8]。

一例患者组织中发现克隆性增生，表明本病病变过程可能是新生性的，并非是反应性的[7]。

## 前庭小腺腺瘤

### 临床特征

前庭小腺腺瘤（前庭周围肿瘤）相当少见，一般发生在阴道前庭[1-3]。可能是一种增生，而不是真正的肿瘤。其皮损一般很小，多因其他原因取活检时偶然发现[4]。

### 组织学特征

组织学上表现为分泌黏液的腺体，内衬柱状上皮细胞，聚集在一起呈小结节样。

## 前庭大腺癌

### 临床特征

本病少见，仅占外阴肿瘤的 2% ～ 7%[1-8]。表现为坚硬、深在的无痛性皮下结节，随着结节增大，活动度降低且出现疼痛。皮损从一厘米到几厘米不等，好发于大阴唇后侧。常累及深部脂肪、肌肉或骨骼，可伴有前庭大腺脓肿。诊断常常因此延误。好发于成年和老年女性。极个别病例发生在妊娠期[4]。

确定是否原发于前庭大腺很困难，同时要特别注意排除转移癌的可能。与汗腺癌也很难鉴别。极少数情况下可合并乳房外 Paget 病[9-10]。近年的研究发现，该肿瘤的发生与 HPV-16 感染密切相关[11-12]。复发率差异较大，可高达 54%[13]。高达 40% 的患者有腹股沟淋巴结转移，这些患者的 5 年生存率不到 50%，若有两个或两个以上的淋巴结转移，则 5 年生存率下降到 18% 左右[5, 7-8]。前庭大腺腺样囊性癌有很高的复发率，偶有转移[14-17]。

## 组织学特征

大约 40% 的前庭大腺癌为腺癌[4, 7]。另外 40% 为鳞状细胞癌，15% 为囊腺癌[18-21]，其余为移行上皮癌、腺鳞癌或间变癌[5, 8]。有一例淋巴上皮样癌和两例低分化上皮-肌上皮癌的报道[22-23]。此外，也有一例前庭大腺囊肿内高分化鳞状上皮内瘤形成的报道[24]。

前庭大腺神经内分泌癌已有个案报道[2, 25]，恶性混合瘤很少来源于前庭大腺[26]。只有当肿瘤与前庭大腺相连时才认为该肿瘤来源于前庭大腺。腺癌既可是黏液性的也可是乳头状的[5]。通过对 1 例前庭大腺囊性癌的细胞基因分析发现染色体异常发生于 1、4、6、11、14 和 22 号染色体[27]。

# 基底细胞癌

## 临床特征

可发生于肛门生殖器皮肤（图 12.264、12.265）。生殖器癌的放射治疗和癣菌病理论上是基底细胞癌发病的高危因素。外阴和阴茎肿瘤主要见于年老患者[1]。它们通常表现为侵蚀性斑块，可有色素沉着。少数情况下，肿瘤可形成结节或溃疡。有不适感或瘙痒等不同的症状[2-3]。好发于大阴唇，偶尔可为多发性[4]。极少数情况下在 Gorlin 综合征中发生[5]。切除范围不够广泛会导致复发率升高和区域淋巴结转移[6-7]。Mohs 手术既可保证切除范围又对外阴的外形影响较小，故目前多推荐此术式。

## 组织学特征

其组织学改变与发生在其他部位的基底细胞癌相同。有一例 Pinkus 纤维上皮瘤累及阴茎根部的报道[8]。

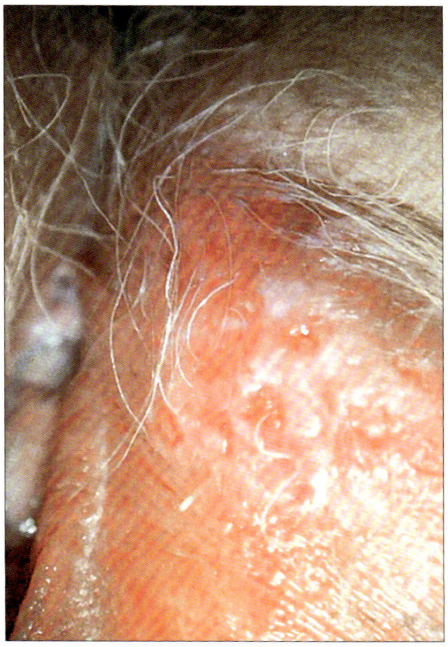

图 12.264 外阴基底细胞癌：发生在左侧大阴唇的红色角化性斑块（By courtesy of the Institute of Dermatology，London，UK.）

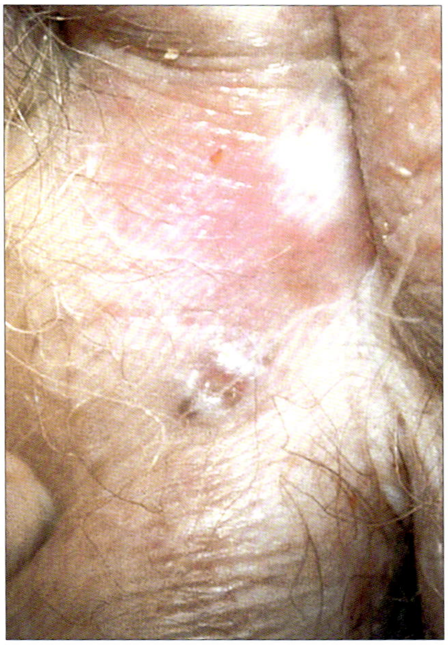

图 12.265 肛周基底细胞癌：有白色、珍珠状卷曲的边缘（By courtesy of the Institute of Dermatology，London，UK.）

# 转移癌

转移癌很少发生于肛门生殖器部位[1-4]。即使发生也多来源于临近部位；如女性外阴转移性肿瘤可来自于阴道、子宫颈、子宫内膜、卵巢、肾细胞癌和绒癌。一项较大规模的研究发现本病 46.9% 为妇产科来源的肿瘤，43.9% 为非妇产科来源的肿瘤。其他转移肿瘤的来源则尚不清楚[4]。外阴转移瘤通常表现为肿块或少数情况下伴疼痛和溃疡[4]。阴茎的转移性肿瘤多来自前列腺、结肠、膀胱和肾。极少数情况下，来源于其他部位，如肺癌、舌鳞状细胞癌和皮肤黑素瘤[5]。转移性肿瘤多见于大阴唇或阴蒂周围和阴茎的海绵体。常在阴茎的勃起组织中发现肿瘤栓，特别是在阴茎海绵体[5]。阴茎转移瘤可导致阴茎的异常勃起[6]。它通常是不祥之兆[5]。转移性肿瘤还可见于外阴切开术的瘢痕处。有 1 例皮肤转移瘤转移至前庭大腺的报道[7-8]。

## 淋巴瘤和白血病

尽管淋巴瘤是睾丸最常见继发性肿瘤，但其发生在泌尿生殖道的其他部位很少见，现只有少量的病例报道[1-2]。原发性肛门淋巴瘤也非常少见，有发生于肛门直肠的病例，主要为浆细胞型，与 EBV 及 AIDS 相关[3]。

Dehner 和 Smith 描述了阴茎软组织肿瘤中的两例原发性淋巴瘤，两者均表现为无痛性的皮下结节，无系统淋巴结病变[4]。其中一例表现为无痛性阴茎异常勃起和阴茎体的红色溃疡结节，另一例表现为龟头严重肿胀和慢性阴茎溃疡[5-6]。

Doll 和 Diaz-Arias 描述了一例阴囊蕈样结节，患者为 HIV 阴性的同性恋，病变显示为免疫母细胞型 T 细胞淋巴瘤[7]。

有因白血病浸润引起的阴茎溃疡的报道，其继发于慢性淋巴细胞白血病[8-9]。也有继发于急性髓细胞白血病皮肤浸润的阴囊溃疡的报道[10-11]。淋巴瘤可能表现为肛周溃疡脓肿和化脓[12]。5% 的恶性血液病有肛周浸润、溃疡或脓肿[13]。

生殖器组织活检表现与其他部位病变的表现一样。报道最多的肛门生殖器 B 细胞淋巴瘤是弥漫大 B 细胞型。

## 幼年黄色肉芽肿

皮损通常累及头部和躯干，也可累及生殖器（图 12.266）[1]。已有阴茎多灶性皮损的报道[2]，也有单发的会阴丘疹[3]和阴囊肿胀[4]。临床病理一致的单发结节可发生于成年人。组织病理见充满脂质的组织细胞和巨细胞，CD1a 和 S-100 阴性，而朗格汉斯细胞组织细胞增生症中这两个标记为阳性。幼年黄色肉芽肿与异常脂质代谢无关，但可能与色素性荨麻疹、糖尿病、多发性神经纤维瘤、巨细胞病毒感染和白血病有关。

## 朗格汉斯细胞组织细胞增生症

本病被认为是免疫功能异常引起的。在很少数情况下，只累及肛门生殖器部位。更多情况下肛门生殖器部位的皮损只是全身病变的一部分[1-5]。女性明显多于男性，可发生于任何年龄，从婴儿到老年人。皮损可表现为溃疡、糜烂、丘疹、结节或斑块。阴茎累及少见[6]。有表现为阴茎背侧的肤色丘疹和原发性阴茎溃疡的报道[8]。

在婴儿，病变可能累及尿布区，像典型的脂溢性皮炎或紫癜样丘疹。

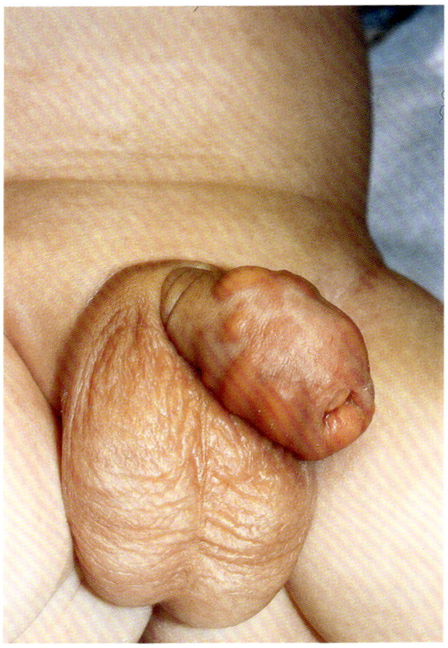

**图 12.266** 幼年黄色瘤：皮损位于阴茎一侧（Courtesy of R. Haufmann, Ulm, Germany. Reproduced with permission from Haufmann RE, Bachor, R. Juvenile xanthogranuloma of the penis. J Urol. 1993：150：456-457. From Bunker C：Male Genital Skin Disease. Saunders Ltd./Elsevier 2004.）

## 软组织肿瘤

### 瘢痕疙瘩

一般认为阴茎不发生瘢痕疙瘩[1-2]，但有在包皮环切术后[3]和其他形式的创伤后[4-5]发生本病的报道，本病可能比想象中的更常见[6]。瘢痕疙瘩可模拟在阴茎背侧发生的由导尿管引起的慢性水肿可模拟瘢痕疙瘩（图 12.267）[7]。

### 基质纤维上皮息肉

#### 临床特征

基质纤维上皮息肉（基质中胚层息肉、葡萄状假肉瘤）发生于育龄期女性，主要累及阴道，尤其是阴道的下 1/3 最常见，其次是外阴[1-9]。累及宫颈者很少见[2]。很少发生于年纪很轻（包括先天性皮损）或老年人[10-11]。有趣的是，大约 1/3 的患者是孕妇。提示激素水平的变化在本病的发病中起重要的作用[5]。皮损多单发，多发和发生于双侧者较少见[12]。后者最常见于妊娠患者。肿瘤的直径通常小于 2 cm，根

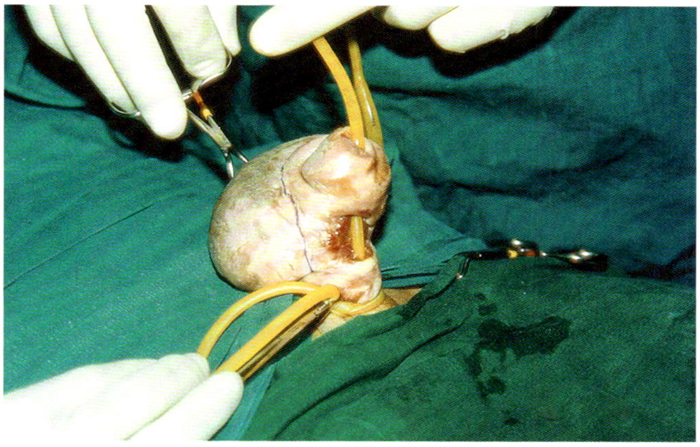

图 12.267 慢性水肿：注意背侧近端肿胀和腹侧尿道瘘（Courtesy of Dr. Rameshwar Bang，Safat，Kuwait. Reproduced from Bang RL. Penile oedema induced by continuous condom catheter use and mimicking keloid scar. Scand J Urol Nephrol 1994；28：333-5. From Bunker C：Male Genital Skin Disease. Saunders Ltd./Elsevier 2004.）

部常有蒂。巨大的皮损少见[13-14]。如果切除不彻底，局部可以复发，但其生物学行为良性。

## 组织学特征

低倍镜下可见根部有蒂的息肉状皮损，含有纤维血管的基质和数量不等的细胞成分。小到中等大小的厚壁血管很明显（图 12.268）。细胞成分少的肿瘤含有大量的胶原，只有散在的梭形或星形细胞，呈小灶状或无细胞异型性，偶尔可见到多核细胞。随着肿瘤中细胞成分的增多，可有明显的细胞异型性和核分裂象（图 12.269、12.270）[8-9，15]。

偶有不典型者，多见于妊娠患者，其多核肿瘤细胞明显增多，多聚集在临近上皮的基质中。越靠近皮损中央，细胞成分越多[8]。常可见单核炎症细胞少量聚集。

肿瘤细胞结蛋白、波形蛋白、雌激素和孕激素受体染色阳性[9，16-17]。肌动蛋白染色阳性少见，巨噬细胞标志物免疫组织化学染色阴性[12]。

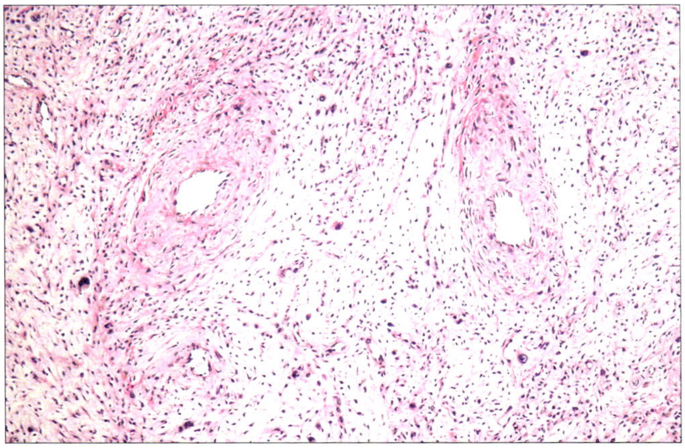

图 12.268 基质纤维上皮息肉：可见厚壁血管分布在含有多种细胞成分的疏松结缔组织中（By courtesy of M. Nucci，MD，Brigham and Women's Hospital and Harvard Medical School，Boston，USA.）

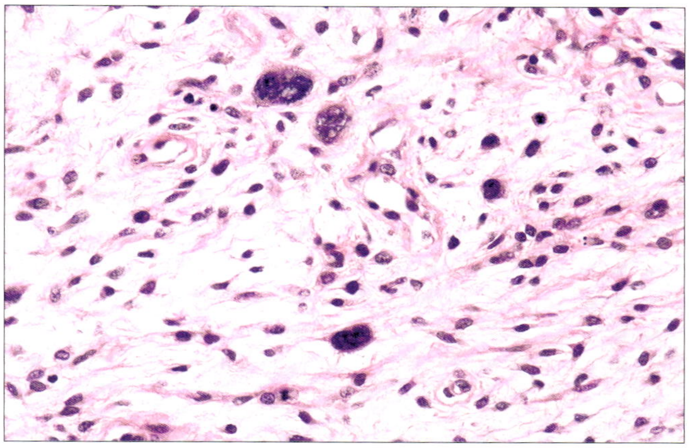

图 12.269 基质纤维上皮息肉：此视野中有明显的细胞核异型性（By courtesy of M. Nucci，MD，Brigham and Women's Hospital and Harvard Medical School，Boston，USA.）

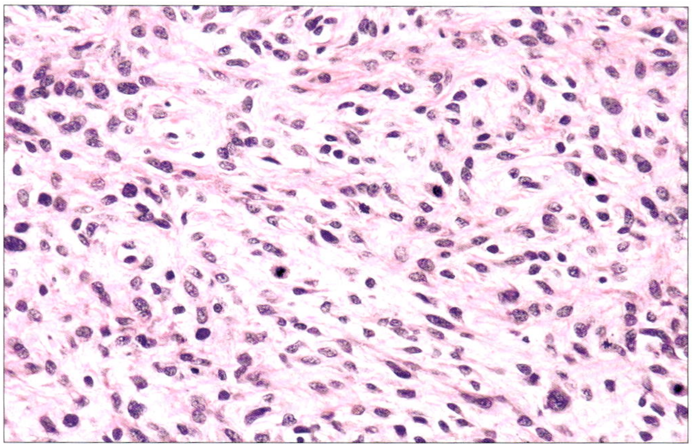

图 12.270 基质纤维上皮息肉：此视野可见较多的有丝分裂象，可能被忽视（By courtesy of M. Nucci，MD，Brigham and Women's Hospital and Harvard Medical School，Boston，USA.）

超微结构显示，肿瘤细胞具有成纤维细胞和肌成纤维细胞的双重特性[17-18]。

## 鉴别诊断

主要与葡萄状肉瘤鉴别，后者也可发生于阴道。与本病相反，葡萄状肉瘤好发于年龄较小的患者，缺乏生发层，肿瘤细胞侵及上皮，多为较小的未分化的肿瘤细胞构成[19]。

# 阴茎龟头和包皮的淋巴水肿样纤维上皮性息肉

## 临床特征

只有少量的报道[1]。患者阴茎龟头或包皮上的息肉样或菜花样皮损，通常长期存在，与长期使用导尿管和包茎有关。所有报道的患者均为成年人，中位年龄 40 岁。可能会有局部复发。

### 组织学特征

皮损为息肉样，有表皮增生、基质水肿和毛细血管扩张，有时有局灶性血管增生。背景为单核或多核基质细胞和散在的单一核炎症细胞，主要是淋巴细胞。基质细胞肌动蛋白和结蛋白阳性。

## 青春期前女性外阴纤维瘤

### 临床特征

这种特殊的外阴皮损在儿童中有描述，其大阴唇不对称增大[1-2]。皮损累及大阴唇，表现为单侧，少数情况下，双侧肿胀。患者都是女孩，年龄在 3～13 岁间。报道一例绝经后患者的相似病例[3]。

### 组织学特征

病变位于真皮和皮下组织，边界不清，由富含胶原、水肿和局部黏液样改变的营养不良细胞组成。肿瘤细胞 CD34 阳性。

## 血管肌成纤维细胞瘤

### 临床特征

血管成纤维细胞瘤（angiomyofibroblastoma）是外生殖器和会阴部特殊的良性软组织肿瘤，必须与侵袭性的血管黏液瘤相鉴别（见下文）[1-5]。罕见报道皮损累及阴道、输卵管、尿道和腹膜后腔[6-9]。最常累及育龄期女性，但也可见于老年患者[4]，男性患者少见[10]。有报道 1 例发生于男性生殖道的血管肌成纤维细胞瘤样肿瘤病例，与血管肌成纤维细胞瘤有许多相同的临床和组织学特征。该肿瘤发生于阴囊和腹股沟，组织学表现介于血管肌成纤维细胞和梭形细胞脂肪瘤之间[11-12]。

临床上，血管肌成纤维细胞瘤表现为外阴处生长缓慢、小的（直径常小于 5 cm）、无症状的皮下肿块，偶见于阴道。息肉样皮损少见[13]。本病常与前庭大腺囊肿混淆。男性患者的肿瘤位于阴囊，会阴、腹股沟和精索罕见[14-16]。通常为良性、不易复发，但也有 1 例恶变的病例报道[17-18]。病变由典型血管肌成纤维细胞瘤和高分化黏液样肉瘤组成。

### 组织学特征

血管肌成纤维细胞瘤界限清楚，周围有纤维假囊包裹。低倍镜下肿瘤分为少细胞区和多细胞区，并可见由薄壁扩张的血管组成的血管网（图 12.271、12.272）。少细胞区有明显的黏液样变。肿瘤细胞丰满，为上皮样细胞或梭形细胞，含或多或少粉红色胞质，细染色质弥漫分布，核仁不明显。这些肿瘤细胞多聚集在血管周围，常有多核。胞质透明的上皮细胞外观似浆细胞。肿瘤细胞没有异型性，核分裂象也很少见[19]。常有散在分布的淋巴细胞和肥大细胞。部分病例中肿瘤内

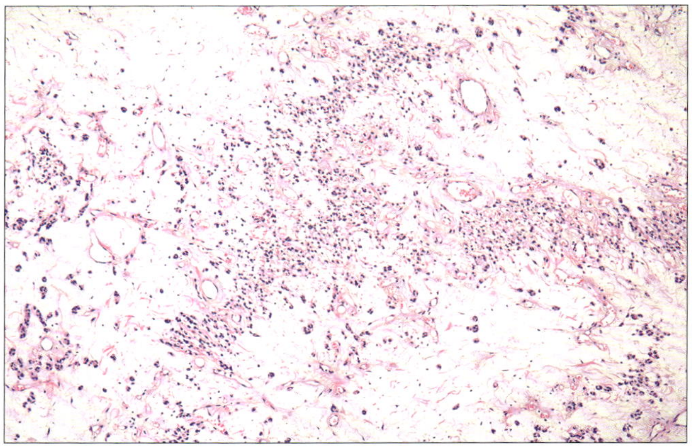

图 12.271 血管肌成纤维细胞瘤：低倍镜下表现为富含血管的肿瘤。本片有明显的黏液样基质（By courtesy of M. Nucci, MD, and C.D.M. Fletcher, MD, Brigham and Women's Hospital and Harvard Medical School, Boston, USA.）

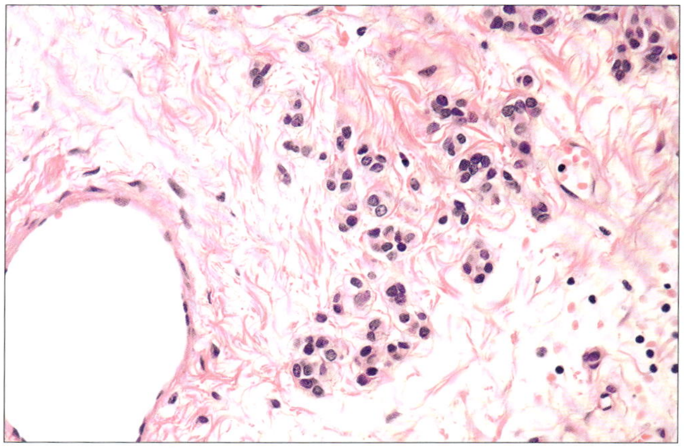

图 12.272 血管肌成纤维细胞瘤：肿瘤细胞胞质为嗜碱性，核小，核仁不明显（By courtesy of M. Nucci, MD, and C.D.M. Fletcher, MD, Brigham and Women's Hospital and Harvard Medical School, Boston, USA.）

有成熟的脂肪细胞，可以占据肿瘤的大多部分（血管肌成纤维细胞瘤的脂肪瘤样变种）[5, 20]。有时可见到细胞核退化引起的染色质浓集。

肿瘤细胞结蛋白呈强阳性，少数病例平滑肌肌动蛋白或所有的肌动蛋白呈阳性。雌激素及孕激素受体可为阳性[5]。CD34 只在一些特殊的病例中呈阳性。上皮细胞标记物、S-100 和肌球蛋白呈阴性。

超微结构观察提示，肿瘤细胞呈肌成纤维细胞分化[1, 3-4]。

## 鉴别诊断

本病与侵袭性血管黏液瘤鉴别并不困难，因为后者皮损常较大（直径多在 5 cm 以上），呈浸润性生长，细胞和血管成分较少，并有厚壁血管。同时具有这两种肿瘤特点的肿瘤已有报道[21]。除此外，两者是否有关联仍存在争议。侵袭性血管黏液瘤存在 *HMGA2* 重排，高迁移率蛋白家族参与许多转录基因的染色质结构的改变。后一个特点尚未在血管肌成纤维细胞瘤中发现[22]。这些少见的混合肿瘤需进行更好的分类，治疗同侵袭性血管黏液瘤。如果有条件，应行 *HMGA2* 基因分析或免疫组织化学染色。免疫组化染色后，在侵袭性血管黏液瘤中可看到胞核中大量（但不是全部）染色，而血管肌成纤维细胞瘤中几乎为阴性[23-24]。然而，考虑到易位和蛋白的表达之间并不完全一致也很重要。

# 侵袭性血管黏液瘤

## 临床特征

这种肿瘤表现为一缓慢增大、无症状的肿块，累及骨盆和会阴[1-6]。少数情况下，肿瘤可位于腹膜后。多发生于 21 ～ 40 岁的女性。只有一例儿童发病的报道[8]。不到 5% 的男性患者皮损发生于阴囊、会阴或腹股沟[9-11]。男性皮损类似阴囊积液和腹股沟疝[12-13]。肿瘤的直径多为 10 cm 或以上，经常可长得很大。肿瘤压迫可导致一系列泌尿生殖系统及肛门直肠的症状。在女性患者，皮损好发于外阴或会阴部位，其次是阴道和盆腔。由于肿瘤广泛浸润性生长，手术很难完全切除；因此多达 30% 的患者局部复发。转移很少见[14-15]。

有少量经促性腺激素释放激素拮抗剂治疗后，肿瘤明显缩小的报道[16-17]。

## 组织学特征

大体检查，肿瘤质软，境界不清，呈分叶状，并有黏液样变。镜下检查，肿瘤呈浸润性，其中有较多小到中等大的血管，并有少量的肿瘤细胞位于黏液样基质中（图 12.273 ～ 12.275）。血管壁厚，常有玻璃

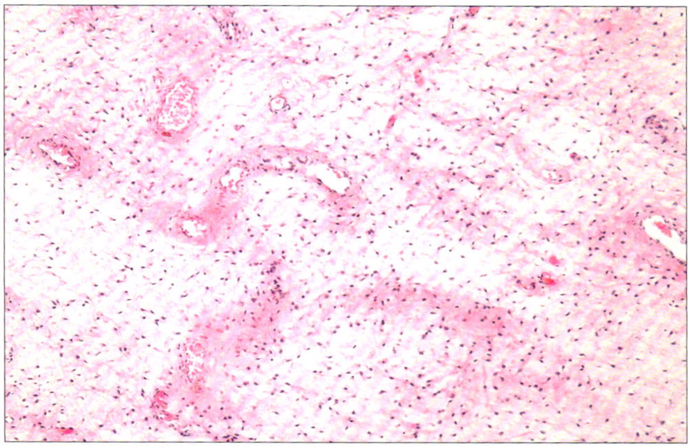

图 12.273 侵袭性血管黏液瘤：有明显的血管散在分布于黏液基质中（By courtesy of M. Nucci，MD，Brigham and Women's Hospital and Harvard Medical School，Boston，USA.）

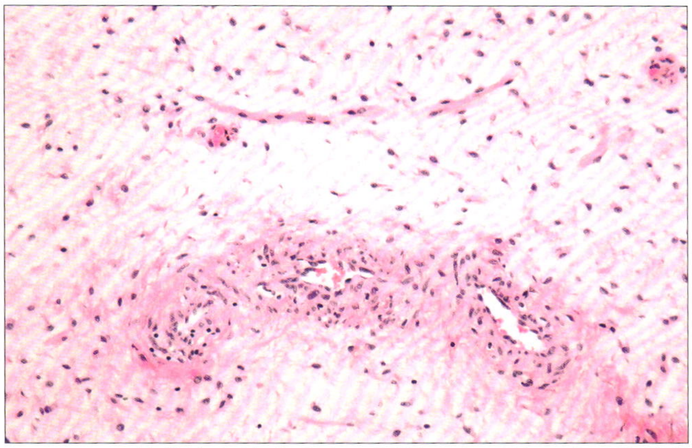

图 12.274 侵袭性血管黏液瘤：视野上方可见一明显的平滑肌束（By courtesy of M. Nucci，MD，Brigham and Women's Hospital and Harvard Medical School，Boston，USA.）

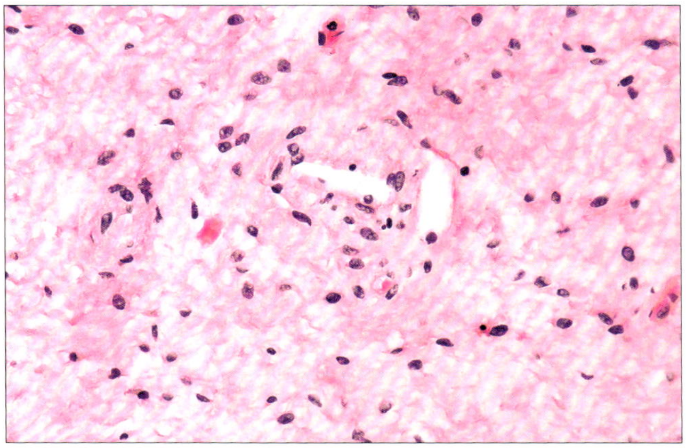

图 12.275 侵袭性血管黏液瘤：高倍镜下可见形态均一的细胞群，未见异型性（By courtesy of M. Nucci，MD，Brigham and Women's Hospital and Harvard Medical School，Boston，USA.）

样变。肿瘤细胞为小的梭形或星形细胞，胞质淡染，界限不清，胞核呈小泡状。无细胞异型性，核分裂象少见。常见血管周围成束状分布的平滑肌，结蛋白染色明显阳性[9]。包括腺体及平滑肌在内的残留正常组织结构多被肿瘤浸润。常有散在分布的肥大细胞。类似于基质息肉中的多核巨细胞偶尔也能在本病中找到。部分患者的组织病理学改变可与血管肌成纤维细胞瘤有重叠（见上文）。

免疫组织化学染色，肿瘤细胞表达平滑肌肌动蛋白和结蛋白。雌激素及孕激素受体也可呈阳性，男性患者雌激素受体呈阳性[5, 7, 18]。一些侵袭性血管黏液瘤患者的细胞基因分析显示染色体 12q13 ～ 15 有重排。后者导致 HMGA2 的异常表达（之前认为是高迁移率家族蛋白中的一员——HMGIG）[19-23]。有趣的是，本病相关的区域（12q14 ～ 15）的重排与报道的平滑肌瘤和脂肪瘤相同。HMGA2 染色有助于侵袭性血管黏液瘤与具有相似特征的肿瘤，主要是血管平滑肌母细胞瘤的鉴别（见后者章节），尽管此标志物敏感，却不特异[24-25]。

电镜下显示肿瘤细胞具有成纤维细胞和肌成纤维细胞的双重特点[5]。

## 鉴别诊断

参见血管肌成纤维细胞瘤。

外阴慢性淋巴水肿可导致淋巴水肿性假瘤，可类似侵袭性血管黏液瘤[26]。但前者有严重水肿而不是黏液样改变，还有毛细血管扩张，血管周围淋巴细胞浸润。同样的改变可出现在病态肥胖导致的严重局部淋巴水肿。

# 细胞性血管纤维瘤

## 临床特征

细胞性血管纤维瘤（cellular angiofibroma）是好发于中年女性外阴的一种特殊肿瘤[1-7]。很少见于阴道[6-7]。也少见发生于男性，且仅出现于腹股沟阴囊区域或罕见于肛周区域[1-2, 6-7]。有个别发生于腹膜后、胸部皮下组织、腹部、膝盖、尿道、肛门、上眼睑和口腔黏膜的报道[2, 7-10]。肿瘤常较小，呈良性表现。切除后几乎不复发[1, 7, 11]。有含有肉瘤样成分的报道，但至今也未发现本病有恶性生物学行为[7, 12-13]。

## 发病机制和组织学特征

细胞基因分析发现本病染色体 13q14 缺失，这个特点也见于梭形细胞脂肪瘤和乳腺型肌成纤维细胞瘤[7, 14-15]。连同组织学的相似性，进一步支持这些肿瘤间存在联系。

肿瘤境界清楚，但无包膜，偶尔可累及周围软组织（图 12.276 ～ 12.278）[1]。浸润性生长罕见[7]。大多数患者的肿瘤细胞成分较多，这些细胞呈短的、两端圆钝的梭形，胞质轻度嗜酸性，边界不清，核仁小泡状。核凹槽及核内包涵体较常见。核分裂象多少不一，但有时很明显。常可看到中等大小的厚壁血管，有透明样变，此外还有细长的胶原纤维束和肥大细胞。偶尔可见假血管样裂隙。常有成熟脂肪细胞（多于 30% 的患者）。类似于其他肿瘤的局灶性细胞异型也有描述，也可发现肉瘤样改变[7, 12-13, 16]。

恶性区域通常表现为细胞丰富、细胞异型和多核

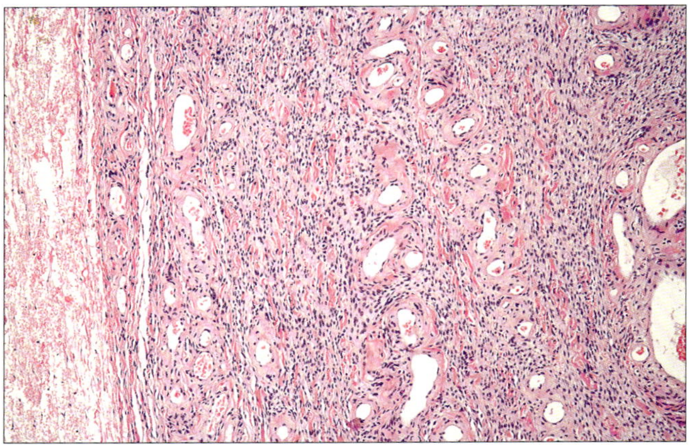

图 12.276 细胞性血管纤维瘤：这种肿瘤的特征性表现为厚壁玻璃样变的血管分布在含致密细胞成分的基质中（By courtesy of M. Nucci，MD，Brigham and Women's Hospital and Harvard Medical School，Boston，USA.）

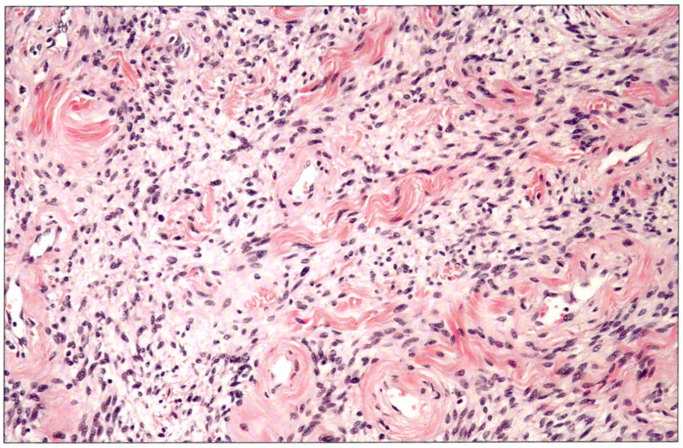

图 12.277 细胞性血管纤维瘤：注意相互关联的胶原纤维（By courtesy of M. Nucci，MD，Brigham and Women's Hospital and Harvard Medical School，Boston，USA.）

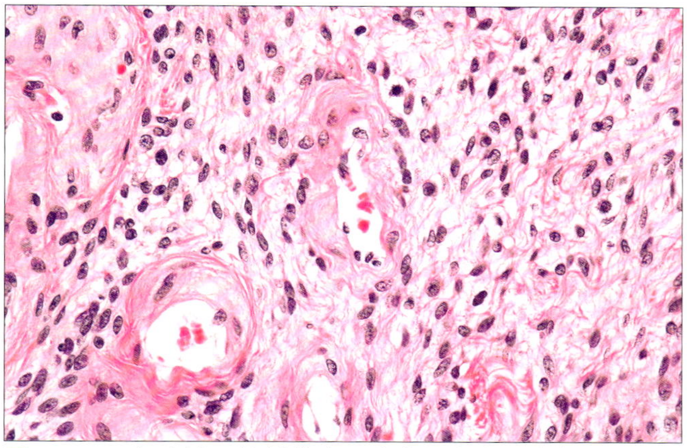

图 12.278 细胞性血管纤维瘤：肿瘤细胞小而均匀一致，含有圆形或者卵圆形的小泡状核（By courtesy of M. Nucci, MD, Brigham and Women's Hospital and Harvard Medical School, Boston, USA.）

细胞[7]。本病可表现出多形性脂肪肉瘤及不典型脂肪瘤的特点，但罕见[6, 13]。

50% 病例的肿瘤细胞对波形蛋白及 CD34 呈阳性。对肌动蛋白、结蛋白、S-100、钙调蛋白结合蛋白和上皮细胞标志抗体均呈阴性[1-2]。

## 鉴别诊断

主要与血管肌成纤维细胞瘤鉴别。后者含有更多上皮样结蛋白阳性细胞，倾向于沿血管周围呈巢状分布。细胞性血管纤维瘤对结蛋白呈阴性，对 CD34 常呈阳性。

# 生殖器平滑肌瘤

## 临床特征

生殖器平滑肌瘤指的是皮损发生于外阴、阴囊和乳头者。发生于外阴和阴囊的平滑肌瘤与发生在其他部位的皮肤平滑肌瘤包括毛发平滑肌瘤和血管平滑肌瘤明显不同[1]。发生于乳头的平滑肌瘤与毛发平滑肌瘤相似。

外阴平滑肌瘤相对较少见，主要发生于育龄期妇女或年龄稍大者，表现为外阴无症状的肿大[1-5]。临床特征无特异性。肿瘤位于皮下，境界清楚，临床上常诊断为囊肿。大多数良性皮损的直径小于 5 cm，可累及阴唇。也有少数病例发生于阴蒂[6]。在妊娠和进行雌 / 孕激素替代治疗时肿瘤可增大[7]。良性肿瘤多境界清楚，皮损较小，但是鉴别良性、低度恶性和恶性肿瘤时只能通过组织学检查。

男性[8]生殖器平滑肌瘤表现为无痛、生长缓慢、明显的肿块（丘疹或结节），若本病累及阴茎可致排尿困难[9]；或当其来源于阴囊肉膜时可导致阴囊肿胀[1, 10-12]。本病发生于阴囊较少见，但病变比发生在外阴的皮损要大一些[13-14]。临床上可表现为一个无症状的肿块，偶尔可呈息肉样外观[14]。在少数情况下，肿瘤表现为生殖器疣样表皮增生，外观类似于尖锐湿疣[15]。发生于阴囊的其他良性平滑肌瘤则更加少见，如肉膜肌错构瘤[16]。

## 组织学特征

肿瘤境界清楚，细胞成分多少不一，无浸润表现[1-3]。肿瘤由梭形细胞和上皮样细胞混合而成，但多以一种细胞成分为主[4, 17-18]。梭形细胞为主的生殖器平滑肌瘤与发生于子宫的平滑肌瘤很相似，均由成束状排列的细胞构成，这些细胞的胞质界限清楚，呈嗜酸性，胞核呈雪茄样，核仁不明显。常见局灶性黏液样变和玻璃样变。有时可形成丛状外观。上皮样肿瘤细胞中含有丰富的嗜酸性或淡染的胞质。

由于外阴平滑肌瘤非常少见，因此很难将良性肿瘤与有局部复发或转移可能的肿瘤区别开来（见下文）。一般将具有核分裂象、细胞核多形性、有浸润性边缘的肿瘤归于至少有局部复发可能的肿瘤[4]。对于这些肿瘤，切除范围至少应该扩大至肿瘤边缘以外 1 cm[4]。

由于阴囊平滑肌少见，而有关组织学方面的资料更少见。这些肿瘤常有由于细胞变性而出现异型性表现，但这些变化只发生于边界清楚且没有有丝分裂活性的病变[19]。

# 平滑肌肉瘤

## 临床特征

外阴平滑肌肉瘤少见，发生于中老年女性，表现为阴唇无症状的肿块[1-6]。临床上常常没能怀疑到其为恶性，除非肿块很大而且边界不清。肿瘤可能与前庭大腺囊肿混淆[6-7]。

阴囊的平滑肌肉瘤尤其少见，临床上表现为老年男性阴囊处生长迅速的无症状肿块[8-9]。

治疗应选择局部广泛切除。由于本病少见且缺乏足够的患者术后随访资料，因此其预后很难估计。

## 组织学特征

公认的平滑肌肉瘤的组织学诊断标准包括（图

12.279 ～ 12.281）[1-2，10]：

- 肿瘤直径大于 5 cm，
- 浸润性边缘，
- 每 10 个高倍镜视野有 5 个以上的核分裂象，
- 中到重度的细胞异型性。

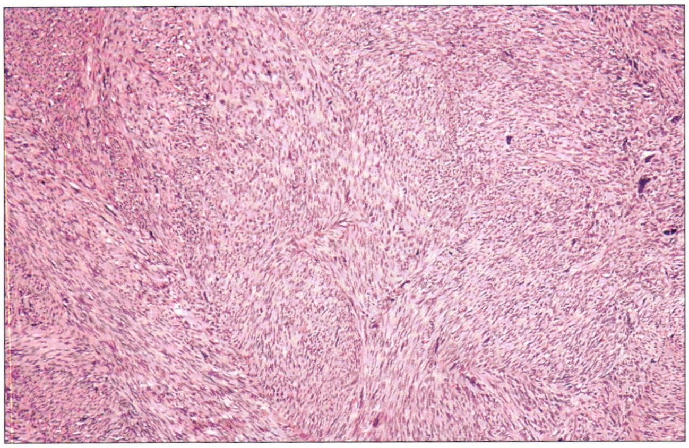

图 12.279 外阴平滑肌肉瘤：低倍镜下可见胞质嗜酸性的肿瘤细胞呈束状排列（By courtesy of C. Crum，MD，Brigham and Women's Hospital and Harvard Medical School，Boston，USA.）

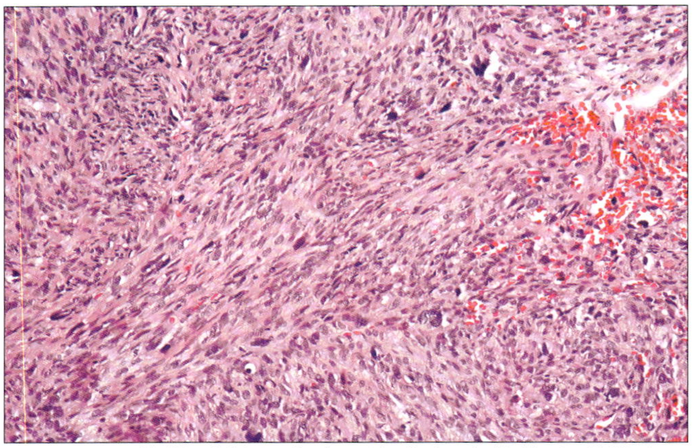

图 12.280 外阴平滑肌肉瘤：注意细胞核的多形性（By courtesy of C. Crum，MD，Brigham and Women's Hospital and Harvard Medical School，Boston，USA.）

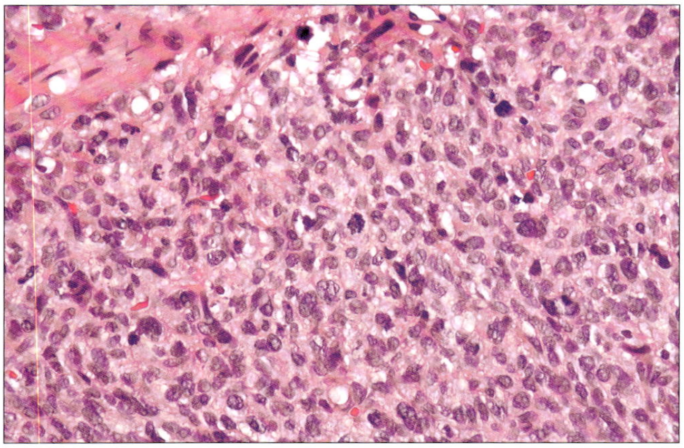

图 12.281 外阴平滑肌肉瘤：高倍镜下在视野中心可见一有丝分裂象（By courtesy of C. Crum，MD，Brigham and Women's Hospital and Harvard Medical School，Boston，USA.）

最近有人认为肿瘤坏死也应作为恶性的证据之一[10]。

# 外阴平滑肌瘤病

## 临床特征

这种少见的疾病表现为外阴多发平滑肌瘤伴食管平滑肌瘤[1-8]。外阴平滑肌瘤可与食管平滑肌瘤同时或先后出现。本病有时可累及阴蒂。临床上也可伴有 Alport 综合征，即遗传性肾小球肾炎、双眼畸形和耳聋[5]。

## 发病机制和组织学特征

发病机制不明，有报道称可能与 *COL4A6* 和 *COL4A5* 基因的缺失和突变有关[5，7]。这些基因改变也与 Alport 综合征中的Ⅳ型胶原酶的缺失有关。

外阴多发性平滑肌瘤和食管平滑肌瘤的组织学改变与散发的平滑肌瘤相同。

# 肌肉内膜瘤

## 临床特征

这是一种发生于阴茎龟头海绵体的肿瘤，临床上少见[1]。最初报道皮损大部分发生于成年人，但最近有报道少量发生于儿童和青少年的病例[1-2]。有少量单个病例的报道[3-5]。皮损较小（直径通常小于 1 cm），且无症状。与创伤无关，病程良性，局部切除无复发倾向[1-2]。

## 组织学特征

低倍镜下可见阴茎龟头海绵体的血管弥漫性增生，形成丛状，伸入肌内膜（图 12.282 ～ 12.284）。增生的细胞为梭形细胞，胞质丰富呈粉红色，核呈空泡状。其中一小部分细胞的特性更像成纤维细胞。有基质硬化和黏液样变。有时可见局灶性变性，但无核分裂象。

梭形细胞平滑肌肌动蛋白、肌特异性肌动蛋白和钙结合蛋白染色阳性，而结蛋白染色则阴性。

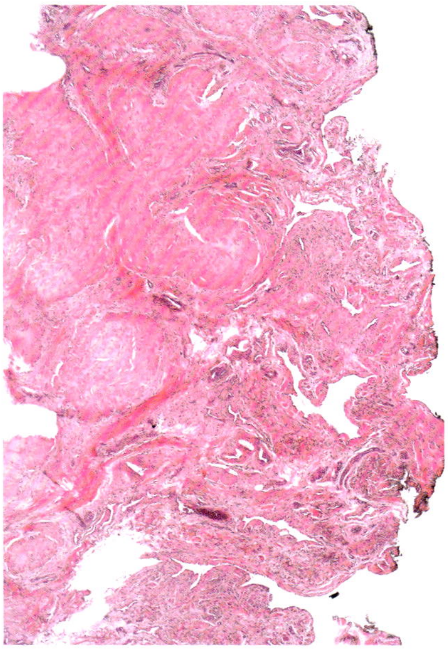

图 12.282 肌肉内膜瘤：注意多结节和丛状生长模式

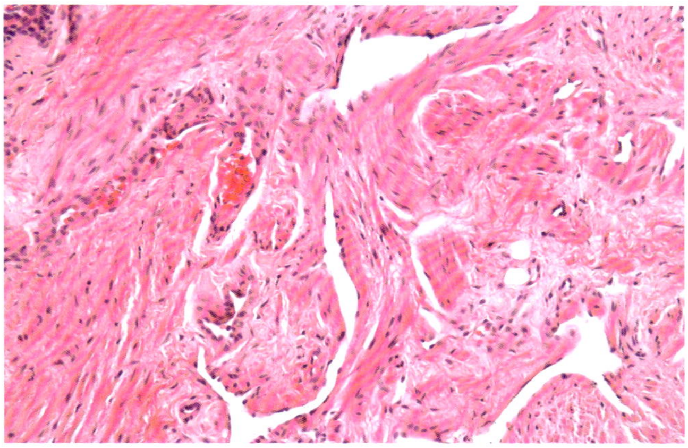

图 12.283 肌肉内膜瘤：血管腔被增生的梭形细胞挤压

## 鉴别诊断

本病需与肌纤维瘤、血管内结节性筋膜炎和血管平滑肌瘤鉴别。

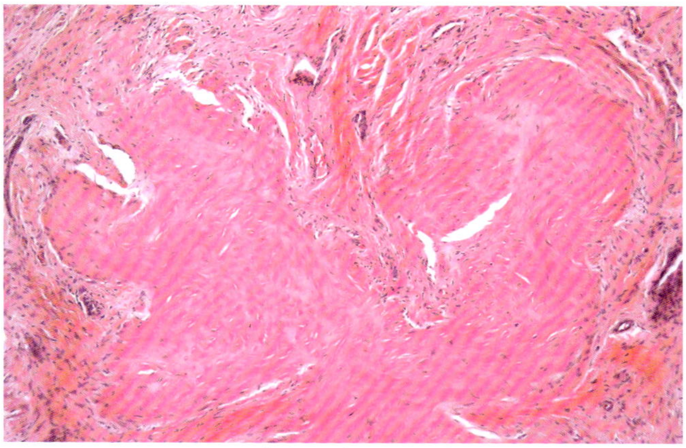

图 12.284 肌肉内膜瘤：可见玻璃样变区域

# 手术后梭形结节

## 临床特征

本病是一种少见的反应性皮损，即在既往外阴和阴道手术切口的位置上出现一个小结节[1-4]。小结节生长迅速，但常无自觉症状[1-3]。如果切除不彻底，皮损会复发。

## 组织学特征

本病可能是非肿瘤性的修复现象。有趣的是，有两例存在 7 号染色体三倍体的报道[5]。结节境界不清，类似于结节性筋膜炎[1-3]。主要表现为成束状的肌成纤维细胞样细胞散在分布于黏液样或水肿的基质中。细胞核深染。其他特点还包括小血管灶性出血，淋巴细胞和中性粒细胞浸润。核分裂象多见。

（余晓玲 吴 超译 晋红中校 孙建方 刘跃华审）

# 第13章 退行性和代谢性疾病

Nooshin Brinster and Eduardo Calonje



## 高脂血症

高脂血症（hyperlipidemias）可出现皮肤黄瘤，它由包含脂质（主要是游离和酯化胆固醇）的组织细胞局部聚集而成，主要分为五种临床类型：

- 发疹性黄瘤，
- 腱黄瘤，
- 结节性黄瘤，
- 扁平黄瘤，
- 播散性黄瘤[1]。

播散性黄瘤通常血脂水平正常，在第 29 章中讨论（见黄色肉芽肿）。黄瘤细胞表达 CD4、CD11c、CD14b、CD68 和Ⅱ型人类白细胞抗原（HLA Ⅱ）[2]。

高脂血症可原发，也可继发于其他疾病，如糖尿病、肥胖、胰腺炎、肾疾病（如肾病综合征或慢性肾衰竭）、甲状腺功能减退、饮酒、妊娠、胆汁淤积性肝病（如原发性胆汁性肝硬化）和副球蛋白血症。药物也可引起高脂血症，如雌激素、皮质类固醇或 13-顺式-维甲酸。高脂血症常与一些严重的、危及生命的疾病相关，如动脉粥样硬化（低密度脂蛋白）和胰腺炎（高三酰甘油血症）[3]。

黄瘤常常是系统疾病的皮肤表现，因此有黄瘤表现的患者应做详细检查以排除系统性疾病（表 13.1）[2,4]。

表 13.1 黄瘤病的分类

| 伴高脂血症的黄瘤病：血浆中三酰甘油或胆固醇升高 | | 血脂正常的黄瘤病：血浆中三酰甘油和胆固醇正常 | |
|---|---|---|---|
| 原发性高脂蛋白血症 | 血浆三酰甘油升高<br>脂蛋白脂酶缺陷<br>家族性高脂蛋白血症，Ⅴ型<br>家族性高三酰甘油血症<br>血浆三酰甘油和胆固醇升高<br>家族性异常 β 脂蛋白血症，Ⅲ型<br>血浆胆固醇升高<br>家族性高胆固醇血症 | 以脂蛋白成分或结构改变为特征的疾病 | LDL 中异常甾醇聚集<br>脑腱黄瘤病（胆甾烷醇）<br>谷甾醇血症（谷甾醇、油菜甾醇、豆甾醇等）<br>HDL 缺陷<br>跖和颊黏膜黄瘤<br>弥漫扁平黄瘤<br>血胆固醇正常的异常 β 脂蛋白血症<br>结节性黄瘤<br>睑黄瘤<br>高 β 脂蛋白血症<br>腱黄瘤<br>睑黄瘤 |
| 继发性高脂蛋白血症 | 血浆三酰甘油升高<br>糖尿病<br>药物诱导的乳糜微粒血症<br>酒精<br>雌激素<br>维 A 酸类<br>甲状腺功能减退<br>肾病综合征<br>Ⅰ型糖原贮积病（Von Gierke 病）<br>血浆胆固醇升高<br>肝胆汁淤积<br>原发性胆汁性肝硬化<br>胆管闭锁<br>甲状腺功能减退<br>异常球蛋白血症或副球蛋白血症<br>多发性骨髓瘤 | 抗脂蛋白抗体相关疾病 | 多发性骨髓瘤<br>其他副球蛋白血症 |
| | | 不伴脂蛋白异常 | 淋巴细胞增生性疾病<br>多发性骨髓瘤<br>冷球蛋白血症<br>Waldenström 巨球蛋白血症<br>白血病<br>淋巴瘤<br>其他<br>继发于局部组织改变的黄瘤病<br>血脂正常的发疹性黄瘤（红斑后）<br>睑黄瘤和扁平黄瘤（红皮病后）<br>疣状黄瘤（营养不良型大疱性表皮松解症）<br>其他<br>遗传性腱黄瘤和结节性黄瘤<br>血脂正常的腱黄瘤和结节性黄瘤<br>血脂正常的皮下黄瘤病 |

HDL，高密度脂蛋白；LDL，低密度脂蛋白。

Reprinted from Cruz，P.D.，East，C.，Bergstresser，P.R.（1988）Journal of the American Academy of Dermatology，19，95-111 with permission from the American Academy of Dermatology，Inc.

黄瘤的形态和分布有时会提示特定类型的高脂血症。

血浆脂质包括三酰甘油和胆固醇；由于不可溶性，它们需要通过形成脂蛋白来转运。脂蛋白是大分子复合物，由亲水性磷脂、非酯化胆固醇和载脂蛋白组成其外壳，三酰甘油和胆固醇酯乳化形成其疏水核心[5]。载脂蛋白分为很多种，结构和功能各异（如 ApoB-48，在乳糜微粒分泌至胸导管的过程中发挥作用）[3]。除了作为脂蛋白的组成成分，载脂蛋白也是特定受体的配体（例如 ApoE 是肝乳糜微粒受体的配体）。它们还是许多脂质修饰酶的辅酶（例如 ApoCII 能激活脂蛋白脂酶）[5]。脂蛋白代谢包括外源性（饮食）和内源性途径[6]，见图 13.1。更多信息详见参考文献 1 和 6。

纸或琼脂糖电泳可将血浆中异常含量的脂蛋白进行分离（图 13.2），根据电泳迁移率的不同，脂蛋白主要分为七种类型：

- 乳糜微粒：主要由外源性三酰甘油组成，来源于食物中的脂质，经小肠黏膜上皮加工形成。
- 极低密度脂蛋白（前 β 脂蛋白，VLDL）：来源于肝，主要参与内源性三酰甘油转运。
- 中间密度脂蛋白（IDL）：是 VLDL 的残留。
- 低密度脂蛋白（β 脂蛋白，LDL）：来源于 IDL 或由肝产生，主要参与胆固醇转运。
- 高密度脂蛋白（α 脂蛋白，HDL）：主要由脂蛋白、等量胆固醇和磷脂构成。
- 高密度脂蛋白变异型 HDL2[1, 5]。
- 高密度脂蛋白变异型 HDL3[1, 5]。

根据异常脂蛋白种类不同，将高脂血症分为六型（表 13.2）。值得注意的是，每种类型都有不同的病因，包括那些已知和推测的遗传因素以及一组不同疾

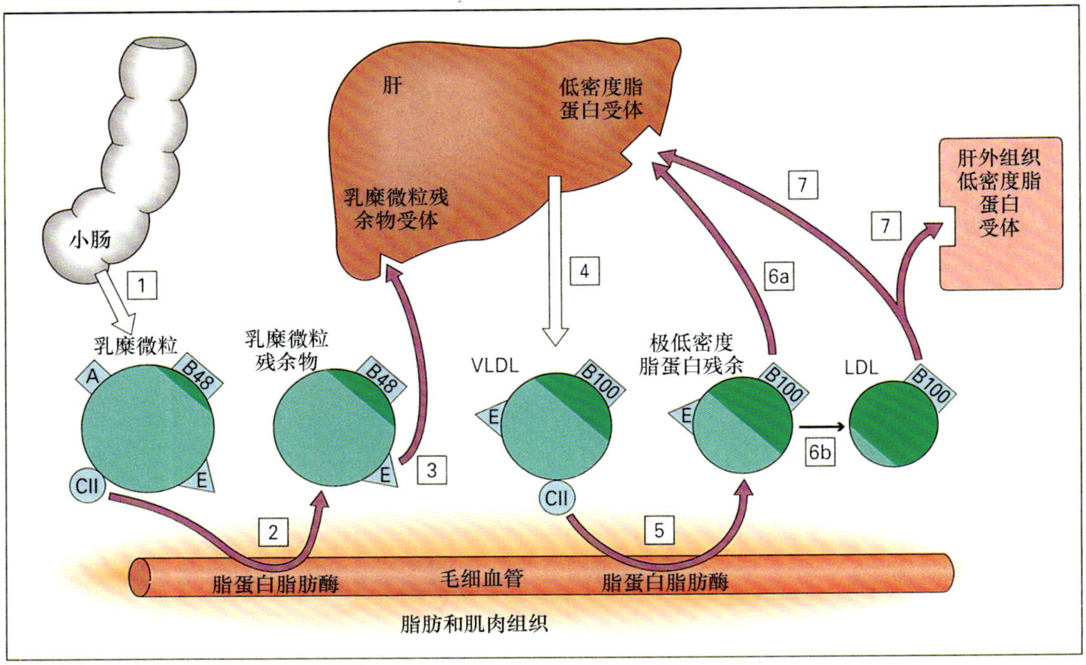


图 13.1 脂蛋白代谢［LDL，低密度脂蛋白；VLDL，极低密度脂蛋白）（Reproduced with permission from Cruz，P.D.，East，C.，Bergstresser，P.R.（1988）Journal of the American Academy of Dermatology，19，95-111.］

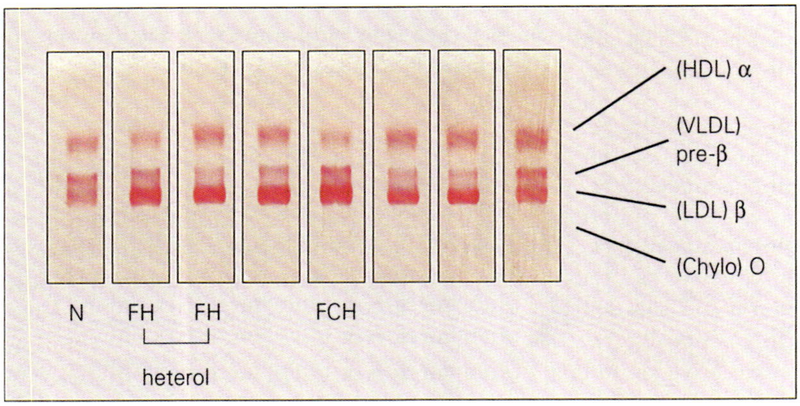


图 13.2 高脂血症：血清脂蛋白电泳谱（Chylo，乳糜微粒；HDL，高密度脂蛋白；LDL，低密度脂蛋白；VLDL，极低密度脂蛋白）（By courtesy of B. Lewis，MD，St Thomas' Hospital，London，UK.）

病过程中的表现（继发性高脂血症）[7-9]。高密度脂蛋白不会导致动脉粥样硬化[3]。事实上，它们的功能是将胆固醇从组织中清除，高水平的 HDL 对血管有保护作用[5]。相反，HDL 缺乏（如 Tangier 病）会导致胆固醇过度积聚[10]。

黄瘤的脂质成分可能主要来源于血浆，推测可能与脂蛋白（尤其是 LDL 和 VLDL）渗透血管壁释放脂质并被组织细胞吞噬有关，局部的脂肪生成可能也起重要作用[10-13]。黄瘤中沉积的脂质成分和比例与动脉粥样硬化斑块类似，提示两者可能有共同的发病机制[1]。

然而，黄瘤并不总是伴随高胆固醇血症或高脂蛋白血症[14]。这种情况可能与脂蛋白成分或结构改变有关，由局部组织改变或系统疾病所导致，如淋巴瘤、多发性骨髓瘤、Waldenström 巨球蛋白血症[15]。血胆固醇水平正常的黄瘤病是胆固醇样物质在组织细胞内聚集的结果（如脑腱黄瘤病和 β - 谷甾醇血症）。

脑腱黄瘤病由胆汁酸代谢异常所致，呈常染色体隐性遗传[16-18]。在胆酸合成过程中，由于线粒体酶甾醇 27- 羟化酶缺陷，导致胆固醇侧链氧化受损，胆甾烷醇和胆固醇在组织中积聚，尤其是肌腱、肺和脑组织。黄瘤好发于跟腱和膝、肘、指间关节的肌腱[19]。除腱黄瘤外，患者还表现为幼年白内障和进行性神经系统功能障碍，包括精神发育迟滞、痴呆、锥体束征、小脑共济失调、脊髓麻痹以及脱髓鞘导致的感觉障碍[18，20-21]。也可伴发冠状动脉粥样硬化、内分泌异常和腹泻。除胆甾烷醇聚集外，脑腱黄瘤还表现为特征性的 HDL 水平异常，引起胆固醇和胆甾烷醇转运障碍，导致黄瘤形成[16]。本病死亡率高，患者常在 30 ～ 60 岁死亡，主要死亡原因是进行性神经系统功能障碍、假性球麻痹或心肌梗死[21]。

腱黄瘤和结节性黄瘤也见于 β - 谷甾醇血症。这是一种常染色体隐性遗传病，由于小肠过度吸收植物甾醇，如 β - 谷甾醇、菜油甾醇和豆甾醇，导致胆固醇在组织中沉积和黄瘤形成[22-24]。正常情况下，这些甾醇几乎完全不被肠道吸收。β - 谷甾醇可增加动

表 13.2 高脂血症的分型

| 分型 | 脂蛋白异常 | 原发病因 | 继发病因 | 动脉粥样硬化 | 黄瘤 | 合并症 |
|---|---|---|---|---|---|---|
| Ⅰ | 乳糜微粒升高 | 家族性脂蛋白脂酶缺陷<br>载脂蛋白 CII 缺陷 | — | — | 发疹性黄瘤 | 肝大<br>胰腺炎<br>视网膜脂血症<br>腹痛 |
| Ⅱ A | LDL 升高 | 家族性高胆固醇血症<br>家族性复合型高脂蛋白血症<br>普通型高胆固醇血症 | 肝癌<br>卟啉病<br>黏液水肿<br>神经性厌食症<br>肾病综合征<br>Cushing 综合征 | + | 腱黄瘤<br>睑黄瘤<br>角膜弓<br>结节性黄瘤（罕见） | — |
| Ⅱ B | LDL 和 VLDL 升高 | 家族性高胆固醇血症<br>家族性复合型高脂蛋白血症 | 肾病综合征<br>Cushing 综合征 | + | 腱黄瘤<br>腱黄瘤<br>角膜弓<br>结节性黄瘤 | — |
| Ⅲ | IDL 升高 | 家族性异常 β 脂蛋白血症 | 副球蛋白血症 | + | 掌黄瘤<br>腱黄瘤<br>结节性黄瘤 | 糖尿病<br>痛风<br>肥胖 |
| Ⅳ | VLDL 升高 | 家族性复合型高脂蛋白血症<br>家族性高三酰甘油血症<br>散发高三酰甘油血症 | 糖尿病<br>尿毒症<br>副球蛋白血症<br>酗酒<br>脂肪营养不良<br>肥胖 | + | 发疹性黄瘤<br>腱黄瘤<br>结节性黄瘤 | — |
| Ⅴ | 乳糜微粒和 VLDL 升高 | 家族性复合型高脂蛋白血症<br>家族性脂蛋白脂酶缺陷<br>载脂蛋白 CII 缺陷<br>家族性高三酰甘油血症<br>家族性Ⅴ型高脂蛋白血症 | 糖尿病<br>肥胖<br>胰腺炎 | + | 发疹性黄瘤 | 肝大<br>胰腺炎<br>视网膜脂血症 |

IDL，中间密度脂蛋白；LDL，低密度脂蛋白；VLDL，极低密度脂蛋白

脉粥样硬化风险[3]。

高脂血症患者也可出现皮肤外黄瘤，类似肿瘤表现，如深部软组织和纵隔黄瘤[25]。

# 发疹性黄瘤

## 临床特征

发疹性黄瘤（eruptive xanthomata）皮损表现为黄色小丘疹（1～4 mm），周围有红晕，好发于臀、肩和四肢伸侧（图 13.3）[1]。也可见于肘前、腘窝、腋窝、唇、耳和眼睑[2]。皮疹通常分批出现，可随着血浆中脂蛋白水平的变化而增多或减少[3]。皮疹数周后可自行消退，常伴瘙痒，有时有压痛[2]。同形反应罕见[4,5]。皮损消退后可遗留色素沉着性瘢痕[2]。朗格汉斯细胞组织细胞增生症的皮损可类似于发疹性黄瘤[6]。

发疹性黄瘤伴高三酰甘油血症，好发于高乳糜微粒血症者，有时伴有 VLDL 水平升高。但最常见的

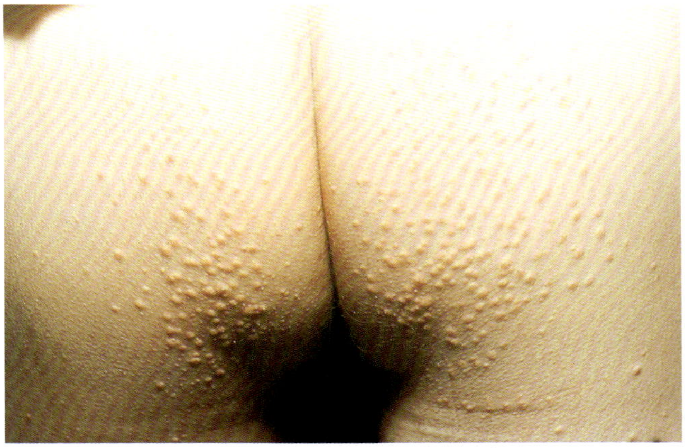

图 13.3 发疹性黄瘤：臀部大量黄色小丘疹（By courtesy of R.A. Marsden，MD，St George's Hospital，London，UK.）

原因是继发性高脂蛋白血症，尤其见于糖尿病、饮酒和药物（如外源性雌激素、皮质类固醇或维 A 酸类）导致的高脂蛋白血症[2, 7]。也可由于脂蛋白脂酶活性降低、载脂蛋白 CII 缺陷或 VLDL 合成增加，阻断了乳糜微粒与脂蛋白脂酶结合，从而导致本病[2, 8]。发疹性黄瘤常伴发高脂血症的其他表现，包括视网膜脂

血症、肝脾肿大、腹痛和胰腺炎。它们偶尔也见于原发性高脂蛋白血症（HPL），尤其是儿童常染色体隐性遗传性脂蛋白脂酶缺乏症（Ⅰ型 HLP）和成人家族性Ⅴ型 HPL[9-10]。罕见的发疹性黄瘤伴 β-谷甾醇血症，后者通常表现为结节性黄瘤或腱黄瘤[11]。发疹性黄瘤伴家族性高三酰甘油血症、肾病综合征、慢性胰腺炎、Von Gierke 病或甲状腺功能减退更为罕见[7, 12-13]。也有伴发黑棘皮病的报道[14]。

## 组织学特征

组织病理学改变主要位于真皮网状层上部。早期损害为大量组织细胞浸润，而黄瘤病特征性的泡沫细胞少见。浸润细胞中还包括淋巴细胞和中性粒细胞[15-16]。在典型皮损中，浸润细胞则以黄瘤细胞为主，可见特征性的透明或泡沫样胞质（图 13.4 ～ 13.6）。

发疹性黄瘤常在几天之内迅速进展，偶可自行消退。胞质内脂质（以三酰甘油为主，而其他黄瘤则以胆固醇为主）是流动的，可有细胞外沉积，这种现象在其他类型的黄瘤病中罕见或缺乏。所有黄瘤病中，巨噬细胞脂肪染色阳性，如油红 O、猩红或苏丹红（图 13.7）。

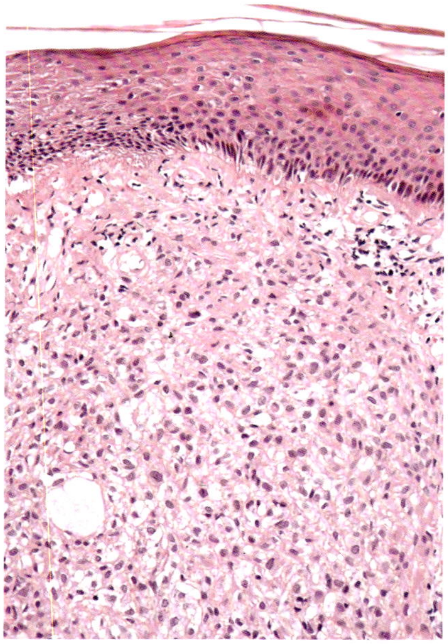

图 13.4 发疹性黄瘤：典型皮损处活检，组织细胞胞质内可见大量空泡

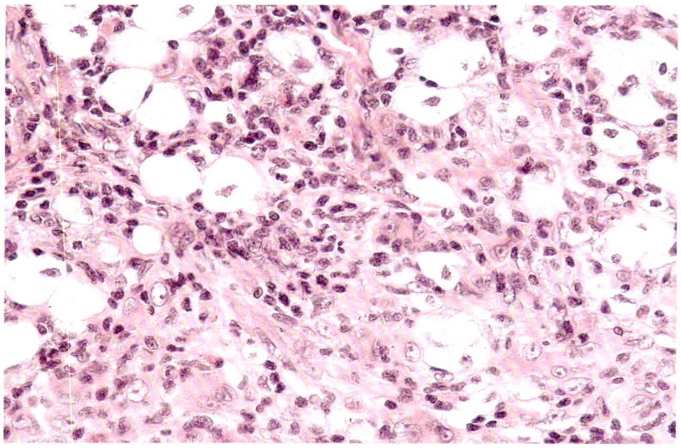

图 13.5 发疹性黄瘤：高倍镜下显示泡沫样黄瘤细胞和含有丰富嗜酸性胞质的非脂质化细胞混合浸润

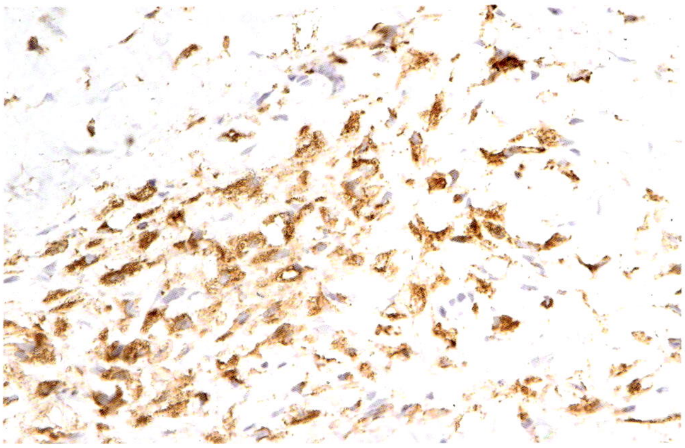

图 13.6 发疹性黄瘤：组织细胞表达 CD68

## 鉴别诊断

组织病理学上本病易与环状肉芽肿混淆，两者均有真皮间质组织细胞浸润和不同程度的黏蛋白沉积[12, 17]。尽管细胞外脂质可导致真皮胶原纤维断裂，但渐进性坏死不作为发疹性黄瘤的特征。此外，发疹性黄瘤很少见到巨细胞，血管周围以淋巴细胞浸润为主，而环状肉芽肿则以组织细胞浸润为主[12]。

# 腱黄瘤

## 临床特征

腱黄瘤（tendinous xanthomata）与 LDL 水平升高有关，皮损表现为缓慢增大的结节，好发于肌腱（尤其是手、膝、肘和跟腱）、韧带、筋膜和骨膜部

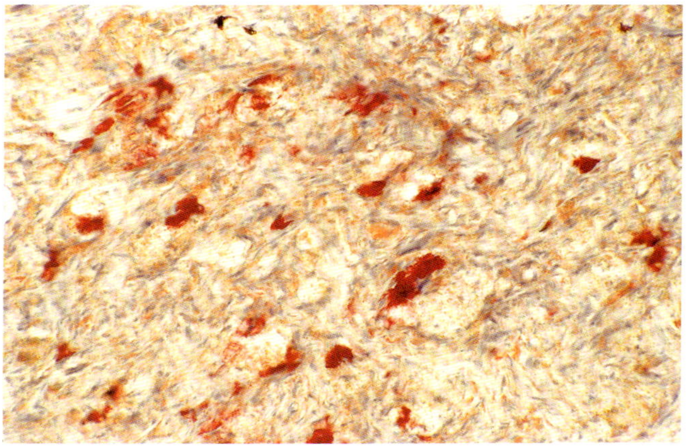

图 13.7 发疹性黄瘤：巨噬细胞内脂质油红 O 染色阳性

位（图 13.8、13.9）[1]。表面皮肤正常，活动度好。小的腱黄瘤不易触诊到[1]。本病特征是皮损可随肌腱移动，并被认为与创伤有关[2]。腱黄瘤最常见于杂合性家族性高胆固醇血症（LDL 受体缺陷）[2-4]。伴发冠状动脉粥样硬化的风险显著增加。近期一篇 meta 分析证实，在家族性高胆固醇血症患者中合并腱黄瘤者与没有皮肤受累者比较，发生心血管疾病的风险增加了 3 倍[5]。腱黄瘤也见于家族性混合性高脂血症、肾病综合征和胆固醇水平正常的疾病如脑腱黄瘤病（胆甾烷醇病）和 β - 谷甾醇血症[2，6-10]。

临床上腱黄瘤容易与痛风石和类风湿结节混淆，有时也可合并结节性黄瘤和睑黄瘤。

## 组织学特征

腱黄瘤由多个包含黄瘤细胞的结节组成，早期皮损伴有组织细胞、淋巴细胞和中性粒细胞的混合浸润。腱黄瘤中的沉积物在偏振光下呈双折光（图 13.10）。陈旧损害以纤维化为主。

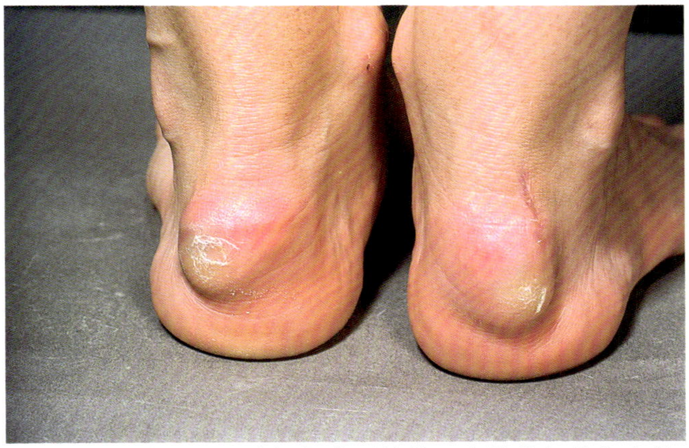

图 13.8　腱黄瘤：跟腱部位典型结节。皮损常与外伤有关。跟腱是该病典型的好发部位（By courtesy of A.F. Lant，MD，and J. Dequeker，MD，London，UK.）

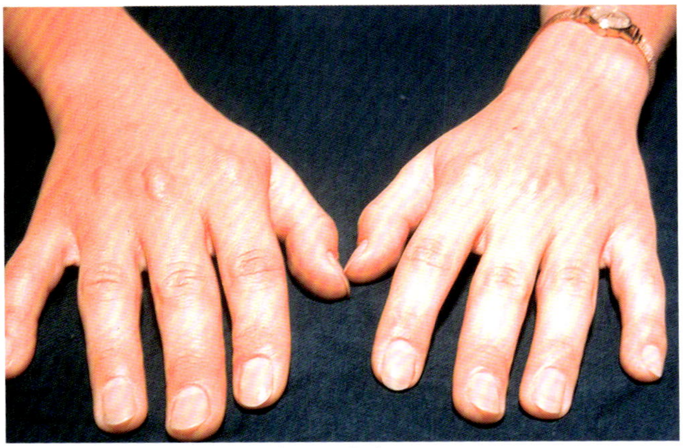

图 13.9　腱黄瘤：指关节表面的黄瘤（By courtesy of the Institute of Dermatology，London，UK.）

# 结节性黄瘤

## 临床特征

结节性黄瘤（tuberous xanthomata）表现为坚实的黄红色丘疹和结节，最常见于膝、肘和臀部伸侧（图 13.11 ～ 13.13）[1]。有时也发生在手和手掌[2]。本病最常见于Ⅲ型家族性异常 β 脂蛋白血症，是后者的特征性表现，合并周围血管病的风险显著升高[3]。也可见于以下四种疾病：

- 纯合性家族性高胆固醇血症，
- 脑腱黄瘤病，
- β - 谷甾醇血症[1]，
- Ⅳ型高脂蛋白血症[4]。

结节性黄瘤也可见于继发性高脂血症（如肾病综合征或甲状腺功能减退）。蛋白酶抑制剂也可导致高脂血症，有报道利托那韦可导致结节性黄瘤和腱黄瘤[5]。

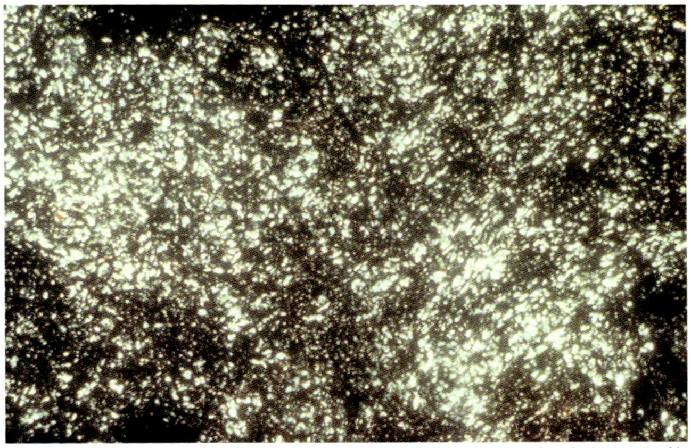

图 13.10　腱黄瘤：偏振光显微镜下可见强烈双折光的沉积物（油红 O）

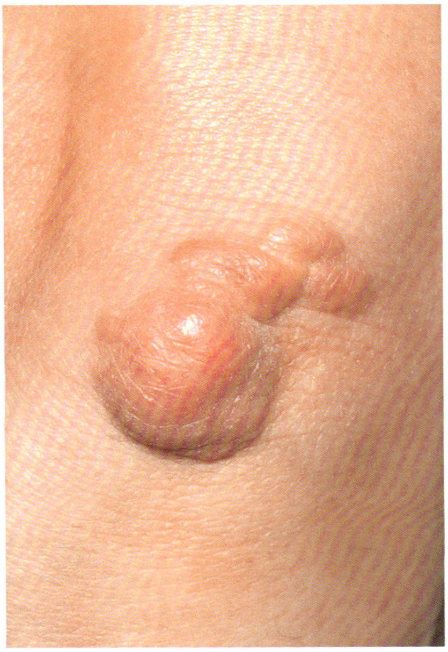

图 13.11　结节性黄瘤：肘部坚实的红色结节（By courtesy of R.A. Marsden，MD，St George's Hospital，London，UK.）

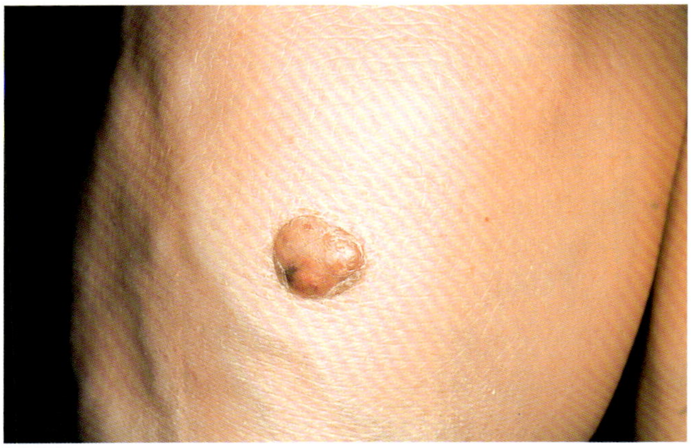

图 13.12 结节性黄瘤：手臂伸侧的红色结节（By courtesy of the Institute of Dermatology，London，UK.）

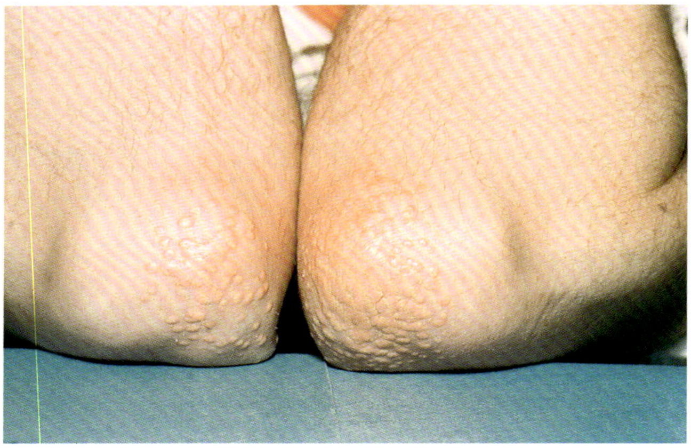

图 13.13 结节性黄瘤：双肘关节伸侧发疹型皮损（By courtesy of the Institute of Dermatology，London，UK.）

临床上结节性黄瘤偶可类似于持久性隆起性红斑。血脂正常的结节性黄瘤和腱黄瘤经过长期随访发现，这些患者通常都会出现某种类型的高脂血症[6]。

胆固醇性纤维组织细胞瘤可伴有高脂血症，临床和组织病理学表现类似于结节性黄瘤[7]。文献报道了 1 例罕见的恶性纤维组织细胞瘤患者，临床表现为结节性黄瘤，伴ⅡA 型高脂蛋白血症[8]。

## 组织学特征

结节性黄瘤由多个结节组成，主要位于真皮网状层，有时也可累及皮下脂肪层（图 13.14）。不同阶段皮损的组织病理学表现各不相同（图 13.15）。早期皮损中以黄瘤细胞为主，成熟期则被纤维组织取代（图 13.16）。偶见含胆固醇裂隙的异物巨细胞肉芽肿，有时血管周围可见明显的慢性炎细胞浸润（图 13.17）。

## 鉴别诊断

严重的脂质化纤维组织细胞瘤好发于踝周，组织学可类似结节性黄瘤[9]。

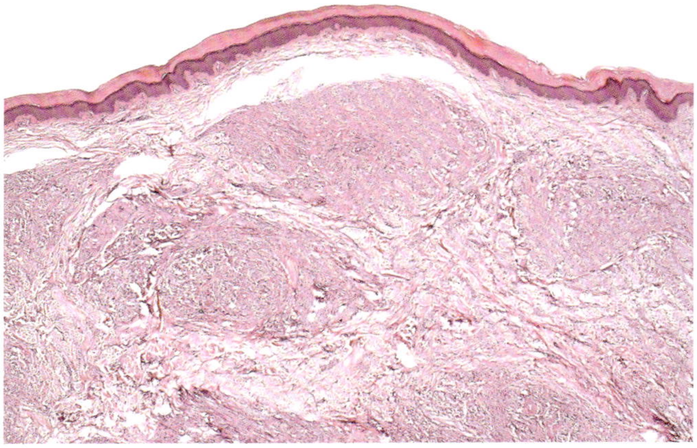

图 13.14 结节性黄瘤：真皮网状层可见数个结节

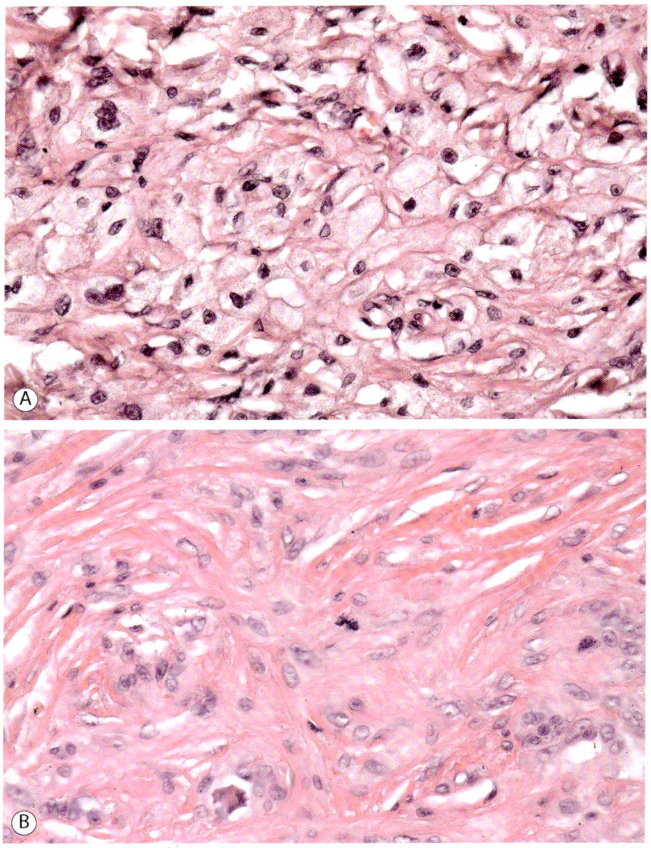

图 13.15 结节性黄瘤：（**A**）浸润细胞以均一的黄瘤细胞为主，特点为胞质淡染，呈泡沫样，细胞核小而呈囊泡样；（**B**）通常可见少量正常的有丝分裂

# 扁平黄瘤

## 临床特征

扁平黄瘤（planar xanthomata）典型皮损表现为黄色质软斑疹或斑块，最常见于眼周，眼周的扁平黄瘤称为睑黄瘤（图 13.18）[1-2]。约 50% 的睑黄瘤患者

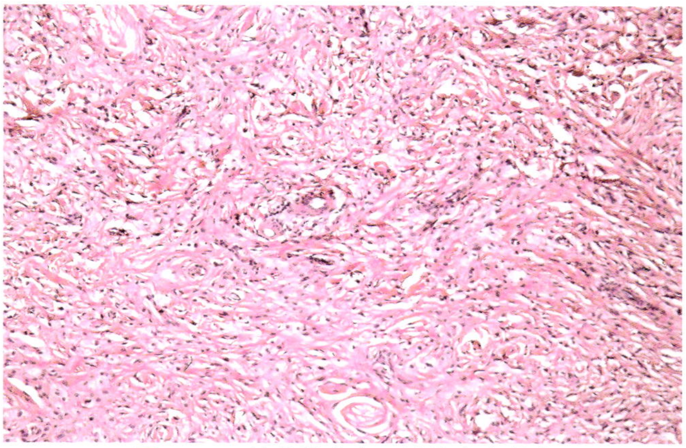

图 13.16 结节性黄瘤：显著瘢痕形成

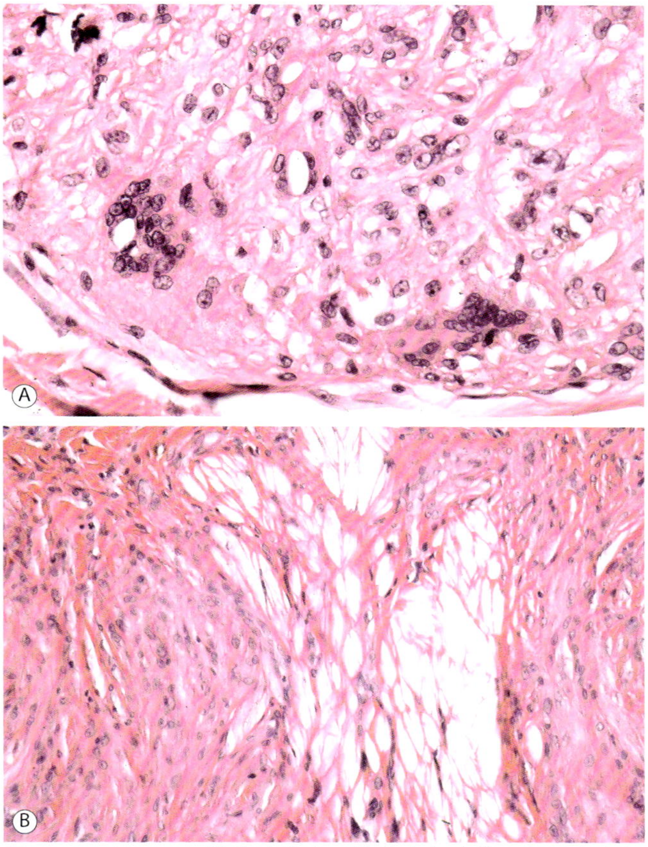

图 13.17 （**A**，**B**）结节性黄瘤：除黄瘤细胞外，偶见包含胆固醇裂隙的异物巨细胞，脂质在制片过程中溶解而形成裂隙

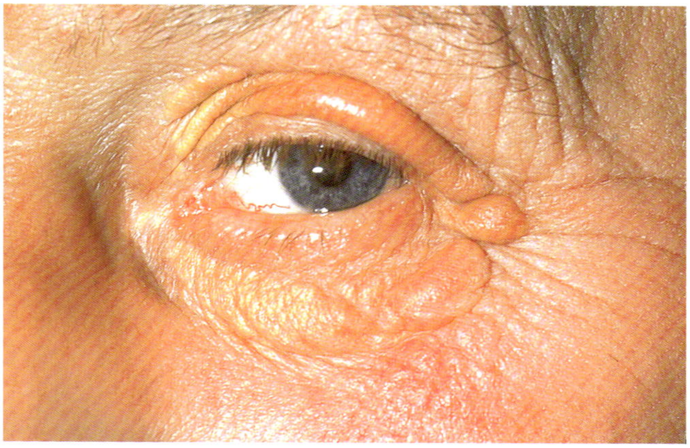

图 13.18 睑黄瘤：眶周黄色斑块。这是高胆固醇血症的常见表现（By courtesy of the Institute of Dermatology，London，UK.）

伴发高脂血症（高胆固醇血症或Ⅲ型高脂蛋白血症），通常伴有胆固醇角膜弓[3-5]。常规血液生化检查正常的患者，进一步检查常会发现轻微的脂代谢异常[6]。年轻患者出现冠状动脉粥样硬化的风险显著升高[1]。当皮损广泛存在（弥漫或泛发型扁平黄瘤），并且头颈部出现橘黄色扁平黄瘤（偶见于躯干上部和手臂）时，提示可能合并系统疾病，如多发性骨髓瘤伴副球蛋白血症、冷球蛋白血症、良性副球蛋白血症，及少见的白血病和类风湿关节炎（渐进性坏死性黄色肉芽肿）（图 13.19）[1，3，7-13]。更少见和特殊的合并症包括特发性本周蛋白尿、Sézary 综合征、Castleman 病、复发性多软骨炎、获得性掌跖角化症、成人 T 细胞白血病/淋巴瘤和多发性大动脉炎[14-20]。文献报道了一例单克隆丙种球蛋白病的患者，同时出现扁平黄瘤和淀粉样变皮损[21]，淀粉样变与骨髓瘤相关。

至于骨髓瘤和扁平黄瘤，已经证实血清脂蛋白和副球蛋白可形成复合物，提示这种相互作用可诱发高脂血症和黄瘤形成[22-23]。弥漫扁平黄瘤的患者血清

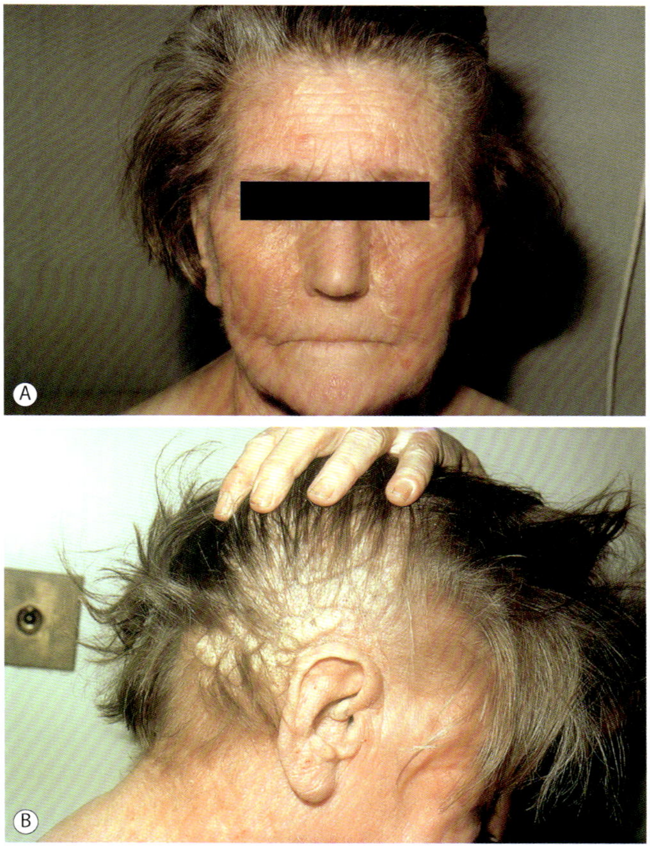

图 13.19 扁平黄瘤：（**A**）皮损广泛累及前额、眼睑和面颊；（**B**）头皮大片黄色斑块。见到这样的皮损应积极筛查副球蛋白血症（By courtesy of R.A. Marsden，MD，St George's Hospital，London，UK.）

脂质水平可正常或升高。扁平黄瘤可累及牙龈，这种情况下通常与高脂血症相关[24]。文献报道了一例血脂正常的婴儿出现丘疹和结节进展为扁平黄瘤并最终自然消退[25]。特殊情况下血脂正常的弥漫扁平黄瘤可累及黏膜、结膜和主动脉瓣[26]。一例系统性红斑狼疮患者临床出现扁平黄瘤样皮损，但组织病理学上表现为胶原纤维束变性和继发脂质沉积[27]。

间擦部位黄瘤见于低密度脂蛋白水平降低和特征性的纯合子家族性高胆固醇血症患者，皮损表现为黄色丘疹和斑块，呈鹅卵石样外观。常见于指间，相对少见的受累部位是腋窝、肘窝和腘窝[2, 28]。通常出现早发和严重动脉粥样硬化的风险显著升高。间擦部位黄瘤罕见于杂合子家族性高胆固醇血症[29]。

发生在手掌和手指皱褶部位的扁平黄瘤表现为黄色或橘黄色斑疹，称为掌纹黄瘤，对家族性异常 β 脂蛋白血症（HLP Ⅲ型，broad beta disease）具有诊断意义（图 13.20），后者是由于载脂蛋白 ApoE（纯合子 ApoE2/E2）异常引起[1-2, 30]。ApoE 异常导致肝和巨噬细胞对脂蛋白残余颗粒的摄取障碍，从而导致高脂蛋白血症和动脉粥样硬化形成[29]。有意思的是，家族性异常 β 脂蛋白血症在人群中的患病率为 1%，却是第二常见的有症状的脂质异常疾病[29]。

胆汁淤积导致的扁平黄瘤，见于原发性胆汁性肝硬化和胆道闭锁，表现为境界清楚的米黄色或橘黄色斑块，最常见于手足，也可发生于其他部位[2]。还可见于糖尿病和慢性移植物抗宿主病导致的胆汁淤积患者[31]。

扁平黄瘤也可以是 HDL 缺陷的特征性表现之一[32]。

## 组织学特征

真皮浅层有充满脂质的泡沫细胞（图 13.21 ～ 13.23）。轻度纤维化。罕见病例中，组织病理学表现可与渐进性坏死性黄色肉芽肿重叠[33]。

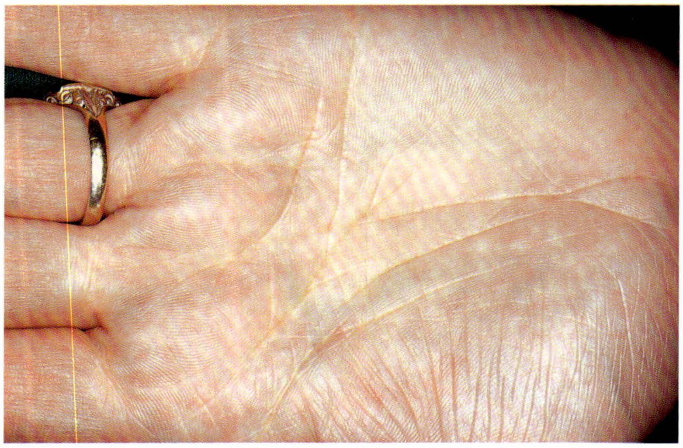

图 13.20 扁平黄瘤：手掌散在斑疹，以掌纹处明显（By courtesy of R.A. Marsden，MD，St George's Hospital，London，UK.）

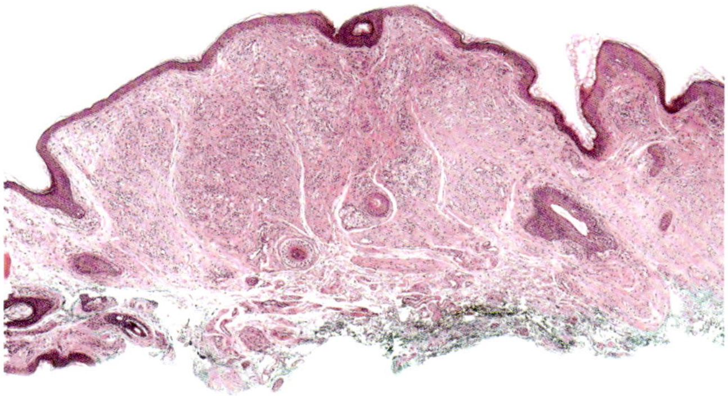

图 13.21 扁平黄瘤：真皮浅层富含脂质的泡沫细胞致密浸润

# 疣状黄瘤

## 临床特征

疣状黄瘤（verruciform xanthoma）少见，好发于 40 ～ 60 岁，男性多见（男女比例 1.7∶1），通常无症状，病变主要位于口腔[1-5]。最常见于上下颌骨

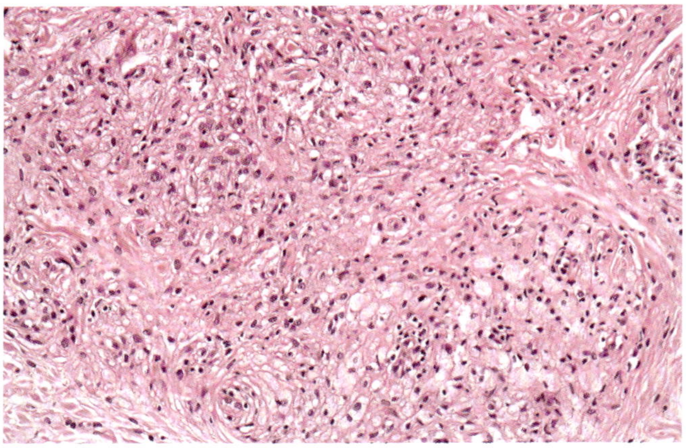

图 13.22 扁平黄瘤：富含脂质和不含脂质的组织细胞混合浸润

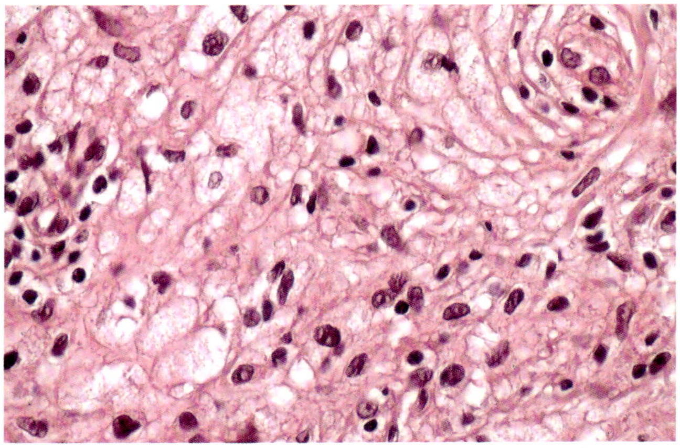

图 13.23 扁平黄瘤：除黄瘤细胞外，可见散在分布的淋巴细胞

前臼齿的齿龈[1]。皮损表现为孤立的、境界清楚的、无症状的红色、黄色或黄褐色的乳头瘤状丘疹、斑块或溃疡，直径 3 ~ 20 mm。血脂正常。鉴别诊断要考虑病毒疣、黏膜白斑病和鳞状细胞癌。

皮肤的疣状黄瘤十分罕见，已报道的受累部位包括耳、鼻和指（趾）[6-9]。但大多数病例报道皮损位于肛门生殖器部位（图 13.24）[10-16]。它也可以是表皮松解性棘皮瘤、脂溢性角化病和表皮痣（包括炎性线状疣状表皮痣和表皮痣综合征）的一种反应现象，也有报道它是淋巴水肿的并发症之一[9，17-22]。它与持续存在的盘状红斑狼疮、大疱性表皮松解症合并的溃疡，以及阴茎鳞状细胞癌有关[23-27]。疣状黄瘤偶可为多灶性[6]。一例系统性脂质储积疾病的儿童患者在上呼吸道及消化道出现多发的疣状黄瘤损害[28]。有报道会阴坏死性筋膜炎患者几年后在肛门生殖器区域出现多发疣状黄瘤，也有慢性移植物抗宿主病患者口腔黏膜出现多发疣状黄瘤的报道[29-30]。有报道一例罕见的播散性病例，皮损累及手、足和肛门外生殖器区域[31]。

皮肤的疣状黄瘤通常表现为灰色或粉红色结节或疣状斑块。如果不治疗，皮损持续存在，呈良性经过。局部切除后极少复发。

## 发病机制和组织学特征

疣状黄瘤的病因和发病机制不明。最初怀疑人乳头瘤病毒（HPV）感染。虽然大多数研究没有发现确切的病毒感染证据，但少数研究通过 PCR 方法在皮损内发现了 HPV DNA[32-35]。另一种假说认为，角质形成细胞坏死可导致细胞内脂质释放、巨噬细胞聚集和黄瘤形成[3，34，36]。引起角质形成细胞坏死的原因并未阐明。免疫组化和电镜检查结果倾向于支持后一种假说（见下文）。

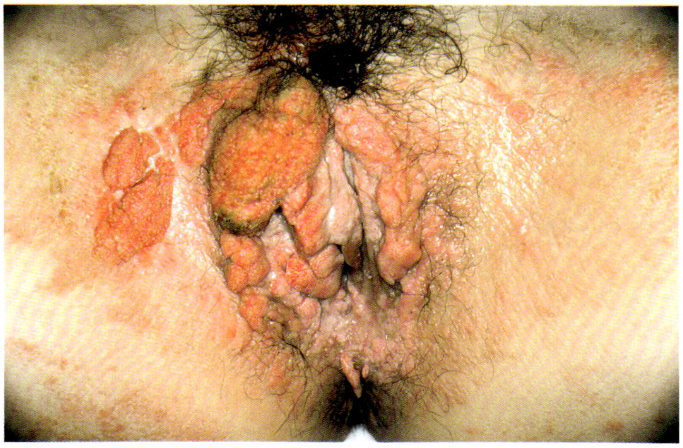

图 13.24 疣状黄瘤：大量疣状和息肉样皮损，广泛累及外阴、会阴和大腿。临床上最初怀疑病毒疣

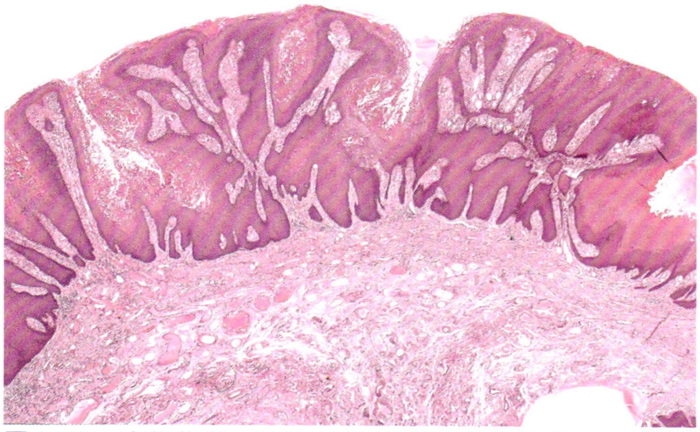

图 13.25 疣状黄瘤：显著的棘层肥厚、角化过度和皮突下端处于同一水平面

疣状黄瘤是一种外生性病变，以显著的表皮规则增生、角化不全和角化过度为特征（图 13.25）[32]。角化不全的角质层内可见明显的中性白细胞、中性白细胞的碎片和细菌菌落。棘层肥厚，均一的球茎状表皮突向真皮延伸至同一深度，形成特征性的皮突"下端平齐"（皮突下端处于同一水平面）。表皮突内伴有显著的角质形成细胞坏死和以多形核中性粒细胞为主的炎症细胞浸润（图 13.26）。细胞没有异型性，也未见病毒包涵体。延长的表皮突之间的真皮乳头内包含大量的嗜酸性泡沫样和颗粒状黄瘤细胞，脂质染色阳性，但耐淀粉酶 -PAS 染色并不总是阳性（图 13.27）。没有异物巨细胞或 Touton 巨细胞。病变底部可见灶状基底细胞液化变性和基底膜局灶性缺失。真皮网状层常含有中等致密的淋巴细胞、浆细胞浸润，在皮损边缘有时呈苔藓样浸润。皮损下方可见典型的血管扩张。

免疫组织化学检查显示成熟的泡沫细胞不表达

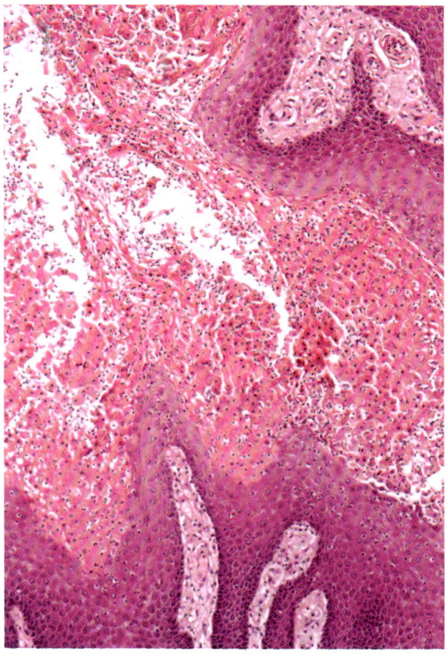

图 13.26 疣状黄瘤：广泛角质形成细胞坏死和多形性炎性细胞浸润

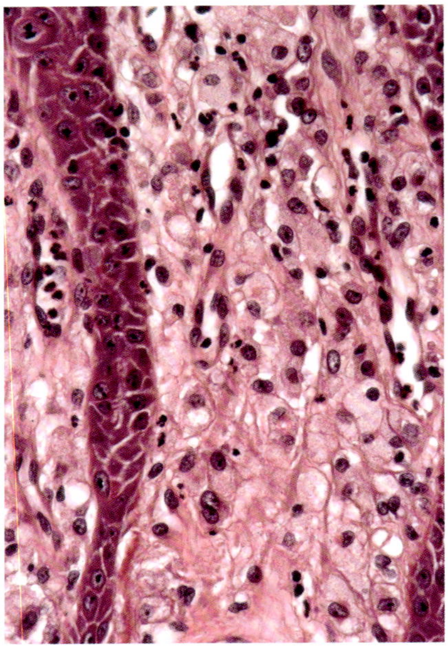
图 13.27 疣状黄瘤：真皮乳头层可见均一的黄瘤细胞浸润

组织细胞标记物，如ⅩⅢa 因子、Mac 387、Ham-56 和 KP1[34, 37]。胞质未完全脂化的细胞 KP1 染色弥漫阳性，ⅩⅢa 因子和角蛋白染色呈弱阳性。胞质含有少量脂质的细胞ⅩⅢa 因子弥漫阳性，角蛋白弱阳性。位于浸润周边的非脂化细胞只有ⅩⅢa 因子弥漫阳性。这种染色模式提示ⅩⅢa 因子阳性的真皮树突状细胞在脂质细胞形成过程中起重要作用，也为受损的角质形成细胞参与疣状黄瘤的发病机制这一假说提供了依据[34]。角质形成细胞损伤的机制尚未阐明。一种理论认为巨噬细胞在角质形成细胞分裂、角蛋白降解从而释放细胞内脂质的过程中起重要作用，推测黏膜下层的 $CD8^+$ T 细胞是导致巨噬细胞聚集的原因[38-39]。

超微结构研究提示组织细胞含有大量非膜结合的脂滴、溶酶体和髓鞘样结构[11, 40]。其上方的角质形成细胞和细胞间隙中含有少量脂质包涵体。有研究报道基底层的黑素细胞内含有明显脂滴[41]。这些脂滴随着基底层的破坏被释放到基底细胞间隙，随之被真皮的巨噬细胞所吞噬。

## 鉴别诊断

疣状黄瘤需与病毒疣、颗粒细胞肿瘤和疣状癌鉴别：

- 病毒疣：疣状黄瘤没有空泡化、包涵体、群集的透明角质颗粒和层状角化不全，这些特征可见于病毒疣。
- 颗粒细胞肿瘤：颗粒细胞肿瘤上方的鳞状上皮通常呈浸润性增生，有别于疣状黄瘤的外生性生长模式。颗粒细胞较疣状黄瘤的泡沫细胞大，呈合胞体外观，PAS 染色阳性。
- 疣状癌：同时呈外生性和内生性生长模式，后者表现为球茎状表皮突向真皮深部穿透。表皮常呈“苍白”或“淡染”外观，缺乏黄瘤细胞。

# 弥漫性体血管角皮瘤

## 临床特征

弥漫性体血管角皮瘤（angiokeratoma corporis diffusum，Anderson-Fabry 病）是一种鞘糖脂代谢异常的性连锁隐性遗传病，死亡率高。十分罕见，发病率约 1∶200 000[1]。由于溶酶体酶——α-半乳糖苷酶 A 缺陷，导致中性糖脂、主要是酰基鞘氨醇三己糖苷（GB3）大量积聚，尿中三己烃氧基鞘氨醇水平升高[1-6]。

α-半乳糖苷酶 A 将酰基鞘氨醇三己糖苷分解为半乳糖和乳糖酰基鞘氨醇。本病完全型仅见于男性，因为女性携带者酶活性比其同胞兄弟或后代高 15% ～ 40%。杂合子常表现为眼部病变和超微结构异常[7]。由于 X 染色体的末端失活（莱昂化现象）女性杂合子偶可出现症状和体征[7-8]。约 20% 的女性杂合子有皮肤表现[9]。

男性通常在儿童期发病，表现为严重的阵发性疼痛，好发于指（趾）[10]。发作时可伴有发热、水肿和不适。患者可有少汗、肢端感觉异常和周围血管舒缩障碍，累及心、肾和中枢神经系统。疾病早期常出现怕热和耳部毛细血管扩张[11]。

青春期后出现的血管角皮瘤，典型表现为对称分布的红黑色小丘疹，直径 0.5 ～ 2 mm，表面轻度角化[10]。好发于大腿、臀部、下背部、阴茎和阴囊，有时也可见于躯干和颊黏膜（图 13.28、13.29）。数目不等。不典型病例只有少量的皮肤血管角皮瘤和心、肾等脏器受累，通常无自觉症状[12]。一例女性杂合子患者出现多发、非角化的皮肤血管瘤[13]。Fabry 病患者可出现非血管增生性病变，包括结节性多动脉炎和小腿溃疡[14-15]。多达 1/4 的男性患者合并毛细血管扩张[16-17]。近期一项研究发现血管角皮瘤和毛细血管扩张与疾病严重程度相关[16]。

疑似患者常可通过眼科检查确诊。结膜血管扭曲或出现动脉瘤，类似情况也见于肾血管。裂隙灯检查可发现特征性的漩涡状、线状角膜混浊（轮状角膜）（图 13.30）。可检测外周血白细胞或皮肤成纤维细胞中的 α-半乳糖苷酶 A 含量，杂合子患者建议检测发根[18]。

男性患者可出现暂时性脑血管意外，但最常见的

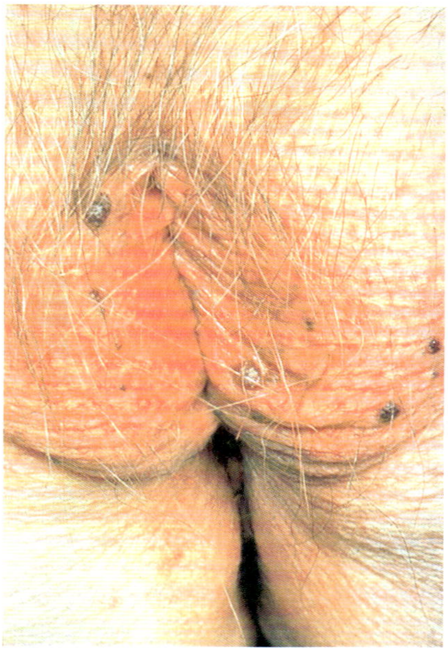

图 13.28 弥漫性体血管角皮瘤：臀部可见群集红色小丘疹（By courtesy of the Institute of Dermatology，London，UK.）

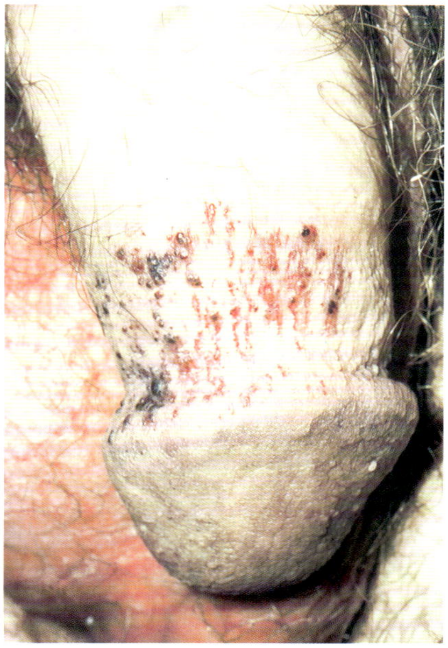

图 13.29 弥漫性体血管角皮瘤：阴茎可见典型的血管角皮瘤（By courtesy of R.A. Marsden，MD，St George's Hospital，London，UK.）

死亡原因是肾衰竭[19-20]。疾病早期可出现蛋白尿，但在此之前，尿沉渣镜检即可发现特征性的载脂细胞（图 13.31）。电镜检查可见典型的包涵体（图 13.32）。

约 20% 的患者有心脏受累[21]，鞘糖脂沉积在心脏传导系统、心肌、心内膜和瓣膜处，引起心绞痛、心电图异常、肥厚型心肌病、高血压、二尖瓣关闭不全和主动脉中层退行性变[22-25]。近期的研究表明，心血管疾病是 Fabry 患者最常见的死亡原因[26]。

随着对本病认识的提高，发现口腔和牙齿异常并不少见，表现为上颌窦囊肿或假囊肿及上颌前突[27]。

## 发病机制和组织学特征

已证实的基因缺陷包括点突变、基因重排和缺

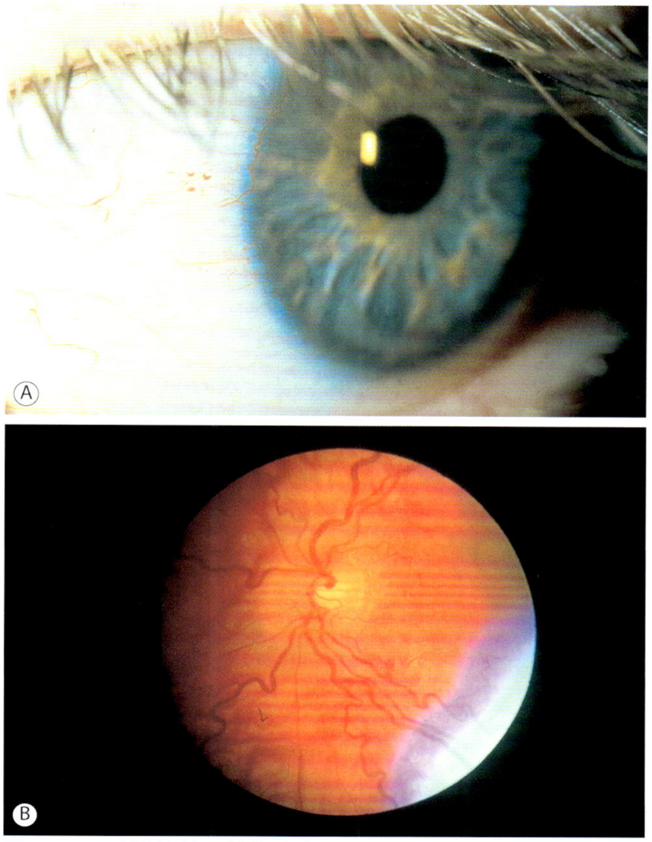


图 13.30 弥漫性体血管角皮瘤：（**A**）扭曲的结膜血管；（**B**）扭曲的视网膜血管（By courtesy of S. Parker，MD，St Thomas' Hospital，London，UK.）

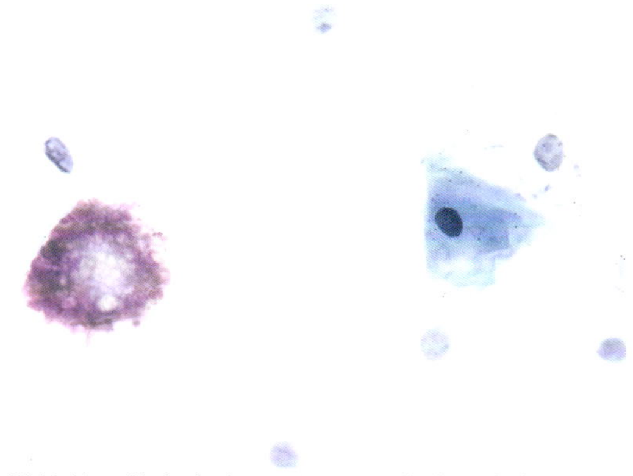

图 13.31 弥漫性体血管角皮瘤：尿沉渣甲苯胺蓝染色。异染现象（呈紫红色）是因为细胞内硫脂的存在

失[28-31]。最近报道的 1 例有症状的杂合子女性 Fabry 患者没有检测到 α-半乳糖苷酶基因突变[32]。

组织病理显示表皮轻度角化过度，真皮乳头层血管扩张充血（图 13.33、13.34）。由于脂质沉积出现特征性的内皮细胞空泡化。这种脂质具有双折光性，在冰冻组织切片和甲苯胺蓝染色中常可见到。电镜检查在内皮细胞、周细胞、平滑肌细胞、成纤维细胞、汗腺上皮细胞和巨噬细胞内可见板

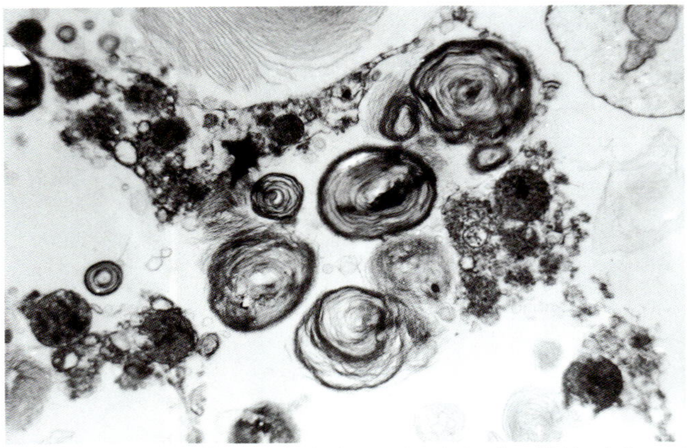

图 13.32 弥漫性体血管角皮瘤：尿沉渣电子显微镜照片，可见典型的同心圆板层状包涵体

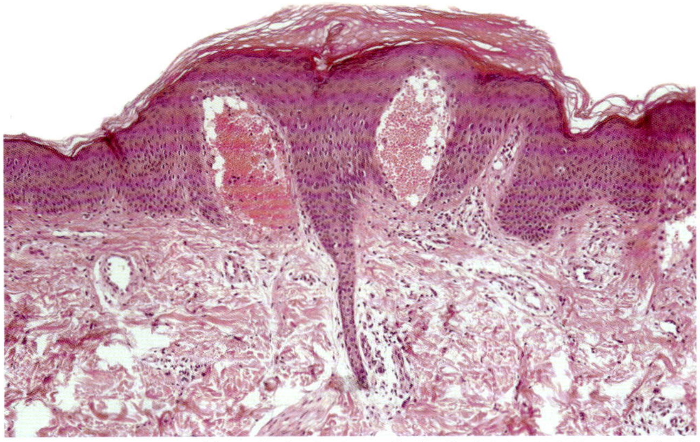

图 13.33 弥漫性体血管角皮瘤：真皮乳头层可见充血扩张的血管。注意角化过度

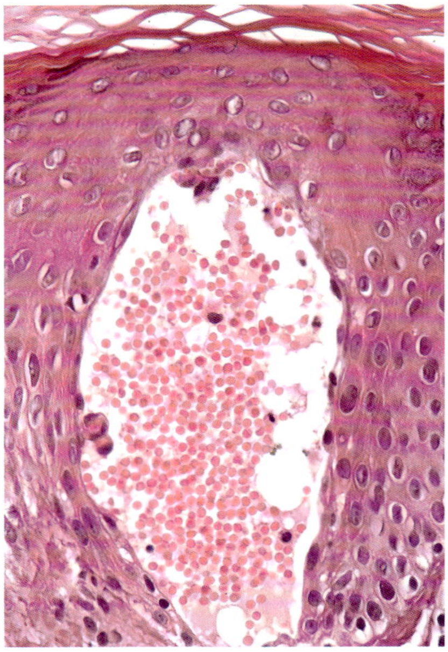

图 13.34 弥漫性体血管角皮瘤：高倍镜像

层状电子致密的包涵体，这是由于脂质沉积在溶酶体中所致（图 13.35）。一例 Fabry 病合并结节性多动脉炎的患者受累血管内皮细胞中发现了板层小体[14]。

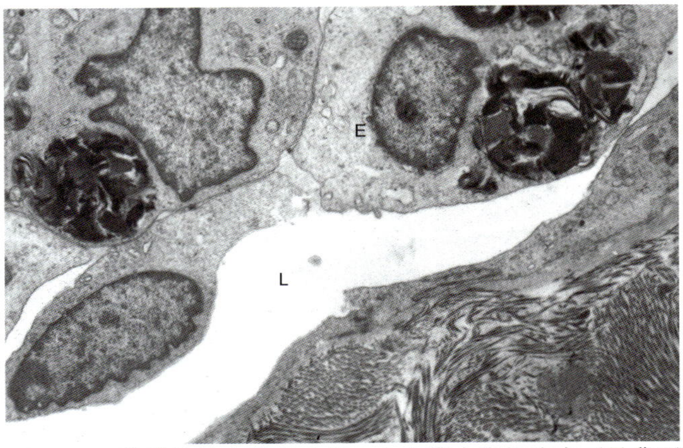


图 13.35 弥漫性体血管角皮瘤；小血管内皮细胞内可见典型的包涵体（L，管腔；E，内皮细胞）

## 鉴别诊断

本病应与其他类型的血管角皮瘤相鉴别，如 Mibelli 或 Fordyce。虽然它们的组织病理学改变相同，但临床上可通过病变部位和分布来鉴别。弥漫性血管角皮瘤也见于岩藻糖苷贮积病、α-半乳糖苷贮积病、唾液酸沉积症、天冬氨酰葡糖胺尿症、α-N-乙酰基半乳糖苷酶缺陷（Kanzaki 病）和成人发病的 GM1 神经节苷脂贮积病，弥漫性血管角皮瘤良性型也可发生在酶活性正常的患者[33-38]。有 1 例结节性硬化症合并泛发的血管角皮瘤的报道[39]。

# 淀粉样变

淀粉样变（amyloidosis）是以淀粉样蛋白在细胞外沉积为特点的一组疾病，分为局限性和系统性淀粉样变（表 13.3）。

表 13.3 淀粉样变的分类

| 系统性淀粉样变 | 局限性淀粉样变 |
|---|---|
| 原发性（由隐匿的浆细胞功能失调导致） | 皮肤以外的器官* |
| 骨髓瘤相关 | 原发皮肤型 |
| 继发性 | 苔藓样、斑状和双相型 |
| 血液透析相关 | 继发皮肤型 |
| 家族遗传性† | 肿瘤、汗孔角化病和 PUVA 相关型 |
| 淀粉样蛋白弹力纤维病 | 家族性皮肤结节型 |

* 本章节不展开讨论。
† 包括家族性地中海热、Muckle-Wells 综合征、家族性淀粉样变多神经病

淀粉样蛋白最具特征的染色是用刚果红或 Dylon（棉染料塔红 No.9）染色，偏振光显微镜下呈苹果绿色双折光（图 13.36）[1]。但这种现象没有特异性，在胶原和胶样粟丘疹、卟啉病、类脂蛋白沉积症等疾病中也可见到。淀粉样蛋白 PAS 染色阳性，棉染料粘胶纤维红或甲基紫、甲苯基紫染色也可帮助鉴定[2]。可通过硫代磺素 -T 染色结合荧光显微镜检查或免疫组织化学技术进一步确认（见下文）（图 13.37）。

淀粉样蛋白具有特征性的电镜结构，表现为僵硬、线状、中空、不分叉的淀粉样蛋白丝，直径 6 ～ 10 nm（图 13.38）[3]。它们排列不规则，缺乏胶原纤维的横纹，嵌在电子致密的无定形基质中，这种基质可能由多糖构成。

X 线衍射和红外线光谱法显示淀粉样蛋白为 β - 折叠反向平行构象[4-5]。具有 β - 折叠构象的原纤维是不溶性的，对蛋白水解有高度抵抗。这些特点加上缺乏免疫原性，导致它们在沉积部位持续存在，并引起组织损伤。

所有类型的淀粉样蛋白包含干重达 14% 的非纤维性蛋白和血清淀粉样蛋白 P（SAP）成分[2, 6]。淀粉样蛋白 P 的功能尚不清楚，可能主要在纤维成分的沉积和持续存在中起一定作用[2]。免疫组织化学方法可证实它们的存在，有助于淀粉样变的诊断[7]。但值得注意的是抗体也会标记在变性的弹力纤维上。各型淀粉样变纤维成分来源各不相同[8]：

- 原发性和骨髓瘤相关淀粉样变中，纤维成分由免疫球蛋白轻链组成（其中大多数或部分为 λ 型）。
- 继发性淀粉样变中，纤维成分来源于正常血清

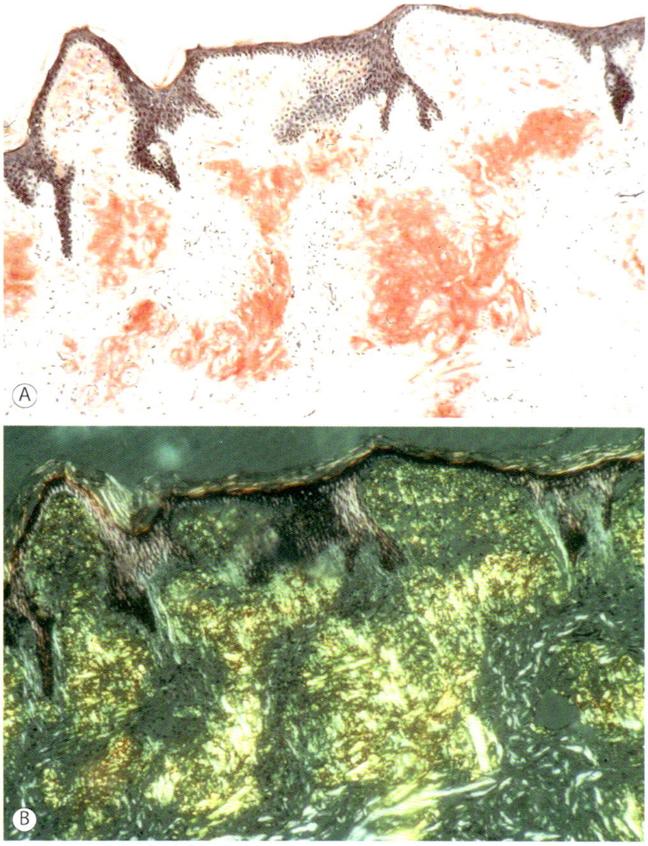

**图 13.36** 皮肤淀粉样变：（**A**）刚果红染色阳性；（**B**）偏振光显微镜下可见苹果绿色双折光

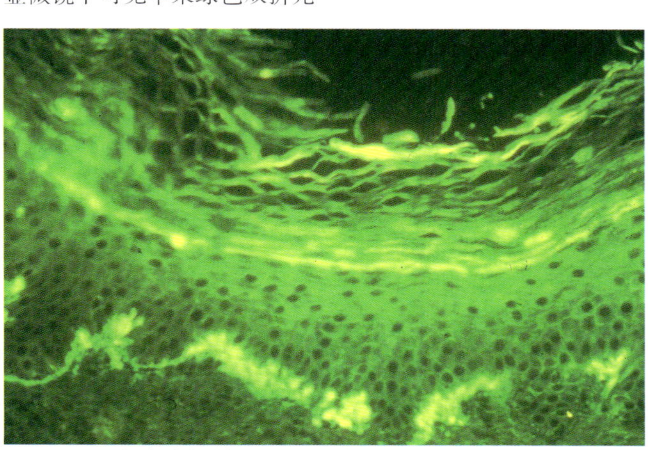

**图 13.37** 皮肤淀粉样变：斑状淀粉样变，免疫荧光检查提示表皮下方荧光沉积（硫代磺素 -T）

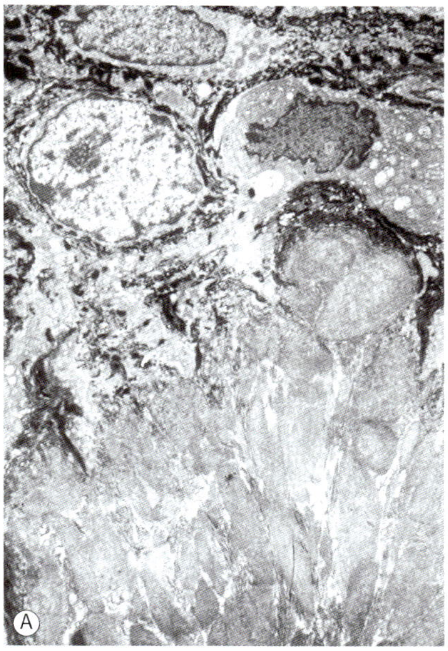

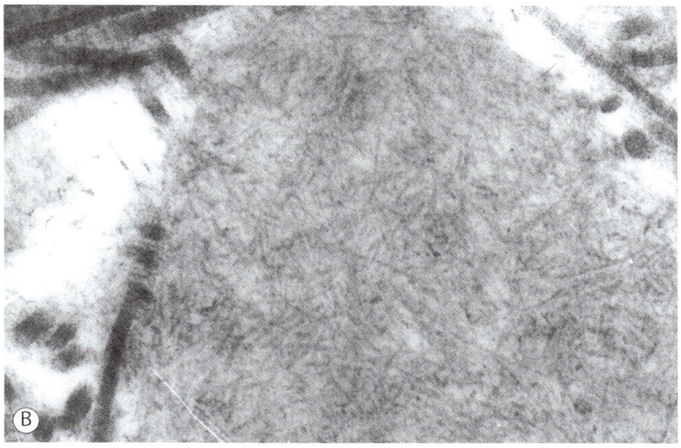

**图 13.38** 皮肤淀粉样变：（**A**）斑状淀粉样变，电镜提示真皮浅层结节状物质沉积；（**B**）特征性的淀粉样蛋白丝，排列不规则、线状、不分叉

固有成分——淀粉样蛋白 A，它是一种 HDL3 相关的载脂蛋白，属于急性时相反应蛋白[2, 8]。
- 原发性皮肤淀粉样变来源于角蛋白丝的丝状变性（淀粉样蛋白 K）（见下文）[9-10]。

原发性和骨髓瘤相关淀粉样变的变异型中，淀粉样蛋白的形成依赖于轻链可变区有 β-折叠构象的能力[3]。但这种折叠构象只在部分本周蛋白中明显，这也解释了为什么不是所有多发性骨髓瘤患者都会继发淀粉样变。原发性和骨髓瘤相关淀粉样变可通过高锰酸钾反应与继发性淀粉样变鉴别[11]。前者耐高锰酸钾，后者对高锰酸钾敏感，经高锰酸钾处理后丧失对刚果红的反应。“内分泌”淀粉样蛋白和老年性心脏淀粉样蛋白一样，也耐高锰酸钾。尽管从定义上讲淀粉样变包括了所有类型的淀粉样蛋白沉积，实际上它是具有高度异质性的一大类疾病的总称。

## 原发性和骨髓瘤相关系统性淀粉样变

40% 的原发性（由隐匿的浆细胞功能紊乱引起）和骨髓瘤相关系统性淀粉样变患者伴有皮肤损害[1-5]。

### 临床特征

原发性和骨髓瘤相关系统性淀粉样变（primary and myeloma-associated systemic amyloidoses）主要见于老年人（平均发病年龄 65 岁），男性发病率略高[2]。15% 的骨髓瘤患者合并原发性淀粉样变。原发性系统性淀粉样变偶可出现在多发性骨髓瘤之前[6]。

早期临床表现轻微，不具特异性，很难诊断，包括体重下降、声嘶、呼吸困难、乏力、感觉异常和头晕[7]。随后出现最常见的腕管综合征和因肾和心脏受累而引起的水肿。双侧腕管综合征可以是本病的首发症状[8]。

最常见的皮肤表现是出血（紫癜、瘀点和明显的瘀斑），由于淀粉样蛋白沉积于血管壁使血管脆性增加所致（图 13.39 ～ 13.42）。典型皮损见于手部（常见于外伤后）和眼周，紫癜常在直肠镜检查或呕吐后出现（图 13.43）。皮损有时也见于鼻唇沟、颈部、腋窝、脐窝、肛门生殖器区域和口腔内[4, 9-11]。可有明显的血疱[11]。罕见情况下，系统性淀粉样变可累及女阴，表现为单发性尖锐湿疣样皮损[12-13]。

有时水疱也是特征性表现之一，由于剪切应力使沉积的淀粉样蛋白内出现裂隙所致[14-23]。水疱通常为出血性，最常见于舌、颊黏膜或唇黏膜，也可泛发，类似于大疱性类天疱疮[14]。水疱也可发生于手

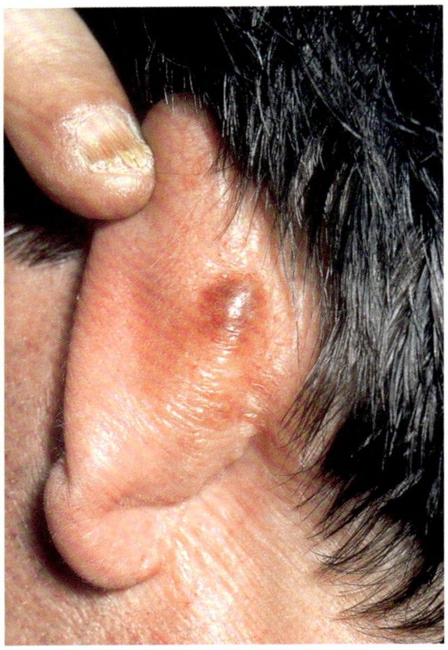

图 13.39 原发性系统性淀粉样变：耳后蜡样结节，注意紫癜（By courtesy of R.A. Marsden, MD, St George's Hospital, London, UK.）

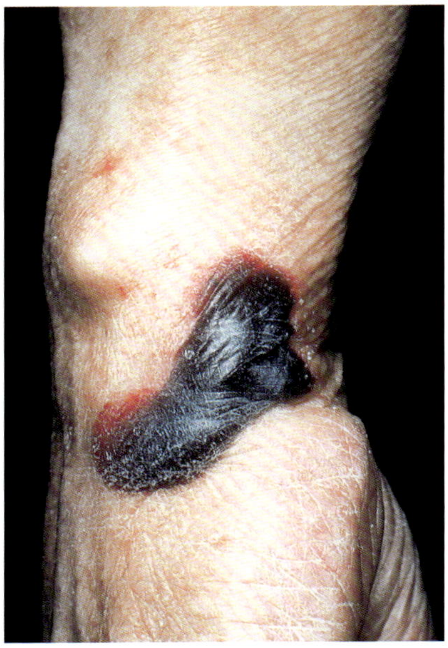

图 13.40 原发性系统性淀粉样变：腕部出血性大疱（By courtesy of the Institute of Dermatology, London, UK.）

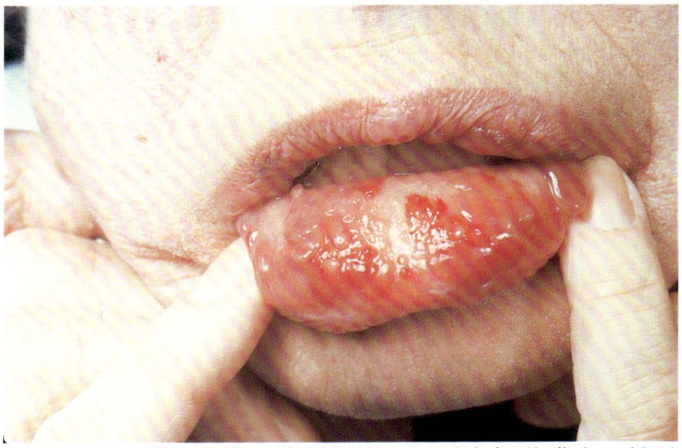

图 13.41 原发性系统性淀粉样变：下唇内侧黏膜出血性丘疹（By courtesy of R.A. Marsden, MD, St George's Hospital, London, UK.）

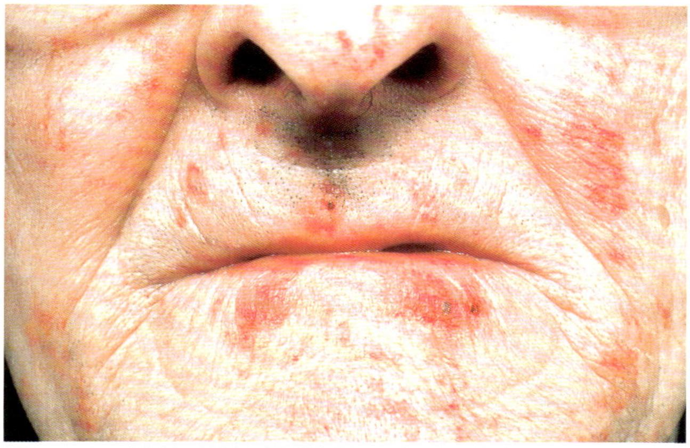

图 13.42 原发性系统性淀粉样变：老年男性患者面部红斑紫癜样损害（By courtesy of the Institute of Dermatology，London，UK.）

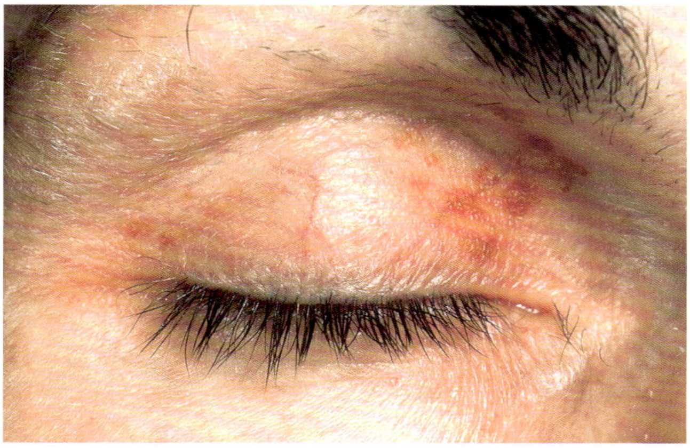

图 13.43 原发性系统性淀粉样变：好发部位的小紫癜（By courtesy of R.A. Marsden，MD，St George's Hospital，London，UK.）

背、手指伸侧和前臂伸侧，需与获得性大疱性表皮松解症鉴别（图 13.44）。皮损愈后可出现粟丘疹[19]。大疱性淀粉样变最常见于系统性疾病患者，尤其是骨髓瘤[16]。很少见于原发性皮肤型淀粉样变[14]。有因血管周围明显的淀粉样蛋白沉积表现弹力纤维溶解和伴间歇性跛行的条索样硬结的病例报告[24-25]。

病情进一步发展，可出现蜡样、光滑、有光泽的丘疹、斑块和结节，囊性结节也有报道[26]。丘疹呈肤色或黄色，呈圆顶状外观[9, 27]，好发于面部（尤其是眼睑）、头颈部、腋窝、脐、腹股沟和会阴[4, 9]。病情严重的患者可出现皮肤紧绷，尤其易累及面部、手和手指，类似于硬皮病[9, 27]。有时伴有明显脱发和甲营养不良（图 13.45）。慢性甲沟炎和掌指红斑、肿胀、硬化也有报道[28]。这些表现结合巨舌和腕管综合征高度提示原发性或骨髓瘤相关系统性淀粉样变（图 13.46）。除巨舌外，舌面可有蜡样光泽的丘疹、斑块或结节，偶有继发溃疡或裂隙[4]。可导致言语障碍和吞咽困难。干燥综合征也可为原发性系统性淀粉样变的表现[29]。此外，还可伴发血脂正常的黄瘤[30]。

50% 的患者出现肝大，也可出现伴心律失常或心力衰竭的心肌病、周围神经病、肾衰竭或肾病综合征。近 10% 的患者伴脾大[5]。小肠受累导致吸收不良或溃疡性结肠炎样症状，有时伴出血[4]。也可出现假性肠梗阻、腹泻或便秘[7]。原发性系统性淀粉样变没有特效治疗方法，预后差。心脏和肾受累是主要的死亡原因[2-3]。

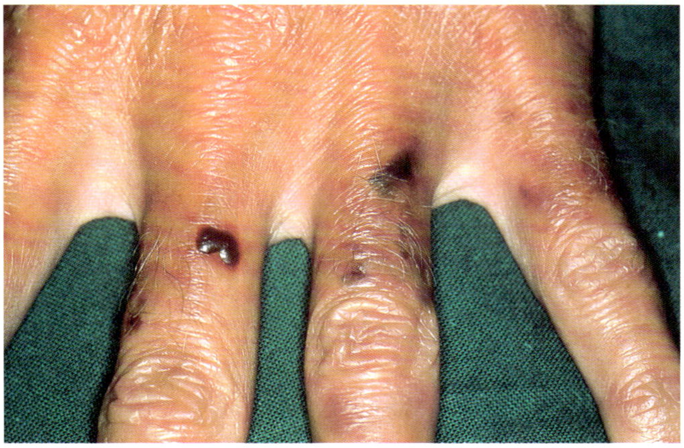

图 13.44 原发性系统性淀粉样变：手指伸侧血疱（By courtesy of R.A. Marsden，MD，St George's Hospital，London，UK.）

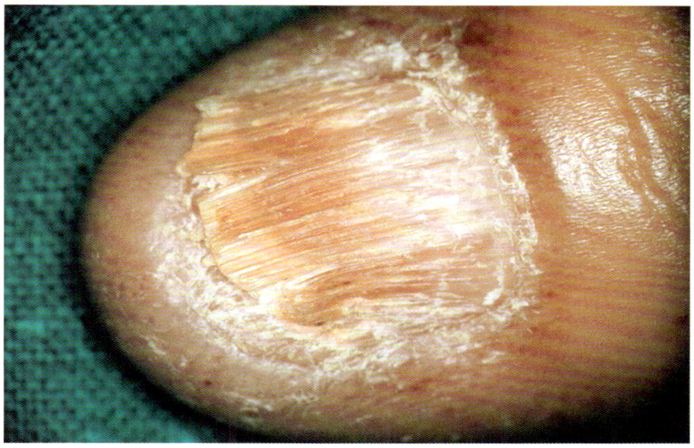

图 13.45 原发性系统性淀粉样变：甲营养不良，十分罕见（By courtesy of R.A. Marsden，MD，St George's Hospital，London，UK.）

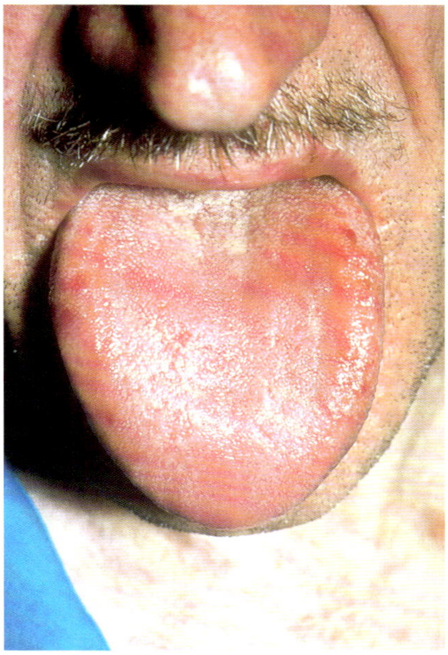

图 13.46 原发性系统性淀粉样变：巨舌（By courtesy of R.A. Marsden，MD，St George's Hospital，London，UK.）

## 组织学特征

真皮和皮下组织内可见嗜酸性、无定形、有裂隙的团块状物[9, 31]。其上方的表皮被拉伸变平，但与斑状和苔藓样淀粉样变相比，淀粉样蛋白沉积并不明显。在轻症患者中，这些变化局限于血管周围组织，但在泛发型病例中，常可见大的团块状物质聚集。本病常累及血管壁、立毛肌、皮肤附属器和皮下脂肪（淀粉样蛋白环）（图 13.47、13.48）[4, 9, 27]。淀粉样蛋白沉积在毛囊皮脂腺单位周围常导致毛囊萎缩，引起脱发[9]。继发性炎细胞浸润很少见。

在出现水疱的病例中，水疱位于真皮内，表皮下水疱少见。除有淀粉样蛋白沉积外，由于裂隙样间隙的存在，真皮可见血管壁碎裂[13]。通常可见明显的紫癜。

在正常皮肤处活检，组织病理学检查提示 50% 的患者可见淀粉样蛋白沉积[27]。

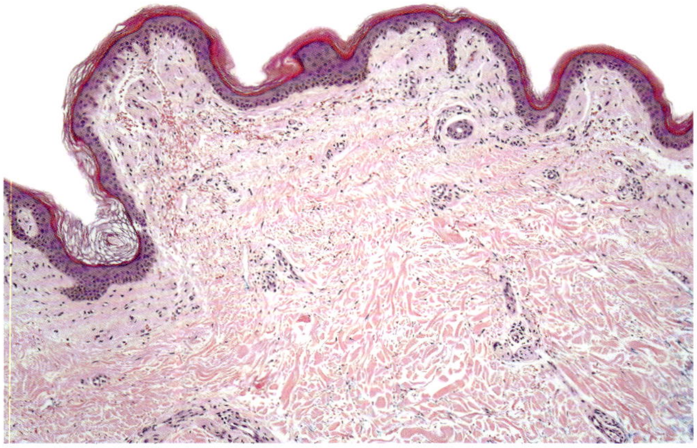

**图 13.47** 原发性系统性淀粉样变：淀粉样蛋白沉积导致真皮浅层血管壁增厚

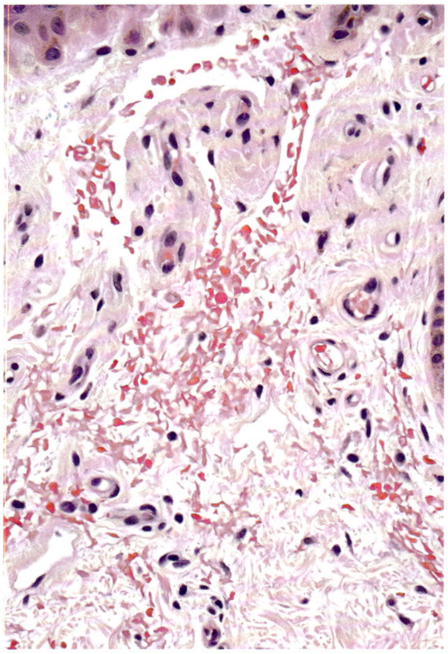

**图 13.48** 原发性系统性淀粉样变：图 13.47 的高倍镜。注意红细胞外溢

# 继发性淀粉样变

继发性淀粉样变见于慢性炎症或感染性疾病。皮肤受累不是继发性系统性淀粉样变的临床特征，但文献报道在 9 例淀粉样变合并类风湿关节炎的患者中，8 例有皮肤受累[1]。相当多的慢性皮肤病可继发淀粉样变，如银屑病、瘤型麻风、化脓性汗腺炎、烧伤继发慢性感染和营养不良型大疱性表皮松解症[2-4]。怀疑系统性淀粉样变，而没有皮损和症状的患者，腹壁脂肪穿刺刚果红染色可以确诊[5]。

尽管皮损不是继发性淀粉样变的常见特点，有时在正常皮肤处取材可见小的沉积物[1, 6]。淀粉样蛋白通常沉积在血管周围，偶尔也可见于真皮甚至皮下脂肪[7]。汗腺周围也可见淀粉样蛋白沉积。通常为局灶状沉积，腹壁脂肪是阳性率最高的部位[1, 5, 8]。血透相关淀粉样变是继发性淀粉样变的一种特殊类型，详述如下。

# 血透相关淀粉样变

## 临床特征

本病是由 $\beta_2$- 微球蛋白介导的一种淀粉样变，见于长期血液透析的患者[1-5]。极少数情况可见于短期血液透析后[6]。最常受累的器官是心脏、消化道和肺[1]。有趣的是并不累及脾[1]。出现腕管综合征、多关节痛和残毁型脊柱关节病也有报道[4, 7]。血管壁常受累，骨病变相对罕见，但可能发生病理性骨折。皮肤受累非常少见，已有包括臀部皮下肿块、苔藓样丘疹和手指的掌侧皮肤呈皱褶样外观的报道[6-11]。

## 组织学特征

皮损活检组织病理学检查提示淀粉样蛋白沉积在皮下脂肪、真皮乳头层和网状层、汗腺和毛囊周围[6-11]。偶尔在特殊染色不能明确诊断的情况，需电镜检查确诊。

# 家族遗传性淀粉样变

### 家族性地中海热

## 临床特征

家族性地中海热（familial Mediterranean fever）是

一种罕见的系统性淀粉样变，属常染色体隐性遗传。表现为反复发热，伴有胸膜炎、腹膜炎和滑膜炎[1-4]。皮损罕见，可为过敏性紫癜和下肢丹毒样红斑[1, 5]。也可伴有脂膜炎和反复发作的荨麻疹[6-7]。还可出现甲皱襞毛细血管异常，表现为血管过度迂曲和毛细血管袢扩张[8]。未见皮肤淀粉样蛋白沉积的报道。

## 发病机制和组织学特征

本病的淀粉样蛋白是一种血清前体蛋白。它是一种高密度脂蛋白，称为血清淀粉样蛋白 A。

丹毒样皮损组织病理学特点为血管周围淋巴细胞、组织细胞和中性粒细胞混合浸润，可见白细胞碎裂[5]。未见血管炎改变，但有报道直接免疫荧光检查在血管周围可见 C3、IgM 和纤维蛋白原沉积[5]。

### Muckle-Wells 综合征和家族寒冷性自身炎症综合征

Muckle-Wells 综合征是一种具有不同外显率的常染色体遗传病，特征性表现为荨麻疹、耳聋、结膜炎和系统性淀粉样变[1-2]。本病的致病基因定位于染色体 1q44，命名为 CIAS1 基因，编码 pyrin 样蛋白，在炎症调节和细胞凋亡中起作用[3-4]。家族寒冷性自身炎症综合征（家族寒冷性荨麻疹）与 Muckle-Wells 综合征很相似，但前者没有耳聋，荨麻疹由寒冷诱发。两种疾病的淀粉样蛋白均为同一种血清前体蛋白（血清淀粉样蛋白 A）。皮肤淀粉样变在 Muckle-Wells 综合征中并不常见。最近报道了 6 例该综合征患者在四肢和腹部出现硬化性色素沉着斑块伴多毛[5]。

寒冷诱发的荨麻疹样皮损组织病理学上可见真皮中上层中性粒细胞和少量嗜酸性粒细胞浸润伴真皮水肿[6]。血管内和血管壁可见中性粒细胞。虽然未见血管炎改变，但部分血管可见纤维素样沉积。硬化性皮损的组织病理学特征包括真皮增厚，胶原纤维束硬化，弹力纤维断裂、增粗退行性变和灶状钙化，浅表和深部血管周围及间质中淋巴细胞、组织细胞、大量浆细胞、嗜酸性粒细胞和肥大细胞混合浸润。

### 家族性淀粉样多发性神经病

## 临床特征

家族性淀粉样多发性神经病（familial amyloidotic polyneuropathy）是一种常染色体显性遗传病，淀粉样蛋白主要沉积在周围神经，它由发生单氨基酸替换的多种转甲状腺素蛋白变异型组成[1-3]。临床主要表现为四肢的感觉和运动周围神经病及自主神经功能障碍，后者表现为腹泻和便秘交替、尿失禁、直立性低血压和性功能障碍[3]。皮肤表现包括溃疡不愈合、多发萎缩性瘢痕和下肢无汗症[4-5]。部分患者轻微摩擦皮肤即可诱发瘀点。

## 组织学特征

组织病理学上，正常皮肤处活检提示淀粉样蛋白沉积于血管壁、汗腺和立毛肌[4]。

# 淀粉样蛋白弹力纤维病

## 临床特征

淀粉样蛋白弹力纤维病（amyloid elastosis）是一种非常罕见的疾病，以系统和皮肤的淀粉样蛋白沉积为特征。迄今为止只有 3 例病例报告。两例患者皮损表现为丘疹和结节，硬皮病样面容，颈部假黄瘤样外观，浅表血管条索状增厚，躯干网状青斑样改变，雷诺现象，动静脉血栓形成和肾病综合征[1-2]。其中一例患者检测到 λ 轻链副球蛋白[2]。第 3 例患者表现为黄瘤样黄色斑疹和斑片，累及腋窝、颈部、乳房下和腹部，最终诊断为系统性轻链型淀粉样变。

## 组织学特征

真皮附属器和弹力纤维周围以及血管壁内可见淀粉样蛋白沉积，有时形成小球状，真皮、皮下组织和浆膜层弹性组织内有大量淀粉样蛋白沉积[1-3]。

# 原发性局限性皮肤淀粉样变，苔藓样和斑疹型

## 临床特征

苔藓样和斑疹型淀粉样变（局限于皮肤的淀粉样变）是同一疾病过程的不同表现，两者可同时存在（双相型淀粉样变），也可互相转化[1-4]。近期一项关于原发性皮肤淀粉样变的大样本研究显示，67% 的患者表现为苔藓样淀粉样变，8% 为斑疹型淀粉样变，25% 为双相型淀粉样变[5]。绝大多数病例为散发，但 10% 的患者为常染色体显性遗传（见家族性原发性皮肤淀粉样变）[6-7]。

### 斑疹型原发性皮肤淀粉样变

此型最常见于中东、亚洲、中美洲和南美洲[1, 8]。女性多于男性（3∶1），好发于年轻人，通常呈慢性病程[9-10]。临床表现为对称分布的暗褐色或灰色色素沉着斑，最常见于上胸背部，四肢和面部也可受累（图 13.49）[1, 9]。皮损有时呈网状或波纹状外观，常伴中度瘙痒（图 13.50）。斑疹型淀粉样变更常见的皮损表现为直径 2 ～ 3 mm 的小斑疹，可融合，表面可有小丘疹[8]。皮损有时沿 Blaschko 线分布，类似于色素失禁症[11-12]。少见的情况可表现为弥漫分布的色素沉着[13]。以色素减退斑为主要表现的斑状淀粉样变也有报道，临床表现类似于点滴型硬斑病和白癜风[14]。

### 丘疹型或苔藓样淀粉样变

丘疹型或苔藓样淀粉样变表现为散在的丘疹和（或）斑块，常有鳞屑和色素沉着，皮损持续存在。常伴严重瘙痒（图 13.51）。由于长期搔抓可出现明显的表皮剥脱、苔藓样变和结节性痒疹样皮损[10]。皮损好发于胫前和前臂伸侧（图 13.52、13.53）[15-16]。也可累及小腿屈侧、足踝、足背、大腿和躯干[17-19]。

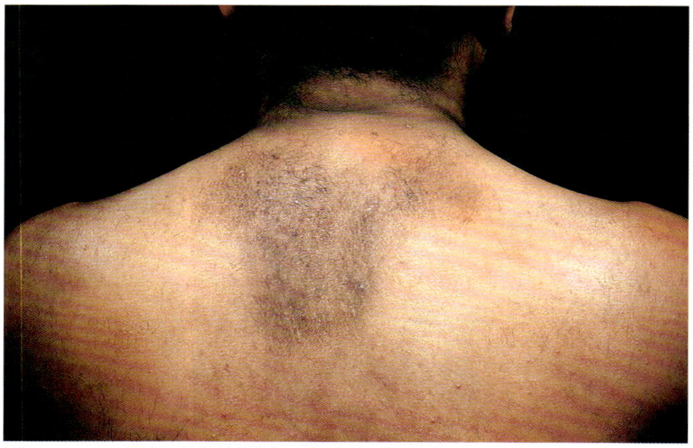

图 13.49 斑疹型淀粉样变：好发部位的色素沉着斑（By courtesy of R.A. Marsden，MD，St George's Hospital，London，UK.）

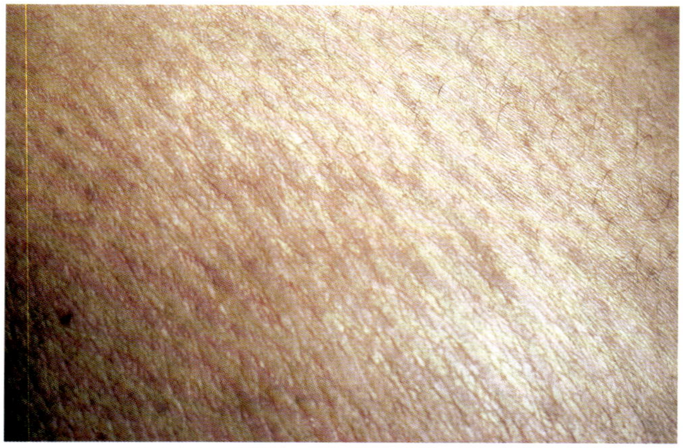

图 13.50 斑疹型淀粉样变：皮损的近摄（特写）显示典型的波纹状外观（By courtesy of R.A. Marsden，MD，St George's Hospital，London，UK.）

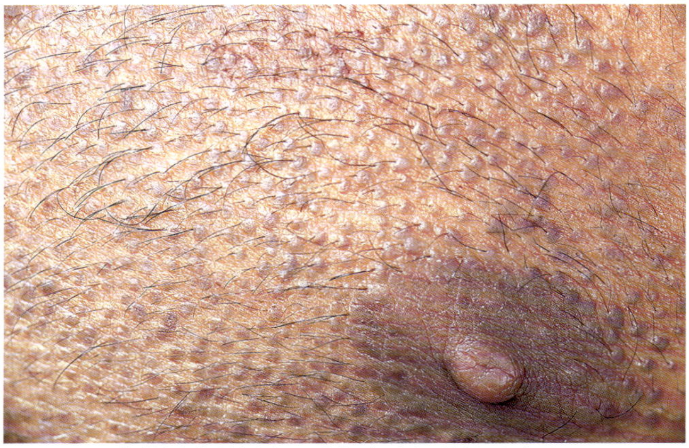

图 13.51 苔藓样淀粉样变：胸部色素沉着性丘疹（By courtesy of R.A. Marsden，MD，St George's Hospital，London，UK.）

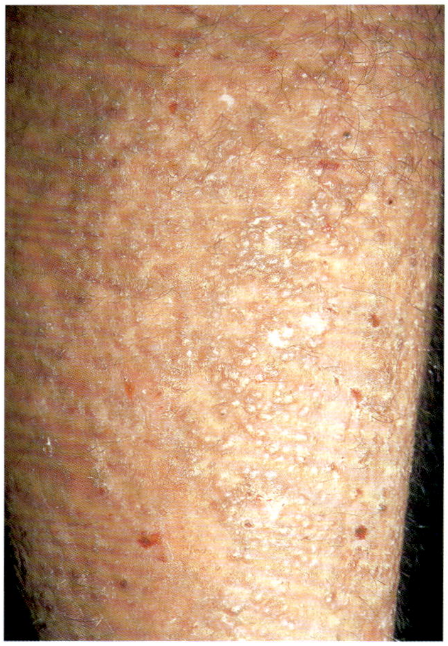

图 13.52 苔藓样淀粉样变：胫前鳞屑性苔藓样丘疹（By courtesy of R.A. Marsden，MD，St George's Hospital，London，UK.）

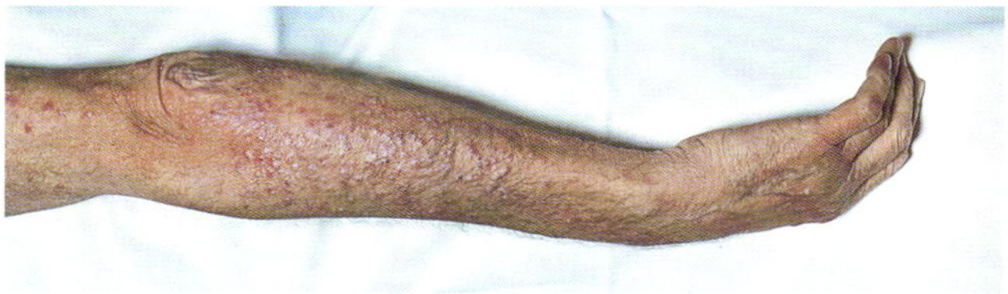

图 13.53 苔藓样淀粉样变：群集紫红色苔藓样丘疹，局部有抓痕（By courtesy of R.A. Marsden，MD，St George's Hospital，London，UK.）

多见于青年人，发病率无性别差异[1, 20]。好发于中国人，有家系报道[18-19]。文献报道了一例患者与 EB 病毒感染有关，但在更大样本的研究中未能证实[21]。

本病与系统疾病伴发可能是巧合，但有许多关于本病合并进行性系统性硬化症的报道[22-23]。

### 其他原发性皮肤淀粉样变

包括肛门骶尾部皮肤淀粉样变和皮肤异色病样淀粉样变：

- 肛门骶尾部淀粉样变表现为肛门周围鳞屑性色

素沉着斑和苔藓样丘疹[24-25]。本病罕见，好发于日本人和中国人。幼年发病，病因不明，可能与角质形成细胞凋亡有关[25]。临床上易与慢性单纯性苔藓、皮肤癣菌病或炎症后色素沉着混淆。

- 皮肤异色病样淀粉样变是一种十分罕见的局限性皮肤淀粉样变[26-27]，临床表现为皮肤异色病样皮损和苔藓样丘疹，可伴有光敏感、身材矮小和掌跖角化[27]。水疱罕见。幼年或青年发病。需与血管萎缩性皮肤异色病鉴别。

## 发病机制和组织学特征

对皮肤的慢性刺激可能是导致斑疹型和苔藓样淀粉样变淀粉样蛋白沉积的原因，虽然这一理论尚未被证实[28-29]。用尼龙刷或毛巾按摩皮肤导致淀粉样变的报道为这种假说提供了支持依据[30-33]。易感个体中慢性创伤导致皮肤淀粉样变发生的风险升高。苔藓样淀粉样变中，搔抓是导致淀粉样蛋白沉积的原因，瘙痒症状可在淀粉样蛋白沉积之前出现[34]。表皮的慢性损伤诱导角质形成细胞凋亡，从而导致淀粉样蛋白沉积在真皮乳头层。类似的发病机制见于感觉异常性背痛，该病表现为背部 D2 到 D6 皮区瘙痒、烧灼感、感觉异常或感觉过敏[35-36]。刺激和搔抓导致皮肤色素沉着和淀粉样蛋白沉积。多发性内分泌肿瘤 2A 型患者出现的皮肤淀粉样变继发于感觉异常性背痛[37]。

在这两种类型中，淀粉样蛋白沉积在真皮乳头层紧邻表皮处[8-9, 17, 38-39]。

在斑疹型淀粉样变中，淀粉样蛋白的量较少，并且呈小灶状分布（图 13.54 ～ 13.56）[2, 9]。有时需要做特殊染色和（或）免疫组化染色方可检测到淀粉样

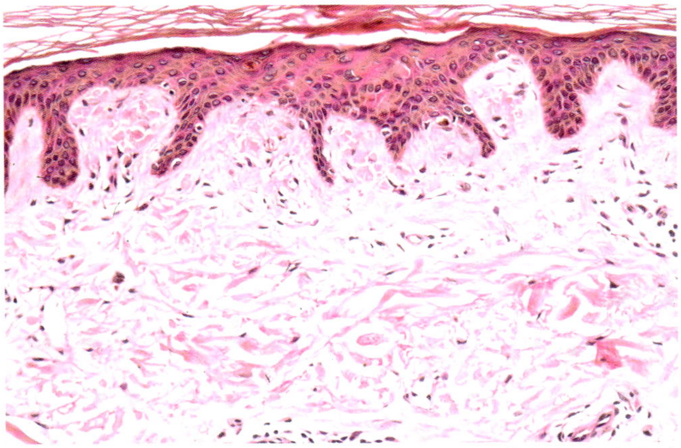

图 13.54　斑疹型淀粉样变：真皮乳头层可见典型的小片状嗜酸性物质沉积

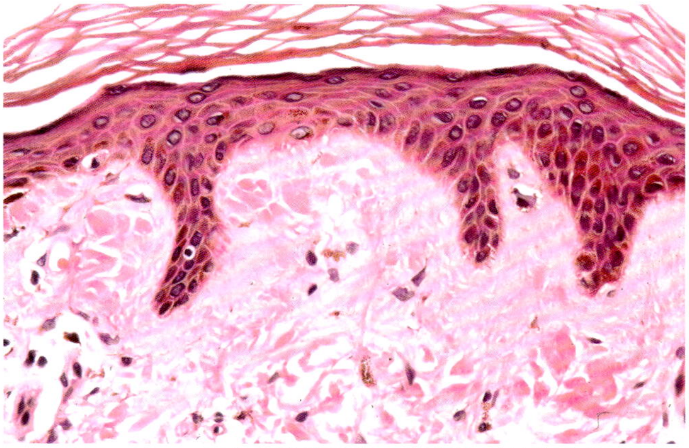

图 13.55　斑疹型淀粉样变：沉积物质的高倍镜

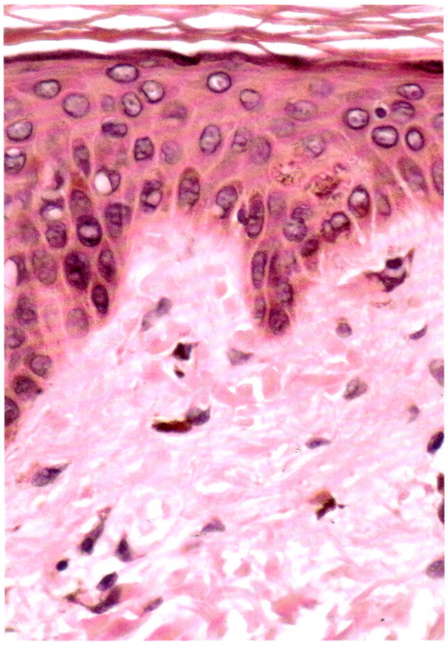

图 13.56　斑疹型淀粉样变：典型的色素失禁表现

蛋白沉积。约 33% 的病例可见表皮内细胞样小体[8]。典型病例有色素失禁，轻度角化过度，显著棘层肥厚。角质层可见黑色素，真皮浅层血管周围轻度慢性炎细胞浸润[9]。可见到轻度的界面空泡变性[14]。

丘疹型和苔藓样淀粉样变的组织病理改变与斑疹型淀粉样变类似，常难以区分，但前者淀粉样蛋白沉积的量更多，表皮棘层肥厚、颗粒层增厚和角化过度更明显。可见显著的基底细胞液化变性，常见胶样小体（图 13.57、13.58）[1]。有时卫星状细胞坏死是特征性改变[1]。真皮浅层血管周围慢性炎细胞浸润是典型表现。

当特殊染色阴性时，超微结构研究常可发现淀粉样蛋白的存在[40]。

原发性局限性皮肤淀粉样变中，血管没有淀粉样蛋白沉积，这一点有别于系统性淀粉样变的皮肤受累。

过去认为，淀粉样蛋白可能来源于肥大细胞或成纤维细胞。随着新技术的应用，目前公认的是淀粉样蛋白来源于角质形成细胞，沉积的淀粉样蛋白含有二

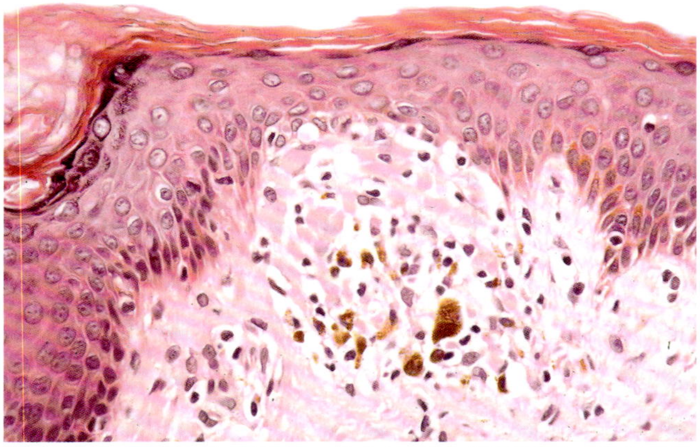

图 13.57 苔藓样淀粉样变：角化过度、棘层肥厚、基底细胞液化变性；真皮乳头层可见小的嗜酸性团块。轻度慢性炎细胞浸润。注意有明显的色素失禁

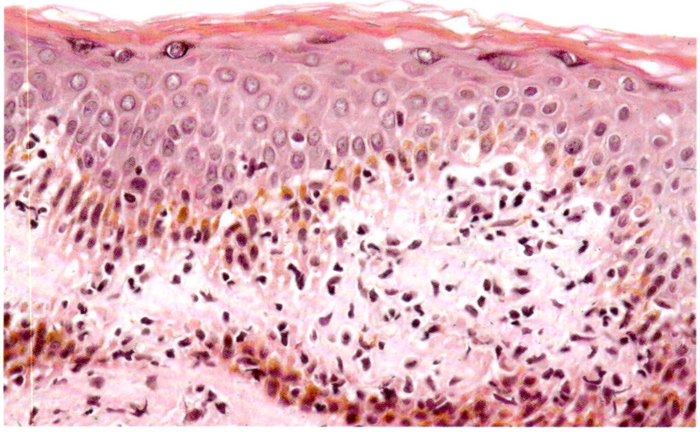

图 13.58 苔藓样淀粉样变：界面改变和淋巴细胞浸润

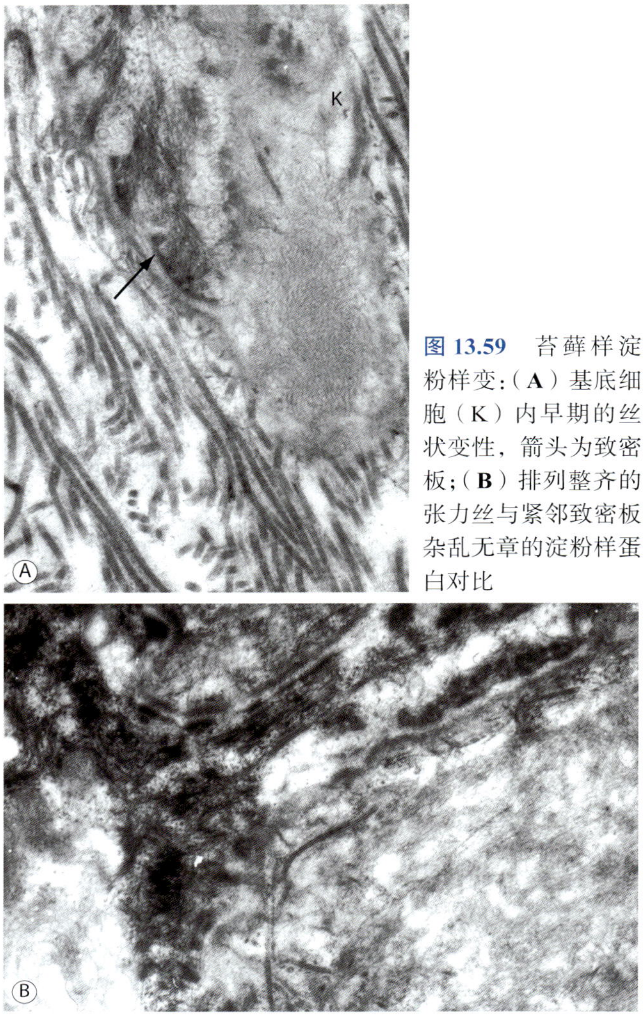


图 13.59 苔藓样淀粉样变：（**A**）基底细胞（K）内早期的丝状变性，箭头为致密板；（**B**）排列整齐的张力丝与紧邻致密板杂乱无章的淀粉样蛋白对比

硫键和大疱性类天疱疮抗原[8]。近来大量的研究通过单克隆免疫组化技术证实了在斑疹型和苔藓样淀粉样变的沉积物中存在表皮角蛋白[3，41-49]。皮肤局限型淀粉样蛋白，被称为淀粉样蛋白-K，含有 50 kD 和 67 kD 的角蛋白丝[28，48]。在老年痴呆症的淀粉样斑块和系统性淀粉样变中发现的一种蛋白——载脂蛋白 E，也被证实存在于局限性皮肤淀粉样变中[50-51]。电镜研究提供了进一步的支持证据，在表皮内和真皮表皮连接处发现了张力丝发生丝状（凋亡）变性形成淀粉样蛋白丝，提示淀粉样蛋白-K 来源于角质形成细胞[52]。正常情况下凋亡的角质形成细胞（细胞样小体）既可随着表皮上移而脱落，也可下移释放到真皮通过炎症反应而清除（类似于扁平苔藓）。而在斑疹型和苔藓样皮肤淀粉样变中，上述清除机制受到抑制或功能丧失。

早期的超微结构改变包括张力丝电子密度消失，形成波浪状改变，伴有桥粒内陷、角质形成细胞膜增厚和形成半桥粒样结构与相邻细胞连接[28]。浅表沉积物中可见胞质和细胞核残留物。在进入真皮时，成纤维细胞和巨噬细胞将变性的角蛋白转变成淀粉样蛋白丝（图 13.59）[52]。其确切机制尚不清楚，但必然涉及张力丝的正常 α 三级结构转变为淀粉样蛋白的 β-折叠构象，淀粉样蛋白丝和细胞样小体的超微结构不同。淀粉样蛋白纤维排列不规则，而细胞样小体内的纤维排列呈束状或漩涡状[53]。

轻度慢性创伤刺激促使细胞样小体过度产生，继而转化成淀粉样蛋白沉积导致局限性皮肤淀粉样变的发生。虽然包括 IgG、IgM 和补体结合在内的正常体液反应存在，但缺乏清除凋亡角质形成细胞的细胞反应[28，54-56]。

真皮弹力纤维中常可发现淀粉样蛋白沉积，在斑状淀粉样变沉积物中含有原纤维蛋白[57]，但这是否在发病机制中具有重要意义或仅仅只是一种继发现象还不确定。

然而，在皮肤型淀粉样变中，凋亡导致淀粉样蛋白沉积的理论受到了挑战，淀粉样蛋白沉积在紧邻基底细胞下方的真皮层，将致密板与细胞膜分离，且没有找到丝状变性的证据。这些发现提示淀粉样蛋白也可能是角质形成细胞直接分泌的产物[58-59]。也许两种机制都在起作用。

## 继发性局限性皮肤淀粉样变

许多皮肤肿瘤可见淀粉样蛋白沉积，包括基底细胞癌、汗腺肿瘤、乳头状汗管囊腺瘤、毛母质瘤、毛发上皮瘤、毛母细胞瘤、皮内痣、皮肤纤维瘤、脂溢性角化、日光性角化和鲍恩病（图 13.60）[1-7]。其中，淀粉样蛋白主要来源于肿瘤细胞。也有报道汗孔角化症出现淀粉样蛋白沉积是由于角质形成细胞凋亡所致[8-9]。特殊情况下蕈样肉芽肿和盘状红斑狼疮可继发皮肤淀粉样变[10-11]。

PUVA 治疗导致慢性表皮损伤也可继发皮肤淀粉样变，但很罕见[12-13]。由于慢性光损伤导致的耳部皮肤淀粉样变也有报道[14-15]。

同一部位反复注射胰岛素可诱发皮肤淀粉样变[16]。

## 家族性原发性皮肤淀粉样变

家族性原发性皮肤淀粉样变是一种罕见的常染色体显性遗传性淀粉样变，临床表现为斑疹型和（或）苔藓样淀粉样变[1-5]。苔藓样淀粉样变也见于多发性内分泌肿瘤 2A 型（Sipple 综合征）患者[6-8]。Sipple 综合征是由于 10 号染色体上涉及半胱氨酸残留的 RET 原癌基因胚胎发育时突变所致。然而，不伴 Sipple 综合征的家族性原发性皮肤淀粉样变患者没有 RET 基因突变，提示它们是两种不同的疾病[6, 9]。

近期针对一小部分家族性原发性皮肤淀粉样变患者的遗传学研究发现了位于 5 号染色体上的 OSMR 基因突变[10-11]。它编码抑癌蛋白 Mβ 受体，在包括角质形成细胞、皮神经、背根神经节在内的各种组织中广泛表达。它是一种细胞因子受体复合物，推测该基因突变导致细胞信号转导功能障碍，诱导角质形成细胞凋亡、淀粉样蛋白沉积和神经纤维减少，导致瘙痒[10, 12]。并非所有家族性原发性皮肤淀粉样变的患者都有 5 号染色体上的同一个基因突变，提示该疾病具有遗传异质性[13]。

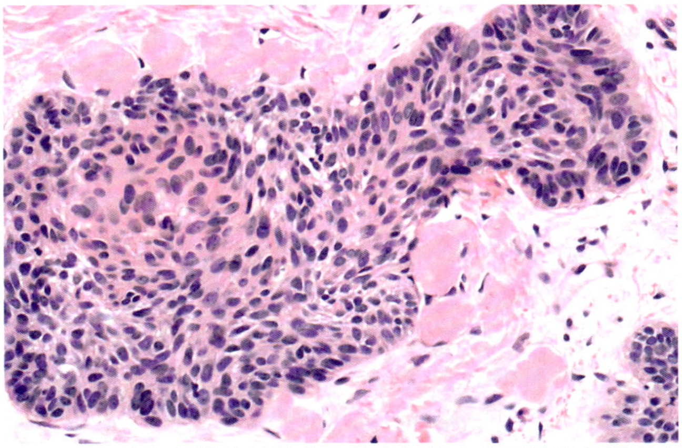

图 13.60 肿瘤相关淀粉样变：基底细胞癌中可见淀粉样蛋白沉积。

组织病理改变与原发性非家族性局限性皮肤淀粉样变相同。

色素异常性皮肤淀粉样变是另一种家族性原发性皮肤淀粉样变，表现为躯干、四肢网状色素沉着和色素减退，典型者幼年起病[14-19]。通常不伴丘疹、萎缩和毛细血管扩张。一例患者合并硬斑病[18]。DNA 修复缺陷导致对中波紫外线高度敏感可能是该病的病因[16]。组织病理学上，在真皮乳头层可见淀粉样蛋白沉积。色素异常性皮肤淀粉样变与 X 连锁网状色素异常症可能是同一疾病，后者表现为生长发育迟缓、慢性呼吸道疾病、胃肠道疾病和角膜营养不良导致的畏光，皮肤淀粉样变是一种继发现象[20-21]。

## 结节性淀粉样变

### 临床特征

本型罕见，好发于女性，表现为棕红色单发或多发结节，分布于躯干、四肢、外生殖器、面部和头皮（图 13.61）[1-7]。也有报道皮损位于双侧眼睑，不伴系统损害[8]。皮损呈蜡样外观，表面可有萎缩或溃疡。大多数病例仅累及皮肤，只有 7% 的患者发展为系统性淀粉样变[7, 9]。偶有合并单克隆副球蛋白血症、淋巴浆细胞样淋巴瘤、干燥综合征、蛋白尿、骨髓异常和直肠活检阳性的报道[10-15]。结节性皮肤淀粉样变也可合并腕管综合征，由于淀粉样蛋白基因转

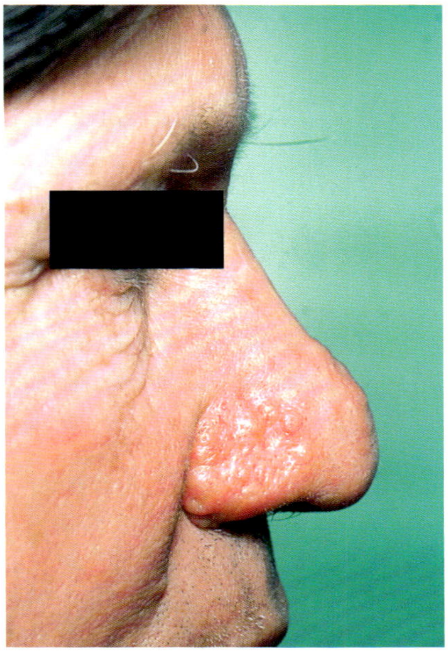

图 13.61 结节性淀粉样变：鼻部局限性不规则浸润斑块

甲状腺素蛋白 His 114 变异所致[16]。累及双侧足底的结节性淀粉样变非常罕见[17]。

## 组织学特征

本病的组织病理学改变不能与系统性淀粉样变区分。在原发性淀粉样变中，淀粉样蛋白为来源于轻链的 AL 蛋白[18-21]。结节性淀粉样变可能是由于局部聚集的浆细胞产生轻链所致[1]。PCR 研究提示结节性淀粉样变中浸润的浆细胞通常为单克隆性[22-23]，但也有多克隆浆细胞浸润的报道[11]。结节性淀粉样变的诊断首先要排除系统性疾病[2, 7]。

淀粉样蛋白沉积在真皮乳头层和网状层，也可累及皮下脂肪（图 13.62 ～ 13.64）。有时可累及血管和神经鞘（图 13.65 ～ 13.67）[2]。特征性表现是血管周围和淀粉样蛋白沉积处的边缘有浆细胞浸润（图 13.68）[4, 24]。偶见异物巨细胞反应和（或）钙化[4, 6]。

## 胶样粟丘疹

胶样粟丘疹（colloid milium）特征性改变为真皮浅层嗜酸性无定形颗粒状物质的沉积，它包括幼年型和成人型等多种亚型。它也可以是褐黄病的一种临床表现[1]，后者是由于使用皮肤漂白剂——氢醌所致。另外两种亚型——结节型胶样变性和类胶样型——可能是结节性淀粉样变的亚型[2-4]。成人胶样粟丘疹又称为丘疹型弹力纤维病[5]。

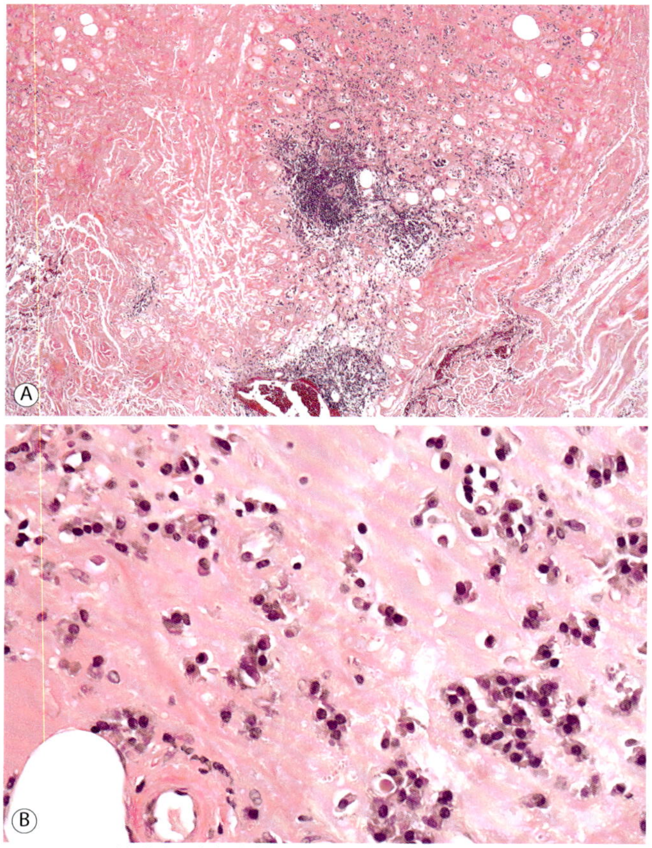


**图 13.62** 结节性淀粉样变：（**A**）真皮大量淀粉样蛋白沉积；（**B**）大量浆细胞浸润

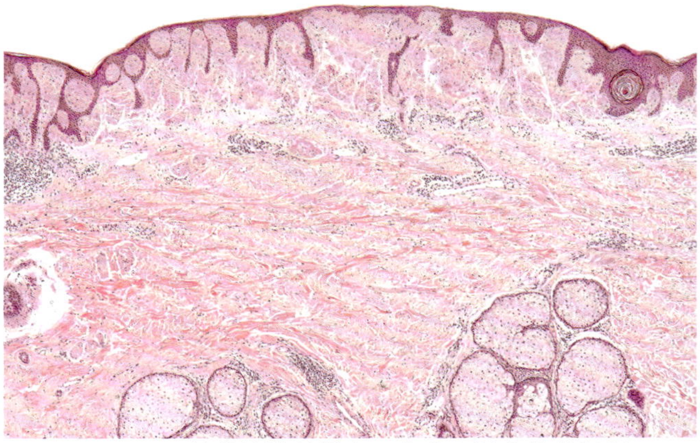

**图 13.63** 结节性淀粉样变：真皮上层宽带状沉积

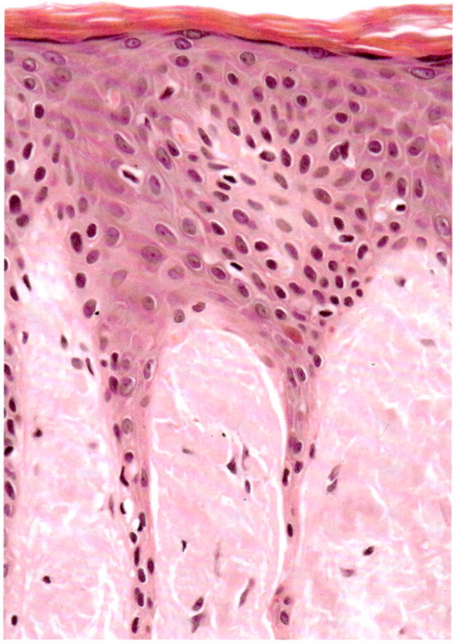

**图 13.64** 结节性淀粉样变：真皮乳头充满沉积的淀粉样蛋白

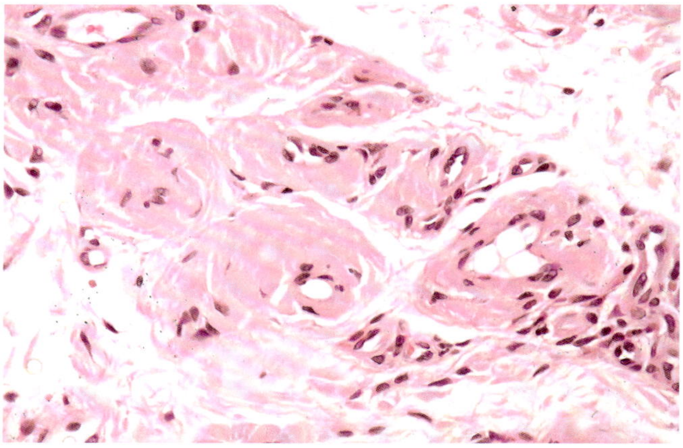

**图 13.65** 结节性淀粉样变：淀粉样蛋白沉积使血管壁增厚

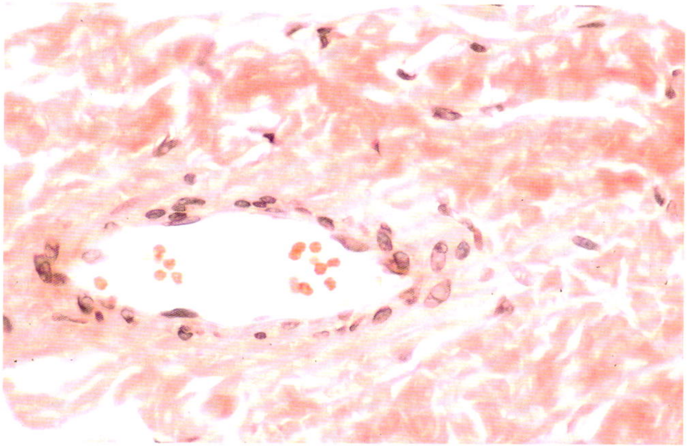

图 13.66 结节性淀粉样变：刚果红染色强阳性

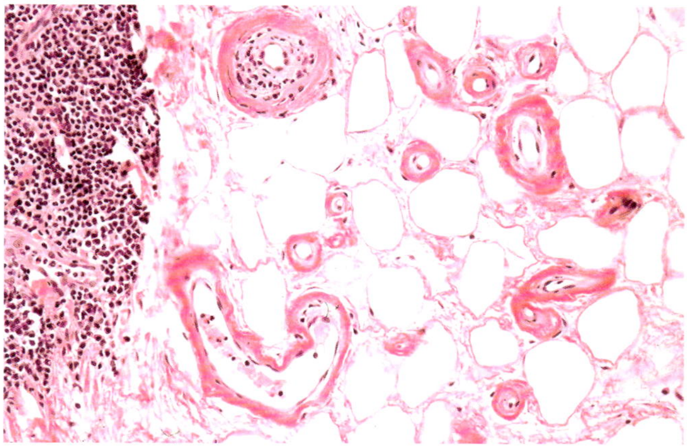

图 13.67 结节性淀粉样变：皮下脂肪组织中血管受累明显

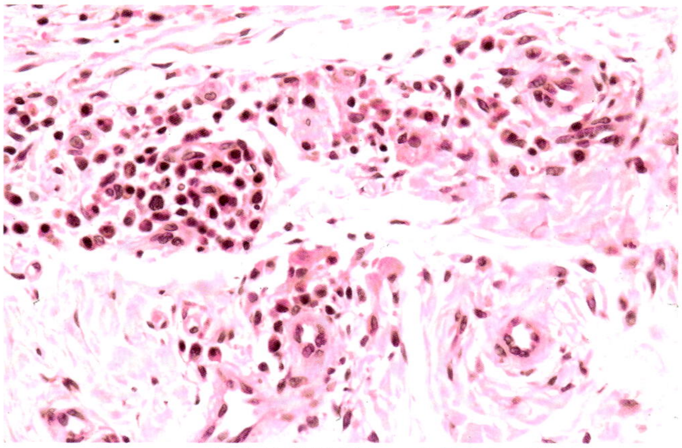

图 13.68 结节性淀粉样变：大量浆细胞浸润

# 幼年型胶样粟丘疹

## 临床特征

幼年型胶样粟丘疹非常罕见，青春期前儿童发病，有时有家族患病倾向[6]。皮疹表现为散在或融合的、直径 0.2～1.5 cm 的棕黄色半透明丘疹[7]，穿刺可挤出胶样物质。其下方组织常有硬化。皮损主要分布于面部（尤其是面颊）、鼻部和口周（图 13.69～13.71）。幼年型和成人型胶样粟丘疹轻擦后均可诱发紫癜[8]，这是由于血管壁有胶样物质沉积使血管脆性增加所致。特殊情况下，幼年型胶样粟丘疹的胶样物质可沉积在牙龈，并可引起结合膜炎[9-11]。

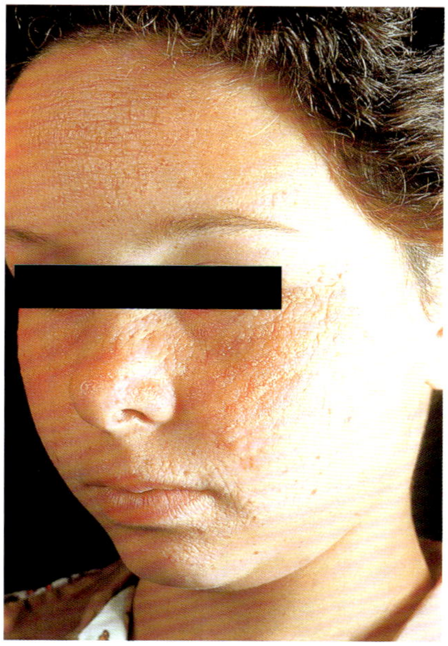

图 13.69 幼年型胶样粟丘疹：面部融合性丘疹，皮肤增厚，尤其以颊部、鼻部和前额明显（By courtesy of S. Hendfield-Jones，MD，Institute of Dermatology，London，UK.）

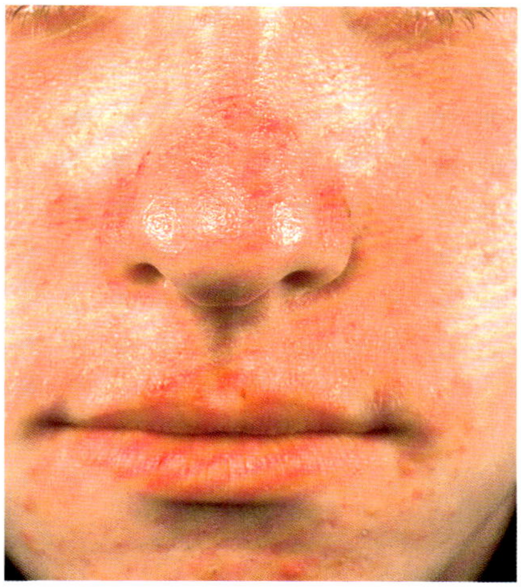

图 13.70 幼年型胶样粟丘疹：轻症儿童患者表现为鼻部和上唇典型的棕黄色半透明丘疹（By courtesy of S. Hendfield-Jones，MD，Institute of Dermatology，London，UK.）

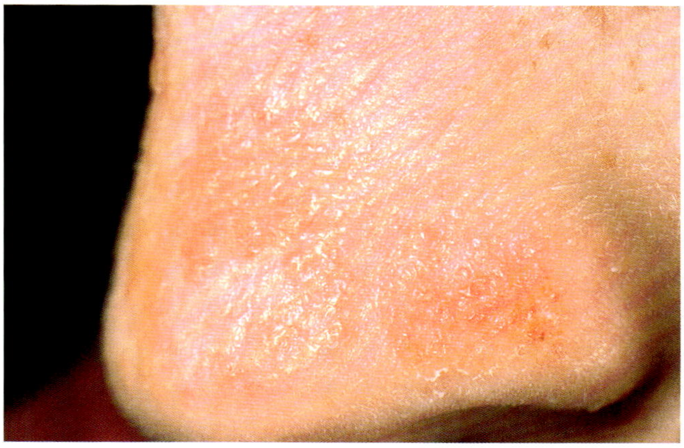

图 13.71 幼年型胶样粟丘疹：近摄图。该例为图 13.70 患者的兄弟（By courtesy of S. Hendfield-Jones，MD，Institute of Dermatology，London，UK.）

## 发病机制和组织学特征

本病病因不明，部分病例与日光照射有关。发病机制与斑状和苔藓样淀粉样变有许多重叠之处。幼年型胶样粟丘疹代表了表皮角质形成细胞的一种原发性退行性变，通过凋亡转化为真皮浅层内的胶样小体。

初期改变为丝状变形，由相对平直的电子致密角蛋白丝转化为短小弯曲的 8 ～ 10 nm 细丝，呈波形或漩涡状成簇排列（图 13.72）[7]。两种类型的角蛋白丝偶尔在基底细胞胞质内同时存在。随着疾病进展，丝状变形累及整个细胞，在丝状团块内可见细胞核、胞质和桥粒的残留物（图 13.73）。残留的桥粒有时出现在胶样物质的边缘。最后，凋亡的细胞受到挤压进入邻近真皮。在胶样小体中除了变形的角蛋白丝外，还发现了淀粉样蛋白丝。因此将本病与其他类型的淀粉样蛋白 -K 皮肤病划归为一类[2]。胶样物质中表皮角蛋白标记物阳性支持这一假说[2, 12]。

直接免疫荧光检查提示免疫球蛋白、补体和纤维蛋白沉积[7]。这究竟是一种自身免疫介导的反应（类似于斑疹型和苔藓样淀粉样变），还是继发的非特异性反应目前尚不明确。

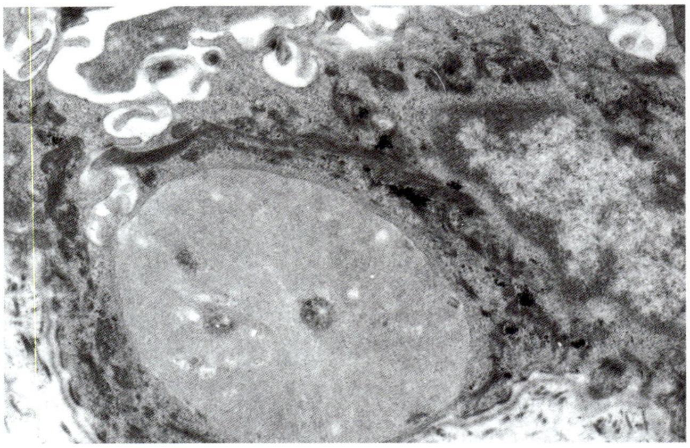

图 13.72 幼年型胶样粟丘疹：凋亡的角质形成细胞，胞质中充满淡染的丝状束，与邻近的张力丝形成鲜明对比

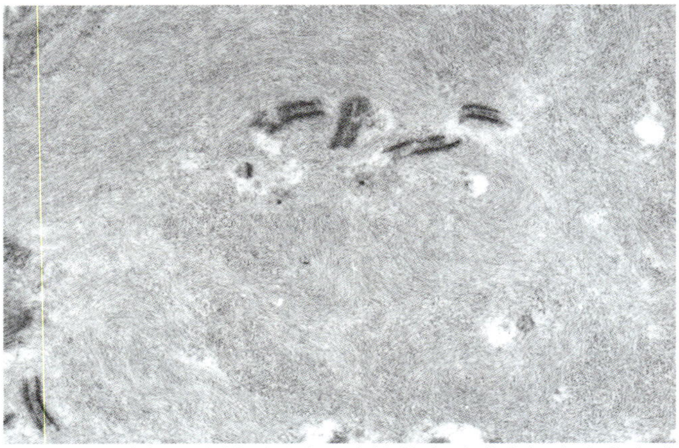

图 13.73 幼年型胶样粟丘疹：变性的角质形成细胞内有内陷的桥粒

组织病理学上，胶样物质沉积在真皮浅层，常向上累及表皮（图 13.74 ～ 13.77）。胶样物质由嗜酸性无定形物聚集而成，呈碎裂状。其上方的表皮内可

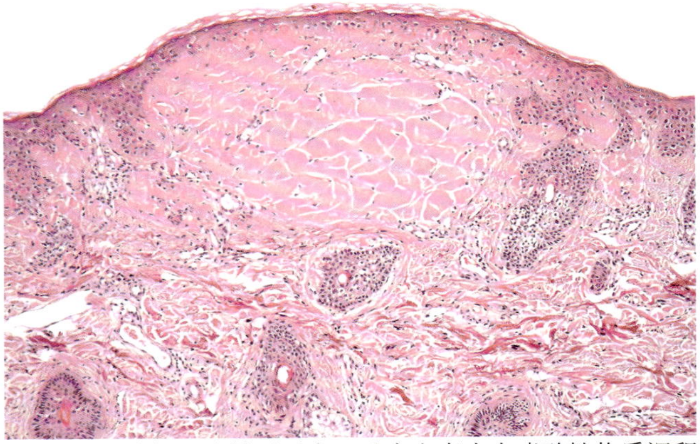

图 13.74 幼年型胶样粟丘疹：丘疹由真皮内嗜酸性物质沉积形成，无炎症反应

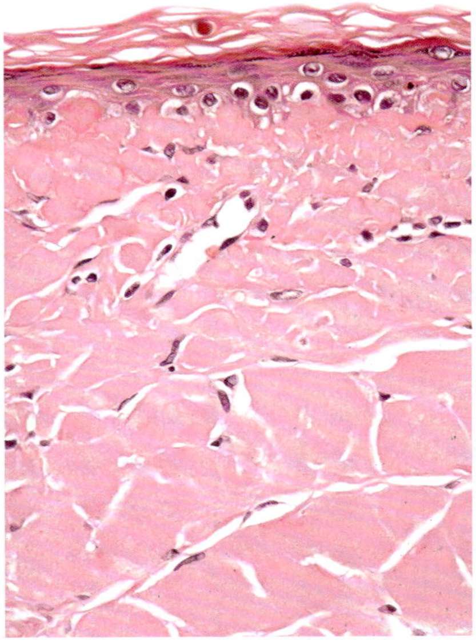

图 13.75 幼年型胶样粟丘疹：高倍镜下的沉积物

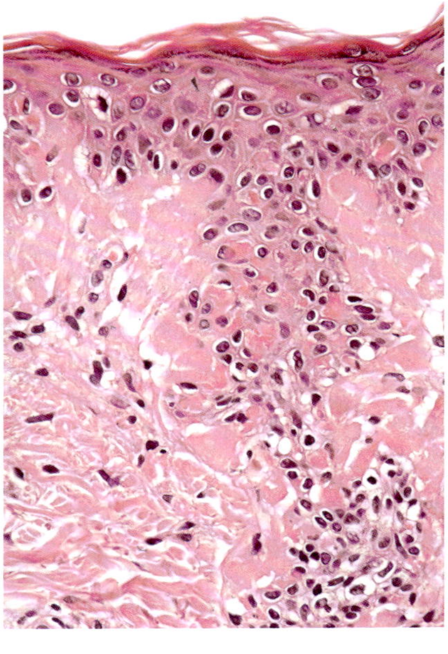

图 13.76 幼年型胶样粟丘疹：相邻表皮大量角质形成细胞凋亡

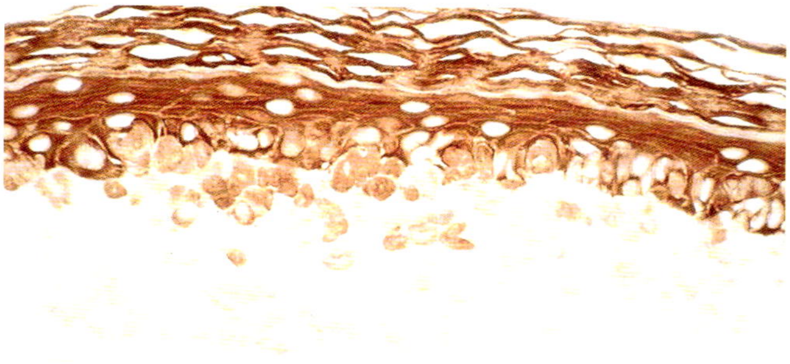

图 13.77　幼年型胶样粟丘疹：无定形物质来源于表皮。张力丝丝状变性（凋亡）。注意胶样物质角蛋白染色阳性［全角蛋白（P-CK）］

见明显的胶样小体，外侧的棘层增厚，向下、向内生长，呈衣领状或环状包围胶样小岛[2]。可见成纤维细胞和肥大细胞，有时可见色素失禁。幼年型胶样粟丘疹在组化染色上不能与淀粉样变鉴别，两者均表现为耐淀粉酶 -PAS 阳性、硫黄素 T 阳性、刚果红染色阳性和苹果绿色双折光。

## 成人型胶样粟丘疹

### 临床特征

本型较幼年型更常见，好发于中年患者，男性多见。最常见于户外工作者，皮损位于曝光部位，常伴有日光性弹力纤维变性，又称为丘疹性弹力纤维病。

本病临床表现为黄色圆顶状半透明丘疹，直径 0.1 ～ 0.5 cm，与幼年型胶样粟丘疹一样，皮损中含有胶样物质。好发于面部、耳、颈部和手背（图 13.78），肤色至褐色[2，13]。本病见于过度日光暴露的浅肤色者，皮损局限于日光暴露部位[14-15]。也有过度使用长波紫外线（UVA）日光浴浴床者发生成人型胶样粟丘疹的报道[16]。一例患者在接触矿物油的部位出现了成人型胶样粟丘疹[18]。另一例患者合并 β 地中海贫血[19]。罕见的色素性胶样粟丘疹见于外源性褐黄病患者，后者由于外用漂白霜和接触化肥发病[1，13]。

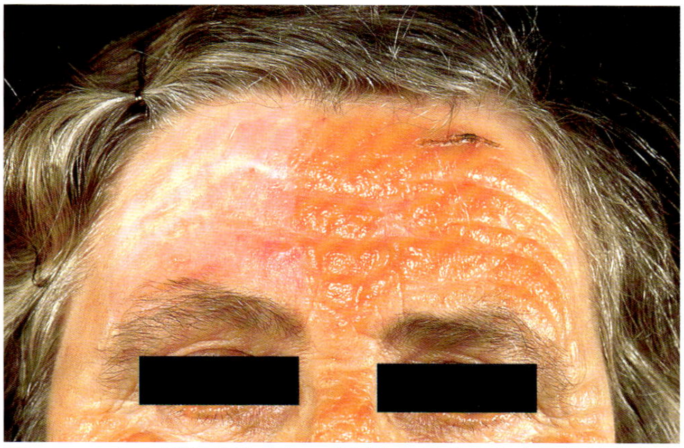

图 13.78　成人型胶样粟丘疹：前额和鼻部单侧分布的条纹状橘黄色斑块（By courtesy of the Institute of Dermatology，London，UK.）

### 发病机制和组织学特征

与幼年型胶样粟丘疹的角质形成细胞改变不同，成人型胶样粟丘疹表现为严重的光损伤，主要集中于真皮上部的弹力纤维。早期研究认为胶样物质可能是异常的胶原纤维或成纤维细胞的分泌物，但近来更多的研究显示它来源于光化性弹力纤维样物质[14，20-22]。

超微结构研究显示，光化性弹力纤维样物质与胶样沉积物之间有直接联系，在电子致密胶样物质中，正常和变性的弹力纤维残留物有时均可见到[21，23]。未见淀粉样蛋白丝存在。胶样沉积物内血清淀粉样蛋白 P 成分的存在则进一步支持这种假说[21]。这种蛋白是淀粉样蛋白的特征性成分，但它也是正常弹力组织的结构组分，也见于光化性弹力纤维样物质中[24-25]。成人型胶样粟丘疹抗角蛋白抗体标记阴性，也没有免疫球蛋白和补体沉积。

组织病理学上可见典型的嗜酸性、无定形、具有自发荧光、有裂隙的物质沉积，可见正常胶原境界带将其与表皮分离（图 13.79、13.80）[21]。成纤维细胞常散在于沉积物之间的裂隙中[21]。

组织化学染色表现为耐淀粉酶 -PAS 阳性、硫磺素 T 阳性，并且刚果红染色阳性，在偏振光下观察有苹果绿色双折光[14]。Dylon 染色阳性[2]。胶样粟丘疹有时与淀粉样变很难鉴别，因此需要做电镜检查[26-27]。

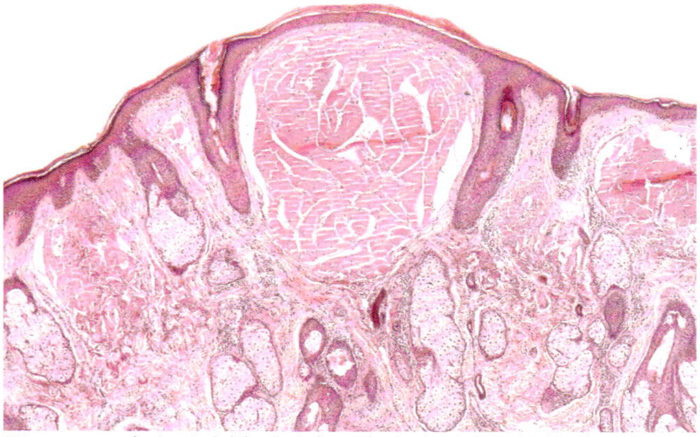

图 13.79　成人型胶样粟丘疹：真皮浅层嗜酸性物质沉积。周围可见日光性弹力纤维变性

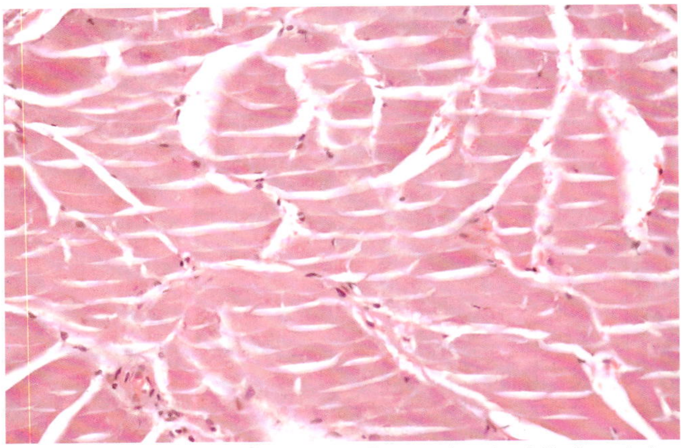

图 13.80 成人型胶样粟丘疹：典型的病理切片像病理改变

# 皮肤黏膜透明变性

## 临床特征

皮肤黏膜透明变性（hyalinosis cutis et mucosae; Urbach-Wiethe 病，类脂蛋白沉积症），是一种十分罕见的常染色体隐性遗传病，于 1929 年首次报道。透明物质沉积于身体的各个器官，尤其是在皮肤、咽部黏膜和喉[1-7]。最常见于南非（德国和荷兰移民的后裔）和瑞典，35% 的患者有南非血统[8-11]。

类脂蛋白沉积症的致病基因定位于染色体 1q21，由于细胞外基质蛋白 1（ECM1）基因突变导致 ECM1 的功能部分或完全丧失[12]。ECM1 与真皮基质（如基底膜聚糖、基质金属蛋白酶等）结合，在维持真皮的组织和结构、形成和维持基底膜的正常结构以及间质信号转导过程中起重要作用[13]。被称为“超级生物胶水”[13-14]。ECM1 在癌症中过度表达，介导肿瘤的生长和转移[13]。已报道超过 40 种的 ECM1 基因突变与类脂蛋白沉积症有关，但迄今为止没有发现特定类型的突变与临床表型有关[13-14]。有意思的是，在硬化性苔藓患者中检测到了抗 ECM1 的自身抗体[15]。

初期症状表现为声音嘶哑，发生于婴儿期，因透明样物质沉积使声带增厚和不规则、造成声带关闭不全所致。儿童期出现口腔黏膜硬化（包括唇内侧、齿龈、悬雍垂、腭和口底），皮损逐渐进展，成人期发展为广泛的黄色浸润斑块（图 13.81）[4, 16]。下唇呈鹅卵石样外观。舌增厚，由于舌系带增厚、缩短导致舌活动受限。可出现反复发作的舌溃疡[5]。常伴甲生长异常，上切牙、前磨牙或磨牙发育不全或再生障碍[6]。

面部和四肢早期出现炎症皮损（大疱、脓疱和结痂），随后出现痤疮样增生性瘢痕（图 13.82）[10]。面部、手指和睫毛周围可见丘疹结节，呈特征性的串珠状排列（念珠状眼睑）（图 13.83）。后期在易受外伤的部位出现增厚的黄瘤样斑块，分布于膝、肘、足和手，有时呈疣状[17]。重症患者全身皮肤变黄，蜡样增厚，以屈侧为重[18]。头皮类似皮损可引起斑片状或弥漫性脱发[6, 8]。

有时可出现颅内病变，伴钙化，与透明样物质沉积在大脑血管周围和基底神经节有关[4]。癫痫并不少见[17, 19-20]。其他神经系统症状包括记忆丧失、易

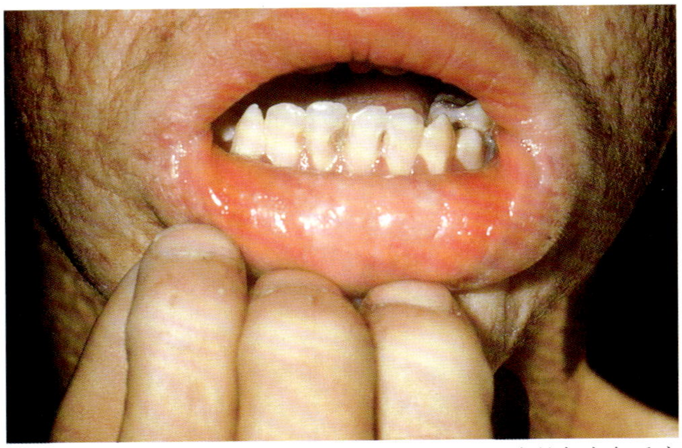

图 13.81 类脂蛋白沉积症：下唇黏膜表面可见小的灰白色丘疹（By courtesy of the Institute of Dermatology，London，UK.）

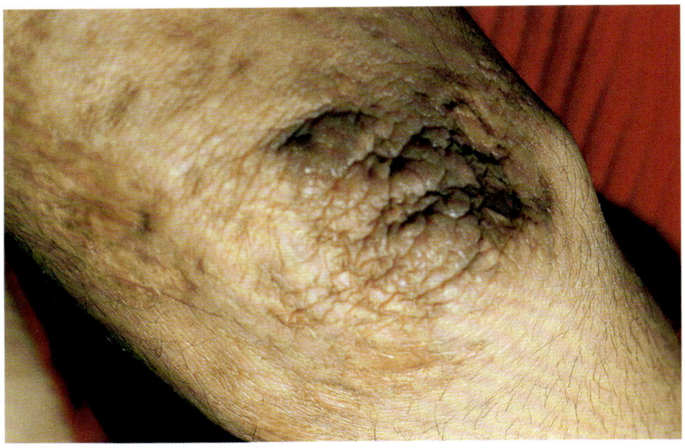

图 13.82 类脂蛋白沉积症：瘢痕处皮肤明显增厚（By courtesy of R.A. Marsden，MD，St George's Hospital，London，UK.）

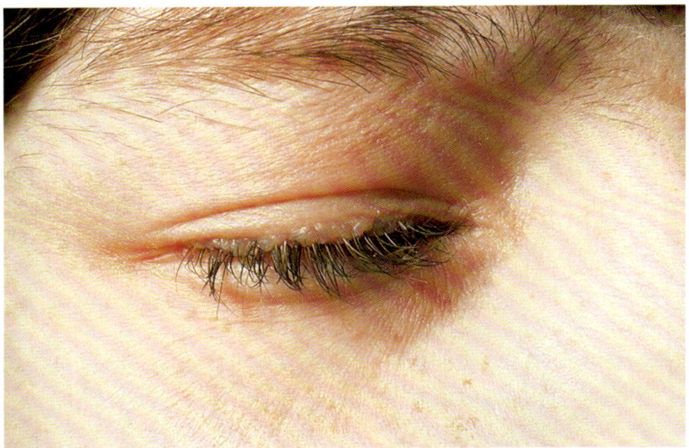

图 13.83 类脂蛋白沉积症：注意下眼睑蜡样结节，呈典型的“串珠状”外观（By courtesy of the Institute of Dermatology，London，UK.）

怒和轻度精神发育迟滞[21]。

小肠受累可导致消化道出血[22]。

通常预期寿命正常，但儿童期可能由于呼吸衰竭导致死亡[2]。

## 发病机制和组织学特征

表皮角化过度，棘层增厚，偶尔呈乳头瘤样增生。真皮内见均一的嗜酸性物质呈特征性分布[8]。早期沉积在毛细血管周围，在汗管周围呈同心圆性沉积（图 13.84、13.85）；随后出现更广泛的沉积，在真皮内垂直分布。毛囊和立毛肌常有透明鞘包裹[23]。进展期病例神经束膜也可受累[24]。这种物质 PAS 染色强阳性（耐淀粉酶），刚果红和硫磺素 T 弱阳性（图 13.86）。通常含有脂质成分，所以称之为“类脂质”[25]。

超微结构研究显示沉积物是无定形的电子致密物质，可能含有境界不清、互相融合交错的淀粉样细丝（5 ～ 10 nm）和纤细的胶原纤维（图 13.87、13.88）[23]。血管、毛囊和汗腺周围基底膜增厚，免疫组化方法证实有大量Ⅳ型胶原存在[8, 17-18, 26]。成纤维细胞内含有丰富的粗内质网和线粒体。胞质中的包涵体本质上可能是溶酶体。

类脂蛋白沉积症出现大疱性皮损的原因不明。近来有报道阐述了其可能的发病机制。一例类脂蛋白沉积症儿童患者的皮损组织病理发现角质层下和表皮内棘层松解，没有角化不良[27]，可见表皮下裂隙，但

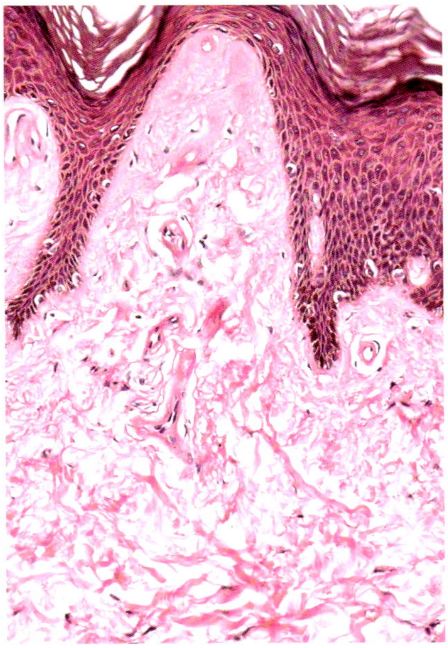

图 13.84 类脂蛋白沉积症：淡染的嗜酸性均质物质沉积使血管壁增厚

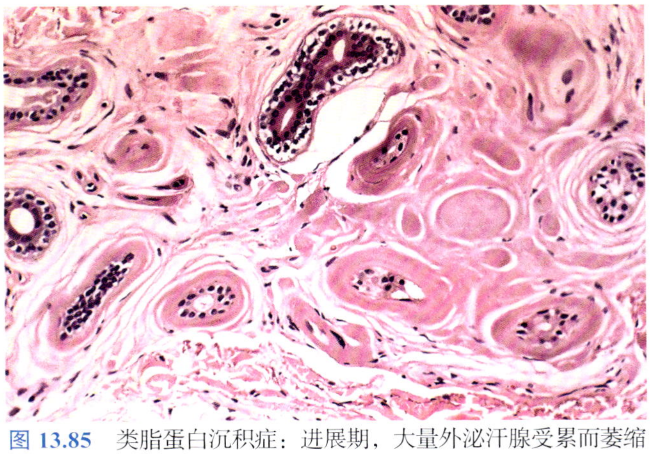

图 13.85 类脂蛋白沉积症：进展期，大量外泌汗腺受累而萎缩

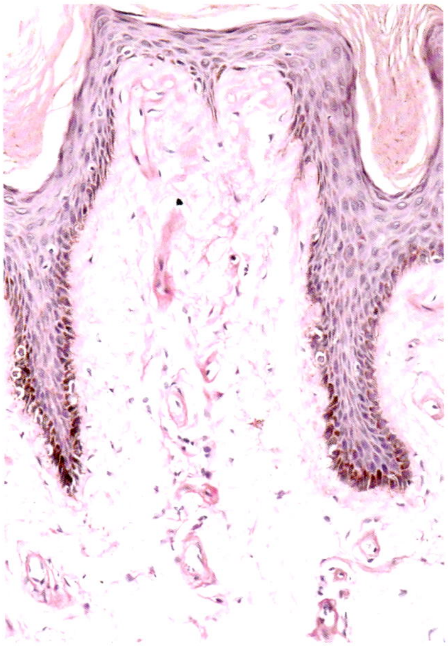

图 13.86 类脂蛋白沉积症：沉积物 PAS 染色强阳性（耐淀粉酶）

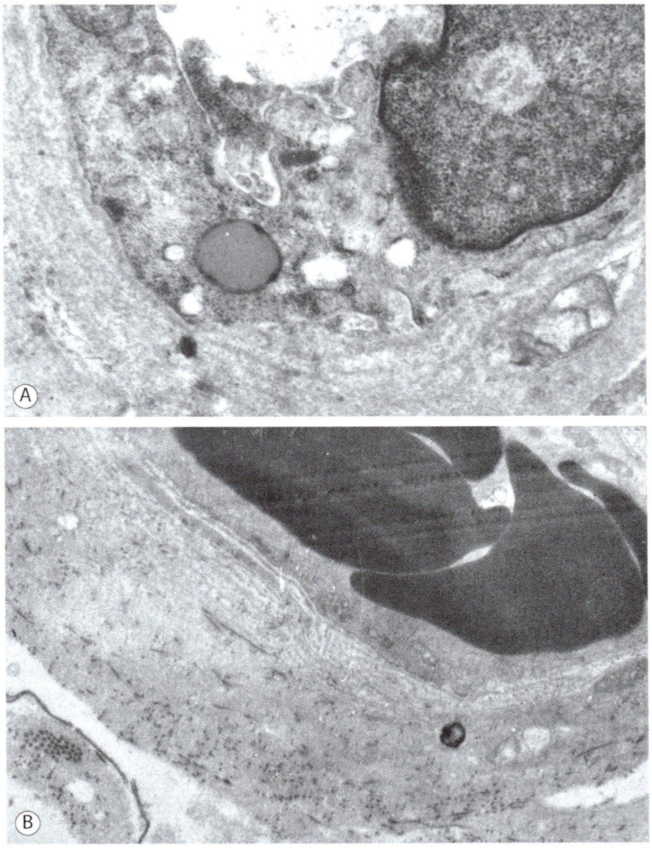


图 13.87 （A，B）类脂蛋白沉积症：血管横切面显示基底膜增厚

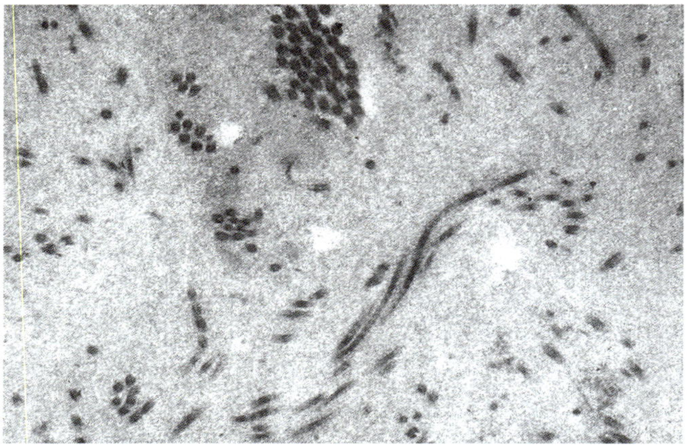

图 13.88 类脂蛋白沉积症：高倍镜下见无定形电子致密物质，偶见胶原纤维

可能是人工现象。直接免疫荧光检查阴性。

尽管针对类脂蛋白沉积症已有相当多的研究，但本病确切的发病机制仍然是个谜。虽然已证实真皮胶原纤维的数量存在异常除了通过特殊染色技术证实它可能是由糖蛋白、黏多糖和脂质组成的一种混合物外[8]，但对于透明沉积物的本质却知之甚少。

关于本病的发病机制已有多种假说，但都不能圆满解释其原发病因。透明沉积物内脂质小滴的发现提示该病可能是一种系统性脂代谢障碍性疾病[8]。但脂质沉积多种多样，皮损化学成分分析没有发现任何相关的异常。成纤维细胞培养实验也不支持这种假说[25]。它可能只是一种继发现象。超微结构研究发现胞质内包涵体含有髓鞘结构和溶酶体，伴有成纤维细胞己糖醛酸含量升高。这些发现提示该病可能是一种溶酶体贮积病[28]。近期发现两例患者的汗腺细胞和组织细胞内溶酶体异常，为这种假说提供了进一步的支持[29]。这些溶酶体内含有无定形颗粒物质、斑马小体和弯曲的管状结构，这种管状结构与 Farber 病中发现的类似，提示类脂蛋白沉积症不仅存在胶原蛋白合成受损，而且存在神经酰胺代谢异常。

近期大量文献报道了真皮胶原成分的各种变化[30]。超微结构研究提示增厚的基底膜带由层粘连蛋白和Ⅲ型、Ⅳ型胶原构成[31]。但这种结构并没有太多意义，因为类似表现可见于多种疾病，如银屑病、系统性红斑狼疮和糖尿病[8]。基底膜带增厚很可能是继发于一系列刺激的非特异性反应。

干重研究显示真皮胶原含量显著减少，与Ⅰ型胶原比较，Ⅲ型和Ⅴ型胶原含量相对增加[32]。但免疫荧光检查发现Ⅰ型和Ⅲ型胶原的绝对含量均有下降[8]。体外研究通过测定放射性羟脯氨酸合成发现成纤维细胞中的胶原合成没有明显异常[17]，但成纤维细胞的复制能力下降。近期研究发现成纤维细胞Ⅰ型前胶原 mRNA 减少，Ⅰ型和Ⅲ型前胶原 mRNA 比例下降[17]。Ⅳ型前胶原 mRNA 水平升高[33]。没有发现 DNA 异常或染色体改变。

胶原纤维的变化并不是导致颗粒状透明物质沉积的直接原因，透明物质很可能来源于成纤维细胞[34]。

# 皮肤巨球蛋白病

## 临床特征

皮肤巨球蛋白病（cutaneous macroglobulinosis）又名 IgM 沉积性丘疹，是 Waldenström 巨球蛋白血症一种罕见的临床表现[1-7]。后者是一种慢性淋巴细胞增生性疾病，好发于 40 ～ 60 岁老年患者，男性略多[5]。特征性改变为骨髓、淋巴结和脾中淋巴浆细胞样细胞增生和 IgM 副球蛋白血症[5]。患者表现为乏力、易疲劳、体重下降、贫血、黏膜出血、视网膜出血、淋巴结肿大、肝脾肿大、周围神经病和高黏滞综合征[7-8]。皮肤受累很少见，表现为肿瘤、斑块和皮肤巨球蛋白病。有时可见紫癜、黄瘤病、冷球蛋白血症和雷诺现象[7]。

本病皮损表现为瘙痒性的肤色、红色或半透明丘疹，直径可达 1 cm，主要分布于膝、肘、臀、臂和腿的伸侧[7]。常见脐窝状、糜烂、结痂和角化过度[5, 9-10]。肿瘤样沉积的皮损表现为蓝紫色结节和斑块。

## 组织学特征

丘疹的组织病理学特征表现为真皮乳头层和网状层可见嗜酸性均质物质沉积（图 13.89）[2]。围绕毛囊[2]。沉积物 PAS 染色阳性，刚果红染色阴性（图 13.90）。有时可见淋巴浆细胞样细胞浸润[7]。浆细胞胞质内可见富含 IgM 的空泡[4]。

直接免疫荧光检查提示沉积物 IgM 强阳性[2, 5, 7]。

超微结构检查提示沉积物呈无定形或颗粒状，有时呈丝状，免疫电镜检查显示由 IgM 组成[1-3, 7]。丝状成分没有淀粉样蛋白的周期性改变[7]。

斑块和结节由淋巴浆细胞样细胞浸润形成。

# 卟啉病

卟啉病（porphyria）是以卟啉或其前体产生过多为特征的一组代谢障碍性疾病，由于血红素合成途径中的各种酶缺陷导致（图 13.91）[1-12]。卟啉合成主

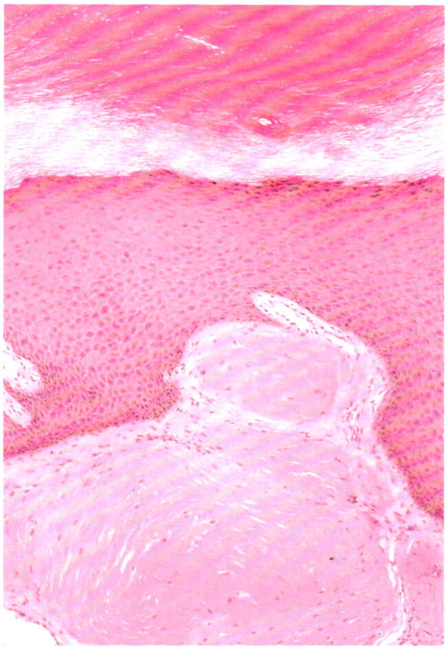

图 13.89　皮肤巨球蛋白病：真皮浅层见嗜酸性物质呈结节状沉积（By courtesy of A. Wang，MD，Brigham and Women's Hospital，Boston，USA.）

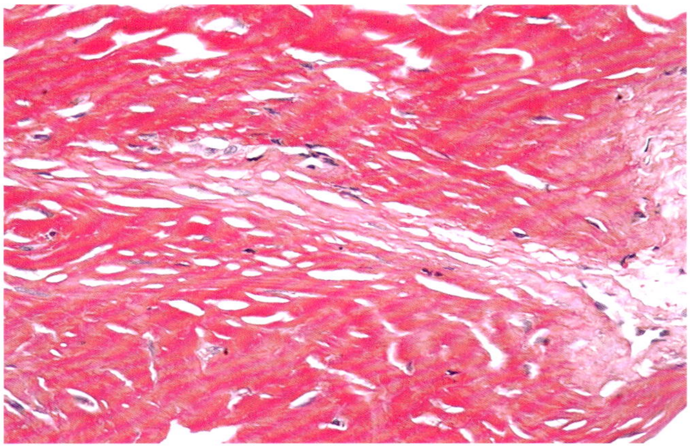

图 13.90　皮肤巨球蛋白病：沉积物 PAS 染色强阳性（By courtesy of A. Wang，MD，Brigham and Women's Hospital，Boston，USA.）

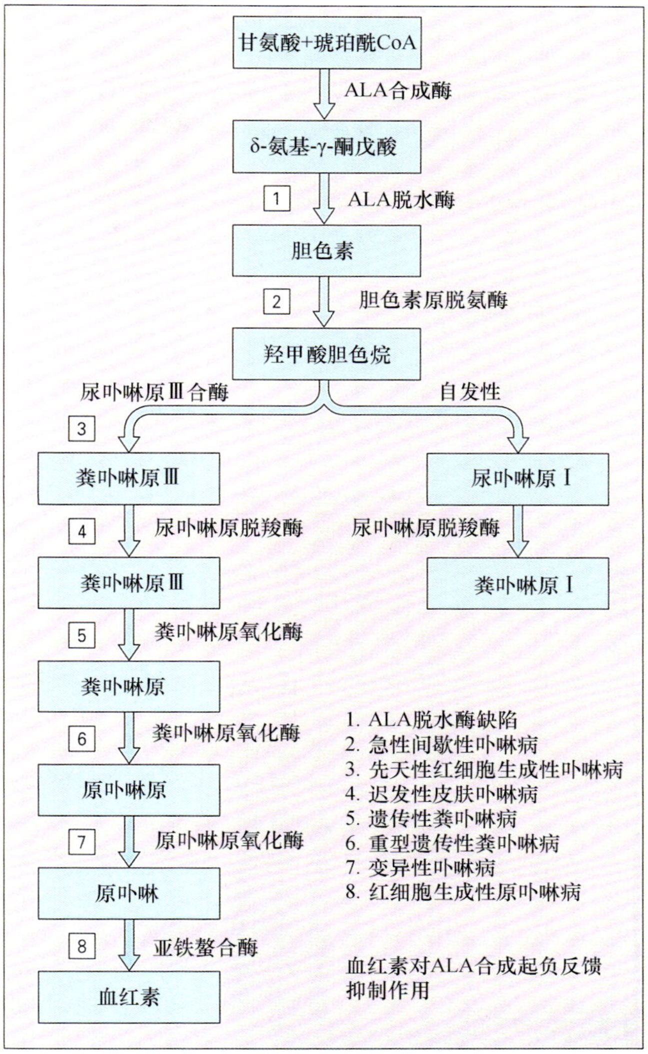



图 13.91　卟啉病的生物化学（Reproduced with permission from Young，J.W.，and Conte，E.T.（1991）International Journal of Dermatology，30，399-406.）

要发生在红细胞生成系统和肝。特定酶缺陷导致血红素合成障碍，血红素浓度下降，刺激限速酶——δ-氨基-γ-酮戊酸（ALA）合成酶活性增强，最终导致血红素前体积聚[10，13]。

基因突变是导致各型卟啉病酶缺陷的原因。这些突变类型均已从分子水平得到证实，临床表现差异显著，常有各种酶缺陷但却终生无症状[13]。如果患者为纯合子突变，常在早年出现症状。

药物、禁食、酒精或性激素可诱发急性卟啉病，表现为腹痛伴神经和（或）精神系统症状[14-17]。酶缺陷可导致光敏性卟啉在皮肤中聚集，卟啉主要吸收 400～410 nm 的光谱。吸收后的能量被释放到邻近的核酸或蛋白质中，直接或间接地传递给受体分子如氧分子，这种毒性作用导致溶酶体和细胞膜的损伤[16-17]。有证据显示这种光毒性反应与激活补体的级联反应有关[16-17]。急性发作期皮肤表现为光暴露部位明显的红斑，伴有烧灼感。亚急性或慢性期皮损表现为皮肤脆性增加、水疱形成和瘢痕进行性增多。也有新生儿在接受光疗治疗溶血性疾病引起的高胆红素血症过程中，因一过性卟啉水平升高导致光敏性大疱性皮疹的病例报道[18-19]。

根据主要受累组织的不同，卟啉病分为红细胞生成性卟啉病和肝性卟啉病两大类。红细胞生成性卟啉病（包括先天性红细胞生成性卟啉病和红细胞生成性原卟啉病）主要以骨髓内血红素合成变化为特征；肝性卟啉病主要以肝内合成改变为特征（包括迟发性皮肤卟啉病、肝性红细胞生成性卟啉病、急性间歇性卟啉病、δ-氨基-γ-酮戊酸脱水酶缺陷、变异性卟啉病和遗传性粪卟啉病）。在 8 种主要卟啉病中，有 6 种伴皮肤受累（表 13.4）。这 6 种卟啉病的皮肤组织病理学改变相似，但临床和生化特点各不相同[20-23]。Ⅱ型迟发性皮肤卟啉病、遗传性粪卟啉病、变异性卟啉病和红细胞生成性原卟啉病都是常染色体显性遗传病，伴有不完全外显率。不到 20% 的患者出现症状，常没有家族史[2]。

表 13.4 卟啉病的分类

| 分类 | 遗传模式 | 酶缺陷 | 代谢表达位置 | 实验室检查 |
|---|---|---|---|---|
| **伴有皮损的非急性卟啉病** | | | | |
| 先天性红细胞生成性卟啉病 | 常染色体隐性 | URO-S | 红系细胞 | 尿和粪中尿卟啉和粪卟啉升高 |
| 迟发性皮肤卟啉病 | | | | |
| 遗传性 | 常染色体显性 | URO-D | 肝细胞 | 尿中尿卟啉：粪卟啉 =3：1 |
| 散发性 | 获得性或散发 | URO-D | | 尿中尿卟啉升高 |
| 中毒性 | 获得性 | | | 尿和粪中有异卟啉 |
| 红细胞生成性原卟啉病 | 常染色体显性 | 亚铁螯合酶 | 红系细胞和肝细胞 | 尿正常<br>血浆、RBC 和粪中原卟啉升高<br>粪和 RBC 中粪卟啉升高 |
| 肝性红细胞生成性卟啉病 | 常染色体隐性 | URO-D（重型） | 红系细胞和肝细胞 | 尿和粪中 URO 升高<br>粪中粪卟啉和异粪卟啉升高<br>RBC 原卟啉升高 |
| **急性卟啉病（表现为腹痛、神经系统症状和精神症状）** | | | | |
| 急性间歇性卟啉病 | 常染色体显性 | 胆色素原脱氨酶 | 肝细胞 | 通常粪和血正常<br>尿中 ALA 和 PBG 升高 |
| ALA 脱水酶缺陷 | 常染色体隐性 | ALA 脱水酶（胆素原合酶） | ? | 只有 ALA 升高 |
| **伴腹痛、神经系统症状、精神症状和皮肤表现的卟啉病** | | | | |
| 变异性卟啉病 | 常染色体显性 | 原卟啉原氧化酶 | 肝细胞 | 发作间歇尿正常<br>粪中原卟啉和粪卟啉升高<br>发作时尿中 ALA 和 PBG 升高 |
| 遗传性粪卟啉病 | 常染色体显性 | 粪卟啉原氧化酶 | 肝细胞 | 粪和尿中粪卟啉升高 |

ALA，δ-氨基-γ-酮戊酸；PBG，卟吩胆色素原；RBC，红细胞；URO，尿卟啉原
Reproduced with permission from Young，J.W.，Conte，E.T.（1991）International Journal of Dermatology，30，399-406.

# 先天性红细胞生成性卟啉病

## 临床特征

先天性红细胞生成性卟啉病（congenital erythropoietic porphyria，Gunther 病）是红细胞生成性卟啉病中最严重的类型，可致残。本病为常染色体隐性遗传，由于血红素合成途径中第 4 个酶（尿卟啉原Ⅲ合成酶）缺陷使尿卟啉Ⅰ异构体产生过多导致，尿卟啉Ⅰ异构体使尿液呈粉红葡萄酒色[1-3]。严重患者出现胎儿水肿[4]。患儿的尿布常呈特征性的粉红色。尿卟啉Ⅰ聚集在骨髓、外周血和其他器官。已经证实卟啉含量与疾病严重程度存在明确相关性[5]。尿中尿卟啉和粪卟啉以及粪中粪卟啉水平升高。

患者在婴儿期即出现对日光和日光灯均有强烈的光敏感（图 13.92）。日光暴露数分钟后即可出现疼痛性瘙痒性红斑。面部和手出现水疱、大疱，继发致残性瘢痕，可导致患处自截（图 13.93、13.94）。有一例罕见的患者在截肢残端出现转移性鳞癌的报道[6]。有时可见硬皮病样改变[7]。面部毛发增粗，四肢毳毛增多。有时可见明显色素改变。此外，患者可出现瘢痕性脱发、甲改变、结膜炎、睑外翻、角膜结膜炎、睑球粘连、睑缘炎和牙齿褐色变（红牙）[8-9]。Wood 灯（400 nm）检查牙齿可见特征性的橘红色荧光，巩膜也可见粉红色荧光[10]。

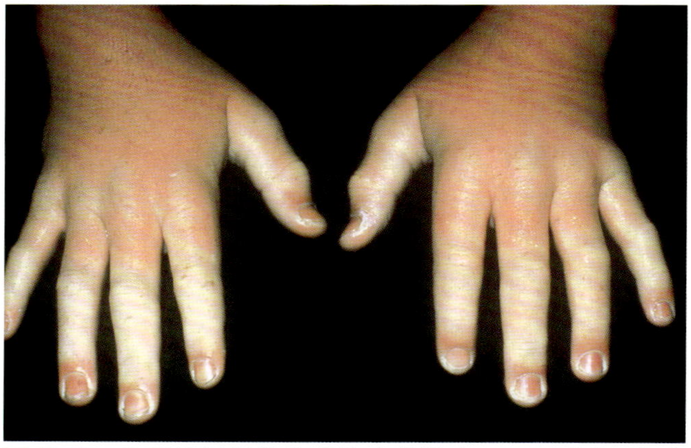

图 13.92 先天性红细胞生成性卟啉病（Gunther 病）：本病表现为严重光敏感。图中手背和手指伸侧可见明显水肿性红斑，常继发瘢痕（By courtesy of G. Murphy，MD，Beaumont Hospital，Dublin，Eire.）

大部分患者出现溶血性贫血和脾大，有时伴脾功能亢进。骨脆性增加引起骨折和发育缺陷[2]。也有伴发肢端溶骨症、软组织钙化和板障间隙增宽的报道[11]。患者常在 30 岁左右死亡。少数病例合并肾病综合征，可能继发于肾铁质沉着症[12]。迟发型病例罕见[13-15]，其中部分患者伴血小板减少，另一部分伴骨髓增生异常[14-17]。

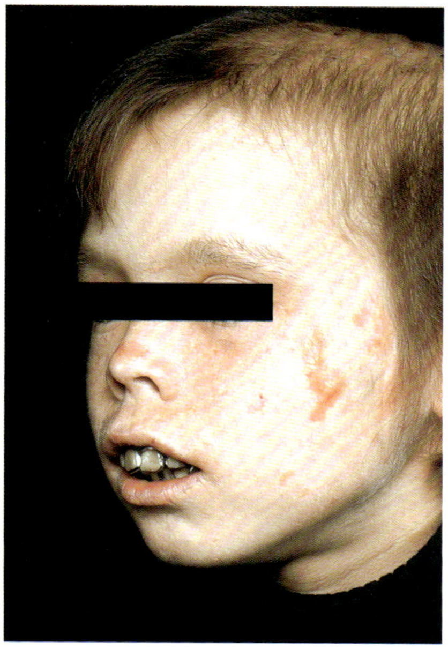

图 13.93 先天性红细胞生成性卟啉病（Gunther 病）：重症患者面颊部、鼻部和口周可见显著的色素沉着性瘢痕，牙齿的褐色变具有特征性（By courtesy of G. Murphy，MD，Beaumont Hospital，Dublin，Eire.）

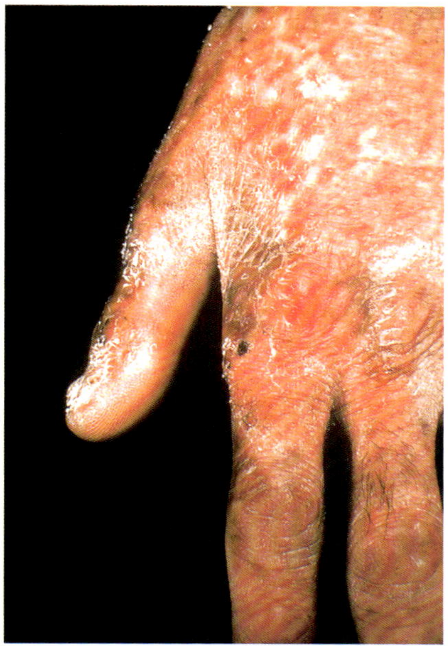

图 13.94 先天性红细胞生成性卟啉病（Gunther 病）：成人患者严重的光损伤（By courtesy of the Institute of Dermatology，London，UK.）

尿卟啉原合成酶基因定位于染色体 10q25.3-q26[3, 15]。本病的分子缺陷多种多样，迄今为止已报道了 38 种尿卟啉原合成酶基因突变[18-23]，包括单碱基替换、插入、缺失和剪切缺陷。其中最常见的突变为 C73R，见于 40% 的患者。另外两种相对常见的突变为 L4F 和 T228M，分别占 8% 和 7%[19]。通过测定羊水中尿卟啉Ⅰ水平和 DNA 突变检测可进行产前诊断[24]。

# 红细胞生成性原卟啉病

## 临床特征

虽然本病直到 1961 年才被认识，但它已是目前第二常见的卟啉病。由于亚铁螯合酶（血红素合成酶）活性下降导致原卟啉合成增加而发病[1-3]。亚铁螯合酶的功能是催化原卟啉Ⅸ和铁结合形成血红素。由于原卟啉不溶于水，所以尿中卟啉正常。原卟啉在血浆、红细胞、有时在粪中含量增加[1]。在红细胞和粪中可发现粪卟啉。本病遗传方式主要为常染色体显性遗传，伴不完全外显率，也有个别常染色体隐性遗传的报道[4-5]。亚铁螯合酶的基因定位于 18 号染色体长臂（18q21.3）[6]。

由于亚铁螯合酶基因缺陷具有很大的可变性，本病的临床表现也各不相同[7]。儿童早期通常表现为急性光敏感[8]。日光暴露后即刻出现痛性水肿性红斑伴烧灼感[9]。长时间暴露后可出现瘀点。水疱不常见，但可见鳞屑性红斑，导致面部（尤其是鼻背和口周）及指关节周围出现环状或线状凹陷性瘢痕（图 13.95 ～ 13.99）[1]。有时可见紫癜和荨麻疹。也可出现皮肤蜡样增厚，特别是手背，少见于面部（图 13.100）[1]。个别病例可出现大疱和粟丘疹[3]。一例

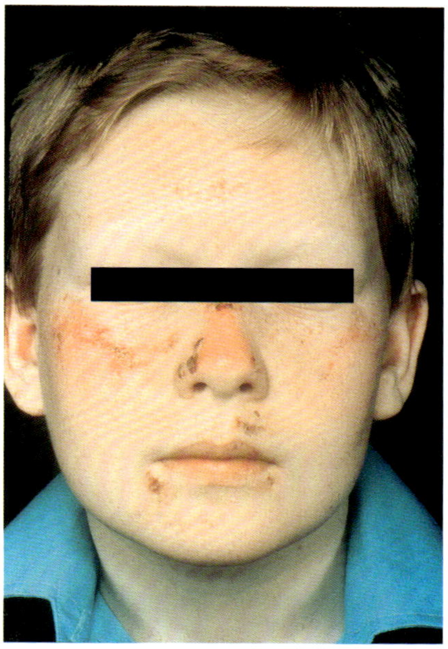

图 13.95 红细胞生成性原卟啉病：面积、鼻和口周结痂性皮损（By courtesy of G. Murphy，MD，Beaumont Hospital，Dublin，Eire.）

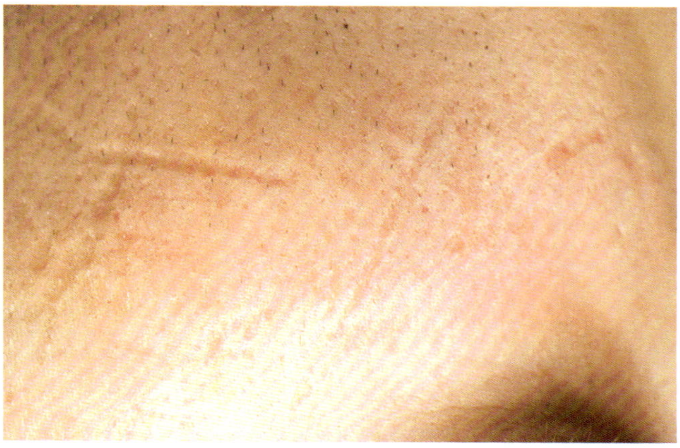

图 13.96 红细胞生成性原卟啉病：明显的瘢痕，注意凹陷性线状瘢痕（By courtesy of G. Murphy，MD，Beaumont Hospital，Dublin，Eire.）

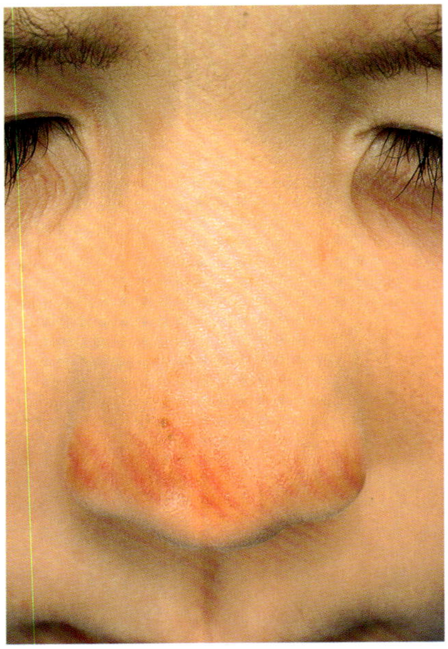

图 13.97 红细胞生成性原卟啉病：鼻背和鼻翼可见特征性线状凹陷性瘢痕（By courtesy of the Institute of Dermatology，London，UK.）

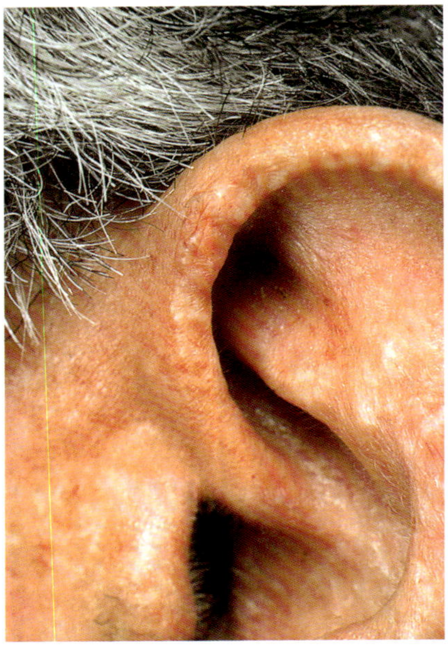

图 13.98 红细胞生成性原卟啉病：严重的光损伤（By courtesy of the Institute of Dermatology，London，UK.）

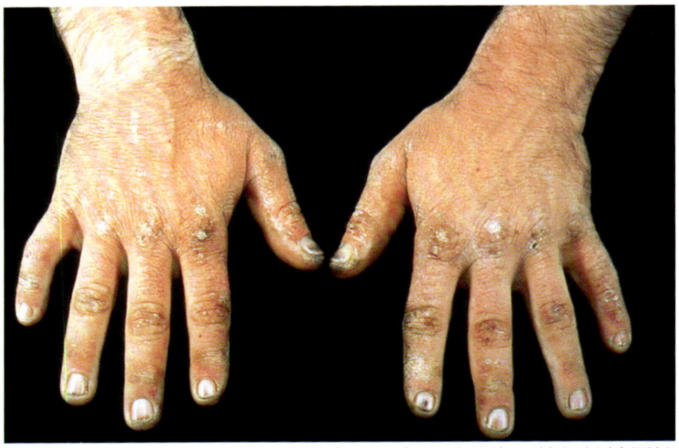

图 13.99 红细胞生成性原卟啉病：注意指关节表面特征性鳞屑性瘢痕（By courtesy of the Institute of Dermatology，London，UK.）

患者表现为假阿洪病[10]。伴发红斑狼疮十分罕见[11]。多毛和色素沉着不常见[2]。

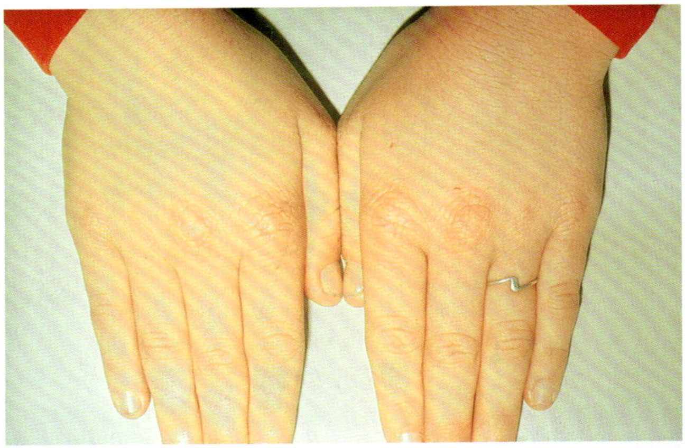

图 13.100 红细胞生成性原卟啉病：手部皮肤特征性的蜡样增厚（By courtesy of G. Murphy，MD，Beaumont Hospital，Dublin，Eire.）

大多数患者只有皮肤表现，但部分病例出现富含原卟啉的胆结石，5% ~ 10% 的患者合并肝病，不到 5% 的患者进展为肝功能衰竭，肝硬化罕见[6, 12-14]。出现肝衰竭的患者为常染色体隐性遗传[15]。神经系统症状不常见。贫血罕见且很轻微。

近来已有迟发型红细胞生成性原卟啉病的报道，常与血液系统恶性肿瘤有关，卟啉病继发于骨髓中恶性克隆的体细胞突变[16-19]。输血和摄入铁可使病情恶化[20-21]。

# 遗传性粪卟啉病

## 临床特征

遗传性粪卟啉病（hereditary coproporphyria）是一种非常罕见的常染色体显性遗传性卟啉病，由于粪卟啉原氧化酶缺陷导致[1-2]。此酶在血红素生物合成途径中催化第 6 步。它的致病基因定位于 3 号染色体长臂（3q11.2）[3]。已发现多种突变类型[4-5]。杂合子患者通常无症状[6]。有症状的患者通常在青春期后发病，表现为间歇性腹痛、神经系统症状和精神症状。约 30% 的患者有光敏感，常出现在急性发作期。皮肤表现与迟发性皮肤卟啉病类似。本病可因妊娠、口服避孕药、禁食、感染和同化激素美雄酮诱发[3, 7-9]。尿和粪中粪卟啉原Ⅲ水平升高可明确诊断。发作期胆色素原和 δ- 氨基 -γ- 酮戊酸升高。

哈德卟啉病是遗传性粪卟啉病的一种亚型，具有明显的血液学改变[2, 10]。临床表现为新生儿期出现黄疸、重度慢性溶血性贫血、肝脾肿大和光敏感。没有神经精神症状或腹痛。患者通常在粪卟啉原基因的 1 个或 2 个等位基因上发生特定突变（K404E）[11]。

# 迟发性皮肤卟啉病

## 临床特征

本病是卟啉病中最常见的类型，通常中年发病[1-3]。男性明显多于女性[4]。南非的班图人发病率最高[4]。也常见于欧洲和北美洲。

迟发性皮肤卟啉病（porphyria cutanea tarda）主要分为两种类型：家族型和散发型[1]。两种类型的尿卟啉原脱羧酶（URO-D）活性都减低，此酶催化尿卟啉原脱羧基生成粪卟啉原。家族型患者红细胞和大多数组织中的URO-D活性均下降，而散发型患者仅肝中的URO-D活性下降[5-6]。罕有家族型患者红细胞中URO-D活性正常的报道[7]。

家族型迟发性皮肤卟啉病罕见，为常染色体显性遗传。比散发型发病早，罕见的儿童患者通常都是家族型。本病涉及多种URO-D基因突变[8-9]。突变类型与疾病严重程度没有明确相关性[10]。许多外源性因素可诱发迟发性皮肤卟啉病，包括过度饮酒、铁过剩、分娩和日晒[11]。在妊娠期的头3个月症状可加重[12]。患者发病常由多种因素共同导致[13]。偶有家族型迟发性皮肤卟啉病合并缩窄性心包炎的报道[14]。

第二种常见类型为散发型或获得性。多达80%的迟发性皮肤卟啉病患者为散发型。本病是一种多因素疾病，涉及遗传和环境因素的综合作用。近期的研究证实，西欧和澳大利亚患者中血色病基因C282Y和H63D突变为易感因素[15-19]。这些基因突变导致铁过剩，从而诱发迟发性皮肤卟啉病。有人提出人类转铁蛋白受体-I的IVS4＋198 T等位基因在本病的发展中起独立作用[15]，但尚未被其他的研究证实[18]。尿卟啉原脱羧酶基因和血色病基因共同突变加速了迟发性皮肤卟啉病的发生[20]。散发型病例主要见于暴露于各种肝毒性化学成分的患者，如乙醇、雌激素、灰黄霉素、维生素$B_{12}$、磺胺类、他莫昔芬、普伐他汀、巴比妥类、乙内酰脲类和氯化烃，曾经在土耳其出现本病的流行就是由于暴露于一种杀真菌剂六氯苯所致[21-25]。偶有合并糖尿病、Wilson病、骨髓纤维化、CREST综合征和肝细胞癌的报道[26-29]。

肝铁储存增加是主要诱因之一[6, 30]。具体机制不明确。一种可能的机制是铁催化产生活性氧，通过增加尿卟啉原氧化为尿卟啉的比例，使尿卟啉合成增多，导致发病。另一种可能的机制是铁间接抑制了尿卟啉原脱羧酶。无论何种发病机制，治疗铁过剩都具有重要的意义，因为静脉放血术可以缓解病情。

丙型肝炎病毒感染常与迟发性皮肤卟啉病有关[31-33]。获得性免疫缺陷综合征（AIDS）也常伴发迟发性皮肤卟啉病[34-39]。AIDS合并迟发性皮肤卟啉病的患者常伴随丙肝病毒阳性[40]。获得性和家族性迟发性皮肤卟啉病患者都有典型的临床特征，表现为皮肤脆性增加、水疱、色素沉着和多毛，但瘢痕和粟丘疹并不明显[41]。卟啉病常在HIV感染确诊之前出现[41]。这种情况通常与过量饮酒和（或）病毒性肝炎有关，尤其是丙型肝炎[38, 42]。这种相关性十分常见，不能归结为偶然现象，肝损害是常见的并发症。致病因子（丙肝病毒或HIV）可能直接影响肝细胞的卟啉代谢。已证实在HIV和丙肝病毒感染的早期阶段，血清卟啉水平升高[43]。迟发性皮肤卟啉病也见于非酒精性肝病、慢性血液透析、非胰岛素依赖型糖尿病和系统性红斑狼疮[1, 44-45]。近期一项关于红斑狼疮自身抗体的大样本研究提示这种伴发现象只是一种巧合[46]。血液系统恶性肿瘤（如白血病、淋巴瘤）合并迟发性皮肤卟啉病通常与治疗相关，尤其是反复输血[47-48]。

典型表现为曝光部位发生水疱，可由外伤或光线诱发（图13.101 ～ 13.103）[4]。皮肤脆性明显增加。水疱愈合缓慢并遗留浅表萎缩性瘢痕和粟丘疹。皮疹最常见于手背，也可见于手掌、面部、头皮、前

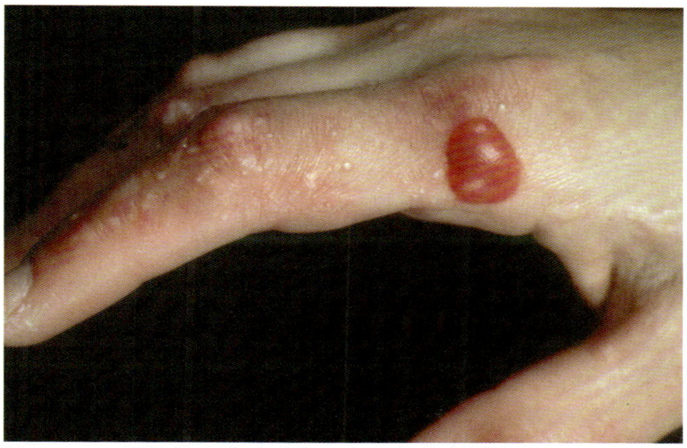

图 13.101 迟发性皮肤卟啉病：血疱和多个粟丘疹（By courtesy of G. Murphy，MD，Beaumont Hospital，Dublin，Eire.）

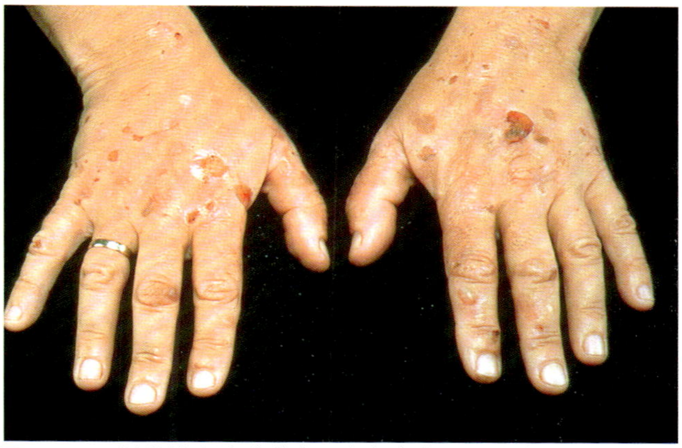

图 13.102 迟发性皮肤卟啉病：多发水疱，已破溃，可见明显粟丘疹（By courtesy of the Institute of Dermatology，London，UK.）

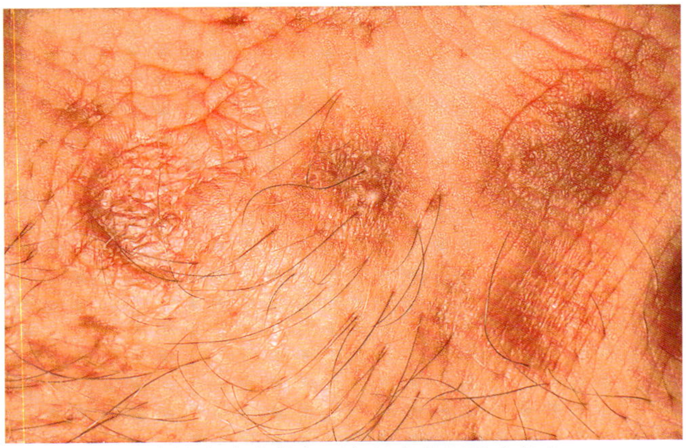

图 13.103 迟发性皮肤卟啉病：注意瘢痕和粟丘疹（By courtesy of the Institute of Dermatology，London，UK.）

臂、躯干和指甲下[4]。常伴多毛、早老表现、慢性光损伤和硬皮病样改变（图 13.104）。多毛表现为面颊、鬓角、眉毛、耳和手臂有长而黑的毳毛生长（图 13.105）。硬皮病样皮损常见于女性，曝光或非曝光部位均可受累，尤其是面部、颈、头皮、胸部和手背，常伴色素沉着和（或）色素减退[4, 49]。色素沉着呈弥漫、网状或点状分布。耳前钙化是常见的并发症。真皮纤维化与尿卟啉水平升高有关[49]。尿卟啉可刺激成纤维细胞合成胶原，并不需紫外线照射[50]。

少见的皮肤表现包括脱发（可累及额顶部、颞部和枕部头皮），以及面中部丘疹性淋巴管扩张[51-52]。毛发变黑也有报道[53]。罕见表现包括斑块或类似于日光性荨麻疹[54-55]。

本病通常没有急性发作期症状。生化检查常有肝功能的异常，但通常没有相关症状[1]。尿卟啉水平升高，Wood 灯检查尿液呈粉红色荧光[56]。

血和尿中检测出尿卟啉和 7- 羧基卟啉、粪中有异构卟啉即可确诊。

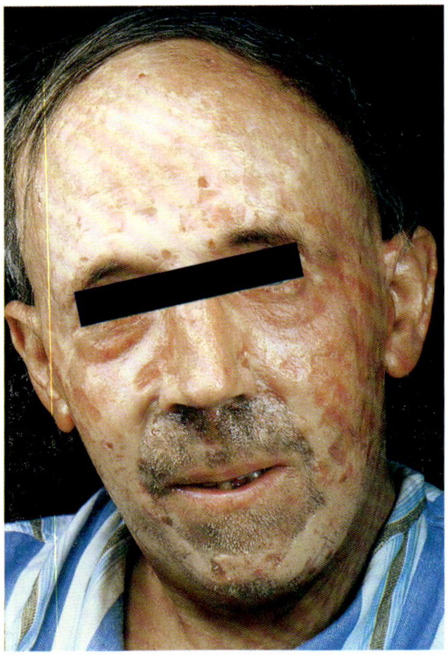

图 13.104 迟发性皮肤卟啉病：面部可见明显瘢痕和硬皮病样改变（By courtesy of G. Murphy，MD，Beaumont Hospital，Dublin，Eire.）

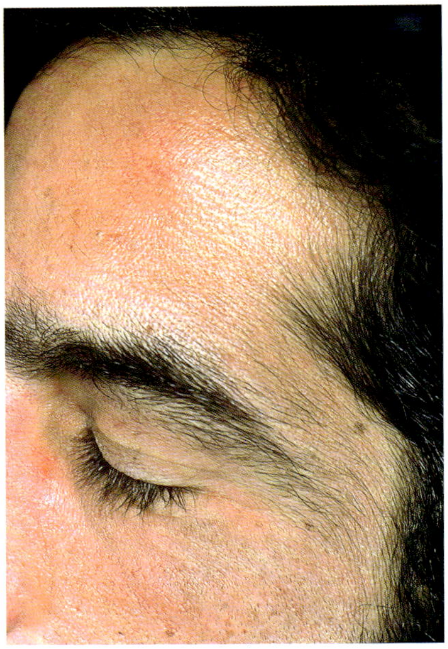

图 13.105 迟发性皮肤卟啉病：多毛是典型特征之一（By courtesy of the Institute of Dermatology，London，UK.）

# 肝性红细胞生成性卟啉病

## 临床特征

肝性红细胞生成性卟啉病（hepatoerythropoietic porphyria）十分罕见，事实上本病是家族性迟发性皮肤卟啉病的纯合型[1]。两者有部分相同的基因突变[2]。由于 URO-D 基因突变的不同，本病也有不同类型[3-4]。尿卟啉原脱羧酶的活性比迟发性皮肤卟啉病明显下降，因此，临床表现更为严重。近来报道了病情较轻的亚型，与特定基因突变有关[5-6]。婴儿期即可出现严重的速发光敏性[7-9]。临床表现为曝光部位的红斑、水肿、水疱和继发的严重瘢痕，伴多毛和硬皮病样改变[10]。眼部表现包括畏光、结膜炎和穿孔性巩膜软化[11]。也可伴有肝炎、肝硬化和正常色素性贫血。

# 变异性卟啉病

## 临床特征

这种家族性卟啉病临床表现为迟发性皮肤卟啉病的皮损，伴急性间歇性卟啉病的急性腹痛和神经系统症状，通常在 10 ～ 30 岁发病（图 13.106 ～ 13.109）[1-2]。本病在南非尤为常见，所有患者均为同一个荷兰家族的后代[2-3]。本病为常染色体显性遗传，纯合子病情更严重（图 13.110、13.111）。变异性卟啉病由原卟啉原氧化酶活性减低导致，此酶为血红素生物合成途径上的倒数第二个酶[4]。已发现位于染色体 1q22-23 上编码原卟啉原氧化酶的基因存在几种不同的突变[5-6]。基因型对于临

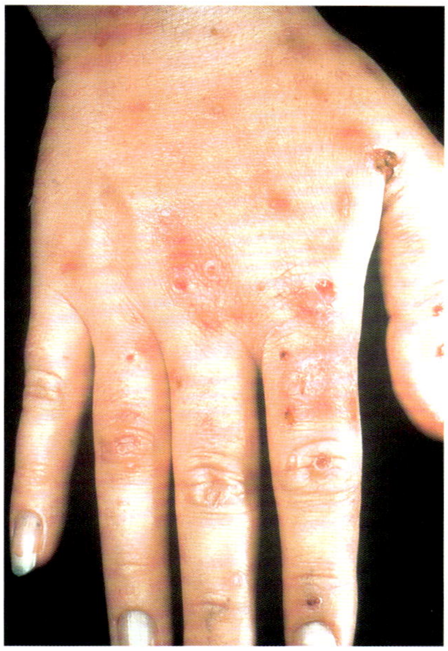

图 13.106　变异性卟啉病：手背和手指伸侧可见许多破溃的水疱（By courtesy of G. Murphy，MD，Beaumont Hospital，Dublin，Eire.）

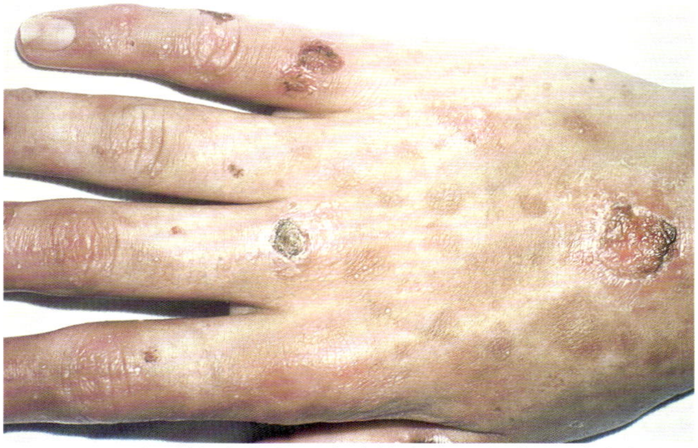

图 13.107　变异性卟啉病：破溃的水疱、瘢痕和粟丘疹（By courtesy of the Institute of Dermatology，London，UK.）

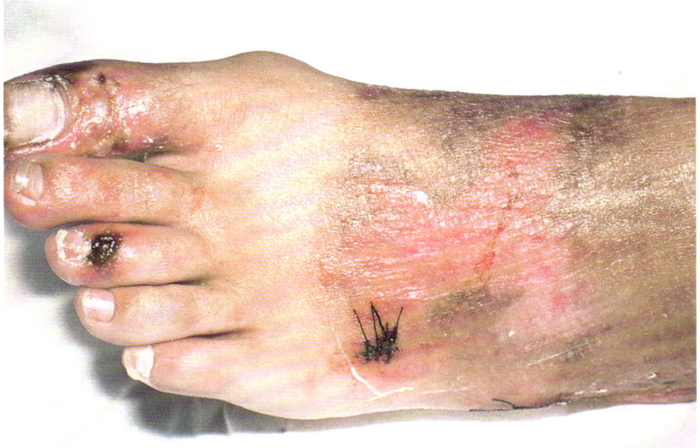

图 13.108　变异性卟啉病：注意脚趾和足背的水疱（By courtesy of the Institute of Dermatology，London，UK.）

床表现没有重要意义[7-9]，通常酶活性下降约 50%[9]。

许多影响肝微粒体活性的药物可诱导本病急性发作，包括巴比妥类、酒精、口服避孕药、妊娠、抗惊厥药和磺胺类药物[10-13]。病毒性肝炎活动期可出现急性变异性卟啉病[10]。急性发作期皮肤表现有时较轻微或缺乏，这种情况下易误诊为急性间歇性卟啉病[2]。

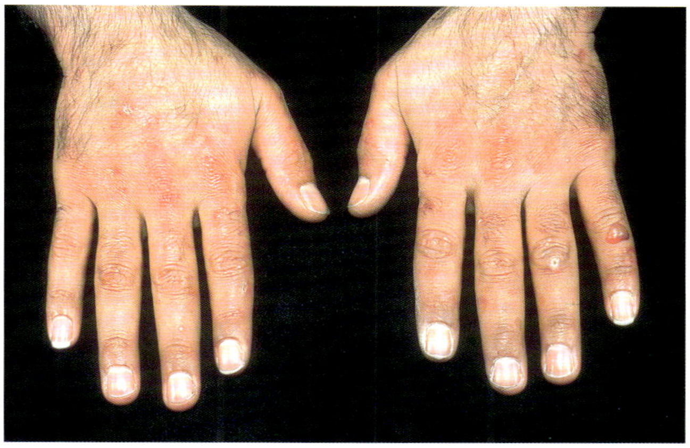

图 13.109　变异性卟啉病：左手小指可见一个完整的水疱。其他部位有明显的瘢痕和粟丘疹（courtesy of the Institute of Dermatology，London，UK.）

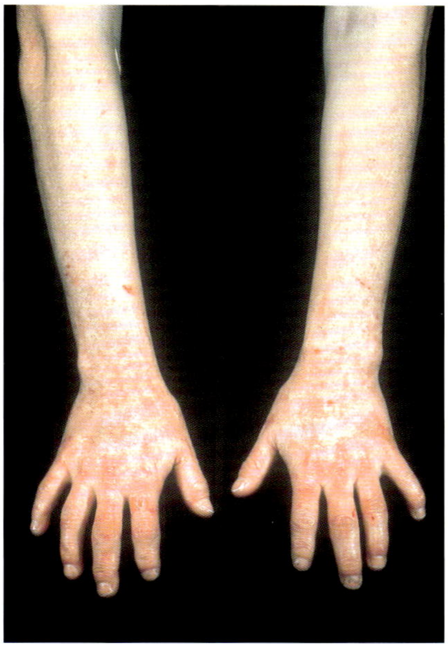

图 13.110　纯合型变异性卟啉病：前臂、手背和手指伸侧可见明显的瘢痕（By courtesy of the Institute of Dermatology，London，UK.）

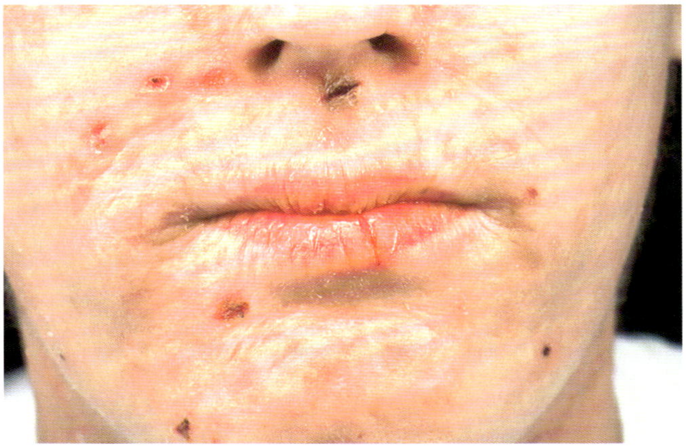

图 13.111　纯合型变异性卟啉病：口周糜烂和瘢痕（By courtesy of the Institute of Dermatology，London，UK.）

## 卟啉病的组织学特征

直接免疫荧光检查提示免疫球蛋白（尤其是 IgG 和少量 IgM）、纤维蛋白原和 C3 在真皮乳头层血管周围呈环形沉积（图 13.112）。这在红细胞生成性原卟啉病中尤为明显，也是其他皮肤型卟啉病的特征之一[1-2]。真皮-表皮交界处和外泌汗腺与导管的基底膜常有免疫复合物沉积[1-4]。目前认为这种现象是由于血清成分间的非特异性结合所致，而不是免疫介导的反应[3]。此外，Ⅳ型胶原和层粘连蛋白增多也导致血管壁增厚[5]。通常可见细胞样小体[3]。近来通过直接免疫荧光检查发现，迟发性皮肤卟啉病患者真皮中上层血管壁有颗粒状和均质的膜攻击复合物 C5b-9 沉积。其可能的发病机制与紫外线活化尿卟啉从而激活补体有关[6]。间接免疫荧光检查提示基底膜带自身抗体阴性。

各型卟啉病的皮肤组织病理改变非常相似。典型改变为受累皮肤血管周围有 PAS 染色阳性、耐淀粉酶的透明样物质沉积（图 13.113、13.114）。轻型患者中，透明样物质沉积很轻，通常局限于真皮乳头层的毛细血管。但在严重病例中，沉积广泛，可达真皮深层，血管壁呈特征性的板层状结构。这些表现在红细胞生成性原卟啉病中尤为显著[1, 7]。有时在迟发性皮肤卟啉病和红细胞生成性原卟啉病的血管周围可见明显的阿辛蓝染色阳性的黏蛋白，真皮-表皮交界处也可见少量黏蛋白沉积[1]。有时可见脂滴。真皮下层刚果红染色可呈假阳性[1]。

电镜检查可见真皮血管周围和真皮-表皮交界处基底膜明显增厚（图 13.115）[1, 7]，这与内皮细胞反复损伤、再生和新的基底膜形成有关。此外，血管周围和表皮基底膜带可见纤细的纤维状物质。也可见不规则电子致密的无定形物质沉积[1]。

卟啉病可见表皮下水疱伴少量单一核细胞浸润（图 13.116、13.117）。红细胞生成性原卟啉病的急性皮损中可见白细胞碎裂现象，有时伴红细胞外溢[8]。常可见点彩样的真皮乳头。水疱的位置不定[9]。部分水疱位于致密板下方，与获得性大疱性表皮松解症类似。部分水疱位于增厚的基底膜内。但大多数

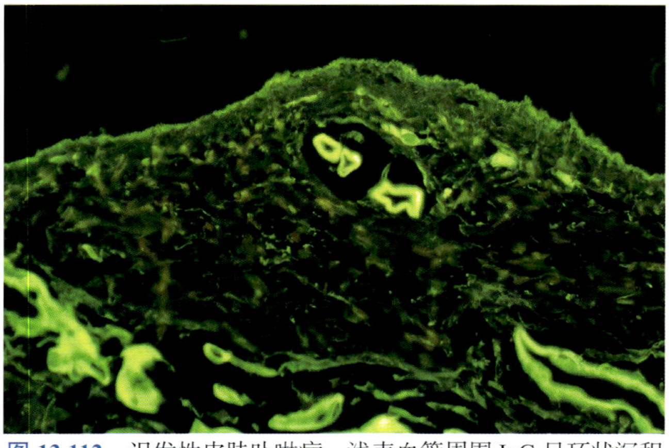

图 13.112 迟发性皮肤卟啉病：浅表血管周围 IgG 呈环状沉积

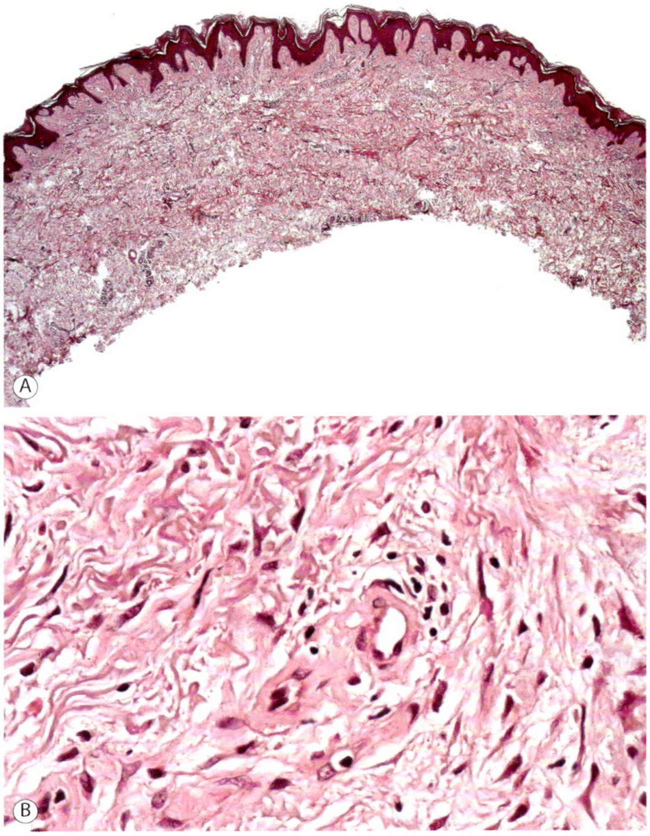

图 13.113 （A，B）迟发性皮肤卟啉病：浅表血管壁增厚、玻璃样变

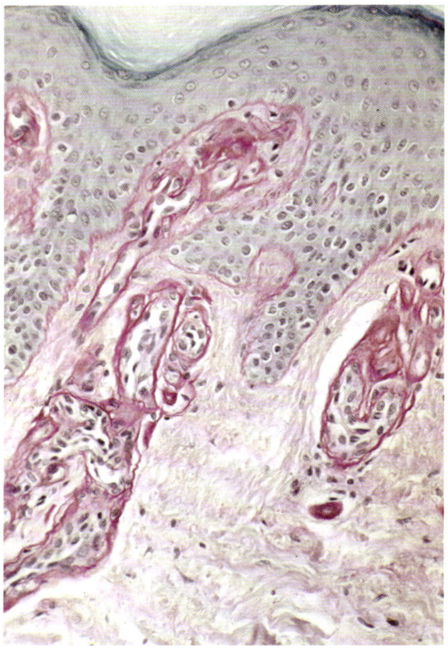

图 13.114 红细胞生成性原卟啉病：PAS 染色阳性

水疱的形成始于透明板，这已被抗原定位试验所证实[9-10]。Ⅳ型胶原和层粘连蛋白位于水疱底部，而大疱性类天疱疮抗原位于水疱顶部。最近发现，迟发性皮肤卟啉病患者水疱顶部的毛虫样小体由Ⅳ型胶原和层粘连蛋白组成[11]。这些所谓的毛虫样小体也可见于红细胞生成性原卟啉病和药物诱导的假卟啉病患者（图 13.117b）[12]。这些小体 PAS 染色阳

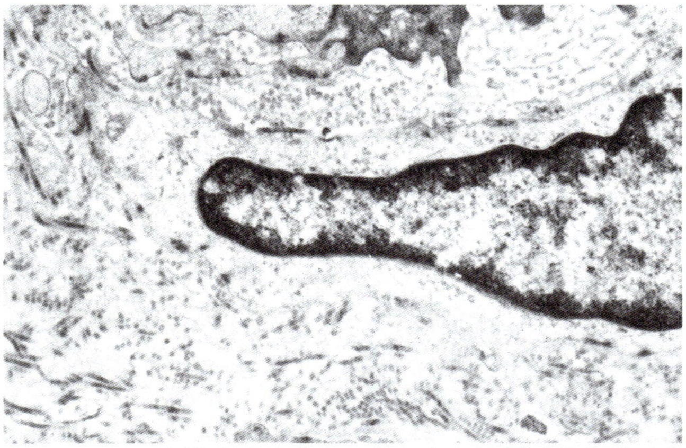

图 13.115　迟发性皮肤卟啉病：真皮小血管周围基底膜显著增厚

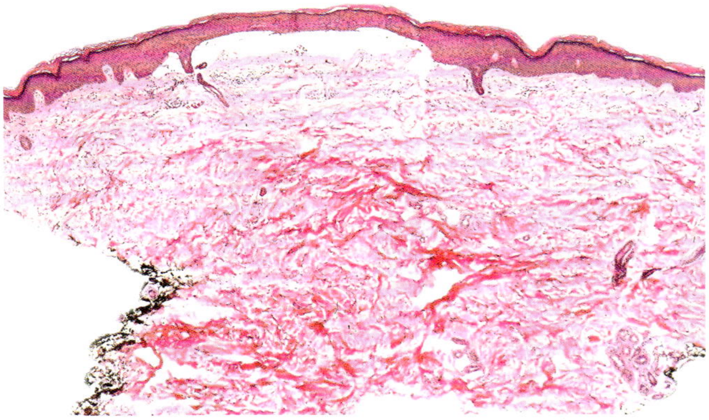

图 13.116　迟发性皮肤卟啉病：表皮下水疱

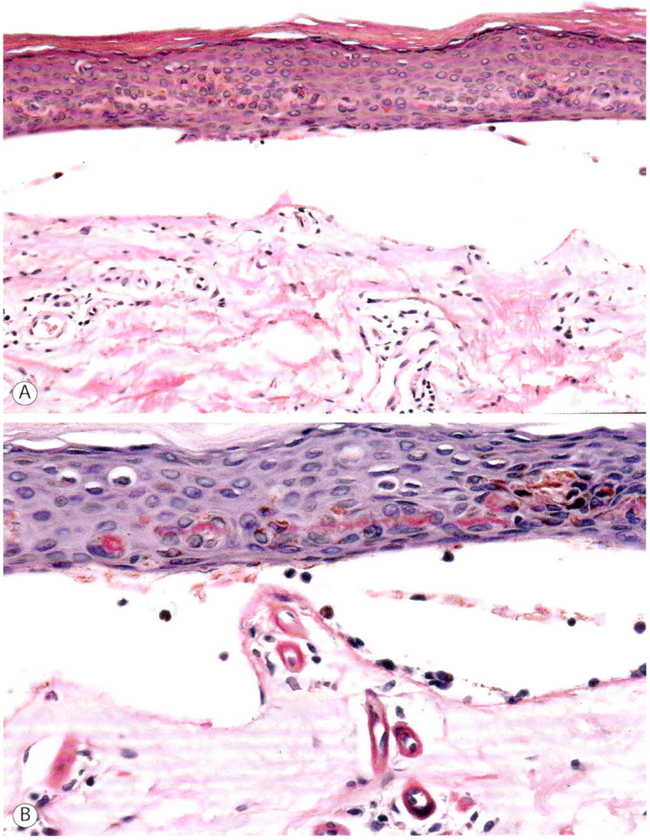

图 13.117　迟发性皮肤卟啉病：（A）水疱内无细胞浸润；（B）浅层血管增厚（PAS 染色）。注意水疱上方表皮中的毛虫样小体

性，在水疱上方的表皮内呈线状排列。超微结构研究显示，它们由变性的角质形成细胞、胶样小体和由于反复水疱形成和表皮再生导致的基底膜碎片所构成[13]。近期研究表明毛虫样小体见于 43% 的迟发性皮肤卟啉病[14]。“毛虫样小体结构”（caterpillar body-like clusters）也见于迟发性皮肤卟啉病、红细胞生成性原卟啉病、大疱性类天疱疮以及交界型和营养不良型大疱性表皮松解症。这些疾病的毛虫样小体结构在组织病理学上表现与典型的毛虫样小体相同，但Ⅳ型胶原和 PAS 染色阴性[14]。

偶有迟发性皮肤卟啉病伴有苔藓样炎症浸润的报道[15]。

变异性卟啉病中水疱的组织病理学特征与迟发性皮肤卟啉病相同[16]。

继发性硬皮病样皮损常见于慢性期，表现为胶原纤维束增粗和皮肤附属器数量减少（图 13.118）[3, 7, 17]。耐淀粉酶 -PAS 染色阳性物质沉积于真皮全层[1]，在迟发性皮肤卟啉病中尤其明显。卟啉病真皮的病理改变与硬皮病难以鉴别，但卟啉病中胶原纤维束的排列略显疏松[1]。基底膜常因有耐淀粉酶 -PAS 阳性物质沉积而增厚，尤其在迟发性皮肤卟啉病[1, 7]。迟发性皮肤卟啉病的日光性弹力纤维变性明显，但可能主要与患者年龄相关，而非该病的基本病变（图 13.119）。红细胞生成性原卟啉病没有这种改变[1, 7]。

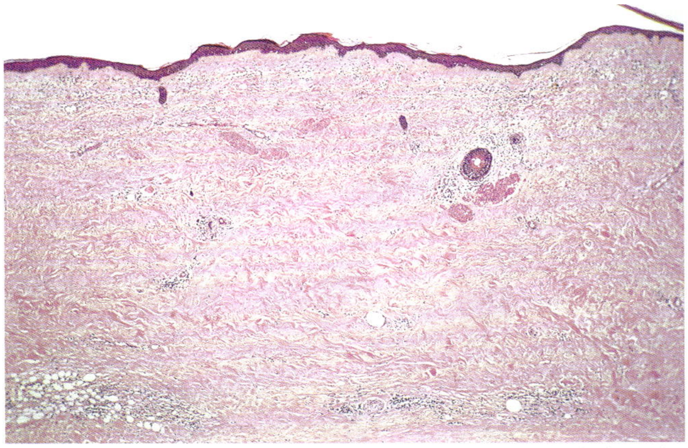

图 13.118　迟发性皮肤卟啉病：真皮全层可见致密瘢痕形成，残留脂肪提示硬皮病

迟发性皮肤卟啉病脱发的早期改变是毛囊周围结缔组织鞘肿胀和均质化[18]。随后真皮网状层出现硬皮病样改变。面中部丘疹性淋巴管扩张表现为真皮浅层淋巴管扩张[19]。

迟发性皮肤卟啉病可有多种肝病变，如有针状尿卟啉结晶、肝炎、肝细胞变性和再生、脂肪改

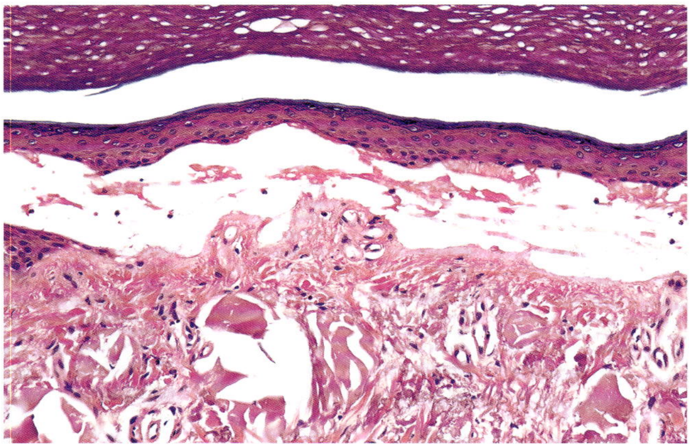

图 13.119 迟发性皮肤卟啉病：水疱下方可见胶样粟丘疹样日光弹力纤维变性

变、含铁血黄素沉着和瘢痕，有时可出现肝硬化（图13.120）[18，20-21]。发生肝细胞癌的风险显著升高[21]。红细胞生成性原卟啉病的肝组织病理学表现包括肝细胞和 Kupffer 细胞中可见双折光、深褐色原卟啉结晶沉积、肝细胞坏死、门脉及其周围纤维化、胆汁淤积和较少见的肝硬化（图 13.121）[22]。

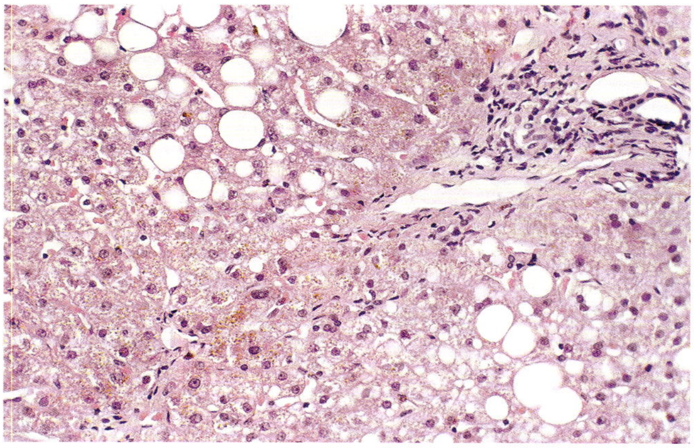

图 13.120 迟发性皮肤卟啉病：除脂肪改变和轻度慢性炎症以外，可见明显的褐色尿卟啉结晶

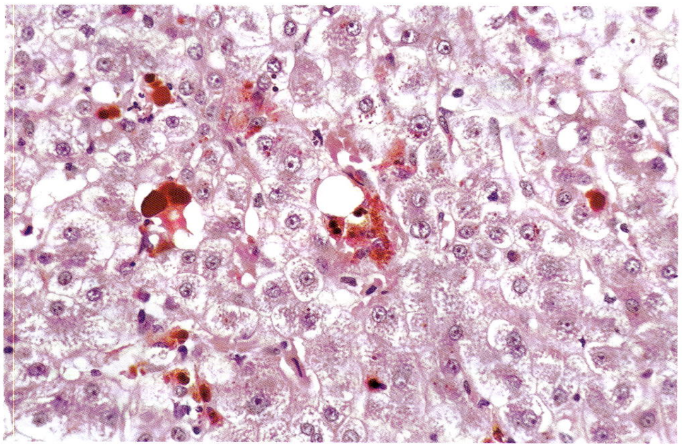

图 13.121 红细胞生成性原卟啉病：Kupffer 细胞内含有大量褐色色素（By courtesy of D.R. Davies，MD，St Thomas' Hospital，London，UK.）

## 鉴别诊断

组织病理学上主要应与假卟啉病、先天性和获得性大疱性表皮松解症和大疱性淀粉样变相鉴别。这些疾病的表皮下水疱内细胞数均很少或缺乏。根据临床表现、免疫荧光检查和刚果红染色可资鉴别。

# 假卟啉病

## 临床特征

假卟啉病（pseudoporphyria）是指一组临床表现与迟发性皮肤卟啉病类似，但在血清、尿和粪中没有任何卟啉异常的皮肤病，表现为曝光部位出现水疱，包括药物诱导的假卟啉病、药物诱导的迟发性皮肤假卟啉病、迟发性皮肤假卟啉病、肾衰竭终末期大疱性皮肤病和血液透析相关大疱性皮肤病等（图 13.122 ～ 13.125）[1]。诱因包括药物、过度 UVA（包括使用晒床）和日光照射及慢性肾衰血液透析[1-20]。血液透析患者中假卟啉病的发生率为 6%[21]。

临床表现为手背和手指伸侧出现紧张性小水疱，有时累及面部、上胸部和腿[1-2]。常伴粟丘疹、皮肤脆性增加、光敏感和瘢痕形成。通常不伴迟发性皮肤卟啉病中所见的多毛、色素沉着、硬皮病样改变和营养不良性钙化[1]。本病儿童患者（常见于应用萘普生治疗幼年型关节炎者）可出现红细胞生成性原卟啉病样的面部瘢痕[7，22]。通常不累及肝[1]。

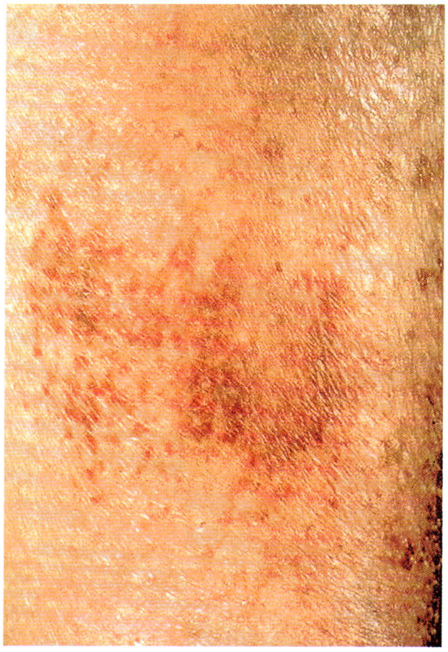

图 13.122 假卟啉病：广泛的紫癜、雀斑和明显抓痕（By courtesy of G.M. Murphy，MD，Beaumont Hospital，Dublin，Eire.）

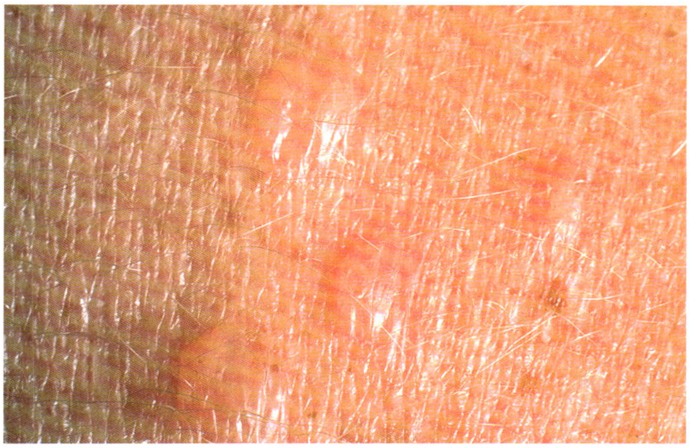

图 13.123　假卟啉病：手臂上群集的张力性小水疱（By courtesy of G.M. Murphy，MD，Beaumont Hospital，Dublin，Eire.）

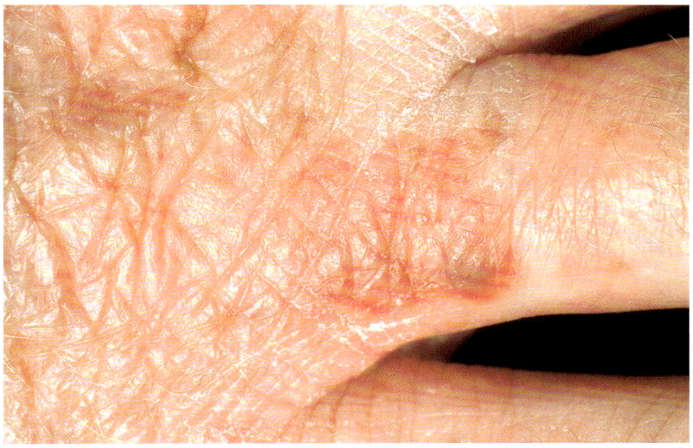

图 13.124　假卟啉病：指关节出血性水疱（By courtesy of G.M. Murphy，MD，Beaumont Hospital，Dublin，Eire.）

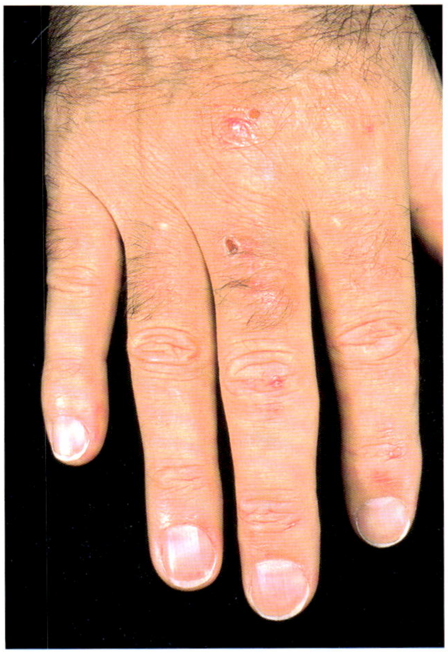

图 13.125　假卟啉病：手背和手指伸侧多发糜烂和粟丘疹

## 发病机制和组织学特征

假卟啉病是一种 UVA 相关的光毒性皮肤病[1]。见于血液透析、腹膜透析及没有进行透析的慢性肾衰竭患者。潜在危险因素包括铁过剩、铝中毒、PVC 诱导的光敏感、药物和酒精[1-2]。本病也见于应用非甾体抗炎药患者，包括萘普生和环氧化酶抑制剂[7-10]。其他可诱发本病的药物包括多种抗生素（如萘啶酸、四环素和环丙沙星）、抗真菌药（如伏立康唑）和利尿剂（如呋塞米、托拉塞米）（见参考文献 1、2）[13-18, 23-25]。近期文献报道酪氨酸激酶抑制剂伊马替尼、环孢素和口服避孕药也可诱发本病[27]。使用 UVA 晒床也是导致本病的原因[12, 27]。本病几乎仅见于年轻女性，罕见 PUVA 治疗诱发本病的报道[1]。一例银屑病患者接受窄谱 UVB 治疗过程中出现了假卟啉病[20]。

水疱位于表皮下，疱内成分很少，可含少量纤维素，偶有红细胞（图 13.126）[7, 11, 27-28]。水疱底部为完整的真皮乳头（呈点彩样）。通常没有明显的炎症浸润，有时在真皮浅层血管周围可见轻度淋巴细胞浸润，伴明显的浅表血管壁增厚（PAS 染色更明显）、真皮硬化和和弹力纤维变性。

直接免疫荧光检查提示免疫球蛋白（通常为 IgG、IgM，有时有 IgA）和 C3 在浅表血管周围呈

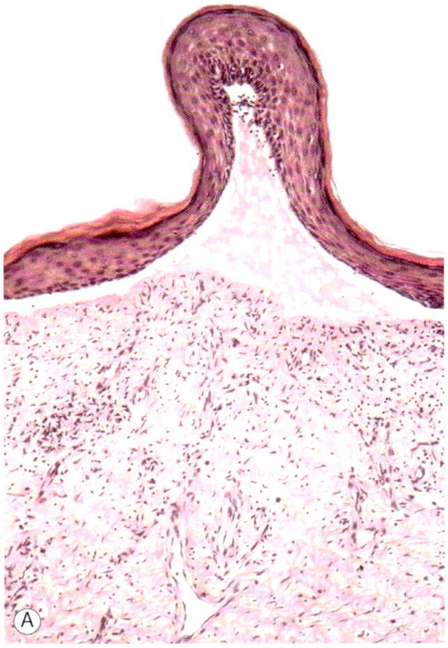

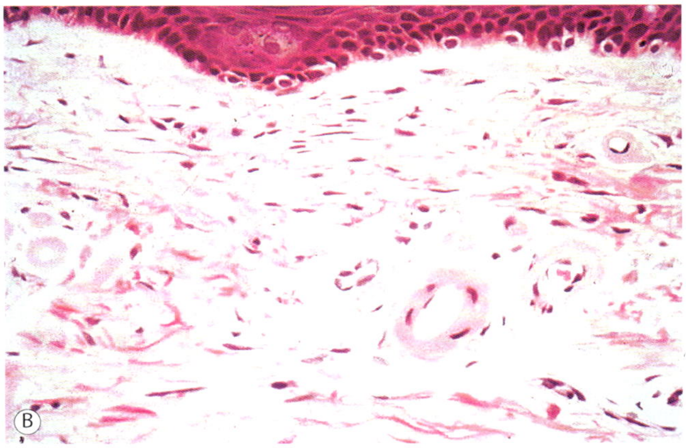

图 13.126　假卟啉病：（A）表皮下水疱；（B）真皮浅层血管增厚，透明物质沉积［（B）By courtesy of G.M. Murphy，MD，Beaumont Hospital，Dublin，Eire.］

环状沉积，并在表皮基底膜带呈细颗粒状沉积（图 13.127）[2，7，22-23，26-29]。间接免疫荧光检查阴性[2]。

电镜检查提示水疱位置不确定，部分位于透明板内，部分深达致密板（图 13.128）[7，30-31]。与迟发性皮肤卟啉病一样，真皮-表皮交界处和浅表血管周围基底膜增厚（图 13.129）[7]。

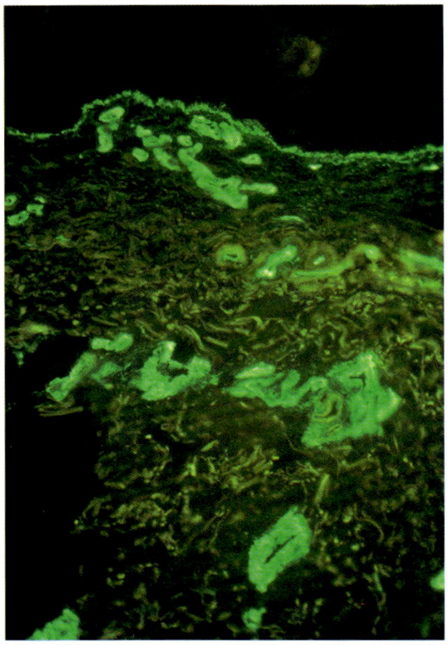

图 13.127 假卟啉病：Ⅳ型胶原沉积导致血管壁增厚（By courtesy of G.M. Murphy，MD，Beaumont Hospital，Dublin，Eire.）

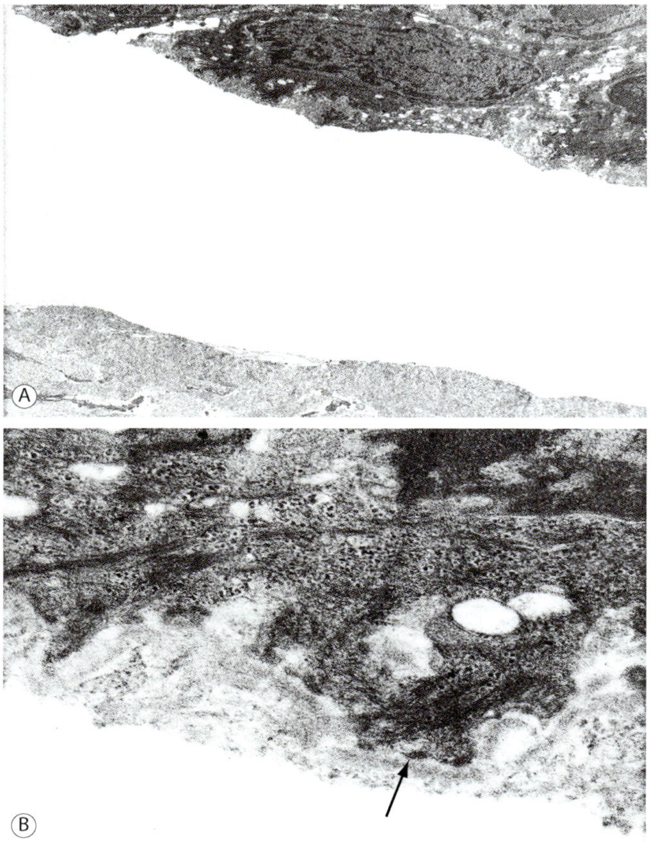

图 13.128 （A，B）假卟啉病：水疱位于真皮乳头层，致密板（箭头所示）下方

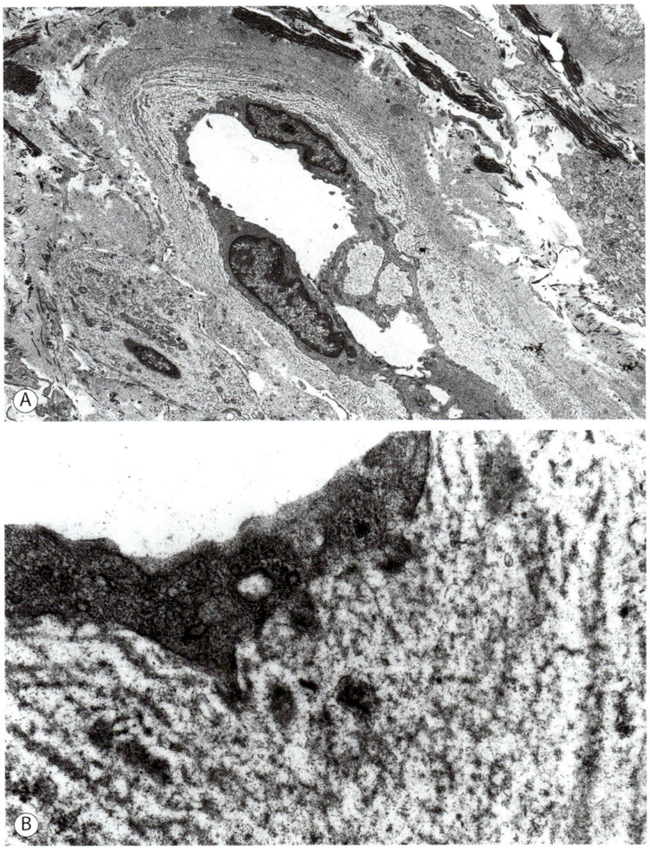

图 13.129 （A，B）假卟啉病：基底膜明显增厚

## 鉴别诊断

间接免疫荧光阴性和没有卟啉异常可区分本病与自身免疫性大疱病及迟发性皮肤卟啉病[32-33]。

# 痛风

## 临床特征

痛风（gout）是由于嘌呤代谢异常引起血清尿酸水平升高导致的一组疾病[1-4]。大多数患者由于肾病或使用利尿剂导致嘌呤排泄减少。高尿酸血症可继发于糖尿病酮症酸中毒和饥饿，也可见于结节病和银屑病患者[5-6]。部分患者嘌呤合成增加，见于骨髓增生性疾病，尤其在接受细胞毒药物治疗后。原发性遗传性嘌呤代谢病较少见，由于各种酶缺陷导致，包括次黄嘌呤鸟嘌呤磷酸核糖转移酶活性缺陷（X 连锁隐性遗传）、磷酸核糖焦磷酸合成酶变异（X 连锁显性遗传）和葡萄糖 -6- 磷酸酶缺陷[4]。上述酶缺陷导致的疾病只占痛风患者的一小部分。近期全基因组关联研究还发现了痛风的其他基因缺陷[7-9]。其中许多基因的功能涉及在肾小管中转运尿酸盐[8-9]。

患者通常在30～60岁发病，男性多于女性，但女性发病率正在上升，尤其是在使用利尿剂和肾功能异常患者中[10]。本病在黑人患病率更高[11]。

痛风可引起反复发作的急性疼痛性单关节炎，典型者累及大拇趾，也可发生于下肢的大关节。许多患者首次发作表现为第一跖趾关节的急性炎症（足痛风）[12]。受累关节出现剧烈的红、肿、热、痛，需与蜂窝组织炎鉴别。诱因包括外伤、过度饮酒、饮食过度（尤其是过多食用牛羊肉）、接触铅、高血压、肾功能不全、手术和感染[4, 12-14]。酒精和肥胖可引起核苷酸分解代谢增加和尿酸盐排泄减少[15-17]。近期研究提示痛风与代谢综合征密切相关，痛风患者出现糖尿病、心肌梗死和早逝的风险增加[8, 18]。某些药物包括利尿剂（袢利尿剂和噻嗪类利尿剂）、低剂量阿司匹林和环孢素增加了患痛风的风险[14, 19]。慢性期出现残毁性关节炎，好发于手足[3]。尿酸盐结晶沉积在皮肤和软组织形成痛风石，最常见于外耳，也可累及肘部和指（趾）（图13.130）。大的痛风石常排出白垩色物质。少见的临床表现包括大疱性皮损、蕈样团块以及不引起肢体偏瘫的痛风石[20-22]。随着诊断和治疗水平的提高，目前仅少数患者出现痛风石[23]。痛风石很少作为本病的首发症状出现[24-25]。极个别病例痛风石发生在二尖瓣、乳房、鼻、颈椎棘突、骶髂关节、喉和眼[26-32]。骨受累形成特征性的指（趾）远端软骨下区域溶骨性损害[4]。有由于溶骨性损害造成骨折的报道[33]。

肾病是痛风重要的并发症之一，表现为尿酸盐肾病和（或）尿酸性肾结石[18, 34-35]。继发性痛风与细胞更替加快有关，见于骨髓增生性疾病和多发性骨髓瘤，有时在化疗期间可出现尿酸结晶沉积于肾集合管导致急性肾衰竭。尿酸肾病也可发生在遗传性痛风患者中，表现为急性肾衰竭。肾结石是原发性痛风的特征之一，而慢性尿酸肾病（由于水合尿酸钠盐结晶沉积在肾间质所致）表现为轻度蛋白尿和高血压，偶有加重[4]。继发于骨髓增生性疾病的痛风患者中约40%出现尿酸结石，而原发性痛风患者约10%～25%发生尿酸结石[4]。

痛风的诊断主要依赖于关节液或痛风石内发现尿酸结晶，血清尿酸水平不是诊断的可靠依据，因为痛风急性发作期尿酸水平可正常[12]。

## 组织学特征

由于单钠尿酸盐是水溶性的，故组织需经过乙醇固定和无水处理才能观察到痛风石中的尿酸结晶（图13.131）[36]。在甲醛固定的切片中，真皮和皮下组织中的尿酸结晶表现为无定形物质，周围有明显的肉芽肿反应，其中可见许多多核巨细胞（图13.132、13.133）。晚期可有钙化。在有继发感染的皮损中可见中性粒细胞浸润[37]。在乙醇固定的切片中，可见针状褐色结晶，排列成束状，在偏振光和红色补偿滤光镜下观察呈双折光阳性（图13.134、13.135）[38]。

# 褐黄病

"褐黄病"（ochronosis）一词由Virchow于1866年首次提出，用于描述临床表现为蓝黑色色素沉着、病理上见赭色色素沉积的一种疾病。主要有两种类型：尿黑酸尿症和外源性褐黄病。

## 尿黑酸尿症

### 临床特征

尿黑酸尿症（alkaptonuria）为常染色体隐性遗传，发病率约1/1 000 000，由于肝和肾组织中尿黑

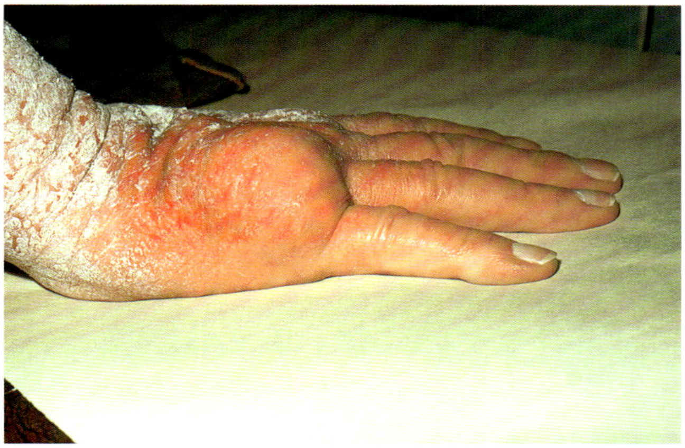

图13.130 痛风：手背可见大的痛风石

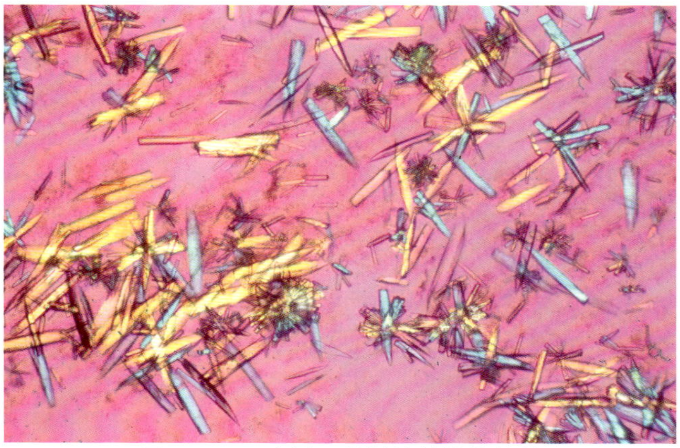

图13.131 痛风：特征性的针状结晶

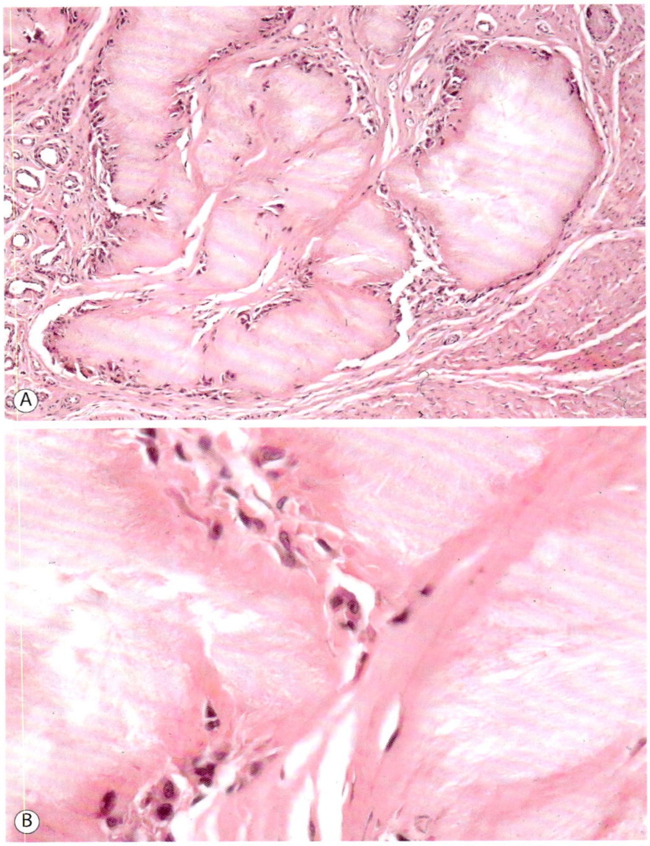


**图 13.132** 痛风：（**A**）真皮散在尿酸沉积，伴纤维化；（**B**）甲醛固定破坏了尿酸结晶形成嗜酸性无定形物质

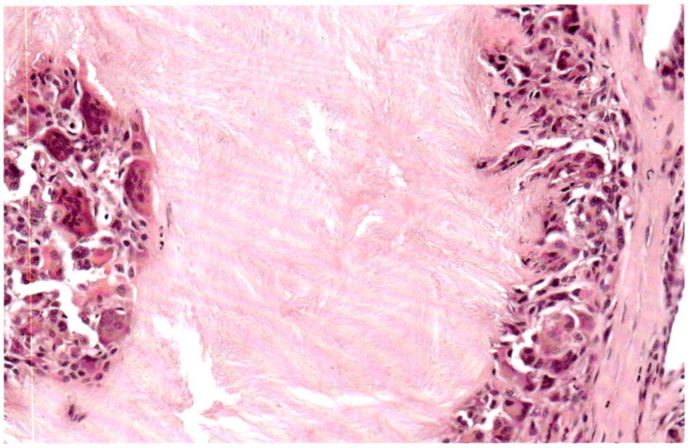

**图 13.133** 痛风：多核巨细胞

酸 1,2- 二氧化酶缺乏引起尿黑酸（2,5- 对苯二酚乙酸）在软骨、肌腱、皮肤和纤维组织中积聚而发病。尿黑酸 1,2- 二氧化酶是苯丙氨酸和酪氨酸分解代谢途径中所必需的酶[1-4]。本病好发于东欧，尤其是斯洛伐克，该国发病率高达 1/19 000[5]。临床表现以关节和心血管系统受累、肾和前列腺结石以及眼部和皮肤损害为特征。尿液久置后由于尿黑酸氧化使尿液呈黑色，通常出现在儿童期。大多数患者表现为黑尿或早发性关节炎。受累组织呈蓝黑色的原因部分是由于 Tyndall 效应所致。

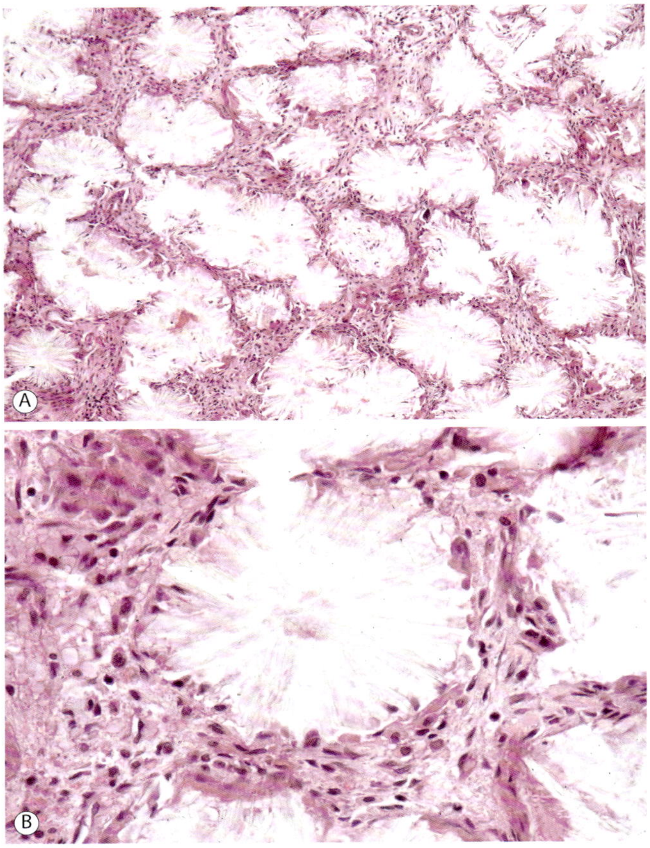


**图 13.134** （**A**，**B**）痛风：乙醇固定和无水处理的组织中可见特征性的针状尿酸结晶

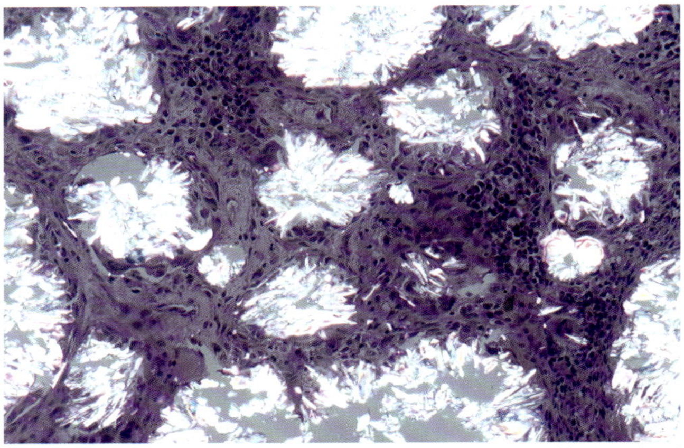

**图 13.135** 痛风：偏振光显微镜下观察，尿酸盐结晶具有明显双折光性

皮肤改变出现在 30 ～ 40 岁，好发于曝光部位和汗腺密集分布区域[1-4]。多聚氧化酶产生的色素沉积在耳软骨使其疼痛、增厚，伴蓝黑色斑点。鼓膜和听小骨受累可导致耳鸣和耳聋[4]。随后出现巩膜、肌腱、面部、手和屈侧皮肤的颜色改变[6]。一患者出现罕见的阴道色素沉着[7]。掌跖部位色素沉着更为明显[8]。几乎所有患者最终都会出现特征性的关节炎，病情常严重[9]。一般先出现腰痛，此后累及四肢大关节。脊柱受累导致腰椎间盘突出、脊柱强直和颈

椎病，导致活动受限和身高变矮[1, 10]。尿黑酸尿症常引起严重的肌肉骨骼受累，导致严重的残疾[12]。尽管病变广泛，尿黑酸尿症通常不会致死，患者的预期寿命正常[1]。

本病以骨关节受累（好发于膝、肩和髋）和进展期的脊柱受累以关节软骨、滑膜和关节囊的色素沉着为特征，伴肌纤维化、断裂和钙化[11-12]。可有明显的骨关节炎和慢性非特异性滑膜炎。高达 50% 的患者合并心血管系统受累，主要表现为色素沉着和主动脉瓣钙化，可继发主动脉瓣狭窄[13-15]。心血管系统色素沉着好发于心内膜和瓣膜（主动脉瓣和二尖瓣），也可累及动脉内膜和中层。奇怪的是，即使出现明显的色素沉着和平滑肌细胞变性，但动脉瘤的形成并不是血管受累的特征性改变[16]。

高达 60% 的患者出现肾改变，表现为肾锥体和肾结石有明显的色素沉着[17]。本病几乎都有前列腺结石，但膀胱结石较少见[4, 16]。

高达 70% 的患者有眼部受累，但无自觉症状[18]。色素沉着常累及巩膜，也可累及结膜和角膜[6, 16]。皮损通常为非炎症性。

本病的色素沉着也常见于喉、气管和支气管的透明软骨[16, 19]。很少累及内分泌器官、中枢神经系统和牙齿[20-22]。

## 外源性褐黄病

### 临床特征

本病的皮肤色素沉着与尿黑酸尿症相同，可由外用苯酚（石碳酸）治疗小腿溃疡、外用间苯二酚和三硝基苯酚、口服和肌注抗疟药如氯喹、应用氢醌漂白黑色皮肤（常见于黑人女性）引起[23-32]。抗疟药可引起膝、腭、面部和甲下的蓝灰色色素沉着[33]。在氢醌诱发的褐黄病中，皮损好发于骨突出部位，如前额、颞部、鼻和下颌，也可见于颈部两侧（图 13.136）[34]。约在用药 6 个月后发病。初期表现为红斑和轻度色素沉着[24]。随后色素沉着逐渐加重，出现泛发鱼子酱样黑色丘疹，可伴皮肤萎缩和胶样粟丘疹[34]。病程长者可出现结节[24, 35-37]。南非黑人中氢醌导致的褐黄病是一个主要问题。据一项研究报道，使用皮肤美白剂的人群中褐黄病患病率近 70%[28]。这一人群中高发病率的原因尚不清楚，推测可能与美白产品中高浓度的氢醌以及氢醌与多种化合物的协同作用有关，如汞和间苯二酚，两者均可导致褐黄病[24]。氢醌诱导的褐黄病与光敏作用有关。外源性褐黄病多呈慢性经过。除了导致褐黄病，含氢醌的美白面霜对啮齿类动物具有致癌性。因此，美国 FDA 于 2006 年全面禁止了含氢醌的美白产品销售[29]。

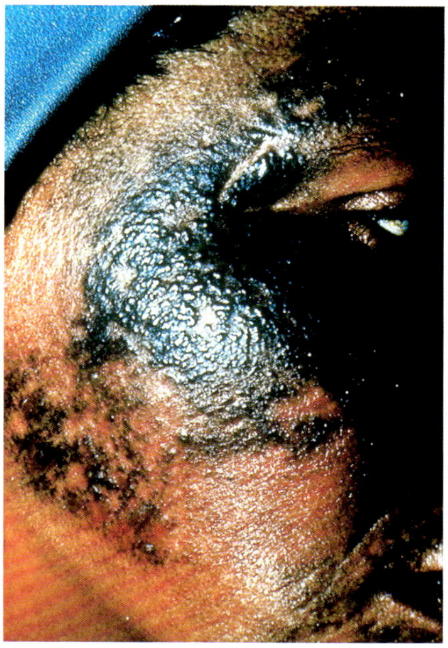

**图 13.136** 外源性褐黄病：一班图女性面部的色素沉着斑块，伴许多胶样粟丘疹。皮损由使用含氢醌的美白面霜所致

### 发病机制和组织学特征

尿黑酸尿症是由于尿黑酸 1,2- 二氧化酶缺乏所致，尿黑酸被多酚氧化酶氧化、聚合形成苯醌醋酸，导致黑色色素与胶原蛋白不可逆结合。多酚氧化酶在软骨和皮肤中尤其常见，因此这些部位易受累。形成的色素没有特异性，但与黑色素有些类似[38]。受损的和正常的胶原纤维均有色素沉积。尿黑酸尿症的致病基因已定位于染色体 3q.23 ～ 21[39-41]。人类尿黑酸 1,2- 二氧化酶基因已被克隆，现已证实，尿黑酸尿症患者携带两个无功能的尿黑酸 1,2- 二氧化酶等位基因[42]。迄今为止发现的尿黑酸 1,2- 二氧化酶基因突变已超过 91 种[41]。研究发现，尿黑酸尿症患者 HLA-DR7 阳性率明显高于非尿黑酸尿症者[43]。

外源性褐黄病确切的发病机制仍不清楚。可能的机制包括：

- 氢醌抑制皮肤中的尿黑酸 1,2- 二氧化酶活性，导致色素形成[44]；
- 氢醌增强酪氨酸酶活性[23]。

组织病理上，本病表现为真皮浅层可见黄褐色、边界清楚、形态不规则的胶原纤维的碎片（图 13.137）[1, 26]。本病的色素有自体荧光，亚甲蓝染色呈黑色，但 Van Gieson、含铁血黄素染色或 Masson-Fontana 染色均阴性[1]。色素颗粒常出现在汗腺上

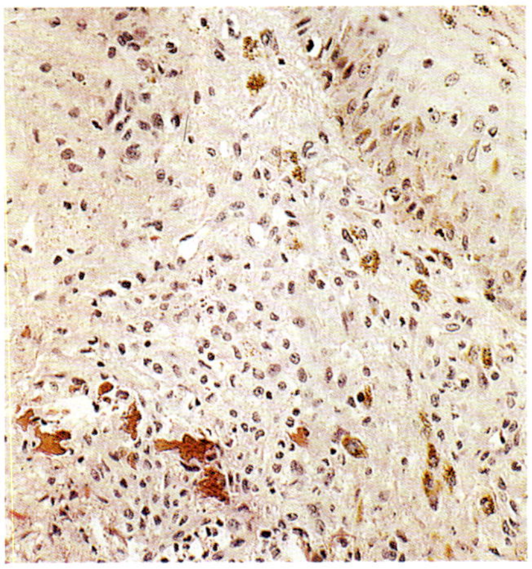

图 13.137 褐黄病：可见典型的不规则、肿胀的黄褐色纤维（左下）

皮、基底膜、内皮细胞和真皮巨噬细胞内[16, 19]。

氢醌所致褐黄病中，真皮上部可见噬黑素细胞伴表皮的黑素细胞色素脱失[35]。

在发展为典型的褐黄病之前的早期皮损表现为胶原纤维嗜碱性变和肿胀（图 13.138）。随着病情缓慢进展，可产生大的嗜酸性无定形颗粒，类似于胶样粟丘疹[35]。日光性弹力纤维变性和异物肉芽肿较少见，此异物肉芽肿有时很难与结节病鉴别[26-27, 37, 45]。可有光化性肉芽肿样表现[36]。偶有病变的胶原纤维经表皮和毛囊排出的报道[37, 46]。

抗疟药所致的色素沉着除了由病变的胶原纤维引起外，还可由黑色素和含铁血黄素沉积[1]引起。

电镜检查提示，最初电子致密的褐黄病色素颗粒沉积在肿胀的胶原纤维周围，这些纤维已失去正常的束状结构[35]。随后胶原纤维变性，直到其完全被无定形的褐黄病色素所取代。胶原纤维也可断裂，使色素自由散落在真皮中，可见巨噬细胞和多核巨细胞吞噬色素现象[16, 26]。在氢醌相关褐黄病中，胶样粟丘疹样沉积物由电子致密的颗粒状物质组成，没有明显的纤维成分[35]。

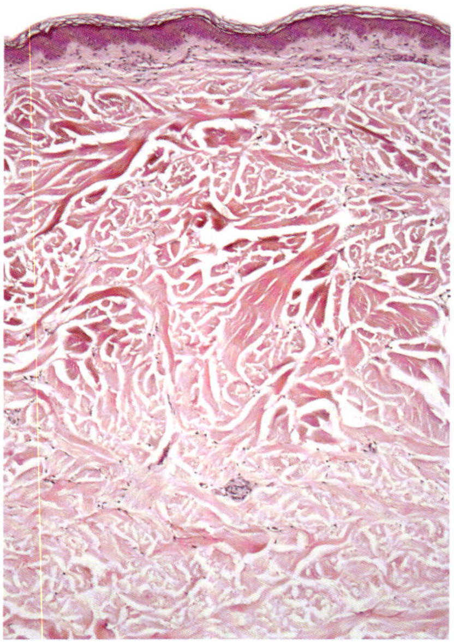

图 13.138 外源性褐黄病：早期皮损可见明显肿胀的胶原纤维

# Hartnup 病

## 临床表现

Hartnup 病是一种常染色体隐性遗传病，由于肠黏膜刷状缘中性氨基酸转运（或转运异常），系统缺陷，引起单胺和单羧基氨基酸在胃肠道吸收和肾重吸收障碍导致[1]。其后果之一是色氨酸缺乏[2]。典型表现出现在儿童期。除糙皮病皮损（见下文）外，患者还表现为特征性的氨基酸尿和小脑共济失调[3-4]。少见表现包括累及口周、会阴和肢端的肢端皮炎样皮损[5]。有时病情很轻可无症状[6]。其他症状包括腹泻和中枢神经系统功能障碍，后者可表现为轻度的情感淡漠、精神病和痴呆[7]。一例有 Hartnup 病样症状和体征的患者没有明显的代谢异常和氨基酸尿[8]。本病的致病基因为位于染色体 5p15 上的 SLC6A19，是一种钠依赖的中性氨基酸转运蛋白[9-11]。

## 组织学特征

皮损组织病理学特征与糙皮病相同（见下文）。

# 糙皮病

## 临床特征

糙皮病（Pellagra 病）是由于烟酸（尼克酸、维生素 $B_3$）或它的前体色氨酸缺乏导致的疾病[1-3]。病因和饮食有关，传统认为与玉米摄入过量有关[3]。在发达国家，最常见于酗酒、社会经济地位低下、神经性厌食和广泛胃肠道疾病导致的吸收不良患者，后者如胃部分切除、胃肠吻合术后和克罗恩病[1, 4]。已有一例免疫功能正常的重度巨细胞病毒性结肠炎合并糙皮病的报道[5]。本病也可为类癌综合征的一种表现，由于肿瘤细胞消耗色氨酸产生 5- 羟色胺所致[5-6]。糙皮病也可见于多种药物治疗后，包括异烟肼、6- 巯基嘌呤和 5- 氟尿嘧啶[6-10]。还可见于 Hartnup 病和色氨酸代谢缺陷疾病[11]。糙皮病好发于营养缺乏的某些非洲和亚洲地区[1]。一例罕见的糙皮病发生在应用药物替代治疗的患者[12]。另一例与继发于多发性骨髓瘤的淀粉样变有关[13]。

典型的糙皮病表现为三联征：皮炎、腹泻和痴呆。糙皮病皮损具有光敏性。初期表现为晒伤样疼痛性红斑，消退后遗留暗褐色色素沉着，伴干燥鳞屑（图 13.139、13.140）。有时可见水疱。皮损境界清楚、对称分布，好发于手背（最常见）、前臂、膝、胸部正中、颈部和面部[7]。颈部曝光部位皮肤增厚，红色粟粒样疹形似项链（Casal's necklace）。其他表现包括唇干裂、舌炎、口角炎、口腔或肛周溃疡[3, 7]。

糙皮病的胃肠道受累表现恶心、呕吐、腹痛、胃炎和腹泻。神经系统症状表现为头痛、抑郁和共济失调，严重者出现定向障碍、谵妄和昏迷，最终导致死亡[3]。

## 组织学特征

糙皮病的组织病理学表现通常没有特异性。可有角化过度、角化不全、棘层肥厚和黑素增加。在早期皮损，表皮浅层角质形成细胞空泡化[7-8]。真皮上部可见毛细血管扩张和血管周围慢性炎细胞浸润。陈旧皮损有时可见银屑病样增生[14]。部分病例组织病理学改变与坏死松解性游走性红斑和肠病性肢端皮炎相似。

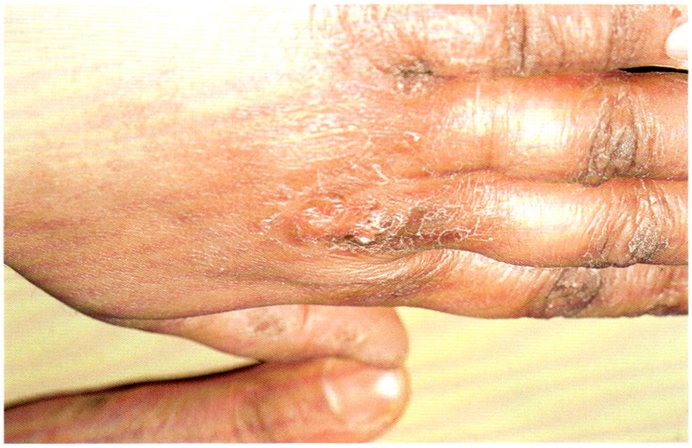

图 13.139 糙皮病：指关节和手指伸侧出现色素沉着和鳞屑（By courtesy of the Institute of Dermatology，London，UK.）

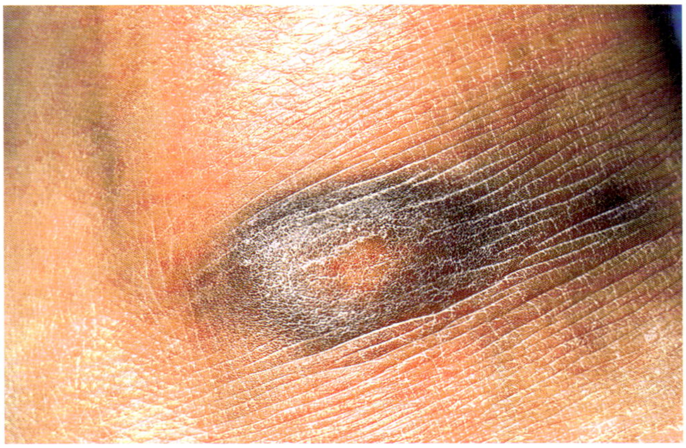

图 13.140 糙皮病：色素沉着和鳞屑近摄片（By courtesy of the Institute of Dermatology，London，UK.）

## 鉴别诊断

本病的诊断主要依赖于临床与病理的紧密结合，尤其是那些临床表现与坏死松解性游走性红斑和肠病性肢端皮炎类似的病例。

# 坏血病

## 临床特征

坏血病（scurvy）是由于新鲜蔬菜和水果摄入不足引起维生素 C 缺乏所致，如今多发生在过度节食、饮食习惯不当、酗酒与独居者中[1]。儿童罕见，但可见于发育障碍和精神疾病患儿。也可继发于喝煮沸的牛奶和炼乳的儿童，因为它们缺乏维生素 C[2]。

临床表现包括皮肤干燥、毛囊角化过度（尤其是前臂、腿和腹部）、毛囊周围出血（尤其是腿）和瘀点、甲下裂片形出血、下肢水肿、脱发、牙龈红肿、出血和牙齿脱落以及伤口愈合不良[1-4]。婴儿可发生疼痛性骨膜下出血，称为“Barlow 病”[2]。非特异性表现包括乏力、关节痛和肌肉疼痛，容易延误诊断[3]。

## 发病机制和组织学特征

在前胶原纤维转化为胶原纤维过程中，维生素 C 是脯氨酸和赖氨酸残基羟基化所必需的。胶原合成障碍导致基底膜合成缺陷，使血管壁的完整性受损，再加上真皮结缔组织受损，最终导致出血倾向。

组织病理学表现包括毛囊扩张、角栓形成、毛囊周围出血、慢性炎细胞浸润和含铁血黄素沉积[4-7]。脱发表现为毛囊扩张和角栓形成，内有螺旋状发和毛干断裂（图 13.141）[1, 4, 8]。

# 皮肤钙沉着症

皮肤钙沉着症分为营养不良性、转移性和特发性三型。前者见于结缔组织异常，转移性是由于血钙、磷水平升高所致，而特发性指的是没有明显诱因者（表 13.5）[1-3]。

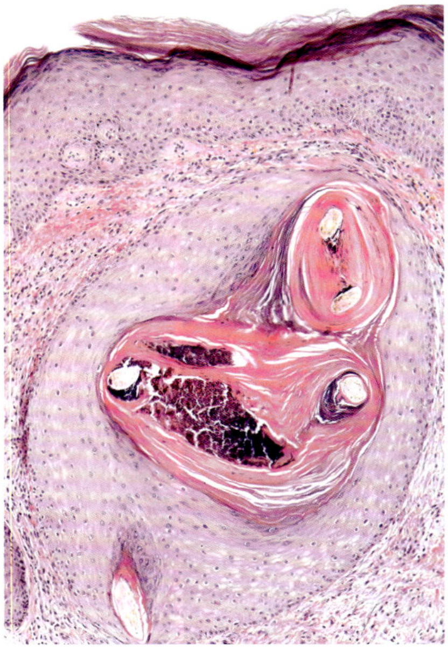

图 13.141 坏血病：毛囊扩张，由螺旋状发形成的多个切面的典型表现。注意周围慢性炎细胞浸润和红细胞外溢（By courtesy of S. Tahan，MD，Beth Israel and Deaconess Medical Center，Boston，USA.）

表 13.5 皮肤钙沉着症的分型

| 类型 | 分布 | 临床特征 |
|---|---|---|
| 营养不良性 | 局限型 | 痤疮瘢痕、脂肪细胞坏死、表皮样囊肿、毛母质瘤、婴儿足跟钙化 |
| | 泛发型 | 皮肌炎、系统性红斑狼疮、Ehlers-Danlos 综合征、弹性纤维假黄瘤 |
| 转移性 | 高血钙 | 甲状旁腺功能亢进、结节病、维生素 D 过量、乳碱综合征、破坏性骨病 |
| | 正常血钙 | 慢性肾衰竭、假性甲状旁腺功能减退 |
| 特发性 | 泛发型 | 泛发型钙沉着 |
| | 局限型 | 表皮下钙化结节、局限型特发性真皮钙沉着、肿瘤样皮损、阴囊钙沉着 |

# 营养不良性皮肤钙沉着症

## 临床特征

本病为钙沉着症中最常见的类型，病变局限于真皮和皮下组织，没有脏器受累。此型钙沉着症总是发生在既往由于外在因素或某种疾病导致损伤的组织，也包括由于局部应用化学试剂或药物引起的医源性皮肤钙沉着症。在局限型营养不良性皮肤钙沉着症中，潜在的病因可以为炎症或外伤，如痤疮瘢痕、烧伤、脂肪坏死或皮下和肌内注射药物[4-5]。已有脑电图和肌电图检查后出现钙化、坏死的报道[6-7]。钙化是胰腺疾病相关性脂膜炎的典型特征，也见于新生儿皮下脂肪坏死的陈旧性皮损。耳软骨炎、外伤或冻伤后可出现耳部的钙化（也称为石化耳）[1, 8-9]。系统性疾病或内分泌疾病继发高钙血症导致的营养不良性皮肤钙沉着症少见[8-9]。本病的特殊类型是婴儿足跟部皮肤钙沉着，表现为 1 岁左右出现足跟部真皮钙化结节，此前在足跟部有多次静脉穿刺史[10-11]。

局限型营养不良性钙沉着症也可合并上皮囊肿或肿瘤（图 13.142）[12]。尤其见于毛根鞘囊肿的角质物内。许多附属器肿瘤可发生钙化，如毛母质瘤和毛发上皮瘤。基底细胞癌钙化比鳞状细胞癌更常见[13-14]。甲下表皮样囊肿是一种罕见的甲床肿瘤，可伴钙化[15]。

静脉注射氯化钙、磷酸盐和葡萄糖酸盐也可出现皮肤钙沉着症（医源性皮肤钙沉着症）（图 13.143）[16-18]。皮损表现为多发的红色结节，可继发溃疡。通常在用药几周后出现[18]。使用喷他佐辛和加压素可出现深部软组织钙化[19-20]。也有报道肾功能不全患者应用含钙的肝素后出现类似表现[21-22]。

泛发型营养不良性钙沉着症最常见于结缔组织病（图 13.144、13.145）。混合性结缔组织病患者可出现局限型营养不良性钙化伴骨形成[23]。皮肌炎，尤其是儿童患者，可出现皮肤、皮下组织、肌肉和肌腱的广泛钙沉着。硬皮病，尤其是 CREST 综合征多为局限型钙沉着，尤其好发于指（趾）和骨突出部位。指尖钙化是雷诺综合征的常见表现，可伴或不伴潜在的结缔组织病。有报道一例干燥综合征不伴雷诺现象的患者

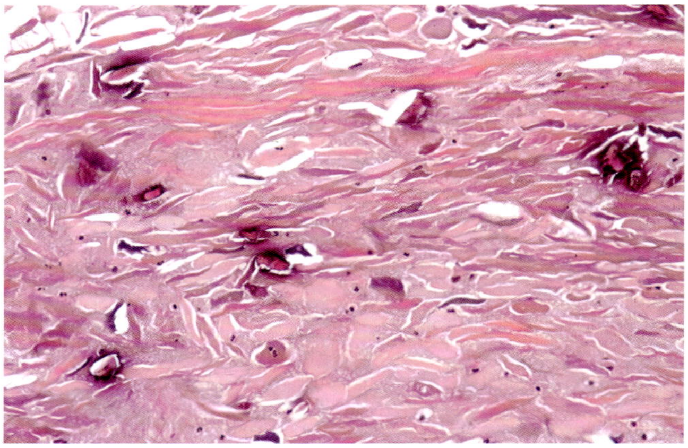

图 13.142 营养不良性皮肤钙沉着症：破裂的囊肿内已有钙化

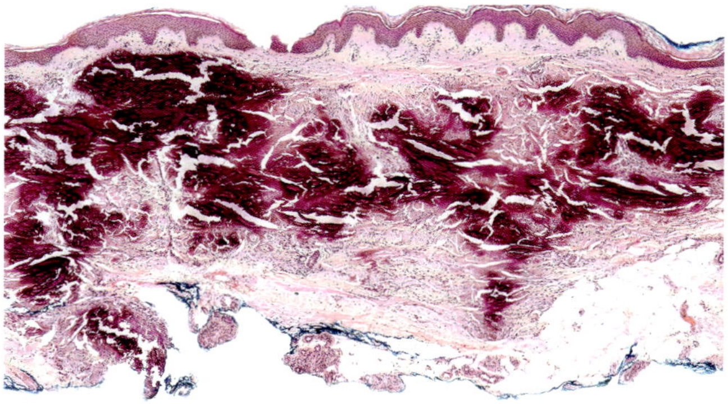

图 13.143 医源性皮肤钙沉着症：注射葡萄糖酸钙后出现广泛的真皮钙化

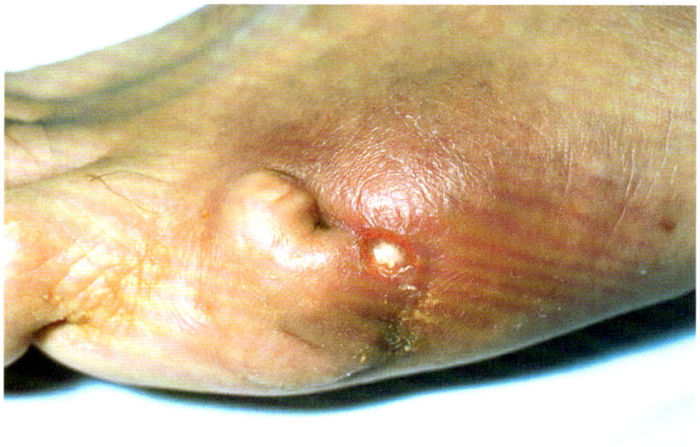

图 13.144 营养不良性皮肤钙沉着症：大的钙化结节表面有局部溃疡和透皮排出（By courtesy of the Institute of Dermatology, London, UK.）

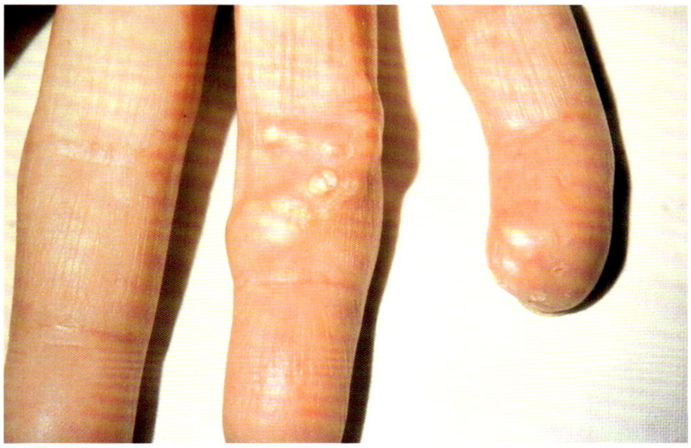

图 13.145 营养不良性皮肤钙沉着症：手指有多发性钙沉着（By courtesy of the Institute of Dermatology, London, UK.）

出现指尖钙化[24-25]。系统性红斑狼疮很少发生皮肤钙沉着[26-27]，通常是在放射线检查时偶然发现臀部和四肢钙化，不伴脂膜炎。它通常出现在 SLE 患者严重的急性期，累及包括心脏、肾和中枢神经系统时[2]。也与大剂量皮质类固醇治疗和肌炎相关[28-29]。仅有个别报道盘状红斑狼疮和亚急性红斑狼疮伴发钙沉着症[30-31]。狼疮性脂膜炎和其他类型的脂膜炎（包括胰腺脂肪坏死）也可合并钙化[32]。迟发性皮肤卟啉病偶可出现皮肤钙沉着。皮损最常见于头皮、颈部、耳前和手，在有硬皮病样表现的疾病中更多见[33]。钙沉着症也见于遗传性结缔组织病，尤其是 Werner 综合征、弹力纤维假黄瘤和 Ehlers-Danlos 综合征，表现为骨突出部位萎缩性瘢痕内小的钙化结节。弹力纤维假黄瘤伴营养不良性钙化也可表现为病变部位出现疼痛性、瘙痒性的大结节[34]。

近期有文献报道钙沉着症也可继发于肾源性系统性纤维化，累及筋膜和肌肉[35-36]。关于该病出现钙沉着症的原因是有争议的，一些人认为它是营养不良过程的一部分，另一些人则认为钙化是固有的病理过程，尤其这种现象也见于血管，类似于钙化防御[37]。

# 转移性皮肤钙沉着症

## 临床特征

转移性皮肤钙沉着症由于高钙或高磷血症导致，见于慢性肾衰竭、甲状旁腺功能亢进和结节病[38-41]。钙沉积发生在皮肤、皮下组织、肌肉、肌腱和内脏。皮肤表现为坚硬的结节和斑块，表面可溃疡，排出白垩样物质，最终遗留瘢痕（图 13.146）。好发于大关节、髂嵴或肢体屈侧。指尖皮损常有明显疼痛。有报道一例患者表现为外阴囊性结节和高磷血症[42]。

Albright 遗传性骨营养不良是一种与终末器官甲状旁腺素抵抗有关的遗传病。婴儿期或儿童期起病，表现为肥胖、身材矮小、轻度智力发育迟滞、第四和第五掌骨缩短以及皮肤钙沉着[43-44]。典型皮损表现为躯干、四肢多发的红色、紫癜样丘疹、斑块和结节。

血管钙化伴血栓形成可引起网状青斑、溃疡和坏疽，尤其好发于手、指（趾）和小腿（临床上称为钙化防御）[41, 45-46]。常合并败血症并可导致死亡。患者常有慢性肾衰竭伴高磷血症和甲状旁腺功能亢进[47-49]。与钙化防御有关的其他疾病包括维生素 A 和 D 过多症、高钙血症、原发性或继发性甲状旁腺功能亢进、AIDS 和蛋白 C 缺乏症[50-51]。钙化防御的确切机制不明，可能与钙和（或）磷代谢失衡有关[52]。钙化防御偶见于血钙和血磷水平正常患者[52]。

# 特发性皮肤钙沉着

## 临床特征

病因不明，主要分为六种临床类型：

- 全身性钙沉着症：皮肤和皮下组织进行性钙

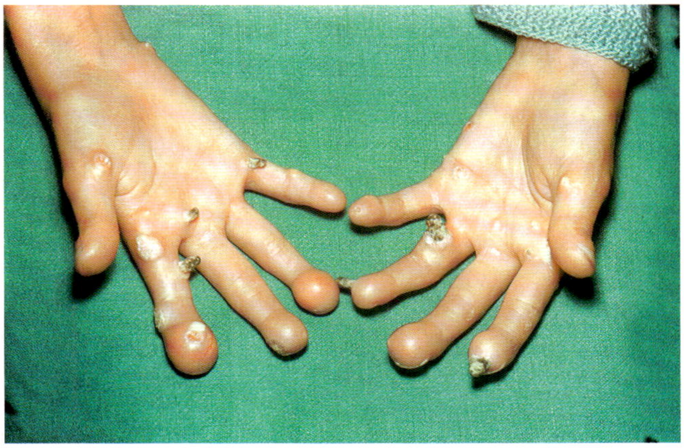

图 13.146 转移性皮肤钙沉着症：多发钙化斑块及溃疡（By courtesy of R.A. Marsden, MD, St George's Hospital, London, UK.）

化，表现为质硬结节和斑块，有白色物质排出体外，临床表现与转移性钙化非常相似。部分病例可见于皮肌炎急性期尚未确诊时。

- 特发性钙沉着症：表现为面部和四肢单发结节，尤其好发于眼睑（表皮下钙化结节、皮肤粟粒疹）[53-54]。常于幼儿期起病，男孩多见，结节多伴角化过度并有触痛。偶尔出生即发病，皮损可多发[55]。
- 局限性特发性真皮钙沉着症：也可表现为四肢单发结节[56-57]。好发于手指和肘部[1]。近来报道了累及牙龈和舌的口腔黏膜钙化结节[58]。
- 肿瘤样钙沉着症：皮肤和皮下组织出现大的钙化斑块，好发于骨突出部位（髋、肘和肩胛部）（图 13.147、13.148）。欧洲和北美洲罕见，但非洲南部、中部、东部和新几内亚并不少见，通常称为“髋石”（hip stone）。女性多见（2∶1），尤其是年轻女性。放射线检查可发现深部钙沉着（图 13.149）。
- 阴囊钙沉着症：本病可自行发生，儿童期或成

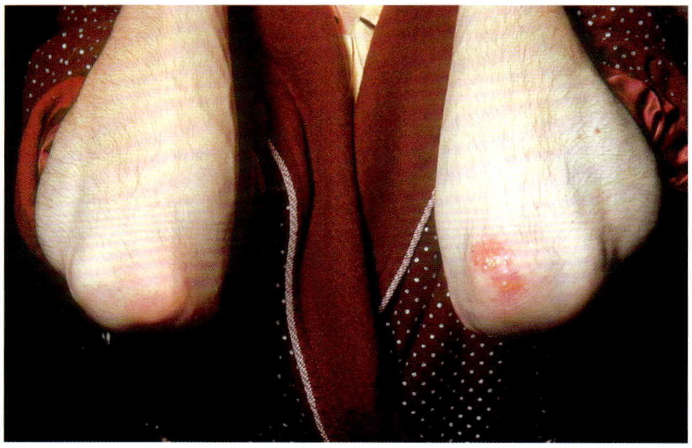

图 13.147 肿瘤样钙沉着症：双侧肘部结节，其中左侧皮损有穿孔（By courtesy of R.A. Marsden，MD，St George's Hospital，London，UK.）

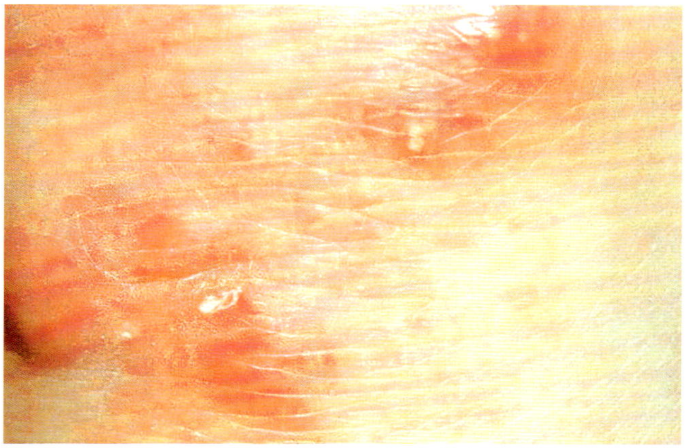

图 13.148 肿瘤样钙沉着症：一些小的钙化物正经表皮排出（By courtesy of R.A. Marsden，MD，St George's Hospital，London，UK.）

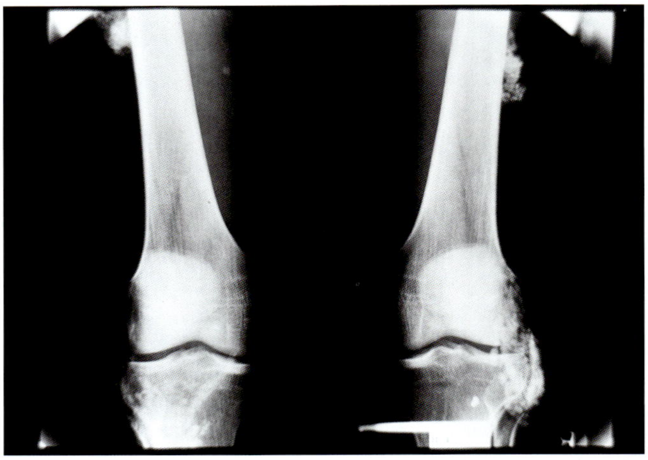

图 13.149 肿瘤样钙沉着症：大腿和膝的侧缘可见皮下钙化物沉积（By courtesy of R.A. Marsden，MD，St George's Hospital，London，UK.）

年早期发病，表现为阴囊多发、无症状、肤色或黄色结节，大小不等，常排出颗粒状白垩样物质[59]。有报道青年男性患者在阴茎出现类似皮损，没有外伤或潜在的皮肤附属器疾病史[60]。

- 粟丘疹样特发性皮肤钙沉着症：罕见，见于儿童（通常 21 岁以下）[61-62]。皮损多发，为肤色至白色丘疹，全身分布。可有穿通现象。2/3 的患者合并唐氏综合征，1/3 的患者伴发于汗管瘤，皮损可自行消退，不留瘢痕。

## 发病机制和组织学特征

HE 染色钙呈蓝色。皮肤钙沉着症可见均一的深蓝色物质，表现为浅表区的细小沉积或深层的球状沉积（图 13.150）。由于伴有磷酸盐和碳酸盐存在，Von Kossa 染色呈黑色（图 13.151）。

皮肤组织内钙的存在可引起异物反应，故沉积物的边缘有时可见多核巨细胞。有时可见慢性炎细胞浸润和钙化碎片经表皮排出[4]。

静脉输液中含钙溶液外渗引起的营养不良性钙沉着症表现为真皮钙化围绕变性的胶原纤维束周围[18]。应用含钙的肝素引起的钙化表现为真皮和皮下脂肪层的脂肪小叶、脂肪细胞周围、小叶间隔和小血管内膜出现钙沉着[22]。可伴有血管壁纤维化，但血栓形成并不常见[20，22]。

在钙化防御中，真皮和皮下脂肪的小血管壁钙化显著（图 13.152）[52]。常伴一定程度的内膜增生和血栓形成。这些改变导致明显的缺血性坏死。皮下脂肪钙化还可伴脂肪坏死。

钙化防御的发病机制尚未阐明，近期的研究提示可能与骨调素有关[63]。骨调素是一种对钙有高度亲

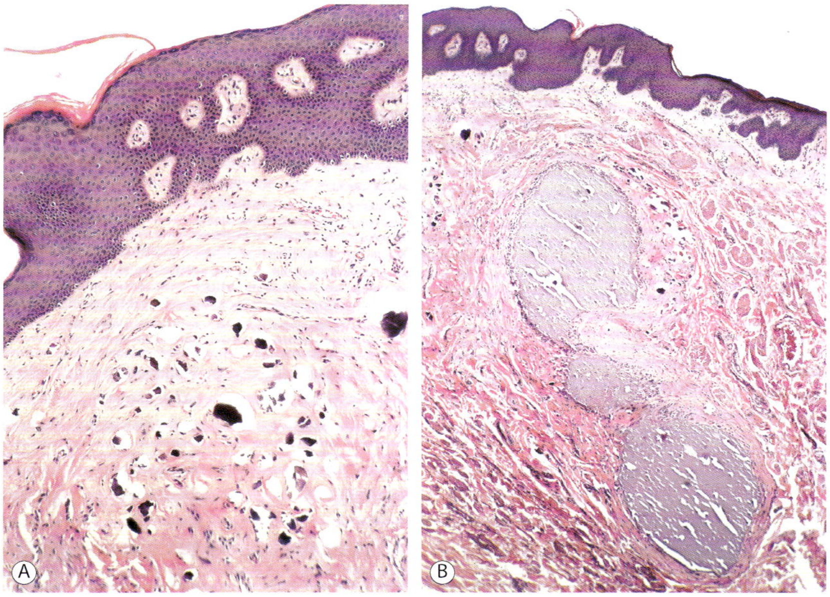


**图 13.150** 皮肤钙沉着症：（**A**）真皮浅层可见致密嗜碱性物质沉积；（**B**）钙沉积伴瘢痕组织形成

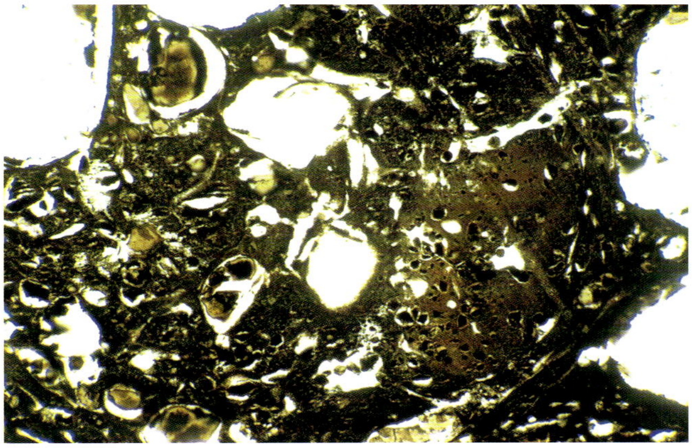

**图 13.151** 皮肤钙沉着症：钙化沉积物 Von Kossa 染色阳性

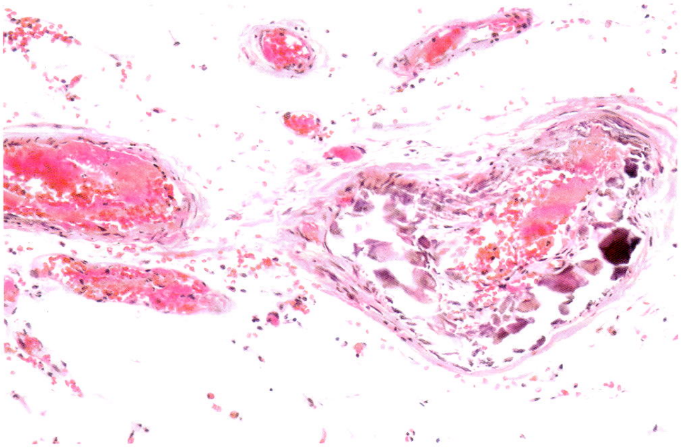

**图 13.152** 钙化防御：注意血管内膜下钙化和血栓形成

和性的磷蛋白黏附分子。正常情况下，它由多种细胞表达，如成骨细胞、骨细胞、成纤维细胞、巨噬细胞和平滑肌细胞。它在骨重塑过程中起重要作用。以往研究提示骨调素在心脏瓣膜和毛母质瘤钙化过程中起作用[64-65]。近期研究表明它参与钙化防御，在钙化的皮下组织的血管壁中层和内膜及周围脂肪组织中表达[63]。作者据此推测，钙化防御可能由于血管平滑肌细胞向成骨细胞分化所致。

肾源性系统性纤维化中的钙沉积发生在真皮，同时有 CD34 阳性的梭形细胞，也沉积在真皮深层和皮下脂肪的小动脉中层，类似钙化防御[37]。

一例罕见的转移性钙沉着症表现为仅累及汗管的钙化[66]。

组织病理学上可见潜在疾病的病理表现。例如，在局限性营养不良性钙沉着症中可发现之前存在的表皮样囊肿的证据。在继发于结缔组织病的泛发型营养不良性皮肤钙沉着症中，偶见之前胶原变性的证据。

表皮下钙化结节中有时可见假性上皮瘤样增生，伴有钙经表皮排出。

肿瘤样钙沉着症组织病理学表现与皮损进展阶段有关（图 13.153 ~ 13.155）[67]。早期皮损中可见多发囊肿，周围包绕上皮样细胞和多核巨细胞。囊腔内含有正在钙化的嗜酸性碎片。偶见渐进性坏死和血管炎，这对发病机制研究有重要意义。

阴囊型的发病机制可能是由于先前存在于真皮内

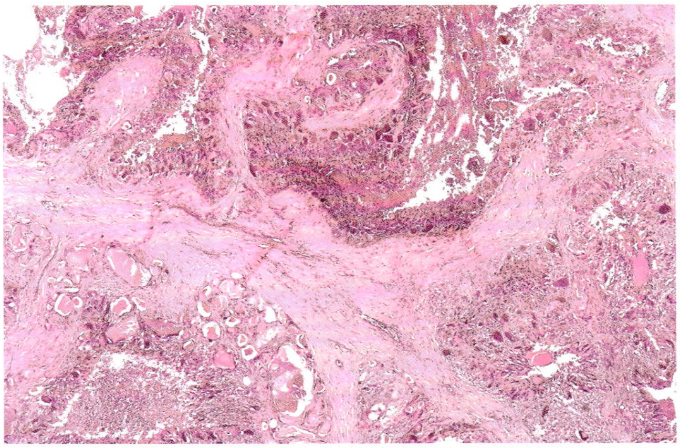

**图 13.153** 肿瘤样钙沉着症：低倍镜下见致密均质的间质内有许多囊腔，内含有坏死和钙化的碎片

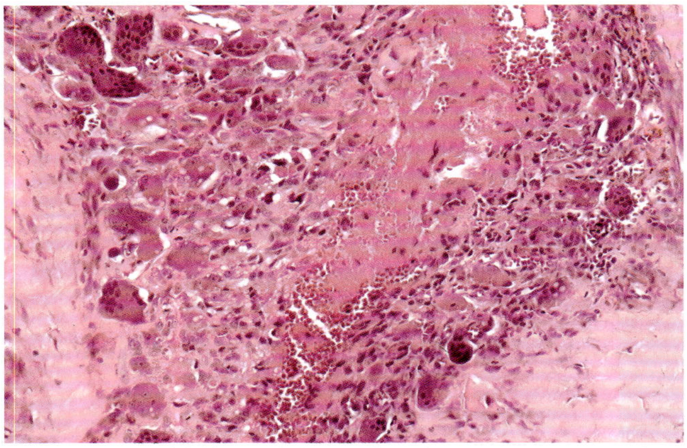

图 13.154 肿瘤样钙沉着症：早期皮损可见组织细胞和多核巨细胞栅栏状排列在嗜酸性、变性的结缔组织周围

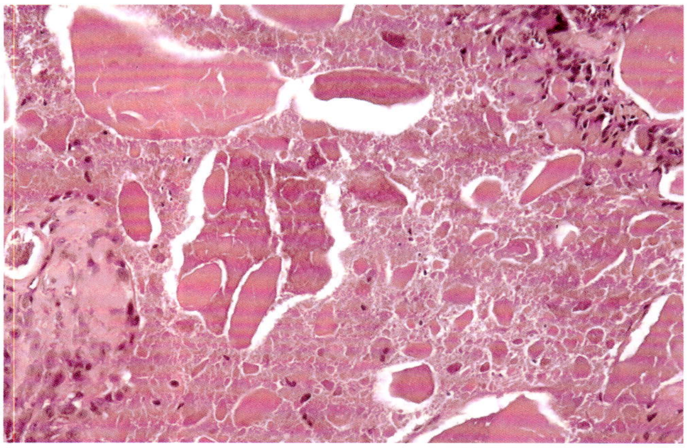

图 13.155 肿瘤样钙沉着症：陈旧皮损中钙化沉积物位于腔隙内的囊肿成分钙化而成，大多数为表皮样囊肿，偶尔为毛鞘囊肿[62, 68-72]。部分病例未见上皮成分[43]，但这可能是陈旧皮损的表现。近期一项研究发现，在 20 例患者中有 14 例发现了残留的表皮样囊肿[71]。在许多病例中，可见典型的上皮组织包围钙化沉积物，有时可见残留的角蛋白成分。异物巨细胞反应常见。

粟丘疹样皮肤钙沉着症病因不明。有多种假说，包括外泌汗腺的钙含量增加和先前存在的囊肿钙化等[61]。组织病理学上表现为钙沉积在真皮乳头层，周围可见淋巴细胞浸润和多核巨细胞。有时可见穿通现象[61-62]。未见囊肿上皮。

## 黏蛋白病

黏蛋白病是一组由酸性黏多糖（黏蛋白）弥漫或局灶性聚集在真皮内导致的疾病，尤其是透明质酸、硫酸软骨素（4- 和 6-）和肝素（表 13.6）[1-6]。黏蛋白病也可继发于其他皮肤病，如红斑狼疮、硬皮病、皮肌炎、Degos 病、环状肉芽肿和慢性移植物抗宿主病[5, 7]。本章节仅讨论原发性皮肤黏蛋白病。

表 13.6 皮肤黏蛋白病分类

| |
|---|
| 弥漫性 |
| 黏液水肿性苔藓——泛发型（硬化性黏液水肿） |
| 硬肿病 |
| 网状红斑性黏蛋白病 |
| 全身性黏液水肿 |
| 胫前黏液水肿 |
| 局限性 |
| 黏液水肿性苔藓——散在丘疹型 |
| 肢端持续性丘疹性黏蛋白病 |
| 伴有红斑狼疮的丘疹性和结节性黏蛋白病 |
| 自愈性幼年皮肤黏蛋白病 |
| 婴儿皮肤黏蛋白病 |
| 皮肤局灶性黏蛋白病 |
| 黏液样囊肿 |
| 毛囊性 |
| 毛囊黏蛋白病 |

由成纤维细胞分泌的黏多糖是正常细胞膜和结缔组织的组成成分。病理状态下黏多糖增多的原因尚不清楚。可能是多方面的，已有研究提示，患者血清中的细胞因子和（或）免疫球蛋白及一些未知因素能促进黏多糖合成[5, 8-10]。细胞因子在此过程中起重要作用，包括肿瘤坏死因子、白介素 -1 和转化生长因子 -β（TGF-β）[5, 11-12]。分泌活跃的成纤维细胞呈典型的星状，并含有胞质内分泌小泡，当组织切片中存在这些表现时提示有黏蛋白沉积（图 13.156 ～ 13.158）。

透明质酸胶样铁染色呈蓝绿色，pH 2.5 阿辛蓝染色呈蓝色（pH 0.4 染色阴性），胭脂红染色呈红色，但 PAS 染色阴性。甲苯胺蓝、亚甲蓝和硫堇染色有异染性[13]。硫酸化的酸性黏蛋白在 pH 0.5 的阿辛蓝和醛品红染色呈阳性[2]。透明质酸吸收大量水分，使这组疾病的皮损常表现为浸润和增厚[14]。

常规的组织固定和处理会引起组织标本脱水，因此黏蛋白在 HE 染色的切片中呈嗜碱性的条带或颗粒[3]。正常皮肤中，黏蛋白见于附属器和血管周

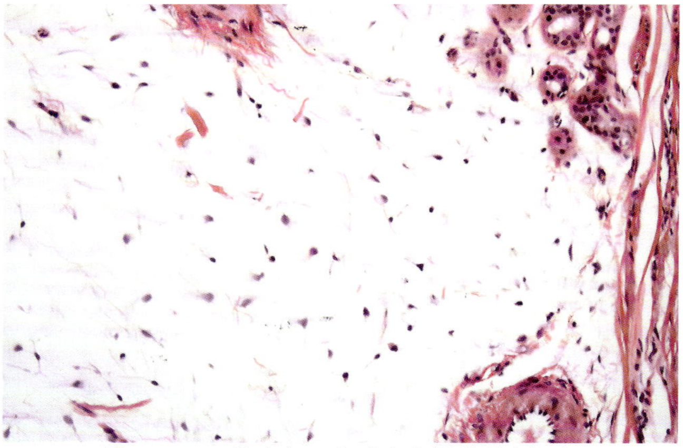

图 13.156 黏液瘤：基质中大量黏蛋白沉积

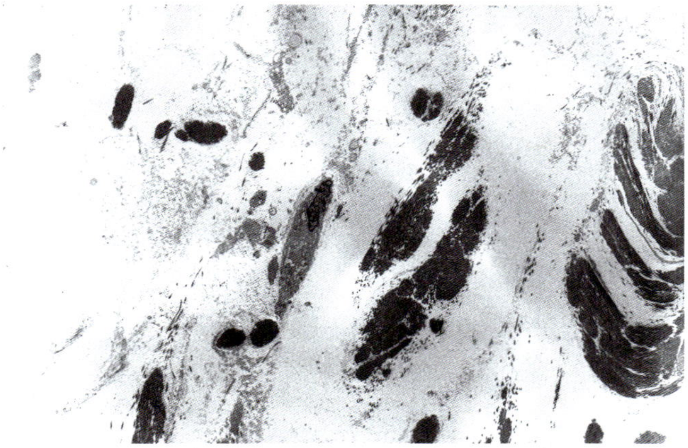

图 13.157 黏蛋白病：肢端持续性丘疹黏蛋白病电镜照片显示，胶原纤维束间大量电子密度轻微增高的颗粒状物质沉积

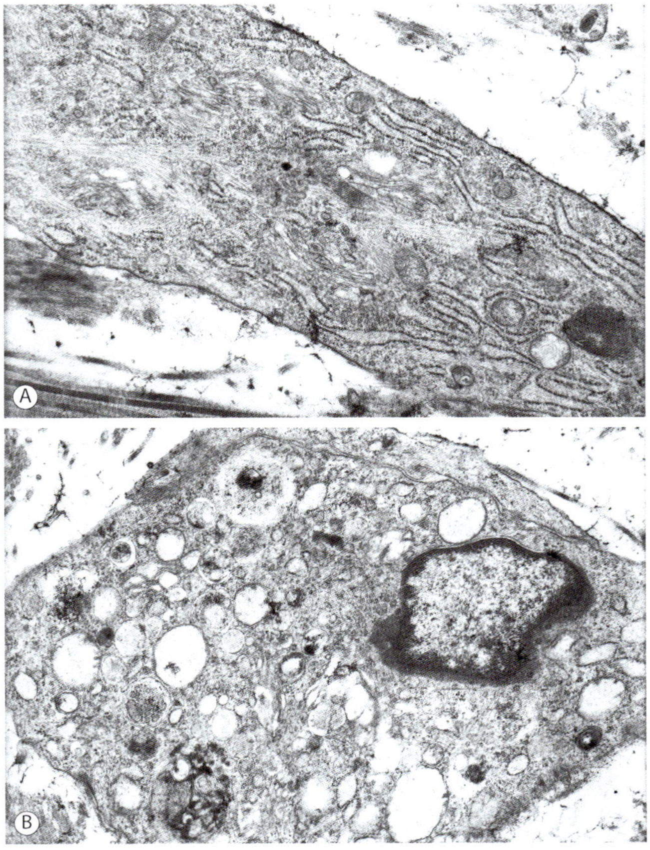


图 13.158 黏蛋白病：（**A**）分泌活跃的成纤维细胞含有大量粗面内质网；（**B**）许多胞质内小泡中含有无定形物质

围（图 13.159）。在皮肤黏蛋白病中，大多数黏蛋白都含有透明质酸，因此对透明质酸酶敏感。过多的黏蛋白会破坏胶原纤维，使其形态不规则。除了硬化性黏液水肿，本组疾病有许多重叠的组织病理学表现，诊断主要依靠临床特征和生化检查结果[14]。

五种主要的黏蛋白病分别是：

- 泛发性黏液水肿，
- 胫前黏液水肿，
- 黏液水肿性苔藓，

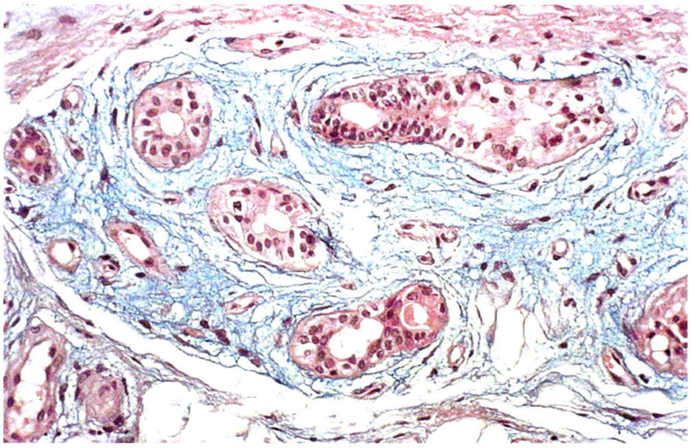

图 13.159 外泌汗腺：足底正常皮肤切片 Ehrlich 苏木精染色显示，真皮中大量黏蛋白沉积

- 网状红斑性黏蛋白病，
- 硬肿病。

毛囊黏蛋白病见第 29 章。

# 全身性黏液水肿

## 临床特征

全身性黏液水肿见于重度甲状腺功能减低的患者。由于患者有水肿、贫血和胡萝卜素血症因此使其皮肤呈淡黄色[1-2]。胡萝卜素血症是由于肝内 β - 胡萝卜素转化为维生素 A 缺陷所致，皮肤颜色改变常见于掌跖和鼻唇沟[3]，全身受累罕见[4]。皮肤发凉、干燥、粗糙、蜡样水肿，眼周和面颊部尤其明显，手足可有非凹陷性水肿（图 13.160）[3, 5-7]。常常面无表情。外分泌腺和皮脂腺分泌减少，导致干燥、鱼鳞

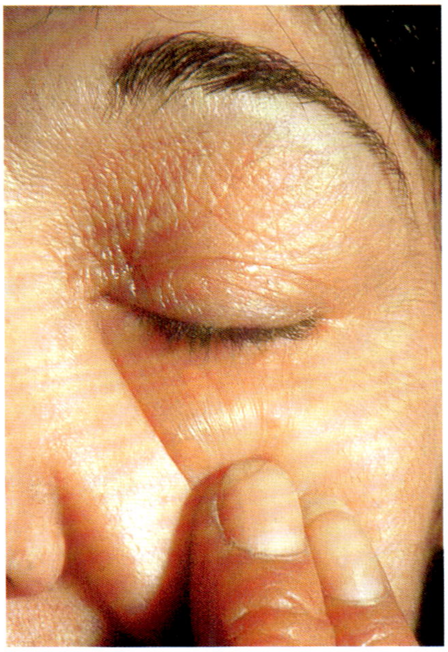

图 13.160 全身性黏液水肿：注意眼睑的蜡样浸润性斑块（By courtesy of R.A. Marsden, MD, St George's Hospital, London, UK.）

病样外观或乏脂性湿疹[4]。骨突出部位有时可见角化过度，类似于维生素A缺乏症的表现[8]。脱发常见，外1/3眉毛脱落是典型表现。除有头发脱落外，还可伴胡须和阴毛稀疏。本病休止期毛囊比例显著升高[9]，生长期毛发减少。残留的毛发干燥、粗糙、脆性增加[3]。指（趾）甲变薄、易碎、有条纹[1]。其他皮肤表现包括瘙痒性丘疹、紫癜和瘀斑、伤口延迟愈合、泛发性毛囊黏蛋白病和多发局灶性皮肤黏蛋白病[1, 5, 9-11]。口咽和喉部受累常见，表现为声音嘶哑。黏液水肿患者患高脂血症伴发疹性和结节性黄瘤病的风险增加（图13.161）。

## 组织学特征

表皮轻度角化过度，偶见毛囊角栓[3]。多数情况下真皮改变多轻微，无诊断意义。在病情较重的患者中，真皮水肿，胶原纤维束轻度肿胀、分离，特殊染色可见真皮内（偶尔累及皮下脂肪组织）少量黏蛋白沉积[12]。通常不伴有成纤维细胞增生[13]。

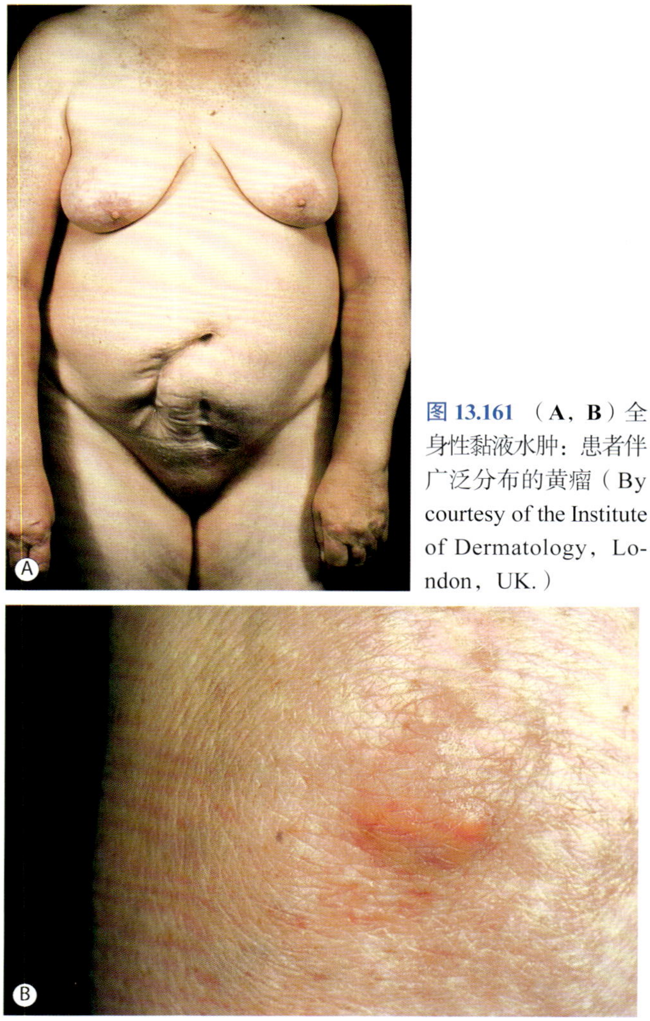

**图13.161** （**A**，**B**）全身性黏液水肿：患者伴广泛分布的黄瘤（By courtesy of the Institute of Dermatology，London，UK.）

# 局限性（胫前）黏液水肿

## 临床特征

局限性（胫前）黏液水肿最常见于甲状腺功能亢进症[1]，见于3%～5%的患者[2]。它是自身免疫性甲状腺疾病（Graves病）的三大典型表现之一，另外两个表现是突眼和甲状腺杵状指（手指杵状变伴骨膜下新骨形成）。胫前黏液水肿是Graves病的晚期表现，出现在Graves眼病之后。极个别病例出现在Graves病诊断之前且不伴眼病[4]。Graves病患者中10%没有甲状腺功能亢进表现，这些患者甲状腺功能正常或减退[5]。皮损表现为粉红色或黄色蜡样斑块、结节，有时呈肿瘤样，通常首发于小腿前外侧（图13.162），呈典型的非凹陷性水肿。部分患者毛囊突出、硬化，呈橘皮样外观，偶见明显多毛。少数情况下，黏液水肿部位可有局限性多汗。皮损进展可累及小腿大部分皮肤，少数情况下可形成严重的象皮肿（图13.163）[2, 7-9]。有时可累及足和趾[9]。小的

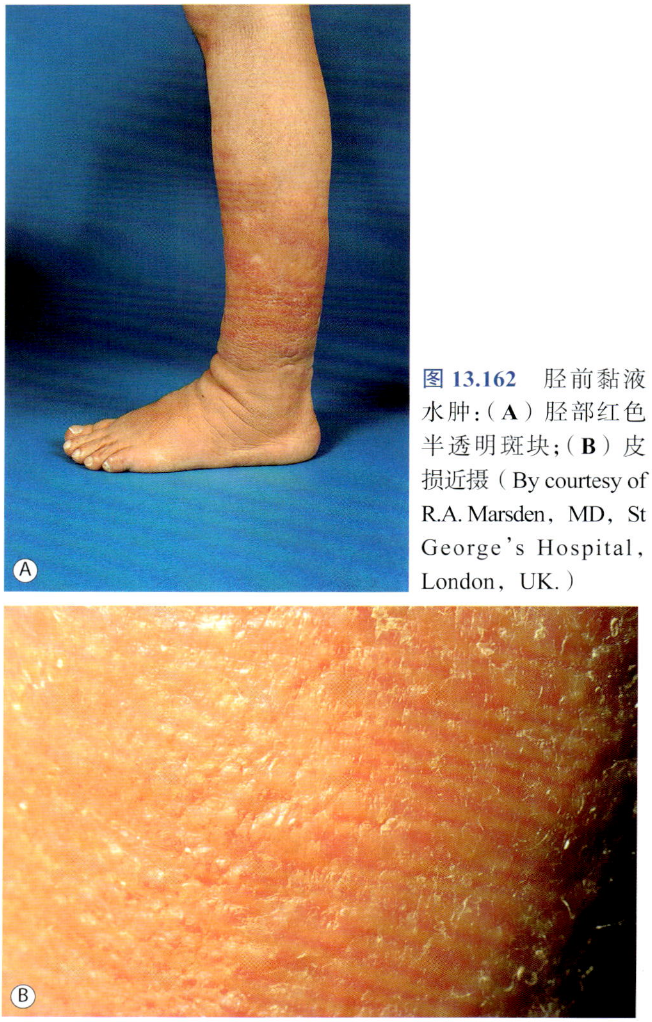

**图13.162** 胫前黏液水肿：（**A**）胫部红色半透明斑块；（**B**）皮损近摄（By courtesy of R.A. Marsden，MD，St George's Hospital，London，UK.）

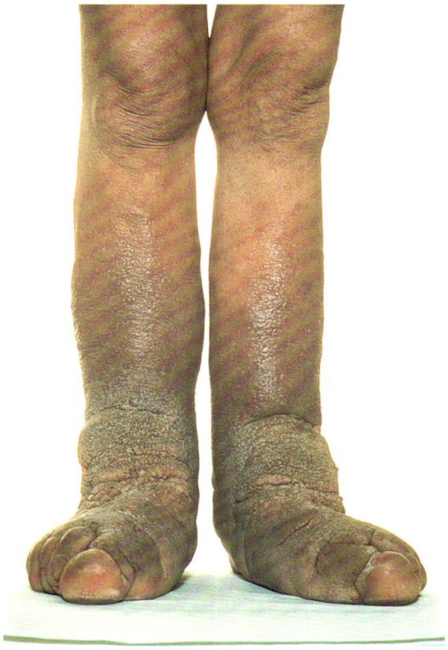

图 13.163 胫前黏液水肿：象皮肿样改变（By courtesy of R.A. Marsden，MD，St George's Hospital，London，UK.）

皮损通常无自觉症状或有轻微的瘙痒，而大斑块通常伴有疼痛[10]。少见情况下，黏液水肿发生在其他部位，如手臂、肩、腹部、颈部、面部，甚至耳部（图 13.164）[11]。结节性皮损偶见于手部[12]。黏液样物质沉积于前臂时称为“桡前黏液水肿”[12]。不典型部位的黏液水肿常继发于外伤[13]。有报道黏液样水肿发生于瘢痕处[14-16]，如天花疫苗注射瘢痕处和大腿供皮区发生的黏液水肿[17-18]。

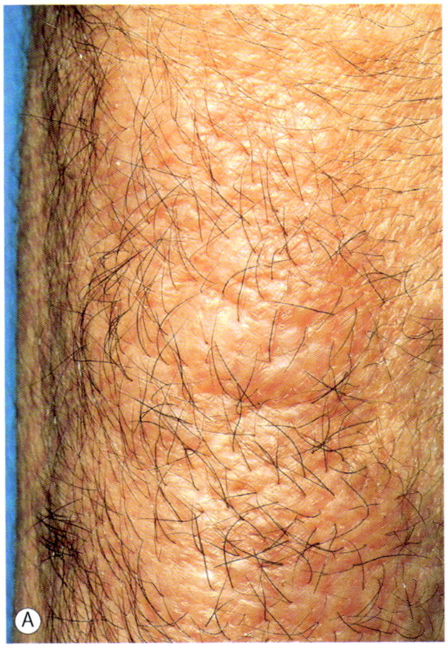

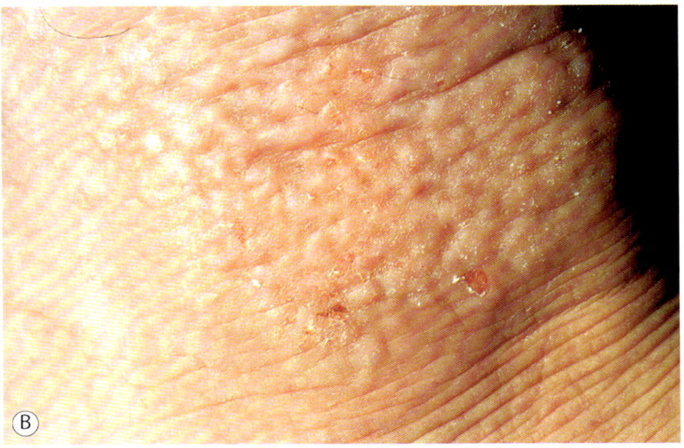

图 13.164 （A，B）局限性黏液水肿：与图 13.162 为同一患者。在因交通事故导致骨折的手臂上出现黏蛋白沉积（By courtesy of P.G. Goodwin，MD，The Royal Bournemouth Hospital，UK.）

极少数胫前黏液水肿患者不伴有甲状腺疾病。皮损活检组织病理学检查提示黏蛋白沉积改变，这一特征有助于鉴别诊断[19]。有报道病态肥胖伴淋巴水肿患者出现这种类型的胫前黏液水肿。皮损表现为胫前部位的丘疹、水疱和结节[20-21]。

胫前黏液水肿有时为自限性，多年后可自行消退。26% 的患者可完全缓解，但与疾病严重程度有关[5, 22]。

干燥综合征相关的胫前黏蛋白沉积易与 Graves 病所致胫前黏液水肿混淆，前者称为肢端鱼鳞病样黏蛋白病[23]。这类患者甲状腺功能正常，黏蛋白主要沉积在真皮乳头层。

## 发病机制和组织学特征

本病病因未明。胫前黏液水肿患者血清中常常可检测到长效甲状腺刺激因子（LATS），但 LATS 并非致病原因[24]。1978 年，从胫前黏液水肿患者血清中分离出来的有促黏液分泌作用的成纤维细胞刺激因子可能在本病的发病机制中起作用[25]。近期研究表明，患者胫前皮肤和眶内成纤维细胞中含有与促甲状腺素受体相同的序列[26-27]。据推测，成纤维细胞中含有交叉反应蛋白（而不是真正的受体），与抗甲状腺刺激因子受体的自身抗体结合[28-29]。基于上述发现，有学者提出抗促甲状腺素受体的自身抗体与成纤维细胞包含的这些序列发生反应，导致细胞因子生成，并诱导黏多糖分泌增加[28-29]。

皮损局限于小腿的原因多数认为与机械因素有关[3]。此外，吸烟是胫前黏液水肿和 Graves 眼病已知的危险因素，但确切的机制不明[3]。

组织病理检查提示表皮角化过度、毛囊角栓形成。多数病例可见乳头瘤样增生和棘层增厚。真皮网状层胶原纤维束被大量黏蛋白分隔（图 13.165、13.166）[1]。可见胶原纤维片段[3]及星状成纤维细胞。除象皮肿样病例外，成纤维细胞数量无明显增加。伴淋巴水肿的肥胖患者中，可有小血管增多，血管壁增厚、水肿和含铁血黄素沉积[20-21]。

免疫荧光检查常为阴性，真皮乳头层可见 IgM 呈颗粒状沉积[10]。

电镜研究显示，在成纤维细胞表面和内质网中以及胶原和弹力纤维间的间隙内有无定形颗粒状物质沉积[8]。一例患者内皮细胞胞质中和另一例患者真皮

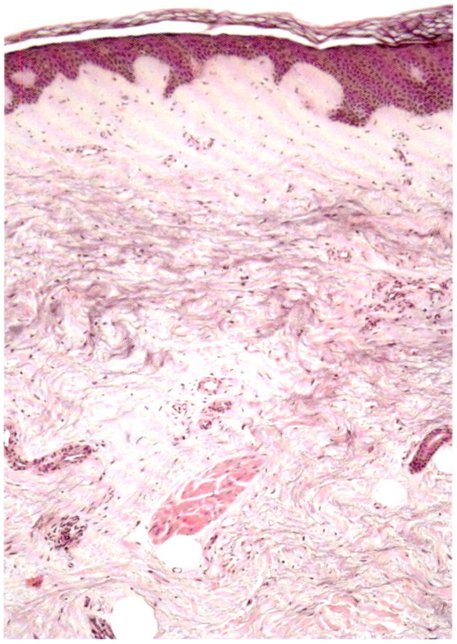

图 13.165 胫前黏液水肿：胶原纤维稀疏，黏蛋白沉积

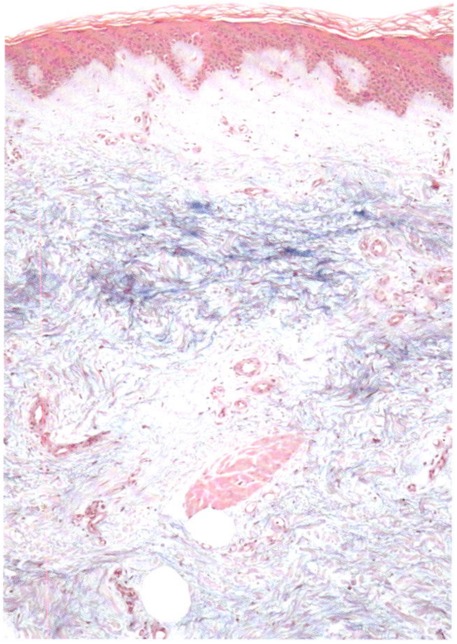

图 13.166 胫前黏液水肿：黏蛋白（透明质酸）阿辛蓝染色阳性

内可见管网状结构[10, 14]。

# 黏液水肿性苔藓（硬化性黏液水肿）

## 临床特征

最初这一罕见疾病被分为四种类型[1]：

- 泛发性苔藓样丘疹型（图 13.167、13.168）；
- 散在丘疹型，表现为躯干、四肢少量散在的肤色丘疹（图 13.169）；
- 局限性和泛发性苔藓样斑块型，类似于扁平苔藓；
- 荨麻疹样或结节样型，常进展为泛发性丘疹型[2-3]。

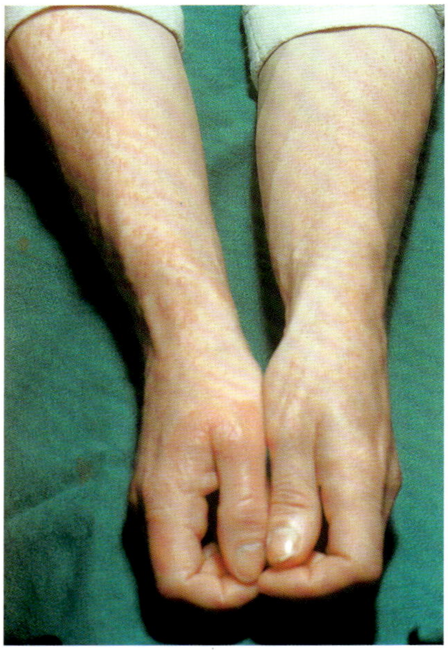

图 13.167 黏液水肿性苔藓：前臂广泛分布的红丘疹。左手背可见斑块

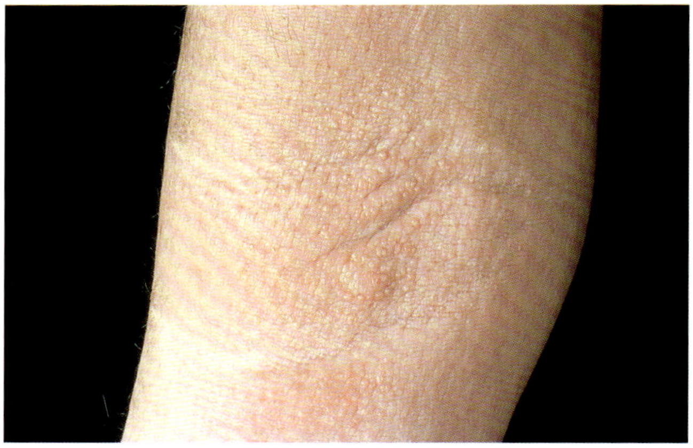

图 13.168 黏液水肿性苔藓：肘窝大量丘疹（By courtesy of R.A. Marsden，MD，St George's Hospital，London，UK.）

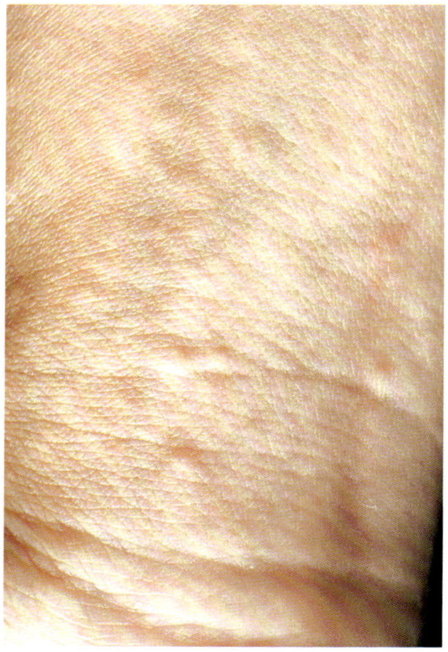

图 13.169 黏液水肿性苔藓：散在丘疹型，腕屈侧少量丘疹（By courtesy of R.A. Marsden，MD，St George's Hospital，London，UK.）

随着新的类型不断发现，这种分类的正确性受到质疑[4]。目前将黏液水肿性苔藓分为三种类型[5-8]：

- 局限型：包括散在丘疹型、肢端持续性丘疹性黏蛋白病（见下文）、自愈性丘疹性黏蛋白病（见下文）、婴儿丘疹性黏蛋白病（见下文）和结节性黏蛋白病。
- 泛发型（硬化性黏液水肿）：特征性表现为苔藓样丘疹，皮肤增厚、硬化和单克隆丙种球蛋白病，甲状腺功能正常。
- 不典型或中间型：皮损泛发、不伴系统症状或丙种球蛋白病；或皮损局限、伴系统症状或丙种球蛋白病或其他表现；但均不符合局限型或泛发型诊断标准。

泛发型黏液水肿性苔藓（硬化性黏液水肿）男女发病率相等，好发于 40～50 岁成人[3]。皮损初发于手和腕，并迅速泛发全身，尤其是手、肘、颈、面部和躯干上部[9-10]。明显的线状丘疹可见于前额、颈部、腋下和耳后[11]。丘疹小，直径 2～3 mm，白色或红色，蜡样质地，趋于融合形成浸润斑块，当合并皮肤的硬化增厚时（硬化性黏液水肿），导致活动受限，出现指端硬化、张口受限和面具脸（图 13.170）[4]。眉间皮肤受累可呈狮面外观[12]。一例患者出现罕见的狮面及淋巴瘤样的肿瘤样结节[13]。无肢端钙化和雷诺现象，可与硬皮病鉴别。黏膜通常不受累[3]。皮损伴不同程度的瘙痒。

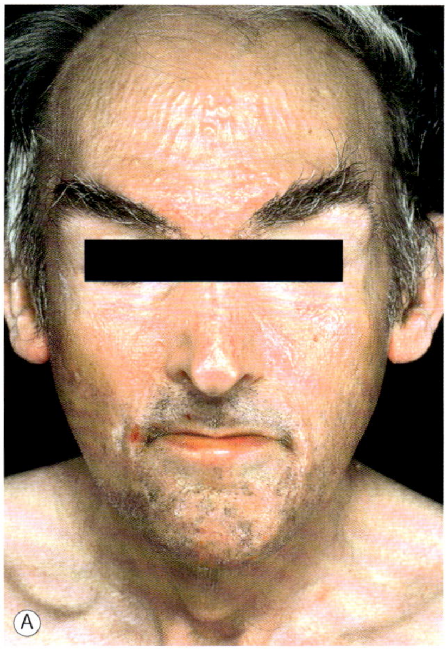


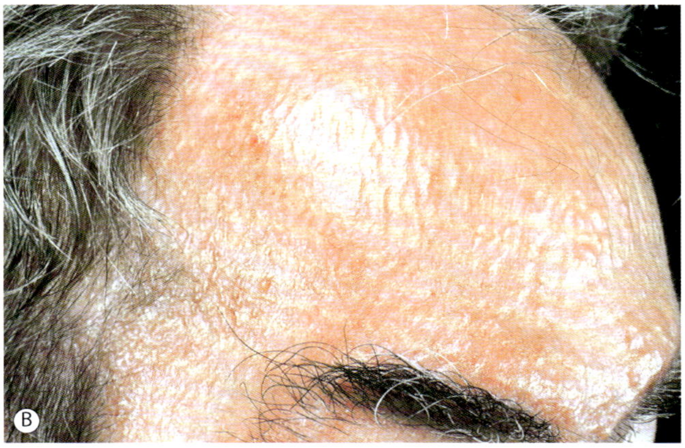


图 13.170 （A、B）硬化性黏液水肿：前额可见硬化和线状丘疹。注意紧缩的面具样面容（By courtesy of R.A. Marsden，MD，St George's Hospital，London，UK.）

偶有系统症状，包括食管蠕动消失、周围神经病、近端肌病、心脏和脑血管病[4，14]。尸检几乎见不到脏器受累，提示这种现象可能只是巧合。但神经系统症状报道最多，可能有一定意义。包括急性精神病、脑病和昏迷、癫痫样发作、失语、记忆丧失、抑郁和运动功能障碍[9，14-16]。神经皮肤综合征是中枢神经系统受累的一种罕见表现，患者出现高热、流感样症状、癫痫和昏迷[17-18]。腕管综合征常见[19-21]。肺受累并不少见，表现为限制性或阻塞性通气功能障碍及肺动脉高压[22]。肾受累罕见，类似于硬皮病的肾表现[23]。黏液水肿性苔藓与肿瘤通常无关。但有一例黏液水肿性苔藓合并肝细胞癌的报道[24]。罕见病例与 HIV 感染相关[25-26]。其他伴随疾病包括慢性丙型肝炎和皮肌炎[27-29]。以往报道本病与炎性肌病有关，而不是与皮肌炎有关[30]。肌病的出现提示预后不良[30]。

硬化性黏液水肿通常（但不总是）合并副球蛋白血症，最常见的是 IgG 和 λ 轻链[15，31-34]。偶有 IgM 和 IgA[3]。不到 10% 的患者合并多发性骨髓瘤[5，9]。

## 发病机制和组织学特征

黏液水肿性苔藓的发病机制尚不清楚。没有证据表明副球蛋白可导致成纤维细胞增生。但硬化性黏液水肿患者血清中含有非副球蛋白相关的成纤维细胞生长因子，值得进一步研究[8，35]。有一些证据提示副球蛋白有促黏蛋白生成的作用[36-37]。研究发现，组织培养中的成纤维细胞比正常对照产生更多的透明质酸和硫酸化的黏多糖[38]。H3- 羟脯氨酸测定显示胶原合成减少。

免疫荧光检查提示，约 35% 的患者真皮网状层或表皮的正下方有免疫球蛋白沉积，主要为 IgG，少数情况下为 IgM[12]。间接免疫荧光阴性。

表皮可正常，也可表现为棘层增厚或萎缩，有时可见角化过度或角化不全。早期皮损的真皮网状层内可见星状成纤维细胞位于排列紊乱的胶原纤维间（图 13.171、13.172）[3，7]。真皮乳头层不受累。肥大细胞数量可增多[29]。可见黏蛋白局灶状沉积（图 13.173）[2]。真皮浅层血管周围常见少许慢性炎细胞浸润。

较严重的硬化性黏液水肿可见大量成纤维细胞，真皮纤维化并增厚（图 13.174～13.176）[4]。黏蛋白

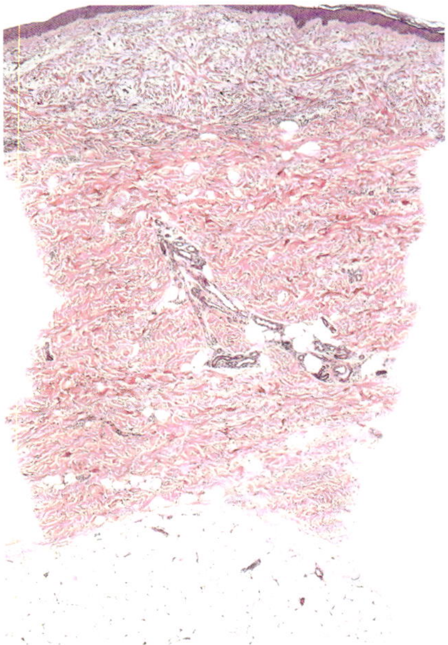

图 13.171 黏液水肿性苔藓：真皮浅层黏蛋白沉积

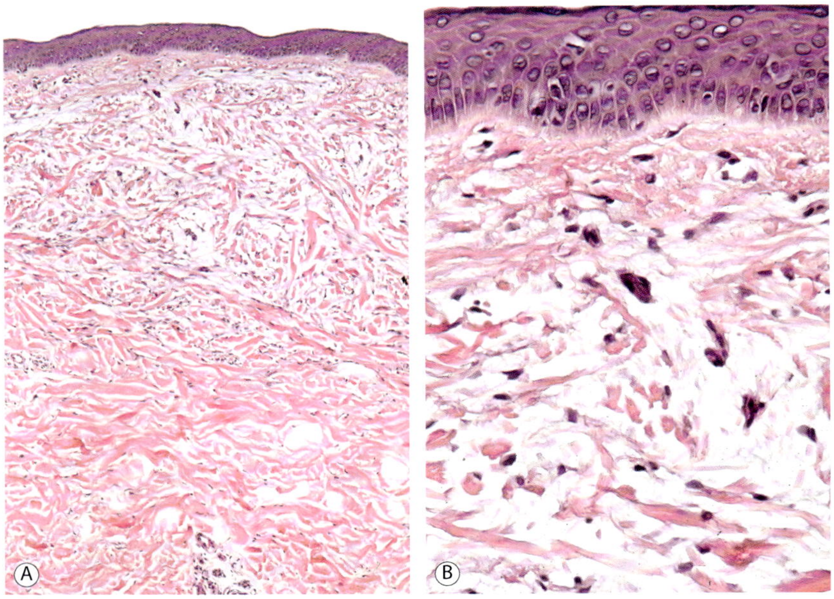

图 13.172 （A，B）黏液水肿性苔藓：沉积的黏蛋白将胶原纤维分隔。成纤维细胞数量增加

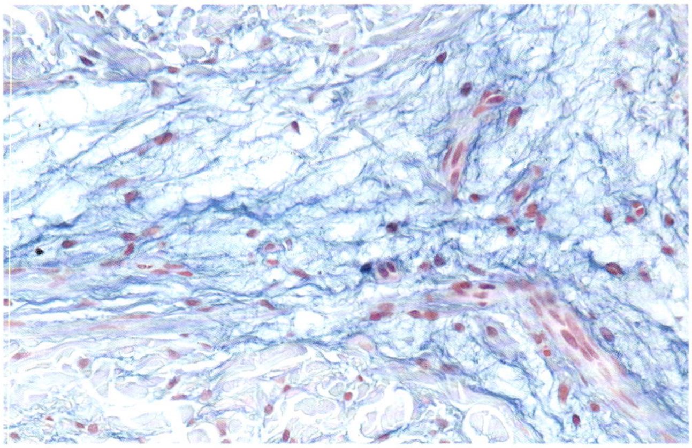

图 13.173 黏液水肿性苔藓：胶样铁染色黏蛋白呈蓝色

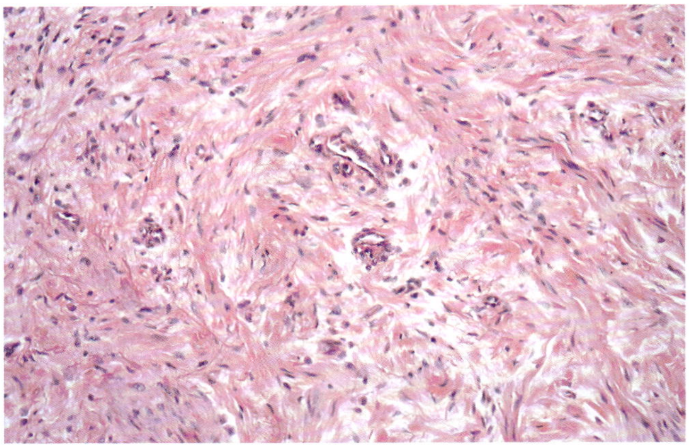

图 13.175 硬化性黏液水肿：纤细的黏蛋白条带将胶原纤维分隔

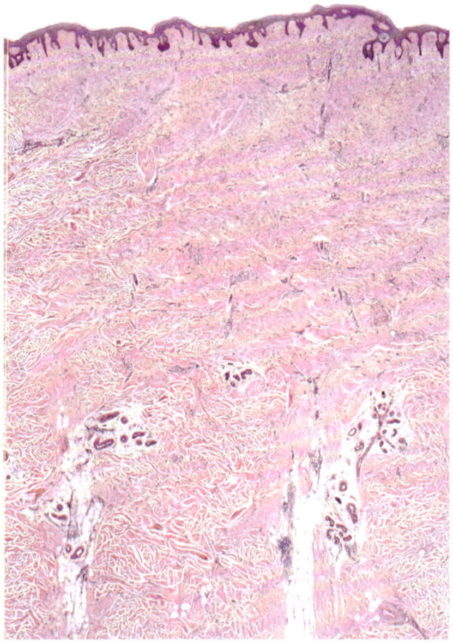

图 13.174 硬化性黏液水肿：真皮显著增厚，纤维化，成纤维细胞增多

沉积可不明显甚至缺乏[12]。偶见弹力纤维减少[3]。浅表血管周围常有慢性炎细胞浸润。

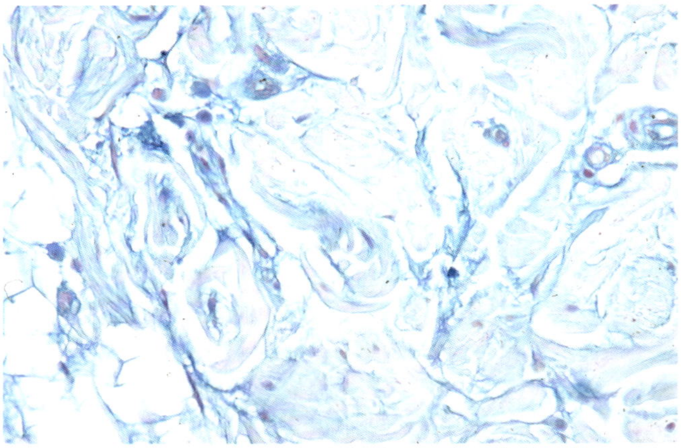

图 13.176 硬化性黏液水肿：阿辛蓝染色阳性

近来报道了一种少见的肉芽肿型硬化性黏液水肿，组织病理学上表现为间质中组织细胞和多核巨细胞浸润，类似于环状肉芽肿或间质性肉芽肿性皮炎的改变[39-40]。虽然有黏蛋白沉积，但典型的星状成纤维细胞和致密的胶原纤维束并不常见。

超微结构研究显示，活跃的成纤维细胞内含有丰富的粗面内质网、高尔基体、增多的线粒体和胞质内包涵体，伴胶原纤维沉积[41]。

系统受累罕见。一例患者黏蛋白沉积在内脏血管外膜和肾乳头内[9, 41]，另一例患者直肠黏膜和肌肉中可见黏蛋白沉积。这些发现是由原发病导致还是一种无关的继发现象目前还不清楚。一例极少见的患者肾出现系统性硬皮病的改变[9]。由于硬皮病样损害缺乏进一步尸检的证据，肾血管和肾小球的变化可能是未被认识的硬化性黏液水肿的病理表现。脱髓鞘和局灶性胶质增生也有报道[12, 42]。尽管如此，尸检并没有发现广泛黏蛋白沉积，提示大多数病例的病理改变仅局限于皮肤。

## 鉴别诊断

仅凭组织病理学改变无法鉴别硬化性黏液水肿和肾源性系统性纤维化[43]。两者均表现为真皮内梭形细胞增生和黏蛋白沉积。两种疾病的梭形细胞均表达CD34、Ⅷa因子和Ⅰ型前胶原。尽管最终诊断需要结合临床，但近期研究提示浸润的深度可能有助于两者的鉴别[44]。硬化性黏液水肿中浸润局限于真皮中下部，而肾源性系统性纤维化浸润更广泛，从真皮延伸到皮下脂肪间隔。

# 肢端持续性丘疹性黏蛋白病

## 临床特征

本病罕见，好发于女性，表现为手背和手腕伸侧多发、散在、表面光滑的小丘疹（直径2～7 mm），持续存在，对称分布，有时可扩展至前臂（图13.177）[1-4]。通常认为本病是黏液水肿性苔藓的局限型[5-11]。丘疹呈乳白色或肤色，半透明，穿刺可流出特征性的澄清黏液[2]。皮损不累及面部和躯干，不伴皮肤增厚或硬化[12]。瘙痒罕见[13]。曾有两姐妹同患本病的报道，提示部分患者可能有家族发病倾向[14]。本病通常不伴任何系统疾病，包括甲状腺疾病或副球蛋白血症[15-16]。一例罕见的病例合并IgA单克隆丙种球蛋白病[17]。

## 组织学特征

丘疹活检病理提示真皮网状层上部广泛黏蛋白沉积，与上方表皮之间可见境界带（图13.178、13.179）[10, 12, 18]。偶见增多的纺锤形或星状成纤维细胞[19]。不伴黏液水肿性苔藓中常见的纤维化。一例患者直接免疫荧光检查提示颗粒状IgM沉积在真皮-表皮交界处，线状IgG沉积在外分泌腺周围[2]。超微结构研究提示活跃的成纤维细胞内可见显著扩张的粗面内质网。胶原纤维束间隔增宽，电子致密无定

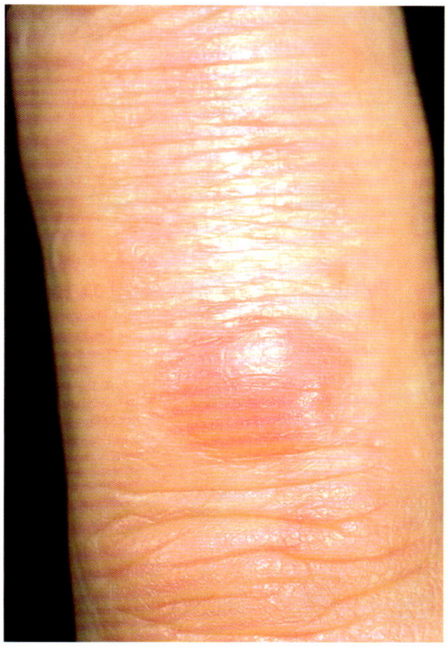

图13.177 肢端持续性丘疹性黏蛋白病：示指伸侧孤立丘疹。该患者前臂有类似皮损（By courtesy of R.A. Marsden, MD, St George's Hospital, London, UK.）

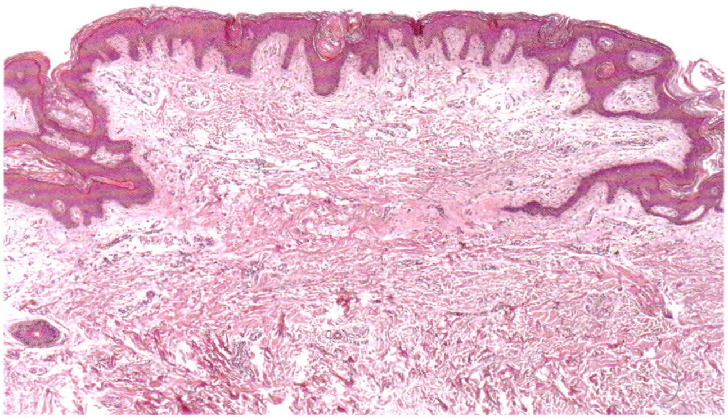

图13.178 肢端持续性丘疹性黏蛋白病：孤立、表浅的丘疹，可见衣领样结构

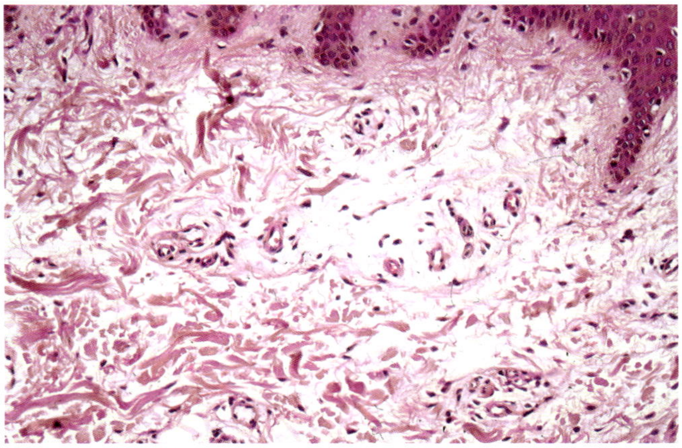

图13.179 肢端持续性丘疹性黏蛋白病：高倍镜下可见黏蛋白沉积

形物质灶状沉积[5]。一例患者可见电子致密的板层状溶酶体[19]，可能是一种非特异性的继发性改变。

## 婴儿皮肤黏蛋白病

### 临床特征

本病为一种罕见的丘疹性黏蛋白病[1-3]，近来认为它可能是儿童黏液水肿性苔藓的局限型[4-5]。有家族患病的报道[4]。

皮损表现为坚实的小丘疹，直径1～2 mm，密集分布于肘部，前臂和手背也可有少量散在皮损[1]。一例婴儿在2个手指背侧有先天性线状丘疹，另一例婴儿出生时腰背部有群集的丘疹[2-3]。近期报道了一例患儿指（趾）出现多发的先天性丘疹[6]。由于报道的病例非常少，本病的自然病程和预后尚不清楚。

### 组织学特征

表皮棘层增厚，真皮乳头层可见大量黏蛋白（透明质酸）沉积。制片过程造成的人工现象使黏蛋白看起来好像沉积在表皮内。晚期皮损表现为纤维化和成纤维细胞增生，与黏液水肿性苔藓相同[4]。真皮浅层血管周围可见慢性炎细胞浸润。

## 自愈性幼年皮肤黏蛋白病

### 临床特征

自愈性幼年皮肤黏蛋白病（self-healing juvenile cutaneous mucinosis）极为罕见，仅有少数病例报道[1-17]。儿童好发，起病迅速，表现为无症状的红色丘疹和斑块，好发于面部、颈部、头皮、腹部和四肢，伴面部和关节周围深在结节[1]。斑块由线状丘疹群集而成，使皮肤呈特征性的波纹状外观[3]。深在结节表现类似于筋膜炎[11]。皮疹于数周至数月内自行消退。可伴有累及肘、膝和指间关节的轻度关节炎及多软骨炎[1, 3]，这些表现可持续存在。有一例患者合并双侧腕管综合征的报道。可伴非特异性表现，如乏力、体重下降和肌肉疼痛。婴儿至青少年均可发病，成人罕见[14-17]。不伴甲状腺功能异常或副球蛋白血症。

### 发病机制和组织学特征

病因不明。有人提出病毒感染可激活成纤维细胞活性，可能与本病有关[3]。

组织病理学上，表皮正常或轻度角化过度，真皮乳头层和网状层上部可见黏蛋白沉积，胶原纤维束分离、断裂。一例患者皮损中沉积的黏蛋白为唾液黏蛋白，PAS染色阳性，而其他病例中沉积的黏蛋白则为透明质酸[1, 3, 9-10, 12, 14, 16]。成纤维细胞数量轻度增多，真皮浅层血管周围少许慢性炎细胞浸润。

深在结节的皮下脂肪小叶和间隔中见类似改变，也可累及筋膜。可见上皮样、神经节样组织细胞，有时易与增生性或结节性筋膜炎混淆[11-12]。

## 网状红斑性黏蛋白病

详见第8章。

## 硬肿病

### 临床特征

硬肿病（scleredema，Buschke）是一种罕见的原发性黏蛋白病，表现为非凹陷性硬化水肿伴真皮硬化，表面皮肤无明显异常[1-2]。本病有三种亚型[2-5]：

- 第一型为急性型，最常见，好发于儿童，常在感染后几周迅速发病，上呼吸道感染最常见，尤其是链球菌感染，其他病毒感染也可诱发本病，如麻疹、腮腺炎、流行性感冒、巨细胞病毒感染和水痘[6-8]。硬肿病也可见于慢性脓疮和继发性链球菌感染[9]。许多患者病情在数月至数年内可自发缓解，但仍有相当数量的患者病情持续不缓解，有时伴急性加重[10]。女性多见，冬季好发[11]。有时伴不适、肌痛、关节痛和全身性肌无力等前驱症状[10]。部分患者在出现典型皮损之前伴有各种皮肤表现，如一过性红斑、荨麻疹、环状皮损和皮肤划痕征[4]。罕见的儿童硬肿病患者临床表现与嗜酸性筋膜炎重叠[12]。
- 第二型起病更隐匿，不伴任何前驱疾病[2]。
- 第三型伴迟发型糖尿病，患者多为男性，常伴肥胖和糖尿病的其他合并症，包括肾病、高血压、冠状动脉和周围血管功能不全、视网膜病变和周围神经病[2, 13-14]。硬肿病通常出现在糖尿病之后，皮损泛发，呈慢性经过[1, 15-16]。此型通常不会自发缓解，治疗效果不佳。

硬肿病偶可伴发副球蛋白血症（通常为 IgG，有时为 IgA），伴多发性骨髓瘤者罕见[17-19]。没有证据表明副球蛋白是导致皮损的原因，因此可能为继发现象。有报道一例患者进展为系统性淀粉样变[20]。

尽管本病最初被命名为成人硬肿病，但实际上许多患者为儿童[10-12]。儿童硬肿病伴糖尿病十分罕见[21]。已有一例罕见的先天性硬肿病的报道[22]。

罕见病例可伴发原发性或继发性甲状旁腺功能亢进、类风湿关节炎、干燥综合征和结节病[23-26]。也见于 HIV 感染、颈项部纤维瘤、接触有机溶剂后、恶性胰岛素瘤、类癌、黑棘皮病、泛发性色素沉着和英夫利昔单抗不良反应[13, 18, 27-32]。三种类型的硬肿病皮肤表现相似，区别仅为程度不同。

临床表现为对称性非凹陷性水肿和真皮硬化，好发于颈后和颈部侧面（图 13.180）[2]。面部、颈前、躯干上部和上肢也可受累[1]。罕见病例可累及下腹部和腿。也有皮损局限于大腿的报道[33]。掌跖受累罕见，外生殖器受累少见[10]。病变部位皮肤发硬、有光泽，并且由于真皮乳头层受累导致皮纹消失（图 13.181）。重症患者活动受限。面部缺乏表情，纹路消失，微笑和张口困难[1]。表面皮肤可有红斑、色素沉着和（或）橘皮样外观。一例患者出现少见的角化过度[8]。

部分患者合并系统疾病，包括心包积液、胸腔积液和腹水、舌和咽部受累导致的言语障碍和吞咽困难、肝脾肿大、心肌和骨骼肌受累、腮腺受累以及眼睑和结膜硬化[10-11, 34]。眶周水肿可为唯一的症状[35]。有系统受累的患者，黏蛋白沉积在骨髓、肝、神经、唾液腺和心脏[36-37]。心脏和肺部病变可导致死亡[38]。

## 发病机制和组织学特征

硬肿病的发病机制未明。患者血清和副球蛋白可

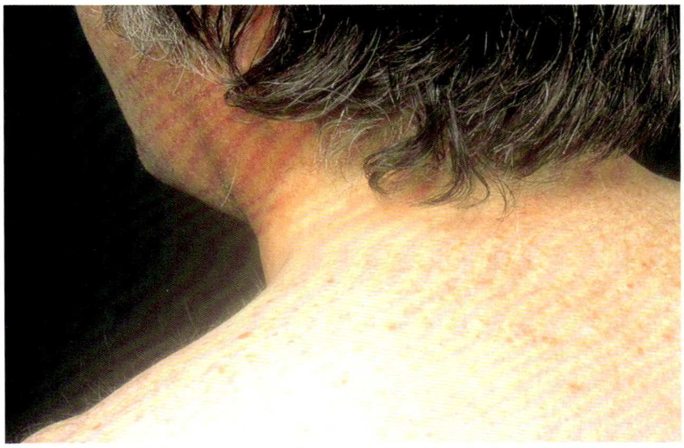

图 13.180 硬肿病：颈肩部组织弥漫增厚、硬化（By courtesy of G. Murphy，MD，Institute of Dermatology，London，UK.）

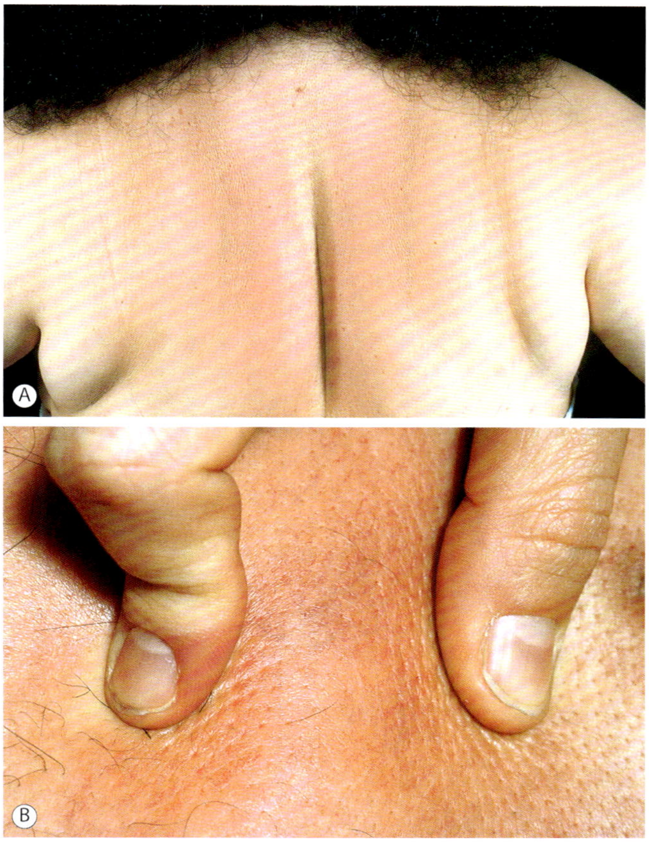

图 13.181 （A，B）硬肿病：上背部皮肤显著增厚、硬化（By courtesy of G. Murphy，MD，Beaumont Hospital，Dublin，Eire.）

显著刺激体外培养的正常皮肤成纤维细胞合成胶原，提示与副球蛋白有关的循环因子可能诱导了真皮纤维化[39]。受累皮肤 Ⅰ 型胶原合成增加，这似乎可以解释、至少部分解释了真皮纤维化的原因[40-41]。成纤维细胞中蛋白质和胶原合成及氨基葡萄糖摄入增加。这与 Ⅰ 型和 Ⅲ 型胶原蛋白含量增加相符[42]。生化分析证实了黏多糖含量增加，其中主要成分是透明质酸[43]。

组织病理学改变通常轻微，难以诊断。表皮正常或轻度萎缩，真皮网状层显著增厚，常累及皮下脂肪，外泌汗腺异常地位于真皮上 1/3 或真皮中部（图 13.182、13.183）[1]。胶原纤维增宽，胶原纤维束间可见透明间隙（真皮胶原窗），病变早期尤为明显[2]。间隙内含有少量黏蛋白，常需借助多次活检和特殊染色（阿辛蓝、胶样铁）来证实（图 13.184）[16, 44]。约 1/3 的病例即使通过特殊染色也没有发现黏蛋白沉积[45]。成纤维细胞数量正常。有时在真皮浅层可见少许慢性炎细胞浸润，肥大细胞增多（图 13.185）[1]。直接免疫荧光检查阴性[2, 17]。

## 鉴别诊断

硬肿病应与硬皮病鉴别，前者缺乏雷诺现象、肢

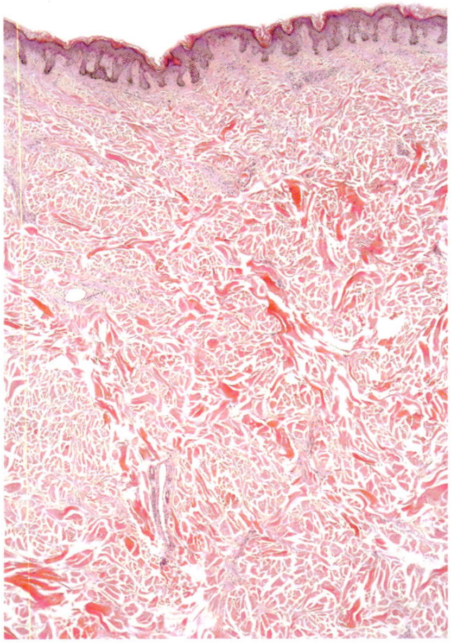

图 13.182 硬肿病：早期病变表现为胶原纤维束分离

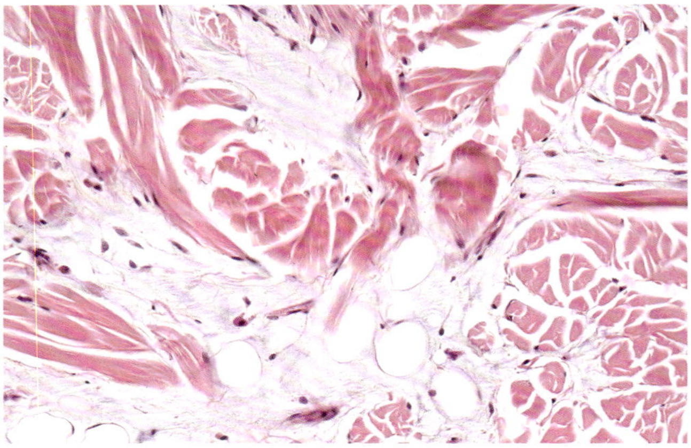

图 13.183 硬肿病：胶原纤维肿胀，黏蛋白沉积

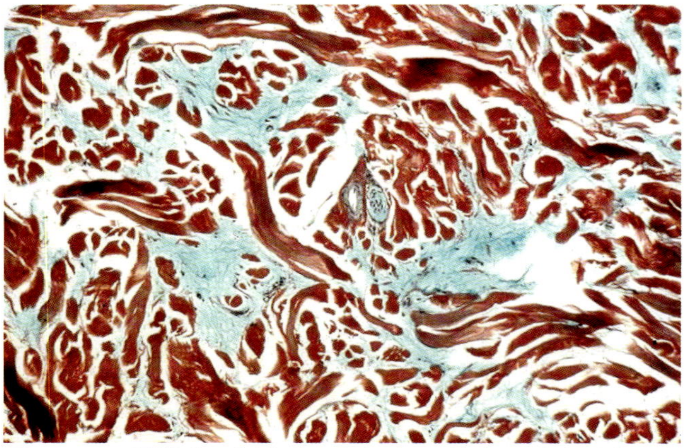

图 13.184 硬肿病：阿辛蓝 / 变色酸 2R 染色显示大量黏蛋白沉积

端硬化和钙化、色素改变和毛细血管扩张[2]。组织病理学上，硬皮病表现为真皮弥漫硬化，附属器受挤压、萎缩或消失，而不是硬肿病中所见的胶原纤维束间有透明间隙的表现。

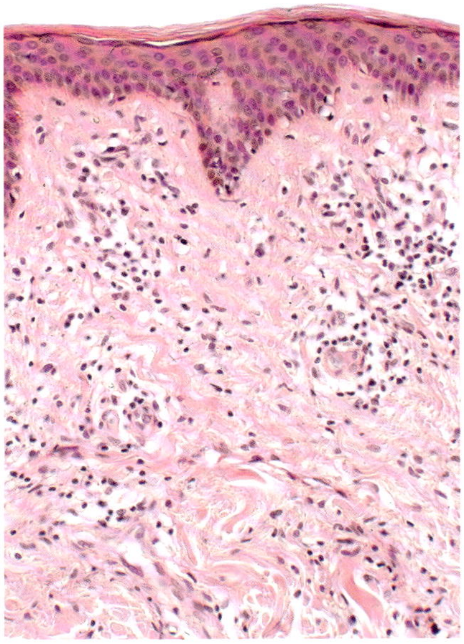

图 13.185 硬肿病：真皮浅层淋巴细胞、组织细胞浸润

# 系统性红斑狼疮继发的丘疹和结节性皮肤黏蛋白病

## 临床特征

黏蛋白沉积作为红斑狼疮的特异性临床表现少有文献报道，在有皮肤表现的红斑狼疮患者中占1.5%[1-3]。皮损表现为无症状、肤色、偶有脐凹的丘疹和结节，分布于颈部、躯干和上肢[4-12]。偶有巨大皮肤黏蛋白病的报道[13]。丘疹伴有色素沉着的少见[14]。皮损从侧面方向观察最明显，皮肤表面凹凸不平[5]。黏蛋白沉积最常见于系统性红斑狼疮，通常抗核抗体和抗 DNA 抗体阳性，尤其好发于有关节和肾受累患者[4, 11, 15]。偶有发生于盘状红斑狼疮和亚急性皮肤型红斑狼疮的报道[4, 7-9]。本病与日光照射的关系尚不明确[4, 16]。系统性硬化症偶尔也可出现类似的丘疹和结节性黏蛋白沉积的皮损[17]。

## 组织学特征

表皮未见明显异常，通常缺乏红斑狼疮的表皮改变。一例患者出现界面皮炎[18]。真皮乳头层和网状层上部可见黏蛋白沉积，血管周围轻度慢性炎细胞浸润[4, 19]。一例患者表现为黏蛋白沉积伴胶原纤维束断裂[11]。

直接免疫荧光检查提示真皮-表皮交界处可见线状或颗粒状免疫球蛋白（IgG、IgM）和补体沉积。

# 黏液样囊肿

## 临床特征

皮肤黏液样囊肿有时被误诊为滑膜囊肿，表现为单发柔软或有波动感的囊性结节，好发于远端指间关节、掌指关节和跖趾关节（图 13.186、13.187）[1-2]。一例特殊的病例皮损发生于膝关节外侧[3]。皮损偶尔多发[4]。任何年龄均可患病，女性多见。皮肤表面光滑，偶有呈疣状的报道。囊肿含有黄色、澄清黏液。自觉疼痛或有触痛。位于近端甲皱襞的黏液样囊肿可出现甲纵沟[5]。尽管确切病因尚未阐明，有时囊肿下方可合并骨关节病，提示创伤是可能的机制之一[1, 4]。

## 组织学特征

囊肿没有囊壁，内容物为黏蛋白，其中含具有胞质有突起的纺锤形或星状成纤维细胞（图 13.188）。其上方的表皮常萎缩，角化过度，边缘棘层增厚。早期病变有时与皮肤局灶性黏蛋白病难以鉴别。皮损与其下方的关节没有任何关系。

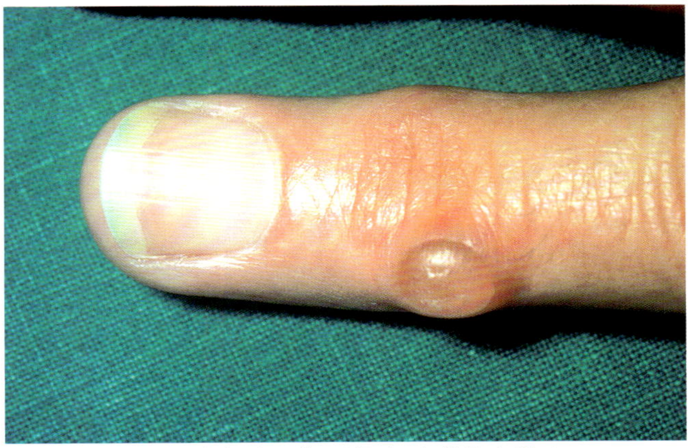

图 13.186 黏液样囊肿：典型的半透明状皮损（By courtesy of R.A. Marsden，MD，St George's Hospital，London，UK.）

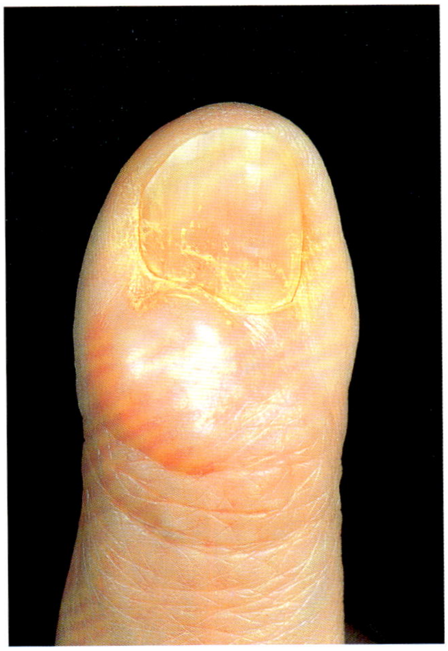

图 13.187 黏液样囊肿：皮损位于远端指间关节，具有特征性（By courtesy of the Institute of Dermatology，London，UK.）

# 皮肤局灶性黏蛋白病

## 临床特征

本病临床表现为无症状、单发的丘疹或结节，好发于成人面部、颈部、躯干和四肢[1-5]。不累及手、足或腕的关节。皮损通常呈圆顶状，白色或肤色，有时有红晕[2]。偶呈疣状[1]。通常不伴甲状腺疾病。偶与网状红斑黏蛋白病或硬化性黏液水肿有关[6]。罕见多发皮损[7]。

## 组织学特征

皮损通常位于真皮中上层，与表皮之间有境界带分隔[2]。病变局限，黏蛋白呈灶状沉积，边界不清，其中可见增多的纺锤形或星状成纤维细胞，有伸长的胞质突起[2]。有时胞质内可见明显的空泡[3]。胶原纤维数量减少[4]。邻近真皮血管周围可见轻度慢性

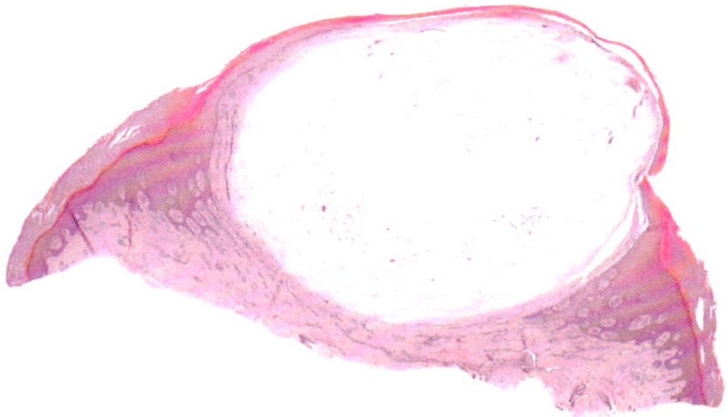

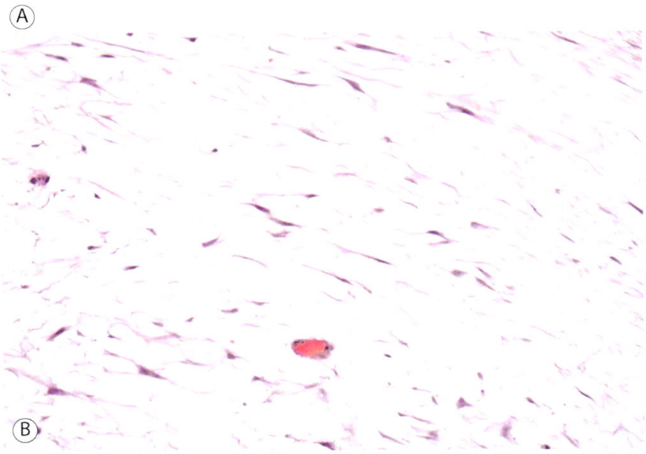

图 13.188 （A，B）黏液样囊肿：大量黏蛋白沉积形成了充满液体的囊肿。其上表皮变薄或呈疣状，偶尔囊肿部分位于表皮内

炎细胞浸润。小血管数量增多，其上方的表皮正常，但有时可见不成熟的毛胚样结构[8]。

超微结构上，成纤维细胞含有丰富的粗面内质网和膜结合胞质内空泡，空泡内富含颗粒状电子致密物质[3]。

### 鉴别诊断

皮肤局灶性黏蛋白病应与浅表性血管黏液瘤相鉴别，后者是一种良性的黏液样皮肤和皮下结节，有局部复发倾向，与 Carney 综合征有关。

## 黏蛋白痣

### 临床特征

黏蛋白痣（痣样黏蛋白病）罕见，可以是先天性或获得性[1-5]。最常累及躯干或下肢。临床表现为丘疹、结节和（或）斑块，呈线状或沿皮区分布[4]。罕见大的有蒂的皮损[6]。有兄弟两人同患本病的报道[7]。

### 组织学特征

组织病理学上，黏蛋白位于真皮浅层，替代了胶原纤维和弹力纤维[5]。部分病例可见表皮增生[3, 8]。近期免疫组化研究证实，间质细胞 CD34 染色阳性，个别细胞ⅩⅢa 因子阳性[9]。

### 鉴别诊断

本病应与黏液性小汗腺痣鉴别，后者表现为小汗腺及其导管周围大量黏蛋白沉积[10]。

## 神经性皮肤黏蛋白病

迄今为止仅有一例报道。患者为青年男性，表现为下肢感觉过敏和青斑样皮损。皮损活检病理显示粗大的神经周围有黏蛋白沉积[1]。

## 婴儿家族性自愈性皮肤黏蛋白病

极为罕见，仅有两例报道，患者为兄弟两人。出生后数月内出现多发皮损，其中一人数年后皮损自行消退[1]。

## 继发于静脉功能不全的局限性黏蛋白病

近期一篇文献报告了两例老年患者下肢出现的紫色斑块和融合性丘疹[1]。皮损自觉疼痛，发生在静脉淤积的基础上。患者不伴甲状腺疾病或结缔组织病，起病前没有紫外线光疗史。组织病理学上表现为真皮乳头层和网状层以及汗腺周围大量黏蛋白沉积。轻度血管增生，血管壁增厚，但没有炎细胞浸润。本病发病机制不明。

## 继发性皮肤黏蛋白病

### 临床特征

各种刺激因素可导致反应性的皮肤黏蛋白沉积。一例患者在水痘–带状疱疹病毒感染后出现多发红色至肤色丘疹[1]。皮损位于疱疹后神经痛累及的皮区，随着疼痛减轻皮损也逐渐消退。干扰素注射部位也可出现黏蛋白沉积伴皮肤坏死，分别见于应用重组干扰素 β-1b 治疗多发性硬化和干扰素 α-1 治疗丙型肝炎的患者[2-3]，表现为注射部位出现红色斑块伴溃疡。一例关节置换术后患者在手术部位周围出现黏蛋白沉积的丘疹和斑块[4]。

### 组织学特征

组织病理学上，继发性皮肤黏蛋白病表现为真皮黏蛋白沉积，不伴成纤维细胞数量增加[1-4]。注射干扰素后出现的溃疡性皮损可见血管内血栓形成[3]。

# 黑棘皮病

### 临床特征

黑棘皮病（acanthosis nigricans）见于多种情况[1-3]。除肿瘤相关型外，还有良性家族型、内分泌疾病相关型和药物相关型。本病还可见于多种先天性疾病，如脂肪萎缩、矮妖精貌综合征 / 矮怪病和 A 型、B 型综合征（见下文）。与黑棘皮病相关的遗传病包括：

- Alstrom 综合征（视网膜病变、进行性感音神经性听力下降、向心性肥胖）；

- Crouzon 综合征（面瘫、感音神经性听力下降、骨骼和智力发育迟滞）；
- Seip-Lawrence 综合征（先天性脂肪营养不良性糖尿病）；
- Costello 综合征（出生后生长缺陷、粗糙面容、累及颈部、掌跖和手指的皮赘、深色皮肤和乳头状瘤）；
- Bannayan-Riley-Ruvalcaba 综合征（皮下脂肪瘤、血管畸形、阴茎和女阴雀斑样痣、疣状皮损、大头畸形、智力低下、肠道息肉、骨骼异常、中枢神经系统血管畸形和甲状腺肿瘤）[4-8]；
- Lelis 综合征（外胚层发育不良、多毛、少汗、牙发育不全、掌跖角化过度和口周皱纹）[9]。

黑棘皮病与成纤维细胞生长因子受体错义突变有关[4]。也与严重的神经损伤和软骨发育不全有关[10]。其他罕见的合并症包括 Wilson 病（肝豆状核变性）和原发性胆汁性肝硬化[11-12]。后者在肝移植术后黑棘皮病可消退。在一黑棘皮病家系中，患者表现为眉毛、睫毛缺如和其他部位毛发稀疏[13]。

黑棘皮病可出现在结缔组织病之前，也可与其同时伴发，包括系统性红斑狼疮、系统性硬化症和皮肌炎[14-16]。

本病特征性临床表现为对称分布的褐色天鹅绒样或疣状斑块，好发于间擦部位，如颈后、腹股沟和腋窝（图 13.189、13.190）。极端情况下皮损可泛发全身[17]。眼睑受累罕见[18]。有时指背可见褐色增厚斑块，罕见手掌受累（牛肚掌）（图 13.191）。后者由于表皮突延长和增宽导致皮肤呈现天鹅绒样皱褶皮纹[19]。牛肚掌常伴内脏恶性肿瘤和黑棘皮病，但也可不伴肿瘤，呈良性可逆过程。口腔黏膜（尤其是舌和上唇）和生殖器黏膜也可出现类似皮损（图 13.192）[20-21]。生殖器黏膜受累常提示恶性肿瘤。

25% ～ 50% 的黑棘皮病患者出现口腔损害，伴

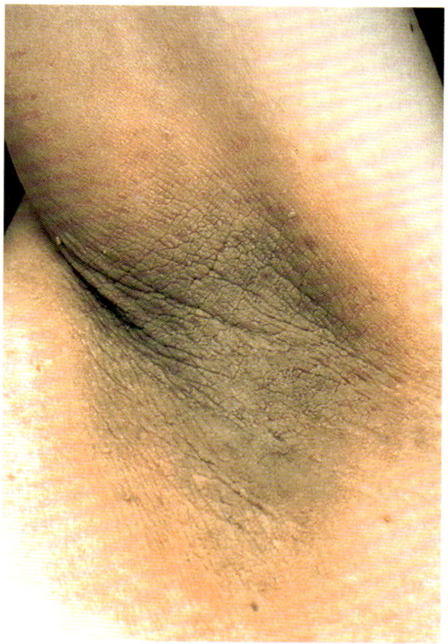

图 13.190 黑棘皮病：腋窝皮肤天鹅绒样增厚（By courtesy of the Institute of Dermatology，London，UK.）

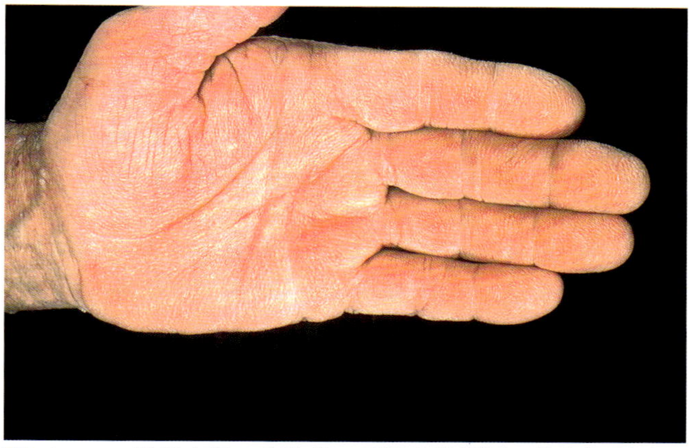

图 13.191 黑棘皮病：牛肚掌。手掌皮肤增厚，掌纹加深（By courtesy of the Institute of Dermatology，London，UK.）

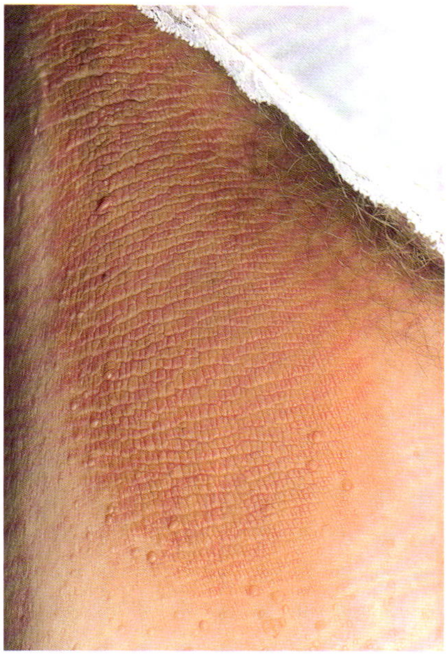

图 13.189 黑棘皮病：腹股沟皮肤增厚（By courtesy of R.A. Marsden，MD，St George's Hospital，London，UK.）

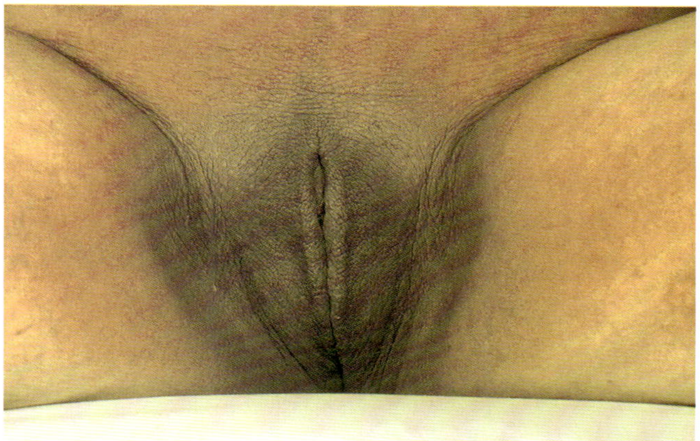

图 13.192 黑棘皮病：腹股沟和外阴皮肤增厚、色素沉着（By courtesy of R.A. Marsden，MD，St George's Hospital，London，UK.）

恶性肿瘤的患者中至少 35% 有口腔损害[20, 22-23]。舌部损害表现为丝状乳头肥大，使其表面呈深裂隙的乳头瘤状，唇可见乳头状和疣状损害[20]。腭和颊黏膜也可受累[23]。口腔损害通常无色素改变。食管受累罕见，几乎都伴随恶性肿瘤，尤其是胃肠道肿瘤[24]。

许多药物可导致黑棘皮病，包括皮质类固醇、烟酸、口服避孕药和己烯雌酚[25]。接受生长激素治疗的患者也可出现黑棘皮病[26]。

少数情况下黑棘皮病表现为常染色体显性遗传的痣样皮损，可在出生时、儿童期或青春期出现[27-28]。本病也见于 Cohen 综合征（向心性肥胖、肌张力减退、智力发育迟滞、小头畸形和眼部异常）[29]。

良性家族性黑棘皮病好发于女性，常染色体显性遗传，通常在幼儿期发病，皮损好发于面部、手指伸侧和肢体屈侧[30]。通常不伴内分泌疾病或先天性畸形。

51% 的唐氏综合征患者合并黑棘皮病，可能由胰岛素抵抗引起[31]。5% 的重度特应性皮炎患者出现黑棘皮病，机制不明[31]。

黑棘皮病是提示潜在恶性肿瘤和肥胖的一种征象，男女患病率相等。恶性黑棘皮病皮损分布广泛，病程急。常伴瘙痒，治疗困难。最常伴发的肿瘤是胃腺癌，较少见的包括肝外胆道系统、乳腺、胰腺、膀胱和结肠肿瘤[24, 32-33]。卵巢和子宫肿瘤、支气管鳞癌和腺癌及淋巴瘤也有报道[34]。

黑棘皮病作为胰岛素抵抗的指征之一也见于应用蛋白酶抑制剂治疗的 AIDS 患者[35]。

有时恶性黑棘皮病也可伴有内脏恶性肿瘤的其他皮肤表现，包括掌跖角化过度、发疹性脂溢性角化（Leser-Trélat 征）和菜花状皮肤乳头瘤病（florid cutaneous papillomatosis）[36]。后者表现为大量病毒疣样乳头瘤样皮损伴瘙痒，好发于躯干、四肢，几乎总是伴发内脏恶性肿瘤，最常见的是胃腺癌。恶性黑棘皮病的病程通常与潜在肿瘤的病情平行，肿瘤常为侵袭性，死亡率高。有时皮损随着肿瘤切除而消退，当肿瘤复发时皮损再次出现。

黑棘皮病也可伴发许多内分泌疾病，包括 Cushing 病、肢端肥大症、巨人症、Addison 病、多囊卵巢综合征、糖尿病和甲状腺疾病。高雄激素血症（HA）、胰岛素抵抗（IR）和黑棘皮病（AN）合并存在被称为 HAIR-AN 综合征。黑棘皮病可伴发肥胖、高血压、缺血性心脏病和 2 型糖尿病，呈常染色体显性遗传[37]。黑棘皮病也可见于不伴肥胖的糖尿病和胰岛素抵抗患者，这是由于受体结合减少所致[38-43]。这种散发的综合征患者被分为三型：

- A 型：患者为年轻女性（黑人多见），表现为黑棘皮病、高睾酮血症和原发性闭经、男性化、生长发育加快、高血糖和高胰岛素血症，以及由于先天性胰岛素受体缺陷引起的胰岛素抵抗。
- B 型：发病年龄比 A 型大，有其他自身免疫病的表现，包括红细胞沉降率加快、蛋白尿、抗核抗体和抗 DNA 抗体阳性及低补体血症。可检测到抗胰岛素受体抗体。
- C 型：近期提出，黑棘皮病和胰岛素抵抗与胰岛素受体后缺陷有关。

研究发现，非裔美国人和本土美国人的黑棘皮病是高胰岛素血症和胰岛素抵抗的皮肤标记[44-45]。

肥胖相关黑棘皮病，以往称为假性黑棘皮病，见于肥胖患者屈侧。这是儿童和成人黑棘皮病患者中最常见的类型，与胰岛素抵抗有关[46]。

有报道暂时性黑棘皮病样皮损出现在寻常型天疱疮和落叶型天疱疮患者皮损愈合部位[47-48]。

黑棘皮病样皮损也可出现在局部外用夫西地酸后[49]。

## 发病机制和组织学特征

本病的发病机制不明。在糖尿病相关黑棘皮病患者中，高胰岛素血症可能起重要作用[41]。而恶性肿瘤相关黑棘皮病中，肽或激素的分泌至少在部分患者中有重要意义[32]。已经证实一些恶性肿瘤能分泌大量转化生长因子 α（TGF-α），这些因子可刺激角质形成细胞增生[50]。

本病的组织病理改变轻微，包括表皮轻度乳头瘤样增生、皮突延长、角化过度、棘层轻度增厚，有时（棘层轻度增厚）与灶状萎缩相交替（图 13.193）。偶见角质囊肿，形成脂溢性角化病样外观[20]。尽管临床上可见明显的褐色皮损，但黑色素数量并不增加。有时真皮浅层血管周围可见非特异性慢性炎细胞浸润。黑棘皮病与其他良性棘层增厚的疾病很难鉴别，如表皮痣。

口腔损害表现为角化过度和灶状角化不全，伴显

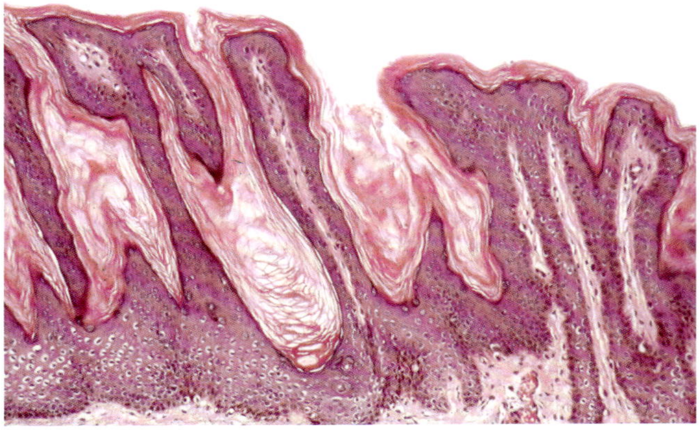

图 13.193 黑棘皮病：角化过度、乳头瘤样增生、棘层轻度增厚

著棘层肥厚和上皮乳头状增生[20]。

牛肚掌特征性表现为角化过度、棘层肥厚和真皮乳头肥大[19]。

菜花状皮肤乳头瘤病以角化过度、乳头瘤样增生和棘层肥厚为特征[36]。

# 肠病性肢端皮炎

## 临床特征

本病是由于锌吸收障碍导致的一种罕见的常染色体隐性遗传病，主要见于婴儿，补锌治疗效果显著[1-4]。临床表现为腹泻、胃炎、易怒、发育迟缓和特征性皮损。皮损表现为红斑、鳞屑、结痂、水疱、脓疱和糜烂，好发于四肢、会阴和腔口周围（图 13.194、13.195）。可有明显的大疱性皮损[5]。也可出现非瘢痕性脱发。其他表现有甲营养不良、伤口延迟愈合、脓疱疮、身材矮小、精神症状和畏光[1-7]。

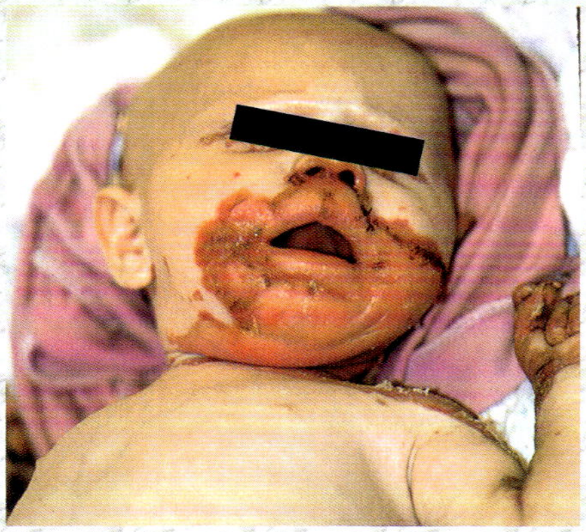

图 13.194　肠病性肢端皮炎：典型部位泛发的糜烂、结痂（By courtesy of Z.S. Tannous，MD，Harvard Medical School，Boston，USA.）

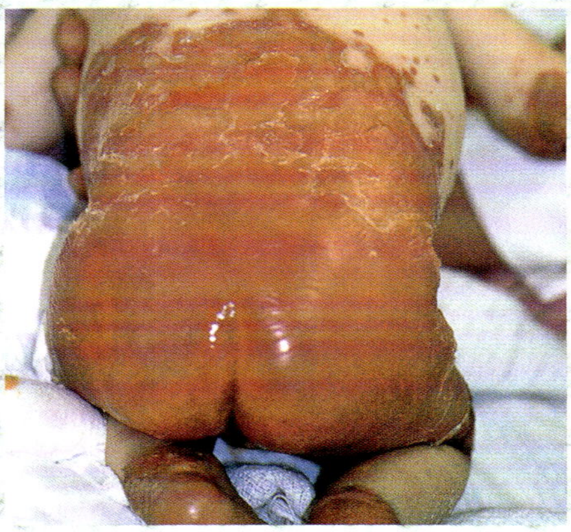

图 13.195　肠病性肢端皮炎：患儿皮损广泛，可见大面积糜烂（By courtesy of Z.S. Tannous，MD，Harvard Medical School，Boston，USA.）

个别报道有角膜损害和视力急剧下降[8-9]。患者易继发感染，尤其是细菌和真菌感染，提示锌对维持机体免疫系统正常功能的重要性[10-13]。本病可持续到成年，罕见成年发病的患者[14-16]。获得型可见于人工喂养的婴儿，罕见于母乳喂养的足月儿或早产儿[17-28]。这是由于母体血清中的锌分泌入乳汁障碍，引起母乳中锌浓度降低导致[28]。早产儿中，胃肠道对锌的吸收减少和体内锌储备降低（在妊娠期最后 10 周，锌从母体转运到胎儿体内）使病情加重[28]。

许多伴有获得性锌缺乏症的疾病也可出现肠病性肢端皮炎的症状和体征，包括克罗恩病、酒精性肝硬化、酒精性胰腺炎、小肠旁路术后、血液系统恶性肿瘤化疗后、神经性厌食、淋巴瘤、生物素缺乏症、透析、囊性纤维化、Hartnup 病、必需脂肪酸缺乏、瓜氨酸血症、鸟氨酸转氨甲酰酶缺陷、全静脉高营养治疗后[9，29-49]。也可见于多种氨基酸代谢病和有机酸血症。后者包括甲基丙二酸血症、丙酸血症、Ⅰ型戊二酸尿和非酮性高甘氨酸血症[50-56]。这些疾病由于低蛋白饮食造成锌和支链氨基酸（如异亮氨酸）缺乏导致。本病也与 HIV 感染有关[57]。

## 发病机制和组织学特征

本病由于肠道对锌的吸收功能障碍所致。其发病机制涉及锌转运蛋白缺陷。早期研究中发现的编码锌转运蛋白的基因包括 SLC30A4 和 ZNT4 与本病并不相关[58-60]。近来发现本病的致病基因为 SLC39A4，定位于染色体 8q24.3[61]。它编码的富含组氨酸的跨膜蛋白 hZIP4 参与锌的吸收[62-69]。该基因突变也影响了成纤维细胞中的锌代谢，并可降低 5- 核苷酸酶的活性[70-71]。迄今为止已发现 30 多种基因突变类型与肠病性肢端皮炎有关[67]。绝大多数患者携带 SLC39A4 基因的纯合突变或复合杂合突变。然而，部分患者没有检测到该基因突变，提示本病可能存在其他致病基因[67]。

肠病性肢端皮炎患者易发生感染与锌缺乏导致免疫系统受损有关[12-13]。锌在淋巴细胞、中性粒细胞、巨噬细胞和 NK 细胞的发育和维持其功能及细胞因子产生过程中起关键作用。它也是一种抗氧化剂，对抗自由基造成的细胞损伤[13]。本病常见淋巴细胞减少和胸腺萎缩，这是由于骨髓中 B 细胞和 T 细胞前体减少所致。锌缺乏可诱导皮质类固醇介导的细胞凋亡，导致淋巴细胞生成减少。

本病的组织病理改变随疾病进展阶段不同而不同[72]。非常早期的皮损改变轻微，可见灶状角化不全与角化过度相交替。随皮损的进一步发展，角化不全越来越明显，并可呈融合性，颗粒层变薄或消失。表皮上层的角质形成细胞胞浆内可见空晕（图 13.196、13.197）。此外可见灶状海绵形成。角化不良细胞很少见。

晚期皮损可见胞质内空泡和细胞坏死，导致表皮内水疱形成，偶可进展为大疱[73-74]。可见角层下脓疱，通常提示继发感染。一例少见的大疱性肠病性肢端皮炎表现为苔藓样浸润[75]。

## 鉴别诊断

组织病理学上，肠病性肢端皮炎与坏死松解性游走性红斑和糙皮病难以鉴别。类似的组织病理学改变也见于肢端坏死松解性红斑，该病好发于丙型肝炎患者的足背和腿[76-79]。皮损表现为银屑病样红色斑块，血清和皮损中的锌水平降低[78-79]。乳酸脱氢酶 M 亚单位缺陷症也可见到表皮浅层角质形成细胞胞质内明显的空晕[80-81]，其皮损表现为每年复发的肢端红斑[82]。

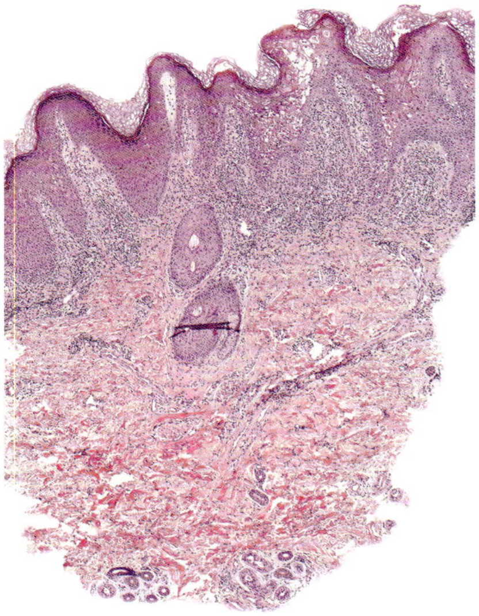

图 13.196 肠病性肢端皮炎：低倍镜下见表皮角化过度，右侧表皮明显红染

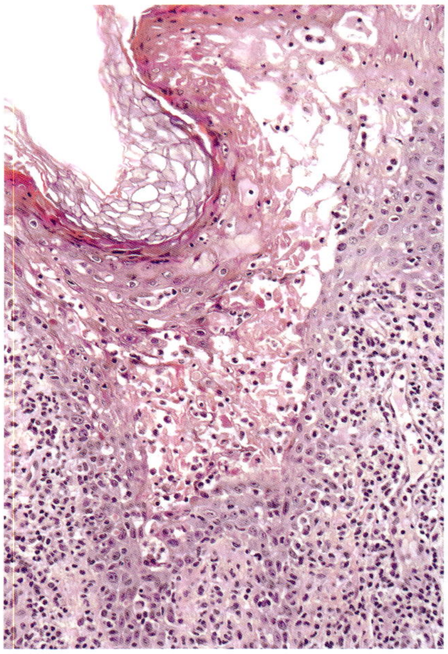

图 13.197 肠病性肢端皮炎：高倍镜下见角质形成细胞坏死

# 坏死松解性游走性红斑

## 临床特征

坏死松解性游走性红斑是胰高血糖素瘤综合征特征性的皮肤表现[1-9]。胰高血糖素瘤综合征由缓慢进展的胰岛恶性肿瘤导致，表现为高胰高血糖素血症、糖尿病、舌炎、正色性正常红细胞性贫血、腹泻、腹痛、神经系统症状（共济失调和大小便失禁）、血栓栓塞疾病（深静脉血栓和肺栓塞）、体重下降和皮肤表现[10]。约 57% 的患者有典型的内脏、皮肤和实验室检查异常[11]。个别患者胰高血糖素瘤发生于十二指肠、肾和肺[12-14]。

本病皮损表现与中毒性表皮坏死松解症相似且具有周期性，故称为坏死松解性游走性红斑。好发于面中部，尤其是口周，也见于会阴和其他间擦部位，以及大腿、臀部和四肢远端（图 13.198）[3]。好发于 50 ～ 60 岁（平均 52 岁），初起为暗红斑，后进展为松弛性大疱，很快破溃、结痂[11, 15]。受压、摩擦和外伤偶可诱发皮疹[8]。中央愈合伴边缘活动，形成环状和匍行性皮损。皮损常伴疼痛和瘙痒。

皮损愈后留有炎症后色素沉着。皮损常持续 1 ～ 2 周，在任一时间点均可见到各个阶段的皮损同时存在[8, 15]。

其他表现包括胃炎、口角炎、睑缘炎、结膜炎、脱发和甲改变[9-11]。实验室检查提示糖耐量异常、正色性正常红细胞性贫血、低蛋白血症、低白蛋白血症和低氨基酸血症[9, 16]。一项研究发现 96% 的患者血氨基酸水平降低[17]。但大样本的研究提示血氨基酸水平降低的患者比例要低一些，约占 41% ～ 78%[10-11]。

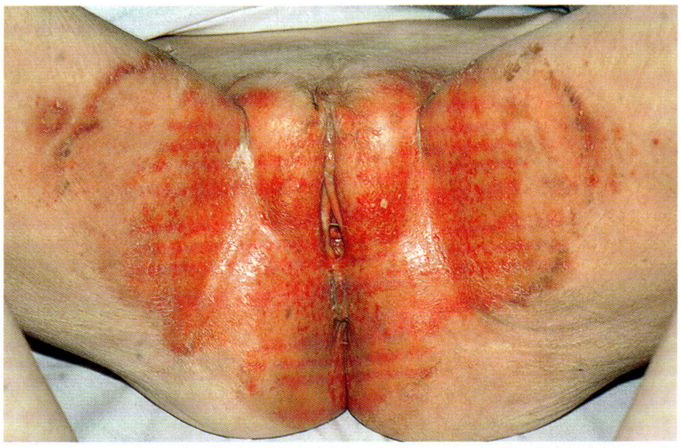

图 13.198 坏死松解性游走性红斑：发生在典型部位的红斑（By courtesy of the Institute of Dermatology，London，UK.）

胰高血糖素瘤综合征可以是多发性内分泌瘤综合征的一部分[18]。

少数坏死松解性游走性红斑不伴胰高血糖素瘤，称为“假性胰高血糖素瘤综合征”[19-25]。这类患者常伴肝功能异常，提示肝损可能会造成胰高血糖素分解代谢障碍，导致高胰高血糖素血症或胰高血糖素免疫片段水平升高[20]。患者合并胃肠吸收功能障碍性疾病（如乳糜泻、溃疡性结肠炎、克罗恩病、短肠综合征）、肝病（包括肝硬化和肝炎）、慢性胰腺炎、囊性纤维化和其他恶性肿瘤[23, 26-30]。一项纳入 24 例非胰高血糖素瘤相关的坏死松解性游走性红斑的研究发现，52% 的患者胰高血糖素水平升高，37% 的患者锌水平降低[23]。

尽管肿瘤生长相对缓慢，但大部分患者确诊时肿瘤已经转移。

## 发病机制和组织病理学特征

本病确切的病因尚不明确。虽然与高胰高血糖素血症有关，但这并非必然原因。手术切除肿瘤或使用胰高血糖素分泌抑制剂，如生长抑素，可使本病的症状和体征迅速减轻，但胰高血糖素血症并不能解释皮损间歇发作的现象[20]。局部外用或皮内注射胰高血糖素不能诱发皮损[8]。其他导致胰高血糖素水平升高的疾病并不伴发坏死松解性游走性红斑，包括烧伤和急性外伤、糖尿病、败血症、肝硬化、肾衰竭、Cushing 综合征和原发性高胰高血糖素血症[16]。

低氨基酸血症是本病十分常见的表现，它可能是引起皮损的原因之一。有人认为氨基酸减少导致表皮蛋白耗竭并最终出现坏死[15]。静脉注射氨基酸能有效控制皮损，但考虑到皮损的自限性，这也可能是一种偶然现象[20]。脂肪酸和锌的缺乏以及花生四烯酸分布异常可能与本病有关[9, 31]。色氨酸水平下降也可能是引起本病的原因[9]。由于非胰高血糖素瘤相关的坏死松解性游走性红斑患者常有肝功能异常，提示肝功能障碍在本病的发病中起一定作用[20-21, 23, 25, 32]。基于以上发现，有人提出了“多因性营养不良”导致本病的假说[25]。锌、氨基酸、脂肪酸和蛋白的缺乏造成代谢改变，通过共同途径诱导创伤部位出现表皮炎症和坏死，但这一过程中确切的作用途径尚不清楚。

组织病理学检查提示表皮角化不全伴中上层角质形成细胞空泡化和淡染（图 13.199 ～ 13.201）[33]。角化不良是早期诊断的线索[34]。表皮上层坏死、分离形成表皮内裂隙或水疱[33]。充分发展的皮损中可见中性粒细胞浸润[35]。角层下脓疱多伴随表皮坏死出现，也可作为一种独立现象[16, 35]。个别病例可见基底层上方棘层松解[36]。真皮扩张的血管周围可见淋巴细胞、组织细胞为主的慢性炎细胞浸润。伴脓疱形成的皮损中可见中性粒细胞。陈旧皮损中可见角化不全、棘层明显增厚和真皮乳头层血管增多，需与银屑病鉴别[7, 33, 35]。具有更加特征表现的脓疱性毛囊炎也有报道[35]。

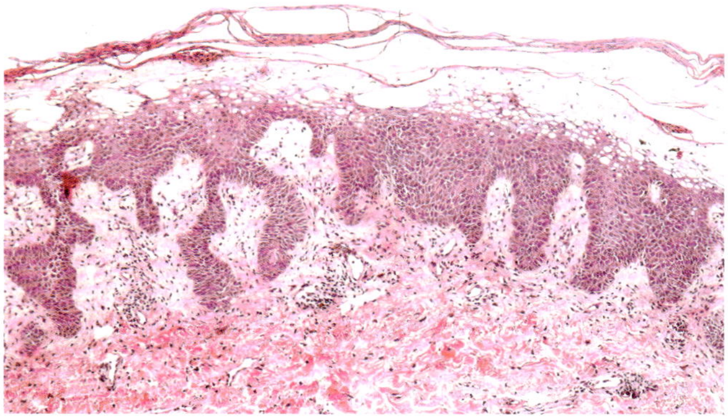

图 13.199 坏死松解性游走性红斑：低倍镜下见广泛的空泡化伴水疱形成

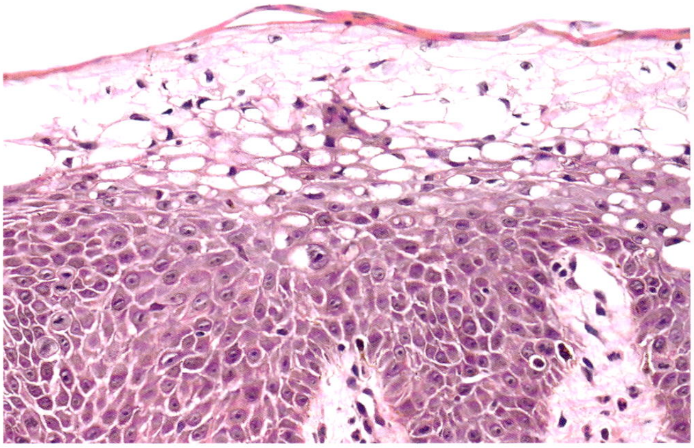

图 13.200 图 13.199 的高倍镜图像

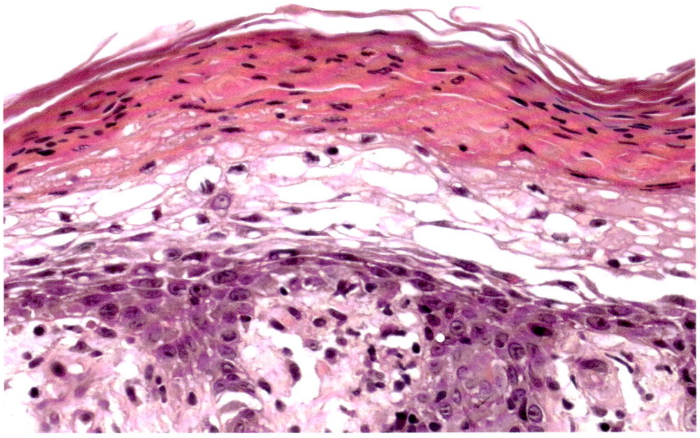

图 13.201 坏死松解性游走性红斑：高倍镜下见明显的角化不全

免疫荧光检查阴性[13, 15, 31, 35, 37]。

超微结构研究提示细胞间隙增宽、桥粒数量减少，不伴棘层松解[38]。可见胞质空泡化、细胞器溶解和角化不良细胞。这些改变多为非特异性的退行性变。

## 鉴别诊断

坏死松解性游走性红斑与肠病性肢端皮炎、烟酸缺乏症和锌缺乏症无论在临床或病理上都有很大程度的重叠，提示它们可能有共同的发病机制[9]。糙皮病也可出现类似的组织病理学改变。肢端坏死松解性红斑的组织病理学特点与坏死松解性游走性红斑相同，但前者见于丙型肝炎患者，皮损通常局限于足背，少见情况下累及小腿和手背[39]。

如果有明显的角层下脓疱，需与脓疱疮、皮肤癣菌感染、脓疱型银屑病、角层下脓疱性皮病和落叶型天疱疮鉴别。有时需要多次活检方可确诊。

# 糖尿病性大疱病

## 临床特征

糖尿病有各种各样的皮肤表现，包括血管性并发症如周围性坏疽（尤其是足坏疽），皮肤感染如念珠菌病和皮肤癣菌病。其他皮肤表现包括糖尿病类脂质渐进性坏死、播散性环状肉芽肿、黑棘皮病、发疹性黄瘤病、硬肿病、糖尿病性皮肤病（胫前色素沉着斑）、蜡样皮肤和大疱性皮损[1-4]。

糖尿病性大疱病罕见，见于 0.16% 的糖尿病患者，男性多发（男女比例为 2∶1）[5]。通常表现为分布于四肢的自发性水疱，没有炎症反应，有时伴轻度疼痛或烧灼感，最常见于足和小腿，也可累及手[6-10]。水疱直径从几毫米到几厘米不等，迅速进展成为血疱[4]。皮损通常在数周内痊愈，不留瘢痕，但常常反复发作[5]。近来有合并骨髓炎的报道[11]。

## 发病机制和组织学特征

糖尿病性大疱病病因不明，发病机制可能与血管病变和神经病变有关。至少在部分患者水疱上方偶见的表皮坏死支持血管病变的假说[6]。研究发现，糖尿病患者吸疱试验的阈值下降，这可能在本病的发病机制中起一定作用[12]。也有人认为糖尿病肾病导致的钙、镁代谢异常也可能是致病原因之一[13]。虽然水疱主要分布在肢端，但通常与外伤无关。糖尿病性大疱病很可能是上述多种因素共同作用的结果。

组织病理学改变多种多样，包括角质层下、基底层上和表皮下水疱形成，有时伴海绵形成（图 13.202、13.203）[13-15]。这些差异部分是由于皮损取材时期不同造成的，如果在表皮再生时活检，可见水疱位于表皮内。两例患者皮损的电镜研究显示，在表皮下水疱中，分离的部位位于透明板[6, 13]，伴半桥粒和锚丝消失[13]。

免疫荧光检查阴性，仅一例报告在未受累皮肤的浅层血管周围可见 IgM 和 C3 沉积[16]。

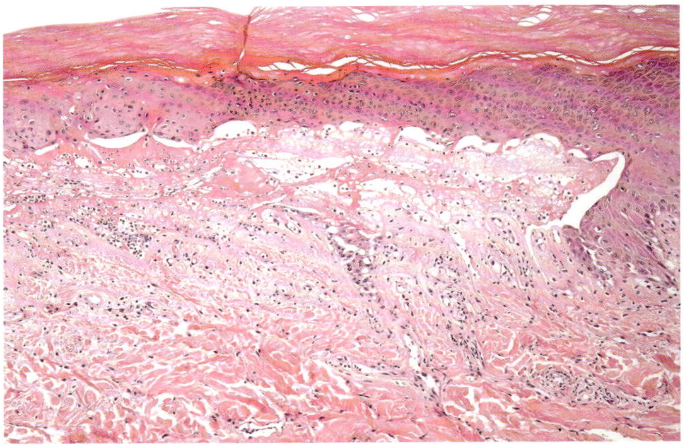

图 13.202 糖尿病性大疱病：（指尖）可见表皮下水疱

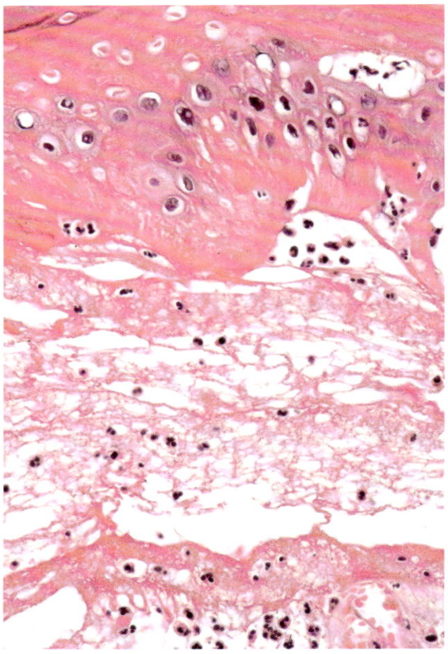

图 13.203 糖尿病性大疱病：表皮坏死。注意胞质明显红染、细胞核消失

（何春霞译 马东来校 曾学思 刘跃华审）

# 药物的皮肤不良反应 第14章

Nooshin Brinster



## 药物不良反应——引言

药物不良反应（adverse drug reactions）是指药物在疾病预防、诊断和治疗中出现的有害的、未预料到的和不希望产生的作用[1-2]。由于用于治疗目的的化合物数量不断增加，药物不良反应的频繁发生不足为奇。由于研究对象是随机的不同人群，药物不良反应发生率的统计学数据在诸多文献中变化很大[3]。估计住院患者的发生率是 2% ~ 7%[4-8]。虽然，大多数药物不良反应是轻度的，但有时是严重的，并可导致疾病大量发生，偶可致死[6-7]。

由于药物不良反应的临床表现常与一些原发性皮肤病、感染性疾病（尤其病毒疹）类似，并且与移植物抗宿主病（GVHD）类似，因此，要做出药物不良反应的诊断常常比较困难。还由于许多病例的表现是多种炎症性病理模式（如海绵水肿性、银屑病样、苔藓样和糠疹样），与一些皮肤病类似，所以组织学诊断也很困难[9]。药物还可以使患者原有的免疫受损加重。大量药物的使用也增加了诊断的难度。另外任何一种药物都可引起各种各样的不同皮疹，而同一种皮疹可能由不同的药物诱发，使问题进一步复杂[10]。

药物引起不良反应发生的概率，一方面与医师的处方习惯有关，一方面与某种特定药物可引起反应概率有关[11]。在医院，最常引起不良反应的药物是抗生素、非甾体抗炎药（NSAIDs）和治疗精神病的药物[8]。在最近的医院调查中，由青霉素和磺胺类药物引起的不良反应占所有药物不良反应的 80% 以上[8]。荷兰的一项调查表明，复方磺胺甲噁唑、氟喹诺酮和青霉素是引起药物相关皮疹最常见的抗生素[3]。在大约 15 万被调查的患者中，1% 发生了药物不良反应。

药物不良反应大多是非免疫介导的。它们有些是药物性质所致的不需要的反应（因此是可以预见的），有些则是个体对药物不耐受或特异性反应（是完全不可预测的）[5, 12-15]。前者更常见，大概占所有药物不良反应的 80%。免疫介导的药物不良反应很少见，即所谓的变态反应性药物反应[5, 15]。尽管理论上上述分类很明确，但在许多患者中真正的发病机制尚不清楚[13]。

有些人群，例如老人、女性、干燥综合征患者和免疫抑制患者，包括接受免疫抑制剂治疗的患者和 HIV 感染的艾滋病患者，更容易出现药物不良反应[5]。

药物不良反应可以分为三种类型：A 型、B 型、C 型[1, 12, 16]。

## A 型药物反应

A 型药物反应（type A drug reactions）是可预见的，与药物的作用和药物代谢产物有关，包括[1]：

- 副作用，
- 药物毒性，
- 药物相互作用。

### 副作用

副作用（side effects）几乎见于所有药物，表现为不需要的药物学作用，如口服甲氨蝶呤（MTX）、环磷酰胺和亚硝基脲，可通过诱导 Bax 蛋白介导的程序性细胞死亡，而引起毛发生长初期脱发[17-21]。金制剂治疗可引起皮肤色素沉着（金质沉着病），青霉胺可引起皮肤松弛和脆性增加[22-25]。

### 药物毒性

药物毒性（drug toxicity）由药物本身或其代谢产物（如米诺环素或胺碘酮沉积引起色素沉着）逐渐蓄积引起[15, 26-29]。迟发性药物毒性可发生在用药数月到数年后（如砷角化病）[30-33]。

### 药物相互作用

药物相互作用（drug interactions）发生于两种药物同服时，一种药物改变了另一种的药理学效应时[12-13, 34-35]。结果可以是增强或减弱毒性药物的效果或丧失治疗作用[13-14]。药物相互作用是由于一种药物影响到另一种药物的清除导致的，药物相互作用的机制包括[3-4]：

- 改变吸收率导致药物浓度降低。
- 改变肾排泄导致药物浓度异常增高。
- 竞争血浆蛋白或组织与药物结合点，导致药物浓度异常增高。
- 改变肝细胞色素 P-450 介导的药物代谢。

最后一点特别重要，包括酶的合成增加，导致药物降解增加，引起循环或组织中药物浓度减少，以及抑制药物分解引起的循环或组织中药物浓度增高[34, 36]。

药物相互作用对老人、免疫抑制患者和接受多种药物治疗的患者很重要[3-4]。

## B 型药物反应

B 型药物反应（type B drug reactions）不常见且不可预测。本型反应不是变态反应性的，包括[1]：

- 特异体质的药物反应，
- 原有疾病的加重，
- 假变态反应性药物反应。

### 特异体质的药物反应

特异体质的药物反应（idiosyncratic drug reactions；药物不耐受）是受基因和代谢影响的结果。表现为药物在肝的异常代谢，例如正常人接受盐酸肼屈嗪常规治疗时，极少出现红斑狼疮样药物反应，但对代谢此药物缓慢的患者，则发生这种反应的可能性大大增加[3, 7]。普鲁卡因胺、氯丙嗪、异烟肼、甲基多巴、青霉胺、米诺环素、奎尼丁和柳氮磺胺吡啶也可以引起药物性红斑狼疮[36, 38]。头孢克洛引起的血清病样药疹和抗癫痫高敏感综合征是由于药物代谢产物所致[39-40]。

## 原有疾病的加重

这是很常见的；例如锂、β 受体阻滞剂、抗疟药、NSAIDs 和四环素可促使、加重或引起银屑病[4, 41-45]。

## 假变态反应性药物反应

假变态反应性药物反应（pseudoallergic drug reactions）是由非免疫介导效应物质的释放导致的，例如与组织结合的肥大细胞或外周血循环中嗜碱粒细胞释放的组胺引起的荨麻疹、血管神经性水肿和过敏症[1, 4]。严重的可引起变应性休克。补体系统可由相似的机制被激活，如有些患者是由于花生四烯酸代谢紊乱[1, 3, 17]。引起假变态反应的药物有放射对比造影剂、NSAIDs、阿司匹林、阿片衍化物、可待因、箭毒、d- 筒箭毒、多黏菌素 B 和血管紧张素转换酶抑制剂[46-50]。

# C 型药物反应

C 型药物反应（type C drug reactions）是非常罕见的、免疫介导的，是因先前已暴露于可引起的变态反应药物导致的[1]。这类药物最常见的是低分子量（< 1000 道尔顿）药物，因此它们本身不能引起免疫反应，但作为半抗原与血浆蛋白或细胞膜成分结合后，成为具有免疫反应能力的物质[1-2, 17]。因此，大多数药物引起变态反应的可能性取决于它们与循环或组织蛋白结合的能力[51]。容易引起变态反应的药物包括抗生素、抗惊厥药、化疗药物、肝素、胰岛素、鱼精蛋白和诸如干扰素和生长因子等生物学制剂[1]。引起变态反应的机制包括[12]：

- IgE 介导的Ⅰ型变态反应，
- 免疫复合物相关的Ⅲ型变态反应，
- Ⅳ型迟发性变态反应。

## IgE 介导的Ⅰ型皮肤反应

在此型反应中，与组织结合的肥大细胞释放组胺和其他化学介质可引起血管通透性增加，继之在真皮或皮下组织发生水肿[5, 17]。即刻反应发生在用药 1 小时或更短时间内，表现为荨麻疹、血管性水肿或变应性休克，而速发反应发生在用药 1 ～ 72 小时内，常表现为荨麻疹[17]。青霉素引起的荨麻疹是Ⅰ型变态反应。其他抗生素、抗血清和 γ- 球蛋白也是常见的致敏药物[12]。

最常引起变应性休克的是青霉素[52]。其他重要原因有食物、蛰伤、麻醉剂、肌肉松弛剂、乳胶、造影剂、抗生素和变态反应原的提取物[52-54]。除组胺外，很多物质都可以介导变应性休克，包括前列腺 $D_2$、白三烯 $C_4$、L-4、IL-13 和肿瘤坏死因子 -α（TNF-α）[51]。

## 与免疫复合物相关的Ⅲ型反应

Ⅲ型反应可表现为荨麻疹、Arthus 反应、血清病和白细胞碎裂性（变应性）血管炎[12]。临床表现常常出现在用药 1 周或更长时间后。在这期间，患者体内产生足量的循环抗体，并进而形成不能被吞噬细胞吞噬的免疫复合物，通过补体作用沉积在组织或血管壁上引起的急性炎症反应。

## Ⅳ型迟发性变态反应

迟发性变态反应是 T 淋巴细胞介导的，例如急性变态反应性接触性皮炎[12, 17]。在许多其他药物不良反应中，T 淋巴细胞介导的变态反应也是很重要的，包括发疹型 / 麻疹型、大疱性和各种界面型[55-58]。大部分迟发型变态反应是对半抗原–载体复合物的免疫反应，但最近有研究认为，一些药物可以直接激活免疫系统，不依赖药物肽共价复合物[59]。某些药物可以直接结合在 T 细胞受体或 MHC 分子上，激活释放细胞因子，募集特异性白细胞。根据募集的细胞类型，此类迟发型变态反应可分为：单核细胞（Ⅳa 型），嗜酸性粒细胞（Ⅳb 型），T 细胞（Ⅳc 型），中性粒细胞（Ⅳd 型）。这些细胞可能决定了后续的临床表型[59]。

# 药物不良反应——临床表现

可以引起药物不良反应的药物虽然很多，但其临床表现形式是有限的。许多药物可以造成一种或多种临床表现，而同一临床表现也可以由多种药物引起。然而某些特殊药物其临床病理表现具有特殊性，将在本章分别论述[1-8]。

框 14.1 概括了药物不良反应的诸多临床表现[1-2]。

**框 14.1 药物不良反应的临床表现**

- 发疹性反应
- 荨麻疹、血管性水肿和过敏休克
- 血清病
- 光毒性 / 光变态反应性皮疹
- 高敏综合征
- 苔藓样药物反应
- 固定性药疹
- 多形性红斑
- Stevens-Johnson 综合征 / 中毒性表皮坏死松解
- 色素异常
- 血管炎
- 紫癜
- 肉芽肿性药物反应
- 结节性红斑
- 药物性脱发
- 红斑狼疮样药物反应
- 大疱性药物反应
- 银屑病药物反应
- 玫瑰糠疹样皮疹
- 脓疱性药物反应
- 鱼鳞病样药物反应
- 假性淋巴瘤性药物反应
- 湿疹性药物反应

# 发疹性反应

## 临床特征

发疹性（麻疹样、斑丘疹样）反应（exanthematous reactions）是最常见的药物不良反应，占皮肤药物不良反应的 51% ～ 95%，可类似于感染性疾病，如猩红热、麻疹和风疹（图 14.1、14.2）[1-5]。患者有红斑和丘疹，进一步可以发展为融合的或环状 / 多环状损害。有时有瘙痒、低热和嗜酸性粒细胞增多[2]。皮疹常常对称，好发于躯干和四肢或压迫和外伤部位[1]。掌跖有时可受累，一般不侵犯黏膜。

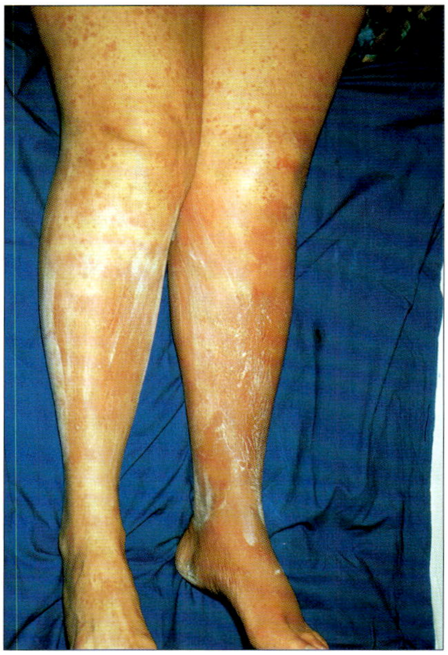

图 14.1 发疹性药物反应：由氨苄西林引起，下肢典型的红斑、斑丘疹（By courtesy of the Institute of Dermatology，London，UK.）

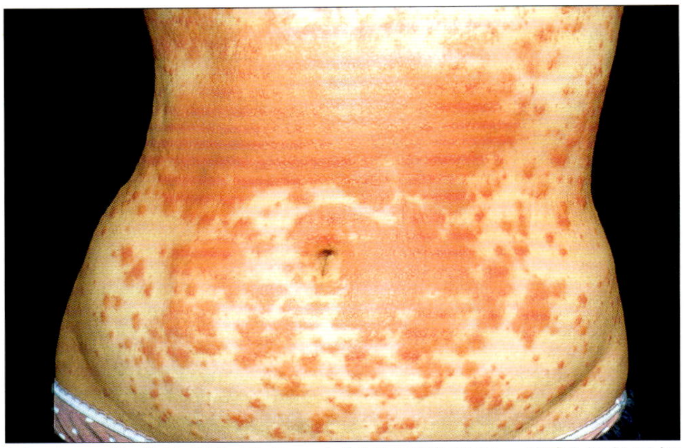

图 14.2 发疹性药物反应：由阿莫西林引起，腹部有广泛损害（By courtesy of the Institute of Dermatology，London，UK.）

皮疹常在开始用药 1 ～ 2 周内出现[1]。有的潜伏期更长，甚至在终止治疗后才出现皮疹[1, 6]。最严重的是红皮病（剥脱性皮炎），红皮病是逐渐发展形成的，常伴有脱屑[7]。脱屑是发疹性药物反应消退的特征，有时可出现炎症后色素沉着或色素减退[1]。易引起这类皮疹的药物主要有青霉素、磺胺类药物、氨苄西林、阿莫西林、保泰松、异烟肼、巴比妥类、苯妥英、卡马西平、地西泮、金和甲氧苄啶（磺胺增效剂）[1, 8-10]。传染性单核细胞增多症的患者在接受氨苄西林或阿莫西林治疗时，尤其容易发生发疹性反应[11]。

## 发病机制和组织学特征

虽然大多数病例可能是细胞毒性 T 淋巴细胞介导的反应（参见免疫组织化学），但发病机制尚未充分阐明。

本病的组织学改变是轻微的。表皮大致正常，常可见到灶状角化不全。特征的改变是淋巴细胞向表皮游走，轻度海绵水肿，典型的还伴有基底细胞液化变性，有 1 ～ 2 个角化不良细胞（图 14.3 ～ 14.7）[12-13]。真皮血管周围有淋巴细胞、组织细胞和数量不等的嗜酸性粒细胞浸润。尽管文献中经常强调嗜酸性粒细胞是细胞反应的重要特征，但在作者实践中，有时嗜酸性粒细胞数量很少，甚至缺如。有时可见明显的水肿，尤其当其临床表现是荨麻疹时。红细胞外溢意味着发疹性药物反应伴有紫癜性损害。

免疫组织化学主要是 CD3$^+$T 淋巴细胞浸润，其中真皮浅层血管周围以 CD4$^+$T 细胞为主[14]。在真皮-表皮交界处和表皮内有大约等量的 CD4$^+$T 和 CD8$^+$T 细胞浸润[14-19]。后者也表达人白细胞抗原（HLA）-DR，并且其一种亚群也表达 CD25[19]。辅助性 T 细胞为

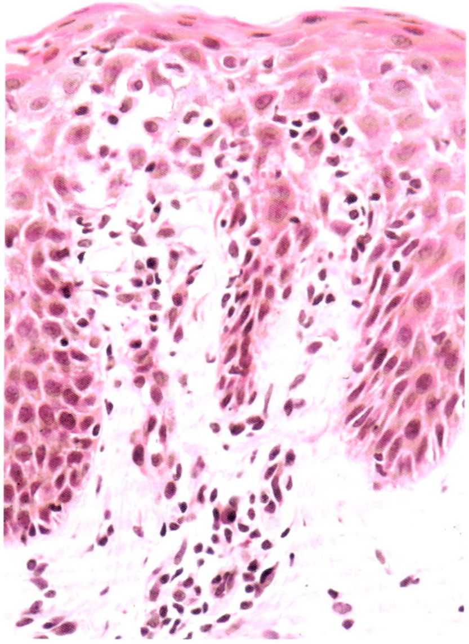

图 14.3　发疹性药物反应：青霉素引起，早期损害示轻度界面炎症、海绵水肿和淋巴细胞浸润。真皮浅层血管周围淋巴细胞浸润，有 1 ～ 2 个浆细胞

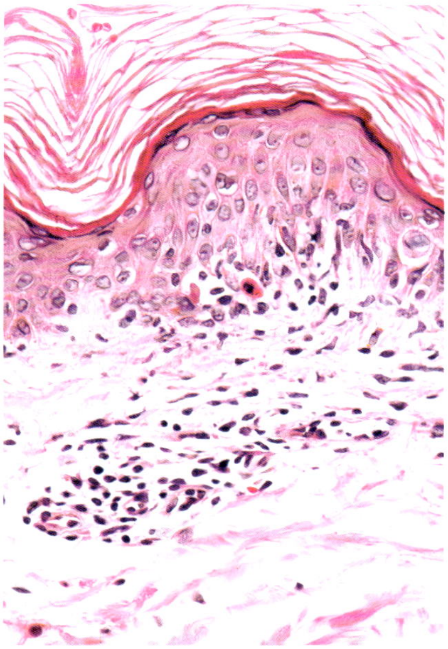

图 14.4　发疹性药物反应：本例由卡马西平引起，可见海绵水肿、角化不良细胞和界面炎症伴淋巴细胞浸润

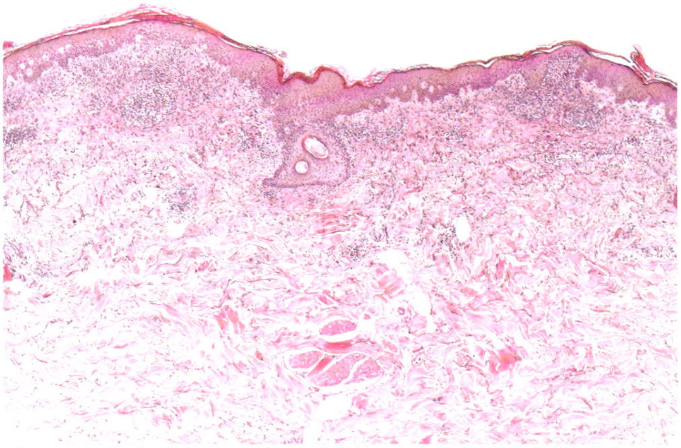

图 14.5　发疹性药物反应：低倍镜下显示有灶状角化不全、轻度角化不良细胞，以及真皮浅层见到有显著的炎症细胞浸润

混合的 Th1 和 Th2 细胞[18]。浸润细胞偶可全部为 $CD4^+$ T 淋巴细胞。在人免疫缺陷病毒（HIV）阳性患

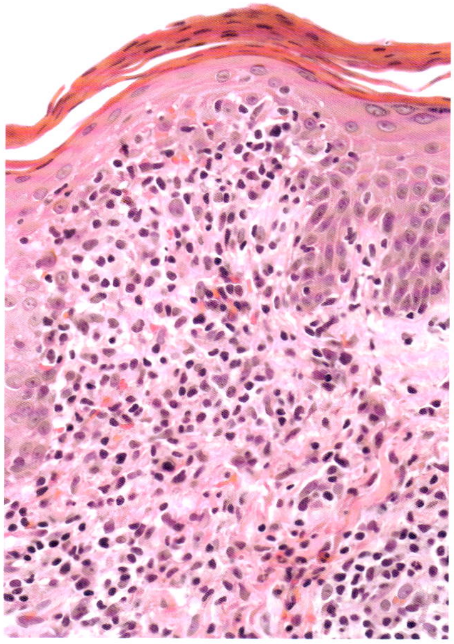

图 14.6　发疹性药物反应：高倍镜显示角化不全，局灶性海绵水肿，淋巴细胞外移。真皮内显著的炎症浸润，伴一到两个嗜酸性粒细胞

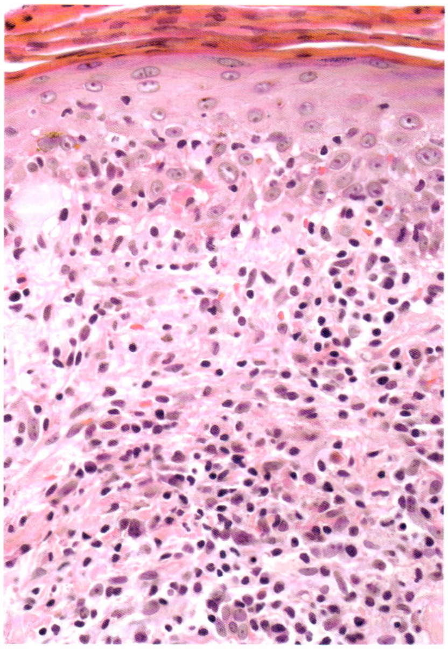

图 14.7　发疹性药物反应：显示界面炎症和角化不良

者中，浸润的细胞可能只有 $CD8^+$ T 细胞[14, 17]。还有 $CD1a^+$ 树突细胞和 $CD68^+$ 组织细胞[18]。$CD56^+$ 自然杀伤细胞（NK）也可见到[19]。穿孔素和粒酶 B 介导的细胞毒反应途径显示在发疹性药物反应中起重要作用[16, 18-19]。Fas/Fas-L 细胞毒机制则与本病无关[14]。

药物引起的红皮病的改变无特异性，可见角化不全和银屑病样增生，有时伴有轻度细胞间水肿。真皮为慢性炎性细胞浸润，可见嗜酸性粒细胞。

## 鉴别诊断

器官移植患者常接受多种药物治疗，发疹性药物反应是最常见的并发症，应注意与急性 GVHD 鉴别。实际上，二者的鉴别很困难，若有嗜酸性粒细胞浸润

则更支持是药物反应。本病还需与病毒疹鉴别，二者的组织学改变常常无法区别，若有嗜酸性粒细胞浸润则更可能是药物反应。然而，近期有一项研究发现，GVHD 和药疹的组织中均可见嗜酸性粒细胞，导致二者的组织学鉴别非常困难[20]。病毒疹也常常需要鉴别，不过病理上有嗜酸性粒细胞，则更倾向于药疹。

# 荨麻疹反应、血管性水肿和过敏反应

## 临床特征

荨麻疹是第二常见的药物不良反应[1]。特点是瘙痒、红斑和水肿性风团。如伴有明显的水肿并侵犯到真皮深层和皮下脂肪或黏膜下层，可引起血管性水肿[2-4]。荨麻疹也是血清病和过敏性休克的临床表现之一。

许多药物可引起荨麻疹反应，以阿司匹林、青霉素、ACE 抑制剂和血制品为多见[5-6]。阿片制剂、箭毒、万古霉素和多黏菌素 B 等药物都可以直接刺激肥大细胞，释放血管活性物质而引起荨麻疹，如组胺[3, 7-8]。放射对比造影剂也有类似的作用[3]。有人认为阿司匹林和 NSAIDs 引起的荨麻疹反应是由于花生四烯酸代谢异常所致[3]。

## 发病机制和组织学特征

荨麻疹药物反应的发病机制包括 IgE 介导的 I 型反应、免疫复合物机制和假变态反应现象（非 IgE 介导的）[5, 9-10]。

组织学上，荨麻疹的特征是真皮水肿和血管扩张，伴有血管周围淋巴细胞和嗜酸性粒细胞浸润（图 14.8）。病理上很难区分水肿，胶原束间裂隙有助于判断。常常有肥大细胞脱颗粒[3]。无血管炎改变。

水肿扩展到皮下脂肪和真皮深层是血管性水肿的特征。

# 血清病 / 血清病样药物反应

## 临床特征

血清病（serum sickness）常发生在患者接受血清或疫苗后 1 ～ 3 周内[1-8]。皮肤损害有红斑、丘疹、荨麻疹，或可触及的紫癜，可伴有发热、关节痛、肌痛、关节炎、淋巴结病、肾小球性肾炎、心肌炎和神经炎（图 14.9）[1-4]。皮疹常先出现在患者手指、足趾和手，然后再泛发全身[2]。引起血清病样药物反应（serum sickness-like drug reactions）的药物包括苯妥英、保泰松、卡马西平，但最近的文献显示最常见的是头孢克洛及其他一些抗生素，如头孢丙烯、环丙沙星、米诺环素、青霉素 V、阿莫西林、氟氯西林和磺胺甲基异噁唑[6, 9-19]。最近有文献显示，单克隆抗体如利妥昔单抗、英夫利昔单抗和那他珠单抗，也可引起血清病样药物反应[20-22]。

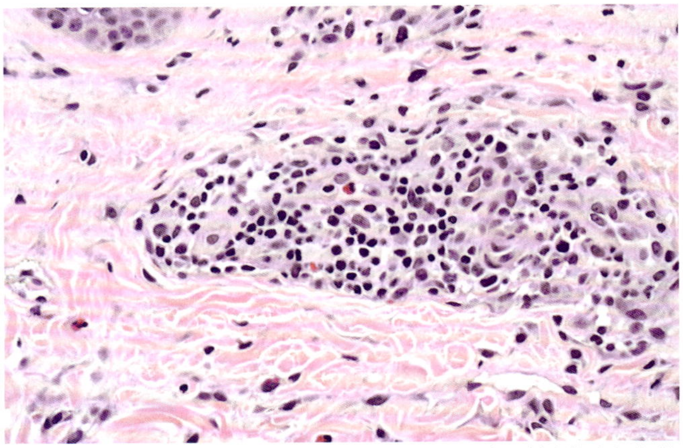

图 14.8 荨麻疹药物反应：高倍镜下可见到血管周围为主的淋巴组织细胞浸润伴一两个嗜酸性粒细胞

## 发病机制和组织学特征

血清病是免疫复合物介导的Ⅲ型变态反应，也有人提出发病机制可能是对血管壁的直接毒性、自身免疫性和细胞介导的细胞毒性作用[2]。直接免疫荧光显示，血管壁上有免疫球蛋白和 C3 沉积[6]。

组织学特征是白细胞碎裂性血管炎（图 14.10）[23]。

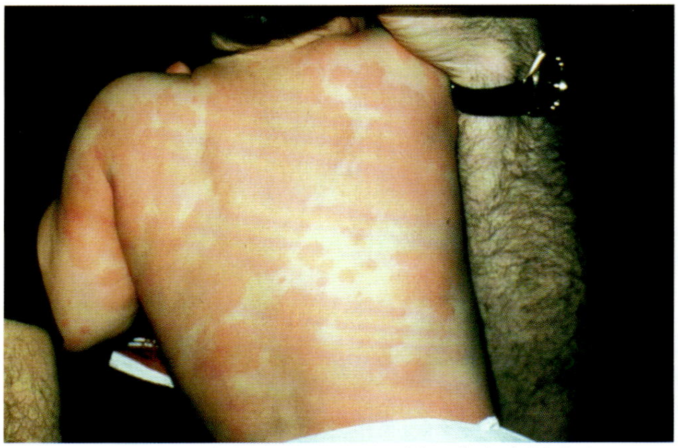

图 14.9 血清病：弥漫的红斑样和荨麻疹样皮疹

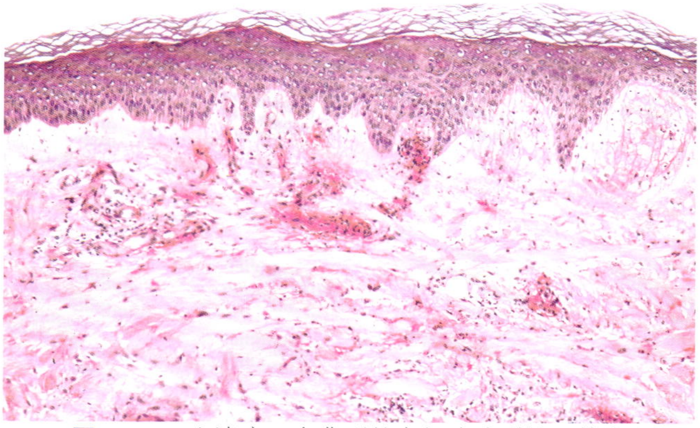

图 14.10 血清病：有典型的白细胞碎裂性血管炎

# 光毒性和光变态反应

## 临床特征

光敏性药物反应有两种：光毒性（phototoxic）和光变态反应性。光毒性反应最常见，这两种机制并不相互排斥，在临床上也常常不易区分[1-30]。急性光毒性反应的临床表现与严重烧伤相似，为红斑、水肿和水疱，之后有脱皮和炎症后色素沉着（图 14.11、14.12）[6-7]。皮损仅限于光照部位，可伴有甲分离[21, 25]。

慢性光毒性反应表现以皮肤异色症为特征，包括色素沉着或色素减退、表皮萎缩和毛细血管扩张。慢性光毒性反应是卟啉症和诸如色素性干皮病、Rothmund-Thomson 综合征和 Bloom 综合征的遗传性光照性皮炎的重要特征。慢性光毒性反应极少因药物引起，但长期外用补骨脂素联合长波紫外线（PUVA）治疗可增加日光性角化症、基底细胞癌和鳞状细胞癌的发生率，偶尔也可增加黑色素瘤的发病[6, 31-34]。

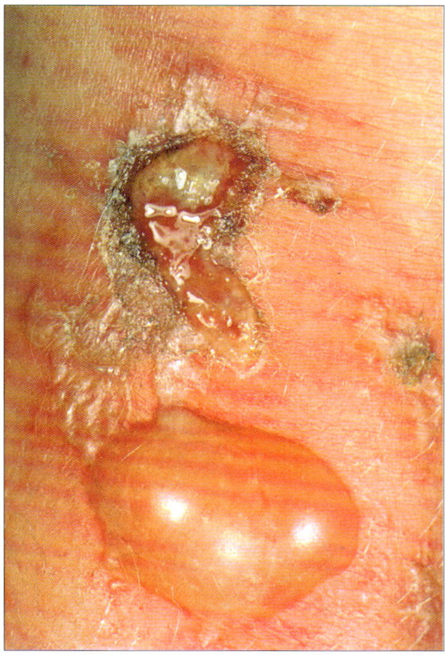

图 14.11 光毒性药物反应：该患者在广泛的红斑基础上有水疱

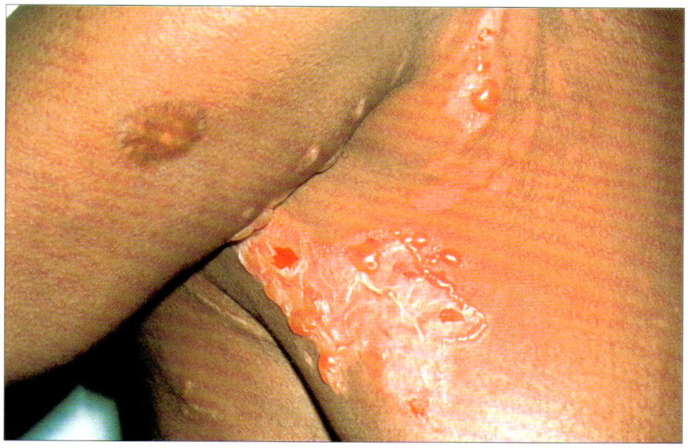

图 14.12 光毒性药物反应：患者接受 PUVA 治疗后出现的皮肤损害（By courtesy of the Institute of Dermatology，London，UK.）

易引起急性光毒性反应的药物有噻嗪类利尿剂、磺胺类药物、四环素抗生素、NSAIDs（包括萘普生、双氯芬酸和酮洛芬）、酚噻嗪类（尤其是氯丙嗪）、胺碘酮、焦油和补骨脂素[6-13, 19-20, 23-24, 29]。光毒性反应也表现于使用 St. John 草和光动力治疗后[22, 26]。卟啉是一个强的光毒性致敏物[6]。卟啉引起的光毒性反应尤其易损伤真皮结构和脉管系统，而对表皮的影响很小。

光变态反应（photoallergic reactions）的临床表现各种各样，有湿疹样和苔藓样损害（图 14.13、14.14）[14]。常在曝光 24 小时后出现皮损。与光毒性反应不同，除暴露部位外，非暴露部位也可出现皮疹[7]。皮炎通常在停用致敏剂后缓解。偶尔会出现持续发生的光过敏，光敏性皮炎在停用光敏药物后依然存在。这种情况好发于光敏性接触性皮炎。

多数光变态反应是由于局部接触药物或化学物质所致（接触性光变态反应），这些药物和化学物质包括抗组胺药、局部麻醉剂、氯丙嗪、含有 p- 氨基苯甲酸和防晒剂的氢化可的松，以及含有卤化酚复合物的肥

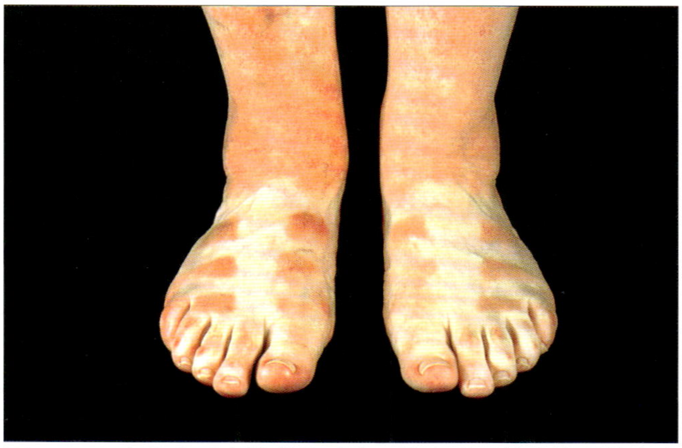

图 14.13 光变态反应性药物反应：注意明显的皮肤覆盖痕迹（By courtesy of the Institute of Dermatology，London，UK.）

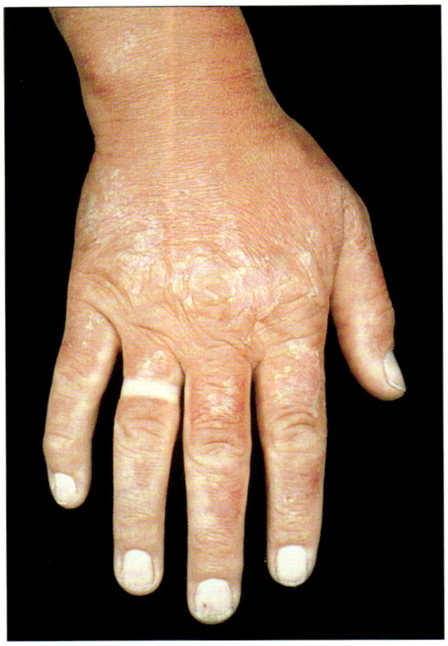

图 14.14 光变态反应性药物反应：该患者的皮肤损害是由于四环素治疗引起（By courtesy of the Institute of Dermatology，London，UK.）

皂和香水（如 6- 甲基香豆素和葵子麝香）[2，7，15，17]。光变态反应也可由全身用药引起，包括磺胺类药物、灰黄霉素、酚噻嗪类、四环素类、NSAIDs、氯喹和噻嗪类药物[8，18]。光斑贴试验可以确定诊断。

植物光照性皮炎是由于接触含有呋喃香豆素的植物而引起的光毒性药物反应[35-37]。患者通常发生红斑，其后炎症后色素增加，偶尔有水疱（图 14.15）[35]。伞形科、芸香科和桑科尤其易发病[36-37]。

## 发病机制和组织学特征

光致敏作用是一个“非电离辐射反应过程，其发生是由于摄入了可吸收辐射物（感光剂），导致另一种物质（底物）发生了化学变化”[1-6]。有两种基本机制：光毒性和光变态反应性。大量药物与光敏感反应有关，以 NSAIDs、酚噻嗪、胺碘酮、抗生素和抗真菌药如灰黄霉素最为重要[30]。

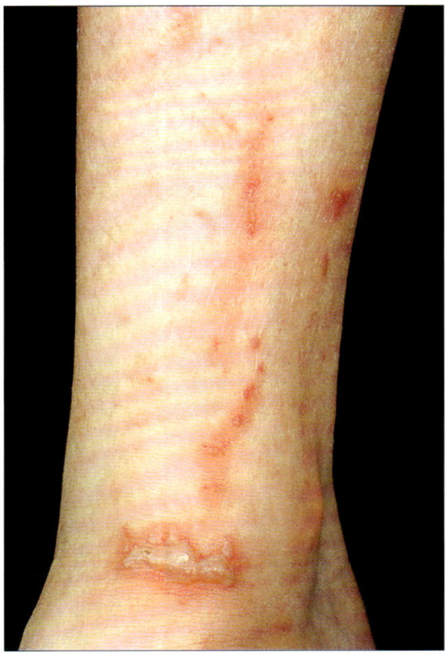

图 14.15 植物光照性皮炎：此型是对植物化学物质的变态反应。一般是在花园工作以后，于下肢出现的特征性的线状损害（By courtesy of the Institute of Dermatology，London，UK.）

光毒性反应有两类：光动力性和非光动力性[6]。

- 光动力性反应需要氧，可以产生单氧或过氧化物阴离子，可造成细胞成分如细胞膜、细胞质蛋白质和核酸损伤。
- 非光动力性反应不需要氧，是直接损伤 DNA 和 RNA。

许多药物反应是光动力性的，而补骨脂素表现为典型的非光动力性反应。光毒性反应的发生无需有既往用药史，只要体内结合了足够量的药物，在适当的射线作用下，同一类型皮肤的患者均会发病[1]。激发光谱一般是 UVA，多于 UVB 或可见光。

光变态反应是免疫介导的，表现为迟发性丘疹、水疱或湿疹反应[6]。迟发性反应是淋巴细胞介导的迟发性Ⅳ型超敏反应，特点是以前接触过药物或化学物质[1，5]。只有部分患者发病，光变态反应常有 UVA 激发[1-2]。

急性光毒性皮炎的组织学表现为有角质形成细胞（晒伤细胞）凋亡，严重病例皮损可影响表皮全层，伴有数量不等的中性粒细胞移入表皮，真皮水肿和血管周围淋巴组织细胞浸润，伴有少量的中性粒细胞和嗜酸性粒细胞（图 14.16、14.17）[38]。

慢性损害的特点是角化过度、颗粒层增厚、不同程度的棘层肥厚和表皮萎缩、色素颗粒增加、色素细胞增生和色素失禁[38]。可有明显的弹性组织变性和毛细血管扩张，严重受损的患者以星状非典型的肌纤维细胞为特点。还可以有表皮结构破坏和角化不良[6]。

药物诱发的光变态反应特征是表皮海绵水肿形

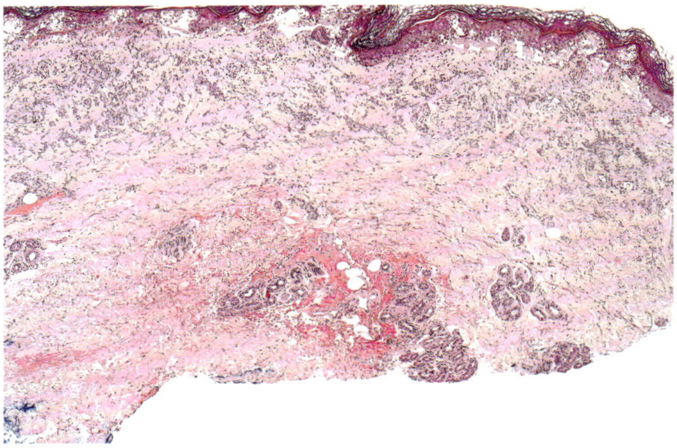

图 14.16 植物光照性皮炎：反应较重的病例，真皮水肿导致表皮下水疱

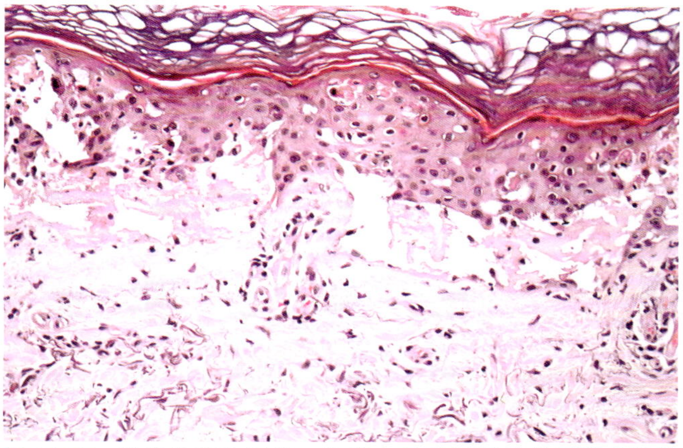

图 14.17 光毒性药物反应：注意大量的坏死的角质形成细胞（晒伤细胞）。水疱腔内乏细胞，真皮乳头固定（花边）

成（常常伴有水疱、淋巴细胞和嗜酸性粒细胞浸润），伴有真皮乳头水肿和真皮浅层淋巴组织细胞浸润伴数量不等的嗜酸性粒细胞[38]。

# 抗惊厥药超敏综合征

口服苯妥英出现药物不良反应的百分比高达19%，包括红斑丘疹、红皮病、痤疮样皮疹、色素沉着或色素减退、血管炎、多形性红斑和中毒性表皮坏死松解[1-7]。也可出现假性淋巴瘤样反应，本章后面将详细讨论。

大约每3000例接受苯妥英治疗的患者中有1例发生有可能致命的超敏综合征[5-6]。后者的临床表现为发热、发疹样皮疹和系统损害三联征[6]。DRESS一词来源于药疹伴嗜酸性粒细胞增高及系统受累（drug rash with eosinophilia and systemic symptoms）的英文首字母简称。服用其他抗癫痫药，包括苯巴比妥、卡马西平、扑米酮和拉莫三嗪也可引起本病[8-11]。本病也可由其他药物引起，包括别嘌醇、硫唑嘌呤、氨苯砜、米诺环素、磺胺类药物、特比萘芬，以及近来出现的依法立珠单抗（efalizumab）[12-17]。该综合征主要见于黑人，无性别差异[4]。孩子也可发病[8-22]。发病症状可在开始服致病药物1～8周后出现。临床特征有发热、斑丘疹和红皮病样皮疹、面部或眶周水肿、草莓舌、疼痛性淋巴结病、肌炎和伴中性粒细胞和嗜酸性粒细胞增多的肝炎（图14.18、14.19）[4-5]。少见皮损包括局部或全身泛发的脓疱（中毒性脓皮病）、多形性红斑和中毒性表皮坏死松解[4，6，22-23]。在脓疱型患者中，脓疱常首先发生在头皮，继而泛发[8，23-24]。患者还可伴发结膜炎和（或）咽炎[2]。有时可见肾、肺（间质性肺炎）和血液系统（非典型淋巴细胞增多症）

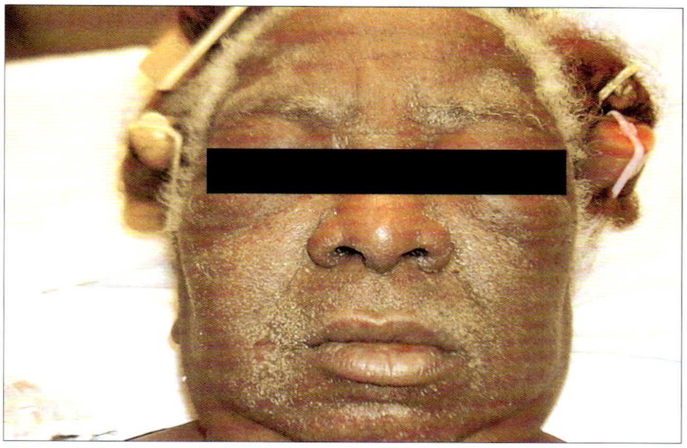

图 14.18 抗惊厥药超敏综合征：面部有高度水肿，以眶周为重（By courtesy of C.C. Kim，MD，Department of Dermatology，Harvard Medical School，Boston，USA.）

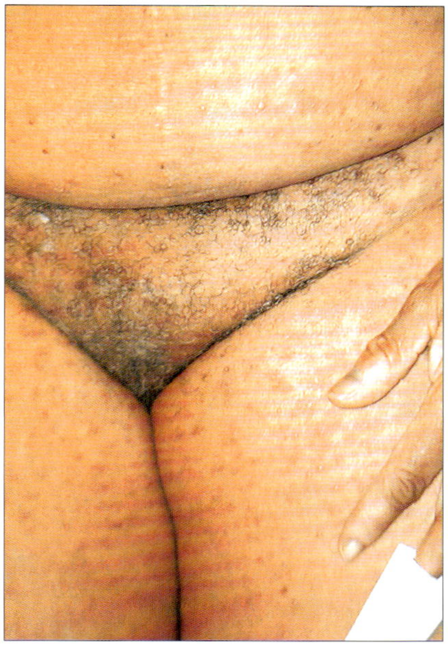

图 14.19 抗惊厥药超敏综合征：有斑丘疹和脓疱（By courtesy of C.C. Kim，MD，Department of Dermatology，Harvard Medical School，Boston，USA.）

受累[5]。预后差异较大[25-26]。大多数患者可以恢复，但伴发肝炎者死亡率接近20%[5，27]。

## 发病机制和组织学特征

本病确切病因不清楚，可能由于某种特异水解酶遗传性缺乏，导致人体对抗惊厥药代谢产物的解毒能力下降而发病。最近有报道，本综合征与人疱疹病毒6型和7型、EB病毒、巨细胞病毒的再活化有关[28-33]。

皮疹的组织学变化差异很大，可见海绵水肿性皮炎、多形性红斑样或中毒性表皮坏死松解样改变。脓疱的病理改变是角层下脓疱伴毛囊漏斗部扩张（图14.20、14.21）[8]。

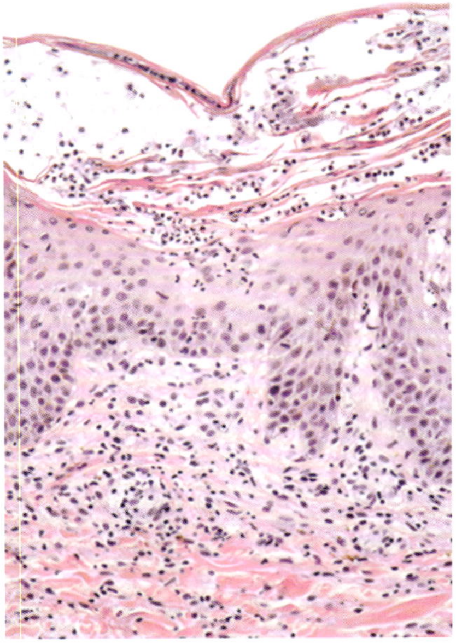

图 14.20 抗惊厥药超敏综合征：显示角层下脓疱

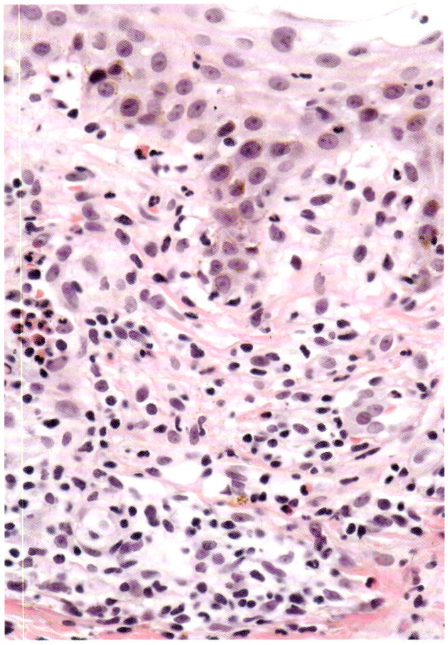

图 14.21 抗惊厥药超敏综合征：真皮浅层示血管周围淋巴组织细胞浸润，伴散在嗜酸性粒细胞

# 苔藓样和界面药物反应

## 临床特征

苔藓样药物反应的临床表现与扁平苔藓类似，但皮损常较大，Wickham 纹一般不明显，常无黏膜损害[1-4]。典型扁平苔藓的皮损主要分布在前臂屈侧、小腿和生殖器，而苔藓样药物反应的损害多分布于躯干和四肢（图 14.22、14.23）[4-5]。皮疹有时分布在光暴露部位，并以手和前臂为主[4, 6-7]。但苔藓样药物反应的潜伏期一般较长，常为数月甚至数年[4]。不典型皮损包括湿疹样和银屑病样损害，偶见大疱性或溃疡性损害[3-4, 8]。炎症后色素

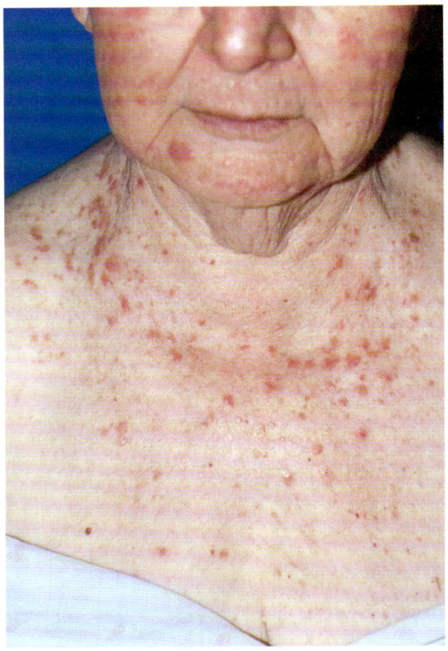

图 14.22 苔藓样药物反应：患者面部和胸部泛发苔藓样丘疹

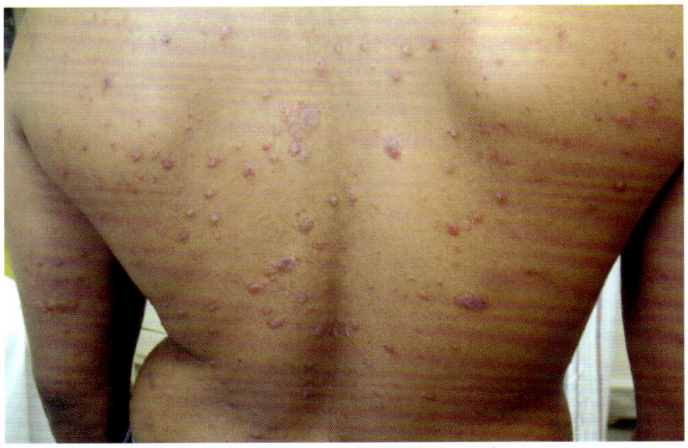

图 14.23 苔藓样药物反应：背部苔藓化丘疹（By courtesy of B Al-Mahmoud，MD，Doha，Qatar.）

沉着可非常明显，且持续时间常很长。有时可见萎缩性瘢痕或无汗[4]。

能引起苔藓样药物反应的药物很多，尤其是金制剂、抗疟药（如奎宁和奎尼丁）、青霉胺、卡托普利、各种 β 受体阻滞剂（如普洛萘尔）、锂制剂、噻嗪类利尿剂，呋塞米（速尿）和螺内酯，以及乙胺丁醇[4, 7-19]。近来，TNF-α 抑制剂如英夫利息单抗、阿达木单抗和依那西普也可引起苔藓样皮损[20-22]。

工人在冲洗照片时接触 p- 苯二胺，以及染发师也可出现苔藓样皮肤损害，主要分为两型：

- 长期小剂量接触，导致典型扁平苔藓。
- 单次大剂量接触，引起苔藓样接触性皮炎[4]。

其他可引起接触性苔藓样皮疹的还有修复牙齿的物质、麝香葵子、镍和金[4]。

卡托普利和桂利嗪可引起类天疱疮样扁平苔藓样皮疹（见大疱性药物反应）[23-24]。

## 组织学特征

本病常无法与典型扁平苔藓鉴别，虽然有时可见灶状角化不全、海绵水肿和片状的界面炎症（图 14.24 ~ 14.26）。表皮一般变薄，颗粒层增厚常不明显[15]。颗粒层上部甚至角质层内可见胶样小体[5, 7]。真皮有时可见嗜酸性粒细胞浸润，偶见浆细胞[5]。其他诊断要点包括颗粒层灶性缺如、淋巴样细胞移入表皮上部和真皮深部围管性浸润[7]。苔藓样药物反应在光照部位比在非光照部分更接近特发性扁平苔藓[5]。然而，苔藓样药物反应几乎没有显著的增生。一些药物反应，在表皮无苔藓样特征时，可有界面改变（图 14.27、14.28）。

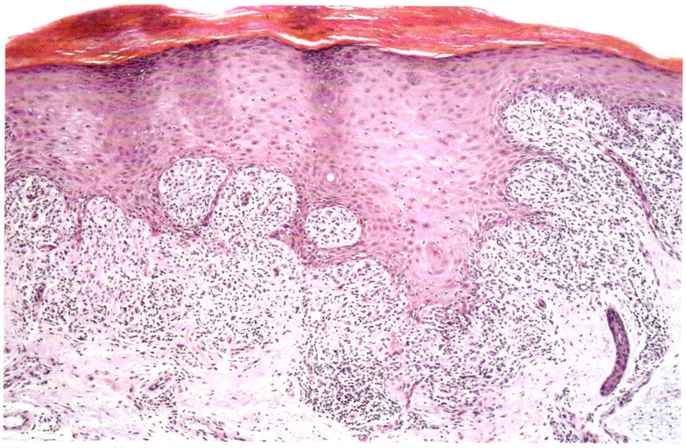

图 14.24 苔藓样药物反应：可见角化过度，颗粒层增厚及界面改变。注意浅层带状浸润。此表现与非特异性扁平苔藓难以区别

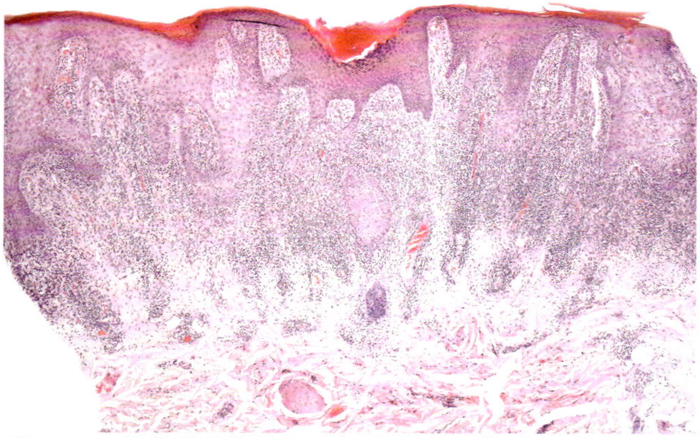

图 14.25 苔藓样药物反应：本例可见肥厚性扁平苔藓样皮损改变，假性上皮瘤样增生，真皮上层大量淋巴组织细胞浸润

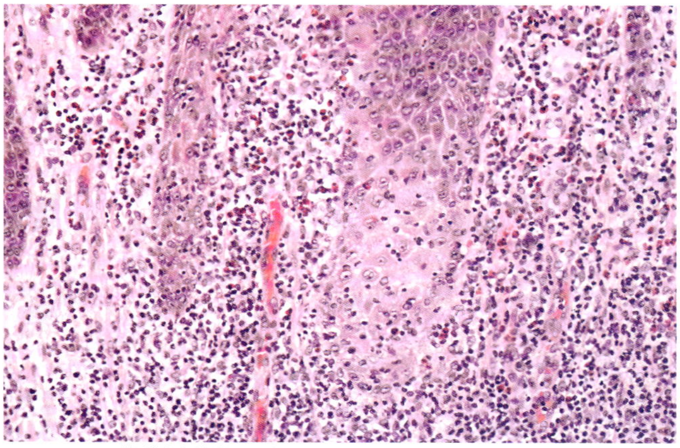

图 14.26 苔藓样药物反应：灶状界面改变。见大量嗜酸性细胞

# 固定性药疹

## 临床特征

固定性药疹（fixed drug eruptions）一般表现为单发或多发局限性红斑，或紫色、褐色斑，多见于四肢，包括手、足和外阴（图 14.29、14.30）[1-8]。黏膜也可受损，可单独出现或伴发皮肤损害[3]。皮损可有瘙痒或烧灼感，再次摄入致敏药物后通常在同一部位再次出现皮疹。皮疹一般在用药后 30 分钟到 8 小时内出现[3]。常形成水疱。消退后可出现炎症后的特征性色素沉着，可为褐色、紫褐色甚至黑色[6]。一些患者皮损多发，色素性斑片可出现“达尔马提亚

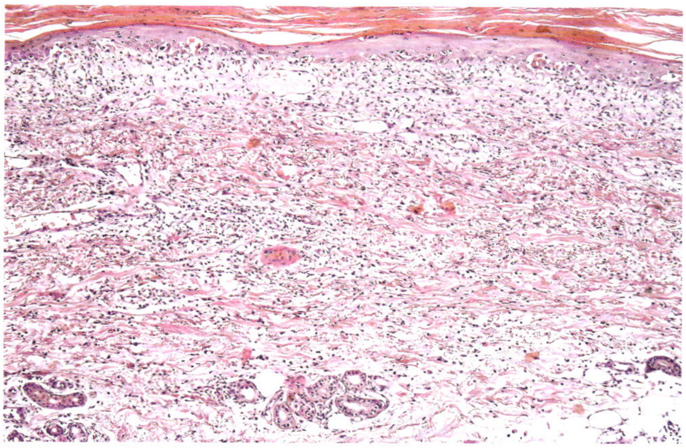

图 14.27 苔藓样药物反应：普萘洛尔引起的泛发性皮疹。可见角化过度，广泛的细胞凋亡，真皮上部水肿，浅层慢性炎症细胞浸润

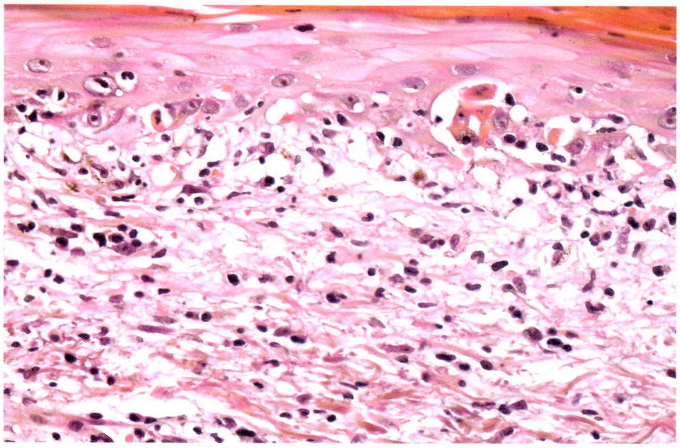

图 14.28 界面性药物反应：见大量凋亡的角质形成细胞和显著的界面改变

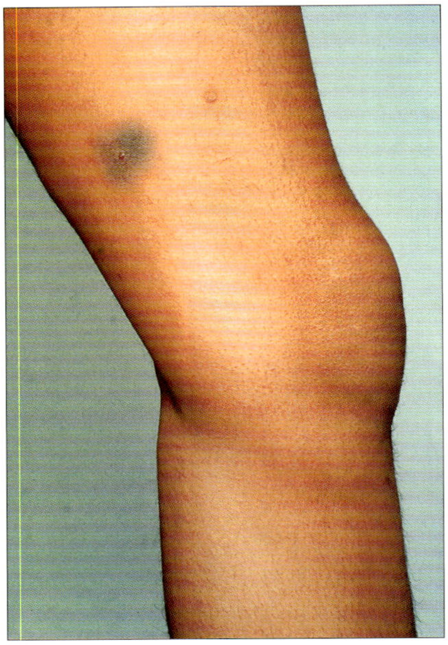

图 14.29 固定性药疹：典型的局限性褐色斑块，中央可见小水疱（By courtesy of the Institute of Dermatology，London，UK.）

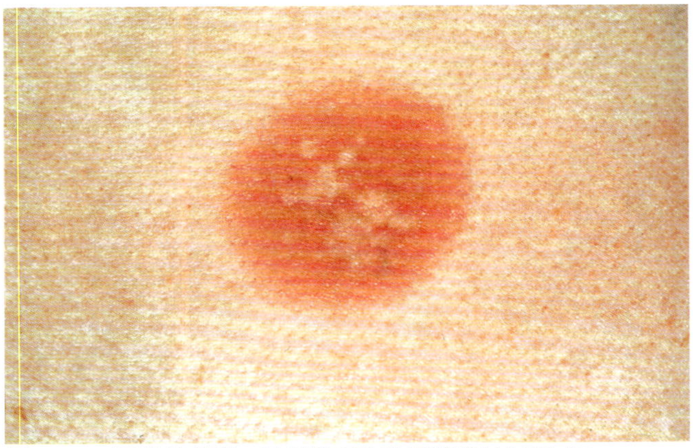

图 14.30 固定性药疹：早期损害为边界清楚的红斑（By courtesy of the Institute of Dermatology，London，UK.）

狗（Dalmatian dog）”样的外观。偶见皮疹泛发，类似中毒性表皮坏死松解[9]。很多药物可引起固定性药疹，最常见的有巴比妥酸盐、保泰松、布洛芬、阿司匹林、磺胺类药物、甲氧苄啶–磺胺甲噁唑、四环素类、氨苯砜、酚酞和奎宁[2-3，6]。

## 发病机制和组织学特征

固定性药疹非常独特，因为皮疹是在特定部位发生，且再次用药后在同一部位复发。为了解释其发病过程，最初的研究致力于确定皮肤的记忆部位。有学者将患者自体的正常皮肤移植到曾经病变的部位，将病变处皮肤移植至原正常皮肤处，让患者再次摄入致敏药物，结果移植的正常皮肤未出现皮疹，而移植至别处的病变皮肤出现症状[10]。但另一些学者得到完全相反的实验结果[11]。

免疫荧光检查结果也是矛盾的，有的学者在患者皮损基底膜和表皮细胞间发现免疫球蛋白沉积和补体，但大多数研究结果是阴性的[12-13]。

由此看来，体液免疫在固定性药疹的发生过程中并不起主要作用。目前主要研究探索细胞免疫在固定性药疹发病机制中扮演的角色。患者第一次接触药物时，药物与表皮角质形成细胞结合（即作为半抗原发挥作用），由朗格汉斯细胞呈递给真皮或周围淋巴结的淋巴细胞，结果产生 $CD8^+$效应性 T 淋巴细胞群，后者返回到表皮产生包括 IFN-γ 和 TNF-α 在内的多种细胞因子，结果导致表皮坏死[14-15]。因此是细胞溶解（如穿孔素、粒酶 A 和粒酶 B）和 FAS 介导的细胞凋亡共同导致了角质形成细胞的死亡[14-16]。疾病缓解是由于表皮内募集了 $CD4^+$T 细胞，可能是通过产生 IL-10，抑制 $CD8^+$T 细胞的活化，限制了细胞崩解[17]。

虽然固定性药疹的确切记忆机制尚不明确，但目前很多证据提示，药物反应后表皮内的 $CD8^+$效应–记忆 T 细胞群驻留在表皮内，这在记忆过程中起重要作用[13-20]。这些细胞表达 CD3、CD45RA、TCR-αβ、CD11a 和 CD11b，不表达 CD27、CD28 和 CD62L[19，21]。有证据表明在非激发状态下，这些细胞保持活化状态（$CD69^+$），接触药物后，IFN-γ 表达迅速上调，诱导 FAS 和 FAS 配体的表达，继之很快出现表皮坏死[16，20]。

组织学上，急性固定性药疹表现为严重的基底细胞液化变性，伴淋巴细胞沿表皮–真皮交界面带状浸润和个别角质形成细胞坏死（图 14.31 ～ 14.33）[22]。显著的色素失禁很常见。皮疹进一步发展可形成表皮下水疱。真皮上部淋巴细胞、组织细胞和中性粒细胞浸润。有时可见较多嗜酸性粒细胞。晚期损害中色素失禁可能是唯一改变。

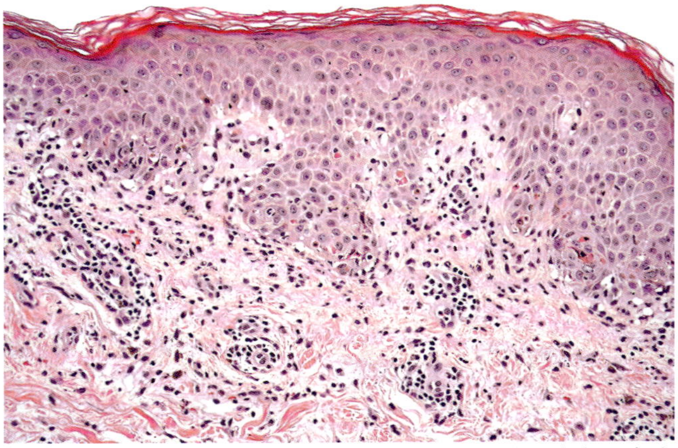

图 14.31 固定性药疹：此例可见表皮增生，界面改变，真皮浅层可见慢性炎症细胞浸润

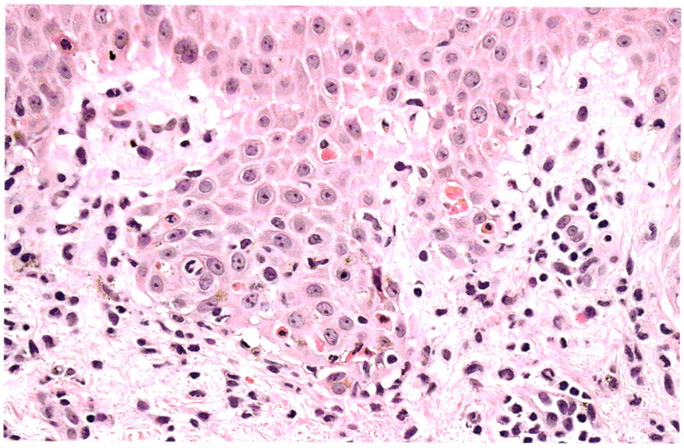

图 14.32　固定性药疹：高倍镜可见细胞凋亡和界面改变

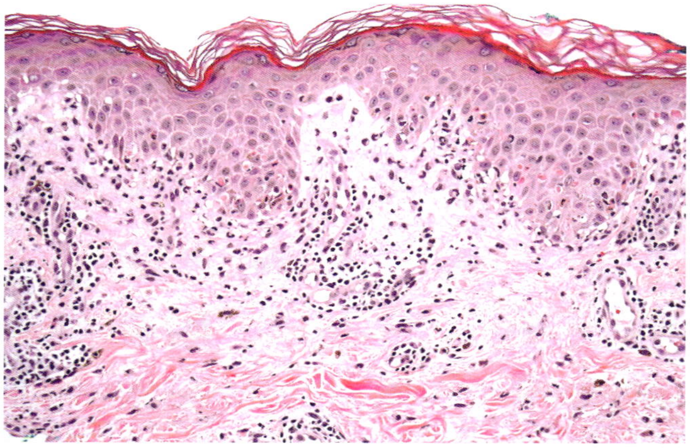

图 14.33　固定性药疹：本例可见显著的血管周围浸润

## 多形性红斑

尽管多形性红斑（erythema multiforme，EM）最常见的原因是感染因素（单纯疱疹病毒，支原体），但一部分患者可由于药物，或者药物合并病毒感染致病。最常见的药物是抗生素、抗癫痫药物和非甾体抗炎药（NSAID）[1]。磺胺，尤其是甲氧苄啶-磺胺甲噁唑最常致病。其他的抗生素包括氨基青霉素、喹诺酮类、头孢菌素类和四环素类。抗惊厥药物中与多形性红斑相关的常见药物是苯巴比妥、卡马西平、苯妥英和丙戊酸。有报道巨细胞病毒和 EB 病毒感染合并药物致敏可出现 EM[2-3]。

## Stevens-Johnson 综合征和中毒性表皮坏死松解

与多形红斑不同，Stevens-Johnson 综合征（Stevens-Johnson syndrome，SJS）和中毒性表皮坏死松解（toxic epidermal necrolysis，TEN）与使用药物相关性很强[1]。致敏药物与 EM 类似（见上文）[2]。致病可能性强的新药包括萘韦拉平、拉莫三嗪，致病性不强却重要的药物有舍曲林、泮托拉唑和曲马朵[3]。

## 药物性色素沉着

### 临床特征

皮肤色素沉着是常见的药物不良反应，可能与黑色素合成增加或药物及药物代谢产物在皮肤内沉积有关[1-5]。重金属也可以引起皮肤色素沉着[4]。但最常见的原因是炎症后色素沉着[3]。

长期口服米诺环素能引起可逆的（Ⅰ型和Ⅱ型）皮肤色素沉着[6-13]。米诺环素引起的皮肤色素沉着一般有三种临床类型（图 14.34 ～ 14.36）：

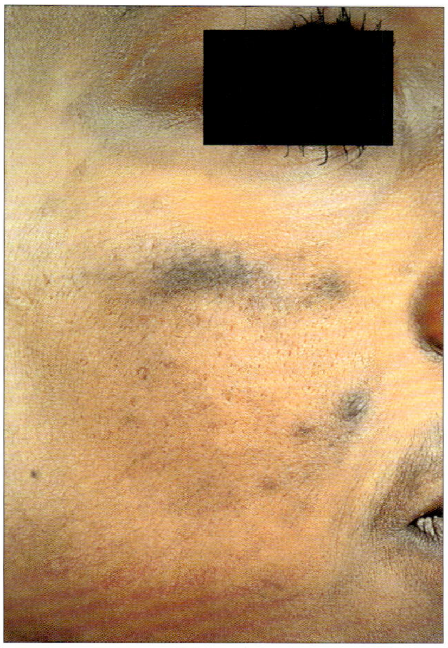

图 14.34　米诺环素色素沉着：面颊和眶周的广泛色素沉着（By courtesy of the Institute of Dermatology，London，UK.）

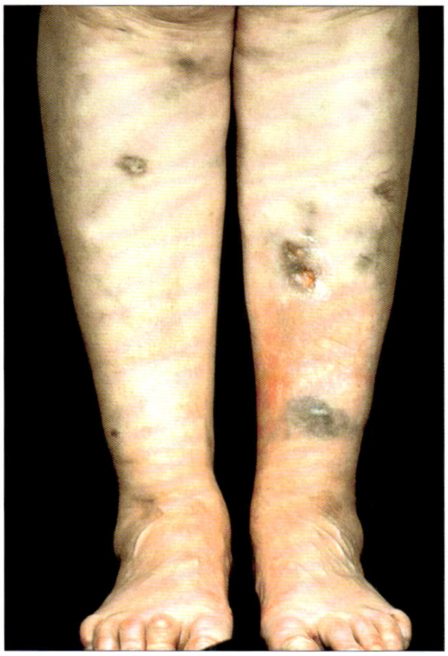

图 14.35　米诺环素色素沉着：坏疽性脓皮病患者出现的蓝黑色色素沉着（By courtesy of the Institute of Dermatology，London，UK.）

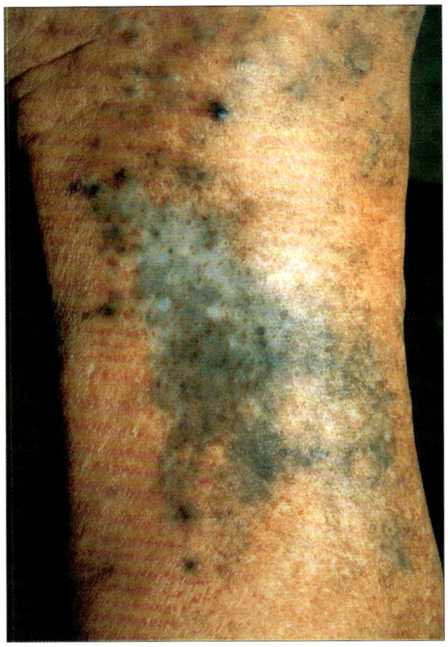

图 14.36 米诺环素色素沉着：典型的胫前色素沉着（By courtesy of the Institute of Dermatology，London，UK.）

- Ⅰ型色素沉着：是蓝黑色斑疹，局限在瘢痕和炎症部位（如面部痤疮瘢痕）。
- Ⅱ型色素沉着（最常见的类型）：是蓝黑色、褐色或蓝灰色色素沉着，见于胫部、踝部和上肢。
- Ⅲ型色素沉着：是弥漫污褐色色素沉着，在曝光部位加重。

还有一种类型发生在唇部，可能为固定性药疹[14]。

甲色素沉着常表现为近端甲床持续的蓝灰色色素改变[15]。其他特点包括纵向的黑甲、弥漫的甲色素沉着和日光性甲分离[15]。

米诺环素有时也可影响牙齿（导致灰绿色或蓝灰色色素沉着），多影响中间的牙齿，偶尔累及第三切牙牙冠[16]。口腔黏膜损害少见，有颊黏膜、齿龈、舌和唇部色素沉着的报道[17-21]。口腔下面的骨（黑色骨病）是米诺环素色素沉着最常影响的部位[22]。通过检查上颌骨和颌骨前面的牙槽黏膜可发现本病[14]。硬腭和舌牙槽骨也常受累[14]。

米诺环素的色素沉着也见于结膜、巩膜、甲状腺（黑甲状腺）、主动脉、心内膜、动脉粥样硬化斑块[23-29]。

许多其他四环素类包括美他环素和盐酸四环素也可引起皮肤色素沉着[30-31]。

胺碘酮主要用于治疗心律失常，大约 50% 的服用胺碘酮的患者出现光毒性 / 光超敏性反应[32-38]。此外，特别是长期、大剂量用药者，可见皮肤金褐色、蓝灰色或蓝紫色色素沉着，主要见于曝光部位，包括面部及手背（图 14.37）[32]。色素沉着有时也可见于巩膜和角膜[35]。

抗疟药也可引起皮肤色素沉着[39-42]。米帕林（奎纳克林）可引起皮肤黏膜的局限性蓝黑色色素沉

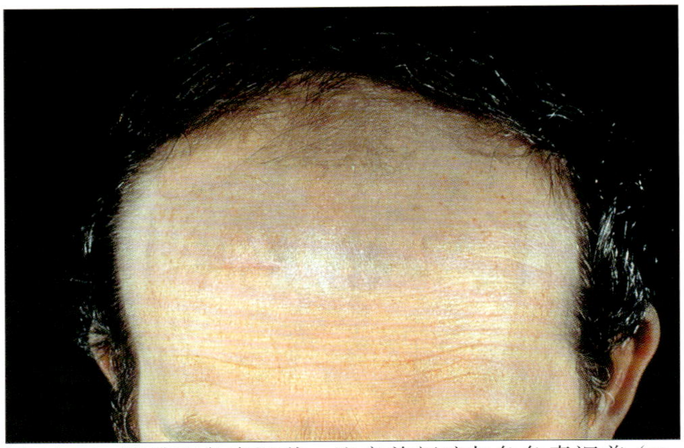

图 14.37 胺碘酮色素沉着：注意前额暗灰色色素沉着（By courtesy of the Institute of Dermatology，London，UK.）

着，但黄色色素沉着更常见（图 14.38、14.39）[42]。氯喹和羟氯喹可引起黄褐色至灰色色素沉着[2，39-41]，并主要见于曝光部位，也可出现黏膜色素沉着[43]。

氯丙嗪（特别是长期大剂量用药）除可引起光变态反应性和接触性皮炎外，也可引起皮肤色素沉着，

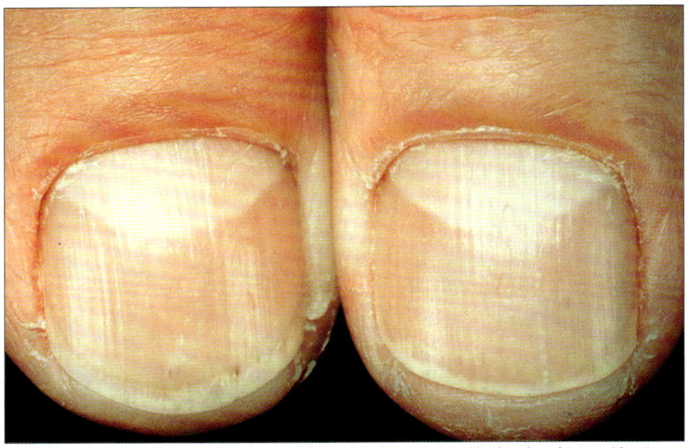

图 14.38 米帕林色素沉着：特征性的黄色色素沉着（By courtesy of the Institute of Dermatology，London，UK.）

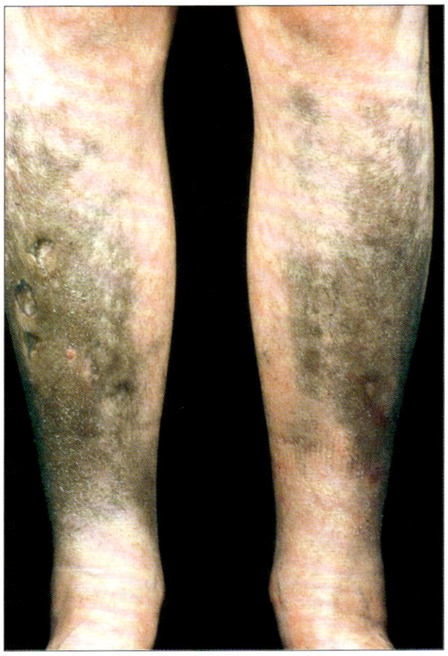

图 14.39 米帕林色素沉着：该患者表现为黑色色素沉着（By courtesy of the Institute of Dermatology，London，UK.）

特别是在光照部位，如面部、手背和颈部[2, 44-47]。开始可以是金褐色、黄褐色，而其他皮损也可为蓝灰色、蓝色或紫色。有时角膜和晶状体也可受累[2]。

长时间接受丙咪嗪治疗可在面部、颈部、胸前“V”字区、前臂和手等曝光部位出现色素沉着（图14.40）[48-50]，表现为金褐色至蓝灰色的不同颜色。巩膜也可变黑。

地昔帕明（脱氧丙咪嗪）可引起沿光照部位分布的皮肤蓝灰色色素沉着[51]。

重金属包括金、银和汞都可引起皮肤色素沉着（见下文）。

## 发病机制和组织学特征

米诺环素色素沉着的组织学改变多种多样[7, 10-11, 14]。在Ⅰ型和Ⅱ型色素沉着中，金褐色至黑褐色的色素颗粒主要见于血管和汗腺周围的巨噬细胞中（图14.41）。Ⅱ型中的色素颗粒在紫外灯下显示黄色荧光，Masson-Fontana和Perl普鲁士蓝染色阳性（图14.42、14.43）[11]。色素PAS染色阴性。而Ⅰ型患者的色素颗粒只能被Perl染色。有学者认为这是米诺环素或其代谢产物与含铁血黄素、铁蛋白或铁结合形成的螯合物[7]。钙、硫磺和氯也有，但没有黑色颗粒[11]，Ⅰ型和Ⅱ型中，黑素细胞内及表皮内黑素颗粒不增加。Ⅲ型色素沉着中表皮基底细胞内黑素颗粒增多[6]，其Perl染色阴性。最近，临床上报道了米诺环素引起的Ⅱ型皮下脂肪色素沉着[52-53]。组织病理上，皮下脂肪中巨噬细胞和巨细胞内可见色素，Masson-Fontana染色阳性，Perl普鲁士蓝染色表现各异。一项研究也在脂肪的巨噬细胞内发现绿灰色非折光性颗粒[53]。

组织学上，胺碘酮色素沉着表现为在血管周围可见吞噬有PAS阳性的、黄褐色脂褐质样颗粒的巨噬细胞（图14.44、14.45）[32]。表皮内色素不增多；并且最近的研究显示皮损内甚至有色素缺失[38]。电子显微镜下可见这些颗粒位于溶酶体内[33, 37]。片状髓样体也可见[23]。类似包含物也可见于肝细胞、Kupffer细胞、肺吞噬细胞和中性粒细胞。

米帕林色素沉着中，真皮全层的组织细胞胞质中可见黄褐色色素[42]。由于含有铁，Perl普鲁士蓝染色弱阳性，Masson-Fontana染色阴性[38, 43]。羟氯喹相关的色素沉着病理上表现为巨噬细胞内外可见

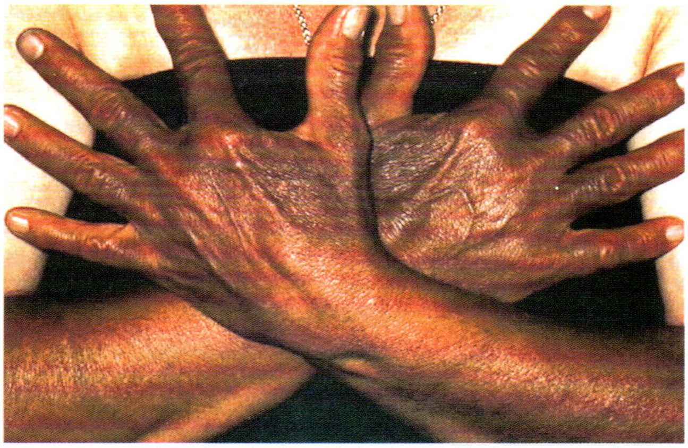

图 14.40 丙咪嗪色素沉着：注意手部和前臂的深褐色色素沉着，与胸部形成对比（By courtesy of L. Cohen, MD, Cohen Dermatopathology, Massachusetts, USA.）

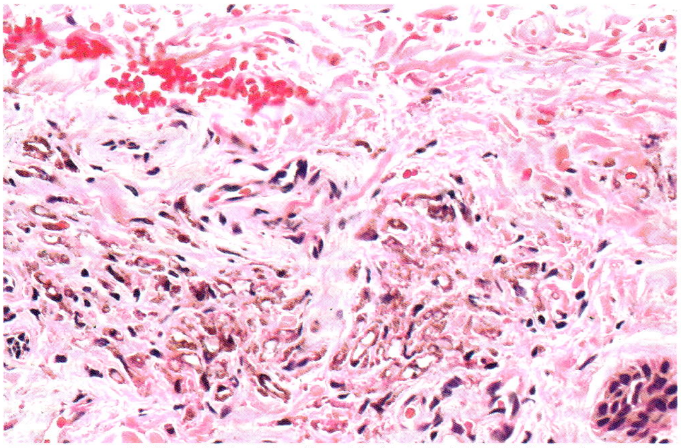

图 14.41 米诺环素色素沉着：注意血管周围的褐色色素颗粒

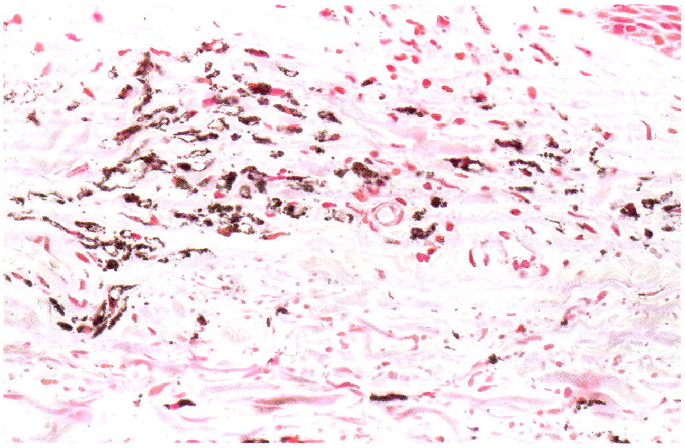

图 14.42 米诺环素色素沉着：色素颗粒Masson-Fontana染色阳性

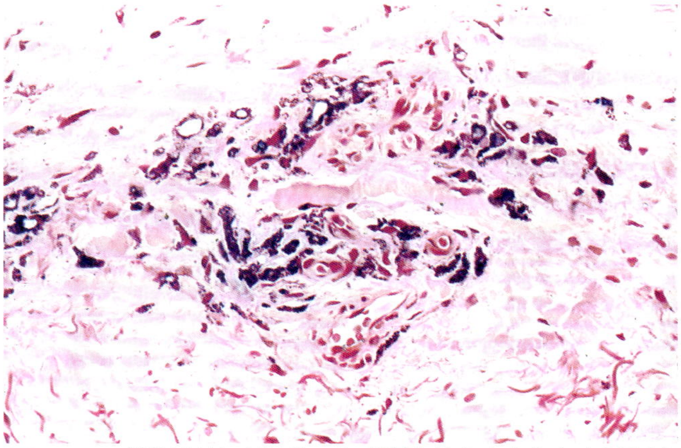

图 14.43 米诺环素色素沉着：色素颗粒普鲁士蓝染色也呈阳性

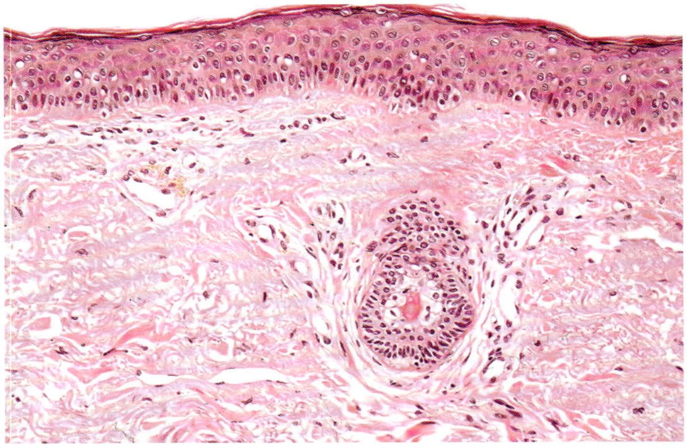

图 14.44 胺碘酮色素沉着：见血管周围吞噬有色素颗粒的巨噬细胞

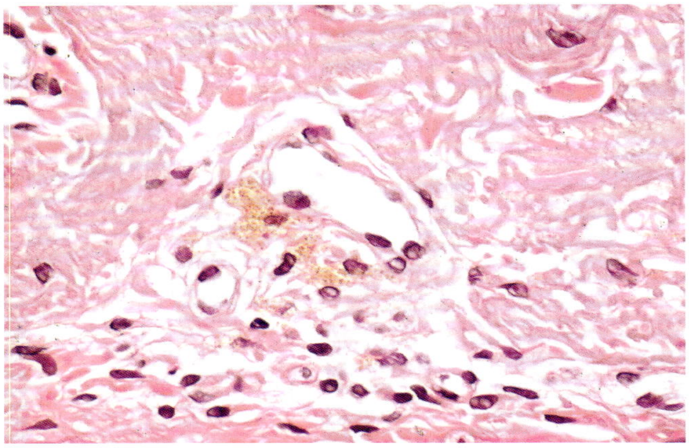

图 14.45 胺碘酮色素沉着：高倍镜观

黄褐色颗粒沉积[54]。这些颗粒为非折光性，Masson-Fontana 染色阳性，铁染色阴性[54]。

氯丙嗪色素沉着表现为真皮浅层血管周围结合于巨噬细胞的金褐色色素颗粒。Masson-Fontana 染色阳性，Perl 普鲁士蓝染色阴性[47]。超微结构显示色素颗粒位于溶酶体内，并可见于内皮细胞、成纤维细胞、Schwann 细胞和平滑肌细胞，以及巨噬细胞[44-45]。黑素增多也加重了皮肤色素沉着[44]。

组织学上丙咪嗪和地昔帕明色素沉着表现为真皮上部散在的或被巨噬细胞吞噬的金褐色色素颗粒，Masson-Fontana 染色阳性（图 14.46）[48-49，51]。Perl 普鲁士蓝染色阴性。超微结构上组织细胞内可见溶酶体内致密电子颗粒及组织细胞内黑素小体[48]。

## 血管炎性药物反应

药物不良反应是血管炎的常见原因[1-2]。在大多数病例中，免疫复合物机制可能是最常见的发病机制。可引起血管炎性药物反应（vasculitic drug reactions）的药物很多，多为个案报告，包括抗感染药物、癌症化

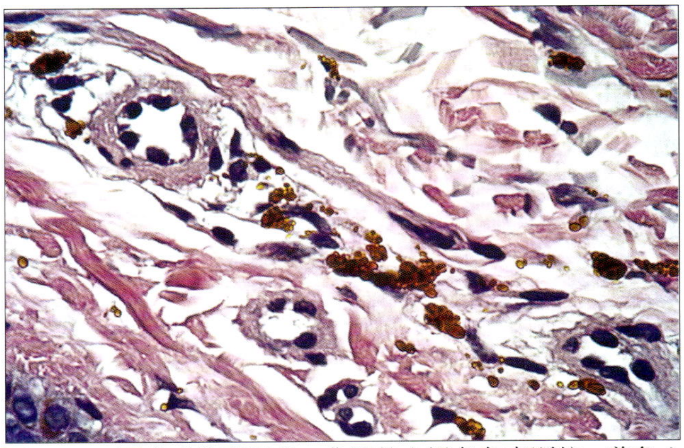

图 14.46 丙咪嗪色素沉着：典型的金褐色色素颗粒。普鲁士蓝染色阴性（By courtesy of L. Cohen，MD，Cohen Dermatopathology，Massachusetts，USA.）

疗药物及其佐剂、精神活性药和心血管药物、利尿药、抗凝血药物、β-肾上腺素受体激动剂和抗惊厥药[2]。值得重视的有甲氧苄啶（磺胺增效剂）、青霉素、磺胺类药物、NSAIDs 和阿司匹林[3]。最近报道的与血管炎有关的药物还有西咪替丁、克拉霉素、香豆素、呋塞米、肼屈嗪、布洛芬、碘、非那西汀、酚噻嗪类、普鲁卡因胺、利福平、丙硫氧嘧啶和链激酶（图 14.47、14.48）[4-13]。最近发现抗 TNF-α 治疗与血管

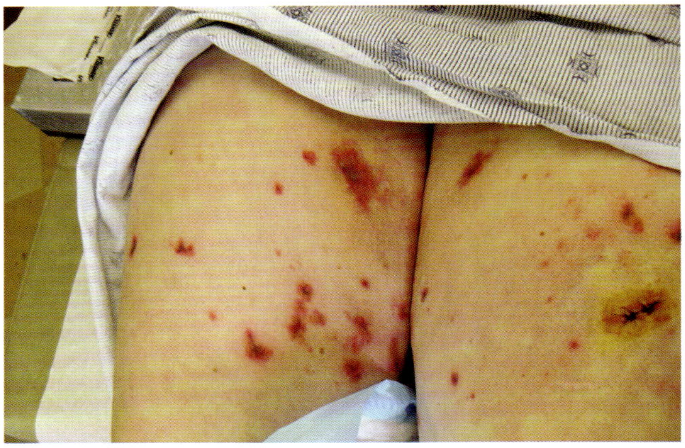

图 14.47 血管炎性药物反应：丙硫氧嘧啶治疗引起的出血性斑片和斑块，中央坏死（By courtesy of M. Mailberger，MD，Virginia Commonwealth University，Richmond，Virginia，USA.）

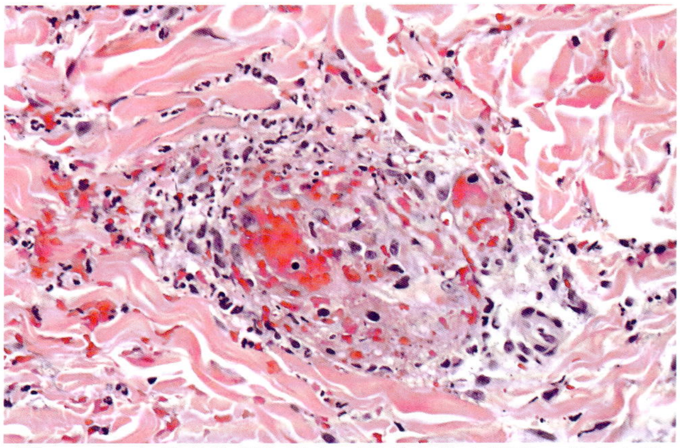

图 14.48 血管炎性药物反应：可见急性血管炎，伴有血栓

炎性药物反应有关[14-15]。

有报道氯噻嗪、别嘌醇、苯妥英和卡马西平可导致肉芽肿性血管炎[4, 16-18]。

# 紫癜性药物反应

## 临床特征

药物不良反应可表现为紫癜。常见药物有 NSAIDs、利尿剂、甲丙氨酯、苯酰吡酸钠、氨苄西林、伪麻黄碱、利奈唑胺和利多卡因 / 丙胺卡因乳膏[1, 4]。

## 组织学特征

组织学改变主要为血管外红细胞，不伴血管炎改变（图 14.49）。

# 肉芽肿性药物反应

## 临床特征

间质性肉芽肿性药物反应（granulomatous drug reactions）非常罕见，包括钙通道阻滞剂、ACE 抑制剂、β 受体阻滞剂、降血脂药、利尿剂、NSAIDs、抗组胺药、抗惊厥药和抗抑郁药[1]。近来有文献报道，IL-1 抑制剂（阿那白滞素）和阿达木单抗可出现肉芽肿性反应[2-3]。除药物外，本病还与许多系统性疾病有关，包括类风湿性关节炎、肝胆疾病、糖尿病、克罗恩病和慢性感染性疾病，如丙型肝炎、单纯疱疹 / 带状疱疹、EB 病毒（EBV）和 HIV 的感染性疾病[2]。皮疹表现为红色或紫色，形状不规则，有时呈环状的斑块，不伴瘙痒，主要分布于上臂内侧、股内侧和腹股沟（图 14.50）[1]。有一例抗癫痫药物超敏综合征的患者出现红皮病[4]。

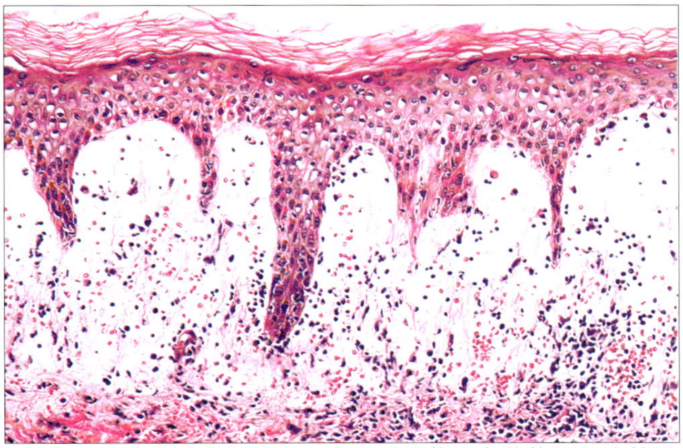

图 14.49 紫癜性药物反应：表皮下显著的水肿伴红细胞外溢

## 组织学特征

组织检查可见淋巴细胞、组织细胞、嗜酸性粒细胞、浆细胞和多核巨细胞呈典型的间质性浸润，有时还伴有真皮黏蛋白沉积，很像浅表性的间质性环状肉芽肿（图 14.51、14.52）。常可见到明显的胶原纤维和弹力组织断裂及巨细胞吞噬结缔组织碎片现象（图 14.53、14.54）。还可见到散在的肉芽肿反应及肉芽肿性血管炎[5]。还有火焰样图像和 Churg-Strauss 样肉芽肿的报道[6-7]。高达 50% 的病例可见亲表皮的非典型淋巴细胞，这些细胞染色质深染、核不规则、大小不等[1]。多数病例可见界面皮炎，有时

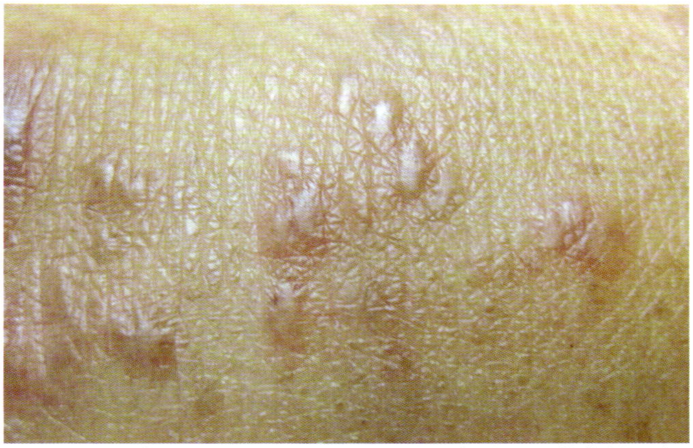

图 14.50 苔藓样和肉芽肿样皮炎：注意顶部扁平的苔藓样丘疹，此皮疹在利妥昔单抗治疗中出现（By courtesy of J. Francis，MD，Virginia Commonwealth University，Richmond，Virginia，USA.）

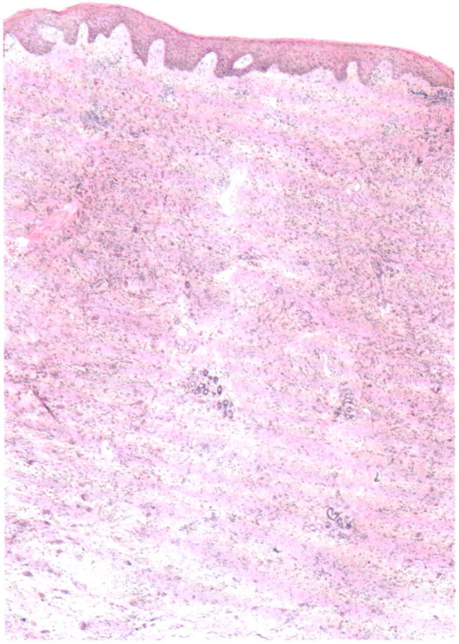

图 14.51 肉芽肿性药物反应：真皮全层有炎性细胞浸润

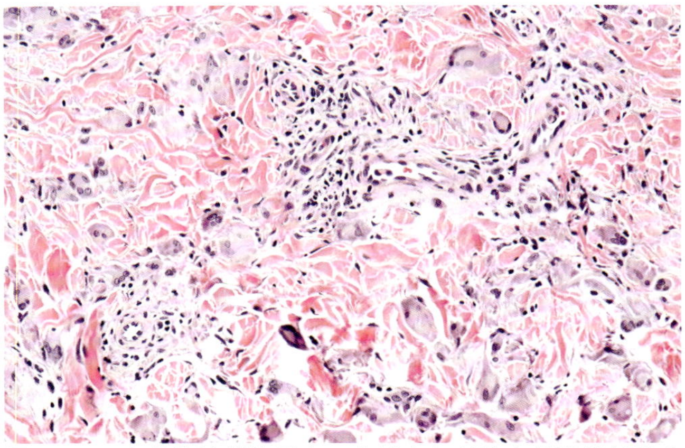

图 14.52 肉芽肿性药物反应：本例有与环状肉芽肿类似的分布模式

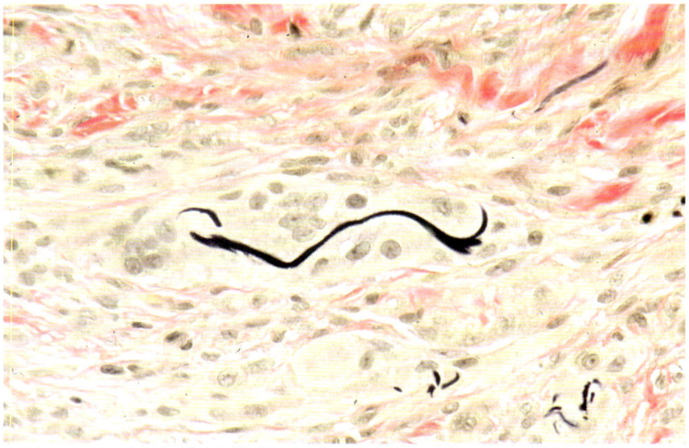

图 14.53 肉芽肿性药物反应：有广泛的吞噬弹性组织现象（elastic van Gieson 染色）

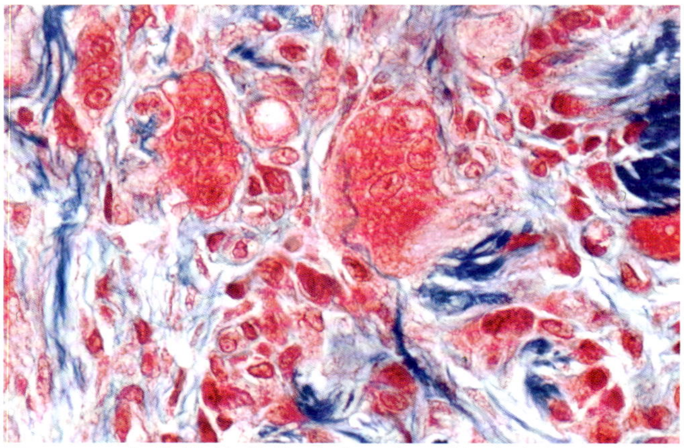

图 14.54 肉芽肿性药物反应：也可见到吞噬胶原现象（Masson 三色染色）

伴苔藓样浸润[1，5]。

## 鉴别诊断

间质性肉芽肿性药物反应必须与环状肉芽肿和系统性疾病的皮肤损害鉴别。环状肉芽肿一般没有界面改变，而渐进性坏死不是肉芽肿性药物反应的特点。系统性疾病相关的肉芽肿性皮炎一般伴血管炎和（或）血栓形成现象[7]。有明显非典型淋巴样细胞浸润者需与皮肤 T 细胞淋巴瘤鉴别。当弹性组织吞噬现象非常明显时，应考虑肉芽肿性皮肤松弛。

# 药物性结节性红斑

见脂膜炎章节。

# 药物性脱发

药物引起的脱发一般是可逆的，多半不形成瘢痕，女性多于男性[1-4]。

生长期脱发是由于有丝分裂停止，最常见于接受抗癌药物治疗的患者，常于用药后数天至数周内发生[1-2]。头皮胡须部位毛发生长初期毛囊所占比例较高，最常受累。本病多见于联合化疗，且病情较重[4]。所有抗癌药物都可引起不同程度的脱发，特别是博来霉素（争光霉素）、环磷酰胺、放线菌素 D（更生霉素）、柔红霉素、多柔比星、5- 氟尿嘧啶、异环磷酰胺和长春地辛[1-2]。药物性脱发的临床表现不尽相同，有些药物可引起所有患者脱发，有些药物只引起部分患者脱发[5]。

休止期脱发发生在接受治疗数月后，即毛发进入生长终期而引起脱发[1]。抗凝血药物，包括肝素、华法林和硫酸右旋糖酐可引起 50% 的患者发生休止期脱发[3，5-11]。其他可引起休止期脱发的药物包括抗甲状腺药物（如碘、硫尿嘧啶和卡比马唑）、口服避孕药、锂、干扰素和维 A 酸类[5，12-13]。

# 药物性红斑狼疮

## 临床特征

肼屈嗪是第一个被发现可引起药物性系统性红斑狼疮的药物[1-8]。普鲁卡因胺、奎尼丁、柳氮磺吡啶、氯丙嗪、青霉胺、甲基多巴、卡马西平、醋丁洛尔、异烟肼、卡托普利、丙硫氧嘧啶和米诺环素也可引起本病[2-3]。TNF-α 抑制剂治疗可出现狼疮样综合征[9-10]。其中肼屈嗪和普鲁卡因胺最易引起，其次是奎尼丁，其余药物引起本病的发病率较低[2]。实验室检查多数患者有抗 -Ro、抗 -La 和抗核抗体（ANA）[1]。有患者在使用特比萘芬后发生亚急性皮肤型红斑狼疮样皮疹[11-13]。近来发现在IFN注射部位出现局限性皮肤狼疮皮疹[14]。临床皮疹可有颊部红斑、盘状损害、光敏感、口腔溃疡，脱发少见[2]。抗TNF-α治疗引起的狼疮与其他药物不同，皮疹、低补体血症以及血清双链DNA阳性更常见[13]，常在开始治疗数月到数年后出现症状[15]。诊断标准如下[2]：

- 可疑药物持续治疗1个月或更长。
- 常见首发症状包括关节痛/关节炎、肌炎、浆膜炎、全身不适和发热。
- 抗组蛋白抗体常阳性，特别是IgG型抗-（[H2A-H2B]-DNA）抗体。
- 最重要的是停止可疑药物后数天或数周内临床症状得到改善。

## 组织学特征

皮损组织病理表现与特发性红斑狼疮难以鉴别。

# 大疱性药物反应

药物性大疱可由药物副作用比如严重的海绵水肿或严重的界面皮炎引起，也可能是药物相关的自身免疫性大疱病的表现（图14.55）。本章只讨论后一种情况，包括药物引起的线状IgA病。大疱性类天疱疮、获得性大疱性表皮松解症（EBA）、各种类型的天疱疮和药物引起的假性卟啉症。许多药物反应都是个案报道，特别是在服用多种药物的患者，通常很难确定哪种药物是引起不良反应的药物，哪种是与其相关的药物。在少数病例报告中，患者是偶然再次接触已经明确的致敏药物而导致复发。

本病可能与很多因素有关，但确切机制还不清楚[1]：

- 对基底膜的直接毒性作用或细胞间桥自身抗体产生。
- 药物作为半抗原。
- 药物与基底膜或细胞间物质具相似抗原性。
- 免疫系统紊乱导致抗基底膜抗体产生。
- 药物引起细胞膜钙代谢异常。

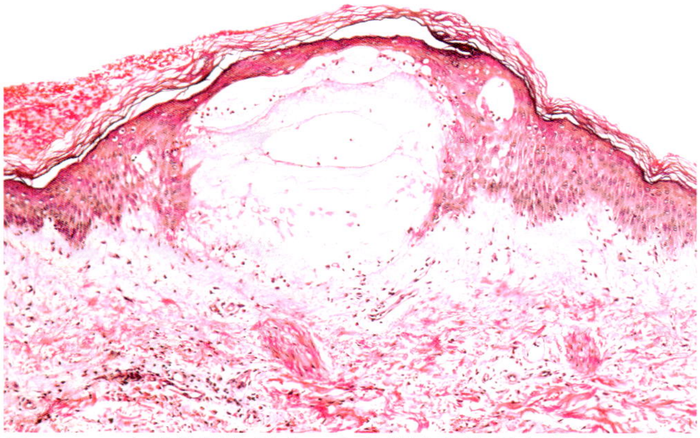

图14.55 大疱性药物反应：在发疹性药物反应基础上出现表皮下水疱

## 药物性线状IgA病

最常引起线状IgA病的药物是静脉用万古霉素[1-7, 8-10]。甲氧苄啶-磺胺甲噁唑、青霉素、苯妥英、生长抑素、锂、胺碘酮、卡托普利、头孢孟多、头孢曲松、环孢素、IL-2、IFN-α、青霉素、阿莫西林、氨己烯酸和双氯芬酸也可引起类似皮损[2, 11-21]。万古霉素引起线状IgA病的皮肤表现包括瘙痒、红斑、荨麻疹、靶样和大疱性损害，多见于躯干、肢端和掌跖（图14.56、14.57）[1]。也可出现麻疹样皮疹[8]。40%的

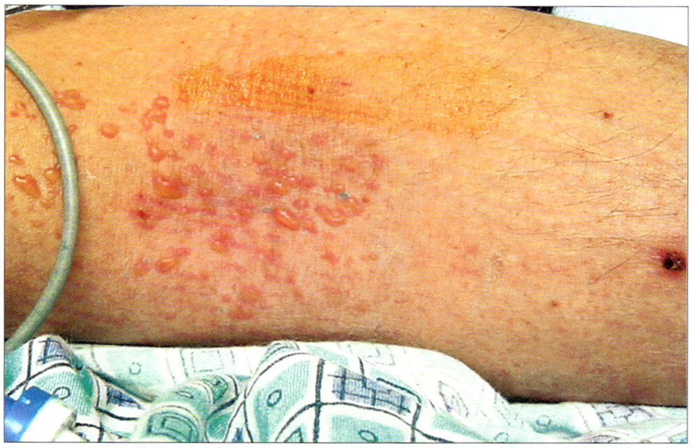

图14.56 药物性线状IgA病：万古霉素治疗后发生的水疱（By courtesy of B.A. Solky，MD，Department of Dermatology，Harvard Medical School，Boston，USA.）

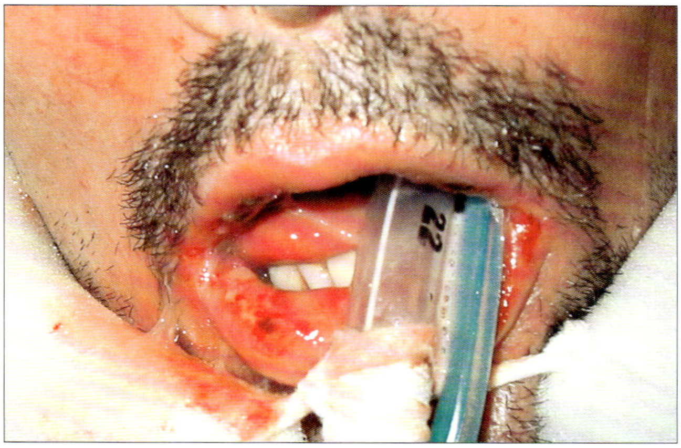

图14.57 药物性线状IgA病：可见口腔损害（By courtesy of B.A. Solky，MD，Department of Dermatology，Harvard Medical School，Boston，USA.）

病例有黏膜损害，因此临床上常与 EM 和 TEN 有重叠[2, 9-10]。喉黏膜也可受累[20]。

## 发病机制和组织学特征

所有病例都有沿基底膜带的线状 IgA 沉积（图 14.58）。约 20% 的患者伴 C3 沉积[7]。IgG 线状沉积非常少见，不能以此与药物性大疱性类天疱疮鉴别[3, 17]。实际上这些病例是药物引起的 IgA 介导的大疱性类天疱疮[21]。25% 的患者有循环 IgA 型抗基底膜带抗体[1]。皮肤盐裂试验荧光主要位于疱的底部（真皮面）[1-2]。免疫电镜检查结果不一，IgA 可见于透明板、致密板和致密板下带[18-20]。蛋白质免疫印迹已发现了数种抗原，包括 230kD 抗原（大疱性类天疱疮 1）、97 kD 抗原（一种锚纤维蛋白）和对应于Ⅶ型胶原的 250 kD 抗原[19-20]。

组织病理学检查，大多数病例可见表皮下水疱伴大量中性粒细胞浸润，但有时可见较多嗜酸性粒细胞（图 14.59 ～ 14.61）[2]。

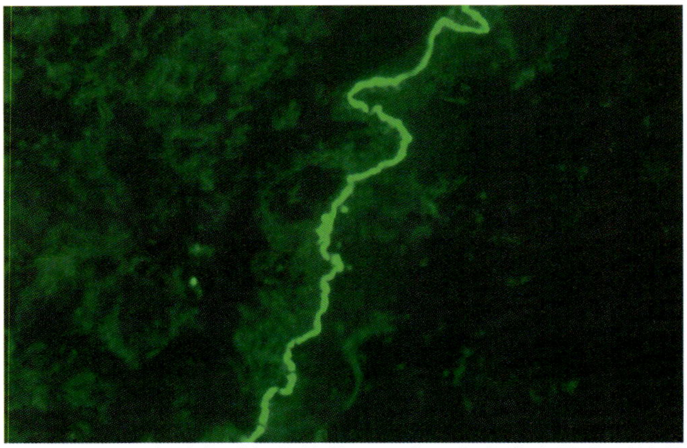

图 14.58 万古霉素引起的线状 IgA 病：免疫荧光检查可见基底膜 IgA 沉积

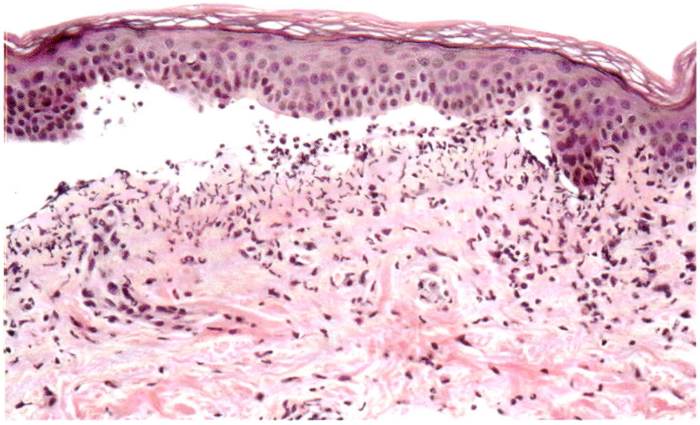

图 14.59 万古霉素引起的线状 IgA 病：此例可见表皮下水疱，伴大量中性粒细胞浸润

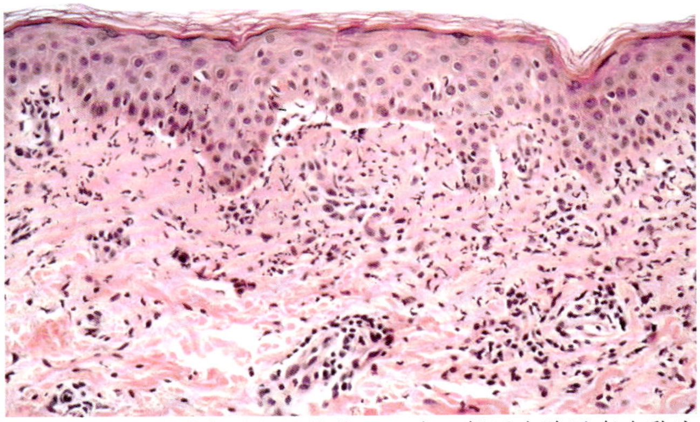

图 14.60 万古霉素引起的线状 IgA 病：邻近皮肤示真皮乳头中性微脓肿

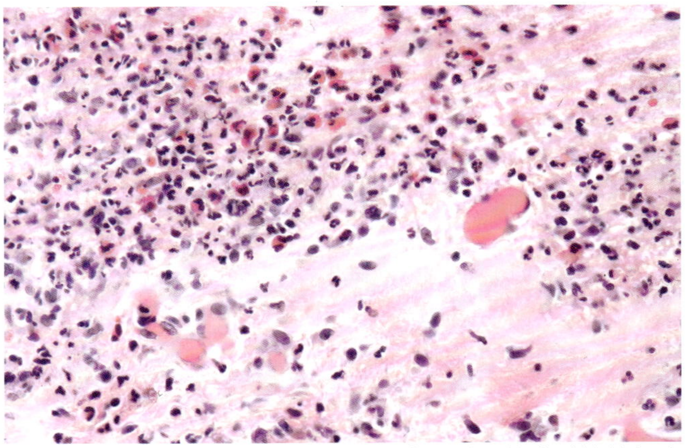

图 14.61 万古霉素引起的线状 IgA 病：明显的嗜酸性粒细胞浸润，需与大疱性类天疱疮鉴别

# 药物性大疱性类天疱疮

## 临床特征

据文献报道，很多药物可引起药物性大疱性类天疱疮（drug-induced bullous pemphigoid）和瘢痕性类天疱疮，包括卡托普利、环丙沙星、氯喹、呋塞米、布洛芬、甲芬那酸、硝苯地平、青霉胺、青霉素、非那西汀、柳氮磺吡啶、螺内酯和低分子量肝素（依诺肝素）[1-14]。其中最重要的包括抗风湿药物、心血管药物和抗生素[6]。青霉胺引起的药物性类天疱疮最多见（瘢痕性多于大疱性），多见于类风湿性关节炎患者[6, 15-17]。呋塞米也是引起药物性大疱性类天疱疮的常见药物，近来有作者认为许多病例诊断为假卟啉症或获得性大疱性表皮松解症更为合适[6, 18]。免疫学检查证实，ACE 抑制剂如卡托普利和依那普利均可引起大疱性类天疱疮[2, 8]。青霉素类包括阿莫西林和普鲁卡因青霉素 G，是最常引起本病的抗生素[6]。

临床上，药物性类天疱疮与特发性类天疱疮类似，但皮疹常呈多形性，类似于其他药物性大疱性皮肤病，如多形性红斑、湿疹样皮炎和迟发性皮肤卟啉症[6]。药物性类天疱疮黏膜损害常见，因此大疱性与瘢痕性类天疱疮难以鉴别。有些患者表现为大疱性类天疱疮与寻常型天疱疮的重叠[6]。

### 组织学特征

直接免疫荧光法检查可见基底膜带线状 IgG 和 C3 沉积[7-8]。盐裂试验间接免疫荧光检查可见抗体结合于表皮侧（疱顶）[2, 5-6]。蛋白质免疫印迹证实抗体对 230 kD 和 180 kD 两种大疱性类天疱疮抗原发生反应[2-3]。

组织学上，药物性类天疱疮与典型的大疱性类天疱疮相似，可见表皮下疱伴大量嗜酸性粒细胞浸润。

## 药物性获得性大疱性表皮松解

有报道，粒细胞-巨噬细胞集落刺激因子（GM-CSF）可引起药物性获得性大疱性表皮松解（drug-induced epidermolysis bullosa acquisita），一位接受了万古霉素和庆大霉素治疗的患者也发生了本病[1-2]。以上 2 例患者均表现为表皮下水疱，伴大量嗜酸性粒细胞浸润；直接免疫荧光检查见基底膜带线状 IgA 和 IgG 沉积。第 1 例患者盐裂试验间接免疫荧光检查见抗体结合于疱底，免疫电镜检查见抗体沉积在致密板和致密板下带[1]。第 2 例患者通过酶联免疫吸附法（ELISA）证实了针对Ⅶ型胶原的 IgG 抗体[2]。有报道青霉胺治疗也可引起获得性大疱性表皮松解症样的反应，病理上出现乏炎症的表皮下疱，直接免疫荧光显示 C3、IgG 和 IgM 线状沉积，盐裂皮肤直接免疫荧光可见 IgG 位于水疱底部[3]。

许多万古霉素引起的线状 IgA 病病例在盐裂试验中抗体结合于疱底，提示其中许多病例可能是药物性获得性大疱性表皮松解[2]。也有青霉素引起获得性大疱性表皮松解样皮肤病的报道，但未经免疫荧光或分子生物学证实[3]。

## 药物性天疱疮

### 临床特征

许多药物与天疱疮有关，这些药物或是直接致病，或是作为间接激发因素[1-14]。其中许多药物属于巯基类化合物（具有 -SH 结构），包括青霉胺、卡托普利、布西拉明和硫普罗宁[1, 4]。巯基引起的皮肤棘层松解是通过免疫学和直接生物化学两种机制[5]。治疗类风湿性关节炎的药物青霉胺最易引起天疱疮[6]。落叶型天疱疮最常见，也有寻常型、红斑型和疱疹样天疱疮的报道[2, 6-8]。其他药物包括金复合物、青霉素、利福平和先锋霉素类，这些药物含有硫，也可形成巯基[4]。外用咪喹莫特可引起落叶型和增殖型天疱疮[15-17]。另外，放疗可引起落叶型和寻常型天疱疮[18-21]。临床上，药物性天疱疮可类似寻常型、落叶型、红斑型或增殖型天疱疮，以寻常型最常见[4]。在以往的文献中，落叶型天疱疮多见，但随着非巯基药物的应用，寻常型变得更常见[4]。咪喹莫特引起的落叶型天疱疮常位于涂药部位，有一例报道除涂药部位外，远端皮损也受累[16]。所有放疗引发的天疱疮患者，都在放疗部位出现皮损[18-21]。也有一例远端皮损受累的报道[22]。

### 发病机制和组织学特征

组织学上，药物性天疱疮与特发性天疱疮没有区别[23]。药物性天疱疮的细胞间 IgG 抗体和循环抗体检查结果差异较大，但最近报告的 10 例患者直接免疫荧光检查均为阳性，循环抗体 80% 阳性[4]。这些抗体可识别桥粒芯糖蛋白 3 和（或）1[1, 22]。

## 药物性假卟啉症

### 临床特征

假卟啉症是罕见水疱性疾病，临床表现和病理变化与卟啉症相似，但卟啉代谢正常（图 14.62）。

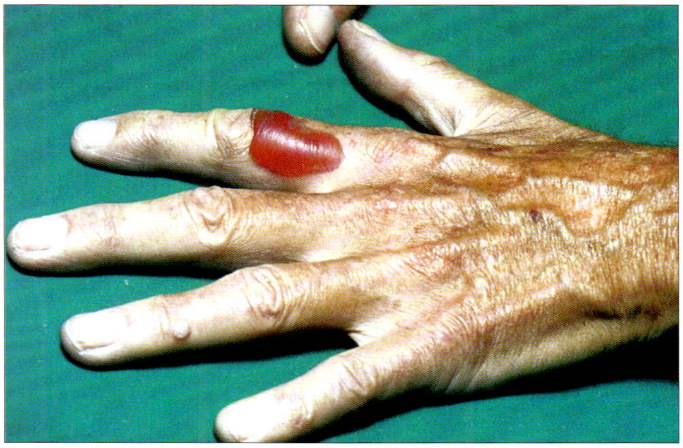

图 14.62 假性卟啉症：外伤引起的手背和手指的特征性水疱
（By courtesy of the Institute of Dermatology，London，UK.）

引起假卟啉症的原因很多，包括药物、慢性肾衰竭（常在透析过程中）、过度日光照射和 UVA 暴露。也有报道本病在过度使用日光剂后出现[1-15]。常见的药物包括利尿剂（如呋塞米）和 NSAIDs（特别是萘普生）。其他药物包括异维 A 酸和口服避孕药。近来发现伊马替尼（酪氨酸激酶抑制剂）和伏立康唑可致本病[14-15]。

### 发病机制和组织学特征

假卟啉症的发病机制不清楚，但可能是（至少部分患者）一种光毒性光变态反应[12]。

组织学上，假卟啉症表现为表皮下疱，不伴细胞浸润，真皮乳头完整（呈垂花饰样）。

免疫荧光检查可见表皮-真皮交界面及真皮浅层血管周围免疫球蛋白沉积（主要是 IgG）。

## 银屑病样药物反应

### 临床特征

很多药物可引起银屑病和银屑病样皮肤病，包括锂、β 受体阻滞剂、NSAIDs、合成抗疟药、四环素[1-5]。药物性银屑病可有多种临床表现，包括[1-2]：

- 使原有的银屑病加重，
- 诱使无银屑病区域发生新的损害，
- 促使银屑病反复发作，
- 抵抗治疗。

锂剂可使原有的银屑病加重或导致新发银屑病[2]。其临床表现可为斑块型银屑病、泛发性脓疱性银屑病、掌跖脓疱病、头皮银屑病和银屑病性红皮病[2, 6-8]。潜伏期为 1 周到数年或更长[2]。

β 受体阻滞剂（如普萘洛尔、氧烯洛尔、吲哚洛尔、阿普洛尔和现在停用的普拉洛尔）、抗疟药（如氯喹和羟氯喹）和 NSAIDs（如吲哚美辛、保泰松、羟保泰松和布洛芬）也可引起银屑病样皮疹或导致原皮损加重或复发[1-2, 9-15]。

TNA-α 抑制剂可使银屑病加重或导致新发银屑病皮损。大多数患者发展为掌跖脓疱病或脓疱病型银屑病。出现皮损的时间不定，常在用药后数月。TNF-α 抑制剂可能通过上调 1 型干扰素从而引发银屑病样皮损。

其他很多药物也已证实可使银屑病加重或导致新发银屑病。这些药物包括抗真菌药物特比萘芬，抗生素如青霉素和四环素，地高辛，胺碘酮，IFN-α，重组 IFN-α，以及厄洛替尼（酪氨酸激酶抑制剂）[2, 22-31]。

### 组织学特征

组织学上银屑病样药物反应兼有慢性单纯性苔藓和银屑病的特点，偶尔与寻常型银屑病难以鉴别（图 14.63 ～ 14.65）。TNF-α 引发的银屑病可出现苔藓样浸润和海绵水肿[21]。

## 糠疹样药物反应

### 临床特征

ACE 抑制剂和金制剂可引起糠疹样药物反应

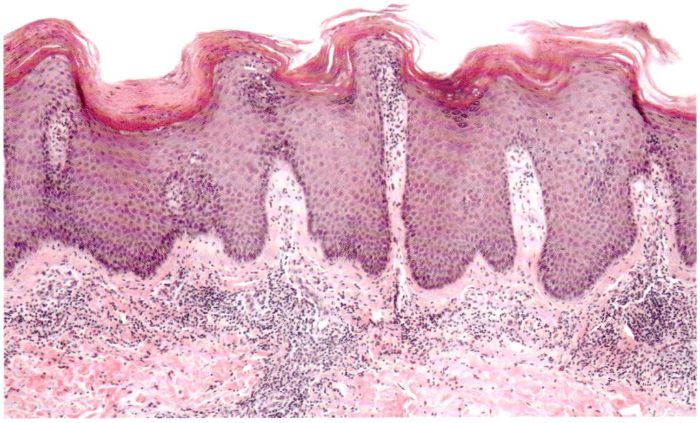

图 14.63 银屑病样药疹：有融合性角化不全，伴表皮突延长、增宽和部分融合

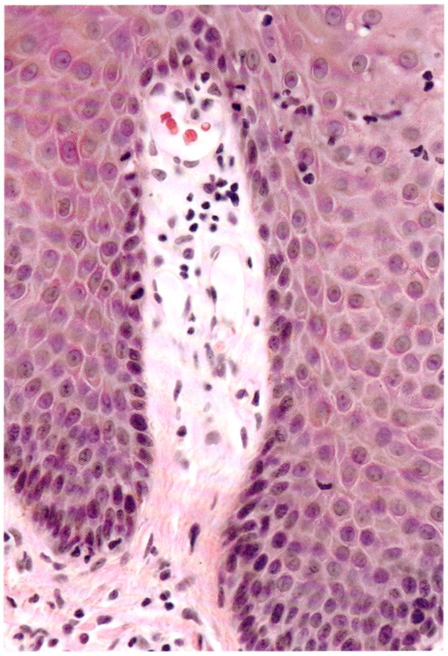

图 14.64 银屑病样药物反应：真皮乳头毛细血管迂曲扩张

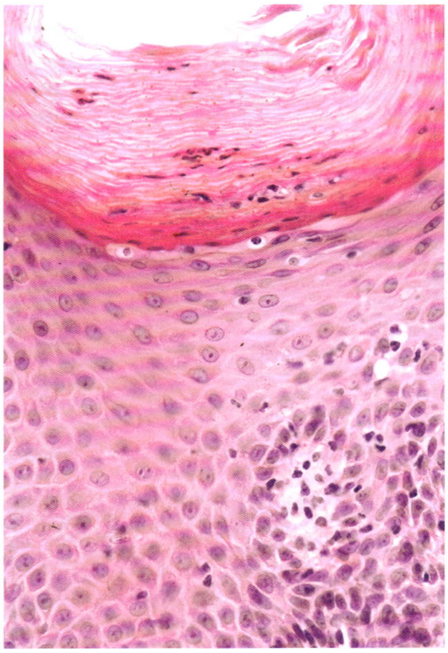

图 14.65 银屑病样药物反应：角质层内可见中性粒细胞

（pityriasiform drug reactions）[1-4]。其他少见药物包括特比萘芬、奥美拉唑、苯氟雷司、砷剂、铋化合物、异维A酸、萘普生、对乙酰氨基酚、巴比妥酸盐类和卡介苗（BCG）[5-11]。酪氨酸激酶抑制剂伊马替尼可引起糠疹样皮炎[12-14]。皮疹为小片红斑伴周边脱屑，走向与皮纹一致，形成典型的"冷杉树"样，主要分布于躯干和四肢。

## 组织学特征

组织病理学检查可见片状角化不全，局灶性海绵水肿伴淋巴细胞外渗和真皮浅层血管周围淋巴细胞浸润，有时伴有血管外红细胞（图 14.66）[3，6]。偶尔临床表现为玫瑰糠疹样皮疹，而病理为银屑病样改变[9]。

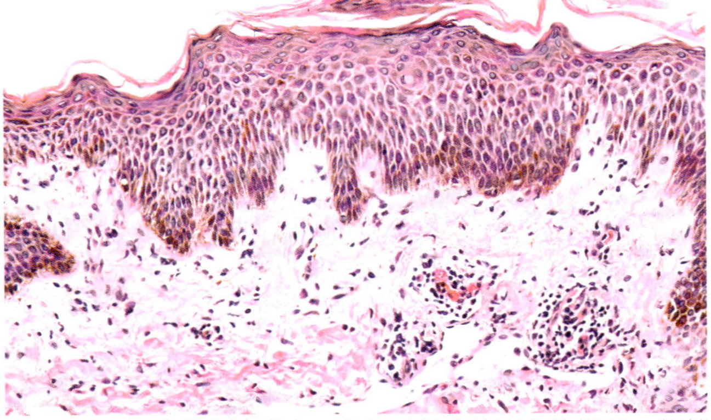

图 14.66 糠疹样药物反应：有局灶性角化不全性鳞屑，伴棘层肥厚和海绵水肿。真皮浅层血管周管性慢性炎症细胞浸润

# 脓疱性药物反应

## 临床特征

药物性脓疱是一种痤疮样反应，皮质类固醇、促蛋白合成类固醇类、口服避孕药、异烟肼、氟哌啶醇和锂剂治疗可引起本症（图 14.67）[1]。此外它们也可见于卤素引起的药物反应（见下文）。

脓疱也是急性泛发性发疹性脓疱性皮病（中毒性脓疱性皮肤病）的主要特点（图 14.68）。本病罕见，表现为在瘙痒性或灼热的水肿性红皮病基础上突然出现大量小的、非毛囊性脓疱[2-11]。皮疹最初常发生于面部或间擦部位，很快泛发全身[3]。少数患者有黏膜累及[3]。也可有面部水肿、紫癜、水疱和多形红斑样皮损[3，6]。患者常有发热，大多数患者没有特殊皮肤病史，但有些患者有银屑病病史[3]。皮疹一般迅速消退，常继发广泛脱屑[9]。实验室检查经常有外周血白细胞总数增多，中性粒细胞比例增高，有时

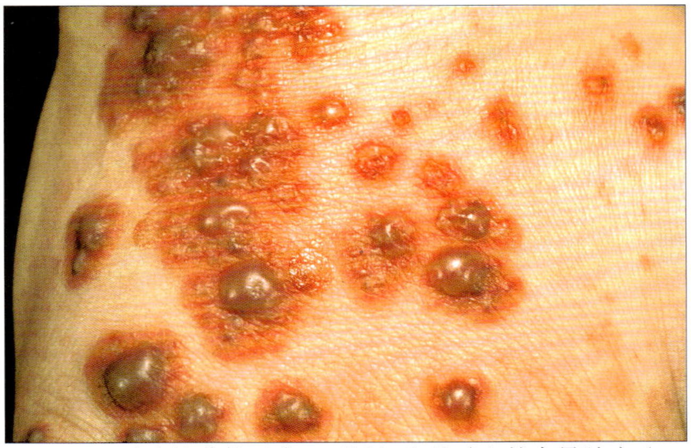

图 14.67 脓疱性药物反应：可见红斑基础上的大量脓疱（By courtesy of the Institute of Dermatology，London，UK.）

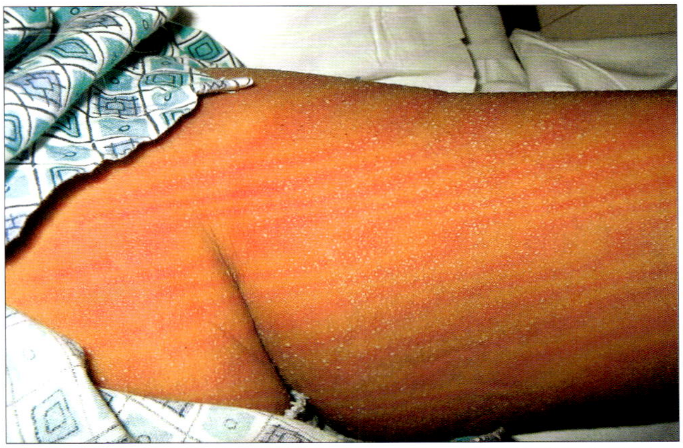

图 14.68 急性泛发性发疹性脓疱性皮病：泛发红斑及大量微小脓疱（By courtesy of B.A. Solky，MD，Department of Dermatology，Harvard Medical School，Boston，USA.）

嗜酸性粒细胞计数增高[3, 9]。

本病可见于汞中毒或病毒（尤其是肠病毒）感染，甚或蜘蛛叮咬，但大多数病例是药物不良反应[3, 12-13]。多出现于抗生素治疗后，包括青霉素、阿莫西林、氨苄西林、甲硝唑、甲氧苄啶和红霉素[3, 9]。此外镇痛药（如对乙酰氨基酚）、抗癫痫药（如卡马西平）、抗糖尿病药（如磺胺丁脲）、抗真菌药（如特比奈芬）、抗疟药（如羟氯喹）和许多其他药物也可引起本病[3, 11-19]。患者多在用药后迅速发病，有时仅需数小时[3, 7]。

## 组织学特征

组织学检查为角层下和（或）表皮内脓疱，伴有大量中性粒细胞，有时疱内可见少许松解的角质形成细胞（图 14.69、14.70）[3, 7]。常可见明显的海绵水肿。真皮乳头常水肿，偶见特征性的表皮下疱。真皮浅层血管周围有淋巴细胞、组织细胞浸润，并伴有明显的中性粒细胞和数量不等的嗜酸性粒细胞，部分病例可见白细胞破裂性血管炎的病理改变[3, 9, 11]。

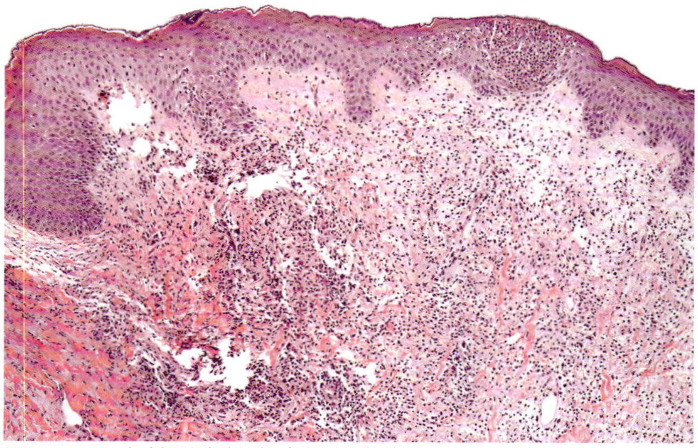

**图 14.69** 急性泛发性发疹性脓疱病：可见角层下脓疱，真皮致密炎症浸润

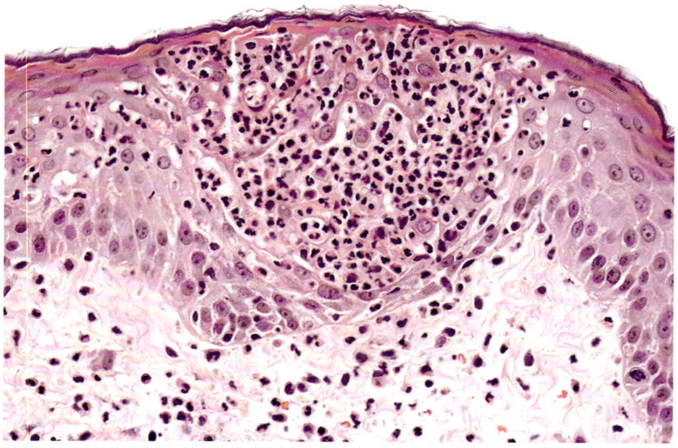

**图 14.70** 急性泛发性发疹性脓疱病：高倍镜下的脓疱，注意棘层松解

## 鉴别诊断

本病需与脓疱型银屑病、角层下脓疱病、IgA 天疱疮、脓疱坏死性血管炎和急性泛发性脓疱性细菌疹鉴别[20-21]。

# 鱼鳞病样药物反应

## 临床特征

本病罕见，据文献报道，服用降血脂药（包括曲帕拉醇和二氮杂胆甾醇）和麻醉椒（Kava consumption）可导致获得性鱼鳞病[1, 3]。临床表现类似寻常型鱼鳞病或板层状鱼鳞病。

## 组织学特征

药物性寻常样鱼鳞病病理表现为轻度角化过度伴颗粒层减少或缺如。真皮浅层血管周围有轻度淋巴组织细胞浸润，偶尔可见嗜酸性粒细胞。

药物性板层状鱼鳞病可见明显角化过度，轻度棘层肥厚，颗粒层正常或增厚。

# 药物性假性淋巴瘤

## 临床特征

药物性假性淋巴瘤（drug-induced pseudolymphoma）包括全身用药导致的假性淋巴瘤样反应（淋巴瘤样药疹），以及较少见的局部用药物引起的接触性皮肤病（淋巴瘤样接触性皮炎）[1-3]。

淋巴瘤样药疹一般为 T 细胞型，但也有 B 细胞淋巴瘤样药疹的报道。T 细胞淋巴瘤样药疹分为抗惊厥药相关的和非抗惊厥药相关的两型[2]。

抗惊厥药相关的 T 细胞淋巴瘤样药疹常在开始用药数周或数月内发病。患者表现为发热、淋巴结病，皮疹单发或泛发，包括红皮病、麻疹样斑丘疹、斑块、结节或肿瘤性损害，常伴有白细胞增多、外周血 Sézary 细胞、嗜酸性粒细胞增多、肝脾大和不同程度肝功能异常（图 14.71）[2, 4-16]。还可见水疱和紫癜性损害[14]。Sézary 综合征样表现罕见[17]。致病药物包括苯妥英、扑米酮、美芬妥英、卡马西平、苯巴比妥和三甲双酮[2]。

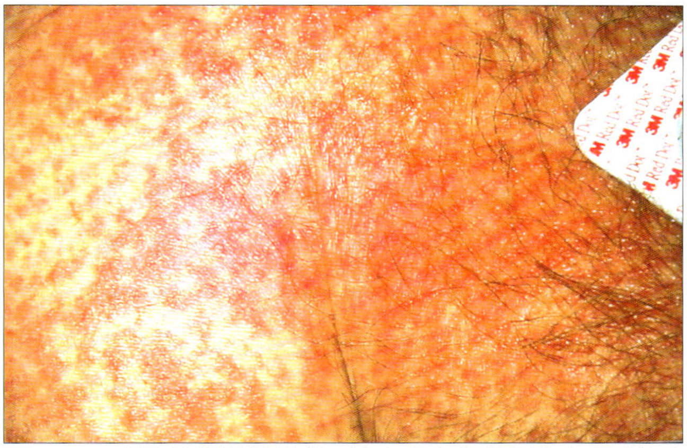

图 14.71 药物性假性淋巴瘤：该患者为苯妥英治疗后引起的斑丘疹

非抗惊厥药相关的假性淋巴瘤反应可单发或多发，表现为丘疹、斑块或结节。可引起的药物很多，包括抗高血压药、抗抑郁药、镇静剂类、β 受体阻滞剂、钙通道阻滞剂、利尿剂、NSAIDs 和抗生素[2，18-22]。此外也有 Sézary 综合征样表现的报道[23]。

淋巴瘤样接触性皮炎更少见，一般是 T 淋巴细胞对接触变应原的反应。组织学改变类似于蕈样肉芽肿[2，24-31]。患者表现为瘙痒性的局限性或泛发性脱屑性丘疹和斑块[2]。本病与很多抗原有关，包括火柴盒擦面抗原、二盐酸乙二胺、异丙基-双苯二胺、磷、镍、钴环烷酸盐和对苯二胺。

B 细胞淋巴瘤样药物反应罕见，盐酸氟西汀和盐酸阿米替林可引起本病[2，21-22]。患者表现为孤立性结节、多发浸润性斑块或丘疹。

B 细胞淋巴瘤样接触性反应可见于金和镍制耳环接触者。患者在穿刺部位出现单发的或多发的坚实红色结节[32-34]。

文身也可引起 B 细胞假性淋巴瘤以及比较少的 T 细胞假性淋巴瘤反应[35-39]。文身后数月至数年，可在文身局部出现丘疹和结节。以红色色素致病最常见，也有蓝色和绿色色素致病的报道[38-39]。金属和有机合成色素均可作为抗原，引发此类反应。

## 发病机制和组织学特征

淋巴瘤样药物反应发病机制尚不清楚，很可能继发于药物引起的免疫紊乱。研究发现，药物引起的淋巴瘤体内体外均可导致 T 细胞增殖，而阻止了抑制性 T 细胞活化[40-41]，从而导致辅助性 T 细胞和 B 细胞的增加，最终分别导致 T 或 B 细胞假性淋巴瘤。

药物性 T 细胞假性淋巴瘤常表现为真皮浅层带状或血管周围致密的淋巴细胞、组织细胞和非典型淋巴样细胞浸润，这些非典型细胞核大、不规则、染色质丰富（图 14.72 ～ 14.76）[42]。脑回状及亲表皮性常

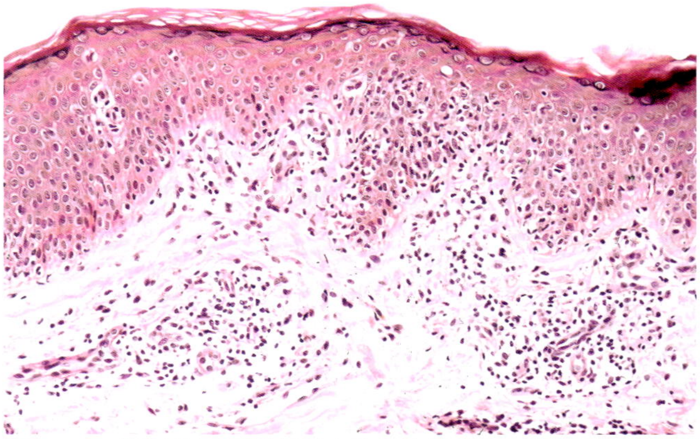

图 14.72 药物引起的假性淋巴瘤：真皮浅层血管周围有非典型淋巴细胞浸润，亲表皮性明显。组织学改变类似于蕈样肉芽肿

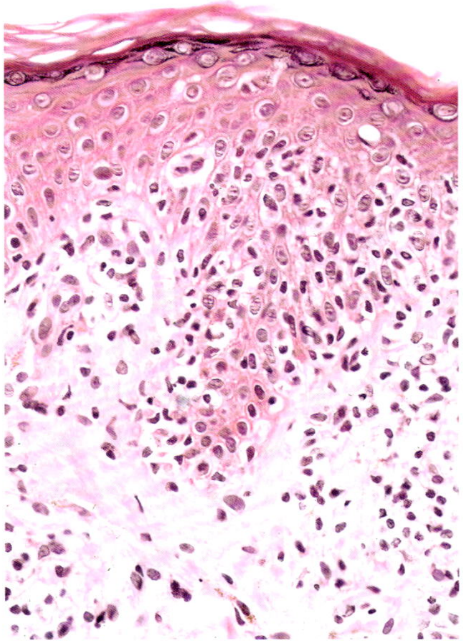

图 14.73 药物引起的假性淋巴瘤：淋巴细胞周围见完整的人工收缩间隙，并可见小的 Pautrier 微脓疡

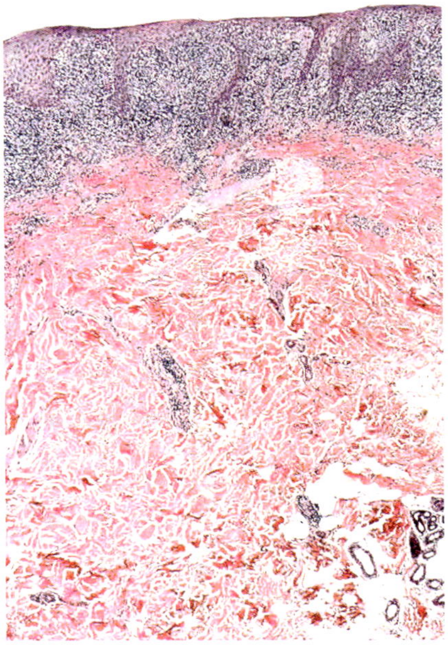

图 14.74 卡马西平引起的假性淋巴瘤：本例真皮浅层有致密带状淋巴细胞浸润

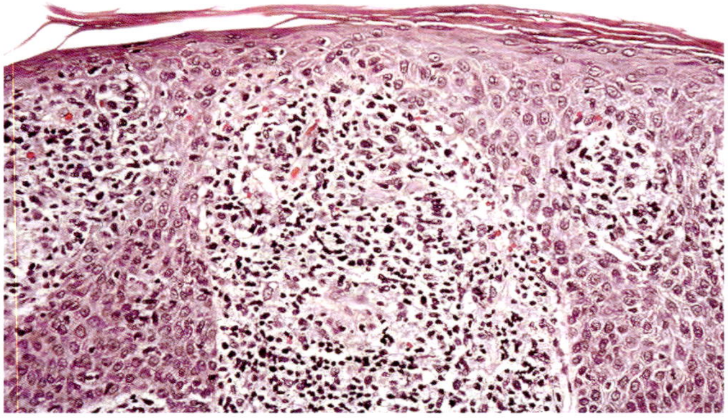

图 14.75 卡马西平引起的假性淋巴瘤：有明显的淋巴细胞不典型性。可见脑回状细胞。这些特征类似斑块期蕈样肉芽肿

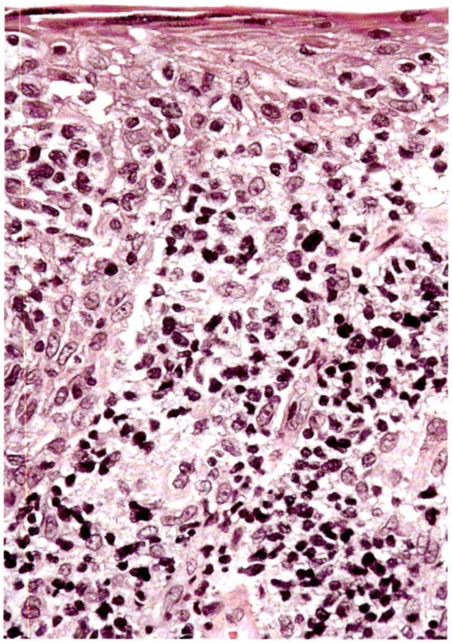

图 14.76 卡马西平引起的假性淋巴瘤：诊断依靠临床与病理的密切结合

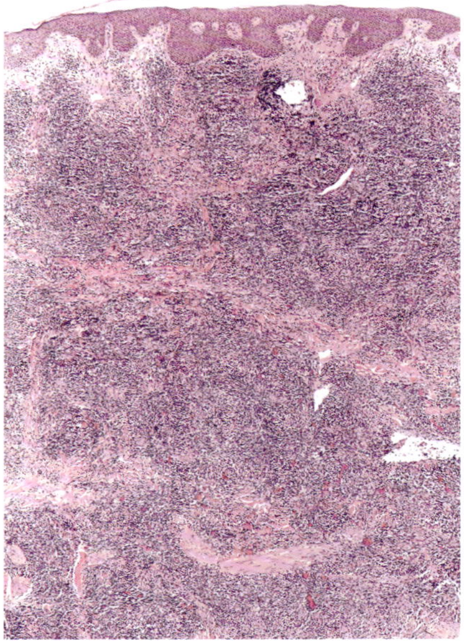

图 14.77 药物性假性淋巴瘤：抗抑郁药治疗后发生的多发性皮肤结节。病理见真皮致密细胞浸润

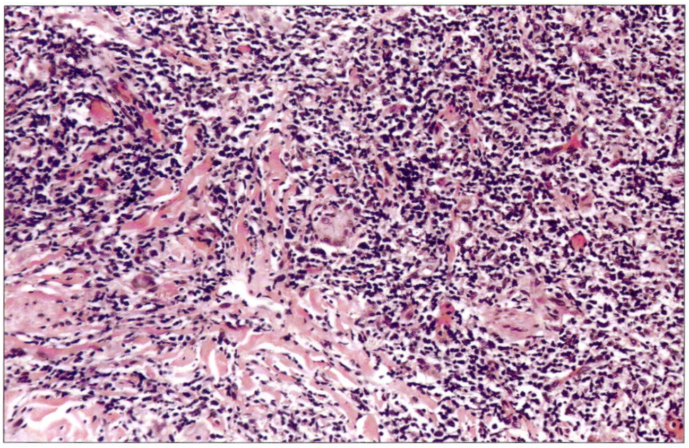

图 14.78 药物引起的假性淋巴瘤：明显的散在分布的多核巨细胞

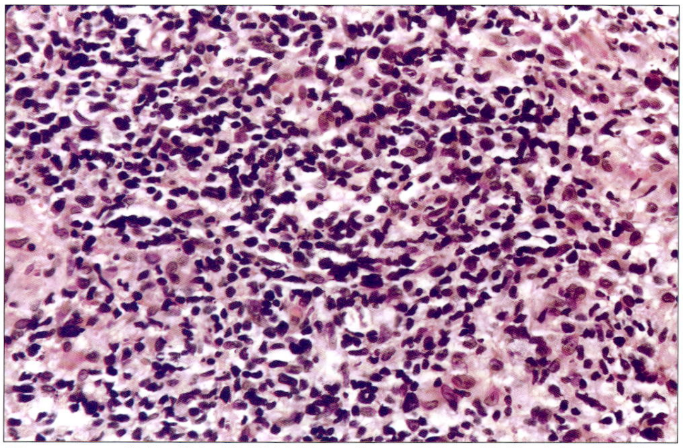

图 14.79 药物引起的假性淋巴瘤：可见显著的不典型性淋巴细胞。停药后结节消退

见。偶尔可见类似于蕈样肉芽肿的 Pautrier 样微脓肿。嗜酸性粒细胞浸润常见，表皮多有明显的海绵水肿。有时可见巨细胞、组织细胞聚集和上皮样肉芽肿。还可见致密的结节性和肿瘤样改变，提示多形性 T 细胞淋巴瘤（图 14.77 ～ 14.79）。毛囊黏蛋白沉着样损害罕见[22]。

免疫组织化学提示浸润细胞包括 $CD3^+$ T 细胞。$CD4^+$ 细胞多于 $CD8^+$ 细胞，$CD20^+$ B 细胞很少或缺如。最近文献报道了 1 例由吉西他滨（一种抗肿瘤药）引起的 $CD8^+$ T 细胞假性淋巴瘤[35]。个别病例表达 CD30，而与间变性大细胞淋巴瘤难以鉴别[11，43-45]。

少数患者有 T 细胞受体（TCR）基因的单克隆重排[5-6，12，14]。

淋巴瘤样接触性皮炎的组织学改变类似于蕈样肉芽肿，可见真皮浅层非典型淋巴细胞和组织细胞带状浸润伴淋巴细胞向表皮游走。有时可见表皮棘层肥厚和海绵水肿。

少数文献报道的病例进行了免疫组织化学检查。非典型淋巴细胞常表达 CD3 和 CD4，亦表达 CD5 和 CD7。$CD8^+$ 为主型也已有报道[29]。

据报道少数病例有 TCR 基因重排，其中 2 例为多克隆重排，1 例显示有弱的单克隆带[26，29，31]。

B 细胞淋巴瘤样药物反应病理表现为单个结节状

或弥漫的真皮浸润，常深达皮下脂肪层。浸润为淋巴细胞和组织细胞，伴有数量不等的浆细胞和嗜酸性粒细胞。有时可见较多的有丝分裂象。不成熟细胞和伴有生发中心的淋巴样滤泡常见。

免疫组织化学检查，大多数淋巴细胞是 $CD20^+$ B 淋巴细胞，少数是 $CD3^+$ T 细胞。$CD21^+$滤泡树突细胞的识别有助于确定发育不良的滤泡。κ 和 λ 链免疫组织化学检查结果不支持轻链限制。

文身相关的假性淋巴瘤可以是 T 细胞或者是 B 细胞型，B 细胞型更为常见。另外，根据前文所述，在细胞间和巨噬细胞内，可见文身色素。偶见苔藓样浸润[39]。

## 鉴别诊断

皮肤淋巴瘤和药物性假性淋巴瘤的鉴别非常困难。倾向于药物诱发的假性淋巴瘤而非蕈样肉芽肿的临床特征有空泡化变性、角质形成细胞坏死、海绵水肿和真皮乳头水肿[40]。由于二者的组织学表现有重叠和偶尔可见的 TCR 基因重排，因此临床与病理必须密切结合。如临床上怀疑药物性假性淋巴瘤，最有助于诊断的方法是停止服用可疑药物。必须强调的是，任何突然发生的淋巴瘤样表现都应进行临床与病理相结合的诊断，以免药物反应性假性淋巴瘤患者接受不适当的治疗。

# 特殊药物反应

## 砷

### 临床特征

砷（arsenic）存在于各种环境中[1-7]。它可以是某种药物的一种成分，也可以是杀虫剂和除锈剂的活性成分[3]。Fowler 液含 1% 的砷酸钾，可用于治疗银屑病和其他皮肤病[1, 3]。砷也可污染饮用水，长期以来，砷（作为杀虫剂使用）也是香烟中的一种成分[2, 4]。高含量的砷存在于矿业和冶炼工业[3]。

接触砷可引起急性砷皮炎，更常见的是慢性砷中毒[2-7]。前者表现为弥漫红斑、丘疹或脓疱 / 大疱，并可进一步发展成剥脱性皮炎[5]。还可见横向的白甲条纹[5]。长期慢性接触砷可引起色素紊乱和各种皮肤肿瘤，内脏恶性肿瘤的发病风险也增高[1, 7]。其他系统表现有动脉粥样硬化、肝硬化、外周神经病、呼吸系统疾病和糖尿病[7]。

慢性砷中毒皮损如同“在灰色道路上的雨点”，表现为色素沉着的斑片中有散在的小色素减退斑和大片的深色色素沉着[7-10]。皮损常见于躯干及色素更明显的部位，如乳晕和屈侧[3]。皮肤色素变化多发生在东方人[3]。

掌跖角化过度常见，多发生在接触砷 2 年后或更长[5]。这些损害多年后可发生恶变[7]。

皮肤肿瘤常为晚期表现，一般为多发，尤其在非日光暴露部位。可出现鲍恩病、鳞状细胞癌和浅表型基底细胞癌[1-2]。

有砷暴露史的患者应警惕内脏恶性肿瘤，尤其是肺癌、膀胱癌和肾癌[7, 11-12]。偶尔有砷与肝血管肉瘤有关的报道[13-14]。

### 发病机制和组织学特征

砷致癌性的机制是多因素所致。砷在代谢过程中出现甲基化[6]。产生氧自由基，破坏 DNA，导致染色体畸变，增加了姐妹染色单体变化。砷还影响 DNA 修复过程，使 p53 失活[15]。砷还可影响转录因子、细胞因子和细胞信号路径等与细胞增殖和分化等有关的重要因素，导致不可控的细胞增殖和去分化[7, 15-16]。

组织学表现上，砷中毒引起的皮肤色素沉着是由于黑素颗粒合成增加导致表皮全层色素增多[3]。黑素细胞数目不增多。砷引起的皮肤癌与特发性肿瘤相比没有特异性。

## 碘疹

### 临床特征

碘化钾存在于各种环境。常作为祛痰药 / 支气管扩张药的成分，也可作为治疗甲状腺疾病药物的成分和放射性造影剂。

碘化钾的不良反应非常罕见[1-9]。最常见的是痤疮样丘疹 / 脓疱性损害，常见于面部、颈部和背部[3-4]。还可表现为红斑、荨麻疹、水疱、大疱和脓疱型银屑病样皮疹[1, 7]。极少数患者可出现化学灼伤样改变，常在同时行封包和浸泡术后发病[9]。下肢皮疹可表现为瘀点、出血性或类似结节性红斑的损害[1-2]。偶尔可见结节和溃疡增生性斑块。后者常发生在面部、肩部、躯干和四肢，表现为 1 ～ 7 cm 的毁损性结痂红斑，有时伴有中央脐窝（图 14.80、14.81）[3]。愈后可留有明显的瘢痕。

碘疹（iododerma）常伴有系统性疾病，包括多发性骨髓瘤、结节性多动脉炎、淋巴瘤和肾小球肾炎[3, 7, 10]。肾功能损害可能是重要患病因素。

## 发病机制和组织学特征

迟发过敏反应可能参与致病，但确切机制不清楚。急性损害可见真皮内有致密的中性粒细胞浸润。慢性损害常见假上皮瘤样增生和溃疡。表皮和真皮内均可见嗜中性微脓肿。部分病例可见灶性白细胞碎裂性血管炎[3, 5]。

## 鉴别诊断

组织学上，特别是缺乏临床资料时，碘疹的结节性损害很容易与感染性疾病混淆，如芽生菌病或非典型分枝杆菌病。偶尔有大量嗜酸性粒细胞浸润，伴表皮变性和脓肿，易与增殖性天疱疮混淆。早期损害中，其表皮厚度正常，可能误诊为 Sweet 综合征和坏疽性脓皮症。

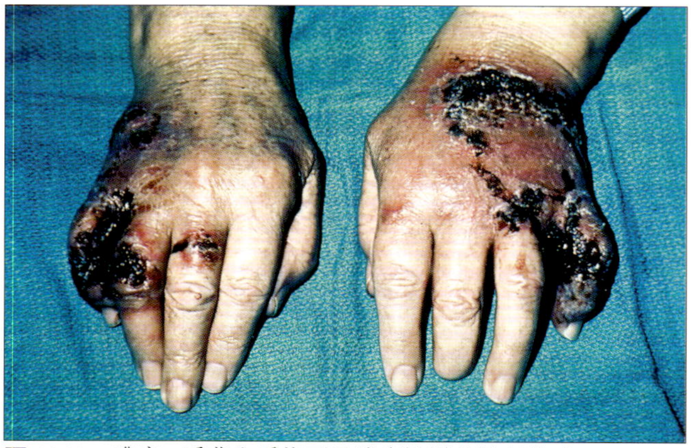

图 14.80 碘疹：手背和手指可见溃疡性增殖性斑块（By courtesy of the Institute of Dermatology，London，UK.）

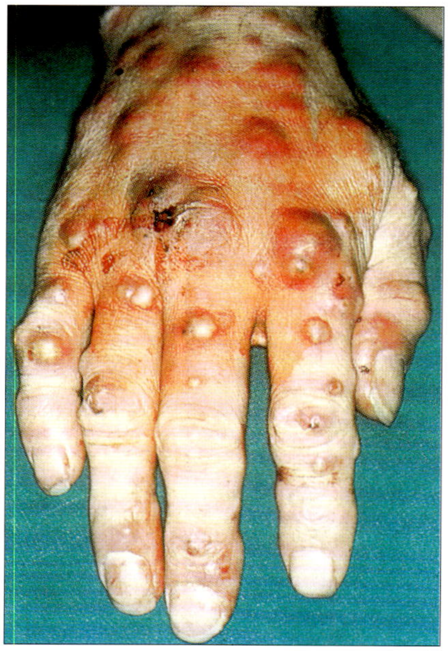

图 14.81 碘疹：此例患者有显著的结节，并可见结节上叠加的脓疱（By courtesy of the Institute of Dermatology，London，UK.）

# 溴疹

## 临床特征

甲基溴除了作为杀虫剂和消毒剂以外，还常用于制药、胶片和染料工业[1-5]。它也作为镇静剂糖浆和祛痰药的成份用于成人及儿童。职业暴露一般与严重的呼吸道病变有关，包括肺水肿。还有个别因皮肤接触的报道[3-4]。世界上很多地方用溴化钾做抗惊厥药。还可因溴化池消毒剂和溴化植物油（一种柑橘味饮料的成分）等接触到溴[6]。溴疹（bromoderma）表现为界限清楚的红斑，伴水疱和大疱[4]。间擦部位和受压部位好发。摄入溴剂可引起色素沉着、荨麻疹样皮损、痤疮样 / 脓疱损害（溴痤疮）、坏死性脂膜炎和坏疽性脓皮病样溃疡（图 14.82）[7-12]。皮损可单发或多发。增殖性溴疹常见于面部、头皮和小腿，且多见于婴儿[7]。临床上常误诊为感染性疾病。有 1 例报告溴可随乳汁分泌[13]。

## 组织学特征

急性暴露于甲基溴后可引起皮肤损害的病理改变包括表皮海绵水肿、角质形成细胞坏死、真皮乳头水肿和表皮下水疱形成[4]。真皮浅层血管周围中性粒

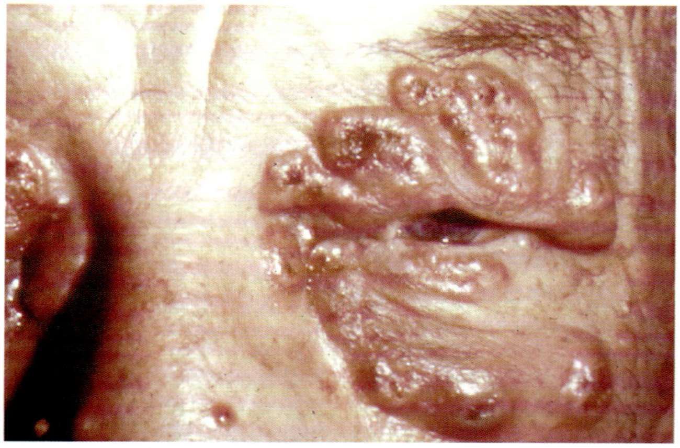

图 14.82 溴疹：鼻周和眼周可见增殖性斑块及结节，可见溃疡（By courtesy of the late M. Beare，MD，Royal Victoria Hospital，Belfast，N. Ireland.）

细胞、嗜酸性粒细胞、少量淋巴细胞和组织细胞混合浸润。

在增殖性损害中可见明显的假上皮瘤样增生、表皮内和真皮脓肿，真皮内致密中性粒细胞、嗜酸性粒细胞和淋巴组织细胞浸润。

在荨麻疹损害中，真皮乳头水肿可伴有中性粒细胞和嗜酸性粒细胞浸润[4]。

## 鉴别诊断

增殖性损害易与深部真菌性和非典型分枝杆菌感染混淆，也需与增殖性天疱疮鉴别。通过临床病理相结合，诊断不难[11]。

# 华法林

华法林（warfarin，苄丙酮香豆素的通用名）可引起很多不良反应，包括出血、脱发、荨麻疹、斑丘疹、皮炎、紫色趾综合征和皮肤坏死[1-8]。皮肤坏死的发病率仅为 0.01% ～ 0.1%，但由于其病情严重和高死亡率而尤其重要[5]。

## 临床特征

华法林坏死最常见于抗凝血治疗后第 3 ～ 6 天。开始表现为感觉异常，很快发展为疼痛性、界限清楚的、水肿性橘皮样红色斑块伴紫癜[1, 5]。进一步发展，可形成大血疱并迅速破溃，伴有真皮和皮下脂肪进行性坏死。组织破坏常很严重，形成瘢痕后常导致严重的毁容。偶尔患者数周或数月后才发病，多数是由于药物治疗中断导致[9-10]。

华法林坏死多见于肥胖女性（85%），好发于乳房、臀部和股部[2]。女性好发原因不明。男性患者的皮疹也常见于股部和臀部，有时侵及阴茎。偶尔皮疹可见于手部。华法林坏死不侵犯深部软组织或内脏器官。

几乎所有患者都是因血栓性静脉炎（深静脉血栓形成）和（或）肺栓塞接受抗凝治疗而致病。心血管疾病患者，如心房纤颤，接受华法林治疗很少发生本病[5]。

## 发病机制和组织学特征

皮肤坏死是华法林的罕见并发症。虽然过敏反应和直接毒性可能与发病有关，但目前认为促凝血和抗凝血因子比例失衡是最重要的病因[5]。华法林除可抑制维生素 K 依赖的凝血因子Ⅱ、Ⅶ、Ⅸ和Ⅹ外，还可降低抗凝物质蛋白 C、蛋白 S 和抗凝血酶Ⅲ的水平。华法林首先影响蛋白 C（它的半衰期非常短），因而在凝血因子水平降低、开始发挥抗凝作用前，患者反而更容易形成血栓。为什么会出现罕见的皮肤坏死目前还不清楚。

先天性蛋白 C 缺乏者可能更容易发病。该病为常染色体显性遗传，人群发病率为 1/200 ～ 1/300。在血栓调节素的共同作用下，凝血酶激活蛋白 C[5]。活化的蛋白 C 可使Ⅷa 和Ⅴa 因子失活，从而抑制Ⅹ因子向Ⅹa 因子和凝血酶原向凝血酶的转化，以抑制凝血过程[5]。因此蛋白 C 缺乏者有血栓形成倾向[11]。大约 30% 的华法林坏死患者有蛋白 C 缺陷[2]。应用华法林可能使蛋白 C 缺陷者的凝血系统失衡。但大多数患者的发病机制不清楚。

少数患者与获得性或先天性蛋白 S 缺陷有关[12-15]。蛋白 S 是维生素 K 依赖的活性蛋白 C 的复合因子[5]。获得性蛋白 S 缺陷可见于肾衰竭或抗磷脂综合征或正在进行血液透析的患者[16-17]

因血栓性静脉炎和（或）肺栓塞而接受华法林治疗是发病的重要原因[1-2]。血管炎性改变可能在通过降低血管内皮细胞血栓调节素水平、蛋白 S 失活和降低纤溶活性而促进血栓形成中有作用[1-4]。蛋白 C 或蛋白 S 缺乏（遗传性或华法林治疗所致）则可表现为易感性增加。其他易感因素包括抗凝血酶Ⅲ水平下降、狼疮抗凝血综合征、莱登第五因子（factor Ⅴ Leiden）和凝血酶原基因突变[18-20]。

组织学上，华法林相关的皮肤坏死表现为真皮和皮下脂肪小静脉纤维蛋白性血栓形成，伴大量血管外红细胞（图 14.83、14.84）。皮疹进一步发展可出现表皮下血疱。陈旧性损害还可见梗死。本病没有血管

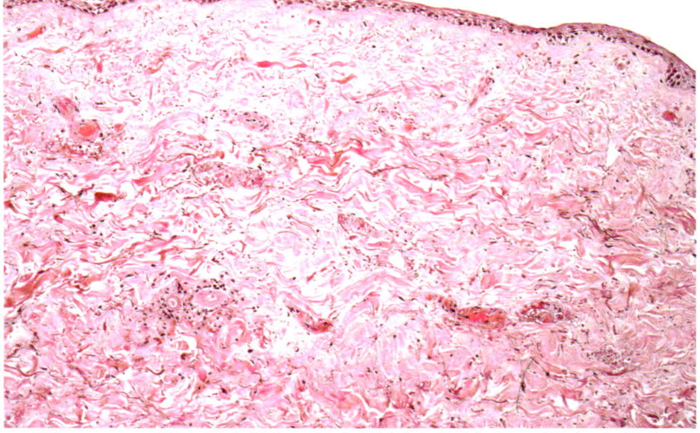

图 14.83　华法林坏死：真皮浅层血管栓塞，伴表皮再生

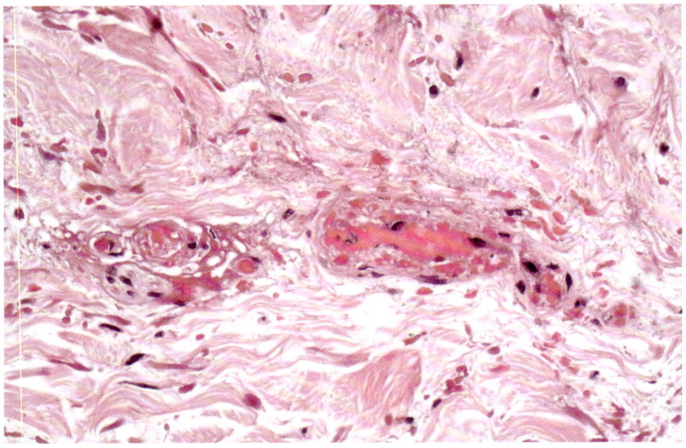

图 14.84 华法林坏死：图 14.83 高倍镜观

炎改变，不侵犯动脉。

## 鉴别诊断

许多疾病可见类似病理改变，包括抗磷脂抗体、未接受华法林治疗的先天性高凝疾病（莱登第五因子（factor Ⅴ Leiden）突变、蛋白 C 或蛋白 S 和抗凝血酶Ⅲ缺乏）、肝素引起的血小板减少症、弥散性血管内凝血（DIC）。冷球蛋白血症和冷纤维蛋白原血症也应予以鉴别。没有血管钙化可除外钙化防御。最后的诊断依靠临床与病理相结合。

# 肝素

肝素（heparin）的不良反应包括出血、荨麻疹、过敏性休克、红斑和脱发[1-3]。其中最重要的是血小板减少、血栓形成和皮肤坏死，即肝素引起的血小板减少综合征（HIT 综合征）[1-6]。

## 临床特征

荨麻疹样反应非常罕见[7-9]。迟发性变应性红斑多是肝素最常引起的皮肤反应，约 7.5% 患者发病[9-10]。注射部位可出现红斑疹和湿疹样皮损。女性好发[2, 11]。偶尔可形成水疱，个别情况下红斑可泛发[10]。

患者使用低分子肝素也可出现出血性水疱[12-13]。老年及住院期间用药的患者可发病。皮损可在注射部位之外发病，四肢可受累。

HIT 综合征发病率高并有潜在致死性，除血小板减少外，还可见血栓形成（静脉多于动脉）[4, 6]。静脉血栓形成可导致 50% 的患者小腿深静脉病变，其中 25% 可发展成肺栓塞[6]。其他并发症包括华法林诱导的肢体坏疽、肾出血和 DIC[6]。动脉血栓形成可见于主动脉和髂股动脉，可导致周围坏疽、心肌梗死或休克[4, 6]。

HIT 综合征患者中 10% ～ 20% 出现皮肤坏死[6, 14]。注射部位最常见，少数患者皮肤坏死可见于远隔部位皮肤（特别是股部、腹部和臀部）[1-2, 15-24]。皮疹最初表现为疼痛性或有烧灼感的红色斑块，很快形成溃疡和组织坏死[2]。本病多见于中年女性和过度肥胖者[2, 15]。

血小板减少和血栓栓塞可危及生命。

## 发病机制组织学特征

血小板因子 4 肝素复合物可诱导血小板活化 HIT/PF4 抗体产生，导致肝素引起的血小板减少综合征[1, 22-23]。生成的免疫复合物与血小板 Fc 受体结合并诱导血小板激活。此外，该抗体与表面内皮细胞血小板因子 4 作用，引起内皮细胞损伤和血栓形成[4, 23]。只有少数有 HIT 抗体的患者发生皮肤坏死，因此有假说认为在血栓形成过程中，诸如蛋白 C 或 S 的缺陷是必不可少的[1]。未分馏的肝素（对应于低分子量肝素）引起的药物不良反应更常见也更严重[24]。

红斑的组织学改变表现为海绵水肿性皮炎。真皮浅层血管周围淋巴细胞浸润，伴数量不等的嗜酸性粒细胞。淋巴细胞以辅助性 T 淋巴细胞为主[25]。

肝素引起的皮肤坏死表现为广泛分布的浅层小血管（毛细血管和静脉）血栓形成伴出血和坏死[16-17]。有时可见白细胞碎裂性血管炎[2]。

大疱性出血性皮损表现为表皮内水疱，内含外溢的红细胞[12-13]。血管周围数量不等的淋巴细胞、组织细胞和嗜酸性粒细胞浸润。无白细胞碎裂性血管炎。直接免疫荧光阴性。

# 青霉胺

## 临床特征

青霉胺（penicillamine）可引起多种药物不良反应，包括发疹性皮疹、荨麻疹、苔藓样反应、丘疹鳞屑性皮肤病、脱发、多毛、甲变化、皮肌炎、系统性红斑狼疮、寻常性天疱疮、落叶型天疱疮、红斑性天疱疮和瘢痕性类天疱疮[1-12]。由青霉胺引起的自身免疫性疱病与其剂量无关，多见于其他自身免疫疾病患者，包括类风湿性关节炎和系统性硬皮病患者[9]。青霉胺引起疱病中以天疱疮最常见，其中落叶型天疱疮最多见[4, 9]。也有少数疱疹样天疱疮是由于使用青霉胺的报道[10-11]。其他表现——特别是大剂量使用青霉胺治疗 Wilson 病和胱氨酸尿的患者——包括青霉胺皮肤病、匍行穿通性弹性组织变性、皮肤脆性增加伴出血及伸侧粟粒疹形成、皮肤皱纹和松垂样改变、皮肤松弛和弹力纤维假黄瘤样改变[13-19]。长期接受青霉胺治疗者在屈侧可出现黄色小丘疹，类似拔掉毛的小鸡，或出现皮肤松弛皱襞、失去正常形状[16-17]。

## 组织学特征

青霉胺通过破坏新形成的胶原和弹力纤维的交联起作用[13]。病理表现为真皮网状层里异常合成的弹力纤维数量增加（图 14.85）。在横切面上表现为增厚的和不规则的锯齿样。纵切面表现为明显的向两侧的突起（图 14.86、14.87）。

除皮肤外，关节腔、肺、肠和大的弹性动脉也可见类似的弹性组织损伤表现[13]。

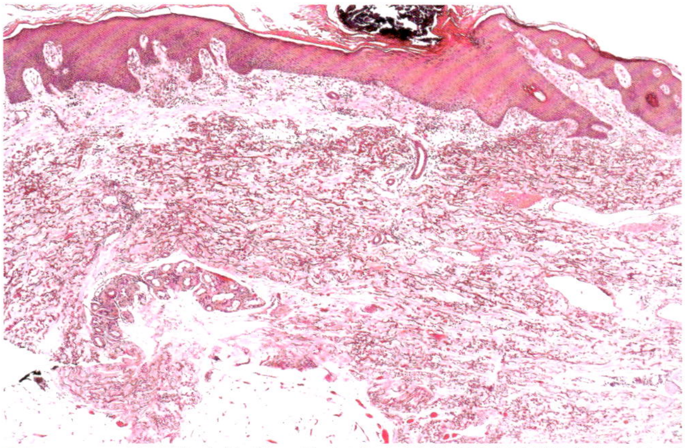

图 14.85 青霉胺皮肤病：整个真皮网状层可见增厚致密的嗜酸性弹力纤维

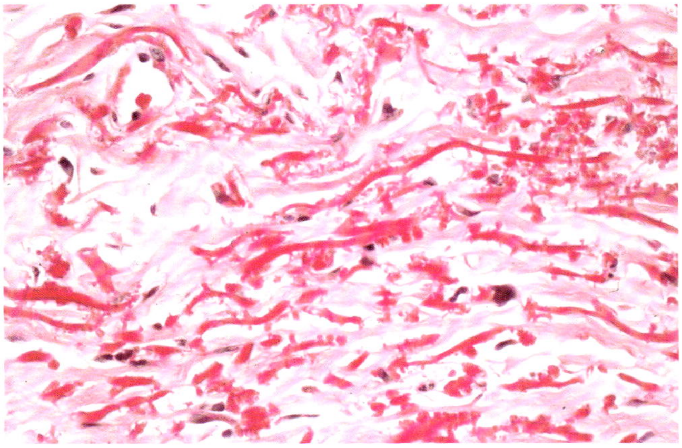

图 14.86 青霉胺皮肤病：特征性的锯齿状表现

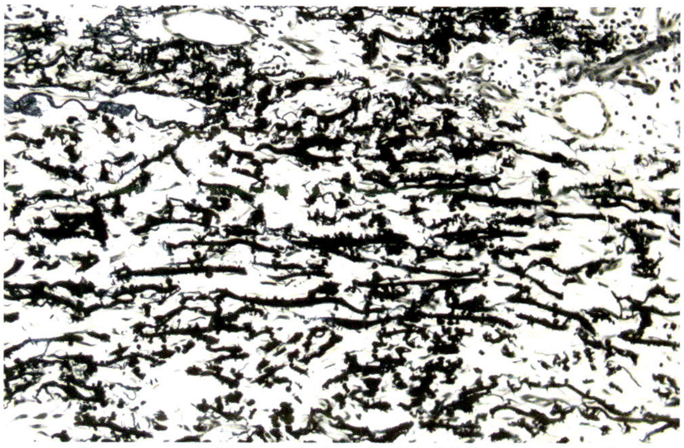

图 14.87 青霉胺皮肤病：弹力纤维染色有助鉴别

# 金

## 临床特征

金（gold）制剂治疗可引起湿疹样、苔藓样、糠疹样和银屑病样皮肤病和口炎。

金质沉着病（金沉着性皮变色）是由肠道外给予金盐治疗引起的皮肤色素沉着[1-5]，常在类风湿性关节炎患者接受金制剂治疗后发病[2-3]。该病为光依赖性，不可逆。一旦金治疗量达到 50 mg/kg，即有发病风险[1]。疾病严重程度与金累计剂量相关[6]。皮损可为紫红色 / 蓝色，或蓝色甚至暗灰色[2]。皮疹多见于光暴露部位，尤其是面部，严重病例可累及颈部、胸部、前臂伸侧和手背（图 14.88）[2]。秃发患者可伴明显头皮皮疹。巩膜和颊黏膜也可有色素沉着[2]。

## 发病机制和组织学特征

金质沉着病的发病机制不清楚。可能与组织内结

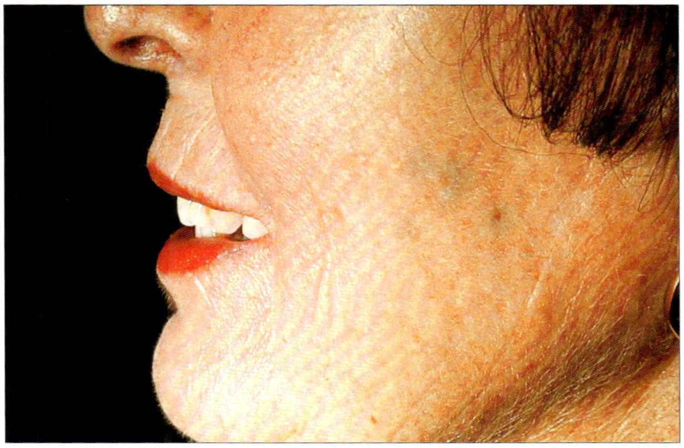

图 14.88 金质沉着病：颊部可见多发灶状蓝色色素沉着（By courtesy of J. Kerner，MD，Department of Dermatology，Harvard Medical School，Boston，USA.）

合的金颗粒受 UV 辐射作用有关。有利证据是避光部位的皮肤经 UVB 照射后，也可出现皮疹[7]。1 例接受金制剂治疗的患者，接受 Q-开关红宝石激光治疗后，出现类似典型的皮疹[8-10]。

金质沉着病的组织特征表现为，在真皮网状层深部血管和汗腺的周围，出现巨噬细胞结合的黑色小颗粒沉积（图 14.89）[2]。针对黑素颗粒染色的 Perl 普鲁士蓝（含铁血黄素）和 Masson-Fontana 染色阴性。交叉偏振光下金颗粒呈现橘红色双遮色光[11]。没有炎症反应，表皮色素颗粒一般正常[2]。

电子显微镜观察，金颗粒为颗粒或粒状，以及丝状物，在吞噬细胞溶酶体内有时呈星状。用电子 /X 线探针微量分析可明确诊断[2, 4, 12-14]。

## 鉴别诊断

金色素必须与银沉积（银质沉着病）、汞和文身色素鉴别[5, 10]。银色素主要沉积在基底膜，尤其是汗腺周围。银色素在交叉偏振光下不显示橘红色双折色光[10]。汞颗粒比较大（直径可达 340 μm），呈棕黑色。文身通常表现为各种不同的颜色。大多数病例通过临床病史就可明确诊断。

# 银

## 临床特征

接触食物、药物或工业的银复合物可引起组织内广泛的银（silver）蓄积（银质沉着病，argyria）[1-9]。职业暴露包括银矿、精炼、电镀和摄影业[3]。银沉积可见于皮肤、黏膜和内脏，特别是肝、脾、肾、肌肉和脑（图 14.90）[1]。由于金属银和硫化银的沉积，银质沉着病初期表现为齿龈的暗蓝色线状色素沉着[1-3]。皮疹主要分布在日光暴露部位，如面部、颈部和手背[6]。指甲也可受累。眼睛受累可表现为蓝灰色或棕黑色色素沉着。

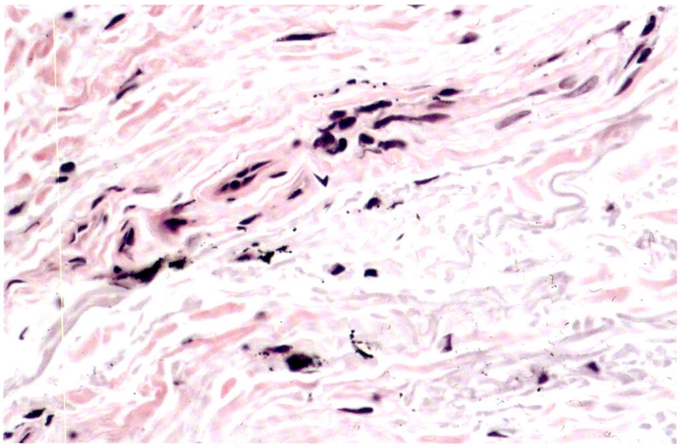

图 14.89 金质沉着病：巨噬细胞内和真皮浅层血管周围可见纤细的黑色颗粒（By courtesy of S. Lyle，MD，Beth Israel Deaconess Medical Center，Boston，USA.）

戴银质耳环、牙科手术、针灸和银粉可导致局部银质沉着病[10-19]。当缺少临床资料时，易误诊为蓝痣[11]。

## 组织学特征

金属银或硫化银沉积可引起银质沉着病。此外，由于类似于显影过程的银还原，日光也可加重色素沉着[6]。表皮的色素合成也增加。

银颗粒可见于血管和附属器基底膜，及真皮弹力纤维附近（图 14.91）[2]。直径小于 1.0 μm，HE 染色切片上表现为棕黑色颗粒[6]。超微结构显示，银颗粒通过膜结合于吞噬细胞溶酶体内，或游离于真皮

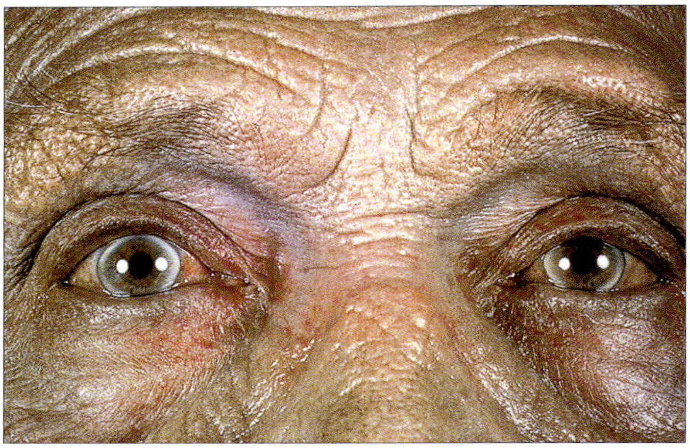

图 14.90 银质沉着病：有明显的暗蓝色色素沉着，眼睛也受累（By courtesy of the Institute of Dermatology，London，UK.）

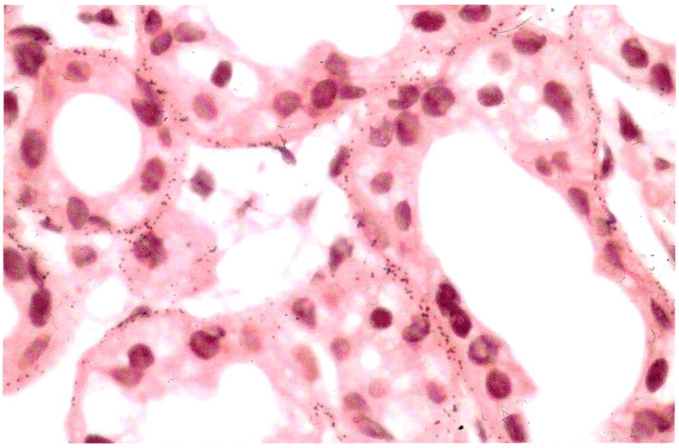

图 14.91 银质沉着病：注意汗腺上皮基底膜带有纤细的银颗粒

中[8]。通过X线微量分析可明确诊断[6, 9]。

# 汞

## 临床特征

汞（mercury）暴露可发生于各种环境[1-3]。它以三种形式存在：金属汞、无机汞和有机汞[1]。

- 金属汞室温下为液态，见于汞温度计、汞合金和涂料加热后的气态汞[4]。
- 无机汞盐存在于轻泻药、杀虫剂、防腐剂和杀菌剂中[1, 5]。
- 有机汞可用作工业抗真菌剂[4]。

金属汞可引起皮肤的汞肉芽肿和汞疹（急性泛发性发疹性脓疱病）。汞肉芽肿继发于穿透性皮肤外伤，如温度计的损坏、企图杀人或自杀。皮疹表现为植入部位的肉色或红色或色素沉着性结节[6-10]。皮下注射汞可引起局部脂膜坏死[11]。已致敏患者接触金属汞（如温度计破损）可出现汞疹[12-22]。皮疹为鲜红色斑疹，多分布于身体屈侧（所谓的“狒狒综合征”）[17]。双股正中线上方的倒V字形红斑具特征性[12, 16]。无菌性脓疱常见，有时可见紫癜性损害。常伴发热和外周血白细胞增高。脱屑后皮疹消退。

局部外用汞霜曾用作皮肤增白剂[6, 23-24]。长期持续使用可引起暗灰色色素沉着，特别是屈侧，眼睑、鼻唇沟和颈皱褶是最先受累部位[25-26]。

胃肠道外应用汞剂可引起齿龈色素沉着[26]。急性汞中毒可引起苔藓样药物反应[27]。

口腔科工作者由于长期接触汞或汞盐，可发生变态反应性接触性皮炎[28]。

汞也可能引起儿童掌跖脱皮（红皮病、肢痛症、红皮水肿病）、掌跖角化和黑棘皮样皮肤损害[29]。目前，由于对医药和环境中汞进行了控制，红皮病已经非常罕见[32]。但在发展中国家还存在这样的问题，红皮病仍偶尔可以见到。它主要发生在长期慢性接触汞的婴儿和儿童，例如爽身粉、轻泻药、涂漆、荧光灯泡和其他日常用品来源[1]。临床表现为鼻尖、手指和足趾的疼痛、肿胀，呈粉红色[1, 11]。疾病消退时掌跖有大量出汗伴蜕皮。男性不育是潜在后遗症[31]。

硫化汞（朱砂或一硫化汞）被用于红色文身，可引起苔藓样和肉芽肿样炎症反应[33-35]。也有汞引起假性淋巴瘤的报道[30-31]。

汞合金文身反应的讨论后文会述及。

## 组织学特征

汞色素为棕褐色、圆形和不透明的，直径可达340 μm（图14.92）[5-7, 38]。色素颗粒可被吞噬细胞吞噬于细胞内，或者见于细胞外的真皮中。位于真皮浅层血管周围及结缔组织中[38]。

汞肉芽肿的病理特点为局部坏死伴游离汞小体，周围有致密的异物肉芽肿反应，可见淋巴细胞、组织细胞、浆细胞和数量不等的嗜酸性粒细胞浸润[6-7, 9]。溃疡常见，表皮可呈假上皮瘤样增生。

汞疹的组织学表现为角层下和（或）表皮内脓疱，脓疱内除大量中性粒细胞外，有时还可见少量棘层松解细胞[13]。表皮常有明显海绵水肿。常伴真皮乳头水肿，有时形成表皮下疱。真皮浅层血管周围有淋巴细胞和组织细胞浸润，伴大量中性粒细胞和数量不等的嗜酸性粒细胞。相当一部分患者有白细胞碎裂性血管炎改变[13]。

长期慢性汞暴露引起皮肤色素沉着，是由于表皮色素增加，以及真皮乳头层汞颗粒沉积所致[26]。铁染色阴性[1]。

红皮病的特点是小汗腺增生和真皮非特异性炎性细胞浸润[1]。

# 铋

## 临床特征

铋（bismuth）可用于治疗多种胃肠道疾病，包括胃炎和消化道溃疡[1-3]。皮肤不良反应包括红斑、发疹、紫癜、口炎和荨麻疹[2-3]。长时间肠道外应用和口服铋剂可引起广泛的色素沉着，患者可出现泛发性蓝灰色色素沉着，结膜和口腔黏膜也可受累[1]。齿龈边缘的蓝黑色线具有诊断意义[1]。可有一过性

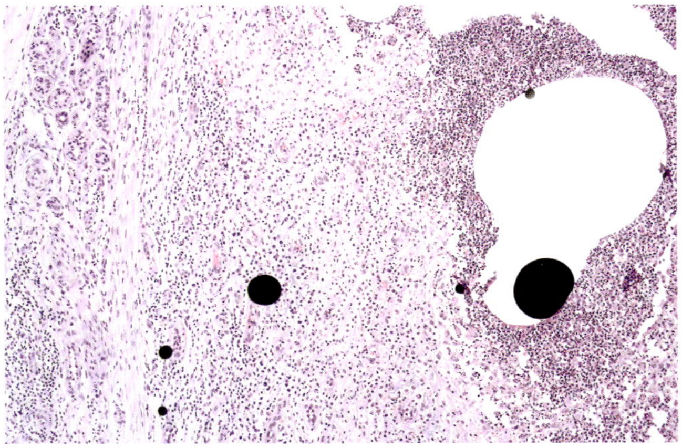

图14.92 汞色素沉着：数个黑色圆形的汞沉积，以及脓肿

舌头黑色色沉[4]。

## 组织学特征

铋表现为真皮内和小汗腺基底膜内的黑色小颗粒[3]，可经毛囊排出[2]。

# 伏立康唑

## 临床特征

伏立康唑（voriconazole）是二代光谱三唑类抗真菌药，通过抑制真菌细胞色素 450 酶起作用。该药耐受性很好，常用于治疗真菌感染，尤其是免疫抑制的患者。可出现以下副作用：恶心、呕吐、腹泻、视物不稳、唇炎、多形红斑、Stevens-Johnson 综合征、中毒性表皮坏死松解、假性卟啉症、水疱、面部红斑、黏膜－皮肤维甲酸样反应[1-4]。其中最重要的副作用是光敏感，早期报道约有 1% ～ 2% 的患者长时间用药后出现光敏感[5-7]。停药后光敏感可消退，但可导致光老化，且可持续存在。后者可表现为多发的黑子和过早出现的单侧光老化[5-7]。甚至有些患者，包括儿童，可出现侵袭性的鳞状细胞癌。近期报道有两个成人出现了原位的恶性黑素瘤[8-11]。

## 组织学特征

伏立康唑引起的皮损，组织学特点与非药物诱发的皮损一致。

# 锂

## 临床特征

患者接受锂（lithium）疗法出现相关皮肤副作用可达 45%[1-2]。锂可诱发、加重银屑病，特别是脓疱性损害[3-6]。此外，它可引起诸多皮肤不良反应，包括斑丘疹、脂溢性皮炎、剥脱性皮炎、非典型痤疮样损害（主要累及前臂和小腿）、脓疱型皮疹、化脓性汗腺炎、毛发角化病样损害、掌跖角化、大疱性皮肤病和毛发、指甲、黏膜改变[7-12]。偶尔也有锂诱发、加重毛囊角化病的报道[13]。

# 巴比妥酸盐类和昏迷性水疱

## 临床特征

巴比妥酸盐类可以引起多种药物不良反应，包括多形性红斑、中毒性表皮坏死松解、超敏反应综合征和假性淋巴瘤[1-2]。

巴比妥酸盐类与其他镇静剂合用时，包括与氯丙嗪、丙咪嗪和甲丙氨酯（眠尔通）合用时，尤其当过量服用时，可引起水疱（昏迷性水疱，coma blisters），主要分布于外伤部位[3-8]。

## 发病机制和组织学特征

皮肤损害多数是由于长时间压迫导致的局部持续缺氧和缺血所致。多见于各种原因引起的昏迷患者。由于类似的水疱可见于巴比妥酸盐外渗部位，提示部分患者的皮损与巴比妥盐的直接毒性有关。

组织学检查可见局限性表皮下疱，常伴水疱上方表皮坏死（图 14.93）。汗腺坏死具有特征性。

# 化疗药物

## 临床特征

表皮及黏膜由于更新速度较快，对化疗药物的不良反应发生率较高。其中口炎、脱发和色素改变最常见[1-8]。

口炎很常见，开始为烧灼性红斑，很快发展成疼痛性糜烂和溃疡[2]。与其有关的常见药物包括环磷酰胺、甲氨蝶呤、博来霉素、阿糖胞苷、多柔比星、柔红霉素、放线菌素 D、5- 氟尿嘧啶、IL-2、羟基脲

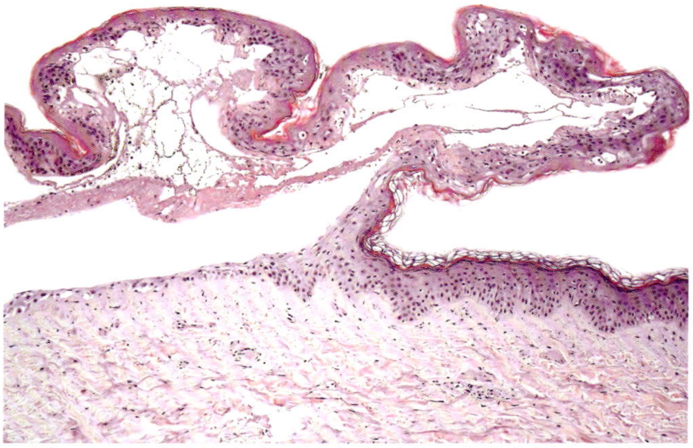

图 14.93 昏迷性水疱：见表皮下疱，以及底层表皮再生

和巯嘌呤[5，7]。继发感染是重要并发症，例如单纯疱疹病毒或白色念珠菌感染。

生长期毛囊对化疗药物反应敏感，表现为生长期脱发（其中包括大量体毛的脱落），该不良反应常见，并严重影响患者情绪[7-8]。化疗结束后毛发可再生，但新生毛发可能发生色泽和质地改变[1]。毛发生长中期提前结束和休止期脱发可导致全秃[2]，最常见的药物包括博来霉素、环磷酰胺、柔红霉素、多西紫杉醇、多柔比星（阿霉素）、依托泊苷、异环磷酰胺、氮芥、甲氨蝶呤、米托蒽醌和紫杉醇[1]。指甲改变包括白色横嵴（Beau线），这是有丝分裂受抑制导致甲暂停生长的结果，可引起药物包括博来霉素、环磷酰胺和多柔比星[5]。多西紫杉醇、氟尿嘧啶和米托蒽醌可引起甲松离[7]。砷中毒可导致甲板角化过程周期性的中断，而引起横向纹状白甲病（Mees线）[9]。很多药物包括环孢素和柔红霉素可引起类似损害[10-11]。

很多化疗药物，包括硫唑嘌呤、5-氟尿嘧啶、苯丁酸氮芥、美法仑和羟基脲，可引起斑丘疹[6]。其诊断较困难，需与感染性疾病鉴别，包括病毒疹及移植患者急性GVHD。

皮肤色素沉着是化疗常见的并发症，除皮肤外，还常累及毛发、指甲和黏膜[1-8，12-14]。色素减退少见[5]。黑素合成增多的机制尚不明确。烷基化合物药物，包括白消安、环磷酰胺、异环磷酰胺、羟基脲、5-氟尿嘧啶和甲氨蝶呤，是最易引起该并发症的药物[5，15-16]。甲改变（包括弥漫性色素沉着、纵纹和横纹）尤其可见于应用环磷酰胺、柔红霉素、多柔比星、5-氟尿嘧啶和羟基脲[2，9]。环磷酰胺也可引起手掌和手指的色素沉着[14]。5-氟尿嘧啶常可引起日晒后速发或迟发性晒黑。偶尔患者可有线状红斑，之后注射部位周围伴发色素沉着，即所谓的蛇状静脉上色素沉着[7，16，17-19]。放线菌素和亚硝基脲治疗可引起类似损害[20-21]。他莫昔芬治疗可引起毛发色素沉着[1，22]。博来霉素可引起30%～60%的患者出现皮肤色素沉着[2，23]。躯干和四肢近端出现的鞭毛状条纹具诊断意义[24-31]。这些损害可能是由于外伤引起的血管扩张、导致局部博来霉素浓度增加所致。有1例由于搔抓引起的早期炎症改变，提示色素沉着是炎症后变化。硫-TEPA（三亚乙基硫代磷酰胺）也可引起图案状色素沉着。治疗过程中局部密闭（如使用黏附性绷带）导致大量硫-TEPA在汗腺内潴留，继而封包皮肤表面产生可逆性色素沉着[32-33]。甲氨蝶呤可引起毛干横向带状损害，即所谓“旗征”[34]。

化疗药物也可与放疗相互作用，产生各种少见的皮肤损害，包括光过敏反应、放射增强、放射回忆反应及再活化。

达卡巴嗪、5-氟尿嘧啶、羟基脲和硫酸长春碱可引起光过敏反应[7]。

放射增强可见于放线菌素D和多柔比星，这是由于放射引起的亚致死性细胞损伤的缺陷性修复所致[2，5]。结果使放疗作用放大。临床表现包括放射部位红斑增多、色素沉着、糜烂、水疱和坏死[32]。放射增强也见于多柔比星、博来霉素、顺铂、5-氟尿嘧啶、羟基脲和甲氨蝶呤治疗后[5，7]。

放射回忆反应表现为放疗数月甚至数年后，于原放疗部位出现红斑、水疱和脱屑[2]。发病机制不清楚。放线菌素D最常致病[2]。也可见于多柔比星、博来霉素、阿糖胞苷、依托泊苷、5-氟尿嘧啶、羟基脲、美法仑、甲氨蝶呤、他莫昔芬和长春碱[7，35-36]。最近，有报道紫杉醇、吉西他滨、多西紫杉醇、INF-α2b、达卡巴嗪、阿昔洛韦和卡培他滨治疗可产生放射回忆反应[37-45]。

甲氨蝶呤和舒拉明可导致紫外线引起的红斑反应再活化[7，46]，表现为红斑及水疱。

顺铂、阿糖胞苷、达卡巴嗪、放线菌素D、多柔比星、5-氟尿嘧啶、6-硫鸟嘌呤和长春新碱可引起日光性角化病和脂溢性角化病发生炎性改变[4-5]。表现为原皮疹出现瘙痒和红斑。这些改变类似于放射回忆现象[4]。

过敏反应（包括荨麻疹、血管性水肿、血清病、过敏性休克、广泛的皮炎和固定性药疹）是化疗药物的少见并发症，可见于很多药物，特别是L-门冬酰胺酶、静脉用美法仑和顺铂[2，47-48]。其他药物包括环磷酰胺、柔红霉素、多柔比星、甲氨蝶呤和丙卡巴肼[48]。达卡巴嗪和丙卡巴肼可引起固定性药疹[1]。羟基脲和氮芥偶尔可引起免疫复合物介导的反应，包括血管炎、部分多形性红斑或中毒性表皮坏死松解[5]。接触性皮炎少见，主要见于局部外用氮芥[45]。

小剂量甲氨蝶呤治疗胶原血管性疾病，如红斑狼疮和类风湿性关节炎，可引起一种间质性肉芽肿性斑丘疹[50]，常见于臀部和四肢。

新型化疗药作用于选择性的特异性靶向细胞途径。此类药物使用日渐广泛，并导致多种皮肤副作用[51]。其中一类就是表皮生长因子受体（EGFR）抑制剂，用于治疗非小细胞肺癌，乳腺癌、结直肠癌、胰腺癌和头颈部鳞状细胞癌[52]。如西妥昔单抗、吉非替尼和厄洛替尼。EGFR表达于角质形成细胞、毛囊上皮、小汗腺和皮脂腺，因此皮肤和附属器常常出现副作用[53]。最常见的是面部和躯干的毛囊炎[51-52，54]。其他可能出现的副作用有皮肤干燥、甲改变（甲沟炎、嵌甲、甲缝糜烂、甲剥离、甲下片状出血、化脓性肉芽肿）和毛发疾病（额部脱发、睫毛变长、头发质地改变）[51-52，55-57]。

另一类药物是酪氨酸激酶抑制剂，如用于慢性髓性白血病（CML）的伊马替尼、达沙替尼和尼洛替尼[51]。伊马替尼还可用于消化道的间质细胞瘤（GIST）和一些隆突性皮肤纤维肉瘤。此类药物可引起多种皮肤副作用，最常见的是色素增加，或色素减退甚至色素脱失，以及斑丘疹[51, 58-59]。

索拉非尼和舒尼替尼是多激酶抑制剂，用于治疗肾细胞癌[51, 60]。这两类药还分别用于肝细胞癌及伊马替尼抵抗的 GIST。此类药物可在用药 2 ～ 4 周后，约 2/3 患者出现手足部特征性的副作用。表现为掌跖部位的痛性红斑和水肿（图 14.94）[51, 53, 61-63]。并可伴有感觉异常及脱屑。与传统化疗药引起的肢端红斑不同，多激酶抑制剂引起的皮损散在分布，伴有角化过度[53]。索拉非尼还可引起瘙痒、斑秃、日光性角化病和鳞状细胞癌[51, 60, 64-65]。

## 组织学特征

化疗药物不良反应最常见的组织学改变是界面皮炎（图 14.95 ～ 14.97）[66-69]。除表皮外，毛囊和汗

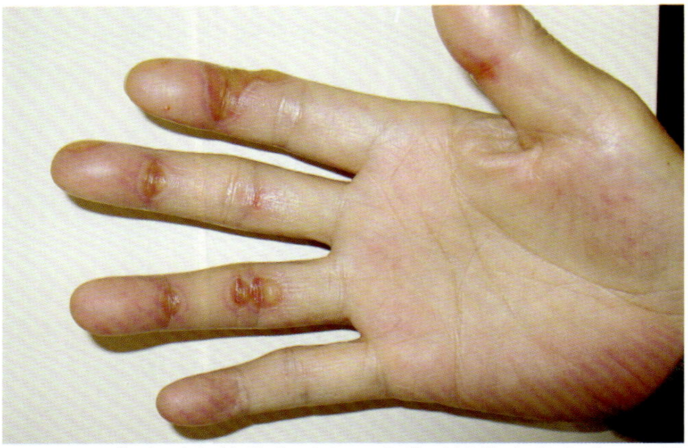

图 14.94 化疗引起的药物反应：手掌可见散在的水疱，边缘有红晕。该患者一直服用索拉非尼（By courtesy of R. Lee，MD，Virginia Commonwealth University，Richmond，Virginia，USA.）

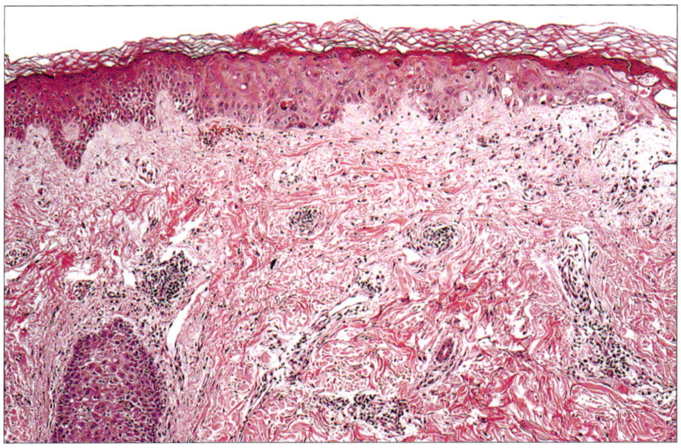

图 14.95 化疗引起的药物反应：有界面改变伴基底细胞液化变形及细胞凋亡

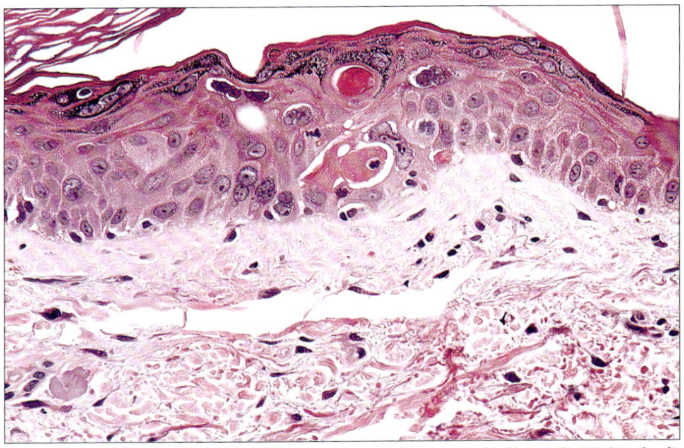

图 14.96 化疗引起的药物反应：有明显的角化不良和细胞成熟异常。后者在化疗反应中常见

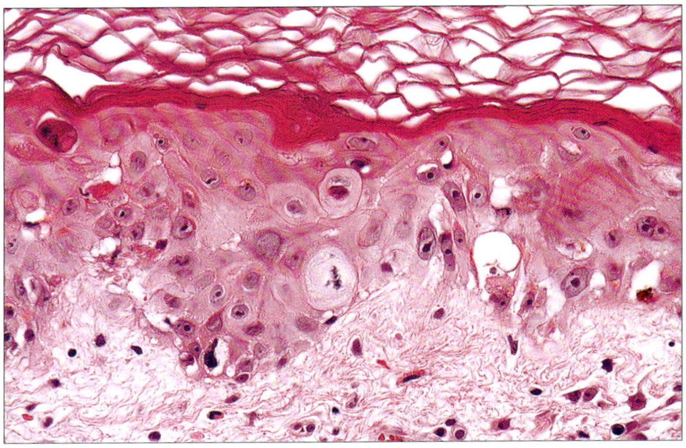

图 14.97 化疗引起的药物反应：高倍镜观

腺 / 导管上皮也可受累。表现可多种多样，从扁平苔藓样改变（包括角化过度、颗粒层增厚、棘层增厚、基底层液化变化和细胞凋亡）到伴有明显表皮萎缩的红斑狼疮样反应。界面改变及严重的细胞成熟障碍是化疗药物不良反应的病理特点。特别见于长期、大剂量和多种药物联合化疗的患者。除细胞成熟障碍外，还可见表皮结构紊乱和单个角质形成细胞增大、多形核伴明显的核仁。这些改变特别见于博来霉素、白消安和羟基脲。甲氨蝶呤治疗常引起真皮汗腺导管鳞状化生[69]。

依托泊苷为鬼臼树脂衍生物，除影响细胞成熟外，还可导致细胞中期休止，产生特征性的核染色质碎片，形成所谓的“光芒四射的细胞”[70]。

白消安可引起色素沉着，主要影响表皮基底层，也可波及表皮全层，并由于对黑素细胞的毒性，常伴有色素失禁[71]。博来霉素的色素沉着包括表皮色素增多和色素失禁[72]。黑素细胞数量正常。早期炎症改变可见真皮浅层血管周围淋巴细胞、组织细胞，少量中性粒细胞、浆细胞和嗜酸性粒细胞浸润。有些病例没有色素失禁改变[27, 73]。还有淋巴细胞性血管炎的报道[28]。

硫-TEPA 引起的色素沉着可见黑素颗粒沉积在表皮全层，包括角质层，伴基底细胞液化变性和色素失禁[32]。真皮浅层血管周围有少量淋巴细胞浸润。黑素细胞数量正常。

放射回忆反应的病理改变包括表皮萎缩、基底细胞液化变性和真皮浅层血管扩张。

除生长初期脱发和界面改变外，其他化疗相关的不良反应包括脓疱性毛囊炎和变态反应性接触性皮炎（5-氟尿嘧啶），特别见于放线菌素 D 和 5- 氟尿嘧啶[74-75]。

过敏反应包括荨麻疹、血管性水肿和斑丘疹性皮疹，其病理变化与其他药物性损害相似（见上文）。

博来霉素和多西紫杉醇可引起血管硬化[76]。

化疗药物外渗，如顺铂、放线菌素 D、柔红霉素、多柔比星、依托泊苷、伊达比星、氮芥、普卡霉素、紫杉醇、长春碱和长春新碱，可引起化学性蜂窝织炎和组织坏死[1]。

系统性化疗偶尔可引起海绵水肿性皮炎，可见于甲氨蝶呤、5- 氟尿嘧啶和达卡巴嗪[67-68]。更常见于外用的化疗药如 5- 氟尿嘧啶和氮芥。

小剂量甲氨蝶呤治疗引起的间质性肉芽肿反应病理上有以下特征：间质内大量组织细胞浸润，伴少量中性粒细胞[46]。没有血管炎改变，组织细胞在中性粒细胞周围聚集，并可在胶原纤维周围呈栅状排列[65]。

EGFR 抑制剂引起的脓疱性毛囊炎可见毛囊漏斗部扩张，角化过度[63]。初期浸润毛囊的为淋巴细胞，晚期为中性粒细胞。

索拉替尼和舒尼替尼引起的手足损害具有以下病理学特点，真皮-表皮交界处出现水疱性界面改变，以及角化不良细胞，颗粒细胞层变薄或消失，程度不一的角化不全[53，62]。可见核分裂象，主要位于棘层。表皮细胞坏死可导致表皮间裂隙。真皮内很少见血管周围炎，见单核细胞及个别嗜酸性粒细胞，无血管炎。

## 化疗引起的肢端红斑

### 临床特征

化疗药物引起的肢端红斑（肢端红斑、手足综合征、掌跖红斑感觉异常综合征、掌跖中毒性红斑）常见于 5- 氟尿嘧啶、环磷酰胺、阿糖胞苷、柔红霉素、多柔比星和长春新碱[1-12]。也可见于依托泊苷、巯嘌呤、甲氨蝶呤和长春碱。患者表现为掌、指端和足跖部的局限性红斑，伴有明显疼痛。继之发展成水疱、脱屑而愈合。

### 组织学特征

组织学特征包括基底细胞液化变性、角质形成细胞坏死和轻度海绵水肿[1-3，13]。可见真皮乳头水肿、血管扩张和真皮浅层血管周围的轻度淋巴组织细胞浸润。少数病例可见小汗腺鳞状化生和嗜中性小汗腺炎[14-15]。

一例患者的免疫组化显示，真皮内浸润的淋巴细胞表型为 CD3+、CD16+、CD56+、白细胞功能抗原 -1（IFA-1）阳性，提示是自然杀伤 T 细胞[16]。该患者汗腺导管表达 HLA-DR 抗原和细胞间黏附分子 -1（ICAM-1）[16]。

### 鉴别诊断

病理改变与移植物抗宿主病（GVHD）类似，两病的鉴别诊断需依靠临床病理结合。与多重激酶相关的手足反应不同，（化疗引起的肢端红斑）没有颗粒层的减少、角化不全和表皮内有丝分裂[17]。

# 化疗相关的汗腺反应

组织学上嗜中性小汗腺炎和小汗腺鳞状化生有一定重叠，但多数情况下两种病独立发生，因此认为是两种独立的疾病。

## 嗜中性小汗腺炎

### 临床特征

本病罕见，首例报道为急性骨髓性白血病患者，在接受多柔比星和阿糖胞苷诱导化疗后发病[1]。其后类似皮疹报告见于许多恶性肿瘤患者，如霍奇金淋巴瘤、非霍奇金淋巴瘤、乳腺癌、Wilms 瘤、骨肉瘤和睾丸肿瘤（包括胚胎性癌和畸胎瘤）[2-7]。其他急性骨髓性白血病相关病例也有报道[8-9]。除阿糖胞苷外，其他可疑药物包括博来霉素、苯丁酸氮芥、柔红霉素、放线菌素 D、长春新碱、洛莫司汀、米托蒽醌、硫鸟嘌呤、顺铂、长春花碱、托泊替康、环磷酰胺和 5- 氟尿嘧啶[10]。最近有 GM-CSF 治疗后引起本病的报道[11]。值得注意的是，有嗜中性小汗腺炎（neutrophil eccrine hidradenitis）是未接受化疗的急性髓性白血病前驱症状的报道[12]。此外，本病还见于 HIV 阳性患者接受齐多夫定治疗后，以及作为对乙酰氨基酚治疗的并发症[13-16]。

临床上，患者（常有发热）表现为多形性皮疹，包括无症状的或疼痛性红斑到紫色斑疹、丘疹、斑块、结节和脓疱，多见于化疗开始后 1 周或 2 周内[4]。皮损可多发，虽无特定好发部位，但多见于躯干和上肢[5]。可有面部受累，表现为眶周水肿，紫色斑块以及类似蜂窝织炎的皮损[17-19]。双耳可出现对称性疼痛性红斑[20]。皮疹可脱屑并常在 1 ～ 3 周内自愈[4]。炎症后色素沉着和瘢痕形成不多见。再次化疗可复发[1, 8]。临床上，本病需与感染性疾病、皮肤白血病、大疱性脓皮病、非典型坏疽性脓皮病或 Sweet 病鉴别[8]。

## 发病机制和组织学特征

本病发病机制不清楚，可能与汗腺中药物浓缩有关，由此导致对汗腺分泌上皮细胞的直接毒性作用[1-2]。也有学者认为本病是包括 Sweet 病和坏疽性脓皮病在内的急性嗜中性皮病的一种[4]。本病还可表现为白血病患者化疗前的前驱症状，也可见于长期承受较大压力的相对健康的人群，提示为多病因致病[12, 16]。

主要组织学改变见于真皮深部网状层和皮下脂肪层，表现为小汗腺腺体周围致密的中性粒细胞浸润（图 14.98）。小汗腺真皮导管不受累。有时伴明显的白细胞碎裂[4, 22]。腺上皮可见中性粒细胞浸润、核固缩、细胞质嗜酸性变性或空泡变性并常脱落进入腺腔[7]。个别患者还可见腺上皮鳞状化生；极个别病例没有明显炎症改变而发生小汗腺坏死[8, 17, 23-24]。汗腺周围纤维脂肪组织基质可见黏蛋白变性和中性粒细胞、淋巴细胞、组织细胞和嗜酸性粒细胞浸润[8]。最近，有本病也可侵犯顶泌汗腺的报道[25]。本病没有血管炎改变。

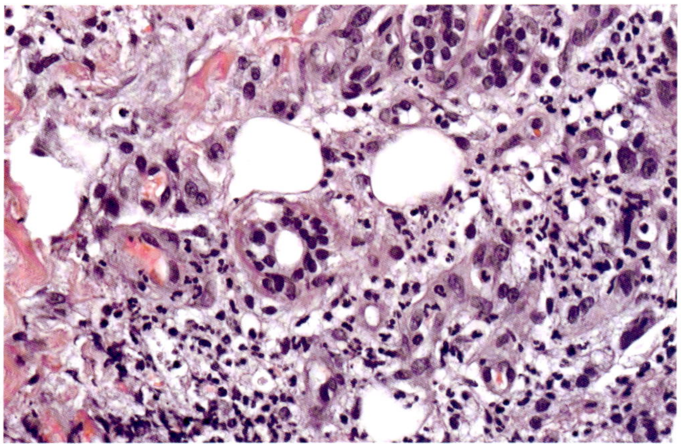

图 14.98 嗜中性小汗腺炎：可见小汗腺周围中性粒细胞浸润。注意图中小汗腺导管未受累及

## 鉴别诊断

特发性足跖汗腺炎（儿童特发性复发性掌跖汗腺炎、儿童嗜中性小汗腺炎）是最近报道的罕见皮肤病，表现为儿童跖部的触痛性、疼痛性红色丘疹、斑块和结节，直径为 0.5 ～ 3.0 cm[26-30]。可有脓疱[31]。个别患者手掌同时受累[27]。复发常见。女性多发（女：男比例为 2∶1）[26]。发病与季节相关，常见于春季和秋季。成人偶尔受累[32]。虽然创伤可能并非病因，但慢性压力可能是重要原因。很多患者在皮肤损害出现前有长时间热水浴浸泡史。发热少见，一般没有其他不适，常可自愈。

外泌性嗜中性小汗腺炎与此不同，其病变集中在小汗腺螺旋导管和近端垂直走行导管，分泌部一般不受累或轻度受累[26]。特征性变化是小汗腺导管周围和小汗腺导管上皮致密的中性粒细胞浸润，伴上皮细胞变性和坏死。有时可见脓肿形成。一般没有小汗腺鳞状上皮化生。

嗜中性小汗腺炎偶尔可表现为原发感染，如沙雷菌属、泄殖肠杆菌、金黄色葡萄球菌和星形诺卡菌感染[33-35]。

# 小汗腺导管鳞状化生

## 临床特征

小汗腺导管鳞状化生（eccrine squamous syringometaplasia）为少见的化疗相关皮疹，组织学有特征性改变[1-3]。患者表现为泛发的红色丘疹，可见于博来霉素、阿糖胞苷、柔红霉素、多柔比星和顺铂化疗后（图 14.99）。近来发现激酶抑制剂如舒尼替尼和伊马替尼也可出现类似反应[4-5]。有时可见水疱和脓疱，有时表现为肢端红斑[6-7]。

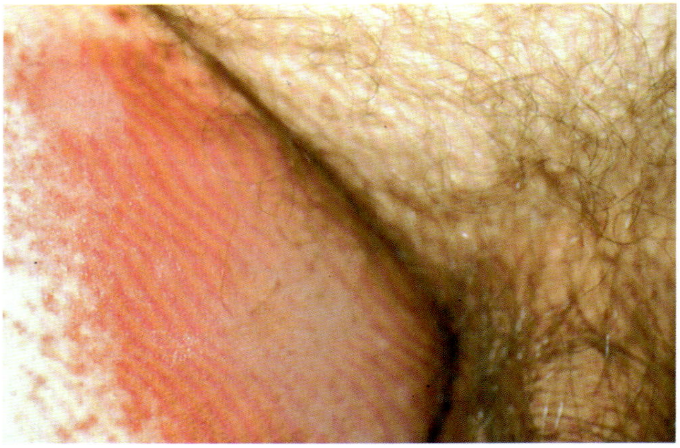

图 14.99 小汗腺导管鳞状化生：大腿内侧和腹股沟可见片状红斑，中央变暗

## 组织学特征

病变主要累及小汗腺导管上部，表现为鳞状化生和线状上皮细胞凋亡（图 14.100、14.101）[1]。可伴导管周围水肿和纤维变性。邻近血管周围可见淋巴细胞浸润，偶尔可见中性粒细胞。

## 鉴别诊断

小汗腺导管鳞状化生可见于很多情况，如皮肤溃疡周围、严重烧伤之后、脂膜炎、线状硬皮病、坏疽性脓皮病、婴儿纤维性错构瘤、回忆现象、皮肤肿瘤（如鳞状细胞癌和角化棘皮瘤）及感染（如疱疹病毒、巨细胞病毒和人类免疫缺陷病毒感染）[8-15]。苯噁丙酸治疗也可引起本病[16]。

# 细胞因子治疗引起的不良反应

## 临床特征

文献报道许多重组细胞因子可引起药物不良反

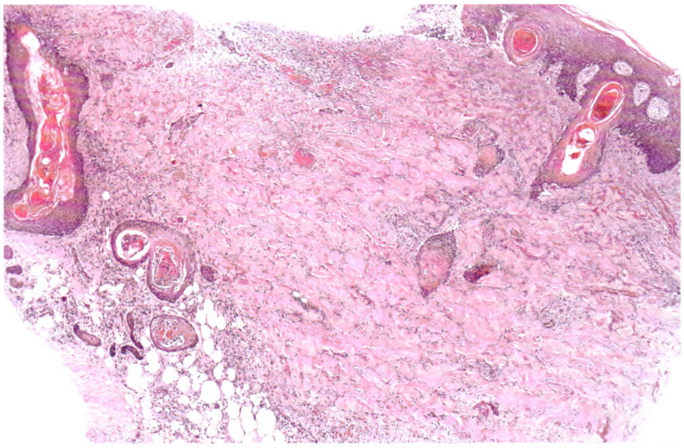

图 14.100 小汗腺导管鳞状化生：小汗腺管腔被鳞状细胞替代

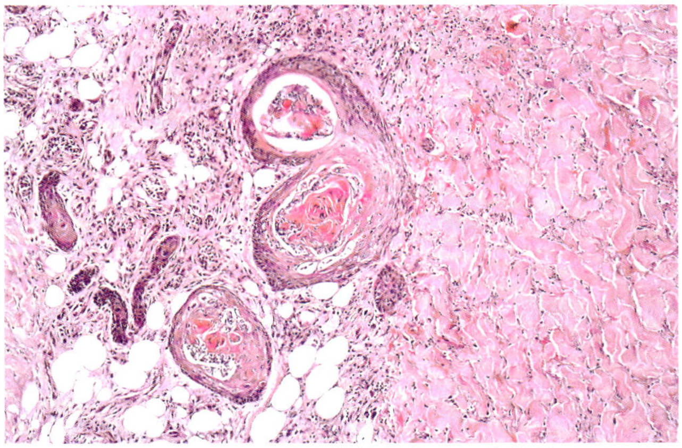

图 14.101 小汗腺导管鳞状化生：高倍镜观

应，并且表现多样[1]。Asnis 和 Gaspari 的综述文章全面描述了这些不良反应[2]。这些细胞因子大多数或多或少可在注射部位产生局部反应（疼痛或瘙痒性红色风团）[2]。只有部分细胞因子可导致特异性皮肤损害，具体如下。

粒细胞集落刺激因子（G-CSF、非格司亭，是一种糖蛋白，可刺激中性粒细胞增殖分化）治疗可引起包括大疱性坏疽性脓皮病、毛囊炎、白细胞碎裂性血管炎和 Sweet 综合征等许多皮肤病[2-9]。G-CSF 和 GM-CSF 也可使已有的白细胞碎裂性血管炎、银屑病、泛发的红斑性皮疹、红斑块和局限性苔藓样反应加重[10-15]。

GM-CSF（一种生长因子，可刺激中性粒细胞、单核细胞和嗜酸性粒细胞增殖及分化）治疗可引起多种不良反应，包括局限性血管性水肿、面部潮红及泛发红斑、斑丘疹、脱屑、荨麻疹、瘙痒和脓疱性皮肤反应[2, 16-19]。GM-CSF 还可引起局部脓疱和血管炎反应，以及泛发的毛囊炎、获得性大疱性表皮松解和脱发[2, 7, 18-21]。

IFN-α 可引起局部红斑，导致皮肤坏死者较少见。高达 10% 的患者可出现脱发[22]。其他表现包括银屑病、坏疽性脓皮病、局部肉芽肿形成和化脓性损害、溃疡、血管炎、系统性红斑狼疮、嗜酸性筋膜炎、湿疹性损害、光过敏反应和副肿瘤性天疱疮[2, 23-29]。IFN-α 可明确引起结节病[30-31]。增强辅助性 T 细胞（Th1）免疫反应可导致皮肤和系统性疾病，产生肉芽肿性炎症。

聚乙二醇干扰素与传统干扰素相比，改善了生物稳定性，可引起色素增加[32-34]。干扰素可使 α-黑色素细胞刺激激素受体表达增多，导致舌头和皮肤变黑。可在注射部位出现皮损，也可在其他部位如面部、躯干、四肢和指甲。可在用药后数周或数月出现皮损。

1 例患者在接受 IFN-β 治疗后，导致致死性寻常型天疱疮和面部变态反应性接触性皮炎[35-36]。IFN-β 还可引起红斑、皮肤溃疡、皮肤坏死、血管炎、硬皮病样损害和小叶性脂膜炎[37-43]。

IFN-γ 可在注射部位引起银屑病样斑块，还可使麻风患者出现麻风性结节性红斑[44-45]。

IL-2 由活化的 T 淋巴细胞产生，除可诱导对肿瘤细胞具有细胞毒作用的活性杀伤细胞亚群分化，还可刺激包括 IFN-γ、肿瘤坏死因子（TNF）和 GM-CSF 在内的许多细胞因子产生[46-47]。重组 IL-2（rIL-2）可引起脱屑、弥漫性红斑、瘙痒、紫癜、休止期脱发伴口腔溃疡和舌炎的黏膜病变[2, 46]。其他不良反应包括中毒性表皮坏死样水疱病、寻常型天疱疮、线状 IgA 病、白癜风和结节性红斑[2, 29, 48-52]。IL-2 治疗可加重银屑病[53-54]。

IL-4 可引起皮肤瘙痒、面部水肿及胸部、背部和四肢近端的暂时性棘层松解性皮病样皮疹，已有 1 例重组 IL-4 引起白癜风的病例报道[55-56]。

## 组织学特征

组织学上，G-CSF 相关的红斑性损害表现为表皮棘层肥厚、角化不全、嗜酸性海绵水肿伴脓疱形成和界面改变[14]。苔藓样皮疹表现为角化过度、角化不良、界面改变和淋巴细胞浸润[15]。最近有文献报道，真皮内可见核多形性和有丝分裂象的非典型组织细胞浸润[57]。

GM-CSF 引起的红色斑丘疹性皮疹表现为水肿、真皮浅层血管周围和间质炎性细胞浸润，包括辅助性 T 淋巴细胞、组织细胞、嗜酸性粒细胞和大量中性粒细胞，伴表皮海绵水肿和淋巴细胞 / 中性粒细胞外渗[16-18]。有时可见灶性角化不良[16]。

聚乙二醇干扰素引起的色素沉着病理学特点有表皮基底层色素增加，真皮乳头层见噬色素细胞[33]。没有铁沉积。

IFN-β 引起的小叶性脂膜炎表现为一系列病谱性改变[43]。早期可见大量中性粒细胞性小叶性脂膜炎和无菌性脓疱形成。血管内栓塞，不伴有血管炎，间质内黏液增加，并可见微钙盐沉积。局灶性的脂肪皂化和微钙盐沉积具有特征性，但一定要注意和胰腺炎相关的脂膜炎鉴别。持续存在的陈旧性皮损，则炎症较少，浸润主要以单核细胞为主，间隔纤维化，钙盐被脂肪细胞包围。

IL-2 皮肤反应表现为界面空泡变性、少量坏死角质形成细胞、淋巴细胞外渗及灶性海绵水肿[3, 46, 54]。可见真皮乳头水肿伴真皮浅层血管周围淋巴组织细胞浸润。偶尔可见表皮大片坏死[46]。

浸润细胞主要有 $CD3^+$/$CD4^+$/$CD25^-$/$HLA\text{-}DR^+$ 的辅助细胞，伴少量 $CD8^+$淋巴细胞。内皮细胞和角质形成细胞表达 ICAM-1[46]。

IL-4 引起的暂时性棘层松解性皮病样皮疹组织学上表现为棘层肥厚、基底层上方裂隙形成，伴角化不良、海绵水肿和真皮浅层血管周围淋巴组织细胞为主的浸润，伴少量嗜酸性粒细胞[55]。目前尚未进行相关的免疫荧光研究。

# 淋巴细胞修复的皮肤反应

## 临床特征

本病少见，常在诱导或增加化疗后，淋巴细胞重回全身循环和皮肤出现[1-2]。常见于阿糖胞苷和柔红霉素联合治疗后，也可见于安吖啶、依托泊苷、干扰素、环磷酰胺和长春新碱治疗后[3]。患者表现为瘙痒性、红色斑丘疹伴发热[1]。皮疹在脱屑后消退[2]。

## 组织学特征

淋巴细胞修复的皮肤反应（cutaneous reactions of lymphocyte recovery）组织学改变包括表皮轻度海绵水肿，伴淋巴细胞外渗和界面改变、非典型角质形成细胞及成熟受损（化疗的作用），以及轻度角化不良[1-2]。可见真皮浅层血管扩张、血管周围淋巴细胞浸润。一般没有嗜酸性粒细胞[2]。个别情况下可见明显的表皮内淋巴细胞，类似于蕈样肉芽肿[4]。

浸润细胞以 $CD3^+$/$CD4^+$的辅助性 T 细胞为主，伴少量 $CD8^+$细胞[2]。它们还可能表达 CD25[4]。表皮朗格汉斯细胞数量减少，HLA-DR 和 ICAM-1 表达很少或缺如[2, 4]。

接受重组细胞因子（包括 GM-CSF 和 IL-3）治疗后的患者，可出现淋巴细胞修复的皮疹，病理表现为具有高染色质的多形核，并且表达 CD30、CD25 和 HLA-DR[5]。

## 鉴别诊断

本病与发疹性药物反应、病毒感染和急性移植物抗宿主病很难鉴别[6]。

# 口腔银汞合金文身

## 临床特征

口腔科操作过程中，意外将银汞合金（汞和银）植入口腔黏膜软组织，此类事故可导致口腔银汞合金文身（dental amalgam tattoos）。病变常见于颊、齿龈和牙槽黏膜，直径从 0.1 ～ 1.5 cm 大小不等，表现为浅灰色到蓝灰色或暗蓝灰色损害[1]。

## 组织学特征

汞合金文身主要由汞和银组成，有时含有锡，表现为细小的球状褐色至黑色颗粒，散在于黏膜固有层，也可被吞噬细胞吞噬，也可沉积在弹力纤维组织表面和血管壁[2-4]。

## 肿瘤坏死因子 -α 抑制剂

近几十年来，肿瘤坏死因子 -α（TNF-α）抑制剂的应用得到快速推广。美国 FDA（食品及药物管理局）批准依那西普、英利昔单抗、阿达木单抗用于治疗斑块型银屑病、类风湿性关节炎、强直性脊柱炎。其他使用适应证包括克罗恩病、溃疡性结肠炎，幼年特发性关节炎。这些药物的使用量不断增加的同时，其副作用也在增加。

最常见的皮肤不良反应是注射部位局部反应，患者发生率多达三分之一[1-2]。有盘状红斑狼疮和局部血管炎报道[1-3]，但最常见的是红斑、水肿、湿疹样皮疹。无论是初发皮损，还是继发性局部皮疹，都可导致泛发性血管炎，并可累及皮肤和其他器官系统（肾、中枢和周围神经系统、浆膜、心肌、肺、胆囊）[4-5]。

自相矛盾的是，常见的不良反应是在远离注射部位出现银屑病[6]。有报道在治疗类风湿关节炎、强直性脊柱炎、克罗恩病的同时，出现寻常型银屑病或泛发性脓疱型银屑病（图 14.102 ～ 14.104）[7]。大多数银屑病样反应发生在开始治疗后 6 ～ 10 个月[7-8]。可能的机制是使用 TNF-α 抑制剂后，浆细胞样的树突状细胞分泌 IFN-α 量增加，后者可诱发银屑病样皮损[9-11]。

TNF-α 抑制剂有关的苔藓样皮炎和银屑病样皮损在临床上有重叠。苔藓样皮损的临床表现可与扁平苔藓、银屑病或者非特异性红斑的斑疹、丘疹相似[12]。此类皮损的发病机制还不是很清楚，目前认为是细胞因子失衡所致[13]。以上皮损可在 TNF-α 抑制剂使用后数周至数月出现。

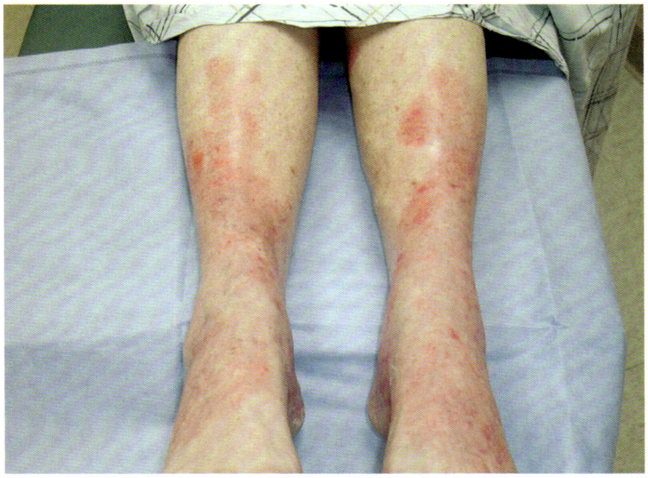

图 14.102 TNF-α 抑制剂反应：双小腿银屑病样斑块

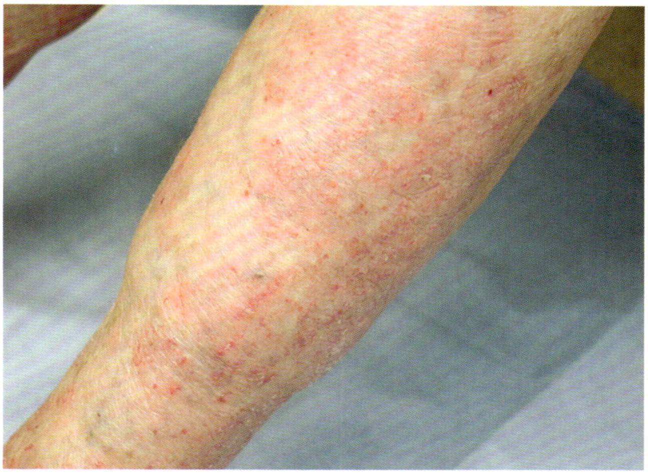

图 14.103 TNF-α 抑制剂反应：小腿上红色斑疹、银屑病样斑块（Courtesy of J. Nunley，MD，Virginia Commonwealth University，Richmond，Virginia，USA.）

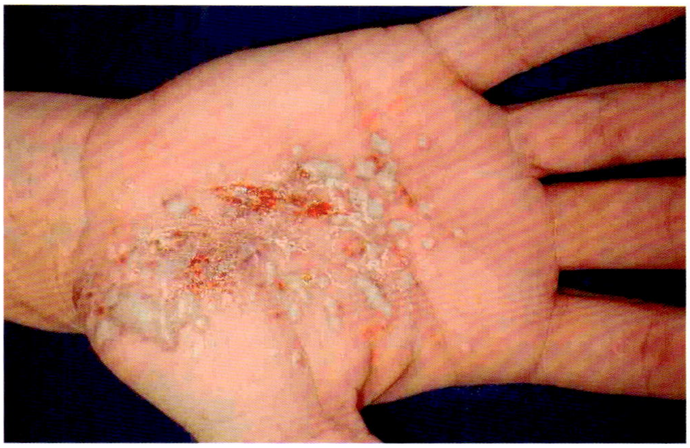

图 14.104 TNF-α 抑制剂反应：手掌紧绷的脓疱与掌跖银屑病样皮损相似

皮肤感染是在应用 TNF-α 抑制剂后常见的不良反应，包括毛囊炎、单纯疱疹、体癣、股癣[14-16]。

皮肤肉芽肿性炎症是在应用 TNF-α 抑制剂后出现的急性反应。有病例因出现皮肤及肺部结节病，而停用 TNF-α 抑制剂治疗[17-18]。此外还有间质性肉芽肿性皮炎和环状肉芽肿表现的不良反应报道[19-20]。

狼疮样综合征的发生也可能是 TNF-α 抑制剂治疗过程中出现的不良反应[21]。

## 组织学特征

注射部位病变特点是真皮水肿、血管周围淋巴细胞和嗜酸性粒细胞浸润[1-3]。免疫组织化学显示 $CD8^+$ T 细胞为主要成分[1]。

TNF-α 抑制剂治疗中可出现血管炎，主要累及中小血管，表现为白细胞碎裂性血管炎[7]。坏死性炎症和血管外的肉芽肿性炎症也有报道。

TNF-α 抑制剂治疗所引起银屑病样皮损可有海绵水肿样表现和苔藓样炎症表现，这与典型的银屑病表现很相似[10]。真皮可有单核细胞浸润，也可出现嗜酸性粒细胞[10]。

TNF-α 治疗所致的苔藓样皮炎，多伴有单核细胞浸润，可见表皮增生相关噬黑素细胞、角化过度和颗粒层增厚，这与扁平苔藓皮损相似的报道很少见[12]。银屑病样增生表现可能与此相似（图 14.105）。

TNF-α 治疗所致结节病是在真皮或皮下组织以非干酪性肉芽肿为特点（图 14.106、14.107）[17]，坏死性病灶很少有报道。间质性肉芽肿性皮炎表现为真皮内弥漫性组织细胞、淋巴细胞浸润，也可见嗜酸性粒细胞，中性粒细胞少见[19]。真皮内无黏蛋白沉积及血管炎表现，可出现界面改变，但不是很常见。

## 美容微移植

美容皮肤科学是一个快速发展的行业，人们要求

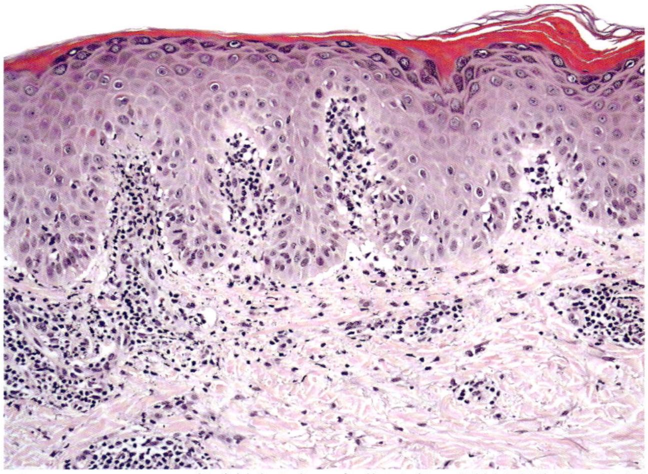

图 14.105 TNF-α 抑制剂反应：角化过度，颗粒层增厚，银屑病样增生，界面改变，浅表血管周围淋巴细胞组织细胞的浸润

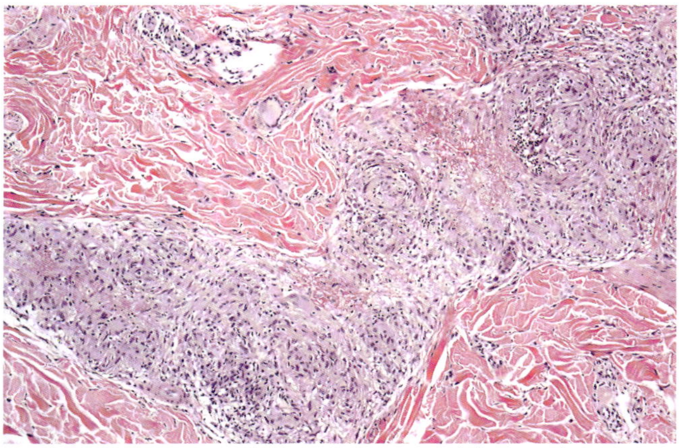

图 14.106 TNF-α 抑制剂反应：在这个病例中，病理特点与结节病有区别

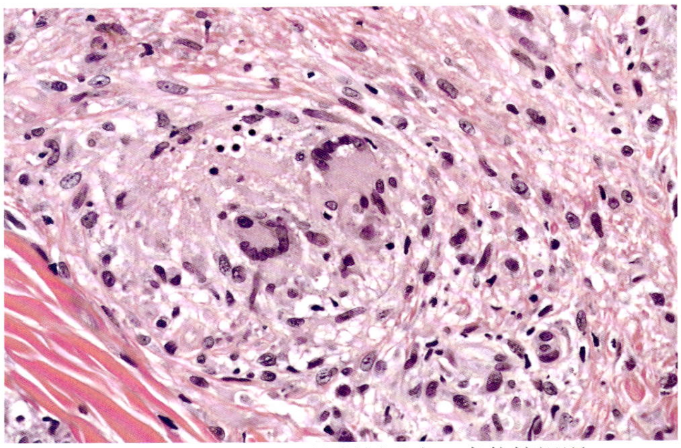

图 14.107 TNF-α 抑制剂反应：高倍镜视野

通过非手术的方式保持青春愿望增高，目前可提供越来越多的植入物和注射材料。不幸的是，炎性反应也会同时发生。

有几种类别的永久性或可吸收性的填充材料（表 14.1）。填充材料是一种聚合物，也可以是降解聚合物和微粒，它可通过膨胀作用发挥功能从而达到充盈空间的效果[1]。这种微粒表现为一种格架，在格架上受体应答（通常为胶原产生）可部分或完全影响填

表 14.1 美容微移植

| 化学原料 | 产品名称 |
|---|---|
| **可吸收：** | |
| 牛胶原 | 注射用牛胶原，牛胶原蛋白 |
| 人胶原 | Cosmoderm，Cosmoplast，异体真皮 |
| 猪胶原蛋白 | 纯化猪胶原 |
| 透明质酸（非动物性） | 瑞蓝 Captique，玻丽朗乔雅登 |
| 透明质酸（动物性） | 皓靓芙，新皓靓芙 |
| 聚左旋乳酸 | Newfill，舒颜萃 |
| 羟聚乙烯 羟聚丙烯 | Profill |
| 羟基磷灰石钙 | 瑞得喜 Radiance |
| **永久性：** | |
| 牛胶原 / 聚甲基丙烯酸甲酯丙烯酸甲酯微球（PMAA） | 爱贝芙，Arteplast，Artefill Metacril |
| 透明质酸 / 聚羟乙酸甲基丙烯酯（HEMA）/ 丙烯酸羟乙酯（EEMA） | DermaLive，DermaDeep |
| 硅胶（聚二甲基硅氧烷） | 硅胶 1000，Silskin，硅胶 5000 |
| 聚二甲硅氧烷 / 聚乙烯化合物聚乙烯化合物 | Bioplastique |
| 聚丙烯酰胺凝胶（PAAG） | 雅得媚 |
| 聚丙烯酰胺和聚酸 | Evolution |
| 聚胺基胺水凝胶 | BioAlcamid |
| 聚四氟乙烯 | 戈尔特斯 |

充材料的效果，这种微粒一段时间之后可能会分解。

20世纪50年代，硅胶是第一种用于软组织膨胀作用的物质。1982年，美国禁止硅胶的应用，原因是美国开始关注硅胶的不良反应，比如硅胶可移动到其他组织内[2-3]。炎症性结节（硅胶样肿）有时在数年后会进一步发展。近年来，两种新型液体硅胶（Silikon 1000和Adatosil 5000）用于治疗视网膜脱落[1]。前者更容易注射，也可用于美容。聚二甲硅氧烷/聚乙烯化合物吡咯烷酮（生物塑料）包括液体硅胶微粒易注射入皮下脂肪（图14.108）[4]。

由于禁止硅胶的使用，胶原蛋白应用得到了发展。尽管患者做过皮肤实验，仍有1%～3%的患者出现过敏反应[4]。在注射数年后可出现复发性炎症，局部红斑和水肿反应多发生于首次注射后数周甚至数月。其他潜在的并发症包括局限性眉间组织的坏死、肉芽肿和脓肿形成[5]。在接受局部治疗的部位出现肉芽肿，表现为红斑、结节，并且这种肉芽肿一般在局部注射后几个月出现，有时，病变会在几年之后出现。脓肿也可在注射治疗后数周至数月出现[4]。

透明质酸通常用于纠正面部皱纹，有两种类型的透明质酸填充剂：分别是来源于细菌发酵非动物性的填充剂和来源于鸡冠的动物性填充材料[6]。超敏反应很少，有0.8%的患者出现[4, 7]。注射部位的反应最常见，表现为短暂性红斑、水肿、瘀斑，多于第一次注射14天后出现[8]。迟发反应很少出现，并且通常于注射数周至数月后再注射部位周边出现的红斑、坚硬结节[6-11]。有两种类型结节分别是肉芽肿性结节和非肉芽肿性结节。肉芽肿反应的病因尚不清楚，推测可能是非动物性来源填充材料与杂质引起的发酵有关[12]。另外，透明质酸的不良作用包括在注射部位发生的无菌脓肿、色素沉着和网状青斑[7]。

注射聚左乳酸和聚丙烯酰胺凝胶后可出现异物肉芽肿[4-5]。羟基聚乙烯（Newfill，Sculptra）/羟基聚丙烯（Aquamid）也与脂肪的萎缩有关[4]。

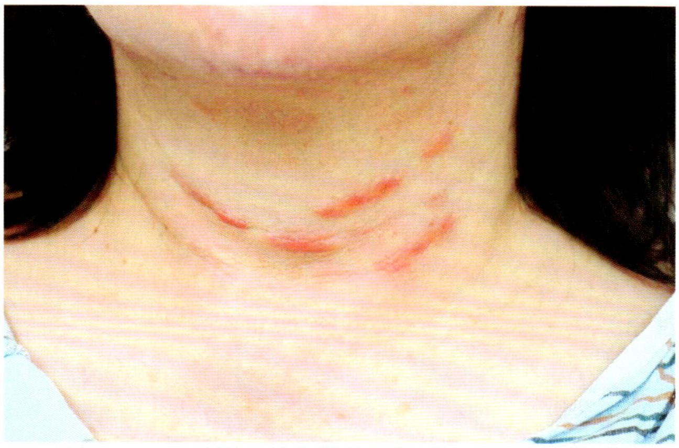

图 14.108　玻尿酸结节沿着颈部折痕方向线性排列

聚四氟乙烯（Gore-tex）用于丰唇，可出导致脓疱性溃烂的结节[14]。

应用其他填充物（包括羟基聚乙烯/羟基聚丙烯/聚丙烯酰胺相关产品/乳酸）时也会出现急性反应如红斑、水肿和瘀斑[4, 13]。

任何整容治疗，感染都是潜在的并发症[13]。发生于2周内的早期感染，一般都是典型的细菌（比如：葡萄球菌和链球菌）所致[3, 13]。迟发感染可能是由于非典型分枝杆菌（比如：龟分枝杆菌、偶发分枝杆菌）和脓肿引起[13]。

## 组织学特征

硅结节在真皮、皮下组织、骨骼肌中形成多发的空泡[3-4, 13]。空泡大小和形态各异，与瑞士奶酪相似，这些实际上是硅树脂代谢过程中留下的空隙。硅树脂周围由巨细胞和胞质内含有空泡的组织细胞所包绕。此外，硅中的杂质可导致巨细胞内出现双折射异物[3-4]。周围亦可见纤维包绕[3]。聚二甲硅氧烷/聚乙烯吡咯烷酮中的硅胶粒子体积过大，无法被组织细胞所吞噬[1]。植入的材料引起异物巨细胞反应和纤维化。异物颗粒表现为囊性空间内的半透明锯齿状结构[4]。

牛胶原蛋白嗜伊红染色时较淡、胶原束更粗，无定形、非细胞结构较多，据此可与人胶原蛋白鉴别[4]。当高敏感性患者发生复发性炎症反应时，血管周围可出现单核细胞浸润，胶原蛋白植入物内可出现混合的中性粒细胞、单核细胞和嗜酸性粒细胞浸润[4]。

早期肉芽肿结节由单核细胞、巨细胞、嗜酸性粒细胞、中性粒细胞和浆细胞组成，这些炎症细胞围绕胶原蛋白植入物分布，但不浸入其中[4]。其后可表现为更加致密、深在的炎症浸润，见不到双折射异物。相比之下，含聚甲基丙烯酸甲酯微球（PMAA）（爱贝芙）的牛胶原蛋白诱发的结节包含囊性空间，周围弥漫性、结节样的肉芽肿性浸润，形似脂肪细胞，呈“瑞士奶酪”样外观[3]。异物位于囊状空间的中央，呈非双折射性、圆形、半透明、边界清（图14.109）。该异物即PMMA微球，它亦可引起纤维包绕，而纤维包绕可促成填充效应。透明质酸与聚羟乙酸甲基丙烯酯（HEMA）/丙烯酸羟乙酯（EEMA）（DermaLive DermaDeep）也含有甲基丙烯酸酯微球，故其反应与爱贝芙非常相似[3]。有使用DermaLive后出现异物钙化的报道[1]。上述两种反应中均可见星状体。

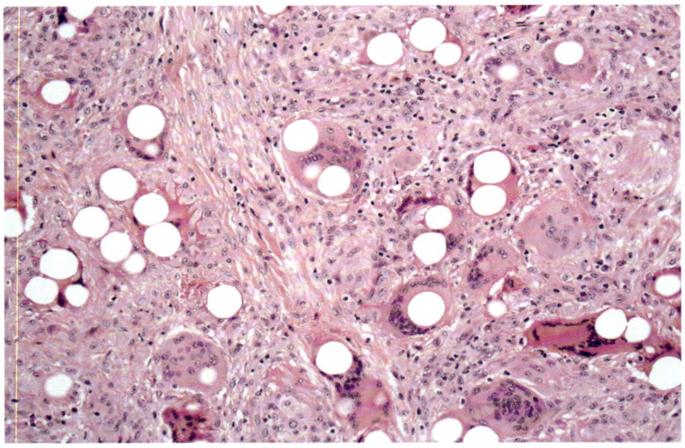

图 14.109 爱贝芙反应：异物肉芽肿反应和典型的瑞士奶酪样外观

胶原蛋白植入物导致的脓肿呈致密的中性粒细胞浸润，其中混有浆细胞、组织细胞、单核细胞[4]。巨细胞包绕着胶原蛋白植入物，可见到肉芽肿。

与透明质酸注射相关的非肉芽肿性炎性结节的特点是浅层和深层血管周围以及附属器周围的单核细胞浸润，间有嗜酸性粒细胞[13]。见不到透明质酸植入物。相比之下，肉芽肿性结节则包含显著的结节状异物巨细胞、组织细胞和嗜酸性粒细胞，将可被阿辛蓝染色（pH 值 2.7）的嗜碱异物灶包绕其中[4, 13]。聚丙烯酰胺凝胶（PAAG）（Aquamid）也有类似的表现，但可通过混有嗜碱异物的坏死组织与透明质酸注射相关的病理变化相鉴别[13]。

聚左旋乳酸（Newfill、Sculptra）结节呈肉芽肿性，以巨细胞内含的长钉状半透明体为特征[4, 13]。其形状与双折射性不均一。

bioAlcamid（polyalkylimide 凝胶）诱发的反应中可见含有散在巨细胞的栅栏样肉芽肿，其中心区域的无定形物可形似深在性离心性肉芽肿或类风湿结节（图 14.110）。

聚四氟乙烯（Gore-Tex）引起的溃疡表现为大小不等的线状异物，周围有中性粒细胞和肉芽组织围绕（图 14.111）[14]。

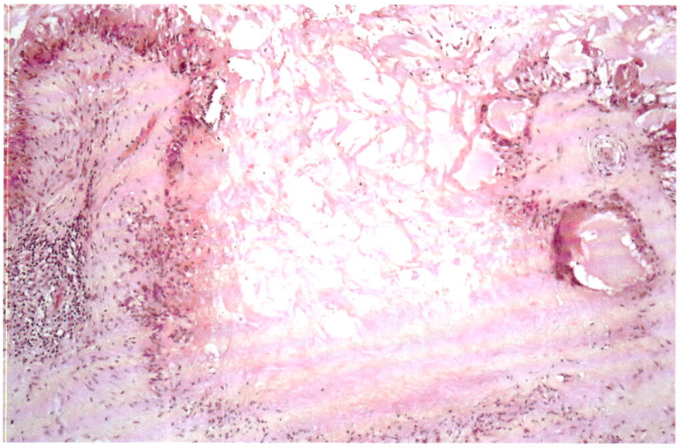

图 14.110 Bioalcamid 反应：中央坏死周围组织细胞环状浸润，与环状肉芽肿极为相似

感染性皮损的病理表现形态各异，具体的表现取决于其病原微生物。分枝杆菌感染可能形成肉芽肿性结节，应行针对性的染色及培养。

## α－黑素细胞刺激素类似物（美拉诺坦 Ⅰ 和 Ⅱ）

美拉诺坦Ⅰ和Ⅱ是具有光保护作用的超强效 α-黑素细胞刺激素类似物，这类药物正日渐受到渴望拥有棕褐色皮肤的患者的青睐。该药此项用途并未获批，人们仍可以通过网络获得。美拉诺坦Ⅰ和Ⅱ的应用不但可以使皮肤呈现棕褐色，还会使已经存在的痣的面积增大，颜色加深。目前尚无此类痣组织学上的详细描述，但 2 例患者的皮损病理没有出现恶变征象[1]。

## EMLA 软膏（丙胺卡因-利多卡因乳剂）

### 临床特征

EMLA 是丙胺卡因和利多卡因可溶性混合物，广泛用于局部麻醉，特别是用于儿童和成年人生殖器部位。用药不良反应很少，偶有瘀斑、荨麻疹、过敏性接触性皮炎和刺激性接触性皮炎[1-4]。皮肤病理学家更为重视的是 EMLA 引起的镜下微观改变，这些病变很难解释[5]。这些皮损很常见，与患者的用药时间有关，皮肤活检结果常为炎性过程。

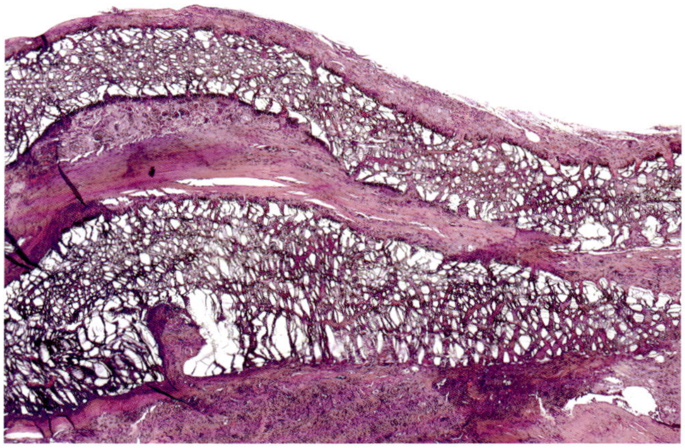

图 14.111 聚四氟乙烯反应：筛孔被致密的纤维组织所包围

## 组织学特征

在刺激性接触性皮炎的病例中，病理特征包括表皮上层融合性坏死，局灶性界面改变，基底细胞液化变性，真皮-表皮交界裂隙形成，真皮浅层混合性炎症细胞浸润伴中性粒细胞[4]。这些皮损与坏死性红斑或移植物抗宿主病反应类似。有一些不良反应没有临床表现，病理表现为颗粒细胞、棘层上部空泡化变性，基底细胞灶性液化变性，真表皮交界处裂隙形成[5]。后者表现可与大疱性表皮松解症类似（图 14.112）。电镜下，病变类似溶酶体存储障碍，伴有排空的溶酶体包涵体[6]，后者可能是 EMLA 软膏所含的蓖麻油所致。

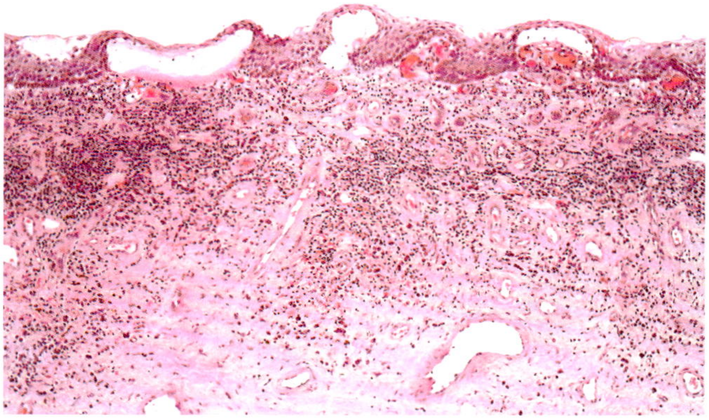

**图 14.112** EMLA 软膏反应：此病例可见表皮下多发水疱

（王 涛译 涂 平审）

# 第15章 嗜中性和嗜酸性皮病



## 坏疽性脓皮病

### 临床特征

坏疽性脓皮病（pyoderma gangrenosum）是一种少见病，病因不明[1-11]。虽然其可发生于任何年龄，但大多数患者发生于31～50岁[4]。女性似乎更多见。儿童发病少见，但曾见于婴儿[12-21]，亦有报道罕见的家族性病例[22-24]。本病也可发生于妊娠期，此类型约50%伴有潜在的疾病[25-28]。本病的特点是大的坏死性溃疡，通常直径10 cm或者更大（图15.1）。皮损可由痤疮样脓疱或者红斑性结节的基础上发展而来。典型的溃疡有潜行性边缘和红紫色边界（图15.2）。可单发或多发，大多发生于下肢，有时累及其他部位如躯干、面部、手臂和臀部（图15.3）[29-30]。罕见的受累部位包括口咽部、手、眼睑、眼、阴唇、阴茎、阴囊和宫颈[31-44]。溃疡为疼痛性的且有触痛，可持续数月或数年。并发症常取决于损害部位，包括颅骨自溶和鼻穿孔[17, 45]。反复发作并不少见，愈后常遗留筛状瘢痕。罕见报道有系统累及，包括肺、肝、骨、关节、胰腺和心脏[46-51]。

有时可见到大疱型或脓疱型[4, 52-60]。一项大规模研究发现，大疱性皮损更多见于上肢，当伴随血液系

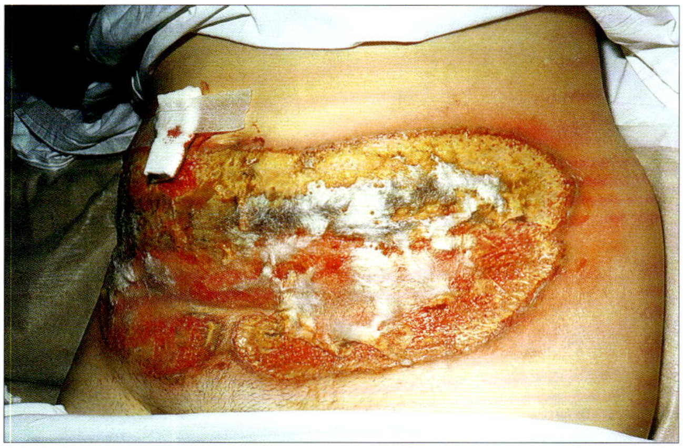

图15.1 坏疽性脓皮病：此异常严重的病例伴有非常广泛的组织破坏，类似坏死性筋膜炎（By courtesy of R.A. Marsden, MD, St George's Hospital, London, UK.）

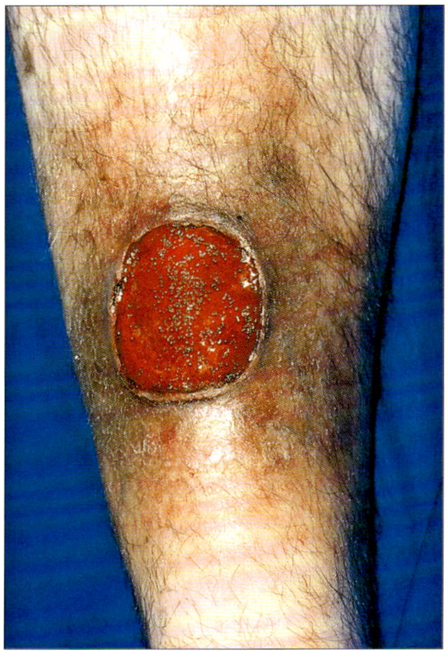

图15.2 坏疽性脓皮病：图示一溃疡区，具有典型的潜行性淡紫色边界（By courtesy of R.A. Marsden, MD, St George's Hospital, London, UK.）

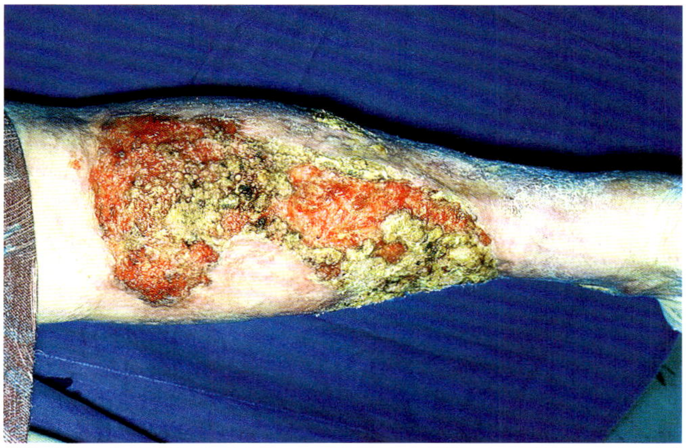

图 15.3 坏疽性脓皮病：大面积皮损伴明显结痂，其近端和内缘呈潜行性（By courtesy of R.A. Marsden，MD，St George's Hospital，London，UK.）

统恶性肿瘤时发生率更高[4]。此类皮损有时被命名为非典型性坏疽性脓皮病[4，53]。增殖型亦有报道[61-65]。

本病的一个特征是有 50% 的病例在创伤部位出现皮损（同形反应）[4，66-67]。皮损可发生于手术部位，既往报道见于胆囊切除、缩乳或隆胸、脾切除、子宫切除和剖宫产术后，主动脉瓣置换后，发生于筋膜皮瓣部位以及截肢的残端（图 15.4）[68-81]。皮损也可发生在微小创伤如注射或静脉置管部位、动静脉透析分流、抽血、针灸或文身后[4，82-85]。使用汽车座位安全带引起的压力，与之后皮损进展相关[86]。亦有报道在蜘蛛叮咬部位出现皮损[87]。有报道一例在发廊挑染头发后头皮受累，这可能归结于物理和（或）化学创伤[88]。

一些报道提出药物是本病的病因，包括：

- α-2b 干扰素（IFN-α2b），
- 异维 A 酸，

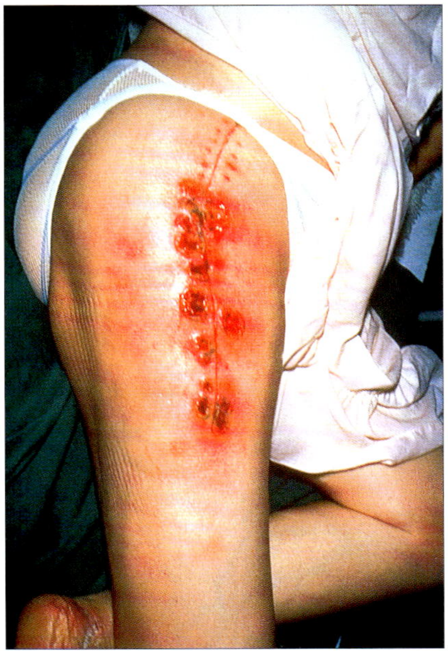

图 15.4 坏疽性脓皮病：先前手术部位多发的早期皮损（By courtesy of R.A. Marsden，MD，St George's Hospital，London，UK.）

- 舒必利，
- 丙硫氧嘧啶[89-94]。

有一个例报道，联合应用阿糖胞苷、阿柔比星和粒细胞集落刺激因子治疗骨髓增生异常综合征后出现坏疽性脓皮病[95]。另一个例报道，坏疽性脓皮病与 EGFR 抑制剂吉非替尼相关[96]。曾报道在 α 干扰素（IFN-α）注射部位发生的肉芽肿性和化脓性皮炎，可以模拟坏疽性脓皮病[97]。在罕见情况下，硬化剂治疗可并发坏疽性脓皮病[98]。在一个例研究中坏疽性脓皮病与苏尼替尼相关[99]。

特别重要的是，高达 50% 的坏疽性脓皮病患者[2]伴发各种疾病[4，11，100]，如表 15.1 所列。在这些伴发疾病中，最明确的是炎性肠病（克罗恩病和溃疡性结肠炎）及关节炎[101-103]。据报道约 1% ～ 2% 的炎性肠病患者并发坏疽性脓皮病[104-106]。在一项研究中，27% 的坏疽性脓皮病患者伴有炎性肠病，20% 的患者伴有关节炎[4]。同一研究表明，27% 的浅表性"非典型性"坏疽性脓皮病患者伴有血液系统疾病[4]。在另一项大规模研究中，特发性坏疽性脓皮病及其伴发慢性炎性肠病者更多见于女性，而伴有血液系统恶性肿瘤的坏疽性脓皮病患者更多见于男性[5]。坏疽性脓皮病可随炎性肠病的活动而波动，这也可以是肠病存在或预兆的一个特征[107-108]。作为炎性肠病并发症出现的坏疽性脓皮病，似乎并不是肠道疾病严重程度的独立预测因子。虽然炎性肠病得到控制后，坏疽性脓皮病病变得以改善，但通常需要特殊的治疗[109]。表 15.1 中提到其他许多罕见的并发疾病多数很可能是偶发的，因为严格上而言，作为个例的简单合并存在并不意味着一个有意义的关联[110]。任何情况下，在做出坏疽性脓皮病的诊断时应常常进行潜在疾病的相关性评估。坏疽性脓皮病样损害已被报道是抗磷脂抗体综合征的表现特点[111]。其他潜在的疾病，包括炎症和感染过程、血管病变以及恶性肿瘤，可引起类似坏疽性脓皮病的病变，进一步强调进行详细临床研究的重要性[111-112]。

本病也可伴发其他嗜中性细胞性皮病包括 Sweet 综合征[123-135]。

在近来描述的常染色体显性遗传 PAPA 综合征（化脓性无菌性关节炎、坏疽性脓皮病和痤疮）中，坏疽性脓皮病是其中的一个组成部分[126]。该综合征致病基因定位于染色体 15q 上，伴有 *CD2BP1/PSTPIP1* 基因的突变[127-131]。这些突变增加该基因产物对 pyrin 结合的亲和力，克服此同源三聚体的自身抑制，允许下游先天免疫反应的激活[132-134]。最终，这种突变导致半胱天冬酶 -1 的活化增加，后者是多发性遗

表 15.1 坏疽性脓皮病的伴发疾病（按照字母顺序）

- 爆发性痤疮，聚合性痤疮和化脓性汗腺炎[184-188]
- 获得性鱼鳞病[189]
- 急性髓样白血病[190]
- 变应性接触性皮炎[191]
- 间变大细胞淋巴瘤[192]
- 抗中性粒细胞胞质抗体[193-195]
- 关节炎（血清反应阴性的或类风湿性关节炎），强直性脊柱炎和骨关节病[4，196-198]
- 婴幼儿自身免疫性中性粒细胞减少症[199]
- 白塞病[200]
- 大疱性系统性红斑狼疮[201]
- 烧伤 / 烫伤[202-203]
- C7 缺乏症[204]
- 慢性特发性黄瘤病[205]
- 慢性骨髓单核细胞性白血病[206]
- 慢性肾衰竭[207]
- 衣原体肺炎[208]
- Cogan 综合征（间质性角膜炎和前庭听觉功能障碍）[209]
- 胶原性结肠炎[210-211]
- 结直肠癌[212]
- 皮肤 T 细胞淋巴瘤[213]
- 冷纤维蛋白原血症[214]
- 憩室病[215]
- 特发性血小板增多症[216]
- Fanconi 贫血[217]
- V 因子 Leiden 缺乏[214]
- 胃癌[154，218]
- Grave 病[219]
- 肾小球肾炎[220]
- 自身免疫性和病毒性肝炎[156，221-225]
- 人类免疫缺陷病毒感染[226-228]
- 肥大性骨关节病[229]
- 低丙种球蛋白血症[230-231]
- 炎性肠病：溃疡性结肠炎和 Crohn 病[2，4，104]
- 青少年特发性关节炎[232]
- Kartagener 综合征[233]
- Klinefelter 综合征[234]
- 狼疮抗凝物[235]
- 单克隆丙种球蛋白（最常见为 IgA）；通常为良性的，但可引起多发性骨髓瘤[2，54，196，236]
- 多发性硬化症[237]
- 骨髓增生异常综合征[238-239]
- 骨髓纤维化[240]
- 髓样白血病[54，56，155，241]
- 骨髓炎[12，242]
- 夜间阵发性血尿[243]
- 真性红细胞增多[198]
- 银屑病[244]
- 肾移植[245-246]
- SAPHO 综合征（滑膜炎、痤疮、脓疱病、骨质增生和骨炎）[247-248]
- 结节病[244]
- Sjogren 综合征[250]
- 角层下脓疱病[251-252]
- 系统性红斑狼疮[253]
- 系统性硬化症[254]
- 结核病[255]
- 水痘[256]
- 血管炎，包括 Takayasu 病、持久性隆起性红斑和 Wegener 肉芽肿[257-263]

传性自身炎症综合征的基本特征[135]。缺乏此基因突变的病例也有报道[136]。这些发现表明，坏疽性脓皮病可以被视为一种自身免疫炎症性或自身免疫性疾病，对 PAPA 综合征通道的研究，可能最终揭示散发性坏疽性脓皮病的发病机制。

因炎性肠病而行回肠或结肠造口术的患者，在造口旁或造口边缘出现本病受累是一种广为所知的现象[4，137-141]。在一项大规模系列研究中，13% 患者有造口边缘的脓皮病。克罗恩病和溃疡性结肠炎都伴有这种并发症[4，140，142]。在非炎性肠病的造口周围，已有胃肠道肿瘤和憩室病造口术患者发生坏疽性脓皮病的报道[137-138]。坏疽性脓皮病也可以发生在因膀胱癌行膀胱切除术后的尿道造口术部位[138]。

浅表性肉芽肿性脓皮病被认为是坏疽性脓皮病的一种浅表而罕见的亚型[3，143-148]。患者在外伤——常常是外科手术后出现单个或有时多个浅表的溃疡性病变，伴有增殖性边缘（由于这个原因，这种亚型有时称为“增殖型坏疽性脓皮病”）（图 15.5）。偶有疼痛。这些溃疡与经典的脓皮病相比，有更清洁的基底。皮损大多发生于躯干和上肢，愈后留有筛状瘢痕（图 15.6）。偶尔可见明显的引流窦道。常无潜在的系统性疾病。与经典的坏疽性脓皮病相比，浅表性肉芽肿性脓皮病更可能表现为慢性病程[149]。

所谓“恶性脓皮病”是一个有争议的命名，我们认为应当避免使用。一些学者将这一术语用于描述坏疽性脓皮病的一种变异型，其主要累及头颈部[150-152]。然而，近来有人提出，至少部分所谓的恶性脓皮病病例更可能是皮肤韦格纳肉芽肿病[153]。

一项研究发现，50% 以上的坏疽性脓皮病患者需要长期治疗来控制疾病[5]。本病有的病例可致死，尤其是诊断延误的病例[6，154]。在另一项研究中，报道的 21 例患者中有 2 例死于坏疽性脓皮病

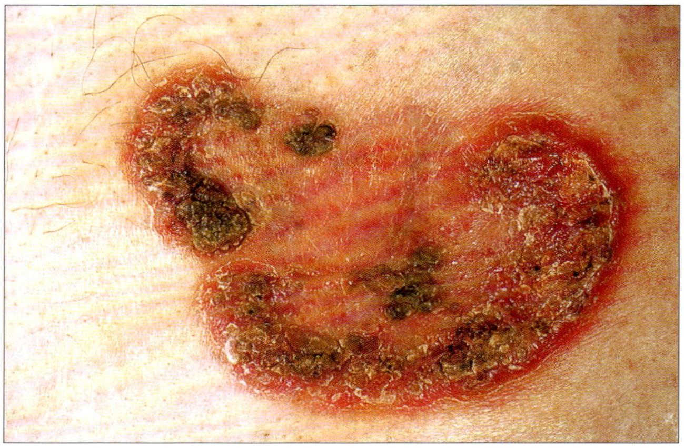

图 15.5 浅表性肉芽肿性脓皮病：结痂性浅表性皮损呈筛状外观（By courtesy of the Institute of Dermatology，London，UK.）

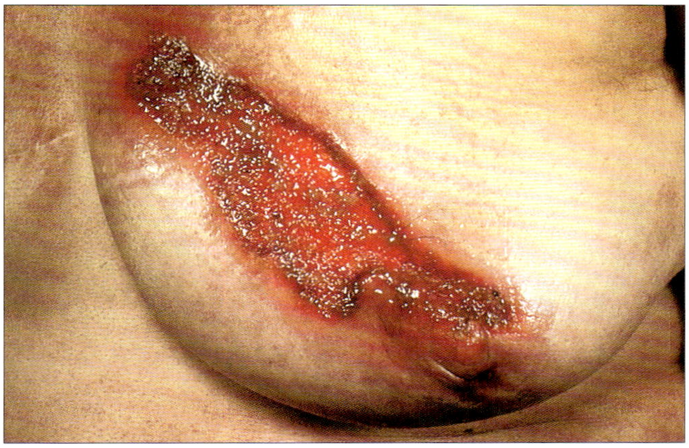

图 15.6 浅表性肉芽肿性脓皮病：此视野显示乳房的大面积溃疡（By courtesy of R.K. Winkelmann，MD，Mayo Clinic，Scottsdale，Arizona，USA.）

继发肺部受累[6]。

## 发病机制和组织学特征

坏疽性脓皮病的确切发病机制未明，现有的认识提示它归结于免疫异常（或许是先天免疫）和（或）发生在血管炎的基础上[10，128，155-160]。坏疽性脓皮病患者有不同的免疫学异常，包括：

- 对常见抗原如分枝杆菌和白色念珠菌的迟发型超敏反应消失。
- 中性粒细胞趋化作用缺陷。
- 中性粒细胞吞噬作用受损。
- 淋巴因子（迁移抑制细胞因子）产生减少[155-156，158]。
- 白介素 -8（一种对中性粒细胞强有效的趋化性多肽）在病变组织中表达过多，并可能是一个重要的致病因子[161-162]。
- 在治疗成功后白介素 -8 及其相关分子表达减少[163]。
- 病变组织中的中性粒细胞运输异常及代谢性整合素 β2-CR3 和 β2-CR 4 的波动[164-165]。
- 在播散性疾病中注意到 HIF2a 和下游效应因子 VEGF、Ang-2 水平升高，提示中性粒细胞氧化爆发调控不当产生的血管新生可能参与其中[166]。
- TNF-α、MMP-9 和 MMP-10 也升高[167]。
- TNF-α 发挥的一些效应可能通过角质形成细胞分泌弹力素（一种弹性蛋白酶抑制剂）介导[168]。事实上，抗 TNF-α 治疗显示有部分疗效[169-173]；但有一例报道用 TNF-α 拮抗剂治疗风湿性关节炎伴发本病，两者的关系可能是复杂的[174]。

一项大样本患者的免疫荧光研究结果显示，在溃疡活动性边缘的真皮血管壁上同时存在免疫球蛋白（通常是 IgM）和补体[175-176]。然而，另一项研究则未能证实这一发现[2]。尚无证据支持某种感染性的发病机制[177]。

在一小型病例系列患者中描述有皮肤和血循环的 T 细胞克隆性扩增，表明 T 细胞反应在疾病中发挥作用，可能由皮肤中某种局部性刺激所诱发[178]。在缺乏骨髓增生性疾病基础的坏疽性脓皮病中也描述有 T 细胞的克隆[179]。

一般而言，坏疽性脓皮病的组织病理学是非特异性溃疡伴有脓肿形成（图 15.7）。邻近的真皮显示有急性和慢性炎症。一例患者描述有假 Pelger-Huet 现象伴分叶过少的中性粒细胞，致使识别困难[180]。早期皮损可以表现为角层下脓疱（图 15.8）。虽然曾有描述组织学特点为白细胞破碎性血管炎和淋巴细胞介导的血管炎，但根据我们的经验，所见到的任何血管炎均常常位于溃疡底部或者邻近的组织，因此这种病变更可能是一种结果而不是一个病因（图 15.9）[1，181]。

在伴克罗恩病的坏疽性脓皮病患者中，巨细胞似乎是一个常见的特点[7]。在一项研究中，13 名伴炎性肠病的患者中有 6 例可见巨细胞，其中 5 例是克罗恩病，1 例是溃疡性结肠炎[7]。在 22 例不伴炎性肠

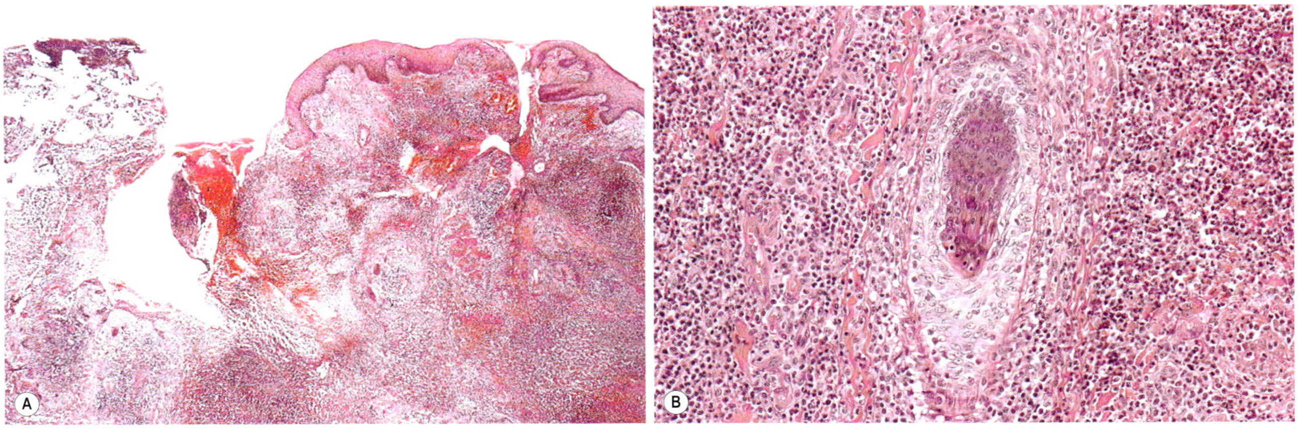

图 15.7 （A，B）坏疽性脓皮病：溃疡边缘的活检标本中真皮内有大量的炎症改变，伴有脓肿形成

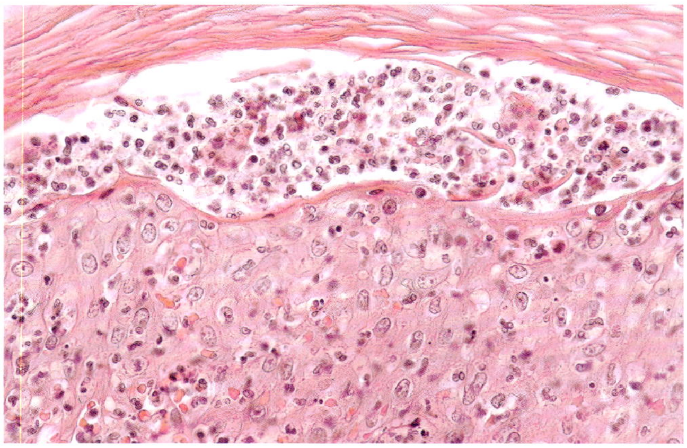

图 15.8 坏疽性脓皮病：早期痤疮样损害示一角质层下脓疱

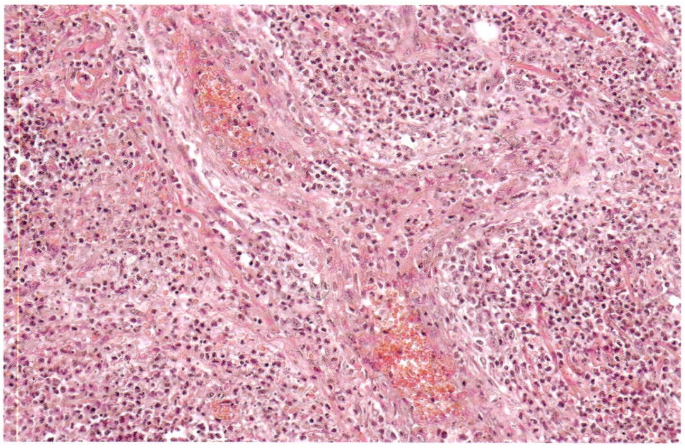

图 15.9 坏疽性脓皮病：急性坏死性血管炎。任何血管壁的活动炎症很可能都是周围炎症的结果而不是其病因

病的活检标本中没有见到巨细胞。

浅表性肉芽肿性脓皮病的特点是真皮浅层有带状的炎症细胞浸润[3]。局灶无菌性脓肿绕以肉芽肿性炎症区，边缘以淋巴细胞和浆细胞为界（图 15.10 ～ 15.12）[3]。常见出血，可有明显的嗜酸性粒细胞。任何血管炎的改变都被认为是继发性的。相邻组织可有瘢痕形成。棘层肥厚和假上皮瘤样增生常见。这些病例的一大部分可被辨别出有异物包括淀粉、缝线、蔬菜物质、木头和头发[3]。值得注意的是，并非所有伴肉芽肿性炎症的坏疽性脓皮病都局限在真皮浅层。一些病例累及真皮深层甚至皮下组织。

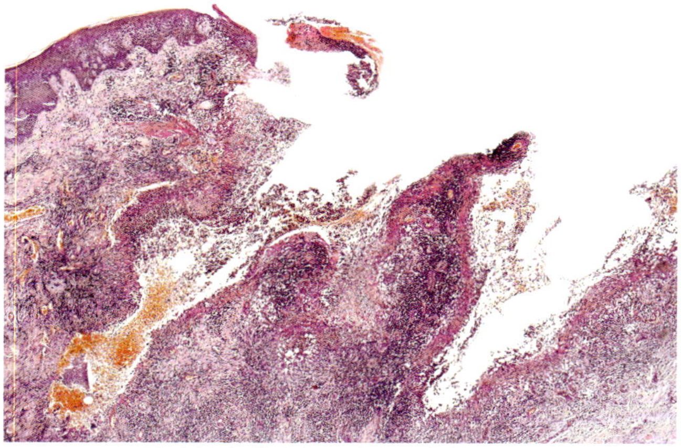

图 15.10 浅表性肉芽肿性脓皮病：低倍镜示潜行性溃疡

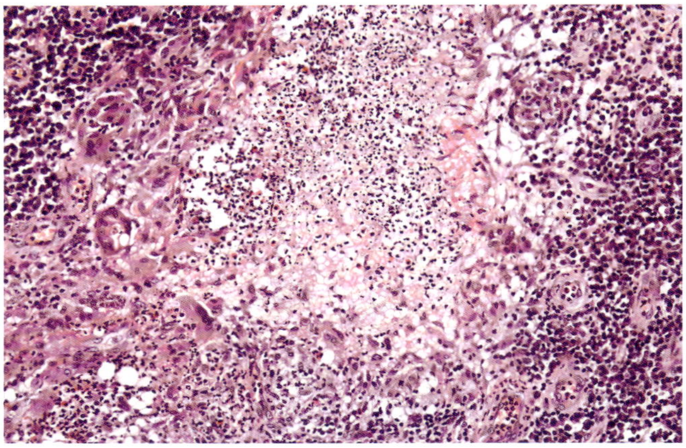

图 15.11 浅表性肉芽肿性脓皮病：区域性炎症反应清晰可见。注意中央的脓肿和周围的肉芽肿性炎症

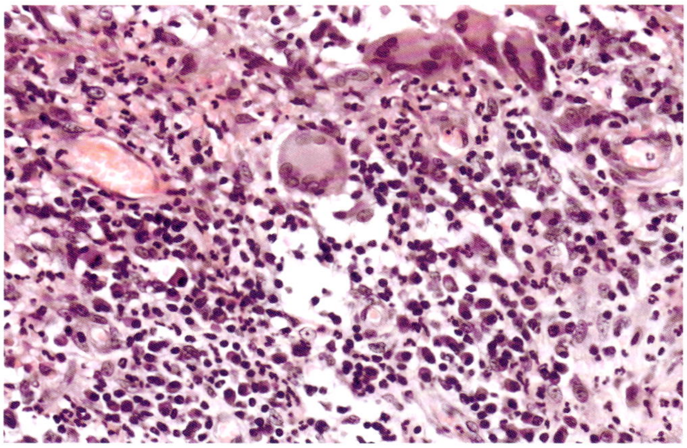

图 15.12 浅表性肉芽肿性脓皮病：高倍镜下显示多核巨细胞，也有明显的浆细胞

## 鉴别诊断

坏疽性脓皮病的组织病理学表现是非特异性的，其诊断是排他性诊断[182]。考虑到组织学和临床鉴别诊断的需要，外科手术常被用来处理一些疾病——但在坏疽性脓皮病的治疗中是禁忌的——早期而准确的诊断是关键。由于同形反应，外科手术容易使本病恶化，通常在脓皮病病例中是被禁忌的。治疗的主流是药物治疗，如皮质类固醇治疗。不幸的是，坏疽性脓皮病患者常在疾病的早期被误诊，有时只有在多次不成功（和破坏性）手术进行后才会被认识。一项研究表明，在确诊前患者平均已接受五位内科医生检查[29]。为避免这种错误，获取有关伤口及清创术标本准确的临床资料是必需的。

需做培养来除外感染（细菌、分枝杆菌和真菌）。坏死性筋膜炎往往累及更深的筋膜和皮下组织，而脓皮病则主要侵犯真皮（虽然某些病例可侵至皮下组织）。在未经治疗的坏死性筋膜炎中，通常可见明显的成片细菌感染。区分这两种疾病是重要的，因为治疗是截然相反的。坏死性筋膜炎需要手术和抗生素治疗，而坏疽性脓皮病则应避免手术，需采用系统性抗免疫治疗和伤口护理的支持治疗[183]。

Sweet 综合征一般不伴有溃疡，表现为更显著的与中性粒细胞数目相关的核碎裂。虫咬反应（尤其是那些棕色遁蛛或其他蜘蛛引起的）可表现为类似的组织学特点。在鉴别脓皮病和其他形式如创伤引起的溃疡时，临床资料是非常重要的。

虽然一些学者提到，在坏疽性脓皮病的皮损中存在淋巴细胞性或中性粒细胞性血管炎，但是根据我们的经验，这种发现仅限于邻近溃疡的区域，很可能是一种继发性改变[5]。事实上，根据我们的经验，"继发性"血管炎常常出现在许多不同病因引起的溃疡边缘，但缺乏真正意义上的潜在的原发性血管炎的过程。所以，评价血管炎是否是溃疡的一个病因，取决于对远离溃疡区域真皮和皮下组织血管的检查。

必须特别强调的是，准确的临床信息对于建立正确的诊断至关重要。在疾病过程中若未能早期认识本病，对患者而言是灾难性的。

# 急性发热性嗜中性皮病

## 临床特征

急性发热性嗜中性皮病（acute febrile neutrophilic dermatosis，Sweet 综合征）是一种少见病，病因和发病机制未明[1-11]。本病有显著的女性好发倾向（5：1），大多数患者年龄在 21 ～ 60 岁间。偶尔本病可见于儿童，婴儿期罕见[12-22]。有报道婴儿兄弟俩同时发生 Sweet 综合征[23]。患者表现为数量不一的触痛性和疼痛性红色斑块或结节，非对称性分布，常常两侧受累，境界清晰，尤其是见于面部、颈部、上肢和下肢（图 15.13 ～ 15.15）。本病的一种肢端形式，现命名为手背嗜中性（或脓疱性）皮病（图 15.16）[24-31]。这究竟是代表着一个独立性疾病还是 Sweet 综合征的一种特有的局限性亚型，尚不确定。

有时，皮损可发展成大疱或脓疱[32-33]。斑块直径从 1 cm 到 4 cm，通常愈后不留瘢痕。约三分之一的患者出现复发，有时可见炎症后色素沉着[34-35]。针刺反应和同形反应是偶见的特点，罕见坏死伴溃疡[7，36-38]。Sweet 综合征可出现酷似掌跖脓疱病的皮损，有时表现为结节性红斑样损害[32，39-40]。有一种 Sweet 综合征样的皮损描述与光暴露相关[41]。

Sweet 综合征常继发于上呼吸道感染后。有些病例可由药物诱发，如卡马西平、呋塞米、肼屈嗪、阿

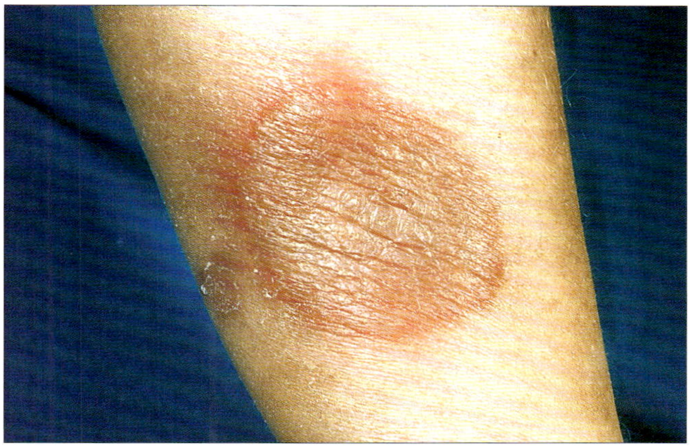

图 15.13 Sweet 综合征：前臂红斑性斑块（By courtesy of R.A. Marsden，MD，St George's Hospital，London，UK.）

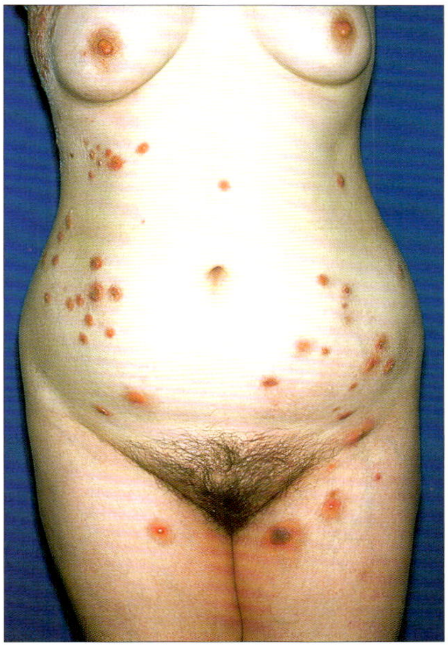

图 15.14 Sweet 综合征：特征性水肿性红色斑块（部分显示溃疡和脓疱）广泛分布于躯干和四肢近端（By courtesy of R.A. Marsden，MD，St George's Hospital，London，UK.）

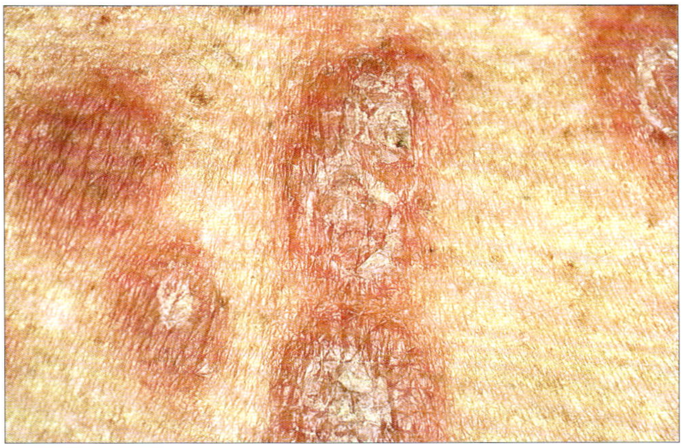

图 15.15 Sweet 综合征：典型斑块的近视图（By courtesy of the Institute of Dermatology，London，UK.）

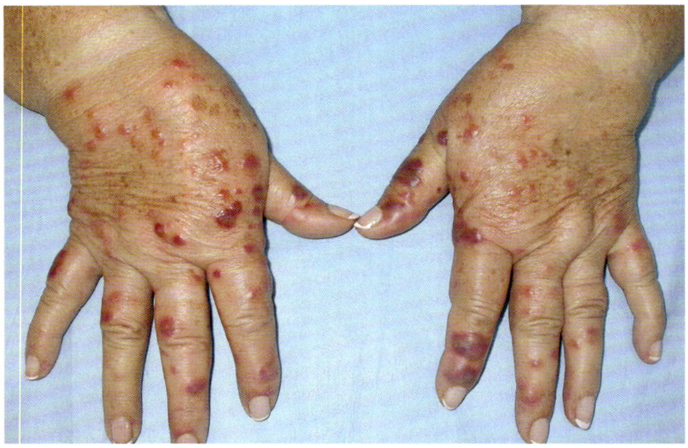

**图 15.16** Sweet 综合征：位于手背和手指背面的肢端性损害，有的伴出血性外观（By courtesy of J.C. Pascual，MD，Alicante，Spain.）

巴卡韦、硫唑嘌呤、氧氟沙星、多西环素、克林霉素、米诺环素、甲氧苄啶-磺胺甲基异噁唑、硼替佐米、来那度胺、甲磺酸伊马替尼、尼洛替尼、依那西普、粒细胞集落刺激因子（G-CSF）、放射性造影剂、某些疫苗、口服避孕药、全反式维 A 酸、异维 A 酸、呋喃妥因、地西泮、氯氮平和塞来昔布[32-33，42-69]。根据发病与给药间时间上的关联、症状的发展以及停用激惹药物后缓解，可确定病因是否系药物诱导[42，65]。亦有报道急性髓性白血病患者化疗后发生本病[70-71]。

Sweet 综合征分成三大类：

- 经典型（通常是特发性），
- 恶性肿瘤相关型（副肿瘤性），
- 药物诱导型[10]。

患者也可有结膜炎、巩膜炎、虹膜炎、多发性神经病变、口腔受累（浅表性溃疡）和关节痛[32，72-76]。大关节常受累，倾向于游走性。患者可同时发生 Sweet 综合征和结节性红斑，二者可能具有共同的发病机制[77]。Sweet 综合征和结节性红斑可不同步或同步发生[78-81]。

由于 10% ～ 40% 的病例伴有血液系统恶性肿瘤，如白血病（单核细胞性或髓单核细胞性，包括皮肤白血病）、骨髓增生异常、淋巴瘤和多发性骨髓瘤，Sweet 综合征显得尤其重要[82-93]。本病的发生有可能预示白血病的复发[94]。亦有报道 Sweet 综合征见于单克隆丙种球蛋白病和骨髓增生异常而没有真正的白血病或淋巴瘤的患者[95]。伴噬血细胞综合征者也有报道[96]。伴有潜在血液系统疾病的患者，其 Sweet 综合征的临床皮损更加严重[88]。亦有报道伴发色素性荨麻疹[7]。

高达 7% 的实体肿瘤患者中，也可能伴发 Sweet 综合征，包括：

- 睾丸，
- 膀胱，
- 胃肠道，
- 乳腺，
- 肺，
- 卵巢，
- 前列腺[7，32，35，79，82-85，88，95，97-99]。

有报道本病伴发口腔鳞状细胞癌[36，100]，罕见一例转移性乳腺癌患者在单纯疱疹治疗后发生本病[101]。Sweet 综合征还可伴有许多其他疾病，如表 15.2 所

**表 15.2 Sweet 综合征的伴随疾病**

| |
|---|
| **常见伴随疾病** |
| 药物[58] |
| 血液肿瘤（和脊髓发育不良综合征）[91] |
| 乙型肝炎[142] |
| 炎性肠病（包括溃疡性结肠炎和 Crohn 病）[143-144] |
| 非结核性分枝杆菌感染[145-146] |
| 妊娠[147] |
| 结节病[148-149] |
| 皮肤结核[150] |
| Sjogren 综合征[151] |
| 结核病[152] |
| 上呼吸道感染[10] |
| **罕见伴随疾病** |
| 卡介苗（BCG）接种[153] |
| 色素性绒毛结节性滑膜炎[154] |
| 白塞病[155-156] |
| 阻塞性细支气管炎[157] |
| 腹腔疾病[158] |
| 慢性肉芽肿性疾病[159] |
| 皮肌炎[160-161] |
| 脑炎[162] |
| 结节性红斑[80] |
| 泛发性环状肉芽肿[163] |
| 桥本甲状腺炎[164] |
| 犬咬二氧化碳嗜纤维菌，肺炎衣原体，粗球孢子菌，巨细胞病毒，土拉弗朗西丝菌，幽门螺杆菌，丙型肝炎，人类免疫缺陷病毒（HIV），出血败血性巴斯德菌，肠炎沙门菌，以及表皮葡萄球菌和金黄色葡萄球菌感染[165-178] |
| 真性红细胞增多症[179-180] |
| 凝血酶原基因（*G20210A*）突变[181] |
| 复发性多软骨炎[182-183] |
| 结节病[184] |
| 恶性实体瘤[87，97] |
| Still 病[185] |
| 外科手术[186] |
| 亚急性皮肤型红斑狼疮[187-189] |
| 甲状腺疾病（Grave 病和 Hashinoto 甲状腺炎）[190] |
| 色素性荨麻疹[7] |

列。经常见到其伴发的是血液和内脏恶性肿瘤、上呼吸道感染、药物、某些炎症性疾病如结节性红斑、类风湿性关节炎和结节病，而在文献中列出的许多其他疾病则可能是巧合。

系统受累可以是 Sweet 综合征的一个特点，伴有眼、肺、肾、中枢神经系统、阴道、肝、胃肠道和骨骼肌的损害[7, 86, 102-110]。神经系统受累似乎与 HLA-Cw1 高度相关[110]。曾报道一例特殊的 Sweet 综合征伴有牙龈增生和肌炎，但没有皮肤受累[111]。

其他伴随特点包括发热、中性粒细胞增多和红细胞沉降率升高。一项研究发现，7 名患者中 6 名有抗中性粒细胞胞质抗体（ANCA）[112]。然而，其他研究则没有发现 Sweet 综合征和 ANCA 之间的联系。这一发现在最近的文献并没有进一步探讨。

## 发病机制和组织学特征

Sweet 综合征的病因未明，本病最有可能是一种异常的超敏反应[113]。有可能是细胞因子介导的，因为抗炎制剂通常是有效的[113]。血管壁上偶尔存在的免疫复合物，可能具有发病机制上的意义。有人提出，中性粒细胞被白介素（IL）-1 活化，Sweet 综合征代表一种细胞因子介导的炎症性反应，针对广泛的不同种类的抗原包括细菌、病毒、药物和恶性肿瘤[114-116]。血清 IL-1α、IL-1β、IL-2 和干扰素 -γ（IFN-γ）升高，而 IL-4 不升高，提示 1 型（而不是 2 型）T 辅助细胞（Th 细胞）在发病机制中扮演重要角色[117]。由于外源性 G-CSF 治疗会伴发 Sweet 综合征，因此毫不奇怪在一些病例中显示内源性 G-CSF 升高[118]。

一项研究表明，一名患有 Sweet 综合征和急性髓性白血病采用 G-CSF 治疗的患者，皮肤浸润表现为克隆性[119]。该学者得出推论，髓性白血病患者的 Sweet 综合征可能是由治疗诱导的肿瘤细胞的分化所致[119]。然而，进一步的研究发现在 4 名缺乏骨髓增生性疾病的患者中也存在有克隆性[120]。

组织学上，尽管有时可见到轻度的海绵形成，但 Sweet 综合征的表皮通常不受累，罕见水疱或海绵样脓疱[32]。有时可见明显的坏死的角质形成细胞[32]。然而，最主要的特征是在真皮网状层有致密的中性粒细胞浸润（图 15.17）[3, 121]。可以是弥漫性或围血管性分布，常常围绕汗腺导管。典型者有显著的白细胞碎裂（图 15.18）。与中性粒细胞混杂的有数量不等的嗜酸性粒细胞、淋巴细胞和组织细胞。有时组织细胞吞噬核尘是一个突出的特点。已越来越认识到本病有一种富于组织细胞的形式[32, 122-130]。这更可能是代表疾病发展过程中的一个阶段而不是 Sweet 综合征的一种特殊亚型。推测所看到的组织细胞样细胞是不成熟的粒细胞[130]。认识这种表现形式对于避免误诊是重要的。如果在这些病例中有单核细胞的存在，要注意除外皮肤白血病。

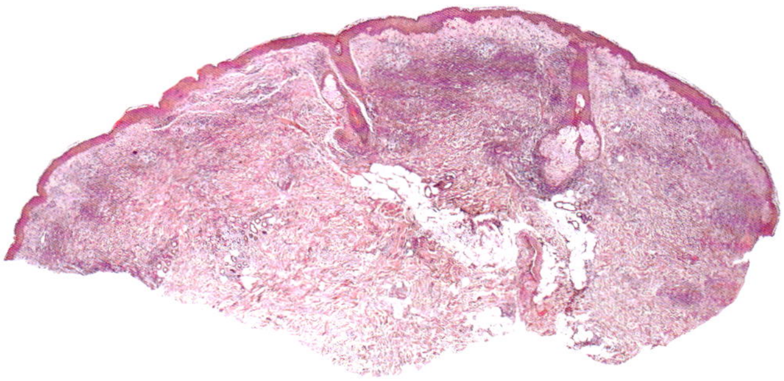

图 15.17 Sweet 综合征：真皮内致密的炎症细胞浸润

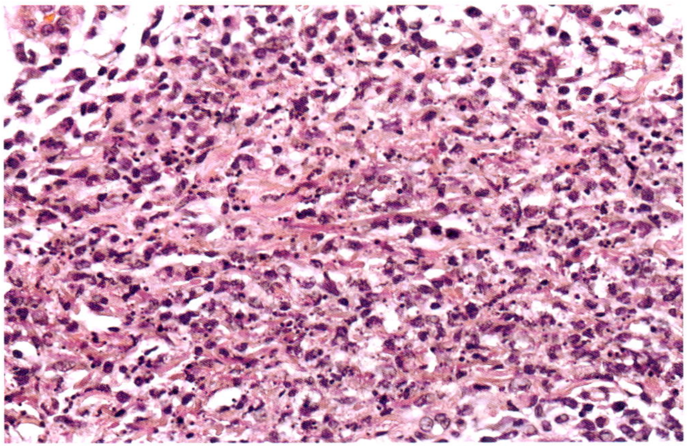

图 15.18 Sweet 综合征：主要是中性粒细胞构成的浸润。有水肿和显著的核碎裂

真皮乳头层常常高度水肿，有时导致表皮下水疱形成（图 15.19）。罕见的情况下，真皮乳头层内有中性粒细胞性微脓疡形成，可引起与疱疹样皮炎在诊断上的混淆（图 15.20）[121]。在 Sweet 综合征中，血管扩张，可有内皮细胞肿胀，但就我们的经验而言，常

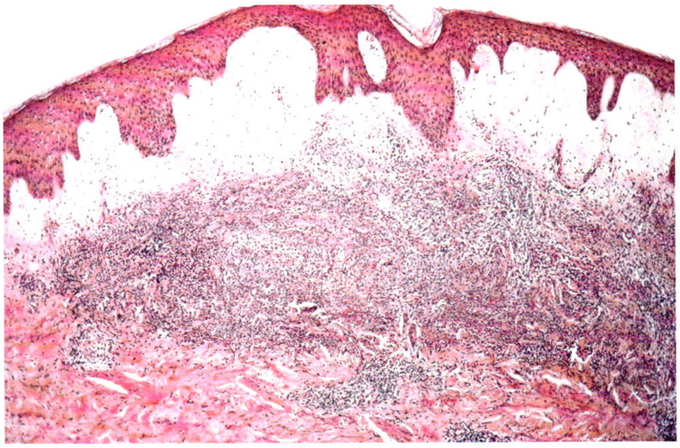

图 15.19 Sweet 综合征：真皮乳头高度水肿常见，有时伴有表皮下水疱形成

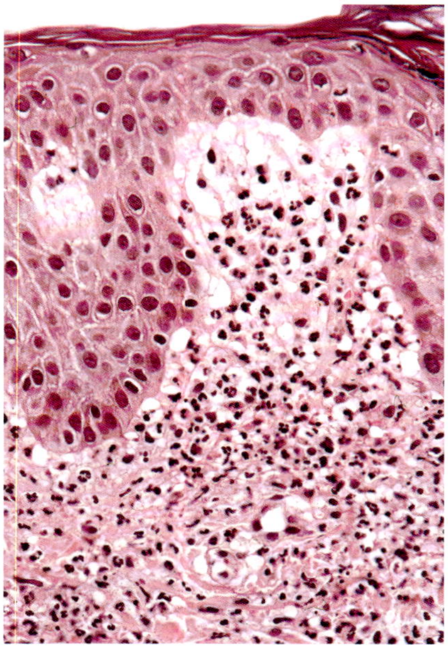

图 15.20 Sweet 综合征：偶见真皮乳头中性粒细胞性微脓肿，可与疱疹样皮炎混淆

无真正意义上的血管炎改变（实际上也并不突出）。然而，有人在其报道的 31 例患者中，大多数具有血管炎的特点如核尘、红细胞外渗和血管壁 / 周围纤维蛋白沉积，因此认为血管炎的存在并不能除外本病的诊断[131-133]。有时可见明显的紫癜[134]。Sweet 综合征皮肤活检标本的免疫荧光检测发现，其血管壁上的免疫反应物通常是阴性的。最近报道了一例 Sweet 综合征伴有白细胞碎裂性嗜中性小叶性脂膜炎[135]。

在一些病例中，注意到有皮下组织的炎症细胞浸润。这种浸润可由淋巴细胞、组织细胞和中性粒细胞（少见）组成[121, 129]。Sweet 综合征也可伴发结节性红斑样脂膜炎[136]。有报道 Sweet 综合征皮损缓解后发生弹性纤维吞噬现象和皮肤松弛[137-140]。

## 鉴别诊断

显著的纤维蛋白样血管改变有助于将 Sweet 综合征与坏死性血管炎如白细胞破碎性血管炎、持久性隆起性红斑和面部肉芽肿区分开来；疾病的临床表现和分布都非常有帮助。在面部肉芽肿中，纤维素样坏死常常轻微，而嗜酸性粒细胞往往突出。持久性隆起性红斑和面部肉芽肿的晚期皮损显示有纤维化，而 Sweet 综合征则无此特点。临床上，特征性大的溃疡的存在有助于鉴别 Sweet 综合征和坏疽性脓皮病。坏疽性脓皮病常无明显的核碎裂，而这却是 Sweet 综合征的典型特征。可能有必要做革兰染色和过碘酸-希夫（PAS）染色或培养以除外感染。由于临床背景决定术语的应用，与其他类型中性粒细胞性皮病包括肠道旁路综合征的区分可能只是定义上的问题[7]。白塞病也可以伴有与 Sweet 综合征相似的皮损。结合临床可确保正确的诊断。有时在 Sweet 综合征中发现 CD30 阳性，提出淋巴瘤样丘疹病的可能性。然而，后者中性粒细胞通常是罕见的，且淋巴瘤样丘疹病中 CD30 阳性细胞的数目并不突出[141]。

# 伴胃肠道和肝胆疾病的嗜中性皮病

## 临床特征

影响胃肠道疾病（尤其是溃疡型结肠炎）患者的最常见的嗜中性皮病是前面讨论的坏疽性脓皮病。在本章节描述的一系列损害，具有许多与坏疽性脓皮病相同的组织学（以及可能是发病机制上）特点，但缺乏特征性的进行性溃疡。或许最好将伴有胃肠道疾病的嗜中性皮病看作是一个连续的病谱，而坏疽性脓皮病是这个病谱的最末端。

一种具有关节炎和脓疱性皮损表现的综合征首先在炎性肠病和肝疾病患者被描述，也见于因病态肥胖而行空肠回肠旁路或Ⅱ型 Billroth 手术的患者，目前也见于其他胃肠道疾病[1-7]。高达 20% 的空肠回肠旁路患者发生这种综合征[4, 8]。其也可伴发于胃溃疡、阑尾炎和憩室病[9-10]。越来越多的文献称此过程为肠道相关性皮炎-关节炎综合征（BADAS），目前大多数学者倾向于采用该术语。

皮损可以是丘疹或水疱，或形成类似坏疽性脓皮病的大的坏死性损害。皮损常见于躯干和四肢。口腔也可受累[2]。在一些患者中，可伴发类似结节性红斑的脂膜炎。皮肤表现常随所伴发的胃肠道疾病的恶化而复发[4]。一些患者红细胞沉降率升高[4]。本病偶尔对抗生素或激素治疗有效。

肝胆疾病的患者可见复发性水疱 / 脓疱性损害[11]。皮损常见于四肢，自觉瘙痒、愈后可遗留萎缩性瘢痕。在一些患者中，皮疹表现为一种坏死性毛囊炎[11]。有时皮肤损害先于肝胆疾病的诊断。

有趣的是，近来有报道克罗恩病患者并发播散性脓肿（累及脾、淋巴结、肝、胰腺和脑）[12]。其中部分病例脓肿先于克罗恩病的诊断。组织学上常见肉芽肿性成分。免疫抑制疗法治疗有效，提示这种皮损可能是克罗病的一种异常的肠道外反应[12]。

这些病种的描述表明，他们是重叠的或可能代表一个疾病的连续。BADAS 是其中最严格定义的，此术语也许可以用于前面提到的所有疾病。

## 发病机制和组织学特征

在少数患者中存在有循环免疫复合物，引发一些学者推测其在发病机制上的作用[13-14]，并认为细菌的过度生长在这些循环免疫复合物的发生中可能起某种作用[4]。

组织病理学呈非特异性，属嗜中性皮病的表现。皮损显示不同程度的真皮水肿和坏死，伴有血管周围和间质内中性粒细胞浸润。亦可见数量不等的淋巴细胞和组织细胞。大量的核碎裂致使其组织学上与急性发热性嗜中性皮病（Sweet 综合征）相似（图 15.21）。也有表现为白细胞破碎性血管炎和脓疱性血管炎的报道[15-16]。炎症常局限于真皮，但部分患者有皮下脂肪组织的受累，导致结节性红斑或结节性红斑样脂膜炎。

有报道在伴有肝胆疾病的患者中，少数病例有大疱形成，伴真皮内中性粒细胞浸润，有时伴小汗腺炎或毛囊炎[11]。

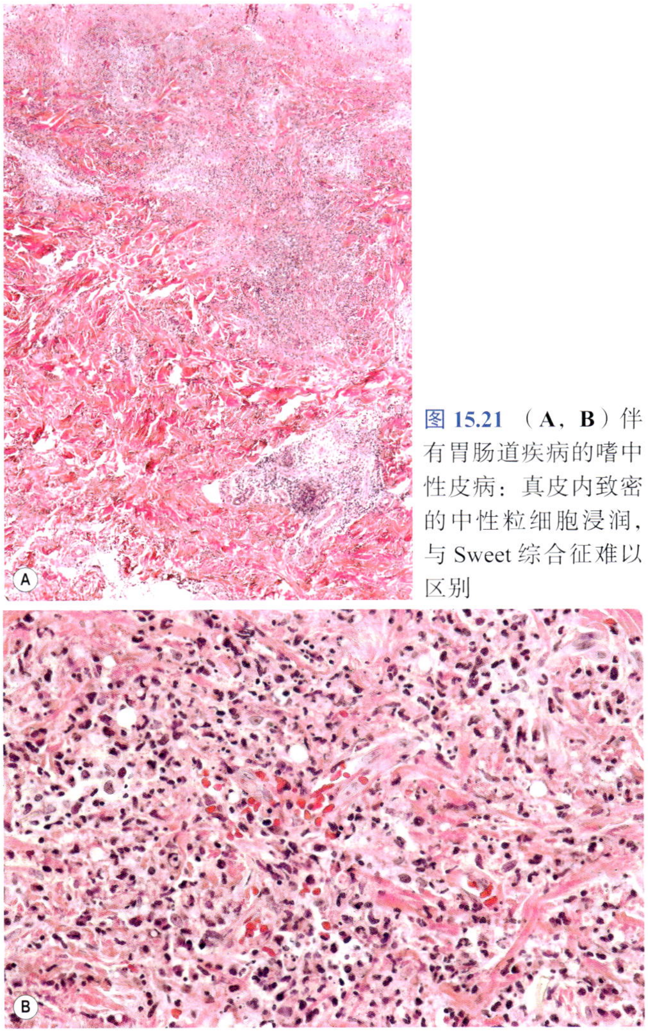


图 15.21 （A、B）伴有胃肠道疾病的嗜中性皮病：真皮内致密的中性粒细胞浸润，与 Sweet 综合征难以区别

## 鉴别诊断

主要的鉴别诊断包括感染、Sweet 综合征、坏疽性脓皮病和类风湿性嗜中性皮病。临床病史对于区分这些疾病是至关重要的。

文献中有关肠道相关性皮病-关节炎与 Sweet 综合征常常混淆。一些曾被报道为前者的病例，事实上似乎最好归为后者。反之，有些患者呈现更典型的肠道相关性皮病-关节炎综合征的，事实上却被报道为 Sweet 综合征[17-18]。在许多患者中，这种区别只是语义上的差别。但在另外一些患者中，临床皮损与 Sweet 综合征相当不符合，将这些患者称之为"肠道相关性皮病-关节炎综合征"更为恰当。

坏疽性脓皮病是另一种伴胃肠道疾病患者高发的嗜中性皮病。临床上可通过其皮肤溃疡呈进行性扩展的特点而与其他皮肤区别。由于活检的组织学表现可以是相似的，因此，区分本病和肠道相关性皮病-关节炎综合征时必须结合临床。

就伴有胃肠道和肝胆疾病的嗜中性粒细胞皮病所见到的组织学和临床病谱而言，它们很可能是由于相似或相同的发病机制引起。当然，更多的研究将阐明其确切的发病机制并有助于提出更加令人满意的分类系统。

# 类风湿性嗜中性皮炎

## 临床特征

类风湿性嗜中性皮炎（rheumatoid neutrophilic dermatitis）是类风湿性关节炎患者的一种少见皮疹[1]。最常见的表现为丘疹、结节和斑块，位于四肢的伸侧、颈部和躯干。部分患者临床上可类似荨麻疹[2-7]。亦有大疱性皮损的报道[8-9]。皮损可破溃，常自觉瘙痒或疼痛，有时呈环形[3, 10]。本病少见，根据日本和土耳其两家学术性诊所的资料显示，前者 142 例和后者 215 例类风湿性关节炎患者中分别仅有 2 例患有本病[4, 11]。类风湿性嗜中性皮炎的表现与患者关节疾病的严重程度相关[4]。

典型者皮损持续长达数周[2]。部分患者未经治疗而疾病自行缓解；而另一部分患者对皮质类固醇激素、氨苯砜或磺胺甲氧嗪治疗有效[2, 5, 10]。

最近有报道，血清阴性的关节炎患者可有与类风湿性嗜中性皮炎相似的皮肤表现[12-15]。

Magro 和 Crowson 报道了在一组系统性疾病包括

类风湿性关节炎、克罗恩病、结缔组织病、肝炎、白塞病、特应性皮炎、血液系统恶液质和分枝杆菌感染中可见无菌性嗜中性毛囊炎伴 Sweet 综合征样组织学改变[16-17]。类似的毛囊中心性急性炎症过程亦见于溃疡型结肠炎患者。这些报道可能反映了一种类似疾病或疾病谱，其可能具有共同的组织病理发病学机制。

## 发病机制和组织学特征

类风湿性嗜中性皮炎的发病机制未明，一些学者提出它可能是一种免疫复合物介导的疾病[3, 5]。

其组织学特征为真皮内中性粒细胞浸润伴数量不等的核碎裂（图 15.22）。但在一些病例中，核碎裂极少或缺如。可见数量不等的组织细胞、浆细胞和嗜酸性粒细胞；有时脓肿形成是一个特点[2-3, 5]。炎症浸润偶尔延伸至皮下脂肪组织[3, 7]。其上表皮可显示海绵水肿和表皮内水疱[5]。

## 鉴别诊断

鉴别诊断必须考虑感染，尤其是对因免疫抑制治疗而有感染危险性的患者。再者，皮疹可以用皮质类固醇激素治疗，倘若没有正确诊断潜在的感染，会产生灾难性的后果。应常规进行革兰染色、AFB/ 抗酸染色和银染色以检测微生物的存在，只有在排除感染后才可做诊断。我们已遇到一些用皮质类固醇激素治疗的类风湿关节炎患者发生脓疱性浸润伴龟分枝杆菌感染。

坏疽性脓皮病可显示相似（即使不是相同）的特点，但通过进行性发展的溃疡可加以区分。应当记住的是，类风湿性关节炎患者也可以发生坏疽性脓皮病[4]。鉴别诊断必须结合临床。坏疽性脓皮病可能构成这个连续性病谱的一部分，并且最终可能被证实它们具有共同的发病机制。对持有这种观点的人而言，对一名患者同时具有坏疽性脓皮病和类风湿性嗜中性皮炎的典型特征是不会感到惊讶的[20]。

一些学者指出，类风湿性嗜中性皮炎可被归类为 Sweet 综合征的一种变异型[2]。当然，其活检结果可以非常相似。但前者缺乏 Sweet 综合征伴发的发热和全身不适是区分两者的临床鉴别点。胃肠道疾病的存在有助于区分类风湿性嗜中性皮炎与肠道相关性皮病-关节炎综合征。如同伴有坏疽性脓皮病一样，可以认为 Sweet 综合征和类风湿性嗜中性皮炎是一种疾病谱性疾病[2]。只有特征性的临床表现才能将这些疾病区分开来。

类风湿性关节炎患者有时可发生组织学上与类风湿性嗜中性皮炎相重叠的皮损，但可通过栅栏状渐进坏死性和肉芽肿性成分（定义为栅栏状嗜中性和肉芽肿性皮炎）加以区别[21]。这一病谱（也包括间质性肉芽肿性皮炎）发生于一系列系统性疾病（包括类风湿性关节炎）。患者主要是成人，尤其累及肢体或躯干，表现为丘疹和结节，常呈线状分布[22-23]。除了急性炎症和不同程度的核碎裂外，渐进性坏死的存在伴组织细胞反应提示环状肉芽肿或类脂质渐进性坏死，有助于这些皮疹与典型的类风湿性嗜中性皮病相鉴别。

当嗜中性粒细胞浸润伴有真皮乳头脓肿形成时，皮损可被误认为是疱疹样皮炎、线状 IgA 病和大疱性系统性红斑狼疮。对这些疑难病例需做免疫荧光染色。

血管坏死和纤维素样改变可区分类风湿性嗜中性皮炎和血管炎[24]。必须强调的是，仔细检查有无血管炎的证据不仅仅是单纯的学术上的研究，因为类风

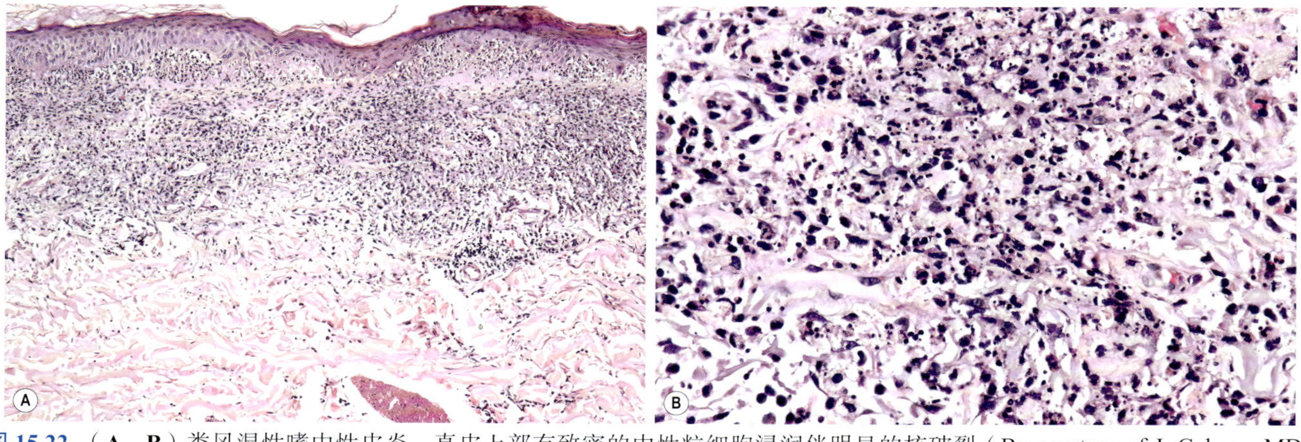

图 15.22 （A，B）类风湿性嗜中性皮炎：真皮上部有致密的中性粒细胞浸润伴明显的核破裂（By courtesy of J. Cohen，MD，Dermatopathology Laboratory，Tucson，USA.）

湿性关节炎患者也有发生血管炎的危险性。事实上，类风湿性关节炎患者组织学上可表现为血管外栅栏状肉芽肿、弥漫性嗜中性粒细胞浸润或血管炎（中性粒细胞性、淋巴细胞性或肉芽肿性）。不同的模式可以重叠，分类应根据主要的组织学模式。

# 节肢动物和蛛形纲动物叮咬反应

## 临床特征

昆虫叮咬后绝大多数引起的是微不足道的小麻烦。某种昆虫叮咬后引起的反应，取决于昆虫的种类和患者的免疫反应。昆虫叮咬的临床反应各异，可以从轻微的红斑性丘疹到大的结节，伴有明显的瘙痒和溃疡。反应严重者可见水疱（图 15.23）。仔细检查常可在昆虫的口器部分进入皮肤的部位发现有小点。

尽管节肢动物咬叮后极少有临床重要性，但某些蛛形纲动物叮咬后的反应，可导致较严重的临床损害（图 15.24）。许多不同种类的蜘蛛可以叮咬人类，而最突出、描述最充分的是由棕色遁蛛和黑寡妇蜘蛛引起的反应，详述如下[1-4]。

### 棕色遁蛛

棕色遁蛛（褐皮斜科蛛）叮咬后初始为疼痛性的淡蓝色斑疹、丘疹或结节，常伴有瘀斑样外观。常可观察到位于中央的小点。皮疹一般轻微。在一个单一中心，在其推测的 50 多个被叮咬的患者的大样本研究中发现，大腿受累占近 50%，其次是前臂和腹部，占剩下的大多数[5]。然而，在一些患者中，水疱和溃疡（常进展成大的坏死性损害）是一个特点[6]。偶尔发生类似坏疽性脓皮病的慢性溃疡[7]。棕色遁蛛最常见于美国中西部、中南部和东南部的乡村。根据其头胸部小提琴样的标记易于识别，俗称“小提琴”样蜘蛛[8]。然而，其他蜘蛛往往被误认为是棕色遁蛛，所以诊断可能会被过度使用，因为在叮咬时常无法对蜘蛛进行鉴定[9-13]。这使许多现有的文献存疑[14]。

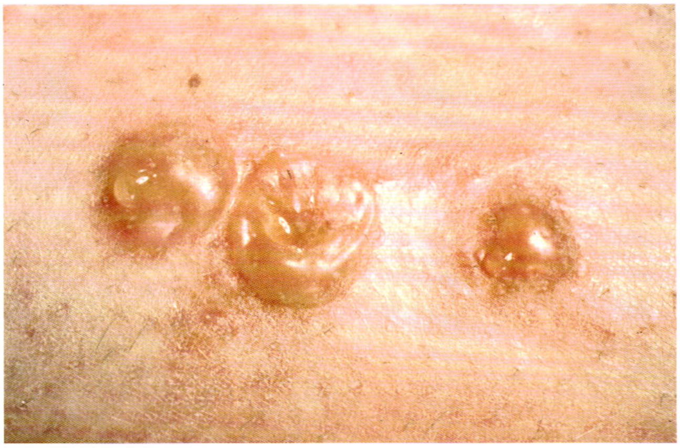

图 15.23 昆虫叮咬后大疱性反应：在这张近视图中可见小腿有充满液体的大疱（From the collection of the late N.P. Smith，MD，the Institute of Dermatology，London，UK.）

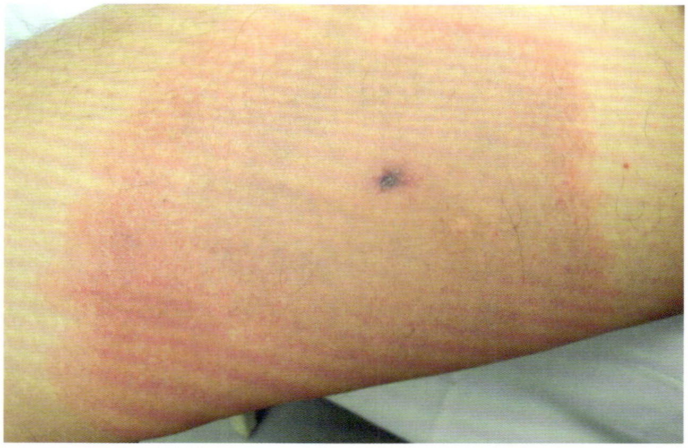

图 15.24 蜘蛛咬伤：注意中央的焦痂和周围的红斑（Courtesy of Al Mahmoud，MD，Doha，Qatar.）

棕色遁蛛毒液中的鞘磷脂酶 -D 与某些患者产生的广泛坏死有关。蜘蛛叮咬后可出现麻疹样皮疹、不适、发热、恶心、血红蛋白尿、关节痛和呕吐[6，16-18]。更严重的合并症如肾衰竭、休克、弥散性血管内凝血、急性溶血性贫血和血管内溶血也可见到[16，19-20]。毒液的许多效应似乎是剂量依赖性的而不是特异体质的[21-22]。针对叮咬部位斜蛛属毒液进行检测的 ELISA 试验，有助于明确诊断，因为可检测的毒素可能会持续超过 2 周[23-27]。抗斜蛛血清可用于严重病例[28-29]。

### 寡妇蜘蛛

在美国发现的 5 种寡妇蜘蛛，包括恶名昭著的黑寡妇蜘蛛（美洲毒蜘蛛），最常于南部各州。根据卫生保健部门提供的资料，与棕色遁蛛相比，寡妇蜘蛛叮咬要少见得多。许多被假定的或自己报道的节肢动物叮咬，最终发现是皮肤或软组织的感染[30]。这种叮咬常表现为靶样外观，中央苍白，外周绕以红斑性边缘。黑寡妇蜘蛛叮咬后常伴有叮咬部位附近剧痛和系统症状如全身不适、腹痛、恶心、头痛和肌肉痉挛[6，16，31]。阴茎异常勃起是罕见的并发症。偶见患者死于黑寡妇蜘蛛的叮咬[19，33]。

α 黑寡妇蜘蛛毒素是一种结合到突触前神经末端并刺激大量神经递质释放毒液的活性成分。这些神经症状被称为“黑寡妇蜘蛛中毒”，表现为疼痛、出汗和非特异性全身症状，有时合并自主神经或神经功能障碍[34]。已有马源性的抗血清，且其治疗有效[35]。重组抗血清正在研发[36]。

### 流浪汉蜘蛛

近来，流浪汉蜘蛛已成为太平洋西北地区严重性昆虫叮咬反应的一个病因，并迁移至蒙大拿州和科罗拉多州，有证据显示继续向东扩展[37-38]。认为这种蜘蛛叮咬是引起皮肤坏死性损伤的原因，但还需要更多的研究来证实这一印象[39-40]。

## 组织学特征

如同对昆虫叮咬后出现一系列的临床反应一样，其组织病理学特点也呈多样性。典型的节肢动物虫咬反应，如被蚊子叮咬后，其特征是楔形分布的、由淋巴细胞、组织细胞和嗜酸性粒细胞组成的多形性炎症细胞浸润，有时有中性粒细胞（图 15.25、15.26）。可见海绵水肿，偶尔伴有水疱形成，真皮有不同程度的水肿（图 15.27 ～ 15.30）。在剥脱性损害中，常形成溃疡伴有鳞屑和痂。在某些病例中，可在损害的中央发现昆虫的口器部分。根据我们的经验，在蜱叮咬后的活检标本中比被蛛形纲动物叮咬的活检标本中更多见（图 15.31 ～ 15.33）。

与节肢动物叮咬反应一样，蛛形纲动物叮咬后的组织学改变也是各异的。与节肢动物叮咬相比，典型的蛛形纲动物叮咬反应有更加广泛的坏死和化脓性炎症。坏死可累及皮下脂肪组织和肌肉。可见数量不等的嗜酸性粒细胞和淋巴细胞，而显著的真皮水肿常常是一个特点[6]。在一些病例中，可见继发性血管炎，累及皮损内或紧邻周围组织的血管。将棕色遁蛛毒液注射入兔子中可导致“木乃伊化”的凝固性坏死、混合性炎症细胞浸润和血管炎[41]。

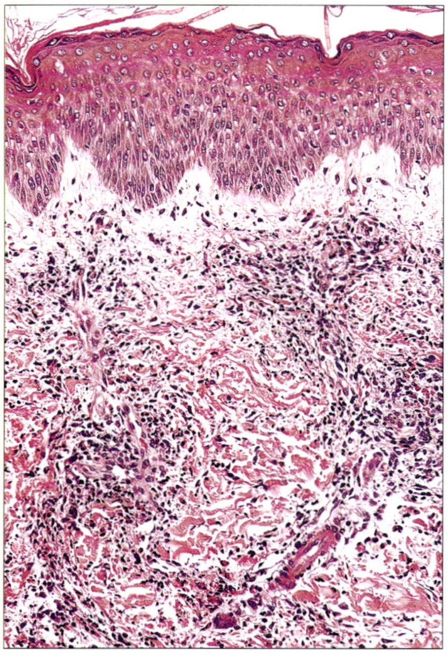

图 15.25 节肢动物叮咬反应：血管周围和间质内可见重度浸润

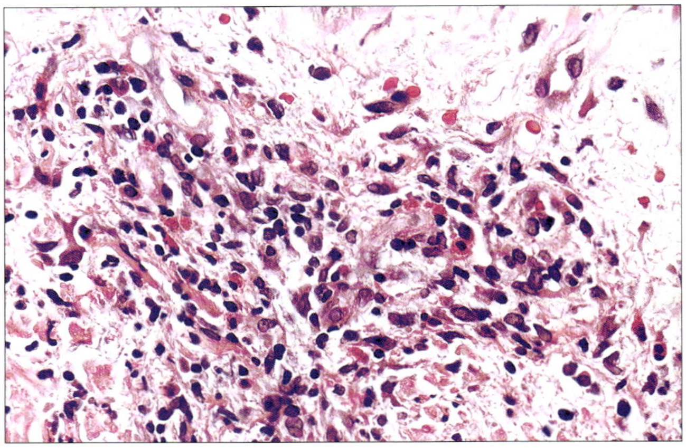

图 15.26 节肢动物叮咬反应：注意有明显的嗜酸性粒细胞

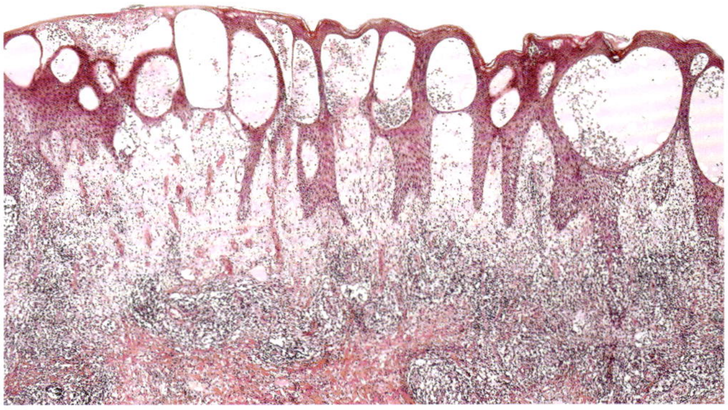

图 15.27 节肢动物叮咬后大疱性反应：严重的表皮下水肿导致多房性表皮下疱

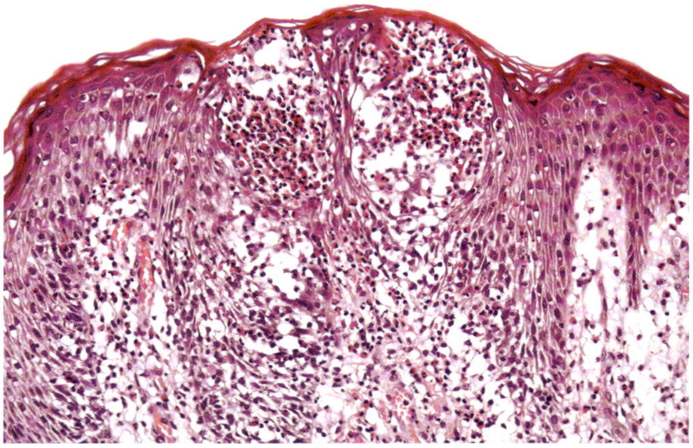

图 15.28 节肢动物叮咬后大疱性反应：在皮损边缘可见嗜酸性海绵形成

## 鉴别诊断

如标本中未发现可识别的口器，昆虫叮咬处的活

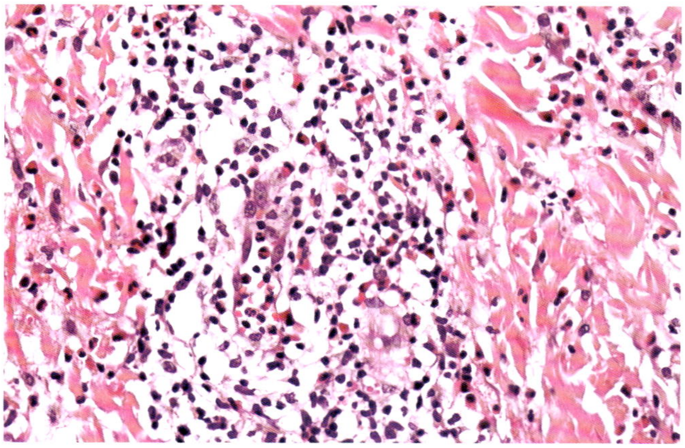

图 15.29 节肢动物叮咬后大疱性反应：血管周围和间质内有淋巴细胞和嗜酸性细胞浸润

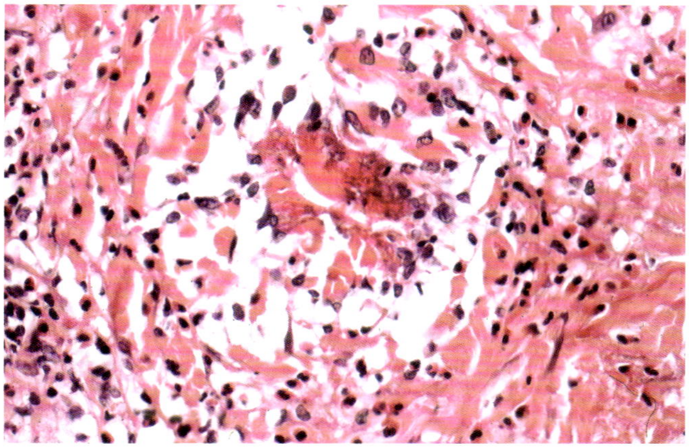

图 15.30 节肢动物叮咬后大疱性反应：高倍镜下显示火焰图像

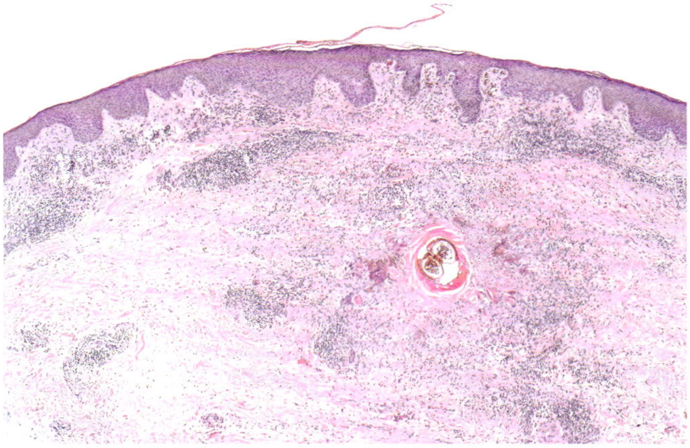

图 15.31 蜱叮咬反应：低倍镜下显示真皮内重度炎症细胞浸润。视野中央可见蜱的一部分

检组织学表现常为非特异性。主要的鉴别诊断包括超敏反应。特征性的楔形浸润是诊断的一条重要线索。大量不典型性淋巴细胞的存在有助于区分淋巴瘤样丘疹病和节肢动物叮咬反应。叮咬反应伴有致密的富于嗜酸性粒细胞的浸润，可能与 Wells 综合征难以鉴别。偶尔可见的火焰征的存在会加剧这种相似性。鉴别这两种疾病必须结合临床。

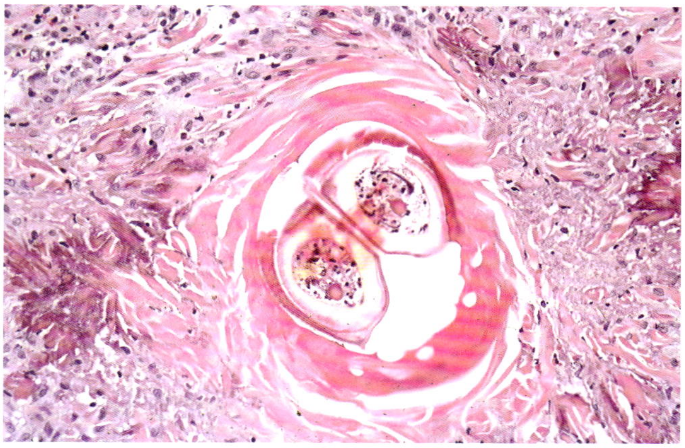

图 15.32 蜱叮咬反应：高倍镜下显示蜱的一部分和多个火焰图像

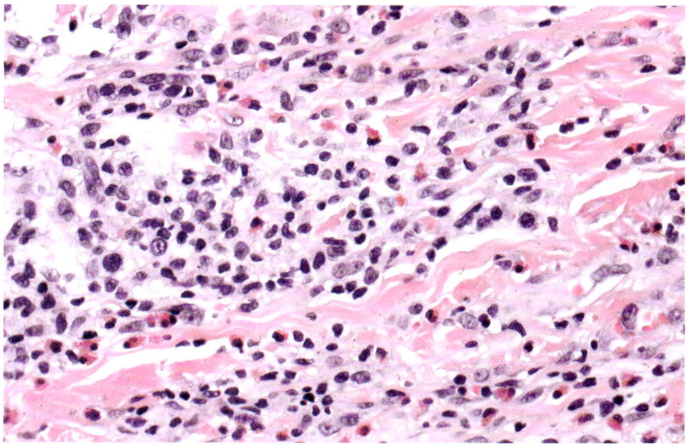

图 15.33 蜱叮咬反应：致密的淋巴细胞、组织细胞和明显的嗜酸性粒细胞浸润

蛛形纲动物叮咬的组织学改变也常是非特异性的。必须与坏疽性脓皮病、筋膜疾病、原发性血管炎和感染包括蜂窝织炎和坏死性筋膜炎相鉴别。毒蜘蛛咬伤似乎被过度报道了，因为一些病例报告地区，从未记载有这些蜘蛛的存在。ELISA 检测可能有助于明确诊断。若缺乏明确的蜘蛛咬伤的证据，应将此诊断作为排除性诊断之一，以免忽略临床上选用另一种不同的治疗方法。

# 海浴者皮疹和腔肠动物叮咬

## 临床特征

海浴者皮疹（seabather's eruption），有时被称为“海虱”，是由腔肠动物——常是环状水母（*Linuche unguiculata scyphomedusae*）——的幼虫叮咬所致[1-4]。典型者，在患者的游泳衣覆盖的部位发生丘疹，往往在衣物紧身部位如腰际处加重[5]。皮疹常为瘙痒性的，并有烧灼感。有时患者有系统性症状，如全身不适、发热、恶心、腹泻和呕吐。

患者对腔肠动物如水母的反应不一，从轻微的刺激到被极毒性种类如盒形水母（*Chironex fleckeri and Chiropsalmus quadrigatus*）叮咬后引起的致命反应[6]。水母蛰伤常表现为红斑，并呈鞭打样外观[6-7]。某些种类可引起更严重的后果，如葡萄牙军舰水母（僧帽水母），可见到神经毒素引起的系统性表现，包括肌肉痉挛、呼吸窘迫、深度低血压，在极端情况下甚至死亡[8-11]。

一种由小丑鱼黏膜产生的局部外用的毒液抑制剂能显著有效地减少一些腔肠动物的叮咬和海浴者疹，尽管它可能对特定腔肠动物种类无效[12-13]。

## 组织学特征

海浴者皮疹的丘疹活检表现为由数量不等的淋巴细胞、嗜酸性粒细胞和中性粒细胞组成的非特异性血管周围的炎症细胞浸润[2]。表皮改变通常不是其特点[2]。

只有少数学者报道了腔肠动物叮咬（coelenterate stings）后反应的组织学改变。由淋巴细胞和数量不等的嗜酸性粒细胞形成的非特异性血管周围炎症是其特点。有的病例显示致密的、成片的淋巴细胞和组织细胞浸润[14]。不同程度的真皮水肿可能是其另一特点。有时也可见到海绵水肿和水疱形成[14-16]。1 例患者在被叮咬后仅 40 分钟就死亡了，组织学上仅显示血管充血而无明显炎症[6]。偶尔可发现刺丝囊体及管道[6, 16]。

## 鉴别诊断

腔肠动物反应的组织学鉴别诊断包括其他超敏反应。如没有发现刺丝囊，诊断必须结合临床。

# 风湿性边缘性红斑

## 临床特征

风湿性边缘性红斑（erythema marginatum rheumaticum）曾一度被认为是一种常见疾病，但随着抗生素对感染性病因的有效治疗，风湿热将成为仅仅是历史性的话题。然而，在过去的数十年内，本病又渐增多，尤其是在发展中国家[1-5]。

风湿热是一种免疫介导的疾病，继发于兰氏 A 组 β-溶血性链球菌的感染。这种感染导致咽喉炎和心脏炎。其他特点包括多关节炎、一种被称为 Sydenham 舞蹈病（Sydenham's chorea）的神经运动性疾病和皮下结节[6]。心脏炎以瓣膜疾病为特征，是造成患者发病和死亡的一个主要原因。

风湿性边缘性红斑是由风湿热引起的独特的环状或多环状皮疹。皮损为非瘙痒性、多发、扁平的、红斑性斑丘疹，可在数小时后发生变化或扩展，常复发。最常累及躯干和四肢近端[2]。也可累及手部和面部[4]。顾名思义，风湿性边缘性红斑伴有风湿热，但仅发生于 1% ~ 18% 的风湿热患者[1]。研究未能显示其与人类白细胞抗原（HLA）有显著的相关性[3, 7]。一些关于特定的 HLA 亚型和本病之间关系的报道尚有争议[8]。

## 发病机制和组织学特征

风湿热的发病机制尚未完全明了，可能是由链球菌感染激发的超敏反应所致。具体而言，由于分子拟态反应，患者可产生与链球菌抗原交叉反应的自身抗体[9]。例如，与心肌发生交叉反应的自身抗体导致心脏炎。用链球菌 M 蛋白免疫小鼠可发生心肌炎[9]。在基质和内皮组织中可见致密沉积的缓激肽，提示其可能在某些方面介导了该疾病的发生[10]。

可见数量不等的中性粒细胞（有时伴白细胞碎裂）和单核细胞浸润[7, 11]。然而，重要的是无血管炎的证据。偶有报道真皮乳头内有中性粒细胞性微脓疡[7]。

已报道罕见病例缺乏中性粒细胞，代之以淋巴细胞和组织细胞浸润[12]。

## 鉴别诊断

边缘性红斑活检标本的组织学改变为非特异性的。在 Still 病和急性红斑狼疮患者中也可见到类似的组织学改变。必须仔细寻找血管损伤以除外白细胞碎裂性血管炎。有时需要进行特殊染色和培养以除外感染性病因。荨麻疹可表现为血管周围中性粒细胞浸润，但其还有显著的真皮水肿和间质炎性细胞浸润，包括中性粒细胞、嗜酸性粒细胞和淋巴细胞。

# Still 病

## 临床特征

幼年性类风湿性关节炎或系统性幼年性特发性关节炎（Still's disease，Still 病）是一组异质性疾病，具有在许多特征上类似成人类风湿性关节炎的炎症性关节炎，但幼年性类风湿性关节炎患者血清类风湿性因子是阴性的[1]。本病的发病率在不同的区域明显不同，欧洲、美国和澳大利亚的白种人发病率最高（4/1000）[2-3]。一项研究显示本病的发病率在降低[4]。同一研究也显示发病高峰可能是周期性的[4]。其他研究显示，本病在某些区域如加拿大大草原有季节性变化。但这种季节性发病在加拿大的其他区域、丹麦或日本并不明显[5-8]。

幼年性类风湿性关节炎分为三型：少关节型、多关节型和系统型。

- 少关节（寡关节）型的特点是最多 4 个关节受累的关节炎。系统性表现罕见，但常有葡萄膜炎。
- 多关节型表现为对称性关节炎，典型者累及膝、腕和踝部。有时有发热和肝脾肿大。
- 系统型是一种严重的类型。在多关节炎发生前有淋巴结肿大、发热和皮疹，关节病变最常累及膝、踝和腕部[9]。其他特点包括肝脾肿大和渗出。一般而言，Still 病这一术语指的是幼年性类风湿性关节炎的系统型；但有些学者将其用于任何类型。与少关节型和多关节型不同的是，系统型患者绝大多数有特征性的皮疹，而前两者仅有 20% ~ 40% 有皮疹[9]。

Still 病的皮疹易于消退，其特点是淡红斑（三文鱼色），有时有瘙痒，斑疹累及躯干、四肢、头部和颈部[9-11]。皮疹的发生常与发热相关，尤其在午后或夜间[9, 11]。典型者皮疹持续时间短，通常是几小时；然而，有的皮损可持续超过 24 小时[9, 11]。皮疹可特征性地再次出现，与其先前的分布无关[11]。斑疹常仅数毫米大小，可融合成更大的损害，中央苍白有时是后者的一个特点。皮疹——常常持续数周到数年——倾向于局限在有轻度创伤和受压的部位[9, 11]。

实验室异常包括红细胞沉降率和 C 反应蛋白升高。血浆免疫球蛋白也可升高。有时患者有白细胞升高、贫血和血小板增多。少数患者类风湿性因子阳性，一些学者认为这是"真正的"幼年性类风湿性关节炎，在少关节型和多关节型患者中常见抗核抗体[8]。与之相反，在系统型患者中抗核抗体常为阴性。

对个体患者预言，很难预测本病的结局。约 50% 的患者症状持续到成年期。有幼年性类风湿性关节炎进展为红斑狼疮的报道[12]。严重的并发症包括葡萄膜炎、心脏压塞、门静脉血栓形成、肝衰竭、弥散性血管内凝血已有报道[13-17]。

尽管称之为幼年性类风湿性关节炎，但 Still 病并不局限于儿童人群。成人发病在文献中也有详细的描述（图 15.34）[18-22]。本病的成人型患者可发生持久性丘疹、斑块和色素沉着[23]。病变主要见于面部、颈部、躯干和四肢伸侧。

## 发病机制和组织学特征

幼年性类风湿性关节炎的发病机制知之甚少。但是，不同的亚型似乎可能有不同的病因。因此：

- 少关节型比多关节类型幼年性类风湿性关节炎更常检测到 IL-2mRNA[24]。
- 系统型幼年性类风湿性关节炎患者中有 33% 可检测到 IFN-γ mRNA，而在其他类型中则为 85%[24]。IL-6 和其他细胞因子也可参与[25]。

近来的研究显示，核苷酸结合和寡聚化结构域（NOD）样受体（NLR）能识别微生物并有助于构成炎症体（一种启动炎症反应的蛋白复合物），普遍地参与了自身免疫病特别是 Still 病的发病[26]。

有资料显示本病的发病率在降低并伴周期性高峰，提示环境因素可能在发病机制中具有重要作用[4]。滑膜组织中有 T 细胞单克隆扩增，提示某种抗原或一组抗原可能激发本病[27]。然而，这种激发因素的本质尚未明了。

与对照组相比，幼年性类风湿性关节炎患者的亲属中自身免疫性疾病的患病率升高，提示幼年性类风

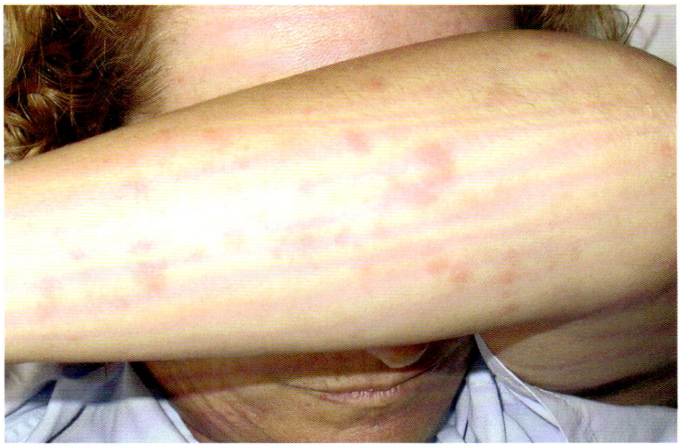

图 15.34 成人 Still 病：多发的红斑性斑疹（By courtesy of J.C. Pascual，MD，Alicante，Spain.）

湿性关节炎和其他自身免疫性疾病患者可能具有共同的易感基因并在其发病机制中具有重要作用[28]。

不同 HLA 等位基因的影响及其与幼年性类风湿性关节炎的相关性已成为一个相当令人关注的领域。已描绘出某些特定的 HLA 等位基因与疾病的危险性间的复杂的关系图[29]。HLA-A2、DR8、DR5 和 PB1*0201 与早期发生少关节型的危险性增加有关[31]。B27 和 DR4 在早年可能具有保护性，而在较晚年则可能增加疾病发生的危险性[30]。

CD4 反应性 T 淋巴细胞在炎症性的滑膜中是主要的细胞类型[31]。与其他自身免疫性疾病一样，在幼年性类风湿性关节炎患者的滑膜中主要产生 Th1 细胞因子（IFN-γ 和 IFN-β）[31-32]。

活检结果是非特异性和多样化的。常见血管周围中性粒细胞浸润[10]。在一些病例中，单核细胞是主要的细胞类型[9，11]。嗜中性脂膜炎可能与本病相关[33]。在成人型 Still 病中，其具有独特的组织学特征，尤其是在持续性丘疹和斑块病例中[24]。表皮显示有单个或聚集的角化不良细胞。主要位于表皮的上部甚至角质层[23，34]。其他改变包括角层下脓疱、真皮上部淋巴细胞和中性粒细胞浸润，以及个例报告真皮内黏蛋白增加[23，34]。

## 鉴别诊断

如上所述，本病的组织学改变是多样化和非特异性的。诊断必须结合临床，鉴别诊断包括感染，必要时应作微生物培养和染色。缺乏纤维素样改变和血管壁坏死可将本病与白细胞碎裂性血管炎区分开来。

# 荨麻疹

## 临床特征

荨麻疹（urticaria）是一组极常见的具有共同的临床和组织学特点的疾病[1]。一生中的发生率近 5 人中有 1 人[2]。正如稍后所见，荨麻疹有许多不同的病因，但更多的是病因未明，因而归类为特发性。在一些患者中，不止一种刺激源可诱发症状[3]。荨麻疹常见的临床特征是发生风团——高起的水肿性损害——周围常绕以红斑区，常自觉瘙痒（图 15.35 ～ 15.37）[4-5]。皮肤划痕症——压力或轻挠形成线状荨麻疹性损害——是一种常见症状。荨麻疹可仅在数秒内发生，皮损常常在数小时内自行缓解。慢性荨麻疹的定义为

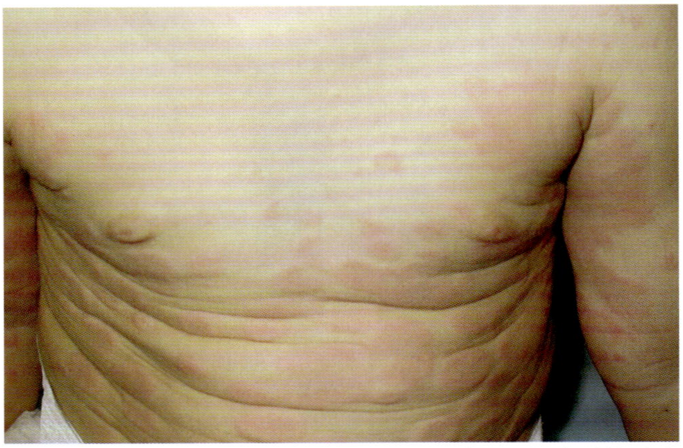

图 15.35 荨麻疹：一婴儿躯干和四肢近端红斑性水肿性融合性斑块（By courtesy of J.C. Pascual，MD，Alicante，Spain.）

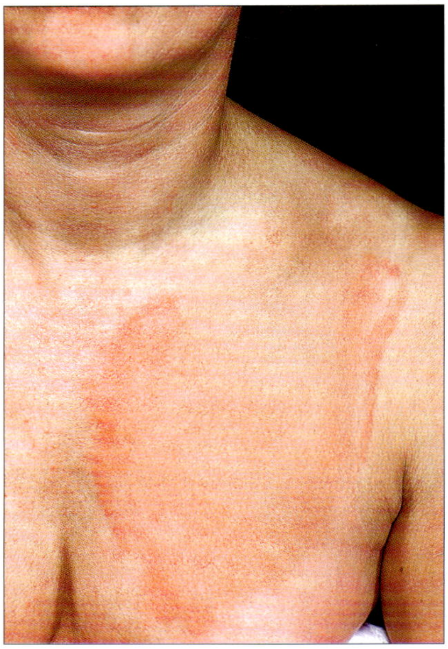

图 15.36 荨麻疹：此患者可见清楚的红斑性边界（By courtesy of the Institute of Dermatology，London，UK.）

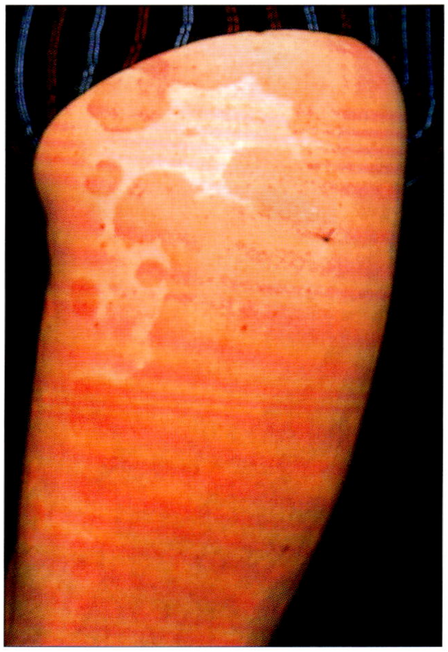

图 15.37 荨麻疹：在此极严重病例中有大面积的红斑（By courtesy of the Institute of Dermatology，London，UK.）

皮损持续超过 6 周[5-6]。此外，慢性荨麻疹患者的个别皮损常持续更长——可达 36 小时[4]。

若将荨麻疹看成是一组相关性疾病，而不是单一疾病，那么荨麻疹的自然病程高度不一也就不足为奇了[2]。50% 的患者在发病数年内消退，但一些患者本病可持续数十年[2，5]。症状的严重程度也不同。对许多患者而言，本病只是个小麻烦；但对另外一些患者而言，严重时可发生危及生命的过敏反应。

荨麻疹的物理性病因包括日光、寒冷、热、压力和振动。

## 日光性荨麻疹

日光性荨麻疹的特点是在曝光部位发生风团和瘙痒（图 15.38）[7]。其发生与药物等致敏因素有关[8]。在某些患者中，皮损甚至发生于浅色衣服覆盖处[9]。"固定性日光性荨麻疹"是一种罕见类型的荨麻疹，指的是患者在反复光暴露的同一部位发生皮损[10-11]。有报道，日光性荨麻疹也发生于红外线和紫外线暴露之后[12-13]。

## 水源性荨麻疹

"水源性荨麻疹"是物理性荨麻疹的一种奇特的异型，患者在暴露于水（无论是什么温度）后发生皮疹[14-15]。在罕见的情况下可有皮肤外表现如偏头痛和家族性发病[16-18]。值得庆幸的是，患者在饮水后并不出现症状[5，19]。如在水暴露前先涂凡士林软膏或其他隔离霜可有助于防止皮损发生[14，20]。有人提出一种水溶性表皮抗原可能是这种症状的原因，因为从老茧中提取的水溶性物质可导致患者皮肤出现症状，而在对照组中则没有见到[21]。水的盐分增加也与之有关[22]。

## 寒冷性荨麻疹

将一块冰放在患者皮肤上可引起风团，这种疾病

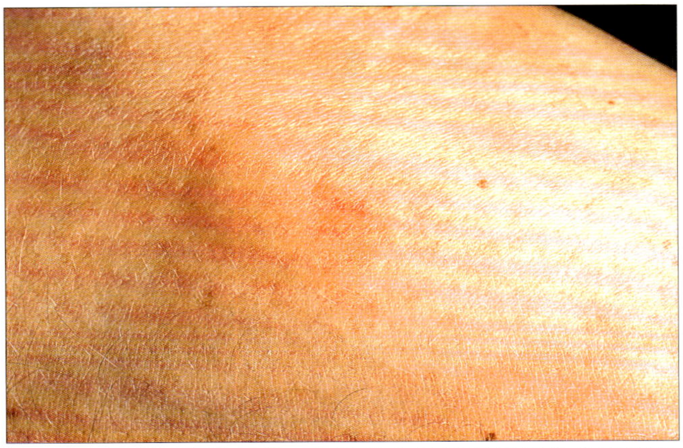

**图 15.38** 日光性荨麻疹：此患者在日光暴露后发生荨麻疹（By courtesy of the Institute of Dermatology，London，UK.）

被称为"寒冷性荨麻疹"[5，23]。然而，一些患者只有在全身广泛受冷之后才出现症状[5，24]。偶尔喝冷饮或洗冷水澡诱发症状[5]。本病可伴发其他类型的物理性荨麻疹。极其罕见的是伴发冷球蛋白血症。有的病例发生于病毒感染或服药后[23，25-26]。

家族性寒冷性荨麻疹（家族性寒冷性自身炎症性综合征）是一种显性遗传的疾病，其特点是暴露于寒冷后发生[27-30]：

- 荨麻疹，
- 发热，
- 关节痛，
- 关节炎，
- 结膜炎，
- 白细胞增高。

此综合征患者在体温下降时出现症状，但在冰块接触皮肤的部位不发生风团。目前，已证实患者的染色体 1q44 上编码蛋白 cryopryin 的 *NLRP3* 基因（也称为 *CIAS1*）发生了突变。该蛋白是细胞质型炎症体蛋白复合物的一部分，参与其活化[31-38]。有趣的是，Muckle-Wells 综合征具有相同的基因，患者有周期性发热、频繁的感音性神经性耳聋、淀粉样变及与冷暴露无关的复发性荨麻疹[32，39]。此外，在新生儿发病型多系统炎症性疾病中也找到了该基因[40]。自身炎症性疾病谱现在被称为 cryopinopathies[41]。

偶有由热诱发的荨麻疹的报道[42-44]。

## 迟发性压力性荨麻疹

迟发性压力性荨麻疹患者在受压部位如紧身衣服部位发生皮损[5，45]。这种形式的荨麻疹见于 40% 的慢性荨麻疹患者中（见下文）[5，46-47]。

## 胆碱能性荨麻疹

胆碱能性荨麻疹是最常见的荨麻疹亚型之一，被认为是由神经释放的胆碱能性物质引起[48-50]。支持这种理论的证据包括：观察到风团可由注射胆碱能性复合物引起；注射抗胆碱能性物质能阻止风团的形成[48]。而且，在注射局部麻醉剂后的神经支配部位皮肤不发生风团，皮肤上应用东莨菪碱可阻止发生水源性荨麻疹[19，48]。常见的胆碱能性荨麻疹的病因包括皮肤温度增加（例如在洗热水澡或淋浴后）、精神应激、运动或吃辣的食物（图 15.39）[5，48，51]。已有胆碱能性荨麻疹家族性病例的报道[52]。

## 接触性荨麻疹

接触性荨麻疹可分为两种主要的亚型：变应性和

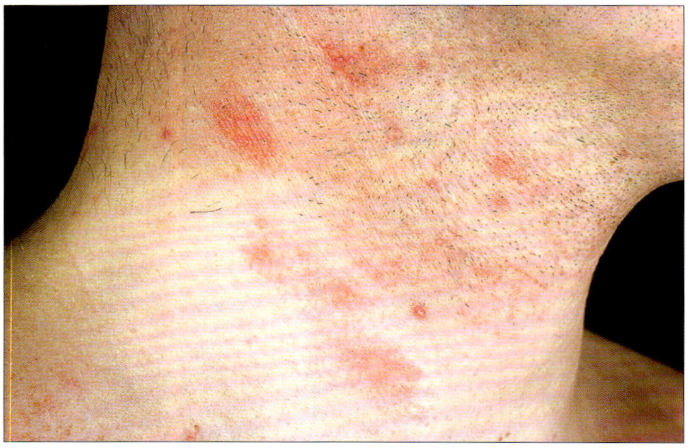

图 15.39 胆碱能性荨麻疹：此亚型荨麻疹在遇热、情绪激动或辛辣饮食后发生（By courtesy of the Institute of Dermatology, London，UK.）

刺激性[5]。

- 变应性接触性荨麻疹是一种超敏反应，继发于暴露在某种变应原如化学物质、食物、乳胶、植物、水果、蔬菜和动物源性抗原[53-54]。这种形式的荨麻疹常常发生在有特应性病史的患者不足为奇[53，55]。
- 刺激性接触性荨麻疹是一类非免疫性介导的荨麻疹，继发于化妆品、食物和药物中含有的许多物质[53]。

## 荨麻疹性血管性水肿

荨麻疹患者常发生血管性水肿，其特点是唇部、眼睑和喉头组织水肿性肿胀[5，56-57]。血管性水肿有两种主要的亚型：遗传性和非遗传性（获得性）。

- 遗传性血管性水肿罕见，呈常染色体显性遗传，由 C1 酯酶抑制剂的缺乏引起[58]。
- 获得性血管性水肿可由药物反应、过敏反应、对物理性因素的反应、血嗜酸性粒细胞增多和获得性（非遗传性）C1 酯酶缺乏引起[57]。

也有特发性者。

继发于振动、寒冷和日光的物理性荨麻疹，以及接触超敏反应（Ⅰ型）和胆碱能性荨麻疹可伴发血管性水肿[57]。

## 荨麻疹性血管炎

荨麻疹性血管炎是一种少见的疾病，具有慢性荨麻疹的临床特点以及白细胞碎裂性静脉炎的组织学改变[59-62]。Ⅲ型超敏反应（由抗原抗体复合物引起）可能是部分患者的潜在病因[63-64]。但多数患者没有发现潜在的病因。

荨麻疹性血管炎女性好发（2∶1），最常见于年轻至中年成人。荨麻疹的皮损往往持续 24 ～ 72 小时，可伴有瘙痒、烧灼感或疼痛[65-66]。疾病的发作频率从每天到每月。消退后可有色素沉着。

疾病的病谱可以从轻微症状到严重的系统性疾病[67]。除了荨麻疹性皮疹外，患者可有血管性水肿、胃肠道症状和肾累及的证据，坏死性皮肤损害不常见。其他系统性 / 伴发表现包括关节疼痛、僵硬和肿胀，但真正的关节炎极其罕见。部分患者有蛋白尿和血尿。偶尔，肾穿刺显示有局灶性或弥漫性增生性肾小球肾炎的特点。有些患者可见新月体形肾小球肾炎、间质性和膜性肾病[67-69]。红细胞沉降率常常升高。

鲜有报道荨麻疹性血管炎伴发恶性肿瘤，这种伴发可能是一种巧合[67，70-75]。

很多患者有低补体血症，这种征象的存在常与系统受累、内皮细胞自身抗体高发生率有关[63，67，76-78]。Schnitzler 综合征患者有荨麻疹性血管炎和单克隆 IgM 球蛋白病[79-86]。肝脾肿大、红细胞沉降率升高、白细胞计数升高、发热和关节疼痛等特点[80-82]。个别患者伴发淋巴增生性疾病[79]。本病伴有抗 C1q 自身抗体，后者可能介导疾病[87]。

荨麻疹性血管炎（尤其是低补体性），常常伴有或先前已有各种系统性疾病，包括骨髓瘤、乙型肝炎、丙型肝炎、SLE、关节炎、间质性肺病、心包炎、混合性结缔组织病、炎性肠病、血清病、结节性多动脉炎、韦格纳肉芽肿病、病毒感染、干燥综合征、冷球蛋白血症、真性红细胞增多症、药物反应和对日光的反应[67，76-77，88-96]。荨麻疹性血管炎也曾报道与妊娠、运动和使用可卡因相关[97-99]。眼疾病（包括葡萄膜炎、巩膜炎、结膜炎和巩膜外层炎）很常见[67，100]。低补体血症患者似乎有发展为更严重疾病的风险[88]。因此，对任何诊断为荨麻疹性血管炎的患者应认真检查是否有潜在的疾病[101]。

## 药物诱导的荨麻疹

药物诱导的荨麻疹相当常见，见于 0.16% 的住院患者和皮肤科门诊 9% 的慢性荨麻疹或血管水肿患者[102-103]。最常涉及的药物有磺胺类、青霉素类和非甾体类抗炎药物。阿司匹林可诱发急性荨麻疹，加重慢性荨麻疹或作为诱发过敏性休克的辅助因子[104]。其他少见的相关性药物包括抗精神病药物、二膦酸盐、阿仑膦酸钠、重组 β- 干扰素、西替利嗪、博来霉素和 IL-3[105-110]。这些反应许多是由 IgE 抗体介导的，但一些是通过直接激活肥大细胞或与另一条通路相互作用，增强了荨麻疹反应[111]。在这最后一类中，阿司匹林和其他药物调节花生四烯酸代谢产物可帮助引发或加剧荨麻疹[112]。具体而言，在一些病例中白三烯 C4 合成酶基因的多态性与阿司匹林诱发的荨麻疹相关[113-115]。

### 其他荨麻疹性伴发病

也有报道荨麻疹伴发自身免疫性孕酮皮炎、皮肤癣菌病、念珠菌病、寄生虫（异尖线虫病）、开胃水、尼古丁、酒精和乙型肝炎疫苗接种（表 15.3）[116-122]。

## 发病机制和组织学特征

如上所述，可能最好将荨麻疹看做是一组具有共同的临床和组织学特征的疾病。有些类型的荨麻疹（如变应性接触性荨麻疹）的发病机制已了解，但许多荨麻疹病例的确切发病机制尚未明[123]。肥大细胞脱颗粒，也许有的还伴有嗜碱粒细胞的参与，似乎是大多数类型荨麻疹发病通路上的共同点[124-125]。

暴露于某种过敏原后发生超敏反应而释放组胺是变应性接触性荨麻疹的基础[56]。已经致敏的患者，过敏原结合肥大细胞上的 IgE，导致脱颗粒和释放组胺、嗜酸性粒细胞趋化因子、前列腺素、白三烯、血小板活化因子和酶[53，123-124，126-127]。相似的是，IgE 介导的肥大细胞脱颗粒也是过敏性接触性荨麻疹的发病机制，即过敏原直接接触皮肤后与肥大细胞表面的 IgE 结合导致组胺和其他炎症介质的释放。约 30% 的慢性荨麻疹患者具有针对 IgE 高亲和力受体（Fc ε RI）或者 IgE 本身的自身抗体，这种荨麻疹称为自身免疫性荨麻疹，属于一种Ⅱ型超敏反应[123,128-131]。物理性荨麻疹患者、或伴有结缔组织病 / 自身免疫性大疱病的患者也可有 Fc ε RI 抗体。然而，在最后一组患者中自身抗体是非功能性的（无组胺释放），而在慢性荨麻疹患者中抗体是有功能性的（组胺释放）[131-132]。由循环性抗原-抗体免疫复合物引起的Ⅲ型超敏反应，是伴血清病的荨麻疹的发病基础。

表 15.3　荨麻疹亚型分类［表现为风团和（或）血管性水肿］

| 类型 | 亚型 | 定义 |
|---|---|---|
| 自发性荨麻疹 | 急性自发性荨麻疹 | 自发性风团和（或）血管性水肿＜ 6 周 |
| | 慢性自发性荨麻疹 | 自发性风团和（或）血管性水肿＞ 6 周 |
| 物理性荨麻疹 | 冷接触荨麻疹 | 诱发因素：冷物体 / 空气 / 液体 / 风 |
| | 迟发性压力性荨麻疹 | 诱发因素：垂直受压（风团潜伏 3 ～ 12 h 后发生） |
| | 热接触荨麻疹 | 诱发因素：局部受热 |
| | 日光性荨麻疹 | 诱发因素：UV 和（或）可见光 |
| | 人工荨麻疹 / 皮肤划痕荨麻疹 | 诱发因素：机械力（风团在 1 ～ 5 min 后发生） |
| | 振动性 / 血管（神经）性水肿荨麻疹 | 诱发因素：震动力，如：气锤 |
| 其他类型荨麻疹 | 水源性荨麻疹 | 诱发因素：水 |
| | 胆碱能性荨麻疹 | 由于锻炼身体和辛辣食物引起身体体温增加诱发 |
| | 接触性荨麻疹 | 由接触导致荨麻疹的物质引起 |
| | 运动诱发过敏反应 / 荨麻疹 | 诱发因素：锻炼身体 |

Table 2 from Zuberbier T，Asero R，Bindslev-Jensen C，et al. EAACI/GA2LEN/EDF/WAO guideline：definition，classification and diagnosis of urticaria. Allergy 2009；64：1417-1426

已有人提出幽门螺杆菌在慢性荨麻疹病因中的作用，但其他研究则置疑此理论[133-138]。

刺激性接触性荨麻疹的发病机制未能充分认识，但有证据显示直接的非免疫介导的接触引起的肥大细胞的脱颗粒导致了血管源性介质的释放[53,124]。同样，物理性荨麻疹（热、冷、压力、振动和水）被认为也是对易感个体的肥大细胞直接作用所引起[127]。

一些研究者认为，针对光诱导抗原的Ⅰ型超敏反应，引发 IgE 介导的肥大细胞脱颗粒，导致日光性荨麻疹[9]。一项有趣的实验显示，用可诱导每位特定患者产生皮损的同一光谱照射自体血清，大多数患者（77%）受此血清激发后发生荨麻疹反应[139]。而且，当注射经光照射的血浆后再曝光，“固定性”荨麻疹患者会在相同的特定曝光部位发生皮疹[14]。与这些观察相一致的是，一些伴有严重的日光性荨麻疹的患者通过血浆置换可以得到有效的治疗[140-141]。

由抗原抗体复合物引起的Ⅲ型超敏反应似乎是部分荨麻疹性血管炎患者潜在的病因；但许多患者未发现潜在的病因[64，67]。最近一些学者将荨麻疹性血管炎排除在正式的荨麻疹疾病组外，因为它有不同的发病机制，但出于历史原因将其归在本章节[2]。

荨麻疹的活检发现是非特异性的。真皮水肿可轻微或严重，真皮水肿的存在可以通过真皮网状胶原纤维分隔得以证实。真皮血管周围和间质内常有稀疏的由数量不等的淋巴细胞、中性粒细胞和嗜酸性粒细胞组成的混合性炎症细胞浸润（图 15.40）。有趣的是，除慢性荨麻疹外，肥大细胞——在荨麻疹的发病机制中具有如此重要作用的细胞——其数量似乎并未增加[130，142]。与急性荨麻疹相比，慢性荨麻疹的皮损通常可见更多的炎症细胞[142]。

荨麻疹性血管炎兼有荨麻疹的组织学特点和血管性损害。血管炎累及浅表血管丛，表现为白细胞碎裂性亚型的特点。但与典型的白细胞碎裂性血管炎相

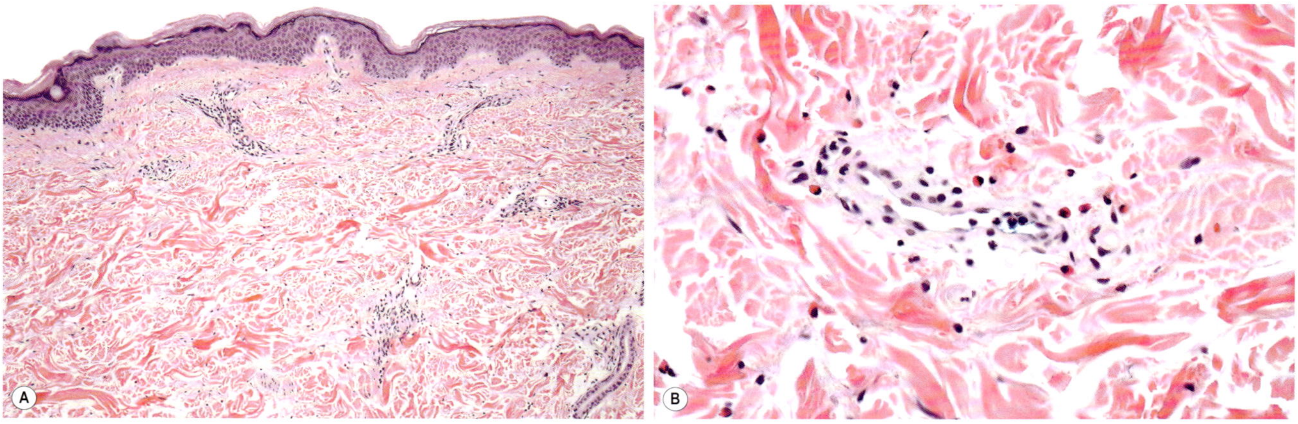


图 15.40 荨麻疹：（A）低倍镜下这些特点容易被忽略。血管周围轻度浸润，可见胶原束分离；（B）高倍镜下有水肿和血管周围轻度淋巴细胞浸润伴散在的嗜酸性粒细胞

比，其组织学发现往往轻微，容易被忽略。典型者仅在少数切片中可见明显的轻度或局灶性纤维素样改变，伴有少许中性粒细胞和散在的核碎裂。一些学者指出内皮细胞坏死少见[64]。偶尔可见令人印象深刻的坏死性血管炎（典型的白细胞碎裂性血管炎的特征）。总之，荨麻疹性血管炎似乎是一种连续的病谱，从荨麻疹伴有轻度的血管损伤到真正的坏死性血管炎[143]。

## 鉴别诊断

诊断需要仔细结合临床，活检发现常非常轻微：真皮水肿和稀疏的炎症浸润，易被忽略。确诊有时可能需要检测对特定抗原的反应。其他类型的超敏反应如节肢动物叮咬和药疹可能显示类似的特征，需结合临床将其与荨麻疹区别开来。区分荨麻疹性血管炎和其他类型的白细胞碎裂性血管炎也必须结合临床。尽管荨麻疹性血管炎常伴有轻微的血管性损伤，但不能依赖这种模式将其与其他类型的血管炎相鉴别。简言之，病理科医师的作用是证实血管炎的存在。

# 丘疹性荨麻疹

## 临床特征

虽然丘疹性荨麻疹（papular urticaria）（prurigolmitis，轻症痒疹）常被描述为荨麻疹的一个变异型，其组织学改变是荨麻疹性皮炎，但皮损是持续性的，患者不符合荨麻疹的诊断标准。后者的皮损是自限性的，即使是慢性荨麻疹。一般认为本病是昆虫叮咬反应的一个变异型[1-4]。丘疹性荨麻疹没有性别倾向，尽管发病年龄范围很广，但更多见于儿童。皮损表现为小的瘙痒性红色丘疹，常成群出现。大多数皮损的直径不超过几毫米，但也有更大者。多发于身体暴露部位，夏季更常见。搔抓后的继发改变包括表皮剥脱常见。不伴有系统性疾病。

## 发病机制及组织学特征

发病机制尚未完全清楚，但人们普遍认为，本病是对昆虫或节肢动物叮咬的过敏反应而引发的[5-6]。许多昆虫和节肢动物包括跳蚤、地毯甲虫、虱子、臭虫、蚊子甚至毛毛虫参与本病的发病。患者在假期结束或搬到一个新居后皮疹消失，进一步支持该理论。最近的一项研究发现，受累患者有针对臭虫的 IgG 抗体，这一证据提示其在发病机制中的作用[6]。

组织学特点是完全非特异性的。在完整的皮损中，表皮无显著的或仅轻度棘层肥厚。表皮剥脱可以明显。真皮有轻至中度，主要是浅、深层血管周围由淋巴细胞、组织细胞和嗜酸性粒细胞组成的炎症细胞浸润，常呈楔形[7]。有的病例中可见中性粒细胞[7]。嗜酸性粒细胞的存在，是组织学上诊断丘疹性荨麻疹必需的。有时可见一些 CD30 阳性的淋巴细胞。

# 嗜酸性粒细胞增多综合征

## 临床特征

嗜酸性粒细胞增多综合征（hypereosinophilic syndrome）是一种特发性疾病，特点是血嗜酸性粒细胞增多（超过 $1.5\times10^9$/L）持续至少 6 个月，累及一个或多个脏器[1-4]。诊断应当在除外其他引起嗜酸性粒细胞升高的原因尤其是寄生虫感染后才可作出。心脏、肺、中枢和周围神经系统、肝和皮肤常受累。本病多见于成人，有时可能会致命。

高达 53% 的患者有皮肤损害，常由瘙痒性丘疹、结节或荨麻疹性和血管性水肿构成[5]。偶尔皮肤损害为本病的初发表现，在这种情况下被报道的有环状红斑和红皮病[6-10]。口腔和生殖器糜烂具有特征性，可为本病的最初表现[11-12]。其他罕见的皮肤表现包括网状青斑、皮肤梗死、深部静脉血栓形成、水疱、水源性瘙痒、匍行性回状红斑和 Wells 综合征[13-19]。曾有报道嗜酸性粒细胞增多综合征伴发淋巴瘤样丘疹病、T 细胞淋巴瘤、系统性肥大细胞性疾病，SLE 和 HIV 感染[20-25]。

## 发病机制和组织学特征

病因未明。有时将其分为：

- 特发型，
- 克隆型，
- 继发类型[26]。

某些克隆性血嗜酸性粒细胞增多类型（恶性肿瘤相关的）具有成纤维细胞或血小板源性生长因子受体（*FGFR1*、*PDGFRA*、*PDGFRB*）的激活突变和重排，可用靶向治疗[27-28]。继发性是由其他原因如某种潜在的感染引起的。特发性是指前面两个分类排除后剩下的。已有报道血清 IL-10 和可溶性 IL-2 受体升高[29]。IL-2 刺激具有 IL-2 受体（CD25）的嗜酸性粒细胞释放嗜酸性阳离子蛋白，导致组织损伤。

组织学发现根据活检皮损的类型而不同。风团样和丘疹性皮损显示浅、深层血管周围以及间质内混合性炎症细胞浸润，有数量不等的嗜酸性粒细胞和散在的淋巴细胞、组织细胞，偶见浆细胞。罕见火焰图像。真皮水肿尤其见于风团样皮损。嗜酸性粒细胞并不总是显著，活检发现可完全是非特异性的。部分病例有微血栓，可能与疾病的严重性相关[13，30]。

# 嗜酸性蜂窝织炎

## 临床特征

嗜酸性蜂窝织炎（eosinophilic cellulitis；Wells 综合征）是一种少见的疾病，其特点是反复发作的红斑和水肿性斑块[1-6]。男女发病比例相当，有较大的年龄跨度，平均年龄为 37 岁[7]。有时也可见于儿童，罕见报道见于新生儿[7-11]。发生于儿童期的病例可非常严重。头皮受累伴脱发和瘢痕形成是部分病例的特点[7-8]。

本病好发于四肢和躯干。虽然大多表现为境界清楚（蜂窝织炎样）的环形红斑性斑块（水肿而坚实），但其临床表现可各种各样，包括水疱、结节、丘疱疹和瘙痒性剥脱性炎性丘疹（图 15.41 ～ 15.43）[7，12-14]。

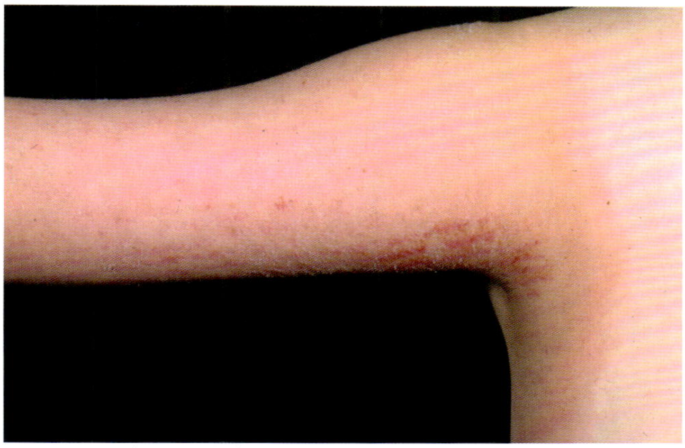

图 15.41　嗜酸性蜂窝织炎：大片红斑性肿胀性斑块。常累及四肢（From the collection of the late N.P. Smith，MD，the Institute of Dermatology，London，UK.）

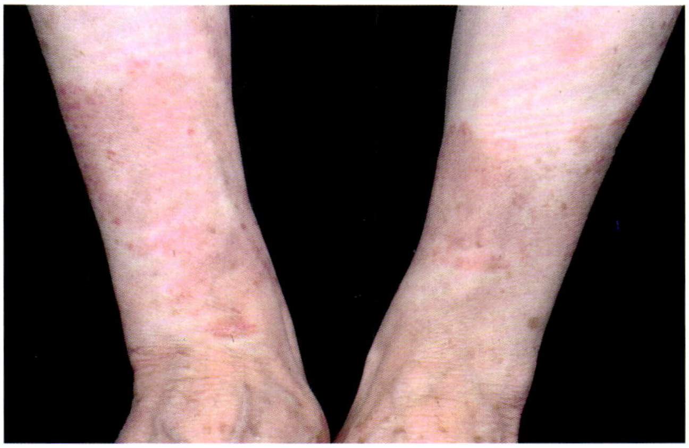

图 15.42　嗜酸性蜂窝织炎：此患者呈明显的对称性（From the collection of the late N.P. Smith，MD，the Institute of Dermatology，London，UK.）

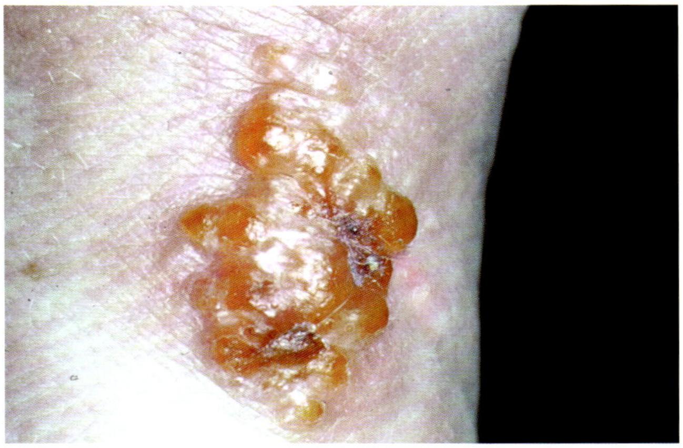

图 15.43　嗜酸性蜂窝织炎：大疱性皮损，邻近皮肤呈淡绿色有提示性（From the collection of the late N.P. Smith，MD，Institute of Dermatology，London，UK.）

部分患者的斑块可引起疼痛和瘙痒，一般愈后不留瘢痕[7]。嗜酸性蜂窝织炎可伴发荨麻疹[15]。皮肤划痕症可以是一个特点[16]。随着疾病进展，皮损有时带有绿色。临床上，皮损有时可被误诊为感染[17]。本病倾向于间歇发作伴有消退和复发，可持续数月至数年。

偶尔患者有大疱[18]。曾报道一种沿 Blaschko 线分布的少见模式，有人推测这种模式可能是皮肤的镶嵌现象[19]。

偶尔嗜酸性蜂窝织炎伴有恶性肿瘤。曾报道有病例伴发嗜酸性白血病、结肠癌、肺鳞状细胞癌和非霍奇金淋巴瘤[20-23]。偶尔有报道伴发 HIV、嗜酸性粒细胞增多综合征、溃疡性结肠炎、破伤风或含硫柳汞的疫苗以及水痘感染[24-30]。

已有报道罕见的家族性病例[31-32]。在一个家系中，本病显示常染色体显性遗传，伴智力低下和畸形体型[31]。在另一个家系中，皮损在婴儿期即出现[33]。

## 发病机制和组织学特征

发病机制未明，可能仅仅是针对不同危害的一种富于嗜酸性粒细胞的炎症反应。本病的一个共同特点是外周血嗜酸性粒细胞增多，表现为全血嗜酸性粒细胞计数升高或嗜酸性粒细胞比例增加。疾病的活动程度除了与血和骨髓的嗜酸性粒细胞增多相关外，还与外周血嗜酸性阳离子蛋白和 IL-5 水平升高有关[31-32]。

偶尔可见红细胞沉降率升高，部分患者可能代表前一章讨论过的嗜酸性粒细胞增多综合征病谱的良性端。

组织学上，嗜酸性蜂窝织炎早期皮损的特点是真皮内弥漫性重度嗜酸性粒细胞浸润，可在真皮浅层呈带状浸润，或位于真皮深层，并扩展至其下皮下组织、筋膜和肌肉（图 15.44、15.45）[2, 34]。此外，可见淋巴细胞和浆细胞。有时真皮乳头水肿，甚至形成表皮下疱（图 15.46）[35]。表皮可呈海绵水肿，偶见表皮内水疱[35]。经 1 ～ 3 周，嗜酸性粒细胞脱颗粒、变性，嗜酸性物质和核尘沉积在胶原纤维上形成“火焰图像”（图 15.47）[35-36]。有时绕以组织细胞和多核巨细胞（图 15.48）。无原发性胶原变性的证据。火焰图像可能代表了一种针对不同激发性刺激的非特异性嗜酸性粒细胞反应模式[36]。晚期，损害更呈肉芽肿

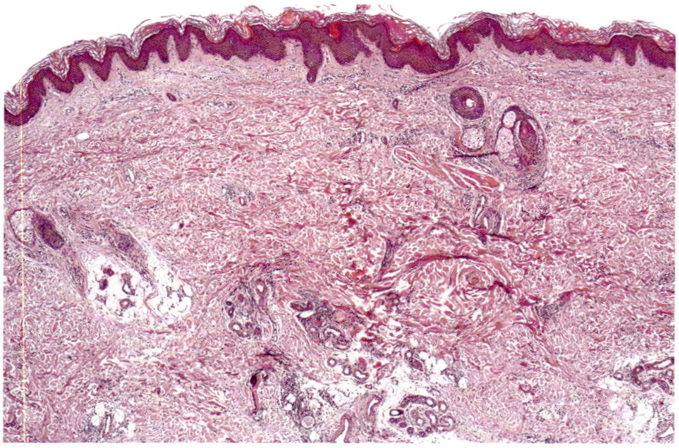

图 15.44 嗜酸性蜂窝织炎：真皮深层轻度慢性炎症细胞浸润。可见火焰图像

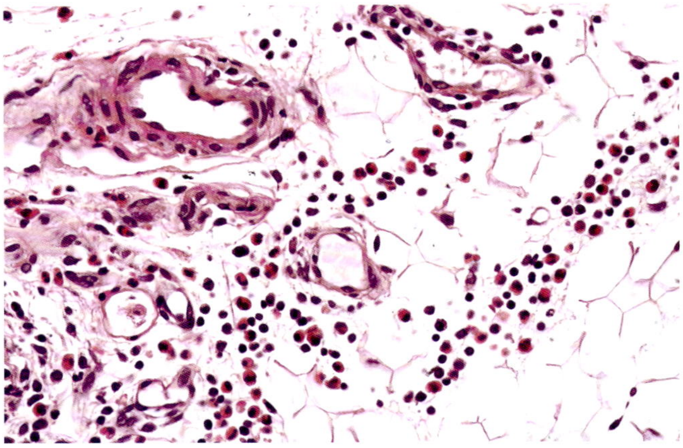

图 15.45 嗜酸性蜂窝织炎：淋巴细胞、组织细胞浸润伴明显的嗜酸性粒细胞，浸润扩展至皮下脂肪组织

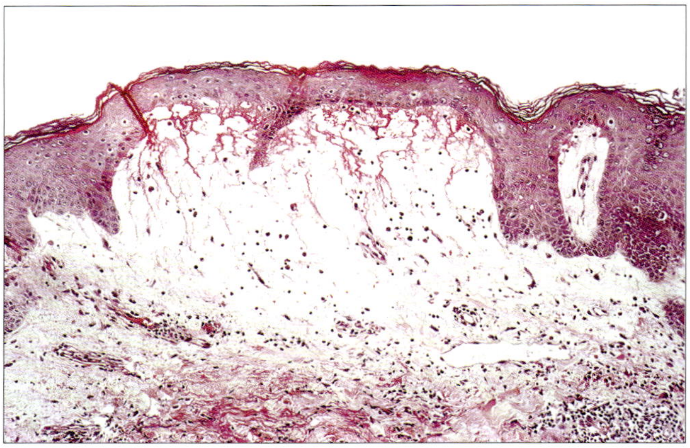

图 15.46 嗜酸性蜂窝织炎：表皮下水疱形成并不少见。疱腔内可含大量嗜酸性粒细胞，令人联想到类天疱疮

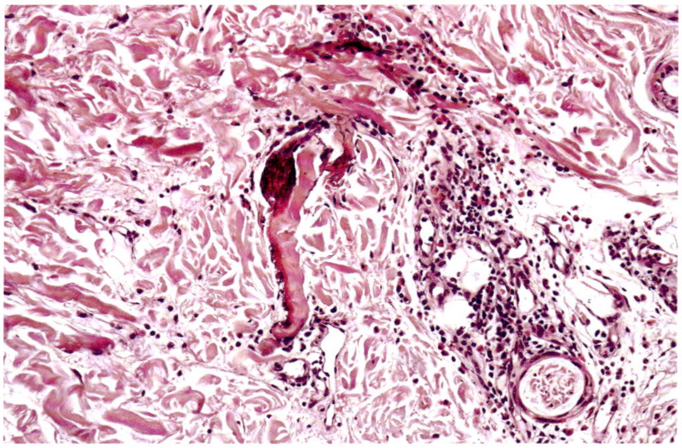

图 15.47 嗜酸性蜂窝织炎：可见典型的火焰图像

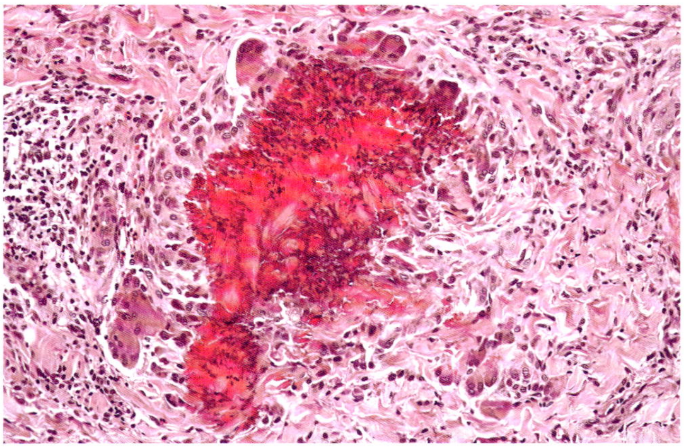

图 15.48 嗜酸性蜂窝织炎：此病例的火焰图像周围绕以密集的肉芽肿性浸润

性，偶尔巨细胞非常显著[37]。血管炎通常不是本病特征，尽管有时红细胞外渗明显[35]。

间接免疫荧光检查显示，火焰图像含有细胞外嗜酸性粒细胞颗粒主要碱性蛋白[36, 38]。超微结构研究证实嗜酸性粒细胞颗粒包埋在胶原纤维中[39]。直接免疫荧光显示少数病例血管壁上有免疫球蛋白和（或）补体[2, 7, 17, 36]。

## 鉴别诊断

尽管嗜酸性细胞浸润伴"火焰图像"是 Wells 综合征的特点，但并非特异性的[40]。类似的特点也可见于节肢动物虫咬反应、蜘蛛叮咬、盘尾丝虫病、药物超敏反应、弥漫性红斑、癣、特应性湿疹、过敏性接触性皮炎、荨麻疹性血管炎、嗜酸性脓疱性毛囊炎、大疱性类天疱疮、妊娠疱疹、嗜酸性粒细胞增多综合征和皮肤肥大细胞瘤[2, 36, 41-47]。显著的火焰图像也见于口腔黏膜的嗜酸粒细胞性溃疡[48-53]。应强调的是，在寄生虫感染的流行地区，具有嗜酸性蜂窝织炎组织学表现的皮损，更有可能是代表寄生虫感染如贾第虫病、弓蛔虫病和盘尾丝虫病[51-53]。真皮深层弥漫性纤维化并扩展至皮下脂肪的纤维间隔以及筋膜受累，容易将嗜酸性筋膜炎与 Wells 综合征相区别。

# 嗜酸性脓疱性毛囊炎

## 临床特征

嗜酸性脓疱性毛囊炎（eosinophilic pustular folliculitis；Ofuji 病）是一种罕见的皮肤病，主要发生于日本人和中国人，偶见来自欧美的报道[1-5]。本病尤其好发于皮脂丰富区，皮疹主要分布于面部和背部[6]。上肢伸侧亦常受累，罕见累及肢端[7-9]。患者表现为成群的、有时为瘙痒性的无菌性毛囊性丘疱疹，直径 1 ～ 2 mm，聚集形成小斑块，并特征性地呈离心性扩展形成环状或匍行性损害[1, 6]。本病的典型特点是反复发作，在数月或数年内自行缓解[10-11]。愈后常有炎症后色素沉着[1]。主要累及男性（5∶1），发病高峰在 21 ～ 40 岁，尽管儿童和婴幼儿也可受累[12-13]。有时有寻常型痤疮的过去史或现病史。

大量的实验室研究显示白细胞升高伴有嗜酸性粒细胞增多。血清 IgE 水平可升高[5, 15]。

类似的病例报道也见于伴有 HIV 感染的高加索人中[3-4, 16-23]。但根据临床和组织学发现，许多学者认为 HIV 相关的嗜酸性毛囊炎是一独立病种[20, 22]。HIV 相关的嗜酸性毛囊炎患者常表现有瘙痒，而 Ofuji 病患者仅偶有瘙痒[24]。

亦曾报道过少数儿童包括新生儿患嗜酸性脓疱性毛囊炎[15, 25-31]。有的学者更倾向于将其归为一独立病种，而其他学者则认为这种类型不足以形成一个独立疾病[5, 12, 28, 32]。在儿童患者，头皮特别容易受累，而皮脂丰富区往往较少受影响，多环形模式不明显[25]。

有报道嗜酸性脓疱性毛囊炎伴发非霍奇金淋巴瘤、霍奇金淋巴瘤、真性红细胞增多症、骨髓增生异常综合征、骨髓移植治疗再生障碍性贫血，嗜酸性蜂窝织炎、丙型肝炎病毒感染和痣样基底细胞癌综合征[13, 33-41]。亦曾报道数例患者由别嘌呤醇、溴化噻甲哌啶和乳腺癌化疗药物诱导所致[42-44]。

## 发病机制和组织学特征

嗜酸性脓疱性毛囊炎的病因和发病机制未明。因为观察到在同胞兄弟姐妹中发生本病，有人提出遗传或传染性病因的可能性[45]。但没有感染性病因的肯定证据。曾报道过的各种免疫学异常包括：

- IgE 水平升高，
- 免疫球蛋白水平低下，
- 中性粒细胞活性缺陷[6, 28]。

亦有报道本病患者有天疱疮样抗体和抗基底层角质形成细胞抗体[46-47]。

皮脂丰富区的分布使人提出皮脂腺在发病机制中可能具有作用[10]。在表皮表面的脂质中已确认有脂溶性嗜酸性趋化因子[48]。嗜酸性脓疱性毛囊炎伴发 AIDS（如果确定这是同一疾病）使人提出一种令人感兴趣的可能性，即其发病机制是由 T 辅助淋巴细胞减少而介导。

有报道在毛囊和皮脂腺周围肥大细胞数量增多，提示这些细胞在疾病的发生中的具有作用[49]。

在早期皮损中，其特征是毛囊漏斗部外毛根鞘海绵水肿，伴有嗜酸性粒细胞和单核细胞浸润。当疾病进展时，水疱和脓疱见于角质层深部，常延伸到皮脂腺（图 15.49）。表皮内有大量嗜酸性粒细胞浸润，混杂有中性粒细胞和单核细胞。真皮浅层血管周围有单核细胞和嗜酸性粒细胞浸润。也有毛囊黏蛋白病的报道[50-54]。

## 鉴别诊断

如上所述，HIV 感染相关的嗜酸性毛囊炎和 Ofuji 病有相当的重叠。后者倾向于形成弓形斑块。组织学上，Ofuji 病的特点是毛囊管内有充分发展的大的嗜酸性脓疱，但在 HIV 相关的嗜酸性毛囊炎中则相对少见[55]。

相同的组织学表现可见于表皮真菌感染，有必要做特殊染色以除外这种可能性[49, 56-59]。

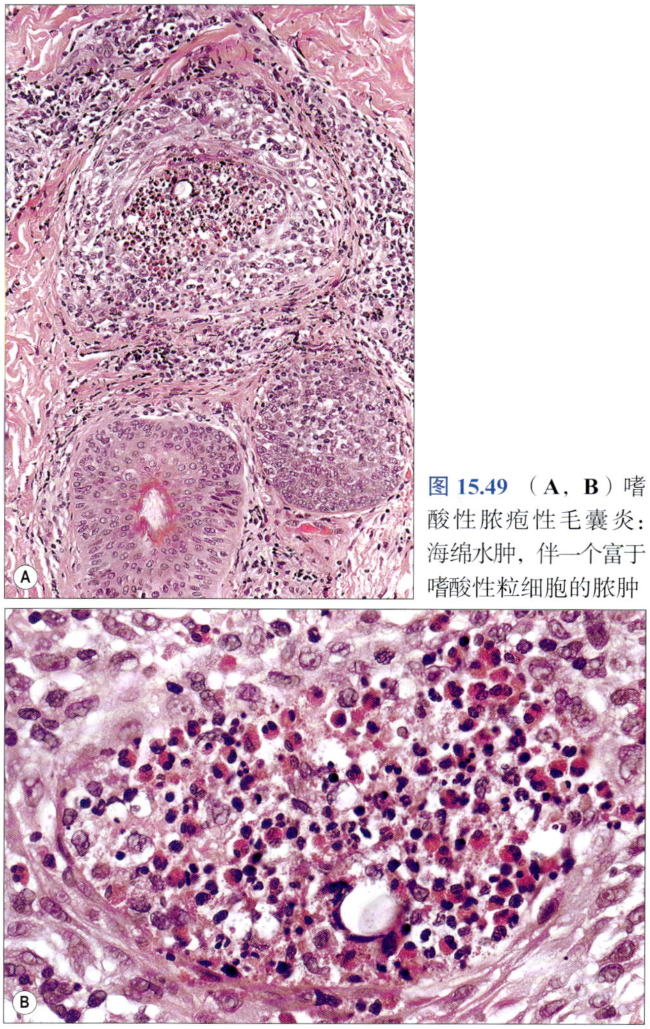

图 15.49 （A，B）嗜酸性脓疱性毛囊炎：海绵水肿，伴一个富于嗜酸性粒细胞的脓肿

# 色素失禁症

## 临床特点

色素失禁症（incontinentia pigmenti；Bloch-Sulzberger 综合征）是一种少见的系统性疾病，女性发病倾向明显（超过 37∶1），因为受累男性常死于宫内[1-3]。本病呈 X- 连锁显性遗传[4]。皮肤表现常在出生时或出生后最初数周内发生。高达 80% 的患者损害还可累及头发、牙齿、甲、眼、骨骼和中枢神经系统[1, 4]。女性患者的表型多变，其临床表现取决于 X 染色体失活所导致的镶嵌效应[5]。偶有报道本病见于同卵双胞胎[6]。本病罕见由父亲传给女儿[7]。

大多数男性色素失禁症患者死于宫内，仅极少数患者存活。至于女性，其与相同的表型镶嵌性有关[8]。绝大多数男性受累患者伴发 Klinefelter 综合征[9-10, 32]。染色单体突变或者更新的不稳定性前突变，用以解释具有正常核型的受累男性[11-12]。

典型者本病有四个阶段[13-14]：

- 第一期：躯干和四肢发生红斑和线状排列的水疱，在出生时或生后两周内明显（图 15.50）[15]。面部特征性地不受累。患者常有白细胞升高和嗜酸性粒细胞增多。一般而言，水疱期在 4 个月内完全缓解[5]。
- 第二期：少见且常短暂，皮损由角化过度性疣状丘疹和斑块组成，常见于四肢（图 15.51）。疣状损害发生于先前水疱形成部位[15]。类似线状表皮痣[16]。本期（如存在的话）出现于生后 2～6 周内，常在 6 个月内完全消退[5]。
- 第三期：是色素失禁症的特征性表现期，表现为奇特的网状色素沉着，一般发生于生后

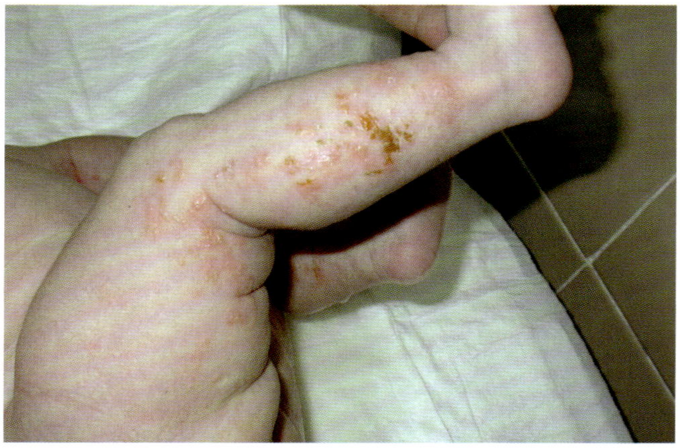

图 15.50 色素失禁症：炎症期的特征是红斑、线状成簇的完整的水疱、结痂和脱屑（By courtesy of J.C. Pascual，MD，Alicante，Spain.）

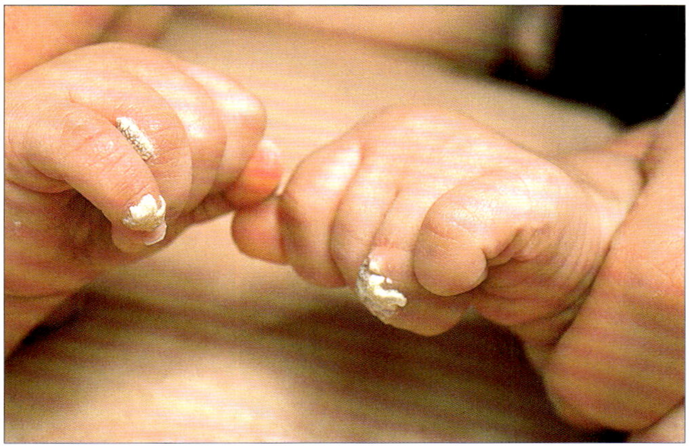

图 15.51 色素失禁症：疣状损害见于第二期，主要累及四肢（By courtesy of the Institute of Dermatology，London，UK.）

12～26 周之间。它们有时会原发发生。躯干和四肢可见褐色至板岩样灰色的色素沉着，呈泼墨状、条状和漩涡状（有时被称为“中国字”）（图 15.52）。乳头一般有色素增加，腹股沟和腋窝受累具有特征性[5]。色素沉着的发生似乎与大疱性损害或疣状斑块无关，并沿着 Blaschko 线分布[15-16]。皮损消退伴有萎缩，色素沉着通常到成年期不易被觉察。

- 第四期：常见于成年，仅表现为残留性改变，可能偶尔看到萎缩的、色素减退的、无毛发的网状斑片和条纹，最常见于小腿[1，5，17]。

其他皮损包括轻度的甲营养不良（40%）、头顶部斑秃和羊毛状发痣[4-5]。已报道一例沿 Blaschko 线发生的漩涡状瘢痕性秃发[2]。至此，皮损不再是问题，其他问题如眼部受累则是关注的焦点[18-19]。

指（趾）疼痛性甲下疣状结节偶尔是色素失禁症的晚期特点[17，20]。它们常多发，足部比手部更易受累。除甲破坏外，还可伴有下方指（趾）骨的扇形吸收。有时自发性消退[21]。临床上，这些结节可被误诊为疣、甲下纤维瘤、角化棘皮瘤或鳞状细胞癌[22]。

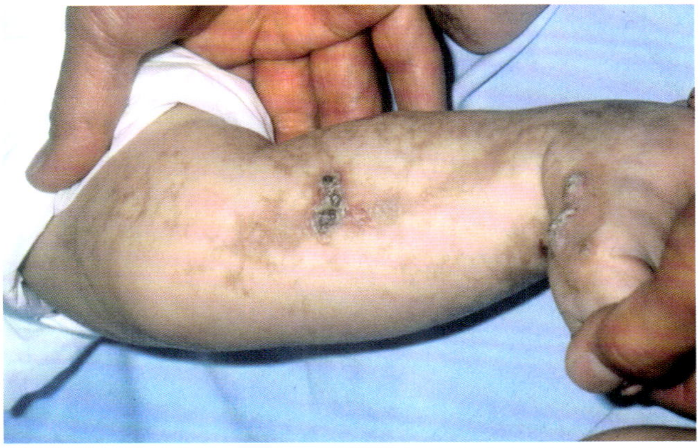

图 15.52 色素失禁症：漩涡状分布的色素沉着具有特征性（From the collection of the late N.P. Smith，MD，the Institute of Dermatology，London，UK.）

有报道患者和未受累的家族成员表现为皮纹图案样模式[23]。

本病部分患者可发生晚期再活化，表现为色素加深性条纹，这似乎与前驱感染有关[24]。这提示突变细胞长期存在于表皮中。

本病可有广泛的系统累及（表 15.4）。牙齿异常包括缺齿、出牙迟缓、牙阻生、牙冠畸形如圆锥形牙和副牙尖[5，16，25-27]。

最有特征性的眼部改变是斜视、小眼、白内障和视神经萎缩[28]。视网膜分离伴纤维血管性晶状体后膜是最常见的眼内异常[29-32]。

中枢神经系统受累可以导致脑病、癫痫、智力低下、小头畸形、脑共济失调和运动性效应，后者包括痉挛性四肢瘫痪、偏瘫、运动性发育迟缓和心理运动发育迟缓[1，33-35]。有证据显示，色素失禁症与染色体不稳定相关，对癌症的易感性轻度升高；有报道一名 16 岁患者发生皮肤鳞状细胞癌[36-37]。已报道一个独特病例伴二十甲营养不良[38]。

## 发病机制和组织学特征

已发表了许多新的数据进一步阐明本病的发病机制：

- 连锁分析显示两个色素失禁症位点，位于 X 染色体的长臂 Xq11（IP1）和 Xq28（IP2）[5，39-40]。
- *IKBKG*（B 细胞编码 κ 轻链多肽抑制基因）又称 *NEMO*（NF-κB 基因调节因子）的突变，在抑制肿瘤坏死因子（TNF）诱导的细胞凋亡方面发挥作用，被认为是本病发生的原因[41-44]。

表 15.4 色素失禁症的一般表现

| 系统 | 异常 |
|---|---|
| 头皮 | 瘢痕形成<br>不同严重程度的秃发 |
| 甲 | 偶尔萎缩（营养不良） |
| 牙齿 | 部分 / 完全缺失<br>圆锥形牙 |
| 眼 | 斜视<br>失明<br>白内障<br>视神经萎缩 |
| 中枢神经系统 | 痉挛性麻痹<br>智力低下<br>惊厥 |

- 通过破坏 NEMO 后建立的鼠模型可导致雄性鼠的死亡，杂合子雌性鼠出现与色素失禁症相似的皮肤和眼睛损害[45-46]。患病动物的皮损活检显示角质形成细胞凋亡增加、炎症和色素失禁[45]。
- 近来有人提出色素失禁症和骨硬化症-淋巴水肿-外胚层发育不良-免疫缺陷病综合征（OL-EDA-ID）之间的关系，其依据是一名患者患有该综合征，而其母亲具有色素失禁症的特点[47]。两种疾病都伴有 *NEMO*/*IKBKG* 的突变[48-49]。本病的男性患者常有较少的有害性突变，表现为外胚层发育不良和免疫缺陷[10]。
- 本病患者受累皮肤的基层上表皮嗜酸细胞活化趋化因子（一种 NF-κB 活化的趋化因子）表达强阳性[50]。这种表达伴随有表皮上层嗜酸性粒细胞聚集，提示此趋化因子具有致病作用。

水疱期（第一期）皮损的组织学检查显示嗜酸性海绵水肿（图 15.53）。有时角化不良细胞聚集明显（图 15.54）[4]。真皮内可表现为慢性炎性细胞浸润伴显著的嗜酸性粒细胞增多。

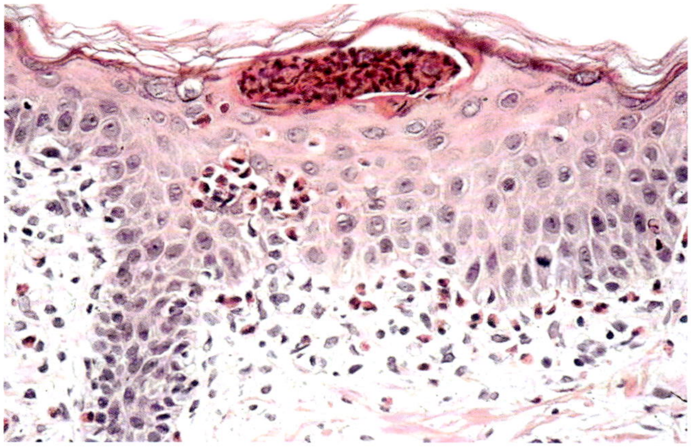

**图 15.53** 色素失禁症：水疱期显示一角质层下嗜酸性脓疱和表皮内嗜酸性粒细胞

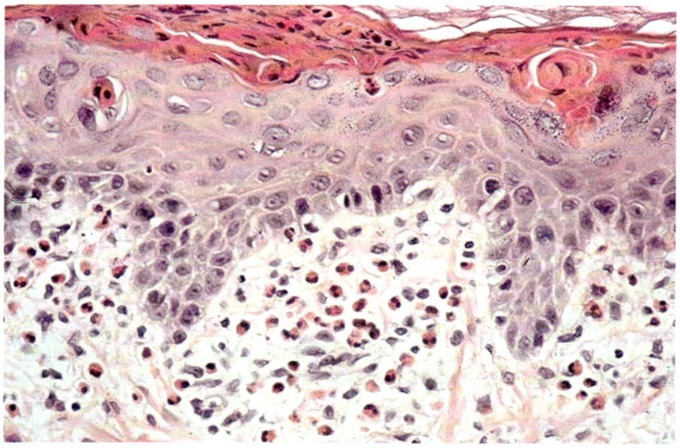

**图 15.54** 色素失禁症：角化不良和真皮上部富于嗜酸性粒细胞浸润

疣状皮损（第二期）的特点是角化过度，棘层肥厚，乳头瘤样增生和灶性角化不良（图 15.55）[21]。角化不良细胞特征性地排列成漩涡状结构。

第三期皮损显示真皮内明显的色素失禁伴大量的噬色素细胞，表皮基底细胞液化变性。

最后一期的皮损示表皮萎缩，可有附属器消失[45]。黑素细胞似乎数量减少或正常，超微结构未见明显损害，除了一份报告描述呈小的非树突状形式伴变性的黑素小体[6, 51]。有些学者建议对成年患者的这些晚期病变进行活检，有助于诊断[52]。

分子检测可用于对疑难病例进行确诊，这种技术也可应用于产前检测[3, 53-55]。

甲下疣状结节显示角化过度，颗粒层增厚，假上皮瘤样增生和表皮全层显著的角化不良[21-22]。

## 鉴别诊断

临床上，色素失禁症可能和伊藤色素减少症相混淆（无色素性色素失禁症）。两种疾病的中枢神经系统受累是相似的[56]。但伊藤色素减少症的特点是皮肤色素改变，缺乏水疱或疣状损害。

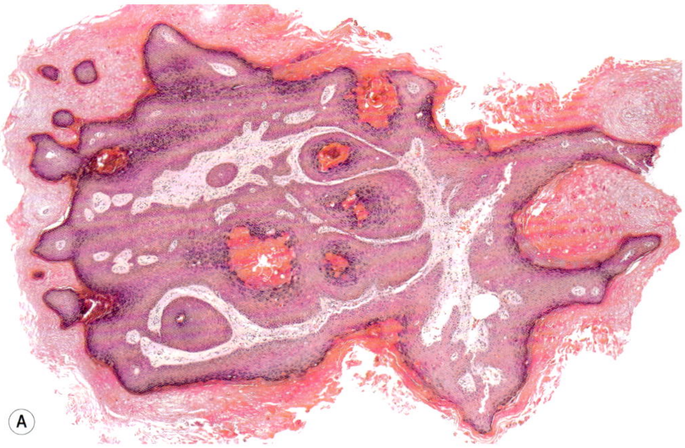

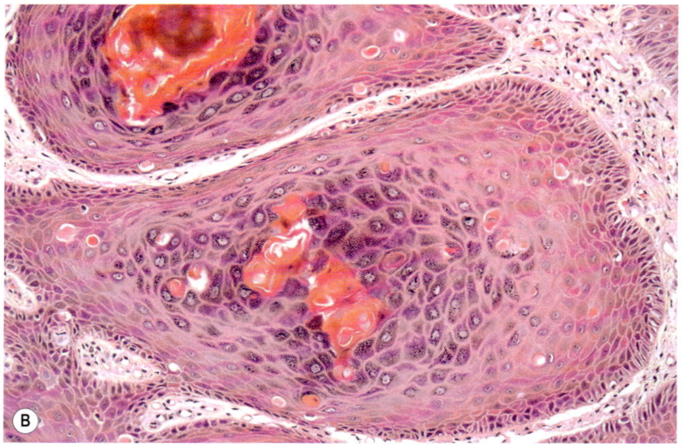

**图 15.55** （**A**，**B**）色素失禁症：疣状期显示显著的角化过度、乳头瘤样增生、棘层肥厚和大量角化不良细胞

许多疾病可以伴有嗜酸性海绵形成，但如有足够的临床信息，没有人会提出诊断上的问题。组织学上新生儿毒性红斑缺乏海绵水肿，可以将其与色素失禁症区别开来。

# 新生儿毒性红斑

## 临床特征

新生儿毒性红斑（toxic erythema of the neonate；中毒性红斑，新生儿中毒性红斑）是一种非常常见的自限性疾病，表现为无症状性红斑疹，常见于生后数天内。皮损发生于生后一周或以后非常罕见[1]。高达 50% 的新生儿可被受累。来自日本、澳大利亚、中国和印度的调查研究显示，分别有 40.8%、34.8%、33.7% 和 20.6% 的婴儿发生毒性红斑[2-5]。

皮损可以表现为丘疹，偶尔可有明显的脓疱形成，常累及前额、面部、胸部、躯干和四肢[6]。皮损常在数天内缓解。

## 发病机制和组织学特征

本病病因未明，有些学者认为是对产后皮肤微生物定植的一种免疫反应，或许部分由肥大细胞介导[7-8]。

早期红斑病变显示某种程度的无明显特征的血管周围炎性细胞浸润，伴显著的嗜酸性粒细胞，可外渗至紧靠毛囊的表皮。脓疱特征性位于毛囊内、有时在角层下或表皮内，含有大量的嗜酸性粒细胞，偶见中性粒细胞[9]。

## 鉴别诊断

新生儿毒性红斑必须与色素失禁症相鉴别。后者的特点是嗜酸性海绵水肿，而毒性红斑则无此特点。红痱的水疱与汗腺导管有关，而与毛囊无关，通常是含单核细胞而不是嗜酸性粒细胞。

# 化脓性汗腺炎

## 临床特征

化脓性汗腺炎（hidradenitis suppurativa；反向性痤疮，顶泌腺痤疮）是一种常见病[1-3]。来自丹麦的研究表明其患病率约为 4%，而法国则约 1%[4-6]。

化脓性汗腺炎是一种慢性复发性化脓性炎症，发生于顶泌腺部位如腋下、腹股沟皱襞、会阴、生殖器和乳晕区（图 15.56）[7-8]。它发生于男女青春期后，但更常见于女性[5]。卡尔·马克思是受此病折磨的著名人物[9-11]。尽管本病最初可能见于年长者和青春期前，但更常见于年轻成人[12-13]。起初，在腹股沟和腋部可见坚实的疼痛性结节，结节可缓慢退化或通过皮肤排出脓液；脓液排出量不大，但呈慢性且常有恶臭。晚期，可形成复杂的相互交联的窦道系统并延伸至真皮和皮下脂肪组织，伴有广泛的致密的纤维化（图 15.57）[14]。

腋部损害更常见于女性，生殖器腹股沟损害更

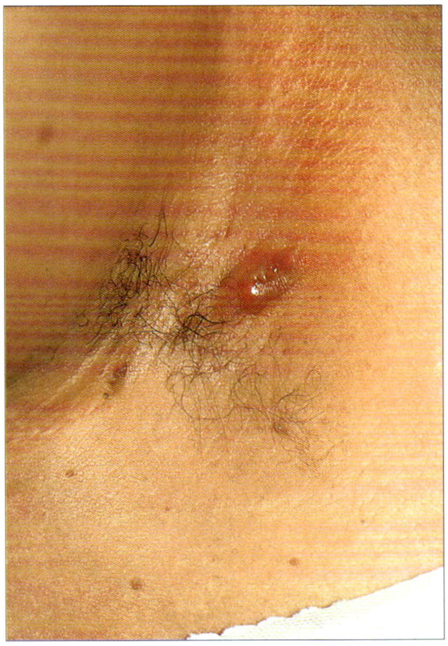

图 15.56 化脓性汗腺炎：早期损害表现为红斑性结节，排出清亮液体。腋部是常见的受累部位（By courtesy of R.A. Marsden，MD，St George's Hospital，London，UK.）

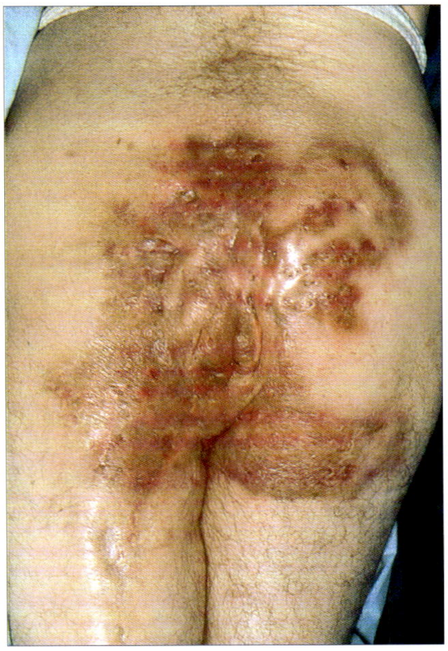

图 15.57 化脓性汗腺炎：此极严重病例有显著的瘢痕形成和大量窦道（By courtesy of R.A. Marsden，MD，St George's Hospital，London，UK.）

常见于男性。这些改变可局限于一个区域或同时发生于两个区域，但是超过 70% 的病例累及腋部区域[15]。一些报道提出剃腋毛和使用除臭剂在病因学上的重要性，但这种观点未被广泛接受[15-16]。对女性而言，肥胖似乎是一易发因素，抽烟也密切相关，但还不清楚这是原因还是结果[6, 17-19]。在一项研究中，接近 90% 的德国患者是吸烟者（预期患病率为 27%）[12]。停止吸烟能否改善疾病进程尚不清楚[20]。化脓性汗腺炎患者发生非黑素瘤性皮肤肿瘤的危险性似乎增加[21]。

由于常有各种微生物生长，皮损显然受细菌感染而持续存在。长期的抗生素治疗，可使症状改善。会阴部损害常严重，合并有脓肿、瘘管和引流性窦道[15]。

皮损也罕见地发生于面颊部甚至眼睑（Moll 腺），这些具有变异型顶泌汗腺的部位。

化脓性汗腺炎可伴发多种病理上相似的疾病，即聚合型痤疮和头皮穿掘性毛囊炎。这三种疾病被合称为"毛囊闭锁三联征"[22]。然而，任何一种疾病都可以单独发生。聚合型痤疮是一种极其严重的结节囊肿型痤疮，好发于男性，广泛发生在躯干、臀部和四肢[23]。曾描述本病伴发 HIV 及继发于妊娠后[24-25]。穿掘性毛囊炎（头皮脓肿穿掘性毛囊炎）集中于头顶部，其特点是潮湿、有触痛的皮损，倾向于融合形成引流性窦道和化脓[26-29]。本病更多见于黑人男性，极罕见有家族性[30]。外科根治手术常常是唯一令人满意的终止进程的方法。毛囊闭锁三联征中的所有疾病，偶尔可因病情进展发生并发症蜂窝织炎和败血症。鳞状细胞癌（包括其异型疣状癌）是另一个罕见的晚期合并症[31-38]。如伴发 Marjolin 溃疡性癌，癌肿可以侵袭和转移（50%），通常预后差[15]。此类肿瘤最常发生于臀部，男性更常见[34]。有罕见报道，汗腺炎伴发系统性肉芽肿性病变，尤其是克罗恩病[17, 39-41]。亦曾报道本病伴有脊椎关节病、Dowling-Degos 病及与锂剂治疗有关[42-44]。

由于其慢性复发性的性质，本病的治疗棘手。外科手术常用于去除受累区域，但在一些研究中其治愈率非常低[45]。但偶有患者对外科手术带来的症状缓解满意，尽管这是短暂的[45]。其他研究表明广泛切除后疾病复发率低[46-47]。早期外科治疗看似增加了成功的机会[48]。目前，新一代免疫抑制剂显示部分有效[49]。亦有采用激素调节的，但成功者更有限[50]。

## 发病机制和组织学特征

对化脓性汗腺炎的发病机制仍了解甚少[51-56]。一般认为，早期损害是一种累及顶泌汗腺导管和腺体的急性炎症性过程，可延伸至周围的结缔组织，随后形成脓肿和窦道（图 15.58）[51]。其他学者则认为小汗腺汗腺炎比顶泌腺受累更常见，而另外一些学者认为毛囊闭锁是原发性事件[34, 53]。一些数据显示先天免疫系统过度活化，但更深层的潜在原因仍然难以捉摸[57-58]。

一些学者认为，相应毛囊的角质栓塞是最初顶泌汗腺炎的始作俑者。当然，经常见到毛囊角栓、窦道、毛囊内及毛囊周的炎症[52]。在一项研究中，毛囊闭锁见于所有 118 例患者的检查标本中，病程从一个月到许多年不等。皮损的解剖学分布也支持有潜在顶泌汗腺缺陷的观点。本病与 Fox-Fordyce 病有些类似，后者伴有顶泌腺导管的炎症过程更有说服力。Fox-Fordyce 病有着相同的性别倾向、发生年龄和解剖学分布，也可因妊娠缓解。有趣的是，有报道一些 Fox-Fordyce 病例进展成化脓性汗腺炎。

毛囊闭锁三联征的其他成员——聚合性痤疮和穿掘性毛囊炎——都明显与角质栓有关。

毫无疑问，主要症状和慢性劳动力丧失均与窦道和纤维化有关。它们绝大部分归因于慢性的继发感染，因为注射无菌性顶泌腺汗液至组织并不诱导炎症反应。

可找到的微生物包括金黄色葡萄球菌、草绿色链球菌、大肠埃希杆菌、奇异变形杆菌、克雷伯杆菌、

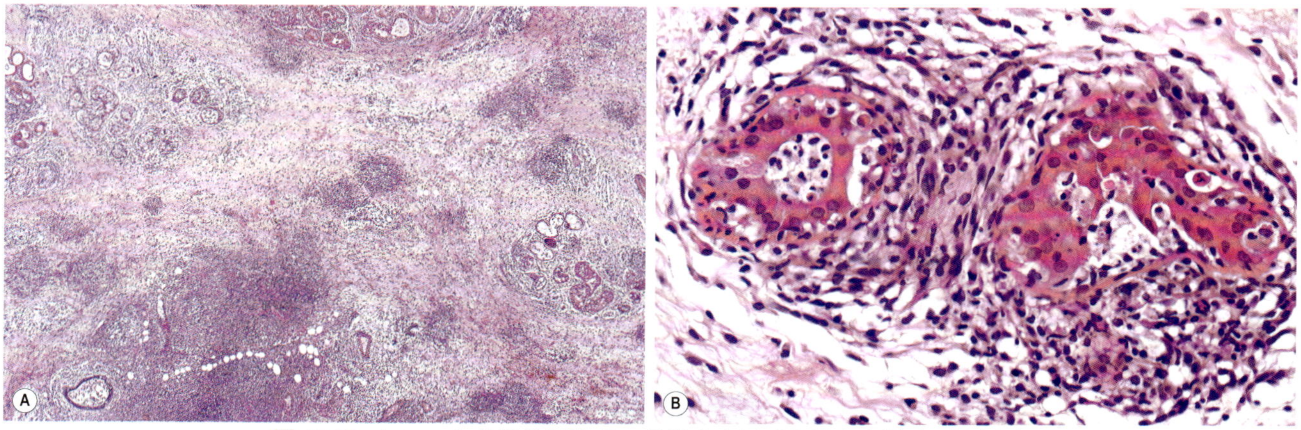


图 15.58 （A，B）化脓性汗腺炎：早期病变显示急性炎症累及顶泌汗腺

铜绿假单胞菌和米勒链球菌及厌氧性微生物。皮损深部分离到的最常见细菌是凝固酶阴性的金黄色葡萄球菌[59]。厌氧性微生物是产生异臭的原因，后者是困扰患者的一个主要问题。一般而言，无法检测到免疫缺陷，但偶尔有报道中性粒细胞功能性缺陷。

至于本病的发病机制，也必须注意到有些患者的发病呈常染色体显性遗传倾向[60-61]。其他研究则未提示有家族性发病。

脱毛术后用阿托品胶带封包腋部皮肤，12 名正常志愿者中有 3 例可以模拟出本病[62]。脱毛术本身可产生一些在正常人中显然见不到的病理改变。75% 的志愿者未见皮损，提示至少在发生本病的易感性方面是有差异的。实验性诱发本病未被重复过。

在一项 42 名女性化脓性汗腺炎的研究中，学者们注意到 2/3 的患者月经期前症状加剧，超过 1/3 的患者有月经失调[63]。在同一项研究中，与对照组相比，患者的睾酮和游离雌激素指数更高[63]。相反，另一个研究却未显示高雄激素血症与女性汗腺炎的发生有关[8, 64]。妊娠可减轻本病的症状。

总之，化脓性汗腺炎的确切发病机制尚未能充分了解，但是很有可能是多数患者具有毛囊堵塞倾向并导致痤疮样损害，而另一些个体显示有其他的、偶尔是遗传性的毛囊堵塞倾向，导致或伴随顶泌腺导管的炎症。肥胖的额外阻塞效应及通常由混合性微生物导致的继发性感染，引起集中于或累及顶泌腺的鲜红色损毁性毛囊炎。继发性细菌感染使得慢性炎症和形成瘢痕的病程特性呈持续性。免疫系统的某种缺陷可能会加剧这种恶性循环，但尚未发现一致性异常[65-66]。随妊娠和月经周期的改变可能是由于激素对顶泌汗腺的效应，似乎不是最重要的。

已确诊为化脓性汗腺炎的活检标本显示窦道伴明显的化脓以及真正的脓肿形成。窦道两侧衬以肉芽组织和鳞状上皮组成的混合物（图 15.59）。后者由相应的毛囊上皮扩展而来。这些炎症性窦道常常含有脱落的角蛋白，有时是毛干，并绕以致密的纤维化[54]。化脓性改变可扩展至邻近的结缔组织，也呈慢性炎症性浸润，常常包括组织细胞和巨细胞（有时与角蛋白碎片相关）。在这个阶段，尽管邻近的顶泌腺常看似相当正常，但在瘢痕和炎症性区域顶泌汗腺则明显缺如。尽管有些学者强调有顶泌汗腺急性炎症的存在，但根据我们的经验，这是常规外科手术中一个不常见的发现。其他研究也发现仅在少数标本中发现有原发性顶泌腺炎症[53, 67]。

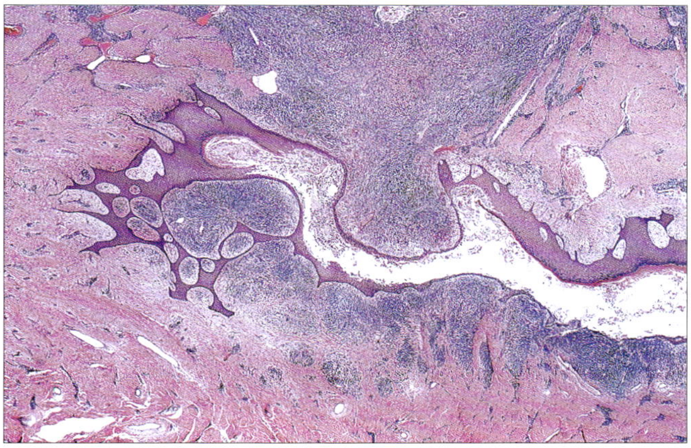

图 15.59 化脓性汗腺炎：窦道衬以多层鳞状上皮，并绕以纤维化和炎症

## 鉴别诊断

主要的鉴别诊断是原发性感染、对表皮包含性囊肿（epidermal inclusion cyst）破裂或者创伤的反应。确诊需结合临床及进行微生物的特殊染色。

（陈连军　黄 琼　陈虎艳译　陈明华校　黄长征审）

# 第16章 血管疾病



## 引 言

本章的主题是血管炎和其他形式的血管损伤。尽管专家们对血管炎的最低诊断标准可以不同，但大多数学者诊断血管炎的标准需满足：存在炎症和一些血管受损的证据——以血管壁 / 内皮细胞坏死或纤维素样改变的形式。然而，有些学者不太严格地将此术语应用于伴非特异性组织学特征的血管炎症，如红细胞漏出、内皮细胞肿胀或核碎裂，而无纤维素样改变或坏死。遇到这些病例，我们喜欢将其命名为“低级别的血管损伤”，并附上一个评论——即尽管这些发现可能是血管炎的极早期表现，但它们不符合坏死性血管炎的严格标准。炎症性血管疾病是一个广泛的疾病谱，不应过分强调组织学的改变。

绝大多数类型血管炎的组织学特征对病种本身是非特异性的，一个明确的诊断需密切联系临床、病理和血清学检查（如存在抗中性粒细胞性抗体）。病理医师的作用在于评估活检标本来证实或否定血管炎的存在，要描述炎症性浸润的性质和受累血管的类型与大小。组织学上的鉴别诊断可指导患者评估。正确的活检技术和时机对充分评估血管炎而言是重要的。皮损发生后 48 小时内进行活检取材，活检标本包含足够的皮下组织和较大的皮下血管，可获得最好的结果[1]。

血管炎的病理学诊断可提示原发性或继发性疾病（如有结缔组织疾病的背景）。继发性的血管疾病可表现为不同的组织学模式。例如，结缔组织疾病可伴有小血管的白细胞碎裂性血管炎或大血管的血管炎。同样，一种原发性血管炎可伴有不同的组织学模式。例如，韦格纳肉芽肿病可伴有白细胞碎裂性或肉芽肿性血管炎。

血管炎的分类图表各种各样，反映了这种有争议性的疾病分类的复杂性。在过去的十年左右，出现了几个试图结合组织学和临床信息的新分类（表 16.1）[2]。毫无疑问，随着对这些疾病发病机制更全面的了解，这些分类将随之改进。

表 16.1 血管炎分类和定义（由 Chapel Hill 共识会议通过的系统性血管炎命名）*

| 血管炎的类型 | 主要成分 / 非主要成分 |
|---|---|
| **大血管的血管炎** | |
| 巨细胞（颞）动脉炎 | 主动脉及其主要分支的肉芽肿性动脉炎，好发于颈动脉的颅外分支。*常侵犯颞动脉。常发生于 50 岁以上患者且伴风湿性多发性肌痛* |
| Takayasu 动脉炎 | 主动脉及其主要分支的肉芽肿性炎症。*常见于年龄小于 50 岁的患者* |
| **中等血管的血管炎** | |
| 结节性多动脉炎 †（经典性结节性多动脉炎） | 中等的或小动脉的坏死性炎症，不伴有肾小球肾炎和细动脉、毛细血管或细静脉的血管炎 |
| 川崎病 | 侵犯大、中和小动脉的动脉炎，伴有皮肤黏膜淋巴结综合征。*冠状动脉常受累；主动脉和静脉也可受累。通常见于儿童* |
| **小血管的血管炎** | |
| 皮肤白细胞碎裂性血管炎 | 孤立的皮肤白细胞碎裂性血管炎，不伴系统性血管炎或肾小球肾炎 |
| 过敏性紫癜 | 血管炎，伴有 IgA 为主的免疫沉积，累及小血管（即毛细血管、小静脉或小动脉）。*典型者累及皮肤、肠道、肾小球，并伴有关节痛和关节炎* |
| 显微镜下多血管炎 †（显微镜下多动脉炎）‡ | 坏死性血管炎，没有或很少有免疫沉积，累及小血管（即毛细血管、小静脉或小动脉）。*可见累及中等和小动脉的坏死性动脉炎。坏死性肾小球肾炎很常见。常发生肺毛细血管炎* |
| 韦格纳肉芽肿病 ‡ | 累及呼吸道的肉芽肿性炎症，累及中小血管的坏死性血管炎（即毛细血管、小静脉、小动脉和动脉）。*常见坏死性肾小球肾炎* |
| Churg-Strauss 综合征 ‡ | 累及呼吸道的富含嗜酸性粒细胞的肉芽肿性炎症，以及累及中小血管的坏死性血管炎，并伴有哮喘和嗜酸性粒细胞增多 |
| 原发性冷球蛋白血症性血管炎 | 血管炎伴冷球蛋白免疫沉积，累及小血管（即毛细血管、小动脉或小静脉），并伴血清中出现冷球蛋白。*常累及皮肤和肾小球* |

Reproduced with permission from Jennette，J.C. et.al. 1994 Seminars in Diagnostic Pathology，18，3-13.

* 大血管指主动脉及其直接朝向身体主要部位（如朝向四肢和头颈部）的最大分支；中等血管指主要内脏动脉（如肾、肝、冠脉和肠系膜动脉）；小血管指小静脉、毛细血管、小动脉和与小动脉相连的实质器官内末梢动脉分支。一些小血管和大血管的血管炎可累及中等动脉，但大血管和中等血管的血管炎不累及较小动脉的血管。主要成分指正常类型；斜体字部分代表常见但非主要成分。

† 推荐术语。

‡ 与抗中性粒细胞胞质抗体密切相关。

# 白细胞碎裂性血管炎

## 临床特征

白细胞碎裂性血管炎（leukocytoclastic vasculitis；变应性血管炎、超敏性血管炎、白细胞碎裂性脉管炎）是血管炎中最常见的类型[1-6]。它并不是一种独立的病种，而是一种特发性的或一系列基础疾病引起的循环免疫复合物所致的血管反应模式。可能参与的抗原总结在表 16.2[1-7]。最常见的相关因素除了感染外是药物[8-9]。然而，超过 40% 的病例没有发现基础疾病[10]。尽管这种情况可仅限于皮肤，但重要是应该认识到，15% ～ 50% 的患者还可伴有包括关节、肾和胃肠道系统累及的表现。本病男女发病相同，可以出现在任何年龄组。

皮损典型者为多形性，最常见的表现是可触及性紫癜（压之不褪色的红色丘疹）（图 16.1）。也可见荨麻疹、大疱或水疱、梗死性溃疡、结节、脓疱、青斑样及环状皮损（图 16.2 ～ 16.8）[13-17]。皮损直径从 1 厘米至数厘米不等，偶尔可见环状多形红斑样损害（图 16.9）。最常侵犯小腿，但皮损可广泛分布于不同部位，包括臀部、上臂、足部、踝部、躯干和面部，特别是病情严重的患者（图 16.10、16.11）。皮损可见于卧床不起患者的受压部位，如背和臀部。常伴小腿或踝部水肿（图 16.12）。患者或者只经历一次发作，或者在数月或数年内经常复发。皮损发作常间歇不规则，每次持续 1 ～ 4 周。尽管有时可见萎缩性瘢痕或色素沉着，但皮损通常完全愈合。白细胞碎裂性血管炎罕见表现为匍行性回状红斑的形态[18]。

尽管个别患者无症状，但常主诉瘙痒或烧灼感；少见的特点是疼痛。有时可见其他表现，包括腹痛和胃肠道出血、关节疼痛伴红肿，以及肾受累的证据[19]。在严重的情况下，可继发类似急性肾小球肾炎和肾病

表 16.2 变应性血管炎的可能病因

| |
|---|
| • 感染<br>—细菌：链球菌<br>—分枝杆菌：结核分枝杆菌<br>—病毒：肝炎、流感<br>—巨细胞病毒<br>—HIV 感染<br>—麻风 |
| • 药物<br>—阿司匹林、非那西汀、磺胺类药物、青霉素、碘化物、吩噻嗪类 |
| • 化学物质<br>—杀虫剂、除草剂、石油产品 |
| • 异种蛋白<br>—血清病<br>—脱敏抗原<br>• 伴发疾病<br>—自身免疫性疾病：系统性红斑狼疮、炎性肠病<br>—溶血性贫血<br>—霍奇金淋巴瘤，癌<br>—类风湿性关节炎<br>—混合性结缔组织病<br>—皮肌炎<br>—复发性多软骨炎<br>—干燥综合征<br>—过敏性紫癜<br>—冷球蛋白血症<br>—结节性多动脉炎<br>—韦格纳肉芽肿病<br>—Churg-Strauss 病<br>—面部肉芽肿<br>—持久隆起性红斑<br>—Waldenström 高丙种球蛋白血症<br>—结节病 |

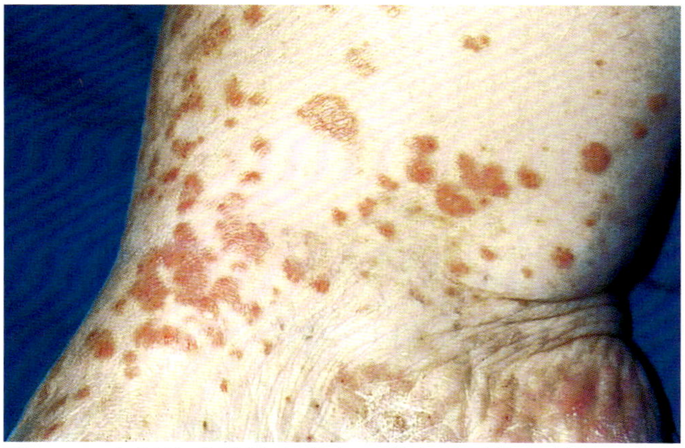

图 16.1 白细胞碎裂性血管炎：踝内侧可见典型红色斑丘疹（By courtesy of R.A. Marsden，MD，St George's Hospital，London，UK.）

综合征的特点。患者罕见呼吸系统受累（X 线检查为结节状或弥散性浸润性病变），极个别中枢或外周神经系统受累，导致如头痛、复视及吞咽困难的症状。

在一项研究中，上呼吸道感染后的药物治疗在 45% 的该病患者中是诱发因素。很多药物可诱发该

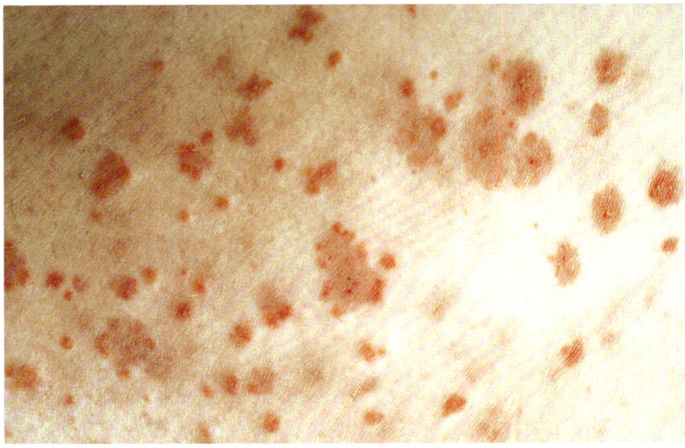

图 16.2 白细胞碎裂性血管炎：特写镜头示小的红斑样皮损（By courtesy of the Institute of Dermatology，London，UK.）

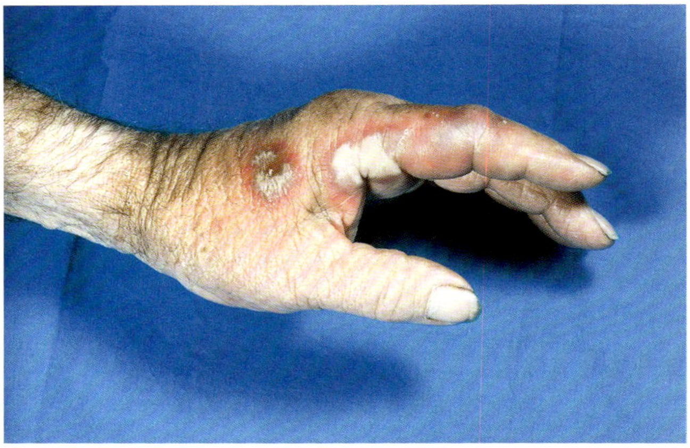

图 16.3 白细胞碎裂性血管炎：此患者广泛紫癜性皮损中央有明显的坏死（By courtesy of R.A. Marsden，MD，St George's Hospital，London，UK.）

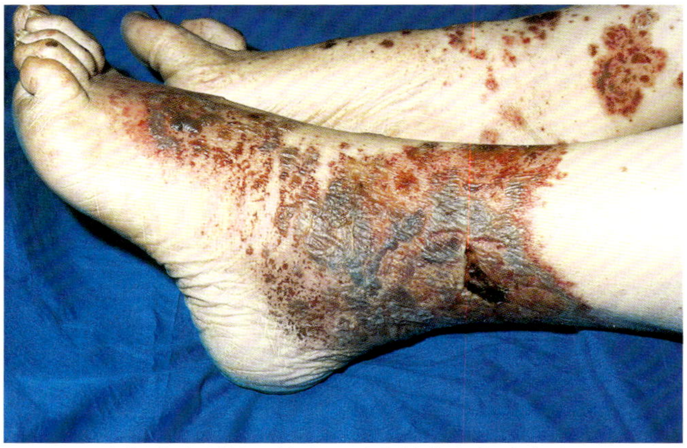

图 16.4 白细胞碎裂性血管炎：融合性紫癜伴溃疡（By courtesy of R.A. Marsden，MD，St George's Hospital，London，UK.）

病，包括非甾体抗炎药（阿司匹林、布洛芬、萘普生、保泰松）、苯妥英钠、奎尼丁、胺碘酮、碘化钾、别嘌呤醇、磺胺类药物、灰黄霉素、青霉素、红霉素、克林霉素、苯唑西林、万古霉素、氧氟沙星、克拉霉素、呋塞米（速尿）、噻嗪类、西咪替丁、奥美拉唑、加巴喷丁、奥利斯特、齐多夫定、茚地那韦、依法韦仑、赖诺普利、索他洛尔、胰岛素、维 A 酸

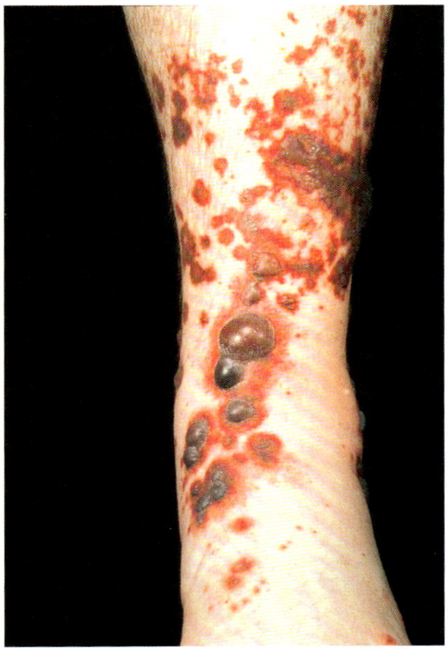

图 16.5 白细胞碎裂性血管炎：此患者示继血栓形成和表皮梗死后的大疱性皮损（By courtesy of the Institute of Dermatology，London，UK.）

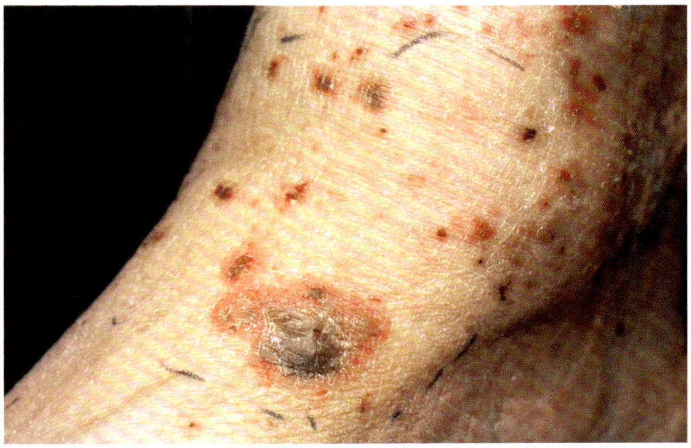

图 16.8 白细胞碎裂性血管炎：出血性水疱的近视图（By courtesy of the Institute of Dermatology，London，UK.）

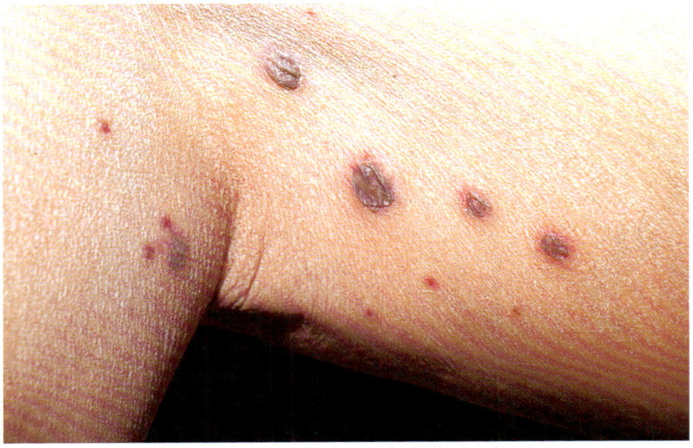

图 16.6 白细胞碎裂性血管炎：结节性损害（By courtesy of the Institute of Dermatology，London，UK.）

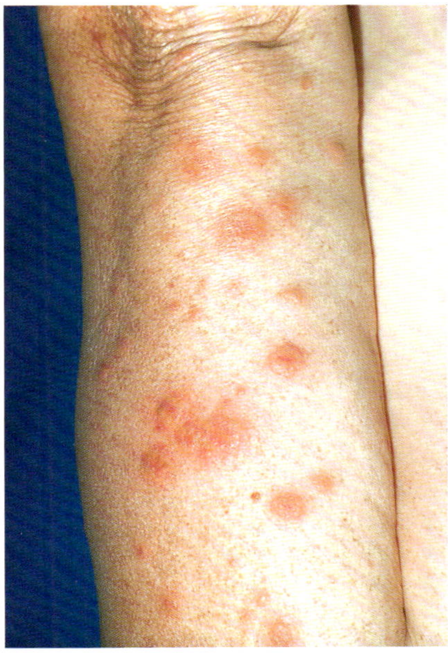

图 16.9 白细胞碎裂性血管炎：手臂伸侧这些荨麻疹样皮疹类似多形红斑（By courtesy of R.A. Marsden，MD，St George's Hospital，London，UK.）

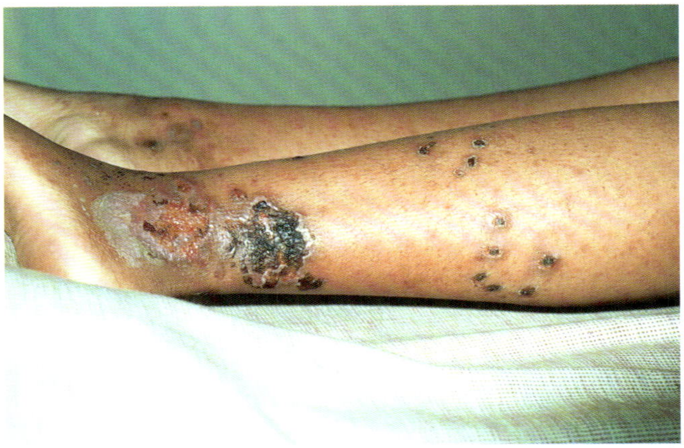

图 16.7 白细胞碎裂性血管炎：此患者示广泛破溃梗死性皮损（By courtesy of the Institute of Dermatology，London，UK.）

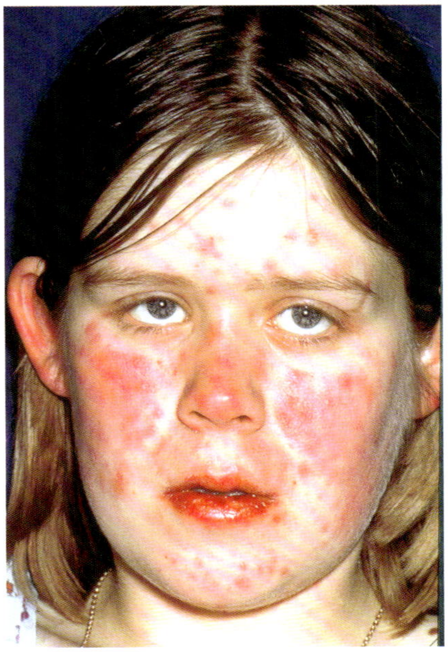

图 16.10 白细胞碎裂性血管炎：在严重受累患者中，皮损可大范围播散（By courtesy of R.A. Marsden，MD，St George's Hospital，London，UK.）

类、丙硫氧嘧啶、硫脲嘧啶、甲氟喹、甲氨蝶呤、硫唑嘌呤、西罗莫司、粒细胞集落刺激因子、氟哌啶醇、阿糖胞苷、厄洛替尼、利妥昔单抗、西那卡塞、泛昔洛韦、利福平、吡嗪酰胺、门冬胰岛素、二甲双

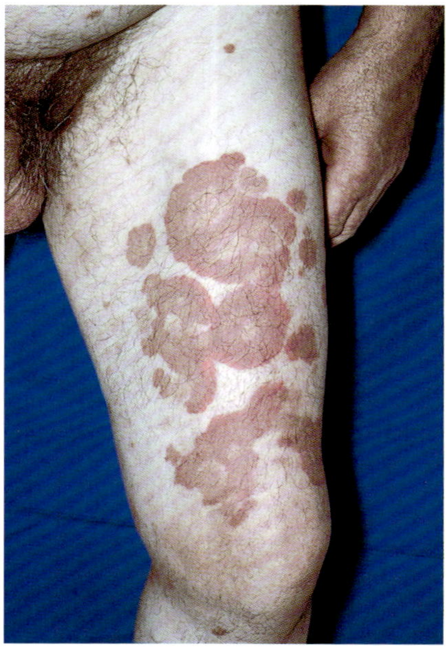

图 16.11 白细胞碎裂性血管炎：此患者有系统性红斑狼疮的血清学证据

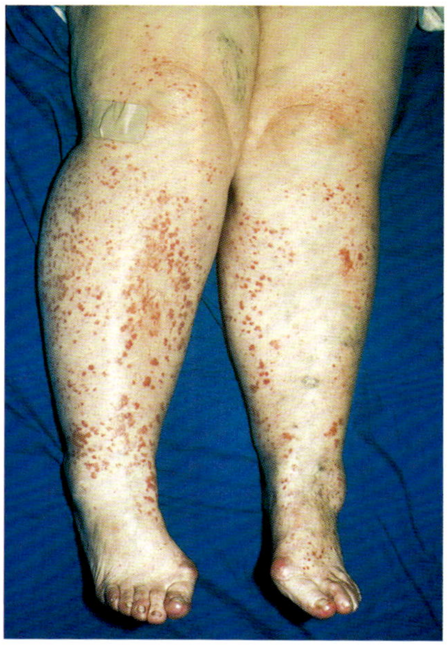

图 16.12 白细胞碎裂性血管炎：除了典型的斑丘疹皮疹外，该患者腿部肿胀明显（By courtesy of R.A. Marsden, MD, St George's Hospital, London, UK.）

胍、金制剂和双硫仑[2, 21-63]。有报道左旋咪唑可致儿童局限于耳部的血管炎[64-65]。在 α- 干扰素注射部位可出现局限性白细胞碎裂性血管炎[67]。

胶原血管病（最常见类风湿性关节炎和红斑狼疮）常伴有白细胞碎裂性血管炎[2, 68]，在一项调查中见于 21% 的患者[2]。皮肌炎患者出现白细胞碎裂性血管炎，增加了其伴发恶性肿瘤的可能性[69]。

细菌、真菌及病毒性感染也常伴发白细胞碎裂性血管炎[70]。相关的细菌感染包括链球菌、肺炎克雷伯杆菌、结核分枝杆菌和肺炎支原体[71-73]。有报道系统性猫抓热病表现为白细胞碎裂性血管炎[74]。丙型肝炎病毒感染有特别频繁的相关性。应注意到丙型肝炎也常伴有冷球蛋白（见冷球蛋白血症部分）[75-77]。

炎性肠病——溃疡性结肠炎和克罗恩病——可伴有白细胞碎裂性血管炎[78-79]。其他罕见的伴发疾病包括结节病、$\alpha_1$- 抗胰蛋白酶缺乏症、囊性纤维化及 Wiskott-Aldrich 综合征[15, 80-81]。

体育锻炼也与白细胞碎裂性血管炎的发生相关。在炎热天气下的户外活动，如散步、跑步和打高尔夫球（高尔夫球手血管炎）特别有关，中老年人更频繁受累及[82-84]。白细胞碎裂性血管炎罕见为某一潜在恶性肿瘤尤其是白血病和淋巴瘤的副肿瘤表现[85]。毛细胞白血病尤其常伴发白细胞碎裂性血管炎，但其他类型的血管炎也可以见到。在一项对 42 例合并毛细胞白血病和血管炎的患者研究中，21 例有白细胞碎裂性血管炎，17 例有结节性多动脉炎[86]。此外，4 例患者有血管壁白血病细胞的直接浸润（参见副肿瘤性血管炎章节）。尽管不常见，白细胞碎裂性血管炎也可见于各种实体肿瘤，包括非小细胞肺癌、乳腺癌、结肠癌、前列腺癌和肾的腺癌[87-88]。

白细胞碎裂性血管炎可以是人类免疫缺陷病毒（HIV）感染的一种表现[89]。其他少见的伴有白细胞碎裂性血管炎的情况还包括应用尼古丁贴剂、药品添加剂、苯甲酸钠、蛋白 A 柱分离术，IL-12 $\beta_1$ 受体缺乏症，过长时间的运动，以及作为髋关节假体感染的并发症[90-96]。

实验室检查可发现红细胞沉降率（ESR）升高、蛋白尿或血尿。在一些特发性病例和那些伴发系统性疾病（如类风湿性关节炎、系统性红斑狼疮和干燥综合征）的患者中，低补体血症有时明显[5]。尿液分析可见蛋白尿或血尿。高达 25% 的患者可见冷球蛋白[2]。约 20% 的患者可出现核周染色的抗中性粒细胞抗体[2, 97]。

白细胞碎裂性血管炎的预后各不相同，从轻微的自限性疾病到严重的致死性疾病（尤其是由于肾累及）[19]。约 1.9% 的患者死于系统性疾病[2]。绝大多数患者预后良好。约 50% 的患者呈现一个急性的临床过程[2, 10]。一些患者呈慢性病程，复发和缓解交替是一特征[2]。在一项对超敏性血管炎患者的研究中，54 例不需要治疗，26 例用非甾体抗炎药物治疗，14 例需要用免疫抑制剂，常为糖皮质激素[20]。

伴发白细胞碎裂性血管炎的特殊综合征，如荨麻疹性血管炎和过敏性紫癜，将在本章独立的标题下讨论。

## 发病机制和组织学特征

白细胞碎裂性血管是一种免疫复合物介导的疾病，类似经典的过敏反应[98]。免疫复合物沉积在小血管壁[5]。这与补体级联的激活和 C5a（一种中性粒细胞趋化物）生成有关。由此产生中性粒细胞聚集，释放溶酶体酶包括弹性蛋白酶和胶原酶，导致血管壁损伤、纤维蛋白沉积，以及红细胞释放入血管周围结缔组织（紫癜）。随之可有血栓形成，在特别严重的病例中产生表皮缺血性损伤。由于静脉压和血流淤滞，病变尤其见于小腿[5]。

免疫复合物介导的发病机制证据确凿。临床上已证实患者体内有大量的循环免疫复合物，且其与血管病变相关。通过免疫荧光或免疫过氧化物酶技术，在体外和小于24小时活检标本的血管壁中可识别出免疫球蛋白和补体（图16.13）[99]。免疫复合物在超微结构上呈电子致密物团块，常沉积于内皮细胞和毛细血管后细静脉周细胞之间的基底膜中。对白细胞碎裂性血管炎患者无明显受累的皮肤进行检查，有时在真皮血管壁中发现免疫球蛋白和补体。如果提前3～4小时在未受累皮肤处注射组胺，活检标本中白细胞碎裂性血管炎的所有特征均明显，包括中性粒细胞变性，这提示免疫反应物是血管炎的原因而不是结果[1]。

免疫荧光检查结果随皮损阶段不同而异。已报道高达81%的患者有免疫球蛋白[8]。在早期皮损中主要为C3和IgM，在充分发展的皮损中以纤维蛋白原和IgG为主，在晚期皮损中则主要为纤维蛋白原和C3[8]。

有些学者注意到，早期皮损中可含有大量$CD3^+$、$CD4^+$和$CD1a^+$的细胞，提出细胞介导的免疫机制在白细胞碎裂性血管炎的发病机制中也可能发挥作用[8]。与此假说相符的是，在血管炎晚期发现有朗格汉斯细胞的存在[100]。合并感染的血管炎患者有72 kD热休克蛋白的表达和γ/δ T细胞的存在，据此有些学者推测细胞介导的免疫反应在此类血管炎中起重要作用[101]。

白细胞碎裂性血管炎通常主要侵犯位于真皮浅层的毛细血管后静脉和毛细血管袢（而不是细动脉）（图16.14、16.15）。在严重病例——尤其是伴有恶性肿瘤和结缔组织病的患者中，炎症改变扩展至真皮网状层深部甚至皮下脂肪的脉管系统。不论其潜在病因如何，组织学特征是相似的。

白细胞碎裂性血管炎的组织学特征是纤维素样坏死，伴内皮细胞肿胀、血管壁中性粒细胞浸润及明显的核尘（图16.16）[2, 101, 103]。可见不等量的单核细胞及嗜酸性粒细胞。在早期皮损中，核尘与血管周围

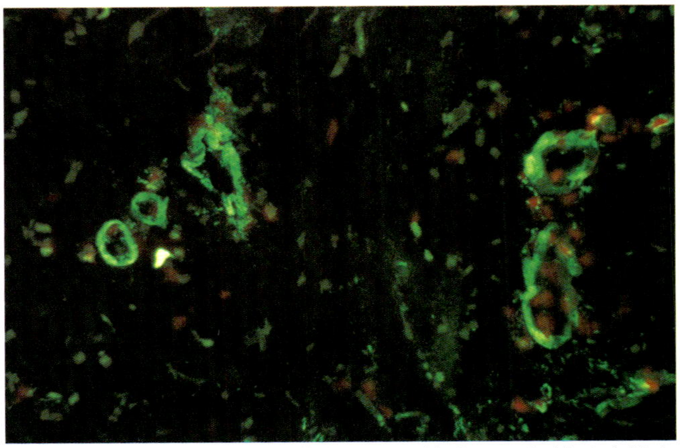

图16.13 白细胞碎裂性血管炎：示血管壁IgM阳性（直接免疫荧光）（By courtesy of B. Bhogal，FIMLS，Institute of Dermatology，London，UK.）

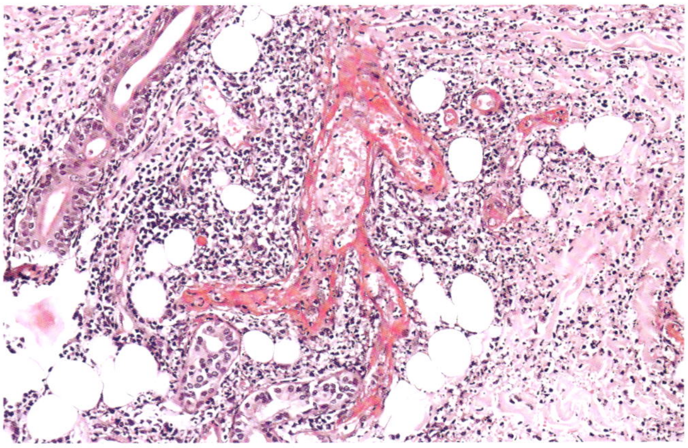

图16.14 白细胞碎裂性血管炎：血管显示鲜红的纤维素样坏死和致密的炎症

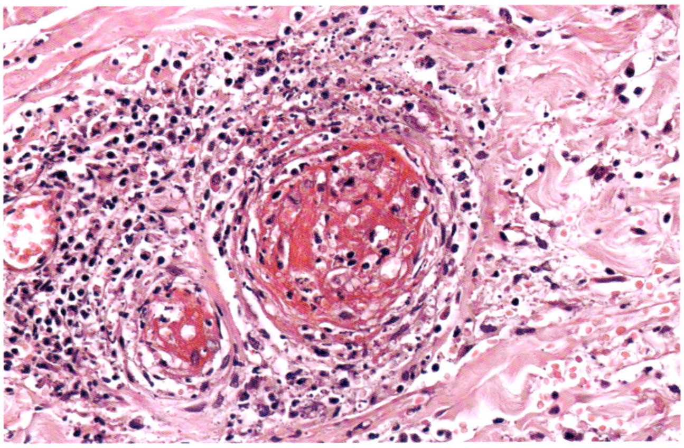

图16.15 白细胞碎裂性血管炎：高倍镜下显示血管壁完全破坏

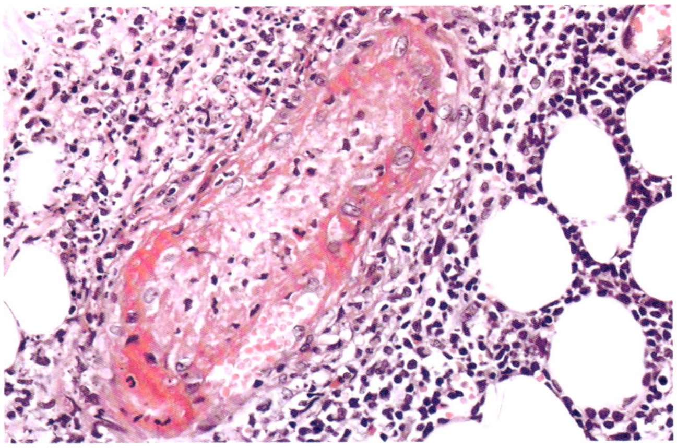

图16.16 白细胞碎裂性血管炎：高倍镜下显示纤维素样坏死和混合性炎症细胞浸润，由中性粒细胞、嗜酸性粒细胞和淋巴细胞组成。有明显的白细胞碎裂（核碎裂、核尘）

中性粒细胞浸润有关，但需要多个组织切片以确定纤维素样血管改变。即使不伴明确的纤维素样改变，前述特征仍提示为演变中的白细胞碎裂性血管炎。

有时可见血管内血栓，其上所覆表皮缺血性坏死（通常有大疱形成）（图16.11～16.19）。偶尔可见真皮内或表皮下脓疱。

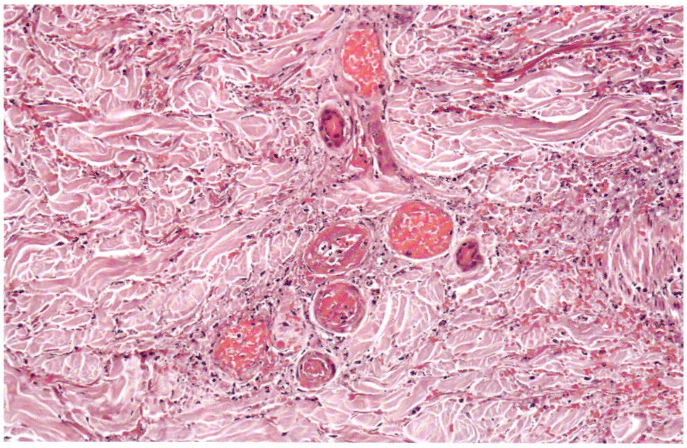

图 16.17 白细胞碎裂性血管炎：此区域所见的血管内血栓形成并不少见

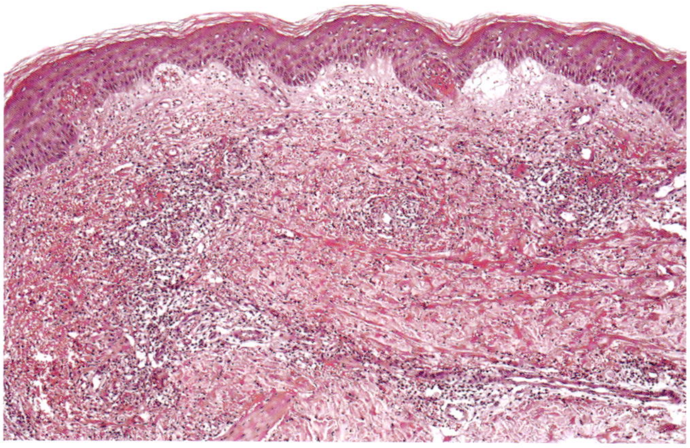

图 16.18 白细胞碎裂性血管炎：此病例有初期的表皮下水疱

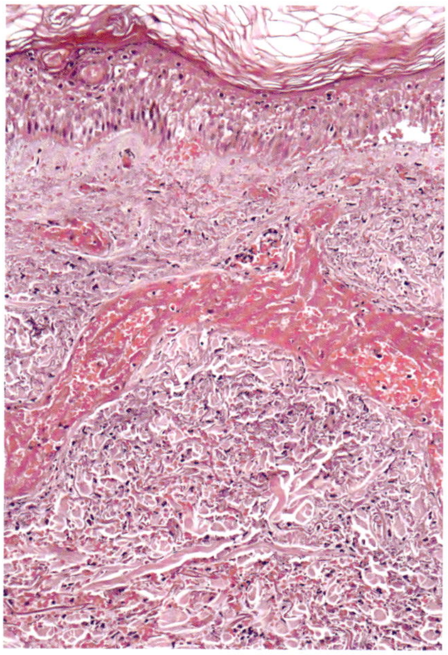

图 16.19 白细胞碎裂性血管炎：血管内血栓形成伴表皮梗死。注意其嗜伊红的胞质以及核消失

伴低补体血症的患者中性粒细胞占优势而淋巴细胞较少见；补体正常的患者可表现淋巴细胞为主。在周围的结缔组织内，红细胞漏出、水肿和炎症性中性粒细胞浸润伴核碎裂（白细胞碎裂）为典型表现（图16.20）。

白细胞碎裂性血管炎皮损组织病理学改变的严重性，并不预示有皮肤以外的受累。

## 鉴别诊断

白细胞碎裂性血管炎的诊断比较简单。重要的是应该了解，它并不是一种独立的疾病，而是由许多基础疾病产生的循环免疫复合物所致的一种反应模式。再者，白细胞破裂性血管炎常伴有其他类型的血管炎。例如，韦格纳肉芽肿病患者中白细胞碎裂性血管炎比肉芽肿性血管炎更常见。因此，一个显示白细胞碎裂性血管炎的活检标本并不排除伴发其他类型的血管炎。有时它和大血管的血管炎同时存在。不包括含有大血管的真皮深部和皮下组织的不适当活检标本，可误导诊断。表浅的活检，即使有白细胞碎裂性血管炎，也不能排除伴发大血管血管炎；因此，怀疑有大血管血管炎的患者，其浅表活检报告应附以缺乏较大血管评估的注释。

Sweet综合征可类似白细胞碎裂性血管炎；但弥漫性（而不是血管周为主）中性粒细胞浸润且不伴纤维素样血管改变或坏死，支持前一种疾病的诊断。

# 过敏性紫癜

## 临床特征

过敏性紫癜（Henoch-Schönlein purpura）是一种由循环IgA免疫复合物引起，以腹部疼痛、关节症状和

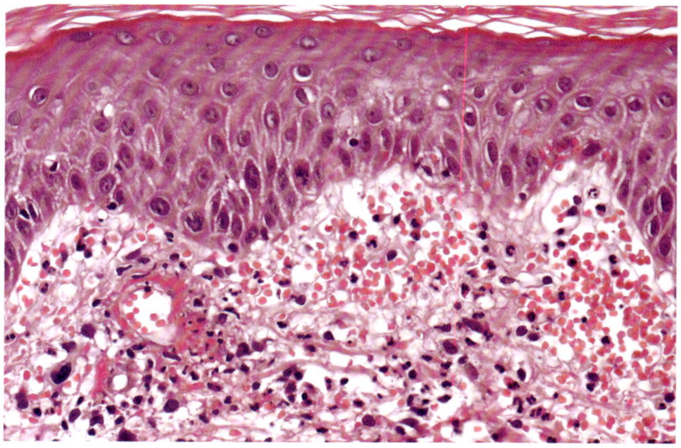

图 16.20 白细胞碎裂性血管炎：注意明显的红细胞漏出

继发于白细胞碎裂性血管炎的可触性紫癜为特征的综合征。本病典型者累及儿童（男性常多于女性），成人亦可发生[1-4]。妊娠期发病仅罕见报道[5]。一项对过敏性紫癜儿童的大型研究显示，92% 的患者小于 10 岁[6]。

过敏性紫癜常并发上呼吸道感染，特征为发病高峰在冬季[1]。曾报道一群这样的病例，使一组学者推测人与人之间传播的某种感染病原体在其发病机制中发挥作用[7]。尽管其可继发于链球菌性咽喉感染，但有时也可继发于很多其他的感染包括阿米巴病、水痘、肝炎、HIV、耶尔森菌病，以及犬弓蛔虫、幽门螺旋杆菌、铜绿假单胞菌、金黄色葡萄球菌、大肠杆菌和细小病毒 B19 感染[8-13]。其他病因包括药物不良反应，如氨苄西林、青霉素、红霉素和克拉霉素[14, 15]。也有报道与吸入可卡因相关[16]。一项调查表明，药物治疗对 26% 的患者而言可能是直接原因[17]。

如上所述，经典过敏性紫癜的特征是紫癜、腹痛和关节痛三联征。皮肤的临床表现是白细胞碎裂性血管炎。皮损是最常见的表现症状，包括可触性紫癜，主要累及下肢、股部和臀部（图 16.21）[1, 18-20]。常见靶形皮损[21]。出血性大疱罕见[22-24]。亦报道有皮下结节[25]。有报道瘙痒性荨麻疹为其前驱症状[2]。儿童常有水肿，尤其在双足和小腿，也可广泛分布。

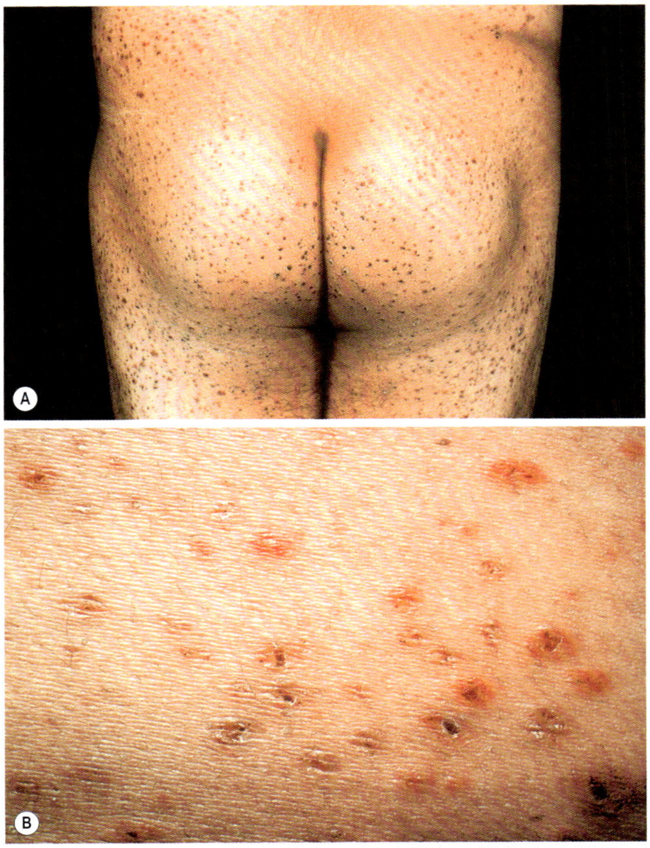

图 16.21 （A，B）过敏性紫癜：典型分布于臀部和大腿的可触性紫癜（From the collection of the late N.P. Smith，MD，the Institute of Dermatology，London，UK.）

在一项大型研究中，关节炎见于 82% 的患者，且是 24% 患者的首发特征[6]。关节受累包括主要侵犯下肢大关节的游走性关节痛。一项调查发现，37% 的患者也有上肢受累，且手、腕部受累比肘部受累更多见[6]。

肠道受累引起红细胞漏出或出血，导致腹痛和胃肠出血。在一项对 100 例连续发生过敏性紫癜儿童的研究中，63% 的患儿有腹痛。胃肠道疾病的发生是急性血管炎的结果。出血可表现为隐血、血便或黑便[6]。偶尔可发生肠套叠并发症[26-27]。一项调查发现，19% 患者以腹痛为首发症状[6]。内镜检查可发现出血、溃疡或糜烂[28]。在两个系列研究中胃肠道毛细血管上常见 IgA，但未见明显的坏死性血管炎[28-29]。罕见的胃肠道受累但伴极少的皮损[30]。

肾的症状不一，包括镜下血尿、急性肾炎综合征、肾病综合征和急性或慢性肾衰竭。肾活检的病理特征从轻微的局灶性肾小球肾炎至坏死性或增生性肾小球肾炎[1, 6]。在一系列连续发病的 100 例儿童患者中，1 例患者需肾移植[6]。大于 7 岁的患儿肾受累的危险性增加[31]。

睾丸炎是一种公认的过敏性紫癜的并发症，14% 的男性儿童患者可累及[6, 18]。

神经系统受累可表现为头痛、癫痫发作、精神状态改变，较少见共济失调和外周神经病变[32]。

低血清 C3、白细胞减少和血小板减少偶尔可见。

儿童过敏性紫癜预后通常良好，不到 2% 的患者长期反复发病[34-35]。但偶尔有因肾衰竭、胃肠梗死或呼吸系统受累而死亡。与儿童相比，成人预后较差。但另一项研究发现，尽管年纪较大的患者症状更严重，肾受累更常见，但年轻和年长患者的预后一样好[36]。在另一项研究中，经过平均 36 个月的随访，67% 的患者痊愈[10]。进一步系列研究发现，1/3 患者通常在起病数月之内至少复发一次[18]。

实体肿瘤包括乳腺癌和造血系统恶性肿瘤可伴发过敏性紫癜[37-41]。一项研究发现，近 1/3 的成年过敏性紫癜患者伴发肿瘤[37]。正因如此，学者们得出结论：对于年纪较大（尤其是 40 岁以上男性）的过敏性紫癜患者，内科医师应怀疑潜在的恶性肿瘤[38]。

肺出血是一种罕见的致死性并发症[42-43]。

## 发病机制和组织学特征

过敏性紫癜的发病机制还未完全明了。如上所述，似乎众多不同的感染因素可诱发本病。过敏性紫癜伴有真皮内和肾小球（膜）血管壁 IgA 沉积。IgA1

是皮肤血管中的主要 IgA 亚型[44]。亦常见纤维蛋白原和 C3。部分（但并非所有）患者血清 IgA 和 IgE 水平升高[6]。IgA 抗中性粒细胞胞质抗体（ANCA）和 IgA 抗心磷脂抗体也有报道[45-46]。有证据表明患者 IgA 型 B 细胞数量增加[47]。最近，在过敏性紫癜患者的皮肤和肾活检标本中发现链球菌 M 蛋白的 IgA 抗体结合区[48]。

免疫荧光发现 IgA 沉积并不等同于诊断过敏性紫癜。有 IgA 沉积的血管炎但无其他过敏性紫癜典型特征的患者，可能伴发肿瘤、韦格纳肉芽肿病和炎性肠病[49]。

部分过敏性紫癜患者与 DRB1 * 01 和 DRB1 * 11 之间有相关性，提示此病具有遗传的易感性[50-51]。其他学者认为，DQA1 * 0301 和 C4 缺失可能也是紫癜性肾炎和 IgA 肾病的危险因素[52]。

皮损活检可显示典型白细胞碎裂性血管炎的特点（图 16.22）。

## 鉴别诊断

组织学鉴别诊断包括其他类型的白细胞碎裂性血管炎。因 IgA 沉积可见于白细胞碎裂性血管炎患者的血管壁中，但倘若缺乏过敏性紫癜的证据，这个发现并不具有独立诊断性意义[53]。在一项研究中，仅 24% 的血管中 IgA 沉积患者为过敏性紫癜[53]。诊断该病需密切联系临床。

# 婴儿急性出血性水肿

## 临床特征

婴儿出血性水肿是白细胞碎裂性血管炎的一种类型。最常见于新生儿，但也有报道见于 3 岁以下幼儿，或偶尔年纪更大的儿童[1-11]。通常本病局限于皮肤，但黏膜受累可能是另一个特点[10]。其他表现可有暂时肾受累伴镜下血尿和蛋白血症、低补体血症、腹痛以及转氨酶升高[12-13]。常继发于疫苗注射或感染，包括中耳炎、上呼吸道感染或结膜炎[1, 10-11]。有报道本病与巨细胞病毒、Ⅰ型单纯疱疹病毒或轮状病毒感染有关[14-16]。由于许多儿童在皮损发生前已接受抗生素治疗，部分病例可能是药物反应[1]。冬季是本病发病高峰。

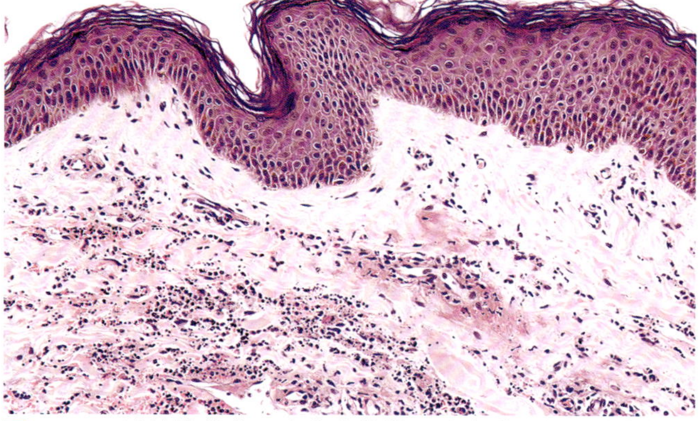

图 16.22 过敏性紫癜：这个小静脉显示有明显的纤维素样改变。有相当多的红细胞漏出

皮损分布广泛，常累及头、颈和肢体。表现为紫癜性损害，常呈玫瑰花结样或靶样[2-3]。面颊和耳部是好发部位[3, 11]。典型皮疹在数周内消退，无复发报道[1, 11, 17]。

常见红细胞沉降率增快和白细胞增多。

## 发病机制和组织学特征

婴儿出血性水肿的机制不明；但很可能是由免疫介导的。活检显示白细胞碎裂性血管炎伴不同程度的纤维素样坏死[3]。

## 鉴别诊断

一些学者认为婴儿出血性水肿是过敏性紫癜的一种。另一些学者则不赞同，认为大多数患者免疫荧光染色缺乏血管周围 IgA 沉积、无系统受累，且临床病程良性也不支持此观点[3, 18]。不过，有人提出了一个可将二者联系起来的非常有趣假说[19]。Goraya 和 Kaur 认为，由于婴儿的 IgA 免疫系统尚未成熟，倘若婴儿出血性水肿与过敏性紫癜相关，那么患儿就无法产生 IgA 介导的免疫应答，这也就解释了为什么大多数患者免疫荧光检查缺乏 IgA[19]。显然，有必要对本病作进一步深入研究以阐明其发病机制，并明确其在白细胞碎裂性血管炎分类中的位置。

# 荨麻疹性血管炎

## 临床特征

荨麻疹性血管炎（urticarial vasculitis）是一种少见疾病，其临床特征为荨麻疹，组织学特征为白细胞碎裂性小静脉炎[1-5]。除了荨麻疹皮损外，患者还可有血管性水肿、关节痛、胃肠症状及肾受累[6-7]。本病由一个疾病谱组成，有些患者症状轻微，而有些患者则有严重的系统表现[7-8]。

本病多见于 21 ～ 50 岁成人，并以女性为主[7]。皮损外观为荨麻疹，由水肿性、隆起性红色斑块组成，伴压之不褪色的紫癜（图 16.23、16.24）。然而，与普通的荨麻疹相比，荨麻疹性血管炎的皮损常持续 24 ～ 72 小时[9]。患者常主诉瘙痒、烧灼感或疼痛。皮肤症状的发生频率有相当大的差别，可自每天至每月不等。

关节疼痛、僵硬和肿胀，尤其在手、肘、足、踝和膝部；但症状明显的关节炎罕见[10]。低补体血症是大多数系统受累患者的一个特征[4, 7-8, 11-12]。可见蛋白尿和血尿。但发生局灶性或弥漫性增生性肾小球肾炎罕见。新月形肾小球肾炎、肾小球膜性肾炎和膜性肾病也有报道[8, 13-16]。胃肠道症状包括腹痛、恶心、呕吐和腹泻。亦有报道伴发外周神经病[17]。

许多低补体血症患者红细胞沉降率增快。早期经典途径补体组分 C1q、C4 和 C2 也可下降。伴低补体血症荨麻疹性血管炎患者常有内皮细胞自身抗体[18-19]。

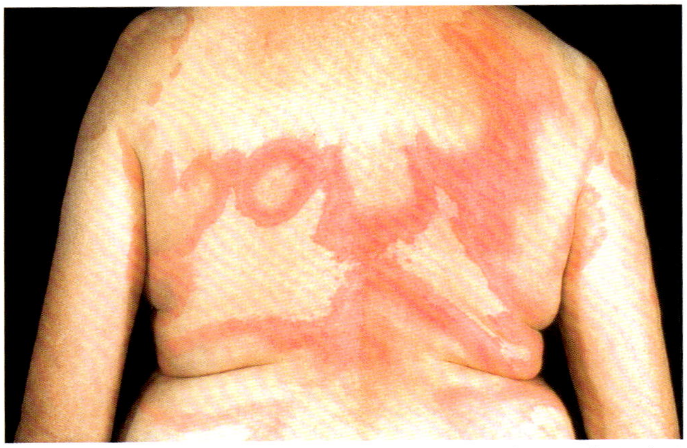

图 16.23 荨麻疹性血管炎：此非常巨大的皮疹由于中央消退而形成奇异的轮廓（By courtesy of the Institute of Dermatology, London，UK.）

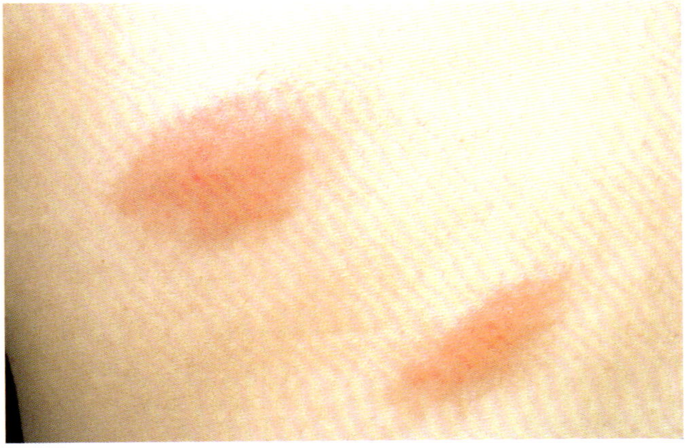

图 16.24 荨麻疹性血管炎：近视的图像（By courtesy of the Institute of Dermatology，London，UK.）

Schnitzler 综合征一术语，用于同时有荨麻疹性血管炎和 IgM 单克隆丙种球蛋白病的患者[20-25]。肝脾肿大、红细胞沉降率增快，白细胞计数增高、发热及关节疼痛是其典型特征[21-23]。有报道伴发 IgA 单克隆丙种球蛋白病；有些患者有潜在的淋巴增生性疾病[20, 26-27]。

重要的是，荨麻疹性血管炎（特别是低补体血症型）常伴随或提示多种系统性疾病的发病，包括系统性红斑狼疮、关节炎、间质性肺病、心包炎、混合性结缔组织病、系统性硬化症、复发性多发性软骨炎、肝炎、炎性肠病、血清病、结节性多动脉炎和韦格纳肉芽肿病、病毒感染、干燥综合征、冷球蛋白血症、真性红细胞增多症、药物反应（包括可卡因和地尔硫䓬）和光敏反应[8, 13, 28-38]。甲氨蝶呤可使本病恶化[39]。在一项研究中，超过 50% 的患者有葡萄膜炎、巩膜炎、结膜炎或巩膜外层炎[8]。低补体血症患者似乎病情更为严重[28]。有学者认为，低补体血症荨麻疹性血管炎是系统性红斑狼疮的一种亚型。然而，其他学者尚未证实这一发现[8, 40]。

已有报道荨麻疹性血管炎伴恶性肿瘤。考虑到这种情况罕见，这可能是种巧合。然而，荨麻疹性血管炎的诊断仍然应该评估可能的潜在疾病。荨麻疹性血管炎通常预后良好[8]。

## 发病机制和组织学特征

许多患者没有发现潜在的病因。有些患者则与抗原抗体复合物（Ⅲ型过敏反应）的参与有关[4-5]。

血管炎主要侵犯浅表血管丛并以白细胞破碎性模式为特征（图 16.25）。红细胞漏出表明有血管损

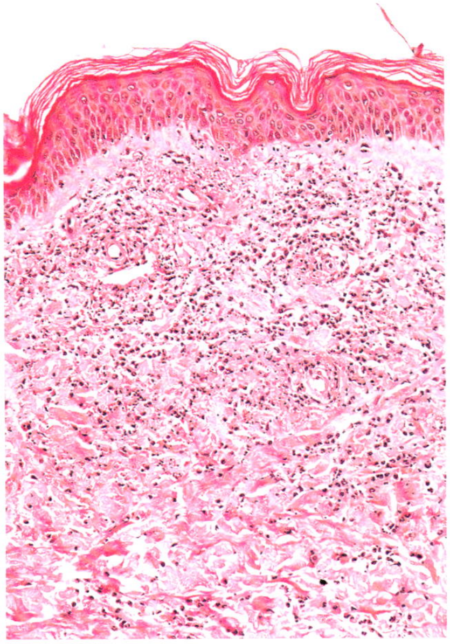

图 16.25 荨麻疹性血管炎：此病例的改变是少见的鲜红色

伤。真皮可见水肿的背景。组织学特征常轻微且易被忽略，仅有局灶纤维素样血管改变、少数中性粒细胞及稀疏的核碎裂。我们的经验，血管炎通常是低度或轻微的，但在一些患者中也可见到明显的坏死性血管炎。其他学者指出，内皮细胞坏死少见[5]。

总之，荨麻疹性血管炎显示一谱系性组织学改变，从荨麻疹伴极轻微的血管损伤至明显的坏死性血管炎[42]。

## 鉴别诊断

区别荨麻疹性血管炎和其他类型的白细胞碎裂性血管炎必须结合临床。尽管荨麻疹性血管炎通常伴有轻微的低度血管损伤，但不能依赖此特征与其他种类的血管炎进行区分。总之，病理学医师在诊断中的职责就是证实血管炎的存在。

# 结节性多动脉炎和显微镜下多血管炎

典型的结节性多动脉炎（polyarteritis nodosa，Kussmaul-Maier 病）是一种罕见累及中小动脉的系统性血管炎[1]。有人认为本病不是一种独立的疾病，但从不严格的角度看，本病被认为是由多种诱因所致并与多种疾病相关的一种综合征。典型的结节性多动脉炎与显微镜下多血管炎（microscopic polyangiitis，显微镜下结节性多动脉炎、显微镜下多动脉炎）在临床和组织学上有所重叠。二者区分比较困难且鉴别标准也有争议。尽管如此，它们似乎是不同的综合征，这确保了的独立分类以利于适当的治疗[2]。为提供一份实用的分类方法，我们一方面承认它们是相互独立的疾病，另一方面在同一章节中叙述它们，以便于二者间的比较。

## 临床特征

### 经典型结节性多动脉炎

经典型结节性多动脉炎（classical polyarteritis nodosa）是一种临床表现丰富的多系统疾病（表 16.3）[1, 3-5]。应注意的是，美国风湿病学学会（the American College of Rheumatology）1990 年的诊断标准并没有区别结节性多动脉炎和显微镜下多动脉炎。但新近 Chapel Hill 命名法做了区分（见表 16.1）。结节性多动脉炎即使用糖皮质激素治疗，也有显著的发

**Table 16.3 1990 criteria for the classification of polyarteritis nodosa（traditional format）***

| Criterion | Definition |
|---|---|
| Weight loss ≥ 4 kg | Loss of 4 kg or more of body weight since illness began not due to dieting or other factors |
| Livedo reticularis | Mottled reticular pattern over the skin of portions of the extremities or torso |
| Testicular pain or tenderness | Pain or tenderness of the testicles not due to infection，trauma or other causes |
| Myalgias，weakness，or leg tenderness | Diffuse myalgias（excluding shoulder and hip girdle）or weakness of muscles or tenderness of leg muscles |
| Mononeuropathy or polyneuropathy | Development of mononeuropathy，multiple mononeuropathies or polyneuropathy |
| Diastolic BP > 90 mmHg | Development of hypertension with the diastolic BP higher than 90 mmHg |
| Elevated BUN or creatinine | Elevation of BUN > 40 mg/dl or creatinine > 1.5 mg/dl not due to dehydration or obstruction |
| Hepatitis B virus | Presence of hepatitis B surface antigen or antibody in serum |
| Arteriographic abnormality | Arteriogram showing aneurysms or occlusions of the vesical arteries not due to arteriosclerosis，fibromuscular dysplasia，or other non-inflammatory causes |
| Biopsy of small or mediumsized artery | Histological changes showing the presence of granylocytes or granulocytes and mononuclear leukocytes containing PMN in the artery wall |

*For classification purposes, a patient shall be said to have polyarteritis nodosa if at least three of these 10 criteria are present.
The presence of any three or more criteria yields a sensitivity of 82.2% and a specificity of 86.6%.
BP，blood pressure；BUN，blood urea nitrogen；PMN，polymorphonuclear neutrophils.
Reproduced with permission from Lightfoot，D.W.（1991）Current Opinion in Rheumatology，3，3-7.

出版者注：由于授权限制，本表格保留英文

病率和死亡率。经过治疗，生存率在 75% ～ 80% 之间[1]。尽管发病年龄很宽，但患者最常见于 41 ～ 60 岁之间[6]。男性好发（4：1）。患者通常有全身症状，包括体重下降、发热和食欲减退[1]。

皮肤损害常见，见于超过 40% 的患者[6-10]。最常见的是可触性紫癜和局灶溃疡，尤其好发于下肢（图 16.26 ～ 16.28）[10]。网状青斑也很常见（图 16.29）。还可见皮肤结节。偶见斑丘疹、水疱和脓疱损害（图 16.30 ～ 16.33）。

关节受累（关节痛和关节炎）常见；关节炎通常不对称，主要累及下肢。其他表现有非特异性肌痛和肌无力。常见肌肉消瘦。

外周和中枢神经系统均可受累。前者表现为感觉性神经病变（麻木或感觉异常）、运动神经病变（腕或足下垂）和复合性感觉运动性损害（多发性单神经炎和多神经病）。中枢神经系统受侵犯可表现为精神

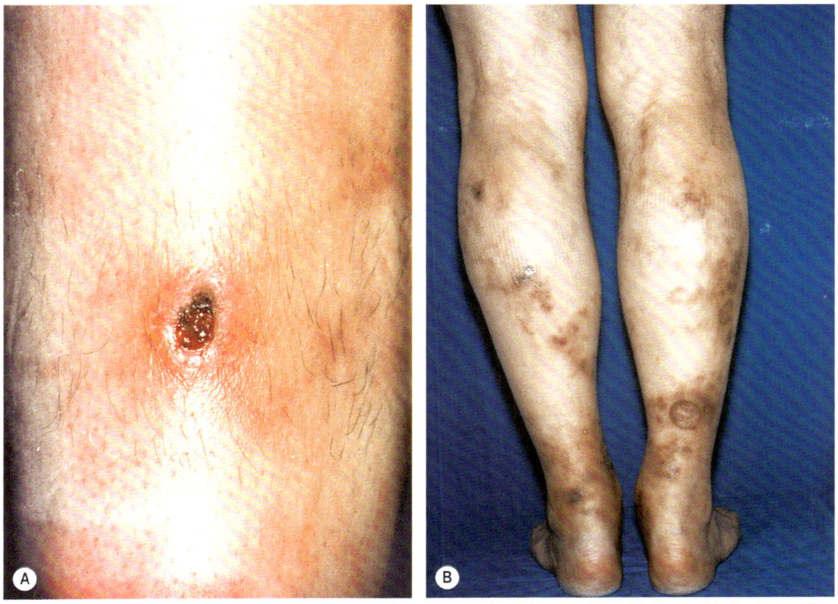

图 16.26 结节性多动脉炎：（**A**）胫前一边界清晰的溃疡，伴坚实的紫色边缘；（**B**）多发性溃疡、结节和局灶网状青斑（By courtesy of R.A. Marsden，MD，St George's Hospital，London，UK.）

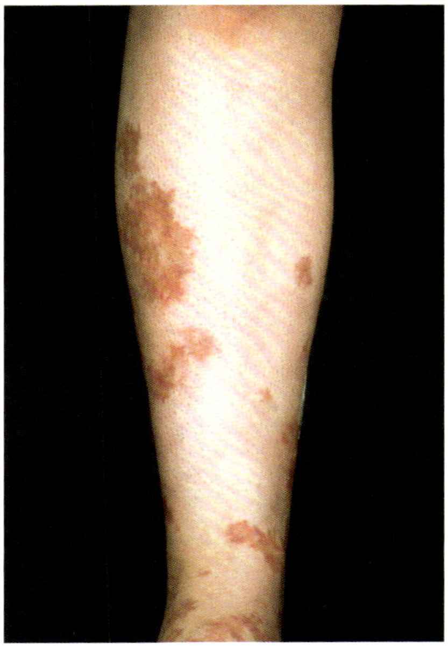

图 16.27 结节性多动脉炎：此患者表现为腿部大的出血性病变。（By courtesy of the Institute of Dermatology，London，UK.）

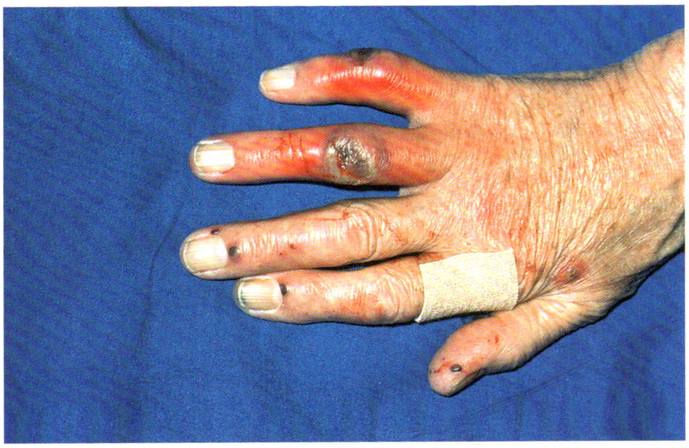

图 16.28 结节性多动脉炎：表皮梗死导致这些手指溃疡（By courtesy of R.A. Marsden，MD，St George's Hospital，London，UK.）

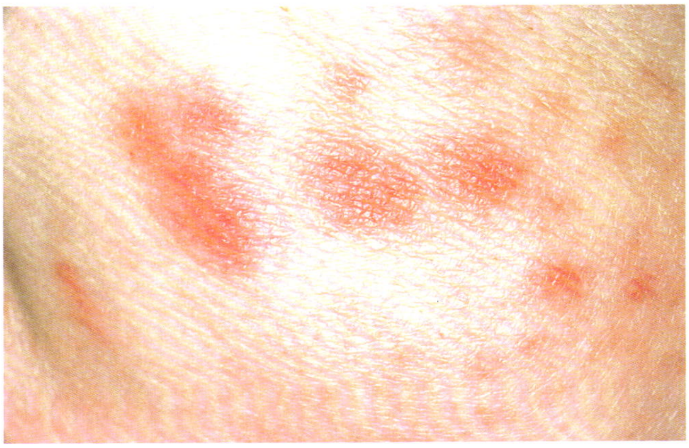

图 16.30 结节性多动脉炎：偶尔可见红色斑疹（By courtesy of the Institute of Dermatology，London，UK.）

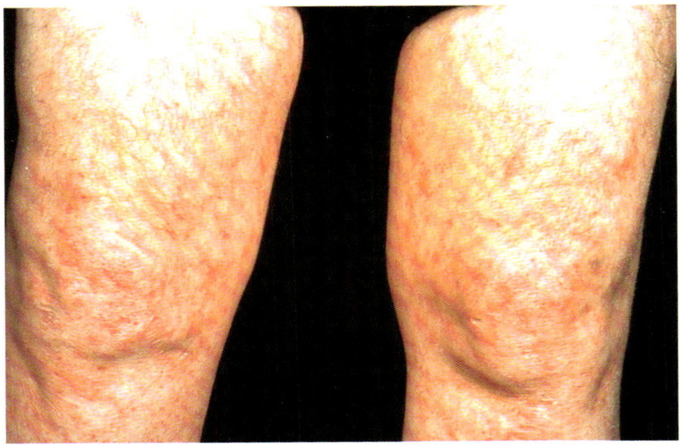

图 16.29 结节性多动脉炎：此患者显示鲜红色网状青斑（By courtesy of the Institute of Dermatology，London，UK.）

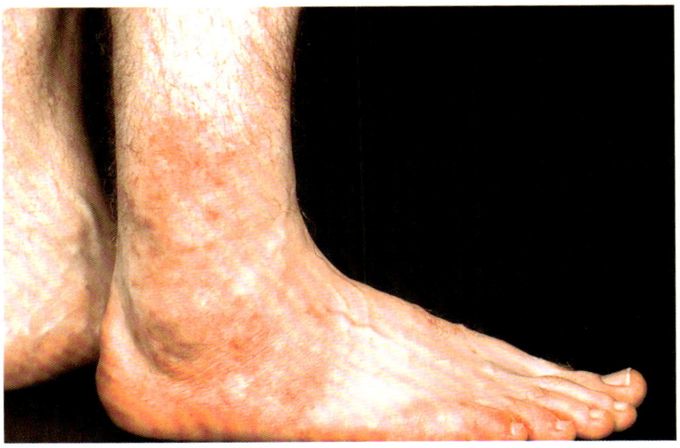

图 16.31 结节性多动脉炎：此患者踝周可见红色丘疹（By courtesy of the Institute of Dermatology，London，UK.）

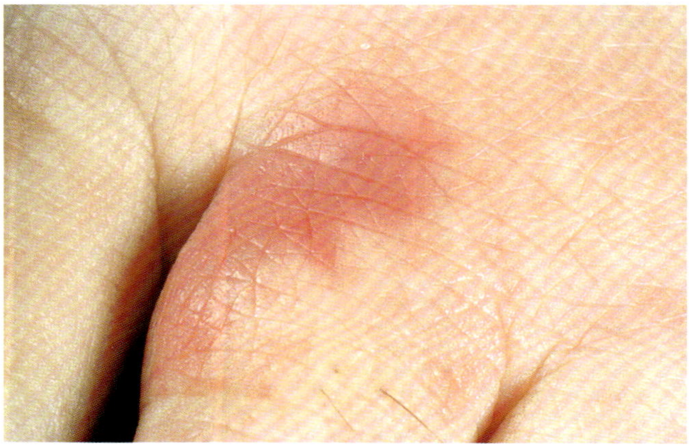

图 16.32 结节性多动脉炎：此患者表现为肢端红斑皮损（By courtesy of the Institute of Dermatology，London，UK.）

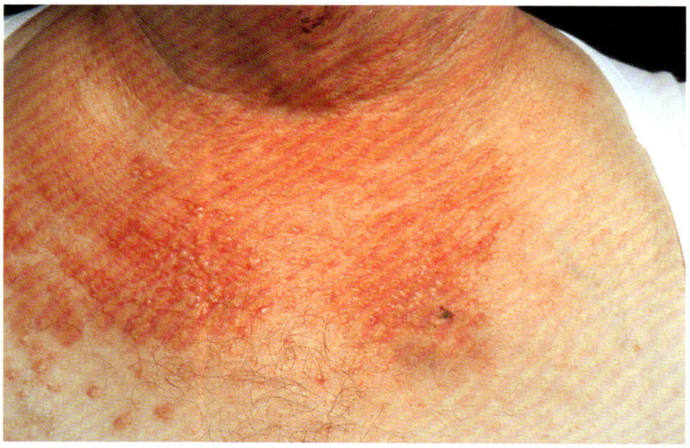

图 16.33 结节性多动脉炎：正如此患者所见，中性粒细胞浸润导致一些患者出现脓疱性损害（By courtesy of the Institute of Dermatology，London，UK.）

错乱、定向障碍和谵妄。眼部受累是结节性多动脉炎的罕见特征[11]。并发症包括脉络膜梗死、缺血性视神经病变、视网膜动脉闭塞、巩膜外层炎、溃疡性角膜炎、葡萄膜炎和眼眶假瘤[11-13]。

肾受累非常常见和重要，因为其后遗症——肾衰竭和高血压——是本病最常见的死亡原因。患者偶有因肾梗死而腰痛发作。高血压常见于经典的结节性多动脉炎患者，有些患者还可以恶化。须尽早进行尿液分析（蛋白尿、血尿和红细胞管型）和评估血清肌酐。

胃肠受累也是发病率和死亡率的重要原因[14-15]。症状包括恶心、呕吐和腹痛。严重的并发症包括胃肠道出血、穿孔和梗死，后者是常见的死亡原因。亦可见肝胆管受累[16-17]。亦有报道胆囊和胰腺受累，可能为意外发现或患者呈急性胆囊炎的表现[18-19]。

心血管表现包括心包炎、心律失常和冠状动脉受累所致的心肌梗死（图 16.34）。尽管常认为结节性多动脉炎不累及肺部，但极个别患者也可见肺部受累，患者有时主诉哮喘、咯血和积液。尽管肺部受累罕见，但据一项小型调查研究尸检分析显示支气管动脉

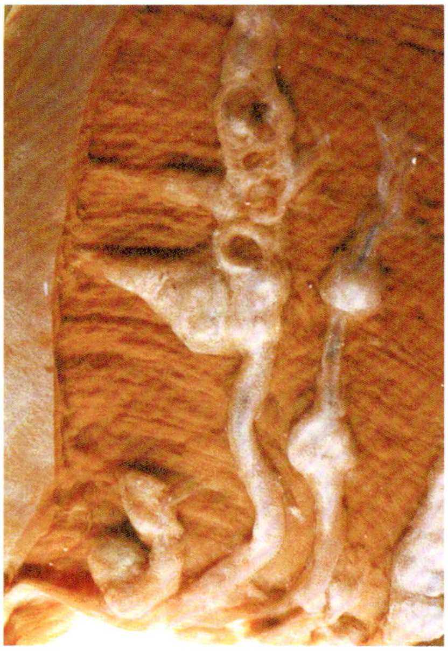

图 16.34 结节性多动脉炎：冠状动脉显示显著的动脉瘤样扩张，目前极罕见（博物馆标本）（By courtesy of the Department of Pathology，St Thomas' Hospital，London，UK.）

炎并不少见，占 70%[20]。

睾丸炎通常是单侧性，也是结节性多动脉炎的特征之一[21-23]。患者可表现为急性睾丸炎的症状或睾丸肿瘤样的特点。

实验室检查通常显示贫血、白细胞增多及红细胞沉降率增快。有时可见低滴度的类风湿因子和抗核抗体，偶见冷球蛋白。血清补体水平可下降。抗中性粒细胞胞质抗体在经典的结节性多动脉炎患者中并不常见。一组经验丰富的专家估计，少于 5% 的经典型本病患者有抗中性粒细胞胞质抗体[24]。也有人发现其出现频率可能更高。这一点与显微镜下多血管炎相反，后者是常见抗中性粒细胞胞质抗体的血管炎（见下文）。

儿童结节性多动脉炎可表现有两种类型：婴儿型，可能与川崎综合征有关；儿童型，与成人型结节性多动脉炎类似（另参见川崎综合征章节）[25]。

## 皮肤型结节性多动脉炎

除经典型结节性多动脉炎外，也有"局限性（皮肤型）结节性多动脉炎"的报道[26-32]。这是一种相对良性的变异型，此类患者的皮损常持续很长时间，但根据定义，不会发生严重内脏损害。在一项研究中，79 例皮肤结节性多动脉炎患者中无 1 例在随后平均 6.9 年内发生系统性血管炎[26]。本病可发生于任何年龄，无性别差异。本病偶尔与米诺环素治疗相关[33-35]。

患者表现为反复发作有触痛的疼痛性结节，尤其多见于小腿，但有时也可泛发。单个皮损直径从 2 mm 到 2 cm 不等。早期阶段呈粉红或红色，时间久的结节可呈紫色。患者有时也表现为网状青斑，常见于小

腿，与成簇的结节相关。其他并发症包括溃疡和罕见的坏疽。非常罕见的是，患者可出现“白色萎缩”样的皮损[30]。

其他表现包括发热、乏力、关节痛、肌痛以及外周神经可能受累，但从未有更广泛的内脏受累特征[28，32]。

免疫荧光检查常显示皮肤动脉壁上有IgM和（或）补体沉积，提示可能为免疫复合物发病机制[36]。罕见有报告母亲患皮肤结节性多动脉炎，其婴儿也发生本病并随后缓解的报道，这提示有循环致病因子。

### 显微镜下多血管炎

显微镜下多血管炎（显微镜下多动脉炎）是一种最近描述的病种，相当比例患者的皮肤可累及[2，38-40]。其定义以及与经典型结节性多动脉炎之间的关系尚有争议。本病主要包括小血管炎伴发肾小球肾炎。相反，经典型结节性多动脉炎的肾受累是一种血管性肾病。显微镜下多血管炎患者有时可见肺毛细血管炎。作为区别，经典型结节性多动脉炎罕见有肺部受累的临床表现（尽管大血管的病理学受累比所预期的更常见，见上文），这一临床上的不同有助于区别二者[24]。然而，由于许多这患者既无肺部症状也无肾受累，二者的确切分类可能有困难[24]。显微镜下多血管炎是一排除性诊断，其他可有类似肾改变的疾病包括韦格纳肉芽肿病、急进性肾小球肾炎、Churg-Strauss综合征、系统性红斑狼疮、经典型结节性多动脉炎和过敏性紫癜[18]。

显微镜下多血管炎常伴有中性粒细胞胞质抗体阳性，典型者是抗髓过氧化物酶亚型（核周型-抗中性粒细胞胞质抗体、p-ANCA）（图16.35）[40]。因为大多数（不是全部）经典型结节性多动脉炎无抗中性粒细胞胞质抗体，这有助于区别两种疾病。

由于其高发病率和死亡率，5年生存率大约只有65%，故本病显得特别重要[38]。随着医学治疗进展，

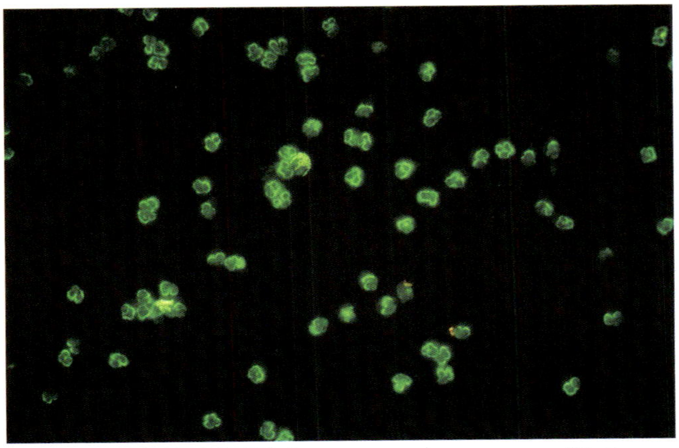

**图16.35** 显微镜下多动脉炎：P-ANCA（By courtesy of G. Swana，MD，St Thomas' Hospital，London，UK.）

预后在过去的数十年内得以显著改善，有文献报道5年生存率可达81%[41]。严重的肾累及和疾病复发是提示预后差的最好指标。

患者常见非特异性全身症状，包括乏力、发热和肌痛。可有发病前咽喉疼痛或感冒样症状，这明显增加了其随后的血管炎的医源性发病的可能性[38]。肾受累可表现为镜下血尿、蛋白尿或急性肾衰竭。大部分患者有高血压。肺部损害表现为咯血、肺纤维化和肺出血，可致死[42-43]。

约40%的患者有皮肤表现，包括紫癜、红斑、裂片状出血和腿部溃疡[10，39，44]。偶见大疱性表现或荨麻疹，皮肤结节和青斑很少为本病的特征，因为无较大血管受累[10，44-46]。其他表现如神经系统病变、胃肠出血伴疼痛以及腹泻有时也可出现[47-50]。

实验室检查可有红细胞沉降率增快、正常色素性红细胞性贫血、伴中性粒细胞增多的白细胞增多、血小板增多、C反应蛋白增高、$\alpha_1$及$\alpha_2$球蛋白升高。近50%的患者可有类风湿因子和免疫复合物[38]。抗DNA抗体并不常见。皮肤免疫荧光检查常阴性。

## 发病机制和组织学特征

### 结节性多动脉炎

结节性多动脉炎（polyarteritis nodosa）的发病机制了解甚少。基于血清免疫复合物水平、免疫荧光检测和超微结构研究，经典型结节性多动脉炎被认为是由免疫复合物介导的。但许多患者并未检测出免疫复合物，故其在本病发生中的作用是有争议的。重要的可疑抗原包括乙肝病毒（HBV）表面抗原和冷球蛋白[51-54]。相当一部分结节性多动脉炎患者有循环HBV抗原[9，54]，而且在有些患者中检测出包含有HBV抗原和免疫球蛋白的特征性循环免疫复合物[9]。少数患者受累血管中也确定有HBV表面抗原[9]。法国已有报道HBV相关的结节性多动脉炎患者数量下降，并认为这一现象系疫苗接种计划的结果[55]。但结节性多动脉炎也可以罕见发生在接种HBV疫苗后[56]。结节性多动脉炎或结节性多动脉炎样综合征患者中也有人类免疫缺陷病毒感染的报道[57-63]。

有些患者也有丙肝病毒感染证据的报道。一项研究中，20%的患者有丙型肝炎病毒的抗体[62，64]。少量结节性多动脉炎患者与红细胞病毒（细小病毒）感染相关[65-66]。

儿童结节性多动脉炎患者似乎与A组链球菌感染有显著的相关[67]。

尽管有部分证据提示感染过程中产生的免疫复合物在发病中的作用，但这种关系并不能在多数病例中得到验证，因此多数经典型结节性多动脉炎患者的发病机制仍不明确。

和其他 ANCA 相关性血管炎一样，大多数显微镜下多血管炎患者抗中性粒细胞胞质抗体（常为 p-ANCAs）阳性，提示这些抗体可能发挥致病性作用。相比之下，抗中性粒细胞胞质抗体在经典型结节性多动脉炎中少见。此外，与经典型结节性多动脉炎相比，免疫复合物在显微镜下结节性多动脉炎的发病机制中并不起作用。抗中性粒细胞胞质抗体的存在提示本病与其他 ANCA 相关性血管炎（如韦格纳肉芽肿病、Churg-Strauss 综合征）有共同的致病关系。最近有证据表明，根据韦格纳肉芽肿病和显微镜下多血管炎中的抗中性粒细胞胞质抗体，识别出不同但重叠的髓过氧化物酶（MPO）抗原决定簇[68]。曾有显微镜下多血管炎患者伴有 HIV 感染的报道[58]。

经典型和局限型结节性多动脉炎皮损的组织学特征相似，但其改变是多样的[38, 69-70]。一些病例的组织学改变，与累及真皮浅丛血管的白细胞碎裂性血管炎难以区分（图 16.36）。然而更具特征性的表现是累及真皮深部或皮下脂肪的肌性动脉的坏死性血管炎；这些改变也见于内脏，常伴有梗死（图 16.37）。尽管整个血管壁通常被侵犯，有时这种改变是局灶性的。典型的结节性多动脉炎的血管改变是不连续的，在受累病变节段之间的可有未受累改变（图 16.38）。

急性改变为纤维素样坏死，可累及肌层并常破坏内弹力膜；通过弹性组织染色最易观察到（图 16.39）。伴随坏死的是炎症细胞浸润，包括中性粒细胞、嗜酸性粒细胞和单核细胞。有时可见白细胞碎裂的特征。血栓形成常见，并可并发上覆表皮的缺血性坏死。愈合的皮损伴有成纤维细胞增生，最终形成纤维性瘢痕。动脉内膜炎往往明显，内弹力膜的断裂是永久性的。在有多根血管的楔形活检中，其特征性表现为存在不同发展阶段的病变。钻孔活检常不能看到典型受累的较大血管的改变，且由于本病的多病灶性特点，容易误诊，故深部的外科切取活检是诊断该病的关键。有时显微镜下可见动脉瘤形成[1]。

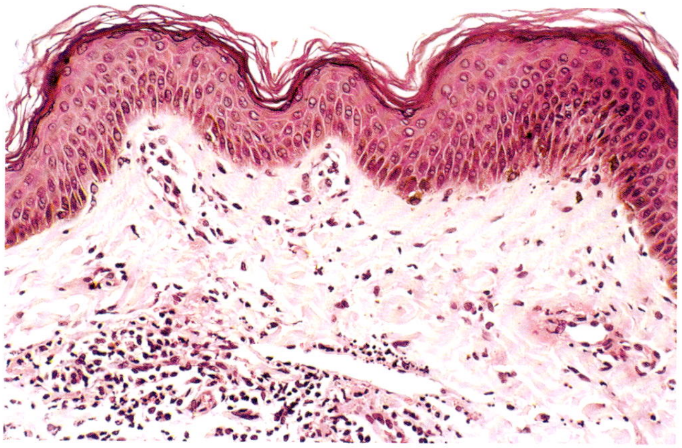

图 16.36 结节性多动脉炎：本例的特点是浅丛白细胞碎裂性血管炎。重要的是牢记这种组织学病变可能代表一种严重的系统性疾病

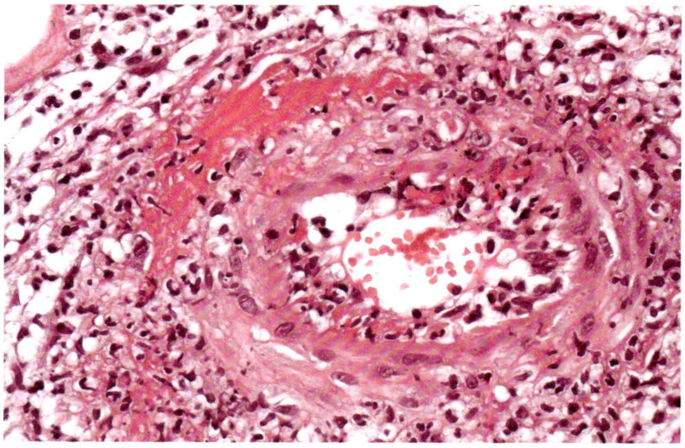

图 16.37 结节性多动脉炎：高倍镜下显示纤维素样坏死

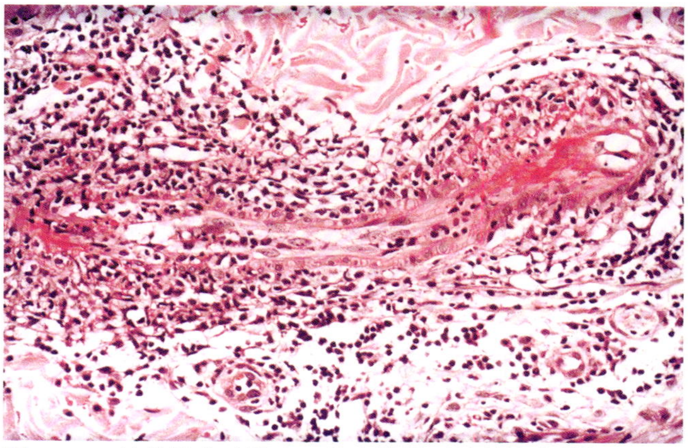

图 16.38 结节性多动脉炎：此血管的两端纤维素样坏死，而中间部分相对未受影响

内脏受累基于坏死性动脉炎。有趣的是，结节性肿胀（动脉瘤）更明显。结果取决于梗死和出血的相互影响。经典型结节性多动脉炎的肾受累主要是由于大血管的血管炎，结果导致血栓形成和梗死，再加上高血压的影响（图 16.40）[71]。患者还可表现局灶性、节段增生性或坏死性肾小球肾炎，与显微镜下结节性多动脉炎的表现相似。

## 显微镜下多血管炎

显微镜下多血管炎（显微镜下多动脉炎）的特点是小血管的血管炎，主要侵犯肌性小动脉、毛细血管和小静脉（图 16.42）[2, 40, 72]。考虑到受累血管类型的谱系性以及某些患者无小动脉受累，一些学者建议用“显微镜下多血管炎”这个名称[2, 73]。经典型结

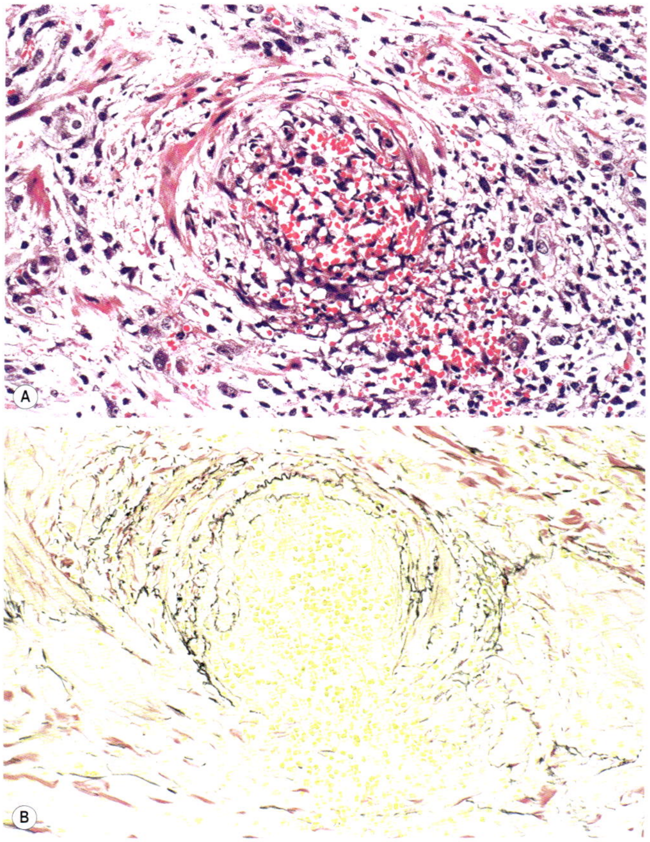


图 16.39 结节性多动脉炎：（A）红细胞漏出明显；（B）弹性纤维 van Gieson 染色示内弹力层破坏

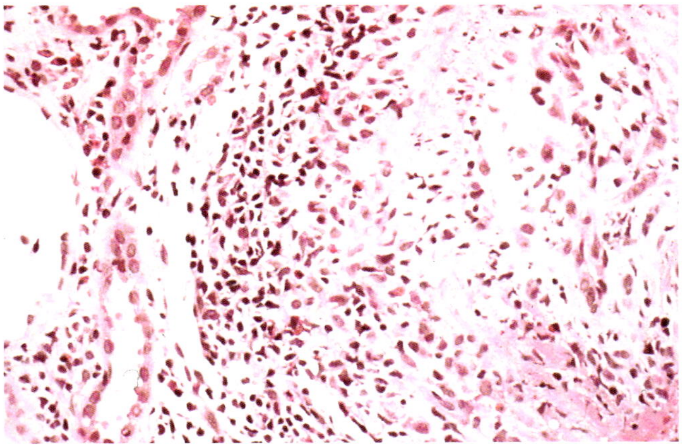

图 16.40 结节性多动脉炎：在此肾脏切片中，一条弓形动脉显示坏死性血管炎和内膜纤维性增厚。浸润炎症细胞中有明显的嗜酸性粒细胞

节性多动脉炎无毛细血管和细静脉受累，是与显微镜下结节性多动脉炎的主要区别。可见坏死性血管炎伴纤维素样坏死，以及数量不等的中性粒细胞和单核细胞。早期皮损以中性粒细胞和核碎裂为主，较晚期皮损则以淋巴细胞和组织细胞为主。一些患者的急性病变与白细胞碎裂性血管炎无法区别。

肾病变包括局灶性节段坏死性肾小球肾炎（通常有新月体）、血管炎、间质炎症和肾小管萎缩。大血

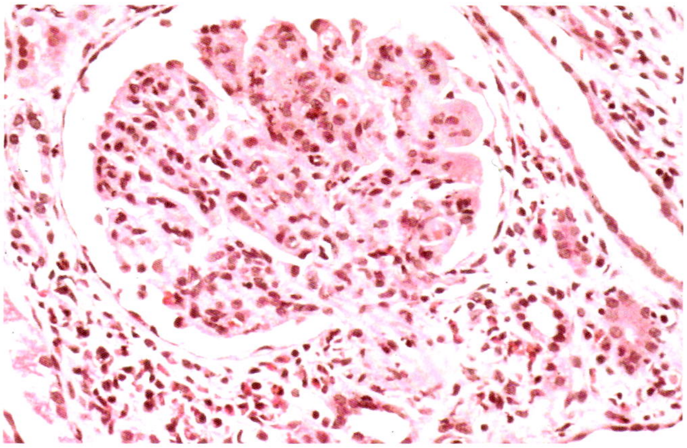

图 16.41 结节性多动脉炎：节段性坏死性肾小球肾炎

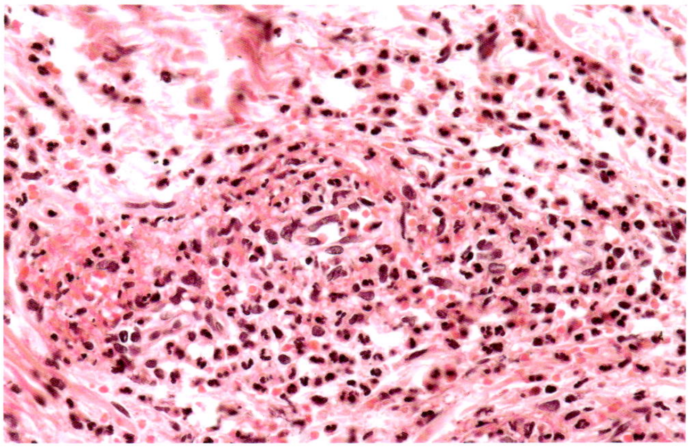

图 16.42 显微镜下结节性多动脉炎：一条肌性小动脉明显的急性坏死性血管炎。可见大量嗜酸性粒细胞

管疾病、内脏梗死和肉芽肿性炎症并不是其特征。

## 鉴别诊断

由于其他血管炎可能表现类似的组织学特征，特别是仅有小血管受累（白细胞碎裂性血管炎模式）的病例，活检结果不能单独作为诊断依据。只有与临床、血清学和组织学密切结合才能做出明确诊断。诊断标准是明确的，但随着我们对此病（或这组疾病）的更多了解，标准很可能会改变。需要仔细的临床检查来评估其相关的潜在病因或疾病。

如上所述，经典型结节性多动脉炎与多血管炎之间的区别主要基于受累血管的大小、受累器官的种类，以及是否存在抗中性粒细胞胞质抗体。显微镜下多血管炎也易与韦格纳肉芽肿病及 Churg-Strauss 综合征相混淆。肺部肉芽肿性炎症有助于韦格纳肉芽肿病的诊断。血嗜酸性粒细胞增多和哮喘支持 Churg-Strauss 综合征的诊断。正如所见，显微镜下多血管炎是一排除性诊断。事实上，由于随后的临床表现，患者的诊断可以更正。例如，似乎符合显微镜下多血管

炎诊断标准的患者，最终可出现符合韦格纳肉芽肿病的临床表现[2]。随着我们对这些疾病的深入认识，诊断标准很可能也会改变。

# 韦格纳肉芽肿病

## 临床特征

韦格纳肉芽肿病（Wegener's granulomatosis）是一种具有高发病率和死亡率的多系统血管疾病[1-2]。在未引入环磷酰胺治疗以前，其预后极差。患者确诊后的平均生存时间为 5 个月，约 80% 的患者在一年内死亡，大多数死于肾脏受累。

尽管本病可见于从婴儿到老年人各年龄组，但主要侵犯中年人，发病高峰在 31 ～ 40 岁[1-4]。男性稍多见（3∶2）。在一项大型研究中，97% 的患者是高加索人[5]。

韦格纳肉芽肿病包括三个特征：

- 上呼吸道（鼻、鼻窦、鼻咽和喉部）和（或）下呼吸道（气管、支气管和肺部）的坏死性、破坏性肉芽肿性病变；通常二者均有。实际上，类似病变几乎可见于任何器官。
- 多部位泛发的局灶性血管炎，尤其是肺部。
- 肾小球肾炎[6-7]。

在疾病早期，当患者还未发生全部临床三联征时，难以或无法做出明确诊断（见表 16.4）。最常见的首发症状与鼻和鼻窦受累有关，包括鼻部严重脓性分泌物，或有分泌物的疼痛性鼻窦炎。临床检查可发现黏膜溃疡、鼻中隔穿孔、鼻旁窦炎或鞍鼻畸形。浆液性和化脓性中耳炎是偶见的特征。中耳和内耳受累

**表 16.4 1990 年韦格纳肉芽肿病的分类标准（传统表格）***

| 标准 | 定义 |
|---|---|
| 鼻或口腔的炎症 | 发生疼痛或不痛的口腔溃疡，脓性或血性鼻部分泌物 |
| 胸片异常 | 胸片显示结节、混合性浸润或空腔 |
| 尿沉渣 | 镜下血尿（每高倍视野＞ 5 个红细胞）或尿沉渣有红细胞管型 |
| 活检有肉芽肿性炎症 | 组织学改变发现在动脉壁、血管周围或血管外区域有肉芽肿性炎症（动脉或小动脉） |

* 出于分类的目的，如果患者符合上述 4 条标准中的 2 条或更多，则认为患韦格纳肉芽肿病。
以此标准做出诊断的敏感性为 88.2%，特异性为 92.0%。
Reproduced with permission from Leavitt，R.Y.（1990）Arthritis and Rheumatism，33，1101-1107

也是本病的常见表现[8-10]。

患者都有肺部累及，可有咳嗽、胸痛或咯血。影像学检查常显示孤立的或更常见的多个结节状阴影，往往双侧分布，也可弥散或境界清晰，持续时间通常较短。常见空洞形成。病变可表现为大的结节，临床或影像学易怀疑为恶性肿瘤。

肾受累常见，尿液分析常可见血尿（通常为镜下）、蛋白尿和红细胞管型。

关节受累可表现为关节痛或较少见的关节炎。

在一项大型研究中，34% 的患者有神经系统受累[11]。16% 的患者可见外周神经病[11]。中枢神经系统病变并不少见，它可由受累鼻窦经颅底直接蔓延所致，或者是脑膜或大脑坏死性肉芽肿的结果。患者可发生脊髓或神经病变[12]。累及脑血管的血管炎，也会导致脑损伤。患者可发生颅脑神经病变、脑血管意外或癫痫发作[11]。神经滋养血管受累可发生多发性神经炎。

眼部病变可导致各种并发症，包括结膜炎、肉芽肿性角膜炎、巩膜葡萄膜炎及眶周假瘤。有时眼球突出是一个特征[13]。颞动脉受累产生的特征（如失明和颌跛行）与颞动脉炎中所见的类似[14]。

皮肤表现常见，发生于 14% ～ 50% 的患者[15-18]。可见到多种不同类型的皮损，包括伴有紫癜、瘀斑及结节形成的血管炎损害（图 16.43 ～ 16.45）。有时可见伴坏死和溃疡的坏疽性脓皮病样皮损，下肢多见。皮损的表现似乎与疾病的活动性相关。口腔溃疡常见[18-19]。

除了上述的器官特异性表现外，患者也常有不同的全身症状，包括食欲减退、体重下降、发热和全身乏力。

韦格纳肉芽肿病有两种局限类型：变应性肉芽肿病和局限性肺部肉芽肿病[20-22]。

- 变应性肉芽肿病：尤其重要，主要累及皮肤

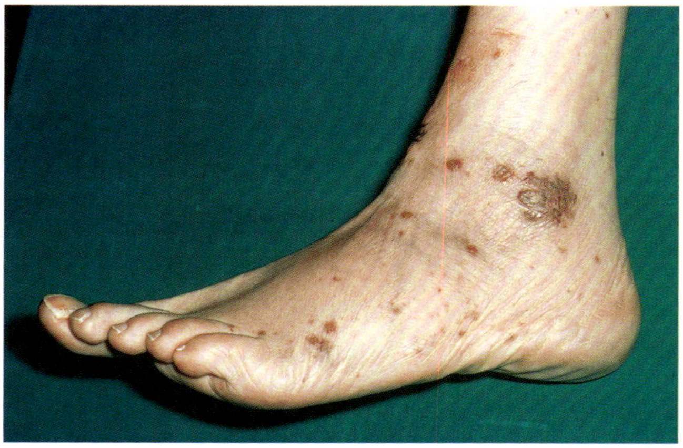

**图 16.43** 韦格纳肉芽肿病：多发的紫癜性斑疹和丘疹（By courtesy of D. McGibbon，MD，St Thomas' Hospital，London，UK.）

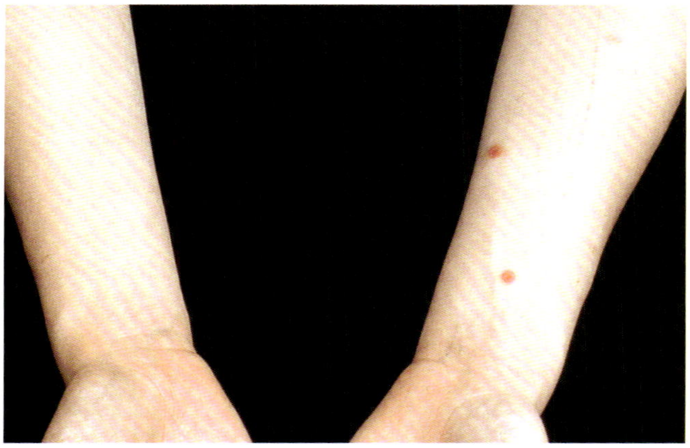

图 16.44 韦格纳肉芽肿病：此例患者所见的皮肤结节并不少见（By courtesy of the Institute of Dermatology，London，UK.）

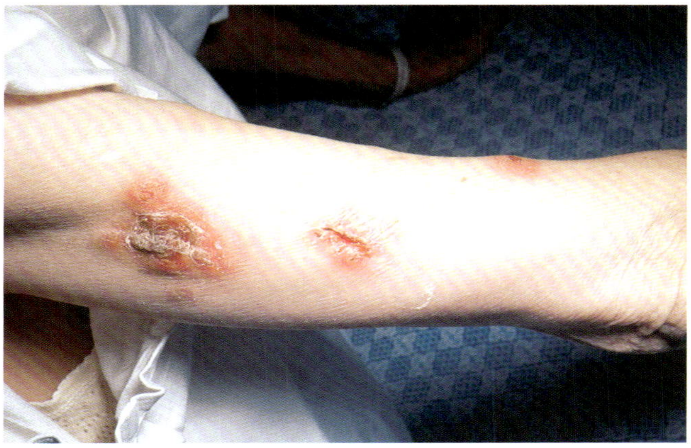

图 16.45 韦格纳肉芽肿病：此患者有破溃的斑块和结节（By courtesy of the Institute of Dermatology，London，UK.）

黏膜，病期很长，最终可致难治性肾衰竭。由于缺乏肺部和肾受累的证据，可能会延迟最终确诊及采用正确的化疗，导致发病率和死亡率增高。这个亚型患者面部毁损的风险较大；最易受累部位包括鼻、鼻咽、鼻窦和中耳（图 16.46）。

- 局限性肺部肉芽肿病：患者有呼吸道症状伴发热和体重下降。影像学上可见双侧多发散在的结节性浸润和薄壁空洞性病变，常见于下叶。目前无肾受累的证据。此亚型患者与那些经典型（泛发性）韦格纳肉芽肿病相比，似乎有更好的预后。

进一步发展下去就是所谓的完全性肉芽肿性韦格纳肉芽肿病（PGWG），血管外肉芽肿（主要累及耳、鼻、咽喉、眼眶或肺）的存在伴血清抗中性粒细胞胞质抗体（c-ANCA）阳性，认为代表韦格纳肉芽肿病进展的最早期阶段[23]。这一概念如果被证明可行，则可在疾病发展到严重的多系统累及前得出诊断，由此更早地进行治疗。

绝大部分韦格纳肉芽肿病患者在其血清中检测到 ANCA；其滴度增高与疾病活动性一致，是预测疾病复发的一种有效方法[2, 24]。通常间接免疫荧光显示胞质型染色（c-ANCA）（图 16.47）[1]。大多数（70% ～ 80%）疾病活动的患者，ANCAs 是针对蛋白酶 3（PR 3）；约 10% 的患者 ANCAs 是针对髓过氧化物酶（MPO）[25-26]。在 Takayasu 动脉炎、Churg-Strauss 综合征、川崎动脉炎、显微镜下多血管炎、特发性新月体性肾小球肾炎患者中也常检测到 ANCAs[24, 27-28]。

## 发病机制和组织学特征

这一罕见疾病被认为是对某种不明过敏原产生的一种过敏反应。免疫抑制剂治疗有效支持这一假说。多数韦格纳肉芽肿病患者存在主要针对 PR3 及少数针对 MPO 的 ANCAs，并且循环 ANCAs 水平与疾病活动相一致，提示其在本病的发病机制中具有作用。另外，尽管未证实有免疫复合物的存在，但在经血浆置换后疾病的活动性有所改善。因此，有令人信服的证据表明 ANCAs 在发病机制中起主要作用，并且很

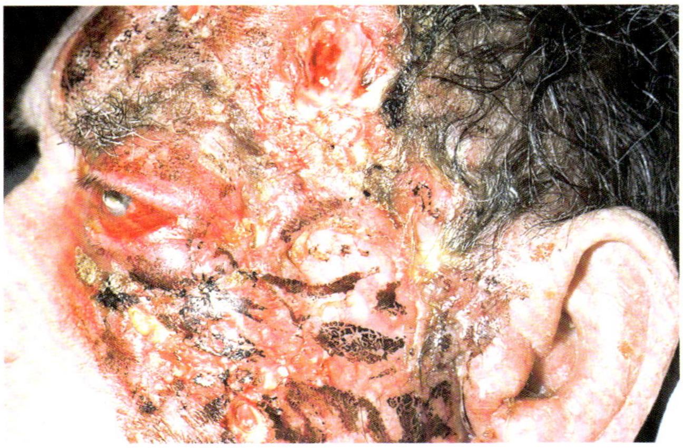

图 16.46 变应性肉芽肿病：肉眼可见的坏死和溃疡导致组织严重的毁形性破坏

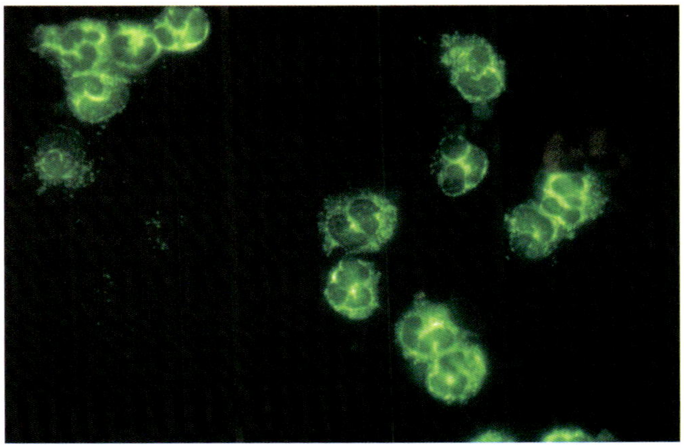

图 16.47 韦格纳肉芽肿病：c-ANCA（By courtesy of G. Swana，MD，St Thomas' Hospital，London，UK.）

有可能是通过激活中性粒细胞、淋巴细胞和巨噬细胞而实现[29]。特别的是已证实韦格纳肉芽肿患者的调节性 T 细胞（$T_{reg}$）数量和功能有异常，并且似乎也与疾病的活动相关[30-32]。然而，ANCAs 的确切作用机制尚未完全了解[29]。

据推测，暴露于某种（或某些）抗原可触发 ANCAs 形成，从而产生病理生理学效应导致组织破坏[33]。感染因素在韦格纳肉芽肿病的发病机制中的作用受到一定的关注。有趣的是本病可在感染后复发[29]。部分患者经抗生素联合免疫抑制剂治疗后获得完全或部分缓解[29，34]。甲氧嘧啶–磺胺甲噁唑可降低本病的复发率[35]。慢性鼻部链球菌携带者与非携带者相比复发率更高[36]。此外，与未受累的人群相比，韦格纳肉芽肿病患者更常见有针对丙型肝炎病毒、EB 病毒和幽门螺杆菌的抗体，以及抗弓形虫 IgG 抗体和抗巨细胞病毒 IgM 抗体[37]。胃肠道和肾的症状与抗巨细胞病毒 IgG 抗体的存在密切相关，而咽喉症状更常见于伴抗 EB 病毒早期抗原 IgG 抗体的患者[37]。尽管已作了相当多的研究来确立感染与韦格纳肉芽肿病间的相关性，但其在本病中的确切作用尚未明确[38]。

除了感染因素外，亦有人试图寻找环境中是否有致病的物理性因素。大多数注意力可能集中在硅化合物上[39-41]。一项病例对照研究显示，暴露于含硅化合物组的人发生韦格纳肉芽肿病的风险是对照组的 7 倍[40]。由此推测二氧化硅诱导的炎症细胞凋亡可释放出溶酶体酶，刺激 ANCAs 产生[29，39]。

肺部病变的特征是坏死性肉芽肿性炎症，看起来类似肺结核的干酪样坏死（图 16.48）[42]。坏死灶的周围如出现大量朗汉斯巨细胞，则相似度更高。此外，可见活动性血管炎的特征；可同时累及动脉和静脉，常有肉芽肿性成分（图 16.50）。邻近的软组织有慢性炎症，常显示严重的弥漫性间质纤维化。

早期肾病变的特征是局灶性节段性肾小球肾炎。进一步发展的患者，则为弥漫性肾小球肾炎伴有纤维素样坏死和广泛的上皮性新月体形成[43]。肾间质组织可有坏死性肉芽肿形成，有时血管炎也是一个特征。免疫荧光检查有时可见肾小球毛细血管壁上免疫球蛋白和补体呈颗粒状沉积。这说明免疫复合物可能参与发病。类似的肉芽肿和血管炎的表现可见于所有器官系统，尤其多见于脾。

皮损可表现为多种特征，包括坏死性血管炎——真皮中小血管显示纤维素样坏死、中性粒细胞浸润和核尘（图 16.51、16.52）。在一项研究中，取自有皮损患者（此研究 244 例中，14% 有皮损）的活检标本 80% 为白细胞碎裂性血管炎[17]。另一项研究显示，近 1/3 为白细胞碎裂性血管炎，而另外 1/3 为非特异性慢性炎症[44]。在此研究中，近 50% 的患者完全是非特异性表现。红细胞漏出见于所有皮损[15-16]。在

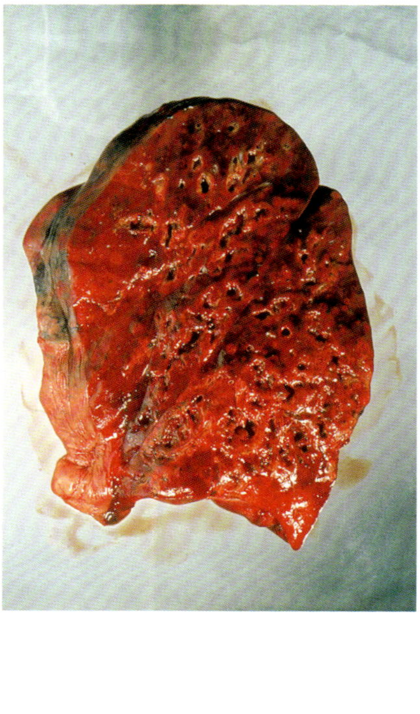

**图 16.48** 韦格纳肉芽肿病：这块尸检肺组织标本示肺实变和大量脓肿形成（By courtesy of B. Corrin, MD, Brompton Hospital, London, UK.）

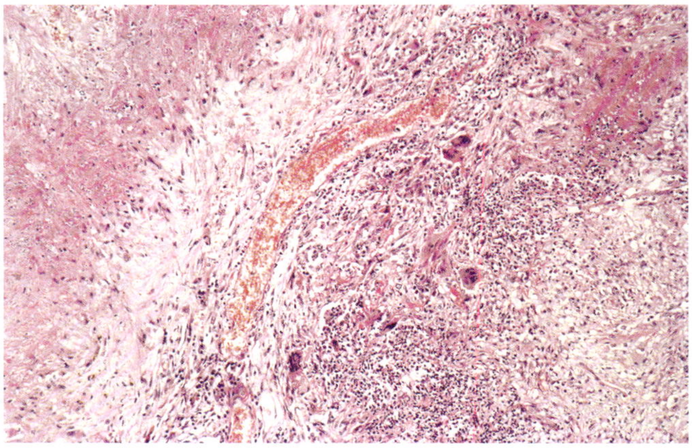

**图 16.49** 韦格纳肉芽肿病：此肺切片示大范围坏死，伴含有朗汉斯巨细胞的肉芽肿性浸润。这些表现类似肺结核

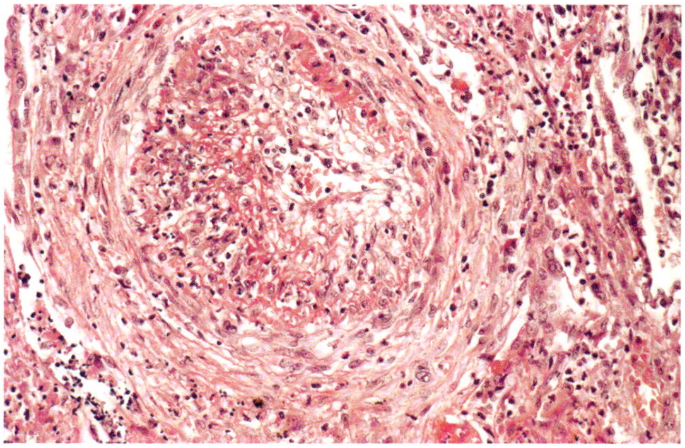

**图 16.50** 韦格纳肉芽肿病：肺动脉分支显示坏死性动脉炎伴内膜纤维性增厚

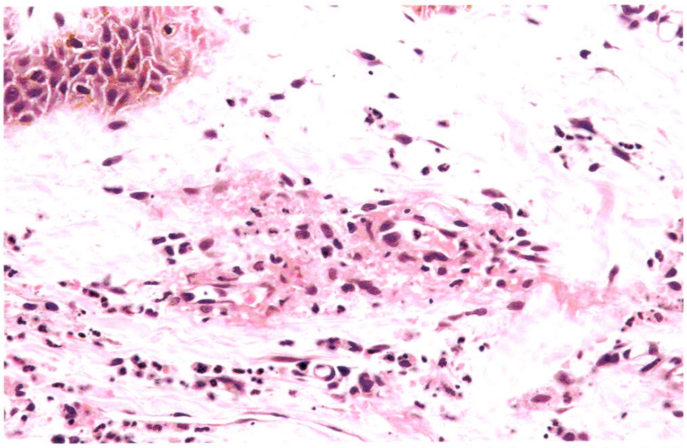

图 16.51 韦格纳肉芽肿病：此视野所示的白细胞碎裂性血管炎是最常见的皮肤病变

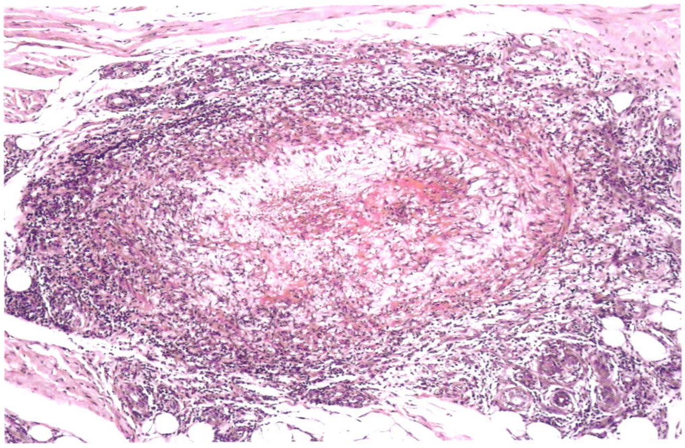

图 16.52 韦格纳肉芽肿病：大血管显示有致密的慢性炎症、血栓形成和内膜纤维化

严重病例中，表皮可显示缺血性坏死。皮肤及骨的肉芽肿性血管炎非常罕见。事实上，在一项取自 46 位患者 75 份活检样本的研究中没有发现肉芽肿性血管炎[44]。在另一些患者中，真皮的肉芽肿性浸润可能与局灶胶原坏死有关，有时类似于 Churg-Strauss 肉芽肿（图 16.53、16.54）。一些患者有广泛的地图状坏死区，伴有数量不等的组织细胞、巨细胞、淋巴细胞、嗜酸性粒细胞和浆细胞的混合性炎症细胞浸润。

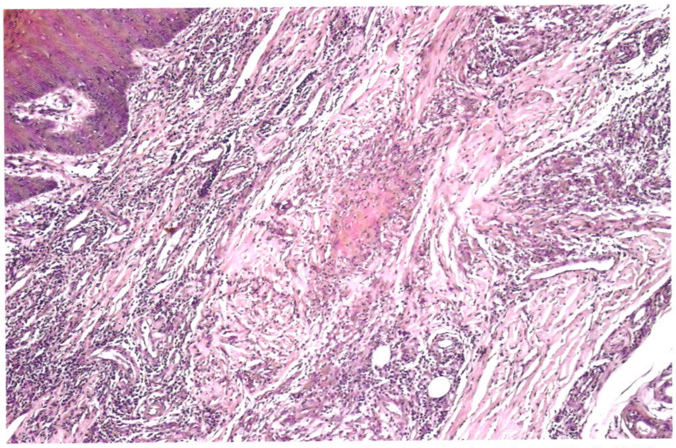

图 16.53 韦格纳肉芽肿病：低倍镜下真皮内坏死性肉芽肿

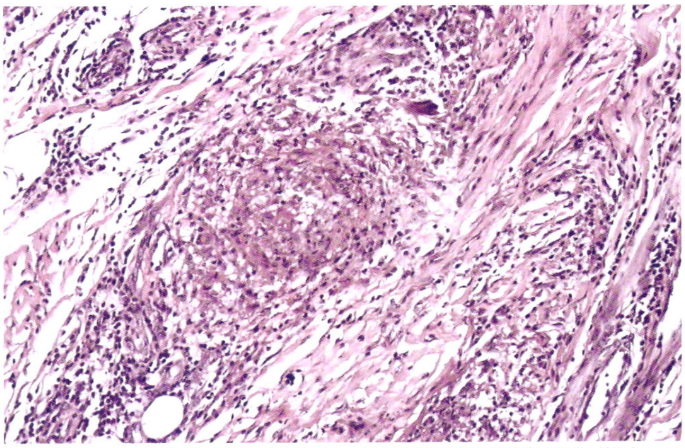

图 16.54 韦格纳肉芽肿病：高倍镜下不明确的肉芽肿

有时也可见结节性红斑和环状肉芽肿样表现。

## 鉴别诊断

如上所述，在病情的早期阶段，患者还未表现出完全的临床三联征时，是很难明确诊断的。

在那些真皮内无血管炎但有肉芽肿性浸润的病例，鉴别诊断需考虑一系列疾病包括结节病和感染，特别是分枝杆菌和真菌感染。肉芽肿性血管炎也可见于淋巴细胞增生性疾病，包括淋巴瘤、血管免疫母细胞性淋巴结病和白血病[45]。

显微镜下多血管炎可与韦格纳肉芽肿病相混淆。肺部有肉芽肿性炎症则支持后者。显微镜下多血管炎是一个排他性诊断。事实上，诊断会随着临床表现的变化而改变。例如，看似符合显微镜下多血管炎的诊断标准的患者，最终可以出现符合韦格纳肉芽肿病的临床表现[46]。

当仅有肉芽肿和（或）变应性血管炎的特征时，组织学上可能无法区分本病与 Churg-Strauss 综合征。大量嗜酸性粒细胞的存在有时可提示后者的可能性较大，但并不具诊断意义，因为此表现有时也见于韦格纳肉芽肿病[44]。因此，区分韦格纳肉芽肿病与其他类型的肉芽肿性炎症、白细胞破碎性血管炎和肉芽肿性血管炎，需要密切联系临床、病理和血清学检查。

# 变应性肉芽肿病伴血管炎

## 临床特征

变应性肉芽肿病伴血管炎（allergic granulomatosis with angiitis；Churg-strauss 综合征）是一种极罕见的疾病，其特征包括哮喘、发热、多系统坏死性血管炎、血管外肉芽肿病和血嗜酸性粒细胞增多[1-2]。尽管临床症状有重叠，但它仍可与结节性多动脉炎和韦格纳肉芽肿病相区别（表 16.5）。Chapel Hill 共识会议发布的诊断标准有所不同[3]。在此方案中，Churg-Strauss 综合征的定义是：累及呼吸道的富于嗜酸性粒细胞和肉芽肿性炎症，以及累及小至中等大小动脉的坏死性血管炎，并伴有哮喘和血嗜酸性粒细胞增多[3]。考虑到分类标准不同，分类方案间的不一致就不足为奇了[4-5]。一项研究发现，关于韦格纳肉芽肿病诊断的分类方案一致性较好，而 Churg-strauss 综合征则差[4]。随着我们对本病认识的进一步深入，诊断标准很可能会重新修订。

Churg-strauss 综合征可出现在各年龄段，但大多数患者为成人，尤其是 21 ～ 40 岁的成人最易受累。男性稍多于女性[6-9]，儿童患病罕见[10-12]。

哮喘和坏死性血管炎总是存在。哮喘通常先于血管炎发生，有时提前许多年，或者这些特征同时出现。一项大型研究发现，94% 的患者在确诊前有哮喘史[1]。哮喘可伴随着短暂的肺部浸润（Loeffler 综合征），或出现完全的慢性嗜酸性粒细胞性肺炎[6]。一些证据表明，哮喘出现后迅速发生血管炎的患者预后特别差。有人认为，一些患者用皮质类固醇激素治疗过敏性鼻炎可抑制此完全型综合征[13-14]。最近有人提出，用抗白三烯药物治疗哮喘与 Churg-Strauss 综合征的发生有关[2, 15]。这种相关性是有争议的，并且若果真如此，抗白三烯药物在疾病发生中起何作用尚不清楚。然而，也有人认为是停用糖皮质激素而不是使用抗白三烯药物导致本病[2]。此争议有待于进一步研究来解决。有报道用抗 IgE 抗体（奥马珠单抗）治疗哮喘后出现 Churg-Strauss 综合征，这可能是减少皮质类固醇激素治疗后暴露出本病[16]。

上呼吸道受累的常见表现包括过敏性鼻炎（有时伴息肉形成和鼻窦炎）和枯草热。患者常有对吸入性抗原和药物过敏反应的特应性家族史。

胸片常有肺部受累，表现包括短暂的片状浸润、散在的非空腔的结节性团块或弥漫性间质性疾病[17]。CT 扫描肺部浸润可表现为阴影、结节或支气管壁和小叶间隔增厚。支气管肺泡灌洗显示肺泡嗜酸性粒细胞增多[1]。某些患者出现富含嗜酸性粒细胞的胸腔积液[1]。

除肺部损害外，系统性受累最常侵犯心脏、神经系统、肠道和肾[6]。心脏病变可能是心律不齐或猝死的一个原因。心脏表现还包括心瓣膜病、心室功能不全、全心功能不全和心肌内膜炎[1, 18-20]。在一项研究中，23% 的患者有心包积液[1]。心脏受累相关的并发症是 Churg-Strauss 综合征患者最常见的死亡原因。约 40% 的患者死于心脏受累[1]。

神经系统症状常见，特别是多发性神经炎和对称性多神经病[21-22]。一项大型研究显示，72% 的患者出现多发性单神经炎[1, 23]。有时出现脑出血或脑梗死[21]。缺血性视神经病变和双侧三叉神经病变是罕见的并发症[22]。肌痛、癫痫、脑积水、舞蹈病和眩晕是更为少见的表现[24]。

胃肠道受累常有恶心、呕吐、腹痛和出血。一项研究表明，1/3 的患者出现胃肠道症状，通常是腹痛[1]。弥散性肠道缺血是少见但严重的并发症[1]。

肾累及表现为肾小球肾炎，通常是局灶性节段性肾小球肾炎[1, 25]。可表现为血尿、蛋白尿和肌酐增高[1]。肾梗死是罕见的并发症[1]。

风湿病表现常见，呈多关节痛和全身性症状，包括发热、贫血和体重下降[1]。

淀粉样变性为罕见的并发症[26-27]。Churg-Strauss 综合征偶尔伴有颞部非巨细胞性动脉炎[28]。乳腺受累发生嗜酸粒细胞性乳腺炎[29]。本病的局限型已有报道[30-31]。

40% ～ 70% 的患者有皮肤损害，包括瘀点、紫

**表 16.5 1990 年 Churg-Strauss 综合征的分类标准（传统表格）***

| 标准 | CSS 例数（n ＝ 20） | 敏感性（%） | 对照例数（n ＝ 787） | 特异性（%） |
|---|---|---|---|---|
| 哮喘 | 19 | 100 | 782 | 96.3 |
| 嗜酸性粒细胞增多＞ 10% | 20 | 95 | 708 | 96.6 |
| 神经病（单发或多发） | 20 | 75 | 781 | 79.8 |
| 肺浸润，非混合性 | 20 | 40 | 736 | 92.4 |
| 鼻旁窦异常 | 14 | 85.7 | 366 | 79.3 |
| 血管外嗜酸性粒细胞 | 16 | 81.3 | 385 | 84.4 |

* 出于分类目的，如果患者符合上述 6 条标准中的至少 4 条，则认为患 Churg-Strauss 综合征（CSS）。以此标准做出诊断的敏感性为 85%，特异性为 99.7%。

Reproduced with permission from Masi，A.T.（1990）Arthritis and Rheumatism，33，1094-1100

癜、丘疹、水疱、面部红斑、荨麻疹和溃疡[32-37]。皮肤坏死和大疱是较少见的表现[35, 38]。下肢网状青斑偶尔可见。患者还可出现触痛性结节，尤其累及手臂、小腿和手足伸侧（图 16.55）。阴囊、臀部和头皮也可受累。皮损往往成批出现，自行复发和缓解。

Churg-Strauss 综合征可伴发 HIV 感染、乙肝、Wells 综合征和支气管肺念珠菌病[39-42]。也有报道本病与包括氟替卡松和可卡因等药物有关[43-44]。

实验室检查常有白细胞增多和红细胞沉降率增快，伴外周血嗜酸性粒细胞增多[35]。治疗后血嗜酸性粒细胞可下降，但一些学者强调这种反应不能作为疾病活动性得到控制的依据[45]。许多患者被证实有 ANCAs（见下文）。

## 发病机制和组织学特征

Churg-Strauss 综合征的病因和发病机制了解甚少。许多患者有核周型抗中性粒细胞胞质抗体（p-ANCA），引起了人们一定的兴趣[46-49]。67% 的患者检测到 ANCAs[50-52]。这些患者的 ANCAs 通常针对髓过氧化物酶[52]。然而，存在病谱中不同类型 ANCA 是非特异性的[53]。它们的存在常伴随较高的发生肾疾病和外周神经病变的危险性，而缺乏 ANCAs 与心脏疾病和发热有相关性[51-52, 54]。ANCAs 可激活中性粒细胞，引起脱颗粒和血管损伤[55]。也可刺激 T 淋巴细胞，导致内皮细胞损伤[55]。同其他 ANCA 相关性血管炎一样，人们怀疑 ANCAs 在 Churg-Strauss 综合征的发病机制中起作用；然而，其确切机制——尤其是触发因素仍不清楚。治疗过程中 ANCAs 持续存在，使它在制订治疗方案时意义不大[56]。一项研究发现，尽管 ANCA 滴度与疾病活动性的相关性极差，但 ANCA 消失可反映疾病缺乏活动性[57]。

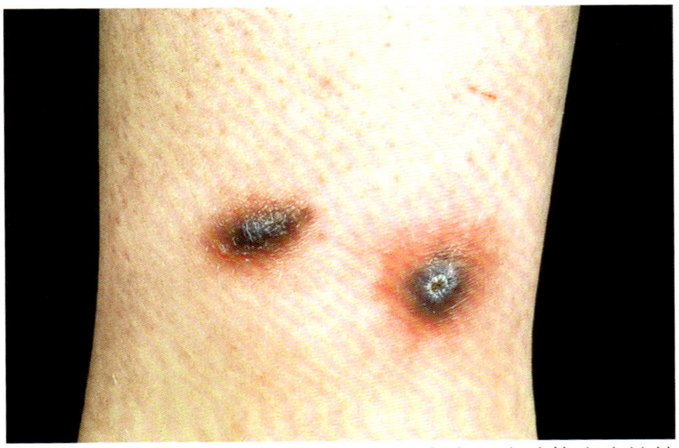

图 16.55 Churg-Strauss 综合征：此患者表现为肢体疼痛性结节（By courtesy of the Institute of Dermatology，London，UK.）

肺部病变包括大小不等的结节（可达 1.5 cm），从几个到上百个不等，并可融合。组织学上，它们是由中央坏死、外围是上皮样组织细胞并偶见巨细胞组成的肉芽肿。邻近的肺实质有大量的嗜酸性粒细胞，伴淋巴细胞、中性粒细胞、浆细胞和组织细胞的混合浸润。还可见累及小动脉、有时是静脉的血管炎。

皮肤损害是多样的，共同的特征是所谓的“Churg-Strauss（血管外）肉芽肿”。早期皮损的特征是灶性胶原变性伴不同的混合性炎症细胞浸润，包括中性粒细胞、淋巴细胞和组织细胞（图 16.56、16.57）。嗜酸性粒细胞可少可多。白细胞碎裂是常见特征。进一步发展的病例，肉芽肿外观上更成熟，中央是胶原坏死区，外周是栅状排列的上皮样细胞和巨细胞（图 15.58、15.59）。在一些病例中，其特点是相当弥散的、境界不清的肉芽肿性炎症过程，无明显胶原变性。通常坏死性血管炎的特征明显：纤维素样坏死，嗜酸性粒细胞和中性粒细胞浸润伴白细胞碎裂，累及较浅表

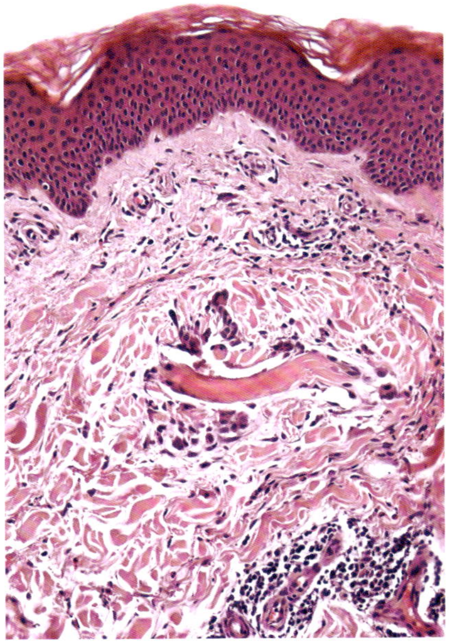

图 16.56 Churg-Strauss 综合征：此早期皮损显示真皮浅层胶原纤维肿胀。注意周围绕以多核巨细胞

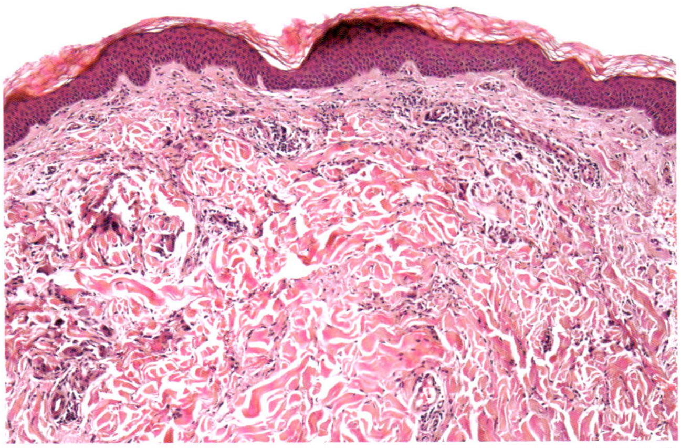

图 16.57 Churg-Strauss 综合征：中倍镜下显示真皮胶原纤维肿胀，血管周围慢性炎症细胞浸润

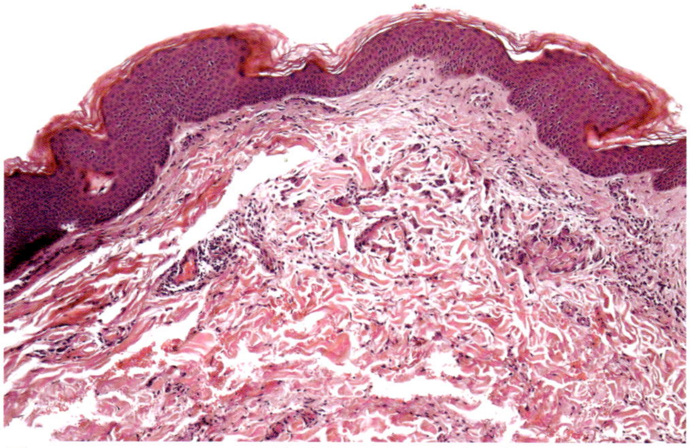

图 16.58 Churg-Strauss 综合征：此视野有更加明显的肉芽肿性浸润

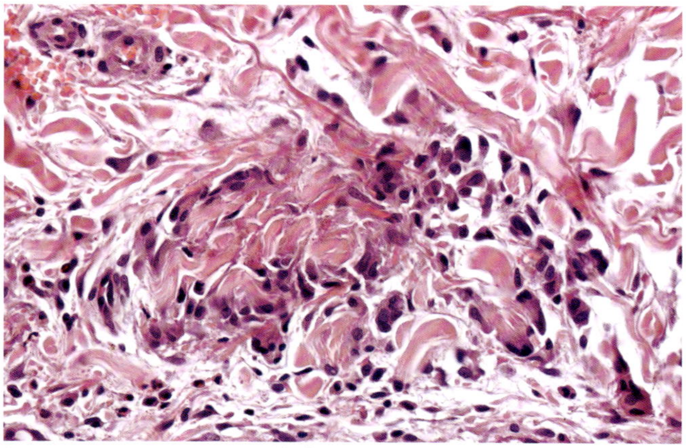

图 16.59 Churg-Strauss 综合征：此充分发展的病例示肉芽肿性浸润，有明显的巨细胞（By courtesy of E. Wilson Jones，MD，Institute of Dermatology，London，UK.）

的小血管（图 16.60）。可有表皮缺血性坏死。在一项研究中，取自 29 位患者的 37 份活检标本中有 16 份显示白细胞破裂性血管炎[34]。有时，真皮和皮下脂肪组织中的动脉表现类似结节性多动脉炎的改变[35]。此外，有报道伴嗜酸性粒细胞的急性和慢性脂膜炎[35]。

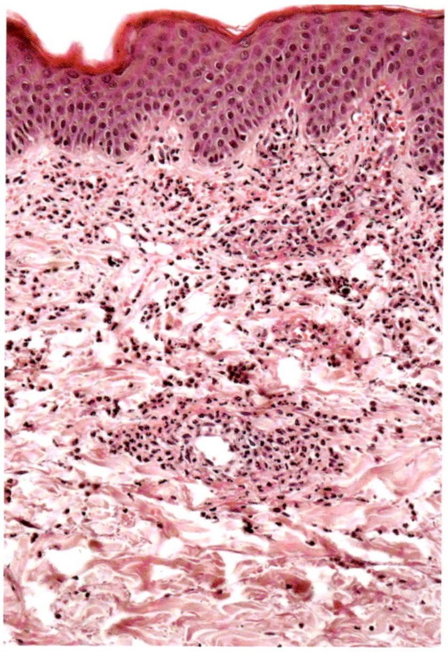

图 16.60 Churg-Strauss 综合征：小血管白细胞碎裂性血管炎的特征明显

## 鉴别诊断

Churg-Strauss 综合征患者皮肤活检的组织学特征无诊断性。确诊需密切联系临床、病理及血清学检查。尽管 Churg-Strauss 综合征、结节性多动脉炎和韦格纳肉芽肿病在临床和组织学上重叠，但过去数十年的研究表明它们无疑是独立的疾病。尽管它们可以明确地独立分类，但有着相似的发病机制，故它们属于一疾病谱系：

- Churg-Strauss 综合征和结节性多动脉炎均可有哮喘，但多动脉炎主要累及中小动脉，而 Churg-Strauss 综合征主要累及小动脉和静脉。
- 结节性多动脉炎中浸润的炎症细胞以中性粒细胞为主，而 Churg-Strauss 综合征则以嗜酸性粒细胞为主。
- 血管外坏死性肉芽肿不是结节性多动脉炎的特征。
- 韦格纳肉芽肿病患者表现为上呼吸道溃疡增生性病变、胸痛和咯血，而不是哮喘。
- 韦格纳肉芽肿病中少见有嗜酸性粒细胞显著增多。

Churg-Strauss 肉芽肿可见于韦格纳肉芽肿病，但坏死常见是结核凝固性坏死型。肉芽肿性血管炎不是 Churg-Strauss 综合征的特征。

必须强调的是，不应将 Churg-Strauss 性肉芽肿当成是 Churg-Strauss 综合征特有的疾病特征。有报道 Churg-Strauss 性肉芽肿或几乎相同的损害，可见于其他系统性疾病，包括类风湿关节炎、红斑狼疮、其他类型的血管炎（韦格纳肉芽肿病、结节性多动脉炎和 Takayasu 动脉炎）、淋巴增生性疾病、克罗恩病和溃疡性结肠炎、细菌性心内膜炎和肝炎[35, 58-62]。

# 皮肤黏膜淋巴结综合征

皮肤黏膜淋巴结综合征（mucocutaneous lymph node syndrome；川崎综合征）是一多系统疾病，主要侵犯婴幼儿[1-5]。尽管本病在日本首先报道，且以日本人居多，但它已在全世界和各种族中均有报道。本病有区域性和流行性。日本儿童中的发病率为每年 16～150/100 000，而白种儿童为每年 6～10/100 000[4, 6]。在美国报告本病的发生率正上升，但这归因于医师的认识提高[7-8]。本病好发于男性，常见发生于 6～18 个月的婴幼儿[9]。成人发病罕见[10-12]。根据发热、皮疹、年龄分布、季节性（高峰期在冬春季）及社区范围内的流行，川崎综合征病因被认为是感染性因素。

## 临床特征

川崎综合征的诊断性特征总结于表 16.6，包括：

- 抗生素治疗无效的高热。
- 多形性红色皮疹（图 16.61）。
- 四肢红斑、水肿和硬结，以及随后出现的指、趾末端皮肤脱屑（图 16.62）。
- 口咽黏膜改变，包括水肿、红斑和嘴唇皲裂，颊部红斑和草莓（猩红样）舌（图 16.63、16.64）。
- 双侧非渗出性结膜炎。
- 非化脓性颈部淋巴结病。

在合适的临床背景下，患儿如出现高热加上上述体征中的 4 项，即可诊断为川崎综合征[4, 14]。最近，更新的诊断标准修订为包括冠状动脉瘤在内再加上上述体征中的 3 项[4]。

皮肤表现是多样的，包括红斑、斑疹、斑丘疹（麻疹样）、荨麻疹、脓疱、多形红斑样（靶样）和

表 16.6 川崎综合征：诊断指南

| |
|---|
| • 发热持续≥ 5 天加上<br>• 多形性皮疹<br>• 双侧结膜感染<br>• 至少有以下一种的黏膜改变：<br>—红斑或口唇裂隙<br>—草莓舌<br>—口腔和鼻黏膜广泛感染 |
| • 急性非化脓性颈淋巴结病（至少 1 个淋巴结≥ 1.5 cm） |
| • 至少有一种以上的肢端改变：<br>—掌跖红斑<br>—手足硬肿<br>—手指末端膜状脱屑 |
| 发热加上上述标准中的 4 条即可确诊；需排除其他可能有类似临床表现的疾病。<br>Reproduced with permission from Wortman, D.W.（1992）Seminars in Dermatology, 11, 37-47 |

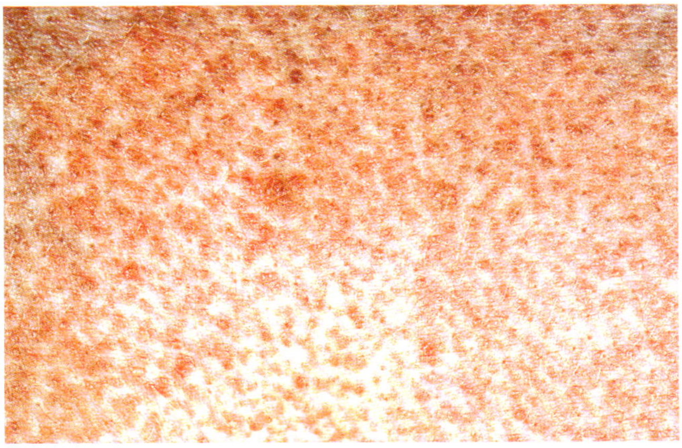

图 16.61 川崎综合征：红色斑疹性皮疹（By courtesy of W.G. Phillips, MD, Institute of Dermatology, London, UK.）

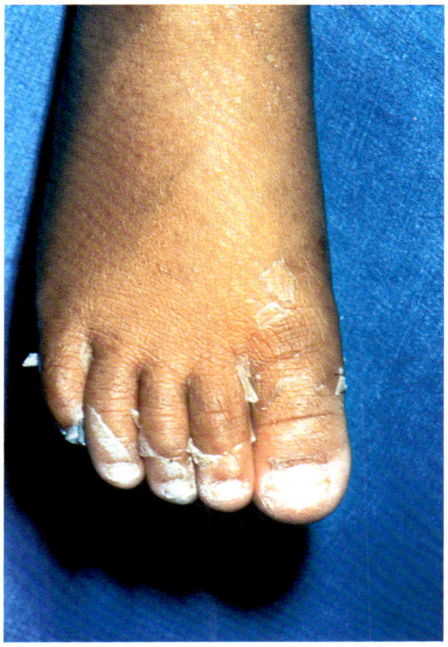

图 16.62 川崎综合征：脚趾皮肤脱屑是一特征性表现（By courtesy of J. Ross, MD, Lewisham Hospital, London, UK.）

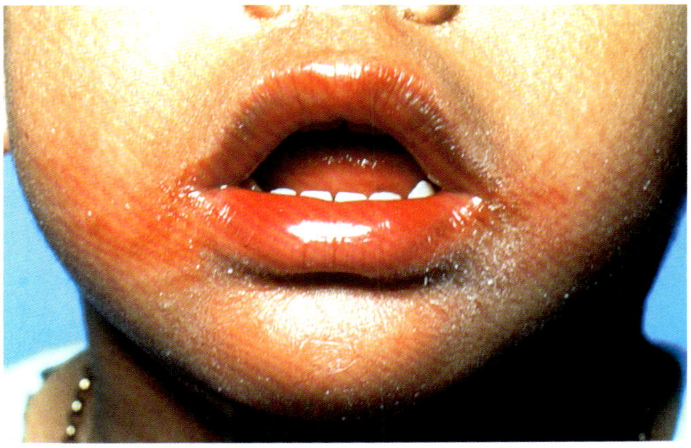

图 16.63 川崎综合征：嘴唇红肿，口角炎明显（By courtesy of J. Ross, MD, Lewisham Hospital, London, UK.）

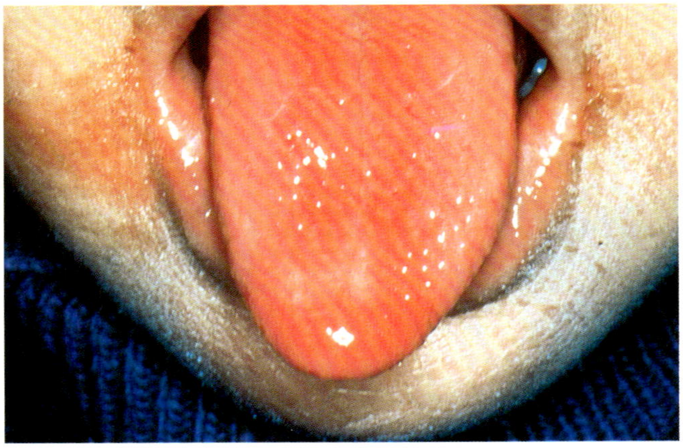

图 16.64 川崎综合征：舌部明显红斑（By courtesy of J. Ross, MD, Lewisham Hospital, London, UK.）

边缘性红斑样皮损[2, 15]。亦有报道过水疱脓疱性皮疹[16]。皮疹多发于躯干和四肢，但也可更泛发。一种累及会阴的弥散性红斑或斑块样皮疹是特征性的[5]。皮疹可瘙痒或疼痛，并通常有脱屑。

50%～75%的患者可出现颈部淋巴结病，单侧或双侧，累及一个或一组淋巴结。

心血管受累具特征性，是影响发病率和死亡率的最重要因素[2]。50%的患者出现心肌炎，并可发展为充血性心力衰竭。心包积液（亚临床）并不少见。尤其重要的是，15%～25%的患者可出现冠状动脉扩张或动脉瘤，并可伴发冠状动脉缺血、血栓形成和梗死。可导致2%的患者死亡。在一项有594例患者的大型随访研究中，冠状动脉瘤的发生率是25%[17]。55%的患者可见消退的血管造影证据[17]。动脉瘤的大小与消退的可能性呈负相关；大的动脉瘤，尤其是巨大动脉瘤（定义大于8.0 mm）往往持续存在，或被阻塞，或变得狭窄[18]。

胃肠道累及表现为腹痛、呕吐和腹泻。肝病变可导致肝功能异常，少见有黄疸。约10%的患者可见胰腺炎和胆囊积液[2]。

约30%的患者出现神经症状，包括无菌性脑膜炎、癫痫发作和暂时性瘫痪[2]。高达30%～40%的患者可有关节痛和关节炎，但均为暂时性的。肾累及表现为无菌性脓尿、血尿和梗死。

成人川崎综合征的特点基本同上，见图16.65所示。然而，冠状动脉瘤是一个少见的并发症[10]。本病和链球菌中毒性休克综合征鉴别是重要的[19]。

有时患者可在疾病初发并消退后数年内出现复发[20]。

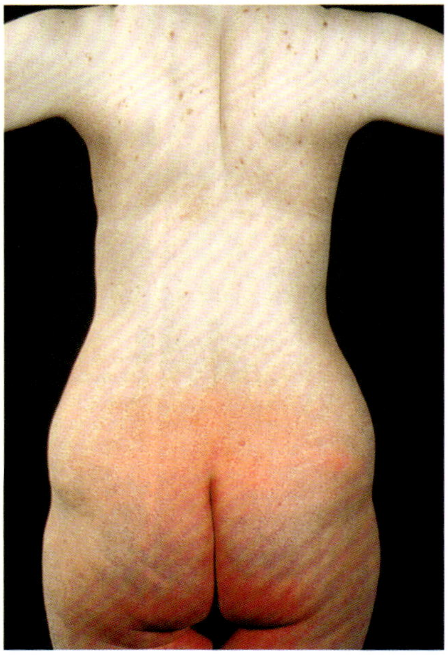

**图16.65** 川崎综合征：成人发病罕见。此患者的红斑主要累及臀部和股部（By courtesy of W.G. Phillips, MD, Institute of Dermatology, London, UK.）

## 发病机制和组织学特征

本病的病因未明。最近的证据表明由化脓性链球菌和金黄色葡萄球菌产生的超抗原引起T细胞免疫调节缺陷可导致本病的发生[19, 21-22]。超抗原是一类微生物抗原，能通过结合抗原提呈细胞上的组织相容性抗原，以非特异性的方式刺激大量原始T细胞，引起T细胞活化。除了川崎综合征外，超抗原被推测在许多皮肤病的发病机制中发挥作用，如特应性皮炎、银屑病和中毒性休克综合征。然而，一项研究发现，取自川崎综合征患者咽喉、直肠和腹股沟的标本培养，有56%发现可产生超抗原的细菌，而对照组中35%培养阳性[23]。这些差别并无统计学意义。另一项研究发现，川崎综合征患者的空肠中有链球菌和葡萄球菌菌株，而对照组中则无[24]。这些学者们在随后的研究中发现，与对照组相比，川崎病患者的小肠黏膜中$V\beta_2^+$T细胞选择性增多[25]。显然，需进一步研究来阐明本病的发病机制。

其他涉及川崎病发病机制的感染性因素包括逆转录病毒、立克次体、螺旋体及痤疮丙酸杆菌[5, 26]。另外获得支持的假说包括暴露于尘螨和最近清洁或洗涤过的地毯、居住在靠近开放性水源附近或近期并发呼吸道疾病[13]。川崎综合征可能是接触多种感染原后发生的一种血管疾病。

有趣的是，越来越多的文献报告在人类免疫缺陷病毒感染者中发生川崎病或川崎样综合征[27-29]。

川崎病皮损的组织学特征通常是非特异性的，包括严重的真皮乳头水肿伴血管扩张、内皮细胞肿胀或变性，以及浅丛血管周围单核细胞浸润[5]。免疫病理学研究显示，浸润通常由$CD4^+$T淋巴细胞和巨噬细胞组成[30]。有时白细胞碎裂性血管炎的特征明显（图16.66）。表皮可见轻微的基底细胞液化变性[5]。在角

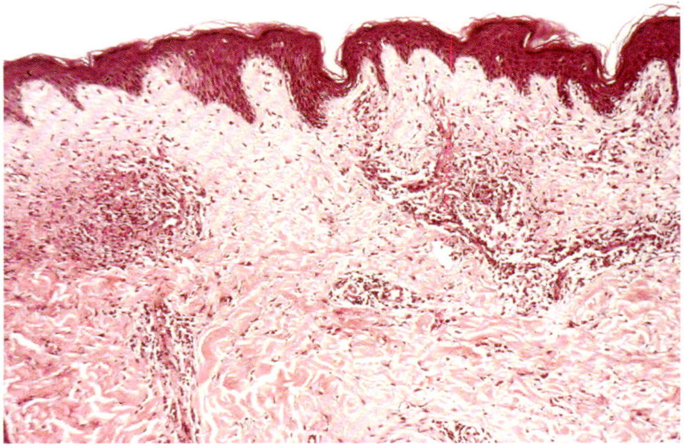

**图16.66** 川崎综合征：此例示真皮浅层严重的急性白细胞破裂性血管炎。这种发现少见（By courtesy of W.G. Phillips, MD, Institute of Dermatology, London, UK.）

层下海绵样脓疱的基础上发生水疱脓疱性病变[9]。

系统性病变的特征是坏死性血管炎[19, 31-32]。在进展性病变中，可有明显动脉瘤伴附壁血栓形成。

淋巴结累及表现包括血管炎、局灶坏死和梗死。

## 鉴别诊断

川崎病的皮肤黏膜表现与中毒性休克综合征中所见的表现有相当的重叠，考虑到它们似乎有类似的发病机制，这一点并不奇怪。掌跖红斑、皮肤脱屑、结膜炎和咽炎在两者中均常见[33]。中毒性休克综合征（女性在月经期持续使用护垫中由葡萄球菌外毒素所致）不伴系统性血管受累。组织学上，其特征是浅丛血管周围少量淋巴细胞浸润伴真皮乳头水肿，但无血管炎的证据[34]。

# 面部肉芽肿

## 临床特征

面部肉芽肿（granuloma faciale）是白细胞碎裂性血管炎的一种局限型，其发病机制不明。尽管儿童可以受累，但多见于中老年人。男性好发[1]。病变最常见于面部，单发或多发（更常见），散在分布的质软红色或棕红色丘疹、斑块或结节，直径可达数厘米（图 16.67）[2-4]。皮肤表面通常可见扩张的毛囊及轻微的毛细血管扩张（图 16.68）。常见部位包括鼻、颧骨突出处、前额和耳部（图 16.69）。有报道 1 例类似肥大性酒糟鼻的病例[5]。面部以外的病变可发生于四肢、颈、胸和头皮（图 16.70）[1, 6-13]。尽管皮损通常无症状，但患者有时诉轻微瘙痒和刺痛。无系统性受累表现。面部肉芽肿往往慢性，典型者有周期性

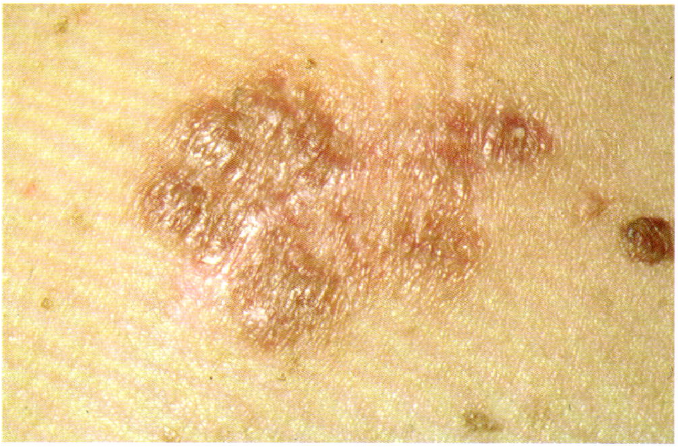

图 16.67 面部肉芽肿：多个棕色结节（From the collection of the late N.P. Smith, MD, the Institute of Dermatology, London, UK.）

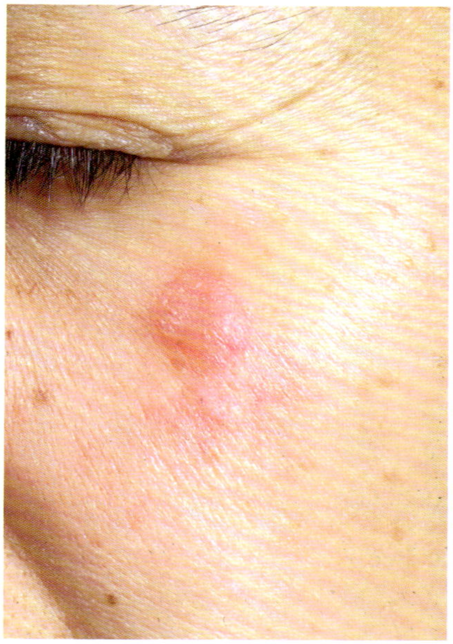

图 16.68 面部肉芽肿：面部是常见受累部位（From the collection of the late N.P. Smith, MD, the Institute of Dermatology, London, UK.）

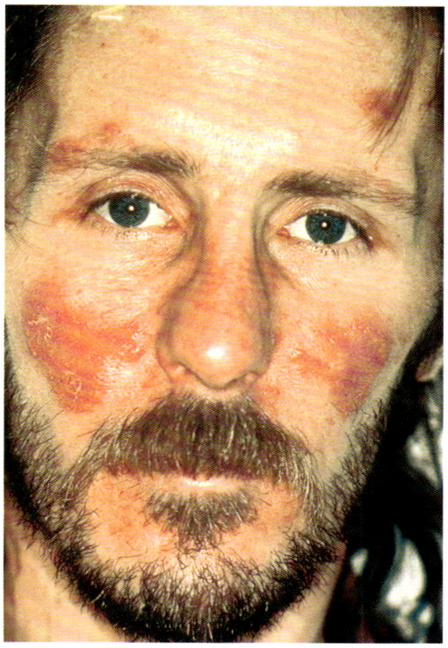

图 16.69 面部肉芽肿：皮损通常多发（By courtesy of K. Liddell, MD, Eastbourne District Hospital, East Sussex, UK.）

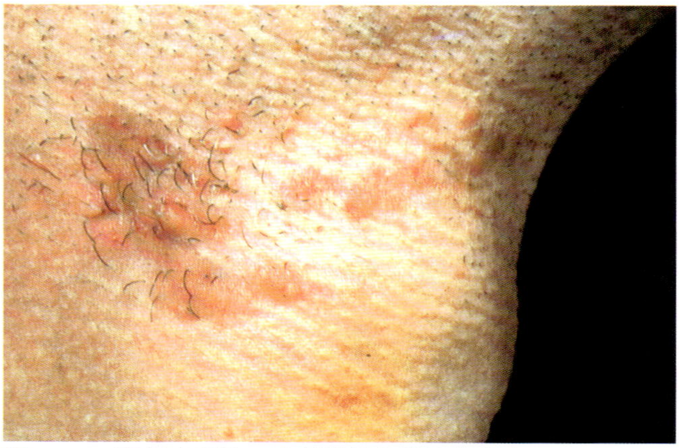

图 16.70 面部肉芽肿：患者颈部多发性损害（By courtesy of the Institute of Dermatology, London, UK.）

复发和部分缓解。治疗非常困难，手术切除甚至全皮层切除移植部位仍可复发[14]。

组织学上累及上呼吸道黏膜的类似病变，曾命名为“嗜酸性粒细胞性血管中心性纤维化”。有同时发生面部肉芽肿和嗜酸性粒细胞性血管中心性纤维化的报道[15-17]。这提示两种疾病可能是同一病谱的部分表现。

有报道 1 例前列腺癌患者发生面部肉芽肿[18]。任何与肿瘤的相关性可能只是巧合。

## 发病机制和组织学特征

皮损活检的免疫荧光检查显示，在表皮-真皮交界处、毛囊外围和血管壁上有颗粒状 IgG 和补体沉积，IgA 和 IgM 较少见，还可见大量纤维蛋白[19-21]。因此，面部肉芽肿是一种慢性血管炎，可能由免疫复合物介导。然而，一些学者认为上述免疫荧光检查结果无特异性。免疫组织化学显示有大量的嗜酸性粒细胞阳离子蛋白[22]。浸润细胞中，T 辅助淋巴细胞是主要的非髓系细胞，提示受 γ-干扰素诱导进入发病部位，并在发病机制中发挥作用[23]。

组织学上，面部肉芽肿的特征是致密的细胞浸润，常呈现结节状轮廓（图 16.71）[24]。浸润常位于真皮中部，真皮深层和皮下脂肪也可受累；通常表皮正下方和毛囊处浸润不明显，形成“Grenz 境界带”（图 16.72）。浸润是多形性的，由大量嗜酸性粒细胞和中性粒细胞（常有白细胞碎裂）组成，并混有浆细胞、肥大细胞和淋巴细胞（图 16.73）[25]。红细胞漏出常见。血管数量常增多、扩张，其管壁有嗜酸性粒细胞浸润伴纤维蛋白沉积（图 16.74）。在一些皮损中难以确定血管炎的诊断特征，即血管壁炎症伴纤维素样改变。在有些病例中，真皮内有广泛分布的纤维蛋白。晚期皮损可见纤维化和含铁血黄素沉积[1]。晚期阶段的显微镜下图像与持久隆起性红斑的图像有重叠（图 16.75）[1]。

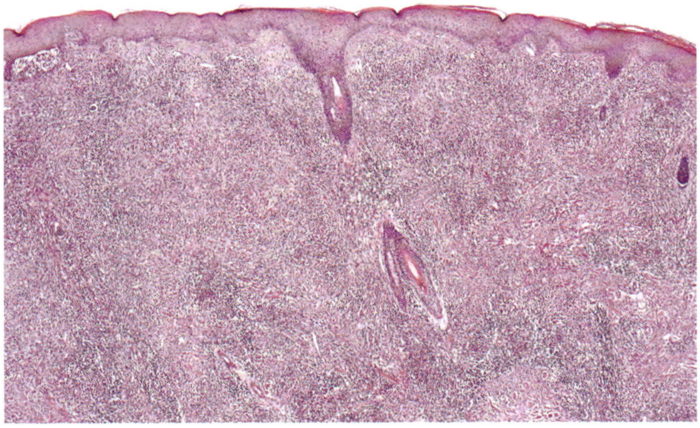
图 16.71 面部肉芽肿：真皮内致密的炎症细胞浸润。注意有明显的无细胞浸润带

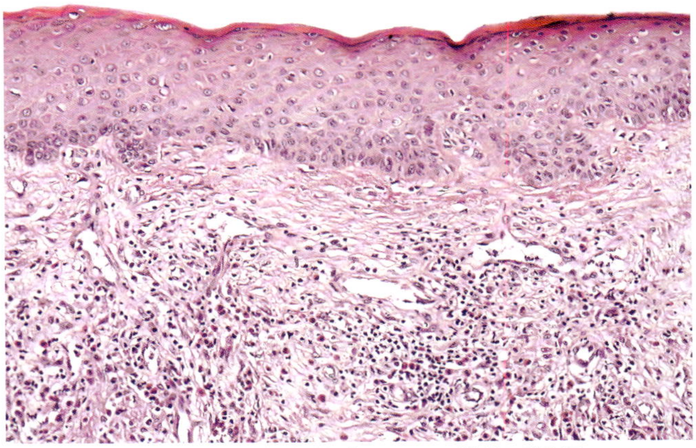
图 16.72 面部肉芽肿：Grenz 带的近视图

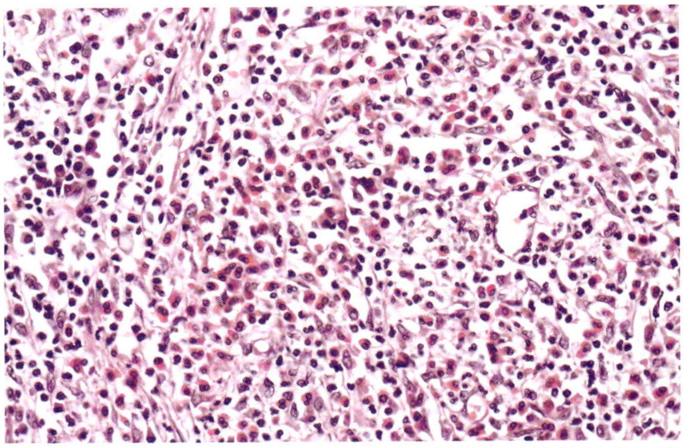
图 16.73 面部肉芽肿：浸润细胞包括大量嗜酸性粒细胞、淋巴细胞和组织细胞。偶尔可见中性粒细胞和浆细胞

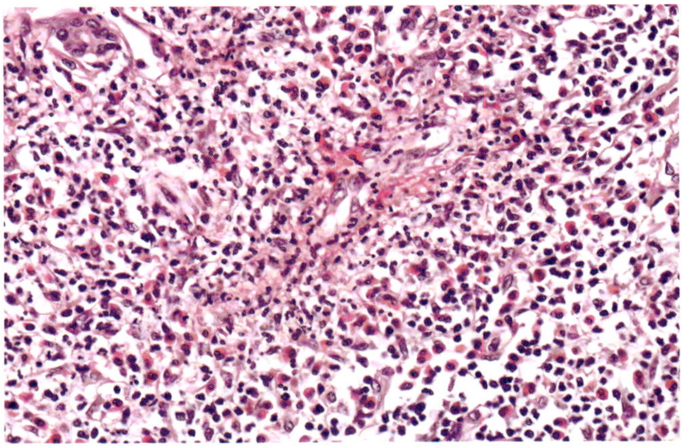
图 16.74 面部肉芽肿：此扩张血管有明显的内皮细胞肿胀、纤维蛋白沉积和管壁的破坏

1 例面部肉芽肿病例的超微结构研究显示，嗜酸性粒细胞胞质颗粒有所改变，且朗格汉斯细胞缺如[26]。

## 鉴别诊断

面部肉芽肿的形态学特征是独特的。混合性细

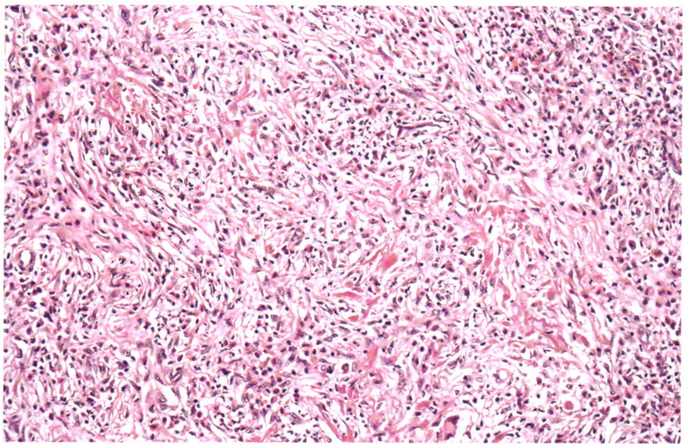

图 16.75 面部肉芽冲：有充分发展的席纹状生长模式

胞浸润伴 Grenz 境界带可区别于中性粒细胞性皮病和白细胞碎裂性血管炎。持久性隆起性红斑（另一类局限性血管炎）往往局限于四肢伸侧，呈现更明显的硬化、中性粒细胞多见和嗜酸性粒细胞少见。若存在大量嗜酸性粒细胞，则可能有朗格汉斯细胞增生性疾病；不过，仅有散在的朗格汉斯细胞和 Grenz 境界带（朗格汉斯细胞增生性疾病往往有亲表皮性）伴大量的嗜酸性粒细胞支持面部肉芽肿。Grenz 境界带还有助于区分面部肉芽肿和超敏反应如节肢动物叮咬。高度异常的厚壁血管伴突出腔面的内皮细胞，可区分血管淋巴样增生伴嗜酸性粒细胞增多症（上皮样血管瘤）。曾报道 1 例红色毛癣菌感染的特殊病例，类似于面部肉芽肿的组织学形态[27]。

组织学特点与面部肉芽肿相同、但缺乏本病典型临床表现或部位的患者，表现为孤立性病变（丘疹、结节或斑块）。这些患者的组织学图像为慢性纤维性血管炎。因为与持久隆起性红斑有组织学重叠，故认为其镜下图像是非特异性炎症反应模式[28]。因此，面部肉芽肿的确诊需要紧密的结合临床病理。

# 持久隆起性红斑

## 临床特征

持久隆起性红斑（erythema elevatum diutinum）这种少见疾病是白细胞碎裂性血管炎的一种局限性变异型[1-3]。尽管任何年龄组均可发病，但患者常在 21 ～ 50 岁之间[4]。男女发病概率相同。患者可表现丘疹和结节，直径可达约 1 cm；也可发生圆形或卵圆形、硬化的隆起性斑块，直径 5 ～ 6 cm。皮疹呈红色或紫色，有时带黄色，可与黄瘤混淆。偶见大疱，也有报道环形分布[1, 5-6]。本病特征性表现为皮损持续存在，且皮损常对称分布。有时可见像瘢痕疙瘩或肿瘤的巨大结节[7-8]。

皮损尤其局限在关节的伸侧面，故见于手背和指背，以及腕、肘、膝、踝及趾的背面（图 16.76、16.77）。臀部也可累及，但躯干常不受累[9]。我们见到 1 例有口腔受累。尽管皮损通常无症状，但有些患者诉有瘙痒和疼痛，在寒冷环境中症状常加重。患者有时也有关节痛。眼部受累包括角膜溶解和溃疡性角膜炎伴类风湿因子阳性[10-11]。尽管本病是慢性和进行性的，但通常经 5 ～ 10 年消退。本病特异性对氨苯砜有效。

通常无系统性症状，但有肺部浸润的报道[12]。

本病常见伴有副蛋白血症，常为 IgA 亚型[1, 13-14]。伴有高免疫球蛋白血症 D 综合征则更少见[12]。一些患者可有潜在的骨髓增生异常综合征或造血系统恶性肿瘤（如多发性骨髓瘤、B 细胞淋巴瘤和慢性淋巴细

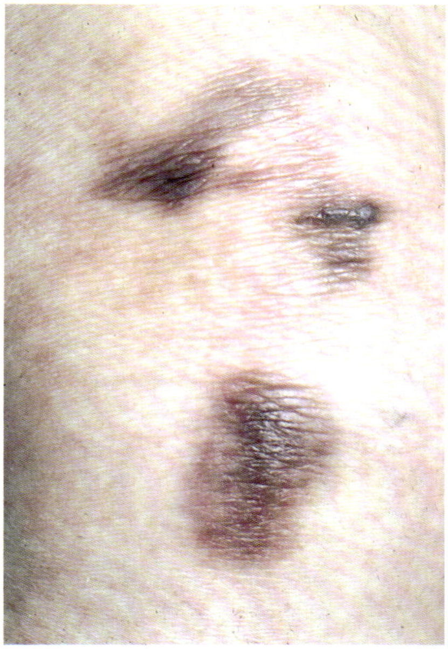

图 16.76 持久隆起性红斑：肘部表现为茎块状结节（From the collection of the late N.P. Smith，MD，the Institute of Dermatology，London，UK.）

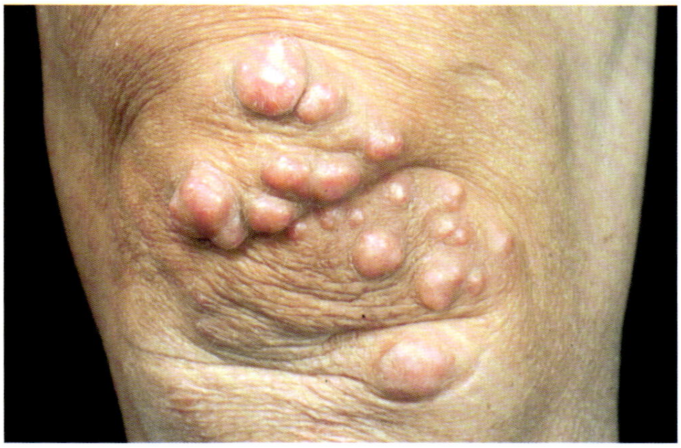

图 16.77 持久隆起性红斑：伸侧受累多见（From the collection of the late N.P. Smith，MD，the Institute of Dermatology，London，UK.）

胞性白血病）[1，16-19]。皮损常先于血液病发生[1]。一项研究发现，皮肤损害的发病与骨髓增生性疾病的发生之间平均间隔7.8年[1，20]。

持久性隆起性红斑罕见伴发其他恶性肿瘤，如肺淋巴上皮瘤样癌和乳腺癌[21-22]。

炎性肠病——克罗恩病和溃疡结肠炎——也与持久性隆起性红斑相关[23-25]。有趣的是，1例克罗恩病患者的皮损似乎在肠道症状加重期间出现[23]。另1例溃疡性结肠炎患者，持久隆起性红斑的皮损与肠道疾病的出现相一致，且在结肠切除后皮损消退[24]。持久性隆起性红斑也报道伴发乳糜泻[26-28]。1例乳糜泻患者的皮损在采取非谷胶饮食后消退[27]。

有报道类风湿性关节炎与持久性隆起性红斑有关[29-31]。其他报道过的有关疾病包括韦格纳肉芽肿病、复发性多软骨炎、坏疽性脓皮病、皮肤红斑狼疮，结节性巩膜炎及葡萄膜炎、桥本甲状腺炎、幼年性特发性关节炎以及干燥综合征[32-40]。持久性隆起性红斑也见于HIV感染者[41-46]。HIV感染患者的皮损可类似Kaposi肉瘤[41]。有报道个别病例有广泛的肢端骨质溶解[47]。毛发红糖疹和蚊虫叮咬与本病的相关性很可能只是巧合[48]。

一种描述为"手背嗜中性皮病"的疾病可能是持久隆起性红斑病谱的一部分[49]。

## 发病机制和组织学特征

持久隆起性红斑可能由免疫复合物所介导。涉及链球菌抗原和大肠杆菌[2，50]。如上所述，本病还可伴冷球蛋白IgA抗体、单克隆或双克隆丙种球蛋白病、多发性骨髓瘤、毛细胞白血病和真性红细胞增多症[1，51-53]。此外，患者的血清中可检测出IgA型抗中性粒细胞胞质抗体（ANCA）和少见的IgG型ANCA[54]。早期皮损有β（2）-整合素CR3和LFA-1的表达增高，而晚期皮损中则消失[55]。白介素-8（IL-8）诱导下外周血中性粒细胞的迁移性增加，而对细菌肽类似物N-甲酰-甲硫氨酰-亮氨酰-苯丙氨酸的应答下降。这些发现提示在持久性隆起性红斑中，中性粒细胞的招募是细胞因子如IL-8激活的结果[55]。免疫复合物和细菌肽维持持久的局部炎症反应[55]。

早期皮损的活检显示白细胞碎裂性血管炎的典型特征（图16.78）[1，56]。表皮可表现为棘层肥厚和角化不全。可见纤维素样坏死和浅丛血管的中性粒细胞浸润。静脉周围结缔组织有丰富的纤维蛋白沉积和致密的炎症细胞浸润，包括中性粒细胞、组织细胞、淋巴细胞和嗜酸性粒细胞。白细胞碎裂常明显。

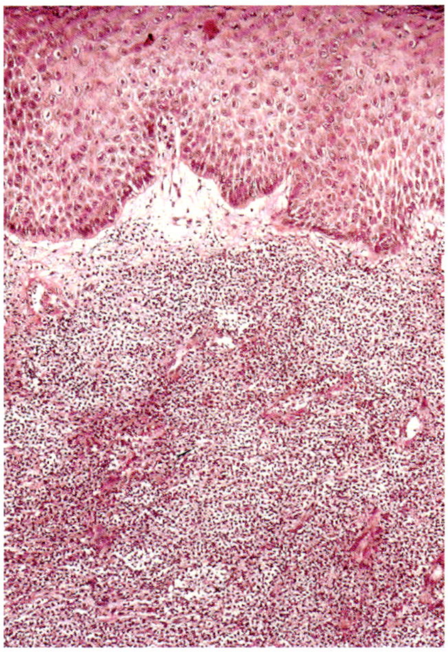

图16.78 持久隆起性红斑：早期皮损示白细胞碎裂性血管炎，其背景为Sweet综合征样的中性粒细胞浸润

晚期皮损的特征为肉芽组织和纤维性瘢痕形成，即使这样，但经多个切片检查仍可发现灶性中性粒细胞性血管炎（图16.79）。在突然爆发的皮损中，可无血管炎表现。肉芽组织和致密的瘢痕形成意味着这个部位先前有急性的炎症过程。晚期皮损中的瘢痕常呈席纹状（图16.80）。间质内脂质沉积，既往描述为细胞外胆固醇沉积较少见。

在眼部病变中，已有报道白细胞碎裂性血管炎伴局灶性肉芽肿性炎症[11]。

罕见的组织病理学特征包括栅状坏死性肉芽肿和化脓性肉芽肿样特征[48]。

## 鉴别诊断

持久隆起性红斑典型者累及真皮，因此必须与面部肉芽肿相区别。面部肉芽肿以嗜酸性粒细胞浸润为

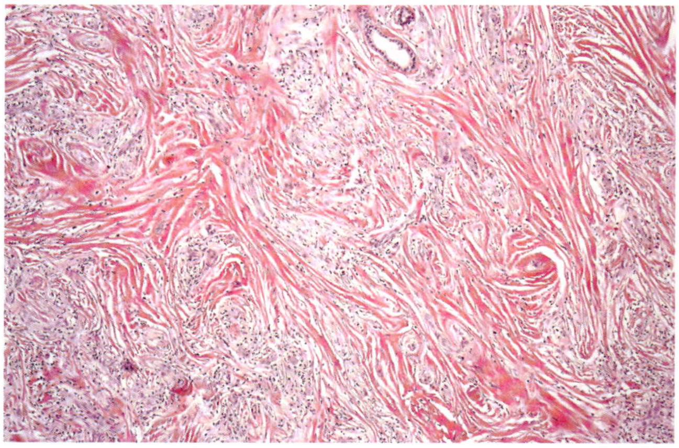

图16.79 持久隆起性红斑：晚期皮损示瘢痕组织形成以及模糊的席纹状生长模式

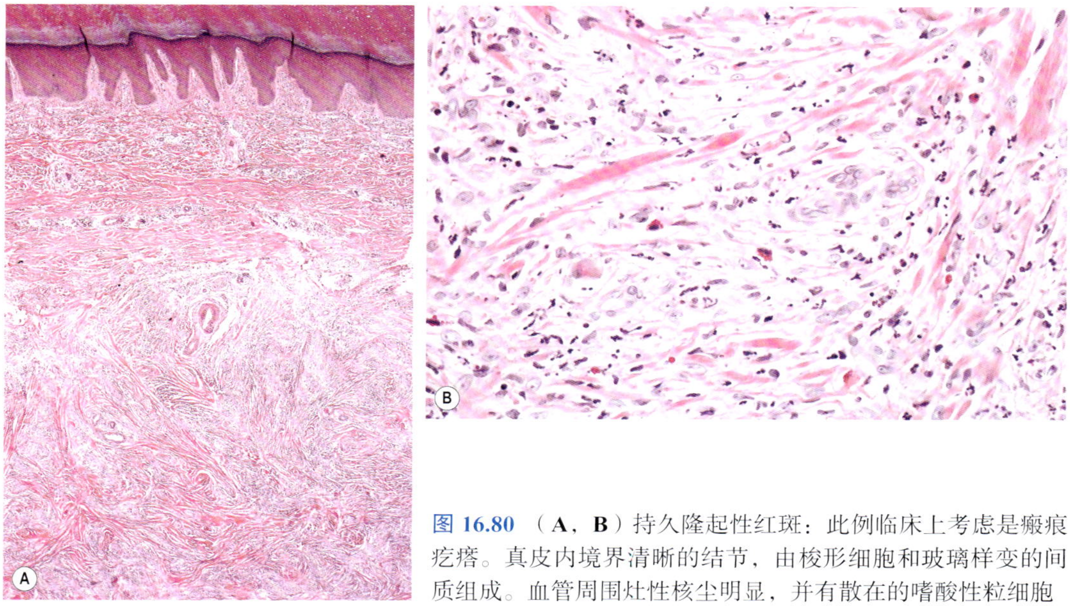

图 16.80 （A，B）持久隆起性红斑：此例临床上考虑是瘢痕疙瘩。真皮内境界清晰的结节，由梭形细胞和玻璃样变的间质组成。血管周围灶性核尘明显，并有散在的嗜酸性粒细胞

主，而持久隆起型红斑则以大量的中性粒细胞为主。但是，两者晚期皮损的组织学特点常常重叠，且类似表现也见于慢性纤维性血管炎。后者是一种非特异性反应类型，偶尔见于临床既非面部肉芽肿又非持久隆起性红斑孤立性损害中[57]。与 Sweet 综合征的区别是中性粒细胞性血管炎。晚期硬化性皮损，尤其是大块的病变，可被误认为是新生物或皮肤纤维瘤[8]。白细胞破裂性血管炎和中性粒细胞浸润伴核碎裂的存在，支持持久隆起性红斑。

# 白塞病

## 临床特征

白塞病（Behçet's disease）这一罕见疾病最初曾被认为是复发性口腔和生殖器溃疡伴葡萄膜炎的综合征。但现今已知它是一种系统性疾病，除了皮肤和黏膜外，病变还累及关节、中枢神经系统、血管、呼吸道、胃肠道及泌尿生殖系统（图 16.7）[1-7]。本病可见于世界各地，但在日本、东南亚、中东、土耳其及一些地中海沿岸国家显示发病率高。本病好发于男性，最常见于青年人，发病高峰在 21 ～ 30 岁[8]。儿童也可累及，且男女发病率大致相同[9]。有研究表明儿童病情较轻[10]。一些资料显示男性死亡率似乎更高[11]。

1990 年国际研究小组制定了白塞病的诊断标准，总结于表 16.8[4]。但应注意这些标准尚有争议[12]。我们对这一复杂性疾病的深入认识仍需更多的研究。

复发性口腔溃疡是恒定的特征。一些患者在出现

表 16.7 白塞病：器官受累的频率

| 症状或体征 | 发生率（%） |
|---|---|
| 口腔溃疡 | 90 ～ 100 |
| 生殖器溃疡 | 64 ～ 88 |
| 眼部损害 | 27 ～ 90 |
| 皮肤损害 | 48 ～ 88 |
| 关节表现 | 18 ～ 64 |
| 神经症状 | 10 ～ 29 |
| 肠道表现 | 0 ～ 59 |
| 血栓性静脉炎 | 10 ～ 37 |

Reproduced with permission from Arbesfield，S.J.and Kurban，A.K.（1988）Journal of the American Academy of Dermatology，19，767-779.Copyright The American Academy of Dermatology，Inc

表 16.8 白塞病：诊断标准 *

| 标准 | 定义 |
|---|---|
| 复发性口腔溃疡 | 医师或患者观察到轻微的或较重的阿弗他溃疡，或疱疹样溃疡，1 年内反复发作至少 3 次 |
| 加上以下 2 个表现：<br>复发性生殖器溃疡 | 医师或患者观察到阿弗他溃疡或瘢痕 |
| 眼部损害 | 前葡萄膜炎、后葡萄膜炎，或裂隙灯检查时玻璃体内可见细胞；或眼科医师发现的视网膜血管炎 |
| 皮肤损害 | 医师或患者观察到结节性红斑、假性毛囊炎或丘脓疱疹；或患者未用激素治疗时医师观察到痤疮样结节 |
| 针刺试验阳性 | 24 ～ 28 小时由医师判断结果 |

* 上述表现只适用于缺乏其他临床解释时。
Reprinted permission from Elsevier（International Study Group for Behcet's Disease（1990）Lancet，335，1078-1080）

诊断白塞病的其他体征前有长期口腔溃疡史。典型的溃疡直径可达 1 cm 或更大。它们可发生于口腔、咽部甚至喉部的各个地方（图 16.81）[13]。它们极其疼痛。尽管可能持续更长时间，但通常在 14 天内自行消退。溃疡基底上覆以黄色坏死性痂。一些患者出现呈疱疹样的溃疡[14]。溃疡较大的患者往往口腔疾病较严重，更容易复发[14]。

皮肤损害常见，反复发作，可有不同的表现，包括好发于下肢的结节性红斑样病变[15-16]。患者也可出现痤疮样丘疹和脓疱、疖、脓皮病和血栓性静脉炎（图 16.82）。在一项大样本的研究中，丘疹脓疱性损害（其次是结节性红斑样结节）是最常见的皮肤表现[7]。亦有患者描述有 Sweet 综合征样的皮损[17]。

白塞病典型而重要的诊断线索是同形反应，在轻度皮肤损伤部位如注射处可发生无菌性脓疱（图 16.83）[18-19]。然而有些矛盾的是，一些学者发现患者在 4 mm 钻孔活检后，其伤口愈合程度与对照组相比并无差别[20]。

生殖器病变与口腔黏膜相似，发生在阴囊、阴茎、阴道和女性外阴（图 16.84、16.85）[7]。

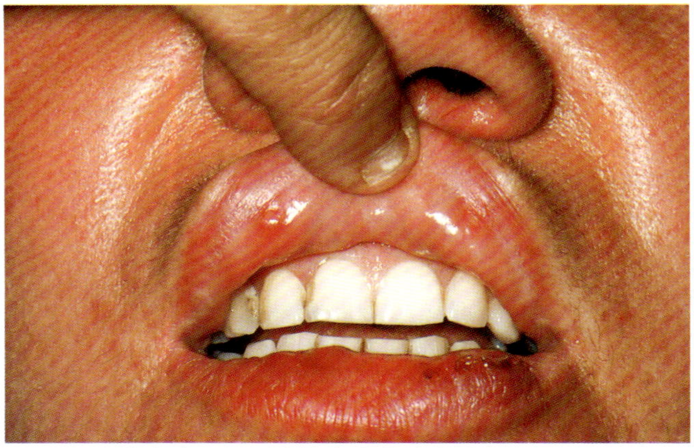

图 16.81 白塞病：双唇内侧有浅表溃疡（By courtesy of R.A. Marsden，MD，St George’s Hospital，London，UK.）

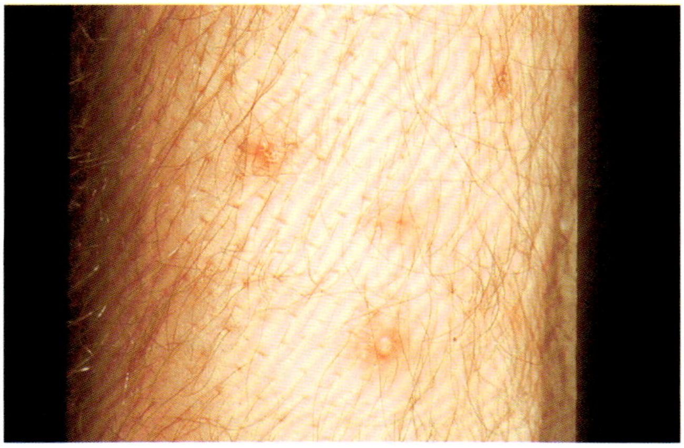

图 16.82 白塞病：小腿典型的脓疱（By courtesy of R.A. Marsden，MD，St George’s Hospital，London，UK.）

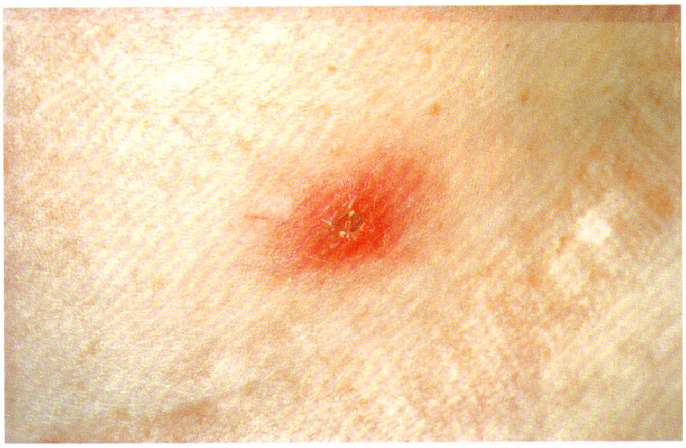

图 16.83 白塞病：此已破的脓疱发生在原先静脉穿刺部位。这一阳性的激发试验，对白塞病而言是真正能够确定诊断的（By courtesy of D.A.H. Yates，MD，St Thomas’ Hospital，London，UK.）

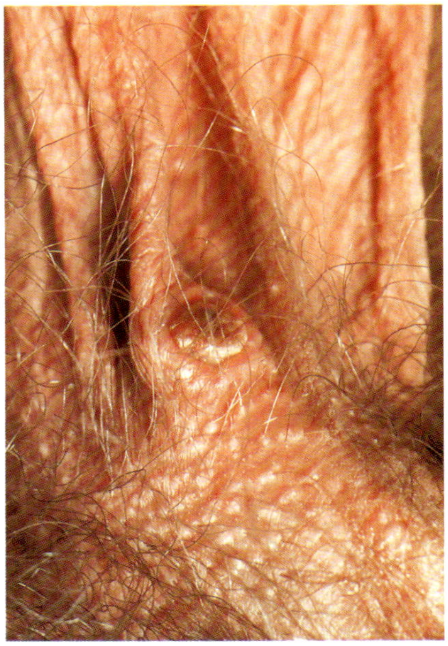

图 16.84 白塞病：典型的阴囊溃疡伴中央坏死（By courtesy of D.A.H. Yates，MD，St Thomas’ Hospital，London，UK.）

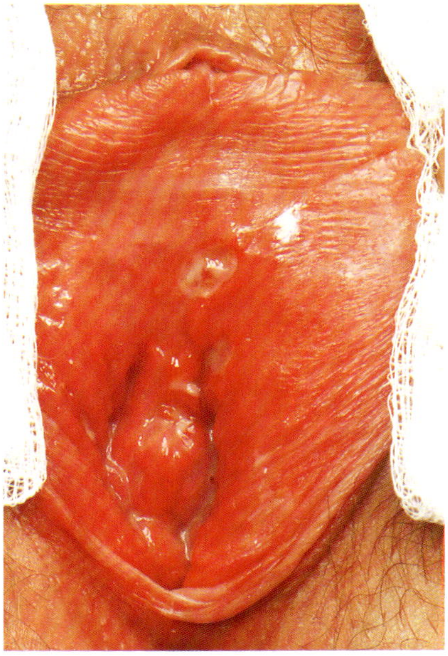

图 16.85 白塞病：可见女阴多发性浅表溃疡（By courtesy of R.A. Marsden，MD，St George’s Hospital，London，UK.）

眼部受累很重要，因为若不加以治疗可进展为白内障或失明。大多数患者双眼同时受累。几乎眼睛的任何部位均可受累，但双侧前节段炎症（前葡萄膜炎）、后葡萄膜炎伴眼前房积脓和玻璃体炎被认为是特异病征性的[21-22]。男性患者中葡萄膜炎越来越常见，与严重的临床过程相关，可导致视力丧失[22]。其他表现有结膜炎、角膜溃疡、脉络膜炎及视网膜血管受累（动脉和静脉血管炎）。

关节受累并不少见，多侵犯膝、踝、肘和腕部[23]。典型者为单关节或少数几个关节受累。受累关节红肿、触痛和疼痛。值得注意的是，尽管关节炎症状可持续多年，但并不发生关节畸形。

白塞病的血管病变，既可表现为血栓闭塞性疾病又可表现为明显的血管炎。血管受累是影响发病率及死亡率的重要因素，约见于1/3的患者[24-25]。男性发病风险似乎增高[25]。血栓性静脉炎常见，可影响肢体的浅、深静脉。上下腔静脉栓塞是不少见的并发症。肝静脉栓塞（Budd-Chiari综合征）是特别危险的血管受累的一种类型，其死亡率高[26]。约1%的患者发生肺动脉瘤，死亡率达50%[27-28]。

炎症几乎可侵犯所有动脉，而动脉瘤形成及继发破裂是死亡的一个主要原因。

呼吸道受累表现为呼吸困难、咳嗽、胸膜炎、胸痛和咯血[29]。咯血由肺动脉支气管瘘形成所致，也是死亡的一个主要原因。高达5%的患者肺部可受累[29]。

肠道受累多侵犯回盲部，可发生溃疡及穿孔，表现为需要外科干预的急腹症[30]。食管受累少见，表现为溃疡、糜烂、狭窄或食管炎[31]。

高达25%的患者出现神经系统受累，预后较差[24]。中枢和外周神经均可累及。几乎所有的神经症状和体征均可出现，包括感觉丧失、卒中、脊神经、脑神经和外周神经病变。硬脑膜静脉窦血栓形成是众所周知的并发症[32]。

高达55%的患者有肾受累，表现为淀粉样变性、肾小球肾炎、间质性肾炎和血管炎[33]。

一项对相关器官系统受累的研究，使人们对白塞病病谱进行了亚分类[34-35]。白塞病的死亡率相当的低，仅占2%～4%。

## 发病机制和组织学特征

确切的病因和发病机制尚不清楚。最近的研究集中在白塞病患者可能发生的异常免疫应答上。热休克蛋白被认为可能在发病机制中起重要作用[36-37]。血清热休克蛋白升高，与疾病活动性无关的血管内皮生长因子（VEGF）和抗磷脂抗体水平升高[38]。白塞病患者的活性热休克蛋白可致小鼠发生眼葡萄膜炎[37]。血管内皮生长因子水平升高，与血管或眼部疾病的有显著相关[38]。有报道一些白塞病患者出现T细胞寡克隆扩增[39]。一项研究表明，血清IL-12和外周Th1淋巴细胞水平与疾病活动性相关[40]。

口腔活检证实血管壁有补体成分C3和C9沉积[35]。有报道白介素水平升高和B细胞活性增加[41]。高水平的循环免疫复合物及血管壁上免疫球蛋白（特别是IgM）和补体的沉积在发病机制中可能有重要作用[42-44]。白塞病与人类白细胞抗原（HLA）-B5、-B12、-B27，特别是HLA-BW51有关[24]。也有报道抗心磷脂抗体[24]。

尽管积累了相当多免疫学和遗传学资料，但是诱发这些改变并最终导致本病的潜在抗原或其他刺激原仍然不清楚。

组织学特征本身很大程度上缺乏特异性[35, 41, 45-46]。本病的诊断主要依赖临床。病理特征可表现为淋巴细胞性血管炎和坏死性血管炎，主要影响浅丛毛细血管后小静脉，并伴纤维素样坏死（图16.86）[45]。在一项研究中，近50%的患者有血管炎表现[47]。然而这些血管炎性改变常看似是皮肤或黏膜炎症性改变的一种结果而不是原因[46]。可有内皮细胞肿胀，常伴有血管周围淋巴细胞浸润，有时中性粒细胞丰富[48]。在一项研究中，静脉炎和小静脉炎是最常见的血管炎形式[12]，48%的患者表现为静脉炎/小静脉炎，而白细胞碎裂性血管炎和淋巴细胞性血管炎分别占17%和31%[47]。

非特异性表现包括真皮内弥漫性中性粒细胞浸润，伴或不伴脓肿形成，相应临床的表现是脓疱性病变、急性毛囊炎和痤疮样毛囊中心性脓疱改变（图16.87）[12, 49-50]。一项研究发现，针刺创伤后的活检显示中性粒细胞浸润伴表皮内脓疱。在此研究中，反应性皮损内未见有血管炎表现[51]。其他学者发现反

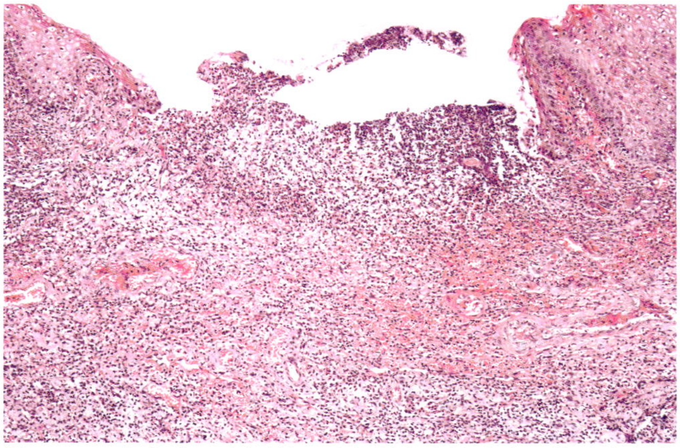

**图16.86** 白塞病：此视野显示女阴浅表性溃疡，伴致密的中性粒细胞浸润和急性血管炎改变

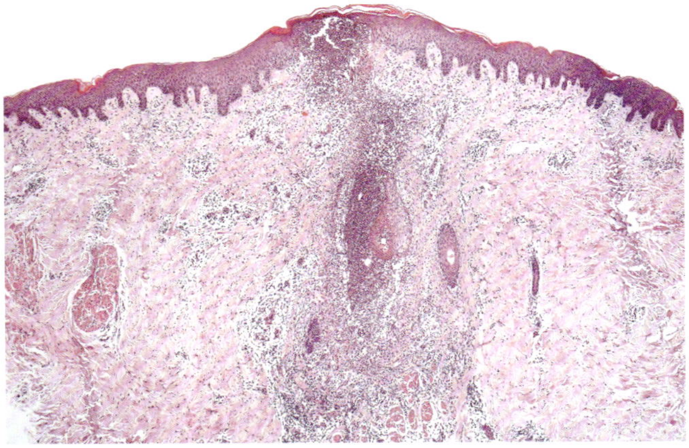

图 16.87 白塞病：充分发展的急性化脓性毛囊炎

应性皮损中可有白细胞碎裂性血管炎或 Sweet 综合征样的特点[18]。

结节性红斑样皮损与皮下脂肪内血管的坏死性血管炎相一致，常伴血栓形成。亦有报道间隔性或小叶性脂膜炎[13]。浅表性血栓性静脉炎可见于高达 30% 以上的患者（图 16.88）[34]。口腔损害和生殖器溃疡为非特异性溃疡，有些患者也可伴白细胞碎裂性或淋巴细胞性血管炎。

肺部损害的特征为肺动脉血管炎，有时也侵犯静脉和毛细血管[29]。血栓形成、梗死、出血及动脉瘤

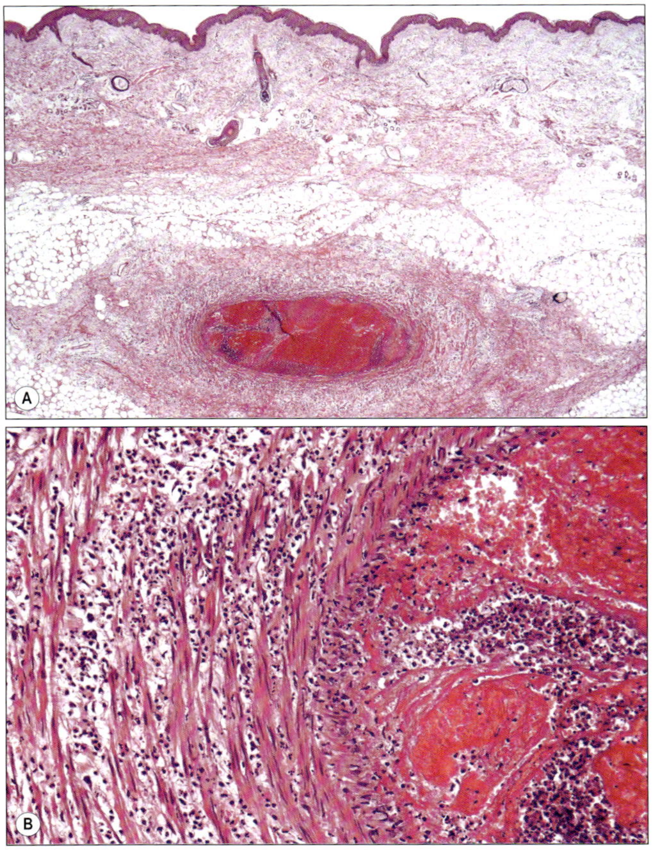

图 16.88 （A，B）白塞病：此切片中显示累及皮下脂肪组织的血栓性静脉炎，血管周围大量的淋巴细胞浸润

形成是严重的后遗症。炎症通常穿透血管壁并可伴有弹力组织的破坏。陈旧性破坏性血管损害以纤维性瘢痕形成为特征。

脑部病变早期阶段的特点是静脉周围淋巴细胞浸润。晚期病变中则有广泛的脱髓鞘表现，类似多发性硬化症[24]。

## 鉴别诊断

白塞病可能出现多种多样的非特异性组织学表现，所以其组织学鉴别诊断范围非常广泛。一项大型研究认为，临床资料在其诊断中最重要，而活检的作用是证实临床印象[7]。其他学者提出，活检对评估以血管为基础的病变是关键的，特别是在临床上帮助区分脓疱性（非血管性的）病变[12]。白塞病的诊断标准还有待继续完善。

鉴别诊断包括其他原因所致的毛囊炎、感染、结节性红斑、结缔组织病、中性粒细胞性血管炎、淋巴细胞性血管炎及中性粒细胞性皮病。它们没有特异性的组织学改变，须充分结合临床和病理学资料得出最终诊断[7]。

# 血栓闭塞性脉管炎

## 临床特征

血栓闭塞性脉管炎（thromboangiitis obliterans；Buerger 病）最常见于青年人，男性比女性更常见[1]。但男女比例正发生改变，女性患者越来越常见[2-3]。在一项大型研究中，23% 的患者是女性[2]。此外，本病在老年人中也越来越常见[2]。几乎只有吸烟者才患 Buerger 病。尽管大部分患者都是“重度”吸烟者，但有些每天抽烟不到一包[4]。事实上，有些学者认为吸烟史是诊断的一条必要标准。日本的一项研究表明，不吸烟的 Buerger 病患者更多的可能是女性[5]。在孟加拉国，抽 bidis（一种手工卷制的、不成瘾的、未经加工的烟草制品）与本病尤其有关[6]。

Buerger 病的全球发病率在不同地区之间有很大差别。例如，尼泊尔的发病率是北美的 50 倍[7]。本病在东欧、中东和亚洲的患病率最高。患者大多数表现为肢体疼痛性发绀性损害，尤其在指或趾，还可形成溃疡和坏疽（图 16.89）。患者常诉对寒冷敏感。

本病常在停止吸烟之后消退[8-9]。继续吸烟者则常遭受四肢趾或指切除。一项研究表明，戒烟患者只

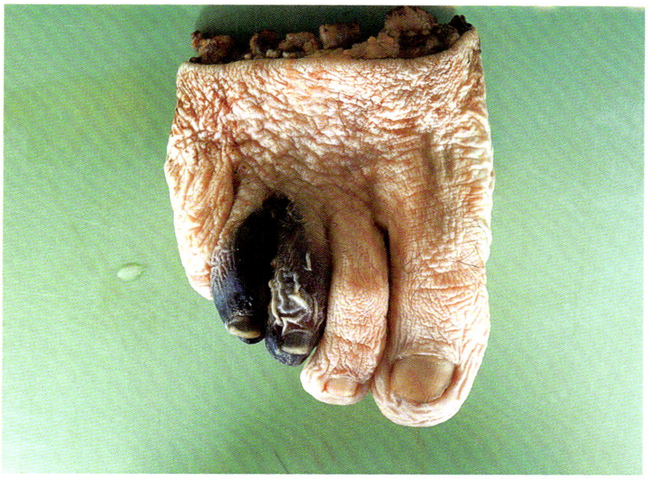

图 16.89 Buerger 病：在此截肢标本中可见足趾坏疽

有 2% 需要截肢，相比之下，继续吸烟患者有 42% 需要截肢[2]。

大多数本病患者仅局限在四肢，但有些患者可出现内脏累及[10-13]，且可致命[10]。大脑、肠道、心脏、肾和肺的血管均可累及[14-17]。个别患者有多器官受累[18]。

## 发病机制和组织学特征

Buerger 病的发病机制尚不清楚。显然，其与吸烟密切相关，表明这一习惯在引发血栓形成和导致缺血中发挥重要作用[19]。尚不清楚是烟草产品对内皮细胞的毒性，还是引发免疫反应损伤血管。值得关注的是，本病也可见于使用无烟型烟草患者[20]。部分 Buerger 病患者抗内皮细胞抗体升高[21]。而且，疾病活动性与抗内皮细胞抗体滴度相关[21]。与对照组相比，Buerger 病患者“未发病”肢体对乙酰胆碱（一种内皮依赖性血管舒张药）的反应消失[22]。内弹力层有 IgG、IgM 和 IgA 沉积[23]。

病变的特征是中小动脉和较少见的静脉内血栓形成，伴数量不等的炎症细胞浸润，包括中性粒细胞、淋巴细胞、嗜酸性粒细胞、组织细胞和巨细胞[19，24]。免疫组化研究已证实浸润细胞的异质性。T 细胞、B 细胞、巨噬细胞和树突状细胞均可出现[23]。CD4 阳性 T 细胞的数量超过了 CD8 阳性细胞以及 T 细胞介导的炎症，在本病的发生中似乎有重要的意义[25]。一个特征性的发现是微脓肿形成伴腔内血栓。炎症细胞可见于血管壁各层（图 16.90）。保留有内弹性层是一个典型的特征[19]。

当病变老化时，血栓机化并代之以纤维化，最终血管再通（图 16.91）。在机化的晚期阶段，根据活检发现是不能明确诊断的。

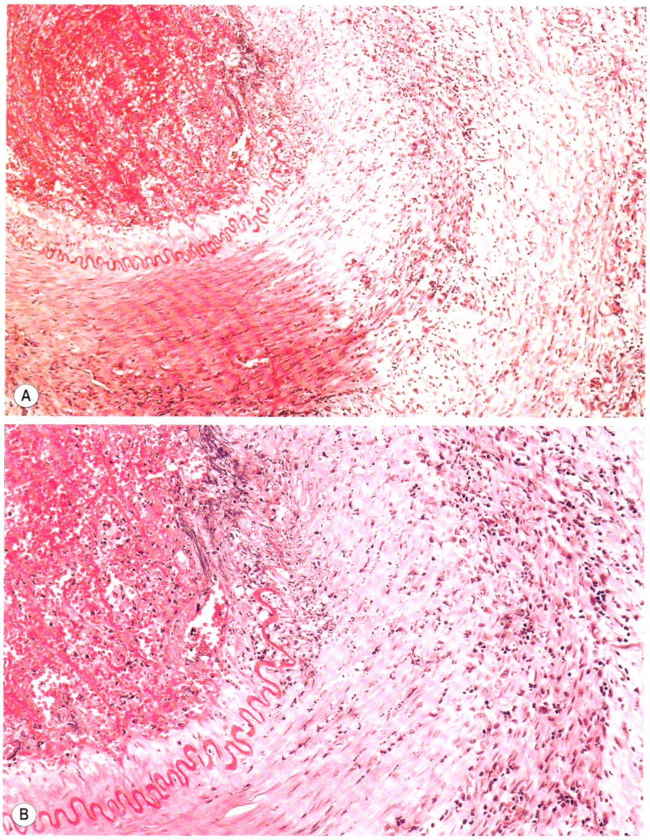

图 16.90 （A、B）Buerger 病：此急性皮损示整个血管壁的炎症伴脓肿形成和血栓形成

## 鉴别诊断

Buerger 病的组织病理学特征为非特异性的。鉴别诊断包括其他血栓性血管病。在明确诊断前建议结合临床。保留有内弹力层是特征性的表现，有助于区别其他血管炎[19，26]。

# 颞动脉炎

## 临床特征

颞动脉炎（temporal arteritis；巨细胞动脉炎）是一种老年病，女性好发（3：1）[1-2]。它是一种泛发性血管炎，主要累及中等动脉和大动脉[3]。主要见于高加索人，病因未明[2-3]。

1990 年美国风湿病学学会列出了 5 条诊断标准，见表 16.9[1]。典型者主要侵犯颞动脉，但巨细胞动脉炎也可累及枕动脉或面动脉，事实上可侵犯几乎

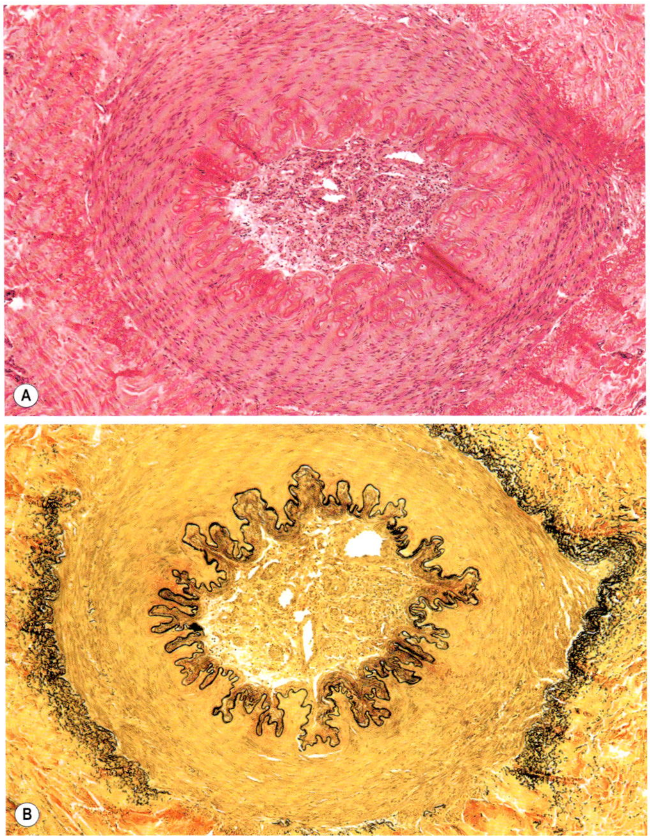

图 16.91 （A，B）Buerger 病：晚期皮损示腔内闭塞和再通。注意内弹力层未受累

表 16.9 1990 年巨细胞（颞）动脉炎的分类标准（传统表格）*

| 标准 | 定义 |
|---|---|
| 发病年龄≥ 50 岁 | 症状或体征出现于 50 岁或以上 |
| 新发头痛 | 头部局限性疼痛，新发或新的类型 |
| 颞动脉异常 | 颞动脉触痛或脉搏减弱，与颈动脉粥样硬化无关 |
| 红细胞沉降率增高 | Westergren 测红细胞沉降率≥ 50 mm/h |
| 动脉活检异常 | 动脉活检标本显示血管炎，其特征是以单核细胞浸润为主或通常伴多核巨细胞的肉芽肿性炎症 |

* 出于分类目的，如果患者符合上述 5 条标准中的至少 3 条，则认为患巨细胞（颞）动脉炎。以此为标准的诊断敏感性为 93.5%，特异性为 91.2%。
Reproduced with permission from Hundr，G.G.（1990）Arthritis and Rheumatism，33，1122-1128

所有的中等血管或大血管，包括主动脉及其分支[3]。巨细胞动脉炎患者表现为发热、严重头痛和搏动性头痛。临床检查可发现头皮触痛，且受累血管的上覆皮肤可有红斑、水肿或淤青[4]。触诊常发现条索样和结节性血管。脉搏可减弱或消失。

因眼或视网膜血管受累而出现的视力障碍是一种重要的并发症，有时可致失明。中枢神经系统病变可导致卒中、蛛网膜下腔出血或精神障碍，耳受累可致耳聋。一项大型研究显示，近 1/3 的患者有神经系统症状[5]。14% 的患者有明显的外周神经病症状[4]。相关的淋巴结常肿大并有触痛。风湿性多肌痛（即颈部、肢带和上肢的肌肉僵硬、无力及疼痛）的症状非常普遍，发生于高达 75% 的患者[6]。实验室检查通常可示轻度贫血、中性粒细胞增多及红细胞沉降率明显增高。血管性血友病因子水平增高是特征性的[7]。

除上述病变，其他损害是少见的，可能反映了皮肤中广泛的侧支循环[8-9]。患者偶尔可表现为溃疡（有时范围很大）、大片坏死、大疱和坏疽（图 16.92）[10-11]。舌动脉受累可导致舌炎或舌坏疽[12-13]。咀嚼障碍是另外一个特点。

曾报道极少数播散性内脏动脉炎患者有巨细胞动脉炎样组织学特征[14]。心、肺、肾、胃、胰和肝可受累[14]。对于如何命名像这样罕见和特殊的病例尚有争议。

期望寿命似乎并不受颞动脉炎的负面影响[15]。

大多数患者红细胞沉降率增快[16]。C- 反应蛋白也常升高[16]。常见抗心磷脂抗体水平增高[17-20]。一些研究认为，抗心磷脂抗体的存在与较严重的血管损伤有关[19-20]。大部分患者经类固醇皮质激素治疗后，抗心磷脂抗体滴度恢复正常[18]。

## 发病机制和组织学特征

颞动脉炎的发病机制不明。尽管提出过免疫学机制，但尚未被证实。家族群集和 HLA-DR4 抗原出现频率增高，这些证据使该病的遗传学影响的可能性增加[3]。然而，相一致的、可重复的 HLA 相关性并未在所有人群中得到证实。

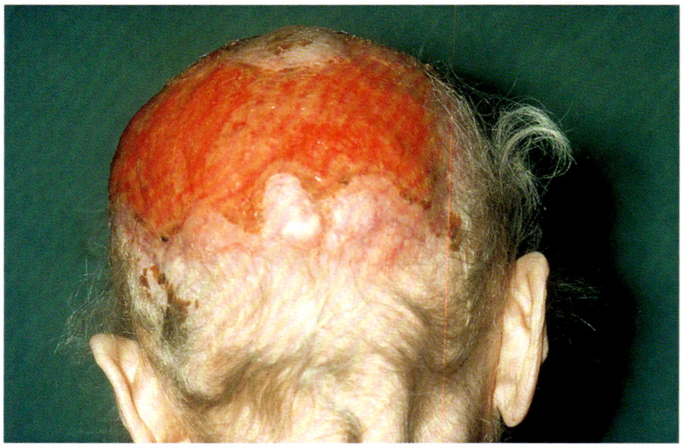

图 16.92 巨细胞动脉炎：严重局部缺血性坏死伴溃疡，破坏了此患者的大部分头皮（By courtesy of D. McGibbon，MD，St Thomas' Hospital，London，UK.）

有人提出巨细胞动脉炎是一种可能直接（至少部分）针对血管弹力层的自身免疫性疾病[3]。据报道，浸润的T细胞主要是辅助性亚型并表达HLA-DR，提示它们被激活[3]。淋巴细胞显示对转铁蛋白抗体和IL-2受体抗体有应答[21]。用含弹性蛋白衍生肽的培养基孵育后，单核细胞的增殖高于对照组[22]。这一结果提示在巨细胞动脉炎中，弹性蛋白衍生肽是T细胞的靶点[22]。疾病活动性与血浆IL-6的浓度相关[23]。

一些学者证实发病率呈波动性循环模式，提出可能有一种感染性病原体或其他诱发因素发挥重要的致病作用[24-26]。Mayo Clinic的研究显示发病率的变化，约每7年出现一个高峰期[24]。丹麦的一项研究同样证明，颞动脉炎的发病率明显不一，并有5个高峰时段[26]。其中似乎与2次肺炎支原体感染流行有关，2次可能与细小病毒B19流行相关，1次与肺炎衣原体流行有关[26]。另一项研究表明，与对照组相比，颞动脉炎患者发生感染的可能性增加3倍[27]。有报道颞动脉炎与1型副流感病毒相关[28-29]。一个不同的假说认为由于年龄或日光损伤相关性变化引起内源性物质的改变[30-32]。尽管有以上各种观点，但是颞动脉炎确切的诱发因素和发病机制仍不清楚。

巨细胞动脉炎的病变通常灶性分布，因此，活检前要仔细触摸血管以发现明显受侵的病变。即使如此，假阴性结果并不少见（见下述）。病变是肉芽肿性质的，可侵犯部分或全部血管壁（图16.93）[33]。细胞浸润尤其侵犯内层和中层，有淋巴细胞、浆细胞、组织细胞和数量不等的异物巨细胞和朗格汉斯细胞（图16.94）。巨细胞有时相当稀少，必须检查多个层面才发现。巨细胞偶尔缺如。典型的巨细胞动脉炎破坏内弹力层，可见内弹力层肿胀和破碎，巨细胞胞质内可见部分片段（图16.95）[4]。

第二种较少见的形式为全动脉炎，浸润细胞由淋巴细胞、巨噬细胞、中性粒细胞和嗜酸性粒细胞组成，但无巨细胞。有明显的不同程度的血管壁坏死，血管内常有血栓形成。

疾病的晚期阶段出现纤维性瘢痕形成，可发现多层的内弹力层重建。在疑似病例中，弹性组织染色是有价值的。血栓有时可再通。

活检前开始糖皮质激素治疗，影响组织学表现[34]。巨细胞极少或完全缺如。内弹力层有大的环状缺陷，在外肌层和外膜间有一层淋巴细胞和上皮样组织细胞浸润[34]。这些变化在激素治疗后1周内即可注意到[34]。

重要的是应注意，有典型颞动脉炎症状的患者活检也可呈阴性，很可能是由于动脉炎的多灶性特点和取材误差所致。一项研究表明，44%的患者有颞动脉炎的临床表现，类固醇激素治疗好转，但活检呈阴性[35]。因此，活检阴性并不能排除本病。考虑到延迟治疗或没有治疗的后果，即使没有明确的活检诊断，常有必要对选定的患者进行治疗。一项研究发现，有系统性症状或体检发现有颞动脉异常的颞动脉炎患者，很可能活检阳性[36]。多普勒流式研究可用以提高活检的敏感性[37]。考虑到颞动脉炎的多灶性特点，更长动脉长度的活检以及增加检查的血管节段数量，无疑可提高诊断率[38]。

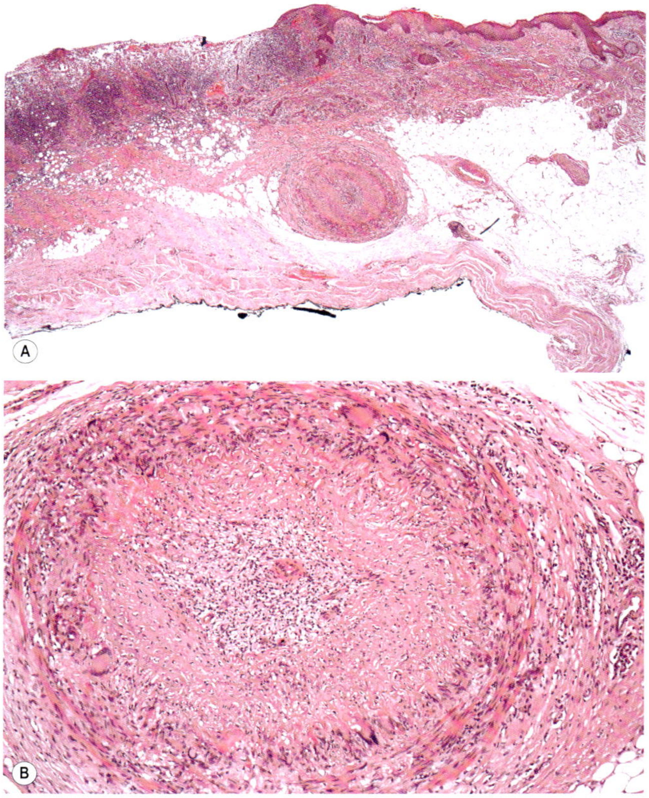


图16.93 （A、B）巨细胞动脉炎：头皮活检示多血管受累（By courtesy of P.A. Burton，MD，Southmead Hospital，Bristol，UK.）

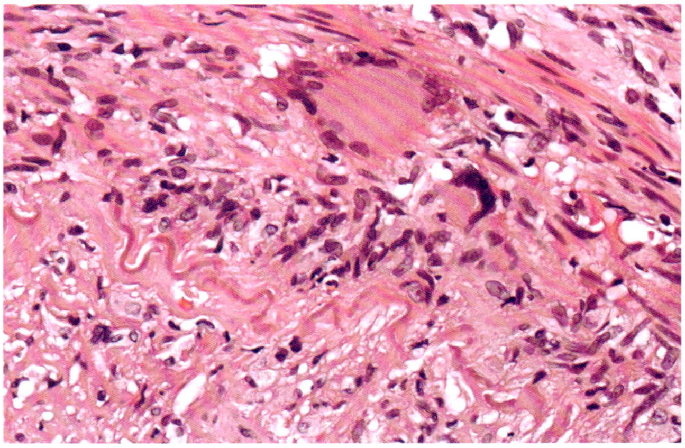

图16.94 巨细胞动脉炎：内膜和中膜致密的慢性炎症细胞浸润伴明显的朗汉斯巨细胞（By courtesy of P.A. Burton，MD，Southmead Hospital，Bristol，UK.）

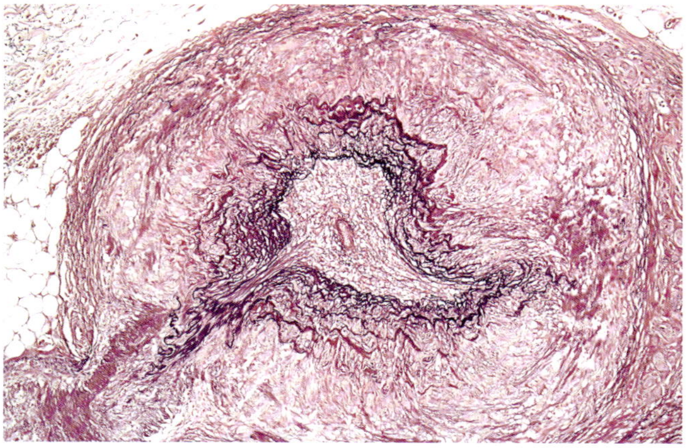

图 16.95 巨细胞动脉炎：内弹力层破碎（By courtesy of P.A. Burton，MD，Southmead Hospital，Bristol，UK.）

## 鉴别诊断

本病组织病理特点与另一种类型巨细胞动脉炎 Takayasu 病的表现相同。需密切联系临床来区分二者，因它们存在重叠，许多病例并不能进行细分类。一些学者认为，这些疾病构成巨细胞动脉炎连续谱系，患者的年龄是主要鉴别点：40 岁以下的患者更可能是 Takayasu 动脉炎；50 岁以上的患者更可能是颞动脉炎。

值得注意的是，内弹力层破碎既可以是年龄相关性改变，也可以是动脉粥样硬化的结果。这些疾病很难与愈合的动脉炎相区别。中层瘢痕形成提示为颞动脉炎。其破坏的程度，尤其是内弹力层的连续性破坏，被认为与愈合的动脉炎可能相关[6]。

# 青少年颞动脉炎

## 临床特征

青少年颞动脉炎（juvenile temporal arteritis）是一种罕见的且难以定义的疾病，在 1975 年首先报道[1]。迄今为止，大约只有 20 例文献报道[2-10]。本病与经典的颞动脉炎无关，不伴异常的红细胞沉降率，也无系统受累的体征。它发生于年龄小于 40 岁的患者，最常见的表现是单侧无痛性结节或颞区数厘米的肿胀[1-10]。罕见疼痛表现和双侧受累[2-4]。本病可伴有血嗜酸性粒细胞增多，可能与 Kimura 病相关或伴发 Kimura 病[4-5, 7, 9-10]。

## 组织学特征

青少年颞动脉炎的特点是内膜增生和颞动脉中层断裂伴重度慢性炎症浸润，浸润细胞主要由淋巴细胞和嗜酸性粒细胞组成。内皮细胞增生是另一个特点，可见淋巴滤泡和生发中心的形成。经典颞动脉炎中所见的巨细胞不是本病的一个特征。

# Takayasu 动脉炎

## 临床特征

Takayasu 动脉炎（Takayasu's arteritis；无脉症，巨细胞动脉炎）是一罕见的肉芽肿性疾病，主要侵犯主动脉及其主要分支，导致血管狭窄伴杂音和脉搏减弱或消失（因此命名“无脉症”）[1-2]。动脉瘤形成是另一特征。本病主要好发于女性（7∶1），最常累及上肢，通常在 11 ～ 20 岁或 21 ～ 30 岁发病。尽管大多数患者为年轻人，但也见于儿童[3-4]。欧洲和美国罕见，常发生于日本、中国、朝鲜、东南亚、印度和墨西哥[2]。本病似有两个阶段：

- 急性全身性疾病，其特征是发热、乏力、关节痛、肌痛和包括葡萄膜炎和巩膜外层炎的眼部病变；
- 大血管受累的慢性阶段[5]。

目前的诊断标准见表 16.10。除了必要条件外，有两条主要标准、一条主要标准加上 2 条或 2 条以上次要标准，或者 4 条或 4 条以上的次要标准，均很有可能是 Takayasu 动脉炎[6]。

皮肤表现见于高达 50% 的患者，包括 Raynaud 综合征（由于大血管受累所致）、急性炎症性结节和结节性红斑样特点（尤其在欧洲和北美）、坏疽性脓皮病样病变（特别是在日本）、假性硬红斑、浅表性静脉炎、结核样疹和紫癜（图 16.96）[5, 7-8]。患者可

表 16.10 Takayasu 动脉炎：诊断标准

| |
|---|
| • 必要条件<br>—年龄＜ 40 岁 |
| • 主要标准<br>—左中部锁骨下动脉损害<br>—右中部锁骨下动脉损害 |
| • 次要标准<br>—红细胞沉降率增高<br>—颈动脉触痛<br>—高血压<br>—主动脉回流或环状主动脉扩张<br>—肺动脉损害<br>—左中部颈总动脉损害<br>—远端头臂干动脉损害<br>—胸降主动脉损害<br>—腹主动脉损害 |
| Reproduced with permission from Bentsson，B.A.and Anderson，T.（1991）Current Opinion in Rheumatology，3，15-22 |

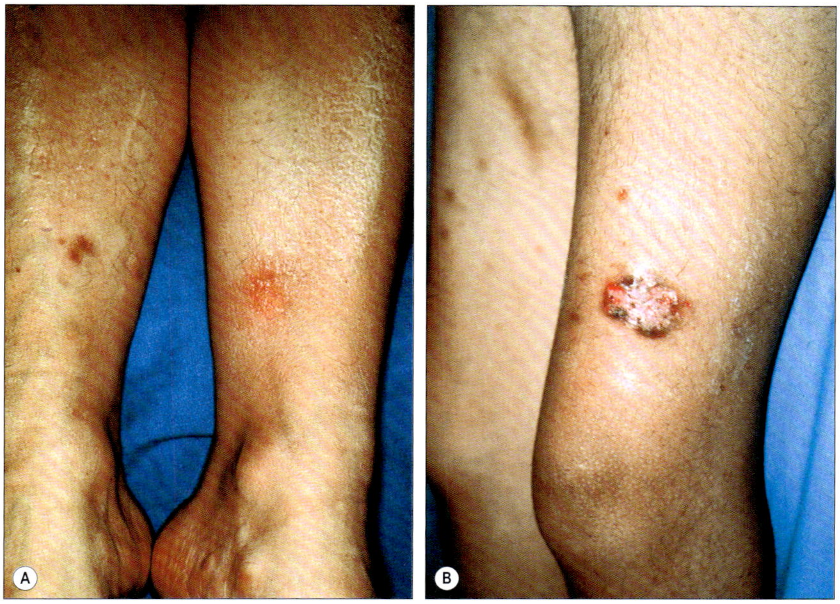

图 16.96 Takayasu 动脉炎：（A）此患者小腿处有多发的皮疹；（B）左大腿可见破溃的炎性大结节（By courtesy of P. Godeau, MD, and C. Francès, MD, Groupe Hospitalier, Pitié-Salpêtrière, Paris, France.）

有皮肤坏死性血管炎[8]。

有报道 Takayasu 动脉炎与结节性多动脉炎的表现有重叠[6]。曾报道极少患者有狼疮样颧部潮红和荨麻疹反应伴网状青斑[7]。肾动脉受累伴狭窄可致继发于肾素分泌的重度高血压。重度高血压导致的卒中是严重的并发症。Takayasu 动脉炎患者伴发克罗恩病的发病率增加[9]。

## 发病机制和组织学特征

Takayasu 动脉炎的病因和发病机制了解甚少。有时，其他疾病也伴发于 Takayasu 动脉炎，包括结核病、炎性肠病、多发性肌炎、结节病和类风湿性关节炎[1, 5, 10-12]。与结节性多动脉炎一起出现增加了自身免疫现象的可能性[13]。

诊断通常要结合临床和影像学检查；但部分病例还需组织病理检查。组织学特征是多样的，包括无法与巨细胞动脉炎相区别的肉芽肿性血管炎、白细胞碎裂性血管炎、淋巴细胞性血管炎和结节性多动脉炎样特征（图 16.97、16.98）[5-7, 13-14]。

伴肉芽肿性血管炎的间隔和小叶性脂膜炎，可能是红斑结节和结节性红斑样皮损的组织学图像[7]。亦有报道 Churg-Strauss 肉芽肿的特征[5]。

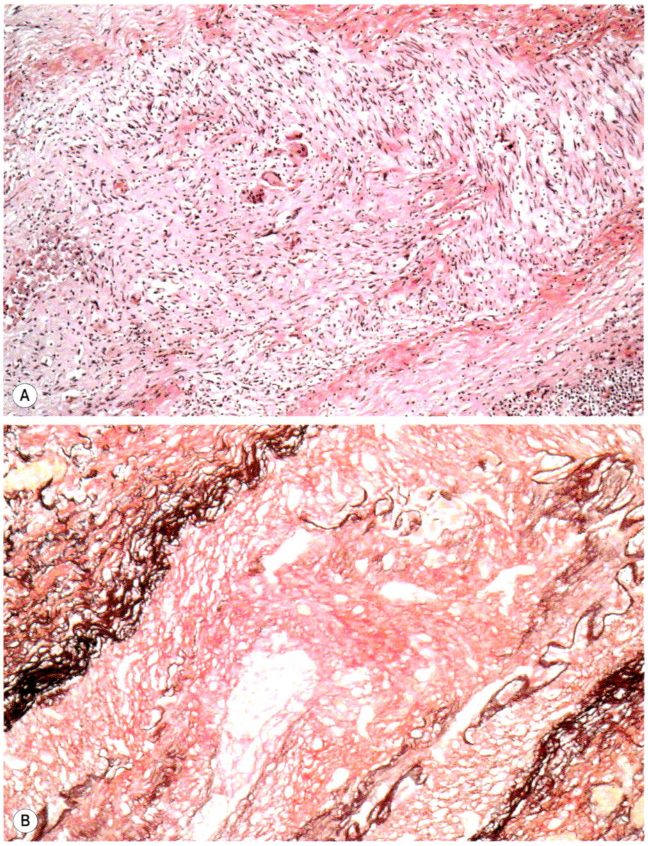

图 16.97 （A、B）Takayasu 动脉炎：取自一年轻女性的大腿处的标本可见此闭塞的动脉伴皮下脂肪组织间隔增厚

## 鉴别诊断

从上述讨论可知，Takayasu 动脉炎中可见到一些不同类型的血管炎。而且，本病的组织学发现可能与其他类型的血管炎相同。因此，做出正确的诊断需密切联系临床和影像学检查。

## 感染相关性血管炎

评估多种类型血管炎尤其是白细胞碎裂性血管炎

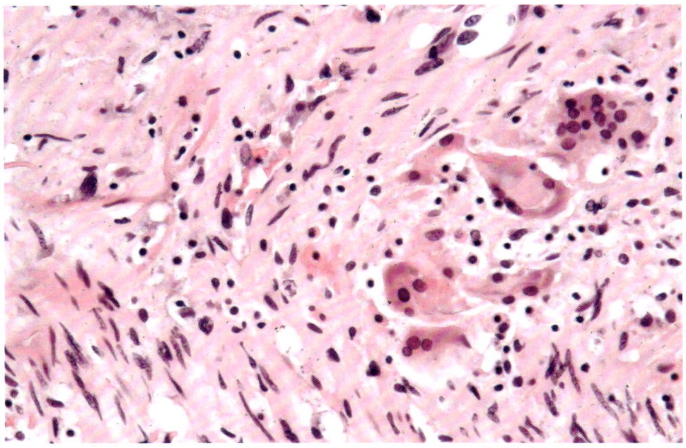

图 16.98 Takayasu 动脉炎：高倍镜下示肉芽肿性炎症。这些特征与巨细胞动脉炎难以区分

时，必须考虑感染。感染性血管炎可由各种各样的病原体引起，包括细菌、真菌、原虫、病毒、螺旋体和立克次体（表 16.11）。特定病原体和血管病变的相关性在将第 18 章特殊感染中介绍。一般来说，血管壁损伤可以是微生物毒素直接破坏的结果，也可作为免疫介导性损伤的并发症的结果（表 16.12）[1]。

感染性心内膜炎患者瓣膜病变所导致的血栓形成可引发细菌性动脉炎。尽管许多不同的微生物是感染性心内膜炎的重要病因，但最重要的还是链球菌和葡萄球菌感染[2]。它也可由邻近的脓毒性病灶直接蔓延所致，也可通过淋巴管传播，或者是潜在性菌血症或败血症的一个表现。皮肤和泛发儿童结节性多动脉炎与 A 型链球菌感染明显相关[3]。此外，报道川崎综合征与 A 组链球菌相关，可能是由超抗原激活的结果[4]。淋病奈瑟菌导致的淋球菌性菌血症是血管炎的另一重要原因。奈瑟菌性脑膜炎感染可导致血管炎，有相当高的发病率和死亡率。

小血管受累的组织学特征表现不一，在一定程度上取决于致病微生物的性质。化脓性特征最可能是归结于葡萄球菌、链球菌、假单胞菌或克雷伯杆菌的感染[2]。对所有可疑病例建议做革兰染色。

显然，免疫抑制患者所涉及的细菌和真菌范围就非常广泛。对于疑似皮肤感染性血管炎的病例，尤其是免疫抑制患者，详细询问病史是重要的，明智地选择特殊染色是非常可取的。

念珠菌病、曲霉病、隐球菌病和毛霉菌病特别重要。结核分枝杆菌有时也是血管损伤的一个原因。它往往侵犯静脉而不是动脉[2]。其特点是通常表现为肉芽肿性血栓性静脉炎，常无干酪样坏死，尽管有时这是一个特征。但是，偶尔主要侵犯动脉（图 16.99）。

麻风杆菌在瘤型麻风的内皮细胞和血管平滑肌细胞中很常见。麻风病（麻风性结节红斑）中的血管炎

**表 16.11 与临床定义为血管炎相关的已知感染**

| 血管炎综合征 | 感染源 |
|---|---|
| 白细胞碎裂性血管炎（包括过敏性紫癜） | 细菌<br>链球菌<br>葡萄球菌<br>沙门菌<br>耶尔森菌<br>分枝杆菌<br>病毒<br>水痘-带状疱疹病毒<br>乙肝病毒<br>巨细胞病毒<br>流感病毒 |
| 结节性多动脉炎 | 细菌<br>链球菌<br>病毒<br>甲、乙、丙型肝病毒<br>人类免疫缺陷病毒<br>巨细胞病毒<br>人类 T 细胞白血病病毒<br>细小病毒 |
| 中枢神经系统的孤立性肉芽肿性血管炎 | 苍白密螺旋体<br>结核分枝杆菌<br>真菌<br>球孢子菌<br>放线菌<br>隐球菌<br>组织胞浆菌<br>诺卡氏菌<br>曲霉菌<br>博氏疏螺旋体（Lyme）<br>水痘-带状疱疹病毒 |
| 川崎病 | 细菌<br>链球菌<br>沙门菌<br>耶尔森菌<br>支原体<br>病毒<br>副流感病毒<br>轮状病毒 |

Reproduced with permission from Mader, R.and Keystone, E.C（1992）Current Opinion in Rheumatology, 4, 35-38

**表 16.12 感染相关性血管炎的发病机制**

- 微生物的直接毒性
  —内皮细胞直接感染
  —微生物毒素的影响
- 免疫介导
  —体液：可溶性免疫复合物；原位复合物形成
  —细胞：细胞毒性反应（T 细胞、NK 细胞和其他）；多克隆 T 或 B 细胞反应；单克隆 T 或 B 细胞反应

NK，自然杀伤。

Reproduced with permission from Calabrese, L.H.（1991）Rheumatic Disease Clinics of North America, 17, 131-147

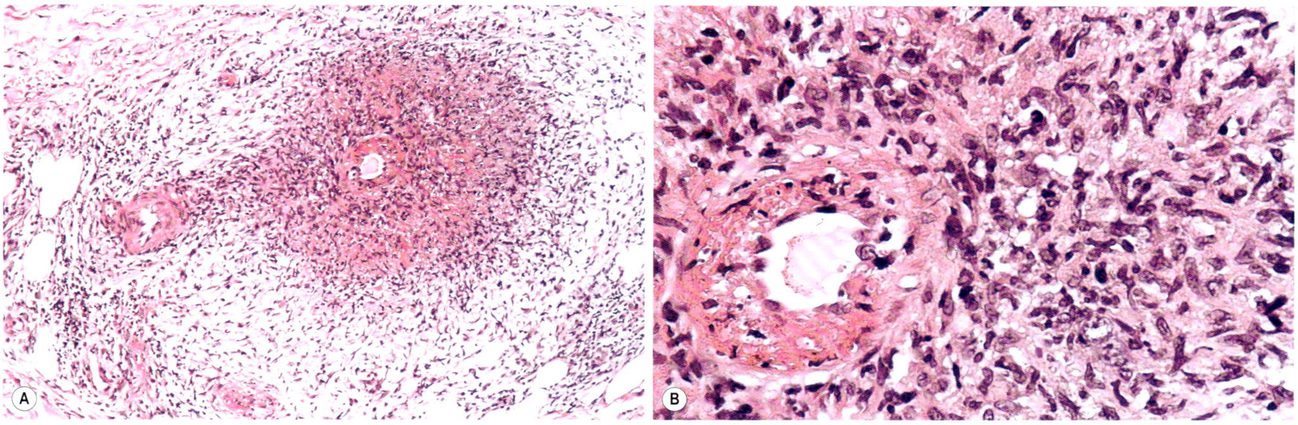

图 16.99 （A，B）结核性血管炎：此粟粒性肺结核患者表现为缺血性皮损。注意肉芽肿性炎症

是世界麻风流行地区血管炎的一个常见原因。

皮肤中血管病变还伴随各种立克次体感染，包括流行性斑疹伤寒、丛林斑疹伤寒和落基山斑疹热[2，5]。组织学特征包括内皮细胞肿胀和混合性炎症细胞浸润，包括 T 淋巴细胞、巨噬细胞，以及偶见中性粒细胞[2]。有时可见血栓形成。

小血管血管炎可见于梅毒所有的三个阶段，其特点从非特异性的淋巴细胞性炎症至坏死性肉芽肿性血管炎[6-8]。但是很难检测出梅毒螺旋体[2]。皮肤血管炎是莱姆病的一个偶见表现[2]。

了解最多的与血管炎相关的病毒是乙型肝炎病毒，它与结节性多动脉炎、白细胞碎裂性血管炎和混合性冷球蛋白血症相关；混合性冷球蛋白血症和白细胞碎裂性血管炎与丙型肝炎相关[1，9-12]。约 35% 的多动脉炎患者找到 HBV 感染的证据[1]。

人类免疫缺陷病毒（HIV）可见于非常广泛的血管病变谱系，包括结节性多动脉炎、Churg-Strauss 综合征、白细胞碎裂性血管炎、过敏性紫癜、淋巴样肉芽肿病和中枢神经系统的原发性血管炎[13-14]。尚不清楚它们究竟为 HIV 的直接作用，还是与已知病毒感染（如巨细胞病毒、HBV 或 EB 病毒）共存从而导致血管炎[10]。内皮细胞中检测出 HIV，增加了支持前者的可能性[15]。

# 副肿瘤性血管炎

## 临床特征

有时，皮肤血管炎是潜在的系统性恶性肿瘤的标志（表 16.13）[1-11]。虽然曾报道与实体肿瘤相关，但这种关系并不确定（支气管鳞状细胞癌可能例外）：这些病例可能不外乎是巧合[1，4，6，12]。报道血管炎可见于肾癌、乳腺癌、卵巢癌、肺癌、鼻咽癌、胃癌、小肠癌、结肠癌和前列腺癌患者。白细胞碎裂性血管炎是恶性肿瘤相关血管炎最常见的类型，而大血管的血管炎也可见到。令人感兴趣的是，血管炎可出现在最初诊断时，也可以是疾病复发的先兆[4]。实体瘤和血液系统恶性肿瘤可伴发过敏性紫癜[7，10-11]。一项研究发现，近 1/3 的过敏性紫癜成人患者伴有恶性肿瘤[10]。正因如此，学者们认为，伴有过敏性紫癜的老年患者（特别是超过 40 岁的男性），医师应怀疑其有潜在恶性肿瘤[10]。

**表 16.13　与恶性肿瘤相关的血管病性综合征**

- 游走性浅表性血栓性静脉炎
- 深静脉血栓形成
- 无菌性血栓性心内膜炎
- 抗心磷脂抗体综合征
- 心房黏液瘤相关的栓塞表现
- 雷诺现象
- 结节性红斑
- 高黏滞综合征
- 冷球蛋白血症
- λ 轻链血管病
- 皮肤血管炎
- 系统性血管炎

Reproduced with permission from Mertz，L.E.and Conn，D.L.（1992）Current Opinion in Rheumatology，9，39-46

与实体肿瘤相比，皮肤血管炎与血液和淋巴网状系统肿瘤似有真正的相关性，后者包括毛细胞白血病、急性和慢性髓细胞性白血病、多发性骨髓瘤和非霍奇金淋巴瘤[1]。

总之，患者表现为白细胞碎裂性血管炎的特点，偶尔有明显的关节痛或关节炎。皮肤表现包括斑丘疹、紫癜、荨麻疹、外周溃疡和坏疽[13]。虽然血管炎可见于一系列血液系统恶性肿瘤患者，但毛细胞白血病尤易伴发白细胞碎裂性血管炎及结节性多动脉炎样的图像，包括系统性损害[4-6]。在一项对 42 例伴毛细胞白血病和血管炎患者的研究中，21 例有白细胞碎裂性血管炎，17 例有结节性多动脉炎[4]。此外，4 例患者可见血管壁上有白血病细胞的直接浸润。霍奇金淋巴瘤有时与结节性红斑相关，骨髓异常增生综合征可伴有白细胞碎裂性血管炎[14-15]。多发性骨髓瘤与非血小板减少性紫癜尤其相关[16]。最近报道，伴发于淋巴增生性疾病的淋巴细胞性血管炎是副肿瘤性血管炎一种相对常见的类型[17]。

重要的是应注意，这些血管现象可先于潜在恶性肿瘤的临床表现。因此，患者若有难以解释的血管炎皮疹，在检查时要考虑到这一点[2]。在毛细胞白血病中，血管炎常在脾切除后出现[5, 13]。

## 发病机制和组织学特征

副肿瘤性血管炎（paraneoplastic vasculitis）的发病机制尚不清楚，但可能包括免疫复合物、抗原交叉反应和肿瘤（白血病母细胞）直接浸润血管壁。

白细胞碎裂性血管炎、结节性多动脉炎样和淋巴细胞性血管炎在副肿瘤性血管炎中均可出现，其组织学特征与其他非副肿瘤性对照类似[17]。

最近报道在髓单核细胞性或单核细胞性白血病的病例中可见血管炎，其血管损伤由白血病细胞所致[18]。已提出用“白血病性血管炎”的术语来描述此类血管炎[18]。在这些病例中，血管炎的范畴从轻度的微血管损伤至明显的坏死性血管炎[18-19]。前者的特征为轻度血管损伤伴内皮细胞肿胀和灶性纤维蛋白沉积。明显的坏死性血管炎则显示肿瘤细胞浸润血管壁，伴坏死及类似结节性多动脉炎模式的纤维蛋白沉积。毛细胞白血病也可见白血病细胞浸润血管壁[4-5]。

# 血管炎伴栅状中性粒细胞性和肉芽肿性皮炎

## 临床特征

有时可见到血管炎伴有环状肉芽肿、类脂质渐进性坏死和类风湿结节样病变[1-2]。这组疾病几乎都伴有系统性疾病，在第 9 章中也讨论过。曾采用过一些不同的术语，包括栅状中性粒细胞性和肉芽肿性皮炎（免疫复合物疾病性）、伴关节炎的间质性肉芽肿性皮炎、类风湿样丘疹、浅表性溃疡性类风湿性渐进性坏死、皮肤血管外坏死性肉芽肿和 Churg-Strauss 肉芽肿[1-6]。报道许多的潜在系统性疾病与这些损害相关，包括类风湿性关节炎、红斑狼疮、干燥综合征、甲状腺炎、Raynaud 综合征、肝炎、炎性肠病、淋巴增生性疾病、骨髓异常增生综合征、血管炎（韦格纳肉芽肿病、Churg-Strauss 综合征、Takayasu 动脉炎、结节性动脉外膜炎）、溶血性尿毒综合征、血栓性血小板减少性紫癜、混合性冷球蛋白血症、药物反应、肿瘤、糖尿病和感染（链球菌、HIV、EB 病毒、细小病毒）[1-4]。

皮损常为丘疹、结节和斑块，好发于成人的四肢或躯干[2, 6-7]。皮损常呈线状排列，可以融合形成带状或绳状，被认为是有“绳索样”的性质。

## 发病机制和组织学特征

栅状中性粒细胞性和肉芽肿性皮炎的发病机制可能取决于伴随或潜在的疾病。自身免疫介导的血管炎至少在一类病例中可能发挥重要作用。

如上所述，本病并不是单一疾病，而是一组组织学表现广泛的疾病，其特点为栅状肉芽肿性炎症背景下，以中性粒细胞浸润为主，伴有或不伴的血管炎。血管炎常表现为白细胞碎裂性血管炎。

## 鉴别诊断

皮肤病理医师喜欢用确切的术语，这可能并不重要。比疾病分类上细微差别更重要的是，递交一份报告来提醒临床医师患者有患潜在系统性疾病的可能。遇到这些皮损时，恰当的临床评估是必需的。

# 淋巴细胞性血管炎

有些病例血管周围有淋巴细胞浸润并伴血管损害，则诊断为淋巴细胞性血管炎（lymphocytic vasculitis）（图 16.100）。多数情况下血管改变是轻微的，仅有内皮肿胀、血细胞漏出，有时有灶性纤维蛋白沉积。毫不奇怪，淋巴细胞性血管炎这一概念是有所争议的[1-5]。对此血管炎的分类既有人赞同也有人反对。这个争议很大程度上是由于缺乏确切的诊断标准。Kossard 将淋巴细胞性血管炎定义为一重叠的病谱，其改变从血管损伤到血管内膜炎，包括一种定义为“苔藓样淋巴细胞性血管炎”的类型[6]。

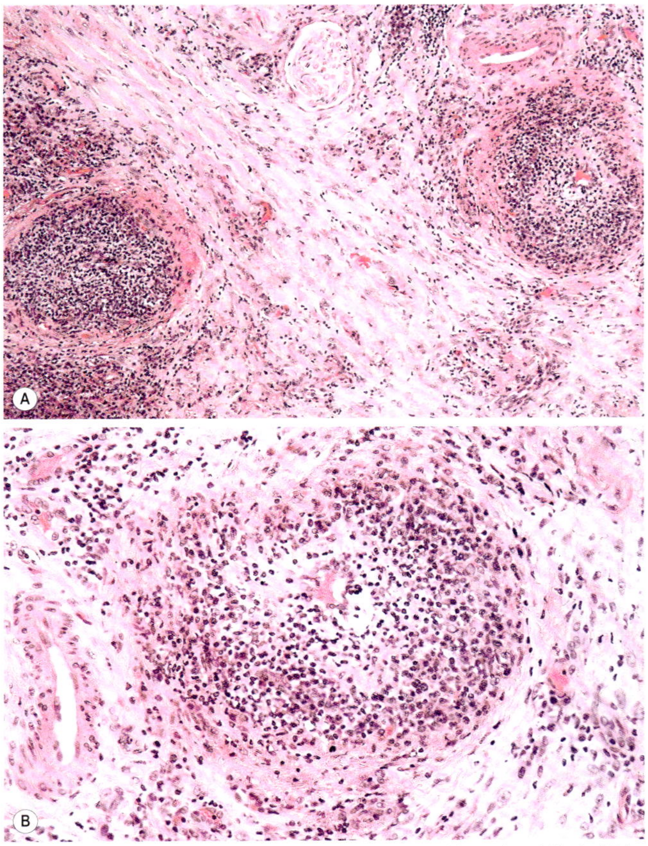

图 16.100 （A、B）淋巴细胞性血管炎：管壁有纤维素样坏死伴致密的淋巴细胞浸润。这些图像取自 1 例极严重的冻疮病患者

有人不赞成将“血管炎”这一术语应用于轻度的血管损伤。不管如何命名，对病理医师而言，重要的是递交一份报告来区分伴淋巴细胞浸润的低度血管损伤和真正的坏死性血管炎。此外，区分淋巴细胞性血管炎与中性粒细胞性血管炎是重要的。

对低度血管损伤的病例，我们常用“低度淋巴细胞性血管炎”的这一术语，并在我们的报告中指出无真正的坏死性血管炎，以避免含糊不清。如果使用严格的诊断标准——具有血管坏死和显著的纤维素样改变来诊断血管炎——真正的坏死性淋巴细胞性血管炎则不常见。淋巴细胞性血管炎的鉴别诊断广泛，许多病种伴发血管周围淋巴细胞浸润，有时可见血管改变，导致诊断非坏死性淋巴细胞性血管炎（表 16.14）。偶尔表现为淋巴细胞性血管炎的疾病将在适当章节中加以讨论。常伴发淋巴细胞性血管炎的疾病包括恶性萎缩性丘疹病、冻疮、白塞病、网状青斑性血管炎和川崎综合征。其他罕见有淋巴细胞性血管炎的疾病包括白血病和肿瘤坏死因子受体相关的周期性综合征。后者是一种发生在生命早期的周期性发热的综合征，伴有表现为斑疹和斑块的皮疹。它是编码肿瘤坏死因子受体的基因 *TNFRSFIA* 突变所致[7-8]。

表 16.14　淋巴细胞性血管炎的病因

- 白塞病
- 结缔组织病
- 恶性萎缩性丘疹病
- 药疹
- 回状红斑（如离心性环形红斑）
- 感染（特别是病毒和立克次体）
- 昆虫叮咬反应
- 川崎综合征
- 青斑样血管炎 / 白色萎缩
- 淋巴瘤样丘疹病
- 冻疮
- 苔藓样糠疹
- 色素性紫癜性皮病
- 妊娠多形性皮疹
- 多形性日光疹
- 妊娠痒疹

# 恶性萎缩性丘疹病

## 临床特征

恶性萎缩性丘疹病（malignant atrophic papulosis；Degos 病，致命性肠皮肤综合征）是一种侵犯多个系统的罕见疾病，通常预后差[1-4]。本病病因未明，好发于男性（3∶1），常影响中青年。平均发病年龄 33 岁；但有报道患者发病年龄范围较宽（从婴儿到 67 岁）[5-6]。偶有报道家族性受累的报道[7-9]。孕妇罕见[10]。

皮损是独特的，虽然类似皮损也可见于其他疾病，如系统性红斑狼疮、系统性硬化病、皮肌炎、类风湿关节炎和克罗恩病[11-17]。最近有人提出恶性萎缩性丘疹病是一种主要见于红斑狼疮的反应模式，而本身不是一种特殊的疾病[17-18]。皮损可较多，成批出现，开始为粉红色或灰黄色丘疹，直径可达 5 mm，好发于躯干和四肢近端。典型者掌跖、面部和头皮不受累。丘疹常无症状，且不破溃或形成瘢痕。随着疾病的进展，皮疹可出现特征性外观：中央瓷白色凹陷且有细小鳞屑的散在小斑片，绕以伴轻微的毛细血管扩张的红色或紫色狭窄边缘（图 16.101）。极少数情况下，类似皮疹可见于口腔和生殖器黏膜。罕见报道阴茎溃疡[19]。有时可见无血管的结膜苍白斑片[20]。

肠道症状不一。尽管从口腔到直肠任何消化系统的部分均可受累，但主要侵犯小肠[13]。一些患者没有症状，而其他患者主诉消化不良、腹泻、便秘、腹胀或腹痛。腹腔镜检查通常可发现特征性的浆膜下白色、黄色或粉红色斑块，通常稍凹陷，直径数厘米。非常重要的是，一些患者可发生小肠穿孔并导致腹膜炎。可出现小肠受累形成瘘管这一并发症[21]。罕见

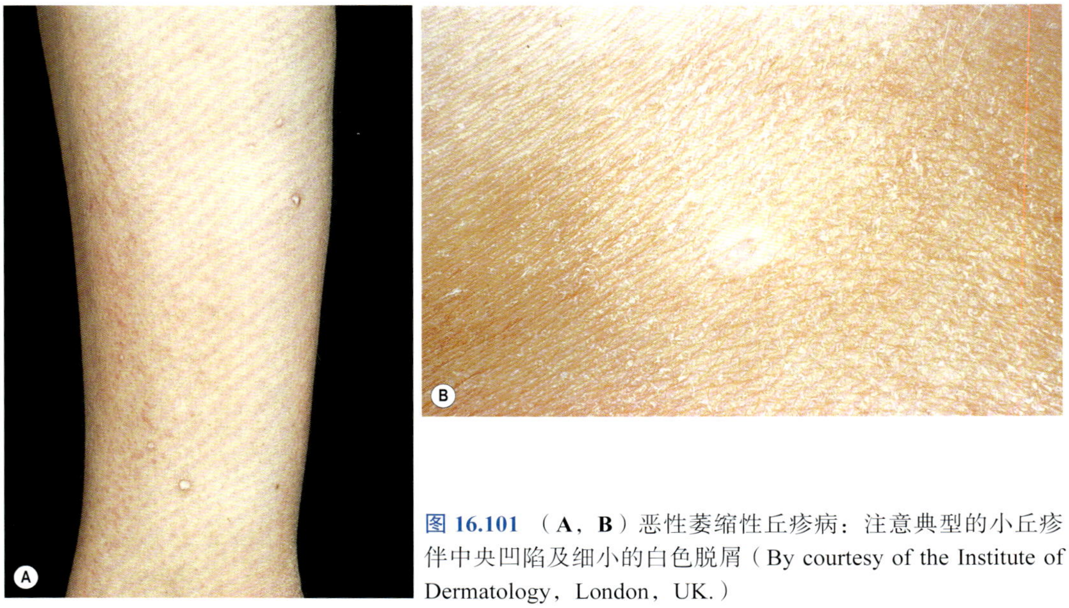

图 16.101 （A，B）恶性萎缩性丘疹病：注意典型的小丘疹伴中央凹陷及细小的白色脱屑（By courtesy of the Institute of Dermatology，London，UK.）

肠道受累先于皮肤表现[22]。急性小肠穿孔可以是疾病的首发症状[23]。此外，肠道病变有时在皮疹开始出现后许多年才发生。

本病可同时累及外周和中枢神经系统，有时这些损害决定临床特征[24-27]。症状不一，有时因受累部位不同而有多种症状。例如，偏瘫及四肢瘫痪、感觉丧失和脑神经受损[28-29]。

恶性萎缩性丘疹病在大多数患者中为系统性疾病。尸检时病变可发现于各种部位，包括心、肺、肾、膀胱和肝[30-33]。

尽管本病通常预后差并有高死亡率，但少数患者似乎仅有皮肤表现，且良性进展[10，34-40]。肠道累及多与预后不良相关[41]。

曾报道恶性萎缩性丘疹病见于一例获得性免疫缺陷病患者[42]。

## 发病机制和组织学特征

确切病因未明，尽管提出过病毒、遗传、自身免疫机制和纤维蛋白溶解机制[43]。因病变有时并无明显炎症，所以将本病分类为真正的血管炎是否合适是有争议的。发病机制为血管血栓形成，皮损主要的病理学改变是梗死[1]。有报道梗死病变中央有局灶性纤维蛋白溶解缺陷，纤维蛋白溶解和血小板功能的改变，但这些结果并不一致[1，44-45]。有人提出内皮肿胀和增生伴继发性血栓形成是主要的发病机制[1]。与此假说一致的是报道 1 例恶性萎缩性丘疹病患者，伴有抗心磷脂抗体水平升高[46]。不过，其他人一直无法证实这一发现[47]。

在大多数情况下，最初引起血管内皮细胞受损的原因不明，但单核细胞性血管炎可能在其发病机制中起作用[4]。大多数学者认为下文描述的黏蛋白沉积是继发事件，是真皮局部缺血的结果。

本病皮损具有典型特征性表现[48-49]。上覆表皮角化过度和萎缩。紧邻其下的是真皮楔形梗死区，其基底和皮面平行：通常颜色苍白，相对缺少细胞，并伴黏蛋白沉积（图 16.102、16.103）[50]。后者有甲苯胺蓝异染，可被透明质酸酶敏感的阿辛蓝染色证实。晚期皮损常有破溃。通常在梗死区周围和深部的血管呈玻璃样变，可见血管周围淋巴细胞浸润（图 16.104、16.105）。通常（但并非一直不变），病变顶部的血管可显示血管内膜炎：包括内皮细胞增生，有时伴血栓形成。内弹力层、中层和浆膜层常不受累。有报道一例类似深部红斑狼疮的脂膜炎[51]。

肠道病变的显微镜检查示全层性肠道炎症伴溃疡

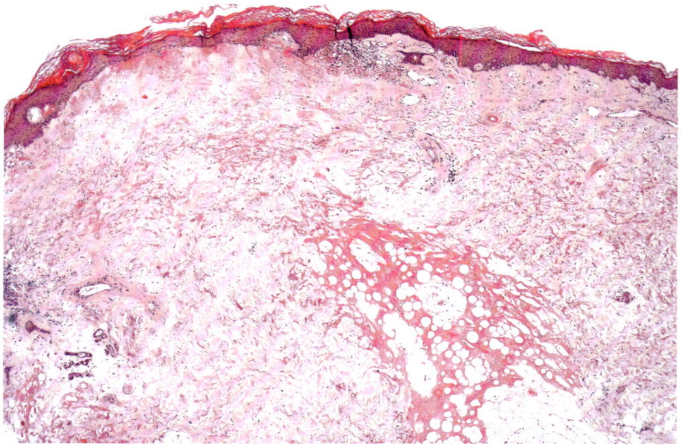

图 16.102 恶性萎缩性丘疹病：可见角化过度和表皮萎缩，伴真皮区域性梗死。注意扩张的血管

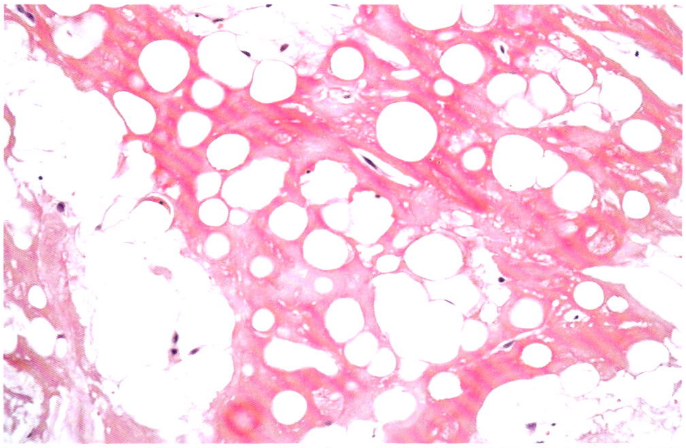

图 16.103 恶性萎缩性丘疹病：高倍镜下显示玻璃样变的脂肪坏死

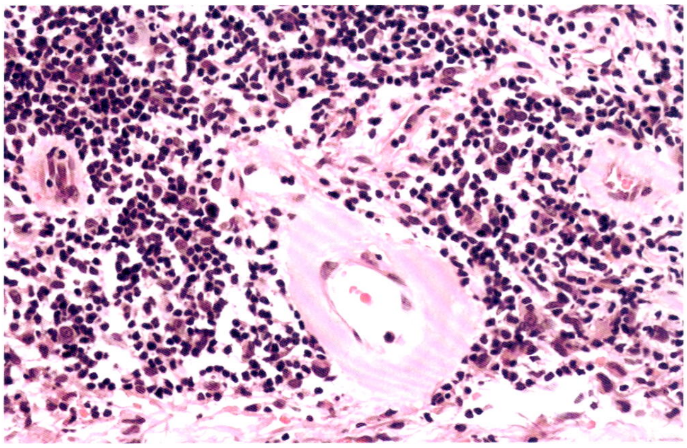

图 16.104 恶性萎缩性丘疹病：高倍镜下显示血管壁玻璃样变和重度的淋巴细胞浸润

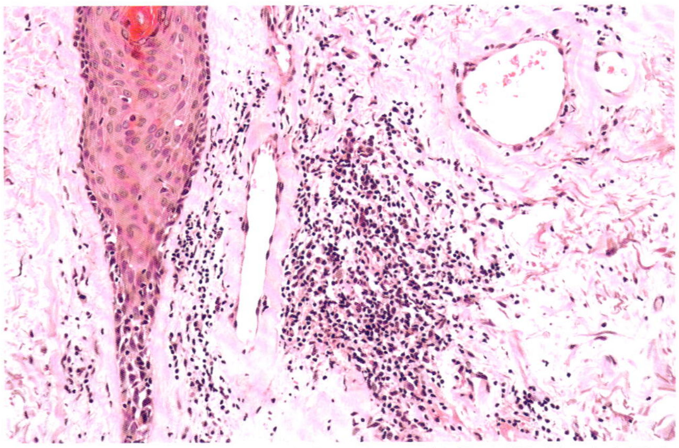

图 16.105 恶性萎缩性丘疹病：浅丛血管管壁增厚和玻璃样变

和出血。可累及小肠和大肠包括直肠（图 16.106～16.109）。血管改变包括内膜显著增厚，继之严重的管腔狭窄、血栓形成和急性血管炎[52]。

## 鉴别诊断

如上所述，皮疹是独特的，诊断相对比较简单。

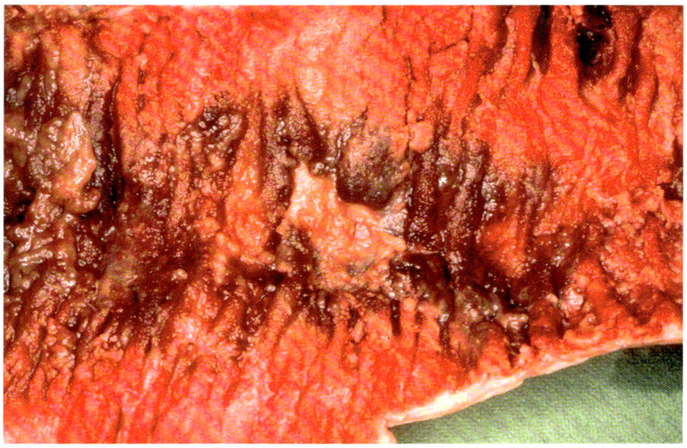

图 16.106 恶性萎缩性丘疹病：空肠切面示黏膜溃疡伴周围明显充血（By courtesy of C.J.J. Mulder，MD，Rijnstate Hospital，Arnhem，The Netherlands.）

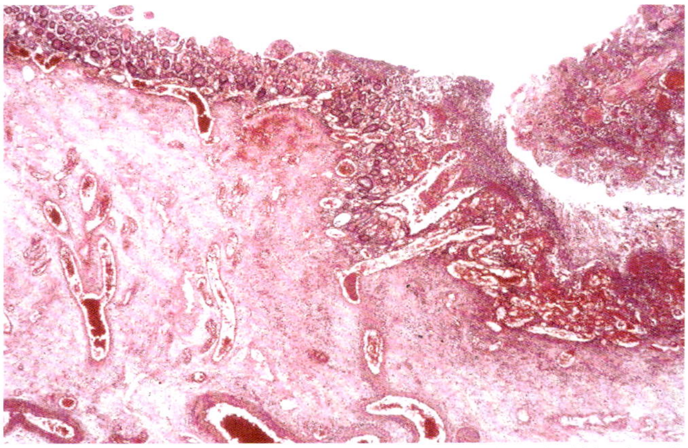

图 16.107 恶性萎缩性丘疹病：图 16.106 空肠的组织学切片。注意急性炎症和溃疡（By courtesy of C.J.J. Mulder，MD，Rijnstate Hospital，Arnhem，The Netherlands.）

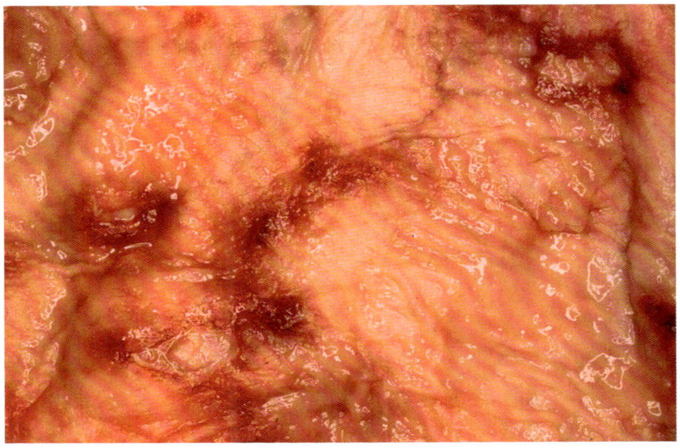

图 16.108 恶性萎缩性丘疹病：直肠切面示局部充血和溃疡（By courtesy of C.J.J. Mulder，MD，Rijnstate Hospital，Arnhem，The Netherlands.）

但要注意的是，尽管恶性萎缩性丘疹病皮损典型，类似损害还见于其他疾病，如系统性红斑狼疮、系统性硬化病、类风湿性关节炎、皮肌炎和克罗恩病[11-16，53]。因此，建议寻找潜在的或相关的疾病。

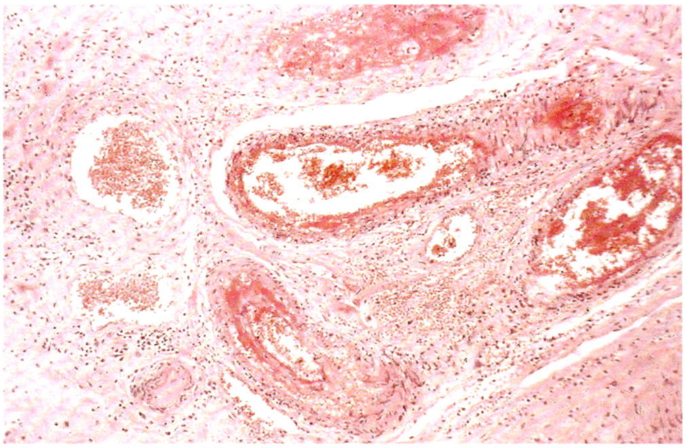

图 16.109 Degos 综合征：直肠黏膜下的组织学切片。有急性血管炎伴血栓形成（By courtesy of C.J.J. Mulder，MD，Rijnstate Hospital，Arnhem，The Netherlands.）

# 白色萎缩

## 临床特征

白色萎缩（atrophie blanche；青斑血管炎、青斑样血管炎、节段性透明血管炎）是一种多发于老年人尤其是女性的常见皮肤病[1-4]。在本病完全确定的情况下，表现为一个或多个不规则的、平滑萎缩性斑块，周围有色素沉着边界和毛细血管扩张（图 16.110、16.111）。两种溃疡性皮损可先于此病出现：

- 小的（直径 1 ～ 5 mm）、剧烈疼痛的红斑紫癜性区域，可破溃且愈合缓慢。
- 直径可达 5 cm 的慢性大面积溃疡，经过较长时间愈合形成面积广泛的萎缩性斑块。

白色萎缩有季节性变化，通常病情在夏季恶化。皮损周期性复发，主要累及小腿、踝和足背处。然而，偶尔也见于前臂、手指和手部，或更加广泛的分布[3, 5-6]。本病常伴有静脉淤滞。

有报道白色萎缩伴发红斑狼疮和抗磷脂综合征[7-8]。有研究发现，17% 的狼疮患者受累[8]。该研究还指出皮肤损害的类型有点特殊，可累及膝、肘、指、足底和背部[8]。该研究提出，红斑狼疮患者若出现白色萎缩，则发生狼疮性中枢神经系统受累的危险性增大[8]。

## 发病机制和组织学特征

白色萎缩的发病机制尚不完全明了，但似乎最终结果是局部缺血。尽管流体静压增加肯定与本病发生有关，但血管壁上免疫球蛋白（常为 IgM，其次为

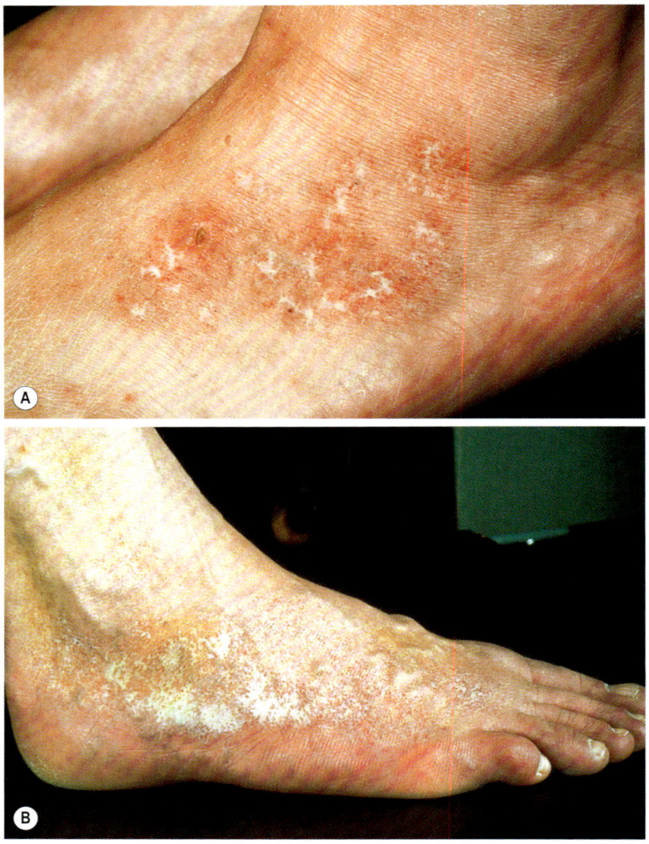

图 16.110 白色萎缩：（**A**）溃疡伴红斑和脱屑；（**B**）此例显示脚踝周围明显的色素沉着伴瘢痕形成和萎缩，并扩展到足背（By courtesy of the Institute of Dermatology，London，UK.）

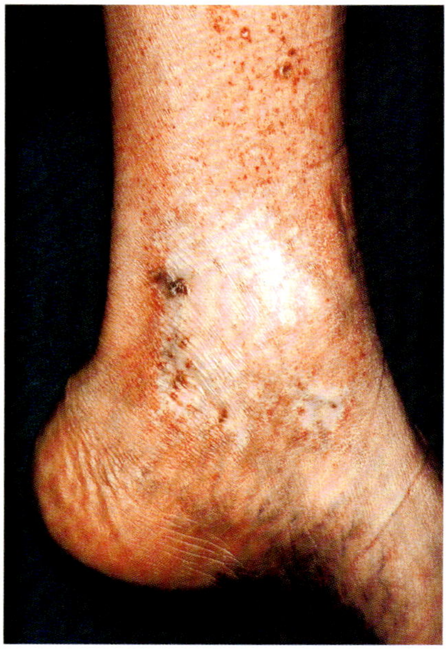

图 16.111 白色萎缩：踝内侧覆以大范围象牙白色的瘢痕（By courtesy of R.A. Marsden，St George's Hospital，London，UK.）

IgG 和 IgA）和补体沉积增加了免疫发病机制的可能性[9]。它也伴有组织纤溶酶原激活物的局部缺陷[3, 10]。病变部位也提示，外伤可能在皮损发生中起一定作用。最近曾报道白色萎缩可伴有凝血障碍疾病，例如 V 因子莱顿突变、抗心磷脂抗体增高、蛋白 C 或蛋白

S 缺乏、凝血酶原基因突变和纤维蛋白肽 A 水平增高，提示至少在某些患者中潜在的凝血功能障碍是本病的发病基础[4, 11-17]。

早期和溃疡性病变的特点是真皮内管壁内有纤维蛋白沉积、管腔内有纤维素样血栓的血管增多（图 16.112 ～ 16.114）。纤维素样血栓通常呈耐淀粉酶的 PAS 染色阳性，磷钨酸 - 苏木精染色下可凸显（图 16.115）。血管的炎症性破坏并不是本病的特点，所以本病不是真正的血管炎。有明显的不同程度的红细胞漏出，并常见含铁血黄素沉积。血管周围常见有数量不等的淋巴细胞、组织细胞浸润，真皮内肥大细胞数量也常增多。溃疡性病变可显示有真皮浅层和表皮的梗死。在白色萎缩斑块中，除了血管的改变外，还可见表皮萎缩和真皮内致密的硬皮病样瘢痕形成。

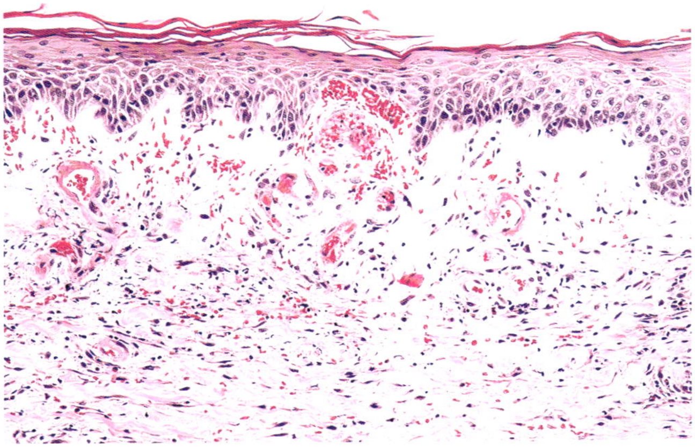

图 16.112 白色萎缩：真皮乳头内血管增生伴管壁纤维蛋白沉积。其下有瘢痕形成

## 鉴别诊断

在适当的临床背景下，这些组织学特征是有诊断价值的。凝血病伴有管腔内纤维素样血栓，但血管壁却无广泛的纤维素样改变。白色萎缩具有淤积性皮炎的一些特点，如真皮浅层血管聚集成簇；但单纯性淤滞并无纤维素样改变。

# 胆固醇结晶栓塞和心房黏液瘤栓塞的皮肤表现

## 临床特征

胆固醇结晶栓塞（cholesterol crystal embolism）是一种老年人的疾病，常发生于男性（4：1），从而反映了人口统计学上动脉粥样硬化的状况[1-2]。胆固醇栓塞可自行发生或伴发于主动脉损伤[1]，它还可见于华法林治疗后[3]。由梗死引起的全身症状不一，取决于栓塞的器官。有报道胆固醇结晶栓塞后继发坏死性血管炎[4]。有时，多系统累及导致最初诊断为血管炎。

患者通常表现为发热、肌痛和突发性高血压，也可表现为肾衰竭和皮肤损害[5]。其他特点包括红细胞沉降率增快、血嗜酸性粒细胞增多以及血清肌酐增高。皮肤表现常见，包括：

- 网状青斑，常双侧性，累及足、小腿，有时扩

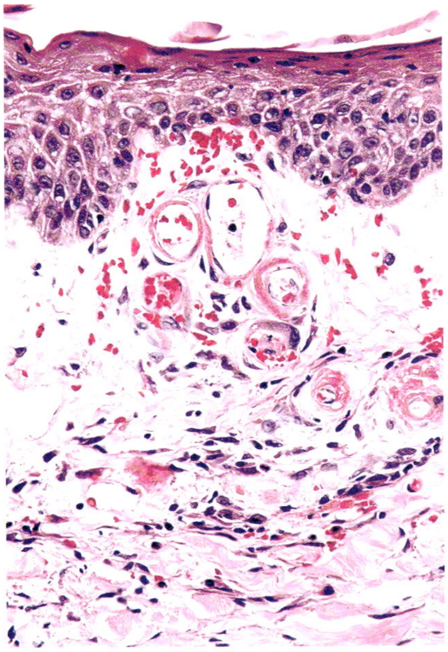

图 16.113 白色萎缩：高倍镜下的血管

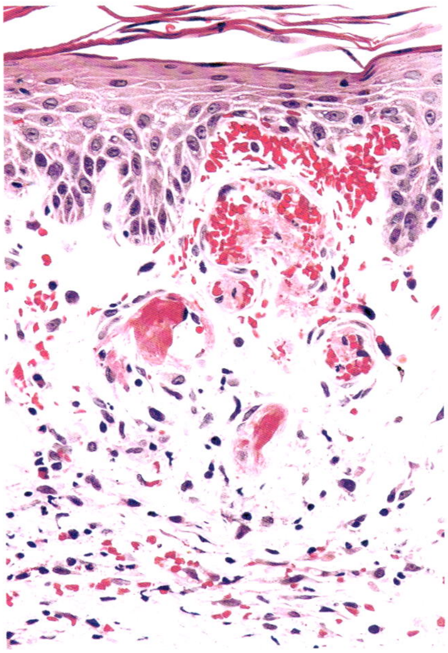

图 16.114 白色萎缩：可见血管闭塞。红细胞漏出明显

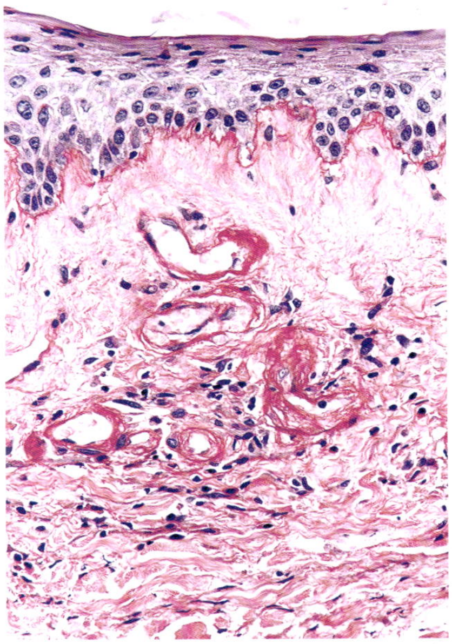

图 16.115 白色萎缩：血管壁 PAS 染色强阳性且耐淀粉酶

展至躯干[6]。

- 脚趾坏疽（图 16.116）。
- 发绀。
- 脚趾变紫。
- 皮肤溃疡。
- 股部、腿部、足部及脚趾的结节。
- 腿部和足部紫癜性病变。

因此，胆固醇结晶栓塞的皮肤损害可与许多其他血管病变表现相似，活检对诊断而言是必不可少的。心脏和中枢神经系统的受累则死亡率很高。

心脏黏液瘤是罕见的，但在原发性心脏肿瘤中是最常见的。虽然是良性的，但它们是 Carney 综合征的一个标志。早期识别是必要的，导致远处栓塞是一种重要的有较高死亡率的并发症。皮肤症状包括主要累及肢端的红色斑疹和丘疹、手指发绀，瘀点，裂片状出血，毛细血管扩张以及网状青斑[7-14]。

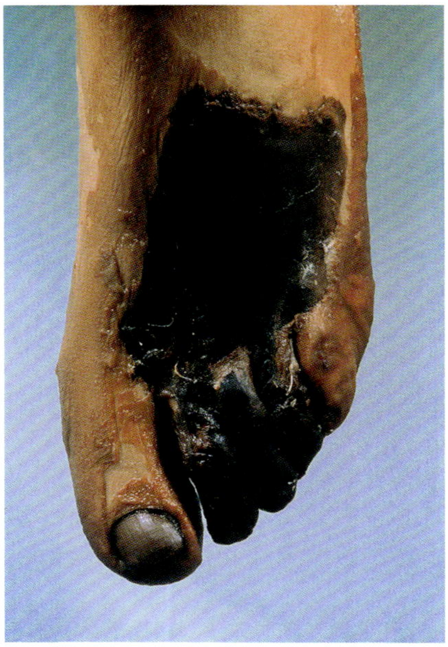

图 16.116 胆固醇栓塞：此例老年男性患者足趾有大范围坏死

## 发病机制和组织学特征

胆固醇栓子见于真皮深部和皮下脂肪组织的大小动脉及细动脉内（图 16.117、16.118）。诊断依赖于发现典型的双凸面的裂隙或针形空隙（代表在处理组织过程中逐渐消失的胆固醇结晶），常伴动脉粥样硬化的碎片或管腔内血栓形成。因此，深部组织活检是必需的。应进行多层面的检查，因为栓子分布不均衡且常难于发现。栓塞血管供血区的皮肤可发生梗死。

心房黏液瘤栓塞（embolism from atrial myxoma）的特点是中等大小血管内有黏液样物质的存在。由于血管阻塞，它伴随纤维蛋白沉积和反应性血管增生。证实黏液样物质往往是困难的，通常需要多层面的检查。

# 弥散性血管内凝血

## 临床特征

弥散性血管内凝血（DIC）是一种消耗性凝血病，伴有多种基础疾病，其中的许多疾病是致命的。DIC

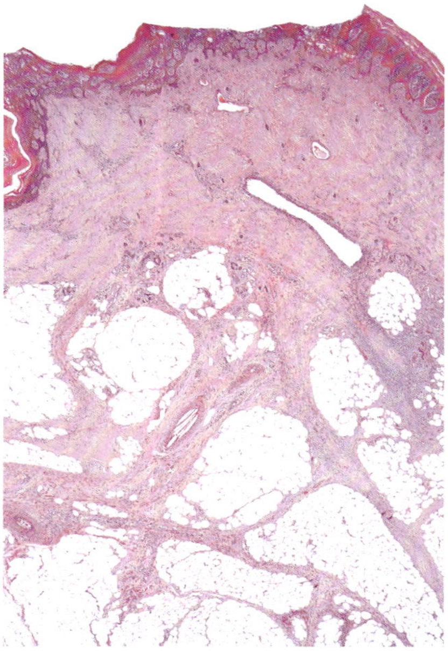

图 16.117 胆固醇栓塞：可见溃疡以及延伸至皮下脂肪间隔的瘢痕组织。视野中央的一动脉腔内可见针状结晶体

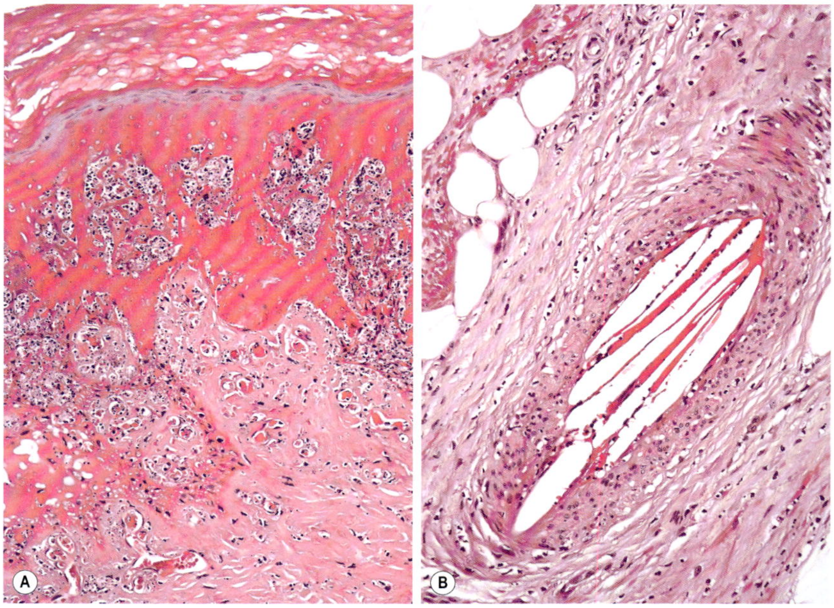

图 16.118 胆固醇栓塞：（A）其上覆表皮可见全层梗死；（B）高倍镜下胆固醇裂隙

在重病患者中不少见，可表现为急性、亚急性或慢性。儿童感染相关性 DIC 又称为暴发性紫癜。最近，有学者不够严格地将此术语用于伴高发病率和死亡率的重型 DIC[1-2]。暴发性紫癜的特征是一种急性综合征，可见迅速进展的、广泛的出血性皮肤坏死，伴由 DIC 引起的真皮血管内血栓形成以及血管塌陷[3-4]。一个共同的表现是手指和足趾对称性紫癜。

DIC 常见于妊娠和分娩的并发症，例如胎盘早剥、败血症和羊水栓塞。也可见于多种感染，包括细菌性败血症、脑膜炎球菌血症和真菌感染。严重创伤、中暑、休克、毒蛇咬伤、中毒和烧伤均可引起 DIC。恶性肿瘤（包括胃癌、乳腺癌、结肠癌、小细胞肺癌、脑部恶性肿瘤和胰腺癌）及造血系统恶性肿瘤也可伴发 DIC[5-14]。

暴发性紫癜主要发生于儿童，男女发病概率相同。它是有前驱感染性疾病的并发症，常见的是脑膜炎球菌血症、猩红热、上呼吸道病毒感染、水痘、风疹和其他发疹性疾病[15]。本病有季节性差异，冬春季更多见。患儿出现大片的融合性瘀斑，主要分布于臀部、腿部和足部，也常见于上肢和腹部（图 16.119）。瘀斑常发生坏死，也常见有血疱。有时肢体发生坏疽（图 16.120）。除皮损外还常有发热和低血压。

血液学检查有血小板减少、贫血和白细胞增多。凝血酶原和出血时间延长。纤维蛋白原水平降低，而纤维蛋白-纤维蛋白原降解产物增多。

## 发病机制和组织学特征

如上所述，DIC 本身并不是一种独立的疾病，而是由许多疾病导致的凝血功能障碍。这些疾病或者通过直接损伤内皮细胞（导致血小板聚集），或者增加循环促凝因子（常为组织因子）而诱发 DIC。其结果是血栓形成，纤维蛋白溶解引起纤维蛋白、凝血因子和血小板耗尽，血管阻塞，组织缺血以及出血。凝血因子的消耗速度超过了肝的合成能力。凝血功能障碍反过来通过破坏红细胞引起溶血性贫血。

暴发性紫癜有时是遗传性蛋白 C 缺乏症、蛋白 S 缺乏症、华法林治疗和抗磷脂抗体综合征的一个表现[3]。

DIC 患者皮损活检的特征是毛细血管和细静脉中有纤维蛋白、血小板或混合性血栓。主要累及皮肤，但也常见侵犯内脏，包括肾、肠道、膀胱和脑（图 16.121、16.122）[3]。含血栓的血管数量不等，其范围可从散在到累及几乎所有血管。可见数量不等的红细胞漏出。在暴发性紫癜患者中，血栓伴随弥漫而广泛的出血。早期皮损常显示血管周围少量或没有炎症细

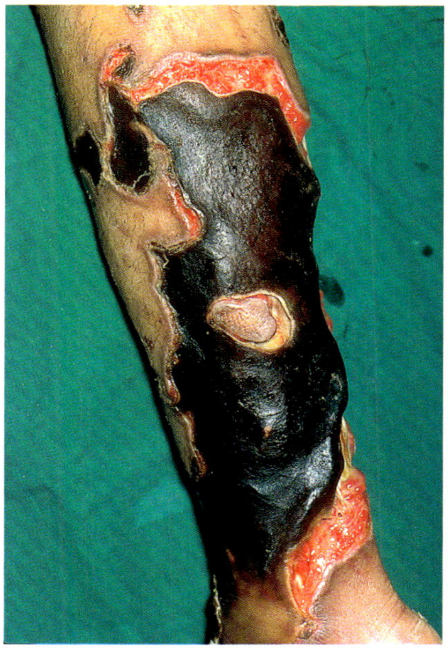

图 16.120 暴发性紫癜：可见彻底的皮肤坏疽（By courtesy of D. McGibbon，MD，St Thomas' Hospital，London，UK.）

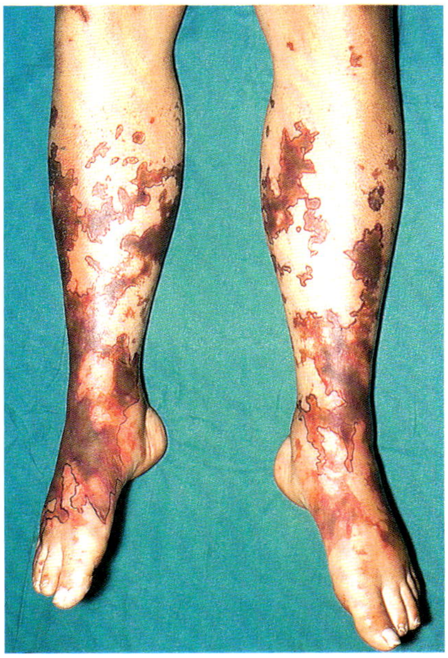

图 16.119 暴发性紫癜：此儿童双腿可见广泛的瘀斑（By courtesy of D. McGibbon，MD，St Thomas' Hospital，London，UK.）

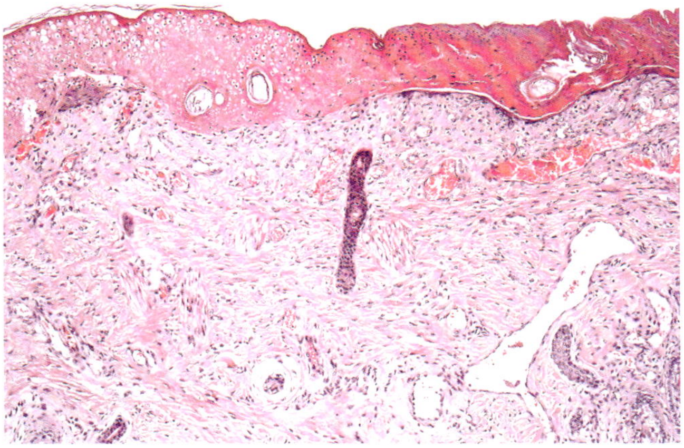

图 16.121 暴发性紫癜：表皮梗死

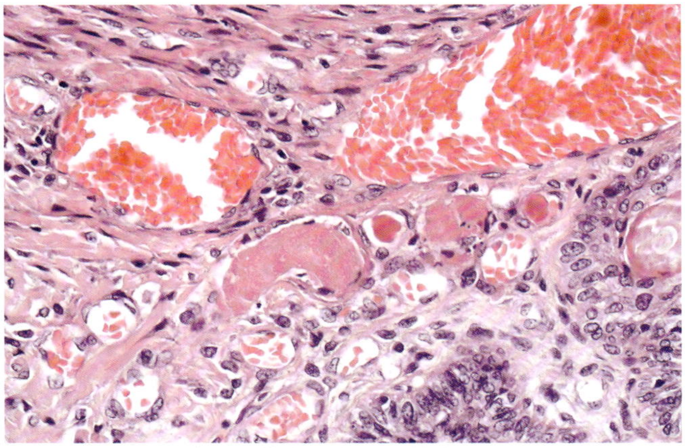

图 16.122 暴发性紫癜：浅丛血管内可见大量小栓子

胞。较晚期皮损常以表皮坏死和表皮下血疱为特征。可见血管周围轻度的淋巴细胞和多形核细胞浸润。感染性 DIC 或暴发性紫癜有时也呈白细胞碎裂性血管炎的特征。免疫荧光检查免疫球蛋白和补体均为阴性。

## 鉴别诊断

鉴别诊断包括其他凝血功能障碍疾病或白细胞碎裂性血管炎。需要对凝血疾病进行血清学评估，来支持本病的诊断。最后，有效的治疗也支持本病的诊断，但治疗必须针对基础疾病，必须评估导致 DIC 的潜在原因。

# 冷球蛋白血症

冷球蛋白是一类在低温（4℃）时沉淀、变暖后再溶解的免疫球蛋白（图 16.123）。通常其浓度越高，沉淀温度越高。这有显著的临床意义，特别是对血浆置换治疗而言。

冷球蛋白可分为三类[1-2]：

- Ⅰ型冷球蛋白仅由单克隆免疫球蛋白（κ 或 λ 链）组成，通常但并不总是伴随多种淋巴增生性疾病，包括多发性骨髓瘤、Waldenström 巨球蛋白血症、慢性淋巴细胞性白血病和淋巴细胞性淋巴瘤。
- Ⅱ型（混合的）冷球蛋白由针对多克隆 IgG 的单克隆（通常是 IgM）免疫球蛋白组成。
- Ⅲ型（多克隆的）冷球蛋白由多克隆免疫球蛋白（通常是 IgG 和 IgM）组成。

后两型（混合性冷球蛋白）具有免疫复合物的功能，故其临床表现至少有部分是由变应性血管炎所致。临床上混合性冷球蛋白血症可再分为两类：

- 原发性混合性冷球蛋白血症：大多数患者有丙型肝炎病毒感染[2, 3]。有报道乙型肝炎病毒也与该型相关[2, 4]。
- 继发性混合性冷球蛋白血症：作为多种疾病的并发症而发生，包括结缔组织病如系统性红斑狼疮、淋巴瘤或感染性疾病（如感染性心内膜炎和传染性单核白细胞增多症）[5]。

## 临床特征

经常合并出现紫癜、关节痛和乏力，被命名为“Meltzer 三联征”[4]。皮肤表现在所有类型的冷球蛋白血症（cryoglobulinemia）中常见，是经常出现的主

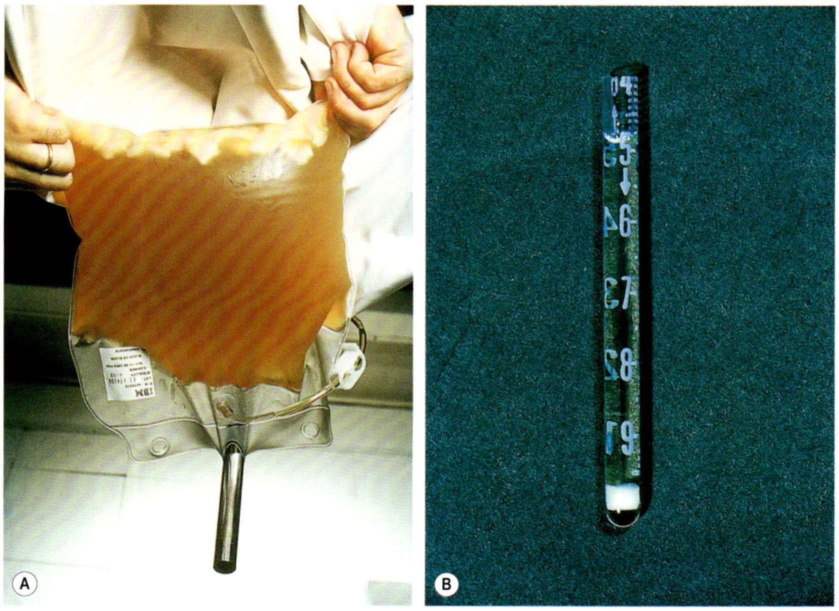

图 16.123 冷球蛋白血症：（A）血浆置换标本中可见大量的冷球蛋白沉积；（B）冷沉淀物（By courtesy of N. Slater，MD，St Thomas' Hospital，London，UK.）

诉[1, 4, 6]。紫癜是最常见的首发特征。

Ⅰ型冷球蛋白血症通常以紫癜性皮损为特征，包括四肢炎症性斑疹和丘疹伴局灶溃疡（图 16.124）[7]。其他特征包括网状青斑、Raynaud 现象、瘢痕形成和梗死，尤易累及指/趾、耳部和鼻部[7]。肾病变少见，但一些患者可表现为血尿、蛋白尿（偶尔达到肾病综合征的程度）以及罕见的无尿[8]。

混合性冷球蛋白血症的特征是关节受累（关节痛和关节炎）、Raynaud 现象、发热、紫癜、乏力、肾受累、肝脾肿大和广泛性血管炎。皮肤表现包括可触性紫癜、炎症性斑疹和丘疹、坏死性血管炎、足部溃疡，以及偶尔可见的寒冷性荨麻疹[7, 9]。其他罕见的特征包括毛囊性脓疱性紫癜、多形红斑和渐进性坏死性黄色肉芽肿[7, 10-11]。肾受累最常见的形式是Ⅰ型系膜增生性肾小球肾炎，可有蛋白尿、血尿和红细胞管型[2]。患者也可出现多神经病[2]。预后各异。肾受累发生于 50% 的患者，伴有高发病率和死亡率。

考虑到本病常伴有肝炎病毒感染，一些患者发生肝细胞癌则并不奇怪[12-13]。

## 发病机制和组织学特征

目前认为本病发病机制为免疫复合物介导，低补体血症为关键所在。冷凝蛋白质包含多克隆 IgG 伴单克隆或多克隆 IgM，并有类风湿因子的特性[14]。有些患者的血清或冷凝蛋白质中可检出乙肝病毒表面抗原或乙肝抗体，提示可能与病因有关。有报道在混合性冷球蛋白血症患者中检测出丙肝和乙肝病毒[15-17]。

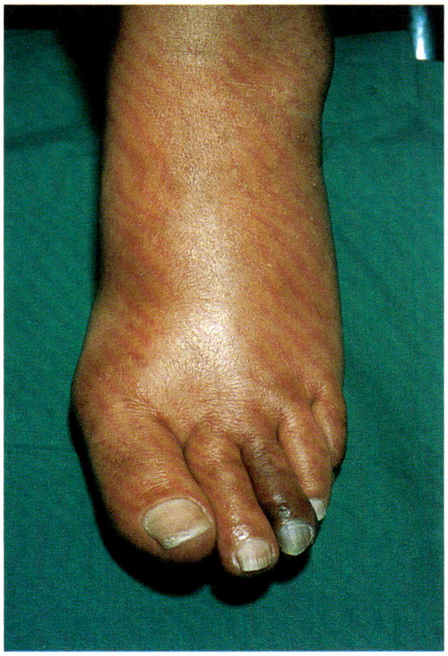

**图 16.124** 冷球蛋白血症：第三足趾变紫（By courtesy of N. Slater, MD, St Thomas' Hospital, London, UK.）

由于大多数原发性冷球蛋白血症患者有丙肝病毒感染，所以这很可能是此类型冷球蛋白血症的病因，故这方面的研究受到很多关注。已证实在冷凝蛋白质中有丙肝病毒和丙肝病毒的抗原抗体复合物[18]。用聚合酶链反应（PCR）方法检测混合性冷球蛋白血症患者的外周血单核细胞，81% ～ 90% 检出了丙肝病毒 RNA[19-20]。丙肝病毒基因组也在混合性冷球蛋白血症患者的骨髓细胞中得到证实[21]。有趣的是，丙肝病毒 E2 包膜蛋白可结合 B 淋巴细胞上的 CD81[22]，这种相互作用究竟在冷球蛋白血症的发病机制中起到什么作用，目前知之甚少[22]。

其他感染性病原体也可能与本病有关，包括原生动物、真菌、细菌、衣原体和立克次体。曾报道冷球蛋白血症见于 HIV 感染患者[23-27]。但是，具有循环性冷球蛋白的 HIV 感染患者常缺乏冷球蛋白血症相关的临床症状[23]。另一项研究表明，HIV 感染患者出现冷球蛋白者死亡率明显升高，并易于患肿瘤（包括 B 细胞淋巴增生性疾病）[24]。有趣的是，也有报道感染 HIV-1 病毒后冷球蛋白血症的症状消失。此报道的作者推测，$CD4^+$ T 细胞在这类冷球蛋白血症患者的发病机制起重要作用[28]。

单克隆冷球蛋白血症的组织学特征为血管扩张、内皮肿胀和血管管腔透明血栓形成，后者耐淀粉酶，PAS 染色阳性（图 16.125）。血管内红细胞叠连形成也是一个特征[7]。有时单克隆冷球蛋白血症也可见白细胞碎裂性血管炎[7]。

除偶尔可见的毛细血管内透明血栓外，严重肾受累的患者有时还表现膜增生性肾小球肾炎的特征。

混合性冷球蛋白血症与免疫复合物介导的急性白细胞碎裂性血管炎有关。冷球蛋白在低温下沉淀于小血管，导致补体激活引发急性血管炎改变。免疫荧光示 IgG、IgM 和补体阳性（图 16.126）。早期皮损内偶见血管内透明血栓。红细胞漏出常是一个特征。

在急性患者的活检标本中，肾小球显示有毛细血管内血栓。其他肾表现包括膜增生性肾小球肾炎和血管炎。

## 鉴别诊断

单克隆冷球蛋白血症的组织学鉴别诊断包括其他原因引起的血栓性病变，例如 DIC、血栓性血小板减少性紫癜、蛋白 C 缺乏和法华林（香豆素）坏死。尽管细微的组织学线索可提示冷球蛋白血症，例如蜡样透明结构管型，但明确诊断依赖于冷球蛋白的血清学检测。混合性冷球蛋白血症的鉴别诊断包括其他引起

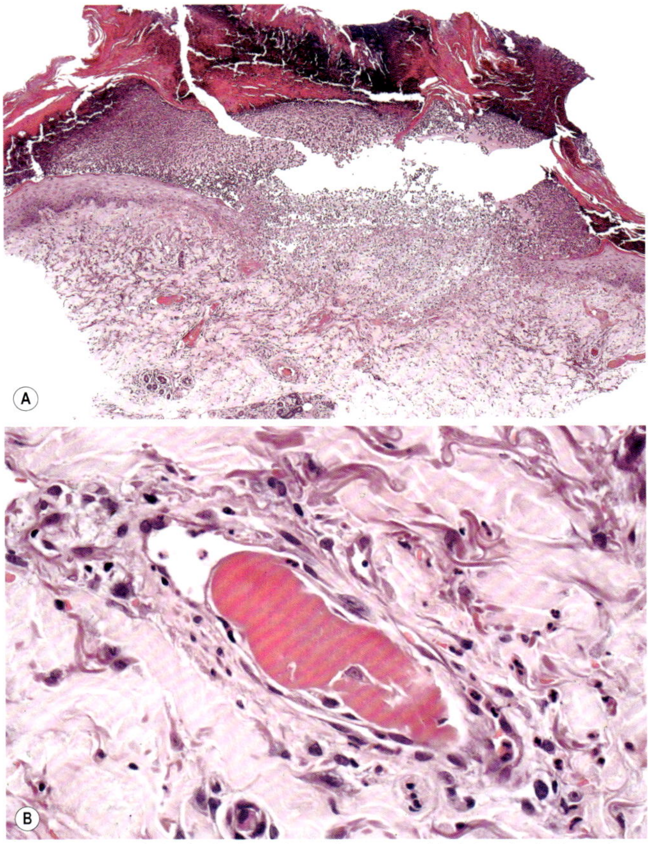

图 16.125 单克隆冷球蛋白血症:（A）结痂性溃疡伴基底血管闭塞;（B）高倍镜下的透明血栓

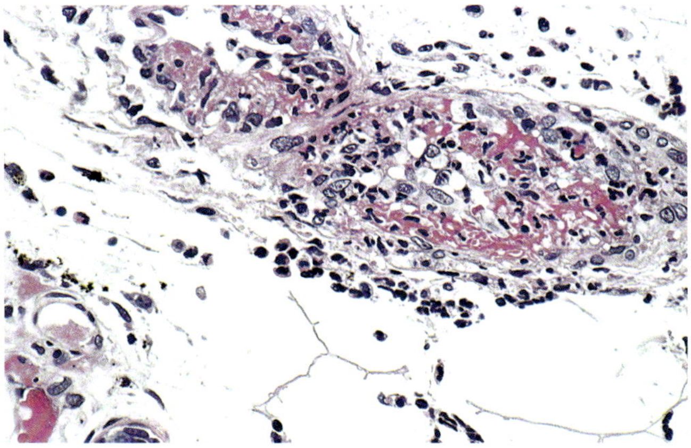

图 16.126 混合性冷球蛋白血症：此例示明显的急性白细胞碎裂性血管炎特征

白细胞碎裂性血管炎的原因。

## 抗磷脂抗体综合征和 Sneddon 综合征

### 临床特征

被称为抗磷脂抗体的循环抗凝物，伴发似有矛盾的血栓形成、自发性流产、早产、宫内死亡、不稳定的高血压、皮肤坏死、坏疽、瘀斑、紫癜、小腿溃疡、白色萎缩、网状青斑和梅毒血清学假阳性——狼疮抗凝物综合征[1-6]。后者，更准确地称之为抗磷脂抗体综合征（antiphospholipid antibody syndrome），因为并不是所有的患者都伴有系统性红斑狼疮，而是由于循环抗磷脂抗体的存在，它在体外抑制凝血，并与动静脉血栓形成的危险性大大增加有关。抗磷脂综合征最常见的自身抗原是 $\beta_2$ 糖蛋白 1[7]。除了“狼疮抗凝物”外，另一种重要类型的抗磷脂抗体是抗心磷脂抗体，因其能与心磷脂相结合而得名。

此综合征最常见于年轻成年女性，也可见于儿童和老人。这种人口分布模式无疑反映出其与红斑狼疮有关，因后者明显好发于年轻女性（表 16.15）。

皮肤受累常是本病的首发表现。患者发生皮肤坏死，有些病例坏死广泛而严重[8]。除了毁形性坏死外，患处疼痛且有多重感染的危险性[9]。网状青斑是由于小动脉和细动脉的血栓形成所致。

系统受累包括深静脉血栓形成，常伴发肺栓塞、肾梗死、脑血管栓塞导致卒中、短暂性脑缺血发作、多梗塞性痴呆、心肌梗死和坏疽[3]。“爆发型抗磷脂抗体综合征”指因多器官受累而导致发生并发症的患者[9-10]。这种致命性类型预后差：在一项研究中，60% 的患者死亡[10]。

同时发生皮肤血栓性病变、高血压和脑血管疾病，有时被称为 Sneddon 综合征[3, 11]。并非所有 Sneddon 综合征患者都有抗磷脂抗体——在不同文献中其范围为 0 ～ 85%[11]。

除红斑狼疮外，抗磷脂抗体综合征也可伴发其他自身免疫性疾病，包括类风湿性关节炎、溶血性贫血、血小板减少性紫癜和溃疡性结肠炎[12]。它也可涉及一些药物包括吩噻嗪和普鲁卡因，或在病毒性疾病期间出现，或伴发潜在的淋巴瘤[12]。

越来越多的文献报道，系统性血管炎患者有抗磷脂抗体和抗心磷脂抗体，包括 Takayasu 动脉炎、颞动脉炎、结节性多动脉炎和韦格纳肉芽肿病[13-18]。亦报道过一例 Degos 病患者有抗心磷脂抗体[19]。

有报道来源于肺、卵巢、胃肠道和肾的肿瘤均可伴抗磷脂综合征相关[20-25]。

曾报道本综合征见于人类免疫缺陷病毒感染的患者[26-28]。一些 HIV 感染患者有抗磷脂抗体，但没有抗磷脂综合征的临床表现[26]。

表 16.15 抗磷脂抗体综合征的初步分类标准 *

| |
|---|
| **临床标准** † <br>1. 血管血栓形成：任何组织 / 器官内的一个或多个动脉、静脉或小血管血栓形成。血栓形成必须通过造影、多普勒或组织病理学检查证实，除了浅表性静脉血栓。组织病理学的证实必须见到血栓形成，但血管壁无明显炎症。 |
| 2. 妊娠发病：<br>（a）出现一次或多次无法解释的，妊娠 10 周或 10 周以上、经超声或胎儿直接检查而记录为胎儿形态正常的胎儿发生死亡，或者<br>（b）出现一次或多次由于严重先兆子痫 / 子痫 / 严重的胎盘功能不良而使形态正常的胎儿在妊娠 34 周或 34 周之前发生早产，或者<br>（c）出现三次或更多次难以解释的、在妊娠 10 周前发生的连续性自发流产，但除外母亲解剖学或激素水平异常以及父母双方的染色体原因。<br>在对不止有一种类型妊娠发病的患者人群研究中，研究者强烈建议根据上述（a）、（b）或（c）对目标人群进行分层。 |
| **实验室标准**<br>1. 通过标准化酶联免疫吸附试验检测 $\beta_2$- 糖蛋白 I- 非依赖性抗心磷脂抗体，血液中同型 IgG 和（或）IgM 抗心磷脂抗体呈中滴度或高滴度，出现两次或两次以上，至少相隔 6 周。 |
| 2. 根据血栓和止血国际学会（狼疮抗凝物 / 磷脂依赖性抗体科学小组委员会）的指南检测到血浆中狼疮抗凝物，出现两次或两次以上，至少相隔 6 周。步骤如下：<br>（a）活化部分凝血活酶时间、白陶土凝血时间、稀释山蝰毒素时间、稀释凝血酶原时间和 Textarin 时间等筛选试验表明磷脂依赖性凝血时间延长。<br>（b）通过与正常的低血小板血浆混合的方法纠正延长的凝血时间筛选试验无效。<br>（c）通过加入过量磷脂进行的筛选试验可缩短或纠正凝血时间延长。<br>（d）酌情排除其他凝血病如Ⅷ因子抑制物或肝素等。<br>定义为抗磷脂抗体综合征被认为至少需满足 1 项临床标准和 1 项实验室标准。 |
| * 不排除那些不在上述标准之内的诊断标准。因为抗磷脂抗体综合征患者的血栓形成是多因素的。工作组专家建议：（a）在研的患者人群应评估其他可能致血栓形成的因素；（b）这些人群应根据可确定的或可能的危险因素进行分层（如年龄或合并症）。临床表现和阳性实验室检查结果之间的时间间隔不要限定范围。然而，大多数工作组专家认为：（a）如果相关，则应评估时间间隔方面的信息；（b）相对严格的实验室诊断标准（包括需要首次试验至少 6 周后的重复试验结果阳性）有助于排除抗磷脂抗体阳性作为临床偶然现象出现。<br>† 这些诊断标准主要由 Branch 和 Silver 制定。<br>Reproduced with permission from Wilson，W.A.（2001）Rheumatic diseases Clinics of North America，27，499-505 |

## 发病机制和组织学特征

与磷脂相互作用的抗体（IgM 或 IgG）显然在本病的发病机制中起作用；但是其确切机制尚不十分清楚。有关学说包括蛋白 C（一种维生素 K 依赖的天然抗凝物）功能受抑，以及对内皮细胞前列环素的抑制作用[29]。内皮细胞损伤和血小板激活也有一定作用。$\beta_2$ 糖蛋白，一种具有抗血栓形成性质的糖蛋白的作用也一直在研究。一些抗磷脂抗体结合 $\beta_2$ 糖蛋白 1，可导致凝血因子Ⅻ受抑、血小板激活，并降低凝血激酶的活性。

本病患者易形成血栓，部分凝血活酶时间和白陶土凝血时间延长；但重要的是应注意，并非所有患者有血栓形成。一项研究发现，28% 伴有抗磷脂抗体的狼疮患者没有抗磷脂抗体综合征的证据[30]。

活检显示血栓性血管病的特点，如细动脉和动脉血管内有纤维素样栓子，管腔内有数量不等的炎症细胞浸润。一般而言，血管壁及其周围组织有轻微炎症或无炎症。有时显著的真皮坏死是一个特征。应该注意的是，可出现假阴性的活检结果[11]。因此，活检阴性并不能排除潜在的疾病。

## 鉴别诊断

活检结果无特异性，鉴别诊断包括其他类型的血栓性血管病。须做血清学检查以检测抗磷脂抗体和抗心磷脂抗体，以及评估潜在的相关疾病。

# 血栓性血小板减少性紫癜和溶血性尿毒症

## 临床特征

血栓性血小板减少性紫癜（thrombotic thrombocytopenic purpura，TTP）和溶血性尿毒症（hemolytic uremic syndrome，HUS）是由非免疫性血小板减少所致的相关疾病[1-4]。TTP 极罕见，病因不明，具有高发病率和死亡率[5-6]。好发于女性（2.5：1），往往侵犯较年轻者，发病高峰期为 21 ～ 30 岁。疾病充分发展时可见血小板减少性紫癜、微血管病性溶血性贫血、神经系统症状、肾受累和发热。

溶血性尿毒症与 TTP 类似，除了有严重的肾受累和相对轻微的中枢神经系统症状外[7]。然而，有时难以确切归入某一类或其他类，因此将这两种相关疾病放在一起讨论[8-9]。溶血性尿毒症常见于感染性结肠炎患者[10-11]。

最常见的首发症状是短暂的、并常反复发作的神经系统症状，包括头痛、精神错乱、局部麻痹、言语障碍和失语症。肾受累包括血尿、蛋白尿和偶见的急性肾衰竭。心脏受累是重要的，可能会导致左心室衰竭引起肺充血和水肿。出血性倾向在皮肤上主要表现为瘀点、紫癜和瘀斑；但出血也可见于视网膜、结膜和胃肠道黏膜（图 16.127）。

TTP/HUS 可伴发于结缔组织病（尤其是红斑狼疮）、避孕药具的使用、肿瘤、化疗、药物不良反应、骨髓移植和抗磷脂抗体[4，7，12-17]。

尽管大多数患者发生 TTP 没有明显的原因，但有时其发生于药物治疗后，如青霉素或磺胺类药，或在上呼吸道感染后发病。相当高比例的 TTP 患者为妊娠期女性，但其意义不明。少数患者与红斑狼疮有关。

据报道有家族史的 TTP/HUS 患者，常染色体显性遗传和隐性遗传均可见[7]。

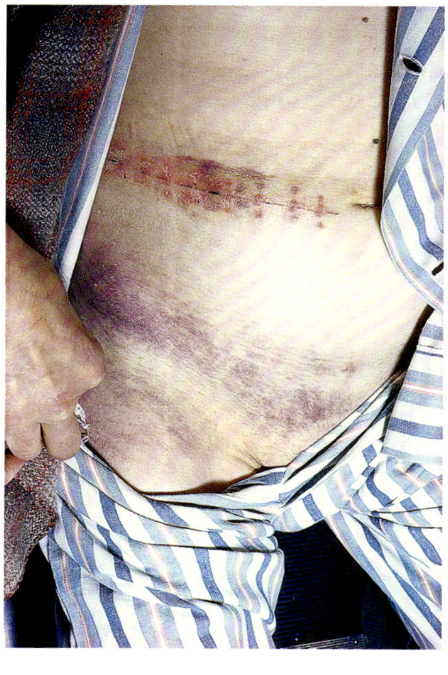

图 16.127 血栓性血小板减少性紫癜：腹股沟处成片瘀斑（By courtesy of N. Slater，MD，St Thomas' Hospital，London，UK.）

实验室检查示血小板减少和正色性正常红细胞性贫血。外周血涂片检查常显示破碎的和不规则形红细胞，典型的有裂细胞和头盔细胞。凝血检查一般正常，或有时可见轻度纤维蛋白原–纤维蛋白的降解产物增加。Coombs 测试均阴性。

## 发病机制和组织学特征

对 TTP/HUS 的发病机制了解甚少，似乎是血小板活化物质不经凝血级联激活（正常凝血途径）即可导致血栓形成。直接的内皮细胞损伤在本组疾病中可能也起一定作用。

TTP 已被证实缺乏血管性血友病因子裂解蛋白酶 ADAMTS13（一种去整合素和金属蛋白酶伴血小板反应蛋白 1 重复 -13）[18-22]。大多数病例在成年获得，通过自身抗体抑制 ADAMTS13 而引起的[21-23]。TTP 家族性病例是由于 ADAMTS13 突变而导致原发性缺乏此酶[18，21-22]。HUS 通常可见于产志贺样毒素大肠杆菌所导致的结肠炎患者[1，24]。一项研究中，80% 的 HUS 患者伴有 O157 型大肠杆菌脂多糖抗体滴度阳性[10]。研究者采用微血管内皮细胞株进行研究，发现志贺样毒素毒素可增强血小板的黏附并促使血栓形成[25]。少数 HUS 患者已被证明有因子 H（一种替代补体途径调节蛋白）编码基因的突变[26]。

血栓性血小板减少性紫癜的组织学特征是血管内透明血栓形成，由血小板聚集和数量不等的纤维蛋白组成（图 16.128、16.129）[27]。可伴有红细胞漏出，但无血管炎证据。可有局灶性坏死，但真正的梗死少见。尸检时受累最严重的器官包括胰腺、肾上腺、心脏、脑和肾。

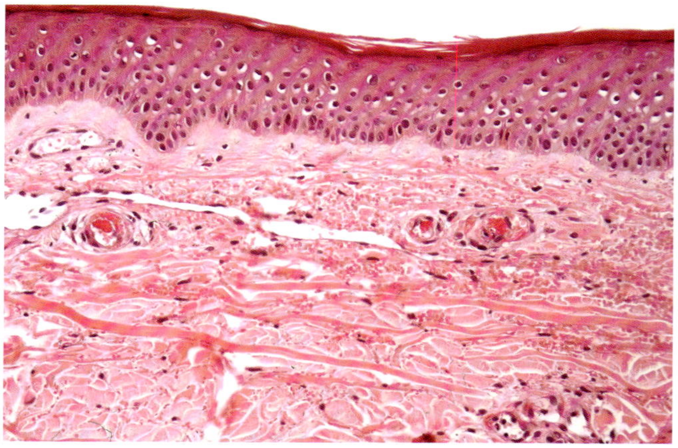

图 16.128 血栓性血小板减少性紫癜：可见微血栓和大量红细胞漏出

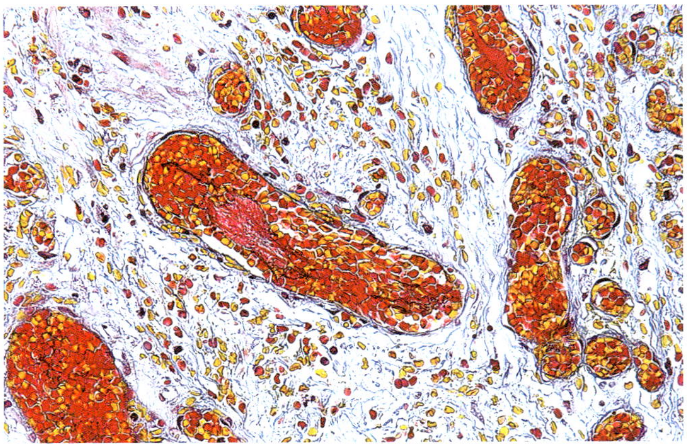

图 16.129 血栓性血小板减少性紫癜：栓塞物中有大量纤维蛋白（马休猩红蓝染色）

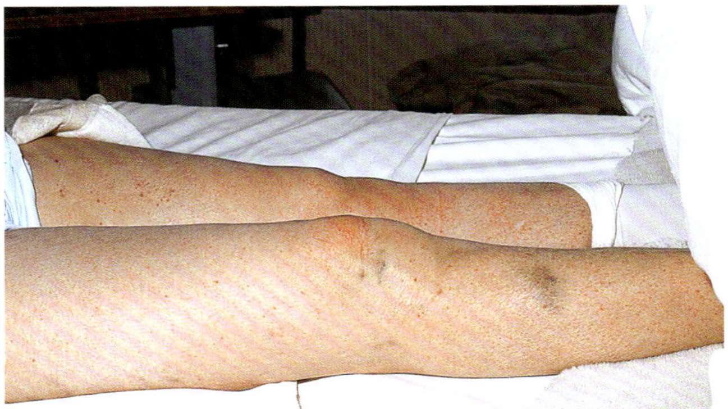

图 16.130 特发性血小板减少性紫癜：双腿示紫癜、瘀点和淤青（By courtesy of N. Slater, MD, St Thomas' Hospital, London, UK.）

## 鉴别诊断

区分其他血栓性血管病需要结合临床与病理。与弥散性血管内凝血相比，TTP/HUS 患者的凝血项目检查（凝血酶原时间和部分凝血活酶时间）往往正常。

# 免疫性血小板减少性紫癜

## 临床特征

免疫性血小板减少性紫癜（immune thrombocytopenic purpura；特发性血小板减少性紫癜，ITP）是一罕见疾病，有两种类型——急性型和慢性型：

- 急性 ITP 是一种特征性影响儿童的疾病，在病毒性疾病后发病[1]。患儿表现为瘀点、紫癜和出血。大多数病例是自限性的，绝大多数患者在数周到数月内恢复[2-3]。颅内出血是少见而严重的并发症。
- 慢性 ITP 是指疾病持续 6 个月或更长时间[2]。慢性型往往累及成人，伴发结缔组织病如红斑狼疮或淋巴增生性疾病。

据报道血小板减少性紫癜也见于甲状腺疾病，包括 Graves 病和桥本甲状腺炎[4-5]。本病可同时伴发多种自身免疫性疾病，如糖尿病、恶性贫血和系统性硬化症[6]。一些患者伴发抗磷脂抗体综合征[7-9]。幽门螺杆菌感染患者或人类免疫缺陷病病毒感染患者也可发生免疫性血小板减少[10-13]。

慢性型显示好发于女性，在轻微创伤和出血后容易出现瘀伤（图 16.130）。在受累严重的患者，病变除了发生在体表皮肤外，还可发生于呼吸道、泌尿生殖道和胃肠道的黏膜。

实验室检查显示血小板减少和出血时间延长。部分凝血活酶时间和凝血酶原时间正常。

## 发病机制和组织学特征

免疫性血小板减少性紫癜是一种由 IgG 抗血小板抗体引起，导致血小板破坏的自身免疫性疾病[14-16]。最近发现，细胞毒性 T 细胞介导的过程也介入血小板破坏[17]。HIV 糖蛋白（GP120/160）和血小板膜抗原（如糖蛋白 GP Ⅱb/Ⅲa）间的分子模拟机制在 HIV 感染患者偶尔发生的血小板减少中可能起一定作用[14, 16, 18-19]。

皮肤和其他损害的特征是血管周围出血；无血管炎证据（图 16.131）。骨髓检查示大量未成熟的巨核

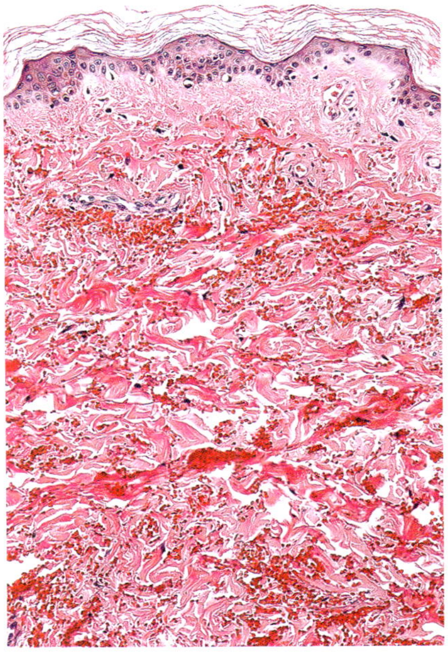

图 16.131 特发性血小板减少性紫癜：有出血但无血管炎证据

细胞。脾充血，并有反应性滤泡增生，有时有明显的巨核细胞。

## 鉴别诊断

活检结果均为非特异性的。需要临床和血清学检查相结合才能做出诊断。

# V 因子莱顿突变

## 临床特征

V 因子莱顿突变 [ factor V ( leiden ) mutation ] 是最常见的容易发生血栓形成的遗传性疾病[1]。该突变伴随由蛋白 C 引起的 V 因子失活障碍所致的前血栓形成状态。此突变可通过 PCR 确定。

有此突变的患者极易发生深静脉血栓，也可发生肺栓塞、卒中和外周血管病[2]。习惯性流产的妇女出现这种疾病的概率较高[3-4]。在无法解释的深静脉血栓患者中，V 因子莱顿突变是一个常见的原因。患者还可出现皮肤溃疡。

## 组织学特征

皮损活检显示血栓性血管病。免疫荧光染色证实有 IgM 和 C3 沉积[5]。

# 高 γ 球蛋白血症性紫癜

## 临床特征

高 γ 球蛋白血症性紫癜 ( hypergammaglobulinemic purpura；Waldenström 型 ) 是一种罕见疾病，女性明显好发，往往影响中青年[1]。患者表现为复发性、对称性、成批出现的紫癜，尤其侵犯下肢，上臂和腹部也可受累 ( 图 16.132 )[2]。穿紧身衣物、受热和剧烈运动可诱发病变。发作频率明显不一，从每周几次到每年仅发作一次[3-4]。

临床表现为从针尖大到数毫米的瘀点。可有不同的症状，包括针刺感、瘙痒、烧灼感和疼痛。瘀斑几天后消退并遗留色素沉着斑。紫癜皮损呈慢性复发性过程。瘀斑不是本病的特征[1]。

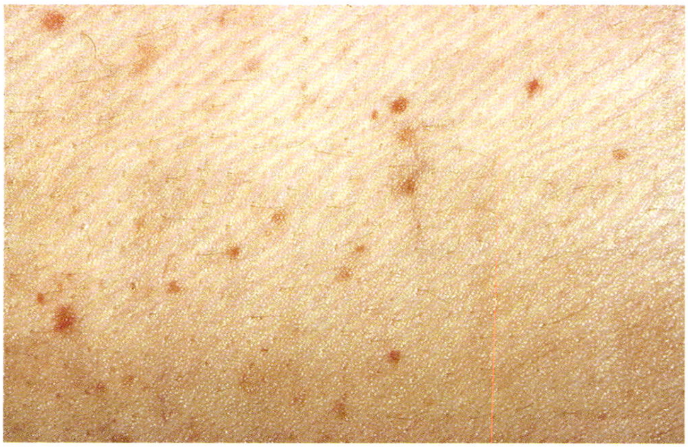

图 16.132 高 γ 球蛋白血症性紫癜：散在的、微小的紫癜性损害（By courtesy of J. Newton-Bishop，MD，St Thomas' Hospital，London，UK.）

实验室检查常发现红细胞沉降率增快、轻度贫血和白细胞减少以及多克隆性高 γ 球蛋白症（一般是 IgG，但有时是 IgM 或 IgA）。抗核抗体、抗 -Ro、抗 -La 和类风湿因子在许多患者中呈阳性[1, 3, 5-6]。血小板水平、凝血功能检查和骨髓检查通常正常。偶见冷球蛋白血症。尚不知其是否与 HLA 相关，目前未发现有家族史[1]。有时淋巴结病和脾肿大是一个特征[1]。

重要的是应注意，高 γ 球蛋白血症性紫癜可分为 2 类：原发性（Waldenström 型；不要与 Waldenström 巨球蛋白血症混淆）和继发性。后一类患者有各种各样的疾病，包括系统性红斑狼疮、多发性肌炎、桥本甲状腺炎、干燥综合征、类风湿关节炎、肝炎、慢性淋巴细胞性白血病、单克隆性丙种球蛋白病和结节病[1]。紫癜可早于这些相关疾病许多年出现。故此类患者需长期密切随访。

## 发病机制和组织学特征

皮损直接免疫荧光检查显示血管壁上有 IgM 和 C3 沉积[7]。这类患者中可以出现循环免疫复合物，包括 IgG 和 IgM[8]。因此，高 γ 球蛋白血症性紫癜很可能是另一种免疫复合物所介导的血管炎——即Ⅲ型超敏反应。然而，对其确切病因了解甚少。

紫癜性皮损的组织病理学检查常示急性白细胞碎裂性血管炎的典型特征，伴红细胞漏出[9]。有时可见明显的淋巴细胞性血管炎。

## 鉴别诊断

本病的组织学改变为非特异性的，需考虑其他原因引起的白细胞碎裂性血管炎。

# 高免疫球蛋白血症 D 综合征

## 临床特征

高免疫球蛋白血症 D 综合征（hyperimmunoglobulinemia D syndrome）是罕见的隐性遗传性疾病，是由于甲羟戊酸激酶（MVK）基因突变引起的，后者是一个位于染色体 12 的参与胆固醇和类异戊二烯生物合成的关键酶[1-2]。

本病最常见于欧洲，患儿表现为反复发作的持续 3～7 天的高热。疫苗接种和轻微的感染可能是诱因。高热伴随有腹部症状、头痛、全身淋巴结肿大和大关节疼痛[3-4]。淀粉样变是一种罕见的并发症[3]。皮肤表现包括红色斑疹、丘疹、结节和荨麻疹样皮疹[5]。大多数患者证实有 IgD 水平升高[3]。

## 组织学特征

皮肤活检的结果不一，最常显示轻度的急性血管炎。罕见表现为 Sweet 综合征、蜂窝组织炎或持久性隆起性红斑的特征[4-6]。

# 浅表性血栓性静脉炎

## 临床特征

浅表性血栓性静脉炎（superficial thrombophlebitis）是一种常见病，表现为疼痛性条索状红色增厚区域。大多数病例累及下肢，特别是膝以下。好发于女性。常为多灶性节段性疾病，并反复发作。本病通常伴有高凝血状态。诱发因素很多，包括静脉曲张、妊娠、口服避孕药（尤其是含高浓度雌激素）、肿瘤（主要是乳腺癌、结肠癌、胰腺癌、胃癌、胆管癌，血液肿瘤或皮肤癌）、白塞病、V 因子莱顿突变、原发性血小板减少、抗心磷脂抗体，以及蛋白 C、蛋白 S、Ⅻ因子、抗凝血酶Ⅲ、肝素辅助因子 2C 的缺乏[1-17]。据报道，浅表性血栓性静脉炎可见于二期梅毒[18]。浅表性化脓性血栓静脉炎主要发生在儿童，由多种微生物引起，主要是细菌（需氧菌和厌氧菌），真菌较少见[19-23]。分离到的最常见细菌包括金黄色葡萄球菌、大肠杆菌和铜绿假单胞菌[19-20]。白念珠菌是迄今为止最常见的致病真菌。

浅表性血栓性静脉炎可伴有深部静脉血栓形成，但这种情况发生的风险似乎很小，除非有其他的危险因素[24-25]。浅表性血栓性静脉炎患者发生肺栓塞的概率较低，但有报道当本病累及股部时风险较高[26-28]。

## 组织学特征

浅表性血栓性静脉炎通常侵犯位于浅表皮下组织的血管。早期皮损的特征是血管壁可见以中性粒细胞为主的浸润，随后逐渐被淋巴细胞、组织细胞以及偶见的巨细胞所替代。起初可见机化的血栓，随后血管再通和纤维化。浸润往往是局限的，极少累及周围皮下组织。动脉一般不受侵犯。

# 硬化性淋巴管炎

## 临床特征

硬化性淋巴管炎（sclerosing lymphangitis；Mondor 病）的名字可能不适当，因为它很可能是浅表性血栓性静脉炎的一个变异，最常侵犯生殖器、胸壁或乳房。乳房大且下垂的女性似乎最易发生[1]。在这些病例以及其他情况中，创伤可能对本病的发生起重要作用。有报道伴发乳腺癌[2]。有时也可由静脉吸毒引起，阴茎硬化性淋巴管炎被报道伴有潜在的性传播疾病[3-4]。罕见伴有镰状细胞病和蛋白 S 缺乏症[5-6]。患者有时表现为疼痛性线状病变。典型的皮损数厘米长，但有时可能更大。其上皮肤表现为红斑，且不发生颜色改变。本病自限性，常在数周内消退[7]。持续存在的疾病需外科干预[8]。

## 组织学特征

病理学特征是机化的血栓伴不同程度的炎症浸润。

# 老年性紫癜

## 临床特征

老年性紫癜（senile purpura）主要侵犯老年人

的上臂伸侧、双手和小腿[1-2]。部分患者用糖皮质激素治疗（外用或系统使用）可促使本病发生。病变常持续 1 ～ 3 周，表现为无症状的紫癜性斑块，直径可达数厘米，常见于有光化性损害或萎缩性皮肤之上（图 16.133）。老年性紫癜的发生是因为真皮结缔组织损伤而无法为血管提供支撑，故其在轻微创伤下易出血。

## 组织学特征

皮损特征是红细胞漏出，无明显的炎症细胞反应。常有显著的日光性弹力组织变性。

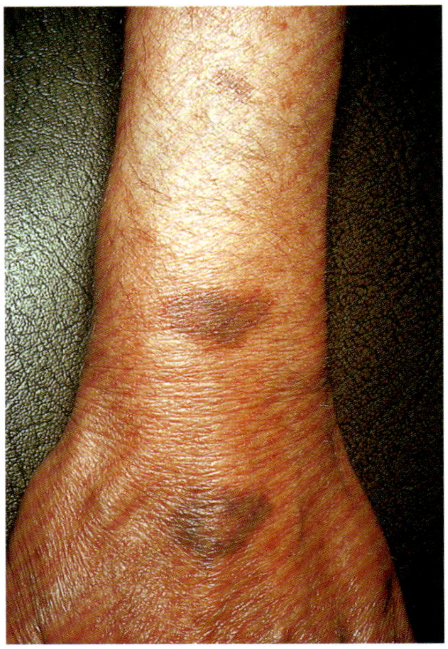

**图 16.133** 老年性紫癜：光损伤性皮肤上由创伤诱发的深紫色瘀斑（By courtesy of J. Newton-Bishop，MD，St Thomas' Hospital，London，UK.）

（陈连军　马 英　周 隽译　陈明华校　陈思远审）

# 原发性结缔组织疾病

# 第17章

Bostjan Luzar and Eduardo Calonje



## 红斑狼疮

红斑狼疮（lupus erythematosus）是一种具有多种临床表现和体征以及一系列实验室检查异常的复杂疾病。其预后呈病谱性，从仅有皮肤表现（局限性盘状损害）的良性过程到具有潜在致命性的系统性疾病[1-4]。其亚型见表 17.1。

虽然红斑狼疮的确切病因并不清楚，但认为其发病与遗传、自身抗体、免疫复合物、激素水平以及其他因素间的相互作用有关。有证据表明系统性红斑狼疮的发病率在逐步上升，但得益于早期诊断以及有效的治疗，其死亡率已有显著下降，现在成人患者的 10 年存活率已超过 90%[5]。然而一旦累及肾和（或）神经系统，则提示预后不良[6]。

儿童系统性红斑狼疮（systemic lupus erythematosus，SLE）是一种严重的疾病，其死亡率相当高，主要因为常累及肾。即使应用皮质类固醇激素和免疫抑制剂治疗，其死亡率仍高达 15%[7]。

表 17.1 红斑狼疮：亚型

| |
|---|
| 盘状红斑狼疮（局限型） |
| 盘状红斑狼疮（播散型） |
| 疣状红斑狼疮 |
| 冻疮样红斑狼疮 |
| 伴有盘状红斑狼疮样皮病的慢性肉芽肿性疾病 |
| 红斑狼疮-多形红斑综合征 |
| 亚急性皮肤型红斑狼疮 |
| 深在性红斑狼疮 |
| 系统性红斑狼疮 |
| 药物诱发的红斑狼疮 |
| $C_2$ 缺乏的红斑狼疮样综合征 |
| 新生儿红斑狼疮 |

## 临床特征

### 盘状红斑狼疮

盘状红斑狼疮（discoid lupus erythematosus，DLE）是红斑狼疮中最常见的亚型，又分为局限型和播散型。分型和预后相关，因为只有约 1% 的局限型 DLE 会发展成系统性红斑狼疮，但是接近 5% 的播散型 DLE（特别是伴有持续性贫血、白细胞减少、血小板减少、华氏反应假阳性以及高滴度抗核抗体的患者）会发展为严重的系统性红斑狼疮[6，8-10]。系统性红斑狼疮患者中 20% 以上会出现盘状损害[11]。甲周毛细血管扩张、指端硬化和出现雷诺现象也提示疾病进展[10]。然而 DLE 患者不应过度担忧其会发展成系统性红斑狼疮的风险，因为这种概率不高。

盘状红斑狼疮病程持久，女性患病率为男性的 2 倍。虽然该病可发生于各年龄段，但常见于 21 ～ 50 岁，其中 35 ～ 40 岁为高峰，儿童罕见[13-18]。典型皮损好发于曝光部位，患者通常有光敏感，在春夏季加重[5]。局限型盘状红斑狼疮好发于头颈部，而播散型盘状红斑狼疮皮损还可以出现在手臂伸侧、手背和指背，以及颈部的“V”型区。而非曝光部位包括躯干、上肢、手掌和足底也是常累及的部位[19]。

面部斑块好发于面颊（图 17.1）。其他受累部位包括鼻背、耳部、颈部和头皮（图 17.2 ～ 17.6）。头皮损害引起的瘢痕常会导致永久性脱发（图 17.7 ～ 17.8）。头皮损害通常出现在那些早年患病者，表现为慢性经过，并且与持续的严重病情相关[20]。

早期皮疹表现为水肿性和红斑性损害。典型的盘状红斑狼疮皮损可达 10 cm 左右，表面常覆有黏着

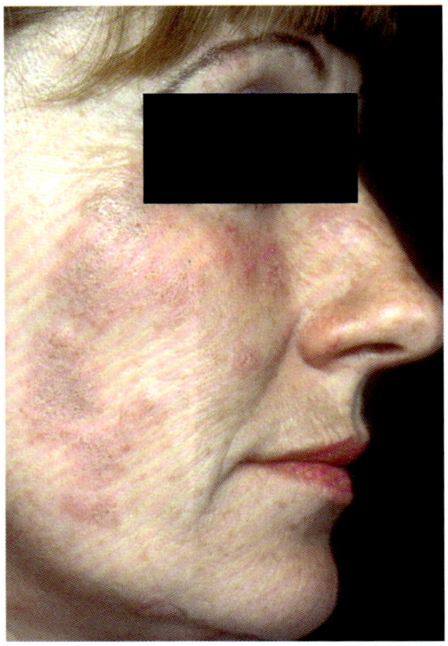

图 17.1 盘状红斑狼疮：女性患者面颊部典型斑块。注意红斑及鳞屑。这是一个特征性部位（From the collection of the late N.P. Smith，MD，the institute of Dermatology，London，UK.）

性鳞屑，同时伴有表皮萎缩、毛囊口扩张和角栓（图 17.9、17.10）[5，19]。如果去除鳞屑，经常可以看到紧附于其下的角栓（"地毯大头钉征"）。毛细血管扩张常见，皮损愈后有明显瘢痕。在黑色人种以及肤色较深的患者中，皮损可以出现色素减退或色素沉着，甚至导致毁容（图 17.11 ～ 17.14）[19]。

20% ～ 25% 的 DLE 患者累及口腔，尤其是下唇的唇红缘、齿槽突、唇部和颊黏膜（图 17.15 ～ 17.17）[21-26]。慢性皮损的典型表现为红斑和萎缩，伴有扇形白色角化性边缘及邻近的毛细血管扩张[22]。其他特征有糜烂或溃疡[12]。皮损有时很难与萎缩性扁平苔藓区别。累及舌部者表现为红斑、皲裂和舌乳头萎缩[23]。慢性狼疮性唇炎常会形成瘢痕，并且发展为鳞癌的风险增加。偶有盘状红斑狼疮累及肛周的报道[23]。

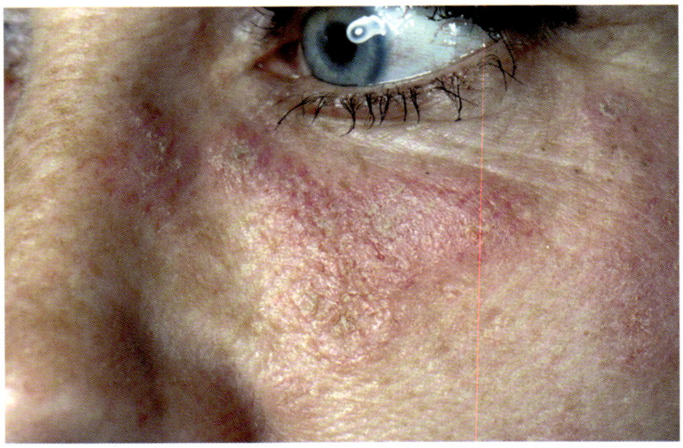

图 17.2 盘状红斑狼疮：红斑和鳞屑的近距离观（From the collection of the late N.P. Smith，MD，the institute of Dermatology，London，UK.）

盘状红斑狼疮可伴发于脆弱性骨硬化、$\alpha_1$-抗胰蛋白酶缺陷、结节性多动脉炎，一例同时患有硬皮病及丙型肝炎，也有报道对文身反应的盘状红斑狼疮损害[27-31]。

## 疣状（肥厚性）盘状红斑狼疮

疣状（肥厚性）盘状红斑狼疮［verrucous（hypertrophic）discoid lupus erythematosus］表现为疣状、

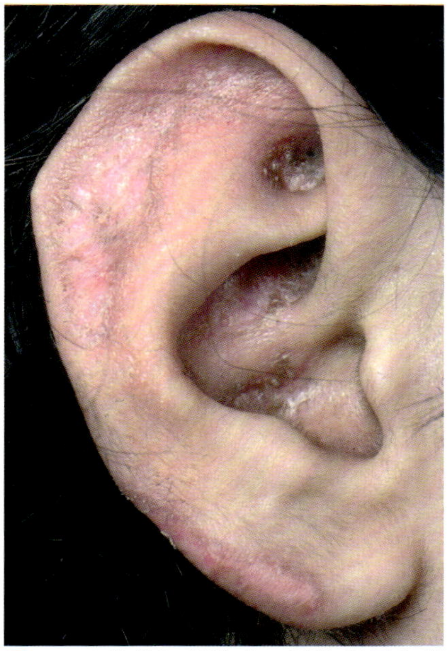

图 17.3 盘状红斑狼疮：耳轮鳞屑和瘢痕性皮损，常见的受累部位（From the collection of the late N.P. Smith，MD，the institute of Dermatology，London，UK.）

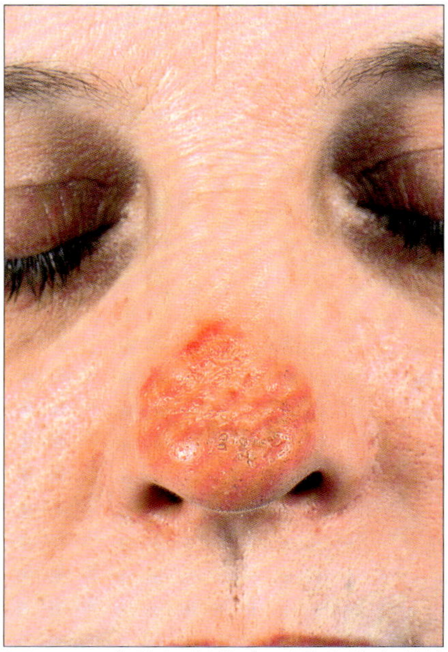

图 17.4 盘状红斑狼疮：严重的患者溃疡治愈后留有明显的瘢痕和毁容（By courtesy of the institute of Dermatology，London，UK.）

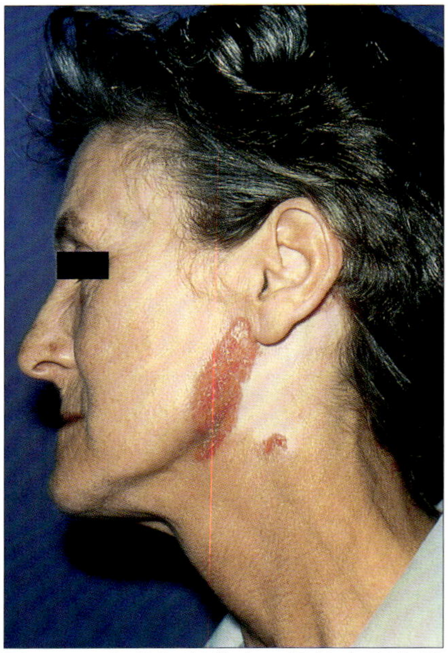

图 17.5 盘状红斑狼疮：慢性皮损有明显的瘢痕（By courtesy of R.A. Marsden，MD，St George's Hospital，London，UK.）

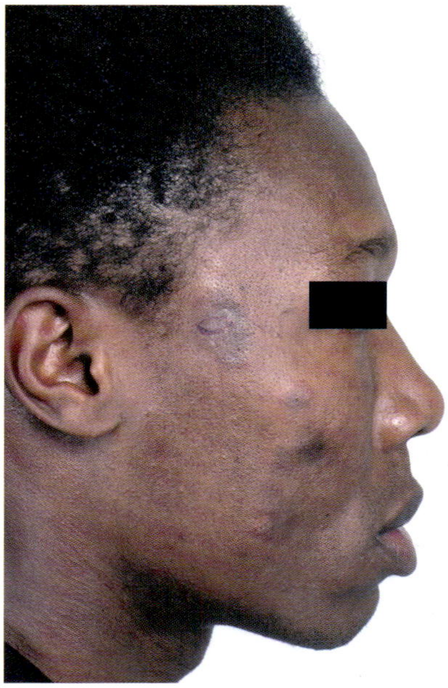

图 17.6 盘状红斑狼疮：深色人种易累及（From the collection of the late N.P. Smith，MD，the institute of Dermatology，London，UK.）

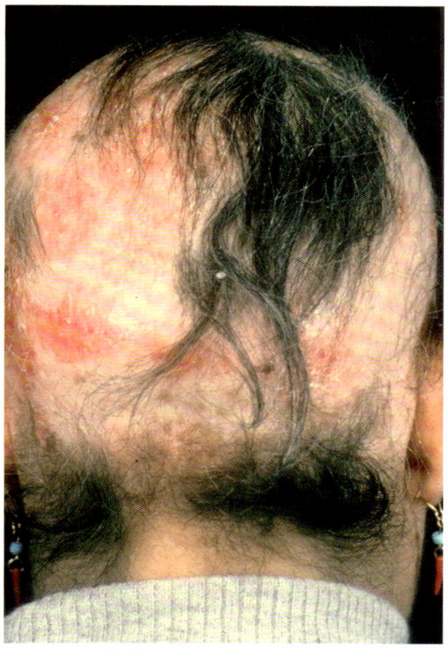

图 17.7 盘状红斑狼疮：永久性脱发（By courtesy of the institute of Dermatology，London，UK.）

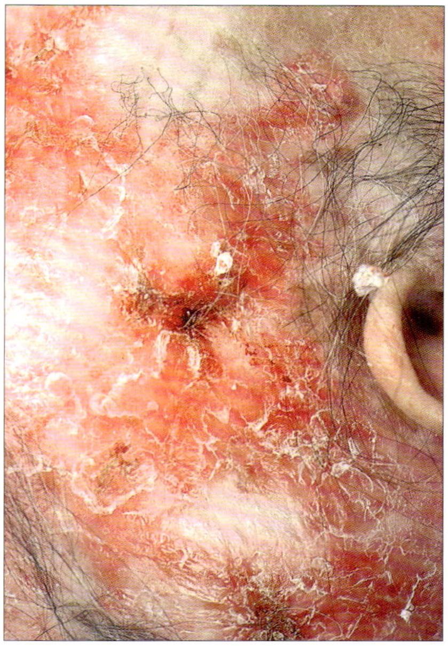

图 17.8 盘状红斑狼疮：带有显著瘢痕的脱发（By courtesy of the institute of Dermatology，London，UK.）

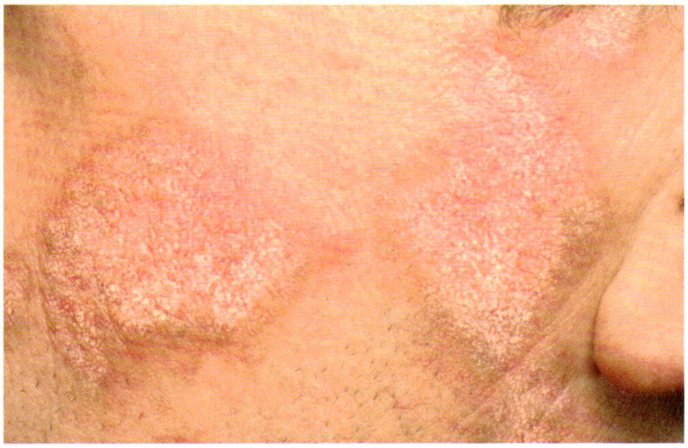

图 17.9 盘状红斑狼疮：鳞屑的近距离观。注意红斑性边缘（By courtesy of the institute of Dermatology，London，UK.）

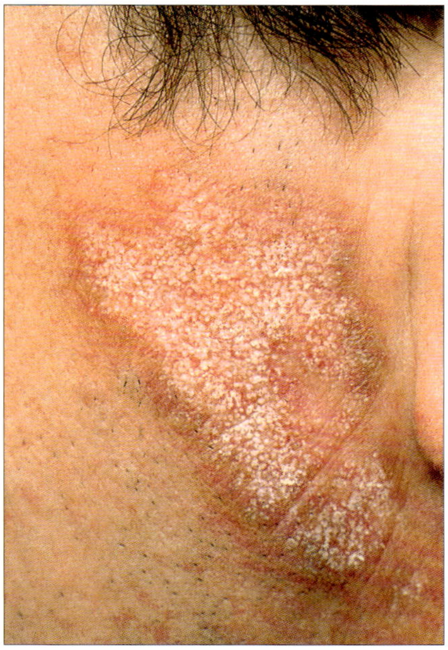

图 17.10 盘状红斑狼疮：近距离观察毛囊角栓（By courtesy of the institute of Dermatology，London，UK.）

过度角化性丘疹及斑块，好发于面部、头皮、唇黏膜和上肢（图 17.18、17.19）[5，32-34]。疣状（肥厚性）盘状红斑狼疮约占慢性盘状红斑狼疮的 2%。虽然疣状（肥厚性）盘状红斑狼疮可以出现在系统性红斑狼疮患者中，但并不常见[34-35]。有时可累及掌跖，甲偶可累及（图 17.20、17.21）。其他少见临床表现包括手部及手臂的结节状角化棘皮瘤样、鳞状细胞癌样、肥厚性扁平苔藓样皮疹（图 17.22）[33，36]。一种伴有皮下组织坏死的亚型称之为肥厚深在性红斑狼疮（lupus erythematosus hypertrophicus et profundus）[37]。

局限性盘状红斑狼疮患者常无系统性症状，而播散性盘状红斑狼疮皮疹分布较为广泛，少数患者可以出现雷诺现象和关节痛（图 17.23 ~ 17.25）。播散性盘状红斑狼疮较局限性盘状红斑狼疮更常出现实验室检查异常[38]。贫血在局限型 DLE 患者中不会出现，但有时却是泛发型 DLE 的一个特征。白细胞减少、红细胞沉降率升高和高 γ 球蛋白血症在二者中均可发生。抗核抗体（均质型）、华氏反应阳性、类风湿因子阳性也具有特征性[8]。少数播散性盘状红斑狼疮患者可检测到抗双链 DNA（dsDNA）抗体，这些患者往往进展成系统性红斑狼疮；偶尔可以检测出抗单链 DNA（ssDNA）抗体。尿液分析和肾功能检测正常。

慢性盘状红斑狼疮损害包括肥厚型盘状红斑狼疮，可发生皮肤鳞状细胞癌，其次为基底细胞

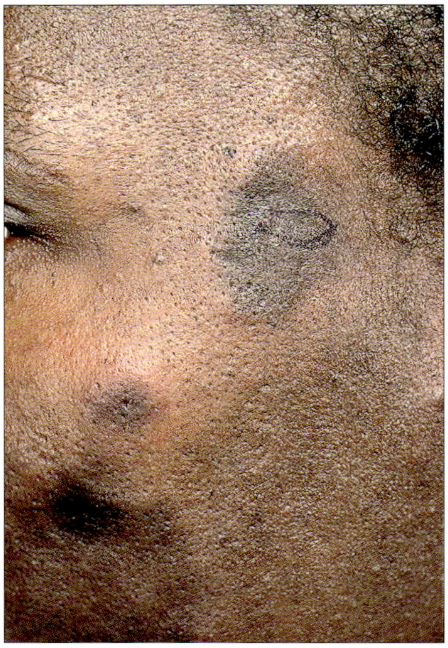

图 17.11 盘状红斑狼疮：在深色皮肤患者出现灶状色素沉着，导致毁容（By courtesy of the institute of Dermatology，London，UK.）

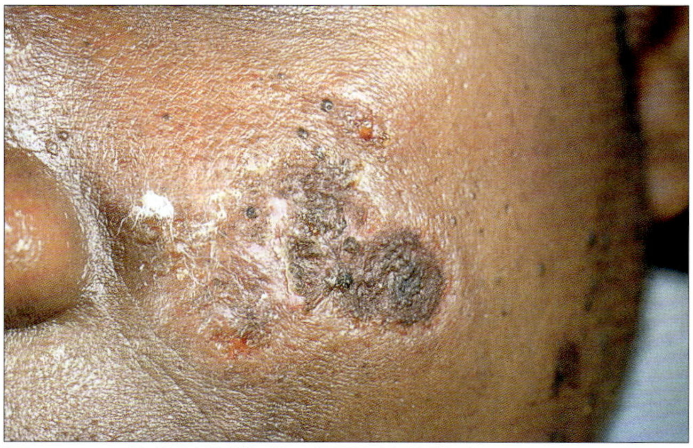

图 17.12 盘状红斑狼疮：近距离观察（By courtesy of R.A. Marsden，MD，St George's Hospital，London，UK.）

癌[19，21，33，39-43]。鳞状细胞癌主要发生于男性，特别是头皮，有时可出现早期转移[6，44]。

## 肿胀性红斑狼疮

肿胀性红斑狼疮（lupus erythematosus tumidus）是皮肤狼疮的一种特征性亚型，主要见于 DLE 患者，而 SLE 患者罕见。特征性出现红斑性丘疹、斑块、甚至呈荨麻疹外观的结节，主要好发于面、颈、躯干等曝光部位皮肤，不发生瘢痕。此型详见第 8 章。

## 冻疮样红斑狼疮

冻疮样红斑狼疮（Chilblain Lupus erythematosus，CHLE）约占 DLE 患者的 11%，好发于冬季或是暴露于潮湿寒冷环境。虽然大多数冻疮样红斑狼疮为散发[47]，然而最近有家族性冻疮样红斑狼疮的报道[46，48-49]。家族性冻疮样红斑狼疮患者显示有染色体 3p 上的 *TREX1* 基因突变，该基因编码一种 DNA

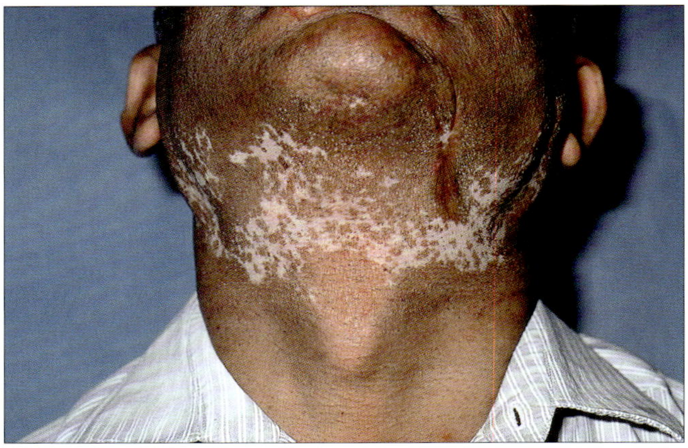

图 17.13 盘状红斑狼疮：显著色素减少是令人沮丧的并发症（By courtesy of R.A. Marsden，MD，St George's Hospital，London，UK.）

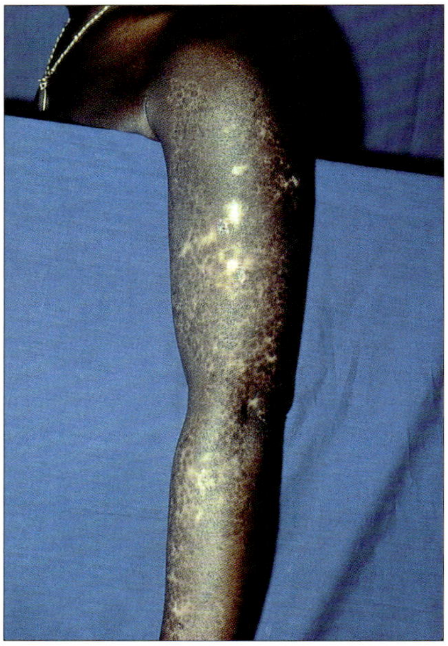

图 17.14 盘状红斑狼疮：此患者手臂严重受累（By courtesy of R.A. Marsden，MD，St George's Hospital，London，UK.）

特异的 3′～5′ 核酸外切酶 1[46，48-49]。这些患者呈常染色体显性遗传[46，48-49]。家族性冻疮样红斑狼疮一般在幼年发病，而散发性冻疮样红斑狼疮则一般多累及中年女性[45-46，48，50]。患者的手指、足跟和足趾部出现丘疹红斑性或蓝紫色斑块和结节，自觉痒、痛；较少累及手部、小腿、膝盖、指趾关节、肘部、鼻部和耳（图 17.26）[6]。有时可出现角化过度性皲裂性皮疹和溃疡[50]。冻疮性红斑狼疮有时表现为色素脱失类似白癜风[51]。虽然患者常常在发生典型盘状皮疹多年后才发展为冻疮样皮疹，但两种可同时发生，有时冻疮样皮疹是唯一表现。一些散发的冻疮样红斑狼疮患者可伴有冷纤维蛋白原血症或冷凝集素血症。约 20% 的散发冻疮样红斑狼疮患者发展为 SLE，特别是同时具有盘状和冻疮样两种皮疹的患者，以及 DLE- 多形红斑样综合征合并冻疮的患者[6，45，47]。而家族性冻疮样红斑狼疮并不会进展为 SLE[47]。

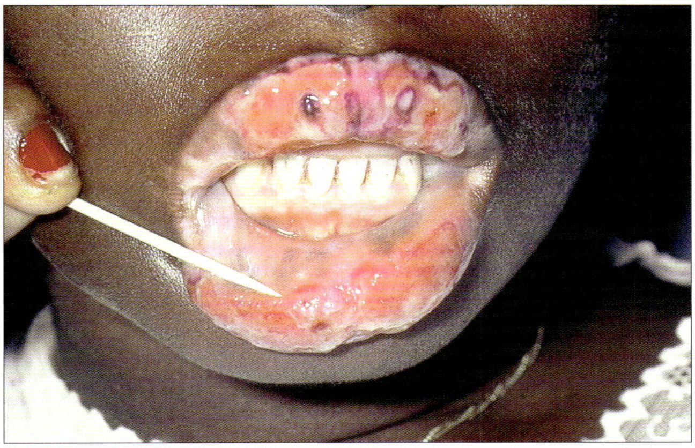

图 17.15　盘状红斑狼疮：严重的溃疡性唇炎。上唇涂有甲紫（By courtesy of R.A. Marsden，MD，St George's Hospital，London，UK.）

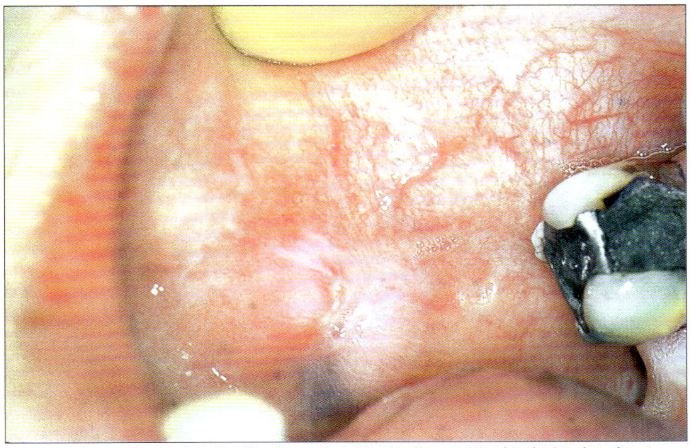

图 17.16　盘状红斑狼疮：颊黏膜典型的瘢痕性损害（By courtesy of R.A. Marsden，MD，St George's Hospital，London，UK.）

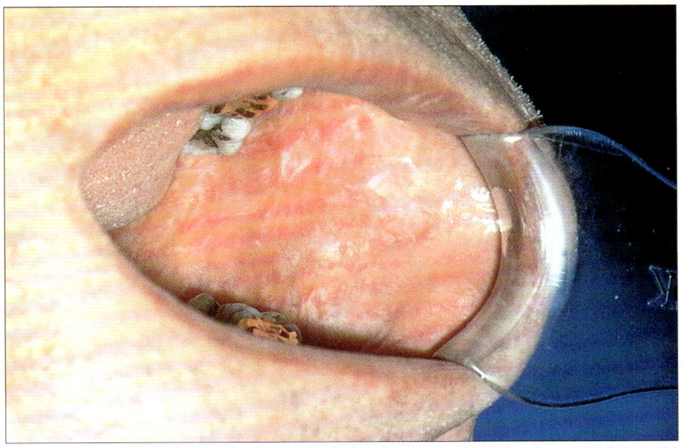

图 17.17　盘状红斑狼疮：口腔损害有时难以与扁平苔藓鉴别（By courtesy of the institute of Dermatology，London，UK.）

## 红斑狼疮-多形红斑样综合征

红斑狼疮-多形红斑样综合征（lupus erythematosus-erythema multiforme-like syndrome；Rowell 综合征）罕见[52-58]。患者多为中年女性，除了各种类型红斑狼疮的特征外，四肢可出现复发性环形皮疹，亦可出现

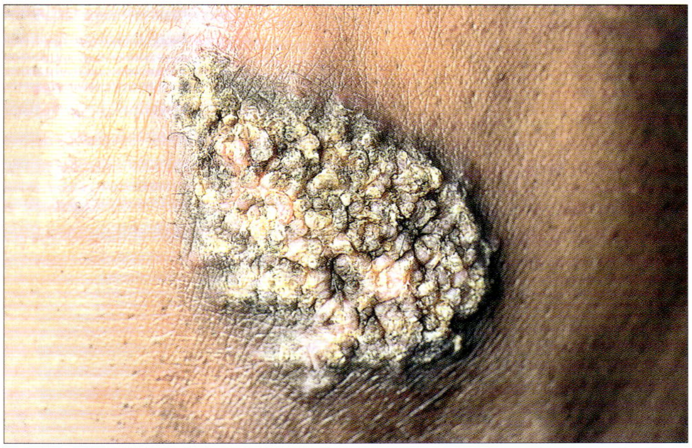

图 17.18　疣状盘状红斑狼疮：皮损呈明显的疣状外观（By courtesy of the institute of Dermatology，London，UK.）

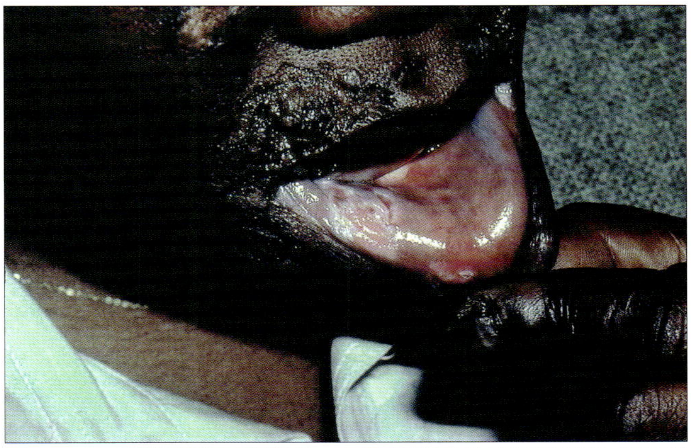

图 17.19　疣状盘状红斑狼疮：上唇及嘴角的广泛毁容性疣状斑块（By courtesy of J.Newton Bishop，MD，St Jame's University Hospital，Leeds，UK）

在面、颈、胸部和口腔[6，52，59-61]。掌跖一般不被累及[62]。早期皮疹为红斑性丘疹，渐转变为环状，边缘可有水疱。皮疹一般愈后不留瘢痕，严重者可发生大疱，形成坏死和溃疡。该型患者可出现红绀病、冻疮和雷诺现象。血清含有斑点型抗核因子、类风湿因子和抗 Ro/La 抗体[6，8，52-53]。少数病例中抗 Ro/La 抗体和类风湿因子为阴性。偶见与抗磷脂综合征伴发的病例报道[64-65]。

## 深在性红斑狼疮

深在性红斑狼疮（lupus erythematosus profundus；脂膜炎）是另一个不常见的类型，可与 DLE 或 SLE 伴发。该病详见第 10 章。

## DLE 和慢性肉芽肿性疾病

X 连锁的慢性肉芽肿性疾病的女性携带者偶尔出现 DLE 样皮疹[66-70]。患儿的母亲有时会出现相似皮疹，表现为面部和双手出现蓝红色浸润性鳞屑性丘疹，有时与光敏相关[67]。其他特征包括复发性阿弗

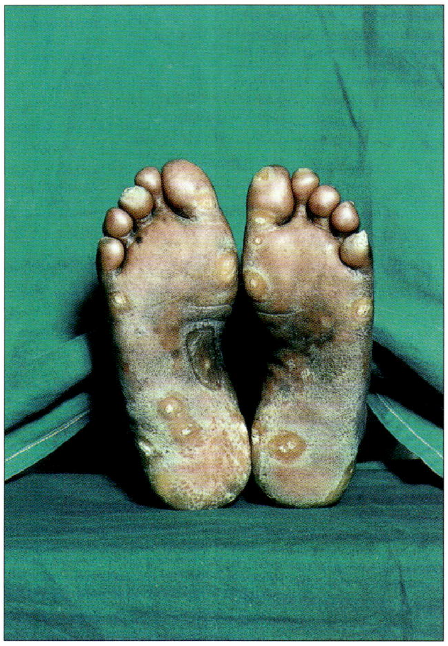

图 17.20 疣状盘状红斑狼疮：注意严重的过度角化（By courtesy of J.Newton Bishop，MD，St Jame's University Hospital，Leeds，UK）

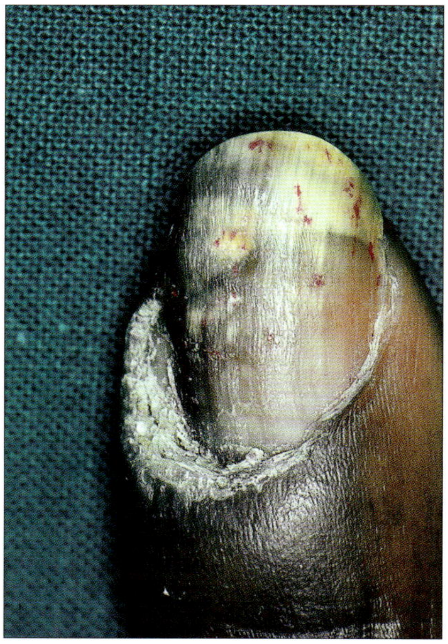

图 17.21 疣状盘状红斑狼疮：注意肥大的甲小皮、甲凹点和甲剥离（By courtesy of J.Newton Bishop，MD，St Jame's University Hospital，Leeds，UK）

他样溃疡性口腔炎和冻疮。

X 连锁的慢性肉芽肿性疾病为隐性遗传，患者（多是男孩）会因为中性粒细胞杀菌活性缺陷而患严重的复发性感染。杂合子女性携带者显示为部分缺陷，表现为四氮唑蓝试验中白细胞增殖能力降低，但患者不易发生感染。也有出现盘状狼疮样皮疹的常染色体隐性患者的报道[71]。携带者与慢性肉芽肿性疾病患者都可出现 DLE 皮疹，而慢性肉芽肿性疾病患者发生 SLE 极其罕见[72-76]。亦可发生亚急性皮肤型红斑狼疮样皮疹或肿胀性红斑狼疮[77-78]。非 X 连锁高 IgM 综合征患者也可发生盘状红斑狼疮[79]。

## 亚急性皮肤型红斑狼疮

亚急性皮肤型红斑狼疮（subacute cutaneous lupus

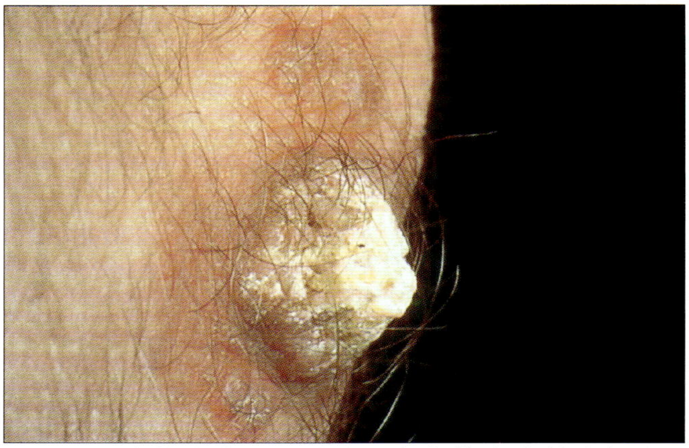

图 17.22 疣状盘状红斑狼疮：角化棘皮瘤样皮损（By courtesy of the institute of Dermatology，London，UK.）

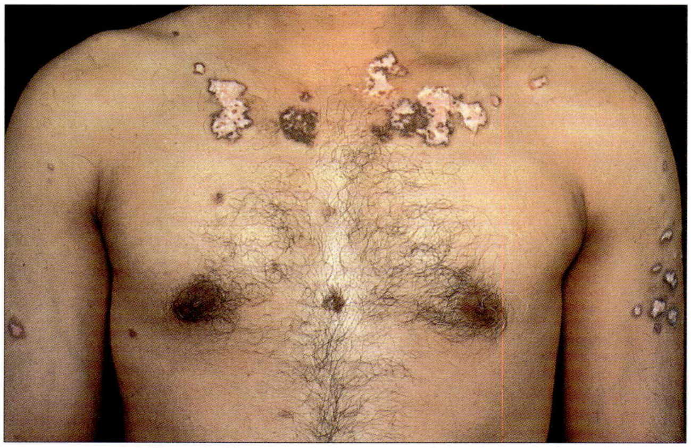

图 17.23 播散型盘状红斑狼疮：此型皮损广泛分布，包括胸、肩部以及上肢。注意广泛的红斑及鳞屑（By courtesy of R.A. Marsden，MD，St George's Hospital，London，UK.）

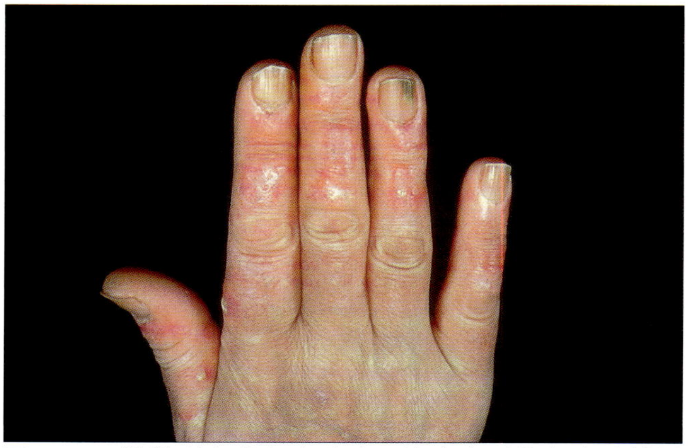

图 17.24 播散型盘状红斑狼疮：注意广泛的红斑及鳞屑（By courtesy of R.A. Marsden，MD，St George's Hospital，London，UK.）

erythematosus，SCLE）约占红斑狼疮总数的 5% ～ 10%[80-82]。根据修订的美国风湿学会诊断标准（见下），大约 50% 的 SCLE 患者符合 SLE 诊断[83]。SCLE 主要发生于白色人种，而在黑色人种、韩国人和中国人中并不常见。女性多于男性（2.3∶1），平均发病年龄为 40 岁左右[85]。此型狼疮在儿童罕见[86-88]。有报道儿

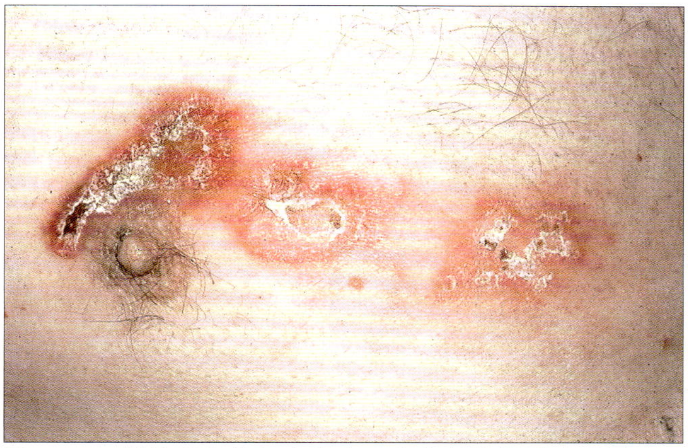

图 17.25 播散型盘状红斑狼疮：此患者胸部严重受累（By courtesy of the institute of Dermatology，London，UK.）

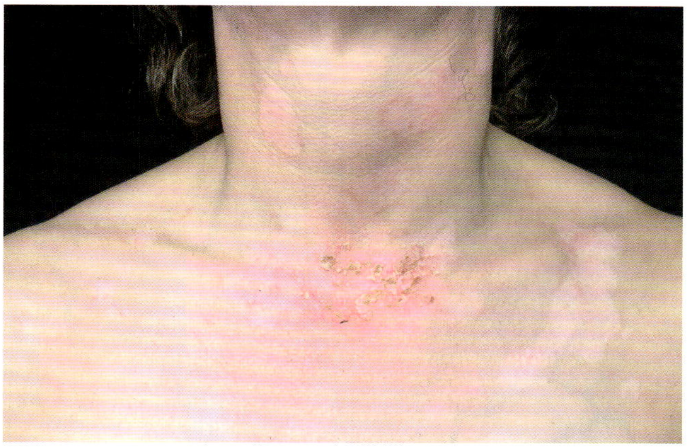

图 17.27 亚急性皮肤型红斑狼疮：环形损害，多数愈后留有色素性改变，活动性皮损上覆有少许鳞屑（From the collection of the late N.P. Smith，MD，the institute of Dermatology，London，UK.）

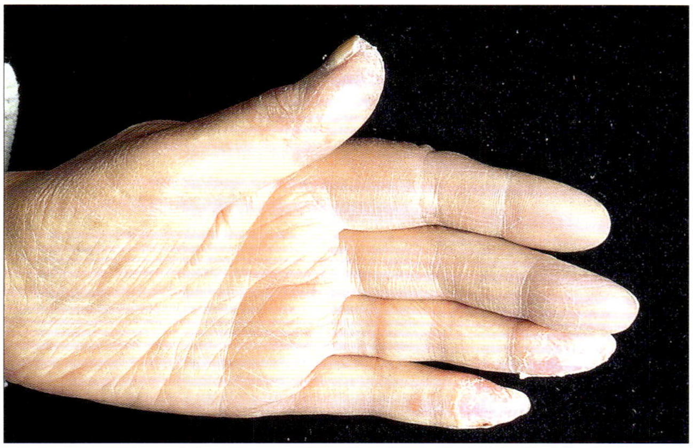

图 17.26 冻疮样红斑狼疮：拇指、环指及小指远端受累（By courtesy of R.A. Marsden，MD，St George's Hospital，London，UK.）

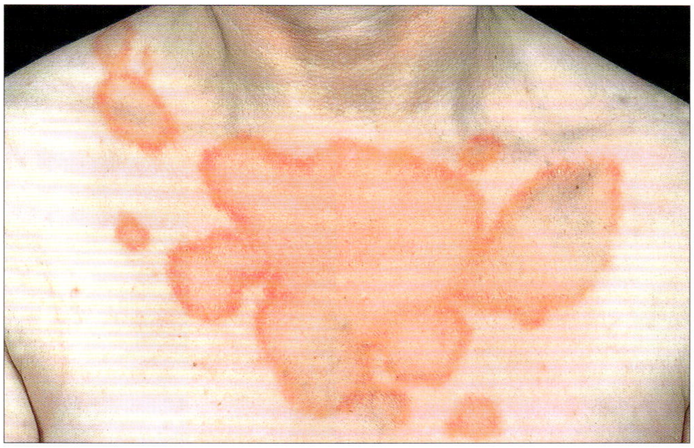

图 17.28 亚急性皮肤型红斑狼疮：融合的环状损害导致奇特的皮损（By courtesy of the institute of Dermatology，London，UK.）

童 SCLE 表现为累及多数甲的甲营养不良[88]。

皮疹常分布广泛，表现为对称性、非瘢痕性、非硬结性、红斑鳞屑性皮疹（图 17.27）。有沿 Blaschko 线分布为特殊表现的 SCLE 患者的报道[89]。缺乏硬结性皮疹是 SCLE 区别于 DLE 的一个有意义的临床鉴别点[84]。此外，缺乏毛囊角栓、黏着性鳞屑和真皮萎缩亦有助于区分亚急性损害与盘状损害[81]。罕见瘙痒[90]。皮疹可表现为丘疹鳞屑性（银屑病样）或环状，后者可融合成多环状和回状（图 17.28）[81, 91-92]。有些患者两型皮疹均可出现。在环状皮疹的活动性边缘，有时可以出现明显的痂及水疱[85]。糠疹样和多形红斑样皮疹有时也可见到，偶可出现慢性白斑病[81]。个别患者表现为泛发性皮肤异色症[93-94]或是红皮病[95]。另外，15% ～ 30% 的患者出现典型 DLE 的特征性皮疹，通常发生在头皮或是面部[1, 81, 83, 96]。有时（15%）可出现 SLE 的颧部红斑。轻微的色素减退、毛细血管扩张、非瘢痕性脱发、网状青斑、雷诺现象、黏膜溃疡也是本病的特征[81, 85]。营养不良性钙化罕见[97]。少数患者可有自限性皮肤白细胞碎裂性血管炎，与预后无关[98]。

光敏是该病重要特征，因此皮疹多发于面、颈、躯干上部、肩部、上肢伸侧、手背及手指（图 17.29，17.30）[80-81, 92]。

SCLE 患者的人白细胞抗原（HLA）-DR3（75%）、HLA-B8 和 HLA-A1 升高，并且与遗传性纯合子 C2、C4 缺陷显著相关[81, 83-84, 99-102]。HLA-DR2 的频率也增高，尤其是丘疹鳞屑型患者而非环形皮疹者[103]。约 50% 的患者抗核抗体呈阳性，其中约 65% 为抗 Ro（SS-A）抗体，特别是那些环形、多环状皮疹患者[6, 82, 86, 91, 102]。抗 -La（SS-B）抗体也常阳性[5]。

SCLE 的病程相对良性，但系统性症状常见且可严重[104]。严重的皮肤外表现多见于男性丘疹鳞屑性 SCLE 患者[104]。但皮肤损害类型并不一定与皮肤外临床表现轻重程度相关[105]。肾损害并不常

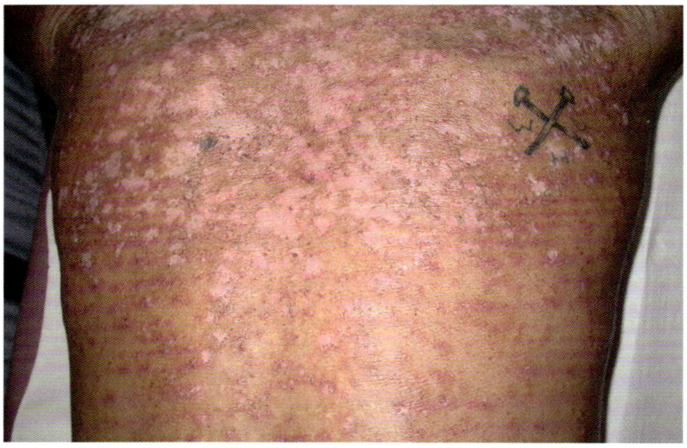

图 17.29 亚急性皮肤型红斑狼疮：此患者皮损非常广泛（By courtesy of Dr J.C. Pascual，Alicante，Spain）

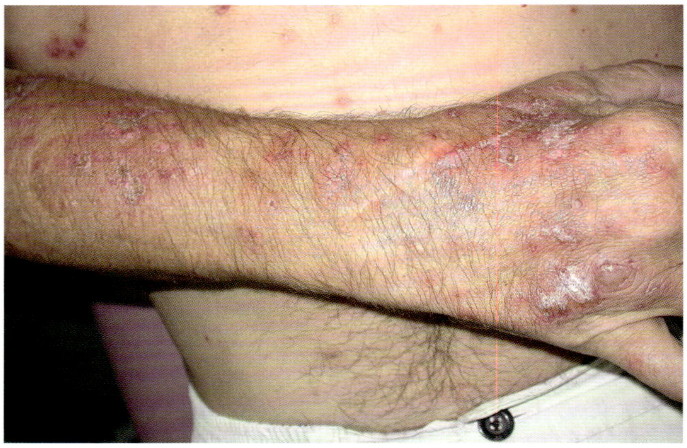

图 17.30 亚急性皮肤型红斑狼疮：皮损为明显的红斑和显著的鳞屑（By courtesy of Dr J.C. Pascual，Alicante，Spain）

见，但最近研究发现，其发生率及严重程度与 SLE 相当[85，106]。少数情况下，患者可以出现 SLE 的其他严重的临床表现[83]。

SCLE 患者类风湿性关节炎和干燥综合征的发生率增高[82，107-108]。患 SCLE 和干燥综合征的患者有高滴度的抗 -Ro 抗体，皮肤血管炎发病率高，发生严重精神神经症状和肺部损害的危险性增加[109]。有报道 SCLE 与迟发性皮肤卟啉症、HBV 感染、放疗、头颈部鳞状细胞癌、乳腺癌、肝细胞癌以及肺癌相关[110-115]。偶有个别患者伴发包涵体肌炎及伴线粒体损害的间质性肌炎的报道[115-116]。并发扁平苔藓者罕见[117]。临床和组织学都证明某些病例和氢氯噻嗪、灰黄霉素、抗组胺药物、特比萘芬、钙通道阻滞剂、硝苯地平、血管紧张素转换酶（ACE）抑制剂，质子泵抑制剂、干扰素、苯妥英、安非他酮、噻氯匹定、卡培他滨、兰索拉唑、来氟米特、氟尿嘧啶、注射用缓释醋酸亮丙瑞林（商品名：抑那通）、依法利珠、醋丁洛尔、他莫昔芬、多西他赛注射液以及他汀类药物治疗有关[118-147]。

## 系统性红斑狼疮

除各种皮肤症状外，SLE 患者可以出现全身任何器官和系统的损害[148-150]。根据美国风湿学会诊断标准，先后或同时出现其中 4 条或以上标准者即可诊断为 SLE（表 17.2）[151-152]。女性发病率占有明显优势

表 17.2 系统性红斑狼疮：美国风湿病学会诊断指南

| 标准 | 定义 |
|---|---|
| 颧部红斑 | 固定性红斑，扁平或高起，颧部明显而鼻唇沟无皮损 |
| 盘状皮疹 | 覆有黏着性鳞屑和毛囊角栓的高起性红斑，陈旧性皮疹可出现萎缩性瘢痕 |
| 光敏感 | 皮疹由对日光的异常反应（光敏）引起（源自医师观察或是患者自述） |
| 口腔溃疡 | 口腔或鼻咽部溃疡，常为无痛性（医师观察所见） |
| 关节炎 | 2 个或 2 个以上外周关节非侵蚀性关节炎，其特征为疼痛、肿胀和积液 |
| 浆膜炎 | 胸膜炎（胸痛史或医师听诊摩擦音或胸腔积液）<br>心包炎（心电图证实或心包摩擦音或心包腔积液） |
| 肾损害 | 持续性蛋白尿（＞ 0.5g/d 或尿蛋白 3 ＋以上）<br>细胞管型（可以是红细胞、血红蛋白、颗粒、管状或混合型） |
| 神经系统损害 | 癫痫发作（非药物诱发或是代谢紊乱，如尿毒症酮症酸中毒或电解质紊乱）<br>精神疾病（非药物诱发或是代谢紊乱，如尿毒症酮症酸中毒或电解质紊乱） |
| 血液系统疾病 | 溶血性贫血伴网织细胞增生症<br>白细胞减少（＜ 4000/mm$^3$，两次或更多次）<br>淋巴细胞减少（＜ 1500/mm$^3$，两次或更多次）<br>血小板减少（＜ 1500/mm$^3$，非药物治疗诱发） |
| 免疫学异常 | 狼疮细胞阳性<br>抗 DNA（抗 DNA 抗体滴度异常）<br>抗 SM（出现 SM 核抗原抗体）<br>梅毒血清学试验假阳性至少 6 个月，且经过梅毒螺旋体制动试验或荧光螺旋体抗体吸收试验证实 |
| 抗核抗体 | 任何时间经免疫荧光或同等试验检测到异常滴度的抗核抗体，并缺乏与药物诱发的狼疮综合征相关的药物 |
| Reproduced with permission from Tan，E.M. et al（1982）Arthritis and Rheumatism，25，1271-1277 | |

是本病的特征（女性和男性性别比为 9∶1），多见于 21 ～ 50 岁。非洲裔加勒比人发病率高，其中牙买加女性发病率约为 1/150，美国发病率约为 1/100[5]。

约 75% ～ 88% 的患者会累及皮肤[92]。皮疹具有高度多形性，可与很多其他皮肤病类似（表 17.3）。轻微鳞屑性（有时为水肿性）蝶形红斑是 SLE 特征性皮疹，主要分布于鼻梁和面颊（图 17.31）。光敏常见，50% 以上患者可以出现，可发展为红斑性或紫罗兰色斑丘疹性皮疹，特别是白色人种，可出现在其他曝光部位，如颈部“V”形区和前臂[92]。对 UVA 和 UVB 均敏感。约 15% 的患者，特别是非洲裔-加勒比人，其皮疹类似于 DLE，较少出现严重疾病及肾损害[3, 10, 92, 148]。10% ～ 15% 的 SLE 患者会出现 SCLE 样皮疹[153]。有人认为同时有 SLE 和 SCLE 皮疹的患者预后较好[154]。

表 17.3　系统性红斑狼疮：皮肤表现

- 颧部红斑（蝶形红斑）
- 炎症性眶周水肿
- 黏膜损害
- 口腔和鼻咽部溃疡
- 秃发
  - 前额部断发
  - 瘢痕和非瘢痕性脱发
- 伴有或不伴有皮肤改变的雷诺疾病
- 皮肤血管炎
  - 溃疡性损害
  - 可触及性紫癜
  - 指端结节
  - 皮肤梗死
  - 小腿溃疡
  - 外周坏疽
  - 血栓性静脉炎
  - 网状青斑
  - 甲周红斑和毛细血管扩张
  - 出血性大疱性损害
- 所谓的大疱性 SLE
- 扁平苔藓样皮损
- 冻伤样损害
- 深在性狼疮
- 冻疮样损害
- 干燥综合征
- 皮肤钙质沉着症
- 风湿样结节
- 色素性改变

Reproduced from Moschella，S.L.（1989）Journal of Dermatoloty，16，417-428，with permission from Blackwell Publishing Ltd

约 20% 的患者会出现瘢痕性或非瘢痕性脱发。非瘢痕性脱发更常见，表现为类似遭遇精神挫折后的弥漫性脱发（休止期脱发）[92]。前额发折断具有特征性[19]。

10% ～ 40% 的患者会出现雷诺现象[92]。紫癜和淤血也常见，可能部分原因是皮质类固醇激素治疗引起的，然而血小板减少和免疫复合物介导的血管炎在其发病机制中也起一定作用。近 30% 的患者会出现血管炎，可导致梗死、溃疡、指端结节、瘢痕和坏疽（图 17.32 ～ 17.34）[92]。近 10% 的患者手臂、大腿和关节周围可出现网状青斑，偶可出现白色萎缩（青

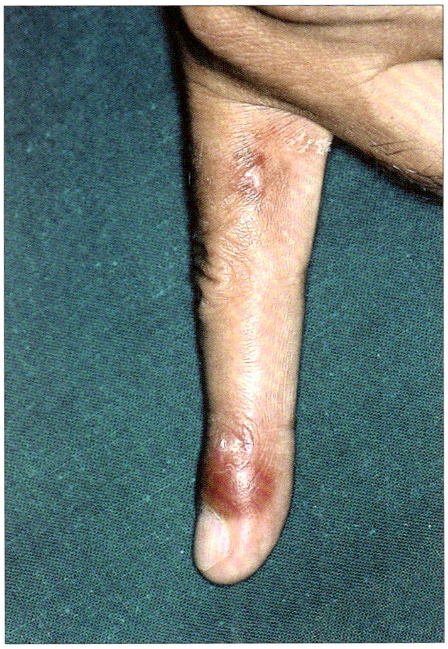

图 17.32　系统性红斑狼疮：指端的红斑血管炎性损害（By courtesy of M.M.Black，MD，St Thomas' Hospital London，UK.）

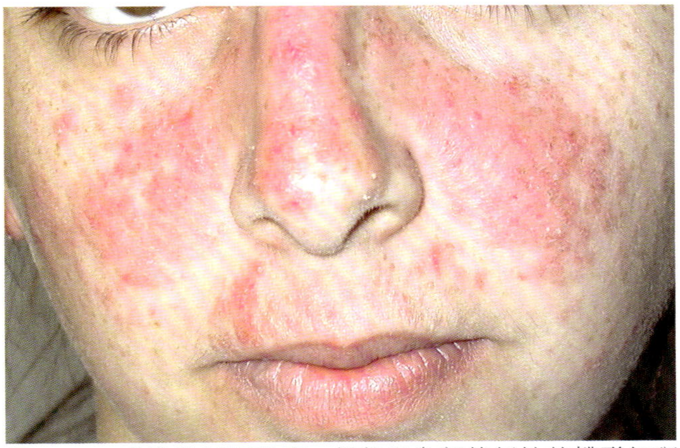

图 17.31　系统性红斑狼疮：颊部和鼻部特征性的蝶形红斑（By courtesy of Dr J.C.Pascual，Alicante，Spain）

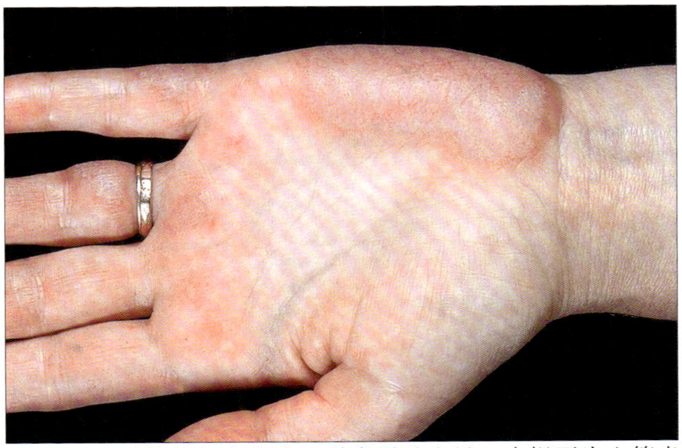

图 17.33　系统性红斑狼疮：手掌累及少见，皮损可为血管炎性（By courtesy of the institute of Dermatology，London，UK.）

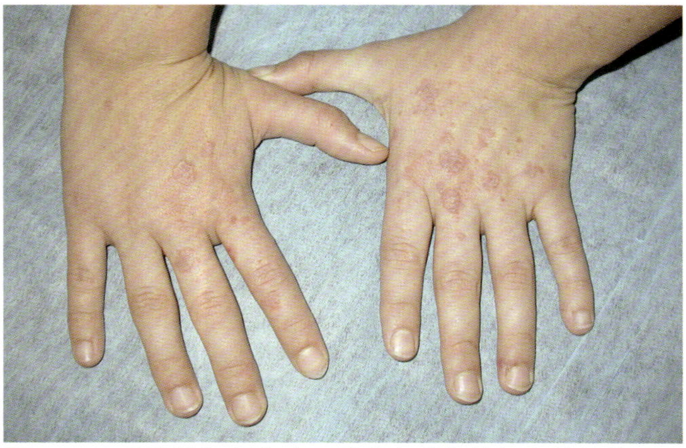

图 17.34 系统性红斑狼疮：手背和手指的红斑性结节（By courtesy of Dr J.C.Pascual，Alicante，Spain）

斑样血管炎）（图 17.35）[92]。网状青斑常是抗心磷脂综合征的一个特征，偶有与 Degos 病（恶性萎缩性丘疹病）相同皮疹的报道[155-156]。血管炎症状与肾和中枢神经系统累及相关[92]。荨麻疹常见[157]。

红斑肢痛症也受到关注，该病表现为暴露于热源后发生伴有红斑的灼热感[21]。局限性和播散性色素沉着及荨麻疹性损害（包括荨麻疹性血管炎）比较少见。除梗死和溃疡外，手指损害表现包括甲周及指趾节垫部位红斑、甲皱襞毛细血管扩张、甲小皮损害以及裂片状出血。毛细血管扩张亦可见于指尖和手掌[91]。有些病人出现红色甲半月[158-159]。相关的多形红斑样和冻疮性皮疹在前面已经描述。10% 的患者可发生黏膜损害，其中以无痛性溃疡最为常见，其他特征包括红斑、瘀点、糜烂和出血。主要累及硬腭中央、唇部和颊黏膜[24, 156, 160]。

其他少见损害包括类风湿样结节、皮肤黏蛋白病、大疱性皮肤病、血栓性血小板减少性紫癜、混合性冷球蛋白血症和软组织钙化[5, 19, 161-162]。SLE 的水疱和大疱是由显著的基底细胞液化变性所致，与自身免疫性大疱性皮病表现相同，或是代表一种特殊的疱疹样皮炎样皮疹（大疱性 SLE）。研究公认与迟发性皮肤卟啉症有关[163]。

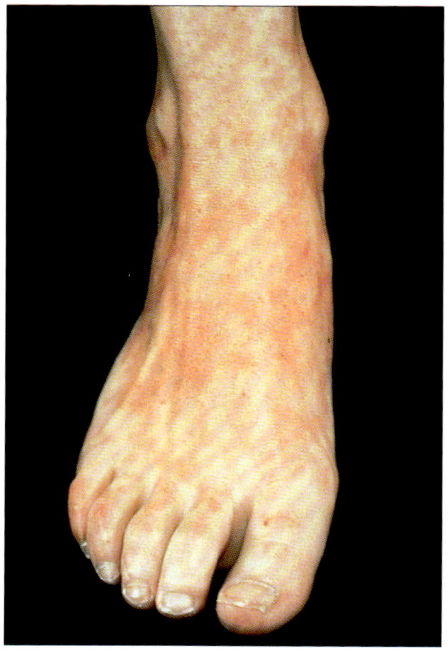

图 17.35 系统性红斑狼疮：分水岭区域的相对缺血引起的网状青斑。有多种原因，特别是结缔组织疾病（By courtesy of the institute of Dermatology，London，UK.）

约 5% ～ 10% 的 SLE 患者抗核抗体阴性，这可能是属于一种特殊的临床亚型。患者通常 HLA-DR3 阳性，并患有干燥综合征，肺部受累、精神症状、皮肤血管炎以及高 γ 球蛋白性紫癜的发生率增加[5]。

非特异性症状常见，包括慢性疲劳、体重减轻、发热、不适和衰弱。90% 的患者会出现关节痛和肌痛。肌痛可以导致劳动力丧失，但肌无力罕见[164]。同样，虽然患者可能有明显的关节痛，但常常很少有关节损害的临床证据。渗出常见[148]。约 25% 的患者会出现明显的关节炎，一般为游走性多关节炎或是慢性进行性多关节炎伴畸形。患者有时会出现缺血性骨坏死，这有可能是原发病引起的，或是继发于皮质类固醇激素治疗[148, 164]。累及肌腱非常罕见，而这会引起挛缩畸形。

心血管系统的症状主要是心肌肥大、心包炎、心包积液和（或）心内膜炎（Libman-Sacks 心瓣膜炎）[165]。SLE 患者主要累及二尖瓣，但患有狼疮抗凝综合征的患者易出现主动脉疾病[165-166]。也可出现传导阻滞和充血性心力衰竭。

累及呼吸系统可以表现为胸膜炎（伴有或不伴有胸腔积液）、细菌性肺炎、或狼疮性肺炎（非常罕见）[164]。0.5% ～ 14% 的 SLE 患者合并肺动脉高压，特别是那些抗心磷脂抗体阳性的患者[167]。

累及中枢神经系统是患者死亡的重要原因[148, 164]。它影响接近 40% 的患者[6]。脑炎、脑膜炎、血管炎和凝血障碍会导致一系列临床表现，包括惊厥、偏瘫、舞蹈病和精神错乱[19]。惊厥和昏迷提示疾病的严重性和预后不良。近 12% 的患者会出现外周神经炎，约 25% 的患者会出现眼部损害，包括结膜炎、眼底出血和絮状渗出[19]。

约 45% 的患者会出现肾症状，进行性肾损害是发病和死亡的重要原因（肾病综合征和狼疮性肾小球肾炎）。活动性肾疾病的证据包括尿红细胞大于 5 个 / 高倍视野[164]。其余情况包括高于 1 g/24 h 的蛋白尿、出现卵圆形脂肪小体和颗粒、透明和红细胞管型[19]。

50% 的患者会出现全身淋巴结肿大，20% 出现肝肿大，10% 出现脾肿大。

胃肠道损害并不常见，最重要的表现为食管蠕动缺失和食管扩张，类似于硬皮病中所见[164]。

实验室检查常可见贫血、白细胞减少、淋巴细胞减少、血小板减少与红细胞沉降率增快。并可出现反应素和梅毒螺旋体实验假阳性，10% ～ 20% 的患者 Coomb 试验阳性，类风湿因子阳性，10% ～ 50% 患者会出现循环抗凝素[148]。

狼疮细胞试验曾被作为 SLE 诊断的基本筛选检查，但现已被抗核抗体检测所替代。这将与其他抗体在发病机制中进一步讨论。疾病活动期时患者血清补体常降低（$CH_{50}$ 和 C3）；检测 C3 水平对观察疾病活动性十分重要[5，19]。

SLE 的特征是复发和缓解交替出现，缓解期长短不等，有时可以持续 10 年甚至更长时间。但该病仍有较高的死亡率，其死亡原因包括肾炎、感染和中枢神经系统损害。

研究发现 SLE 和遗传性补体缺乏相关，涉及经典通路的早期成分，包括 C1r、C1s、C1q、C4 和 C2[168-170]。C2 缺乏是常染色体隐性遗传，接近 60% 的纯合子发展成红斑狼疮，特征表现为红斑、丘疹鳞屑性、SCLE 样光敏性皮病，低发生率的肾损害和关节痛。其他特征包括荨麻疹性血管炎、颧部红斑和甲皱襞异常[100]。盘状损害有时也很明显，最近报道一例患者 C2 和 C4 缺乏合并狼疮性脂膜炎[12，171]。但是患者抗核抗体通常是阴性（并不是绝对），非病变部位皮肤狼疮带试验阴性。这和 HLA-DR2 有关，超过 60% 的患者抗 Ro 抗体阳性[80]。

- 许多药物可诱发 SLE，包括异烟肼、肼屈嗪、普鲁卡因胺、利福平、奎尼丁、青霉胺、特比萘芬、卡马西平、苯妥英、舍曲林、丙戊酰胺、胺碘酮、阿替洛尔、磺胺类药物、甲巯咪唑、COL-3、氢氯噻嗪、米诺环素、螺内酯、卡托普利、甲基多巴、金盐、青霉素、链霉素、保泰松、利舍平、灰黄霉素、可乐定、口服避孕药、白介素 -2（IL-2）、羟基脲、氯巴占、氯氮平、环丙沙星、头孢呋辛、萘夫西林、塞利洛尔、对氨基水杨酸、育亨宾、英夫利昔单抗、阿达木单抗、聚乙二醇干扰素 α-2B、结合雌激素、抗肿瘤坏死因子 α（TNF-α）和依那西普[172-231]。

有报道两个患有须癣毛癣菌感染的儿童出现一过性的 SLE 的皮肤和血液学改变[211]。该病还与乙型肝炎疫苗预防接种及暴露于杀虫剂有关[232-235]。

大约 10% ～ 20% 的 SLE 患者可以同时合并干燥综合征[91]。SLE 也可以与以下疾病伴发：硬皮病、硬斑病、类风湿性关节炎、嗜酸性筋膜炎、皮肌炎、硬化性苔藓、天疱疮（包括寻常型、落叶型和副肿瘤性天疱疮）、Waldenström 高 γ 球蛋白血症、疱疹样皮炎、溃疡性结肠炎、斑秃、自身免疫性甲状腺炎、重症型肌无力、黑棘皮病、Sweet 综合征、卟啉病、痛风、结节病、银屑病、扁平苔藓以及皮肤 T 细胞淋巴瘤。除了自身免疫性疾病，其他疾病可能多为偶然伴发[163，236-260]。

## 新生儿红斑狼疮

新生儿红斑狼疮非常罕见，发病率大概为 1/20 000[261]，常见于女婴[261-263]。该病与患儿母体出现抗 Ro（SS-A）（95%）和（或）抗 La（SS-B）抗体有关[262-263]。抗 U1- 核糖核蛋白（RNP）抗体也可呈阳性[264-268]。有抗心磷脂抗体阳性的个案报道[269]。经胎盘传输的抗 Ro 和抗 La 抗体可导致 SCLE 样皮疹，表现为红斑性环状鳞屑性斑块，尤其好累及眶周（“猫头鹰眼”或“眼罩”）和头皮，亦可累及躯干和四肢（图 17.36、17.37）[5]。这些皮疹常在暴露于紫外光后出现。新生儿红斑狼疮的光敏性存在种族差异，欧美婴儿明显高于日本婴儿[270]。有些患者也可出现结痂性损害和先天性毛细血管扩张性大理石样皮肤[271-272]。偶尔可见到盘状皮损、狼疮性脂膜炎（深

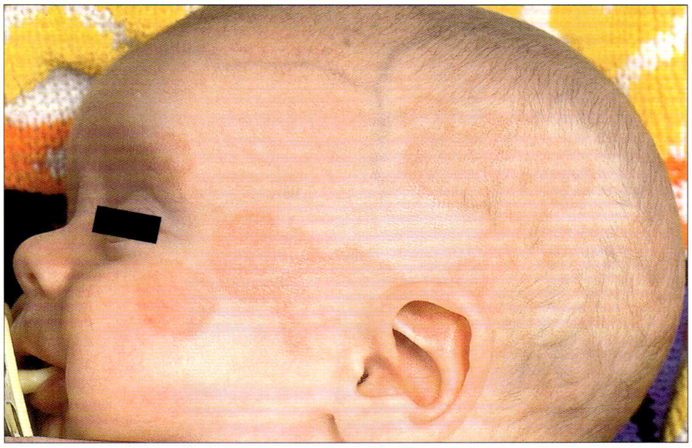

图 17.36　新生儿红斑狼疮：注意颊部、前额和头皮出现的轻度红斑鳞屑性斑块（By courtesy of the institute of Dermatology，London，UK.）

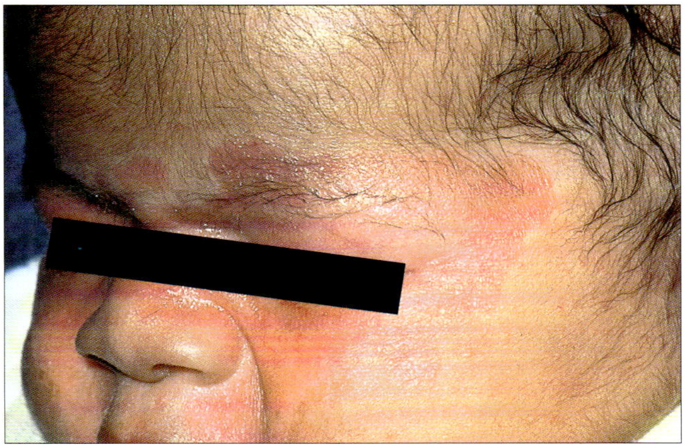

图 17.37　新生儿红斑狼疮：此患儿颊部、鼻部和眼周有明显的红斑

在性狼疮)、多发性硬斑病、糜烂和脱发[273-275]。萎缩和瘢痕十分罕见，但约 25% 的患者可遗留色素减退和毛细血管扩张[276]。再次妊娠分娩的婴儿亦可出现该病的临床表现[277-278]，新生儿狼疮性心脏损害总复发率为 17%[279]。

新生儿红斑狼疮常伴发完全性心脏传导阻滞、有时也可伴发肝疾病（胆汁淤积性肝炎）、脾大、血小板减少、白细胞减少以及贫血[262，275]。报道了一例新生儿红斑狼疮相关性扩张性心肌病患儿体内检测出抗膜联蛋白 A6 的自身抗体[280]。亦有个案报道新生儿红斑狼疮合并多发性皮肤黏膜及内脏血管瘤[281]。新生儿红斑狼疮累及心脏死亡率约为 19%[277]。偶有少数患者出现严重的血液学和肝损害，但并无皮肤和心脏受损[282]。皮肤损害通常在患儿 6 个月龄时消退，但心脏表现一般不会消失。患儿体内来自母体的自身抗体水平在出生第一周内急剧下降，到一岁左右时一般检测不出来[283]。

该病可发生于同卵双生或异卵双生的双胞胎[284]。有 1 例与 Turner 综合征有关的病例报道[285]。能够存活到婴儿期的患儿预后较好，但仍然大约有 10% 的死亡率，主要死于心脏疾病[262]。患儿母亲最初一般多无症状，但她们可以患有系统性狼疮、干燥综合征、白细胞碎裂性血管炎或重叠综合征[286]。

一些无症状的母亲随后常会发展成为结缔组织疾病，特别是系统性红斑狼疮（约 20% 的病例）和干燥综合征[262]。

## 发病机制和组织学特征

虽然做了很多研究工作，该病的确切病因和发病机制目前仍不清楚，但可以肯定的是，该病与多种因素有关[287-288]。红斑狼疮的特征是 B 细胞免疫反应过强以及 T 抑制细胞功能缺陷。患者体内产生一系列自身抗体，其中很多抗体在体内形成免疫复合物，从而导致系统性表现，包括血管炎和肾炎。除了免疫因素外，家族、遗传和激素水平也在发病机制中起着一定作用。红斑狼疮具有遗传倾向，性别和环境因素亦在促其发病中起着重要作用。

自身抗体对红斑狼疮的诊断很重要，在其发病中也具有显著作用，可以是通过直接的细胞毒作用（如抗淋巴细胞抗体导致的淋巴细胞减少症）或是通过免疫复合物沉积。直到 20 世纪 60 年代，在患者血液中检测出狼疮细胞还被认为是红斑狼疮的特征性诊断指标。但自从直接免疫荧光检测抗核因子（抗核抗体）技术的应用，情况就有了变化。抗核抗体可以出现在 90% ～ 95% 的 SLE、30% 的局限性 DLE 和 50% 的泛发型 DLE 患者血清中。但需要指出的是，10% 的正常人的血清中亦可检测出低浓度的抗核抗体。抗核抗体至少有四种亚型：

- 均质型或弥漫型是最常见亚型（图 17.38、17.39）。
- 斑点型荧光表示可溶性盐提取核蛋白成分抗体，出现在红斑狼疮-多形红斑综合征患者血清中。
- 核仁型（表示抗核仁 RNA 抗体）偶尔出现在红斑狼疮中，虽然它多出现在系统性硬化症患者血清中。
- 周边型（核膜型）提示高滴度抗 DNA 抗体，是系统性疾病活动的指标。

红斑狼疮患者体内可出现多种抗核抗体和抗胞质抗原抗体，这些自身抗体，无论是单独出现还是同时出现，具有不同程度的相关性，至少在某种程度上对预计患者的病程有着重要意义（表 17.4）。

（王育珏译 黄长征校 杨希川审）

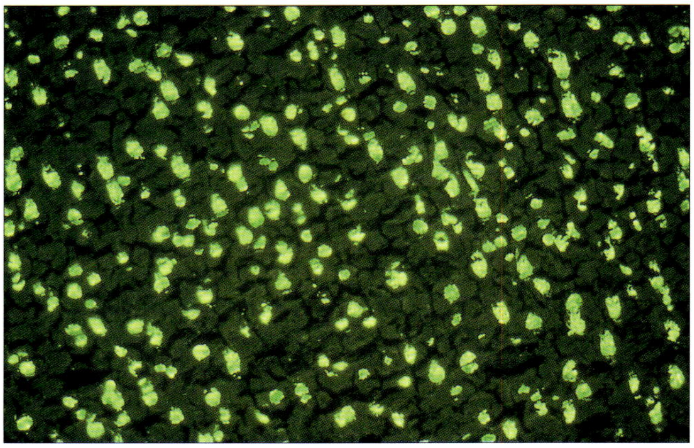

图 17.38 系统性红斑狼疮：大鼠肝的均质型抗核抗体（By courtesy of G.Swana，MD，St Thomas's Hospital，London，UK.）

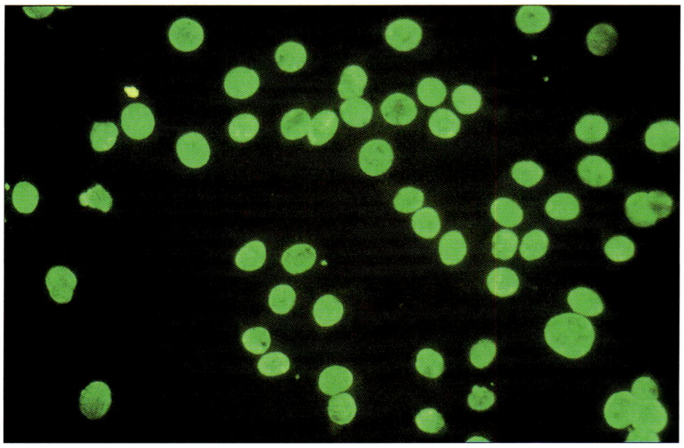

图 17.39 系统性红斑狼疮：高倍镜观（By courtesy of G.Swana，MD，St Thomas's Hospital，London，UK.）

表 17.4 系统性红斑狼疮：抗体

| 抗原 | 抗体 | 意义 | 注释 |
|---|---|---|---|
| 核成分 | 抗双链 DNA<br>抗组蛋白<br>抗单链 DNA | 对 SLE 相关低补体血症和肾小球肾炎高度特异<br>30% 的 SLE 患者<br>90% 的 SLE 患者，与肾小球肾炎有关 | 在 NZB/NZW 模型中发现<br>在高滴度药物诱发的狼疮样疾病中发现<br>可在抗核因子阴性的 SLE 患者中检测到 |
| 核糖核蛋白 | Sm<br>nRNP<br>La（SS-B） | 对 SLE 高度特异，15% 的 SLE 患者<br>可在 SLE 亦可在 MCTD 和 PSS 患者中出现<br>10% 的 SLE 患者 | 可能与低发病率的肾损害相关 |
| 小胞质核糖核蛋白 | Ro（SS-A） | 在 25% 的 SLE 患者中发现<br>在 SCLE 患者中发现<br>在 50% 的补体缺陷性 LE 样综合征患者中发现<br>在所有新生儿狼疮中均可发现 | 可在抗核因子阴性的 SLE 患者中检测到 |

MCTD，混合性结缔组织病；PSS，进行性系统性硬化症；SCLE，亚急性皮肤型红斑狼疮，SLE：系统性红斑狼疮

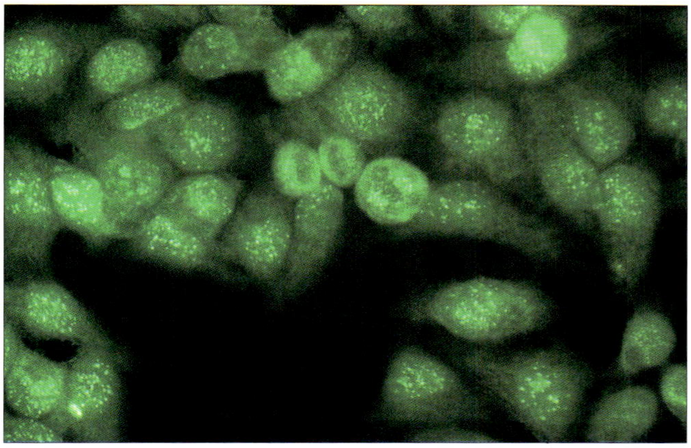

图 17.40 系统性红斑狼疮：斑点型抗核抗体 -HEP II（By courtesy of G.Swana，MD，St Thomas's Hospital，London，UK.）

抗天然（双链）DNA（nDNA）抗体对特发性（经典型）SLE 具有特异性（图 17.41）[6, 19]。它们在药物诱导型中很少见，仅偶尔出现在 DLE 患者中[2]。同时出现抗 nDNA 抗体与低补体血症是疾病处于活动状态的指标，并经常伴有严重肾损害。

抗组蛋白抗体可以出现在大约 30% 的特发性 SLE 患者中，尤其与药物诱导性狼疮相关[289]。后者是由多种药物引起的，包括肼屈嗪、盐酸普鲁卡因胺、苯妥英和异烟肼[14, 290, 291]。高达 20% 的服用普鲁卡因胺的患者发生症状，50% 出现抗核抗体[291]。普鲁卡因胺诱导的 SLE 样综合征可特征性地出现白细胞特异性抗核抗体[291]。临床特征包括疲乏、肺炎伴胸腔积液、关节痛、关节炎和浆膜炎；肾、中枢神经系统和皮肤损害较少且症状轻微。虽然抗核抗体经常出现，但大部分药物诱导性狼疮中很少出现抗 DNA 抗体[164]。药物诱导性狼疮撤药后通常（但并非总是）可恢复正常[291]。

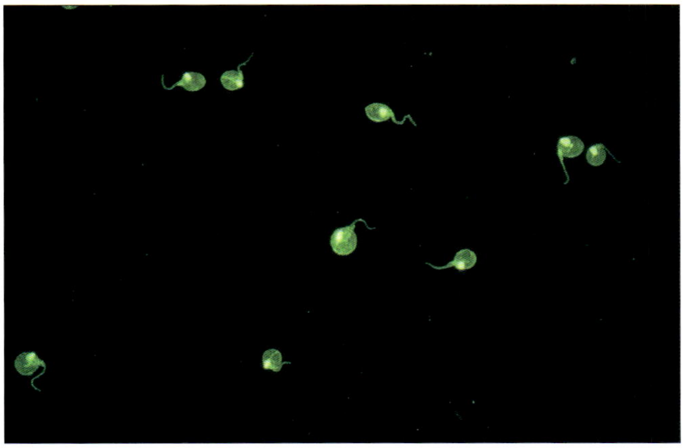

图 17.41 系统性红斑狼疮：抗双链 DNA 抗体（短膜虫属绿蝇属）（By courtesy of G.Swana，MD，St Thomas' Hospital，London，UK.）

抗单链 DNA（ssDNA）抗体可出现在 90% 的经典型 SLE、近 20% 的播散型 DLE 患者中，也可在其他结缔组织病中发现[10]。出现抗单链 DNA 抗体的播散型 DLE 发展成 SLE 的概率增高[10]。抗核抗体阴性的 SLE 患者血清中可出现抗单链 DNA 抗体[6]。抗可溶性核抗原 Sm 抗体对 SLE 高度特异[289]。它们也可出现在一组预后较好、抗核因子阳性而抗双链 DNA 抗体阴性以及有轻微的非进行性肾小球肾炎、低补体血症、轻度中枢神经系统损害和明显的皮肤损害的患者。

抗核糖核蛋白抗体可在 23% 的 SLE 患者中检测到，但其更常与混合性结缔组织病相关，亦可出现在进行性系统性硬化病中[289]。抗 La（SS-B）抗体可在 10% 的 SLE 患者血清中检测到，它们经常出现在干燥综合征中，抗 La（SS-B）抗体几乎总是与抗 Ro（SS-A）抗体伴随出现[289]。后者在 SCLE、补体缺陷性红斑狼疮、循环 IgG 或 IgM 抗凝血症以及新生儿红斑狼疮中常出现。约 15% ～ 20% 的 SLE 患者可以检测到抗中性粒细胞胞质抗体（ANCA）[292]。

循环抗凝集物（抗磷脂或狼疮抗凝物）与异常的血栓症、自发流产、早产、宫内死胎、不稳定性高血压、皮肤坏死、坏疽、瘀斑、紫癜、下肢溃疡、白色

萎缩、网状青斑和梅毒血清学假阳性——狼疮抗凝综合征相关（表 17.5）[289，293-304]。狼疮抗凝综合征准确地说就是抗磷脂综合征，因为不是所有患者都有 SLE。由于循环抗磷脂抗体出现，抑制了血清的凝集，但更重要的是其与发生动、静脉血栓现象的概率显著增高有关（图 17.42、17.43）。大约 50% 的 SLE 患者出现抗磷脂抗体，但仅有一半出现症状[305]。皮损可表现为丘疹、结节或类似坏疽性脓皮病样损害[306-307]。有趣的是，有抗磷脂抗体的 SLE 患者容易出现皮肤松垂[308-310]。但发生率并不高。偶有患者发生反应性血管内皮瘤病[311-312]。系统性损害包括深静脉血栓形成，并常并发肺动脉栓塞、动脉闭塞导致的卒中、短暂脑缺血发作、多发性脑梗死性痴呆、心肌梗死和坏疽[289]。

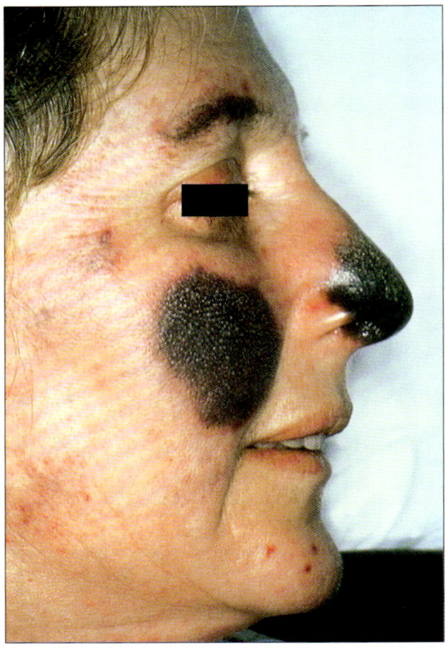

图 17.42 狼疮抗凝综合征：累及鼻部、面颊部伴有溃疡的广泛坏疽（By courtesy of C.Stephens，MD，Poole Hospital，Poole，UK.）

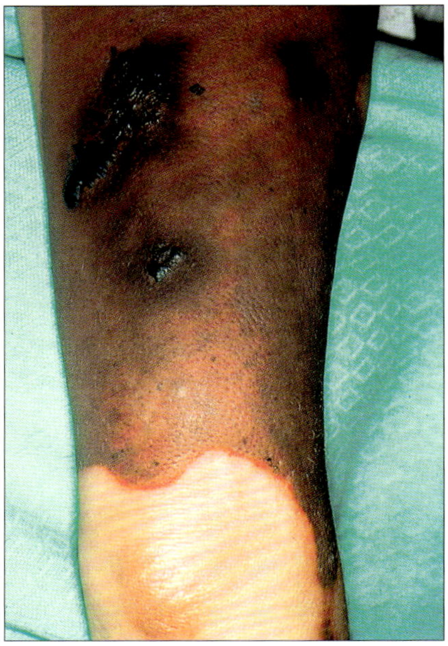

图 17.43 狼疮抗凝综合征：下肢也受累（By courtesy of C.Stephens，MD，Poole Hospital，Poole，UK）

**表 17.5 抗磷脂综合征诊断标准**

| | 诊断标准 |
|---|---|
| Ⅰ. 临床表现 | 血栓形成<br>静脉：<br>复发性深静脉血栓<br>腋下静脉<br>视网膜静脉<br>动脉：<br>脑血管事件<br>视网膜动脉<br>冠状动脉<br>其他：<br>肺动脉高压<br>网状青斑<br>一过性神经症状<br>缺血：进行性痴呆（反复脑卒中）<br>复发性流产<br>血小板减少症 |
| Ⅱ. 实验室检查* | 抗心磷脂抗体阳性（IgG 或者 IgM）<br>狼疮抗凝物实验阳性 |
| Ⅲ. 其他临床表现 | 溶血性贫血／直接 Coombs 实验阳性<br>偏头痛<br>心内膜／瓣膜损伤<br>一过性失明<br>舞蹈病 |
| Ⅳ. 组织病理学分型 | 1. 血栓型（以非炎症性管腔闭塞和管壁血栓及其并发症为主）<br>a. 新发或规律性出现大和中动脉及静脉受累，心脏受累（Libman-Sacks 心内膜炎）<br>b. 微血管受累（毛细血管、小动脉和小静脉）<br>2. 微血管病变型（主要以内皮细胞损伤，内皮下血浆蓄积引起的血栓性坏死皮损为主）累及毛细血管、小动脉和小静脉。<br>3. 缺血型，继发于血管闭塞<br>4. 初步相关病理：例如促进动脉粥样硬化和膜性肾病<br>5. 其他的基础疾病相关的病理表现<br>6. 明确的药物诱导 |

Ⅰ和Ⅱ中至少满足 1 条。
Ⅲ的表现在抗磷脂综合征患者中偶尔发生。
* 实验室检查应该分别在 2 个月出现 2 次阳性。
Modified from ASCP check sample（TH 88-6），American Society of Clinical Pathologists，1989；with permission. Histopathological classification modified from Praprotnik，S.，Ferluga，D.，Vizjak，A.，et al.（2009）Clinic Rev Allerg Immunol，36，109-125.

并发的皮肤血栓性损害、网状青斑、高血压和脑血管疾病称为 Sneddon 综合征[291，313-317]。这主要出现在年轻女性和少数儿童[318]。41% 左右的患者出现抗磷脂抗体[319]。

尚不清楚抗磷脂抗体是如何诱导血栓形成的，有关蛋白质 C 抑制物（一种天然维生素 K 依赖性抗凝剂）的功能和抑制内皮细胞前列腺环素作用的假说还未被证实[320]。有报道抗磷脂综合征可与其他自身免疫性疾病伴发，包括类风湿性关节炎、溶血性贫血、血小板减少性紫癜、溃疡性结肠炎、V Leiden 因子突变和间皮瘤[321-322]。也可发生在许多药物治疗后，如酚噻嗪和普鲁卡因胺、发生于病毒性疾病如获得性免疫缺陷综合征（AIDS）期间以及有潜在的淋巴瘤患者[323-324]。抗磷脂综合征将在其他章节中进一步讨论。

抗 Ro 抗体显示可与新生儿和亚急性红斑狼疮患者的表皮结合，并可与新生儿红斑狼疮患者的传导系统和心肌结合[262]。当将抗 Ro 抗体被动转移给移植了人皮肤的小鼠时，抗 Ro 抗体在体外也可与角质形成细胞结合并与表皮反应[325-326]。从循环中除去母体 IgG 后，这种皮肤表现就消失，表明在新生儿红斑狼疮发病中，抗 Ro 抗体起重要作用。有研究表明，Ro 抗原可出现在角质形成细胞的胞核和胞质中，并且在 UVB 照射下可迁移到培养的角质形成细胞表面。血清中抗 Ro 抗体可与角质形成细胞中的 Ro 抗原结合，在诱导抗体依赖性角质形成细胞损伤中发挥重要作用[327-328]。

免疫复合物在 SLE 血管炎和肾小球肾炎的发病机制中起重要作用；在活检皮肤血管壁中检测到免疫球蛋白和补体可以推测免疫复合物的出现（图 17.44）。在狼疮性肾小球肾炎患者的肾皮质中，可以检测到高浓度的抗 -nDNA、抗 -ssDNA 和抗 -Ro（SS-A）抗体。皮损真皮中发现大量的 T 淋巴细胞和巨噬细胞浸润而很少有或没有 B 细胞，说明细胞免疫在皮损的发病中占有重要位置[327, 329]，已提出迟发型超敏反应和抗体依赖性细胞毒作用都起作用[323]。

SLE 患者大部分是女性，说明女性性激素水平在发病机制中有重要意义[19]。有意义的是，在家兔 SLE 实验模型中，雌性组比配对的雄性组出现了更严重的肾小球肾炎，并且这种区别可随着减少雌激素或加入雄激素而消失[323]。

毫无疑问，遗传因素在 SLE 发病机制中起作用[330]。有很多家族发病的例子，并且无症状的亲属也出现了免疫球蛋白异常；事实上，已有一个家族有 7 人

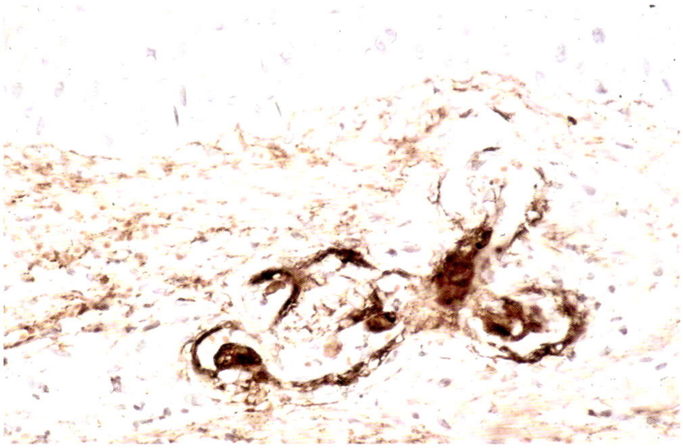

图 17.44　系统性红斑狼疮：免疫过氧化物酶反应证实 IgG 沉积在血管壁

发病[164]。也有双胞胎均发生红斑狼疮的报道[164]。SLE 中 HLA-A1、HLA-B8、HLA-B15、HLA-DR2 和 HLA-DR3 出现的概率较高[12]。有人认为是常染色体显性遗传。HLA-DR4 与肼屈嗪诱导的红斑狼疮相关。在 DLE，出现 HLA-DRw6 和 HLA-B8 的概率增高[12]。最近的研究表明，具有多形性日光疹和 HLA-DRB1 * 0301 的患者发展成亚急性或盘状红斑狼疮的危险更高[331-332]。在红斑狼疮家族中发生家族性多形性日光疹，说明这些疾病有相似的发病机制[333]。

已经证实，SCLE 与 TNF-308A 等位基因相关[334-335]。有研究表明，SCLE 和肿瘤坏死因子 -α（TNF-α）基因启动子以及编码 C1q 上 C1qA 链的基因单核苷酸多态性有相关性[169, 335]。在 SCLE，TNF-α 的转录似乎是由光调节的[335]。由角质形成细胞产生的 TNF-α 存在于 SCLE 顽固性皮损内，提示其在 SCLE 的发病机制中可能起了一定作用[336]。最近发现，$CD4^+$ T 淋巴细胞中 DNA 甲基化异常调节也在 SCLE 的发病机制中起了一定作用[337]。红斑狼疮的触发机制包括紫外光（自然发生的或人工的）、药物、可能还有病毒。日光通常能加重皮肤损害并使系统性疾病恶化[164, 338-339]。已经证明 SLE 患者可有抗 UV DNA 抗体[340]。这在光敏性皮损的发病机制中起重要作用。皮损在春、夏季明显加重，并能被紫外线照射人工诱发。凋亡失调在红斑狼疮中也是重要的发病机制。皮肤基底细胞 bcl-2 表达减少与 FAS 抗原过度表达密切相关，这似乎与表皮细胞凋亡的程度相关[341]。

在红斑狼疮的发病机制中，病毒学假说经广泛研究并没有取得令人信服的证据。多年来，内皮细胞胞质中的副黏病毒样包涵体被认为是病毒学说的依据[342]。现在认为是细胞器变性引起的非特异性膜副产物（网管状小体）。与细小病毒 B19（红病毒）的相关性也被提及[343]。目前已建立了两个病毒诱导性实验动物模型——阿流申貂病和新西兰黑白杂交鼠病模型[19]。最近的研究表明，后者与原始干细胞缺陷有关。骨髓移植可将这种疾病转移到先期照射过的正常受者并诱导耐受缺陷[344]。骨髓培养产生抗体合成能力增强的 B 细胞[335]。小鼠的红斑狼疮症状与人类的十分相似。

狼疮带试验在红斑狼疮的诊断中十分重要。在某种程度上也能评估疾病的预后。通过免疫荧光或免疫酶技术，在真皮-表皮连接处可发现有免疫球蛋白和补体的存在（图 17.45）。IgM 最常见，虽然 IgG、IgA 和 C3 也很常见[345]。IgG 沉积似乎对红斑狼疮最具有特异性。其他因子包括备解素、Clq 和 C4[346]。膜攻击复合物（MAC）的沉积在皮肤红斑狼疮也是

相对敏感和特异的指标[347-348]。虽然沉积物通常是均质型，但颗粒型和线性（网状）型也可出现[345]。在慢性皮损，均质型带比较典型，颗粒型带见于非受累皮肤，而线型沉积通常是早期皮损的特征[348]。从超微结构来看，免疫复合物出现在基底板下结缔组织并与重叠的致密板密切相关（图 17.46）[12]。免疫球蛋白的沉积不一定与皮肤损害的临床或组织学表现相关，因此在发病机制上不十分重要。

大约 50% ～ 94% 的 SLE、60% ～ 80% 的盘状红斑狼疮、60% 的 SCLE 和 50% 的新生儿红斑狼疮患者皮损处狼疮带试验阳性[345-346，348-351]。黏膜损害也可见到免疫复合物沉积，这对组织学上与扁平苔藓无法鉴别时有重要诊断价值[23]。大约 67% 的系统性红斑狼疮患者非皮损处皮肤狼疮带试验阳性[350]。非皮损处皮肤狼疮带试验阳性率取决于取材部位，以肩部皮肤阳性率最高（70%）。曝光部位皮肤（如前臂的背侧）的阳性率（60% ～ 70%）高于非曝光部位皮肤（50% ～ 60%）。但是，观察到 20% 的健康青年成人曝光部位正常皮肤出现狼疮带试验阳性，说明应选择非曝光部位取材[352]。

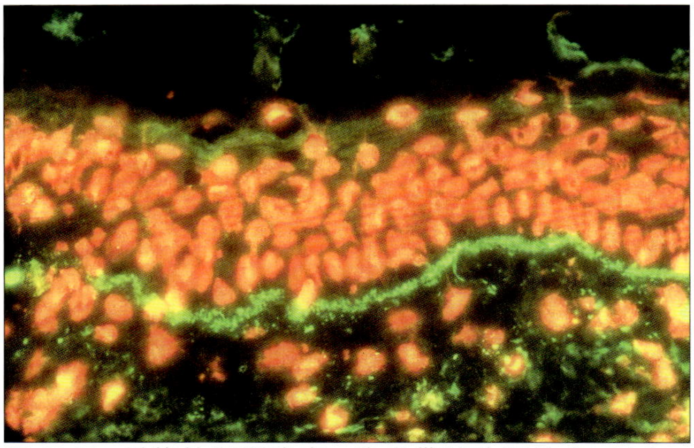

图 17.45 系统性红斑狼疮：狼疮带试验阳性（IgG）（By courtesy of the Department of Immunofluorescence，Institute of Dermatology，London，UK.）

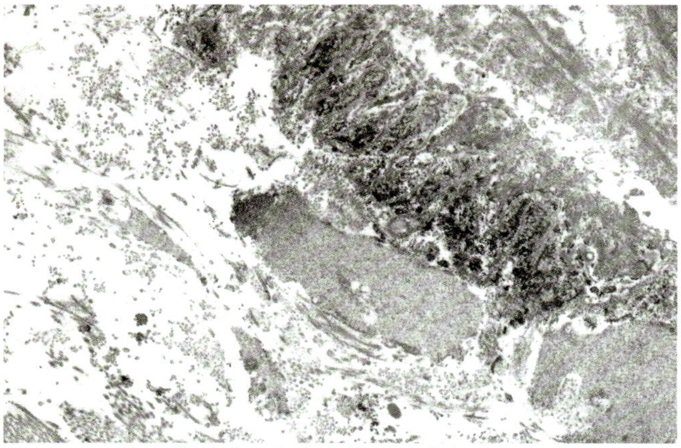

图 17.46 狼疮带试验：免疫电镜（冰冻切片）显示 IgM 沉积在致密板下

阳性与否也取决于疾病的持续时间（3 个月以下的皮损经常阴性）和既往皮质类固醇激素治疗的影响[353]。少见情况下，DLE 患者非受累皮肤可出现免疫荧光阳性，其结果应结合临床[354]。IgM 阳性的狼疮带试验也可以出现在一些不相关的疾病中，例如日光性角化病、多形性日光疹、酒渣鼻、淋巴细胞浸润、皮肌炎和紫外线照射后[348，350]。这些疾病通常与 C3 或单一免疫球蛋白类别沉积相关，特别是 IgM，而红斑狼疮患者中出现的是多种免疫球蛋白亚类[348]。在非狼疮性疾病中，狼疮带通常是微弱的和片状的[354]。由于有这种明显的假阳性，狼疮带试验结果必须结合病因、临床表现和组织学特征加以解释。

报道有 1 例 SCLE 患者出现表皮基底细胞特征性的免疫球蛋白呈颗粒样沉积（主要是 IgG）[326，355]。有时，基底层上方表皮、皮肤附属器上皮和真皮细胞浸润显示相似的荧光[346，355]。这种沉积模式与出现抗 Ro 抗体相关[350]。它偶尔也出现在 SLE 中。在结缔组织病的一些病例中可见角质形成细胞 IgG 斑点状核染色[354]，在 SLE 则似乎与低发生率的肾病相关[356]。

不同亚型的红斑狼疮（除了深在性红斑狼疮和 SLE 大疱性皮病）组织病理学上的特点有相当的重叠，显微镜下常很难区别[357-358]。

## 盘状红斑狼疮

盘状红斑狼疮（discoid lupus erythematosus）在不同的疾病发展阶段，组织病理学上显示不同的特征[12，351-352]。活动期皮损出现特征性的角化过度、毛囊扩张伴毛囊角栓；偶尔出现灶性角化不全（图 17.47 ～ 17.49）。表皮常萎缩和变平，有时可出现棘层肥厚（图 17.50）。真皮-表皮连接处重要的特征是：

- 基底细胞液化变性（图 17.51）。
- 基底膜增厚（图 17.52），可经 PAS 染色增强。

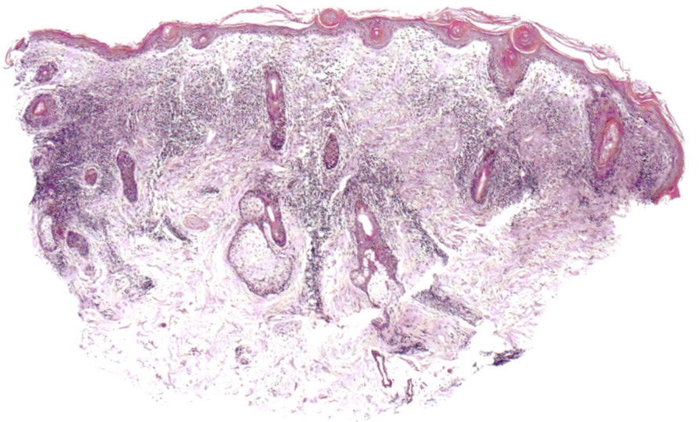

图 17.47 盘状红斑狼疮：扫视下显示角化过度、毛囊角栓、萎缩的表皮及血管周围和附属器周围慢性炎细胞浸润

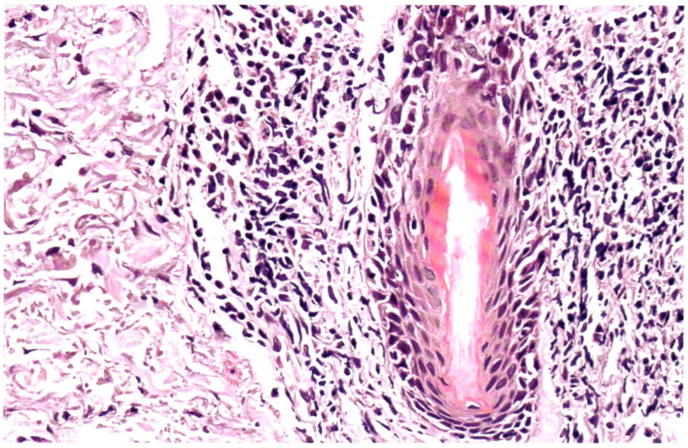

图 17.48 盘状红斑狼疮：注意毛囊周围淋巴细胞浸润

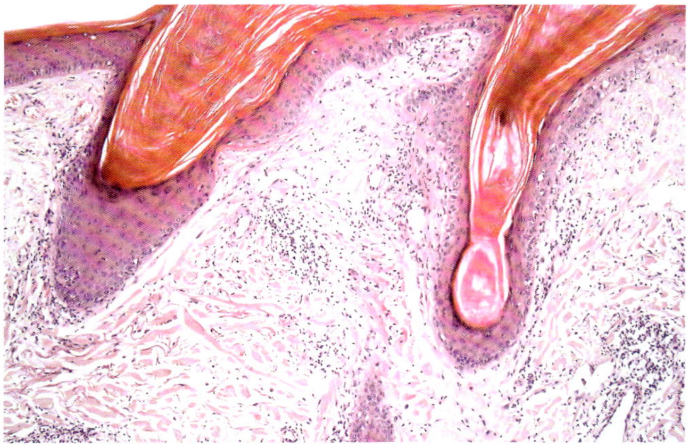

图 17.49 盘状红斑狼疮：显著的毛囊角栓

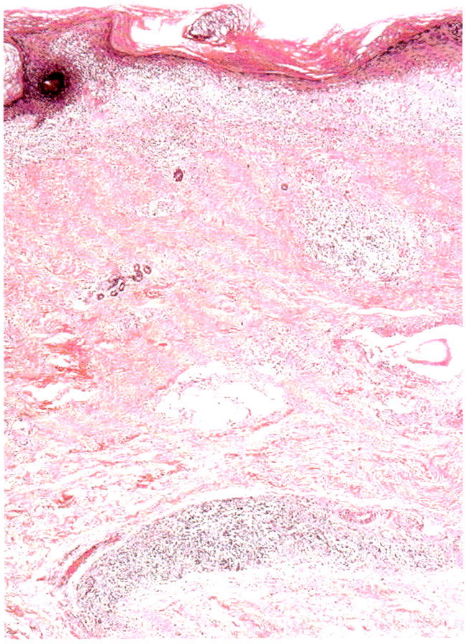

图 17.50 盘状红斑狼疮：角化过度及表皮萎缩

这两种特征还可出现在毛囊上皮，有时也可见到真皮血管基膜增厚（图 17.53）。基底细胞液化变性常伴有色素失禁（图 17.54）。有些病例的表皮改变伴有细胞样小体形成，但其通常不如扁平苔藓时明显（图 17.55）。偶尔可看到淀粉样物质沉积。

真皮乳头水肿和毛细血管扩张经常出现（图 17.56）。有时可见到灶性红细胞外渗（图 17.57）。DLE 的特征性表现为血管和附属器周围的慢性炎细胞浸润，包括淋巴细胞和不同数量的组织细胞（图 17.58、17.59）。最常见的是 T 淋巴细胞，包括 T 辅助细胞和 T 抑制细胞[329-330]。中性粒细胞和浆细胞通常并不明显。但是，有报道在一例伴有 X- 连锁慢性肉芽肿病的狼疮样皮病患者的狼疮样皮损中，出现了中性粒细胞和白细胞碎裂[68]。在 DLE 皮损中以

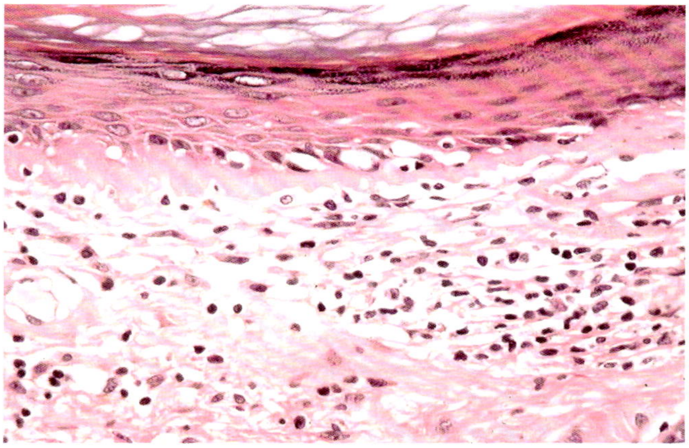

图 17.51 盘状红斑狼疮：该视野显示角化过度、表皮萎缩和基底细胞水肿变性

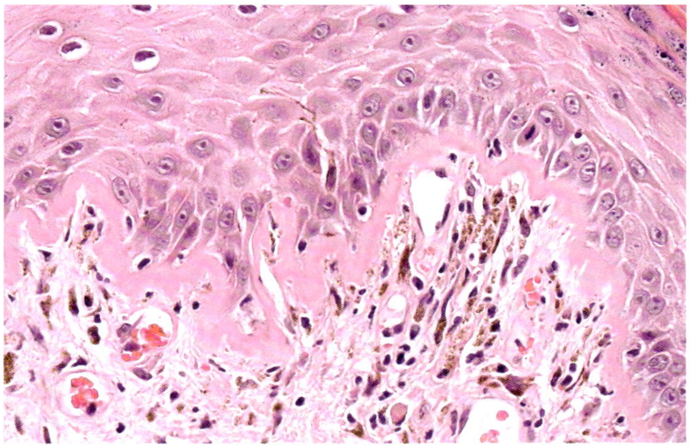

图 17.52 盘状红斑狼疮：注意显著增厚的基底膜及色素失禁

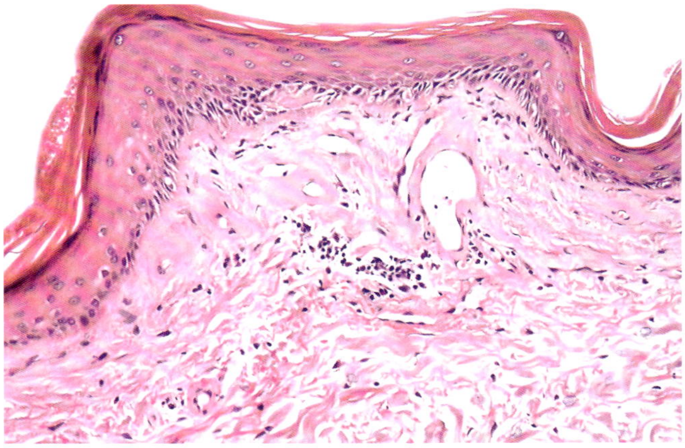

图 17.53 盘状红斑狼疮：可见显著的血管壁增厚伴玻璃样变性

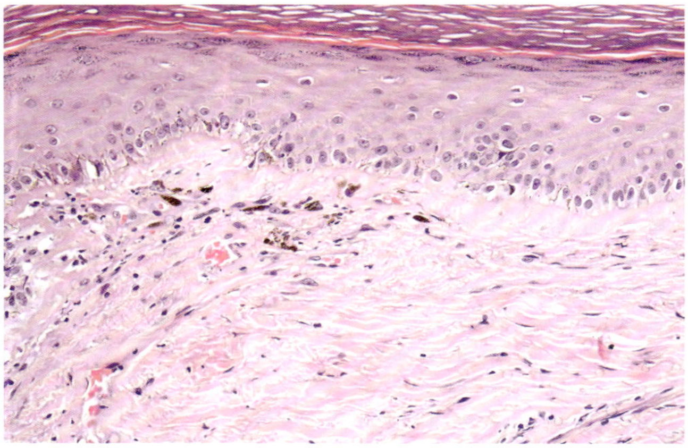

图 17.54 盘状红斑狼疮：注意色素失禁

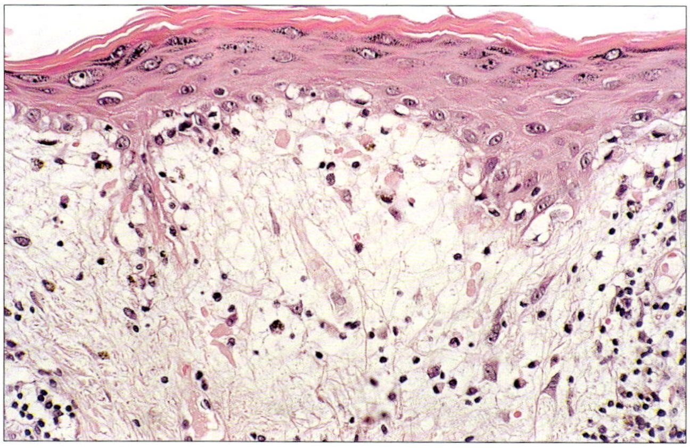

图 17.55 盘状红斑狼疮：乳头层可见几个细胞样小体。注意水肿变性

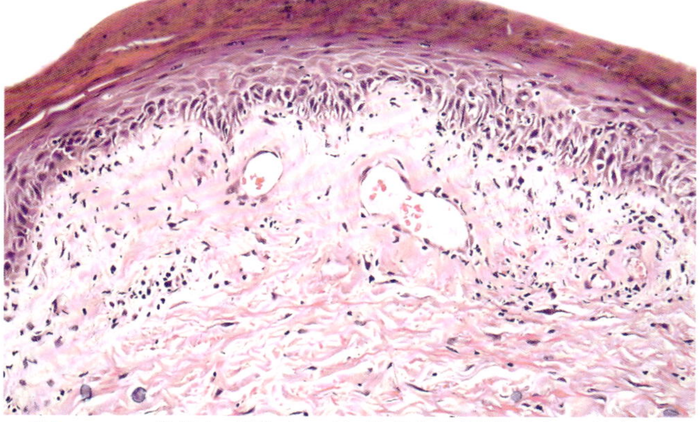

图 17.56 盘状红斑狼疮：注意真皮浅层的毛细血管扩张

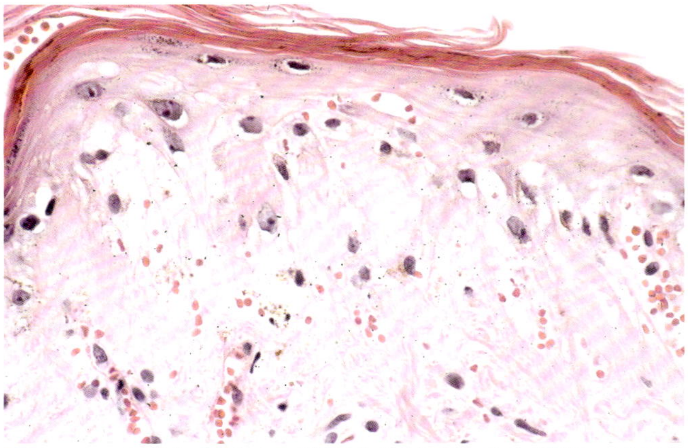

图 17.57 盘状红斑狼疮：除了角化过度和表皮萎缩，还有非常明显的红细胞外渗

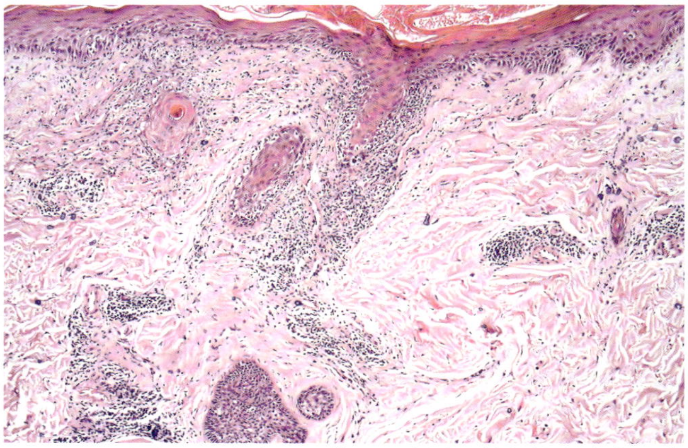

图 17.58 盘状红斑狼疮：血管和毛囊周围特征性的密集的淋巴组织细胞浸润

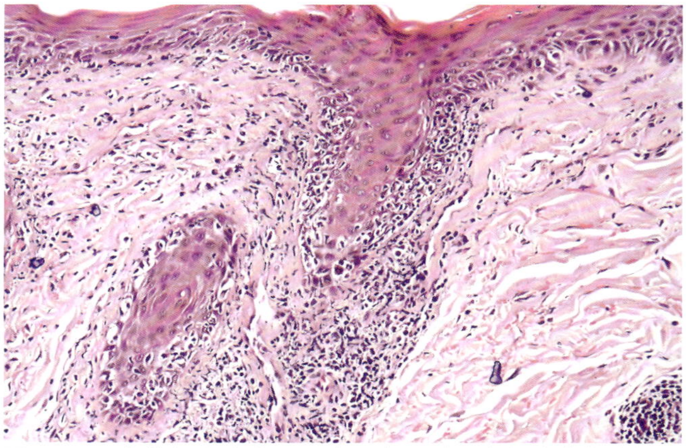

图 17.59 盘状红斑狼疮：毛囊上皮显示基底细胞液化变性且有密集的淋巴细胞浸润

$CD4^+$ T 细胞为主[329]。这些 T 淋巴细胞大多是 $Ia^+$，提示其为活化状态。偶尔在表皮内可见 $CD4^+$ T 细胞，并与灶性角质形成细胞损伤密切相关[329]。表皮朗格汉斯细胞数量常减少[328]。B 淋巴细胞通常仅少量出现。真皮乳头的浸润常比较稀疏，但真皮网状层可出现特征性的灶性致密聚集，且有时可延伸至皮下脂肪。

急性皮损的常见特征是真皮内糖胺多糖（酸性黏多糖）增多（图 17.60），在肿胀性狼疮非常显著（图 17.61、17.62）。罕见情况下可出现真皮内钙化（图 17.63）[359]。很少见到真皮胶原纤维蛋白样改变（图 17.64）。

DLE 痊愈性损害表现为角化过度，表皮可萎缩，更常见的是轻度增厚。基底膜区特征性地显著增厚。真皮纤维化，有时在某种程度上类似硬化性苔藓（图 17.65）。在有毛发的部位，特别是头皮，有非常明显的毛囊角栓伴慢性炎症，并且在疾病进展期，经常出现毛囊皮脂腺结构完全缺失，由胶原纤维束替代（图 17.66）[358]。头

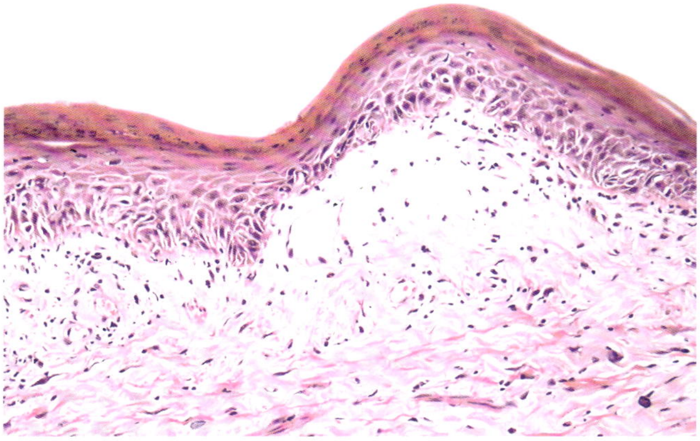

图 17.60 盘状红斑狼疮：常可见如图所示的间质内黏蛋白沉积

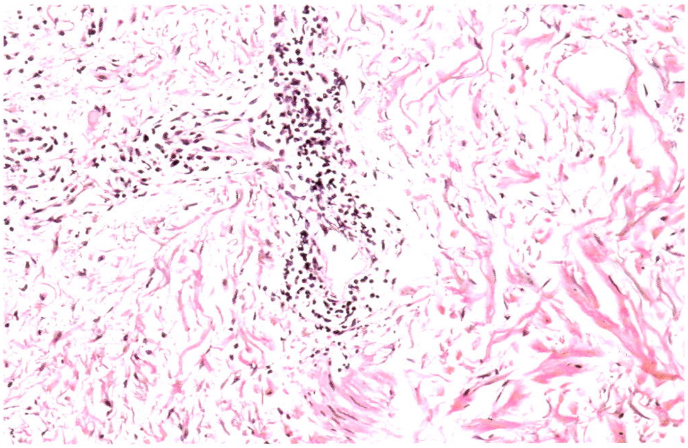

图 17.61 肿胀性盘状红斑狼疮：在这种罕见的亚型中，可见非常显著的黏蛋白沉积（By courtesy of J.Cohen，MD，Dermatopathology Laboratory，Tucson，USA.）

皮早期皮损可发生皮脂腺萎缩或缺失，慢性炎症改变位于毛囊的中部[20]。推断该处可能是毛囊干细胞聚集区，因此这个位置的慢性炎症可导致永久性脱发。

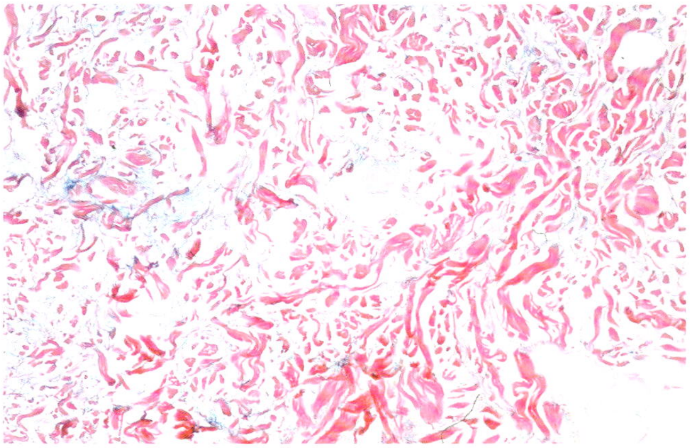

图 17.62 肿胀性盘状红斑狼疮：黏蛋白沉积 阿辛蓝染色，pH2.5（By courtesy of J.Cohen，MD，Dermatopathology Laboratory，Tucson，USA.）

偶尔 DLE 可出现致密的浅层和深部血管周围及附属器周围浸润而表皮无显著改变：这在组织学上无法与 Jessner 淋巴细胞浸润和多形性日光疹区别[358]。

肥厚性皮损除了基底细胞受损的特点外，还有显著的角化过度、颗粒层增厚和不规则棘层肥厚伴乳头瘤样增生[12]。表皮下部的细胞样小体常十分明显[358]。淀粉样物质沉积经常出现[360]。这些特征在组织学上通常无法与肥厚性扁平苔藓鉴别。有报道在肥厚性红斑狼疮表皮内出现弹力纤维，常与弹性物质经表皮排出有关[33，36]。扁平苔藓则没有这个表现。消退或进展中的角化棘皮瘤有时有相似的表现[36]。

冻疮样狼疮患者的活检结果显示袖套状血管周围淋巴细胞浸润伴有水肿、红细胞外溢以及不同程度血管纤维素样变（图 17.67 ～ 17.70）。一些活检组织显

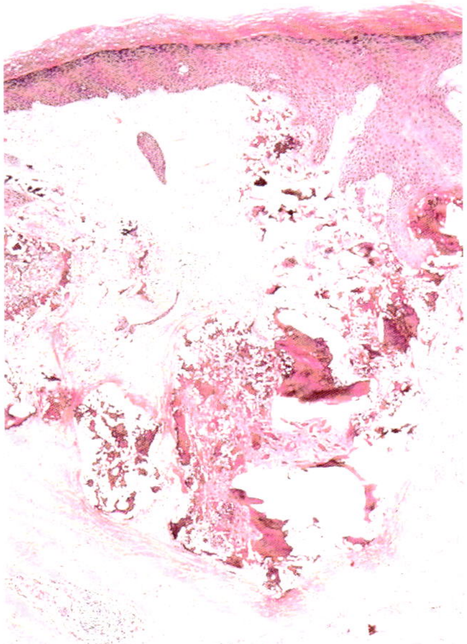

图 17.63 盘状红斑狼疮：钙化是少见的特征。此图可见显著的经表皮排出

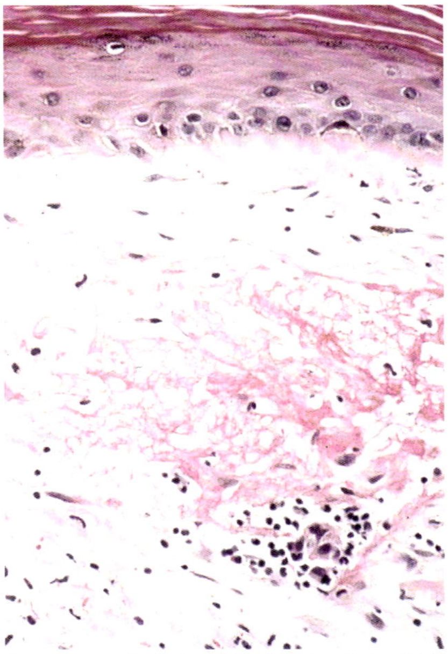

图 17.64 盘状红斑狼疮：注意出现纤维素样坏死，这在系统性损害更常见

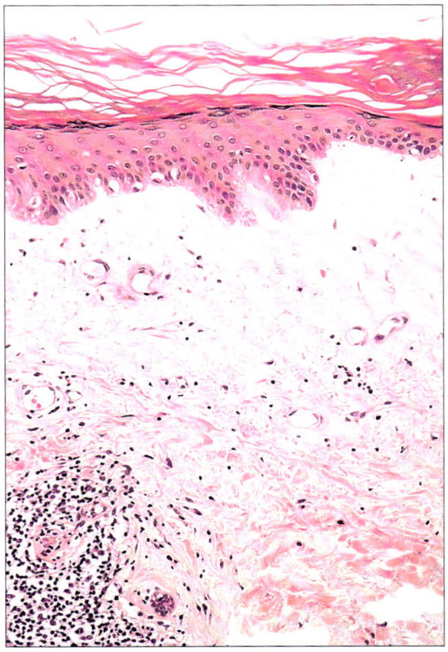

图 17.65 盘状红斑狼疮：在本病例中可见真皮浅层硬化，类似硬化性苔藓。

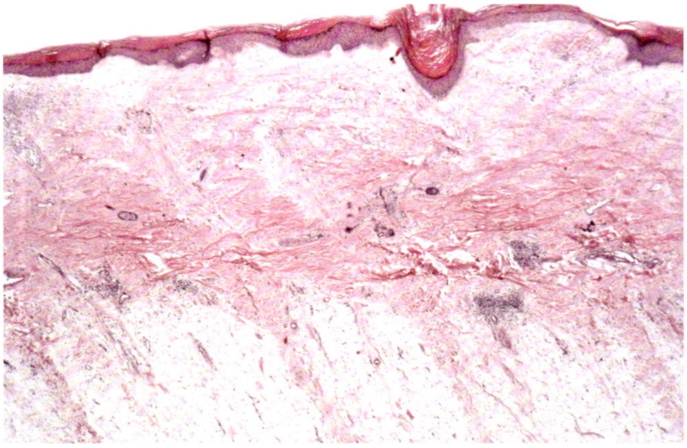

图 17.66 盘状红斑狼疮：注意这个头皮标本中毛囊完全缺失

示明显的淋巴细胞血管炎。炎症浸润常延伸到真皮深部和皮下脂肪组织。常有表皮界面改变，表现为灶性空泡样改变到苔藓样组织反应[2, 15]。汗腺周围有时可以出现慢性炎症[9, 16]。

黏膜损害通常与扁平苔藓难以区别[22-23, 258]。其特征表现为角化过度常伴角化不全。上皮萎缩或棘层肥厚。基底细胞水肿变性，有时出现细胞样小体，伴致密的淋巴组织细胞浸润，其中有大量的浆细胞。

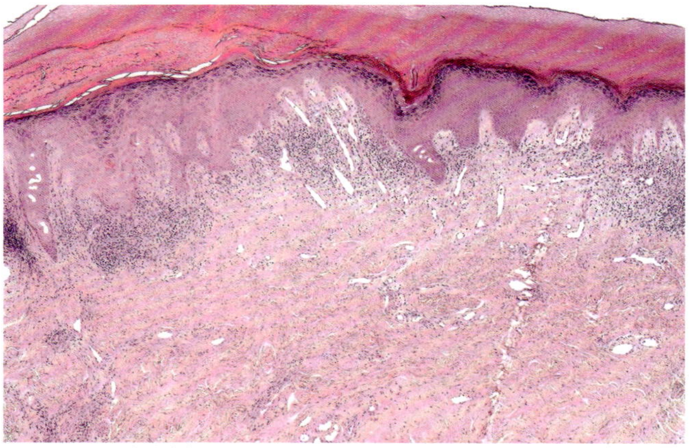

图 17.67 冻疮样红斑狼疮：可见不规则棘层肥厚及浅层淋巴细胞浸润，血管扩张明显

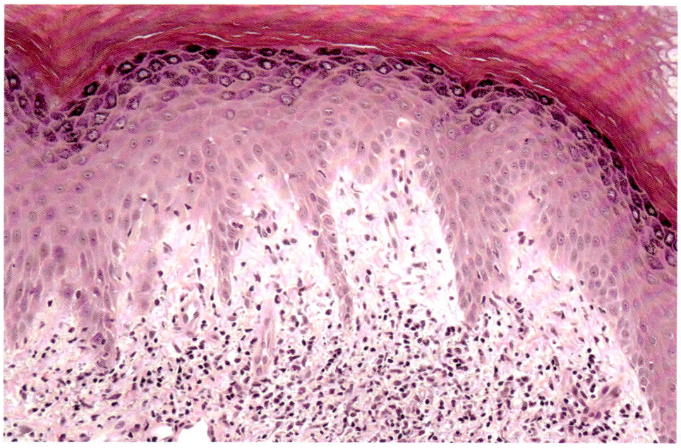

图 17.68 冻疮样红斑狼疮：在该视野内，可见显著的真皮乳头水肿

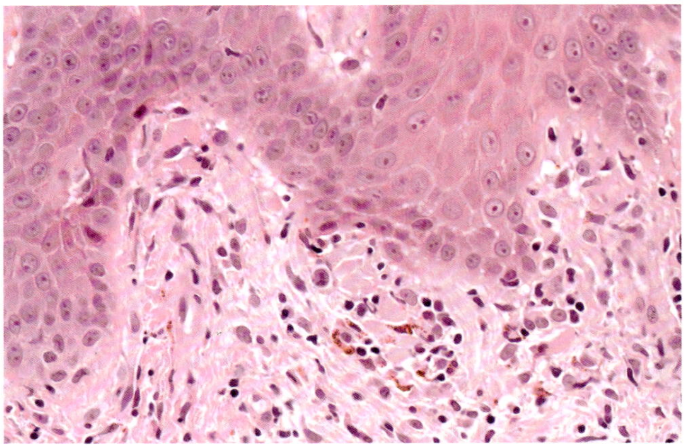

图 17.69 冻疮样红斑狼疮：可见灶性基底细胞液化变性及显著的细胞样小体

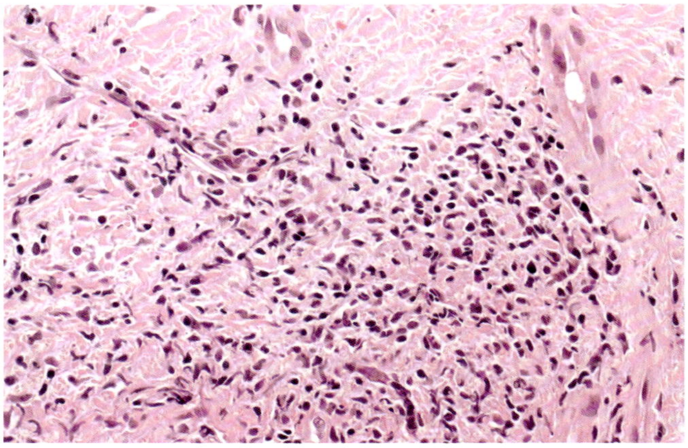

图 17.70 冻疮样红斑狼疮：可见致密的淋巴细胞浸润

真皮深部血管周围慢性炎细胞浸润有助于 DLE 的诊断[359]，但常需要直接免疫荧光检查以确诊[22-23]。

## 深在性红斑狼疮

深在性红斑狼疮（lupus erythematosus profundus）的组织学特征见第 9 章。

## 亚急性皮肤型红斑狼疮

虽然组织学上 SCLE 与 DLE 有很多重叠，但各具特点[82, 361-362]。在 SCLE，角化过度比较轻，表皮萎缩更明显，表皮突常消失（图 17.71）[362]。角化不全有时也是一个特征性表现。基底膜增厚很少见或没有，毛囊很少受累或仅可见到轻度角栓[361-362]。在 DLE，炎细胞浸润致密，占据了乳头层和网状层，毛囊周围明显。在 SCLE，淋巴细胞外渗可明显，卫星状细胞坏死常见（图 17.72）[362]。可出现较轻的基底细胞液化变性（图 17.73、17.74）。有时，液化变性明显以致形成表皮下水疱[81, 85]。偶尔可见到乳头层胶原均质化[362]。胶样小体和色素失禁通常不明显，但有时是主要特征[85]。炎细胞浸润较轻，分布在真皮浅层和血管周围，但有些病例可出现苔藓样浸润带[85, 91, 362]。

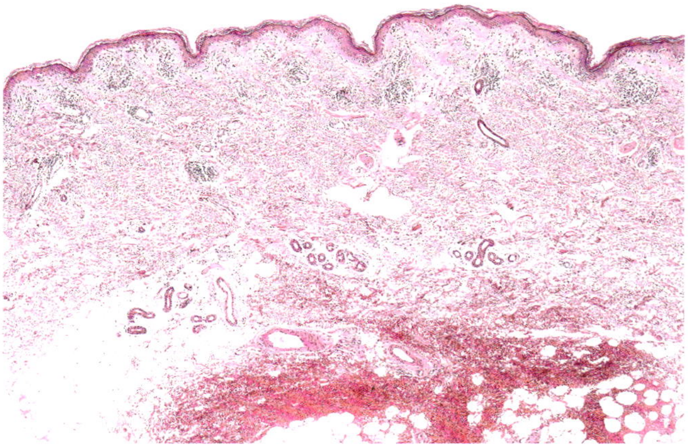

图 17.71 亚急性皮肤型红斑狼疮：低倍镜下可见轻度角化过度。血管周围可见慢性炎细胞浸润

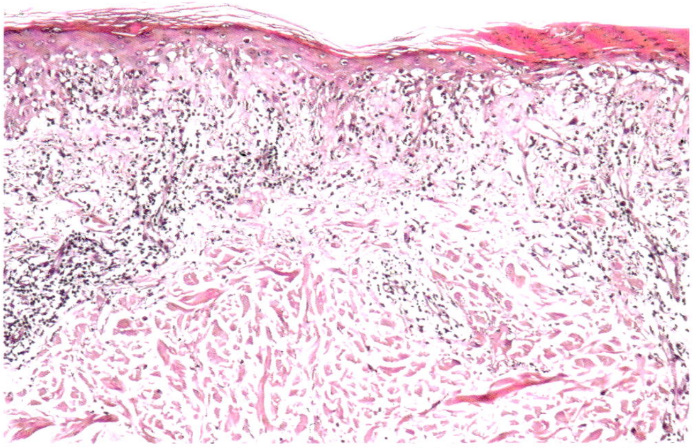

图 17.72 亚急性皮肤型红斑狼疮：本例除基底细胞液化变性外，还有表皮细胞间水肿伴淋巴细胞外渗

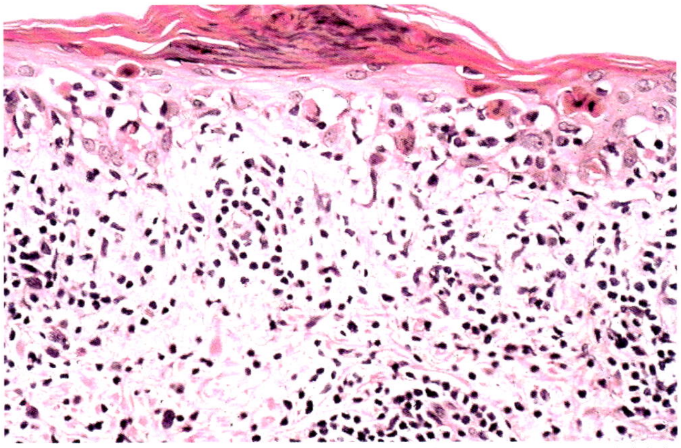

图 17.73 亚急性皮肤型红斑狼疮：注意出现大量的细胞样小体和灶性卫星状细胞坏死

在一些无 SCLE 损害和抗 SS-A（Ro）抗体的患者，皮损的组织病理学特征与 SCLE 患者非常相似[363]，这些患者通常患有不同的结缔组织病，包括干燥综合征和类风湿性关节炎。

## 系统性红斑狼疮

SLE 的组织学特征变化多样。早期皮损改变较轻

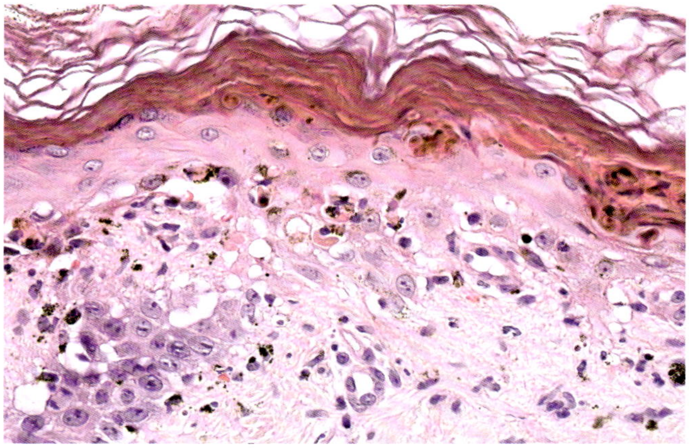

图 17.74 亚急性皮肤型红斑狼疮：在这个病例中，可见显著的基底细胞液化变性和凋亡。只可见一小片慢性炎症细胞浸润

而微妙，仅有轻微的表皮基底细胞液化变性、真皮乳头水肿和轻微的慢性炎细胞浸润，例如颧部红斑（图 17.75）[92, 347]。有时出现类似 SCLE 的改变。

SLE 的组织学特征与盘状皮损常很难区别（图 17.76）。但 SLE 的真皮胶原纤维蛋白样变性比 DLE 皮损常见。胶原束间可以见到黏蛋白沉积。在大多数病

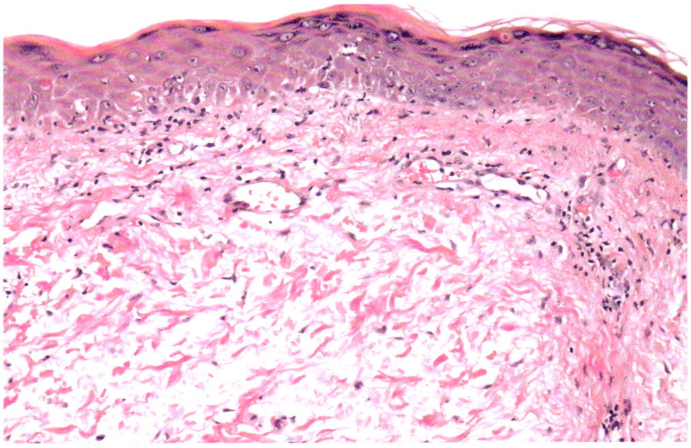

图 17.75 系统性红斑狼疮：这个病例中，虽然这些改变与盘状或亚急性皮损相同，但改变表现轻微，可见灶性基底细胞液化变性、凋亡和毛细血管扩张

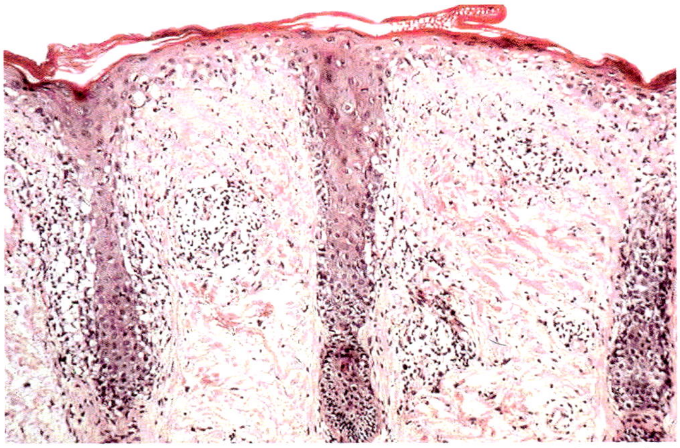

图 17.76 系统性红斑狼疮：本例中这些特征与盘状皮损相似。注意角化过度、表皮萎缩、毛囊受累及较重的基底细胞液化变性。血管和毛囊周围可见慢性炎症细胞浸润

例，这种特征较轻微，但黏蛋白沉积可非常突出[364]。DLE 皮损更常见厚的基底膜，在 DLE 最常见的细胞类型是 T 淋巴细胞，但尚不清楚以哪个亚群为主。CD4$^+$和 CD4$^+$亚群占优势都有报道[328-329]。皮损的持续时间、治疗的影响和抗体特异性的不同可以说明此种明显异常。大量 CD4$^+$ T 淋巴细胞可出现在表皮基底细胞水肿变性部位[328]。

抗磷脂综合征皮损的组织学特征是动静脉血栓形成，但缺乏血管炎的证据（图 17.77 ～ 17.79）。在早期皮损，内皮细胞受损可明显，红细胞外溢常见。陈旧皮损特征性地出现明显的血管增殖，常呈小叶性分布，伴有含铁血黄素沉积。有时可见到明显的“鞋钉”样反应性内皮细胞和嗜酸性玻璃样小球[323]。常可见淋巴细胞浸润伴不同数量的浆细胞[323, 365-366]。有些病例临床和组织学特征类似恶性萎缩性丘疹病（Degos 病）和皮肤松垂[366]。

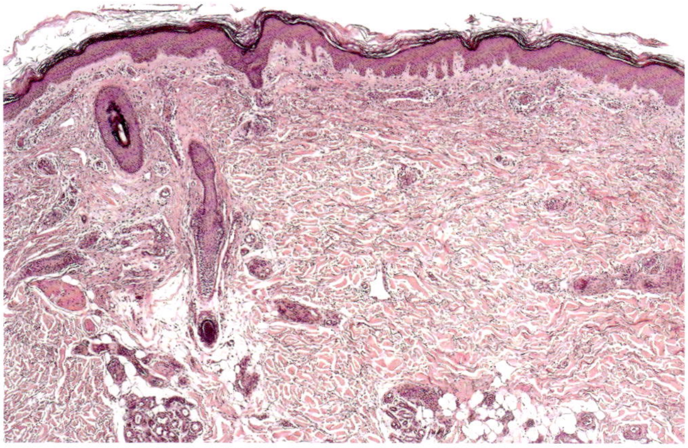

图 17.77　狼疮抗凝综合征：低倍镜下可见浅表血管被小血栓栓塞

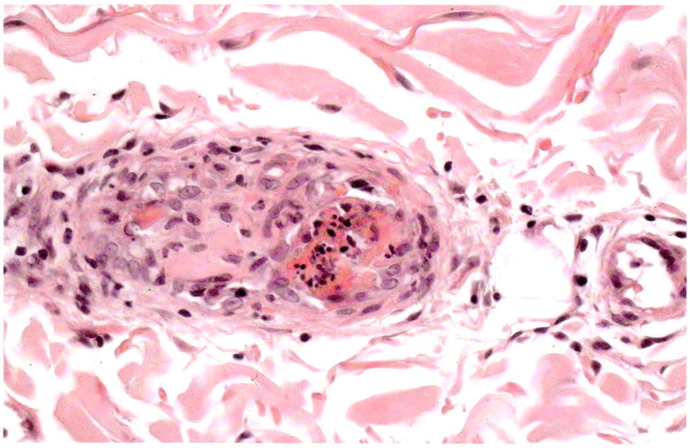

图 17.78　狼疮抗凝综合征：高倍镜下闭塞的血管，注意核碎片

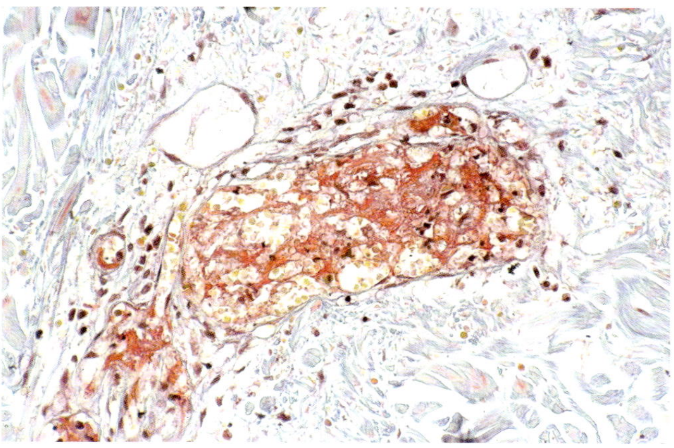

图 17.79　狼疮抗凝综合征：磷钨酸－苏木精染色可见纤维蛋白

70% ～ 80% 的患者出现肾损害。在改进 WHO 分类标准的基础上，根据 2003 年国际肾脏病学会和肾脏病理学会的分型标准，狼疮性肾炎组织学特点被细分为 6 个类型[367-368]：

- Ⅰ型损害（系膜轻微病变性狼疮性肾炎）：光镜下无明显异常发现。在免疫荧光和电子显微镜下可分别或同时发现免疫复合物在系膜区沉积。
- Ⅱ型损害（系膜增殖性狼疮肾炎）：特点为系膜细胞增生（定义为在 3 微米厚切片的每个系膜区内，出现三个或三个以上的系膜细胞）和系膜免疫复合物沉积。外周毛细血管壁上小的免疫沉积物偶尔可以用免疫荧光或电子显微镜检测到。不会出现的特点是在光学显微镜下发现内皮下沉积物、由于陈旧性肾小球毛细血管内增殖所造成的任何节段性或球性的肾小球瘢痕、坏死或新月体。免疫荧光显示系膜 IgG 和补体沉积，电镜下可见系膜电子致密物沉积。系膜性狼疮性肾小球肾炎是肾小球损害的最轻型，出现在 10% 的肾损害患者[367]。
- Ⅲ型损害（局灶性狼疮性肾炎）：分为活动性和非活动性的局灶性、节段性或球性内外毛细管肾小球肾炎，累及 <50% 所有肾小球，同时伴有局灶性内皮下免疫复合物沉积，伴或不伴系膜增殖。局灶性节段性增殖性肾小球肾炎出现在大约 30% 的患者。这种类型仅可见到散在（局灶性）受累的肾小球，通常只是部分丛受累（节段性）[367]。损害可以是增殖或坏死。受累的肾小球显示肾小球系膜和内皮增生、多形核白细胞浸润、纤维蛋白沉积以及核碎裂。偶尔出现苏木紫小体。苏木紫小体被认为是 SLE 的组织学标志，它们是圆或卵圆形结构，HE 染色呈紫色 / 红－粉红色 / 蓝色。Feulgen 反应阳性，von Kossa 反应阴性。苏木紫小体被认为是狼疮细胞现象的相似物，较难发现。电子显微镜下典型特征为系膜和内皮下电子致密物（免疫复合物）沉积。临床上，患者出现血尿和蛋白尿，部分可发展成慢性肾衰竭。
- Ⅳ型损害（弥漫性狼疮性肾炎）：其特征表现活动性或活动性的局灶性、节段性或球性内外毛细管肾小球肾炎，累及≥50%的所有肾小球，同时伴有弥漫性的内皮下免疫复合物沉积，伴或不伴系膜增殖。它们可进一步细分为弥漫性节段性（IV-S）和弥漫性球性（IV-G）狼疮肾炎。弥漫性狼疮性肾小球肾炎发生在大约50%的患有肾小球/肾病综合征或高血压的SLE患者[367]。几乎所有的肾小球均受累。除了系膜和内皮增殖，还可见上皮细胞参与形成新月体。仔细检查肾小球丛周围，常可见到规则增厚的毛细血管——“金属线圈”样损害，这是SLE的特征性损害。

- Ⅴ型损害（膜性狼疮性肾小球肾炎）：表现为球性或节段性上皮下颗粒状免疫物沉积，伴或不伴系膜改变。内皮下也可出现散在的免疫沉积物。Ⅴ型损害可以与Ⅲ型损害和Ⅳ型损害同时出现。膜性狼疮性肾小球肾炎出现在10%的SLE患者，表现为蛋白尿或肾病综合征[367]。组织学上肾小球毛细血管均匀增厚，没有明显的炎细胞浸润。可表现为急进性肾小球硬化。超微结构上，上皮膜下出现电子致密物沉积。
- Ⅵ型损害（急进性硬化性狼疮肾炎）：特征为与狼疮性肾炎相关的球性硬化，无残留活性的肾小球≥90%。它们可以代表Ⅲ、Ⅳ或Ⅴ型损害的进展期。

除了肾小球病变，肾受累患者可出现急性坏死性血管炎。

大约50%的SLE患者出现心脏损害。心包膜可见急性纤维蛋白样变性和苏木紫小体，但更常见者为由于纤维化，有时为凝胶状粘连而导致的心包闭塞。在结缔组织间隔可以见到心肌胶原纤维素样坏死，偶尔也影响相关的动脉。SLE患者最常见的心脏表现是Libman-Sacks心内膜炎，尸检发现出现在30%～60%的患者身上[166]。在所有瓣膜表面均可出现颗粒状增殖，但通常累及二尖瓣和三尖瓣。增殖可以向束带和心内膜延伸。组织学上可见变性的胶原上有纤维蛋白沉积和慢性炎细胞浸润。偶尔出现的感染性心内膜炎是重要的并发症。糖胺多糖的量常明显增多，有时可见苏木紫小体。

肺损害的组织学特征包括间质性肺炎、纤维化性肺泡炎和肺梗死。在一项对SLE患者进行尸检的大样本研究中发现，97.8%的患者病变累及胸膜，包括77.8%的患者有胸膜炎，57.8%有细菌感染，25.6%有原发性和继发性肺泡出血，21.1%有末梢呼吸道改变，14.4%有机会性感染，7.8%血栓栓塞[369]。肺活检直接免疫荧光检查可见到免疫球蛋白和补体。

淋巴结经常出现反应性增生，偶尔可见到明显的病理特征，容易与淋巴瘤样浸润相混淆。这些改变包括坏死性淋巴结炎，伴有明显的苏木紫小体。残存的淋巴滤泡显示反应性增生，出现明显的浆细胞和淋巴母细胞。胸腺可以见到明显的生发中心形成，胸腺小体（Hassall小体）数量和大小增加。常可见到脾被膜的脾周围炎（“方糖”样改变），其组织学特征为马尔皮基体的中央动脉的外膜呈同心性纤维化（“洋葱皮”样改变）。

关节表现包括滑膜内纤维蛋白样变性、类风湿样改变和动脉炎。肝损害可出现多种改变包括脂肪肝、局灶性肝细胞坏死和血管炎。中枢神经系统可有由于免疫复合物介导的血管病变导致的缺血症状，有证据显示可能由抗神经原自身抗体所致。新生儿红斑狼疮的心脏病变包括房室结和窦房结（在较少程度上）的纤维化和钙化[370]。亦可见灶性淋巴细胞性心肌炎和心内膜纤维弹性组织增生。

### 新生儿红斑狼疮

新生儿红斑狼疮皮损的组织学特征和免疫荧光模式与SCLE相似[164，371]。最常见的改变为基底角质形成细胞和附属器上皮细胞水肿变性、真皮水肿、浅层及偶见的深层血管周围和附属器周围淋巴组织细胞的慢性炎性浸润[343，372]。嗜酸性粒细胞在荨麻疹样SCLE皮损中可较显著[372]。

## 鉴别诊断

红斑狼疮应与其他有基底细胞液化变性的疾病相鉴别，特别是扁平苔藓和皮肤异色病。红斑狼疮缺乏扁平苔藓所见的楔形颗粒层增厚和锯齿形棘层肥厚。炎细胞浸润出现在附属器周围而非带状分布。偶尔肥厚性红斑狼疮与扁平苔藓难以区别，这时需要依赖狼疮带试验。

皮肤异色病，无论是先天性的还是继发于皮肌炎（偶尔继发于SLE），或作为蕈样肉芽肿的表现，其特征病变为表皮萎缩、显著的基底细胞液化变性伴色素失禁。真皮上部可出现片状淋巴组织细胞浸润。乳头层水肿和毛细血管扩张也常可见到。虽然它们组织学上有重叠，但临床表现差别显著，可以帮助诊断。蕈样肉芽肿可以出现非典型淋巴细胞，这可与其他疾病相鉴别。

红斑狼疮组织学上有时难以与多形性日光疹鉴别，特别是当后者狼疮带试验阳性时（见上文）。多形性日光疹是最常见的光敏性皮病，常见于年轻人，特别是女性，表现为在紫外光照射后反复出现红斑性丘疹、水疱和（或）斑块（图17.80，17.81）[373]。皮损在经过数小时或数日潜伏期后发生，皮损通常在

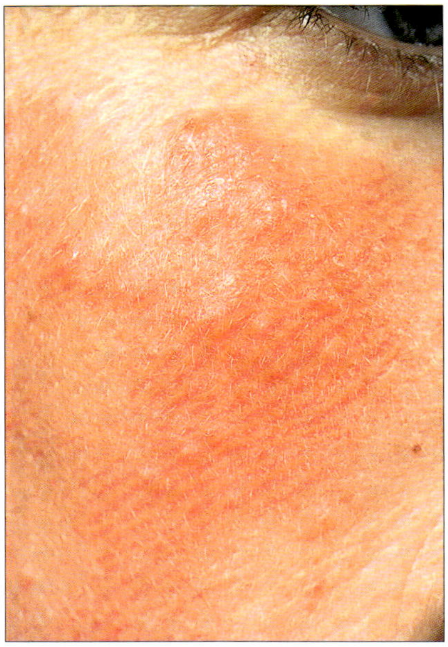

图 17.80 多形性日光疹：患者表现为日光暴露部位出现红斑、丘疹及水疱（By courtesy of the Institute of Dermatology，London，UK.）

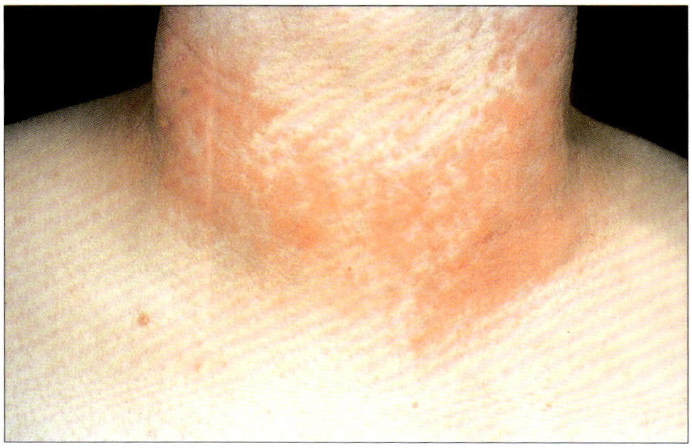

图 17.81 多形性日光疹：皮损通常对称且常伴瘙痒（By courtesy of the Institute of Dermatology，London，UK.）

数日内完全消退，愈后不留痕迹[362]。组织学表现常为真皮浅层水肿、轻到中度浅层和深层血管周围淋巴组织细胞浸润[373]。早期皮损以辅助性-诱导性 T 淋巴细胞为主，真皮朗格汉斯细胞增多[374]。慢性皮损以细胞毒性-抑制性 T 淋巴细胞为主。基底细胞水肿变性通常缺乏，表皮萎缩并非其特点。

（钱悦译 黄长征校 杨希川审）

# 系统性硬化病

## 临床特征

进行性系统性硬化病（systemic sclerosis）包括两个主要类型[1-5]：

- 一型为严重泛发型，患者皮损广泛分布于掌跖趾关节近端部位（近端硬皮病），除皮肤病变外，还可侵犯内脏，尤其是肾、肺、心脏、食管及肠道。该病常急性发作，表现为疲劳、体重减轻、关节痛、腕管综合征。肌腱损害是本病的特征性表现。常有抗 Scl-70（抗 DNA 拓扑异构酶）和 RNA 聚合酶Ⅲ抗体，预后不良。
- 另一型为局限性外周皮肤硬化症，除了侵犯食管、小肠吸收不良和肺动脉高压外，没有严重的系统受累，较泛发型预后好[2, 6]。此型与抗着丝点抗体有关。

系统性硬化病患者偶尔无皮肤病变（无硬皮病型），偶尔亦有出现重叠综合征者[7-8]。局限性硬皮病也包括 CREST 综合征［钙质沉着、雷诺现象、食管功能障碍、指（趾）硬化和毛细血管扩张］，又名 Thibierge-Weissenbach 综合征、肢端硬化症，皮损主要累及指趾（指端硬化）和脸部（见下文）[9]。其他泛发类型包括硬化性皮肌炎、混合性结缔组织病和化学诱导的硬皮病样综合征。

由于系统性硬化病的系统损害多样，此类患者最初可就诊于皮肤科、风湿科、肾科医师或其他专科医师，因此很难准确判断系统性硬化病的发病率。估计每年有 $20/1\times10^6$ 个新发病例[10]。在一项大型研究中泛发型和局限型的发病率无显著差异[11]。约 10% 表现为重叠综合征。此病的家族发病率更高，并且家族因素被认为是最大的危险因素[12]。但对每个家族成员来说，其绝对危险性并不高[12]。系统性硬化病女性发病率高［（3 ～ 4）：1］，尽管任何年龄均可受累，但多见于 41 ～ 60 岁的人群[13-14]。年轻黑人女性是此病的高危人群。也有家族性（尤其是儿童）发病的报道[10]。青少年系统性硬化病约占系统性硬化病患者的 3%[15]。8 岁前男女发病率没有显著性差异[15]。与成人发病患者相比，青少年系统性硬化病患者更易发生重叠综合征，特别是多发性肌炎 / 皮肌炎，其血清中常多种抗体阳性（抗 PM-Scl 和抗 U1RNP），存活率较高[16-18]。心肺疾病是青少年系统性硬化病的一个预后评估因素[16-17]。

系统性硬化病死亡率高。5 年存活率为 34% ～ 73%[1]。皮肤厚度的改善与患者的存活率相关[19-20]。老年和男性患者预后不良。

### 局限性皮肤系统性硬化病

在局限性病变中，皮肤表现经常从双手开始，包括早期的水肿、硬化和晚期的萎缩[1]。水肿的特点为非凹陷性，双侧对称，手指改变呈腊肠样外观（图 17.82）。有时面部、前臂、足和腿也受到影响。水肿消退后皮肤可变厚紧缩，并与皮下组织粘连。典型表现为手指逐渐变细，且由于局部缺血引起纸浆样萎缩及末端指趾骨的吸收，指尖不能超过指甲边缘（图 17.83 ～ 17.85）。甲可出现纵嵴、变脆或脱落。受累皮肤的特征性改变为光滑、发亮和蜡样改变。患者手足活动受限，经常出现屈曲挛缩（图 17.86）。许多重病患者面部表情丧失，呈假面具样，鼻尖似鹰嘴，口唇变薄且口周呈放射状沟纹，口裂狭小（图 17.87、

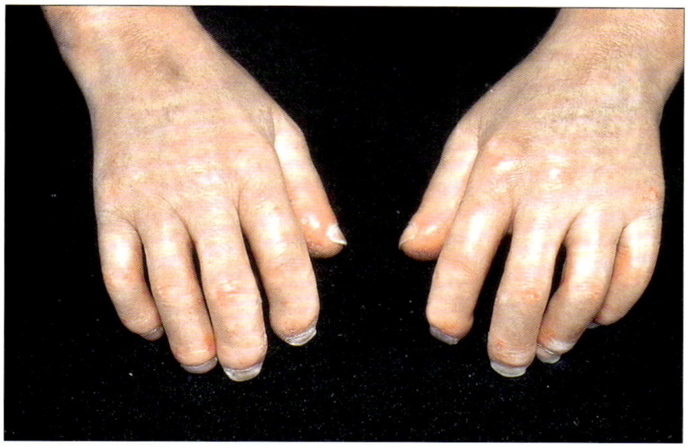

图 17.82　系统性硬化病：早期的特征性肿胀，腊肠样手指（By courtesy of the institute of Dermatology，London，UK.）

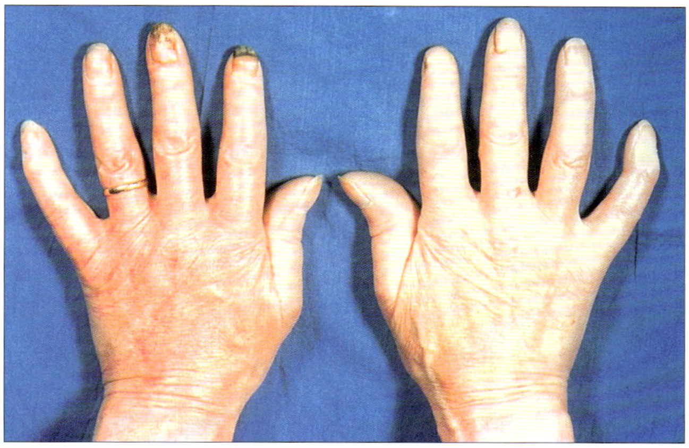

图 17.83　系统性硬化病：手指有红斑、发亮，皮肤轻度发紧（By courtesy of R.A.Marsden，MD，St George's Hospital，London，UK.）

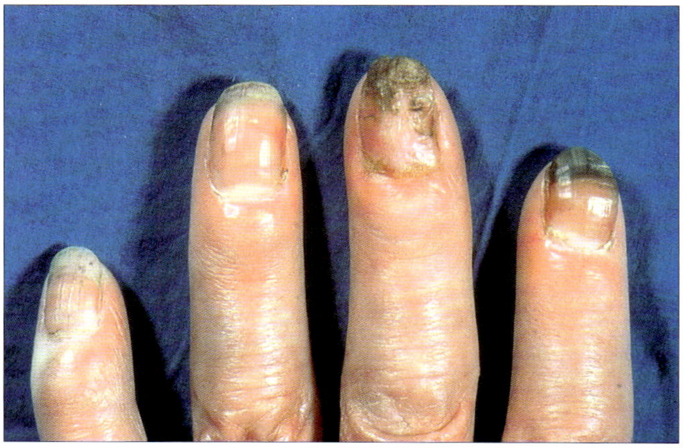

图 17.84　系统性硬化病：指尖变细（By courtesy of R.A. Marsden，MD，St George's Hospital，London，UK.）

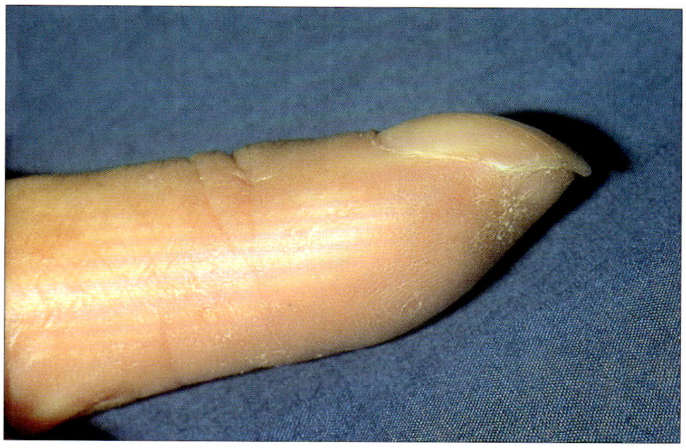

图 17.85　系统性硬化病：注意指端的明显萎缩（By courtesy of R.A.Marsden，MD，St George's Hospital，London，UK.）

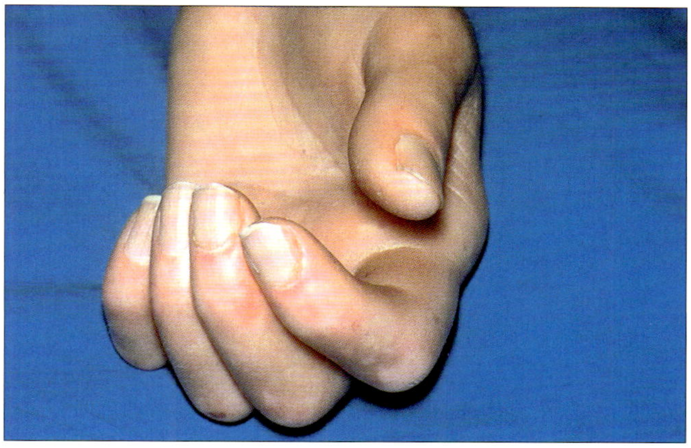

图 17.86　系统性硬化病：注意屈曲挛缩、皮肤发紧和萎缩，甲周有红斑（By courtesy of R.A.Marsden，MD，St George's Hospital，London，UK.）

17.88）[21]。下眼睑紧缩，前额平展无皱褶[2]。溃疡是常见的并发症，特别是骨突起处拉紧的皮肤，活动过度时易受外伤（图 17.89）。

血管的变化较为常见，包括外周坏疽，手指节自行断离和雷诺现象[21]。雷诺现象在局限型和泛发型中的发生率都较高，以至于它成为判断系统性硬皮病的

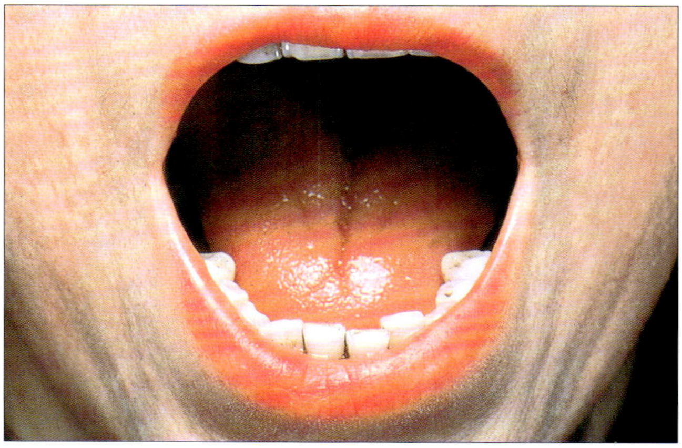

图 17.87　系统性硬化病：口周萎缩性瘢痕（By courtesy of the institute of Dermatology，London，UK.）

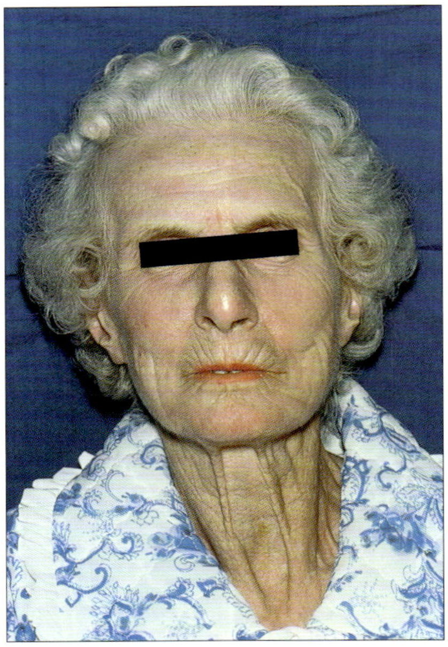

图 17.88 系统性硬化病：注意变薄的口唇和特征性的放射状沟纹（By courtesy of R.A.Marsden，MD，St George's Hospital，London，UK.）

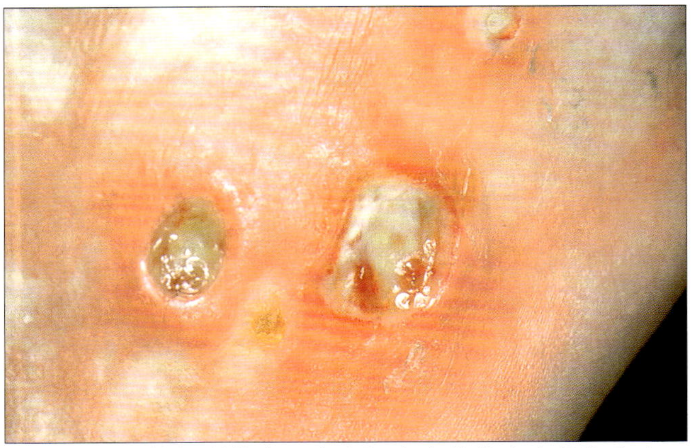

图 17.89 系统性硬化病：令人极度痛苦的溃疡并发症（By courtesy of the institute of Dermatology，London，UK.）

主要指标。在大多数局限性皮肤系统性硬化病患者中，雷诺现象出现在皮损表现数年之前[10]。甲褶毛细血管缺失和残余的毛细血管扩张是系统性硬化病一个有用的诊断指征。最近研究表明，甲褶毛细血管镜检查异常与泛发性系统性硬化病、皮肤受累程度、消化道受累程度以及抗 Scl-70 抗体阳性有关[22]。

CREST 综合征的皮肤改变主要位于指趾远端到掌指关节，尽管手背和口有时候也会受到影响。CREST 综合征的炎症期非常持久。

与弥漫性系统性硬化症相比，局限性皮肤系统性硬化病中雷诺现象（伴或不伴手指肿胀）是最常见的表现形式，毛细血管扩张的数量更多（常为数百）。主要累及手指、手、面部、舌和黏膜（图 17.90 ～ 17.92）。该型硬皮病中的毛细血管扩张很难与遗传性出血性毛细血管扩张症中所见的相鉴别[23]。食管功能障碍和发生于弥漫性硬化症的相同，但更严重，且大多数患者均受累。

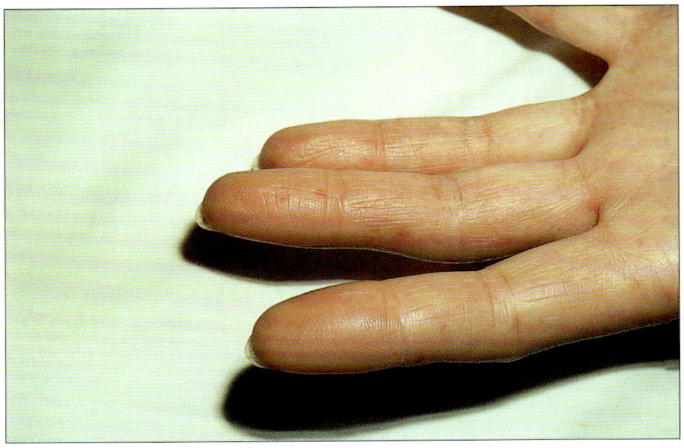

图 17.90 系统性硬化病：手指上常可见到的毛细血管扩张（By courtesy of S.Parker，MD，West Middlesex Hospital，London，UK.）

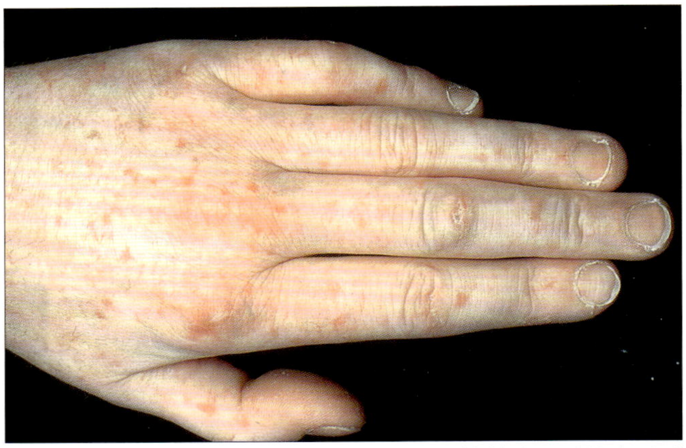

图 17.91 系统性硬化病：可见大量毛细血管扩张。手是常见受累部位（By courtesy of the institute of Dermatology，London，UK.）

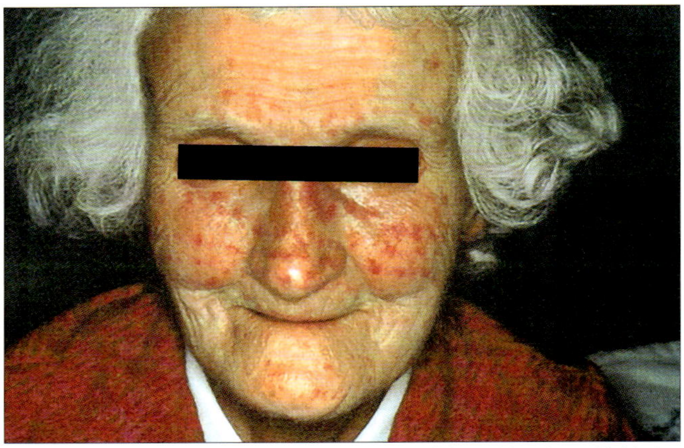

图 17.92 系统性硬化病：该患者可见到广泛的毛细血管扩张，这通常是局限型硬皮病的特征（By courtesy of S.Parker，MD，West Middlesex Hospital，London，UK.）

自从发现许多局限性硬皮病患者不符合 CREST 综合征的所有标准，并且许多泛发型患者也可出现 CREST 表现后，诊断 CREST 综合征的价值越来越小[8]。例如，有一种类型表现为肢端坏死、雷诺现象和抗着丝点抗体阳性而无指端硬化[24]。因此该综合征命名似应废除不用，而将所有局限性肢端疾患的患者归为一个亚型。然而鉴于CREST综合征频繁出现于当前的文献中，至少在很长一段时间淘汰这个名词是不太可能的。最初大家都认为局限型患者的预后较好，但现在人们已认识到如果病程足够长，很多人会发展成严重的肺动脉高压，造成不良后果。同时局限型发生干燥综合征、胆汁性肝硬化、盘状红斑狼疮及甲状腺疾病（如桥本甲状腺炎和Graves病）的风险增加[1，25-27]。14%的系统性硬化病的患者发现患有干燥综合征，而在局限性皮肤损害的系统性硬化病患者合并此病更为常见[28]。不止一种自身免疫病伴发于CREST综合征[26]。伴有原发性胆汁性肝硬化被认为是此类疾病的一种独特亚型，其病情轻，预后好[29]。有特殊病例报道急性心肌梗死后发生抗线粒体抗体阳性的原发性胆汁性肝硬化[30]。虽然有2.5%的系统性硬化病的患者发生原发性胆汁性肝硬化，但最近研究表明有15%的系统性硬化病的患者抗线粒体抗体阳性[31]。系统性硬化病患者可发生原发性胆汁性肝硬化及自身免疫性肝炎重叠综合征[32]。一项法国-意大利多中心研究发现有21%系统性硬化病患者同时患有自身免疫性疾病，干燥综合征（12%）以及甲状腺炎（6%）是最为常见的情况[33]。这种合并自身免疫病的系统性硬化病病情较轻[33]。有5%的系统性硬化病患者并发类风湿性关节炎，并表现为与HLA-DR3、HLA-DR7、HLADR11以及HLA-DRw53相关的特殊类型[34]。

色素沉着常见，呈淡褐色到深青铜色，类似Addison病样，常伴有灶性色素减退，呈现特征性的“盐和胡椒”的外观。色素性改变主要累及手背和前臂以及胸背上部，有时伴发的色素减少非常显著，很像白癜风[35]。

皮肤改变常伴皮肤钙质沉着，女性患者尤为明显[2，36-37]。这是由于羟基磷灰石晶体沉积造成的，属于营养不良型钙化。患者没有钙磷代谢异常，其血清碱性磷酸酶浓度正常。钙沉积集中于拇指掌指关节和指尖，前臂伸侧、臀部、鹰嘴黏液囊和髌前区域也可受累（图17.93、17.94）。钙质沉积通常很疼并伴有溃疡，排出白色颗粒状钙化碎屑。指（趾）骨质重吸收和皮肤钙质沉着二者被认为是系统性硬化病的特异表现[38]。但单纯皮肤钙质沉着也见于系统性硬化病患者[39]。

系统性硬化病有时伴发结节性红斑样脂膜炎综合征，有些患者可发生累及双下肢的网状青斑和白色萎缩[40]。

已有CREST与家族性硬化萎缩性苔藓、慢性髓细胞白血病、特发性骨髓纤维化和迟发型皮肤卟啉症伴发的报道[41-43]。

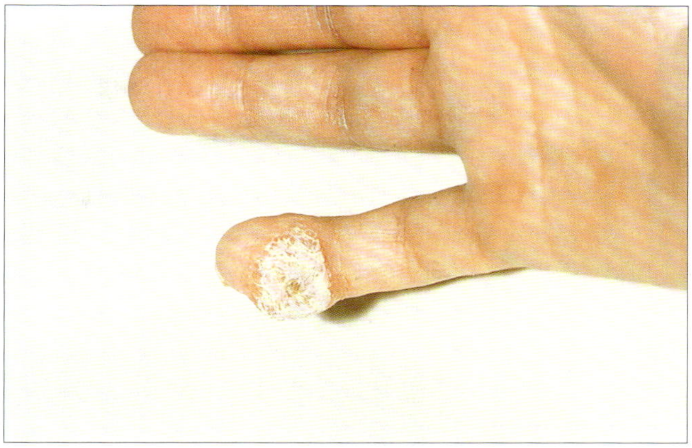

图17.93 系统性硬化病：手指尖有一个大的钙化结节（By courtesy of R.A.Marsden，MD，St George’s Hospital，London，UK.）

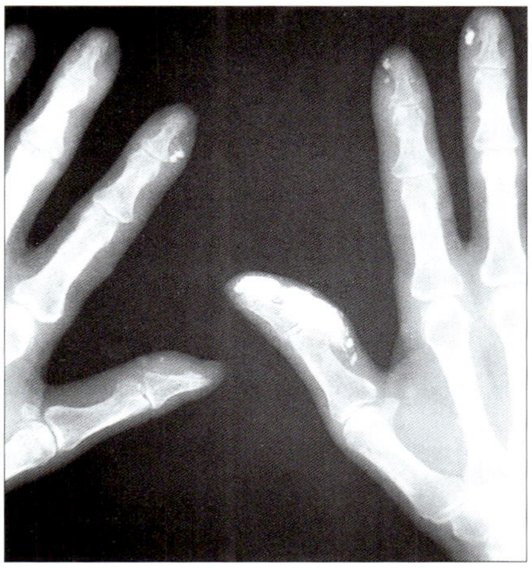

图17.94 系统性硬化病：X线片显示的更广泛分布的病例（By courtesy of R.A.Marsden，MD，St George’s Hospital，London，UK.）

## 弥漫性系统性硬化病

弥漫性（进行性）系统性硬化病的皮肤损害经常出现在四肢近端、胸廓和腹部。病情进行性发展，经常出现严重的表浅性血管损害[2]。躯干皮肤增厚表明预后不良，并与广泛的系统性损害相关[10]。虽然皮肤损害很令人烦恼，但相对于皮肤损害，系统性损害更重要，可导致严重的功能不全，是潜在的致死原因。对系统性硬化病患者，应早期评价呼吸、心脏和肾功能，以便准确地监测病情进展。

肺损害临床常见，是致病和致死的主要原因。很多患者或轻或重受到累及[44]。肺损害有三种主要类型：间质性肺炎、细支气管炎和肺血管疾病[44]。

- 肺间质受累可导致呼吸困难和干咳。约60%的弥漫型系统性硬化病患者出现特征性的呼吸困难[45]。有干燥综合征的患者症状更明显[44]。间质性肺病是系统性硬化病死亡的最常见病因。有证据表明，具有单倍体HLA-DR3/-DRw52A和抗Scl-70抗体的患者出现肺纤维化的风险增高[46-47]。
- 大约13%～25%的患者出现细支气管炎，但通常无症状[44]。

- 肺动脉高血压，可以是系统性硬化病的一种原发性临床表现，也可以继发于间质性肺纤维化，局限性患者更常见[48-49]。有研究表明，绝经后无论有无 HLA-B35 表达均是发生肺动脉高压的主要危险因素[50]。

肺 X 线片的典型表现为双侧肺基底部纤维化，呈弥散斑纹状或线性浸润；囊泡形成（“蜂窝状肺”）也较常见。

心脏、肾、外周神经、胃肠和骨骼系统也可受累：

- 大部分患者有亚临床心脏受累[51]。心脏受累的表现包括劳力性呼吸困难、阵发性夜间呼吸困难、心包炎、心包积液、充血性心力衰竭、心律失常、瓣膜异常、心肌肥厚，或偶尔可见的不典型性心绞痛[51-53]。小冠状动脉及小动脉痉挛为心脏受累的早期表现[51]。尸检发现 50% 以上的患者出现心脏异常，这种心脏异常主要病理表现为心包炎和心包积液[54]。然而通常他们都是无症状的。偶尔会有严重的急性心包炎及致命的心脏压塞[52]。大量心包积液的出现与急性肾衰竭相关，是预后不良的指征[54]。斑片状心肌瘢痕形成常见，通常发生在疾病的晚期[51]。严重时，心肌纤维化与预后差有关。其发生与冠心病无关，尸检报告表明，其比例高达 70%[52]。主要的冠状动脉多正常（除非合并动脉粥样硬化），但小血管和小动脉可出现内皮和内膜的增生和瘢痕形成，导致发生心律失常和猝死的风险增高。最近研究发现心肌灌注缺陷、皮肤厚度、肢端溃疡以及食管受累之间存在关联[56]。
- 肾受累的表现主要有“硬皮病肾危象”，是系统性硬化病患者的严重并发症，发病率约为 10%，致死率高[57]。使用血管紧张素转化酶（ACE）抑制剂可明显降低死亡率。“硬皮病肾危象”被定义为“加速型动脉高压和（或）快速性进行性少尿型肾衰竭的新表现”[57]。患者出现头痛及视物模糊。有时也出现癫痫发作。肾衰竭通常是无症状的，只能通过肾功能化验发现异常，包括蛋白尿、镜下血尿和管型、肌酐水平升高以及血管紧张肽原酶（肾素）过多[57]。有时可出现微血管病性溶血性贫血，特别是在血压正常的患者[58]。在约三分之一的“硬皮病肾危象”患者中检测到抗 RNA 聚合酶Ⅲ抗体[59]。仅少数系统性硬化病患者发生肾病理损害而不是“硬皮病肾危象”[60]。偶尔有 ANCA 相关性肾小球肾炎的报道[61-62]。
- 周围神经病会导致神经性溃疡[63]。妊娠患者出现宫内死胎已有报道[64]。丘疹性和结节性黏蛋白沉积是系统性硬化病出现的信号[65]。
- 临床上系统性硬化病患者出现胃肠道损害的比例达 50%[66-67]。特征性表现为 X 线下可见牙周间隙变宽。患者经常出现的症状主要是由于食管受累而造成的灼热感、吞咽困难和反流。胃肠道反流常见，可发生食管炎、出血、狭窄、Barrett 食管［食管慢性炎伴腺上皮化生（胃上皮化生）］以及肺吸入[66]。X 线片可见食管扩张及蠕动异常。上腹饱胀感为常见症状，可能与胃窦部的限制性扩张有关[67]。系统性硬化病的患者表现为急性进行性皮肤损害时，胃窦部血管扩张通常出现得较早[68]。系统性硬化病多累及小肠，表现为上腹痛、恶心和呕吐等假梗阻症状；由于淤滞导致的吸收不良是一个重要并发症。系统性硬化病患者可出现乳糜泻[69]。结肠受累可导致腹泻或便秘。沿结肠肠系膜边缘形成的囊状憩室是特征性表现；这些憩室有时也会影响到小肠[66]。
- 大多数患者骨关节可受累，表现为关节痛或普通的关节炎[70]。关节炎虽然有较严重的类风湿性关节炎样病变的报道，但总的说来本病关节损害较轻，主要影响腕、手、膝和踝[71]。骨关节病和银屑病性关节病样表现的患者也有报道[70]。非常重要的是，当患者关节受累症状较重时，需排除重叠综合征和混合性结缔组织病。关节挛缩变形和关节僵硬引起的运动障碍是重要的并发症，由于不能运动和缺血引起的骨质疏松常见。

系统性硬化病的诊断较容易，但其疾病早期，尤其是弥漫型，临床上可与许多疾病相似，如 Buschke 硬肿病。晚期移植物抗宿主病和迟发性皮肤卟啉症的慢性损害也出现典型硬皮病损害。美国风湿学会制定了分类标准，其中主要标准为近端硬皮病（表 17.6）[73]。次要标准如下：

- 指端硬化，
- 指尖部点状瘢痕或末端指节垫缺失，

**表 17.6　美国风湿学会（ARA）系统性硬化病分类标准 ***

| |
|---|
| 1. 近端硬皮病是唯一的主要标准：敏感性 91%，特异性超过 90%。<br>2. 若缺乏近端硬皮病，指端硬化、指尖部点状瘢痕或末端指节垫缺失和双侧肺基底部纤维化是次要标准。<br>3. 系统性硬化病 97% 出现主要标准或 2 项以上的次要标准，但其中只有 2% 的患者包含系统性红斑狼疮、多发性肌炎-皮肌炎或 Raynaud 病。 |
| * 系统性硬化病的基本临床标准不包括局限性硬皮病和一些假性皮病（pseudodermatous disorders）。Reproduced with permission from Masi，A.T. et al and the ARA Subcommittee for scleroderma（1980）Arthritis and Rheumatism，23，581-590 |

• 双侧肺基底部纤维化。

如果患者符合 1 个主要标准或符合 2 个次要标准，则诊断系统性硬化病的敏感性为 97%，特异性为 98%。这些标准已被广泛接受，但也有缺点，即排除了至少 10% 的病例，这些病例被诊断为系统性硬化病，但既没有满足主要标准也不符合次要标准。此标准也不包括未定类的硬化病和重叠综合征。其他基于皮肤硬化症皮损范围的分类有两种、三种和甚至四种亚型之多（表 17.7）[74]。因此局限性皮肤系统性硬化病可累及手足、前臂和面部，或无皮肤损害，而弥漫型系统性硬化病可累及躯干皮肤。在对两种亚型（弥漫型和局限型）或三种亚型（弥漫型、中间型和局限型）的分类进行比较后发现，后者与抗体特异性和存活率关系密切[75]。

一些由化学物质诱导的硬皮病样综合征已有描述：

- 在聚氯乙烯制造业工作的工人会出现雷诺现象、肢端骨质溶解、双臂、手、面部和躯干皮肤的真皮增厚以及肺和肝的纤维化[76-78]。甲褶毛细血管检查显示系统性硬化病样异常。
- 博来霉素治疗也可伴发硬皮病样浸润性斑块和结节，特别是手部[79]。患者可发生色素沉着、外周末梢坏疽和肺纤维化。
- 在煤矿工作的人及由于其他原因接触二氧化硅较多的人系统性硬化病发病率高[80]。
- 有报道长期暴露于工业溶剂会引起泛发性硬斑病样病变，伴有雷诺现象、食管蠕动功能障碍和肺纤维化[81]。
- 据报道使用硅胶隆胸后可引起许多自身免疫性疾病。系统性硬化病是其中最为常见的一种[82]。
- 毒油综合征与嗜酸细胞增多性肌痛综合征在嗜酸细胞性筋膜炎部分讨论。

系统性硬化病与恶性肿瘤的风险增加有关，肿瘤发生于 3.6% ～ 10.7% 的患者[83]。基于人群的研究发现，此病最常与乳腺癌、肺癌以及血液系统恶性肿瘤相关，如非霍奇金淋巴瘤[84-87]。同时发现舌鳞状细胞癌发生率也升高[88]。罕见的肿瘤包括基底细胞癌、黑素瘤、鼻咽癌以及胃黏膜相关淋巴样组织（MALT）淋巴瘤[86，89-90]。

## 发病机制和组织学特征

系统性硬化病的病因学和确切发病机制还不清楚。除了要考虑炎症细胞的浸润（此为发病早期的特征）及其在调控成纤维细胞的生长和功能上的作用外，对该病的全面了解还必须考虑血管的变化及胶原沉积和分布的异常[91]。对系统性硬化病的深入研究已经取得了很多研究成果，这些研究提高了对可能涉及的致病因子的多样性的认识，这些因子可能单独或共同作用，极大地丰富了我们对胶原合成和瘢痕形成机制基本过程的知识。研究的两个主要领域在下面的方向：

**表 17.7　系统性硬化病的分类**

| 系统性硬化病（SSc）的亚型 | |
|---|---|
| 弥漫皮肤型 SSc* | 出现皮肤损害（肿胀或板状），1 年内发生 Raynaud 现象<br>躯干和肢端皮肤受累<br>出现肌腱摩擦音<br>早期、明显的间质性肺炎、少尿性肾衰竭、弥漫性胃肠道疾病和心肌损害<br>缺乏抗着丝点抗体<br>甲褶毛细血管扩张和毛细血管破坏 †<br>抗拓扑异构酶抗体（20% ～ 60% 的患者） |
| 局限皮肤型 SSc | Raynaud 现象数年（偶尔数十年）<br>皮肤损害局限在双手、面部、足和前臂（肢端）或缺乏<br>明显晚发的肺动脉高压、伴有或不伴有间质性肺疾病、三叉神经痛、皮肤钙质沉着、毛细血管扩张<br>抗着丝点抗体高发<br>甲褶毛细血管袢扩张和通常没有毛细血管破坏 |
| **有早期皮损的 SSc 亚型 †** | |
| 肢端型 | 手指或足趾，轻微的非末端损害，包括：眼睑、颈和腋窝改变 |
| 四肢近端 | 四肢近端或面部，但没有躯干 |
| 躯干 | 胸腔或腹腔 |
| **根据皮肤硬化范围的系统性硬化病亚型** | |

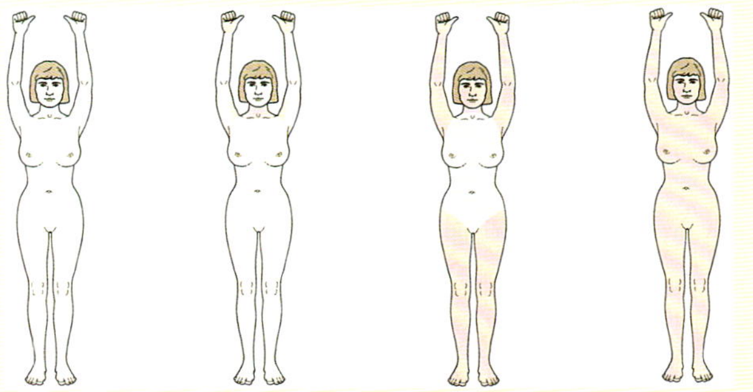

ssSSc，无硬皮病性系统性硬化病　　硬化症皮肤
LcSSc，局限性皮肤系统性硬化病
icSSc，中间型皮肤系统性硬化病　　未受累皮肤
dcSSc，弥漫型皮肤系统性硬化病

4 种系统性硬化病亚型的皮肤硬化范围。LcSSc 患者的眼睑、颈和腋窝可有轻微的硬化性皮损

* 有经验的观察者观察到一些 dcSSc 患者不出现器官功能不全，建议将此类患者诊断为慢性 dcSSc。
† 甲褶毛细血管扩张和破坏也可见于皮肌炎、重叠综合征和未定类结缔组织病患者。这些综合征可以是硬皮病相关性疾病病谱的一部分。
‡ 此亚型为皮损在 1 年内出现。

Top panel reproduced with permission from Leroy，E.C. et al（1988）Journal of Rheumatology，15，202-205；middle and lower panels reproduced with permission from Valentini，R.（1994）Clinics in Dermatology，12，217-223

- 原发性血管内皮细胞损伤及其后续作用，
- 胶原及其合成的异常[92-93]。

细胞介导的免疫和体液免疫可能对以上两者起着启动和调节作用。

很久以来人们就已认识到系统性硬化病的许多特征具有缺血的基础[94]。毛细血管、小静脉和动脉病变都有述及，认为最先是血管内皮细胞受到损伤[95]。虽然已经发现有循环的对内皮细胞特异的细胞毒性物质[95-96]（可能是一种蛋白酶）[97]，但内皮细胞损伤的机制仍不清楚。有意义的是，早期皮损和未受累的皮肤标本超微结构显示，内皮细胞受损伴有氚标记腺苷摄取率下降和血管假性血友病因子储存减少，这些都提示了血管改变可能启动本病的结缔组织损害[98]。

尽管通过免疫荧光技术在肾小球毛细血管壁上发现有免疫反应物（IgG 和补体）沉积，但在皮肤血管系统没有发现此现象[98-99]。如果雷诺现象在系统性硬化病患者为诱导产生，则肾和肺血流量都应减少，提示为循环因素，但迄今为止此推论还未证实。

真皮毛细血管超微结构有许多变化。最早的变化是内皮细胞分离，这可导致液体渗漏，这至少是导致早期水肿的部分原因[1]。更为严重的病变是出现内皮细胞空泡形成，中间丝数量增加，吞饮小囊泡和 Weibel-Palade 小体（内皮细胞特有的一种小体）减少，形成异常的内皮细胞表面胞质小泡[98]。

临床上可通过监测血浆中血管假性血友病因子的浓度来评估内皮细胞是否受损[93]。系统性硬化病患者血管假性血友病因子多聚体浓度升高，它们可与内皮下组织结合引起血小板凝集和黏附，导致血管增生和血栓形成，因而在其发病过程中具有重要意义[93，100]。系统性硬化病患者血管紧张素转化酶（ACE）浓度下降，这也可以作为评估内皮细胞损害的标志[93]。已证实内皮细胞衍生肽——内皮素浓度升高可引起血管收缩[82]。内皮素也具有促成纤维细胞有丝分裂的作用，并且可以刺激胶原合成[101]。

疾病后期毛细血管壁可完全破坏；胞核呈颗粒状、均质性，细胞膜破裂，胞质内含物溢出至毛细血管腔中和血管外。内皮细胞摄取的氚标记腺苷减少[98]。常见基底膜增生肥厚，晚期常伴有血管周纤维化。甲褶毛细血管显微镜检查是观测后期血管损害的最简便方法。残余血管扩张可能代表代偿机制。氚标记胸腺嘧啶摄取试验证实了残余血管内皮细胞的增殖[91]。

小动脉也出现血管破坏现象。其特征性表现为血管壁增厚，是由于平滑肌细胞增殖、纤维化和过多的糖胺多糖沉积的联合作用所致。动脉可见显著的内膜增厚，尤其是肾弓形血管，且由于同中心板状构造，呈“洋葱皮”样外观。其发生是由于黏液变性、细胞增殖和纤维化所致。

系统性硬化病患者皮肤中浸润的炎细胞大多为 $CD4^+$ T 淋巴细胞。

许多细胞因子与系统性硬化病发病机制有关。转化生长因子 β（TGF-β）和 IL-4 可增加成纤维细胞增殖和胶原合成，它们可能是诱导纤维化的重要因素。T 细胞分泌的 IL-17 可活化和诱导成纤维细胞增殖，同时可活化内皮细胞，已证实 IL-17 在患者血液内和皮肤中含量升高，特别是早期患者。它还可活化成纤维细胞分泌促炎症细胞因子 IL-6 和 IL-8，并增加细胞间黏附分子 -1（ICAM-1）的表面表达[102-104]。IL-17 也可活化内皮细胞分泌 IL-6 和 IL-1 并表达 ICAM-1 和血管黏附分子 -1（VCAM-1）。IL-6 也有诱导成纤维细胞增殖和胶原合成的能力。IL-17 和其他细胞因子的联合效应可造成微循环损伤、皮肤和内脏器官纤维化。有研究表明由 TGF-β 诱导产生的结缔组织生长因子在纤维化的发病机制中可能起重要作用[105]。最近研究发现系统性硬化病患者血清升高的 IL-13 是由 $CD8^+$效应 T 细胞产生的[106]。IL-13 能够直接或间接通过刺激 TGF-β 活化成纤维细胞，促进纤维化[107]。

系统性硬化病的成纤维细胞能够聚集微纤维但却不稳定（可能是由于细胞外基质蛋白——原纤维蛋白 I 的先天缺陷），这在发病机制中起重要作用[108]。有意义的是在一种系统性硬化病动物模型中[108]，原纤维蛋白 I 基因复制被认为是造成皮肤紧张发硬的原因[1]。系统性硬化病患者血清中抗原纤维蛋白 I 抗体浓度升高，尽管这个现象具有高度特异性，但不同种族之间还是存在差异。美国人和日本患者抗原纤维蛋白 I 抗体出现率高[109]。

在女性系统性硬化病患者多器官内发现男性细胞，而正常女性不出现[110]。胎儿细胞迁移入母体循环并生存于不同器官，称为微嵌合状态。然而，目前仍不明确微嵌合状态在系统性硬化病发病机制中起什么作用。

系统性硬化病的主要组织学特征为瘢痕形成。大量研究证实，胶原数量增加，但迄今其确切的发病机制仍不明。在系统性硬化病患者体内，脯氨酸羟化酶活性增加，标记的脯氨酸摄取量增多，这两个指标都提示胶原合成活跃[111]。还原型醛亚胺浓度常升高，这是新的胶原合成的特征[112]。同时已证实血清Ⅲ型胶原 N 末端肽浓度升高，并且尿中羟基脯氨酸含量增加[93]。

成纤维细胞体外培养发现，系统性硬化病患者的成纤维细胞产生的胶原多于正常对照[113]。尽管有报道组织胶原酶浓度下降，但其他研究者尚未证实这一结论，因而其意义亦不能肯定[114]。胶原纤维氨基酸结构组成是正常的。电子显微镜检查进展期皮损中有未成熟的胶原原纤维，其特征表现为管腔狭窄（30 nm）、未成熟的带型和双链串珠状纤丝[1]。在较为成熟的皮损中胶原纤维大致正常（100 nm），但是分布高度紊乱。Luse 小体有时出现。

组织学上活动期皮损经常可见成纤维细胞数量增多。真皮深部成纤维细胞合成胶原多于真皮浅部，提示为系统性硬化病中两种不同的类型[115]。由于Ⅰ、Ⅲ、Ⅴ和Ⅵ型胶原沉积，纤维化形成并伴有过多的纤维连接蛋白[93, 116]。

近来研究表明，在受累真皮出现大量的Ⅶ型胶原蛋白，伴有 TGF-β 表达增多[116]。TGF-β 上调Ⅶ型胶原蛋白基因活性，这一发现具有重要意义，因为Ⅶ型胶原的分布在正常情况下限于真表皮连接处的锚纤维内。硬皮病患者的成纤维细胞培养证实，Ⅰ和Ⅲ型胶原 mRNA 表达增加[117-118]。系统性硬化病的特征为每单位重量胶原浓度是正常的，相反，每单位体表面积的胶原浓度大大增加[119]。

胶原合成是负反馈调控。在氨基末端肽酶作用下，前胶原蛋白分子的氨基末端被裂解，释放出的氨基末端抑制胶原形成。免疫电子显微镜发现，胶原纤维中储存有氨基肽[1]。

除了胶原数量增加，系统性硬化病早期皮肤损害中糖胺多糖过量，主要是硫酸皮肤素和硫酸软骨素 -4 和 -6 增多[120]。有证据证实，糖胺多糖的增加部分是由于降解减少，在体内它们与水结合，因此推论可能与水肿发生有关系。

系统性硬化病与体液免疫及细胞免疫异常均有关[121]。与 SLE 不同，抗 DNA 抗体通常不出现。然而几乎所有患者都有抗核抗体，它们可为斑点型、均质型或核仁型（图 17.95）。核仁型在患者中阳性率为 7%～46%，但不是特异性的，在其他一些结缔组织病中也可出现[8]。它们构成一组异质性抗体，与一系列抗原反应，包括 U3-RNP（核仁纤维蛋白）、RNA 聚合酶Ⅰ、Th 核糖核蛋白和 PM-Scl，具有提示预后的重要性和亚型特异性（表 17.8）[8, 10]。抗 U3-RNP 抗体出现在 5%～8% 的系统性硬化病患者中，并与非洲裔美国人种、男性、较高发病率的骨骼肌疾病以及肺动脉高压有关[122]。抗 U11/U12 RNP 抗体出现在约 3% 的系统性硬化病患者中，与患肺纤维化及胃肠道受累风险增加有关[123]。抗 Ku 抗体在约 2.2% 的系统性硬化病患者中出现，与肌肉骨骼异常有关，例如肌炎、关节炎、关节挛缩、指尖溃疡以及毛细血管扩张[124]。

抗核抗体有许多亚型，也具有临床预测价值[8, 125-127]：

- 抗着丝点抗体（对系统性硬化病几乎为特异性抗体）通常出现在局限性皮肤型[128]。患者病变较轻，预后较好。可有显著的钙质沉着和毛细血管扩张，但间质性肺纤维化不明显。
- 抗 Scl-70 抗体（抗 -DNA 拓扑异构酶抗体）出现在 20%～60% 的系统性硬化病患者，尤其是弥漫型[129]。此抗体特异性也很高[8, 130]。抗 Scl-70 抗体与严重的系统性受累相关，包括间质性肺纤维化和预后差。
- 抗中心粒抗体出现于局限型和弥漫型。

尽管这些抗体对诊断起到重要作用，但在发病机制中的作用不大。

出现抗 Ro（SS-A）和 La（SS-B）抗体提示患者同时患有干燥综合征[1]。约 50% 系统性硬化病患者中检测出抗基质金属蛋白酶 3 自身抗体，且该抗体在弥漫型系统性硬化病患者中较局限性的高，并与皮肤纤维化、肺纤维化以及肾血管壁增厚显著相关[131]。

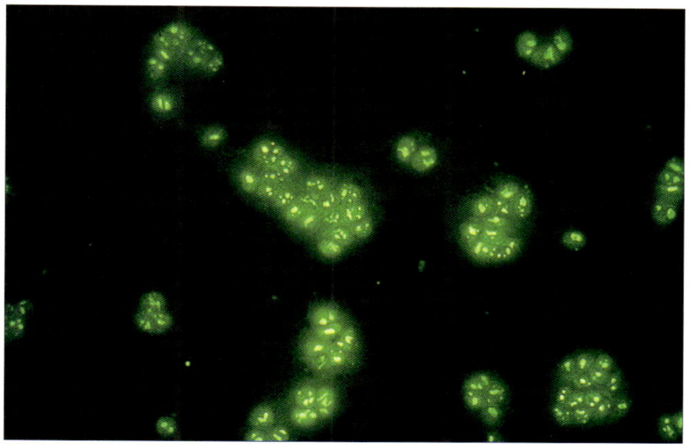

图 17.95 系统性硬化病：抗核仁抗体（HEP Ⅱ）（By courtesy of G.Swana，MD，St Thomas' Hospital，London，UK.）

表 17.8 系统性硬化病：免疫荧光核仁型的主要自身抗体特异性

| 抗原 | SSc 中出现的频率（%） | 临床意义 |
|---|---|---|
| 核仁纤维蛋白（U3-RNP） | 8 | 男性患者心和肺受累更多见，关节受累较少，伴有毛细血管扩张的 dcSSc |
| RNA 聚合酶Ⅰ | 4 | 伴有高发内脏和肌肉骨骼受损的 DcSSc，病期短 |
| Th | 4 | 伴有存活率降低的 LcSSc；肺动脉高压，小肠受累 |
| PM-Scl | 3 | 与肌炎重叠的 LcSSc：高发肾损害 |

dcSSc，弥漫型皮肤 SSc；LcSSc，局限型皮肤 SSc；SSc，系统性硬化病

Reproduced with permission from Valentini，R.（1994）Clinics in Dermatology，12，217-223

抗Ⅰ和Ⅳ型胶原蛋白抗体已有描述，但现在仍不明确它们是原发性发病因子还是继发现象[132]。最近有报道硬皮病有抗内皮细胞抗体存在[133]。也有报道有循环免疫复合物存在，但并不是经常出现，其意义不明[98，134]。

有报道提示出现各种 T 细胞异常，最为多见的是循环 T 淋巴细胞数量减少，T 抑制细胞尤为明显[93]。辅助细胞/抑制细胞比率增高[135]。在弥漫性系统性硬化病患者中出现高水平的可溶性细胞毒 T 细胞相关分子-4（sCTLA-4），并与疾病严重度和疾病活动有关[136]。在系统性硬化病患者检测到血中（61%）以及皮肤（45%）存在 T 细胞的克隆扩增，并显著高于正常对照[137]。

最近细胞因子在系统性硬化病中的作用引起人们的注意。证据显示它们是成纤维细胞功能和胶原合成的主要调节者。系统性硬化病中成纤维细胞过度激活，这是许多细胞因子作用的结果，例如成纤维细胞趋化因子，包括纤维结合蛋白、胶原碎片、血小板源性生长因子、表皮生长因子和 C5a[1]。成纤维细胞生长刺激因子，包括 IL-1、IL-2 和 IL-3、TGF-β 和血小板源性生长因子，也非常重要[93，138-139]。

迄今在系统性硬化病中还未发现与Ⅰ类和Ⅱ类主要组织相容性抗原复合物（MHC）一致性的显著相关性[10，140]。然而，HLA 与单一自身抗体显著相关。因此 PM-Scl 抗体与 HLA-DR3 相关，Scl-70 抗体与 HLA-DR5 相关[46，141]。

最近发现一些易感基因与系统性硬化病的发生有关，例如 *STAT-4*、*IRF-5* 和 *BANK-1*[142-144]。

Fleischmajer 和 Lebwohl 提出了一个有益的有关系统性硬化病病理生理学假说[145]。这个假说认为可能是自身免疫机制引起血管损伤，导致Ⅳ型胶原或其他底物暴露，引起 T 和 B 淋巴细胞的募集，还包括单核细胞和肥大细胞。大量的 T 辅助细胞可刺激 B 淋巴细胞产生自身抗体，同时活化的 T 淋巴细胞、巨噬细胞和肥大细胞可分泌多种细胞因子，促进纤维化形成。

组织学上，病程早期的水肿与 Buschke 硬肿病难以区分[146-147]。在已形成的损害中皮损表皮有时正常或正常的皮突消失。基底细胞色素常增加，真皮浅层噬黑素细胞常见。特征性改变是真皮增厚，表现为宽大而长的水肿性胶原束，并常常平行于表皮（图 17.96、17.97）。单个纤维束边缘常模糊导致胶原均质化外观，弹性纤维通常不受累。纤维化特征性地累及皮下组织，因此脂肪细胞经常并入到真皮内[148]。皮肤附属器出现萎缩是常见的特点，尤其是外泌汗腺。

动脉尤其是肢端动脉，典型表现为内皮细胞肿胀、内膜增厚和中层肥厚。最后发生透明变性（图 17.98）。

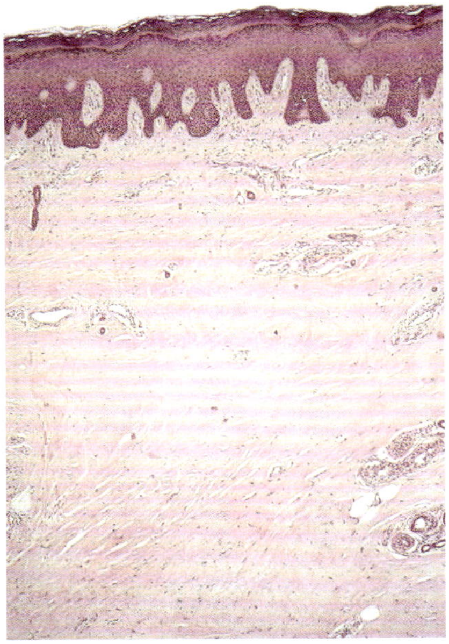

**图 17.96** 系统性硬化病：低倍镜下可见肢端皮肤真皮纤维化。此标本取自因严重血管损害行足部截肢术的患者

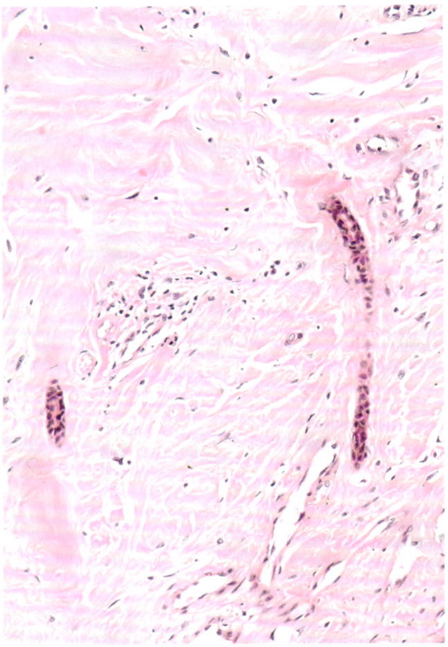

**图 17.97** 系统性硬化病：真皮均质化改变。注意受挤压的小汗腺导管

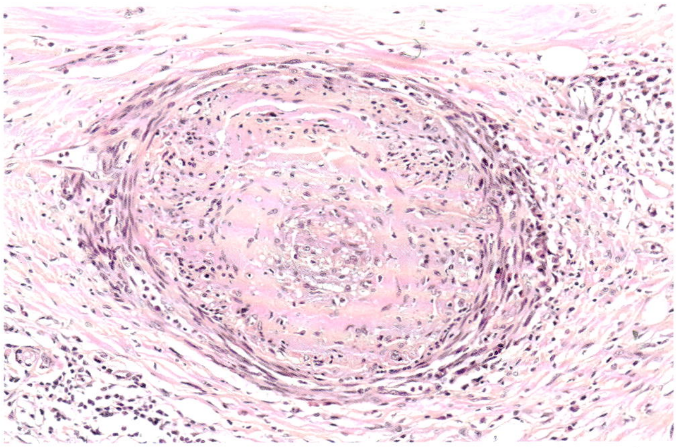

**图 17.98** 系统性硬化病：严重的血管受累出现内膜纤维化和管腔闭塞。注意周围慢性炎症和瘢痕

早期皮损中，内皮相关的血小板数量显著增加[98]。有时可见纤维蛋白沉积，偶尔发生完全阻塞，造成肢

端溃疡和坏疽。在慢性皮损，血管数量进行性减少，尤其是真皮浅层血管[98]。神经周纤维化有时可见，钙化常见（图 17.99、17.100）。

早期皮损中血管周围及真皮与皮下脂肪交界处有慢性炎细胞浸润，浸润细胞包括淋巴细胞、组织细胞和少许浆细胞[1, 149]。T辅助细胞为主，真皮朗格汉斯细胞数量增多[98]。肥大细胞（一般为活化的）通常数量增加[150]。有报道在一个局限型系统性硬化病患者病理发现肉芽肿性皮炎改变，中性粒细胞栅栏状排列[151]。亦有报道CREST患者中真皮和皮下组织淀粉样蛋白沉积[152]。

局限性硬皮病（硬斑病）与系统性硬化病很难从组织学上区分，但局限性硬皮病表皮大致正常，血管病变不严重，炎细胞浸润较重并集中于真皮网状层[149]。

骨骼肌可出现局灶瘢痕化和慢性炎细胞浸润（图 17.101、17.102）[153]。肌肉变性表现（空泡、均质化伴嗜酸性变和横纹缺失）和再生（嗜碱性变和肌膜核增殖）改变类似皮肌炎。在硬化阶段，皮肤出现萎缩与纤维化。

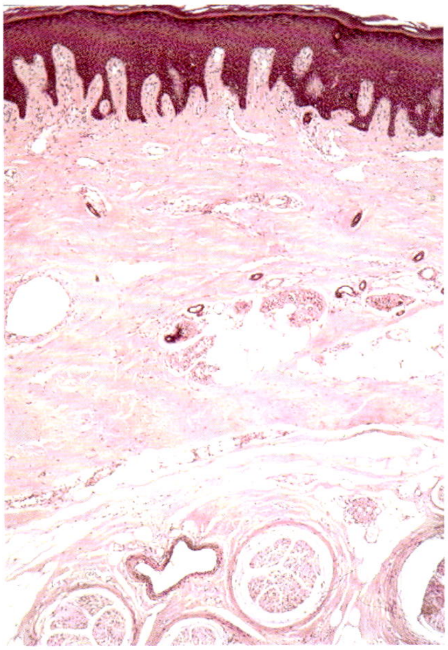

图 17.99 系统性硬化病：显著的神经周围纤维化

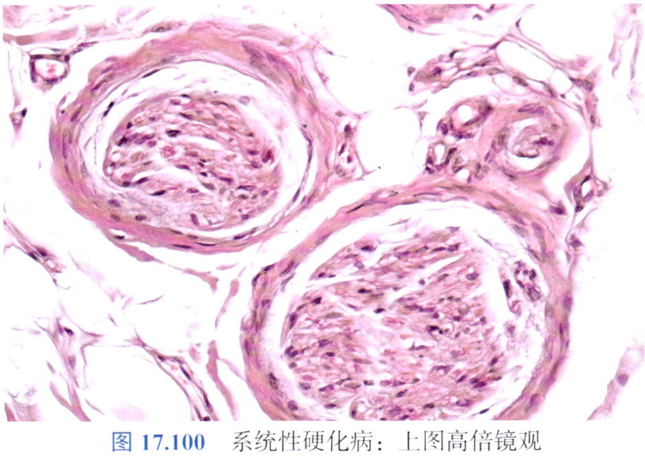

图 17.100 系统性硬化病：上图高倍镜观

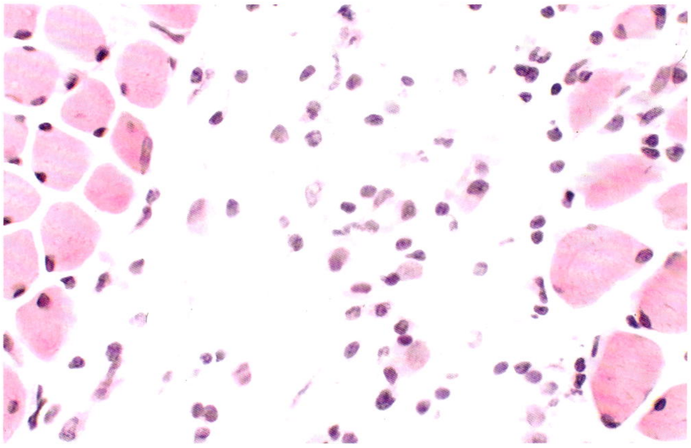

图 17.101 系统性硬化病：肌炎典型表现为淋巴组织细胞浸润和灶状骨骼肌再生

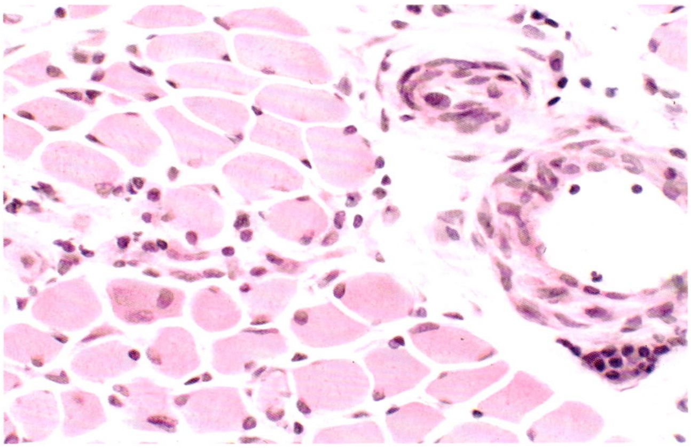

图 17.102 系统性硬化病：注意视野左侧灶状胞质嗜碱性变

肾肉眼检查可见多发梗死、出血灶和偶可见的肾皮质坏死[64]。组织学特征类似急进型高血压，表现为纤维素样坏死（特别影响小叶间和弓状动脉）及缺血性肾小球硬化症；炎性细胞浸润并非其特点[59, 154]。系统性硬化病的特征表现为水肿和小叶间动脉内膜黏液变性。同时细胞成分增多，呈现“洋葱皮”样外观，伴有管腔缩小。

硬皮病间质性肺炎的组织学特征与特发性纤维素性肺泡炎难以区别。病变早期以肺泡内水肿、反应性肺细胞和巨噬细胞、淋巴细胞及偶见中性粒细胞浸润为特征[46, 155]。间质内可出现大量淋巴细胞和浆细胞，有时出现局灶性淋巴样细胞增生；在陈旧损害，出现富含糖胺多糖的新的胶原沉积。疾病后期的特点是形成大小不等的囊泡，这些囊泡由化生的细支气管上皮所包绕，囊壁上含有丰富的胶原和增生肥大的平滑肌[156]。

肺动脉高压为常见症状，特别是CREST综合征的患者更易出现。主要累及肌性小动脉，晚期可累及小静脉，表现为中层肌肥大，同心圆性富含黏液的新的胶原沉积于内膜，伴有不同程度的管径缩小[156]。晚期可见肌萎缩和中层弹性组织变性。有报道局灶性淋巴细胞/浆细胞浸润的血管内膜炎，提示与自身免疫相关[156]。肺静脉和小静脉的纤维化可类似于肺静脉闭塞性疾病[157]。肺动脉高压与抗着丝点抗体相关。细支气管炎主要影响末端和呼吸性细支气管。除了慢性炎症外，还可见细支气管鳞状化生和不同程度的瘢痕形成，可致管腔缩小[156]。

胃肠道最重要的损害是食管平滑肌萎缩伴纤维化，可累及小肠与大肠。常有明显的血管肌内膜细胞增生伴有管腔狭窄[66]。除了慢性炎症改变外，反流性食管炎可表现为糜烂和溃疡。与传统的憩室不同，系统性硬化病憩室由肠壁全层组成。

早期心肌病变的特点表现为肌纤维坏死伴有慢性炎细胞和组织细胞浸润[58]。继而出现左、右心室（二者频率相同）纤维化[57]。在系统性硬化病中，主要冠状动脉大致正常，但常见小动脉出现内皮细胞和内膜增殖，瓣膜瘢痕形成[158]。

在活动损害，滑膜活检可见表面有大量纤维蛋白沉积[70]。周围可出现慢性滑膜炎，有淋巴细胞和浆细胞的混合性浸润。但如类风湿性关节炎中所见的淋巴样滤泡伴有生发中心形成并非其特点。慢性病变可并发滑膜瘢痕形成。

（陈思远译　黄长征校　杨希川审）

## 局限性硬皮病

局限性硬皮病（localized scleroderma；morphea，硬斑病）是以真皮增厚或硬化伴皮下脂肪缺失，有时可累及深部骨骼肌为特征的一组疾病[1-6]。该病好发于儿童及青年人，20～40岁为高峰发病年龄，女性多见[7-9]。有先天发病的罕见病例报道[10-12]。大约15%的病例10岁前发病[13]。尽管线状局限性硬皮病可造成残疾和毁容，尤其是儿童患者[2]。局限性硬皮病通常不出现严重的系统症状或雷诺现象，病变通常是自限性的，总体预后良好。线状和深部局限性硬皮病可伴发关节痛、滑膜炎、眼葡萄膜炎和关节挛缩[14]。一项大型硬斑病病例研究发现，多达19%的患者有轻度的内脏累及，包括食管下段括约肌压力异常及蠕动障碍，以及轻度的肺一氧化碳弥散功能损害[15]。这些异常不引起临床症状，并且不影响预后。有一罕见患者由于硬斑病导致严重肺外胸廓活动受限[16]。大约五分之一的儿童患者可出现皮肤外累及，依频率降低的顺序包括关节、神经系统、血管、眼、胃肠道、呼吸道、心脏和肾[13]。尽管斑块和线状皮损通常随时间延长有轻度改善，但挛缩畸形和偏侧萎缩持久不变[3]。影像学检查常显示肌肉萎缩和腿部长短不一致[17]。局限性硬皮病可发生于外伤、腹腔镜手术、放射治疗、文身及硅胶假体植入后[18-24]。有报道局限性硬皮病与溴隐亭、巴利卡替、丙戊酸和布洛芬治疗有关[25-28]。也有局限性硬皮病发生于矽尘暴露后的报道[29]。

局限性硬皮病和系统性硬化症之间的确切关系尚不确定。由于它们的临床和病理重叠，一些作者认为两者代表结缔组织损伤性病谱的两个极端，类似于盘状红斑狼疮和系统性红斑狼疮之间的关系。事实上，患者罕见同时出现硬斑病和系统性硬化症（前者通常先于后者）；两者同时出现的现象如此罕见以至于大多数人认为这纯属巧合[2]。或者说，这两种疾病的特征可能仅仅代表了一种由不同的发病机制所导致的组织损伤的共同表现，类似于各种不同致病因子导致的变应性血管炎的组织学表现。

## 临床特征

局限性硬皮病包括多种不同表现，有些可单独发生，但是也常常同时发生：

- 斑块状（最常见病变），
- 大疱性硬斑病，
- 点滴状病变，
- 线状硬斑病，包括颜面偏侧萎缩，
- 泛发性硬斑病，
- 皮下硬皮病（深在性硬斑病），
- 儿童致残性全硬化性硬斑病[2, 30-32]。

### 斑块状和线状硬斑病

斑块状和线状硬斑病女性发病率较高（3∶1），与进行性系统性硬化症相比，儿童多见[1]。线状硬斑病10岁前发病患者达20%，40岁前发病患者达75%。局限性斑块有些发生在老年人，但75%的患者在20～50岁发病。

硬斑病通常发展缓慢，发病时可表现为红斑和水肿。典型皮损表现为局限的象牙色或白色的致密硬化（图17.103）[2]。出现特征性的紫红色边缘提示疾病处于活动期（图17.104、17.105）[2]。皮损消退时，出现萎缩、脱发和皮脂腺减少，以及不同程度的色素减退和色素沉着（图17.106）[30]。偶可出现水疱、大疱、紫癜和毛细血管扩张症，尤其是泛发性硬斑病[1, 33]。硬斑病，包括深部硬斑病，可出现由于表皮下水肿导致的罕见的张力性大疱[34]。有人认为

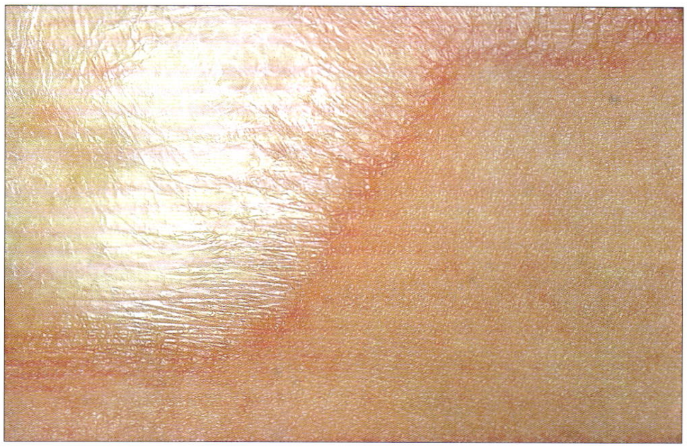

图 17.103 硬斑病：特征性的白色硬化性斑块（By courtesy of the Institute of Dermatology，London，UK.）

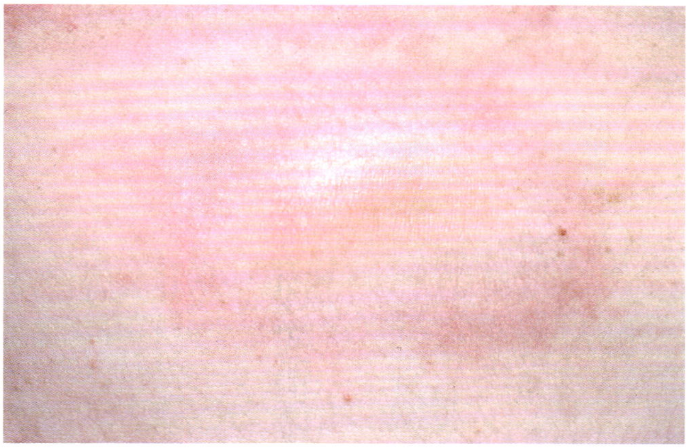

图 17.104 硬斑病：明显的紫罗兰色边缘（From the collection of the late N.P.Smith，MD，the Institute of Dermatology，London，UK.）

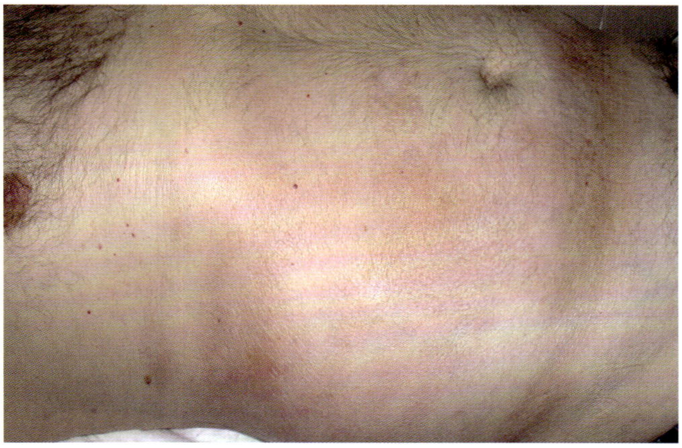

图 17.105 硬斑病：腹部多发性皮损（From the collection of the late N.P.Smith，MD，the Institute of Dermatology，London，UK.）

这和外伤及淋巴管梗阻有关。77% 的硬斑病患者组织活检发现淋巴管扩张，提示淋巴管梗阻[35]。还有报道认为此型硬斑病与嗜酸性粒细胞释放的主要碱性蛋白（major basic protein，MBP）有关[35]。

斑块状硬斑病通常由多发性、圆形或椭圆形、直径约 2 ～ 15 cm 的损害组成，有时瘙痒，通常双侧不对称分布（图 17.107）。皮损发生顺序依次为胸廓、

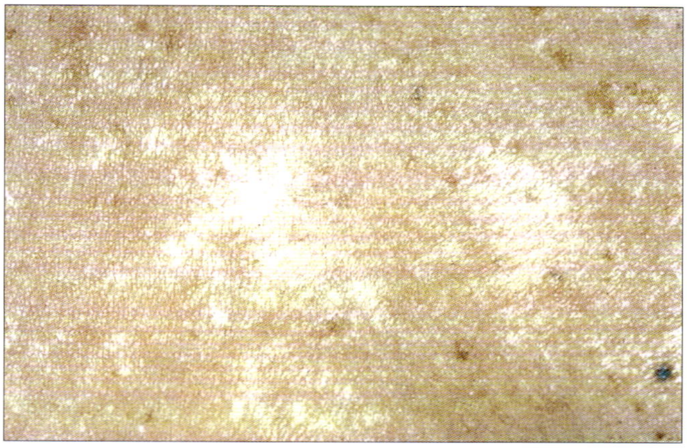

图 17.106 硬斑病：萎缩性皮损出现色素减退和色素沉着（By courtesy of R.A.Marsden，MD，St George's Hospital，London，UK.）

颈部、下肢、上肢和面部，一般不发生于腋窝、脐区、会阴和肛周（图 17.108）。

所谓的 Moulin 线状皮肤萎缩，即沿 Blaschko 线发生的带状损害，可能代表一种线状硬斑病[36]。

线状硬斑病通常单发并呈单侧分布。皮损发生顺

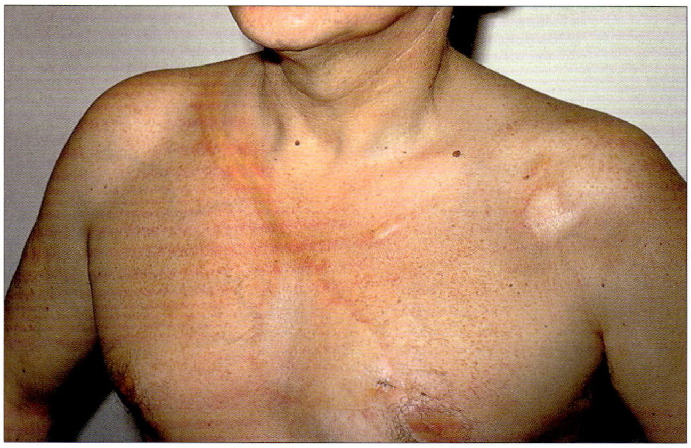

图 17.107 硬斑病：多发不对称皮损，注意特征性的刀砍状（By courtesy of D.McGibbon，MD，St Thomas' Hospital，London，UK.）

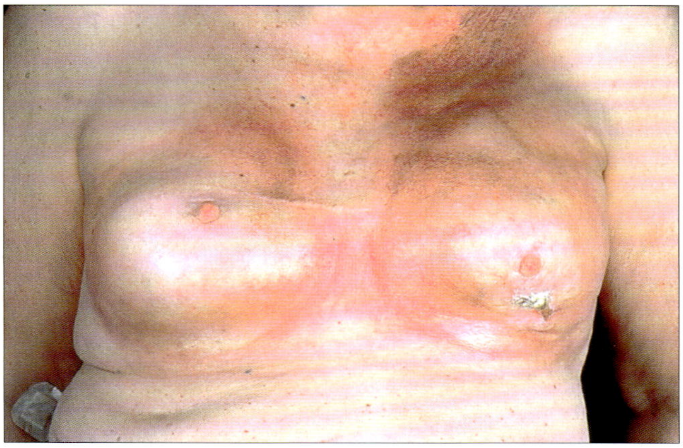

图 17.108 硬斑病：广泛的皮损可致毁容，如此患者双侧乳房受累（By courtesy of the Institute of Dermatology，London，UK.）

序依次为下肢、上肢、额顶骨区域（呈刀砍形）和前胸（图 17.109）。线状皮损可同时累及上下肢，偶尔可同时发生斑块状硬斑病[2]。尽管线状硬斑病的临床表现与斑块状硬斑病相似，但其皮损色素变化更明显，周边紫红色边缘不显著。线状硬斑病可累及深部骨骼肌甚至骨骼，引起挛缩和畸形。骨骼肌可异常地发生钙化[37]。可出现肢骨纹状肥大[38-39]，也有多毛症的报道[39-41]。线状硬斑病偶可沿 Blaschko 线发生[42-47]。

额顶骨区线状硬斑病呈致密硬化斑块，可从眉弓延伸至头皮并可伴有脱发。可累及面颊、鼻及上唇部[30]。皮损发展可凹陷形成“刀砍形”（图 17.110）。偶有牙龈萎缩的报道[48]。家族性发病和双侧损害罕见[49-51]。某些病例，尤其是儿童患者，可进展为颜面偏侧萎缩（Romberg 病）（图 17.111）[2, 52]。中枢神经系统受累罕见[53]，可表现为难治性部分性癫痫和脑部血管炎[54-55]。有报道线状硬斑病与先天性 C2 缺乏有关[56]。

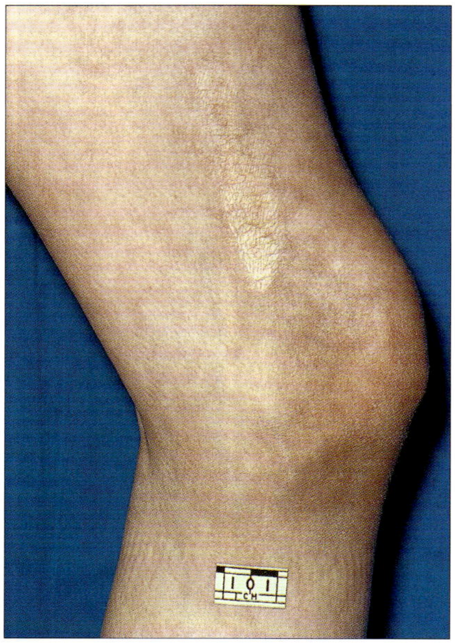

图 17.109 线状硬斑病：股部萎缩性皮损（By courtesy of R.A.Marsden，MD，St George's Hospital，London，UK.）

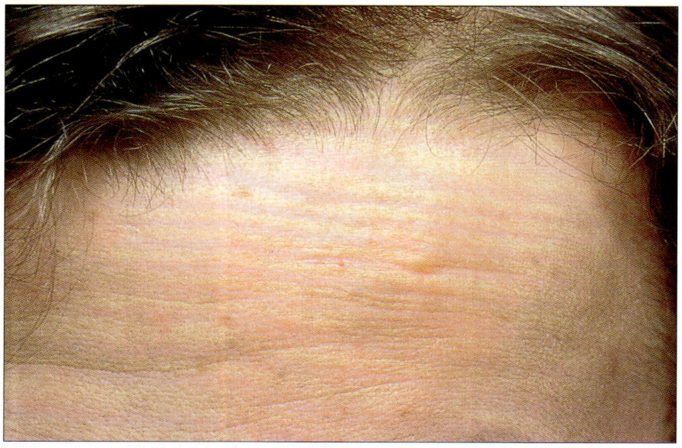

图 17.110 线状硬斑病：刀砍状外观（By courtesy of the Institute of Dermatology，London，UK.）

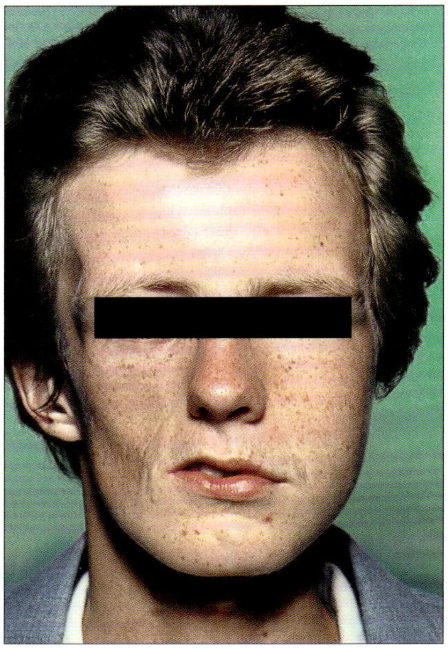

图 17.111 线状硬斑病：严重的颜面偏侧萎缩（By courtesy of D.McGibbon，MD，StThomas' Hospital，London，UK.）

## 滴状硬斑病

滴状硬斑病（guttate morphea）皮损为多发性、小的（直径 2 ～ 10 mm）、非硬结性黄白色损害，边缘为淡紫色[1, 30]。典型损害无角化过度或毛囊栓塞。皮损可融合成斑块。滴状硬斑病最常发生于上背部和肩部，但也可累及下背部、胸部和腹部[1]。滴状硬斑病和硬化萎缩性苔藓很多临床和组织病理表现相重叠，并且值得注意的是两种疾病常常同时出现[2, 57]。

## 泛发性硬斑病

泛发性硬斑病（generalized morphea）多发于躯干和腹部，表现为泛发的类似斑块状硬斑病的大片损害[1, 58]。皮损可融合，在许多患者几乎可累及全身皮肤。病变蔓延至皮下脂肪和肌肉有时可导致严重挛缩、致残和毁形

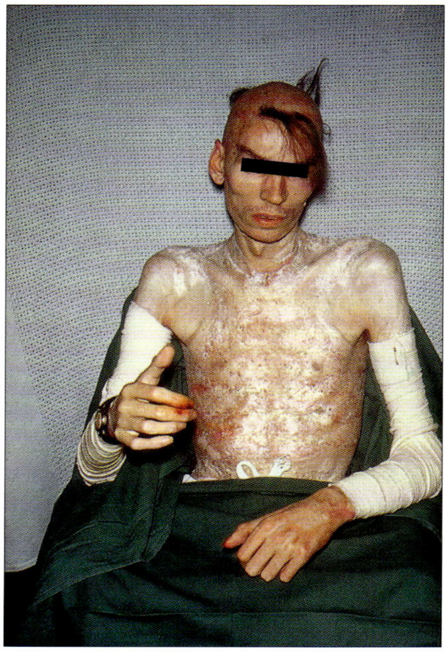

图 17.112 泛发性硬斑病：非常严重的病例，显示全身皮肤累及、脱发和挛缩畸形（By courtesy of R.A. Marsden，MD，St George's Hospital，London，UK.）

（图 17.112）。泛发性硬斑病很少并发系统损害[2]，但有时可能是致命的，例如，由于肺炎。当泛发性硬斑病和系统性硬化病并存时，相对于系统性硬化病，泛发性硬斑病皮损可以独自处于活动期（泛发性硬斑病的活动性可与系统性硬化病的皮损无关）[59]。有报道泛发性硬斑病与迟发性皮肤卟啉病、嗜酸性筋膜炎和儿童硬化性皮肌炎有关[60-62]。也有报道与 Felty 综合征及破伤风疫苗接种后有关[63-64]。亦有单侧泛发性硬斑病病例报道[65-66]。其中一例患者出现成人多发肢端肌纤维瘤病[67]。也有在泛发性硬斑病基础上发生多发性鳞状细胞癌的特殊病例报道[68]。

### 皮下型硬皮病

皮下型硬皮病（subcutaneous scleroderma，深在性硬斑病、结节性硬皮病、瘢痕性硬皮病）临床表现为结节和瘢痕疙瘩样皮损[30, 34, 69-75]。可以和系统性硬化病同时发生[74, 76]。此病好发于腹部、骶区和肢体远端[2]。皮下型硬皮病患者有发生骨瘤的罕见病例报道[77]。有文献报道，有两例深在性硬斑病及一例深在性硬斑病的萎缩型（其皮损类似于局限性脂肪萎缩）发生于以前疫苗接种的部位[78-79]。

### 儿童全硬化性致残性硬斑病

儿童全硬化性致残性硬斑病（disabling pansclerotic morphea of children）是一种特殊的侵袭性、致残性亚型，除可累及真皮深部和皮下脂肪，也可累及筋膜、肌肉和骨骼。皮损通常好发于头皮、面部、躯干和四肢[1, 80-82]。也有成人全硬化性致残性硬斑病病例的报道[83]。患者有发生难治愈的慢性溃疡的倾向，最常见的发生部位是下肢，其次是上肢、躯干和头部[82]。患者也可患有关节痛、特别是影响伸侧活动的四肢肢体挛缩和骨质疏松[30, 80]。本病是局限性硬皮病最严重的类型，病情迁延，幸运的是其很罕见。有些患者出现呼吸功能异常和食管蠕动下降，提示伴有系统性硬化病[80]。也可见血中嗜酸性粒细胞增高[80]，罕见并发鳞状细胞癌[84-85]及低 γ 球蛋白血症[86]。

### 相关疾病

局限性硬皮病与许多疾病相关，包括关节痛、腕管综合征、单侧雷诺现象、周期性腹痛和脊柱裂[30-31]。也有并发扁平苔藓（通常与硬化性苔藓共存）的报道[1]。其他伴发疾病包括白癜风、斑秃、环状肉芽肿、色素性紫癜性皮肤病、寻常性银屑病、皮肤淀粉样蛋白沉积、狼疮抗凝物综合征、DLE、SCLE、SLE、黄瘤病、匍行性穿通性弹性纤维病、B 细胞淋巴瘤、人类 T 细胞淋巴瘤 / 白血病病毒 1 感染、慢性乙型和丙型肝炎病毒感染、丙型肝炎后硬化、原发性胆汁性肝硬化、Rosai-Dorfman 病、肉样瘤病、坏死性血管炎和渐进性坏死性黄色肉芽肿[1-2, 87-112]。最近一项对 245 例局限性硬皮病研究分析发现合并风湿性或自身免疫性疾病的患者占 17.6%[113]。泛发性硬斑病是最常见的和自身免疫性疾病相关的亚型，达到 45.9%[113]。

## 发病机制和组织学特征

局限性硬皮病的病因和发病机制还不明确。有关的因素包括外伤、激素影响和家族因素[30, 114-115]。怀孕期、月经初潮、绝经期可引起或加重局限性硬皮病，也有水痘和麻疹后发生该病的报道[1, 116]。通过患者皮损组织免疫组织化学、银染和聚合酶链反应（PCR）结合检测到升高的抗体水平，支持博氏疏螺旋体感染为此病致病因素之一[117-124]。硬斑病患者对该微生物的淋巴组织增生反应已有报道[125]。然而大多研究对硬斑病与博氏疏螺旋体之间的相关性表示怀疑[126-135]。间接免疫荧光和酶联免疫吸附试验（ELISA）显示博氏疏螺旋体呈假阳性并不少见[136]。因此，更多的可能是博氏疏螺旋体并不是局限性硬皮病的病因。也可能仅有部分博氏疏螺旋体亚型参与致病[137-138]。但是这种假说还没有得到同一国家其他研究的证实[138]。

局限性硬皮病和系统性硬化病偶尔会同时发生，因此有假说认为两者存在共同的发病机制[31, 139]。有报道两病 I 型前胶原羧基末端肽血清浓度均升高[140]。盘状红斑狼疮、系统性红斑狼疮及皮肌炎可伴发局限性硬皮病也证明了其免疫学发病基础[1, 141-143]。有趣的是，晚期 GVHD 的临床和组织学表现与硬皮病极为相似。采用免疫组织化学和原位杂交法在结节性硬皮病的硬化性成纤维细胞中可检测到结缔组织生长因子的表达增加[76]。

近 70% 的硬斑病患者抗核抗体阳性[144]，有均质型、核仁型和斑点型，但以均质型最常见[145]。偶尔类风湿因子、抗 dsDNA 抗体、抗着丝点抗体和抗 Scl-70 抗体阳性[58]。38% ～ 75% 的患者可出现抗 ssDNA 抗体，常见类型为 IgM 型，线状硬斑病和泛发性硬斑病中阳性率高于斑块状硬斑病[58, 146]。近 50% 的患者抗组蛋白抗体阳性[147]。抗体阳性多存在于活动性或泛发性患者[143]。儿童局限性硬皮病患者常出现针对变性 DNA 和高迁移率蛋白的特异性抗核抗体[148]。

89% 的局限性硬皮病和 100% 泛发性硬斑病患者血清中可出现抗铜 / 锌超氧化物歧化酶抗体[149]。76% 的局限性硬皮病和 85% 泛发性硬斑病患者血清中可出现抗 DNA 拓扑异构酶Ⅱα 抗体[150]。患者血清 ICAM-1 水平升高，特别是病情严重者[151]。外周血中嗜酸性粒细胞升高有时是该病的特征之一，特别是在全硬化性硬斑病患者[1, 80]。

35% 患者直接免疫荧光检查可见基底膜和真皮血管周围免疫球蛋白（通常为 IgM）和补体沉积[1]。泛发性硬斑病患者的阳性率高于斑块状和线状硬斑病患者。皮损免疫组织化学研究表明，因子ⅩⅢa$^+$细胞数量增多而 CD34$^+$细胞数量减少[152-154]。

局限性硬皮病的组织学变化同时出现在真皮和皮下脂肪，因此如果怀疑是硬皮病，组织取材应深切[58, 146]。早期皮损组织病理改变轻微通常无特异性。滴状硬斑病由于病灶更局限和表浅，较难从组织学诊断。硬化性斑块表皮通常正常或偶尔变平。偶尔会出现黏蛋白沉积，但并不常见。结节性硬斑病真皮网状层可出现大量的黏蛋白沉积[47, 155]。真皮乳头层可不受累或出现均一化改变（图 17.113）。最突出的特点是在真皮网状层，其中的胶原纤维束肿胀，强嗜酸性，平行于表皮排列（图 17.114 ～ 17.116）。皮下脂肪间隔也可受累，伴脂肪细胞萎缩，随后发生纤维化，导致真皮明显增厚[1]。毛囊和皮脂腺萎缩或缺如，小汗腺导管常被硬化致密的真皮挤压。由于纤维取代了皮下脂肪，小汗腺在真皮内的位置似乎异常升高，而非位于真皮和皮下脂肪交界处。偶尔也有只累及网状真皮浅层的病例[156]。

局限性硬皮病的一个重要特征，特别是在早期阶段，有密集的慢性炎性细胞浸润，包括淋巴细胞、组织细胞和浆细胞，一些学者认为这是初始特征（图 17.117）[58]。炎细胞浸润主要在血管和附属器周围，往往在除了皮下脂肪的真皮内特别明显（图 17.118）。在线状特别是泛发性硬斑病，炎症可累及骨骼肌。

晚期皮损，真皮硬化依然明显，但是由于伴发萎缩，真皮层变薄[2]。血管的变化类似于系统性硬化病，为小血管壁增厚，无血管炎表现。偶尔可见皮肤钙质沉着，也可见类似于未定类麻风的神经炎表现[157-158]。

深部硬斑病皮损炎症浸润更显著，主要位于真皮和皮下脂肪连接处，并延伸至皮下脂肪组织。炎症浸润和硬化的胶原呈结节状分布。

大疱性硬斑病可分为几种类型[35, 159-160]。最常见的类型为明显的表浅水肿，伴显著的淋巴管扩张[35]。另一类型与硬化萎缩性苔藓一致[160]。值得注意的是，自身免疫性水疱性疾病，如获得性大疱性表皮松解症，可与硬斑病伴发，因此，对有表皮下水疱的病例应进行免疫荧光检查[159]。

除了以上特征，泛发性硬斑病和儿童全硬化致残性硬斑病可以出现淋巴滤泡形成的淋巴细胞性和透明变性的脂膜炎，类似深在性狼疮[58, 80]。有报道线状硬斑病可发生小汗腺鳞状汗管化生和汗管瘤样增生[161]。

## 鉴别诊断

局限性硬皮病皮损与系统性硬化症皮损在组织学上可能难以区别，但前者的炎症细胞浸润更明显，至

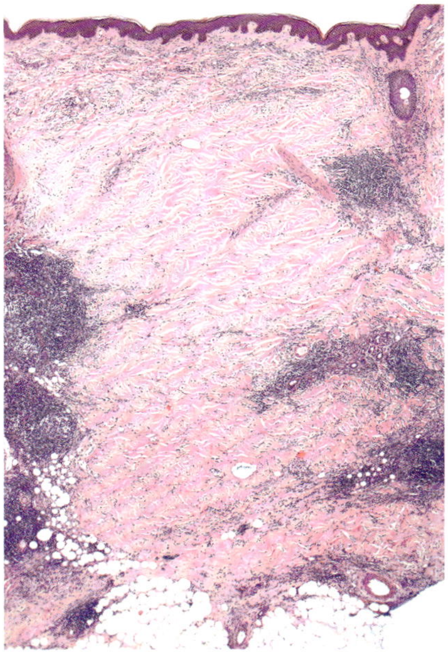

图 17.113 硬斑病：真皮增厚，致密的胶原束。注意血管周密集炎细胞浸润

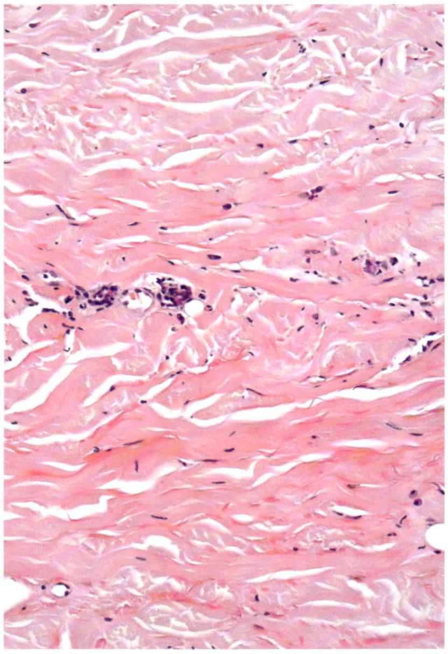

图 17.114 硬斑病：胶原纤维嗜酸性和肿胀

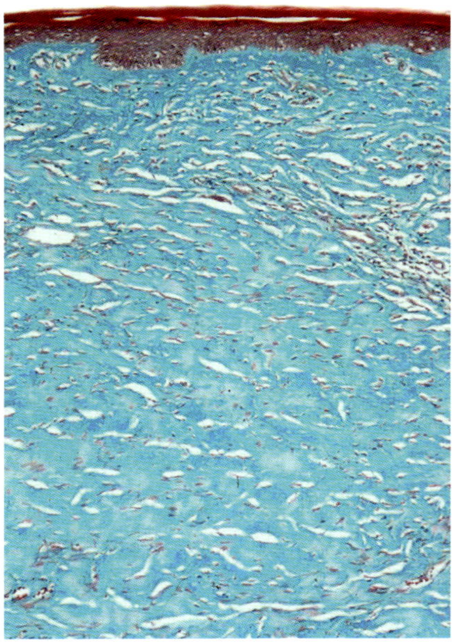

图 17.115 硬斑病：此例真皮乳头层累及。Masson 三色染色改变更显著

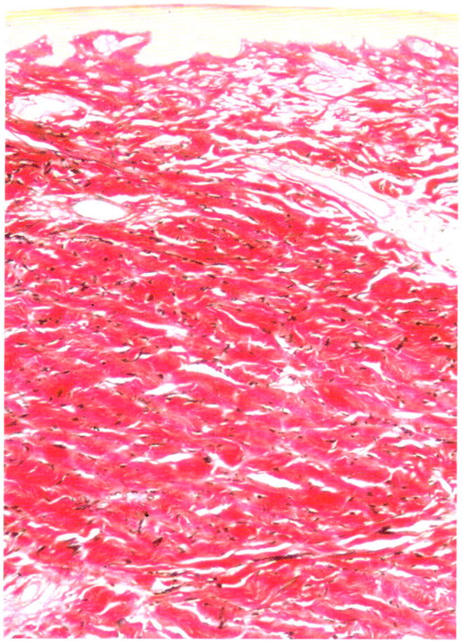
图 17.116 硬斑病：此为慢性皮损，弹性组织缺失（van Gieson）

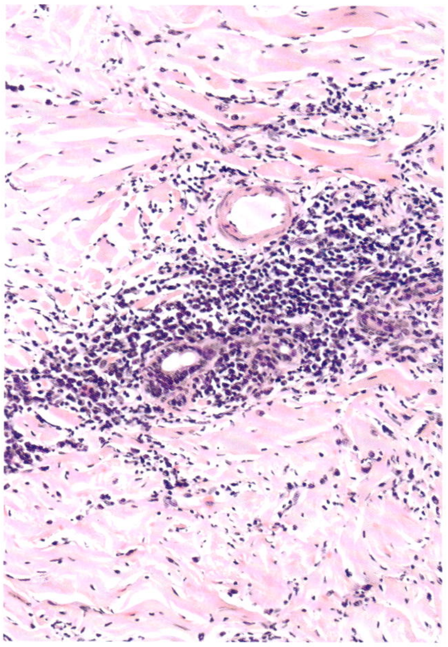
图 17.117 硬斑病：血管周围慢性炎性细胞浸润常见，尤其是早期皮损

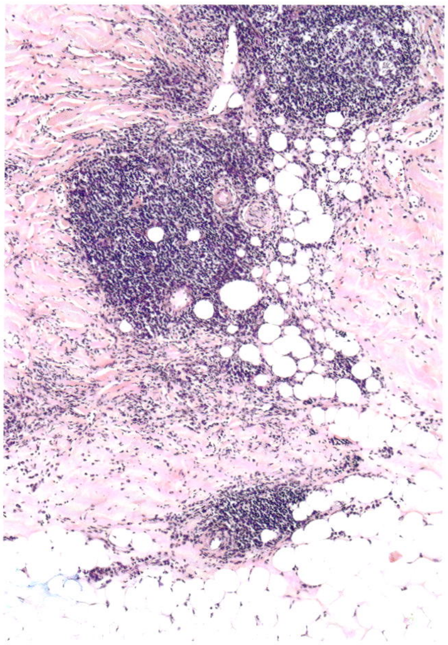
图 17.118 硬斑病：浸润常累及皮下脂肪层

少早期皮损如此。真皮乳头层受累也可是某些局限性硬皮病病例的一个特征[162]。

其他需要鉴别的疾病包括晚期迟发性皮肤卟啉病和慢性移植物抗宿主病。完善的临床资料有助于解决大多数诊断难题。如果仍然有疑问，出现 PAS 阳性的增厚真皮血管提示为卟啉病，而表皮苔藓样特征伴细胞样小体形成则强烈支持慢性移植物抗宿主病的诊断。

局限性硬皮病（特别是滴状型）与硬化萎缩性苔藓的关系有很多争议。然而，基底细胞液化变性伴苔藓样炎性细胞浸润支持硬化萎缩性苔藓，网状真皮硬化和皮下脂肪萎缩或附属器结构缺失支持硬皮病（图 17.119）[57]。

显著的真皮硬化也可能是白色萎缩和慢性放射性皮炎的特征。血管的变化，包括血栓形成、紫癜和含铁血黄素沉着是白色萎缩的明显特征，而异形的成纤维细胞、弹性组织变性和闭塞性动脉内膜炎是慢性放射性皮炎的特征。

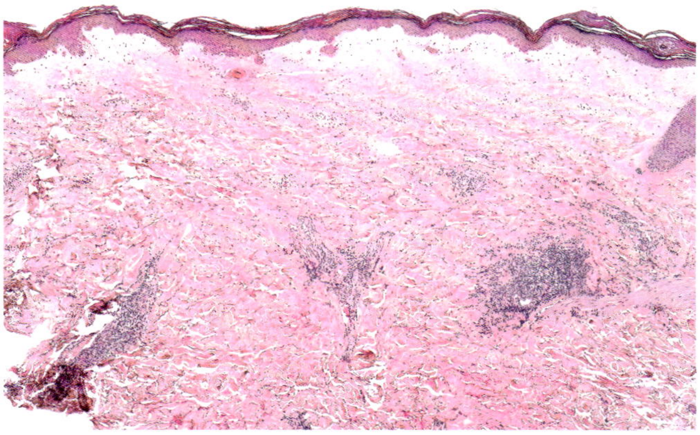
图 17.119 硬斑病：显著的真皮乳头水肿，形成硬化性苔藓样外观

苯丙酮尿症也有报道具有硬皮病样特征[2]。

组织学鉴别硬斑病和肠病性肢端皮炎晚期损害是困难的，甚至是不可能的[163]，紧密的临床病理联系则可将两者区别开来。

# 特发性皮肤萎缩

## 临床特征

特发性皮肤萎缩（atrophoderma）是一种罕见的，性质未确定的原发性真皮萎缩。自从 1923 年 Pasini 首次描述，其到底是一独立原发性疾病还是局限性硬皮病（硬斑病）的亚型还有争议[1-5]。本病多发于 11 ～ 20 岁或 21 ～ 30 岁年龄段，平均发病年龄为 30 岁，女性多见（5∶1）[6]。也有先天性发病的病例报道[7]。

典型皮损是灰褐色或紫罗兰色、圆形或椭圆形带有“峭壁”样边缘的萎缩性凹陷斑疹（图 17.120）[3]。皮损通常双侧对称分布[6]。罕见广泛单侧分布[8]。以前的研究表明，皮损最常见于下背部[6]，但最近一有关 16 例患者的研究分析显示皮损最常见于下肢（62.5%），其次是上肢和躯干[9]。皮损也可发生于胸部、手臂和腹部。有报道一例患者皮损呈带状分布[10]。皮损常出现色素减退[9]。

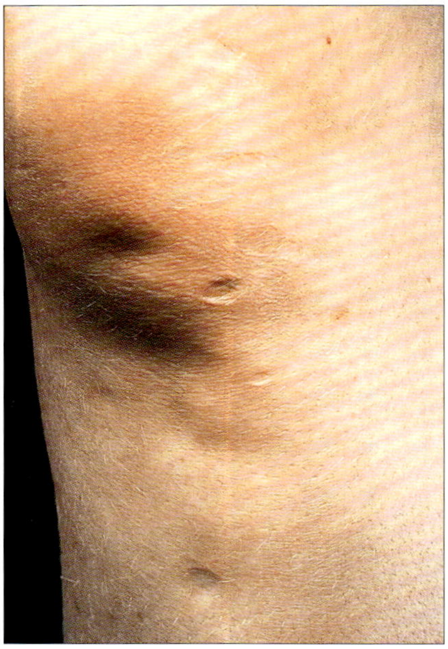

图 17.120 特发性皮肤萎缩：皮损表现为典型"峭壁"样边缘的凹陷萎缩斑疹（By courtesy of the Institute of Dermatology，London，UK.）

特发性皮肤萎缩可以和硬化性苔藓及硬斑病同时存在，也有发展为系统性硬化病的报道[10-14]。与局限性硬皮病的区别是，本病缺少紫罗兰色的边缘，原发疹为萎缩而非硬化，病程倾向于慢性，损害常持续数十年而不是像硬斑病那样几年后缓解[3]。

散在性弹性组织溶解性皮肤萎缩临床上与特发性皮肤萎缩类似，但组织学特征为皮肤松垂[15]。

## 发病机制和组织学特征

这种疾病是否为硬斑病的一个亚型还有争议。一项有 139 例患者的研究认为，这种疾病是硬斑病的一种顿挫性亚型，不能发展成硬化期[16]。一项对两位患者皮损的研究表明，二糖总量降低，并且硫酸皮肤素中的主要二糖单位硫酸软骨素 δDi-4S（DS）总量正常或降低[17]。而与之相反的是，在硬斑病患者，二糖总量和 δDi-4S（DS）总量均增加。这一发现说明这两种疾病是有区别的。但对皮损和正常皮肤进一步研究显示，皮损硫酸皮肤素的量升高是硬斑病的特征[18]。20% ～ 53% 患者血清中发现博氏疏螺旋体抗体，结合偶有从皮损组织中培养到这种微生物的报告，提出这种微生物可能具有病因学意义[6]。

组织学上，特发性皮肤萎缩的改变比较轻微。表皮萎缩或正常，通常出现色素沉着。真皮浅层血管周围和间质内淋巴细胞和组织细胞慢性炎性细胞浸润。淋巴细胞是 T 细胞，辅助诱导亚群为主[19-20]。偶尔可出现明显的浆细胞浸润。在早期皮损，胶原纤维束均质化和肿胀，但随着病程的进展，往往在深部真皮网状层出现硬化[10, 21]。附属器结构通常正常。弹性纤维常无改变，但也有减少和破碎的报道[6, 9]。晚期特发性皮肤萎缩与局限性硬皮病难以区别。

# 嗜酸性筋膜炎

## 临床特征

嗜酸性筋膜炎（eosinophilic fasciitis；Schulman 综合征）的准确疾病分类尚不清楚，有人认为是硬斑病（深在性硬斑病）的一个亚型，也有认为其是独立的疾病[1-4]。本书中将其单独列出。

本病男女发病率相当，主要出现在 21 ～ 60 岁[1]。有一些研究报道女性更常见[5-6]。也有小儿发病的报道[7-10]。白种人易受累[11]。

临床特征是疼痛、触痛性肿胀、硬化和硬皮病样硬结，依次主要累及前臂、上臂和小腿、大腿、手部、躯干、颈部和足部[1, 11]。面部和手指很少累及。偶有报道累及某一肢体的局限性损害[12]。单侧发病很少见[13]。早期皮损表现有凹陷性水肿，呈橘皮样或鹅卵石外观[1, 14]。至少有 50% 的患者发病与紧张的体力活动有关[15-18]。患者有一系列非特异性表现，包括全身乏力、虚弱、发热和体重减轻[1]。无雷诺现象，甲皱襞微循环正常，这可与系统性硬化症区别[19]。小儿疾病经常发展成硬皮病样皮肤瘢痕[7, 16, 20]。有血嗜酸性粒细胞增多和高 γ 球蛋白血症的报道[4, 21]。偶有低 γ 球蛋白血症[22]。

皮肤外受累的表现也很常见[23]。患者可出现关节痛和滑膜炎。25% 患者可发生炎症性关节炎（主要累及手部、腕部和膝关节）和腕管综合征[1, 16, 19-20, 24]。75% 患者可发展为挛缩畸形，主要累及肩关节、肘关节、腕关节、手关节和膝关节[11, 25]。亚临床肌炎常见[1]。也有球后缺血性视神经病的报道[26]。临床上系统性表现罕见，主要有食管蠕动功能障碍、心包和胸腔积液以及肺和肾受累[1, 27-28]。

最近报道了一些其他伴随疾病，包括再生障碍性贫血、真性红细胞增多症、血小板减少症、溶血性贫血、单克隆丙种球蛋白血症、异常的循环 T 细胞克隆、外周 T 细胞淋巴瘤、白血病、淋巴瘤、多发性骨髓瘤、异体干细胞移植、慢性移植物抗宿主病、联合免疫缺陷、桥本病、特发性高钙血症、银屑病、IgA 肾病、原发性胆汁性肝硬化、嗜酸性粒细胞结肠炎、浆膜炎、粟粒性肺结核、SLE、骨髓异常增生症、获得性鱼鳞病、脾的缺失、白癜风样改变、周围神经病变、乳腺癌局部照射、毒性甲状腺腺瘤、转移性脉络膜黑色素瘤和转移性结直肠癌[1, 15, 29-61]。由于可出现严重的血液学异常，建议所有患者进行骨髓学检查排除骨髓异常增生性疾病[62]。有报道一家族性发病与乳腺癌有关[63]。

实验室检查有红细胞沉降率增快、外周血嗜酸性粒细胞增多和高 γ 球蛋白血症（通常是 IgG）[15]。抗核抗体（斑点型和均质型）阳性，类风湿因子阳性，偶尔可见抗 nDNA 抗体阳性[11, 16]。血清醛缩酶水平似乎是一个有用的疾病活动指标[64]。有报道在一复发性嗜酸性筋膜炎患者可检测出细胞质抗中性粒细胞胞浆抗体（c-ANCA）[65]。

嗜酸性筋膜炎对糖皮质类固醇激素治疗特别有效，可作为对本病诊断的指征。有些患者可以自愈。有时本病可发展成硬皮病或与局限性硬斑病共存[7, 66-69]。

## 发病机制和组织学特征

本病病因和发病机制不清。临床发现高 γ 球蛋白血症，偶尔抗核抗体和免疫荧光阳性，说明体液免疫机制参与发病[1]。虽然嗜酸性筋膜炎可发生在紧张体力活动后，但外伤本身并不一定是致病因素。偶尔有报道发病可能与一些药物毒性有关，例如抗结核治疗、苯妥英、皮下注射肝素和福辛普利、辛伐他汀和阿托伐他汀。嗜酸性筋膜炎样表现有时是嗜酸性粒细胞增多肌痛综合征的部分表现（见下文）[19, 70-73]。本病也可继发于接触三氯乙烯、放疗、皮下注射维生素 $K_1$ 和透析治疗后[74-77]。

博氏疏螺旋体也与一些嗜酸性筋膜炎病例相关（图 17.121）[78-80]。然而，博氏疏螺旋体血清学抗体阳性的嗜酸性筋膜炎患者，通过聚合酶链反应并没有直接检测到该微生物的存在，这说明其不一定与发病确切相关[81]。

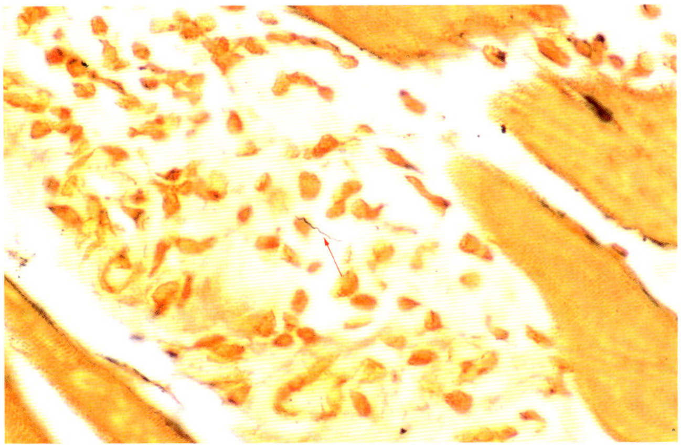

图 17.121 嗜酸性筋膜炎：出现在视野中央的螺旋体（箭头所示）（Dieterle 染色）

有些患者，血清中 IL-2、IL-5 和 IL-10、TGF-β1、金属蛋白酶组织抑制因子 -1、锰超氧化物歧化酶、γ-干扰素（IFN-γ）、白血病抑制因子水平升高[10, 82-84]。IL-5 和 IL-10 升高可能导致嗜酸性粒细胞增多和免疫球蛋白过度表达[82]。嗜酸性粒细胞可刺激真皮成纤维细胞 DNA 合成和产生基质，导致胶原沉积增加[85]。

免疫荧光见到真皮−表皮交界处出现 IgM 沉积，真皮深部血管周围出现免疫球蛋白和补体沉积，深筋膜和骨骼肌出现 IgG 和补体沉积[11, 16, 86]。

嗜酸性筋膜炎的病理改变主要累及深部皮下脂肪组织和筋膜，因此有必要采取深切活检便于诊断。表皮、真皮乳头和表浅附属器通常不受累[11]。真皮网状层深部可出现轻度慢性炎性细胞浸润，包括淋巴细胞、浆细胞、组织细胞和数量不等的嗜酸性粒细胞，也经常出现纤维化和汗腺萎缩[86]。免疫表型分析表明浸润的单一核炎症细胞以巨噬细胞和 CD8$^+$淋巴细胞为主[87]。偶尔真皮改变与硬斑病难以区别[16]。

最显著改变发生在浅筋膜，表现为明显的增厚、纤维化和硬化，急性期由于葡萄糖胺聚糖过度沉积，可出现灶性纤维素样坏死和（或）黏液样变性（图 17.122，17.123）[1, 86]。筋膜内慢性炎性细胞浸润，

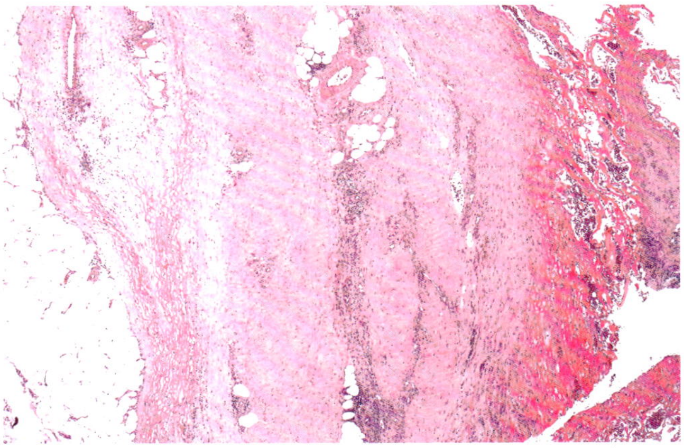

图 17.122 嗜酸性筋膜炎：筋膜增厚，有明显的纤维蛋白沉积

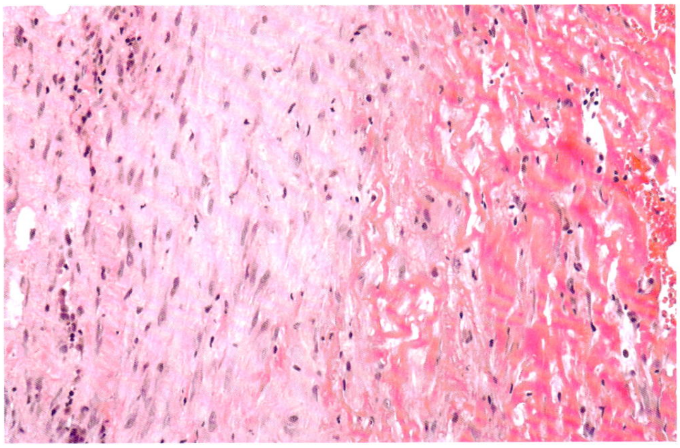

图 17.123 嗜酸性筋膜炎：高倍镜观

呈弥漫性分布和血管周围分布（图 17.124）[67]。但是原发性血管病变不是其特征。组织中嗜酸性粒细胞呈灶状浸润并可很快消失。它的缺失不能排除诊断。有时偶尔可见带有生发中心的淋巴滤泡[86]。炎症变化通常延伸到皮下脂肪间隔，且纤维化可导致脂肪被包裹[15]。浸润的炎性细胞也可达到深部的骨骼肌，偶尔呈局灶性坏死、变性和再生[1，86，88]。

## 鉴别诊断

嗜酸性筋膜炎与硬斑病有明显的重叠，但临床上弥漫性硬化、外周血嗜酸性粒细胞增多和既往出现的紧张性体力活动，结合组织学上真皮改变不严重以及皮肤附属器完整，通常可以鉴别这两种疾病。

毒油综合征和左旋色氨酸相关的嗜酸性粒细胞增多肌痛综合征可表现为硬皮病样和嗜酸性筋膜炎样的特征[89-94]。

- 毒油综合征是由污染的菜籽油引起的，最早是 1981 年在西班牙出现[94-95]。患者除了出现面、颈和四肢硬斑病样皮肤硬化外，还可出现肌病、外周神经病变和关节痛[94]。常见口腔干燥和雷诺现象。
- 嗜酸性粒细胞增多肌痛综合征是由污染（Peak E）的商业左旋色氨酸引起。患者出现广泛的临床和实验室异常，可累及皮肤、肌肉、神经、筋膜和肺[91]。急性皮损通常为躯干、四肢非特异性红斑性斑疹[91]。慢性皮损包括四肢水肿、继而发生硬斑病样和（或）嗜酸性筋膜炎样损害[89]。

嗜酸性粒细胞增多肌痛综合征的不同进展阶段出现不同的组织学特征。一些患者显著的变化包括累及真皮乳头层、附属器周围结缔组织鞘和皮下脂肪层的纤维化[90]。真皮、皮下脂肪和筋膜出现炎性细胞浸润，包括淋巴细胞、组织细胞、浆细胞和数量不等的嗜酸性粒细胞[91-92]。肥大细胞有时比较明显[92]。晚期皮损出现累及真皮至皮下脂肪层的透明样硬化[92]。其他特征包括真皮和筋膜水肿、淋巴管扩张和显著的黏蛋白沉积[90]。组织学特征和嗜酸性筋膜炎以及硬斑病 / 系统性硬化症有重叠。

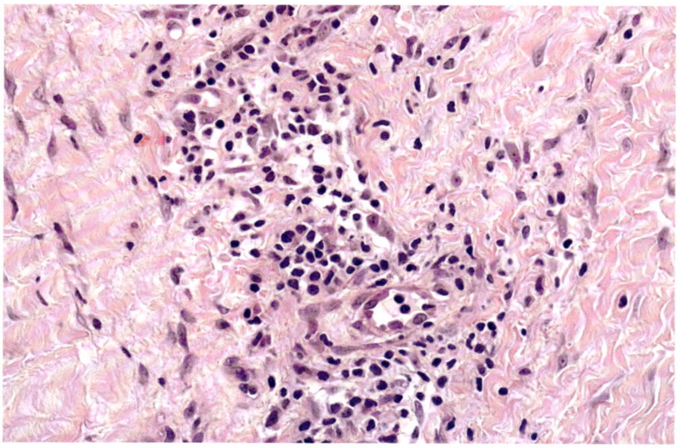

**图 17.124** 嗜酸性筋膜炎：浸润细胞为淋巴细胞，仅见一至两个嗜酸性粒细胞

# 多发性肌炎 / 皮肌炎

## 临床特征

多发性肌炎是一种少见的肌肉炎症性疾病，病因尚不清楚[1-2]。如果出现某些皮肤损害，则称为皮肌炎。每年全球的医院新发病率约为 5 例 / 百万人口[1]。由于很多疾病可有肌肉损害和肌酶升高，诊断这两个疾病必须有严格的标准（表 17.9）。如果患者出现前 4 项可诊断为多发性肌炎，如果出现前 4 项中的 3 项加典型的皮疹则诊断为皮肌炎[3-4]。

本病分五种类型（表 17.10）。在第Ⅴ型，皮肌炎通常与硬皮病共存（硬化性皮肌炎），其也可与 SLE、类风湿性关节炎和干燥综合征伴发[4-5]。诊断重叠综合征必须符合相关的诊断标准，即必须满足每种疾病的诊断标准而不是仅仅出现一些共有的症状。多发性肌炎比皮肌炎更容易发生重叠综合征，女性多发（9∶1）[6-7]。

**表 17.9 多发性肌炎 / 皮肌炎诊断标准**

| |
|---|
| 四肢近端肌肉和上背部屈肌对称性损害加食管和呼吸肌受累 |
| 肌肉活检阳性特征 |
| 骨骼肌肌酶升高 |
| 肌电图特征 |
| 典型的皮疹 |
| After Bohan，A. and Peter，J.B.（1975）Parts 1 and 2. New England Journal of Medicine，292，344-347，403-407 |

**表 17.10 多发性肌炎的类型**

| 型 | 亚型 |
|---|---|
| Ⅰ | 多发性肌炎 |
| Ⅱ | 皮肌炎 |
| Ⅲ | Ⅰ型或Ⅱ型加恶性肿瘤 |
| Ⅳ | 儿童多发性肌炎或皮肌炎 |
| Ⅴ | 重叠综合征 |
| After Bohan，A. and Peter，J.B.（1975）Parts 1 and 2. New England Journal of Medicine，292，344-347，403-407 | |

单独出现皮肤损害的皮肌炎也并不少见。单独出现皮肤损害的概率变化很大，有时很多病例从出现皮疹到出现肌肉损害超过 2 年[8-9]。对有人提出的无肌病性皮肌炎观点还有很多争议[10-15]。在诊断那些只有皮肤损害的患者前，除了长时间随访外，还要进行肌电图检查和肌肉活检[15-16]。只有 5% 或更少的皮肌炎患者经过长期随访后被归类为无肌病性皮肌炎[14]。要诊断无肌病性皮肌炎，必须在出现皮肤损害症状至少 2 年后，仍缺乏临床和实验室肌肉损害的证据[17]。无肌病性皮肌炎其临床皮肤损害的表现与典型的皮肌炎相似。无肌病性皮肌炎患者，与那些皮肌炎 / 多发性肌炎类似，有发展为严重的肺间质纤维化和相关恶性肿瘤的风险[16]。

皮肌炎 / 多发性肌炎可与严重疾病伴发，特别是累及到心脏和肺，致死率较高。

皮损特征通常很独特[18]。通常患者出现眶周水肿和淡红-紫红色，被称为淡紫红斑（Heliotrope 征）（图 17.125、17.126）。上眼睑最常受累，皮损表现典型对称[19]。常伴发狼疮样红斑，可累及面部并波及颈部、躯干上部、四肢伸侧、手和手指背侧（图 17.127）。可有少许鳞屑。可出现异常的广泛皮下水肿[20]。

其他的皮肤特征包括掌指关节伸侧的红斑性丘疹（Gottron 征）、甲周红斑、毛细血管扩张和裂片形出血（图 17.128、17.129）。典型 Gottron 丘疹出现在手指关节，但膝、肘和踝关节也可受累[21]。脚趾关

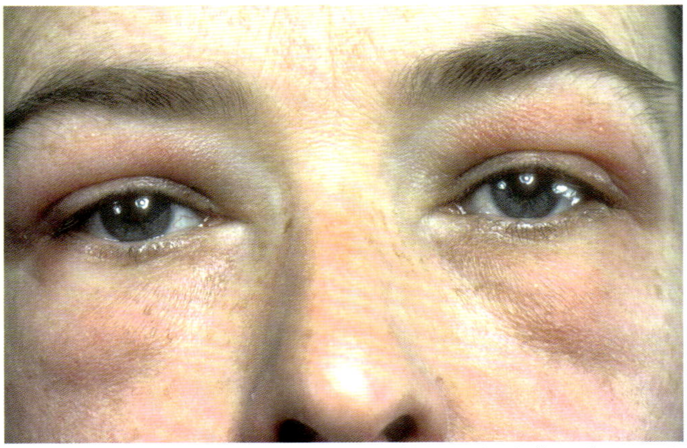

图 17.125 皮肌炎：注意双眼周围特征性的淡紫红色斑，也可累及颊部（From the collection of the late N.P.Smith，MD，the Institute of Dermatology，London，UK.）

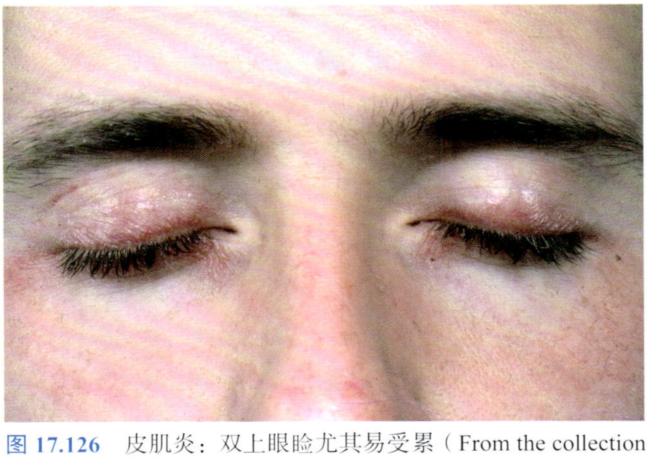

图 17.126 皮肌炎：双上眼睑尤其易受累（From the collection of the late N.P.Smith，MD，the Institute of Dermatology，London，UK.）

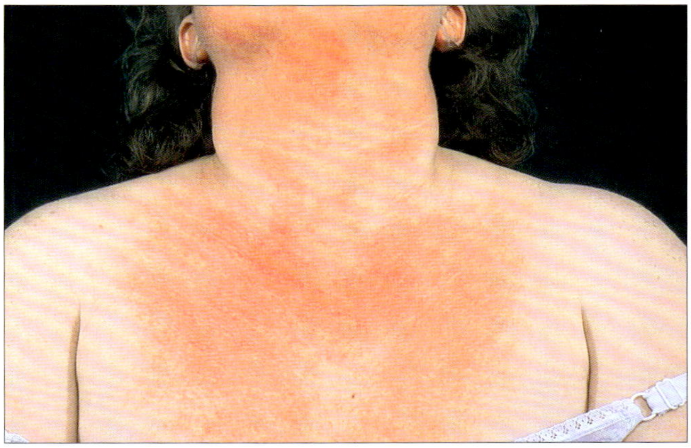

图 17.127 皮肌炎：注意患者胸前的红斑和少许鳞屑（By courtesy of the Institute of Dermatology，London，UK.）

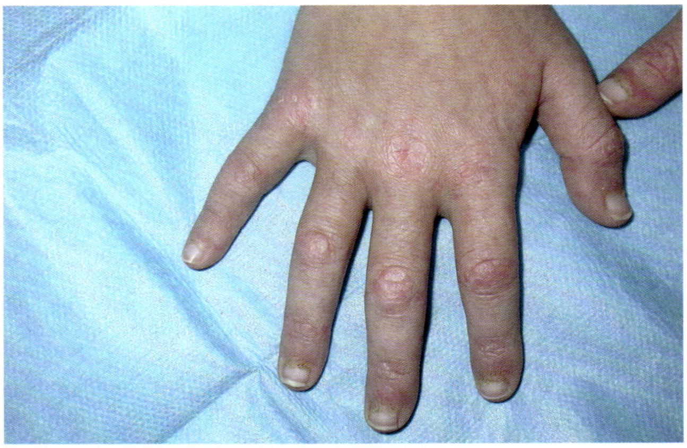

图 17.128 皮肌炎：指关节特征性的紫红色丘疹（Gottron 征）（By courtesy of Dr J.C.Pascual，Alicante，Spain.）

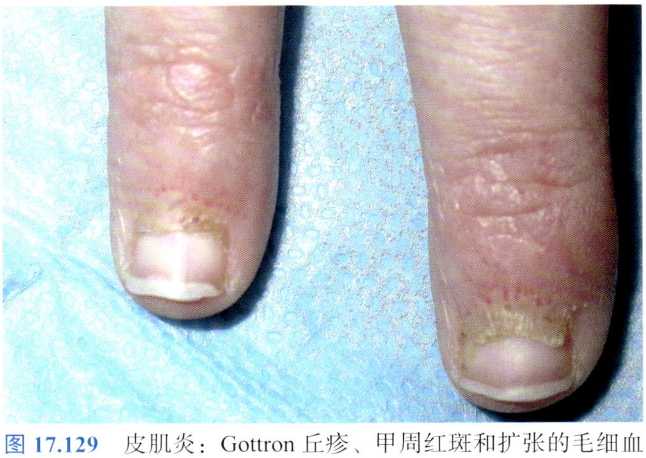

图 17.129 皮肌炎：Gottron 丘疹、甲周红斑和扩张的毛细血管襻（By courtesy of Dr J.C.Pascual，Alicante，Spain.）

节不发生。甲皱褶血管可以增粗、扩张和扭曲。也常见于非血管区域[18]。有时甲护膜增生明显，且偶尔出现皮肤血管炎，表现为手指溃疡、甲周梗死和口腔溃疡，更常见于儿童[18]。随着时间推移，皮损可以出现萎缩和皮肤异色症的特征，主要发生在四肢伸侧和上背部，也可以广泛分布（图 17.130）[6-7]。头皮累及常表现为鳞屑和红斑，并伴瘙痒[18]。偶有光敏感的报道[6, 19]。其他少见或不常见特征包括齿龈的毛细血管扩张、类似毛发红糠疹的毛囊性丘疹、红皮病、局限于皮脂溢出部位红斑、皮肤划痕症、类似恶性萎缩性丘疹病（Degos 病）样皮疹、水疱大疱、脓疱疹、Sweet 综合征样皮疹、环状肉芽肿、皮肤淀粉样变、局灶性黏蛋白沉积症、脂膜炎和脂肪营养不良[21-45]。有报道牙龈毛细血管扩张与抗 Jo-1 抗体相关[46]。有些患者表现为累及躯干和四肢近端向心性鞭笞样红斑[47]。可出现表皮下水疱，并可能与内脏恶性肿瘤相关[26, 48-49]。有一例急性水疱大疱性发疹和出现显著肠黏膜坏死的罕见病例报道[50]。也有罕见的皮肌炎伴发大疱性类天疱疮的报道[51]。还有一例采用泼尼松龙和甲氨蝶呤治疗的皮肌炎患者出现发疹性皮肤纤维瘤的报道[52]。

对称分布的四肢近端肩带肌肉无力是多发性肌炎最常见的特征[6]。双腿通常是最先累及的部位，患者出现离开座椅、上楼、梳头和从枕头上抬头困难等症状。值得注意的是面部肌肉几乎从不受累[53]。虽然可以出现肌痛，但并不严重，并且无触痛。疾病后期由于出现纤维化，可以出现肌肉萎缩和挛缩畸形。

食管受累的主要特征为吞咽困难，这与出现相关的恶性肿瘤有关[4]。吞咽困难症状的出现提示食管上部环咽的横纹肌受损害[6]。后遗症包括鼻咽反流和吸入性肺炎，后者可导致较高的死亡率。声音改变也很常见。也有儿童型皮肌炎与缺血溃疡性结肠炎和腹腔疾病相关的报道[54-55]。

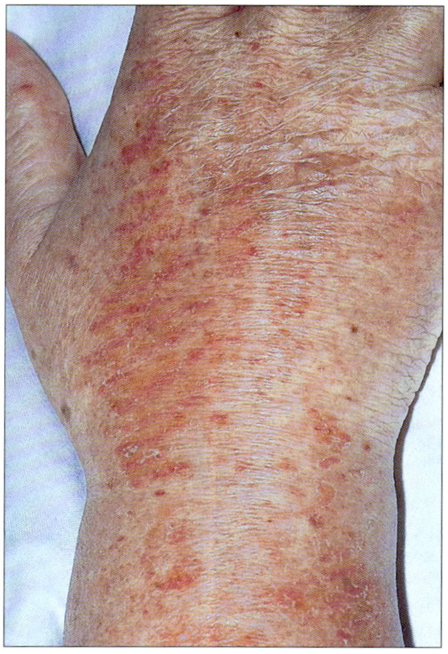

**图 17.130** 皮肌炎：患病较久的患者手背出现萎缩和多种色素改变（皮肤异色症）（By courtesy of the Institute of Dermatology, London, UK.）

多发性肌炎 / 皮肌炎的肌电图具有特征性表现，为随意收缩时波幅降低、持续时间短、多相电位三联征和肌肉刺激的突然爆发。休止期出现自发电位纤维颤动伴阳性锐波、过度激惹和奇异的高频率重复放电[53, 56]。

血清肌酸激酶、醛缩酶、乳酸脱氢酶和转氨酶水平升高，因为一个患者并非所有这些酶都升高，因此，应常规进行检测[6]。连续监测肌酶对评价疾病进展和治疗的反应是特别有用的。

心肌受累的情况并不少见，患者可有心动过速、窦性心动过缓、心电图异常（如束支传导阻滞）、充血性心脏衰竭和心脏扩大[57-58]。也有报道一皮肌炎患者发生限制型心肌病[59]。

约 40% 的多发性肌炎 / 皮肌炎患者肺部受累，表现为胸片显示肺部改变，包括肺间质纤维化和（或）临床呼吸功能受损[6]。患者发展为肺动脉高压的风险增加[60]。纵隔气肿和间质性肺炎是罕见的并发症[61-62]。儿童皮肌炎可发生特殊的肺含铁血黄素沉着症[63]。最近一重要发现是抗 Jo-1 抗体、肺纤维化和皮肌炎间关系密切[64-69]。超过 50% 的抗 Jo-1 抗体阳性的患者发生间质性肺疾病[65]。这种类型的患者出现内脏恶性肿瘤的概率不高。这种类型患者的其他症状可有雷诺现象、关节炎和腱鞘炎。累及胸廓肌肉可以出现严重的呼吸困难，终末支气管炎是致死的重要原因[70]。

皮肤血管炎是儿童皮肌炎的特征，也可累及内脏血管；成人皮肌炎也可出现皮肤血管炎，并与发生恶性肿瘤风险增加有关。肢端溃疡、甲周梗死和口腔溃疡是伴发的临床表现[6]。成人皮肌炎患者可罕见地发生达深层皮肤和皮下组织的溃疡，这与血管炎无关，可能和闭塞性（微）血管病变有关[71]。儿童皮肌炎常出现皮肤、软组织和肌肉组织钙化，甚至累及更广泛组织，有助于诊断[72-74]。已经显示皮肤钙化与针对 140-kD 蛋白质的自身抗体相关[74]。

关节痛并不少见，但明显的关节炎只在重叠综合征患者中出现[4]。有报道一无肌病性皮肌炎患者发生破坏性关节病变，并与抗 Jo-1 和抗环瓜氨酸肽抗体相关[75]。有一患者发生尺骨鹰嘴无菌性滑膜炎的报道[76]。

实验室检查可有非特异性改变，包括红细胞沉降率增快、高 γ 球蛋白血症和华氏反应假阳性。小部分患者可以出现抗核抗体。抗 RNP 抗体和抗 SM 抗体仅见于重叠综合征患者。除了抗 Jo-1 抗体，新发现的抗体包括抗 PM-1、Ku、Mi-1、-2、-3 和 Pa-1 抗体[77]。

这些抗体（除了抗 Jo-1 抗体）的意义还不清楚[78]。

通常强调的是多发性肌炎 / 皮肌炎常并发恶性肿瘤[79]。既往少部分研究发现并发恶性肿瘤的发生率变化很大，可从 15% 到 60%，但近来研究表明发生恶性肿瘤的风险没有这么高[56，80-85]。有报道多发性肌炎 / 皮肌炎可并发以下恶性肿瘤：乳腺癌、肺神经内分泌癌、小细胞肺癌、肝癌、肝神经内分泌癌、十二指肠类癌、胆囊癌、膀胱癌、前列腺癌、肾细胞癌、透明细胞卵巢癌、输卵管癌、子宫癌肉瘤、鼻咽癌、食管癌、胆管癌（肝门部胆管癌）、甲状腺癌、胸腺癌、结肠癌、胃原发性黑素瘤、转移性黑素瘤、弥漫性大 B 细胞淋巴瘤、原发性皮肤 B 细胞淋巴瘤－腿型、滤泡性淋巴瘤、淋巴浆细胞样淋巴瘤、急性髓系白血病和卡波西氏肉瘤[86-120]。在相关的报道中，肿瘤最常发生在乳房、胃和卵巢。最近一项中国皮肌炎患者的研究表明鼻咽癌最常见，其次为肺癌[121]。对患者应进行非常细致的查体，结合常规实验室检查、胸部 X 线片、腹部和盆腔 CT 以及女性患者乳房 X 线检查。对那些治疗反应不好或经常发生肌炎的患者，应怀疑潜在的肿瘤[81，122]。最近的一项研究提出须对以下患者进行更广泛的肿瘤学检查，即有全身症状，发病迅速的皮肌炎或多发性肌炎，无雷诺现象，红细胞沉降率很快和肌酸激酶水平很高的患者[85]。

有间质性肺疾病的患者出现甲状腺疾病的概率增加，特别是甲状腺功能减退[56]。青少年皮肌炎的发病率大约是每年新发 1 例 / 百万人口，女性多发（2∶1），好发于 10 岁之前[72]。除了以上描述的症状，青少年皮肌炎还常出现血管受累的表现，包括致命的胃肠道溃疡伴发出血[1]。多器官受累常见。本病发病前常有感染[123]。预后良好，70% 的患儿可以痊愈[123]。在严重的患者，广泛受累的皮损可以伴有大面积瘢痕和弥漫性钙化[124]。

硬皮病 / 多发性肌炎重叠（硬化性肌炎）是最常见的重叠综合征。虽然肌炎的表现与多发性肌炎 / 皮肌炎相同，但常常缺乏淡紫红色斑和 Gottron 丘疹[125]。硬皮病样损害倾向于局限在肢端。这种重叠综合征与 Ku 抗体有关，有一例与 Graves 病和血小板减少性紫癜伴发的报道[126]。有报道抗 Ku 抗体阳性自身免疫性特发性血小板减少性紫癜与皮肌炎相关[127]。

## 发病机制和组织学特征

多发性肌炎 / 皮肌炎的病因和发病机制尚不清楚，可能是一种环境因素（如药物、毒素或病毒）结合遗传因素引起的原发性免疫介导性疾病[56]。有证据显示体液和细胞免疫均参与发病。

经常出现抗核抗体。抗肌球蛋白和抗肌红蛋白抗体均有报道，但其意义尚不清楚。还不知道是抗体先出现还是随着肌炎的症状而出现，并且抗体的出现不能解释皮肤表现。但是抗肌球蛋白抗体可伴随任何肌炎出现，因而可能是肌肉坏死的结果。

35% ～ 40% 的皮肌炎 / 多发性肌炎患者还可出现一系列的抗核抗体[128]：

- PM-1（PM-Scl）抗体与多发性肌炎和多发性肌炎 / 硬皮病重叠综合征密切相关。
- Ku 抗体是硬化性肌炎的标志。
- PA-1 抗体与多发性肌炎、关节炎和纤维性肺泡炎相关。
- Mi-2 抗体与皮肌炎相关[6，56，128]。

出现抗 RNP 抗原、U1 和 U2 的抗体，虽无特异性，但高度提示皮肌炎 / 系统性硬化症重叠综合征[125，129，130]。抗信号识别微粒蛋白（SRP）抗体并不常见，但通常与严重疾病相关[126]。虽然这些抗核自身抗体具有诊断价值，但在发病机制中的意义还有待证实。抗 p155-kD 蛋白的抗体在 22% 多发性肌炎 / 皮肌炎患者和 75% 癌症相关的皮肌炎患者中可检测到[131]。在日本患者中，抗 CADM-140 抗体更常见于无肌病皮肌炎患者，并与肺间质病变相关[132-133]。

皮肌炎和多发性肌炎可以与其他自身免疫性疾病伴发，包括自身免疫性甲状腺疾病和胰岛素依赖性糖尿病[56，134]。体液免疫在皮肌炎中的确切作用还不清楚，但可能主要与微血管缺失及局部缺血性损害相关[135]。

细胞介导的免疫在多发性肌炎的实验模型中有重要作用，从变应性肌炎（基于连续注射带有福氏佐剂的异源肌组织）动物体内得到的淋巴细胞证实对共培养的骨骼肌纤维产生细胞毒作用，并能进行淋巴母细胞转化。在人类疾病中这些也同样存在，但尚不清楚这些是疾病原始启动因子还是肌肉损害的结果[1]。已有各种细胞免疫异常的报道，包括骨骼肌中出现激活的单核细胞，异常的骨骼肌单核细胞转运，自体同源混合淋巴细胞应答降低，以及对自体同源肌肉有丝分裂和增殖的应答[56，136-137]。

由于在皮肌炎和多发性肌炎患者中，特别是在抗 Jo-1 抗体阳性的患者中，HLA-B8 和 HLA-DR3 出现的概率升高，提示与遗传因素有关[56，138]。偶有家族发病的报道[56]。

一些动物实验模型对研究人类肌炎的可能发病机制带来了曙光[56]。给一些动物注射肌肉提取物可以导致轻的、非持久性肌炎[56]。

有几种病毒显示可诱导慢性肌炎样疾病，包括柯萨奇病毒、猴获得性免疫缺陷逆转录病毒和鼠脑心肌炎病毒。病毒株和宿主遗传因素在发病上显得特别重要[56]。尽管还不确定，但已有提示一些皮肌炎患者，特别是青少年患者，可以出现对病毒感染的异常免疫应答[70]。细小核糖核酸病毒，包括柯萨奇病毒属，尤其受到关注[1]。抗 Jo-1 抗体（抗氨酰 tRNA 合成酶抗体）与组胺酰转录 RNA 合成酶发生反应[135]。已经发现这种酶除了可作用于它的常规反应底物 tRNA 外，还能与一系列细小核糖核酸病毒 RNA 反应[56]。自身抗体的出现是这种异常反应的结果[56]。

引人注意的是一种类似皮肌炎的疾病可被一些感染性微生物诱导，包括利什曼原虫、细小病毒（红病毒）B19、人类免疫缺陷病毒和弓浆虫[139-143]。有一例皮肌炎患者发生结核性肌筋膜炎[144]。有报告皮肌炎 / 多发性肌炎为一系列药物的不良反应，如羟基脲、环磷酰胺、足叶乙甙、氟伐他汀、辛伐他汀、普伐他汀、奥美拉唑、米诺环素、卡比马唑、特比萘芬和干扰素 β-1a[145-165]。此外，发现多发性肌炎 / 皮肌炎也与乙型肝炎病毒疫苗接种、银屑病、落叶型天疱疮、Duchenne 型肌营养不良症携带状态、家族性结肠息肉病、溃疡性结肠炎、噬血细胞综合征、有机溶剂和硅凝胶乳房植入物相关[166-175]。

35% 的患者皮损直接免疫荧光检查在真皮-表皮连接处可以见到免疫球蛋白（IgG、IgA 和 IgM）和补体颗粒状沉积[176-177]。选择活检部位很重要，甲床活检经常阳性[176]。最新研究表明，血管壁和真皮-表皮连接处出现 C5b-9 沉积，狼疮带试验阴性[178-179]，这种沉积有高度特异性（93.5%）和敏感性（78.5%）。表皮角质形成细胞 C5b-9 和 IgG 也可阳性[179]。小血管壁出现 C5b-9，提示补体介导的微血管损害可能对皮肌炎的发病起某些重要作用。

儿童皮肌炎的发病机制主要是局部缺血（见下文）[123]。

皮肤病理表现多种多样。红斑性皮疹表现为轻度角化过度和表皮萎缩，伴有表皮突消失（图 17.131）[123]。典型的基底细胞液化变性，有时出现细胞样体（图 17.132）。偶尔基底膜明显增厚。可有明显的真皮上部水肿和噬色素细胞。偶有水肿导致表皮下水疱形成[180]。常出现轻度慢性炎性细胞浸润（图 17.133）。浸润通常局限于真皮浅层，不累及皮肤附属器。浸润细胞由活化的 T 淋巴细胞和巨噬细胞组成，偶尔有真皮朗格汉斯细胞[181]。T 辅助细胞为主。有些病例出现显著的角化过度、毛囊角栓、真皮水肿和基底膜样物质的增多，以致与红斑狼疮的病理改变有明显的重叠，因此，临床病理联系是必要的。最近的研究发现，皮肌炎最一致的组织病理学表现为基底角质形成细胞空泡化变性、真皮黏蛋白物质沉积和轻至中度的真皮内单个核的炎性细胞浸润[182]。可偶见真皮硬化[183]。

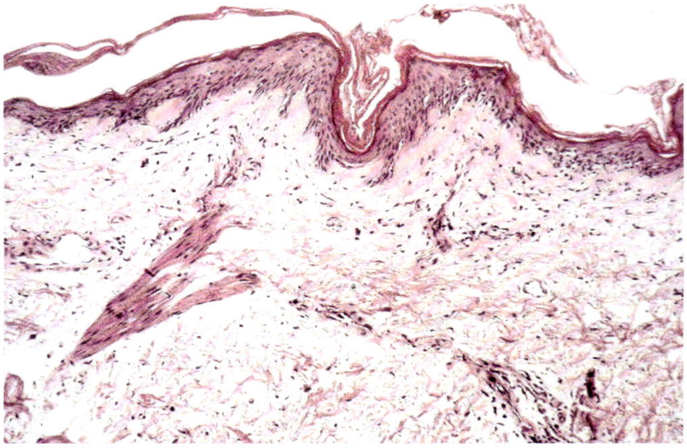

图 17.131 皮肌炎：角化过度和表皮萎缩。注意轻度毛细血管扩张

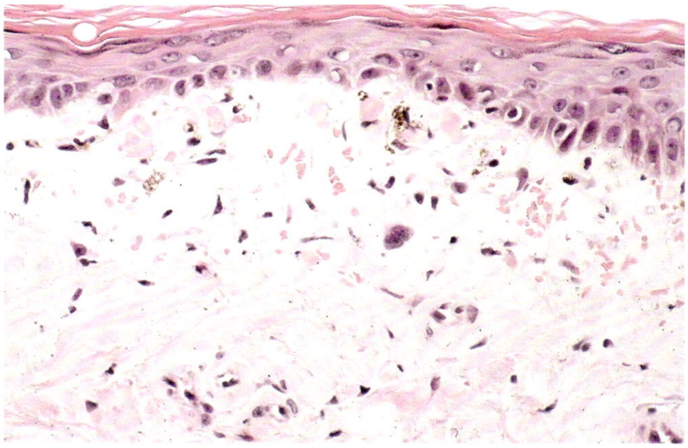

图 17.132 皮肌炎：可见表皮萎缩及皮突消失。本例中细胞样体很明显。注意色素失禁

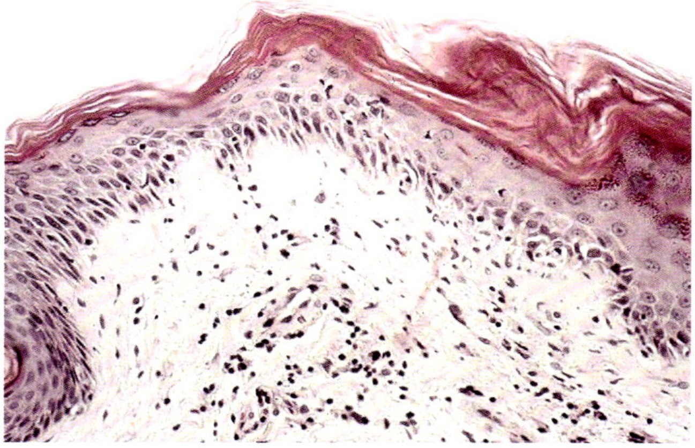

图 17.133 皮肌炎：右侧可以见到灶状基底细胞液化变性。可见慢性炎性细胞浸润

真皮内经常出现阿辛蓝染色阳性氨基葡聚糖物质的增加[180]。有时可见局灶性钙化。偶有明显的脂膜炎。

皮肤异色病皮损出现角化过度，轻度表皮萎缩，表皮突消失和基底细胞液化变性[123]。其他特征还有显著的色素失禁、细胞样小体形成和片状淋巴细胞炎性浸润。真皮水肿，常包含增多的黏蛋白，并特征性地出现明显扩张的血管腔。异色病性蕈样肉芽肿中浸润的核异型细胞不见于本病。

Gottron 丘疹的特征为角化过度、轻度乳头瘤样增生、棘层肥厚或少见的表皮萎缩和界面皮炎改变（图 17.134）[184-185]。向心性鞭毛虫样红斑的组织学表现为界面皮炎改变[47]。

超微结构检查对诊断本病意义不大。可见到出现在内皮细胞和外皮细胞胞质中与 SLE 中相同的网管状包含物，但它们的意义不是很清楚[186]。

青少年皮肌炎皮损病理表现与上述描述类似，有时有明显的纤维化，常出现钙质沉积和闭塞性血管病（以内膜纤维增生和纤维素样血栓为特征）[123-124]。

骨骼肌改变除了灶性慢性炎性细胞浸润，还包括肌纤维变性和再生（图 17.135、17.136）[123]。炎细胞主要是淋巴细胞，也可见到组织细胞、嗜酸性粒细胞和浆细胞[187]。浸润淋巴细胞除了主要出现在病变肌纤维内及其周围的 T 细胞，也有相当数量的 B 细胞，特别是血管周围[188]。皮损中以 T 辅助细胞为主。然而，高达 25% 的肌肉活检可以没有明显的炎症[4]。变性的纤维是肿胀和强嗜酸性的，肌横纹可以消失（图 17.137）。一些纤维形成空泡，其他的表现有颗粒状或断裂（图 17.138）。增殖和位于中央的肌核常见，嗜碱性的肌浆——再生的特征（图 17.139）。最近有报道在皮肌炎患者中可出现类似包涵体肌炎组织学变化，即胞质内出现边缘空泡结构[189-190]。

如果活检所取皮损为陈旧部位，则出现肌纤维萎缩和肌内膜纤维化。肌纤维束周围萎缩——在肌纤维边缘出现一到两行萎缩的纤维——是皮肌炎的特征性改变[191]。皮肌炎和多发性肌炎的肌肉病理改变有所不同[56]。炎性细胞浸润在皮肌炎中倾向于在间隔和血管周围，而在多发性肌炎则位于肌纤维束内。皮肌炎的肌肉坏死累及小群肌纤维，而多发性肌炎倾向于单个和稀疏的肌纤维坏死。

偶尔也可出现去神经性神经病的损害特征，主要是由于炎症波及小的肌内神经纤维[123]。在治疗后的

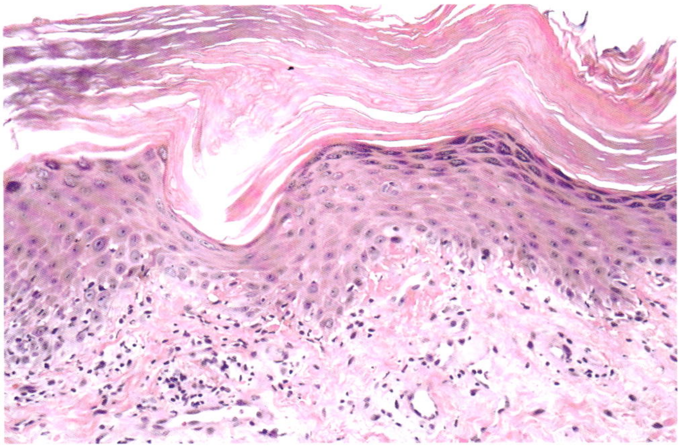

图 17.134 Gottron 丘疹：类似扁平苔藓的角化过度、颗粒层增厚和不规则棘层肥厚。基底细胞液化变性，真皮浅层可见细胞样体（By courtesy of D.Whittemore，DO，MD Anderson Cancer Center，Houston，Texas，USA.）

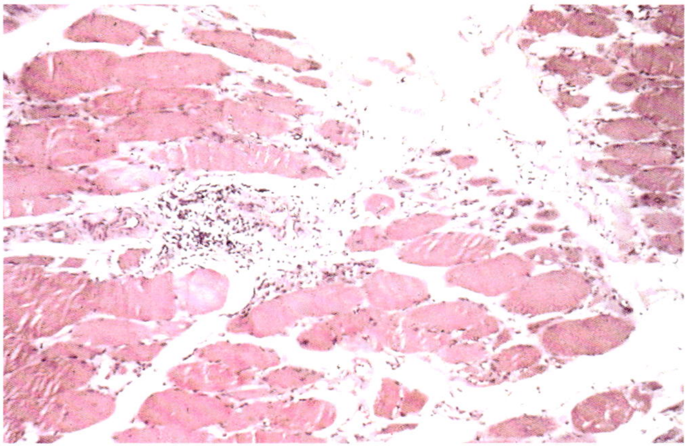

图 17.135 皮肌炎：注意血管周围的慢性炎性细胞浸润

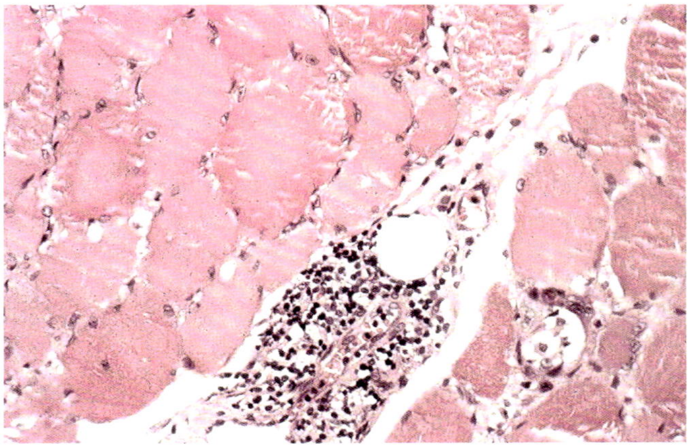

图 17.136 皮肌炎：浸润细胞主要是淋巴细胞

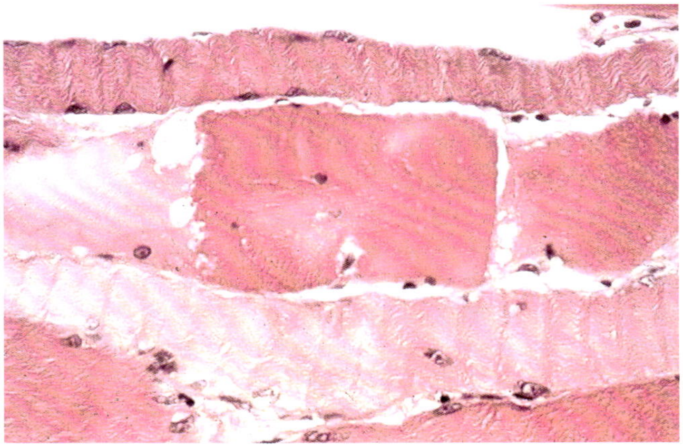

图 17.137 皮肌炎：中央的纤维高度肿胀、嗜酸性和断裂，横纹消失

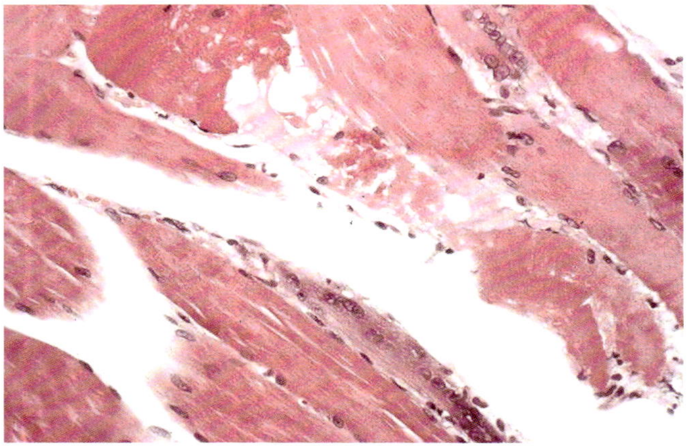

图 17.138 皮肌炎：上中视野的纤维肿胀、嗜酸性、空泡状，部分呈颗粒状，下方是再生的嗜碱性细胞

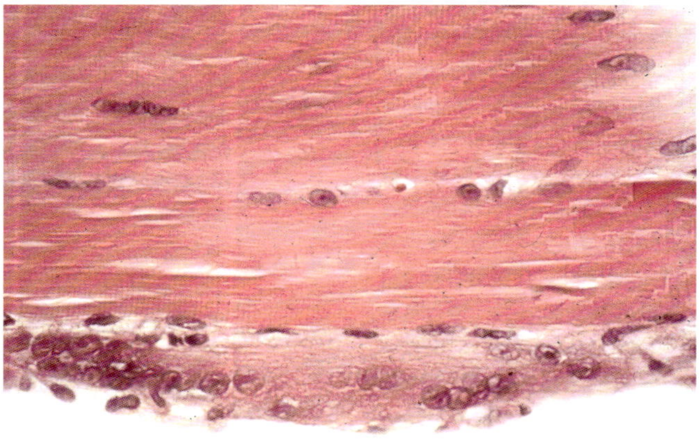

图 17.139 皮肌炎：下方的纤维嗜碱性，显示过多的再生细胞核特征。注意上层纤维中核位于中心

患者可以见到Ⅱ型肌纤维类固醇性萎缩。

儿童皮肌炎中常可见影响毛细血管、小静脉和小动脉的血管改变[192]。浸润的炎性细胞通常较稀疏，包括淋巴细胞、单核细胞和浆细胞，主要位于肌纤维束周围结缔组织的血管周围[193]。肌肉改变轻者为肌纤维束周萎缩，严重者为灶性坏死、梗死及纤维化[193]。血管损害包括内皮细胞肿胀和坏死、伴有或不伴有闭塞、非坏死性淋巴细胞血管炎和外周分支毛细血管床的缺失[193]。

儿童皮肌炎肌肉活检的免疫荧光检查可见血管壁内 IgM 和 C3 沉积[193]。

# 混合性结缔组织病

## 临床特征

混合性结缔组织病（mixed connective tissue disease，MCTD）由 Sharp 等最先提出，特征是患者出现与系统性硬化病、系统性红斑狼疮、多发性肌炎 / 皮肌炎重叠的症状和体征[1-2]。

虽然混合性结缔组织病是否作为一种有别于其他结缔组织病的独立疾病还有争议，本病有其自身的临床和血清学特征[3-4]。有些患者可出现不足以诊断的表现，经过一段时间发展成典型的 MCTD 或其他结缔组织病，特别是 SLE。这些患者被认为是未分类或未分化的结缔组织病[5]。

MCTD 女性明显多发（16：1），没有种族特异性[6-7]。通常 11 ～ 30 岁发病，儿童也可累及[1，8-10]。临床表现包括关节痛、非畸形性关节炎、手指肿胀变细呈锥形或腊肠状、雷诺现象、食管蠕动功能异常、肌炎、淋巴结病、发热、肝肿大、浆膜炎和脾肿大[1，11]。最初认为本病不出现肾、肺或神经受累和血管炎。此外，血清学改变包括高滴度的抗可浸出性核抗原（ENA）、U1-RNP 和斑点型抗核抗体。不出现抗可溶性核抗原 SM 抗体。本病对糖皮质类固醇激素治疗反应好，预后乐观。

后续经验得到的资料表明，上述内容的简单概括需要不断加以修正[6，12]。虽然已经提出了多个 MCTD 的诊断标准，通常选择 Alarcón-Segovia 和 Cardiel 标准，因为其简便易行[13]。如果这个标准被限制在某些关键临床表现上应用，则 MCTD 诊断成立（表 17.11）[7]。

诊断 MCTD 必不可少的是出现高滴度的抗 ENA 抗体（抗 U1-RNP）。U1-RNP 是一种 RNA 蛋白质复合物，由 U1 snRNA 和一些蛋白质组成，其中 U1-70K 蛋白质是这种复合物特有的[14]。MCTD 中针对 U1-70K 蛋白的抗体是最突出的，那些针对 U1-70K 蛋白凋亡形式的抗体似乎是特别有用的 MCTD 血清

表 17.11 混合性结缔组织病的诊断标准

| |
|---|
| 血清学 |
| 高滴度的抗 RNP 抗体（＞ 1：1600，采用血细胞凝集试验或其他方法） |
| 临床 |
| 双手水肿 |
| 滑膜炎 |
| 肌炎（活检证实或 CPK 升高） |
| 雷诺现象（2 或 3 期） |
| 肢端硬化病 |
| 诊断 MCTD 还需要 |
| 阳性的血清学加 3 项或更多的临床标准 |
| CPK，肌酸磷酸激酶；MCTD，混合性结缔组织病；RNP，核糖核蛋白。 |
| Reproduced with permission from Alarcón-Segovia，D.（1994）Clinics in Dermatology，12，309-316 |

学标志[15]。抗ENA抗体也可出现在SLE患者血清中，但在MCTD，抗原抗体反应对核糖核酸酶和胰蛋白酶敏感，并且抵抗脱氧核糖核酸酶，抗原实际上是核糖核蛋白（U1-RNP）[16]。在SLE，抗体活性抵抗核糖核酸酶和脱氧核糖核酸酶，但对胰蛋白酶敏感，抗原是SM。系统性硬化症或皮肌炎不出现抗ENA抗体。MCTD患者不出现抗天然DNA抗体[17]。抗Ro（SSA）抗体出现在伴有颊红斑和光敏感的患者[18]。有报道一例MCTD患者出现抗核孔蛋白p62抗体，并提示结缔组织疾病患者出现该抗体意味着预后不良[19]。MCTD病情活动者比那些病情稳定者有着显著较高的血清抗内皮细胞抗体，抗内皮细胞抗体是疾病活动性非常有用的标记[20]。此外，抗蛋白酶-3中性粒细胞胞质抗体在MCTD中可被检测到，并能导致系统性动脉粥样硬化的发生[21]。

除了双手和手指改变和雷诺现象，患者还可出现秃发、局部色素沉着和色素脱失以及硬皮病样甲皱褶微循环病。也可出现DLE、SCLE和SLE皮损[22]。偶尔出现皮肌炎样皮损。也有报道个别患者出现伴有溃疡的青斑样血管炎并且预后不好[23]。其他少见表现包括脱发和口腔溃疡[24]。约1/3的患者出现干燥症状[25]。

MCTD的系统表现很常见，包括畸形性多关节炎，主要累及双手和双足（常与类风湿因子阳性相关），关节旁和腱鞘周围的结节，以及累及前臂、手腕、双手和双足的钙化[6, 26]。出现独特的“短指手”现象的毁形性关节病具有特征性[16]。

如果病情迁延，患者出现内脏损害的概率比以前认为的大得多[22]。主要是无症状性呼吸系统损害。然而，预后不良的肺动脉高压并非罕见[27-28]，是MCTD最严重的临床表现[29]。出现抗$\beta_2$-糖蛋白Ⅰ抗体被证明与MCTD患者肺动脉高压的发生相关[30]。肺静脉闭塞性疾病也参与MCTD患者肺动脉高压的发病[31]。高达10%的患者出现肾损害（虽然很轻），有相当数量（较大比例）的患者出现神经精神症状和脑损害表现，包括三叉神经病和偏头痛[32]。晚期混合性临床表现变得不明显，常演化为单个疾病表现，通常是系统性硬化症。虽然通常认为MCTD死亡率较低，但如果累及内脏，致死率则比原先估计的要高。

MCTD也与以下疾病相关，包括桥本甲状腺炎、胸腺癌、结节病、维生素D缺乏症、视网膜血管病变、急性冠脉综合征、Kikuchi-Fujimoto病、混合型自身免疫性溶血性贫血、自身免疫性血小板减少性紫癜、血栓性血小板减少性紫癜、脂膜炎、梗阻性肥厚型心肌病、食管运动功能障碍、肺间质病变、黏膜类天疱疮、感音性神经性听力丧失，MPO-ANCA阳性多脉管炎、皮肤型结节性多动脉炎、人亲T淋巴细胞病毒Ⅰ携带状态、无菌性脑膜炎、ANCA阳性肾小球肾炎和肾病综合征[33-54]。

## 发病机制和组织学特征

MCTD的病因和发病机制尚不清楚。但与暴露于氯化乙烯后明显有关[32]。有报告与同种异型免疫球蛋白（Gm）相关，并在伴有多关节炎患者中出现HLA-DR4频率增加[16, 55]。患者常出现淋巴细胞减少伴循环T细胞减少和B细胞增多[16]。

不同皮肤表现的组织学特征在相应部分已讨论（图17.140、17.141）。无典型特征的皮损标本，组织学特征类似于亚急性红斑狼疮[56]。

直接免疫荧光检查可见到表皮细胞斑点型核阳性，推测代表体内结合的抗U1-RNP抗体[57]。

# 复发性多软骨炎

## 临床特征

复发性多软骨炎是一种少见疾病，其特征为全身软骨组织反复出现的炎症，其结果是变性并被纤维组织所代替（图17.142）[1-2]。耳（93%）、鼻（56%）、喉和气管（30%）是主要的受累部位[3-7]。近50%的患者可以出现皮肤表现[6]。男性稍多见，一项大样本的研究表明其诊断时的平均年龄为46.6岁[8]。儿童极少发病[9-10]。儿童和成人发病的复发性多发性软骨炎患者有相似的临床特征[10]。然而，儿童往往比成年人更常有自身免疫性疾病家族史[10]。但是，儿童复发性多软骨炎很少与自身免疫性疾病相关[10]。本病临床诊断标准中，符合3项加上病理学软骨炎的特征，即可以诊断（表17.12）[5]。

本病主要发生于白种人，也可见于亚洲人、黑人、西班牙人和日本人[3]。性别无明显差异。大多数患者于31～40岁发病[4]。无明显遗传倾向[6]。临床表现轻微，类似于白塞病或炎性肠病，诊断比较困难[2, 11]。家族性病例罕见[12]。

耳软骨炎是最常见的损害，经常对称发生[3]。患者耳部出现疼痛性、触痛红斑，有时耳部肿胀，呈蓝黑色[6]。慢性损害可导致耳郭扭曲变形和松弛。关

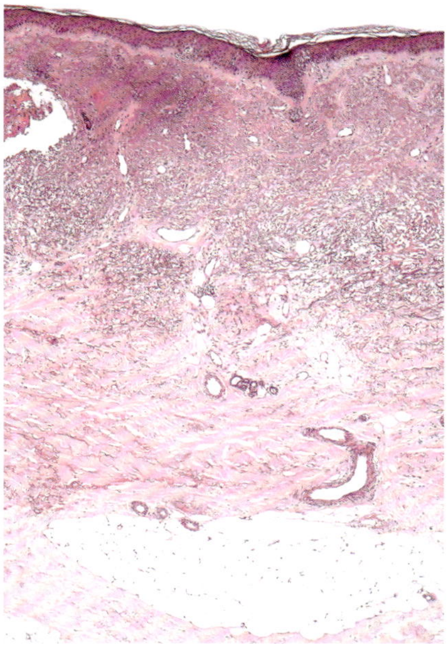

图 17.140 混合性结缔组织病：硬斑病样特征。有致密的真皮硬化，向皮下脂肪延伸

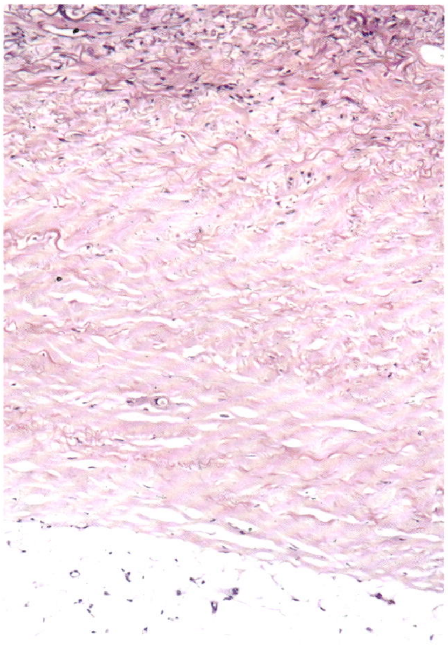

图 17.141 混合性结缔组织病：高倍显示真皮硬化

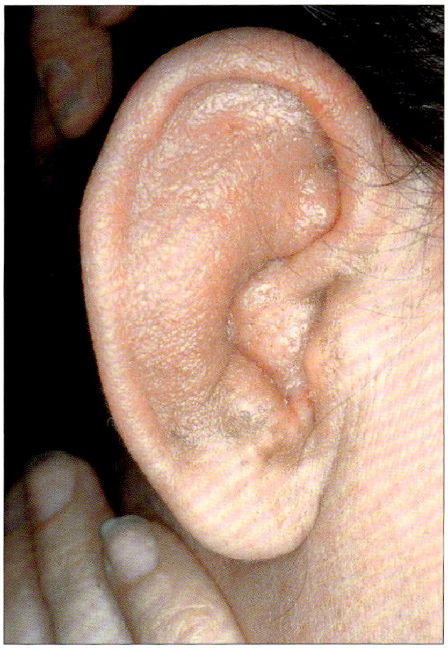

图 17.142 复发性多软骨炎：耳部出现明显的红斑和肿胀（By courtesy of R.A.Marsden，MD，St George's Hospital，London，UK.）

表 17.12 复发性多软骨炎的诊断标准

| |
|---|
| 复发性关节软骨炎 |
| 耳蜗和前庭损害 |
| 眼睛损害 |
| 鼻的损害 |
| 气管 / 咽部损害 |
| 非侵蚀性多关节炎 |

节炎（血清学阴性）主要累及胸锁、肋软骨和胸骨柄关节[3]。可以影响一个或多个关节，且损害通常是游走性的[6]。超过 50% 的患者可出现鼻部损害[8]，痛性的鼻软骨炎可以导致鼻出血，偶可形成鞍鼻。11% 的患者出现口疮病[2]。6% 的患者可出现口腔和生殖器小溃疡[2]。本病的早期，单个部位炎症损害容易与丹毒混淆[13]。

眼部病变包括结膜炎、角膜溃疡、虹膜睫状体炎、巩膜外层炎、眼球突出、白内障、视网膜脉络膜炎、穿孔性巩膜软化、巩膜炎、视网膜脱离、失明、眼睑水肿及肌麻痹和视神经病变[3, 6, 8, 14-17]。有报道一例复发性多软骨炎患者由于闭塞性微血管病导致慢性结膜炎[18]。中枢神经系统并发症包括无菌性脑膜炎和脑膜脑炎、嗜睡性脑炎和路易体样痴呆症[17, 19-23]。三叉神经痛也有报道[24]。

呼吸道病变可能会影响到喉、气管和大支气管，出现梗阻症状、狭窄、坍塌、气胸、气腹和支气管肺炎[3, 7-8, 25]。偶尔累及气道是本病唯一的临床症状[26]。心血管损害包括心脏瓣膜功能不全、传导缺陷包括完全性心脏传导阻滞、主动脉囊状中层坏死、主动脉炎、主动脉瓣反流、血管炎和心包炎、心包积液[3, 8, 17, 27-30]。达 10% 的患者出现心脏瓣膜损害和系统性血管炎，后者类似于结节性多动脉炎[31]。耳损害包括外耳软骨炎、中耳炎、眩晕和耳聋[32]。

35% ～ 50% 的患者可有皮肤表现，甚至有大约 12% 的病例皮肤表现先于复发性多软骨炎出现[2]。皮肤病变包括白细胞碎裂性血管炎、低补体血症荨麻疹性血管炎、皮肤结节性多动脉炎、持久性隆起性红斑、网状青斑、脱发、指甲生长迟缓、红斑结节、离心性环形红斑、多形红斑样损害、荨麻疹样斑块、结节性红斑、血栓形成、坏疽性脓皮病样病变、Sweet 综合征、炎症后色素沉着和银屑病[2-3, 6, 33-43]。偶见血脂正常性扁平黄瘤病，伴有血管炎的小叶间隔性和小叶性脂膜炎[44-45]。

高达 30% 的患者可出现重要并发疾病，包括白细胞碎裂性血管炎、系统性血管炎（Takayasu 和颞动脉炎、韦格纳肉芽肿病）、桥本甲状腺炎、关节炎、干燥综合征、皮肌炎、MCTD、SLE、炎性肠病（溃疡性结肠炎和克罗恩病）和骨髓增生性疾病[2, 6, 32, 46-54]。复发性多软骨炎还可合并以下罕见疾病，包括强直性脊柱炎、白塞病、HIV 感染、脾脓疡、慢性丙型肝炎、混合性冷球蛋白血症、结节病、普通变异型免疫缺陷病、家族性地中海热和淀粉样变病[55-62]。

最常见的实验室异常包括红细胞沉降率增快和贫血。也有报道尿氨基葡聚糖增高[63]。

复发性多软骨炎有很高的致死率。5年的存活率大约为74%[32]。常见的致死原因有感染、呼吸衰竭、系统性血管炎、大血管动脉瘤破裂和肾衰竭[1, 32]。

有报道一些复发性多软骨炎患者与骨髓增生异常综合征相关[41, 64-68]。这很值得注意，因为骨髓增生异常综合征与自身免疫性疾病相关[69-70]。一项对200例患者的研究表明，11%的患者发生骨髓增生异常综合征[2]。复发性多软骨炎可伴发其他恶性肿瘤，包括脾非霍奇金淋巴瘤、慢性淋巴细胞性白血病、慢性髓系单核细胞白血病和卡波西肉瘤[71-74]。伴发上皮性恶性肿瘤少见[75]。

复发性多软骨炎与促黄体激素释放激素（LH-RH）类似物戈舍瑞林（goserelin）相关。由于该病在怀孕期间和绒毛膜促性腺激素治疗期间有恶化的可能，提示激素可能为一种诱发因素[76]。

## 发病机制和组织学特征

对复发性多软骨炎的确切病因知之甚少。一些研究推断与免疫学机制相关[6]。很多患者出现相关的自身免疫性疾病支持这一假说。部分患者可检测到Ⅱ型胶原蛋白（一种软骨组织中超过50%的蛋白）抗体（主要是IgG），滴度为1∶10～1∶320[37, 46, 77-78]。这种抗体直接与天然的或变性的胶原蛋白反应[46]。采用ELISA法研究显示，50%的患者出现抗Ⅱ型胶原蛋白抗体[79]。同一研究中，4%的对照和15%的类风湿性关节炎患者血清中也出现此抗体。出现自身抗体的患者显示疾病活动，而那些没有自身抗体的患者病情缓解，或是正在治疗[46]。Ⅱ型胶原免疫的大鼠可发生耳软骨炎，这些大鼠的软骨组织中免疫荧光检查显示IgG和C3阳性[80]。发现一例患者具有对Ⅱ型胶原肽261～273特异性的T细胞克隆[81]。

也有报道该病与HLA-DR4之间的相关性，但没有任何DR4亚型优势[82]。

通过间接免疫荧光检查可检测到抗胎儿软骨组织抗体[78]。文献显示这些抗体经胎盘传递并与新生儿累及相关，提示这种抗体在发病中有意义。一些作者认为matrilin-1（一种软骨基质蛋白）是自身免疫反应的靶组织[83-84]。另一些作者在13%的患者中发现抗matrilin-1抗体，并且抗体的滴度与症状相关[85]。matrilin-1免疫的大鼠可出现鼻呼吸道异常（但不是耳或关节改变）[86]。软骨寡聚物基质蛋白被认为是一种潜在的自身抗原[87]。

复发性多软骨炎也出现循环免疫复合物，在炎症的软骨组织中有免疫球蛋白和补体沉积，进一步支持本病发病的免疫学机制假说[3, 38, 46]。已有报道在两例患者软骨纤维连接处出现免疫球蛋白和补体C3的颗粒状沉积[87]。也有报道可检测到抗中性粒细胞胞质抗体（ANCA）[88]。血清中巨噬细胞移动抑制因子水平升高[89]。有报道复发性多软骨炎患者血清前炎症细胞因子，包括巨噬细胞炎性蛋白1β、单核细胞趋化蛋白1和白细胞介素-8的水平的增加[90]。

有一些证据表明，细胞免疫也可能在发病机制中占有重要地位。患者出现对软骨组织氨基葡聚糖淋巴母细胞转化试验和巨噬细胞移动抑制试验阳性[1]。这种反应与疾病活动性相关。也有报道在复发性多软骨炎患者中发现NK/T细胞失调[91]。

皮肤的组织学变化不明显。真皮出现轻度的灶性淋巴组织细胞浸润。然而，对纤维软骨组织检查可见周边的软骨细胞出现变性和炎症，软骨组织失去嗜碱性，阿辛蓝染色颜色变淡（图17.143、17.144）。炎性细胞包括淋巴细胞、浆细胞、组织细胞和少量的多核细胞浸润。变性的软骨最终由肉芽组织和纤维组织

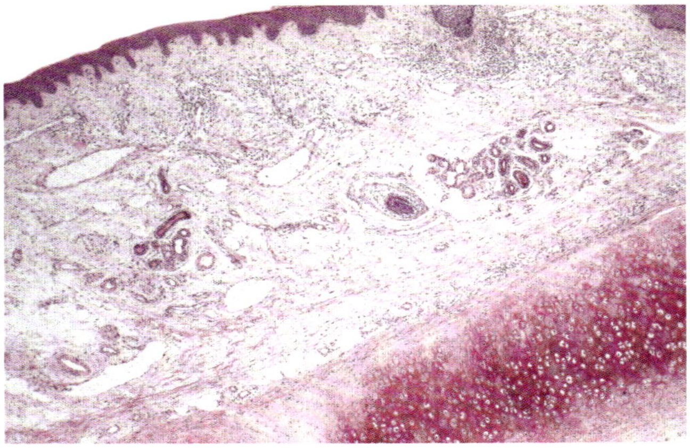

**图17.143** 复发性多软骨炎：在这个早期皮损，变性软骨出现明显的嗜酸性改变

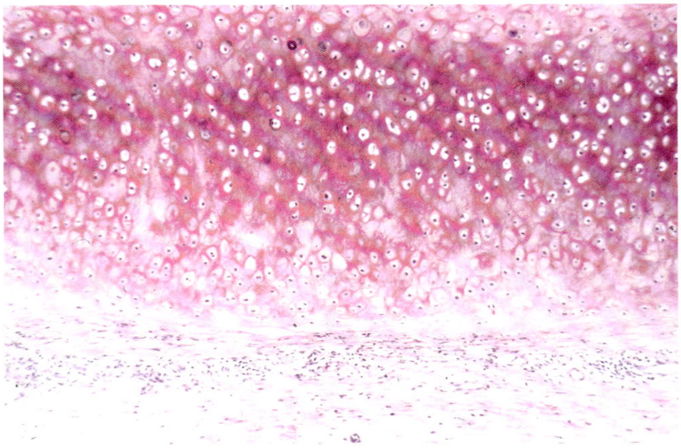

**图17.144** 复发性多软骨炎：软骨周围出现轻的慢性炎细胞浸润

替代[3]。偶有报道出现类似淋巴瘤的非典型性淋巴样细胞浸润[92]。

## 鉴别诊断

耳轮结节性软骨皮炎出现特征性纤维蛋白层、肉芽组织和变性软骨而可以区别开来。临床上，耳轮结节性软骨皮炎表现为局灶性打孔样溃疡，这与复发性多软骨炎的耳弥漫性损害不同。

（安湘杰译　黄长征校　杨希川审）

# 第18章 皮肤感染性疾病

Wayne Grayson

# 病毒感染性疾病

## 寻常疣

寻常疣（common wart）由人乳头瘤病毒（HPV）所致（图 18.1）。人乳头瘤病毒是 DNA 病毒，属于乳头瘤病毒家族。目前，已知的 HPV 基因型超过 100 种，根据其 DNA 的同源性将其分为不同类型（DNA 杂交）（表 18.1）[1-4]。如果要确定一个新的 HPV 基因型，其特定的基因序列必须和其他已知序列的差异大于 10%[4]。已经有完整病毒的单克隆抗体，能够确定 HPV 的类型；对病毒成分的抗体只是组织成分特异性的（图 18.2）。近年来，分子病理学的进展迅速，提供了改良且有效的 HPV 检测方法如原位聚合酶链式反应（in situ PCR）及非同位素原位杂交（non-isotopic in situ hybridization，NISH）[5]。

乳头瘤病毒很小，无包膜，为二十面体对称结构，内含大约 8000 个碱基对组成的双链 DNA[4, 6]。病毒颗粒直径大约是 55 nm，含有 72 个衣壳蛋白亚单位[1-2, 4, 6]。HPV 的基因组分成三个功能区：一个晚期区，一个早期区和一个由 1000 个碱基对组成的非编码上游调控区（upstream regulatory region，URR）。该上游调控区紧接 E6 开放读码框（open reading frame，ORF），内含调节所有开放读码框表达的序列，包括启动子区和转录增强子序列。该病毒表达超过 20 种的 mRNA，表达方式通常有分化特异性及细胞特异性[4]。位于早期区的基因（E1、E2、E4、E5、E6、E7）与转录、复制、细胞转化有关。E4 开放读码框在已分化的 HPV 感染的上皮细胞内高表达。某些形式的 E4 可以编码一种可以破坏细胞角蛋白网的蛋白质，造成凹空细胞[4]。E4 开放读码框在不同类型 HPV 中差异最大[7]。各种病毒基因型常可在特定解剖部位的皮损中检测出来，或呈现特征性的组织学改变[2, 8-10]。

人类 HPV 感染可以导致很多种病变，包括寻常疣、丝状疣、扁平疣、生殖器疣以及鲍恩样丘疹

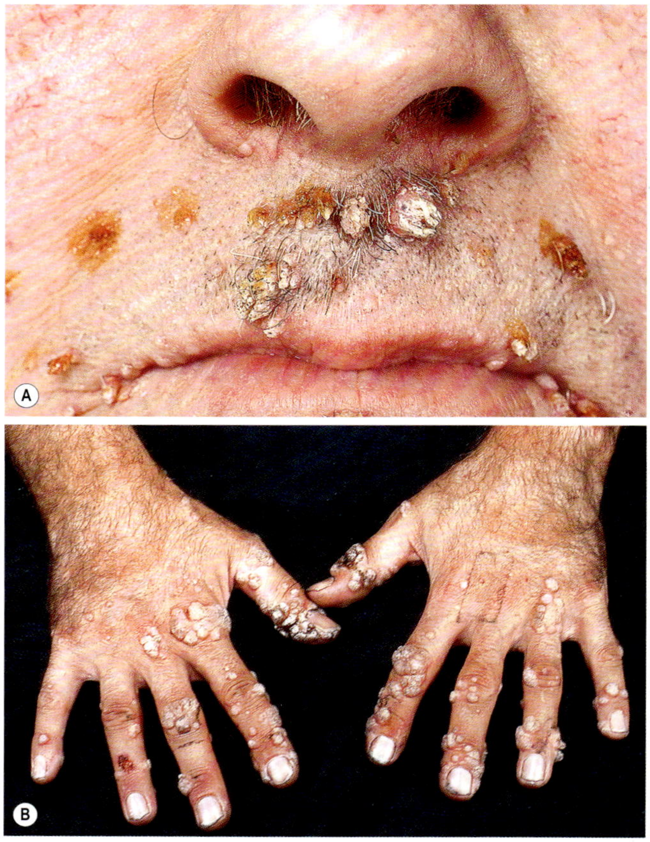


图 18.1 病毒疣：（A）寻常疣常见，可累及任何部位；（B）皮损常多发［（A）By courtesy of the Institute of Dermatology, London，UK；（B）By courtesy of J.C. Pascual，MD，Alicante，Spain.］

病[6]。黏膜损害包括口腔疣、尖锐湿疣、局灶性上皮增生、或 Heck 病、鼻腔和结膜乳头瘤、喉部乳头瘤及宫颈损害[4, 6]。除了 HPV 在宫颈癌发病中的作用外，人们逐渐认识到，HPV 在一些肿瘤，包括鲍恩病、肛门及外生殖器和其他部位恶性肿瘤的发病中亦起重要作用[2]。同时也认识到 HPV 感染可以是无症状的，也可以是病毒携带状态。最近一项研究显示，HPV 感染通常可存在于正常人皮肤数年，并且与年龄、性别、疣病史、免疫抑制剂使用或 HPV 类

表 18.1 人乳头瘤病毒感染的不同型别

| HPV 型 | 相关临床损害 |
|---|---|
| 1 | 深在跖疣，寻常疣 |
| 2 | 寻常疣，扁平疣 |
| 3 | 扁平疣 |
| 4 | 寻常疣，跖疣 |
| 5 | 疣状表皮发育不良 |
| 6 | 生殖器疣，喉部乳头瘤 |
| 7 | 屠夫疣 |
| 8 | 疣状表皮发育不良 |
| 9 | 疣状表皮发育不良，角化棘皮瘤 |
| 10 | 扁平疣 |
| 11 | 喉部乳头瘤，生殖器疣 |
| 12 | 疣状表皮发育不良 |
| 13 | 局灶性上皮增生 |
| 14、15 | 疣状表皮发育不良 |
| 16 | 生殖器疣，鲍恩样丘疹病，宫颈非典型增生，宫颈癌，鳞状细胞癌，生殖器外鲍恩病 |
| 17 | 疣状表皮发育不良 |
| 18 | 生殖器疣，鲍恩样丘疹病，宫颈非典型增生，宫颈癌 |
| 19 ～ 25 | 疣状表皮发育不良，角化棘皮瘤 |
| 26 ～ 29 | 寻常疣，扁平疣 |
| 30 | 喉癌，生殖器疣 |
| 31 ～ 32 | 生殖器疣，鲍恩样丘疹病，宫颈非典型增生，宫颈癌 |
| 33 | 宫颈癌 |
| 34 | 鲍恩样丘疹病，鲍恩病 |
| 35 | 宫颈非典型增生，宫颈癌 |
| 36 | 疣状表皮发育不良 |
| 37 | 疣状表皮发育不良，角化棘皮瘤 |
| 38 | 疣状表皮发育不良 |
| 39 | 鲍恩样丘疹病，宫颈癌 |
| 41 | 扁平疣 |
| 42 | 生殖器疣，鲍恩样丘疹病，宫颈非典型增生，宫颈癌 |
| 43，44 | 生殖器疣，喉部乳头瘤 |
| 46，47 | 疣状表皮发育不良 |
| 48 | 鲍恩样丘疹病，鲍恩病 |
| 49，50 | 疣状表皮发育不良 |
| 51 ～ 54 | 生殖器疣，鲍恩样丘疹病，宫颈非典型增生，宫颈癌 |
| 55 | 生殖器疣，喉部乳头瘤 |
| Reproduced with permission from Melton，J.L. and Rasmussen，J.E.（1991）Dermatologic Clinics，9，219-233 | |

型无明显关系[11]。

## 临床特征

寻常疣由 HPV 基因型 1、2、4、7 及 26 ～ 29 所致[2, 6]。在免疫抑制的患者，HPV 基因型 75、76、77 也可以致病[12]。曾有一例与 HPV 基因型 57 相关的广泛性、顽固型疣的报道[13]。偶有和生殖器疣有关的 HPV 基因型 6 和 11 导致儿童寻常疣的报道[14]。HPV-16 为常见生殖器疣，有潜在致癌风险，在约 6.6% 的 45 例免疫健全且无生殖器疣的患者中检测到[15]。相对地，累及阴道的尖锐湿疣患者可检测到 2 型 HPV。值得注意的是，这些“非性病”生殖器皮损可发生在小于 5 岁的女幼儿，根据临床和病理会被误认为尖锐湿疣，甚至导致性虐待的指控[16]。

疣很常见，特别是儿童[17]。成人也常被累及。一项针对 2180 位成人调查显示，3.5% 的成人患疣[18]。屠夫和屠宰场工人的患病率相对较高[19-20]。寻常疣可以发生在任何年龄和皮肤的任何部位，最好发于儿童手背、指背及膝盖，为坚硬的角质性丘疹，直径 1 ～ 10 mm（图 18.3、18.4）[17]。同形反应常见[6]。在其他部位的皮损表现不太坚硬，且多呈丝状（图 18.5）。此类损害容易在嘴唇、鼻孔及眼睑出现[3]。巨大甲周疣也曾有报道[21]。疣的表现也可能类似皮角，持续数月到数年，然后自发消退，这种现象在儿童多见。

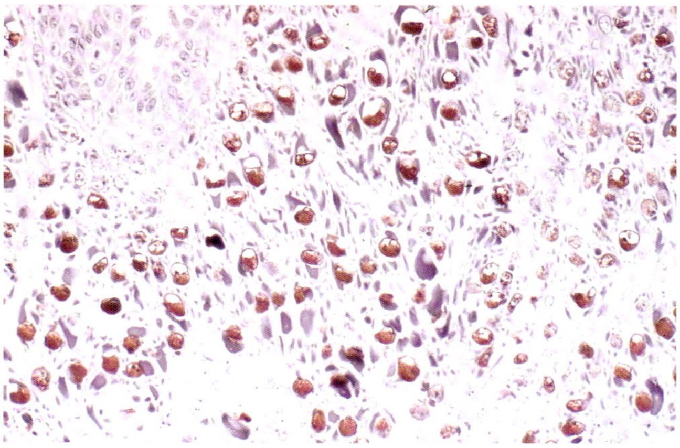

图 18.2 寻常疣：本切片中过氧化物酶标记的抗乳头瘤病毒血清可使核呈阳性标记

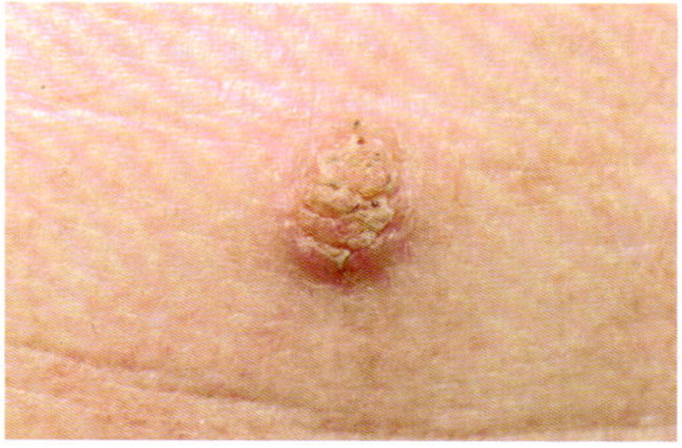

图 18.3 寻常疣：手背部隆起、有鳞屑的斑块（From the collection of the late N.P. Smith，MD，the Institute of Dermatology, London，UK.）

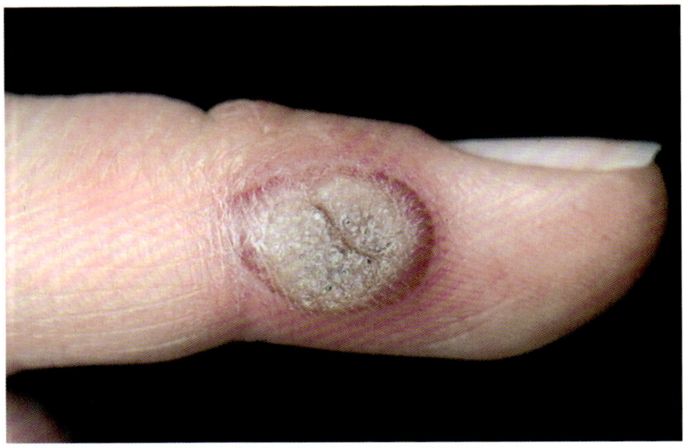

图 18.4 寻常疣：皮损最常见于手及手指（From the collection of the late N.P. Smith，MD，the Institute of Dermatology，London，UK.）

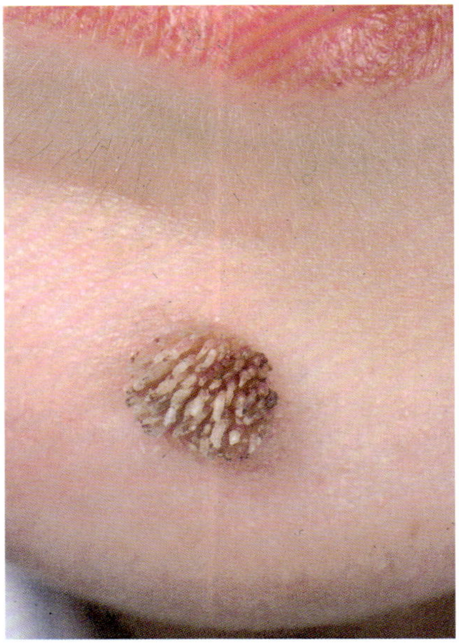

图 18.5 丝状疣：面部及腋窝最好发（From the collection of the late N.P. Smith，MD，the Institute of Dermatology，London，UK.）

慢性免疫抑制的患者（如肾移植之后）通常出现很多疣体（图 18.6）[22-23]。病程慢性，皮损数量不断增多。有报道由 HPV-5 所致的疣状表皮发育不良在 HIV 阳性患者及肾移植之后发生[24]。多发性疣也可

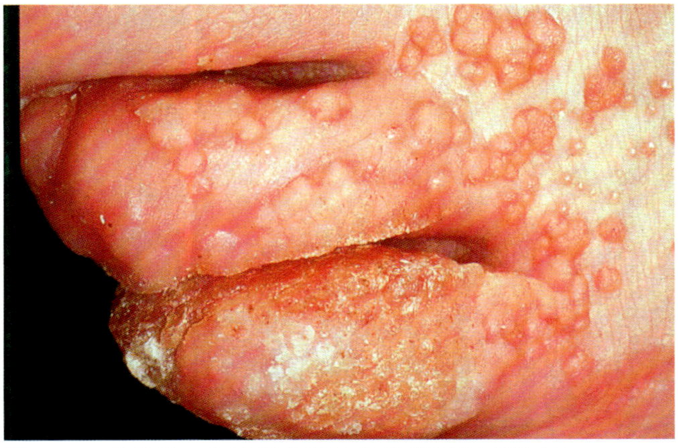

图 18.6 寻常疣：大量损害提示免疫抑制的可能（By courtesy of the Institute of Dermatology，London，UK.）

见于其他免疫抑制的患者，如伴发淋巴瘤、白血病、霍奇金淋巴瘤及 HIV 感染[6，25-27]。在艾滋病患者中，经高效抗逆转录病毒（HAART）治疗，寻常疣可以消退。

## 发病机制和组织学特征

HPV 感染的原位杂交证实，表皮中病毒 DNA 的合成发生在浅表棘细胞层，病毒衣壳产生和全病毒的组装发生在颗粒层[6]。已经证实，HPV 的 DNA 可存在于距离损害周围 15 mm 处[29]。病毒必须生长于分化良好的上皮内，这可能是病毒培养困难和宿主难以消除损害的原因。因为浅层表皮没有直接血供，机体的免疫机制对于病原体和改变的细胞就很难发挥作用。

HPV 皮损的消退通常是自发的，但多发生于数年之后[30]。在消退阶段，细胞介导的免疫机制起着重要作用，可见淋巴细胞浸润至疣体上皮，疣体消退的其他特征包括基底细胞液化变性、表皮变性、血栓形成[30-31]。最近，Toll 样受体（Toll-like receptors，TLRs）被认为在病毒识别和宿主的抗病毒免疫应答中起重要作用。TLR3、TLR9、IFN-β 和 TNF-α 在皮肤 HPV 感染的自然免疫中起到重要作用[32]。朗格汉斯细胞和朗格汉斯样树突状细胞有直接抗病毒作用。该作用过程经 Toll 样受体如 TLR3 的介导，得到增强，并促进 IFN 诱导性趋化因子，包括由 IFN-γ 诱导的 CXCL9[33]。

疣体消退后，患者常对 HPV 感染产生免疫力。细胞免疫缺陷的患者，无论是原发性或继发性、医源性或病毒引起的（AIDS），其疣体发展迅速，没有自发消退的趋势，并且治疗困难。

在轻微损伤的部位通过密切接触，HPV 可通过感染的脱落细胞接种传染；因此寻常疣最常见于手部。甲周疣和咬甲关系密切，跖疣和长期浸于水中有关[18]。

寻常疣的病理示：在外生部分的顶端有丝状棘层肥厚及垂直排列的角化不全（图 18.7）。并有显著角化过度。肥厚的棘层向下延伸，连同邻近未受累的表皮突向中央倾斜，呈抱球状。颗粒层显著增厚，其内有集簇不规则、大的深嗜碱性角质透明颗粒（图 18.8）[3]。后者易见于上皮乳头瘤状乳头之间的凹陷处。在表皮上层可见具有小的固缩细胞核和显著胞质空泡化的大细胞（凹空细胞）（图 18.9）。凹空细胞在生殖器疣中更容易见到（见下文）。结缔组织和扭曲的血管可以伸入真皮乳头（图 18.10）。在部分病例，HPV 可累及毛囊的浅表部位，导致局部改变类似于

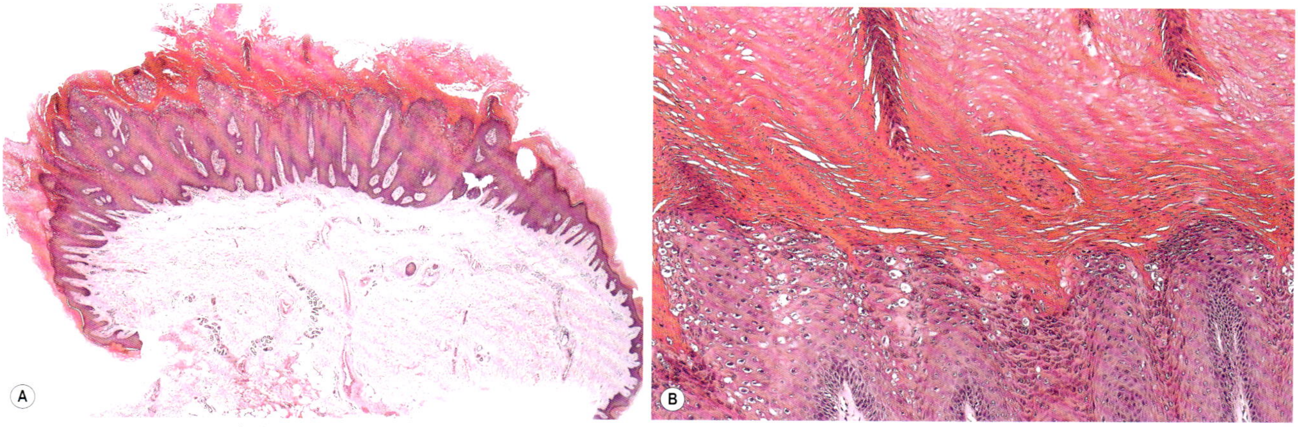


图 18.7 寻常疣：（A）角化过度及乳头瘤样增生；（B）垂直排列的显著角化不全。可见较明显凹空细胞

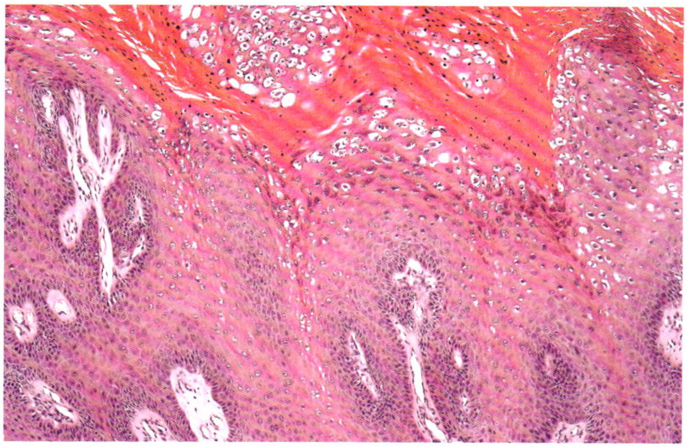

图 18.8 寻常疣：具有特征性的大凹空细胞及不规则角质透明颗粒

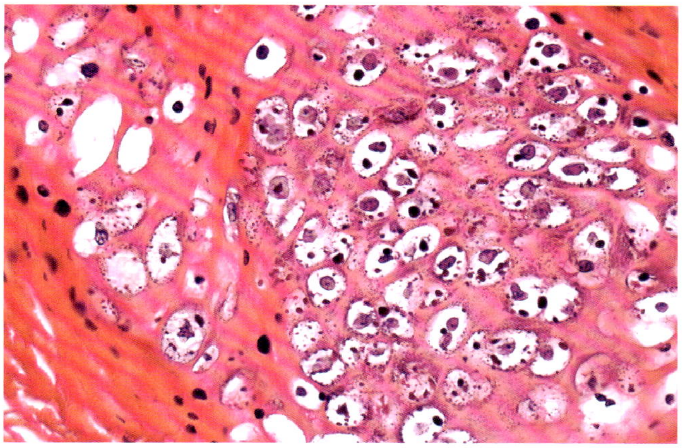

图 18.9 寻常疣：高倍下的凹空细胞

毛根鞘瘤或倒置性毛囊角化病[34]。但并不是所有的此类损害均由 HPV 感染导致[35]。

寻常疣一般与原位癌及侵袭性鳞状细胞癌无关[36-37]。HPV-16 则有报告与甲周鲍恩病与鳞状细胞癌有关[38-40]。HPV 在皮肤肿瘤中的作用将在第 22 章深入探讨。近期分子学研究显示皮肤 HPV 感染与紫外线辐射共同作用，是导致非黑素细胞性皮肤癌相关的致癌因子[41]。

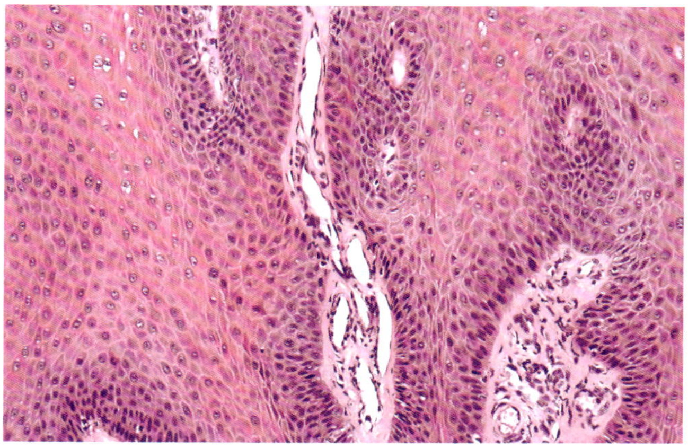

图 18.10 寻常疣：真皮乳头中央有明显扩张的毛细血管襻

# 跖疣

## 临床特征

跖疣（plantar warts）发生在足部，轻微隆起，表现为被角化过度包围的皮肤角质栓（图 18.11）。通常表面有栓塞的毛细血管形成的黑点（图 18.12）[1]。儿童最常见，好发于足部着力点。大部分跖疣由 HPV-1 引起，自觉疼痛；HPV-4 可以产生融合或者镶嵌式的小疣（镶嵌跖疣），无疼痛（图 18.13）[2-3]。手掌及甲周部位也可累及。日本报道了数例由 HPV-60 所致的跖疣，很罕见[4-6]。

损害可能呈结节状、脊状突起或色素性。也可呈囊性[4-10]。囊性损害具有表皮样囊肿的特点，罕见多发[11]。大多与 HPV-60 有关，也有报告与 HPV-57 相关[12-14]。HPV 导致的表皮样囊肿也可见于肢端以外部位[15-16]。色素性疣由 HPV-4、60、65 所致[17]。色素性疣可能有细丝样胞质包涵体[18]。有报道由 HPV-66 导致的巨大跖疣[19]。和掌跖疣有关的另一个 HPV 亚型是 HPV-63[8, 20]。

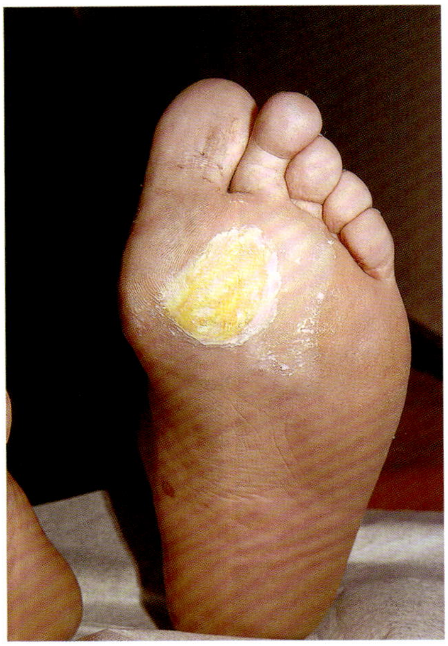

图 18.11 跖疣：皮损扁平，有显著角化过度（By courtesy of R.A. Marsden，MD，St George's Hospital，London，UK.）

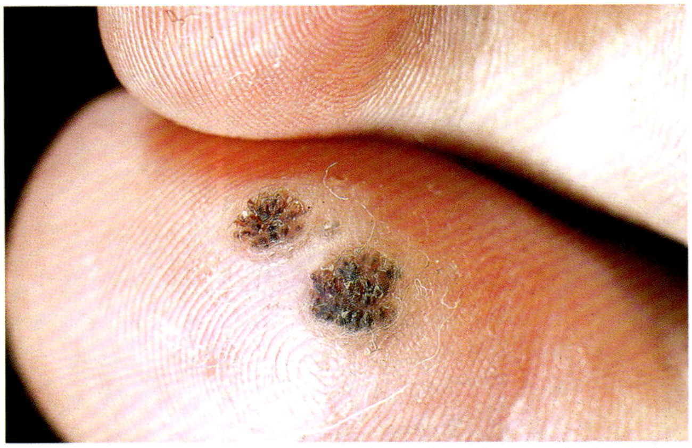

图 18.12 跖疣：皮损中出现血管栓塞通常表明病变要消退（By courtesy of R.A. Marsden，MD，St George's Hospital，London，UK.）

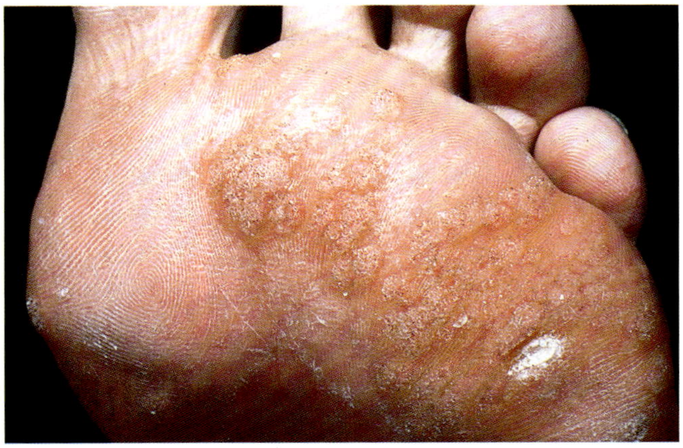

图 18.13 镶嵌疣：多数小疣聚合在一起。治疗困难（By courtesy of the Institute of Dermatology，London，UK.）

儿童跖疣通常在数月消退，但在成人持续时间更长。偶见慢性跖疣和疣状癌（穿掘性癌）的发生有关（第22章）[21-22]。

## 组织学特征

跖疣基本上呈完全内生性生长，多个向深部延伸的棘层肥厚表皮包绕中央的角化不全性角质栓（图 18.14）。其深在性和向下生长的复杂性类似蚁丘，因此也被叫做"蚁冢状疣"。跖疣中空泡化更为显著，在活动增长期，有大嗜酸性（少数嗜碱性）细胞质包涵体，提示巨大角质透明颗粒的增殖失常（图 18.15）。大嗜酸性包涵体多在 HPV-1 所致的感染中见到，在 HPV-60、65 导致的损害中相对少见[7]。在 HPV-4 引起的疣中，受感染的角质形成细胞有显著的空泡化改变，但几乎没有角质透明颗粒。有明显的核内包涵体（图 18.16）。电镜可以证实 HPV 存在于这些细胞核中（图 18.17）。在 HPV-60 所致色素性跖疣的胞质中可以见到黑素颗粒。

退行期的改变和寻常疣相同，表现为浅表血管的栓塞、坏死、混合炎细胞浸润[23]。最近基于 PCR 的多项研究提示其对 HPV 基因型和监测治疗效果均有价值[24]。

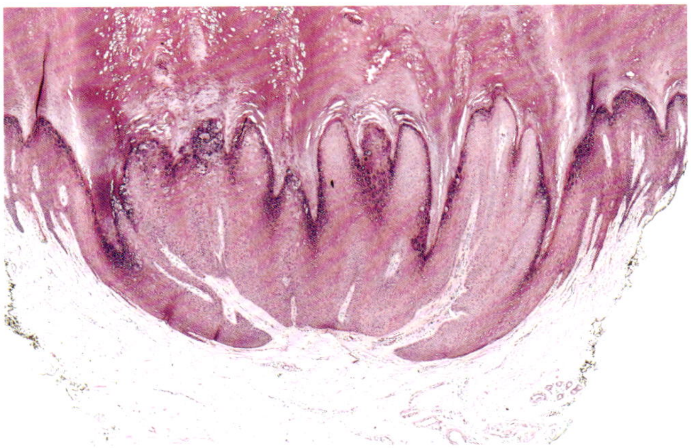

图 18.14 跖疣：角化不全栓位于凹陷的、火山口状的典型损害中

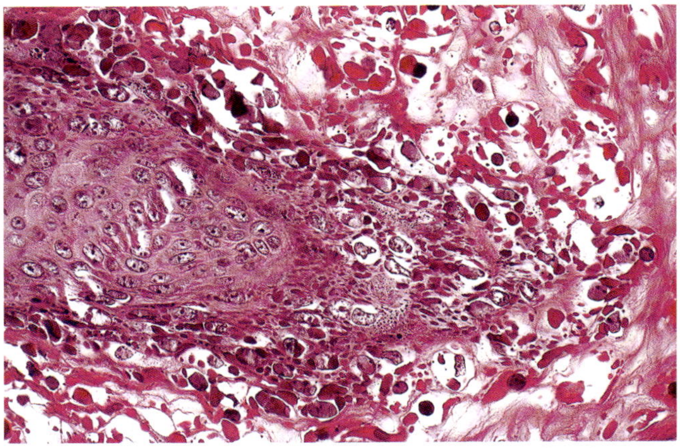

图 18.15 跖疣：嗜酸性角质透明颗粒具有特征性

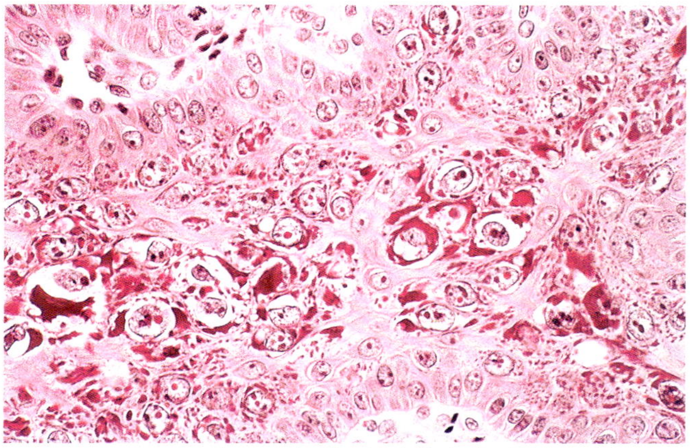

图 18.16　跖疣：注意明显的胞核内嗜酸性包涵体

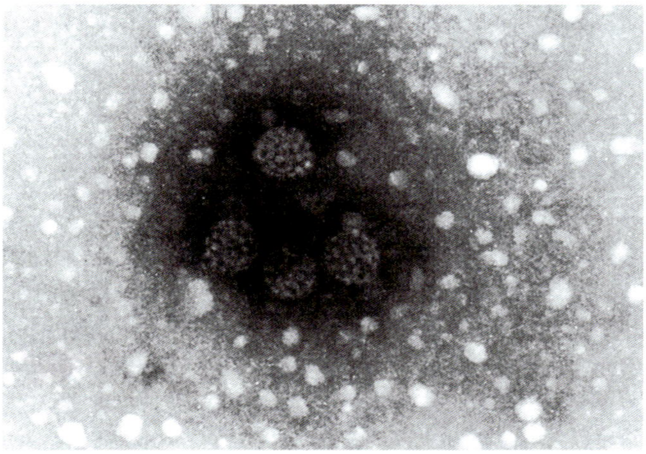

图 18.17　跖疣：具有特征性呈蜂巢状排列的 HPV（By courtesy of I. Chrystie，FIMLS，St Thomas' Hospital，London，UK）

# 扁平疣

## 临床特征

扁平疣（plane warts）通常由 HPV-2、3 或 10 引起，表面平滑，直径数毫米，通常与周围邻近皮肤颜色无明显差别，但也可为灰黄色或浅褐色（图 18.18）[1-3]。HIV 感染者偶可由 HPV-5 引起[4]，扁平疣也可以由 HPV-26-29、41 所致[5]。皮损累及面部、手背、胫部。可能只有数个损害，也可很多，并在搔抓部位融合（同形反应）[6]。本病在儿童常见，妇女也可累及。除 HIV 感染者外，本病很少累及青春期后的男性。皮损可在数周到数月后自发消退，也可持续数年。消退的特征包括瘙痒、红斑、水肿、色素脱失晕及突然发生许多微小的扁平疣[2, 6-7]。细胞免疫在免疫健全患者扁平疣的自发性消退期起重要作用[8]。接受高效抗逆转录病毒的 HIV 患者，多发扁平疣可能发展为免疫重建炎症综合征（IRIS）的皮肤表现[9]。曾有面部激光治疗后扁平疣皮损加重的报道[10]。

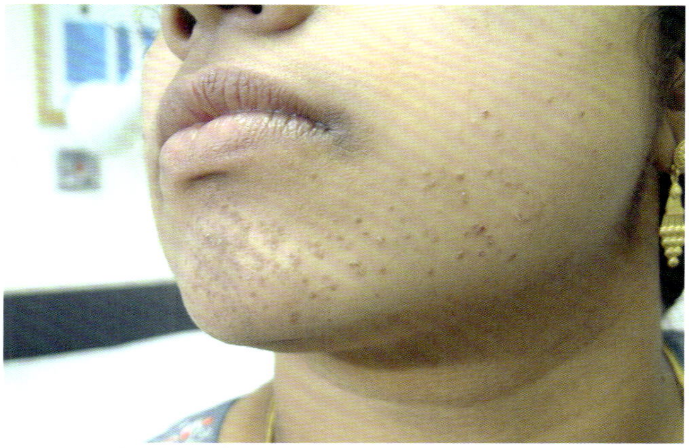

图 18.18　扁平疣：典型的扁平、皮色丘疹，因搔抓出现线状排列（Koebner 现象）（By courtesy of B Al-Mahmoud，MD，Qatar，Oman.）

## 组织学特征

扁平疣表现为网篮状正角化过度、棘层肥厚。无角化不全，棘层肥厚造成轻度的乳头状改变（图 18.19）。颗粒层上部的角质形成细胞有显著的胞质空泡化，胞质边缘有角质透明颗粒及张力细丝[4]。皮损消退的特征是角质形成细胞坏死（凋亡）、单个细胞角质化、角化不全、淋巴细胞外渗伴海绵水肿及浅表血管周围慢性炎症细胞浸润[2, 11-13]。消退期皮损内淋巴细胞表达细胞毒颗粒颗粒酶 -B[14]。红细胞外渗也可能是特征之一，真皮乳头水肿常见[15]。

# 尖锐湿疣

## 临床特征

尖锐湿疣（condyloma acuminatum）由 HPV-2、6、11、16、18、30-33、35、39、41-45、51-56、59 引

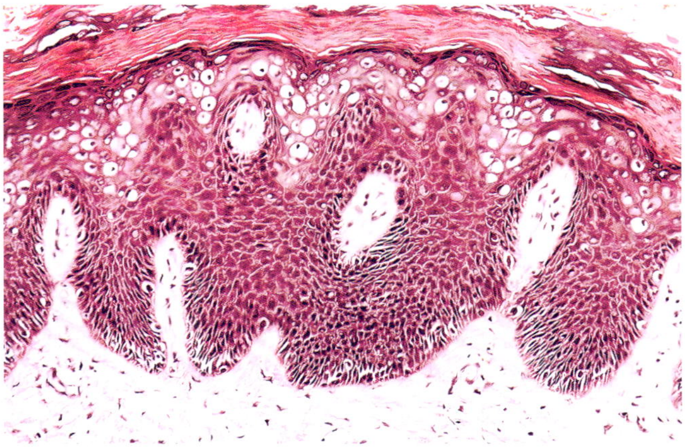

图 18.19　扁平疣：角化过度，棘层轻度规则肥厚；轻度乳头瘤样增生。注意显著的细胞质空泡化

起，在性交导致损伤之后出现皮损[1-13]。HPV-6 和 11 所致的病变占 90% 以上，其中 HPV-6 所致占 2/3，而 HPV-11 所致占 1/3[4-5]。潜伏期不定（通常在 2 ～ 3 个月之间）[14]。尖锐湿疣发生在龟头、包皮及阴茎，阴茎皮损为柔软、肉色斑片，偶尔表现为丝状并且可以伸入尿道口（图 18.20、18.21）。阴茎的皮损外生性不明显。女阴病变可能很大且有浸渍，可深入阴道口（图 18.22）。类似肉色、丝状的病变可发生在肛周，以男性多见（图 18.23、18.24）。已经证实大部分肛门鳞状细胞癌中有 HPV-6、16、18（图 18.25）[6]。皮损局部复发率为 30%[15]。本病在儿童中少见（此时患儿可能有性侵害的体征），20 ～ 40 岁的成人常见，且容易伴发其他生殖器感染[4, 9, 16]。50% 以上的儿童尖锐湿疣可自行消退[17]。

必须强调，很大一部分生殖器 HPV 感染没有临床症状[3, 18]。男性尖锐湿疣患者的女性性伴侣患宫颈 HPV 感染及宫颈上皮瘤的危险性明显升高[19]。至少在部分患者，尖锐湿疣相关的宫颈恶变与免疫抑制有关[20]。全球范围内流行病学调查宫颈癌 HPV 感染率可达 99.7%。最常和宫颈、阴唇、阴茎癌症相关的基因型是 HPV-16、18、31 ～ 33、35、39、42、51 ～ 54[7-9, 22-23]。

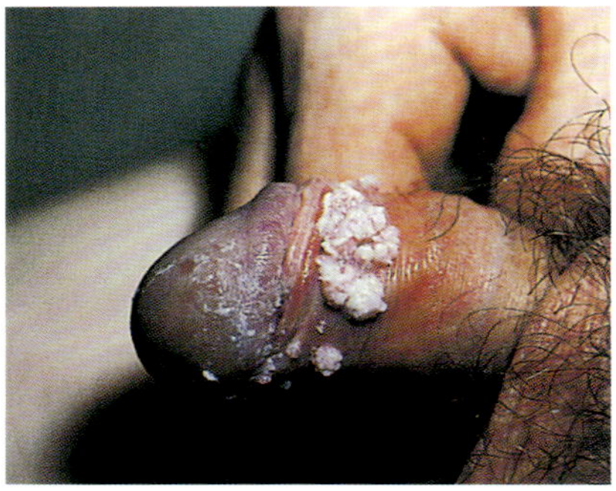

**图 18.20** 尖锐湿疣：注意典型的丝状表现（By courtesy of the Department of Genitourinary Medicine，St Thomas' Hospital，London，UK.）

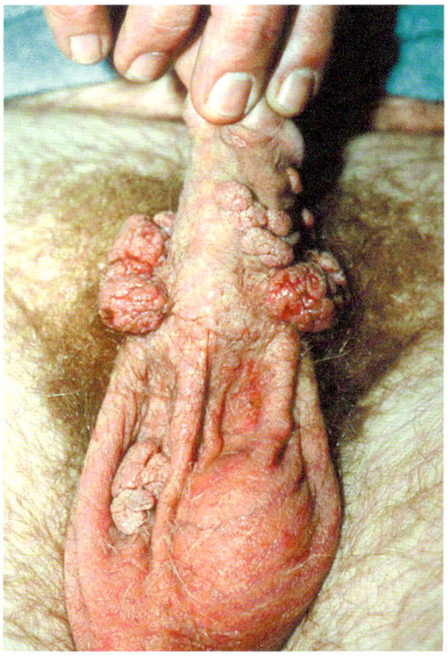

**图 18.21** 尖锐湿疣：阴茎阴囊多发性损害（By courtesy of the Department of Genitourinary Medicine，St Thomas' Hospital，London，UK.）

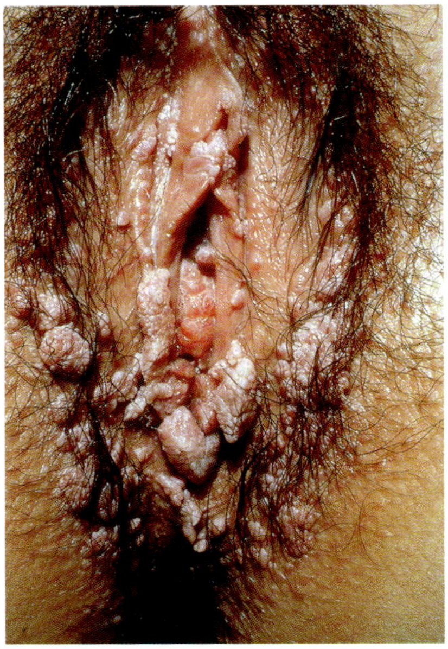

**图 18.22** 尖锐湿疣：会阴、阴唇大面积受累，该患者易患宫颈 HPV 感染（By courtesy of R.A. Marsden，MD，St George's Hospital London，UK.）

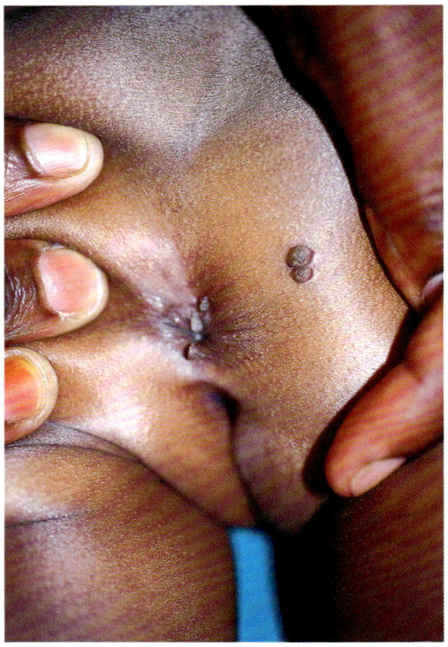

**图 18.23** 尖锐湿疣：多发性肛周损害（By courtesy of N.C. Dlova，MD，Nelson R. Mandela School of Medicine，University of KwaZulu-Natal，South Africa.）

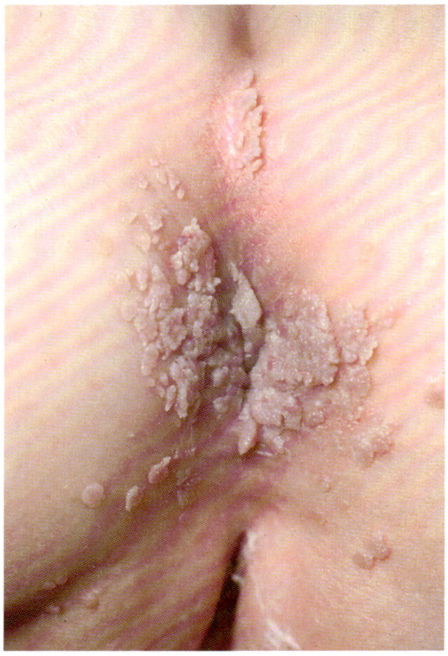

**图 18.24** 尖锐湿疣：会阴大范围受累（From the collection of the late N.P. Smith，MD，the Institute of Dermatology，London，UK.）

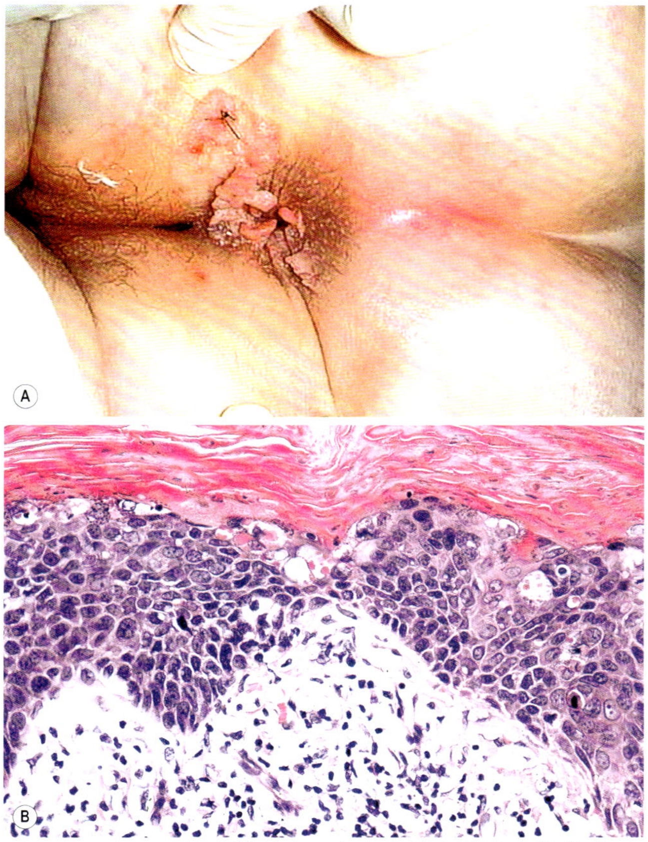

图 18.25 （A，B）尖锐湿疣：在多发性尖锐湿疣的基础上，有原位鳞状细胞癌的组织学证据（By courtesy of P. Ngheim，MD，Dana Farber Cancer Institute and Harvard Medical School，Boston，USA.）

根据最近的研究，尖锐湿疣患者不仅导致女性外阴、阴道、阴茎和肛门部位肿瘤发生的风险升高，而且非肛门生殖器肿瘤发生风险也增高[24]。有预测常规接种抗 HPV-6、11、16、18 型四联疫苗可显著降低生殖器和宫颈肿瘤、生殖器疣和生殖器上皮内癌的发生[25]。

偶尔可以见到巨大而高度增生且具有局部损毁能力的尖锐湿疣（Buschke-Löwenstein 瘤）（图 18.26）[26-27]。

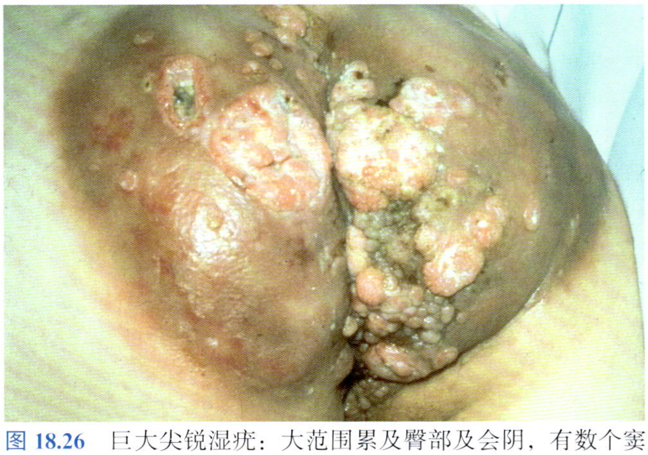

图 18.26 巨大尖锐湿疣：大范围累及臀部及会阴，有数个窦道。DNA 原位杂交及 Southern blot 证实为 HPV-6（By courtesy of A. Grassegger，MD，University of Innsbruk，Austria.）

此类病变和 HPV-6、11、16 有关。这种巨大尖锐湿疣可能代表疣状癌的一个亚型，这一观点目前仍存在争议[26-30]（参见第 22 章）。含有 HPV-6、11 的幼年喉部乳头瘤病在母亲患有尖锐湿疣的儿童中可以见到[3]，一旦刺激可能发生恶变。

尖锐湿疣恶变并不多见，除疣状表皮发育不良外，尖锐湿疣比其他 HPV 导致的损害更容易恶变。

## 组织学特征

尖锐湿疣的特征是显著的棘层肥厚，实体性或柱状、宽而圆的外生性生长物（图 18.27）。可见一个相对清晰的深在边界。损害的表面是角化过度及角化不全。表浅空泡化细胞（凹空细胞）具有特征性（图 18.28），粗大角质透明颗粒也可能出现。嵴间凹陷处空泡化上皮最明显。采用鬼臼毒素治疗的病变，在其脱落前可出现显著的上皮苍白、核丝分裂象增加、表皮下半部有坏死的角质形成细胞[31]。这些改变容易被误诊为恶性。巨大尖锐湿疣（肛门生殖器疣状癌、Buschke-Löwenstein 瘤）最容易发生在外生殖器，体积巨大，呈菜花状外观[26-28]。它表现出一定程度的

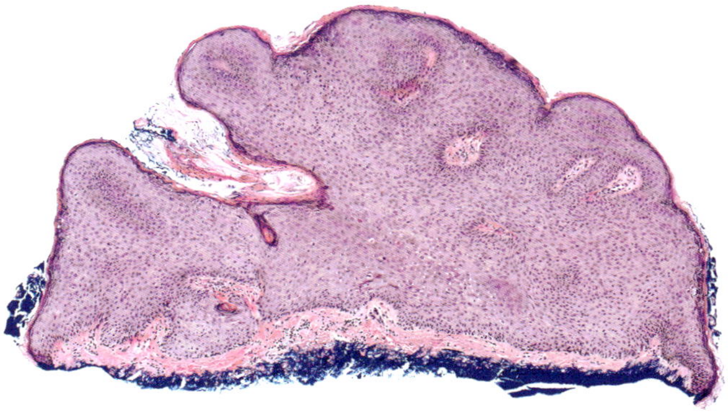

图 18.27 尖锐湿疣：注意角化过度、棘层肥厚的表皮，有衣领状边界。凹空细胞在乳头瘤样上皮嵴间凹陷处

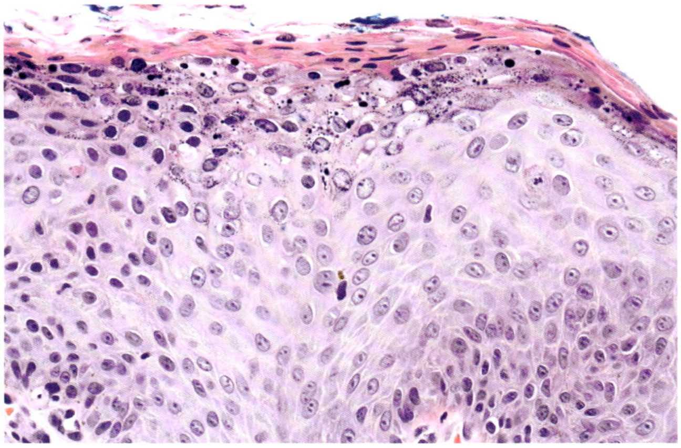

图 18.28 尖锐湿疣：注意角化不全及浅表角质形成细胞的空泡化

外生性生长，但没有明显细胞浸润。局部可以复发，但是很少转移。肛周尖锐湿疣可以表现为鲍恩病样特征，偶尔也能继发侵袭性肿瘤[6-8]。

# 鲍恩样丘疹病

## 临床特征

鲍恩样丘疹病（Bowenoid papulosis；凹空细胞伴上皮内瘤变）是一个临床病理学分类。组织学特点非常类似凹空细胞、宫颈上皮内瘤变、鲍恩病。尽管国际外阴疾病研究学会（ISSVD）已不再使用该词，但很多临床医生认为它是特定一类临床病理表现，我们决定在本章中阐述。临床上，它和生殖器鲍恩病差别较大，其不同之处在于青年患者短期内多发的小丘疹，预后不明确；很多患者没有进展的表现，但一小部分患者可以发展为侵袭性肿瘤，偶尔可转移。本病通常和 HPV-16 或 18 型有关，但 HPV-31 ～ 35、39、42、49、51 ～ 54 型也已被检测到[1-6]。少数病例和 HPV 的不同亚型混合感染有关[6-7]。曾有一例 HIV 相关、并由 HPV 两型（分别为 HPV-16 和 HPV-32）导致的外阴和生殖器外（口唇）皮损的报道[8]。高危 HPV 型的 E6 和 E7 病毒癌蛋白可诱导 p16 和人类端粒反转录酶过表达[9]。

鲍恩样丘疹病通常表现为多发性灰红色散在分布的丘疹，有时候可呈苔藓样，皮损偶可融合成斑片。丘疹的平均直径 4 mm，好发在阴茎、阴唇、会阴及肛周区。也可在面部、颈部及手指这些生殖器以外的部位发生[10-12]。曾有一例 HIV 感染男性患口腔鲍恩样丘疹病的报道[13]。青年、性活跃的成人好发，不同于好发于老年患者的鲍恩病。生殖器鲍恩病也和 HPV-16 型有关[14]。儿童发病要考虑到性虐待的可能[3]。生殖器鲍恩样丘疹病和甲周的鲍恩样不典型增生有关[15]。

自发性消退并不多见[16]。因为鲍恩样丘疹病罕见癌变，因此本病最好保守处理。但是鲍恩样丘疹病对治疗可能很不敏感，在免疫抑制患者病程可能延长[2]。鲍恩样丘疹病和口腔疣和舌癌也有关系[4]。最近证实，HPV 感染和鲍恩样丘疹病的患者可因为缺乏 T 辅助细胞而导致原发性免疫缺陷（非 HIV 相关）[2, 14]。在接受器官移植的患者也有类似表现[17]。阴茎鲍恩样丘疹病患者的配偶有宫颈不典型增生的高度危险性[18-19]。因此女性患者和男性患者配偶应常规行宫颈涂片检查。

## 组织学特征

鲍恩样丘疹病的损害由明显棘层肥厚的环状区组成，出现一个隆起的斑片或突起，伴有角化过度及浅表上皮细胞空泡化[20-21]。这些角质形成细胞可以表现出细胞核染色过深及多形性。有不同程度的角化不良。

不典型增生伴数个核丝分裂象，包括结构异型性，这些特点和鲍恩病的特征类似。区别在于局限性隆起的斑片状外观、患者年龄、皮损大小及损害的多发性。

# 疣状表皮发育不良

## 临床特征

疣状表皮发育不良（epidermodysplasia verruciformis，EV）是一种罕见的遗传性疾病，由多种 HPV 亚型感染皮肤所致，患者存在细胞免疫缺陷，并且皮肤恶性肿瘤风险增高[1-2]。患者感染的 HPV 亚型包括 HPV-3、5、8 ～ 10、12、14、15、17、19 ～ 25、28、29、36 ～ 38、46、47、49、50、51、59[1, 3-5]。更为常见的由 HPV-3 和 HPV-10 引起的扁平疣也可以发生在本病患者中，但是其分布范围更为广泛；皮损可以形成斑片，持续很长时间[6]。皮损好发于四肢、面部及手背（图 18.29 ～ 18.31）[4]。HPV 导致的特殊 EV 亚型表现为淡红色色素性或脱失性有鳞屑的扁平斑片状疣，主要分布在躯干，也可以发生在面部、颈部及上肢[2]。临床上类似变色糠疹（图 18.32）。皮肤色素较深患者可能出现脂溢性皮炎样改变[7-8]。偶见手指的刺状角化过度[9]。

对 EV 的易感性通常是常染色体隐性遗传，也有 X 连锁隐性遗传的家系报道[10]。皮损持续终生，数年之后（一般在 20 年之后），皮损表现出细胞核的异形性，类似鲍恩病，也可以发展为癌。基底细胞癌也可以发生[11]。肿瘤特别好发于日光暴露皮肤，常和 HPV-5、8 有关[4, 12]。发生 EV 相关性侵袭性鳞状细胞癌的患者比那些和 EV 无关的患者发病年龄要早（分别为 27 年和 67 年）[1, 12]。这些肿瘤通常多发，预后通常良好，当发生转移时，接受放疗患者死亡率高[3]。EV 样病变也见于有免疫抑制背景的患者，包括 SLE、霍奇金淋巴瘤、HIV 感染、肾移植术后[13-17]。EV 样病变在特发性 CD4 淋巴细胞缺乏症患者甚至 CD8 淋巴细胞缺乏症患者中均有记录[18-19]。

EV 是一种与 HPV 感染、遗传素质（可能细胞免

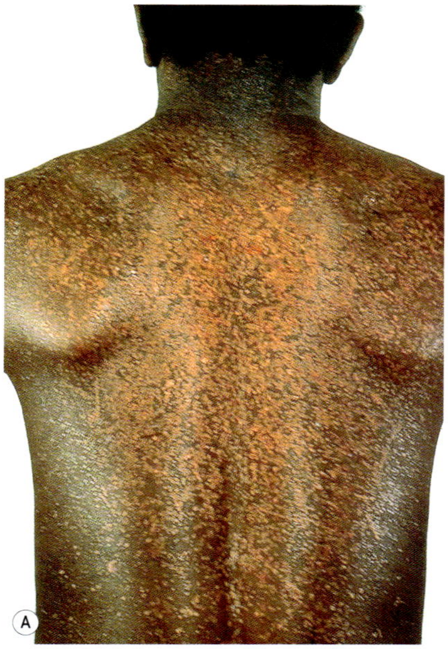


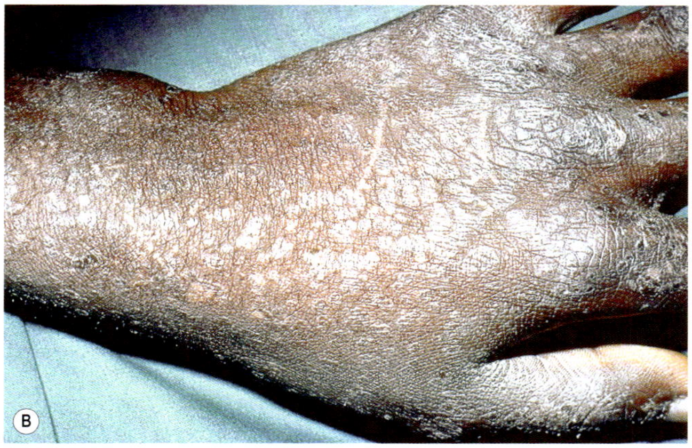


**图 18.29** 疣状表皮发育不良：(**A**) 数不清的小扁平疣；(**B**) 手背是好发部位 (By courtesy of the Institute of Dermatology, London, UK.)

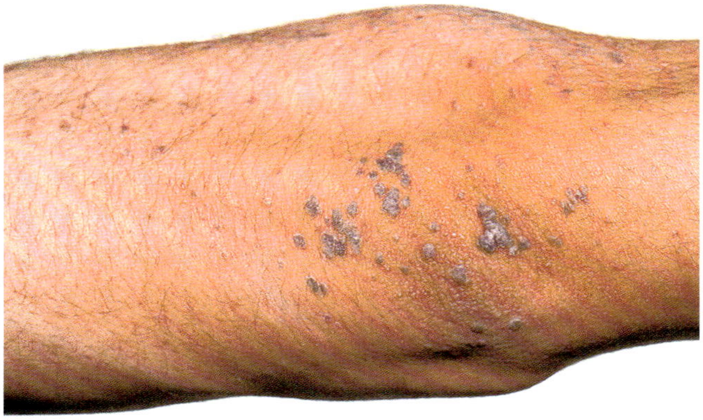

**图 18.30** 疣状表皮发育不良：皮损由 HPV-3 和 HPV-10 导致 (By courtesy of M.M. Black, MD, Institute of Dermatology, London, UK.)

疫缺陷)、暴露于日光(联合致癌因素)等均有关的少见病[1-2, 11]。

## 发病机制和组织学特征

疣状表皮发育不良的发病机制目前尚未完全清楚。在正常人群也有和 EV 相关的 HPV，但特征性损害只发生在易感个体(图 18.33)[1, 11]。最近发现 *EVER1* 和 *EVER2* 其中之一发生突变失效可导致 EV[20]。一个 EV 的假设易感位点被定位在 17 号染色体长臂(17q25)[20-21]。由 EVER1 和 EVER2 编码的跨膜蛋白位于内质网[22]。有学者发现该蛋白可形成复合体，与锌转运体(ZnT-1)作用，导致角质细胞胞内锌的

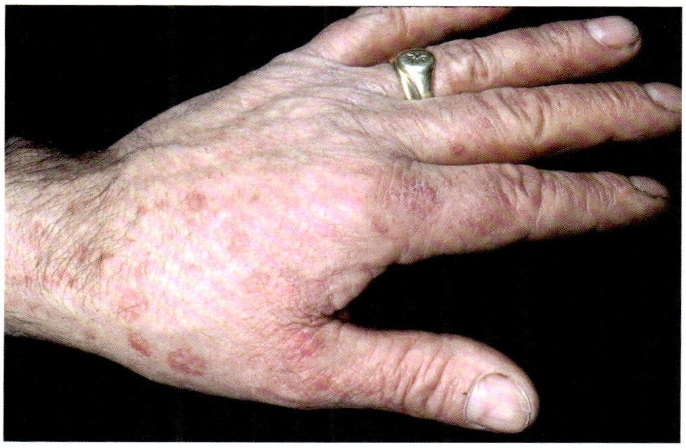

**图 18.31** 疣状表皮发育不良：手背多发性扁平疣 (From the collection of the late N.P. Smith, MD, the Institute of Dermatology, London, UK.)

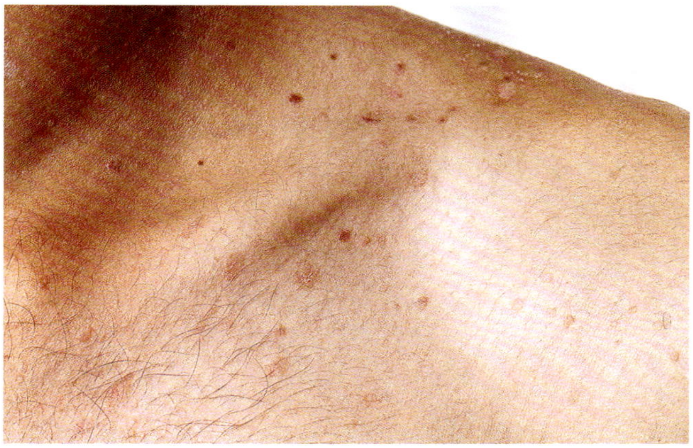

**图 18.32** 疣状表皮发育不良：胸部和腋窝有鳞屑的斑片类似花斑糠疹

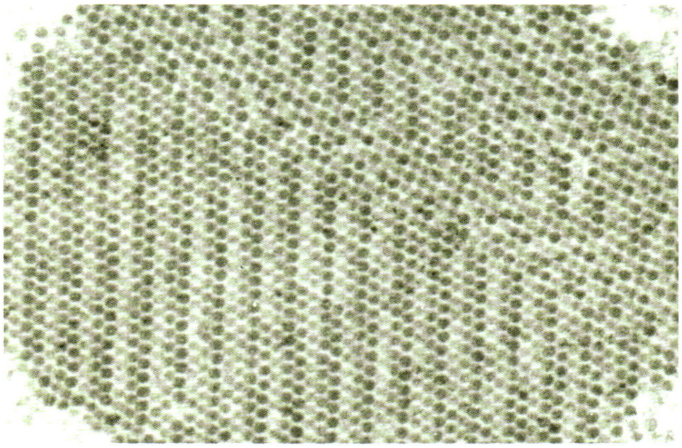

**图 18.33** 疣状表皮发育不良：电镜显示特征性阁楼状结构

分布改变[23]。角质细胞内 EVER 蛋白可作为 EV 特异性 HPV 亚型的限制因素[22]。但也有无 *EVER1* 和 *EVER2* 突变的 EV 病例报道[24-25]。

已知存在对 HPV 感染角质细胞的异常 T 细胞特异性应答。免疫功能受损常与 T 辅助细胞的数目和功能相关，但 EV 患者无系统性免疫缺陷或对其他病原易感的表现。仅有很少 EV 病例报道与多种免疫缺陷综合征相关[26]。EV 在医源性免疫抑制患者中少见。体液免疫常正常，但也曾有一例伴 IgM 缺陷的病例报道[27]。有报道 EV 和严重免疫缺陷、淋巴瘤、播散性传染性软疣感染有关[28]。EV 还有和恶性胸腺瘤有关的报道[29]。EV 相关的 HPV 在一例患有本病的孕妇的羊膜液及胎盘和宫颈涂片中被检测到，说明 HPV 的母婴垂直传播也可能是发病机制之一[30]。

EV 病理学特征是角化过度、颗粒层增厚、棘层肥厚（图 18.34、18.35）。角质形成细胞空泡化，在 HE 染色中可见明显的蓝灰色苍白。空泡化角质形成细胞成群或成束排列，在浅表的颗粒层细胞中苍白最明显。类似局灶性改变也可在非该病患者中看到。损害出现异型性时，角质形成细胞变大，胞核染色加深，细胞排列紊乱[3, 31]。这种发育不良的改变也可累及附属器上皮，特别是汗腺导管。异型性最终发展为原位癌，在 30% ～ 50% 的患者，发展为侵袭性癌。

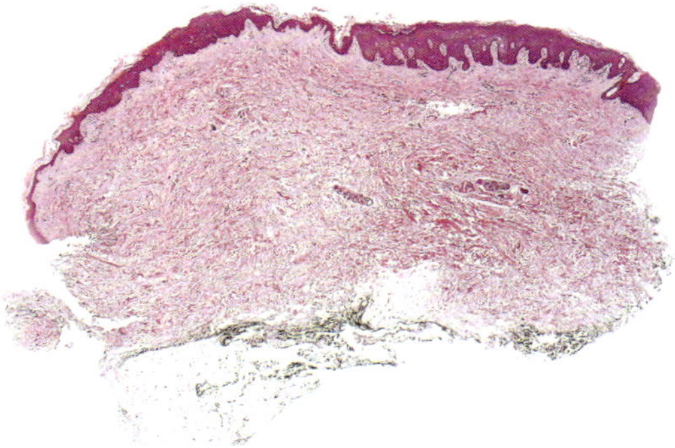

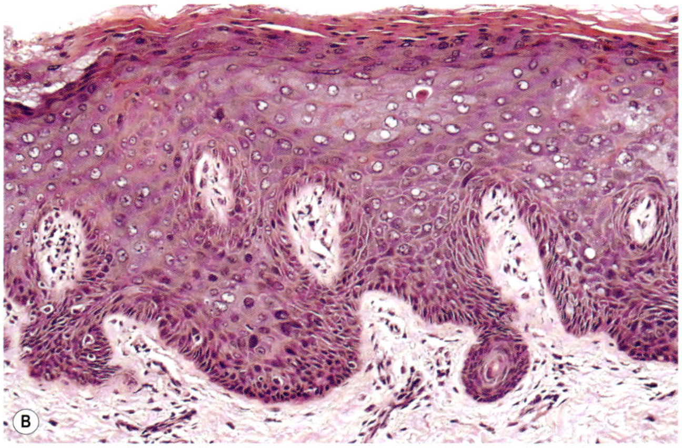

图 18.34 疣状表皮发育不良：（**A**）显著角化过度和棘层增厚；（**B**）注意特征性的松散的苍白染色的细胞显示胞核空泡化

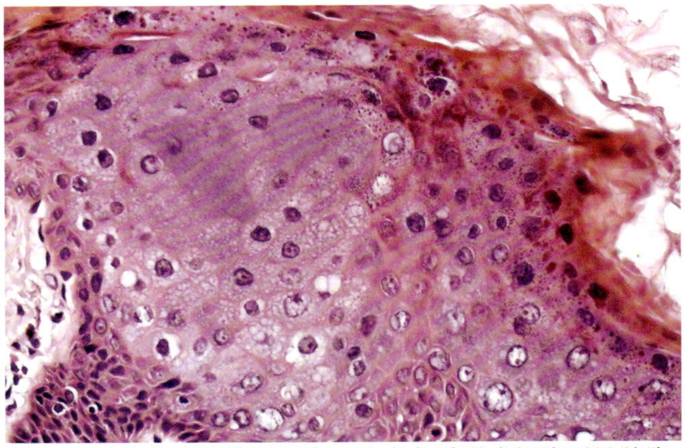

图 18.35 疣状表皮发育不良：浅表角质形成细胞可见肿胀，伴嗜碱性胞质

EV 相关的皮肤肿瘤大部分和 HPV-5、8 有关。HPV-5 的 E6 癌蛋白可抑制 TGF-$\beta_1$ 信号通路的 SMAD3 活化[32]。大部分癌是鳞状细胞癌，一些有向汗腺导管分化的特征。汗腺导管也可表现出显著的不规则增生及异型性。癌变只发生于日光暴露部位。宫颈癌的病毒基因组整合进入宿主 DNA，而与之相反的是，EV 的病毒基因组持续存在于染色体外。UVB 照射可调节受累角质细胞内 HPV-5 和 8 的非编码区启动子活性[33]。

## 鉴别诊断

肿胀的角质形成细胞是 EV 的诊断特征性标志，为免疫抑制，特别是 HIV 感染的表现[34]。EV 病理学的局灶性表现有少数报道存在于无 EV 临床表现的多种良性皮损中，包括一例皮内痣、一例色素性脂溢性角化和一例棘层松解性棘皮瘤。针对这些孤立性少见皮损提出了“EV 棘皮瘤”的概念[35]。

# 单纯疱疹病毒感染

单纯疱疹病毒（herpes simplex virus，HSV）有两个亚型：HSV-1 及 HSV-2[1]。这两个亚型的基因组之间有相当程度的同源性，约 50% 的基因组序列高度保守[2]。人类是 HSV-1 及 HSV-2 的自然宿主，也是病毒的储备库[3]。疱疹病毒是双链 DNA 病毒，有一个复杂的衣壳蛋白及糖蛋白包膜（图 18.36）。

## 临床特征

HSV-1 通常导致唇部疱疹，而 HSV-2 更多导致生殖器疱疹。尽管以前 HSV-2 导致约 90% 的生殖器

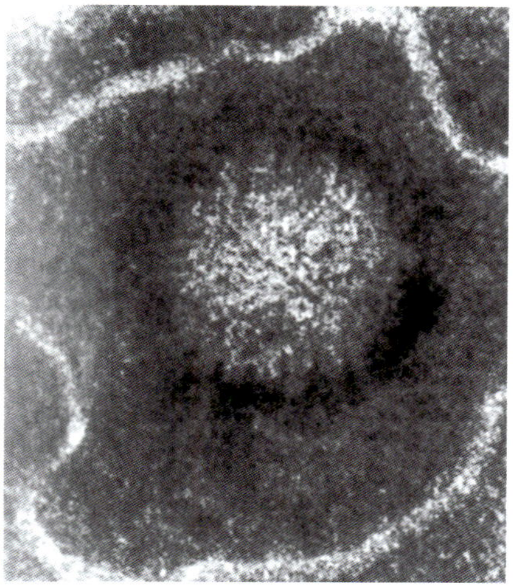

图 18.36 疱疹病毒：疱疹病毒的所有成员超微结构类似。明显的外膜包绕病毒核心，病毒是 20 面体，表面有 162 个衣壳（By courtesy of I. Chrystie，FIMLS，St Thomas' Hospital，London，UK.）

疱疹，近来流行病学证据表明，HSV-1 导致的生殖器疱疹有所升高（22% ～ 29%），而 HSV-2 阳性生殖器疱疹有所减少（68% ～ 71%）[4-5]。一项欧洲的分组研究表明，HSV-1 导致的生殖器疱疹超过 HSV-2 所致。这种趋势可能归于口交[4]。HSV-1 及 HSV-2 均可以通过黏膜表面及暴露于污染分泌物的皮肤损伤传染[3，6-8]。

初发感染，如血清阴性（初发原发感染）或对异种的 HSV 种类有血清抗体（初发，非原发感染）的患者，可能出现全身症状，如发热及不适[9-10]。在女性生殖器疱疹的患者，这些症状更为严重，可能由于受累上皮范围更大或病毒载量更大。损害可能出现在口腔、咽部、唇部、阴茎、阴唇、阴道及宫颈（图 18.37 ～ 18.41）。HSV 感染也常见于肛周及肛门直肠部。手指受累表现为疱疹性甲沟炎，多见于口腔科工作者（图 18.42）[11]。90% 的原发 HSV-1 感染患者没有症状，原发 HSV-2 感染无症状的患者占 75%[12]。需要强调，HSV 感染持续终生。Compunctorum 疱疹是 HSV 感染的少见形式，因文身导致[13]。HSV 也

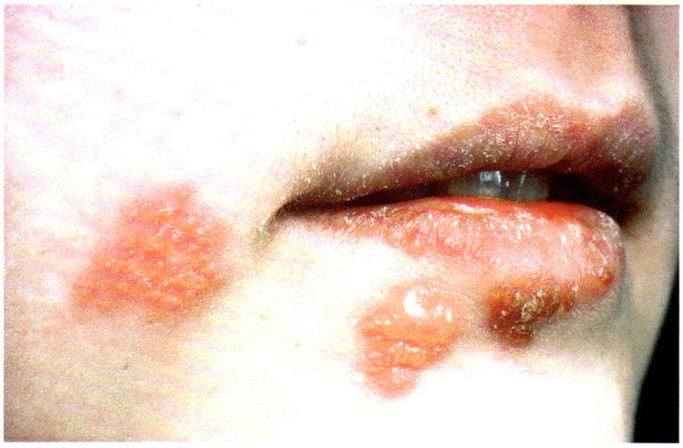

图 18.37 单纯疱疹（HSV-1）：原发性损害表现为在红斑基底上出现的群集性水疱（By courtesy of R.A. Marsden，MD，St George's Hospital，London，UK.）

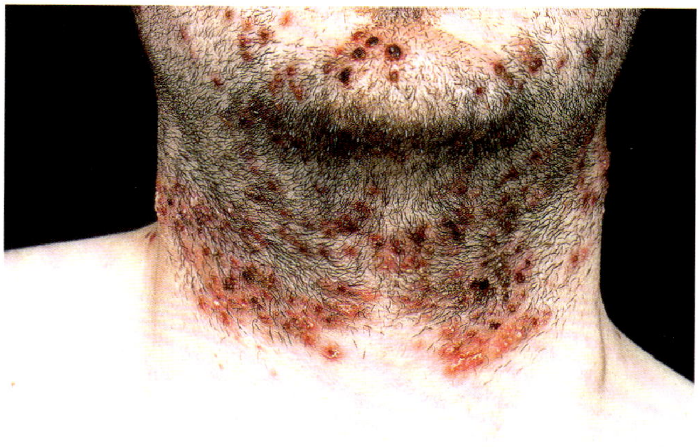

图 18.38 单纯疱疹：本例患者表现为严重感染（By courtesy of the Institute of Dermatology，London，UK.）

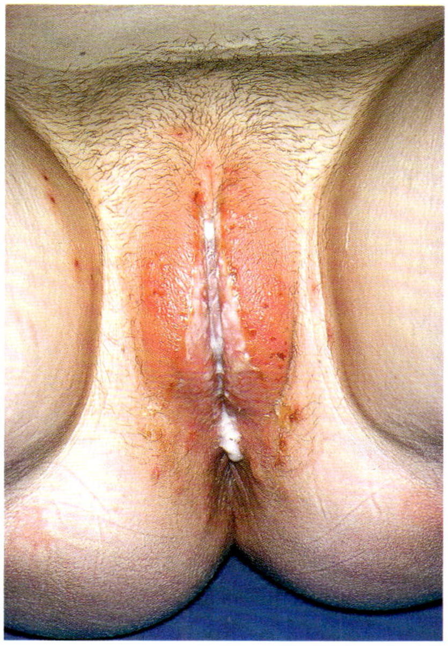

图 18.39 单纯疱疹 2：阴唇受累，表现为红斑及结痂的水疱（By courtesy of R.A. Marsden，St George's Hospital，London，UK.）

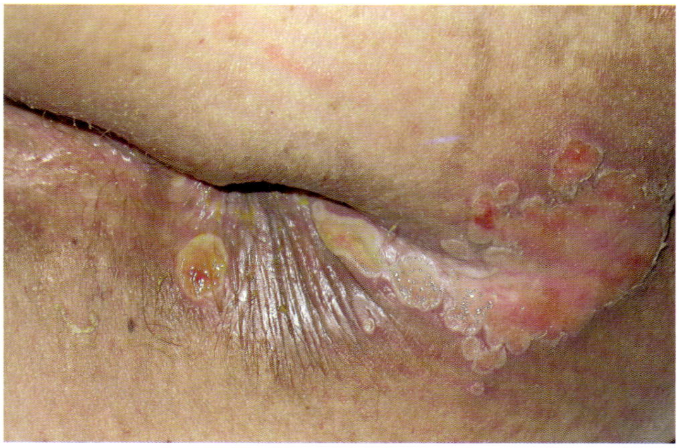

图 18.40 单纯疱疹（HSV-2）：该患者有严重溃疡（By courtesy of J.C. Pascual，MD，Alicante，Spain.）

可通过密切接触的运动传染，如摔跤和英式橄榄球（外伤性疱疹）[14]。

在最初的接种部位，3 ～ 5 天内没有明显皮损出现。皮损发生随位置不同有所变化，但所有损害均在

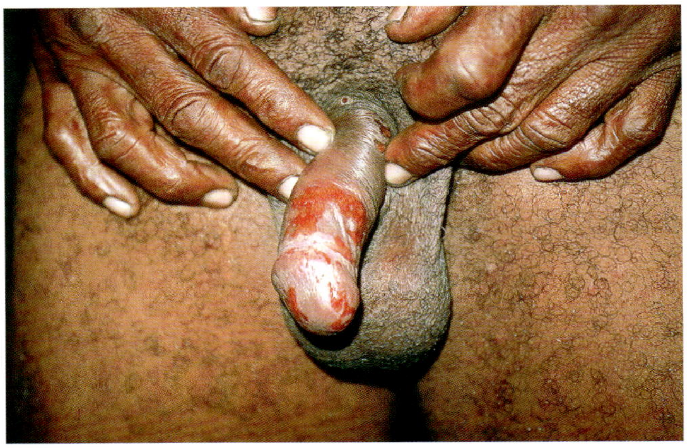

图 18.41 单纯疱疹（HSV-2）：阴茎及龟头明显红斑及多发性溃疡（By courtesy of C. Furlonge，MD，Port of Spain，Trinidad.）

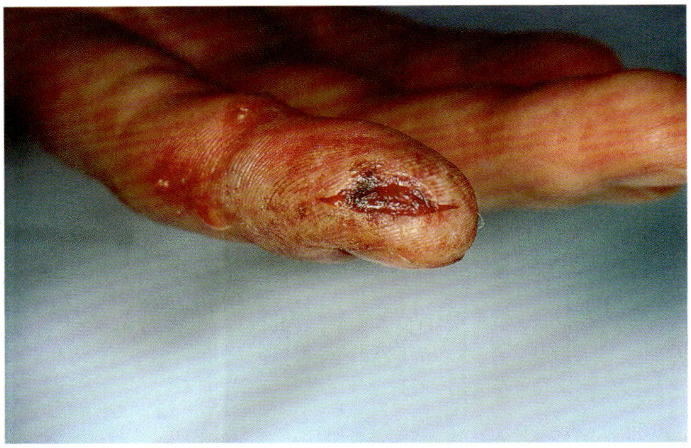

图 18.42 疱疹性甲沟炎：远端指节可见未破裂水疱。医学和口腔科职业者是这种传播模式的高危人群（By courtesy of R.A. Marsden，MD，St George's Hospital，London，UK.）

红斑的基础上出现小的群集性水疱。在黏膜表面，水疱很快破溃，表现为黄灰色斑片或溃疡；在皮肤，在红斑的基底上出现群集性水疱，可发展为群集性脓疱，破溃之后形成带痂的溃疡[15-16]。损害通常疼痛、刺痛或瘙痒。损害比最初的接种部位广泛，包括含接种部位的同一感觉神经分布区域。偶有通过同一神经的不同分支传导，导致远离最初接种部位的损害发生。初发皮损的扩散发生于神经及神经节受累、病毒返回到上皮之后[3]。损害可向外周延伸，累及邻近皮肤及黏膜。初发感染持续15天左右。上皮损害可完全恢复，但病毒持续存在，在相应的感觉神经节内潜伏[17]。

复发性HSV感染通常没有初次感染严重，一般不伴全身症状。皮损可能被日光、发热、月经、怀孕、HIV感染、精神压力及局部损伤所诱发[12]。口面部疱疹复发率为16%～45%，而生殖器疱疹复发率为50%～65%[3]。生殖器部位HSV-2及口面部HSV-1可反复发作，但是频率随时间延长逐渐减少。不同HSV基因型的共同再感染表现为较初次原发感染程度减轻的综合体征。

70%～90%的成人有针对HSV-1的抗体，说明该病毒的接触非常普遍，包括亚临床感染及未被认识的儿童口咽炎[8]。世界范围内，15～49岁感染HSV-2的人群约占16%[18]。HSV-2感染的血清学阳性率根据地域不同[18-19]。亚洲国家血清学阳性率为10%～30%，而撒哈拉以南非洲地区女性性工作者感染率为80%[20]。美国在20世纪70年代末至20世纪90年代初，HSV-2感染率增加30%[18]。尽管腰部以上多为HSV-1感染，而腰部以下多为HSV-2感染，但存在和特定发病位置不同的偏好部位。10%～15%的初发生殖器疱疹和咽部损害有关，强调不只是口生殖器接触，还包括两种病毒均可以感染口面部及生殖器上皮。

偶有在过敏性疾病患者HSV初次发作的原发感染导致广泛分布的水疱，叫做Kaposi水痘样疹（疱疹样湿疹）（图18.43、18.44）[21]。这些损害可以是脓疱、溃疡及结痂，类似普通的疱疹感染，但可累及全身皮肤。系统症状很重，可出现发热及脱水，病情可能威胁生命。复发性损害也可发生，但病程更短，临床表现不太严重。疱疹病毒的感染也可能伴发Darier病、Hailey-Hailey病、桥本甲状腺炎、落叶型天疱疮及其他大疱性皮肤病[22]。组织学上，类似的临床表现也可能由疫苗病毒（牛痘性湿疹）所导致，是接种天花病毒疫苗的合并症。Kaposi水痘样疹的病理表现和正常局部的疱疹病毒感染一致。在免疫抑制的患者，可以出现疱疹病毒播散性疾病（图18.45）。

孕妇HSV感染与母体严重疾病和通过胎盘导致的胎儿受累相关[20, 23]。先天性感染少见，在怀孕37周之后有活动性疱疹感染的孕妇所生新生儿，患单纯疱疹的可能性占10%[20, 24]。先天性HSV感染为

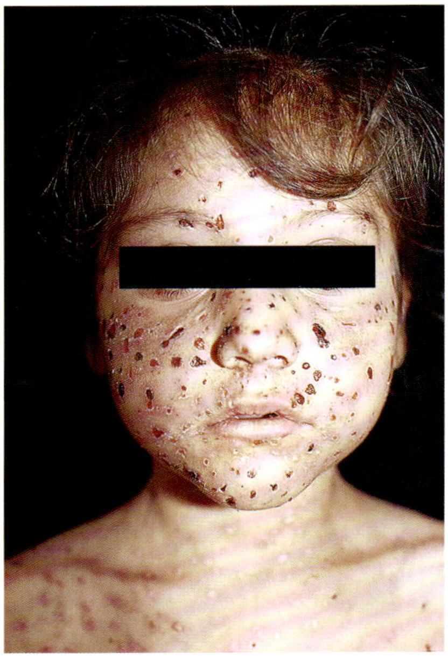

图 18.43 疱疹样湿疹：特应性皮炎的儿童多见（By courtesy of J.C. Salas，MD，Azteca，Monterrey，Mexico.）

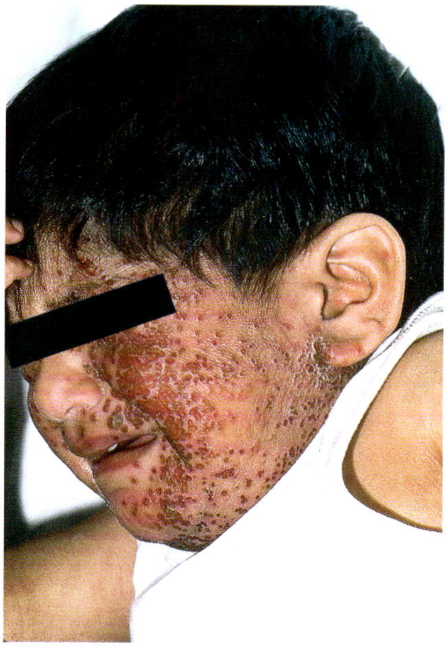

图 18.44 疱疹样湿疹：病情严重，累及全身（By courtesy of R.A. Marsden，MD，St George's Hospital，London，UK.）

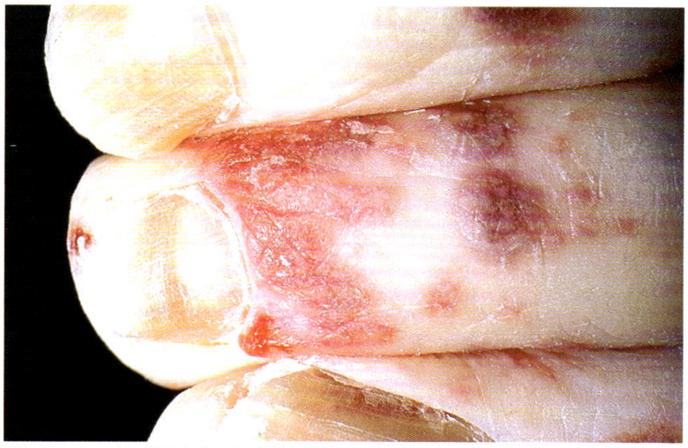

图 18.45 播散性疱疹病毒感染：损害广泛，可见于免疫抑制患者（By courtesy of the Institute of Dermatology，London，UK.）

TORCH 综合征之一[25]。先天性 HSV 感染的损害可能表现为广泛分布的大疱，伴发严重红皮病及渗出导致的体液丢失。已报道的婴儿播散性疱疹病毒感染的死亡率大约为 57%[26]。新生儿感染通常表现为相对轻微的口咽炎，不容易诊断。

## 发病机制和组织学特征

疱疹病毒的双链 DNA 包绕在 20 面体的蛋白衣壳中，依次被复杂的脂质及糖蛋白包膜包绕。糖蛋白在附着和穿透细胞中非常重要。完整病毒的直径大约是 150 ～ 1200 nm[12]。病毒复制发生在细胞核，可见一个包含病毒 DNA 的嗜碱性的包涵体，而嗜酸性包涵体则说明局部缺乏病毒 DNA，被称为病毒感染的“伤疤”[2]。硫酸乙酰肝素的功能是作为 HSV-1 及 HSV-2 附着的受体[27-28]。HSV-1 编码一个功能互补的糖蛋白（gC）和 IgG Fc 段结合糖蛋白（gE）。这些糖蛋白介导免疫逃避[29]。糖蛋白 C 和 D（gC 和 gD）在 HSV-1 附着到宿主细胞表面的硫酸乙酰肝素的受体上发挥重要作用，而糖蛋白 B（gB）负责 HSV-2 的细胞黏附、进入及细胞与细胞之间的传播[27-28]。

疱疹病毒感染中，最具有特征性的是早期感觉神经受累，在感觉神经内，没有脂质 / 糖蛋白包裹的病毒被输送到神经节[30]。进一步复制（伴随细胞溶解）发生在神经节，完整病毒通过外周感觉神经移行到接种部位的周围皮肤。病毒移行过程在复发时也同样发生。在可持续数月到数年的潜伏期中，病毒状态不甚明确。它可能持续为一个不同程度的完整病毒，或者是游离基因，也可能整合进入细胞基因组。免疫机制在病毒潜伏和激活中均有作用[30]。

尽管免疫缺陷（特别是细胞免疫缺陷，包括 HIV 感染）和严重播散的疱疹病毒感染的高复发率有关，但免疫状态的提高（体液免疫或者细胞免疫）不能阻止损害复发；事实上，损害复发通常和高滴度的 IgG 抗体有关。推测体液免疫可阻碍病毒沿神经的扩散，降低脑炎的发生率，但细胞免疫在限制皮肤局部的病变扩展及加速愈合中起重要作用。低水平的 IFN-γ 可导致感染的复发[31]。

病理学上，HSV 感染的早期改变是角质形成细胞内显著水肿，可出现气球样变[32]。一些邻近的角质形成细胞可融合，表现为多核巨细胞。部分细胞出现棘层松解，严重气球样变可导致部分细胞碎裂（网状变性）。棘层松解和气球样变的结果是形成含有簇集性角质形成细胞的不规则表皮内水疱，很多可能为多核细胞（图 18.46 ～ 18.50）。角质形成细胞的核可能含有嗜碱性和（或）苍白毛玻璃样包涵体。水疱可扩展累及全层表皮，此时表皮内水疱并不明显。毛囊上皮的 HSV 感染可导致疱疹性毛囊炎[33]。大部分感染常累及毛囊。在明显的继发改变中，毛囊漏斗部的

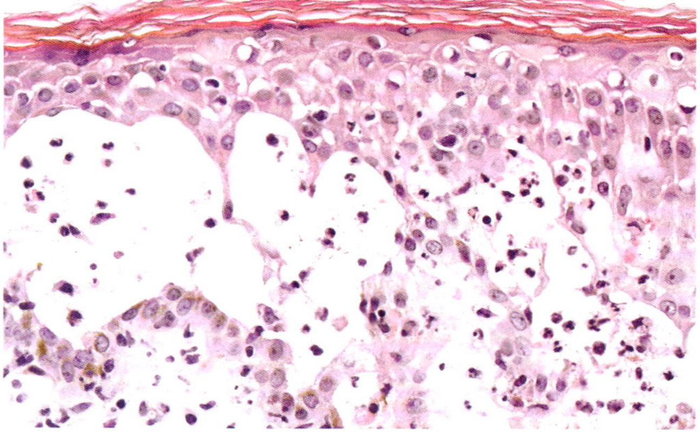

图 18.46 单纯疱疹：表皮内水疱，其中残余角质形成细胞有细胞内水肿（气球样变）及棘层松解

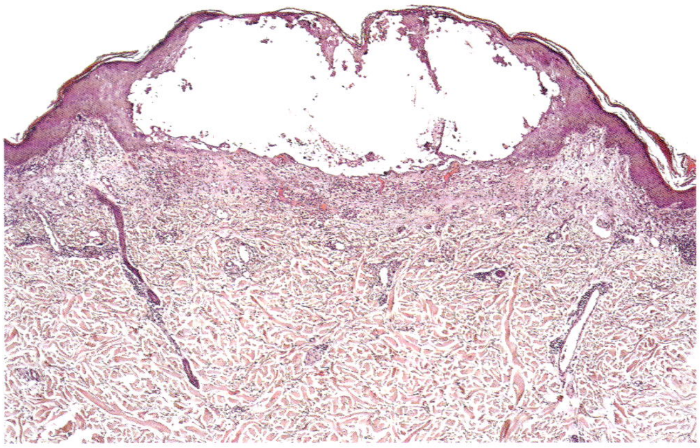

**图 18.47** 单纯疱疹：完整表皮内水疱

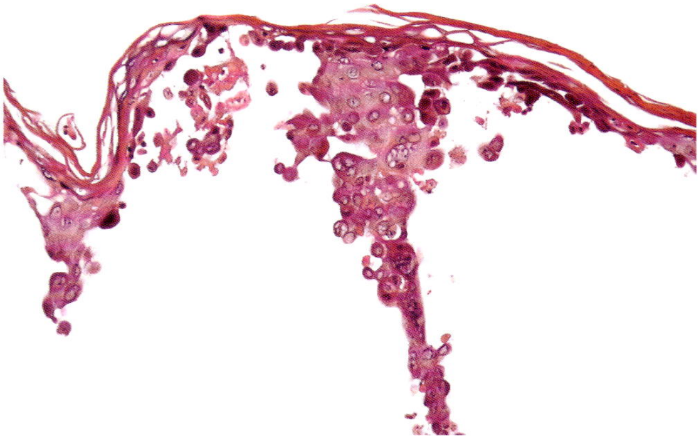

**图 18.48** 单纯疱疹：顶部表现为棘层松解和散在特征性核内包涵体

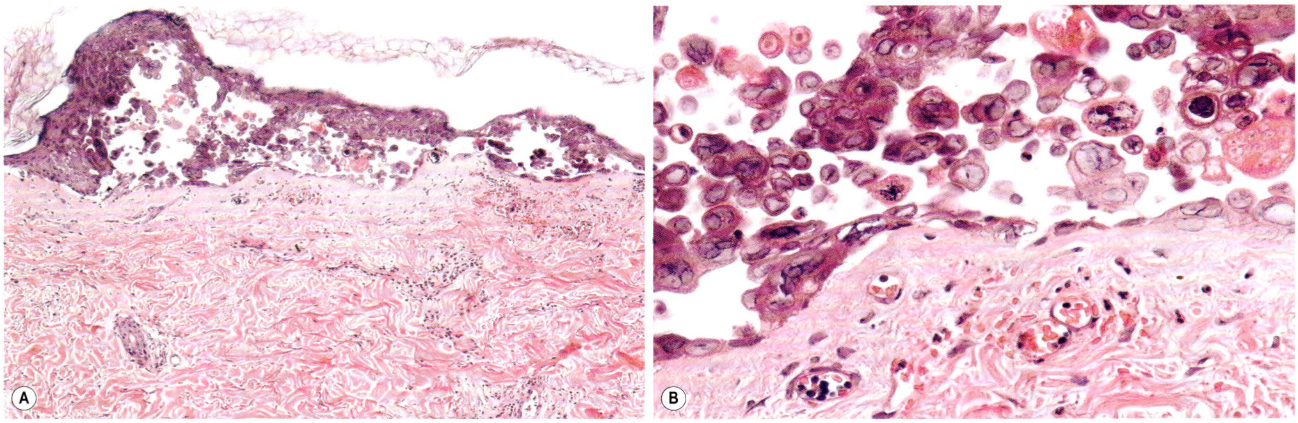

**图 18.49** （**A**，**B**）单纯疱疹：可见数个多核巨细胞和模糊的苍白染色包涵体（**B**）

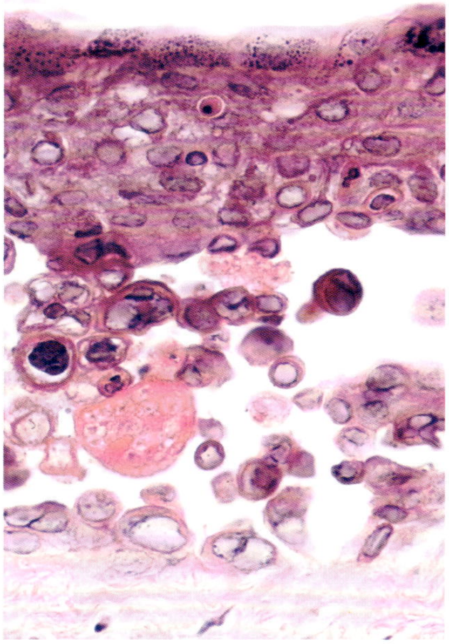

**图 18.50** 单纯疱疹：密集的血管外周慢性炎细胞浸润。内皮细胞内有病毒包涵体

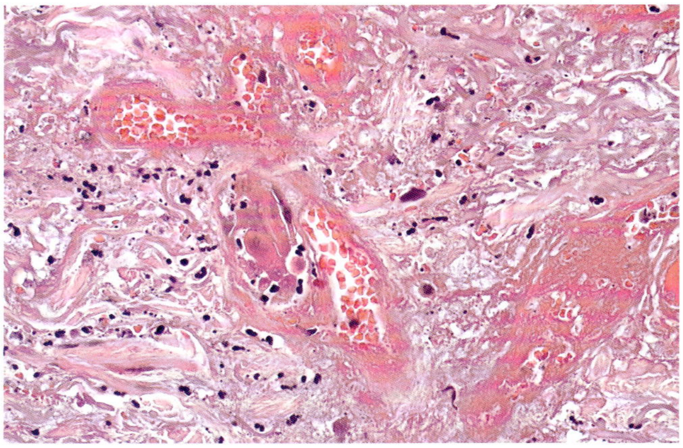

**图 18.51** 单纯疱疹：小血管严重纤维素样坏死

感染有时非常显著。

真皮通常有密集的混合炎细胞浸润。浸润在神经周围明显，有时可出现浅层白细胞碎裂性血管炎（图 18.51）[32]。真皮神经分支可出现由淋巴细胞及中性粒细胞组成的神经周围炎性浸润，有时可累及神经内。神经膜细胞增大及直接的神经坏死偶可见到[34]。感染病灶有时可见 CD30 阳性淋巴浸润，产生假性淋巴瘤[35]。

溃疡性损害的特征不具有诊断价值，除非边缘上皮细胞有细胞内水肿、多核上皮细胞及包涵体等特征。仔细检查表面渗出物可能发现裂解的上皮细胞，胞核含有疱疹病毒包涵体鬼影。进而应检查临近完整上皮内的 HSV 感染征象[36]。在水疱内容物的吉姆萨染色 Tzanck 试验中，多核细胞有诊断价值。HIV 感染患者外生殖器部位的 HSV 相关溃疡活检，可能会看到巨细胞病毒的伴随感染[36-37]。以前实验室诊断疱疹病毒感染是通过组织培养、电镜、病毒特异性蛋白的免疫荧光及病毒 DNA 杂交确立的[38]。目前诊断 HSV-1 及 HSV-2 也能用 PCR 及免疫组化来证实（图 18.52）[39]。

# 水痘及带状疱疹

## 临床特征

水痘带状疱疹病毒（varicella and herpes zoster，VZV）也叫疱疹水痘病毒，形态类似 HSV，是水痘和带状疱疹的病因[1-3]。

水痘有高度传染性，多见于儿童，特征是躯干部散在的水疱。主要通过呼吸道来源的空气中小水滴传播[4-5]。在免疫正常的人群，通过皮肤损害的传播并不多见。水痘在温和气候时容易传染，主要在冬春季节[4-5]。

潜伏期约 2 周，随后在躯干部出现皮疹。皮疹初起为直径 2 ～ 4 mm 的红斑，进展迅速，成为类似"玫瑰花瓣上露滴"的水疱，易破；很快变成脓疱及结痂（图 18.53）。在同一时间均有不同阶段的损害。常伴随相当程度的瘙痒，搔抓可引起金黄色葡萄球菌及化脓性链球菌的继发感染[5]。黏膜也常被累及。儿童的系统性表现轻微，但在成人、新生儿及免疫抑制的患者，系统性表现严重。

并发症包括肺炎、脑膜炎、脑炎、脊髓炎和暴发性紫癜。最终，对称性出血点及坏死灶可以在腿部典型水痘损害之后出现，主要机制是弥散性血管内凝血。已经证实获得性缺乏蛋白 S 及蛋白 C 是水痘相关的暴发性紫癜的发病机制[6-7]。少见的合并症包括睾丸炎、肝炎、肾小球肾炎、关节炎、心肌炎、横纹肌溶解症[4, 8-9]。坏死性筋膜炎是儿童水痘的一种可以危及生命的并发症[10]。

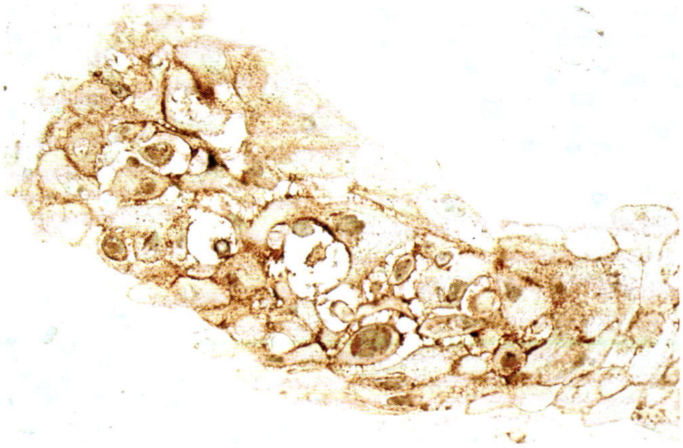

图 18.52 单纯疱疹：免疫组化阳性

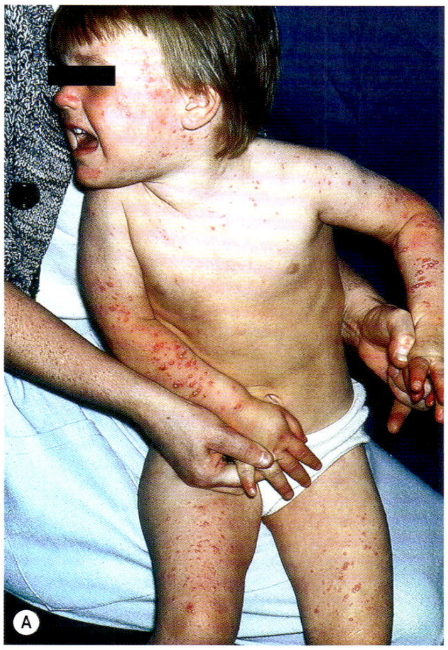


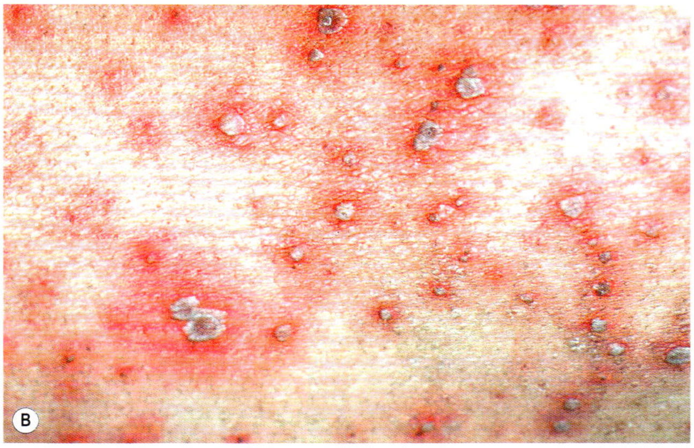


图 18.53 水痘：（A）面部、上胸部、四肢广泛分布的水疱；（B）近观图［（A）By courtesy of R.A. Marsden，MD，St George's Hospital，London，UK；（B）by courtesy of the Institute of Dermatology，London，UK.］

孕妇发生水痘会对母体和胎儿均造成严重后果[11]。水痘病毒性肺炎甚至可导致母体死亡。先天性水痘综合征在母体妊娠前 6 月发生水痘的约 2% 的新生儿中发生。该综合征的表现包括皮肤皮损、眼部受累、神经系统并发症和骨骼发育异常[5, 11]。全身性新生儿水痘的出现是因为母体在妊娠末 4 ～ 5 日和生产后 2 日患水痘无抗体产生，若不治疗可造成约 20% 患儿死亡[5, 11]。

带状疱疹好发于成人，老年患者多见，通常表现为胸部及腰部带状分布的水疱损害，也可为三叉神经受累导致的面部损害（图 18.54、18.55）[3-4, 12]。本病类似单纯疱疹病毒潜伏在感觉神经节的一次复发。但 VZV 和 HSV 共感染的报道罕见[13]。本病发生被认为是部分免疫的后果[4]。皮损出现之前局部感觉异常或同一感觉神经支配区皮肤疼痛。在 2 ～ 4 天之

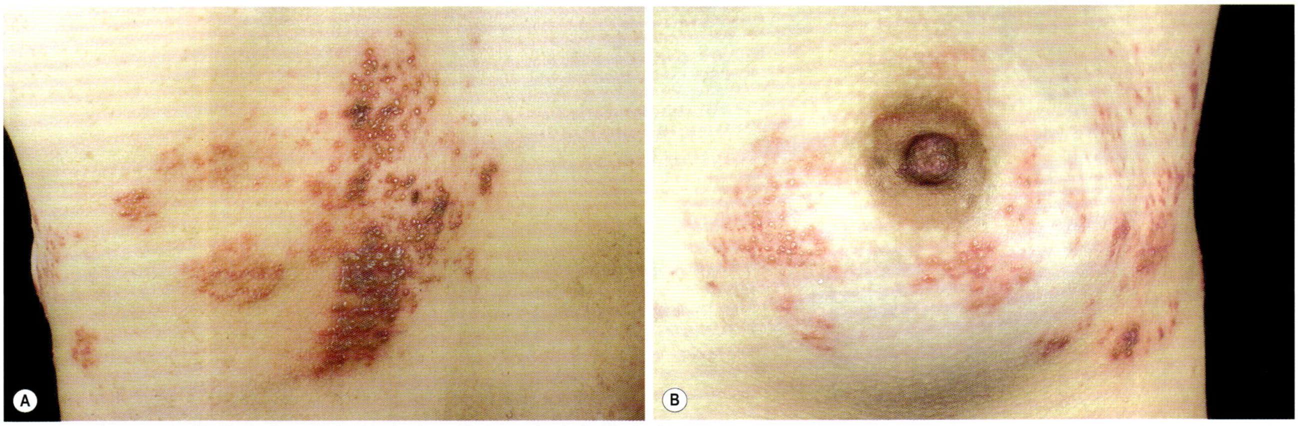

**图 18.54** （**A**，**B**）带状疱疹：特征性皮肤区分布，有密集的水疱（From the collection of the late N.P. Smith，MD，the Institute of Dermatology，London，UK.）

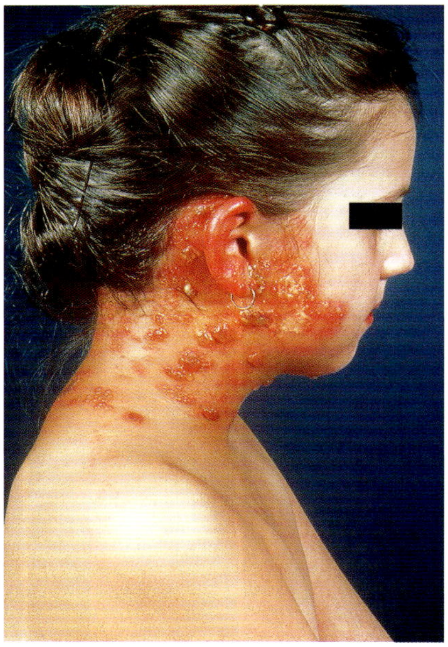

**图 18.55** 带状疱疹：显著红斑、完整水疱及结痂的损害（By courtesy of R.A. Marsden，MD，St George's Hospital，London，UK.）

后，在一个水肿性红斑的基础上出现了群集性水疱，皮损类似水痘，水疱迅速变成脓疱，通常可以融合形成出血性大疱（图 18.56）。皮损结痂，偶尔伴瘢痕及瘢痕疙瘩形成。通常损害疼痛明显，而治疗后神经痛可以持续

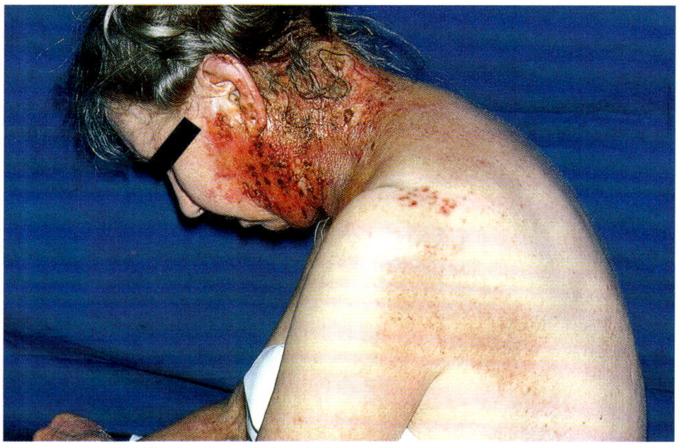

**图 18.56** 带状疱疹：老年患者皮损为出血性（By courtesy of R.A. Marsden，MD，St George's Hospital，London，UK.）

数月到数年。老年患者病变容易累及三叉神经眼支，导致严重的并发症（图 18.57）[12]。第 7 和第 8 脑神经的皮肤黏膜分支受累可导致 Ramsay-Hunt 综合征，表现为耳道皮损、面部麻痹和听觉及前庭症状[12]。多个神经支配区皮肤受累的病变（泛发性带状疱疹）偶有发生[14]。也有少数接种过水痘减毒活疫苗的儿童发生带状疱疹。颈部和骶部皮区为患儿最常见受累部位，并发症包括继发细菌感染、瘢痕和色素沉着[15]。

潜伏 VZV 的重新激活可能和细胞免疫缺陷有关，而对水痘的免疫常持续终生。霍奇金淋巴瘤、非霍奇金淋巴瘤、系统性红斑狼疮、接受放疗及化疗的人群患本病的危险性较高，且病变通常较严重[4-5]。在严重细胞免疫缺陷的患者，水疱广泛分布，患者可有生命危险。泛发性皮肤损害通常表现为水疱、脓疱、血疱、溃疡和黑痂，偶有患者可以出现疣状、角化过度性损害（图 18.58）[16]。内脏损害通常见于肺、肝、脑组织[4]。大脑损害通常表现为进行性脑白质炎。未免疫的个人

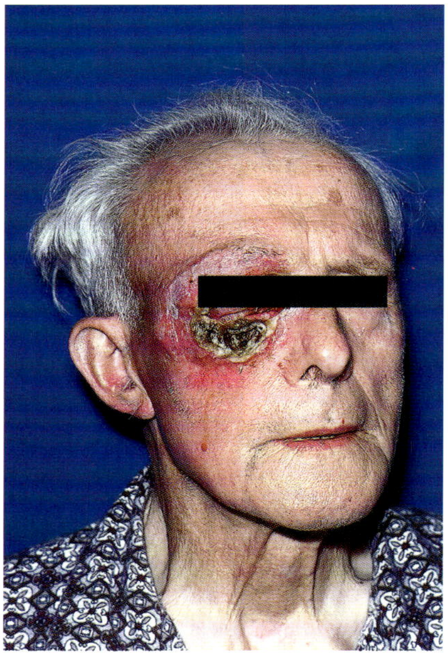

**图 18.57** 带状疱疹：老年患者多见累及眼部（By courtesy of R. A. Marsden，MD，St George's Hospital，London，UK.）

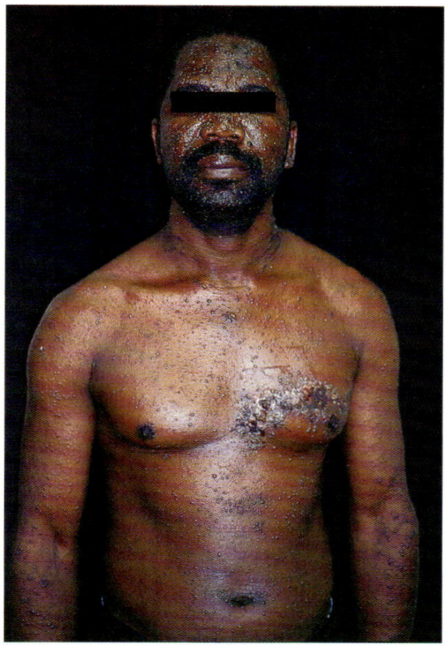

图 18.58 带状疱疹：免疫抑制患者出现播散性损害（By courtesy of N.C. Dlova，MD，Nelson R. Mandela School of Medicine，University of KwaZulu-Natal，South Africa.）

可被带状疱疹患者传染而患水痘。骨髓移植后一年内有 40% ～ 50% 的患者出现带状疱疹，随着移植时间的延长，病变更加类似水痘。这说明 VZV 的特异性 T 细胞随时间延长没有被很好地激活。

AIDS 患者感染 VZV 可有不寻常的表现，包括类似病毒疣的疣状皮肤损害及无皮肤损害的播散性带状疱疹[17-20]。疣状 VZV 感染在肾移植患者中也曾被报道[21]。带状疱疹接受高效抗病毒治疗 HIV 患者是免疫重建炎症反应综合征的皮肤表现[22-23]。

## 发病机制和组织学特征

尽管吸入传播是本病的常规传播途径，但直接皮肤接种也可导致发病。感染病原体后，在皮损出现之前有病毒血症。在病毒血症期，VZV 由 T 细胞携带至皮肤。病毒复制位于皮肤，利于人与人之间传播。临床病变可完全消退，但病毒在感觉神经节内潜伏[24]。当水疱出现后，很快出现 IgG、IgM、IgA 抗体；一些 IgG 抗体可以维持终生，但其余抗体逐渐消失。已有学者明确提出，在水痘及带状疱疹发生的最初几天，患者细胞免疫功能受到抑制。

VZV 可以干扰 MHC- Ⅰ和 MHC- Ⅱ的表达，进而影响 CD4 和 CD8 T 细胞识别，导致病毒感染细胞清除延迟[25]。VZV 糖蛋白 E（gE）是病毒复制的基础，并且在细胞间病毒的传播、包裹和进入胞内起到作用[26-27]。VZV 的开放读码区 66（ORF66）编码一种蛋白激酶，调节凋亡和干扰素途径，下调细胞表面 MHC-I 蛋白的表达，并促进 VZV 对 T 细胞的趋向性[28]。上述仅为 VZV 感染的复杂病生理机制和免疫学的小部分[3, 25, 29-30]。更加详细的内容篇幅过长，读者可参考参考文献 3、25、29、30。

病理学上，VZV 的皮肤表现，不论是水痘还是带状疱疹，和单纯疱疹病毒的病理改变无法区分，也有学者认为单纯疱疹的炎症更重一些。滤泡性上皮受累也可作为区分点之一（见下文）[31]。表皮内水疱和细胞内水肿、多核上皮细胞及包涵体具有特征性。真皮浸润及纤维素性及脓性渗出常见，但没有诊断价值。本病的表皮内水肿及真皮内出血常比单纯疱疹感染重。

AIDS 患者感染 VZV 可出现疣状皮肤损害，表现为角化过度、疣状棘层肥厚及病毒所致的细胞学改变，通常受感染的角质形成细胞很少细胞破坏，真皮炎性浸润少见[17, 19-20]。VZV 感染的免疫抑制患者临床病程延长，组织病理可有苔藓样炎症反应模式，而并非角质形成细胞破坏[32]。

早期带状疱疹病变内可发现在毛囊部位有 VZV 感染的细胞，说明 VZV 通过有髓神经传播到皮肤的特定区域，该有髓神经终止于毛囊峡部[31, 33]。非毛囊皮脂腺浸润病变可提示更加特异性水疱皮损的发生，并可作为复发性单纯疱疹的鉴别点。该病变模式中，病毒从感觉神经节沿无髓鞘的细支轴突到达皮肤[31]。偶见 VZV 感染导致真皮血管炎，但缺乏相关表皮损害[34]。另一种少见情况为外分泌腺上皮受累（疱疹性咽鼓管炎），表现为孤立皮损结节，无表皮的病毒相关改变[35]。在带状疱疹愈合后的瘢痕上有数种皮肤反应，包括假性淋巴瘤样皮肤淋巴样增生、肉芽肿性血管炎、肉芽肿性毛囊炎、环状肉芽肿、扁平苔藓、反应性穿通性胶原病、硬化性苔藓及皮肤 Rosai-Dorfman 综合征[36-37]。活动性病灶可表现为假性淋巴瘤样真皮淋巴浸润[38]。

如同 HSV 一样，Tzanck 试验中发现多核巨细胞非常有诊断价值。在带状疱疹，脊神经节常常可出现炎症、坏死及细胞核内包涵体[39]。另外，诊断主要依靠临床，而电镜、水疱成分的免疫荧光、组织培养、PCR、免疫组化或原位杂交（图 18.59）也有助于确诊[5, 20, 40]。血清学检查在疾病后期有一定价值，表现为滴度升高，但没有快速抗原检测方法实用[5]。

# 巨细胞病毒感染

## 临床特征

巨细胞病毒抗体调查显示大部分人曾暴露于巨细胞病毒（cytomegalovirus，CMV）[1]，通常导致无症

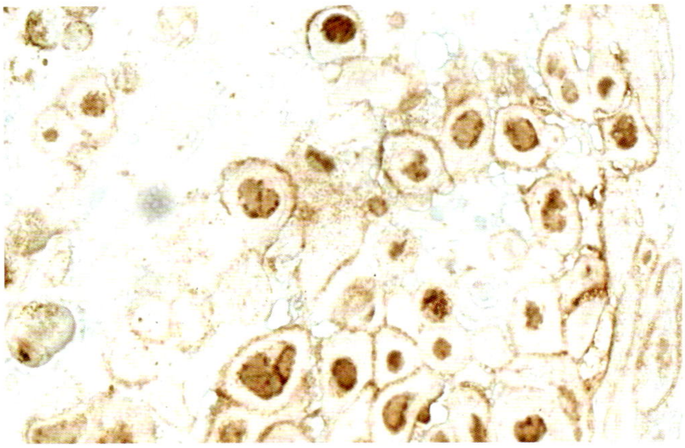

图 18.59 带状疱疹：免疫组化阳性

状感染。CMV 感染的临床特征在不同条件下有不同的表现，包括新生儿损害、成人传染性单核细胞增多症或免疫抑制患者的泛发性感染[2-3]。最近一项文献回顾显示，免疫正常人群发生严重的脏器 CMV 感染可能没有之前所述那样少见[4]。皮肤损害相当罕见。

CMV 是最常见的子宫内传染性病毒感染[5-6]。其感染率在出生后存活的婴儿中占 0.2% ～ 2.2%[7-8]。少于 10% 的受累婴儿和新生儿会表现临床损害[5, 9]。CMV 感染临床表现被归于一种新生儿感染疾病 "TORCH 综合征"，包括弓形体病、其他感染（如梅毒）、风疹、巨细胞病毒及单纯疱疹病毒[10]。

受累的新生儿及婴儿损害广泛，包括肝脾肿大、小头畸形、传导神经性耳聋、脉络膜视网膜炎、肺炎、高胆红素血症、血小板减少伴瘀斑及紫癜及 "蓝莓松饼" 样损害[2]。"蓝莓松饼" 样损害由红蓝色或紫罗兰色丘疹及结节组成，代表真皮红细胞外渗的位点[11]。该综合征的致死率在 20% ～ 30%[5]。儿童感染 CMV 其他的表现包括硬皮病、Gianotti-Crosti 综合征、青少年结节性痒疹性手套袜套综合征、婴儿急性出血性水肿和致死性炎症反应综合征（fetal inflammatory response syndrome，FIRS）[12-18]。

成人，特别是 30 多岁女性，可以出现嗜异性凝集素阴性的传染性单核细胞增多症样综合征，该病程中可出现短期的风疹样损害[2, 19-20]。患者也有发生氨苄西林相关过敏性皮肤病的危险（传染性单核细胞增多症）[2, 20-22]。

CMV 感染也可能是免疫抑制状态的特征表现[3, 23-25]。泛发性 CMV 感染在 AIDS 患者的尸检中并不少见。和弓形体病及卡氏肺孢子菌病相关的 CMV 感染常见，也有合并单纯疱疹、杆菌上皮样血管瘤病、结核分枝杆菌和毛霉病患者感染 CMV 的报道[26-30]。CMV 感染发生在 20% ～ 60% 器官移植受者，系统性感染患者约 10% ～ 20% 出现皮肤表现[24]。AIDS 和非 AIDS 免疫抑制患者的皮损临床上和病理上无明显区别[25]。

皮肤损害包括生殖器、肛门、会阴、臀部及股部的溃疡、紫癜样皮疹、血小板减少、结节性红斑、皮肤血管炎、色素沉着性结节及斑片，皮损还可以类似结节性痒疹、多形红斑、表皮松解症、荨麻疹、血管大疱性疾病及泛发性瘙痒性红色斑丘疹[23-25, 31-45,]。在一例发热及坏死溃疡性的 Mucha-Habermann 病中也发现皮肤的 CMV 感染[46]。有报道 CMV 感染与暴发性假血管瘤病及反应性穿通性胶原病相关。曾有提出 CMV 感染与硬皮病相关[49-50]。在一项研究中，在骨髓移植 100 日内并伴有血清 CMV 抗原滴度升高的患者的正常皮肤，可见到移植物抗宿主疾病样病理表现[51]。

## 发病机制和组织学特征

本病除由母亲直接传播之外，还有证据表明可以通过性传播[52]。在免疫抑制的患者，不能确定 CMV 感染是获得性现象还是潜伏病灶复发[40]。在免疫抑制的移植受体，感染大多在移植后第一个月发生，可以为初发感染、再次感染或潜伏病灶复燃[42]。针对 CMV 的特异性 T 细胞应答会造成趋化因子介导的内皮细胞损伤[53]。

病理学特征是存在透明晕包绕的、巨大的、通常染成紫色的核内包涵体（图 18.60、18.61）。而相对较小嗜碱性、PAS 染色阳性的胞质内包涵体也可能比较明显。在肿大的真皮血管上皮细胞内见到上述现象，有时可伴白细胞碎裂性血管炎的特点[21, 25, 34-35]。包涵体也可能在皮肤成纤维细胞、巨噬细胞及汗腺导管上皮细胞内见到，而后者和汗管鳞状细胞化生可能有关[25, 54-55]。包涵体也可在皮肤溃疡的基底部血管内皮细胞和组织细胞中出现（图 18.60、18.61）[31]。有报道会阴部溃疡的皮神经可受累（CMV 神经炎）[56]。

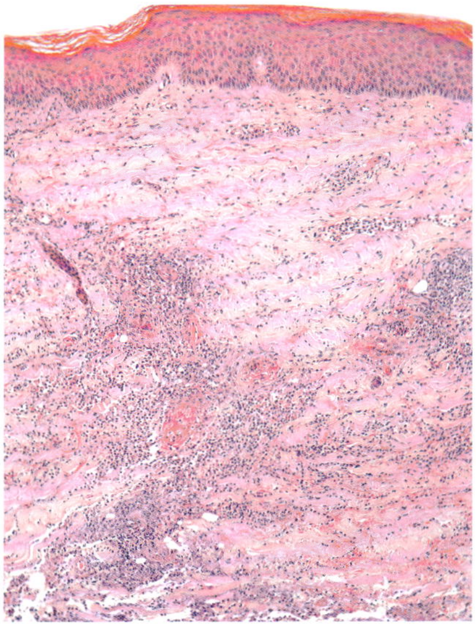

图 18.60 巨细胞病毒感染：此切片来源于艾滋病患者，可见真皮内出血和致密的炎细胞浸润

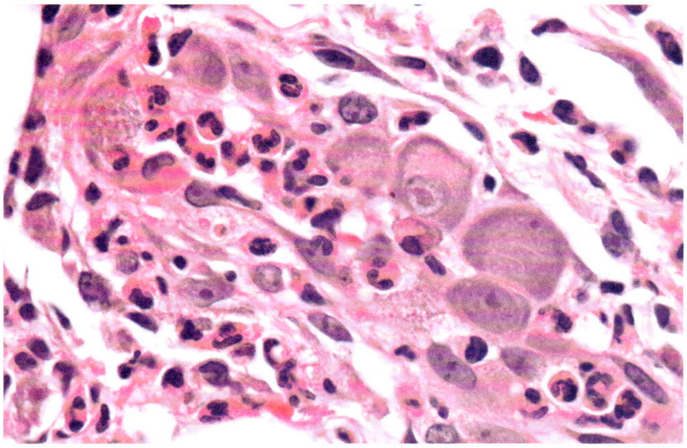

图 18.61 巨细胞病毒：高倍镜显示嗜酸性核内包涵体

在免疫抑制人群的病理切片中，应注意区分 CMV 感染和其他感染性疾病，如单纯疱疹病毒感染和杆菌上皮样血管瘤病。

水疱、大疱性损害的特征是海绵水肿及网状变性，伴有可能含有病毒包涵体的表皮多核巨细胞[26]。免疫组化、原位杂交、PCR 有助于 CMV 感染的诊断（图 18.62）[57]。

# 幼儿急疹

## 临床特征

幼儿急疹（exanthem subitum；婴儿蔷薇疹）是婴儿期一种良性疾病，由人疱疹病毒 6（human herpesvirus 6，HHV-6）感染所致[1-2]。人疱疹病毒 7（HHV-7）为邻近 β-疱疹病毒，也可表现为幼儿急疹样皮损[3-4]。临床特征包括发热及类似风疹或麻疹样皮损。有一例皮损为水疱的报道[6]。

类似皮疹在白血病患者及接受骨髓移植的患者中有报道；有观点称本病和移植物抗宿主反应有关[7-9]。

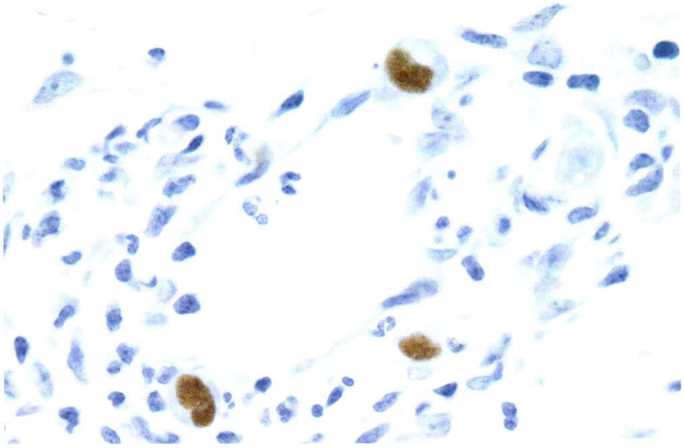

图 18.62 巨细胞病毒：免疫组化染色阳性

HHV-7 也是器官移植患者重要的感染原[3, 8]。其他和 HHV-6 感染有关的临床疾病及皮肤表现包括丘疹紫癜样“手套及袜套”综合征、持久性隆起性红斑、传染性单核细胞增多症、Gianotti-Crosti 综合征、药物过敏反应综合征[10-16]。在朗格汉斯细胞组织细胞病的皮损中曾检测出 HHV-6 病毒的 DNA[17]。HHV-7 在玫瑰糠疹和药物诱发的超敏反应综合征中也起到一定作用[16, 18]。

## 组织学特征

幼儿急疹的病理学特征是非特异性的，包括真皮乳头水肿及真皮浅层血管周围单核细胞浸润。偶有病例可见单核细胞进入表皮，表皮内海绵水疱形成。核内包涵体（在单纯疱疹病毒感染及水痘带状疱疹病毒感染中所见）缺如。用针对 HHV-6 的抗体作免疫荧光有助于确诊[6]。

# 发疹性假性血管瘤病

## 临床特征

1969 年 Cherry 等报道了 4 例婴儿出现小血管瘤样丘疹，按压后褪色，起病急，并且与急性埃可病毒感染相关，数日内自行消退[1]。这种少见表现后来被称作发疹性假性血管瘤病（eruptive pseudoangiomatosis，EPA），最初被认为是局限于婴儿和儿童的皮疹[2-3]。然而最近一篇文献综述显示，约半数病例发生于成人，且通常为地中海地区夏季出现的小暴发[4-6]。该病的表现类似日本提出的 Higuchi 正点状红斑，与蚊虫叮咬相关[6-7]。儿童患该病常有上呼吸道感染、胃肠炎等前驱症状[3, 5]。前驱全身表现如乏力、发热、头痛、呕吐或腹泻在儿童发生较多，成人较少[5]。少见病例发生免疫抑制患者医源性感染[4, 8]。

急性发疹包括多个非对称性类似血管瘤样亮红色小丘疹，直径约 2 ～ 5 mm，周围有明显苍白晕，按压后褪色变白[9-10]。面部、躯干和四肢为好发部位。约 3 ～ 10 日自发性消退[3]。在约 70% 患者中出现复发[6]。有特殊病例可持续数月[3]。

## 发病机制和组织学特征

尽管已有证据强烈提示发病与病毒感染相关，进一步研究尚未明确特定病原[3, 6]。个例报道提示与巨细胞病毒感染和 EB 病毒感染相关[11-12]。有些病例发生于节肢动物叮咬后，特别是蚊咬后[6, 13]。因此载体介导的传染源发生于一部分患者中[4]。由于无血管增生出现，首先描述该病的作者提出皮损的发生是由于病毒对血管内皮细胞的直接作用或抗原抗体复合物沉积于内皮所致[1]。但由于无血管炎证据，后者可能性不大。临床观察到的病损周围白色环考虑是由于中心区血管舒张而周围血管收缩所致[9]。很可能 EPA 为机体对多种不同病毒的非常规反应模式[2]。

病理主要表现为真皮乳头和网状真皮上部的血管扩张。血管壁由饱满的内皮细胞构成，表现类似于鞋钉状[2, 10, 14-15]。血管周围偶有较明显的淋巴浸润[8-9, 12, 15]。更重要的是，真皮血管密度无改变[9-10]。

## 鉴别诊断

暴发性化脓性肉芽肿、杆菌上皮样血管瘤病、巴尔通体病和多发性球状血管瘤均可作为临床鉴别诊断，但上述疾病均有典型的病理表现，可出现真性血管瘤性真皮血管增生。此外，患者皮损不会出现周围白晕表现。

鞋钉血管瘤表现为皮损周围晕圈，病理为血管内皮细胞鞋钉样表现。但不同于 EPA，该病皮损常为单发，周围晕圈常有色素，而非苍白色，病理存在真皮血管增生、毛细血管扩张，单无饱满的内皮细胞向扩张血管腔内突出。蜘蛛血管瘤表现为由真皮中心固定的扩张小动脉，可见细分支，但同样缺乏 EPA 的血管内皮表现[1]。

# 痘病毒所致疾病

## 临床特征

痘病毒（orthopox viruses）是 DNA 病毒，可以导致天花、牛痘疹、牛痘和猴痘。

### 天花

天花（variola）自从 1977 年之后就没有发生过地方流行，目前仅作为历史记载学习[1-4]。近来，作为一种有效的生物武器，天花再次被人类所关注[5-7]。本病曾在非洲、南美及亚洲的部分地方流行，欧洲及北美仅有散发病例。病毒可在干燥的痰液中存活，通过吸入而发生传染。在 12 天的潜伏期之后，疾病表现非常典型，患者出现高热、头痛及呕吐，3 ～ 4 天之后出现一过性红斑及瘀点，随之出现特征性的皮疹（图 18.63）。损害常见于面部及四肢。开始为丘疹，逐渐变成水疱、脓疱、结痂，愈合之后有点状凹陷的瘢痕，死亡率在 2% ～ 50% 之间，和感染的严重程度有关。以前认为死因是继发细菌感染导致败血症所致，但目前认为是天花病毒导致的细胞病变的直接结果[8]。曾有人提出患该病的存活者遗留瘢痕为皮脂腺破坏所致，但也有其他产生机制被提出[9]。

### 牛痘疹

牛痘病毒和天花病毒抗原性非常接近，但更可能是从牛痘病毒衍生而来。由于抗原性非常接近，因此被用于预防天花，非常有效。皮肤接种后出现一个水疱，逐渐变成脓疱并结痂（图 18.64）。和天花相类似，也遗留一个瘢痕。由于天花已在全世界范围内消除，牛痘疫苗免疫已没有必要接种，除了从事实验室研究的高危人群尚需要接种疫苗。对于天花会成为潜在生物武器或生物恐怖主义病原体的危险，美国人曾发起重新接种天花疫苗的运动[7]。免疫过程有一定危险，

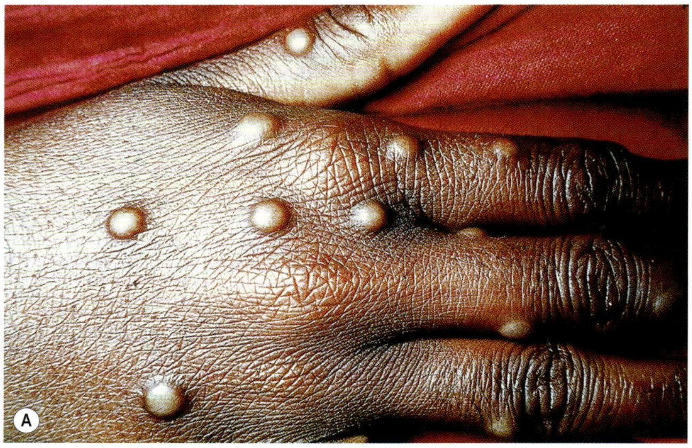


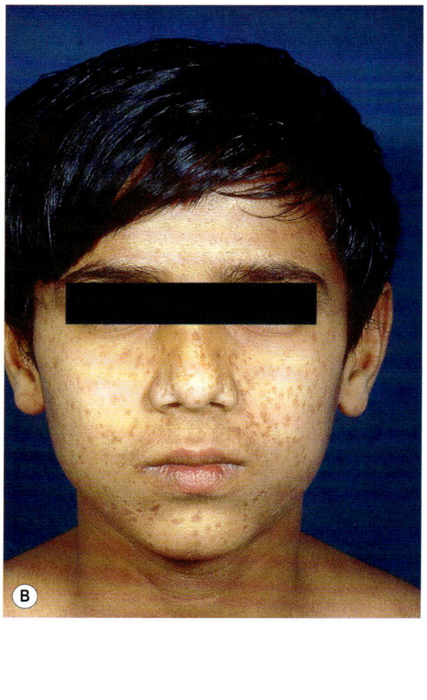


**图 18.63** 天花：（**A**）区别于水痘，天花的皮损较大，更加深在；（**B**）愈合后皮损可见广泛分布的色素沉着斑［（**A**）By courtesy of H.P. Lambert, MD, St George's Hospital, London, UK;（**B**）By courtesy of R.A. Marsden, St George's Hospital, London, UK.］

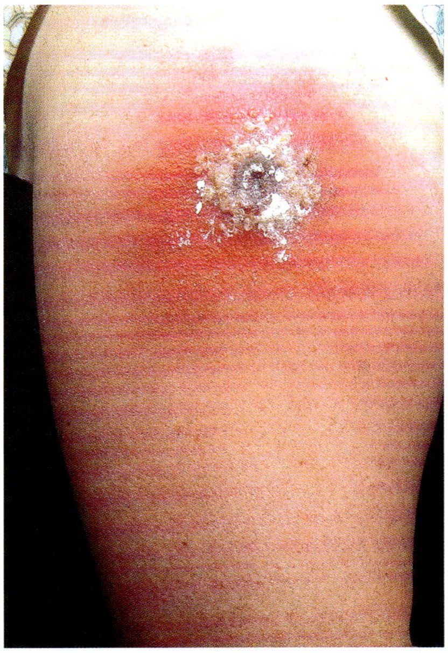

图 18.64　牛痘疹：由于天花已灭绝，不再进行常规预防接种。注意焦痂、水肿及明显红斑（By courtesy of the Institute of Dermatology，London，UK.）

偶见泛发性牛痘，疫苗可导致 Kaposi 水痘样疹。罕见的并发症还包括脑炎及坏疽性牛痘[10]。最近偶有接种天花疫苗后泛发型牛痘疹（vaccinia）的病例报道[11]。

### 牛痘

牛痘病毒（cowpox virus）的宿主并不是牛，而是刺猬及獾等野生动物。尽管奶牛能将该病传染给人，但是人和牛都可感染。猫和鼠也被认为是传染源之一[12-19]。尽管该人畜共患疾病主要引起自限性感染，但也有免疫抑制和湿疹患者出现严重病变[20]。接种之后，潜伏期通常是 5 ～ 7 天，随之出现丘疹，很快变成脓疱，脓疱周围有红斑及水肿带包绕，也可出现坏死性溃疡及结痂[16，21-22]。损害通常多发，可累及手、臂及面部（图 18.65、18.66）[23]。和特应性

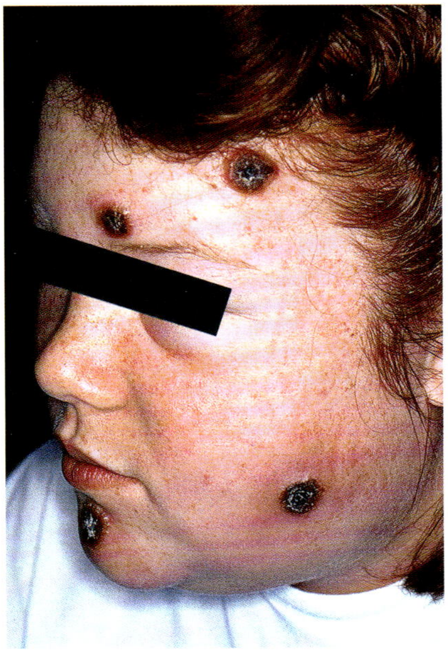

图 18.65　牛痘：特征性脐窝状溃疡性结节。损害通常多发（By courtesy of M.S. Lewis Jones，MD，Wrexham Maelor Hospital，Wrexham，UK.）

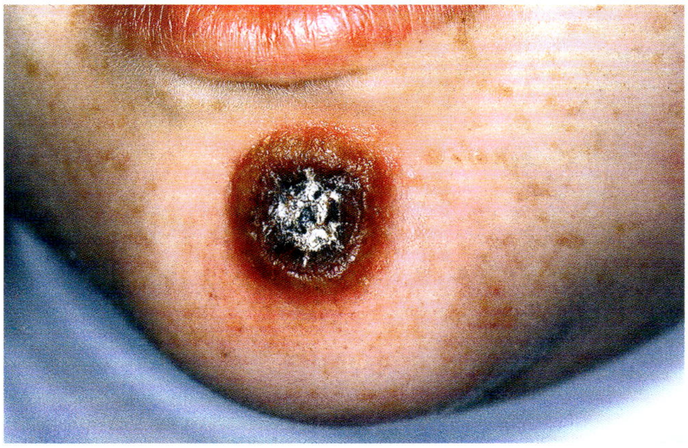

图 18.66　牛痘：注意水肿及环绕红斑（By courtesy of M.S. Lewis Jones，MD，Wrexham Maelor Hospital，Wrexham，UK.）

皮炎有关的疱疹样损害已有被报道[24-25]。本病也有类似孢子丝菌病样播散的病例[26]。患者常出现淋巴管炎、淋巴结炎及高热，3 ～ 4 周后病变逐渐愈合。也有一例牛痘样病致死的报道[27]。曾有一例鼻部呼吸道上皮接种该病毒后，出现面部蜂窝织炎和坏死性淋巴结炎伴脓肿形成的报道[28]。

### 猴痘

猴痘（monkeypox）是由痘病毒中猴痘病毒感染所致的人畜共患疾病[29-31]。第一例病例发生于 1970 年刚果共和国[29，32]。尽管时有散发病例的报道，多在西非和中非热带雨林的偏远村庄，2003 年美国威斯康辛州曾发生该病的暴发，并蔓延至邻州[29-30，32-37]。暴发后来追溯到来自西非的货船，为输入性患病动物引起[31，36-37]。患病牧犬接触了来自加纳的啮齿动物，被卖作宠物犬，患者直接接触后引起疾病[31，37]。也会发生人与人之间传播[32]。既往接种天花疫苗可提供对猴痘感染的保护[29，35，38]。患者表现为发热、寒战和皮疹，偶伴淋巴结肿大[30，34]。皮损从丘疹进展为水疱、脓疱，愈合后留焦痂[30]。也可能出现脑炎，曾有死亡病例的报道[29，35，39]。临床上猴痘会与水痘混淆[34]。

## 发病机制和组织学特征

痘病毒较大，有独立 DNA 成分及一个复杂的衣壳及脂蛋白包膜形成特征性管状结构。病毒是砖形结构，其管状结构排列不规则。除天花是吸入传染之外，痘病毒都由接种传染。该病毒可耐受外界干燥环境，可能通过吸入尘土及使用公用设施接种，类似活动性损害直接接种。有证据表明，该病毒可分泌 IL-18 结合蛋白，导致病毒播散及持续感染[40]。痘病毒编码肿瘤坏死因子受体同源物 CrmB，作为多种趋

化因子的特异性结合蛋白，趋化炎性细胞到达病毒进入和复制的皮肤和黏膜部位。主要通过 CrmB 的 C 末端域结合趋化因子，被称为天花病毒编码的趋化因子受体（smallpox virus-encoded chemokine receptor，SECRET）[41]。在灵长类动物模型中，受累组织内高病毒载量会出现多器官衰竭。也可能遇到淋巴组织的出血倾向和 T 细胞依赖区被清除。由于产生 IL-6 和 IFN-γ 等细胞因子可引起细胞因子风暴[42]。病毒疫苗可通过抑制宿主树突状细胞的成熟而导致 T 细胞活化受抑制，进而损害宿主的免疫防御功能[43]。

接种之后，病毒在角质形成细胞及基底细胞中增生，导致严重的细胞内水肿，可发展为气球样变及细胞破碎所致网状变性，导致多室性血管增多，继发多型性细胞浸润。在天花、牛痘疹和猴痘，表皮坏死通常较为严重，还可出现不同程度的角化过度及棘层肥厚。这四个疾病中，均可见到胞质嗜酸性包涵体。天花的小包涵体叫 Guarnieri 小体，被一个透明晕包绕且邻近核仁（图 18.67）。在牛痘疹和猴痘中也可见到同样小体。牛痘的包涵体较大，在细胞质内明显[44]。通常还可见由淋巴细胞组成的真皮慢性炎细胞浸润。可见到明显 CD30 阳性细胞，如果未仔细观察表皮改变和包涵体的存在，易与 CD30 阳性淋巴细胞增生性疾病混淆。

诊断依据临床，电镜、病毒分离培养、PCR 或原位杂交有助于确诊[22, 30, 35, 45-47]。甲醛固定、石蜡包埋封存后的组织，在数年内观察到痘病毒[48]。

# 挤奶人结节

## 临床特征

挤奶人结节（milker's nodule；副牛痘）由副牛痘病毒感染所致，和牛痘不同[1-2]。发生在奶牛的乳房局部，不引起系统症状。在同一只奶牛身上本病可以复发。病毒可通过接种传染给人，因为病毒在干燥环境中可持续存活，间接媒介传播也可发生传染。曾有累及数位患者的小规模流行的报道[2]。潜伏期大约是 5 天，随后出现约 2 ～ 5 个红色丘疹，逐渐变成淡蓝色坚硬结节[2]。损害上部表皮最初紧张发亮，很快变为灰色且不透明（图 18.68）。损害的中央结痂，并轻度萎缩。周围皮肤常伴有淋巴管炎，尽管如此，损害仍有一清楚的环状边界而类似肿瘤。系统性症状很少，但在上肢可出现一过性丘疹水疱性皮损，该皮损偶可见于下肢。主要的结节损害在 4 ～ 6 周之后逐渐消退，不遗留瘢痕。

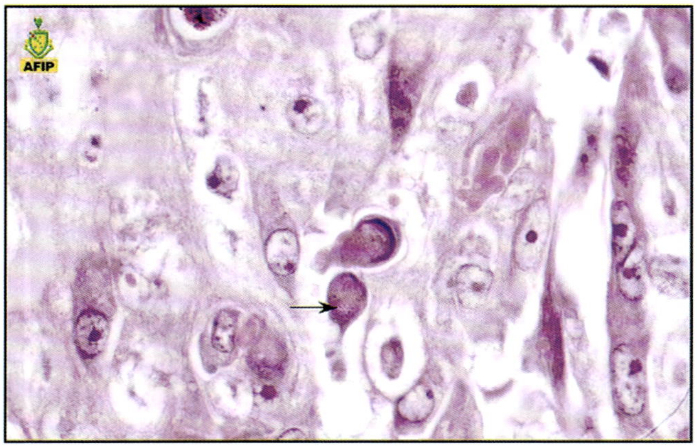


图 18.67 天花：高倍镜可见 Guarneri 小体（By courtesy of D. Wear MD，the Armed Forces Institute of Pathology，Washington，DC，USA.）

## 组织学特征

挤奶人结节病毒为 160 ～ 260 nm 大的椭圆体[2]。其特征是螺旋排列的小管。本病组织学特点和羊痘感染的组织学特点无法鉴别（见下文）[3-4]。有时可见真皮 CD30 阳性异型性淋巴浸润，易与 CD30 阳性淋巴增生性疾病混淆[5]。后者 CD30 阳性细胞常成簇聚集，而 Milker 结节中 CD30 阳性细胞分散在其他炎性细胞之间。但这不能概括全部，一些病例中可见到 CD30 阳性细胞成簇聚集。

# 羊痘疮

## 临床特征

羊痘疮（ecthyma contagiosum；羊痘、接触性脓疱性皮病）是由一种亲上皮 DNA 副痘病毒引起，病毒形态和挤奶人结节的副牛痘病毒类似。本病在绵羊

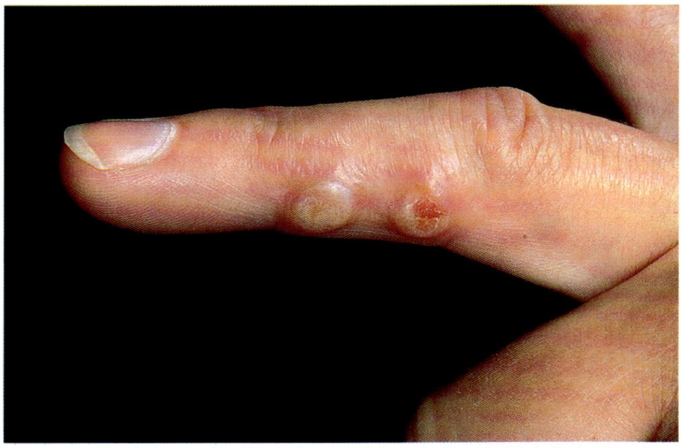

图 18.68 挤奶人结节：水疱顶部透明，周围有红晕（By courtesy of the Institute of Dermatology，London，UK.）

群中有传染性，可导致嘴唇及口周结痂的脓疱（图18.69）[1-4]。澳大利亚农民常用“结痂的嘴唇”来准确描述本病。病毒可在牧场持续存在，通过羊和羊之间的接种传染。本病最容易发生在牧场干燥的时候，羊的唇黏膜容易出现微小擦伤。可从受累部位直接接种传染给牧羊人，主要为男性，也可通过污染的篱笆或剪刀间接传染[5]。山羊也可以出现羊痘[3-4, 6]。英国一项研究表明，23% 生活或者工作在牧羊场的人曾发生本病感染[7]。曾有过发生在祭祀后的非职业接触所致感染报道[8]。

5～6 天潜伏期之后，皮损（通常为固定的、小而坚硬的红蓝色丘疹）逐渐扩展。皮损好发于手及前臂（图 18.70、18.71）[9]。发生在面部及肛周区的少见[10-12]。丘疹变为平顶的出血性大疱或脓疱，随后其凹陷的中心结痂。此时，损害直径可能有 2～5cm。临床可被误诊为化脓性肉芽肿或角化棘皮瘤[6]。损害被一红晕包绕，可有瘙痒及触痛。皮损在 3 周后消退，不遗留瘢痕，但也有罕见肢端畸形发生[13]。也可伴发淋巴管炎、淋巴结炎及轻度发热[1]。有些患者可在躯干出现一过性斑丘疹损害或四肢出现多形红斑样损害[6, 9, 13]。

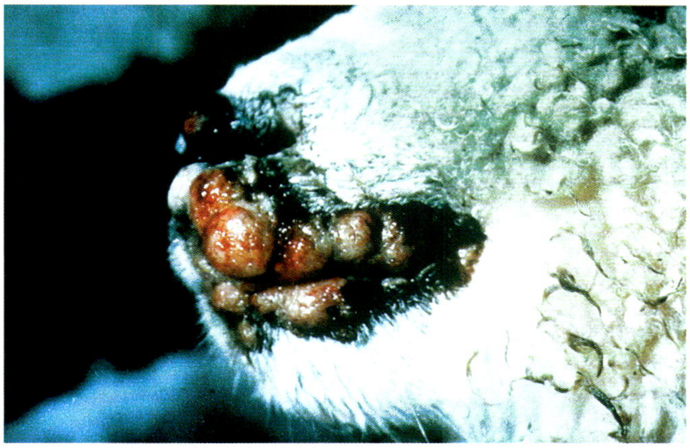

图 18.69 羊痘：结痂的嘴唇（By courtesy of B.J. Leppard，MD，Royal South Hants Hospital，Southampton，UK.）

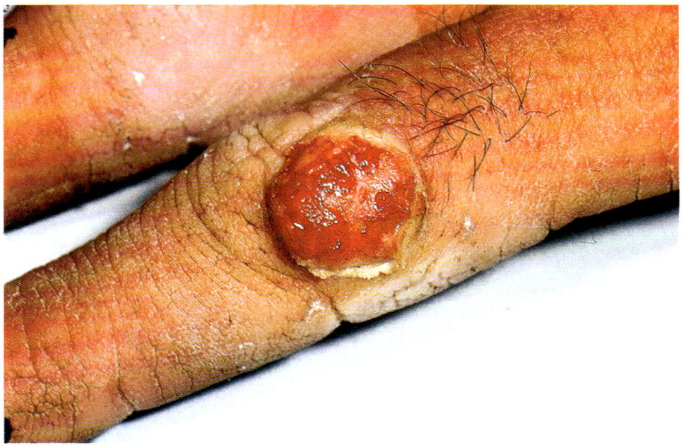

图 18.70 羊痘：显著的出血性成分（By courtesy of M.M. Black，MD，Institute of Dermatology，London，UK.）

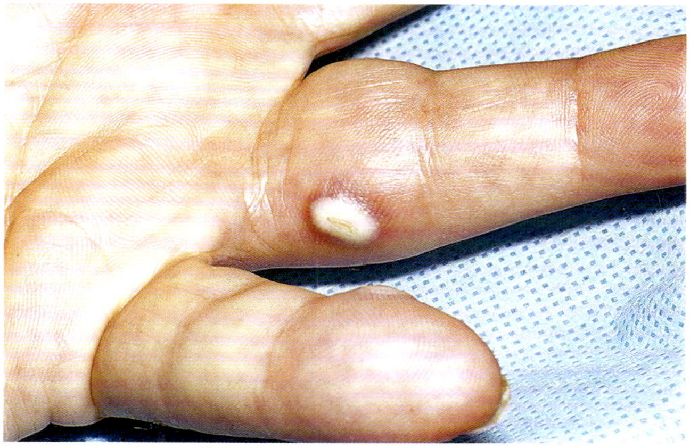

图 18.71 羊痘：典型的受压中心（By courtesy of A. Qureshi，MD，Harvard Medical School，Boston，USA.）

其他潜在并发症包括丹毒、铜绿假单胞菌感染、皮肤丘疱疹和类天疱疮样大疱性皮疹[13-14]。眼部受累的报道罕见[15]。有时可见大片皮损[12-13, 16-17]。最近曾报道过一例器官移植患者出现大片羊痘皮损[16]。

## 组织学特征

本病病理学特征明显。皮损的整体表现为对称性结节。有角化不全痂、棘层肥厚及纤细的表皮突深入邻近真皮[18]。病毒性细胞改变包括显著的细胞质和胞核空泡化[13]。网状变性及表皮内水疱也很明显（图 18.72）。

早期皮损，可见典型的 3～5 μm 的胞质内嗜酸性包涵体（图 18.73）[19]，有时可见核内包涵体[5]。用 Lendrum 焰红及酒石黄染色，包涵体更加明显（图18.74）。类似的包涵体可以在皮损下方较重慢性炎细胞浸润区域内的血管内皮细胞质内发现。浸润的炎性细胞包括淋巴细胞、组织细胞，有时嗜酸粒细胞和中性粒细胞也较多。真皮水肿，羊痘（挤奶人结节）的特征是存在大量增生及扩张的毛细血管[10, 19]，这主要归结于由病毒编码产生的和羊血管内皮细胞生长因子同源的因子[3, 20]。羊痘病毒编码白介素 10 同源因子，可导致树突状细胞功能受损和淋巴细胞增生受损[21-22]。也可见 CD30 阳性的反应性真皮淋巴细胞浸润[23]。

免疫性大疱性（类天疱疮样）皮损位于表皮下，有混合炎性细胞浸润，包括分叶核中性粒细胞和嗜酸性粒细胞。最近一项根据两例病例的研究显示，水疱皮损中不存在羊痘病毒 DNA，而直接免疫荧光镜检可见皮损周围皮肤真皮-表皮交界区 IgG 和补体 C3 的线性沉积。虽然自身抗原还有待进一步证实，该病区别于真性类天疱疮和其他自身免疫疾病如获得性大疱性表皮松解[14]。

诊断羊痘可以通过免疫组化和 PCR 确诊[24-27]。

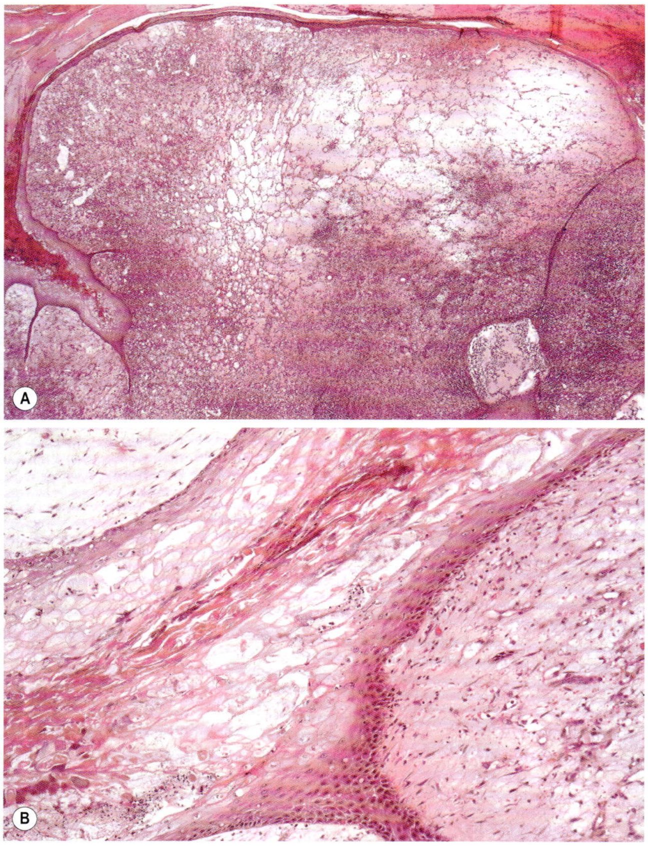


**图 18.72** 羊痘：（**A**）表皮内水疱呈多叶状伴大量真皮浅层水肿；（**B**）角质形成细胞显示气球样变

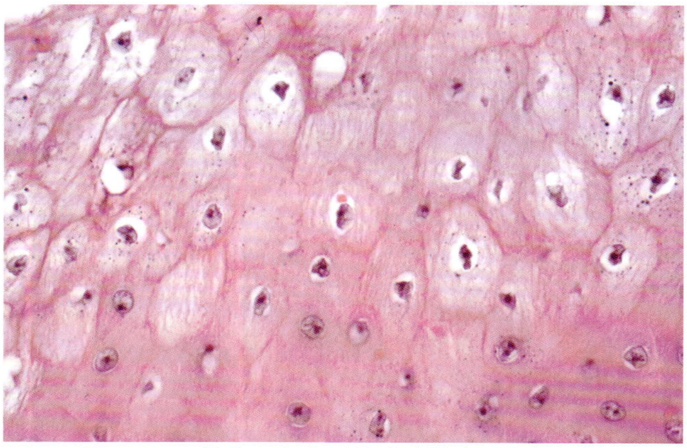

**图 18.73** 羊痘：中央可见嗜酸性胞质内包涵体

Tzanck 试验对诊断也有辅助作用[9]。在阴性染色的标本中，超微结构观察是辨认羊痘病毒的最佳方法（图 18.75）[6]。

# 传染性软疣

## 临床特征

传染性软疣（molluscum contagiosum）是一种自限

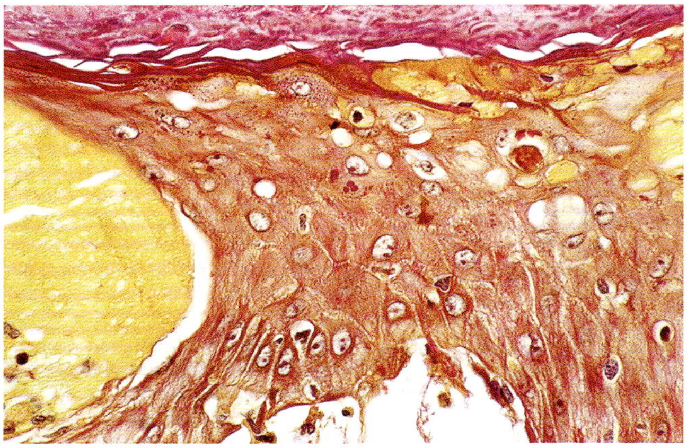

**图 18.74** 羊痘：Lendrum 焰红及酒石黄染色：包涵体明显

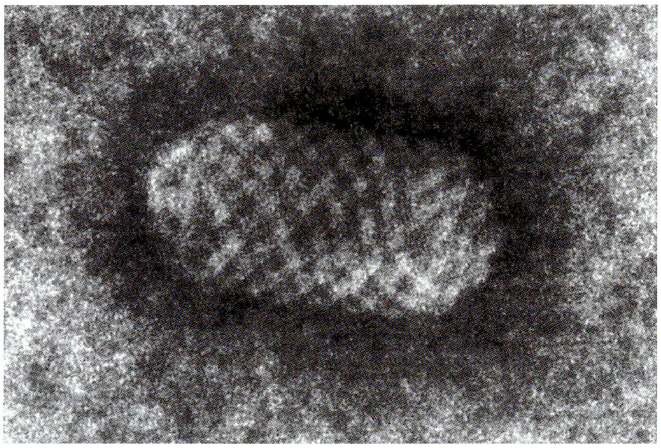

**图 18.75** 羊痘：电镜观察副痘病毒呈柱状，其内部有典型剪刀样交织结构（By courtesy of I. Chrystie，FIMLS，St Thomas' Hospital，London，UK.）

性的由软疣病毒引起的表皮丘疹性疾病（图 18.76）[1-2]。病毒基因组编码 163 种蛋白，其中 103 种和天花病毒的蛋白非常类似[3]。好发于儿童面部、躯干及四肢，通过直接皮肤接触或者媒介间接传播；而发生在青年成人的生殖器及周围皮肤则主要通过性接触传播[2, 4]。掌

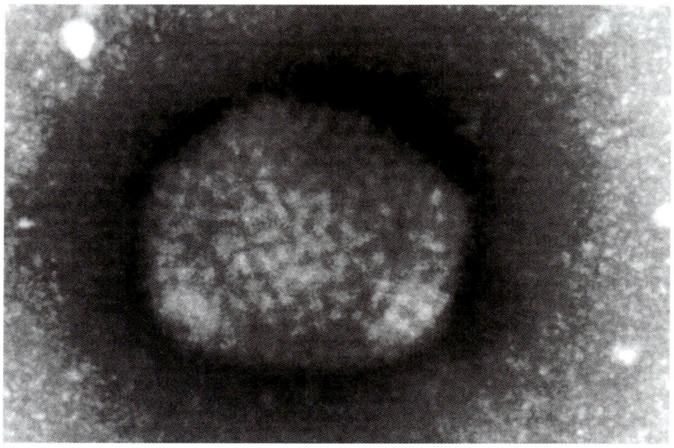

**图 18.76** 传染性软疣：电镜示软疣病毒体由病毒粒子组成，和其他痘病毒不能区分（By courtesy of I. Chrystie，FIMLS，St Thomas' Hospital，London，UK.）

趾部位通常不被累及，但也有罕见病例的报道[5-6]。本病为全球性疾病，在热带地区更加流行[1]。本病在斐济和巴布亚新几内亚特别多发，1/10 的儿童患本病，发病的高峰年龄是 5 岁以下[7-8]。近期来自印度和美国的研究显示约 80% 患传染性软疣的儿童在 8 ～ 10 岁以下[9-10]。有罕见生殖器感染的报道[11]。

有学者认为，本病在特应性皮炎的人群中更为普遍[5]。美国和英国的性传播疾病门诊的成人发病率是 40 ～ 60 例淋病对 1 例传染性软疣。摔跤手之间、医生和患者之间、共用游泳装备及设施均可发生传染。使用公共游泳池是儿童感染的重要因素[12]。免疫功能受损的患者本病发病率升高，且皮损更大、更广泛持久[5]。最初认为人类是该病毒的唯一宿主，但也有报道鸟类、黑猩猩，还可能包括红色袋鼠等动物也是软疣病毒的宿主[2]。

潜伏期在 2 ～ 7 周之间，也可长达 6 个月[13]。单发损害扁平、光亮、有珍珠光泽、坚硬、有脐窝，直径可达 5 mm 或更大（图 18.77 ～ 18.79）。偶见黏

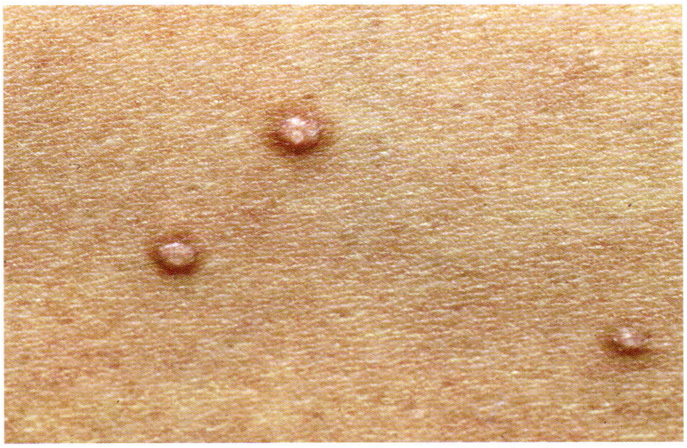

图 18.77　传染性软疣：2 岁儿童的多发性损害（From the collection of the late N.P. Smith，MD，the Institute of Dermatology，London，UK.）

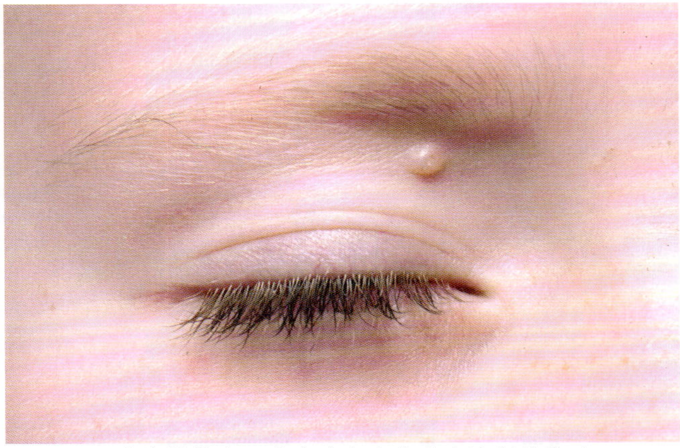

图 18.78　传染性软疣：中央脐窝在临床有诊断价值（From the collection of the late N.P. Smith，MD，the Institute of Dermatology，London，UK.）

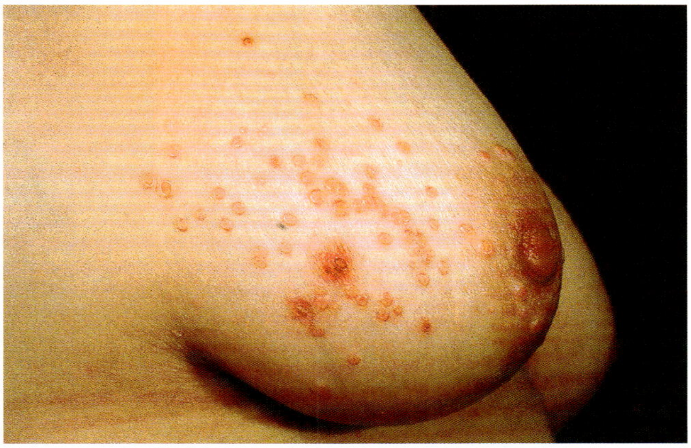

图 18.79　传染性软疣：常发生于青年成人性接触之后（By courtesy of R.A. Marsden，St George's Hospital，London，UK.）

膜受累[14]。临床表现非常有特征性，但偶尔也可能和纤维组织细胞瘤、皮内痣、角化棘皮瘤、汗管瘤、基底细胞癌、寻常疣、甚至皮肤隐球菌病相混淆。皮损通常多发，特别是免疫缺陷患者。在免疫抑制的患者，少数可以出现巨大皮损[15-17]。HIV 感染患者的皮损可累及除面部及口周皮肤以外的全身部位[18]。传染性软疣也是接受高效抗病毒治疗的 HIV 感染患者出现免疫重建炎症反应综合征的皮肤表现[19-20]。

瘙痒、疼痛、触痛等不明显，但 10% 的患者在软疣丘疹周围可发生湿疹样皮炎。丘疹可继发感染而类似疖。单个损害可以持续两月或更长时间。因为同一患者可能有不同发展阶段的数个皮损，因此在某些患者病程可以持续数年。特应性体质的人软疣愈合后可遗留点状斑痕[21]。从未见到本病有系统性损害的报道[5]。

## 组织学特征

和其他痘病毒导致的疾病相比，传染性软疣的细胞内水肿、网状变性及水疱形成不是其特征。最明显的特征是存在小叶状且内生性生长的过度增生，类似一个边界清的真皮内假瘤（图 18.80）。角质形成细胞内有较大的胞质内包涵体，它可以压迫核仁，使之贴近细胞膜。包涵体最初是嗜酸性的，可逐渐变为显著的嗜碱性（图 18.81）。取损害表面做细胞学检查包涵体是一种快速诊断方式。Lendrum 焰红及酒石黄染色观察包涵体更加明显（图 18.82）。

通常没有真皮内细胞浸润，但如果病毒和包涵体进入真皮可以导致浸润发生，浸润的淋巴细胞可能非常致密，若特征性包涵体不明显，必须和淋巴瘤进行鉴别诊断（图 18.83、18.84）。真皮的淋巴浸润可见异型性 CD30 阳性淋巴细胞，类似皮肤 CD30 阳性淋巴增生性疾病[22]。特别是仅含少量包涵体的消退期

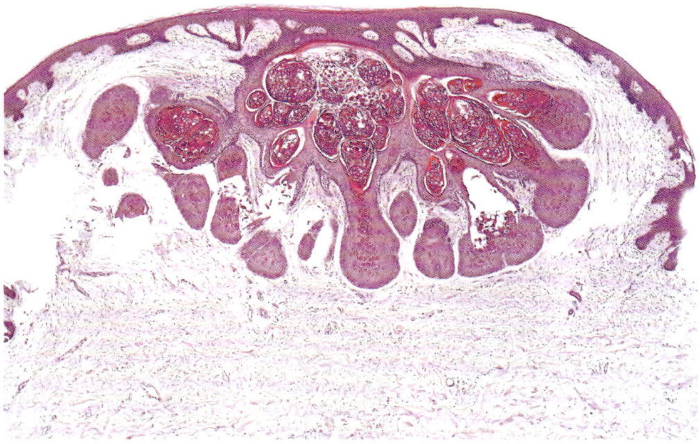

**图 18.80** 传染性软疣：特征性扫视图，可见中央脐窝和表皮增生

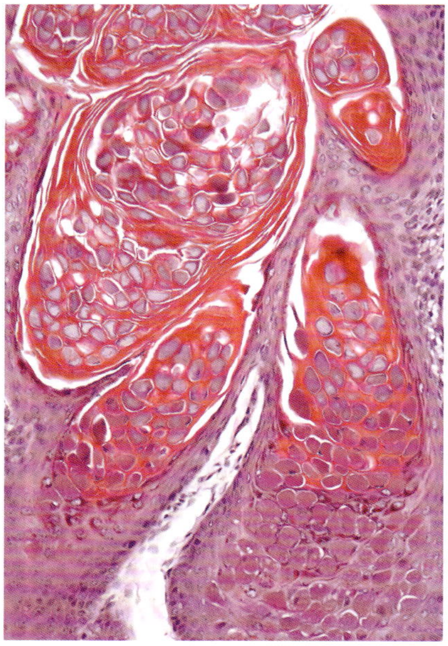

**图 18.81** 传染性软疣：胞质内包涵体几乎充满整个细胞，压迫核仁

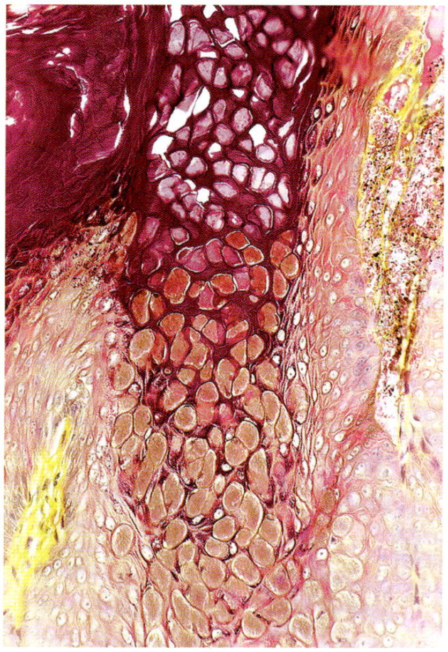

**图 18.82** 传染性软疣：注意 Lendrum 焰红及酒石黄染色的着色改变

皮损，病理诊断会非常困难。

在典型的传染性软疣皮损中有出现骨质化生的报道[16，23]。传染性软疣还和表皮囊肿、色素痣、皮脂腺增生、软纤维瘤、系统性红斑狼疮、皮肤白血病和嗜酸性蜂窝织炎有关[16，24-27]。

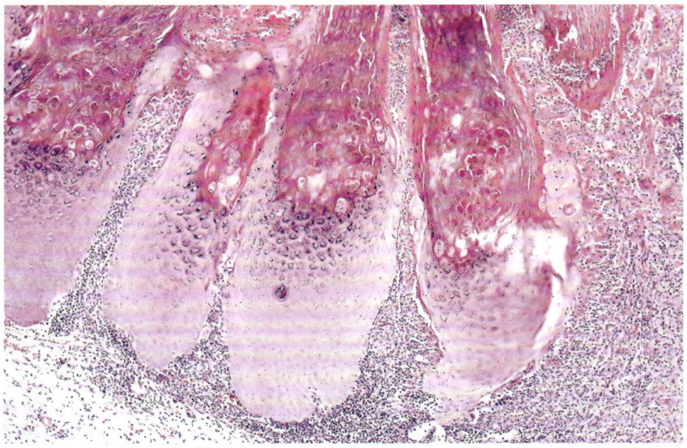

**图 18.83** 传染性软疣：表皮结节破裂，释放包涵体进入真皮，导致致密的慢性炎细胞浸润

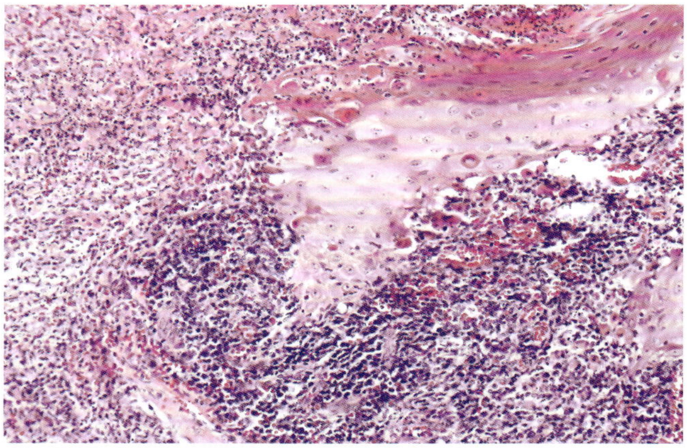

**图 18.84** 传染性软疣：致密的淋巴细胞浸润，可见数个受感染的角质形成细胞

# 手足口病

## 临床特征

手足口病（hand，foot and mouth disease）大部分由柯萨奇病毒 A16 型引起，也有部分病例由肠病毒 71 型所致[1-11]。通常累及儿童，有季节性变化（夏秋季多发），表现为小范围流行。在东方，特别是台湾曾有数次暴发流行[1，3-6，9-10]。在马来西亚、新加坡和印度也出现过暴发流行[7-8，11-12]。4 岁以前的儿童高度易感[4，9，11]。其他潜在致病病毒包括埃可病毒 19，少见埃可病毒 4[13-14]。最近，分子系统发生学研究证实柯萨奇病毒 A16 存在 2 种不同基因组，命名为 A 组和 B 组[15]。系统发生学证据还发现了肠道病

毒 71 和柯萨奇病毒 A16 之间的型间重组在肠道病毒 71 的亚基因型的出现中起到作用[16]。

手足口病的潜伏期是 3 ～ 7 天。前驱症状有头痛、发热、全身不适、腹痛，有时出现腹泻，而后患者颊黏膜及口唇出现水疱及口腔溃疡，在足底、手掌、手指和脚趾的背面及侧面可同时出现小的红色丘疹，迅速进展为灰色水疱（图 18.85 ～ 18.88）[1]。会

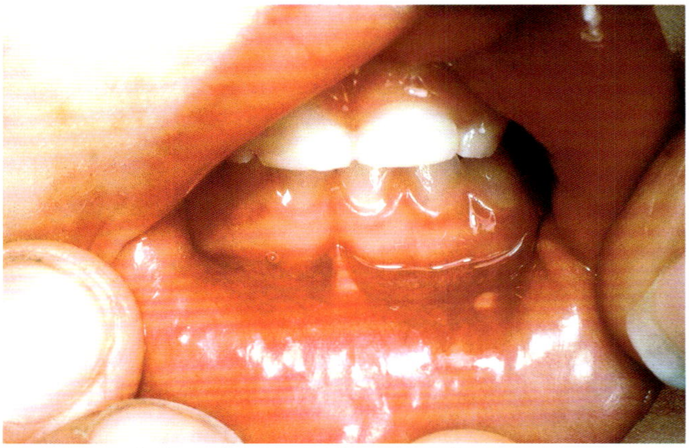

图 18.85 手足口病：多发性口腔溃疡（By courtesy of the Institute of Dermatology，London，UK.）

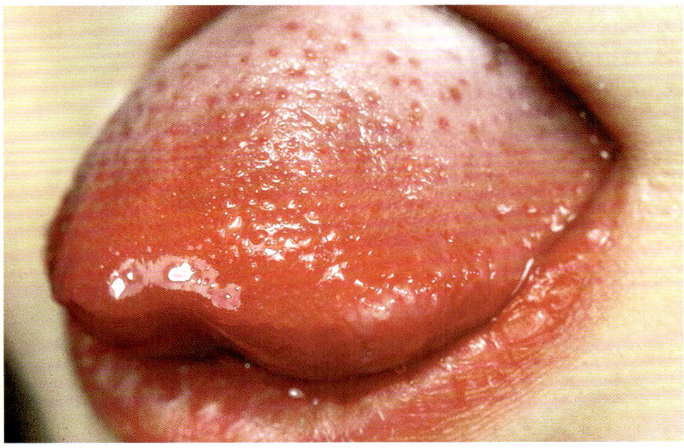

图 18.86 手足口病：数个糜烂，周围环绕红斑（By courtesy of E. Wilson Jones，MD，Institute of Dermatology，London，UK.）

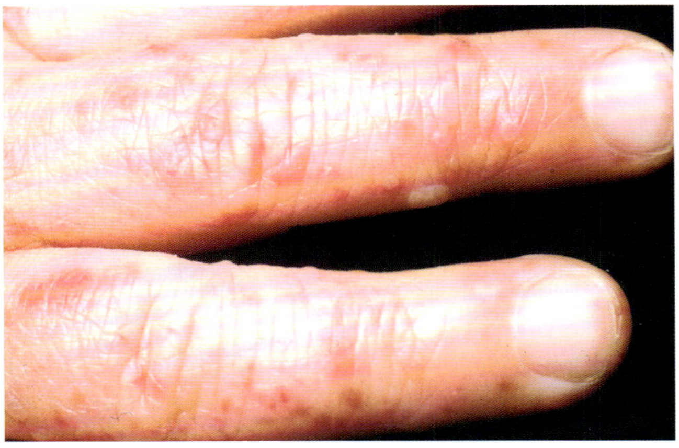

图 18.87 手足口病：小水疱周围有环状红斑（By courtesy of E. Wilson Jones，MD，Institute of Dermatology，London，UK.）

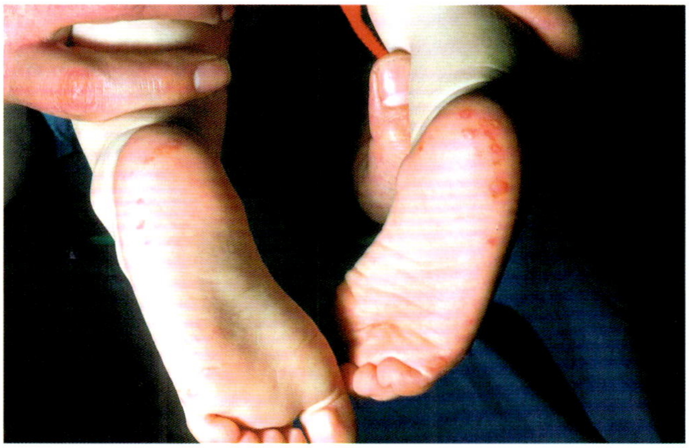

图 18.88 手足口病：脚底数个糜烂（By courtesy of R.A. Marsden，MD，St George's Hospital，London，UK.）

阴、臀部、躯干及四肢发生的皮损非常罕见。皮损有自愈性。约 6% 由柯萨奇病毒 A16 型引起的病变可发生并发症，主要是无菌性脑膜炎[3]。

肠病毒 71 型引起的手足口病更严重，约 1/3 的患者有并发症。包括主要影响小脑的中枢神经系统损害。脑炎、无菌性脑膜炎、脊髓灰质炎样损害也可能发生[1, 3, 9-12]。死亡率在 8% 左右。死因主要是心肺功能失代偿及急性呼吸道水肿[3]。呼吸道水肿的机制仍不明确，不是由病毒性心肌炎直接引起；有人推测是脑干损害导致的肺部血管渗透性增加所致，或者是针对脑炎的系统性炎症反应起一定作用[5, 17]。然而在新加坡的一次流行性大爆发中，多数死亡病例为间质性肺炎所致，可独立发生或伴随心肌炎或脑炎[12]。

## 发病机制和组织学特征

病毒通过直接接触鼻咽分泌物、粪便、血液而传播。病理学特征是，显著的细胞内及细胞间水肿，导致表皮内水疱形成（图 18.89、18.90）。这可能和真皮乳头水肿有关。病毒包涵体及巨细胞不具有特征

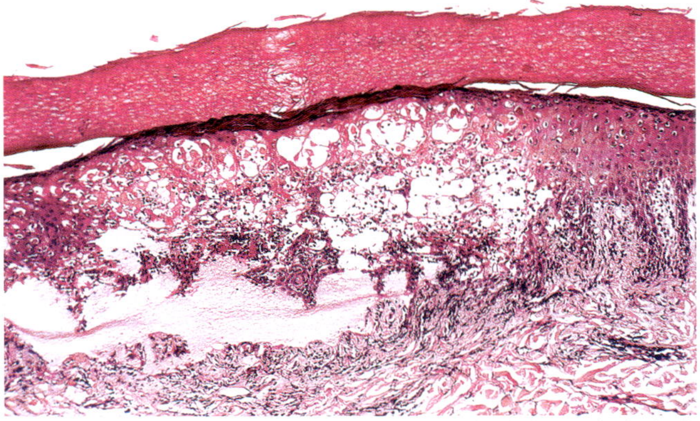

图 18.89 手足口病：该低倍图显示网状变性及表皮内水疱。网状变性导致真皮、表皮分开（By courtesy of E. Wilson Jones，MD，Institute of Dermatology，London，UK.）

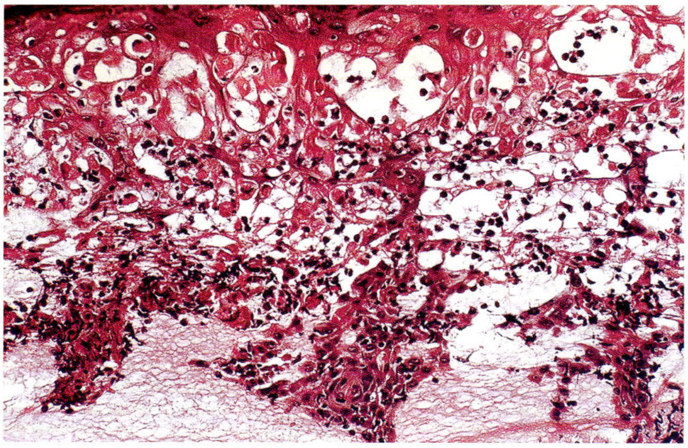

图 18.90 手足口病：上皮细胞坏死及角化不良。慢性炎细胞浸润显著（By courtesy of E. Wilson Jones，MD，Institute of Dermatology，London，UK.）

性。近来研究表明，肠病毒 71 型通过病毒编码的蛋白导致受感染的宿主细胞凋亡[18]。

最近报道了逆转录 real-time PCR 技术应用于区分肠道病毒 71 和柯萨奇病毒 A16[19]。

# 出血热

## 临床特征

出血热病毒（hemorrhagic fever virus）是一组特殊的病毒，通过节肢动物（蚊子、蜱）或啮齿类动物传染给人，导致系统性疾病及广泛出血倾向[1-4]。病毒形态可以按照种系分类：

- 黄病毒科：导致黄热病、登革出血热、Omsk 出血热、Kyasanur 森林热。
- 本扬病毒科，导致 Rift 山谷热、Crimean-Congo 出血热及汉坦病毒感染（如肾综合征出血热）。
- 沙粒病毒科，导致阿根廷出血热、玻利维亚出血热、Lassa 热等。
- 纤丝病毒科，导致 Marburg 病毒病和埃博拉出血热[1-3]。

这组疾病的严重程度和死亡率各不相同；登革热的死亡率在 5% 左右，而埃博拉出血热为 50% ～ 90%[4]。大部分病毒性出血热初起为急性发热性疾病，伴有肌痛。可以出现结膜充血及口周水肿[2, 4]。尽管早前的病毒性出血热分类中包括 chikungunya 病（披盖病毒科的 chikungunya 热病毒导致），但其出血表现较少见，因此最新出血热分类中被删去[1-2, 5]。

本书无法详细讨论上面列出的各种疾病，读者可阅读参考文献中关于此项内容的优秀专题论文。我们将讨论病毒性出血热疾病的皮肤黏膜表现。

纤丝病毒科病毒导致的感染如 Marburg 病毒病、埃博拉出血热皮肤表现主要是明显的、弥漫的、无瘙痒的皮肤斑丘疹。在没有致死病例的恢复阶段可有鳞屑脱落[3]。Rift 山谷热的患者可在躯干及四肢见到类似的但较轻的皮损[2]。登革热常会出现麻疹样皮疹，中间有岛状正常皮肤[3, 6]。Omsk 出血热、Kyasanur 森林热、阿根廷出血热及玻利维亚出血热表现为累及上腭的丘疹水疱性损害[3]。大约 30% 登革热患者有黏膜损害，常累及结膜[6]。

在大部分的病毒出血热中，血小板减少是特征性继发表现，临床特点为皮肤和黏膜的出血性瘀点，严重感染者可以出现瘀斑，多位于受压部位。静脉穿刺点也可以出血。某些感染，特别是 Rift 山谷热，弥散性血管内凝血（DIC）可使临床病情复杂化[2-4]。黄疸是黄热病的一个特征，但也可以在 Rift 山谷热、Crimean-Congo 出血热、纤丝病毒出血热中出现[2, 4]。

尽管 Sindbis 热严格意义上不属于病毒出血热，这个相对较轻的、自愈性的披盖病毒感染很少和皮肤出血有关，列在此处仅为了内容的完整[7]。Sindbis 热的皮疹通常是分批出现丘疹或水疱，可以持续 10 天。损害集中于臀部、腿部、手掌及足底[8]。

## 发病机制和组织学特征

病毒性出血热的病生理过程尚未完全阐明，大致研究方向集中于网状树突状细胞、单核细胞、淋巴细胞、肝细胞和血管内皮细胞。病生理过程为，宿主受感染细胞释放炎性细胞因子，导致血管通透性增加、梗死、组织坏死、出血和凝血障碍[1, 9]。很多病毒可在宿主体内抑制自然和适应性免疫，导致局部和系统感染[1, 10]。

关于本组疾病的病理学特征记录不多，主要因为担心活检之后的感染及出血，所以活检数目较少。多数病理表现较不特异，因此皮肤活检的诊断和预后价值尚存质疑。登革热是出血热中皮肤病理研究最多的[11-13]。斑丘疹样损害有轻度血管外周单核细胞浸润、内皮细胞肿胀和轻度红细胞外渗[2, 4, 11-14]。如果采用特异性抗体，免疫组化片中可发现病毒抗原[14]。瘀斑损害中可见真皮内严重出血。血管内纤维素-血小板血栓表明患者已经出现 DIC。

## 鉴别诊断

必须注意出血热病毒不是唯一的可以和发热及出

血相关的病原体。其他的病毒如天花病毒及单纯疱疹病毒也能导致出血热表现（如出血性天花）。能导致出血热表现的病原体还有立克次体、衣原体（如鹦鹉衣原体）、细菌（如脑膜炎双球菌、耶尔森肠球菌）、真菌（如曲霉菌）、螺旋体（如出血性黄疸型细螺旋体、复发性包柔螺旋体）和原虫（如恶性疟原虫）[8]。

## 病毒相关毛发棘状发育不良

病毒相关毛发棘状异常增生（virus-associated trichodysplasia spinulosa，VATS），也被称作病毒相关毛发发育不良，是一种新近发现的罕见疾病，为病毒感染免疫受损患者毛囊所致[1-3]。多见于实体器官移植患者，主要为肾移植患者，但也可在化疗相关免疫抑制患者发生[4]。VATS 可能与毛母质发育不良和环孢素相关毛囊萎缩为同一类疾病[3, 5-6]。上述均由环孢素化疗引起，临床和组织学特点非常相似。

### 临床特征

VATS 的特点为很多皮色至红色的尖头毛囊性小丘疹，无明显自觉症状或轻度瘙痒，多发生于面部和耳部[1-3]。皮损也可见于躯干和四肢，但相对分布零星，可见融合。可出现局灶性斑秃。当免疫抑制因素减量后临床症状可改善或消退。

### 发病机制和组织学特征

VATS 由毛囊病毒感染所诱发。电镜可见细胞核内病毒颗粒，大小 30 ～ 46 nm 不等，根据形态提示多瘤病毒[1-4]。目前培养尚未成功。

病理学上，生长期毛囊表现为扩张膨大，毛囊漏斗部过角化，内毛根鞘成熟异常伴显著分化[3]。此过程被描述为“毛囊似乎在全力产生内毛根鞘”[2]。可见胞内明显嗜酸性胞质和很多毛透冒白颗粒。毛根鞘外层在峡部仍可见，茎部异常，缺少完整乳头状结构。仅可见少量基质细胞，被大量含嗜酸性胞质的细胞取代。内毛根鞘和完全角质化毛鞘常不可见。

### 鉴别诊断

鉴别诊断包括毛周角化和小棘苔藓。毛周角化常累及近端肢体，面部受累少见，显微镜下可见非常精细特征，主要为过角化和毛囊漏斗部堵塞。小棘苔藓常见于儿童，好发近端肢体、颈部和臀部，病理特点为毛囊漏斗部过角化。

# 细菌感染

## 脓疱病

皮肤的正常寄生菌群中，表皮葡萄球菌占绝大多数[1]。其他寄生的革兰阳性菌包括微球菌及微小棒状杆菌[2]。虽然从角质层及皮脂腺释出的自由脂肪酸和其他脂质有抗菌作用，皮肤正常菌群的 10% ～ 20% 是金黄色葡萄球菌，10% 的是咽部的 A 组 β 溶血性链球菌（化脓性链球菌）[1, 3]。这种带菌状态可以发展为感染性损害，或作为其他感染的起源。金黄色葡萄球菌及化脓性链球菌是皮肤浅表细菌感染的最主要病原体，但是诸如表皮葡萄球菌一类的低毒力细菌在接种量较大或免疫受损的宿主也有致病性[1]。金黄色葡萄球菌产生的毒素导致大疱性脓疱病，包括葡萄球菌性烫伤样皮肤综合征（staphylococcal scalded skin syndrome，SSSS）及中毒性休克综合征（toxic shock syndrome，TSS）[4-5]。

### 临床特征

脓疱病（impetigo）是最常见的浅表化脓性细菌皮肤感染，有高度传染性，最常见于儿童，但在老年或免疫缺陷状态的患者也可发生。本病通常分为非大疱性（单纯性）脓疱病及大疱性脓疱病，通常在皮肤微小擦伤或蚊虫叮咬之后继发金黄色葡萄球菌及化脓性链球菌感染[6-7]。

单纯性脓疱病损害初起为浅表小水疱，很快破裂，被特征性黄色、黏附性污厚痂所替代，周围有红色边缘（图 18.91 ～ 18.94）。口、鼻及四肢容易累及。局部淋巴结可以肿大。单纯脓疱病可以地方性或流行性发作，经常传染邻居及同班同学。本病在温暖潮湿的环境中多发[8-9]。在北美，本病常由金黄色葡萄球菌引起，而在发展中国家化脓性链球菌所致多见[10]。链球菌脓疱病有时可以发展为蜂窝织炎，或为急性肾小球肾炎、结节性红斑、多形红斑的前驱表现。

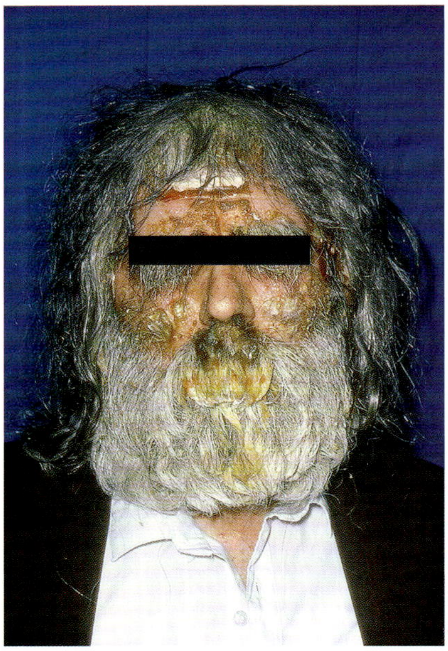

图 18.91 脓疱病：患者的前额和双颊可见结痂性皮损（By courtesy of R.A. Marsden，MD，St George's Hospital，London，UK.）

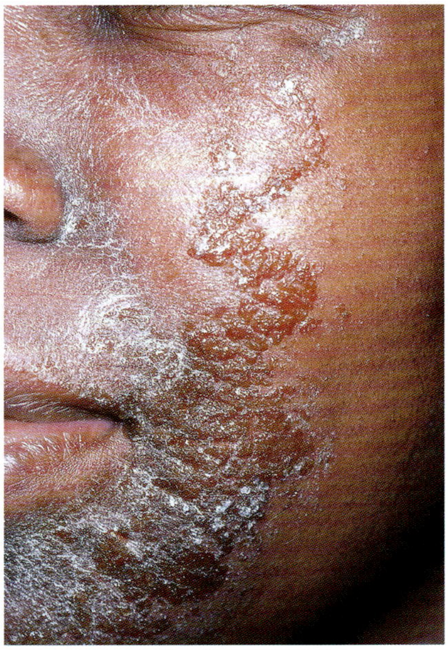

图 18.93 脓疱病：该患者可见显著多个水疱。注意额头结痂性损害（By courtesy of R.A. Marsden，MD，St George's Hospital，London，UK.）

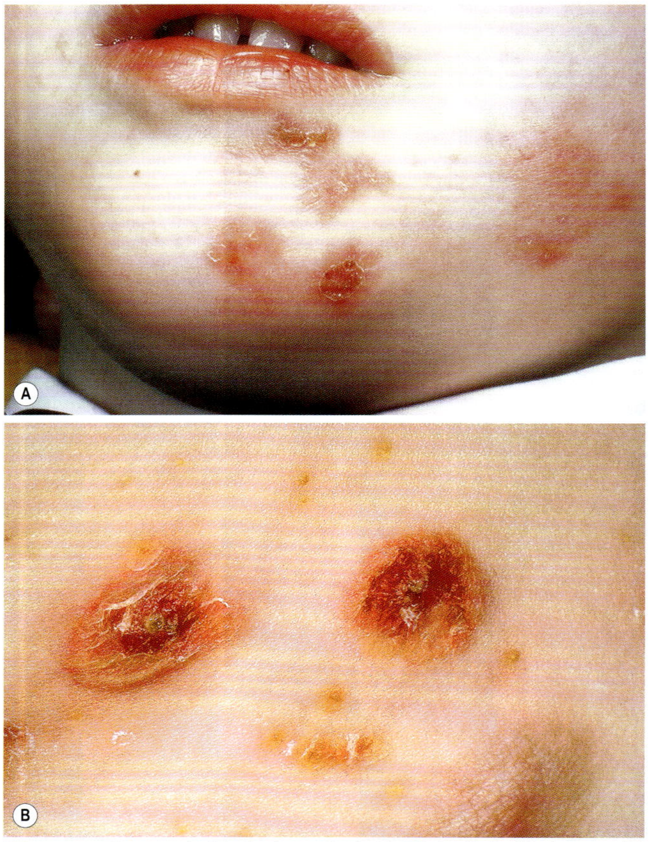


图 18.92 （A，B）脓疱病：水疱被覆金黄色结痂。口周为特征性皮损部位（By courtesy of R.A. Marsden，MD，St George's Hospital，London，UK.）

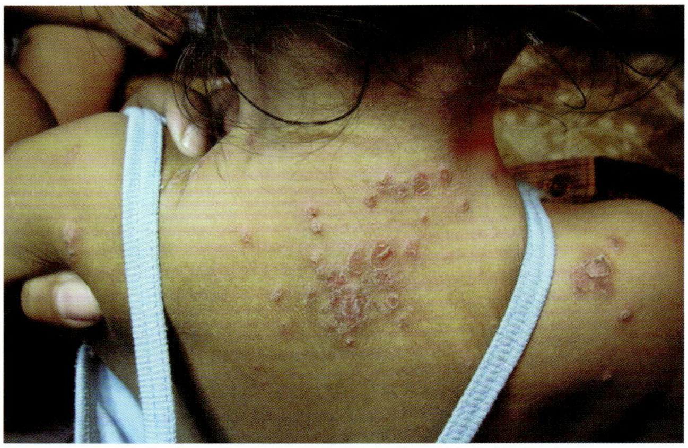

图 18.94 脓疱病：注意患者背部愈合后结痂损害（By courtesy of J Dayrit，MD，Manila，The Philippines.）

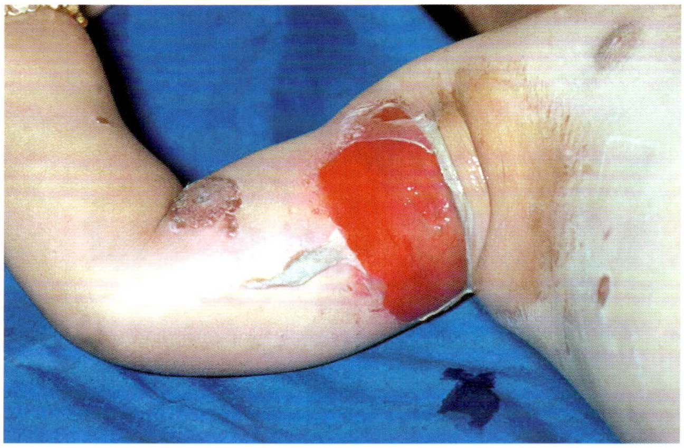

图 18.95 大疱性脓疱病：大片糜烂面，远端愈合（By courtesy of the Institute of Dermatology，London，UK.）

大疱性脓疱病主要是由葡萄球菌介导的疾病，特别是Ⅱ型金黄色葡萄球菌[8]。最初的特征是直径大于 2 cm 的浅表脓疱（图 18.95）。内容物最初清亮，迅速变为混浊，发展为薄的脓血痂；红斑不明显。损害通常不累及黏膜。可有轻微的全身症状，皮损在 2～3 周之内消退。

臁疮可能是脓疱病的一个临床变异型，主要发生在儿童下肢，也可能累及成人及其他部位（图 18.96、18.97）[11-12]。临床表现是厚痂、其下穿透性溃疡及瘢痕形成。化脓性链球菌为常见病因。在热带地区本

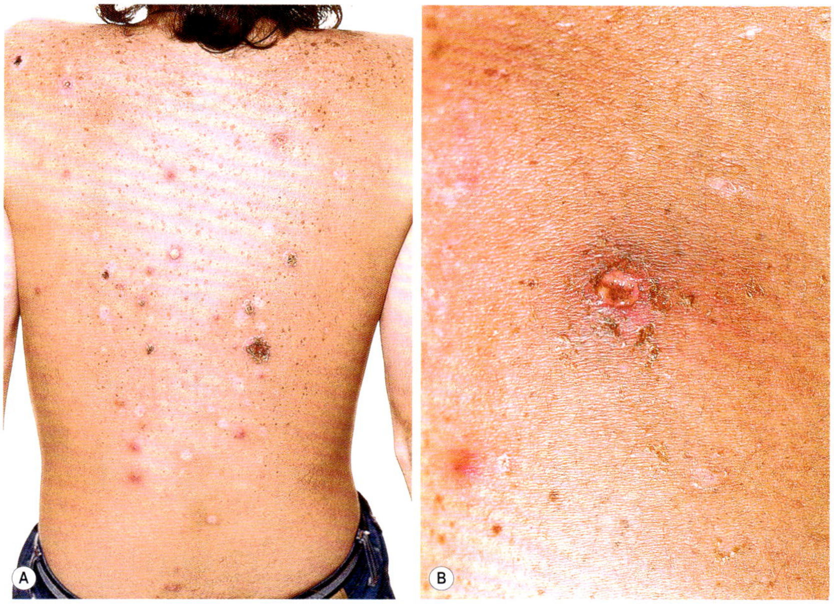

图 18.96 臁疮：（**A**）病情进展不同阶段的典型皮损；（**B**）穿通性溃疡近观（By courtesy of M.M. Black，MD，Institute of Dermatology，London，UK.）

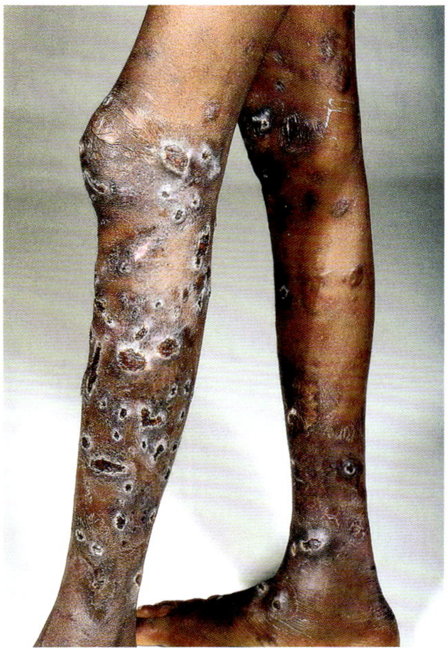

图 18.97 臁疮：多发性损害（By courtesy of N.C. Dlova，MD，Nelson R. Mandela School of Medicine，University of KwaZulu-Natal，South Africa.）

病多见，可以累及任何年龄患者。小的皮肤伤口或疥虫感染决定了皮损部位。而细菌毒素导致的血管炎和坏死决定了临床表现的不同。

坏疽性深脓疱是铜绿假单胞菌败血症的一个并发症，主要发生在免疫缺陷的患者，特别是中性粒细胞缺陷的患者[13-14]。有报道坏疽性臁疮和低 γ 球蛋白血症有关[15]。罕有坏疽性臁疮发生在无败血症及中性粒细胞缺乏患者的报道[16-18]。曾有病例报道本病出现在中毒性表皮坏死后[19]。皮损可单发或多发，初起为无痛性红斑，变成坚硬的大疱或脓疱[13]。也有环状损害的报道[20]。皮损逐渐出现坏疽，覆盖特征性的灰黑色痂，伴周围红晕。损害好发在臀部、会阴及四肢[13]。本病致死率很高，在有多发性损害的患者致死率更高。疾病进展中可出现铜绿假单胞菌以外的其他病原体[21]。

## 发病机制和组织学特征

浅部皮肤感染的先决条件是带菌状态或污染物接种。病原体附着于损伤区域，牢固附着于纤维粘连蛋白，可能还有渗出液中非常丰富的Ⅳ型胶原及层粘连蛋白[1，8]。病原体毒力和宿主的防御能力决定了感染的进程，但若细菌产生凝固酶、透明质酸酶及脂酶，则显著加速感染进程[1]。导致大疱性脓疱病的金黄色葡萄球菌为血清学Ⅱ型，大部分属于噬菌体 71 型，能产生剥脱毒素 A 及 B；后者参与了 SSSS 综合征（见下文）[4-5，22-23]。脓疱病可由感染社区获得性的耐甲氧西林金黄色葡萄球菌所致[10，24]。

脓疱病早期损害的病理表现为颗粒层下的表皮内裂隙（图 18.98）。之后可形成水疱，疱内充满了中性粒细胞、革兰阳性球菌，偶有棘层松解细胞（图 18.99）。其下真皮内有混合性中性粒细胞及淋巴细胞浸润。中性粒细胞可在水疱下的有海绵水肿的颗粒层内出现，是由病原体导致的趋化作用而从真皮移行出来。在中性粒细胞功能受损的情况下，脓疱病较常见且呈泛发[1]。

臁疮溃疡边缘较锐利且成环状，周围大量中性粒细胞浸润，其上有黏附性痂（图 18.100）。

坏疽性臁疮特征是表皮坏死、出血，真皮坏死，伴有淋巴细胞、组织细胞及中性粒细胞的混合炎症细胞浸润[13]。偶可见炎症细胞缺乏[13，25]。真皮内包括邻近间质及小静脉外膜均可见革兰阴性杆菌[13]。血管炎及栓塞可以出现。

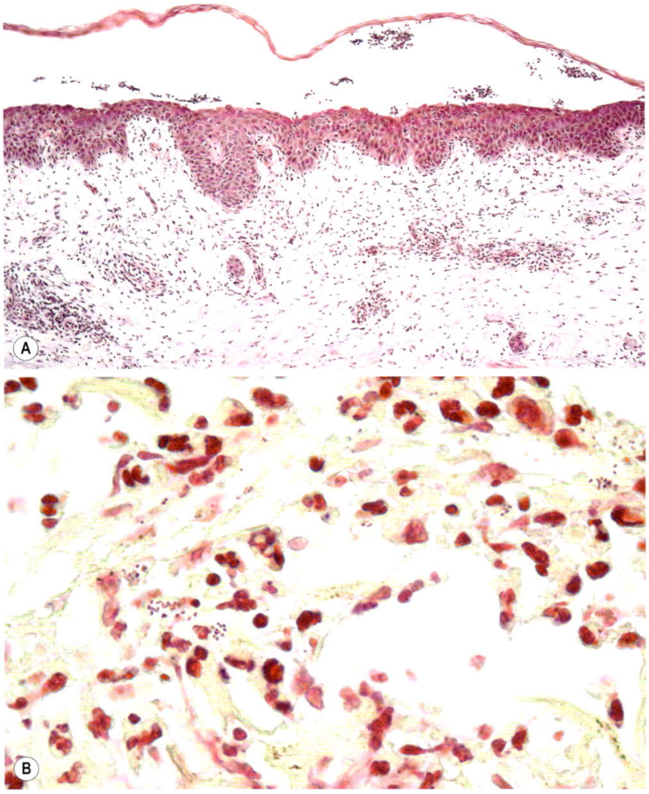

图 18.98 大疱性脓疱病：（A）颗粒层下裂隙；（B）可见革兰阳性球菌

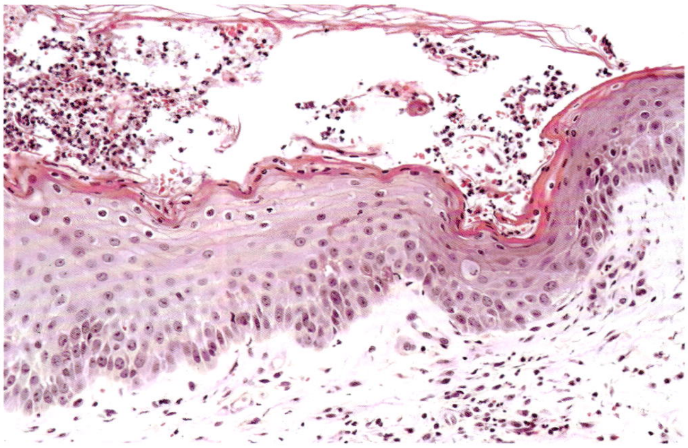

图 18.99 大疱性脓疱病：除中性粒细胞外，可有棘层松解细胞，使诊断容易和落叶性天疱疮混淆

## 鉴别诊断

诊断依靠临床及致病性病原体培养结果。偶尔需要组织病理辅助诊断。

病理学上，本病损害容易和浅表天疱疮相混淆，特别是天疱疮继发感染之后在脓疱内出现棘层松解细胞。天疱疮样的抗体模式可在大疱性脓疱疮出现，因此本病和落叶型天疱疮鉴别困难[5, 26-27]。通常，存在数个中性粒细胞及革兰阳性球菌支持脓疱病的诊断，

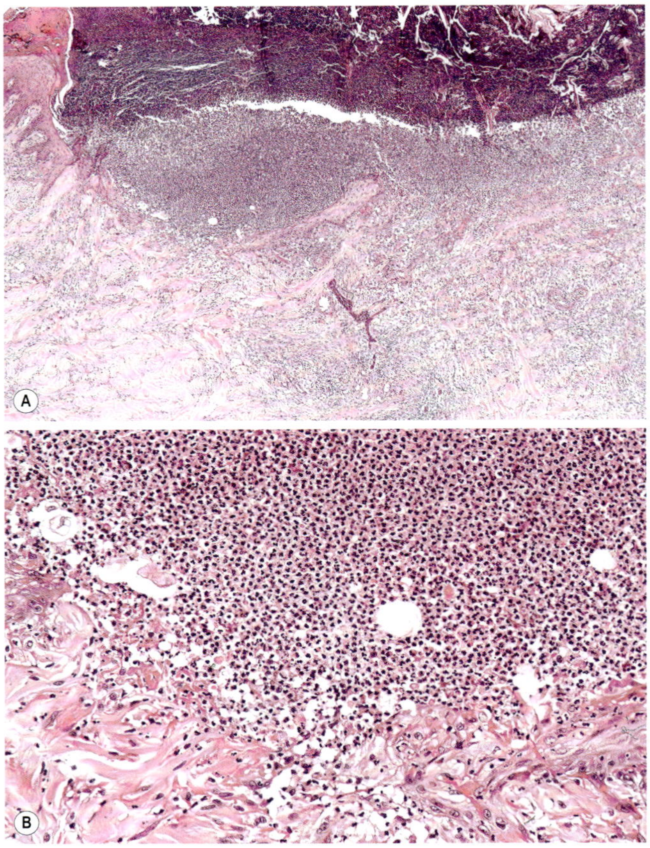

图 18.100 （A，B）臁疮：边界清晰的溃疡。必须和人为的假象鉴别

而棘层松解细胞非常稀少。和角层下脓疱病及脓疱型银屑病可从组织学上加以鉴别，缺乏棘层松解则更支持脓疱病的诊断。

# 葡萄球菌性烫伤样皮肤综合征

## 临床特征

葡萄球菌性烫伤样皮肤综合征（SSSS）的命名主要是因为存在葡萄球菌毒素且皮损临床表现类似烫伤样。本病可以散发或流行。主要发生在新生儿及儿童，皮损最初为和葡萄球菌感染有关的猩红热样斑，常伴随发热、易激惹和皮肤触痛[1-4]。损害从面部、腋窝、腹股沟等原发部位播散到皮肤的大片区域，常常出现结膜炎，而黏膜不被累及。同时，皮肤水肿且表面较脆，以至于轻微起皱的衣袖可以导致表皮剥脱，就如同剥脱湿的壁纸，遗留红色潮湿表面，患儿出现不适及发热（图 18.101）。SSSS 的尼氏征阳性[1, 5]。

水疱出现之后，表皮剥脱很快发生，皮肤在 2 ～ 3 周内恢复正常[6]。通常不出现瘢痕。相关的感染源包括上呼吸道感染、结膜炎、脐部败血症，病变

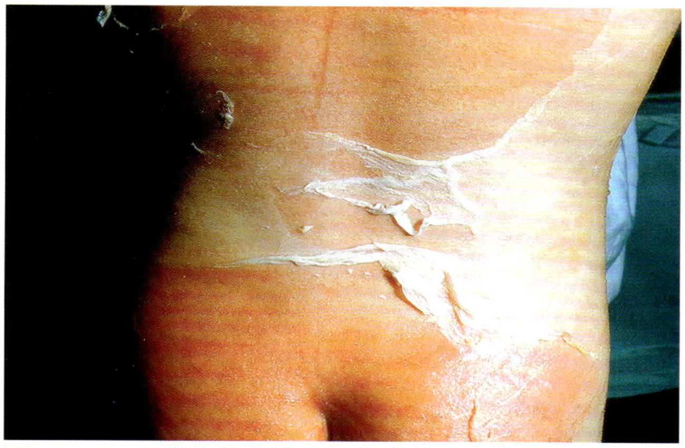

图 18.101 金葡菌烫伤样皮肤综合征：注意广泛水疱（By courtesy of A. du Vivier，MD，King's College Hospital，London，UK.）

可能非常隐蔽，例如中耳、咽部及小手术部位。这种情况在其他年龄段中罕见，例如出生后第一天或者出生时出现的病变提示在生产过程中或子宫内感染，本病也可在年龄更大的儿童中见到[7]。已报道的本病成人病例 50 余个，这些患者大部分是免疫抑制状态（包括 HIV 感染）或肾功能不全而导致不能排出毒素，健康成人及有相关感染的成人罕见患本病的报道（图 18.102）[1，8-17]。

新生儿患者（Ritter 病）通常有自愈性，皮肤水疱快速消退，可完全恢复。但由于葡萄球菌感染的扩散及表皮剥脱导致的并发症，新生儿患者有 2%～4% 的死亡率。在成人患者，死亡率超过 50%[1，15]。抗葡萄球菌抗生素及维持体液平衡有助于本病的恢复。

一种不完全型，猩红热样亚型（葡萄球菌猩红热），表现为最初的红皮病直接进展到表皮剥脱，缺乏水疱形成的过程[4，6]。可能和隐蔽的骨、关节感染或污染的伤口有关[6]。

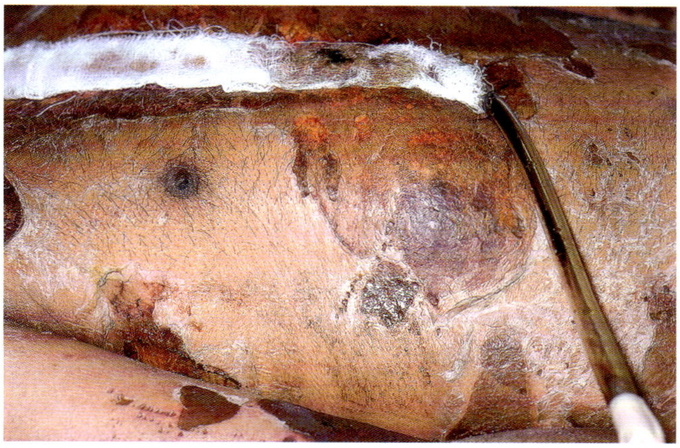

图 18.102 金葡菌烫伤样皮肤综合征：注意广泛裸露区域边缘上皮脱落。本病例发生在一例冠状动脉旁路移植手术之后的伤口感染（By courtesy of S. Parker，MD，West Middlesex Hospital，London，UK.）

## 发病机制和组织学特征

SSSS 的病原体通常是Ⅱ组噬菌体 71 型，但噬菌体 3A、3B 及 55 型也已被报道[4，12]。这些细菌都可产生一种表皮溶解毒素（以前叫做剥脱毒素），该毒素有两个抗原型：剥脱毒素 A（epidermolytic toxin A，ETA）及剥脱毒素 B（epidermolytic toxin B，ETB）[18-21]。ETA 由染色体基因编码，而 ETB 则由质粒编码[4，22]。这两种毒素的生物活性很难区分，其病理学功能通过导致浅部表皮的水疱形成而体现[19-20]。毒素的作用取决于它的产生部位。

- 黏膜及手术伤口感染的致病性葡萄球菌进入血液循环（毒血症）产生的毒素导致皮肤泛发性改变，即 SSSS。疾病的严重程度由毒素被代谢及经过肾排出的速度，以及是否存在针对毒素的抗体来决定[23]。
- 如果相同的葡萄球菌直接感染皮肤，局部释放的毒素导致大疱性脓疱病。

葡萄球菌株也能产生中毒休克综合征毒素（toxic shock syndrome toxin，TSST-1）及数种肠毒素（A-E）。这些与葡萄球菌猩红热及中毒休克综合征关系密切[19，24]。

SSSS 及大疱性脓疱疮的毒素导致颗粒层内的表皮裂隙（图 18.103）。超微结构显示表皮的裂隙位于颗粒层中部[25]。这种裂隙的形成与桥粒部位细胞膜分离及半桥粒部位的疏松有关[26]，而裂隙两边的细胞都似乎正常。已经证实表皮溶解毒素［ETA 和（或）ETB］是丝氨酸蛋白酶，作用于桥粒的黏附分子之一桥粒芯蛋白 1[20-21]。裂隙的形成及桥粒芯蛋白 1 的失活导致水疱形成[21，24]。

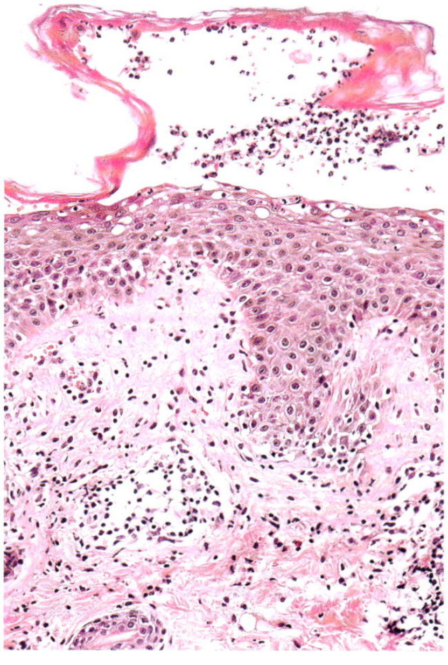

图 18.103 金葡菌烫伤样皮肤综合征：颗粒层内水疱形成

病理学上，SSSS 表皮颗粒层裂隙附近的真皮及表皮内仅有少数炎症细胞浸润，真皮可水肿，伴有浅表毛细血管扩张。邻近表皮不出现坏死。棘层松解不同程度出现（图 18.104）。

## 鉴别诊断

主要和中毒性表皮坏死松解症（toxic epidermal necrolysis，TEN）相鉴别。TEN 是通常由药物导致的多形红斑的一个严重亚型，儿童非常少见。在 TEN 患者，皮肤改变更为广泛，也更容易累及黏膜，而 SSSS 从面部及皱褶部位延伸，不累及黏膜。冰冻切片有助于两种疾病的快速鉴别诊断[4-5]：

- TEN 的特征是表皮下水疱，伴随表皮突坏死及真皮内中度致密淋巴细胞浸润。
- SSSS 的特征是颗粒层内裂隙。

Tzanck 涂片检查也可采用，TEN 有坏死的角质形成细胞及炎症细胞，而 SSSS 可见棘层松解细胞而没有炎症细胞。

# 丹毒及蜂窝织炎

## 临床特征

### 丹毒

丹毒（erysipelas）是由化脓性链球菌（A 组 β 型溶血性链球菌）引起的面部皮肤感染，特征是边界清楚的水肿性疼痛性红色斑块，质硬（图 18.105）。和邻近正常皮肤相比，皮损边缘隆起。皮损边界区域可以出现水疱及出血性大疱。其他容易受累的部位包括手足。尽管化脓性链球菌是最常见的病原体，但将之分离培养并不容易，而其他的链球菌（C 组、G 组）

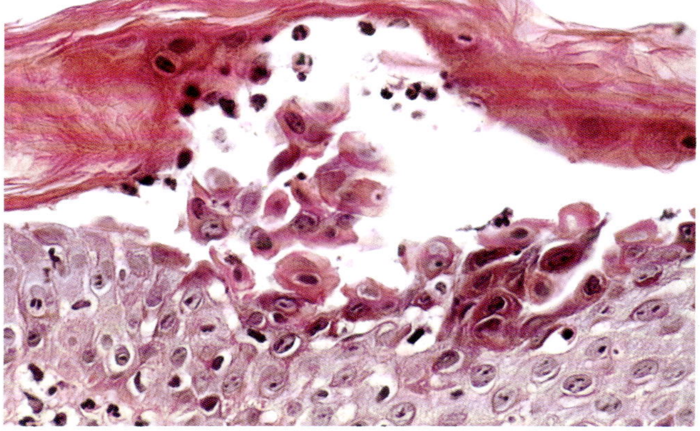

**图 18.104** 金葡菌烫伤样皮肤综合征：显著棘层松解

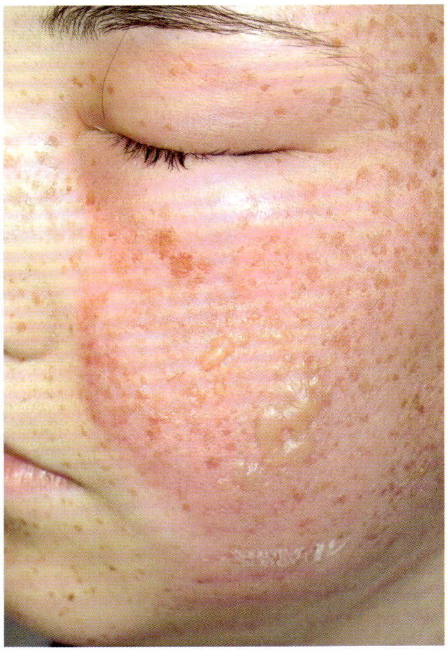

**图 18.105** 丹毒：特征性边界清楚的水肿性红斑（By courtesy of J.C. Pascual，MD，Alicante，Spain.）

或金黄色葡萄球菌偶尔也能被分离出来[1-4]。

传统观点认为，典型丹毒最好发于面部，但近来这一观点逐渐发生改变，因为本病更常见且更多累及下肢[4]。发病率的季节变化各类报道不一致。

丹毒的浅表感染通常伴有发热及不适。在临床表现、病原学和相关症状上与深部组织播散性感染疾病，蜂窝织炎非常类似。蜂窝织炎损害边界清晰，伴有红、热、痛，但没有类似丹毒的隆起的边界。邻近部位的淋巴管炎及淋巴结炎非常多见。皮损可发展至化脓、溃疡及坏死；坏死可以累及深部的筋膜及肌肉导致坏死性筋膜炎[5]。也有伴发滑囊炎、关节炎、肌腱炎和骨炎等骨骼关节并发症的报道[6]。

### 蜂窝织炎

本病和丹毒类似，但更容易累及深部组织，腿部更常见，由足癣及慢性淋巴水肿并发引起（图 18.106）[7-8]。其他易感因素包括糖尿病、白血病、大隐静脉切开后及外周血管疾病，而皮肤较干的患者也对本病易感[9]。蜂窝织炎（cellulitis）的特征是扩展性红斑。丹毒和蜂窝织炎的共有特征是可累及淋巴系统，导致水肿，偶尔出现水疱（图 18.107）；蜂窝织炎导致的淋巴损害可能是本病复发的原因之一。

出血性蜂窝织炎的名词适用于一种较为少见的临床综合征，是由非皮肤来源的革兰阳性或革兰阴性菌所致。患者出现下肢突发的疼痛性红斑、真皮出血及其上表皮的腐烂[10]。联合抗生素及皮质激素治疗效果较为满意。毒性海洋性细菌如创伤弧菌可导致此类大疱性和出血性蜂窝织炎，本病死亡率为 15%[11]。

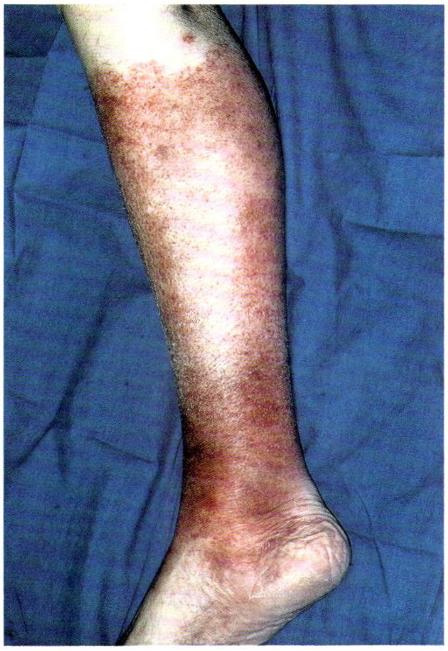

图 18.106 蜂窝织炎：注意大范围红斑。小腿是好发部位（By courtesy of R.A. Marsden，MD，St George's Hospital，London，UK.）

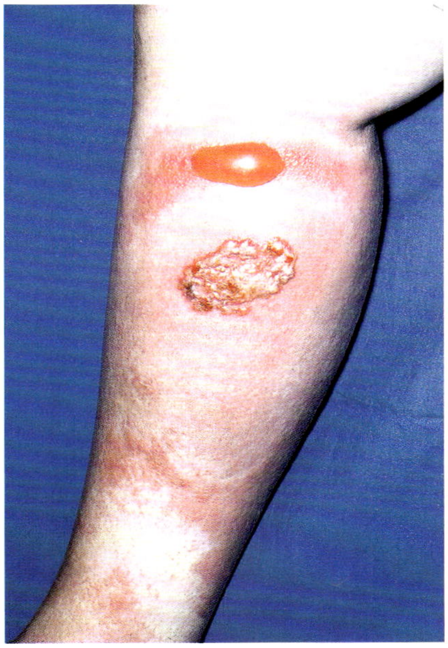

图 18.107 蜂窝织炎：显著水肿导致水疱形成（By courtesy of R. A. Marsden，MD，St George's Hospital，London，UK.）

## 发病机制和组织学特征

皮肤的微小损伤对丹毒和蜂窝织炎的发生及发展非常重要，但是外周静脉疾病、糖尿病、淋巴水肿、酗酒都是患病的易感因素。

在丹毒和蜂窝织炎，化脓性链球菌是最常见的病原体，而病原体是通过表皮的微小损害及裂隙侵入[12]。伴随病原体增殖而产生的酶类（链球菌溶血素、脱氧核糖核酸酶、透明质酸酶）的滴度逐渐上升，非常有诊断价值[13]。这些酶能有效加速皮肤中细菌播散。淋巴系统受累导致的阻塞非常多见，导致水肿及淋巴管炎和淋巴结炎。在侵袭性更严重的蜂窝织炎中，可单独发生或伴发其他病原体（金黄色葡萄球菌、厌氧菌）感染[14]。金黄色葡萄球菌（特别是甲氧西林耐药株）和化脓性链球菌的协同作用在大疱性蜂窝织炎的发展中起到作用[15]。在最近一项 90 例急性蜂窝织炎的患者调查中，G 组葡萄球菌多于 A 组 β 溶血性链球菌[16]。也有由肺炎链球菌、流感嗜血杆菌、中耳炎诺卡菌引起严重蜂窝织炎的报道[17-19]。这些种类的蜂窝织炎的显著特征是坏死严重，主要是由于细菌毒素导致。

病理学上，丹毒和蜂窝织炎的显著特征是真皮水肿及淋巴管扩张，也有严重、弥漫性中性粒细胞浸润，浸润多局限于血管周围。血管及淋巴管扩张、红细胞外溢的严重程度各不相同。在疾病的后期，淋巴细胞及组织细胞也可出现，在表皮下水肿的深部可出现肉芽组织。当临床上水疱及大疱非常明显的时候，可见到严重的真皮乳头水肿及表皮下水疱形成[20]。

出血性蜂窝织炎中，由细菌脂多糖或细菌丝裂原诱导释放的肿瘤坏死因子 α（TNF-α）被认为可以导致血管内皮细胞及角质形成细胞损伤。DNA 片段及细胞溶解可能是中性粒细胞脱颗粒及抗 DNA 酶活化的继发表现[10]。创伤弧菌产生的金属蛋白会导致血管基底膜被消化，从而形成出血性大疱[21]。表皮角质形成细胞的坏死、影响真皮血管的坏死性血管炎及大量细菌是出血性蜂窝织炎的病理学表现。

需要注意的是，并非所有蜂窝织炎均由细菌引起，隐球菌和曲霉等深部真菌感染也可在免疫受损患者出现蜂窝织炎表现[23]。正确的免疫组化染色和标本的微生物学检查可以帮助正确识别病原体。

# 坏死性筋膜炎

## 临床特征

坏死性筋膜炎（necrotizing fasciitis，NF）是一种较为少见的、进展快速且有致死可能的皮下脂肪组织细菌感染性疾病。近年来，已报道的病例显示该病有明显增多的趋势[1-3]。NF 可以在手术（例如美容吸脂术、剖宫产术、腹腔镜阑尾切除术、皮损切除术或心脏支架手术）后、微小损伤、不明显搔抓、慢性损伤甚至未受损伤的皮肤出现[4-9]。本病好发于中年人，儿童也能被累及[1，10-14]。患糖尿病或医源性免疫抑制的患者对本病尤其易感[10，15-19]。众所周知，NF 是儿童水痘的合并症之一[13-14，20]。很多报道的病例发生在肌内注射非甾体消炎药之后[5，13-15]，其会掩盖发展中 NF 的症状[10，21-24]。也有蜘蛛咬伤后发生本病的报道[25]。NF 也可能是伴窦道形成的克罗恩病的一种罕见并发症[26]。

报道的死亡率在 9.4 ～ 53% 之间[2-3, 10, 13, 18-19]。老年患者及那些住院 48 小时内症状及体征加重的患者死亡率明显升高[15]。

尽管 A 组 β 溶血链球菌（所谓“食肉菌”）曾被认为是本病的主要病原体，但数种其他的需氧及厌氧菌也已被分离出[1, 27-28]。人们逐渐认识到 NF 可能是一种多细菌混合感染性疾病。在一些病例中，培养出的最常见致病菌是金黄色葡萄球菌[28-29]。虽较少见，但其他种的链球菌也被培养出；包括 B 组和 G 组 β 溶血链球菌、肺炎链球菌及厌氧链球菌（消化链球菌属）[22, 28, 30-32]。另外分离出的细菌包括海生细菌（*Vibro vulnificus*，*V. parahaemolyticus*，*Photobacterium damsela*）、肠球菌家族成员、凋亡黏质沙雷菌、荧光假单胞菌、梭状芽胞杆菌、拟杆菌等[11, 17, 28, 33-41]。Meleney 手术后进行性合并性坏疽（Meleney 坏疽）是手术损伤后合并多细菌 NF 的同义词[42]。临床上该 Meleney 坏疽和皮肤阿米巴病很难鉴别[42-43]。

本病的临床表现可为暴发性，也可为急性或亚急性[10]。NF 开始为边界不清的红斑，随后出现疼痛、红肿和皮温升高[44]。将进行性 NF 误诊为蜂窝织炎或不明显手术后感染并不少见，特别是皮肤坏死的标志还没有形成时。误诊的结果可能导致诊断延迟而威胁生命，或扩大性手术清创[45]。已明确的 NF 临床特征包括严重疼痛、硬化性水肿、皮肤坏死、发绀、水疱（可出血，特别是弧菌引起的感染）、捻发音、肌力减弱及恶臭渗出（图 18.108）[19, 23, 35, 44]。麻木可能是迟发的表现[44]。患者通常有严重败血症的系统性表现，如低血压、心动过速、呼吸急促、少尿、精神错乱[23, 46]。在链球菌导致的 NF 中，迟发的表现主要是由于链球菌毒性休克综合征[46]。尽管包括腹壁、胸壁、眼睑、口周、头颈区的任何部位均可被累及，但 NF 主要发生在四肢[15, 47-50]。新生儿可以发生脐周 NF[12, 14]。Waterhouse-Friderichsen 综合征有可能是 NF 的一个合并症[51]。

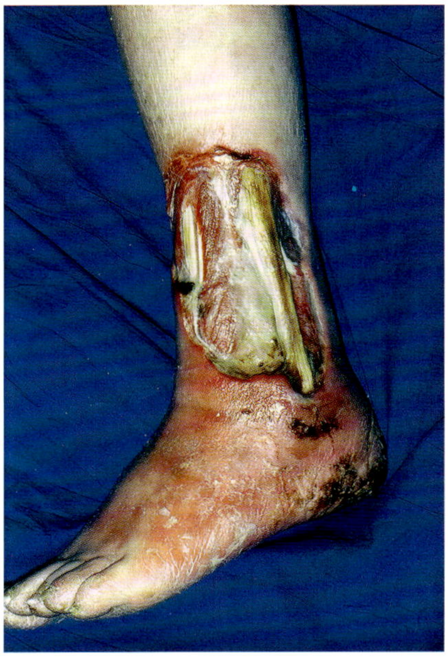

**图 18.108** 坏死性筋膜炎：本例中导致了肌肉及肌腱暴露（By courtesy of R.A. Marsden，MD，St George's Hospital，London，UK.）

Fournier 坏疽是 NF 的一个临床亚型，可以累及男性阴茎、阴囊、会阴及腹壁和（少见）女阴部位[52-55]。累及阴部内动脉浅表分支小血管的闭塞性动脉内膜炎可能是发病的主要原因[56]。因为对于糖皮质激素敏感，因此 Fournier 坏疽可认为是一种局限性血管炎[57]。危险因素除常规的如糖尿病和免疫抑制之外，也有输精管切除术及不卫生的宗教割礼[54]。这种多细菌 synergistic 坏死性感染的致死率为 16% ～ 20%[52, 54, 58]。感染的严重程度决定了临床预后[58]。

## 发病机制和组织学特征

NF 由侵袭性 A 组 β 溶血链球菌感染引起，主要是 M 型 1 或 3，它们可以产生化脓性外毒素 A 或 B，或两种毒素同时产生[27]。组织侵袭是通过 CD44 调节细胞信号从而改变宿主细胞骨架导致[59-60]。超抗原及 Th1 细胞因子在严重 A 组溶血链球菌侵袭性感染中起重要作用[61]。链球菌半胱氨酸蛋白酶 SpeB 可灭活细菌表面的抗菌肽 LL-37[62]。多核白细胞的募集功能受损与链球菌肽 ScpC 降解 IL-8 有关[63]。蛋白 S 缺乏可能导致坏死[64]。金黄色葡萄球菌可能赋予 NF 中 β 溶血链球菌感染组织的能力[43]。

富含皮下软组织的标本对于病理诊断非常重要。组织学表现为严重坏死过程，包括水肿、坏死、皮肤及皮下组织包括筋膜的炎症（图 18.109、18.110）[65]。深部活检标本及含骨骼肌的标本中可以发现伴发的肌坏死[1]。所有皮肤全层内及皮下均可出现血管栓塞，继发性血管改变并不明显。汗腺的透明样变也有报道[65]。组织中存在大量细菌，导致在低倍下明显嗜碱性改变。革兰染色或 Brown-Hopps 染色有助于确定细菌（图 18.111）。

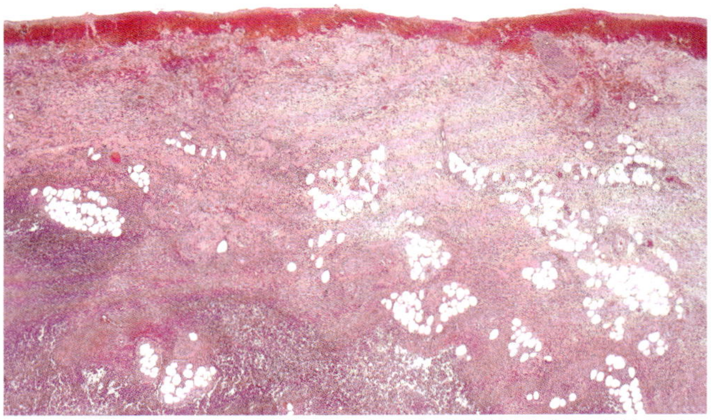

**图 18.109** 坏死性筋膜炎：真皮及皮下脂肪层大量炎性浸润

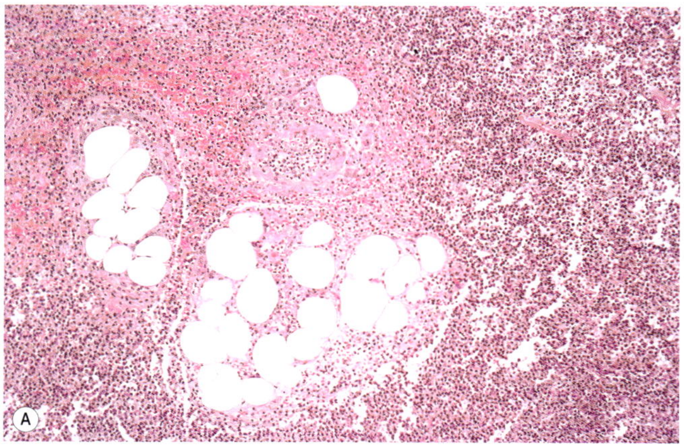

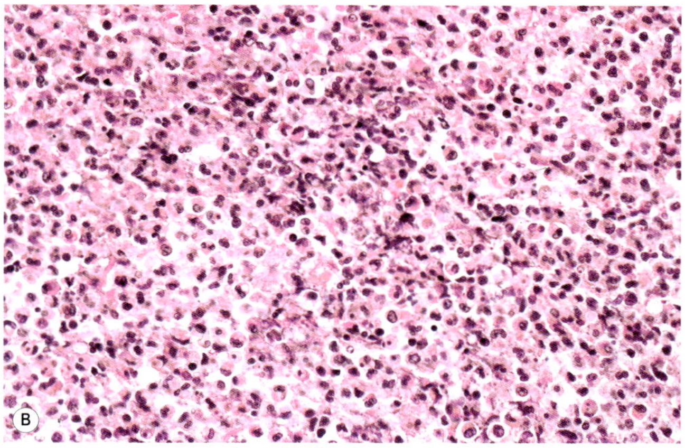

图 18.110 （A，B）坏死性筋膜炎：几乎完全是中性粒细胞浸润，伴随坏死

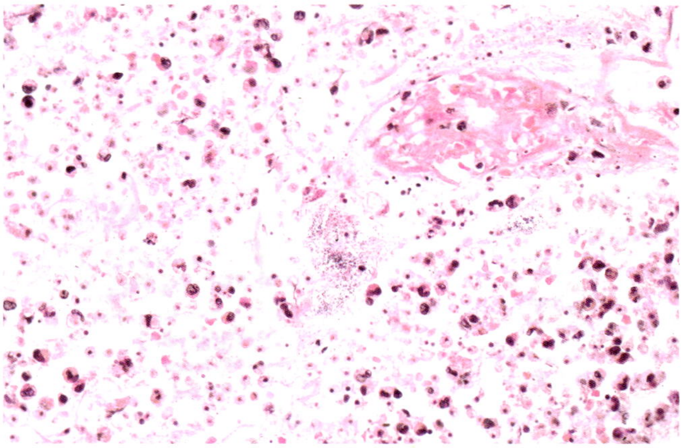

图 18.111 坏死性筋膜炎：难以计数的革兰阳性球菌

尽管组织学改变特异，可以迅速作出 NF 的诊断，但是微生物学检查（包括需氧及厌氧组织培养）在确定感染的病原体方面尤其重要。手术中的冰冻切片非常重要，不只有助于早期诊断，还可确定清创术的边缘[66]。当培养阴性或不可能进行的时候，PCR 检测化脓性链球菌外毒素 B 有助于确诊 A 组链球菌感染[67]。

## 鉴别诊断

坏死性（坏疽性）蜂窝织炎和 NF 的发病机制一致，但是没有延伸到皮下组织的坏死性炎性过程。诊断必须非常小心，在一个有足够深度的标本中完全没有皮下累及的时候才可诊断坏死性蜂窝织炎。NF 与真皮炎性坏死相关。此外，坏死性蜂窝织炎可能是 NF 的先兆。

从较轻皮肤感染患者取材的标本，如果在送到实验室之前没有放在合适的甲醛固定液中，细菌过度增殖导致的组织自溶可以类似 NF。

NF 和坏疽性脓皮病及 Sweet 综合征鉴别之处在于：后两者缺乏真正的组织坏死，培养和染色也没有明确的细菌感染证据。尽管在坏疽性脓皮病中常有多形核白细胞浸润真皮，在 Sweet 综合征中有大量的中性粒细胞，这两个疾病的急性炎症改变集中在真皮而不是皮下。血管改变可以在坏疽性脓皮病和 NF 中发生，但是 Sweet 综合征中则不会出现。

# 感染性毛囊炎

## 临床特征

毛囊感染可能是最常见的皮肤感染。通常由金黄色葡萄球菌（Bockhart 脓疱疮）引起，可毁容，但常自限[1-7]。化脓性毛囊炎通常是毛孔及毛囊上部的感染。表现为数个红色紧张的脓疱，排出脓液之后很快愈合而不留瘢痕（图 18.112）。葡萄球菌携带者容易复发感染[8]。社区获得性的甲氧西林耐药性金葡菌皮肤感染，包括毛囊炎，在其他文献中也被强调[9]。

近来，铜绿色假单胞菌被认为和游泳池、水塘、浴盆相关的流行性毛囊炎有关[10-12]。这些公用设施的碱性化和氯成分降低使假单胞菌易感。但是，潮湿及阻塞是细菌感染正常皮肤的必要条件。因此，这类感染只发生在洗浴用具覆盖的部位。其他革兰阴性细菌

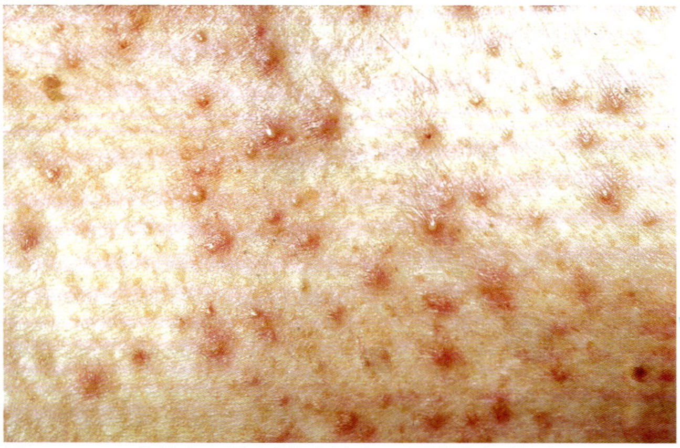

图 18.112 毛囊炎：特征性小脓疱，周围有红晕（By courtesy of R.A. Marsden，MD，St George's Hospital，London，UK.）

如克雷白杆菌、大肠杆菌、肠球菌、变形杆菌是长期使用抗生素以治疗痤疮及酒渣鼻患者的毛囊炎的病原体[13]。播散性毛囊炎可能是 HIV 感染的早期表现[1]。在 HIV 感染患者，通常认为是寄生菌的微球菌可能是毛囊炎的病因之一[14]。不动杆菌属鲍曼不动杆菌也有报道是 HIV/AIDS 患者毛囊炎的病原体[15]。

疖是化脓性毛囊炎的更严重表现。青年人多见，通常累及面部、颈部、臀部和腋窝（图 18.113 ~ 18.115）[1]。皮损直径可达 2 cm，炎症并不局限于毛囊，可导致周围的红斑及系统症状。去除坏死性脓栓后皮损很快恢复，但遗留瘢痕。由金黄色葡萄球菌导致的深部毛囊炎可累及胡须区域，因而被称作须疮或剃须毛囊炎。

痈是疖的一种变型，可出现多发性窦道及排脓。老年患者多见，常伴随系统性症状[1, 5]。

急性甲沟炎和毛囊炎类似，是一种疼痛性化脓性的甲板感染，通常由金黄色葡萄球菌引起，排除脓液后很快痊愈（图 18.116）。在一种罕见的瘢痕性斑秃中曾分离出了金黄色葡萄球菌，因此该病叫做脱发性毛囊炎[16]。尽管主要累及头部，但是皮损也可出现在腋窝及耻骨区域。

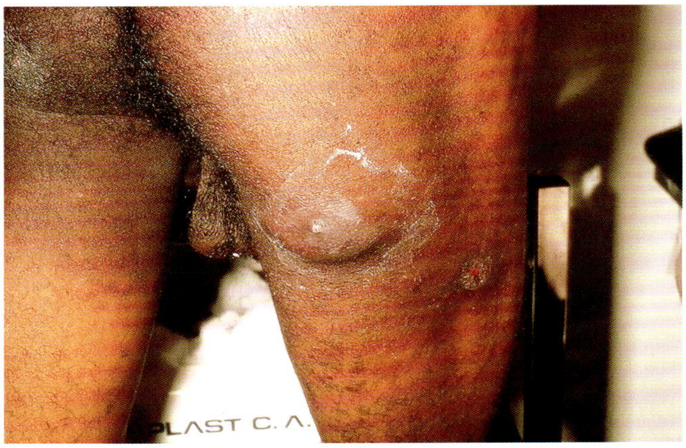


图 18.115 疖：腿部显著肿胀。该患者为 HIV 阳性（By courtesy of C. Furlonge，MD，Port of Spain，Trinidad.）

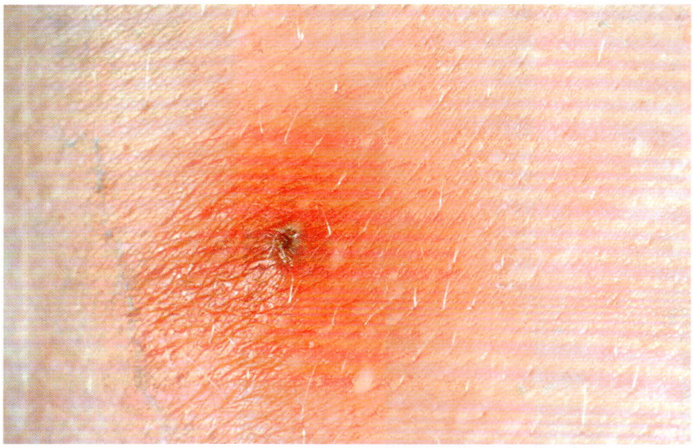

图 18.113 疖：早期损害特征为水肿及红斑（By courtesy of the Institute of Dermatology，London，UK.）

## 发病机制和组织学特征

多数浅表化脓性毛囊炎和金黄色葡萄球菌感染有关。感染不是因为上皮破损所引起，细菌的增生在毛囊口并可深达毛干。毛囊周围聚集中性粒细胞，形成和海绵水肿相关的脓肿及邻近毛囊上皮的炎细胞浸润。浅表性化脓性毛囊炎可通过毛囊口排出脓液而很快痊愈。也可能向深部发展，损毁毛囊上皮；脓肿扩展到毛囊周围真皮，进而环绕整个毛囊。毛囊上皮及化脓性毛干形成疖的化脓坏死性核心。愈合前有一个淋巴细胞、组织细胞或肉芽肿性炎症的阶段，随之出现瘢痕及受累区域的

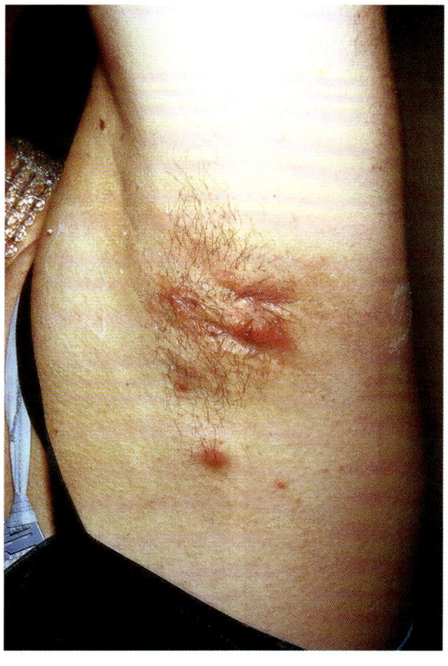

图 18.114 疖：常见为腋部多发红斑结节（By courtesy of R.A. Marsden，MD，St George's Hospital，London，UK.）

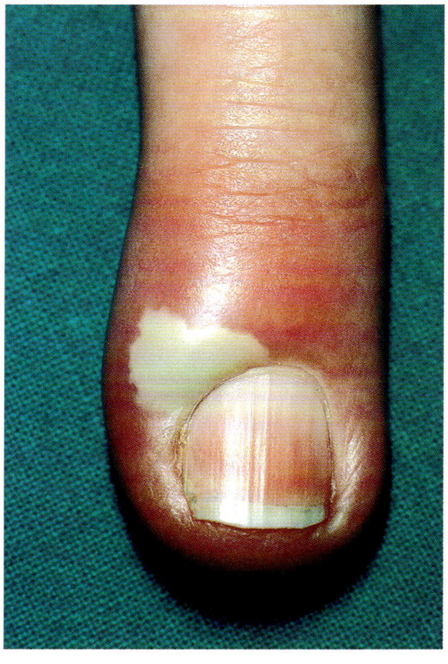

图 18.116 急性甲沟炎：出现脓液及红斑（By courtesy of E.E. Gluckman，MD，King's College Hospital，London，UK.）

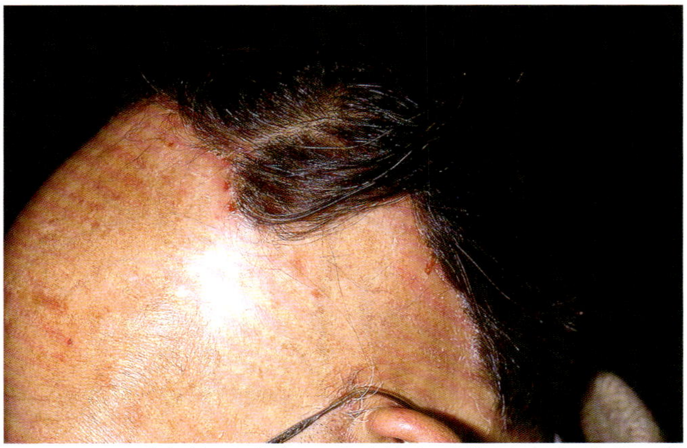

图 18.117 脱发性毛囊炎：严重的斑秃伴随瘢痕形成。发际线处可见糜烂、结痂及脓疱（By courtesy of M.M. Black，MD，Institute of Dermatology，London，UK.）

毛发脱落。痈的化脓性损害更为严重，纤维化和肉芽肿形成更明显。Panton-Valentine 杀白细胞素金黄色葡萄球菌和深在的多发疖肿进展相关[17]。

尽管大部分化脓性毛囊炎是由金黄色葡萄球菌引起，但是也有由皮肤真菌、单纯疱疹及梅毒引起的毛囊炎；其感染的特征在本章其他部分详叙。

# 项部瘢痕疙瘩性毛囊炎

## 临床特征

项部瘢痕疙瘩性毛囊炎（folliculitis keloidalis nuchae），这种深在的瘢痕性毛囊炎及毛囊周围炎（又称痤疮瘢痕或痤疮瘢痕疙瘩）主要发生于青春期后的男性的颈后部（枕骨下或项部区域）。黑人比白人更多见。女性罕见发病[1-3]。发病的早期阶段表现为炎性丘疹及脓疱，但病原体未确定。患者可存在瘙痒、烧灼、疼痛，严重时可出现异味[1]。每个损害都伴发严重的瘢痕，产生瘢痕疙瘩样表现。瘢痕性斑秃是合并症之一[2]。在接受白人器官移植的患者及环孢素治疗患者中也有本病报道[4]。散发的与脱发性小棘毛囊角化病相关的病例也有报道[5-6]。

## 发病机制和组织学特征

发病机制不清。分离出的病原体可能是继发表现。卫生状况差是否为发病机制之一仍值得推敲。因为在非洲裔加勒比海人及非洲人发病率较高，且剃刮颈部可加重病变，因此本病可能为一种假性毛囊炎[1, 7-9]。使用润发油及较紧的领口都可加重病情[1]。“痤疮瘢痕疙瘩”是不恰当的名称，因为本病和寻常痤疮及其他类型痤疮毫无关系。

可能含有脓液的毛囊横穿整个上皮，最初是由浸润的淋巴细胞及中性粒细胞所围绕；后来出现大量浆细胞。毛囊周围炎症在峡部及漏斗部最严重[2, 10]。这种现象在后期更为明显，但当显著的纤维包裹断裂的毛干时，可出现异物巨细胞反应。在真正的瘢痕疙瘩内的透明化变性在本病非常少见。常见的继发表现是受累区皮脂腺完全消失[2, 10]。

# 假性毛囊炎

## 临床特征

假性毛囊炎（pseudofolliculitis；胡须假性毛囊炎）表现为胡须区的痤疮样丘疹及脓疱。粉刺不是本病特征。本病好发于在末端毛干重新通过表皮的时候，卷曲毛发男性好发，但在女性美容脱毛的耻骨部也可见到[1-4]。本病主要发生在非洲人、非裔美国人和西班牙裔美国人[2]。发病机制是多因素的，和毛囊形状、毛表皮及毛发生长方向有关[2]。剃发产生的尖锐毛发末端被毛发卷曲带到和皮肤表面接触，可加速病情发展，贴近头皮剃发导致毛发部分回缩，毛发生长过程中，进而通过毛囊漏斗部的浅表部分刺入表皮[4]。角蛋白 K6hf 基因的单核苷酸多态性也可能和假性毛囊炎的发病相关[5]。肾移植患者可出现本病的肥厚型[6]。

## 组织学特征

本病不是真性毛囊炎，通常和感染无关。毛干重新进入上皮导致异物肉芽肿反应伴随纤维化。本病主要是组织细胞性炎症，偶有多核巨细胞。继发感染可致浅表化脓。拔除毛干后病变很快愈合，遗留轻微瘢痕。

# 脑膜炎球菌败血症

## 临床特征

脑膜炎球菌败血症（meningococcal septicemia）由革兰阳性脑膜炎双球菌引起[1-4]。本病急性期病情严重，有季节性流行，通常累及儿童，致死率高。本病通过吸入上呼吸道感染的分泌物液滴传染。脑膜炎是脑膜炎球菌感染最常见的临床表现。急性脑膜炎球菌性败血症儿童出现泛发性紫癜，好发于四肢及躯干，也可出现瘀斑。在慢性损害中，通常表现为血管炎样损害，特别是结节及可触及的紫癜[5]。

## 发病机制和组织学特征

组织学特征主要是白细胞碎裂性血管炎[6]。DIC 也可能出现。出血性皮肤损害及血管栓塞是由于组织因子表达上调导致的凝血及纤溶酶原活化抑制剂抑制纤维蛋白溶解所致[7]。蛋白 C 抗凝通路受损也起着重要作用[8]。

革兰染色可见双球菌，特别是紫癜损害的活检标本中[6]。皮损穿刺或活检标本细菌培养或革兰染色有助于早期诊断[9]。组织活检及 PCR 检查有助于诊断[10]。

# 淋病

## 临床特征

淋病（gonorrhea）由细胞内革兰阴性双球菌–耐瑟淋球菌导致，是一种常见性传播疾病，主要累及黏膜。男性患者主要表现为化脓性尿道炎，也可表现为直肠炎及咽炎。女性还可表现为宫颈炎。也可发生尿道炎及直肠炎[1]。

系统性淋球菌感染主要累及皮肤，可导致关节炎，而心内膜炎及脑膜炎少见[1-3]。皮损初起为少量红色斑疹，随后发展为疼痛性丘疹、瘀点及脓疱，主要累及远端肢体（图 18.118）[2, 4]。直径从 1 ～ 2 mm 到 2 cm 不等。也可临床表现为单纯血管炎[5]。皮损在怀孕期间可表现为泛发感染[3, 6]。罕见患者出现原发皮肤（生殖器及生殖器外）受累[2, 4]。也可表现为蜂窝织炎、脓疱、溃疡及疖样损害[7-8]。阴茎的化脓性肉芽肿样损害也有报道[9]。曾有原发性指端淋病的报道[7]。

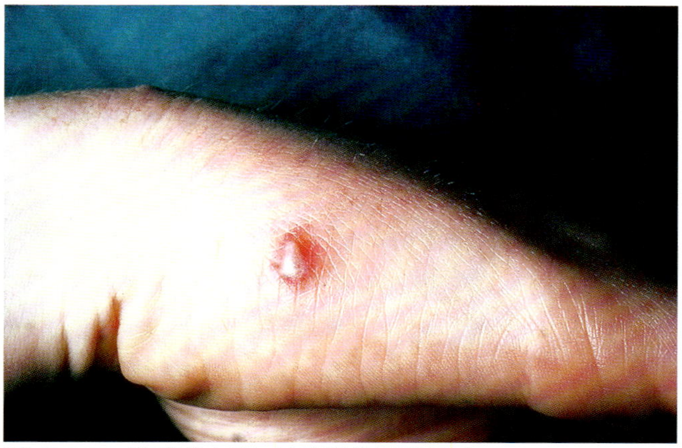

图 18.118 淋球菌血症：脓疱好发于手足（By courtesy of R.N. Thin，MD，St Thomas' Hospital，London，UK.）

## 发病机制和组织学特征

播散性感染可呈现不同程度的表皮改变，从伴中性粒细胞浸润的水肿及紫癜，到水疱、脓疱及坏死形成[4]。真皮的组织学特征主要是中性粒细胞介导的血管炎，常伴血栓形成[10]。偶可见到革兰阴性双球菌。

# 鼠疫

## 临床特征

鼠疫（plague）是一种急性、烈性传染病，由一种革兰阴性需氧不动杆菌–鼠疫耶尔森菌所导致[1-5]。本病在南非、马达加斯加、远东地区及印度部分地区有很高的发病率[1-2, 6-8]。啮齿类动物是本病的宿主，常通过蚤叮咬传染给人；空气传播也可发生，导致肺鼠疫[1, 3-5]。鼠疫耶尔森菌是潜在的生物武器和化学恐怖袭击武器[5]。本病有三种不同的临床组织学表现：淋巴结炎型鼠疫、肺型鼠疫、原发败血症型鼠疫[1-4]。

### 淋巴结炎型鼠疫

绝大部分鼠疫都是淋巴结型鼠疫。在 2 ～ 4 天的潜伏期后，疾病表现为突发高热、寒战、心动过速及呼吸急促，并且形成所谓的横痃——表现为腹股沟或腋窝的单侧逐渐扩大的疼痛性淋巴结（图 18.119）[1]。儿童的颈部及腋窝横痃比成人多见[7]。在未经治疗的患者可出现败血症及继发性肺型鼠疫。也有微小的（移动性）淋巴结型鼠疫[1]。

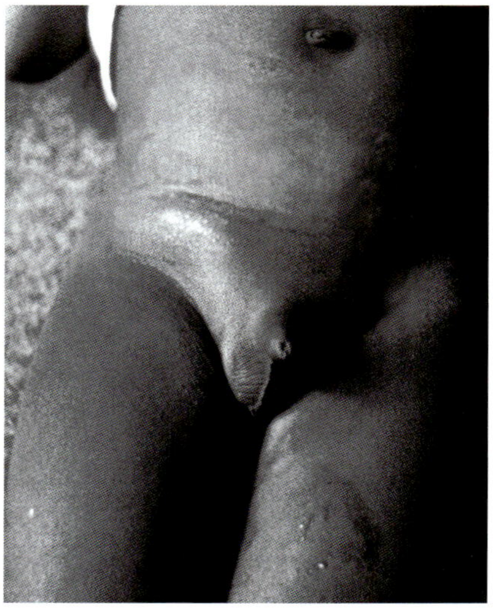

图 18.119 淋巴结型鼠疫：注意腹股沟淋巴结显著肿大（bubo）（By courtesy of J. Frean，MD，and the late M. Isaäcson，MD，University of Witwatersrand，Johannesburg，South Africa.）

### 原发性肺型鼠疫及原发性败血症型鼠疫

原发性肺型鼠疫由吸入致病菌所致，而原发性败血症型鼠疫主要发生在受感染的蚤叮咬头颈部之后。若未经治疗，这两种鼠疫的死亡率高达 90%[2]。

### 皮肤表现

皮肤鼠疫耶尔森菌感染主要为淋巴结炎型。在蚤叮咬部位，可以出现小水疱、脓疱、丘疹或坏死性损害。横痃的表面皮肤红肿，可以发展为出血及坏死，导致窦道形成[1-2]。身体的其他部位可以发生玫瑰糠疹样、猩红热样、脓疱性及多形红斑样皮损[1]。出血性瘀点及瘀斑是严重病例的表现。皮肤溃疡及坏死可以随之发生，故本病又称“黑死病”[2]。

## 组织学特征

形成横痃的淋巴结表现为严重的急性出血性淋巴结炎，其中存在大嗜双性染色的或“毛玻璃样”聚集的杆菌。用革兰染色或吉姆萨染色的切片可以发现其特征性的“大头针样”表现[1-2]。炎症的淋巴结外扩展导致表面皮肤的溃疡。DIC 可以加重继发的败血症。皮肤的 DIC 表现是皮内出血、血管栓塞及多发性的皮肤梗死[2]。显微镜检查、细菌培养、免疫荧光、酶联免疫吸附或 PCR 有助于确诊[1-4, 7]。近来也有免疫组化分析甲醛固定、石蜡包埋的报道[9]。

# 皮肤炭疽病

## 临床特征

炭疽是由炭疽芽孢杆菌所引起的动物传染性疾病；炭疽芽孢杆菌是一种有荚膜及芽孢形成的革兰阳性杆菌[1-2]。尽管人类中本病少见，但是暴发传染在热带及亚热带地区（包括非洲及南美洲）、南欧、中东及印度均可发生[1-5]。炭疽病在发达国家非常少见[6-8]。皮肤炭疽（cutaneous anthrax）占所有病例的 95%；肺部及消化道炭疽占剩下的部分，且致死率非常高[1]。本病主要通过接触被感染的动物（食草动物）或污染的动物产品而感染[4]。在土耳其的农村也有本病报道，是由于宗教仪式上儿童必须把母牛血涂在额头[9]。在适宜条件下，炭疽芽孢杆菌的孢子可在泥土中或动物产品中生存很多年[1]。近年来，本病作为一种生物恐怖主义武器而备受关注[8, 10]。

皮肤炭疽是由擦伤部位炭疽芽孢杆菌的接种导致。经过 2 ～ 3 周的潜伏期，局部出现红斑或丘疹。随后扩大为瘙痒性水疱，水疱破裂之后可出现特征性黑痂（图 18.120、18.121）[1]。通常损害周围皮肤会出现显著水肿，有时可以形成大疱[1]。还可出现淋巴结炎。未治疗的患者可能出现败血症；死亡率为 10% ～ 20%[1-2]。本病的罕见类型称作恶性水肿，表现为严重且快速扩展的水肿、淋巴管炎、淋巴结炎和系统性症状。患者可以出现出血性、坏死性水疱[1]。

## 发病机制和组织学特征

炭疽芽孢杆菌有其特有的毒力因子，为多聚 D 谷氨酸荚膜及一个质粒编码的外毒素蛋白，由三个成分构成：水肿因子、保护性抗原因子、致死因子[2, 11]。水肿因子通过包括神经激肽、前列腺素和组胺等炎症介质的产生或释放使血管通透性增加

组织学表现主要是严重表皮下水肿（图 18.122）[6, 13]。

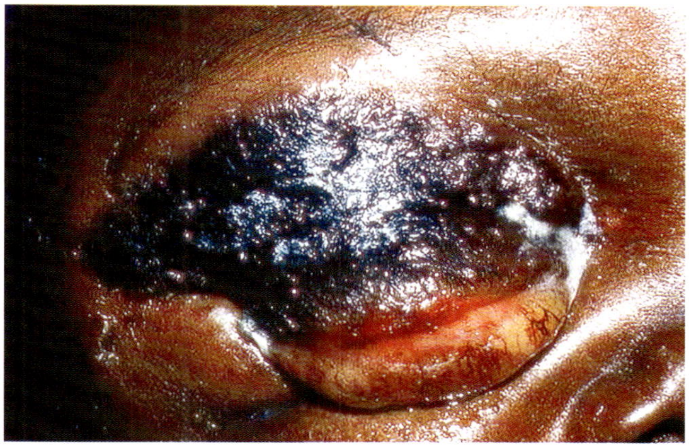

图 18.120 炭疽：人类炭疽最常见于皮肤。图中为典型的黑痂损害（By courtesy of J. Frean，MD，and the late M. Isaäcson，MD，University of Witwatersrand，Johannesburg，South Africa.）

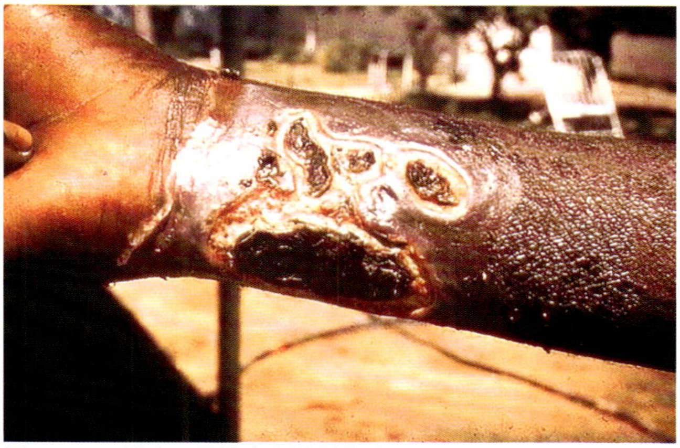

图 18.121 炭疽：前臂多发性损害（By courtesy of J. Frean，MD，and the late M. Isaäcson，MD，University of Witwatersrand，Johannesburg，South Africa.）

表皮内水肿导致细胞间水疱的融合[1]。表皮通常变薄。真皮中有致密的炎性浸润，由大量多形核白细胞组成，混合有淋巴细胞及组织细胞。炎症可延伸达到皮下脂肪层[6]。血管扩张可能非常显著。真皮深部及皮下可有出血及纤维素沉积（图 18.123）。真皮深层及皮下脂肪内可有血管栓塞导致的管腔闭塞及管壁纤维素样坏死（图 18.124）。在真皮浅层，革兰染色可见大量阳性杆菌（图 18.125）[6]。细菌培养可以确诊。血清学检查也有助于诊断。免疫组化检测可在组织标本上进行[2]。

# 布鲁菌病

## 临床特征

布鲁菌病（brucellosis）是一种由布鲁杆菌属

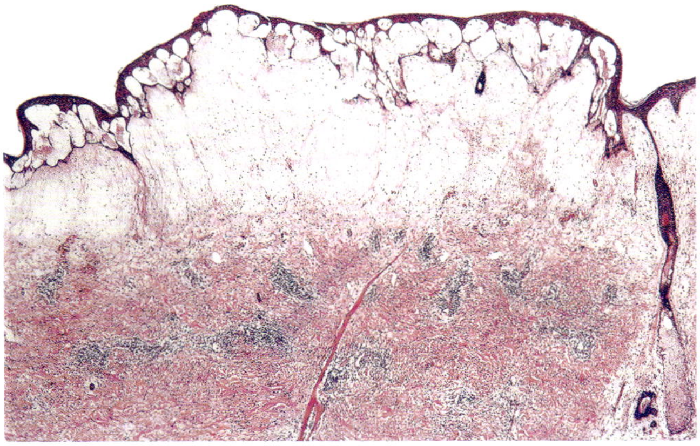

图 18.122 Anthrax：there is massive subepidermal edema with subepidermal vesiculation.（出版者注：由于授权限制，本图题保留英文）（Reproduced with permission from Mallon E，McKee PH. Extraordinary case report：cutaneous anthrax. American Journal of Derm- atopathology . 1977；19：79-82.）

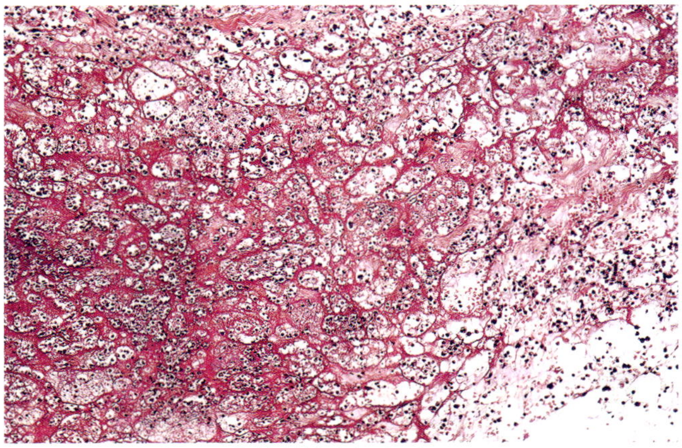

图 18.123 炭疽：显著的纤维素沉积（Reproduced with permission from Mallon E，McKee PH. Extraordinary case report：cutaneous anthrax. American Journal of Dermatopathology . 1977；19：79-82.）

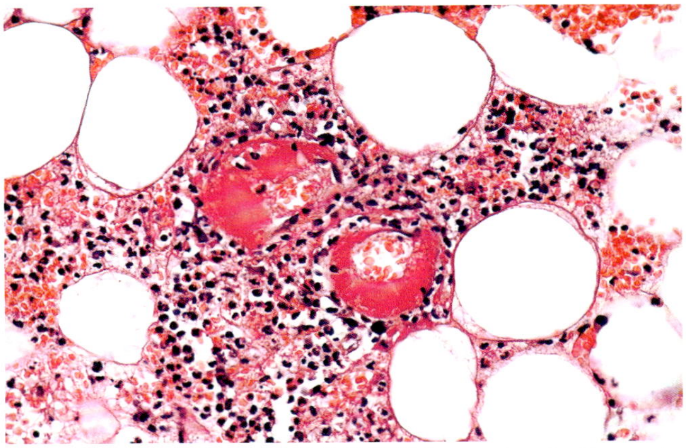

图 18.124 炭疽：栓塞的血管非常显著（Reproduced with permission from Mallon E，McKee PH. Extraordinary case report：cutaneous anthrax. American Journal of Dermatopathology . 1977；19：79-82.）

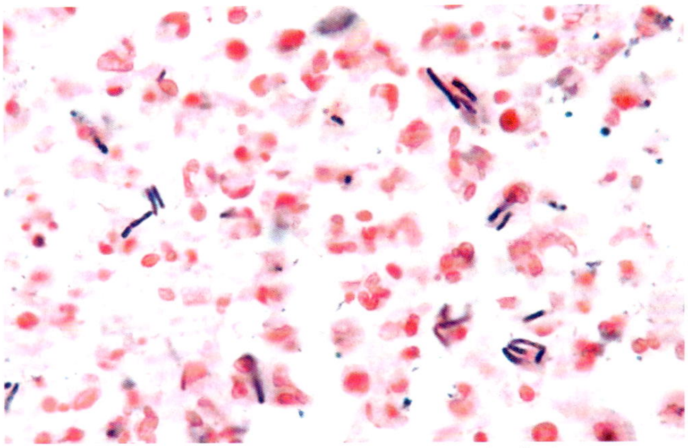

图 18.125 炭疽：多数细长的革兰阳性杆菌（Reproduced with permission from Mallon E，McKee PH. Extraordinary case report：cutaneous anthrax. American Journal of Dermatopathology. 1977；19：79-82.）

（例如波浪热布鲁杆菌、流产布鲁杆菌、猪流产布鲁杆菌）引起的动物传染性疾病[1-3]。病原体是革兰阴性杆菌，通过进食被污染的、未灭菌奶制品或处理被感染的动物产品（接触布鲁菌病）所感染。人与人之间的传染未见。布鲁菌病可导致急性发热性疾病，也可导致慢性系统性疾病，表现为发热、皮疹、出汗、关节痛、肌肉疼痛或（和）肝脾肿大[1-3]。其死亡率较低，大部分患者在 3 个月内完全恢复[3]。

皮肤表现发生在约 6% 的患者；但在最近土耳其的统计中，皮疹发生率可达 14%[4-7]。本病可出现数种皮肤表现，包括泛发丘疹结节样损害、弥漫性斑丘疹、结节性红斑样皮下结节、紫癜、白细胞碎裂性血管炎、多形红斑、荨麻疹样丘疹及斑块、多发性脓肿、皮肤溃疡、罕见网状青斑、掌红斑或类似软组织肿瘤的肿物[3-6，8-12]。皮肤血管炎可表现为感染导致的系统性血栓性微血管病，类似 Henoch-Schönlein 紫癜[13-14]。曾有布鲁杆菌相关的 Stevens-Johnson 综合征的报道[15]。接触布鲁杆菌病通常发生在前臂及手部，表现为红斑或瘙痒。在部分病例可以发展为毛囊性、水疱性或脓疱性损害[3]。近期有继发布鲁杆菌骨髓炎的皮肤感染的罕见报道[16]。有一例人工布鲁杆菌病也被报道，是自身接种所致；该患者发生菌血症及溃疡性皮肤脓肿[17]。

### 组织学特征

组织学表现随取材皮损的类型而变化。红斑丘疹损害表现为血管周围及附属器周围的淋巴细胞及组织细胞浸润，有时可出现上皮样组织细胞及多核巨细胞[4]。红细胞外渗偶见，炎细胞可以浸润整个表皮[8]。结节性红斑样结节的组织学表现为中心位于真皮深部及浅表皮下脂肪层的血管外周淋巴组织细胞浸润[4, 9]。血管内皮肿胀、管腔栓塞可同时出现，偶尔伴发点状坏死。伴发肉芽肿性浸润并不少见[8]。多形红斑样损害及白细胞碎裂性血管炎损害的组织学表现和这些疾病类似。

病理片中罕见布鲁杆菌。确诊须依靠细菌培养、血清学检查或 PCR[1, 3-4, 8, 18]。

# 巴尔通体引起的疾病

## 猫抓病

### 临床特征

猫抓病（cat scratch disease）并不少见，常具自限性，正如其名所意，该病常发生于被猫（通常为小猫）抓、咬伤后（3～5天）[1-7]。偶尔也发生于被狗，甚至猴抓咬伤之后[4]。男女均可发病，常见于抓伤后20年内发病。猫抓病与季节变化有关，最常见于秋、冬季[1]。病原体为亨氏巴尔通体（曾称为亨氏罗卡利马体），为一种脆弱的革兰阴性杆菌，长约1～2 μm[5-6]。该病于1950年首次报道，直到最近才明确感染性病原体的性质[6]。许多微生物都曾被认为是猫抓病的病原体，包括分枝杆菌、衣原体、疱疹样病毒、阿菲波菌等[5, 8]。猫是这种杆菌的原发宿主，也是主要的传播媒介[9]。猫蚤介导猫之间的传播，但在人之间的传播并无直接作用[5-6]。

原发皮损为斑疹、丘疹、水疱、脓疱或结节，多发于上臂或手，也可依次见于头、腿、结膜、躯干或颈部。有时多个家庭可感染此病。皮损直径为1～5 mm或更大，有时极似虫咬伤[1]。

少见皮损包括非瘙痒性斑或斑丘疹、结节性红斑、荨麻疹、边缘性红斑、环形红斑和血小板减少性紫癜。伴皮肤损害的患者可表现类似 Sweet 综合征[10]。有时伴畏寒、发热。其他少见症状包括头痛、恶心、呕吐、关节痛和脾大。

患者常在原发损害1～3周后出现引流区淋巴结肿大。增大的淋巴结质软，持久，可持续2个月或更久。化脓并不少见。结膜和眼睑损害常与耳前淋巴结肿大（Parinaud 综合征）相关[11]。实验室检查仅有红细胞沉降率中度增快。出现在 AIDS 的播散型猫抓病可能是进行性杆菌性血管瘤病的一种表现（见下文）[12-13]。

约25%的患者可出现不典型的临床表现[5]。包括非血小板减少性紫癜，以及骨、肝、脾、肺、心内膜和（或）神经系统受累，可能由菌血症所致[1, 5]。发病机制可能为血管炎[16]。中枢神经系统损害的发生率较高，包括昏迷、脑炎、惊厥、麻痹、小脑征及异常腱反射[14-15]。肝脾感染可导致紫癜[5-6]。

### 组织学特征

组织学特点表现为真皮渐进性坏死[16]。渐进性坏死灶呈圆形、三角形或星形，周围见组织细胞呈栅栏状排列，偶见多核巨细胞（图18.126、18.127）。组织细胞的外围是淋巴细胞，可见密集的嗜酸性粒细胞。有时见大量核尘。Warthin-Starry 染色或 Brown-Hopps 改良革兰染色可在组织细胞内或其他处发现细菌[17-20]。也可通过免疫细胞化学方法检出细菌[1, 21]。真皮-表皮交界处血管周围可见淋巴细胞、浆细胞、组织细胞浸润。肉芽肿反应虽可见，但极少见[22]。

早期损害淋巴结被膜下见坏死灶，伴多形核白细

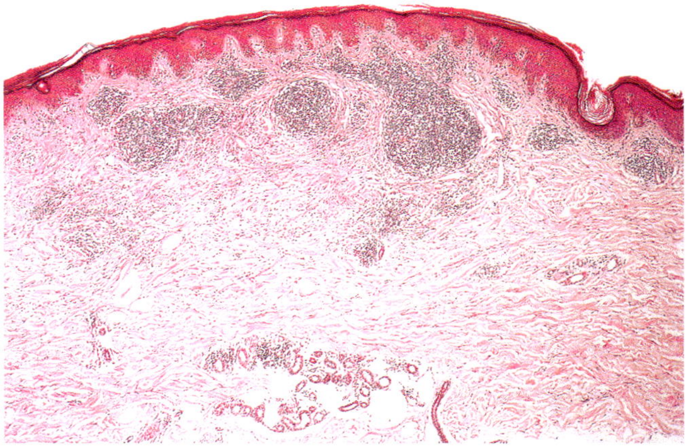

图 18.126　猫抓病：形态不规则、界限不明确的渐进性坏死灶，周围见结节状淋巴细胞浸润

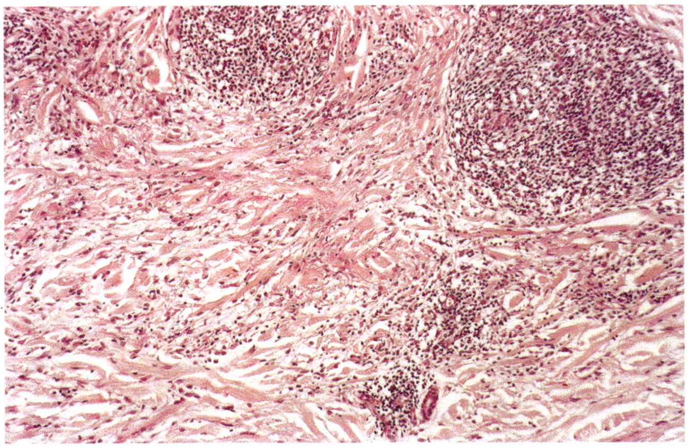

图 18.127 猫抓病：图 18.126 渐进性坏死的高倍镜观

胞浸润。成熟损害可见特征性的广泛坏死，常累及滤泡生发中心，伴核碎裂。边缘出现上皮样细胞，偶见巨细胞浸润具有特征性。但这些特征并不具有诊断价值，因为也可见于其他疾病如性病淋巴肉芽肿、耶尔森菌病和真菌感染[2]。

以前曾根据对猫抓病抗原的迟发型变态反应阳性来诊断猫抓病[1]。由于亨氏巴尔通体很难培养，因此，血清学检查和 PCR 已被推荐为更可行的诊断方法[5-6, 23]。

# 战壕热

## 临床特征

战壕热（trench fever）曾是第一次世界大战期间常见的流行病，而近来的爆发主要见于流浪者，并有较高的血清流行趋势[1-2]。在人口过密的中非难民营曾发生过爆发[3]。战壕热由五日热巴尔通体引起；体虱（*Pediculus humanus var. corporis*）为传播媒介[1-2]。头虱（*P. humanus var. capitis*）也可能为传播媒介[4]。五日热巴尔通体也可能是慢性菌血症、心内膜炎和杆菌性血管瘤病的致病菌（见下文）。

患者出现的非特异性表现，包括头痛、畏寒、发热、寒战、心动过速、肌痛、关节痛和结膜充血。可出现红斑、丘疹。皮疹常发于躯干，常持续 1 ～ 2 天[6]。除非极衰弱患者，该病很少引起死亡。有时可复发，致病菌可在急性感染后在体内存在数年[6]。

## 组织学特征

皮损的组织学表现是非特异性的。血管周围淋巴细胞浸润，无血栓形成[6]。常规染色无法确诊致病菌。真皮血管增生和中性粒细胞浸润（也可见于杆菌性血管瘤病）并非战壕热的特征表现。血清学检查、培养或 PCR 可确定诊断[7]。

# 巴尔通体病

## 临床特征

巴尔通体病（Bartonellosis，Carrión 病）是由杆菌性巴尔通体引起的双相性疾病，该病原体与亨氏巴尔通体、五日热巴尔通体具有密切关系[1-3]。感染初期（血性期）称为奥罗亚热。患者急性发病，出现发热、寒战、肌痛及严重溶血性贫血。后者是由循环血红细胞感染所致，可通过血液涂片证实。然后疾病进入发疹期，表现为大量丘疹、结节、疣状血管性皮损，称为秘鲁疣[2, 4]。皮损好发于面部、四肢（图 18.128）。少数患者可在足底出现疣状皮损[2]。多数皮损可自行消退[3]。生殖器及黏膜部也可受累[5]。

该病在秘鲁高原地区高发，于 19 世纪首次报道。Carrión 病也见于厄瓜多尔和哥伦比亚[6]。秘鲁的非流行区也曾爆发，死亡率低于 1%[7]。由于存在杆菌性巴尔通体低毒力株的轻度感染，故该病在某些流行区可能被大量漏报[2, 7]。白蛉、疣肿罗蛉可能是传播媒介[6]。

## 发病机制和组织学特征

杆菌性巴尔通体通过媒介的叮咬进入体内后可引起内皮细胞和红细胞的感染。在秘鲁疣皮损的细胞外间隙可发现病原体，他们可通过产生一种假设的微生物编码或诱导血管生成因子来促进血管形成[1, 8]。近期的体外研究显示杆菌性巴尔通体对于血管内皮细胞

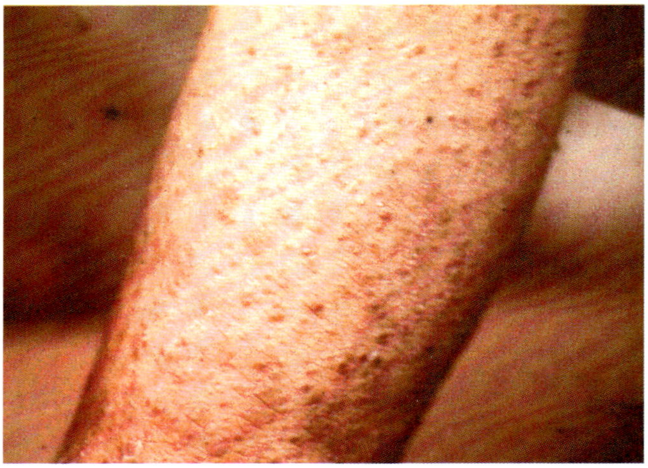

图 18.128 秘鲁疣：见广泛分布的丘疹（By courtesy of F. von Lichtenberg，MD，Brigham and Women's Hospital and Harvard Medical School，Boston，USA.）

具有促有丝分裂的作用。微生物体释放的 GroEL 可调节内皮细胞增殖[9-10]。感染也可促进内皮细胞释放血管生成素 2 和表皮释放血管内皮活化因子[11]。真皮血管瘤样增生与潜在的杆菌性巴尔通体微生物的再活化似乎是同时发生的[1]。

疣状损害的组织学表现为真皮内毛细血管高度增生，内衬肿胀的内皮细胞，常伴中性粒细胞浸润。部分浅表和末梢血管可扩张；而真皮深层和皮下脂肪结节则可见更致密的血管和内皮细胞增生[3, 12]。偶可见异型性内皮细胞增生，可能与恶性血管肿瘤混淆[13]。可见不同密度的混合性炎细胞浸润，包括中性粒细胞、组织细胞、淋巴细胞和浆细胞。早期损害如仔细观察可发现内皮细胞中特征性的杆菌性巴尔通体聚集，称为 Rocha-Lima 包涵体[3]。吉姆萨染色有助于辨认病原体。超微结构显示，内皮包涵体为被降解的细菌及包含于细胞表面凹陷内的细胞外基质成分[3]。晚期损害内不能发现细菌。

## 鉴别诊断

秘鲁疣需与 Kaposi 肉瘤、杆菌性血管瘤病、化脓性肉芽肿和真性上皮样血管肿瘤（如上皮样血管瘤和上皮样血管内皮瘤）鉴别。

# 杆菌性血管瘤病

## 临床特征

杆菌性血管瘤病（bacillary angiomatosis）是一种血管增生性损害，容易与化脓性肉芽肿和 Kaposi 肉瘤混淆，主要见于皮肤，也可见于骨、软组织、肝、淋巴结和脾[1-4]。患者可出现系统表现如发热、畏寒、肝脾肿大和淋巴结肿大[5]。虽然曾认为该病为 AIDS 所特有，但本病可见于其他免疫抑制患者，甚至正常个体[2, 6-9]。表现为广泛分布、数目众多（有时数百个）的血红色、表面光滑的浅表丘疹，皮色或暗色皮下结节（图 18.129、18.130）[2]。该病可由亨氏巴尔通体（猫抓病的病原体）或五日热巴尔通体（战壕热的病原体）引起[6]。

## 发病机制和组织学特征

亨氏巴尔通体感染通过猫咬、猫抓或猫虱叮咬，

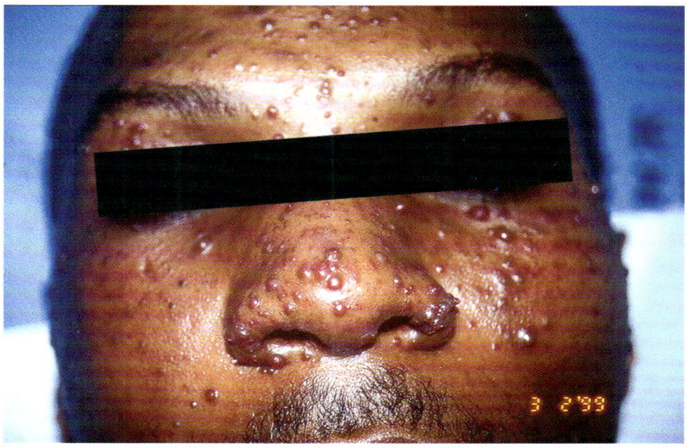

图 18.129 杆菌性血管瘤病：见大量丘疹和结节（By courtesy of N.C. Dlova，MD，Nelson R. Mandela School of Medicine，University of KwaZulu-Natal，South Africa.）

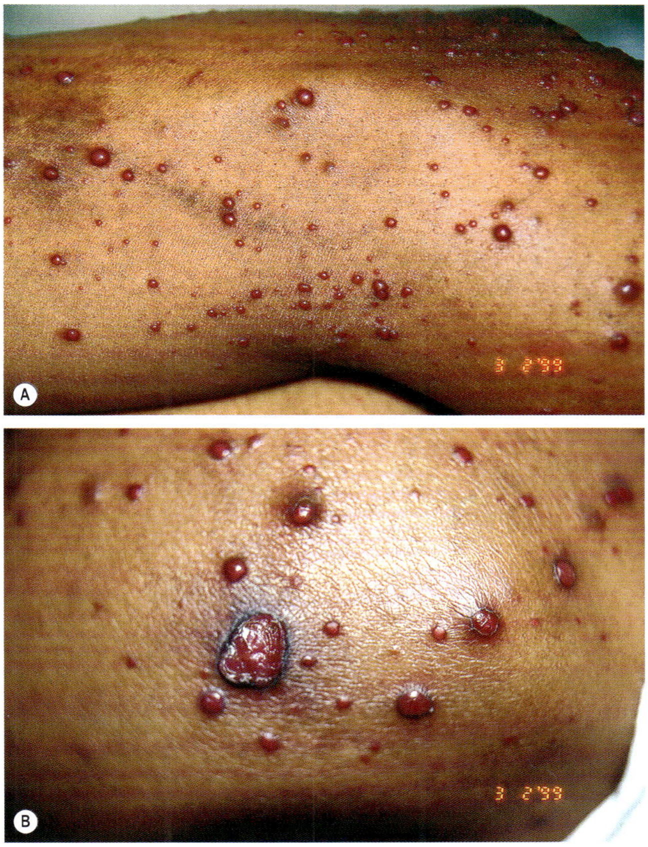

图 18.130 （A、B）：杆菌性血管瘤病：鲜红色是其特征（By courtesy of N.C. Dlova，MD，Nelson R. Mandela School of Medicine，University of KwaZulu-Natal，South Africa.）

而五日热巴尔通体由体虱传播。但杆菌性血管瘤病的患者很少诉此病史。Johannesburg 基于 PCR 的研究发现 188 位 HIV 诊所的患者中 10% 均有亨氏巴尔通体菌血症，但仅有一位患者表现本病症状[10]。血管内皮细胞是病原体在红细胞内定植后的首要目标[11]。亨氏巴尔通体 VirB 型第Ⅳ分泌系统不仅助于感染红细胞，也可介导病原体与内皮细胞的相互作用[12]。

抑制凋亡、趋化因子如白介素 -8 的释放、缺氧诱导因子 -1（HIF-1）的活化均可促进血管生成[11，13-15]。

组织学显示毛细血管小叶内伴有显著而常呈立方形的血管内皮细胞，有时外围血管扩张，其间散在嗜中性多形核白细胞，表现为白细胞碎裂及杆菌形成的淡紫色颗粒，后者可通过 Warthin-Starry 染色确认（图 18.131 ～ 18.134）[4，6]。吉姆萨染色也可鉴定病原体；但这两种染色均难以操作及判读，故 PCR 得到了发展（见下文）。有时见明显的实体性内皮细胞增生。可见异型性和核丝分裂[4]。浅表损害具有息肉样结构，相邻表皮的衣领样延伸可能与化脓性肉芽肿相关[3，16]。偶见溃疡形成。相关的假性表皮增生也可出现[17]。

虽然在某些损害的边缘可见到梭形内皮细胞分割胶原现象，但常见于 Kaposi 肉瘤中的含铁血黄素沉积及透明小体则不明显[16，18-19]。晚期，退化的损害表现为血管化的真皮广泛纤维化，多形核白细胞浸润，核碎裂少见[2，16]。由于这种情况很难发现细菌，故需高度警觉。大多数本病患者为 HIV 感染而免疫抑制的患者，故极有必要仔细阅片来排除其他机会致病菌，例如巨细胞病毒或分枝杆菌[16，20-21]。

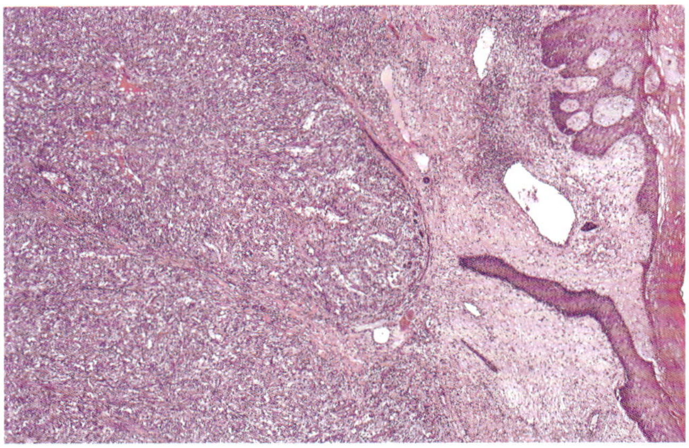

**图 18.131** 杆菌性血管瘤病：可见致密的结节性毛细血管增生，注意扩张的血管

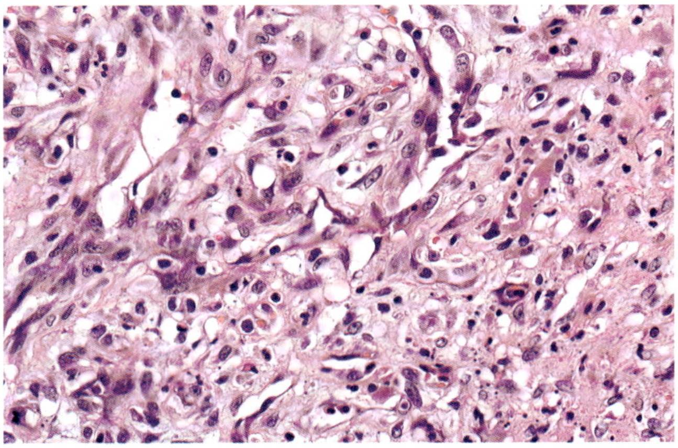

**图 18.132** 杆菌性血管瘤病：内皮细胞肿胀，显示明显的中性粒细胞

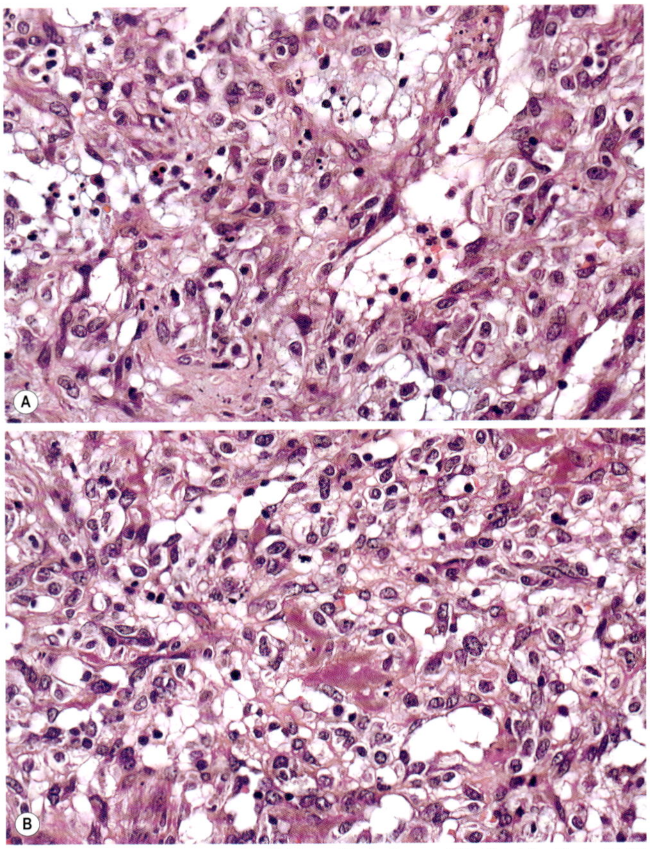

**图 18.133** （**A，B**）：杆菌性血管瘤病：可见淋巴细胞和组织细胞。视野（**B**）中央可见紫色细菌菌落

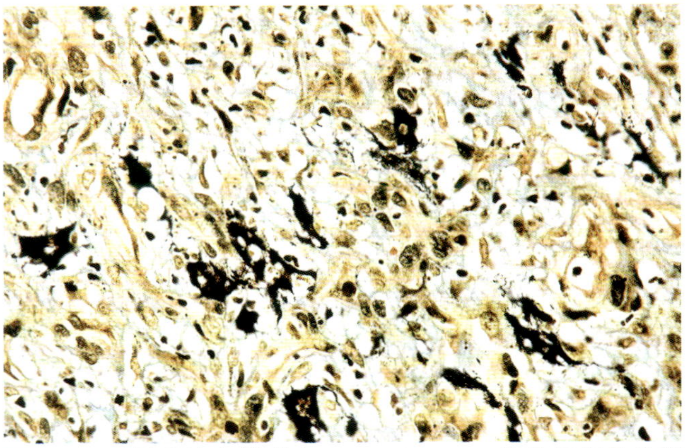

**图 18.134** 杆菌性血管瘤病：Warthin-Starry 染色很容易发现微生物

内皮细胞标记可选择抗Ⅷ因子相关抗原、荆豆凝集素、CD31、CD34 等抗体。组织学上，肝脾受累的表现类似紫癜[5]。典型的细菌也可找到。其辨别以及与 Kaposi 肉瘤和其他血管增生性损害的鉴别尤为重要，特别是对抗生素治疗生效的患者[3]。

超微结构检查可见杆菌聚集于真皮内，细菌具有三层壁。

## 鉴别诊断

杆菌性血管瘤病需与秘鲁疣、化脓性肉芽肿、上皮样血管瘤及 Kaposi 肉瘤相鉴别。化脓性肉芽肿与巴尔通体感染无关[22]。化脓性肉芽肿样 Kaposi 肉瘤与杆菌性血管瘤病表现类似[23-24]。虽然罕见，但有杆菌性血管瘤病与 Kaposi 肉瘤并发的报道[25]。针对 HHV-8 的 PCR 和免疫组织化学有助于 Kaposi 肉瘤和杆菌性血管瘤病的鉴别；前者 HHV-8 呈阳性，而后者为阴性[24，26]。由于这些微生物很难培养，PCR 还可用于确定可疑杆菌性血管瘤病患者中的巴尔通体。

# 莱姆病

## 临床特征

莱姆病（Lyme disease）是由伯氏疏螺旋体（*Borrelia burgdorferi*）引起的全身性感染，在人类有三个致病基因种，即 *B.burgdorferi sensu stricto*、*B.garinii* 和 *B.afzelii*[1-5]。近期在欧洲也有 *B. valaisiana* 和 *B. spielmanii* 这两种新菌种的报道[6]。疾病控制与预防中心（CDC）近来报道，美国在 2001—2002 年期间这种动物传染病的年发病率增长了 40%，此间报道的患者超过 40 000[7]。近期的 CDC 报道在 2003—2005 年间共有 64 000 新发病例[8]。在英国和欧洲也呈现这一趋势[9-11]。

本病常累及人体的多个系统[1-3]。莱姆病分为Ⅰ～Ⅲ三期[12]：

### 第Ⅰ期

初发皮损（慢性游走性红斑，游走性红斑）为昆虫叮咬部位出现一红色小丘疹，离心性扩展形成扁平环状（图 18.135）。常发生于虫咬后 1 ～ 3 周[13-14]。靶形皮损偶见[15]。坏死罕见[16]。随着皮损的发展，斑疹可发展为淡蓝色或紫罗兰色红晕。如不治疗，环状损害在消退前可扩展至直径 50 cm。一般无明显自觉症状，少数患者可有瘙痒、烧灼感，极少数可疼痛[17]。常累及下肢和躯干。

近 50% 患者可出现第二期皮损，一般较小。掌、跖、黏膜极少受累[18]。慢性游走性红斑偶可复发[17]。早期莱姆病的其他皮损包括环状肉芽肿、丘疹性荨麻疹及过敏性紫癜[18]。发病年龄从 15 个月至 80 岁不等。无性别差异，好发季节为 5 月至 9 月[18]。

系统症状（螺旋体血症）出现较早，可包括寒战、发热、全身不适、嗜睡、关节痛、肌痛、头痛和颈强直。体检可发现淋巴结肿大、脾肿大、肝炎、睾丸炎[13，19]。*B. garinii* 和 *B. afzelii* 多为欧洲地区患者的病原菌，有学者注意到这两型病原体所致的慢性游走性红斑在临床表现上有所不同。*B. garinii* 引起的红斑消退较快，更大而均一，躯干多于四肢，常伴系统症状；而 *B. afzelii* 引起的红斑则多呈环形[20-21]。*B. garinii* 常见于年纪更大的患者，且潜伏期更长[21]。

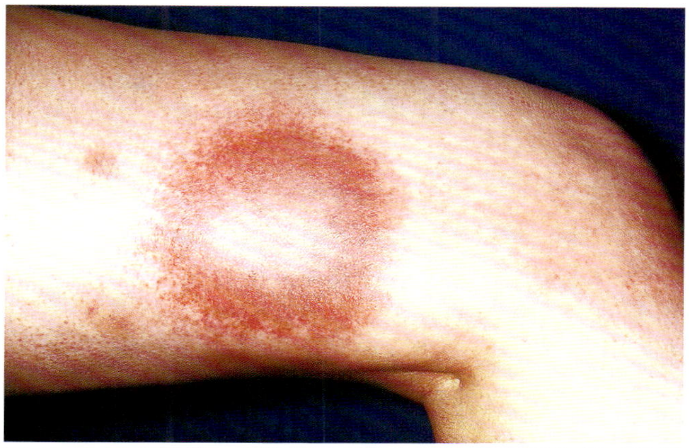

**图 18.135** 莱姆病：硬蜱叮咬部位周围出现环形红斑（数周后）（By courtesy of R.A. Marsden，MD，St George's Hospital，London，UK.）

急性期可出现皮肤淋巴瘤（伯氏疏螺旋体病性淋巴细胞瘤），属一种 B 细胞反应，常累及耳垂及乳头[13]。但更常见于疾病的第三期[14，19]。

### 第Ⅱ期

第二期主要累及心血管及神经系统（脑膜多神经根炎；Garin-Bujadoux-Bannwarth 综合征）[1，19，22-23]。外周和中枢神经系统均可受累，多发生于原发感染 1 ～ 2 个月后；症状包括脑膜炎、神经麻痹（特别是贝尔麻痹）和脑部症状，如人格改变、嗜睡或木僵[12，24]。慢性病程可见神经疏螺旋体病。偶有眶肌炎、感觉神经性听力减退、帕金森神经功能障碍及自发性脑出血的个案报道[25-28]。心脏病变包括心肌炎和传导阻滞[12，22，29]。

### 第Ⅲ期

第三期的特征性表现为关节炎，表现为大关节（尤其是膝关节）的复发性、不对称性寡关节炎，或受累关节持续 1 周左右的游走性多关节炎[19]。皮疹和外周神经系统受累也常出现。晚期莱姆病的典型皮损为萎缩性慢性肢端皮炎，特征为水肿性皮肤的边缘呈红色或紫罗兰色，以及皮肤良性淋巴组织增生[14，17，19]。皮损常双侧发生。可发展为硬皮病样改变。也有报道出现硬化萎缩性苔藓样皮损[12，19]。萎缩性慢性肢端皮炎的晚期，萎缩皮肤似一张菲薄皱纸[30]。结节性或带状关节旁结节并不少见，经合适的抗生素治疗后可消退[31]。萎缩性慢性肢端皮炎主要发生在欧洲，*B. afzelii* 是绝对的致病基因种[5]。*B. afzelii* 在北美不流行，萎缩性慢性肢端皮炎具有显著的地域分布特点[5]。

极少数报道认为伯氏疏螺旋体可能与皮肤松弛症有关[32-33]。已报道一例伴获得性皮肤松弛症的患者[34]。伯氏疏螺旋体在硬斑病和硬化萎缩性苔藓的发病机制中相互矛盾的作用在他处讨论[35-37]。

使用抗生素后部分患者也可出现再次感染。通常表现为游走性红斑在不同皮肤位置的重复性发作[38-39]。近期瑞典的研究发现女性比男性更易出现再次感染，性别差异可能是由于不同性别的免疫反应差异所致，特别是在绝经后更为明显[39]。

## 发病机制和组织学特征

慢性游走性红斑首次报道于蜱叮咬后；也可发生于蚊叮咬、刺伤后，或无外伤史[29]。部分患者伴脑炎，故该病曾被称为“蜱传脑脊膜多神经炎”。20世纪70年代，美国曾报道过数例患者，由于患者聚集在康涅狄格州的莱姆地区，故命名为莱姆病（莱姆区的关节炎发生率较高）[40]。人类早已知道硬蜱是该病的媒介，但在20世纪80年代地方病流行区达米尼硬蜱叮咬后才确认螺旋体是真正的病原体[12, 41-42]。在欧洲，达米尼硬蜱确认为媒介动物[19, 29]。在全世界广泛分布[19]。

疾病痊愈后，患者的血清中可产生抗螺旋体抗体[17]。螺旋体可通过活检确定，也可经血液、脑脊液、关节液和皮肤培养或PCR鉴定[4, 19, 29, 43-44]。免疫抑制状态并不会影响临床表现、治疗效果及 *B. burgdorferi* 抗体的产生[45]。

疏螺旋体可破坏机体的免疫防御系统，包括近来提出的补体调控因子获得性表面蛋白（complement regulator-acquiring surface proteins，CRASPs），它可赋予补体抗性。疏螺旋体CRASPs能结合FHL-1/reconectin和H因子这两种补体替代途径的主要调控因子[46-47]。在慢性游走性红斑皮损中由伯氏疏螺旋体引起的宿主基质金属蛋白酶的选择性上调可能在微生物的局部扩散和向其他脏器的播散中具有重要作用[48]。莱姆病的早期，伯氏疏螺旋体抗原诱导强烈的宿主免疫应答，主要产生细胞因子如IFN-γ、TNF-α 及转化生长因子 $\beta_1$（TGF-$\beta_1$）[49-50]。相反，慢性神经疏螺旋体病则缺乏TNF-α 和TGF-$\beta_1$ 反应[50]。在慢性游走性红斑和慢性肢端皮炎的皮损处可出现大量T细胞介导的因子如CXCL9、CXCL10。相反，伯氏疏螺旋体淋巴瘤与B细胞活化的趋化因子——CXCL13高表达相关[51]。

早期损害的主要表现为典型的虫咬反应。组织学表现为多形性炎细胞浸润，包括多形核白细胞、嗜酸性粒细胞、组织细胞、淋巴细胞和肥大细胞[19]。此外还可见血管增生和真皮坏死。损害边缘的活检组织为非特异性表现，包括真皮浅、深层血管周围和间质中的淋巴细胞、肥大细胞和浆细胞浸润（图18.136、18.137）。银染色对于鉴定螺旋体具有诊断意义[52]。免疫组织化学有助于病原体的确认[19]。PCR也可用于甲醛固定、石蜡包埋标本中微生物的检测[53]。近期发现焦点浮动显微镜在鉴定慢性游走性红斑、慢性肢端皮炎和伯氏疏螺旋体淋巴瘤的包柔螺旋体比PCR更灵敏[54]。游走性红斑皮损中提取的DNA可见克隆或假克隆的IgH基因重排。故需要谨慎解读此类病例中的PCR结果；一些学者推荐重复或多次检测[55]。

疏螺旋体淋巴瘤表现为致密（多克隆）真皮浸润，包括淋巴细胞、浆细胞、巨噬细胞和散在的嗜酸性粒细胞。虽然有人认为生发中心的形成有助于排除皮肤B细胞淋巴瘤，但事实并非如此；边缘带皮肤淋巴瘤可出现典型的生发中心[17, 19, 56]。伯氏疏螺旋体感染与皮肤B细胞淋巴瘤的关系将在他处讨论[56-57]。

萎缩性慢性肢端皮炎表现为真皮上、中部血管扩张，伴致密淋巴细胞、浆细胞、巨噬细胞和肥大细胞

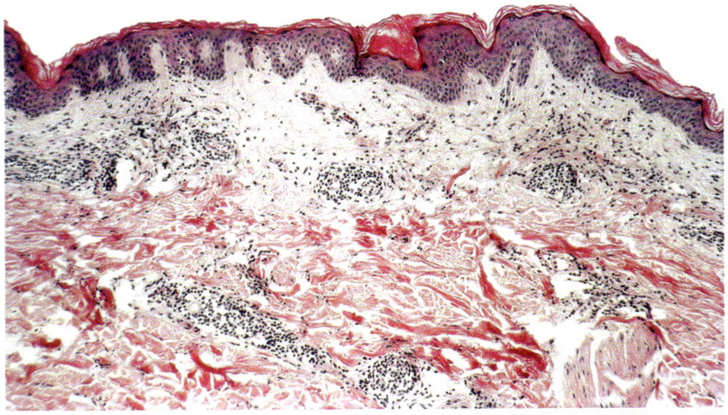

**图18.136** 莱姆病：表皮正常，浅层和深部真皮血管周围慢性炎细胞浸润

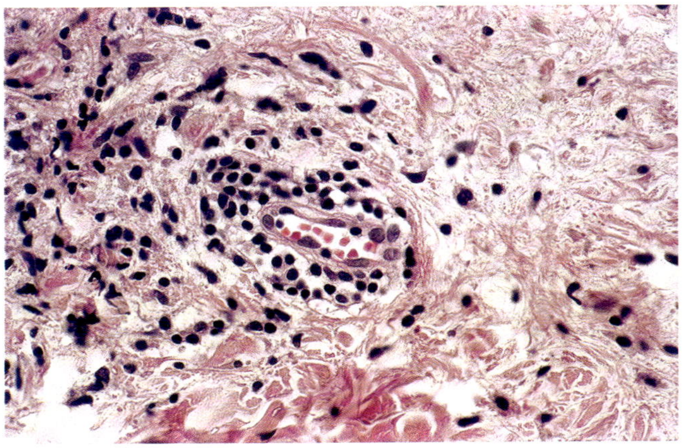

**图18.137** 莱姆病：高倍镜观

浸润[19]。真皮内可见散在分布的“空泡”；这一现象可能为淋巴水肿所致[30]。表皮常有角化过度，可以出现棘层肥厚或萎缩伴表皮突消失[12]。有的患者极似硬化萎缩性苔藓或嗜酸性筋膜炎[17, 19]。偶尔，组织学特点可与硬化性黏液水肿类似[19]。关节旁结节的特征为皮下脂肪浅层纤维化，伴玻璃样变的胶原纤维束围绕成簇的脂肪细胞。可伴血管周围和间质的淋巴细胞和浆细胞浸润[31]。指部更小的关节周围纤维结节显示增厚的真皮胶原束排列紊乱[58]。

脑膜炎、脑神经病变及神经根病三联征为莱姆病特有。中枢神经系统损害包括皮质血管周围慢性炎细胞浸润、中度海绵水肿及神经胶质增生。但浆细胞未见。需要强调的是晚期中枢神经系统病变与脑膜血管梅毒类似[19]。慢性软脑膜炎症可能也较明显。周围神经系统损害的特征为神经和神经节淋巴细胞和少量浆细胞浸润[12, 19]。相邻血管可出现闭塞性动脉内膜炎。

心内膜损害表现为淋巴细胞、浆细胞浸润；深部标本可见间质性心肌炎[12]。局部可有明显的肌坏死[19]。

滑膜的组织学表现为外膜周细胞呈洋葱皮样增生及慢性炎症[12, 19]。

# 地方性（非性病性）密螺旋体病

## 地方性梅毒

### 临床特征

地方性梅毒（endemic syphilis；Syrian bejel，叙利亚非性病性梅毒）是由苍白密螺旋体地方亚种所引起的非性病性密螺旋体病，该病原体是一种与苍白密螺旋体苍白亚种（性病性梅毒的病原菌）类似的微生物[1-4]。常见于生活在卫生条件较差环境中的儿童，可通过皮肤接种传播[1-2, 4-6]。也可在社群中因共用吸管或污染器皿、而其中一些成员具有口腔或唇部梅毒性损害时而发生流行[1-2, 4-5]。该病至今仍发生在中东及非洲的部分地区，尤其是人烟稀少的农村[1, 4, 7]。

与性病性梅毒不同，地方性梅毒很少出现下疳；但哺乳患病婴儿的妇女可发生乳头的原发感染[4]。原发损害常出现在口咽部而容易被忽略。早期的继发性损害为柔软、卵圆形的黏膜斑，好发于颊黏膜和唇黏膜，有时伴口角炎。黏膜斑也可发生于肛周和生殖器，有时可表现为湿疣。也可发生骨膜炎，常见广泛淋巴结肿大[4]。

晚期（三期）病损常出现在5～15年间。可累及皮肤、鼻咽、骨或关节，临床表现与晚期雅司病相似[4]。关节和骨骼受累常呈毁损性。也可累及心血管，但不累及中枢神经系统。与性病性梅毒的另一鉴别点是地方性梅毒无先天性。

### 组织学特征

原发损害的组织学表现少见描述。继发性损害的高倍镜特征与性病性梅毒基本相同[4, 8]。三期梅毒的皮损可见真皮内肉芽肿性炎症[8]。

## 雅司病

### 临床特征

雅司病（Yaws，热带莓疹）是一种发生于热带贫困人群的疾病，由密螺旋体极细密螺旋体亚种引起[1-5]。虽然目前认为WHO的治疗计划几乎已消灭本病，但在湿热地区如非洲、亚洲的部分地区（包括东亚）、大洋洲、南部非洲的部分地区仍有新发病例出现[1, 6-7]。本病的消灭项目在印度取得成功，在2004年后即无新发病例[6, 8]。

本病不通过性传播，但通过密切接触传染，如经昆虫叮咬或抓伤的皮肤创口接种传播[1, 4, 9]。雅司病最常见于6～10岁儿童，损害位于足、腿和臀部[10]。临床上可分为早期和晚期雅司病[11-13]。初期皮损称为“母雅司”，发生于接种后3～5周[10]。开始为非触痛性乳头瘤，随后破溃、表面覆盖黄色痂皮（图18.138）[10]。外观似红莓，故又称为热带莓疹（荷兰*framboos*，红莓）。母雅司周围可有较小的乳头瘤，发生于原发损害的2～4个月后[4, 9]。位于会阴和臀沟的损害可变为湿疣[9]。这些疣状损害可四处播散（子雅司）（图18.139）。可呈斑疹、丘疹或结节状[10, 14]。皮损最终可消退，遗留萎缩和色素沉着斑[9]。早期雅司病也可累及黏膜、骨（骨炎、骨膜炎）和关节[11]。手掌、足底角化过度可引起剧烈疼痛，导致行走困难（蟹雅司）[14-15]。

在晚期雅司病损害出现前的3～5年间可无明显症状。约10%的患者可发生晚期损害，表现为毁损性溃疡和树胶肿性结节，累及皮肤、骨（如军刀胫）和关节（图18.140、18.141）[4, 10-11, 14]。晚期雅司病的皮损包括掌跖角化过度（蟹雅司）、色素脱失（品他

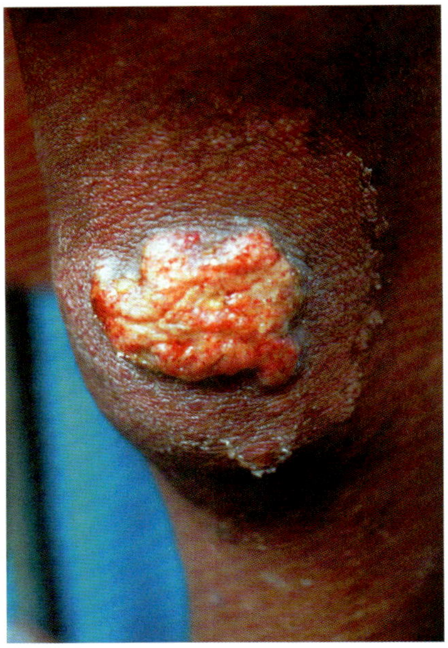

图 18.138 早期雅司病：雅司病的典型“母雅司”。注意黄痂和色素减退（By courtesy of H.J.H. Engelkens，MD，and E. Stolz，MD，University Hospital，Rotterdam-Dijkzigt and Erasmus University，Rotterdam，The Netherlands.）

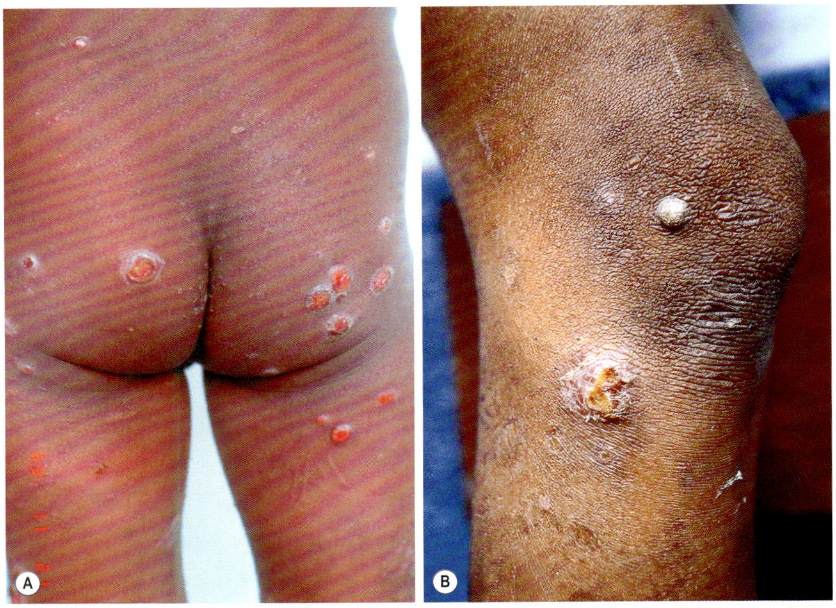

图 18.139 （A，B）：早期雅司病：多发性小“子雅司”可广泛分布，常出现于“母雅司”后 2 ～ 4 个月（By courtesy of H.J.H. Engelkens，MD，and E. Stolz，MD，University Hospital，Rotterdam-Dijkzigt and Erasmus University，Rotterdam，The Netherlands.）

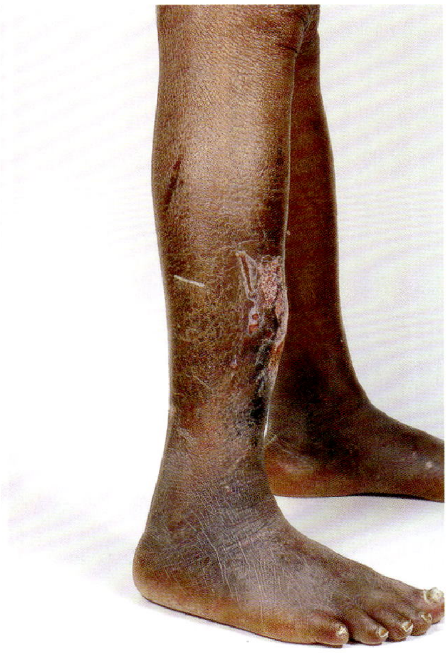

图 18.140 晚期雅司病：注意小腿弯曲部晚期损害的皮肤溃疡、结痂（By courtesy of R.A. Marsden，MD，St George's Hospital，London，UK.）

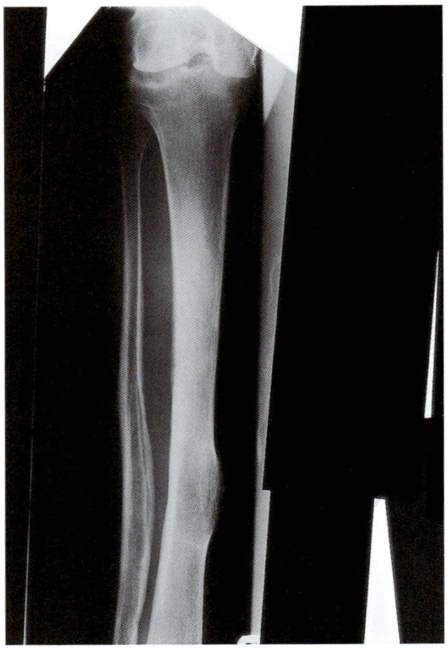

图 18.141 晚期雅司病：注意囊肿及其上方的骨膜反应（By courtesy of R.A. Marsden，MD，St George's Hospital，London，UK.）

样雅司）及树胶肿[4，11]。品他样雅司包括角化过度、挛缩，关节旁结节和骨损害[4，11]。树胶肿特征性地累及长骨、手足骨，并引起典型的面部严重破坏（鼻咽炎）[16]。据称心血管和神经系统不会受累，但在地方性流行区有发生眼、脊髓神经病变的报道[10，12，17]。

## 发病机制和组织学特征

引起雅司病的螺旋体与苍白密螺旋体苍白亚种在形态上无差异[14]。但它与其他致病性密螺旋体的唯一区别在于其基因序列的侧链连接了一个 15kD 的脂蛋白基因[5]。

早期损害的特点为角化不全、棘层肥厚和乳头瘤样增生。局灶性海绵水肿、表皮内中性粒细胞聚集形成微脓疡（18.142）[14]。真皮内血管周围致密的炎细胞浸润，有大量浆细胞。与梅毒相反，血管改变通常不明显。血管周围、真皮乳头顶部及表皮内可见到密螺旋体（18.143）[15，18-20]。

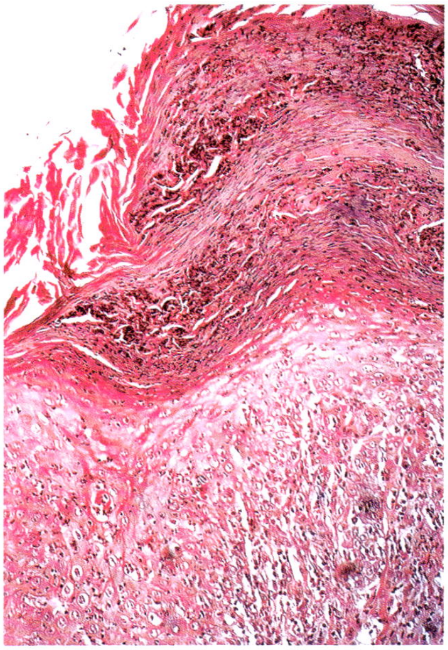

**图 18.142** 早期雅司病：标本取自发展期的乳头瘤。见明显角化不全，伴大量中性粒细胞核尘，表皮显示严重的急性炎症（By courtesy of H.J.H. Engelkens，MD，and E. Stolz，MD，University Hospital，Rotterdam-Dijkzigt and Erasmus University，Rotterdam，The Netherlands.）

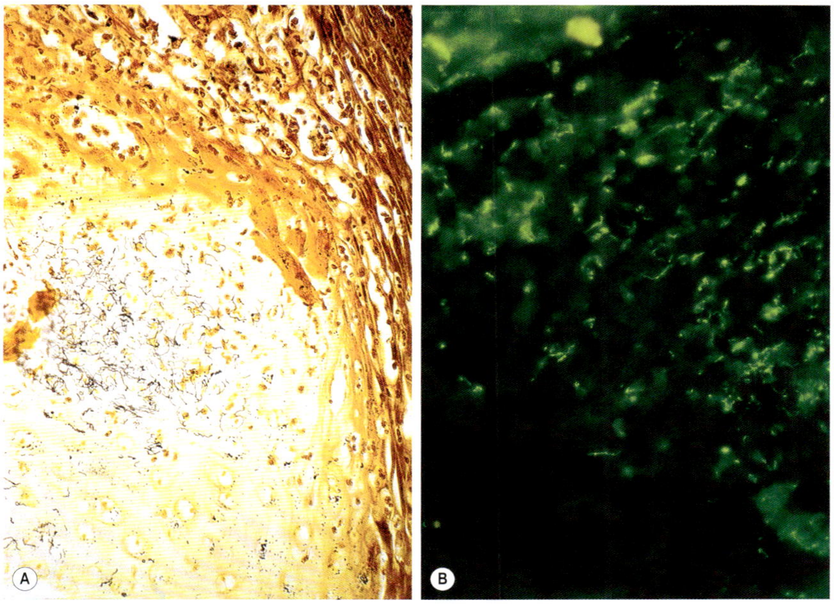


**图 18.143** （**A**，**B**）：早期雅司病：与图 18.142 为同一标本，注意大量的密螺旋体；（**A**）Warthin-Starry 染色；（**B**）免疫荧光（By courtesy of H.J.H. Engelkens，MD，and E. Stolz，MD，University Hospital，Rotterdam-Dijkzigt and Erasmus University，Rotterdam，The Netherlands.）

掌跖部损害可见角化过度、角化不全和棘层肥厚。真皮浅层可见轻度非特异性慢性炎细胞浸润。

树胶肿表现为中心干酪样坏死，边缘围绕淋巴细胞、浆细胞、组织细胞、上皮样细胞和巨细胞[15]。并伴有纤维化。

# 品他病

## 临床特征

品他病（pinta）是一种非性传播的密螺旋体病，特点为皮肤色素脱失。由苍白密螺旋体品他亚种（*Treponema pallidum subsp. carateum*）引起，该微生物与苍白密螺旋体苍白亚种极为相似[1-4]。该病仅限于热带中、南美洲的偏僻原始部落，当地居民居住环境简陋而拥挤[1，5-7]。儿童和年轻人为主要感染者，可能通过微小擦伤经皮肤或黏膜直接接触传染[5-6，8]。

皮损为暴露部位出现的轻鳞屑性红色质硬丘疹或斑块，好发手足部。皮损消退后可呈播散性复发（品他疹）[5]。晚期品他病的特点为毁容性色素沉着、色素缺失、角化过度和萎缩（图 18.144）[9]。

与梅毒和雅司病不同，品他病无系统受累。

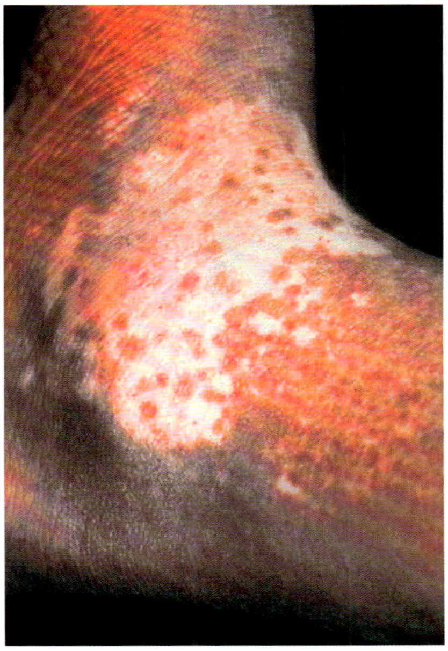

**图 18.144** 品他病：所示为晚期损害，表现为色素完全脱失，周围见色素沉着边界（By courtesy of R. Arenas，MD，and J. Salas，MD，Azteca，Monterrey，Mexico.）

## 组织学特征

组织学特点包括角化过度，棘层肥厚，偶见表皮萎缩[4，9]。伴显著的淋巴细胞外渗、基底细胞水肿变性及色素失禁[4]。常见血管周围淋巴细胞浸润，但无内皮肿胀。

# 结核病

## 临床特征

皮肤结核（结核分枝杆菌复合物）感染曾遍及全球，但在过去的数十年间发病率有所下降，特别在发达国家[1-2]。主要因为积极有效的预防及治疗使传染源减少、机体抗感染免疫力增强。近几年皮肤结核发病率又有上升趋势，特别是在亚洲国家[3]。由于皮肤结核可模拟其他疾病，故发作隐匿。感染源常不明显，但组织破坏非常显著。皮肤结核占肺外结核的 1% ～ 1.5%，全部结核的 0.14%[4-5]。虽然结核病（tuberculosis）的全球负担正缓慢减轻，但全球卫生组织（WHO）的数据并不乐观。据 WHO，2007 年结核病的全球病例数为 1.37 千万例，共 927 万新发病例[6]。

分枝杆菌感染（结核杆菌和非典型分枝杆菌感染）越来越受到重视，因为它可出现在一些获得性免疫缺陷性疾病如淋巴瘤、AIDS 及化疗后。毒力不明确的微生物所引起的不典型表现增多[7]。在 HIV 感染及多抗药结核增多的国家，皮肤结核又开始死灰复燃[2, 6, 8-9]。2007 年预计共 137 万结核患者为 HIV 阳性，非洲约占 79%，东亚约占 11%。2007 年预计 2 百万 HIV 相关死亡中 23% 与合并结核感染相关[6]。

在欧洲和北美，由于积极的治疗、免疫接种和生活条件的改善，皮肤结核并不多见，但却始终保持一定数量的患者，常为生活贫困、营养差的人[10]，尸检结果证实了结核病的存在。同时，结核感染的移民，特别是来自亚洲国家的移民也是一个重要的感染源，常表现为颈淋巴结肿大。

结核的皮肤表现与前驱感染、免疫力及感染途径有关。由于分枝杆菌的毒力和抗吞噬作用，中性粒细胞完全丧失了抵御这种细菌感染的能力，而巨噬细胞及其衍生细胞成为特征性细胞反应。（巨细胞）肉芽肿随之形成，伴或不伴坏死，故临床上便出现不同的表现。

大部分皮肤结核患者均为系统受累的表现[2, 8]。结核分枝杆菌常通过肺、小肠侵入人体，黏膜和皮肤偶可为原发感染灶[11]。皮损包括丘疹、结节、斑块、溃疡、疣状肿物或瘢痕反应[12]。通常很难将皮肤结核完整地归入下述分类法，有时皮肤结核被认为是一种非特异型，特别是在免疫抑制高发的现代。本书将采用改良"Beyt"分类法[2, 11, 13]。

合理的分类很重要，因部分变异可能与系统损害有关，且临床治疗和预后判定也有较大差异[11]。不能检出杆菌的结核疹在西方国家已罕见，但在发展中国家很常见，分别叙述如下。

### 接种感染（外源性）

结核性初疮罕见，是污染物接种未感染过结核、未免疫的患者皮肤所致。其反应与肺部高恩复征（Ghon complex）相似[13-14]。损害发生于接种 2 ～ 4 周后，可通过任何部位皮肤的微小创口而感染，如儿童的面部和四肢（图 18.145）。也可由于微小外科手术如扎耳孔、文身或包皮环切术而感染。早期损害为红棕色丘疹，迅速发展为溃疡，边缘参差不齐，呈潜行性。皮损边缘逐渐变硬，常伴淋巴结肿大。原发损害的周围可见卫星样丘疹，这种方式的传播称为"狼疮样"。注射结核活菌苗（卡介苗，BCG）所引起的接种结核是类似现象[15]。

疣状皮肤结核（疣状狼疮）发生在具有一定免疫力或活动性感染的个体接种结核分枝杆菌后。是印度和中国最常见的变型（图 18.146）[11, 16-17]。典型损害是发生于病理医生或尸检技术员的"解剖员疣"，但

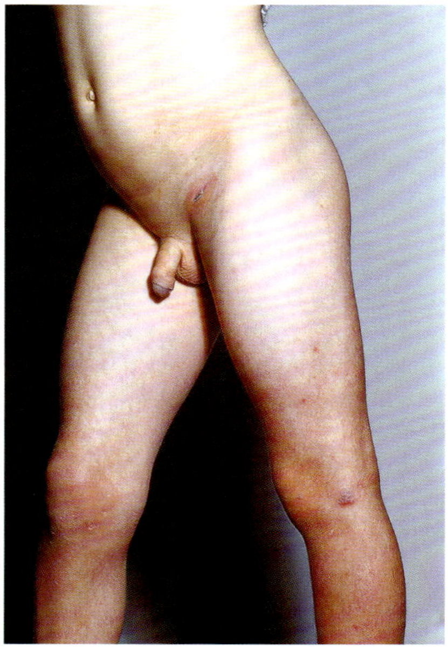

**图 18.145** 结核性初疮：皮损与高恩复征相似，注意这例 20 世纪 50 年代患者的膝部外侧愈合皮损及腹股沟的溃疡性结节（By courtesy of M.M. Black，MD，Institute of Dermatology，London，UK.）

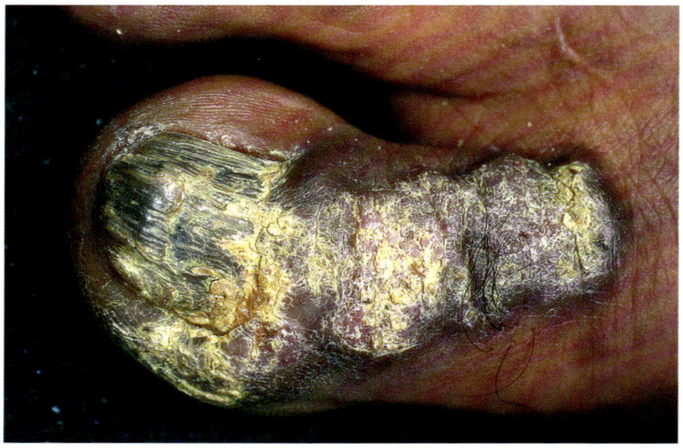

**图 18.146** 疣状皮肤结核：巨大的角化过度性皮损，伴甲破坏（By courtesy of the Institute of Dermatology，London，UK.）

也见于处理感染牲口的屠夫（图 18.147）[13]。含菌的唾液经皮肤接种在同一患者也可引起类似损害。儿童感染多见于下肢和臀部（图 18.148）。

损害开始为质硬小结节，表面呈疣状角化，渐呈匐行性，缓慢发展为不规则的红棕色疣状斑块。虽然多数皮损非常坚实，但在某些较软的部位可见脓液渗出。部分皮损持续扩展，但其他部位的皮损可发生局灶性退化，遗留萎缩性苍白瘢痕。疣状损害可持续存在多年，但最终可消退。

## 继发性结核（内源性）

腔口结核性溃疡罕见，可发生于活动性结核病灶引流腔口周围的皮肤和黏膜。属于自身接种，最常见于鼻、口、生殖器和肛门周围（图 18.149）。患者结核菌素试验强阳性。皮损开始为水肿性红丘疹，随后破溃并产生潜行性边界。溃疡为疼痛性，不扩展或消退。

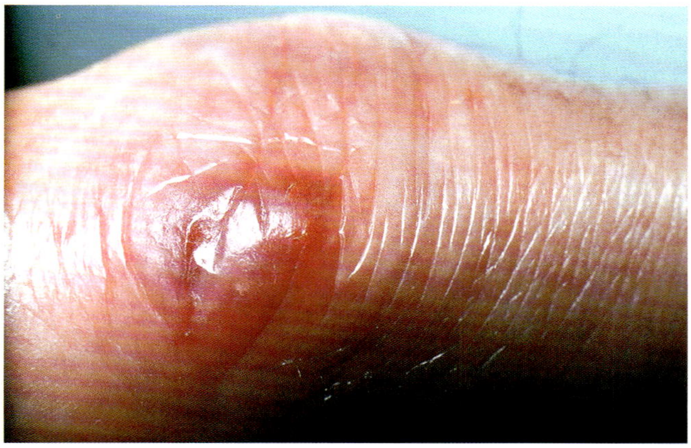

图 18.147 疣状皮肤结核：解剖员疣，手指上的硬结是一名病理学家尸检结核患者后所产生（By courtesy of R. Vellor，MD，St Thomas' Hospital，London，UK.）

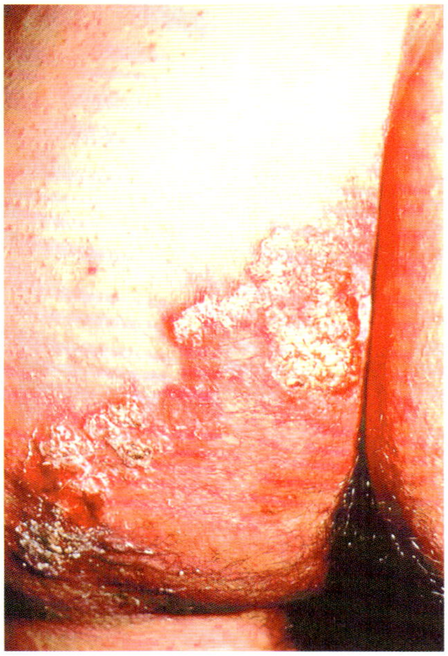

图 18.148 疣状皮肤结核：儿童臀部是常见的感染部位（By courtesy of the Institute of Dermatology，London，UK.）

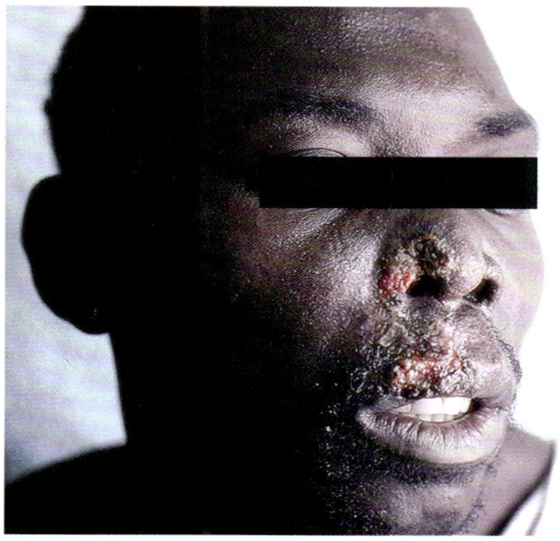

图 18.149 腔口结核：上唇、鼻孔处大片溃疡性损害（By courtesy of S. Lucas，MD，St Thomas' Hospital，London，UK.）

皮肤瘰疬是淋巴结、骨、关节或皮下组织等深部结核感染的并发症（图 18.150 ～ 18.152）。损害为紫红色结节，并形成溃疡、排出脓液或坏死组织[11]。常见于颈、下颌下区或腋下，常伴结疤，瘢痕和慢性溢脓性溃疡外观极似化脓性汗腺炎。发生于泪腺系统的皮肤瘰疬极罕见[18]。

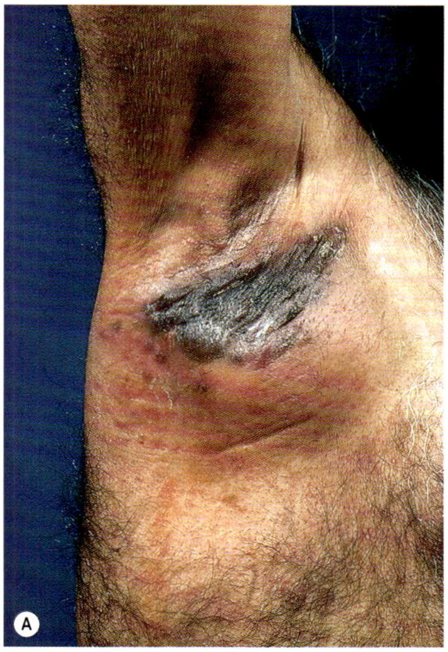


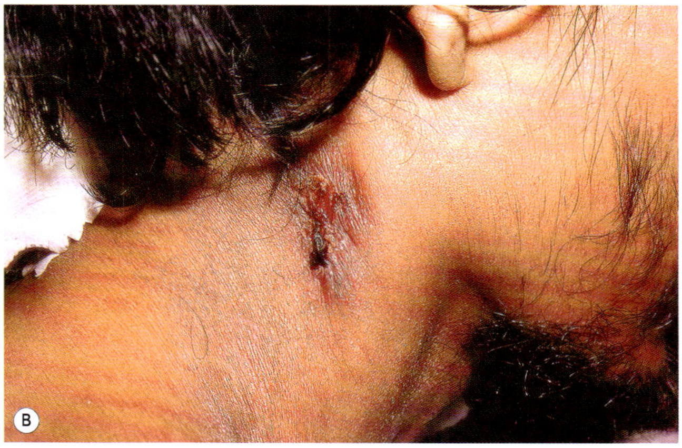


图 18.150 皮肤瘰疬：（**A**）注意明显的腋窝肿胀、结疤，伴多发性窦道；（**B**）图示为颈部皮下结核性淋巴结肿大。皱纹状瘢痕具有特征性（By courtesy of R.A. Marsden，MD，St George's Hospital，London，UK.）

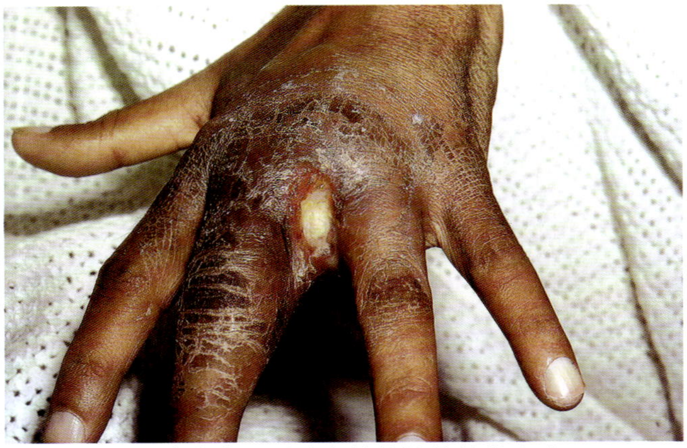

图 18.151 皮肤瘰疬：图示为结核性骨关节病（By courtesy of the Institute of Dermatology，London，UK.）

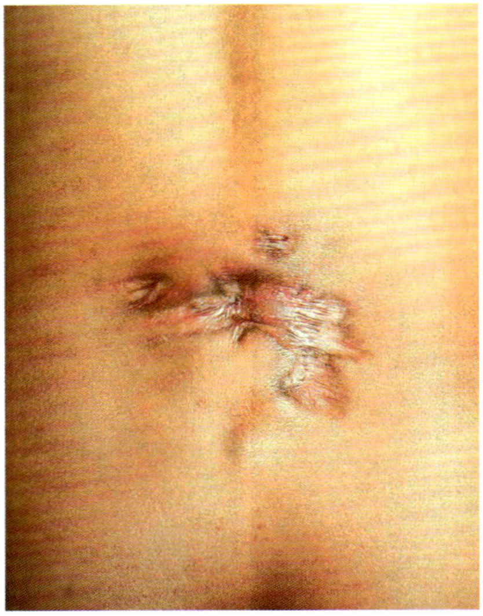

图 18.152 皮肤瘰疬：背部中线皮损，常并发于脊柱结核（By courtesy of the Institute of Dermatology，London，UK.）

## 血行播散性感染

寻常狼疮为分枝杆菌在具有一定免疫力个体的接种（如上述）；但更常见于结核灶的血行或淋巴播散，常隐匿。在西方国家，皮损最常见于面部（特别是鼻周）、颈和耳郭，多发生于女性（图 18.153、18.154）[15]。东方国家更常见于肢端和臀部。臂和腿也可受累（图 18.155）。病程非常缓慢。此型皮肤狼疮常见于北欧，至今仍是西方国家最多见的变异型[2, 11]，亦是儿童皮肤结核的常见类型[19]。

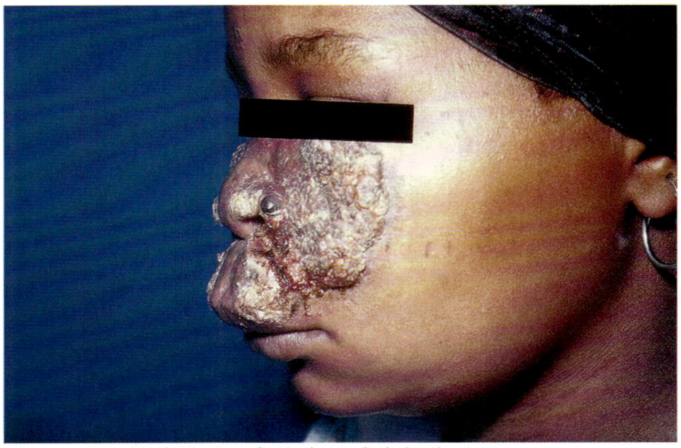

图 18.153 寻常狼疮：鼻为常见感染部位（By courtesy of N.C. Dlova，MD，Nelson R. Mandela School of Medicine，University of KwaZulu-Natal，South Africa.）

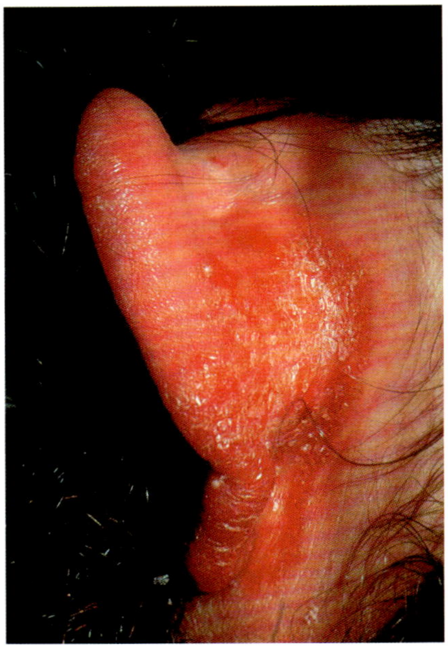

图 18.154 寻常狼疮：典型损害为金黄色斑块（By courtesy of R.A. Marsden，MD，St George's Hospital，London，UK.）

寻常狼疮偶可发生于直接接种，甚至出现在 BCG 接种部位[20]。

寻常狼疮的特征为丘疹、隆起性红斑，有时为凝胶样硬度的鳞屑性斑块，玻片压迫时呈苹果酱样。损害可逐渐扩展，而其他地方则可消退、结疤。邻近皮肤可发生蜂窝织炎或溃疡。大面积面部皮疹可导致毁容[21-22]。慢性寻常狼疮可发展为鳞状细胞癌和基底细胞癌、黑素瘤和淋巴瘤[23-26]。挛缩和淋巴水肿是晚期并发症。眼部受累是另一严重并发症。寻常狼疮是斑秃的罕见原因[27]。

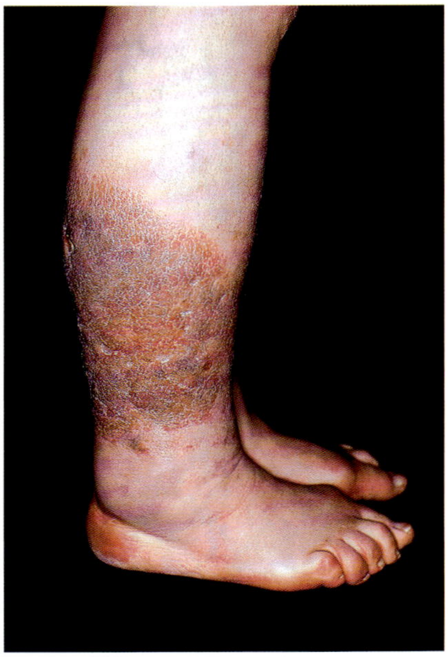

图 18.155 寻常狼疮：所示为慢性损害，表现为大量鳞屑、红斑、硬结，偶可伴发鳞状细胞癌（By courtesy of R.A. Marsden，MD，St George's Hospital，London，UK.）

结核性树胶肿是一种转移性结核性皮下脓肿，是其他部位感染通过血行播散途径而来[11]。最常见于营养不良、免疫缺陷或免疫抑制的患者[8, 11, 28]。临床上表现为坚实的皮下结节，常位于四肢，并逐渐软化，其上皮肤穿孔形成类似皮肤瘰疬的慢性潜行性溃疡。

粟粒性皮肤结核伴发于全身性粟粒性结核，极为罕见。常见于婴儿，预后较差。感染可母婴并存，皮损稀少，预后相对较好[29]。其他患者可伴免疫缺陷，也可出现在轻度系统性感染如麻疹之后。这些患者具有大量皮损，常为中心结痂性丘疹、脓疱，也可为溃疡、坏死、出血或水疱[11]。最近几年有数例伴发 AIDS 的报道，特别是具有多重耐药性结核[8-9, 30-34]。皮损易与毛囊炎混淆，导致误诊[30]。预后不良[8, 32]。

表 18.2 是各种皮肤结核的比较。

皮肤结核的其他罕见表现包括结核性蜂窝织炎和嗜中性粒细胞性结核性脂膜炎，表现类似孢子丝菌[35-40]。结核病的这些少见形式可发生于医源性免疫抑制的患者。

## 发病机制和组织学特征

结核分枝杆菌，又称"专性病原菌"，是一种高脂质含量的细长形需氧杆菌。其脂质在抗吞噬中具有重要作用。同时也使细菌呈嗜碱着色，即使在应用强效分化剂（strong differentiating agents）进行处理时亦是如此，此为 Ziehl-Neelsen/ 抗酸染色的基本原理（图 18.156）。在结核性初疮、皮肤瘰疬、腔口损害和粟粒性皮肤结核等损害中很容易发现病原菌，但在寻常狼疮、树胶肿和疣状皮肤结核却很难发现或无病原菌[11]。分枝杆菌存在于水 / 空气界面，由于在液体培养基中呈霉菌样生长而得名[41]。

病原菌对干燥具有强抵抗力，所以可通过接种或污染微小疮口感染皮肤。

机体对该细菌的反应取决于：

- 接种物的大小，
- 微生物的毒力，
- 患者的免疫状态。

一般而言，细胞反应可形成上皮样巨噬细胞、朗汉斯巨细胞和干酪样坏死，伴周边组织血管周围淋巴细胞浸润（结核性肉芽肿）（图 18.157、18.158）。结核样肉芽肿也可见于类肉瘤，但无干酪样坏死。损害中出现大量杆菌提示无免疫力或无反应性，如结核性初疮或腔口损害。干酪样坏死并非致病菌的毒性所致，而是一种超敏反应；显然这种反应不一定对宿主有益，因其可造成周围组织的破坏。

大量巨噬细胞的聚集由 T 淋巴细胞释放的细胞因子介导。这些细胞因子在分枝结核杆菌感染中的作用体现在部分可致中毒或坏死，部分可活化巨噬细胞。这些反应强度不一，各种因素之间的平衡决定了最终反应。尚不清楚哪些因素能决定组织损伤和保护功能的平衡。

### 原发性初疮

原发性初疮（primary chancre）的特征为嗜中性粒细胞微脓疡，见大量杆菌，伴坏死及溃疡。组织细胞逐渐将其包绕；6 周后可见巨细胞（上皮样细胞融合而成）。中央坏死明显，但随着肉芽肿的增多，坏死及杆菌数量逐渐减少[11]。

### 疣状皮肤结核

疣状皮肤结核（warty lupus）的特征是棘层肥厚性乳头瘤样增生，伴显著角化过度（图 18.159）。真皮浸润主要为中性粒细胞和淋巴细胞，有时可见脓疡。

**表 18.2　皮肤结核的亚型**

| 变异型 | 感染途径 | 与其他结核的关系 | 感染部位 | 组织学特征 | 杆菌 |
|---|---|---|---|---|---|
| 结核性初疮 | 接种 | 无 | 真皮 | 嗜中性粒细胞微脓疡→干酪样坏死性肉芽肿，淋巴结病 | 存在 |
| 疣状皮肤结核 | 接种 | 既往或现症感染 | 真皮 | 肉芽肿少，乳头瘤样棘层肥厚 | 无或少见 |
| 腔口溃疡 | 自体接种 | 相关器官活动性感染 | 黏膜下真皮层 | 混合性炎症，肉芽肿少，坏死 | 大量 |
| 寻常狼疮 | 接种和（或）血源性 | 既往或现症感染，常潜伏 | 真皮浅层 | 多样，主要是肉芽肿，少见干酪样坏死 | 深层可见 |
| 皮肤瘰疬 | 深层组织感染的扩散 | 活动感染 | 皮下和真皮层 | 混合性炎症，肉芽肿，明显纤维化 | 深层可见 |
| 结核性树胶肿 | 血源性 | 系统感染 | 皮下脂肪层 | 多见干酪样坏死，肉芽肿性纤维化 | 少见 |
| 粟粒性结核 | 血源性 | 系统感染 | 真皮层 | 中央微脓疡，周围组织细胞浸润 | 良性型无或少见；侵袭型可见 |

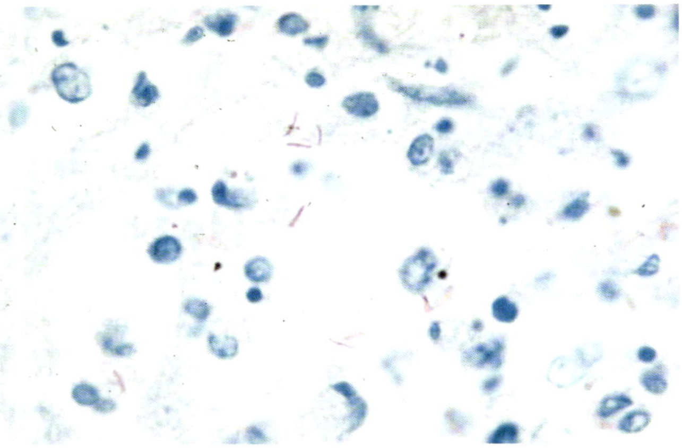

图 18.156 Ziehl-Neelsen 染色：视野中央为小团红色、抗酸染色阳性杆菌（油镜）

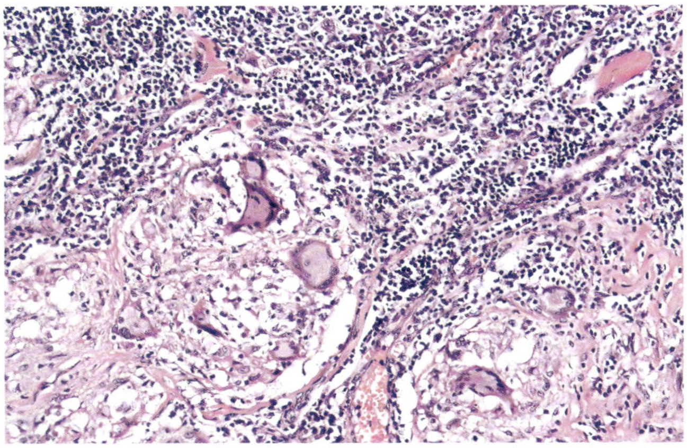

图 18.157 结核：特征性的朗汉斯巨细胞，其核呈边缘排列的马蹄状

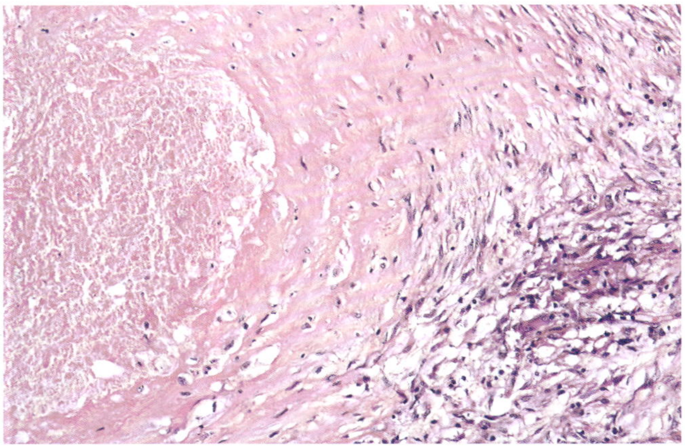

图 18.158 结核（干酪样坏死）：细胞轮廓尚未完全消失，呈无定形颗粒状外观

真皮深层可见肉芽肿，偶尔为特征性干酪样坏死（图 18.160）[11]。仔细观察可发现杆菌。

## 腔口损害

腔口损害（orificial lesions）表现为广泛坏死和大量杆菌。炎症反应并非显著的肉芽肿，可见淋巴细胞、中性粒细胞和极少组织细胞。

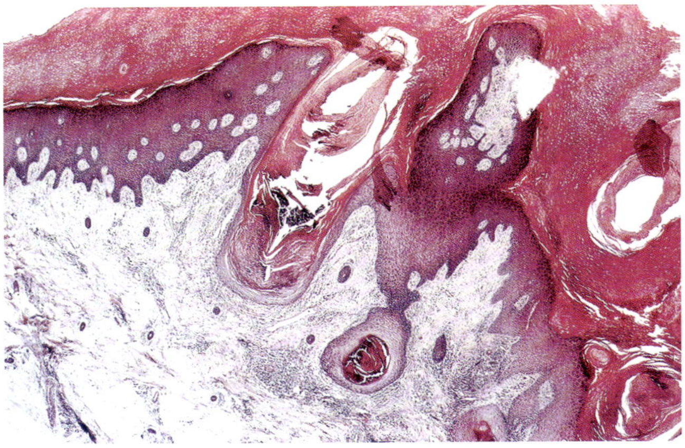

图 18.159 疣状皮肤结核：表皮角化过度，显著不规则棘层肥厚，真皮炎细胞浸润

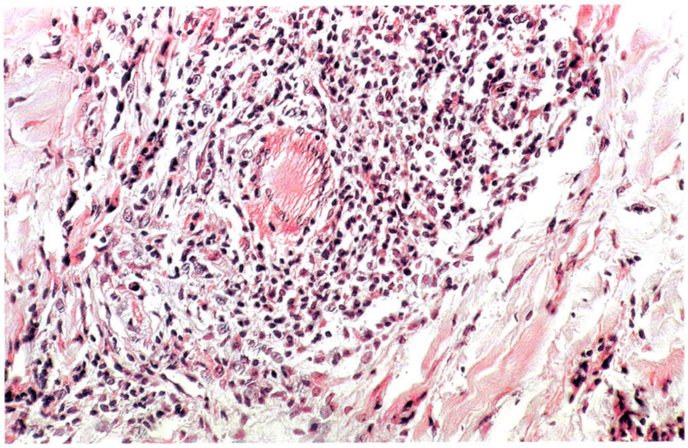

图 18.160 疣状皮肤结核：除中性粒细胞和淋巴细胞外，偶见朗汉斯巨细胞

## 寻常狼疮

寻常狼疮（lupus vulgaris）的组织学特点多样。真皮浅层可见结核结节，部分融合，中央干酪样坏死少或无，周围为上皮样组织细胞和多核巨细胞（图 18.161、18.162）。边缘常有大量淋巴细胞。很少见细菌。其上表皮可形成溃疡（见于混合性炎症浸润明显的患者）、萎缩或棘层肥厚。后者可能比较严重（假上皮瘤样增生），需注意与侵袭性鳞状细胞癌鉴别，特别是该肿瘤

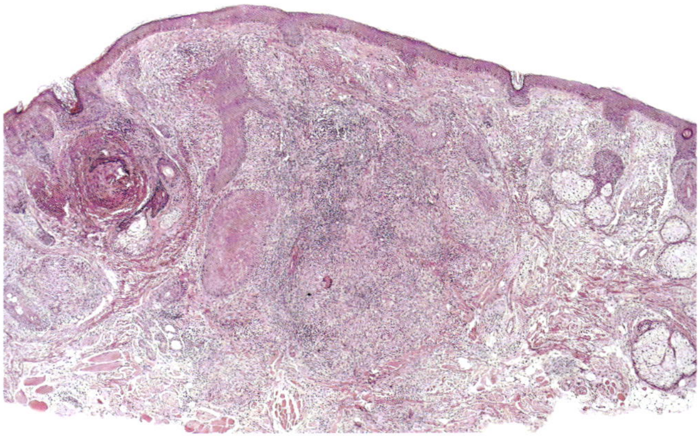

图 18.161 寻常狼疮：浸润限于真皮浅层。注意朗汉斯巨细胞

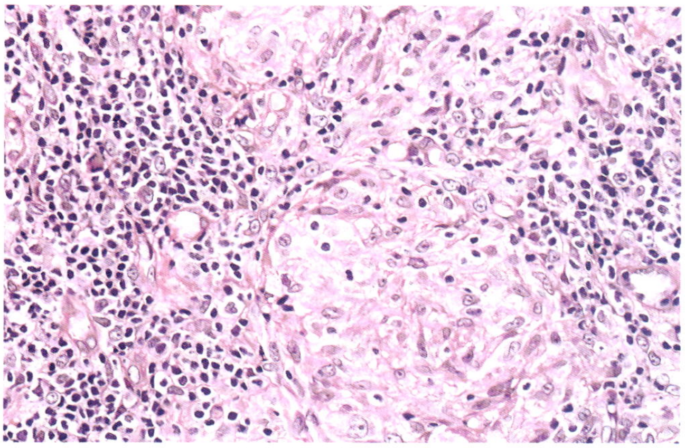

图 18.162　寻常狼疮：肉芽肿周围常有淋巴细胞

为寻常狼疮罕见的重要并发症。若标本取材太浅，病理无法鉴别。有报道发现肉芽肿的经皮排出[42]。

典型的寻常狼疮发生于鼻周：此处存在大静脉、血流缓慢、相对寒冷及缺氧，可降低纤维蛋白溶解及宿主抵抗力。寻常狼疮也可累及其他温度较低的部位。

### 粟粒性结核

粟粒性损害包括严重型，即嗜中性粒细胞脓疡中央含大量杆菌，周围组织细胞浸润（图 18.163）。血管内血栓可见微生物[15]。低侵袭型表现类似，但无大量细菌。

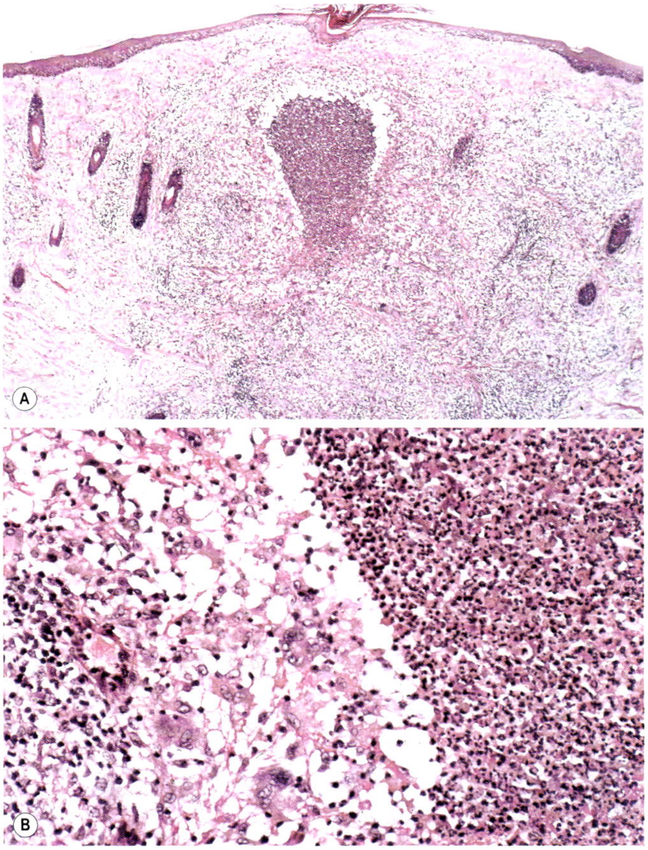

图 18.163　粟粒性结核：（**A**）真皮中部嗜中性粒细胞脓疡；（**B**）外周为组织细胞，偶见巨细胞

播散性粟粒性结核（disseminated miliary tuberculosis）的皮损（特别是在 AIDS 患者中）可无肉芽肿，或仅有未完全形成的肉芽肿，常见广泛坏死和脓疡。朗汉斯巨细胞罕见。特殊染色见大量抗酸染色阳性杆菌[32，34]。

### 皮肤瘰疬

皮肤瘰疬（scrofuloderma）常表现为溃疡性真皮脓疡，伴不确定的组织细胞成分。外周可见肉芽肿。干酪样坏死明显，其中含大量杆菌，可见于深层组织中（图 18.164）。

### 结核性树胶肿

皮下树胶肿（subcutaneous gummata）伴有明显干酪样坏死，但少见分枝杆菌（图 18.165）。周围有肉芽肿性浸润，可伴真皮受累。

结核性蜂窝组织炎的特征为肉芽肿性浸润，可见巨细胞和杆菌[36，38，41]。皮肤结核偶可出现伴血管炎的脂膜炎[7]。已报道的皮下组织分枝杆菌性肉芽肿性动脉炎则属罕见。

## 鉴别诊断

典型的肉芽肿和干酪样坏死是结核感染具有诊断

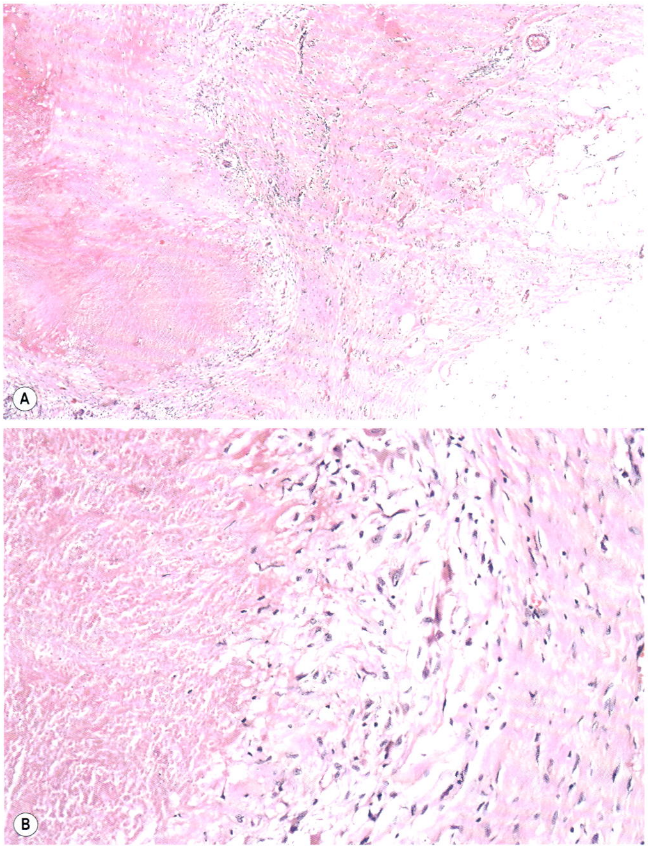

图 18.164　（**A**，**B**）瘰疬：大片干酪样坏死

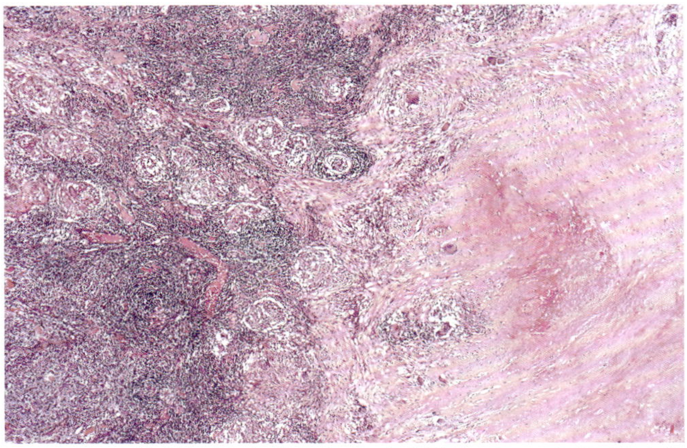

图 18.165 结核性树胶肿：大片干酪样坏死，四周境界清楚的肉芽肿浸润

价值的组织学特点，但结节病也有类似表现。结节病缺少干酪样坏死。因干酪样坏死仅出现在少数结核患者中，故仅凭此点与结节病鉴别无意义。出现在结节病中的坏死为纤维蛋白样坏死，而非干酪样坏死。其他鉴别要点包括结节病缺乏周围淋巴细胞浸润，巨细胞少见，肉芽肿排列更松散（结节病性裸肉芽肿）。Schaumann 小体是结节病的特点，但偶尔也可见于分枝杆菌感染[7]。

肉芽肿较少的皮肤结核需与麻风鉴别。神经周围炎细胞浸润是麻风的特点。

深部真菌感染和利什曼病也需与结核鉴别，其中微生物鉴定十分重要。与肉芽肿性二期和三期梅毒的鉴别要点是血管损害及大量浆细胞。干酪样坏死也见于聚合性痤疮及由铍、锆引起的异物反应[44]。这也可见于韦格纳肉芽肿病，但皮肤中少见。

除以上鉴别要点，诊断亦非易事。难点在于无法确定分枝杆菌，即使在明确诊断的结核患者也可能查不到菌，且培养结果需 3 ～ 4 周。所以，有时需采取排除法来诊断，即通过观察抗结核药物的治疗效果而确定诊断[11]。PCR 逐渐用于结核的诊断，以弥补以上缺点[2, 8, 45]。

## 结核疹

### 临床特征

结核疹（tuberculids）是机体对于其他部位结核病的皮肤免疫反应[1-3]。从定义上讲，结核疹中不能检出特异菌，结核杆菌培养阴性。虽然结核疹在西方国家罕见，但在发展中国家仍为重要疾病，因为这些地方结核病高发[3-4]。

结核疹可为丘疹、结节，也可据此进一步分类，但可见到变异或各种特征的结合。

丘疹性结核疹的一种变异型为丘疹坏死性结核疹。这种慢性疾病表现为复发性群状肉色、红色或暗红色丘疹，常见于耳和四肢，特别是肘、膝伸侧（图 18.166、18.167）[4-6]。损害可泛发或局限。丘疹可变为脓疱、溃疡或结痂。常对称分布[8]。偶累及生殖器[6]。皮损经数周缓慢消退，遗留凹陷性痘疮样瘢痕[8-9]。常发生于既往体健的年轻人。据报道极少数可发展为寻常狼疮[3, 5]。

瘰疬性苔藓的特征性表现为黄色或棕色无症状的毛囊性丘疹，直径小于 3 mm，见于躯干（图 18.168）。损害缓慢消退，不留瘢痕。好发于儿童和青年[10-13]。据报道结核疹与结核性淋巴结炎（颈、肺门或纵隔）、骨结核的关系较肺结核更密切[11]。但近期的报道不支持此观点[10-11]。

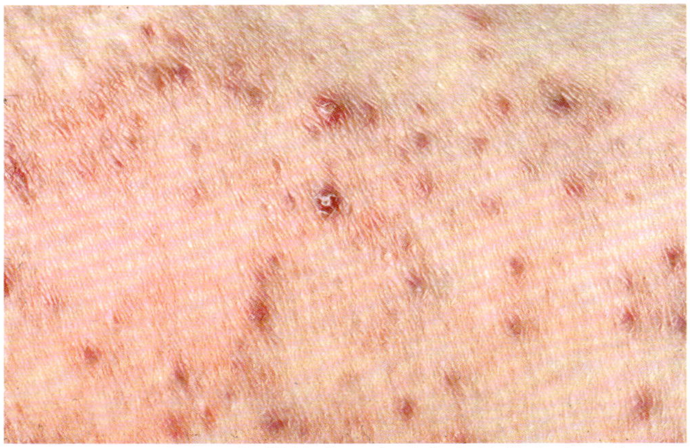

图 18.166 丘疹坏死性结核疹：广泛分布的紫色小丘疹（By courtesy of N.C. Dlova，MD，Nelson R. Mandela School of Medicine，University of KwaZulu-Natal，South Africa.）

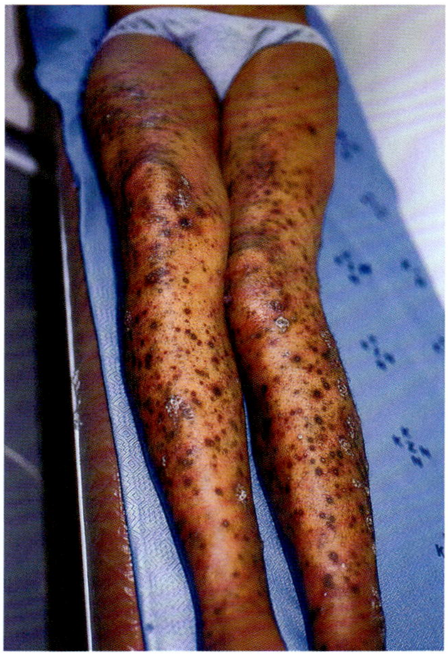

图 18.167 丘疹坏死性结核疹：大量丘疹分布于腿部背侧。结核疹提示身体其他部位发生活动性感染（By courtesy of N.C. Dlova，MD，Nelson R. Mandela School of Medicine，University of KwaZulu-Natal，South Africa.）

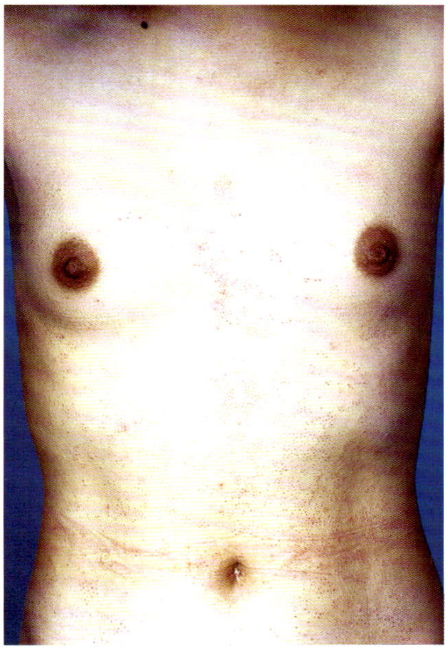

图 18.168 瘰疬性苔藓：注意胸部和上腹部大量微小丘疹（By courtesy of S. Lucas, MD, St Thomas' Hospital, London, UK.）

目前被广泛认可的唯一结节性结核疹是硬红斑（Bazin 病，结节样血管炎）。表现为边界不清的结节，好发于妇女的腓肠部，特别是该区域皮肤红绀的肥胖者。损害在冬季可加重，需与冻疮鉴别。随着皮损的发展，结节最终形成不规则溃疡，具有蓝色潜行性边缘。皮损消退缓慢。

近来，结节性结核疹这个名称已使用在小腿的非溃疡性结节、组织学改变集中在真皮和皮下脂肪的患者[14-15]。有认为这代表了丘疹坏死性结核疹与 Bazin 硬红斑的混合[14]。曾有丘疹坏死性结核疹与硬红斑共存的罕见病例[16-17]。

皮肤结节性肉芽肿性静脉炎和浅表性血栓性静脉炎结核疹是结核疹的另一类型，表现为沿小腿静脉分布的皮下结节。组织学表现为以受累静脉壁为中心的肉芽肿性炎症[18-19]。该病需与粟粒性结核所致的真性结核性静脉炎相鉴别。

## 发病机制和组织学特征

所有结核疹均可能为少量经调理的死亡细菌通过血行播散导致。发生栓塞而形成皮损，特别是在血液循环缓慢的部位。因真皮小血管病变（Arthus 反应或淋巴组织细胞性血管炎），真皮胶原变性。在丘疹坏死性结核疹中可致单纯坏死。组织学上，损害表现为血管炎与坏死的多种形式，中、重度淋巴组织细胞浸润和肉芽肿性炎症。

成熟的丘疹坏死性结核疹表现为皮肤梗死，包括表皮坏死、溃疡，其下方真皮 V 形凝固性坏死，伴致密慢性炎细胞浸润及散在巨细胞[4, 8-9]。可发生毛囊坏死[20]。偶见组织细胞栅栏状排列，类似环状肉芽肿。中性粒细胞多不明显。可见结构完整的肉芽肿，细菌不可检出。可伴血管炎[5, 8]。这些特征需与急性痘疮样苔藓样糠疹鉴别[7, 20]。

瘰疬性苔藓为一种以毛囊、汗腺单位为中心的肉芽肿性浸润，朗汉斯巨细胞较多（图 18.169）[4]。

硬红斑的组织细胞浸润较少，难与结节性血管炎鉴别。原发性血管炎与肉芽肿性炎症并存提示Ⅲ型和Ⅳ型变态反应在后者的发生中具有重要作用[21]。

虽然特殊染色不能检出抗酸微生物、皮损标本的分枝杆菌培养常为阴性，但 PCR 方法能在一些患者中检测出结核分枝杆菌的 DNA，提示组织学改变的确是由分枝杆菌引起[9, 22-24]。

结核疹的概念与罹患结核病、结核菌素试验强阳性以及抗结核药物治疗始终有效等密切相关。

# 卡介苗接种的皮肤并发症

## 临床特征

近一个世纪以来，卡介苗（Bacille Calmette-Guérin，

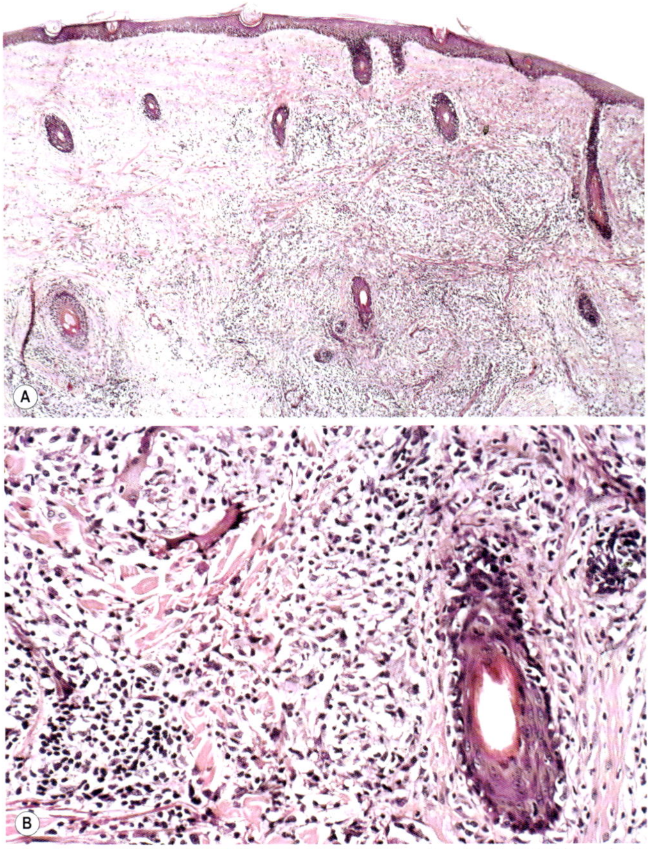


图 18.169 瘰疬性苔藓：注意毛囊周分布的边界清楚的肉芽肿性浸润

BCG）疫苗采用的减毒活牛分枝杆菌一直用于新生儿结核病的预防中。接种 BCG 目前使用于超过 100 个仍流行结核病的国家[1]。近年来出现了包括皮肤在内的数种并发症，特别是在原发性免疫缺陷综合征的儿童中，例如 X 染色体连锁重度联合免疫缺陷病[2-6]。感染 HIV 的婴幼儿也可出现并发症[7-8]。

局部感染可出现在接种部位，表现为脓肿形成[4, 6]。临近淋巴结炎也是常见的并发症（图 18.170），并且可形成瘘管或瘰疬[2, 5, 7, 9]。泛发皮损也可出现，表现为多发丘疹、结节或皮肤及皮下脓肿[1-8]。本病的播散型可致命[10]。脾、肠系膜、纵隔淋巴结、骨髓、肝和肺可受累[2, 7]。其他皮肤表现包括寻常狼疮、硬红斑和丘疹坏死性结核疹[11-14]。有膀胱灌注卡介苗继发皮肤受累的报道[15]。

## 组织学特征

在免疫正常的个体，皮肤和淋巴结组织可表现为多发上皮细胞肉芽肿，混合朗汉斯巨细胞和较少干酪样坏死，伴或不伴渗出[10]。相反，免疫抑制患者的组织常表现为大量组织细胞弥漫浸润，分化不良或肉芽肿形成缺如。这些组织细胞的细胞质因含大量抗酸牛分枝杆菌而膨胀[2, 8, 10]。后者组织学表现在受累皮损广泛存在，包括皮肤、皮下、淋巴结或内脏组织。可通过 PCR 确认诊断[16-17]。

## 鉴别诊断

分枝杆菌培养和 PCR 可鉴别免疫抑制宿主的鸟分枝杆菌或其他非结核分枝杆菌感染，与皮肤、皮下或泛发 BCG 感染。Whipple 病皮下结节中巨噬细胞的胞质降解产物为 PAS 阳性，但 Ziehl-Neelsen 染色阴性。

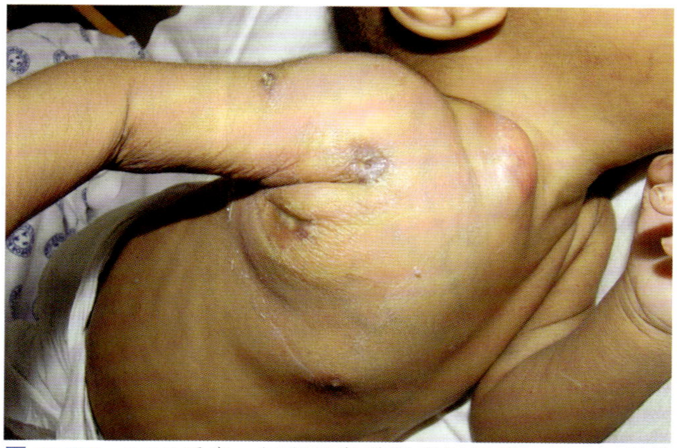

图 18.170 BCG 反应：红斑和窦道形成区显著肿胀。组织学表现为大量坏死并可见大量抗酸杆菌（Courtesy of W. Hendson，MD.，Rahima Moosa Mother and Child Hospital and the University of the Witwatersrand，Johannesburg，South Africa）

# 非结核性环境分枝杆菌感染

非结核性分枝杆菌常为非致病菌，广泛分布于世界各地[1-3]。常寄居于植物和水中（淤滞、新鲜或咸水），也可腐生于土壤、动物及动物粪便中。传统上根据它们在培养基里的生长率以及在曝光和非曝光培养基中产生黄色素的能力，可分为四类[3-4]：

- Ⅰ组微生物：即生长缓慢的光照产色菌，曝光后可产生色素（如海分枝杆菌和堪萨斯分枝杆菌）。
- Ⅱ组微生物：即生长缓慢的黑暗产色菌，无论曝光与否均可产生色素菌落（如瘰疬分枝杆菌和斯氏分枝杆菌）。
- Ⅲ组微生物：始终不产生色素，包括鸟分枝杆菌和胞内分枝杆菌。
- Ⅳ组微生物：快速生长型，包括龟分枝杆菌、偶发分枝杆菌和脓肿分枝杆菌。

可采用 PCR 方法检测对液体培养基中的分枝杆菌进行精确的种属鉴定[5]。环境分枝杆菌感染在免疫抑制患者中愈来愈有意义，特别是在 HIV/AIDS 患者中。免疫力正常患者的皮肤感染常发生于创伤之后，临床损害极似脂膜炎。免疫抑制患者则常无外伤史，皮损多表现为多发性皮下结节，更明显的弥漫性炎症和脓肿形成[6-8]。后者的系统播散特别重要。由于临床特征不典型，诊断常需参照疑似患者的健康指数。

## 临床特征

### 海鱼分枝杆菌

海鱼分枝杆菌（*M. marinum*，*balnei*）是一种缓慢生长的光照产色菌，常与在水环境中损伤，或在水中被鱼或渔具损伤密切相关[9]。90% 患者的感染部位为上肢[10]。感染最常发生于游泳池（游泳池肉芽肿、鱼缸肉芽肿），多见于儿童的肘、膝，鱼缸感染者则多见于手（图 18.171）[11]。研究显示，80% 患者为鱼缸接种[10]。皮损发生于皮肤损伤后 1 周至 2 月（平均 2～3 周），典型损害为无痛性炎症性结节或斑块[12]。可形成溃疡，溢黄色液体，陈旧皮损可呈疣状（图 18.172）。脓肿偶见。通常沿淋巴管扩展，继发性损害的发展模式类似孢子丝菌病（图 18.173）[11, 13-14]。曾有 1 例 HIV 感

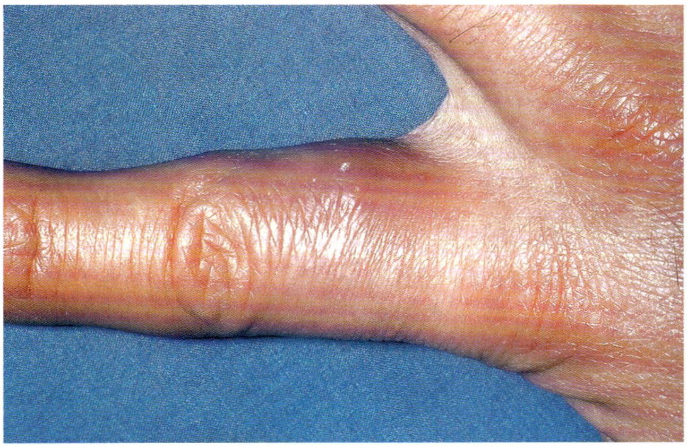

图 18.171 海鱼分枝杆菌感染（balnei）：养鱼爱好者手指炎性结节（By courtesy of R.A. Marsden，MD，St George's Hospital，London，UK.）

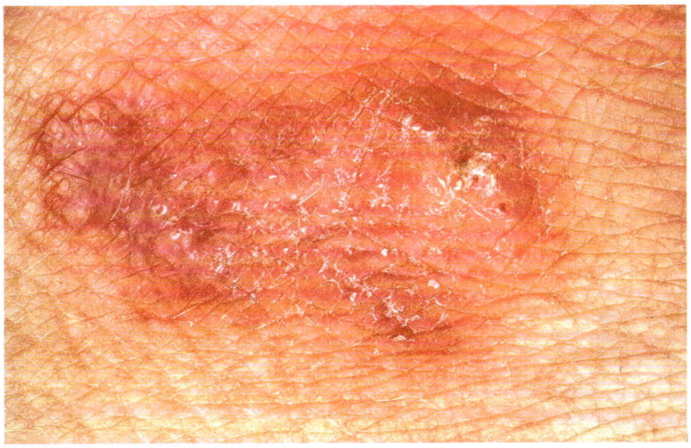

图 18.172 海鱼分枝杆菌感染（balnei）：鳞屑性红色斑块的放大照片（By courtesy of the Institute of Dermatology，London，UK.）

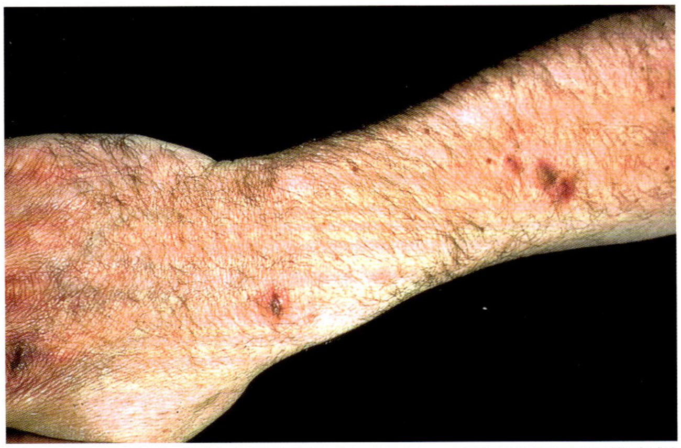

图 18.173 海鱼分枝杆菌感染（balnei）：皮损呈孢子丝菌病样扩散（By courtesy of the Institute of Dermatology，London，UK.）

染患者呈孢子丝菌病样扩散的报道[15-16]。穿通性损伤有时可引起腱鞘炎[17-18]。免疫缺陷患者感染可产生一深在性潜行溃疡；但损害多在数月内自行消退。一项大范围的回顾性研究显示，平均病程为 19 个月[19]。

## 偶发龟分枝杆菌

偶发龟分枝杆菌（*M. fortuitum chelonae*）包括一组在土壤和水中快速生长的微生物，偶尔可见于痰中，但无致病性。病原体有偶发分枝杆菌、龟分枝杆菌和龟分枝杆菌脓肿亚种。皮损少见，常在皮肤伤口污染 3 ～ 4 周后发生，包括手术、注射、抽脂术、脂肪填充术，甚至针灸后[9，20-22]。由偶发分枝杆菌引起的分枝杆菌性疖病常通过修甲店的公共足浴而暴发[23-25]。偶发分枝杆菌、龟分枝杆菌脓肿感染在 2004 年泰国海啸灾害的幸存者中有报道；这些患者在海难外伤后下肢出现不愈合的皮损[26]。系统性狼疮的患者可出现龟分枝杆菌脓肿导致的巨大皮下脓肿[27]。该病可呈播散型，常见于免疫抑制患者，包括 AIDS（图 18.174、18.175）[7，28]。有一例免疫力正常的患者因肺部感染而继发皮肤播散的报道[29]。皮损包括无痛性脓肿伴窦道形成、脓性分泌物及瘢痕。有皮损呈孢子丝菌病样分布的报道（图 18.176）[6，30]。皮损可迁延数月不愈，合适的清创术有助于皮损恢复。龟分枝杆菌的变异型对治疗反应较差。

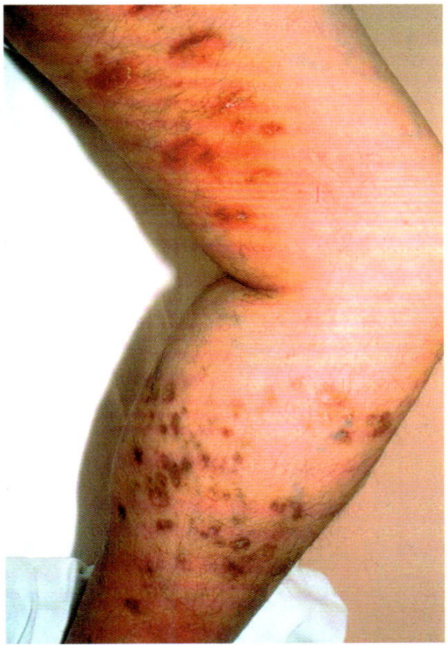

图 18.174 偶发龟分枝杆菌感染：大量脓肿沿患者腿部分布。常见于免疫抑制状态的患者（By courtesy of the Institute of Dermatology，London，UK.）

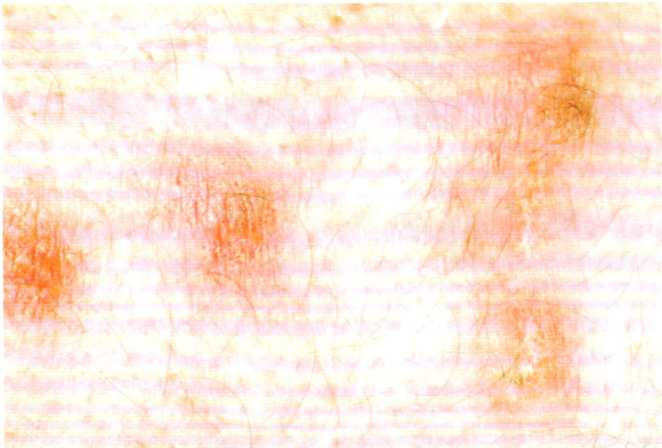

图 18.175 偶发龟分枝杆菌感染：放大图（By courtesy of the Institute of Dermatology，London，UK.）

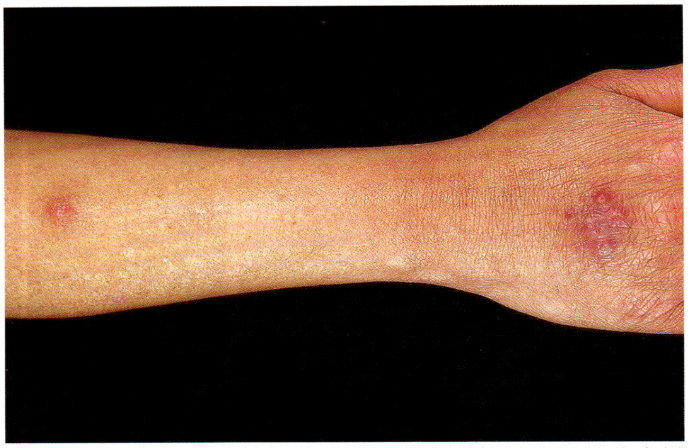

图 18.176 偶发龟分枝杆菌感染：注意手部呈孢子丝菌病样扩展的硬结、结节和溃疡性损害（By courtesy of S. Lucas，MD，St Thomas' Hospital，London，UK.）

## 堪萨斯分枝杆菌

堪萨斯分枝杆菌（*Mycobacterium kansasii*）是一种生长缓慢的光照产色菌，广泛分布于世界各地。主要累及肺和淋巴结；皮损极少出现，最多见于免疫抑制患者，通常是伴有播散性疾病的患者[31-33]。医源性免疫抑制和 HIV/AIDS 患者也可出现原发性皮肤感染[34-35]。堪萨斯分枝杆菌感染所引起的临床表现多样，可为结节（可为疣状）、结痂性溃疡、丘疹脓疱、蜂窝织炎或类似孢子丝菌病的播散性感染[36-37]。

## 溃疡分枝杆菌感染

溃疡分枝杆菌（*Mycobacterium ulcerans*）感染是一种快速再现的疾病，目前认为是免疫力正常人群中位居第三的分枝杆菌病（紧随结核、麻风之后）[38-42]。致病菌是一种缓慢生长的不产色分枝杆菌，散在分布于热带沼泽地区的青翠植被[43-45]。特别是西非和中非的热带湿地（布鲁里溃疡），但可特征出现于澳大利亚（Bairnsdale 溃疡）。也有报道发生于该地区的考拉[46]。这种疾病也出现在亚洲和南美的热带地区[45]。比较基因组学研究表明，溃疡分枝杆菌是从海鱼分枝杆菌发展而来的高度适应性菌株[47-49]。两种不同谱系均存在："经典系"包括来自非洲，澳大利亚和东南亚的毒株，和"祖系"包括来自中国、日本和南非的基因型[48]。曾认为溃疡分枝杆菌感染与 HIV 感染无关，但来自 Benin 的研究表明可能相关[45, 50]。可能是 *SLC11A1* 基因的多态性使易感本病[51]。

损害发生于与污染水、土壤或植物接触的皮肤微小创伤或擦伤后约 8 周后[38, 52]。常见于腿部，好发于儿童[52-53]，其次为中年人[53]。血清学证据提示仅少数感染患者会表现出临床症状[54]。开始为红色结节，渐变为无痛性溃疡，直径可达 50 cm（图 18.177）。溃疡无渗液，周无炎症反应，但可扩展累及其下的筋膜或脂肪，常见潜行性边缘[41, 52]。少有或无全身不适或发热。6 ～ 9 个月后，形成肉芽肿性反应，最终痊愈。常伴瘢痕形成，可致严重畸形或挛缩[38]，可行手术治疗[40]。

可溶性毒素引起的广泛组织坏死和溃疡是溃疡分枝杆菌感染的特点，这是由强效的可溶性有毒大环内酯类细菌内酯兼具细胞毒性和免疫抑制功能[41, 44, 55-59]所致。细菌内酯可促凋亡和细胞坏死，从而导致细胞死亡。这种聚酮化合物毒素具有抗吞噬和限制包括初级免疫反应启动在内的作用，而且还阻碍了炎症细胞的招募[41, 56, 58-59]。在地方病高发区，非溃疡性损害的发生率逐渐增高[55]。继发感染或破伤风偶可引起严重系统病变和死亡[38]。慢性布鲁里溃疡发生鳞状细胞癌较为罕见[60-61]。

溃疡分枝杆菌感染容易发生于埃及血吸虫感染高发的非洲地区。故有学者提出，血吸虫病可能是布鲁里溃疡的危险因素，其机制是驱使宿主免疫反应从 Th1 向 Th2 反应转化[45]。其与血吸虫病的关系可能纯属偶然，没有证据支持血吸虫的感染会使溃疡分枝杆菌易感[62]。相反，本病的传播似乎与人类近距离接

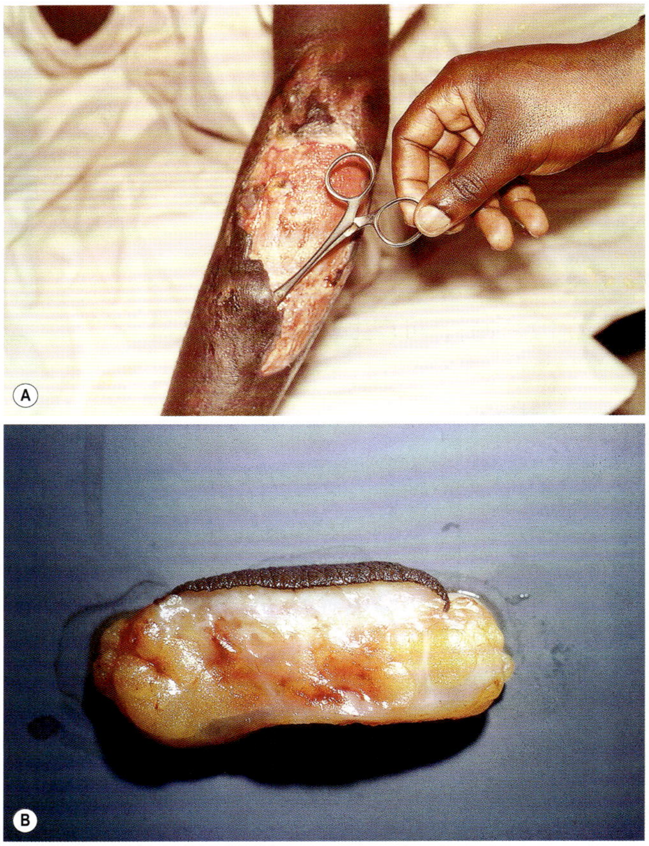


图 18.177 溃疡分枝杆菌感染：（**A**）注意大片溃疡，伴潜行性边缘；（**B**）大体标本示皮下脂肪中央不透明的坏死区。[（**A**）By courtesy of S. Lucas，MD，St Thomas' Hospital，London，UK；（**B**）by courtesy of the late M. Hutt，MD，St Thomas' Hospital，London，UK.]

触高风险水环境相关[63]。近期流行病学和实验证据表明，捕食水生昆虫可能是溃疡分枝杆菌的潜在宿主，被捕食的水生蜗牛可能为被动中间宿主[64-65]。在澳大利亚，蚊子可能在溃疡分枝杆菌的传播起作用[66-67]。

### 胞内鸟型分枝杆菌

胞内鸟型分枝杆菌（Mycobacterium avium-intracellulare，MAI）复合菌群是一种缓慢生长的不产色分枝杆菌，广泛分布于灰尘、土壤和水中[68-69]。土壤接触可能是感染的重要环境因素[70]。常在免疫损伤患者引起颈淋巴结炎或播散性感染，MAI 是 AIDS 患者发生菌血症的最常见原因之一，也常从肝、骨髓、肺或胃肠道中被分离出。虽然皮肤可作为播散性 MAI 病的受累器官之一，但原发性皮肤感染并不常见[71]。已报道在一例 AIDS 患者出现 MAI 引起的播散性天花样脓疱性皮损[72]。免疫力正常人群也可出现原发性感染，表现为皮下结节，渐形成溃疡[73-75]。AIDS 患者可出现孤立性损害如外阴溃疡或皮下团块[71]。皮肤和软组织受累可发生在艾滋病毒感染者接受接受高效抗逆转录病毒时出现的免疫重建炎症综合征中[76-77]。皮肤及皮下感染可能发生在系统性红斑狼疮接受医源性免疫抑制治疗的患者中[78]。

一般而言，皮损表现为脂膜炎，常与受累淋巴结有关，或为结节，渐变为脓肿和溃疡（图 18.178）。愈合较慢，即使采用合理药物治疗，也需进行手术切除。

### 其他分枝杆菌

其他分枝杆菌，包括瘰疬分枝杆菌、高尔登分枝杆菌、猿猴分枝杆菌和嗜血分枝杆菌引起皮损罕见，最常见于接种后，可产生结节和脓肿，常伴溃疡和窦道形成[2, 18]。

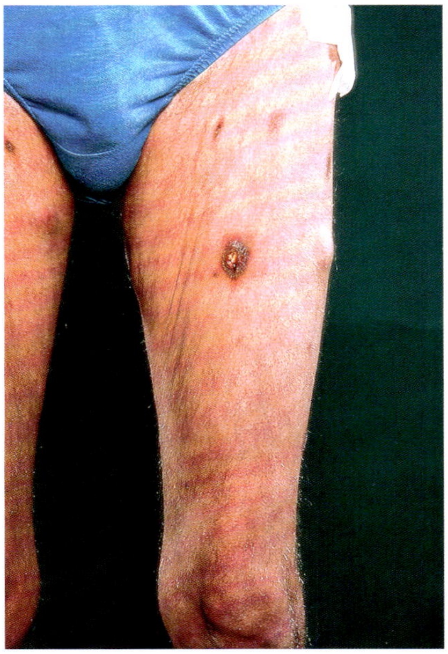

图 18.178 胞内鸟型分枝杆菌感染：大腿的多发性结节类似脂膜炎（By courtesy of S. Lucas, MD, St Thomas' Hospital, London, UK.）

## 组织学特征

上述“非典型”分枝杆菌感染中绝大多数可有早期皮肤坏死，伴嗜中性粒细胞脓肿形成。此阶段常能发现分枝杆菌。脓肿逐渐被肉芽肿性炎症和纤维组织取代，常形成窦道。

### 海分枝杆菌

海分枝杆菌感染常表现为从脓肿到肉芽肿的演变过程，除在免疫受损患者中，很少见到宽长的杆菌（图 18.179）[7, 79]。肉芽肿性炎症较其他型非结核性分枝杆菌常见[80]。无干酪样坏死，但可见到纤维素样坏死。朗汉斯细胞可多可少（图 18.180），周围真皮内见淋巴组织细胞浸润。其表皮角化不全、棘层肥厚或溃疡形成。可见假上皮瘤样增生（图 18.181）[7]。常见的孢子丝菌病样结节表现为结核样肉芽肿，无前驱脓肿形成。组织培养很难分离出阳性菌落，PCR（包括 PCR 限制性分析）可能更有助于确定诊断[19, 81]。

### 偶发龟分枝杆菌

偶发龟分枝杆菌（*M. fortuitum complex*）表现为早期急性炎症，渐形成边界模糊的肉芽肿，偶见坏死灶。也

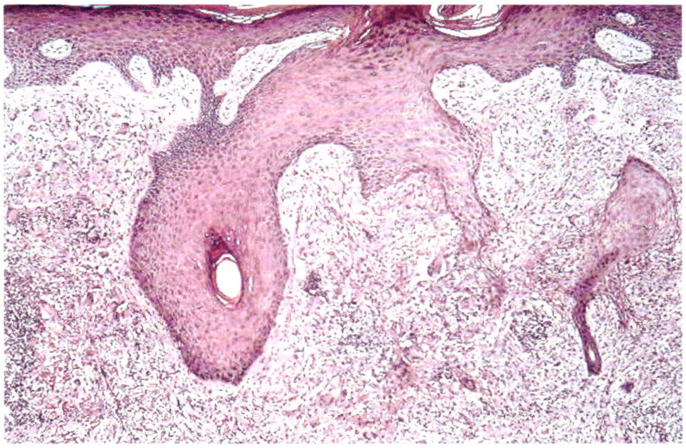

图 18.179 海分枝杆菌感染（balnei）：角化过度，棘层显著肥厚

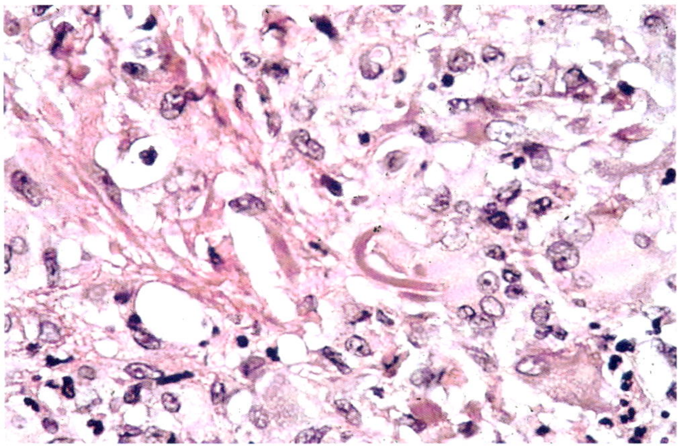

图 18.180 海分枝杆菌感染（balnei）：见大量朗汉斯巨细胞

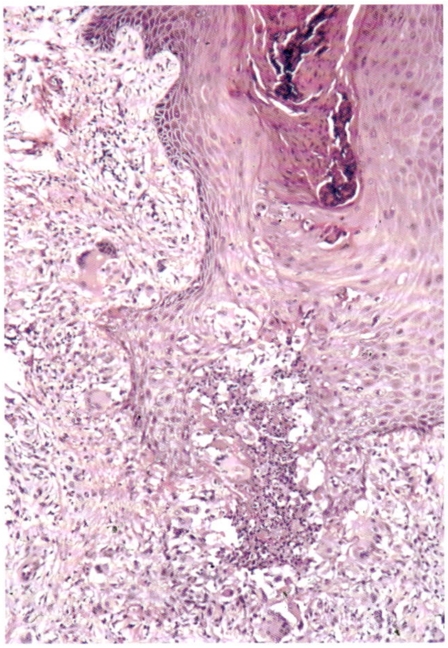

图 18.181 海分枝杆菌感染（balnei）：脓肿形成和肉芽肿性炎症侵蚀表皮。组织学表现极似深部真菌感染

可见到脂膜炎和急性化脓性毛囊炎（图 18.182）[7]。很容易发现杆菌，呈群簇状（图 18.183、18.184）[30, 82]。

## 堪萨斯分枝杆菌

堪萨斯分枝杆菌感染的组织学改变与其他非结核性分枝杆菌感染相似。早期常为致密的混合性炎症，渐形成结核样结节。可见脓肿。分枝杆菌常见。堪萨斯分

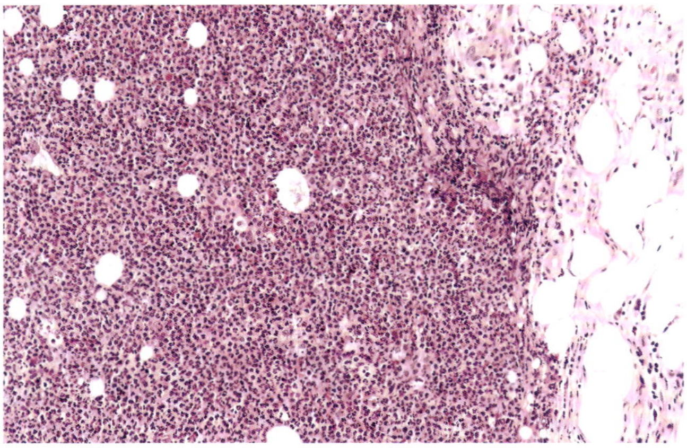

图 18.182 偶发龟分枝杆菌感染：主要为中性粒细胞介导的感染

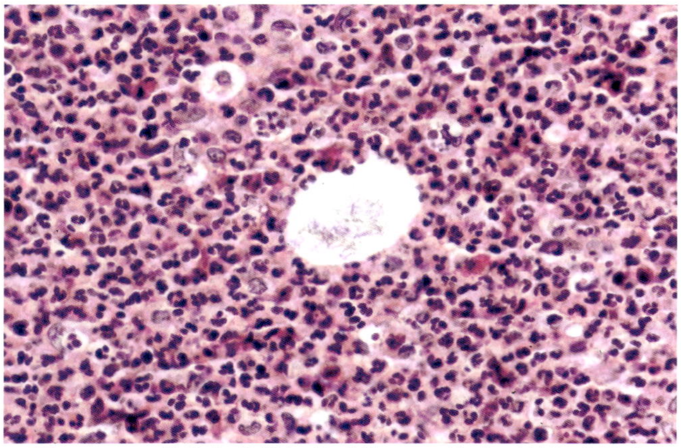

图 18.183 偶发龟分枝杆菌感染：HE 染色可见杆菌聚集

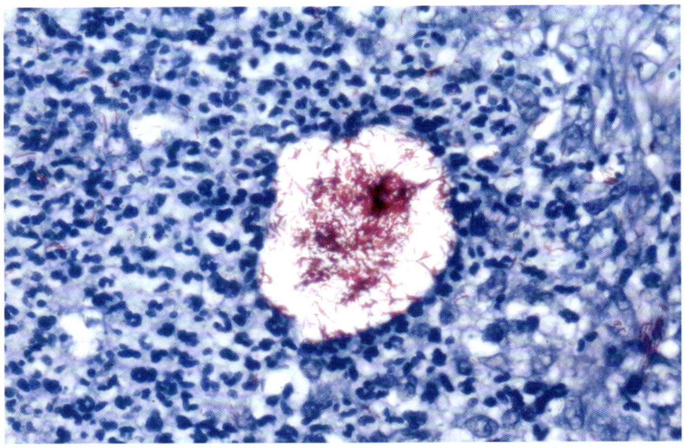

图 18.184 偶发龟分枝杆菌感染：杆菌抗酸染色强阳性

枝杆菌为较大、较宽、较粗的串珠样[83]。有时表皮棘层肥厚伴角化过度、角化不全。免疫抑制患者急性损害的典型表现为致密中性粒细胞浸润，伴脓肿形成[32, 36]。

## 溃疡分枝杆菌感染

溃疡分枝杆菌感染的特征性表现为凝固性坏死及溃疡形成，炎症反应轻微，可持续数月（图 18.185）[43, 52, 54]。坏死原因推测可能是细菌内酯，可诱导坏死和凋亡[57, 83]。在无反应期，可见大量杆菌，群集于溃疡基底部的筋膜或脂肪层胶原表面（图 18.186）。真皮和皮下脂肪间隔可出现白细胞碎裂性血管炎[52, 85]。可见到局灶性钙质沉积。伴随着“Burulin”试验的逐步阳性和肉芽肿反应，溃疡逐渐愈合。分枝杆菌稀少或缺如[52]。干酪样坏死并非该病的特征。可见不同程度的间隔、小叶性脂膜炎。消退期皮损可见表皮呈假上皮瘤样增生[86]。非溃疡性损害，可见真皮和皮下脂肪内大片毗邻组织的坏死[55]。溃疡性损害提示对酚糖脂（phenolic glycolipid-I，PGL-I）发生免疫反应[85]。局部复发可能与手术切口边缘外的组织持续感染相关[87]。基于干试剂的 PCR 法可助诊断[88-89]。

## 胞内鸟型分枝杆菌

胞内鸟型分枝杆菌感染有时在肉芽肿期之前可出现早期脓肿期，而另一些患者则以淋巴组织细胞为主的浸润，故很像瘤型麻风（图 18.187）[68-69]。可见杆菌，但通常位于细胞内。罕见感染组织细胞变大、丰满，称为假高雪（pseudogaucher cell）细胞[90]。组织学类似组织型麻风[91]。由胞内分枝杆菌导致的皮肤分枝杆菌梭形细胞瘤也有报道[78]。

## 其他分枝杆菌感染

嗜血分枝杆菌除引起少许肉芽肿性反应、苔藓样界面皮炎和淋巴细胞性血管炎外，还可产生混合性化脓性和肉芽肿性反应[92]。

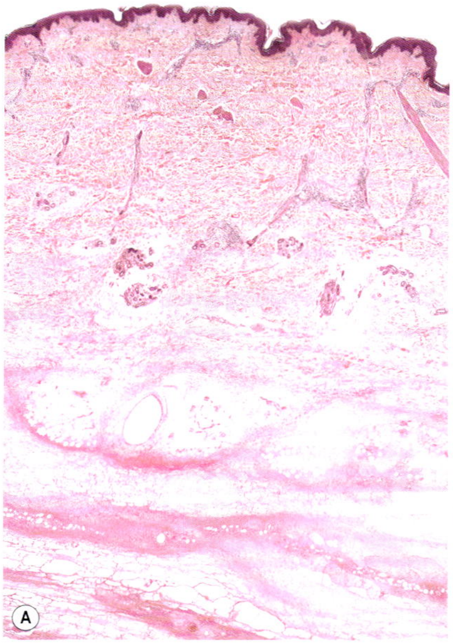


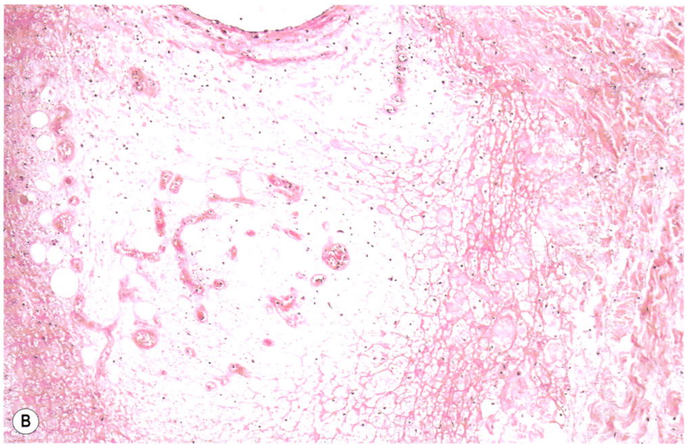


图 18.185 （**A**，**B**）溃疡分枝杆菌感染：广泛凝固性坏死，注意缺少炎症反应

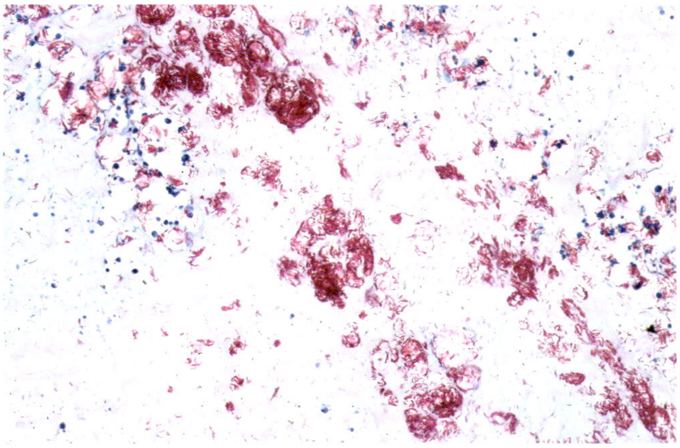

图 18.186 溃疡分枝杆菌感染：皮损中含大量抗酸染色阳性杆菌（Ziehl-Neelsen 染色）

# 麻风

## 临床特征

麻风分枝杆菌是麻风的致病菌，但至今只能在试验动物中成功培养，特别是九带犰狳。该菌是一种专

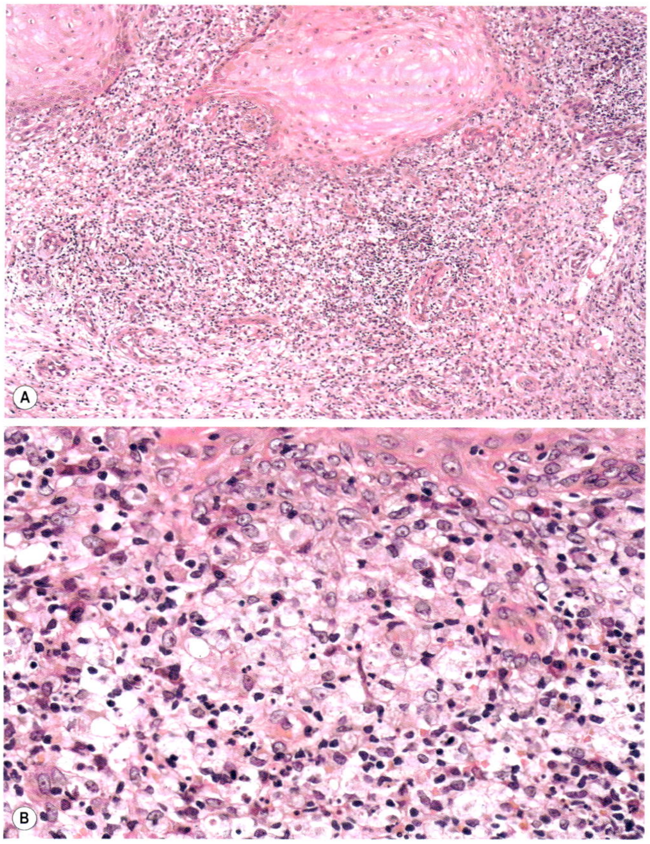


图 18.187 胞内鸟型分枝杆菌感染：这种变异型中，常见组织细胞、淋巴细胞和中性粒细胞浸润。常可见大量细菌

性细胞内革兰染色阳性、抗酸染色弱阳性的微生物。本病全球流行，但热带地区多发[1-4]。感染人数已从 20 世纪 80 年代中期的 500 万人急剧降低至 90 年代中期的 80 万人。在 2006 年有 25 万新发病例，较 2005 年减少 13%。2007 年初，麻风病（leprosy）的全球登记人数约为 22.4 万人[5-8]。

虽然本病已存在数个世纪，确定致病菌也有 100 多年，但其发病机制尚不十分清楚，麻风仍然是诊断学家、流行病学家和药理学家所面临的一个难题。临床表现的复杂性与免疫反应的多样性密切相关。潜伏期可短至 1～2 年，但平均约 3～5 年，也可长达 10 年以上。可从多菌型麻风患者的巨噬细胞中体外分离培养麻风杆菌，以研究体外及机体的相互作用[9]。

麻风存在两个极型：

- 结核样型，结核样型麻风（tuberculoid leprosy，TT）；
- 瘤型，瘤型麻风（lepromatous leprosy，LL）。

介于两者之间的有：

- 界限类偏结核样型麻风（borderline tuberculoid leprosy，BT），
- 界限类偏瘤型麻风（borderline lepromatous leprosy，BL），

- 中间界限类麻风（borderline leprosy，BB）位居中间位置。

## 结核样型麻风

结核样型麻风（TT）与机体对麻风杆菌的抵抗力强有关，而瘤型麻风则抵抗力低[3-4，10]。

TT 发生于细胞免疫功能强的个体，但抗麻风杆菌抗体滴度较低。表现为局限性，有时为单个皮损，不对称分布于躯干或四肢。典型皮损为红色斑块，边缘隆起，中央扁平伴色素减退（图 18.188）。由于麻风杆菌引起神经受累，故存在感觉障碍；可触及粗大神经。黑色皮肤的皮损也可为红斑、色素减退。有时并无原发皮肤受累，皮肤表现是由于神经损害导致感觉麻痹而引起轻微损伤所致。

## 瘤型麻风

瘤型麻风（LL）是一种发生于抗麻风杆菌细胞免疫功能低下患者的系统性疾病，但抗体水平较高。皮损呈多发性、对称性，可累及全身皮肤，类似硬皮病（弥漫性或 Lucio 型麻风）。典型损害为坚实结节，集中于面部和手背，面部损害常伴眼周毛发脱落（图 18.189、18.190）。皮损好发于温度较低的皮肤。鼻黏膜常会特征性受累，出现充血和频繁出血。可累及鼻软骨和鼻骨，鼻梁塌陷外观似先天梅毒的马鞍鼻。多种斑疹、丘疹和斑块可同时出现，但不累及腋窝、腹股沟和会阴部。由于广泛神经损害，皮损处感觉麻木，结果导致爪形手和足下垂（图 18.191）。LL 患者罕见发生大量组织细胞瘤样病变：组织型麻风（图 18.192）[11-13]。表现为大量皮肤和皮下结节、斑块，有时直径可超过 3 厘米[14-16]。

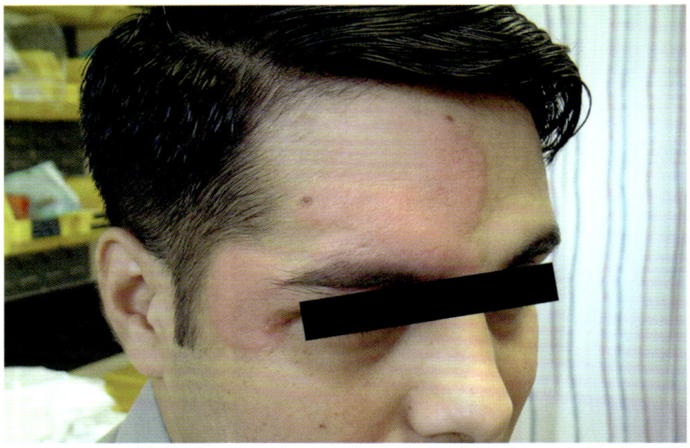

图 18.188 结核样型麻风：注意中央色素减退，边缘隆起的红斑（By courtesy of B Al-Mahmoud，MD，Doha，Quatar.）

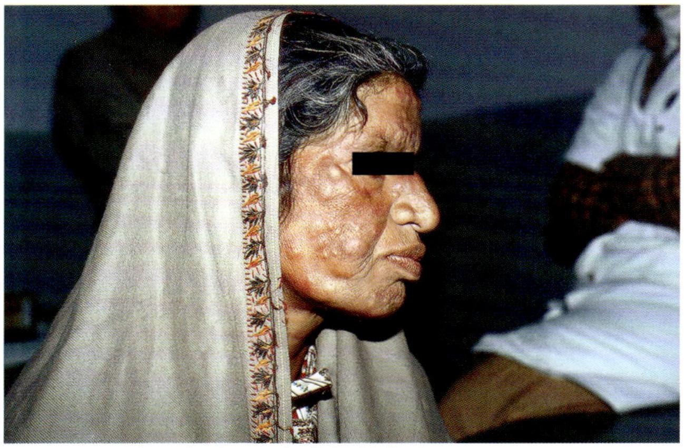

图 18.189 瘤型麻风：面部大量结节（By courtesy of S. Lucas，MD，St Thomas' Hospital，London，UK.）

## 中间界限类麻风

BT、BL 和 BB 的皮损特点介于 TT 和 LL 两极型之间（图 18.193 ～ 18.195），其皮损数量及对称分布情况不及 LL；而局限性分布和神经受累不及 TT。进而形成连续性疾病谱，患者可降级转向 LL，或升级而移向 TT。

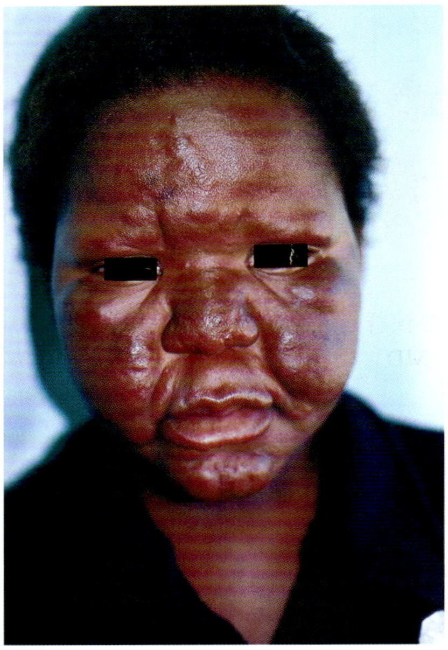

图 18.190 瘤型麻风：面部大量结节，典型眉毛脱失（By courtesy of N.C. Dlova，MD，Nelson R. Mandela School of Medicine，University of Kwa-Zulu-Natal，South Africa.）

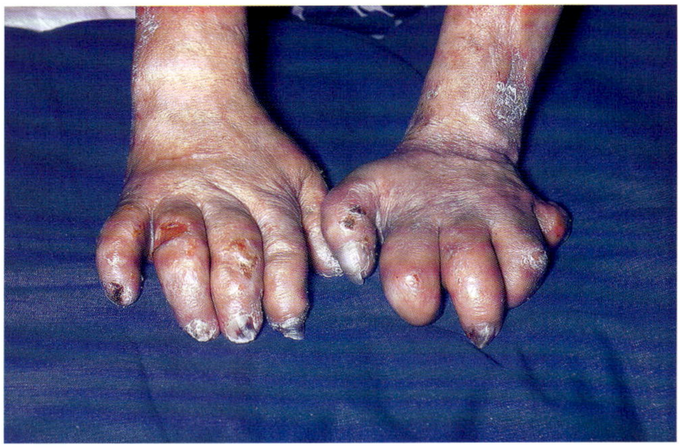

图 18.191 瘤型麻风：由于大神经损害而引起手指缺损和外伤性溃疡（By courtesy of S. Lucas，MD，St Thomas' Hospital，London，UK.）

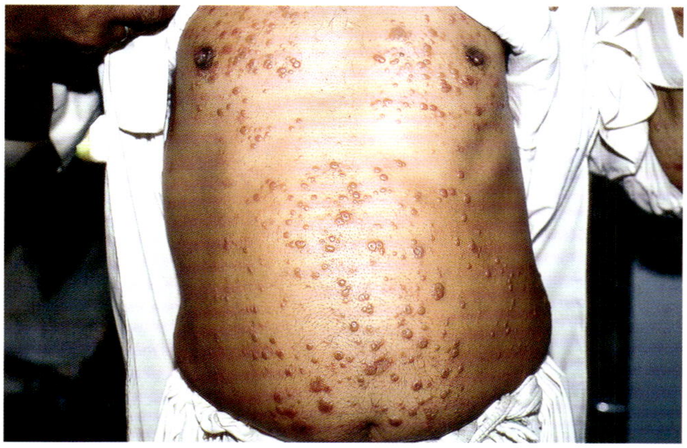

图 18.192 组织型麻风：临床信息不明时，大量褐色丘疹、结节可能在组织学上被误认为“组织细胞瘤”（By courtesy of S. Lucas，MD，St Thomas' Hospital，London，UK.）

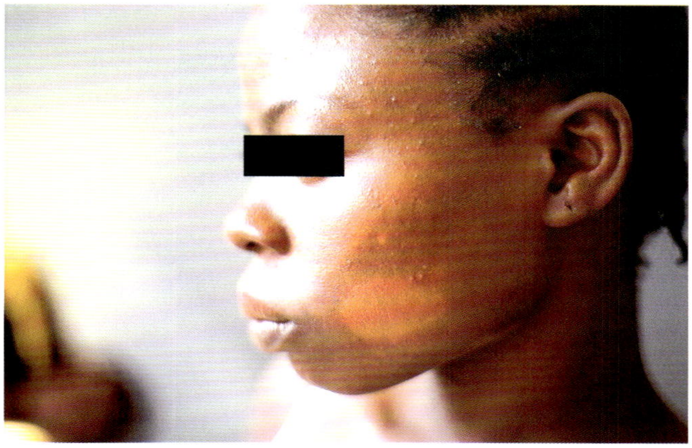

图 18.193 界限类偏结核样型麻风：早期色素脱失斑（By courtesy of S. Lucas，MD，St Thomas' Hospital，London，UK.）

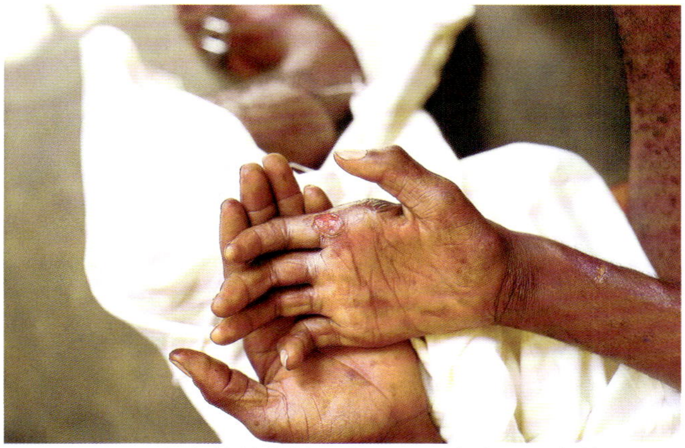

图 18.194 界限类偏结核样型麻风：注意由于正中神经和尺神经受累引起的溃疡和肌肉废用（By courtesy of S. Lucas，MD，St Thomas' Hospital，London，UK.）

## 麻风反应

Ⅰ型麻风（逆向）反应常发生于 BL 患者，与升级转向抵抗力较强的结核样型端以及出现阳性的光田反应（Mitsuda reaction，麻风菌素试验）有关[3，17]。

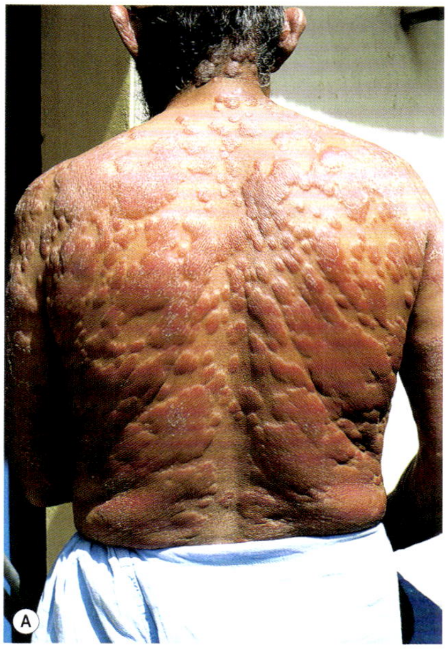


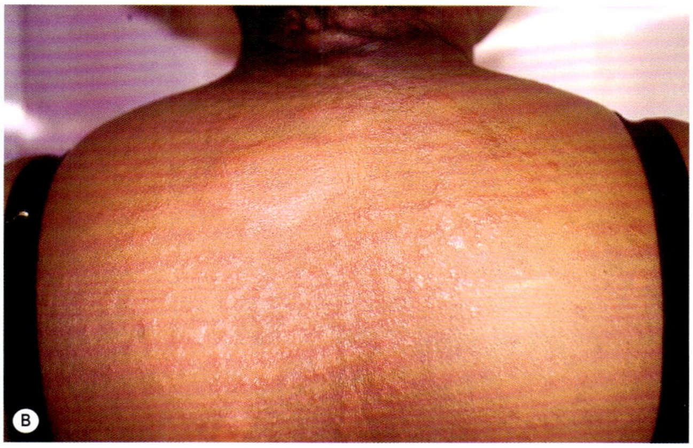


图 18.195 （A，B）界限类偏瘤型麻风：大片浸润性红斑块，边界清楚［（A）By courtesy of S. Lucas，MD，Institute of Dermatology，London，UK；（B）by courtesy of N.C. Dlova，MD，Nelson R. Mandela School of Medicine，University of KwaZulu-Natal，South Africa.］

所以，患者的免疫反应有所改善。少数情况下Ⅰ型反应与降级有关。也可能因治疗加速杆菌破坏而诱发。Ⅰ型麻风反应还与妊娠、应激、并发感染有关。升级引起明显的皮肤炎症：神经损害表现为神经肿胀和疼痛；皮肤损害导致皮肤脆弱、红肿，细胞浸润增多（图 18.196）[3]。

Ⅱ型麻风反应也称为麻风结节性红斑（erythema nodosum leprosum，ENL），发生于 LL 和 BL，常发于治疗过程中。也可因身体或精神压力、受伤、其他感染、疫苗免疫或妊娠而激发[3，18-19]。细菌指数增加与出现 ENL 的风险之间具有直接关系。另一方面，年龄的增长与 ENL 之间则呈负相关。反应可发生于药物联合治疗之前、之中或之后[20]。关于 ENL 的发生机制，目前认为至少部分是因为在具有高水平抗体的患者，由于细菌抗原释放，引起免疫复合物沉积于血管壁。在血管壁上已检测出免疫球蛋白和补体。迟发型超敏反应在发病机制中也具有作用。所以，ENL 中，Th 细胞及皮损内 Th/T 抑制细胞（Ts）比例增

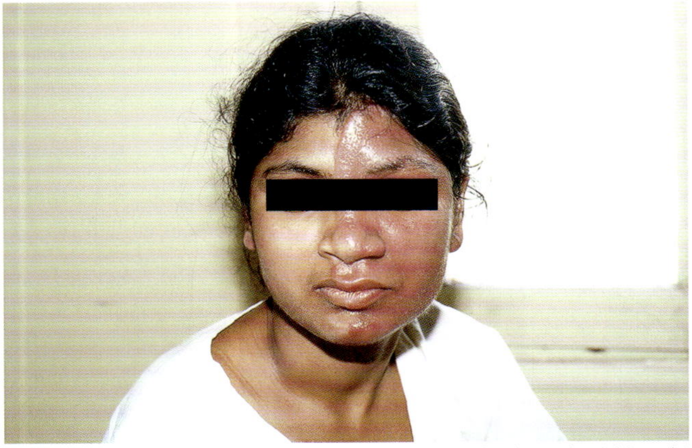

图 18.196 Ⅰ型麻风反应：注意泛发性皮损中的水肿性、紧张性红斑（By courtesy of S. Lucas，MD，St Thomas' Hospital，London，UK.）

高具有特征性[18]。皮损可出现大量 $CD4^+$ T 细胞和 Th1 型免疫反应[21]。症状为夜间痛，主要发生于面部、大腿和上臂。皮损包括柔软红斑或深在性紫红色结节，伴发热、神经肿痛、关节肿胀、肌炎、手指痛、虹膜炎、淋巴结炎、肾小球肾炎及附睾睾丸炎（图 18.197）[18]。皮肤水疱也有报道[22-25]。

## Lucio 现象

Lucio 现象（Lucio's phenomenon，坏死性红斑）见于墨西哥和中美洲的患者，发生于未接受治疗的弥漫性、非结节性瘤型麻风［单纯原始弥漫的瘤型麻风（PPDHL）；弥漫 Lucio 和 Letapí 麻风］，伴出血性梗死和表皮坏死（图 18.198）[18，26-30]。皮损开始为斑疹，很快破溃形成不规则锯齿状溃疡，愈后遗留不规则萎缩性瘢痕。常累及四肢。Lucio 现象，类似 ENL，曾以为由免疫复合物介导，但此概念已被质疑。近来发现触发事件是大量分枝杆菌侵犯血管内皮细胞导致的坏死和血栓性血管闭塞[30]。

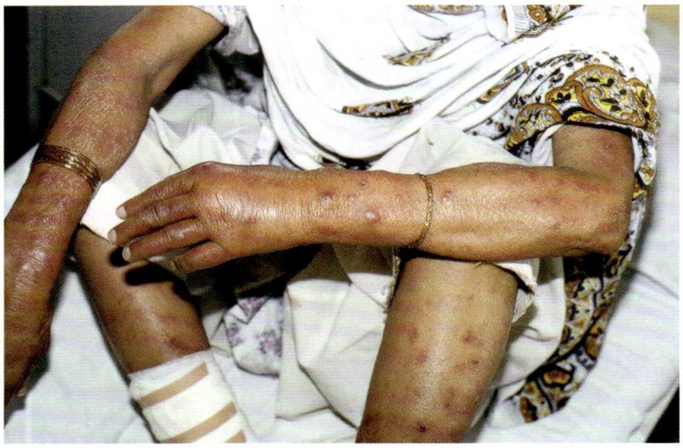

图 18.197 麻风结节性红斑：注意前臂伸侧和胫前红色结节（By courtesy of S. Lucas，MD，St Thomas' Hospital，London，UK.）

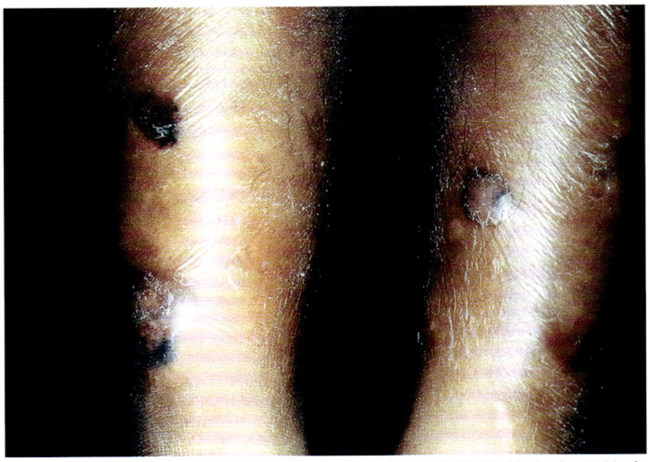

图 18.198 Lucio 现象：注意弥漫性瘤型麻风基础上出现的多发性梗死性皮肤结节（By courtesy of R. Arenas，MD，and J.C. Salas，MD，Monterrey，Mexico.）

## 未定类麻风

未定类麻风（indeterminate leprosy）是麻风的早期表现，常可自行消退[31]。约 25% 的患者可演变为某一型麻风。表现为界限不清的轻微色素减退斑和红斑，无系统和神经病变。该病仅可能在对麻风保持高度警惕性的流行地区被识别，必须注意与其他皮肤病的鉴别。

光田反应（皮内注射来源于犰狳的麻风杆菌）可用于麻风的分类[4]。结核样型麻风表现为肉芽肿性反应；而瘤型麻风则无反应（图 18.199）[3]。

虽然有报道麻风可发生于 HIV 感染患者，但近来的证据表明麻风分枝杆菌并非这些患者的机会感染菌[32-34]。近年来有 HIV 感染患者接受高效抗逆转录病毒治疗发生免疫重建炎性综合征（IRIS）时出现麻风的报道[35-38]。麻风病很少出现在接受器官移植的

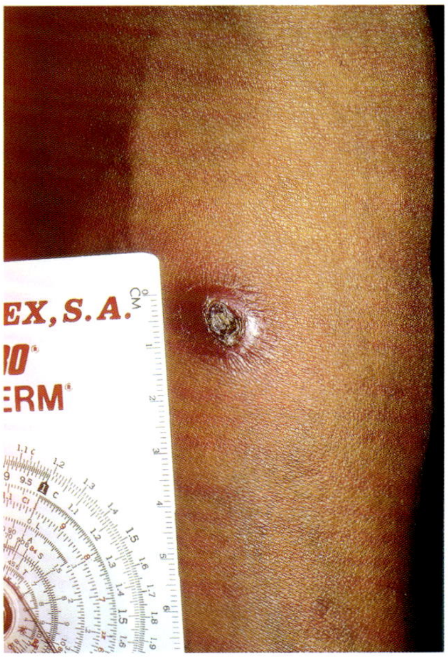


图 18.199 光田反应：在结核样型麻风呈阳性（By courtesy of R. Arenas，MD，and J.C. Salas，MD，Monterrey，Mexico.）

免疫抑制患者[39]。

伴有慢性皮肤溃疡的麻风（特别是足底皮损）患者演变为鳞状细胞癌的风险较大[40-41]。

## 发病机制和组织学特征

麻风的各种临床表现与一系列因素有关，包括宿主免疫反应、感染方式及某些遗传因素[42]。长期以来，一直认为麻风通过长期密切的皮肤直接接触而传播，但目前尚无证据表明完整的皮肤可感染麻风。LL的传染性最强，患者的鼻腔黏膜和鼻腔分泌物带有大量麻风杆菌，为最重要的传染源，但尚不清楚具体的传染途径。肺、胃肠道，吸入飞沫或食入麻风杆菌均可传染。哺乳期妇女乳汁中含大量杆菌，但并不传染其孩子。麻风最可能的感染方式为鼻腔分泌物和手指接触皮肤而传染，因为甲下含有麻风杆菌，可通过搔抓而接种皮肤。近期研究显示，未经治疗的多菌型麻风可能通过脱落的皮肤和鼻部上皮进入环境[43]。文身接种麻风较罕见[44]。

对感染的反应取决于遗传易感性，与人类白细胞抗原（HLA）有关（DR2 和 DR3）。结核样型麻风皮损中可见显著的巨噬细胞反应，T 辅助细胞（Th 细胞，CD4$^{+}$）较 T 抑制细胞（Ts 细胞，CD8$^{+}$）占优势，无抗体产生。此点与细菌的清除有关，所以在结核样型皮损中难以发现细菌。结核样型麻风的特征是持久性慢性迟发性变态反应，伴 Th1 型免疫反应[3，9]。Th2 反应常见于多菌型麻风[3，9]。瘤型麻风则以 T 抑制细胞为主，IL-2 生成细胞稀少，其发生率是 TT 的 10 倍。不同的反应提示 LL 患者的 T 辅助细胞缺陷或缺如。另一种解释提示某些 HLA-DR 类型的患者的 T 抑制细胞被麻风杆菌激活。这些变化代表了机体对 PGL-I 的反应，后者是一种麻风杆菌的特殊包裹蛋白。T 抑制细胞可使 T 辅助细胞对麻风杆菌的反应能力减弱。所以，T 抑制与 T 辅助细胞理论并不矛盾。对麻风杆菌免疫反应的不同引起显著不同的麻风临床表现[45]。其他遗传因素包括 Lewis 因子及天然抗性相关性巨噬细胞蛋白 1（NRAMP1）可能亦起作用[42]。近期印度的研究发现 BCG 疫苗有助于麻风的预防[46]。

在 LL，不能产生大量针对麻风杆菌的 T 细胞介导的迟发型变态反应[3]。LL 的高水平抗体并无有益作用，但与免疫复合物介导的 ENL 损害有关（见前述）。Lucio 现象出现的紫癜和溃疡也涉及类似的免疫复合物机制，在弥漫性麻风中产生坏死性血管炎。本反应也可由于大量细菌直接侵犯血管内皮导致的血管栓塞[30]。抗磷脂抗体可能也具有作用[47]。

TT 的组织学表现为皮肤小神经周围的上皮样组织细胞浸润（图 18.200 ~ 18.202）。在免疫力较强的患者，浸润可完全局限于神经附近，但常扩展至邻近真皮。当出现皮损后，浸润可累及真皮乳头及表皮。相反，BT 和偏瘤型麻风，则可在真皮乳头出现无浸润带（Grenz zone）。结核样型麻风常有大量朗汉斯巨细胞，但坏死并非特征。麻风杆菌稀少，常难以发现；越靠近瘤型的麻风，细菌数量越多。TL 与其他皮肤肉芽肿浸润性疾病的鉴别依赖于是否与神经有关，其肉芽肿呈蛇形。此外，在免疫力强的患者尚可见大量淋巴细胞浸润神经，大部分是 Th 细胞；淋巴样细胞浸润可致密而广泛。

与 TL 相似，LL 中的巨噬细胞也非常重要，但并不排列形成散在的肉芽肿，也与神经无明确关系。相反，巨噬细胞形成界限不清的团块，极少见淋巴细胞（图 18.203、18.204）。这些淋巴细胞为 T 抑制细胞。巨噬细胞无活性，多呈空泡化或泡沫样（图 18.205）。

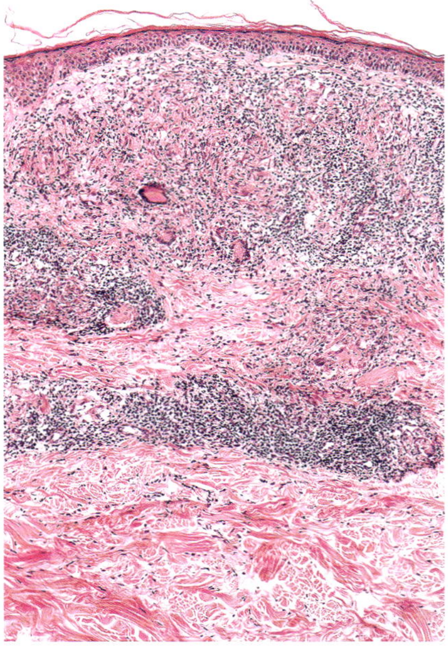

**图 18.200** 结核样型麻风：真皮及皮下脂肪内广泛非干酪样坏死性肉芽肿浸润

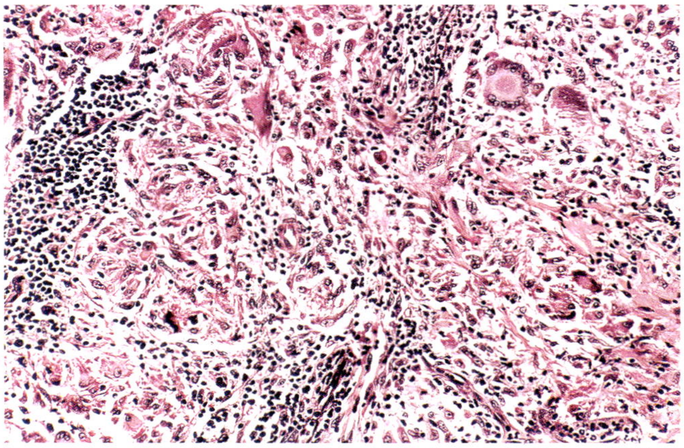

**图 18.201** 结核样型麻风：除巨细胞和肉芽肿外，可见淋巴细胞

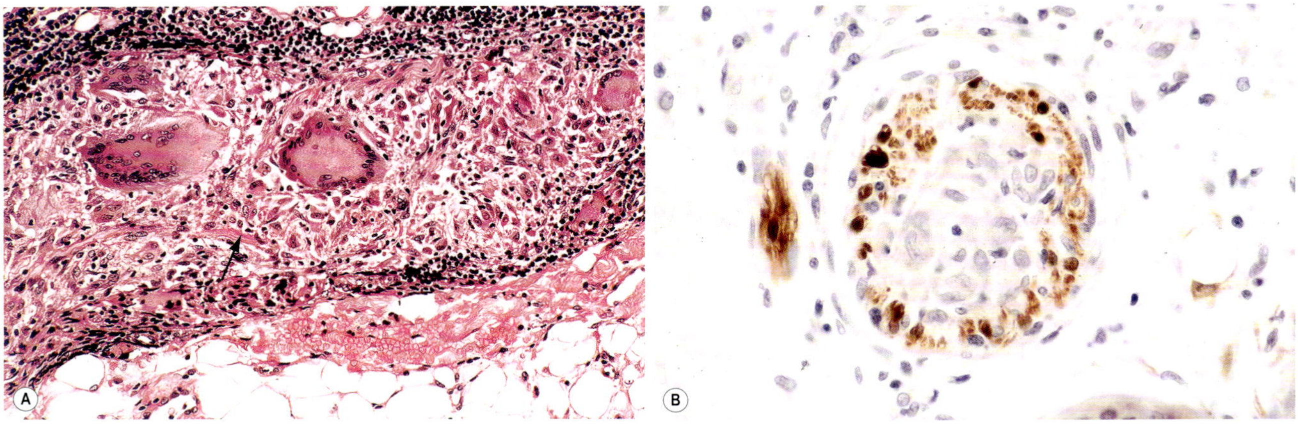


图 18.202 结核样型麻风：（A）小神经几乎完全被肉芽肿性浸润取代；箭头所示为残存神经组织。（B）S-100 蛋白免疫组化无助于鉴别破坏神经

细胞体积可增大，内含大量麻风杆菌（菌球）。HE 染色细胞质呈灰色；改良 Ziehl-Neelsen（Wade-Fite）染色可更清楚检测出麻风杆菌（图 18.206）。绝大多数神经内可发现细菌，界线类麻风的神经内也能检出细菌。大小血管的内皮和中膜，立毛肌、汗腺分泌细胞和汗管细胞内也可发现细菌[48]。此外，大量细菌在表皮角质形成细胞中可见[49]。

麻风中罕见浆细胞。但可出现于亚极型（subpolar）LL，为临床上介于 BL 与 LL 之间的类型（图 18.207 ～ 18.209）。

界线类麻风可见神经周围纤维化，皮肤呈板状或“洋葱”样外观。界线类麻风的肉芽肿反应范围较大，存在更多淋巴细胞，与神经联系更密切，看似更接近结核型麻风。

未定型麻风仅见真皮浅层或深层稀疏淋巴组织细胞浸润，部分围绕附属器（图 18.210）。细菌少见，可散在神经内（图 18.211）。肥大细胞增多[50]。S-100 蛋白的免疫组织化学可定位真皮神经及皮肤标本中的神经破坏位置[51-52]。

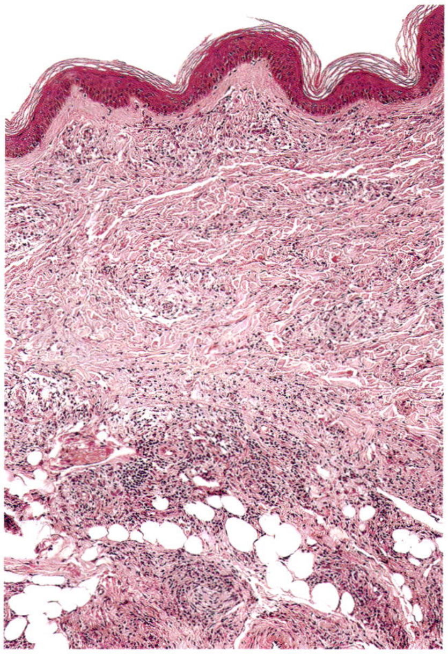

图 18.203 瘤型麻风：真皮内大量组织细胞浸润

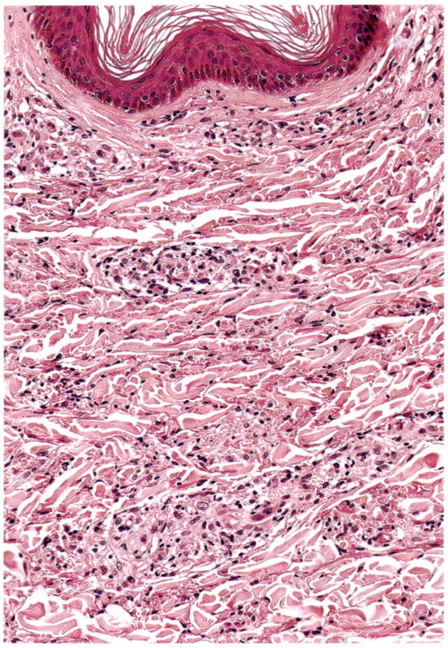

图 18.204 瘤型麻风：真皮乳头无浸润带（Grenz zone）为其特征

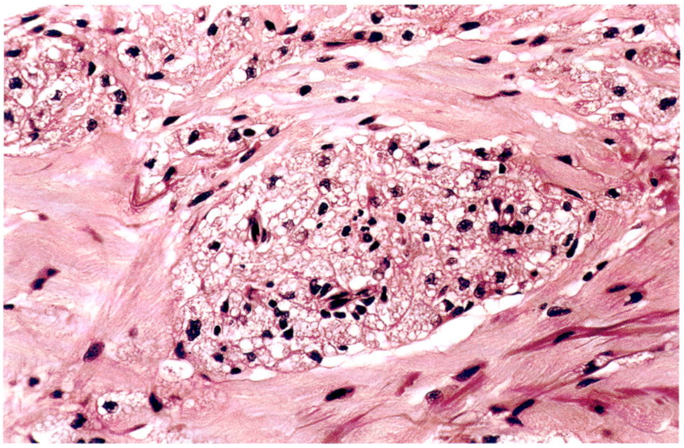

图 18.205 瘤型麻风：组织细胞胞质呈泡沫状，外观灰色

大部分 Lucio 现象的组织学特点为白细胞碎裂性血管炎和表皮梗死[18, 30, 53]。常见浅表静脉严重充血[18]。偶可见静脉血栓，内皮细胞增生、肿胀[26, 53-54]。内

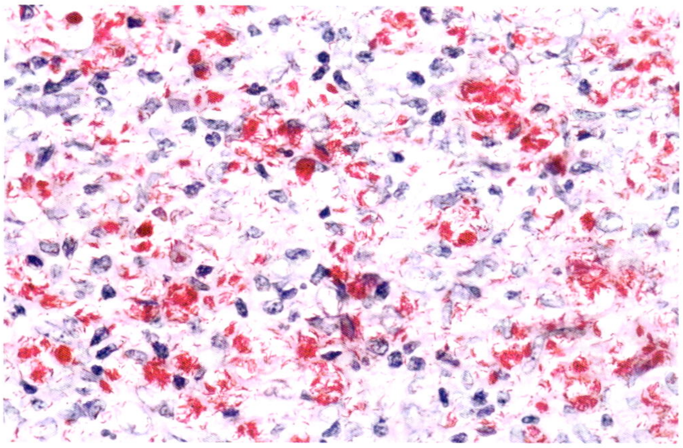

图 18.206 瘤型麻风：大量杆菌；注意菌球（Wade-Fite 染色）

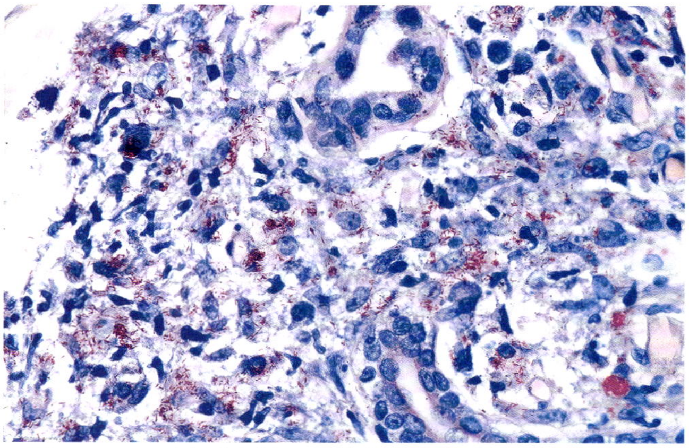

图 18.209 亚瘤型麻风：大量麻风杆菌（Wade-Fite 染色）

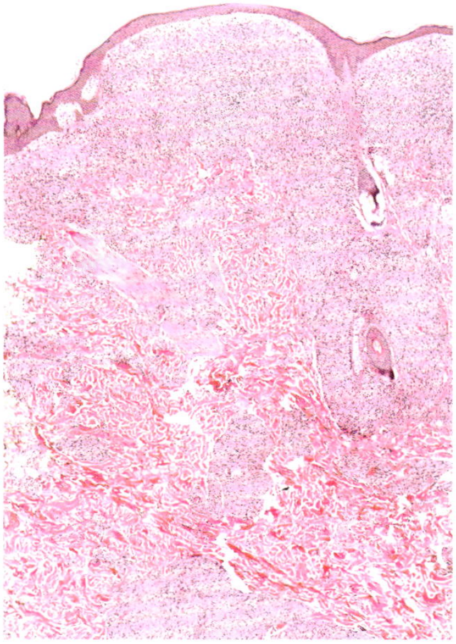

图 18.207 亚瘤型麻风：真皮内致密浸润。可见无浸润带（Grenz zone）

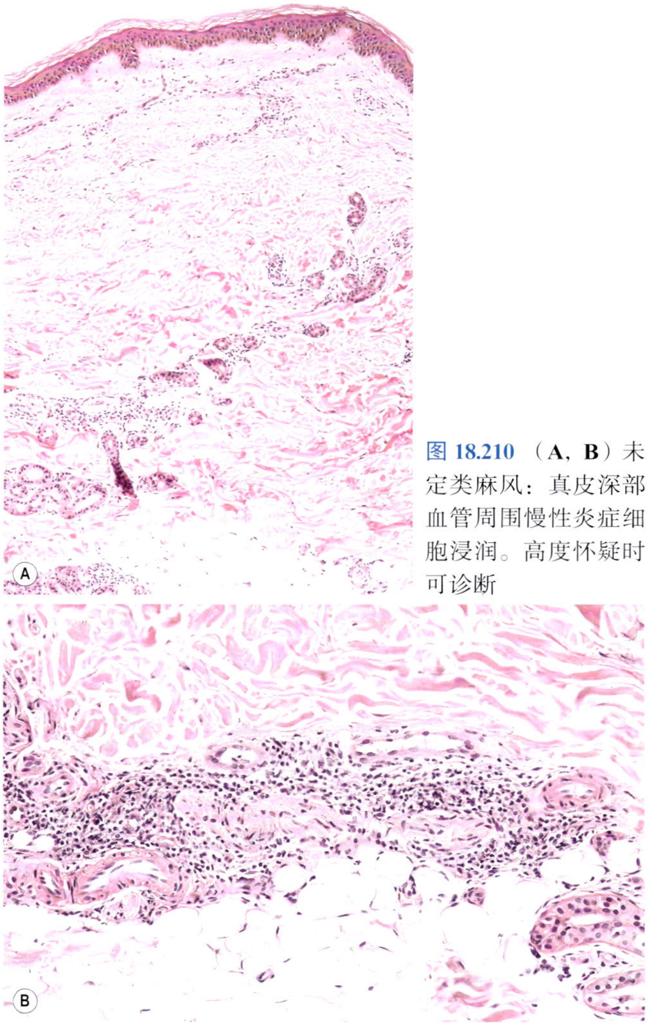

图 18.210 （A，B）未定类麻风：真皮深部血管周围慢性炎症细胞浸润。高度怀疑时可诊断

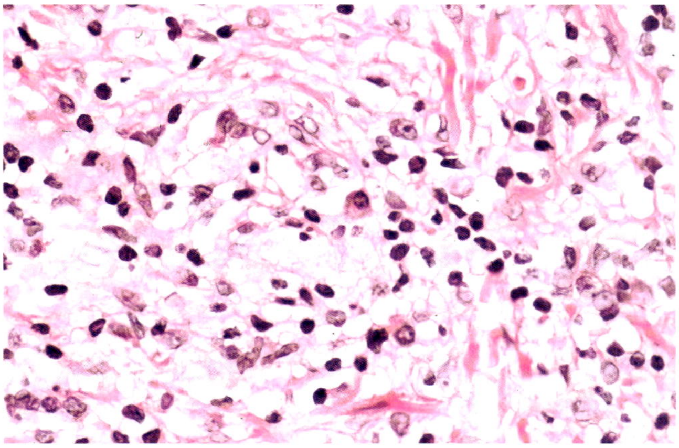

图 18.208 亚瘤型麻风：除组织细胞和淋巴细胞外，可见大量浆细胞

皮细胞内含大量杆菌是其特征[18, 53]。该特点提示患者免疫应答极差，抗原–抗体相互作用导致急性坏死性血管炎。在未接受治疗的极型和亚极型 LL，几乎不可能在全部小血管的内皮中发现相同数量的麻风杆菌[30, 48]。

组织样麻风表现为梭形细胞增生，类似纤维组织细胞瘤（图 18.212、18.213）。也可呈席纹状。仔细观察可发现麻风细胞。Wade-Fite 染色显示大量杆菌，常排列呈束状[13]。

ENL 则表现为真皮及毗邻皮下脂肪内炎细胞浸润（图 18.214 ～ 18.216）。除麻风细胞外，还可见大量中性粒细胞，常伴急性血管炎（图 18.217）[21, 55]。

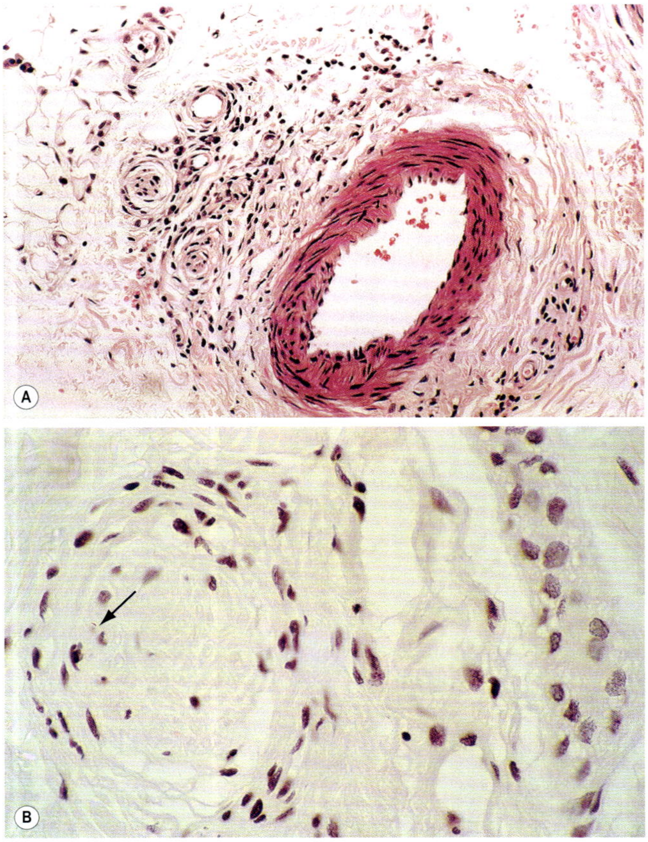

图 18.211 未定类麻风:(A)炎症累及小神经干;(B)Wade-Fite 染色可见少量杆菌(箭头所指)(By courtesy of S. Lucas, MD, St Thomas' Hospital, London, UK.)

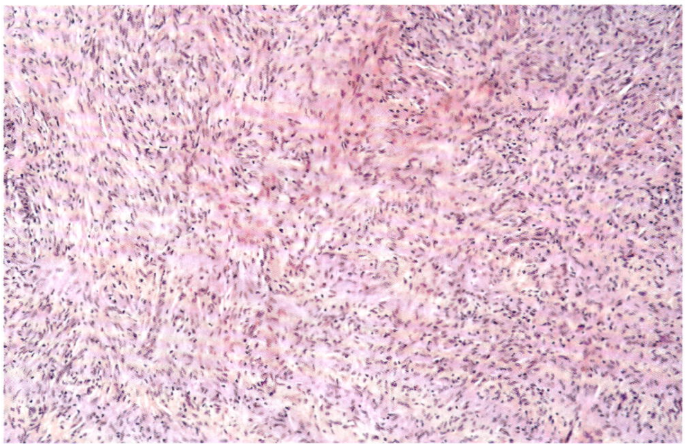

图 18.212 组织样型麻风：本视野与纤维组织细胞瘤极相似(By courtesy of S. Lucas, MD, St Thomas' Hospital, London, UK.)

真皮水肿可表现为水疱样[25]。毛细血管内皮也可见菌[25, 30]。

分子生物学方法(PCR)可以帮助明确诊断，尤其在少菌型情况下，病原体在一般的 Wade-Fite 染色切片中不容易被发现[56-58]。

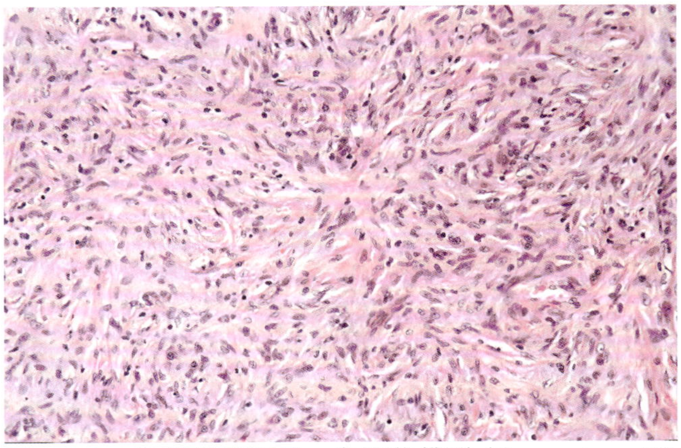

图 18.213 组织样型麻风：席纹状排列(By courtesy of S. Lucas, MD, St Thomas' Hospital, London, UK.)

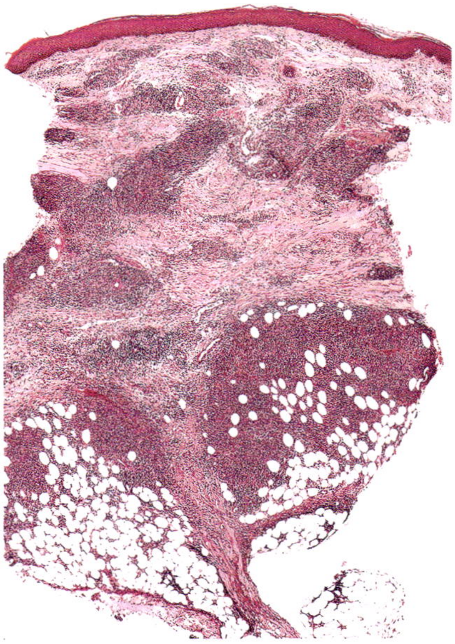

图 18.214 麻风结节性红斑：真皮血管周围致密炎细胞浸润，延伸至皮下脂肪

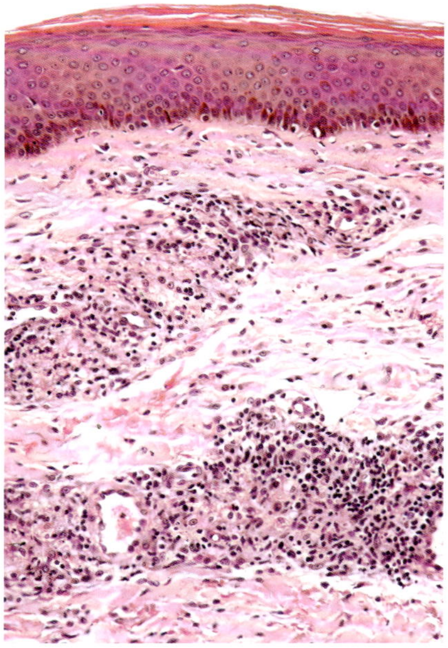

图 18.215 麻风结节性红斑：注意血管周围淋巴细胞和组织细胞浸润

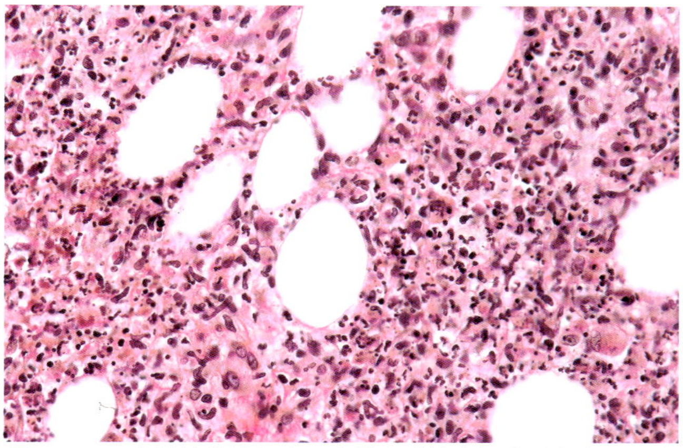
图 18.216 麻风结节性红斑：大量多形核白细胞混杂麻风细胞

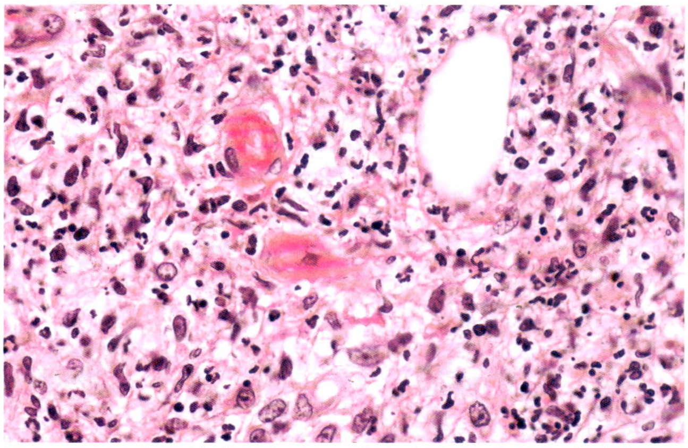
图 18.217 麻风结节性红斑：多个小血管示纤维素样坏死。此Ⅱ型反应的基础为免疫复合物介导的血管炎

# 鼻硬结病

## 临床特征

鼻硬结病（rhinoscleroma）常见于成人，虽然以前多见于东欧，但目前则多见于热带[1-3]。该病跟经济贫困有关，至今在非洲、东南亚、墨西哥的一些地区，美国的中部和南部，欧洲的中部和东部仍有发生[3-4]。在阿拉伯海湾也被报道过[5]。该病是一种上呼吸道，特别是鼻部的严重慢性感染，通过飞沫直接感染，或吸入污染物而间接感染，潜伏期较长。

临床上分为三期：

- 开始为非特异性鼻炎或鼻部卡他症状，伴前额疼痛[2]。这些症状可持续数周或数月，逐渐加重，并出现鼻出血、鼻黏膜水肿致鼻腔呼吸困难。
- 浸润期出现在红色蜡样硬结引起的鼻间隔、鼻前庭底部肿胀之后[2]，损害为无痛性，软腭麻木，喉部的损害可导致声音变化。
- 随着鼻、上唇和牙龈增大、扭曲而导致的变形，浸润期逐渐变为结节期[2]。区域淋巴结受累少见，但有报道[6]。随后出现鼻塞、嗅觉丧失、失声、喉部狭窄及呼吸困难[4, 7]，呼吸道阻塞可导致死亡。病程发展也可持续数年，部分皮损可暂时性缓解。鳞状细胞癌为一种少见的晚期并发症。

可发生在相邻的软、硬腭，上唇和上颌骨窦道。呼吸道硬结这个术语是指发生鼻外扩展的患者[8]。鼻硬肿病患者的局部淋巴结有被诊断为 Rosai-Dorfman 疾病的[9]。

## 发病机制和组织学特征

致病菌鼻硬结克雷伯杆菌是一种革兰阴性需氧双杆菌[8, 10]，在鼻炎期播散，多数局限于经常生活在一起的群体，有兄弟姐妹患病的报道[11]。无动物宿主。虽然一些研究表明淋巴细胞亚群可能在发病机制中发挥着重要的作用，但是 HLADQA1 * 03011-DQB1 * 0301 单基因型已经被证实是此病的潜在危险因素[12-13]。

潜伏期非常长，故发病多在成人。微生物可被吞噬，但不能被中性粒细胞所杀灭。当中性粒细胞破裂后，仍然存活的细菌可被组织细胞吞噬，后者体积变大，最终呈泡沫状，核偏于一侧（图 18.218）。Warthin-Starry 或吉姆萨染色显示空泡中含细菌（图 18.219）。这种细胞直径 10 ～ 100 μm，称为 Mikulicz 细胞，与 Russell 小体（浆细胞逐渐变大，含蛋白产物）一起成为该病的特征。此外，还可出现广泛性致密浆细胞和淋巴细胞浸润，最终引起黏膜增厚，导致呼吸道多点阻塞。黏膜可发生溃疡或萎缩。有报道出现淀粉样物质沉积[14]。

## 鉴别诊断

包括面中线肉芽肿、淋巴瘤、三期梅毒、瘤型麻风、利什曼病和鼻孢子菌病，组织学上需排除这些疾病。

# 诺卡菌病

## 临床特征

诺卡菌广泛分布于土壤以及腐败的植被中，极少侵犯人类[1-4]。近来已辨认出 3 株常见致病性菌株：

- 星形诺卡菌，最常见于北美。
- 巴西诺卡菌，见于南美。
- 豚鼠诺卡菌，见于东南亚[1, 3, 5]。

其他可引起人类感染的诺卡菌包括南非诺卡菌、

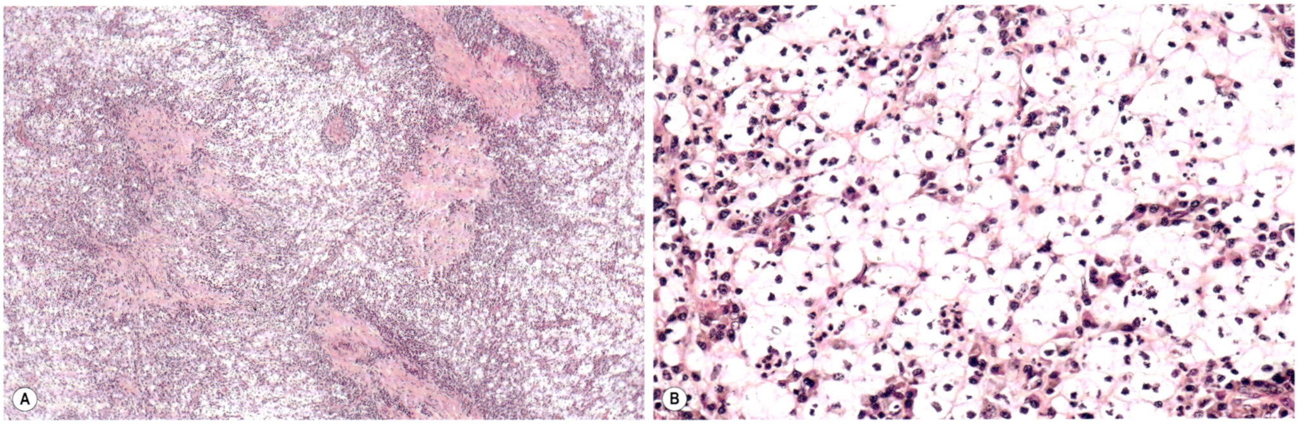

图 18.218 （A，B）鼻硬结病：除淋巴细胞和大量浆细胞外，还可见泡沫状巨噬细胞（Mikulicz 细胞）

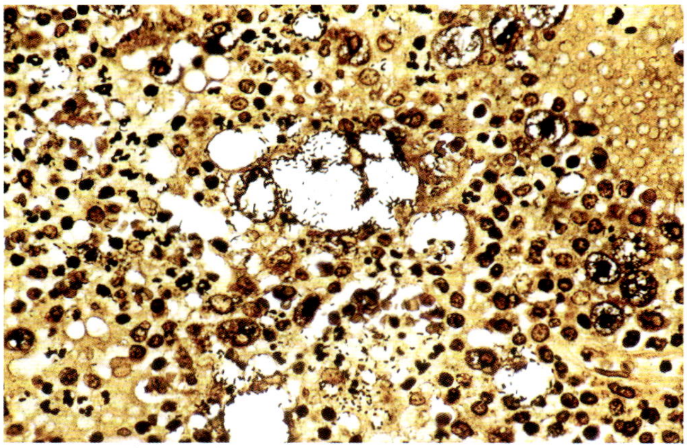

图 18.219 鼻硬结病：Warthin-Starry 染色示大量病原菌（By courtesy of S. Lucas，MD，Institute of Dermatology，London，UK.）

豚鼠耳炎诺卡菌、新星诺卡菌和皮疽诺卡菌、paucivorans 诺卡菌、脓肿诺卡菌、cyriacigeorgici 诺卡菌和 asiatica 诺卡菌[1，4，6-17]。诺卡菌多经呼吸道吸入或皮肤的直接创伤而引起感染[1，3]，因此诺卡菌病（nocardiosis）是一种呼吸系统疾病，可发生播散或不播散（大多数），也可以表现为一种原发的皮肤感染[1-2]。

在类固醇激素治疗、HIV 感染以及器官移植等因素诱发下，星形诺卡菌、新星诺卡菌和皮疽诺卡菌经常感染免疫缺陷人群，并可导致肺部病变，发生全身播散，可累及皮肤[1，4，11-13，18-21]。中枢神经系统病变的发病率及死亡率都很高[11，19]。有报告一例免疫力正常的成年人在猫抓伤后出现诺卡菌的原发性皮肤感染[22]。无论是免疫力正常还是受损的患者，paucivorans 诺卡菌都常出现播散性感染[14]。

巴西诺卡菌可以导致免疫力正常人群发生原发性皮肤和肺部感染[4，23]。皮肤的病变通常出现在外伤之后，并且表现多样，包括好发于下肢的足菌肿，以及孢子丝菌病样损害（包括发生于儿童的颌面部损害），即沿淋巴管分布的多形性皮损[3，24-25]。此外，也可发生浅表性结节、溃疡、脓肿，伴或不伴瘘管和脓疱（图 18.220）[26-27]。一些轻微的感染与葡萄球菌感染很类似，常具自限性。而深部的感染则呈侵袭性发展，如

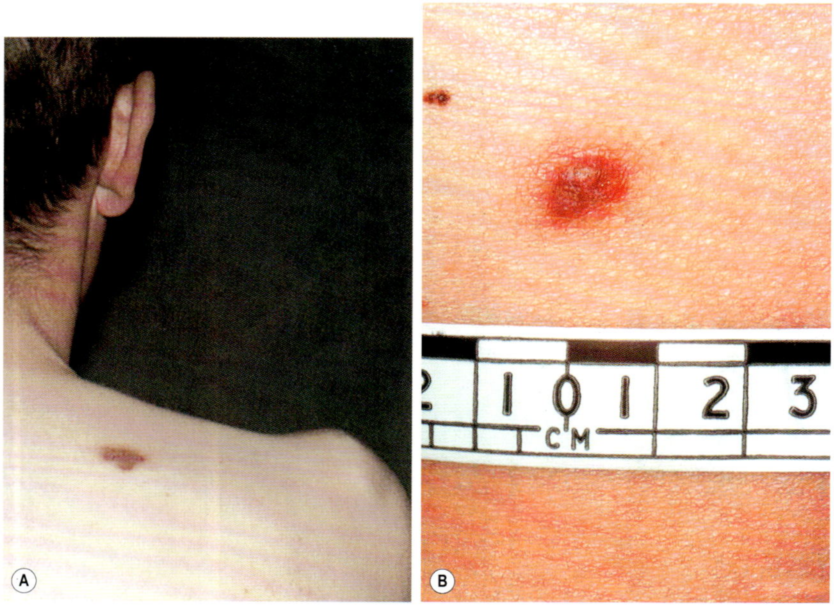


图 18.220 诺卡菌病：（A）发生于有免疫缺陷青年男性的皮肤结节；（B）另一个皮损的局部观（By courtesy of R.A. Marsden，St George's Hospital，London，UK.）

不治疗，破坏性很强。一般而言，原发性诺卡菌皮肤感染很少发生扩散[28]。可发生于蚊虫叮咬之后[29]。皮肤淋巴管型诺卡菌病也可由南非诺卡菌引起[6]。有报道豚鼠耳炎诺卡菌和新星诺卡菌能够引起足菌肿[7，10]。otitidiscaviarum 诺卡菌很少引起蜂窝组织炎[9]。

## 发病机制和组织学特征

诺卡菌是一种革兰阳性、弱抗酸、串珠样需氧杆菌，可以像放线菌一样长出很长的菌丝（图 18.221）[30]。星形诺卡菌是一种相对毒力较弱的菌株，通常经呼吸道感染。毒力较强的巴西诺卡菌可通过土壤接种皮肤而感染免疫力正常宿主，该菌株最常在孢子丝菌病样型诺卡菌病损害中被分离出[4，24]。

足菌肿损害中可流出类似放线菌病的硫磺颗粒的颗粒样物，诺卡菌呈线性生长是菌株致病力强或宿主免疫力差的表现。在组织切片中六胺银染色是确认诺卡菌菌丝的有效方法，同时有菌丝生长提示毒力更强或免疫力更低。

皮肤组织病理改变表现为伴有溢脓、坏死、出血和纤维化的溃疡、脓肿及窦道。HE 染色法不能发现诺卡菌，但是其弱抗酸的特性可以与放线菌进行鉴别。尽管硫磺颗粒的出现是放线菌的一个特征，但要精确地区分两者还需要进行相应的细菌培养[31]。

# 葡萄状菌病

## 临床特征

葡萄状菌病（botryomycosis）也被称为细菌性假霉菌病，是一种慢性细菌感染性疾病。通常发生于皮肤[1-2]，也可累及肺、骨、肾、肝[1-6]。一例表现为化脓性肉芽肿的牙龈葡萄状菌病已见诸报道[7]。

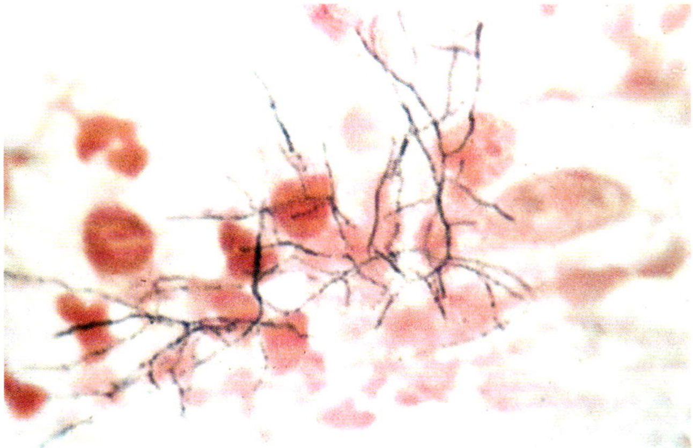

图 18.221 诺卡菌：在此标本上诺卡菌呈现不规则的深染菌丝，但其他形式如杆状和球状也经常可见（By courtesy of A.E. Prevost，MD，and H.P. Lambert，MD，St George's Hospital，London，UK.）

皮损一般表现为慢性化脓性结节，类似感染的表皮样囊肿、斑块和溃疡。内部瘘管的相互沟通甚至会引起类似聚合性痤疮和化脓性小汗腺炎样的损害，但常累及手、足以及头部[1]。患者常有外伤史或体内存在异物。深部组织如肌肉和骨也可受累。有人报道一例患有下颌骨慢性骨髓炎的患者出现颌面部葡萄状菌病[3]。

肺部病变在 X 线片上表现为肺叶的实变，有时也会出现毗邻骨的骨髓炎。该病还可累及肝、舌、眼眶、肠以及脑组织。一些肺部病变患者容易发生囊性纤维化。尽管免疫缺陷背景下会发生葡萄状菌病，且有 HIV/AIDS 患者罹患葡萄状菌病的报告，但是大多数患者并无明显的免疫缺陷[8-13]。发生于 HIV/AIDS 患者的葡萄状菌病的皮损常不典型，可表现为结节性痒疹，慢性单纯性苔藓和瘙痒性的丘疹[11，13]。

## 发病机制和组织学特征

葡萄状菌病的特征性改变为化脓性损害包绕细颗粒，以及慢性脓疡。颗粒为透明基质中的非细丝状细菌，含 IgG 和补体 C3（Splendore-Hoeppli 现象），是一种分叶状或"葡萄串样"结构（图 18.222、18.223）[10]。颗粒中央呈嗜碱性，而外周呈嗜酸性，PAS 染色阳性。皮损中的细菌并非该病所特有，最常见有金黄色葡萄球菌，但也可见到假单胞菌、大肠杆菌、变形杆菌及链球菌[1，3，11，14]。真菌、放线菌或诺卡菌并不是本病的致病菌。但是有个例报道合并有金黄色葡萄球菌和放线杆菌感染，金黄色葡萄球菌合并耶氏肺孢子虫[12，15]。

脓肿持续存在，伴大量窦道及广泛纤维化，可扩展累及深部毗邻组织。颗粒经皮排除罕见[16]。损害持续存在及颗粒形成的原因尚不明了，尽管有些患者表现为免疫缺陷，有些患者出现类似于瘤型麻风无反应性的改变，但是在大多数患者并非如此。在本病发病机制中，初始接种致病菌的数量显得至关重要，大量的细菌常导致难以控制的脓肿和蜂窝组织炎，而极少量的细菌则很容易被正常炎症反应快速清除，中等量的细菌可保持细菌与炎症反应之间的平衡，出现肉芽肿和慢性脓肿的形成[1-2，17]。低毒力的菌株更容易出现这种平衡。

异物可能是初始皮损形成的原因，但也不是一成不变的。一些局部的因素有时也很重要，例如皮肤免

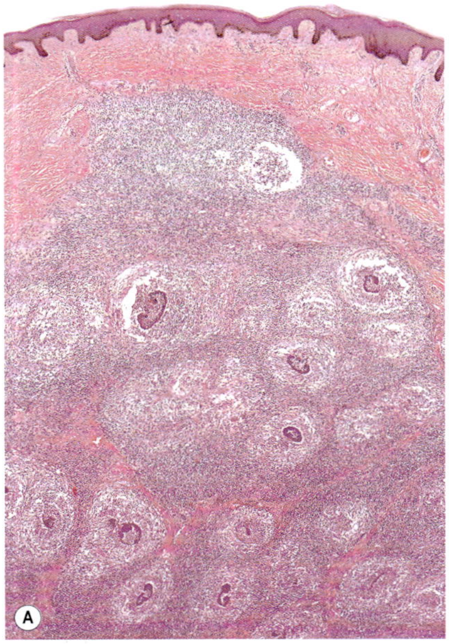

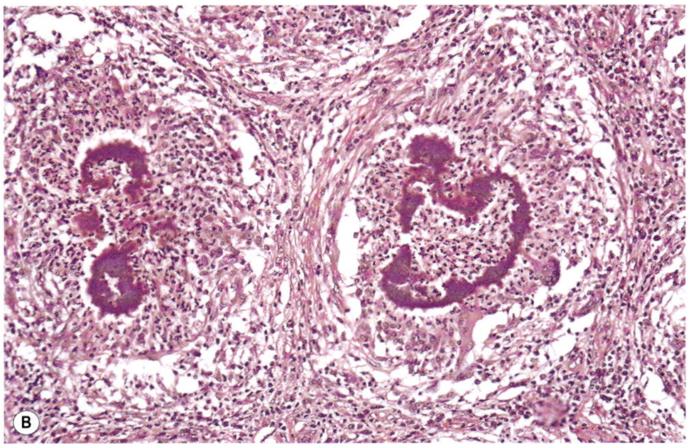

**图 18.222** （**A**，**B**）葡萄状菌病：真皮浅层脓肿，周围散在细菌菌落

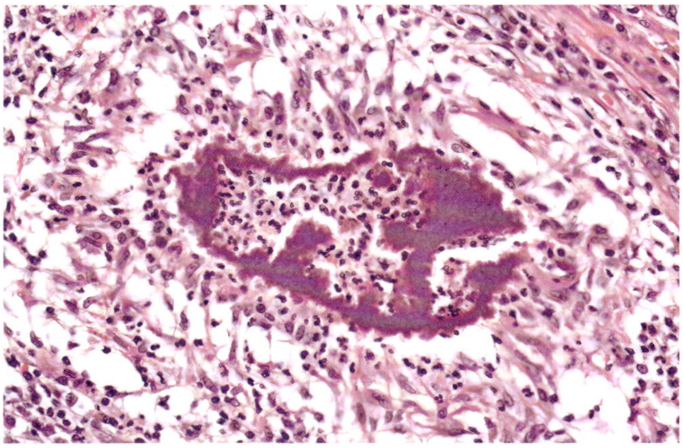

**图 18.223** 葡萄状菌病：注意蓝染的菌落周围包裹一层深嗜酸性纤维外衣（Splendore-Hoeppli 现象），炎症反应是由中性粒细胞介导的

疫系统损害、糖尿病以及一些现患皮肤病如毛囊黏蛋白沉积症[18]。肺部病变患者出现的囊性纤维化提示存在潜在的局部免疫缺陷。也有报道此病合并皮肤小血管的血管炎[19]。

# 软化斑

## 临床特征

软化斑（malakoplakia）最常累及尿道，但是其他器官如胃肠道、淋巴结、生殖器、脑、骨骼、肺、腹膜后腔、肾上腺以及皮肤皆可受累[1-4]。发病年龄平均 53 岁，发病率男性是女性的 2 倍[3]。皮损多发于外生殖器或会阴区，也偶见于其他部位[2-4]。皮损类型多样，包括斑块、溃疡、息肉及窦道，伴周围硬结，以及结节、丘疹[4-5]。可伴有其他部位的软化斑。

伴发疾病（常与免疫抑制相关）包括肿瘤、类风湿关节炎、系统性红斑狼疮、糖尿病、白血病、淋巴瘤以及器官移植后的免疫抑制[2-3, 6]，但 HIV/AIDS 患者却很少发生此病，这可能与单核细胞选择性或相对性的保留抗微生物作用有关[5, 7]。皮损呈非进行性发展，但是常可持续较长时间。

## 发病机制和组织学特征

软化斑皮损的病理特点是组织细胞融合成片层状（von Hansemann 细胞），伴嗜酸性颗粒状胞质，胞核较小，偏于一侧。这些细胞还具有特征性的胞质嗜碱性小体，von Kossa 染色可示钙化（图 18.224、18.225），该小体呈圆形，有时为层状，称为 Michaelis-Gutmann 小体。PAS 染色可显示靶样结构，Perls 试验显示阳性铁染色。Michaelis-Gutmann 小体是软化斑和皮肤抓痕的重要鉴别要点[8]。应用抗 BCG 抗体做免疫组化可以更清晰地显示细胞质中的细菌[9]。

除组织细胞外，还可见中性粒细胞、淋巴细胞、浆细胞的混合浸润，以及肉芽组织。电镜下观察发现

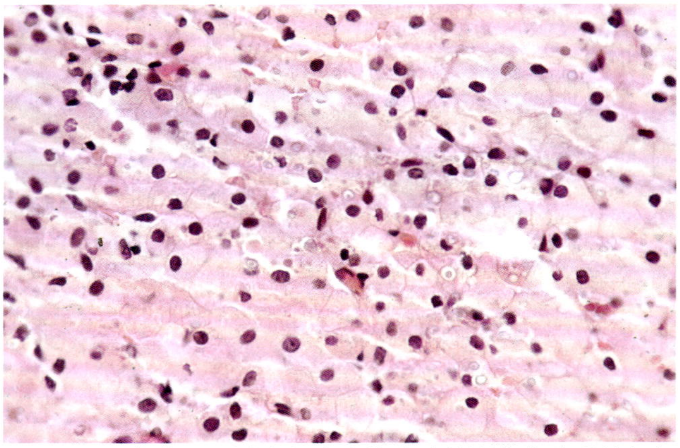

**图 18.224** 软化斑：浸润细胞为伴嗜酸性颗粒状胞质的组织细胞，注意淡蓝色、层状结构的 Michaelis-Gutmann 小体

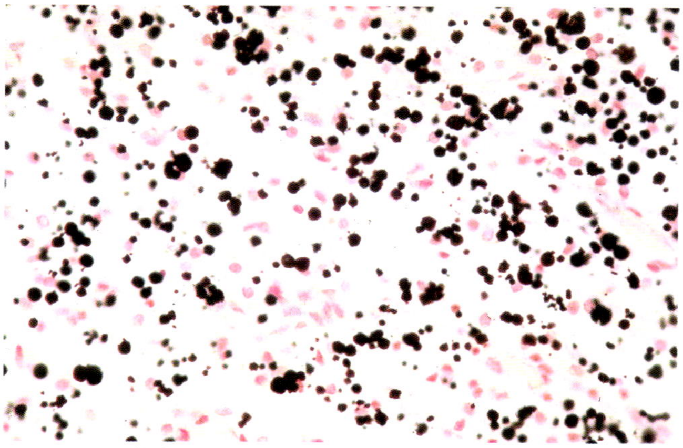

图 18.225 软化斑：von Kossa 染色可显示比 HE 染色更清楚、更多量的 Michaelis-Gutmann 小体

软化斑的组织细胞中含吞噬溶酶体，吞噬溶酶体中偶见完整的或部分被消化的细菌，提示巨噬细胞中吞噬溶酶体的积聚是慢性细菌感染所致。致病菌并非某种特殊细菌，但常为大肠杆菌[3]。吞噬溶酶体易于融合和钙化，其发生原因不清，有报道一些发生系统病变的患者可能伴有吞噬细胞的功能受损[1, 4]。从软化斑皮损中分离出的其他细菌包括革兰阴性杆菌（克雷白杆菌、肠杆菌、变形杆菌、假单胞菌），及革兰阳性球菌（金葡菌、链球菌、肠球菌）[3-4, 9]。

## 鉴别诊断

软化斑应与感染性肉芽肿、组织细胞增生病、颗粒细胞瘤，以及假性软化斑相鉴别[3, 9-10]，后者为发生于曾经的手术部位的异常组织细胞增生。虽然假性软化斑同样具有胞质内含钙化物质的大组织细胞，但缺少同心圆成层排列的颗粒[9-10]。

# 放线菌病

## 临床特征

以色列放线菌和放线共生放线杆菌是人类口腔的共生菌[1]。以色列放线菌是一种常见致病原，偶尔其他的细菌如黏性放线菌、内氏放线菌、龋齿放线菌、麦氏放线菌、纽氏放线菌及其图列茨亚种也可致病[2-5]。最常见的是面颈部放线菌病（actinomycosis），也可发生更严重的肺和肠道感染，单纯的皮肤病变罕见[1, 6-9]。面颈型主要发生在农民，且和口腔卫生条件差有关。通常始于龋齿、拔牙、口腔创伤后。好发于青年，儿童较少。呼吸道感染可出现肺脓肿和瘘管，并可穿过胸壁（图 18.226）[10]。腹部病变可累及阑尾、结肠和肝，在女性可因使用宫内避孕器而累及内生殖系统。随后可出现皮肤瘘道[11-12]。

面颈部损害表现为下颌硬肿，偶见始于上颌的颊部的斑块状浸润（牛大颌病）。这些增厚发硬的部位逐渐形成窦道并排出脓液，伴瘢痕和新发结节（图 18.227）。直径 2 mm 的黄色颗粒，即“硫磺颗粒”偶尔也见于排出的脓液中。一些上颌的病变可以扩展至眶部及颅底。面部的大面积肿块很少见[5, 13]。

皮肤的直接接种偶可产生类似的慢性排脓，伴邻近组织瘢痕形成（图 18.228）。此外，还可发展为足菌肿和慢性排脓，伴多发性窦道形成。放线菌病的皮肤原发损害比较少见。可累及大腿，手臂和鼻部[14-17]。大多数的患者是因为外伤或局部缺血而出现，但也并非总是如此[14-15, 17-18]。一些感染可以通过注射获得，如有报道一名静脉吸毒患者患龋齿放线菌导致的皮下脓肿，他承认有在注射前舔注射针头的习惯[14, 19]。

另一种少见的类型为播散性的皮损不伴皮肤以外的感染，这在急性白血病患者中有报道[20]。

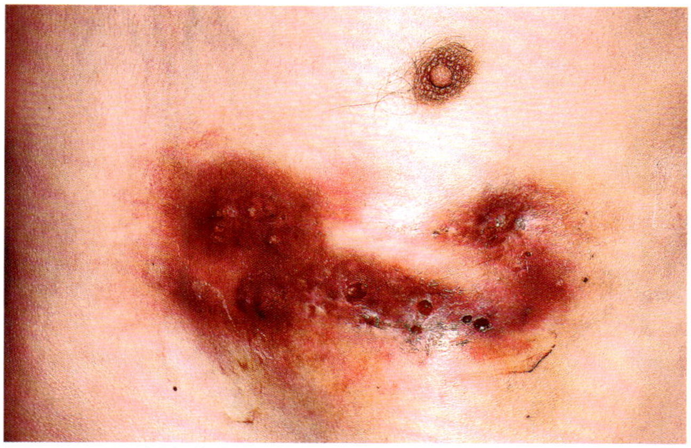

图 18.226 放线菌病：广泛的胸内病变导致胸前壁受累，多个窦道清晰可见（By courtesy of P. Duhra，MD，Coventry and Warwickshire Hospital，Coventry，UK.）

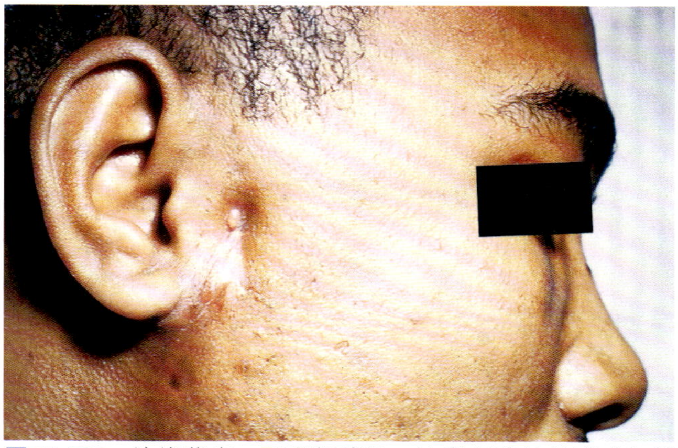

图 18.227 放线菌病：面颈部感染，注意窦道处的瘢痕和凹陷（By courtesy of T.F. Sellers，MD，and H.P. Lambert，MD，St George's Hospital，London，UK.）

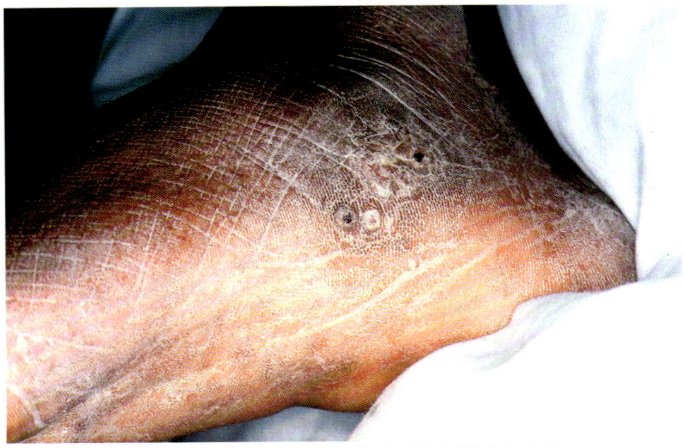

图 18.228 放线菌病：多个窦道出现在踝侧面（By courtesy of R. Hay，Institute of Dermatology，London，UK.）

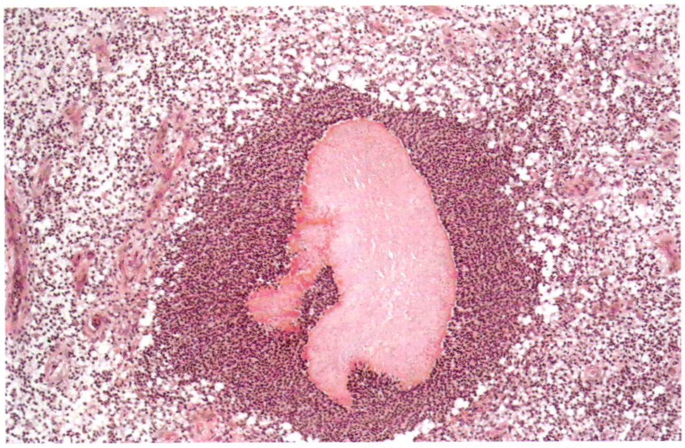

图 18.229 放线菌病：脓肿中心的细菌集落

## 发病机制和组织学特征

放线菌病的病原体并非偶然的混杂，而是相互协同。以色列放线菌是一种革兰阳性、非抗酸性微需氧菌，具有细丝状分枝菌丝。放线共生放线杆菌是革兰阴性球杆菌，可抑制成纤维细胞和角质形成细胞的生长，推测这种作用，以及对抗菌素的不同敏感性有助于保持放线菌的致病性。

组织学特点为慢性脓肿及含脓液的窦道，周围纤维化，混合炎细胞浸润（图 18.229）。可见被肉芽组织分隔的腔隙以及缠绕细菌的“硫磺颗粒”，放射状菌丝的顶端常呈不透明的棒状（图 18.230、18.231）[21]。这些结节可能与 Splendore-Hoeppli 现象有关。

# 惠普尔病

## 临床特征

惠普尔病（Whipple’s disease）是一种少见的，慢性多系统的感染，感染菌为 *Trophyrema whippelii*——

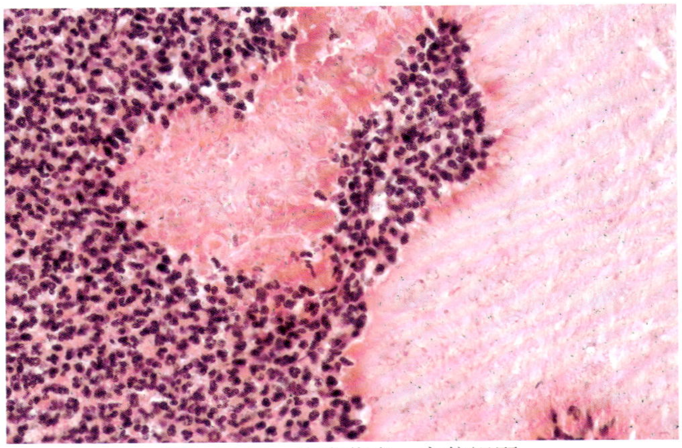

图 18.230 放线菌病：高倍视野

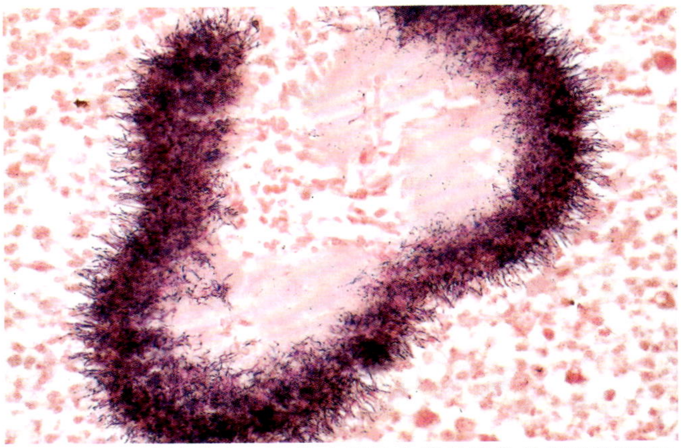

图 18.231 放线菌病：颗粒边缘见末端呈棒状的革兰阳性菌

革兰阳性细菌，是放线菌的一员[1-3]。此疾病在高加索中年男性中易发[1]。主要累及消化道，会出现低热，体重下降，腹痛，腹泻和吸收不良综合征。也可能出现其他症状例如淋巴结病，血清学阴性的关节炎，神经系统的不适，葡萄膜炎，心内膜炎和胸膜炎，有时可不伴有消化系统症状[1，4]。

皮肤受累出现色素沉着相对常见，大概为 17% 至 40%[4-5]。少数情况出现感染性脂膜炎，随后出现结节性红斑样的皮下结节。后者由痛性的红棕色结节组成。皮损可出现在大腿、手臂、臀部、下肢，很少累及下颌与颈部[6-9]。结节性红斑是另一种潜在的皮肤表现[6]。

## 发病机制和组织学特征

虽然 *T. whippelii* 在环境中广泛存在，但本病仍然很少见[10]。易感人群通常有 T 细胞免疫缺陷和巨噬细胞功能受损[11]。皮下结节表现为分隔性脂膜炎，有显著的泡沫细胞浸润。组织细胞内膨胀的细胞质 PAS 染色阳性，耐淀粉酶的胞内物质为被降解的细菌[2，8-9]。巨噬细胞类似于十二指肠活检的物质。变形杆菌在显微检查中有特征性的夹壁（三层）[1，6]。可在专业的实验室中进行培养。也可通过 PCR 和免疫组织学手段进行确诊[10-12]。

## 鉴别诊断

本病需要和组织胞质菌病、组织样瘤型麻风、鸟型结核分枝杆菌胞内混合感染相鉴别。上述这些疾病都是以巨噬细胞内吞噬的病原体为特点。然而，组织胞质菌的 PAS 染色阳性，抗酸染色与 Wade-Fite 染色可以分别区别抗菌的分枝杆菌和瘤型麻风。

# 红癣

## 临床特征

红癣（erythrasma）是由革兰阳性的微细棒状杆菌引起的感染性疾病[1-2]。无自觉症状，表现为腹股沟和臀间的鳞屑性红斑，边界清楚（图 18.232）。好发于肥胖和糖尿病患者，最常见于湿热地区。由于在 Wood 灯下呈典型的珊瑚红荧光，诊断并不困难[3]。这种荧光是由于细菌产生粪卟啉Ⅲ的结果，极少病例可无荧光[4]。红癣很少在非间擦区出现萎缩性盘状皮损[5-6]，但也可累及足（特别是趾蹼）和趾甲[7-9]。足部极少出现水疱样皮损[10]。趾甲受累表现为角化过度和甲剥离。红癣可并发皮肤癣菌感染，少数可合并花斑糠疹[11-12]。红癣也可和腋毛癣和窝状角质松解症可伴发[13-14]。由于可以通过 Wood 灯检查、皮肤刮片做革兰染色、PAS、Grocott、吉姆萨和亚甲基兰染色确诊本病，一般不做活检。

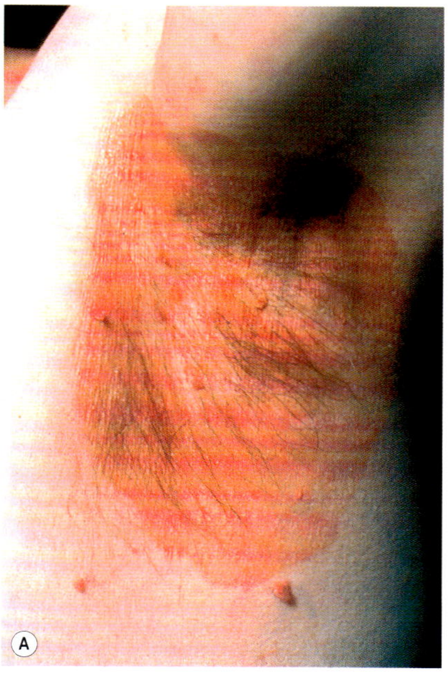

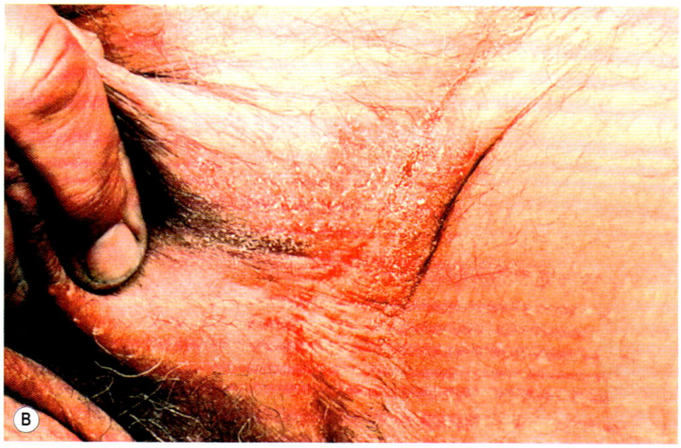

图 18.232 红 癣：（A）注意界线清楚的腋下鳞屑性红斑；（B）腹股沟处伴色素沉着斑的鳞屑斑（By courtesy of the Institute of Dermatology，London，UK.）

微细棒状杆菌与免疫正常或免疫障碍患者发生的菌血症、脓肿形成、蜂窝组织炎或内脏受累无明显关系[15-18]。

## 组织学特征

皮肤活检在 HE 切片中通常无特征性改变，仅表现为中度的颗粒层肥厚，偶见真皮浅层血管周围淋巴细胞浸润。前述的特殊染色，特别是革兰染色可在角质层发现细菌（图 18.233）。

# 毛发真菌病

## 临床特征

毛发真菌病（trichomycosis）是由三种不同的棒状杆菌引起，包括纤弱棒状杆菌[1-2]。这些细菌侵及毛表皮，可能通过产生一种胶质样物质黏附到毛干上[3]，但这种观点也有疑点，因为为细菌生长提供支持的是顶泌汗腺[4]。该病主要侵犯腋毛，偶尔也可累及阴毛和阴囊（图 18.234）[5-9]。表现为沿着毛干排列的

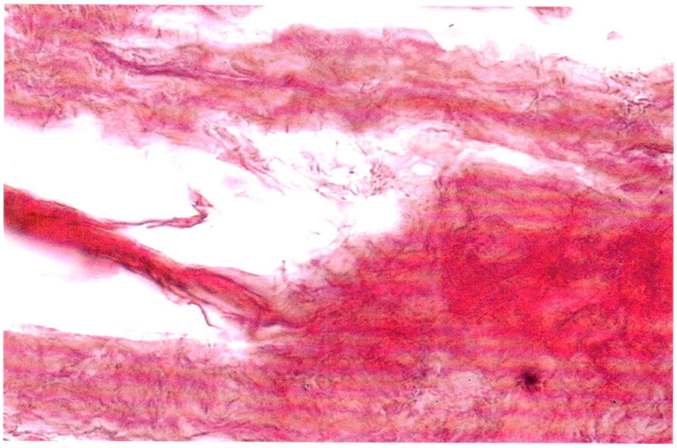

图 18.233 红癣：角质层中的细菌很明显

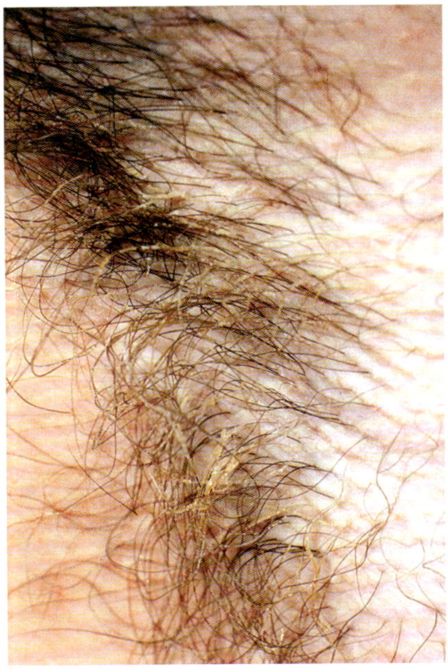
图 18.234 毛发真菌病：多发性小结节使毛发失去光泽（By courtesy of the Institute of Dermatology，London，UK.）

黄色、红色或黑色（极少见）的结节。这些结节极易与虱卵混淆，但在 Wood 灯下结节可发出荧光。在黑色毛结节病，结节常为黑色，主要侵犯头皮。该病由于可广泛分布于身体各处，所以很难与白色毛结节病相鉴别，有认为白色毛结节病是棒状杆菌和白吉得毛孢子菌共同作用的结果[10]。有报道称毛发真菌病与红癣及窝状角质松解症相关[11-12]。

# 窝状角质松解症

## 临床特征

窝状角质松解症（pitted keratolysis）也称为沟状跖部角质松解症（keratolysis plantare sulcatum），是一种少见的跖部皮肤细菌感染，主要见于湿热地区[1-2]。常出现在士兵和田耕劳作的人身上[3-4]。虽然其病因尚不十分清楚，但有两种革兰阳性细菌可能与之有关，即刚果嗜皮菌（引起大部分感染）和坐皮肤球菌（微球菌）[1-2, 5-6]。该病主要发生在青年男性，儿童很少被累及，常见症状包括足部的多汗、恶臭，甚至湿滑[2]，也可出现疼痛或痛痒。刚果嗜皮菌可以引起家畜的皮肤病，一直认为人类的感染是由于接触感染的动物和污染的泥土所致[8]。

正如其名，窝状角质松解症与跖部皮肤角质层的浅表窝状糜烂密切相关，形成一种特征性的火山口样缺损，中心位于足的受压部位（图 18.235、18.236）。其直径在 0.7 mm，甚至更大，沿着跖纹分布[1-2]。手掌很少受累。最近一篇报道用肉毒杆菌注射可缓解本

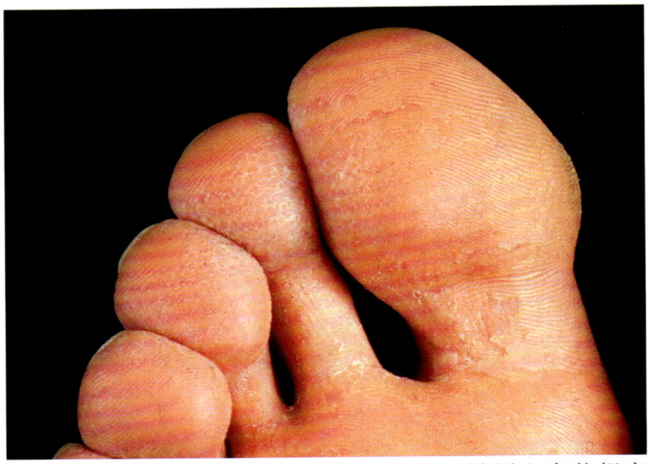
图 18.235 窝状角质松解症：注意典型的鳞屑和窝状损害（By courtesy of the Institute of Dermatology，London，UK.）

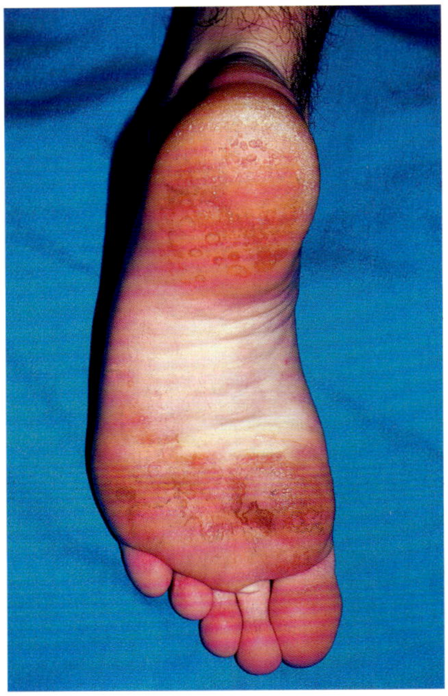
图 18.236 窝状角质松解症：注意足的受力部位的微小的窝状皮损（By courtesy of S. Glassman，MD，Division of Dermatology，University of Witwatersrand，Johannesburg，South Africa.）

病，提示多汗可能是病因之一[10]。还有报道称本病在乙肝病毒抗原携带者中逐渐流行[11]。

## 发病机制和组织学特征

体外实验研究表明，刚果嗜皮菌和坐皮肤球菌均能产生角质溶解酶，可能是角质层缺损的原因[5, 12]。早期的病变表现为角质层变白。

跖部的窝状缺损活检显示，在角质层上部，其壁与病变垂直[1-2]。特殊染色如革兰染色、六胺银染色、PAS、吉姆萨等可检出细菌，包括球菌样和细丝样成分[1-2, 6]。球菌样结构主要集中在窝的表面，而细丝样结构主要位于缺损的深部[2, 6]。细丝样结构可为分枝和分隔样。刚果嗜皮菌的细丝样结构由特征性

的球菌样小体链构成[1]。

# 皮肤白喉

## 临床特征

皮肤白喉（cutaneous diphtheria）是由革兰阳性白喉棒状杆菌引起的少见疾病[1-2]，存在产毒株和非产毒株。虽然皮肤白喉主要发生在热带地区，但是由于热带地区旅游的增加，以及成人接种疫苗的减少，导致了发达国家大量皮肤白喉的出现[2-6]。该病通常因受损的伤口接种白喉杆菌所致，如烧伤、溃疡以及湿疹样皮损。皮肤白喉也可以出现在外观正常的皮肤[1-3]，这种情况见于静脉吸毒者[7]。

小腿和足部是皮肤白喉的好发部位，面部，躯干和外阴部也可受累[1, 8]。最初是水疱和脓疱，渐发展为紫红色溃疡，边缘卷曲，呈潜行性，基底覆盖一层棕灰色假膜或黑痂[1, 3]。溃疡开始疼痛，以后感觉减退。局部淋巴结可受累及，产毒株尚可导致神经系统和心脏的病变[1]。

## 组织学特征

溃疡的组织学检查显示真、表皮坏死，溃疡基底的真皮内见坏死的碎片、纤维蛋白及急、慢性炎细胞的浸润[2]。由于革兰阳性的棒状和珠状结构在组织学上难以辨别，因此，溃疡处的细菌学检查对诊断尤为重要[1]。

## 鉴别诊断

溃疡棒状杆菌的皮肤感染无论在临床和组织学上均与皮肤白喉极为相似[9]，需做细菌学检查予以鉴别。最近一篇病例报道由 *C. pseudodiphtheriticum* 感染引起了皮肤溃疡[10]。

# 西米棕榈病

## 临床特征

西米棕榈病（Sago palm disease）是一种极为少见的皮肤慢性细菌感染，发生于巴布亚新几内亚棕榈树丰富的沼泽地区[1-3]。该病于 1973 年首次报道，病因是一种至今还未分类的革兰阳性杆菌[2-3]，主要通过触摸棕榈树经创伤接种[1]。

原发皮损出现在数月之后，但可长期向周围组织扩展，病程数月到数年。四肢、躯干和面部是主要的好发部位[1-3]。临床表现为疣状增生、角化过度性结节，无破溃和出血（图 18.237）[2]。未见全身性感染的报道，治疗效果不满意。

## 组织学特征

病理变化主要集中在真皮，为边界清楚的结节状团块，由泡沫状组织细胞、淋巴细胞、浆细胞和成纤维细胞组成[1-2]，其上表皮角化过度。常规染色难以识别病原菌，Gomori 六胺银染色可见大量的细菌包埋在无定形的基质中[1-2]。杆菌约 1.8 μm 长，0.5 μm 宽，可见到细菌的分支状和珠样结构[1-2]。超微结构具有特征性[2]。

由于病原菌的培养一直未取得成功，所以该病的诊断主要依赖于临床病理特征，电镜检查有助于诊断[2]。

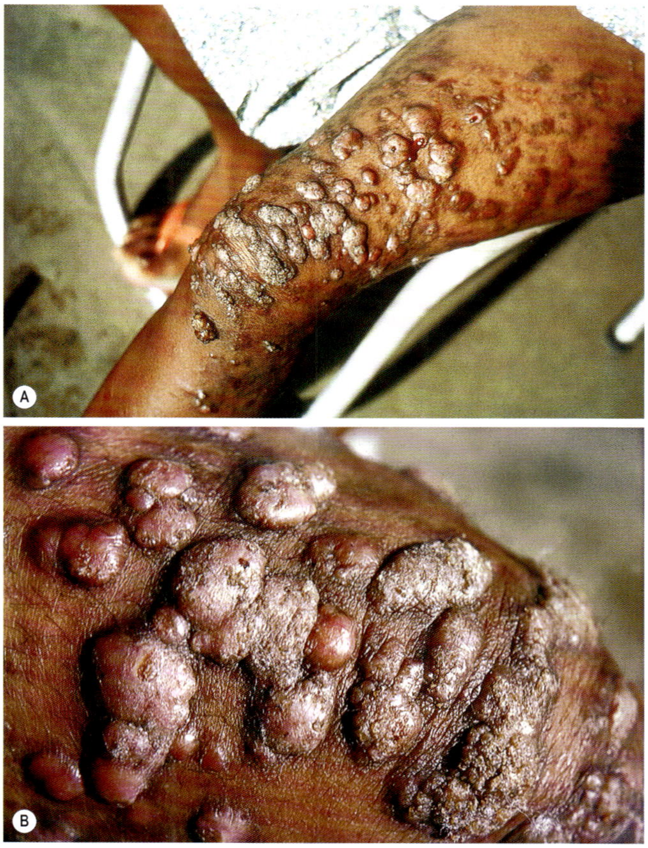

图 18.237 （A，B）西米棕榈病：泛发的角化性结节和斑块（By courtesy of E. Wilson Jones，MD，Institute of Dermatology，London，UK.）

# 兔热病

## 临床特征

兔热病（tularemia）是由弗朗西斯土拉热杆菌（兔热病杆菌）引起的动物性传染病，该菌为非运动性革兰阴性杆菌[1-3]。存在 5 个亚种，但只有 *tularensis* 亚种和 *holarctica* 亚种已知与人类疾病相关[4]。感染通常发生于节肢动物（如蜱、鹿蝇）叮咬、或接触感染动物的尸体，尤其是兔子、野兔和啮齿类动物之后[1-3]。兔热病是一种发生于北半球的疾病，大部分病例来自北美洲、斯堪的那维亚半岛和欧洲的其他地区[2-3, 5-10]。潜伏期大约 3 ～ 6 天[5]。近些年，由于此病原菌可被用作生化武器又重新吸引了人们的注意[4]。

最常见的一型是溃疡腺型，约占 80% 或更多[3, 9]。其他临床类型包括伤寒型、眼腺型、口咽型和原发肺型兔热病。溃疡腺型以皮肤入侵处小的红斑样丘疹为特征，通常发生于暴露的四肢，数天后丘疹破溃形成溃疡，排出浆液脓性物质[2]。几乎均伴淋巴管炎及严重的区域淋巴结的急性淋巴结炎。其他可能出现在各型兔热病的皮损包括斑疹、丘疹、水疱、脓疱、结节性红斑和多形红斑等[2, 6]。水疱性的皮损临床上可能被误诊为单纯疱疹或带状疱疹[11]。在 234 例病例中有 43% 的患者出现皮损（除外原发皮损）[9]。伴发的全身症状和体征可能较明显，包括发热、寒战、头痛、虚弱、肌痛和咳嗽[2, 7, 9]。虽然未治疗的患者可死于菌血症，但溃疡腺型兔热病通常预后较好[3, 5]。急性兔热病型肺炎主要由于吸入雾化细菌而致病，死亡率很高[3]。

## 发病机制和组织学特征

兔热病杆菌具有很强的毒性，10 个细菌接种皮下就能引起感染[5]，这种病菌对实验人员也有极高的危险性。是一种胞内病原体，通过独特的机制在巨噬细胞内存活[12-13]。

早期的丘疹样皮损呈非特异性表现，包括表皮的细胞内和细胞间水肿，有时伴水疱形成[2]。也可见真皮水肿、毛细血管扩张和轻度的血管周围炎细胞浸润。早期的皮肤溃疡表现为脓性纤维蛋白渗出，伴淋巴细胞、巨噬细胞浸润，逐渐形成带状化脓性肉芽肿性炎症，该现象也见于感染的局部淋巴结[3]。中央区域为坏死物质和碎片，周围由上皮样组织细胞和巨细胞包绕，外层为淋巴细胞、组织细胞、浆细胞以及外渗的红细胞[2, 5]。

兔热病通常由血清学和病原学检查而确诊，常规染色不能确认兔热病杆菌，但可通过直接免疫荧光或 PCR 检测[2-3, 14]。

# 立克次体感染

## 临床特征

立克次体（rickettsiae）是一种体积微小的专性细胞内寄生菌。其感染可被分为三组：

- 斑疹伤寒组：包括流行性斑疹伤寒（由携带普氏立克次体的体虱传染）、复发性斑疹伤寒（Brill-Zinsser 病）和鼠（地方性）斑疹伤寒（由携带斑疹伤寒立克次体的蜱传染）。
- 斑疹热组：包括落基山斑疹热（由立氏立克次体感染的蜱传染）、蜱斑疹伤寒（由康氏立克次体引起的纽扣热、康氏立克次体地区特异株引起的疾病如南非蜱咬热或印度蜱斑疹伤寒、澳大利亚立克次体引起的昆士兰蜱传斑疹伤寒）以及立克次体痘（由小蛛立克次体引起，该组唯一经螨传播）。
- 丛林斑疹伤寒类：又称恙虫病（由恙虫病立克次体感染所致，传播媒介为恙螨）[1-11]。

贝氏柯克斯体（Q 热的病因）、艾利希体（埃利希体病的病因）、巴尔通体（曾称为罗卡利马体）均为独立的立克次体样微生物，本章不做详述。

通过分子鉴定的方法不仅对立克次体病重新分类，而且对逐渐增多的病原学进行了鉴定[11]。此外，可用于制作生化武器也吸引了人们的注意[2, 12]。虽然以上的立克次体感染都与各种皮肤症状相关，但它们在累及面积与严重程度上各有不同。这里不详细讨论各个类型的流行病学，临床特点与病理学特点，更多信息请参见参考文献 1、2、3。

地方性斑疹伤寒和立克次体痘都是较轻的感染，而落基山斑疹热却是一种严重的多系统疾病，可能累及中枢神经系统、肾、肺、心和肝，也可发生肢体坏疽和凝血障碍[3, 13]。恙虫病临床表现变化多端，可无症状，或严重感染，这种感染假如未予治疗，死亡率较高。立克次体感染的早期症状一般是非特异性的，包括发热、头痛、寒战和肌痛。落基山斑疹热通常还伴有恶心、呕吐及腹痛。立克次体痘、蜱传斑疹伤寒和恙虫病均可出现淋巴结肿大。

在斑疹热组疾病（除落基山斑疹热外）和恙虫病中，特征性皮损为节肢动物叮咬部位出现一焦痂，焦痂形成不是斑疹伤寒组的特征（图 18.238）[13]，焦痂可以是多发的[14]。开始可能出现丘疹或丘疱疹，一段时间后，皮疹扩展。许多病例表现为斑疹，最终变为斑丘疹，通常皮疹开始于躯干，并向四肢蔓延，常累及手掌和足底，而落基山斑疹热则相反。水疱和焦痂形成是立克次体痘的特征性表现，后者常不累及手掌和足底。瘀斑或出血性皮疹可见于流行性斑疹伤寒、落基山斑疹热和其他斑疹热，但不出现在恙虫病中[3]。

## 发病机制和组织学特征

立克次体感染的标志是血管内皮细胞中可见病

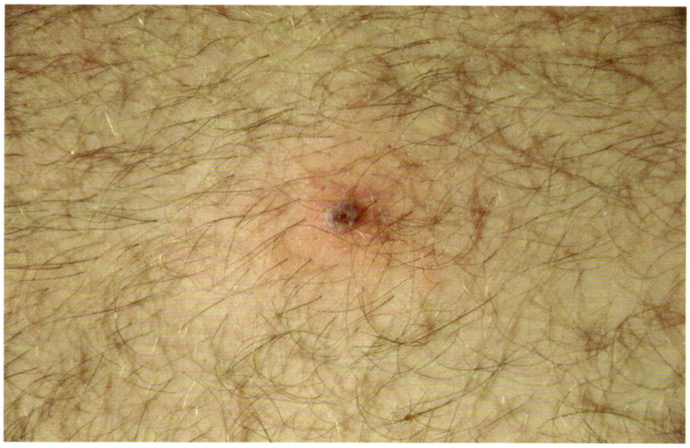

图 18.238 南非蜱咬热：大腿内侧节肢动物叮咬处的黑痂。患者同时有淋巴结病（By courtesy of M. Hale，MD，National Health Laboratory Service and University of the Witwatersrand，Johannesburg，South Africa.）

原体的侵入。在虫媒叮咬后，立克次体黏附于血管内皮细胞，并向内侵入细胞质，复制后发生血行传播。立克次体还具有侵入和诱导血管平滑肌细胞坏死的独特能力，这就是疾病严重性和多器官受累的原因[3]。体外实验表明感染会刺激内皮细胞产生环氧化酶 2（COX-2）和释放具有血管活性的前列腺素[15]。内皮细胞间形成空隙会导致血管外漏[16]。

焦痂的病理学表现为表皮和真皮浅层的凝固性坏死，有时其基底部伴有血管炎改变和巨噬细胞浸润；斑丘疹皮损活检能见到不同程度的小血管淋巴细胞性血管炎，基底有巨噬细胞浸润。通常伴有致密的血管周围淋巴细胞浸润（图 18.239）[14, 17]。斑丘疹的皮损病理可表现为不同程度的小淋巴管血管炎。这种改变在流行性斑疹伤寒和恙虫病中很轻微，而在落基山斑疹热的真皮血管却严重受累，伴有内皮增生和非闭塞性血管内血小板纤维蛋白性血栓形成、局灶性淋巴细胞性血管炎和白细胞碎裂性血管炎[3, 18-20]。真皮中红细胞外溢是瘀斑和出血性皮疹的特征，表皮基底细胞空泡变性。立克次体痘水疱样损害则表现为表皮内水疱，有时在基底部伴有中性粒细胞浸润或表皮下水肿[21-22]。

过去靠外斐试验来确定诊断，虽然已被补体结合试验、乳胶凝集试验和免疫荧光方法取代，但都不能获得快速的检验结果。然而对于可疑的立克次体感染患者，冰冻切片的免疫荧光可能是一种有效而相对快速的诊断方法，免疫组化和 PCR 也已成功应用于该病的诊断[3, 13]。

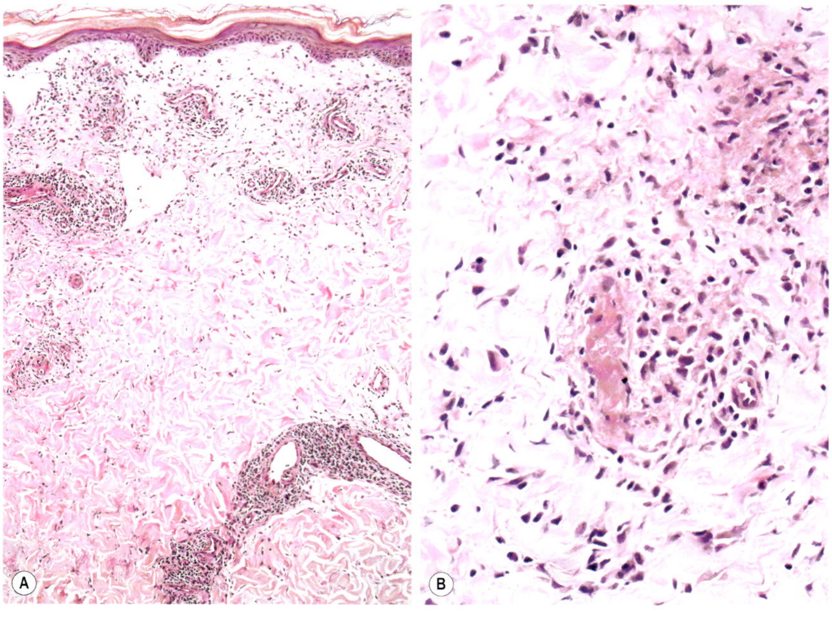


图 18.239 南非蜱咬热：（A）真皮上部水肿，血管扩张，血管周围慢性的致密的炎症细胞浸润；（B）注意血栓

# 原虫感染

## 利什曼病

### 临床特征

利什曼原虫是一种与锥虫有关的病原体，生活周期包括寄生于雌性白蛉小肠内的鞭毛期（前鞭毛体）及鞭毛收缩期（无鞭毛体）。后者则以人为宿主，许多哺乳动物，包括沙鼠、啮齿动物、狗、豺、狐狸，都可作为感染的储库[1-5]。

估计全世界有 1200 万人感染利什曼原虫，每年新发病例有 200 万，其中 150 万为皮肤型，其余为内脏型[6-7]。在免疫缺陷患者，特别是 HIV 感染者，内脏利什曼病（leishmaniasis）和相对较少的皮肤利什曼病作为一种机会感染而越来越受到关注[6, 8-9]。

不同种类的利什曼原虫可根据生化和抗原特性予以鉴别，虽然利什曼原虫多见于亚洲、非洲、美洲和地中海国家，但也常出现于一些非流行国家，尤其是难民和度假返乡者[10-11]。皮肤表现主要有 8 种类型，许多具有地域和种类变异。

在流行区，相当多的人似乎是无症状（亚临床）感染，即所谓的隐匿性利什曼病[10]。

确诊依靠镜检或组织病理，或 Montenegro 皮肤试验，尤其在发展中国家。近些年，还可通过血清学、培养或 PCR 的方法确诊[5, 7]。

#### 皮肤利什曼病

皮肤利什曼病有许多地方名称，包括东方疖、巴格达疖、胶工溃疡病和 Aleppo 疖。它由热带利什曼原虫、硕大利什曼原虫和埃塞俄比亚利什曼原虫引起，感染男性、妇女和儿童。地中海皮肤利什曼病主要由杜氏婴儿利什曼原虫引起[10]。

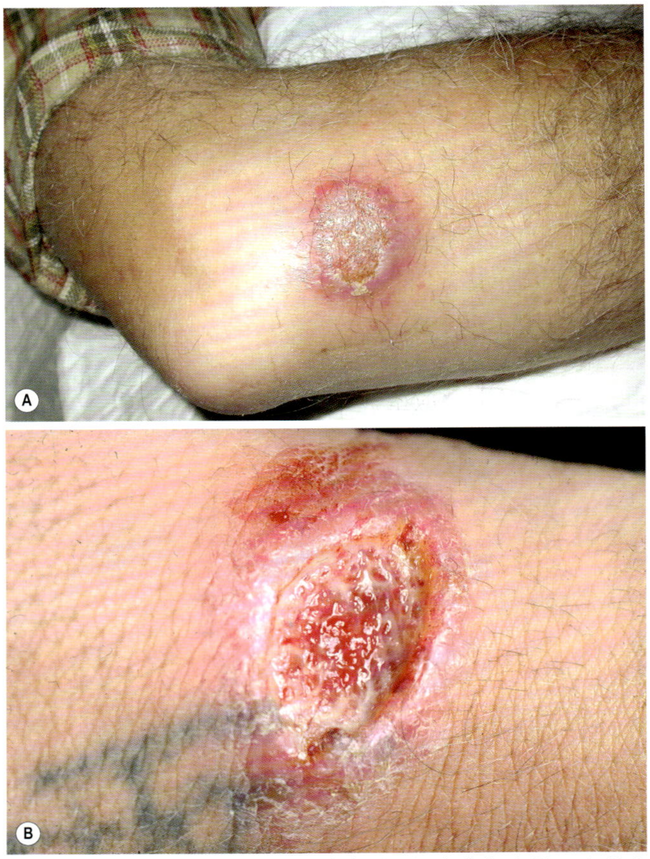

图 18.240 皮肤型利什曼原虫感染：（A）愈合期皮损，表现为结痂伴瘢痕形成；（B）大面积的溃疡性红色斑块，上有鳞屑。（A）[（A）By courtesy of J.C. Pascual，MD，Alicante-Spain；（B）From the collection of the late NP Smith MD.，the Institute of Dermatology，London，UK.]

皮损可发生于易被白蛉叮咬的任何部位，最常见于手、手臂和面部（图 18.240）。表现为红斑丘疹，数周后增大形成溃疡和结痂的结节，偶尔可见多发性皮损。皮损沿皮肤皱褶方向排列，溃疡表面的外观和构象极似火山[12]。皮肤表现变化多端，可有感觉减退、银屑病样、湿疹样、水痘样、甲沟炎样、下疳样、带状疱疹样、环状、疣状、瘢痕疙瘩或巨唇症的表现[10, 13-14]。区域淋巴结肿大可具有特征性[15]。

在东半球，既往也称为“旧世界”型利什曼病，皮损可呈湿性或干性：

- 湿性皮损潜伏期较短（2 周），发生于农村，由硕大利什曼原虫引起，类似化脓性毛囊炎，最后发展为溃疡，周围水肿性硬红斑逐渐扩大，最大可达 6 cm。四周可见继发性结节。3 ～ 12 个月后皮损缓慢消退，遗留筛状瘢痕。
- 干性皮损由热带利什曼原虫引起，潜伏期更长（2 个月），多见于城市[16]。初始损害为棕色结节，渐变成直径 2 cm 的斑块，可形成溃疡，中央覆盖坚硬的痂。12 个月或更长时间后，皮损消退，遗留瘢痕。

美洲型，既往称为“新世界”型利什曼病，主要由墨西哥利什曼原虫和巴西利什曼原虫引起，近来提出的其他种类包括亚马逊利什曼原虫和 *guyanensis* 利什曼原虫、*panamensis* 利什曼原虫和 *peruviana* 利什曼原虫[17-18]。墨西哥利什曼原虫的损害通常与东半球的皮肤利什曼病的表现类似，但一些亚型变异能引起毁损性耳部溃疡，巴西利什曼原虫感染的皮损局限而易愈合。

慢性皮肤利什曼病指急性损害持续超过 1 年。皮损尤其多见于面部，表现为隆起性红色斑块，类似丹毒（图 18.241）[10]。类丹毒损害表现为红斑和浸润，多发生于 50 岁以上的妇女[19]。

急性损害之后可出现复发性慢性或狼疮期（复发性皮肤利什曼病），在早期瘢痕附近出现棕色丘疹，发生于 3% ～ 10% 的患者[20]。这些丘疹类似寻常狼疮，可发展为肥厚性瘢痕或呈疣状。皮损消退缓慢，即使在治疗后也可能持续多年。目前认为局部免疫的改变导致胞质内生物体的再激活[20]。几乎所有病例利什曼原虫素或 Montenegro 皮肤试验（检测针对利什曼原虫的细胞免疫）呈强阳性。有人提出复发性利什曼病可能属于疾病的弱反应型，但有人却对此提出了疑问[21]。虽然这种典型表现出现在东半球，但也有个别复发性皮肤利什曼病混杂美洲利什曼病的报告[21-23]。

巴西利什曼原虫引起的皮肤感染在数年后容易发生黏膜损害，即鼻咽黏膜利什曼病（可引起大片组织破坏）。黏膜损害常发生于鼻中隔和口腔，罕见于眼周、生殖器和肛门（图 18.242）。患者可能会发展为“貘鼻”，表现为鼻软骨的显著损害，从而导致鼻梁塌陷[10]。黏膜损害开始表现为浅表糜烂，最后发展为深在溃疡和毁损性改变，Montenegro 试验阳性。

弥漫性皮肤利什曼病也称为假麻风结节利什曼病，由墨西哥利什曼原虫和埃塞俄比亚利什曼原虫引起。前者发生于玻利维亚、委内瑞拉、墨西哥和巴西，而后者主要见于埃塞俄比亚，因细胞免疫反应被破坏而发生[20]。埃及的研究显示，组织相容性抗原（HLA-A11、B5、B7）和疾病的复发之间有显著的关系[24]。皮损开始为结节，逐渐增大，周围出现类似损害，这一过程会反复出现许多年，直到大部分皮损变成结节状（图 18.243）。结节不会形成溃疡，但与瘤型麻风极其相似。虽然可有鼻黏膜损害，但不会出现象美洲利什曼病引起的毁损性皮肤黏膜损害。该病对治疗反应慢，常见复发，Montenegro 试验阴性。

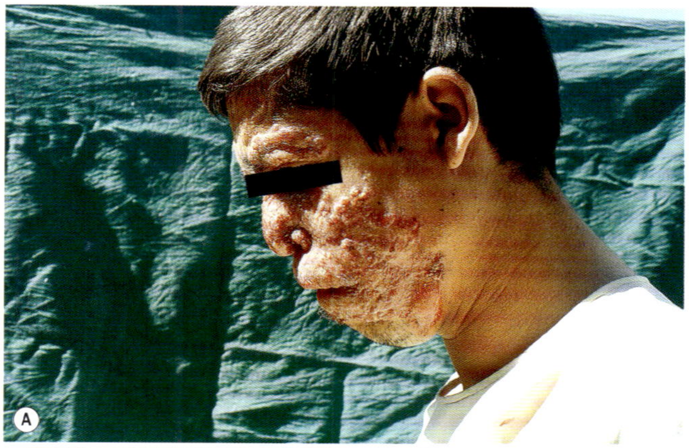


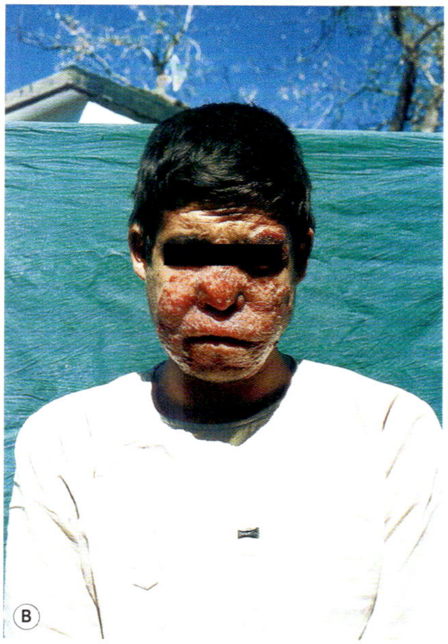


图 18.242 （A，B）：黏膜皮肤利什曼病：损害为毁损性和毁容性（By courtesy of S. Lucas，MD，St Thomas' Hospital，London，UK.）

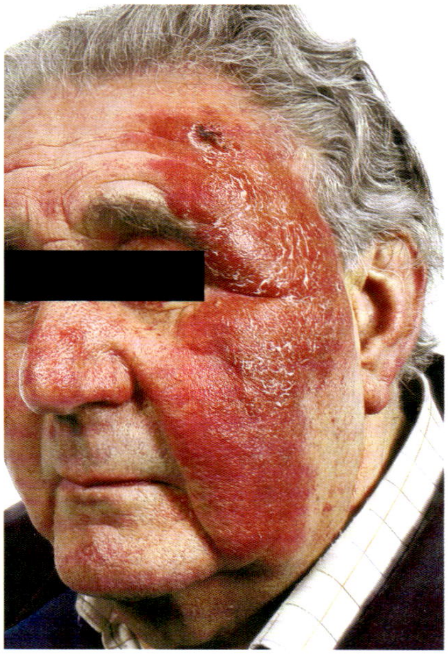

图 18.241 慢性皮肤利什曼病：明显肿胀、红斑和鳞屑（By courtesy of S. Lucas，MD，St Thomas' Hospital，London，UK.）

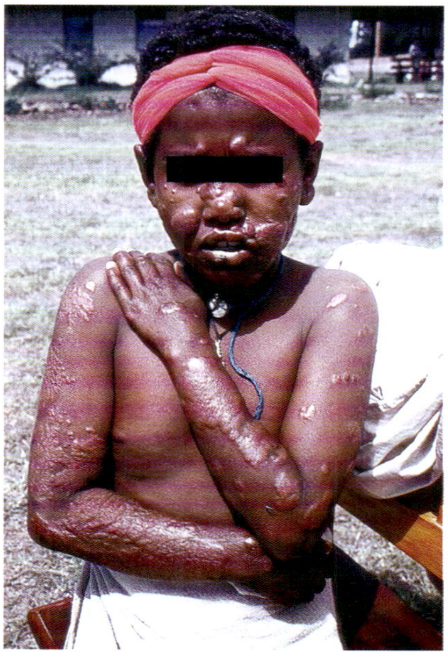

图 18.243 弥漫性皮肤利什曼病：注意广泛性损害，许多呈瘢痕样（By courtesy of the late M.S.R. Hutt，MD，St Thomas' Hospital，London，UK.）

硕大利什曼原虫和巴西利什曼原虫可能会像孢子丝菌病样扩散[6]。

有少量的报道在皮肤利什曼病瘢痕处出现肿瘤，包括基底细胞癌、鳞状细胞癌甚至隆突性皮肤纤维肉瘤[25-28]。

### 内脏利什曼病

内脏利什曼病（kala-azar，black fever；黑热病）由杜氏利什曼原虫感染引起，广泛发生于南美洲（恰氏利什曼原虫）、非洲（婴儿利什曼原虫）、地中海（婴儿利什曼原虫）和亚洲（杜氏利什曼原虫和婴儿利什曼原虫）[7，29-30]。可能是 HIV 感染的表现之一[6，8，31]。在艾滋病患者，利什曼病可能发生在带状疱疹损害，皮肤纤维瘤细胞也可能成为原虫的寄生场所。在艾滋病相关性内脏利什曼病中出现的结节样皮肤损害，临床上可能与 Kaposi 肉瘤相类似[32]。原虫接种皮肤后在组织细胞内繁殖，2～4 个月后，疾病呈逐渐发作。肝、脾的巨噬细胞吞噬病原体，从而导致肝、脾肿大，伴有淋巴结病、白细胞减少、不规则和间歇热，以及显著的体重下降。在印度，患者可能出现土灰色色素沉着，尤其在颞部、口周和手足[10]。

少数恢复后的患者可能出现黑热病后皮肤利什曼病[33]。在印度和东非已有病例报道。初期损害为红斑或色素减退斑（尤其在面部），然后发展为结节并融合，极似瘤型麻风，但无感觉异常，损害持续，治疗后消退缓慢[34-35]。

## 发病机制和组织学特征

在该病的所有类型中，原虫无鞭毛体在哺乳动物宿主的组织细胞内繁殖。宿主反应与无鞭毛体的数量和细胞免疫强度有关，大量无鞭毛体可产生无反应性和许多组织细胞，而无其他炎症细胞；中量无鞭毛体则通常伴有坏死，是清除感染的一个重要机制；小量无鞭毛体则在坏死期后出现上皮样肉芽肿反应。感染可被非坏死性肉芽肿反应所清除，也可在病原体被释放时出现灶性坏死和溃疡。其他情况下也可出现更大面积的坏死。坏死后的结局取决于有效的上皮样肉芽肿反应的发生程度[36-37]。已报道一例罕见的晚期皮肤利什曼病伴有干酪样坏死，而无病原体[38]。

一旦发生坏死，常迅速愈合，伴随着免疫反应的发展，坏死上方的表皮呈假上皮瘤样增生，肉芽肿的边缘出现大量淋巴细胞和浆细胞，瘢痕最终取代肉芽肿。

组织学上，急性损害（东方疖）表现为角化过度和棘层肥厚的特征，偶尔也可见表皮萎缩和角化不全的特征[20]。常见溃疡（图 18.244），可见基底细胞液化变性[20]。表皮可呈假上皮瘤样增生，表皮内中性粒细胞形成的微脓疡并不少见[39]。真皮的典型表现为组织细胞、淋巴细胞和浆细胞浸润，个别病例可见明显的境界带，中性粒细胞和嗜酸性粒细胞通常较少。损害上方的角质形成细胞中可见大量的无鞭毛体（图 18.245）[20，39]。真皮可出现明显的灶性坏死，一般无血管改变[39]。伴神经周围利什曼原虫感染的神经周围和神经内慢性炎症改变已有描述[40]。临床上患者感觉过敏。慢性损害的真皮内见大量小的非干酪样肉芽肿（图 18.246）。巨细胞较少，利什曼小体很少或无[20]。罕见坏死[39]。

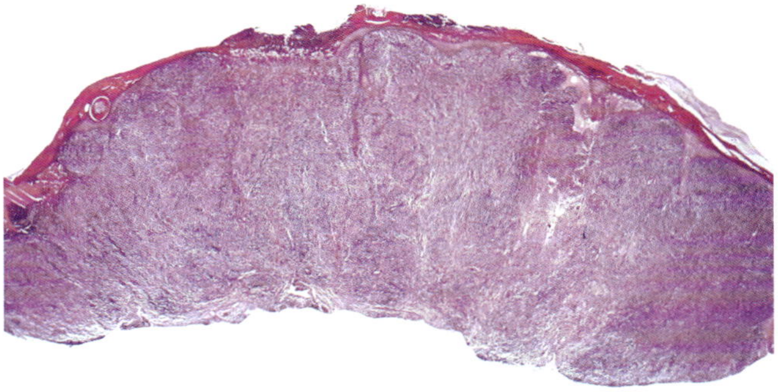

图 18.244 东方疖：广泛溃疡，相邻表皮棘层肥厚，致密炎症深达溃疡底部

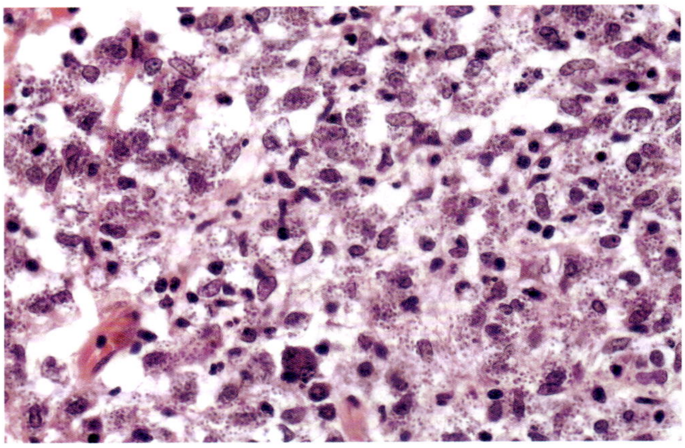

图 18.245 东方疖：充满寄生菌的组织细胞和少量淋巴细胞

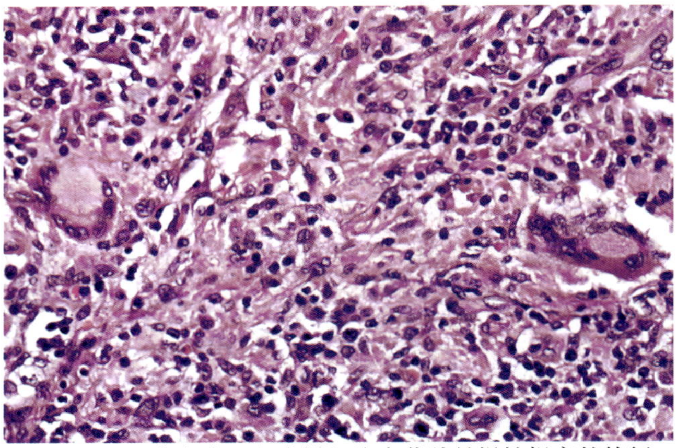

图 18.246 东方疖：上皮样细胞肉芽肿是慢性损害的特征

组织学上，黏膜皮肤利什曼病显示广泛坏死，伴大量浆细胞、淋巴细胞、中性粒细胞和巨噬细胞浸润，但极少有病原体。偶见结核样或化脓性肉芽肿[1, 3]。

与瘤型麻风一样，弥漫性皮肤利什曼病的病理特征为大量体积增大的巨噬细胞，内含无鞭毛体，无肉芽肿形成，淋巴细胞和浆细胞极少。这些特征提示无反应性，但非原发性免疫缺陷。

黑热病后皮肤利什曼病的特征与弥漫性皮肤利什曼病相似，表现为表皮萎缩，但通常不形成溃疡（图 18.247 ～ 18.249）。结节样损害显示真皮内致密的淋巴组织细胞浸润，见数量不等的病原体，血管发生明显的透明样变性，可见显著的毛囊角栓[41]。最近的一项研究发现基底细胞变性。真皮的炎症细胞包括 T 淋巴细胞，巨噬细胞，$CD4^+$ T 细胞多于 $CD^+$ T 细胞。浆细胞少见甚至没有[42]。

慢性皮肤利什曼病的狼疮样损害的诊断可能比较困难，因为它表现为一种对极少量病原体（极似

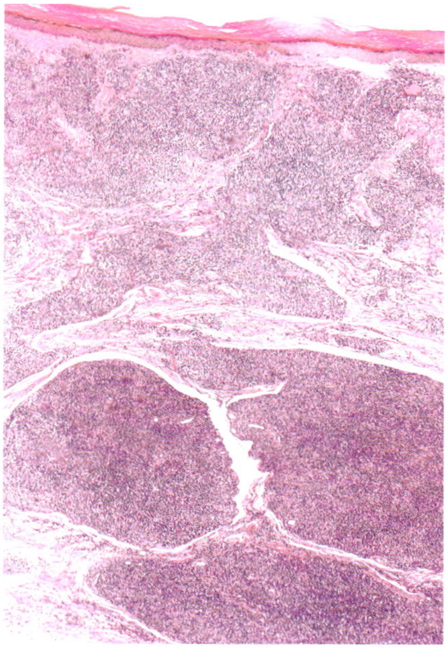

图 18.247 黑热病后皮肤利什曼病：真皮内致密结节性浸润，见境界带

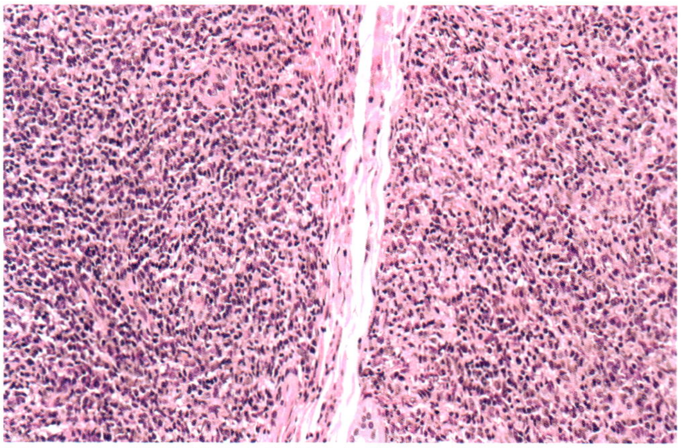

图 18.248 黑热病后皮肤利什曼病：大量组织细胞、淋巴细胞和浆细胞混合浸润

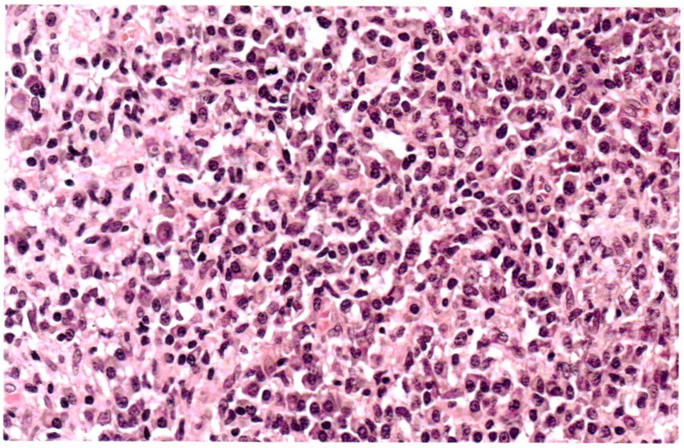

图 18.249 黑热病后皮肤利什曼病：该标本中未见病原菌

寻常狼疮）或仅对原虫抗原的扩大化结核样反应。Montenegro 皮肤试验阳性有助于与其他结核样疾病相鉴别[20]。无坏死，浆细胞很少。

在皮肤利什曼病的其他类型中，可通过涂片和皮肤切片检测无鞭毛体以确定诊断[43]。吉姆萨染色是辨认无鞭毛体的最佳方法，显示红色胞质中圆形或椭圆形结构，1.5×2.5 μm 至 4.5×6.8 μm 大小[6]。HE 染色呈蓝灰色，可见小的类似染色的杆状动基体（图 18.250）。病原体多在巨噬细胞内，也可在细胞外，称为利杜体（Leishman-Donovan bodies）。这些特征必须与组织胞质菌病中类似的小体相区别。其次，还需与腹股沟肉芽肿和鼻硬结病相鉴别，临床特征通常具有鉴别意义，皮肤试验、血清学和病原体培养能进一步确定诊断。PCR 可提供快速的诊断，并能鉴定病原体的精确类型[44-45]。

## 鉴别诊断

皮肤利什曼病很容易由组织活检确认，但需要结合

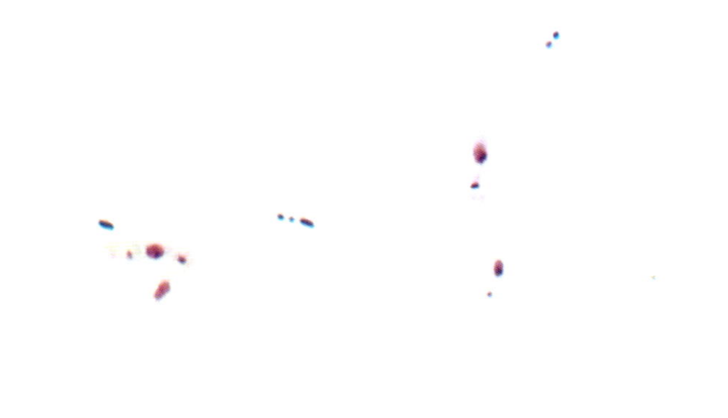

图 18.250 内脏利什曼病：杜氏利什曼原虫的前鞭毛体，注意前侧动基体和鞭毛（后者不出现在人类感染）（吉姆萨染色）（By courtesy of H.P. Lambert，MD，and the London School of Hygiene and Tropical Medicine，London，UK.）

特殊的旅游史。尤其是在病原体很少的情况下或表现为非常见的病理特征如结节样肉芽肿或中央有纤维蛋白样物质的栅栏状肉芽肿，弹力纤维被吞噬，明显的多核组织巨细胞时，皮损可能会被误诊为结节病、异物肉芽肿、环状肉芽肿或者狼疮状酒渣鼻[46]。

# 皮肤阿米巴病

## 临床特征

虽然罕见，溶组织阿米巴可以引起皮肤损害[1-2]。常见于肠道或肝阿米巴病的手术治疗之后，也可能是肠、肝病变向肛门周围的直接扩散，或其他感染性损害直接接种于皮肤组织。近年关于 HIV 感染患者出现此感染的报道增多，当合并有其他感染时死亡率会增加[1, 3]。肛交可引起阴茎阿米巴病[4]。皮肤损害可出现于躯干、臀部、生殖器、会阴和腿部[1, 3-7]。除外溃疡，皮肤阿米巴病（amebiasis cutis）也可能出现瘘管、皲裂、脓肿、息肉样或疣状皮损[1]。皮下肿胀也称阿米巴瘤也被描述过[8]。原发疾病很少见，大多数患者在潜在血管感染处出现连续的皮损[1, 9]。虽然主要累及成人，但皮肤阿米巴也偶出现在儿童[2, 6, 10]。

皮损具有中央坏死区，伴脓性渗出，灰色痂皮，潜行性边缘和红晕。溃疡外形不规则，但边界清楚，逐渐扩大，不能自愈，剧烈疼痛，破坏性强。有时类似溃疡性肿瘤，伴周围疣状损害。

## 组织学特征

溃疡的脓性渗出液中可发现溶组织阿米巴滋养体，PAS 染色可以很清楚地显示（图 18.251）。其直径 12 ～ 20 μm，常吞噬红细胞而易于被辨认。皮损可深可浅，深者可累及皮下组织。常出现坏死，也可出现液化坏死，凝固或化脓[1-2]。患者的粪便中常能发现滋养体和胞囊。病原体周围见中性粒细胞及少量淋巴细胞和浆细胞。邻近的表皮棘层肥厚，在疣状损害中尤为明显，或呈假上皮瘤样增生[1]。

## 鉴别诊断

需要与溶组织阿米巴病鉴别，此病会出现吞噬的红细胞，由此区分开。

# 自生生活的阿米巴引起的感染

## 临床特征

四种自生生活的阿米巴可引起人类感染，分别是福氏纳格里阿米巴原虫（引起原发性阿米巴脑膜炎），棘阿米巴属（可引起肉芽肿性阿米巴脑炎），狒狒巴拉姆希阿米巴（另一种可引起肉芽肿性阿米巴脑炎的病原体），还有双核匀变阿米巴，极少引起脑炎[1-3]。其中，只有棘阿米巴和狒狒巴拉姆希阿米巴会引起皮损。除棘阿米巴可引起接触性的角膜炎外，后两种阿米巴很少引起人类感染[2-3]。虽然在近些年棘阿米巴和狒狒巴拉姆希阿米巴感染引起免疫受损患者的机会性感染的情况渐增多，尤其是在体弱的、营养不良宿主和 HIV/AIDS 患者中[1-13]。在器官移植受者中棘阿米巴更常见[14-15]。狒狒巴拉姆希阿米巴也可感染免疫受损的患者，包括儿童[1-2, 16-17]。

棘阿米巴和狒狒巴拉姆希阿米巴通常引起致命性进展性脑炎，常伴有皮肤损害[1-4, 6, 11]。虽然朝鲜也

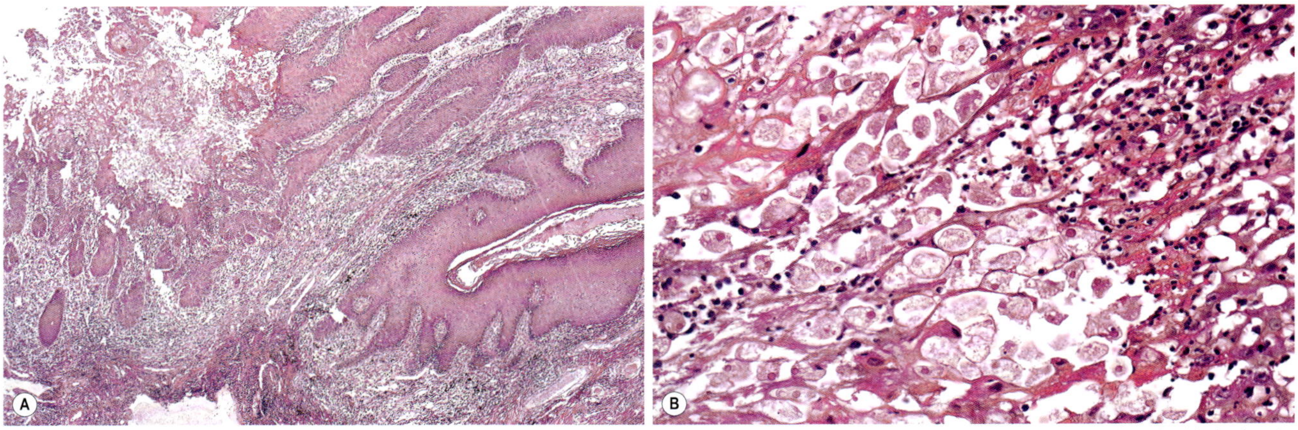


图 18.251 皮肤阿米巴病：（A）标本取自一名妇女的外阴溃疡，系肛门直接扩散所致，显示上皮增生，固有层慢性炎症；（B）大量滋养体，注意被吞噬的红细胞

有病例报道，但几乎所有病例均发生于美国[1-3, 11]。同样大多数的狒狒巴拉姆希阿米巴也发生于美国，也发生在一部分的南美洲国家，极少的病例也发生在泰国、印度和澳大利亚[13, 16-17, 19-25]。累及神经系统感染后病死率高达98%[10]。

播散到中枢神经系统和皮肤的感染来源于原发性肺部或鼻旁窦道的感染[1, 5, 18]。皮肤受累可能只是播散性感染的一种表现[4]。慢性不愈性单一皮损可能是AIDS的唯一表现（图18.252）[7]。

皮肤棘阿米巴病表现为多发性真皮深层和皮下脂肪结节，常位于四肢及面部[4, 6, 9, 12, 14-15]。可发生坏死性脂膜炎[8]，也可出现脓疱、溃疡和紫癜样损害[5-6, 26]。

狒狒巴拉姆希阿米巴呈世界性分布，广泛分布在新鲜水域、土壤和尘土中。病原体可由原发于上呼吸道或下呼吸道或皮肤的感染由血行播散至中枢神经系统[19, 21-22]。皮损表现类似于棘阿米巴感染，表现为多发性的结节或溃疡性皮损。有报道在大腿出现直径10 cm的溃疡性肿物[20]。然而许多患者会出现面中部，有时是毁损性的鼻部皮损，数月后可能会侵犯中枢神经系统[17, 21, 23]。事实上，皮肤症状也许先于神经系统症状几个月[27]。有些病例可由贯穿伤或骨折引起[16, 23, 28]。

## 组织学特征

皮肤感染导致真皮严重的化脓性炎症，并延伸至皮下组织，可见到坏死性嗜中性粒细胞性小叶性脂膜炎、结核样肉芽肿性炎症和血管炎[4, 6, 8-9, 16]。表皮通常是完整的，紫癜样损害常伴白细胞碎裂性血管炎。狒狒巴拉姆希阿米巴为肉芽肿和化脓性炎症。炎症通常以血管为中心，滋养体直接侵犯血管壁引起血管炎或坏死[21]。两种阿米巴的滋养体多集中在血管附近，直径

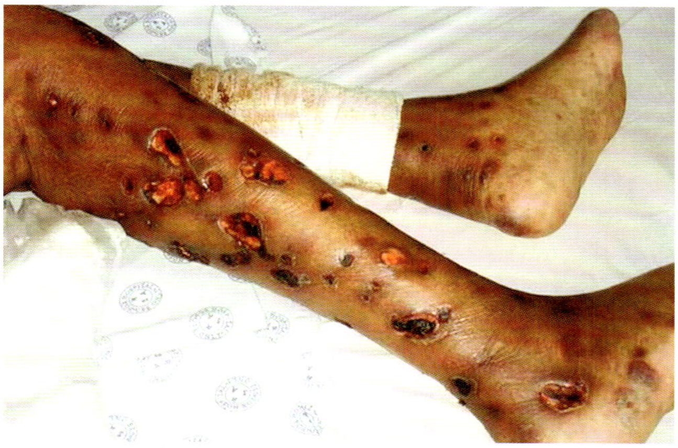

图 18.252 皮肤棘阿米巴病：HIV患者泛发的溃疡，有潜在血管炎（Courtesy of N.-N. Moti-Joosub，MD. Division of Dermatology，University of the Witwatersrand，Johannesburg，South Africa.）

通常20～30 μm，范围为15～50 μm[1, 3, 8, 18, 21]。棘阿米巴滋养体外观类似巨噬细胞[6, 11]，因此识别可能有一定困难。滋养体有大量的空泡样的细胞质和细胞核，核仁是分散的。PAS和Gomori六胺银染色可显示阿米巴胞囊壁，培养和免疫荧光法有助于确定诊断（图17.253）[1, 3, 11, 21]。两种阿米巴的滋养体与囊体不能通过光学显微镜区分，可通过培养、免疫荧光、免疫化学或PCR的方法区分[11-12, 22, 29]。

## 鉴别诊断

棘阿米巴和狒狒巴拉姆希阿米巴需要与痢疾阿米巴鉴别，后者会出现噬红细胞作用。福氏纳格里阿米巴原虫不会形成囊体，也不会出现皮肤受累。

# 弓形虫病

## 临床特征

弓形虫病（toxoplasmosis）是由刚地弓形虫感染引起的，刚地弓形虫、是胞内生长的寄生虫。人类是其

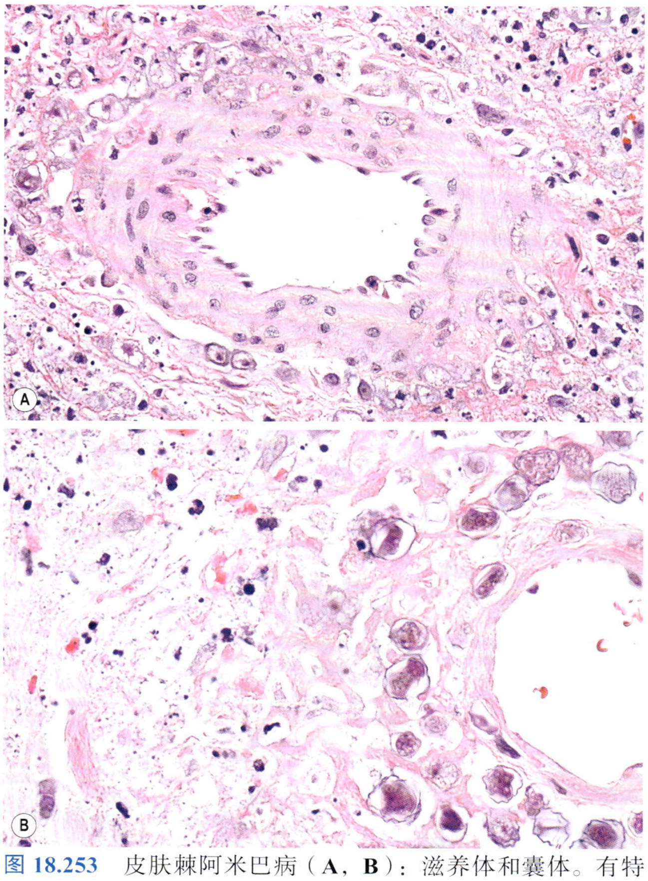


图 18.253 皮肤棘阿米巴病（**A**、**B**）：滋养体和囊体。有特征性的双层囊壁（**B**）

中间宿主，通常是由于吞食了感染猫的粪便中的虫卵，或未煮熟的受污染的肉类中的孢囊。其中的虫卵和孢囊随后转变为速殖子。在大脑或肌肉组织中定植后变成裂殖子。在组织中这类缓慢复制的形式被包在一个假囊肿中[1]。

人兽共患病的临床形式有多种：在免疫功能正常个体中表现为急性感染，绝大多数无症状；先天性弓形虫病由感染的母体经胎盘传播，会出现 TORCH 感染中的一个表现；免疫受损患者的急性感染可以是获得性的，可以是潜在感染再激活[1-2]。虽然系统性弓形虫病会出现发热、淋巴结病、脉络膜视网膜炎和大脑受累这些表现，但皮肤出现皮损并不常见。皮肤受累更易出现在免疫受损的播散性感染的患者，例如 HIV/AIDS 或骨髓，造血干细胞或固体器官移植的受者[1, 3-10]。有报道在肾移植的患者中出现了弓形虫病相关的噬血细胞综合征[11]。本病也出现在淋巴瘤化疗后的患者中[10]。

皮肤受损在本病中很少见，但也可能出现在获得性或先天性弓形虫病[12]。可能出现的皮损有斑丘疹，泛发性的紫癜性丘疹和结节，血小板减少性紫癜，苔藓样和多形红斑样出疹，溃疡性和增殖性的皮损，脂膜炎和红皮病[7-8, 10, 13-17]。

## 组织学特征

大多数的病例表现为浅表或深在血管周围的炎症，浸润的炎症细胞包括淋巴细胞与组织细胞[3, 13, 15]。在真皮中会出现小的囊肿（其中含有微小的裂殖子），血管内皮细胞，滤泡上皮，汗腺及其导管（图 18.254）[7]。极少情况在表皮也会出现类似的结构。吉姆萨染色中病原体更加明显[13]。真皮偶尔会出现无包囊的寄生虫，此处会出现水肿，红细胞外溢，渐近性坏死的胶原束和碎核[7]。一些免疫受损患者的活检中免疫反应很轻[7]。也可出现界面皮炎和脂膜炎[9-10]。一例表现为红皮病的患者表现为剥脱性皮炎的特点，未见到病原体[16]。增殖性皮损特征为假上皮瘤样增生，有时伴随坏死[13]。也可通过显微检查、免疫组化或 PCR 的办法确诊[7-8, 10]。

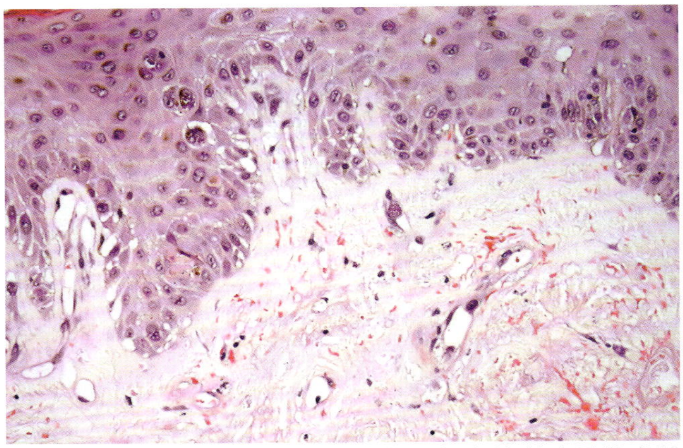

**图 18.254** 弓形虫病：浅表血管内包括大量裂殖子的囊肿（By courtesy of H. Diwan，MD，Baylor College of Medicine，Houston，Texas，USA.）

## 鉴别诊断

需要与组织胞浆菌病和利什曼病鉴别。弓形虫裂殖子可能会被误认为细胞内的酵母体，无鞭毛体在巨噬细胞中。利什曼原虫可看到特征性的动基体。极少的发生在干细胞移植后的患者出现皮肤弓形虫病，可类似界面皮炎的表现，如果没发现裂殖子，那可能会误诊为药物反应或移植物抗宿主病[9]。

# 藻类感染

## 皮肤原藻病

### 临床特征

皮肤原藻病（protothecosis）罕见，由原藻属的无绿藻、通常是威克海姆无绿藻引起[1-3]。已报道约 100 例患者[4-6]。*P. zopfii* 偶引起人类感染[1, 7]。存在于污染水和土壤中的藻类通过微小伤口感染皮肤，无绿藻普遍存在于树的黏液性溢物、池塘死水、酸河湖和多种动物包括牛、狗、猫和鹿[8-9]。该病全世界均有报道[10]。其中一例发生于节肢动物叮咬后[9]。

由原藻属引起的疾病表现为孤立的皮损，鹰嘴滑囊炎和播散性感染。原藻病发生于医源性免疫缺陷和艾滋病患者[1, 4, 6-7, 9-14]，表现为丘疹或湿疹样皮炎，通常分布于某一肢体[4, 10]。皮炎为广泛的鳞屑性、肥厚性皮损，治疗反应差，尚见水疱、疱疹样、斑块样、溃疡性、肉芽肿性及疣状皮损（图 18.255）[1, 4, 15-16]。皮损也可能类似坏疽性脓皮病，播散性皮损罕见报道[9-10, 17]。免疫正常患者的感染最常见于外伤后的鹰嘴突黏液囊[1, 10]。有报道一例 HIV 患者拇指腱鞘的局灶性受累[5, 11]。

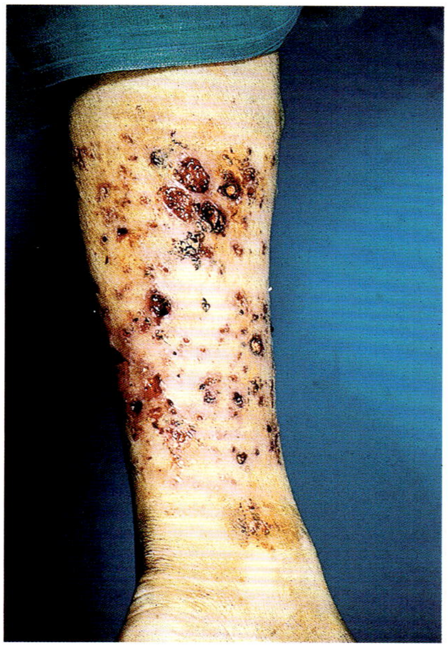

图 18.255 皮肤原藻病：大量结痂和溃疡性损害（By courtesy of the Institute of Dermatology，London，UK.）

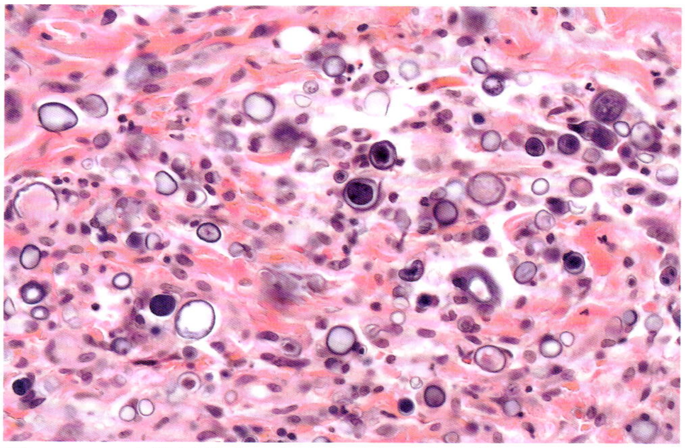

图 18.257 皮肤原藻病：真皮内见大量病原菌（By courtesy of I. Van den Berghe，AZ，Sint-Jan AV Hospital，Bruges，Belgium.）

## 组织学特征

局灶性皮损表现为中央坏死，周围肉芽组织和纤维组织，伴少量多核巨细胞。坏死中心可发现藻类。

在皮炎损害中，表皮角化不全、棘层肥厚、乳头瘤样，真皮上部混合性浸润，偶见多核巨细胞（图 17.256）。表皮全层和真皮浅层可发现直径 3 ～ 15 μm 的病原体（图 18.257、18.258）[3, 10]。感染也可累及区域淋巴结。HE 染色仅能显示嗜碱性球状小体，而银染或 PAS 染色则可在表皮和炎症浸润中发现孢子样小体。孢子囊内对称排列的内孢子具有特征性，外观呈桑葚样或雏菊样[4, 11, 18]。病原体的鉴定依赖于培养特征，直接免疫荧光也可用来确定诊断[11]。

黏液囊损害显示卫星状干酪样坏死，周围绕以栅栏状上皮样细胞、朗汉斯巨细胞、浆细胞和淋巴细胞呈栅栏状排列[10-11]。坏死中心可见病原体，窦道可能很明显，伴纤维化。

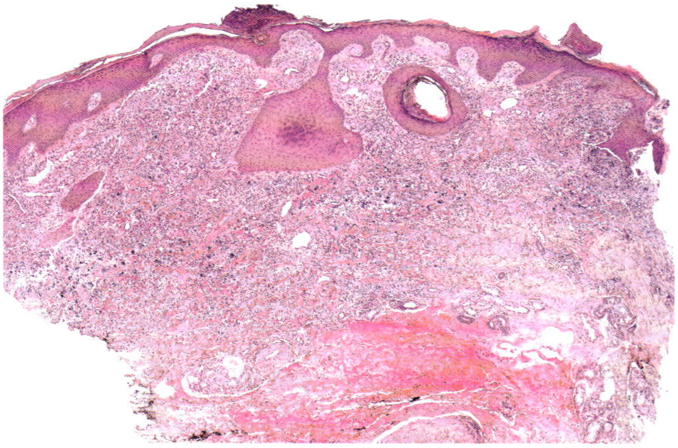

图 18.256 皮肤原藻病：注意痂皮、显著棘层肥厚及真皮致密浸润（By courtesy of I. Van den Berghe，AZ，Sint-Jan AV Hospital，Bruges，Belgium.）

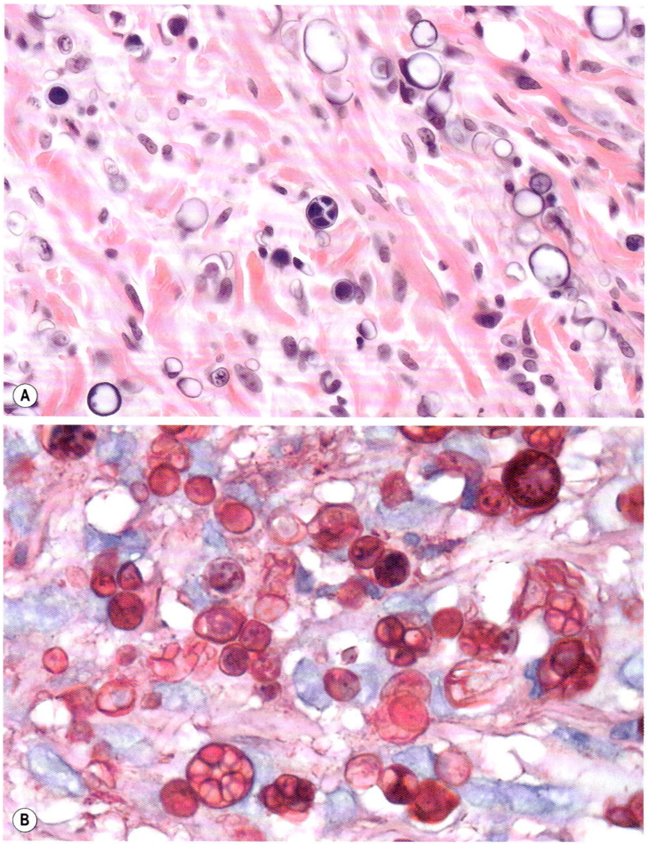

图 18.258 皮肤原藻病：（**A**）内部分隔具有特征性；（**B**）病原体的胞壁较厚，见 2 ～ 4 个内孢子（PAS 染色）[（**A**）By courtesy of I. Van den Berghe，AZ，Sint-Jan AV Hospital，Bruges，Belgium；（**B**）By courtesy of C. Thatcher，MD，Eritzman & Thatcher Inc. Anatomical Pathologists，Johannesburg，South Africa.]

## 鉴别诊断

需要与绿藻病相鉴别，原藻病无叶绿体并且粗球孢子菌更小[2, 19]。

# 真菌感染

真菌感染（fungal infections）包括：

- 皮肤、毛发、指甲以及黏膜在内的各种浅表感染，如癣（皮肤癣菌病）以及皮肤真菌病（花斑癣和念珠菌病）。
- 皮下真菌病。
- 播散性感染[1-2]。

皮肤癣菌病的病原菌包括以下三种：小孢子菌、毛癣菌以及表皮癣菌[3-4]。表皮癣菌通常侵犯表皮角蛋白，而小孢子菌和毛癣菌还能感染毛发。在非毛发部位，皮肤癣病表现为缓慢扩大的、鳞屑性的环形红斑性损害，中心有自愈倾向（图 18.259）。

皮肤癣菌能感染角质层的角蛋白、毛发以及指甲，而不扩展至皮肤深部。它们也可能波及真皮（Majocchi 肉芽肿）。病原体可为亲人性的、亲动物性的或亲土性的。一般情况下，鉴定病原真菌，培养方法要优于组织学检查[5-7]。皮肤癣菌以表皮的可溶性非角蛋白成分为营养，依靠角蛋白的保护来逃避血清以及宿主的反应[8-9]。角蛋白的穿透可能由角蛋白酶来完成，其他的毒力因子包括弹力蛋白酶以及蛋白水解酶[9-10]。红色毛癣菌能产生甘露聚糖，从而抑制或削弱宿主的免疫反应，可能通过抑制抗原呈递或处理过程中的关键步骤完成[9, 11]。皮肤癣菌病的流行病学以及发病机制都是非常复杂的，而且在本书讨论的范围之外。相关内容读者可以参见最近的某些精彩综述[1, 3-4, 10]。

## 头癣

头皮皮肤癣菌感染的特征与病原真菌在毛干的生长相关。侵犯毛发的方式以及皮肤癣菌的种类决定了毛发受损的位置、程度以及疾病的临床表现。患者因此而有不同的表现，包括鳞屑性脱发，毛囊炎症，脓疱及脓肿的形成，常伴有引流区域的淋巴结病。有时可见致病真菌的携带状态，感染取决于与真菌孢子的接触或毛囊受到损伤。头癣（tinea capitis）常常表现为一个小流行（比如在学校），疾病常常由于共用梳子以及发刷而传播。头癣是儿童最常见的皮肤癣菌病，也可出现在成人、老年人甚至婴儿。在欧洲和美国，过去 20 年的发病率有升高并且致病菌的构成也有变化。

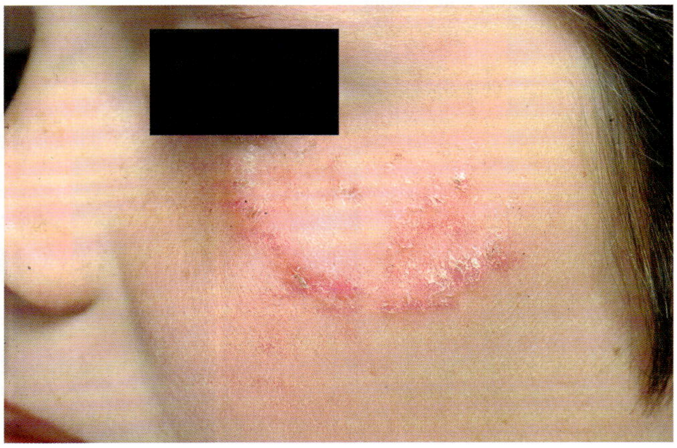

**图 18.259** 体癣：注意环形皮损以及红斑边缘（From the collection of the late N.P. Smith, MD, the Institute of Dermatology, London, UK.）

## 奥杜盎小孢子菌和犬小孢子菌感染

### 临床特征

奥杜盎小孢子菌（*Microsporum audouinii*）以及犬小孢子菌（*Microsporum canis*）均在毛干外生长，是发外型的毛发损伤[1-3]。临床表现为区域性脱发，可见多数折断的无光泽毛发（图 18.260）。有少数鳞屑，但没有明显的炎症。感染部位在 Wood 灯下有荧光（图 18.261）。多见于儿童，男孩多于女孩。铁锈色小孢子菌的感染也可以引起类似的表现。

奥杜盎小孢子菌以及犬小孢子菌曾经是北美以及欧洲西部头癣的主要病原菌[3-4]。犬小孢子菌是亲动

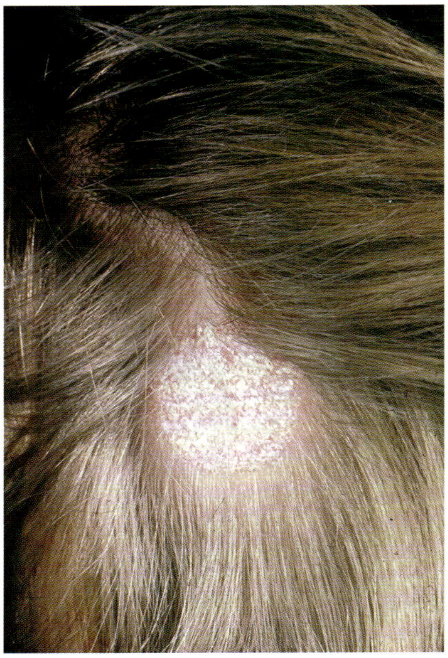

**图 18.260** 头癣：明显的脱发。在该例患者中，可见明显的鳞屑和痂皮（From the collection of the late N.P. Smith, MD, the Institute of Dermatology, London, UK.）

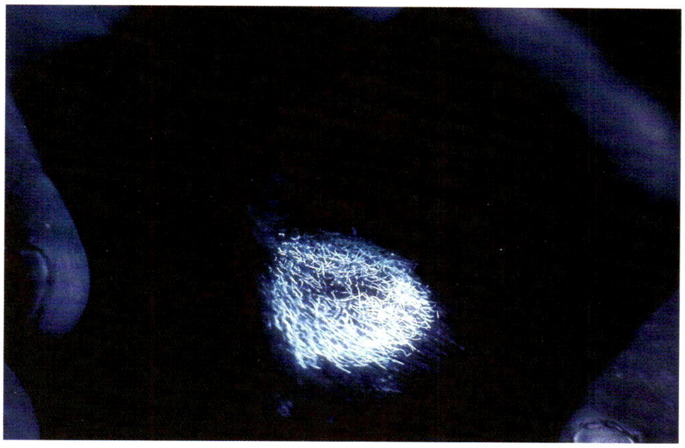

图 18.261　头癣：可见 Wood 灯下的特征性荧光（By courtesy of M.M. Black，MD，Institute of Dermatology，London，UK.）

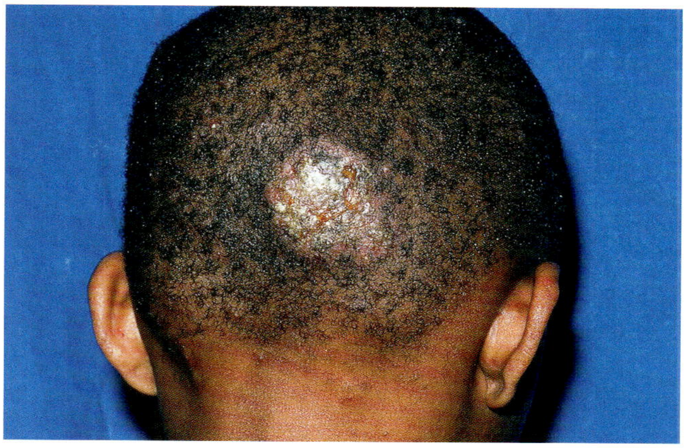

图 17.262　脓癣：除了脱发外，还有明显的红斑以及脓性分泌物，头发成簇状（By courtesy of R.A. Marsden，MD，St George's Hospital，London，UK.）

物型皮肤癣菌，在欧洲最常引起头癣。在欧洲城市地区（和法国的部分地区）逐渐转变为由亲人型的奥杜盎小孢子菌引起的感染[5-6]。

## 组织学特征

真菌关节孢子包裹在毛干的外侧，菌丝可以扩展到毛干直至毛囊中部水平。表皮棘层肥厚，片状角化不全，在真皮浅层可见混合性的炎性细胞浸润，由犬小孢子菌引起者尤为明显。

# 脓癣

## 临床特征

脓癣（kerion，kerion celsi）是一种严重的、炎症明显的头癣，常由疣状毛癣菌以及须癣毛癣菌引起[1-2]。临床表现为区域性炎症性脱发，由于毛囊化脓，患区的断裂毛发松动而易脱落（图 18.262、18.263）。如果脓液通过窦道排出，情况会变得更加严重，在邻近的毛发周围形成脓性纤维蛋白性的痂皮。继发细菌感染也是可能的原因之一。荧光并不是该疾病的特征。感染延及胡须部位称须癣（tinea barbae），常常发生在农夫中间，以中年男性常见[3]。皮损表现为胡须生长部位出现红斑、化脓性毛囊炎，也可以与脓癣的表现一致（图 18.264）。

## 组织学特征

毛癣菌是一类具有大孢子的真菌，在毛发外生长，与脓肿以及脓液形成有关。表皮可见棘层肥厚以及海绵水肿，伴有角化不全以及表皮细胞内中性粒细胞聚集（图 18.265、18.266）。其他小孢子菌以及毛癣菌属也是脓癣常见的病因[4-6]。

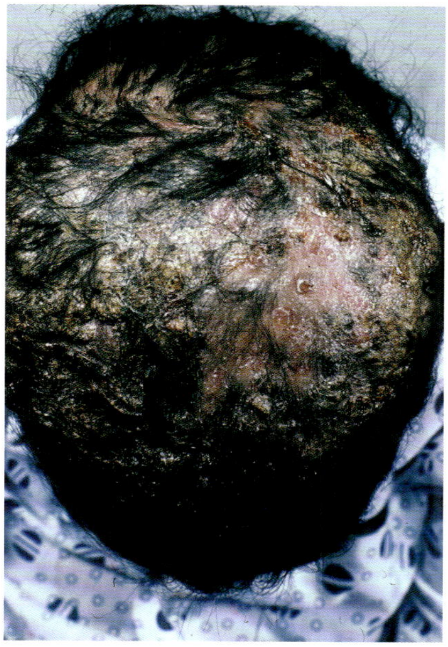

图 18.263　脓癣：明显的脱发，可见扩张的毛囊口（From the collection of the late N.P. Smith，MD. the Institute of Dermatology，London，UK.）

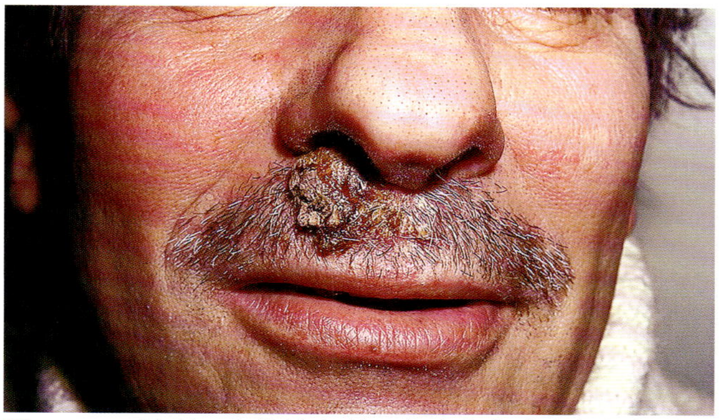

图 18.264　脓癣：在男性患者，皮肤癣菌感染胡须部位也可以表现为脓癣（By courtesy of R.A. Marsden，MD，St George's Hospital，London，UK.）

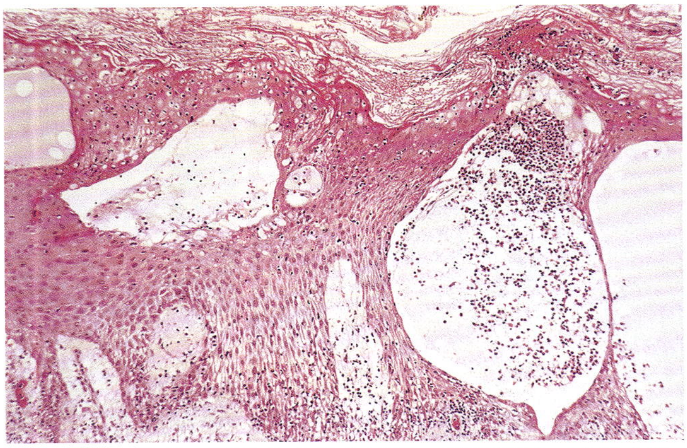

图 18.265 脓癣：可见表皮角化过度、棘层肥厚、表皮水肿，有急性炎症以及脓肿形成

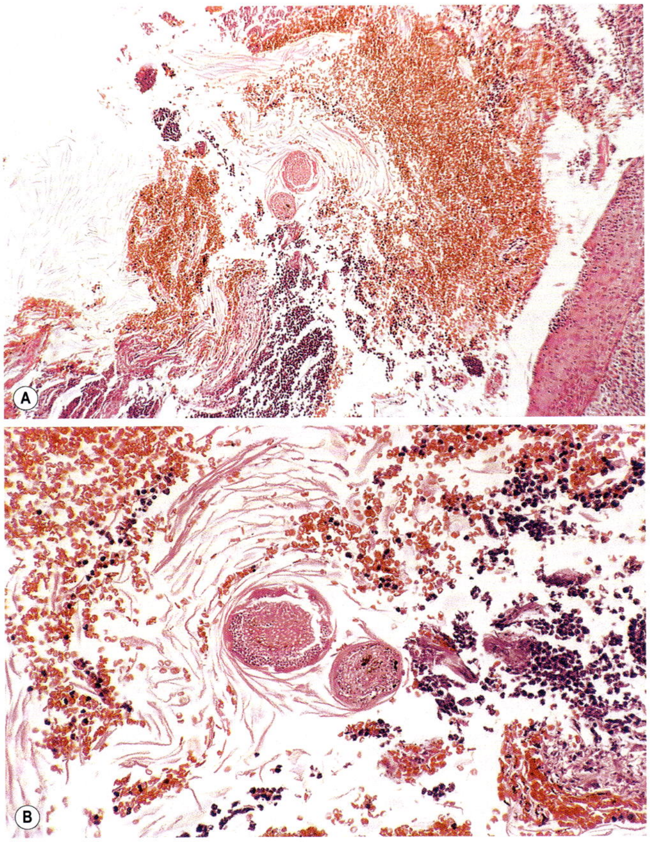

图 18.266 脓癣：（**A**）典型头皮损害患者的痂皮。除了血、角蛋白残渣以及大量的中性粒细胞外，视野中心可见两根毛干。（**B**）高倍镜下可见大量真菌孢子包绕在毛干外周

## 发内型癣菌感染

### 临床特征

发内型癣菌感染（endothrix infections）常由断发毛癣菌以及紫色毛癣菌引起，导致轻微的炎症性片状脱发。断发毛癣菌是美国目前最常见的头癣病原菌[1-4]。尼日利亚最近一项研究表明这类病原菌占所有感染的近 22%[5]。在南非最常见的是紫色毛癣菌[6]。毛发从毛囊口断裂，所以看上去像一个黑点，而不是残发。受累皮肤常常仅表现为轻微的鳞屑，偶尔可见化脓并形成脓癣。常伴有明显的引流区域淋巴结病[7]。Wood 灯下病发没有荧光。

### 组织学特征

断发毛癣菌以及紫色毛癣菌在毛干内扩展并产生孢子。表皮可见片状的角化不全，扩张的角蛋白栓塞的毛囊口有残留的病发。毛囊周围炎的强度各不相同，常可见组织细胞、多核巨细胞、淋巴细胞以及浆细胞浸润。

## 黄癣

### 临床特征

这类头癣少见，可以在中东、南部非洲、格陵兰以及零星分布的其他区域见到。临床表现为在毛囊口的碟状痂皮，或是黄癣痂[1-5]。当毛发穿过痂皮，可以不被折断或者变短。痂皮常融合成片，并发生永久性的瘢痕性脱发（图 18.267）。去除黄癣痂后留下潮红、湿润的基底。病发在 Wood 灯下发出灰绿色荧光。

### 组织学特征

黄癣（favus）由许兰毛癣菌引起，该菌能侵入毛发，并产生气泡，但没有关节孢子。一般来说对于

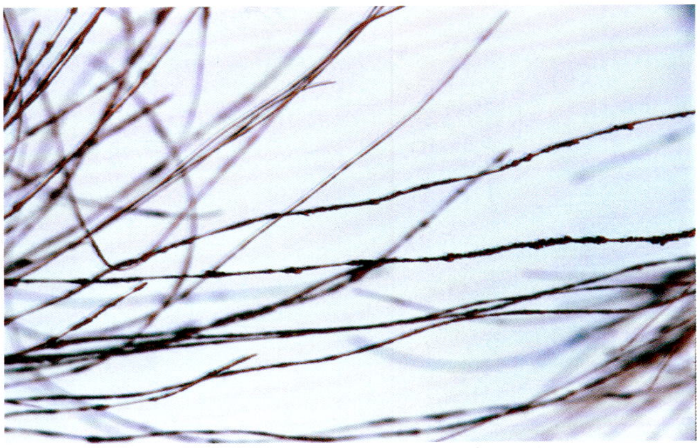

图 18.267 黄癣：由许兰毛癣菌引起的瘢痕性脱发。可见大量细小的黑色结节附着于毛干上（By courtesy of R.A. Marsden，MD，St George's Hospital，London，UK.）

毛干的损伤相对较小[1]。在黄癣痂内可见真菌的菌丝及孢子，常位于毛囊口周围的棘细胞层。其下真皮可见混合性炎细胞浸润（包括巨细胞）以及显著的纤维化，有时与瘢痕性毛囊炎类似。

# 黑毛结节菌病

## 临床特征

黑毛结节菌病（black piedra；piedra 系西班牙语，石头的意思）是由子囊菌-何德毛结节菌所引起的，一般仅侵犯头皮[1-3]。临床表现为牢固附着在毛干上的黑色结节（图 18.268）。该病常见于热带，患者可以是任何年龄的人，但以成人多见。有一例病例报道由阿萨希毛孢子菌引起黑毛结节病[4]。

## 组织学特征

显微镜下可见黑色结节内多数的子囊以及子囊孢子（图 18.269）。对于毛发角质层以及皮质的损伤是继发于该菌的角质溶解作用[3]。

# 白毛结节菌病

## 临床特征

白毛结节菌病（white piedra），或称毛孢子菌病[1]，是一种由腐生真菌白吉利毛孢子菌所引起的毛发真菌病[2]。但是，也有证据显示这种疾病是由真菌以及棒状杆菌协同作用引起的[3-4]。该病在世界范围内分布，但少见于寒冷气候[5-6]，可以累及任何毛发分布的区域，包括头皮、眉毛、睫毛、胡须、腋毛以及生殖器周围的毛发（图 18.270）[7]。男性多于女性，并且在黑人中发病率更高[1]，儿童也可以感染[8]。较少累及甲[9]。典型的临床表现是白色结节坚实地附着于毛干之上，某些情况下可以没有症状，仅见由于真菌侵犯毛发外层以及皮质导致的毛发断裂。

白吉利毛孢子菌常常在中性粒细胞减少的免疫受损患者以及艾滋病患者中引起播散性感染[10-13]。在这些患者中，皮肤的损害包括紫癜性丘疹以及坏死性结节[12]。有报道这种情况也合并组织胞质菌感染[13]。

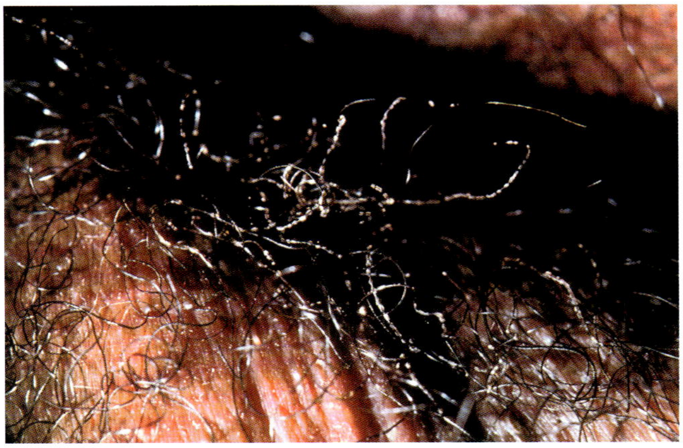

图 18.268 黑毛结节菌病：可见大量细小的黑色结节附着于毛干上（By courtesy of the late C. Kalter，MD，Walter Reed Medical Center，Washington，USA.）

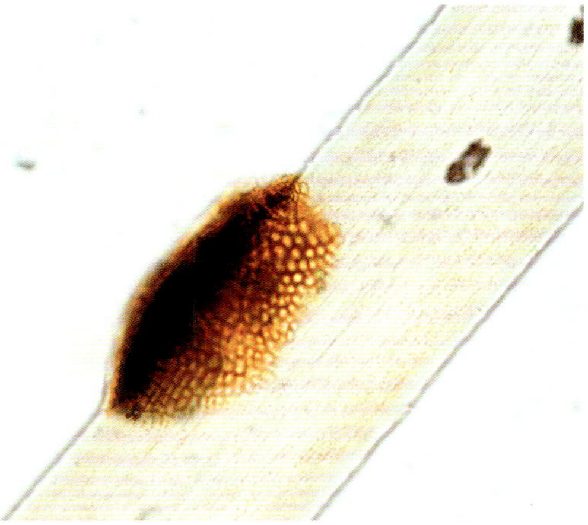

图 18.269 黑毛结节菌病：对附着于毛干上的黑色结节更近的观察（By courtesy of the late C. Kalter，MD，Walter Reed Medical Center，Washington，USA.）

## 组织学特征

白色结节的氢氧化钾湿片检查可见大量菌丝以及关节孢子。

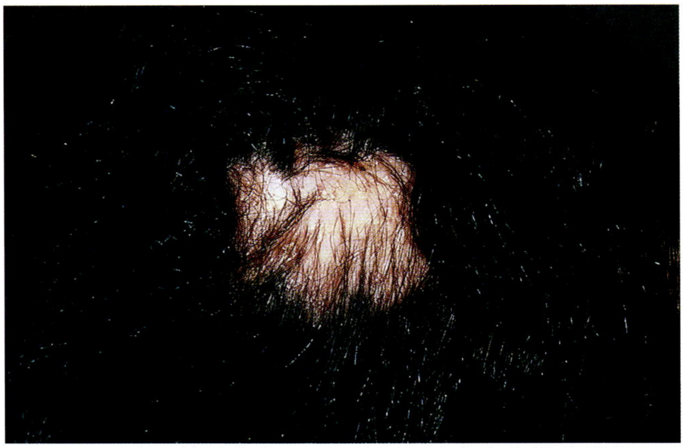

图 18.270 白毛结节菌病：可见大量细小的白色结节附着于毛干上（By courtesy of the Institute of Dermatology，London，UK.）

# 体癣

## 临床特征

这种非毛发部位皮肤的真菌感染表现为逐渐扩大的鳞屑性红斑，边缘清楚而且稍隆起（图 18.271 ～ 18.274）[1-3]。在皮损扩展的同时中心渐恢复正常。也可出现水疱、大疱、脓疱，甚至类似于亚急性皮肤型红斑狼疮的皮损，但相对少见[4-5]。常见于儿童，通过接触感染的皮损而传播。红色毛癣菌为最常见的病因[6]，接触宠物可能感染（例如犬小孢子菌属）[7-8]。

格斗者癣是摔跤选手竞赛过程中发生的另一种形式的体癣（tinea corporis）。大部分的暴发由断发毛癣菌引起，通过人与人的接触传播[9-10]。

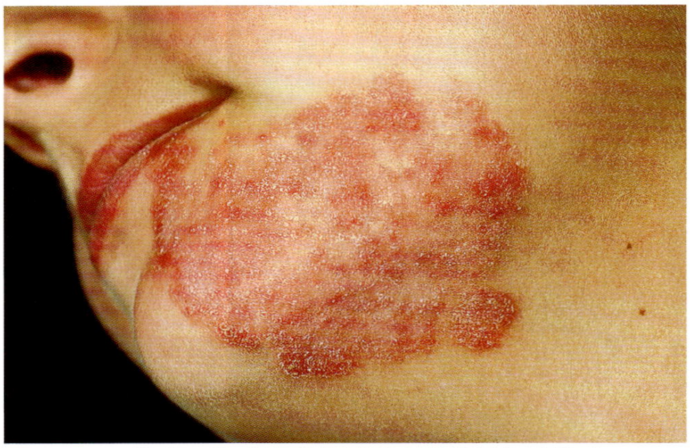

图 18.271 体癣：注意清楚的稍增高的鳞屑性边缘（By courtesy of R.A. Marsden，MD，St George's Hospital，London，UK.）

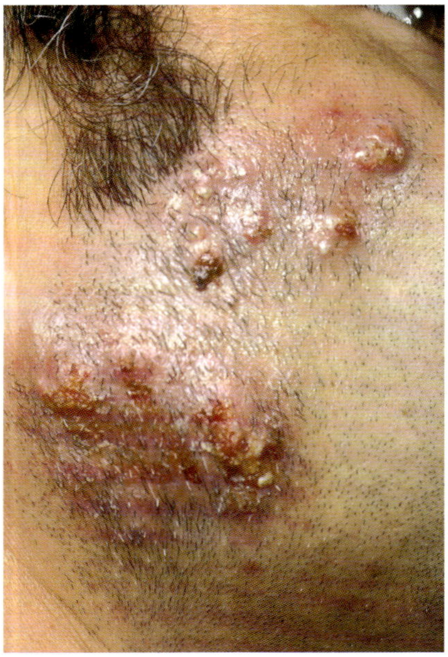

图 18.272 体癣：在该病例中可见大量脓疱形成，注意红斑以及硬结（From the collection of the late N.P. Smith，MD，the Institute of Dermatology，London，UK.）

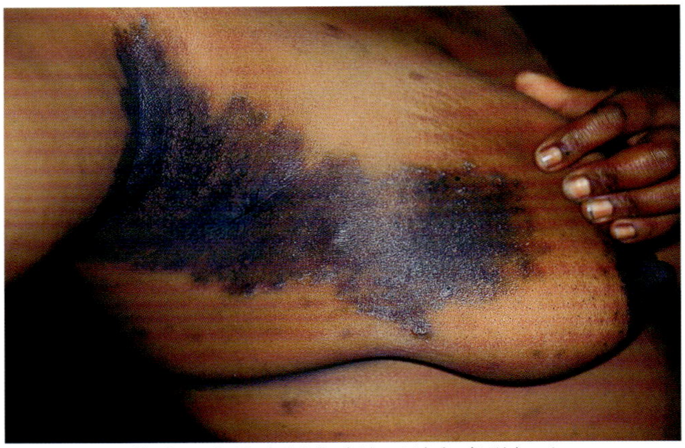

图 18.273 体癣：在该病例中感染区域色素增加（By courtesy of N.C. Dlova，MD，Nelson R. Mandela School of Medicine，University of KwaZulu-Natal，South Africa.）

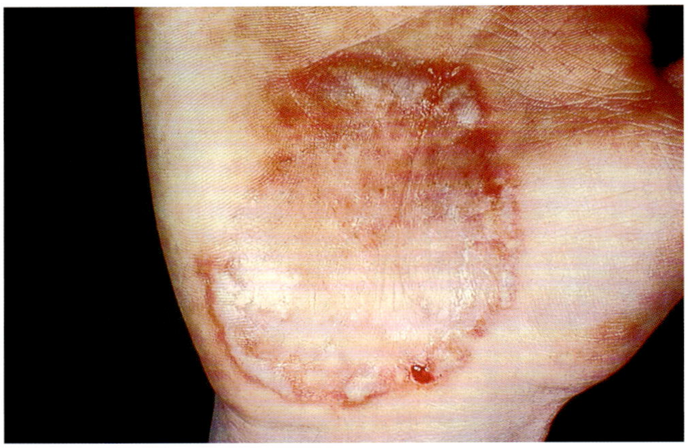

图 18.274 体癣：在手掌的皮损，可见红色边缘，鳞屑，中心自愈（By courtesy of the Institute of Dermatology，London，UK.）

## 组织学特征

皮损扩展的边缘表现为角化不全以及棘层肥厚，伴部分中性粒细胞进入角化不全的痂皮。病原菌各不相同，与该地理环境中占优势的菌种相关。角蛋白中的真菌菌丝在 PAS 染色后非常明显。其下的炎症通常很轻微，但当累及毛囊时会变得严重。

皮损可以单发，也可多发，常位于暴露部位。当炎症明显时，会形成脓疱。局部皮质类固醇的不适当治疗会使临床表现发生变化，导致诊断困难（难辨认癣）（图 18.275）。

# 足癣与股癣

## 临床特征

*足癣*

足癣（tinea pedis）常常发生在趾间，是最常

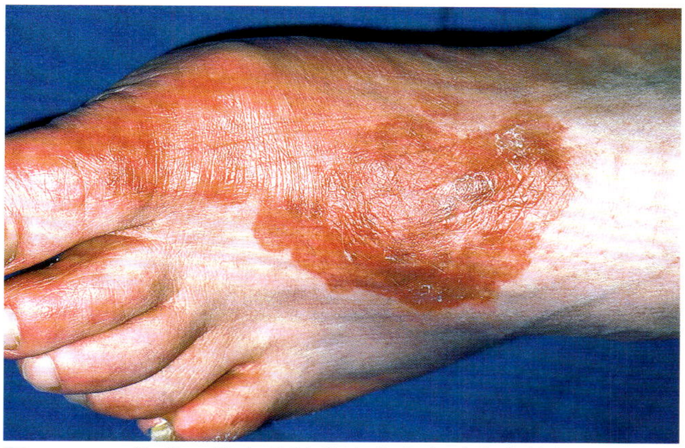

图 18.275 体癣：糖皮质激素治疗改变了临床特征，导致皮损的性质不明确（难辨认癣）(By courtesy of R.A. Marsden, MD, St George's Hospital, London, UK.)

见的皮肤癣菌感染，通常被称为"运动员足"(图 18.276)。可通过共用衣帽间和沐浴用品传播（例如运动员、军事人员或寄宿学校的学生之间），甚至有报道也出现在清真寺的成年男性中间[1-4]。在趾间可见浸渍、皲裂，可以逐渐发展至足跖。皮疹瘙痒明显，常由于炎热导致出汗增加而使症状加重，并有不良的气味。也可出现化脓，继发细菌感染。足癣是下

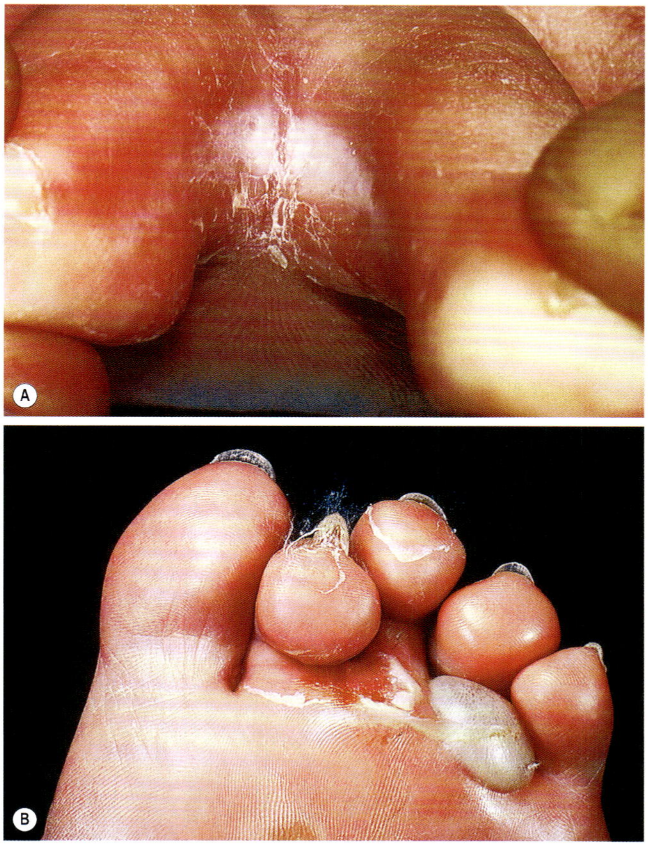

图 18.276 足癣：(A) 足趾间浸渍；(B) 严重的皮肤水肿导致大疱形成 [(A) By courtesy of A. Du Vivier, MD, King's College Hospital, London, UK; (B) by courtesy of the Institute of Dermatology, London, UK.]

肢蜂窝织炎的常见易患因素[6]。

### 股癣

股癣（tinea cruris）是常见的腹股沟皮肤癣菌感染，男性较女性常见。肥胖是易感因素[7]。偶可发生阴茎感染[8]。可在军事人员或学生宿舍等共同浴室群体中流行[9]。表现为红斑，新月形扩展延至股部（图 18.277）。尿布皮炎是另一种形式的股癣，常见于 7 ～ 12 个月的婴儿[10]。

## 组织学特征

腹股沟以及足部温暖潮湿的环境是浅表真菌感染的易患因素。足部的常见致病菌依次为红色毛癣菌、趾间毛癣菌以及絮状表皮癣菌。在腹股沟引起该病的病原菌也是上述真菌，但是次序正好相反。念珠菌属以及继发的细菌感染也很常见，组织学表现与其他部位的癣相似（图 18.278 ～ 18.280）。

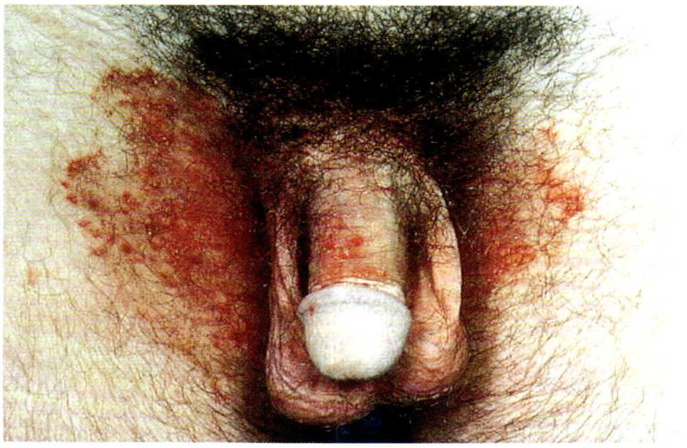

图 18.277 股癣：男性较女性常见。在该病例中，脓疱明显 (By courtesy of R.A. Marsden, MD, St George's Hospital, London, UK.)

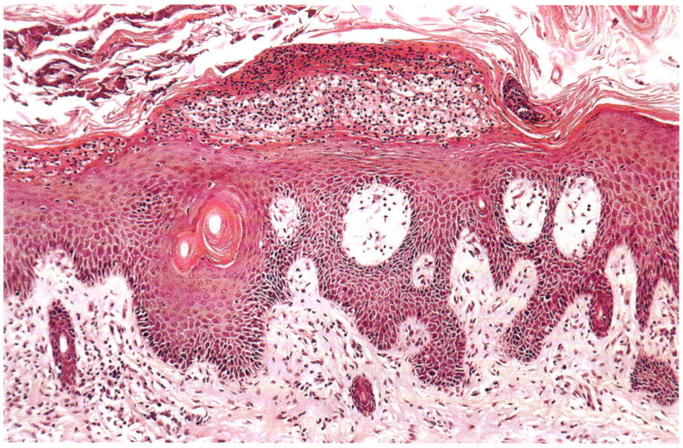

图 18.278 皮肤癣菌感染：角化不全，角层下脓疱，表皮出现银屑病样增生

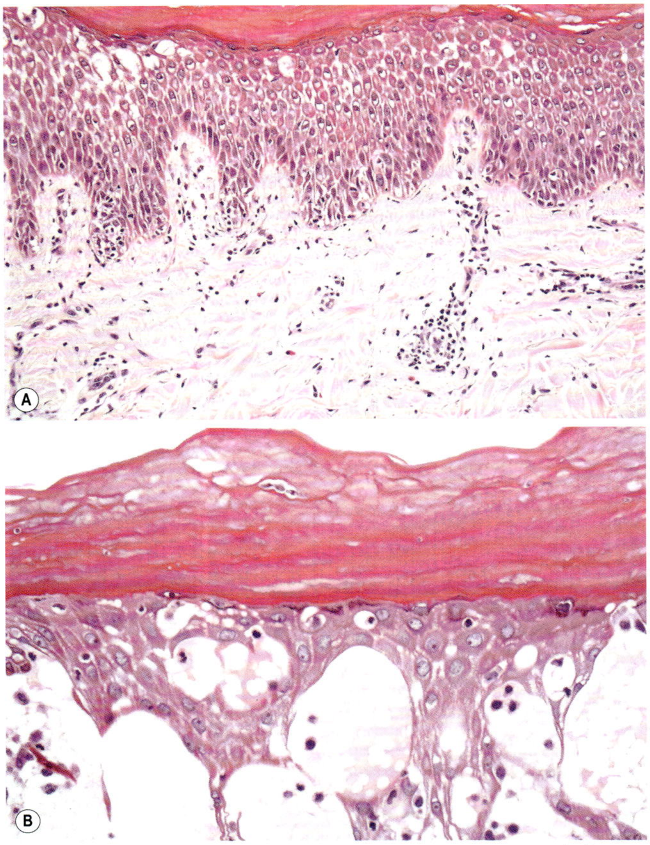

图 18.279 （A，B）足癣：增厚的角质层中可见真菌

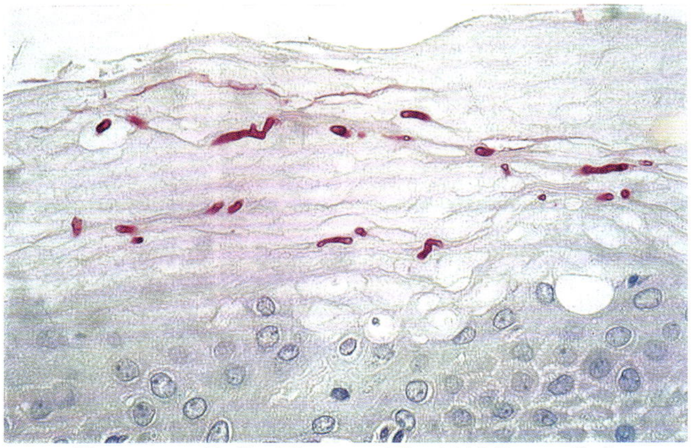

图 18.280 足癣：图 18.279 同一区域的 PAS 染色

# 结节性肉芽肿性毛囊周围炎

## 临床特征

结节性肉芽肿性毛囊周围炎（nodular granulomatous perifolliculitis；Majocchi 肉芽肿）是一类罕见的由皮肤癣菌引起的皮内感染，常与毛囊的损伤有关。作为毛囊损伤的后果，真菌常与角蛋白碎片一起释放至周围组织，产生强烈的炎症反应[1]。临床上，皮疹表现为肉芽肿、蜂窝组织炎或斑块（图 18.281）[1]。通常累及

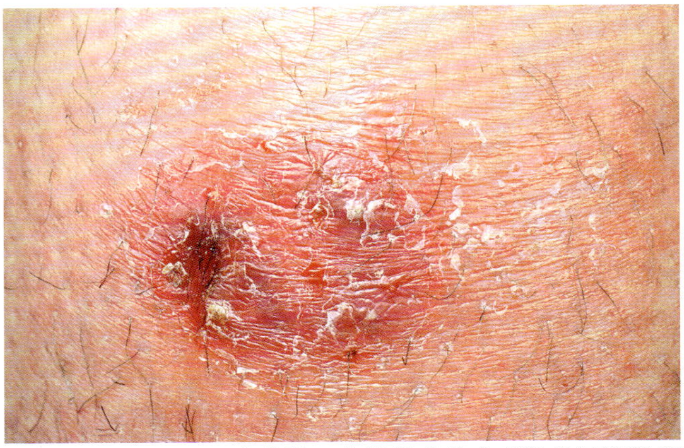

图 18.281 Majocchi 肉芽肿：化脓结痂的肉芽肿性浸润性斑块（By courtesy of the Institute of Dermatology，London，UK.）

大腿伸侧，也有报道可累及腹股沟、阴囊、外阴和面部[2-5]。儿童也可发生[6-7]。在某些情况，患者常处于免疫抑制状态（尤其是同时应用皮质类固醇治疗），严重影响了迟发性超敏反应，可见于肾移植术后[1-2, 8-10]。免疫抑制的患者很少出现弥漫的皮肤损害[11]。

## 组织学特征

红色毛癣菌是最常见的病原菌，须癣毛癣菌、epilans 毛癣菌、断发毛癣菌、紫色毛癣菌、奥杜盎小孢子菌、石膏小孢子菌、铁锈色小孢子菌以及犬小孢子菌也是导致疾病的原因[1, 4, 6-7, 10, 12-13]。有报道烟曲霉在一位 HIV/AIDS 患者中也能引起此病的额外发生[14]。

真皮内可见菌丝及孢子，同时可见到孢子芽生或裂殖繁殖方式，以及其他少见或奇怪的形式（图 18.282 ～ 18.285）[1]。足菌肿样的肉芽肿形成是特征性改变，描述为 Splendore-Hoeppli 现象[1]。常表现为慢性炎症细胞浸润的基础上出现大量急性炎症细胞，有肉芽肿的特征。

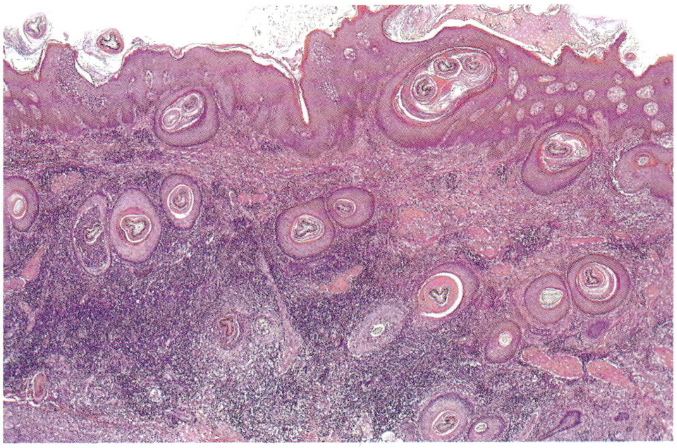

图 18.282 Majocchi 肉芽肿：头皮的活检显示多个毛囊受累的皮内剧烈炎症反应

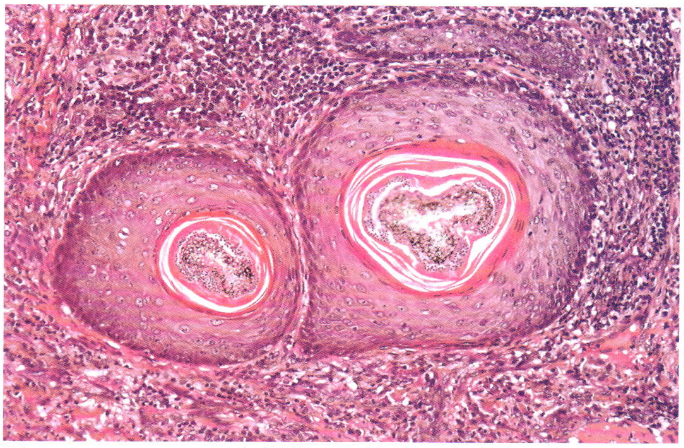

图 18.283 Majocchi 肉芽肿：急性的毛囊炎症，真菌在毛干周围明显可见

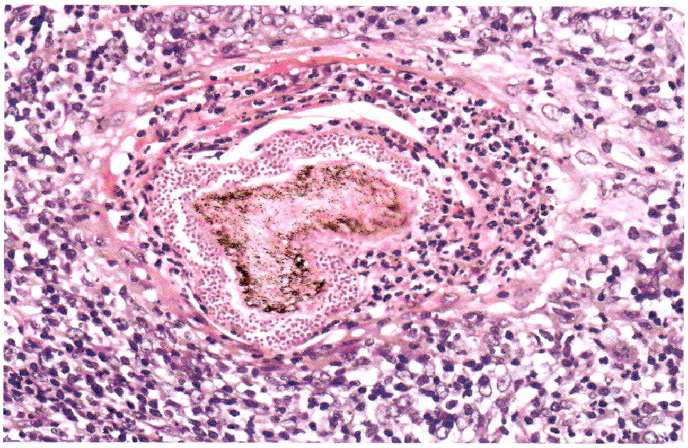

图 18.284 Majocchi 肉芽肿：真皮脓肿中游离毛干周围的真菌

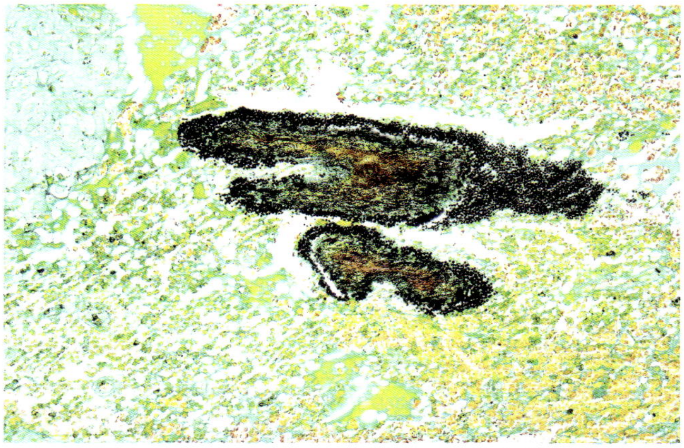

图 18.285 Majocchi 肉芽肿：PAS 染色强阳性

# 马拉色菌病

## 花斑癣

### 临床特征

花斑癣（tinea versicolor）是一种常见的浅表性真菌感染性疾病。在世界范围内分布，热带常见，温带地区常见于夏季中的几个月。在年轻人中常见（20～40 岁），男性更易感（男女比例为 2∶1）[1-3]。在热带地区许多儿童也易感染[4]。

大多数皮损是由马拉色菌的菌丝相感染引起的。其他种属包括糠秕马拉色菌、合轴马拉色菌、限制性马拉色菌以及不常见的圆头马拉色菌和斯洛菲马拉色菌[2, 5-11]。这些病菌通常寄居在成年人身上，最常见于胸部、上背部和头皮。

临床表现为躯体脂溢部位慢性多发的不规则色素减退和色素增加斑[1-3, 12]。皮损环形或是斑点样，常可以融合。表面可见细小的鳞屑，用指甲搔抓后更为明显。颜色深浅不一，可以是粉红、黄色、黄棕色或者在深肤色人种为深棕色（图 18.286）。在浅肤色的人中，表现为色素增加（图 18.287）。在婴儿中可出现丘疱疹。极少的情况还会伴有皮肤萎缩[13-14]。

该真菌对色素细胞有“抑制”作用，最终在感染的皮肤上产生色素减退的皮损。因此在深肤色或是皮色较黑的浅肤色个体中，皮损总是相较正常皮肤颜色

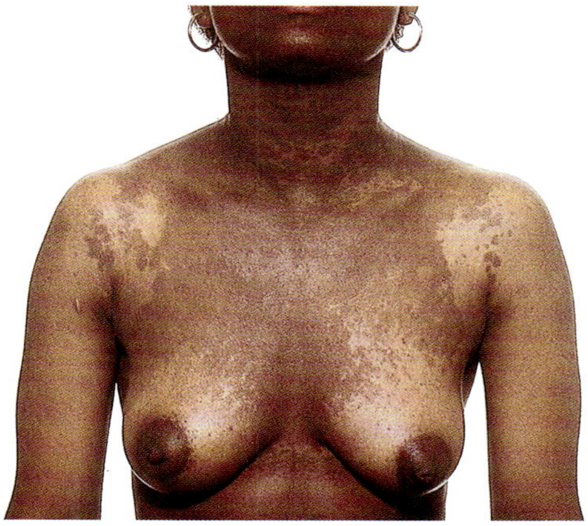

图 18.286 花斑癣：色素增加斑点，常融合，胸部是最常见的发生部位（By courtesy of M.M. Black，MD，Institute of Dermatology，London，UK.）

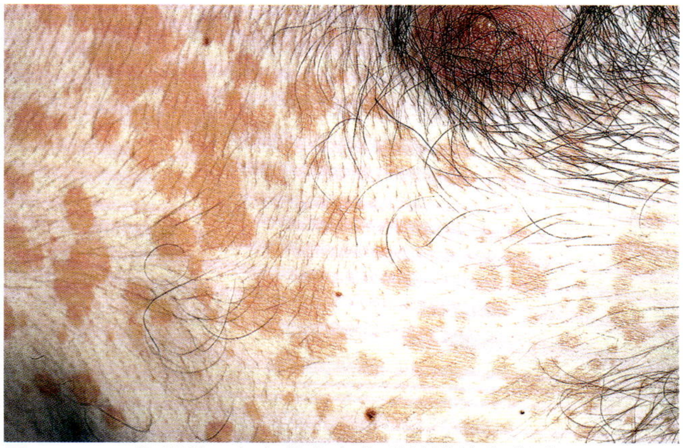

图 18.287 花斑癣：在白种人中典型的浅棕色斑（By courtesy of R.A. Marsden，MD，St George's Hospital，London，UK.）

更浅（白色或是棕色）。在 Wood 灯下，皮损发出黄色或是黄绿色荧光[3]。如果仅有腹股沟受累，皮损可以表现为类似红癣的特征[15-16]。

## 发病机制和组织学特征

诱发花斑癣的因素有很多，包括油性皮肤、过度使用糖皮质激素、多汗、免疫受损（包括 HIV/AIDS）、糖尿病、妊娠以及口服避孕药物[3]。

马拉色菌属是常见的在毛囊中共生的真菌，在毛囊内显示为角蛋白中嗜碱性的圆形的小体[12, 17]。花斑癣皮损中，在毛囊角蛋白中可以见到菌丝[1]，用 PAS 染色或是六胺银染可以更加清楚。组织学改变轻微，包括轻度的棘层肥厚以及角化过度，局灶性角化不全（图 18.288），偶见退化的角质形成细胞。角质层可见圆形的芽生酵母细胞以及短棒状分隔的菌丝，类似于“意大利面条和肉丸”。色素减退的基底层在显微镜下显示苍白的外观，在色素增加的皮损中可见角化过度，基底层色素增加，色素失禁，真皮浅层可见噬黑素细胞。色素增加的皮损中可见较多真菌孢子以及菌丝[12]。萎缩部位的活检可显示表皮与真皮的萎缩伴表皮突消失，真皮浅层纤维化，色素失禁和弹性纤维溶解[13-14]。

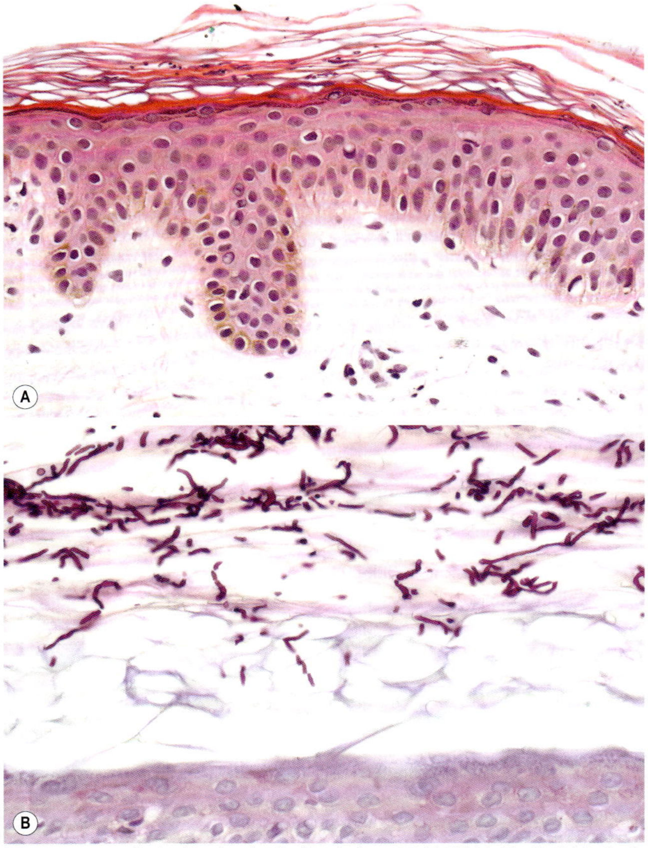

图 18.288 花斑癣：（**A**）角化过度，可见明显的嗜碱性小孢子；（**B**）PAS 染色显示多数菌丝

色素改变的机制不是很清楚，认为与种族、光暴露程度、炎症反应、真菌数量、角质层厚度以及真菌对于黑素细胞的直接作用（二羟酸）相关[12, 18-22]。多巴染色阳性细胞计数正常。在色素减退皮损中，黑素细胞及其邻近角质形成细胞中的黑素小体数量明显减少[12]，可以见到线粒体以及胞质内空泡形成。真皮浅层可见血管周围慢性炎细胞轻度浸润，包括淋巴细胞、组织细胞，偶尔可见明显的浆细胞浸润。

这也证实真菌感染很少表现为一种系统性疾病，在很多病例的发病机制中，慢性毛囊炎（糠秕孢子菌性毛囊炎）以及脂溢性皮炎是相当重要的因素[1, 5, 8, 11, 17, 23]。

# 马拉色菌毛囊炎

## 临床特征

马拉色菌毛囊炎（malassezia folliculitis）是一种由球形马拉色菌（以前也称为糠秕马拉色菌、卵圆形糠秕孢子菌）引起的慢性毛囊炎，这种菌常生活在炎热，潮湿和多汗的环境中[1-2]。常见于成人，表现为集中在躯干、颈部以及上臂的瘙痒性脓疱（图 18.289）。此病易发生在免疫受损或长期使用广谱抗生素的宿主中，是引起 HIV 感染者暴发性的瘙痒性丘疱疹的常见原因[2-4]。

## 发病机制和组织学特征

毛囊堵塞是主要的发病机制[5]。

组织学检查显示扩张的毛囊漏斗被嗜碱性染色的角蛋白残渣以及成堆的圆形芽生酵母细胞堵塞（图 18.290）。

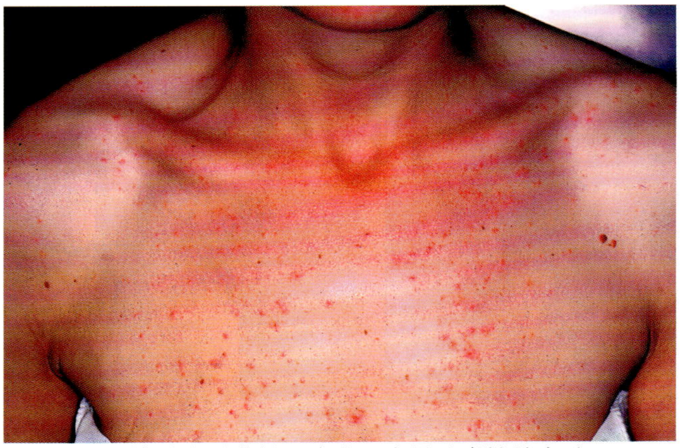

图 18.289 糠秕孢子菌性毛囊炎：大量毛囊性脓疱（By courtesy of S. Glassman, MD, University of Witwatersrand, Johannesburg, South Africa.）

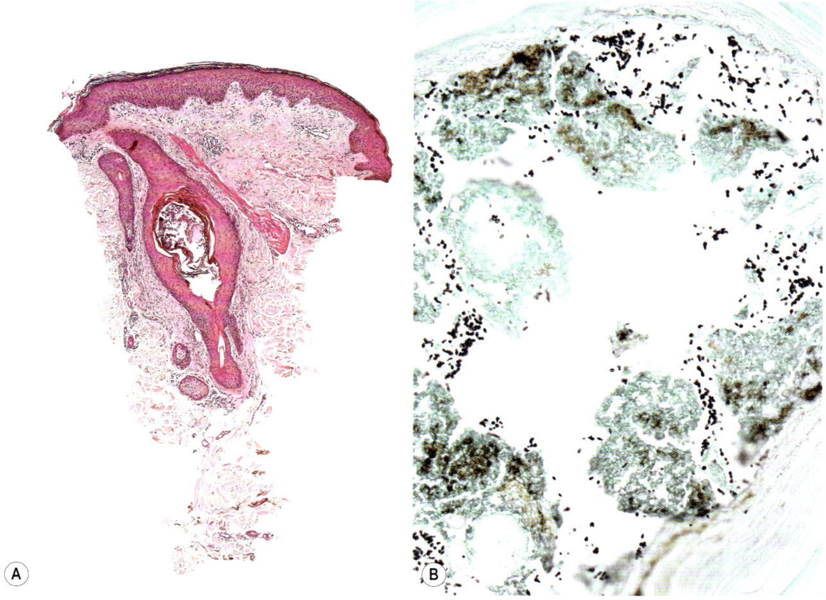


图 18.290 糠秕孢子菌性毛囊炎:(**A**)脓肿形成，漏斗扩张;(**B**)PAS 染色清楚可见酵母细胞

毛囊内不见真菌的菌丝相。可见轻微的毛囊周围炎细胞浸润。皮内扩张的毛囊破裂会引起强烈的以毛囊为中心的化脓性炎细胞浸润以及毛囊周围的异物巨细胞反应。这样的患者在发炎的毛囊真皮处用 PAS 染色很少能看到酵母，可能会引起毛囊内黏蛋白沉积[6]。

# 掌黑癣

## 临床特征

掌黑癣（tinea nigra）是一种由威尼克外瓶霉以及曼逊外瓶霉引起的少见的浅表性真菌感染。在热带地区常见，表现为缓慢生长的不规则的棕色、黑色或是暗绿色有少数鳞屑的不对称斑片[1-2]。该疾病最好发于手掌，其次是足底，一般不累及其他部位[3]。可以见到双侧受累，临床上容易与黑素细胞相关疾病混淆[4]。

## 组织学特征

浅表角质层可见多数短的色素性菌丝以及孢子，组织由于被苏木精以及伊红染成棕色或是黄色很容易识别。

（李厚敏译　李若瑜审校）

# 念珠菌病

## 临床特征

念珠菌是酵母样真菌，伴有出芽与假菌丝。包括很多种类，白念珠菌为最常见的人类致病菌[1-2]。近些年，光滑念珠菌（以前叫球拟酵母菌）的感染逐渐增多，尤其在免疫受损的宿主中[3-4]。其次为近平滑念珠菌与热带念珠菌[2]。杜氏酵母菌可引起 HIV 患者的口腔感染。还有其他少见的种类如：季也蒙念珠菌，葡萄牙念珠菌，拟平滑念珠菌，似平滑念珠菌，克鲁斯氏念珠菌[2, 6-7]。上述的某些非白念珠菌对某些特定的抗菌剂天然耐药[2, 6]。

黏膜与皮肤的念珠菌感染可分为以下几种：口腔念珠菌病（oral candiasis），皮肤念珠菌病，念珠菌性阴道炎，念珠菌性龟头炎，慢性皮肤黏膜念珠菌病，皮下念珠菌脓肿和播散性念珠菌病。

口腔念珠菌病分为以下几种形式[8]：

- 在新生儿表现为红斑基底上凝乳样伪膜，患儿有痛感，可发生萎缩。
- 在成人常见于男性患者，表现为红色边缘的慢性增殖性斑片（图 18.291），必须与黏膜白斑病相鉴别。这种增生斑片样的皮疹也可以发生在慢性皮肤黏膜念珠菌病以及免疫缺陷患者，包括艾滋病患者[9-10]。
- 慢性萎缩性念珠菌病常见于老年人，表现为与佩带义齿相关的疼痛性红斑。常伴有口角唇炎，延伸到面部皮肤，表现为颗粒性红斑。念珠菌

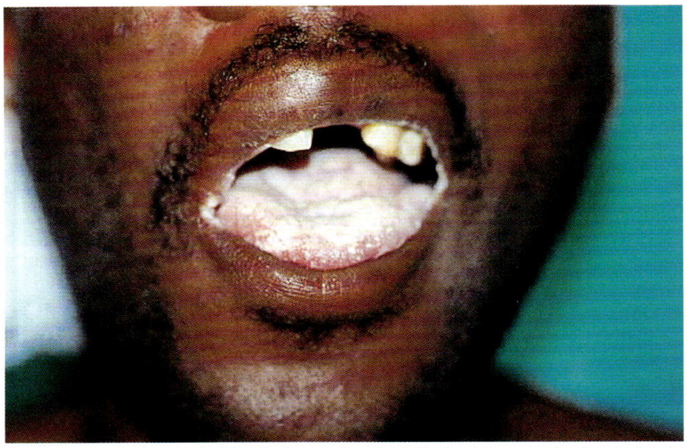

图 18.291 念珠菌性舌炎：舌面覆盖白斑，口角亦有损害（By courtesy of N.C. Dlova，MD，Nelson R. Mandela School of Medicine，University of KwaZulu-Natal，South Africa.）

性唇炎可以因严重的口腔念珠菌感染而影响到患者的双唇（图 18.292）。系统或是局部的糖皮质激素治疗均是口腔念珠菌病的易感因素。

皮肤念珠菌病常常局限于肥胖患者的皮肤皱褶处以及生殖器黏膜（图 18.293）。皮损表现为湿润的红色斑片，边缘可见小脓疱（图 18.294）。还有一种类型为褥疮念珠菌病，出现在长期卧床的患者中，也是由白念珠菌引起[11]。先天性的皮肤念珠菌病非常少见，新生儿可出现自限性的皮肤念珠菌病，患儿常有潜在的绒毛膜羊膜炎和脐带炎，表现为大面积的红斑、丘疹[12-13]。这种情况必须与播散性的先天性念珠菌病相鉴别（详见下文）。

外阴阴道炎常见于妇女的妊娠期，或是糖尿病、口服避孕药以及抗生素治疗的并发症[2]。

念珠菌性龟头炎通常与性伴的阴道感染有关：龟头暂时性斑片，呈白色，有脓疱或是糜烂；可以迅速愈合或持续性加重（图 18.295）。

慢性皮肤黏膜念珠菌病是一种持久性的难治疾病，

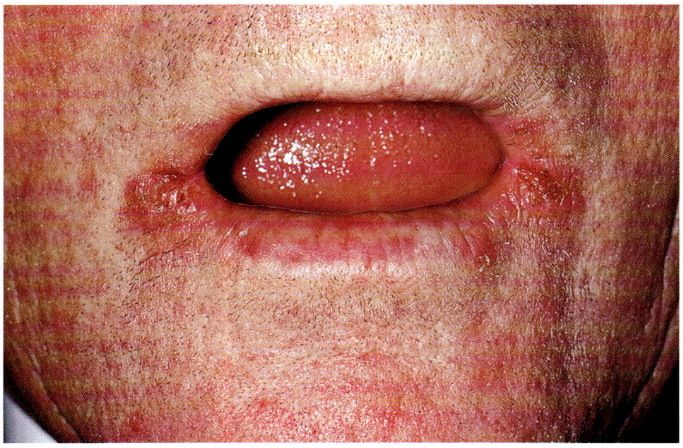

图 18.292 念珠菌性口角唇炎：注意口角结痂的红斑性皮损（By courtesy of M.M. Black，MD，Institute of Dermatology，London，UK.）

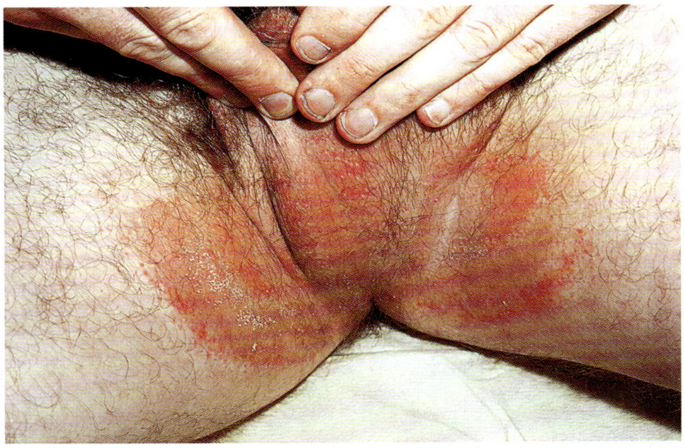

图 18.293 皮肤念珠菌病：大腿上部及阴囊温暖潮湿的环境，使这些部位易患念珠菌性间擦皮炎，明显的红斑，边缘有水疱（By courtesy of M.M. Black，MD，Institute of Dermatology，London，UK.）

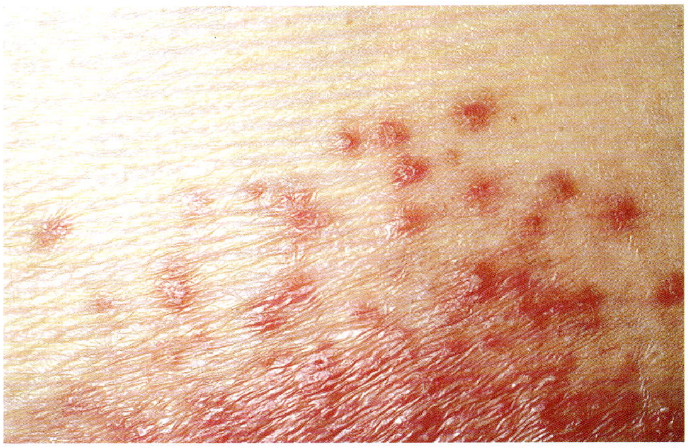

图 18.294 皮肤念珠菌病：图中所见的水疱是念珠菌性间擦皮炎的特征（By courtesy of R.A. Marsden，MD，St George's Hospital，London，UK.）

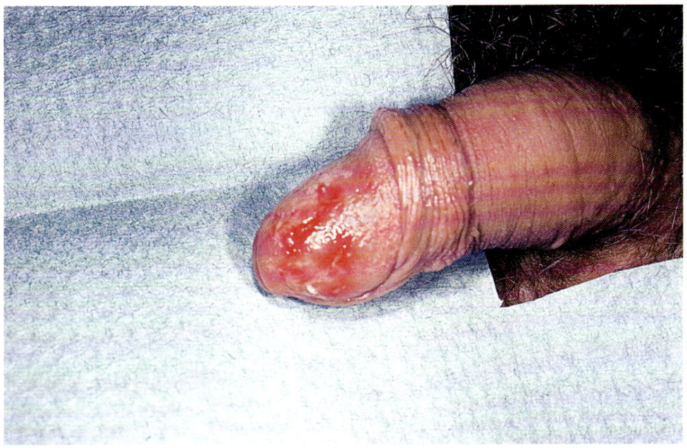

图 18.295 念珠菌性龟头炎：明显的红斑伴有糜烂，皮损边缘有白色的小水疱（By courtesy of C. Furlonge，MD，Port of Spain，Trinidad.）

常常幼年时发病，与免疫缺陷相关。患者常有口腔念珠菌感染，治疗后易复发，常常表现为肥厚性皮损。皮肤念珠菌病常发生在间擦部位、面部、双手或是更广泛的部位。也可发生甲沟炎、阴道炎或是龟头炎（图

18.296）。慢性皮肤黏膜念珠菌病也是艾滋病患者的重要特征[9]。实际上口腔念珠菌病常常是艾滋病患者免疫受损的最早标志[10]。念珠菌性阴道炎是女性艾滋病患者的重要早期表现[9]。

其中的某些患者有严重的先天性原发性细胞免疫缺陷，如遗传性胸腺发育不良或 DiGeorge 综合征，这些患者常预后不良（图 18.297）。在另外一些患者，慢性皮肤黏膜念珠菌病是其主要特征，但不伴有免疫缺陷。自身免疫性多内分泌腺病伴念珠菌病外胚层营养不良综合征是一种罕见的常染色体隐性遗传性疾病，是由自身免疫调节基因（AIRE）突变导致的疾病。除外慢性皮肤黏膜念珠菌病，其中一种亚型证实为常染色体隐性遗传，和内分泌病变相关，包括甲状旁腺、甲状腺、肾上腺疾病、糖尿病甲营养不良和牙釉质营养不良。还会出现白癜风、斑秃与普秃[14-18]。出现这些症状的患者，机体所产生的针对念珠菌体感染的细胞因子种类是不同的[17]。

皮下念珠菌脓肿很少见，通常只累及免疫受损的患者。皮损可从医源性的有创部位开始出现，比如中心静脉置管[19]。

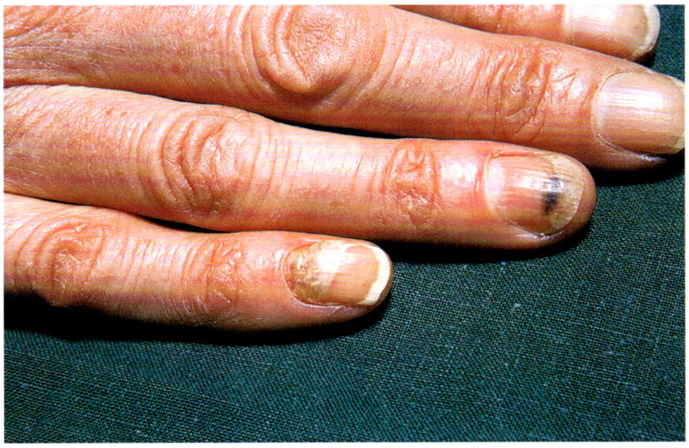

图 18.296 念珠菌：这是近距离的甲营养不良及甲真菌病，伴色素改变（By courtesy of the Institute of Dermatology，London，UK.）

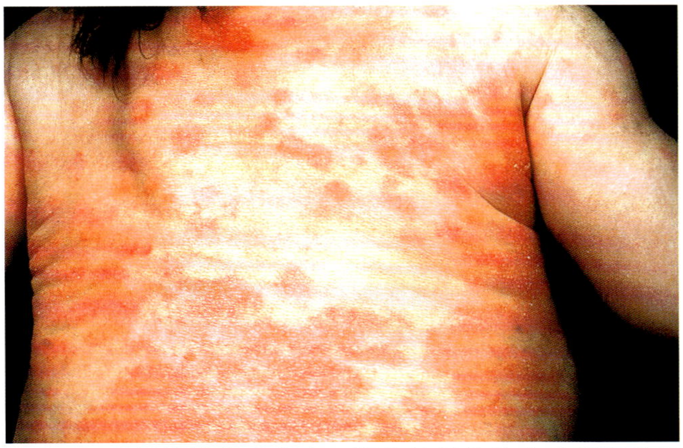

图 18.297 播散性念珠菌病：婴儿的播散性念珠菌病是免疫功能受抑制的表现如 DiGeorge 综合征（By courtesy of the Institute of Dermatology，London，UK.）

在 AIDS 患者和其他免疫抑制者中，潜在的胃肠道或泌尿系的原发局灶性感染，可通过血源途径引起播散性念珠菌病。念珠菌病的死亡率很高[20-21]。皮肤病变包括斑疹、丘疹、瘀斑、血肿、结节和深部脓疱坏疽样表现。皮损疼痛、多发且广泛分布于全身各处[21-22]。一种罕见的先天性播散性念珠菌病在极低出生体重儿中已有报道[23-24]。播散性疾病也可见于吸毒者、使用中央静脉插管和广谱抗生素的患者。

## 发病机制和组织学特征

白念珠菌有许多毒力因子与感染相关，这些因子包括黏附因子（能使菌更易于黏附上皮表面）、天冬氨酸蛋白激酶（有助于通过角质细胞）和磷脂酶[25-27]。白念珠菌使用最少两条信号传导通路，促使其从酵母相向菌丝相的转化，而菌丝相更容易透过角化的表皮[25，28]。

不同部位念珠菌感染的病理表现相似，主要为口腔黏膜和上皮的大量中性粒细胞浸润，可见菌丝（图 18.298）。在口腔常见念珠菌的酵母样形态，但并非

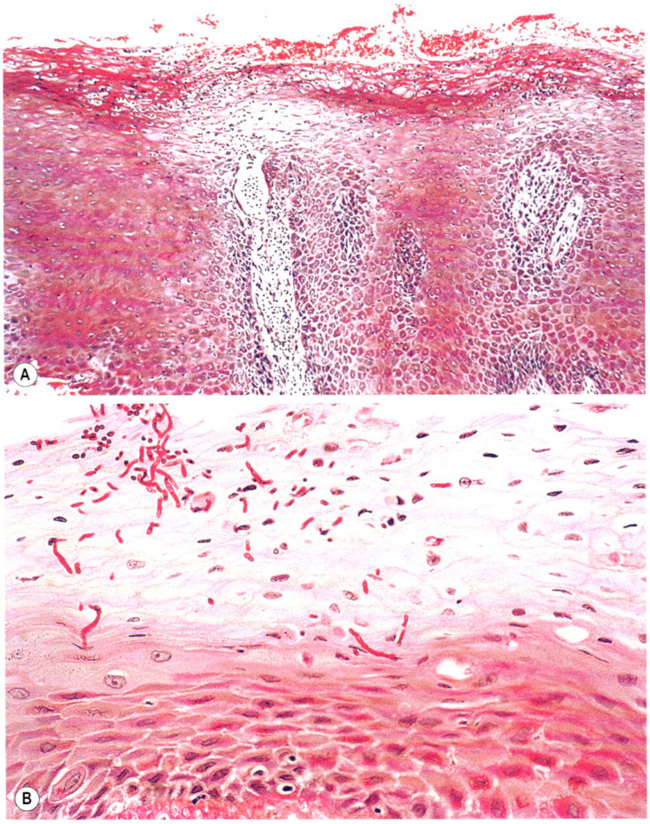

图 18.298 皮肤念珠菌病：（**A**）明显的棘层病变，和真皮浅层大量中性粒细胞浸润；（**B**）大量的酵母样细胞及假菌丝（PAS 染色）

一定是致病的。在深部的结缔组织中常有明显的慢性炎症浸润，在上皮的慢性增生性病变中可见上皮过度增生和过度角化。

播散性病变的特征为纤维蛋白渗出，有酵母细胞和假菌丝，有时伴有白细胞碎裂性血管炎。血管受累可能会出现表皮坏死与水疱形成。病原体很难经表皮清除[21]。在吸毒者也可见化脓性毛囊炎和毛囊周围炎[29]。

光滑球拟酵母是和白念珠菌相近的一种菌，它与白念珠菌的区别在于无假菌丝（图 18.299）[30]。

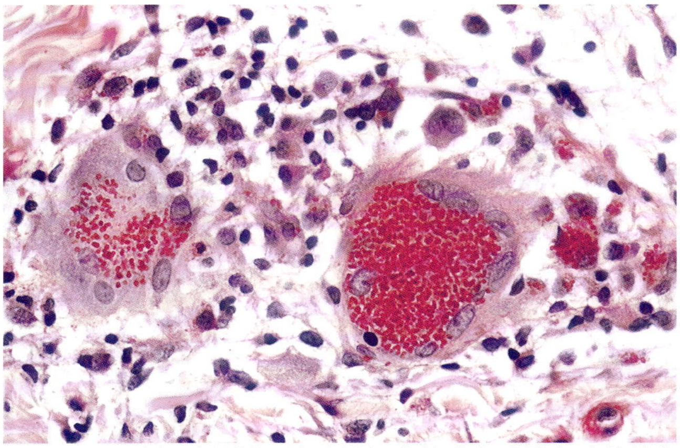

图 18.299 球拟酵母属：从酵母细胞的形态看是念珠菌的变种，酵母细胞位于胞质内是少见的特征

# 曲霉病、镰刀菌病和假阿利什霉病

## 临床特征

### 曲霉病

各种曲霉菌均为世界性分布并可引起皮肤病变，既可为免疫抑制患者的原发感染（通常在肺）经血液传播至皮肤，也可由皮肤直接接种感染。中性粒细胞减少的患者，特别是那些有血液系统恶性肿瘤者有发生系统性播散的危险[2-6]。患者可能发生肺部的弥漫性渗出或梗死，而梗死很快导致弥漫性血管闭塞性病变[1, 7]。系统性病变最多见于胃肠道、中枢神经系统、肝、肾、心脏和甲状腺[5]。上腭和鼻中隔的毁损性病变也可见到。播散性曲霉病很少累及皮肤，仅见于约 4% ～ 5% 的患者[3, 9]。在血源性播散者可见小的不连续红色斑疹和丘疹，可转变为脓疱或坏疽 / 梗死（图 18.300）。还可见到斑块上有群集疱疹。有时还可见中央结痂边缘高起的结节溃疡性损害[8]。

皮肤原发性曲霉病，通常继发于局部外伤，如静脉注射治疗部位、皮肤浸渍或烧伤等，在菌的接种部

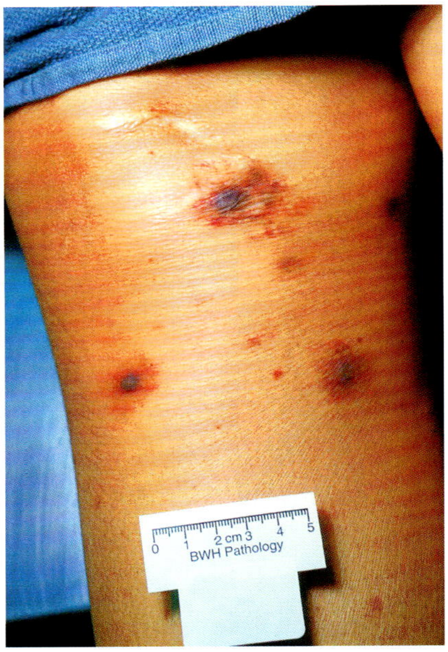


图 18.300 曲霉病：免疫抑制患者出现的肢体多发性紫色结节，继发于念珠菌性食管炎（By courtesy of A.F. Nascimento，MD，Brigham and Women's Hospital and Harvard Medical School，Boston，USA.）

位出现紫色增厚的肿胀区[10-15]。在免疫抑制者这些病变能溃烂形成黑色的结痂（图 18.301）[9]。在早产儿中也有报道。少数情况下免疫抑制患者的原发性皮肤曲霉感染可表现为非溃疡性的孤立结节[18-19]。这些患者也可出现多发性结节[20]。

在免疫抑制者中，曲霉病（aspergillosis）的所有这些病变更常见，其转归取决于免疫状态的进展。但是如果感染侵犯内脏一般来说常很快危及生命[6, 10]。接受糖皮质激素治疗的患者似乎特别容易发生皮肤曲霉感染[2, 10]。

### 镰刀菌病

镰刀菌种（植物霉菌）所致的感染正逐渐受到重视，特别是在免疫抑制患者中[6, 21-26]。镰刀菌病（fusariosis）患者可以表现为局部皮肤或软组织病变、指甲病变、鼻窦感染或播散性疾病[21, 25, 27]。局

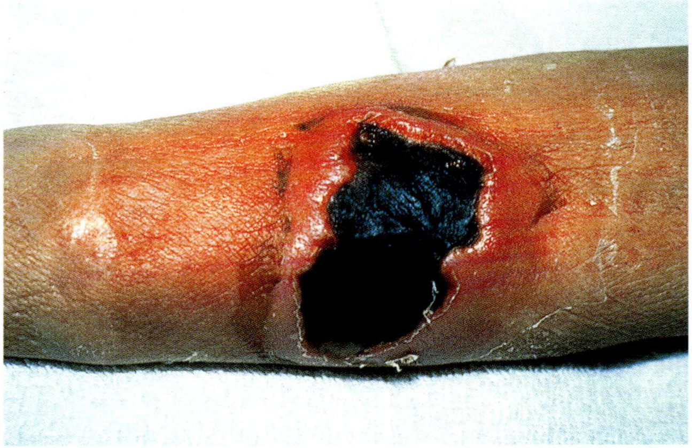

图 18.301 曲霉病：大范围的溃疡上有特征性的黑痂。皮肤原发性曲霉病多继发于外伤或发生在免疫抑制时（By courtesy of N. Khardori，MD，University of South Illinois，USA.）

部病变的危险因素包括：外伤、烧伤和异物[25]。系统性损害常发生于血液恶性肿瘤患者、中性粒细胞减少症、移植物抗宿主病和皮质激素治疗者[6，21，24-25]。临床表现为溃疡、红斑样的靶形或紫色的斑块，侵犯皮下时可出现结节[25，28]。一例特殊的病例报道是在干细胞移植后的患者中初发为水疱的表现[29]。在免疫受损的患者中死亡率为 50% ～ 80%[25，30]。

### 假阿利什霉病

波氏假阿利什霉也是免疫抑制者的一个重要致病菌，特别是发生于实体器官移植后[31-35]。患者也可发生皮肤和皮下脂肪局部感染，包括足菌肿[34]。很多发生于器官移植后的患者的临床表现包括播散性疾病、皮肤病变、肺部疾病、眼内炎、脑膜炎、脑脓肿、真菌性动脉瘤和鼻窦炎[33]。曾经报道过孢子丝菌病样的表现[31]。

## 发病机制和组织学特征

曲霉菌常存在于土壤和有机物碎片中，因此肺部病变常见于农民和园林工作者（图 18.302）。曲霉能污染谷物并感染鸟类，常见于公共建筑，包括医院，因为鸟的排泄物常污染通风口和供暖设施。尽管曲霉分布广泛，但引起感染常常发生于机体免疫抑制之后，例如接受糖皮质激素治疗、淋巴瘤或白血病患者。感染后宿主对菌丝成分发生反应的是中性粒细胞，而分生孢子则被巨噬细胞吞噬和杀灭。这两类细胞反应均缺陷时导致感染加重。真菌毒素的产生也有助于感染的发生。

皮肤损害表现为真皮脓肿，有中央坏死和化脓，外周由肉芽肿包绕。有时可见大量的嗜酸性粒细胞。表皮通常表现为假上皮瘤样增生[8，13]。致病菌体，通常是烟曲霉，见于病变中央的坏死区。此外，黄曲霉、黑曲霉、灰绿曲霉、杂色曲霉也可引起感染[2，13，15]。

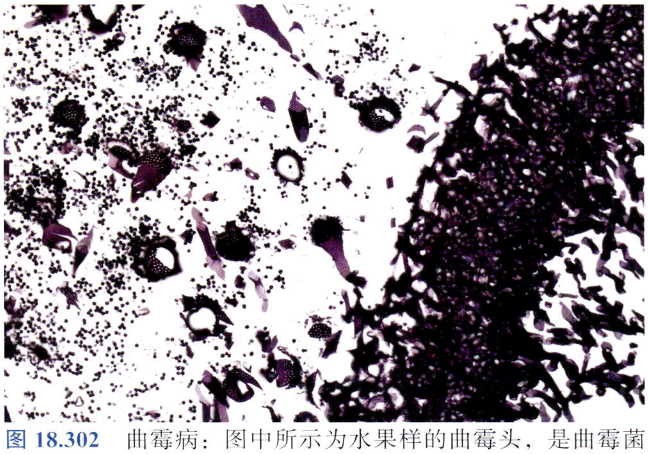

图 18.302 曲霉病：图中所示为水果样的曲霉头，是曲霉菌暴露在空气中所形成，在组织中通常不常见六胺银染色（By courtesy of R. Margolis，MD，St Elizabeth's Medical Center，Boston，USA.）

血源性播散患者中，在真皮血管栓塞的管腔内可以发现菌丝[36]。该菌可以通过其特殊的粗细一致的分枝分隔菌丝和放射状菌丝（有一个树枝状的生长方式）来识别，分支呈 45° 角分叉，粗细相等（图 18.303 ～ 18.305）。菌丝在 HE 染色中不易识别，但在银染如 Gomori 染色中很明显。曲霉所致的感染必须和其他分枝的真菌感染相鉴别，包括镰刀霉菌、假阿利什霉和接合菌。接合菌在 HE 染色中易识别，由两个粗细不等的双菌丝组成。曲霉病的诊断常需要病原菌的培养，但是在组织中发现一个水果样的曲霉头可以确定诊断，也可以用一种特异的免疫荧光抗体进行检测。

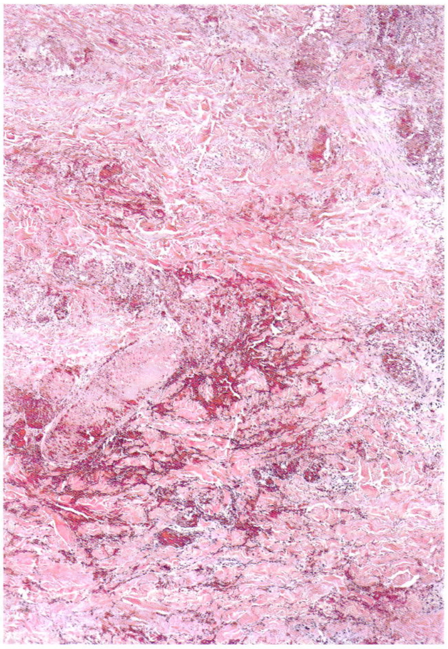

图 18.303 曲霉病：这是图 18.300 患者的病理片：可见到从皮肤血管中发出的大量真菌菌丝

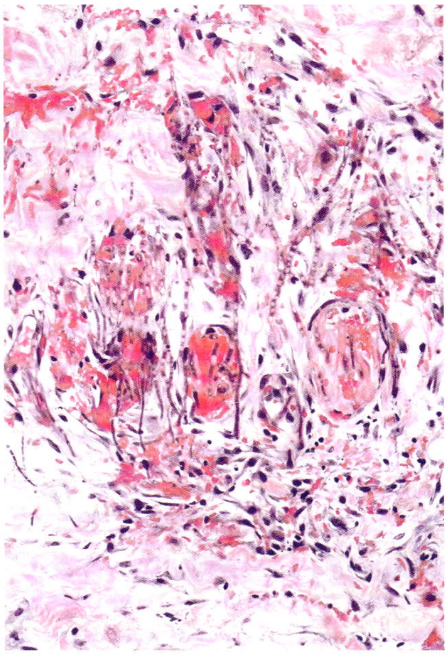

图 18.304 曲霉病：高倍镜下见到的血管栓塞，内有大量的菌丝

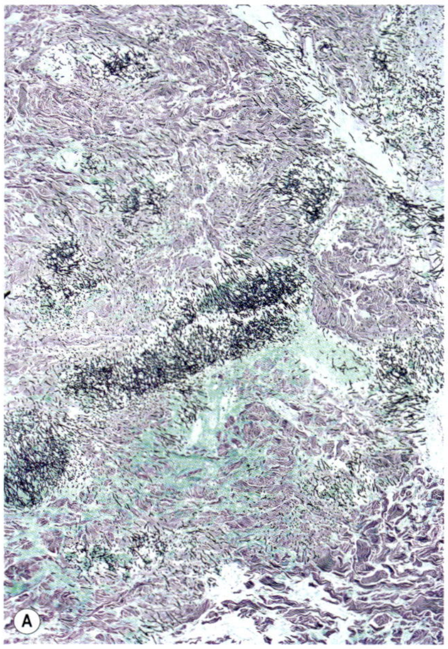

**图 18.305** 曲霉病：（**A**）低倍镜下的树枝状生长方式；（**B**）菌丝有分隔，呈 45° 分枝（六胺银染色）

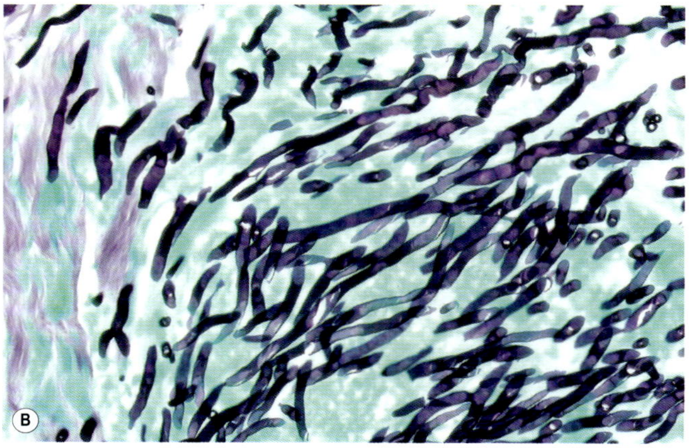

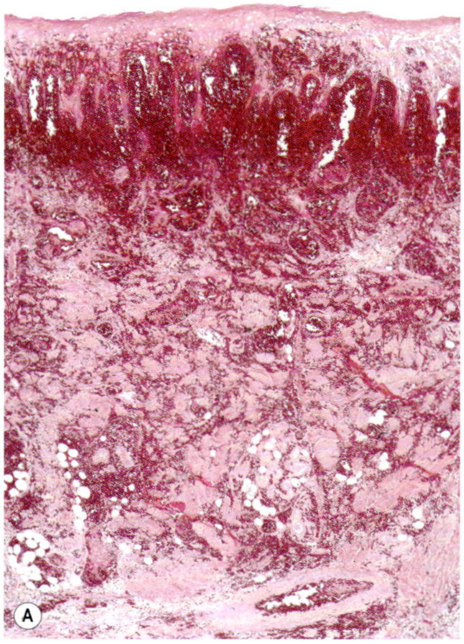

**图 18.306** 镰刀菌：（**A**）低倍镜下可见表皮的梗死及大量出血；（**B**）血管内血栓形成，内有大量菌丝（By courtesy of A. Zembowitz，MD，Massachusetts General Hospital，Boston，USA.）

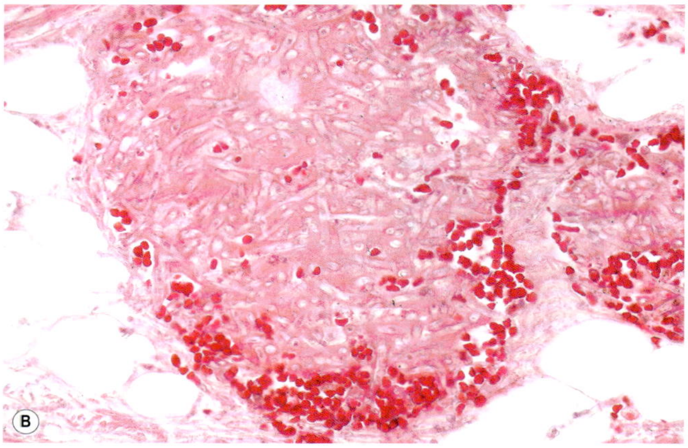

最常见的致病性镰刀菌包括茄病镰刀菌、尖孢镰刀菌和串珠镰刀菌[25]。组织学特点可为肉芽肿样病变或化脓性病变[37]。在播散性病变患者，血管病变与曲霉病相似（图 18.306、18.307）。菌丝表现为透明的分枝分隔菌丝，宽度 3 ～ 8 μm[27]。与烟曲霉相反，该菌菌丝分支不规则，角度从锐角到直角不等[37]。鉴别最好依靠培养结果。镰刀菌的分生孢子头很少出现在皮肤创伤的部位[38]。

在免疫抑制患者，波氏假阿利什霉的血管病变常与曲霉病相似。菌丝是分隔、分枝状、透明、宽度 2 ～ 5 μm[39]。它们在镜下不能和烟曲霉区分（图 18.308、18.309）。

# 芽生菌病

## 临床特征

芽生菌病（blastomycosis；北美芽生菌病）由皮炎芽生菌引起。这种菌的一般习性不清，但可能在木材和鸟类排泄物中较土壤中更常见。过去认为该病仅限于北美地区，因为感染最初限于密西西比河流域、美国东南部和加拿大，但最近南美、非洲、印度和以色列也有病例报道[1-3]。目前欧洲和远东尚无内源性感染。本病常发生于青少年至中年人，男性多于女性[4]。感染主要通过呼吸道发生[1, 5]。临床有三种类型：肺部、弥漫性和原发性皮肤芽生菌病。

在呼吸道症状出现前有一个 34 ～ 44 天的潜伏期，呼吸系统症状多为隐袭性，但也可以类似于结核病。芽生菌病的亚临床感染并不少见。和本章提及的许多其他深部真菌感染相反，芽生菌更常发生于健康的宿主[4]。虽然并不认为该病与 AIDS 相关，但确有一些病例见于 HIV 感染个体，且有许多临床不同之处[6]。46% 的 AIDS 患者出现中枢神经系统受累，是 HIV 阴性人群的 5 ～ 10 倍。死亡率是非 HIV 感染患者的 5 倍（54% *vs*. 10%）[6]。虽然很少见，但也有报道可出现在免疫抑制的固体器官移植受者中，同时还可能合并其他的机会性感染。在这种情况下，如果患

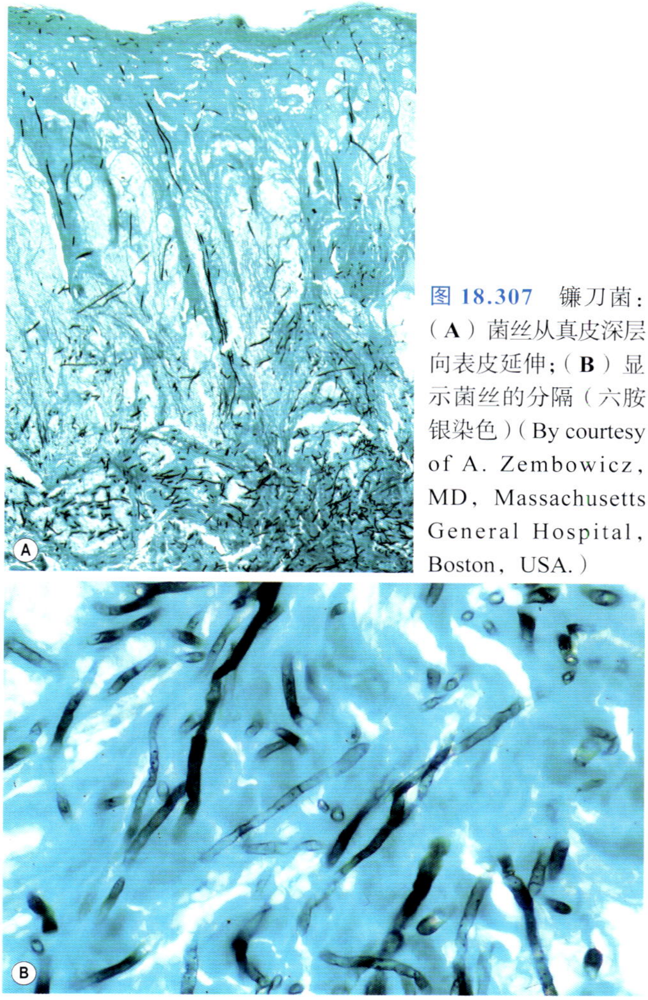

**图 18.307** 镰刀菌：（**A**）菌丝从真皮深层向表皮延伸；（**B**）显示菌丝的分隔（六胺银染色）（By courtesy of A. Zembowicz，MD，Massachusetts General Hospital，Boston，USA.）

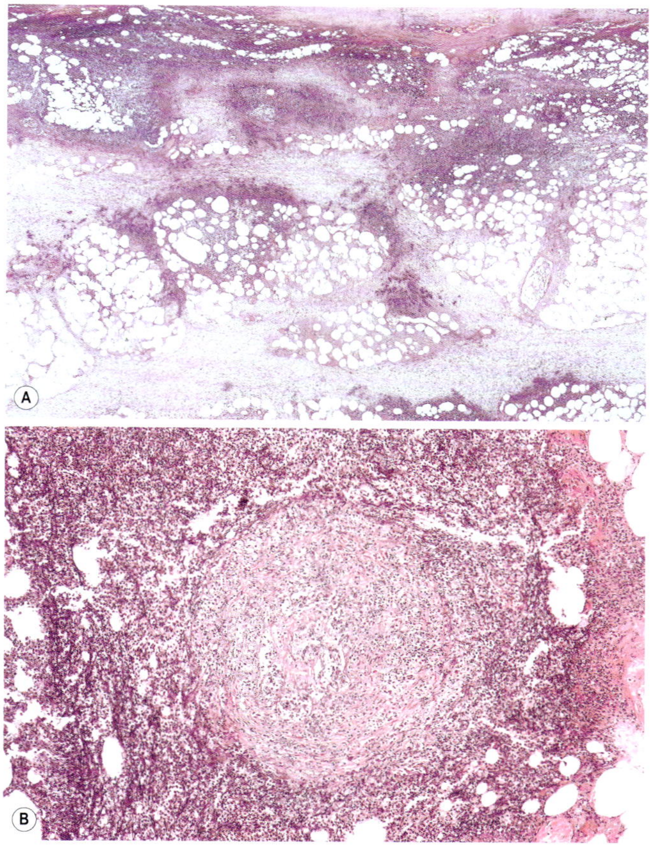

**图 18.308** 波氏假阿利什霉：（**A**）低倍镜下见真皮明显的炎性改变；（**B**）炎性及栓塞的血管

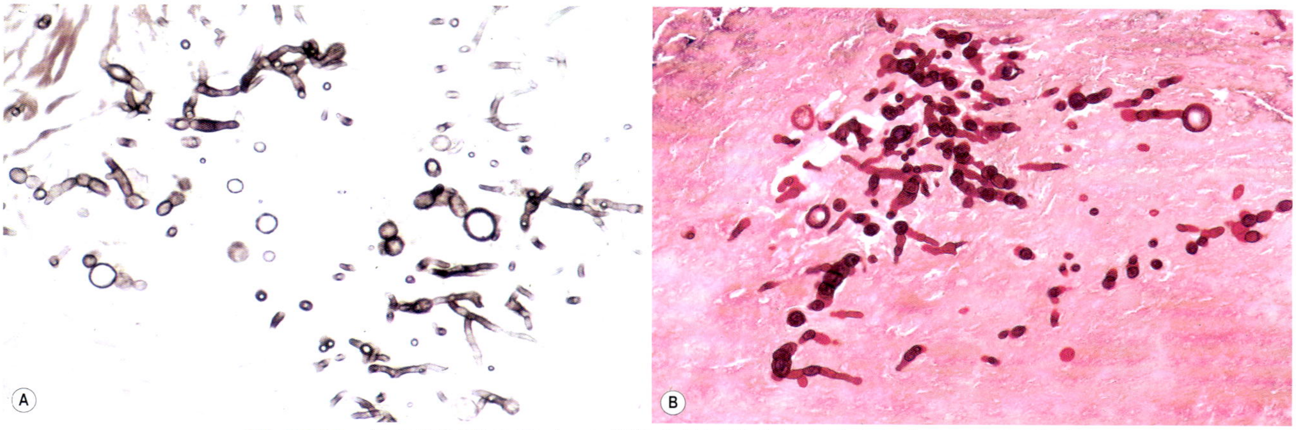

**图 18.309** 波氏假阿利什霉：（**A**）银染色见到的菌丝及厚壁孢子；（**B**）PAS 染色

者有肺炎并合并急性呼吸窘迫综合征，死亡率可高达67%[7]。

除了骨、关节、中枢神经系统和生殖道（前列腺炎和附睾-睾丸炎）外，皮肤常常是肺部感染播散累及的部位[8]。病灶可以单个或多个，可见于身体的任何部位。皮肤的病变最初为丘疹，但扩散并转变为溃疡和结痂，疣状结节或溃疡性斑块，伴有匍行的红色肿胀边界，边缘扩展而中央以瘢痕愈合（图 18.310）。外周痂皮下方可见脓性分泌物，广泛性脓疱性发疹极少见。

原发的皮肤芽生菌病偶尔发生于接种菌后 1 ～ 2 周[9-11]。损害初起为脓疱，表面溃烂（下疳样），伴随局部淋巴腺炎、淋巴结病和淋巴样的皮肤结节，与孢子丝菌病相似。有时也可出现疣状或真菌样生长的

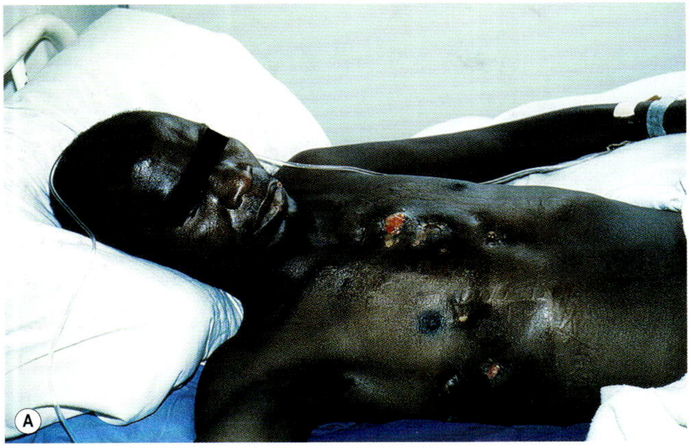


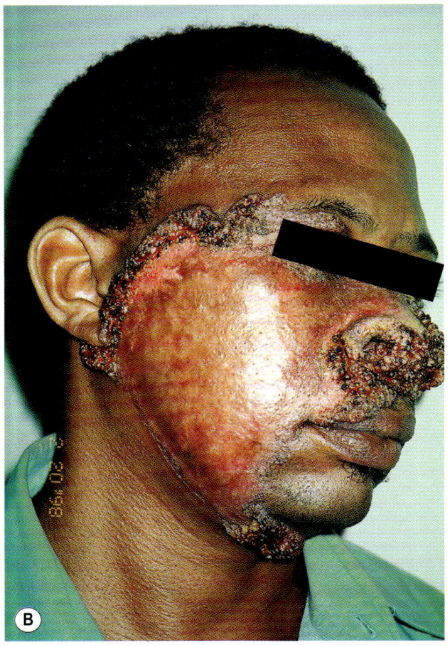


**图 18.310**　芽生菌病：（**A**）发生系统性感染的患者胸壁上的多发溃疡及表面溃疡结痂的结节；（**B**）严重面部受累，有明显的深棕色边缘［（**A**）By courtesy of W. Weir，MD，Coppetts Wood Hospital，London，UK；（**B**）by courtesy of N. C. Dlova，MD，Nelson R. Mandela School of Medicine，University of KwaZulu-Natal，South Africa.］

皮损[12-13]。很少伴有肛周孤立的感染[14]。慢性播散性皮损芽生菌病也有报道[15]。

## 发病机制和组织学特征

皮炎芽生菌是一种双相真菌，在组织中 37℃为酵母相，25℃时以菌丝相生长。酵母呈圆形，常 8 ～ 15 μm 大，偶尔可达 30 μm，有一个能折光的厚胞壁[8]。它们是多核的，产生单一芽孢，芽孢有宽的基底[8]。直径 30 ～ 35 μm 的大酵母极少发生感染[16]。皮炎芽生菌酵母相具有一个粘连促进蛋白，命名为 WI-1 黏附因子，被认为在致病中发挥重要作用[17]。

芽生菌的组织学特点包括：早期主要是中性粒细胞浸润，可见大量菌体。随后发生肉芽肿样反应，其中可见大量多核巨细胞和中性粒细胞。病变上方的表皮显示明显的假上皮瘤样增生，伴有许多微脓肿（图 18.311、18.312）[8]。巨细胞中可见芽生菌的菌体，结缔组织中也可见游离的菌体（图 18.313）。用 PAS

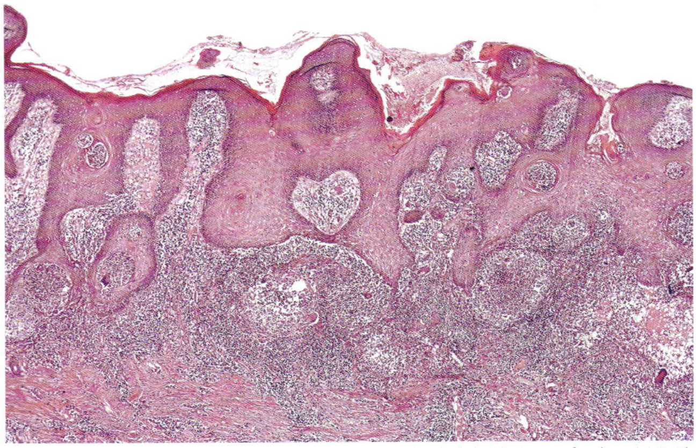

**图 18.311**　芽生菌病：大面积假上皮瘤样增生，真皮可见脓肿形成及巨细胞

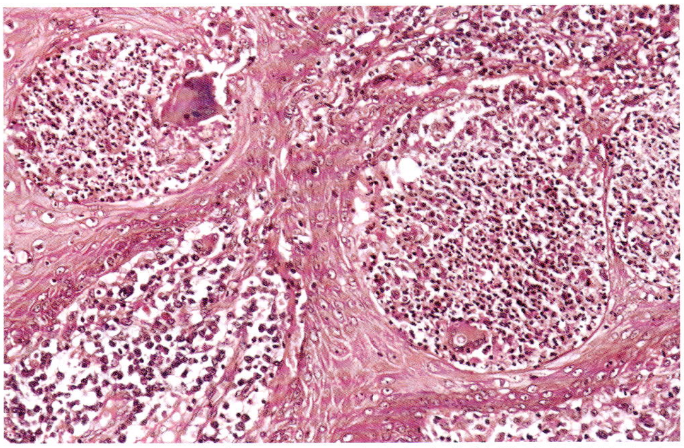

**图 18.312**　芽生菌病：近观可见混合肉芽肿性及化脓性炎症

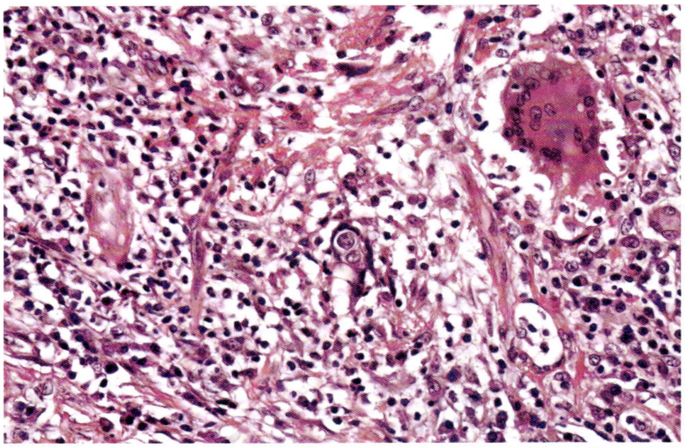

**图 18.313**　芽生菌病：可见有特征性的宽基底的出芽以及多核巨细胞

或六胺银染色更易识别（图 18.314）。也可以用刚果红染色[18]。

## 鉴别诊断

与本病组织学特点相似的其他深部皮肤真菌感染有着色芽生菌病、球孢子菌病、副球孢子菌病和孢子

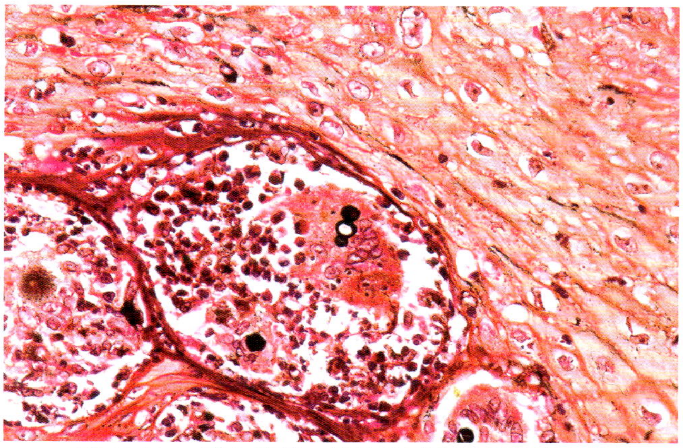

图 18.314　芽生菌病：银染色可见宽基底的出芽

丝菌病。本病与其区别点包括：缺乏色素，出现特征性的多核酵母相和单一的宽基底的芽孢。在没有做组织学培养的病例中，原位杂交可以帮助快速诊断[19]。

# 副球孢子菌病

## 临床特点

副球孢子菌病（paracoccidioidomycosis；南美芽生菌病）由巴西副球孢子菌引起，发生于中美洲和南美洲，特别是巴西。男性较女性更常见，多见于乡村地区以及农民[1-3]。在这些地区以外也有一些少见的病例的报道，其中一部分患者是在离开流行区域数年后显示出相关临床表现[1，4]。该菌的自然习性仍然不清[5-6]。研究表明其天然感染宿主是九带犰狳[5]。据推测是从污染的土壤中吸入孢子而感染。最常见的首发表现为肺疾病，约 35% 病例形成肺空洞[1，3]。然而肺部感染多数是临床无症状的。65% 的患者鼻和口腔的黏膜皮肤连接部位受累，而其他皮肤部位受累仅 12%[7]。其他最常见的部位是面部，病变可以是溃疡、疣状或表面结痂的结节。皮肤的原发感染十分罕见。

副球孢子菌在 HIV 感染患者中不常见。原因可能在于该病仅发生于进展期没有接受甲氧苄啶-磺胺甲基异噁唑预防肺孢子菌肺炎（过去称卡氏肺囊虫病）的 AIDS 患者，因为这种药物对副球孢子菌也有效[4]。AIDS 患者患副球孢子菌病的死亡率为 30%～67%[8-9]。

## 发病机制和组织学特征

巴西副球孢子菌的形态和皮炎芽生菌相似，但前者胞壁较薄，有一个双轮廓外形，产生多个、窄基底孢子，有人形容为"驾驶盘样"[1]。该双相真菌的菌丝相产生分生孢子，被吸入肺后转变为致病的酵母相[10]。这种转变能被雌激素抑制，这可以解释为什么男性感染率高于女性[10]。虽然推测有遗传易感性，但目前为止没有相关的 HLA 抗原被证实[10-11]。具有易感性的患者可出现中性粒细胞对该病原体的应答功能缺陷[12]。

皮肤的组织反应和芽生菌病相似，其特征为化脓性和肉芽肿性炎症[12-14]。假上皮瘤样增生及嗜中性脓肿这两种病变均可见。多数患者可见嗜酸性粒细胞。一些病例可表现为结核样肉芽肿（图 18.315）[15]。在多核巨细胞内常可见出芽的酵母相细胞。

"驾驶盘样"结构具有诊断性，但如果缺如，有必要从体内分离病原菌以证实诊断。黏膜反应和皮肤相似[14]。微生物经过表皮排出，与之伴随的海绵水肿、微水疱和微脓肿形成很常见[14]。瘢痕是陈旧性病变的特征。有研究表明可以利用石蜡包埋组织，通过 PCR 的方法帮助明确诊断[16]。

## 鉴别诊断

本病同芽生菌病区别很困难，但巴西副球孢子菌

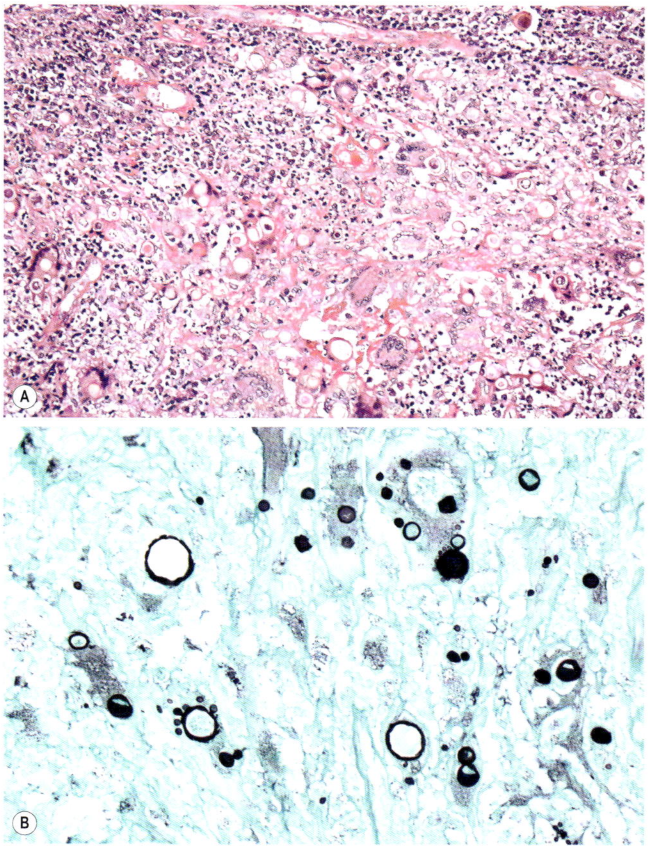


图 18.315　副球孢子菌病：（A）：大量真菌成分，周围围绕肉芽肿性炎症浸润；（B）：可见典型的"驾驶盘样"出芽（六胺银染色）（By courtesy of W. Robles，MD，Institute of Dermatology，London，UK.）

没有皮炎芽生菌的多核，而且出芽方式也很不同。和隐球菌的酵母大小相似，但后者有特征性黏蛋白卡红染色阳性的荚膜，且产生单一芽孢。

# 球孢子菌病

## 临床特征

粗球孢子菌是球孢子菌病的病原体，在美国西北部（特别是 Sonoran 生命带以下）沙漠地区的土壤里以菌丝体的形式存在，此外还可见于墨西哥部分地区，美洲中部和南部[1-2]。因吸入尘土中的关节孢子而感染，随着这些地区游客的增多，该菌的感染也更常见[1, 3]。从20世纪90年代早期开始，粗球孢子菌在加利福尼亚的感染率明显增加[1, 4]。球孢子菌病（coccidioidomycosis）是一种自限性疾病，有些人可有流感样表现[5-6]，但多数情况下无症状[4, 6-7]。该病也可以发生于免疫抑制者，包括 AIDS 患者[4, 8]。60% 的肺部感染患者是无临床症状的[3]。另外 40% 肺部感染患者有临床症状，可进展为空洞、慢性进展性肺炎和粟粒状肺疾病[3, 7]。也可出现胸腔积液、脓胸、急性呼吸窘迫综合征[3]。

皮肤病变不常见，几乎总是由罕见的播散性肺部病变引起[9]。播散性感染常发生于黑人、菲律宾人、西班牙人和美国土著，男性稍高于女性[1, 5, 10]。免疫抑制者发病的危险性也较高。病变包括丘疹样结节、丘疱疹、肉芽肿性斑块和皮下肿物（图 18.316、18.317）[11-12]。也可见窦道合并骨髓炎，或者临近关节、淋巴结的感染[5, 12]。一般来说为多发性结节，

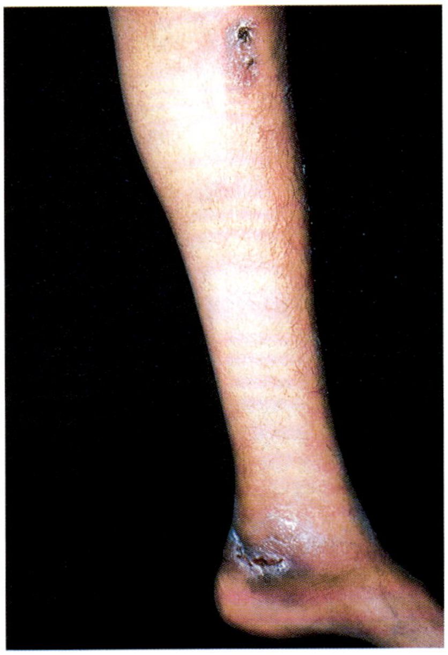

图 18.316 球孢子菌病：膝关节及踝关节处的溃疡性结节（By courtesy of R. Arenas, MD, and J.C. Salas, MD, Monterrey, Mexico.）

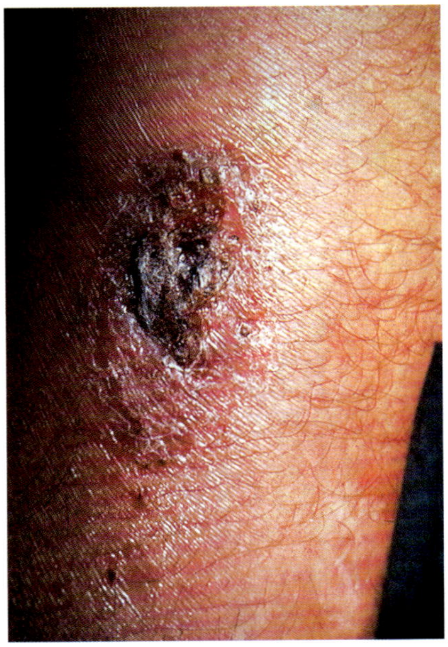

图 18.317 球孢子菌病：上臂的溃疡性斑块（By courtesy of R. Arenas, MD, and J.C. Salas, MD, Monterrey, Mexico.）

也有少数孤立性结节的报道[13]。面中部，特别是鼻唇沟，最常累及[7, 14]。面部受累可以作为发展为脑膜炎的一个指征[10]。

播散性病变也可以影响骨、关节、心包、腹膜、骨骼肌、咽后间隙和中枢神经系统[6-7]。在免疫抑制者这可以是以前局部静息病灶再发的结果[7]。这些继发的病变有时见于小的创伤区，和面部表现一样。表现为疣状斑块和结节，伴有结痂和溃疡。肺部原发病灶透过胸壁发展可形成窦道[12]。高钙血症是系统性疾病的一个罕见并发症。

少见的皮肤原发病变一般发生在接种后，通常见于农民、实验员、护士和殡仪业者[7]。这些病变是下疳样的，伴有局部的淋巴结病。有时可见孢子丝菌病样的特征。系统性感染过程中的高敏反应可出现毒性红斑、结节性红斑和多形红斑。感染的孕妇出现结节性红斑可作为预后好转的标志[15]。结节性红斑或者多形红斑，伴有关节炎、关节痛被称为山谷热[5]，可见系统性嗜酸性粒细胞增多。其他反应性的皮肤表现包括间质肉芽肿性皮炎和 Sweet 综合征[2]。

## 组织学特征

粗球孢子菌是一种双相真菌，在组织中为球形体，直径可达 100 μm，含有内孢子（达 5 μm）；内孢子随病变成熟其形状增大。潜伏期 1～4 周不等[2, 7]。球孢子菌素皮肤试验或者酶联免疫测定（补体结合试验）有助于诊断[1,5,16]。组织学与北美芽生菌病相似，为化脓性损害结合假上皮样增生，伴有真皮血管周围中性粒细胞、嗜酸性粒细胞、浆细胞、组织细胞和巨

细胞浸润（图 18.318 ～ 18.320）[1]。可有嗜酸性脓肿和火焰征[11]。间质性肉芽肿性皮炎也被报道过[2，17]。

可见伴有炎性浸润的球形体（孢子囊），偶可位于巨细胞内。六胺银染色可更清楚地证实。内孢子在 PAS 染色时阳性，但是球状体阴性。在紫外光下该菌显示自发荧光，刚果红染色为红色[18]。病原体一般很难发现，常在检查多个切片后才证实。当形成大量的内孢子后球形体体积增大，随后破裂将内孢子释放入组织中，每一个内孢子都有形成球形体的能力，如此在宿主体内重复生长周期[9]。原位杂交可以帮助从石蜡包埋组织中确定病原体，并且有助于与其他深部真菌感染的鉴别[19]。

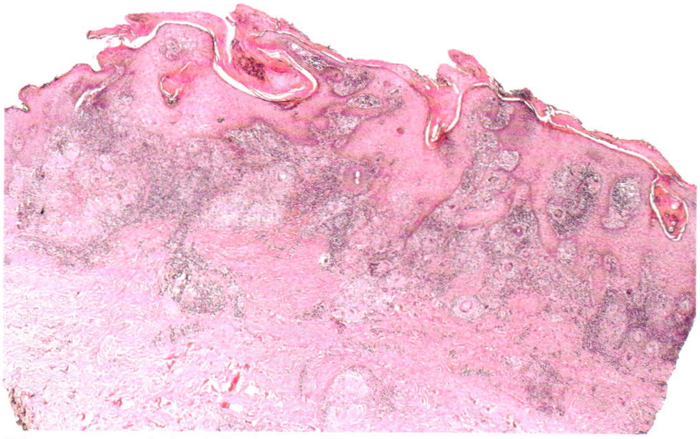

**图 18.318** 球孢子菌病：假上皮瘤样增生，真皮层明显的炎细胞浸润（By courtesy of J. Cohen，MD，Dermatopathology Laboratory，Tucson，USA.）

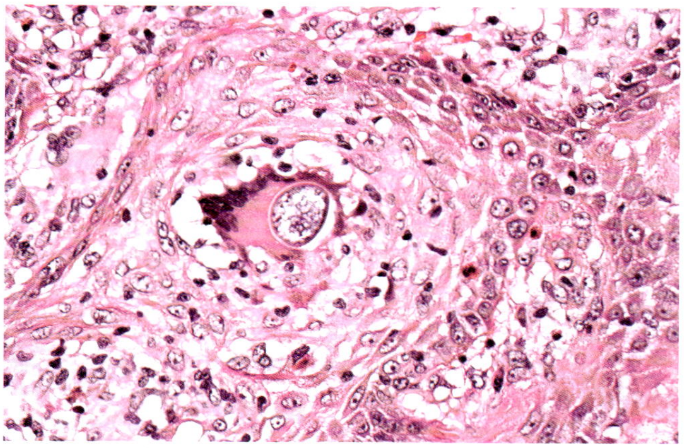

**图 18.319** 球孢子菌病：高倍镜下的球形体，在一个多核巨细胞内（By courtesy of J. Cohen，MD，Dermatopathology Laboratory，Tucson，USA.）

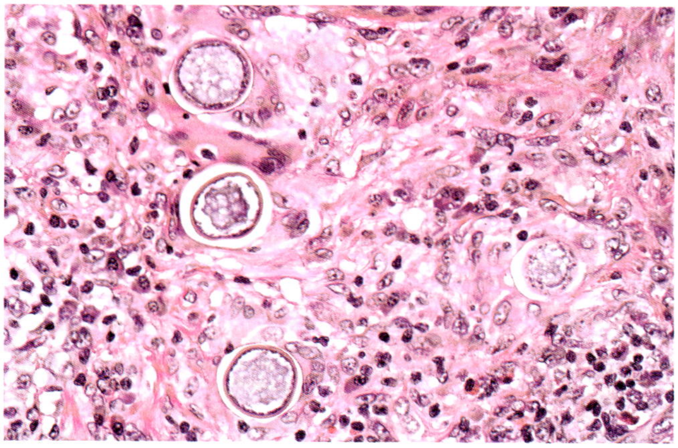

**图 18.320** 球孢子菌病：可见多个球形体，周围有慢性炎症浸润（By courtesy of J. Cohen，MD，Dermatopathology Laboratory，Tucson，USA.）

## 鉴别诊断

诊断依赖于发现有内孢子的球形体。孢子片段或不成熟的形态不能和芽生菌病或副球孢子菌病鉴别。真菌培养以及原位杂交有助于诊断。当球形体和内孢子出现时，还应考虑鼻孢子菌病，尽管二者的临床和组织学特点不同。鼻孢子菌病的球形体和内孢子比球孢子菌更大。有时也需要和疣状皮肤结核及卤素皮病的相鉴别[11]。在肌小球体病变形红细胞的聚集与粗球孢子菌很像（图 18.321）[20]。

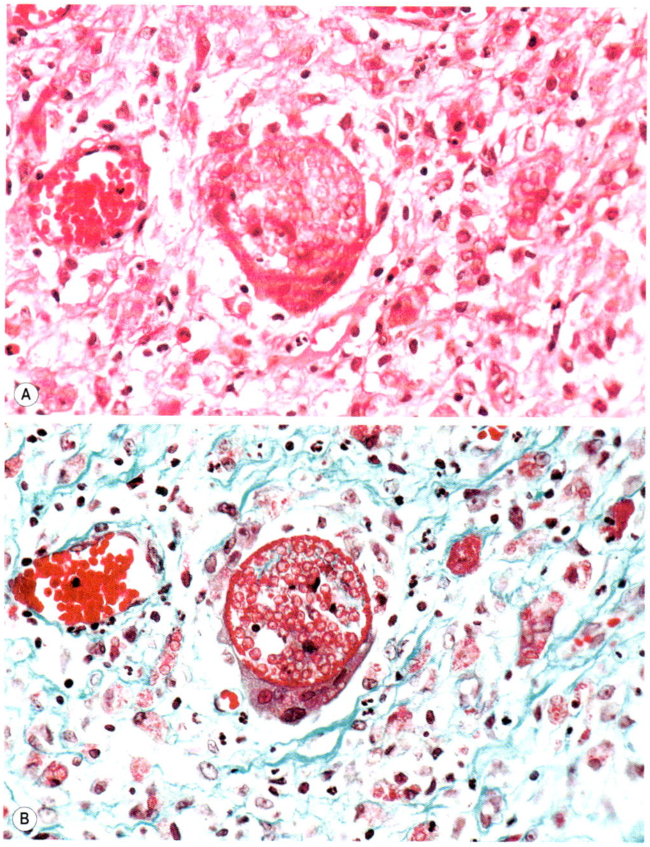



**图 18.321** （**A，B**）肌小球体病：皮肤损害极少见。这一晶体结构内包含有变形的红细胞。这种情况最初是在抗生素应用后发现的——该病例是因为耳部感染而应用四环素药膏所致。（**B**）Masson 三色染色（By courtesy of the late M.S.R. Hutt，MD，St Thomas' Hospital，London，UK.）

# 隐球菌病

## 临床特点

新生隐球菌新生变种在土壤、水果及鸟类排泄物中很多见，所以它所致的系统性隐球菌病散发于世界各地[1]。该菌导致成人发病，少数也可见于儿童。感染常合并免疫抑制包括由于糖皮质激素治疗、肿瘤性疾病（特别是霍奇金淋巴瘤的晚期）和 AIDS[1-5]。隐球菌病（cryptococcosis）是 AIDS 患者最常见的和潜在的致死性真菌病[6]。

新生隐球菌的感染途径通常是肺，系统性感染播散到脑很常见。实际上中枢神经系统受累（脑膜炎和脑膜脑炎）是致病和致死的主要原因。播散性感染中其他受累部位包括皮肤、骨和前列腺[6]。未治疗的隐球菌病死亡率很高，特别是在 AIDS 患者。

大约 10%（6% ～ 15%）的患者会出现继发皮肤病变[5, 7-9]。皮肤病变也是中枢感染的前驱表现[1]。皮肤表现形式不一，包括丘疹、脓疱、水疱、结节、斑块、蜂窝织炎、溃疡、可触性紫癜（假性卡波西）和皮下损害，类似于结节红斑（图 18.322）[5, 8-12]。疱疹样、瘢痕样、传染性软疣样以及坏死性筋膜炎样病变也有报道[5, 9-10, 13-16]。头、颈是最常见的受累部位（图 18.323）[17]。溃疡样病变有一个脐凹样表现，伴有胶冻状的边缘，类似于基底细胞癌。

由于皮肤原发接种而引起的皮肤损害少见，因其主要发生于免疫功能正常的机体，所以预后较好[18-22]。有医务工作者因针刺而感染隐球菌的报道[19]。因医源性免疫抑制而引起的原发性皮肤隐球菌病报道很少[23-24]。继发性的皮肤感染，其特征表现为真皮深层或皮下组织的炎症，可出现多处皮肤损害，在身体的非暴露部位尤为明显[25]。

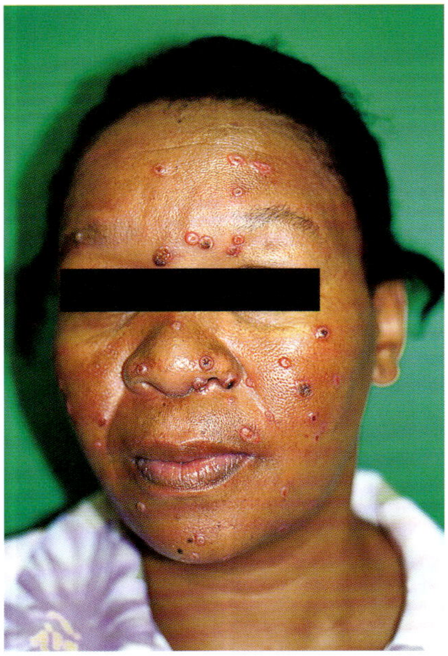

图 18.322 隐球菌病：多发的结节红斑（By courtesy of N.C. Dlova，MD，Nelson R. Mandela School of Medicine，University of KwaZulu-Natal，South Africa.）

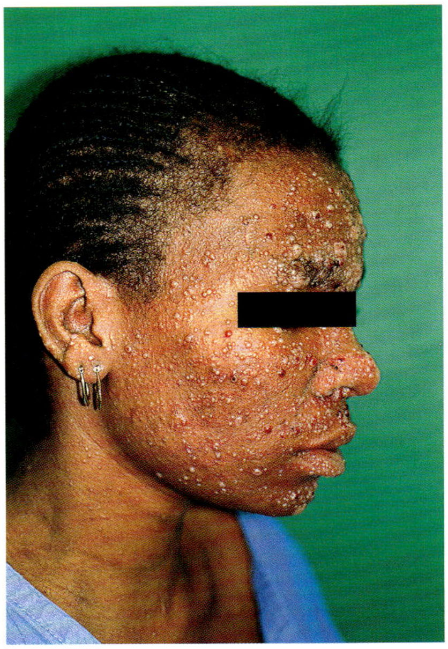

图 18.323 隐球菌病：患者面部可见大量丘疹（By courtesy of N. C. Dlova，MD，Nelson R. Mandela School of Medicine，University of KwaZulu-Natal，South Africa.）

除了新生隐球菌新生变种，隐球菌的其他种也能引起人类发病。新生隐球菌格特变种在澳大利亚呈地方性流行，与两种赤桉树有关[26-27]。免疫抑制的患者可以发生格特变种播散性感染。免疫功能正常的机体患原发性隐球菌性蜂窝织炎者也有一篇报道[26]。此外，免疫功能正常的患者也有换播散性隐球菌感染的报道，可表现为丘疹、脓疱、斑块、溃疡、皮下组织受累、蜂窝织炎或者痤疮样损害[28]。罗伦隐球菌引起的感染少见，通常为医源性感染。患者经常为静脉留置导管患者，出现中性粒细胞减少和真菌血症[29]。迄今为止，有关浅白色隐球菌引起的系统性感染的报道不到 20 例，包括一例肾移植术后患者，而浅白色隐球菌引起的原发性皮肤感染非常罕见[30-31]。还有一例 *diffluens* 隐球菌在免疫正常患者致病的报道，皮损呈孢子丝菌样损害[32]。

## 发病机制和组织学特征

新生隐球菌为球形酵母细胞，直径 4 ～ 20 μm。其特征是具有黏液性荚膜，以出芽方式繁殖（芽基窄）[1]。具有四种血清型（A-D）[1]。艾滋病患者多见 A 型和 D 型[6]。

细胞介导的免疫反应在宿主的免疫应答和应对系统性损害中特别重要[1, 27]。机体防御新生隐球菌入侵的第一道防线是肺泡巨噬细胞对吸入的病原体的吞噬作用[27]。第二道防线是巨噬细胞释放的促炎单核因子，使单核细胞和多形核白细胞在局部聚集。淋巴因子和特殊抗体构成了第三道防线。IL-12 和 IL-18 通过对淋巴细胞反应的作用，从而在机体防御新生隐球菌入侵中发挥了重要作用[27]。CD4$^+$T 淋巴细胞计数低的患者特别容易感染新生隐球菌[33]。

在组织中形成黏液性荚膜为隐球菌的特征。然而，在自然界中，隐球菌无荚膜[1]。艾滋病患者体内的隐球菌也可能无荚膜[6]。多糖荚膜的形成可能与隐球菌的致病性有关[34]。有些皮损中可以见到呈链状的处于发芽状态的细胞。在炎症不明显时常出现凝胶反应，有些皮损中则出现肉芽肿反应伴有坏死，有些患者还可以出现化脓反应（图 18.324 ～ 18.329）[35]。凝胶反应中存在着大量的病原体，而其他情况中则难以找到，黏蛋白卡红染色，PAS 染色，阿辛蓝染色，银染色对观察组织内的真菌尤其适用（图 18.330 ～ 18.332）。黏蛋白卡红染色可以鉴别隐球菌和在组织中与其形态相似的其他真菌（例如组织孢浆菌和皮炎芽生菌）[1, 36]。隐球菌黏蛋白卡红染色呈阳性，其他真菌则为阴性。慢性隐球菌病可出现特殊的栅状肉芽肿[37]，也有坏死性血管炎的报道[38]。

隐球菌病的诊断非常简单，可根据形态学的特点来鉴定[39]。对可疑病例，可应用乳胶凝集实验检测患者血清或脑脊液中的隐球菌加以鉴定[6]。原位杂交也有助于活检组织病原体确诊[40]。也有一些学者主张应用 Tzanck 涂片帮助快速诊断[41]。

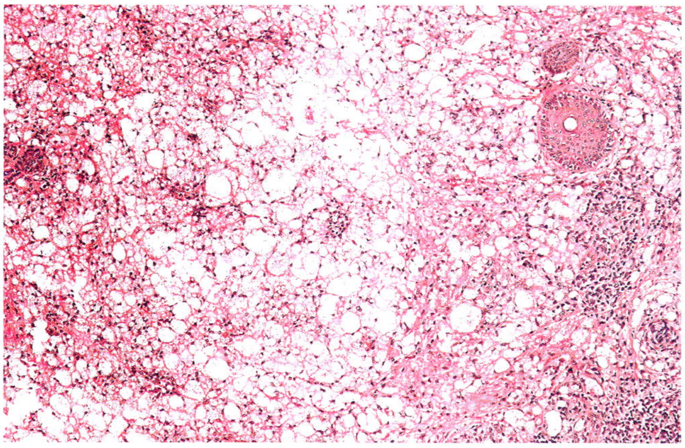

图 18.324　隐球菌病：见一致密的真皮黏液浸润

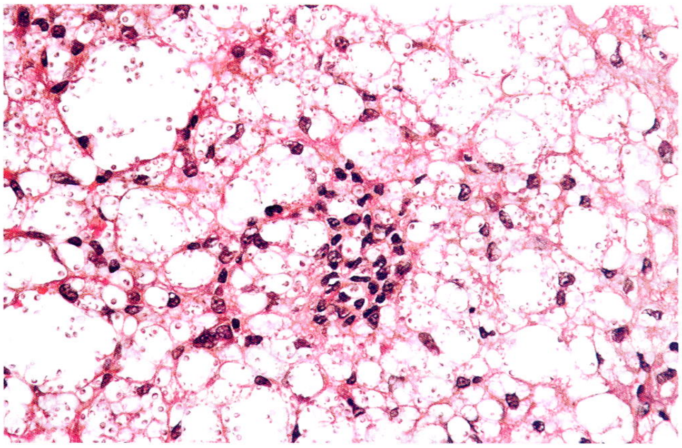

图 18.325　隐球菌病：酵母细胞厚荚膜分隔开

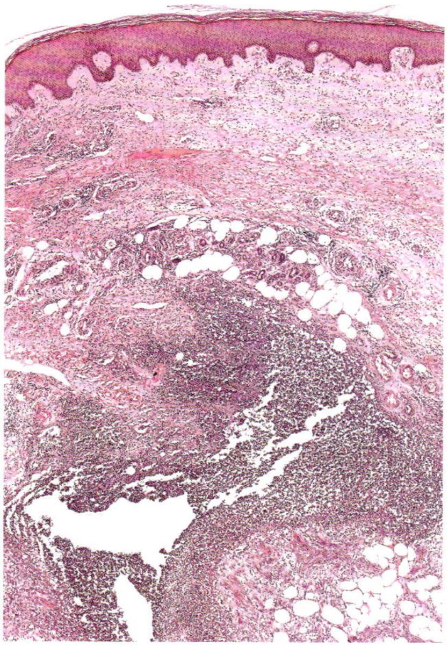

图 18.326　隐球菌病：淋巴瘤患者组织中的化脓性病灶

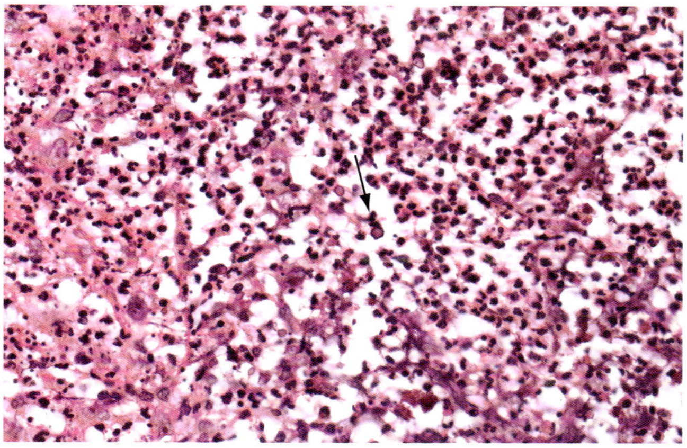

图 18.327　隐球菌病：高倍镜下可见致密的中性粒细胞浸润。视野中央可见酵母细胞

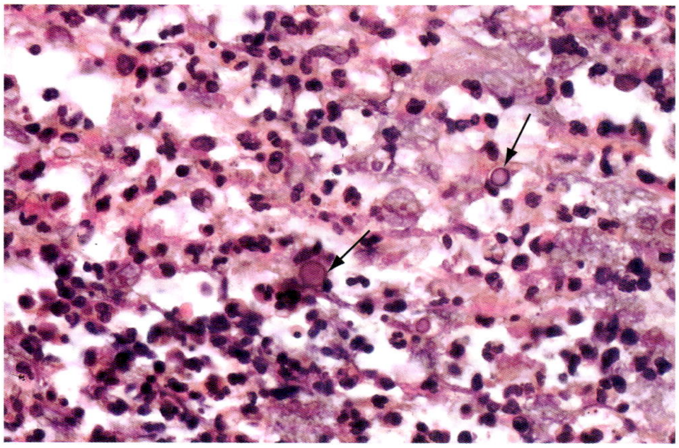

图 18.328　隐球菌病：片中可见大量的酵母细胞（箭头所示）；患者是正在接受皮质类固醇激素治疗的系统性红斑狼疮患者

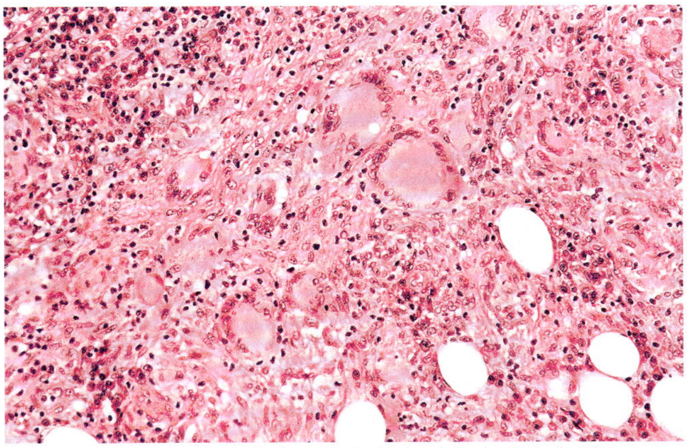

图 18.329 隐球菌病：片中炎症反应表现为肉芽肿

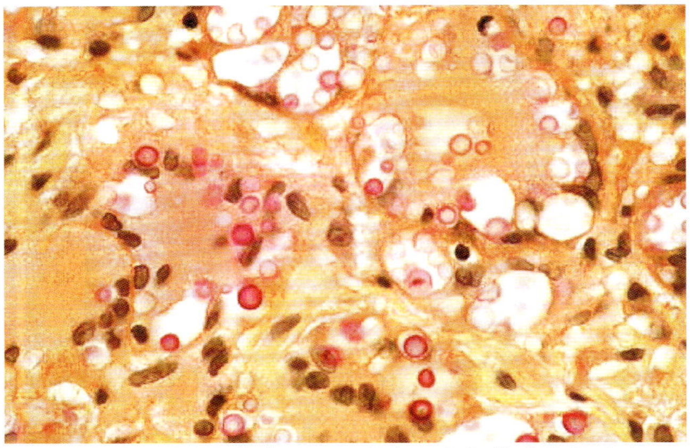

图 18.330 隐球菌病：黏蛋白卡红染色荚膜清晰可见

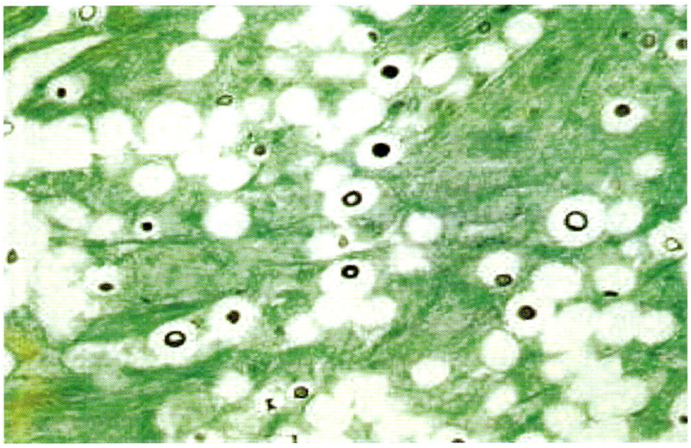

图 18.331 隐球菌病：六胺银染色隐球菌呈阳性

# 接合菌病

## 临床特征

接合菌病（Zygomycosis，过去又称藻菌病）是指由接合菌纲中的一些真菌所致的感染，主要包括：

- 毛霉病，主要由毛霉目中的一些菌引起的感染。
- 虫霉病，主要由虫霉目中的一些菌引起的感染[1-2]。

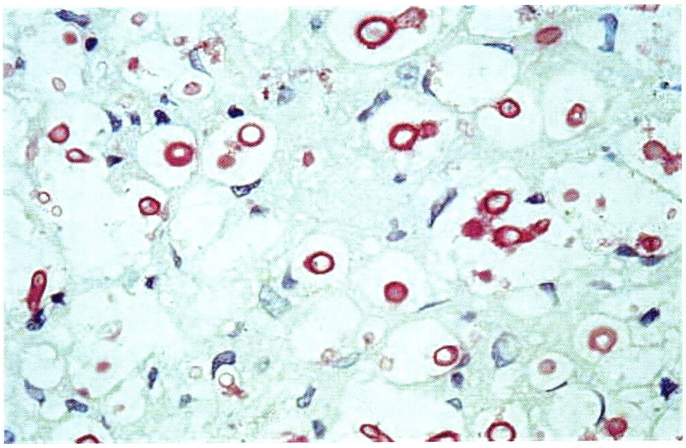

图 18.332 隐球菌病：可见芽生酵母细胞（PAS 染色）（By courtesy of S. Lucas，MD，St Thomas' Hospital，London，UK.）

### 毛霉病

毛霉病（Mucormycosis）通常由根霉属真菌所致，其他的致病菌包括犁头霉、毛霉、根毛霉、鳞质霉、小克银汉霉和瓶霉，但在组织中无法区别这些菌种[1-2]。毛霉病通常见于成人，也有不少儿童的病例报道。该病男性发病稍多于女性[3-4]。毛霉菌所致的感染相对少见，感染常发生在免疫抑制的患者（比如中性粒细胞缺乏患者、实体器官移植或骨髓移植患者）或糖尿病酮症酸中毒者。其他有致病意义的因素包括：蛋白质热能营养不良、早熟、白血病、非霍奇金淋巴瘤、肝病、烧伤、创伤、静脉药物滥用，已经接受或未接受铁螯合剂治疗的铁过剩[4-12]。

这类真菌呈世界性分布，需氧性，在水果和蔬菜表面腐生，但很少引起感染。毛霉的感染发生于孢子的吸入，也可以由皮肤或者消化道侵入。根据其特征可分几大类：鼻脑毛霉病、肺毛霉病、皮肤毛霉病、胃肠毛霉病以及播散性毛霉病。鼻脑毛霉病表现为眼眶蜂窝织炎，眼球突出，迅速进展的精神意识障碍[1]。患者可表现为硬腭或鼻黏膜的黑色坏死性损害[5]。

皮肤感染常为烧伤或外伤后的合并症，但也可以发生于肺源性的播散，与曲霉病的播散十分相像[1, 3, 5, 13]。损害可表现为小红斑或者痛性浅表糜烂，可扩大形成溃疡，伴有大量脓性分泌物排出。损害可与血管炎过程、臁疮样坏疽或者坏疽性脓皮病相像，常伴有明显的黑色焦痂形成[5, 14-17]。牛眼样损害或者带状损害也有报道[18-19]。还有与弹力绷带相关的原发性皮肤毛霉病的院内爆发报道[20]。皮肤感染还可由蜘蛛叮咬、静脉输液置管或者动脉穿刺部位的污染所致[12, 18]。尽管皮肤接合菌病在免疫受损 HIV 感染患者有报道，大多数患者为静脉药物滥用患者[21]。还有一例 HIV 患者患毛霉病与巨细胞性血管炎相关[22]。

单独的皮肤毛霉病占毛霉病的 27%，治疗得当一般预后很好。然而，鼻脑毛霉病、肺毛霉病或播散性毛霉病的死亡率很高（一些研究显示78%～100%）[2-3, 12]。极个别情况下可以见到由皮肤原发感染向内脏的播散[3, 14]。

### 虫霉病

虫霉病（Entomophthoromycosis，皮下组织接合菌病）包括一些少见感染，主要由林蛙粪霉、固孢蛙粪霉（蛙粪霉病）、冠状耳霉和异孢耳霉（耳霉病）所致[1, 23-26]。这些病菌同时还可引起动物如马的皮肤和鼻咽部感染[1, 24]。虫霉病主要发生在热带地区如非洲、亚洲和南美[1]。与毛霉病不同，蛙粪霉病和耳霉病并非条件致病菌，其感染常通过接种引起，特别是轻微外伤或昆虫叮咬所致[1]。然而也有个别的由医源性免疫抑制治疗造成虫霉病的报道[27-28]。林蛙粪霉和冠状耳霉常存在于土壤和腐败植物中[1, 24]。前者还存在于鱼、两栖类、爬行类和蝙蝠的消化道中[1]。

蛙粪霉病最常见于儿童或青少年，表现为融合的皮肤和皮下组织斑块。损害有波动，边界清楚，主要发生于肢体、躯干或臀部（图18.333）[1, 24]。有时表现为肿瘤样团块[1]。也有少量鼻窦或鼻旁窦感染的报道[29-30]。男性患者好发。也有报道淋巴结受累后可出现淋巴水肿和象皮肿[31-32]。虽然罕见，但还是可以发生原发或继发的内脏受累[1, 27, 33-34]。有胃肠道蛙粪霉病的报道[35-36]。

耳霉病相反好发于成年人，表现为鼻部黏膜皮肤的损害，或继发播散到鼻旁窦和鼻面部的皮下组织[1]。鼻部皮肤表现为红斑和增厚。损害可进展到鼻部、颊部和（或）唇部变形肿胀的团块[1, 37-40]。感染还可波及眼睑和眼眶[1, 41]。有颅内播散的报道[42]。内脏播散是一非常罕见的合并症。

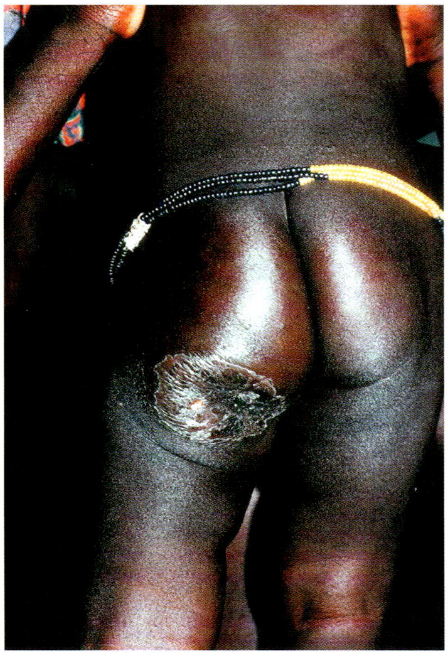

图18.333 接合菌病：左臀部可见一大脓肿（By courtesy of S. Lucas, MD, St Thomas' Hospital, London, UK.）

## 组织病理学特征

毛霉病的致病真菌呈现宽大（直径10～20 μm）不分隔的菌丝，呈90°不规则分枝[1]。与曲霉的区别在于，后者较细，分隔显示更为规则的锐角双分支。真菌常侵犯血管，形成血管炎，造成血栓、出血和梗死[1, 6]。在HE染色和真菌特殊染色下均可见菌丝（图18.334）。

在虫霉病非分隔的真菌菌丝不如在毛霉病所见到的那样宽，平均直径8～10 μm。另外一个鉴别点是在虫霉病一般不发生血管侵犯[1]。广泛的肉芽肿性炎症伴有中性粒细胞微脓肿和大量的嗜酸性粒细胞（图18.355、18.366）。菌丝在HE染色下清晰可见，但在Gomori六胺银染色下更明显，常伴有Splendore-Hoeppli现象（图18.337～18.338）[1, 34]。有时在巨细胞胞质内可见吞噬菌丝的片段[24]。与所有的真菌感染一样，依靠真菌培养才能将病原体精确鉴定到种[1]。

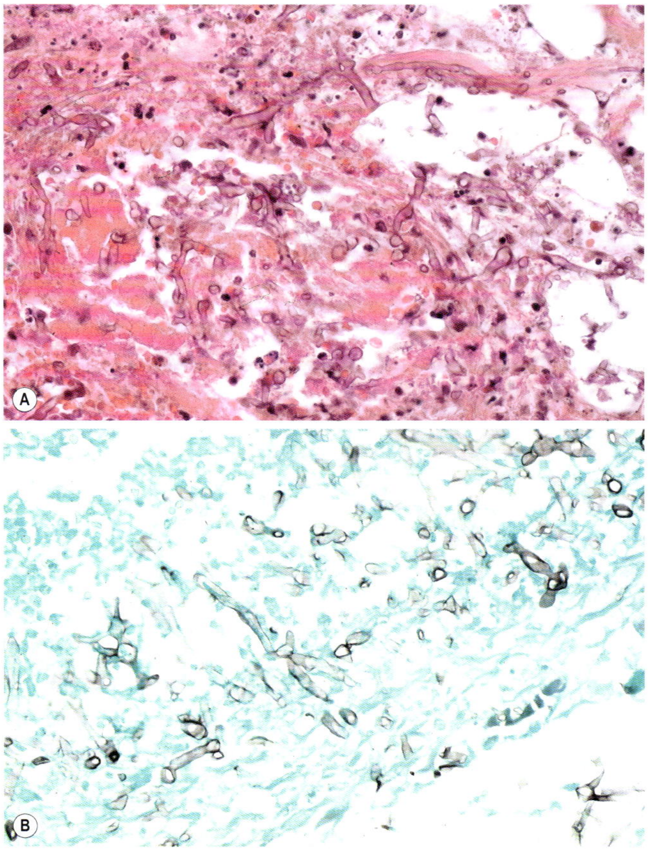


图18.334 接合菌病（毛霉病）（**A**）：菌丝比较宽大（较曲霉明显宽），无分隔，90°分枝；（**B**）：六胺银染色

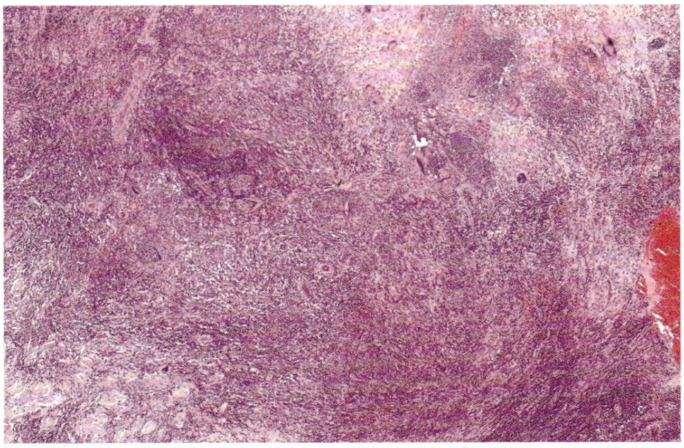

图 18.335 接合菌病：真皮可见严重的混合肉芽肿和化脓浸润

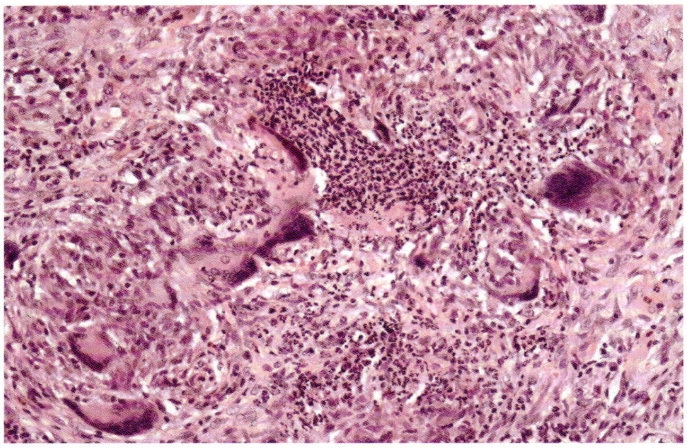

图 18.336 接合菌病：高倍镜观

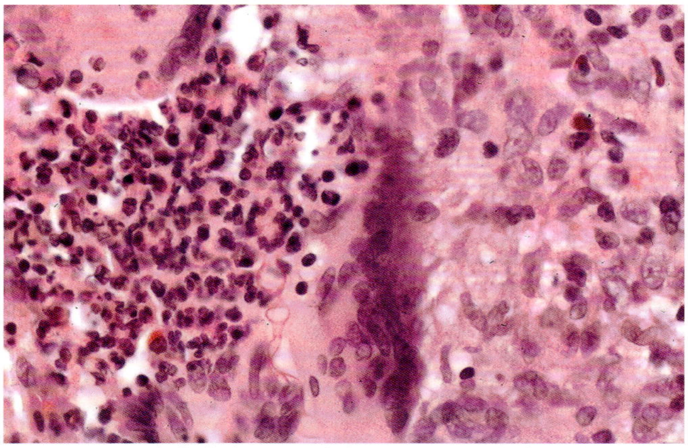

图 18.337 接合菌病：HE 染色的组织切片中真菌清晰可见

# 着色芽生菌病

## 临床特征

着色芽生菌病（chromoblastomycosis）是由暗色真菌感染所致，又称着色真菌病（chromomycosis）。该病的特征是在组织中可以见到暗色的硬壳细胞，硬壳细胞是一种介于酵母细胞和菌丝之间的组织寄生形

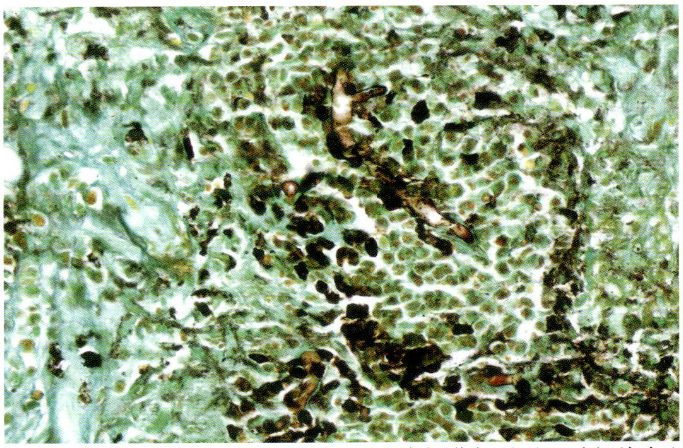

图 18.338 接合菌病：菌丝不规则，常扭曲折叠（六胺银染色）

式。着色芽生菌病的致病菌主要为以下五种真菌[1-3]：

- 裴氏着色霉，
- 卡氏枝孢瓶霉（过去称为卡氏枝孢霉），
- 紧密着色霉，
- 疣状瓶霉，
- 播水喙枝孢霉。

其他病原真菌，例如棘状外瓶霉，出芽短梗霉以及索状毛壳菌引起本病的报道罕见[4-7]。此病世界范围分布，感染者几乎均为成年男性（相关文献报道90% 以上）[8]。该病在热带地区多见，尤其是南美洲部分地区[2-3]。病原菌是土壤、木材和植物的腐生菌。含羞草的刺可能是裴氏着色霉引起着色芽生菌病的一种天然来源[9]。由暗色真菌引起的感染还包括足菌肿和暗色丝孢霉病[1, 10]。着色代表着黑色素[11]。着色芽生菌病多见于农民和农艺工人[8, 12-13]。在疾病流行地区，小孩和青少年也可能发病[14]。

感染发生于皮肤外伤部位。初为附有鳞屑的粉红色丘疹，好发于下肢远端或足部。皮损逐渐增大形成结节，其后变为淡紫色、形状不规则的斑块和疣状结节（图 18.339）。最后成为瘙痒性乳头瘤样损害。搔抓可使

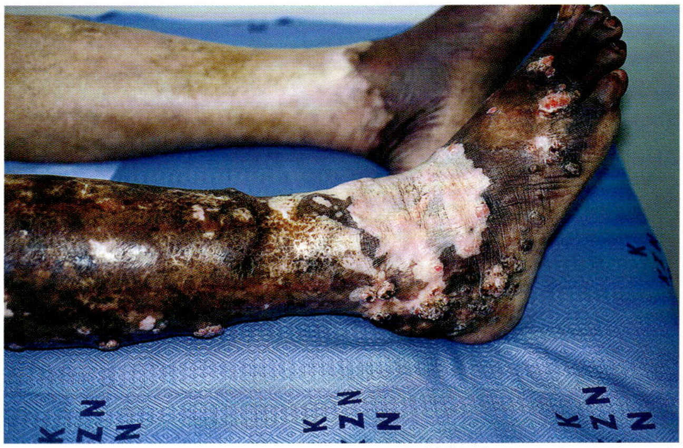

图 18.339 着色芽生菌病：片中见大量的结节和变形的斑块（By courtesy of N.C. Dlova，MD，Nelson R. Mandela School of Medicine，University of KwaZulu-Natal，South Africa.）

周围皮肤出现散在的卫星状灶。病程进展缓慢，持续多年，可成为严重畸形的巨大肿块。有淋巴管播散的报道[15]。继发细菌感染则出现具有恶臭的分泌物、溃疡和淋巴腺炎。该病多数不侵犯皮下组织，虽然有个别经血源播散引起中枢神经系统感染的报道[16]。继发（细菌）感染可引起局部淋巴结肿大[12]。鳞状细胞癌作为其罕见并发症可以见于少数慢性病程患者[13]。阴茎、外阴和鼻部着色芽生菌病罕见。着色芽生菌病亦可出现胸膜、回盲部、喉气管及扁桃体的皮肤外形损害[17]。临近的骨损害偶尔也会出现[18]。

## 发病机制和组织学特征

着色芽生菌病最常见的致病菌是裴氏着色霉[10, 12, 19]。相关文献报道90%或90%以上的病例可分离出裴氏着色真菌[13, 20]。一项多国家的研究表明：裴氏着色真菌可分成7个线粒体DNA型；其分型与地理分布有密切关系[21]。实验证据表明，裴氏着色霉可以产生蛋白水解酶（肽），导致其分解血清蛋白（如IgG）、细胞外基质成分，包括层粘连蛋白和纤连蛋白[22]。

硬壳细胞为圆形或卵圆形，暗色，厚壁的真菌细胞，直径为5～12 μm[10]。虽然被称为着色芽生菌，但是不出现出芽[1]。硬壳细胞是介于酵母细胞和菌丝之间的一种表型，具有横向和纵向分隔[1]。组织病理表现与皮炎芽生菌相似[10]。表皮棘层肥厚，伴嗜中性粒细胞微脓疡（图18.340、18.341）。高度增生的表皮呈假上皮瘤样[16]。真皮可见脓肿，伴有坏死和肉芽肿混合性炎细胞浸润，包含中性粒细胞、嗜酸性粒细胞、淋巴细胞和浆细胞。这种中性粒细胞微脓疡和肉芽肿的混合炎症称为混合性（真菌性）肉芽肿（也是皮炎芽生菌病、孢子丝菌病、暗色丝孢霉病、球孢子菌病和副球孢子菌病的病理特征）[16]。硬壳细胞可存在于巨噬细胞内和细胞外（图18.342、18.343）。可出现经表皮排出真菌的现象[23]。真皮可见到暗色的菌丝[10]，经常见到明显的纤维化，不少病例皮下脂肪组织也会受累。有一些少见病例会出现真皮内大量束状的梭型细胞增生[24]。病原菌的分类依靠真菌培养。

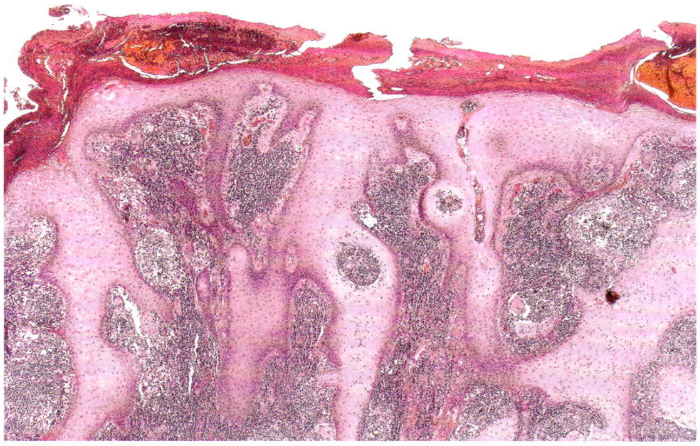

图 18.340 着色芽生菌病：表皮角化过度，结痂，棘层明显肥厚

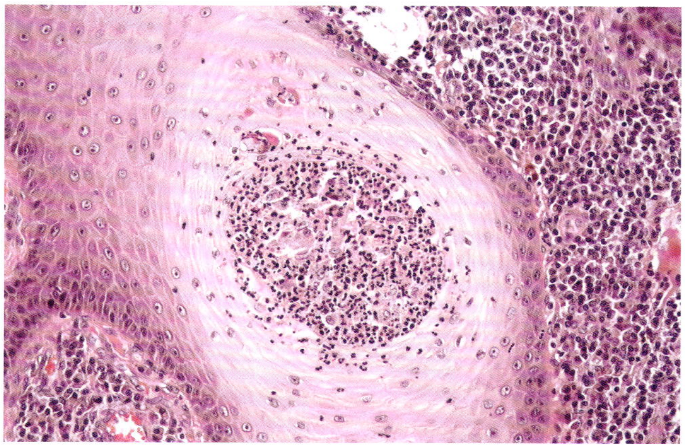

图 18.341 着色芽生菌病：表皮和真皮均见特征性的脓肿

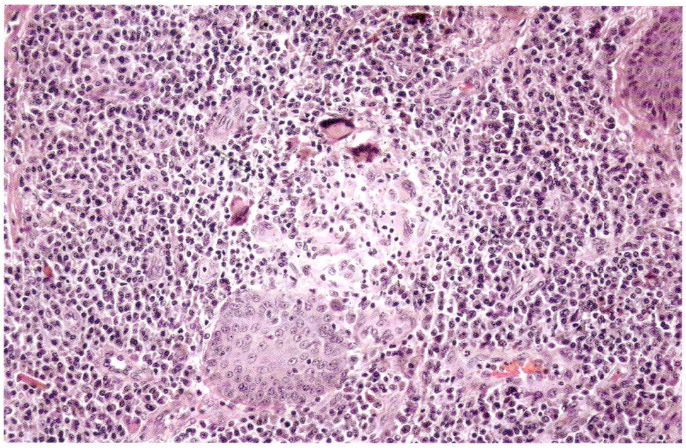

图 18.342 着色芽生菌病：可见肉芽肿

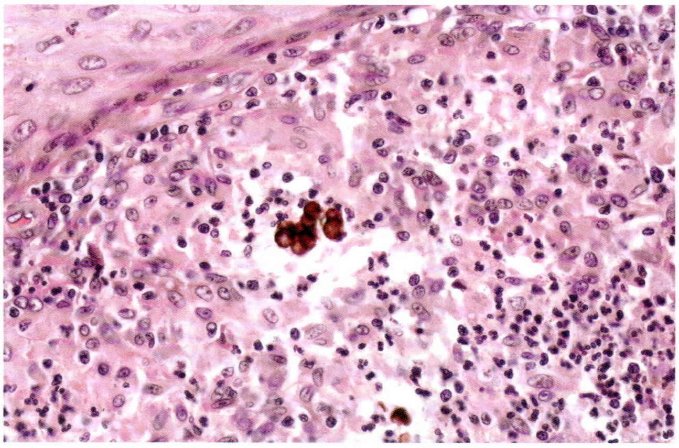

图 18.343 着色芽生菌病：棕色细胞（有时可见分隔）具有诊断意义

# 足菌肿

## 临床特征

足菌肿（mycetoma）是一种皮肤及皮下组织的慢性感染，其特征为窦道形成，从中可排出颗粒[1-6]。该病由细菌（放线菌性足菌肿）（诺卡菌属，见上）或真菌（真菌性足菌肿）（不常见）感染引起。足菌肿多在热带地区发病，主要在南纬 15 度到北纬 30 度之间（也叫足菌肿带）[4]。感染最常累及足部，也可侵犯身体其他部位（图 18.344）。

经常发生的小外伤导致了皮损的产生，初为一丘疹，逐渐增大成为具有分泌物的结节。其后皮损范围扩大波及周围皮肤，并形成瘘管，从中可排出颗粒，难以愈合（图 18.345）。炎症和纤维化造成局部畸形，可波及下方的骨骼。本病好发年龄为 20 ～ 50 岁，多见于男性。发病与在工作中经常发生外伤有关。与细菌性足菌肿相比，真菌性足菌肿通常炎症较轻，并且较少侵及深部组织。

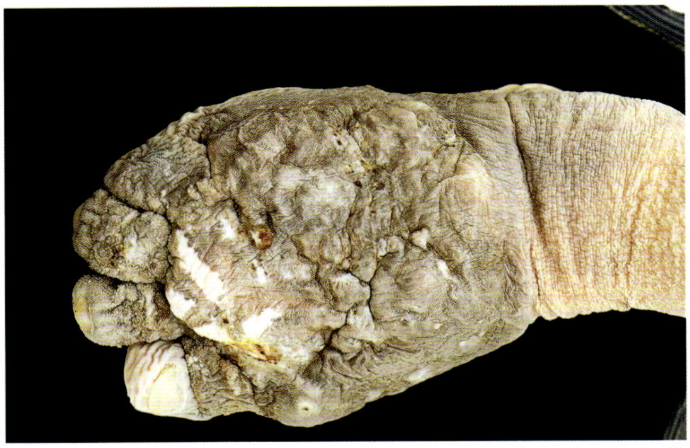

图 18.344 足菌肿：足部明显肿胀变形。可见多个引流的窦道

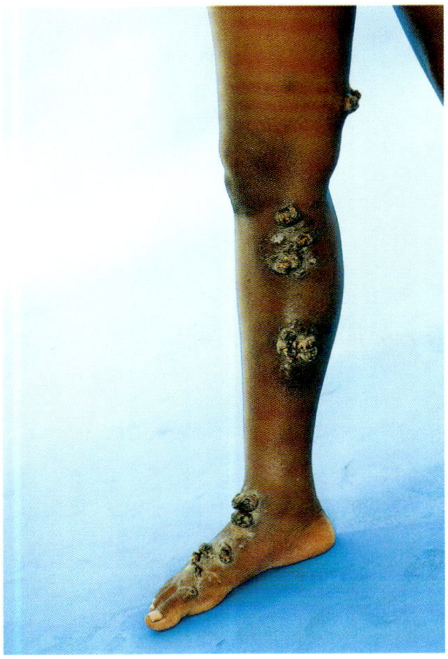

图 18.345 足菌肿：见多个疣状结节，表面溃疡（By courtesy of N. C. Dlova，MD，Nelson R. Mandela School of Medicine，University of KwaZulu-Natal，South Africa.）

## 发病机制和组织学特征

足菌肿最常见的致病真菌有：

- 足菌肿马杜拉霉，
- 灰色马杜拉霉，
- 波氏假性阿利什霉，
- *Pyrenochaeta romeroi*，
- 塞内加尔小球腔菌，
- *Neotestudina rosatti*。

引起足菌肿的细菌有诺卡菌、放线菌和链丝菌[4-8]。真菌引起的足菌肿仅占 2%[1]。其中，足菌肿马杜拉霉是最重要的致病菌[9-11]。然而，近期印度对 73 例足菌肿的研究分析表明，真菌性足菌肿与放线菌足菌肿的比例过去 4 年在逐渐下降[12]。也有医源性免疫抑制患者患尖端赛多孢子菌（波氏假阿利什菌的无性型）或斑替枝孢瓶霉所致足菌肿的报道[13-14]。

足菌肿的致病菌均产生颗粒，颗粒的形状和颜色有助于对病原菌的鉴定（图 18.346 ～ 18.349，表 18.3）[1]。足菌肿马杜拉霉产生的颗粒是黑色的，因为它产黑色素，黑色素可以保护病原体免受抗真菌治疗的损伤[11, 15]。颗粒位于脓肿内，外周由栅状组织细胞围绕。颗粒由致密的菌丝团构成，形成机制可能与黏附的中性粒细胞和透明的基质相关[9, 16]。外围可见多核巨细胞，周围是水肿性肉芽组织。特殊染色可以用来区分放线菌性足菌肿和真菌性足菌肿。PAS 染色和银染色真菌呈阳性，革兰染色呈阴性（图 18.350）。有时出现 Splendore-Hoeppli 现象（图 18.351）。

足菌肿的治疗效果不一，当深部组织出现感染时治疗更加困难。

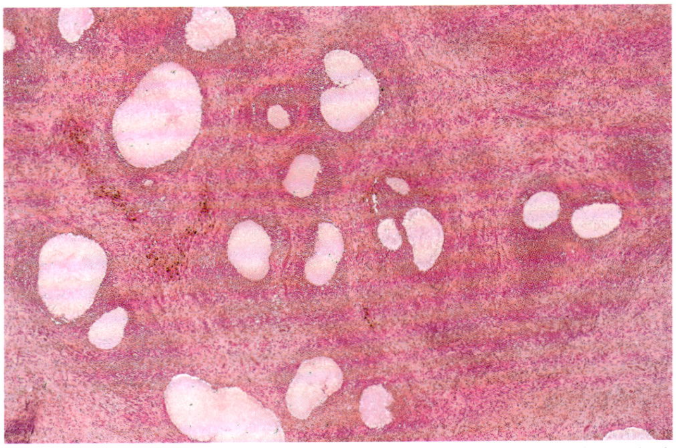

图 18.346 足菌肿：特征性的颗粒位于嗜中性粒细胞的脓肿内，外周由栅状组织细胞和巨细胞围绕

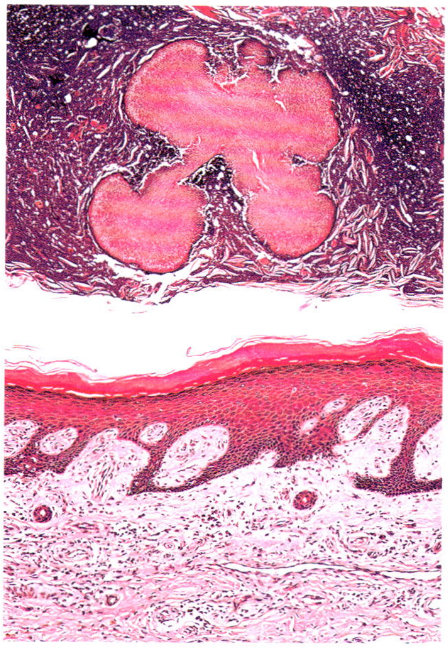

图 18.347 足菌肿：片中可见一菌团位于表面结痂中

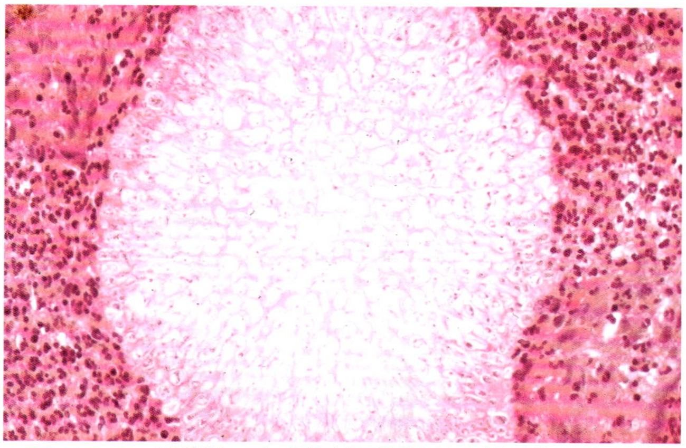

图 18.348 足菌肿：在高倍镜下颗粒的内部结构清晰可见

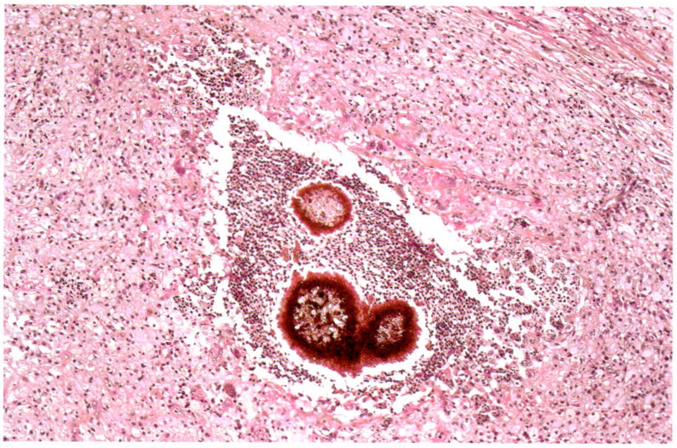

图 18.349 足菌肿：足菌肿马杜拉霉感染的有色颗粒具有特征性

# 暗色丝孢霉病

## 临床特征

暗色丝孢霉病（phaeohyphomycosis）的致病菌是一大组不同的暗色真菌，在组织中可以同时出现酵母样细胞和菌丝样结构[1-3]。不具有着色芽生菌病的硬壳细胞。病原菌种类繁多，都可以表现为着色的酵母样细胞、假菌丝、或长或短的变形的菌丝成分[1, 4]。

表 18.3 足菌肿颗粒的颜色

| | 马杜拉霉（真菌性） | 放线菌 |
|---|---|---|
| 黑色 | 足菌肿马杜拉霉<br>灰马杜拉霉<br>*Pyrenochaeta romeroi*<br>甄氏瓶霉<br>塞内加尔小球腔菌<br>*tompkinsii* 小球腔菌 | |
| 黄色或黄白色 | 波氏阿利什菌<br>头孢霉属<br>镰刀菌属<br>*Neotestudina rosatti*<br>马杜拉放线<br>索马里链丝霉 | |
| 红色 | | 白乐杰放线马杜拉菌 |
| 白色或看不到 | | 巴西诺卡菌<br>豚鼠诺卡菌<br>星形诺卡菌 |
| Reproduced with permission from Magaña，M. and Magaña-Garcia，M.（1989）Dermatologic Clinics，7，203-217. | | |

暗色丝孢霉病分为浅表、皮肤、角膜、皮下组织和系统 / 播散性感染[3-6]。角膜炎是另外一种表现[7]。

- 黑色毛结节病是由何德毛结节菌感染毛干引起的浅表型暗色丝孢霉病[5, 8]。
- 皮肤损害表现为斑疹，丘疹，斑块，结节，囊性或呈疣状损害，有时出现溃疡[1, 3, 9-11]。囊性皮损也被称为暗色丝孢霉囊肿[12]。
- 甄氏外瓶霉是皮下组织暗色丝孢霉病最常见的致病菌，皮损为单个孤立的境界清楚的无症状性皮下结节[4, 13]。常由外伤引起，多位于四肢部位[3, 14]。甄氏外瓶霉也是皮肤暗色丝孢霉病的重要病原菌[15]。其他报道的皮下组织暗色丝孢霉病的致病菌包括：裴氏着色霉、*Phaeoacremonium* 属、枝孢瓶霉属、球毛壳菌、鲑鱼外瓶霉、*oligosperma* 外瓶霉、橡胶木兰变菌、瓶霉属、盾壳属、枝孢属以及 Wallemia sebi 菌[12, 16-26]。

免疫抑制，特别是接受器官移植的患者易患暗色丝孢霉病[1-2, 13, 16, 23]。长期口服激素患者也是高危人群[15]。发病时结节常变大（直径可达数厘米），但是表皮不受累。在成熟的皮损中可吸出中央的黄灰色的坏死物。

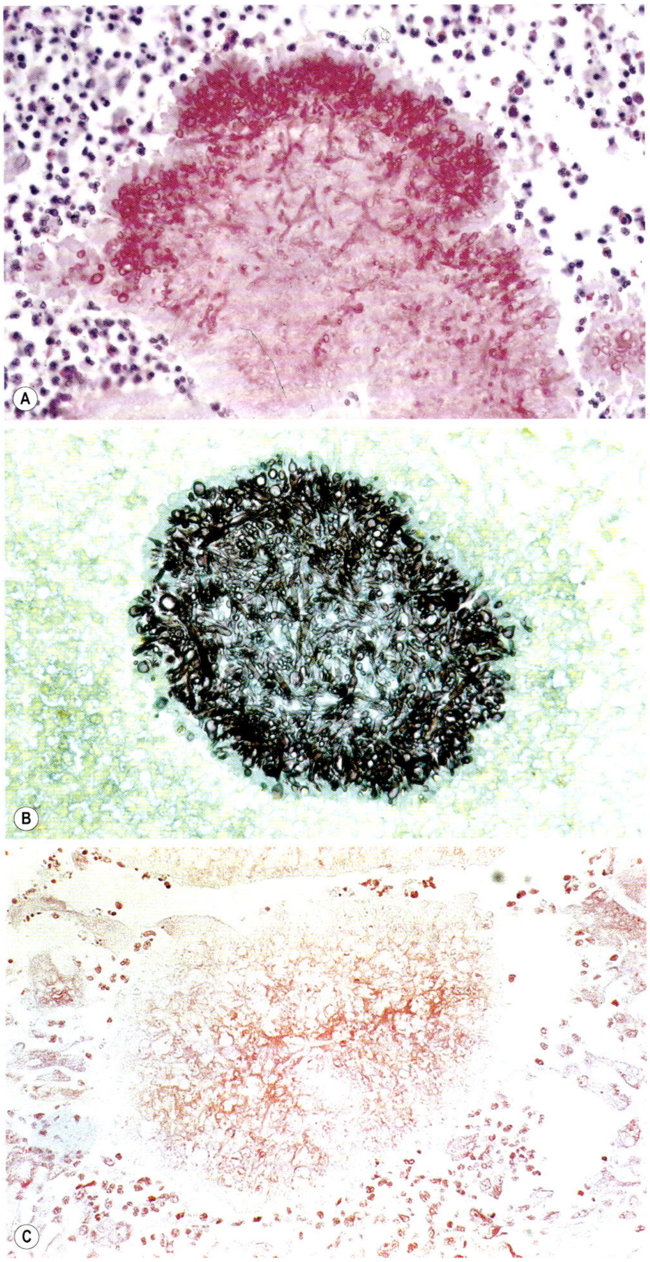

图 18.350 （A～C）足菌肿：应用特殊染色很容易确定真菌的自然形态。（A）PAS 染色；（B）六胺银染色；（C）革兰染色

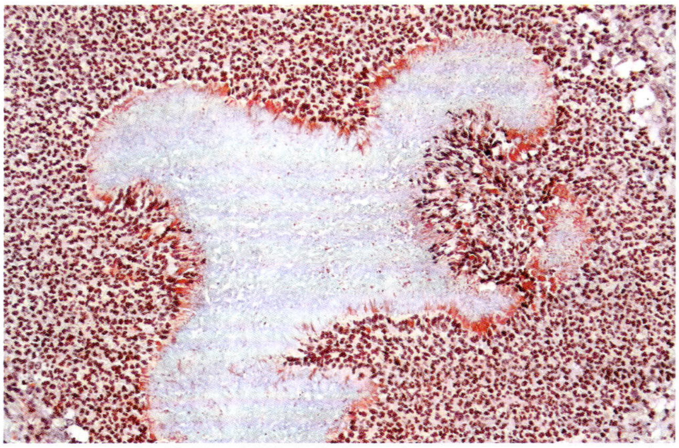
图 18.351 足菌肿：纤维素染色显示 Splendore-Hoeppli 现象

播散性暗色丝孢霉病的死亡率约占 80%[4]。最常见的致病菌为多育赛多孢。该病可见于免疫功能正常的人，但主要发生于免疫缺陷的患者[3, 6]。可引起心内膜炎，使用人工动脉瓣膜者更易感染此菌。有一例晚期 HIV 患者长期应用大麻，患奔马赭霉导致的播散性暗色丝孢霉病的报道[27]。

链格孢属的感染见本书其他章节。

## 发病机制和组织学特征

暗色丝孢霉病的致病菌存在于植物、土壤和腐物中[1-2]。通过外伤植入引起感染。大多是条件致病菌[3]。

甄氏外瓶霉呈棕黄色或栗棕色，不规则肿胀，菌丝分隔，分枝或不分枝[4]。可见酵母样细胞，有时呈链状[1]。致病菌位于脓肿中央坏死区，周围有上皮样细胞，多核巨细胞和中性粒细胞浸润（图 18.352～18.354）。有时在组织切片中很难找到病原菌，此时特殊染色至关重要（图 18.355）。偶尔可见

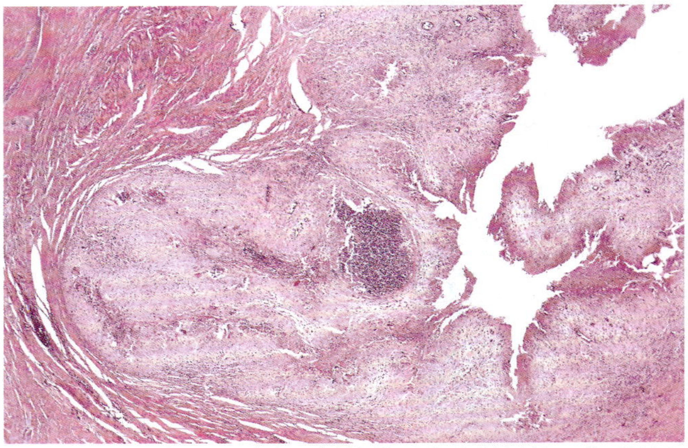
图 18.352 暗色丝孢霉病：低倍镜下真皮深层见一典型孤立的结节

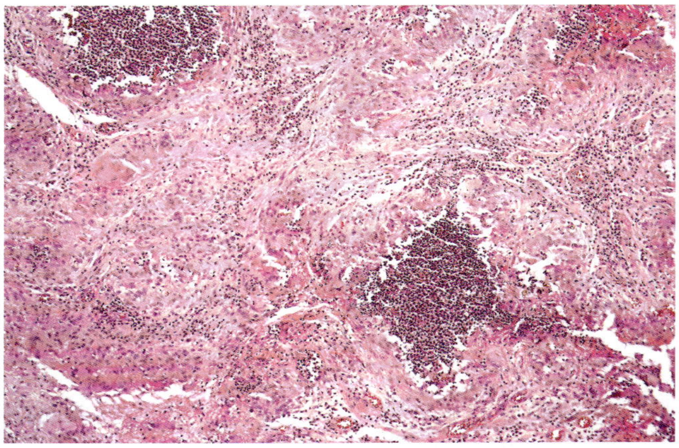
图 18.353 暗色丝孢霉病：高倍镜下见混合性脓肿和肉芽肿性炎症

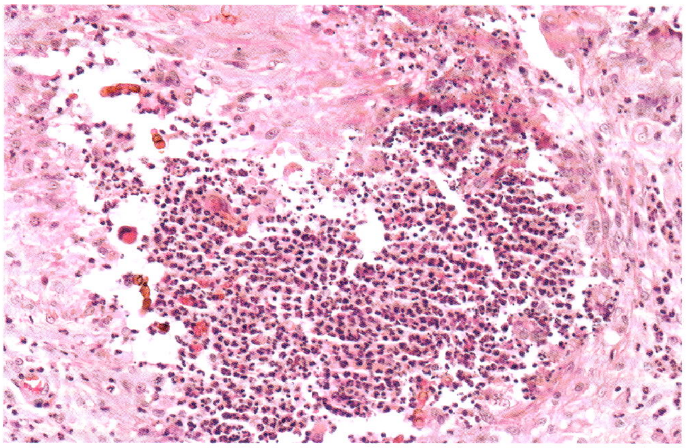

图 18.354 暗色丝孢霉病：可见暗色酵母样细胞有时呈链状排列

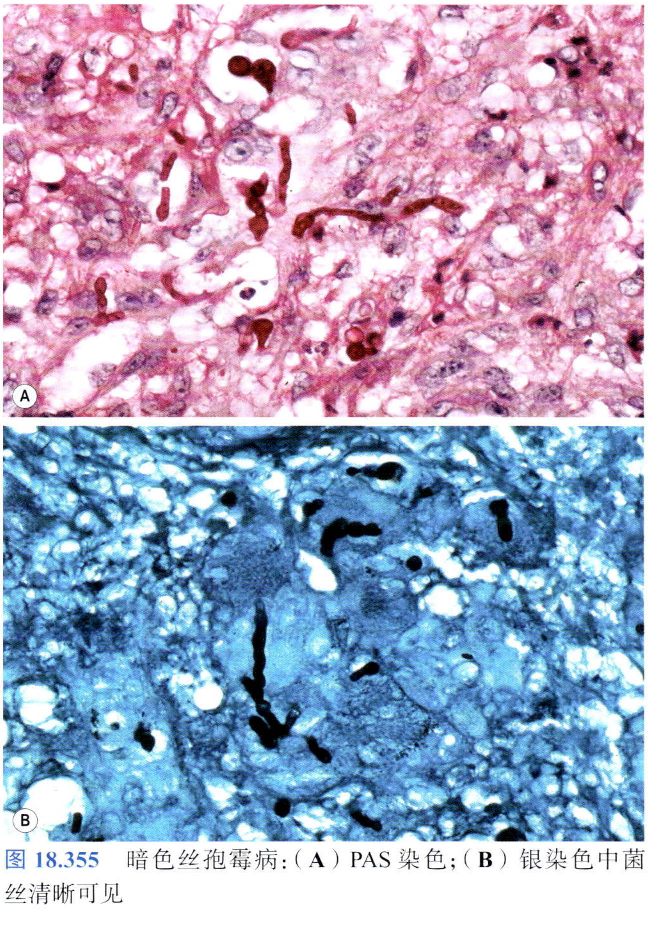


图 18.355 暗色丝孢霉病：（A）PAS 染色；（B）银染色中菌丝清晰可见

木刺。其炎症周围有致密的纤维组织包绕[4]。

准确的病原学诊断还要依靠真菌培养。

## 鉴别诊断

暗色丝孢霉病与着色芽生菌病的区别在于，后者在组织切片中可以见到暗色的硬壳小体，而暗色丝孢霉病则见不到硬壳小体。有趣的是，同一真菌可引起上述两种不同的疾病，究竟是引起暗色丝孢霉病，还是着色芽生菌病，取决于病原体对宿主体内环境的反应[1-3，14]。

# 链格孢霉病

## 临床特征

链格孢霉（*Alternaria*）是一种着色真菌，属于暗色真菌中的一种[1-2]。经由微小创伤接种而发生，常侵犯免疫低下个体，尤其是器官移植接受医源性免疫抑制治疗的患者[3-4]。免疫正常患者较罕见[5]。

患者多于暴露部位出现溃疡、红斑、丘疹、脓疱和结节，有时还出现痂或疣状损害（图 18.356）[4，6]。也可发生大的脓性溃疡性斑块[7-8]。损害可发生于手背、手指、肘、膝、面及足背[9]。皮疹类似孢子丝菌病样分布亦有报道[10]。有时损害会自然消退；多数对抗真菌药非常敏感，消退后仅留轻微瘢痕。

## 发病机制和组织学特征

链格孢霉广泛存在于土壤及植物当中，最常由木刺接种而进入皮肤。在组织中可见真菌呈着色的菌丝和直径 5 ～ 20 μm 的圆形孢子（图 18.357）。孢子可游离于组织中或位于组织细胞或多核巨细胞内。真皮炎症浸润，包括混合的中性粒细胞和肉芽肿反应。可出现数量不等的微脓肿。表皮通常无明显改变，有时也可见到假上皮瘤样增生。

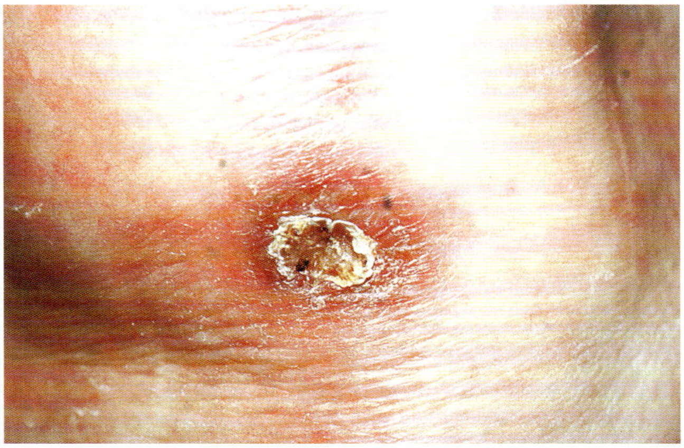

图 18.356 皮肤链格孢霉病：拇指根部结痂性溃疡（By courtesy of S.W. Lanigan，MD，Bridgend General Hospital，Bridgend，UK.）

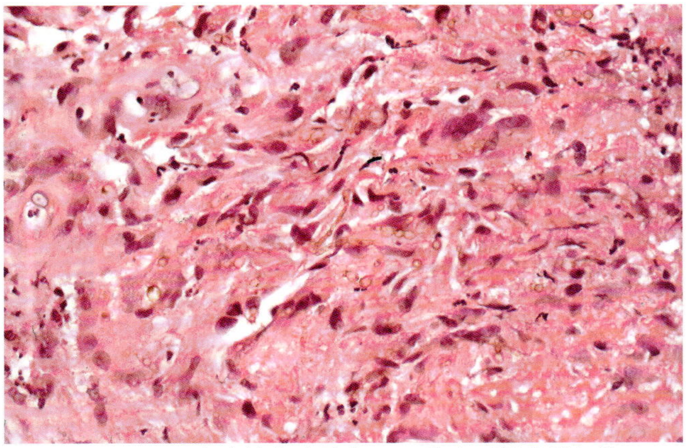

图 18.357 皮肤链格孢霉病：HE 染色可见酵母细胞

# 组织胞质菌病

## 临床特征

组织胞质菌病（histoplasmosis）是由两种极为相似的真菌——荚膜组织胞质菌荚膜变种（荚膜组织胞质菌）及荚膜组织胞质菌杜波变种所引起。虽然形态相似，但两菌种地理分布不同，临床表现亦有不同（图 18.358）。

### 荚膜组织胞质菌

荚膜组织胞质菌（histoplasma capsulatum）多见于北美（俄亥俄及密西西比河流域），亦可见于世界其他地区[1]。欧洲罕见，但从艾滋病大流行开始已有病例出现[2-3]。该菌种存在于土壤及家禽和蝙蝠的粪便中，亦有因砍伐腐木后导致感染的报道[4]。吸入孢子可导致急性肺部感染（尤其在接种量很大的情况下），更常见的是一个亚临床感染激发的组织胞质菌皮肤试验阳性[5]。

慢性肺（空洞型）组织胞质菌病（铅弹样钙化），和播散型组织胞质菌病也是公认的类型[1, 6]。慢性肺组织胞质菌病有时类似继发性结核病表现。播散型病变很少见，偶见于免疫正常患者[7]，但却是艾滋病等免疫缺陷患者的重要并发症[8-14]。损害主要见于肝、脾、淋巴结和骨髓[5]。可以累及多种不同器官，故症状和体征也极为多样。虽然并无特异性，但发热和体重减轻是常见症状[9, 11-12]。

播散型组织胞质菌病随病情按严重程度由重到轻，可分为急性、亚急性和慢性三种类型[6-7]。急性型常见于婴儿，慢性播散性组织胞质菌病则主要发生于成年患者。艾滋病患者发展为致死性进行性加重的播散型组织胞质菌病的危险性很高[1, 13]。出现这种

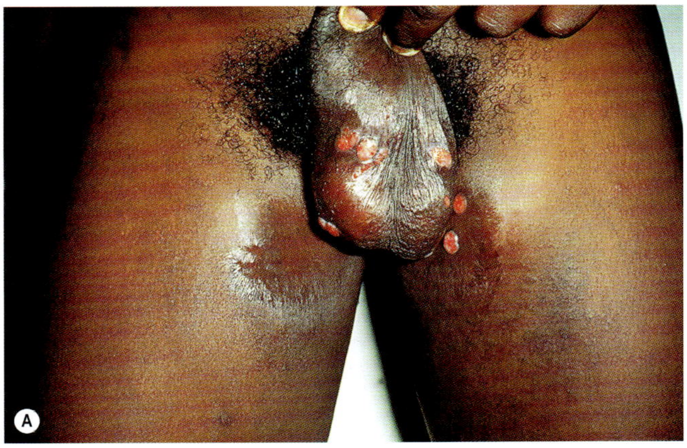


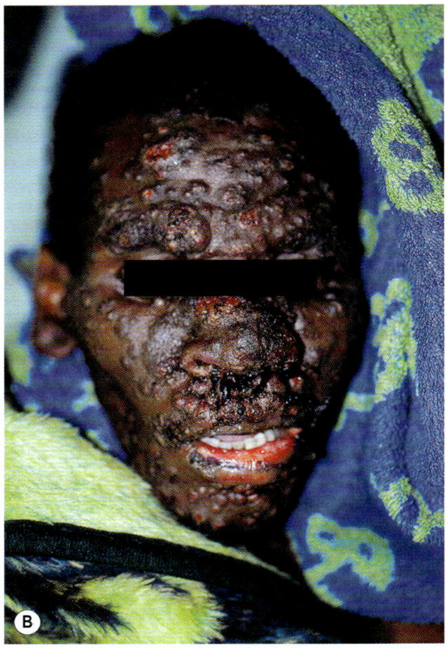


**图 18.358** 荚膜组织胞质菌：（**A**）注意阴囊和股部的溃疡性损害，该患者 HIV 阳性；（**B**）杜波组织胞质菌：大量损毁性丘疹、结节和斑块［（**A**）By courtesy of C. Furlonge, MD, Port of Spain, Trinidad;（**B**）by courtesy of N.C. Dlova, MD, Nelson R. Mandela School of Medicine, University of KwaZulu-Natal, South Africa.］

情况可能提示静止性损害的再活动[5-6]。患者之间相互传播亦有报道[15]。艾滋病患者的播散性组织胞质菌病的治疗，推荐抗真菌治疗联合积极的抗逆转录病毒治疗，这样可显著改善临床效果[16]。播散型组织胞质菌病有时是存在 HIV 感染的首发表现[9]。单纯皮肤损害少见，常为播散性病变（真菌血症）的一种表现，发生率为 4% ～ 11%[6, 8, 17]。皮损好发于双臂、面及躯干，也可发生于其他部位[9]。皮损表现为斑疹、丘疹、结节、脓疱、硬性（有时溃疡性或者疣状）斑块、紫癜、坏疽性脓皮病样损害、脓肿、疖、蜂窝织炎、湿疹样皮损、脂膜炎及皮下结节[5, 18-22]，还可出现口腔溃疡[9, 11, 21]。有报道一少见病例是以阴道溃疡为播散性感染的皮肤表现[23]。也有阴茎溃疡的报道[24]。弥漫性皮肤色素沉着有时是一种潜在组织胞质菌病相关性艾迪生病的反映[9]。结节性红斑和多形红斑是常见的过敏反应表现[5, 25]。

极为罕见的原发皮肤损害（即局部皮肤接种）表现为结节、溃疡、蜂窝织炎或淋巴管炎[5, 26]。

### 荚膜组织胞质菌杜波变种

荚膜组织胞质菌杜波变种（*Histoplasma capsulatum* var. *duboisii*）常发生于非洲赤道地区，但已有资料显示世界其他地区也有报道[27-28]。偶发病例已见于欧洲，说明旅行和迁移的生活方式对发病的影响[2]。临床存在两种主要类型：

- 可表现为一种局限性慢性类型，即皮肤、皮下脂肪或骨组织的单发损害。
- 可表现为播散性病变，除上述损害外还累及淋巴结和腹腔脏器。

皮肤损害包括浅表皮肤和皮下组织肉芽肿、脓肿及骨髓炎，伴有皮肤的扩散[4]。颅盖骨和长骨多有累及[4]。与荚膜组织胞质菌不同的是，肺部病变罕见。

## 发病机制和组织学特征

荚膜组织胞质菌是一种双相真菌，室温下为菌丝，体温条件下则生长为酵母[1]。虽然名为荚膜组织胞质菌，但并非被荚膜包裹。感染途径最常为吸入该菌的孢子或菌丝。菌丝型生长在土壤中；吸入孢子后组织中出现酵母型菌体（直径 2 ～ 4 μm），全部存在于细胞内。

荚膜组织胞质菌感染的组织反应类似于结核病表现，包括原发损害、再感染以及出现干酪样变性[5]。累及肺和淋巴结之后，易感者会出现真菌血症，致病菌广泛播散至全身。发生慢性结核样肉芽肿性炎症反应。酵母细胞在肿胀的巨噬细胞内，呈嗜碱性点状物，周围绕以人工形成的晕（假荚膜）（图 18.359）。特征与利什曼原虫（*Leishmania*）相似，但其没有动基体（kinetoplast）。还可借助 PAS 染色和六胺银染色等特殊染色方法进一步鉴别之（图 18.360）。与艾滋病相关的患者中组织胞质菌经表皮排出已见报道[18, 29]。应该注意的是，一些 AIDS 相关病例缺乏肉芽肿性组织反应，可能表现为局灶性坏死和轻度血管周围及间质的炎症细胞浸润，以多形核白细胞、淋巴细胞和一些组织细胞为主。核碎裂可能是一种突出表现，有可能与非典型白细胞碎裂性血管炎混淆[30]。AIDS 相关性皮肤神经受累已有报道[31]。极度免疫抑制的患者的病理活检，很可能呈现对病原体的无应答或很微弱的应答[32]。

荚膜组织胞质菌杜波变种也见于细胞内，但常存在于多核巨细胞之内（图 18.361 ～ 18.363）。酵母细胞大，直径 7 ～ 15 μm，壁厚，具有特征性。可见窄基底出芽，偶可形成短链[1]。早期阶段过后出现坏死，之后是肉芽肿和纤维反应。

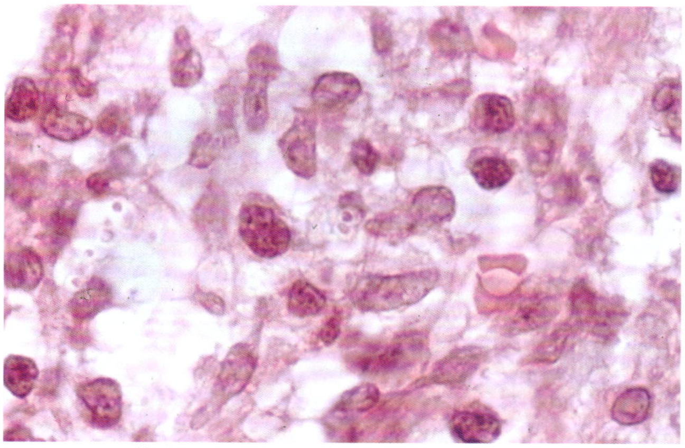

图 18.359　荚膜组织胞质菌：小的酵母型细胞存在于细胞内，由小的嗜碱性颗粒组成，周围绕以透亮晕（胞质挛缩假象）（By courtesy of R. Carr，MD，Warwick Hospital，Warwick，UK.）

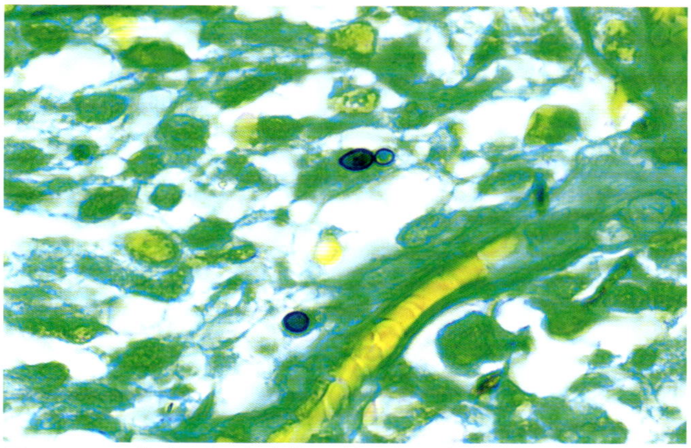

图 18.360　荚膜组织胞质菌：利用嗜银染色易与利什曼病鉴别（By courtesy of R. Carr，MD，Warwick Hospital，Warwick，UK.）

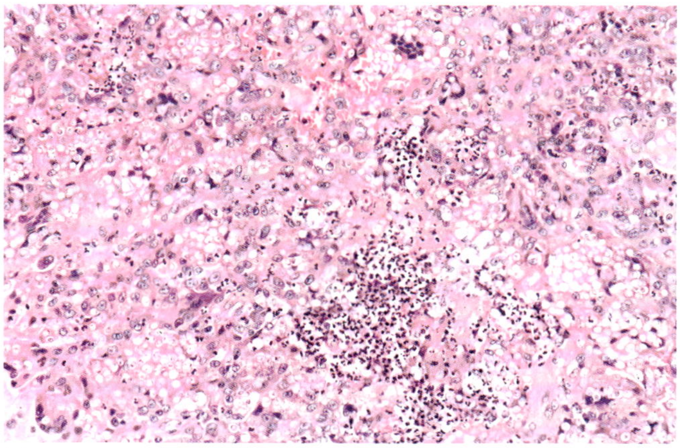

图 18.361　杜波组织胞质菌：真皮网状层致密的肉芽肿性浸润，菌体在巨噬细胞内，比荚膜组织胞质菌的菌体大（By courtesy of S. Lucas，MD，St Thomas' Hospital，London，UK.）

## 鉴别诊断

荚膜组织胞质菌荚膜变种需与青霉菌鉴别，因为二者均有相似的临床及影像学特点[33]。两种致病菌均可寄生于巨噬细胞中，前者以窄颈出芽为特征，

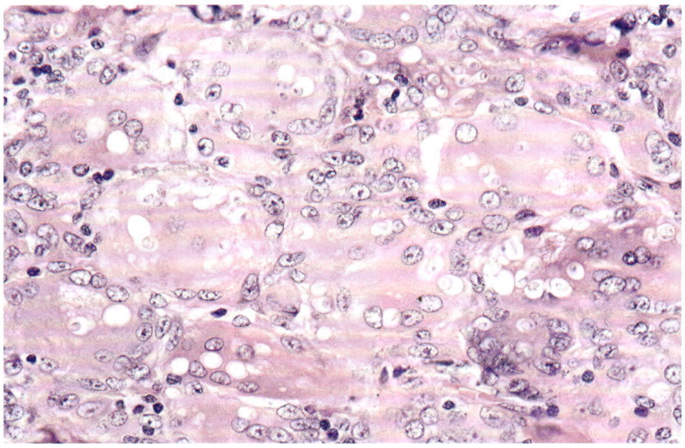

图 18.362 杜波组织胞质菌：厚壁酵母细胞、单核，借此与皮炎芽生菌鉴别，后者为多核（By courtesy of S. Lucas，MD，St Thomas' Hospital，London，UK.）

图 18.363 杜波组织胞质菌：通过六胺银染色，菌体清晰可见（By courtesy of S. Lucas，MD，St Thomas' Hospital，London，UK.）

后者则经横隔而分裂。尽管真菌培养仍然是明确诊断的金标准，对石蜡包埋组织而言原位杂交也是推荐的辅助诊断，有助于与其他侵袭性真菌鉴别[34]。组织胞质菌的皮肤受累也要与皮肤利什曼病相鉴别（见上）。虽然利什曼原虫也是巨噬细胞内寄生，类似组织胞质菌酵母细胞，但是前者有动基体，且吉姆萨染色阳性。

荚膜组织胞质菌杜波变种可与皮炎芽生菌鉴别，前者单核而后者具有多核。

# 青霉菌病

## 临床特征

青霉菌病（penicilliosis）是由马尔尼菲青霉引起，该菌在 20 世纪 50 年代最先在竹鼠中发现[1-2]。该菌在东南亚国家的流行，主要在泰国，也在中国南部、印度东北部存在[3-5]。该菌已成为 HIV 感染患者发病及死亡的一个重要原因。大多数青霉病患者 HIV 都呈阳性。此病为系统性疾病，常累及肺、脾、肝、淋巴结、骨髓及皮肤[1-3]。患者会出现发热、体重减轻、贫血、咳嗽及皮损。该病在临床表现和影像学方面与组织胞质菌病相似[6]。皮损包括丘疹和结节，可有脐凹状溃疡，可发生多发脓肿[7]，也是生殖器溃疡的罕见致病菌[8-9]。除非立即给予系统治疗，否则死亡率很高。

## 发病机制和组织学特征

马尔尼菲青霉是青霉属中唯一的双相真菌。通常可通过刮取的标本或者经穿刺获取的组织中检测得到，经 Wright 染色进行显微镜检查而做出拟定诊断[4-5]。组织学上，肉芽肿反应常很少或缺如，取而代之的是灶状坏死和血管周围炎症，主要包括散在嗜中性白细胞伴核尘、淋巴细胞及数量不等组织细胞的浸润。致病菌大量存在于组织细胞胞质当中，也可存在于细胞外。PAS 和 Grocott 染色可识别卵圆形细长的酵母细胞，直径 2 ～ 8 μm[10]。除了真菌培养，PCR 也可以帮助明确诊断[10-11]。

## 鉴别诊断

同利什曼病的鉴别是基于后者具有动基体。荚膜组织胞质菌有窄颈出芽，马尔尼菲青霉有横隔分裂，籍此可将两者区分开来。

# 孢子丝菌病

## 临床特征

申克孢子丝菌广泛分布于全世界，是腐烂的植物和树木的腐生菌[1-3]。孢子丝菌病（sporotrichosis）常表现为皮肤和淋巴管的局限性感染，少数亦可发生系统感染，侵犯皮肤、骨、关节、脑膜，偶有口咽部受侵者[4-6]。通常经由木头碎片、荆棘及泥炭藓接种于皮肤而感染。已有罕见的因文身术而致感染的病例[7]。人-人及动物-人传播亦有报道，比如经猫传播[8-11]。感染常由职业而获得。最常发生于成年男性。也可侵犯儿童[11-13]。更为少见的是对于免疫抑制患者，吸入、穿刺或摄食能导致系统感染的发生[3]。虽然多数是散发，仍偶有爆发感染的报道[14-16]。损害有些可自然痊愈。

对南非和澳大利亚的分离株进行线粒体 DNA 分析，已考虑将申克孢子丝菌的种系发生族分为两个主要组群：A 组菌株主要存在于南非，分离自澳大利亚的菌株则主要归于 B 组[17]。菌体细胞壁成分能够粘着于细胞外基质蛋白，尤其纤维结合蛋白[18]，从而利于对组织的侵犯。体外研究证实，申克孢子丝菌可以黏附并且侵犯血管内皮细胞。这是有如 TGF-$\beta_1$ 等细胞因子调控的，可以解释该菌在免疫抑制患者出现血型播散的原因[19-20]。

申克孢子丝菌感染的皮肤反应分三种类型：淋巴型皮肤反应、局限（固定）型皮肤反应及播散型皮肤反应。

- 淋巴型皮肤孢子丝菌病是最常见的一型，经过几天到几周的潜伏期，在接种部位（暴露部位最多见）出现结节，可形成溃疡（图 18.364）。淋巴管受累，沿淋巴引流方向出现无症状继发性结节损害（图 18.365）。其后局部淋巴结肿大。同时初发损害进展为结痂性疣状斑块。
- 局限（固定）型患者皮损为脓皮病样糜烂、痤疮样、结节、溃疡性或疣状损害（图 18.366）[3, 21-26]。这种类型可能提示患者免疫力强。
- 播散型皮肤孢子丝菌病非常少见[27]，但在艾滋病患者此型病例报道逐渐增多[28-30]。

包括肺和系统损害在内的皮肤外类型十分少见[13, 31]。内脏损害可能发生于无皮肤损害的病例。原发性肺部感染和播散性系统性孢子丝菌病见于免疫抑制患者，并且多发生于酗酒者和肺结核病、结节病、糖尿病及长期接受糖皮质激素治疗的患者[3]。此类病变亦有报道发生于 HIV 感染患者。

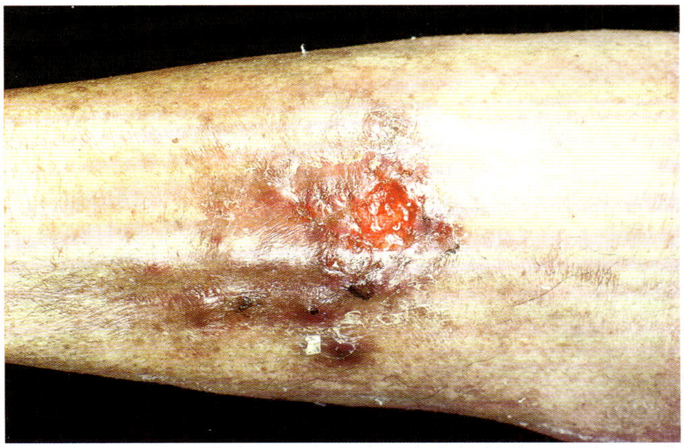

图 18.364 孢子丝菌病：注意皮肤上多发性结节、溃疡，经典发病部位（By courtesy of S. Lucas，MD，St Thomas' Hospital，London，UK.）

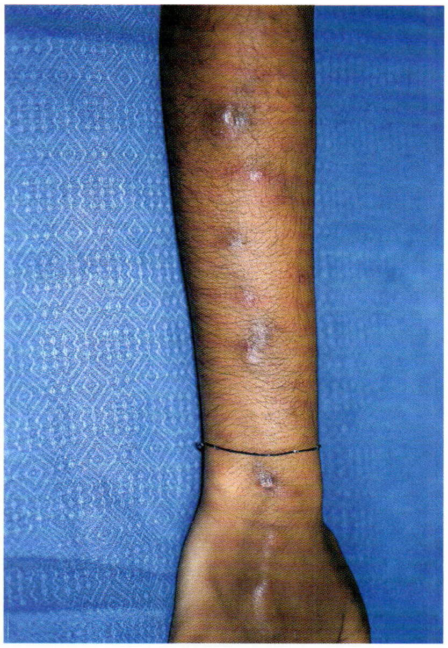

图 18.365 孢子丝菌病：多发结节沿淋巴管分布（By courtesy of N.C. Dlova，MD，Nelson R. Mandela School of Medicine，University of KwaZulu-Natal，South Africa.）

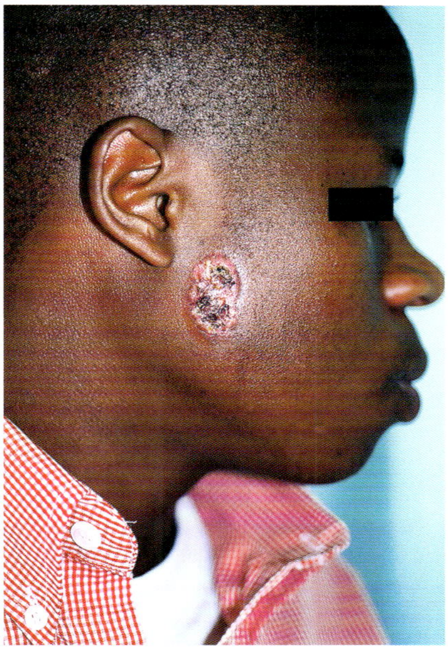

图 18.366 孢子丝菌病：局限型呈现溃疡性斑块（By courtesy of N.C. Dlova，MD，Nelson R. Mandela School of Medicine，University of KwaZulu-Natal，South Africa.）

## 组织学特征

申克孢子丝菌是一种双相真菌，室温培养时为菌丝相，组织中为酵母相[32]。常规染色不易发现，最好经六胺银染色或 PAS 染色确认。形态为圆形到卵圆形小体，直径 4～6 μm，有时存在于巨细胞当中。偶可见到孢子呈细长雪茄烟形小体，最长达 8 μm；其以显著数量存在的情况罕见[3, 24]。可存在于放射状嗜酸性物质的中央，即 Splendore-Hoeppli 现象（图 18.367）[33]。此结构可能是宿主与致病菌之间免疫反应的表现。间接免疫荧光显示，该结构的一部分存在抗原相关的 IgG 和 IgM[34]。这种称为星状体的结构具有特征性，存在于真皮内微脓肿当中（图 18.368）[35]。经常需要连续切片才可以发现该结构。有时在 PAS

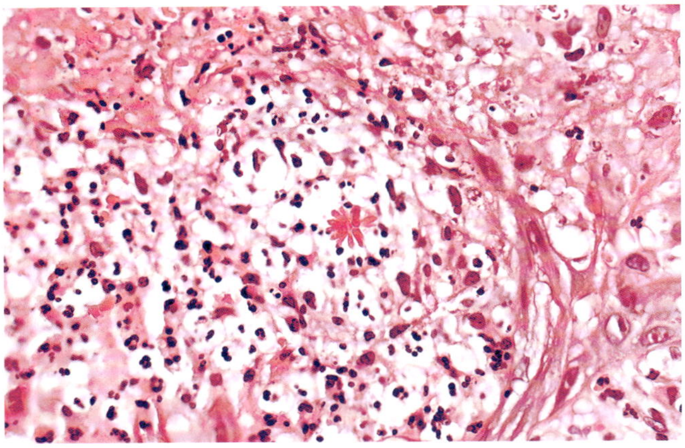

图 18.367 孢子丝菌病：酵母相具有特征性地由放射状嗜酸性物包绕（Splendore-Hoeppli 现象）

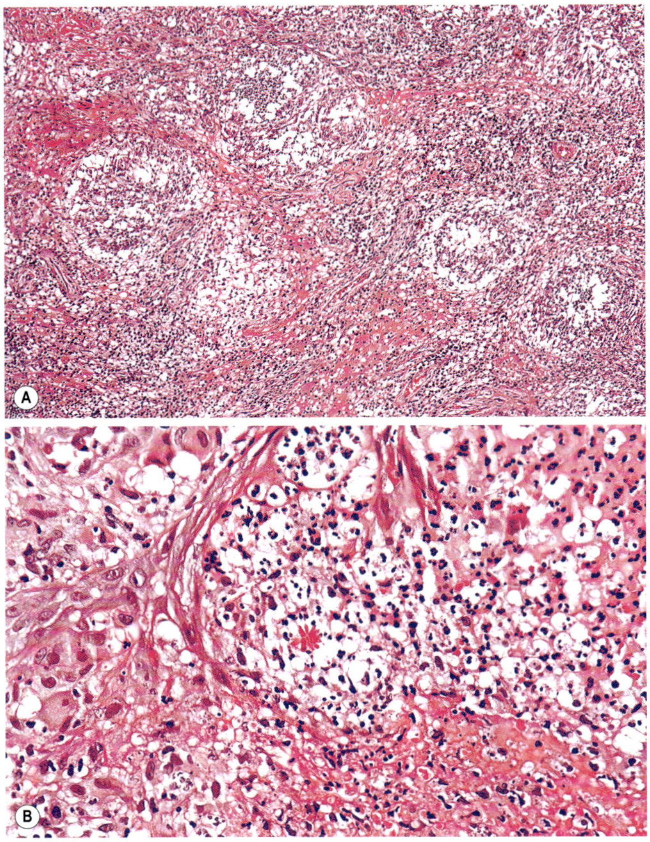

图 18.368 （A，B）：孢子丝菌病：可见典型的多发性真皮脓肿

染色切片上可发现菌丝。菌丝体（包括分生孢子）也可在慢性溃疡损害已干涸的脓性渗出物中被发现[36]。通常巨细胞中不易发现病菌存在，周围由致密肉芽肿性浸润所包绕。亦存在淋巴细胞、浆细胞和组织细胞。其上表皮呈现棘层肥厚及假上皮瘤样增生。常有明显的溃疡形成[37]。中性粒细胞脓肿存在于表皮棘细胞层和真皮层。

由淋巴管播散所产生的结节位于真皮深层或皮下组织。由中性粒细胞组成的中央坏死带、其外绕以上皮样细胞和巨细胞带，最外层为浆细胞和淋巴细胞及纤维化组成[3，33]。

虽然组织反应常提示是孢子丝菌病，但确定诊断仍需分离和培养。也可由免疫组化来确定致病菌[38]。

# 罗伯真菌病

## 临床特征

罗伯真菌病（lobomycosis）是一种极为少见的皮肤病，致病菌是 *Lacazia loboi*（旧称罗伯副球孢子菌，*Paracoccidioides Loboi* 或罗伯罗伯菌，*Loboa loboi*）[1-5]。虽然培养极为困难，但其已被成功接种于鼠和犰狳类（armadillos）动物[6]。此菌分布限于中美和南美的热带森林地区，尤其亚马逊河流域[4-5，7-9]。美国首例罗伯真菌病报道于 2000 年，继而北美洲有少量报道[10-11]。虽然海豚发生感染已有报道，提示可能存在经水传播的机制，但其自然特性仍不明确[12]。受感染海豚被研究发现有适应性免疫缺陷[13]。本病见于白人、黑人和南美本土印第安人，尤易侵犯男性[4-6]。

此菌所致损害主要限于皮肤[9]。该病起病原因推测可能为皮肤接种，其后疾病进展极为隐匿，许多年之后才特征性发病。发生于暴露部位，多见于面及耳垂，但双臂、胸、双腿和臀部亦可累及（图 18.369、18.370）。损害伴发瘢痕疙瘩样瘢痕形成，故从前称之为“瘢痕疙瘩性芽生菌病（keloidal blastomycosis）”[3，5，7，10]。常有丘疹、结节及疣状损害，部分结节可增大、融合，有时形成溃疡。引流淋

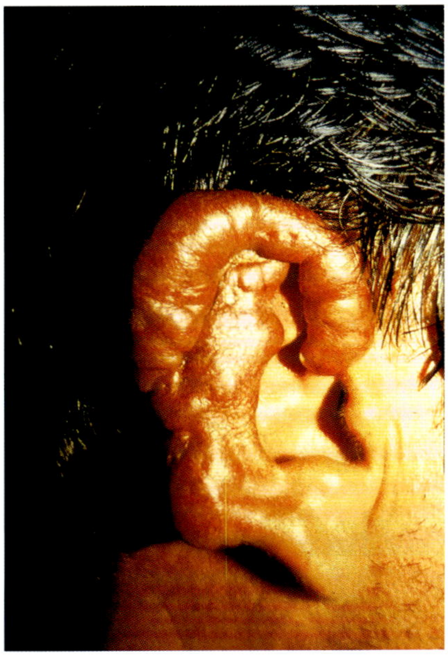

图 18.369 罗伯真菌病：耳部是好发部位（By courtesy of S.A. Pecher，MD，Centro Manaus，Amazonas，Brazil.）

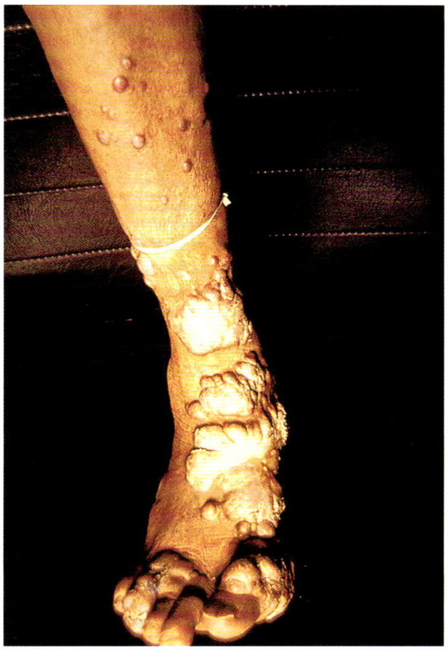

图 18.370　罗伯真菌病：注意多发的瘢痕疙瘩样瘢痕形成，损毁严重（By courtesy of S.A. Pecher，MD，Centro Manaus，Amazonas，Brazil.）

巴结受累[14-15]。无自然痊愈倾向，对治疗抵抗，外科手术切除成为唯一有效的治疗方法。也有报道出现播散性皮肤损害[16]。鳞状细胞癌为其偶见的一种远期并发症[8]。

## 组织学特征

组织中菌体呈现特征性球状酵母样细胞链，直径 9～10 μm，厚（双层）壁，以及极易消失的相互连接的管状结构[9，12]。有时可见发芽。

致病菌刺激产生一种特征性反应：真皮由吞噬菌体的组织细胞和巨细胞浸润，后者多处于中央部位（图 18.371、18.372）。其他炎症细胞不明显，随后周围出现以成纤维细胞增生形成的瘢痕疙瘩改变。菌体不着色，HE 染色易于发现，PAS 和嗜银染色则会增强其识别。严重感染者，皮肤附属器和神经可以受到破坏，因此临床表现可类似于麻风。

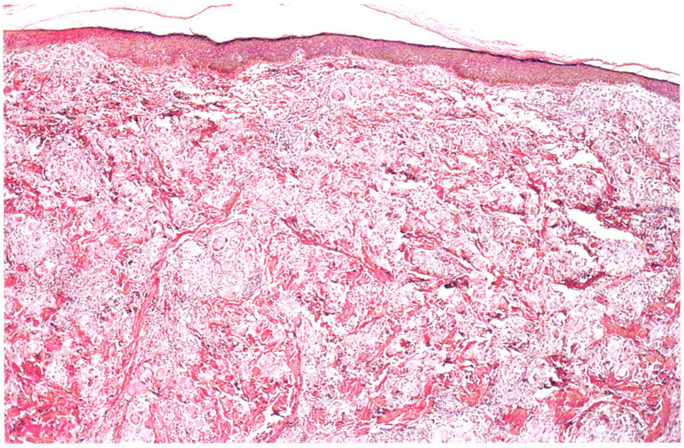

图 18.371　罗伯真菌病：真皮内广泛的肉芽肿浸润；插入组织中之嗜酸性束状物即为早期的瘢痕疙瘩样瘢痕形成

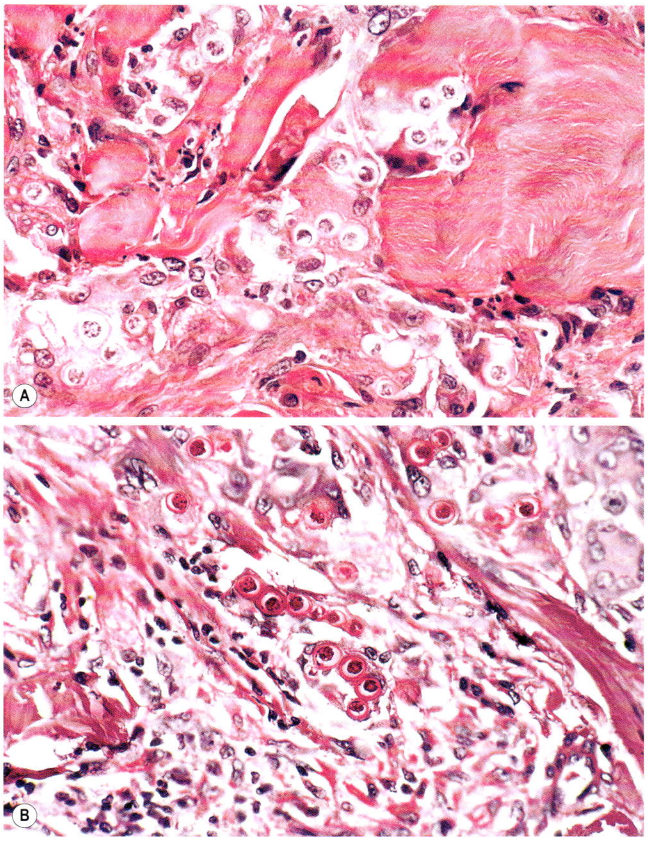

图 18.372　罗伯真菌病：（**A**）真菌细胞厚壁，常排列成链状。（**B**）呈现 PAS 染色强阳性

# 肺孢子菌病

## 临床特征

肺孢子菌病（pneumocystosis）是由一种名叫耶氏肺孢子菌（既往称卡氏肺孢子菌）的真菌引起的感染，过去几十年它一直被认为是一种原虫[1-3]。尽管肺部感染在免疫抑制患者尤其是艾滋病患者中已被充分报道，但皮肤受累的报道非常少见[4-10]。几乎所有的肺孢子菌皮肤感染的患者都患有艾滋病，因此该菌的感染可以作为发现潜在艾滋病患者的一个警示[4-13]。皮肤感染常不伴发肺部肺孢子菌感染[5，7，10，12]。然而，如果出现持续的发热、咳嗽、胸部影像学异常，提示伴发了肺部感染[5]。

耶氏肺孢子菌皮肤感染多数情况下表现为外耳道的单发或多发的息肉样肿物。耳漏是一个常见的症状[4，8-11]。潜在的并发症包括鼓膜穿孔、乳突骨质破坏、脑神经受累，极少数情况下病情可累及颅中窝[8-9]。有时也可能会出现非耳部的皮损，表现为非特异性的发疹、皮肤结节、带有脐凹的传染性软疣样透明丘疹、单个或多个斑疹或者 Kaposi 肉瘤样皮损[5-7]。可能的发病位置在光滑的皮肤或者腋下[5，7]。上眼睑结膜的原发感染也有报道[14]。

## 组织学特征

在大多数耳部感染的病例中，会有肉芽组织的增生，伴有混合炎症细胞浸润，以及特征性的泡沫状渗出，这与肺部感染肺孢子虫的表现有点类似（图 18.373）[10，14]。这种渗出很容易被忽视，因此应该保持高度怀疑仔细观察。渗出物倾向于聚集在血管周围，而且在某些情况下，周边有肉芽肿反应伴有多核巨细胞[10]。可以见到纤维蛋白沉积在血管内或者血管周围。Gomori 六胺银染色通常可以在一片泡沫渗出物中突出显示出“茶杯形”的具有特征性的酵母细胞。间接免疫荧光或电子显微镜也可以帮助明确诊断[13-14]。该菌培养非常困难。

目前已有肺孢子菌与其他微生物共感染的个案报道，包括伴发金黄色葡萄球菌引起的葡萄球菌病，以及肺孢子菌及隐球菌共同造成的皮肤感染[12-13]。

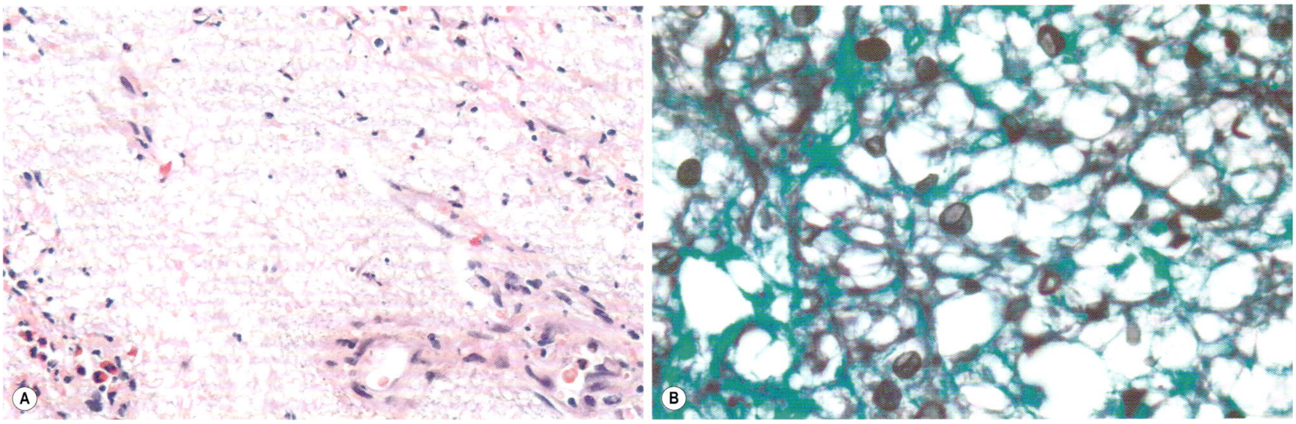

图 18.373 肺孢子菌感染：（A）真皮可见弥漫的“空泡状”浸润。（B）银染色可见典型形态学表现（By courtesy of A. Madliwa，MD.，Lancet Laboratories，Johannesburg，South Africa.）

# 中黏菌门微生物引起的疾病

## 鼻孢子菌病

### 临床特征

鼻孢子菌病（rhinosporidiosis）是一种少见且病因有些不清的疾病，由西伯鼻孢子菌（*Rhinosporidium seeberi*）感染引起。根据其形态和染色上的特征性表现，该菌多年来一直认为是一种真菌[1-2]。然而分子生物学分析揭示出其可能属于一种新型水生原生生物，是中黏菌门微生物中的一个新的分支[3-4]。这个新的类别介于动物真菌之间，它的成员包括十种其他的寄生虫和腐生微生物[3-5]。该病原体 2001 年被第一次培养出来，重命名为铜绿色微囊藻（*Microcystis aeruginosa*）[2，6-10]。

感染引起息肉样损害，内含特征性囊状孢子囊[6]。

鼻孢子菌病若经水传播，主要感染鼻咽部，见于印度和斯里兰卡；经灰尘传播，结膜和鼻咽同样受累，见于气候干燥的美国南部各州。散发病例全世界范围内都有报道[1]。已发现多株宿主特异性的菌株[5]。男性发病远远多于女性，表现为增生性息肉状黏膜损害[11]。鼻部损害类似“过敏性”鼻息肉。结膜亦可发生同样的息肉样损害。近期印度关于眼部鼻孢子菌病的研究表明，半数以上的患者是小于 10 岁的儿童[12]。感染偶可累及喉、气管以及直肠、尿道和生殖器黏膜，外观似尖锐湿疣[1，13-16]。

极为罕见的播散型病例亦有报道[11，17-23]，表现为泛发的皮肤或皮下结节，软组织肿块甚或溶骨性损害[17-21，24]。肺部受累也有报道。原发皮肤损害罕见，表现为丘疹，逐渐转变为疣状和肉芽肿性损害[6，26]。类似于软组织肿瘤的巨大皮肤或皮下损害也有报道[27-30]。

### 发病机制和组织学特征

感染机制不明。推测此菌存在于土壤、灰尘和水当中，由被其污染的手指接触而引起鼻和结膜感染[1]。邻近黏膜感染扩散、自体接种以及很少见的由血行播散可导致皮肤受累[18，31-32]。存在较高滴度的鼻孢子菌抗体并不能起到保护作用[33]。

致病菌在组织中以厚壁（双折射的）、充满内孢子的孢子囊孢子为特征[1]。直径 10 ~ 200 μm 的孢囊见于息肉间质当中（图 18.374、18.375）。孢囊壁厚，释放出内孢子之后塌陷。内孢子最初见于孢子囊周围，断裂发生前逐渐填满囊状中心。孢子直径 7 ~ 8 μm，内含 8 ~ 10 个嗜酸性球状体（图 18.376）。后者成熟而形成小的营养性孢囊（图 18.377）。HE 染色切片损害易于识别，PAS 染色和六胺银染色也能确定[11]。潮湿物刺激成熟孢子囊断裂，内孢子随之释放出来。这种对潮湿环境的亲和力也可解释为什么感染易于侵犯人类宿主的黏膜部位[1]。

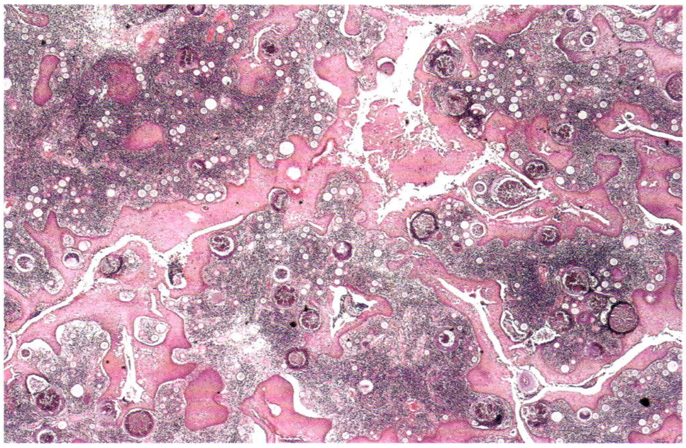
图 18.374 鼻孢子菌病：这是鼻部息肉样损害的部分组织，可见多个内含明显孢子的孢子囊

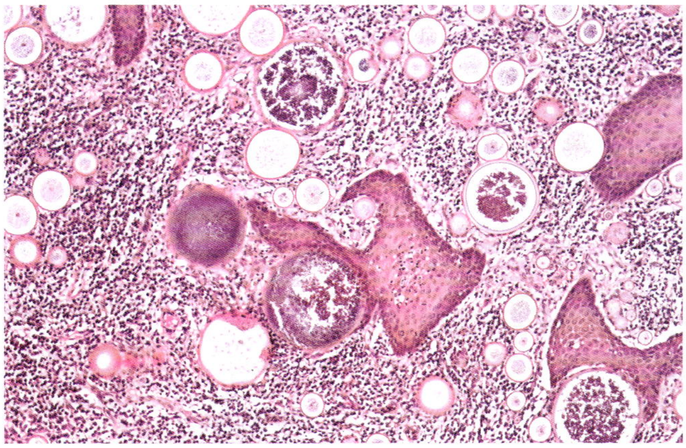
图 18.375 鼻孢子菌病：孢子的成熟是从孢囊周围向中央发展；注意其透明的嗜酸性厚壁

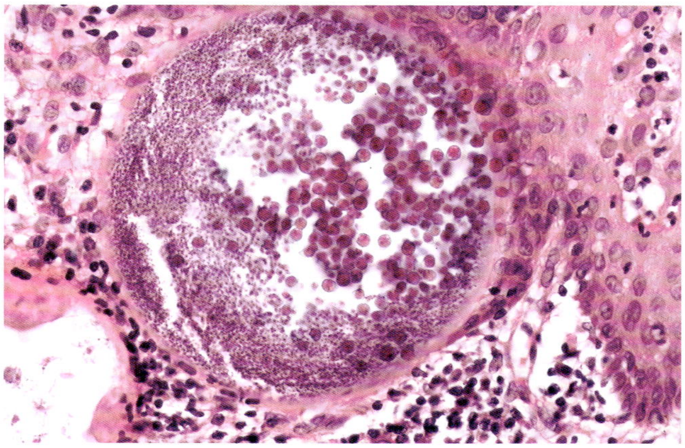
图 18.376 鼻孢子菌病：高倍镜下孢子的内部结构清晰可见

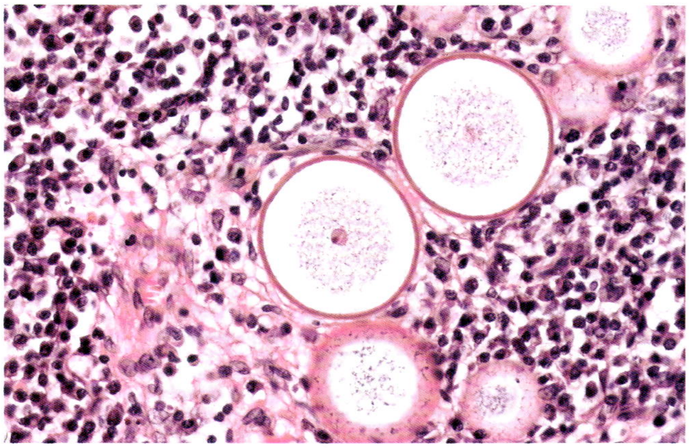
图 18.377 鼻孢子菌病：每一孢子成熟而形成小的营养性孢囊

孢囊同时伴间质中性白细胞、组织细胞、浆细胞以及淋巴细胞的混合性细胞浸润。其上表皮可呈现假上皮瘤样增生、角化过度及乳头瘤病。可有大量异物巨细胞存在，它们经常占很大比例并且吞有孢子囊[28]。

# 节肢动物感染

## 疥疮

### 临床表现

疥疮（scabies）由疥螨（*Sarcoptes scabiei*）（人型疥螨变种，*Sarcoptes scabiei* var *hominis*）引起，可穿透全身多部位皮肤，但常在颈以下部位[1-5]。据估计全世界有 3 亿人曾感染该病。手足是最好发部位（图 18.378）。丘疹和隧道常见于指缝间或手指侧缘。儿童尤易侵犯足跖和足侧缘部。作为一种继发现象（与隧道无关），患者出现全身泛发的剧烈瘙痒性丘疹性损害，好发于腹部、大腿和臀部。此反应可能是免疫复合物介导，也可能作为细胞介导免疫反应的结果而出现。患者可有血清 IgE 水平升高[7]。已有研究表明该反应与屋尘螨造成的过敏反应有交叉可能[6]。多发丘疹常有表皮剥脱并可继发感染（图 18.379），可能是导致该病并发症的原因，比如败血症和感染

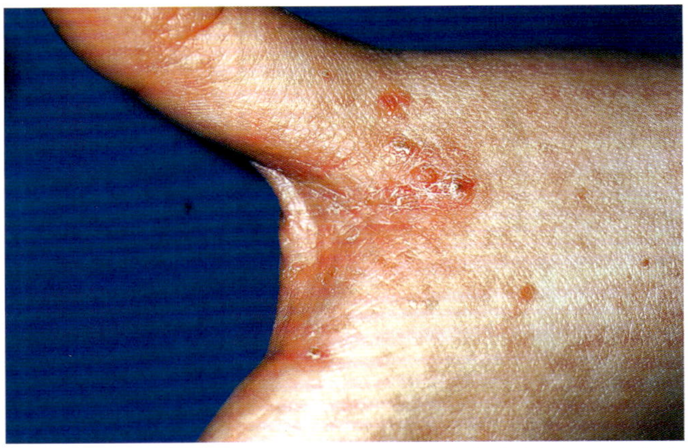

**图 18.378** 疥疮：隧道呈线状、轻微隆起的损害，最常发生的部位包括手指侧面、拇指和示指之间连接处及腕部（By courtesy of R.A. Marsden，MD，St George's Hospital，London，UK.）

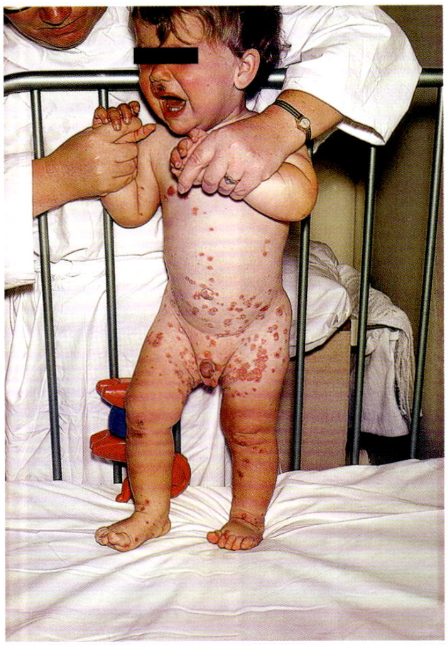

**图 18.379** 疥疮：为严重瘙痒性疾病，故继发感染是常见并发症，图中患儿即出现了金葡菌性败血症（By courtesy of M.M. Black，MD，Institute of Dermatology，London，UK.）

后肾小球肾炎[2, 8]。该传染性疾病是通过人员间密切接触而传播，还可能经性接触传染而引起生殖器疥疮[1]。如果外用激素药膏，可能会造成疥疮诊断困难（隐匿性疥疮）[6]。此外，本病也可以模仿其他各种皮肤疾病，往往延误诊断[8]。

无并发症损害是一个最长可达 1cm 弯曲的隧道，伴剧烈瘙痒，夜间尤甚。少数患者皮损可发展成结节性疥疮，多见于腋下、生殖器部位和腹部[7]，伴持续性剧烈瘙痒，顽固难愈。躯体和精神衰弱的患者以及免疫抑制（包括 HIV 阳性）患者由于疥虫大量侵染可出现严重角化性损害和银屑病样损害，称为角化过度性疥疮或挪威疥疮（Norwegian scabies）[9-11]（图 18.380）。

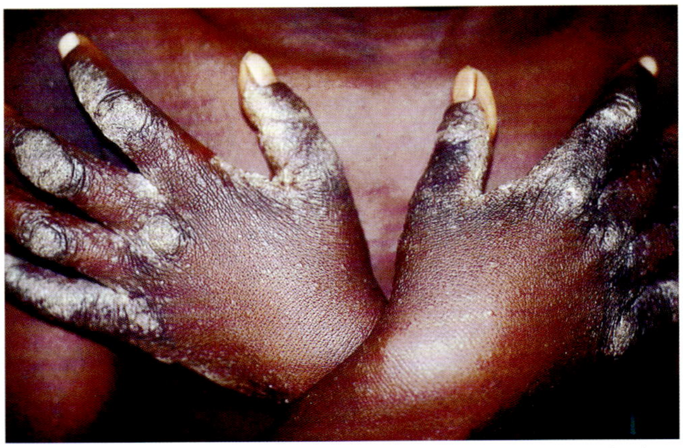

**图 18.380** 挪威疥疮：此患者（也称为角化过度性疥疮）损害泛发全身，伴严重结痂性损害和极为大量的疥虫感染，传染性极强（By courtesy of N.C. Dlova，MD，Nelson R. Mandela School of Medicine，University of KwaZulu-Natal，South Africa.）

## 发病机制和组织学特征

疥疮与社会经济条件差、过度拥挤和个人卫生条件差有关，并可能通过性接触而获得[3]。

受精的雌性疥螨将卵产于表皮内隧道之中，3 ～ 5 天后孵化成幼虫，经 10 ～ 14 天成熟。隧道沿角质层以很浅的角度向下延伸，可达较深在的表皮部位。表皮呈角化过度和棘层肥厚，常伴海绵水肿及淋巴细胞浸润（图 18.381）。海绵水肿进一步发展，可导致水疱形成。在角质层中可发现卵、幼虫、虫螨、虫螨的部分躯体及其排泄物[8, 12-14]。也可见到嗜酸性海绵水肿[15]。真皮可见浅表血管周围（有时为弥漫性）淋巴细胞、组织细胞浸润，有时可伴多形细胞，少数情况下可见嗜酸性粒细胞浸润。后者的存在可能与急性血管炎以及火焰征有关[16]。淋巴细胞主要是 T 淋巴细胞[17]。

在表皮和真皮连接处和血管周围可检测到补体 C3 和免疫球蛋白沉积，这支持免疫复合物介导的发病机制[17]。在血管壁内可检测到 IgE，在角质层可检测到 IgA 和 C3[18]。也有报道疥疮可以表现为类似大疱性类天疱疮皮损[19-20]。在一项研究中发现这些患者的血中有 BP180 和 BP230 抗原的循环抗体，这提示在疥疮患者中至少有一定比例的大疱性皮损是属于大疱性类天疱性病变[20]。然而，也有研究表明，在皮损临床和病理表现都很像大疱性类天疱疮的疱性疥疮患者中，直接免疫荧光和间接免疫荧光都是阴性的[21]。也有少见的报道暂时性棘层松解性皮肤病（Grover 病）与疥螨感染有关[22]。

在结节性皮损内，表皮增厚，另外有组织细胞、浆细胞、嗜酸性粒细胞和淋巴细胞浸润，非典型细胞

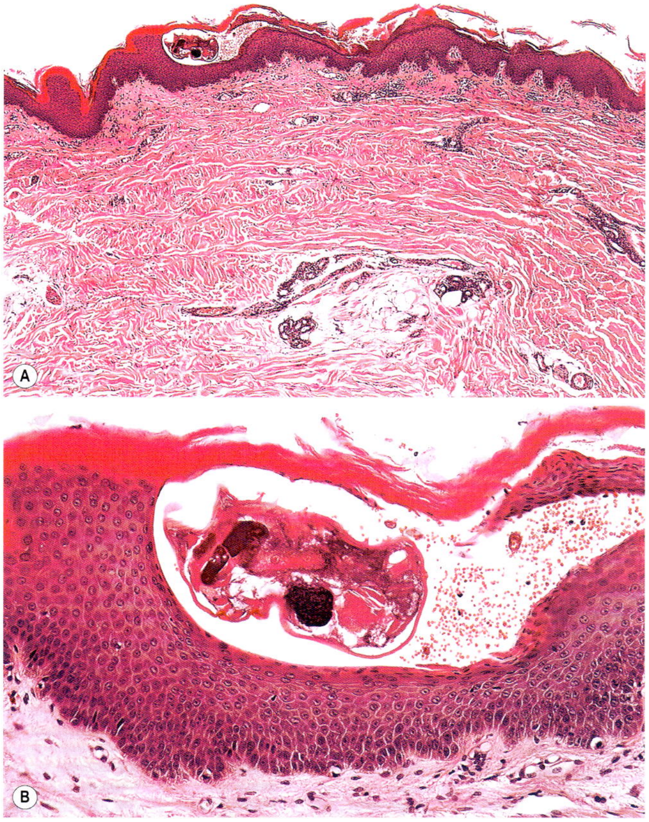

图 18.381 （A，B）疥疮：隧道位于表皮和角质层之间连接处

和深染细胞也很明显，如果临床信息不明显，这可能提示是淋巴瘤样的改变[23]。有报道感染疥疮后有明显的真皮内朗格汉斯细胞增生，这与朗格汉斯细胞组织细胞增生症易混淆[24-26]。

结节性损害病理可见到棘层增厚和海绵水肿及中度的角化不全和角化亢进。真皮浅层内血管周围炎性细胞浸润包括有淋巴细胞、组织细胞，有时是明显的中性粒细胞浸润。嗜酸性粒细胞可能较少[7]。

在角化亢进的病变内有大量的疥螨和卵，但是在其他病变内少见。这种情况下 PCR 方法是有用的辅助诊断[27]。

# 潜蚤病

## 临床特征

穿皮潜蚤，又称沙蚤或恙螨，多见于美洲的中部和南部、非洲、加勒比海和巴基斯坦，它可引起皮肤损害[1-4]。尽管随着城市化的进展和住房条件的改善，在全世界范围内，潜蚤病（tungiasis）的发病率已经降低，但是在极度贫困地区，这种疾病的发病率还很高，可高达 76%[5]。流行季节的高峰多在旱季[6]。去过流行区域的旅行者也可发病[4-5, 7]。狗、猫、大鼠可能是动物宿主[8-9]。沙蚤在干燥温暖的沙土中非常常见[1]。有孕卵的沙蚤在皮肤内开挖隧道，最常见的部位有足侧缘、指趾间隙和甲下[7, 10]。其他部位，比如手、大腿、腹股沟区也可累及[7, 11]。随着沙蚤在表皮内移行，皮肤会出现白色或红色丘疹结节，伴有瘙痒或疼痛，皮疹中央有黑点，这是典型皮损特点。也有少数呈脓疱性、疣状或大疱性皮损[7, 12]。有孕卵的沙蚤初始进入表皮处会有红斑点，这个皮损也是孕卵和排泄物排出的开口。此皮损可逐渐扩大至直径 1 cm。孕卵经过幼虫阶段发育到成虫，成虫的跳跃高度可达 35 cm，是它自身长度的 350 倍！雌虫排卵之后死亡。皮损随之发生凹陷和脱屑而愈合。其虫卵可用显微镜观测[13-14]。

皮损本身系刺激性产物，但本身无害，然而皮损的继发感染如蜂窝织炎、破伤风和坏疽等的危害更大。足趾自发性离断是一个严重并发症[1]。常与继发浅表细菌感染相关的菌有：金黄色葡萄球菌和不同的肠细菌科。还可见由消化链球菌属和梭菌属继发的厌氧菌感染[15]。

## 组织学特征

大部分沙蚤位于表皮内[16]，它通过角质层的孔向外排泄、呼吸和产卵。沙蚤的喙可穿透基底层进入真皮。在相应的真皮内可见混合炎症细胞浸润，有淋巴细胞、组织细胞和嗜酸性粒细胞（图 18.382、18.383）。在切片中经常可见到沙蚤的外壳、外壳内的组织、气道和孕卵，很少见到头部[16]。表皮可以有假上皮瘤样增生[11]。

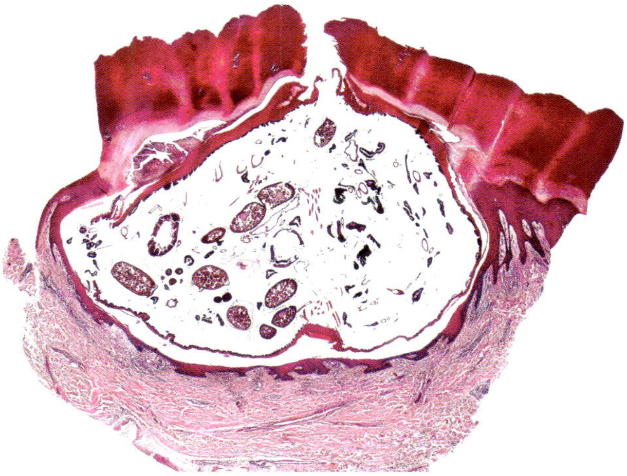

图 18.382 潜蚤病：沙蚤被表皮包绕，在角质层内有一开口，用来排泄和产卵，可能它的头部刺入真皮内以从浅层血管吸取营养

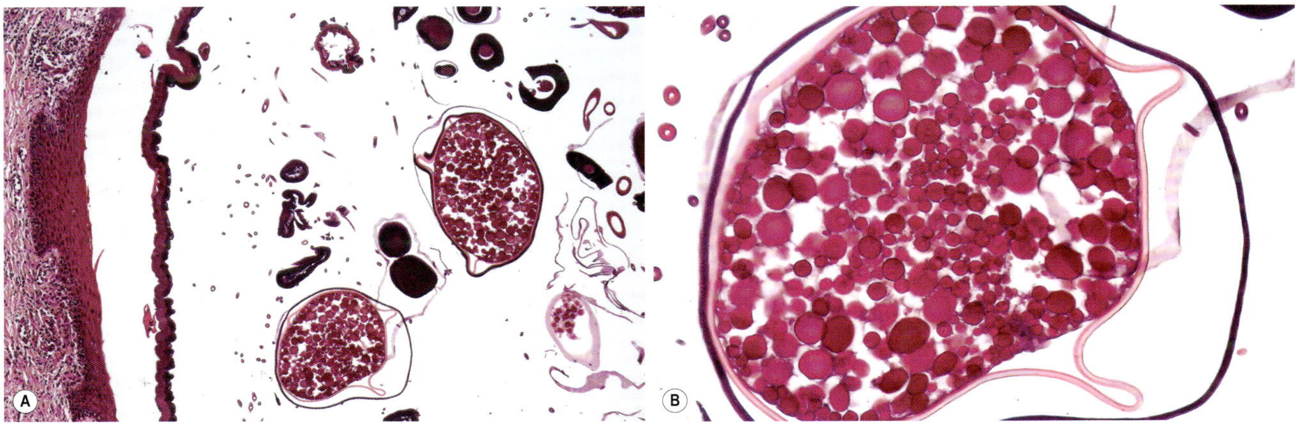

图 18.383 （A，B）潜蚤病：可见大量的卵

# 线虫类感染

## 盘尾丝虫病

### 临床特征

盘尾丝虫病（onchocerciasis；river blindness，河盲症）在已在 37 个国家流行。主要流行在热带的非洲部分地区，也门、中南美洲六个国家也有发病报道[1-6]。据估计，1995 年，大约 1770 万人受到感染，其中约 27 万已致盲，另有 50 万人有严重的视力障碍[6]。

引起盘尾丝虫病主要临床表现的是盘尾丝虫的微丝蚴阶段，主要感染在河流附近居住的人[7]。在特殊情况下，人类可能感染盘尾丝虫的人畜共患种[8]。微丝蚴移行到皮肤和其他器官，引起皮肤斑点状色素改变和瘙痒[5]。搔抓后引起表皮脱落和继发感染，严重的引起表皮增厚、水肿、皮肤松弛。表皮剥脱和脱色斑类似蜥蜴和豹样皮肤（图 18.384）。当病变累及淋巴结，可引起淋巴水肿。成虫存在于皮肤结节内，引起组织瘢痕化；这些结节是柔软，可移动的，在骨质突出部位更易看到[9]。

临床皮肤表现可分成许多类型，包括急性丘疹性盘尾丝虫皮炎，慢性丘疹性盘尾丝虫皮炎，苔藓化盘尾丝虫皮炎，白色萎缩型（图 18.385 ～ 18.388）[7]。也有作者报道可触到的丝虫结节、淋巴结病、腹股沟硬化和淋巴结肿大。在流行地区超过 30% 的人有丝虫的皮肤损害，在高流行地区可达 60%[3-4]。不同的皮肤表现可能与不同的人对皮肤内微丝蚴不同的免疫反应有关[10]。移行的微丝蚴可进入眼睛引起眼的损害叫“河盲”。眼睛的损害是主要的致病原因，包括点状角膜炎、硬化性角膜炎、虹膜炎、脉络膜视网膜炎和视神经萎缩[11-12]。

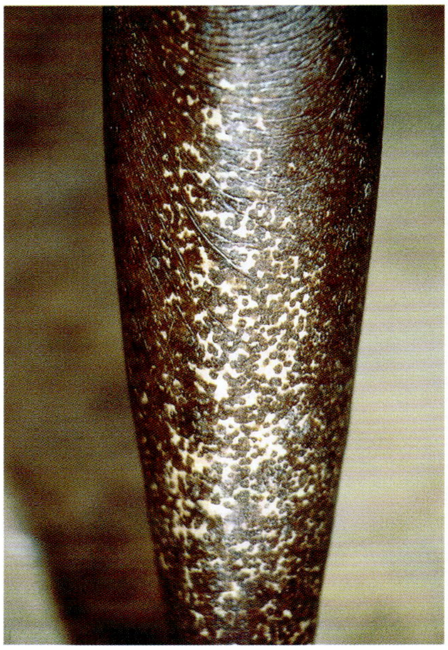

图 18.384 盘尾丝虫病：豹样皮肤。大量脱色素斑。偶尔也可瘙痒（By courtesy of M.E. Murdoch，MD，Watford Hospital，Watford，UK.）

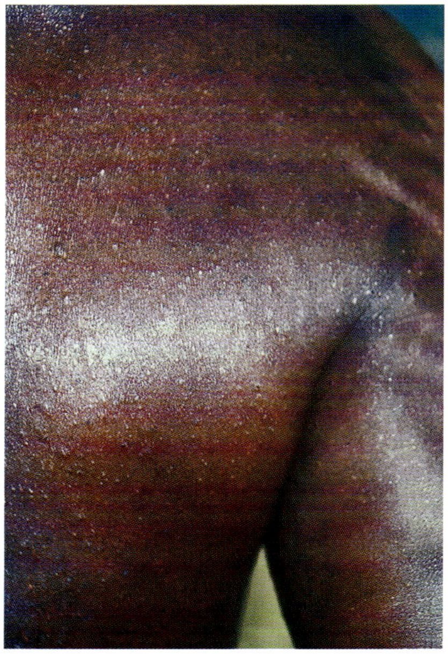

图 18.385 急性丘疹型盘尾丝虫病：大量小丘疹位于背部和上肢。有时可有水疱和脓疱形成（By courtesy of M.E. Murdoch，MD，Watford Hospital，Watford，UK.）

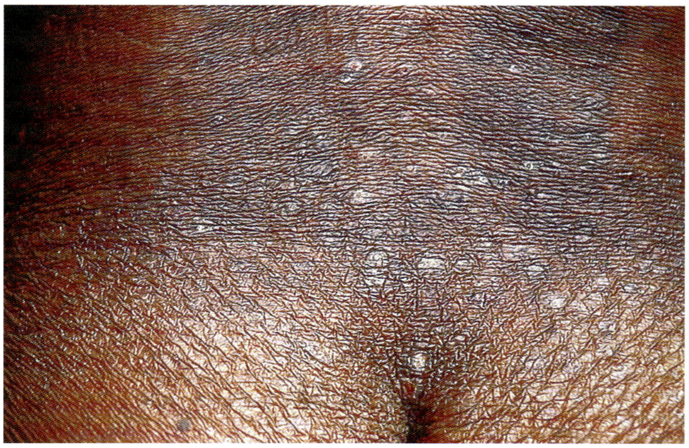

图 18.386 慢性丘疹型盘尾丝虫病：臀部可见多数平顶的斑疹和丘疹（By courtesy of M.E. Murdoch，MD，Watford Hospital，Watford，UK.）

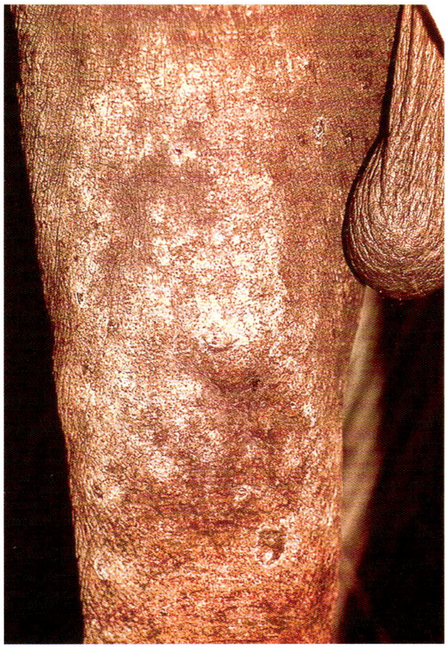

图 18.387 苔藓样盘尾丝虫病：该型常侵犯青少年和青年。明显角化过度伴有融合性斑块。常伴有淋巴结病是特点之一（By courtesy of M.E. Murdoch，MD，Watford Hospital，Watford，UK.）

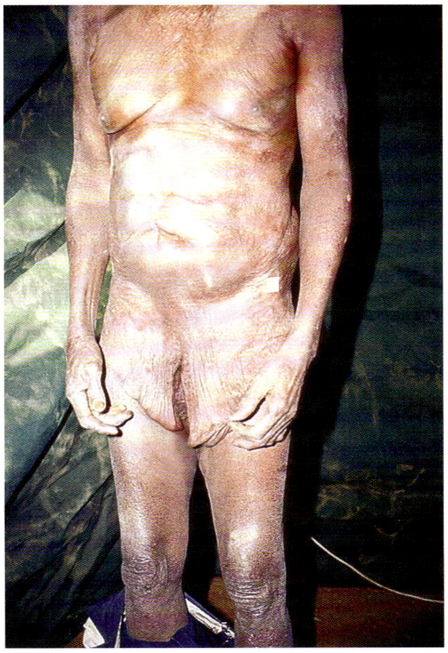

图 18.388 慢性盘尾丝虫病：腹股沟部皮肤皱褶的增加是晚期表现（By courtesy of M.E. Murdoch，MD，Watford Hospital，Watford，UK.）

## 发病机制和组织学特征

盘尾丝虫病是在黑蝇叮咬后以幼虫的形式感染人的，多见于农村[2, 5, 13]。幼虫在真皮深层发育成成虫。受精雌虫产生微丝蚴，这些微丝蚴可移居宿主的全身（图 18.389）。大部分存在于真皮浅层，通过皮肤活检而发现[5]。成虫雌虫长度可达 50 cm，直径可达 0.45 mm，在皮肤结节中互相盘绕，微丝蚴约（220 ～ 360）×（5 ～ 9）μm 大小。结节内可见几对成虫扭结在化脓组织或肉芽组织等炎性组织中（图 18.390、18.391）。

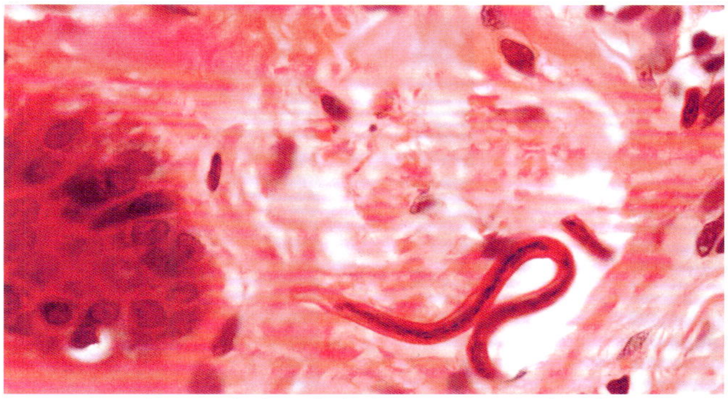

图 18.389 盘尾丝虫病：真皮中的微丝蚴可诱发淋巴组织细胞浸润和嗜酸性粒细胞的明显增多（By courtesy of S. Lucas，MD，St Thomas’ Hospital，London，UK.）

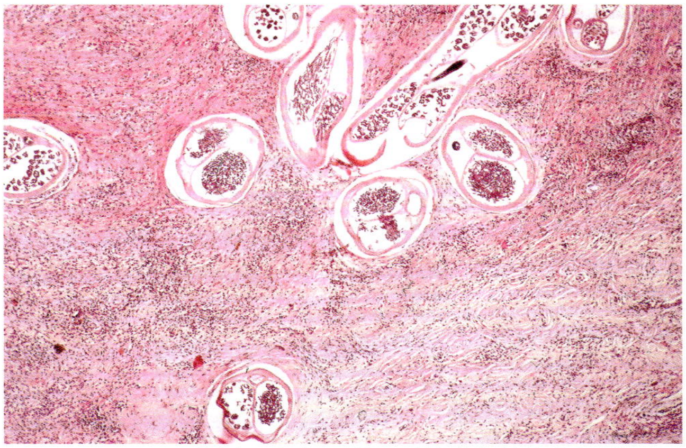

图 18.390 盘尾丝虫病：明显可见成虫的多个切面

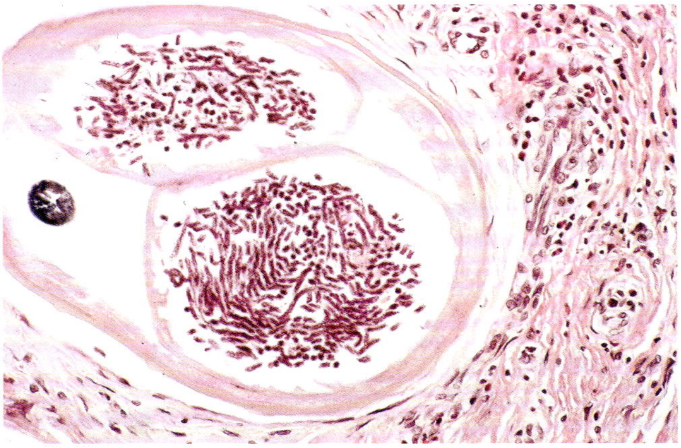

图 18.391 盘尾丝虫病：明显可见多数发育中的微丝蚴

病变内也有广泛的纤维化，常有钙化，有时是骨化。病理见微丝蚴散在于真皮内，也可见于淋巴管内。皮损可见表皮角化过度和角化不全，棘层增厚和真皮内嗜黑素细胞，但是仅有中度淋巴细胞和嗜酸性粒细胞浸润。纤维化显著，导致真皮乳头层呈均一化的玻璃样变。黏蛋白沉积在胶原束之间，偶尔可见纤维蛋白样改变。伴有核碎裂的嗜酸性改变预示着微丝蚴的变性，会伴有广泛的嗜酸性粒细胞浸润。在表皮内也可见到微丝蚴周围包围着嗜酸性粒细胞。

微丝蚴的数量与人体特异性免疫复合物水平呈反比的关系。有研究表明疾病不同的皮肤表现与机体 Th2 细胞全身性应答相关[14]。近期，沃尔巴克体内生细菌已被认为在疾病的临床表现及并发症发病中发挥重要作用，它可以诱导宿主炎症反应。这些细胞内共生细菌存在于丝虫中。沃尔巴克体的脂多糖可以结合人类单核细胞和巨噬细胞的 CD14 受体，导致如 TNF-α、IL-1 和 IL-12 等促炎症因子的产生。这导致了炎症细胞向感染局部的募集，继而产生纤维化[15-16]。这类细菌可能是今后治疗盘状丝虫病的新型治疗靶点[5, 16]。

## 皮肤幼虫移行病（匍行疹）

### 临床特征

皮肤幼虫移行病（cutaneous larva migrans）是由线虫幼虫在皮肤的穿行和移行引起的线性损害，通常是动物源性的[1-3]。多发生于温暖湿润的热带地区，尤其是沿海地带[1]。上述地区中，资源匮乏的社区患病数量更多[3]。从流行区归来的旅行者更易患此病[3-4]。寄生于猫狗体内的巴西钩虫幼虫是常见的病原体[1-2]。其他动物的线虫包括 *A.caninu*、*A.tubaeformis* 和 *Uncinaria stenocephala* 等也可引起本病。人类棘钩口钩虫的幼虫如 *Gnathostoma spinigerum*、*A.duodenale*、*Necator americanus* 也与此病有关。一种非土壤寄生的线虫 *Pleodora strongyloides* 可能是另一个潜在的病原体[1-2]。

从宿主粪便排出的卵在土壤中发育成杆状幼虫，这些杆状幼虫发育成丝状幼虫，它们具有穿透接触到的皮肤的能力[1-2]。可能通过皮肤的毛孔、汗腺口进入皮肤，通常从脚、臀部、腹部，从下往上发病率逐渐降低[1, 4]。在幼虫钻入处皮肤有瘙痒性的红色丘疹或水疱，有时可见毛囊性丘疹或脓疱[5-8]。2 ～ 4 天后幼虫开始移行，这与皮肤典型的红斑隧道样皮疹进展有关（图 18.392）。幼虫以每天 2 ～ 5 cm 的速率移行[1-2]。已有大疱性病变病例的报道[9]。

尽管通常这种情况有自限性，在几周内可以突然自愈，但是由于搔抓引起的继发感染是相对常见的并发症[1]。据报道多形性红斑与皮肤内幼虫移行有关[10]。Löffler 综合征是这种疾病罕见的并发症[11]。

### 组织学特征

从进展的隧道取活检可见到隧道内的幼虫。尽管这种改变通常在真皮和表皮交界处见到，但更多见于表皮浅层[1-2, 12]。周围的表皮常常仅见到轻度的海绵水肿，而在一些病例可见到海绵水肿性水疱形成，泡内有中性粒细胞和嗜酸性粒细胞渗出[12]。真皮显示毛细血管扩张和轻度混合炎症细胞浸润，其中包括嗜酸性粒细胞[1-2, 12]，毛囊也可受累[5-6, 8]。

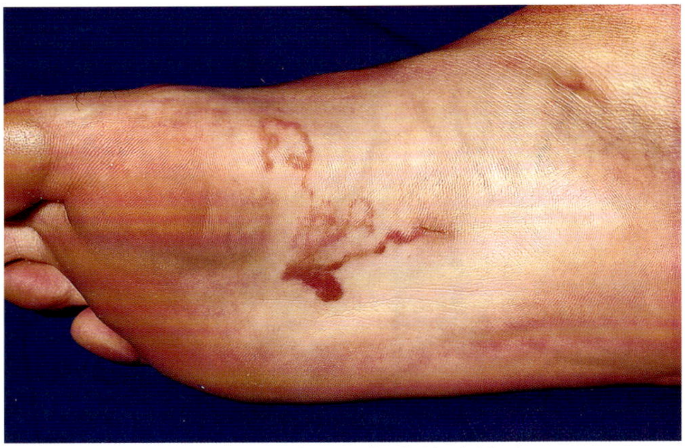

图 18.392 皮肤幼虫移行病：足部常易受累（By courtesy of R.A. Marsden，MD，St George's Hospital，London，UK.）

# 吸虫感染

## 血吸虫病

### 临床特征

血吸虫病（schistosomiasis）主要在热带及亚热带地区流行。全球范围内推测共有约 200 万人感染这种病[1]。埃及血吸虫和曼氏血吸虫最常见于非洲。曼氏血吸虫也可见于西印度和南美洲的部分地区。日本血吸虫主要见于中国、日本和东南亚。刚果血吸虫和湄公河血吸虫也会引起血吸虫病。这些血吸虫不常引起皮肤病变，但是在感染的各个阶段确有皮肤损害发生[2-3]。

水中尾蚴侵入宿主，可引起皮炎（如游泳者的瘙痒和尾蚴性皮炎）[4-5]。这些皮疹表现为红斑、瘙痒和荨麻疹样改变，愈后留有色素沉着斑点。禽类血吸虫（毛毕吸虫）是引起该病的常见致病菌[4, 6-7]。日本血吸虫的尾蚴相比埃及血吸虫和曼氏血吸虫，能够更快地穿透皮肤。[8-9]

成虫排出的大量卵可能与皮肤红斑瘙痒的斑点有关。这可能是宿主对抗原释放的系统反应。更严重的常见的反应是日本血吸虫引起的钉螺病和黄河热。除了红斑、斑点和痒疹样皮疹外，患者时常有发热，乏力、不适、寒战、出汗、关节痛、头痛、淋巴结病、肝脾大、腹泻、气管炎、肺炎和外周血嗜酸性粒细胞增多[4-5]。

特异性的皮损通常出现在肛周及外生殖器周围，尤其是女性更多见。当虫卵附着于皮损内，会诱发肉芽肿反应。这种反应通常被称为血吸虫病迟发性皮肤反应。其出现在生殖器以外是非常罕见的，可见于躯干，尤其是脐周[10]。皮疹表现为局部坚硬的丘疹，后来变为疣状增生[11]。偶尔发展成鳞癌，也可出现瘢痕疙瘩样损害。带状损害比较少见，有双侧腋下受累的报道[10]。尿道周围血吸虫感染可引起血栓和坏死，形成尿道周围肉芽肿，有时会造成会阴部瘘管[4]。淋巴水肿是晚期并发症[5]。

## 发病机制和组织学特征

血吸虫的部分生活史是在水中钉螺体内，然后释放出尾蚴。它可以穿入皮肤，到达肺部，血吸虫的童虫到达肝门静脉，在那里发育成成虫。雌成虫移行到肠系膜静脉丛和膀胱静脉丛。在小静脉内产卵，患者的临床表现和病理改变是人体对它们的免疫反应的直接结果[5]。

卵被释放到尿和粪便中，并在那里孵化出尾蚴，然后尾蚴进入钉螺宿主。女性生殖道常常被累及，以埃及血吸虫常见。这是因为血吸虫经由膀胱和子宫阴道静脉丛移行的结果。

血吸虫病迟发性皮肤反应的致病机制还不清楚。目前尚未提出一种让人完全满意的机制。有一种机制认为，通过肺部的卵圆孔未闭或者动静脉内瘘，虫卵在动静脉内传递。另一种机制认为，寄生虫在感染区域产卵致病。这种观点认为，成虫通过无瓣膜脊椎静脉系统移行到皮肤内[10]，且皮肤受累是多种因素造成的。

组织学上，成虫偶尔可在扩张的真皮深静脉和淋巴管内见到，有活力的卵可见到纤毛结构。这些改变通常是在含有大量的中性粒细胞和数量不等的嗜酸性粒细胞的脓肿中看到。很少形成朗汉斯巨细胞肉芽肿，但这具有特征性意义。埃及血吸虫可从它的尾棘辨认，日本血吸虫无棘，而曼式血吸虫的棘在两侧。死卵形成典型的钙化，并引起慢性炎症性肉芽肿反应。表皮可见棘层细胞增生，有时可见假上皮瘤样增生，其间可见不同的经表皮排出的死卵。最近的报道认为，在由埃及血吸虫引起的血吸虫病迟发性皮肤反应病例中，包括化脓性汗腺炎、外伤或医源性瘢痕，在原有皮损基础上可找到寄生虫[10]。

# 绦虫感染

# 猪囊尾蚴病

## 临床特征

猪肉绦虫成虫寄生在人的小肠内，人是终末宿主。中间宿主是猪，食入绦虫卵后，在肌肉或其他组织中发育成囊尾蚴阶段，如果人吃了这种肉就会感染。人消化了绦虫卵，成为囊尾蚴的宿主，主要寄生在皮肤、脑和眼[1]。皮肤内存在的囊尾蚴形成约 2 cm 直径的无痛性结节（图 18.393）。大多数囊尾蚴病（cysticercosis）患者表现为单发皮肤结节。还有一些患者表现为多发皮下损害[2]。也有少部分人表现为口腔或胸部的结节[3]。

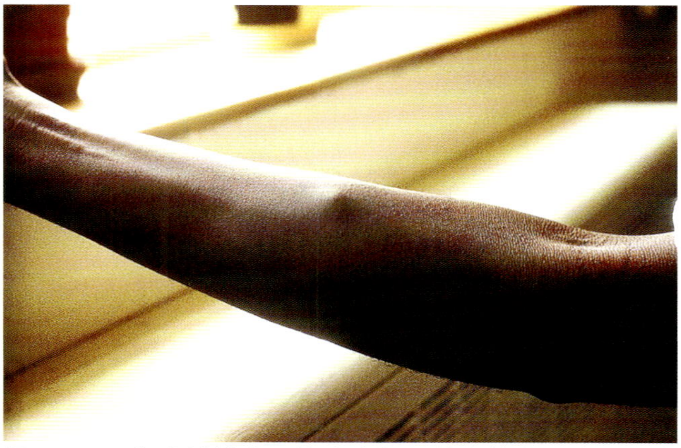

图 18.393 猪囊尾蚴病：前臂腹侧的单发结节。当人被囊尾蚴感染时，病变将加重（By courtesy of S. Lucas，MD，St Thomas' Hospital，London，UK.）

## 发病机制和组织学特征

活的囊尾蚴可压迫邻近的真皮组织，不发生炎症反应。医生可以通过辨别其头节进行诊断（图 18.394）。但是当它死亡退化时，可引起炎症反应，有中性粒细胞、组织细胞和嗜酸性粒细胞的浸润，形成更多含有巨细胞的肉芽肿，同时可见纤维化，最终钙化。

# 棘球蚴病

## 临床特征

棘球蚴病（echinococcosis）是由蠕虫造成的一种人畜共患疾病，主要由细粒棘球绦虫造成（细粒棘球蚴病的病因），也可由多房棘球绦虫、伏氏棘球绦虫和少节棘球绦虫造成。这种寄生虫属于绦虫纲，带科，棘球属。它是致病的重要原因，不仅在许多发展中国家，而且在新西兰和澳大利亚存在。多数患者肝和肺受累，皮下病变较罕见[1-6]。皮肤播散的机制可能是血型播散、从膈膜或者临近引流淋巴结播散（内脏病变破裂时）以及皮肤瘘管播散。皮下组织完好的患者如果出现无症状的包块，很可能诊断为囊肿。有瘘管的患者常会表现为炎症性皮损，多伴有继发感染。

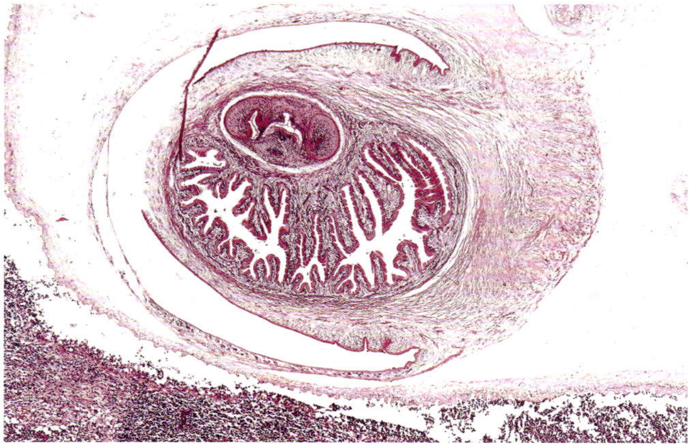

**图 18.394** 猪囊尾蚴病：成虫在囊内，周围被厚的纤维囊包绕（By courtesy of S. Lucas，MD，St Thomas' Hospital，London，UK.）

## 组织学特征

多数情况下，囊肿完整，确认寄生虫并不困难。囊性包虫病由以下三层构成：

- 外层也称为囊壁；
- 中间夹层膜，相当有特征性，无细胞成分，大约 2 mm 厚，允许养分运输；
- 透明的内生发层，非常薄。

多个头节由育囊发育而来。近期报道很多病例仅有皮下组织栅状肉芽肿反应，肉芽肿内包含角蛋白碎片类似物。这导致容易误诊为表皮囊肿破裂。然而，这些碎片是 PAS 染色阳性物质，是细粒棘球绦虫膜的残留物，只是很像角蛋白。鉴别诊断非常重要，因为皮下寄生虫的判定有助于诊断潜在的内脏感染[6]。这些碎片如何到达皮下组织尚不清楚。它们可能来自于本就存在的皮下组织完整囊肿中，或者因为找到的物质很稀疏，可能是内脏病变经血液循环沉积在皮下组织的。

（王晓雯译 李若瑜审校）

# 麦基皮肤病理学

## ——与临床的联系

# McKee's PATHOLOGY of the SKIN

## with Clinical Correlations

（第 4 版）

下　卷

# 麦基皮肤病理学

## ——与临床的联系

# McKee's PATHOLOGY of the SKIN

## with Clinical Correlations

（第 4 版）


原著主编　Eduardo Calonje　Thomas Brenn
　　　　　Alexander Lazar　Phillip H McKee

主　　审　朱学骏

主　　译　孙建方　高天文　涂　平

副 主 译　刘跃华　陈　浩　杨希川　常建民
　　　　　陈连军　王　琳　黄长征　姜祎群



北京大学医学出版社

**MAIJI PIFU BINGLIXUE——YU LINCHUANG DE LIANXI（DI 4 BAN）**
**图书在版编目（CIP）数据**

麦基皮肤病理学——与临床的联系：第4版/（英）爱德华多·卡隆基（Eduardo Calonje）原著；孙建方主译. —北京：北京大学医学出版社，2017.8
书名原文：McKee's pathology of the skin
ISBN 978-7-5659-1570-3

Ⅰ.①麦…　Ⅱ.①爱…②孙…　Ⅲ.①皮肤病学—病理学　Ⅳ.①R751.02

中国版本图书馆CIP数据核字（2017）第037623号

北京市版权局著作权合同登记号：图字：01-2017-1641

ELSEVIER
**Elsevier（Singapore）Pte Ltd.**
3 Killiney Road，#08-01 Winsland House I，Singapore 239519
Tel：（65）6349-0200；Fax：（65）6733-1817



**麦基皮肤病理学——与临床的联系（第4版）（下卷）**

**主　　译**：孙建方　高天文　涂　平
**出版发行**：北京大学医学出版社
**地　　址**：（100191）北京市海淀区学院路38号　北京大学医学部院内
**电　　话**：发行部010-82802230；图书邮购010-82802495
**网　　址**：http://www.pumpress.com.cn
**E - mail**：booksale@bjmu.edu.cn
**印　　刷**：北京圣彩虹制版印刷技术有限公司
**经　　销**：新华书店
**策划编辑**：王智敏
**责任编辑**：冯智勇　张李娜　**责任校对**：金彤文　**责任印制**：李　啸
**开　　本**：889mm×1194mm　1/16　**印张**：118.5　**字数**：4011千字
**版　　次**：2017年8月第1版　2017年8月第1次印刷
**书　　号**：ISBN 978-7-5659-1570-3
**定　　价**：1350.00元

# 主审简介

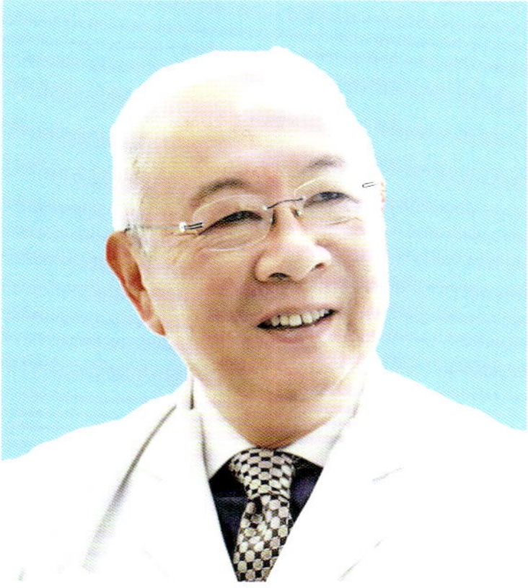

**朱学骏**，北京大学第一医院终身教授。中国医师协会皮肤科医师分会名誉会长，第八、九、十届国家药典委员会委员。曾任北京大学第一医院皮肤科主任、北京大学皮肤性病学系主任。美国、德国皮肤科协会名誉会员。

# 主译简介

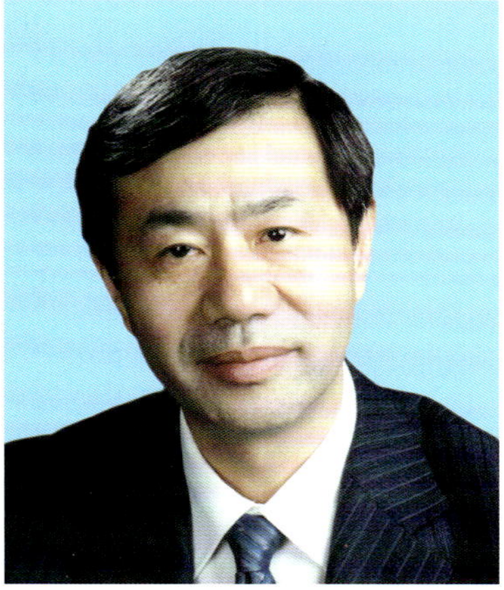

**孙建方**，1983 年毕业于青岛大学医学院，获学士学位；1990 年毕业于中国协和医科大学，获博士学位。二级教授，博士生导师，享受国务院政府特殊津贴专家，首批“新世纪百千万人才工程”国家级人选，第十一、十二届全国政协委员。现为中国医学科学院皮肤病研究所皮肤病理研究室主任，中国医师协会皮肤科医师分会皮肤病理亚专业委员会主任委员，中华医学会皮肤性病学分会委员、病理学组顾问，江苏医学会及医师协会皮肤性病专业委员会前任主任委员，《中华皮肤科杂志》《临床皮肤科杂志》《国际皮肤性病学杂志》等 5 本杂志副总编辑。曾任中国医学科学院皮肤病研究所常务副所长，中国医师协会皮肤病分会副会长，中华医学会皮肤病性病学分会常委、皮肤病理学组组长，亚洲皮肤科学会理事。

专业特长少见、疑难皮肤病的诊治，尤其擅长皮肤组织病理学诊断。在国际上首次命名 3 个新的皮肤病。负责二十余项科研基金课题，对皮肤黑素瘤的发病机制进行过深入的研究。培养博士生 51 名，培养皮肤病理医师数百名。七次获得“中国协和医科大学优秀教师”称号。

迄今共发表论文 500 余篇，主编及主译专业图书 7 部，参编专著 27 部，获奖 3 项。先后担任过世界皮肤科大会、欧洲皮肤性病学年会栏目主席；担任第三届中国皮肤科医师年会主席，第五届中国皮肤科医师年会学术委员会主席。

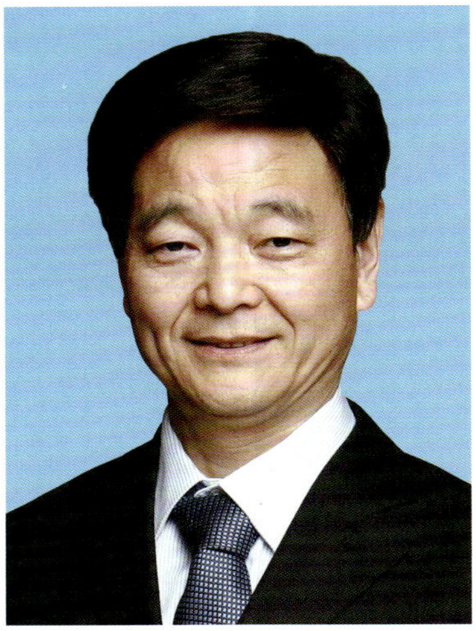

**高天文**，教授，主任医师，博士生导师。1997—2011 年担任西京医院皮肤科主任。曾任中华医学会皮肤性病学分会副主任委员、中华医学会医学美学与美容分会副主任委员、中国医师协会皮肤科医师分会副会长等职，现为中华医学会皮肤性病分会病理学组顾问、中国医师协会皮肤科医师分会皮肤病理亚专业委员会顾问。先后主持国家自然科学基金重点项目等国家级课题 14 项。发表 SCI 论文 120 余篇，主编及副主编专著 14 部。以第一负责人获军队医疗成果一等奖 1 项、军队科技进步二等奖 2 项、陕西省科技进步一等奖 1 项。专业特长：白癜风、黑素瘤、皮肤病理。

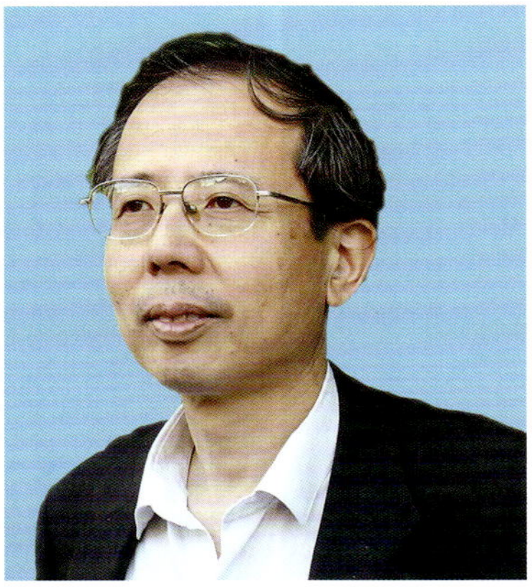

**涂平**，1984 年毕业于北京医学院（现“北京大学医学部”）医疗系，获学士学位；1989 年获北京医科大学第一医院（现“北京大学第一医院”）皮肤病学硕士学位；1993 年获日本爱媛大学医学部皮肤科医学博士学位。1984 年起一直在北京大学第一医院皮肤科工作，历任住院医师、主治医师、副主任医师，1999 年起任主任医师。现为北京大学第一医院皮肤科副主任、教授、博士生导师；中华医学会皮肤性病分会病理学组顾问；《临床皮肤病杂志》《国际皮肤性病学杂志》《中国皮肤病性病学杂志》《中国麻风皮肤病杂志》《实用皮肤病学杂志》等杂志编委。

经过三十余年的探索和实践，对复杂、疑难和重症皮肤病形成了独特的诊治风格。擅长皮肤肿瘤、皮肤病的组织病理学诊断和皮肤病脉冲激光治疗等。在皮疹分析及临床病理分析方面独树一帜。主要从事皮肤肿瘤和皮肤组织病理学方面的研究。获得多项国家和部委级科研基金。发表学术文章百余篇。主编《中国皮肤病与性病图鉴》《皮肤科疑难病例精粹》《皮肤病与性病教学案例选编》《皮肤性病科门诊急诊手册》和《北京大学第一医院皮肤科临床思维教程——以问题为中心的探讨》等专著。荣获国家新闻出版总署科技图书二等奖、北京市教育教学成果（高等教育）二等奖。

# 副主译简介

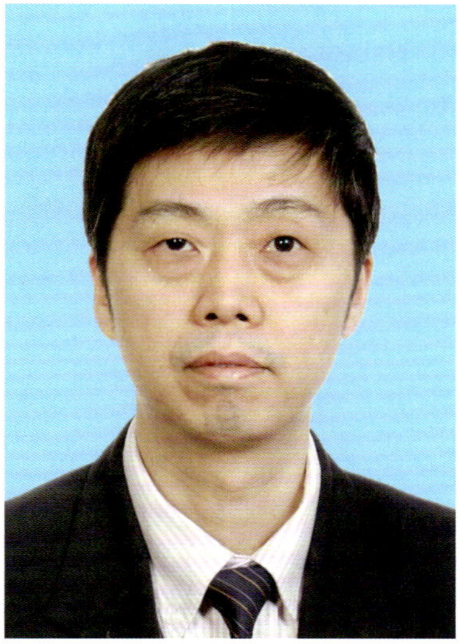

**刘跃华**，1993 年毕业于中国协和医科大学研究生院后在北京协和医院皮肤科工作至今。1998—1999 年在澳大利亚昆士兰大学医学院癌症及免疫中心进修。现任北京协和医院皮肤科教授，博士生导师。

一直从事皮肤病及性传播疾病的临床医疗、科研及教学工作。在临床医疗工作中积累了丰富的经验，尤其擅长皮肤血管炎和良、恶性皮肤肿瘤的诊断和治疗；擅长皮肤病理诊断。《人乳头瘤病毒感染的临床和实验研究》获得北京市科学技术奖三等奖。研究方向：皮肤 T 细胞淋巴瘤的早期诊断和治疗。

1993 年以来共发表论文 150 余篇，其中以第一作者或通讯作者发表论文 50 余篇，SCI 收录 30 余篇。参加 11 本著作的编写或翻译。2007 年获中国医师协会皮肤科医师分会"优秀中青年医师奖"。

兼任《中国性科学》杂志副主编、《实用皮肤病学杂志》编委，《中华医学杂志》《中华皮肤科杂志》和《临床皮肤科杂志》审稿人；兼任中国性学会副理事长、中国性学会性传播疾病防治专业委员会主任委员、中国医师协会皮肤科医师分会皮肤病理学组副组长、中华医学会北京皮肤病分会常委、中华医学会北京科普学会副主任委员等。

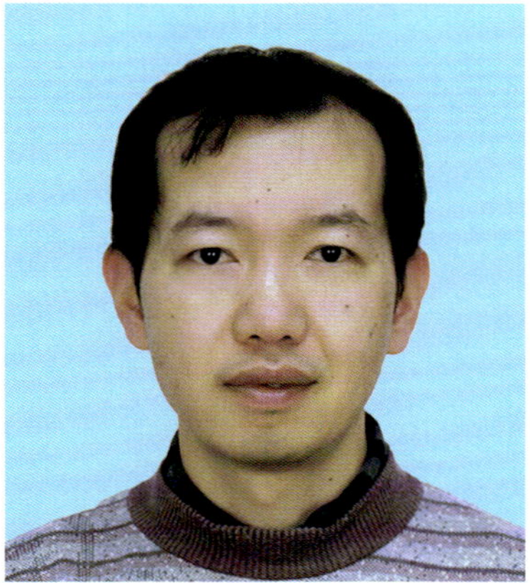

**陈浩**，2004—2007 年就读于中国医学科学院中国协和医科大学，皮肤病性病专业，师从孙建方教授学习皮肤病理诊断。2011 年在北京市淋巴瘤诊断中心，师从周小鸽教授学习淋巴瘤的病理诊断。从事皮肤科临床和科研工作 15 年，擅长常见及疑难皮肤病的临床和病理诊断及治疗，皮肤病理诊断方面尤为擅长皮肤淋巴瘤、黑素细胞肿瘤及软组织肿瘤的诊断。以第一作者及通讯作者在核心期刊发表论文 46 篇，其中中文论著 26 篇，SCI 收录 8 篇，参与编著专业书籍 3 部。

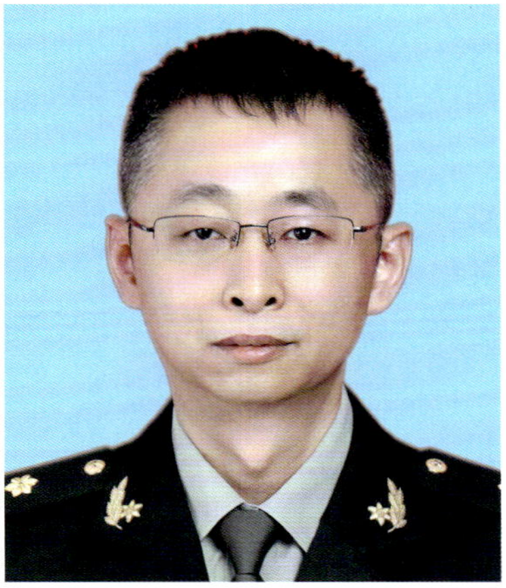

**杨希川**，教授，主任医师，医学博士。擅长皮肤病理诊断及脱发疾病的诊断和治疗，对本专业的疑难少见病有较丰富的诊治经验。现任中国医师协会皮肤科医师分会皮肤病理亚专业委员会副主任委员、中华医学会皮肤性病学分会皮肤病理学组委员、中国中西医结合学会皮肤性病专业委员会毛发学组委员、重庆市医师协会皮肤科医师分会委员会常委等，《中国皮肤性病学杂志》《国际皮肤性病学杂志》《实用皮肤病学杂志》及《皮肤病与性病》杂志编委。主持国家自然科学基金项目 5 项，获重庆市科技进步二等奖、军队医疗成果二等奖。发表论文 200 余篇，以第一或通讯作者发表论文 74 篇，其中 SCI 收录 15 篇。参编专著 11 部，副主编 2 部。荣立个人三等功 2 次。2009 年获中国医师协会皮肤科医师分会"优秀中青年医师奖"。

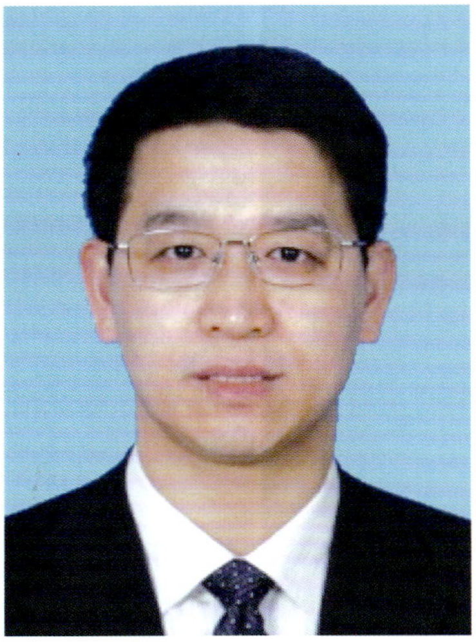

**常建民**，北京医院皮肤科副主任，主任医师。1988 年考入北京医科大学（现“北京大学医学部”），1997 年毕业获医学博士学位。2005 年晋升为主任医师。 担任中央保健委员会会诊专家，北京市政协委员。2001—2003 年在英国卡迪夫大学医学院作访问学者。2011 年获中国医师协会皮肤科医师分会“优秀中青年医师奖”，2012 年被评为“北京市优秀中青年医师”。担任《中华皮肤科杂志》《临床皮肤科杂志》等 6 本杂志编委，*British Journal of Dermatology* 皮肤病理栏目编辑（section editor）。在皮肤病专业核心期刊发表论文 200 余篇。主编《皮肤病理简明图谱》《色素增加性皮肤病》《色素减退性皮肤病》等专著。

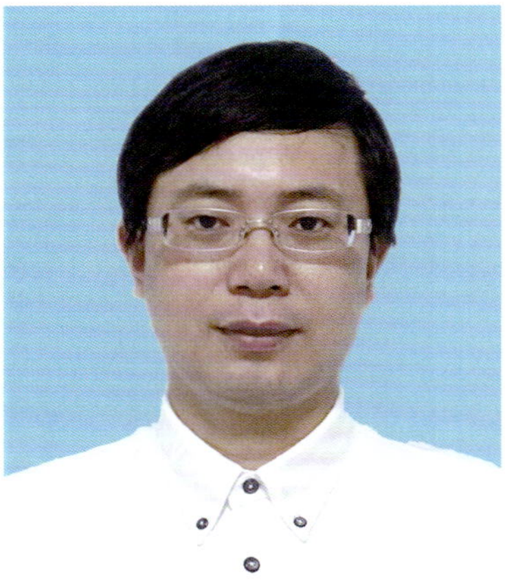

**陈连军**，复旦大学附属华山医院皮肤科副主任医师，皮肤病理室负责人。

1999 年毕业于上海医科大学（现复旦大学上海医学院），获临床医学硕士学位；2006 年获复旦大学临床医学博士学位。2006 年 8 月至 2007 年 7 月在美国宾夕法尼亚大学附属医院学习。

擅长少见、疑难皮肤病的诊断和治疗，长期致力于培养皮肤科医师的临床和病理思维，推广数字化切片教学，倡导临床、影像学和病理学相结合的皮肤病诊断模式。现任上海市医学会皮肤科分会病理学组组长，中华医学会皮肤性病学分会病理学组委员。

先后在国内外杂志上以第一作者或通讯作者发表论文 10 余篇，参编或参译专著 7 部，参加多项上海市和国家自然科学基金项目，作为第一负责人获得上海市卫生和计划生育委员会委级科研项目一项。

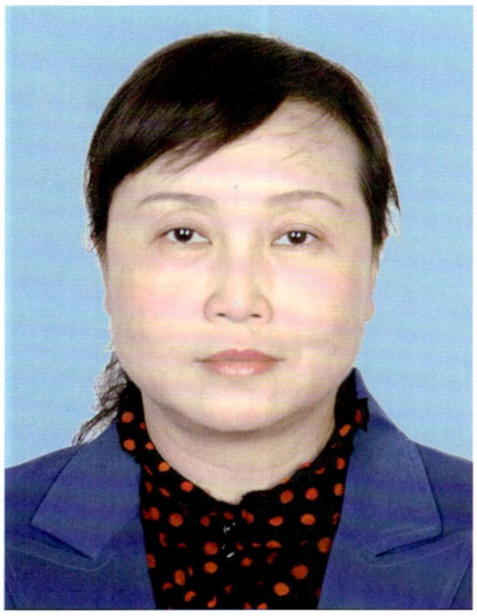

**王琳**，主任医师，教授，博士生导师。四川大学华西临床医学院医学学士、病理学硕士、皮肤性病学博士。2003 年获美国德州大学 MD Anderson 癌症中心博士后证书。现在四川大学华西医院皮肤性病科工作。

现任中华医学会皮肤性病学分会病理学组副组长、中国中西医结合学会皮肤性病专业委员会委员、中国研究型医院学会皮肤病学专业委员会委员、四川省医学会皮肤性病学专业委员会副主任委员、四川省医师协会皮肤科医师分会候任会长、《中华皮肤科杂志》通讯编委等。

主持承担国家自然科学基金项目及国家卫生和计划生育委员会、四川省科技厅等多项科研课题，主要研究方向为皮肤淋巴瘤的临床病理及分子发病机制。发表学术论文百余篇。主译、副主编和参编十余部皮肤性病学和病理学专著。

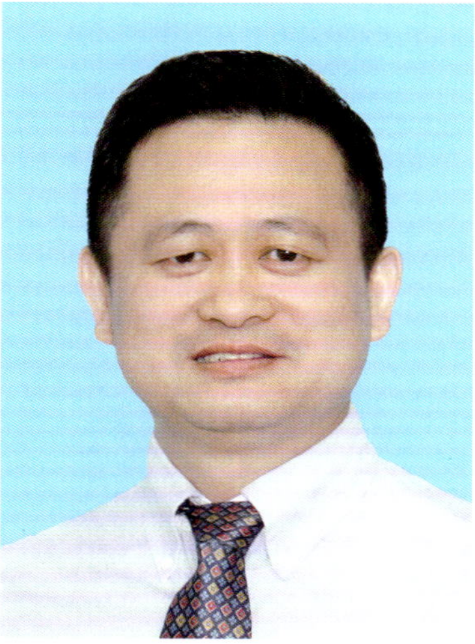

**黄长征**，教授，主任医师，博士生导师。华中科技大学同济医学院附属协和医院皮肤性病研究室副主任。中华医学会皮肤性病学分会皮肤病理学组委员和中国医师协会皮肤科医师分会皮肤病理亚专业委员会委员，湖北省中西医结合皮肤性病学会副主任委员，湖北省皮肤科医师协会副主任委员。国家自然科学基金一审评审专家。主持国家自然科学基金面上项目 3 项。以第一作者或通讯作者在国内外杂志发表论文 70 余篇，其中 SCI 收录 27 篇。主编《英汉皮肤性病学》、教育部面向 21 世纪课程教材《皮肤性病学》(第 3 版)、《实用皮肤性病学彩色图集》和《皮肤性病免疫学》，副主编专著 2 部，参编 7 部。《中华皮肤科杂志》等杂志通讯编委或审稿人。《英国皮肤病学杂志》中文版编委。

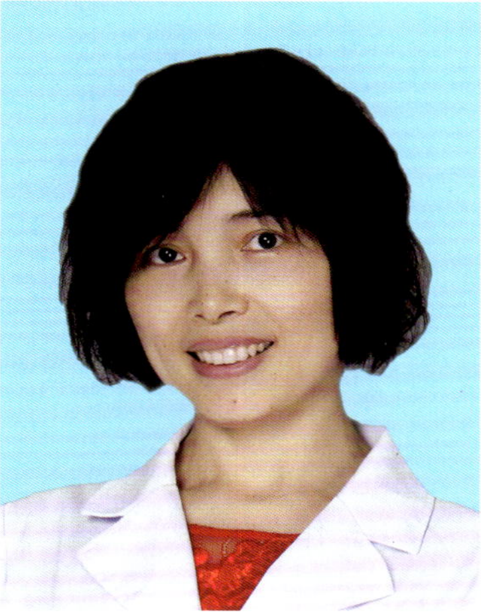

**姜祎群**，医学博士，主任医师，硕士生导师，就职于中国医学科学院皮肤病研究所病理科。分别于 1997 年在美国 North Carolina State University 以及 2009 年在 Ackerman Academy of Dermatopathology 学习。现任中国医师协会皮肤科医师分会皮肤病理亚专业委员会委员，江苏省医学会皮肤性病学分会皮肤病理学组副组长，《国际皮肤性病学杂志》通讯编委，《中华皮肤科杂志》《临床皮肤科杂志》审稿专家。专业方向为皮肤病理学，擅长皮肤病理学诊断和少见疑难皮肤病的临床诊断，以及脱发的诊断和治疗。

# 译者名单

**主　审**　朱学骏

**主　译**　孙建方　高天文　涂　平

**副主译**　刘跃华　陈　浩　杨希川　常建民
陈连军　王　琳　黄长征　姜祎群

**译　者**（按姓氏笔画排序）

马　英（复旦大学附属华山医院）
马东来（北京协和医院）
王　涛（北京协和医院）
王　琳（四川大学华西医院）
王小霞（第四军医大学西京医院）
王巧贤（北京平谷区医院）
王李雯（第四军医大学西京医院）
王育珏（华中科技大学同济医学院附属协和医院）
王晓雯（北京大学第一医院）
王婷婷（四川大学华西医院）
王筱雯（第四军医大学西京医院）
史晓蔚（第三军医大学西南医院）
冉立伟（北京市朝阳医院）
冉梦龙（北京大学第一医院）
兰雪梅（第三军医大学西南医院）
吕雅琳（青岛大学医学院附属医院）
朱　里（华中科技大学同济医学院附属协和医院）
朱冠男（第四军医大学西京医院）
乔建军（浙江大学医学院附属第一医院）
伍洲炜（上海交通大学附属第一人民医院）
刘　洁（北京协和医院）
刘跃华（北京协和医院）
刘宏杰（四川大学华西医院）
闫桢桢（首都医科大学附属北京佑安医院）
安湘杰（华中科技大学同济医学院附属协和医院）
孙建方（中国医学科学院皮肤病医院）
李　冰（第四军医大学西京医院）
李　峰（北京协和医院）
李厚敏（北京大学人民医院）
杨　敏（北京医院）
杨希川（第三军医大学西南医院）
杨海平（解放军 454 医院）
杨翰君（四川大学华西医院）
吴　侃（珠海市喜光综合门诊部）
吴　琼（上海交通大学医学院附属仁济医院）
吴　超（北京协和医院）
吴黎明（杭州市第一人民医院）
何春霞（北京协和医院）
余晓玲（北京协和医院）
宋宁静（上海交通大学医学院附属同仁医院）
宋亚丽（山东省立医院）
宋琳毅（苏州大学附属第一医院）
张　明（首都医科大学附属北京佑安医院）
张　璋（四川大学华西医院）
张　韡（中国医学科学院皮肤病医院）
张东梅（第三军医大学西南医院）
张春玲（北京医院）
张筱雁（四川大学华西医院）
张德志（新疆维吾尔自治区人民医院）
陈　佳（上海市皮肤病医院）
陈　浩（中国医学科学院皮肤病医院）
陈声利（山东省皮肤病医院）
陈连军（复旦大学附属华山医院）
陈虎艳（复旦大学附属华山医院）
陈明华（复旦大学附属华山医院）
陈柳青（武汉市第一医院）

陈思远（华中科技大学同济医学院附属协和医院）
金星姬（北京同仁医院）
周　璐（青岛大学医学院附属医院）
周毅辉（清华大学长庚医院）
柳　琳（第四军医大学西京医院）
晋红中（北京协和医院）
党　林（哈尔滨医科大学附属第二医院）
倪海洋（天津市中医药研究院附属医院）
徐教生（北京儿童医院）
高　莹（首都儿科研究所）
涂　平（北京大学第一医院）
黄长征（华中科技大学同济医学院附属协和医院）
常建民（北京医院）
渠　涛（北京协和医院）
韩永智（广东省人民医院）
曾学思（中国医学科学院皮肤病医院）
温蓬飞（四川大学华西医院）
鲍迎秋（北京医院）
窦　侠（北京大学深圳医院）
薛燕宁（江苏省中医院）
罗　娜（第三军医大学西南医院）
周　隽（复旦大学附属华山医院）
周沁田（四川大学华西医院）
胡　彬（武汉市第一医院）
姜祎群（中国医学科学院皮肤病医院）
顾黎雄（南通大学附属医院）
钱　悦（华中科技大学同济医学院附属协和医院）
徐秀莲（中国医学科学院皮肤病医院）
徐晨琛（北京协和医院）
高天文（第四军医大学西京医院）
黄　琼（复旦大学附属华山医院）
黄莹雪（中南大学湘雅医院）
董正邦（中国医学科学院皮肤病医院）
彭　洋（北京大学第一医院）
程茂杰（第三军医大学西南医院）
曾跃平（北京协和医院）
谢　恒（四川大学华西医院）
解　瑶（四川大学华西医院）
翟志芳（第三军医大学西南医院）

# 原著者名单


### Josette André, MD
Head of the Dermatology and Dermatopathology Department.
CHU Saint-Pierre - CHU Brugmann
Hôpital Universitaire des Enfants Reine Fabiola
Université Libre de Bruxelles
Brussels, Belgium
**Ch 23:** Diseases of the nails with *Ursula Sass and Anne Theunis*

### Boris C. Bastian, MD
Chairman, Department of Pathology
The James Ewing Alumni Chair
Member, Human Oncology and Pathogenesis Program
Memorial Sloan-Kettering Cancer Center
Professor of Pathology
Weill Cornell Medical College
New York, NY, USA
**Ch 2:** Specialized techniques in dermatopathology with *Pratistadevi K Ramdial, John Goodlad, John A. McGrath and Alexander Lazar*
**Ch 25:** Melanocytic nevi with *Eduardo Calonje*
**Ch 26:** Melanoma with *Alexander Lazar*

### Nooshin K. Brinster, MD
Assistant Professor
Department of Pathology and Dermatology
Director of Dermatopathology
VCU Medical Center
Richmond, VA, USA
**Ch 13:** Degenerative and metabolic diseases
**Ch 14:** Cutaneous adverse reactions to drugs

### Chris Bunker, MA, MD, FRCP
Consultant Dermatologist
University College and Chelsea and Westminster Hospitals
London;
Professor of Dermatology
University College London
London, UK
**Ch 12:** Diseases of the anogenital skin with *Eduardo Calonje, Sallie Neill, Nick Francis, Alcides Chaux, Antonio C Cubilla*

### Alcides Chaux, MD
*GU Research Fellow,*
Department of Pathology
Johns Hopkins University School of Medicine
Baltimore, MD, USA
**Ch 12:** Diseases of the anogenital skin with *Eduardo Calonje, Sallie Neill, Chris Bunker, Nick Francis, and Antonio C Cubilla*

### Alistair J. Cochran, MD
Distinguished Professor of Pathology and Laboratory Medicine and Surgery
Department of Pathology and Laboratory Medicine
David Geffen School of Medicine at UCLA
Los Angeles, CA, USA
Ch **28:** Sentinel node biopsies

### Antonio C. Cubilla, MD
Instituto de Patología e Investigación
Asuncion, Paraguay
**Ch 12:** Diseases of the anogenital skin with *Eduardo Calonje, Sallie Neill, Chris Bunker, Nick Francis and Alcides Chaux*

### Nick Francis, FRCPath
Consultant Histopathologist
Imperial College Healthcare NHS trust
Honorary Senior Lecturer
Imperial College Faculty of Medicine
London, UK
**Ch 12:** Diseases of the anogenital skin with *Eduardo Calonje, Sallie Neill, Chris Bunker, Alcides Chaux, Antonio C Cubilla*

### Shahar Frenkel, MD, PhD
Ocular Oncologist and Ophthalmic Pathologist
Specialized Ocular Oncology Service
Ophthalmic Pathology Laboratory
Jerusalem, Israel
Lecturer in Ophthalmology
Department of Ophthalmology
Hadassah – Hebrew University Medical Center
Jerusalem, Israel
**Ch 27:** Tumors of the conjunctiva with *Jacob Pe'er*

### John Goodlad, MD, FRCPath
Consultant Haematopathologist and Honorary Senior Lecturer
Department of Pathology
Western General Hospital and University of Edinburgh
Edinburgh, UK
**Ch 2:** Specialized techniques in dermatopathology with *Pratistadevi K Ramdial, Boris C. Bastian, John A. McGrath and Alexander Lazar*
**Ch 29** Cutaneous lymphoproliferative diseases and related disorders with *Eduardo Calonje*

### Wayne Grayson, MBChB, PhD, FCPath(SA)

Consultant Anatomical Pathologist and Dermatopathologist
AMPATH National Laboratories;
Honorary Associate Professor
School of Pathology
University of the Witwatersrand, Johannesburg
Johannesburg, South Africa
**Ch 18**: Infectious diseases of the skin
**Ch 19**: Human immunodeficiency virus (HIV) and acquired immunodeficiency syndrome (AIDS)-associated cutaneous diseases with *Pratistadevi K Ramdial*

### Doina Ivan, MD

Assistant Professor
Departments of Pathology and Dermatology
Section of Dermatopathology
The University of Texas M.D. Anderson Cancer Center
Houston, TX, USA
Ch **30**: Cutaneous metastases and Paget's disease of the skin with *Alexander Lazar and Eduardo Calonje*

### Boštjan Luzar, MD, PhD

Professor of Pathology
Consultant Pathologist
Institute of Pathology
Medical Faculty University of Ljubljana
Ljubljana, Slovenia
**Ch 10**: Inflammatory diseases of the subcutaneous fat with *Eduardo Calonje*
**Ch 17**: Idiopathic connective tissue disorders with *Eduardo Calonje*

### John A. McGrath, MD, FRCP

Professor of Molecular Pathology
St John's Institute of Dermatology
King's College London
Guy's Hospital
London, UK
**Ch 1**: The structure and function of skin
**Ch 2**: Specialized techniques in dermatopathology with *Pratistadevi K Ramdial, Boris C. Bastian, John Goodlad and Alexander Lazar*

### Dieter Metze, MD

Professor of Dermatology
Director, Dermatopathology Unit
Department of Dermatology
University Hospital Münster
Münster, Germany
**Ch 3**: Disorders of keratinization

### Sallie Neill, MB ChB, FRCP

Consultant Dermatologist
Guys and St Thomas' NHS Trust
London, UK
**Ch 12**: Diseases of the anogenital skin with *Eduardo Calonje, Chris Bunker, Nick Francis, Alcides Chaux, Antonio C Cubilla*

### Jacob Pe'er, MD

Professor and Chairman
Department of Ophthalmology
Jonas Friedenwald Professor of Ophthalmic Research
Hadassah – Hebrew University Medical Center
Jerusalem, Israel
**Ch 27**: Tumors of the conjunctiva with *Shahar Frenkel*

### Pratistadevi K. Ramdial, MBChB, FCPath(SA)

Professor and Head
Department of Anatomical Pathology
Nelson R. Mandela School of Medicine
University of Kwazulu-Natal and the National Health Laboratory Service
Durban, South Africa
**Ch 2**: Specialized techniques in dermatopathology with *Boris C. Bastian, John Goodlad, John A. McGrath and Alexander Lazar*
**Ch 19**: Human immunodeficiency virus (HIV) and acquired immunodeficiency syndrome (AIDS)-associated cutaneous diseases with *Wayne Grayson*

### Rodrigo Restrepo, MD

Director, Dermatopathology Fellowship Program
Universidad CES;
Professor of Dermatopathology
Universidad Pontificia Bolivariana;
Director, Laboratory of Pathology
Clinica Medellin
Medellin, Colombia
Ch **22**: Diseases of the hair with *Eduardo Calonje*

### Ursula Sass, MD

Assistant Professor
Dermatology and Dermatopathology Department
CHU Saint-Pierre
Université Libre de Bruxelles
Brussels, Belgium
Ch **23**: Diseases of the nails with *Josette André and Anne Theunis*

### Anne Theunis, MD

Assistant Professor
Dermatopathology and Pathology Department
CHU Saint-Pierre and Institut Bordet
Université Libre de Bruxelles
Brussels, Belgium
Ch **23**: Diseases of the nails with *Josette André and Ursula Sass*

### Wei-Lien Wang, MD

Assistant Professor
Department of Pathology
Sections of Dermatopathology and Sarcoma Pathology
The University of Texas M.D. Anderson Cancer Center
Houston, TX, USA
**Ch 7**: Lichenoid and interface dermatoses with *Alexander Lazar*
Ch **21**: Diseases of collagen and elastic tissue with *Alexander Lazar*

### Sook-Bin Woo, DMD, MMSc

Associate Professor
Department of Oral Medicine, Infection and Immunity
Harvard School of Dental Medicine, Boston, MA, USA;
Attending Dentist and Consultant Pathologist
Brigham and Women's Hospital
Boston, MA, USA
Co-Director
Center for Oral Pathology Strata Pathology Services Inc.
Lexington, MA, USA
Ch **11**: Diseases of the oral mucosa

# 中文版序

自 Phillip H McKee 的 *McKee's Pathology of the Skin*（第 3 版）的中文版（《皮肤病理学——与临床的联系》）于 2006 年出版后，一晃已有十年。十年弹指一挥间，可世道变迁。McKee 从美国回到了英国老家，角色从第一作者成为总编（Editor-in-Chief）；作者队伍从第 3 版 11 人，增至第 4 版 27 人，更加国际化；篇幅随之扩容，从第 3 版 31 章，增至第 4 版 35 章，无论从形式到内容，都与日俱进，更加充实。

回顾这十年，我国皮肤病理学取得了令人振奋、飞速的发展！一年一度的全国皮肤病理学术会是个缩影，参会者已从最初百余位，增至近年来的四百余位。老中青三代同聚一堂，从早到晚、自始至终将会场挤得水泄不通；专题讲座讲者用心，听者专心；病理阅片各抒己见，讨论热烈。皮肤病理作为皮肤科医生的基本技能，已成为学界的共识。在 2014 年开始实施的全国住院医师规范化培训中，加强了皮肤病理的训练。从 2017 年起，皮肤病理及皮肤外科作为皮肤科学亚专业，将设立为期 2 年的专业培训！

在此背景下，当出版社希望我再次牵头，翻译第 4 版 *McKee's Pathology of the Skin* 时，我虽然有心，但毕竟岁月不饶人，已无此力了。翻译大型著作，实在是一件劳心又劳力的苦差使。好在皮肤病理界人材辈出，孙建方教授就是一位杰出代表。孙建方教授为我国皮肤病理前辈刘季和教授（1926—2016）的高徒，年轻有为，知识渊博，曾与我共同完成本书第 3 版的翻译。

今天由孙教授挑大梁，组织了全国九十余位同道，用两年的时间，在繁忙工作之余，终于完成了第 4 版的翻译！艰辛的付出、夜以继日的努力，都凝聚在这两卷本、数百万字的巨著中。在此，向孙教授及其翻译团队表示衷心祝贺！您们辛苦了！相信本书的翻译出版一定会将我国皮肤病理学发展推向一个新的高度！

**朱学骏**
北京大学第一医院终身教授
2017 年 2 月 5 日

# 译者前言

早在2006年，朱学骏教授组织了国内皮肤病理学领域优秀的团队，包括中国医学科学院皮肤病研究所、北京大学第一医院、北京协和医院、复旦大学附属华山医院以及第四军医大学西京医院，开始翻译第3版 *McKee's Pathology of the Skin*。翻译团队耗时1年，完成了繁重的翻译工作。2007年1月该书的中文版正式与国内读者见面。本书自面世以来，得到了国内读者的喜爱。近十年来此书被国内各类专业期刊广泛引用，已成为皮肤病理学专业最受欢迎的书籍。

2012年 *McKee's Pathology of the Skin* 的 第4版出版了，这一版的第一主编换成了 Eduardo Calonje 教授，书中加入了一些新的章节，补充了一些新的内容，包括皮肤病理学专业技术、前哨淋巴结活检、HIV/AIDS 和结膜肿瘤的病理学等。第4版采用参考文献在线的方式，节省的空间则用来增加新的图片和章节以及更新内容，从而大大地扩展了本书的容量和图片数量。同时邀请了一些相关领域的专家来撰写他们所擅长的内容。主编还邀请了著名专家为读者带来他们的个人见解。有些疾病的发病机制研究取得了很大的进展，这些内容也加入到了相关章节中。北京大学医学出版社再次找到朱学骏教授希望能够翻译第4版，鉴于年龄等原因朱学骏教授表示不再担任这一版的主译工作，同时他向北京大学医学出版社推荐了我作为主译。我深知在繁忙的工作之余，翻译这本原著是一项浩大的工程，好在我们国内有很多优秀的皮肤病理团队和医生，他们是我敢承担此项任务的依靠，使我有勇气毅然接下了这项任务。

本次翻译工作我们仍然组织了原有的团队，包括中国医学科学院皮肤病研究所、北京大学第一医院、北京协和医院、第四军医大学西京医院、复旦大学附属华山医院，同时邀请了第三军医大学西南医院、北京医院、华中科技大学同济医学院附属协和医院、四川大学华西医院共同参加，此外，我们还组织了国内有兴趣、有能力的优秀的皮肤病理学专家学者，共计93人一同参与。经过两年多无数个灯下辛勤的工作，这本书终于完稿出版了。当我们拿到这本书的校样时，我深深地感谢所有参加翻译的同道，谢谢你们艰苦的工作，谢谢你们辛勤的奉献，没有大家的鼎力支持，这本书的翻译工作是不可能完成的。感谢本书第3版的主译朱学骏教授，他的辛勤工作为本次翻译奠定了良好的基础。同时我还要感谢北京大学医学出版社的王智敏编辑，是她鼓励我承担了此项工作，同时克服了翻译过程中遇到的种种困难，才能让这本书完美地呈现在大家面前。

我们真诚地希望这本书能为中国的皮肤病理医生、皮肤科医生、病理科医生提供有益的帮助。如果本书能够对中国皮肤病理学的发展做出一点贡献，我们将深感荣幸。

为了能够尽快更好地翻译出这本巨著，全体译者做了很大的努力。翻译过程中为了使译稿达到更好的质量，部分单位重新组织人员对部分原译稿质量欠佳的章节进行了重译和审校，但限于水平，翻译质量仍有不尽人意之处，甚至可能存在翻译上的偏差、错误，希望读者不吝指教，及时告诉我们，以便更正。

孙建方

2016年12月20日

# 原著前言

1988年时，我刚刚开始进行皮肤病理的专项培训。一次，在一个由我的恩师 Chris Fletcher 博士在伦敦开办的软组织学习班上，很难想象我竟然见到了 Phillip McKee。当 Phillip 听说我对皮肤病理着迷时，他对我说"我正在写一本关于皮肤病理的书，你值得拥有！"我照他的话买了书，未曾想到在日后的工作中，我会在本书第3版的编撰中投入大量的精力，并在 Thomas Brenn 和 Alex Lazar 的无可估量的帮助下主编本书的第4版。在20世纪80年代，免疫组织化学还是相对新的诊断技术，而到今天它已成为不可或缺的科研及诊断工具。同一时期，分子生物学也还只是一项用于病理学机制研究的重要方法，而从90年代起，在血液病理学及软组织肿瘤的诊断中它已是一项非常有价值的辅助诊断方法。此外，在软组织肿瘤领域的一些进展还使人们更为深刻地理解了肿瘤的发病机制，推动了21世纪新的靶向治疗的不断发展。这些进展已对皮肤病理学产生了深远的影响，并且皮肤病领域的科研、诊断和肿瘤发病机制的研究也取得了许多令人兴奋的进展，特别是在黑素细胞肿瘤领域。虽然至今仍有许多悬而未决的问题，但已有许多研究正在开展；虽然在诊断领域仍然还有很大的局限性，但这些进展无疑增加了我们对其发病机制的理解，并研发出一些靶向治疗方法，为黑素瘤的治疗带来一些虽然有限，但却非常有前景的研究成果。

在这个版本中，我们邀请了一些领域的专家来撰写他们所擅长的内容。虽然不是不可能，但仅由一小部分人来覆盖皮肤病理学如此广泛的领域其实是很困难的。我们试图在书中增加尽可能多的内容，而且其中大部分都是新的文献，但也意识到这仍然无法达到完美。本书的第3版在世界各地受到了许多人的喜爱，我们希望这一版也能够让大家满意，并在这个版本中纠正了曾经出现的不足。

*Eduardo Calonje*

第4版的编撰是一个巨大的工程，它花费了我们大量的时间和精力。首先我想要感谢 Eduardo Calonje，在每天繁重的工作情况下，他仍然非常杰出地完成了此项工作。作为总编辑，我负责了这本书前三个版本的编撰，现在我已脱离医院的临床工作，是时候为新版本的编撰注入新鲜血液了。早在20世纪80年代，我就认识 Eduardo。那时，他不仅仅是我很亲密的朋友，Gracie 和我更把他当作家人。他是一位杰出的皮肤病理学家（毫无疑问是欧洲的顶级专家），我很有信心他能够编撰出一个非常杰出的版本。不用多说，第4版的内容翔实，远超出我的预期，我的谢意已不能用言语表达。

Thomas Brenn 和 Alex Lazar 都是我非常好的朋友，我视他们为家人。他们在第4版的编撰中承担了繁重的任务，并完成得相当完美。我由衷地感谢他们。与 Eduardo 一样，他们都是在承担繁重的临床工作和研究任务的同时完成了本书的编写工作。

当策划编撰这个新版本时，我尝试让它尽可能地有别于以往的版本，以确保人们购买这本书时觉得物有所值。第4版加入了一些新的章节，补充了一些新的内容，包括皮肤病理学专业技术，前哨淋巴结活检，HIV/AIDS 和结膜肿瘤的病理学。口腔疾病病理章节将涎腺肿瘤囊括在内。在一些有难度的论题上，我们邀请了许多经验丰富的杰出专家为读者带来他们的个人见解，为本书增色不少。对一些疾病在发病机制方面的理解，目前已经取得了巨大的进展，我们将它们加入到了新版中。本书第1版是我以个人兴趣、凭一己之力完成的一部具有文字说明的图谱，而第4版则与之有着很大的不同。我由衷地感谢所有新加入本书编撰工作并做出贡献的作者。

第4版采用参考文献在线的方式，节省的空间则用来新增图片、内容和章节，从而大大地扩展了本书的容量和图片数量，而且大部分新增的内容和图片都是新的。

我非常感激两位出版界的朋友——Louise Cook 及 Bill Schmitt。我已不记得和 Louise 认识多久了，她是能够顶住诸多压力的坚强支柱。当需要帮助的时候，她总是及时出现，对此我非常感激。搬到美国后我才认识 Bill，除了担任爱思唯尔出版社高级代表协调此书的进展工作外，他还是我的一位好朋友。同 Louise 一样，他给了我许多的支持，并解决了数不清的困难。如果没有两位朋友的帮助，第 4 版的问世将愈加困难。近来，我与爱丁堡的 Nancy Arnott 一同工作，她是此书的高级编辑并出色地完成了本书的编辑工作，我们大家都很感激她。

最后也是最重要的，我要感谢 Gracie，我欠她太多！在我致力于第 4 版出版的 4 年间，她能做到一如既往地支持我的工作绝非易事。她以体贴而平静的方式抚平了我的坏脾气，以及抑郁和焦虑的情绪，使得不可能变成了可能。没有她的忠诚、支持和爱，我无法完成此书。

*Phillip H. McKee*

（张韡　杨莹译　孙建方校）

# 原著致谢

花多年的心血来编撰一本书，特别是在工作时间之余，将编撰工作作为一个“业余爱好”时，编书便成了一项艰巨的任务。在绝望时我经常想是否还能完成这一工作。然而，在许多人的宝贵帮助下，它终于完成了。他们不仅给了我情感上的支持，而且往往以自己的方式帮助我完成这项工作，许多细节上的帮助使得众多的任务都得以顺利完成。不管困难有多大，我的妻子 Claudia 总是一如既往地给予我坚定的支持。我的孩子 Mateo 和 Isabella 也很耐心并理解我。众多的同事，他们中的许多人是来自不同国家的访问学者，也给了我很大支持，千万次的谢谢都不足以表达我对他们的耐心和辛勤工作的感谢。是如此多优秀的人的支持帮我走出了生命中的这段艰难时刻。在此，我尤其要感谢 Maiko Tanaka、Anoud Zidan、Vicki Howard、Viky Damaskou、Thomas Brenn、Bostjan Luzar、Ravi Ratnavel、Rathi Ramakrishnan 和 Gregory Spiegel（已故）。

*Eduardo Calonje*

人生的道路往往是由我们遇到的人决定的。某些人总能触动我们的心灵，引导我们走向正确的方向，帮助我们实现高不可攀的目标。言语永远不足以真正充分展示我对你们的慷慨无私、鼎力支持和多年来激励的感激。

我伟大而慈爱的父母，Sonja 和 Walter，感谢你们对我一如既往的支持。我的妻子和女儿，Anne 和 Yaëlle，在写作本书时，她们承受了我的坏脾气，却总是站在我身边，给我微笑，对此我很感激。感谢 Uta Francke、Heinz Furthmayr、Ramzi Cotran 和 Christopher Fletcher，没有这些大师和老师的教导和帮助，我的职业生涯一定很糟。最后，感谢非常亲密的两位挚友：Phillip McKee 和 Eduardo Calonje，他们真的帮了我好多。

*Thomas Brenn*

学术圈是由导师、同事和学生组成的一个复杂的网络。能与许多优秀的导师和同事一起工作是很幸运的，他们影响了我的整体病理学思维，特别是皮肤病理学思维：Chris Fletcher，Scott Granter，George Murphy，Ramzi Cotran（已故），Chris Crum，Bill Welch，Rob Odze，Jon Aster，Felix Brown（已故），Jason Hornick，John Iafrate，Marcus Bosenberg，Jonathan Fletcher，Marty Mihm，Lyn Duncan，Steve Tahan，Steve Lyle，Victor Prieto，Harry Evans，Sharon Weiss，Bogdan Czerniak，Frasier Symmans，Ken Aldape，Russell Broaddus，Greg Fuller，Mike Davies，Jon Reed，John Goldblum，David Berman，Vinay Kumar，Marc Ladanyi，Matt van de Rijn，Brian Rubin，Jesse McKenney，Steve Billings，Howard Gerber，Ron Rapini，Julia Bridge，Paula dal Cin，Andre Oliveira，Pancras Hogendoorn，Paulo Dei Tos，Andrew Folpe，Judith Bovee，Lola Lopez-Terrada，Cristina Antonescu，以及无数个我曾遇到或通过他们的文章和讲课学习到东西的人。这个长长的名单不仅证明了我的好运——能够遇见那么多伟大的学者，也证明了病理学家们在学术上的慷慨无私。由于篇幅有限，还有许多病理学和医学界的朋友不得不继续作幕后英雄，在此向他们杰出的工作致敬！本书的编撰是一个愉快的工作，在和其他编者的交流中我获益良多。皮肤病理学在我们那儿有许多优秀的专家和先进的诊断方法。从我们就这个项目的第一次谈话起，前任病理中心主任 Janet Bruner 就对这个项目给予了热情和支持。而另一些同事们，包括 Ralph Pollock、Dina Lev 和整个肿瘤研究中心的许多同事，他们都加班做了许多事情来帮我平衡临床工作、科研、基金、论文和本书的编撰。爱思唯尔出版社优秀工作人员在整个出版过程中提供了宝贵的支持。最后，但并非最不重要的，我要感谢我的学生。他们提出许多困惑和挑战性的问题，及时地验证假设，发现理解上的偏差，正是在日常工作中我们完成了许多伟大的事情，使我们的诊断标准清晰而具有可重复性。希望我们大家在职业生涯中都能一直像这些学生一样积极进取。最后，感谢以上所有的人，没有你们的支持我无法完成这项工作！

*Alex Lazar*

（张韡　刘白译　孙建方校）

# 原著献辞

谨以此书献给我的妻子 Claudia，她总是默默付出不求回报。同时献给我的孩子 Mateo 和 Isabella，并以此书纪念我的父母 Julio 和 Alicia，他们在我参与此书撰写的过程中相继辞世。

*EC*

谨以此书献给 Anne、Yaelle、Sanja 和 Walter。

*TB*

我的两个可爱的孩子 Elliott 和 Abigail，从他们记事以来我就一直投身于本书的撰写工作中。我希望令我们为之着迷并不懈努力的这个目标、作为一个团队通力协作所完成的这项工作，是有意义并值得我们为此付出时间和精力的。我的妻子 Victoria 像她的母亲 Sara 一样从事极其繁忙和严苛的法律工作，但她仍一如既往地全力支持我的工作。我的父母 Joe 和 Glenda，总是给予我充分的自由去追求自己所热爱的事业，他们的鼓励和支持对我来说是一份珍贵的礼物，我将同样把它送给我的孩子。

*AL*

谨以此书献给我的妻子同时也是我最好的朋友 Gracie。

*PHM*

# 缩略词

| | |
|---|---|
| 5-ARD | 5-α-reductase<br>5-α 还原酶 |
| AA | alopecia areata<br>斑秃 |
| ACE | angiotensin converting enzyme［inhibitor］<br>血管紧张素转换酶（抑制剂） |
| AgNORS | argyrophilic nucleolar organizer regions<br>核仁组成区银染色 |
| AHNMD | associated clonal hematological non-mast cell lineage disease<br>伴克隆性造血系统非肥大细胞疾病 |
| AIDS | acquired immunodeficiency syndrome<br>获得性免疫缺陷综合征 |
| AILD | angioimmunoblastic lymphadenopathy with dysproteinemia<br>血管免疫母细胞性淋巴结病伴异常蛋白血症 |
| ALA | aminolevulinic acid<br>氨基酮戊酸 |
| ALK | anaplastic lymphoma kinase<br>间变性淋巴瘤激酶 |
| ALK1 | activin-like receptor kinase 1<br>激活素受体样激酶 1 |
| ALM | acral lentiginous melanoma<br>肢端雀斑样黑素瘤 |
| AN | acanthosis nigricans<br>黑棘皮病 |
| ANA | antinuclear antibodies<br>抗核抗体 |
| ANCA | antineutrophil cytoplasmic antibodies<br>抗中性粒细胞胞质抗体 |
| API2 | apoptosis inhibitor-2<br>凋亡抑制因子 2 |
| ARC | AIDS-related complex<br>艾滋病相关综合征 |
| ATF1 | activating transcription factor 1<br>转录激活因子 1 |
| ATLL | adult T-cell leukemia/lymphoma<br>成人 T 细胞白血病 / 淋巴瘤 |
| BANS | back，arm，neck and scalp［sites］<br>背部、上臂、颈部与头皮 |
| BB | mid borderline leprosy<br>中间界线类麻风 |
| BCC | basal cell carcinoma<br>基底细胞癌 |
| BCG | bacille Calmette-Guérin<br>卡介苗 |
| B-FGF | basic fibroblast growth factor<br>碱性成纤维细胞生长因子 |
| BIDS | brittle sulfur-deficient hair，intellectual impairment，decreased fertility and short stature<br>缺硫脆发、智力障碍、生育力低下和身材矮小 |
| BL | borderline lepromatous leprosy<br>偏瘤型界线类麻风 |
| BLAISE | Blaschko linear acquired inflammatory skin eruption<br>Blaschko 线状获得性炎症性皮肤疹 |
| BMP | bone morphogenetic protein<br>骨形态生成蛋白 |
| BP | bullous pemphigoid<br>大疱性类天疱疮 |
| BPA | bullous pemphigoid antigen<br>大疱性类天疱疮抗原 |
| BSAP | B-cell-specific activator protein<br>B 细胞特异性激活蛋白 |
| BSLE | bullous systemic lupus erythematosus<br>大疱性系统性红斑狼疮 |
| BT | borderline tuberculoid leprosy<br>偏结核样型界线类麻风 |
| C3NeF | C3 nephritic factor<br>C3 肾炎因子 |
| CAD | chronic actinic dermatitis<br>慢性光化性皮炎 |

| | | |
|---|---|---|
| cAMP | cyclic adenosine 3′-5′ - monophosphate<br>环腺苷 3′-5′ 单磷酸 |
| c-ANCA | cytoplasmic-antineutrophil cytoplasmic antibodies<br>胞质型抗中性粒细胞胞质抗体 |
| CDC | Centers for Disease Control and Prevention<br>疾病预防控制中心 |
| CEA | carcinoembryonic antigen<br>癌胚抗原 |
| CGRP | calcitonin-gene-related polypeptide<br>降钙素基因相关肽 |
| CHILD | congenital hemidysplasia with ichthyosiform nevus and limb defects［syndrome］<br>先天性偏侧发育不良-鱼鳞病样红皮病-四肢畸形（综合征） |
| CK | cytokeratin<br>细胞角蛋白 |
| CLA | cutaneous lymphocyte antigen<br>皮肤淋巴细胞抗原 |
| CLL | chronic lymphocytic leukemia<br>慢性淋巴细胞白血病 |
| CMG | capillary morphogenesis protein<br>毛细血管形态发生蛋白 |
| CNS | central nervous system<br>中枢神经系统 |
| CP | cicatricial pemphigoid（mucous membrane pemphigoid）<br>瘢痕性类天疱疮（黏膜类天疱疮） |
| CRASP | complement regulator-acquiring surface protein<br>补体调节获得表面蛋白 |
| CREST | calcinosis，Raynaud's phenomenon，esophageal dysfunction，sclerodactyly，telangiectasis［syndrome］<br>钙沉着症、雷诺现象、食管蠕动功能障碍、指端硬化、毛细血管扩张（综合征） |
| CTCL | cutaneous T-cell lymphoma<br>皮肤 T 淋巴细胞瘤 |
| dcSSc | diffuse cutaneous systemic sclerosis<br>弥漫性皮肤型系统硬化症 |
| DDEB | dominant dystrophic epidermolysis bullosa<br>显性遗传营养不良型大疱性表皮松解症 |
| DEB | dystrophic epidermolysis bullosa<br>营养不良型大疱性表皮松解症 |
| DH | dermatitis herpetiformis<br>疱疹样皮炎 |
| DIC | disseminated intravascular coagulation<br>弥散性血管内凝血 |
| DIMF | direct immunofluorescence<br>直接免疫荧光 |
| DLE | discoid lupus erythematosus<br>盘状红斑狼疮 |
| DNCB | dinitrochlorobenzene<br>二硝基氯苯 |
| DSAP | disseminated superficial actinic porokeratosis<br>播散性浅表性光化性汗孔角化症 |
| Dsc | desmocollin<br>桥粒胶蛋白 |
| dsDNA | double-stranded DNA<br>双链 DNA |
| Dsg | desmoglein<br>桥粒黏蛋白 |
| DSP | disseminated superficial porokeratosis<br>播散性浅表性汗孔角化症 |
| EB | epidermolysis bullosa<br>大疱性表皮松解症 |
| EBA | epidermolysis bullosa acquisita<br>获得性大疱性表皮松解症 |
| EBS | epidermolysis bullosa simplex<br>单纯型大疱性表皮松解症 |
| EBS-DM | epidermolysis bullosa simplex，Dowling-Meara<br>Dowling-Meara 型单纯型大疱性表皮松解症 |
| EBS-K | epidermolysis bullosa simplex，Koebner<br>Koebner 型单纯型大疱性表皮松解症 |
| EBS-MD | epidermolysis bullosa simplex with muscular dystrophy<br>单纯型大疱性表皮松解症伴肌肉萎缩 |
| EBS-WC | epidermolysis bullosa simplex，Weber-Cockayne<br>Weber-Cockayne 型单纯型大疱性表皮松解症 |
| EBV | Epstein-Barr virus<br>EB 病毒 |
| ECE | endothelin-converting enzyme<br>内皮肽转化酶 |
| ECM | extracellular membrane<br>细胞外膜 |
| EDS | Ehlers-Danlos syndrome<br>Ehlers-Danlos 综合征 |

EGFR endothelial growth factor receptor
内皮生长因子受体

ELAM endothelial leukocyte adhesion molecule
内皮细胞白细胞黏附分子

ELISA enzyme-linked immunosorbent assay
酶联免疫吸附试验

EM electron microscopy
电子显微镜

EMA epithelial membrane antigen
上皮膜抗原

ENA extractable nuclear antigen
可提取性核抗原

ENL erythema nodosum leprosum
麻风结节性红斑

EPPER eosinophilic, polymorphic and pruritic eruption associated with radiotherapy
与放疗相关的嗜酸性、多形性和瘙痒性皮疹

EPPK epidermolytic palmoplantar keratoderma
表皮松解性掌跖角皮病

EPS extracellular polysaccharide substance
胞外多糖物质

ESR erythrocyte sedimentation rate
红细胞沉降率

ETA exfoliative toxin A
剥脱性毒素 A

ETB exfoliative toxin B
剥脱性毒素 B

EV epidermodysplasia verruciformis
疣状表皮发育不良

EWSR1 Ewing's sarcoma [proto-oncogene]
尤因肉瘤（原癌基因）

FACE facial Afro-Caribbean childhood eruption
非裔加勒比人儿童期面部疹

FADS fetal akinesia deformation sequence
运动功能丧失变形序列

FAMMM familial atypical multiple mole melanoma [syndrome]
家族性非典型多痣黑素瘤（综合征）

FAP familial adenomatous polyposis
家族性腺瘤性息肉病

FAPA fever, aphthous stomatitis, pharyngitis, adenitis [syndrome]
发热、口疮性口炎、咽炎、淋巴结炎（综合征）

FHIT fragile histidine triad
脆性组氨酸三联体

FIGURE facial idiopathic granulomata with regressive evolution
面部特发性自愈性肉芽肿

FISH fluorescent in situ hybridization
荧光原位杂交

GA granuloma annulare
环状肉芽肿

GABEB generalized atrophic benign epidermolysis bullosa
泛发性萎缩性良性大疱性表皮松解

GCDFP gross cystic disease fluid protein
巨囊性病流质蛋白

G-CSF granulocyte-colony stimulating factor
粒细胞集落刺激因子

GFAP glial fibrillary acidic protein
胶质细胞原纤维酸性蛋白

GM-CSF granulocyte-macrophage colony stimulating factor
粒细胞-巨噬细胞集落刺激因子

GSE gluten-sensitive enteropathy
谷胶敏感性肠病

GVHD graft-versus-host disease
移植物抗宿主病

HA hyperandrogenism
雄激素增多症

HAART highly active antiretroviral therapy
高效抗逆转录病毒疗法

HAIR-AN hyperandrogenism-insulin resistance-acanthosis nigricans [syndrome]
雄激素增多症-胰岛素抵抗-黑棘皮病（综合征）

HBV hepatitis B virus
乙型肝炎病毒

HDL high density lipoprotein
高密度脂蛋白

HF hemorrhagic fever
出血热

HG herpes gestationis
妊娠疱疹

HHV human herpesvirus
人类疱疹病毒

HIT heparin-induced thrombocytopenia [syndrome]
肝素诱导性血小板减少症

HIV human immunodeficiency virus
人类免疫缺陷病毒

HLA human leukocyte antigen
人类白细胞抗原

HMFG human milk fat globulin
人乳脂球蛋白

HNPCC hereditary non-polyposis colorectal carcinoma [ syndrome ]
遗传性非息肉性结直肠癌（综合征）

HPF（hpf） high power fields
高倍视野

HPL hyperlipoproteinemia
高脂蛋白血症

HPV human papillomavirus
人乳头瘤病毒

HRF histamine-releasing factor
组胺释放因子

HSP heat shock protein
热休克蛋白

HSV herpes simplex virus
单纯疱疹病毒

HTLV human T-cell lymphotropic virus
人嗜 T 淋巴细胞病毒

hTR telomerase RNA
端粒酶 RNA

HUS hemolytic uremic syndrome
溶血性尿毒症综合征

IBIDS ichthyosis and BIDS（see BIDS above）
鱼鳞病和 BIDS（见 BIDS）

ICAM intercellular adhesion molecule
细胞间黏附分子

ICH indeterminate cell histiocytosis
未定类细胞组织细胞增多症

IDL intermediate density lipoproteins
中密度脂蛋白

IEN intraepidermal neutrophilic [ IgA dermatosis variant ]
表皮内嗜中性皮病（IgA 皮病变异型）

IFAP ichthyosis follicularis-alopecia-photophobia [ syndrome ]；intermediate filament associated protein
毛囊性鱼鳞病、秃发及畏光（综合征）；中间丝结合蛋白

IFN interferon
干扰素

Ig immunoglobulin
免疫球蛋白

IIMF indirect immunofluorescence
间接免疫荧光

ILVEN inflammatory linear verrucous epidermal nevus
炎性线状疣状表皮痣

IMF immunofluorescence
免疫荧光

IP inducible protein；immunoprecipitation
诱导蛋白；免疫沉淀

IR insulin resistance
胰岛素抵抗

ISSVD International Society for the Study of Vulvovaginal Disease
国际外阴阴道疾病研究协会

JEB junctional epidermolysis bullosa
交界型大疱性表皮松解症

JEB-H junctional epidermolysis bullosa，Herlitz
Herlitz 型交界型大疱性表皮松解症

JEB-nH junctional epidermolysis bullosa，non-Herlitz
非 Herlitz 型交界型大疱性表皮松解症

JEB-PA junctional epidermolysis bullosa with pyloric atresia
交界型大疱性表皮松解症伴幽门闭锁

KID keratitis-ichthyosis-deafness [ syndrome ]
角膜炎–鱼鳞病–耳聋（综合征）

KOH potassium hydroxide
氢氧化钾

KPAF keratosis pilaris atrophicans facei
面部萎缩性毛发角化病

L&H cells lymphocytic and/or histiocytic Reed-Sternberg cell variants
淋巴细胞性和（或）组织细胞性 R-S 细胞变型细胞

LAD linear IgA disease
线状 IgA 病

LATS long-acting thyroid stimulator
长效甲状腺刺激因子

LCA leukocyte common antigen
白细胞共同抗原

LCH Langerhans’ cell histiocytosis
朗格汉斯细胞组织细胞增生症

lcSSc limited cutaneous systemic sclerosis
局限性皮肤型系统性硬化病

LDL low density lipoprotein
低密度脂蛋白

LE lupus erythematosus
红斑狼疮

LFA lymphocyte function-associated antigen
淋巴细胞功能相关抗原

LH-RH luteinizing hormone-releasing hormone
黄体生成素释放激素

LL lamina lucida；lepromatous leprosy
透明板；瘤型麻风

LP lichen planus
扁平苔藓

LPP lichen planus pemphigoides
类天疱疮样扁平苔藓

LS lichen sclerosus
硬化性苔藓

LYVE lymphatic vessel endothelial [ hyaluronan receptor ]
淋巴管内皮细胞（透明质酸受体）

MAC membrane attack complex
膜攻击复合物

MAI M. avium intracellulare
鸟胞内分枝杆菌

MALT mucosa-associated lymphoid tissue
黏膜相关淋巴样组织

MART-1 melanoma antigen recognized by T-cells 1
T 细胞识别的黑素瘤抗原 1

MBP myelin basic protein
髓鞘碱性蛋白

MC1R melanocortin-1 receptor
黑皮素 -1 受体

MCGN mesangiocapillary glomerulonephritis
膜毛细血管性肾小球肾炎

MCP molecule chemoattractant protein
分子趋化蛋白

M-CSF macrophage colony stimulating factor
巨噬细胞集落刺激因子

MCTD mixed connective tissue disease
混合性结缔组织病

MDR multidrug resistance gene
多重耐药基因

Mel-CAM melanoma cell adhesion molecule
黑素瘤细胞黏附分子

MEN multiple endocrine neoplasia [ syndrome ]
多发性内分泌瘤病（综合征）

MFH malignant fibrous histiocytoma
恶性纤维组织细胞瘤

MGS/GRO melanoma growth stimulatory activity
黑素瘤生长刺激活性

MHC major histocompatibility complex
主要组织相容性复合体

miH minor histocompatibility complex
次要组织相容性复合体

MITF microphthalmia transcription factor
小眼畸形转录因子

MMP matrix metalloproteinase
基质金属蛋白酶

MMR mismatch repair
错配修复

MSA muscle-specific actin
肌特异性肌动蛋白

MSI microsatellite instability
微卫星不稳定性

NADH nicotine adenine dinucleotide
烟酰胺腺嘌呤二核苷酸

nDNA native [ double-stranded ] DNA
天然（双链）DNA

NEMO nuclear factor [ NF ]-kappaB gene modulator
核因子 κB 基因调谐子

NF necrotizing fasciitis
坏死性筋膜炎

NF Ⅰ neurofibromatosis type Ⅰ
Ⅰ型神经纤维瘤病

NF Ⅱ neurofibromatosis type Ⅱ
Ⅱ型神经纤维瘤病

NFP neurofilament protein
神经丝蛋白

NIH National Institutes of Health
国立卫生研究院

NISH non-isotopic in situ hybridization
非同位素原位杂交

NK natural killer
自然杀伤

NL necrobiosis lipoidica
类脂质渐进性坏死

NRAMP1 natural resistance-associated macrophage protein 1
自然抗性相关巨噬细胞蛋白 1

NSAIDs non-steroidal anti-inflammatory drugs
非甾体抗炎药

NSE neuron-specific enolase
神经元特异性烯醇化酶

OL-EDA-ID osteopetrosis, lymphedema, anhidrotic ectodermal dysplasia, immunodeficiency [syndrome]
骨硬化病、淋巴水肿、无汗性外胚叶发育不良、免疫缺陷（综合征）

ORF open reading frame
可读框

PAIN perianal intraepithelial neoplasia
肛周上皮内瘤

p-ANCA perinuclear-antineutrophil cytoplasmic antibodies
核周型抗中性粒细胞胞质抗体

PAPA pyogenic sterile arthritis, pyoderma gangrenosum and acne [syndrome]
化脓性无菌性关节炎，坏疽性脓皮病、痤疮（综合征）

PAS periodic acid-Schiff
过碘酸–希夫

PBG porphobilinogen
胆色素原

PCNA proliferating cell nuclear antigen
增殖细胞核抗原

PCR polymerase chain reaction
聚合酶链反应

PDGF β platelet-derived growth factor β
血小板源生长因子 β

PECAM platelet endothelial cell adhesion molecule
血小板内皮细胞黏附分子

PEComa perivascular epithelioid cell tumor
血管周上皮样细胞瘤

PGL phenolic glycolipid
酚糖脂

PGP protein gene product
蛋白基因产物

PGWG purely granulomatous Wegener's granulomatosis
单纯性肉芽肿性韦格纳肉芽肿病

PI protease inhibitor
蛋白酶抑制剂

PIBIDS photosensitivity and IBIDS（see IBIDS above）
光敏性和 IBIDS（见 IBIDS）

PILA papillary intralymphatic angioendothelioma
乳头状淋巴管内血管内皮瘤

PLEVA pityriasis lichenoides et varioliformis acuta
急性痘疮样苔藓样糠疹

PNET primitive neuroectodermal tumor
原发性神经外胚层瘤

POEMS polyneuropathy, organomegaly, endocrinopathy, M-protein and skin changes [syndrome]
多发性神经病变、器官巨大症、内分泌病、M- 蛋白和皮肤改变（综合征）

PPD purified protein derivative
纯蛋白衍生物

PPDL pure and primitive diffuse leprosy
单纯原始性麻风

PPK palmoplantar keratoderma
掌跖角化病

pRB retinoblastoma protein
视网膜母细胞瘤蛋白

PSS progressive systemic sclerosis
进行性系统性硬化

PTEN phosphatase and tensin homolog
同源性磷酸酶–张力蛋白

PUPPP pruritic urticarial papules and plaques of pregnancy
妊娠瘙痒性荨麻疹性丘疹及斑块

PUVA psoralen plus ultraviolet light of A [long] wavelength
补骨脂素联合长波紫外光疗法

r IL-2 recombinant interleukin 2
重组白细胞介素 2

RBC red blood cell
红细胞

RDEB recessive dystrophic epidermolysis bullosa
隐性营养不良性大疱性表皮松解

RDEB-HS recessive dystrophic epidermolysis bullosa, Hallopeau-Siemens
隐性营养不良性大疱性表皮松解（Hallopeau-Siemens）

RDEB-nHS recessive dystrophic epidermolysis bullosa, non-Hallopeau-Siemens
隐性营养不良性大疱性表皮松解（非 Hallopeau-Siemens）

RER rough endoplasmic reticulum
粗面内质网

RNP ribonucleoprotein
核糖核蛋白

RT-PCR reverse transcription polymerase chain reaction
逆转录聚合酶链反应

SA syphilitic alopecia
梅毒性脱发

SA1 slowly adapting type-1 [mechanoreceptor]
慢适应型 -1（机械刺激感受器）

SALE summertime actinic lichenoid eruption
夏季光化性苔藓样疹

SALT skin-associated lymphoid tissue
皮肤相关淋巴样组织

SAPHO synovitis, acne, pustulosis, hyperostosis, osteitis [syndrome]
滑膜炎、痤疮、脓疱病、骨肥厚、骨髓炎（综合征）

SCC squamous cell carcinoma
鳞状细胞癌

SCH squamous cell hyperplasia
鳞状细胞增生

SCID severe combined immunodeficiency
重症联合免疫缺陷

SCLE subacute cutaneous lupus erythematosus
亚急性皮肤红斑狼疮

scRNP small cytoplasmic ribonuclear protein
小胞质核糖核蛋白

SEA staphylococcal enterotoxin A
金黄色葡萄球菌肠毒素 A

SEB staphylococcal enterotoxin B
金黄色葡萄球菌肠毒素 B

Shh Sonic Hedgehog
音猬因子

SIBIDS osteosclerosis and IBIDS
骨硬化和 IBIDS

SIL squamous intraepithelial lesion
鳞状上皮内病变

SLE systemic lupus erythematosus
系统性红斑狼疮

SLL small lymphocytic lymphoma
小淋巴细胞性淋巴瘤

SMA smooth muscle actin
平滑肌肌动蛋白

snRNP small nuclear ribonuclear protein
小核核糖核蛋白

SPD subcorneal pustular dermatosis
角层下脓疱性皮肤病

SPRRs small proline rich proteins/cornifins
富含脯氨酸小蛋白 / 角蛋白

SPTL subcutaneous panniculitis-like T-cell lymphoma
皮下脂膜炎样 T 细胞淋巴瘤

SRP signal recognition particle
信号识别颗粒

ssDNA single-stranded DNA
单链 DNA

SSSS staphylococcal scalded skin syndrome
葡萄球菌性烫伤样皮肤综合征

STD sexually transmitted disease
性传播疾病

sub-LD sub-lamina densa
致密板下带

TCR T-cell receptor
T 细胞受体

TEN toxic epidermal necrolysis
中毒性表皮坏死松解症

TFIIH transcription/DNA repair factor IIH
转录 /DNA 修复因子 IIH

TGF transforming growth factor
转化生长因子

thio-TEPA triethylene thiophosphoramide
三亚乙基硫代磷酰胺

TIMP tissue inhibitor of metalloproteinase
金属蛋白酶组织抑制物

TNF tumor necrosis factor
肿瘤坏死因子

TORCH toxoplasmosis, other infections, rubella, cytomegalovirus and herpes simplex [syndrome]
弓形虫病，其他感染，风疹病毒，巨细胞病毒，单纯疱疹病毒（综合征）

TRAPS tumor necrosis factor receptor-associated periodic syndrome
肿瘤坏死因子受体相关周期性综合征

TSST toxic shock syndrome toxin
中毒性休克综合征毒素

TT tuberculoid leprosy
结核样型麻风

tTA tetracycline transactivator [transcription factor]
四环素反式激活因子（转录因子）

TTF-1 thyroid-transcription factor 1
甲状腺转录因子 -1

tTG tissue transglutaminase
组织型转谷氨酰胺酶

TTP thrombotic thrombocytopenic purpura
血栓性血小板减少性紫癜

UPS undifferentiated pleomorphic sarcoma
未分化多形性肉瘤

URO uroporphyrinogen
尿卟啉原

URO-D uroporphyrinogen decarboxylase
尿卟啉原脱羧酶

URR upstream regulatory region
上游调控区

UV ultraviolet
紫外线

UVA ultraviolet A
紫外线 A

UVB ultraviolet B
紫外线 B

UVL ultraviolet light
紫外光

VCAM vascular cell adhesion molecule
血管细胞黏附分子

VEGF vascular endothelial growth factor
血管内皮生长因子

VEGFR vascular endothelial growth factor receptor
血管内皮生长因子受体

VIN vulval intraepithelial neoplasia
外阴上皮内瘤变

VIP vasoactive intestinal peptide
血管活性肠肽

VLDL very low density lipoprotein
极低密度脂蛋白

VZV varicella-zoster virus
水痘–带状疱疹病毒

wrfr wrinkle free［mouse model］
抗皱小鼠模型

XP xeroderma pigmentosum
着色性干皮病

（董正邦译　孙建方校）

# 目　录

## 上　卷

## 下 卷

# 人类免疫缺陷病毒和获得性免疫缺陷综合征相关性皮肤病

第19章

*Pratistadevi K. Ramdial and Wayne Grayson*



## 概述

目前全世界有 3000 万～3600 万人感染人类免疫缺陷病毒（human immunodeficiency virus，HIV）。仅 2007 年，就有 180 万～230 万人死于获得性免疫缺陷综合征（acquired immunodeficiency syndrome，AIDS），其中包括约 270 000 名儿童[1-2]。

HIV 是一种有包膜的 RNA 病毒，属于逆转录病毒家族中的慢病毒属[3]。能致病的病毒是 HIV-1 型和 HIV-2 型[4]。1 型主要感染地区在美国和欧洲，2 型主要在西非。两种 HIV 病毒能引起相似的临床表现，而且患者常同时感染两种类型。但 HIV-2 型的传染率要比 1 型低 5～8 倍，潜伏期更长并且罕见母婴传播，临床进展和 $CD4^+$ T 淋巴细胞的下降更为缓慢[4]。HIV 原发感染后，在整个疾病过程中病毒的持续复制以及机体缺乏自然清除机制是造成该病起始、蔓延和传播的关键。慢性刺激和淋巴组织的破坏可导致 HIV 感染相关的一系列临床表现。

超过 90% 的 HIV 感染患者在其病程中会出现一种或多种皮肤病症状，可以是由病毒感染引起，也可由药物治疗所致。此外，皮肤病变常常是未确诊的 HIV 感染者或 AIDS 患者的首发症状[5]。许多皮肤病与 $CD4^+$ T 淋巴细胞的进行性减少相关，或受其影响。当病史中出现一种常见的皮肤病呈现出不典型的临床特征、反常的疾病进程、比预期更严重的临床表现或者采用针对该病的标准治疗而无法达到满意的效果时，就要考虑到 HIV 感染或 AIDS 的可能[2, 5]。HIV 相关的皮肤病包括 AIDS 所致的机会感染和肿瘤（本章结尾有总结，在本书中其他章节中有更深入的讨论）、药物所致的皮肤损害、可发生在 HIV 感染各个阶段的一系列非感染性皮肤病。而最后这一部分皮肤病包括 HIV 感染所特有的皮肤病（如急性 HIV 皮疹、瘙痒性丘疹性皮疹）和 HIV 感染或罹患 AIDS 后发病率更高或者临床表现出现变异的皮肤病（如脂溢性皮炎、银屑病）以及文献已报道的与 AIDS 相关的少见皮肤病（如 Reiter 病、毛发红糠疹）。HIV 阳性患者可能同时存在多种皮肤病，专业皮肤病理学家们在临床工作中必须时刻记住这点[5]。例如，儿童患者，尤其是那些发展中国家的儿童患者，除了出现常见的与 HIV 感染相关的特征性皮疹（如脂溢性皮炎）外，还可能出现并存的营养障碍引起的皮肤改变[2]。

本章着重对与 HIV 感染相关的丘疹鳞屑性、光敏性、瘙痒性丘疹性、血管炎性以及自身免疫性大疱性皮肤病进行描述。

# HIV 相关的丘疹鳞屑性皮肤病

## HIV 相关的脂溢性皮炎

### 临床特征

脂溢性皮炎是 HIV 感染患者中最常见的皮肤病变。常发生于 HIV 感染的早期或者与疾病的进展相关[1]。值得注意的是，超过 85% 的 HIV 感染者会在其病程中出现脂溢性皮炎[1-2]。如同普通人群中的脂溢性皮炎表现一样，AIDS 患者的皮损特征性地表现为鼻唇沟、耳后、眉弓、外耳郭和头皮部位的红斑和油腻性鳞屑，但其脂溢性皮炎的范围更广泛，可累及胸部、躯干、腹股沟及四肢，并且偶尔可发展为红皮病[1-4]。其他提示 AIDS 相关的脂溢性皮炎的线索包括显著的炎症性和过度角化性皮损、类似银屑病的丘疹性和鳞屑性斑块状皮损、色素沉着及色素减退斑、头皮“乳痂”样皮疹以及脂溢性皮炎的突然发作或急性加重[1, 4-7]。

### 发病机制和组织学特征

AIDS 相关的脂溢性皮炎确切的发病机制尚不清楚。文献报道，在 20% 的 AIDS 患者和 HIV 阴性的神经系统疾病患者中，AIDS 相关的脂溢性皮炎与 AIDS 相关性痴呆症和中枢神经系统疾病有关。HIV-1 具有亲神经特性，因此有人提出，神经系统疾病中引起脂溢性皮炎的发病机制也可发生于 AIDS 中[1]。少数患者中脂溢性皮炎与糠秕马拉色菌感染有关，但确切的致病机制尚未确定[8-11]。

其组织学特征如同 HIV 阴性患者脂溢性皮炎病理改变所见，包括角化过度、角化不全（尤其是毛囊漏斗口部）、棘层肥厚伴规则性皮突下延、轻度海绵形成伴有表皮内淋巴细胞及中性粒细胞浸润[1-2, 12-13]。AIDS 相关性脂溢性皮炎的特异性病理表现包括点状角质形成细胞的坏死、角化过度、白细胞外溢、真皮内血管周围浆细胞浸润和灶性白细胞碎裂[1]。

## HIV 相关的银屑病

### 临床特征

HIV 相关的银屑病发病率总体不超过普通人群，为 1% ～ 3%，临床表现和 HIV 阴性患者相似。银屑病可能是 HIV 感染的首发线索，并且可能在 AIDS 晚期缓解[2-3]。尽管 HIV 感染的各个阶段都可能出现不同程度的银屑病表现，但总体上，它随着 AIDS 的发展而加重。银屑病患者如果感染了 HIV，其银屑病损害可能急剧加重（图 19.1、19.2）[4]。文献报道了两组有重叠但临床表现不同的患者[5]。第 1 组银屑病发生于 HIV 感染之前，有银屑病家族史，表现为慢性斑块状或滴状银屑病，发病年龄在 10 ～ 30 岁（平均 19 岁）；相反，第 2 组为 HIV 感染后发生银屑病，发病年龄为 23 ～ 58 岁（平均 36 岁），其银屑病关节

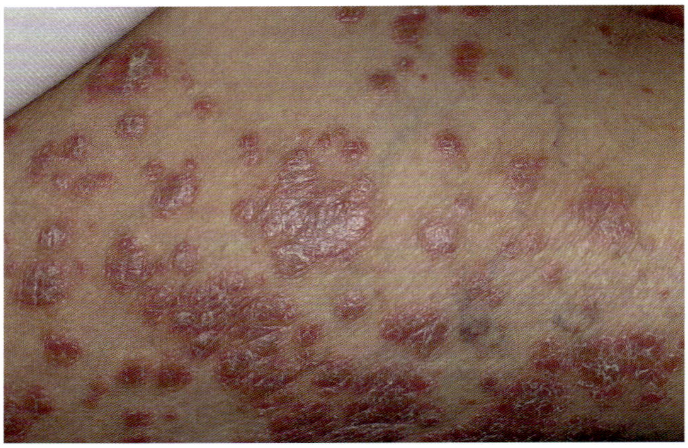

**图 19.1** HIV 相关的银屑病：许多银白色鳞屑性斑块，和寻常性银屑病所见的一样

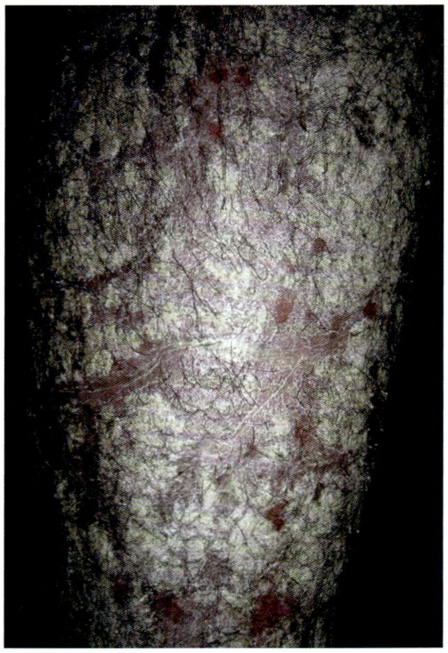

**图 19.2** HIV 相关的银屑病：该患者皮损更为广泛

炎的发病率更高。肢端银屑病和脂溢性银屑病是主要皮肤表现。

## 发病机制和组织学特征

HIV 感染诱导银屑病的机制是多方面而复杂的[1, 4-5]。银屑病是一种 Th1 细胞占主导的疾病，并且有 IL-2 和干扰素 - δ 两种细胞因子的参与[6]。免疫失调被认为在 HIV 相关银屑病的发病中起着至关重要的作用[6]。HLA-Cw6 是最常见的与银屑病相关的遗传基因。绝大多数 HIV 相关的银屑病患者携带有 HLA-Cw*0602 等位基因[4]。现已表明，在携带 Cw*0602 等位基因的易感人群中，免疫失调可以通过激活微生物触发银屑病发生。Cw*0602 等位基因被认为是通过分子模拟对微生物中经过处理的肽段发生反应的 $CD8^+$ T 淋巴细胞的一个假定靶点。最近的一项研究表明，$CD4^+$ 细胞计数＜ $200 \times 10^6$/L 与 HIV 阳性的银屑病患者的病情进展存在明显的相关性[7]。

HIV 相关的银屑病的组织病理与寻常性银屑病的病理相似，但真皮内浸润的炎症细胞中 T 淋巴细胞更少而浆细胞更丰富（图 19.3 ～ 19.5）[1]。

# HIV 相关的毛发红糠疹

## 临床特征

HIV 相关的毛发红糠疹（pityriasis rubra pilaris，PRP）也被称为Ⅵ型毛发红糠疹（PRP- Ⅵ），临床特征包括毛发红糠疹的皮疹，并与聚合性痤疮、化脓性汗腺炎、小棘苔藓有不同程度的相关性[1]。PRP- Ⅵ多见于青壮年，也可见于儿童[2]。主要发生在男性，并且可能是 HIV 感染的提示信号。PRP- Ⅵ的临床特点为瘙痒性对称性红斑及脱屑性毛囊性丘疹，往往融合成片，常引起红皮病[3]。皮疹多发于肢体伸侧，还可出现不同程度的掌跖角化、头皮鳞屑和甲增厚[1]。$CD4^+$ 细胞计数差异较大，可从 8 个 /$mm^3$ 到超过 1000 个 /$mm^3$。$CD4^+$ 细胞计数较高的患者（＞ 500 个 /$mm^3$）即使没有发生机会性感染或肿瘤，也可能发生致命的 PRP 并发症[1, 4-5]。

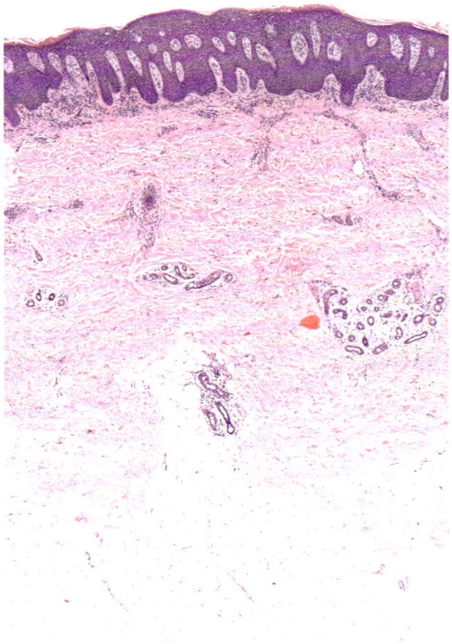

图 19.3 HIV 相关的银屑病：低倍镜下显示角化不全，表皮银屑病样增生，皮突融合呈杵状，真皮浅层血管周围炎症细胞浸润

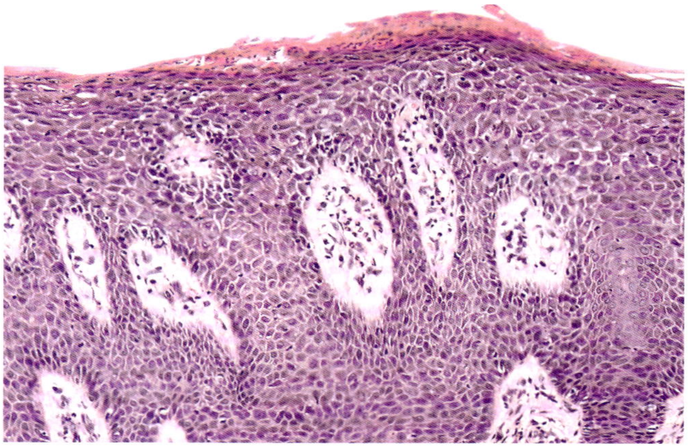

图 19.4 HIV 相关的银屑病：可见中性粒细胞性芒罗（Munro）微脓肿。轻度海绵样水肿以及真皮内血管扩张

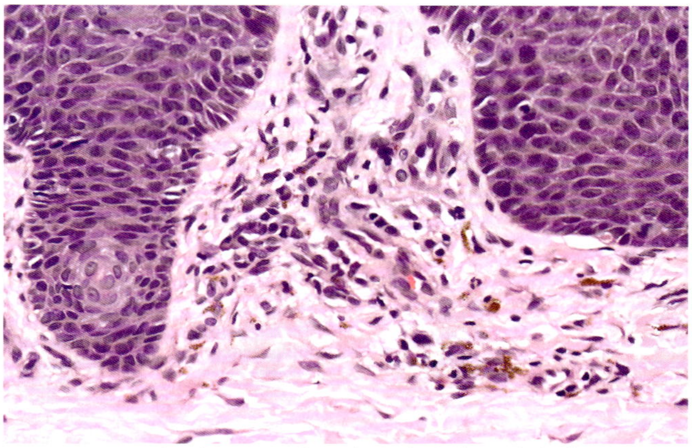

图 19.5 HIV 相关的银屑病：真皮内炎症细胞由淋巴细胞和一两个浆细胞构成

## 发病机制和组织学特征

虽然 HIV 感染和 PRP 之间的关联似乎很清楚，但是确切的发病机制仍不得而知。因为与 HIV 相关并对齐多夫定产生反应，故有人提出 HIV 可直接导致毛发红糠疹的发生[1-6]。有人认为 HIV 引起的毛囊隆突部感染以及继发性毛囊炎与遗传易感个体中的 PRP 相类似[5-13]。在 AIDS 流行以前，PRP 合并

聚合性痤疮以及毛囊栓塞是罕见的。重叠的组织学特征提示不同的临床病理表现可能都是由毛囊角化异常所造成。因此 PRP- Ⅵ可能是一种独特而不同的疾病的一部分，更适合归属于 HIV 相关的毛囊综合征这一更大的范畴[1，3，14-16]。

组织病理表现为表皮不同程度的银屑病样增生和层状角化过度，伴垂直和水平方向交替出现的角化不全，颗粒层完整（图 19.6、19.7）。毛囊角化过度，充满角化过度的角蛋白的毛囊漏斗部扩张[17]。真皮浅层血管丛及毛囊周围有稀疏单核细胞浸润。可有毛囊周围黏蛋白沉积[11]。

# 干燥症

## 临床特征

干燥症是 HIV 感染中一种比较常见的鳞屑性皮肤病，可以发生在 HIV 感染的各个阶段[1-2]。干燥症被称为“广泛性皮肤干燥综合征”，常有剧烈的瘙痒且 H1 抗组胺药治疗难以控制，有可能是 AIDS 的首发及最常见的临床表现[1，3]。4.5% ～ 80% 的 AIDS 患者发生干燥性皮炎[1，4-5]。20% 的患者有严重的干燥症。其特点是弥漫性皮肤干燥伴与色素沉着性鳞屑和灶状结痂（图 19.8）[1，2，6-7]。皮疹以四肢为主且冬季加重[3]。部分患者皮肤可能有皲裂，可导致皲裂性湿疹和继发感染[4]。偶尔也可出现散在分布的肥厚性斑片[1]。

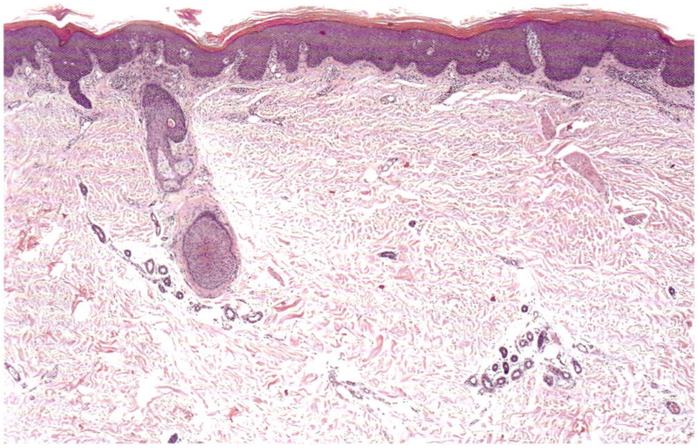

**图 19.6** HIV 相关的毛发红糠疹：低倍镜下显示角质层增厚和银屑病样增生

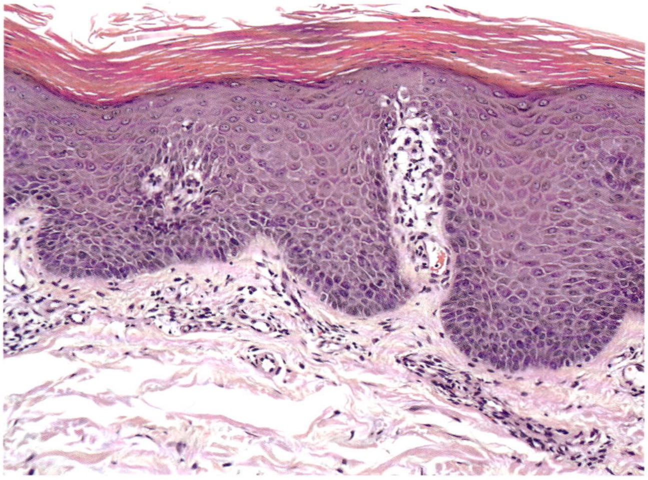

**图 19.7** HIV 相关的毛发红糠疹：可见交替出现的正角化过度和角化不全

## 发病机制和组织学特征

干燥症的发病机制尚不明，但可能和一系列因素有关，包括皮肤微循环与营养改变，汗腺和皮脂腺分泌活性发生变化，汗液的成分以及皮肤肥大细胞数量的变化[3，6-8]。最新的文献报道降钙素基因相关肽和 P 物质水平的下降与 HIV 相关的干燥症有关[2]。这些因素可能会导致表皮完整性降低，进而导致表皮屏障功能下降[2-3]。

皮肤活检常提示轻微表皮角化过度和角化不全，轻度棘层肥厚和灶状海绵形成，通常无水疱（图 19.9）。真皮血管周围少量淋巴细胞浸润。偶尔还会有获得性鱼鳞病的早期表现，其特征是致密的正角化伴颗粒层减少以及少许炎症细胞浸润。本病要与其他瘙痒鳞屑性皮肤病，如疥疮、皮肤癣菌病和恶性营养不良“片状脱屑性皮肤”表现相鉴别，因为这些疾病都可以发生在 AIDS 晚期[1，4]。

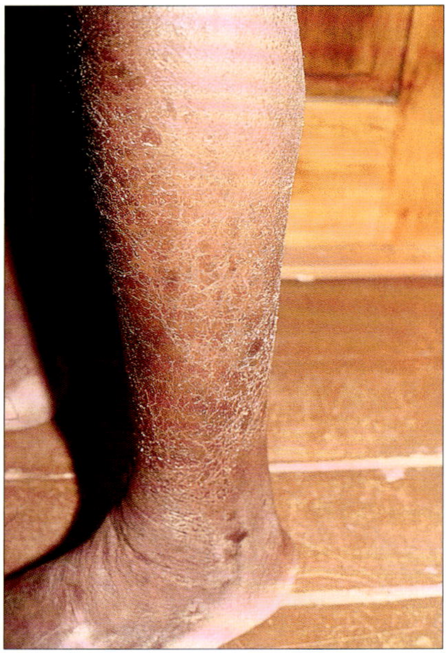

**图 19.8** HIV 相关的干燥症：显著的鳞屑导致皲裂性湿疹样外观。皮肤干燥是 HIV 患者常见的皮肤症状（By courtesy of C. Furlonge，MD，Port of Spain，Trinidad.）

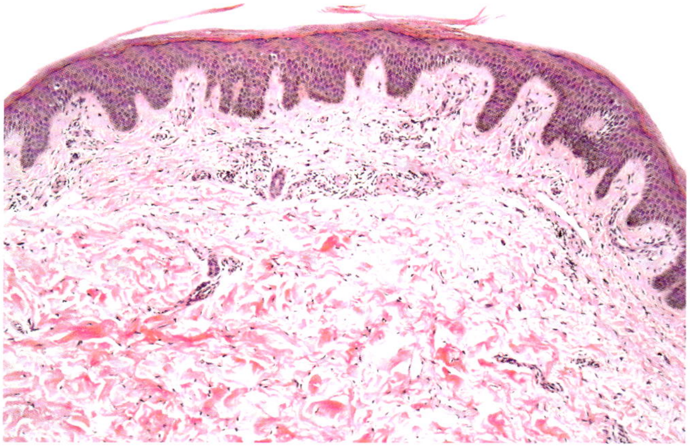

图 19.9 HIV 相关的干燥症：正角化过度伴角化不全，伴银屑病样增生。图中右侧仅见轻微的海绵样水肿

## HIV 相关的光敏性皮肤病

光敏性指的是一种对非电离辐射的异常反应[1]。HIV 感染患者光敏性疾病包括迟发性皮肤卟啉病、环状肉芽肿、肥厚性扁平苔藓、红皮病、慢性光化性皮炎、光感部位的色素沉着以及苔藓样日光疹[1-8]。上述部分疾病将在下文中进一步详述。

## HIV 相关的苔藓样日光疹和慢性光化性皮炎

### 临床特征

苔藓样日光疹常见于 $CD4^+$细胞计数降低时并与潜在的光敏性药物有关[1-2]。皮疹可为持久性，常扩展至非曝光部位并呈泛发性[1]。可累及下唇，但不累及口腔。慢性光化性皮炎（CAD）与晚期 HIV 有关[3]。光生物学试验检查对 UVB（290 ～ 320 nm）可发生重复敏感性[1，3]。有些病例可发生白癜风样色素脱失[4-6]。

### 发病机制和组织学特征

CAD 的发病机制尚不清楚，推测与迟发型免疫机制有关。但不管是什么原因，CAD 的免疫应答是由对光诱导的自身抗原反应性 $CD8^+$T 淋巴细胞介导的。在 HIV 阳性患者，由于 CD4 / CD8 细胞比例下降，这种对自身抗原反应的控制作用缺失[1，3，7-8]。

组织学上，苔藓样日光疹特征性表现为显著角化过度、灶状角化不全、棘层肥厚、乳头瘤样增生、基底细胞空泡变性和色素失禁（图 19.10、19.11）。表皮的上半部分可有不同程度的角质形成细胞坏死。真皮浅层血管周围有苔藓样炎症细胞浸润，真皮中下部有单核细胞（包括浆细胞）和嗜酸性粒细胞浸润。少见的病理表现有真皮弥漫性炎症细胞浸润、颗粒层楔形增厚以及显微镜下表皮下疱。CAD 的病理特征是亚急性皮炎伴不同程度的银屑病样皮炎和非典型淋巴细胞浸润。推测在部分患者中出现的白癜风样色素脱失是由于 $CD8^+$T 淋巴细胞介导的细胞毒性反应破坏基底层黑素细胞所致[6]。

## HIV 相关的环状肉芽肿

### 临床特征

HIV 感染能引起不典型的环状肉芽肿（granuloma annulare，GA）改变，包括口腔型、穿通型和泛发型（图 19.12）[1-5]。以泛发型最常见[6]。HIV 相关的环状肉芽肿（HAGA）主要发生于男性，通常为同 / 双

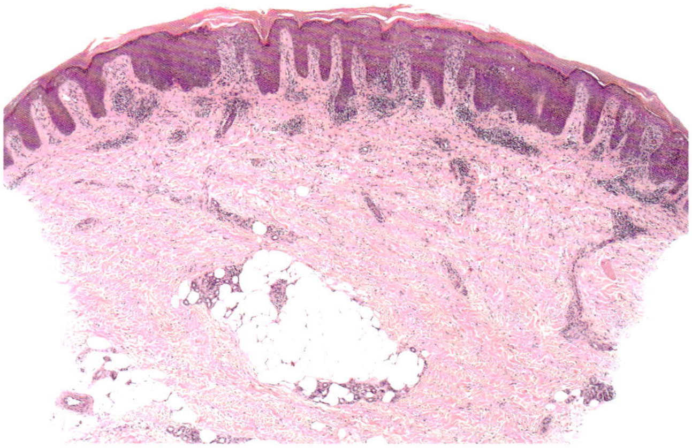

图 19.10 HIV 相关的苔藓样日光疹：显著角化过度伴银屑病样增生。真皮浅层间质内和血管周围致密的慢性炎症细胞浸润

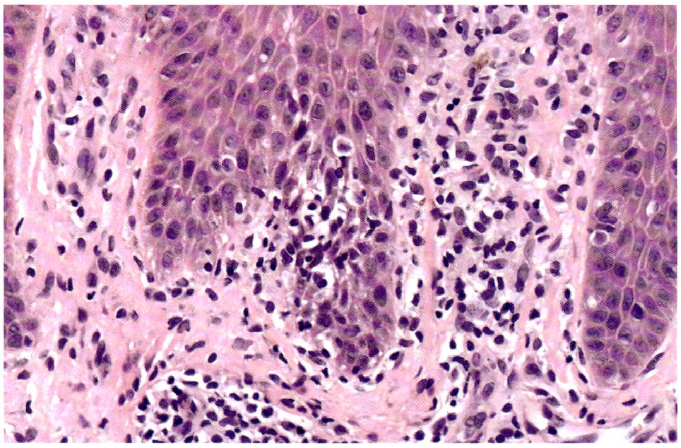

图 19.11 HIV 相关的苔藓样日光疹：高倍镜下显示界面皮炎样改变，淋巴细胞外渗以及真皮乳头内致密的浸润，有色素失禁

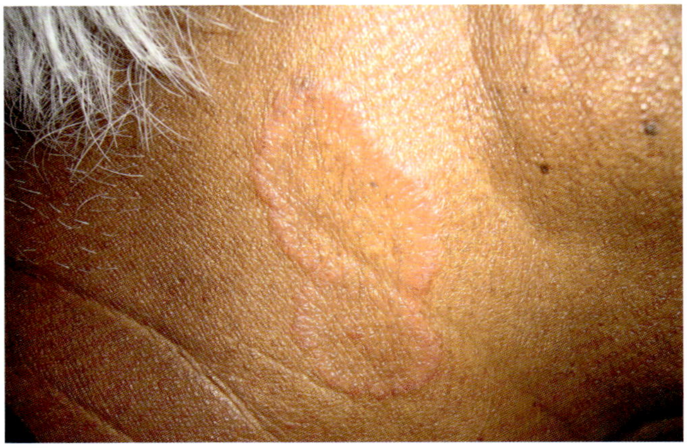

图 19.12 HIV相关的环状肉芽肿：注意不规则环形损害伴边缘隆起。这种损害临床上容易误诊为皮肤癣菌感染

性恋者，年龄为25～58岁[3]。HAGA的特点为一过性或慢性病程，多见于四肢，也可见光暴露部位的泛发性HAGA[1]。

### 发病机制和组织学特征

HAGA确切的发病机制不明。聚合酶链反应（polymerase chain reaction，PCR）和原位杂交实验证实EB病毒不是致病原。有人提出是由于对某种未知抗原的Ⅳ型超敏反应引起的变性改变所致。并认为GA患者中从活化的成纤维细胞和巨噬细胞中释放的细胞因子是导致弹性组织和胶原变性的原因[3-4，7]。尽管免疫表型分析表明，与HIV阴性的GA患者类似，大多数HIV阳性的GA患者是CD4⁺Th细胞介导的免疫反应，但也可出现显著的CD8⁺T淋巴细胞浸润[2]。

组织病理表现与HIV阴性GA患者相似，也是一种渐进性坏死性肉芽肿的模式，呈间质性肉芽肿、栅栏状肉芽肿或混合性表现[8]。阿辛蓝或胶体铁染色可发现间质黏液增多。不完全型（或间质性）GA的病理表现常不明显[9]。

## HIV相关的迟发性皮肤卟啉病

### 临床特征

文献报道HIV感染患者中迟发性皮肤卟啉病（porphyria cutanea tarda，PCT）的发病率增加[1]。1型PCT的临床症状局限于皮肤，包括瘙痒以及在面部、手背、前臂等光暴露部位出现的水疱和大疱。其他表现还包括色素沉着、多毛和瘢痕[2-6]。

### 发病机制和组织学特征

HIV在PCT发病机制中的作用还不清楚，因为在大多数报道的病例中，除HIV外，已经证实还存在其他产生卟啉的因素，如饮酒、药物治疗以及丙型肝炎病毒感染等[7-14]。饮酒患者在肝内的铁沉积可能通过直接抑制尿卟啉原脱羧酶的活性而诱发PCT[2]。HIV可能通过干预肝氧化酶系统或生成无效红细胞而干扰卟啉的代谢，结果导致过多铁沉积。HIV感染患者类固醇代谢的改变能导致内源性雌激素分泌的增多，导致血红素合成的中断[6]。HIV和丙型肝炎病毒的合并感染能增强丙型肝炎病毒RNA复制，促进产生PCT的临床症状[10-12]。在HIV感染的情况下药物的联合使用可诱发PCT[15]。

组织学特征和HIV阴性的PCT患者相同。大疱性损害的病理特征是浸润细胞少，真皮乳头内毛细血管僵直，管壁增厚伴嗜酸性、PAS染色阳性物质。年轻的PCT患者应进一步明确有无HIV和丙肝感染。

# HIV相关的瘙痒性丘疹性皮疹

## HIV相关的瘙痒性丘疹性皮疹

### 临床特征

瘙痒性丘疹性皮疹（pruritic papular eruption，PPE）有时也被称为丘疹瘙痒性疹，是HIV感染的一种独特的表现，特征是慢性瘙痒性、对称分布的、3～5 mm直径、坚实的、散发的红斑性荨麻疹性丘疹（图19.13）[1-3]。临床上可类似HIV阳性患者中所见到的嗜酸性毛囊炎和化脓性毛囊炎的皮疹[3]。10%～50%的HIV感染患者可发生本病，并主要发生于非洲、海地和泰国。欧洲和北美少有报道[1-5]。本病可发生于成人及儿童[1]。一些研究表明发病率无性别差异，但也有研究发现以女性患者居多[1，4]。皮损的分布可局限或泛发，主要见于四肢。皮疹消退后遗留色素沉着，也可产生结节性痒疹样损害。外周血嗜酸性粒细胞绝对计数及相对比例增加常见。血液中CD4⁺T淋巴细胞水平可正常或升高，而作为免疫缺失的标记，CD4⁺计数通常减少[4]。

### 发病机制和组织学特征

PPE是一个独立的疾病还是嗜酸性毛囊炎的一

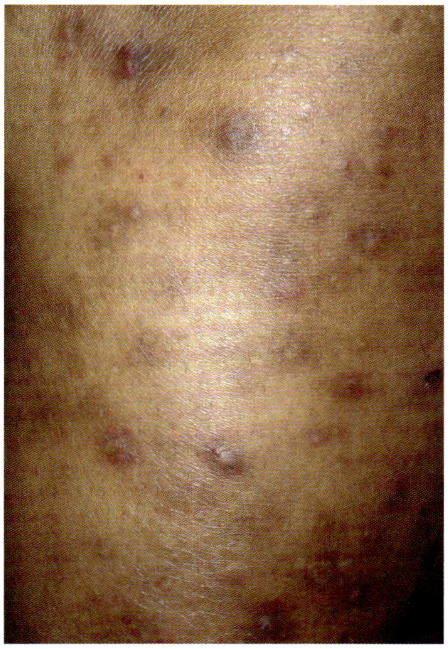

图 19.13 HIV 相关的瘙痒性丘疹性皮疹：可见大量小的红斑性丘疹

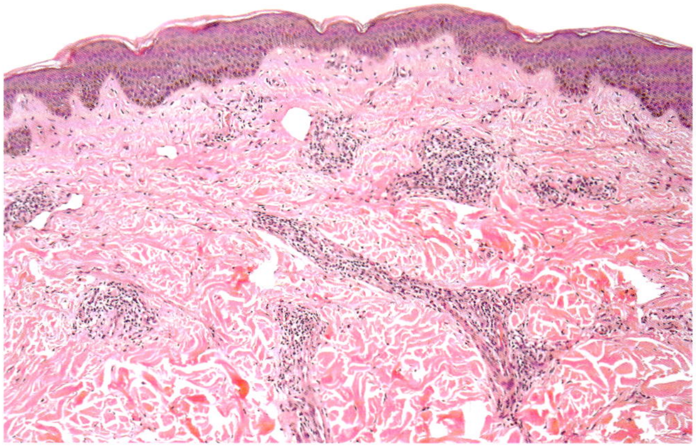

图 19.14 HIV 相关的瘙痒性丘疹性皮疹：灶状轻度棘层增厚，真皮内血管周围有致密的炎症细胞浸润和血管扩张

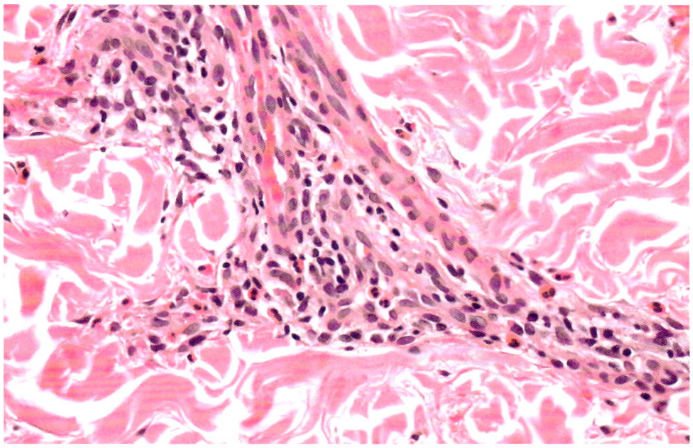

图 19.15 HIV 相关的瘙痒性丘疹性皮疹：浸润的炎症细胞由淋巴细胞和许多嗜酸性粒细胞构成

个亚型仍然存在争议。未经证实的致病理论包括感染（金黄色葡萄球菌、毛囊蠕形螨和疥螨）、药疹、HIV 直接作用以及毛囊皮脂腺单位的原发性异常。蚊叮咬和 PPE 之间的关系已经被探讨了 20 年，更为复杂。提出的机制包括 PPE 的单个皮疹代表蚊叮咬这一假设，或这种皮疹是对蚊的唾液的一种类似于丘疹性荨麻疹的泛发性超敏反应，[1，4，6-7]。最近的研究凸显了节肢动物，主要是蚊叮咬在 PPE 发病机制中的作用，强调在 HIV 易感患者，PPE 是对节肢动物抗原的一种过度免疫反应表现[4]。IL-2、IL-12、IFN-δ 和 IL-5 浓度的增高及外周血中 $CD4^+$ T 淋巴细胞的降低和皮损中 $CD8^+$ T 淋巴细胞的升高被认为可以解释 Th1/Th2 混合模式或 Th0 模式产生的原因，上述模式导致细胞因子的产生及皮损内嗜酸性粒细胞的浸润[8-9]。

病理特征表现多样，这取决于活检取材是陈旧性的、瘢痕性的、表皮剥脱性的结节还是新发的损害。早期损害表现为真皮浅层和深层血管、毛囊、汗腺周围以及间质内中等密度到致密的淋巴细胞和嗜酸性粒细胞浸润，可侵及皮下，并伴有表皮增生（图 19.14、19.15）[2]。$CD8^+$ T 淋巴细胞显著增多。愈合的病变表现为不同程度的瘢痕和炎症后色素沉着[1-2，4，10]。时间较长的结节性损害是长期慢性瘙痒和抓痕的结果，为结节性痒疹的组织学特征。

## 鉴别诊断

病理上的鉴别包括毛囊炎（化脓性毛囊炎或嗜酸性毛囊炎）、疥疮、二期梅毒和药疹。如果没有见到以毛囊为中心的病理学表现、没有见到疥螨或卵，则不能确立毛囊炎和疥疮的诊断，所以必须行连续切片以排除上述疾病[3，11]。药疹可能非常相似，但通常药疹的炎症细胞浸润不会蔓延至皮下，而且不会像 PPE 那样致密[4]。苔藓样界面皮炎模式以及浸润的细胞以组织细胞和浆细胞为主能将二期梅毒与 PPE 区分开来。

# HIV 相关的嗜酸性毛囊炎

## 临床特征

HIV 相关的嗜酸性毛囊炎（HIV-associated eosinophilic folliculitis，HIV-EF）是一种独立的慢性瘙痒性皮肤病。其特点是躯干、头颈部、四肢近端散在分布的荨麻疹样毛囊性丘疹[1-5]。常见表皮剥脱及结痂。偶尔丘疹顶端会出现小脓疱[1]。其临床表现与其他 HIV 相关的丘疹和（或）毛囊性损害，如 HIV 相关的瘙痒性丘疹性皮疹（PPE）或化脓性毛囊炎有相当部分重叠[3]。外周血嗜酸性粒细胞绝对计数和相对值以及血清 IgE 水平增高。HIV-EF 与晚期 HIV 感染相关并可能是免疫重建综合征的一种表现。尽管本病通常只发生于成人，但已有罕见的病例报道发生在婴儿及儿童[6]。

## 发病机制和组织学特征

HIV-EF 确切的病因和发病机制仍不明[2, 5, 7]。真菌（卵圆形糠秕孢子菌）、寄生虫（毛囊蠕形螨）和细菌（纤毛菌、分枝杆菌、葡萄球菌）等微生物感染是几个发病理论关注的焦点，但这些感染病原菌与 HIV-EF 的相关性仅有个别的文献报道，且没有一致的结果，因此，它们可能仅仅是“旁观者”的作用[1-5, 7-13]。有学者提出一种针对嗜酸性粒细胞和中性粒细胞的脂溶性趋化因子为疾病的诱发因素。毛囊的破坏以及皮脂腺抗原的暴露能刺激涉及淋巴细胞、细胞因子和嗜酸性粒细胞的炎性过程[2-5, 7-13]。肥大细胞的存在以及其脱颗粒现象表明肥大细胞在 HIV-EF 的发生中发挥作用[1]。

组织病理特征表现为毛囊的破坏和嗜酸性粒细胞的浸润及其周围真皮内血管周围和间质中淋巴细胞、嗜酸性粒细胞及肥大细胞的浸润（图 19.16、19.17）。偶尔，当真皮内受累而扩张的毛囊发生破裂，在毛囊周围真皮内可发现完整的毛囊蠕形螨[3]。

## 鉴别诊断

组织病理上主要的鉴别诊断是嗜酸性脓疱性毛囊炎（Ofuji 病）和 PPE。毛囊嗜酸性粒细胞的聚集在 HIV-EF 和 Ofuji 病中都常见。后者多见于东方人以及健康个体，并伴有外周血白细胞计数增多，瘙痒的患者少于 50%，具有融合性丘脓疱性斑块，伴有中心消退及炎症后色素沉着。有时，毛干真菌感染可引起类似的组织学表现模式[14]。PPE 与 HIV 相关的 PPE 的临床特征有许多共同之处，嗜酸性粒细胞累及毛囊是主要的鉴别点[1, 3, 15]。为此，必须进行多张连续切片以保证能取到毛囊炎的损害[3, 16-17]。

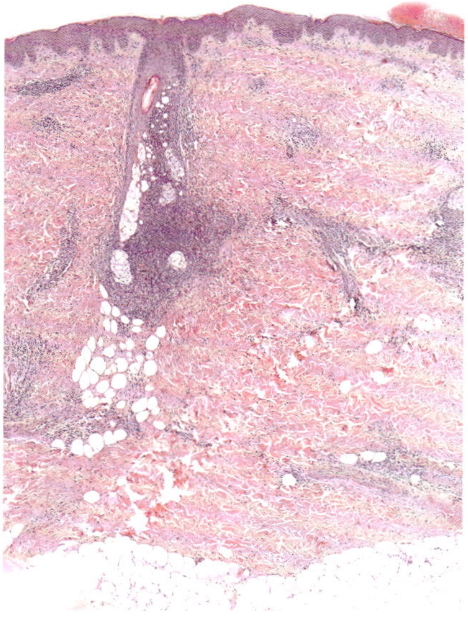

图 19.16 HIV 相关的嗜酸性毛囊炎：致密的毛囊性浸润。血管周围炎症细胞也很明显

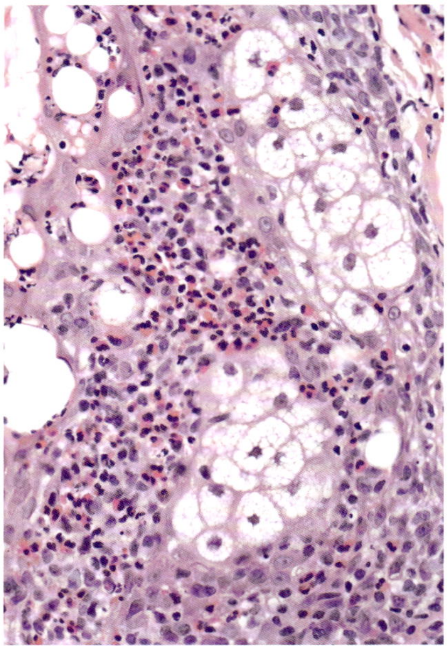

图 19.17 HIV 相关的嗜酸性毛囊炎：高倍镜下显示致密的嗜酸性粒细胞浸润

## HIV 相关性的血管性疾病

除药物相关的过敏反应，HIV 阳性患者血管炎综合征并不常见[1-4]。它们被分成四种基本类型（表 19.1）[3]。第 1 类疾病目前还没有确切的证据证明与 HIV 相关。第 2 类疾病常见，是因为 HIV 阳性患者中药物过敏反应常见，这是由于这些患者通常需要使用大量及不同种类的药物[1, 5-6]。几乎所有的抗 HIV 逆转录病毒的药物都曾被报道能引起药物过敏反应，通常累及小血管，引起淋巴细胞性或白细胞碎裂性血管炎（图 19.18）。第 3 类疾病涉及感染病原体的直接或间接作用，尤其是在 HIV 感染的晚期。第 4 类血管炎在很大程度还只是推论，因为这是一类缺乏明确病因、在 HIV 阳性的患者中较为罕见且不适于前面定义的临床疾病不同寻常的表现。

## 持久性隆起性红斑

### 临床特征

持久性隆起性红斑（erythema elevatum diutinum，EED）是一种罕见的病因不明的慢性病，属于皮肤白

表 19.1 HIV 患者中的血管炎

| | |
|---|---|
| 1 类疾病 | 可能偶发的血管炎综合征<br>白塞综合征<br>Churg-Strauss 综合征（变应性肉芽肿性血管炎）<br>基本混合型冷球蛋白血症（丙型肝炎）<br>Henoch-Schönlein 紫癜（过敏性紫癜）<br>大动脉炎<br>颞动脉炎<br>Wegener 肉芽肿病 |
| 2 类疾病 | 药物不良反应 |
| 3 类疾病 | 有明确感染原的血管炎<br>巨细胞病毒（胃肠道、肺、皮肤）<br>弓形虫（中枢神经系统）<br>卡氏肺孢子虫（肺）<br>乙型肝炎（结节性多动脉炎） |
| 4 类疾病 | 可能由 HIV 感染而加重的血管炎综合征<br>持久性隆起性红斑<br>显微镜下多脉管炎<br>非乙肝感染所致的结节性多动脉炎<br>川崎病样综合征<br>中枢神经系统原发性血管炎<br>急性闭塞综合征 |

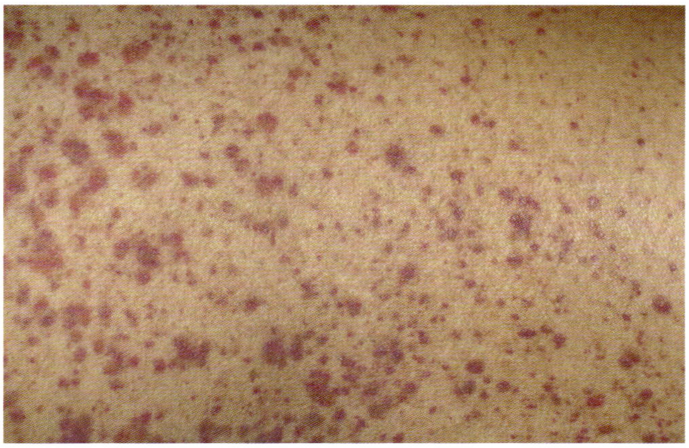

图 19.18 HIV 相关的白细胞碎裂性血管炎：大量红斑性丘疹

细胞碎裂性血管炎病谱中的一种[1]。本病的特点是四肢伸侧对称分布的、持久性的、隆起的红色斑块及结节。好发于肘、膝、踝及指间关节[1-7]。可形成大疱。早期病变是柔软的、呈黄色，可伴有瘀点或表现为紫癜。本病呈典型的慢性病程，从 1 年至 39 年不等。EED 的皮疹常无自觉症状，但可有瘙痒或痛感。晚期皮损呈柔软至坚实的红色至紫色斑块或结节。

### 发病机制和组织学特征

白细胞碎裂性血管炎是持续性免疫复合物介导的、中性粒细胞诱导的真皮内小血管受损的结果。有关的抗原抗体复合物包括由乙、丙、丁型肝炎病毒及 HIV 引起的抗原–抗体复合物。

组织病理上，早期皮损表现为白细胞碎裂性血管炎及毛细血管增生[5]；稍后在白细胞碎裂性血管炎的基础上出现束状增生的梭形细胞和巨噬细胞；晚期病变显示真皮的均质化及纤维化。可能需要连续切片才能看到白细胞碎裂性血管炎病灶。纤维化表现为无细胞的、层状的、与表皮平行的波浪状胶原。毛细血管呈垂直走向。皮肤活检是鉴别 EED 和一系列临床上类似的 HIV 相关性损害必不可少的，包括卡波西肉瘤、杆菌性血管瘤病。对纤维血管性和细胞性改变有必要进行特殊染色，以排除感染性因素。

## 显微镜下多血管炎样和结节性多动脉炎（PAN）样病变

### 临床特征

这类血管炎发生在少数无乙肝感染的 HIV 阳性患者[1, 2-4]。年龄范围为 29 ～ 72 岁[4]。与 HIV 阴性患者不同的是，在 HIV 血清阳性患者中，发热、皮疹、肾、心脏及胃肠道的表现较少见。最常见的表现是周围神经病变和肌萎缩。此外，其缺乏经典型 PAN 皮疹此起彼伏的特点[5]。识别这些 HIV 相关性血管炎很重要，因为抗 HIV 病毒治疗后的皮肤症状及血清反应会随着 HIV 感染有代表性的标记（如病毒载量和 $CD4^+$细胞计数）的改善而有相应改变，皮损会愈合并遗留炎症后色素沉着[5]。

### 发病机制和组织学特征

HIV 病毒或其他病原体（如丙肝病毒和巨细胞病毒）是否直接参与了血管损伤目前仍未确认[1, 6-7]。有证据表明这类疾病血管有 HIV 抗原、免疫球蛋白和补体成分的沉积，因此有人提出类似于乙肝相关性 PAN，本类疾病是由免疫复合物沉积所致[1, 4, 6]。

组织学特征与经典型 PAN 类似，表现为中等大小的皮肤小动脉和动脉局灶性节段性血管炎、管壁纤维素样坏死和透壁的炎症细胞浸润[5]（图 19.19、19.20）。

## HIV 相关的川崎病样综合征

### 临床特征

川崎病样综合征（Kawasaki-like syndromes，K-LS）

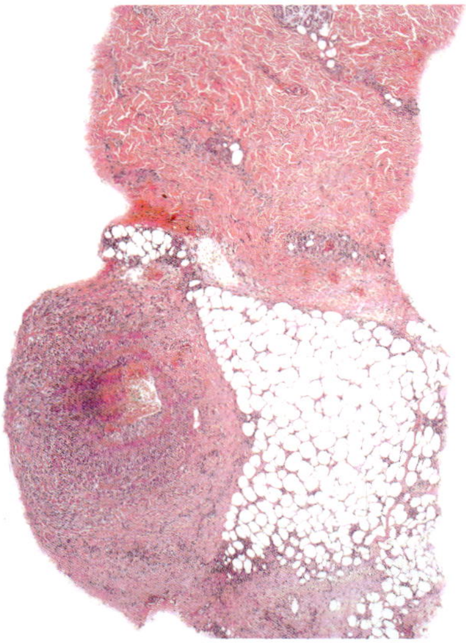

图 19.19 HIV 相关的结节性多动脉炎：皮下脂肪内一大的肌性动脉有明显的炎性病变

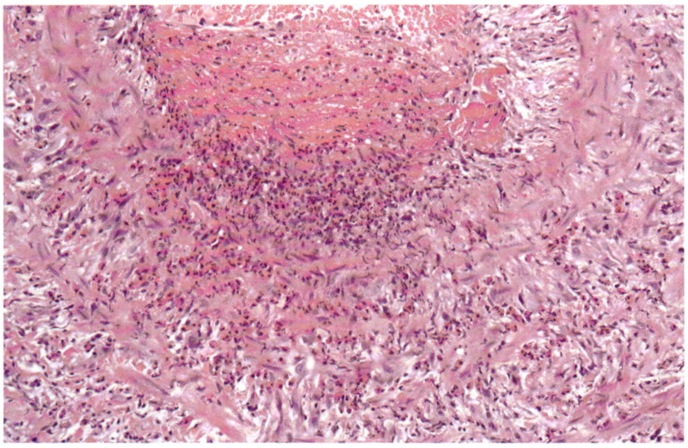

图 19.20 HIV 相关的结节性多动脉炎：血管内血栓形成，大量嗜酸性粒细胞浸润

的诊断是复杂的。因为 HIV 阳性患者可能要面对抗 HIV 的多重药物所致的药物不良反应及可能的机会性感染[2]。

患者通常存在中至重度的免疫功能紊乱。川崎病（Kawasaki disease, KD）通常发生在 5 岁以下的儿童，而 K-LS 主要发生在 HIV 感染的成年人。川崎病的诊断是持续 5 天以上的高热再加上以下 5 项体征中的 4 项：

- 双侧非化脓性结膜炎；
- 口咽部黏膜改变，包括咽充血、充血性和（或）干裂性唇和（或）草莓舌；
- 四肢的变化，包括手、足水肿和（或）红斑（通常随后出现脱屑）；
- 非水疱性、多形性、红斑性皮疹；
- 颈部淋巴结肿大，淋巴结直径≥ 1.5 cm[1-3]。

在确诊 K-LS 之前必须排除其他的感染性和非感染性原因[4]。K-LS 胃肠道症状常见，而颈部淋巴结肿大不明显[5]。

## 发病机制和组织学特征

据推测细胞免疫低下、对细胞内病原体的抵抗以及细胞内感染病原体的再活化及感染是导致 K-LS 的主要原因[1-7]。

皮肤活检显示真皮乳头层血管丛周围淋巴细胞、中性粒细胞及 IgA 阳性浆细胞浸润，伴有坏死性血管炎。冠状动脉组织病理显示有显著的 IgA 阳性浆细胞血管壁浸润，与 KD 中描述的相似[1-2]。

# HIV 相关的自身免疫性大疱病

## 临床特征

HIV 感染者可发生一系列自身免疫性大疱病，包括大疱性类天疱疮、获得性大疱性表皮松解症、疱疹样天疱疮、增生型天疱疮、皮肤黏膜寻常型天疱疮、落叶型天疱疮、抗表皮整联配体蛋白良性黏膜类天疱疮、IgA 皮肤病、疱疹样皮炎、表皮内嗜中性 IgA 皮肤病和地方性落叶型天疱疮[1-14]。增生型天疱疮以增生性斑块为特点，疱疹样天疱疮的特点是弧形红斑和张力性水疱[1-2]。表皮内嗜中性 IgA 皮肤病的特点是浅表鳞屑、水疱或脓疱。HIV 感染患者的大疱性类天疱疮的特点是瘙痒性、表皮剥脱性、红斑性斑丘疹，直径 3 ～ 10 mm，或瘢痕性张力性水疱。已有一例抗表皮整联配体蛋白良性黏膜类天疱疮的病例报道，其临床表现与 HIV 阴性患者相似。这些自身免疫性大疱病可无任何其他 HIV 相关的临床症状。

## 发病机制和组织学特征

HIV 感染患者发生自身免疫病已有较多文献报道[1-14]。已经发现在 65% 的 HIV 阳性但无任何水疱大疱病损害的患者中存在有低滴度的天疱疮抗体[7]。在 HIV 血清学阳性患者中经常可以观察到未明确意义的生物学自身免疫异常，但真正的自身免疫病是罕见的。HIV 感染与自身免疫病偶然的相关性仍有可能。虽然确切的机制尚不清楚，但已经提出了几种理论。第一种理论认为在 HIV 病毒 env 蛋白和引起自身耐受的分子间存在结构同源性。HIV 病毒 env 蛋白的抗原呈递可诱导产生自身抗体[15]。第二种理论认为 HIV 感染的巨噬细胞产生大量的 IL-1 和 IL-6，导致对 B 淋巴细胞的非特异性刺激和自身抗原的激活及自身抗体的产生。推测 HIV 可能促发大疱病的发生[4]。

寻常型天疱疮是由机体产生的针对桥粒黏蛋白 3 的自身抗体所引起的，桥粒黏蛋白 3 是一种参与细胞黏附的跨膜蛋白，在表皮棘层的浓度最高。自身抗体结合后导致棘层松解。HIV 阳性患者寻常型天疱疮的组织病理和免疫荧光检查结果与 HIV 阴性的患者类似。增生型天疱疮病理表现为表皮乳头瘤样增生、基底层上棘细胞松解形成裂隙以及表皮内中性粒细胞和嗜酸性粒细胞聚集伴灶状海绵形成。地方性落叶型天疱疮（巴西天疱疮）的特点是自发性表皮内水疱和表皮特异性自身抗体（主要是 IgA4 亚类，识别表皮抗原桥粒黏蛋白 1）。疱疹样天疱疮表现为海绵水肿和表皮内嗜酸性粒细胞浸润，而不是棘层松解[10]。具有中性粒细胞的表皮内棘层松解性脓疱是表皮内嗜中性 IgA 皮肤病的标志，对其进行直接免疫荧光检查可显示角质形成细胞周围 IgA 沉积。

HIV 阳性的大疱性类天疱疮的病理及直接免疫荧光结果与 HIV 阴性的患者中所观察到的相似。抗表皮整联配体蛋白黏膜类天疱疮的特点是存在抗层粘连蛋白的循环自身抗体[5, 11]。疱疹样皮炎、获得性大疱性表皮松解症在 HIV 感染者中也有报道，其组织病理特征与 HIV 阴性的患者一致[3, 13-14]。

# HIV 相关的皮肤黏蛋白沉积症

## 临床特征

在 HIV 感染患者中一系列与皮肤黏蛋白沉积相关的疾病已有文献报道[1]。包括丘疹性黏蛋白沉积症（黏液水肿性苔藓）、网状红斑性黏蛋白沉积症（REM）、硬肿病、毛囊黏蛋白沉积症、汗腺导管黏蛋白沉积症、环状肉芽肿和不典型的毛发红糠疹样皮疹[1-7]。

丘疹性黏蛋白沉积症是 HIV 感染患者中最常见的皮肤黏蛋白沉积症[5]。普通丘疹性黏蛋白沉积症在两性中发病率相同，而 HIV 相关的丘疹性黏蛋白沉积症几乎只发生在男性，且主要发生于 31 ～ 40 岁。其特征为躯干、四肢多发的皮色丘疹，表面光滑，直径 1 ～ 3 mm[2]。高丙种球蛋白血症和副蛋白血症与本病有关，但以前者更常见[5]。丘疹性黏蛋白沉积症常发生在 $CD4^+$ 细胞计数＜ 100/mm$^3$ 的患者。瘙痒症状不常见，但内脏黏蛋白沉积及药物所致本病尚未见报道[2]。

HIV 相关的 REM 表现为胸、背部大量孤立或融合的红斑性斑块[1, 5]。HIV 相关的毛囊黏蛋白沉积症的特征是头部、胸部和四肢分布的红斑、丘疹性损害[8]。HIV 相关的汗腺导管黏蛋白沉积症为躯干和四肢的瘙痒性丘疹性及红斑性皮疹[1]。

## 发病机制和组织学特征

HIV 相关的丘疹性黏蛋白沉积症确切的发病机制尚不清楚，但已有人提出 HIV 感染对成纤维细胞的刺激、与非特异性 HIV 诱导的 B 淋巴细胞刺激相关的免疫球蛋白或一些细胞因子血清水平的上调［尤其是 IL-1、IL-6、表皮生长因子和肿瘤坏死因子（tumor necrosis factor，TNF）-α 和 TNF-β］可能是导致皮肤成纤维细胞产生过多黏多糖的因素[2, 5]。HIV 相关的丘疹性黏蛋白沉积症的病理特征是真皮扩张、增厚，宽大的胶原纤维束间有阿辛蓝（pH 2.5）和胶体铁染色阳性的黏蛋白沉积，胶原纤维被分割，呈“开窗样”外观。无炎症细胞浸润。表皮可有湿疹样病理改变[9]。

HIV 感染患者更易发生光敏现象被认为是导致 REM 的一个潜在发病机制。REM 的典型病理表现是真皮血管扩张以及真皮上、中部血管丛周围稀疏的淋巴细胞浸润（图 19.21 ～ 19.23）[5]。特殊染色可证实黏蛋白沉积（图 19.24）。

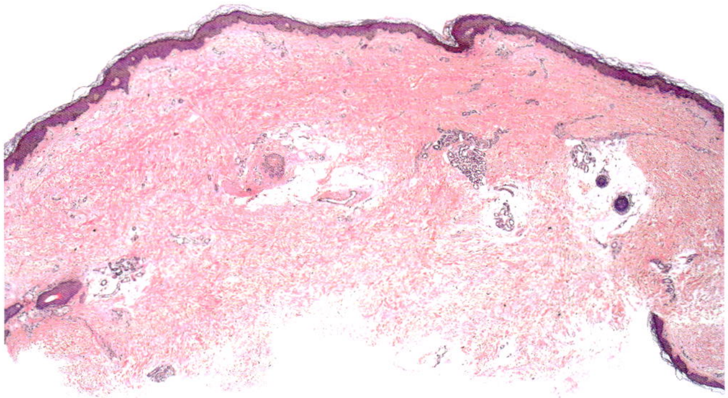

图 19.21　HIV 相关的网状红斑性黏蛋白沉积症：低倍镜下显示血管周围轻度片状慢性炎症细胞浸润

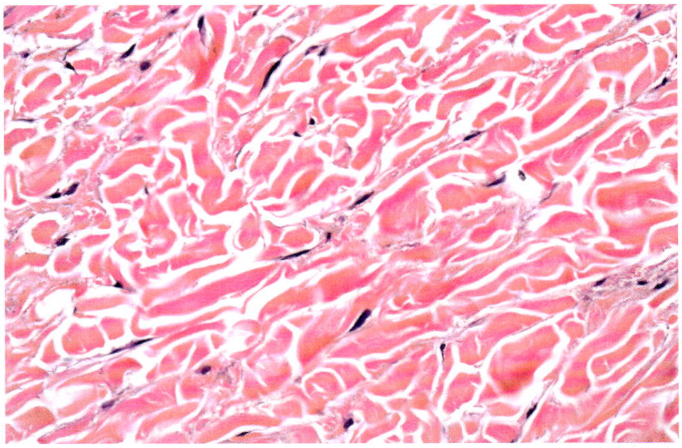

图 19.22　HIV 相关的网状红斑性黏蛋白沉积症：胶原束轻度增粗并且被纤细的黏蛋白索分割

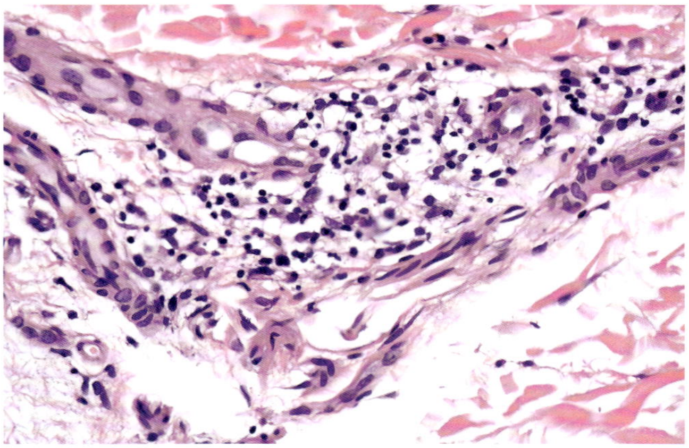

图 19.23 HIV 相关的网状红斑性黏蛋白沉积症：血管周围少量淋巴细胞浸润

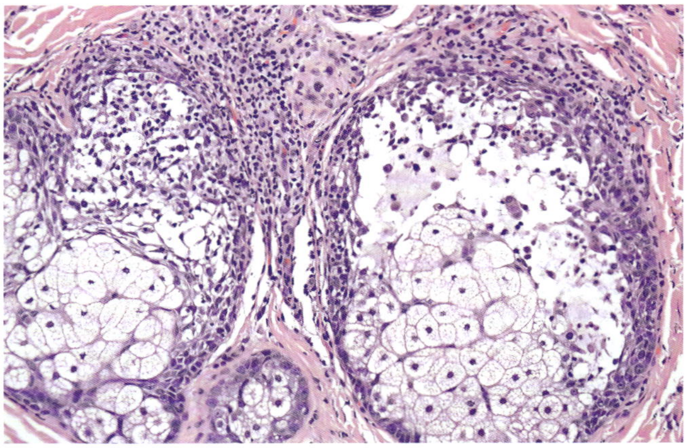

图 19.25 HIV 相关的毛囊黏蛋白沉积症：毛囊内大量的黏蛋白沉积，淋巴细胞浸润

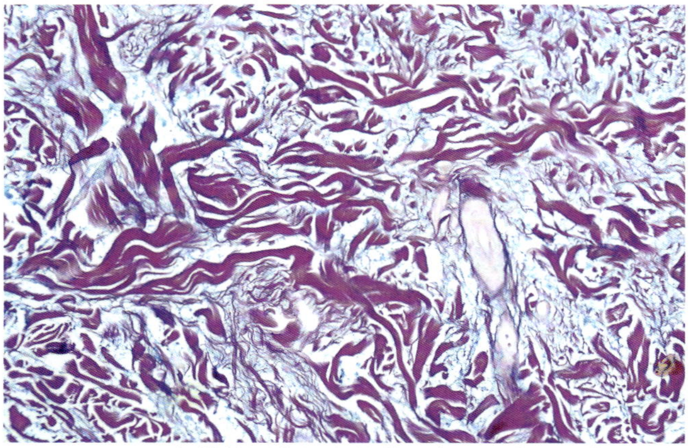

图 19.24 HIV 相关的网状红斑性黏蛋白沉积症：阿辛蓝染色显示真皮内大量黏蛋白沉积

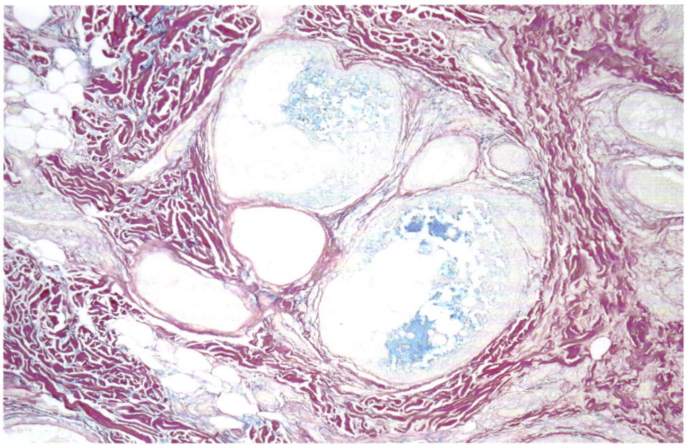

图 19.26 HIV 相关的毛囊黏蛋白沉积症：阿辛蓝染色显示黏蛋白沉积

有人提出炎症细胞，尤其是 T 淋巴细胞和嗜酸性粒细胞对汗腺导管和毛囊上皮的直接或间接刺激是毛囊黏蛋白沉积症和汗腺导管黏蛋白沉积症中黏蛋白沉积的发病机制。毛囊黏蛋白沉积症的特点是毛囊漏斗部由单核细胞、中性粒细胞、嗜酸性粒细胞组成的炎症细胞的浸润以及毛囊上皮细胞间阿辛蓝染色阳性的黏蛋白的沉积（图 19.25、19.26）[8]。汗腺导管黏蛋白沉积症的特征是在汗腺导管（局限于真皮内直行导管和末端汗管）出现颗粒状的、嗜碱性的黏蛋白样物质。导管外层细胞膨胀伴浅层和深层真皮血管周围及间质内淋巴细胞和嗜酸性粒细胞的浸润[1]。毛囊黏蛋白沉积症可与汗腺导管黏蛋白沉积症伴发。

# 急性 HIV 皮疹

## 临床特征

25% ～ 75% 的 HIV 感染者可发生单核细胞增多症样前驱症状，包括发热、淋巴结肿大、咽痛、肌肉痛、关节痛、乏力和皮疹[2]。皮疹表现多样，见于 67% ～ 77% 的患者。可表现为玫瑰疹样的斑疹或出血性斑丘疹以及坏死（图 19.27）。25% 的患者会

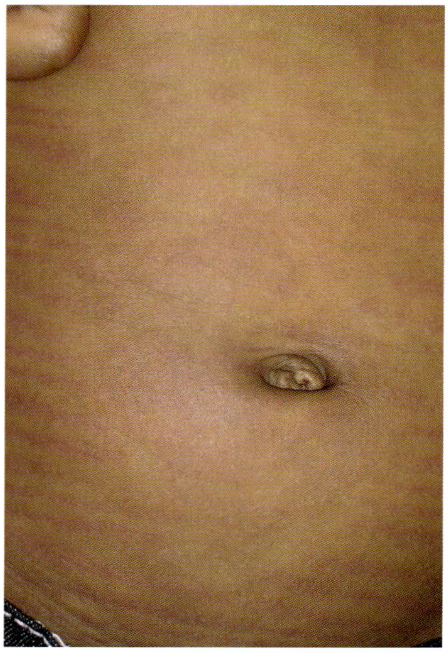

图 19.27 急性 HIV 疹：红斑水肿性斑疹

出现疼痛性糜烂性皮疹[1]。也可出现水疱、荨麻疹、脱发以及 Stevens-Johnson 综合征[2]。血清转换症状持续 2～3 周，能自行恢复[2]。皮疹常发好于躯干、小腿和足底[2]。如出现斑丘疹伴口腔及生殖器溃疡，应高度警惕急性 HIV 感染[3]。

## 发病机制和组织学特征

CD1a⁺表皮内朗格汉斯细胞明显减少。可见到共表达 HIV-P24 抗原的单个朗格汉斯细胞和细胞毒性 T 细胞存在密切的位置关系。树突状细胞被认为是 HIV 病毒的储存库而皮肤是病程中 HIV 复制的主要部位。

本病的病理改变无特异性。HIV 皮疹的早期斑疹和丘疹性损害表现为真皮内炎症细胞浸润，表皮正常（图 19.28、19.29）[1, 4]。随着病程进展，出现融合的表皮角化不全、孤立或聚集的角质形成细胞坏死伴卫星状淋巴细胞（图 19.30）。基底层空泡变性、角质形成细胞气球样变、细胞外渗、真皮浅层胶样小体和色素失禁都可出现（图 19.31）[1]。血管、附属器周围及间质内有淋巴细胞和组织细胞浸润，以真皮乳头层及网状层的上、中部 CD4⁺T 淋巴细胞为主。类似的病理改变在毛囊上皮中也可见到。晚期丘疹或丘疱疹损害表现为海绵样水肿、表皮内疱或气球样变性[1]。

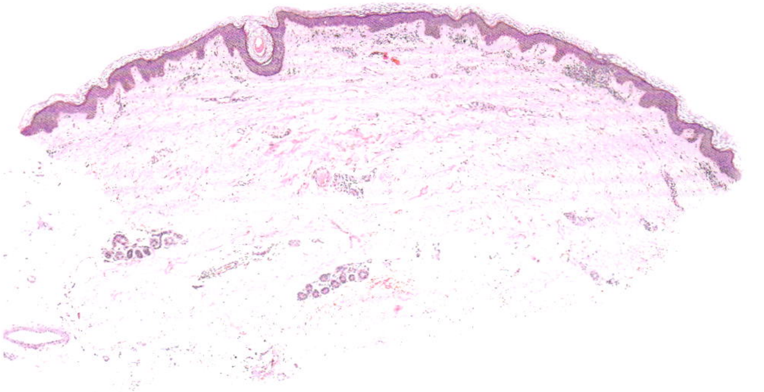

图 19.28 急性 HIV 疹：早期病变显示真皮浅层血管周围淋巴细胞浸润

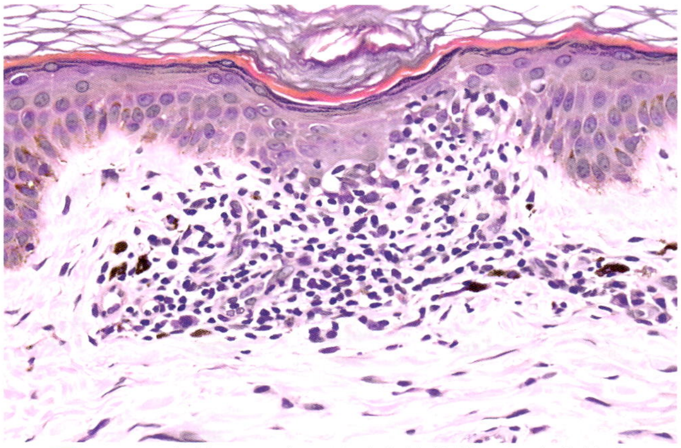

图 19.29 急性 HIV 疹：显示小灶状淋巴细胞胞外渗

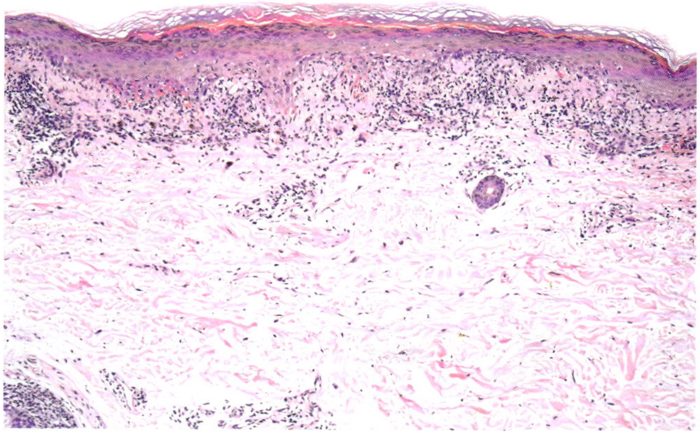

图 19.30 急性 HIV 疹：成熟的皮疹显示角化过度，棘层不规则增厚，界面皮炎改变，伴真皮浅层炎症细胞带状浸润

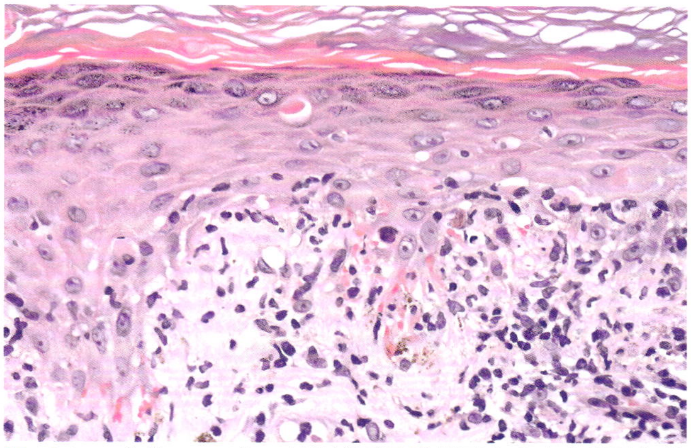

图 19.31 急性 HIV 疹：高倍镜下显示界面皮炎改变以及细胞样小体，伴色素失禁

由药物引起的慢性 HIV 界面皮炎也出现这样的组织学改变，因此，血清转换症状的病史至关重要，而且苔藓样 HIV 日光疹和急性 HIV 皮疹病理表现可重叠[2]。

# HIV/AIDS 中的苔藓样反应

## 临床特征

尽管 HIV 感染可诱发或加重某些疾病（如银屑病），但经典型扁平苔藓却很少与 HIV/AIDS 有关[1-4]。有个别文献报道其与肥厚性扁平苔藓（有时伴有光敏）有关[2-4]。

HIV 感染患者可能会出现苔藓样皮疹，但这通常与光敏有关，而且也能被非甾体消炎药和甲氧苄啶-磺胺甲噁唑等药物所诱发[5]。值得注意的是，出现这种情况的常常是黑人患者并且是 CD4⁺计数极低的晚期 HIV 感染者。

也有报道显示，HIV 和丙肝合并感染的患者在使用 α-干扰素、病毒唑和替诺福韦抗病毒治疗时会出现皮肤和口腔黏膜的苔藓样损害[6-7]。

## 组织学特征

组织学上，苔藓样日光疹显示角化过度伴棘层肥厚，可有灶性角化不全、轻重不等的海绵水肿、表皮上层角质形成细胞坏死以及真皮内由淋巴细胞和数量不等的嗜酸性粒细胞构成的炎症细胞浸润。罕见情况下，苔藓样日光疹可有光泽苔藓的组织学特征。

# HIV 界面皮炎

对于 AIDS 界面皮炎一直以来都存在争论[1]。最早认识到 HIV 感染和界面皮炎相关是在 20 世纪 80 年代[2-3]。但很多这样的患者存在一种或多种机会感染（如疱疹），并且几乎所有的患者在皮疹出现前就已接受了一种或多种药物治疗[2]。因此，很可能这种“界面皮炎”代表一种由各种感染性和（或）药物性因素触发的反应模式，而不是一种独立的临床病理类型。之所以有必要强调仔细的临床病理联系是基于这样一个事实：界面皮炎也是急性 HIV 皮疹和麻疹样药疹的一种特征性病理改变。然而，界面皮炎也偶尔能在其他原因行皮肤活检时被观察到，如对临床诊断为卡波西肉瘤者进行确诊时（图 19.32）。在这种情况下，有时没有明显的用药史[1]。

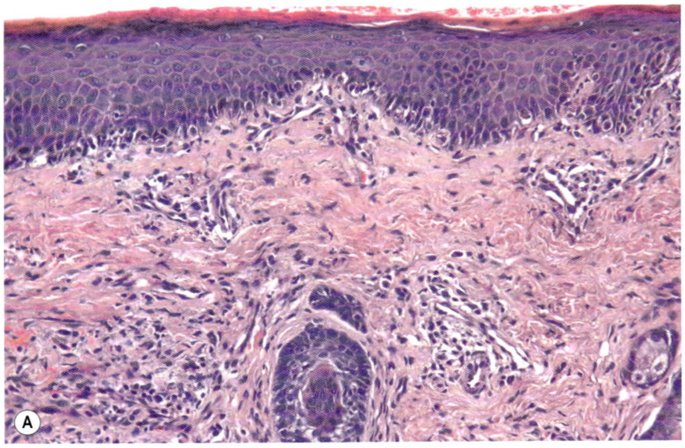

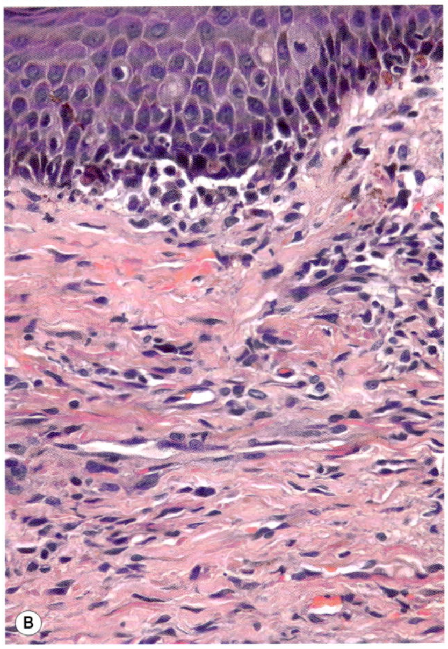

图 19.32 AIDS 界面皮炎：（**A**）该视野显示斑片期卡波西肉瘤的特点及其上的表皮界面改变；（**B**）高倍视野

# 其他 HIV 相关的皮肤病

其他皮肤病包括黑棘皮病、特应性湿疹、皮肤松垂、红皮病、反应性关节炎（Reiter 综合征）、获得性肠病性肢端皮炎和凝血功能障碍（如获得性蛋白 S 缺乏症）都已经被报道能在 HIV 感染的患者中出现[1-11]。HIV 感染是这些患者的共同致病因素，但在许多患者中潜在的与 HIV 无关的系统性疾病可能与疾病的表现有关。同时摄入的药物（包括抗逆转录病毒药物）可能在某些情况下与临床表现也有关。

# 皮肤感染

AIDS 患者皮肤感染可分为五种类型。下面概述的感染将在第 18 章进行更详细的讨论。

## 1 型感染

1 型感染是严重而且常见的感染，其在免疫功能健全者中不易发生。其包括由 A 型链球菌和金黄色葡萄球菌引起的感染，它们是蜂窝织炎、脓疱疮、坏死性毛囊炎、疖病、脓皮病和丹毒的病原体。金黄色葡萄球菌是 AIDS 患者中最常见的病原菌[1]。它可表现为葡萄球菌病[2-3]。细菌性毛囊炎也是 HIV 感染的特征，表现为痤疮样皮疹，可累及面部、背部、胸部、臀部，发生于腋下者易反复发作[4]。组织学上，细菌性毛囊炎以毛囊上皮内脓性渗出伴毛囊周围淋巴细胞和组织细胞浸润为特征[4]。浆细胞和嗜酸性粒细胞也可明显见到。

杆菌性血管瘤病是由巴尔通体或 B. 昆塔纳感染引起的血管增生性损害[5]。当患者 $CD4^+$淋巴细胞计数小于 100 个 /$mm^3$ 时易发生[6]。

## 2 型感染

2 型感染是一种广泛感染，其在免疫功能健全者中仅呈局灶性或表现轻微。它们包括 HPV 感染引起的病变，如寻常疣和尖锐湿疣、巨细胞病毒感染、传染性软疣、单纯疱疹病毒感染、带状疱疹病毒感染以及疥疮（常表现为挪威疥）（图 19.33、19.34）[7-8]。HIV 感染患者的疥疮可表现为红斑丘疹鳞屑性损害，鳞屑中含有大量疥虫。

巨细胞病毒是晚期 AIDS 最常见的病毒性病原体，在 93% 的尸检中证实有其存在。其可引起视网膜炎、结肠炎、肺炎、脑炎和全身消瘦[9]，但皮肤受累罕见。

疣和相关的鳞癌是 AIDS 患者中一个严重的问题，并且带状疱疹发生率高。HPV 感染相关的宫颈癌和肛门原位癌也应高度重视[10]。

口腔、生殖器、手指以及肛周单纯疱疹（再激活）是 AIDS 患者中极其常见且严重的感染（图 19.35、19.36）[9]。肛周病变可表现为非常广泛的、疼痛的、坏死性的、不易愈合的有环状边缘的溃疡[11]。

皮肤癣菌感染（如足癣、股癣和头癣）和甲真菌病常很严重且广泛。AIDS 患者常在面部出现大量传染性软疣皮损，身体其他部位皮肤也可累及[12]。

假性传染性软疣可能是系统性真菌感染（如新型隐球菌、球孢子菌、荚膜组织胞浆菌）的一种表现[9, 13-14]。口腔念珠菌病通常是 HIV 阳性患者在出现 AIDS 症状之前病情进展的一个指征。传染性口角炎和甲真菌病是 AIDS 患者念珠菌感染的常见表现[2]。

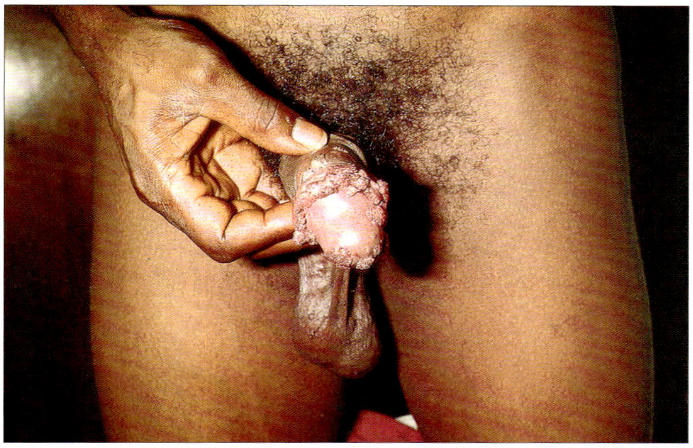

图 19.33 生殖器尖锐湿疣和 HIV 感染：在这种情况下，生殖器和肛周疣有时会大量生长（By courtesy of C. Furlonge，MD，Port of Spain，Trinidad.）

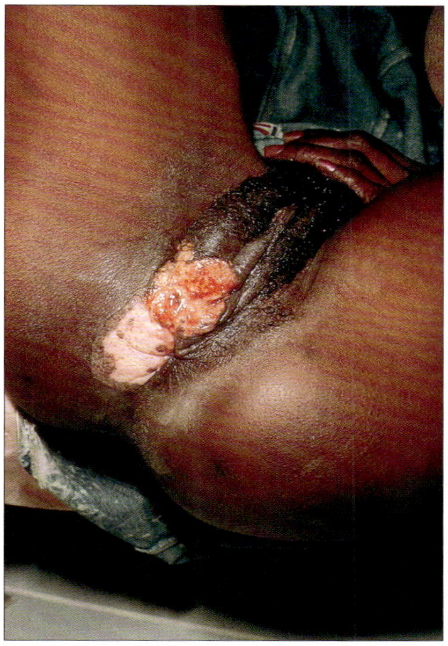

图 19.35 单纯疱疹和 HIV 感染：女阴部严重损害，并累及大腿（By courtesy of C. Furlonge，MD，Port of Spain，Trinidad.）

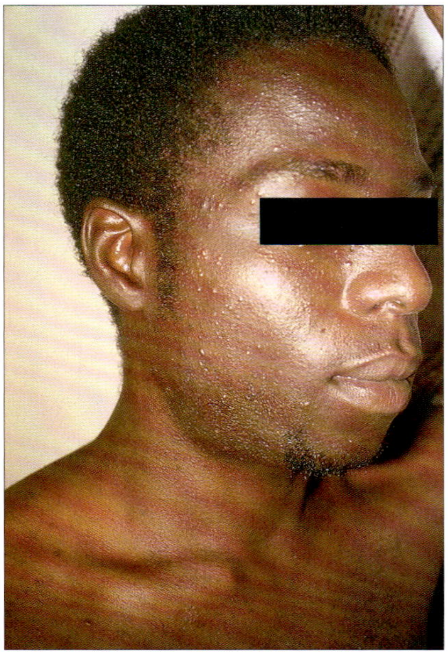

图 19.34 传染性软疣和 HIV 感染：这种情况常见，尤其累及面部。皮损常数量很多（By courtesy of C. Furlonge，MD，Port of Spain，Trinidad.）

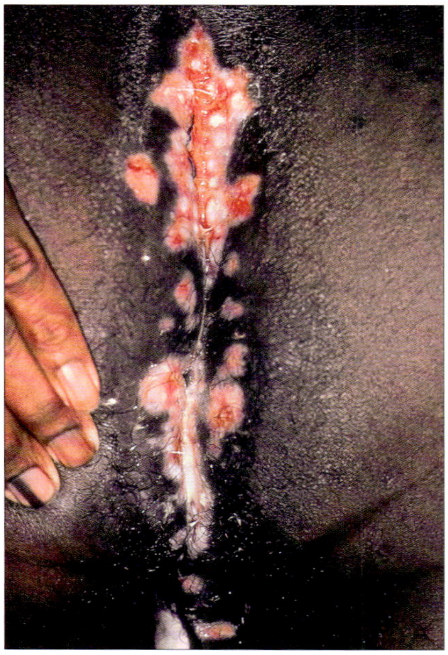

图 19.36 单纯疱疹和 HIV 感染：肛周严重的损害已蔓延至会阴大部（By courtesy of C. Furlonge，MD，Port of Spain，Trinidad.）

## 3 型感染

3 型感染是由机会性致病微生物引起，而这些微生物通常不会对免疫力正常的人致病。包括真菌感染（链格孢菌、曲霉菌、毛霉菌、隐球菌、组织胞浆菌）、原壁菌属和分枝杆菌（包括鸟-胞内分枝杆菌，尽管由这种特殊的病原体引起的皮损少见）[15-16]。后者通常表现为播散性感染[2]。

AIDS 患者有结核分枝杆菌感染时，其组织病理表现可以从非干酪样肉芽肿、干酪性肉芽肿到无肉芽肿性改变[2]。鸟-胞内分枝杆菌感染的特征可以是肉芽肿性的浸润，但更常见的是由中性粒细胞、大量的泡沫样巨噬细胞、淋巴细胞、浆细胞和嗜酸性粒细胞构成的非肉芽肿性浸润（图 19.37 ～ 19.41）[2]。在这种反应中常有较多病原体。堪萨斯分枝杆菌感染可导致梭形细胞“增生性”损害，类似组织样瘤型麻风改变[17]。显然，出现更典型的泡沫样巨噬细胞是一个有用的诊断依据。

目前已发现一个有趣而少见的中耳耶氏肺孢子虫（原名为卡氏肺囊虫）感染的病例，表现为外耳道内息肉[18]。其组织学所见与更典型的肺部病变相似。

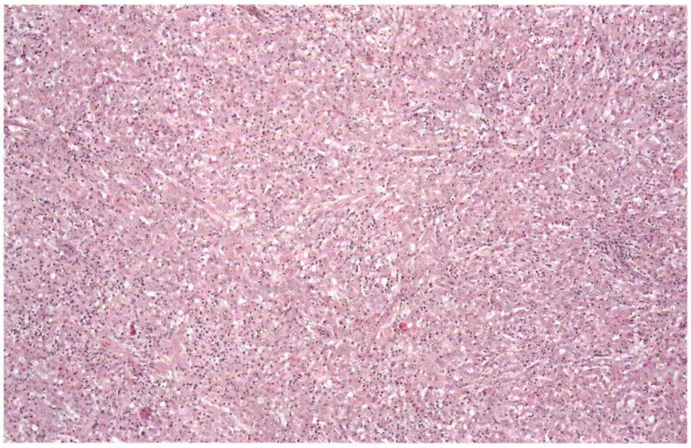

图 19.37 HIV 相关的鸟-胞内分枝杆菌感染：真皮内弥漫性巨噬细胞浸润

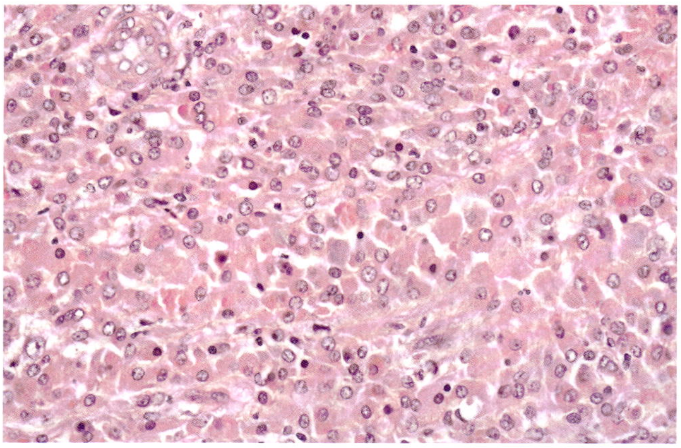

图 19.38 HIV 相关的鸟-胞内分枝杆菌感染：巨噬细胞呈明显的嗜酸性胞质以及一致的圆形泡状核

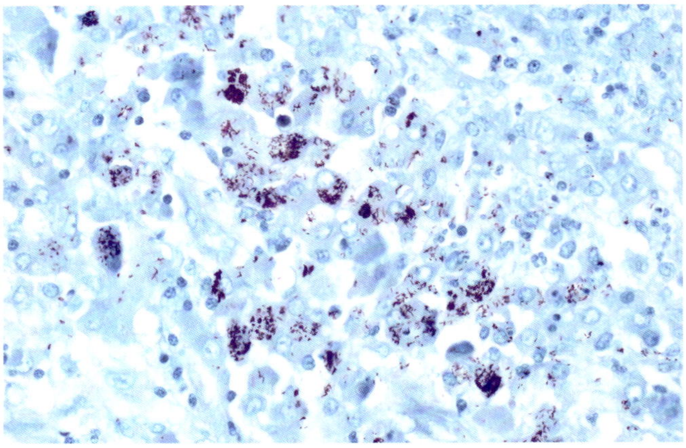

图 19.39 HIV 相关的鸟-胞内分枝杆菌感染：抗酸染色显示大量细菌

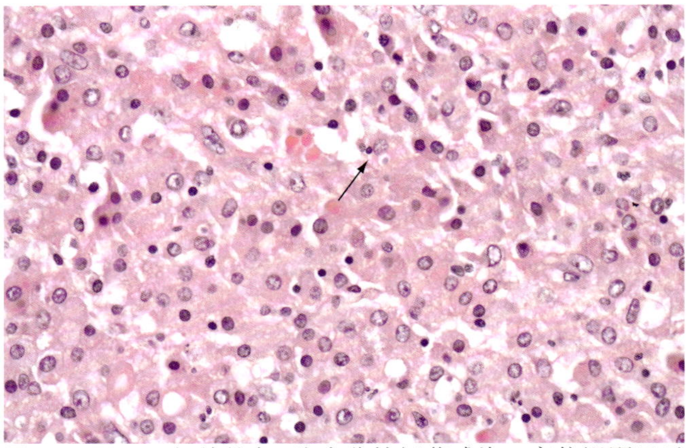

图 19.40 HIV 相关的鸟-胞内分枝杆菌感染：高倍视野显示非常偶见的胞质内嗜碱性小体（箭头所指）

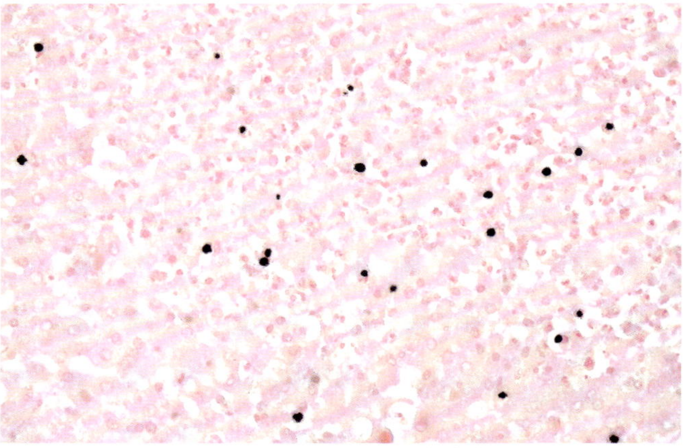

图 19.41 HIV 相关的鸟-胞内分枝杆菌感染：von Kossa 染色阳性，证实软化斑的存在。在 HIV 阳性的患者中，一个活检标本可有多种病理表现

## 4 型感染

4 型感染是系统性感染的皮肤播散，致病菌包括假单胞菌、组织胞浆菌、球孢子菌、芽生菌、诺卡

菌、曲霉菌、隐球菌、念珠菌和毛霉菌。

## 5 型感染

5 型感染是 AIDS 患者特有的，表现为口腔毛状白斑，由 EB 病毒感染引起。常为无症状的、白色、边界不清的突起的斑块，最常见于舌侧缘（图 19.42）[11]。舌的腹侧和背面、颊黏膜、腭部和口腔底部均可受累[4]。尽管在皮损处经常能发现念珠菌，但抗真菌治疗无效。皮损表面可见类似毛发的纤细的角质突起。此外，可见跨过舌缘的垂直的白色条纹。病理上可见浅层上皮细胞气球样变伴核固缩以及显著的角化不全和上皮增生[19]。电子显微镜显示有乳头瘤病毒和疱疹病毒存在[20]。已证实在毛状白斑的上皮细胞内有 EB 病毒复制[21]。

# HIV 阳性患者的脂肪营养不良

这种获得性疾病特征性表现为面部、臀部和四肢脂肪消失，而颈、腹部和躯干脂肪堆积（图 19.43）[1]。这不仅与高活性抗逆转录病毒治疗（highly active antiretroviral therapy，HAART）（特别是蛋白酶抑制剂）有关，而且还可能与其他抗逆转录病毒药物（如核苷类似物逆转录酶抑制剂）有关，并且可能在 50% 以上的 AIDS 患者中发生[2-11]。多变量分析证实其他的风险因素包括：HAART 持续时间、女性患者、老年患者和重症患者[10]。患者伴葡萄糖不耐受的胰岛素抵抗、糖尿病、高甘油三酯血症、低血清 HDL 胆固醇水平[6, 12]。心血管疾病患病风险增加[13]。HIV 阳性患者的脂肪营养不良常与肌细胞内脂肪堆积有关[14]。

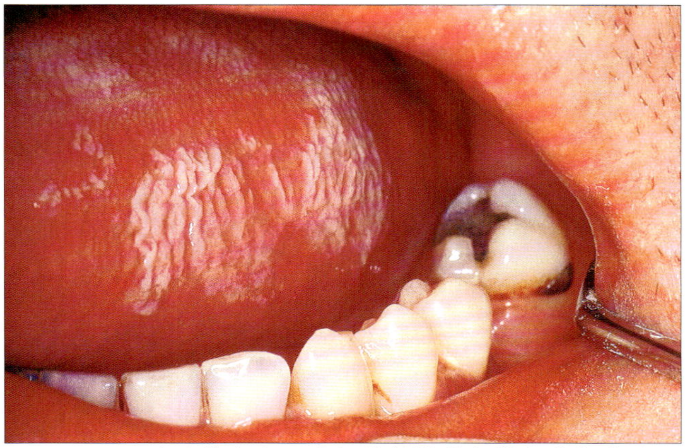

图 19.42 口腔毛状白斑：舌部特征性的细线条状损害（By courtesy of P.R. Morgan, MD, Institute of Dermatology, London, UK.）

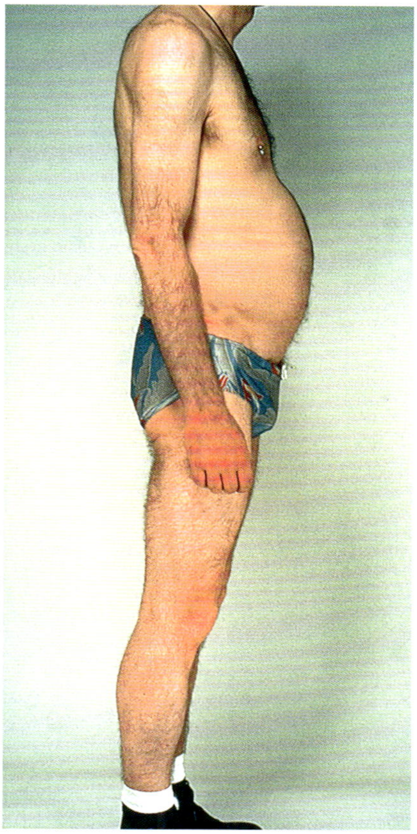

图 19.43 HIV 感染相关的脂肪营养不良：四肢脂肪消失。注意腹部脂肪堆积（By courtesy of D. McGibbon, M.D, Institute of Dermatology, London, UK.）

## 组织学特征

HIV 相关的局部脂肪营养不良组织学主要表现为不同程度的皮下脂肪缺失而无其他特征性的病理改变[15-16]。

# 肿瘤

AIDS 还能并发许多肿瘤，包括卡波西肉瘤和淋巴瘤。AIDS 相关的非霍奇金淋巴瘤（non-Hodgkin Lymphomas，NHL）主要是 B 细胞型。病谱包括：弥漫性大 B 细胞淋巴瘤（large B-cell lymphoma，LBCL）、伯基特（Barkitt）淋巴瘤、浆母细胞性淋巴瘤和发生于 HHV-8 相关的多中心 castleman 病的 LBCL[2, 8-14]。

原发性皮肤肿瘤少见，更多的情况下是来自淋巴结或内脏 NHL 的继发性皮肤播散[2, 12]。令人惊讶的是，蕈样肉芽肿（mycosis fungoides，MF）很少发生在 AIDS 患者。MF 应和已被报道的 HIV 阳性患者中出现的罕见的良性亲表皮性 $CD8^+$ T 细胞浸润相鉴别。后者可以模仿 MF 的临床及病理表现[2, 15-19]。AIDS 患者发生口腔及肛门直肠鳞癌的风险增加[1, 20]。

（朱里译　黄长征校　杨希川审）

# 第20章 色素性皮肤病 Disorders of pigmentation



## 色素减退性疾病

### 白癜风

#### 临床特征

白癜风（vitiligo）是一种常见的、病因不明的获得性疾病，其特征是黑素细胞缺失所致的皮肤白斑，可进行性扩大，常相互融合[1-4]。人群中的发病率为 1% ～ 2%[5-6]。该病可见于所有种族，但更好发于深肤色人群。然而，由于皮损在深肤色人群更为明显，因而白癜风在该人群的发病率可能被高估。男女发病率无差异，10 ～ 30 岁是该病的高发期（高达 50% 的病例在此期间发病）。本病也可见于极其年幼和年长的患者[7-10]。儿童的平均发病年龄为 6 岁，女童稍多见[9]。25% ～ 40% 的患者有白癜风家族史，呈非孟德尔式、多因素和多基因的遗传[6, 11-12]。具有阳性家族史的患者发病时间常更早[6]。患者的兄弟姐妹出现白癜风的概率是正常人群的 18 倍[6]。约 23% 的同卵双胞胎病例中，若一方出现白癜风，另一方也会发病[6]。

白癜风进展缓慢，多于日晒部位皮肤首先出现，常对称分布（图 20.1、20.2）[13-14]。精神压力被认为是很多患者的诱因[15]。少数患者为单侧受累。部分病例可见节段性受累[16]。骨隆起部位皮肤多受累，提示反复创伤可能有影响。褶皱部位、外生殖器、眼周和口周皮肤也常被累及（图 20.3）。头发早白是常见表现，甚至可发生于儿童。受累部位多为日晒部位，可见到同形反应（图 20.4）。早期皮损可有“炎症性”红色边界，少数病例病灶边缘色素沉着为特征性改变。在疾病早期阶段，部分

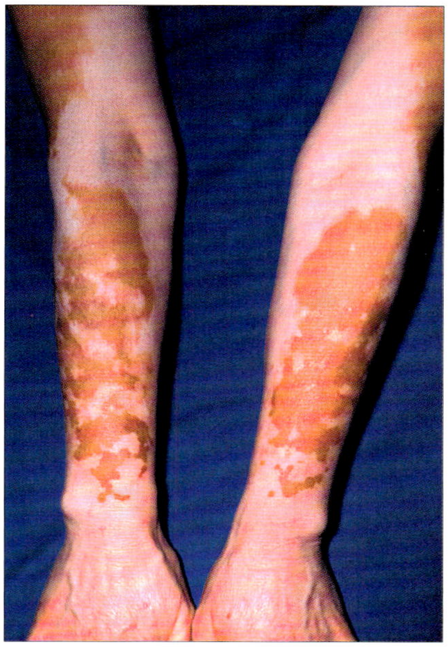

图 20.1　白癜风：上肢对称性受累（By courtesy of the Institute of Dermatology，London，UK.）

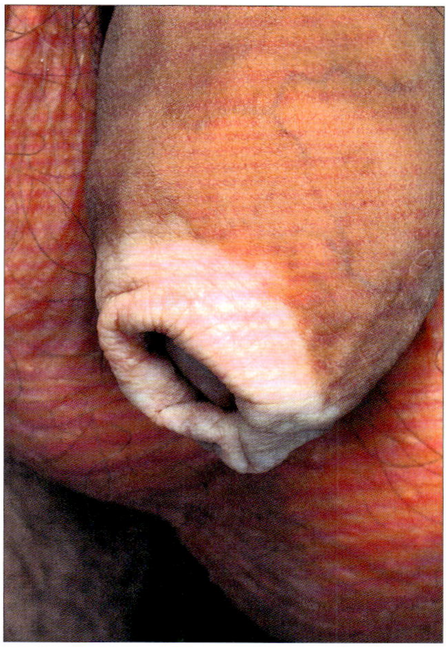

图 20.3　白癜风：白癜风常见生殖器受累（By courtesy of the Institute of Dermatology，London，UK.）

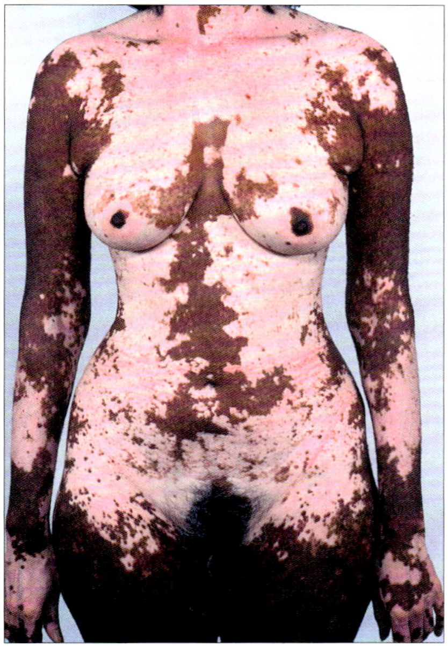

图 20.2　白癜风：身体对称性受累。注意 PUVA 治疗后斑片状色素恢复（By courtesy of the Institute of Dermatology，London，UK.）

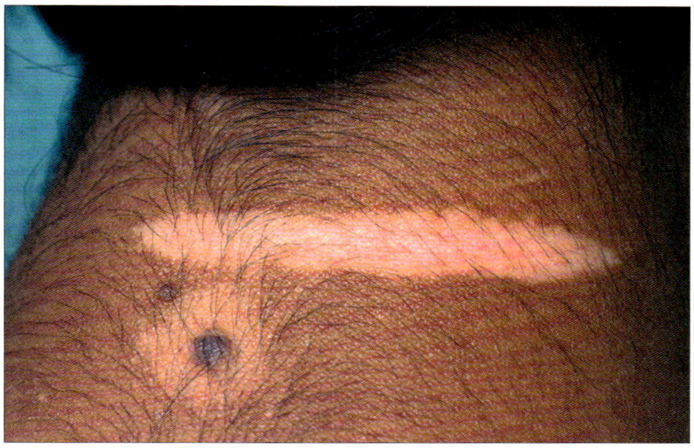

图 20.4　白癜风：同形反应引起的色素减退，可见晕痣。这些是白癜风的常见症状（By courtesy of the Institute of Dermatology，London，UK.）

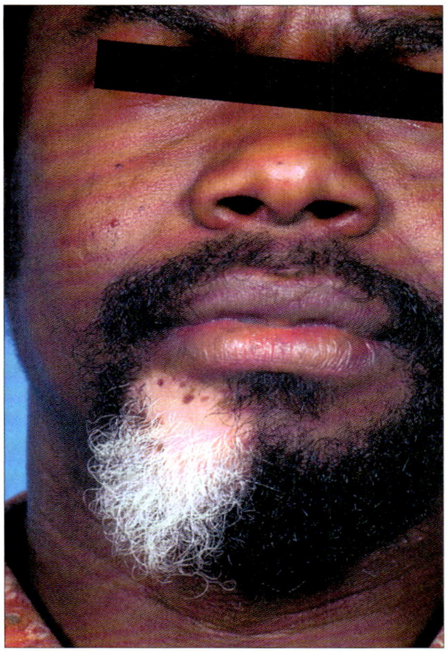

图 20.5　白癜风：长期存在的白癜风斑片上出现白发（By courtesy of the Institute of Dermatology，London，UK.）

患者自诉有轻微瘙痒。受累部位的毛发常正常，但在晚期可发生色素丢失（图 20.5）。深肤色的患者可在有色素和完全无色素的皮肤之间出现棕褐色区域，称为三色白癜风[17-18]，通常预示疾病处于活跃期[17]。文献还报道过一种独特的变异型，为炎性图状丘疹鳞屑性白癜风[19]。白癜风也可发生在暴露于酚类复合物（尤其是清洁剂）的个体[20]。患者可出现晕痣（图 20.4），或在晕痣发生后出现白癜风[21-22]。泛发性完全色素脱失罕见。可见自发性色素恢复，但呈斑片状，往往集中在毛囊周围的皮肤（图 20.6）。有文献报道过一例白癜风于甲虫皮炎后恢复色素[23]。白癜风患者偶有葡萄膜炎，也有报道伴发耳聋[24-25]。

部分白癜风患者在曝光的受累部位发生了光线性

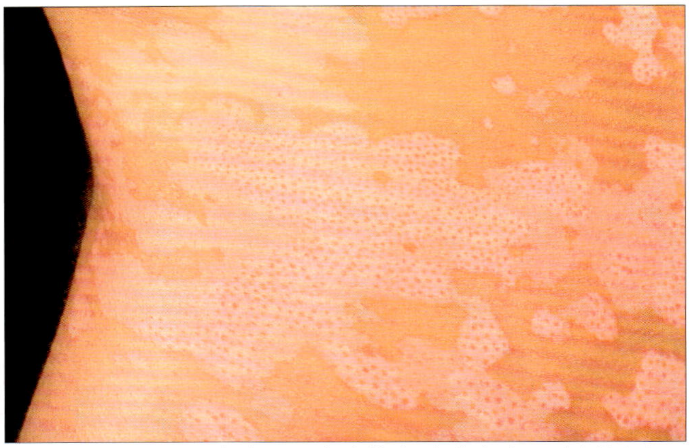

图 20.6 白癜风：白癜风的色素恢复多分布在毛囊周围（By courtesy of the Institute of Dermatology，London，UK.）

角化病和鳞状细胞癌[26-27]，可能是由于防晒不充分所致，但其发生率并没有预想的高。接受 PUVA 治疗的患者在受累部位更容易出现皮肤癌[28]。

另有报道，白癜风受累皮肤发生多形性日光疹[29]。变应性接触性皮炎可罕见表现为白癜风[30]。

白癜风可与多种疾病有关，尤其是（但不限于）那些有明确或可疑自身免疫基础的疾病。自身免疫性疾病可见于高达 1/3 的白癜风患者。泛发型白癜风患者更有可能罹患自身免疫性疾病，包括甲状腺疾病（甲状腺功能减退和亢进、桥本病）、糖尿病、艾迪生病以及较为少见的斑秃、黑棘皮病、疱疹样皮炎、恶性贫血、脊椎关节炎和寻常型天疱疮（图 20.7）[31-41]。最常伴发的是甲状腺的自身免疫性疾病、自身免疫性胃炎和斑秃[42]。Graves 病或桥本甲状腺炎患者出现白癜风的风险超过正常者 10 倍[43]。其他已报道的白癜风伴发疾病包括结节病、克罗恩病、硬斑病、硬化性苔藓、光线性肉芽肿、慢性黏膜皮肤念珠菌病、20 甲营养不良、慢性光化性皮炎、银屑病、瘤型麻风、获得性免疫缺陷综合征（AIDS）、MELAS 综合征［线粒体脑肌病伴高乳酸血症和卒中样发作（mitochondrial encephalomyopathy，lactic acidosis and stroke-like episodes syndrome）］、额筛骨脑膜脑膨出、异常丙种球蛋白血症、Ⅱa 型色素血管性斑痣性错构瘤病以及特发性 $CD4^+$ T 细胞减少症[39, 44-60]。也有报道单侧受累的白癜风伴发三叉神经自主性头痛[61]。白癜风–痉挛综合征（vitiligo-spasticity syndrome）似乎是一个独特的综合征，主要见于阿拉伯患者，但最近也有报道见于一名北欧血统患者[62]。白癜风可少见地发生在接受放射治疗的部位[63-64]。曾有一例狒狒综合征（吸入汞蒸气引起的系统性接触性皮炎）合并节段型白癜风的报道[65]。黑素瘤患者的肿瘤边缘及远离肿瘤部位偶可见白斑，这与肿瘤的转移有关[66-70]。白发症也可发生。值得注意的是，同时有白斑和黑素瘤的患者预后较好[68]。黑素瘤患者所出现的色素脱失是否为白癜风尚有争议[67]。

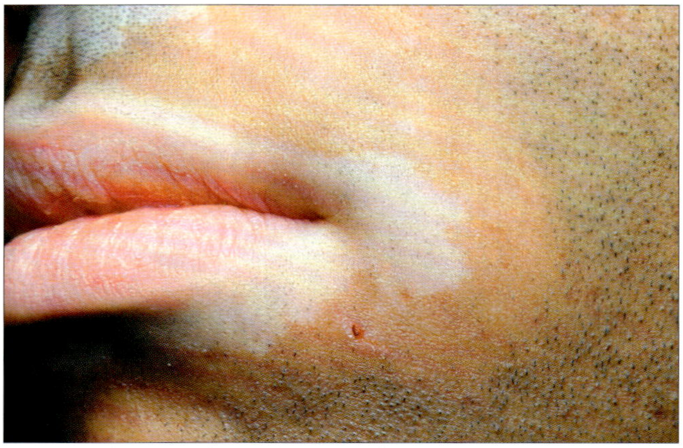

图 20.7 白癜风：白癜风与斑秃共存（By courtesy of the Institute of Dermatology，London，UK.）

在少数情况下，一些药物也与白癜风有关，包括氯喹、更昔洛韦、干扰素 α、托卡朋、左旋多巴、PUVA 和咪喹莫德[68-79]。白癜风也发生于窄谱 TL-01 光疗法治疗银屑病后、镍引起的变应性接触性皮炎部位以及强脉冲光治疗后[80-82]。一名复发的白血病患者输入淋巴细胞后出现白癜风。有报道一例罕见的病例，在接受了异基因骨髓移植后出现白癜风[83-84]。

## 发病机制

白癜风的发病机制尚不明确，有多个理论试图解释为何表皮黑素细胞会被破坏。该病的发病机制可能是多因素的，有自身免疫性基础，且部分病例涉及遗传易感性。目前提出的几个机制可能同时起作用[85-86]。它们之间也许相互关联，而遗传易感性在其中可能起到了一定作用。泛发型白癜风和相关自身免疫性疾病的易感性与 *NALP1* 的变异有关。*NALP1* 编码 NACHT 富亮氨酸重复蛋白 1（一种固有免疫系统的调节因子）[87-88]。而编码Ⅳ型胶原受体 *DDR1* 的基因被认为是白癜风的易感基因，可能是通过异常的细胞黏附起作用[89]。

### 神经假说

神经假说是最早的假说之一[90]。该理论提出，皮肤神经末梢产生的神经化学介质抑制黑色素合成并破坏黑素细胞。鲜有实验室证据能证实这一点，但神经肽 Y 被认为在白癜风的发病机制中可能起到了一定作用[91]。不过，神经假说并无太大价值，在此提及只是为了论述的完整性。

### 自毁学说

第二个假说被称为自毁学说[92]。它提出，黑素细胞是被具有毒性的黑色素前体（如自由基）破坏的[93]。然而，目前尚不清楚为什么这些毒性黑色素前体会在某些个体中影响到黑素细胞，而对其他个体却并无影响，其机制可能是在白癜风患者中黑素前体代谢异常。实验室证据是基于这一事实：一些化学物质引起的色素改变和白癜风难以鉴别。白癜风中黑素细胞的死亡也被证实是对氧化应激敏感性增加的结果[94]。谷胱甘肽转移酶参与细胞保护，对抗有毒化学物质。有趣的是，在一部分中国人群中，*GSTT1* 和 *GSTM1* 基因缺失患者较具有 *GSTP1* 多态性的人群有着更高的白癜风发病风险[95]。有人提出，应激后白癜风细胞的膜脂质发生改变，导致线粒体损伤及活性氧类的产生[96]。韩国患者中硫氧还蛋白 5（thioredoxin domain containing 5，*TXNDC5*）多态性与非节段型白癜风的发生有关[97]。TXNDC5 是硫氧还蛋白家族的一员，作用是蛋白质折叠及对抗由氧化应激引起的内质网应激。

### 自身免疫假说

第三个也是最为人所接受的理论是自身免疫假说，这是基于观察到白癜风患者中高达 15% ～ 30% 的病例有相关的自身免疫性疾病[15，31]。受累患者经常可发现针对胃壁、甲状腺、肾上腺细胞的自身抗体[98]。有报道白癜风患者具有针对黑素细胞的自身抗体[99-101]。这些自身抗体的血清水平与疾病活跃度相关[100，102]。泛发型白癜风与自身免疫性疾病相关的一些位点的单核苷酸多态性之间有着重要关联[103]。有趣的是，其中一个关联的位点包含编码酪氨酸酶的 *TYR*。也有人提出，白癜风倾向与黑素瘤易感性之间存在相互排斥的关系[103]。抗体依赖、细胞介导的细胞毒作用以及抗体对黑素细胞的直接破坏，都被认为是黑素细胞破坏的机制[102，104]。尽管最初认为患者血清中的抗体直接对抗酪氨酸酶，但该观点已受到了挑战[105-108]。在一些研究中，抗体引起的自然杀伤（natural killer，NK）细胞活化似乎并未起到重要作用[109-110]。

## 组织学特征

白癜风患者受累皮肤的显微镜检查显示黑素细胞完全缺失伴表皮色素的全部丢失（图 20.8）。取自皮损边缘、临床有炎性边界的标本表明真皮乳头层有淋巴细胞和组织细胞存在。即使临床无炎性边界，皮损边缘也可能会发现一些炎症细胞。显著的单核细胞

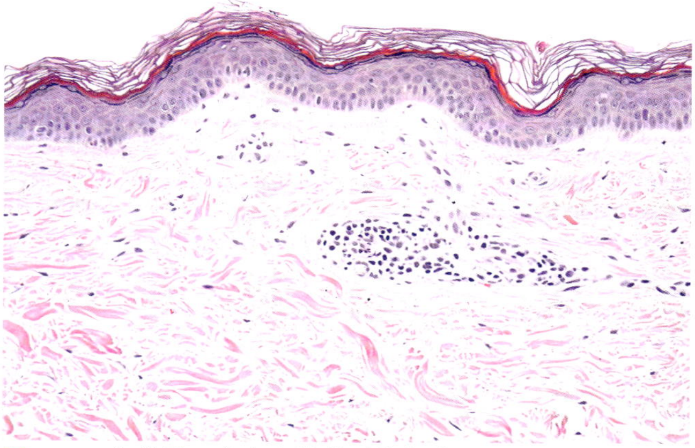

**图 20.8** 白癜风：病变皮肤的活检标本用 HE 染色，可见黑素细胞及黑色素的完全缺失。血管周围可见轻度慢性炎症细胞浸润

浸润很少见[111]。曾有报道，皮损边缘及其周边皮肤的角质形成细胞和黑素细胞出现退行性变[112-113]。神经和汗腺的退行性变也已见诸报道[114]。一项研究发现，病变部位皮肤缺乏梅克尔细胞[115]。其他报道过的改变包括朗格汉斯细胞增多、表皮空泡形成和基底膜带增厚[116]。通过 Masson-Fontana 染色和免疫组化可突显表皮中色素的丢失及黑素细胞缺失（图 20.9）。为避免与 S-100 亦为阳性的朗格汉斯细胞混淆，可使用其他黑素细胞标志物，如 Melan-A。虽然在活动性皮损中发现 CD4 和 CD8 阳性的细胞均有浸润，但似乎以 CD8 阳性细胞为主，且可能与真皮表皮交界处损伤有关[117-118]。这在泛发型和节段型白癜风中均有体现。

## 鉴别诊断

其与滴状色素减少症的鉴别点在于临床表现，白癜风皮损黑素细胞完全缺失，而滴状色素减少症中尚保留部分黑素细胞。与炎症后色素减退的鉴别点在于炎症后色素减退仍具有黑素细胞，缺失的只是色素。

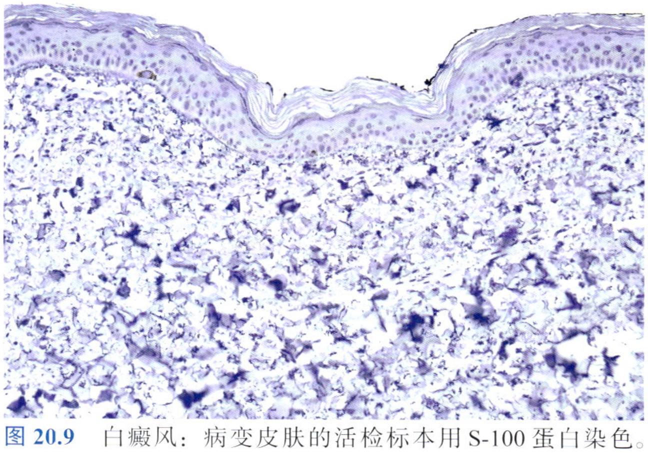

**图 20.9** 白癜风：病变皮肤的活检标本用 S-100 蛋白染色。可见单个残留的阳性细胞

白癜风在炎症阶段的改变可能与皮肤 T 细胞淋巴瘤类似，若没有紧密的临床病理联系，鉴别十分困难。

# Vogt–Koyanagi–Harada 病

## 临床特征

Vogt-Koyanagi-Harada 病（伏格特－小柳－原田病，VKH 病）（也称作葡萄膜大脑炎）以双侧葡萄膜炎、白发症、白癜风、斑秃、听力损害和无菌性脑膜炎为特点[1-5]。女性更常见（男：女＝1：2），尤其是来自拉丁美洲、亚洲、非洲的女性及美国土著女性。好发于成人，偶见于儿童。疾病初期多以神经症状起病，继而出现眼部表现。在急性期，渗出性视网膜脱离非常具有特征性[6]。随着疾病进展，患者在疾病的慢性阶段会出现皮肤表现，包括局灶性或弥漫性斑秃、白癜风（主要在头部或躯干）和白发症（眉毛、睫毛和头发）。在慢性阶段，常发现晚霞样眼底[6]。有人提出，VKH 病是白癜风谱系的一部分，伴随了其他含黑素细胞器官的疾病表现[1]。并非每位患者都表现出综合征的所有症状。眼部并发症主要为青光眼和白内障[2-3]。色素脱失斑片偶尔会出现炎性边缘[7-8]。在特殊情况下，该病发生于红皮病之后[9]。

有报道 VKH 病伴发糖尿病、甲状腺功能减退、黑素瘤、溃疡性结肠炎、Graves 病、银屑病和脑干脑炎[10-15]。还可能与 IFN-α 2B/ 利巴韦林的联合治疗有关[16]。

## 发病机制和组织学特征

与白癜风一样，本病的发病机制仍未知。大多数学者认为与自身免疫相关，但病因很可能是多因素的。这是基于同卵双胞胎发病和皮肤损伤后发病的现象得出的[17-18]。曾有人提出过感染性病因，尤其是病毒，近来有 6 个在一起生活和工作的人同时患上本病的事件也支持该理论[19]。沙特阿拉伯的患者发病与 HLA-DR53、HLA-DQ4、HLA-DR1、HLA-DR*0405 有关，而巴西患者发病与 HLA-DR4 有关，这都提示了本病的遗传易感性[20-21]。酪氨酸酶相关蛋白 TRP1 和 TRP2 可在大鼠身上诱发类似疾病，提示其在发病机制中起一定作用[22]。

皮肤色素脱失区域的组织病理学与白癜风基本一致。有个案报道，一位表现为炎症性白癜风的患者，其组织病理学检查可见纤维样物质和淀粉样物质[8]。脱发处的组织学表现与斑秃一致[23]。然而，有报道显示，该病中发现更加明显的黑色素释放，提示主要的靶目标为毛囊的黑素细胞，而不是典型斑秃中的角质形成细胞[23]。

# 特发性滴状色素减少症

## 临床特征

特发性滴状色素减少症（idiopathic guttate hypomelanosis）是一种常见的无症状的皮肤病，于 1951 年首次报道[1]。其特点是曝光部位皮肤出现数量不等的白色斑疹，尤其多见于中老年患者的前臂和下肢，无性别倾向（图 20.10）[2-4]。早年发病少见，即使出现也只累及面部和躯干[5-6]。大部分皮损直径都≤ 5 mm。本病可发生于所有种族，有人提出其家族发生率会增高[7]。一般不会自发性复色。与本病表现相同的皮损也可为毛囊角化病的特点，亦可发生在 PUVA 治疗之后[8-9]。

## 发病机制和组织学特征

特发性滴状色素减少症的确切发病机制尚不明。本病的病因很可能是多因素的。发病相关的因素包括遗传、紫外线以及由自身免疫和老化引起的黑素细胞丢失[4-7，10-12]。在一组患本病的肾移植患者中发现与 HLA-DQ3 有关，而另一组未患本病的肾移植患者则携带有 HLA-DR8，提示 HLA-DR8 可能具有保护作用[13]。

主要组织学特征包括表皮角质形成细胞程度不一的黑素颗粒丢失，有时伴表皮萎缩和表皮突变平。网篮状正角化过度亦有报道[7]。Masson-Fontana 染色可见表皮黑色素的脱失，多巴氧化酶反应则显示黑素细

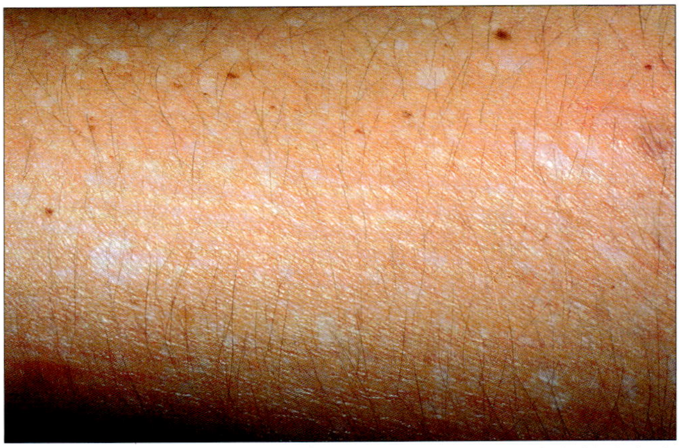

图 20.10 滴状色素减少症：曝光部位皮肤上可见多个较小色素减退斑（By courtesy of O. Dueñas，MD，Bogotá，Colombia.）

胞数量的不均匀减少[2]。但黑素细胞的完全脱失并非本病特征。

电镜研究证实黑素细胞数量减少。已报道的黑素细胞改变包括胞质空泡化，成熟黑素小体减少或丢失[5-6, 11, 14]。虽然朗格汉斯细胞数量正常，但其 Birbeck 颗粒数量减少[10]。

## 鉴别诊断

临床需鉴别的疾病很多，包括硬化萎缩性苔藓、色素减退性蕈样肉芽肿、白色萎缩、白癜风、花斑糠疹、麻风以及结节性硬化的色素减退性损害。除了白癜风，绝大部分疾病很容易通过组织学检查加以排除。白癜风表现为黑素细胞的完全缺失，这可通过黑素细胞特异性免疫染色加以证实，如 Melan-A，而非 S-100，因为 S-100 染色朗格汉斯细胞也为阳性。

# 眼皮肤白化病

白化病是一组常染色体隐性遗传的异质性疾病，由不同的基因异常引起，导致黑色素减少或缺失（图 20.11）[1-2]。基因异常可能只累及眼部（眼白化病），也可同时累及眼、头发和皮肤［眼皮肤白化病（oculocutaneous albinism）］。在此只讨论眼皮肤白化病的各种类型。

已证实至少有 12 个不同的基因突变会导致不同类型的白化病[3]。眼皮肤白化病的临床表现取决于其生化异常的类型。在所有类型的白化病中，正在发育的眼部如果缺乏黑色素，会导致视网膜中央凹发育不良和视神经走行异常。最终，所有患者均有不同程度的斜视、眼球震颤和视力下降[4]。受累患者发生皮肤癌的风险升高（图 20.12、20.13）。如果只依据临床特征，有时会难以区分眼皮肤白化病的各种类型。

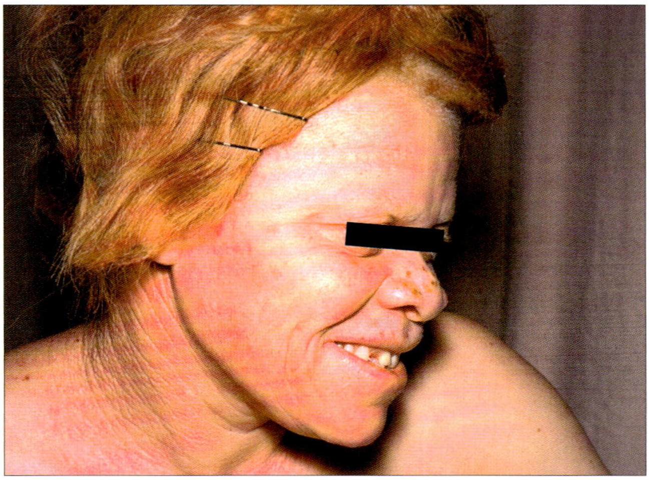

图 20.11 眼皮肤白化病：头发为红色，皮肤色素完全丢失并伴有部分雀斑和光化性损伤（By courtesy of the Institute of Dermatology，London，UK.）

最常见的白化病类型是ⅠA 型和Ⅱ型眼皮肤白化病。绝大多数类型是染色体隐性遗传，累及所有种族[5-6]。可以对眼皮肤白化病进行产前诊断[7-8]。白化病的罕见亚型会伴有系统症状，包括 Hermansky-Pudlak 综合征和 Chédiak-Higashi 综合征（见下文）。在此简述眼皮肤白化病的不同类型以及所有亚型的组织病理学。

## ⅠA 型眼皮肤白化病

ⅠA 型眼皮肤白化病是最严重的亚型，以黑素细胞中酪氨酸酶完全失活为特点。本型可发生于所有种

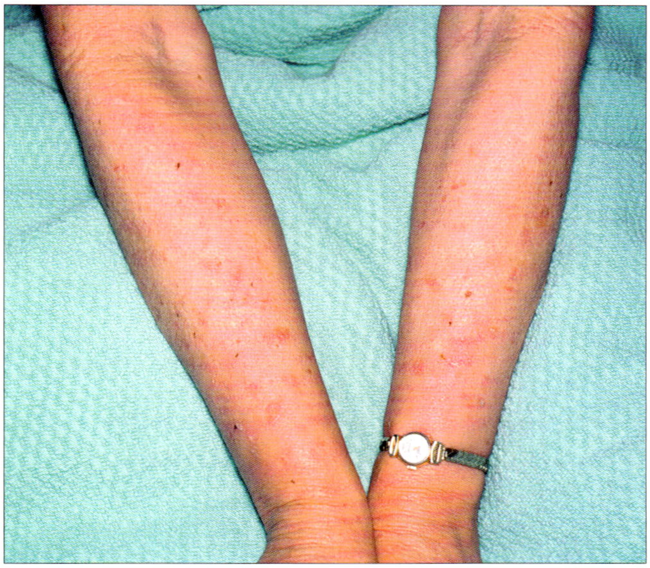

图 20.12 眼皮肤白化病：曝光部位皮肤可见较多光线性角化（By courtesy of the Institute of Dermatology，London，UK.）

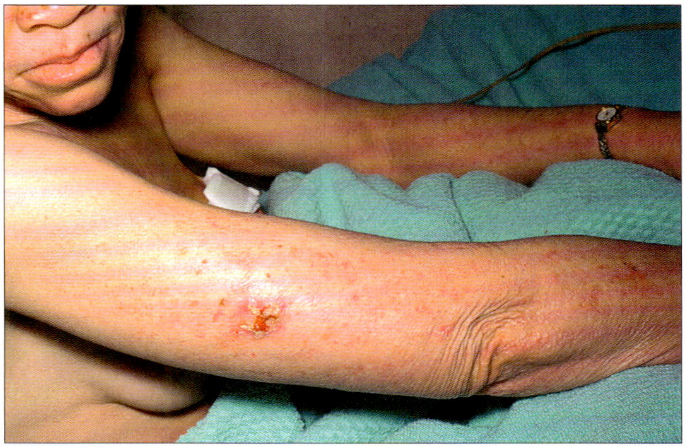

图 20.13 眼皮肤白化病：曝光部位皮肤可见早期鳞状细胞癌（By courtesy of the Institute of Dermatology，London，UK.）

族，但黑人罕见。发病率为1/40 000。患者出生时有白色头发、白色或粉色皮肤，以及蓝色或灰色眼睛。视力严重减退。患者通常没有痣，如果有，也是无黑色素的，日晒后可发生深棕色雀斑。日光暴露可引起严重的皮肤损伤，致使皮肤癌（包括基底细胞癌、鳞状细胞癌以及少数情况下出现的黑素瘤）风险增高[9-13]。曾报道过一例同时有脑白质营养不良和ⅠA型眼皮肤白化病的患者[14]。

### 发病机制

在所有白化病类型中，黑素细胞和黑素小体均正常。黑色素的减少或缺失是由色素合成过程中生化异常造成的。编码酪氨酸酶的基因定位于染色体11q14.3。基因的不同突变会导致酪氨酸酶失活以及本病的临床表现[4，15-18]。

## ⅠB型眼皮肤白化病

ⅠB型眼皮肤白化病（黄色突变）并不常见，以酪氨酸酶活性显著降低为特点。本型似乎更多见于美国的阿米什人群体[19]。受累患者出生时头发为白色，数月后变为黄色，在近20岁时变为浅棕色。皮肤为乳白色，日晒后可呈浅棕色。虹膜为灰色。视力较ⅠA型者高，皮肤癌发病率则更低。

### 发病机制

所有改变都是由于定位在染色体11q14.3上的酪氨酸酶基因突变导致黑色素合成明显减少造成的。

## Ⅰ型的其他亚型

其他Ⅰ型眼皮肤白化病包括Ⅰ型（温度敏感）和Ⅰ型（微量色素）。每一个亚型都是酪氨酸酶位点上不同等位基因突变所致[23]。

## Ⅱ型眼皮肤白化病

Ⅱ型眼皮肤白化病（酪氨酸酶阳性）是最常见的眼皮肤白化病类型。毛发颜色随患者种族不同而变化。除黑人患者肤色为棕色而虹膜为灰色外，所有种族的患者肤色均为白色。高加索患者的毛发在出生时为白色或淡黄色，20岁前变为深黄色[5]。来自非洲的患者出生时毛发为黄色，20岁前变为深黄色。患者常出现色素痣、黑子和雀斑，曝光部位尤为明显。

### 发病机制

Ⅱ型眼皮肤白化病是由基因OCA2（过去被称为P基因）突变导致，已定位于染色体15q11～q12[21-24]。OCA2蛋白在黑素小体形成、黑素小体蛋白TYR和TYRP1的转运中十分重要[24]。已证实，促黑细胞激素受体1（melanocortin-1 receptor，MC1R）基因突变可以改变Ⅱ型眼皮肤白化病的典型表现[25]。

## Ⅲ型眼皮肤白化病

Ⅲ型眼皮肤白化病（暗红色白化病）也叫作红色眼皮肤白化病。主要见于来自非洲和新几内亚的患者，偶见于巴基斯坦患者[26]。曾报道一例高加索患者[27]。本型可导致红色或姜黄色头发，以及红色/棕色皮肤[28-29]。有时可见视觉异常。

### 发病机制

受累患者酪氨酸酶阳性。本型是由一种黑色素合成中重要的酶——酪氨酸酶相关蛋白1（tyrosinase-related protein 1，TRP1）突变造成的[30]。该突变会导致酪氨酸酶成熟延迟和过早降解。电镜检查显示黑素小体变小，角质形成细胞内可见黑素小体聚集，褐黑色素合成增加[31]。

## Ⅳ型眼皮肤白化病

Ⅳ型眼皮肤白化病（棕色）是眼皮肤白化病中很少见的类型，主要见于非洲裔或日本裔患者[5，32]。在欧洲人中罕见。从临床表现难以将其与Ⅱ型眼皮肤白化病鉴别开。很少见到黑子和雀斑。头发为浅棕色，随年龄增长，色素会轻度增加。

### 发病机制

Ⅳ型眼皮肤白化病是由染色体5p13.3上的膜相关转运蛋白基因（membrane-associated transporter protein gene，MATP）突变引起[33-34]。该蛋白功能不明，可能是作为黑素小体的膜转运体[34]。

Hermansky-Pudlak 综合征和 Chédiak-Higashi 综合征见下文。

## 组织学特征

眼皮肤白化病患者的皮肤活检显示表皮和毛囊的黑色素减少或完全缺失，这取决于眼皮肤白化病的类型。黑素细胞正常。

超微结构研究表明黑素细胞或黑素小体均无缺陷。

# Hermansky-Pudlak 综合征

## 临床特征

Hermansky-Pudlak 综合征是一种非常少见的异质性疾病，为常染色体隐性遗传。其特点是酪氨酸酶部分阳性的眼皮肤白化病、血小板存储减少伴出血素质，以及巨噬细胞细胞质中蜡样物质堆积[1-6]。这些巨噬细胞可在不同器官中发现，包括皮肤和肺；肺纤维化是一种常见的并发症，可导致死亡[1-2]。其他的表现包括反复感染、肉芽肿性结肠炎以及（更为罕见的）肾受累，可导致肾衰竭[2-7]。其他皮肤特征包括睫毛粗长症、发育不良痣、光线性角化、基底细胞癌和黑棘皮病样皮损[8]。本病表型较多。主要见于波多黎各，在德系犹太人中遗传，欧洲罕见。

## 发病机制和组织学特征

本病共有 8 个亚型，累及以下基因：HPS1、AP3B1（HPS2）、HPS3、HPS4、HPS5、HPS6、DTNBP1（HPS7）和 BLOC1S3（HPS8）。这些基因的突变分别引起本病的第 1 ～ 8 型[9-11]。本综合征被认为是由溶酶体与相关细胞器（黑素小体、血小板致密颗粒）的异常转运引起，也影响到 T 细胞、中性粒细胞和肺Ⅱ型上皮细胞。本病的部分亚型是由衔接子相关编码复合体（adaptor-related code complex，AP-3）的亚基突变导致[12]。后者的功能是促进来自高尔基体和内涵体间隔的小泡转运。已经证实，该基因的缺陷可通过阻碍黑素小体形成而引起小鼠发病[13]。在小鼠身上已证实的色素减退机制包括：

- 黑素细胞未成熟的色素减退性黑素小体通过胞吐作用排出，随后被角质形成细胞摄取；
- 黑素细胞内状态稳定的、可被转运到角质形成细胞的黑素小体数量减少；
- 黑素细胞内黑素小体堆积[13]。

组织学特征与其他形式的眼皮肤白化病类似，同时伴有表皮和毛囊黑色素数量减少。

# Chédiak-Higashi 综合征

## 临床特征

Chédiak-Higashi 综合征是少见的常染色体隐性遗传的多系统疾病，其特点为部分眼皮肤白化病、严重免疫缺陷导致的反复细菌感染、出血倾向、进行性神经功能障碍（尤其是外周神经）以及严重的牙周炎[1-9]。具有特征性的是，很多细胞（包括黑素细胞、骨髓细胞和淋巴细胞）都含有过氧化物酶阳性的巨大颗粒。大部分患者在幼儿时期死于细菌感染或是死于加速期，后者的特点是器官（如肝，脾）、淋巴结和骨髓中淋巴细胞和组织细胞弥漫性浸润[1, 3]。加速期偶为本病仅有的首发表现[10]。

噬血细胞综合征很常见，同样常见的还有肝脾肿大、贫血、血小板减少和中性粒细胞减少。约 10% 的患者能生存到成年，但多死于进行性神经系统疾病。骨髓移植在防止反复感染方面效果显著，同时也能阻止疾病进入加速期，但对进行性神经功能恶化无效[11]。

色素缺陷可累及皮肤、头发和眼。受累个体通常有浅色头发，暴露部位可见点状色素沉着和色素减退[12]。

## 发病机制和组织学特征

出现反复感染的倾向是由于趋化作用受损以及 NK 细胞功能异常。Chédiak-Higashi 综合征和 Hermansky-Pudlak 综合征（见上文）被认为是囊泡形成和转运障碍[3-4, 13-15]。Chédiak-Higashi 综合征的基因定位在 1 号染色体上，被命名为 CHS1/LYST。该基因编码一个 430 kD 的胞质蛋白。该蛋白在囊泡转运中的确切作用尚不明确[3-4]。

受累皮肤的活检显示表皮和毛囊中黑色素数量明显减少。可见巨大黑素小体。上述改变——以及其他细胞中发现的巨大颗粒——是融合与吞噬过程中形成的巨大溶酶体[13, 16]。

黑素细胞中的巨大黑素小体和较小颗粒可通过电镜证实。朗格汉斯细胞中也可见到巨大的胞质颗粒[17]。

# Griscelli 综合征

## 临床特征

Griscelli 综合征是一种罕见的常染色体隐性遗传疾病，特点是皮肤色素减退、银灰色毛发、神经系统异常和继发于免疫缺陷的反复感染（图 20.14）[1-3]。其他特征包括肝脾肿大、全血细胞减少、低蛋白血症、低纤维蛋白原血症、高甘油三酯血症。本病的许多表现继发于噬血细胞综合征，这类患者被归为 1 型 Griscelli 综合征[1, 4]。有神经系统表现但无免疫问题的患者为 2 型 Griscelli 综合征。本病的这两种表型与基因突变的类型有关（见下文）。3 型 Griscelli 综合征只表现为色素减退[5]。对毛干的检查发现有明显黑色素堆积。亦有报道称其与骨髓增生异常综合征有关。大多数临床表现发生在 4 个月至 4 岁间。对于 1 型 Griscelli 综合征患者，除非在疾病早期进行骨髓移植，否则死亡不可避免[6]。

## 发病机制和组织学特征

致病基因位于染色体 15q21，已有报道在此区域有两个基因突变——MYO5a（肌球蛋白 Va 基因）（1 型 Griscelli 综合征）和 RAB27A（GTP 结合蛋白）（2 型 Griscelli 综合征）[7]。RAB27A 蛋白似乎参与免疫系统的调控，因为该蛋白发生突变（肌球蛋白 Va 基因未突变）的患者会出现噬血细胞综合征[7]。缺乏该蛋白的 T 细胞出现细胞毒活性下降。3 型 Griscelli 综合征有黑色素亲和素基因（melanophilin gene，MLPH）突变或 MYO5A 的 F 外显子缺失[5]。

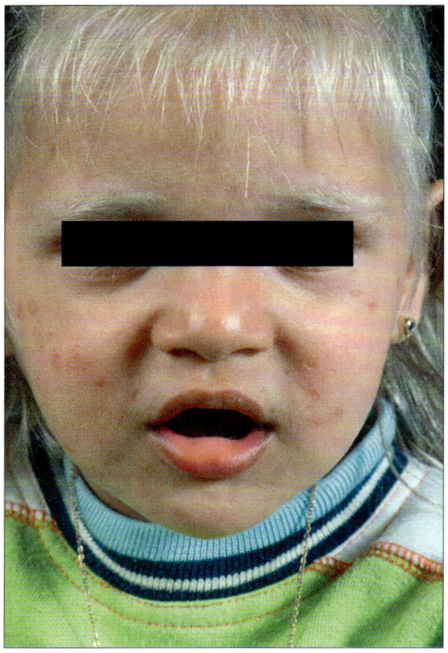

**图 20.14** Griscelli 综合征：皮肤色素减退和银色毛发（By courtesy of M. Canningavan，MD，University of Utrecht，the Netherlands.）

受累皮肤的活检显示黑色素出现在基底层黑素细胞，但在角质形成细胞中缺失。检查受累毛干可见不规则黑色素团块，尤其在毛干髓质部位（图 20.15）。

# Elejalde 综合征

Elejalde 综合征（也称作神经外胚层黑色素溶酶体综合征）是一种常染色体隐性遗传疾病，可能是 1 型 Griscelli 综合征的一个亚型，其特点是皮肤色素减退、银色毛发和严重的神经损害，包括癫痫发作、严重张力减退以及精神发育迟缓[1-4]。与 Griscelli 综合征不同的是，患者没有免疫功能异常。

受累毛发和皮肤的组织学特征与 Griscelli 综合征相似（见上文）。

# 斑驳病

## 临床特征

斑驳病（piebaldism）是一种罕见的常染色体显性遗传的先天性疾病。过去曾用“部分白化病”作为同义名，但由于斑驳病并不是白化病的一种亚型，故已弃用此名[1]。本病以局限性的色素减退斑为特点，累及所有种族，男女发病率无差别[2-3]。前额中央、躯干前部、四肢中部是特征性受累部位（图 20.16、20.17）。睫毛和眉毛中部也可能受累，但多不累及手、足和背部。90% 的病例在前额中央头皮出现白色额部毛发，

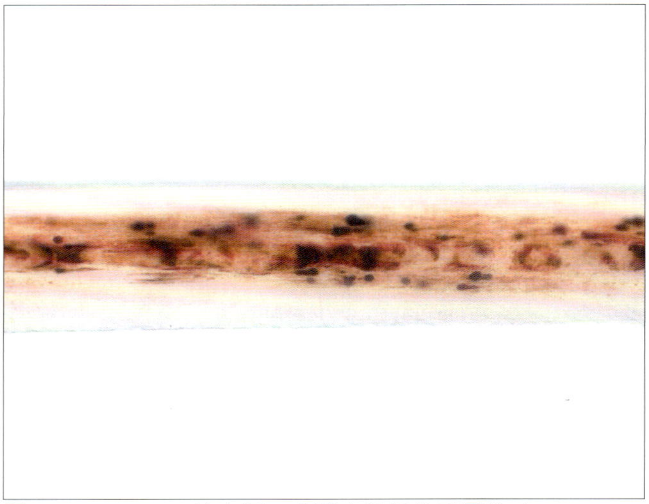

**图 20.15** Griscelli 综合征：毛干内的黑色素团块（By courtesy of M. Canningavan，MD，University of Utrecht，the Netherlands.）

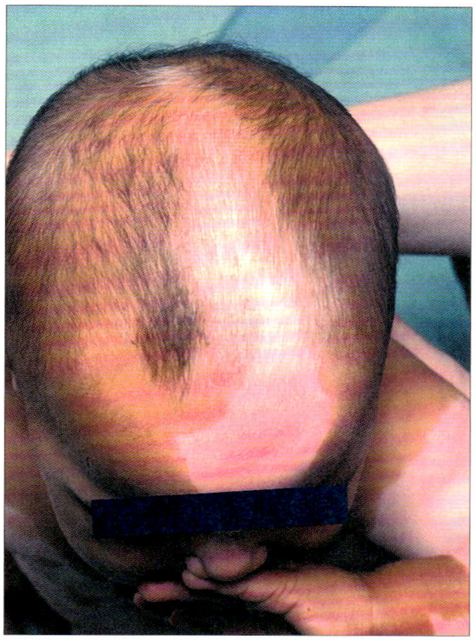

**图 20.16** 斑驳病：头皮上的斑片状色素减退（By courtesy of the Institute of Dermatology，London，UK.）

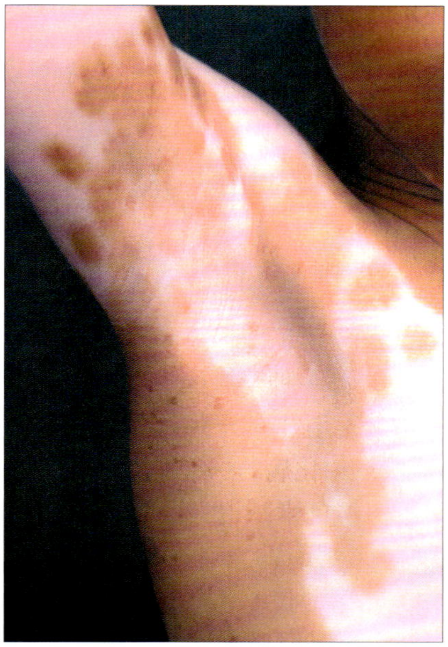

**图 20.17** 斑驳病：躯干和肢体近端的色素减退（By courtesy of the Institute of Dermatology，London，UK.）

这可能是本病的唯一表现（图 20.18）。色素减退斑的大小为 1 cm 至数厘米。这些斑状区域通常较稳定，既不扩大，也很少变小，但曾有报道皮损扩大或偶尔完全消退[4-5]。在色素减退斑片中或正常皮肤上可见到色素沉着区域。常可观察到咖啡牛奶斑。曾报道过其与 1 型神经纤维瘤病相关，在某患病家庭的 *KIT* 基因中有 p.Gly610Asp 突变，但这种关联也受到质疑，因为所报道的患者并无神经纤维瘤病[6-8]。斑驳病也与希尔施普龙病（先天性巨结肠病）和Ⅱ型红细胞生成不良性贫血有关[9-11]。

## 发病机制和组织学特征

已证实大多数斑驳病患者都有 *KIT* 原癌基因的点突变和点缺失。这些不同的点突变和点缺失引起受累

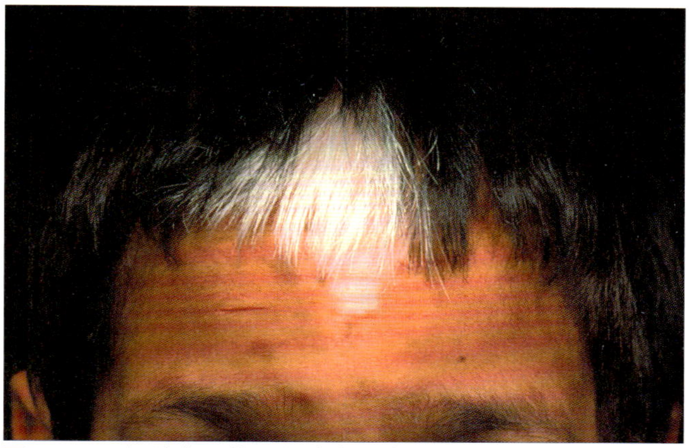

**图 20.18** 斑驳病：典型的白色额部毛发（By courtesy of the Institute of Dermatology，London，UK.）

患者的不同表型[12-20]。*KIT* 基因编码一种针对干细胞 / 肥大细胞生长因子的细胞表面跨膜受体——酪氨酸激酶。该基因定位在染色体 4q11 ～ q12。

某些患者未被证实有 *KIT* 突变，但观察到 8 号染色体 *SLUG* 基因缺失[21]。SLUG 是一种具有锌指结构的神经嵴转录因子，对小鼠的造血干细胞、成黑素细胞和生殖细胞的发育十分重要。

受累皮肤的组织学检查多显示黑素细胞完全缺失，这一点也为超微结构研究所证实[1，22]。在正常皮肤和受累皮肤的过渡区域可见异常黑素细胞。

# Waardenburg 综合征

## 临床特征

Waardenburg 综合征是一种罕见的异质性疾病，多为常染色体显性遗传，其特点是额部白色毛发和皮肤色素减退斑（斑驳病）、先天性感音神经性聋、部分或完全虹膜异色症、并眉、鼻根过宽、内眦移位（双侧内眼角间距离增加）[1-2]。约 20% 的患者可见色素减退斑片，出生时即存在，累及面、颈、胸、腹和四肢，通常终生保持稳定。某些患者不表现出额部白色毛发，而其中一部分在成年早期会出现早白发。有报道认为本病与希尔施普龙病有关[3-4]。不同患者的临床表现不同，因此本病被分为 4 种亚型：

- Ⅰ型 Waardenburg 综合征
- Ⅱ型 Waardenburg 综合征
- Ⅲ型 Waardenburg 综合征（Klein-Waardenburg）
- Ⅳ型 Waardenburg 综合征（Shah-Waardenburg）

Ⅰ型和Ⅱ型之间的区别在于Ⅱ型没有内眦移位，Ⅱ型中还可见神经系统异常[5]，耳聋也更好发于此型。Ⅲ型与Ⅰ型表现相似，但Ⅲ型有上肢先天性肌

肉骨骼异常，包括屈曲挛缩和肌肉发育不全。Ⅳ型缺乏内眦移位，与希尔施普龙病相关。很多Ⅳ型患者有神经系统异常，包括周围神经病、小脑性共济失调、精神发育迟缓以及痉挛[6]。Ⅳ型的一个亚型被称为 PCHW［外周脱髓鞘性神经病（peripheral demyelinating neuropathy），中央髓鞘形成不良性脑白质病（central dysmyelinating leucodystrophy），Waardenburg 综合征（Waardenburg's syndrome），希尔施普龙病（Hirschsprung's disease）］。

## 发病机制和组织学特征

在Ⅰ型和Ⅲ型 Waardenburg 综合征中，位于染色体 2q37 上的 PAX-3 基因突变已见诸报道[7-8]。位于染色体 3p14.1 ～ p12.3 上的小眼球转录因子（microphthalmia transcription factor，MITF）基因突变引起Ⅱ型 Waardenburg 综合征[9]。Ⅳ型 Waardenburg 综合征与内皮素 3 基因和 3 型内皮素受体的突变有联系[10]。伴发神经系统疾病的患者可出现 SOX10 突变，而 SOX10 与伴或不伴神经症状的Ⅱ型 Waardenburg 综合征有关[5, 11]。

组织学上，本病所有亚型的色素减退斑片都表现出表皮黑素细胞的减少或缺失。

# 贫血痣

## 临床特征

贫血痣（nevus anemicus）是一种先天性异常，其特点是无症状的、境界不清的轻度色素减退斑片，好发于躯干[1-3]。部分患者累及面部或肢端。色素减退的皮肤区域直径多为数厘米，其内常包含有小片正常皮肤。一例泛发性贫血痣曾见诸报道[4]。贫血痣常伴发鲜红斑痣、斑痣、淋巴水肿和色素血管性斑痣性错构瘤病[5-8]。血量减少痣被认为是贫血痣的一种亚型[9-10]。

## 发病机制和组织学特征

贫血痣的发病机制不明。有人提出其可能是一种毛细血管畸形，由儿茶酚胺水平增高引起的局部毛细血管收缩导致[3-4, 11-12]。近来一项研究证实贫血痣中的血管对促炎性细胞因子的反应异常[13]。

受累皮肤的组织学改变无特殊。

# 无色素痣

## 临床特征

无色素痣（nevus depigmentosus）（也叫作脱色素痣）是一种常见的痣样异常，0.5% ～ 1.25% 的儿童在出生时或出生后数年内会出现该病[1-3]。特征性的皮损为单发、境界清楚的斑状圆形色素减退斑，大小可从小于 1 cm 到数厘米[4-5]。在少数病例中，皮损可节段性或沿 Blaschko 线系统性分布（图 20.19）[6-8]，后者皮损与伊藤色素减退症（hypomelanosis of Ito）相似。皮损好发于躯干和肢体近端。曾见一例患者虹膜受累[9]。少数患者也可合并高弓足、精神发育迟缓、偏侧肥大、炎性线状疣状表皮痣、黑子病（单侧或节段性）、先天性线形点状角皮病、贝克痣和鲜红斑痣[6, 10-15]。在少数病例中，无色素痣皮损内可能出现黑素细胞痣或黑子，有一例患者的黑子发生在 UVB 治疗后，而更早的一例无色素痣伴黑子的患者还并发潜在的乳房发育不全[16-21]。

## 发病机制和组织学特征

无色素痣的病因尚不清楚，但有人提出，皮损系统性分布的患者，其皮损是一种体细胞突变所致[7]。

已报道的组织学检查显示黑素细胞数量正常或减少[3]。然而最近发现本病虽然有色素减少，但黑素细胞数量正常[3]。电镜研究提示，本病患者可能有黑素小体转运缺陷，角质形成细胞中可观察到黑素小体堆积[3, 6]。

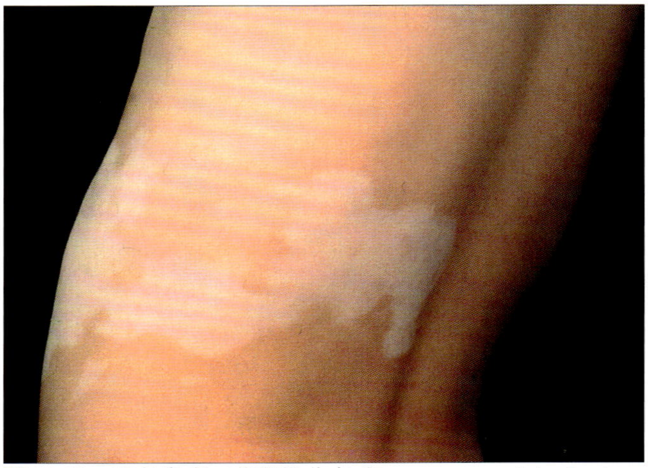

图 20.19 无色素痣：节段性分布（By courtesy of the Institute of Dermatology，London，UK.）

# 进行性斑状色素减退症

## 临床特征

进行性斑状色素减退症（progressive macular hypomelanosis）是一种相对常见的获得性斑状色素减退性疾病，出现在躯干中央部位，多为背部，好发于青年人，多见于女性[1-4]。本病累及所有种族，在世界范围内均有分布，但罕见于高加索人，最常见于加勒比海地区[1, 5]。在加勒比海的某些岛屿上，本病也叫 Creole 皮肤变色（Creole dyschromia）[1]。色素减退部位境界清楚，大小不一，倾向于对称分布。多年后皮损常自行消退[6]。本病临床上常与花斑糠疹和白色糠疹混淆。治疗很困难，但由于本病具有自限性，通常不会持续超过 3～4 年[2]。曾有报道一例患者伴有毒性结节性甲状腺肿，还有一例伴有先天性鱼鳞病样红皮症[7-8]。

## 发病机制和组织学特征

痤疮丙酸杆菌可能在本病的发病机制中起到一定作用[3]。受累皮肤毛囊的红色荧光提示有细菌产生的卟啉存在。受累皮肤的活检证实毛囊皮脂腺导管中有革兰氏阳性菌，伴毛囊周围轻度淋巴细胞浸润。培养证实受累皮肤中有痤疮丙酸杆菌存在[9]。但其并非总是存在，而痤疮患者也并不常出现进行性斑状色素减退症。一项研究已经证实丙酸杆菌属细菌的存在，但不能确定其种类为痤疮丙酸杆菌[10]。

受累皮肤的组织学常显示表皮基底层细胞黑色素丢失，但黑素细胞正常[2-3]。

在超微结构水平，与正常皮肤相比，受累皮肤未成熟黑素小体似乎有所增加[4]。Ⅳ期黑素小体（尼格罗人种）转变为较小的、聚集的Ⅰ～Ⅲ期黑素小体（高加索人种）[2]。

# 伊藤色素减退症

## 临床特征

伊藤色素减退症（hypomelanosis of Ito）（又名无色性色素失调症）在出生时或婴儿期（较少见，约占患者的 25%）即出现，表现为境界清楚的线状或漩涡状色素减退斑，累及躯干和四肢，多沿 Blaschko 线

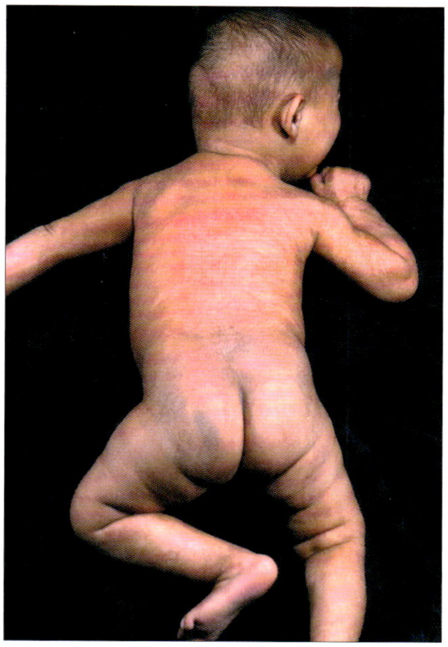

图 20.20 伊藤色素减退症：躯干和四肢的漩涡状色素减退（By courtesy of the Institute of Dermatology，London，UK.）

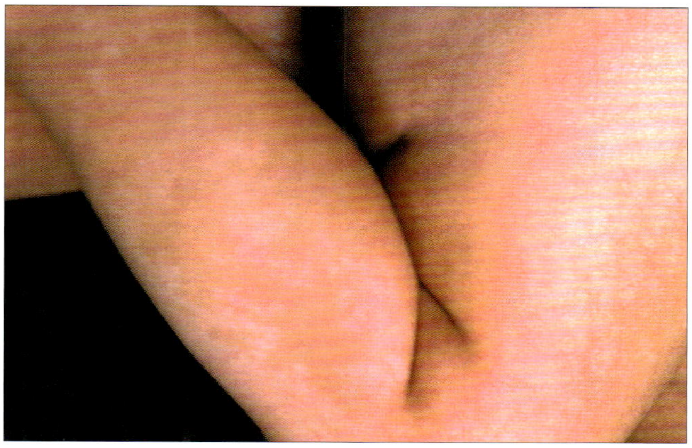

图 20.21 伊藤色素减退症：一侧肢体漩涡状色素减退的细节表现（By courtesy of the Institute of Dermatology，London，UK.）

分布（但并非总是如此）（图 20.20、20.21）[1-2]。这些色素减退区域可为双侧或单侧。色素减退的范围可能在婴儿期扩大，其后出现一定程度的色素沉着。本病略好发于女性，一些患者可有家族史。本病偶可发生于双胞胎[4]。曾报道一例并发漩涡状色素减退的病例[5]。

本病常伴神经和（或）肌肉系统的异常，包括精神发育迟缓、自闭症、癫痫、癫痫发作、大头畸形、小头畸形、张力过低、外翻足、膝外翻、小脑发育不全、颅内动静脉畸形、远端脊髓性肌萎缩[6-7]。其他少见的表现包括耳聋、并指 / 趾、先天性指 / 趾侧弯、骨骼异常、面部 / 躯干或四肢不对称、腭裂、膀胱输尿管反流、结肠节段性扩张症、男子乳房发育、隐睾、腹股沟疝、身材矮小、口腔异常、先天性心脏病、回肠闭锁、性早熟以及肾小球囊性病变[6-13]。曾有罕见报道伴发肿瘤，包括神经母细胞瘤和脉络丛乳头状瘤[14-15]。一例并发烟雾病的患者也曾见诸报道[16]。

## 发病机制和组织学特征

已在淋巴细胞和（或）皮肤成纤维细胞中检测到多种染色体异常，包括 X；17 易位以及 18 三体、7 三体、2 三体和 13 三体镶嵌[17-21]。

考虑到皮肤的色素减退伴发有各种各样的异常，且存在多种染色体异常，伊藤色素减退症不是一个单一病种，而是由基因镶嵌现象或嵌合性引起的一组异质性疾病的一种皮肤表现[22-24]。

组织学上，表皮基底层中黑色素数量减少。色素的减少同时发生于角质形成细胞和黑素细胞，通过 Masson-Fontana 染色很容易评估活检标本中的这种变化。黑素细胞数目减少似乎并非本病的特点，只是偶尔被报道。超微结构上，黑素细胞可能出现空泡形成、体积减小和树突数量减少[25-26]。表皮朗格汉斯细胞数量增多也曾见诸报道[27]。

## 鉴别诊断

与色素失调症的区别在于伊藤色素减退症的真皮乳头层没有噬黑素细胞。

# 白色糠疹

## 临床特征

白色糠疹（pityriasis alba）是儿童最常见的局限性色素减退性疾病之一。青年人也可能受累。本病特征性地表现为面部境界不清的、覆少量鳞屑的色素减退斑，好发于面颊（图 20.22）[1-6]。皮损也可见于颈、躯干和四肢，亦有报道局限于膝盖的皮损。患者常为（但并不总是）特应性体质。白色糠疹更倾向于发生在男性和深肤色人群。曾有一例与抗癫痫药唑尼沙胺有关的个例报道[8]。

本病的一种可能亚型“色素性白色糠疹”只累及面部，斑疹中央部位为浅蓝色色素沉着，周围环绕色素减退晕[9]。有趣的是，65% 的受累患者伴发皮肤真菌感染。

白色糠疹的泛发性亚型曾见报道，但尚不明确这是否为一例进行性斑状黑色素减退症[10-12]。

## 发病机制和组织学特征

本病的发病机制尚不十分清楚，但与特应性皮炎有明确关系，有些研究者认为这是继发于湿疹的炎症后色素减退的一种形式。一项大型研究发现，本病在日光暴露较多和个人卫生不足的特应性个体中发病率更高[13]。

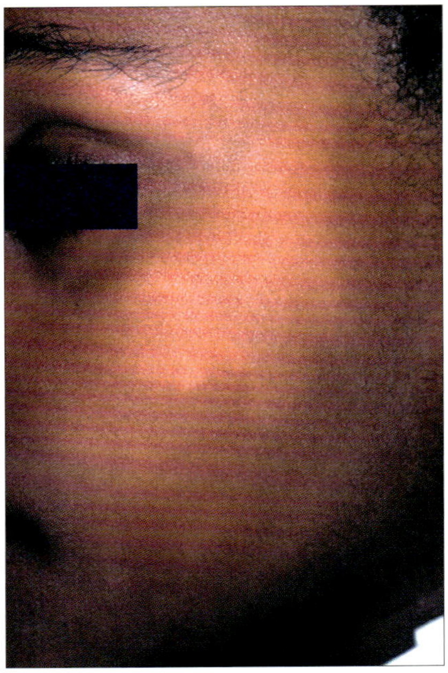

图 20.22 白色糠疹：面部境界不清的色素减退斑片（By courtesy of the Institute of Dermatology，London，UK.）

组织学上的改变多轻微，包括轻度角化过度、局灶性角化不全、轻微海绵水肿和不同程度的淋巴细胞外渗[14]。伴有基底层角质形成细胞黑色素轻度丢失，但黑素细胞数量并不减少[5]。真皮层有轻微色素失禁和浅丛血管周围稀疏的淋巴组织细胞浸润。一项对非特应性体质白色糠疹患者的组织学研究发现了毛囊明显的病理改变，可见毛囊漏斗部海绵水肿、毛囊栓塞和皮脂腺萎缩[15]。

超微结构上，黑素细胞出现退行性改变，角质形成细胞的黑素小体数量减少[5]。

# 炎症后色素减退

## 临床特征

炎症后色素减退（postinflammatory hypopigmentation）相对常见，对于深肤色人群来说常有碍美观[1-2]。几乎所有炎症性皮肤病都可出现色素减退区域，合并色素沉着的情况也不少见。色素减退在湿疹、银屑病、疱性疾病和苔藓样糠疹中并不罕见，某些疾病（包括感染）会特征性地出现色素减退，包括花斑糠疹、未定类及结核样型麻风、黑热病后皮肤利什曼病和白色糠疹[1-3]。色素丢失也可发生于结节病、梅毒、移植物抗宿主疾病[2, 4]。交界性皮肤病更常伴发色素沉着。

### 发病机制和组织学特征

炎症后色素减退的发病机制尚未完全明确，可能与黑色素从黑素细胞到角质形成细胞的转运发生改变有关[1]。黑素细胞数量通常保持在正常范围内。

组织学上可见表皮基底层局灶性色素减少。

# 色素沉着性疾病

## 黄褐斑

### 临床特征

黄褐斑（melasma）是一种常见的、通常对称性分布的获得性色素沉着性疾病，其特点是不规则的浅至深褐色融合性或点状分布的斑疹，边缘清楚，累及曝光部位，尤其好发于面部（图 20.23）[1]。有时可见轻微红斑。女性（尤其是西班牙人和印度人）比男性更易受累。最常见的类型为面中型和颊型，亦可见下颌受累[1-2]。其他部位（如上肢）少见，更多见于年长者，尤其是接受雌激素替代治疗的绝经后女性[3-6]。本病的发生常与口服避孕药和妊娠有关，由日晒诱发和加重。也有报道与化妆品、光毒性药物、异维A酸和抗惊厥药物有关。

### 发病机制和组织学特征

黄褐斑的确切发病机制尚不明，但其病因与女性激素（口服避孕药、激素替代疗法、妊娠）、日晒和家族史有明确关系[7]。男性黄褐斑患者的外周循环中有着更高的黄体生成素（luteinizing hormone，LH）和较低的睾酮，进一步支持了本病与激素的联系[8]。

组织学上，表皮全层角质形成细胞的黑色素含量均升高[9-12]。有趣的是，黑色素通过角质层清除的过程与正常皮肤一致[13]。尚不清楚表皮黑素细胞数量是否增加，因为不同刊物发表的研究结果相互矛盾[9-14]。与正常皮肤相比，真皮内日光性弹性组织变性、肥大细胞数量增多，真皮乳头层内常见数量不一的噬黑素细胞[15]。曾报道过两例非常罕见的病例，其中一例表皮黑素细胞伸入真皮内，而另一例中，真皮浅层的黑素细胞表现得与黑素细胞增多症类似[14]。

电镜证实黑素小体的数量增多，在角质形成细胞中分布更广泛[9]。黑素细胞内线粒体、高尔基体、粗面内质网和核糖体数量增加。

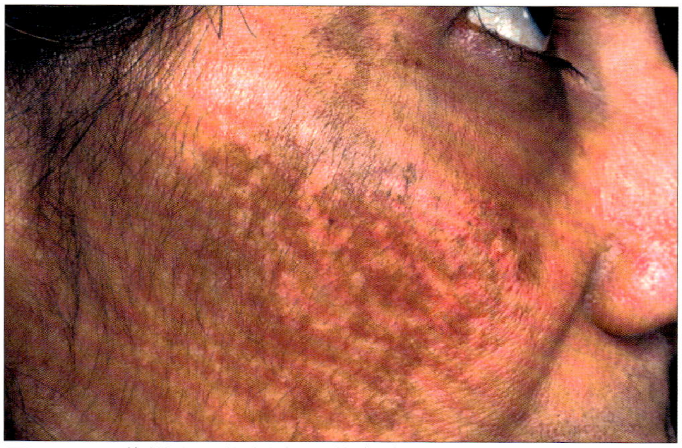

图 20.23 黄褐斑：深褐色斑状色素沉着（By courtesy of the Institute of Dermatology，London，UK.）

## Laugier–Hunziker 综合征

### 临床特征

Laugier-Hunziker 综合征是一种获得性疾病，其特点是唇部、口腔（主要为硬腭，少见于颊黏膜、软腭和牙龈）、手指和手掌（较少见）斑状色素沉着（图 20.24）[1-6]。纵向黑甲见于高达 50% 的患者[1,7]。生殖器和结膜的色素沉着非常罕见（图 20.25）[4,8]。男女发病率相似，大部分患者为高加索人和中年人。色素性斑疹与任何系统性疾病均无关。家族性发病罕见[9]。曾报道过一例伴发食管黑素细胞增多症的患者[10]。一例并发日光性扁平苔藓的患者也曾被报道[11]。与 Laugier-Hunziker 综合征相同的色素沉着也可出现在肿瘤化疗后，有一例还出现在左旋多巴治疗后[12-13]。还报道过一例发生于黏膜病灶的黑素瘤[14]。

### 发病机制和组织学特征

色素沉着的发病机制尚不清楚。

组织学上可见基底层角质形成细胞色素增加，真皮乳头层内可见色素失禁及噬黑素细胞。近来有人提出基底层树突状黑素细胞的数量增多，建议采用术语"Laugier-Hunziker 皮肤黏膜黑子病（mucocutaneous

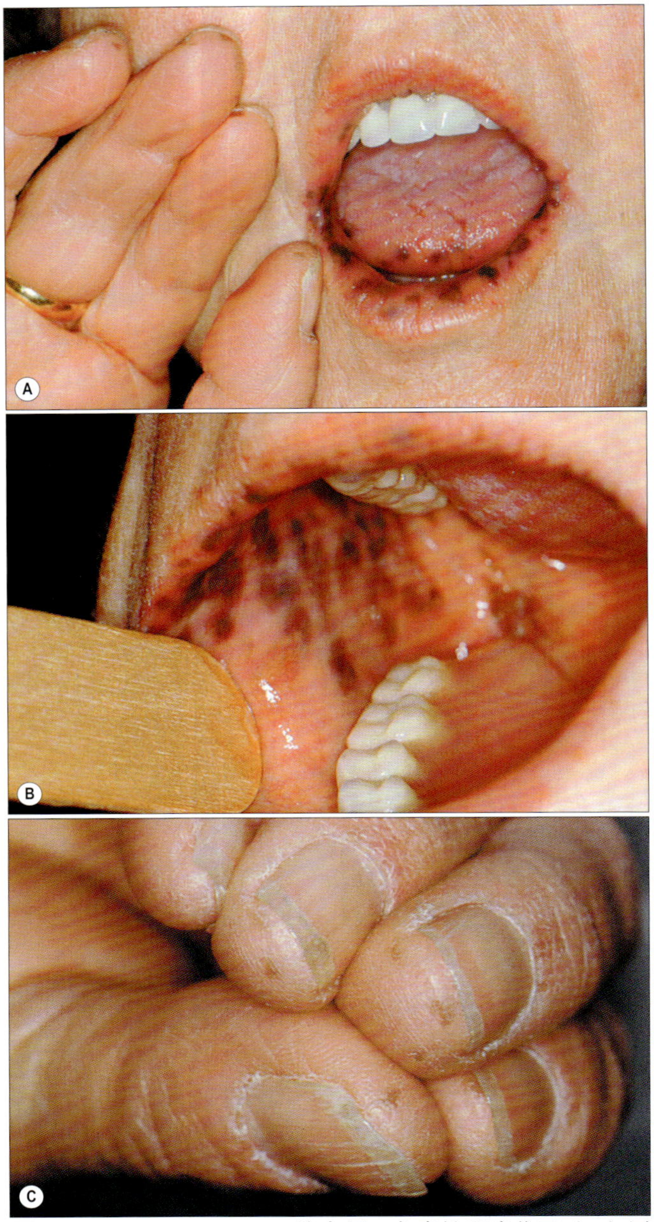


图 20.24 Laugier-Hunziker 综合征：色素性斑疹位于（A）唇部、（B）颊黏膜和（C）手指（By courtesy of I. Viana，MD，Lisbon，Portugal.）

lentiginosis of Laugier and Hunziker）”[15]。

超微结构研究表明，角质形成细胞的细胞质中成熟黑素小体数量增加[2]。

## 鉴别诊断

仅根据组织学检查并不能与 Peutz-Jeghers 综合征相鉴别，因此要紧密联系临床[16]。原发性肾上腺皮质功能减退在临床上可能与 Laugier-Hunziker 综合征类似[17]。

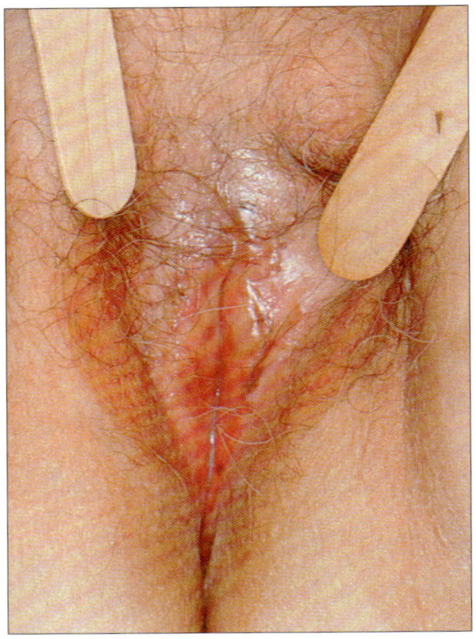

图 20.25 Laugier-Hunziker 综合征：位于女阴的色素性斑疹（By courtesy of I. Viana，MD，Lisbon，Portugal.）

# McCune-Albright 综合征

## 临床特征

McCune-Albright 综合征（又名 Albright 病或多骨纤维性结构不良）是一种罕见疾病，以牛奶咖啡斑、多骨纤维性结构不良和性早熟（主要是女性）为特征[1-2]。当出现 3 个主要症状中的 2 个时即可诊断本病。其他罕见的表现包括甲状腺功能亢进、肝病、生长激素分泌过多、贫血、高催乳素血症和库欣病[3]。本病主要累及女性。可见到皮肤和软组织的骨瘤和钙化[4-5]。皮肤的牛奶咖啡斑分布不对称，多在 2 岁内出现，较少患者在出生时即伴有，主要累及躯干和下肢近端，少数累及面颈部（图 20.26）。有人提出，

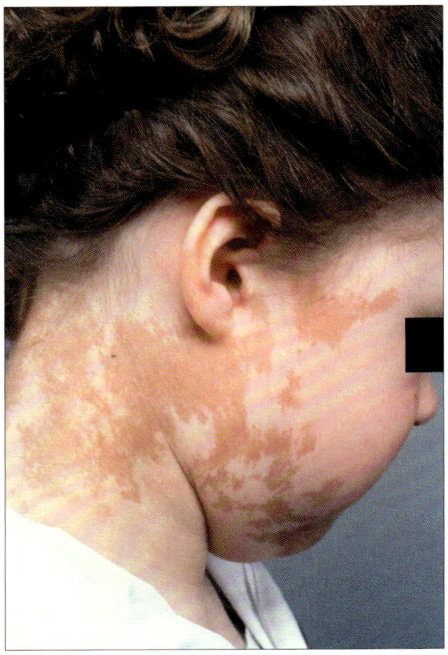

图 20.26 McCune-Albright 综合征：具有不规则边缘的浅褐色色素斑（By courtesy of the Institute of Dermatology，London，UK.）

McCune-Albright 综合征的色素斑与神经纤维瘤病皮损的鉴别点在于神经纤维瘤病的牛奶咖啡斑边缘更平滑。然而并非总是这样，有时鉴别诊断很困难。

## 发病机制和组织学特征

有报道，本病中 GNAS 基因编码的 G 蛋白的 α 蛋白有非遗传性的合子后激活突变[6-8]。α 蛋白是 G 蛋白复合物的成分之一，后者能结合腺苷酸环化酶激素受体。该蛋白的激活会导致多种蛋白的过量产生。

色素斑皮损的活检显示基底细胞色素增加。有时可见巨大的黑素小体，但并不如 1 型神经纤维瘤病的牛奶咖啡斑中常见。在真皮和皮下组织中可见斑块状骨瘤（图 20.27）。皮肤和软组织的其他损害偶见报道，包括痣伴骨样、钙化性腱膜纤维瘤样皮损和局限性钙质沉着症样皮损[5]。

# 屈曲部网状着色异常

## 临床特征

屈曲部网状着色异常（reticulate pigmented anomaly of the flexures）（又名 Dowling-Degos 病）这一罕见疾病为常染色体显性遗传。本病表现为进行性进展的色素沉着小斑疹（直径 1 ～ 2 mm），呈网状或融合性分布，好发于皱褶部位，包括腋窝、肘窝、乳房下、颈和腹股沟（图 20.28）[1-8]。亦可见女性外阴受累（有时为唯一症状）和头皮受累（更罕见）[9-11]。小的色素性粉刺样皮损（深色点状毛囊）、色素性毛囊性角化过度性丘疹（图 20.28a）以及口周凹陷性痤疮样瘢痕均为本病特征[3]。

有时可见色素减退或脱失斑[12-13]。曾报道过一例有广泛色素沉着和色素减退斑的病例[14]。症状多在青少年期或成年早期出现[15]。女性更常受累[4]。本病有时遇热加重[16]。极少数患者伴发精神发育迟缓。已报道的本病合并症包括化脓性汗腺炎、多发性表皮样囊肿、关节炎、多发性角化棘皮瘤、多发性脂溢性角化病以及鳞状细胞癌[2-3, 17-22]。曾报道过一例出现在色素沉着部位的鳞状细胞癌[23]。

这些年越来越多的证据提示，Kitamura 网状肢端色素沉着和 Galli-Galli 病都是 Dowling-Degos 病的不同表型。在 Kitamura 网状肢端色素沉着中，患者表现为手足背网状色素沉着性斑疹和丘疹、面部凹陷性瘢痕、皮纹断裂以及表皮样囊肿（图 20.29）[13, 24-29]。也可出现 Dowling-Degos 病的更多其他的典型表现。Galli-Galli 病的临床表现与经典型 Dowling-Degos 病一致，但组织学上可见基底层上方非角化不良性棘层松解[30-33]。曾报道过 Galli-Galli 病的一种亚型，无网状色素沉着，表现为躯干及下肢红斑鳞屑性斑块和黑子样斑疹[34]。

## 发病机制和组织学特征

Dowling-Degos 病中有角蛋白 5 基因的功能缺失性突变，可能改变了角质形成细胞中黑素小体的分布[35-36]。Galli-Galli 病中也发现了同样的角蛋白突变，这更支持了二者是同一种疾病的理论[37]。而且，同一研究中诊断为 Dowling-Degos 病的患者皮损中常伴局灶性棘层松解[37]。并非所有 Dowling-Degos 病患者都表现出角蛋白 5 的突变[14, 38]。

这些特点使人联想到腺样脂溢性角化。厚度正常或减少的表皮上可见角化过度。来自表皮和毛囊壁的表皮突细长、富含色素，并相互连接，从表皮下伸至真皮浅层（图 20.30）[15, 39]。毛囊漏斗部扩张。有时可见小的角囊肿。炎症通常并非其特征，但可见苔藓

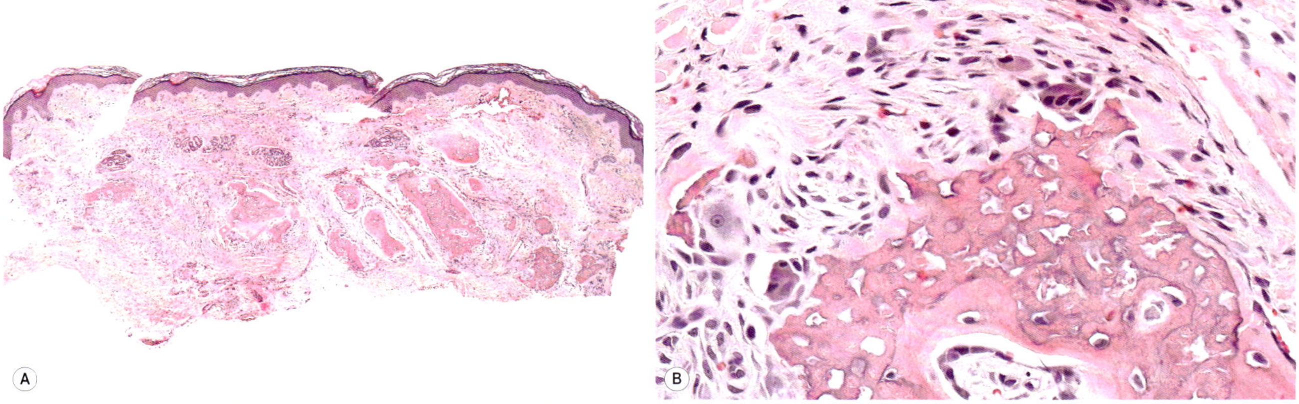


图 20.27 McCune-Albright 综合征：真皮内可见骨样改变（A），图 B 为高倍镜下所见

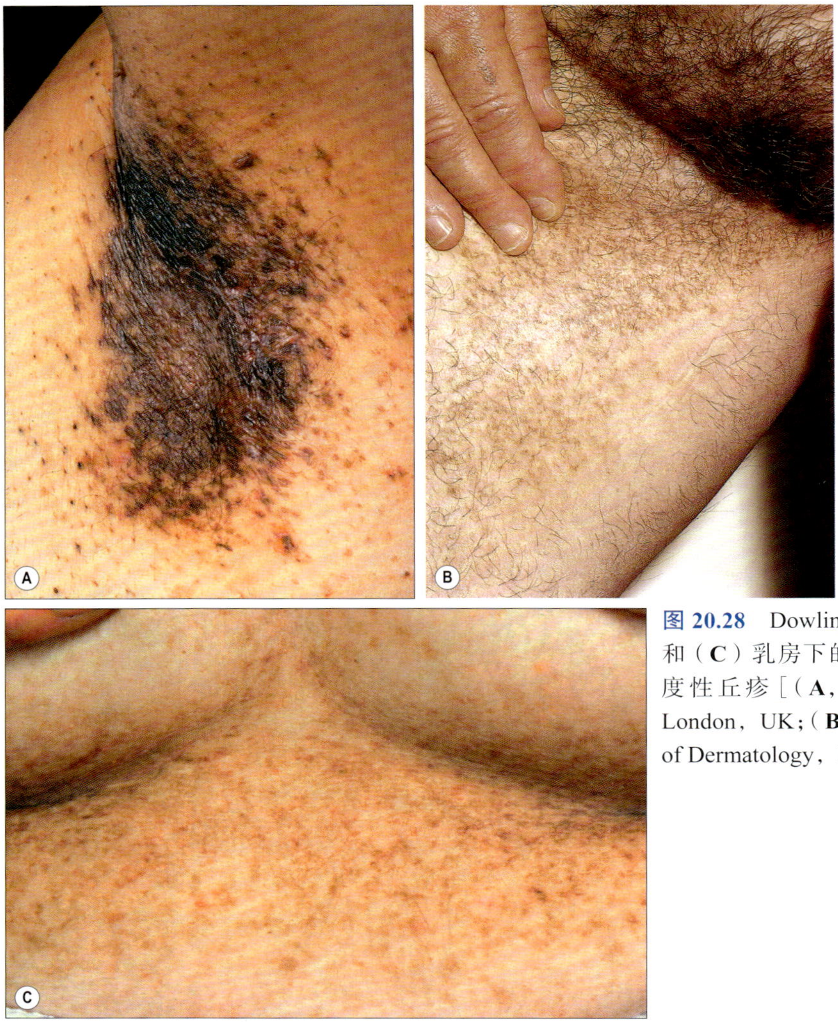

图 20.28 Dowling-Degos 病：位于（A）腋窝、（B）腹股沟和（C）乳房下的色素性网状斑。注意腋窝毛囊色素性角化过度性丘疹［（A，C）By courtesy of the Institute of Dermatology，London，UK；（B）by courtesy of E. Wilson Jones，MD，Institute of Dermatology，London，UK.］

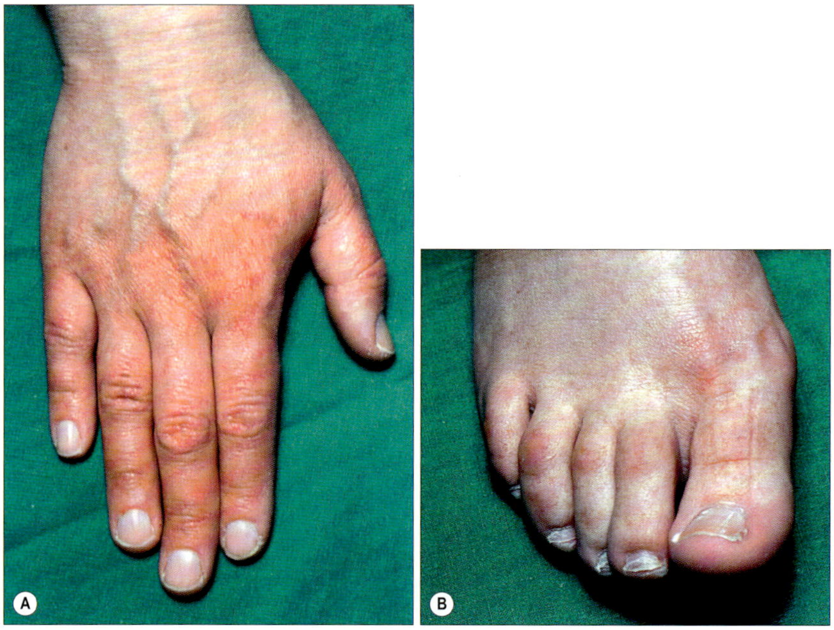

图 20.29 （A、B）Dowling-Degos 病：Kitamura 网状肢端色素沉着（斑状网状色素沉着）（By courtesy of the Institute of Dermatology，London，UK.）

样组织反应[29]。Kitamura 亚型患者取其手足背皮损进行活检，发现其改变多轻微，表皮突延长相对不明显。

超微结构研究表明黑素细胞数量正常，部分或完全黑色素化的黑素小体数量增加[40-41]。角质形成细胞中单个的黑素小体散在分布，而非白色皮肤中通常见到的聚合物[40-41]。

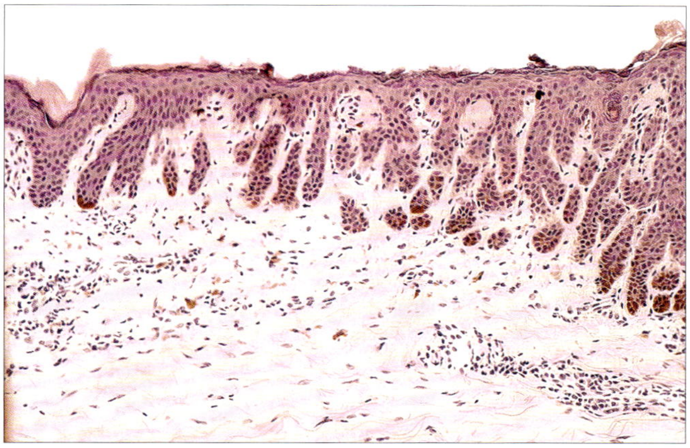

图 20.30 Dowling-Degos 病：注意细长的表皮突上有色素沉着（By courtesy of E. Wilson Jones，MD，Institute of Dermatology，London，UK.）

## 鉴别诊断

本病可能很难与腺样脂溢性角化区别开，但 Dowling-Degos 病的线状表皮突与毛囊漏斗部紧密相连。临床背景对于确诊很有帮助。

组织学改变非常独特，但并非仅见于本病。Haber 综合征的特点是面部酒渣鼻样疹、凹陷性瘢痕，以及躯干和褶皱部位脂溢性角化样皮损[42-46]。其他报道过的特点包括掌跖角化病和明显甲小皮[46]。虽然已有人提出 Haber 综合征是 Dowling-Degos 病的一个亚型，但其临床表现不同且前者未发现角蛋白 5 的突变[47]。

# Naegeli–Franceschetti–Jadassohn 综合征

## 临床特征

Naegeli-Franceschetti-Jadassohn 综合征是一种非常罕见的遗传性外胚层发育不良性疾病，为常染色体显性遗传。本病特点为颈、躯干和四肢的皮肤网状斑片和斑驳状色素沉着，皮纹缺失，弥漫性和（或）点状掌跖角化病，甲营养不良，牙齿异常，以及少汗症引起的热耐受不良（图 20.31）[1-2]。网状色素沉着在颈部更明显，青春期后变淡，至老年时可完全消失[2]。牙齿受累多严重，可能导致牙齿过早全部脱落。点状角化可能呈线性或沿褶皱分布。也曾报道某些患者出现趾甲排列不齐（主要为较大的趾甲）（图 20.32）[2]。少数患者表现为本病的不完全型以及其他临床特点，如身材矮小和粟丘疹[3-4]。由基因镶嵌现象引起的节段性亚型曾见诸报道[5]。

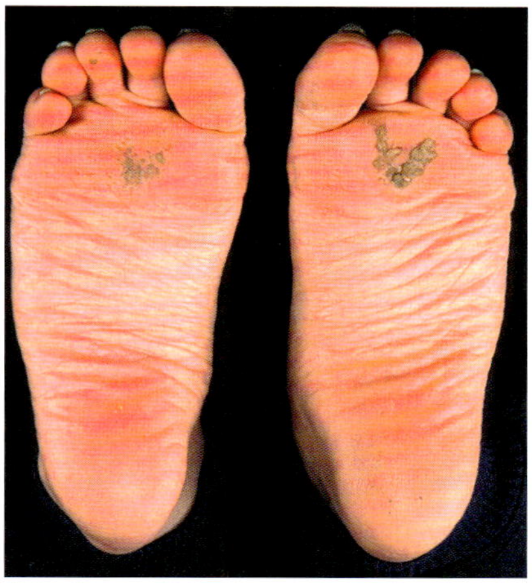

图 20.31 Naegeli-Franceschetti-Jadassohn 综合征：常见掌跖角化病（By courtesy of the Institute of Dermatology，London，UK.）

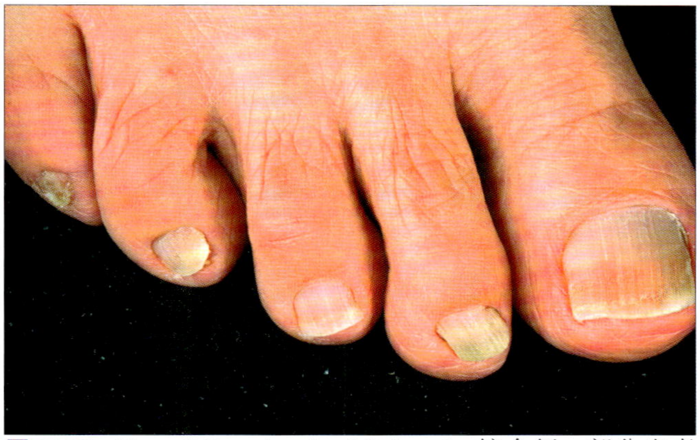

图 20.32 Naegeli-Franceschetti-Jadassohn 综合征：部分患者可见趾甲排列不齐（By courtesy of the Institute of Dermatology，London，UK.）

## 发病机制和组织学特征

本病基因定位在染色体 17q21 上一段 6 cM 的区间内，此区间包含了 I 型角蛋白基因簇和其他表达于上皮细胞的基因[6-7]。与下述的网状色素性皮病都有角蛋白 14 突变，这两种疾病可能属于同一疾病谱的一部分，被认为是等位基因外胚层发育不良的亚型[8-9]。

色素沉着区域的活检显示非特异性改变，包括基底细胞色素沉着和真皮乳头层色素失禁，伴有散在噬黑素细胞。

# 网状色素性皮病

## 临床特征

网状色素性皮病（dermatopathia pigmentosa reticularis）是非常罕见的遗传性疾病，以网状色素沉着、非瘢痕性脱发和甲营养不良三联征为特点[1-5]。网状色素沉着可在出生时或 1 岁以内就出现。眉毛、腋毛和阴毛稀疏。其他伴随的特点包括深色乳头、皮纹病（缺少指纹和趾纹）、少汗症或多汗症、色素减退斑和掌跖角化病。此外，手背和足背出现非瘢痕性大疱也曾有报道[4]。另有一名患者身上可见 2 处神经纤维瘤，但没有见到其他 1 型神经纤维瘤病的证据[2]。有一名患者表现为头发硬直和指 / 趾纤维瘤病，而另一名患者出现早发性胃癌[6-7]。一个家族性病例的报道提示本病为常染色体显性遗传[3]。已报道的大部分患者在欧洲。

## 发病机制和组织学特征

对一个患病家庭的遗传学研究提示，本病的致病基因可能与 Naegeli-Franceschetti-Jadassohn 综合征的致病基因定位于染色体 17q21 的同一区域[8]。二者出生时均有角蛋白 14 突变，可能是属于同一疾病谱的一部分。本病被视为等位基因外胚层发育不良的亚型[9-10]。

组织学特点尚未有详细报道。有明显色素失禁和噬黑素细胞，但表皮正常[1]。

# 遗传性对称性色素异常症

## 临床特征

遗传性对称性色素异常症（dyschromatosis symmetrica hereditaria）（对称性肢端色素异常症、Dohi 网状肢端色素沉着症）是一种罕见的常染色体显性遗传性疾病，极少见常染色体隐性遗传[1-5]。其特点是肢端色素沉着和色素减退斑，呈网状分布。皮损尤其好发于手背、前臂和足部。本病主要发生在东方人，但也见于欧洲人、印度人、非洲加勒比黑人和中东人群[3]。

## 发病机制和组织学特征

本病患者染色体 1q21 ～ 22 的双链 RNA 特异性腺苷脱氨酶基因（ADAR1 基因）突变[6-11]。发生色素沉着的机制尚不明。

色素减退斑的活检显示黑色素缺失，这可能与电镜下黑素细胞异常有关[2]。色素沉着部位的组织学显示基底层黑色素堆积增加，而电镜下黑素细胞数量的增加也反映了这一点[2]。

# 色素沉着息肉综合征

## 临床特征

色素沉着息肉综合征（Peutz-Jeghers Syndrome）是一种常染色体显性遗传病，以消化道息肉和色素性斑疹为特征，累及口周皮肤、唇、颊黏膜、手、足，尤其是掌跖和指趾（图 20.33、20.34）[1-3]。皮损偶可出现于鼻和颊。皮损为褐色或黑色，直径通常小于 5 mm，但肢端皮损可能较大。皮肤斑疹可为先天性，或在幼儿期出现，多在 2 岁前。皮损在青春期时可消退，而黏膜损害倾向持续存在。临床表现几乎与黑子相同。有趣的是，银屑病斑块中也曾报道有色素沉着斑[4-5]。男女发病率无差别。没有家族史的患者可能

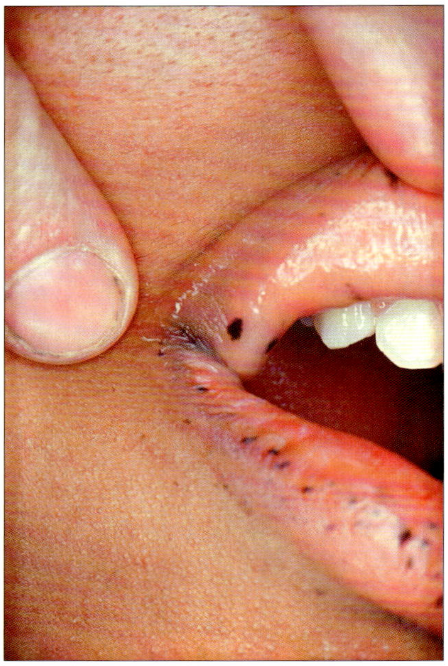

**图 20.33** 色素沉着息肉综合征：唇部深黑色色素沉着斑（By courtesy of the Institute of Dermatology，London，UK.）

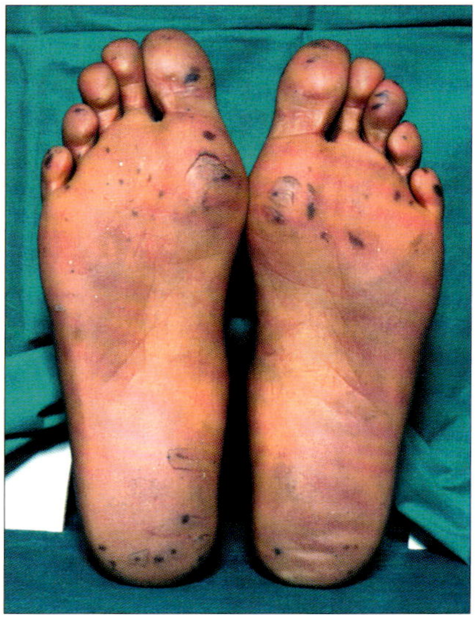

**图 20.34** 色素沉着息肉综合征：足底多发的更大的深黑色色素沉着斑（By courtesy of the Institute of Dermatology，London，UK.）

是因为自发性突变而患病。

皮损的鉴别很重要，因为它们通常出现于消化道息肉之前。这些息肉发生恶变的潜能似乎较低。其与急性或慢性出血有关，常导致贫血，也可伴发肠梗阻和肠套叠[6]。息肉主要发生于空肠和回肠，其次为胃、十二指肠和结肠。

本病也与一些脏器的恶性肿瘤发生率增加有关，包括小肠、胃、前列腺、乳房、食管、子宫颈、睾丸（睾丸支持细胞瘤）和卵巢（性索肿瘤）[7]。

某些患者只出现色素沉着斑而没有息肉，称为孤立性皮肤黏膜色素沉着[8]。有此种表现的女性患者出现乳房和妇科肿瘤的风险增加[8]。

## 发病机制和组织学特征

本病基因位于染色体19p13.3上。其由LKB1（STK11）的种系突变引起，LKB1编码丝氨酸/苏氨酸激酶，是一种抑癌基因[9-11]。高达80%的本病患者发现有LKB1的突变[12]。少数患者的致病基因定位于染色体19p13.4[13]。LKB1蛋白同时存在于细胞核和细胞质，在细胞凋亡时可转移到线粒体[14]。它与p53有关，调节特异性的p53依赖性凋亡[14]。色素沉着息肉综合征的消化道息肉LKB1染色阴性，但该蛋白质在邻近肠道细胞的固缩核中高表达，提示息肉的形成是缺少细胞凋亡的结果，也可解释本综合征中肿瘤的形成[14]。有人提出，LKB1突变导致Wnt/β联蛋白通路激活，这又增强了本病的肿瘤发生倾向[15-16]。有趣的是，在一些色素沉着息肉综合征的家系中并未见到LKB1的种系突变，提示在这类患者中某个未确认的基因突变可能引起了本病[17-18]。

组织学上，皮损显示基底细胞色素增加，但基底层黑素细胞数量似未增多，可借此与黑子相鉴别。从组织学上无法与雀斑进行鉴别。

本病的肠道息肉与其他息肉较难鉴别。某些病例的息肉在黏膜下层、固有肌层或者浆膜下层出现上皮异位，这可能会与恶性肿瘤相混淆[19]。

# Bannayan–Riley–Ruvalcaba 综合征

## 临床特征

Bannayan-Riley-Ruvalcaba综合征又名Ruvalcaba-Myhre-Smith综合征、Riley-Smith综合征或Bannayan-Zonana综合征[1-4]。本病为常染色体显性遗传，特点为大头畸形、错构瘤性肠道息肉、龟头及女阴的色素沉着斑[1-3]。其他发现包括桥本甲状腺炎、多发性皮下脂肪瘤、黑棘皮病、疣状和丘疹状皮损、皮肤和中枢神经系统血管畸形、精神发育迟缓和骨骼异常[5]。

## 发病机制和组织学特征

有人提出本综合征可能是多发性错构瘤综合征（Cowden' s syndrome）的一个亚型[4-6]。二者都有抑癌基因PTEN（磷酸酶及张力蛋白同源物）的突变，这表明二者是同一种疾病在不同年龄段的表现[7-8]。

- 疣状皮损的活检显示出乳头状瘤或毛根鞘瘤的特点。
- 丘疹的活检显示出汗管瘤的特点[5]。
- 色素沉着斑的活检显示基底细胞黑色素增加，基底层黑素细胞数量轻度增加[5]。

# Cronkhite–Canada 综合征

## 临床特征

Cronkhite-Canada综合征是一种罕见疾病，主要见于中老年患者，以消化道息肉、腹泻和吸收不良为特点。由于吸收不良、营养不良、肠套叠和感染，本病死亡率可能较高，尤其是老年患者。皮肤改变包括脱发、甲营养不良（累及高达98%的患者）以及主要累及手部的弥漫性或局限性斑状色素沉着[1-3]。可见局限性白癜风。甲改变主要为甲近端的三角区域薄软，周围绕以厚甲板[4]。可见甲剥离、甲分裂和脱甲病[4]。

## 发病机制和组织学特征

本综合征的发病机制尚不明。自身免疫被认为是一个致病因素，一些病例伴发甲状腺功能减退[2,5]。有人提出，皮肤症状继发于营养吸收不良，但甲和毛发改变可能在腹泻之前就出现[1]。

曾有报道，色素沉着斑区域的组织学显示角质形成细胞内黑素颗粒增多，黑素细胞内黑素小体数量增多，以及部分区域黑素细胞数量增多[6]。

一名脱发患者的组织学显示毛囊单位缺失，毛干变小，真皮网状层黏多糖沉积[7]。

# Carney 综合征

## 临床特征

Carney 综合征在 20 世纪 80 年代初曾有报道，用的是首字母缩略词 NAME［痣（nevi）、心房黏液瘤（atrial myxomas）、黏液样神经纤维瘤（myxoid neurofibromas）、雀斑（ephelides）］和 LAMB［黑子（lentigines）、心房黏液瘤（atrial myxomas）、皮肤黏膜黏液瘤（mucocutaneous myxomas）、蓝痣（blue nevi）］。1985 年，Carney 报道了一系列患者[1-3]，但其实本病在文献中早有记载[4]。这是一种多发性肿瘤综合征。Carney 综合征为常染色体显性遗传模式，散发罕见[5]。本病以皮肤和心脏（心房）黏液瘤、多发性黑子、蓝痣、内分泌功能亢进和骨软骨黏液瘤为特点[6-12]。内分泌功能亢进可以表现为库欣综合征（原发性色素结节性肾上腺皮质病导致）、肢端肥大症（分泌生长激素的垂体腺瘤导致）、性早熟（大细胞钙化性支持细胞肿瘤导致）。可见到与睾丸肿瘤无关的男性不育[13]。其他类型的内分泌肿瘤也可发生，包括甲状腺增生、滤泡癌或乳头状癌[14-15]。偶见胰腺导管内乳头状黏液性肿瘤[16]。罕见一种独特的神经鞘瘤——沙瘤样色素性神经鞘瘤（psammomatous melanotic schwannoma）（有时为非沙瘤样），其散在发生，可呈多发性，影响交感神经束、胃肠道以及皮肤（偶见）[7，17-22]。根据组织学特点难以预测其行为，一些肿瘤转移可能会导致死亡[17-18]。卵巢囊肿也可能发生[18]。曾报道一例罕见病例伴发甲状腺内胸腺异位，两例伴发颅内动脉瘤，以及伴发肝细胞性肝癌的极罕见病例[23-26]。一位儿童患者还出现了上颌窦恶性黑素瘤[27]。

心房黏液瘤可能累及心脏的任一腔室，是很重要的致死原因，导致高达 25% 的患者死亡。肿瘤切除对于避免死亡非常重要[28]。幸运的是，本病的皮肤标志有利于对心脏损害进行早期诊断和治疗。

皮肤黏液瘤可能在任何部位出现，包括真皮和（或）皮下组织，好发于眼睑、耳郭、乳头，可发生于高达 31% 的患者（图 20.35）[29-30]。皮肤黏液瘤有局部复发倾向[6]。偶尔见到口腔内黏液瘤。黑子主要累及面中部（包括唇和结膜），发生在高达 75% 或更多的患者身上（图 20.36、20.37）[31]。罕见口腔内色素沉着斑（图 20.38）[5]。女阴黑子也很少有，但已见诸报道[32]。蓝痣可能发生在高达 50% 的患者，常见于躯干、面部和四肢（但手足除外）。其包含普通蓝痣和被描述为上皮样蓝痣的皮损[28，33]。也可见到普通的黑素细胞痣。

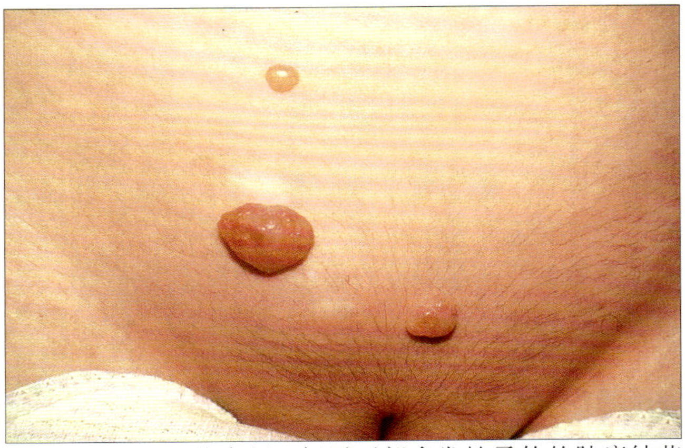

图 20.35 Carney 综合征：躯干下部多发性柔软的肿瘤结节（By courtesy of M. Walsh，MD，Royal Victoria Hospital，Belfast，UK.）

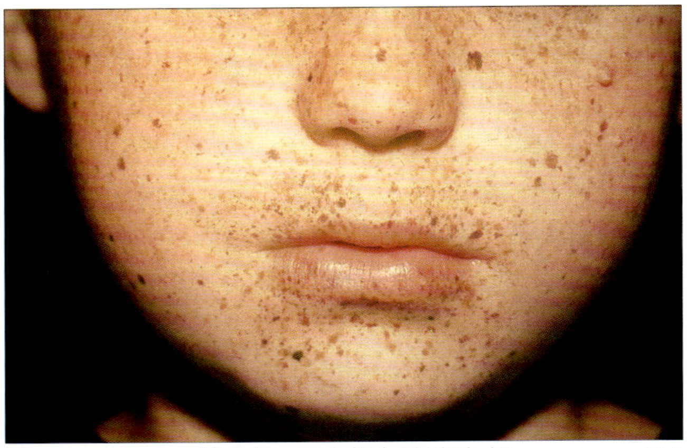

图 20.36 Carney 综合征：面中部大量黑子（By courtesy of M. Walsh，MD，Royal Victoria Hospital，Belfast，UK.）

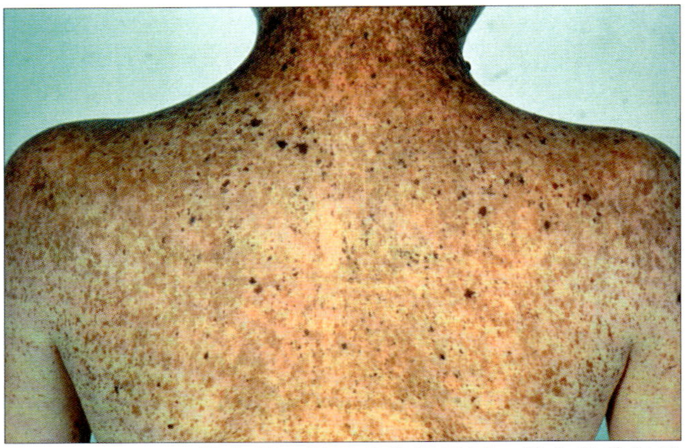

图 20.37 Carney 综合征：躯干多发性黑子、散在的普通黑素细胞痣和蓝痣（By courtesy of D. Atherton，MD，St John's Institute of Dermatology，London，UK.）

曾报道一家四代人的主要表现是皮肤受累，并提示在这些病例中，藏毛窦的存在是本病的伴发特点[34]。

实质性乳房损害包括黏液样纤维腺瘤和（少见

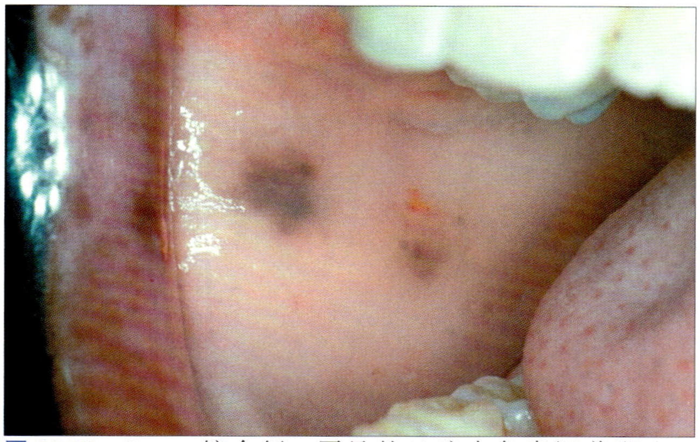

**图 20.38** Carney 综合征：罕见的口腔内色素沉着斑（By courtesy of the Institute of Dermatology，London，UK.）

的）导管腺瘤[35-36]。

## 发病机制和组织学特征

Carney 综合征是一种遗传性异质性疾病。目前，本综合征的致病基因被定位于染色体 17q22 ～ q24 和 2p16。高达 65% 的受调查患者都有抑癌基因 PRKAR1A 的杂合性失活突变，该基因定位于 17q，编码蛋白激酶 A 的Ⅰα 型调节性亚基[37-40]。该蛋白是很多细胞信号系统的重要组成部分，在心脏功能和黏液的产生中十分重要[41]。特异性敲除脑垂体 PRKAR1A 的小鼠模型会产生腺体肿瘤[42]。受累患者的肿瘤显示蛋白激酶 A 的基础活性下降，但对 cAMP 的刺激活性升高，从而导致肿瘤发生[43-45]。PRKAR1A 的错义突变非常少见[46]。通过基因测序检查出没有 PRKAR1A 基因缺陷的患者在种系中可能有大量 PRKAR1A 缺失[47]。

本病的心脏黏液瘤与其他心脏黏液瘤无法区分，表现为固着性或息肉样移动性团块。组织学上，可见大量黏液样基质、不同程度的脉管形成以及散在的肿瘤细胞。这些细胞淡染，可为细长形或星状。骨化及骨髓外造血偶有报道[48]。

内分泌腺和睾丸肿瘤与无遗传背景的同类肿瘤表现一致，在此不做阐述。

皮肤黏液瘤与散发的皮肤血管黏液瘤一致，只是后者更加边界不清。该肿瘤境界清楚、细胞成分少，伴明显的黏液样改变和大量小的薄壁血管腔（图 20.39）[7]。皮损内的细胞淡染、短梭形或星形，伴有泡状细胞核（图 20.40）。罕见核分裂象。常见上皮性成分，可能是陷入的毛囊结构伴囊性变或局灶性基底样芽蕾（图 20.39）[27]。

本病黑子的组织学特征难以与普通黑子相区分。

上皮样蓝痣位于真皮内，细胞间缺少连接性成分，由上皮样多角形含色素的黑素细胞组成，混杂有散在短梭形含色素的黑素细胞（图 20.41）。噬黑素细胞可见于整个肿瘤[17]。细胞有轻度异型性，核分裂

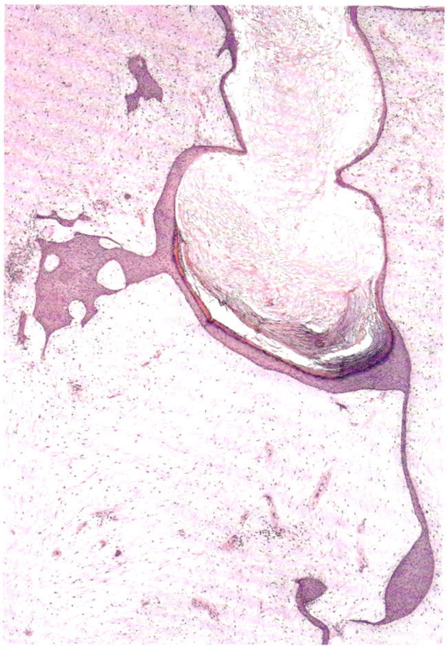

**图 20.39** 皮肤血管黏液瘤：真皮内低度蜂窝状血管黏液瘤，毛囊结构呈囊性扩张

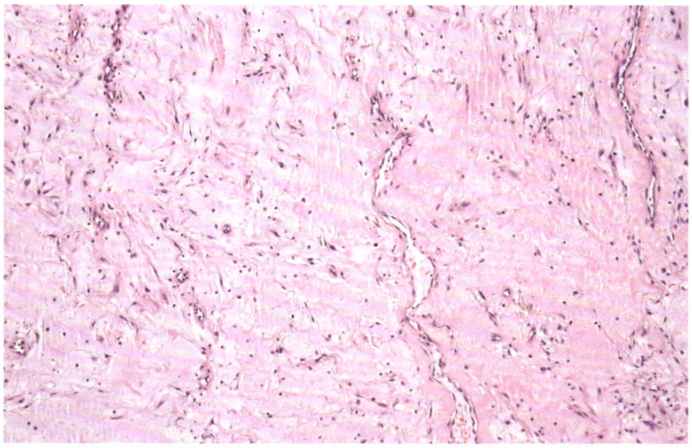

**图 20.40** 皮肤血管黏液瘤：黏液样基质中淡染的星状和短梭形细胞，伴有明显的小血管

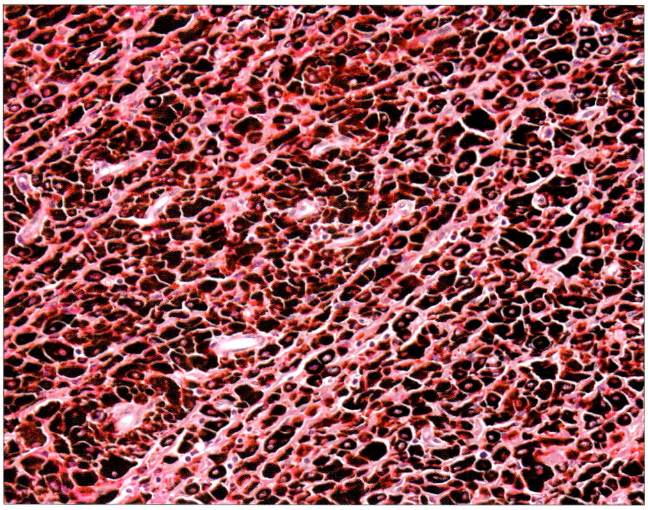

**图 20.41** 上皮样蓝痣：高度色素沉着的上皮样黑素细胞

象罕见。这些肿瘤与散发病例相同，被归类为色素性皮肤黑素细胞瘤病谱，此术语包括了色素合成性黑素瘤（动物型黑素瘤），皮损散发，被认为具有低级别恶性潜能[49]。这些皮损中的一部分已发现有蛋白激酶 A 的 α 型调节性亚基表达丢失，但该现象未见于其他黑素细胞性肿瘤中[50]。

沙瘤样色素性神经鞘瘤多境界清楚，但无包膜，包含梭形和上皮样黑素细胞、不同程度的色素沉着及沙粒体的混合物（图 20.42）。黑素细胞条索可表现为旋涡状，局灶细胞核呈栅栏状排列。细胞轻度异型，难以根据组织学特点判断其行为[16-17]。

# LEOPARD 综合征

## 临床特征

LEOPARD 综合征是一种罕见的先天性综合征，为常染色体显性遗传，在不同患者身上有着不同表现。本病的特点是黑子病（lentiginosis）、心电图传导异常（electrocardiographic conduction abnormalities）（由肥厚型心肌病引起）、眼距过宽（ocular hypertelorism）、肺动脉瓣狭窄（pulmonary valve stenosis）、生殖器异常（abnormalities of the genitalia）（尤其是隐睾和尿道下裂）、生长迟缓（growth retardation）（见于高达 50% 的患者）以及感音神经性聋（sensorineural deafness）（图 20.43）[1-6]。绝大多数患者伴发黑子。黑子在 4 岁或 5 岁后出现，青春期时可能多达数百个。其他的发现包括轻度精神发育迟缓、主动脉和冠状动脉受累、局灶性色素减退、腋窝雀斑、咖啡牛奶斑（见于高达 80% 的患者，通常先于黑子出现）、指蹼、甲营养不良、皮肤弹性过高以及多发性脂囊瘤[3, 4-12]。角膜迷芽瘤、颗粒细胞瘤、硬斑病和

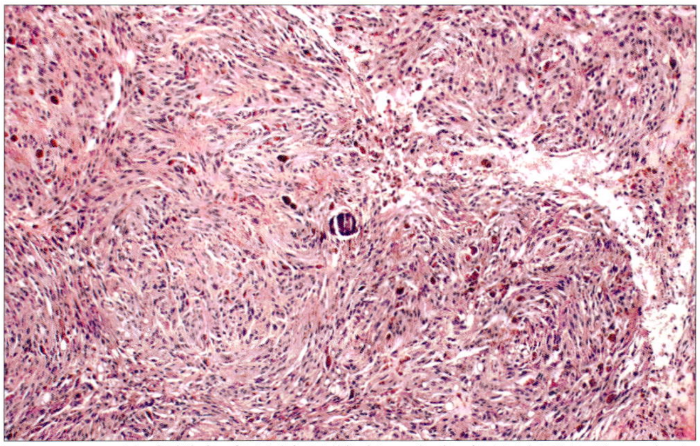

图 20.42 沙瘤样色素性神经鞘瘤：含色素的梭形细胞。中央有沙粒体

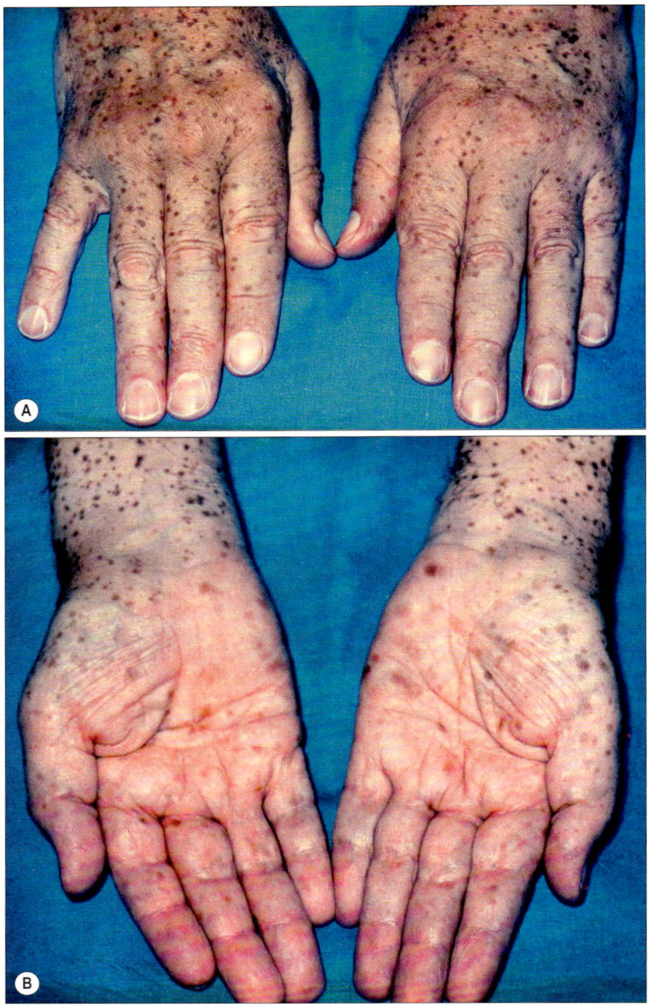

图 20.43 LEOPARD 综合征：位于（A）手背和（B）手掌的明显黑子（By courtesy of the Institute of Dermatology, London, UK.）

肢端骨质溶解也曾有报道[5, 12-13]。罕见的伴发疾病包括 Werner 综合征（Werner's syndrome）和小脑扁桃体下疝畸形（Chiari malformation）[14-15]。已证实，LEOPARD 综合征与 Noonan 综合征（面部畸形、先天性心脏缺陷、身材矮小）是等位基因疾病[16-17]。泛发性黑子曾被报道见于没有 LEOPARD 综合征证据的患者，身上曾见到泛发性黑子，尚不清楚是否这些患者也属于本疾病谱的一部分[18]。男性似较女性更易受累。

## 发病机制和组织学特征

多达 90% 的 LEOPARD 综合征患者发现位于染色体 12q24 上的 PTPN11（酪氨酸磷酸酶 SHP2）基因突变[17-19]，Noonan 综合征患者有相同的突变基因。然而，还发现 LEOPARD 综合征在 PTPN11 基因中有不同的突变（最常见的是 T468M 和 Y279C

突变）[19-21]。PTPN11 是编码非受体型蛋白磷脂酶 SHP-2 的基因。有人认为，PTPN11 的某些突变与经典的 Noonan 综合征有关，而其他突变（包括 Y279C 突变）与 Noonan 综合征的某种表型、多发性黑子和牛奶咖啡斑有关[19]。PTPN11 突变可激活表皮生长因子诱导的磷酸肌醇 3 激酶 /AKT/ 糖原合酶激酶 3β 信号通路，在本病的发病机制中可能起重要作用[22]。近来，在无 PTPN11 突变的患者中发现了 RAF1 基因的错义突变[23]。RAF1 基因编码丝氨酸-苏氨酸激酶，可激活 MEK1 和 MEK2（促分裂原活化蛋白激酶）。该突变与肥厚型心肌病密切相关。在一些患者中，没有 PTPN11 或 RAF1 突变。

LEOPARD 综合征的黑子和牛奶咖啡斑在组织学上与普通的黑子和牛奶咖啡斑一致。

# 色素性痒疹

## 临床特征

色素性痒疹（prurigo pigmentosa）是一种独特的炎症性皮肤病，1978 年由 Nagashima 首次报道[1-6]。虽然本病分布较为广泛，但大部分病例都发生在日本，且在过去可能还存在漏诊[6-10]。本病也好发于西西里岛、土耳其和伊朗[11-14]。表现为背部、颈部和胸部网状分布的荨麻疹性丘疹、丘疱疹和水疱（图 20.44）[15-16]，瘙痒明显。亦可见躯干下部受累，偶见面部损害[17-18]。皮损持续数天后消退，愈后遗留网状色素沉着。常有复发。皮损最常累及年轻女性，在春夏最易发作。儿童患者十分少见。本病伴发于糖尿病、酮症、神经性厌食、铋接触、对铬和镍的变应性接触性皮炎已有报道[19-29]。罕见伴发于特应性体质、妊娠、原发性胆汁性肝硬化、干燥综合征和幽门螺杆菌感染[30-34]。曾报道一例成人 Still 病出现色素性痒疹样皮损[35]。

## 发病机制和组织学特征

尽管一些病例可能由酮症、对铬和镍的变应性接触性皮炎诱发，但本病的发病机制尚不明确[19-24, 28-29, 36]。某些患者有抗核抗体，但尚不知道这是致病因素还是一种巧合[37]。

早期皮损显示浅丛血管周围中性粒细胞浸润（图 20.45）。随着疾病进展，中性粒细胞可见于真皮乳头层，并延伸到表皮，伴发海绵水肿、气球样变和散在的坏死角质形成细胞[6, 37]。随着皮损发展，可见表皮中性粒细胞微脓疡、真皮内嗜酸性粒细胞和淋巴细胞。可出现局灶性苔藓样变（图 20.46）。基底细胞灶性水肿变性，胶样小体少见。一些患者可见微小水疱形成，但表皮下水疱罕见[38]。表皮棘层肥厚和过度角化是疾病的后期特点，伴有色素失禁和噬黑素细胞（图 20.47）。

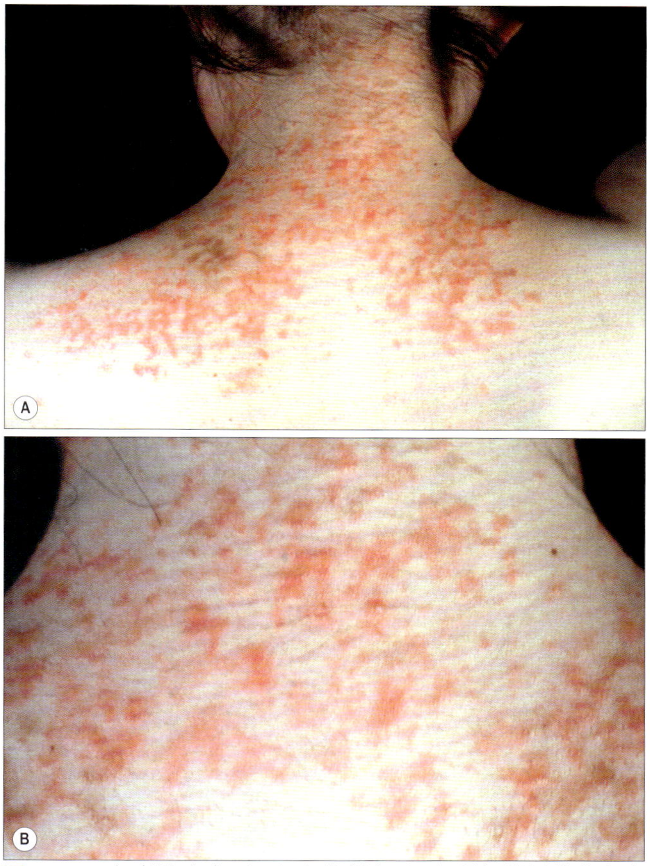


图 20.44 色素性痒疹：（A）上背部和（B）颈部的网状荨麻疹性丘疹（By courtesy of the Institute of Dermatology, London, UK）

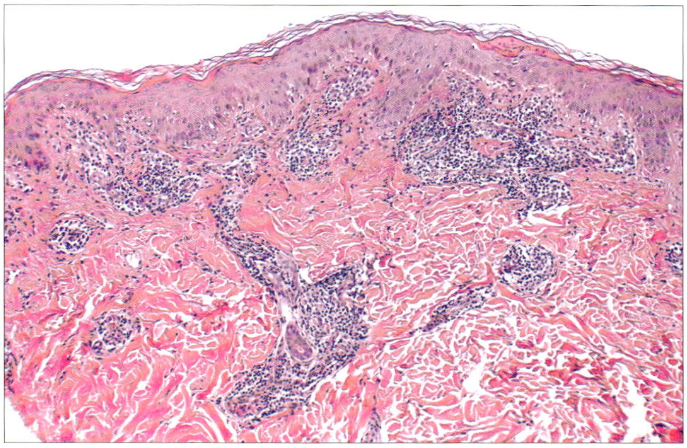

图 20.45 色素性痒疹：成熟的皮损中可见浅丛血管周围炎症细胞浸润

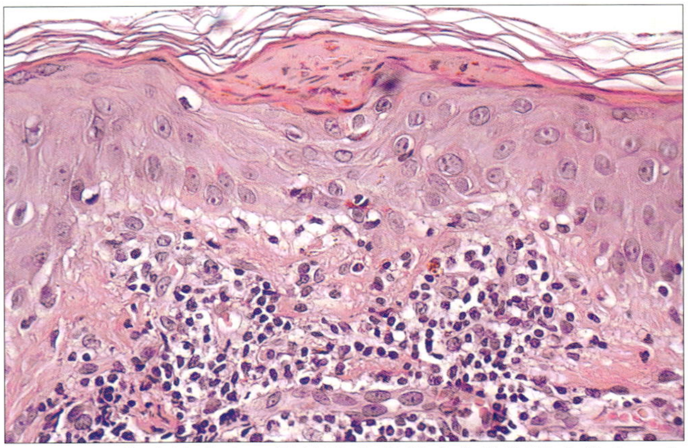

图 20.46 色素性痒疹：局灶性苔藓样改变伴海绵水肿和一些淋巴细胞外渗。中性粒细胞已被淋巴细胞和组织细胞代替

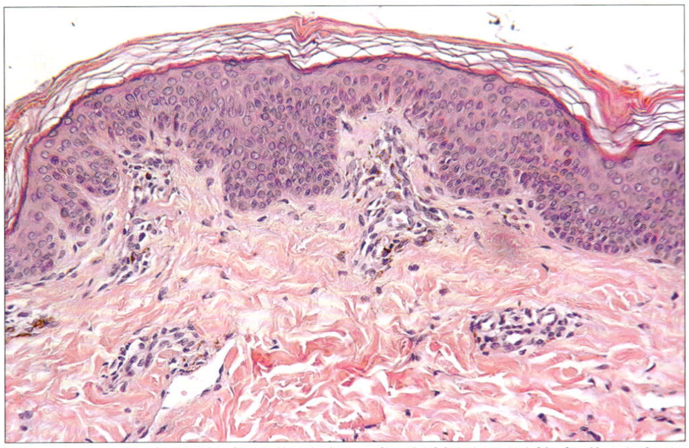

图 20.47 色素性痒疹后期皮损：轻度棘层肥厚伴角化过度和色素失禁

# 炎症后色素沉着

## 临床特征

炎症后色素沉着（postinflammatory hyperpigmentation）相对常见，可继发于几乎所有炎症性皮肤病及应用外源性物质后（图 20.48、20.49）。色素沉着也常见于皮肤创伤后，也可发生在美容操作（如化学剥脱）后。这些改变可见于所有种族，但在深肤色人群身上更常见和显著。皮肤病，如扁平苔藓、苔藓样药疹、固定性药疹和红斑狼疮（常有明显的基底细胞损伤）更常伴有色素沉着。色素减退和色素沉着常发生于同一患者。在某些病例中，患者表现为明显的色素沉着，却难以回忆起皮肤炎症的病史。色素沉着的自发性消退通常为不完全性的，治疗往往不满意。

## 发病机制和组织学特征

炎症后色素沉着的发病机制可被解释为角质形成细胞和黑素细胞受损导致的色素失禁以及巨噬细胞对黑色素的吞噬（噬黑素细胞）（图 20.50）。体外研究已证实，在花生四烯酸代谢物（如前列腺素 D2，白三烯 B4、C4、D4，血栓素 B2 和二十碳四烯酸）中培养数日后，正常皮肤黑素细胞变得肿胀并更具树枝状

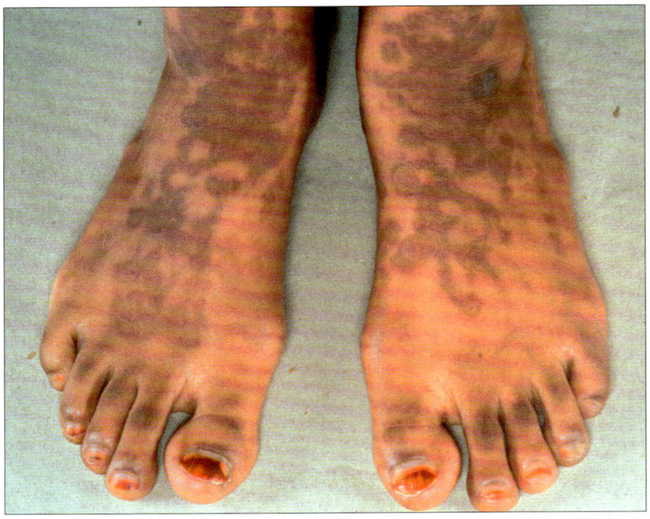

图 20.48 炎症后色素沉着：为美容目的而应用指甲油后产生的明显色素沉着（By courtesy of the Institute of Dermatology，London，UK.）

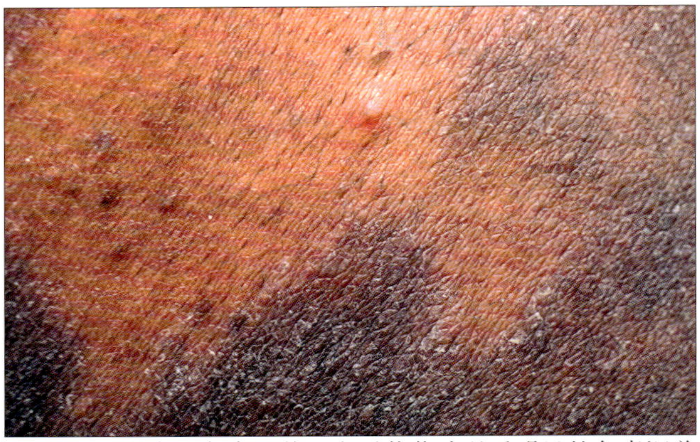

图 20.49 炎症后色素沉着：扁平苔藓消退后明显的色素沉着（By courtesy of the Institute of Dermatology，London，UK.）

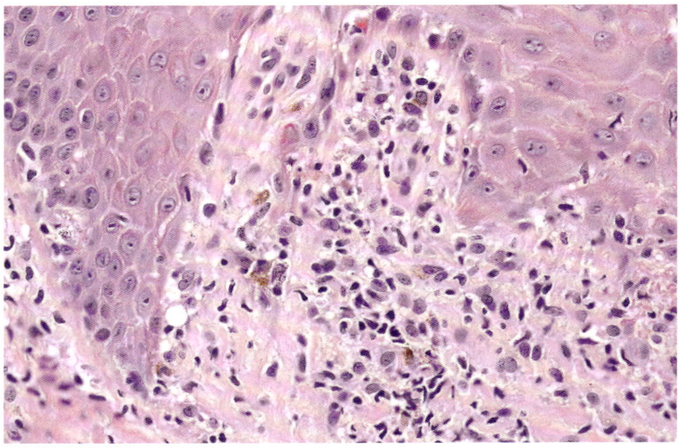

图 20.50 炎症后色素沉着：一例扁平苔藓中的局灶性色素失禁

形态，且免疫反应性酪氨酸酶数量增多[1-5]。白三烯C4的影响似乎尤为明显。这些发现提示黑素细胞在诱导炎症后色素沉着中起着重要作用。

组织学上可见表皮基底细胞色素增加。真皮乳头层常见不同数量的噬黑素细胞。胶样小体的出现提示本病的病因是界面组织反应。

# 获得性臂部皮肤色素异常症

## 临床特征

获得性臂部皮肤色素异常症（acquired brachial cutaneous dyschromatosis）似与西瓦特皮肤异色病有关[1]。本病表现为无症状的灰褐色斑片，呈地图样边界，偶于前臂伸侧出现局灶性色素减退斑[1]。大部分患者为双侧受累，好发于绝经后女性。

## 发病机制和组织学特征

这些改变似与雌激素、妊娠或激素替代疗法无关，与日晒的关系尚不明确。有人提出高血压和（或）降压药与本病相关[1]。

组织学上，表皮萎缩、基底层色素增加、弹性组织变性以及毛细血管扩张均见诸报道。

# Riehl 黑变病

## 临床特征

Riehl 黑变病（Riehl's Melanosis）于1917年首次报道，表现为面部明显的色素沉着，累及前额、颧部和（或）颞部（图20.51）[1]。高加索人和深肤色人中均有报道。主要为女性受累。

## 发病机制和组织学特征

Riehl 提出，本病是第一次世界大战期间食用某些食物后发生的。但近来认为本病是色素性接触性皮炎的一种亚型。最常见的过敏原为化妆品，包括香水[2]。偶有报道 Riehl 黑变病伴发干燥综合征和扁平苔藓。

组织学上，真皮乳头层可见明显的色素失禁和噬

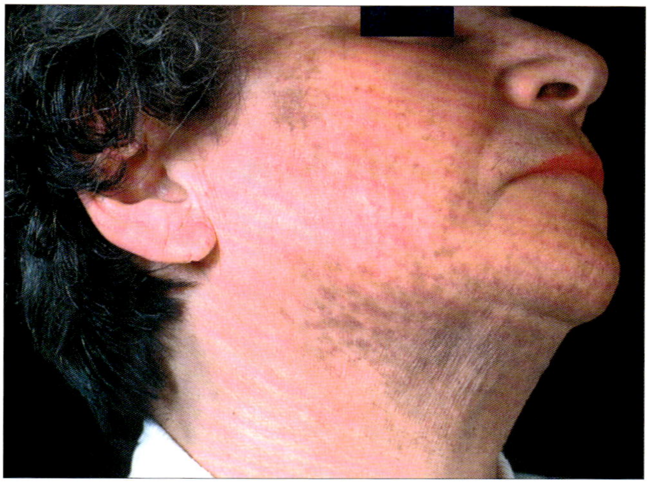

图 20.51 Riehl 黑变病：面部明显的斑片状色素沉着（By courtesy of the Institute of Dermatology，London，UK.）

黑素细胞。有报道常见胶样小体和淀粉样物质形成。然而后者只能通过电镜证实，因为其淀粉样物质染色（包括硫黄素 T 和刚果红）往往为阴性[5]。

# 感觉异常性背痛

## 临床特征

感觉异常性背痛（notalgia paresthetica）是一种常见的感觉神经性疾病，其特点是累及背侧2～6脊神经支配部位的背部瘙痒[1-4]。在一例患者中，本病由颈椎椎管狭窄引起，而另一例患者则与神经痛性肌萎缩相关[5-6]。其他症状包括烧灼感和感觉迟钝。感觉异常性背痛主要发生在老年患者，表现为境界清楚的斑状色素沉着。本病可能与所报道的背部斑状色素失禁症是同一疾病[7-8]。皮损也和斑片状淀粉样变性相似，取自受累部位（见下文）的标本中常可发现淀粉样物质[7-8]。症状往往持续存在，治疗困难[9]。

## 发病机制和组织学特征

本病的病因未明，但很多患者的症状可能是脊神经的肌肉骨骼压迫所诱发，后者继发于关节病或脊柱静态失衡[10-12]。神经减压后症状改善支持该理论[13]。真皮神经分布增加也被认为是可能的原因，最近报道的一例患者的活检显示真皮内神经数量增多[14-15]。然而，在一项应用神经标记物对大量活检进行的免疫组化研究中，受累皮肤的标本未显示任何神经异常[16]。

临床皮损可能是慢性摩擦的结果，这也解释了淀

粉样物质的出现来自表皮角质形成细胞。

表皮通常出现不明显的轻度棘层肥厚、散在凋亡的角质形成细胞以及有时可见的局灶性基底细胞色素增加。真皮乳头层可见噬黑素细胞。真皮乳头层常证实有局灶性淀粉样物质沉积。

## 鉴别诊断

感觉异常性背痛和斑片状淀粉样变性有着相同的组织学特点：真皮乳头层均能检测到淀粉样物质。由于斑片状淀粉样变性并不沿背部神经分布，因此紧密的临床病理联系对于作出正确的诊断至关重要。

# 转移性黑素瘤相关的泛发性黑变病

## 临床特征

泛发性黑变病（generalized melanosis）是十分罕见的现象，发生在转移性黑素瘤患者，表现为皮肤上灰色或蓝色的弥漫性色素沉着[1-8]。大部分患者有肝转移，预后极差，平均生存期为 6 个月[9-10]。色素沉着往往在曝光部位更明显。甲床、黏膜表面和内部脏器的色素沉着也是本病的特点。有报道此现象不仅见于转移的原发性皮肤黑素瘤，也见于来自黏膜表面的黑素瘤[11-13]。发生于一名孕妇的女阴黑素瘤即表现为黑变病和胎盘转移，另一个病例中，黑变病也预示了 26 年前切除的黑素瘤的复发[14-15]。黑素尿和黑素痰也可发生[16]。但黑素尿更为常见，出现在多达 15% 的转移性黑素瘤患者身上[9]。黑变病的一种局限性亚型曾被报道[17]。

## 发病机制和组织学特征

确切的发病机制尚未知，但受支持的假说认为，肿瘤细胞产生的黑色素或黑色素前体通过血流大量播散至皮肤和内脏，从而沉积在巨噬细胞中[6-7, 18-20]。色素沉着部位很少检测到黑素瘤细胞[6-7]和黑素小体。

典型的组织学显示，真皮全层血管周围可见胞质内含大量黑色素的巨噬细胞聚集[6-7]。罕见单核炎症细胞。

（谢恒译 高天文校 陈连军审）

# 第21章 胶原及弹性组织疾病

## Diseases of collagen and elastic tissue

*Wei-Lien Wang and Alexander Lazar*



## 概述

第 3 版以后，我们对于本章中很多疾病的分子机制都有了更深入的了解。除了 Ehlers-Danlos 综合征在前一版中已有深度阐述，其他很多疾病从原先机制未明或只了解分子机制到明确了特定突变基因。虽然对详细机制的阐述仍在进展中，却具有重要意义。确定这些疾病致病基因的意义包括：

- 有利于更好地诊断和评估预后，包括相关产前评估。
- 有助于疾病的分类。
- 为了解发病机制和正常的生物学提供信息。
- 有助于合理、精确的治疗。

# 胶原疾病：泛发性疾病

## Ehlers-Danlos 综合征

### 临床特征

早期的柏林分类已被根据分子机制进行的 Villefranche 分类所取代（表 21.1）[1-5]。Ehlers-Danlos 综合征主要分为六种类型，大多数为常染色体显性遗传，也有些为常染色体隐性遗传[6-7]。此种分类并不完美，但尚未有更广泛接受的其他分类方法出现。

Ehlers-Danlos 综合征（EDS）是最常见的遗传性疾病之一，发病率为 1/5000[8-9]。

临床表现包括[10-13]：

- 皮肤伸展度增加（图 21.1、21.2）
- 关节活动度过大（图 21.3、21.4）
- 萎缩性纸样瘢痕（图 21.5、21.6）

表 21.1 Ehlers-Danlos 综合征的 Villefranche 分类

| Villefranche 分类 | 柏林分类 | 遗传 | 临床特征 |
|---|---|---|---|
| 经典 | Ⅰ型和Ⅱ型 | 常染色体显性 | 皮肤柔软、伸缩性增强<br>体格健壮<br>卷烟纸样瘢痕<br>软体动物样假瘤<br>球状体 |
| 活动过度型 | Ⅲ型 | 常染色体显性 | 关节活动过度显著 |
| 血管型 | Ⅳ型 | 常染色体显性 | 皮肤擦伤<br>皮肤变薄、半透明<br>动脉瘤、血管破裂、肠破裂 |
| 脊柱后凸侧弯型 | Ⅵ型 | 常染色体显性 | 新生儿肌张力低下<br>关节活动过度<br>脊柱后凸侧弯<br>眼损伤 |
| 关节松弛型 | ⅦA、ⅦB 型 | 常染色体显性 | 身材矮小<br>四肢关节松弛<br>先天性髋关节脱位 |
| 皮肤脆裂症型 | Ⅶ C 型 | 常染色体隐性 | 皮肤脆裂<br>皮肤松弛 |
| 其他 | Ⅴ型 | X 染色体连锁 | 与经典型相似 |
| 其他 | Ⅷ型 | 未知 | 皮肤伸展过度<br>黏膜脆弱<br>牙周炎 |
| 其他 | Ⅹ型 | 未知 | 经典表现<br>血小板聚集缺陷 |

* 经典型 EDS 也可见常染色体隐性遗传。
Modified from Beighton，P. et al.（1998）American Journal of Medical Genetics，77，31-37.

- 皮肤易受损伤
- 结缔组织脆弱
- 多器官受累

创伤最终导致血肿和瘢痕形成，可引起软体动物样假瘤（图 21.7）。患者在四肢皮下脂肪层出现坚硬、散在、可活动的（有时钙化）纤维性结节。肘、膝部可出现多余皮肤（获得性皮肤松弛症），在老年患者尤其明显[10-11]。

眼部症状包括蓝色巩膜、圆锥角膜、晶状体半脱位和视网膜脱离，牙齿受累时可出现严重的牙周炎。

累及消化道时出现呕血、黑便、结肠疝，血管损伤包括动脉破裂、大动脉或其他主要动脉的动脉瘤。妊娠期可发生并发症[14-15]。也有报道发生凝血障碍、发声障碍和舌活动度过大[16-18]，轻至中度神经肌肉症状包括肌无力、肌痛、振动感觉减弱[19]。

下文简要总结了重要临床特征。

## EDS 经典型（柏林Ⅰ型、Ⅱ型）

在 Villefranche 分类中（表 21.1），经典型（常染色体显性遗传）包括柏林分类中的Ⅰ型（重型）和Ⅱ型（轻型），区别仅在于严重程度。患者皮肤柔软、伸缩性加大，长骨易撕裂[7，20]。患者的特征包括体格健壮、手脚宽大，膝和胫部皮肤广泛纸样瘢痕（鱼嘴样），软体动物样假瘤也常见，皮肤表现比活动过度型更为突出[10，21]。其他表现包括内眦皮赘、二尖瓣脱垂、静脉曲张、近视、迟发性骨关节病[11]。妊

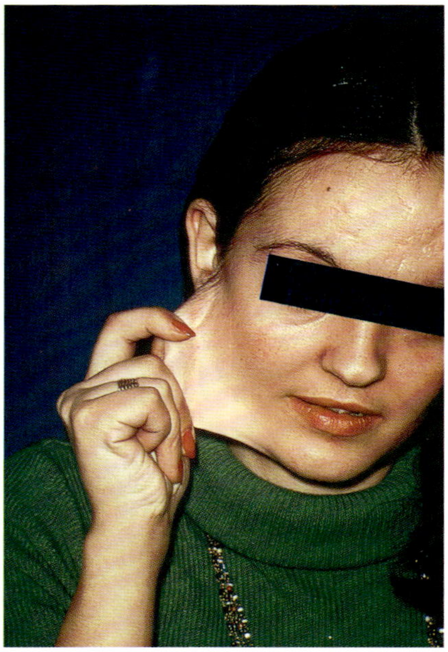

图 21.1 Ehlers-Danlos 综合征：女性患者出现皮肤弹性过度、眼距过宽、鼻梁增宽（By courtesy of R.A. Marsden，MD，St George's Hospital，London，UK.）

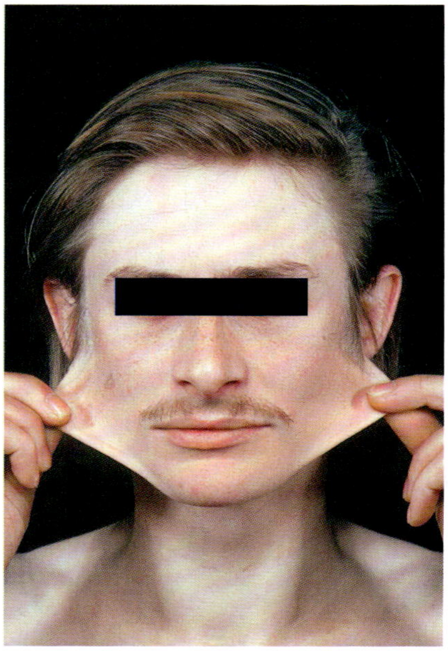

图 21.2 Ehlers-Danlos 综合征：皮肤明显弹性过度，年轻患者拉伸皮肤出现回弹为特征（By courtesy of the Institute of Dermatology，London，UK.）

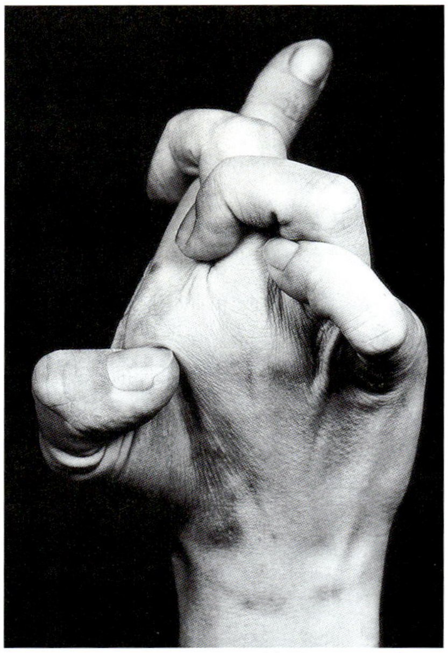

图 21.3 Ehlers-Danlos 综合征：典型的关节活动过度（By courtesy of F.M. Pope，MD，Northwick Park Hospital，London，UK.）

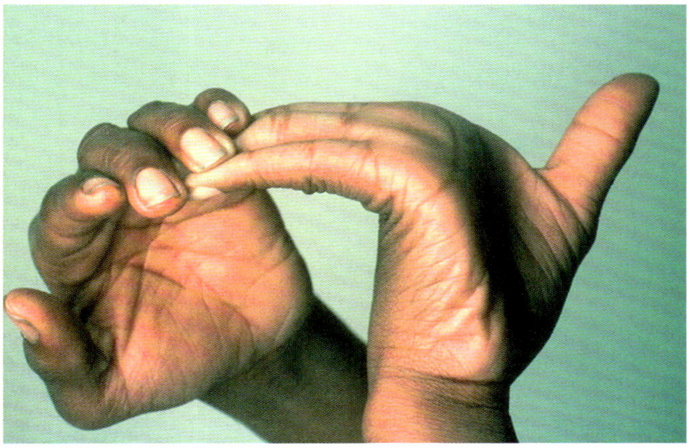

图 21.4 Ehlers-Danlos 综合征：关节过度松弛（By courtesy of the Institute of Dermatology，London，UK.）

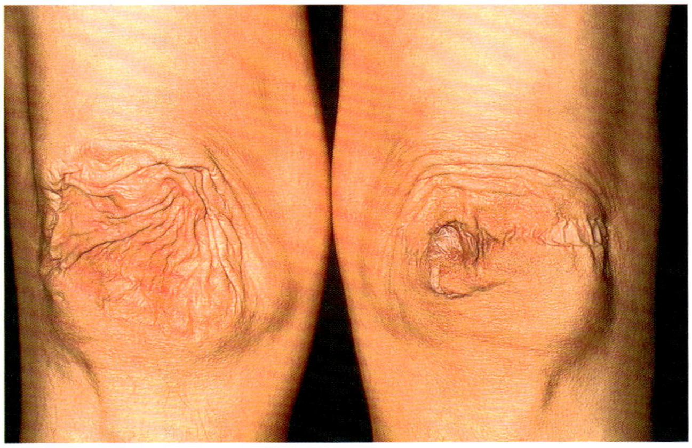

图 21.5 Ehlers-Danlos 综合征：累及膝的典型瘢痕（By courtesy of F.M. Pope，MD，Northwick Park Hospital，London，UK.）

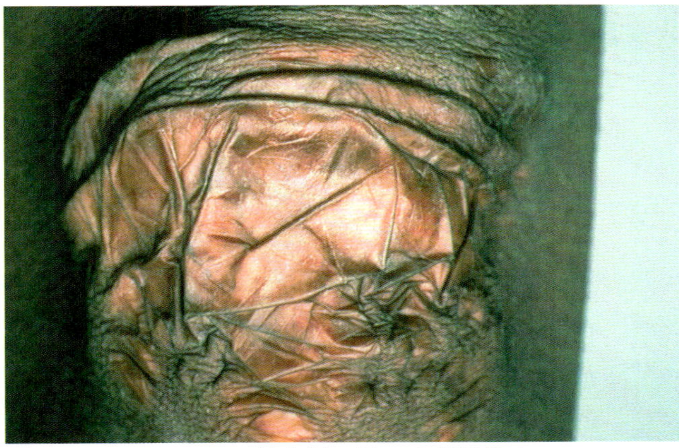

图 21.6 Ehlers-Danlos 综合征：另一患者膝盖（By courtesy of the Institute of Dermatology，London，UK.）

娠期并发症包括胎膜早破、会阴皮肤易撕裂、子宫和膀胱脱垂[21]。乳房钼靶筛查可见乳腺钙化[22]。

## 活动过度型 EDS（柏林Ⅲ型）

活动过度Ⅲ型（常染色体显性遗传）的皮肤表现较少，临床表现为严重关节松弛和活动过度[23]。在一项研究中发现的其他不常见表现包括发声障碍、Arnold-Chiari Ⅰ型畸形、冗长结肠[24]。本型的临床

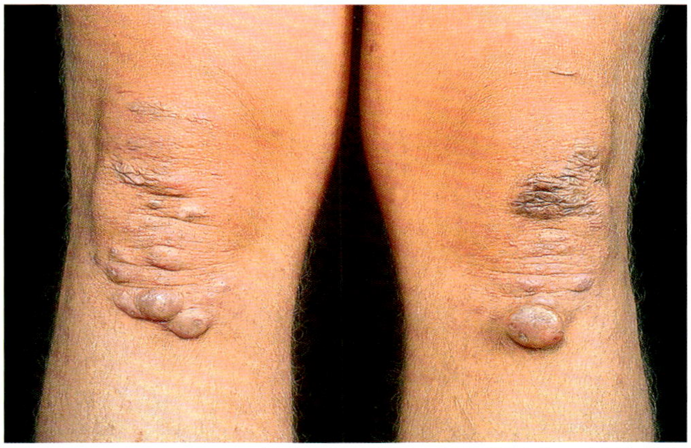

图 21.7 Ehlers-Danlos 综合征：膝盖周围皮下挫伤，导致“假瘤”形成（By courtesy of R.A. Marsden，MD，St George's Hospital，London，UK）

表现有限，因此诊断困难。许多学者认为本型等同于良性关节活动过度综合征[25-26]。

## 血管型 EDS（柏林Ⅳ型）

血管型 EDS（Ⅳ型）为常染色体显性遗传，可引起严重的血管疾病，具有重要意义[27-29]。患者膝盖、胫部、肘部出现瘀斑样皮疹，常出现肢皮早老[11，30-31]。皮肤变薄、半透明。其他皮肤表现包括身材矮小、瘢痕疙瘩或弹力纤维性瘢痕，匐行性穿通性弹性组织变性、眼睛增大、耳垂缺失、牙齿缺失、圣母样面容、肢端骨质溶解、弥漫性脱发以及先天性髋关节脱位[11，32-37]。大动脉或其他主要血管可出现动脉瘤，也可合并动静脉瘘和动脉夹层[11，38]。血管壁变脆，使得手术变得复杂，死亡率增高[28，30]。可见结肠、腹膜、子宫破裂[30-32，39]。

## 脊柱后凸侧弯型 EDS（柏林Ⅵ型）

脊柱后凸侧弯型（柏林Ⅵ型）为常染色体隐性遗传性疾病，表现为新生儿肌张力低下伴泛发性关节松弛、脊柱后凸侧弯、脑脊膜畸形、皮肤和视网膜脆弱伴视网膜脱离[11，40-43]。该型可进一步进展为赖氨酰羟化酶存在缺陷的ⅥA 型（*PLOD1* 基因突变）和赖氨酰氧化物水平正常的ⅥB 型。

## 关节松弛型 EDS（柏林ⅦA 型和ⅦB 型）

关节松弛型（柏林ⅦA 和ⅦB 型）为常染色体显性遗传，表现为先天性双侧髋关节脱位、重度泛发性关节活动过度和脱位，肌张力低下，皮肤伸展性增强及脆弱[44]。

## 皮肤脆裂症型 EDS（柏林ⅦC 型）

皮肤脆裂症型（柏林ⅦC 型）为常染色体隐性遗传，最初出现于牛羊，以皮肤脆弱伴撕裂、关节活动度

过大为特征。此型极其罕见，只有少数病例报道[45-49]。由编码前胶原Ⅰ氨基肽酶的 *ADAMTS2* 基因突变引起[45，47]。患者表现为明显的皮肤脆弱和松弛，皮肤皱褶增多，巩膜为蓝色，皮肤易挫伤，小颌畸形，囟门增大、脐疝，生长迟缓[46-47，49-50]。

### 其他 EDS 类型（柏林Ⅴ、Ⅷ、Ⅹ型）

- Ⅴ型 EDS 与经典型 EDS 相似，但为 X 染色体连锁遗传。其独立作为一型曾受到质疑[10]。
- Ⅷ型 EDS 表现为皮肤柔软、伸展性增强、异常瘢痕、易于挫伤、口腔黏膜脆弱和严重的牙周炎伴牙槽骨缺失[51-52]。
- Ⅸ型现被归为皮肤松弛症病谱内（枕角综合征）。
- Ⅹ型 EDS 局限于一个家族内，具有典型临床表现，伴异常血小板聚集。此型是否为独立一型尚不确定[10]。

## 发病机制和组织学特征

Ehlers-Danlos 综合征为一组异质性遗传性疾病，不仅胶原纤维合成异常，与胶原蛋白相互作用的蛋白也存在异常。机制包括[53]：

- 胶原蛋白 α 链突变，显性失活
- 单倍体型缺陷
- 胶原蛋白酶（例如赖氨酰羟化酶和前胶原肽酶）缺陷

此外，生腱蛋白 X 可出现异常，该蛋白是一种可与胶原蛋白结合，并调节胶原纤维排列、重建真皮内细胞外基质的糖蛋白。*TNXB* 为编码生腱蛋白 X 的基因，其缺陷可导致弹力纤维异常聚集，并且导致常染色体隐性遗传[54-57]。生腱蛋白 X 的水平可能与 Ehlers-Danlos 综合征的神经肌肉症状相关[19]。

已知基因缺陷见表 21.2。

总体来说，Ehlers-Danlos 综合征患者的皮肤组织病理学检查意义不大[58]。胶原纤维似乎数量减少并且变细，此表现广泛存在于皮肤，提示信息较少，诊断仍需要分子生物学检测[51]。

超微结构观察价值较小。在经典型中，异常胶原纤维直径增粗 25%，排列紊乱，具有菜花样外观[10-11，50]。生腱蛋白 X 存在缺陷的原纤维排列紊乱[50]。在血管型中，胶原纤维排列紊乱，不规则，碎裂受损，直径不统一[11]。透明质酸小球、无定型基质、微小钙化、弹力纤维样纤维和微腔也可出现[59]。类似的超微结构缺陷也见于Ⅰ型胶原[60]。关节活动过度型中的纤维外形生硬，而皮肤脆裂症型中的纤维呈象形文字样外观[10]。

**表 21.2 Ehlers-Danlos 综合征的分子缺陷**

| Villefranche 分型 | 分子缺陷 | 参考文献 |
|---|---|---|
| 经典型 | *COL5A1*、*COL5A2*、*TNXB*（生腱蛋白 X）基因突变 | [61-64] |
| 活动过度型 | 常染色体显性遗传，基因未知 | [24] |
| 血管型 | *COL3A1* 基因突变 | [27，32，34，56，65-66] |
| 脊柱后凸侧弯型 | *PLOD1* 基因突变（赖氨酰羟化酶） | [40，67-68] |
| 关节松弛型 | *COL1A1*、*COL1A2* 基因突变 | [44，69-70] |
| 皮肤脆裂症型 | *ADAMTS2* 基因突变（前胶原Ⅰ氨基肽酶） | [45，47，71] |

# 先天性皮肤发育不全

## 临床特征

先天性皮肤发育不全（先天性皮肤缺损）表现为局部或广泛皮肤、皮下脂肪层或深层组织缺失[1-3]。活产新生儿中发病率约为 3/20 000[1]。多累及头皮，四肢和躯干也可受累[4-7]。其为一组多种病因的异质性疾病，通常基于相关特征、病因、皮损分布和遗传类型分为 9 组[2]。局部皮肤发育不全作为独立临床表现被分为第 1 组，但多数患者具有严重的潜在先天性系统性疾病[8]。

- 第 1 组患者为原型。为常染色体显性遗传或散发[9]。皮损先天发生，单一或多发，为形状多样（突起、圆形、椭圆形、线状或星形）、直径 1 ～ 2 cm 的结痂或溃疡，通常位于头皮后部，邻近头顶发涡处（图 21.8）[2，10-11]。有时伴有明显的静脉扩张[2]。有时可见大疱样皮损[12]。以瘢痕的形式愈合，有时伴有增生[6]。20% ～ 30% 的患者头皮皮损与头颅、脑脊膜、大脑的缺陷相关[1，8，13-16]。有些患者具有先天性唇腭裂[1，4]。极少数患者有严重的骨骼缺陷[4，16]。很多患者易合并感染和出血[16]。较大的皮损可合并血栓形成[17]。小的皮损可自愈，大的皮损需要手术治疗[16]。
- 第 2 组患者头皮缺陷与少肢畸形相关，指 / 趾骨发育不全最为常见[1]。最初认为是常染色体显性遗传（Adams-Oliver 综合征），但也有报道常染色体隐性遗传[18-26]。其他特征包括并指 / 趾、眼部损害、甲营养不良，血管损害包括先

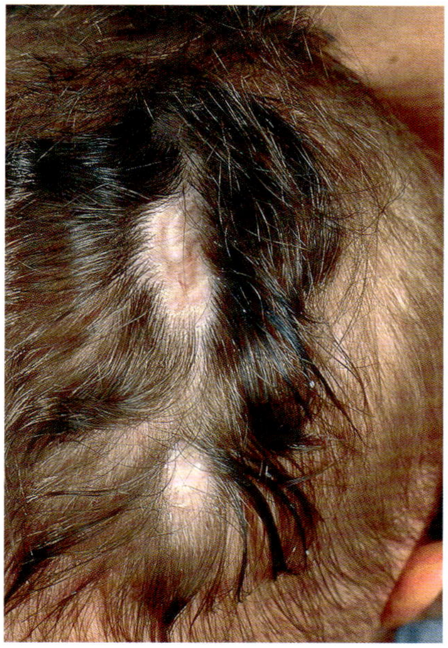

图 21.8 皮肤发育不全：以头后部脱发和瘢痕为特征（By courtesy of D. Atherton，MD，Institute of Dermatology and Children's Hospital at Great Ormond Street，London，UK.）

天性大理石样毛细血管、心脏损害、血管壁损害和肺及中枢神经系统损害[20，27-29]。存在先天性心脏损害伴皮肤发育不全而没有肢体缺陷的患者也有报道，被认为是 Adams-Oliver 综合征的一种形式[30]。

- 第 3 组表现为头皮发育不全合并器官样痣（表皮和皮脂腺）[1，31]，患者可能具有眼部异常，包括角膜混浊、巩膜皮样囊肿和眼睑缺损[32-35]。有时出现明显的精神运动性阻滞[32]。
- 第 4 组皮肤发育不良伴有大脑或脊髓的潜在发育不良（例如脑穿通畸形、脊髓脊膜膨出、脊柱裂）[1，4，36-37]，可伴有农牧神尾痣（腰部多毛症）[37-38]。
- 第 5 组表现为躯干和四肢皮肤发育不全伴纸样胎或胎盘梗死[39-41]。
- 第 6 组皮肤缺损表现为大疱性表皮松解（Bart 综合征）。患者表现为皮肤缺损伴躯干和四肢的大疱（图 21.9、21.10）。此型需要与大疱性皮肤病鉴别[42-46]。
- 第 7 组患者指 / 趾端皮肤缺损，不伴大疱。常染色体显性或隐性遗传[1，47]。
- 第 8 组由于宫内感染（例如单纯疱疹和水痘-带状疱疹病毒）或致畸药物（如甲巯咪唑和米索前列醇）导致皮肤缺损[48-53]。
- 第 9 组表现为畸形综合征及外胚层发育不良引起的皮肤发育不全（如 13，4p 三体综合征和局部皮肤发育不良）[54-55]。

从法医学角度考量，皮肤发育不良需与医疗操作导致的出生损伤鉴别。致命的泛发性先天性皮肤缺损罕有报道[57]。

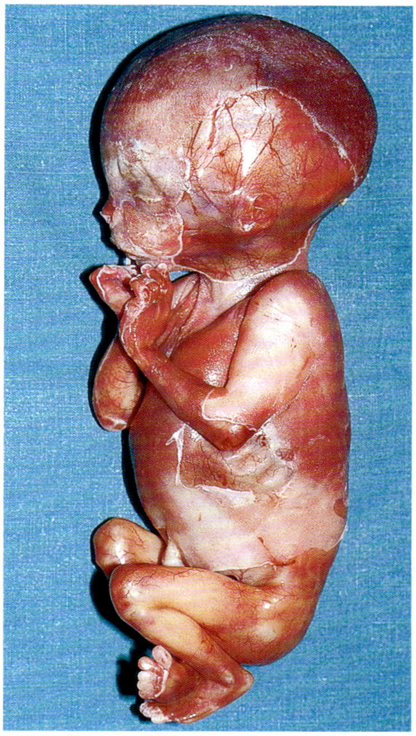

图 21.9 皮肤发育不全：本病例中皮肤广泛缺失，大疱性表皮松解（Bart 综合征）

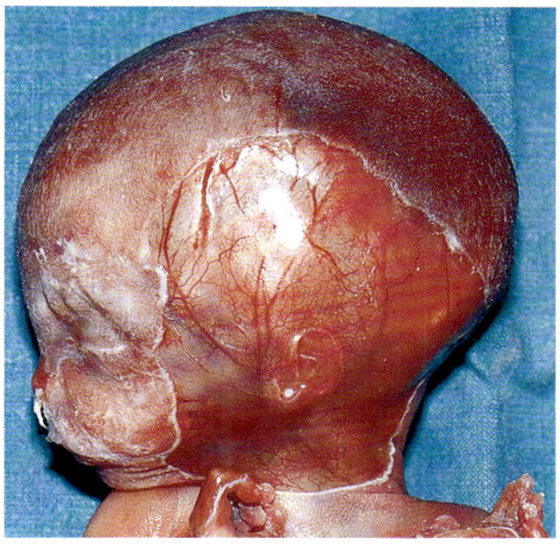

图 21.10 皮肤发育不全：图 21.9 特写

## 组织学特征

典型的组织学表现为深溃疡，肉芽组织明显（图 21.11 ～ 21.13），皮肤附属器缺如。若检查愈合的皮损，可见再上皮化和真皮瘢痕愈合。

# 灶性皮肤发育不全综合征

## 临床特征

灶性皮肤发育不全（FDH，Goltz 综合征）是一种罕见的 X 连锁显性遗传性疾病，几乎只发生在女性，皮损多累及外胚层及中胚层[1-5]。可见散发的突变病例，也发现有少数男性病例，可能与合子后突变

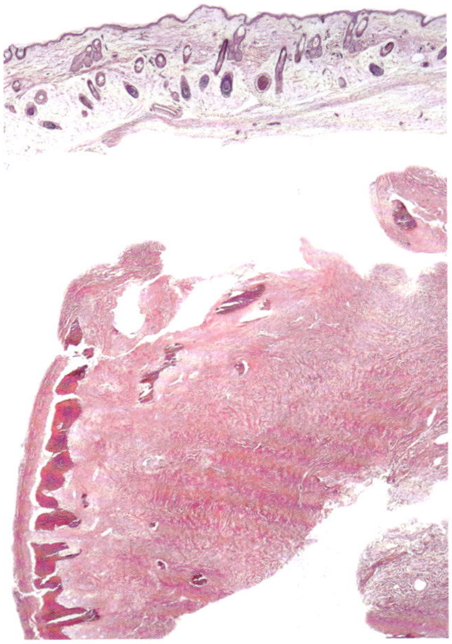

图 21.11 皮肤发育不全：瘢痕和骨骼形成

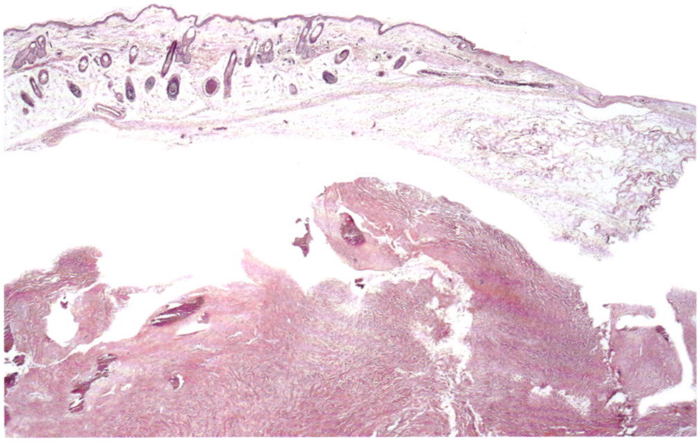

图 21.12 皮肤发育不全：注意右侧区域附属器缺失

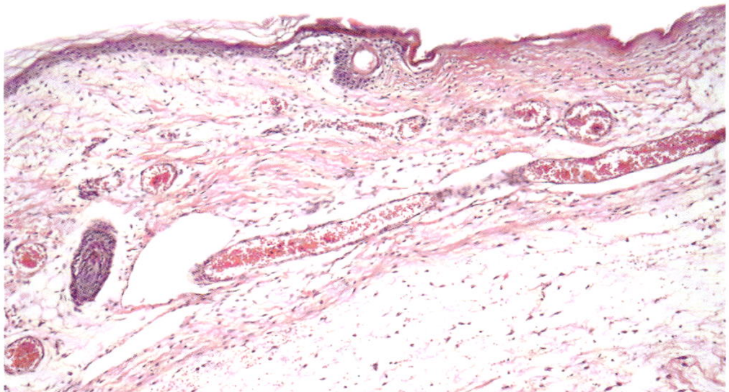

图 21.13 皮肤发育不全：溃疡形成

相关[3-11]。灶性皮肤发育不全综合征可表现为皮肤、骨骼、眼、口腔以及软组织缺陷[1-2, 4]。（编码 O- 乙酰转移酶，以促进 Wnt 通路的配体分泌）的点突变与 FDH 的发病相关[5, 11-16]。散发病例常常与该基因的点突变及小片段缺失相关，家族性病例多出现该基因的大片段缺失[10]。Wnt 通路对于多数组织，如皮肤、纤维、脂肪、肌肉、骨骼、牙齿、神经系统以及肢体模式的胚胎发育具有重要意义[17]。表型的差异与镶嵌现象及莱昂作用相关[5, 10]。

## 皮肤缺陷

皮损从出生时就有，包括皮肤发育不良（如皮肤发育不全）的区域，后者临床表现为筛状或网状凹陷性和萎缩性病变、线性（图 21.14）或网状红斑、皮肤色素减退或增加、脂肪瘤（通常在四肢）（图 21.15）、树莓样乳头状或疣状增生，特别是身体的腔口周围[4, 18-21]。毛细血管扩张也是常见的临床表现[18]。线状皮疹常沿 Blaschko 线分布，在四肢及面颊常见[4, 18, 22]。可见甲营养不良、无甲及局灶性斑秃[4, 18, 23-25]。

## 骨骼缺陷

骨骼表现包括手指发育不全及缺失、“龙虾爪”、并指及多指畸形，可见于 60% ～ 70% 的患者[4, 18]（图 21.16）。面部、躯干及肢体不对称可见于 30% 的患者[18]。影像学的特征性表现为长骨干骺端线状、

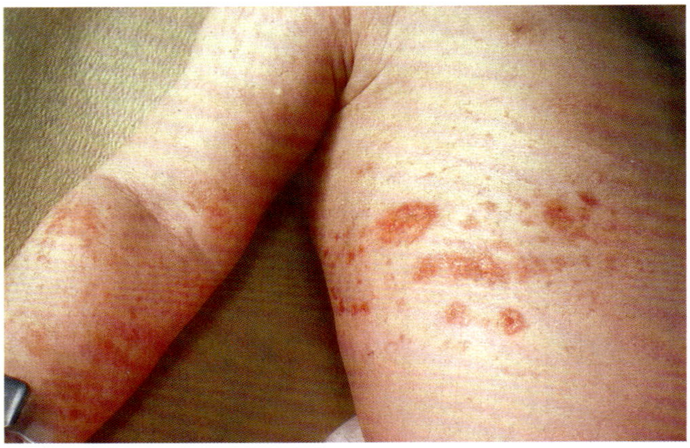

图 21.14 灶性皮肤发育不全：早期病变有炎症性质，呈线性分布（By courtesy of D. Atherton，MD，Institute of Dermatology and Children's Hospital at Great Ormond Street，London，UK.）

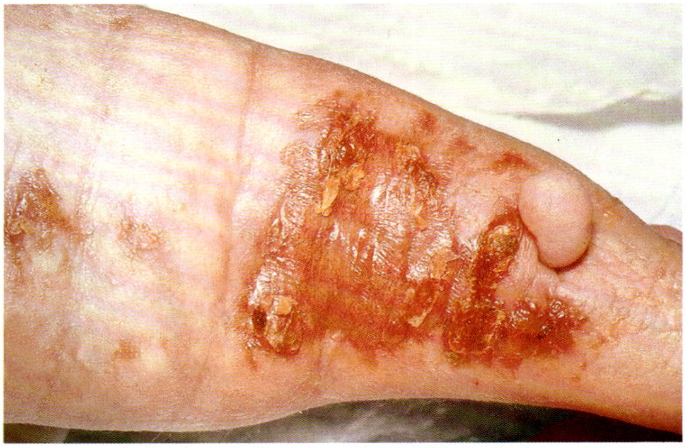

图 21.15 灶性皮肤发育不全：除了皮肤发育不全，还可表现为息肉样脂肪瘤（By courtesy of D. Atherton，MD，Institute of Dermatology and Children's Hospital at Great Ormond Street，London，UK.）

垂直及放射状分布的致密条纹（条纹状骨病）（图 21.17）[4，22]。可见小颅畸形，有时伴有精神发育迟缓、脊柱侧弯、脊柱后凸和隐性脊柱裂[18]。

### 眼、口腔、牙及听力缺陷

眼部表现包括眼距过宽、小眼畸形、无眼畸形、先天性无虹膜、斜视、眼震颤、青光眼、视网膜脱离及虹膜、视网膜、脉络膜和视神经残缺[20，26]。口腔及牙齿表现包括牙齿发育不良（发育异常）、部分缺失、先天性无牙症、错殆、牙釉质发育不良、乳头状牙龈增生，可见于 40% 以上的患者[18，23-24，27-30]。听力受损表现为感音神经性及传导性耳聋[23]。

### 软组织及其他缺陷

软组织缺陷表现为显著面部不对称[31]。面部特征性表现为显著小耳、尖下巴、窄鼻梁、宽鼻尖[18]。可发生唇腭裂[5，29]。也可见泌尿生殖系统、心脏及腹壁缺陷及精神发育迟缓[13，29]。

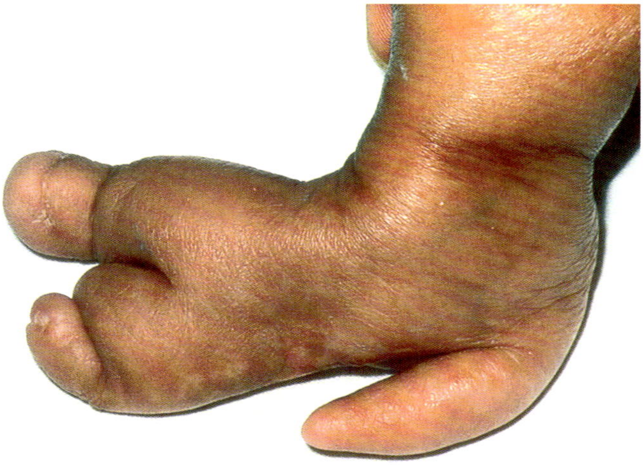

图 21.16　灶性皮肤发育不全：骨骼表现是疾病的重要特征（By courtesy of D. Atherton，MD，Institute of Dermatology and Children's Hospital at Great Ormond Street，London，UK.）

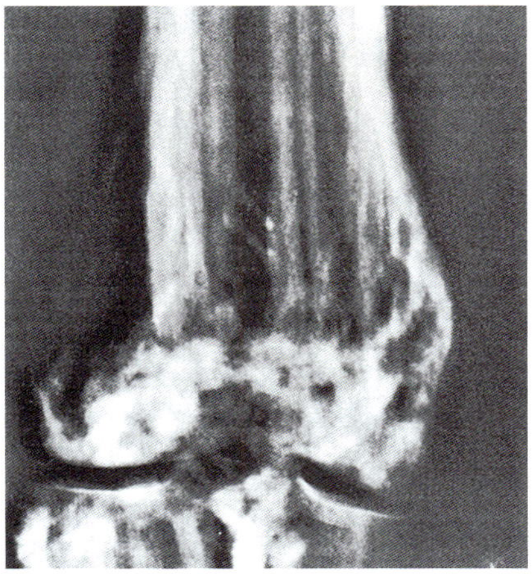

图 21.17　灶性皮肤发育不全：35 岁男性患者，股骨下端影像学检查显示特征性轴向致密条纹［Reproduced with permission from Bullough，P.G.（1992）Atlas of orthopedic pathology，2nd edn. New York：Gower Medical Publishing.］

## 组织学特征

脂肪瘤表现为明显的真皮发育不良，胶原束变薄，甚至消失，弹性组织减少，被脂肪组织取代[1，3，9，32-33]。脂肪组织可靠近真皮乳头层，甚至占据乳头层[4，29]。其病理改变与浅表性脂肪瘤样痣相同[34]。皮肤附属器结构看似正常，但数量可能减少，位于真皮更表浅的部位[29]。真皮脂肪浸润代表真皮机械性脂肪疝形成的传统观点面临挑战，现认为其可能代表一种异位现象，即发育不良痣[19，28-29]。疣状或乳头状皮疹的组织学表现包括角化过度、表皮显著乳头瘤样增生。真皮变薄，胶原变细，血管增加[3，35]。萎缩区域表现为真皮变薄，胶原束稀疏，被脂肪组织替代[29，35]。弹力纤维可能增加变厚[3，29]。色素增加的病灶表现为棘层肥厚、表皮脚棒状增生、黑色素沉着增加。在真皮乳头层可见噬黑素细胞[29，35]。电镜下细胞外基质中胶原束排列疏松，可见小的成纤维细胞及不规则变厚的核纤层[29]。

# 血管纤维瘤（皮脂腺腺瘤）及结节性硬化症

## 临床特征

结节性硬化症（Bourneville 疾病）是一种少见的遗传性系统性疾病，其发病率为 1/300 000 ～ 1/5800[1-3]。尽管可见常染色体显性遗传，但大多数病例（多达 80%）为自发突变所致[1-5]。它包含皮肤表现，同时也可累及脑、眼、心脏、肾、肺部及骨骼系统。两性之间发病率无差异，也无种族差异[2]。

结节性硬化症的特征性表现是面部血管纤维瘤（皮脂腺腺瘤），经常在出生时可见，或见于儿童早期[6]。最初认为该症状具有诊断特异性，后来发现也可见于Ⅰ型多发性内分泌腺瘤中[3，7]。血管纤维瘤可见于 90% 以上的患者，表现为光滑、圆顶、粉红或红棕色丘疹及结节（有时可伴毛细血管扩张），双侧对称、蝶形分布于鼻部、面颊及下颌，但上唇分布较少（图 21.18）[3-4]。偶可见皮疹广泛，生长为菜花样肿物。面部及头皮可见软纤维瘤。婴儿期前额光滑的黄色或红色纤维性斑块可视为结节性硬化的表现[3，8]。单侧面部血管纤维瘤代表节段性表达[9]。也有存在多发性面部血管纤维瘤表现，但无已知基因异常的报道[10]。

白色斑状皮疹可以是结节性硬化症的常见首发皮损，可单发亦可多发[5，11-14]。在 Wood 灯下尤为

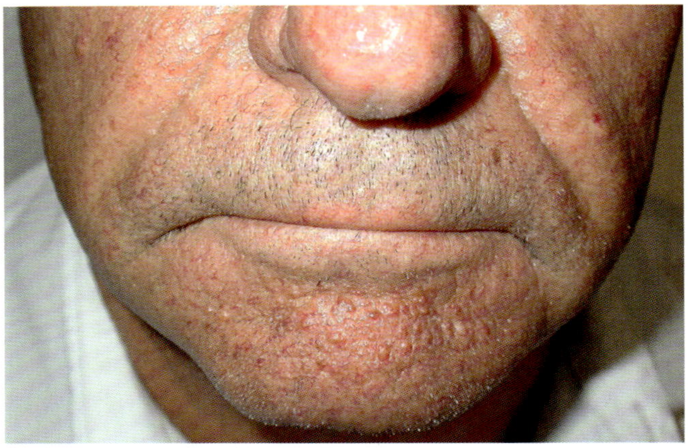

**图 21.18** 结节性硬化症：位于鼻部、颊部及下颏的表现为多发性丘疹的皮脂腺腺瘤（By courtesy of J.C. Pascual，MD，Alicante，Spain.）

明显[3]，分为 3 型：

- 最常见者为多角形 0.5 ～ 2.0 cm 白色皮疹，排列成拇指指纹样；
- 第二型结节性硬化症白斑的特征性表现是 1 ～ 3 cm 直径大小的“灰树叶”样白色斑[3,6-7]；
- 第三型表现为 1 ～ 3 mm 点滴状散在白斑（也被称为斑驳样皮损）[3-4，7]；

这些斑状皮疹可见于 70% 的结节性硬化症患者[2]，它们出生时即有或在新生儿期慢慢出现，色素减退也可累及头发（白发症）、眉毛、睫毛，甚至虹膜[5-6，8，11-12，15]。

另一常见的表现为鲨鱼皮样斑（皮肤类似有纹理的皮革），后背部常见，为淡黄色斑片（图 21.19）[1-7，1-18]。这是一种结缔组织痣，见于儿童早期或青春期前后[5]。大的鲨鱼皮样斑与隐性脊柱裂相关[19]。皮肤表现可见于大多数患者，其他的皮肤表现包括肤色的甲下或甲周纤维瘤（图 21.20）[3，18]，可见于 50% 的患者，多发生于青春期[2，4，6]。咖啡斑常见[2-3，6-7，18]。可见口腔及眼睑血管纤维瘤、眼睑下垂、牙釉质斑点、牙龈纤维瘤[3，20-21]。

常不同程度累及中枢神经系统，不总导致精神发育迟缓，但有时非常严重（50% ～ 82%）[2-3，5，22]。癫痫是常见的表现（80% ～ 93% 的患者）[2，5]，患者可有局灶性或泛发性强直阵挛，或婴儿肌痉挛发作[5]。术语“epiloia”是因皮脂腺腺瘤、精神发育迟缓、癫痫三联征造出来的词语。钙化，尤其多见于基底核，可在 76% 的病例中发现[23]。眼科检查可在 53% 的患者中见到视网膜“肿瘤”，相似情况也可见于神经纤维瘤病[2，24]，有时病灶可见钙化。

心脏表现包括心脏杂音、心电图异常、心力衰竭及猝死。肺部表现尽管少见，但可导致劳力性呼吸困难、肺源性心脏病及气胸。心肺表现女性患者多见，通常智力正常，癫痫发作少见[12]。预后常不好。

手足的影像学检查可见骨囊肿、局限性硬化及骨膜增厚[5，25]。

## 发病机制和组织学特征

结节性硬化症与两个不同基因的突变相关：*TSC1*（9q34）及 *TSC2*（16p13）[3，7，26-28]。这两个基因编码两种肿瘤抑制蛋白，分别为错构瘤蛋白及结节蛋白。两种蛋白互相作用，是细胞增殖及生存的重要调控因子。mTOR 通路中 TSC1 或 TSC2 功能的丢失可降低细胞中多种效应的抑制作用。已经报道的有磷脂酰肌醇 -3- 激酶（pI3K）通路中 Akt、胞外调节激酶（ERK）、β - 链蛋白、TGFβ 及 p27 的失调[3，7，18，28-41]。

之前的“皮脂腺腺瘤”实际上是一个误称，其组织学特征是纤维血管错构瘤性增殖及皮肤附属器的萎缩和压缩。尽管经常描述为血管纤维瘤，但结缔组织痣是一个更恰当的名称。皮损包括纤维组织及血管不

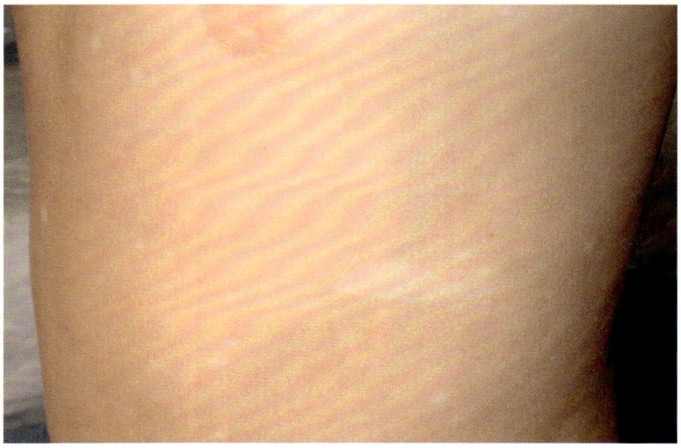

**图 21.19** 结节性硬化症：注意鲨鱼皮样斑及典型的“灰树叶”白斑（By courtesy of J.C. Pascual，MD，Alicante，Spain.）

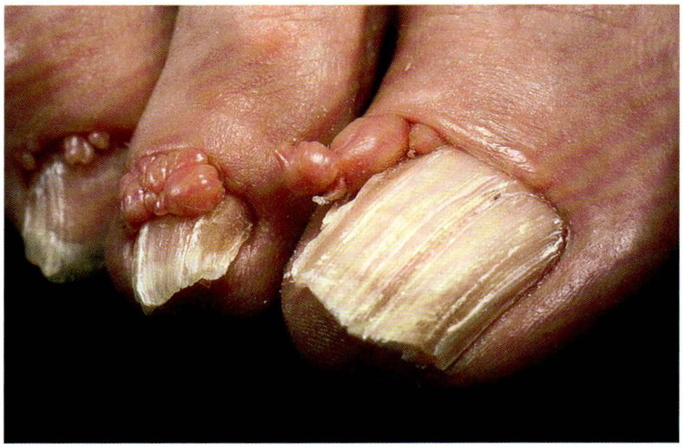

**图 21.20** 结节性硬化症：甲周纤维瘤为特征性表现（By courtesy of the Institute of Dermatology，London，UK.）

规律的增殖（图 21.21、21.22）。通常皮肤附属器被同心圆排列的胶原所环绕、压迫（图 21.23）。

鲨鱼皮样斑是一种胶原瘤，真皮被宽大的胶原束替代，弹力纤维减少或消失（图 21.24、21.25）。类似地，甲周及甲下纤维瘤是一种纤维组织的错构瘤。色素减退斑表现为黑素细胞正常或减少，进一步超微结构检查显示黑色素合成减少（数量减少、小而不成熟的黑素小体）[6, 11]。

结节性硬化症患者的大脑大小正常或减小（图

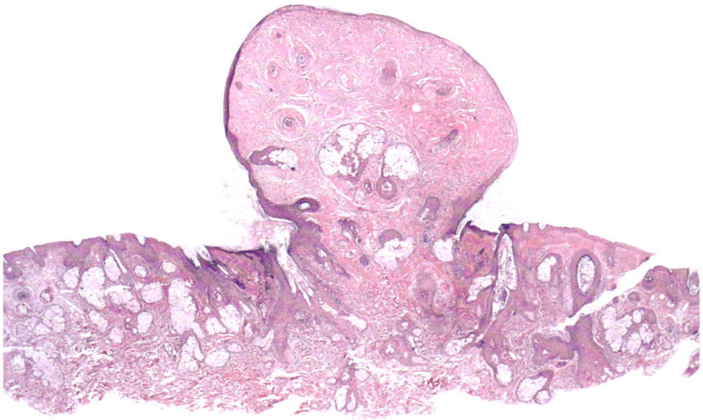

图 21.21 结节性硬化症：小的息肉样皮损，病理学表现为附属器结构减少并存在显著的纤维化

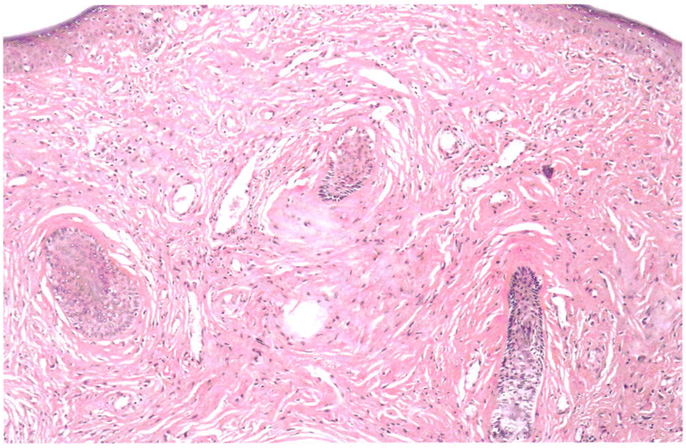

图 21.22 结节性硬化症：毛囊周围瘢痕形成以及血管扩张

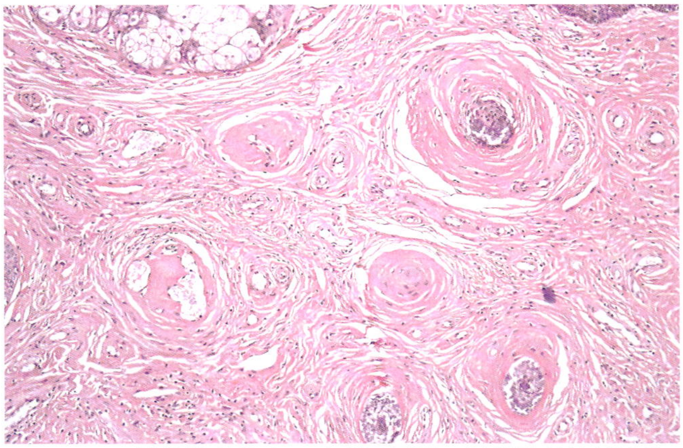

图 21.23 结节性硬化症：毛囊周围同心圆样排列的纤维化

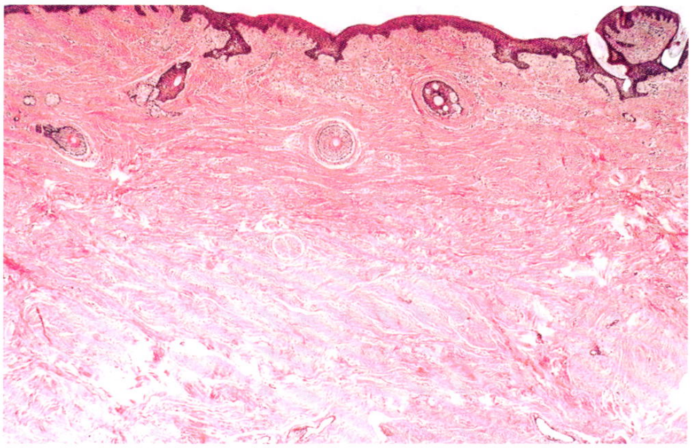

图 21.24 结节性硬化症：鲨鱼皮样斑。真皮被致密胶原替代，延续至皮下脂肪层

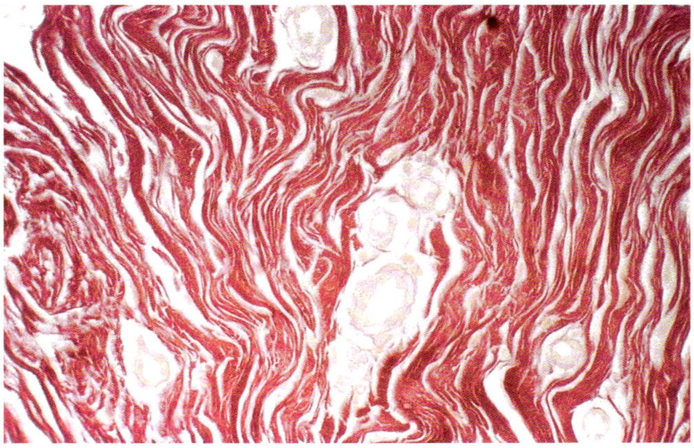

图 21.25 结节性硬化症：鲨鱼皮样斑中弹性组织完全缺乏（弹性组织 van Gieson 染色）

21.26）。神经病理学表现为皮质结节、皮质下异位结节、室管膜下巨细胞星形细胞瘤（图 21.27 ～ 21.30）[42-43]。

心脏表现由心肌内横纹肌瘤引起[44-46]，后者由出现大空泡（糖原填充）的肌细胞组成[44-46]。可自然消退[45]。

在 60% 的患者中，肾可出现血管肌脂肪瘤，常双侧

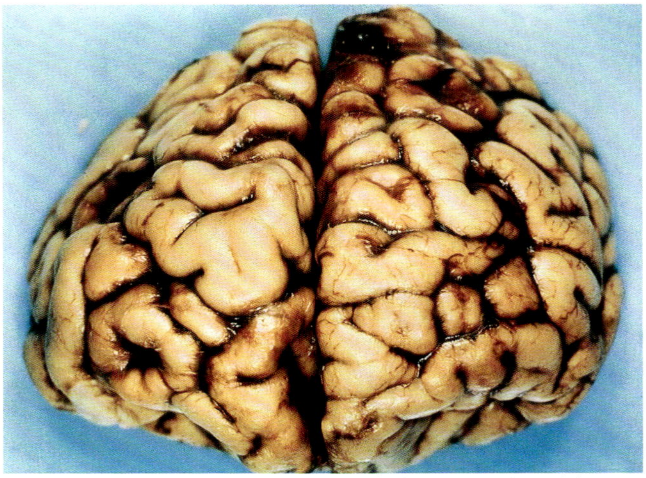

图 21.26 结节性硬化症：脑组织萎缩，脑回明显增宽（By courtesy of I. Allen，MD，Royal Victoria Hospital，Belfast，UK.）

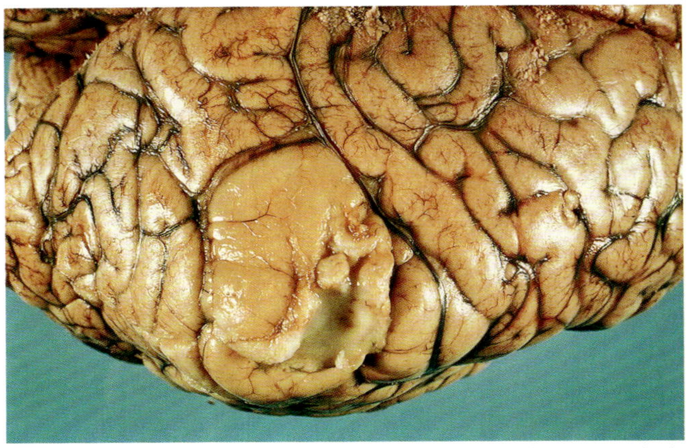

图 21.27 结节性硬化症：大脑皮质的典型“结节”（下方中部）（By courtesy of I. Allen，MD，Royal Victoria Hospital，Belfast，UK.）

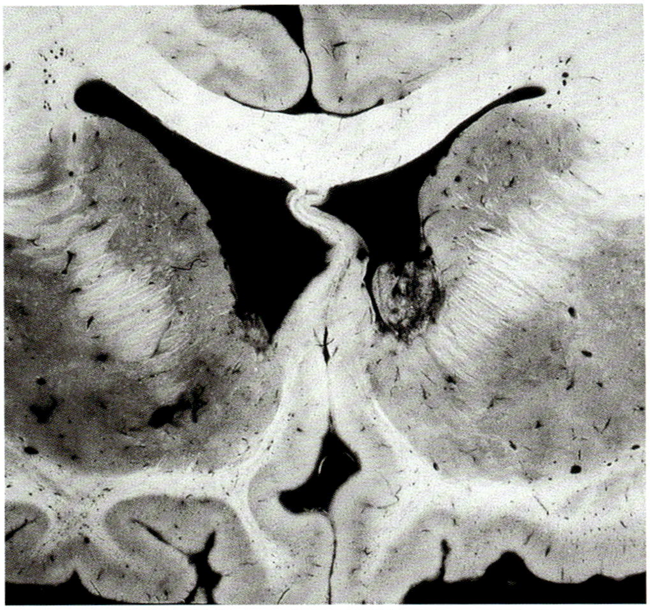

图 21.28 结节性硬化症：小的室管膜下神经胶质瘤突向右后脑室（By courtesy of I. Allen，MD，Royal Victoria Hospital，Belfast，UK.）

发生或多发，偶尔在婴儿期出现多囊性改变[5，23，47-48]。有意思的是，与结节性硬化症无关的皮肤血管肌脂肪瘤 MART-1 及 HMB-45 阴性[49-51]。有时可见肾细胞癌（常发生在婴儿期及儿童期）[52-53]，有一些结节性硬化症患者在邻近的 *PKD1* 基因存在突变，从而发生常染色体显性遗传的多囊肾改变[28，54]。

多发性囊性变（淋巴管肌瘤）是重要的肺部改变[3，55-58]。多为女性受累[57]。血管肌脂肪瘤在肺部少见[59]。

也可发生神经内分泌肿瘤（甲状旁腺瘤、垂体瘤及胰腺瘤）[60-62]。

总体而言，结节性硬化症预后不好，部分或镶嵌表达的患者常见，该类患者寿命正常。

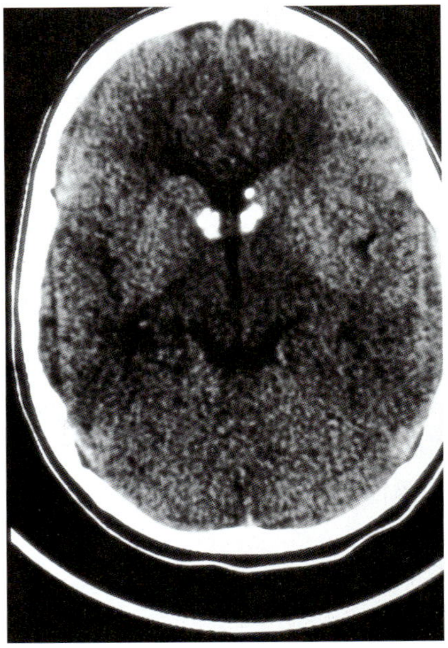

图 21.29 结节性硬化症：室间孔 CT 扫描显示特征性多发性室周钙化（By courtesy of the Division of Neuroradiology，University Health Center of Pittsburgh，USA.）

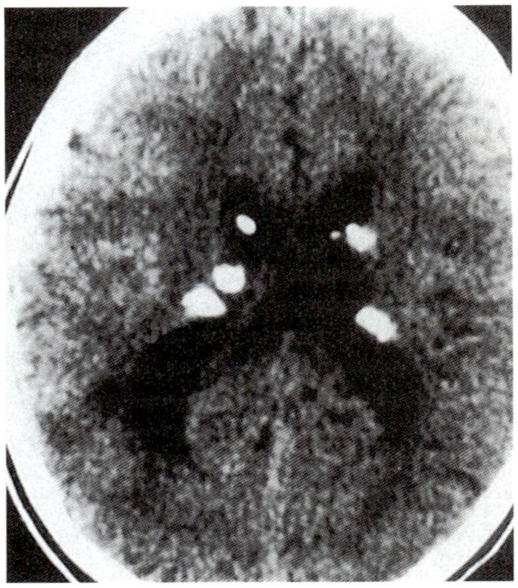

图 21.30 结节性硬化症：特写（By courtesy of the Division of Neuroradiology，University Health Center of Pittsburgh，USA.）

# 肾源性系统性纤维化

## 临床特征

肾源性系统性纤维化（以前称为肾源性纤维性皮肤病）是一种多器官疾病，类似硬皮病样皮肤表现，与肾衰竭及暴露于钆相关。

最初认为该病仅发生于血液透析的个体，随后报道可发生于腹膜透析、移植后、肾衰竭患者中，因此拓宽了定义[1-3，23-26]。大多数患者有慢性肾疾病，且大多数肾功能为 5 级［GFr ＜ 15 ml/（min · 1.73 $m^3$）］。病程与肾功能成正相关[27]，有些急性肾疾病患者也会出现该病[28-31]。尽管报道的病例多为成人，但肾功能不全的儿童中也可看见类似表现[32-36]。大量研究证实，该病与钆暴露及肾衰竭有关，显然并非所有病例都会发展为肾源性硬化性纤维化[20，37-45]。一些变异可能归因于所采用的钆对比剂[46]。其他患病危险因素包括钆的累积暴露、血红蛋白暴露、钙离子及磷酸盐升高[47]。

尽管最初认为该病属于皮肤疾病，但尸体解剖结果证实该病可累及多个器官[48-52]。皮肤以外可累及深部软组织、甲状腺、心脏、肾、硬脑膜及肺部[48-53]。特征性皮肤表现为生长迅速、对称、皮色或红色的丘疹、结节，融合形成红色或色素加深的进展性坚实斑块（图 21.31、21.32）[3，5，12，28，54-55]，有时可见橘皮征。这样的皮疹如位于乳腺，容易与炎症性乳腺癌混淆[56]。斑块边界不规则，周边可见散在的小岛状病灶[26，55]。皮疹多位于四肢及躯干，面部很少累及，少数患者可出现硬化性黄色斑块[24，32，55]。皮肤明显变厚、变硬，类似木质[3，55]。皮疹可瘙痒、疼痛或有烧灼感[26]。屈曲挛缩是常见的并发症，导致患者不能行动[3]。发病率高[5]，有时患者会出现多余皮肤，类似皮肤松弛症及泛发性弹性组织离解[57-58]。死亡与血管栓塞相关[48]。

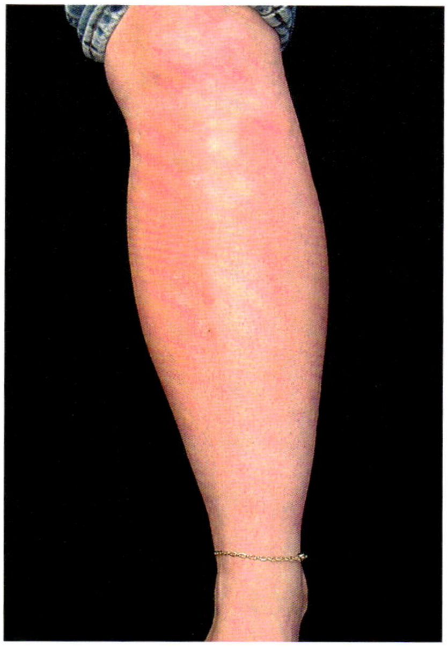

**图 21.31** 肾源性系统性纤维化：肿胀及红斑（By courtesy of S.E. Cowper，MD，Yale University，New Haven，USA.）

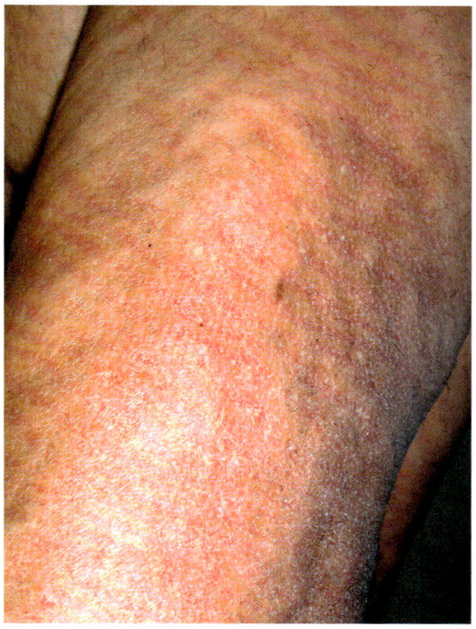

**图 21.32** 肾源性系统性纤维化：广泛的坚实斑块，可见橘皮征（By courtesy of S.E. Cowper，MD，Yale University，New Haven，USA.）

## 发病机制和组织学特征

肾源性系统性纤维化的确切发病机制并不清楚，患者由于肾衰竭，出现高水平的钆，导致金属转移，不同的血清离子能相互作用，释放出游离的钆[22，59]。游离钆在动物研究中是有毒物质，可在肾源性系统性纤维化患者的组织样本中检测到[4，16-18]。体外研究证实，钆是一种促纤维化及促炎因子，可刺激单核细胞分泌生长因子[60-63]。

组织学上，早期皮疹的特征性表现是成纤维细胞、上皮样细胞及星状细胞的增殖（图 21.33 ～ 21.35）[2，64]。在成熟的斑块中，可见大量的 $CD34^+$ 树突状细胞，混有 $CD68^+$ 巨噬细胞及ⅩⅢa 因子阳性细胞（图 21.36 ～ 21.38）[2，32，64]。可见多核细胞，表现为破骨细胞样形态[65-66]。大量成纤维细胞位于不规则排列的增厚胶原束之间，可见弹力纤维增加。

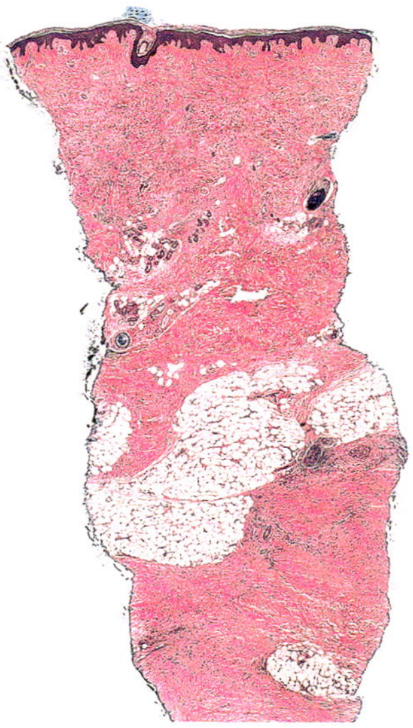

**图 21.33** 肾源性系统性纤维化：真皮全层纤维化，延及脂肪间隔

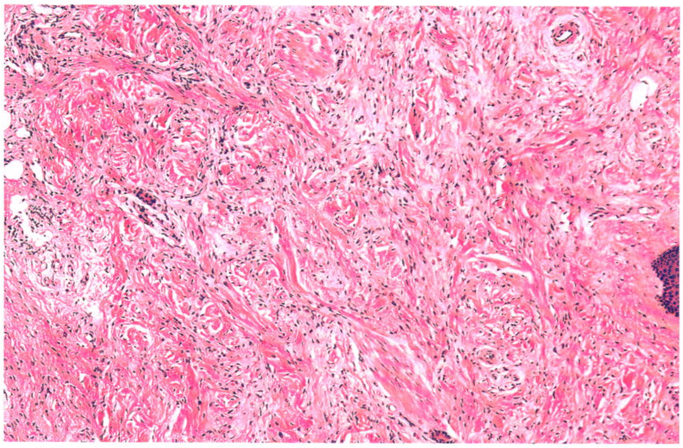

**图 21.34** 肾源性系统性纤维化：显著的纺锤样细胞群体

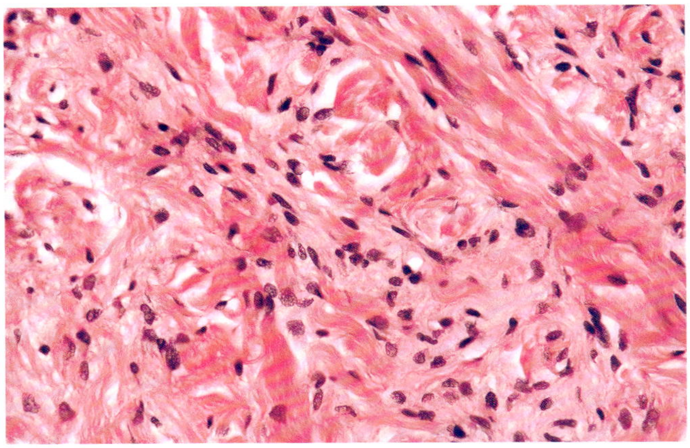

图 21.35 肾源性系统性纤维化：高倍镜视野

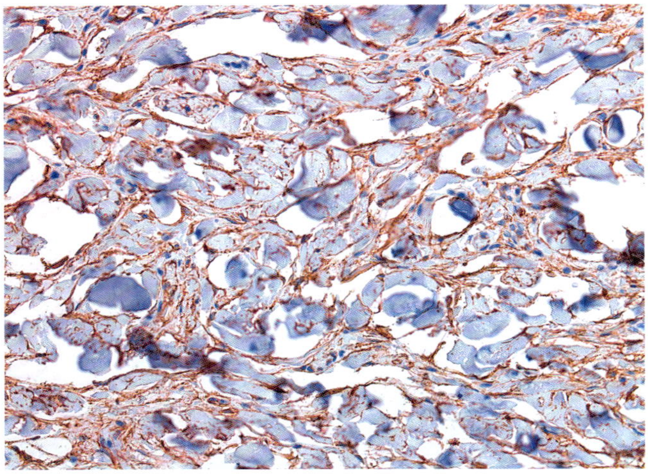

图 21.36 肾源性系统性纤维化：明显的CD34阳性（By courtesy of S.E. Cowper，MD，Yale University，New Haven，USA.）

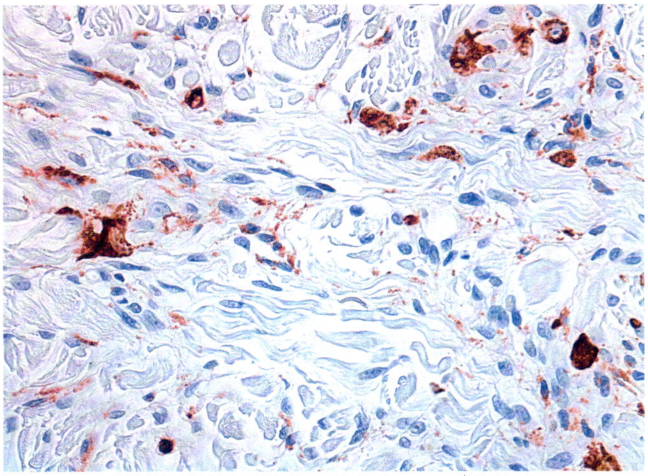

图 21.37 肾源性系统性纤维化：散在的CD68⁺细胞（By courtesy of S.E. Cowper，MD，Yale University，New Haven，USA.）

可见硬化小体、弹力胶原球、不规则形状少细胞成分的硬化胶原区域[67-68]。可见裂缝，真皮基质黏蛋白增加。皮疹进展与毛细血管增殖相伴。在疾病早期可见成纤维细胞，在慢性阶段则不见。骨化生与营养不良性钙化有时较为显著[2，24，64-65，69-71]。钙化防御可见于多个病例[70，72-73]。

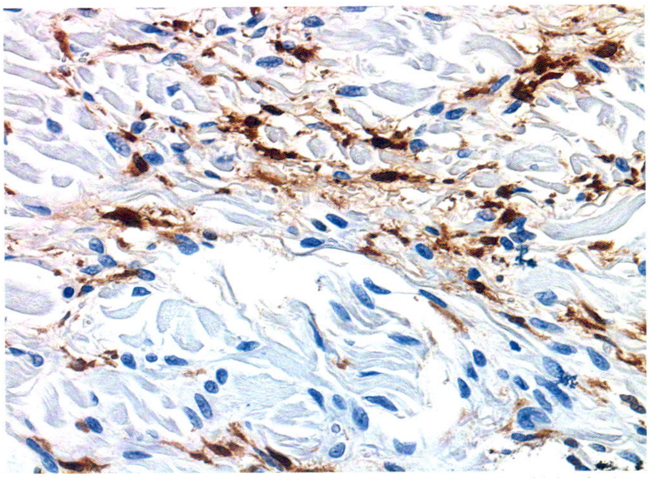

图 21.38 肾源性系统性纤维化：显著的XIIIa因子阳性细胞（By courtesy of S.E. Cowper，MD，Yale University，New Haven，USA.）

肾源性系统性纤维化通常无显著炎症细胞浸润，偶可见浅层和深层血管周围轻度淋巴细胞浸润。罕有肉芽肿性炎症的报道[74]。

## 鉴别诊断

肾源性系统性纤维化在组织学上与硬化性黏液水肿非常相似[75]，后者黏蛋白及炎症细胞（包括浆细胞）更为丰富，但这些并不是鉴别两种疾病的可靠证据。临床上来看，两种疾病存在明显的差别：硬化性黏液水肿特征性累及面部，多器官受累，在多数患者中可见副蛋白血症。

# 限制性皮病

## 临床特征

限制性皮病是一种罕见的常染色体隐性遗传为主的疾病，归入致死性先天挛缩综合征，表现为宫内（胎儿）运动不能或运动功能减退变形（FADS）[1-8]。目前已经报道了约60例病例[9]。本病是一种致死性疾病，出生后的生存期少于1周[5]。

患病胎儿大约于31周早产，死于肺部发育不全或呼吸衰竭[1，3，8]。可出现自发性绒毛膜羊膜完全分离[10-11]。临床表现包括僵硬、拉紧的皮肤，伴有糜烂、溃疡及易撕裂，泛发性挛缩，面部表现为小颌、固定型“O”型嘴[1-9，12-13]。其他可见特征包括睑裂狭小、睫毛缺失、升主动脉扩张、右位心、锁骨发育不良、颅缝增宽伴囟门扩大[1-9，12-13]。

## 发病机制和组织学特征

最近的研究显示，大多数限制性皮病与 *ZMPSTE24*（*FACE-1*）的无义突变相关，为常染色体隐性遗传。*ZMPSTE24*（*FACE-1*）编码一种锌离子金属转移酶，后者可修饰 prelamin A，使其变为核纤层蛋白 A。少数患者 *LMNA* 基因存在突变，该基因突变属于常染色体显性遗传[9, 13-18]。*ZMPSTE24* 缺陷导致 prelamin A 沿着核膜堆积。*LMNA* 的突变还与早老征相关，导致核纤层蛋白 A 前体缩短[9, 19-21]。prelamin A 为核纤层蛋白 A 的前体，对核纤层形成起着结构性作用，同时对于核染色质重塑和核蛋白转运起着功能性作用[22-23]。prelamin A 的累积导致核轮廓变化，对细胞有害，可破坏 DNA 的修复机制[8, 24-27]。这些发现均有利于产前诊断[9, 12]。

组织学上，表皮大致正常，表皮脚变平[7, 13]。真皮变薄，网状胶原纤维结构紧密，与表皮平行[2,6-7,9,3]。弹性组织减少，皮肤附属器发育不良[7, 9]。皮下脂肪组织可出现厚度增加[6, 8, 13]。

# 胶原疾病：局限性疾病

## 白色纤维性丘疹

### 临床特征

这种不常见的疾病最先在日本人中报道[1-2]，男性患者多见，男女比例为 4∶1，大多数患者为成年人（年龄在 39 ～ 79 之间，平均年龄为 62 岁）。后来在欧洲、南美、中国及中东都有散发病例报道，女性居多，均为成人[3-15]。皮疹多发生在背部及颈侧[4-5, 12-13, 15]，偶尔可通过背部延伸至前上胸部[7, 10]。患者表现为多发性（有时可达上百个）圆形至卵圆形边界清楚、白色、坚实、无症状、2 ～ 3 mm 大小的丘疹[2]。皮疹通常无融合趋势，与毛囊无关。有一少见病例表现为腋窝、前臂及锁骨上区域的融合性丘疹[16]。一般无系统表现。

### 组织学特征

病变的确切性质尚不明确。可能是一种内在的老化[9]。组织学上的变化位于真皮乳头层及真皮网状层上层，表现为边界相当清楚的带状增厚胶原束。弹性组织可能正常或略有减少[1-2]，超微结构研究显示胶原纤维直径增加、成纤维细胞数量增加且粗面内质网丰富[2]。

### 鉴别诊断

有些学者注意到了该病与弹力纤维假黄瘤样真皮乳头弹性组织溶解的重叠，提示这两种情况均为老化的表现，建议以“颈部弹力纤维溶解性丘疹”命名这两种情况[12]。不同于白色纤维性丘疹，弹力纤维假黄瘤缺少增厚的胶原束，通常存在钙化[12]。

## 胶原瘤

胶原瘤是一种胶原结缔组织痣。可见家族性及获得性病例[1-2]，前者常为多发，后者皮疹较少，甚至为单发皮疹。

### 家族性皮肤胶原瘤

#### 临床特征

家族性皮肤胶原瘤非常少见，为常染色体显性遗传[3-8]。患者常在 10 多岁发病，表现为多发、对称、肤色丘疹及斑块，直径在 0.5 ～ 3.0 cm[6]。可见橘皮征[5]。躯干（尤其是背部）及上臂为好发部位[6-8]。皮疹大多无症状，偶有轻度瘙痒。皮疹随年龄增长而增大，在孕期也可增大[4]。尽管可见青春期前的病例，但一些人认为激素对这种情况的发生有一定的影响[7]。

尽管相关性并不明确，但在一些报道病例中可见多种疾病伴随情况，包括不同的心血管疾病，如心肌病、房间隔缺损、主动脉瓣关闭不全和传导缺陷，以及性功能减退、先天性眼球突出、学习障碍、多毛症、眼球震颤、咖啡斑、黑棘皮病[3, 5-8]。

#### 组织学特征

皮疹特征性表现为真皮增厚，胶原束增宽，排列杂乱或均一化[3-6, 8-9]。弹性组织正常或异常，表现为断裂、数量减少[8-10]。超微结构研究显示，胶原纤维直径异常，弹力纤维不规则、分枝以及微纤丝成分减少[6]。

### 鉴别诊断

应与其他可表现为多发胶原结缔组织痣的遗传性疾病鉴别。家族性皮肤胶原瘤常易与 Buschke-Ollendorf 综合征混淆，后者的特征性表现为多发性皮肤弹性瘤及全身脆性骨硬化。结节性硬化症会有其他特征性表现，见上文。

## 发疹性胶原瘤

### 临床特征

发疹性胶原瘤较上面描述的家族性病例更常见[1-6]。与上述家族性病例相似的发疹性胶原瘤患者表现为多发性 0.2 ～ 2.0 cm 无症状的肉色或白色丘疹、结节或斑块，多发生于躯干及四肢近心端[6]。日本病例的皮疹分布更广泛[6]。有报道耳部发疹性病例[7]。在高加索人中男性患者多见，但日本的文献认为发病无性别差异[6]。尽管患者的年龄分布十分广泛（5 ～ 78 岁），但患者主要集中在 20 多岁。有孕期发病的患者[8]。曾报道有些多发性胶原瘤与多发性内分泌肿瘤 I 型相关[9-11]。这一发现提示在有些胶原瘤的发生中，激素起一定的作用。

### 组织学特征

皮疹特征性表现为胶原增加，有些为粗糙、增厚的胶原，有些则为细小、分散的胶原纤维[12-13]。通常有真皮弹性组织减少[6]，有时可见弹力纤维碎裂[5]。

### 鉴别诊断

发疹性胶原瘤与白色纤维性丘疹有一定的重叠，但后者女性多见（欧洲人中），且皮疹多累及背部及双颈侧。

与 anelasticus 痣也需要鉴别，但后者表现为毛囊周围的丘疹，弹力纤维变性或减少[12-13]。papular elastorrhexis 在外观上相似，弹力纤维减少且碎片化，但胶原纤维正常[12, 14]。也有人提出 anelasticus 痣、papular elastorrhexis 及发疹性胶原瘤是相关的疾病[13]。

## 单发胶原瘤

### 临床特征

单发胶原瘤（孤立性胶原瘤）表现为生长缓慢、无痛、肉色或粉色的结节或斑块，常出现在儿童期[1-4]。可累及全身，好发于躯干及四肢（图 21.39）。其中有一小部分累及掌跖，常与其上皮肤回状增生相关[5-8]。这引起了大家特别的兴趣，因为该症状可为变形综合征主要的皮肤表现，甚至是具有诊断意义的特异性表现，但在部分孤立性胶原瘤患者中缺少其他变形综合征的表现[9-11]。

临床表现上其他的变化包括在手部及背部沿 Blaschko 线的线状排列，有时可形成伴有色素减退的树枝状分叉[12]。有一例病例皮疹累及头皮，类似回状头皮[13]。

单发胶原瘤与唐氏综合征及Ⅲ型 Ehlers-Danlos 综合征相关[14-15]。后者表现为位于肩后方、背部并延及肘部的大斑块。

运动员结节及获得性指节垫被视为相关皮疹。可出现在足、膝及关节的背侧，与慢性摩擦及创伤相关[16-17]。它们可以归类为反应性胶原增生。

### 组织学特征

尽管发病机制不详，但在一例脑回状改变的病例中，胶原酶减少与发病相关[4]。孤立性胶原瘤组织学表现为不规则分布的增厚的胶原束，有时与弹性组织减少相关[10-13, 18]。

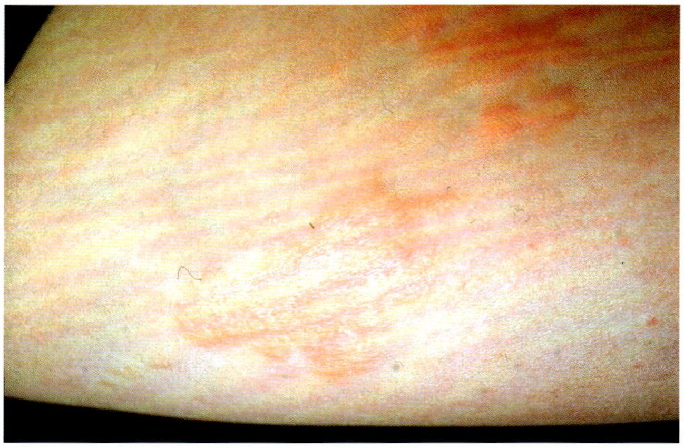

图 21.39 结缔组织痣（胶原瘤）：大的红色斑块（By courtesy of the Institute of Dermatology, London, UK.）

# 弹性组织疾病

## 皮肤松弛症

### 临床特征

皮肤松弛症（泛发性弹力纤维溶解）是一种相当少见的弹性组织的系统性疾病，包括家族性及获得性病例（后者经常表现为局限性皮疹）（图21.40～21.42）[1]。可与其他遗传性或散发的基因突变导致的疾病伴发，包括遗传性蛋白淀粉样变性、Kubuki化妆综合征、凯氏综合征、老年性皮肤骨化病、tranadolase缺陷、家族性淀粉样多神经病变、Lenz-Majewski综合征、MACS、颅骨外胚层发育不良、Costello综合征以及最近提出的*LTBP4*突变导致的综合征[2-12]。

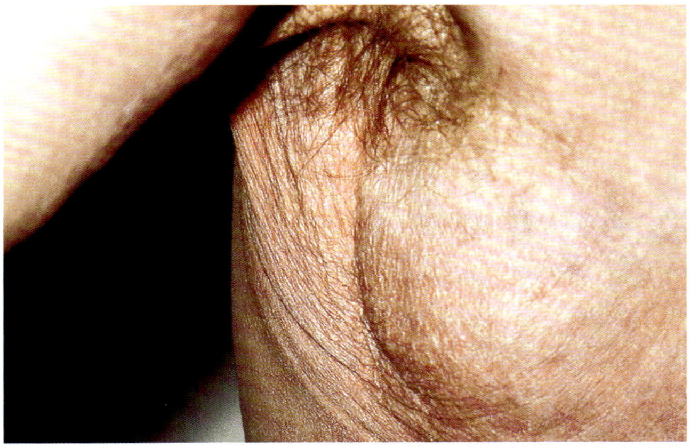

图 21.40 皮肤松弛症：腋下可见显著的皮肤皱褶。患者伴发非常少见的获得性皮肤淀粉样物质沉积，导致弹性组织的破坏（By courtesy of J. Newton Bishop，MD，St James's University Hospital，Leeds，UK.）

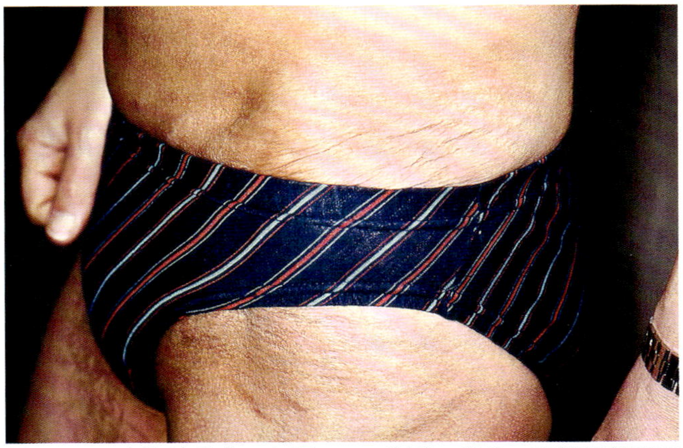

图 21.41 皮肤松弛症：与图19.34为同一患者，双侧腰部及股部皮肤松弛（By courtesy of J. Newton Bishop，MD，St James's University Hospital，Leeds，UK.）

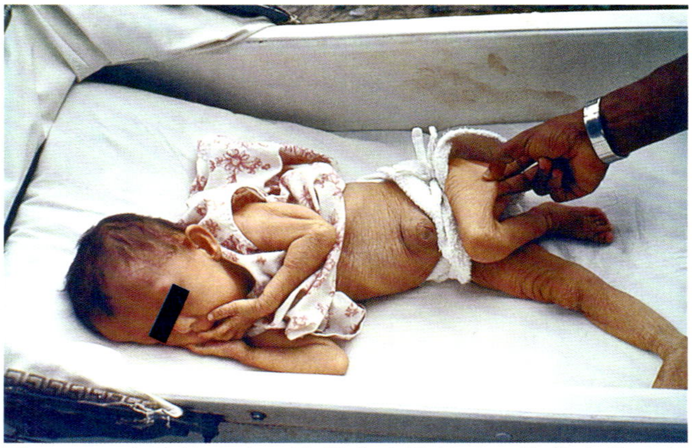

图 21.42 皮肤松弛症：该婴儿皮肤松弛，拉伸皮肤后释放，皮肤不能回到原来位置。注意脐疝（By courtesy of R.A. Marsden，MD，St George's Hospital，London，UK.）

#### 家族性（遗传性）病例

目前的认识将遗传性病例至少分为五型，其中三型为常染色体隐性遗传，常染色体显性遗传和X连锁隐性遗传也有报道。常染色体隐性遗传病例常较严重[2，13-17]。

- 1型为原型，表现为皮肤、肺部损害以及血管憩室（见下文）[14-15，18-19]。少见表现包括甲状腺功能减退[17]。
- 2型，也称Debre型，特征性表现为皮肤松弛、骨营养障碍、先天性髋关节脱位以及精神发育迟缓[14-15，20-23]；少见表现包括蓝色巩膜[2，24]。
- 3型（也称为De Barsy综合征）表现为皮肤松弛、早老症、角膜混浊、手足徐动症以及精神发育迟缓、脑发育不全（呈鹅卵石样）[15，25-30]。
- 常染色体显性遗传的皮肤松弛症常常症状轻，少见系统受累，偶尔严重的患者可累及肺部、消化道及血管[15，18，31-34]。
- X连锁隐性遗传的皮肤松弛症（枕角综合征）表现为皮肤松弛伴有关节伸展过度、创伤愈合受损、膀胱憩室以及轻度精神发育迟缓[14-15，35-37]。这一型以前被归为Ehlers-Danlos综合征第Ⅸ型，现在认为是Menke病，这是一种铜转运缺陷疾病[2，38]。“枕角”这一术语来源于本综合征中枕骨大孔特征性的双侧骨角[14-15]。

新近报道了一种新型的AR皮肤松弛症伴随腭裂、关节松弛、精神发育迟缓、肺气肿及面部先天性畸形，但需要更多的研究[39]。

临床表现常出现在出生时或出生后不久，患儿表现为皮肤粗糙、松散，在相关的皮肤区域形成多余的皱褶[13，40]。皮肤完全丧失弹性回复力。面部受累，可见“猎犬”相[2, 13, 15, 41]。系统性损害包括肺气肿及支气管扩张、血管损害（尤其是动脉瘤及瓣膜功能不全）及胃肠道表现［包括憩室及多发性疝（脐、腹股沟、膈肌）］[33-34, 36-37, 40, 42]。血管损害可见动脉瘤、血管扩张及狭窄[34, 40, 43]，胃肠道憩室可成为另一特征[44]。泌尿系统受累可形成囊泡憩室，继发感染[40]。声带受累可使声音变粗或深沉。睑外翻是一种特征性表现。

遗传性皮肤松弛症（尤其是隐性遗传变异）是一种严重的疾病，可因心脏及呼吸系统并发症导致死亡。

### 获得性皮肤松弛症

获得性皮肤松弛症可分为如下几型：

- 炎症后弹力纤维溶解及皮肤松弛症（Marshall综合征）可见于儿童，表现为与弹性组织破坏相关的荨麻疹、发疹性环形红斑丘疹，随后发生皮肤松弛[42, 44-47]。急性发热性嗜中性细胞皮肤病可在成人及儿童中发生获得性皮肤松弛症[46, 48-51]。其他的情况还包括感染、抗生素暴露及伴随嗜酸性粒细胞增高的白细胞增多[47]。
- 成人泛发性获得性皮肤松弛症较先天性少见，常累及肺部及心血管系统，易形成憩室[47, 52]。它可以单独发生或伴随其他皮肤病，如红斑、荨麻疹、湿疹、多形红斑及疱疹样皮炎[52-57]。这种情况会使青霉胺、异烟肼及青霉素的敏感性以及多发性骨髓瘤、重链沉积病、血管中心型T细胞淋巴瘤、淀粉样变性、肾病综合征、伯氏疏螺旋体感染、腹腔疾病、深在性红斑狼疮及系统性红斑狼疮病情复杂化[47, 52, 58-69]，该病多发生在成人，但儿童病例也有报道[47]。
- 局限性皮肤松弛症可继发于梅毒、结节病、静脉曲张、脂质渐进性坏死、丘疹性荨麻疹、多发性骨髓瘤、淀粉样变性、B细胞淋巴瘤以及类风湿关节炎[57, 70-73]。少数病例报道显示获得性皮肤松弛症发生在面部、手指及脚趾[1, 47, 70, 74-76]。儿童色素性荨麻疹继发获得性皮肤松弛症曾有一例病例报道[77]。

获得性皮肤松弛症的临床表现各不相同，可见局限性或泛发性皮肤表现至严重、潜在威胁生命的系统受累[31, 47, 52]。

## 发病机制和组织学特征

许多遗传性疾病的分子机制研究都在进展中[13]。常染色体显性遗传的皮肤松弛症与弹性蛋白基因*ELN*的突变相关[33-34, 39, 41, 78-79]；常染色体隐性遗传型则与腓骨蛋白5及4（*FBLN5*、*FBLN4*）基因突变有关，并可出现赖氨酰氧化酶减少；而X连锁型与*ATP7A*基因突变相关[2, 41, 80-88]。还有报道证实存在糖基化缺陷，包括继发于*ATP6VOA2*编码的H＋ATP酶活性缺陷。这与皱皮综合征相似，提示了二者之间的联系[40, 89-95]。在常染色体隐性遗传型皮肤松弛症中报道了吡咯啉-5-carbosylate还原酶1（*PYCR1*）基因的缺陷[96-97]。在变异的常染色体隐性遗传型皮肤松弛症中还发现了*ELN*缺陷[97]。有些散发型皮肤松弛症患者*FBLN5*基因存在突变[85]。

获得型的发病机制尚不清楚，与局部弹性蛋白酶生成增加相关，尤其是炎症后发生的患者[47, 98]。最近，一名获得性皮肤松弛症患者发现是*FBLN5*及*ELN*缺陷的杂合子，提示有些患者在炎症性皮肤病后易患该病[99]。有些病例是由于抑制剂，如$\alpha_1$抗胰蛋白酶的缺失[47, 49]。已发现受累真皮中具有更强的弹力纤维溶解活性及弹力蛋白表达降低[47]，血清铜及赖氨酸氧化酶在其中发挥一定的作用。还可能与药物不良反应有关，同时在部分患者发现弹力纤维有免疫球蛋白沉积。这两个发现提示这部分患者可能存在免疫系统疾病[47, 62, 66]。有学者推测炎症后皮肤松弛症可能继发于严重的节肢动物叮咬反应或者某些环境暴露（包括UV光和植物）[47]。

疾病以弹力纤维减少以及相关的退行性改变为特点（图21.43、21.44）[100]。真皮乳头或真皮网状层或这两处均可能缺乏纤维，真皮网状纤维层的纤维缩短、减少、退化[40, 102]。肺泡壁、血管壁以及其他部位也可能发生相似的弹性组织的改变[87]。用于观察隐性遗传型的超微结构研究显示，由不含原纤维的弹性蛋白球状小体组成并有微纤维成分包绕的弹力纤维有形态学上的异常[101-102]。

在炎症后皮肤松弛症中，可能会有严重的真皮急性炎症细胞浸润（包括中性粒细胞和嗜酸性粒细胞）及弹力纤维周围栅栏样中性粒细胞浸润[1, 47, 62]。有时会出现真皮内血管炎和肉芽肿[73, 103]。

超微结构显示，非皮损处弹力纤维在形态学上是正常的[62]。皮损处弹力纤维碎裂、分叉，电子密度

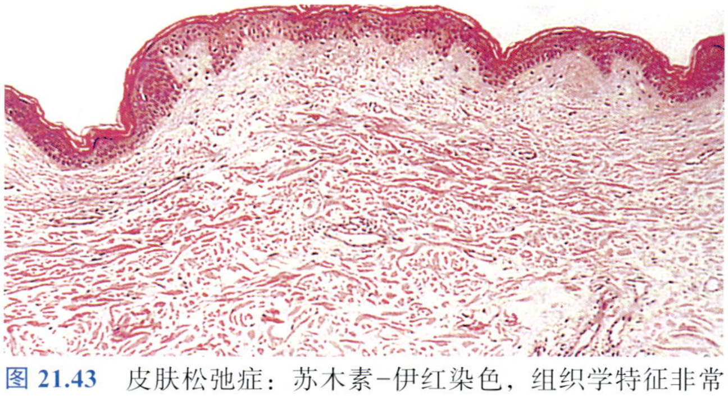

图 21.43 皮肤松弛症：苏木素-伊红染色，组织学特征非常不明显，可见轻度血管周围淋巴细胞浸润

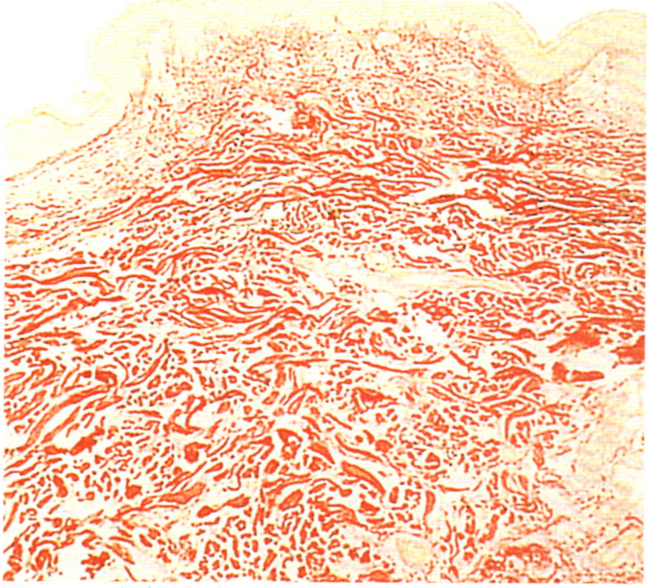

图 21.44 皮肤松弛症：广泛的网状真皮层弹性组织缺失。真皮乳头层相对正常

增高，发生退行性变，但缺乏弹力纤维假黄瘤中所见的钙化[78, 102, 104]。可能有明显的组织细胞吞噬弹力纤维的现象[62]。在对一例皮肤松弛症合并急性发热性嗜中性细胞皮肤病（Sweet 综合征）的超微结构研究中发现，弹力纤维几乎只由含微小纤维的弹性蛋白组成。皮肤松弛症似乎具有非同一般的病因学。

免疫组化染色证实了常染色体显性遗传的皮肤松弛症缺乏弹性蛋白[78]。

# 弹力纤维假黄瘤

## 临床特征

弹力纤维假黄瘤（Grönblad-Strandberg 综合征）是一种泛发性弹性组织退行性变疾病，为常染色体显性遗传，由 Darier 在 1896 年首次描述[1-10]。患病率不一，可高达 1/70 000 ～ 1/50 000[4, 11]。所有人种均可患病，女性患病稍多[4-5]。虽然童年时即可出现皮肤表现，但发病多始于 20 多岁[4, 12-15]。三种最主要的受累器官和系统为皮肤、眼和心血管系统[4]。然而表型可以出现很大的不同[3, 5, 16]。某些家系出现皮肤、眼和心血管系统等多器官系统的累及，而另一些家系只有单一器官累及，直至家系中出现病情严重的患者，才能发现家系中患病[17-18]。

皮损由黄色丘疹构成，鹅卵石样外观，好发于屈侧部位，如颈、腋窝、脐、腹股沟、腕、肘窝、腘窝等（图 21.45 ～ 21.47）[4-5, 19-20]。在泛发性病例中皮损伴发皮肤松弛，导致如火鸡下巴肉垂一样的大量皱褶[4, 21-23]。

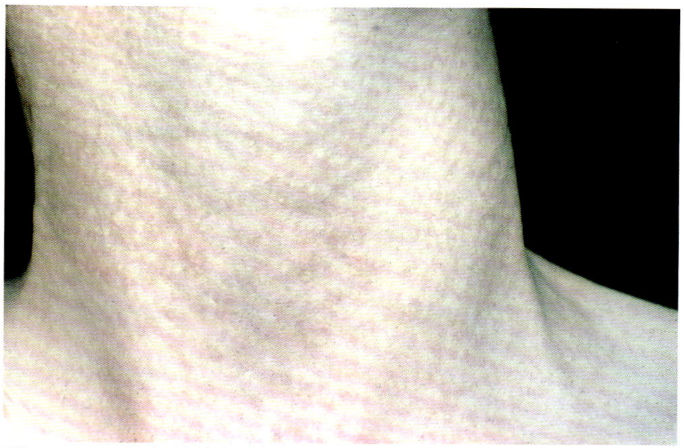

图 21.45 弹力纤维假黄瘤：患者颈部可见小的、广泛分布的黄色丘疹（From the collection of the late N.P. Smith，MD，the Institute of Dermatology，London，UK.）

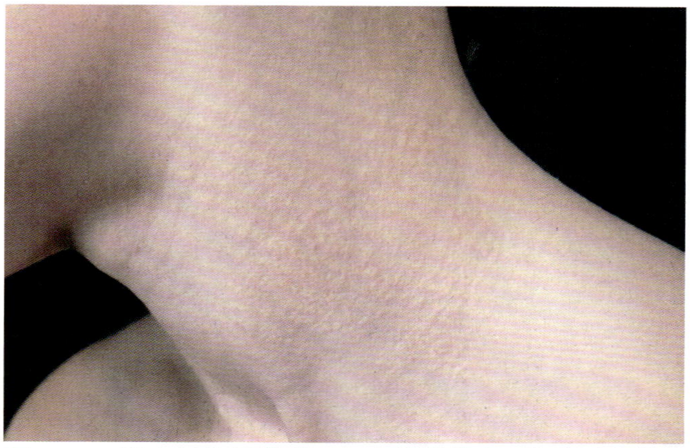

图 21.46 弹力纤维假黄瘤：在这张照片中，皮疹更为微小（From the collection of the late N.P. Smith，MD，the Institute of Dermatology，London，UK.）

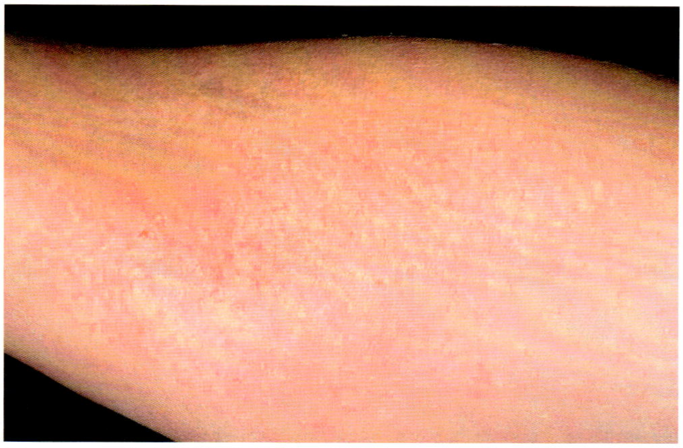

图 21.47 弹力纤维假黄瘤：在肘窝直至上臂可见同样的皮疹（By courtesy of the Institute of Dermatology，London，UK.）

另一种少见的特征性表现为网状色素沉着，也曾记载有一例患者出现明显的粉刺样皮损[24-25]。也有报道软腭、口唇内侧、直肠和阴道处皱褶[4, 12, 20, 26]。同形反应阳性。需要注意的是，有时可见到缺乏皮损的患者，初步诊断只能基于血管样条纹或其他临床表现[27]。有时可见到穿孔样皮损（图 21.48）[20, 23]。

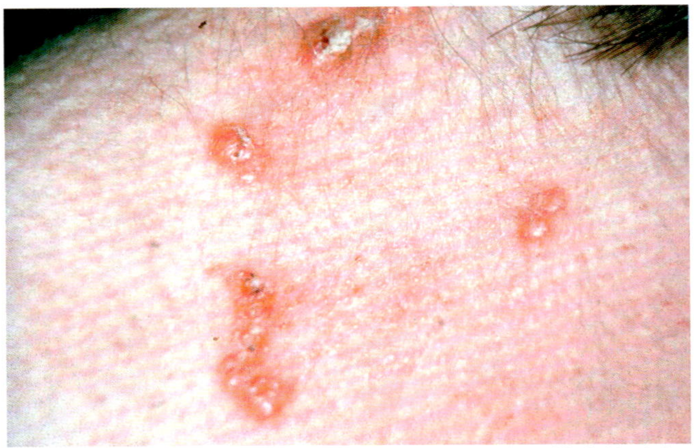

**图 21.48** 弹力纤维假黄瘤：典型皮疹中出现表面结痂的丘疹，其代表变性弹性组织经表皮排出（By courtesy of the Institute of Dermatology，London，UK.）

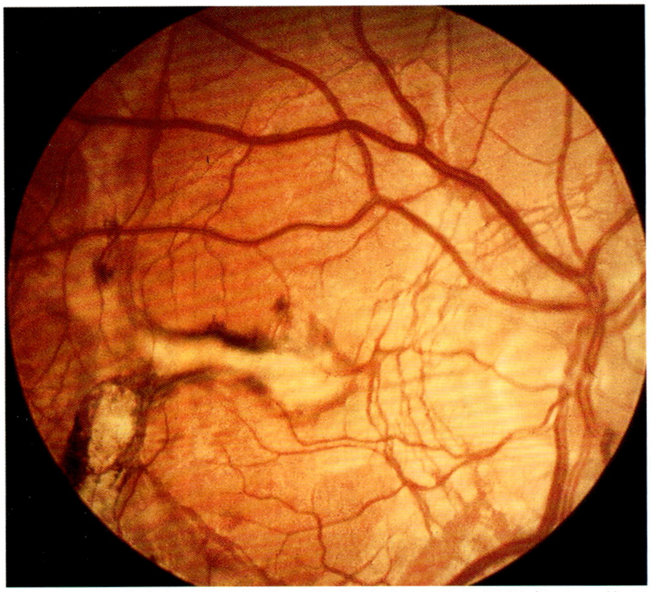

**图 21.49** 弹力纤维假黄瘤：眼底检查显示血管样条纹、黄斑破坏，黄斑可出现盘状变性及视网膜下纤维化

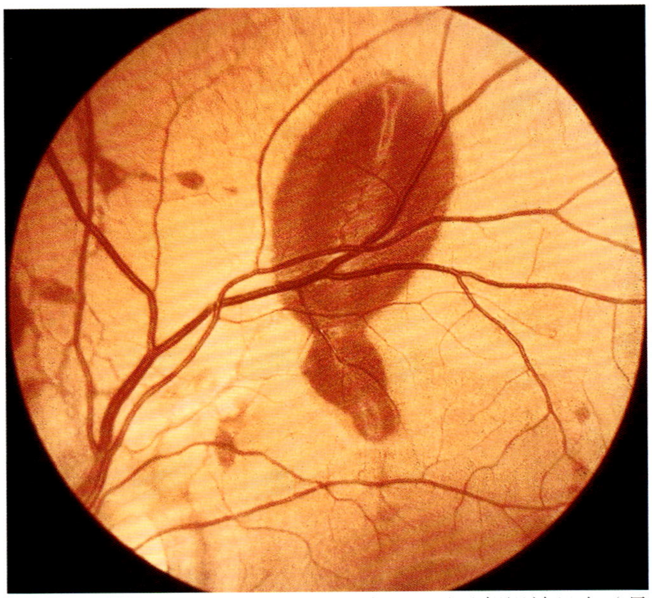

**图 21.50** 弹力纤维假黄瘤：眼底检查显示毗邻视神经盘（最左边）的血管样条纹，伴大面积视网膜下出血

可发生多种眼部损害伴视力下降，极少有失明，但最易发现的眼部损害为血管样条纹（图 21.49、21.50）[4, 20, 28-31]，其为视网膜黄斑周围不规则的双侧灰色至红色锯齿状放射线[3]。即使之前没有，所有的患者在 30 岁左右最终也会发展为血管样条纹[4-5]。眼底镜检测显示有出血，斑驳样色素沉着（橙色），视乳头周围萎缩伴神经胶质细胞增多，视网膜下新生血管及视盘玻璃膜疣[3, 20]。创伤会加重病情[4]。血管样条纹随着时间增长而缓慢增多[5]。需要注意的是，虽然血管样条纹最常伴发弹力纤维假黄瘤，但却不具有诊断性，通常血管样条纹还可见于骨 Paget 病、Ehlers-Danlos 综合征、高磷血症、血红蛋白病（见下文）和铅中毒[3-4, 32]。

累及血管系统会出现心绞痛、限制型心肌病、心肌梗死、高血压、间歇性跛行、外周脉搏次数减少、周围性血管疾病、二尖瓣闭合不全及狭窄、主动脉闭合不全、动脉瘤、颅内动脉瘤出血[4-5, 18, 20, 33-34]。儿童出现冠状动脉疾病的报道少见[15, 35-36]。有报道颈动静脉血管网畸形和烟雾病（脑血管系统，特别是 Willis 环的进行性血管闭塞性疾病）伴随弹力纤维假黄瘤[37-38]。

胃肠道损害导致呕血或黑便[4, 39]。与皮肤相似的表现也可见于胃肠道，最多见于胃部[40]，可出现致命的大出血[41]。

孕妇更易发生心血管疾病、消化道或尿道出血，但不一定会增加流产的风险[4, 42-45]。妊娠时胎盘通常矿化，但通常没有严重后果[4]。妊娠期皮肤改变更加明显[5]。

肝、肾、脾、睾丸也可见到钙化[46-48]。

## 发病机制和组织学特征

弹力纤维假黄瘤的患者存在 *ABCC6* 基因（16p13.1）突变，与动物模型中的突变相似[4, 11, 49-62]。这一基因编码表达于肝和肾的跨膜 ATP 结合盒转运子 aBCC6（也被称为多抗药性结合蛋白 6）[3, 63]。这一蛋白的确切功能和底物特异性还不明确[64]。已发现高达 300 种突变（包括错义突变、无义突变和移码突变）[3-4, 11, 65]。*ABCC6* 参与疾病的确切机制尚不清楚，但有两种主要的理论：新陈代谢假说认为由于 *ABCC6* 的突变，循环血液中缺乏抗矿化的因子如 GLA 蛋白和胎球蛋白 A，其中胎球蛋白 A 由肝分泌，防止钙和磷在弹性组织中异常沉积[4, 11, 55, 64, 66-71]。活化基质 GLA 蛋白的 γ-谷氨酰羧化酶减少，可能是由于 *ABCC6* 突变导致的辅助因子维生素 K 运输的减少[11, 41, 72-75]；另一种机制为“PXE 细胞假说”，认为 *ABCC6* 的突变改变了细胞增殖、细胞-细胞和细胞-基质之间的相互关系，并伴有金属蛋白酶、弹性蛋白和黏多糖的增多[4, 11, 76-77]。弹力纤维假黄瘤患者血清金属蛋白酶 MMP-2 和 MMP-9、ICAM-1、木糖基转移酶 Ⅰ、锁链素、和 P 选择素的血清水平升高[78-81]。即使是具有相同纯合型突变的患者也可表现出不同的表型，提示有其他因素，如氧化应激、饮食、环境以及其他基因的改变[4-5, 82-90]。*ABCC6* 启动子的转录调节和基因多态性可能在发病机制中起到一定的作用[91-94]。

弹力纤维假黄瘤以真皮中部弹力纤维的退行性变为特征。真皮乳头和真皮网状层未受累。与正常皮肤相比，弹力纤维在 HE 染色下很容易被识别，为嗜碱性、不规则、正常胶原纤维中广泛散在分布的颗粒状物质（图 21.51、21.52）。单根纤维增厚、碎裂，可能呈现出奇怪的形状，让人想起基督教中主教的牧羊棍，弹性组织染色下可见度最好（图 21.53）。硝酸银染色阳性，可以证实有磷酸盐或碳酸盐沉积（图 21.54）[5, 11, 20, 95-97]。茜素红染色可以识别钙沉积[11, 20]。可见真皮内明显增多的黏多糖和真皮基质（包括玻连蛋白和纤连蛋白）的异常分布[20, 95, 98-100]。有真皮粟粒样钙沉着伴真皮

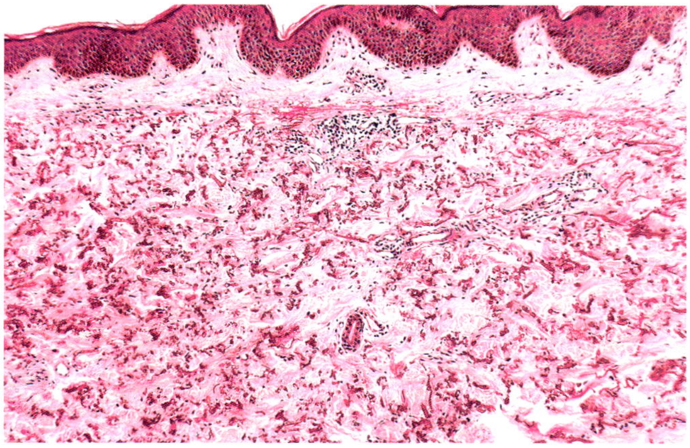

图 21.51　弹力纤维假黄瘤：真皮中下层有一宽带状强嗜酸性颗粒状物

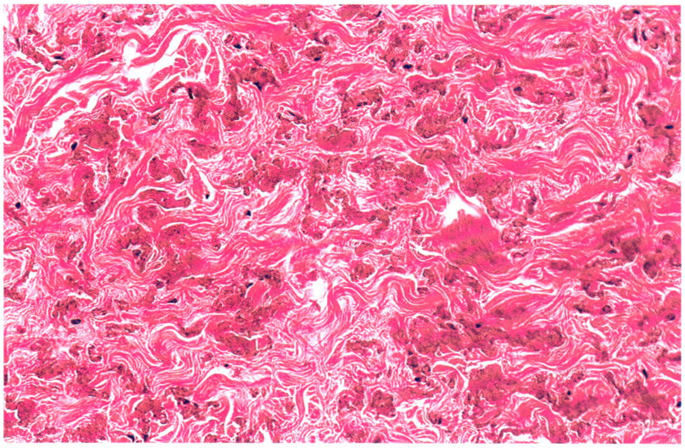

图 21.52　弹力纤维假黄瘤：弹性纤维不规则、增粗、碎裂且排列紊乱

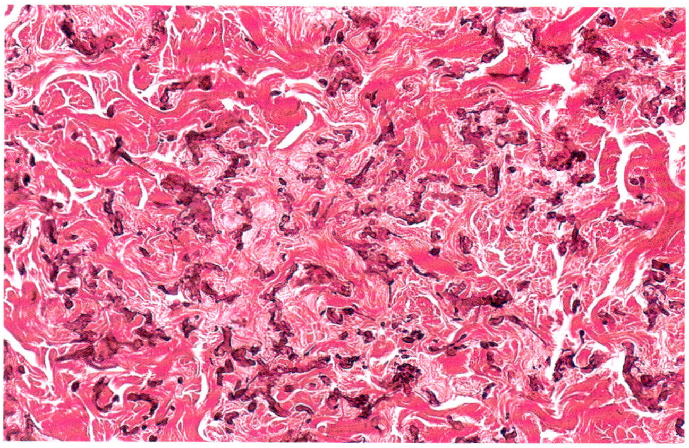

图 21.53　弹力纤维假黄瘤：特写

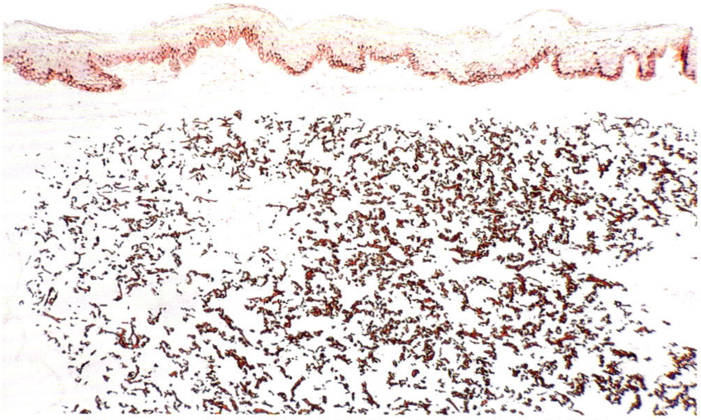

图 21.54　弹力纤维假黄瘤：硝酸银染色强阳性

骨瘤的特殊报道[101-104]。钙沉积可从皮肤排出，因此也被一些学者命名为穿通性弹力纤维假黄瘤[20]。

一项研究发现，无皮肤症状的患者正常皮肤和瘢痕处可见到典型的组织学表现[28]。最近一项研究发现，一些弹力纤维假黄瘤患者在临床上看似正常的腋窝皮肤处有组织学特征，但这些患者其他部位有典型的临床表现[105]。

玻璃膜钙化使得脉络膜和视网膜的色素上皮层分离（图 21.55），导致血管样条纹、出血伴瘢痕和视网膜脱离（图 21.56）[106]。

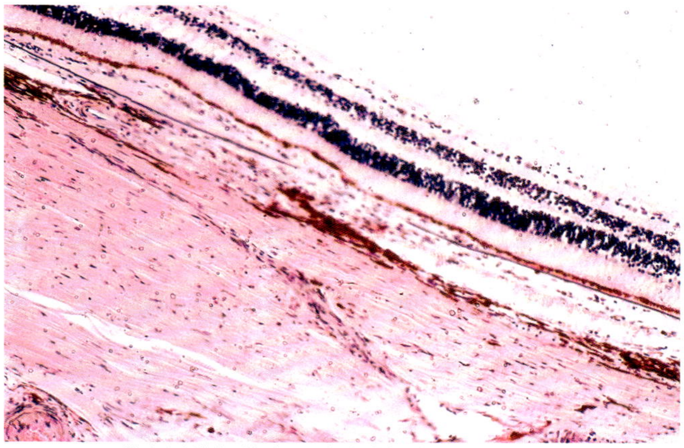

图 21.55　弹力纤维假黄瘤：玻璃膜钙化及破碎（By courtesy of D. Archer，MD，Royal Victoria Hospital，Belfast，UK.）

血管受累包括血管内膜和弹性外膜的碎裂和退行性变，伴有血管内膜纤维化和增厚，导致血管壁变脆并增加动脉瘤形成和破裂的可能性[33, 41, 97, 107]。心脏内膜纤维化增厚并钙化[97]。

超微结构显示早期钙化为中心电子密度增高，周围包裹形态学正常的弹性蛋白和微纤维（图21.57）[95, 100, 108]。在更为严重的病例中，纤维完全钙化且常常碎裂。有时可见明显的低电子区（图21.58）。

## 鉴别诊断

弹力纤维假黄瘤可能与弹力纤维样真皮乳头弹力纤维溶解及迟发性真皮弹性组织变性相混淆（如下文）。

青霉胺可引起与弹力纤维假黄瘤相似的皮损，但组织病理学显示异常纤维没有钙化[109-113]。纤维呈锯齿状[109-110]。皮肤临床表现可能与弹力纤维假黄瘤相似，但是某些接受青霉胺治疗的患者可呈现明显的匐行性穿通性弹性组织变性和胶原变性[111-112, 114-115]。同样，salpeter 与真皮组织学改变相关，并可与弹力纤维假黄瘤在电子显微镜下相鉴别[116-117]。弹力纤维假黄瘤样表现与钙化防御相关[118]。弹力纤维假黄瘤样改变的弹力纤维也可见于多种炎症，包括脂性硬皮病、环状肉芽肿、硬化性苔藓、深部硬斑病、结节性红斑、间隔性脂膜炎、基底细胞癌、肾源性系统性纤维化、脂肪水肿以及局部暴露于某些化肥[11, 119-122]。其中某些患者可能具有 *ABCC6* 基因的杂合突变[120]。

以穿通为特征性表现的相同组织学病变可见于脐周穿通性弹力纤维假黄瘤（穿通性弹性组织钙化变性）中（见下文）。

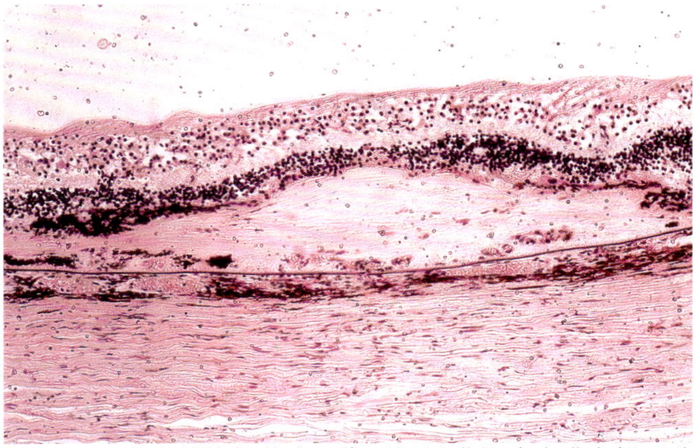

图21.56 弹力纤维假黄瘤：靠近视网膜的玻璃膜内侧面致密纤维化（By courtesy of D. Archer，Royal Victoria Hospital，Belfast，UK.）

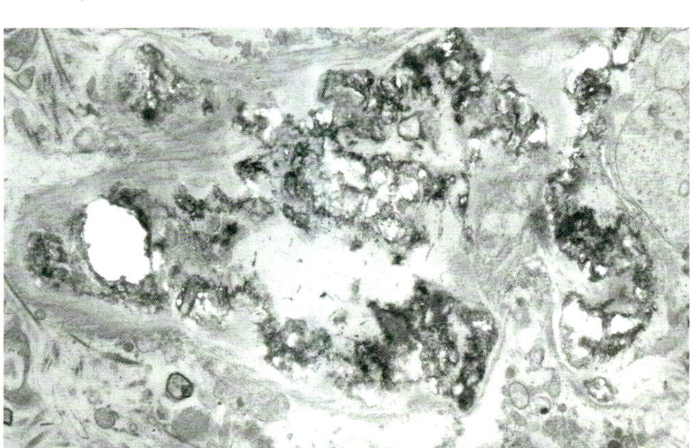

图21.57 弹力纤维假黄瘤：电镜扫描显示扭曲和奇异的弹性纤维。可见显著钙化

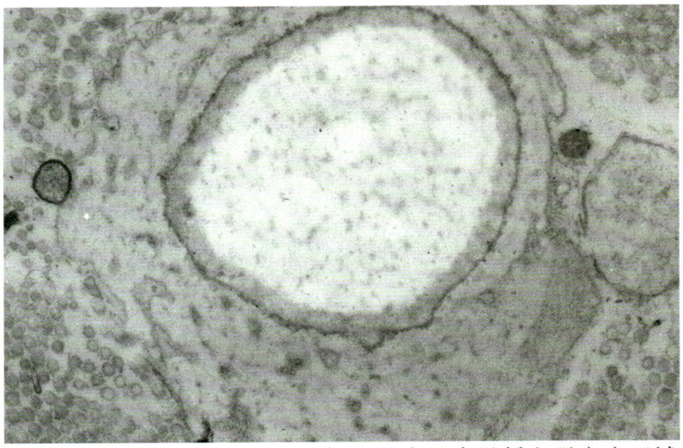

图21.58 弹力纤维假黄瘤：钙化灶中心常见低电子密度区域

## 弹力纤维假黄瘤、遗传性溶血性疾病及其他综合征

一些溶血性疾病，包括β-地中海贫血、镰状细胞病和遗传性球形红细胞增多症可出现弹力纤维假黄瘤及其皮肤表现，包括皮损、血管样条纹和血管钙化[1-13]。组织学和电镜检查可证实这些改变[2]。同样的表现可见于镰状珠蛋白生成障碍性贫血[4, 9, 13]。血管样条纹可见于镰状细胞贫血、β珠蛋白生成障碍性贫血（血红蛋白H病、AC血红蛋白病）、轻型β珠蛋白生成障碍性贫血、β-δ珠蛋白生成障碍性贫血[4]。也可见心脏和动脉并发症[14-16]。具体机制并未完全清楚，但有些人认为铁离子和（或）变性的血红蛋白和亚铁血红素造成了弹性组织的氧化损伤[11, 17]。重型β珠蛋白生成障碍性贫血损伤更为严重，进一步提示铁离子在发病机制中的作用[11]。遗传方式提示其与 *ABCC6* 基因突变不相关（见上文）[8-10]。由于现阶段患者寿命的延长，溶血性疾病伴弹力纤维假黄瘤的发病率有所增加[9-10]。

弹力纤维假黄瘤样改变有时会出现在维生素K依赖的因子缺乏症和血色素沉着病中。与维生素K依赖的因子缺乏症的相关性证实维生素K辅因子可能参与了遗传性弹力纤维假黄瘤的发病机制[17-21]。

# 脐周弹力纤维假黄瘤

## 临床特征

虽然最初认为与匐行性穿通性弹性组织变性相关，但脐周弹力纤维假黄瘤（穿通性弹性组织钙化变性、局灶性获得性弹力纤维假黄瘤）现在被认为是弹力纤维假黄瘤泛发穿通的一种变异型[1-12]。在大多数病例中，病变局限于脐周而缺乏系统表现[2]。但偶有病例除了脐周皮损，还存在血管样条纹和心血管系统受累[6, 10]。

患者通常为中年至老年、多产的肥胖黑人妇女，也有报道发生于印度、亚洲及白人[2, 4, 8, 11]。症状表现为脐周色素沉着，角化过度斑周围有角化性丘疹[10]。

## 发病机制和组织学特征

本病是弹力纤维假黄瘤的一种获得性局灶性变异还是一种独立性散发性疾病，目前还不确定[10]。考虑到遗传的异质性，目前认为更有可能是弹力纤维假黄瘤的一种变异型。皮疹局限于脐周也许与外伤相关。除肥胖多产，腹水、手术和肾衰竭也与本病相关[10]。

组织学特征与遗传学类型相一致。变性弹性组织经表皮排出常见。

# 迟发性局灶性真皮弹性组织变性

## 临床特征

这是一种近年来报道的疾病。患者颈部及屈侧呈现黄色斑块，临床上与弹力纤维假黄瘤相似[1-4]。多发于老年患者，仅有一例报道发生于肢端皮肤早老症的青少年女性患者[5]。弹力纤维假黄瘤的其他红斑在本病不明显。

## 发病机制和组织学特征

虽然老化被认为是一种促进局部发病的机制，但发病机制和病因并未完全阐明[1, 5]。

丘疹在组织学上特征性表现为真皮中层和深层正常弹力纤维增多，没有明显的钙化，这点可与临床表现非常相似的弹力纤维假黄瘤相鉴别[6]。

# 皮肤松弛

## 临床特征

皮肤松弛（Gr.*anetos*，松弛）是一种获得性、单纯累及皮肤的病变，由于弹力纤维的丢失，其以大量 0.5 ～ 3.0 cm 的萎缩或皱褶、松弛的皮肤为特征，可能伴有皮下脂肪疝的形成（图 21.59、21.60）[1-2]。皮损在年轻人多见，易累及躯干上部和上肢近端，也可更为泛发[4]。女性中多见，所有年龄均可患病，但多累及 20 ～ 40 岁群体[2-3, 5-6]。

传统上分为两型：红斑炎症变异型（Jadassohn-Pellizzari），即炎性红斑或风团先于典型的皱褶样皮损发生，更常见的另一型为非炎症型（Schweninger-Buzzi）。两型在组织学上均有炎症表现，因此这种临床分型并无重要意义[1-2, 7]。皮肤松弛也分为原发性和继发性。原发性发生于正常皮肤，而继发性发生于皮损处。

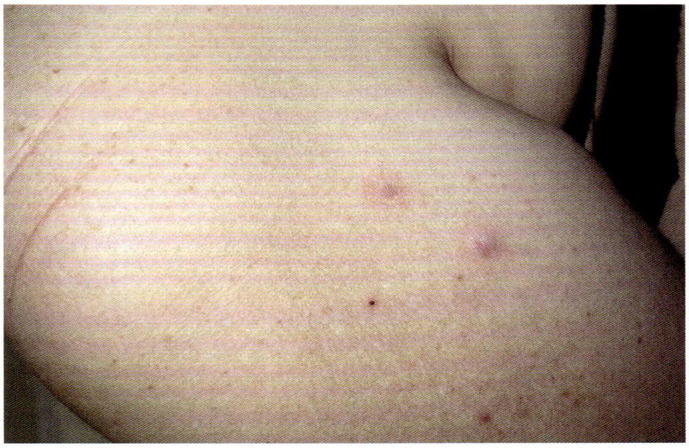

图 21.59　原发性皮肤松弛：萎缩性皮损伴有皱褶样外观（Courtesy of J.C. Pascual，MD，Alicante，Spain.）

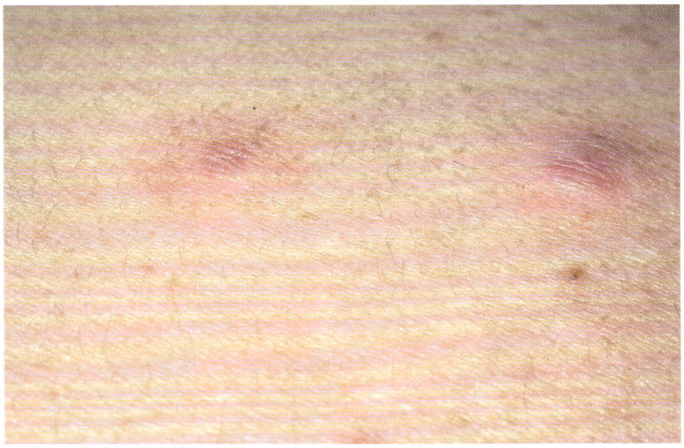

图 21.60　原发性皮肤松弛：特写（Courtesy of J.C. Pascual，MD，Alicante，Spain.）

### 原发性皮肤松弛

原发皮肤松弛与自身免疫性疾病，包括抗磷脂抗体、抗磷脂综合征、系统性红斑狼疮、盘状红斑狼疮、系统性硬化病、干燥综合征、白癜风、斑秃、自身免疫性溶血性贫血、早产儿、妊娠、α1抗胰蛋白酶、桥本甲状腺炎、Graves病和原发性艾迪生病相关[3,6-22]。与抗磷脂抗体的相关性最明显（狼疮抗凝物和抗心磷脂抗体）[8-12, 23]。在系统性红斑狼疮患者，具有相关抗磷脂抗体者可发生皮肤松弛，包括一些狼疮性脂膜炎患者[22, 24]。同样，人类免疫缺陷病毒（HIV）阳性并具有抗心磷脂抗体的患者也可发生皮肤松弛[25]。

### 继发性皮肤松弛

继发性皮肤松弛与许多疾病相关：梅毒、结核、麻风、水痘、接触性传染性软疣、伯氏疏螺旋体、HIV感染、花斑糠疹、毛囊周围炎、大动脉炎、乙肝疫苗接种、环状肉芽肿、寻常痤疮、结节性痒疹、结节病、药物（如青霉胺）以及肿瘤，如色素性荨麻疹、毛母质瘤、B细胞淋巴瘤（图21.61）[2-3, 26-46]。一些淋巴瘤相关性皮肤松弛患者可能具有抗磷脂抗体[47]。极少情况下会有遗传变异[48]。早产儿也可发生皮肤松弛，可能与粘贴监测电极或使用胶布有关（早产儿皮肤松弛）[49]。

## 发病机制和组织学特征

确切的发病机制未明，但可能是由于弹性组织的破坏增加或产生减少。对于前者，皮疹组织培养发现金属蛋白酶（明胶酶A）和组织抑制剂（TIMP-2）的失衡与弹性组织破坏相关[2, 50-51]。原发性皮肤松弛与自身免疫性疾病之间的强烈关联提示初级免疫可能在发病机制中发挥一定的作用。虽然抗磷脂抗体可促使血栓形成，但极少见到微血栓的形成。未见到抗真皮弹性组织的抗体成分存在。

组织学上，皮肤松弛以真皮乳头和真皮网状中层弹性组织完全解离碎裂，弹力纤维稀少为特征（图21.62～21.64）[1-2, 52]。早期炎性皮损显示血管周围和附属器周围单核或急性炎症细胞浸润。有时可见浆细胞、组织细胞、巨细胞和不规则肉芽肿，可见到弹力纤维被吞噬[2, 52-53]。曾报道一例存在潜在的小叶性肉芽肿性脂膜炎的病例[22]。炎症和非炎症型在组织学上表现相似。超微结构分析证实了弹力纤维的缺乏。有少量含少量或不含弹性蛋白的原纤维组成的细纤维存在[54]。免疫荧光显示基底层有颗粒状免疫球

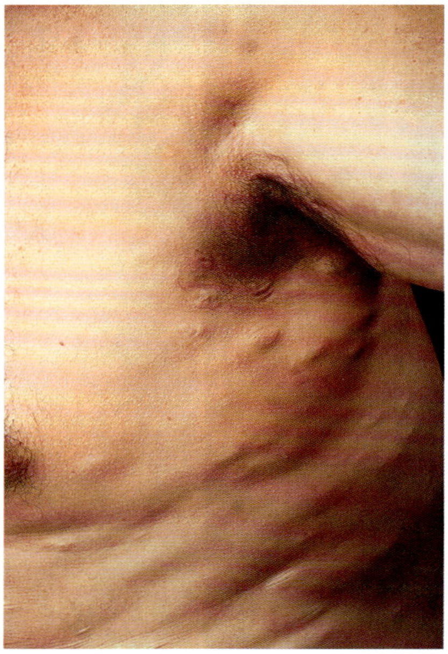

图21.61 继发性皮肤松弛：此病例皮疹发生于梅毒螺旋体感染后（By courtesy of R. Cerio, MD, The Royal London Hospital Trust, London, UK.）

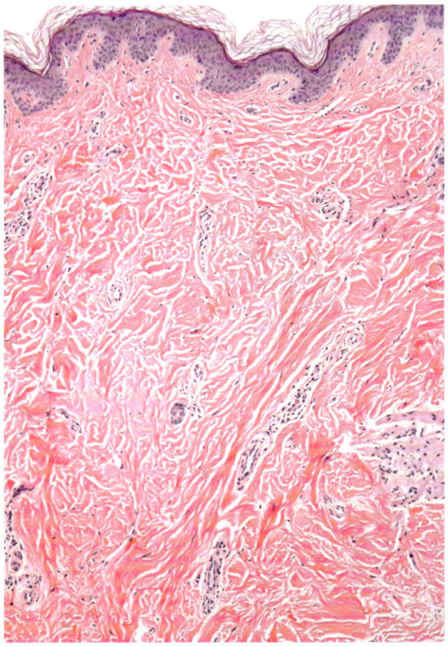

图21.62 皮肤松弛：如本病例，如果缺乏炎症改变并且没有足够的临床信息，易于漏诊（By courtesy of Vince Liu, MD, University of Iowa, Iowa City, USA.）

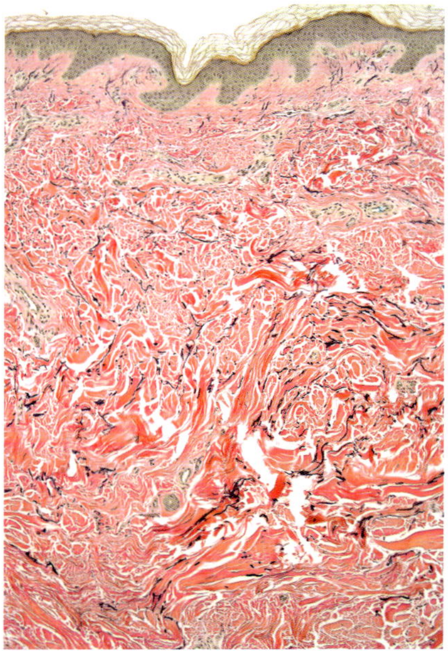

图21.63 皮肤松弛：弹性组织染色显示真皮乳头和网状层弹性纤维明显减少（By courtesy of Vince Liu, MD., University of Iowa, Iowa City, USA.）

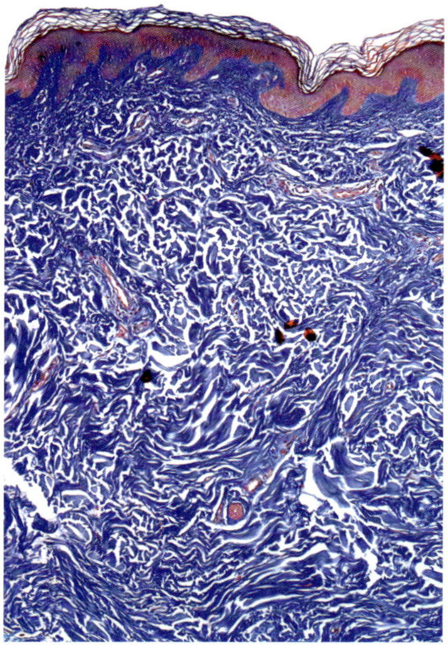

图 21.64 皮肤松弛：相比之下，该三色染色切片中胶原纤维正常（By courtesy of Vince Liu，MD.，University of Iowa，Iowa City，USA.）

蛋白和 C3 沉积，与红斑狼疮无法鉴别[10，55]。可见围绕表浅血管的免疫反应及弹力纤维上纤维状物质沉积[10]。间接免疫检查阴性[55]。

## 鉴别诊断

皮肤松弛需与皮肤松弛症、弹力纤维假黄瘤样真皮乳头弹力纤维溶解、真皮中层弹力纤维溶解、毛囊周围弹力纤维溶解相鉴别。萎缩性花斑癣和真菌感染的临床表现也可与皮肤松弛相似[56-57]。

# 毛囊周围弹力纤维溶解、皮肤松弛样瘢痕和丘疹性痤疮瘢痕

## 临床特征

毛囊周围弹力纤维溶解的命名源于发生于三名女性患者头部、上肢、躯干上部以毛囊为中心的小的（2～4 mm）圆形或椭圆形、灰至白色的皱褶样皮损[1]。这些皮损处有明显的皮肤松弛样膨出。其曾被认为是非炎性皮损，但作者认为是由表皮葡萄球菌产生的弹性蛋白酶引起。

皮肤松弛样瘢痕一词用于描述寻常痤疮患者的临床表现[2]。

最近的观点认为这些皮损可能是相同的，主要代表了丘疹性痤疮后瘢痕[3]。作者强调，虽然较大的瘢痕柔软、有皱褶、与皮肤松弛相似，但缺乏皮肤松弛所具有的可压缩性。

## 组织学特征

组织学上，毛囊周围弹力纤维溶解和痤疮相关的皮肤松弛样瘢痕以形态正常的毛发为中心的弹性组织缺乏为特征（图 21.65）。真皮中层弹力纤维溶解也主要显示为毛囊周围弹性蛋白缺失，不仅仅以毛囊为中心[4]。

丘疹性痤疮瘢痕同样显示毛囊周弹力纤维溶解，但与瘢痕相似，也存在胶原纤维变细及异常分布。

# 弹力纤维假黄瘤样真皮乳头弹力纤维溶解

## 临床特征

弹力纤维假黄瘤样真皮乳头弹力纤维溶解（年龄相关的弹力纤维溶解综合征、颈部弹力纤维溶解丘疹）较少见，最初仅见于老年女性，有一例中年女性的报道[1-9]。曾报道有一例家族患病[10]。患者表现为颈侧和锁骨上窝无症状或轻度瘙痒的 2～4 mm、黄色、对称性、非毛囊性柔软丘疹[8]。前臂屈侧、腋窝、下腹部不受累[2，4-5]。皮损合并有弹力纤维假黄瘤的鹅卵石样斑块。缺乏系统损害。

## 发病机制和组织学特征

真皮乳头弹力纤维溶解的发病机制未知。通常没有过度的日晒史、荨麻疹反应或炎性皮肤病[8，11-12]。虽然认为异常的弹性组织生成具有重要意义，但认为

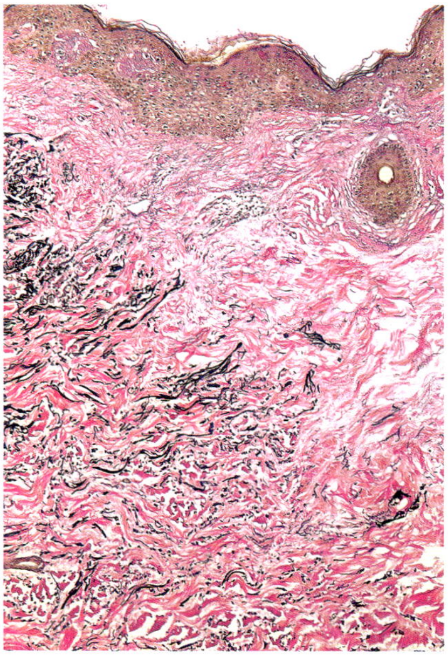

图 21.65 毛囊周围弹力纤维溶解：弹性组织染色显示毛囊周围纤维缺乏（By courtesy of T. Quinn，MD，Pathology Services Incorporated，Boston，USA.）

这是内源性皮肤老化所致[7]。

组织学上，表皮变平[7]。丘疹特征性表现为真皮乳头部分或全部弹力纤维变性（图21.66、21.67）。真皮网状层也可有弹性组织的轻度减少[1, 7]。可见真皮网状层弹力纤维不规则、异常增粗及扭曲[3]。通常无钙化。胶原纤维正常。

超微结构分析证实了真皮乳头缺乏弹力纤维。真皮网状组织上层为不成熟的弹力纤维以及成纤维细胞，后者粗面内质网内囊泡膨大[4, 10]。也可有弹力纤维的稀疏和溶解。

免疫组化染色显示真皮乳头弹性蛋白和原纤维蛋白-1缺失[11, 13-14]。一般情况下老化皮肤缺乏原纤维蛋白-1，但不缺乏弹性蛋白。

## 鉴别诊断

弹力纤维假黄瘤样真皮乳头弹力纤维溶解与非日光性皮肤老化具有一些相似的组织学表现。后者和白色纤维丘疹病均被认为是内源性老化的变异型[7]。但这一点并未解释为什么女性更有患病倾向。

弹力纤维假黄瘤样真皮乳头弹力纤维溶解不易

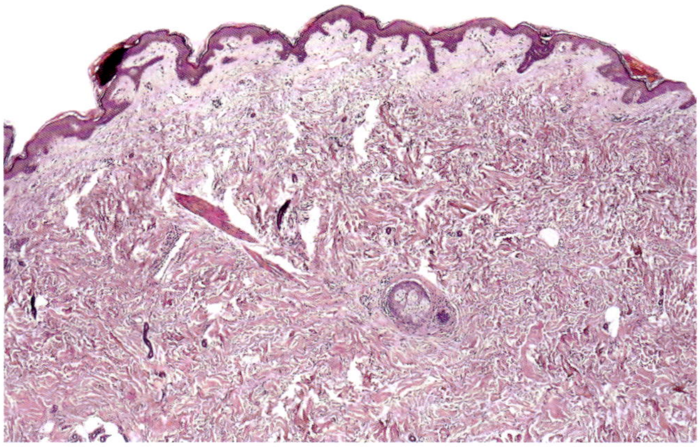

图21.66 真皮乳头弹力纤维溶解：HE染色总体上没有明显的特征

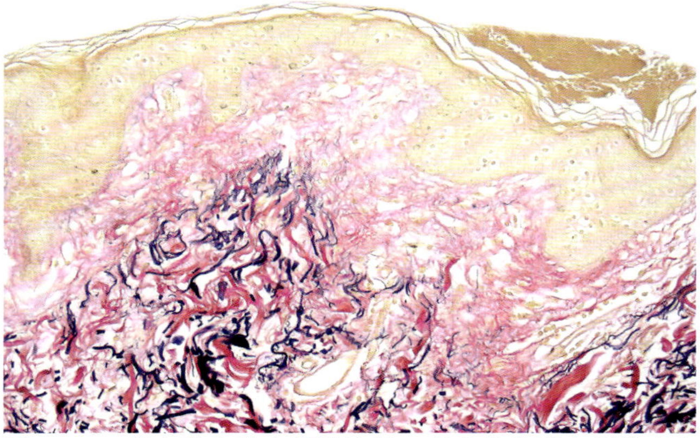

图21.67 真皮乳头弹力纤维溶解：真皮乳头弹力纤维完全缺失

与颈部白色纤维丘疹病鉴别，两者之间有重合[7, 15]。两者均多发于老年患者，并且颈部为多发部位。白色纤维丘疹病的不同之处在于真皮乳头和真皮上层的胶原纤维增粗。通常也可见到弹性组织缺失[7]。Rongioletti和Rebora提议命名为“年龄相关弹力纤维溶解综合征”[7]，而Balus等建议以“颈部弹力纤维溶解丘疹病”涵盖以上两种情况[15]。

相似皮损近年来也被描述为“真皮乳头弹性组织变性”[16]。

# 真皮中层弹力纤维溶解

## 临床特征

真皮中层弹力纤维溶解是一种少见的获得性疾病，具有多种临床表现。多为慢性进展、无症状、沿Blaschko线分布的细小皱褶性斑块（1型），少数为毛囊周丘疹（2型）或网状红斑皱褶（3型）[1-22]。2型的皮损可为橙黄色[11, 18, 20]。这些皮损最初被描述为非炎症性，但最近研究报道，半数患者存在前期或与之相关的红斑、荨麻疹或其他炎症表现[9]。女性有易患病倾向（8∶1），多数患者为年轻成人或中年高加索人[10-12, 17-18]，皮损累及躯干、颈、上肢[12, 18]。面部和手几乎不受累[11, 14]。皮损直径为1～2 cm，可广泛分布于躯干[14]。没有明显的家族遗传性[11, 13]。

大多数患者有强烈的日光暴露史或接受过日光浴或UVB治疗[4, 9, 14, 18, 23]。真皮中层弹力纤维溶解与多种疾病相关，包括桥本甲状腺炎、类风湿关节炎、狼疮、血清ANA阳性、硅胶隆乳术、荨麻疹、日光性荨麻疹、特应性皮炎、玫瑰痤疮、光毒性皮炎、Keutel综合征（常染色体显性遗传，软骨异常钙沉积）、慢性血液透析、S蛋白缺陷、子宫癌、HIV感染、哮喘、安置起搏器、环状弹力纤维溶解性巨细胞肉芽肿、环状肉芽肿和嗜中性皮肤病[1, 10-11, 14-19, 24-29]。

## 发病机制和组织学特征

真皮中层弹力纤维溶解并不代表一种均一性的改变。虽然很多病例的临床表现并不十分典型，面部和手背不受累，通常无严重日光性弹性组织变性，但都与紫外线（UV）暴露相关[11]。部分患者没有暴露于UV的病史，被认为与炎症后弹力纤维溶解和自身免疫反应相关[3, 11, 16]。伯氏疏螺旋体的血清学检测为阴性[11]。吸烟为发病的危险因素[14]。真皮中层弹性组织缺失部分是由真皮弹性蛋白酶、组织蛋白酶G和金属蛋白酶水平升高引起[9, 11, 14, 17, 24, 30]。

早期皮损显示真皮中层血管周围及基质中存在少数淋巴细胞和组织细胞浸润[14, 18]。有时可见多核巨细胞和弹力纤维被吞噬的现象[9, 14, 17-18]。有时可形成肉芽肿。弹性组织染色显示真皮网状中层弹性组织减少或完全缺失，而真皮乳头、网状层下部和毛囊周围弹力纤维较少受累（图21.68～21.70）[17]。日光性弹性组织变性通常缺乏或不显著[11]。陈旧皮损的特点为无炎症细胞浸润，有与表皮平行的真皮胶原纤维轻度增厚[14]。

超微结构显示弹力纤维碎裂，由于弹性蛋白缺失，呈虫蚀样外观[9]。可见弹力纤维被吞噬的现象[9, 14, 17]。免疫组化染色显示轻度增加的CD3+、CD4+ T辅助细胞及CD68+组织细胞的混合性浸润[14, 18, 31-32]，同时CD34+树突状细胞明显可见[30]。弹力纤维减少，而原纤蛋白正常[14, 18]。其他研究显示，红斑和皱褶皮损处真皮上部和中部的腓骨蛋白-5正常，而红斑处真皮深部腓骨蛋白较少，皱褶皮损处真皮深部腓骨蛋白聚集成团[32]。基质中

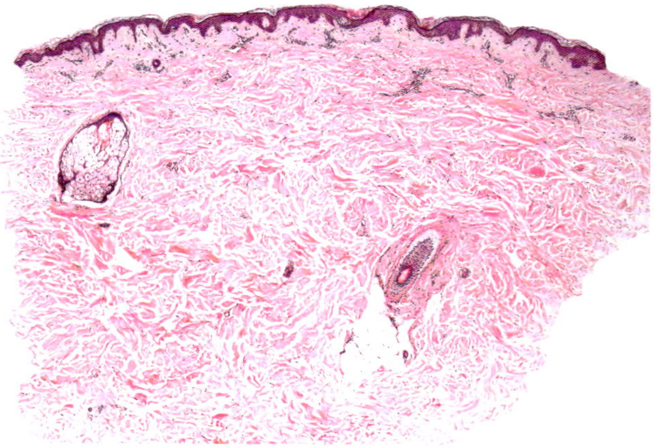

图21.68 真皮中层弹力纤维溶解：低倍镜下可见轻度血管周围慢性炎症细胞浸润

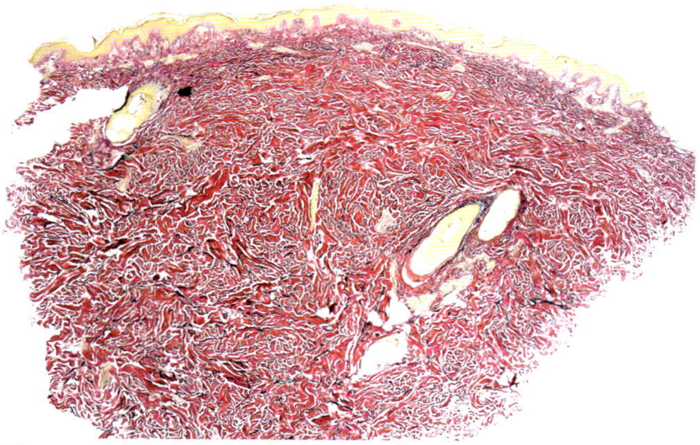

图21.69 真皮中层弹力纤维溶解：真皮中层弹性纤维染色减少

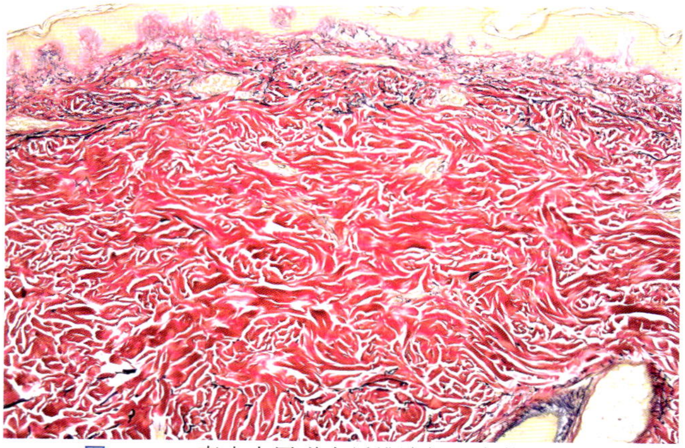

图21.70 真皮中层弹力纤维溶解：高倍镜视野

金属蛋白1和9水平升高，而真皮成纤维细胞样多核细胞中金属蛋白酶组织抑制剂（TIMP-1）水平降低[14, 31]。有研究报道，红斑处表达MMP9和CD68的组织细胞和多核巨细胞增加，而上述细胞在皱褶皮损处较少[32]。微纤维成分的饰胶蛋白聚糖表达正常[31]。

## 鉴别诊断

真皮中层弹力纤维溶解需与皮肤松弛、炎症后弹力纤维溶解、皮肤松弛症、获得性皮肤松弛症、弹力纤维溶解性巨细胞肉芽肿和假黄色瘤样真皮乳头弹力纤维溶解鉴别[11, 15, 17-18, 21]。

# 线性局部弹性组织变性

## 临床特征

线性局部弹性组织变性（条状弹性组织变性）是一种不常见的疾病，为中下背部无症状、可触及、对称、横向的黄色条纹状皮损[1]。腿部通常不受累[2-3]。虽然最初发现于白人老年男性，但女性、儿童、亚洲人和黑人中均有报道[4-18]。男性中更为常见。某些患者儿童期发病[8]。曾报道一例家族患病[5]。并有一例线性局部弹性组织变性伴弹力纤维假黄瘤样真皮乳头弹力纤维溶解的病例报道[19]。

偶有报道患者同时出现局部弹性组织变性和线状膨胀纹，由于膨胀纹相对常见，因此这种伴发可能是一种巧合[7, 10]。不管怎样，大多数患者并不存在萎缩纹，患者亦不存在近期体重改变、激素水平紊乱、妊娠或类固醇激素治疗[1, 5, 9]。

## 发病机制和组织学特征

病因未明，但有人认为该病是萎缩纹、错构瘤、遗传性疾病或弹力纤维过早老化的变异型[5, 9, 12]。皮损不发生于暴露部位，没有日光暴晒史。弹力纤维溶解及生成周期改变导致异常弹性组织沉积于真皮[16]。

组织学上线性局部弹性组织变性以真皮网状层弹性组织增加为特征[1]。弹力纤维碎裂、呈波状或无定形。没有明显的钙化[1, 12]。胶原纤维正常。表皮无异常。弹性蛋白特染可见到 HE 染色难以见到的异常沉积。

超微结构分析显示多种特征，包括弹力纤维断裂、缩短、不规则和分叉，外周电子密度增高，弹性蛋白生成活跃[1, 4-5, 9]。

# 萎缩纹

## 临床特征

萎缩纹（妊娠纹）是一种常见的影响美容的问题，其发生与肥胖、妊娠、青春期、隆乳术以及过度使用皮质类固醇所引起的皮肤过度拉伸相关[1-8]，也可能是体重减轻的表现，可见于神经性厌食症[9]。女性比男性易于患病。早期（红色条纹）表现为沿裂纹分布的对称性红色或紫色线状皮损（图 21.71）[3]。萎缩纹上可出现银屑病、扁平苔藓、白癜风及移植物抗宿主病的同形反应[10-11]。

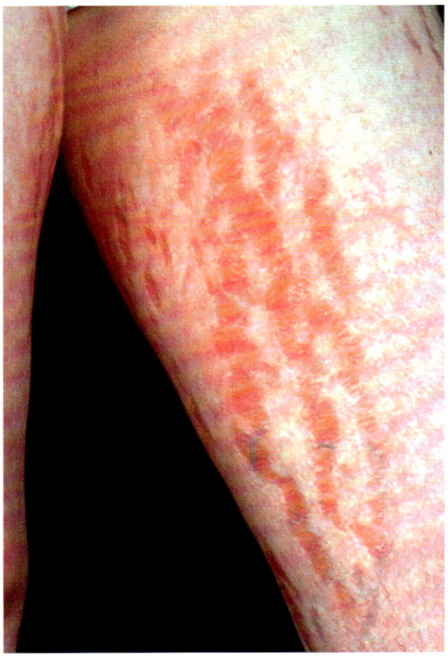

图 21.71 萎缩纹：特征性分布的红色条纹（早期皮损）(By courtesy of the Institute of Dermatology，London，UK.）

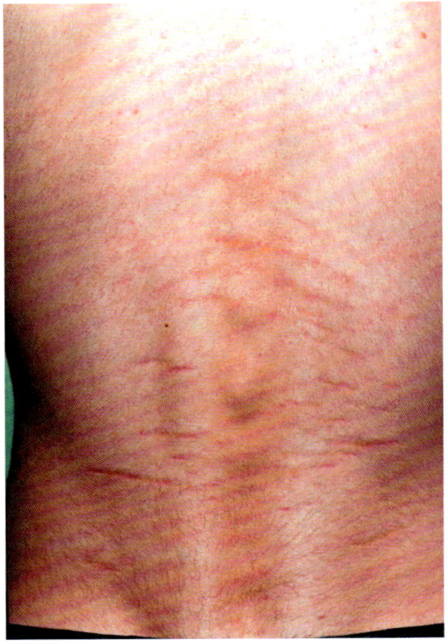

图 21.72 萎缩纹：陈旧皮损呈灰色或白色（By courtesy of the Institute of Dermatology，London.）

## 发病机制和组织学特征

萎缩纹的发病机制未明，但与瘢痕相似，累及真皮胶原纤维、弹性组织和基质。早期以肥大细胞脱颗粒、弹力纤维溶解和活化的巨噬细胞吞噬弹力纤维为特征[12]。

在已经形成的条纹中，表皮萎缩，表皮突变平。真皮变薄，胶原纤维束水平排列[13]。真皮乳头层弹力纤维消失，而真皮网状层弹力纤维与表皮平行[14]。长期出现时弹力纤维增粗[13, 15]。真皮糖胺聚糖增多[14]。

# 弹性瘤、弹性组织痣和 Buschke-Ollendorf 综合征

## 临床特征

弹性瘤（弹性组织痣）是一种罕见的错构组织，以真皮弹性组织增多为特征（图 21.73、21.74）。可为单一皮损或播散性变异型（青少年弹性瘤），后者多为家族性并伴有脆性骨硬化、多发性局灶性骨硬化，两者同时存在时为 Buschke-Ollendorf 综合征（图 21.75 ～ 21.77）[1-6]。

皮损主要位于躯干和四肢，直径 1 ～ 2 cm，为皮色、白色或黄色、光滑、无症状的圆盘、丘疹、斑块或结节。一些患者中皮疹可融合，累及大部分躯干。

Buschke-Ollendorf 综合征为常染色体显性遗传[5]，外显率高，每 20 000 人中有 1 人患病[2, 7]。虽然大多数患者具有脆性骨硬化和多发性局灶性骨硬化两种

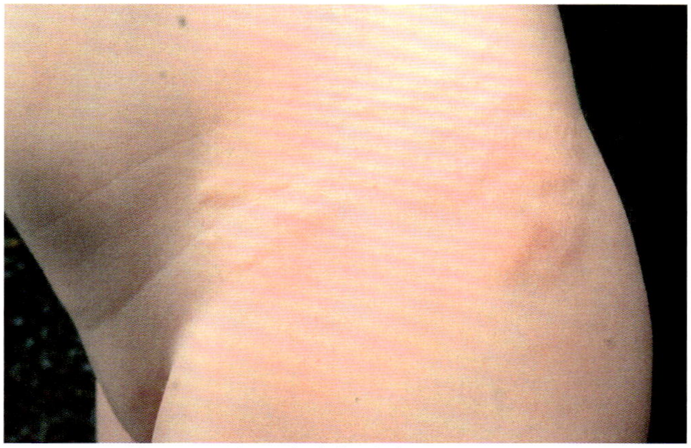

图 21.73 弹性组织痣：肋胁部皮色斑块（By courtesy of the Institute of Dermatology，London，UK.）

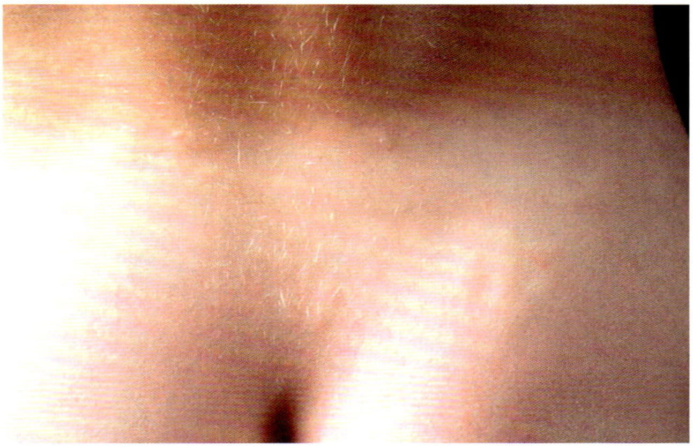

图 21.74 弹性组织痣：延伸至臀部（By courtesy of the Institute of Dermatology，London，UK.）

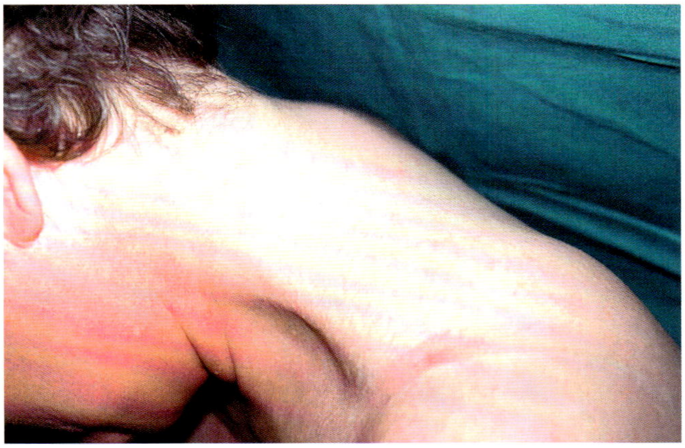

图 21.75 青少年弹性瘤：颈部多发性肤色丘疹（By courtesy of N. Flanagan，MD，St James's Hospital，Dublin，Republic of Ireland.）

症状，但症状也可单独发生[8]。皮损表现不一，从不对称分布的富含弹性蛋白的青少年弹性瘤至对称分布的苔藓样富含胶原蛋白的斑块，即播散性豆状纤维瘤病[5, 9-11]。皮损多出现于 10 余岁至 20 余岁，偶见于出生时。脆性骨硬化呈非对称分布，通常在 X 线检查时偶然被发现[1]，表现为位于长骨、骨盆、手、

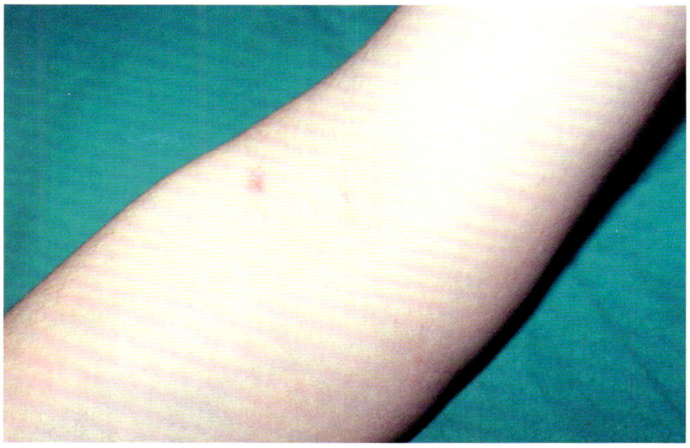

图 21.76 青少年弹性瘤：累及肘窝（By courtesy of N. Flanagan，MD，St James's Hospital，Dublin，Republic of Ireland.）

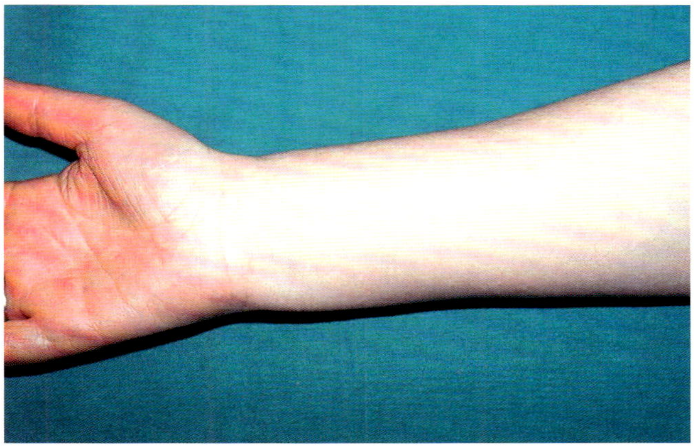

图 21.77 青少年弹性瘤：累及前臂内侧（By courtesy of N. Flanagan，MD，St James's Hospital，Dublin，Republic of Ireland.）

足骨骨骺和干骺端的 0.1 ～ 1 cm 的圆形、高密度病灶[3, 12]。15 ～ 20 岁前，此种情况通常不明显[3, 13]。其他报道的相关疾病包括颅缝早闭、白内障、胃溃疡、先天性椎管狭窄、耳硬化、肌挛缩、身材矮小、多余肋骨 / 椎骨、智力低下、糖尿病、牙齿缺陷、神经病变和隐睾症[5, 14-15]。

## 发病机制和组织学特征

虽然有报道称 Buschke-Ollendorf 综合征的皮损内可见过量的胶原纤维、减少和（或）碎裂的弹性组织，但大多数皮疹均可见过量的弹性组织[4-5, 7-9, 12-14, 16-19]。

Buschke-Ollendorf 综合征及脆性骨硬化的患者中发现 *LEMD3*（也被称为 *MAN1*）的功能缺失性突变[5, 10, 13, 20-25]。LEMD3 是一种核膜蛋白，可利用受体激活的 SMAD 蛋白负性调节 TGF-β（转录生长因子 -β）及 BMP（骨形成蛋白）。有一个家族虽然具有典型的临床表现，但无 *LEMD3* 外显子突变，提

示可能存在该基因其他突变或其他基因突变[5]。染色体 12q14 微缺失综合征（包括 *LEMD3*）患者除低出生体重、生长发育不良和智力低下之外，也可呈现 Buschke-Ollendorf 综合征的皮肤和骨损害。在这些病例中，染色体 12q14 上 *HMGA2* 的缺失被认为在调节身高上具有重要作用[25]。

组织学表现多变。弹性组织痣表现为真皮网状层增加的弹性组织不规则分布或紧密聚集[27-31]。Buschke-Ollendorf 综合征的皮损表现通常与众不同，包括弹力纤维增粗并包裹和分隔真皮胶原蛋白（图 21.78 ～ 21.80）[5, 8, 11-14, 18, 32-33]。通常不出现纤维碎裂。但某些 Buschke-Ollendorf 综合征患者不出现以上表现[3]。偶见黏蛋白增多[5, 8, 13, 27, 34]。胶原纤维束正常或增厚[1, 27]。表皮正常，或萎缩伴有表皮突变平[27]。

脆性骨硬化以骨小梁不规则、致密、增厚为特征[27]。

超微结构分析显示，弹力纤维具有多种表现，包括弹性蛋白中心电子密度降低、微原纤维减少、颗粒状沉积、弹力纤维分叉、不规则[3-4, 12, 31]。未见钙化。胶原纤维正常、均质或显示纤维直径变化，呈花瓣样[2, 12, 28]。成纤维细胞内粗面内质网膨大，有时附有颗粒状物[12, 31]。

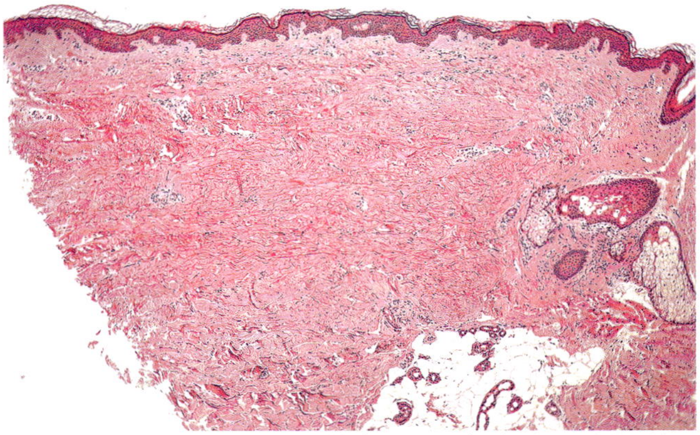

图 21.78 Buschke-Ollendorf 综合征：此例中胶原纤维增粗，弹力纤维明显宽大

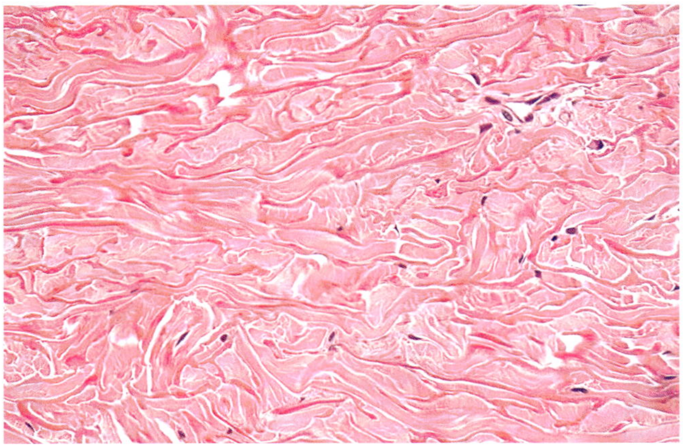

图 21.79 Buschke-Ollendorf 综合征：弹性组织分隔真皮胶原蛋白

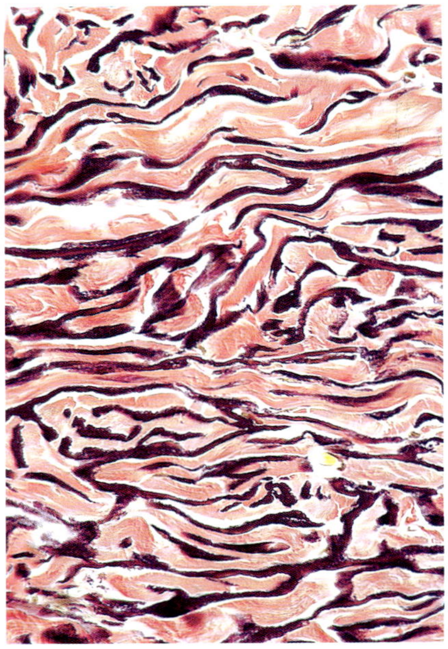

图 21.80 Buschke-Ollendorf 综合征：弹力纤维染色使特征更加明显

有报道一例外生性弹力纤维瘤临床表现为疣状阴囊皮疹，组织学上以真皮大量弹性蛋白沉积为特征[35]。

有人认为丘疹性弹力纤维解离可能是 Buschke-Ollendorf 综合征的一种缺乏脆性骨硬化的变异型，但其并不具有 *LEMD3* 的基因突变。丘疹性弹力纤维解离与弹性瘤相比，弹力纤维丢失并碎裂。而 Buschke-Ollendorf 综合征的皮损中并非总显示弹力纤维明显增多[6, 36-38]。

# 丘疹性弹力纤维破裂

## 临床特征

丘疹性弹力纤维破裂是一种罕见疾病，多见于儿童和青少年，为分布于躯干和四肢的无症状、非毛囊性、1 ～ 5 mm 大小的坚实、白色丘疹，头颈部较少见[1-6]。无明显的脆性骨硬化表现[5]。根据少数报道过的病例，女性似乎更易患病（4∶1）。虽然大多数为散发病例，但有一例家族病例报道[3]。

## 发病机制和组织学特征

丘疹性弹力纤维破裂的发病机制未明。多被认为是无弹力纤维痣或结缔组织痣的一种[1-3]。有些人认为丘疹性弹力纤维破裂可能是 Buschke-Ollendorf 综合征的不全型[7-8]。丘疹性弹力纤维破裂中未见有与 Buschke-Ollendorf 综合征相关的 *LEMD3* 基因检测的报道，但可能能够提供一些信息[9-10]。

皮损以胶原均质化和弹性组织碎裂或缺失为特征[1-5]。

表皮正常或轻度增厚。在一个家族系列病例中真皮可见明显增加的成纤维细胞，真皮浅表和深部血管丛周围淋巴细胞浸润[5]。

超微结构分析证实了弹性组织的减少，残余纤维中保有弹力纤维成分[3]。胶原纤维正常[3]。

## 鉴别诊断

丘疹性弹力纤维破裂应与青少年弹性瘤，包括Buschke-Ollendorf综合征和丘疹性痤疮后瘢痕鉴别[5]。青少年弹性瘤以弹性组织增生为特征，而丘疹性弹力纤维破裂显示弹性组织碎裂和减少。此外Buschke-Ollendorf综合征存在另一种表现——脆性骨硬化。

丘疹性痤疮后瘢痕以毛囊周围瘢痕伴弹性组织减少为特征，且皮损主要累及躯干上部。丘疹性弹力纤维破裂一般无炎症阶段，且患者否认有痤疮病史[3, 5]。

丘疹性弹力纤维破裂与发疹性胶原瘤有重叠，但发疹性胶原瘤易发生于白人男性，且成人易患[11]。

# 慢性光损伤和年龄增长对皮肤的影响

## 临床特征

慢性光暴露除了与许多皮肤恶性肿瘤，包括基底细胞癌、鳞状细胞癌、黑素瘤和癌前病变（如光线性角化病）相关外，还可造成皮肤老化（皮肤日射病）。光老化需要与内源性（年龄增长所致）老化鉴别[1-3]。皮肤老化程度因人而异，其自然进程复杂多变[4]。

内源性老化是年龄自然增长引起的皮肤改变，与日光损伤无关[5]。多发现于非光暴露部位，表现为皮肤变薄、弹性变差，出现暂时性细小皱纹[1-2]。这种皱纹在拉伸皮肤时可消失。由于弹性组织减少，皮肤可出现下垂和皱褶。其他表现包括Campbell de Morgan斑和静脉湖[6]。老年性皮脂腺增生和脱发也很常见。Rongioletti和Rebora认为弹力纤维假黄瘤样真皮乳头弹力纤维溶解、白色纤维丘疹病和某些真皮中层弹力纤维溶解象征着衰老现象[7]。

相比之下，光老化（外源性衰老）以皮肤广泛增厚、皮革样和弹性变差为特征，伴有永久性粗糙皱纹。常见日光性雀斑和毛细血管扩张[5]。多种皮肤表现均由真皮浅层大量弹力纤维组织沉积（日光性弹性组织变性）引起。可表现为颈部菱形皮肤、耳部弹性组织性结节、手部胶原纤维和弹力纤维斑块、肢端角化弹性组织变性、前臂日光性弹力纤维带（Raimer带）、日光性黑头粉刺性斑块、大疱性光化性弹性组织变性、成人胶样粟丘疹（丘疹性弹性组织变性）、日光性肉芽肿、皮肤结节性弹性组织变性伴囊肿和粉刺（Favre-Racouchot综合征）、线状局限性弹性组织变性及西瓦特皮肤异色病[5-11]。以上皮肤表现有很多病例报道，为外源性光老化的多种变异型。

- Favre-Racouchot综合征多发生于长期日晒的年长的白人男性（41～70岁）。患者面部，尤其是颧部、外眦、太阳穴、面颊、颈部、耳后出现多数囊肿和开放性粉刺[5, 11]。
- 颈部菱形皮肤是一种过度光损伤的表现。患者颈后皮肤呈皮革样，深皱纹将皮肤划分为几何形状。与Favre-Racouchot综合征相关[5, 11]。
- 耳部弹性组织结节为灰白色、半透明、白色或粉色结节[11-13]。虽然对耳轮更易受累，但耳轮也可发生，因此可能被误诊为耳轮结节性软骨皮炎[11, 13]。
- 肢端角化弹性组织变性（手部胶原纤维和弹力纤维性斑块、指部钙化性弹性组织变性丘疹、手部退行性胶原纤维性斑块）以手部桡侧缘角化过度、线状半透明状丘疹斑块、真皮钙化性弹力纤维团块为特征[11, 14-15]。其被认为由慢性受压和紫外线照射导致[14]。肢端角化弹性组织变性多发生于手足边缘，与紫外线和手工劳作相关[11, 16]。
- 前臂日光性弹力纤维带（Raimer带）发生于前臂，为柔软的条带，出现严重日光性弹性组织变性的伸侧与未受累的腹侧皮肤连接处表现为皮色或黄色丘疹结节[9, 11, 17]。皮损可双侧分布[9]。
- 日光性黑头粉刺性斑块出现于前臂，为红色至蓝色的融合性结节和斑块，伴有黑头粉刺[5, 18-19]。是结节性弹性样组织变性伴黑头粉刺及囊肿的一种变异型（Favre-Racouchot综合征）[5, 11, 19]。
- 日光性弹性组织变性的大疱性皮损罕见。为无症状或瘙痒性斑块和结节，伴有紧张性大疱，多发生于前臂。是否为肿瘤相关或为退行性病变尚未明确[4, 7, 20]。
- 胶样粟丘疹为位于四肢（通常以手为代表）及面部的多数无定型退行性弹性蛋白构成的小丘疹[11, 21]。组织学上有时易与结节性淀粉样变性混淆。

## 发病机制和组织学特征

内源性老化的机制尚未阐明。近来认为与端粒缩短和累积性 DNA 损伤相关，两者均最终引起细胞衰老[22-23]。早衰症状的检测能够提供更多证据[22]。内源性老化组织学上以表皮变平、表皮黑素细胞和朗格汉斯细胞减少、色素减少为特征[24-27]。表皮细胞增殖减慢，表皮通过时间缩短，真皮细胞减少[28]。真皮乳头弹力纤维变细、数量减少。真皮网状层胶原束粗糙、紊乱[25]，弹力纤维减少[24]。在暂时性皱纹中，真皮乳头处垂直的弹力纤维缺失[7, 29]。

光老化有多种机制。UV 诱导的氧自由基激发了很多细胞内通路，导致胶原蛋白减少和 TGF-β 受体表达减少，增加了基质金属蛋白酶的生成。UV 导致胶原蛋白破坏，进一步抑制了胶原蛋白的合成，并且持续不断的氧化蛋白的积聚抑制细胞蛋白体，干扰细胞功能[3]。UV 诱导的端粒损伤能够导致自由基堆积，破坏细胞能量代谢[3, 30]。UV 诱导的端粒损伤也可导致细胞衰老和凋亡[3, 31]。回巢的中性粒细胞和其释放的蛋白水解酶以及 UV 激活的角质形成细胞同样发挥作用[3, 30]。红外线 A 辐射与金属蛋白酶的表达增加相关[32]。

尽管过度暴晒的白人普遍患有日光性弹性组织变性，但其确切机制和发病模式仍然未知[33]。目前证据显示虽然含有胶原蛋白成分，但皮损主要由弹性组织构成。是否为弹性组织的退行性变或同时伴有弹性组织的活跃合成仍不明确。

日光性弹性组织变性组织学上由真皮上部的嗜碱性纤维状物质构成，有时形成大的粟丘疹样结节。纤维增粗、不规则、分叉或为不定性团块。弹性组织染色阳性[11]。可见囊肿或开放性黑头粉刺（Favre-Racouchot 病）[5]。

免疫组化染色显示弹性组织包含弹性蛋白和纤连蛋白、但不含原纤蛋白[34-35]。含少量胶原蛋白[34]。

光损伤皮肤也可表现为表皮萎缩、轻度棘层肥厚、表皮突消失、色素沉着、色素失禁、黑素细胞轻度核异型、色素增加伴人工性细胞质收缩[26]。与原位黑素瘤相比，细胞核体积没有明显增大，核仁不明显、无核固缩及明显的栅栏样排列。黑素细胞沿附属器分布不是光老化的特征性表现。真皮胶原蛋白减少。

# 糖皮质激素相关皮肤萎缩

局部糖皮质激素治疗可能导致多种副作用，包括皮肤和皮下组织萎缩、色素减退、色素沉着（图 21.81）[1-3]。这些皮肤表现可见于多种病因引起的库欣综合征[4]。有时病灶内或关节腔内注射糖皮质激素后可沿局部淋巴管发生线性萎缩性皮损[5-6]。除了真皮糖胺聚糖减少，局部类固醇注射可快速导致 I 型和Ⅲ型胶原蛋白合成减少[7-11]。

类固醇性萎缩组织学上以角质层消失、表皮变薄、表皮突减少为特征[7, 12]。真皮胶原蛋白起初被压缩，随后变薄且纤维束分离。可见色素失禁和血管扩张。

# 早老症

## 临床特征

早老症（Hutchinson-Gilford 综合征，儿童早衰症）是早衰综合征的原型[1-4]。估计患病率为 1/4 000 000[5]。与发生于成人的 Werner 综合征相比，早老症发生于儿童，偶见于新生婴儿[6]，主要累及皮肤、骨、关节和心血管系统。患者多在十几岁死亡[1, 7]。儿童生长发育迟滞[1, 8]。

皮肤表现已被广泛报道[2, 9-13]，通常包括儿童面容衰老、颅面部不对称、小颌畸形伴牙齿排列拥挤、脱发、头皮静脉明显、眼部突出、皮下脂肪缺失、甲营养不良、泛发性少毛、指 / 趾端皮肤松弛皱褶、出汗不良[1, 13-14]。常见硬皮病样改变，四肢瘢痕性结节的报道少见[15-18]。

骨改变包括骨质疏松、骨溶解、骨骼发育不良、髋关节缺血性坏死、髋关节先天性脱位和骨愈合受损[1]。放射线检查显示锁骨末端吸收、指 / 趾骨硬化、弥漫性骨量减少和鱼嘴形椎体[16, 19]。血管损害主要为动脉粥样硬化加速，患者通常死于心肌梗死和

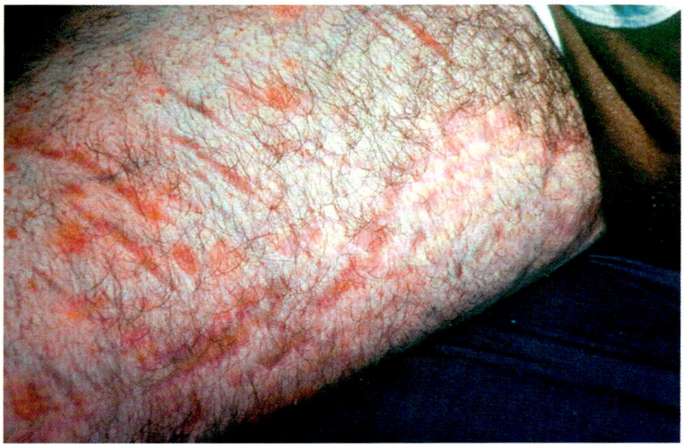

图 21.81 固醇带：这些条纹发生于使用含氟激素后

脑血管受损[1, 11]。偶见早发型恶性肿瘤[5]。

尽管以上症状严重并累及多系统，但其他器官并未受损，例如未见明显脑损伤且智力正常[11]。免疫系统也未见明显受损[1]。

## 发病机制和组织学特征

发病机制不明。多为散发性、常染色体显性遗传[1]。近来发现早老症与*LMNA*突变相关，此突变干扰了核纤层蛋白A的翻译后加工[20-21]。AC端法尼基团异常存在，阻抑了核膜蛋白的正常功能。核纤层蛋白A属于结构蛋白，参与细胞核的组装和转运、染色体构成及转录[22]。法尼基的异常曾被认为是主要的致病因素，但近来遭到质疑[23-24]。由于临床上有法尼基转移酶抑制剂，因此这种质疑影响着治疗手段[25-26]。肌营养不良、脂肪代谢障碍、心肌病和早衰症为一组与不同的核纤层蛋白突变相关的疾病家族，现在被称为“核纤层蛋白病”[27-28]。其中也包含“限制性皮肤病”。

早老症的皮肤可角化过度、萎缩或色素沉着[13, 29]。有报道基底细胞水肿变性[18]。真皮胶原纤维增粗、透明化[29]。弹性组织增加[1]。皮肤附属器和血管可正常、减少或缺失[13, 29]。皮下脂肪减少或消失。真皮结节主要由Ⅳ型胶原蛋白构成[17]。

# Werner综合征

## 临床特征

Werner综合征是儿童早衰症的成人型，通常发生在20余岁[1-2]。为常染色体隐性遗传性疾病。临床表现包括身材矮小、低体重、面部畸形（包括鹰钩鼻和突眼）及指尖硬皮病样改变[1, 3-6]。动脉硬化（重要的致死因素）、心肌病、糖尿病和肿瘤发生率增加[1]。其他表现包括伤口愈合不良、白内障、白发、骨质疏松、脊柱炎、指硬皮病、声音尖锐、性腺功能减退、斑驳状色素沉着、雀斑、毛细血管扩张和脱发[1, 5]。尽管外貌早衰，但中枢神经系统不受累，阿尔茨海默病的发病率也并未见增高[1]。

高达10%的患者发生皮肤和内脏的恶性肿瘤。皮肤肿瘤包括基底细胞癌和黑素瘤[7-11]。系统肿瘤包括软组织肉瘤、骨肉瘤、甲状腺癌、肺癌和脑膜瘤[10, 12-17]。

## 发病机制和组织学特征

Werner综合征由DNA解旋酶RecQ家族*WRN*基因的失活性突变所致[1, 18-19]。WRN蛋白具有外切核酸酶和解旋酶活性，参与DNA双链的修复和端粒酶活性的维持[20-23]。突变与基因组不稳定性以及UV引起的DNA损伤无法修复导致的染色体异常相关[2, 20-21, 24]。

皮肤表现以角化过度、表皮萎缩、色素沉着、真皮纤维透明样变为特征[5]。纤维改变与硬皮病相似[25-26]。附属器萎缩，皮下脂肪层变薄[5]。

# 放射性皮炎

## 临床特征

放射性皮炎可为急性或慢性，由放射线治疗或不慎暴露于射线引起[1-2]。皮损的临床和病理表现多变，受电离辐射、剂量和个体易感性影响[3-4]。急性放射性皮炎（发生于暴露后6个月内）表现多样，包括潮红水肿、脱发、水疱（潮湿脱屑），有时在严重病例中可发生溃疡（图21.82、21.83）[5-6]。恶性肿瘤短期治疗和局部控制所使用的射线增加导致疾病加重。在大多数接受治疗的患者中可见到一定程度的放射性皮炎，取决于不同的部位，联合化疗时发病率增高[7-8]。

同烧伤一样，依据损伤程度，皮损分为一、二、三级。NCI针对放射性皮炎副作用提出了通用的术语[9]。

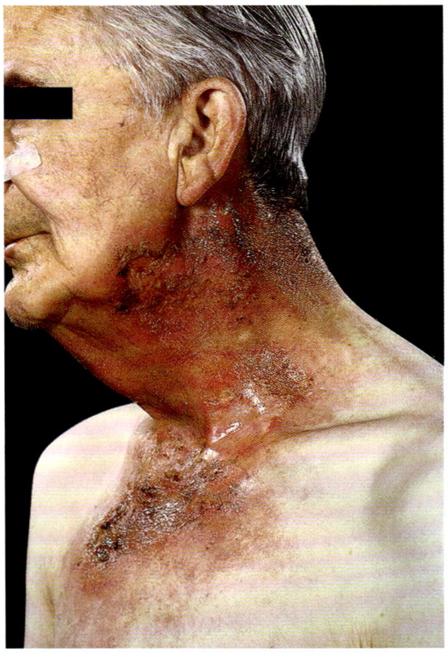

**图21.82** 放射性皮炎：患者呈现出严重的放射性损伤。注意红斑、溃疡和结痂。随着放射治疗新技术的出现，并发症随之减少（By courtesy of A. Timothy，MD，St Thomas' Hospital，London，UK.）

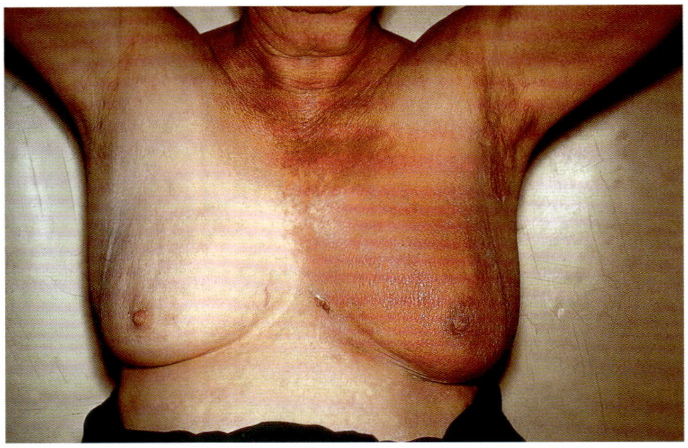

图 21.83 放射性皮炎：广泛分布的重度红斑和水肿（By courtesy of A. Timothy，MD，St Thomas' Hospital，London，UK.）

可发生更为广泛的皮疹爆发，包括麻疹样、丘疹样、环状和大疱性皮损，可累及黏膜[10]。多形红斑样皮炎是少见但重要的放射治疗并发症，尤其当伴有辅助化疗时[11-12]。放射线也可引起大疱性类天疱疮和硬化萎缩性苔藓[13-14]。

慢性放射性皮肤病（一般发生于放射治疗后 6 个月）起病隐匿，通常在暴露数年后才有症状。其曾是多种皮肤病（包括寻常痤疮和癣）X 线治疗的一种并发症。皮肤表现包括萎缩、剥脱、皮肤异色、毛细血管扩张和脱发（图 21.84 ～ 21.86），有时可出现溃疡。慢性放射性皮炎可伴发多种肿瘤，包括基底细胞癌和鳞状细胞癌（多为梭形细胞假肉瘤的变异型）、Pinkus 肿瘤、皮脂腺癌和黑素瘤。基底细胞癌多见于面部，常多发[15]。非典型纤维黄瘤和血管肉瘤也是放射性损伤的并发症，有时也可发生骨肉瘤。

UVB 导致的急性放射性损害包括红、肿、热、痛和瘙痒[16]。严重病例可出现水疱。

最近发现，系统性表皮生长因子受体（EGFR）抑制剂与面颈部及其他肿瘤患者的放射性治疗联合应

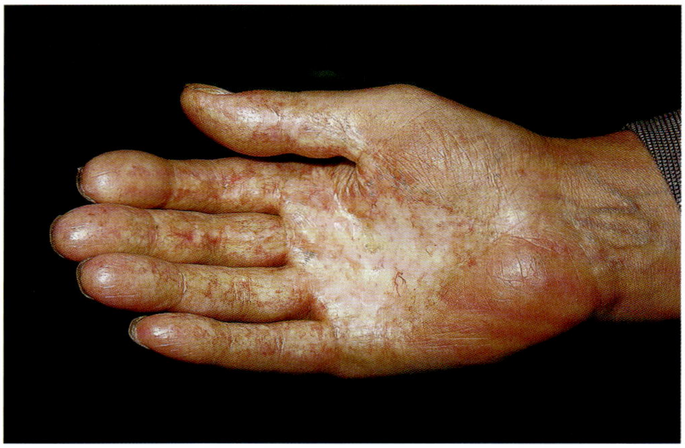

图 21.84 放射性皮炎：具有明显的色素性改变、毛细血管扩张、萎缩和瘢痕（By courtesy of M.M. Black，MD，Institute of Dermatology，London，UK.）

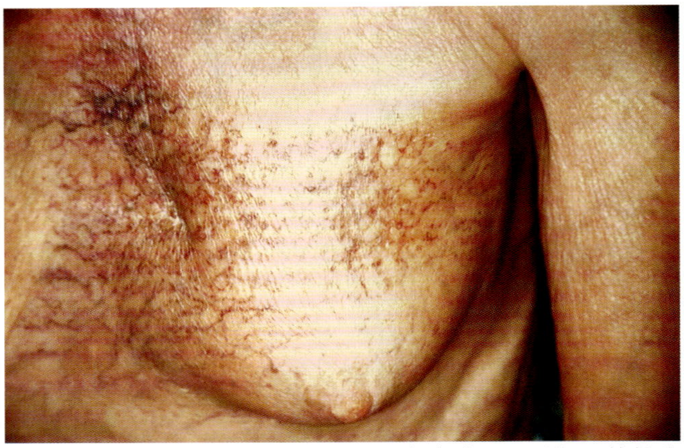

图 21.85 放射性皮炎：注意萎缩、色素减退、毛细血管扩张性皮肤异色病等慢性改变（Archival material By courtesy of A. Timothy，MD，St Thomas' Hospital，London，UK.）

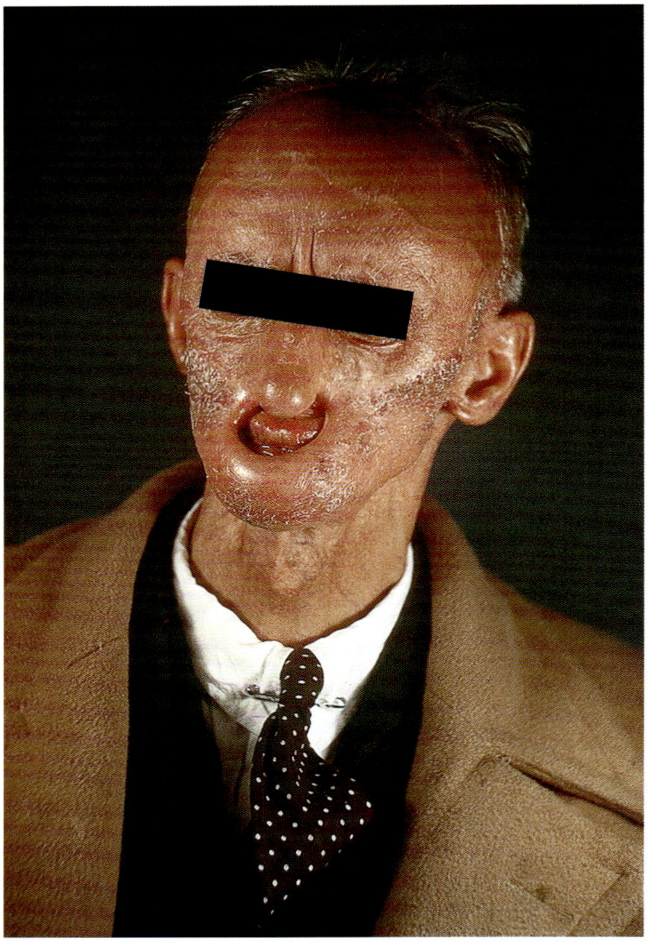

图 21.86 放射性皮炎：表现为瘢痕和缺损的放射性损伤（By courtesy of the Institute of Dermatology，London，UK.）

用可加重放射性皮炎[9，17-18]。

应用 Grenz 射线（超软 X 射线）而发生皮肤肿瘤（鳞状细胞癌）的危险可忽略不计[19]。Grenz 射线的能量介于传统 X 线和紫外线之间。

引起并发症的大多数药物为化疗药物，尤其是非选择性细胞毒性药物，如多西他赛和多柔比星，靶向

抑制剂也可引起并发症[20-22]。

## 组织学特征

由于严重损伤并不常见且很少会做组织学检查，急性皮肤放射性损伤的组织学表现现在很少见到。损害累及表皮、附属器和真皮[5]。表皮坏死伴海绵水肿和细胞内水肿。表皮基底细胞水肿、变性，有时可见表皮下水疱。真皮水肿，纤维蛋白沉积。真皮内巨噬细胞、嗜酸性粒细胞、浆细胞和淋巴细胞等炎症细胞浸润。早期有血栓形成，晚期可见毛细血管扩张。

慢性放射性皮炎中表皮角化过度、局灶性角化不全。表皮细胞可见棘层肥厚或萎缩伴表皮突减少（图21.87、21.88）。可有表皮细胞海绵水肿或基底细胞液化变性。可见细胞异型和角化不良。有时表皮下水疱明显。真皮胶原和弹力纤维增多，纤维蛋白渗出。慢性放射性皮炎的一个典型特征为异型（放射性）成纤维细胞，如果数量很多，需要警惕肿瘤形成（图21.89）[23]。这种异型成纤维细胞是一种多树突状嗜碱性粒细胞，

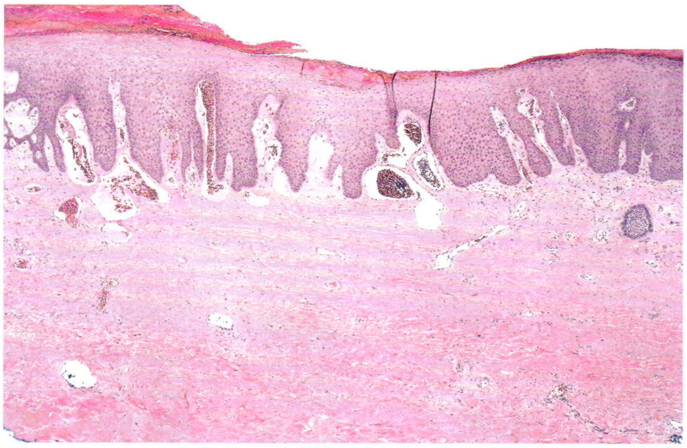

图 21.87　放射性皮炎：角化过度、角化不全和表皮增生。真皮呈慢性炎症，深层透明变性。样本边缘有一处明显的基底细胞癌。注意血管扩张

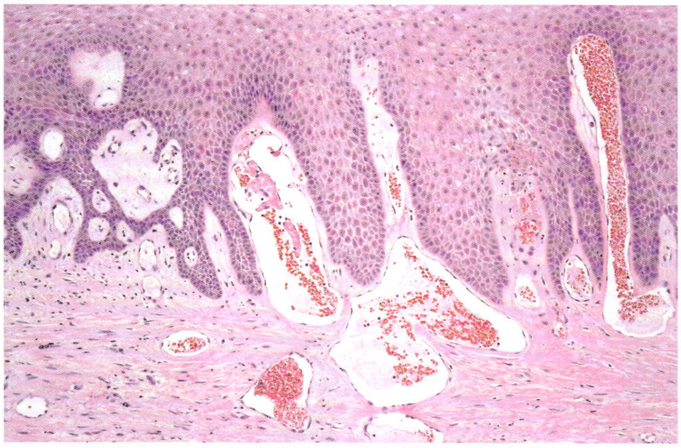

图 21.88　放射性皮炎：高倍镜下可见血管扩张

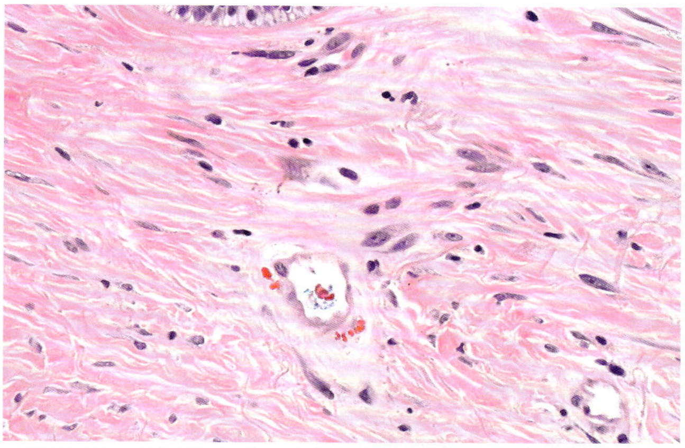

图 21.89　放射性皮炎：高倍镜下可见非典型肌成纤维细胞

具有大的深染或泡状细胞核，在慢性单纯性苔藓、压疮、多形纤维瘤中也可见到类似细胞[24]。

血管壁通常增厚，且以血管内膜纤维增生为特征。可见毛细血管扩张，附属器（特别是毛囊）消失。偶尔，放射性损伤部位检查可见表皮发育不良、鳞状细胞癌和基底细胞癌。

UVB放射性皮炎的组织学特征包括表皮和真皮的改变[25]。暴露后24～72 h出现的皮损中，表皮损伤包括受损的角质形成细胞（晒伤细胞）、细胞间水肿和胞吐现象。朗格汉斯细胞减少。真皮损伤表现为血管内皮细胞水肿和小静脉周围水肿，伴以单核细胞为主的慢性炎症细胞浸润[25]。慢性放射线暴露，特别是皮肤白皙者，可发生弹性组织变性、雀斑、角化症和多种恶性肿瘤，包括基底细胞癌、鳞状细胞癌和黑素瘤。某些患者出现结节性弹性组织变性，通常可见囊肿和粉刺。多见于皮肤，尤其是面颊（Favre-Racouchot综合征）[26]。

UVA诱导的皮肤红斑以角质形成细胞水肿和空泡变性伴细胞间水肿和朗格汉斯细胞减少为特征。晒伤细胞不是特征[25]。真皮中混合炎症细胞浸润包括中性粒细胞、淋巴细胞，偶有嗜碱性粒细胞和嗜酸性粒细胞。内皮细胞水肿也很常见。

## 鉴别诊断

近来研究认为，急性放射线照射可引起高度提示急性抑制物抗宿主病的组织学表现，包括界面皮炎伴明显的卫星细胞坏死[3]。这种表现具有重要意义，在所有的发生皮损的骨髓移植后患者中均应考虑。虽然以上表现也可出现于药物不良反应中，但细胞多形性（尤其是真皮成纤维细胞）、成熟紊乱和有丝分裂象有助于了解放射线相关疾病的发病机制[3]。

# Proteus 综合征

## 临床特征

Proteus 综合征首次于 1979 年被描述，是一种罕见的先天性错构瘤，与多种畸形相关[1-7]。病例通常为散发性。由于基因镶嵌现象，临床表现多变，常见特征包括大头畸形，巨指/趾，四肢不对称，疣状表皮痣，皮下和深部软组织错构瘤，长骨增生，耳道、鼻梁、牙槽骨外生骨疣和脊柱侧弯[1-5, 8]。手足肥大通常导致脑回状外观。皮下损伤包括脂肪瘤、血管瘤和无特殊分化（“纤维瘤”）的良性梭形细胞肿瘤。其他血管异常包括多发焰色痣和静脉曲张[9-10]。眼部表现包括斜视、眼球震颤、近视、眼部肿瘤、蓝色巩膜、内眦距过宽、睑赘皮和视网膜色素异常[11-12]。神经系统病变包括癫痫、脑积水和精神发育迟缓[13]。也有报道可发生免疫缺陷[14]。内脏肿瘤少见，可发生乳头状甲状腺癌和间皮瘤[15-16]。Proteus 综合征通常不发生恶性肿瘤[19]。Proteus 样综合征用来描述具有一些 Proteus 综合征的表现但不满足诊断标准的病例[19]。

虽然大多数表现源于组织增生，但局部脂肪增生和真皮片状脂肪增生也很常见[20-21]。

## 发病机制和组织学特征

确切的分子机制未明，但主要的假设认为是合子后体细胞突变导致了镶嵌效果[22]。非镶嵌性突变会导致死亡。突变基因影响了细胞增殖和（或）生长因子的活性。有一例病例报道描述了 16 号染色体的镶嵌性突变[23]。Proteus（和 Proteus 样）综合征 20% 的病例中发现染色体 10q23.3 上磷酸酶和张力蛋白同源基因（*PTEN*）的突变。*PTEN* 编码一种脂类磷酸酶，可调节磷酸肌醇 3- 激酶 /Akt 通路，进而影响细胞周期和细胞存活[24-25]。*PTEN* 的胚系突变在 Cowden 综合征、Bannayan-Riley-Ruvalcaba 综合征和 Proteus 样综合征中可见到，构成了 PTEN 错构瘤综合征疾病谱[19, 24-25]。*PTEN* 基因突变的位点和类型能够影响疾病谱的表现[26]。

疣状表皮痣、脂肪瘤、焰色痣和血管畸形的组织学表现需要与 Proteus 综合征相鉴别[21]。某些软组织肿瘤由 CD34 阳性的梭形成纤维细胞样细胞浸润构成。

（李厚敏译　涂平审）

# 毛发疾病 第22章

Wei-Lien Wang and Alexander Lazar



## 概述

失去体表大部分毛发是人类进化过程中的一个特征性表现。残存的毛发仅仅存在于头皮、腋窝、会阴和面部等区域。在所有灵长类动物中，只有人类是几乎无毛的。这个显著变化出现的时间和原因至今仍是个谜。有假说认为在进化出人类之前有一个水生阶段（水生猿假说），该阶段的显著变化导致了体表毛发数量的明显减少。此外，人类皮肤发展出一层厚的皮下细胞和组织，与水生哺乳动物（如海豚和鲸）的皮肤表现类似[1]。进一步的假设认为这种激烈进化的最大优势是通过发展出汗腺而获得更加有效的体温控制能力；而且通过增加面部特征的可识别性，促进人类社会交往[2]。无论如何，在进化过程中毛发消失的真实原因可能是人类在很大程度上不再需要毛发的保护作用。

矛盾的是，我们仍然保留的少量毛发在社会活动中仍然具有无法估量的重要性。头发数量和质量的变化常常对人类的行为和个体幸福产生很大的影响[3]。人类对其毛发的日渐关注促生了大量的毛发护理产品，并显著推动了美容产业。

毛发疾病常常与病态相关，尤其与个体外貌和自尊相关。其重要性不可低估，对于需要处理患者疾病的健康专家来说更是如此[4]。

由于毛囊解剖结构和功能的复杂性，学习毛发的病理学常常是个不小的挑战。它包括两个主要部分：表皮和真皮，两者均有独立及交互的周期模式，并受生长因子、细胞因子和激素构成的复杂网络的调控[5]。由于毛囊的生长周期是研究控制细胞增殖和生长的复杂生理机制的良好的微缩模型，故研究和学习毛囊的生长周期非常有益。得益于成体干细胞，毛囊能够在我们的寿命范围内保持永久的生长-退行周期[6-7]。

通过研究细胞核与线粒体DNA，毛发分析可以为法医学提供重要信息[8]。对毛发进行分析还可以确证多种毒物，如砷、汞，以及其他微量元素中毒[9-10]。通过同样的方式，分析毛囊对诊断先天性疾病、代谢异常和畸形也很有价值[11]。

本章将着重介绍如何通过水平切面和纵切面对毛囊疾病进行组织学诊断。

# 诊断、病史和实验室检查

对于大多数皮肤病理学家来说，很多为诊断脱发原因而获取的头皮活检标本都很难作出特异性的诊断。很多人发现诊断脱发性疾病并对病情进行评估是困难并且乏味的工作，缺乏实际意义。对于后一种情况，主要是因为人们常常忘记：与其他皮肤疾病一样，详尽的临床病史采集、完整的体格检查，以及适当的实验室检查对准确的诊断至关重要。

## 病史

家族史通常有非常重要的意义，尤其是一级血亲的脱发类型、发生年龄、多毛症、绝经期、月经及妊娠史。对于雄激素性秃发患者，这些病史尤其重要。同样需要了解的还有既往史，包括主要的疾病、压力、自身免疫性疾病、甲状腺异常、曾经和正在服用的药物，并且对于休止期脱发的患者还需要了解其饮食状况。了解患者的梳妆习惯也很重要，尤其需要考虑到毛发美容和化学制品（漂白、永久性烫卷）。后者将对毛发产生很大的损伤，并导致多种不同类型的脱发，例如紧密的编结会导致牵拉性脱发。

体格检查能够提供很多重要信息，包括脱发的模式，是非瘢痕性的、可恢复的（可见毛囊开口）还是瘢痕性的、不可恢复的（见不到毛囊开口）。脱发是由于脱落增多还是逐渐变细也需要充分了解。脱发可以像雄激素性秃发一样是模式性的，可以像休止期脱发一样是弥漫均匀的，也可以像典型斑秃一样是正常头皮围绕的斑片。有无活动性炎症、红斑、引流、鳞屑等现象也能为自然病程和损害范围提供重要线索[1]。

## 实验室检查

传统上，有包含各种各样实验室检查的固定方案，用于研究不同类型脱发。这种方法往往是无益的，不仅增加了不必要的成本，也浪费了大量时间。在评估患毛发病的个体时，检查方法应该更侧重于详细的病史和彻底的临床检查。

怀疑感染性病因时，通常需要微生物的检查，包括直接镜检和培养。如果怀疑细菌感染，可以进行革兰氏染色，但是培养常常很有帮助。在怀疑真菌感染的情况下，对毛发样品进行氢氧化钾湿片和培养非常重要。如果需要鉴别梅毒，血清学检查则是必要的。

对于鉴别脱发，代谢方面的检查有时是必要的。例如，甲状腺功能检查对休止期脱发的患者很有价值。休止期脱发和其他类型脱发的女性患者常常有铁蛋白和血清铁水平降低。这些表现对临床和治疗方面的意义尚不明确[2-3]。雄激素增多有时也会导致女性脱发[4]。在自身免疫性疾病，尤其是红斑狼疮相关的脱发中，应筛查自身抗体。直接免疫荧光检查对于鉴别瘢痕性秃发，特别是红斑狼疮、扁平苔藓，也很有价值。

其他评估毛发疾病的常用检查手段包括拔毛试验、轻拉试验、每日脱落发计数、毛发窗、毛干镜检、毛羽试验、毛发扫描和头皮活检。

### 拔毛试验

拔毛试验用于评估休止期与生长期毛发的比例。通过适当的技术手段，用夹子或持针器从头皮上拔出约50根头发。随后，检查拔出发的毛球，确定生长期与休止期毛发的比例。正常情况下，至少有80%的毛囊应该在生长期，20%的毛囊处于休止期。休止期毛发数量增加提示休止期脱发[5]。目前，由于疼痛和创伤，这一检查已经很少应用。

## 轻拉试验

轻拉试验是一种简单而快速的技术，它可以准确地估计患者目前的脱发量。患者在轻拉试验前 24 h 内不应洗发。医生用手指抓住 20 ～ 30 根头发，轻轻地拉动。正常情况下，轻柔牵拉时，不超过 10%，即 2 ～ 3 根毛发随牵拉脱落，这些脱落发为正常休止期脱落发。当每次轻拉超过 3 根的头发脱落，通常预示患者处于疾病状态（休止期脱发）[6]。正常情况下，轻拉试验不会拔出生长期毛发（儿童除外，因为儿童毛发对头皮的附着能力较低）[7]。

## 每日脱落发计数

如果可能，应要求患者每日收集他们在淋浴、洗发时以及梳理头发时的脱落发，连续收集 7 天。正常情况下，每天有 50 ～ 100 根休止期脱落发[8]。

## 毛发窗

毛发窗检查技术用于诊断拔毛癖（详见拔毛癖）。

## 显微镜检查

显微镜检查的目的是仔细检查毛干或毛球的异常情况。拔毛试验或轻拉试验时获得的毛发可作为显微镜检查的标本。

### 毛干检查

对于怀疑有毛干异常的患者，要得到正确的诊断，检查样本必须包含疾病区域和正常区域的毛发。轻柔牵引或剪下毛干是最好的方法。避免外力伤及毛干非常重要。一般情况下，当试图拔出毛发时，毛发会在最薄弱处断裂，而这通常是毛干有缺陷的区域。这会使毛干异常区域丢失或变形，从而导致漏诊。

获得的毛发样品应放置并用透明胶带固定在玻片表面上[9-10]。除此之外，毛发样品也可以放置在带有盖玻片的常规显微镜切片上。这种方法对于拍摄显微照片非常合适，虽然中间的空气可能掩盖一些毛小皮的细节，但是盖玻片与可见光之间有良好的折射率。盖玻片的滑动必须非常小心，不能施加压力，避免人为损伤[11]。

检查时兼顾毛干的近端和远端非常重要，因为更加特异性的变化通常出现在毛干近端。观察儿童以短发和脆弱发为特征的脱发时，偏振光显微镜是必需的。该技术在鉴别毛发硫营养不良时非常重要，因为它能显示毛干中明暗交替的横纹（虎尾模式）。对于生长期毛发松动综合征，必须对内毛根鞘进行特殊染色，如甲苯胺蓝或弹力纤维染色[12]。

进一步的检查还可以使用扫描电子显微镜，可以很好地评估毛干的所有成分，包括毛小皮和皮质。通过扫描电子显微镜还可以获得立体图像。

检查毛干可以发现不规则发、头发破损或外来物质。头发也可以通过 20% 氢氧化钾湿片镜检和沙氏琼脂培养排除真菌感染。

应检查头发的末端，要看它们是锥形的还是断碎的。远端部分更容易由于磨损和撕裂或毛干异常而发生继发性变化。毛羽试验用于检测毛干脆弱的末端。该技术的做法是抓取一些毛发的远端 2 ～ 3 cm 处，从近端到远端拉扯。在手指间获得很短的断发即为阳性。

### 毛球检查

毛球有以下特点（图 22.1）：

- 生长期毛球：毛球可见色素，有暗色的角质形成区、毛髓质、内毛根鞘和外毛根鞘（图 22.2）。
- 休止期毛球：棒状，毛干无色素，有角质形成区和内毛根鞘或外毛根鞘（图 22.3）。
- 退行期毛发非常罕见，与休止期毛发大致相似。

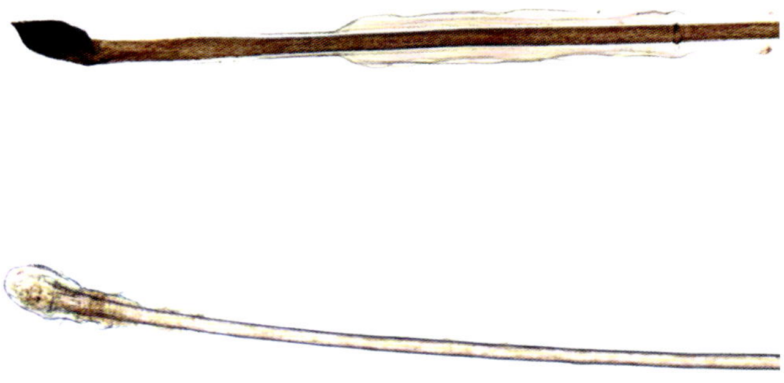

**图 22.1** 通过牵拉得到的毛发标本。注意生长期（上）和休止期（下）毛发在形状、色素沉着及毛根鞘附着成分上的差异

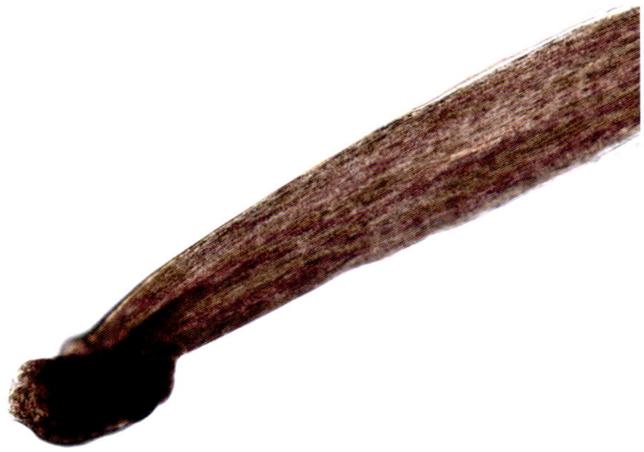

**图 22.2** 生长期毛发：毛球细节。注意其与图 22.3 中休止期毛球在形状和色素沉着方面的不同

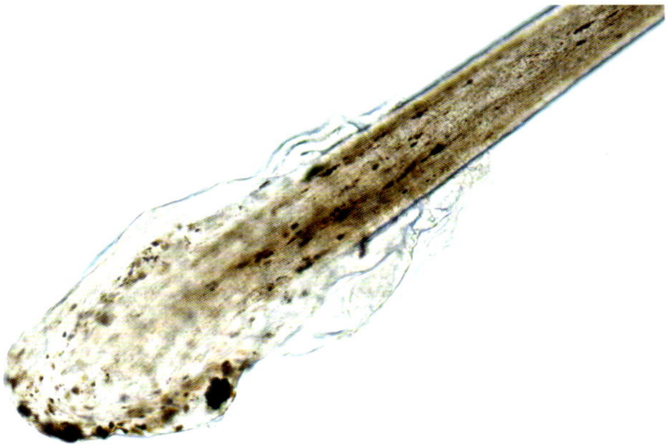

图 22.3 休止期毛发：毛球细节。色素沉着很少

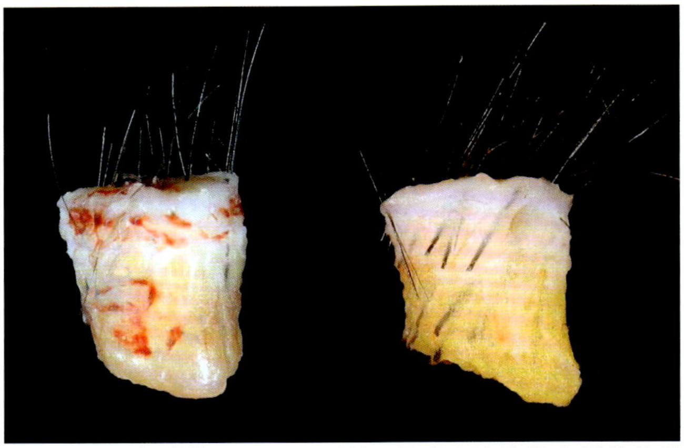

图 22.4 毛发活检，0.4 mm 环钻：注意左边头发大部分是垂直朝向表面的，而右边毛发大部分是倾斜的。这种方向使得横切面中毛发切面呈椭圆形或细长形，解读毛发表现较为困难

### 毛发扫描

毛发扫描可以认为是拔发试验的一种无创性改良。其结合经表皮的显微镜检和自动的数字化图像分析，来测量人类毛发。它能够分析头发生长的诸多生物学参数（密度、直径、生长速率、毳毛和终毛的密度）。它可以用于临床研究，比较不同物质促进毛发生长的效率[13-14]。

## 头皮活检和活检报告

头皮活检是诊断脱发的一种非常有意义的检查。理想情况下，应使用两个 4 mm 环钻从不同区域取样以兹对比：一个从病变区域取样，另一个从周围健康头皮处取样。另一种方法是在两个受累不同的区域取样（例如，在弥漫性或瘢痕性脱发时）。有时一次活检足以作出准确诊断，但这取决于临床医生和病理医生的经验和水平。建议确认所使用的环钻内径确实是 4 mm（0.125 $cm^2$），防止在不同单位检测时的误差[1]。活检取样应顺着毛囊的方向，以减少切取无关的周围组织（图 22.4）。取得的样品应包括表皮、真皮和非常充足的皮下组织。得到的样品必须精心处理，避免被钳夹、挤压，并迅速放入 10% 的中性缓冲甲醛溶液中。

甲醛固定、石蜡包埋后，标本即可准备切片。切面可以是垂直的、横向（水平）的，或两者同时进行，这取决于实验室对某种特定切面的经验、所要检查的脱发类型以及所取活检标本的数量。

对于横向切片法，样品应在距表皮 2 mm 处分为两部分，并由此向上至表面及向下至深层做连续切片。在这种方法中，向上部的切面应逐渐接近上面的表皮，向下的部分应逐渐接近真皮深层和皮下脂肪（图 22.5）。之后，进行基础的苏木精-伊红染色，可选择

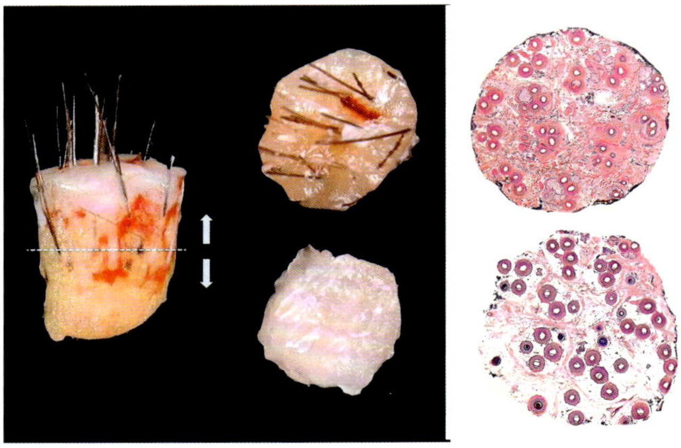

图 22.5 正常头皮的切片：钻孔取样标本，横切面穿过两个截面。上半部显示较浅层的结构，下半部分显示更深层的结构。显微切片采用苏木精-伊红染色。上切面在头发漏斗部，而下切面对应皮下脂肪层。毛囊大小一致，在上下切面的数量相同（38 根）

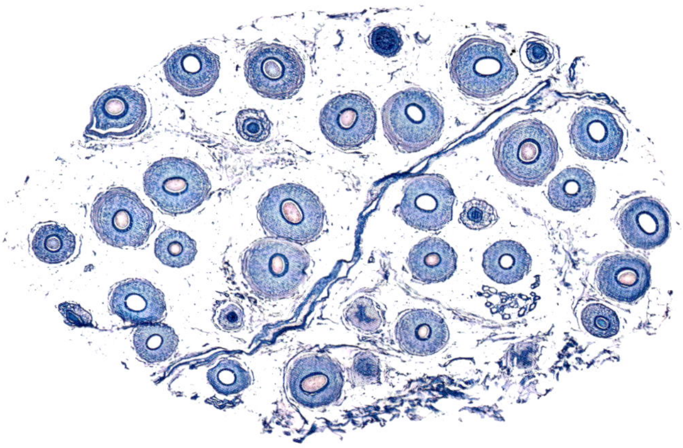

图 22.6 毛发活检，横切面：正常头皮活检的皮下脂肪水平面。注意有 32 个毛囊。有 5 个微小化的毛囊和 3 个休止期毛囊（甲苯胺蓝染色）

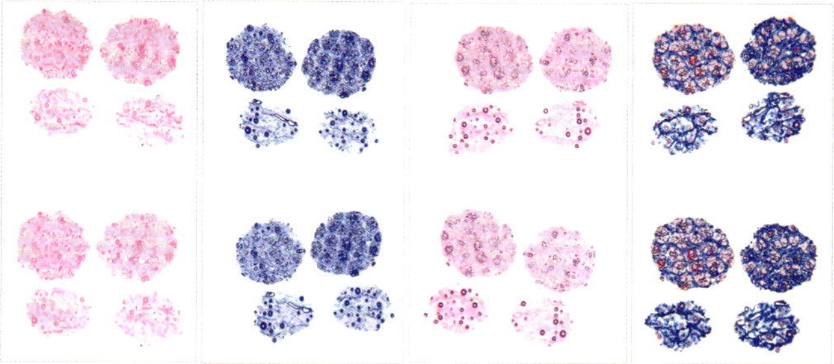

图 22.7　毛发活检，横切面：雄激素性秃发患者活检切片，苏木精-伊红染色、甲苯胺蓝染色、PAS 染色和马松三色染色。在该全景下，微小化毛囊与其他毛囊在大小上的差别很容易被发现，特别是中央区域，在甲苯胺蓝染色、PAS 染色下更加明显

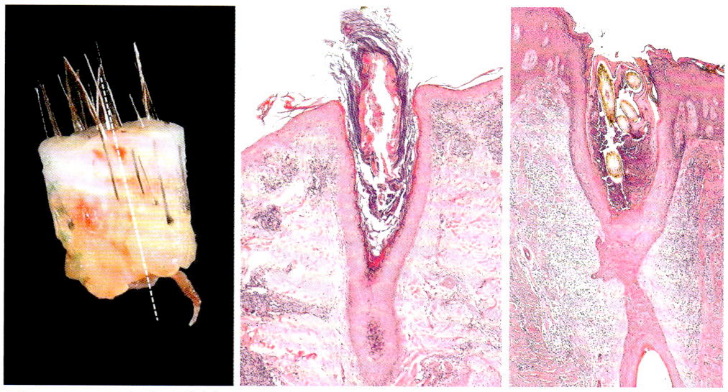

图 22.8　毛发活检，纵切面：毛囊与该切面平行（左）。HE 染色的切片中，真皮表皮交界处、红斑狼疮的炎症细胞浸润的位置（中）和簇绒毛囊炎（右）清晰可见

性配合甲苯胺蓝、PAS、马松三色和弹性组织染色（图 22.6、22.7）。检查生长期、退行期和休止期终毛毛囊/毳毛毛囊的最佳层面是毛囊上、下段之间的层面（毛囊隆突平面）。

虽然对头皮标本横截面的研究已经有 100 多年历史，但直到 1984 年，Headington 才最先对头皮活检标本采用连续切片研究[2-3]。这种方法对于毛发疾病的诊断和理解是一个显著的进步。Headington 的技术表明，对 4 mm 环钻取样的头皮进行横切面观察，包括了正常头发生长周期的各个不同阶段，可以提供良好的组织形态和定量分析[4-5]。这种技术多年来不断改进完善，整个样本中的不同水平面都得到评估，使病理学家能正确评价各种类型的脱发，包括慢性休止期脱发、男性雄激素性秃发、斑秃和各种类型的瘢痕性脱发，并促进了对非瘢痕性脱发的数字图像研究[6-13]。该技术对于评估药物治疗的效果也是一个非常有用的方法[14]。

该类型技术的最大优点是，可以对活检标本中的所有毛囊进行不同层面的计数和检查。可以通过常规显微镜或计算机辅助技术对一个标本中的所有毛囊进行准确的计数。这种技术的主要局限是真皮表皮交界处很难观察。

垂直切片技术已经有多年历史，该技术提供了一个从表皮到皮下组织的全景，对于普通病理医生来说，这种形式更加熟悉。这种切面下，皮肤的各个组成部分，特别是真皮表皮交界处和真皮浅层更加清晰可辨。这对于诊断累及界面的瘢痕性脱发，如盘状红斑狼疮、扁平苔藓非常有价值（图 22.8）。然而，在垂直切面中只有极少数毛囊可见（在单个切面中，最佳情况下标本中毛发的 10% ～ 15% 可见），而且往往是毛囊的某一段或是其斜切面（图 22.9）[3]。这种方法不适用于定量研究或者计算不同阶段毛囊比（生长期和休止期毛发比例、终毛和毳毛比例），因此在男

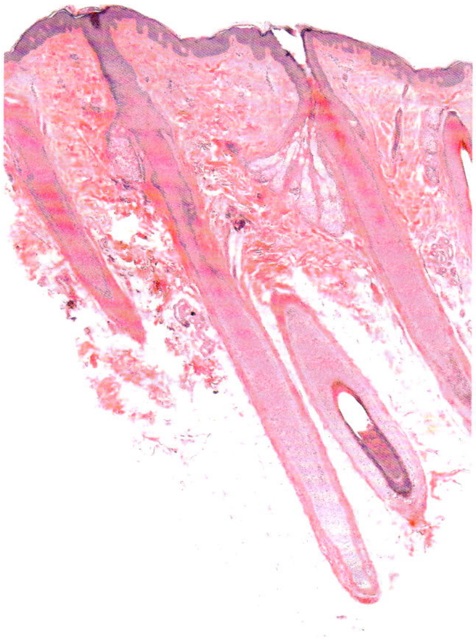

图 22.9　毛发活检，纵切面：环钻活检切面中有两个完整的毛囊。其他三个毛囊在矢状面仅部分可见，需要额外的切面以进行三维重建

性型脱发和慢性休止期脱发的诊断中作用非常有限。现在普遍认为，两种技术都存在明显的优点和缺点（表 22.1、22.2），如果能取两处标本，一个做横切，另一个做纵切是最佳选择（图 22.10），而纵切标本的剩下一半可以用来做补充检查（培养、免疫荧光、电子显微镜）[15-17]。

然而，不管打算使用何种切片方法，仔细选择和规划活检部位都是进行准确病理诊断的最重要环节。

表 22.1　纵切和横切对于脱发诊断的优缺点

| 切片类型 | 优点 | 缺点 |
| --- | --- | --- |
| 纵切 | 便于操作和解读<br>能良好展示真皮表皮界面 | 毛囊数量少且多数为斜切面<br>难以标准化，不适合做定量研究 |
| 横切（水平切） | 能够仅从一个平面显示毛囊<br>易于标准化，有助于形态计量学研究 | 难于操作和解读<br>真皮表皮界面显示欠佳 |

表 22.2 纵切和横切对于不同类型脱发的应用指征

| 切面类型 | 应用指征 |
|---|---|
| 横切（水平）和（或）纵切 * | 原发和继发的瘢痕性脱发<br>累及真皮表皮界面的脱发<br>斑秃<br>拔毛癖<br>感染性脱发（真菌、梅毒、疱疹等） |
| 横切（水平） | 形态计量学研究，需要进行定量分析和比较研究的疾病，如雄激素性秃发和慢性休止期脱发<br>涉及药物的研究 |

* 若可用的材料充足，可同时进行横切和水平切片活检

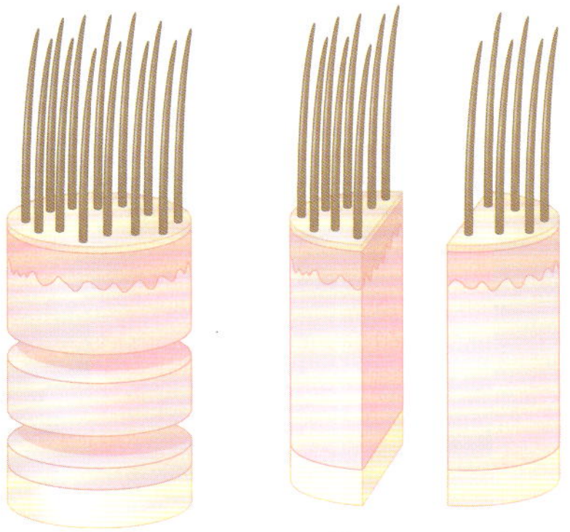


图 22.10 毛发活检，横切面和纵切面：如果有两个活检标本，这种方案是最佳选择。其中一个标本进行不同层面的横切，另一个标本可纵切为两半，一半进行常规染色，另一半可以做其他检查，如免疫荧光、电镜、组织培养等

同样需谨记，随着脱发的慢性化（特别是瘢痕性脱发），活检将很难发现特异性表现。

## 毛发活检报告

对于毛发活检报告，将所有的量化数据都包含其中非常重要。当活检结果与临床信息一致时，可以得出确切的诊断（框 22.1）。

即使微观特征、化学成分和分子结构非常相似，不同人种的毛发在构象机械性能和吸水能力方面也有着显著的差异[18-20]。特别是头发的密度、生长期与休止期毛发比例和终毛与毳毛比例这些方面，黑人、亚洲人和高加索人有很大的不同。在解读头皮活检结果时需要时刻考虑到这些差异（表 22.3）[21-24]。

要正确解读头皮活检标本水平和垂直切面报告，需要对头皮的毛囊和毛发正常解剖结构有透彻的了解。

框 22.1 毛发活检报告：组织病理学报告需要评估和包含的基本信息

- 毛囊单位
- 活检中毛囊的总数
- 每平方毫米中毛囊结构数（总数 /13）
- 终毛毛囊的数量
- 毳毛毛囊的数量（真毳毛和微小化的毛发）
- 未分类毛囊的数量
- 终毛毛囊：毳毛+未分类毛囊的比值
- 生长期终毛毛囊的数量
- 休止期终毛毛囊的数量
- 退行期终毛毛囊的数量
- 生长期毛囊：休止期-退行期毛囊的比值
- 炎症细胞浸润的存在、类型和位置
- 瘢痕组织的有无
- 色素管型的有无

表 22.3 韩国人、白人和黑人之间毛发计数的比较

| | 韩国人 | 白人 | 黑人 |
|---|---|---|---|
| 病例总数 | 35 | 22 | 22 |
| 平均年龄（岁） | 33.1±10.0 | 43±3.5 | 31.7±8.5 |
| 平均终毛数 | 14.9±3.2* | 35±2.1 | 18.4±5.0 |
| 平均毳毛数 | 1.1±1.3* | 5.0±0.6 | 3.0±2.1 |
| 平均毛发总数 | 16.1±3.6* | 40±2.2 | 21.5±5.0 |
| 平均毛囊单位数 | 7.8±1.7 | 14±0.5 | NA |
| 终毛与毳毛比例 | 13.5：1 | 7：1 | 6.1：1 |
| 生长期：休止期（%） | 93.6：6.4 | 93.5：6.5 | 93.9：6.1 |
| 毛囊结构 /$mm^2$ | 1.2±0.3* | 3.1±0.8 | 1.65±0.4 |

数据以平均数 ± 标准差表示。
NA，无相关数据。
* 与已发表的资料相比，$P < 0.5$。
Modified from Lee，H.J. et al. Journal of the American Academy of Dermatology，2002；46，218-221

# 正常毛囊的胚胎学与解剖学

## 胚胎学

胚胎发育中，每个毛囊都是由上皮和间充质成分构成。胎儿表皮内陷（基板）按一定的间隔向下生长，并在底层的结缔组织细胞影响下增生，间充质凝聚包绕毛囊。这一过程发生在胚胎发育的第 10 周左右（图 22.11）。真皮凝聚最终会达到真皮乳头层。因此如果没有这种间充质的影响，将无法发育出毛囊。之后，毛囊拉长成一个细长上皮细胞条索，

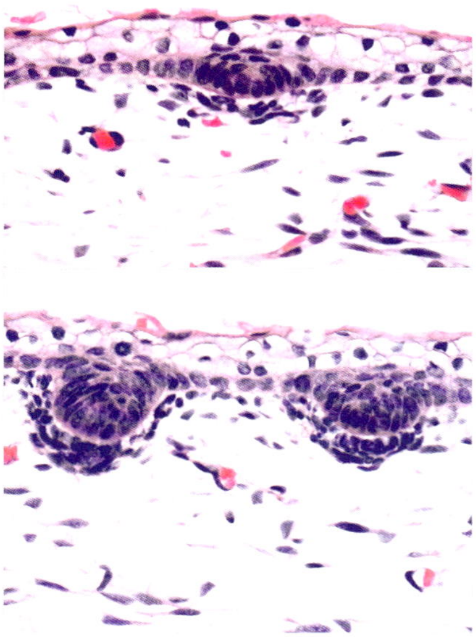

图 22.11 胎儿毛囊，上、下：表皮前体和原发性毛芽及底层的结缔组织细胞（真皮凝聚）

深部形成毛球和毛母质细胞（毛干和内毛根鞘的起源）。外毛根鞘形成三个隆起。上面的隆起在肛门生殖器区、腋窝、乳晕、脐周、眼睑、外耳道等解剖部位会发育为大汗腺，中间的隆起发育为皮脂腺，最低的隆起对应的是表皮干细胞。这里也是立毛肌附着处[1]。

最早的毛囊出现在头皮上，然后逐渐向下延伸，出现在身体的其余部分。最初能观察到的是细薄无色毛发，称为胎毛。虽然有些在出生后仍然存在，但这些毛发在妊娠期结束时基本脱落。大多数胎毛最终由终毛所取代，出现在头皮、睫毛、新生儿的眉毛和身体其他部分的毳毛。出生后不会再出现新的毛囊形态。在青春期，受性激素的影响，女性的生殖器、腋窝区，男性的躯干、腿部、下巴的毳毛会转变为终毛。相反的是，在雄激素性秃发中，对于易感个体，头皮的毛囊反而会转变为微小的毛囊。最后，除了掌跖和黏膜外，所有的身体表面都存在毛囊。

参与毛囊发育的基因和分子已被广泛研究。现在已经确定，毛囊发育的不同时期表达不同的正性和负性调节因子[2-3]。其中比较显著的是：β-联蛋白对表皮形成毛囊来说非常重要。人为激活成年转基因小鼠表皮基底细胞的 β-联蛋白可以促使毛囊分化[4]。关于后者，表达活性 β-联蛋白的转基因小鼠容易患类似于毛母质瘤的皮肤肿瘤[5]。外异蛋白（EDA）促进毛囊的发育。EDA 基因突变将导致 X 连锁无汗性外胚层发育不良，其特点是毛发稀疏、牙齿异常或缺失，以及由于汗腺的缺乏导致的出汗不良[6]。Gata-3——决定 T 细胞系分化的关键调节因子——在表皮层和毛囊的内毛根鞘规律表达[7]。最后，骨形态生成蛋白家族的成员（BMP2 和 BMP4）对毛囊形成有抑制功能[8]。

## 解剖学

要想正确评估头皮活检结果，病理医生不仅要熟悉不同脱发的组织学表现，还需要熟知正常毛囊在纵切面和横切面上复杂多变的组织学表现。正常毛发周期中的毛发，以及易感人群中的微小化毛囊都有重要的形态学变化。这些变化在后面的章节中会单独阐述。

在毛囊上段横截面中，头皮的毛囊是成组分布的，由终毛和毳毛、皮脂腺、立毛肌形成所谓的毛囊单位。毛囊单位中的毛囊在漏斗部和峡部水平较好分辨。马松三色染色是一种很有用的特殊染色，可以用于划分毛囊单位。毛囊外毛根鞘周围结缔组织围绕，使分散的毛囊单位聚集，在每个单位中包含 3 ～ 6 个毛囊，其中 1 ～ 2 个为毳毛（图 22.12）。

由于比毳毛毛囊大很多，终毛毛囊在水平切面较

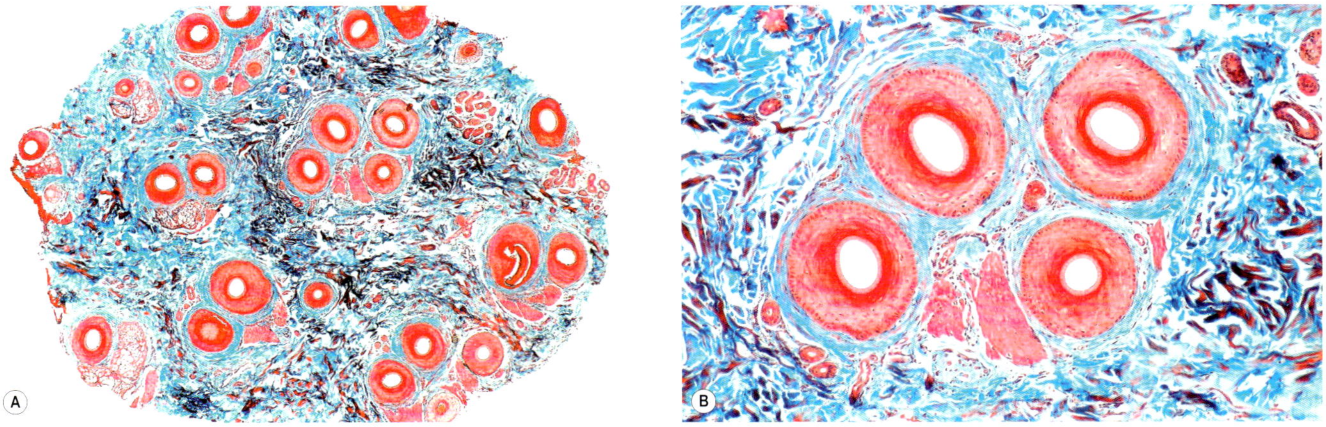


图 22.12 （A、B）毛发活检，横切面：毛囊单位可以通过外膜的胶原凝聚明确区分（马松三色染色）

容易观察（图 22.13）。终毛毛囊较粗，有色素，通常可深达皮下脂肪（图 22.14）。终毛毛囊内有一根毛干，直径大于内毛根鞘的厚度，一般超过 0.06 mm（图 22.15）。

真正的毳毛较细，较短，无色素，特点是一个只延伸到真皮中上部网状层的毛球（图 22.16）。毳毛通常没有立毛肌。其中毛干直径等于或小于内根鞘的厚度（图 22.17）。毳毛直径通常小于 0.03 mm。

毳毛样毛（微小化毛）和毳毛非常相似。其来源于受雄激素影响而微小化的终毛。除了塌陷的毛周纤维组织形成的毛囊索外，毳毛样毛可能很难与真正的毳毛鉴别（图 22.18）。在头皮活检中，如果无法证实其起源，微小化的毛囊和真正的毳毛都称为毳毛。

中间发的形态学特征处于终毛和毳毛之间，被认为是终毛微小化过程中的一个中间形态。中间发的毛干直径为 0.03 ～ 0.06 mm。

通过传统染色，如 HE 染色、甲苯胺蓝染色、弹性纤维染色，毛干和内毛根鞘在纵切面和横切面中都很容易识别（图 22.19）。终毛和毳毛的比例约为 7∶1。区分终毛和毳毛毛囊是鉴别雄激素性秃发和颞部三角形脱发的关键。终毛和毳毛的比例为 4∶1 或更低则提示雄激素性秃发。需要注意的是，在活检过程中，毛干常常会缺失。在这种情况下，毛干的粗细可以由内毛根鞘内空间的直径推断。

毛囊根据解剖和功能分为两个不同的节段（图 22.20）。有一个现象可以很明确地说明这两个节段之间的差异：毛囊的上部非常稳定，不受毛发成熟和脱落的影响；毛囊的下部积极参与毛发的生长过程，并会根据其在毛发周期中的不同阶段经历显著的形态变化。

毛囊上段由毛囊口、漏斗和峡部构成（图 22.21）。漏斗部从毛囊口起始，下行至皮脂腺导管开口（图 22.22）。峡部从皮脂腺管开口向下延续，直到毛囊隆起处的立毛肌附着点（图 22.23）。立毛肌附着在隆起的区域，通过弹性肌腱延伸附着到相邻的表皮上。

毛囊下段从立毛肌附着处向下延伸到毛球。该段有两个组成部分：从立毛肌附着处到 Adamson 边缘

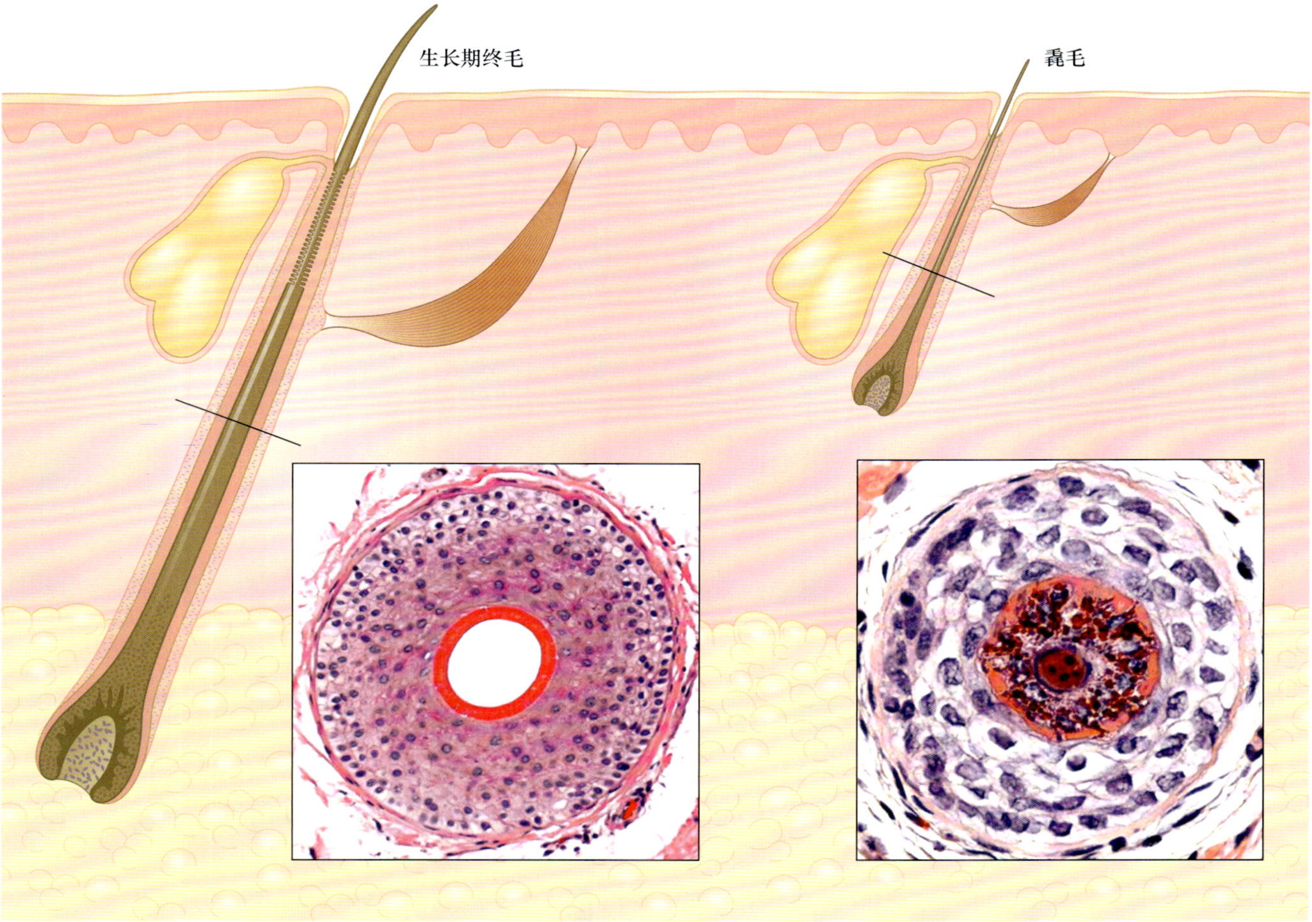


图 22.13 生长期终毛和毳毛，纵切面和横切面：终毛毛囊达到并深入脂肪层。毳毛和微小化毛囊位于真皮。注意区别终毛和毳毛中毛干与内毛根鞘的相对大小（Courtesy of M. Mejia，MD，Universidad Pontificia Bolivariana，Medellín，Colombia.）

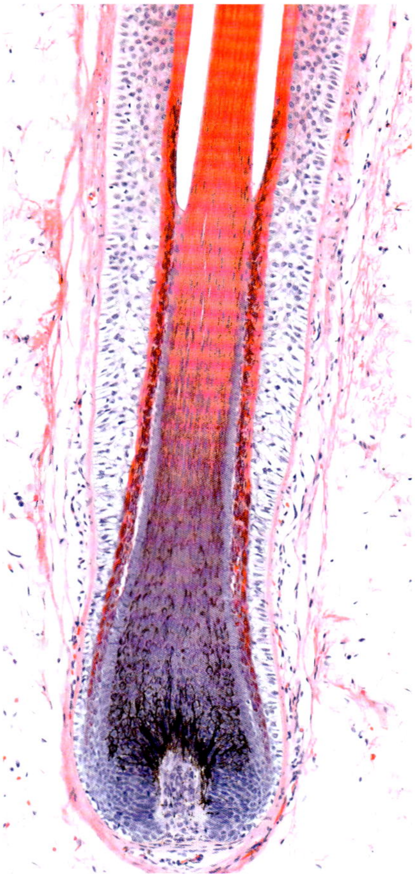

图 22.14 终毛：有色素沉着的毛球深入皮下脂肪

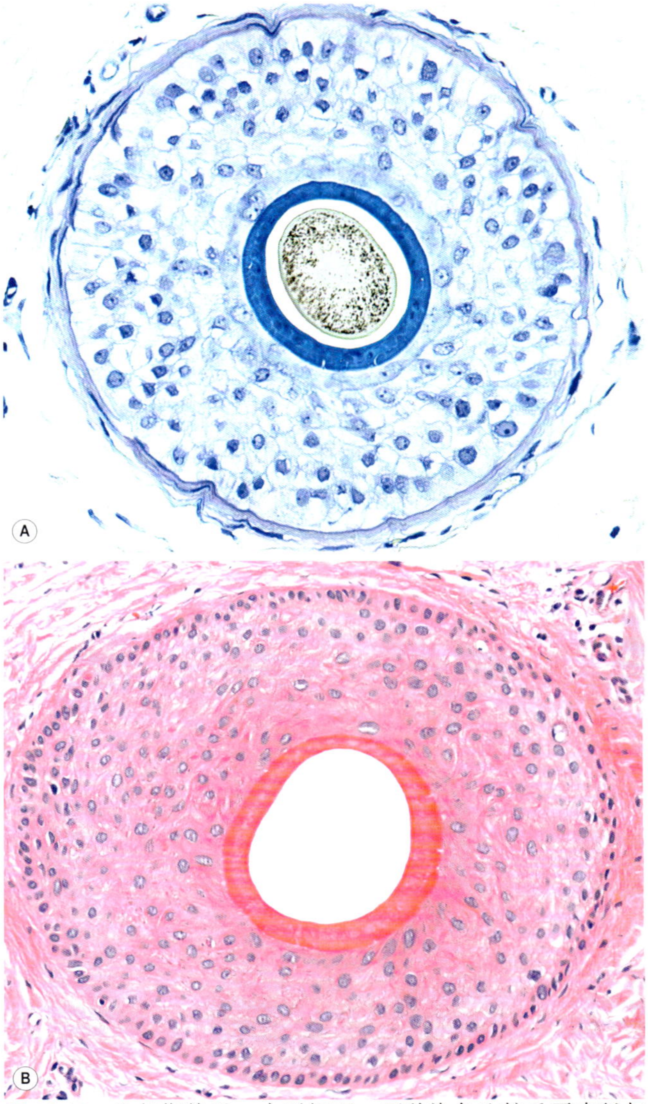

图 22.15 生长期终毛，水平切面：两种染色比较毛干直径与内毛根鞘厚度，甲苯胺蓝染色（**A**）中为深蓝色，苏木精-伊红染色（**B**）中为粉红色

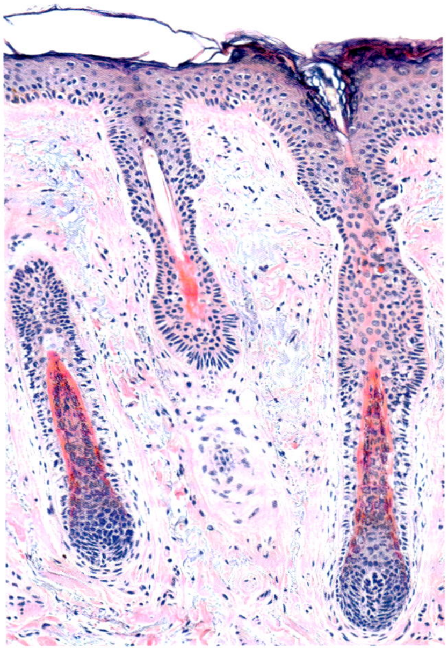

图 22.16 毳毛，纵切面：短的毳毛出现在真皮浅层

称为毛茎，其下的部分称为毛球（图 22.24、22.25）。毛球包括毛母质细胞和围绕在毛乳头周围的基底黑素细胞（图 22.26）[9-11]。

毛干由三层组成：髓质、皮质和毛小皮。髓质代表了毛干的中心区域，对于人类的毛发而言并非都存在，但是对于其他动物而言，往往是毛发的重要组成部分（图 22.27、22.28）。皮质是最厚的一层，是维持毛干强度的核心结构。硬角蛋白丝排列成微纤维，进而形成中间丝，最终形成线缆样结构，称为巨原纤维，构成皮质部分。毛小皮构成了毛干的外部，负责对抗环境产生的磨损。它由与表皮形成固定角度的鳞片组成。毛小皮与内毛根鞘间保持完整的连锁（图 22.29）。毛发是直的还是弯曲的是由内毛根鞘的形状确定的。从横截面来看，弯曲的头发横截面是椭圆形，而直的头发横截面是圆形。

生长期终毛毛球上部的横截面中，可以区分出不同的层次。从中心向周围包括：

- 毛干（包括髓质、皮质和毛小皮）
- 内毛根鞘（包括内毛根鞘小皮层、Huxley 层、Henle 层和伴行层）
- 外毛根鞘
- 外纤维层（毛囊周围结缔组织鞘）（图 22.30）

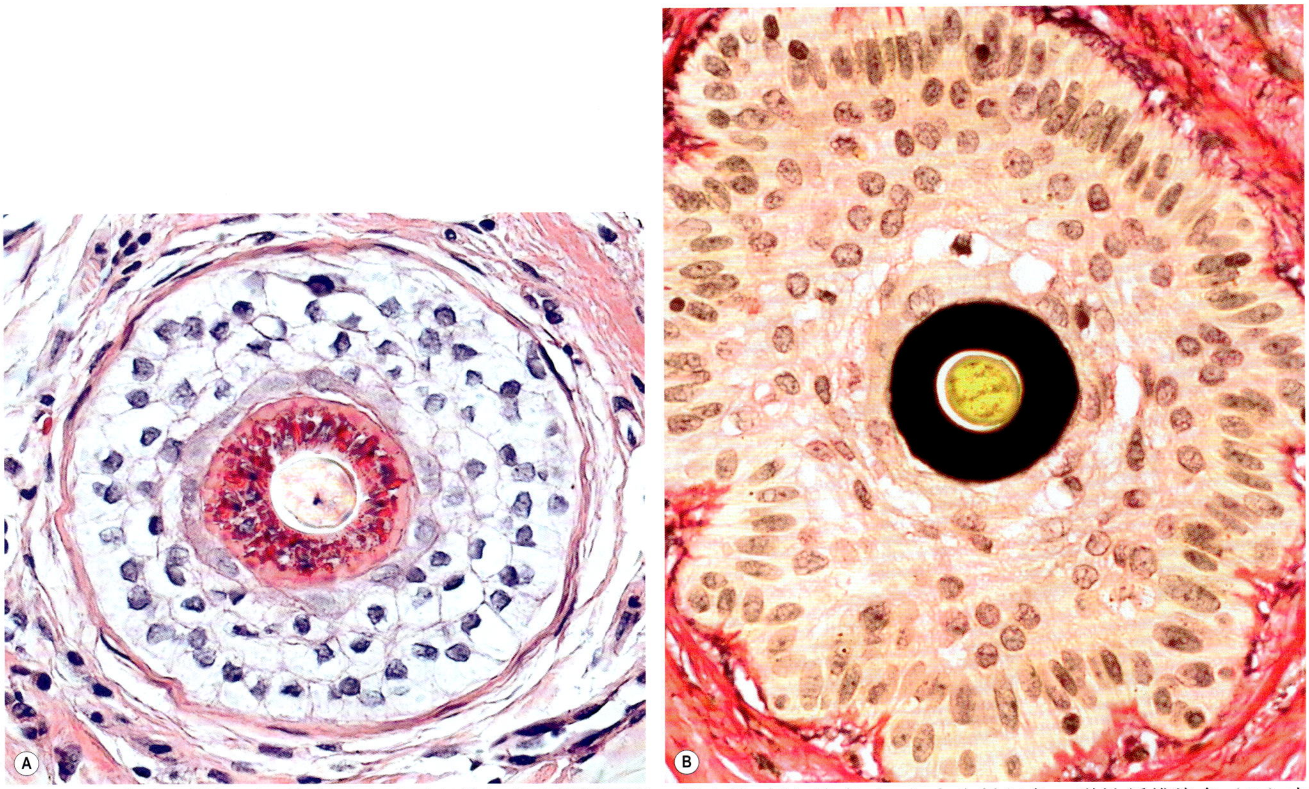


**图 22.17** 毳毛，横切面：注意对比毛干直径与内毛根鞘厚度，苏木精-伊红染色（**A**）中为粉红色，弹性纤维染色（**B**）中为黑色

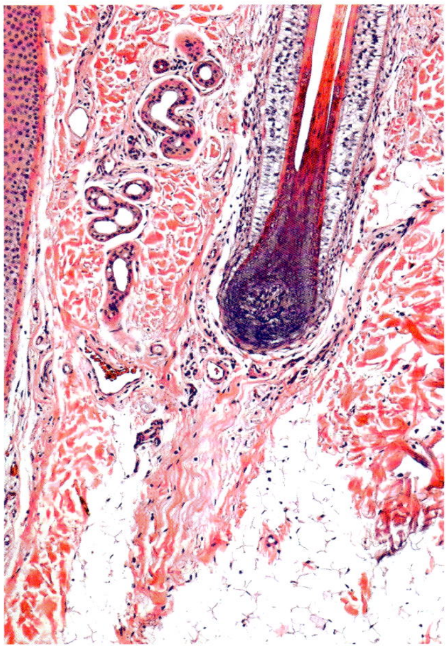

**图 22.18** 毳毛（微小化毛），纵切面：注意毳毛对应的皮下脂肪中的毛囊索

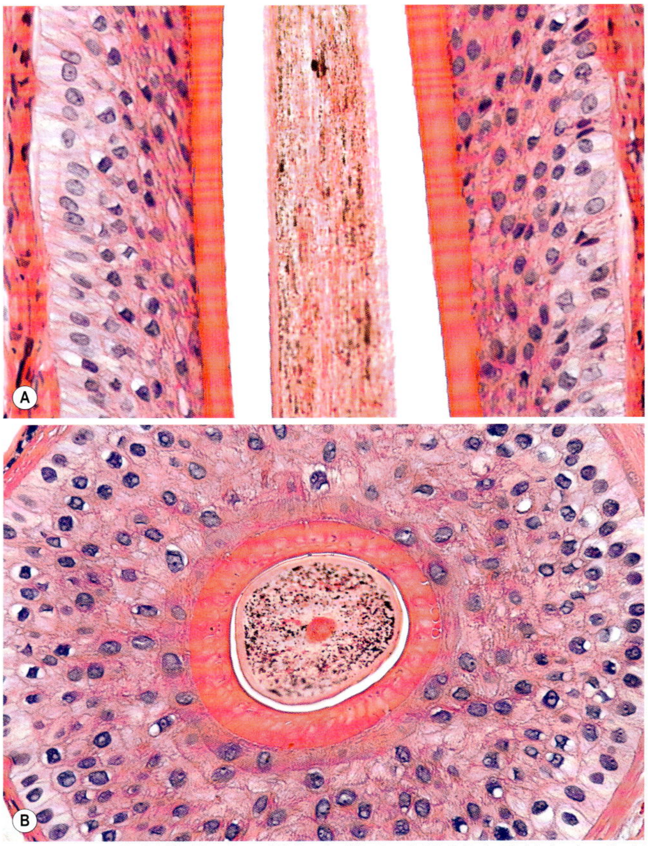


**图 22.19** 生长期终毛：粉红色的内毛根鞘（无核）与垂直（**A**）和水平（**B**）部分的外毛根鞘（有核）对比明显

层次的变化受微观截面水平的影响。毛干的毛小皮和内毛根鞘各层在毛球水平都要经过毛透明蛋白角化。在隆突区，内毛根鞘被来源于外毛根鞘的毛鞘角蛋白所替代（图 22.23）[12]。

外毛根鞘与漏斗部表皮相连续，形成表皮颗粒层和网篮状的表皮角蛋白（图 22.22）。在毛球部，外毛

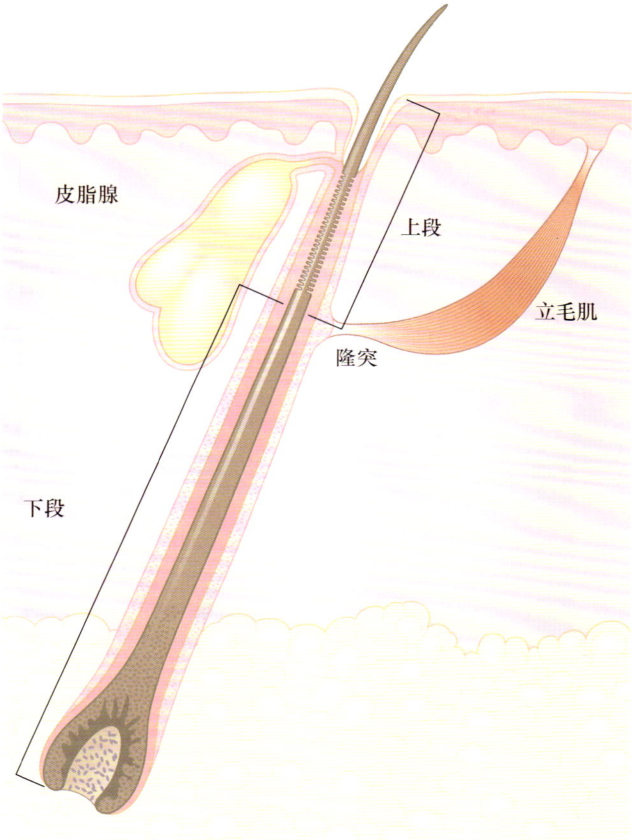


图 22.20　生长期终毛，纵切面，上段和下段：两段的边界是立毛肌的插入点（隆突）（Courtesy of M. Mejia，MD，Universidad Pontificia Bolivariana，Medellín，Colombia.）

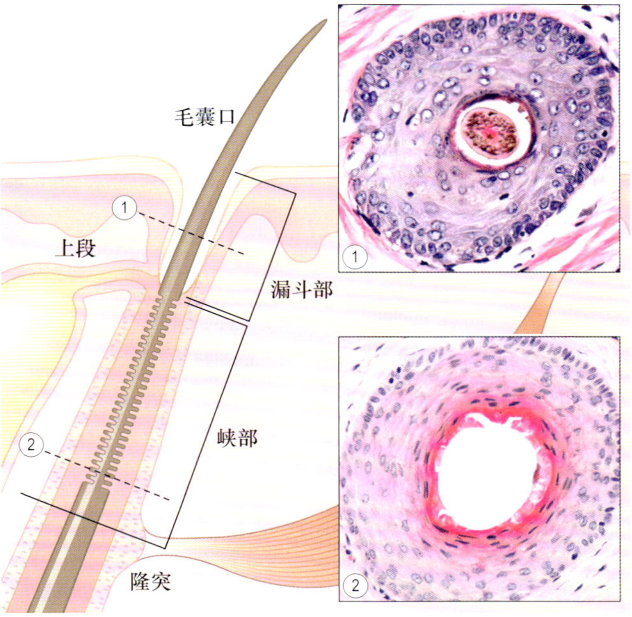


图 22.21　生长期终毛，纵切面和水平切面中的上段：注意毛囊口和漏斗部及峡部。插图显示水平切面的漏斗部（1）和峡部（2）。漏斗部的外毛根鞘是由类似于表皮的扁平上皮构成（Courtesy of M. Mejia，MD，Universidad Pontificia Bolivariana，Medellín，Colombia.）

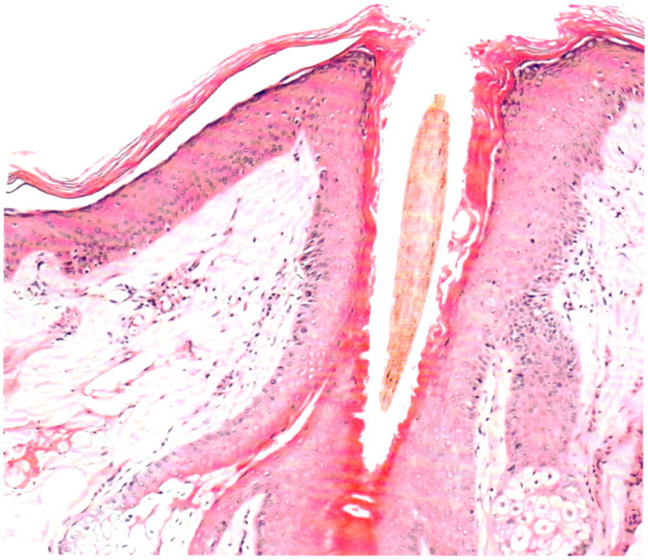

图 22.22　毛囊口和漏斗部，纵切面：漏斗内衬扁平上皮。皮脂腺出口下是峡部及其波浪形的内层毛发角蛋白

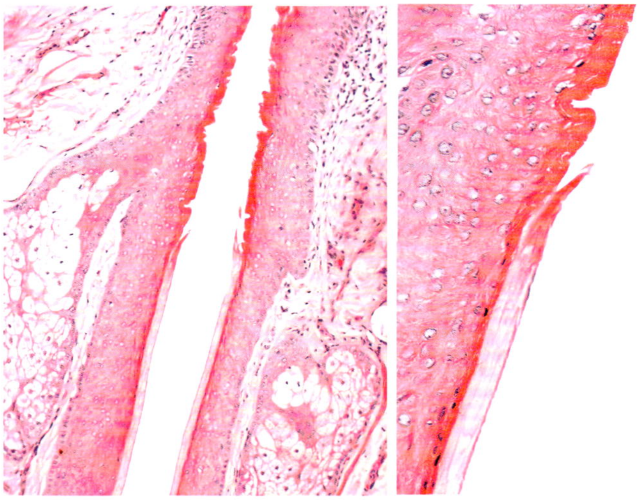

图 22.23　峡部和毛囊下段，纵切面：注意峡部和外毛根鞘，角化过程缺乏颗粒细胞层。其轮廓呈波浪状，嗜酸性强（毛鞘内膜）。峡部和毛囊下段的交界处是从外毛根鞘突向真皮的小隆突。此处是内毛根鞘的边缘。注意右图毛囊上段和下段之间内毛根鞘边缘的相似性

根鞘的细胞中含有丰富的糖原（图 22.29）。

## 毛发周期

无论是终毛还是毳毛，毛发生长周期都分 3 个阶段：活跃生长（生长期）、退化（退行期）和静止期（休止期），周期最后阶段还延伸出另外两个阶段：毛干挤出（外排期）和无毛的空毛囊（空白期）（图 22.31）。与其他哺乳动物不同，人类这些阶段是连续发生而不是同步的。覆盖身体的毛发没有周期性的变化。

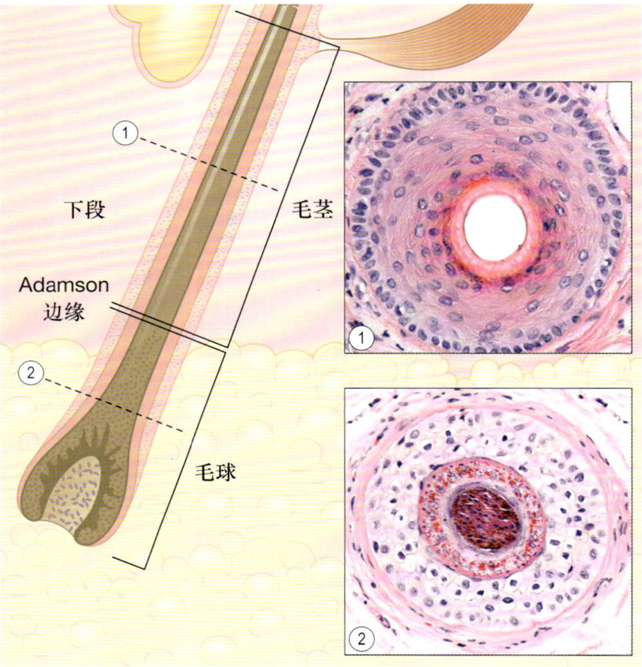


图 22.24 生长期终毛，下段的纵切面和水平切面：注意毛茎和深达 Adamson 边缘的毛球。水平切片显示的是（1）毛茎和（2）毛球上部。注意毛干和内毛根鞘的核消失（Courtesy of M. Mejia，MD，Universidad Pontificia Bolivariana，Medellín，Colombia.）

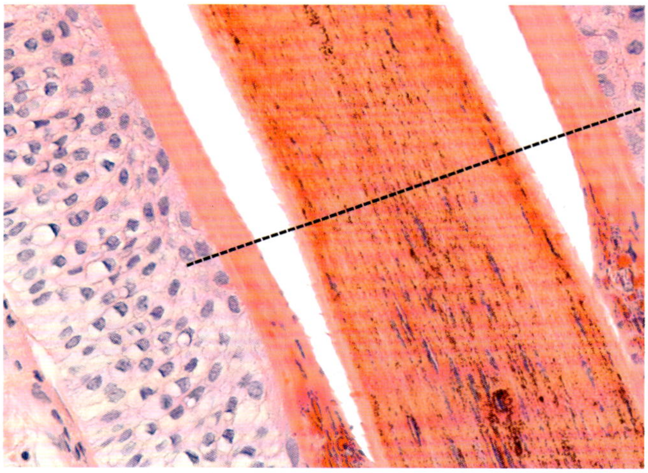

图 22.25 生长期终毛，切面显示 Adamson 边缘：在毛茎（上）毛球（下）交界处，内毛根鞘和毛干的透明毛质颗粒和核消失。高于这一水平的内毛根鞘完全角化

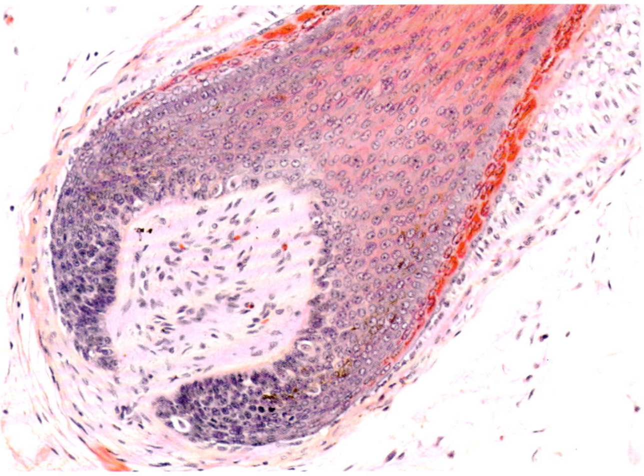

图 22.26 生长期终毛毛球，纵切面：毛球内毛母质细胞包绕真皮毛乳头，毛乳头由结缔组织和血管构成。其中有一些胞质透明的黑素细胞和中度色素沉着

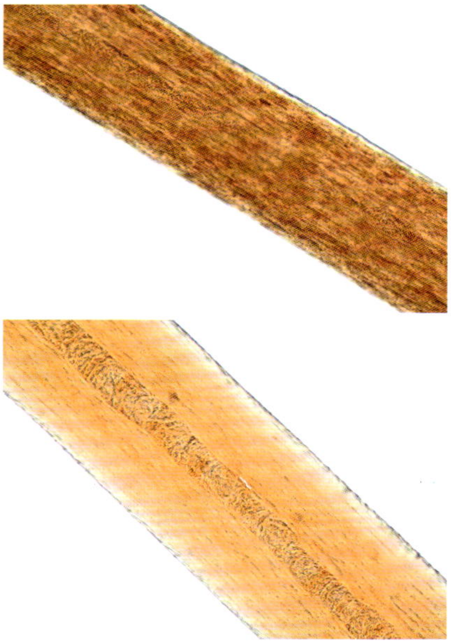

图 22.27 毛干：顶部为黑发，底部为红发。可以看到皮质和毛小皮。红发的髓质很容易观察到（Courtesy of C. Giraldo，MD，Universidad de Antioquia. Medellín，Colombia.）

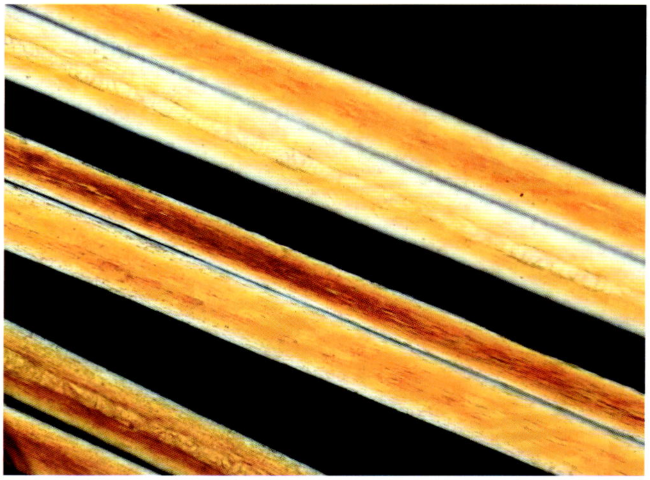

图 22.28 毛干：使用偏振光有助于评估每一种毛干成分的物理完整性

多种生长因子、细胞因子、激素、神经递质及其受体的相互作用在正常毛囊的发育和周期中有重要作用。目前认为，定位于毛囊本身和一些脑源性神经营养因子的毛发周期的驱动力——“毛发周期钟”——对于诱导退行期是非常重要的。但没有一个生长因子能控制毛发周期的整个过程[1-3]。

生长期会持续 2 ～ 7 年，特点是持续生长，形成很容易看到的长的、有色的毛干。该期的长短决定了

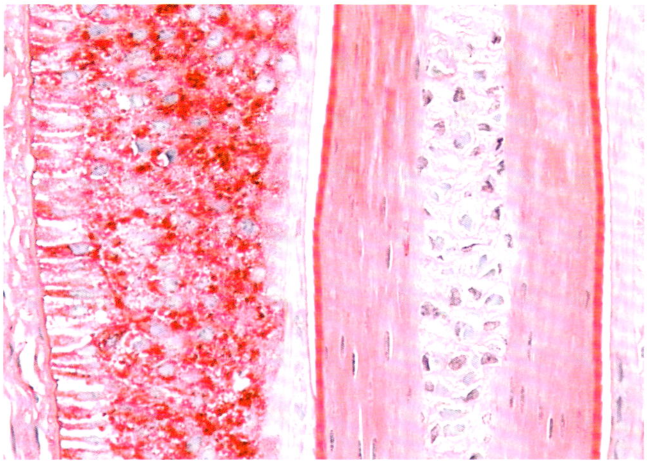

图 22.29 发干，Adamson 边缘：注意须发发干的髓质和皮质。毛小皮边缘呈锯齿状，与内毛根鞘方向相反。外毛根鞘细胞 PAS 染色强阳性

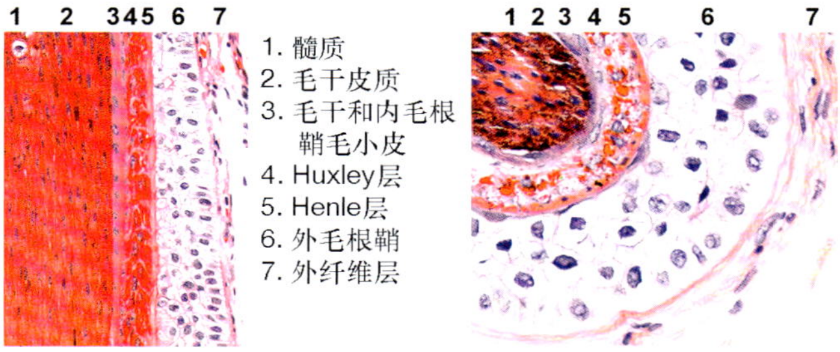


图 22.30 生长期终毛毛囊：紧邻 Adamson 边缘下的水平切面和纵切面。注意毛囊的不同层次

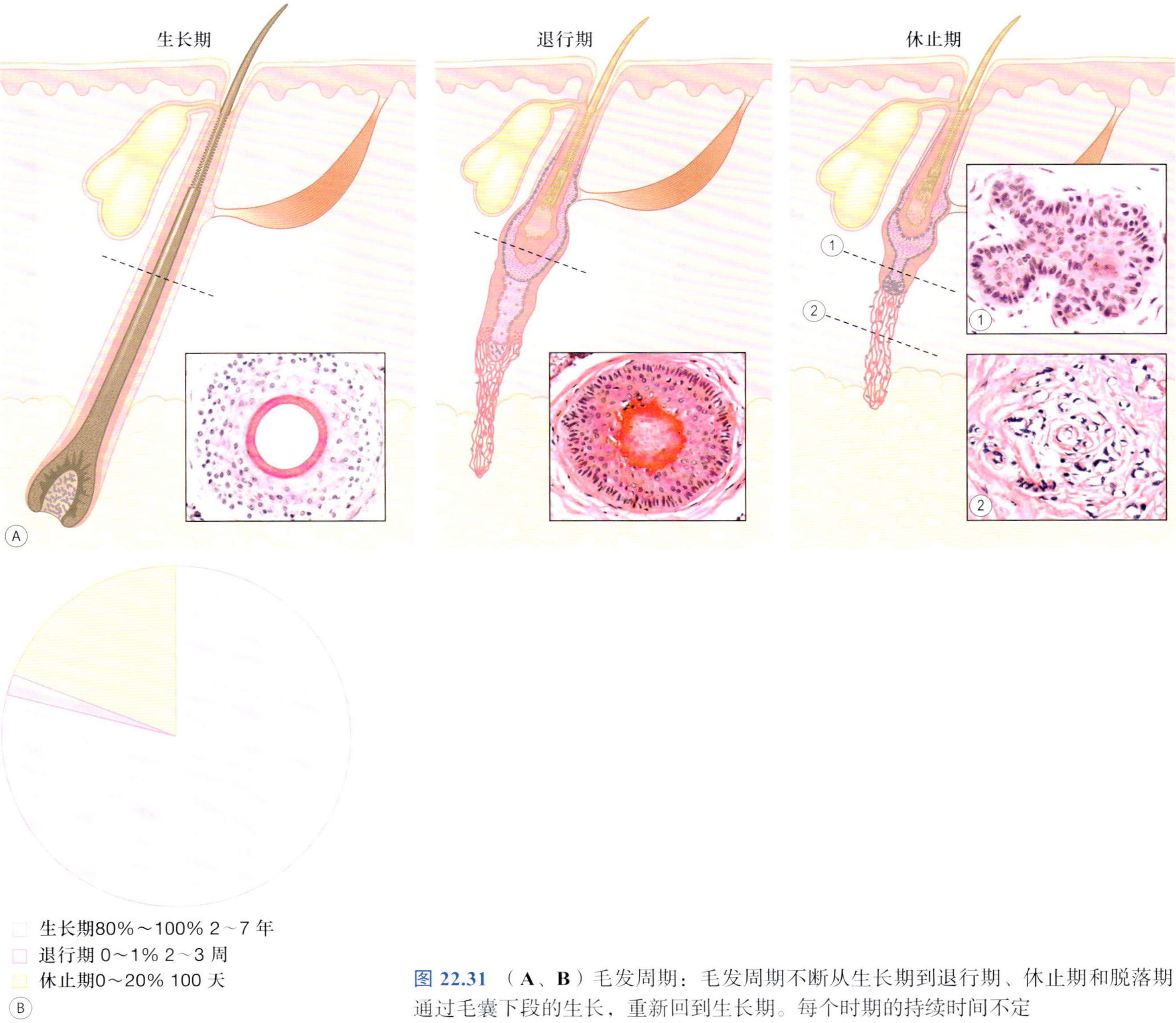


图 22.31 （A、B）毛发周期：毛发周期不断从生长期到退行期、休止期和脱落期，通过毛囊下段的生长，重新回到生长期。每个时期的持续时间不定

头发的长度，并主要取决于毛囊在身体的位置。从形态学上，生长期毛囊对应的是之前提到的深达皮下脂肪的毛囊（图 22.14、22.20）。生长期毛囊的毛球产生大量黑色素，并有强烈有丝分裂活动，使得头发每月生长约 1 cm。在任何一个时间，均有 80% ～ 100% 的毛囊处于生长期（图 22.31）。由于该时期有强烈的有丝分裂活动、黑色素形成和 DNA 合成，所以最容易受到激素水平变化、药物和不同毒素的影响。

头发只在生长期出现色素，由毛球的黑素细胞、角质形成细胞和真皮乳头成纤维细胞（毛囊色素单位）之间的相互作用诱导（图 22.32）[4]。毛囊的黑色素生成和表皮的黑色素生成有显著区别，毛囊的黑色素生成与生长期相关，而表皮的黑色素生成是连续的。毛囊色素单位的周期性重建在前 10 个毛发周期（即到 40 岁左右）表现得较为明显[5]。目前并不清楚头发花白是由于功能缺失，还是由于选择性的黑素细胞耗竭[6]。

在由退行期发展到休止期这一阶段，毛囊下段大量细胞凋亡，使其明显减小。这一时期是最短的，持续 2 ～ 3 周。只有 1% ～ 2% 的毛囊处于退行期，所以在正常头皮活检中非常罕见。该期横切面的特点是弥漫的细胞凋亡，缺少有丝分裂和色素生成。凋亡细胞的细胞质有强烈的嗜酸性，细胞核固缩深染（图 22.33、22.34）。随着毛球的收缩，透明膜塌陷、增厚、出现波纹（图 22.35、22.36）。内毛根鞘消失，外毛根鞘形态上类似峡部上皮，内膜角化并包绕毛干。在拔毛癖患者中，退行期毛囊较常见。

休止期持续 100 天。10% ～ 20% 的毛囊处在休止期，所以在任何时期，每天都约有 100 根休止期的毛发脱落。休止期代表了毛囊下段退化的最后阶段。毛乳头位于毛囊的立毛肌附着处之下，在横切面中表现为聚集的基底样细胞（次级毛芽：休止期生长单位）（图 22.37、22.33）。以前，人们认为毛囊干细胞位于休止期生长单位。然而，最近的研究表明，真正的毛囊干细胞位于毛囊隆突、立毛肌的插入点。这些

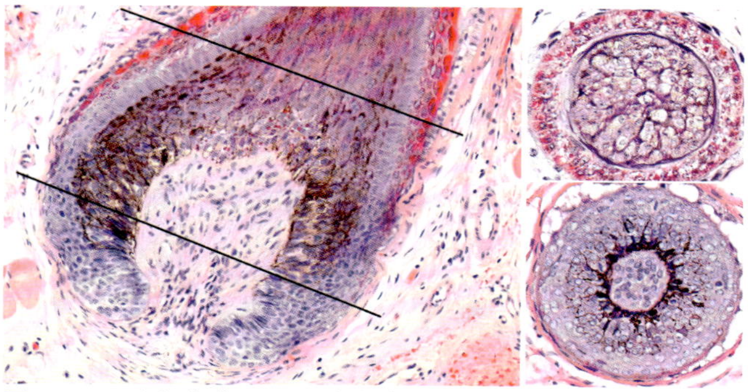

**图 22.32** 生长期终毛：毛囊色素单位，垂直和水平切面。在垂直和水平切面中，注意基质上细胞有细胞内色素沉着，来源是毛乳头周围树突状的黑素细胞

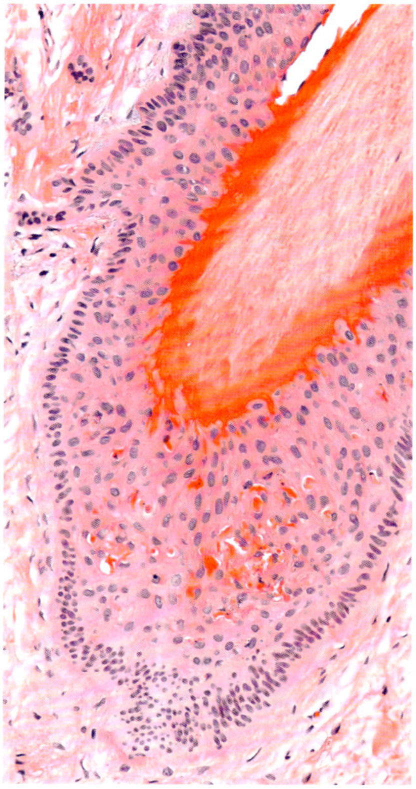

**图 22.33** 退行期终毛毛囊，纵切面：注意毛囊的退化和毛根鞘角化导致的发干周围深红色表现。外毛根鞘可见明显的细胞凋亡。在毛囊最深处，有次级毛芽形成痕迹

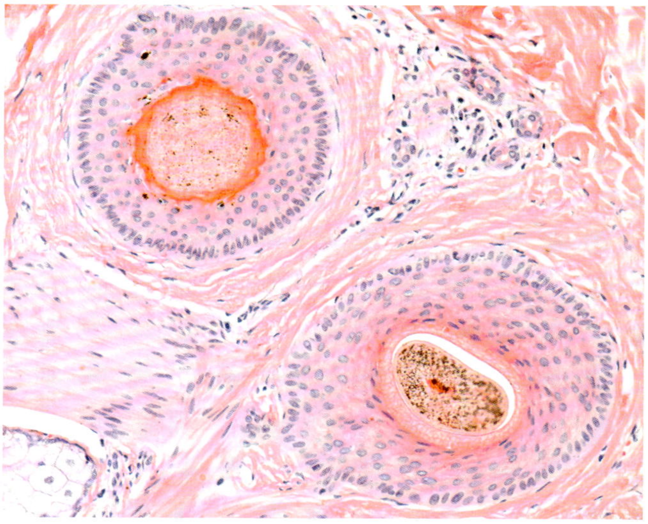

**图 22.34** 退行期和生长期终毛，水平切面：注意有毛干周围毛根鞘角化、凋亡细胞及色素脱失的退行期毛囊（**左上**）与有大量色素的生长期毛囊（**右下**）的差异

干细胞不仅负责毛囊的再生，还负责皮脂腺和表皮的生长[7-8]。失去毛囊干细胞会导致瘢痕性脱发。

毛囊下段完全消失，只留下萎缩后毛囊区域的毛囊索结构（毛囊带、纤维带）（图 22.38、22.39）。毛囊索不是休止期的特异性表现，只是可观察到的毛囊最终微缩的结果。

休止期最终阶段的两期分别是：

- 外排期（teloptosis），其代表的是一个休止期

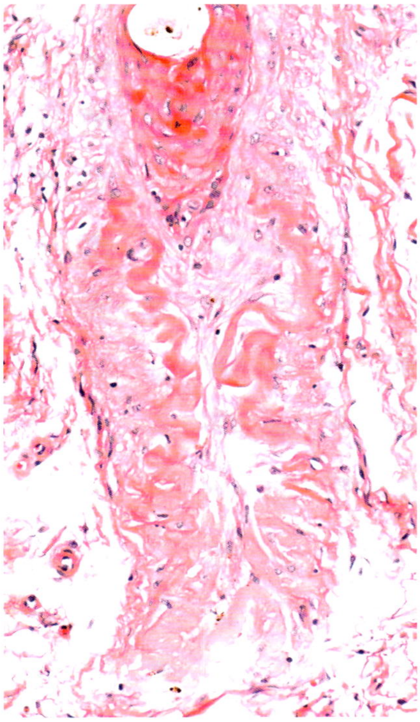

图 22.35 退行期终毛毛囊，垂直切面：毛囊周围残留增厚的基底膜

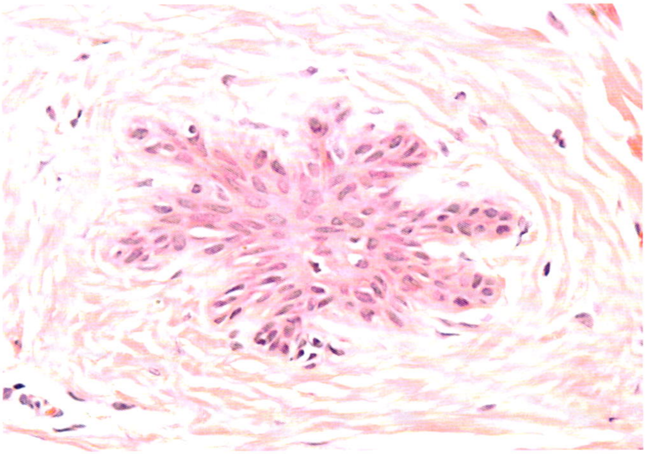

图 22.36 休止期终毛毛囊，次级毛芽：注意基底细胞样细胞在该平面的锥菊状聚集

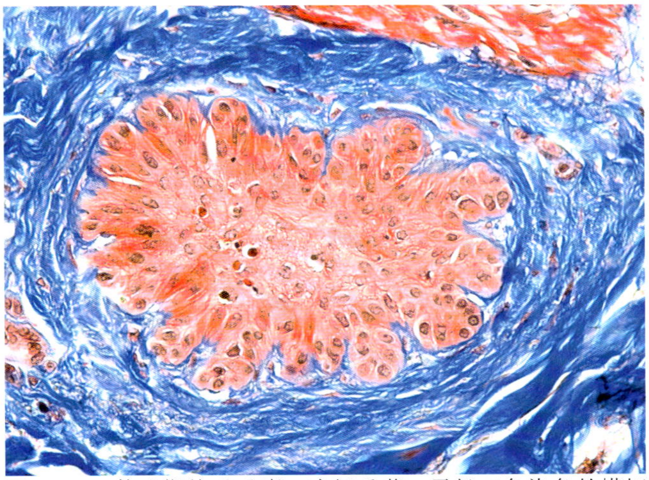

图 22.37 休止期终毛毛囊，次级毛芽：马松三色染色的横切面。次级毛芽中央可见凋亡细胞

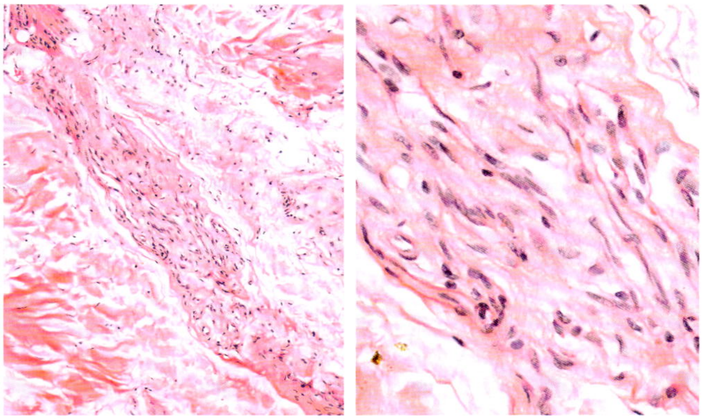

图 22.38 毛囊索，纵切面：注意由胶原纤维、成纤维细胞和血管构成的早期纤维血管索

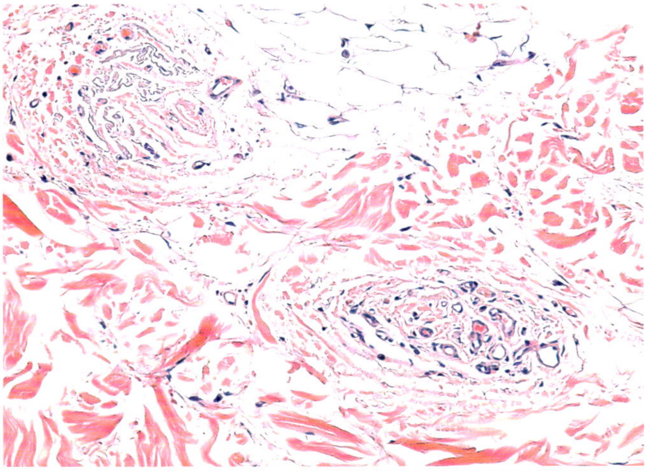

图 22.39 毛囊索，水平切面：注意同心排列的结缔组织和混杂其中的小血管

集合，这个集合中的毛干和上皮细胞的黏附性丧失，通过蛋白水解机制激活毛发脱落过程[9]。这一过程中每天脱落 100 根头发。

- 空白期对应毛发脱落后的休止期毛囊[10]。外排期和空白期毛囊在组织学上不易分类。

毛囊还含有皮脂腺，其分泌功能可以润滑毛囊通道和皮肤表面。皮脂腺很多，在切片中很容易在毛囊上段部分看到。在特定的领域，如腋窝、生殖器、中腹部、乳晕等区域还有顶浆分泌腺。

## 毛囊的免疫豁免

毛囊免疫系统具有独特的模式，将生长期的毛囊维持为相对免疫豁免区。近端毛囊上皮（内毛根鞘和毛母质）的特点是主要组织相容性复合体Ⅰa 抗原表达水平很低，局部存在免疫抑制物质（转化生长因子 -β1、α- 促黑素细胞激素），自然杀伤细胞活性受抑制。免疫豁免的缺失在斑秃发病机制中可能起着重要作用[11-12]。

# 脱发的分类

不管从临床方面还是病因方面，脱发的分类都往往是很困难的。一般来说，脱发的病因不能确定，有很多是临床上和组织学上多疾病重叠的病例。现在有很多分类方案，最广为接受的是将脱发分为模式性脱发和弥漫累及头皮的脱发，并分为瘢痕性和非瘢痕性类型。非瘢痕性脱发可逆，而瘢痕性脱发是永久性的。后者的毛囊丧失可以是瘢痕化的过程，也可以是独立发展出现的。

这种分类的主要问题是存在大幅度的重叠，明确区分往往是不可能的。此外，一些类型的脱发（例如，斑秃、拔毛癖和牵引性脱发）最初是非瘢痕性的，但是随时间推移，有可能转变为瘢痕性脱发。

瘢痕性脱发可分为原发性和继发性两种类型。原发性瘢痕性脱发中，毛囊是最主要的受累目标，如扁平苔藓、红斑狼疮。在继发性瘢痕性脱发中，毛囊不是炎症过程的主要目标，而作为继发破坏的目标。后者的例子包括物理因素如辐射，肿瘤浸润侵犯头皮，炎症性疾病包括硬斑病、真菌感染可能出现的炎症过程。

## 非瘢痕性脱发

### 雄激素性秃发

#### 临床特征

雄激素性秃发又称为普通脱发、男性型和女性型脱发[1]。这种脱发是遗传易感的人群中，由雄激素引起的。通常情况下，这种脱发患者头皮的毛发在 12 岁和 40 岁之间有逐渐微小化的表现。

雄激素是正常人头发生长的主要调节因子。青春期后，雄激素促进毳毛毛囊转变成有色素的终毛。然而，雄激素也可以逆转这一过程，从而使雄激素性秃发患者的终毛逐渐被毳毛取代[2]。

雄激素性秃发是一种很常见的疾病，是成人最常见的脱发类型，到 50 岁，至少有 50% 的男性受该病的影响，而到 70 岁时影响女性的比例为 40%[3-4]。40 ～ 70 岁的男性随着年龄的增长，其顶区和大面积雄激素性秃发的发病率增加。但同时，脱发仅局限于额区的男性比例也相当稳定[5]。

雄激素性秃发患者通常有家族史。没有家族史的人群患病风险较低，但不排除发生雄激素性秃发的可能。在个别情况下，该病与雄激素增多症相关，而这时常常伴有其他雄激素过多的表现[6-7]。

对于男性，脱发通常是在青春期后早期开始，主要影响冠状区、顶区、额区、中央和颞区的头皮。枕区和下顶区通常不受累（图 22.40）。有时候，脱发可以在青春期和儿童期开始，这种情况常常与强大的遗传背景有关[8-9]。有人提出，在 30 岁前就出现脱发的患者患冠状动脉疾病的风险比没有早期受累的患者更高[10]。目前发现，对于老年男性，胰岛素抵抗相关的疾病和脱发有所关联[11]。这种脱发似乎也是前列腺癌的一个危险因素[12]。雄激素性秃发在白人中比黑人中更常见[13]。对于亚洲男性，已观察发现吸烟与雄激素性秃发的关系[14]，吸烟者的发病频率似乎会增加[15]。在患 X 连锁隐性遗传鱼鳞病的男性中，雄激素性秃发似乎更常见[16]。男性型脱发也与定位于 20p11.22 染色体的易感基因相关[17]。有些患者可能也会有该病相关的头皮疼痛[18]。

对于女性患者，脱发是模式性的，其特点是额 / 顶区毛发进行性变薄、前额发际线正常和出现微小化的毛发。该过程的特征是中央露出头皮的区域逐渐扩大（图 22.41、22.42）。女性雄激素性秃发的发病率比男性低，并且很少出现完全性的秃顶。脱发往往在

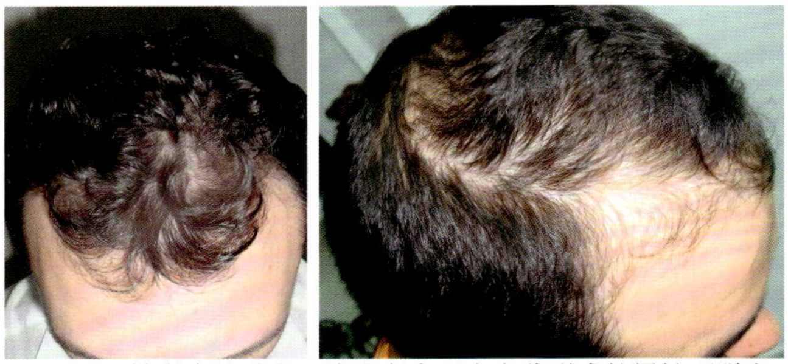

图 22.40 雄激素性秃发：该患者表现出充分形成的男性型脱发，前额发际线后退，头皮顶区毛发减少（Courtesy of L.M. Gómez，MD，Universidad Pontificia Bolivariana，Medellín，Colombia.）

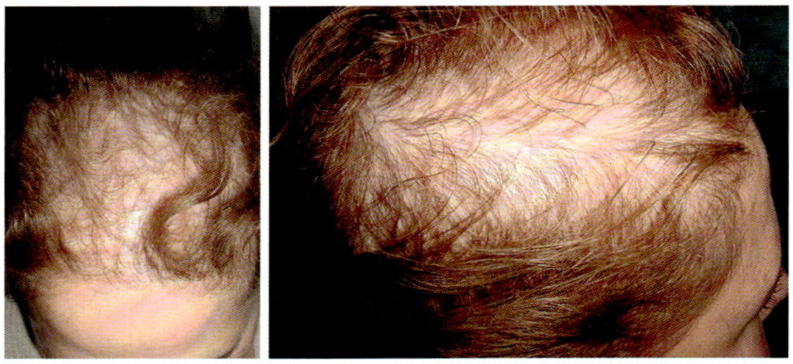

图 22.41 雄激素性秃发：该病例是头顶和额后脱发为主的女性型分布。注意前额发际线保存完好（Courtesy of L.M. Gómez，MD，Universidad Pontificia Bolivariana，Medellín，Colombia.）

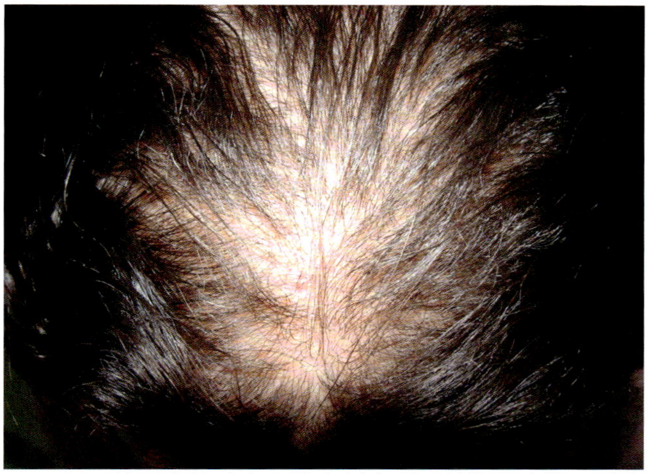
图 22.42 雄激素性秃发：该病例表明，早期的女性型脱发呈典型的圣诞树样分布，冠状区比枕区脱发范围更宽（By courtesy of A.M. Aristizábal，MD，Instituto de Ciencias de la Salud，Medellín，Colombia.）

更年期开始出现，偶尔也会在更早的时期出现。女性型脱发与高催乳素血症有关[19]。

雄激素性秃发有两种模式，有时被称为 Hamilton-Norwood"男性型" 和 Ludwig"女性型"（图 22.43）[20-21]。然而，这两种类型有很大部分的重叠。有些女性表现为男性型脱发，反之亦然（图 22.44）。韩国男性比高加索男性出现女性型脱发的比例更高[16]。这种反向的表现并不能代表个体的激素状态，女性出现男性型脱发并不代表其一定伴有高雄激素血症。

头发及头皮的皮肤镜和影像皮肤镜检查显示，毛干直径有重要的差异，终毛与中间发同时存在。可以通过皮肤镜选择受脱发影响最重的区域进行活检（图 22.45）[22-23]。

男性雄激素性秃发患者通常不需要进行实验室检查。女性患者是否需要进行实验室检查取决于各种因素，包括家族史、临床表现、进展情况和发病年龄。对于月经不正常、有不孕史、多囊卵巢综合征或有雄激素增多症体征（多毛症、治疗无效的囊肿性痤疮、黑棘皮病、男性化或溢乳）的女性患者应该做进一步检查，包括游离睾酮和总睾酮的水平。如果睾酮水平确实增高，需要确定其来源，尤其是是否存在卵巢肿瘤或肾上腺增生。没有家族史或者没有提示雄激素增多症体征的女性雄激素性秃发患者一般不需要进行任何实验室检查[24]。

对于雄激素性秃发患者，轻拉试验是正常的。通常轻拉脱落的只有几根头发，且都处于休止期。由于受累区休止期毛发明显增多，拔发试验会出现误导性的结果。出现这种情况是因为在脱发早期阶段，由于生长期缩短，毛囊会更频繁地进入休止期。雄激素性秃发可能会与休止期脱发混淆，但是由于休止期脱发是弥漫的，而雄激素性秃发是局限的，两病之间的鉴别比较容易。

## 发病机制和组织学特征

雄激素性秃发是因毛囊逐渐减小并转化为毳毛造成的（图 22.13、22.16、22.17）。然而，这种毛囊微小化也可能会在几个周期内突然发生[25]。这一现象是外毛根鞘和毛乳头处 2 型 5α 还原酶活动的直接结果。该酶可将睾酮转化为双氢睾酮，后者对毛囊中的雄激素受体有很大的亲和力[26]。激素受体复合物激活负责使终毛逐渐微小化的基因。有这种情况的年轻女性和男性患者，额部比枕部的毛囊有更高水平的 5α 还原酶活性[25]。非那雄胺可以抑制 5α 还原酶 2 型同工酶，降低双氢睾酮的水平，促进头发生长。

然而，对于女性雄激素性秃发，雄激素的作用并未完全确定。顶部脱发是雄激素增多症女性的表现，但是很多女性脱发患者并没有其他临床或实验室雄激素增多症的证据。女性雄激素性秃发可能是多因性的，可能是由基因决定的体质及雄激素依赖和非依赖的机制导致[27]。使用非那雄胺能逆转男性雄激素性秃发患者毛发的微小化，但对绝经后女性无效[28]。

不管是男性型还是女性型脱发，都有雄激素耐受能力下降的现象，导致休止期毛发比例增加、休止期出现频率增高、休止期延长，微小化毛囊比例高的患者尤其明显。看起来，休止期毛囊倾向进入另一条发展路径，不是接着进入早期生长期，而是倾向于长时间保持空毛囊的状态。最终的结果是出现无色素的毛干，每一周期毛发更细更小，最后毛囊变空、没有毛干（teloptosis）。一些毛囊可能会消失，取而代之的是纤维条索[29-31]。

该病的早期和晚期的组织学特征是不同的。鉴别早期雄激素性秃发最佳的方法是使用 4 mm 环钻活检，在漏斗部下的平面做横切。终毛、中间发和毳毛均应计数。这种做法更容易观察微小化的毛囊，并在与枕部取样的正常头皮对照时易于区分毛囊单位（图 22.47、22.46）。PAS 和甲苯胺蓝染色可以染出内 / 外毛根鞘，使其与毛干对比明显（图 22.48）[32-33]。

组织学上，终毛逐步转化为毳毛（图 22.49、22.50）。毛球和毛乳头变小，毛干变细[25]。虽然毛发计数是正常的，但是在真皮和皮下脂肪的交界处，由于符合定义的终毛减少，毛发计数也会减少。虽然在纵切面上也可以发现这些改变（图 22.51），但更难解读和量化。

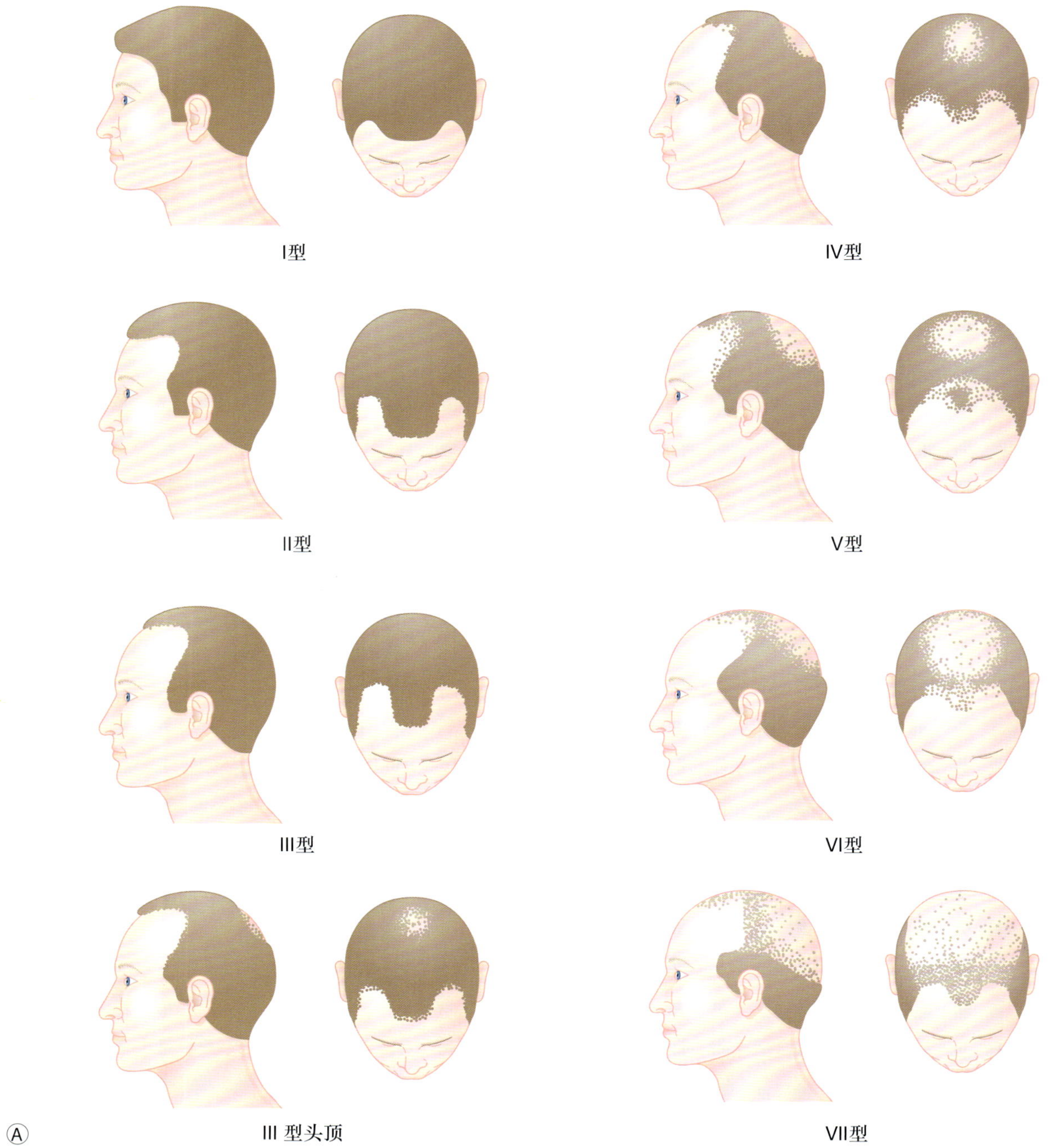


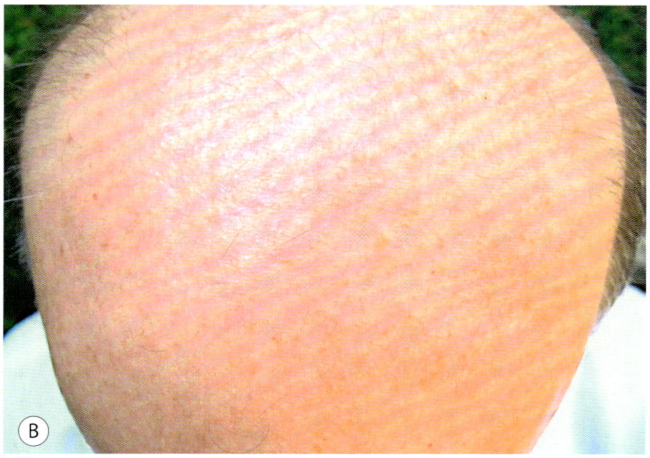


**图 22.43** 男性型雄激素性秃发的Hamilton-Norwood分型（**A**）（Reproduced with permission from Norwood，O.T.（1984）Hair transplant surgery. Springfield：Charles C. Thomas，p 6.）（**B**）男性患者Hamilton-Norwood分型为Ⅶ型的脱发（Courtesy of L.G. Echavarria，MD，Universidad Pontificia Bolivariana，Medellín，Colombia）

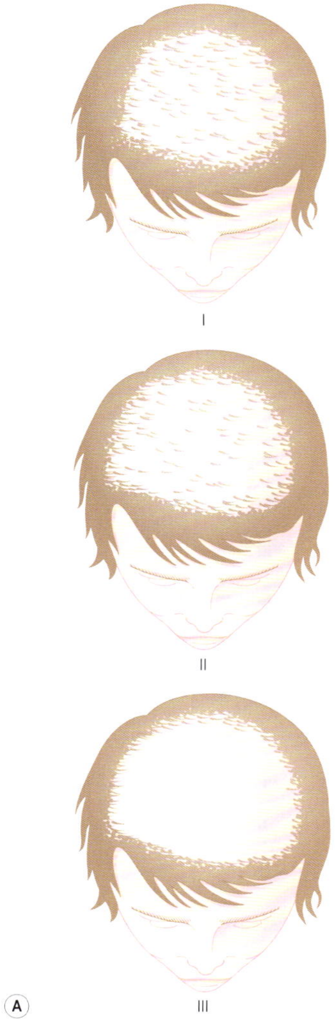


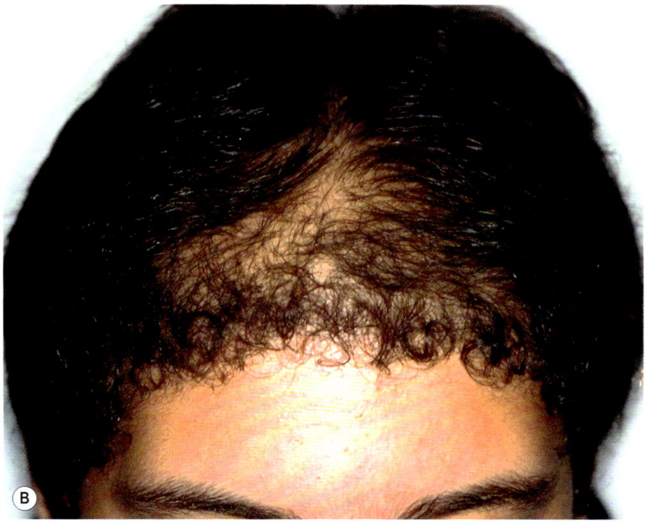


图 22.44 女性雄激素性秃发的 Ludwig 分型：（**A**）（Reproduced with permission from Ludwig，E.（1977）Classification of the types of androgenetic alopecia occurring in the female sex. British Journal of Dermatology，97，247-254.）。（**B**）以女性型脱发为表现的男性患者。注意前额发际线得到保留（Courtesy of P. Reygagne，MD，Centre Sabouraud，Paris，France.）

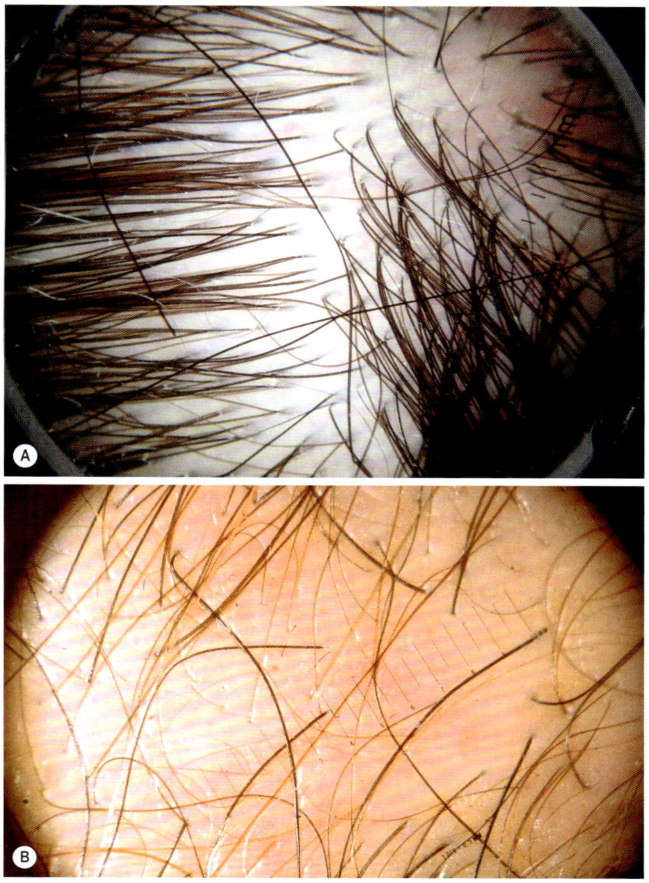


图 22.45 头发的皮肤镜检查：（**A**）注意正常头皮大量终毛毛囊组成毛囊单位。（**B**）雄激素性秃发患者无炎症表现的头皮上可见毛囊密度下降，可见大量细的、微小化的毛囊［（**B**）（Courtesy of L.M. Gómez，MD，Universidad Pontificia Bolivariana，Medellín，Colombia）］

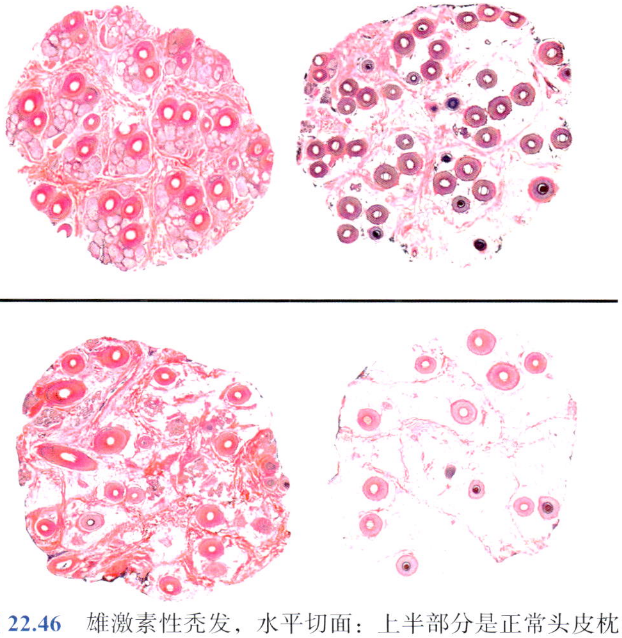

图 22.46 雄激素性秃发，水平切面：上半部分是正常头皮枕区活检。可见很多大小一致的毛囊单位。下半部分是前部脱发区活检，可见一半以上的毛囊微小化（毳毛）。毛囊单位已经消失，皮下脂肪可见大量毛囊索

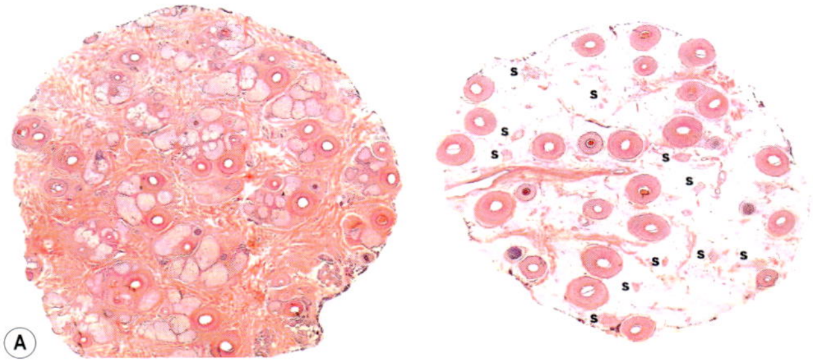


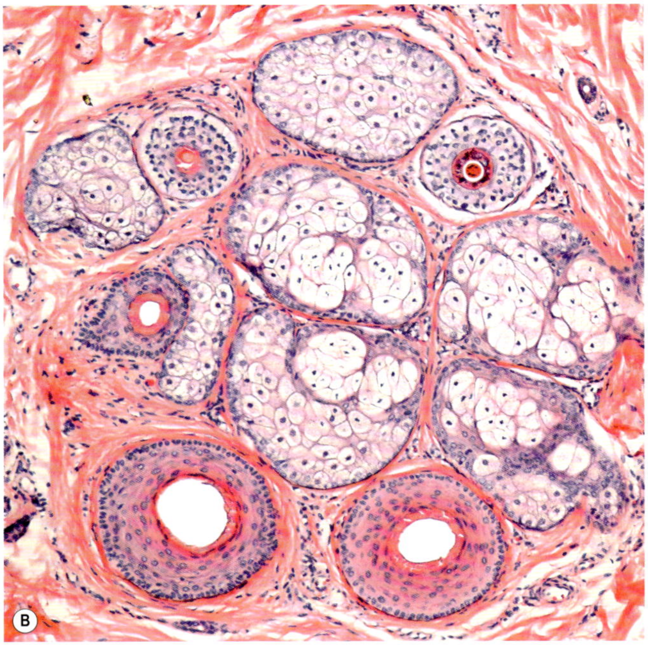


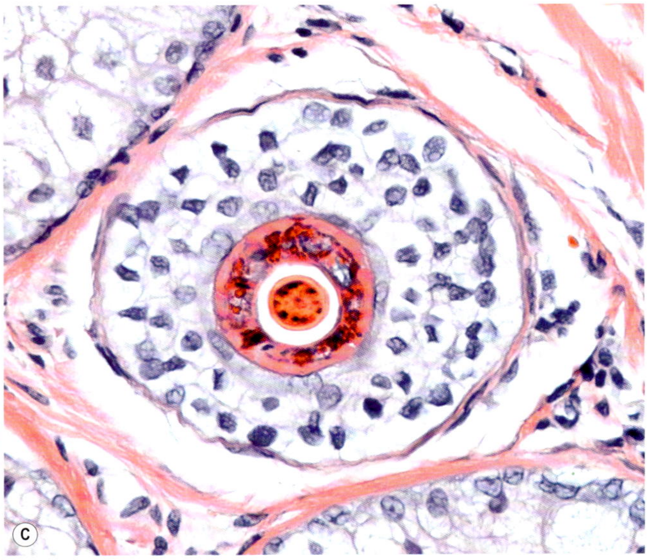


图 22.47 雄激素性秃发，水平切面：（A）取自顶部脱发区的头皮活检。在浅表部分（左）有许多微小化的毛囊。在皮下的脂肪区（右）许多毛囊已被毛囊索取代（S）。（B）底部包含两根终毛，上部有三个微小化毛囊的毛囊单位。（C）微小化的毛囊（毳毛）

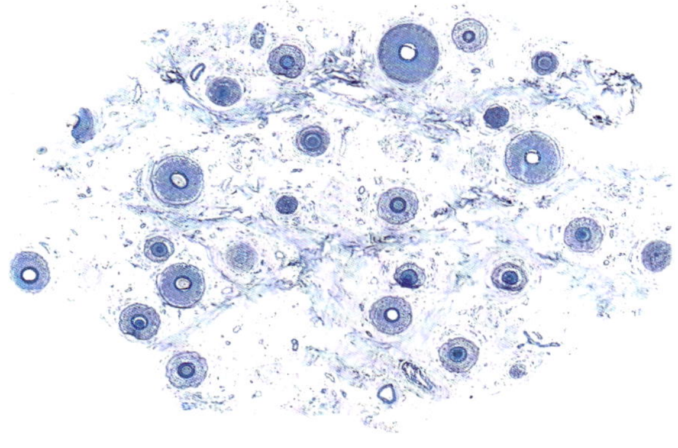

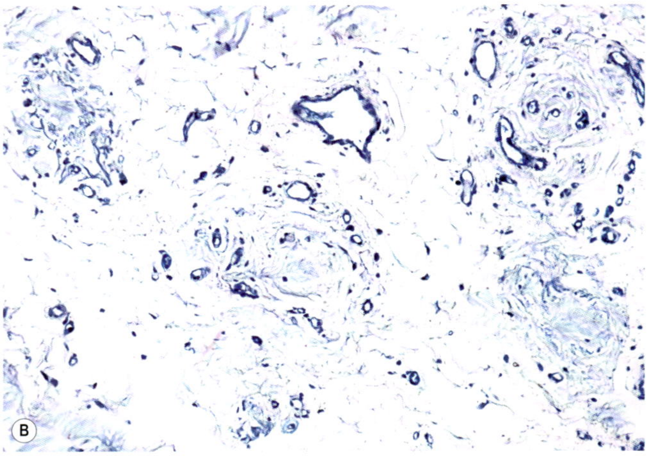


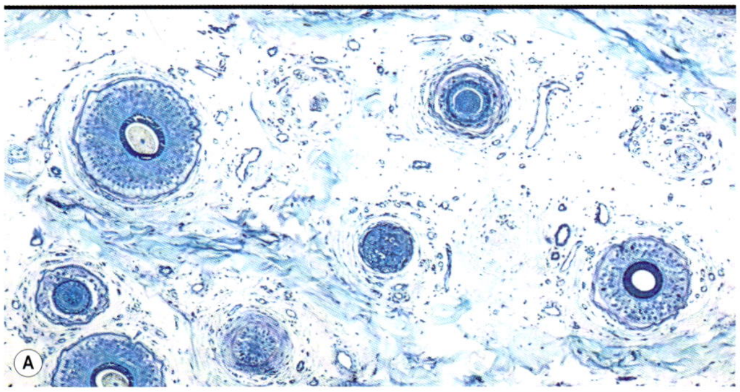


图 22.48 雄激素性秃发：该病例毛囊密度更明显地降低，伴大量毛囊微小化（A）以及大量毛囊索（B）。甲苯胺蓝染色

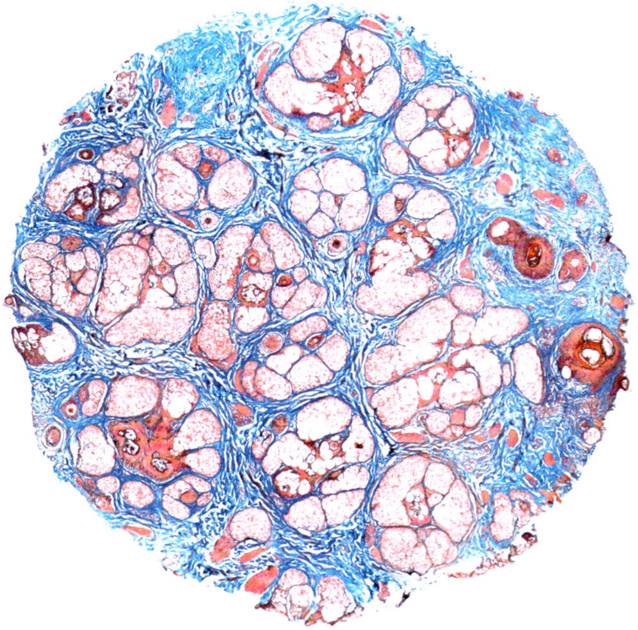

**图 22.49** 雄激素性秃发：几乎所有的毛囊均微小化，凸显出皮脂腺。马松三色染色

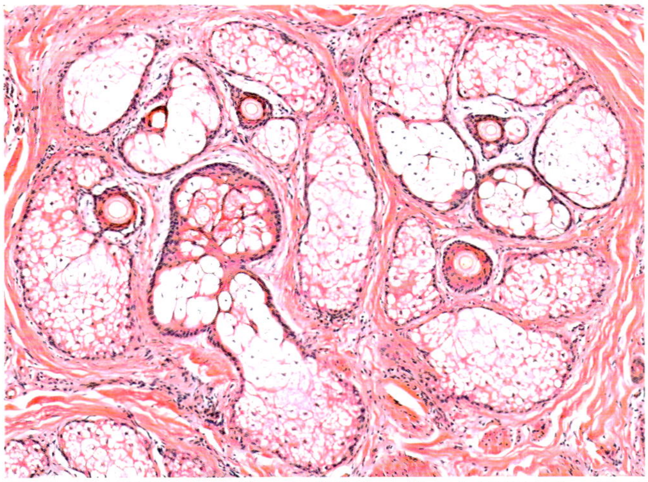

**图 22.50** 雄激素性秃发，毛囊单位：微小化过程完全，没有终毛残留

随着这些变化，毛发周期中生长期逐渐缩短。因此，对于进展期雄激素性秃发或晚期患者，常常会发现数量增多的退行期和休止期毛囊[34]。女性型脱发的组织学表现与上述相同。

毛囊的上 1/3 常有轻度到中度的淋巴细胞浸润[35]。毛囊微小化会影响整个毛囊，最终包括立毛肌和皮脂腺。

在更深的区域，毛球在不同深度出现，局部区域可能完全消失，只剩下毛囊索。这些毛囊索在各种条件下都能见到，一方面反映了毛囊微小化，另一方面反映毛囊进入退行期或休止期。随着毛囊索成熟，血管会减少，表现为灰蓝色色调的纤维瘢痕。晚期雄激素性秃发的毛囊索非常厚，可能会阻碍毛囊生长（图 22.52）。

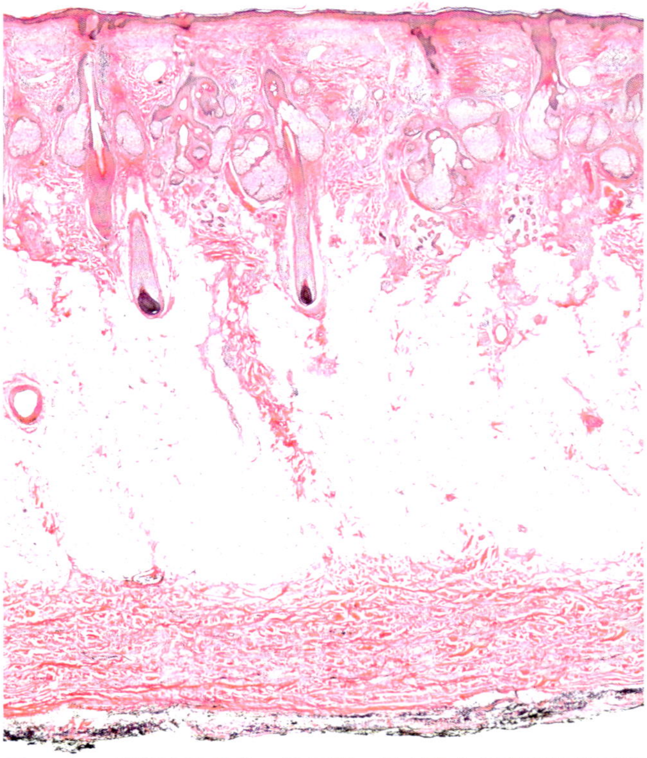

**图 22.51** 雄激素性秃发，纵切面：只有两个毛囊深达皮下脂肪。其余的都是微小化的毛囊，位于真皮中层

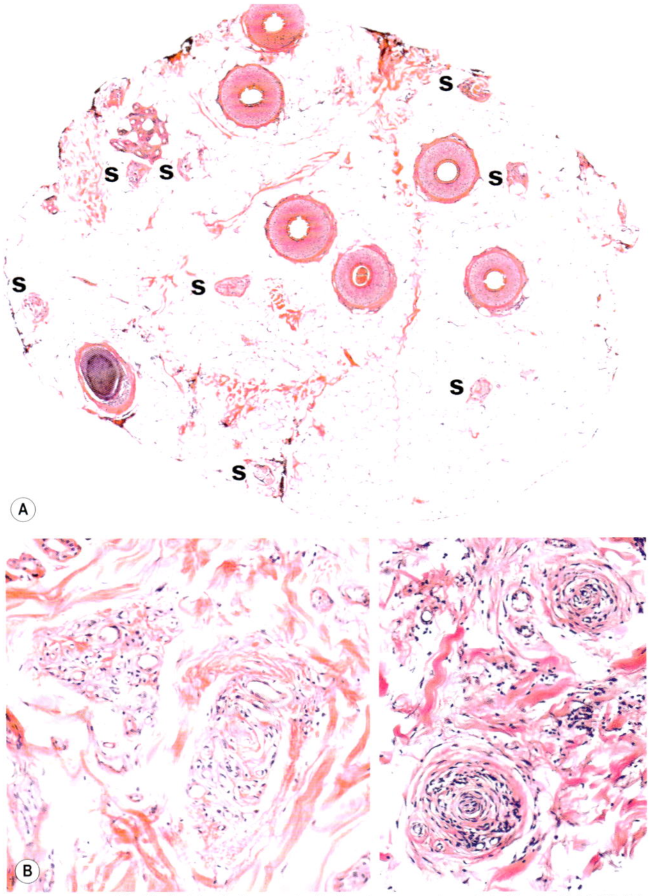


**图 22.52** 雄激素性秃发，毛囊索（**A**、**B**）：随着毛囊持续微小化，毛囊残留大量毛囊索

终毛与毳毛的比例（7∶1）降低到 1∶1 或 1∶2。虽然开始时毛囊数量是正常的，但随病程延长会逐渐减少。活检可能发现毛囊密度下降，同时单个毛囊缩小。有时这种表现可能更提示瘢痕性脱发（图 22.53）。

## 鉴别诊断

最重要的鉴别诊断是弥漫性非瘢痕性脱发，包括休止期脱发、斑秃和拔毛癖。

虽然雄激素性秃发可以出现休止期毛囊数量增加，但临床上休止期脱发更加弥漫，并且没有毛囊的微小化。重要的是这两个病可以同时发生，慢性休止期脱发可以掩盖雄激素性秃发的表现[36]。

斑秃，尤其是病程长的患者可以出现一些微小化的毛囊，但其特征是处于退行期、休止期和生长期的毛囊数量增加，常有稀疏的淋巴细胞浸润，有时伴有嗜酸性粒细胞。如果没有适当的临床资料，可能无法进行鉴别诊断。

对于拔毛癖，退行期和休止期毛囊增加，同时有毛软化（短的、不完全角化的毛），色素管型和毛干变形。

# 颞部三角形脱发

## 临床特征

颞部三角形脱发（先天性三角脱发、Brauer 痣）[1] 是 1905 年由 Saboreau 提出的[2]。该病通常出现在出生后的最初几年，而不是在出生时出现[3-4]。家族性病例罕见。偶尔会出现成人患者[6-7]。

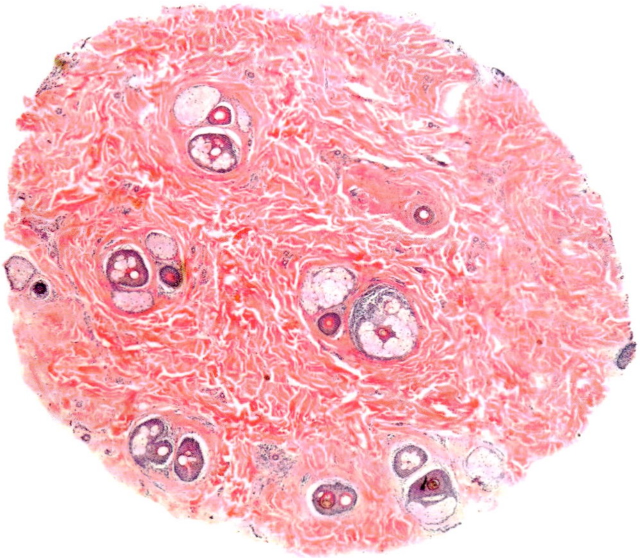

图 22.53 雄激素性秃发，终末阶段：很少看到毛囊单位和微小化的毛囊。在这个进一步发展的阶段，结缔组织几乎完全取代了毛囊结构，看起来像是瘢痕性脱发

本病仅累及一侧头皮，特征性表现为额颞部单一的三角形脱发斑，其底边朝向额颞区（图 22.54）[8]。其他区域偶尔也可受累，极罕见的情况下出现两侧受累[7]。临床查体可以发现局部毳毛，终毛几乎完全消失，无炎症性表现（图 22.55）。

有报告颞部三角形脱发和皮肤发育不良、色素血管性斑痣性错构瘤病、神经发育迟滞、癫痫、leopard 综合征以及合并肾和生殖器官异常的先天性心脏病有关[9-13]。

## 发病机制和组织学特征

该疾病的遗传基础尚不明确，但现在已经提出一种显性遗传模式[14]。

表皮和真皮正常，毳毛的数量增加，几乎没有终毛毛囊。皮脂腺和小汗腺正常。没有纤维素和炎症（图 22-56）。一般情况下，该病的组织学表现和正常皮肤非常相似。

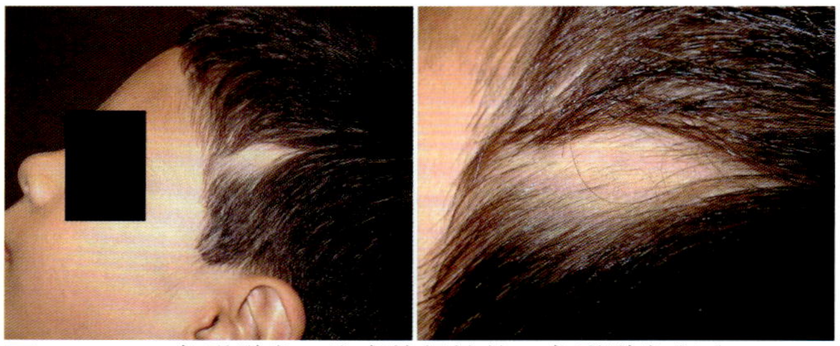

图 22.54 三角形脱发：注意特征性的三角形脱发斑（Courtesy of J. Cadavid，MD，Clínica Medellín，Medellín，Colombia.）

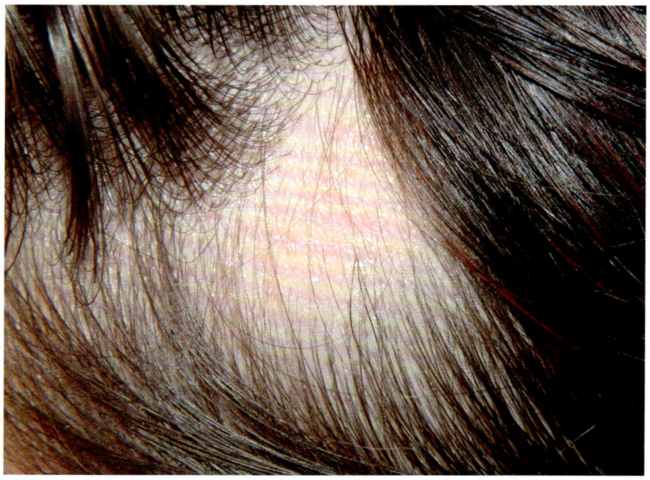

图 22.55 三角形脱发：高倍镜下没有炎症表现（Courtesy of A.M. Aristizábal，MD，Instituto de Ciencias de la Salud，Medellín，Colombia.）

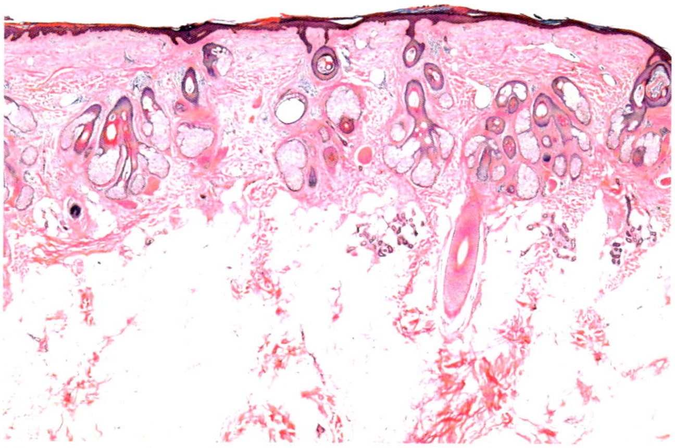

图 22.56 三角形脱发：该活检取自皮损边缘。图片右侧可见一个终毛毛囊（未受累头皮）。左侧看到的都是微小化的毳毛（受累头皮）。没有毛囊索或炎症细胞（Courtesy of G. Matute，MD，Universidad Pontificia Bolivariana，Medellín，Colombia）

## 鉴别诊断

鉴别诊断包括其他原因的局限性非瘢痕性脱发，特别是斑秃和头癣。前者生长期毛囊的毛球被淋巴细胞浸润包绕，后者通过氢氧化钾湿片镜检或通过毛干的微生物培养发现真菌即可诊断[15]。

# 斑秃

## 临床特征

斑秃是一种器官特异性自身免疫性疾病，大量毛囊进入退行期和休止期，较少的毛囊进入异常的生长期。

该病相当常见，1% 的人受累。10% ～ 42% 的患者有家族史。该病在 15 ～ 40 岁的人群中更常见，约 60% 的患者发病在 20 岁之前[1]。在新生儿和儿童中该病非常罕见[2]。虽然非常罕见，但也有先天性发病的情况[3]。在科威特，儿童发病率似乎较高[4]。

受累的程度变化很大，极轻的斑秃可能难以发现；极重度者累及整个头皮，甚至全身毛发（图 22.57）。体表任何有毛发的区域都可能会受累（图 22.58）。典型表现为突发的非瘢痕性脱发斑，可以为限局性、颞枕区带状（匐行性簇状）、额顶区 sisaipho 模式带状（反转型匐行性脱发）（图 22.59）[5]、和网状。脱发斑扩展并融合累及整个头皮时称为全秃（图 22.60）。当累及全身其他毛发时称为普秃（图 22.61）[6-7]。即使在最严重的全秃和普秃中，也可观察到孤立、未受累的小群毛囊，可以与休止期脱发相区别。斑秃偶尔可表现为与雄激素性秃发相似的模式[8]。最终发展成全秃和普秃的患者比例不定，约占 7%[9]。儿童患者全秃更常见[10]。

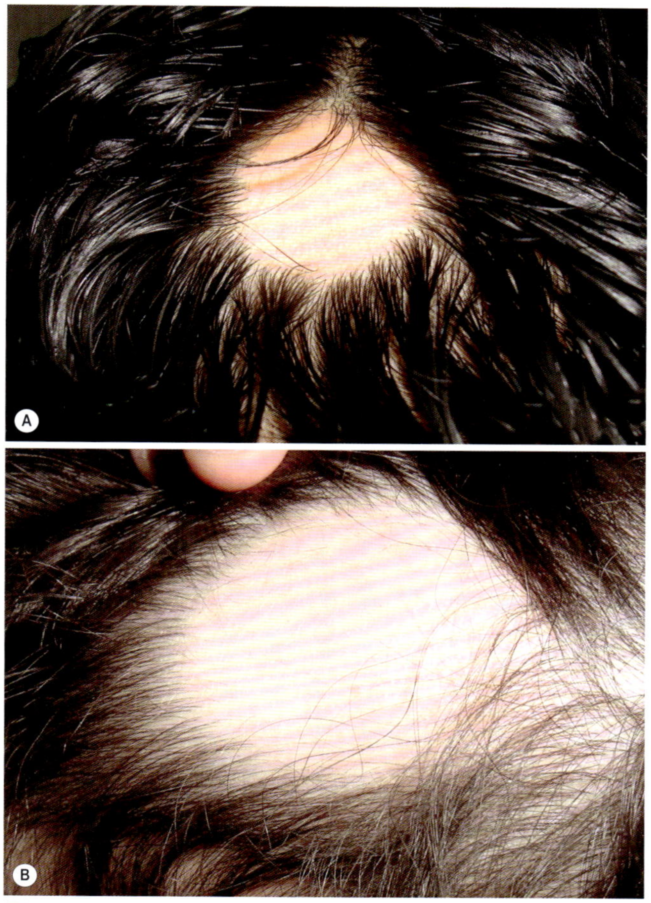

图 22.57 （A、B）斑秃：典型的非炎症性脱发（Courtesy of L.M. Gómez，MD，Universidad Pontificia Bolivariana，Medellín，Colombia.）

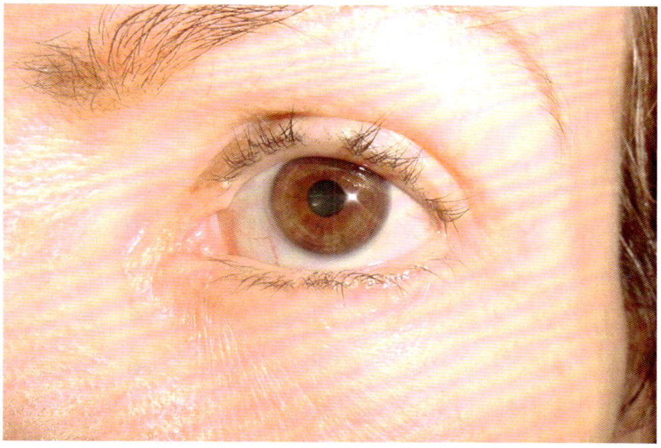

图 22.58 斑秃：注意上睑睫毛中部 1/3 缺失（Courtesy of L.M. Gómez，MD，Universidad Pontificia Bolivariana，Medellín，Colombia.）

对受累头皮进行检查，可以发现局部没有毛发，皮肤外观正常，毛囊开口尚存在，没有瘢痕的表现（图 22.62）。但是，有些病例偶尔也可以观察到红斑和水肿。毛发颜色可以正常或轻度变淡及失去光泽。脱发斑边缘可发现典型的感叹号样发，表现为毛干

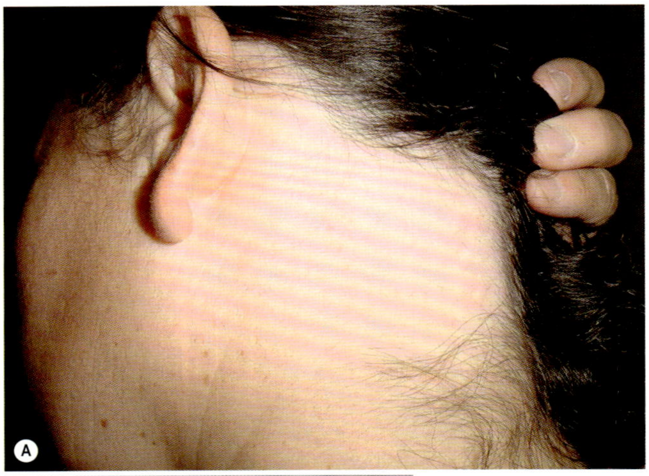

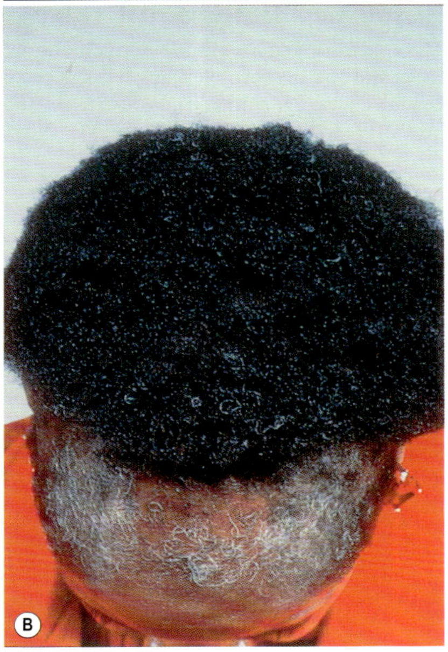

**图 22.59** 斑秃：这种枕区宽的带状脱发称为匐行性斑秃（**A**）。在额顶区被称为反转型匐行性脱发或 sisaipho 模式（**B**）（Courtesy of the Institute of Dermatology，London，UK.）

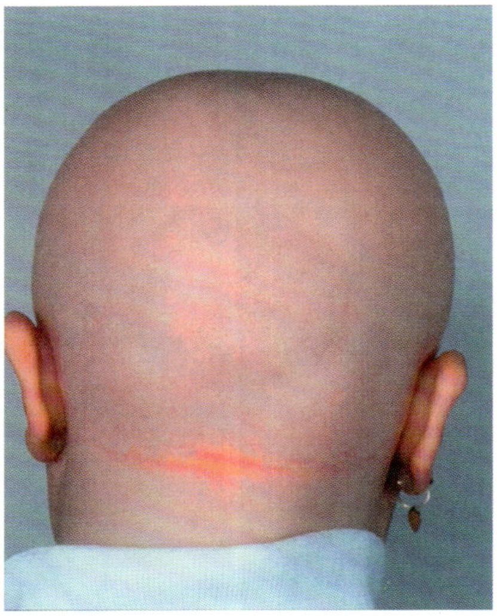

**图 22.60** 全秃：该患者头发全部脱落（Courtesy of the Institute of Dermatology，London，UK.）

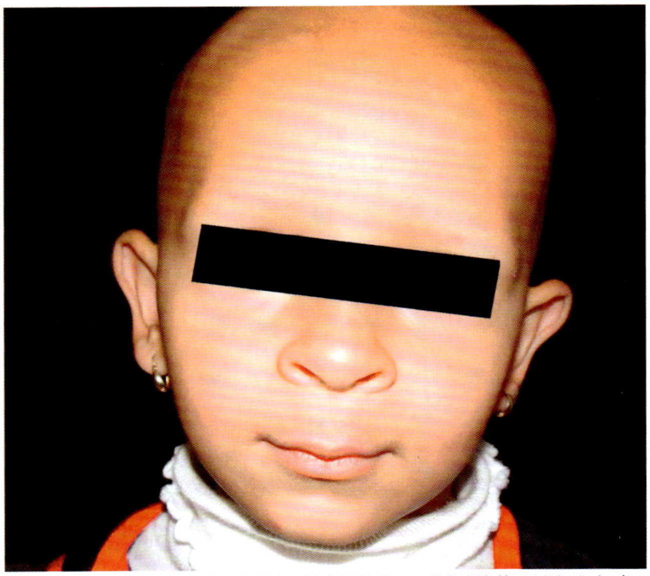

**图 22.61** 普秃：是斑秃最极端的形式，毛发脱落可累及全身。除头皮受累外尚有眉毛受累（Courtesy of C. Lotero，MD，Instituto de Ciencias de la Salud，Medellín，Colombia.）

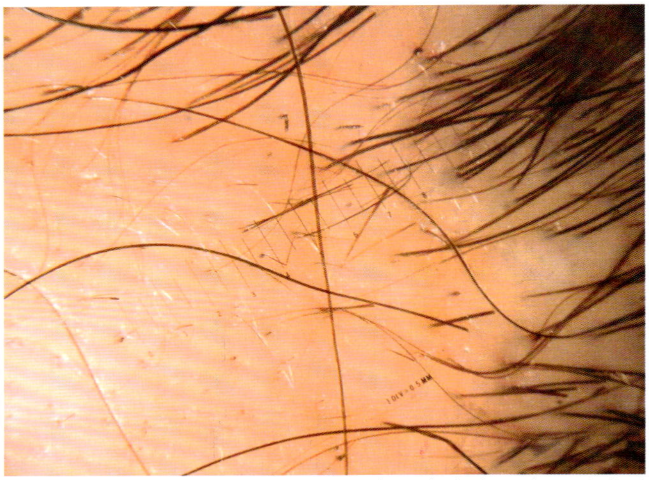

**图 22.62** 斑秃的皮肤镜检查：注意毛囊密度正常，毛囊开口没有消失。有一些微小化的毛囊和感叹号样发（Courtesy of L.M. Gómez，MD，Universidad Pontificia Bolivariana，Medellín，Colombia.）

短，并且越接近头皮越细（图 22.63）。这是极具特征性的表现，但也可见于拔毛癖[11]。该病通常累及有色素的毛发。无色素性毛发较少受累，或至少是暂时性的较少受累。

当毛发重新生长时，常是白色或浅棕色的，慢慢恢复到正常颜色。有时候，会出现持久性的特征性的白发[12]。

有报告眉毛内的先天痣的部位不发生斑秃，这一表现被称为 Renbök 现象（反 Koebner 现象）。该现象被认为是局部的遗传抵抗[13-14]。

斑秃患者可以出现甲的变化，包括顶针甲、甲营养不良、甲半月斑点和红色甲半月。甲改变可以出现在一个、几个或全部的指甲。3% 的患者可出现甲营养不良（20 甲营养不良）（图 22.64）[15-19]。甲营养不良可以出现在斑秃前、与斑秃一起出现或在斑秃恢复后出现[20]。

斑秃和很多疾病有关联。其中有自身免疫性疾病，如桥本甲状腺炎、Ⅰ型（胰岛素依赖型）糖尿

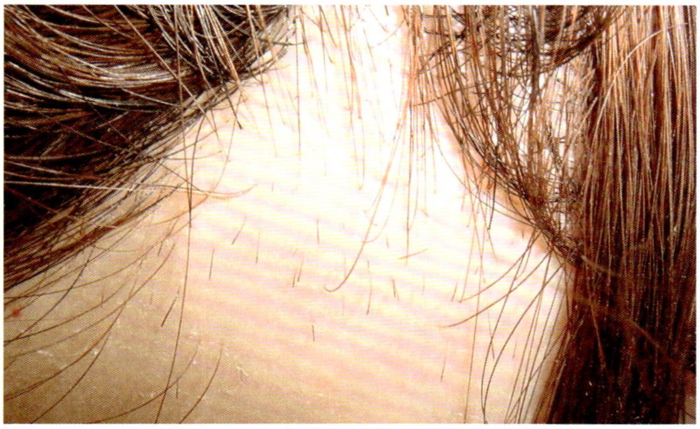

图 22.63 斑秃：该图中都是典型的感叹号样发。请注意，这些毛发在接近头皮的区域变得更细，因而很容易折断（Courtesy of L.M. Gómez，MD，Universidad Pontificia Bolivariana，Medellín，Colombia.）

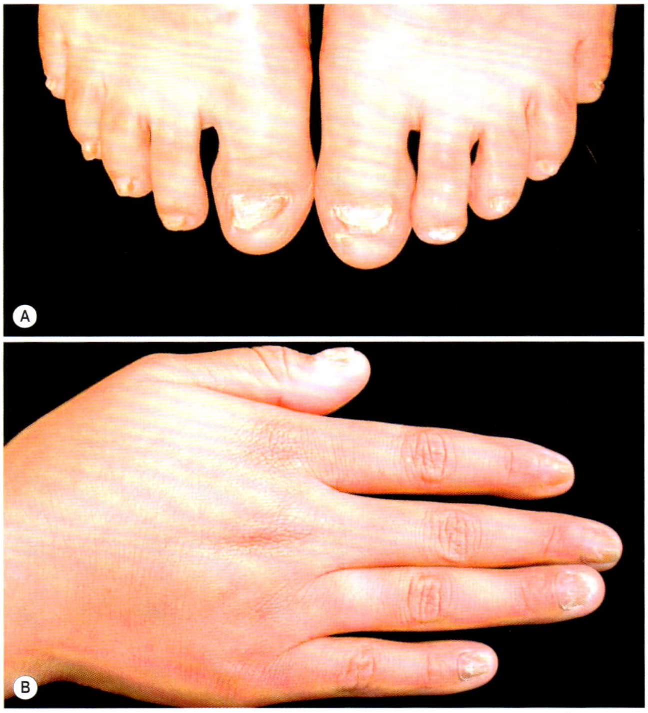

图 22.64 斑秃（**A**、**B**）：该患者 20 个指甲均严重受累（甲肥厚）（Courtesy of L.M. Gómez，MD，Universidad Pontificia Bolivariana，Medellín，Colombia.）

病、艾迪生病、白癜风、遗传性血小板减少症（假性血管性血友病）、重症肌无力、白细胞介素 -1 受体拮抗剂基因多态性、红斑狼疮、自身免疫性多内分泌病-念珠菌病-外胚层发育不良综合征（自身免疫型多腺体综合征 -1）、常见可变性免疫缺陷、复发性多软骨炎、肾-胰腺移植术后服用环孢素和异基因骨髓移植后[21-35]。其他相关情况包括扁平苔藓、过敏性疾病、人类免疫缺陷病毒（HIV）感染、20 甲营养不良、唐氏综合征、巨细胞病毒和 EB 病毒感染、儿童腹腔疾病、化疗、干扰素 α（IFN-α）、利巴韦林、环孢素、利福平、界线类结核样型麻风和眼部的改变（圆锥角膜、无症状点状混浊的晶状体）[22，36-48]。尚有环纹发患者出现斑秃的报道[49]。重症斑秃患者颈背部发生鲜红斑痣的概率增加[50]。

斑秃患者的预后不同，对于个体患者而言不可预测[51]。发作间期长、头发可全部长出的患者预后好。34% ～ 50% 的患者可在 1 年内自发缓解，但多数人不止发作一次[52]。反之，那些持续脱发、缓解期短或缓解不完全的患者预后差。初次就诊时，斑秃的严重程度和对治疗的反应是预后的重要指标[53]。青春期前发病、伴有家族史（25% 的病例）和全秃或普秃的患者预后尤其差[7]。特应性患者的斑秃通常更严重。

## 发病机制和组织学特征

实验研究表明，斑秃是一种器官特异性自身免疫性疾病，通过自身抗体产生细胞免疫导致毛囊免疫豁免失效而发病[54-56]。已经发现针对多种抗原（包括平滑肌细胞、胃壁细胞、甲状腺细胞和毛囊成分）的自身抗体[57-59]。

目前尚不明确该病的发生是否是由于外源性或内源性抗原的暴露以及是否与其对正常或异常抗原表位的免疫反应有关。然而，最近的研究表明，发病机制至少涉及四个方面：

- 生长期毛囊不能维持其免疫豁免（内毛根鞘和毛母质不表达或低表达主要组织相容性复合体Ⅰa 类抗原，并且表现有 NK 细胞的活性抑制），导致抗原表位暴露，启动免疫反应[60-61]。
- 抗原呈递、淋巴细胞活化和对抗原呈递细胞的应答。
- 活化的炎症细胞迁移和毛囊浸润。
- 炎症细胞浸润损伤了毛囊[62]。

神经营养因子是结构和功能相关的一组蛋白质，不但对皮肤神经的发育提供支持，还对毛囊的发育和生长周期的调控起到重要作用。因为神经营养因子及其受体在斑秃的免疫细胞亚群中表达是不同的，故这些蛋白质在发病中可能起一定作用[63]。

有家族史的个体发生斑秃的概率增加提示本病与遗传有关。在普通人群中，本病的表型为不同程度的脱发，不符合孟德尔遗传模式。有人提出斑秃是多基因相互作用的结果，其中主要基因控制对本病的易感性，而其他次要基因决定疾病的表型[64]。

已发现很多自身免疫病与特异的人类白细胞抗原（HLA）相关。目前已有斑秃与 HLA Ⅰ类和Ⅱ类抗原的相关性的研究。已发现最具相关性的是 HLA Ⅱ类抗原（HLA-DR、HLA-DQ、HLA-DP）。这种遗传相关性的分子基础是，HLA 结合自身和外源蛋白性抗原，识别并活化免疫系统。在一项研究中，超过 80% 的病例 DQB1*03 抗原（DQ3）阳性，表明这是一个标记易感性的抗原。此外，在全秃、普秃的患者中，DRB1*0401 和 DBQ1*0301 抗原出现的频率（DR4 和 DQ7）明显增加[65-67]。HLA-DR5 与早发斑秃及严重斑秃相关。

虽然精神应激被认为可以诱发该病，但其对发病机制的影响目前并不明确，而且有争议[68]。据观察，P 物质和神经生长因子可以作为压力诱导的毛发生长抑制作用的主要介质，通过毛囊角质形成细胞的凋亡抑制细胞增殖，并诱导退行期[69-70]。另一方面，土耳其一家医院曾在连续两次地震后研究精神应激和斑秃的关系，结果显示地震后斑秃患者的数量没有增加，提示精神应激并不是斑秃主要的诱发因素[71]。

实验室检查通常不是诊断斑秃所必需的，但是可帮助发现与其相关的疾病，尤其是自身免疫性疾病。轻拉试验和拔发试验显示休止期和营养不良的生长期头发数量增加。残留的生长期毛发生长不良，这是因为持续的炎症导致生长期毛囊提前进入退行期和休止期。变短的生长周期使许多终毛毛囊毛干角化不完全、几乎折断（感叹号状发）[72]。

组织学上，斑秃具有三个基本特征：

- 疾病初期毛囊单位和毛囊数量正常，慢性期和持续期毛囊减少。
- 退行期和休止期毛囊数量增加。
- 在生长期毛囊的毛球和退行期与休止期的毛囊索周围有不同程度的淋巴细胞浸润。

需要注意的是，该病的组织病理学特征取决于疾病所处的时期[73]。

所有在纵切面可观察到的斑秃病理变化在横切面中更易观察（图 22.65）[74-75]。尤其对于观察毛球部的淋巴细胞浸润来说更是如此（图 22.66）。但炎性浸润并不总能见到。能够观察到其他组织学改变的概率取决于取活检时疾病所处的阶段。脱发斑的中心是充分发展的皮损，而在脱发斑边缘靠近正常头皮的部位则是活动期的损害。

## 早期

在该病的早期，退行期和休止期毛囊的数量增加。休止期毛囊数量比休止期脱发中的还多（图 22.67）。在毛囊的毛球周围有不同程度的炎症性淋巴细胞浸润（图 22.66、22.68）。即便在病情活动的皮损内，炎性浸润也可以是很轻微的。这种现象在不典型、弥漫性、匐行性表现时更常见[76]。有时可以见到浆细胞。早期的一个典型特征是在毛囊索和毛球内部出现嗜酸性粒细胞（图 22.69）[77]。最早期的表现是基质上毛球区域中部结构丧失完整性，以及毛球萎缩[78]。毛母质中有淋巴细胞浸润，并出现色素失禁、毛母质细胞坏死和空泡化损伤[79]。炎性浸润在终毛毛囊内最为显著，尤其是位于皮下组织中的毛囊部分（图 22.70）。色素失禁可以非常明显，并导致扭曲的毛球和毛囊周围黑色素团块形成（色素管型）（图 22.71）[80]。炎症细胞是 $CD4^+$ 和 $CD8^+$ T 淋巴细胞的混合[81]。

免疫荧光检查显示，C3、IgG 和 IgM 沿毛囊下段基底膜沉积[82]。一旦毛囊进入退行期至休止期后，炎症细胞浸润即逐渐减少[83]。

淋巴细胞的浸润促进毛囊向退行期和休止期转化。随后毛囊很快又开始另一个生长期，然后重复这一循环。由于这个不断重复的循环及伴随的炎症过程，毛囊会发生两个重要的形态学变化：

- 以毛发变短、角化不充分（铅笔尖样的）为特征的、易受损伤的毛软化。
- 一些生长期毛囊微小化。

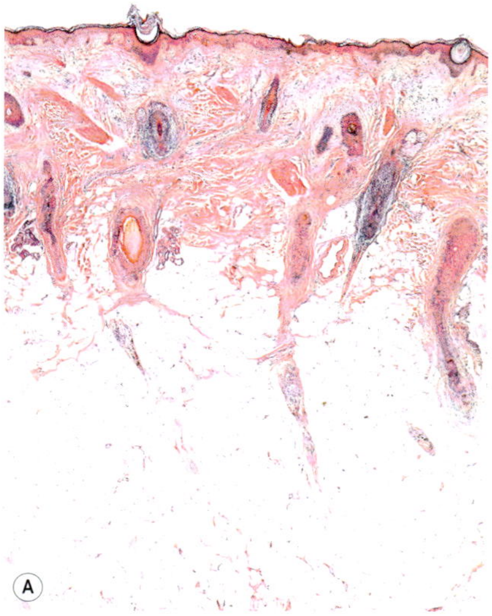


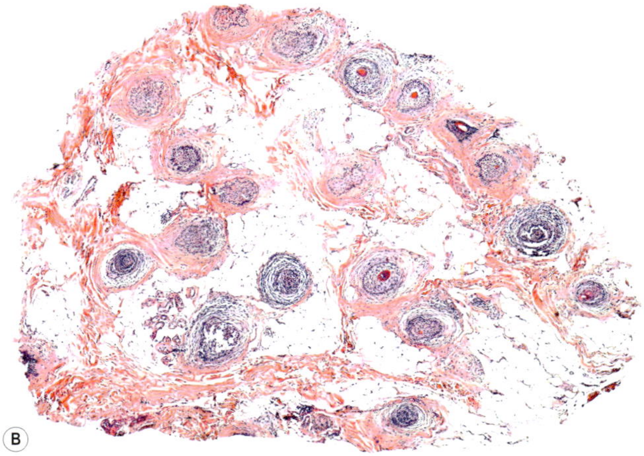


**图 22.65** 斑秃：（**A**）纵切面可见毛囊数量明显减少，注意有淋巴细胞浸润；（**B**）横切面见毛囊密度几乎正常，左上方部分毛囊处于退行期和休止期（Courtesy of J.C. Perez，MD，Hospital Pablo Tobon Uribe，Medellín，Colombia）

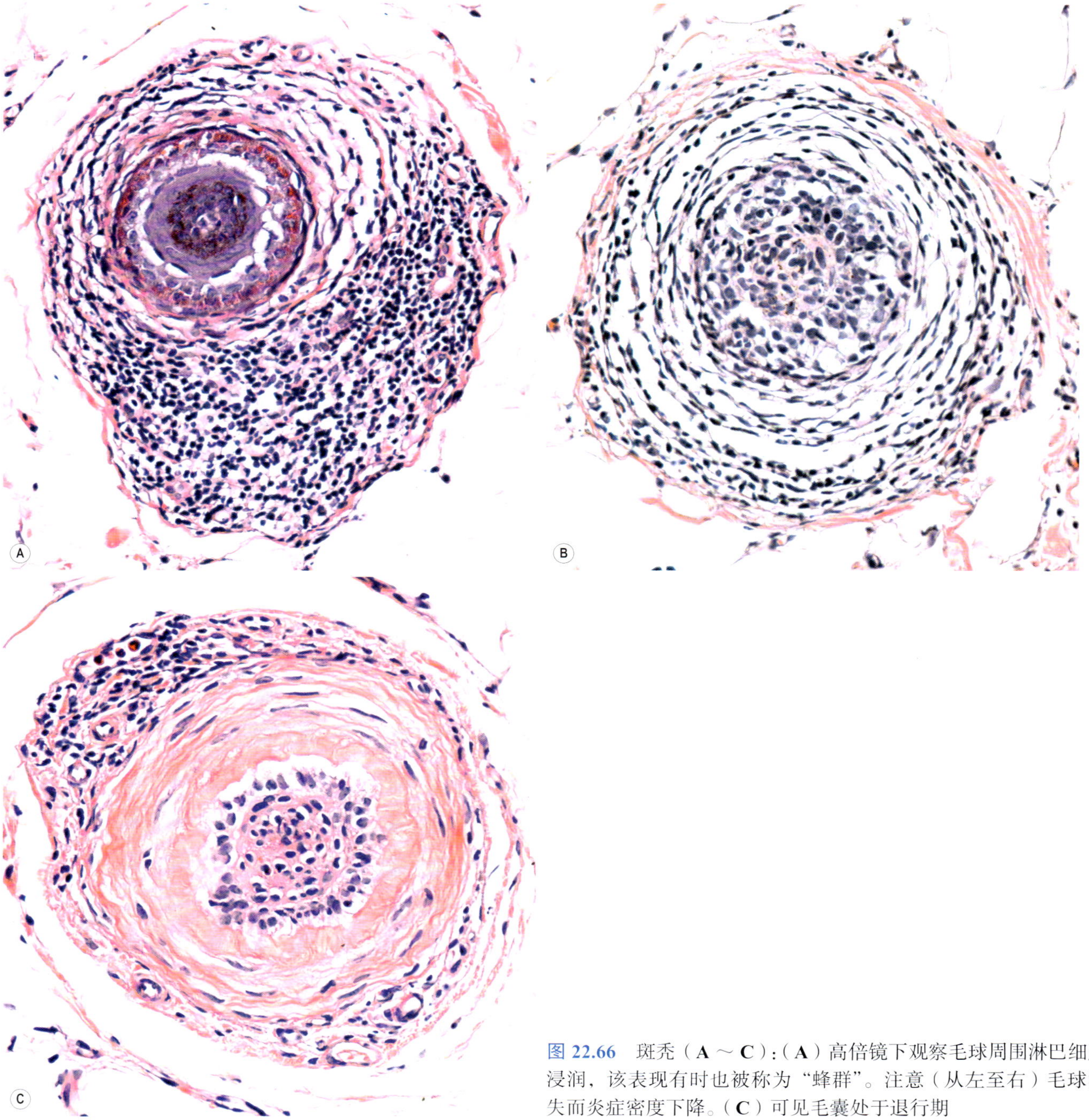


图 22.66 斑秃（A ～ C）:（A）高倍镜下观察毛球周围淋巴细胞浸润，该表现有时也被称为"蜂群"。注意（从左至右）毛球消失而炎症密度下降。（C）可见毛囊处于退行期

## 晚期

在该病晚期，炎症减轻，出现大量微小化的和休止期的毛囊。微小化毛囊的数量逐渐增加，可与生长期末期的毛囊相似。这样的毛发出现在真皮中上部，被称为毫微发。这些毛发代表了介于毳毛和终毛生长期毛囊之间的中间阶段。在水平切片中一般见不到毛干，偶尔会有一个非常细的、角化不充分的毛干（图 22.72）。在切面中，毛干近端看起来较粗糙，而不是正常形状。这一时期的毛发有时会同时表现出生长期、退行期和休止期的组织学特点，并有有丝分裂活动和细胞凋亡的表现。

在持续时间长的斑秃中，多数毛囊处于退行期和休止期。由于炎性浸润不累及这两期的毛囊，所以在皮下组织中可能没有炎症存在（图 22.73）[73，84]。非活动的斑秃可以和雄激素性秃发很相似，有很多微小化的终毛（图 22.74）。

大量毛囊索出现在真皮深层和皮下组织中，可以伴有炎症细胞浸润和黑色素沉着（图 22.75）。有些时候可能会有组织细胞和巨细胞浸润，导致毛囊破坏（图 22.76）。

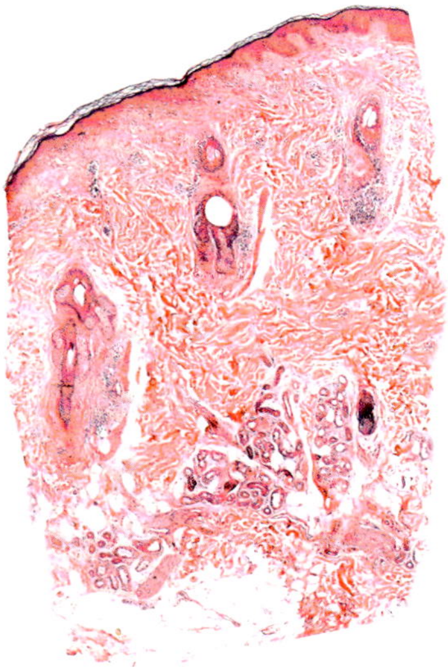

图 22.67　斑秃：休止期毛球的纵切面。可见休止期残留的炎性浸润

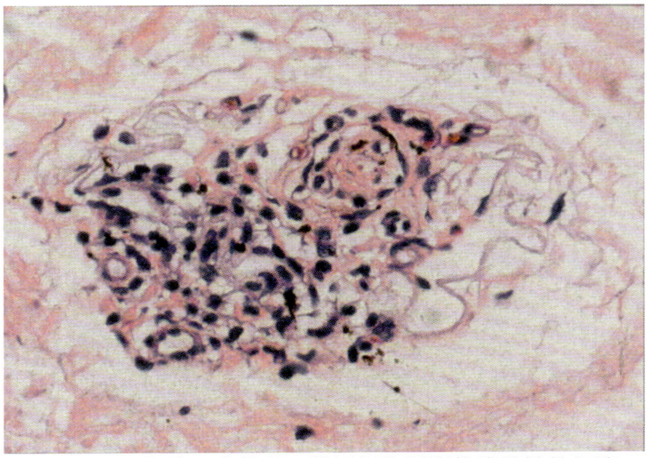

图 22.69　斑秃，毛囊索：淋巴细胞浸润伴嗜酸性粒细胞

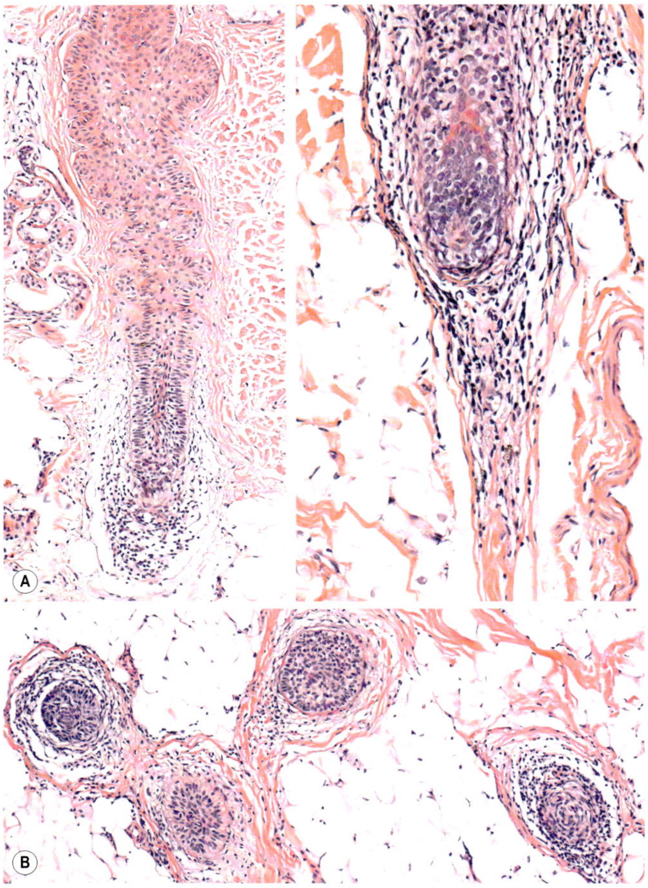


图 22.68　斑秃：受累的毛囊。(**A**) 纵切面。右边的毛囊中有一个毛球的淋巴细胞浸润累及毛囊索；(**B**) 水平切面。皮下组织中的毛囊伴不同密度的淋巴细胞浸润

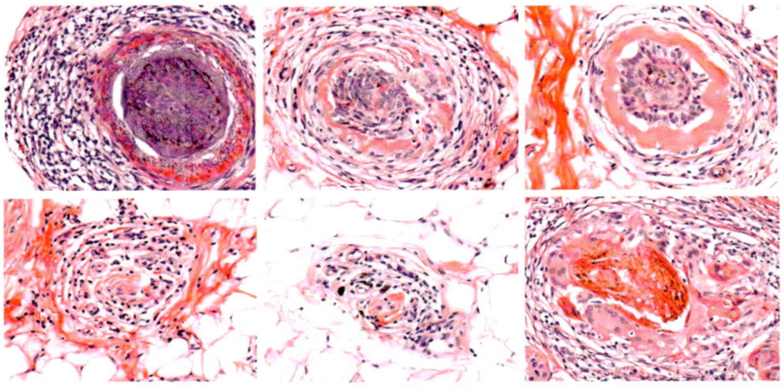

图 22.70　斑秃：图上区见毛球淋巴细胞浸润并在退行期转化为较厚的嗜酸性基膜。图下区见毛囊索淋巴细胞浸润及色素失禁。所有显微照片都是取自皮下脂肪组织平面

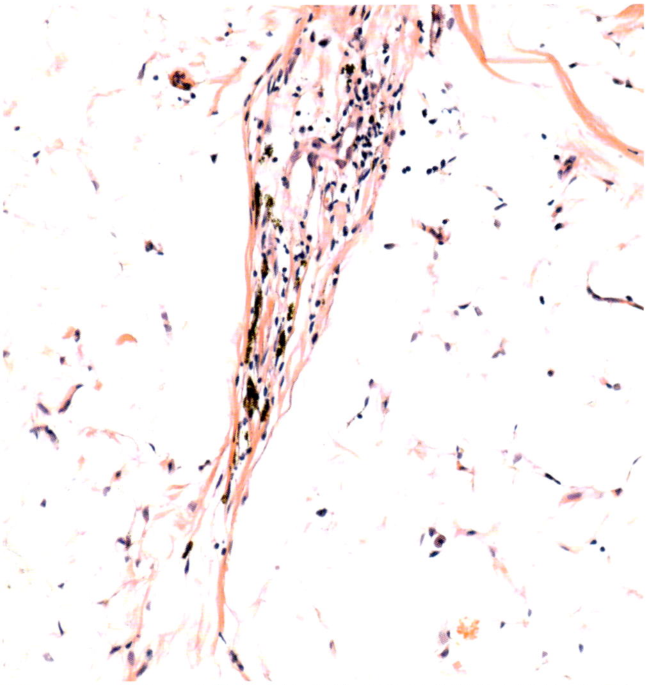

图 22.71　斑秃，毛囊索：注意稀疏的炎症细胞浸润与大量的噬黑素细胞

伴有甲营养不良的患者，其甲活检通常显示为累及近端甲皱襞、甲母质、甲床和甲下皮的淋巴细胞浸润伴炎症细胞外渗和海绵水肿[18]。个别情况下，其组织学表现和扁平苔藓不易鉴别。

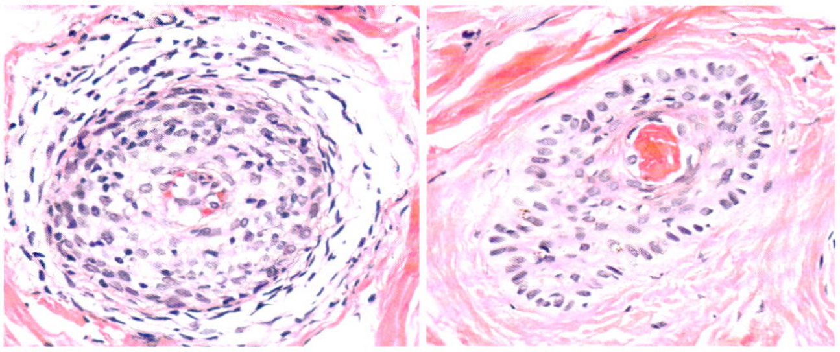

图 22.72 斑秃，脱落期的头发：可见毛干内、外毛根鞘上皮成分融合，厚度减少。在之前毛干的区域可见无定形的角蛋白碎屑

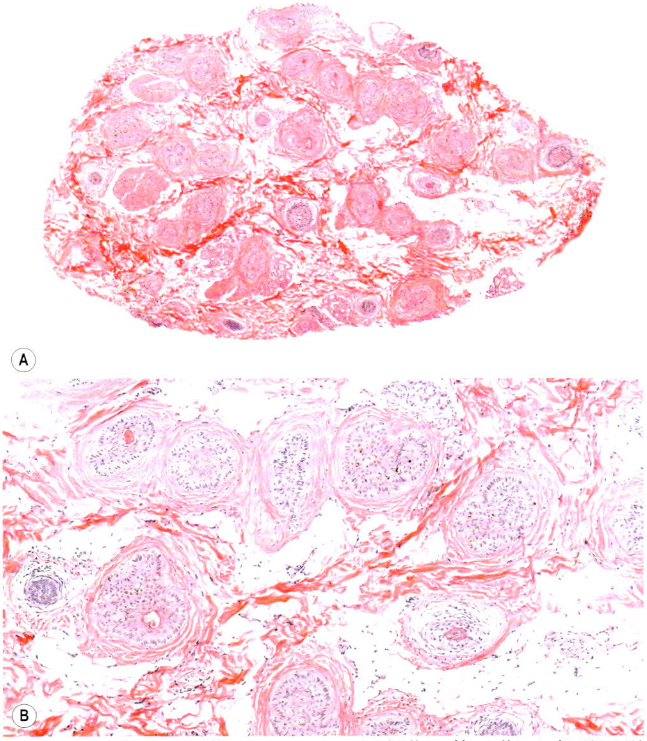

图 22.73 斑秃，后期（**A**、**B**）：退行期 / 休止期毛囊明显增加，毛囊索可见明显的稀疏淋巴细胞浸润

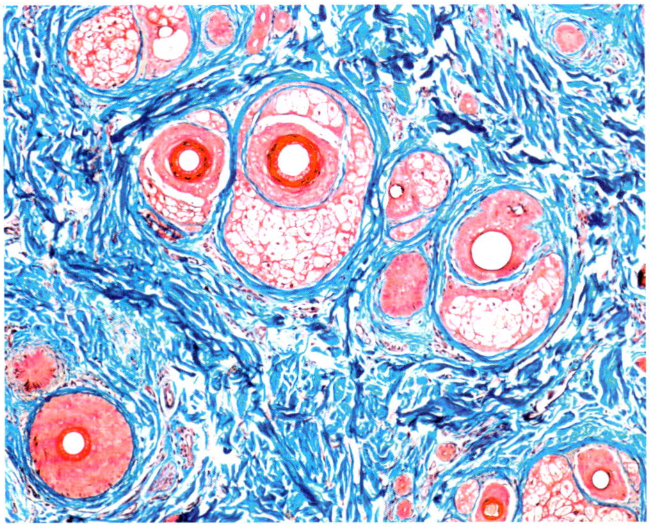

图 22.74 斑秃，后期：由于广泛的毛囊微小化且缺少炎症，其与雄激素性脱发惊人地相似。马松三色染色（Courtesy of C. Uribe，MD，Instituto de Ciencias de la Salud，Medellín，Colombia.）

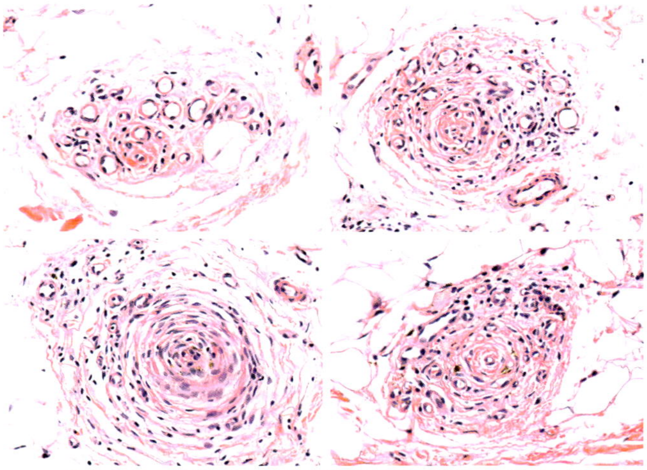

图 22.75 斑秃：不同视野的毛囊索淋巴细胞浸润

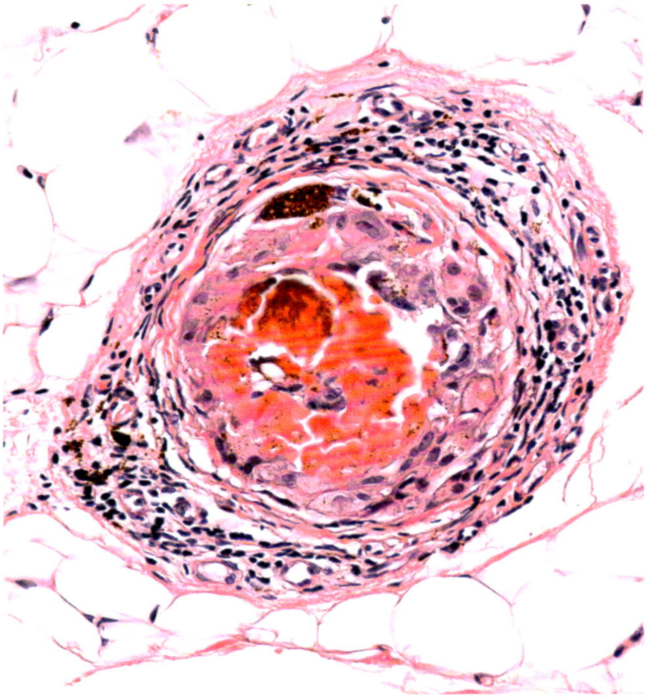

图 22.76 斑秃：由于巨细胞和上皮样细胞的吞噬作用，所有毛球成分均消失。周围的真皮中可见色素

## 鉴别诊断

斑秃的鉴别诊断首先要基于其是局限性还是弥漫性脱发。

对于局限性的脱发，鉴别诊断包括拔毛癖、三角形颞部脱发、梅毒、盘状红斑狼疮、毛发扁平苔藓、假性斑秃和头癣。

拔毛癖可以和斑秃非常相似，但前者显微镜下可见较多的色素管型，没有微小化毛发，炎性浸润轻微。三角形颞部脱发临床和组织学上都没有任何炎症表现，并没有多余的休止期或退行期毛囊。梅毒性脱发可以和斑秃非常相似，但临床上脱发斑中的头发很少全部脱落。组织学上对这两种疾病无法彻底区分，两者都有毛球周围包括浆细胞在内的炎症细胞浸润。对难以鉴别的病例，应进行血清学检查。

盘状红斑狼疮和毛发扁平苔藓炎症更显著，导致瘢痕性脱发，伴有界面改变和终毛毛囊的永久性消失[85]。直接免疫荧光检查对于前者的确诊很有帮助。同样，真皮的黏蛋白沉积对盘状和系统性红斑狼疮的诊断也是一个线索。需要注意的是，这两种疾病都可以和斑秃同时发生。红斑狼疮患者斑秃的发病率甚至可以达到 10%[86]。临床尚有狼疮性脂膜炎激发斑秃的病例[87]。假性斑秃有广泛的瘢痕形成，伴有终毛毛囊消失和毛囊上段轻度炎症细胞浸润。头癣也表现出毛囊上段的炎性浸润，包括中性粒细胞、淋巴细胞和组织细胞。通过过碘酸-希夫（PAS）染色和使用沙保琼脂培养基进行培养，通常比较容易发现附着于毛干的真菌。

弥漫性斑秃的主要鉴别诊断是休止期脱发和雄激素性秃发。临床上即使是最严重的全秃和普秃，也会看到孤立的小丛头发，可以和休止期脱发相鉴别。组织学上休止期脱发没有炎症，并且休止期毛囊的数量显著增加。对于雄激素性秃发，组织学表现上可以与慢性斑秃非常相似，前者的微小化毛囊可以非常广泛。但是，缺少淋巴细胞浸润、临床表现不同有助于两者的鉴别诊断。

# 外伤性脱发

外伤性脱发是因物理因素作用于头皮组织，导致从短暂性脱发到永久性脱发等不同程度的脱发。该部分将回顾病理检查有助于明确诊断的创伤性脱发。该类脱发主要包括拔毛癖、压力性脱发和牵引性脱发。

# 拔毛癖

## 临床特征

拔毛癖在 1889 年由 Hallopeau 初次描述[1]，是因牵拉头发造成的外伤性脱发的一种亚型[2]。该病主要影响年轻女性，但也可见于老年人和儿童，包括幼儿[3-5]。虽然有患者承认自己牵拉头发，但在作者的经验中，绝大多数患者都断然否认这一行为。因此需要对患者进行彻底的精神检查并了解详细的心理学病史。

拔毛癖是一种慢性精神疾病，其严重程度和表现不同，常给患者带来严重的情绪和社交方面的影响。拔毛癖与强迫症有一些共同特征[6]。严重的病例可同时伴更严重的人格障碍，包括自残、食毛癖和毛石（Rapunzel 综合征）[7-8]。少数患者中，这种拔毛的强迫行为不仅限于头皮，还可累及阴毛、眉毛、睫毛，甚至鼻毛[9-11]。

拔毛癖可能与强迫症一样常见，3% 的美国人受其影响。其亚临床的形式也非常常见，10 个美国人中可能有 1 人有该表现[12-14]。

有两种模式的慢性拔发。最严重的、毁容的类型是患者由于消极的情感状态，在短时期内拔去大量毛发。其次的类型是患者在非活动时和社会活动时，如看书、看电视、打电话等过程中拔发[15]。

拔毛癖患者毛发脱落的形式是多种多样的，从只有一个孤立的脱发斑［“僧侣塔克征（friar Tuck sign）”］到累及整个头皮的多发的几何图形样脱发区（图 22.77 ~ 22.79）。与斑秃不同的是，这种脱发通常不完全。每个受累区域都有头发的脱落，但并不全部脱失，用放大镜观察可以发现残留细小的无色素毛发。有时可以有红斑、脓疱形成或外伤性表皮剥蚀（图 22.80）。发现其他区域受累的情况并不少见（图 22.81）。

由于拔毛癖的脱发残留的毛发很短，采用轻拉试验和拔发试验一般不能获得头发。通过这些检查从脱发区边缘获得的头发是正常的。

毛发窗检查对于拔毛癖的诊断是非常有用的。该技术是在头皮上剃 2.0 $cm^2$ 的区域，使患者不能从这个区域拔到头发（枕部）。如果可能的话，检查区域应该选择在周围的毛发可以遮盖的地方（图 22.82）。如果 1 周以后该区域的头发生长正常就可以确诊为拔毛癖。之所以在 1 周后对头发的生长进行评价，是因为此时正常长出的头发还很短，患者不能拔到。头发每月生长约

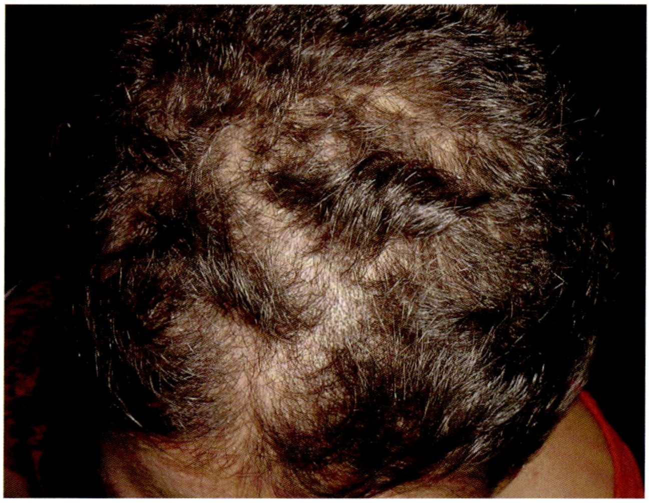

图 22.77 拔毛癖：轻症患者的小片状脱发（Courtesy of L.M. Gómez，MD，Universidad Pontificia Bolivariana，Medellín，Colombia.）

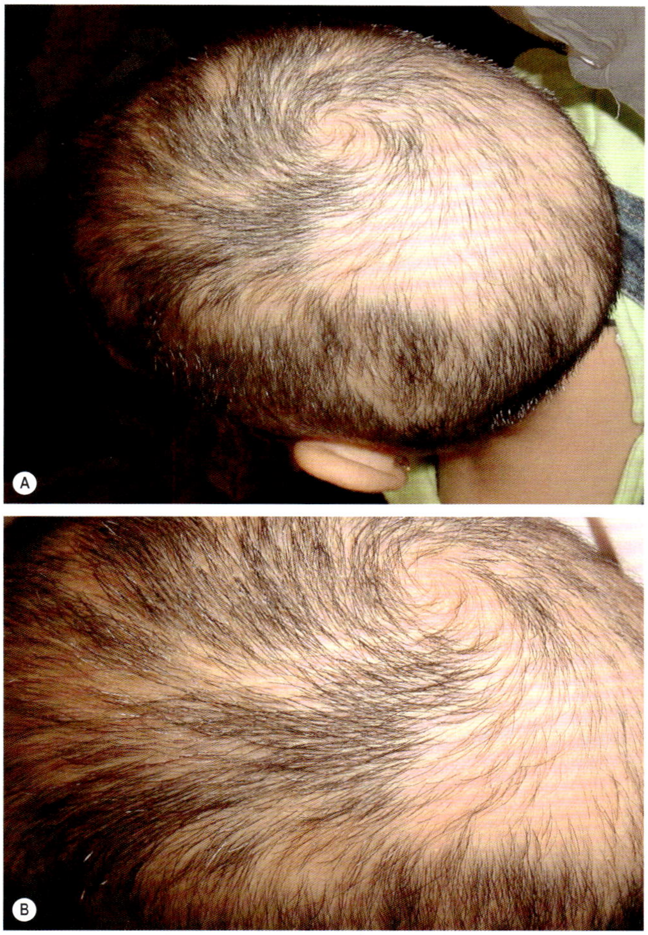

图 22.78 拔毛癣：（A、B）有明显脱发的儿童（Courtesy of L.M. Gómez，MD，Universidad Pontificia Bolivariana，Medellín，Colombia.）

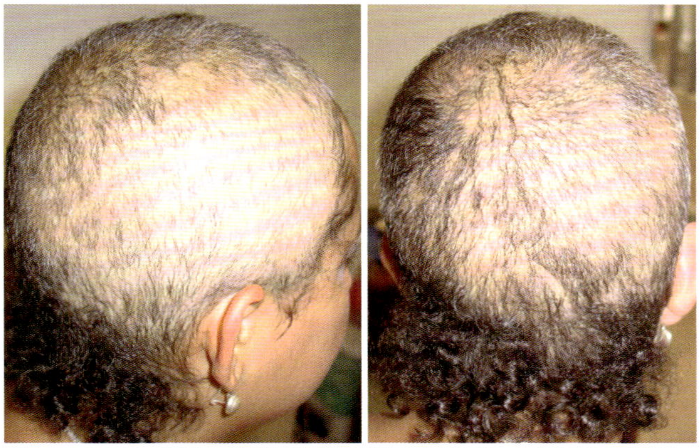

图 22.79 拔毛癣：病情严重的青少年患者，表现为更明显、广泛的脱发（Courtesy of J. Cadavid，MD，Clinica Medellin，Medellín，Colombia.）

1 cm，因此 1 周时头发平均应为 2.5 mm 长。然而，对于每个个体，头发的生长速度会有差异[16-17]。

个别拔毛癣患者头皮广泛受累时，可出现虫蚀样表现，此时有必要进行血清学试验，以排除梅毒的可能[18]。

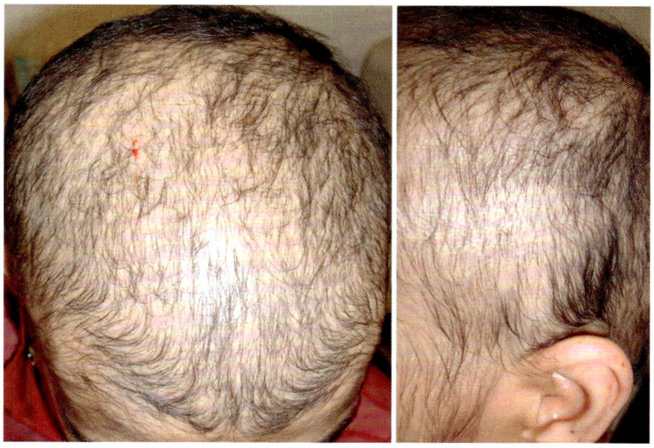

图 22.80 拔毛癣：注意左边的抓痕

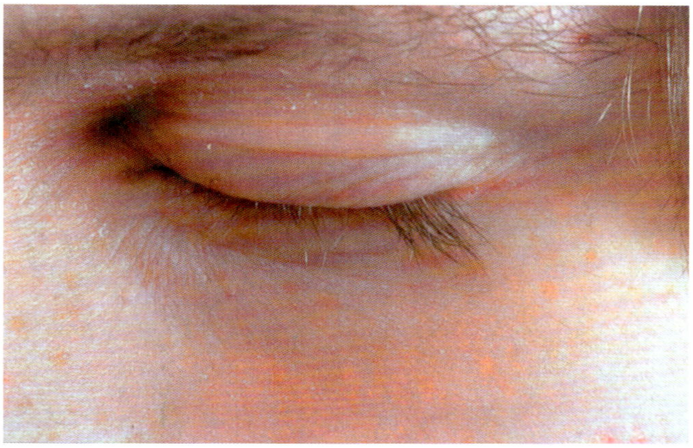

图 22.81 拔毛癣：很多睫毛被拔出（Courtesy of the Institute of Dermatology，London，UK.）

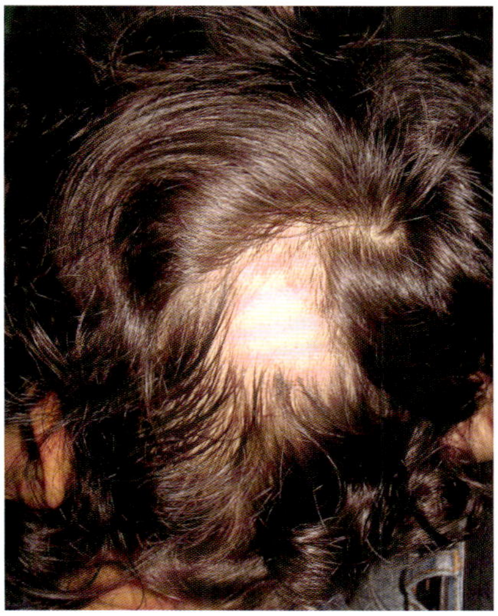

图 22.82 毛发窗检查：将 1.5 cm×1.5 cm 的小片头皮剃光，等待 1 周后进行评估，观察是否有头发的生长（Courtesy of M.S. Aluma，MD，Medellín，Colombia.）

## 组织学特征

拔毛癣在组织学上很有特征，大多数病例都可以通过组织学改变结合临床表现作出诊断。在横切面中，很容易观察到 3 个重要的组织学改变：

- 休止期毛囊（74% 的病例）

• 色素管型（61% 的病例）
• 外伤性毛囊（21% 的病例）

活检最好在头发拔掉后 2 个月内进行。活检应包括多个部分，因为可能只有个别部分有特征性的改变[20]。

在显微镜扫视下，最突出的特点是退行期或休止期的毛囊比例很高，没有明显炎症（图 22.83）。

受累的毛囊很容易识别，因为这些毛囊中有深红色的角蛋白，外毛根鞘出现广泛的凋亡（图 22.84）。弹性染色对识别毳毛和生长期终毛毛囊的内毛根鞘很有帮助，并有助于发现退行期毛囊（图 22.85）。

色素管型来源于毛母质中含色素的细胞，这些细胞受到牵拉而移动，移位到毛囊的浅层部分（图 22.86 ～ 22.88）。色素管型位于漏斗水平或在毛囊口中，并伴有角化过度（图 22.89）。这种改变在斑秃患者中偶尔可以出现，在色素较浅，如金发或红发的人群中不易观察到[21]。另一个可以观察到的形态学变化是毛干内的纵裂。这种裂隙中充满蛋白类物质和红细胞。组织学表现像是圆形汉堡包（“汉堡包征”）[22]。

毛软化表现为毛囊扭转、变小和角化不全，伴毛囊壁不均匀增厚（图 22.90）。可能会出现不规则的色素沉着[23]。尽管拔毛癖的毛囊有很明显的解剖学和生理学改变，但炎症很轻微[24]。

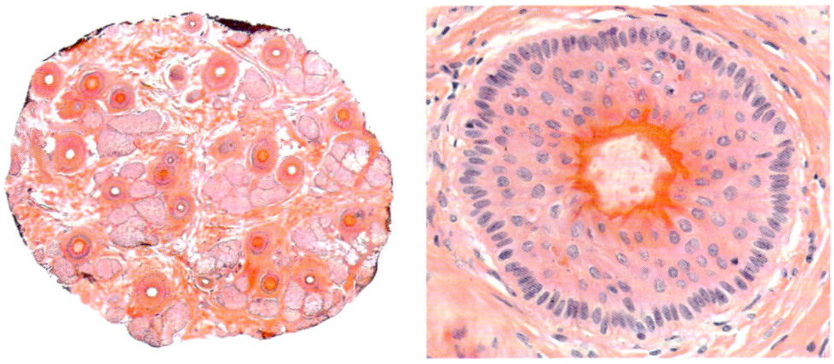

图 22.83 拔毛癖：水平切面。（左）除残余的生长期毛囊外，有明显的带有明亮的嗜酸性中心的退行期毛囊；可见凋亡小体（右）。没有明显的炎症

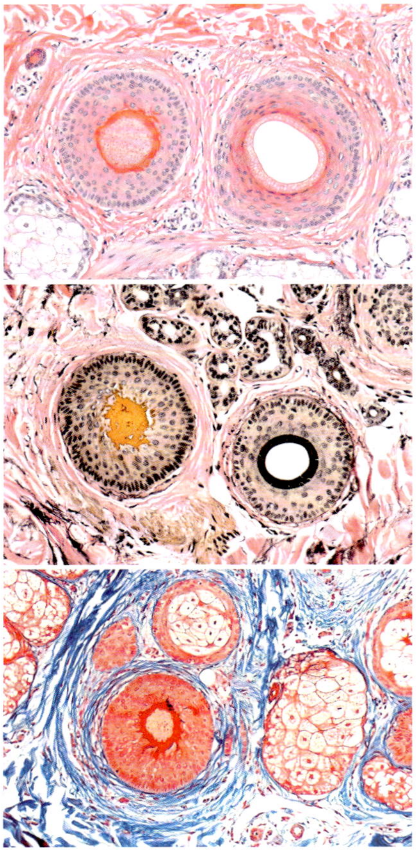

图 22.84 拔毛癖：水平切面。HE 染色（上）、弹性纤维染色（中）和马松三色染色（下）下显微照片在中等倍率下可见几个退行期毛囊

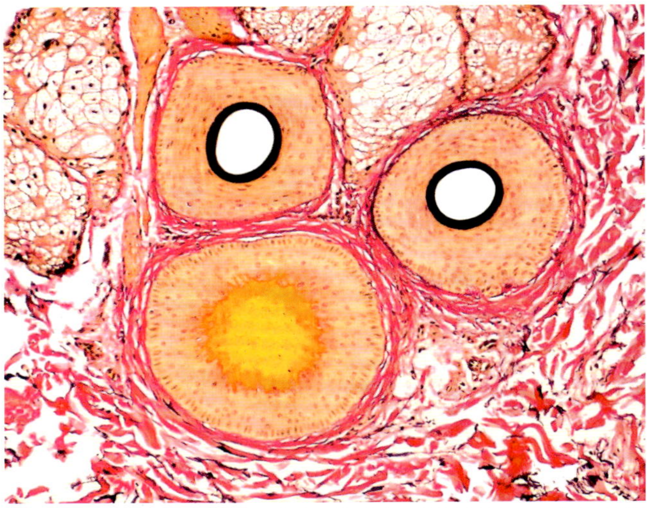

图 22.85 拔毛癖：该区域顶部终毛处于生长期，有明显的黑色的内毛根鞘。该区域下部是内毛根鞘消失的退行期毛发，可见明显的黄色角化（弹性组织染色）

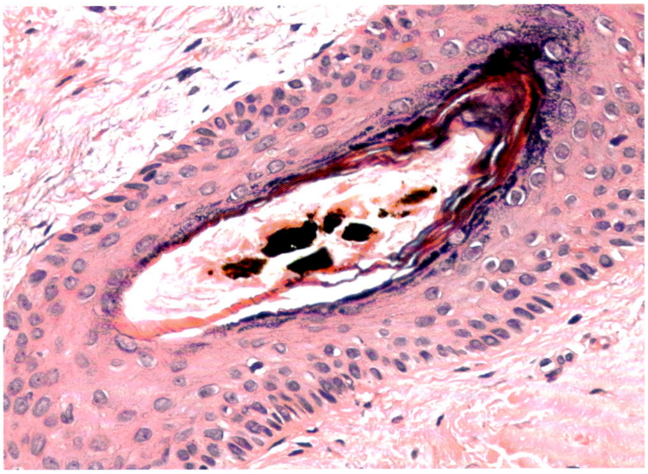

图 22.86 拔毛癖：漏斗状扩张伴色素管型

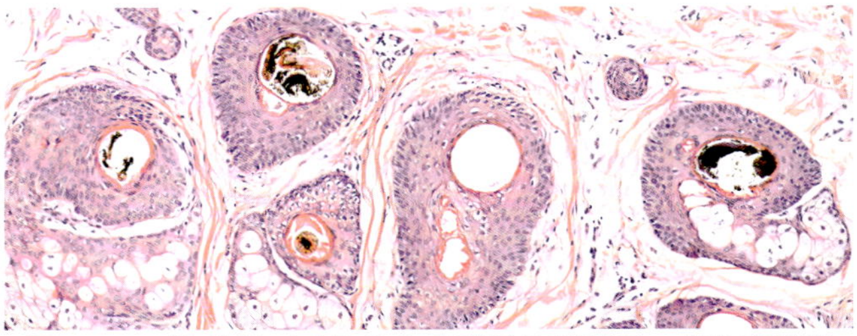

图 22.87 拔毛癖：可见几个毛囊漏斗部切面，有色素管型

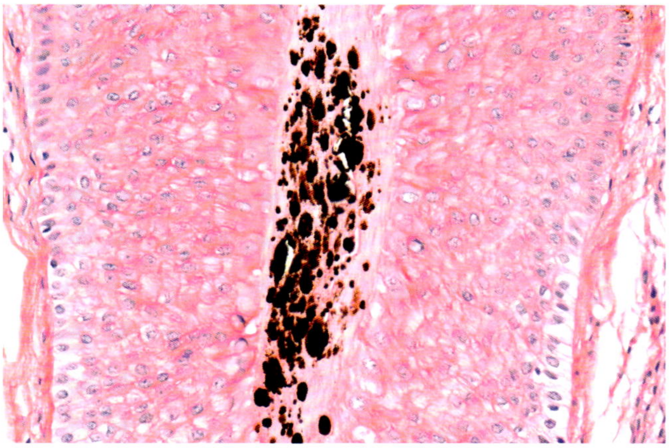

图 22.88 拔毛癖：色素管型的近距离特写

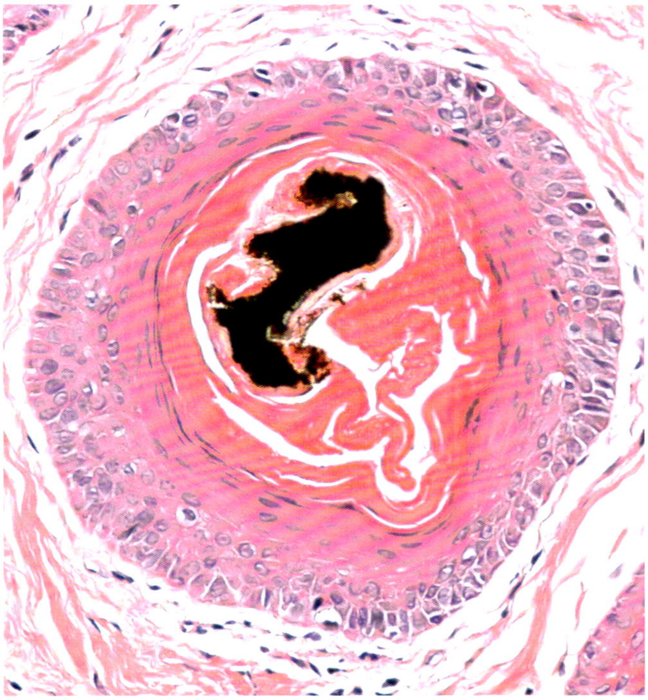

图 22.89 拔毛癖：可见有漏斗部扩张、厚度不一的内毛根鞘、明显角化和色素管型

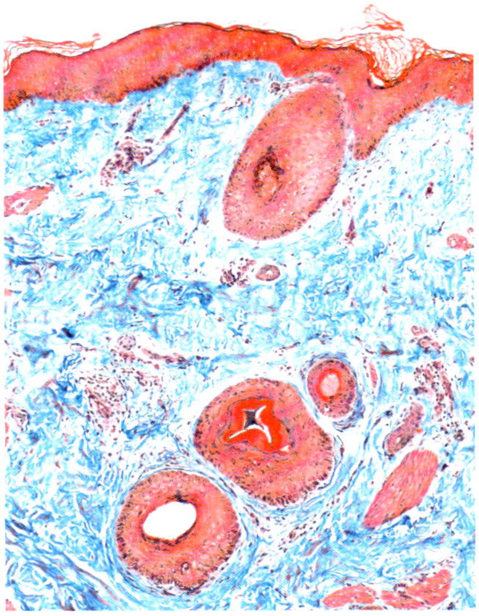

图 22.90 拔毛癖：该图通过毛囊不同切面显示其不规则的厚壁。马松三色染色

其他组织学改变包括色素沉着的毛囊索和毛囊周围出血（图 22.91）。

## 鉴别诊断

对于外伤性脱发，尤其是拔毛癖，临床和组织学上最需要鉴别的是斑秃。斑秃有时候也可以发现色素管型和毛软化。然而斑秃的毛软化很轻微，同时还可见休止期毛囊、小的生长期毛囊和毛球周围炎症细胞浸润[25]。梅毒性脱发在临床上可以和拔毛癖相似，然而拔毛癖的组织学改变——色素管型、毛软化和没有炎症细胞浸润使鉴别并不困难。对鉴别有困难的病例，则应进行血清学检查。

还有两种需要鉴别的情况，一种是由于强迫症行为，用剪刀或剃刀剪断头发的剪发癖；另一种是不断摩擦头皮导致毛干损伤的摩发癖。与后者相关的表现是由于衣物（如袜子和裤子）或床的持续压力导致的摩擦性脱发。后者缺乏有诊断意义的组织病理学特征，组织学表现正常[26-28]。

# 压力性脱发

## 临床特征

Abel 和 Lewis 在 1960 年首先描述了术后（仰卧或压力）脱发[1]。压力性脱发是一种少见的手术并发症，集中出现在接受麻醉的成年人，主要是由于长时间无意识的头部固定而出现枕部脱发。压力导致组织缺氧和缺血。大多数情况下脱发是暂时的，但少数情况下是永久性的。压力性脱发多与多种外科手术和治疗过程相关，偶尔在重症患者或昏迷患者中出现[2-5]。

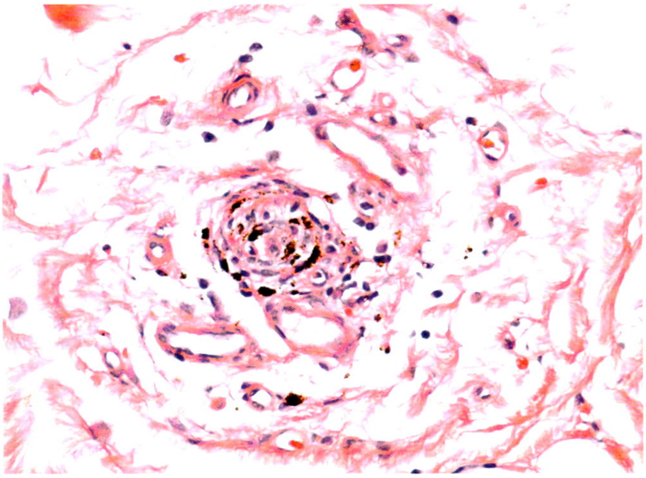

图 22.91 拔毛癖：有色素沉着的毛囊索。与图 22.75 对比

出现这种情况的患者通常会在手术后 24 h 内有顶枕部疼痛和压痛的主诉。这些患者会在手术后 3 ～ 28 天内结束脱发过程。大多数情况下，该病有自限性，毛发常在 12 周内再生。然而，也有出现永久性脱发的报道[6]。

## 组织学特征

早期的组织病理学表现为血管内血栓形成和组织坏死。随后，显微镜下表现的共同的特征包括出现色素管型、退行期毛囊、噬黑素细胞和凋亡小体[7-8]。

## 鉴别诊断

该病仅通过临床过程就比较容易与其他原因引起的斑片状脱发相鉴别。然而，术中透视成像过程导致的慢性放射性皮炎可能造成鉴别诊断方面的问题。对于这种情况，辐射暴露史和与匐行性脱发模式相似的沿头皮边缘的秃发斑是重要的线索。出现这一脱发模式是因为该区域接受到的射线剂量最高[9-10]。

# 牵引性脱发

## 临床特征

牵引性脱发是另一种形式的外伤性脱发，继发于牵拉应力，组织学模式与拔毛癖相似。该病是一种可逆性的脱发，在成人和儿童中出现[1]。如果牵引严重并持续，该病可能会导致瘢痕性脱发，形成永久性脱发。该病的原因多种多样，往往涉及文化习惯和化妆习惯。最重要的原因是继发于梳理方式，如过度梳理、织发、扎发过紧、马尾 / 猪尾辫、包子发（发髻脱发）、编发或使用弹性发带[2]。牵引性脱发在非洲裔个体非常常见（图 22.92）[3-4]。

牵引性脱发的其他亚型可以出现在带护士帽的护士以及带头巾的锡克教男性[5-6]。这种脱发还被公认是暴力折磨的特征。

脱发通常发生在额叶和颞区，但主要取决于所对应的发型。在紧扎式的发型边缘尤其明显，并随时间推移，分界线逐渐扩大（图 22.93）[8]。

## 组织学特征

牵引性脱发在病理学上与拔毛癖非常相似，但表现不如拔毛癖严重。可以见到退行期和休止期的毛囊数目增加（图 22.94）。毛囊的密度正常，无明显炎症细胞浸润。毳毛数量没有明显增加。毛软化和色素管型不常见。不管是拔毛癖还是其他任何类型的牵引性

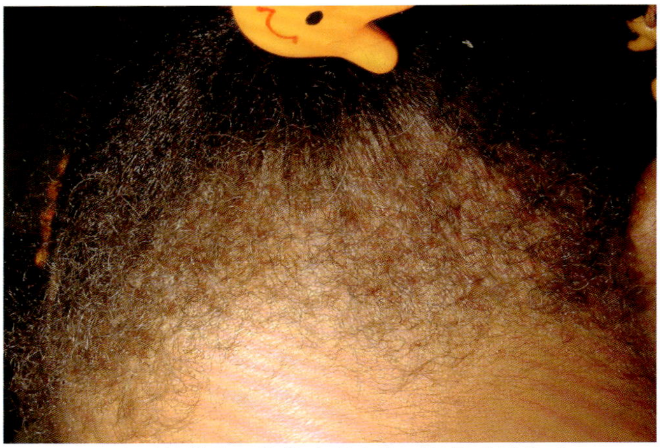

图 22.92 牵引性脱发：发带束紧头发可以导致脱发（Courtesy of L.M. Gómez，MD，Universidad Pontificia Bolivariana，Medellín，Colombia.）

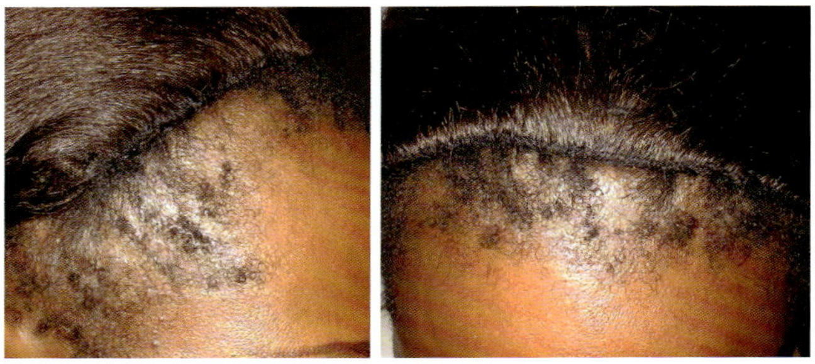

图 22.93 牵引性脱发：马尾辫长期牵拉导致严重的前额脱发。可见明显改变（Courtesy of J. Cadavid，MD，Clínica Medellín，Medellín，Colombia.）

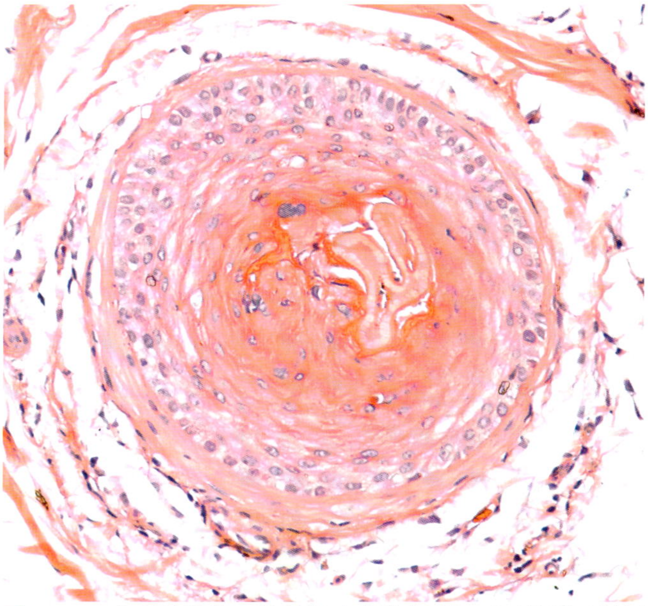

图 22.94 牵引性脱发：退行期毛囊的水平切面可见明显损坏的内毛根鞘

脱发，最终都可能出现毛囊纤维化和毛囊缺失而导致永久性脱发[2，8]。

### 鉴别诊断

早期牵引性脱发的病理特征类似于拔毛癖，但病理变化轻微。晚期牵引性脱发往往难以从组织学上和晚期瘢痕性脱发区分。在难以鉴别时，相关的临床信息非常重要[8]。

## 老年性脱发

### 临床特征

老年性（衰老、更年期）脱发很有可能是一种生理活动，因为大多数老年人出现毛发色素减少（白发），并有弥漫性毛发减少，头皮、腋下和会阴区毛发的密度和厚度下降（图 22.95）[1-3]。虽然年龄对毛发总数的预测价值有限，但一般情况下出现这种类型的脱发都是在 50 岁之后[4]。患者没有秃发的家族史。在有些动物模型，如雌性松鼠猴（*Saimiri boliviensis boliviensis*）中，已经观察到了老年性脱发[5]。

轻拉试验 / 拔发试验结果是正常的，没有休止期毛发数量的增加。

### 组织学特征

横切面对诊断老年性脱发很有用，尤其是从两个不同的部位进行活检时，因为这样可以对病情进行比较分析，区分是弥漫还是局限的脱发[1]。

组织学上，毛囊单位和终毛毛囊的数量减少，终毛与毳毛的比例和生长期与休止期毛囊的比例是正常的（图 22.96）。

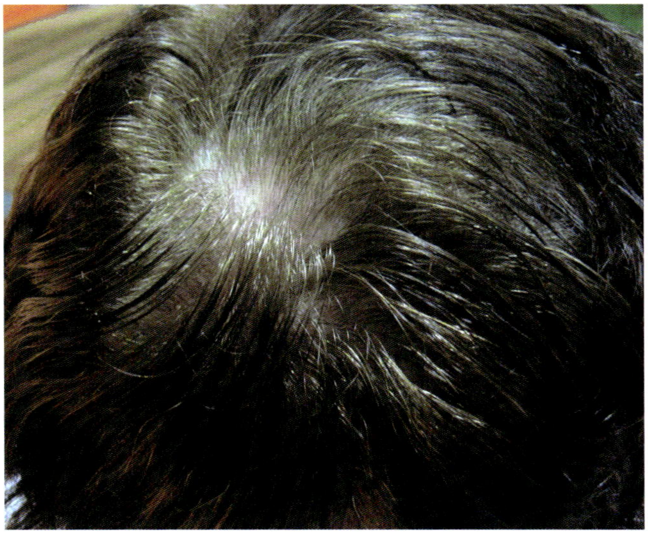

图 22.95 老年性脱发：头发的密度下降在头皮毛发较稀疏的区域更明显

### 鉴别诊断

该病与休止期脱发及雄激素性秃发进行鉴别有时可能有困难，但出现弥漫性脱发、毳毛数量增加而休止期毛发比例并不增加都提示是老年性脱发[6]。

## 休止期脱发

### 临床特征

休止期脱发在正常和病理情况下均可发生，因此很难有一个统一的定义。一般而言，休止期脱发是指毛发生长期提前终止，很快进入退行期和随后的休止期。

休止期脱发最早是 1961 年由 Kligman 提出的，指不同情况下休止期毛发脱落增加，并且不伴任何特殊疾病的现象[1]。休止期脱发的特点是弥漫性脱发。该病有两种临床表现形式：一种是急性自限性过程，持续不到 6 个月，通常由一个明确的事件诱发；另一种是持续时间较长，病因不明的慢性过程。这两种临床类型的组织病理学表现是相似的[2]。

急性休止期脱发可以由众多原因和疾病诱发，如：

- 生理过程，如新生儿和产后、严重的心理压力

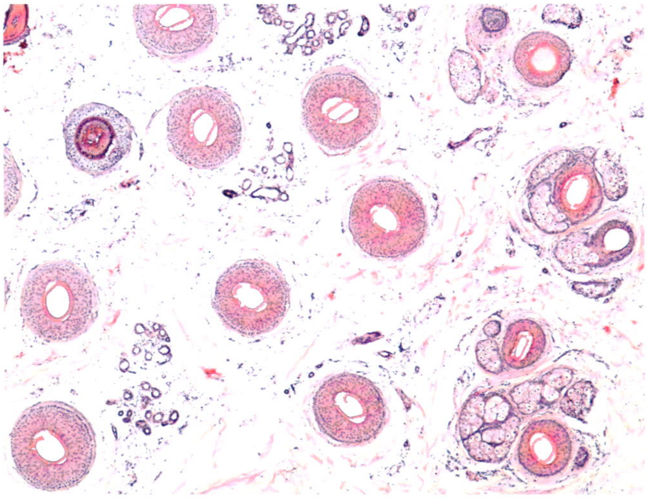

图 22.96 老年性脱发：毛囊和毛囊单位数量下降，而终毛和毳毛比例、生长期和休止期毛囊的比例正常。可见毛囊单位间明显的结缔组织增生，注意不要与瘢痕性脱发相混淆

及不良的饮食习惯；

- 病理过程，如脊髓损伤、高热（疟疾、黄热病和伤寒）、严重的系统疾病、大手术、麻醉、败血症、HIV-1感染、早期雄激素性秃发、甲状腺功能减退、甲状腺功能亢进、缺铁性贫血、嗜酸性粒细胞增多-肌痛综合征、霍奇金淋巴瘤、头皮的接触性皮炎和饮食失调[3-16]。

许多药物也可引起休止期脱发。最相关的是降血脂药物、维A酸、抗凝血剂、抗甲状腺药物、抗惊厥药、重金属、普萘洛尔、纳多洛尔、美托洛尔、米诺地尔、口服避孕药、肝素、氯贝丁酯、水杨酸、庆大霉素、烟酸、呋喃妥因、维生素A、阿苯达唑和IFN-α 2b[1, 17-22]。与休止期脱发相关的药物名单不断增加，可在专门的目录中查询[23]。药物引起的脱发往往是可逆的，可以表现出各种形式，如休止期脱发、生长期脱发，或两者同时存在[24-25]。

临床上还有过随季节变化脱发（季节性脱发）的病例报道[26]。

大多数患者为成人，主要是女性，儿童也相当常见[27-28]。曾有报道休止期脱发伴有头皮疼痛[29]。

查体时，患者表现为弥漫性、非炎症性脱发，涉及整个头皮（图22.97～22.99）。脱发开始于诱发事件发生后3～4个月，然而并不会发生全部头发的脱落（图22.100）。休止期脱发可与雄激素性脱发伴发。

轻拉试验和拔发试验显示休止期头发数量增多（图22.1、22.3）。每个个体休止期头发的数量是不同的，而且随病情的演化阶段而不同。拔发试验显示休止期头发增多，而到了晚期阶段则是正常的。终毛中休止期头发的比例正常上限是20%～25%[3]。所有区域轻拉试验都是阳性的（图22.101）。

由于很多疾病都可以导致休止期脱发，因此详细

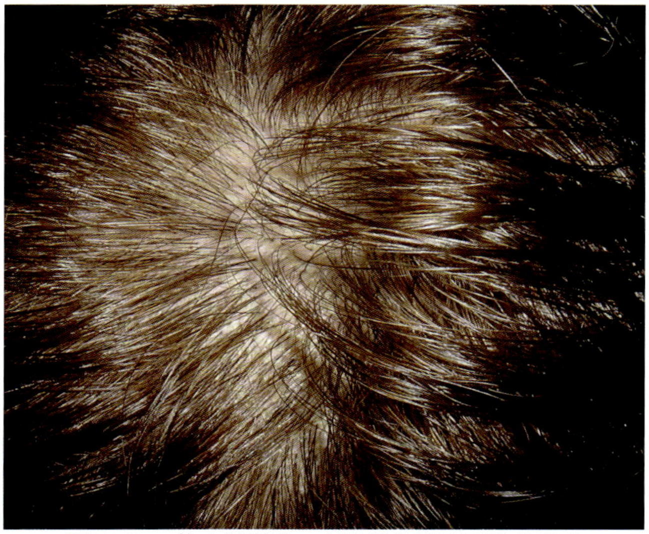

图22.97 休止期脱发：有弥漫性脱发而没有炎症

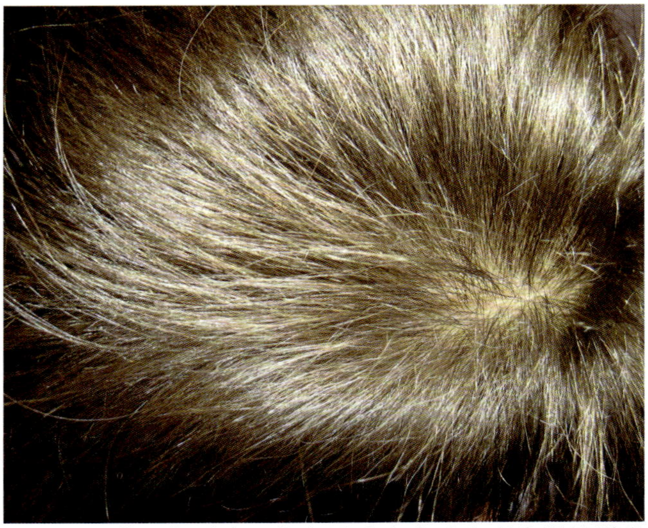

图22.98 休止期脱发：儿童严重疾病后出现弥漫性脱发（Courtesy of A. Londoño，MD，Universidad Pontificia Bolivariana，Medellín，Colombia.）

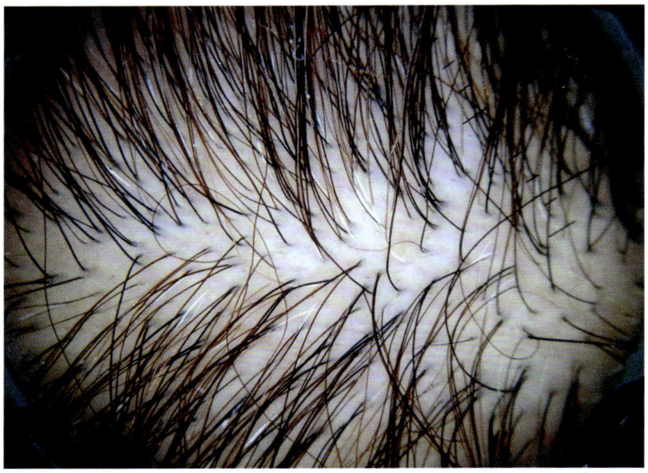

图22.99 休止期脱发的皮肤镜表现：毛囊密度低于往常，无毛囊口炎症或毛囊口消失的表现（Courtesy of L.M. Gómez，MD，Universidad Pontificia Bolivariana，Medellín，Colombia）

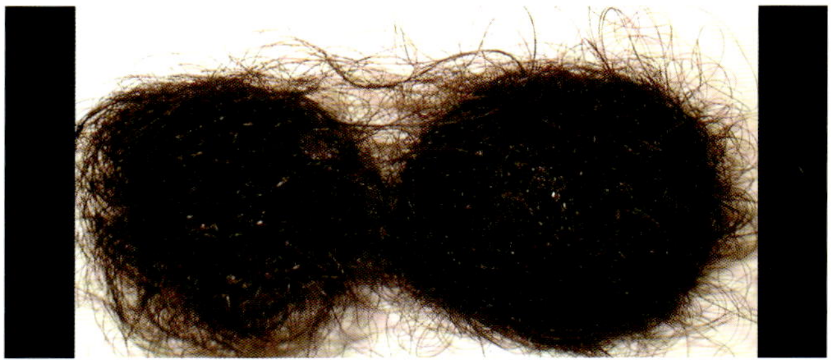

图22.100 休止期脱发，每日脱落发计数：在10天内患者收集其脱落的头发，尽管有大量头发脱落，但患者没有区域性的脱发（Courtesy of J. Cadavid，MD，Clínica Medellín，Medellín，Colombia）

的病史询问非常必要。为了明确病因，诊断性检查也很必要。通常需要进行实验室检查，以确认或排除一些亚临床疾病，如甲状腺功能减退症、系统性红斑狼

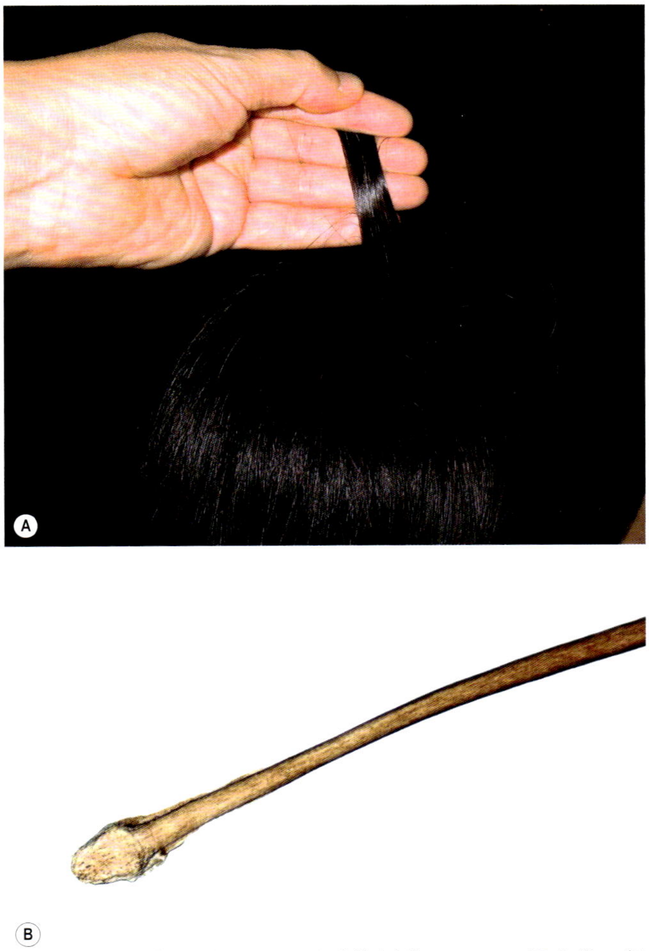

图 22.101　轻拉试验：(**A**) 用手指抓住 20 ～ 30 根头发，轻轻拉动。可以得到的唯一一种头发应该是处于休止期的头发；通常获得的头发是总数的 10%，或是 30 根中的 2 ～ 3 根。生长期的头发紧密依附于头皮。每次轻拉得到的头发增多表明有毛发异常（休止期脱发）。(**B**) 处于休止期的头发很容易辨认，因为它们呈火柴棒状

疮或梅毒[2]。

有些研究发现，休止期脱发、雄激素性秃发、斑秃女性患者的铁蛋白减少、血清铁蛋白水平降低。由于其他的研究没有发现任何缺铁与脱发之间的关系，这种现象对临床和治疗的意义尚不清楚。目前，如果在临床上没有贫血的证据（月经期间的女性、素食主义者、女性贫血史），则对于脱发患者并无足够依据进行全面的缺铁相关检查[30-32]。

有些患者，尤其是绝经后的中年女性，可能会出现一种病因不明、病情波动的慢性休止期脱发，持续超过 6 个月，其特点是弥漫性脱发和发量减少，常伴双颞发际线后退（慢性休止期脱发）。活检通常发现其表现介于正常和轻度休止期脱发之间。脱发并不发展，因为新生发快速替代了脱落发[33-36]。这种疾病似乎呈自限性，但有些患者持续经历慢性休止期脱发过程，而无自发改善或发展为女性型脱发的倾向[37]。有一例男性患者的报道[38]。

## 发病机制和组织学特征

休止期脱发是由于毛发周期受到干扰，使得毛发进入休止期而导致。目前提出，毛囊中 5 种不同功能性变化导致了休止期脱发[39-40]：

- 即刻生长期释放（发热、压力或药物治疗病史）
- 延迟生长期释放（产后）
- 短暂生长期综合征（慢性休止期脱发）
- 即刻休止期释放（外用米诺地尔治疗，季节性脱发）
- 延迟休止期释放（理论上的可能性）

上面提到的不同的刺激因素通过不同的机制发挥作用。而控制这些过程的分子机制还不清楚。有趣的是，研究发现可逆性毛发脱落的转基因小鼠表达高水平的转录因子 tTA（四环素反式作用子）和萤光素酶报告基因[41]，导致生长期毛囊数量减少和休止期毛囊数量增加。该小鼠可以用作休止期脱发的动物模型。

虽然可以依据临床资料诊断，但是当临床表现不明确时，活检是必要的。理想情况下，应从不同部位取两处活检，并从纵、横两个不同方向进行切片，以明确疾病的弥散状态，并计算生长期、退行期、休止期及微小化毛囊的准确数量。休止期脱发的病理表现是轻微的，只能发现深层休止期生发单位（telogen germinal units）（图 22.102、22.36、22.37）、休止期毛囊（图 22.103）和毛囊索（图 22.104）的减少，毛囊数量正常，没有明显炎性浸润和毛囊微小化（图

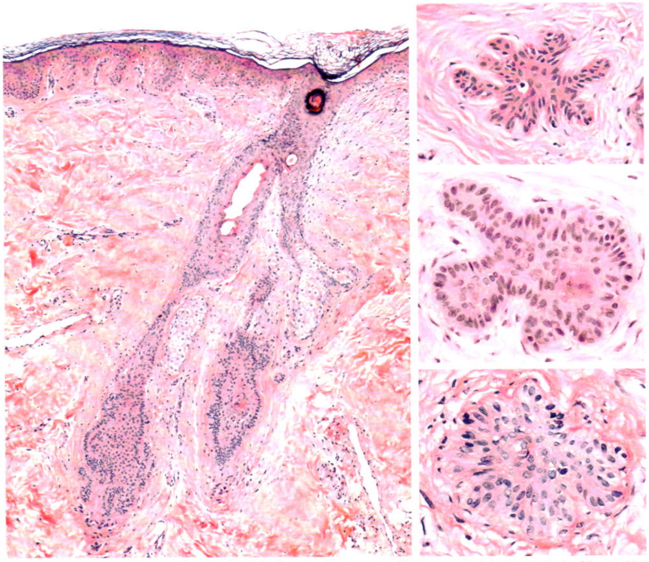

图 22.102　休止期生发单位（次级毛芽）：左边是两个休止期毛囊下部的纵切面。右边是休止期生发单位的横切面

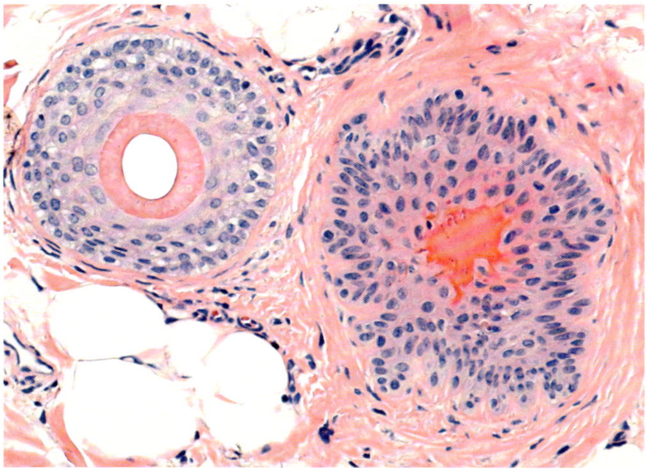

图 22.103 休止期毛囊：左边是生长期终毛毛囊而右边是休止期终毛毛囊

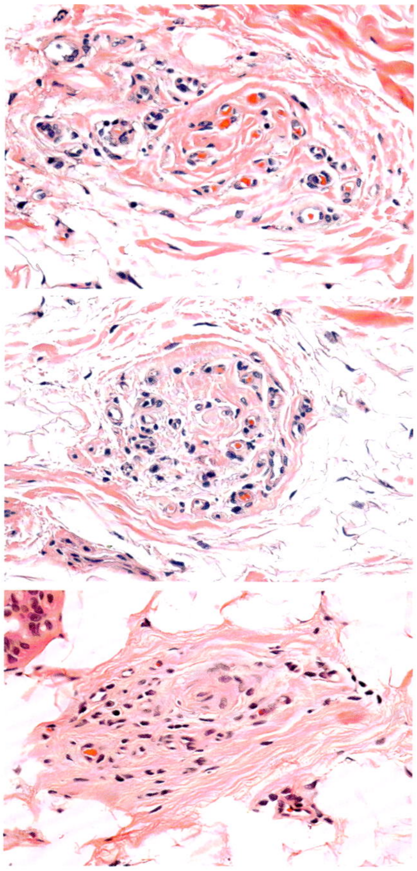

图 22.104 毛囊索：三个退行期毛囊的毛囊索

22.105）。毛囊索与在雄激素性秃发患者中观察到的相同[42-43]。以上这些变化在疾病活动期较易观察，而在疾病缓解期，休止期毛囊数量正常。需要特别注意的是，进行检查时通常是患者注意到脱发表现并到皮肤科就诊的时候。很多时候，临床诊断为休止期脱发的患者头皮活检表现为"正常"或"超常"（所有毛囊都处于生长期）[44-45]。休止期终毛毛囊的比例一般大于 20%，但是，这个数据不应该被作为一个严格的诊断指标，因为慢性患者有时该数值较低。

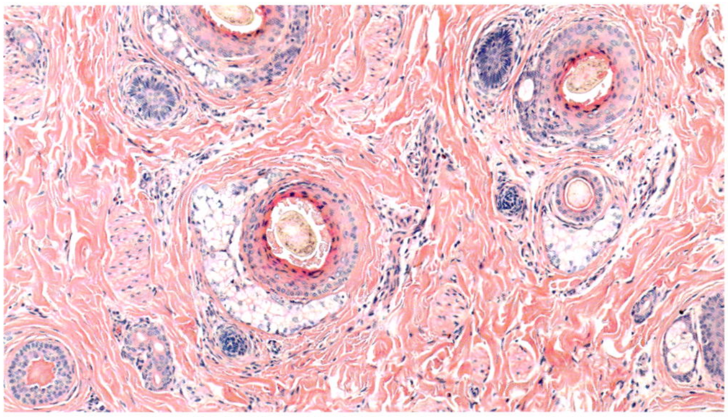

图 22.105 休止期脱发：该活检对应图 22.99 中的患者，可见 1 个休止期毛囊、4 个休止期生发单位和 4 个生长期毛囊。没有炎症或微小化毛囊

## 鉴别诊断

该病主要需要与弥漫性脱发相鉴别，如雄激素性秃发、弥漫性斑秃和生长期毛发松动综合征[40]。

雄激素性秃发的病理特点是模式化区域分布的微小化毛囊。此外，轻拉试验是正常的。拔发试验会由于休止期毛发增多而导致判断困难。需要知道的是，在雄激素性秃发的早期阶段，毛囊会更频繁地进入休止期。然而，对于休止期脱发，终毛和毳毛的比例维持在正常的比例，大于 7∶1，而且没有炎症[46]。当该病和雄激素性秃发并发时，在两个不同部位取活检非常必要，结合两处的病理结果（雄激素性秃发是局部改变，而休止期脱发是弥漫性改变），可以得到准确的诊断。然而，同样需要知道，两种疾病可以同时存在，并且慢性休止期脱发可能会揭露隐匿的雄激素性秃发（图 22.106）[45, 47]。

弥漫性斑秃虽然有大量的毛囊处于休止期，但是

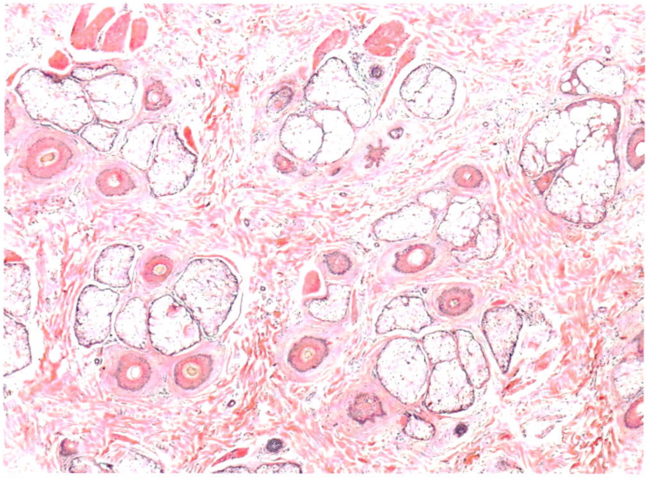

图 22.106 休止期脱发合并雄激素性秃发：毛囊和毛囊单位数量正常，休止期毛发增多伴微小化毛囊（Courtesy of A. Velez，MD，Universidad Pontificia Bolivariana，Medellín，Colombia.）

毛球处有淋巴细胞浸润。与此相反，休止期脱发缺乏炎症的组织学表现。

生长期毛发松动综合征偶尔可以发生于成年人，在没有家族史的时候很容易与休止期脱发混淆。鉴别诊断比较容易，轻拉试验可以发现多数头发处于生长期，拔出的毛发缺少内 / 外毛根鞘。

还有一种可以出现过量休止期毛囊的情况（数量接近 50% 或更多）是拔毛癖。然而，拔毛癖中的毛囊索和休止期生发单位可见黑色碎片以及其他一些表现，如色素管型（图 22.107）。

# 生长期脱发

生长期脱发通常是指生长期毛发的毛母细胞有丝分裂活动突然中断导致的毛发广泛脱落[1]。其一般表现为弥漫但模式不同的脱发[2-3]。

该病通常是使用抗肿瘤药物（尤其是烷化剂）以及低剂量辐射导致，但也与一些有毒物质（硼酸、铜、镉、汞、铋、铊）有关，富硒植物猴钵树的种子（coco de mono）也可导致该病，并且在寻常型天疱疮的患者中也可以出现[4-7]。脱发出现在用药后的第 2 周或第 3 周。该病主要表现为毛发折断而非脱落，可以影响其他区域毛发，如胡须、眉毛、睫毛、阴毛、腋毛。一旦停止相关用药，脱发通常可以恢复，但也有骨髓移植后应用高剂量白消安导致永久性脱发的报道[8-9]。

该病的诊断通常基于临床过程。通常不需要活检。

生长期的毛发脱落可以是毛发缺陷或脆弱导致，如在一些毛干疾病和生长期毛发松动综合征中见到的那样。

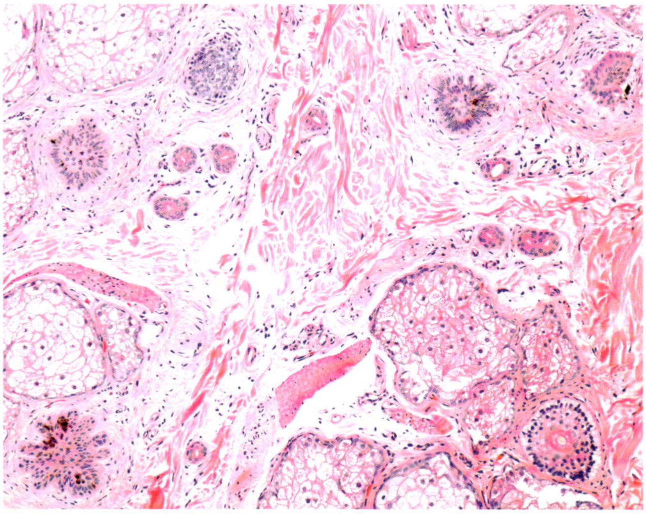

图 22.107 拔毛癖，休止期生发单位：在该活检切片中可见 5 个毛囊结构和 4 个伴黑色素沉着的休止期生发单位，与拔发对毛囊的创伤有关（Courtesy of A. Ruiz，MD，Instituto de Ciencias de la Salud，Medellín，Colombia.）

# 生长期毛发松动综合征

## 临床特征

毛发松动综合征又称生长期毛发松动，是一种非炎症性、非瘢痕性的脱发。该病最初由 Zaun 在 1984 年描述为毛发营养不良的一种毛发容易拔出的亚型[1]。实际的名字由 Hamm 和 Price 在 1989 年同时提出[2-3]。

该病通常出现在 2 ～ 5 岁的女性儿童，特点是头发细、易拔出而不伴疼痛。该病患者头发不会长得很长，所以不需要修剪[4]。大多数患者疾病自然发展，并随年龄增长而缓解。少数病例为常染色体显性遗传。女性患者具有特征性的黄色头发（图 22.108）。本病在黑发男孩中也有报道[5]。头发被拔除以后，可以正常或者非常缓慢地再生。清洗和轻轻地梳理可导致头发脱落。

本病不累及眉毛、睫毛或身体其他部位的毛发，随年龄的增长而缓解，头发的直径、密度和长度增加。但是，生长期毛发脱落的倾向持续存在[3]。一些没有家族史的患者可在成人期发病，这样的病例常被误诊为休止期脱发[6]。

通过轻拉试验或拔发试验可容易地诊断生长期毛发松动综合征[7]。头发松动，不用过多用力，只需轻柔地牵拉即可拔出。显微镜检查显示大多数头发都在生长期可以明确诊断。发根和毛囊的附着力很小，以至于拔出的发根没有内毛根鞘和外毛根鞘。毛小皮显示有一些皱褶（皱褶的小皮）（图 22.109、22.110）[8]。

需要注意的是，轻拉试验的结果随着患者的年

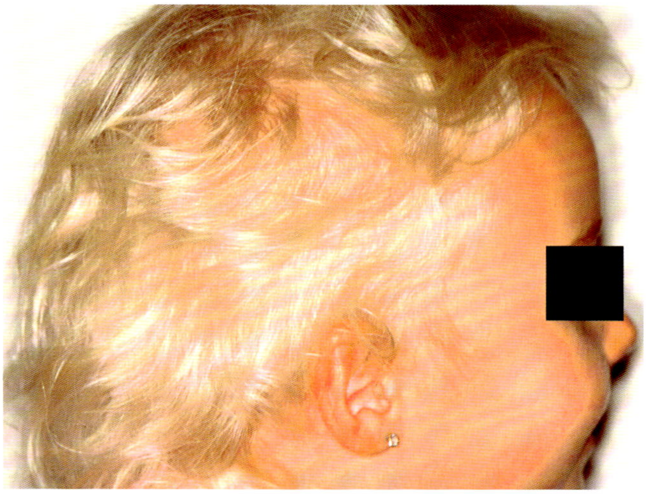

图 22.108 生长期毛发松动综合征：头发很容易拔出。注意非瘢痕性、非炎症性的弥漫性脱发模式（Courtesy of P. Reygagne，MD，Centre Sabouraud，Paris，France.）

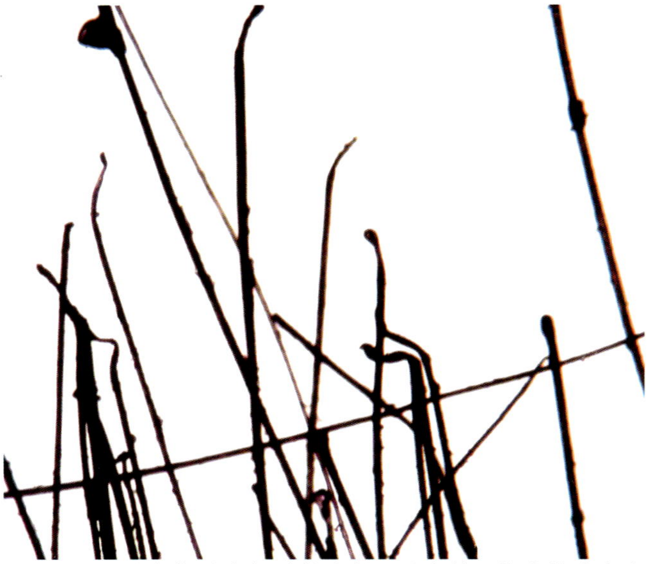

图 22.109 生长期毛发松动综合征，毛发镜：拔出的头发大部分是生长期毛发，没有毛根鞘（Courtesy of P. Reygagne，MD，Centre Sabouraud，Paris，France.）

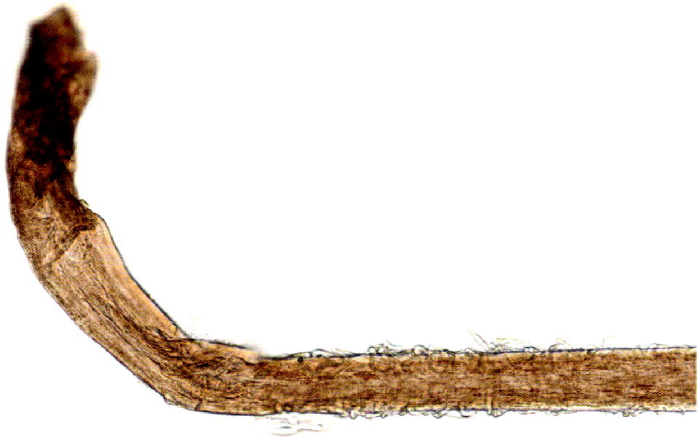

图 22.110 生长期毛发松动综合征，轻拉试验：注意生长期毛发竖起的毛小皮，没有毛根鞘（Courtesy of A. Aristizábal，MD，Instituto de Ciencias de la Salud，Medellín，Colombia.）

龄不同而发生变化，并要注意 10 岁或 10 岁以下儿童发现较高比例的生长期毛发是正常的。但是，在生长期毛发松动综合征中，生长期毛发的比例高得多，而且没有内毛根鞘和外毛根鞘[9]。同样需要注意的是，轻拉试验获得的生长期头发的数量可能会随时间而变化，因此，轻拉试验阴性并不能排除诊断[10]。

生长期毛发松动综合征与 Noonan 综合征、少汗性外胚层发育不良、眼缺损、黄斑营养不良、玻璃发、羊毛发相关[6，11-16]。

### 发病机制和组织学特征

生长期毛发松动综合征的病因可能是角蛋白 K6HF 和 K6IRS 突变。K6HF 是仅在亨勒层相关的伴随层可见的Ⅱ型角蛋白。K6IRS 为毛囊内毛根鞘特异性的角蛋白。这些基因突变导致内毛根鞘提前角化，毛干的毛小皮和内毛根鞘角质层之间缺乏附着力[17-19]。

组织学检查显示除了内毛根鞘的碎裂、毛干和内毛根鞘之间及内 / 外毛根鞘之间可见裂隙（内毛根鞘因其异常成分及角化而失去锚定成分导致）外，没有其他一致的形态学异常（图 22.111）[6，20-21]。然而，这种组织学特征有时也被认为是正常患者脱发区域取样时出现的人工现象。

### 鉴别诊断

生长期毛发松动综合征主要与弥漫性脱发，如弥漫性斑秃和休止期脱发进行鉴别诊断。该病的鉴别通常比较简单，可以通过临床过程诊断，或通过轻拉试验或活检帮助诊断[22]。

斑秃由于可以出现毛软化和大量营养不良的生长期毛发，可能会与生长期毛发松动综合征相混淆。这种情况下，活检可以帮助鉴别诊断，在斑秃患者中，毛球可见淋巴细胞浸润。组织学上，生长期毛发松动综合征缺少炎症表现。

与休止期脱发的鉴别比较容易，如果轻拉试验发现只有休止期头发就可以鉴别。

## 梅毒性脱发

### 临床特征

梅毒性脱发为非瘢痕性脱发的一种，最近几年逐

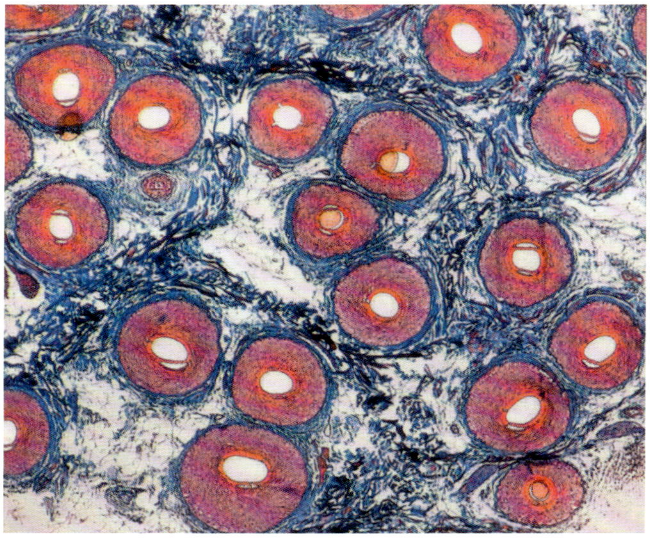

图 22.111 生长期毛发松动综合征：可见外毛根鞘中内毛根鞘的碎片（马松染色）

渐又开始出现，与 HIV 感染尤其相关。

McCarthy 在 1940 年根据临床表现将梅毒性脱发分为两组：

- 症状性梅毒性脱发，和二期梅毒的其他表现同时存在。毛发脱落可以发生在头皮或者身体任何其他的被毛部位。可以表现为弥漫性或者局限性（图 22.112、22.113）。
- 实质性梅毒性脱发，不伴二期梅毒的其他特征，也可以是弥漫性的或局限性的，表现为一种潜伏梅毒[3]。

症状性梅毒性脱发患者还有其他二期梅毒的表现，其诊断通常比较容易。实质性梅毒性脱发的患者没有症状，容易漏诊。二期梅毒或潜伏梅毒出现脱发表现的概率据报道在 7% 到 48% 不等[4-5]。所以，当出现脱发但没有满意的解释时，应该考虑梅毒血清学检查[6]。

需要注意的是，梅毒能够累及全身，也可偶尔表现为头皮以外的局限性疾病[7]。近期有相关报道，一名患先天性梅毒的新生儿出现快速发生的梅毒性脱发，该表现被认为是吉-赫反应的并发症[8-9]。

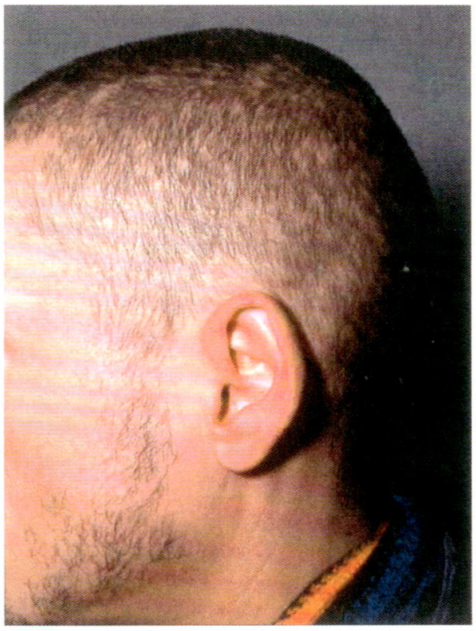

图 22.112　梅毒性脱发：典型的“虫蚀样”脱发模式（Courtesy of P. Reygagne，MD，Centre Sabouraud，Paris，France.）

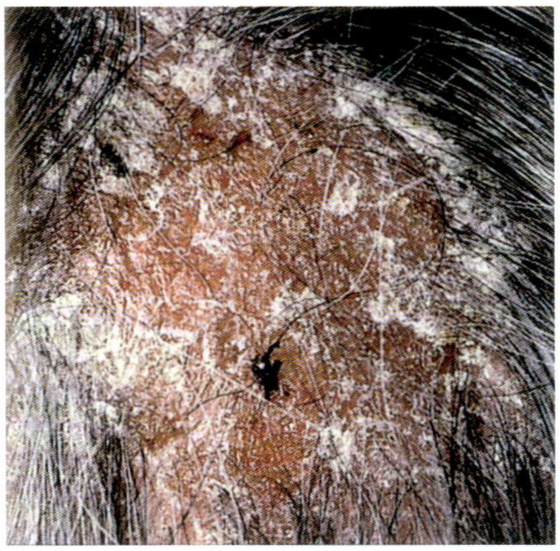

图 22.113　梅毒性脱发：头皮受累并不少见。注意瘢痕和脱发（Courtesy of M.M. Black，MD，Institute of Dermatology，London，UK.）

在临床上，症状性和实质性梅毒性脱发是非常相似的，其不同之处可能仅仅是症状性梅毒性脱发患者的头皮或身体其他部位会出现丘疹鳞屑性表现。这两型梅毒性脱发的脱发斑都为特征性的“虫蚀样”表现。

临床上，需要和梅毒性脱发鉴别的疾病很多，虫蚀样的脱发模式可能与拔毛癖、牵引性脱发、斑秃等相混淆。表现为弥漫性脱发者可能会与休止期脱发、弥漫型斑秃相混淆[10-11]。

拔发试验和轻拉试验显示受累区域的休止期毛发数量增加。

## 组织学特征

症状性梅毒性脱发皮损处的组织学表现和发生在其他部位的二期梅毒皮损的组织学表现相似。丘疹样病变处可见银屑病样表皮增生、海绵水肿、中性粒细胞外分泌和灶性界面改变伴基底细胞液化变性。真皮表皮交界处出现淋巴细胞和浆细胞。在真皮浅层和深层血管周围及附属器周围有以淋巴细胞、组织细胞为主的炎症细胞浸润，伴数量不等的浆细胞，有时真皮上部可见肉芽肿性炎症浸润（图 22.114）[5]。

实质性梅毒性脱发的特点是少见表皮改变，生长期毛发减少，休止期和退行期毛发和毛球增加，毛球周围和峡部周围淋巴细胞浸润伴数量不等的浆细胞。纤维条索也可有淋巴细胞浸润。在梅毒性秃发患者组织切片中寻找梅毒螺旋体的结果各不相同。免疫组化比银染更加敏感可靠[10，12-14]。分子生物学检测（如 PCR）对于检测梅毒螺旋体也可能有用。

## 鉴别诊断

实质性梅毒性脱发的组织学特征和斑秃非常相似。浆细胞的出现、浸润范围不侵及毛球而累及较高处的外毛根鞘的趋势，以及不出现嗜酸性粒细胞等表现有助于诊断[3]。

实质性梅毒也可表现为休止期脱发，仅靠组织学区分这两种疾病是不可能的，必须进行梅毒血清学检测。

# 脂肿性脱发和脂肿性头皮

## 临床特征

1935 年，Cornbleet 用“脂肿性脱发”描述了一

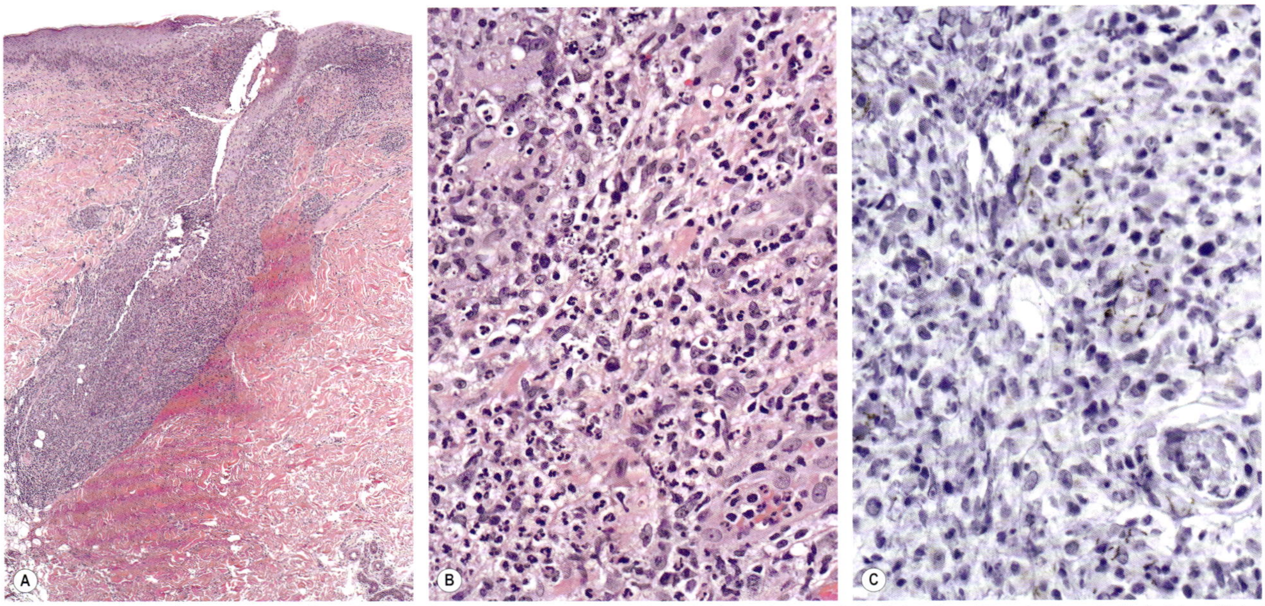

图 22.114 梅毒性脱发：（**A**）毛囊破坏伴炎症细胞浸润；（**B**）浸润的炎症细胞包括中性粒细胞、淋巴细胞、组织细胞、浆细胞；（**C**）可见大量螺旋体（免疫组化）（The case was kindly supplied by Nooshin Brinster.）

例黑人女性头皮肿胀不伴有脱发的病例[1]。“脂肿性脱发”一词在 1961 年被 Coskey 等首次提到[2]。该病为一种非常罕见的非炎症性的、病因不明的脱发，常出现在成年黑人女性，表现为头皮肿胀和弥漫性脱发，倾向于累及顶区和枕区。该病可以表现为缓慢渐进的过程。该病可以与一些其他临床疾病相关，如皮肤和关节弹性过度、盘状红斑狼疮、糖尿病、肾衰竭、干燥综合征、高脂血症、雄激素性秃发，以及佩戴一种叫作“Mandil”的紧密包裹头发的饰品[1, 3-9]。近期，有白人女性、东方人、男性和一个毛利女孩的相关病例报道[8, 10-17]。

偶尔，患者表现为头皮水肿和沼泽状而没有脱发（脂肿性头皮）[18]。由于这些患者似乎并不会发展出脱发表现，目前尚不清楚这是脂肿性脱发疾病谱中的一部分还是完全不同的一种疾病。

脂肿性脱发的临床表现有一定的特征性。头发细、短、碎，长度不到 2 cm。沼泽状和海绵状增厚的头皮在触诊时比视诊时更加明显（图 22.115）。受累区域可以有疼痛和瘙痒。通过磁共振成像、CT 扫描和超声检查证实皮下组织不规则增厚可以支持该病的诊断。正常头皮厚度随年龄的变化而变化，20 ～ 39 岁女性为 4.8±0.12 mm，40 ～ 69 岁女性为 5.6±0.15 mm[19]。而脂肿性脱发的患者头皮厚度在 10～15 mm 之间[10]。在皮肤镜影像下，脂肿性头皮可见线状区域的毛细血管扩张和头皮皱褶[8]。

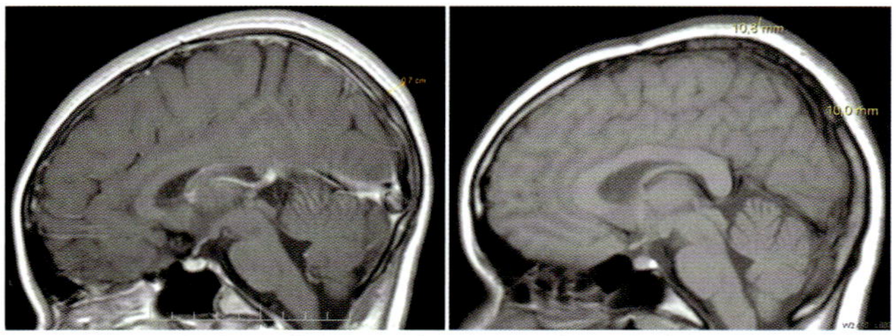

图 22.115 脂肿性脱发：注意左边正常的头皮和右边脂肿性脱发患者增厚的头皮间厚度的差异（Courtesy of T. González, MD, Instituto de Ciencias de la Salud, Medellín, Colombia.）

## 发病机制和组织学特征

关于增厚的脂肿组织、水肿和扩张的淋巴管在脱发中扮演的角色已经有很多假说，但目前为止，该病确切的病因尚不明确[6, 11]。

活检取材要深，要包括皮下组织全层，达到帽状腱膜。活检取材过浅可能会出现误导性的正常组织学表现。标本必须进行连续垂直切片。组织学特征包括：头皮厚度增加几乎两倍，组织水肿，皮下脂肪区域扩大，真皮内脂肪浸入（图 22.116）。有时候可以看到扩张的淋巴管[15]。很少或没有黏蛋白沉积。没有瘢痕的表现。电子显微镜下可以发现局部水肿和皮下组织破坏、变性[20]。在有脱发表现的患者中，可见轻度的毛囊数量减少，但没有炎症或瘢痕形成。

## 鉴别诊断

鉴别诊断包括回状头皮和脂肪瘤。原发性回状头皮的特点是头部多余的皮肤导致出现很深的皱褶，基本对称且呈前后方向，呈脑回形图案。与脂肿性脱发相

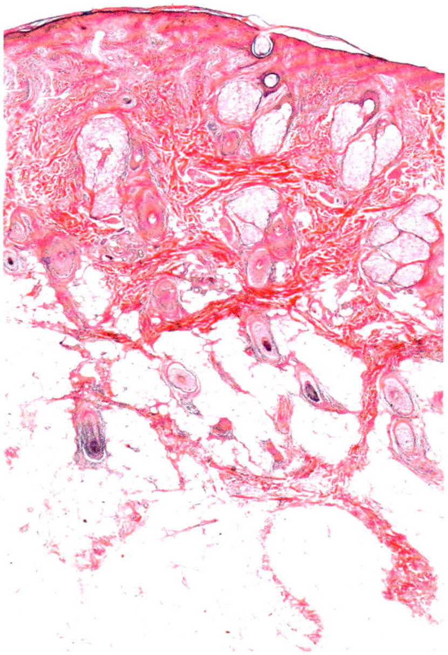

图 22.116 脂肿性脱发：皮下脂肪组织增厚，没有黏蛋白沉积。毛球深深地固定在脂肪层

比，原发性回状头皮通常在男性青春期开始出现，一般影响头皮冠状区和后部。组织病理学上头皮可以是正常的，或出现结缔组织增厚。继发性回状头皮可以在任何年龄出现，与很多疾病相关，包括炎症过程、系统性疾病、肢端肥大症、原发性肥大性骨关节病、良性肿瘤和恶性肿瘤、染色体异常。在这些情况下，组织学表现出的是潜在疾病的特征[21]。头皮的脂肪瘤是界限清楚的皮下结节。脂肪瘤被包膜包裹，可以在任何部位出现。该病与脱发无关，瘤体中也不包含毛囊[22]。

## 瘢痕性脱发

各种各样的毛囊性或非毛囊性的头皮疾病，包括遗传、发育和获得性的异常都可以导致继发的瘢痕性或永久性脱发[1-2]。一些非瘢痕性脱发，如雄激素性秃发、斑秃、牵引性脱发（“渐变性瘢痕或双相模式”的脱发）的后期阶段也可以发展为永久性脱发[3]。

该部分只讲述原发于头皮或继发于头皮并有典型临床病理学特征的疾病。

瘢痕性脱发是毛发疾病研究中最困难和最复杂的领域之一。在疾病分类学上，瘢痕性脱发是不同病因和临床特征的一大类疾病。然而，一般仅在疾病早期阶段有典型特征，随着病程进展，不同疾病的临床和病理特点相互重叠，难以进行分类。大多数瘢痕性脱发患者没有症状，直到晚期阶段才寻求治疗，这使问题更加复杂。

瘢痕性脱发的特征是毛囊和毛干不可逆性的破坏，并经常伴有真皮纤维化。临床检查显示毛囊口结构缺失（通常局灶性分布）、皮肤硬化或萎缩、色素改变、毛囊角栓和偶尔出现的毛囊性脓疱（图 22.117）。组织病理学特点是隆突部和峡部常常出现炎性浸润，皮脂腺消失，之后出现瘢痕形成，毛囊被瘢痕性毛囊索取代（图 22.118）。组织化学染色，包括弹性染色和三色染色对确定瘢痕区域以及鉴别盘

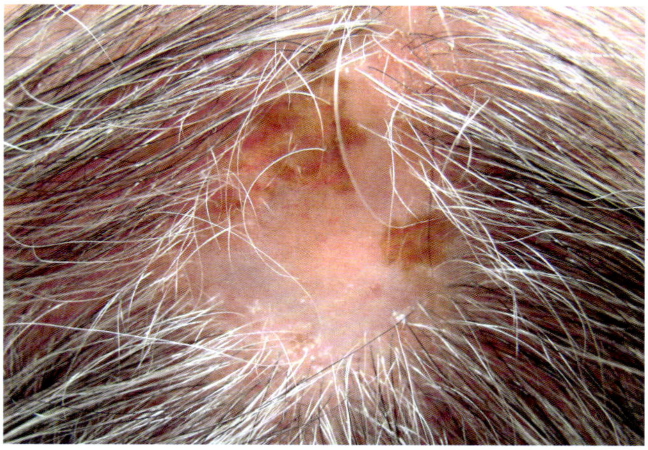

图 22.117 瘢痕性脱发，毛发扁平苔藓：脱发斑伴色素沉着或色素减退，毛囊口消失，毛囊周围角化（Courtesy of J. Gutiérrez，MD，Instituto de Ciencias de la Salud，Medellín，Colombia.）

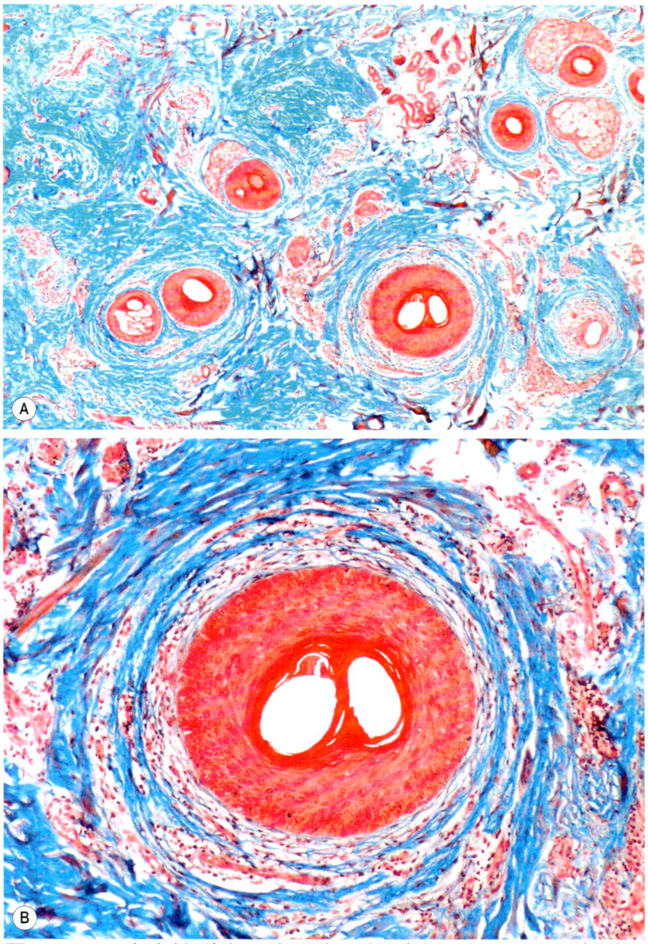



图 22.118 瘢痕性脱发，中央离心性脱发：（**A**、**B**）毛囊周围结缔组织表现为洋葱样皮肤纤维化，并有毛囊上段炎症细胞浸润。可见稀疏的皮脂腺。部分毛囊融合（三色染色）

状红斑狼疮、毛发扁平苔藓和Brocq假性斑秃是很有帮助的（图22.119）[3]。有时候，毛囊完全消失，仅有立毛肌残留（图22.120）。

瘢痕性脱发的临床治疗代表了真正的“毛发急救”的观点，因为在短时间内，毛囊就可以被永久地破坏[4]。由此产生的脱发是不可逆的，并对心理健康有显著的影响。因此，早期诊断和定向治疗对制止脱发的发展过程非常重要。由于组织病理学检查是指导治疗的主要依据，头皮活检应是诊疗过程的第一步[5-6]。

## 瘢痕性脱发的头皮活检

头皮活检是明确诊断所需的最重要的检查。任何原发的瘢痕性脱发都必须进行活检。活检取材应在疾病活动的边缘处。有时候需要多点取材以明确诊断。理想情况下，应同时做垂直和水平切面，并行HE染色、PAS染色和弹性纤维染色。同时进行水平和垂直切片有较好的效果，能使病理学家评估炎性浸润的类型和部位、有或无纤维化、毛囊的形态及其所处的毛发周期（图22.121）[7-9]。在仅有瘢痕，没有炎性浸润及毛囊时，直接免疫荧光对于鉴别盘状红斑狼疮、扁平苔藓和Brocq假性斑秃很有帮助。用于纵切的标本所剩下的半块组织可以用于免疫荧光检查（图22.10）[7, 10-11]。

需要注意的是，准确评估瘢痕性脱发患者的病情需要临床和病理的紧密结合，包括详细的病史和实验室检查（包括梅毒血清学检测、革兰氏染色、PAS染色以及皮损的组织培养）。

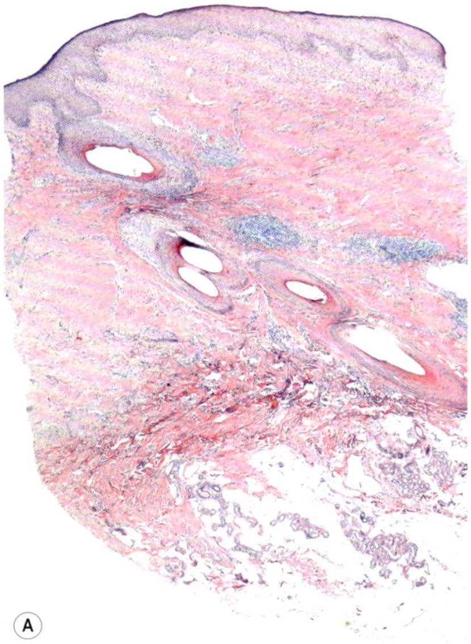

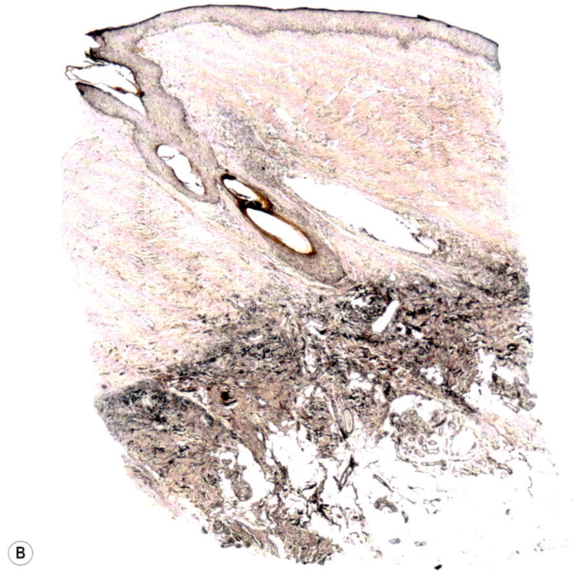

图22.119 瘢痕性脱发，红斑狼疮末期：（A）数个融合的毛囊伴炎症细胞浸润，皮脂腺消失；（B）弹性染色下可见，毛囊周围的真皮由于弹性纤维消失和瘢痕形成而无法着色

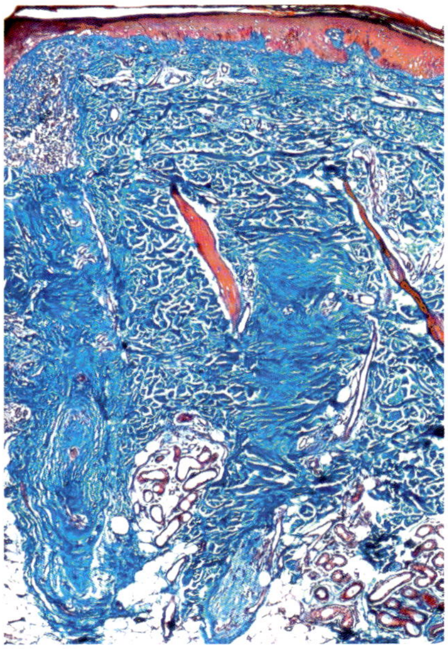

图22.120 瘢痕性脱发，中央离心性瘢痕性脱发：毛囊已经消失，取而代之的是两个垂直的纤维毛囊索，立毛肌（红色）插入。瘢痕完全形成，无炎性浸润

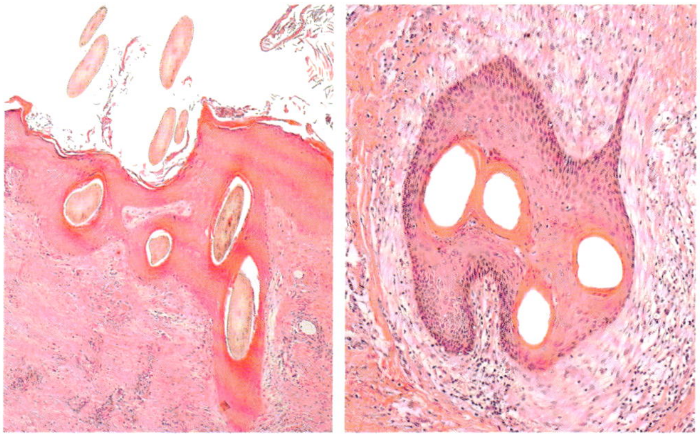

图22.121 瘢痕性脱发，纵切面和水平切面：活检标本被切为两块，以便于观察簇拥性毛囊（多毛症），可见多个毛囊融合为一个，单一毛囊结构中含有多个毛茎，在皮肤表面融合成一个开口

## 发病机制

瘢痕形成的病理生理机制并不清楚，而且根据导致永久性脱发的不同过程，其机制也不相同。然而，目前出现的较统一的观点聚焦在富含干细胞的隆突区、皮脂腺和外毛根鞘的改变[12-13]。

在很多可以导致瘢痕性脱发的疾病中，炎性浸润集中在毛囊上段周围，累及了隆突而影响干细胞（图22.122、22.123）。这种改变破坏了毛囊的再生能力。这种损伤可能是物理性的，或是由于干扰毛囊间充质细胞和隆起上皮细胞之间的相互作用导致的功能抑制。毛发周期消失[14-16]。

瘢痕性脱发的另一个常见的标志是皮脂腺在早期即消失。皮脂腺消失的原因被认为是，内毛根鞘溶解性差，影响毛干从毛发通道中排出。残留的毛发干细胞从毛球中爆发出来进入真皮，导致针对瘢痕的强烈的肉芽肿性炎症。在 asedia 突变的小鼠中已有深入的观察研究，这种小鼠缺乏油脂，腺体发育不全，可以快速发展出瘢痕性脱发[17-18]。后一假设在瘢痕性脱发常规组织病理学检查中可以得到支持，比如在斑秃中，即使毛球周围有密集的炎症细胞浸润以致引起毛囊退行性改变，也极少出现永久性脱发。因此，炎性浸润至毛囊上部（包括隆突部）对发展为永久性脱发至关重要[12]。

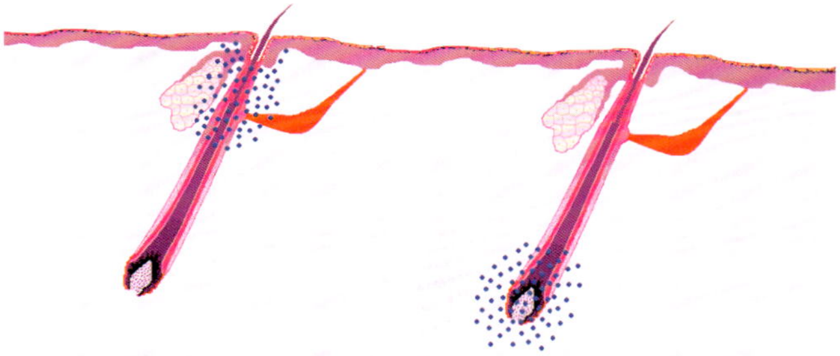

图 22.122　瘢痕性脱发：左边是脱发性瘢痕伴毛囊隆突及上段炎性浸润。右边是斑秃炎性浸润的对照（Courtesy of M. Mejia，MD，Universidad Pontificia Bolivariana，Medellín，Colombia.）

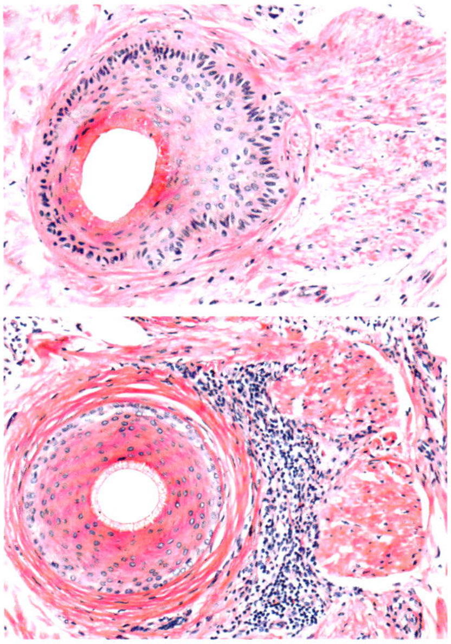

图 22.123　瘢痕性脱发：（上）在正常毛囊，隆突区是偏心的，和立毛肌相连的上皮增厚；（下）扁平苔藓的活检，立毛肌插入区域淋巴细胞浸润

最后，进一步的假设认为：在某些遗传性皮肤病中出现瘢痕性脱发，如脱发性棘状毛囊角化病，可能是由于角蛋白基因突变导致外毛根鞘异常断裂，进而形成瘢痕[19]。

## 瘢痕性脱发的分类

不同的作者对瘢痕性脱发都有自己的分类。有些是以先天性的还是获得性的来分类，另一些是以组织病理学表现、炎性浸润的类型、临床表现，以及是原发还是继发来分类[20-22]。

事实上，许多原发性瘢痕性脱发有共同的临床和组织学特征，不同临床亚型间往往很难鉴别。鉴于此，最近有人提出，基于毛囊内和周围主要的炎性浸润类型，将原发性瘢痕性脱发分为几组（淋巴细胞浸润、中性粒细胞浸润、混合炎症细胞浸润和非特异性炎症）（表 22.4）[8]。

这种分类方式在北卡罗莱纳的杜克大学举行的（2001）北美毛发研究学会（NAHRS）瘢痕性脱发第一次共识会议上提出。该分类已被广泛接受，是本章

表 22.4　原发性瘢痕性脱发 NAHRS 分类 *

| |
|---|
| **淋巴细胞性** |
| 慢性皮肤红斑狼疮 |
| 扁平苔藓 |
| 典型的扁平苔藓 |
| 前额纤维性脱发 |
| Graham-Little 综合征 |
| 典型的假性斑秃（Brocq） |
| 中央远心性瘢痕性脱发 |
| 黏蛋白性脱发 |
| 脱发性棘状毛囊角化病 |
| **中性粒细胞性** |
| 毛囊炎性脱发 |
| 穿凿性蜂窝织炎 / 毛囊炎（穿掘性脓肿性毛囊周围炎） |
| **混合性** |
| 毛囊炎性（痤疮）瘢痕疙瘩 |
| 坏死性毛囊炎（痤疮） |
| 糜烂性脓疱性皮肤病 |
| **非特异性** |
| *Olsen，E.A.，Bergfeld，W.F.，Cotsarelis，G. et al.（2003）. Workshop on Cicatricial Alopecia. Summary of North American Hair Research Society（NAHRS）-sponsored Workshop on Cicatricial Alopecia. J Am Acad Dermatol，48，103-110. |

分类的基础[3-4，8，12，23-27]。

## 慢性皮肤红斑狼疮（盘状红斑狼疮）

### 临床特征

约30%～50%的盘状红斑狼疮患者有头皮受累[1-2]。女性较男性多见，本病极少发展为系统性红斑狼疮（SLE）[3]。近70%的SLE患者有皮肤受损。在这些患者中，约25%的人有一定程度的头皮受累而出现脱发[4-6]。

红斑狼疮相关的脱发可以表现为非瘢痕性的和瘢痕性的。非瘢痕性的脱发有两种类型：第一种类型的临床和组织学与普通的休止期脱发相似[7]；第二种类型表现为斑片状脱发，可以和斑秃或梅毒性脱发相似[6]。受累区域有时有明显红斑和水肿表现。这两种非瘢痕性脱发在原发病治疗后是可逆的。

典型的红斑狼疮相关的瘢痕性脱发见于盘状红斑狼疮，成年人多见，尤其是女性。虽然也可发生于SLE，但是很罕见。头皮损害和其他部位的皮损相似，包括红斑、萎缩、毛囊角栓、色素沉着、色素脱失以及脱发（图22.124、22.125）。与其他类型的瘢痕性脱发不同，在皮损周边和中央都可以观察到上述改变[8]。皮肤损害可以单发或多发，较小的皮损也可以融合成大的斑块，可进行性累及头皮的广泛区域（图22.126、22.127）。随着疾病的进展，皮损与Brocq假性斑秃和毛发扁平苔藓越来越相似。

SLE头皮损害中一种不常见的类型是所谓的“狼疮发”。这种现象主要发生在额部，头发非常干燥易碎，因其容易断裂而长短不齐[9]。

盘状红斑狼疮可以只出现眉毛或睫毛的脱落（眉睫脱落）而不累及头皮[10-11]。在盘状红斑狼疮患者中斑秃的发生率增加，极少数经久不愈的皮损可发生鳞状细胞癌[12-13]。文献报道有一种罕见的狼疮性脂膜炎伴毛囊下段的侵犯，可出现和斑秃相似的短暂脱发[14]。还有另一种罕见的与深在性红斑狼疮相关的线性脱发，皮损按照Blaschko线分布[15]。脂肿性脱发也与盘状红斑狼疮相关[16]。一项研究发现，慢性盘状红斑狼疮导致的瘢痕性脱发患者中抗

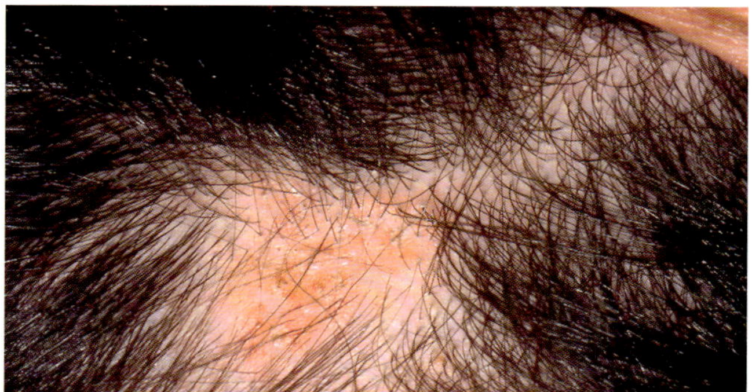

图22.124 盘状红斑狼疮：注意瘢痕、毛囊角栓和瘢痕性脱发（Courtesy of P. Reygagne，MD，Centre Sabouraud，Paris，France）

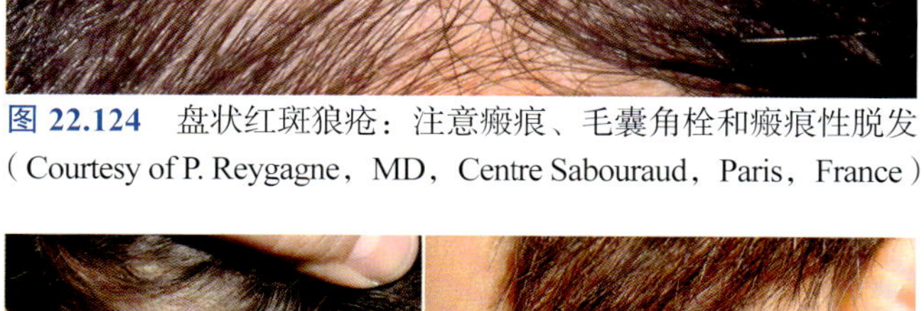

图22.125 盘状红斑狼疮：这些患者出现位于颞部和耳前区的小片萎缩斑（Courtesy of L.M. Gómez，MD，Universidad Pontificia Bolivariana，Medellín，Colombia.）

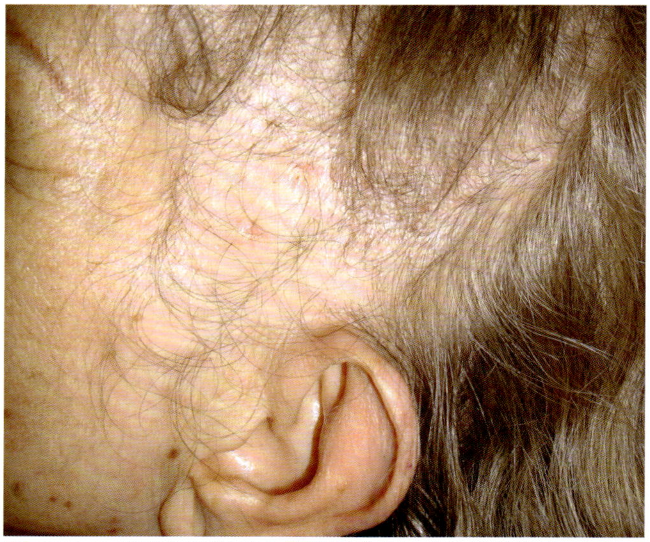

图22.126 盘状红斑狼疮：可见瘢痕性、永久性脱发（Courtesy of L.M. Gomez，MD，Universidad Pontificia Bolivariana，Medellín，Colombia）

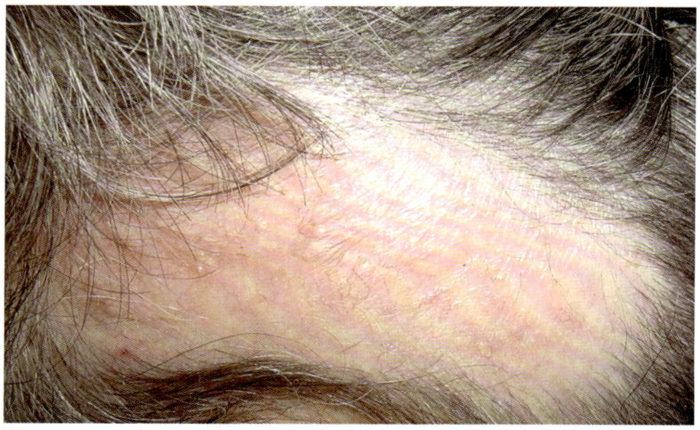

图22.127 盘状红斑狼疮：大片红色斑块伴毛细血管扩张、瘢痕、萎缩、脱发（Courtesy of A. Londoño，MD，Universidad Pontificia Bolivariana，Medellín，Colombia.）

核抗体（42.8%）和循环自身抗体（抗甲状腺、抗胃黏膜、抗心磷脂）检出频率很高[17]。

## 发病机制和组织学特征

狼疮脱发发生在头皮和发生在身体其他部位的发病机制是一样的。

红斑狼疮导致头皮受累的组织学改变同时影响毛囊和真皮表皮交界处的表皮。因此，本病的组织学检查最好采用纵切面。如果可以获得两个活检标本，那么横切面和纵切面相结合是最理想的[18]。

红斑狼疮脱发的组织学表现因临床类型的不同而变化。

在非瘢痕性脱发的亚型中，慢性休止期脱发样的表现和普通休止期脱发的特点相同。活检和拔发试验中均表现为休止期毛囊数量增加。在斑片性脱发亚型中，除了红斑狼疮的炎性浸润更加显著和深在外，组织学表现和斑秃及梅毒性脱发极为相似。此外，常常会出现红斑狼疮的其他典型表现，包括真皮黏蛋白沉积和毛囊上皮的灶状液化变性[19-20]。因为系统性疾病患者通常都有明显的系统性红斑狼疮的症状、体征和典型的实验室结果，诊断很容易。

在瘢痕性脱发的亚型中，病理改变与其他部位的皮肤表现几乎没有区别。但毛囊周围炎性浸润的程度比皮肤其他部位的盘状损害更致密。有些病例有严重的基底细胞液化变性伴轻度的炎性浸润，而有一些病例表现为典型的苔藓样皮炎的特点（图 22.128、22.129）。经常可以出现胶样小体，但不如毛发扁平苔藓中的数量多。在血管和附属器周围出现黏蛋白和浆细胞浸润强烈提示盘状红斑狼疮的诊断。也可见到其他组织学特征，包括表皮萎缩伴角化过度和毛囊角栓、基底膜增厚、在有或无淀粉酶下 PAS 染色使其更加明显、毛细血管扩张和水肿（图 22.130、22.131）。有时可在毛囊深部纤维索内出现炎性浸润，和斑秃及梅毒性脱发相似。

和其他瘢痕性脱发一样，盘状红斑狼疮的炎症细胞浸润在毛囊中部（即皮脂腺水平）周围尤为显著，皮脂腺最终消失。这种炎症分布位置可以导致干细胞减少，有重要的提示意义。然而，长期慢性的病变中炎症细胞浸润可以几乎完全消失，只留下纤维化和

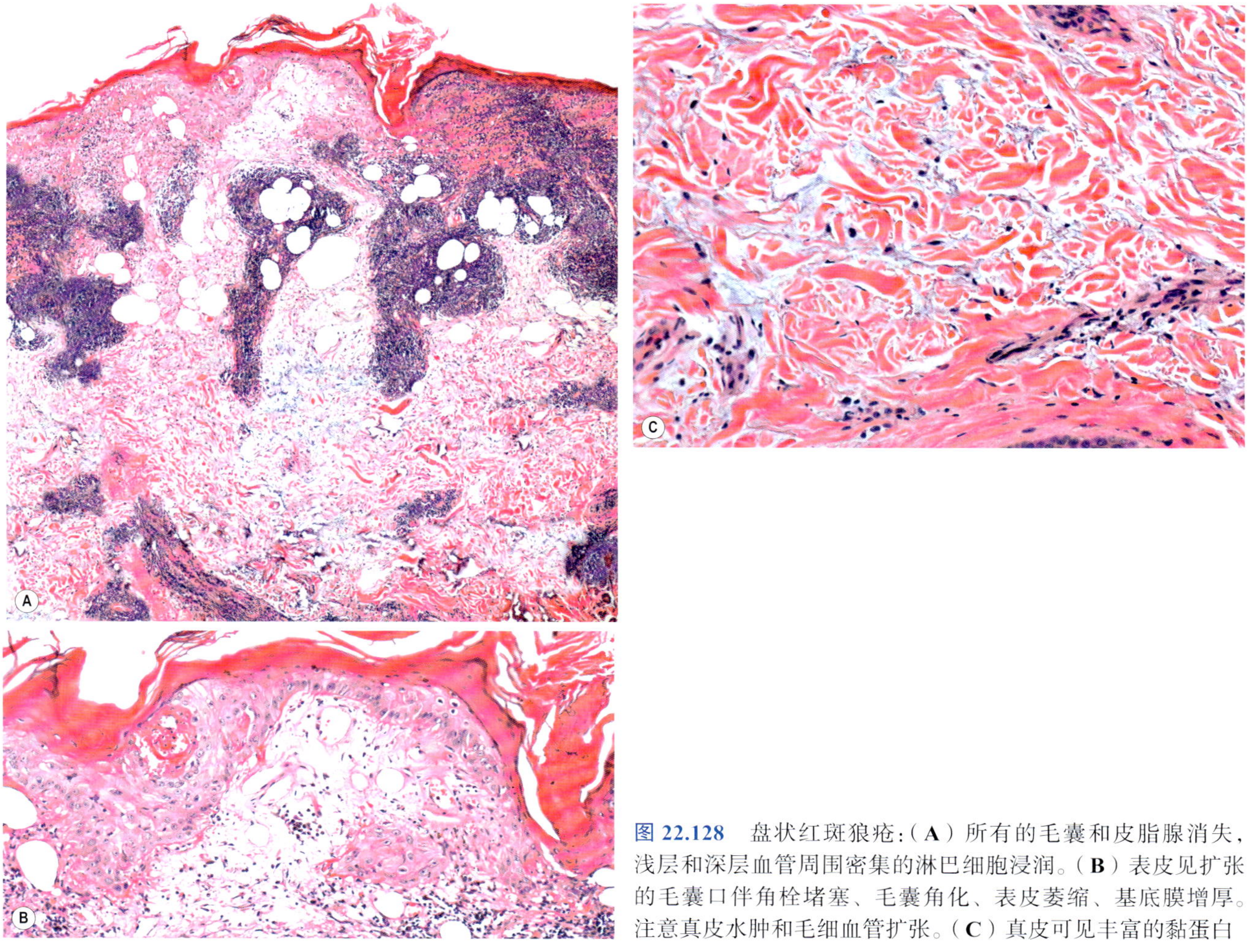


图 22.128　盘状红斑狼疮：（**A**）所有的毛囊和皮脂腺消失，浅层和深层血管周围密集的淋巴细胞浸润。（**B**）表皮见扩张的毛囊口伴角栓堵塞、毛囊角化、表皮萎缩、基底膜增厚。注意真皮水肿和毛细血管扩张。（**C**）真皮可见丰富的黏蛋白

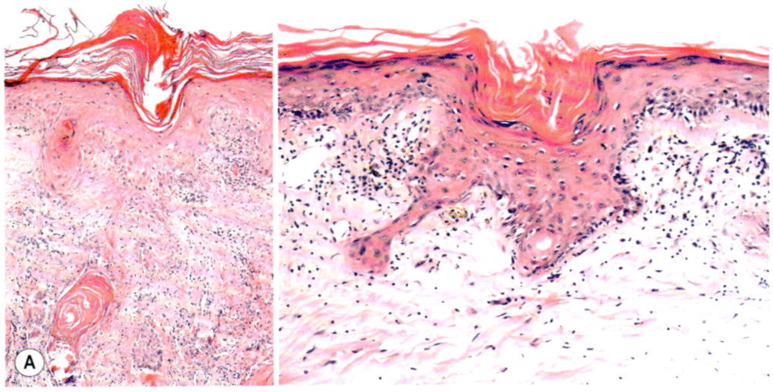



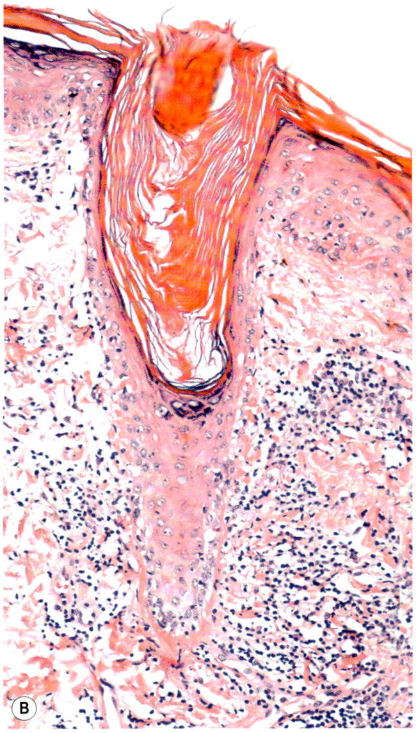



**图 22.129** 盘状红斑狼疮：（**A**、**B**）毛囊角栓和几乎完全退化的毛囊。真皮乳头和网状层硬化

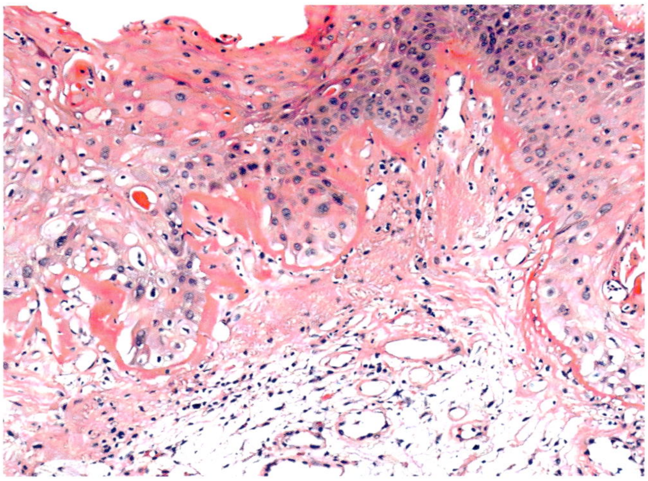

**图 22.130** 盘状红斑狼疮：头皮活检可见红斑狼疮的典型组织学特点。注意有明显的界面改变，基底细胞空泡变性。在真皮层可见胶原间单核细胞浸润。基底膜明显增厚

萎缩（图 22.132）[21]。在这种情况下，弹性纤维染色可以突出表现真皮内广泛的瘢痕区域内弹性组织消失，以及纤维束周围的弹力鞘破坏（图 22.119）[22]。

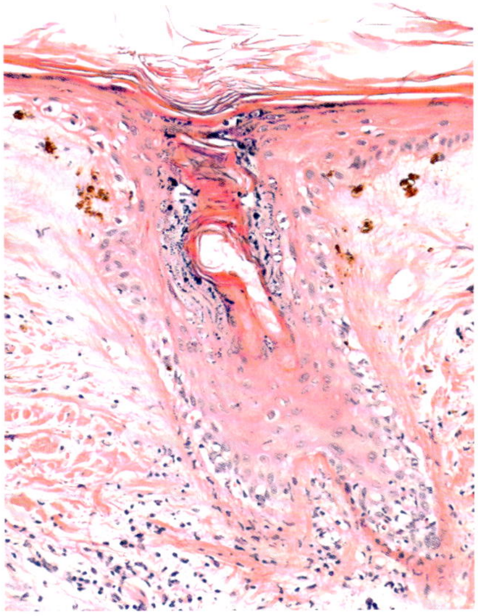

**图 22.131** 盘状红斑狼疮：汗腺出口也可受累，出现空泡变性，基底膜增厚。真皮乳头水肿伴明显的噬黑素细胞

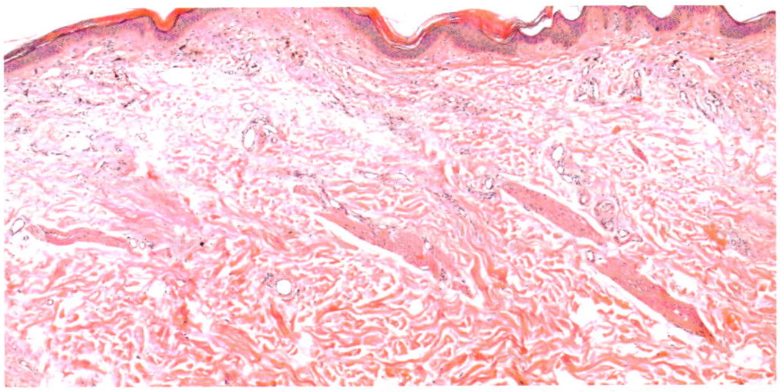

**图 22.132** 盘状红斑狼疮，后期：毛囊已经完全消失，残留毛囊索和立毛肌。真皮乳头可见明显噬黑素细胞和毛细血管扩张。炎性浸润轻微

## 鉴别诊断

两个最主要的鉴别诊断是毛发扁平苔藓和 Brocq 假性斑秃。

在临床表现上，扁平苔藓的角化性皮损主要分布在脱发区边缘处，而红斑狼疮的毛囊角化主要分布在脱发斑中央[8, 23]。组织学上，盘状红斑狼疮真皮表皮交界处改变通常是明显的基底细胞空泡化，而毛发扁平苔藓主要是毛囊周围为主的苔藓样表现（即带状的炎症细胞浸润）。除此之外，有助于红斑狼疮诊断的组织学特点是血管周围炎性浸润更为显著，真皮中出现黏蛋白，以及发现浆细胞[24]。

组织学方面鉴别 Brocq 假性斑秃主要基于其缺乏明显的炎症、显著的毛囊角栓、基底膜增厚、基底细胞空泡变性等红斑狼疮常见的表现。Brocq 假性斑秃的特点是限于头皮的象牙色的局部脱发斑片，出现“雪中的脚印”样表现[25]。

在组织病理学不能明确诊断时，直接免疫荧光是

盘状红斑狼疮鉴别诊断的重要工具。多达83%的病例狼疮带实验阳性，并有基底膜IgG、C3和C1q颗粒状沉积，阳性区域包括真皮表皮交界处和毛囊的上皮与真皮的交界处[26]。直接免疫荧光结果阴性并不能完全排除盘状红斑狼疮[27]。毛发扁平苔藓的直接免疫荧光显示球状沉积，主要是IgM在毛囊上皮与真皮间的沉积，可显示凋亡小体。但是，有时候也可以见到毛囊基底膜区域的线状免疫球蛋白沉积。Brocq假性斑秃的直接免疫荧光检查通常是阴性的。该病极少出现毛囊漏斗部基底膜处小颗粒状的IgM沉积[28-29]。

最后，虽然在考虑瘢痕性脱发，尤其在与盘状红斑狼疮鉴别时，需要注意结节病，但是结节病在组织病理学中表现出的裸结节式的肉芽肿与红斑狼疮明显不同[30]。

## 毛发扁平苔藓

毛发扁平苔藓包括三种临床、病理及免疫组化特征相似的疾病：经典型毛发扁平苔藓、前额纤维性脱发和Graham-Little综合征。

*经典型毛发扁平苔藓*

### 临床特征

经典型毛发扁平苔藓是由Pringle于1895年首次描述的一种少见的瘢痕性脱发[1]。它的特征是片状脱发伴毛囊性炎症，临床经过各不相同。本病可无症状，或伴有瘙痒和头皮疼痛。

本病在女性中更常见（70%），平均发病年龄为51岁[2]。有报道该病偶尔出现在儿童[3]。约50%的患者曾在皮肤的其他部位有典型的扁平苔藓损害[2]。经典型扁平苔藓同时出现头皮毛发扁平苔藓的情况很少见[4]。有时也可见到甲和黏膜损害[5]。

一般情况下，临床症状为瘙痒、结痂、压痛和烧灼感。临床查体表现随疾病发展时期的不同而不同。皮损可以单发或多发，常常累及头皮的顶区和头皮最高点。一般而言，临床表现为炎症改变和瘢痕形成的共同结果。炎症以毛囊角化性丘疹、脱屑和毛囊周围红斑为特征（图22.117）。瘢痕形成导致脱发，毛囊口扩张，内含角化碎屑（图22.133、22.134）[6]。多根毛干可以从扩张的毛囊口中冒出（丛状毛囊炎）。如果是在疾病后期进行头皮的检查，常和其他瘢痕性脱发，尤其是Brocq假性斑秃相同。这两者非常相似，有一些学者主张这两个疾病其实是同一种疾病[7]。

在疾病活动阶段，轻拉试验和拔发试验显示生长

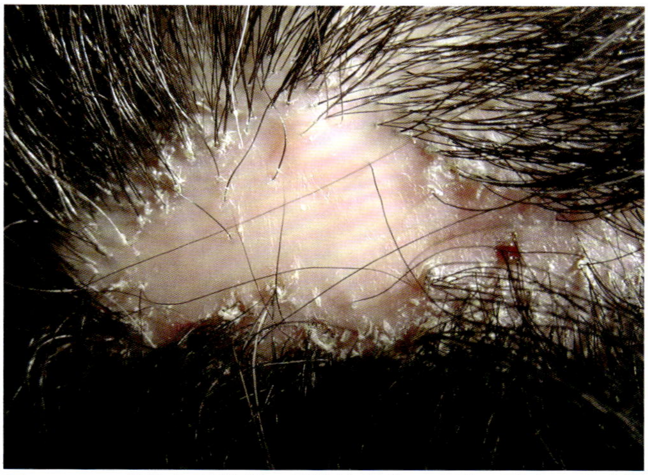

**图22.133** 毛发扁平苔藓：萎缩性斑片，毛囊口消失，毛囊周围的红斑和瘢痕（Courtesy of L.M. Gómez，MD，Universidad Pontificia Bolivariana，Medellín，Colombia.）

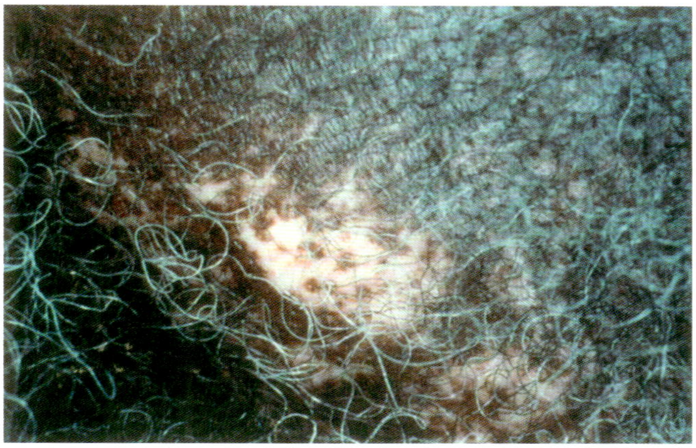

**图22.134** 毛发扁平苔藓：除了脱发外，易见色素性丘疹

期毛囊的数量增加[8]。最有用的实验室检查包括直接免疫荧光和抗体筛查，以除外盘状红斑狼疮和系统性红斑狼疮。

偶尔，毛发扁平苔藓可以出现在四肢、躯干、面部和外阴部，而不累及头皮[9-10]。有时，也有在面部和躯干沿Blaschko线分布的报道[11-12]。

扁平苔藓汗腺炎是扁平苔藓的另一个亚型，累及附属结构（外泌汗腺的扁平苔藓），包括小汗腺和真皮浅层的近端小汗腺导管[13]。

与毛发扁平苔藓相关的情况包括金接触、自身免疫性甲状腺炎、刀砍伤样硬皮病、疱疹样皮炎和持久性变色性红斑[14-19]。也有报道该病变局限于表皮痣内并和依那西普治疗相关[20-22]。

### 发病机制和组织学特征

虽然毛发扁平苔藓的发病机制和发生在其他部位的扁平苔藓是相似的，但也有一些关于其差异的报道[23]。

毛发扁平苔藓被认为是毛发特异性的自身免疫性

疾病，活化的 T 淋巴细胞以毛囊抗原为目标，主要累及漏斗峡部区域的上皮（隆突区）。在大多数情况下，该病不影响毛球和真皮表皮界面。这种免疫反应中的抗原是未知的。

一些研究表明，CD8$^+$ T 细胞和 CD4$^+$ T 细胞的数量增加，隆突部干细胞增殖减少。然而，在一些其他研究中发现，毛囊隆突处干细胞只是在疾病“早期”活动阶段减少，而在后期隆突部干细胞得到保存，这表明不可逆的毛囊隆突部细胞消失并不一定是 T 细胞介导的破坏所致[24-25]。扁平苔藓发病机制上的一个重大发现是观察到受累毛囊角质形成细胞中整合素的分布变化，这使得毛囊角质形成细胞丧失黏附基质。这一发现可以解释组织病理学中观察到的人工裂隙，也可以解释在活动皮损边缘拔发试验更容易获得毛发的现象[26]。

扁平苔藓被认为是一种真正符合毛发急救概念的疾病，应及时治疗，以避免不可逆的脱发。在这种情况下，活检是诊断工作的重要组成部分[27-28]。从活动性损害处取活检非常重要，最好是表现为红斑和鳞屑的皮损，以及仍存在可拔出的生长期毛发的毛囊处[8]。这可以为诊断提供最好的机会。非活动性或被完全破坏区域的活检通常不能提供明确的信息，只能作出由不明病因引起的晚期瘢痕性脱发的诊断。

组织学研究应该包括横切面和纵切面的检查，当只能做一个活检时，优先选择横切面[29]。因为炎性浸润主要限于毛囊的漏斗部和峡部，横切面可以提供特别有价值的信息（图 22.135）。典型表现包括苔藓样组织反应伴毛囊上皮中凋亡小体的形成，极少累及毛囊间的表皮。毛囊的下部和毛球不受累（图 22.136）。这些组织学改变不是恒定的，受疾病的进展过程影响而不同，在早期疾病活动阶段的活检中可以得到更多信息。毛发扁平苔藓通常不表现普通扁平苔藓中见到的经典的带状浸润（图 22.137）。

界面改变的特征是毛囊上皮和周围真皮间连接的灶状缺失。会造成明显的人工裂隙，常可发现胶样小体。毛囊周围的结缔组织鞘增厚并出现单核细胞浸润。受累区域毛囊的基底角质形成细胞鳞状化伴有体积增大、胞质显著嗜酸性和胞质角化。虽然在毛囊周围可以见到黏液性毛囊周围纤维组织增生，但是没有皮肤黏蛋白沉积（图 22.138）[27]。

到晚期阶段，毛囊被完全破坏，并由硬化的胶原性毛囊瘢痕替代，伴皮脂腺消失（图 22.139）。剩余的唯一结构为立毛肌。其他类型的瘢痕性脱发（包括

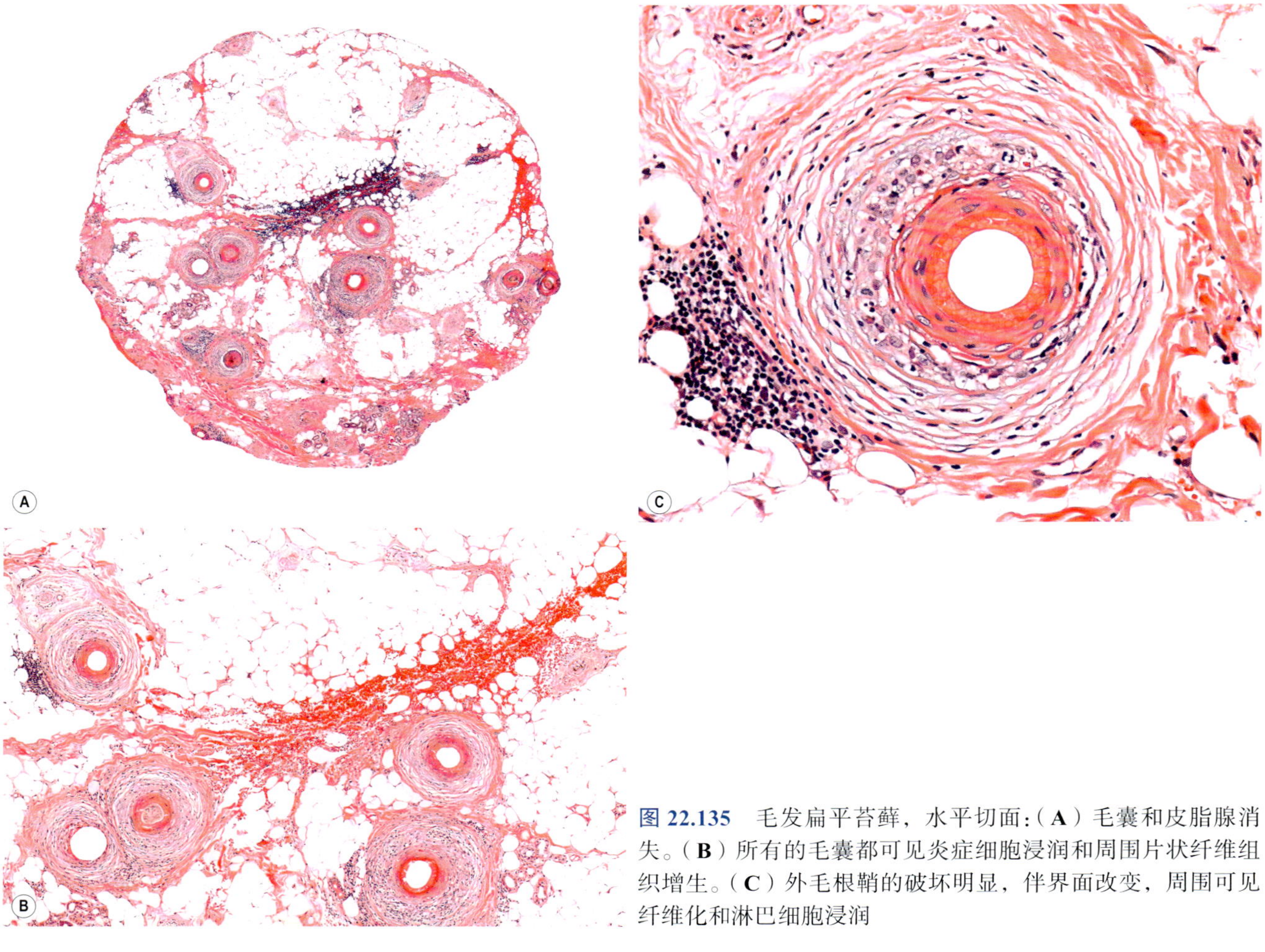

图 22.135 毛发扁平苔藓，水平切面：(**A**) 毛囊和皮脂腺消失。(**B**) 所有的毛囊都可见炎症细胞浸润和周围片状纤维组织增生。(**C**) 外毛根鞘的破坏明显，伴界面改变，周围可见纤维化和淋巴细胞浸润

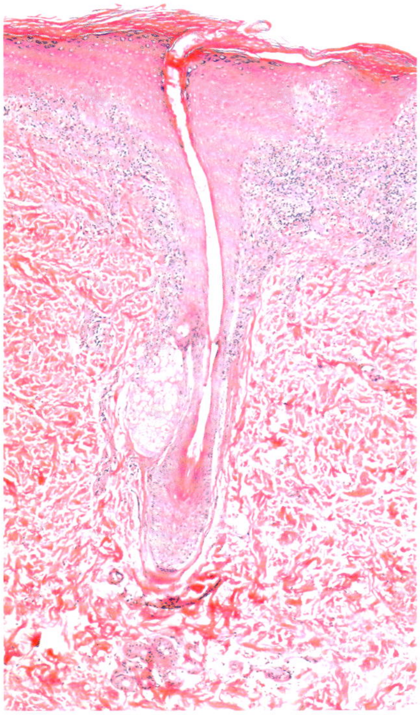

图 22.136 毛发扁平苔藓，纵切面：炎症细胞围绕毛囊上段浸润，下段不受影响

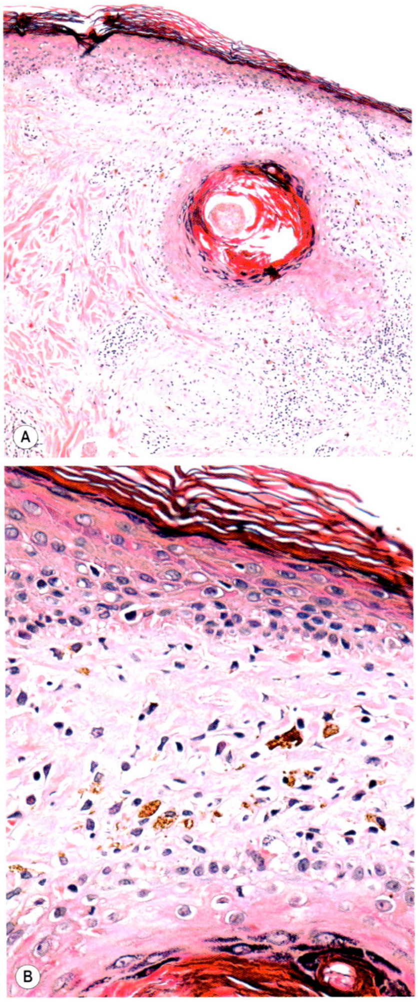

图 22.137 水平切面：（**A**）垂直切面的浅表部分。可见毛囊漏斗部和真皮之间界面处的炎性浸润。（**B**）高倍下表现

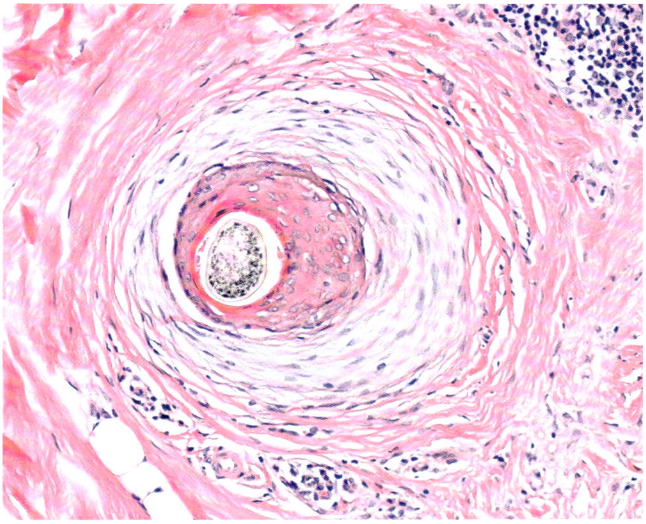

图 22.138 毛发扁平苔藓：毛囊周围纤维组织黏液增生，活动性皮损毛囊周围局灶性黏蛋白聚集

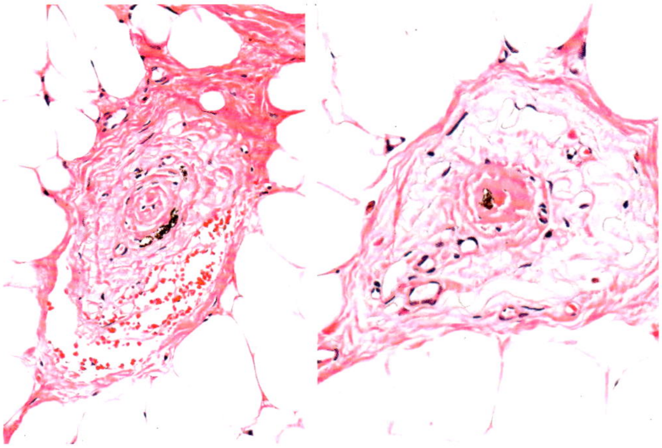

图 22.139 毛发扁平苔藓，毛囊索：毛囊完全破坏，只残留纤维化瘢痕。注意毛囊索之间的人工裂隙（左）和瘢痕中的黑色素颗粒

Brocq 假性斑秃和盘状红斑狼疮）也有这种晚期组织学表现。弹性纤维染色对清楚地显示瘢痕组织很有帮助。瘢痕缺乏弹性纤维，通过这一点可以鉴别正常真皮和瘢痕区域。典型表现是毛囊周围和表面出现楔形瘢痕，包绕纤维索的弹性纤维鞘消失[30]。

免疫荧光检查可见毛囊漏斗部 IgM 和 IgA 阳性的胶样小体，以及纤维素沿基底膜线状沉积[4]。也有报道免疫球蛋白（通常是 IgG 或 IgA）在毛囊上皮内线状沉积[31]。但是，这些免疫荧光表现并不是毛发扁平苔藓所特有的，也可见于其他伴有界面改变和基底细胞层损伤的疾病。

上述的组织学特征也可见于另一种脱发，该病近期被证实是瘢痕性脱发和雄激素性秃发的重叠，被称为模式化分布的纤维性脱发。该病临床特点是头皮中央毛发逐渐微小化，毛囊周围红斑，毛囊角化过度，最后毛囊口完全消失（图 22.140、22.141）。该病通

常发生于女性。组织病理学上，可见毛囊微小化，峡部和漏斗区淋巴细胞浸润（图 22.142）。晚期皮损的特点是毛囊周围纤维化和毛囊索纤维化。在另一种被认为是毛发扁平苔藓亚型的瘢痕性脱发——前额纤维性脱发中，可以发现相似的发病机制和病理表现[32-35]。

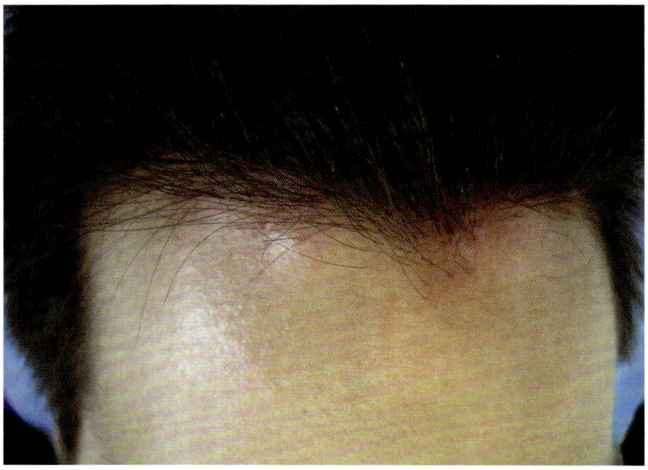

图 22.140 毛发扁平苔藓：模式化分布的纤维性脱发。一例男性雄激素性秃发伴毛囊性炎症（Courtesy of J.E. Arroyave，MD，Universidad Pontificia Bolivariana，Medellín，Colombia.）

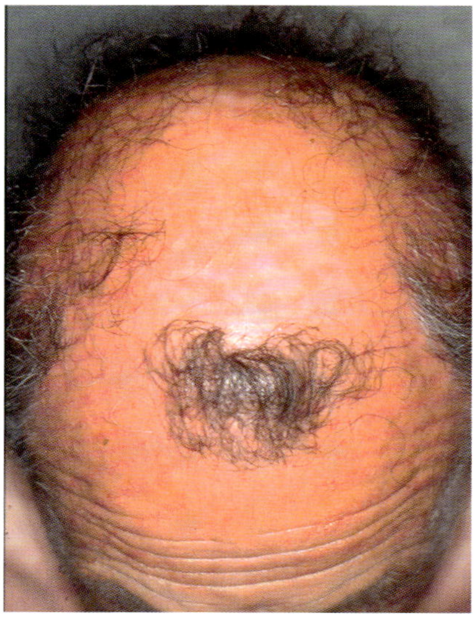

图 22.141 毛发扁平苔藓，模式化分布的纤维性脱发：注意毛囊口的缺失和按雄激素性脱发模式的分布及色素改变（Courtesy of P. Reygagne，MD，Centre Sabouraud，Paris，France.）

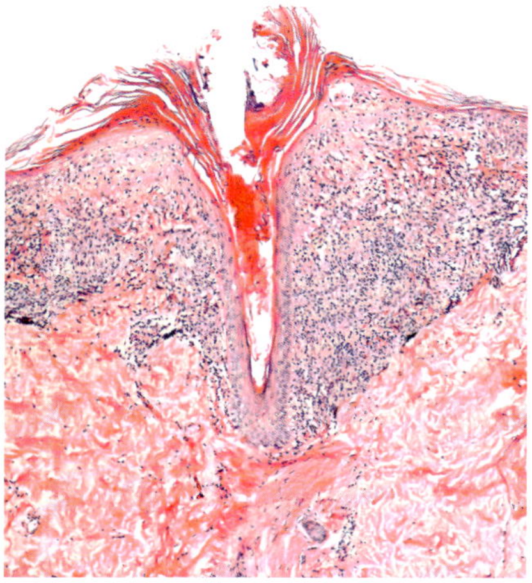

图 22.142 毛发扁平苔藓，模式化分布的纤维性脱发：该活检对应图 22.143。组织学表现为毛发型扁平苔藓累及毛囊上段以及炎性细胞浸润

## 鉴别诊断

大多数情况下，通过对比临床表现、组织病理学表现和免疫组化检查，可以作出正确的诊断。鉴别诊断方面最重要的是盘状红斑狼疮和 Brocq 假性斑秃。

盘状红斑狼疮的典型表现包括浅层和深层血管周围淋巴组织细胞浸润、真皮黏蛋白和界面空泡改变，不仅累及毛囊，还累及毛囊间的真皮表皮交界部位。在毛发扁平苔藓中浸润主要见于毛囊周围，毛囊间真皮表皮的界面改变很少出现。

Brocq 假性斑秃表现为进行性的瘢痕性脱发斑，组织学改变基本上是明显的瘢痕而无界面改变。也有可能 Brocq 假性斑秃是不同种类瘢痕性脱发，包括毛发扁平苔藓的晚期阶段。

在疾病的末期阶段，毛发扁平苔藓和 Brocq 假性斑秃及盘状红斑狼疮无法鉴别。当出现真皮乳头层中纤维变性束和真皮网状层中沿受损毛囊通道分布的纤维束时，提示这是毛发扁平苔藓中毛囊被完全破坏所致[36]。

### 前额纤维性脱发

## 临床特征

前额纤维性脱发在 1994 年首次被 Kossard 描述为瘢痕性脱发的一个亚型，与扁平苔藓密切相关，并影响绝经后女性（绝经后前额纤维性脱发）[1]。表现为额部发际进行性后退并伴有毛囊周围红斑。有时在颞区和顶区也可以发现毛囊周围红斑和毛囊角化（图 22.143）。除此之外，还有眉毛毛囊缺失或减少的表现，偶尔也可以累及腋下（图 22.144）。该病的发展过程无法预测，但在几乎所有患者疾病都会趋于稳定[2]。该病在临床上不出现毛发扁平苔藓或 Brocq 假性斑秃典型的多发性脱发斑。虽然有个别病例表现出皮肤或黏膜的典型扁平苔藓，但其他部位一般没有扁平苔藓的表现。有些病例与 Piccardi-Lassueur-Graham-Little 综合征、干燥综合征、双侧卵巢切除术、前额纤维性脱发发病区域的染发及雄激素性秃发患者的毛发移植有关[3-9]。前额纤维性脱发很少会影响男性和绝经前女性[10-12]。

## 发病机制和组织学特征

前额纤维性脱发的发病机制尚不明确。因为该病的组织病理学表现和毛发扁平苔藓相似，故被认为是其一个亚型[7, 13-19]。然而，也有其他研究发现，该病在受累毛囊的类型方面与毛发扁平苔藓有差异，本病

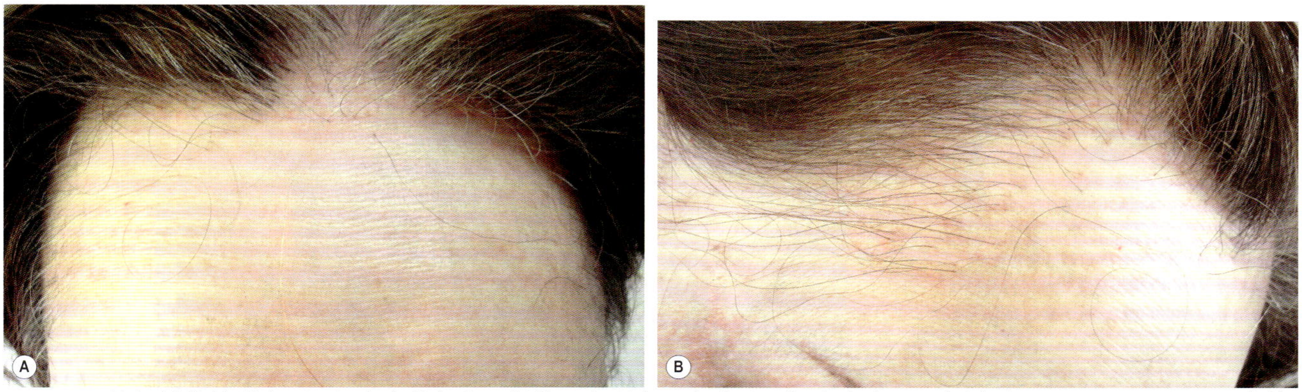

图 22.143 前额纤维性脱发：（A）头皮前部和两侧的毛发脱失。皮肤可见轻度瘢痕，毛囊周围可见红斑。（B）近距离特写（Courtesy of A. Londoño，MD，Universidad Pontificia Bolivariana，Medellín，Colombia.）

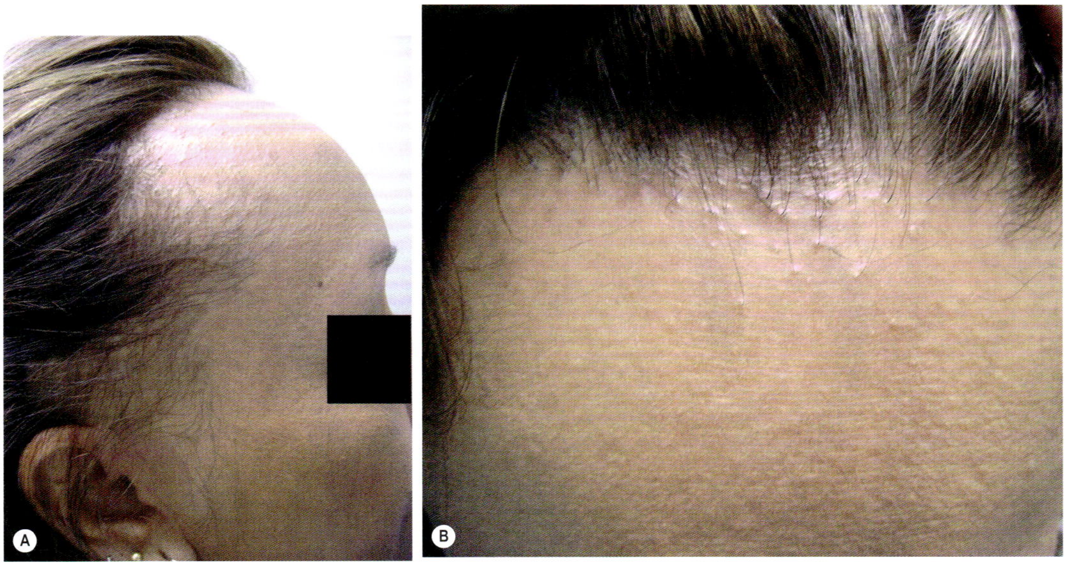

图 22.144 前额纤维性脱发：（A）额颞发际线对称性带状后退，外侧眉变细。（B）正面观。皮肤出现轻微的瘢痕、明显的毛囊及炎症（Courtesy of M.I. Arroyave，MD，Universidad Pontificia Bolivariana，Medellín，Colombia.）

选择性地不累及毳毛和中间发。根据这种观点，前额纤维性脱发可能是毛发扁平苔藓或模式化分布的纤维性脱发的一个亚型，该亚型易累及前额区雄激素依赖的毛发[20-21]。

该病的组织学表现为毛囊的数量减少，被纤维索取代。淋巴细胞苔藓样浸润伴毛囊周围片状纤维化（图 22.145）。有时可见到明显的细胞凋亡。毛囊间表皮不受累[18]。该病的免疫表型与扁平苔藓的其他

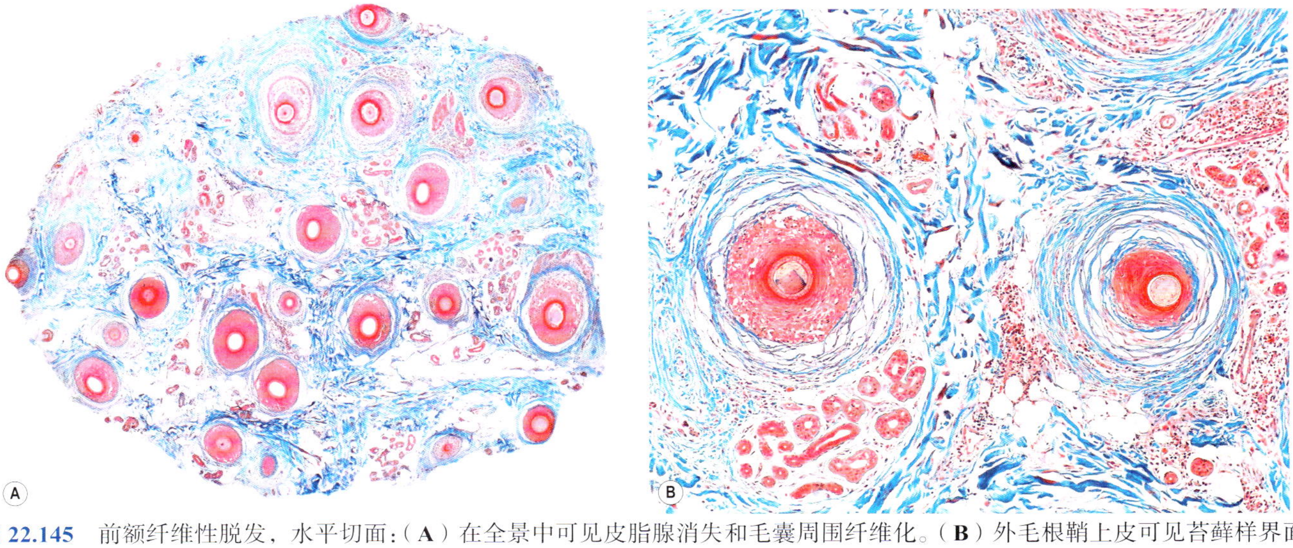

图 22.145 前额纤维性脱发，水平切面：（A）在全景中可见皮脂腺消失和毛囊周围纤维化。（B）外毛根鞘上皮可见苔藓样界面性皮炎伴空泡样变、淋巴细胞性炎性浸润及毛囊周围层状纤维化。马松三色染色

传统亚型相似。

## 鉴别诊断

鉴别诊断包括女性型脱发、雄激素性秃发、匐行性斑秃（匐行性脱发）和牵引性脱发。

女性型脱发和雄激素性秃发不出现毛囊周围红斑，并且女性型脱发不累及前额发际线。在斑秃中，可见到非炎症性的脱发，可见毛囊口，并有惊叹号样发。皮肤镜是一个有用的诊断工具，在前额纤维性脱发中通常见不到斑秃常见的黄点征[22]。组织学上，前额纤维性脱发的炎性浸润主要在峡部，而斑秃的炎性浸润主要在毛球周围[23]。女性型脱发和雄激素性秃发的炎性浸润轻微，组织学特点主要是毛囊微小化。牵引性脱发通过物理检查和牵拉头发的病史即可鉴别。

### Graham-Little 综合征

## 临床特征

该病最初在 1914 年和 1915 年由 Piccardi 和 Graham-Little 在两位患者中发现并描述，临床表现的三联征包括头皮瘢痕性脱发、阴毛和腋毛非瘢痕性脱落，并在多个有毛区出现毛发角化，其中一位患者由 Lassueur 进行了研究（Lassueur-Graham-Little-Piccardi 综合征）[1-3]。该病在中年女性更常见，瘢痕性脱发发展至其他表现通常需要数月到数年[4-5]。

Graham-Little 综合征与经典的扁平苔藓、前额纤维性脱发、溃疡型扁平苔藓、完全性雄激素不敏感综合征（睾丸女性化综合征）、接种乙型肝炎疫苗，以及一位母亲和其女儿的 HLA-DR1 型相关[3, 6-11]。

## 发病机制和组织学特征

Graham-Little 综合征通常被认为是毛发扁平苔藓的亚型。然而，该病的临床特点不同于普通的扁平苔藓，组织学表现多变，包括苔藓样组织反应和毛囊角化过度[12]。

## 鉴别诊断

最主要的鉴别诊断是脱发性棘状毛囊角化病。然而，后者在临床表现上有明显的差异。毛囊角化病通常是家族性的，在婴儿期开始影响特应性的个体。该病的特点是头皮、眉、睫斑片状脱毛。该病的临床过程不可预测：有时候该病在青春期恢复，而其他患者则有不同程度的进展。

# Brocq 假性斑秃

## 临床特征

1885 年 Brocq 描述了一种进行性、特发性、非炎症性瘢痕性脱发，并将其命名为假性斑秃[1]。这是一种有争议的疾病，已经被热烈争论了超过百年[2]。目前认为很多以前描述的假性斑秃是多种瘢痕性脱发的终末阶段，包括盘状红斑狼疮、毛发扁平苔藓和中央远心性瘢痕性脱发[3-4]。Brocq 假性斑秃的概念应该是指那些经过深入的临床和组织学检查和相关的实验室检查后除外了所有其他的瘢痕性脱发的患者[5-6]。

患者通常是成年白人女性，没有前驱症状，表现为不连续的无症状性脱发。在形状和分布上多种多样，但不累及周边的发际线（图 22.146）。皮损进展缓慢，静止和恶化周期性交替。病情稳定时可见到融合的脱发斑块，表面瓷白色有光泽（图 22.147）。脱发区中毛囊口消失，仅有少数毛囊残存。可以见到轻度红斑，一般没有炎性浸润。一些皮损色素减退，甚至凹陷。皮损不规则，呈几何图形样。这些病灶被描述为“雪中的脚印”，形容斑块中可见的灶状凹陷萎缩[7]。当然很多 Brocq 假性斑秃并不表现出萎缩[8]。到目前为止，尚无任何非洲裔黑人患该病的报道。

其他的瘢痕性脱发也可以有相同的临床和组织学特征，因此假性斑秃的诊断是一种排除性诊断。一般情况下炎性浸润很轻微，而如果炎性浸润明显，就不

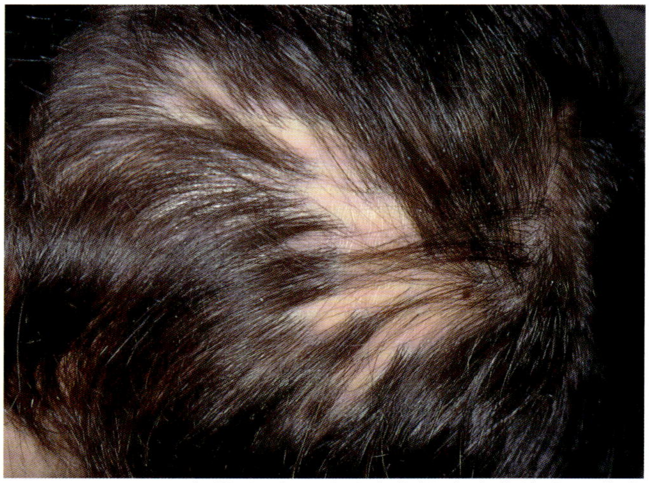

图 22.146 Brocq 假性斑秃：可见多发性小片萎缩斑，其中可见孤立、分散的残余毛发（Courtesy of P. Reygagne，MD，Centre Sabouraud，Paris，France.）

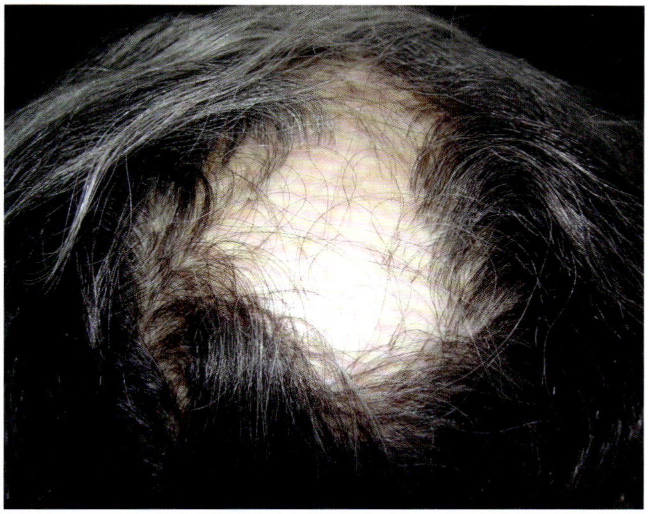

图 22.147 Brocq 假性斑秃，晚期表现：该图显示的是特征性的瓷白色色素减退性斑块（Courtesy of A.M. Aristizábal，MD，Instituto de Ciencias de la Salud，Medellín，Colombia.）

太符合假性斑秃[9]。对于累及冠状区或顶部的假性斑秃病例，最好归类于中央远心性瘢痕性脱发。

经典的假性斑秃累及头皮，也有同时伴有胡须受累的病例报告[10]。本病在成年女性中最常见，个别发生于儿童。该病也有两兄弟同时患病及母亲和儿子同时患病的报道[11-13]。

## 发病机制和组织学特征

该病头发脱落和瘢痕形成的确切机制不清楚。在许多患者的瘢痕斑块中已经发现有伯氏疏螺旋体，提示这在本病的至少一个亚型中是一个重要的病因[14-15]。

很多疾病终末发展为瘢痕性脱发伴有毛囊的不可逆性缺失。位于毛囊隆突的毛囊干细胞对毛囊的生存极为重要，而出现在假性斑秃中的少量炎症细胞浸润主要位于毛囊隆突部，这可能是毛囊不可逆性损伤而最终被完全破坏形成瘢痕的原因（图 22.148）[16]。对炎性浸润的分析表明，在特发性 Brocq 假性斑秃中，炎症细胞主要是巨噬细胞、肥大细胞和成纤维细胞，以及少量 $CD3^+$淋巴细胞。在继发于红斑狼疮或扁平苔藓的假性斑秃病例中，炎性浸润主要由大量 $CD3^+$淋巴细胞构成，并且 $CD4^+/CD8^+$比值较高，巨噬细胞、成纤维细胞、肥大细胞数量很少。近期一项研究发现，基础的成纤维细胞生长因子型纤维化细胞因子和转化生长因子 β 型纤维化细胞因子在特发性 Brocq 假性斑秃中明显表达增强[17]。

正如之前提到的，Brocq 假性斑秃的组织学诊断是一种排除性诊断。目前没有假性斑秃的特征性组织学表现[18]。其诊断的基础是有瘢痕性脱发表

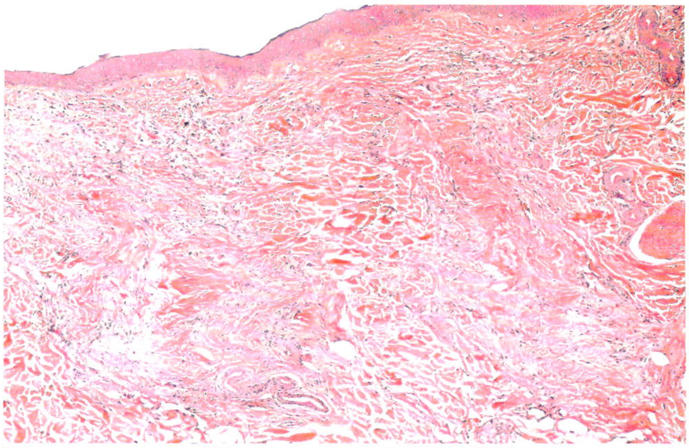

图 22.148 Brocq 假性斑秃：可见致密的纤维性瘢痕，无炎症细胞浸润。可见两个毛囊索。注意皮脂腺消失

现的同时缺乏诊断其他特异性疾病的特征。假性斑秃的特征是在毛囊漏斗水平有轻度的单核炎症细胞浸润（图 22.149）。没有界面改变。皮脂腺减少或消失，毛囊上皮萎缩，可以减少到一层或两层细胞（图 22.150）。伴随结构进行性改变的同时，

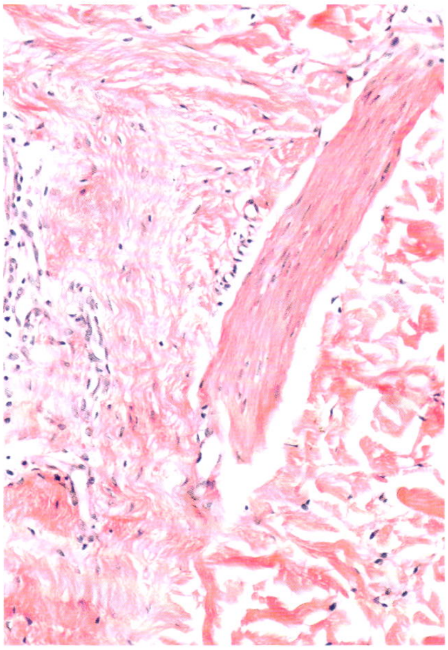

图 22.149 Brocq 假性斑秃：注意立毛肌插入纤维化的瘢痕。可见稀疏的炎症细胞浸润

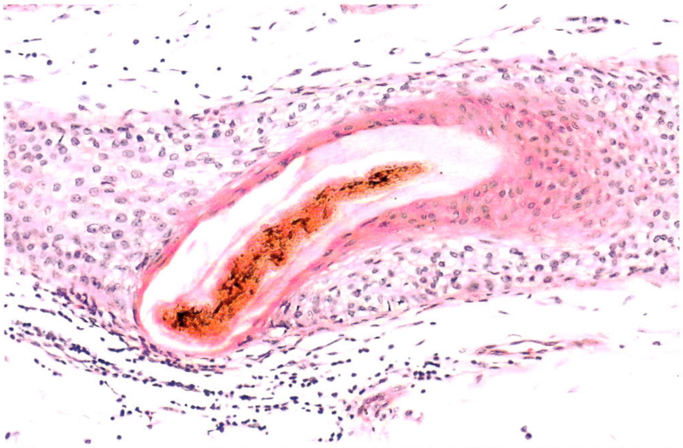

图 22.150 Brocq 假性斑秃：有严重萎缩和即将破裂的毛囊上皮

毛囊通道偏斜，有时相邻的毛囊融合，在一个毛囊通道中出现多个毛干（丛毛征）。毛囊周围环绕着洋葱皮样的纤维化，真皮中可以见到游离的毛干（图22.151）[19]。这常常诱发显著的由淋巴细胞和异物巨细胞组成的混合炎症细胞浸润。经常会出现异物肉芽肿的表现（图22.152）。

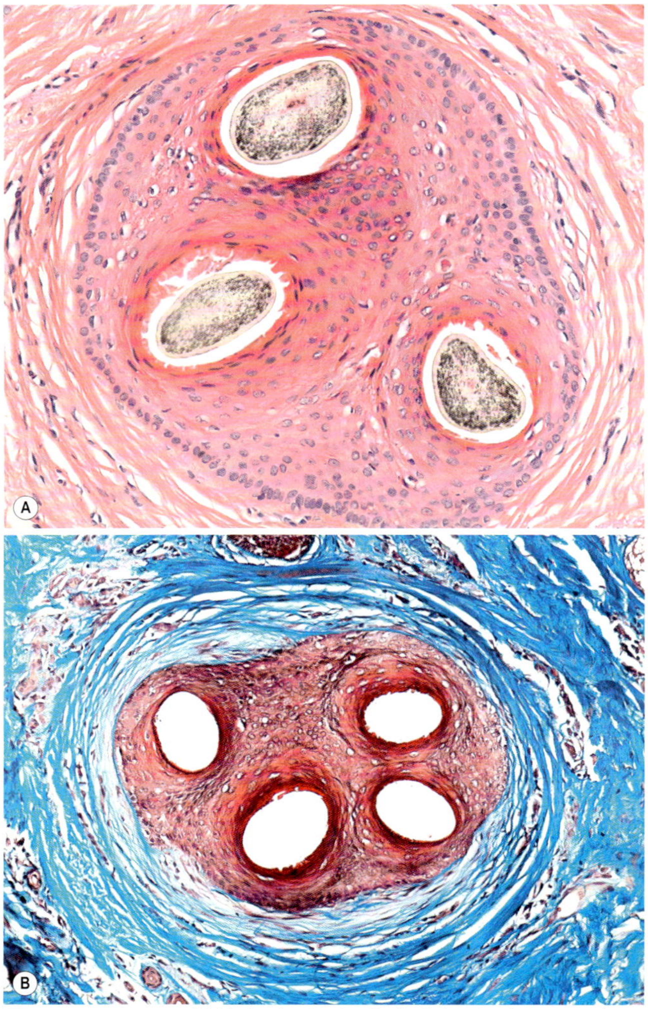

图 22.151 Brocq 假性斑秃：(**A**)注意多根毛干（丛毛症）；(**B**)马松三色染色使板层纤维组织增生凸显

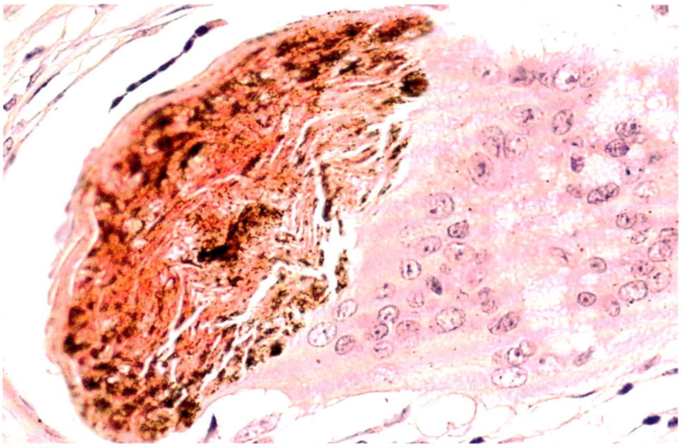

图 22.152 Brocq 假性斑秃：毛干片段被异物巨细胞吞噬

在疾病晚期，出现广泛的纤维化，毛囊被含弹性纤维的纤维组织索替代。与出现在休止期毛囊下方的正常毛囊索不同的是，假性斑秃中纤维索的范围延伸至立毛肌附着处（图22.153）。弹性纤维特染可以帮助区别纤维索，以鉴别假性斑秃与红斑狼疮及扁平苔藓。假性斑秃中，弹性纤维存在，毛囊下部周围可见致密的弹性组织。毛囊间真皮弹性纤维增多增厚，并被粗大的胶原束包绕（图22.154）。而在扁平苔藓和盘状红斑狼疮中，弹性纤维减少或消失[20-23]。尽管瘢痕形成很显著，但立毛肌在疾病发展过程中一直不受影响，在疾病终末阶段依然存在。

虽然偶尔在基底膜区可以找到 IgM 的沉积，但直接免疫荧光通常是阴性的[24-25]。

## 鉴别诊断

本病的准确诊断依赖于恰当的活检。标本最好取自皮损的边缘，沿毛囊的方向取材。从中央硬化区取样的组织不能区分是假性斑秃、盘状红斑狼疮还是毛发扁平苔藓。需要注意，头皮有炎症表现的区域是活检的备选区域。因此，有炎症、毛囊周围红斑或脱屑的区域是比较合适的活检取材部位[26]。

当怀疑假性斑秃时，至少应该取两个活检：一个做横切面，用来进行常规的 HE 染色分析；而另一个做纵切面，用来进行直接免疫荧光检查、微生物培养

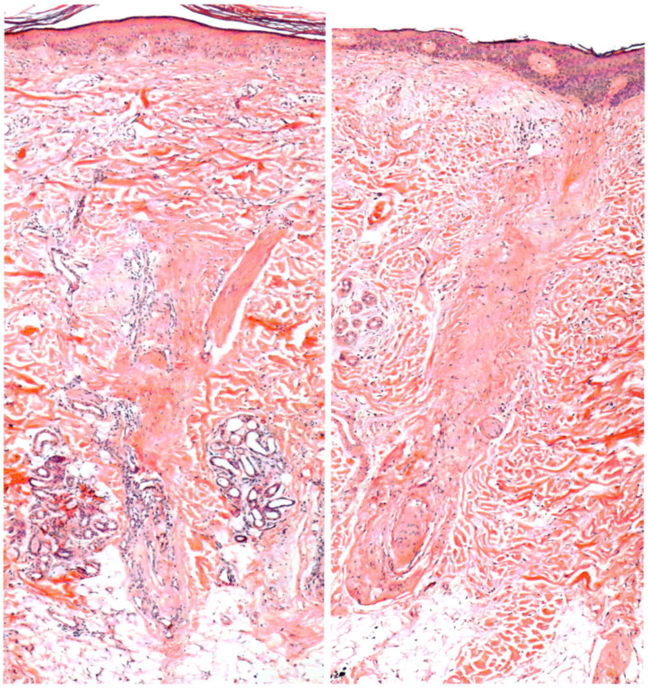

图 22.153 Brocq 假性斑秃：毛囊瘢痕在立毛肌插入点的上部和下部延伸

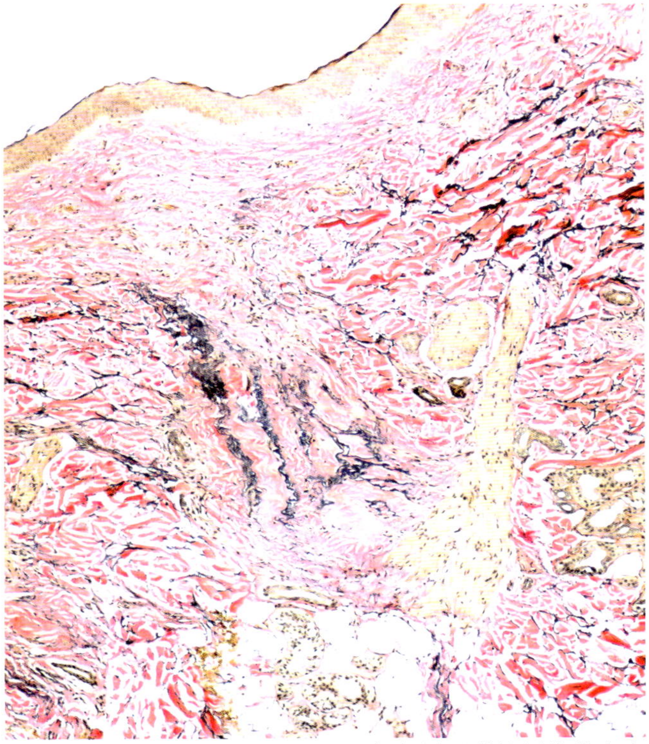

图 22.154 Brocq 假性斑秃：纤维条索周围弹性纤维鞘尚存在。真皮内有粗大的弹性纤维。弹性纤维染色

和革兰氏染色[27]。

对临床怀疑是假性斑秃病例的活检进行系统的检查，经常发现实际上是中央远心性瘢痕性脱发、毛发扁平苔藓、盘状红斑狼疮或其他任何有显著瘢痕的脱发[28-30]。通过合理的活检、临床资料分析和免疫病理学检查，大多数这类疾病都可以被排除[31-32]。

# 中央远心性瘢痕性脱发

## 临床特征

LoPresti 等在 1968 年初次以“热梳脱发”的名称描述了中央远心性瘢痕性脱发，指代一种与使用热梳拉直头发相关的脱发[1]。由于之后明确该病和使用热梳无关，Sperling 和 Sau 根据其发现的该病在组织学上表现出的内毛根鞘过早剥离的现象，将其改名为毛囊退变综合征[2]。然而，中央远心性瘢痕性脱发倾向于特指从头皮中心开始脱发，并逐渐离心性进展[3]。该病在黑人女性中多见，和其他一些表述指代相同，如之前认为的毛囊退变综合征（热梳脱发）、非洲裔美国人的假性斑秃（与 Brocq 假性斑秃无关），以及高加索人的中心椭圆形假性斑秃[4-6]。

本病的特征是脱发首先分布于冠状区或顶部，病程呈慢性和进行性（逐渐稳定），皮损边缘均匀对称性扩展并伴有炎症反应[7]。本病一般无症状。如有瘙痒，常常提示真菌感染[8]。

炎症反应的表现多种多样。一些患者反应轻微，只有在仔细观察后才能发现。有一些患者则病程进展很迅速，伴有脱屑、结痂、明显红斑和脓疱。这种多样性可能与继发的细菌感染和个体对毛囊损伤的炎症反应不同有关。

本病表现为多发的小的实性损害，单个皮损直径只有几厘米，这些损害逐渐融合，孤立的脱发区显示有部分或完全的毛囊脱失，炎症程度不同。在陈旧的瘢痕性损害中，可以出现特征性的丛毛征（呈丛状）。

中央远心性瘢痕性脱发是非洲裔患者中最常见的瘢痕性脱发。大多数患者是成年女性，并且几乎所有患者都有使用化学产品拉直头发和做发型的经历[9]。也有男性发病的报道，但通常没有使用化学产品[10]。儿童目前没有确诊中央远心性瘢痕性脱发的病例[11]。

## 发病机制和组织学特征

中央远心性瘢痕性脱发的原因尚不清楚。可能是多因性，如受护发习惯、种族遗传易感性等因素影响。目前尚不清楚中央远心性瘢痕性脱发是一种独立的疾病，还是主要影响成年女性且组织学表现相似的一组疾病[12-13]。

有人推测炎症反应和局部免疫的缺陷是一些病例炎症扩散的原因。但是 CD4 与 CD8 阳性 T 细胞比例和 T 细胞与 B 细胞比例的研究结果并不支持这一理论[14]。

活检可以用于排除其他原因导致的瘢痕性脱发。取样处必须选在疾病活动的边缘并且有毛囊残留的区域[15]。不同病例间组织学特征稍有差别，这些差别可能反映的是疾病的发展时期、宿主的反应、继发感染以及与 Brocq 假性斑秃相似的一些影响因素[16]。该病最有特征性的组织学表现是内毛根鞘提前脱失（毛囊退变综合征）。正常情况下这个结构一直延续到毛囊峡部然后消失（图 22.155、22.23）。而在毛囊退变综合征时，该结构脱失发生在毛囊峡部，甚至全部缺失（图 22.156）。虽然内毛根鞘脱失在很多其他炎症性疾病中都可以看到，但在毛囊退变综合征中这是一个非常广泛和持久的现象。在临床上，外观正常的头皮毛囊中也可以见到该表现[7, 71]。

伴随疾病的进一步发展，内毛根鞘提前脱失还伴有外毛根鞘的破坏，表现为离心性萎缩。毛发变得残缺并进入真皮。随后出现的表现包括毛囊上段同心性

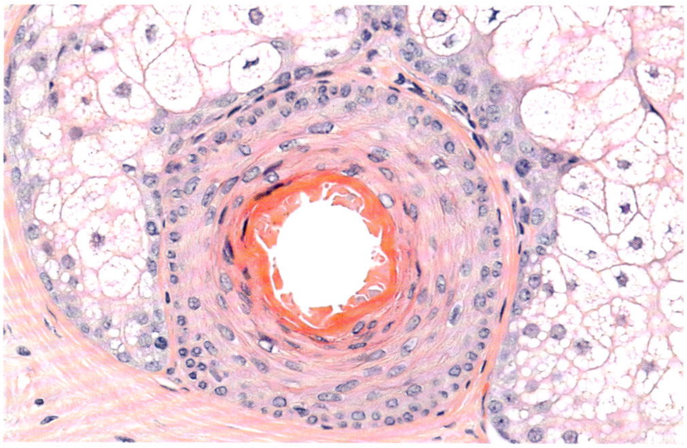

**图 22.155** 中央远心性瘢痕性脱发：这个水平切面中，注意在皮脂腺水平内毛根鞘正常脱落

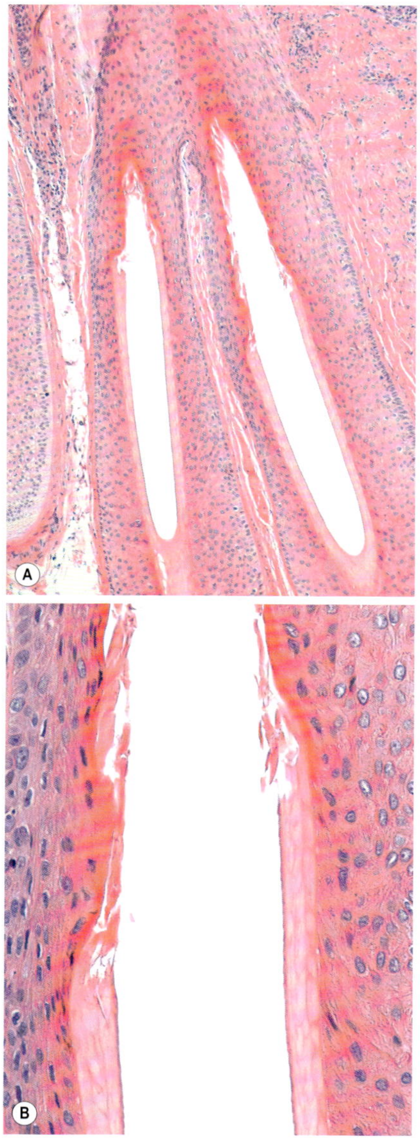


**图 22.156** 中央远心性瘢痕性脱发：（**A**、**B**）注意内毛根鞘在到达峡部前退变脱落

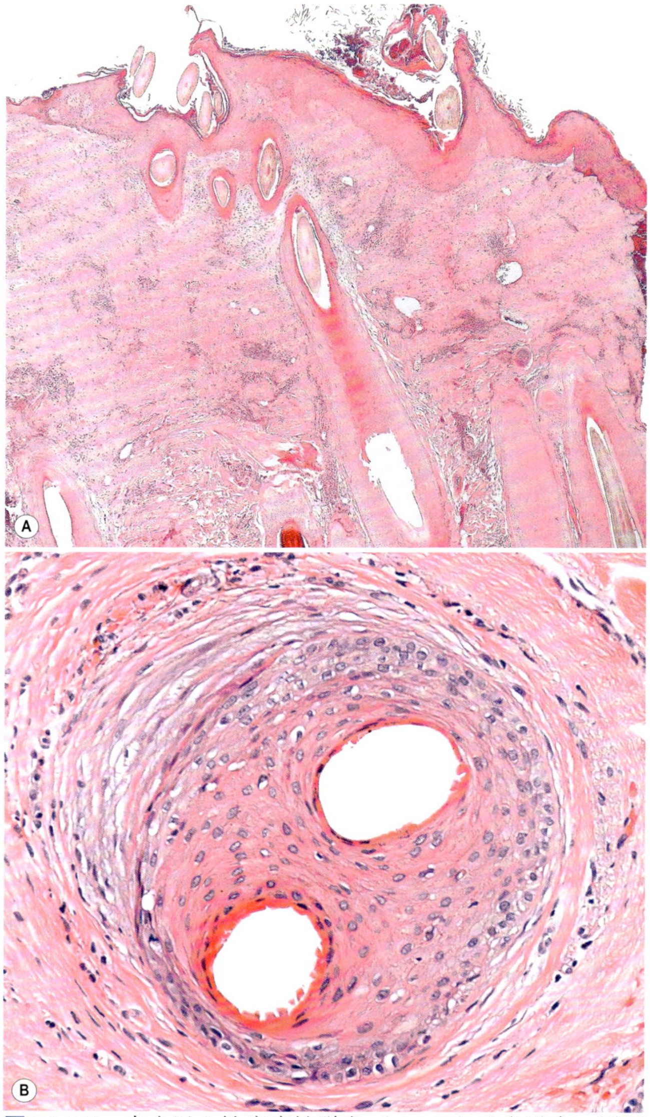


**图 22.157** 中央远心性瘢痕性脱发：（**A**、**B**）毛发融合，周围可见同心排列的纤维组织。皮脂腺消失

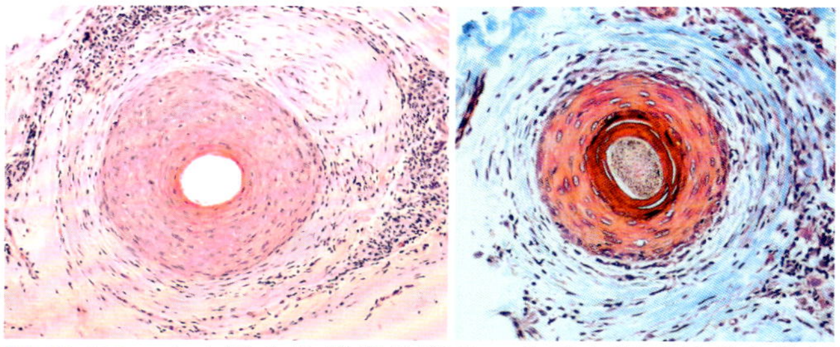

**图 22.158** 中央远心性瘢痕性脱发：在终末期可见致密的板层纤维环绕发干。苏木精-伊红染色、马松染色

纤维化和淋巴细胞性炎症细胞浸润，以及皮脂腺消失（图 22.157、22.158）[14-18]。随着病情的进展，浸润更加明显，出现中性粒细胞、浆细胞和组织细胞。在晚期皮损中，毛发被纤维化替代，残留的一些毛囊融合到一起[19]。可以看到丛毛征，真皮中毛干碎片周围有时有异物多核巨细胞。如在毛囊口水平发生继发感染，则伴有角化过度、角化不全、痂屑形成和大量细菌伴中性粒细胞和细胞性碎屑。弹性纤维染色可见纤维条索周围围绕弹性纤维，以及真皮中增厚的弹性纤维（“肥大”）[20]。直接免疫荧光检查通常为阴性[21]。

## 鉴别诊断

由于中央远心性瘢痕性脱发与其他瘢痕性脱发及非瘢痕性脱发，如 Brocq 假性斑秃、雄激素性秃发、牵引性脱发、拔毛癖等的临床和组织学特征相似，鉴别诊断比较困难。对于典型的 Brocq 假性斑秃，在瘢痕性皮损处炎症轻微，组织学上无法区分，需要临床联系病理，仔细分析，以兹鉴别[22]。需要注意的是，典型的 Brocq 假性斑秃在非洲裔黑人中尚未诊断过。雄激素性秃发的特点是头发稀疏，毛囊口尚存在，活检可以判断其并非瘢痕性脱发，并有毛囊微小化表现。对于牵引性脱发和拔毛癖，牵拉毛发的病史，特别是在活检中发现大量退行期和休止期毛囊并有色素管型色素即可诊断。

伴有显著炎症和活动性边缘的损害应与穿凿性蜂窝织炎、真菌及细菌感染、毛发扁平苔藓和盘状红斑狼疮相鉴别。穿凿性蜂窝织炎的特征是波动性结节伴脓液溢出。组织学上呈现显著的中性粒细胞性炎症细胞浸润伴瘘管形成。而中央远心性瘢痕性脱发出现的是浅表的炎症，没有瘘管。虽然有报道中央远心性瘢痕性脱发与真菌感染之间有关联，但通过活体组织检查、培养和微生物特殊染色可以排除累及头皮的感染[8]。毛发扁平苔藓和盘状红斑狼疮可以活检鉴别，因为二者会在毛囊和真皮交界处表现出界面皮炎。

# 黏蛋白性脱发

该病也叫做毛囊黏蛋白病，在皮肤淋巴细胞增生性疾病及相关疾病中已经讲述。

# 脱发性棘状毛囊角化病

该病在角化异常性疾病中已经讲述。

# 中性粒细胞相关的原发性瘢痕性脱发

这一类疾病包括毛囊炎性脱发和头皮穿凿性蜂窝织炎。这些疾病的临床特点是化脓、水肿和硬结。在疾病晚期，急性炎症逐渐消退，表现出毛囊消失和瘢痕。组织学上表现为中性粒细胞炎性浸润，随时间推移逐渐转为单核细胞浸润。在疾病晚期阶段，如果不结合临床资料，可能很难作出准确的诊断[1]。

# 毛囊炎性脱发

## 临床特征

1888 年 Quinquaud 最初描述了毛囊炎性脱发（folliculitis decalvans）[2]。目前认为该病是一种有明显炎症表现的瘢痕性脱发，特征是皮损周围的脓疱、毛囊周围红斑和丛状发（图 22.159 ～ 22.161）。在疾病初期，该病有明显的头皮疼痛、瘙痒以及烧灼感。该病常见于成年黑人。枕部和顶部是主要受累区域[3-5]。

毛囊炎性脱发可以累及胡须（狼疮样须疮）、面部和颈部。该病被认为和 Darier 病、人类嗜 T 淋巴细胞病毒 -1 相关的脊髓病 / 热带痉挛性截瘫、鳞状细胞癌、指甲过小症等疾病相关。该病也曾在同卵双胞胎中同时发生[6-11]。

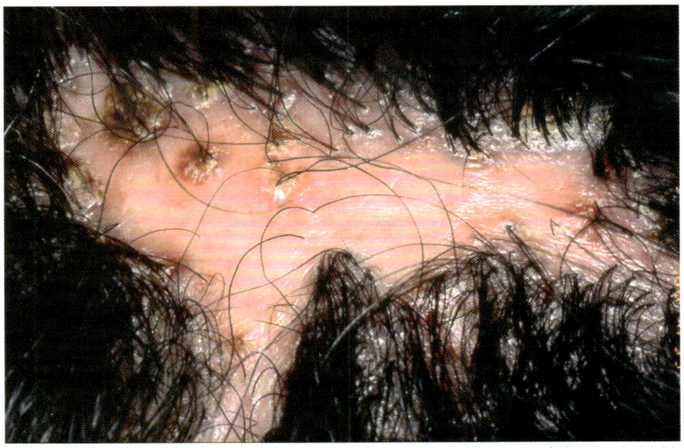

图 22.159　毛囊炎性脱发：该患者可见毛囊炎性脱发基础上的簇状毛囊炎（Courtesy of P. Reygagne，MD，Centre Sabouraud，Paris，France.）

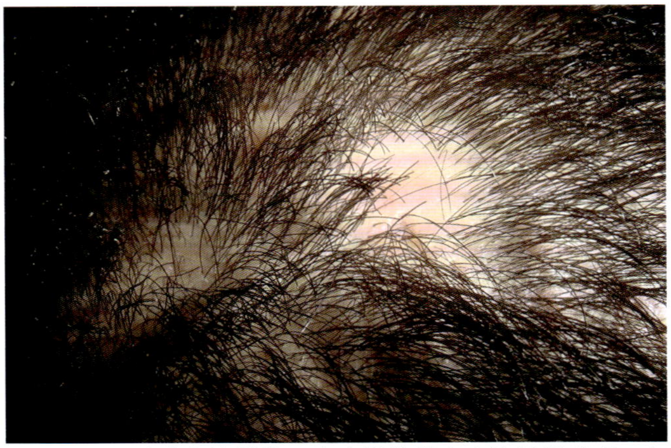

图 22.160　毛囊炎性脱发：在晚期阶段有少许脓性表现，与 Brocq 假性斑秃有明显相似性（Courtesy of L.M. Gómez，MD，Universidad Pontificia Bolivariana，Medellín，Colombia.）

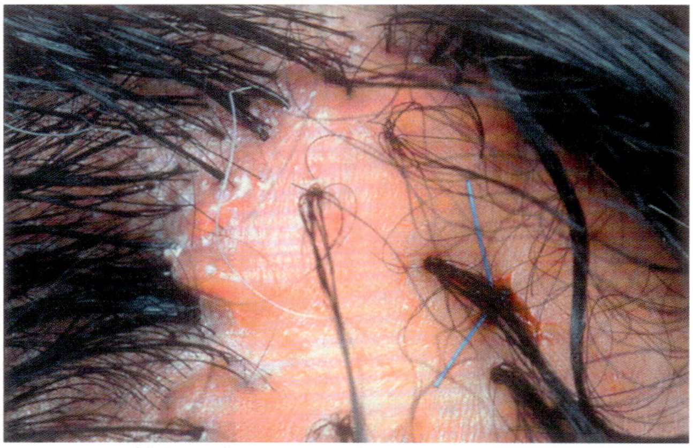

图 22.161 簇状毛囊炎：可以清楚地看到多根毛发从毛囊口排出（Courtesy of the Institute of Dermatology，London，UK.）

## 发病机制和组织学特征

毛囊炎性脱发的发病机制不明。虽然大多数患者可以分离出金黄色葡萄球菌，但是目前认为脓疱是细菌定植继发的，而不是疾病的原因。在非脓疱区，临床表现和中央远心性瘢痕性脱发非常相似。有人认为该病和基因上及种族上的免疫缺陷有关[4，12-13]。早期皮损中可见活化的辅助性 T 细胞浸润。中性粒细胞浸润和纤维化在疾病早期可能是 IL-8 和 ICAM-1 诱导的，而在疾病后期和碱性成纤维细胞生长因子以及 TGF-β 有关[14]。

活检应在活动性皮损处取材，进行常规组织学检查和直接免疫荧光检查。PAS 染色对于排除真菌感染很有帮助。必须进行细菌培养，以确定金黄色葡萄球菌的定植。

毛囊炎性脱发活动期皮损中，组织学特征是主要影响毛囊上部的中性粒细胞炎性浸润。炎症聚集在扩张的毛漏斗内部以及周围的真皮（图 22.162）。皮脂腺被炎性浸润破坏。毛囊下部可见淋巴-浆细胞性炎性浸润。在疾病后期阶段，炎症转为中性粒细胞、淋巴细胞和浆细胞的混合浸润。异物巨细胞和巨噬细胞破坏并吞噬毛囊。之后，瘢痕形成的过程使得毛囊皮脂腺单位更明显地消失，毛囊间表皮纤维化，弹性纤维染色下可见弹性组织消失[3]。

## 鉴别诊断

毛囊炎性脱发的鉴别诊断包括头部脓肿性穿掘性毛囊周围炎以及感染过程。头部脓肿性穿掘性毛囊周围炎的特点是内衬鳞状上皮的窦道。细菌或真菌性毛囊炎可以通过微生物培养和特殊染色排除。正如前面所提到的，终末期皮损无法与中央远心性瘢痕性脱发和经典的 Brocq 假性斑秃相鉴别（图 22.160）[15-17]。

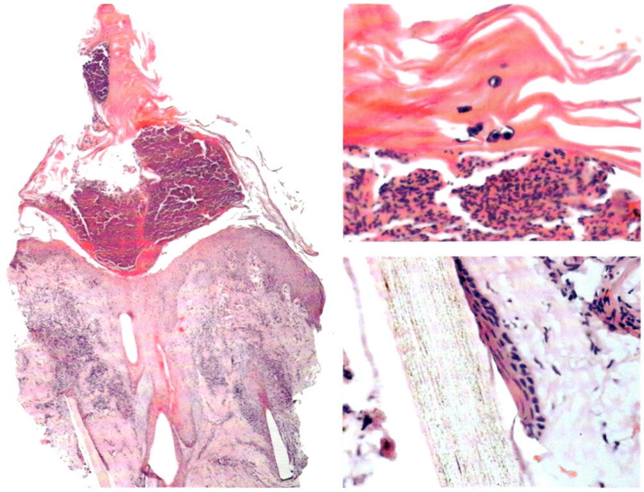

图 22.162 毛囊炎性脱发：在该复合体中，可见浅表鳞状痂屑，其中有中性粒细胞包绕的细菌菌落（右上）。真皮有毛囊融合，可见没有表皮覆盖的游离发干（右下）

# 头皮穿凿性蜂窝织炎（头部脓肿性穿掘性毛囊周围炎）

## 临床特征

头皮穿凿性蜂窝织炎（穿凿性毛囊炎）是 1908 年由 Hoffman 描述的，当时命名为头部脓肿性穿掘性毛囊周围炎，归属于嗜中性瘢痕性脱发[1-4]。

这是一种主要发生于年轻的非洲裔男性的少见疾病，主要侵犯头皮冠状区和头顶部。典型表现是波动性的相互连通的结节，逐渐发展而融合、破裂、流脓（图 22.163、22.164）。由于头皮上的结节之间有广泛的相互连通，按压某个结节可以在远隔区域有脓性物质流出，这是临床上一个特征性的表现。患者的基本主诉就是脱发和脓性分泌物。皮损几乎无症状，没有疼痛或瘙痒[5]。尽管临床特征如此，细菌和真菌培养却几乎总是阴性的。该病为慢性病程，其特征是加重与缓解的周期很长。在病程的任何一个时间都可以见到不同发展阶段的皮损[6]。终末阶段的皮损显示真皮纤维化伴增生性瘢痕形成和显著的脱发。

慢性损害可以累及头骨并继发细菌感染，有时可导致化脓性骨髓炎。有长期不愈的损害继发鳞状细胞癌的报道[7-8]。穿凿性毛囊炎可偶见于女孩，也有白人男性和一个加拿大原住民患者的报道[9-11]。有一例家族性头部脓肿性穿掘性毛囊周围炎的报道[12]。本病

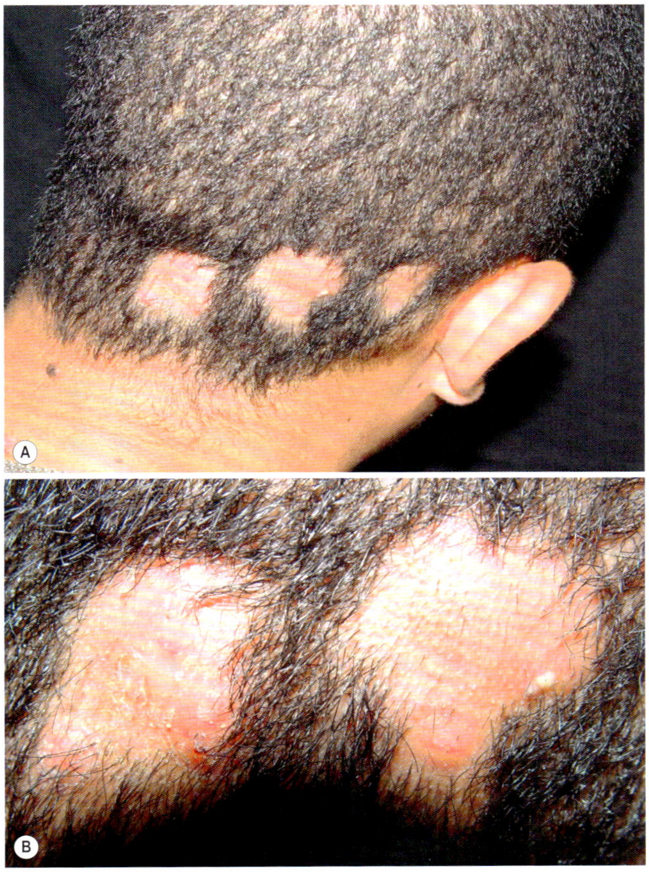

图 22.163 穿凿性蜂窝织炎：（A、B）可见脓性结节和瘢痕性脱发（Courtesy of A.M. Aristizábal，MD，Instituto de Ciencias de la Salud，Medellín，Colombia.）

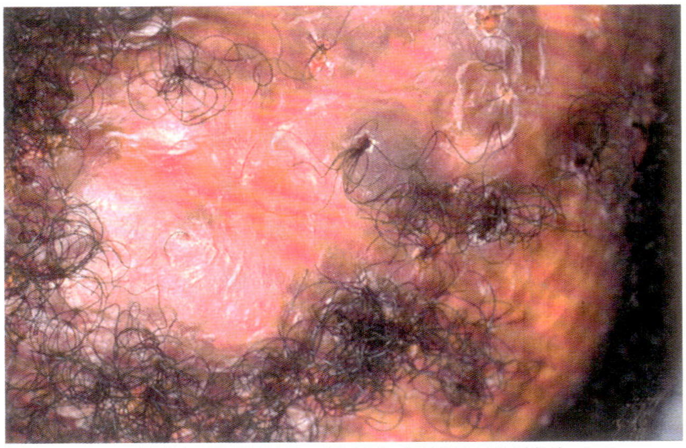

图 22.164 穿凿性蜂窝织炎：结节和窦道的特写镜头（Courtesy of the Institute of Dermatology，London，UK.）

可能和多种骨骼肌肉疾病、关节病相关，包括骨肌病、关节炎和胸肋锁骨肥大[13-15]。其他有关的疾病包括边缘性角膜炎和外伤诱发的穿凿性蜂窝织炎[16-17]。

聚合性痤疮、化脓性汗腺炎、穿凿性蜂窝织炎组成了毛囊闭锁三联征（图 22.165）。一些学者把藏毛囊肿包括进去，组成四联征[3]。毛囊闭锁综合征与毛发红糠疹、增生性脓皮病和鳞状细胞癌有关[18-20]。

## 发病机制和组织学特征

穿凿性蜂窝织炎是一种深在的毛囊炎，与化脓性汗腺炎和聚合性痤疮相似，是由于毛囊口或漏斗水平的阻塞导致的[21]。导致这种现象的机制不明。角质碎屑的堆积使毛囊进行性扩张，并最终破裂而引起真皮强烈的炎症反应。

早期的组织学改变是出现毛囊堵塞伴毛囊漏斗部扩张，毛囊口中性粒细胞浸润，深部毛囊周围淋巴细胞浸润[22]。这种改变逐渐累及毛囊壁，最终导致其被破坏。真皮中游离毛干伴有大量混合炎症细胞浸润，包括中性粒细胞、淋巴细胞、浆细胞和组织细胞[23]。上皮样细胞和异物巨细胞伴肉芽肿形成，以及出现化脓性肉芽肿也是一个特征。随着这个过程的进展，有多发的脓肿和瘘管形成，周围层状排列着鳞状上皮（图 22.166）。只要有毛囊残留，活动性损害就会持续存在。在终末阶段，毛囊和皮脂腺完全破坏并被纤维组织所替代。通过细菌培养和特殊染色可在扩张的毛囊口处发现微生物，但在瘘管或脓肿中一般不会发现微生物。

## 鉴别诊断

穿凿性蜂窝织炎的鉴别诊断包括项部瘢痕疙瘩性痤疮、Brocq 假性斑秃和感染性疾病。

穿凿性蜂窝织炎中典型的波动性化脓性结节伴瘘管形成不是瘢痕疙瘩性痤疮的特征。项部瘢痕疙瘩性痤疮的组织学特征是广泛的纤维化、瘢痕疙瘩形成和淋巴细胞性浸润伴针对毛干的灶状异物肉芽肿。然而在一些病例中有一定程度的重叠，有灶性脓肿的形成并可见到瘘管，但不如穿凿性蜂窝织炎中的广泛。

Brocq 假性斑秃的临床特征与穿凿性蜂窝织炎很不同。它主要影响白人女性，表现为瓷白色的脱发斑。除晚期阶段外，组织学差异是很明显的。穿凿性蜂窝织炎的纤维化程度通常更加显著，并比在假性斑秃中见到的更深。极少数假性斑秃病例中的瘢痕形成也很深，使诊断困难。仔细地将病理表现结合临床分析通常可以解决鉴别诊断问题。

炎症性头癣（celsi 脓癣）[24-25]和其他的头皮感染表现为深在受累，这时和穿凿性蜂窝织炎相似。当出现嗜中性脓肿和肉芽肿时，问题会更加复杂。因此，进行微生物的特殊染色，排除细菌、真菌和分枝杆菌感染是非常重要的。

最后，伴大细胞性转化的亲毛囊性蕈样肉芽肿与头皮穿凿性蜂窝织炎临床表现相似[26]。

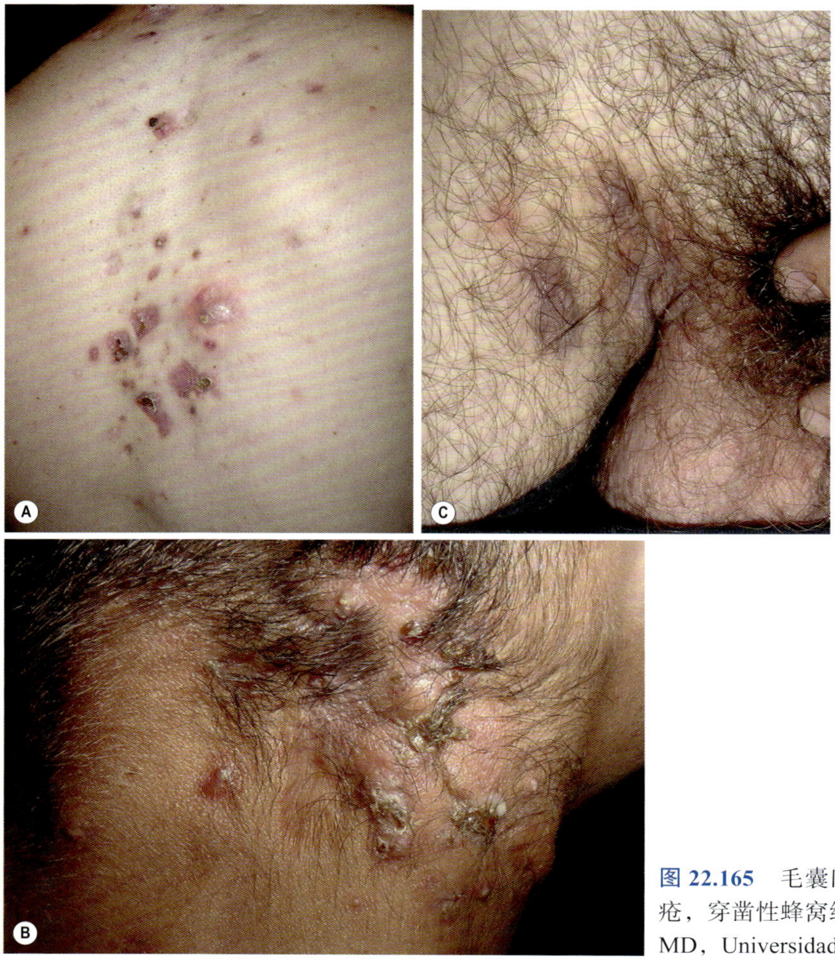

图 22.165 毛囊闭锁三联征：（A ～ C）同一患者出现聚合性痤疮，穿凿性蜂窝织炎和化脓性汗腺炎（Courtesy of L.M. Gómez，MD，Universidad Pontificia Bolivariana，Medellín，Colombia.）

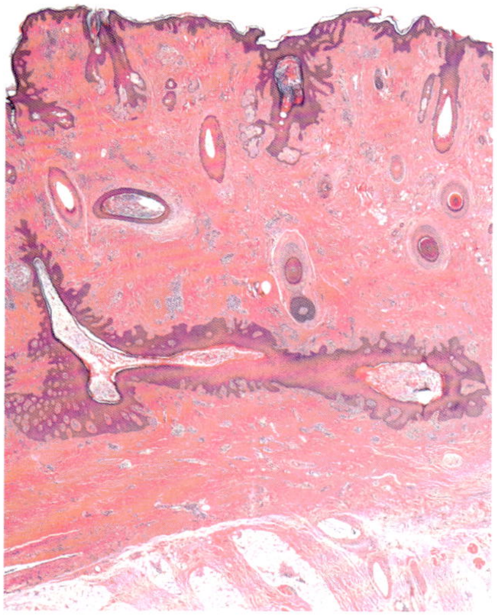

图 22.166 穿凿性蜂窝织炎：真皮深层可见窦道内衬复层鳞状上皮细胞

# 颈部瘢痕疙瘩性痤疮

## 临床特征

项部瘢痕疙瘩性痤疮（项部瘢痕疙瘩性毛囊炎）是一种累及颈项部的原发性瘢痕性脱发，好发于非洲裔男性[1]。由于该病与痤疮的皮损无关，组织学中也没有瘢痕化的胶原，所以瘢痕疙瘩性痤疮的叫法是错误的[2]。

本病开始时是局限性的毛囊性丘疹，进行性增大并融合，形成瘢痕疙瘩斑块，毛发也随后脱失。该病也有发生在非洲裔女性的记载，并与脱发性棘状毛囊角化病、簇绒发毛囊炎、环孢素（白人和非洲裔患者）、碳酸锂、抗癫痫药物以及使用橄榄球头盔相关[3-13]。

## 发病机制和组织学特征

该病原因不明。很可能是对局部刺激现象的反应，并因继发细菌感染而加重[14]。现认为被剪得过短的卷曲头发再长进皮肤引起炎症反应可能是本病的原因。该病也被认为是一种经表皮清除功能的障碍[15]。相关因素包括高水平的睾酮、脂溢性皮炎和颈项部肥大细胞密度的增加[16]。

组织学上，新发皮损与毛囊炎性脱发相似，中性粒细胞在毛囊峡部和其周围最终消失的皮脂腺处浸润。毛囊漏斗部扩张。之后，紧密的透明样化的粗胶原束伴程度不同的以淋巴细胞和浆细胞为主的炎性浸润，并主要集中于毛囊漏斗和毛囊峡部周围（图 22.167、22.168）。正如前面所说，观察不到真正的瘢痕疙瘩的胶原[17]。相关表现有板层纤维增生，外毛根鞘变薄，最终导致毛囊破坏，真皮内游离毛干激发强烈的炎症反应[18]。有时出现类似于穿凿性蜂窝织炎的脓肿和瘘管。毛囊的皮脂腺消失，多个毛囊融合，形成一个含有多个毛干的单一的毛囊口（丛毛症）[19]。

从皮损附近的正常皮肤取活检可能会发现毛囊破坏和纤维化的证据[18]。

## 鉴别诊断

中央远心性瘢痕性脱发是主要的鉴别诊断。虽然临床特征和受累部位有很大不同，但在组织学上有很大的重叠。还有过一例女性患者出现形似瘢痕疙瘩性痤疮的头癣的报道[20]。

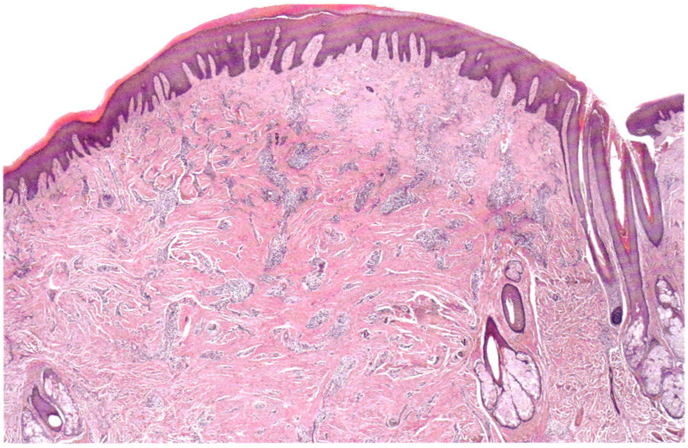

图 22.167 项部瘢痕疙瘩性痤疮：扫描图可见真皮瘢痕和多个游离发干碎片

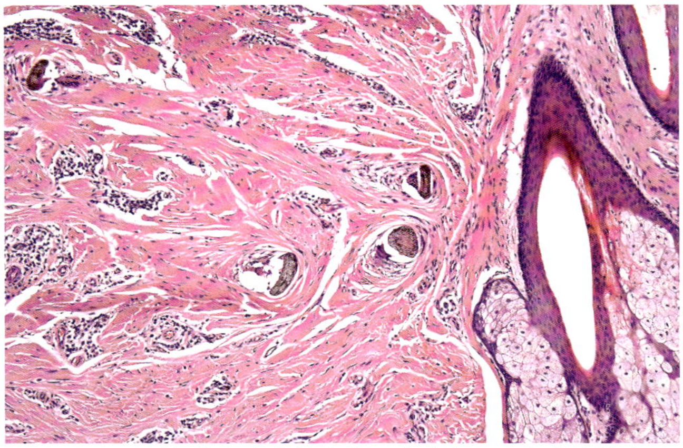

图 22.168 项部瘢痕疙瘩性痤疮：高倍率下毛发碎片的表现

# 坏死性痤疮

## 临床特征

坏死性痤疮（坏死性淋巴细胞性毛囊炎、痘疮样坏死性痤疮）是一种罕见的疾病，特征是慢性复发性的痘和不同程度的瘙痒，或有触痛的、豌豆大小的红色毛囊性丘疹，经过中央溃疡与愈合形成毁容性的痘疹样瘢痕[1-3]。该病不以黑头为特征。该病常发于前发际线、头皮颞区、脂溢性区域、鼻子、面颊、上胸部以及肩胛间区[1, 4-5]。该病男性发病稍多，多数患者在 40 ～ 60 岁发病[3]。

有时也有浅表的非瘢痕性的头皮瘙痒（脓疱性痤疮）[1]。

## 发病机制和组织学特征

金黄色葡萄球菌和痤疮丙酸杆菌均被认为与坏死性痤疮的病因相关，至少一部分患者抗生素治疗有效。由于常有酒渣鼻及脂溢性皮炎的表现，精神压力和护理也被认为是可能的致病因素[1, 6, 8]。

早期皮损的特点是真皮水肿，真皮浅中层血管及毛囊周围淋巴细胞浸润，海绵水肿，外毛根鞘、相邻的表皮和皮脂腺细胞凋亡[1]。可以存在嗜酸性粒细胞，但中性粒细胞不是其特征。随着疾病发展，整个毛囊和上皮坏死（图 22.169）。中性粒细胞聚集的痂覆盖皮损，可以有明显的细胞定植[1]。一般没有肉芽肿性炎症[1]。慢性皮损的特点是毛囊消失和真皮内垂直的瘢痕[3]。

## 鉴别诊断

鉴别诊断包括人工皮炎、疱疹性湿疹和一般的毛囊炎。人工皮炎的皮损浅表，且不局限于头皮前部。疱疹性湿疹可以通过活检和 Tzank 试验发现特征性的病毒包涵体，进而进行鉴别[5]。早期的疣状坏死性痤疮和一般的毛囊炎可以通过后者毛囊的广泛损伤来鉴别[1]。

# 糜烂性脓疱性皮肤病

## 临床特征

头皮糜烂性脓疱性皮肤病在 1979 年被初次描述

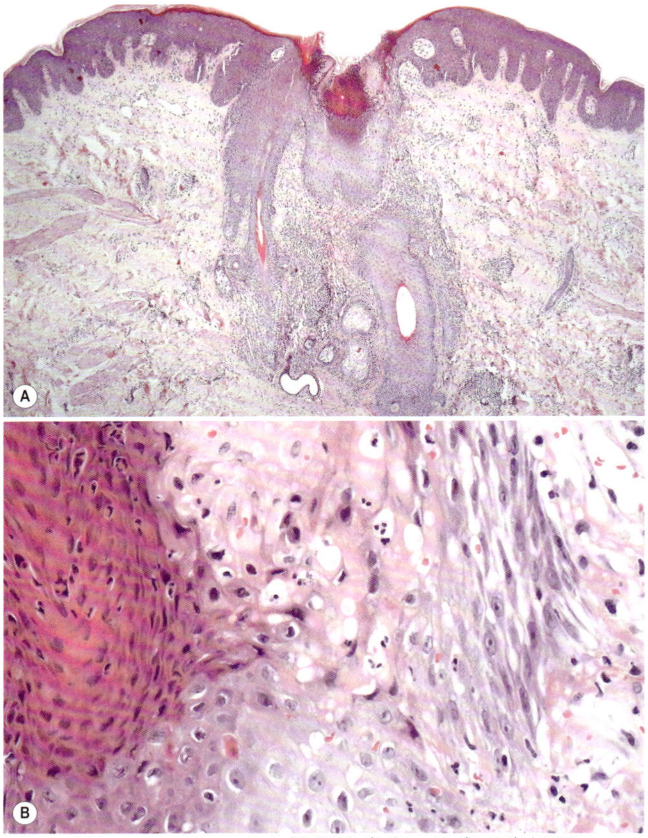


图 22.169 （A、B）坏死性痤疮。注意毛囊坏死

为慢性非感染性皮肤病，主要影响有头皮频繁创伤史的老年女性。也有一些头皮以外区域受累的报道[1-4]。相关的因素包括挫伤、糜烂、日晒伤、带状疱疹、人工耳蜗植入、毛发移植、辐射、人工纤维植入、冷冻治疗、使用氟尿嘧啶、使用维A酸、外用 methylaminolaevulinate 光动力疗法、使用吉非替尼、放射治疗和围产期头皮损伤[1, 5-19]。创伤可能在发病前数天或数年[1]。

早期皮损为无症状的水肿，边界清晰，特点是脓疱性皮损消退后出现鳞屑结痂（图 22.170）。晚期皮损发展为瘢痕性脱发。可能以后继发细菌或真菌定植。该病可和基底细胞癌相关[20]。

## 发病机制和组织学特征

发病机制不明。由于老年人发病率较高，有人猜测慢性光化性损伤、免疫抑制、自身免疫性疾病可能是致病原因[1]。实验室检查以及细菌和真菌学检查对诊断通常没有意义[21]。

组织病理学表现没有特异性。可以出现表皮糜烂

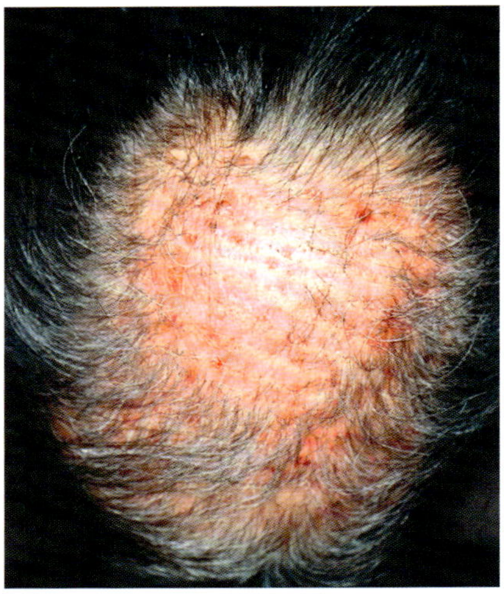

图 22.170 糜烂性脓疱性皮肤病：注意手术后糜烂和水肿的外观（Courtesy of P. Reygagne，MD，Centre Sabouraud，Paris，France.）

伴棘层肥厚、灶状萎缩、角化不全和角层下脓疱。真皮内混合炎症细胞浸润，包括淋巴细胞、中性粒细胞和一些巨细胞。毛囊逐渐受累并消失[22]。

## 鉴别诊断

需要鉴别的疾病很多，包括众多非感染性化脓性疾病，如自身免疫性疾病相关性无菌性脓疱病，头皮脓疱溃疡性皮肤病、炎性头癣（celsi 脓癣）、毛囊炎性脱发、Ofuji 无菌性嗜酸性脓疱病、寻常性脓疱性银屑病、头部脓肿性穿掘性毛囊周围炎、寻常型天疱疮、黏膜类天疱疮、坏疽性脓皮病、细菌性毛囊炎以及缺血性疾病（如颞动脉炎）。下面仅就以上疾病中的前三个进行讲述。

自身免疫性疾病相关性无菌性脓疱病主要影响年轻女性，然而，该病和糜烂性脓疱性皮肤病在临床表现和组织学特征上有很多共同之处[23-25]。头皮脓疱溃疡性皮肤病主要发生于非洲严重营养不良的年轻人[26]。炎性头癣的表现可以和头皮糜烂性脓疱性皮肤病高度相似，需要刮片进行 KOH 湿片和培养检查明确诊断。PAS 染色和银染对于确诊可能会有帮助[27]。

# 非特异性瘢痕性脱发

这一组疾病是指没有特异性临床和病理学表现的特发性瘢痕性脱发。许多炎症性瘢痕性脱发，如扁平苔藓、毛囊炎性脱发，发展至晚期阶段后都归属于这组疾病[1]。

# 毛干疾病

毛干疾病包括一组毛干能正常覆盖，主要表现为毛干损伤的疾病。作为毛干损伤的结果，头发更容易受到化学和物理性的损伤。原发性毛干疾病通常见于遗传性疾病，而直到最近，尚有很多导致毛干缺陷的基因还没有得到确定（表 22.5）[1]。

由于在这组疾病中毛干非常脆弱，所以脱发是一种常见的表现。其他被毛区，包括眉毛、睫毛和胡须也可以见到这样的改变[2-3]。头皮的表现轻重不等。严重时毛发是黑色的，容易折断，伴局限或广泛区域的脱发[4]。不同的疾病有不同的临床特征和相关的代谢异常。

头发样本必须仔细评估，看看它们是否局部缩窄或破碎（见本章开始处的毛发检查）。

毛干损伤主要依照以下三个方面分类：

- 脱发是弥漫性的还是局部性的
- 是否有毛干的易碎性
- 毛发的形态

从组织病理学观点看，毛发的形态学尤为重要，包括毛干断裂、不规则、卷曲或扭曲畸形等异常，以及毛干的外来物质沉着（框 22.2）。在一种疾病中可以出现多个基础形态学改变，这使得个体病例的表现变得复杂（图 22.171）[5-6]。

## 毛干折断

### 结节性脆发症

#### 临床特征

结节性脆发症是最常见的毛发缺损。该病患者的主要表现是毛发脆弱、易碎，而不是一个特定的疾病。在先天或后天性疾病的基础上，创伤导致毛发的缺陷。从基因方面分为遗传性皮肤病和代谢紊乱性疾病，从创伤方面分为机械损伤和化学损伤[1]。

本病的表现是毛干近端或远端呈结节样增粗。这些看起来像附着在毛干上的小球或尘样颗粒结构是毛干断裂的部位。

远端型结节性脆发症很常见，常由于毛发风化所致。该病可以出现在所有种族中，尤其是留长发的人易见。

表 22.5 单基因突变影响人类毛发生长

| 疾病 | 受累基因 | 编码蛋白的功能 | 毛发表型 |
| --- | --- | --- | --- |
| 念珠状发 | hHb6 或 hHb | 毛发角蛋白（结构蛋白） | 光镜下可见串珠状薄而脆弱的毛发 |
| Netherton 综合征 | SPINK5 | 丝氨酸蛋白酶抑制物 LEK1 | 毛干分化缺陷（竹节状发） |
| 伴丘疹性损害的泛发性无毛症 | Hairless（HR） | 推定的转录因子 | 出生后首个毛发生长周期的缺失 |
| 无毛人 | WHN | 转录因子 | 毛干不能从皮肤长出 |
| X 连锁少汗型外胚叶发育不良 | Ectodysplasin（EDN） | 细胞内信号传导分子 | 毛发稀疏 |
| 常染色体少汗型外胚叶发育不良 | Ectodysplasin receptor（EDN） | ectodysplasin 受体 | 毛发稀疏 |
| 外胚叶发育不良 / 家族性色素失禁症 | IKK-gamma（NEMO） | 转录因子 NF-κB 活化所需的激酶 | 毛发稀疏 |
| Naxos 病 | Plakoglobin | 黏附分子 | 羊毛状发 |
| 外胚叶发育不良 / 皮肤脆性综合征 | Plakoglobin 1 | 桥粒黏附分子 | 毛发稀疏 |
| Menke 病 | ATP7a | 铜离子转运 P 型 ATP 酶 | 脱发，毛发质地异常 |
| 毛发-鼻-指综合征 1 型 | TRPS1 | 锌指蛋白，推定的转录因子 | 毛发稀疏伴不可梳理发 |
| X 连锁显性点状软骨发育不良 | EBP | Δ（8）、Δ（7）甾醇异构酶结合蛋白 | 毛发粗糙，秃发 |
| 巨轴索神经病 | Gigaxonin（GAN） | 未知 | 卷发或扭结发 |
| Cheng，A.S.，Bayliss，S.J.（2008）. The genetics of hair shaft disorders. J Am Acad Dermatol，59，1-22. | | | |

**框 22.2 毛干疾病**

| |
|---|
| **毛干折断**<br>结节性脆发症<br>毛发硫营养不良<br>断发症和裂发症<br>套叠性脆发症<br>锥形发<br>毛发纵裂病 |
| **毛干不规则**<br>蓬发综合征<br>分叉发<br>多子发<br>小棘毛壅病<br>环纹发<br>念珠状发<br>泡沫状发 |
| **毛干卷曲和扭转**<br>扭曲发<br>羊毛状发<br>获得性进行性毛发卷曲<br>结毛症<br>环绕和圆筒状发 |
| **毛干上出现外源性物质**<br>毛发管型 |

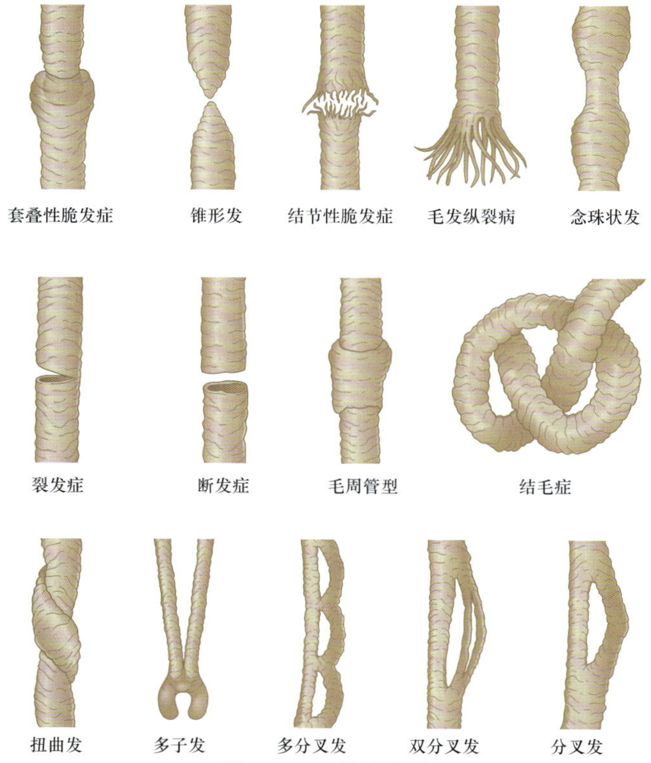

图 22.171 发干缺陷

近端结节性脆发症分两型：

- 一型仅限于非洲裔患者，表现为头发、髭须、胡须或阴毛的脱落斑。一般还有其他磨损的改变，如末梢分叉（毛发纵裂病）。
- 另一型比较少见，包括毛干的先天性和遗传性缺陷，其中最主要的是毛发硫营养不良（见后文）。这些患者的毛发很易受到日常磨损和轻微外伤的影响，容易断裂。通常还存在其他的毛干异常。毛发非常脆弱，即使留短发也会出现脱发斑。
- 已知结节性脆发症和外胚层缺陷以及多基因综合征相关，包括 Netherton 综合征、Basex-Dupré-Christol 综合征、Menkes 综合征、Kabuki 综合征和 Tay 综合征。与结节性脆发症相关的代谢紊乱包括尿素循环异常，如精氨琥珀酸尿症和瓜氨酸血症。其他有报道的代谢性疾病包括一些后天性的缺陷或先天性的生物素和锌代谢缺陷。结节性脆发症也和其他许多疾病有关，包括缺乏治疗的婴幼儿腹泻、毛发肝肠综合征、线粒体疾病、套叠性脆发症、念珠状发、假性念珠状发、扭曲发、环纹发、外胚层发育不良、巨大轴突性神经病、甲状腺功能减退和肾上腺脑白质营养不良[2-17]。

## 发病机制和组织学特征

镜下可见除了结节区的皮质疝出小皮细胞外，其余的毛干正常（图 22.172、22.173）。结节区的小皮是碎裂的，在很多病例中可完全消失。在保护得很好的样本中，毛发没有完全折断，其表现可以想象为两个用坏的画笔，笔毛互相插在一起（图 22.174）[18-19]。

## 鉴别诊断

毛干断裂可见于多种情况，包括断发症、裂发症、套叠性脆发症、锥形发和毛发纵裂病。为了作出正确的诊断，经常需要细致的临床和实验室研究。

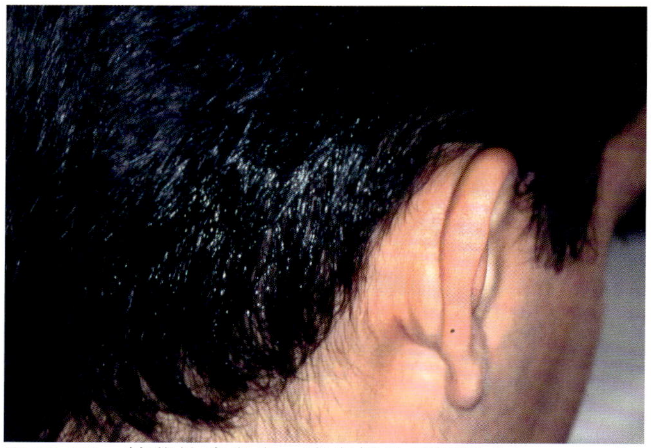
图 22.172 结节性脆发症：该病例是局限型（Courtesy of P. Reygagne，MD，Centre Sabouraud，Paris，France.）

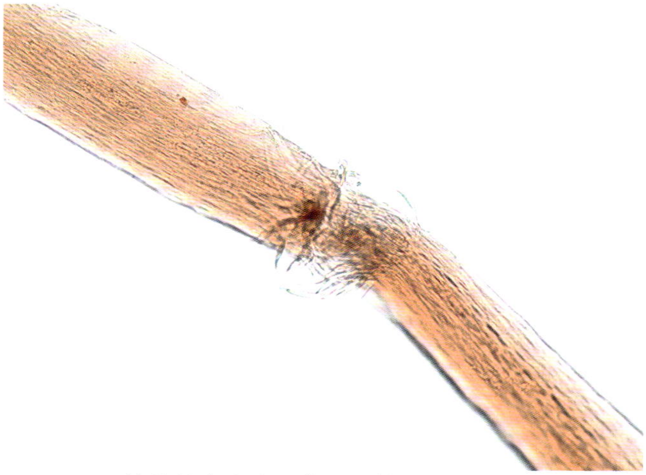

图 22.173 结节性脆发症：典型的结节是由于皮质纤维破坏突起，毛小皮断裂导致

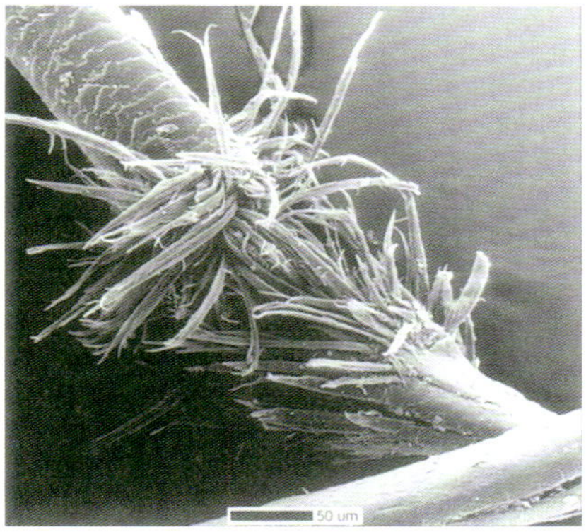

图 22.174 结节性脆发症：特点是毛发像干燥的画笔对接在一起。该表现常常是创伤导致（Reproduced with permission from Hordinsky，M.E.，Sawaya，M.E.，Scher，R.K.（eds）（2000）Atlas of hair and nails. Philadelphia：Saunders.）

远端型可以和头皮屑、毛周管型及虱病相似。毛发镜检可以轻易鉴别这些疾病。

# 毛发硫营养不良

## 临床特征

Pollit 及其同事在 1968 年描述了毛发硫营养不良，这是一组少见的常染色体隐性遗传疾病，儿童期发病，头发短、脆弱，伴其他多种毛干异常的表现[1-2]。临床上是一种异质性疾病，可以有系统受累，主要影响来源于神经外胚叶的器官。毛发的硫含量低，容易断裂，导致头发脱失。结节性脆发症的改变通常在毛发的近端明显。

毛发硫营养不良是很多综合征的特征性表现，如 BIDS（脆性硫缺乏性毛发、智能障碍、生育能力减弱和身材矮小）、IBIDS（鱼鳞病和 BIDS）、PIBIDS（光敏感和 IBIDS）、SIBIDS（骨硬化和 IBIDS）、ONMR（甲和毛发发育不良、慢性中性粒细胞减少症、精神发育迟滞）和 Tay 综合征（鱼鳞病样红皮病、毛干异常、智力和身体发育迟缓）、Sabinas 和 Pollitt 综合征[3-7]。

毛发硫营养不良不伴任何相关的神经外胚叶缺陷的散发病例也有记录[8-9]。这种情况也可和泌尿系畸形及原发性高钙尿症、铁粒幼细胞贫血、嗜酸性粒细胞增多综合征、先天性心脏病及 β- 珠蛋白生成障碍性贫血一起出现[10-14]。

## 发病机制和组织学特征

有毛发硫营养不良和光敏表现的患者有明显的核苷酸切除修复（NER）机制缺陷。NER 通路至少涉及 28 个基因，与 DNA 修复和转录相关[15-16]。3 个 NER 基因是基础转录因子 TFIIH 的组分。

有 3 种常染色体隐性遗传的综合征与 NER 缺陷有关：光敏型毛发硫营养不良、着色性干皮病（XP）和 Cockayne 综合征。毛发硫营养不良由 *XPB*、*XPD* 和 *TTD-A* 基因突变导致。这三个基因编码的 XPB、XPD 和解旋酶是基础转录因子 TFIIH 的一部分，参与切除和修复 DNA。

目前认为，XP 的临床特征与核苷酸切除修复（NER）基因的突变相关，突变影响了 NER 基因的转录相关功能，导致 TTD 表型。毛发硫营养不良患者的癌症易感性并没有增加，而 XP 患者患癌风险明显增加（风险增加 1000 倍）[17-18]。

有毛发硫营养不良而不伴光敏感的患者表现为 c7orf11 染色体 7p14 的突变。这种突变已经在两种情况下被确认：Amish 脆发综合征和非光敏性毛发硫营养不良伴精神发育迟滞和（或）生育能力减弱[3]。

在另一组伴光敏感的患者（TTD-A）中，虽然胞质内 TFIIH 减少，但是没有发现明确的基因突变[19]。胞质内 TFIIH 浓度的降低与临床表现的严重程度不相关，提示该病与 TFIIH 复合体转录活性的相关性可能比与修复能力的相关性更大[20-21]。

通过暴露于紫外线来证明 DNA 修复缺陷可以确定毛发硫营养不良的诊断。在约一半的患者中可以发现紫外线损伤后 DNA 切除修复的异常。

毛发硫营养不良患者的毛发缺少二硫键，胱氨酸含量显著减少[22]。毛发中硫和胱氨酸的含量降低 50%[3]。毛小皮细胞变得脆弱，容易断裂形成脆发结节（图 22.175）[23]。毛干显得扁平，伴有断发症和毛小皮缺失或不完整[24-25]。用偏振光检查可以看到皮质毛纤维波动形成的明暗相间的条纹。外观形似虎尾（图 22.176）[26-27]。

毛发硫营养不良可以产前诊断，通过胎儿眉毛活检或羊水滋养细胞确定 DNA 修复能力缺陷[28-30]。

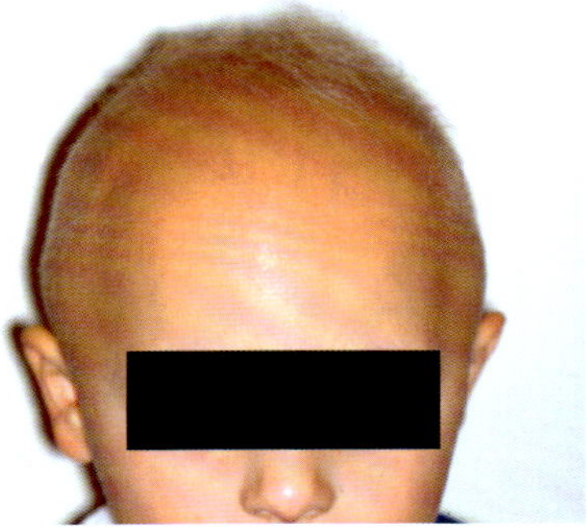

**图 22.175** 毛发硫营养不良：注意稀疏、短小和零散的头发（Courtesy of P. Reygagne, MD, Centre Sabouraud, Paris, France.）

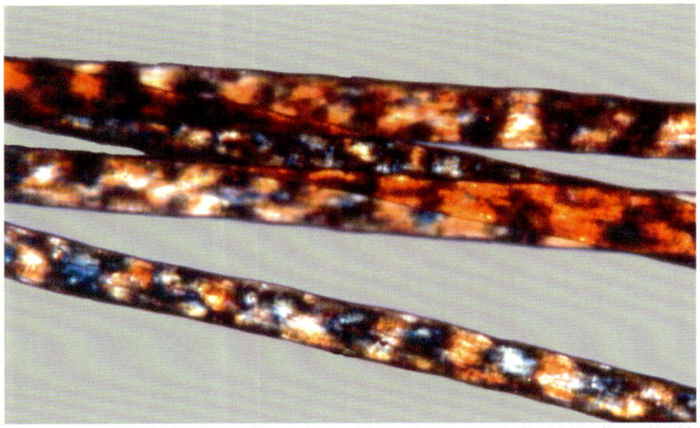

**图 22.176** 毛发硫营养不良：偏振光下毛干典型的虎尾样外观（Courtesy of P. Reygagne, MD, Centre Sabouraud, Paris, France.）

# 断发症和裂发症

断发症指的是横贯毛小皮和皮质的整齐的横向断裂（图 22.177）[1]。该病是由毛小皮细胞缺失导致，并常常和毛发硫营养不良相关[2-3]。其在毛发正常的患者中也可以出现[4]。

裂发症是指毛干的青枝断裂。是一斜行或横向的不完全的断裂，累及皮质，但毛小皮完整[1]。毛小皮和皮质中的硫含量正常。裂发症没有特异性，可在很多毛干疾病中出现。

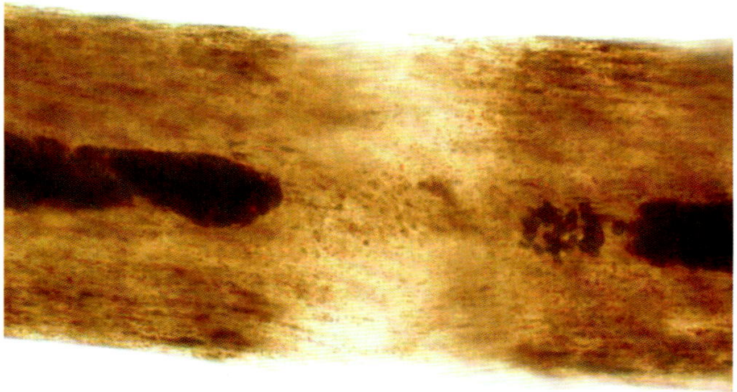

**图 22.177** 断发症：注意在毛小皮处垂直于毛纤维的裂纹，毛皮质纤维不突出

# 套叠性脆发症

## 临床特征

套叠性脆发症（竹节发）是一种毛干形态的改变，特征是沿着毛干形成小结节，间距不等，呈竹节样外观。毛发非常脆弱，容易断裂，使毛发短而稀薄。眉毛和睫毛也可受到影响。

套叠性脆发症是 Netherton 综合征的典型表现，该综合征在 1958 年被描述。其为一种常染色体隐性遗传疾病，以套叠性脆发症、卷曲条状鱼鳞病或寻常性鱼鳞病和特应性皮炎为特征。约 75% 的患者出现特应性皮炎[1]。套叠性脆发症是 Netherton 综合征诊断的必要条件。

毛发受累的严重程度不同，但在女孩中更加明显。这显然是由于女孩的头发更长，更易受到外部损伤的影响。Netherton 综合征的临床特征一般在出生后 1 周内出现，其特征是泛发的脱屑性红皮病。毛干的缺陷很早就会出现，并累及全身所有毛发。少数患者的表现非常轻微。然而在典型病例中，毛发短、干燥、暗淡，并且容易断裂。睫毛和眉毛稀少或消失。与头发相比，眉毛更容易受累，程度也更严重，因此眉毛是活检最理想的部位[2]。虽然部分 Netherton 综合征会出现氨基酸尿症，但不是一个常规表现。

其他已报道过的临床特征包括神经系统缺陷、智力低下、身材矮小、生长迟缓、反复感染和低丙种球蛋白血症或高丙种球蛋白血症[3-4]。

## 发病机制和组织学特征

Netherton 综合征是由染色体 5q32 上 SPINK5 基因突变造成，该基因编码丝氨酸蛋白酶抑制剂，即 LEKT1（lymphoepithelial Kazal 型相关抑制剂），其为一种参与皮肤屏障的形成和免疫调节的新型丝氨酸蛋白酶抑制剂。目前认为，表皮中 LEKT1 的表达变化导致蛋白水解酶的过早激活，进而使角质层的角质形成细胞分离[5-7]。通过抗 LEKT1 抗体对皮肤活检标本进行免疫组织化学染色检测 SPINK5，对诊断 Netherton 综合征有所帮助[8]。

组织学上，毛干近端出现圆顶样膨大。这是由于毛干的远端部分套叠进入近端部分，形成的畸形像一个关节或一个“杯子和球”（图 22.178）。结节非常易碎，所以必须非常小心地保护毛发样本，这样才能保持样本的完整。如果样本是拔出来的，可能只获得毛

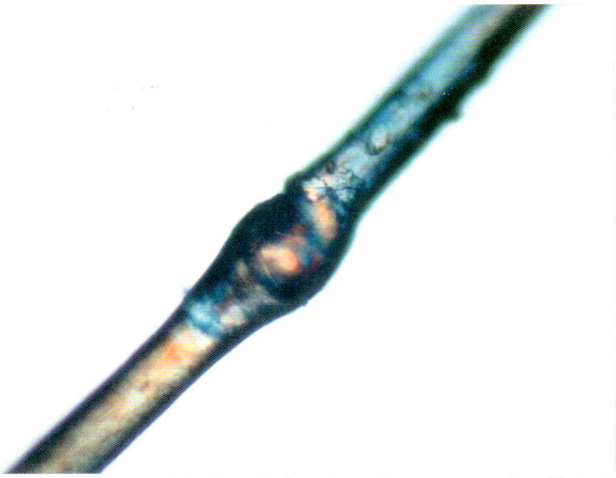

图 22.178 套叠性脆发症：该表现标志着 Netherton 病。其表现为上段毛干对下段毛干的冲击。该过程发生于毛囊内（Courtesy of David de Berker，MD，Bristol Royal Infirmary，Bristol，UK.）

干的远端而对诊断没有帮助。特征性的表现是在近端部分看到圆顶样套叠，这被描述为“高尔夫球座”样发或郁金香样表现[9]。

套叠性脆发症形态学特点的产生是机械因素作用在还处于毛囊中的毛干导致。目前认为，这种套叠的表现是因为毛囊的近端冲击入远端部分造成的。

超微结构发现角化抑制伴透明角质颗粒和角蛋白纤维缺失。在某些情况下，病理检查发现头皮毳毛比终毛更明显[3]。

### 鉴别诊断

虽然套叠性脆发症是 Netherton 综合征的特征，但也可以与其他毛干疾病一同出现，偶尔也可见于外伤后[10]。

## 锥形发

### 临床特征

出现锥形发的原因是在毛发生长过程的任意时刻，毛母质的细胞分裂突然被抑制，如使用细胞毒药物或高剂量放疗，同时会出现生长期脱发。但是近来有文献报道，细胞毒药物作用于毛发，诱导毛干近端形成锥形并且毛囊过早进入休止期，这与受累毛发生长期持续的传统观点完全不同[1]。由此产生的毛发逐渐变细、变扁，非常容易断裂，出现特征性的“铅笔尖”样外观[2]。

锥形发可见于斑秃，偶尔在正常头发中可见。另一个导致锥形发或毛发形成匕首样外观的原因是铊中毒[3-4]。很多种毛干异常都可能与锥形发相关。

## 毛发纵裂病

### 临床特征

毛发纵裂病（分叉发梢）是一种获得性毛发结构异常。该表现很常见，为毛发远端的纵向裂开或磨损。该病常见于长发和未充分护理头发的女性和儿童，是因物理和化学损伤累积而出现的最常见的反应。此外，在多种毛干疾病中都可见到本症，包括念珠状发、毛发硫营养不良、Netherton 综合征和扭曲发。毛发纵裂病常和结节性脆发症同时出现。含硒的洗发水、2% 酮康唑香波和发胶被认为是可能的致病因素[1]。

### 发病机制和组织学特征

该病的发病机制是毛干远端部分的小皮细胞由于磨损而脱失，使其下方的皮质暴露，最终导致分叉。毛干的远端部分纵向分成两部分或更多，延伸 2.0 ～ 3.0 cm 或偶尔更长（图 22.179）。也曾观察到中部毛发纵裂病，在毛干近端出现纵向凹痕，而不伴远端部分的受累[2-3]。

### 鉴别诊断

毛发纵裂病必须和分叉发进行鉴别。后者的每根头发都分裂成两个独立平行的分支，随后又融合形成一根毛干。与毛发纵裂病不同的是，分叉发中每个分支都有完整的毛小皮覆盖[4]。

# 毛干不规则

## 蓬发综合征

### 临床特征

蓬发综合征（管形及三角形发、不可梳理发、玻璃丝发）是 1973 年首先由 Dupré、Rochicciolí 和 Bonafé 描述的毛干疾病[1]。该病散发或遗传，是常染色体隐性遗传或常染色体显性遗传疾病，伴不同的外显率[2]。

本病局限于头皮，其特征是头发杂乱无章，无

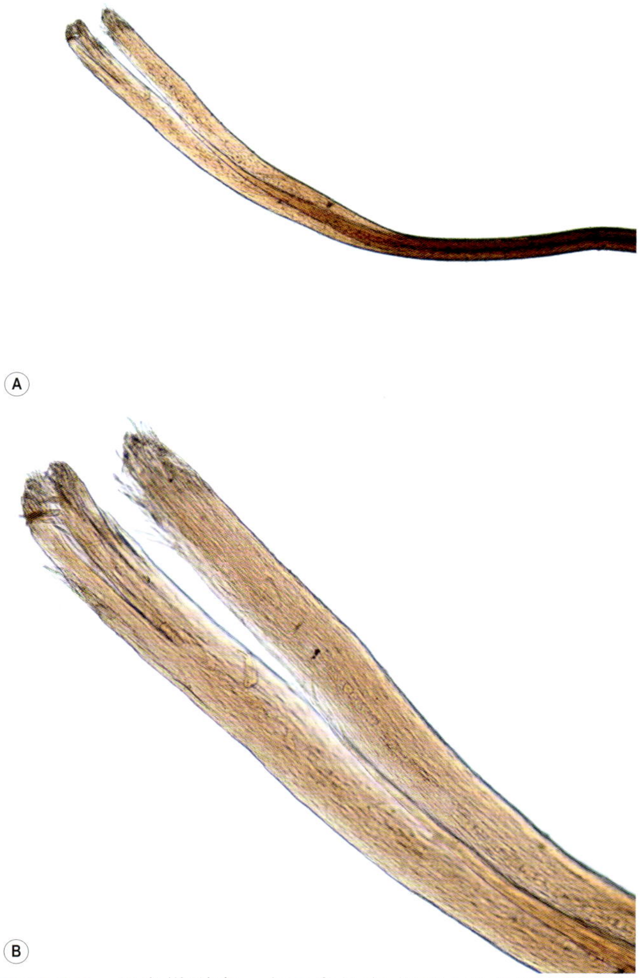

**图 22.179**　毛发纵裂病：在正常长度或更长的毛发中常见典型的末端分叉表现。发尖比发干近端更易受到创伤的影响。（**A**）扫描放大；（**B**）细节表现

法梳理（图 22.180）[3]。该病常见于儿童，在 3 个月～3 岁出现。通常头发的数量正常，但干燥、暗淡、短、颜色浅淡。该病可以发生于深色的头发，但通常不易察觉。这种头发被描述为无法打理。头发并没有脆弱的表现。局部型病例也有记载，可见额部和枕部局限的不可梳理发。病情随年龄增长可有改善[4-5]。

一般情况下，蓬发综合征独立发生而不伴其他疾病。但蓬发综合征也可以和外胚叶发育不良、视网膜发育不良 / 色素性营养不良、幼年白内障、指畸形、牙釉质异常、少牙畸形、指骨骨后发育不良、角形指骨骨后发育不良、生长期毛发松动综合征、Ⅰ型神经纤维瘤病、Wilson 病、斑秃、扁平苔藓和生长期头发综合征相关[6-14]。

## 发病机制和组织学特征

发病机制尚不明确。有假说认为，该病是由于三

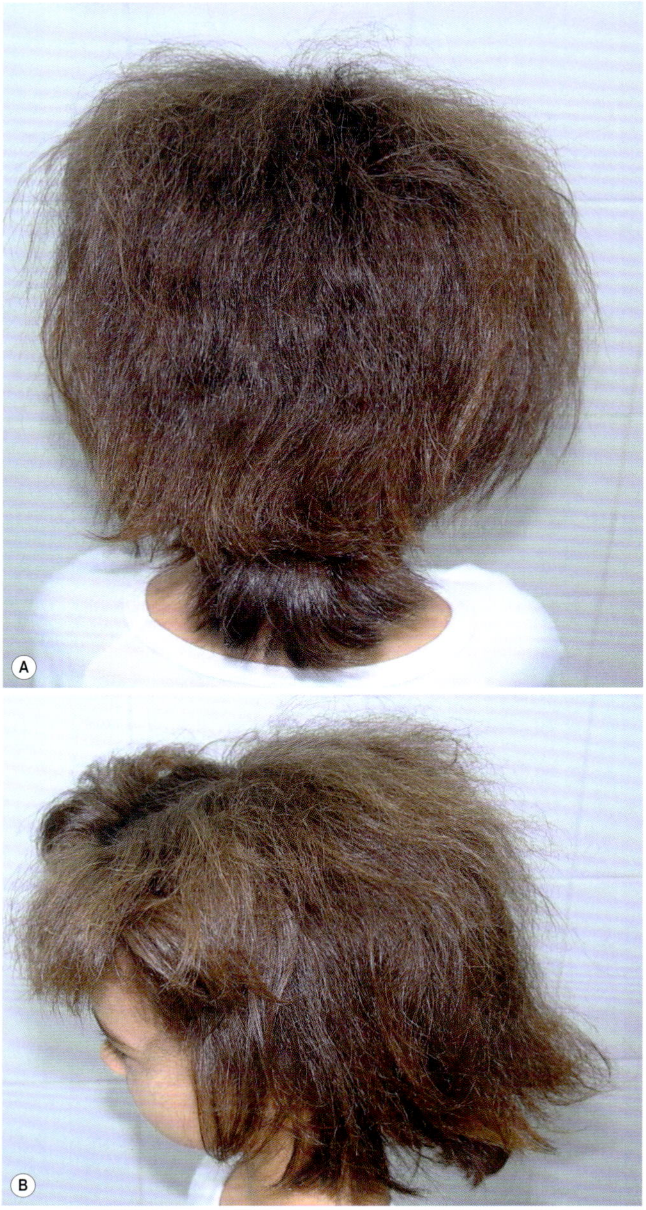

**图 22.180**　蓬发综合征：（**A**、**B**）在这种疾病中，头发像玻璃丝一样。该病只影响头皮的毛发（Courtesy of A.M. Aristizábal，MD，Instituto de Ciencias de la Salud，Medellín，Colombia.）

角形内毛根鞘过早角化，从而导致毛乳头形状异常[4]。

在光学显微镜下，毛干最初似乎是正常的，但当进行横切面检查时可以发现毛囊和毛干呈三角形、肾形或心形。毛干还有纵向的细管状凹陷或明显的纵向沟（图 22.181）。在有些病例中，内毛根鞘形成角度而导致毛囊畸形。用扫描电子显微镜清楚地观察到三角形的毛干和管状凹陷。该综合征的患者超过 50% 的头发有这种特征性外观，而正常人群该比例小于 5%[4, 15]。

## 鉴别诊断

鉴别诊断包括扭曲发、念珠状发、羊毛状头发和

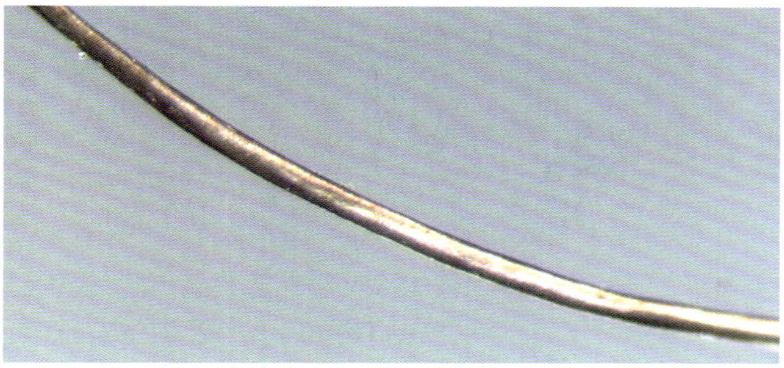

图 22.181 蓬发综合征（毛内小管）：毛发内有纵向沟槽（毛内小管），使得毛发结构强度变化并出现对应临床表现（Courtesy of A.M. Aristizábal，MD，Instituto de Ciencias de la Salud，Medellín，Colombia.）

获得性进行性毛发卷曲。总体而言，该病临床特征比较典型，鉴别诊断比较简单[16]。

# 分叉发

## 临床特征

分叉发是一种很常见的毛发疾病，其特征是毛干局限性分叉，在很短距离后又相互融合形成一根毛干（图 22.182）。分叉的每个分支都被覆有自己的毛小皮。分叉发与镶嵌型 8 三体综合征相关[1-2]。

## 鉴别诊断

分叉发可以与毛发纵裂病相鉴别，因为后者的分叉无完整的毛小皮包裹，而且一般发生在毛干的远端部分。有些病例中分叉可发生在近段部分。分叉发还应该和多子发鉴别，后者是多个毛干从一个毛囊通道中长出来[1，3]。

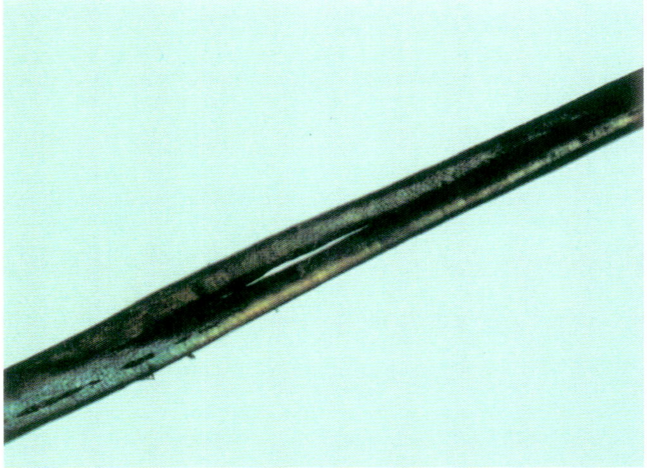

图 22.182 分叉发：毛发沿纵轴在中段分裂，然后重新结合（Courtesy of David de Berker，MD，Bristol Royal Infirmary，Bristol，UK.）

# 多子发

## 临床特征

多子发（多发）在 1883 年和 1892 年分别被 Flemming 和 Giovanni 首次观察到。毛干发育异常，主要发生于面部，尤其是胡须区和儿童的头皮，但也有全身受累的报道。数个毛干从同一个毛囊口中出现[1]。

该表现多无症状，但可以伴发红斑和反复的毛囊炎症，导致瘢痕形成。在某些病例中报道该表现沿着 Blaschko 线分布。有伴发颅骨锁骨发育不良的报道[2-3]。

该表现多数情况下是偶然发现的。最近的一项研究表明，所有的欧洲人都有这种表现。这一发现说明这种表现不是一种毛发的发育缺陷，而应被视为人类祖先分化的差异[4]。

## 组织学特征

多子发的特点是数根毛干位于同一个毛囊通道中（2 ～ 8 根），每根毛干起源于一个独立的毛母质和毛乳头（图 22.183、22.184）。毛发的形状可为扁平或三角形，除共有一个正常的外毛根鞘外，具有所有正常的毛囊成分[2]。

## 鉴别诊断

该表现需要与簇状毛囊炎鉴别。后者是由于炎症导致毛囊上段发生融合，而每根毛干周围都围绕着各自的外毛根鞘。

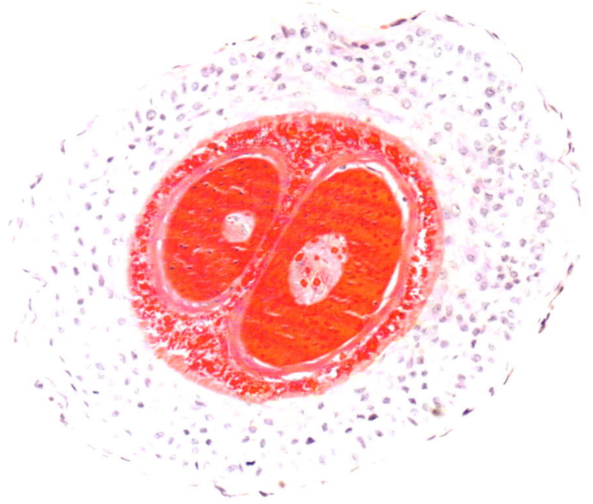

图 22.183 多子发：在水平切面，注意单毛囊管内有两个发干。毛发有正常毛囊的所有成分，共有一个外毛根鞘

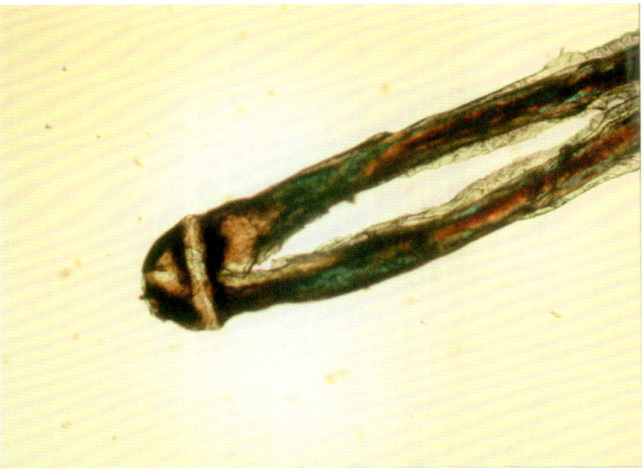

图 22.184 多子发：该毛发标本取样自男性的胡须（Courtesy of David de Berker，MD，Bristol Royal Infirmary，Bristol，UK.）

# 小棘毛壅病

## 临床特征

小棘毛壅病是一种很常见的毛囊疾病，其特点是多根毳毛滞留在同一个扩张的毛囊中，可见休止期毛发从同一个扩张的毛囊口中伸出。该病在 1901 年首先由 Felix Franke 确认，并被命名为“Das Pinselhaar Thysonatrix”（毛笔状头发）。小棘毛壅病这一名称是 Noble 在 1913 年开始使用的。

皮损为多个角化过度性毛囊性丘疹，形似黑头粉刺，但仔细观察可以发现一簇毛。该病倾向于出现在皮脂腺丰富的区域，包括脸部、颈部、胸部、上臂、肩胛间区（图 22.185）。该病可以出现在男性和女性青春期后，但更常见于老年患者。

该病有两种亚型：发生在面部的经典型（尤其是中年至老年人的鼻部）和主要累及年轻人四肢的痒疹型[2-4]。该病也分为原发型和继发型：只有毛发改变时称为原发型；而之前有皮损，之后出现毛发改变者称为继发型。

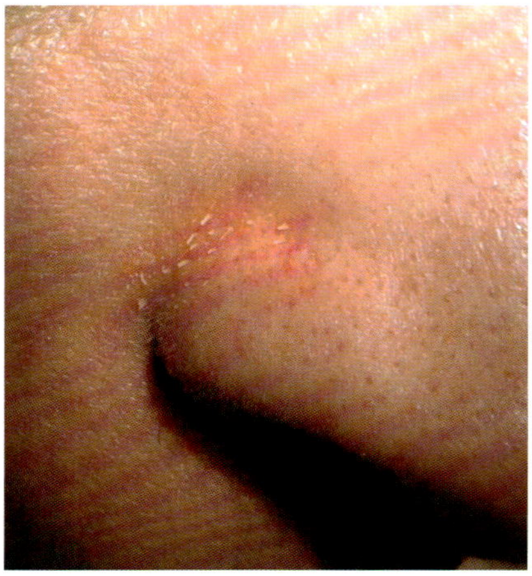

图 22.185 小棘毛壅病：注意鼻周明显的毛囊（Courtesy of L.M. Gómez，MD，Universidad Pontificia Bolivariana，Medellín，Colombia.）

## 发病机制和组织学特征

发病机制尚不明确，但有研究表明，糠秕孢子菌和（或）痤疮丙酸杆菌可能与毛囊角化过度伴毳毛滞留有关[5]。毛囊可能也有酵母相的糠秕马拉色菌。有报道在长期外用糖皮质激素和慢性肾衰竭的患者中出现弥漫性小棘毛壅病[1, 6]。

组织学显示在一个扩张的毛囊中有一个角栓，角栓周围围绕着从同一个毛母质和毛乳头分化来的多个毛干（图 22.186）。皮肤镜有助于识别特征性的毛丛[7]。

有报告小棘毛壅病和皮内痣、脂溢性角化病、汗管瘤、结节性基底细胞癌伴发[8-11]。

## 鉴别诊断

表现为角化性、毛囊性丘疹的疾病需要与该病进行鉴别诊断，包括毛发角化病、毛囊性鱼鳞病、维

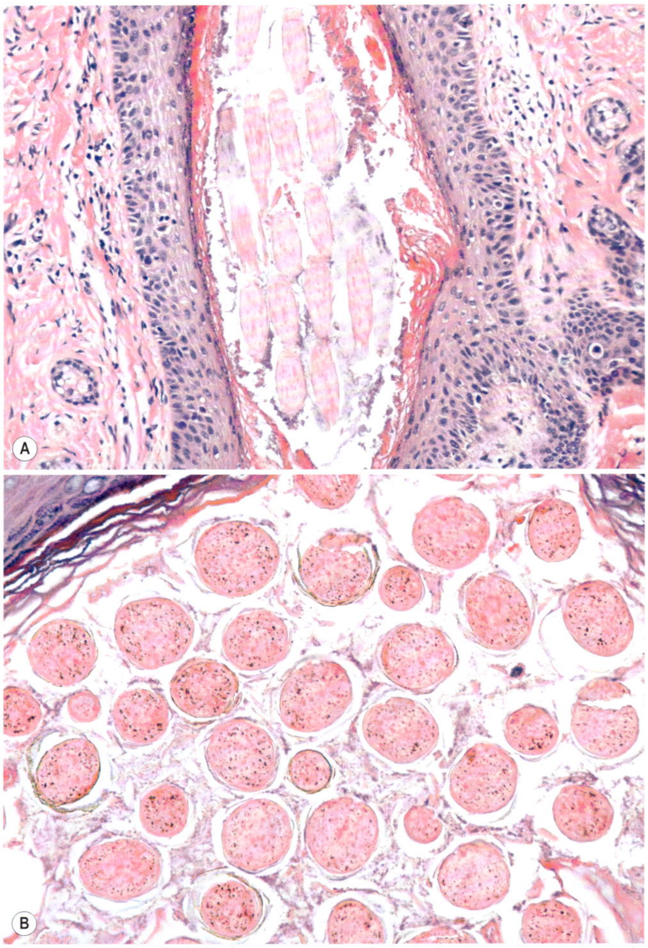

图 22.186 小棘毛壅病：（A、B）垂直和水平切面。一个毛囊中大量的无色素的毛茎

生素 A 和 C 缺乏、发疹性毳毛囊肿和毛囊角化不良。该病还需要和粉刺性痤疮以及 Favre Racouchot 综合征相鉴别。

# 环纹发

## 临床特征

环纹发（环纹状发）为一种少见的常染色体显性遗传疾病，外显率高，偶然也有散发病例。沿着毛干的长轴交替出现浅色和深色条带，使其呈现闪烁的沙色外观，容易在亮光下观察到。浅色头发的患者表现最明显。本病通常发生在儿童中，有时候毛干有轻度易碎的表现。其他区域毛发偶尔会受累。头皮的毛发生长通常是正常的[1]。

斑秃患者可能并发环纹发，但有趣的是，当头发再生时环纹发有时会消失[2-4]。显微镜检查显示条带形成减少，但仍然存在[4]。

## 发病机制和组织学特征

环纹发的发病机制不明确。已有研究表明这种改变是蛋白代谢异常所致，细胞质核糖体功能障碍导致皮质角蛋白缺陷，但该说法尚不确定[5-6]。另一个假说认为，可能是参与调控致密层和致密板下区形成和降解的信号及调控蛋白突变，从而导致基底膜带形成和重塑异常[7]。最近，发现了一个环纹发基因定位于染色体 12q24.32 ～ 24.33，但是该基因和其功能尚未完全确定[8-10]。

光学显微镜检查可见明暗条带交替，并在毛发远端间距变大。后者说明巨原纤维单位和毛干毛小皮间有充满空气的空间[11]。目前认为微原 / 巨原纤维基质复合物的一个未知的缺陷是导致该表现的原因。毛髓质不受影响[6, 12]。目前还发现毛发的胱氨酸含量低于正常，而赖氨酸水平较正常对照组高[13]。

用扫描电子显微镜可以看到在皮质细胞内有气泡或大的空腔替代了皮质细胞。偶尔毛干表现出异常的风化。这包括在毛发异常区域规律间隔出现的轻度的表面异常或小皮严重损伤，使其下方的皮质暴露，甚至破裂[14]。

## 鉴别诊断

假性环纹发已有报道，当正常头发被压扁或扭曲时可出现类似环纹发的条带样表现[15-16]。该表现没有临床意义。

# 念珠状发

## 临床特征

念珠状发（串珠状发）是一种常染色体显性遗传的毛干疾病，具有不完全外显率和可变的表现[1]。1879 年 Walter Smith 最先描述了该病[2]。该病毛发出现狭窄区域，使得毛发容易断裂。因此毛发显得短、易碎和容易折断，进而导致局部或弥漫性脱发。

毛干像串珠一样，狭窄区域与椭圆形结节区间隔出现。毛干从毛囊中长出来后即在狭窄部位折断，导致头发脱落。脱发开始位于枕部，逐渐扩展，病情严重的患者几乎全秃。也可出现其他有毛区受累。临床表型各不相同，病情有时随着年龄的增长或妊娠而好转。毛囊异常包括毛囊周围的淡红斑、丘疹和角化过度，并且几乎所有病例都会出现伴随表现[3-4]。

其他有报道的与念珠状发相关的异常表现多起源于外胚层，包括幼年白内障、皮肤松弛、皮肤异常、指甲异常、畸形、智力缺陷、癫痫、共济失调、精神分裂症、精氨琥珀酸尿和生长发育迟缓[5]。

该病可以通过绒毛膜活检进行产前诊断[6]。

## 发病机制和组织学特征

念珠状发是一种毛皮质的疾病。其突变基因已经定位于染色体 12q11 ～ q13，含有编码毛皮质中三个Ⅱ型角蛋白的基因：HB1（KRT81）、HB6（KRT86）和 HB3（KRT83）。其主要缺陷存在于 HB6。HB1 基因突变的表型较轻，伴有甲营养不良[11]。

有非垂直遗传的病例报道，与局限性的常染色体隐性遗传性脱发重叠，这种疾病有念珠状发的临床特征，但是缺乏其毛干的微观表现。已发现桥粒黏蛋白 4（Dsg4）的突变，该蛋白属于桥粒钙黏素家族，在毛皮质也有表达[12-15]。

组织学上结节区是正常的毛发，狭窄区是受累部位。狭窄区的毛皮质变薄，髓质消失。毛发的断裂发生在这个区域，有一些患者还可出现毛干的其他异常。

电子显微镜研究已经证实，节间区是病变区域[16]。节点的外观及节间的距离是多变的，这种多变性不仅存在于不同头发间，还存在于同一根头发内[17]。

### 鉴别诊断

假性念珠状发可以划分为三种类型[1]：

- Bentley-Phillips 家族性假性念珠状发（常染色体显性遗传）。
- 获得性发育不良性假性念珠状发伴毛发脆弱。
- 医源性假性念珠状发是一种人工性表现而不是真正的毛干异常，由标本制备过程中玻片滑动挤压毛发标本导致[2，18-19]。

组织学上可见串珠样结节状增厚的毛干和细的毛干区域交替，比念珠状发更加不规则[2，19]。

## 泡沫状发

1986 年 Brown 等描述的泡沫状发是一种毛干的获得性异常，主要出现在年轻女性，以毛干（尤其是髓质）内的泡沫为特征[1-2]。

泡沫状发是加热引起气体集聚在毛干内的结果。这种情况和使用吹风机或其他任何加热头发的器具有关[3-5]。该病也可与环境因素相关，如在氯化的游泳池中游泳以及过度日光暴露或风吹。毛干内的水分迅速蒸发形成气泡。气泡本身是否足以折断毛干或是还需要风化共同作用目前尚不清楚。光镜下观察可以发现毛干内的空泡。空泡的大小有所不同，并使对应区域的毛干扩张。电子显微镜下可见皮质细胞和髓质的缺失，部分区域可见较大的空腔，而其他区域出现网状的“瑞士奶酪样”细胞缺失[6]。

泡沫状发的鉴别诊断主要包括环纹发、真菌感染和铊中毒[7]。

# 毛干卷曲和扭转

## 扭曲发

### 临床特征

扭曲发代表了一组毛干卷曲和扭转的疾病。目前已经确定了四个主要的亚型[1-2]：

- 经典的早发性 Ronchese 型扭曲发 2 岁内开始出现，累及整个头皮、眉毛和睫毛，毛发看起来干燥、短、脆弱。早期阶段出现在枕部，并逐步扩展。毛发脆弱，通常在数厘米内折断。在灯光下，头发看起来像是被亮片装饰过一样。该病的遗传模式是可变的，潜在的遗传缺陷目前还不确定[2]。
- 迟发性的 Beare 型是一种常染色体显性遗传性疾病，典型表现为白人患者的眉毛和睫毛断裂。该病在儿童期或青春期后发病。
- 在 Menkes 综合征的患者中，主要的毛发异常表现为脆弱的扭曲发。Menkes 综合征是一种 X 连锁隐性遗传性铜代谢异常。该病患者在出生后头发逐渐稀疏、短、易碎、脆弱，并有色素沉着，类似钢丝绒[3-5]。
- 有报道在某些患者中，感觉神经性耳聋与扭曲发的临床表现伴发，该病被称为 Björnstad 综合征。此外，当这两种表现伴随性腺功能减退时，则称为 Crandall 综合征。前者是常染色体隐性遗传，由染色体 2q34 ～ q36 上的 BCS1L 基因突变引起[6-10]。

扭曲发还和以下外胚层的疾病相关，如先天性厚甲 2 型（伴眉和面部毛发受累），少汗性外胚层发育不良、Bazex-Dupré-Christol 综合征（毛囊性皮肤萎缩、多发性基底细胞癌和少毛症）、Marie-Unna 遗传性先天性少毛症、Rapp-Hodgkin 外胚层发育不良综合征、缺指畸形-外胚叶发育不良-皲裂综合征、指甲发育不良以及掌跖角化过度[11-18]。

获得性扭曲发是外伤所致，可以与不同种类的脱发相关。也有报道扭曲发伴有假性斑秃中可见的获得性毛发结构缺陷，提示这种疾病可能是由于继发于纤维化的毛乳头功能缺陷所致[19]。其他相关的报道包括线粒体疾病、合成维 A 酸、瓜氨酸血症、精氨琥珀酸尿、少年黄斑营养不良、神经性厌食症。扭曲发在腹部多毛的男性和女性中有过报道[20-27]。

### 组织学特征

组织学检查显示扁平的毛发以不规律的间隔沿纵轴扭转 180°。偶尔也可以扭转不同的角度，在 90° ～ 360° 之间。扭转部位的毛发脆弱，很容易折断，导致毛发纵裂。许多头发扭曲成双螺旋状的现象被称为开塞钻状发。

金属亮片样的临床外观是因为扭转的毛发表面对光的反射不规则所致。

### 鉴别诊断

因为光镜下表现相似，扭曲发常和念珠状发混淆。扫描电子显微镜可以鉴别。

# 羊毛状发

## 临床特征

羊毛状发指的是出现在非非洲人种的头发局灶性或弥漫性的显著卷曲或螺旋。羊毛状发可以是一些系统性疾病的表现之一，也可以没有系统表现。当不伴发系统症状时，该病可以分为：

- 弥漫性常染色体显性遗传型
- 弥漫性常染色体隐性遗传型
- 灶状、局限型

显性遗传型羊毛状发通常累及整个头皮，不伴其他疾病。该病在出生后 1 个月内出现。相关的潜在遗传缺陷目前尚未确定[1]。

在常染色体隐性遗传型中，头发短且脆弱，出生时毛发在灯光下显得苍白。常染色体隐性遗传型已经发现是染色体 13q14.2 ～ 14.3 的 *P2RY5* 基因缺陷，该基因编码 G 蛋白偶联受体。P2RY5 在内毛根鞘的 Henle 和 Huxley 层均有表达。另一个已知的突变是在染色体 3q27 的脂肪酶 H 基因（*LIPH*）。两种突变都与常染色体隐性遗传性稀毛症有关，后者是一种罕见的疾病，患病者以头皮和躯干的毛发稀疏为特征[2-7]。

灶状、局限型羊毛状发常在出生时或婴儿期早期出现，被称为羊毛状发痣。这是一种罕见的疾病，受累区域的头发要比其他部位的头发轻且细（图 22.187）。多达 50% 的羊毛状发痣病例与表皮痣相关，表皮痣可以出现在羊毛状发痣附近或任意皮肤区域[1，8-10]。羊毛状发痣与很多疾病相关，如表皮痣综合征、性早熟、瞳孔膜存留、疣状表皮痣、线状表皮痣、生长期毛发松动综合征、顽固性小儿腹泻、皮肤骨化伴多发牛奶咖啡斑、先天性厚甲、外胚层发育不良-皮肤脆性综合征、Pallister-Killian 综合征、鱼鳞病、家族性棘状毛囊角化以及眉部瘢痕性红斑[11-25]。有些病例中，羊毛状发痣可以沿 Blaschko 线分布，提示出现马赛克现象。潜在的遗传缺陷目前尚不明确。

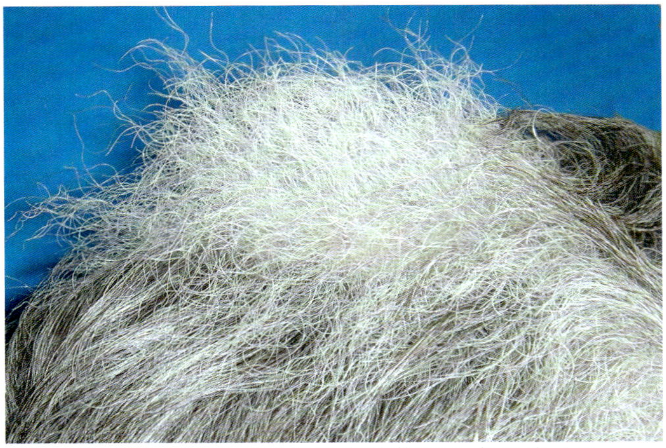

图 22.187 羊毛状发：注意紧密缠绕的金色毛发（Courtesy of A.M. Aristizábal，MD，Instituto de Ciencias de la Salud，Medellín，Colombia.）

羊毛状发也有和心脏异常相关的报道，如 Naxos 病、Carvajal 综合征和 Naxos 样疾病[26]。第一种疾病是一种常染色体隐性遗传性疾病，在 1986 年被首次报道，希腊纳克索斯岛有很多患病家系[27]。之后，在其他国家也有报道。

患者出生时即有羊毛状发，并可在 1 岁左右发生掌跖角化病。Naxos 病（掌跖角化病、致心律失常性右室心肌病、羊毛状发）到青春期有 100% 的外显率。初发症状的特征是晕厥、室性心动过速或猝死。右心衰竭的症状出现于疾病末期[28-30]。该病的原因是编码斑珠蛋白和桥粒斑蛋白的基因发生突变[31-34]。这些蛋白质连接部分的缺陷可以影响细胞间黏附，从而导致细胞死亡，心肌细胞逐渐消失并被纤维脂肪替代。该疾病的致病基因定位于染色体 17q21[35-39]。也有编码桥粒其他组分的基因缺陷导致该病的报道[40]。

Carvajal 综合征是 Naxos 病更严重的亚型。心肌病出现的年龄较早并且主要累及左心室，也可能同时累及两个心室。与 Naxos 病类似，该病的特征性表现是羊毛状发痣和掌跖角化病。它也是由桥粒斑蛋白的一个隐性突变引起的。该病多数出现在厄瓜多尔和印度[41-43]。必需通过心肌活检，发现纤维脂肪替代心肌才能确定临床诊断。

还有一个和羊毛状发伴发的心脏表现是二尖瓣关闭不全，同时伴有囊膜下白内障[44]。

## 组织学特征

组织学改变不定，可以是生长速率正常的正常毛发，也可以是广泛的扭曲毛发，沿其纵轴扭曲数毫米。毛干可以是椭圆形、扁平形、三角形、不规则形状或直径缩小[45-46]。毛发的角蛋白和氨基酸组成正常。

# 获得性进行性毛发扭曲

## 临床特征

获得性进行性毛发扭曲是一种罕见疾病，在 1932 年由 Wise 和 Sulzberger 首次报道。该病主要累及头皮顶部、额部和颞部，包括耳郭的上方和后方边缘。该病的特点是青春期发病，表现为局部毛发卷曲、没有光泽。随时间发展，毛发逐渐扭曲，颜色和结构呈现与阴毛相似的外观[1]。毛发生长速率可以正常或延迟。该病男女均有报道[2]。有报道在使用丙戊酸钠后出现该病[3]。

### 发病机制和组织学表现

确切的病因和发病机制尚不明确。有假说认为获得性进行性毛发扭曲是雄激素性秃发的一个亚型。该假说的依据是：患者常有雄激素性脱发家族史，与男性型秃发相同的受累部位，头皮双氢睾酮的浓度增加，以及生长期/休止期比例下降。有些患者中还发现该病发展为雄激素性秃发[4-5]。

络腮区毛发受累是获得性进行性毛发扭曲的一个亚型。这种情况下，疾病累及耳周围区域。这种特殊表现也可以进展为雄激素性秃发[6]。

组织学变化和雄激素性秃发相似[4, 7]。毛干变平并出现纵沟[8]。

## 结毛症

### 临床特征

结毛症（打结发）是一种偶尔被发现的常见现象，在卷发人群中尤其常见[1-2]。该病一般只有少数头发受累。发结使皮质和小皮脆弱。可见一个或多个发结，毛干在外伤的作用下于打结部折断。结毛症也可见于阴毛和身体其他部位，有多发巨大发结的报道[3]。有本病和锌缺乏伴发的报道[4]。

### 组织学特征

发结可以很容易地在光学显微镜下看到。扫描电子显微镜下可见小皮内的纵向裂隙和断裂。

## 环绕和圆筒状发

环绕和圆筒状发表现为邻近毛囊的角质层下黑色的波浪形圆环。主要见于中年男性的腹部、大腿和后背。该病没有任何毛囊异常，并且没有炎症。该病被认为是内生毛发的一个亚型[1]。

本病在肾移植和皮质激素及环孢素治疗后的患者中有报道[2]。在少年甲状腺功能减退患者中也有报道[3]。

# 毛干上出现外源性物质

## 毛发管型

毛发管型（毛周角蛋白管型、假虱卵）常见，是不同形状的无定形物质在毛干周围形成的小的管状结构[1]。其近端为圆锥形，远端为漏斗状。表现为黄/白色物质黏附于毛干上。该现象在女性尤为常见，但也偶有发生于儿童的报道[2]。Kligman 在 1957 年首次描述该现象为“头皮假寄生虫”[3]。

有两种类型：

- 原发性，好发于女孩，无其他伴发疾病，可有家族史[4-6]。
- 继发性，继发于伴有头皮严重角化不全的炎症性疾病，如银屑病、脂溢性皮炎或头皮糠疹[7-8]。

### 发病机制和组织学特征

原发性患者中相当一部分梳马尾辫[6]。头皮的反复牵拉或轻度拔毛癖可导致毛发管型[9]。

继发性患者的毛发管型由外毛根鞘的角化不全碎片组成，很可能起源于毛囊漏斗部和外毛根鞘[10]。众多扫描和透射电子显微镜的研究表明，典型的管型由两层同心圆排列的角化细胞组成：内层起源于 Huxley 层，而外层起源于 Henle 层[11]。然而其他研究显示有三层结构：两层来源于内毛根鞘，最外层来源于外毛根鞘[10]。X 射线能谱分析表明，管型含有硅、铝、钼[6]。

组织学表现极具特征性。无定形物质包绕并黏附在毛小皮上而不影响毛发结构。

### 鉴别诊断

鉴别诊断包括头虱、白癣、结节性脆发症和外来物质沉积[12-13]。毛发管型与外来物质沉积的不同之处在于，毛发管型包绕毛发周围呈环状，并且容易沿毛干上下移动。由于有内毛根鞘成分，所以毛发管型会被甲苯胺蓝染成蓝色[14]。

## 外来物质沉积

漆、涂料、胶水、发胶等异物可黏附于毛干，造成诊断困难。

全面采集临床病史，并仔细观察沉积物的性状有助于诊断。外来物质沉积不能够沿毛干上下移动，这一点可与毛发管型鉴别[1-3]。

# 其他毛囊性皮肤病

## 寻常痤疮

### 临床特征

寻常痤疮是一种极为常见的皮肤病，主要影响青少年（85%），或15%的总人口。本病无明显种族差异，并分布于全球[1-2]，但黑色或白色皮肤患者的临床表现不尽相同[3-5]。不同性别发病率相同，但男性往往比女性更严重，这可能与雄激素水平有关。痤疮是一种美容学上严重的损容性疾病，可伴发大量的瘢痕形成并造成严重的心理影响[6-7]。痤疮与季节变化相关，冬季加重，夏季改善。

寻常痤疮是一种原发于毛囊皮脂腺的疾病，主要累及面部、鼻和额部、背部和胸部（图22.188、22.189）[1]。在毛囊皮脂腺内有充分扩张的毛囊导管、细毳毛和丰富的附属皮脂腺。寻常痤疮的皮损分布反映了皮脂腺的分布，且皮脂分泌量与疾病严重程度密切相关。

痤疮最常见的表现是粉刺（见下文），多数患者通常伴有脓肿、结节、“囊肿”及瘢痕形成（图22.190～22.193）。最严重的患者可出现群聚的结节和窦道形成（聚合性痤疮）。非裔美国人和非洲人的病情通常比白种人轻。炎症后色素沉着很常见。结节囊肿型痤疮罕见，一旦发生，常伴发瘢痕疙瘩（瘢痕疙瘩性痤疮），其治疗非常棘手（图22.194）[4-5, 8]。

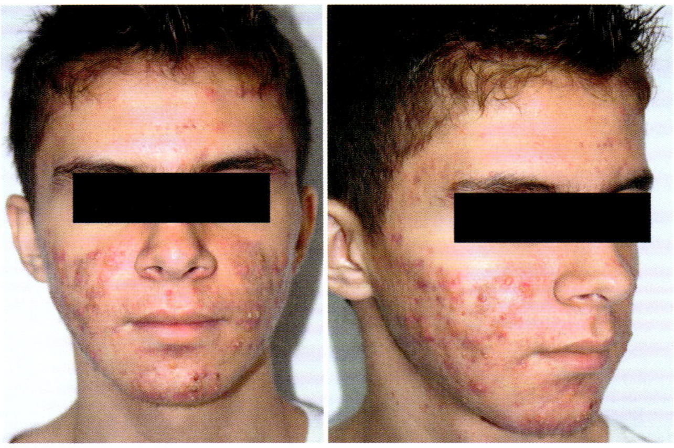

图 22.188　寻常痤疮：注意多发的丘疹和脓疱（By courtesy of J. Cadavid，MD，Clinica Medellín，Medellín，Colombia.）

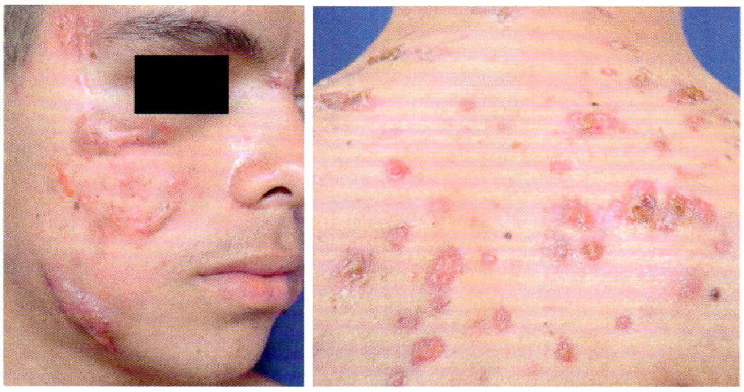

图 22.189　寻常痤疮：伴有丘疹、脓疱、囊肿和结节的炎症性痤疮（By courtesy of the Department of Dermatology，Universidad de Antioquia，Medellín，Colombia.）

### 发病机制和组织学特征

寻常痤疮的发病机制复杂，包括：

- 机体雄激素的生成
- 过度的皮脂分泌
- 皮脂腺导管毛囊上皮异常剥脱
- 皮脂腺导管角化过度
- 痤疮丙酸杆菌的增殖及随之发生的炎症改变
- 炎症反应及免疫应答[9-12]

该过程由角质形成细胞和T淋巴细胞产生的白介素-1α和肿瘤坏死因子α（TNF-α）介导，导致角质形成细胞过度增殖，凋亡减少，继而颗粒层增厚[10]。因而，毛囊皮脂腺开口被致密的角蛋白阻塞，形成微粉刺。

痤疮可分为非炎症性（粉刺）和炎症性（轻度丘疹、瘢痕性丘疹、脓疱和结节或瘢痕性痤疮）。基于皮损数量的估算将严重程度分为轻度、中度和重度。非炎症性粉刺是皮脂分泌受损及随后毛囊口扩张的结果。闭合性粉刺也称白头粉刺；开放性粉刺又名黑头粉刺，为其内容物暴露于空气中氧化所致。随后痤疮丙酸杆菌（一种毛囊常驻寄生菌）进一步过度增殖，导致炎症反应和毛囊上皮的破坏，并最终破裂，瘢痕形成[2]。在炎症反应的发病机制中，对痤疮丙酸杆菌的过敏反应似乎起到一定作用[13]。这与异物反应和脓疱的发展、炎性囊肿、结节及瘢痕形成有关。痤

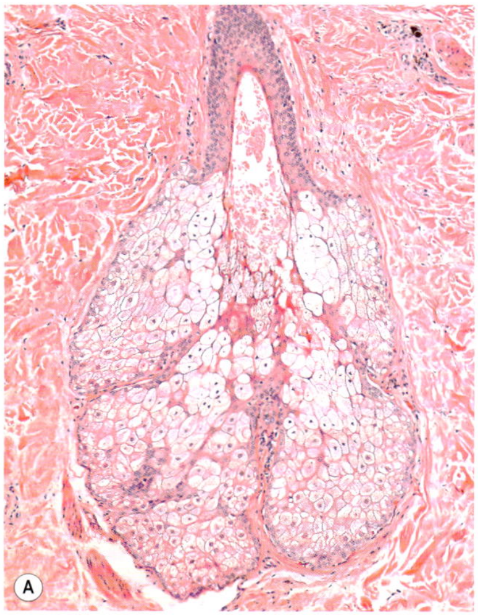


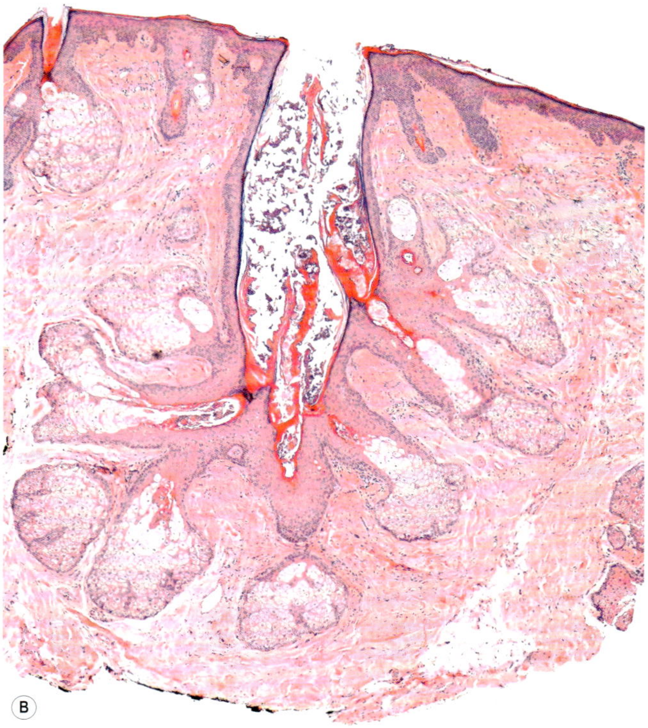


**图 22.190** 寻常痤疮：（**A**）正常皮脂腺毛囊；（**B**）伴毛囊导管扩张和皮脂腺过度分泌的粉刺

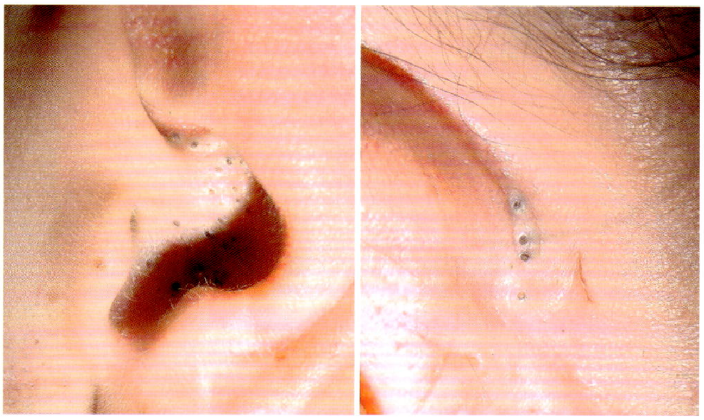

**图 22.191** 寻常痤疮：明显的黑头，由角化的碎屑堵塞皮脂腺导管所致（By courtesy of L.M. Gómez，MD，Universidad Pontificia Bolivariana，Medellín，Colombia.）

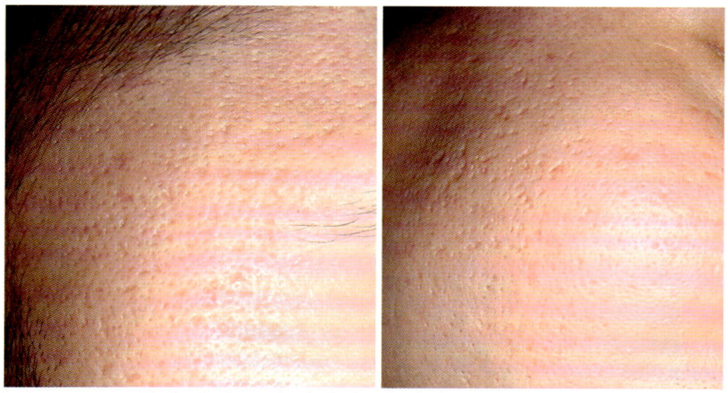

**图 22.192** 寻常痤疮：注意颊部皮肤表现像被冰凿刺入（冰凿样瘢痕）（By courtesy of L.M. Gómez，MD，Universidad Pontificia Bolivariana，Medellín，Colombia.）

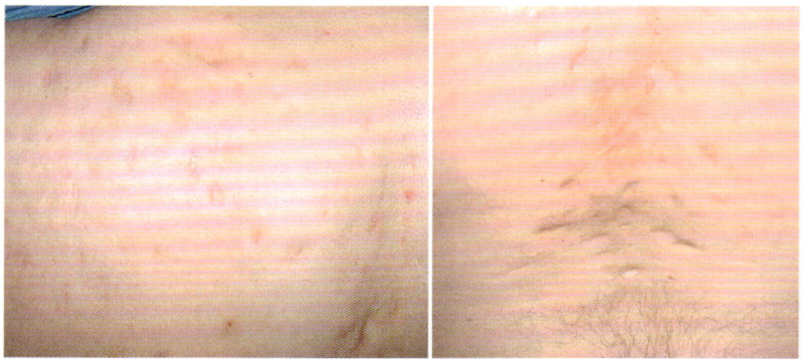

**图 22.193** 寻常痤疮：左肩及下背部有大量瘢痕（By courtesy of L.M. Gómez，MD，Universidad Pontificia Bolivariana，Medellín，Colombia.）

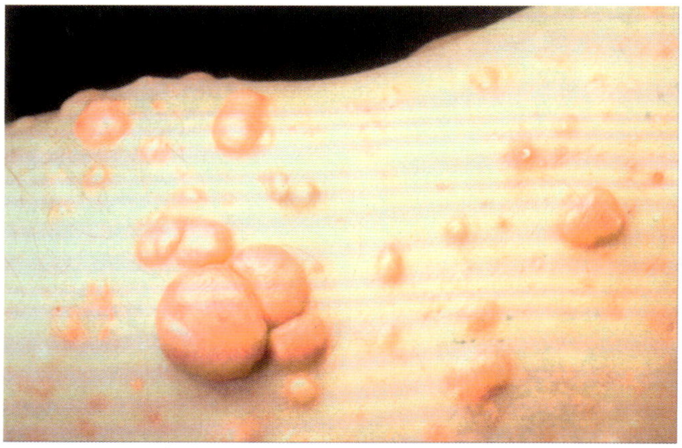

**图 22.194** 寻常痤疮：多发的结节性瘢痕疙瘩出现在原来痤疮样瘢痕的区域（By courtesy of the Institute of Dermatology，London，UK.）

疮丙酸杆菌不仅能够活化经典和间接的补体级联反应，还能促进中性粒细胞的趋化作用。随后释放水解酶，破坏毛囊上皮[2-14]。

循环中的雄激素对寻常痤疮也起重要作用，青春期痤疮的发展与循环中雄激素水平升高相一致[15]。雄激素能够直接刺激皮脂分泌和毛发生长[2，16]。雄激素的过度分泌或 5-α-还原酶（5-ARD）活性升高可能在发病机制中发挥作用[16]。然而痤疮的发展究竟是循环中雄激素水平过高所致，还是由于 5-ARD 过度活化导致毛囊皮脂腺单位对正常血清雄激素水平敏感性升高，目前尚不明确。已证实，患多囊卵巢的女性和肾上腺分泌过多的患者体内雄激素水平较高，但靶器官敏感性的增加在另外一些患者中也起到一定作用。研究表明，表皮基底层角质形成细胞、皮脂腺上皮、毛囊外毛根鞘和顶泌汗腺的细胞核中均存在雄激素受体，成纤维细胞、平滑肌细胞和内皮细胞的细胞核中也有雄激素受体[16]。它们在寻常痤疮的发病中所起的作用尚不清楚。

药物，尤其是单纯孕激素避孕药、抗惊厥药、锂、异烟肼、糖皮质激素、环孢素和蛋白同化甾类可加重痤疮[2，17]。某些外用药物，如煤焦油、发油（香膏剂痤疮）和矿物油（机油）对痤疮发病也同样重要（图 22.195）[18]。化妆品可能也有类似作用（所谓化妆品痤疮）。化妆品可直接促进粉刺发展，也可产生化学刺激，引发毛囊炎，导致脓疱和丘疹。血液透析与结节囊肿性痤疮的发病相关[20]。

对于临床病史或体格检查提示高雄激素水平的患者，应完善内分泌相关检查。痤疮与 Alpert 综合征、多囊卵巢综合征和库欣综合征等疾病有关[2，21]。

早期粉刺表现出毛囊囊性扩张，毛囊口或宽或窄，伴毛囊漏斗部角化过度（图 22.196）。继而由于毛囊破裂，发展为急性真皮炎症反应，可并发异物肉芽肿反应（图 22.197）。严重病例中，可出现脓肿并形成囊肿和窦道。密集的真皮瘢痕形成（有时伴有瘢痕疙瘩改变）是严重的远期结局[22]。偶尔会出现营养不良性钙化伴骨形成[23]。

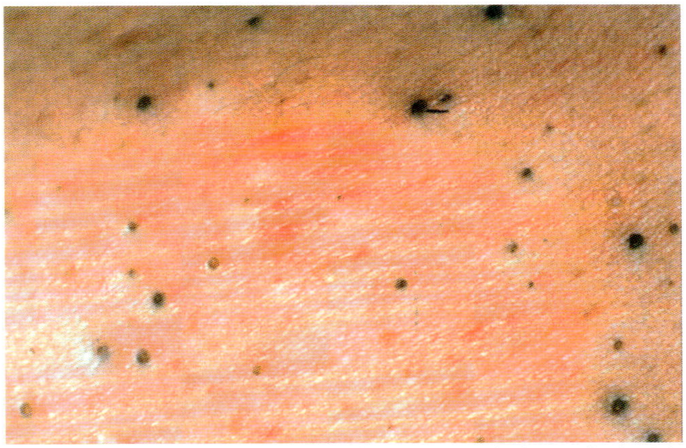

图 22.195 油痤疮：这些损害在使用发油或暴露于矿物油后出现（By courtesy of the Institute of Dermatology，London，UK.）

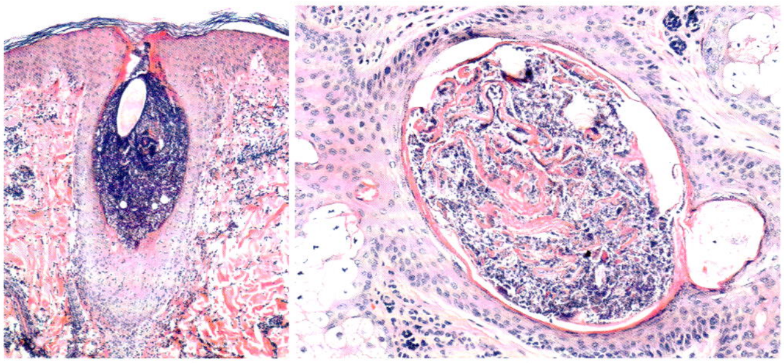

图 22.196 寻常痤疮：低倍视野下的闭合性粉刺，含有板层状的角蛋白

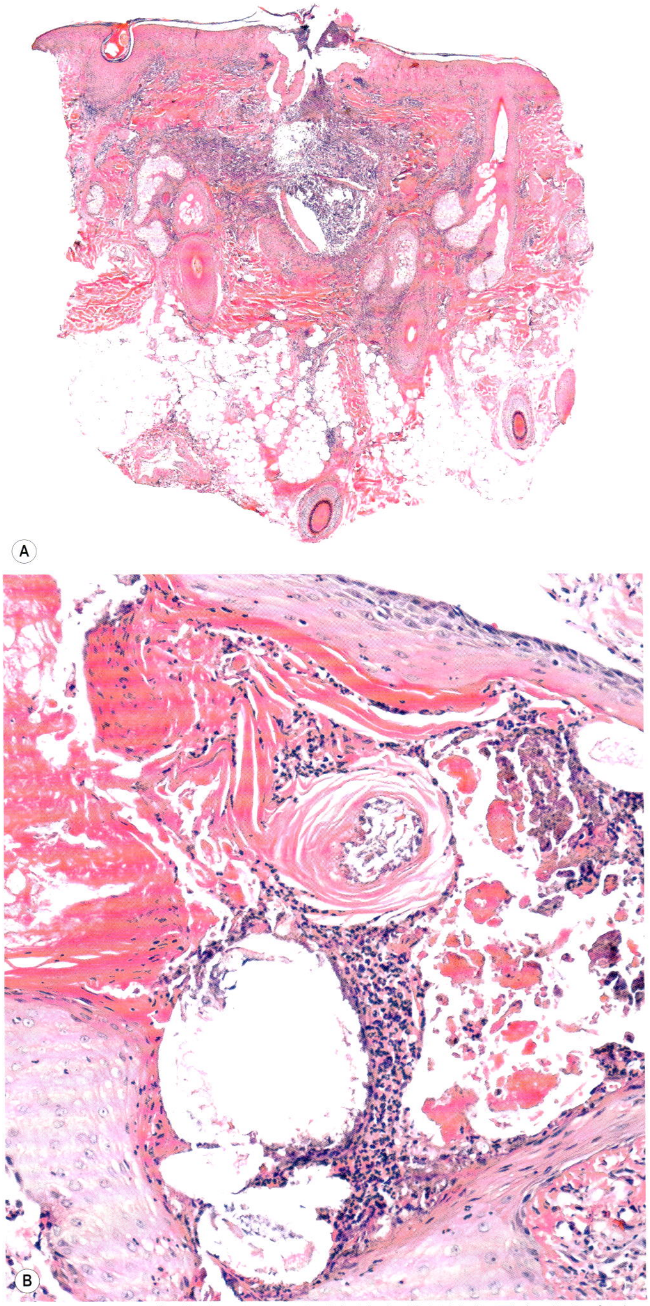


图 22.197 寻常痤疮：（A、B）粉刺破裂释放角蛋白进入真皮，导致明显的炎症反应

## 鉴别诊断

肉芽肿性反应可能难与其他肉芽肿性疾病相鉴别，但毛发或角蛋白碎片可帮助判断。结合临床信息，如皮损分布、发病年龄等特点有助于诊断。

# 氯痤疮

## 临床特征

氯痤疮（卤素痤疮）是卤代（氯化或溴化）芳香族化合物全身性中毒的皮肤表现，包括氯化萘、多氯联苯、多溴化萘、多氯代二苯并二噁英、多氯代二苯并呋喃、四氯化氧化偶氮苯和四氯化偶氮苯[1]。其临床特点是毛囊角化过度和黑头粉刺形成，不伴有明显炎症成分。这种暴露多由于致氯痤疮剂的意外工业释放（如发生于 1976 年意大利 Seveso、1968 年日本九州和 1979 年中国台湾台中的事件）、工业污染物排放入大气（如越南的落叶剂）或蓄意投毒[2-6]。

氯痤疮的特征性皮肤表现包括开放性粉刺（黑头）、粟丘疹和表皮样囊肿[1-2, 4]。皮损主要见于颧半月区、鱼尾纹区、耳后区、阴茎、阴囊和腋窝（图 22.198），鼻部不受累为特征性表现。在严重病例中，皮素分布可更为广泛（肩、胸和背部），炎症明显。睑板腺受累为典型表现（眼氯痤疮）[2]。其他皮肤表现包括日光性弹性组织变性、严重干燥症、面部灰色色素沉着、结膜炎、毛囊角化过度和局限于暴露部位的红斑[1, 3, 7]。掌跖多汗症也有报道[1]。

系统受累可表现为肝损伤、周围神经病变、中枢神经系统症状（头痛、疲劳、易激惹、失眠、阳痿）、慢性阻塞性肺疾病、高甘油三酯血症、糖尿病、高血压、心血管疾病和少见的肝卟啉症（迟发性皮肤卟啉病）[1, 5, 7]。有与淋巴 / 造血系统肿瘤、乳腺癌和软组织肉瘤相关的显著致癌危险性[8-10]。

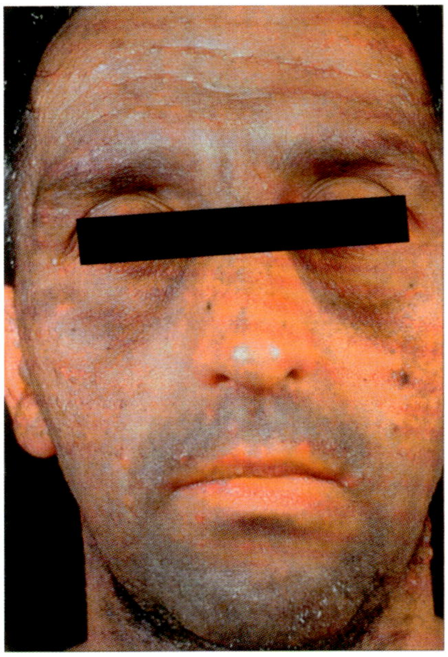

图 22.198 氯痤疮：皮肤呈现弥漫的浅灰色。出现粉刺、粟丘疹和囊肿（By courtesy of the Institute of Dermatology，London，UK.）

## 发病机制和组织学特征

氯痤疮无特征性组织学改变。原发损害为非炎症性的粉刺形成，包括毛囊漏斗部扩张和堵塞（角化过度），与外毛根鞘和皮脂腺导管上皮的刺激有关。皮脂腺鳞状化生导致粟丘疹形成，并最终发展为表皮样囊肿[11]。炎症改变轻微。

# 暴发性痤疮

## 临床特征

暴发性痤疮是一种非常罕见的系统性疾病，一般限于十几岁的男性[1]。但极偶然的情况下可有女性患者[2]。患者通常有寻常痤疮的背景，在面部、颈部、胸背部突然出现多发的疼痛性炎症性结节和斑块。迅速广泛地液化坏死，出现溃疡，缓慢愈合后遗留严重瘢痕（图 22.199）[3]。本病一般可自行缓解。

全身症状包括关节痛、肌痛、肝脾肿大。此外，有发热、不适、贫血、头痛、体重减轻、白细胞增多（有时有类白血病反应）、C 反应蛋白升高、肝酶升高和红细胞沉降率增高，部分患者可无全身症状[4-6]。也可出现关节肿胀（尤其易累及骶髂关节、髂骨和膝关节）和主要累及胸骨和锁骨的溶骨性损害[3, 5, 7-9]。

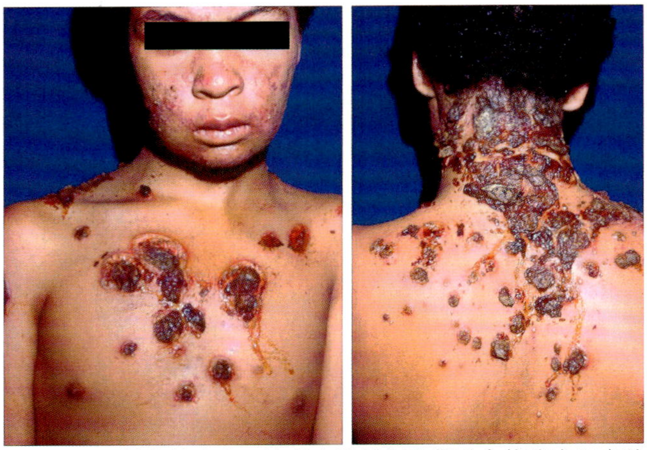

图 22.199 暴发性痤疮：注意多数粉刺聚集融合伴溃疡和囊肿形成（By courtesy of Department of Dermatology，Universidad de Antioquia，Medellín，Colombia.）

有时作为临床特征之一可出现结节性红斑[4, 10]。暴发性痤疮与马方综合征、噬血综合征、迟发性先天性肾上腺增生有关，也可继发于麻疹感染[11-14]。特殊情况下可伴发后巩膜炎和坏疽性脓皮病样皮疹。暴发性痤疮也可以是滑膜炎-痤疮-脓疱病-骨质增生-骨炎（SAPHO）综合征的皮肤表现[16-17]。

## 发病机制和组织学特征

暴发性痤疮的病因不明。本病限于男性提示有激素的影响。有报道同卵双胞胎同时发生本病，偶尔在 HLA 表型相同的同胞中也有发生[3, 7, 18]。一些可能的重要因素包括感染、对痤疮丙酸杆菌的异常免疫反应、免疫复合物沉积、药物不良反应和异维 A 酸治疗后[3, 19-22]。但细菌培养均为阴性[3, 8]。有报道显示与克罗恩病相关[23]。

组织学上表现为毛囊和皮脂腺的破坏与脓肿形成，继而出现表皮坏死和溃疡。在溃疡深处可见透明血栓和出血[3]。周围的真皮中有中性粒细胞、嗜酸性粒细胞、组织细胞、浆细胞和巨噬细胞浸润。早期皮损中可见淋巴细胞性血管炎[15]。晚期阶段以真皮瘢痕形成为特征。

偶尔有 IgM 和纤维蛋白在基底膜区线性沉积伴皮脂腺周围纤维蛋白沉积[3]。

骨损害的特点是脓肿和肉芽组织形成[24]。

# 夏季痤疮

## 临床特征

夏季痤疮（Mallorcan 痤疮、光化性毛囊炎）是一种 UVA 相关的皮肤病，皮损表现为丘疹或脓疱，好发于面颊、颈侧、肩和上臂[1-2]。该病常有复发。该名词最初用来描述在 Mallorcan 岛度假的斯堪的纳维亚人[3]。

## 组织学特征

组织学特征是大量中性粒细胞浸润的毛囊炎，继而出现毛囊上皮细胞坏死。脓肿形成和黑头为继发性病变[1, 4]。

夏季痤疮应当与日晒后加重的寻常痤疮相鉴别。充足的临床信息有助于正确诊断[5]。

# 酒渣鼻

## 临床特征

酒渣鼻是一种表现为“潮红”的皮肤反应，潮红是一种面部中央暂时性发红，可以扩展到身体的其他部位，通常为躯干和腹部[1-3]。美国国立酒渣鼻协会的酒渣鼻分类分期专家委员会确定了四个酒渣鼻亚型和三度分级系统。该委员会认为酒渣鼻不是从一个阶段发展至另一个阶段，并且只承认一个变异型（肉芽肿性酒渣鼻）（表 22.6、22.7）[4-7]。

酒渣鼻最常发生于 31 ～ 60 岁之间，也可见于 20 岁前后。有儿童发病的特殊病例[8]。本病的特征是反复发病，时好时坏。本病为常见的皮肤病，占所有皮肤科门诊病例的 0.5% ～ 1.0%。女性好发

表 22.6　酒渣鼻的亚型和变异型及其特点

| | 特点 |
|---|---|
| **亚型** | |
| 红斑毛细血管扩张型 | 潮红和持续性面中部红斑，伴或不伴毛细血管扩张 |
| 丘疹脓疱型 | 持续性面中部红斑伴明显的面中部丘疹和（或）脓疱 |
| 赘型 | 皮肤增厚，表面呈不规则结节状及增大。可出现于鼻部、颏部、前额、颊部或耳部 |
| 眼型 | 眼部异物感、烧灼感或刺痛感、干燥、瘙痒、畏光、视力模糊，巩膜或眼部其他部位毛细血管扩张，或眶周水肿 |
| **变异型** | |
| 肉芽肿型 | 非炎症性，质硬，棕色、黄色或红色的丘疹，或大小均一的结节 |

Wilkin，J.，Dahl，M.，Detmar，M. et al（2002）Standard classification of rosacea：Report of the National Rosacea Society Expert Committee on the Classification and Staging of Rosacea. J Am Acad Dermatol，46，584-587.

表 22.7　酒渣鼻丘疹和脓疱的严重程度分级

| 严重程度 | 丘疹 / 脓疱 | 斑块 |
|---|---|---|
| 轻度 | 少量 | 无 |
| 中度 | 一些 | 无 |
| 重度 | 许多 | 有 |

Wilkin，J，Dahl.，M，Detmar，M. et al（2004）National Rosacea Society Expert Committee. Standard grading system for rosacea：report of the National Rosacea Society Expert Committee on the Classification and Staging of Rosacea. J Am Acad Dermatol，50，907-912.

（2∶1～3∶1），浅肤色北欧血统者最常受累[9]。

在酒渣鼻的红斑毛细血管扩张亚型，红斑可持续数小时至数天[1]。不伴瘙痒。毛细血管扩张粗细不一，出现在颊部、鼻唇沟和鼻部（图 22.200）[5]。

丘疹脓疱亚型在前额、颧部、鼻和下颏可出现多个丘疹和脓疱（不常见）（图 22.201）。丘疹不伴疼痛，也不形成瘢痕[5]。

血管性改变在女性更为常见，男性“赘样”改变可发生在颏部、前额、耳、眼睑、颧部和鼻部，最后形成鼻赘（图 22.202）[5, 10-11]。这种损容性鼻部增大最为常见。它是由持久性淋巴水肿和皮脂腺及周围结缔组织增生引起。毛囊变明显，并常有凝结的物质堵塞。

酒渣鼻常有眼部受累，尤其是儿童[8]。患者常主诉有异物感或烧灼感。临床上可表现为浅表点状糜烂或睑缘炎（常伴睑板腺炎）[12]。常有睑板腺囊肿（霰粒肿）和睑腺炎（麦粒肿）。较少见的有角膜溃疡、瘢痕形成、变薄和血管形成。酒渣鼻角膜炎包括角膜边缘三角形舌状血管形成[5]。

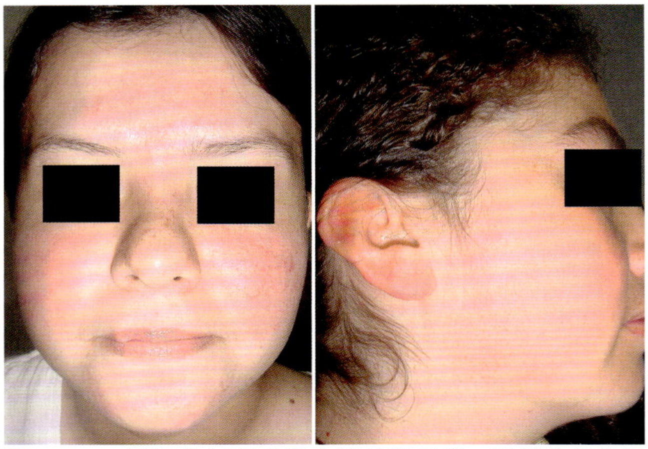

图 22.200 酒渣鼻红斑毛细血管扩张亚型：面部弥漫性红斑伴颧部毛细血管扩张（By courtesy of L.M. Gómez，MD，Universidad Pontificia Bolivariana，Medellín，Colombia.）

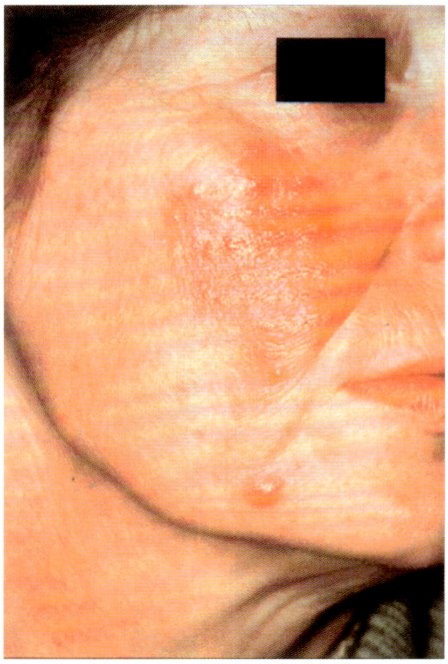

图 22.201 酒渣鼻丘疹脓疱亚型：注意颊部的丘疹脓疱（By courtesy of the Institute of Dermatology，London，UK.）

面部外酒渣鼻罕见，为丘疹或血管性损害，累及臀部、四肢和（或）胸骨区（播散性酒渣鼻）[7, 13]。

肉芽肿性酒渣鼻变异的特点是口周皮肤丘疹或结节，可导致瘢痕（图 22.203）。患者往往没有持续性面部红斑或其他酒渣鼻的特征性表现[5, 7]。

## 发病机制和组织学特征

酒渣鼻的发病机制很大程度上不清楚，目前的研究集中于细胞因子和其他炎症介质的作用[14]。诸多研究表明，酒渣鼻患者在受到精神和躯体因素的刺激时，比对照人群有更强烈和更频繁的“潮红反应”。近来提出这可能是由潜在的血管疾病引起。皮损区的血流量是正常的 3～4 倍[7]。但这可能是本病的结果而非原因。酒渣鼻也与日光、月经、妊娠、高血压、

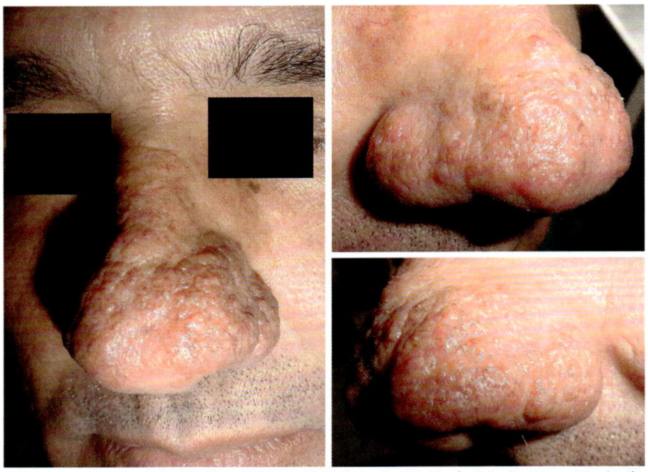

图 22.202 酒渣鼻赘亚型：此图为典型的鼻赘表现。注意鼻部的不规则结节状表面和鼻增大（Courtesy of L.M. Gómez，MD，Universidad Pontificia Bolivariana，Medellín，Colombia.）

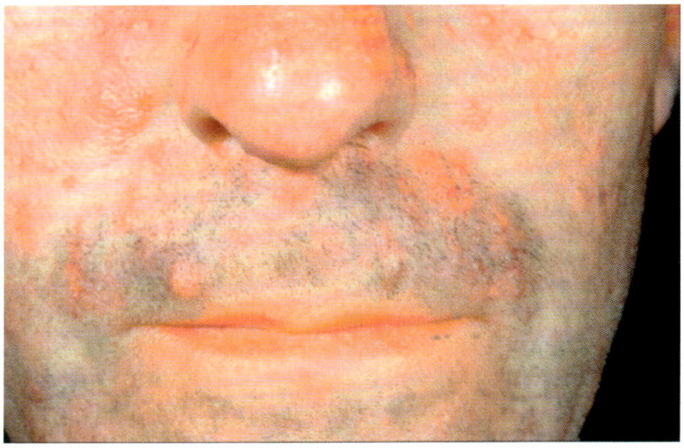

图 22.203 肉芽肿性酒渣鼻变异型：注意在酒渣鼻基础上出现隆起的丘疹（By courtesy of the Institute of Dermatology，London，UK.）

药物、口服避孕药、面部化妆品、职业性高温、酒精、辛辣食物和生活方式相关[3, 15]。毛囊蠕形螨也参与其发病。毛囊蠕形螨主要存在于鼻唇沟、鼻和眼睑的毛囊中[16-17]。偏头痛是常见的伴发症状[18]。没有HLA易感性的证据。曾推测上消化道幽门螺杆菌感染与之相关，但最近的文献并未支持这一假说[19-20]。

在酒渣鼻的红斑毛细血管扩张亚型有真皮非特异性淋巴组织细胞浸润，常分布在血管周围和毛囊周围，伴水肿和毛细血管扩张（图22.204）。

对于丘疹脓疱亚型，检查丘疹或脓疱显示毛囊中性粒细胞聚集，以及周围非特异性慢性炎症细胞浸润。部分丘疹表现为肉芽肿性炎症（肉芽肿性酒渣鼻）伴毛囊破坏，可见毛囊蠕形螨（图22.205、22.206）。常见日光性弹性组织变性，但这可能只是巧合。

在鼻赘，皮脂腺的大小和数量增加。毛囊漏斗部扩张并充满角质碎屑（图22.207）。真皮上部有慢性炎症细胞浸润和毛细血管扩张。有时可出现真皮结缔组织增多，在晚期，该现象占主导地位，伴有皮脂腺消失[21-22]。

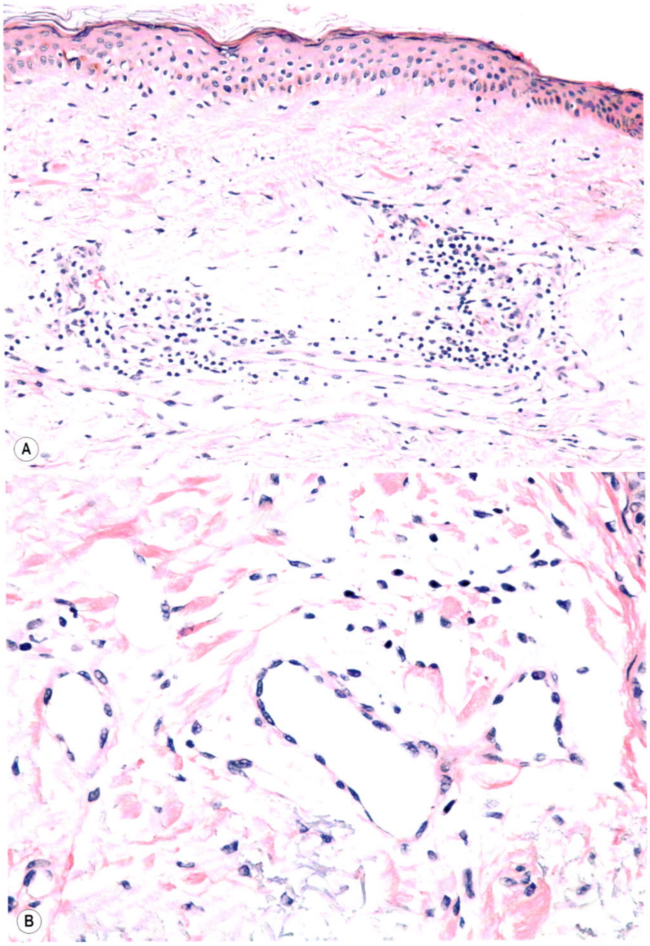


图 22.204 酒渣鼻红斑毛细血管扩张亚型：（**A**、**B**）可见水肿、毛细血管扩张和轻度淋巴组织细胞浸润

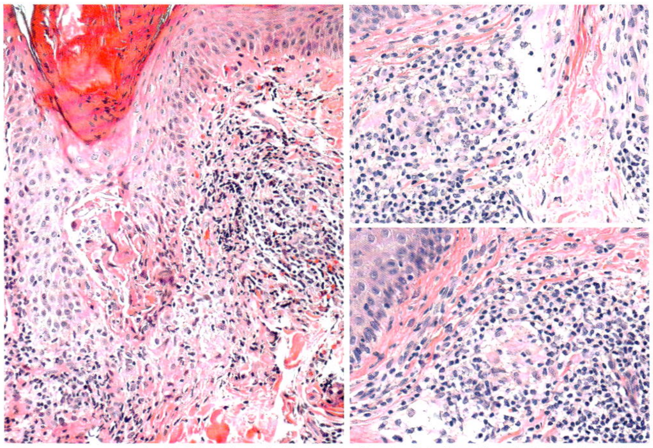

图 22.205 肉芽肿性酒渣鼻：注意毛囊周围非干酪性肉芽肿

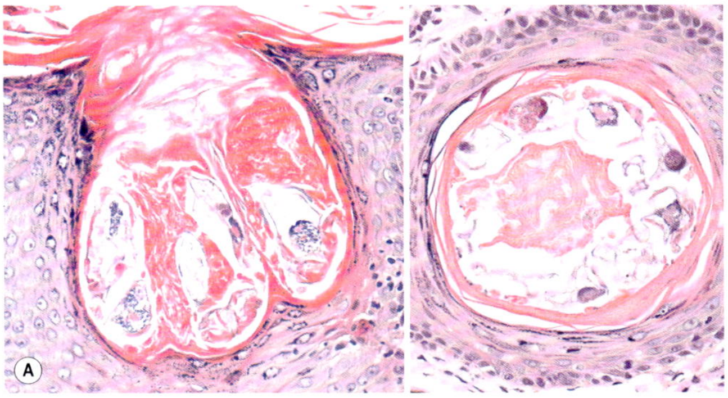


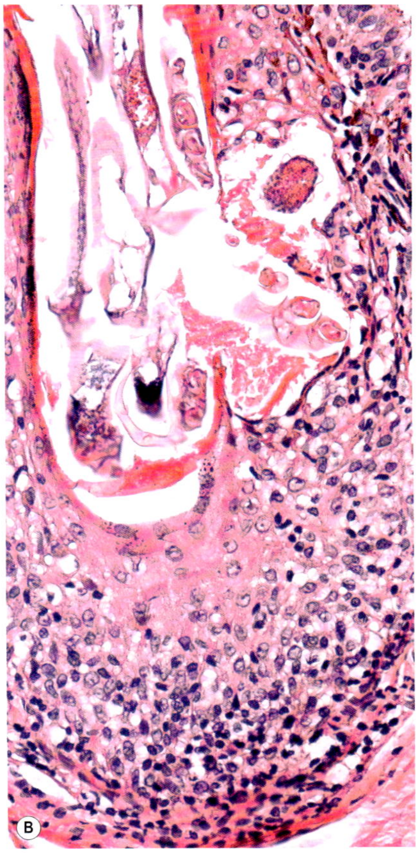


图 22.206 酒渣鼻：（**A**）垂直和水平切面示毛囊漏斗部的毛囊蠕形螨（蛛形纲、蜱螨目）。（**B**）一些蠕形螨从附近的一个破裂的毛囊钻出。注意淋巴细胞浸润

肉芽肿性酒渣鼻的组织学诊断往往非常困难，因为毛囊蠕形螨、角蛋白、皮脂和破裂囊肿的异物肉芽

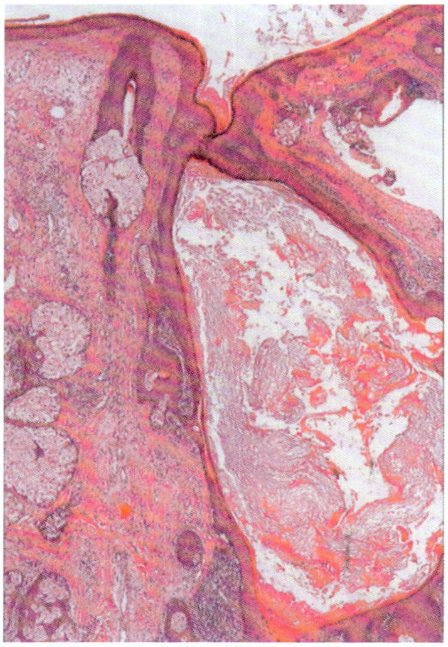

**图 22.207** 鼻赘：可见扩张的血管，有显著的毛囊扩张，充满角质碎屑

肿反应在面部很常见。因此诊断应该限于毛囊间边界清楚的肉芽肿，并且与临床分布相符[23-24]。

## 鉴别诊断

酒渣鼻区别于寻常痤疮的表现为没有粉刺、存在毛细血管扩张和潮红发作史。

以红斑、丘疹和脓疱为特征的酒渣鼻样皮病可发生于过度外用皮质激素后，已有长期外用 1% 氢化可的松后出现该损害的报道（图 22.208）[24]。根据皮损分布，皮质激素所致酒渣鼻样皮炎分为 3 型：口周、面中部和弥漫型[25]。红斑累及整个用药区域并伴有萎缩。

群聚性痤疮（颜面播散性粟粒狼疮）病因不明，可能是一种对破裂毛囊的肉芽肿反应（图 22.209）。

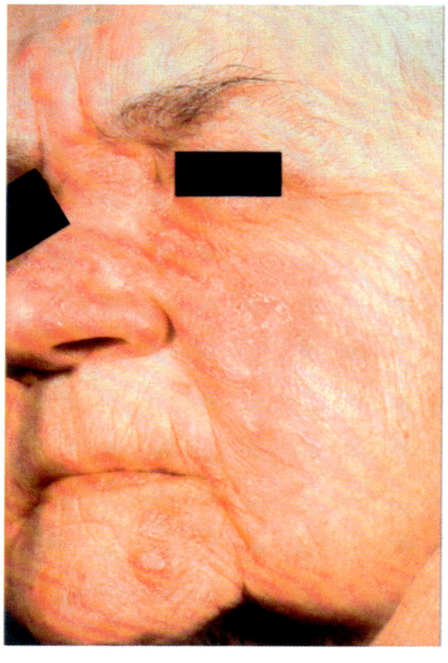

**图 22.208** 外用皮质激素相关的酒渣鼻：长期外用皮质激素治疗导致红斑、毛细血管扩张和萎缩（By courtesy of R.A. Marsden，MD，St George's Hospital，London，UK.）

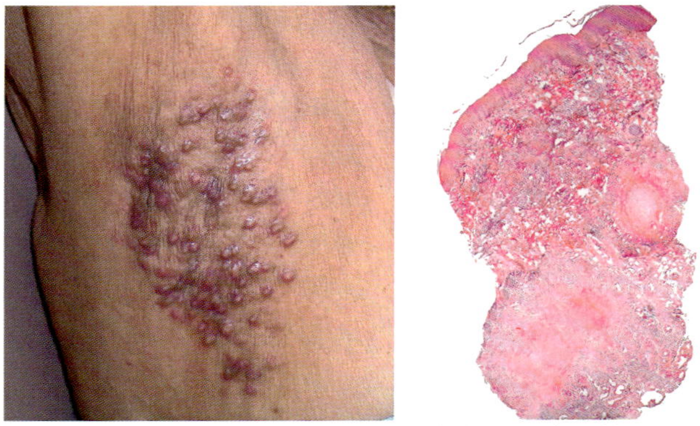

**图 22.209** 群集性痤疮：注意肘部肉色的丘疹和结节（**左**），以及干酪性肉芽肿性炎症（**右**）（Courtesy of J.E. Arroyave，MD，Hospital Pablo Tobón Uribe，Medellín，Colombia.）

表现为面中部（尤其眶周区域）的棕黄色丘疹。玻片压诊法可见苹果酱色结节。不伴潮红或毛细血管扩张。尽管组织学上与肉芽肿性酒渣鼻极为相似，但并不是酒渣鼻的变异型。病变常进展为深在瘢痕。群聚性痤疮在组织学上可分成四组：伴有坏死的上皮样细胞肉芽肿、不伴坏死的上皮样细胞肉芽肿、伴脓肿的上皮样细胞肉芽肿和非肉芽肿性非特异性炎症细胞浸润[26-27]。对于有显著肉芽肿性炎症的病例，有必要做特殊染色排除真菌和分枝杆菌感染。

口周皮炎有时被视为酒渣鼻的一个变异型，但临床表现不同[28-29]。患者（尤其是年轻女性和儿童）在颏、鼻唇沟和眼周区出现不同程度的瘙痒、红斑微水疱、结痂、丘疹、微结节和脓疱（图 22.210）[5, 28]。组织学上类似于酒渣鼻伴湿疹样变。

严重的毛囊蠕形螨感染（毛囊虫症）可出现酒渣鼻样表现[30-31]。但无潮红和毛细血管扩张。组织学上，该病特征是毛囊囊肿伴肉芽肿性炎症反应和大量的螨虫（图 22.211）[30]。

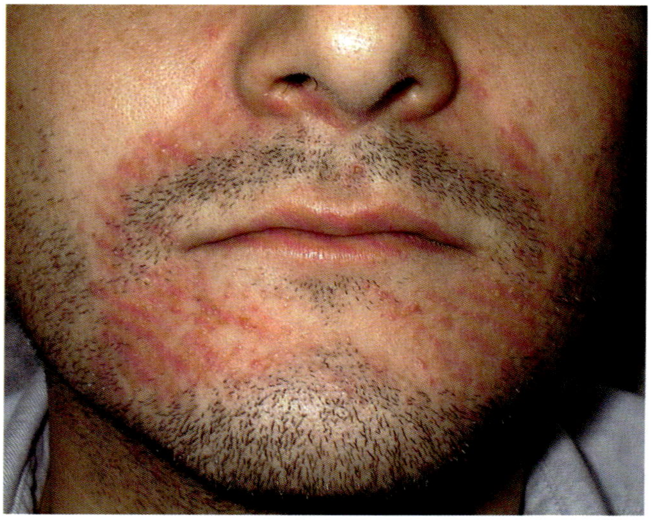

**图 22.210** 口周皮炎：湿疹和红斑基础上群集的毛囊性红丘疹和丘疱疹

鼻赘也可由其他引起潮红的原因所致，如类癌综合征和酗酒[32]。

# 暴发性酒渣鼻

## 临床特征

暴发性酒渣鼻（面部脓皮病）非常少见，表现为突然发作的脓丘疹、囊肿和大量球形结节性损害，主要影响面部或面部单个区域[1-4]。常出现窦道，其周围皮肤呈红色或紫色。有时有显著毛细血管扩张[4-5]。偶尔可有面部以外的皮肤受累[5-6]。本病通常有自限性，皮损消退后常遗留瘢痕[1]。好发于 20 ～ 40 岁年轻女性，也有少数儿童受累的报道[7-8]。常有潮红发作和皮脂溢出史[4]。没有粉刺，与酒渣鼻不同的是本病不会发生眼部受累[1，4]。

偶有报道该病与炎性肠病（溃疡性结肠炎较克罗恩病更常见）、结节性红斑以及长效干扰素 α-2B 联合利巴韦林疗法相关[4，9-11]。

## 发病机制和组织学特征

本病发病机制不明。由于本病限于女性，故推测可能与妊娠、避孕药和激素影响有关[12-14]。报道有 1 例患者与补充大量维生素 B 相关[15]。病原学细菌培养总是阴性的。

组织学特点包括真皮水肿和毛囊脓肿，伴血管周围和毛囊周围混合炎症细胞浸润，包括淋巴细胞、组织细胞、中性粒细胞和嗜酸性粒细胞，有时伴有上皮样或异物肉芽肿成分[5，7，15-17]。小叶性和间隔性脂膜炎也有报道[2]。

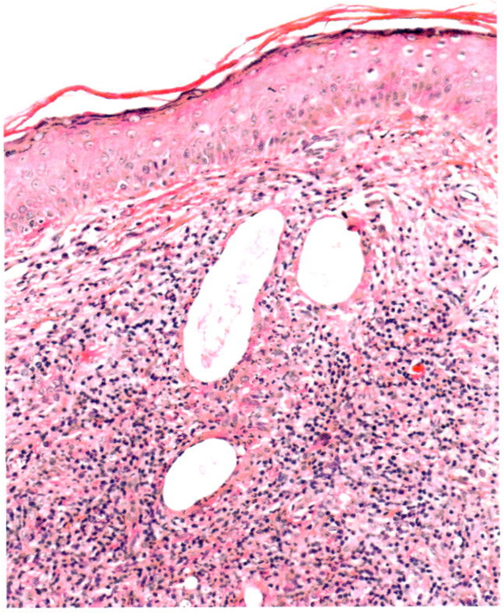

图 22.211　毛囊虫症：注意真皮内散在的毛囊蠕形螨，周围有炎症细胞浸润

# 假性毛囊炎

## 临床特征

假性毛囊炎（须疮、pili incarnati、剃须肿）是一种非常常见的疾病，好发于黑人男性（45% ～ 83%）[1-3]，也可累及任何毛发卷曲者，在西班牙人中发病率也较高[4]。该病是卷曲毛发生长和剃须技术不良的结果。剃须对于该病患者是一项艰难的任务[5]。

患者表现为面部剃须区坚实的皮色或红色炎症性丘疹和结节，常伴有炎症后色素沉着（图 22.212）[2]。通常因继发细菌感染而形成脓疱，有时可以看到皮肤下面的毛干。运用皮肤镜有助于观察丘疹内的内生性毛发[6]。通常唇须区不受累[1]。剃发也可导致本病[2]。黑人，尤其是多毛女性也可受累，腋窝和阴部最易受累[4]。蜜蜡脱毛和镊子拔毛可导致类似后果[4]。已证实假性毛囊炎与环孢素和肾移植受者相关[7]。

## 发病机制和组织学特征

假性毛囊炎在以下两种机制作用下发生：

- 黑人卷曲的毛发直接弯曲生长进入邻近的皮肤（毛囊外穿通）[1]。毛发通过表皮进入真皮，长度可达 2 ～ 3 mm。随着毛发长长，可再次长出皮肤[8]。
- 绷紧皮肤剃须会导致切断的毛发末端在皮肤放松后回缩至表皮下方（经毛囊穿通）[2]。

干性剃须可加重本病。毛干通过相邻的毛囊上皮直接穿通进入真皮浅层。黑人的毛发是椭圆形的，切断后常有尖锐的末端[1]。此外，大多数黑人有螺旋形毛发，且毛囊在真皮内是弯曲的，所以毛干与皮肤形成斜角，因而齐根剃短的毛发再次进入皮肤的危险性很高[9]。

早期损害的特点是中性粒细胞反应，有时可见表皮内脓肿[8]。随后由毛干的异物肉芽肿反应所取代。在由经表皮穿通机制发展而来的病变中，毛发可由向下生长的表皮包绕，形成鞘状。慢性病变可形成瘢

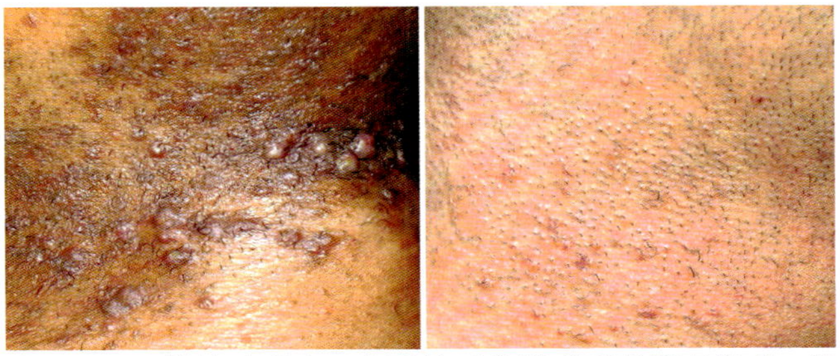

图 22.212　假性毛囊炎：主要见于非洲或西班牙裔患者。胡须区大量丘疹和卷曲的毛发

痕，且瘢痕疙瘩并不少见。已有一例结节病患者出现瘢痕相关的非干酪性肉芽肿的报道[10]。

# 革兰氏阴性毛囊炎

## 临床特征

这是长期使用广谱抗生素治疗痤疮和酒渣鼻的一种罕见并发症[1-6]。已观察到 85% 的患者鼻前区有革兰氏阴性菌的生长。高达 4% 的上述患者可出现化脓性毛囊炎，即鼻前区出现丘疹和脓疱，或少数情况下出现聚合性痤疮样结节[1, 3-4]。前者常由肠杆菌、克雷伯菌或大肠埃希菌所致，后者则为变形杆菌感染引起[7]。

## 发病机制和组织学特征

长期的抗生素治疗导致前鼻孔细菌定植[1-4]。患者可有血清 IgM 和 $\alpha_1$- 抗胰蛋白酶水平的降低，血清 IgE 升高，这表明免疫异常也可能对该病的发病起重要作用[8]。

细菌量可能极少，因此诊断比较困难，常需多次培养才能确诊[1, 4]。

（冉梦龙译）

# 第23章 甲病

Josette Andre，Ursula Sass and Anne Theunis



## 概述

甲的组织病理学需要甲解剖学的完整知识以及临床-病理的较好联系[1]。组织病理学家面临的最大挑战是如何做活体组织检查，比如术者要准确无误地取标本，同时需要病理实验室正确地处理标本。这些均需要接诊医师提供高质量的临床信息。皮疹和活检类型的示意图可能较有帮助。需要同时提供标准化的甲示意图和临床信息。

几乎所有疾病均可以累及甲。本章节主要包括经常需要进行活检、仅限于甲部以及累积甲部时有不同组织病理学表现的疾病。

## 甲的解剖学和生理学

甲板通常简称为“甲”，是半硬化的角质层，横轴和长轴略有突出。它位于指/趾远端背侧软组织中，被（近端、侧端和远端）甲周围的皱褶分开。甲生发于近端的甲母质。近端的甲组织和甲母质被近端甲皱襞（proximal nail fold，PNF）包裹。在部分指/趾甲近端可见白色的、远端突出的新月形甲半月，多见于拇指/趾。甲半月与远端的母质相连。甲板生发于甲母质，沿着指/趾甲远端生长，紧密附着在下方。通过甲板可以看到其下方的甲床。甲板在最远端与甲床分离的部分称为甲下皮（图 23.1）[2-3]。

甲板上方表面光滑，而下方表面有波纹，与纵行皱褶平行，同时与下方甲床表面相互吻合，使甲板有力地附着于甲床。

甲组织持续生长，一个月内指甲生长 3 mm，趾甲生长 1 mm。

甲板的来源仍有争议。大多数研究同意并指出至少 80% 的甲板来源于甲母质，其中近端甲母质是最主要的生发中心。这能说明为什么相对于近端甲母质，累及远端甲母质的手术较少导致瘢痕形成[4]。有些研究认为 20% 的甲板来源于甲床，然而其他研

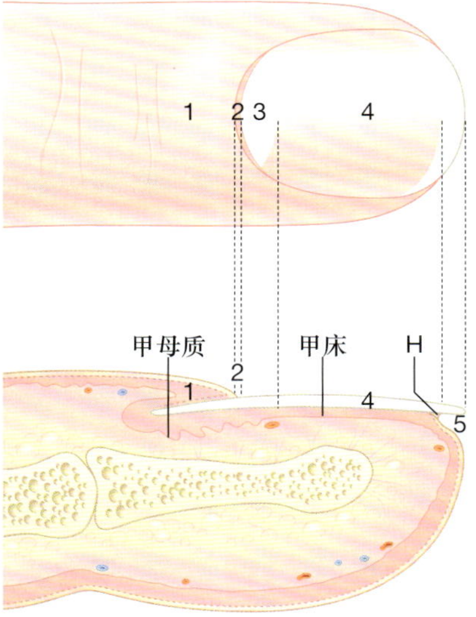


图 23.1 正常甲：近端甲皱襞（1）、甲小皮（2）、甲半月（3）、甲板（4）、远端甲皱褶（5）、甲下皮（H）。小点代表颗粒层

究认为甲床很难参与甲板的生成。

甲在日常生活中起着重要的作用。它可以保护远端指/趾骨不容易受到外伤，同时对软组织起到支撑作用，这些指/趾远端软组织对触觉起到重要作用。甲可在瘙痒时用于搔抓，也可作为攻击和反射的工具。最后，也不要忘记甲对于美观的重要性。

## 甲的活体组织检查

甲的活体组织检查的适应证主要有仅限于甲部的炎症性甲病、纵行黑甲和甲部的肿瘤。活检的种类有多种（图 23.2）[5-6]。

- 纵行的甲活检需要取整体甲组织，但会使指/趾甲变窄（图 23.3）。
- 甲母质的活检最好是把甲板掀开后进行。一般选用 3 mm 的环钻。有时也会采用横向的新月形活检。最近剃刮甲母质的活检方法主要用于纵行黑甲的检查[7-8]。
- 对于甲床，3 ～ 4 mm 环钻或者纵向椭圆形活检更适用。
- 用指甲钳就易取到的远端甲板标本一般用于诊断甲真菌病[9]。

在实验室，甲标本应该由专业的技师操作，并且由甲病专长的皮肤病理学专家判读标本。需要指出的

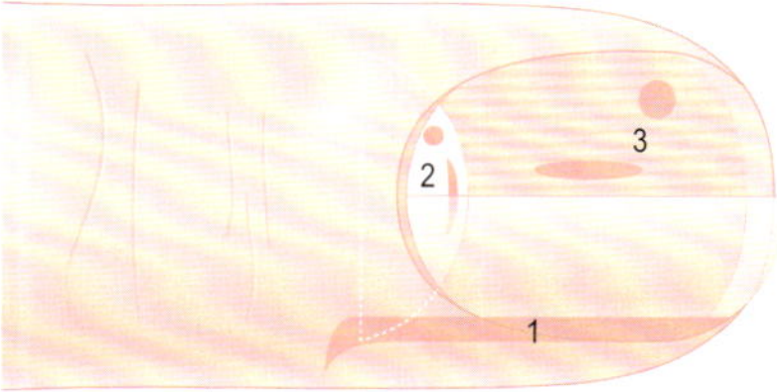


图 23.2 甲活检：侧端纵向活检（1）、环钻和横向新月形甲母质活检（2），环钻和纵向椭圆形活检（3）

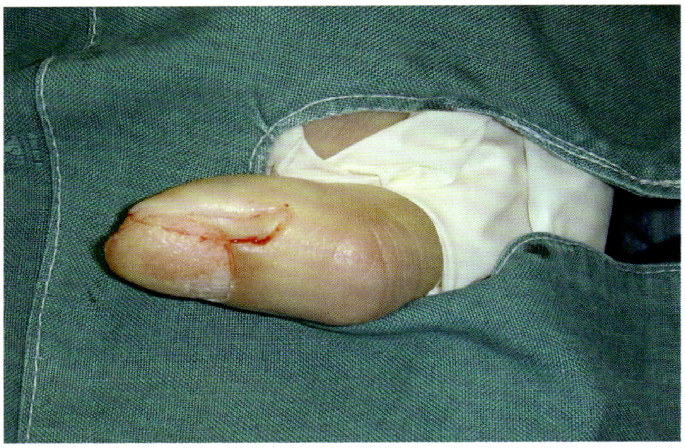

图 23.3 甲：侧端纵向活检（Courtesy of B. Richert，MD，Université de Liège，Belgium.）

是，即便对于很有经验的专家，甲部的皮肤病理学也是耗费时间的工作。

- 对于较小的甲组织活检，需细致小心，因为中华墨水容易形成人工色素沉着，这会加大组织学检查的难度。
- 如果标本中有甲板存在，因为甲板中的角质对于切片机来说太硬无法切割，需要一些软化的办法解决问题[1]。我们通常用 Mollifex Gurr（VWr Int Ltd）。石蜡块切割前浸泡于 Mollifex Gurr。时间长短（2 ～ 12 h）取决于甲板的厚度。Omura 将甲醛溶液固定的标本在石蜡包埋前放置于 3 mol/L 的氢氧化钾溶液 1 h。切片前蜡块重新放置于氢氧化钠溶液 30 min、去污剂和氨溶液 20 min[1]。5% 三氯乙酸混于 10% 甲醛溶液、5% 三氯乙酸和改良的水溶性聚乙二醇包埋法、“几丁质软化溶液”以及香柏油软化法等也有报道[1]。
- 标本需要准确定向。作者的切片经常采用与长轴平行的方向。侧面的纵向活检始于甲中心，顺延皮肤的方向。3 ～ 4 mm 环钻取活检也是如此（无需提前分为两半）。先制作几个切片。如果方向正确，可以制作剩余切片。多处甲活检需要连续进行。
- 经常需要行特殊染色和免疫组织化学检查。

## 正常甲的组织学

### 甲皱襞

侧端甲皱襞与正常皮肤相当。可以观察到与慢性创伤相关的角化过度。

PNF 的背侧面是指 / 趾表皮的延续，与后者相似。PNF 的腹侧面是较平且较薄的鳞状上皮，可以角化成为颗粒层和角质层。近端甲皱襞的背侧和腹侧夹角处形成较厚的角质层，成为甲小皮。后者密封甲板和 PNF 之间，故起到保护指 / 趾甲死角的作用（图 23.4、23.5）。

## 甲母质和甲床

两种结构均位于甲板下方，特点为缺乏颗粒层。甲母质和甲床的界限在组织学检查中很难观察到（图 23.6）。

- 甲母质是多层上皮（图 23.7）。其角化进程中无颗粒层，嗜酸性的甲发生带具有特征性（图 23.8）。甲母质产生甲板：近端母质促进背侧甲板的形成，远端母质则促进腹侧甲板的形成。甲母质上皮是硬角蛋白合成的唯一场所[10]。

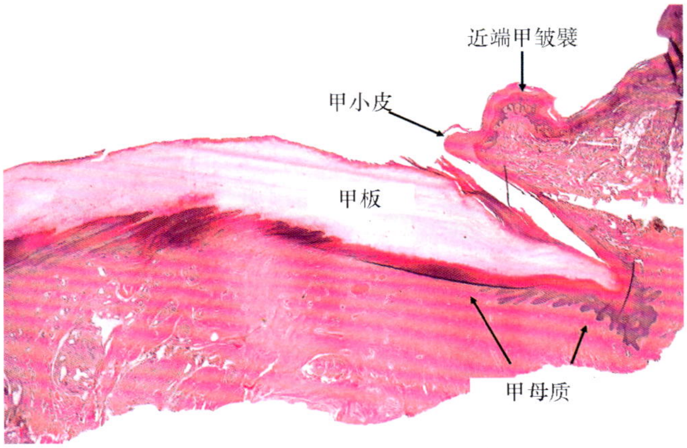


图 23.4 正常甲：低倍镜下的近端甲组织

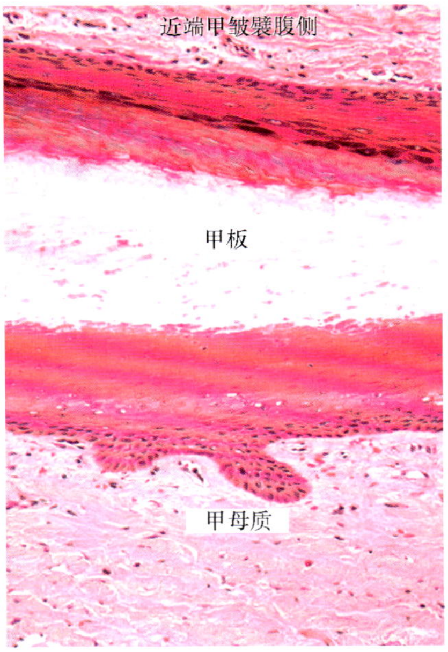


图 23.5 正常甲：近端甲皱襞腹侧、甲板以及其下方母质的高倍镜视野

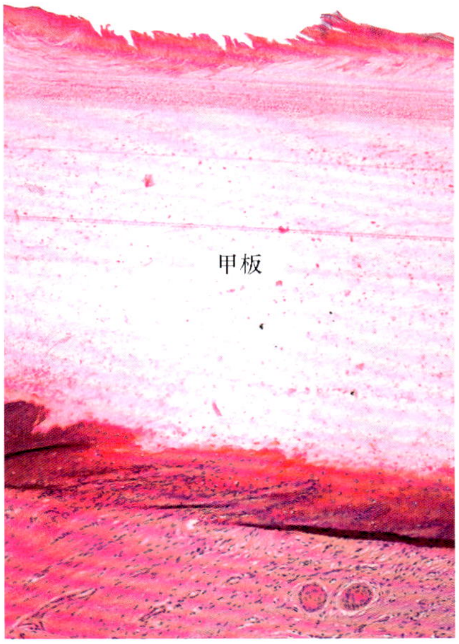


图 23.6 正常甲、甲母质和甲床的连接处附近：甲板和下方上皮的中倍镜视野

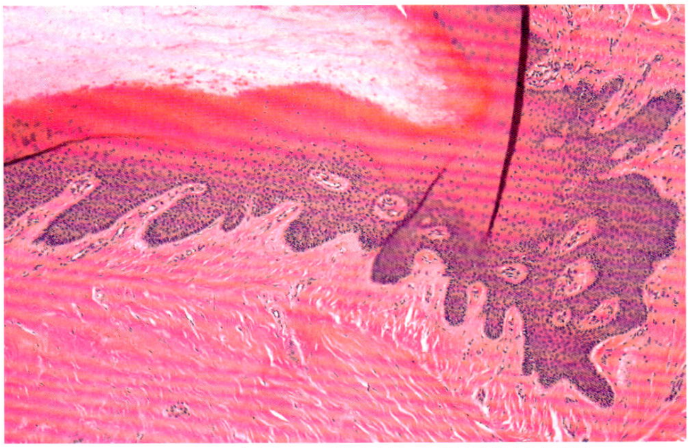

图 23.7 正常甲：近端甲母质的低倍镜视野

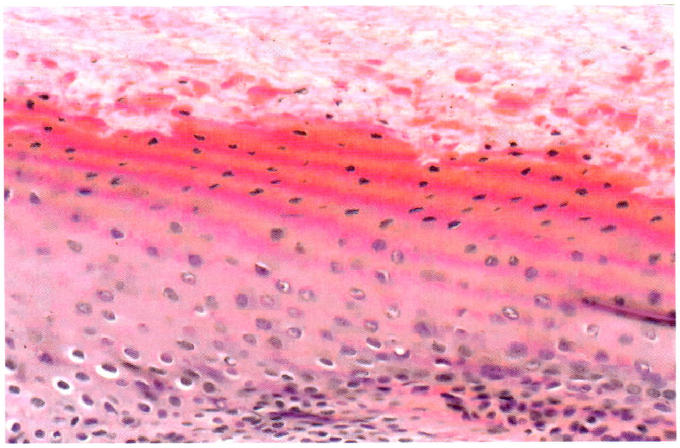

图 23.8 正常甲：甲母质的高倍镜视野，展示甲发生带

在甲单位的中线，甲母质上皮较厚，向远处形成较长倾斜的表皮突[3]。在远处，近甲床的部位，甲母质上皮逐渐变薄，甲发生带也明显减少。

- 在大多数范围内，甲床上皮较薄，减少到数个细胞层。在纵向截面较平坦，但横向截面可以观察到明显的表皮突，与甲的长轴平行。角化突然，且无颗粒层。颗粒层只在甲下皮再次出现，代表远端增厚的甲床，也是远端皱褶和指 / 趾腹的界限（图 23.9）。

- 甲组织的基底膜与皮肤几乎是相同的[11]。
- 甲母质和甲床的真皮内无毛囊皮脂腺。在远端母质，结缔组织较疏松，并有水肿。近端甲母质和甲床有致密的胶原束，垂直于表面，将甲组织和骨膜连接。外泌汗腺经常缺如，但是在体显微镜检查在甲床末端附近可以观察到汗腺导管[12]。在真皮中可以观察到调节体温功能的动静脉吻合部位的血管球。
- 不存在真正意义的皮下组织，但是偶尔可以观察到脂肪细胞[13]。

### 甲板

甲板由数层平行排列的、角化的、扁平的、分化完全的甲细胞组成。与胶质细胞相比，甲细胞间紧密黏着，不脱落。近端腹侧甲板内可以见到残留的细胞核[14]。

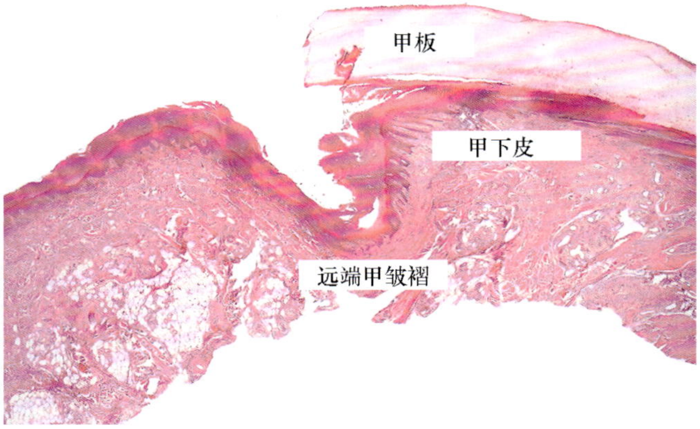

图 23.9　正常甲：低倍镜下的远端甲组织

远端的甲容易用指甲钳取到标本，这在临床实践中有助于甲真菌病的诊断。横切面标本的远端可以观察到三个条带（需要不同的染色方法鉴别）：上部（背侧）甲板（约占 1/3 的甲）、下部（腹侧）甲板（占 2/3 的甲）和甲下的角质[14]。

# 甲的感染性疾病

## 甲真菌病

### 流行病学和临床特征

甲真菌病是导致指 / 趾甲异常的最常见疾病，占甲病的 18% ～ 50%[1-2]。在英国、北美和澳洲，2% ～ 3% 的自然人群和多达 15% 的老年人受甲真菌病的影响[3]。目前公认有五种类型的甲真菌病：远端侧位甲下型甲真菌病（图 23.10）、浅表型甲真菌病、近端甲下型甲真菌病、甲板内型甲真菌病和全甲营养不良型甲真菌病[4]。远端侧位甲下型甲真菌病是最常见的类型，真菌菌丝从甲下皮侵入，向近端甲床播散，导致指 / 趾甲变色、增厚、甲下角化和甲剥离[5]。浅表型甲真菌病发展于甲板背侧表面，表现为白色粉末状和补丁状改变，黑色较少见。近端甲下型甲真菌病的特点为真菌侵犯到近端甲皱襞，继而引起甲板深部的感染。这可能与甲沟炎有关。甲板内型甲真菌病为甲板表面及深部的真菌感染，可导致甲板的片状分裂。全甲营养不良型甲真菌病为甲板完全营养不良。可以是继发性的，从前面提到的其他类型发展而来，或者在免疫受损患者，特别是慢性皮肤黏膜念珠菌病患者中表现为原发改变。

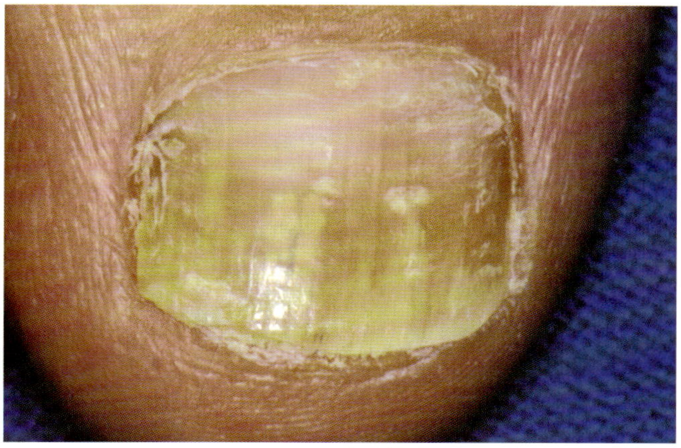
图 23.10　甲真菌病：远端侧位甲下型甲真菌病病例

### 发病机制和组织学特征

甲真菌病可能由三组病原体感染导致[3]：

- 皮肤癣菌
- 酵母菌
- 非皮肤癣菌性霉菌

皮肤癣菌目前最为常见，在中欧，80% 以上的甲真菌病由皮肤癣菌感染引起[6]。60% ～ 70% 的病例中可以分离到红色毛癣菌，须癣毛癣菌指间变种次之[7]。5%～17%的病例可以培养出酵母菌[8]，10例中7例致病菌为白念珠菌和近平滑念珠菌，前者见于指甲感染，后者见于趾甲感染。致病性霉菌（柱顶孢、曲霉属、镰刀菌属、枝顶孢属和加拿大甲霉）见于5%以下的病例[9]。甲真菌病的临床分型和最常见致病菌列于表23.1[10]。

甲真菌病通常可根据直接镜检和培养诊断。甲标本PAS染色的组织学检查是较有用的辅助技术，特别是临床高度怀疑，但KOH涂片和真菌培养均为阴性时[11-12]。它可以：

- 确诊甲真菌病。
- 指出甲板受累的范围（甲下、浅表还是全甲受累的甲真菌病）。
- 提示致病病原体的性质（皮肤癣菌、酵母菌、霉菌）。
- 在不是甲真菌病的情况下，甲板标本的组织学检查可以揭示不同的诊断，如银屑病、淤血。

有些研究表明，PAS染色是诊断甲真菌病最敏感的检查方式[13-14]。但是，其他研究则认为没有直接镜检有价值[3]。这可能取决于取样技术[11]。在较罕见的病例中，组织学检查是确诊甲真菌病的唯一手段[3]。

在甲下型甲真菌病，真菌位于甲下角质，可以累及腹侧甲板。在浅表型甲真菌病，真菌常常局限于甲板表浅处，但也可以侵犯深部[15-16]。在全甲型甲真菌病，菌丝可以侵犯全甲以及甲下角质。组织学检查不能精确鉴定出致病菌，需要进行真菌培养。但规律、平直、有隔膜，并与甲板表面平行走向的菌丝见于皮肤癣菌感染，而较小、酵母样、有些有发芽、假菌丝形成和（或）短的细丝见于酵母菌感染的甲真菌病（图23.11）。若未见假菌丝而单纯发现孢子，可能是污染，不能诊断甲真菌病。截断孢子和不规则菌丝出现贯穿的细丝代表霉菌感染（图23.12）。

表23.1 甲真菌病的临床分型和最常见致病菌

| 甲真菌病的临床分型 | 主要致病菌[10] |
|---|---|
| 远端侧位甲下型甲真菌病 | 红色毛癣菌 |
| | 较少见：须癣毛癣菌指间变种 |
| | 罕见：絮状表皮癣菌 |
| 浅表型甲真菌病 | 须癣毛癣菌指间变种 |
| | 罕见：红色毛癣菌、土曲霉、尖孢镰刀菌 |
| | 枝顶孢属见于热带或亚热带环境 |
| | 白念珠菌见于儿童 |
| 近端甲下型甲真菌病 | 红色毛癣菌 |
| | 特例：麦格尼毛癣菌、许兰毛癣菌、絮状表皮癣菌 |
| 甲板内型甲真菌病 | 念珠菌属 |
| | 镰刀菌、短帚霉、黑曲霉 |
| 全甲营养不良型 | 苏丹毛癣菌 |
| | 紫色毛癣菌 |

甲真菌病通常不需要进行纵向的甲活体组织检查，除非临床怀疑其他诊断，如银屑病、扁平苔藓。组织学通常表现为甲床上皮的银屑病样增生和中性粒细胞浸润。海绵水肿经常可见。甲下角质和甲板可能增厚或者变薄。内含角化不全灶和中性粒细胞微脓疡[17]。PAS染色可能揭示正确的诊断（图23.13～23.15）。

## 甲周疣及其他甲的感染

很多感染可以影响甲，特别是甲周的皱襞。只有

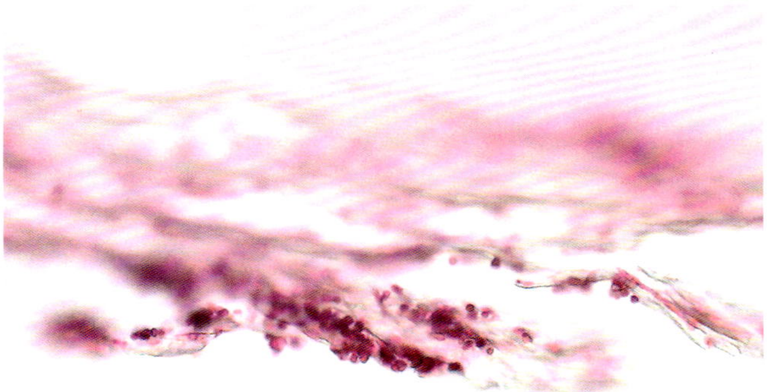

图23.11 甲真菌病：本病例为较单一的酵母菌感染（过碘酸希夫染色）

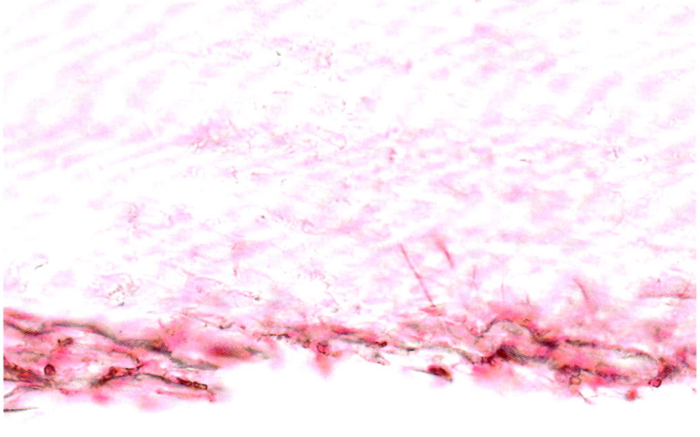

图23.12 甲真菌病：霉菌感染病例。垂直走向的纤细的菌丝贯穿侵入甲板

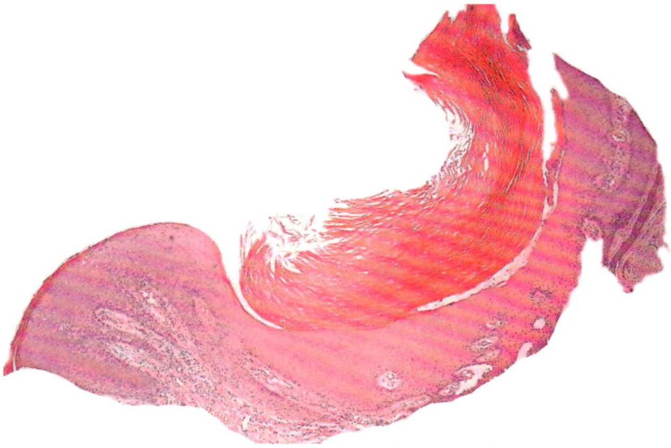

图 23.13　甲真菌病：此病例由皮肤癣菌感染，导致银屑病样改变。低倍镜视野

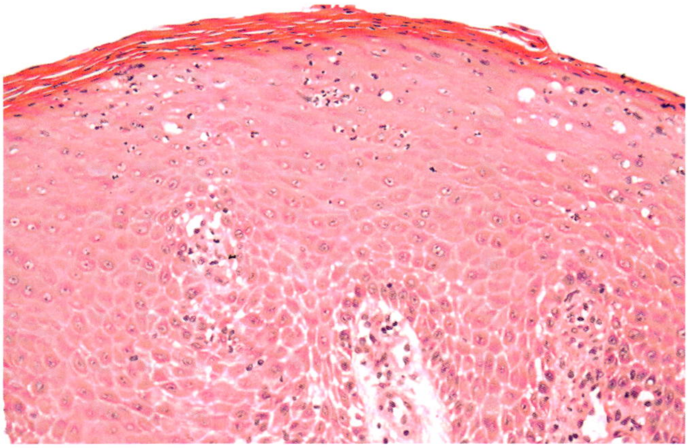

图 23.14　甲真菌病：提示角化不全和中性粒细胞微脓疡

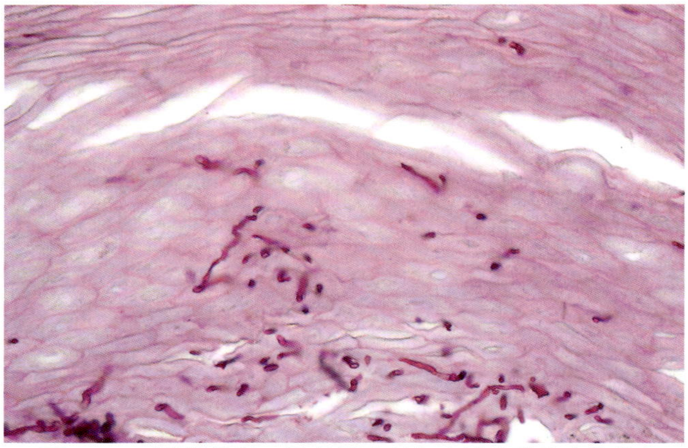

图 23.15　甲真菌病：很多菌丝存在（过碘酸希夫染色）

以下情况需要进行活检：

- 临床特征不典型（如 HIV 阳性患者的广泛疱疹性瘭疽）。
- 治疗方式为切除时［如甲下潜蚤病（图 23.16、23.17）］
- 为排除恶性肿瘤

此类感染的组织学特征与在皮肤观察到的类似。

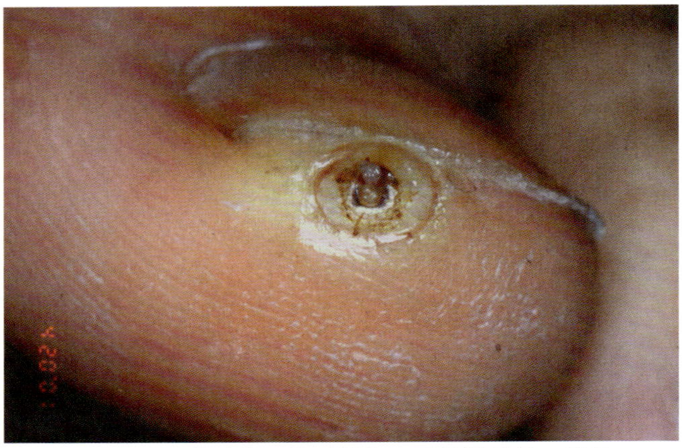

图 23.16　潜蚤病：典型部位。可见跳蚤的一部分

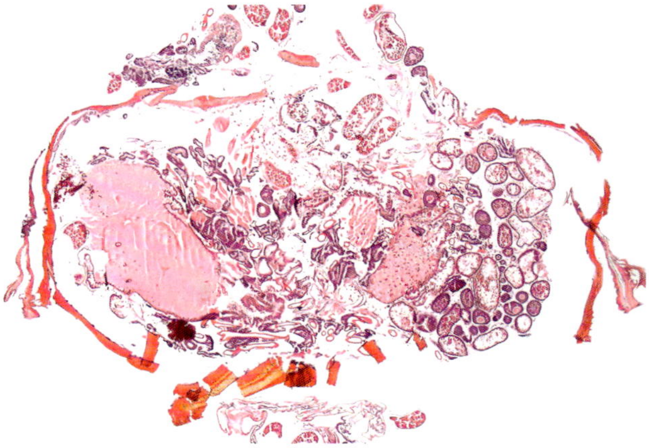

图 23.17　潜蚤病：典型部位。低倍镜下可以看到碎裂的外壳以及右侧较多的虫卵

## 临床特征[1]

甲周疣常见于儿童和年轻人。主要位于甲周围，通常不会累及甲板。表现为坚实的角化性丘疹，直径为几毫米到几厘米不等。经常累及甲下皮，位于远端甲床，形成甲下角化过度或者甲剥离。近端甲皱襞受累较少见，但是临床特征比较典型，具有甲沟炎样炎症反应，远端疣体出现在角质层下（图 23.18）[2]。

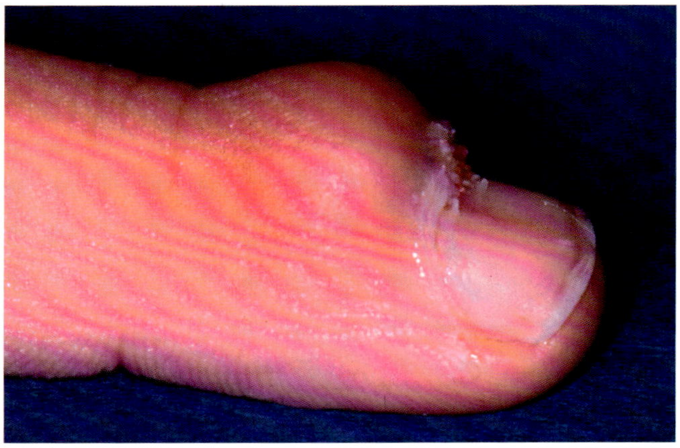

图 23.18　病毒疣：可见白色乳头状损害突出于近端甲皱襞

一般通过临床特征可以诊断甲周疣。但是，成人较顽固的甲周疣需要进行活检，特别是只有一个指头受累时，因为需要排除鲍恩病或者无色素型黑素瘤。

### 发病机制和组织学特征

甲周疣是由人乳头瘤病毒（human papillomavirus，HPV）感染引起的良性上皮细胞肿瘤。一般由 HPV2 和 HPV4 引起。组织学特征包括棘层肥厚、乳头瘤样增生、角化不全和位于最浅表层的挖空细胞。在 HPV1 感染引起的病例（蚁冢状疣）中，角质形成细胞内可见很多包涵体，似嗜酸性的粗谷粒状透明角质。

# 甲的炎症性疾病

甲炎症性疾病的临床表现种类有限，所以为了准确诊断，甲活检是非常必要的，特别是没有其他皮肤或者毛发受累时。

甲活体组织检查的解读是有难度的，因为通常不是用环钻，而是纵向的甲活检，并且几乎所有标本都存在一定程度的角化不全、海绵水肿和少量的中性粒细胞。

## 银屑病

### 临床特征

甲受累常见于银屑病，发生于 10% ~ 50% 的患者[1]。据估算，80% ~ 90% 的银屑病患者在一生中会患甲病[2]。指甲较趾甲易受累。通常会累及数个甲，但有时可见单个甲的受累。

临床特征取决于甲受累的部位。甲母质受累会导致点状凹陷、白甲、甲板的增厚或者变薄、脆甲症和破碎（图 23.19）。甲床的受累会造成“油滴状”或者“鲑鱼斑”、点状出血、甲下角化过度和甲剥离。近端甲皱襞的受累可类似慢性甲沟炎。点状出血、甲剥离、变色和甲下角化过度是最常见的症状[1, 3-4]。

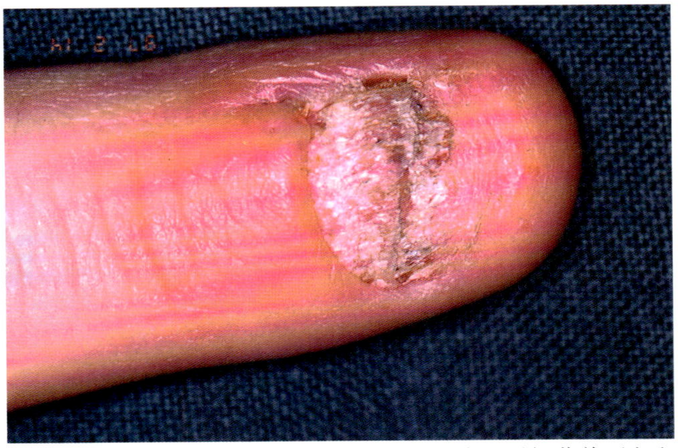

图 23.19 银屑病：可见侧端纵向活检的瘢痕。甲板营养不良和增厚（Courtesy of B. Richert，MD，Université de Liège，Belgium.）

甲的脓疱性银屑病又称为连续性肢端皮炎，主要见于中年女性，呈慢性、复发病程。通常侵犯单个指/趾，与其他脓疱型银屑病的临床特征不相关。可见甲床的脓疱、痂屑和甲剥离[5-6]。

脓疱性角化不全在 7 岁以下女孩中以累及单个指甲（拇指或示指）为特点。它是慢性的状态，不认为是特殊疾病，而是特应性皮炎、接触性皮炎和银屑病的一种表现。其特点为红斑鳞屑性甲沟炎伴有间歇性的水疱和脓疱、甲剥离和轻度的远端或侧端的角化过度，以及甲板缺损[7-9]。虽然此病通常在数年后缓解，但有些孩子会发展为银屑病[9]。

### 组织学特征

甲银屑病不同临床表现的组织学改变最先由 Zaias 于 1969 年进行精确描述[1]，并于最近修订[3]。组织学改变不是很典型，与皮肤的表现较类似[10]。但甲银屑病也有不同的特点，如掌跖的银屑病经常有海绵水肿。甲小皮失去其正常应有的颗粒层，相反，甲母质和甲床形成颗粒层。甲母质的颗粒层增厚与表皮的角化不全类似[11]。甲板内或甲下角蛋白角化不全伴中性粒细胞微脓疡和蛋白血清样物质的灶状聚集对于诊断是很好的线索[12]。最近研究发现，角化过度伴角化不全和中性粒细胞的浸润（表皮或真皮）是最常见的发现（图 23.20）。但是，只有 54% 的病例可以确诊为银屑病[10]。纵向活检可以得到最好的结果[10]。甲床环钻活检术对甲下角化过度是有用的，但是在甲剥离中很少使用。

在脓疱性银屑病，真正的海绵状脓疱可以见于甲床中。它们可能聚集形成表皮内或角层下大脓疱（图 23.21、23.22）[5]。

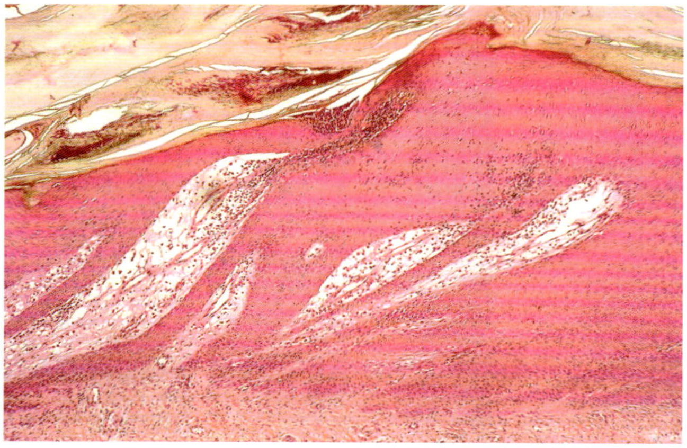

图 23.20 银屑病：远端母质受累。可见银屑病样增生、中性粒细胞胞吐、甲下角化过度和角化不全。存在真皮浅层水肿伴血管扩张

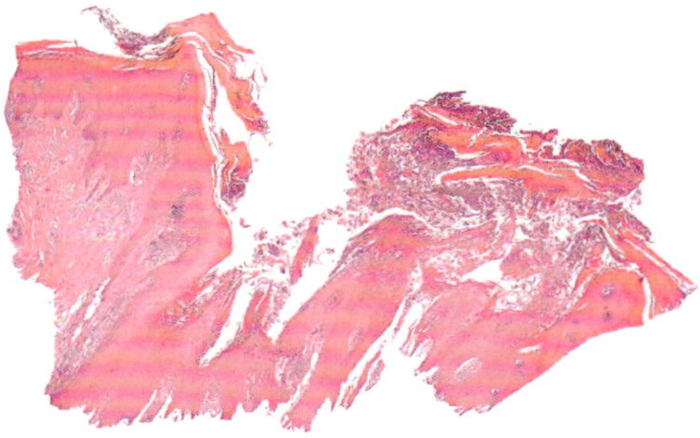

图 23.21 脓疱性银屑病：可见痂皮、角化不全和大脓疱

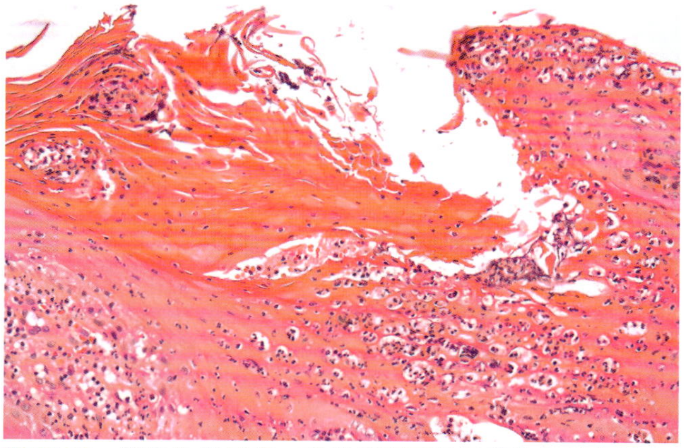

图 23.22 脓疱性银屑病：高倍镜下可见显著的海绵状脓疱。此类病例均需要检查真菌

脓疱性角化不全的组织学可能表现为海绵水肿或者银屑病样改变[9, 13]。

## 鉴别诊断

经常需要行 PAS 染色排除甲真菌病，因为后者可能在临床和组织学方面与甲银屑病相似，13% ～ 27% 的甲真菌病患者中可以观察到真菌的表浅感染或者定植[14-15]。

# 扁平苔藓

## 临床特征

1% ～ 10% 的扁平苔藓患者有甲改变，多达 4% 的患者至少有 1 个甲发生永久性损伤[1-2]。约有 25% 的甲扁平苔藓患者有其他部位的皮损，发生于甲损害之前或之后[3]。指甲累及较趾甲更常见。甲的改变是非特异性的。但是，当多数甲表现为扁平苔藓样甲改变时，需要考虑此诊断。扁平苔藓样甲改变表现为：

- 纵脊和分裂。
- 甲板变薄，伴或者不伴翼肉（近端甲皱襞的腹侧和其下方甲母质及甲床融合导致的近端甲皱襞的背侧延伸）。
- 甲半月的红色斑片以及纵行黑甲（较少见）。

以上所有表现均由甲母质受累引起，甲母质是最常累及的部位。也可能有甲床的受累，导致甲下角化过度和甲剥离。甲母质和甲床的完全受累会导致整个甲板的缺失，伴有甲部位的永久性萎缩[1]。较少见的表现包括糜烂性甲扁平苔藓、黄甲综合征样改变[4-5]、甲乳头状瘤[6]和甲的套状缺损[7]。儿童的甲扁平苔藓有三种不同的表现：上述典型表现（图 23.23）、粗面甲和特发性萎缩性甲[8]。因为存在永久性甲破坏的风险，且治疗常需系统使用类固醇激素，故常需行甲活检。

## 组织学特征

甲扁平苔藓的组织学特征最先由 Zaias 描述[1]。

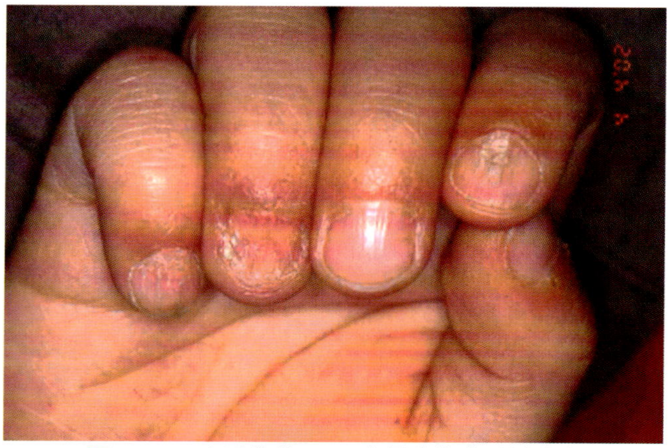

图 23.23 扁平苔藓：3.5 岁男孩的典型甲改变

他发现甲单位可以分别或者一同受累。甲母质较甲床和近端甲皱襞更易受累[3]。组织学改变比较典型，表现为棘层肥厚、颗粒层增厚、基底细胞液化变性伴细胞凋亡，以及真皮浅层带状淋巴细胞浸润（图23.24～23.26）。在甲母质和甲床，颗粒层增厚带的上方，压缩的角质层代替了正常甲板。海绵水肿较显著。最近有较多浆细胞浸润的描述[9]。

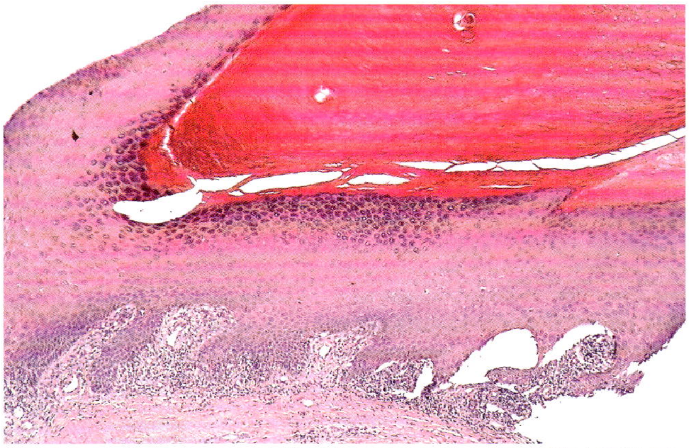
图 23.24 扁平苔藓：近端甲母质的活检。可见颗粒层增厚、不规则棘层肥厚和浅部带状炎症细胞浸润

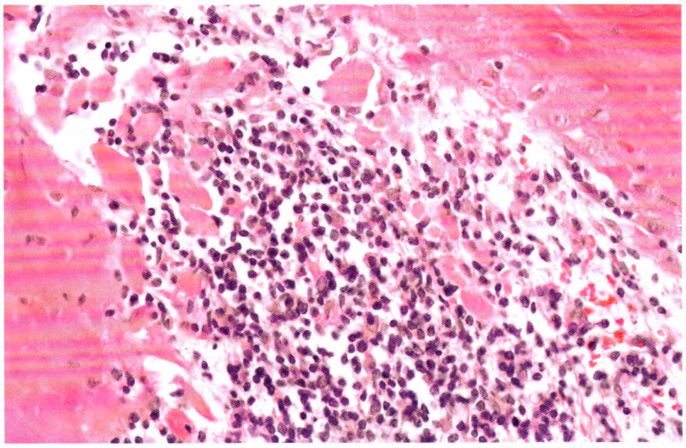
图 23.25 扁平苔藓：高倍镜下可见明显的胶样小体

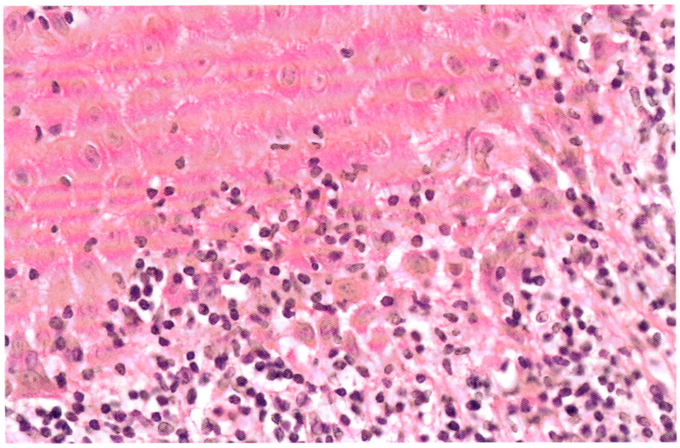
图 23.26 扁平苔藓：高倍镜下可见界面改变和淋巴细胞浸润

## 鉴别诊断

甲母质的颗粒层增厚是甲扁平苔藓的最主要表现。但是，在海绵水肿性粗面甲、银屑病和脓疱性银屑病中也可以存在[10]。甲扁平苔藓与移植物抗宿主病[11-12]和苔藓样药疹无法区分。在红斑狼疮，浸润常位于血管周围，伴有毛细血管壁的增厚[13]。系统性淀粉样变也有苔藓样甲改变的报道，且可以是此病的最初体征。组织学特征为甲母质真皮浅层有典型的淀粉样沉积[14-16]。

# 粗面甲

## 临床特征

粗面甲意为粗糙的甲。甲不透明且被薄屑覆盖（23.27）。表现为过多的表浅的纵脊。因为甲板较薄，所以较脆，这可能与甲游离端的反甲（勺状甲）和点状凹陷有关。角质层增生且粗糙。Baran 等描述了另外一种类型的粗面甲，称为亮甲，特点是存在可以反光的较多点状凹陷[1]。粗面甲可以累及一个、数个或全部 20 甲（20 甲营养不良综合征）。常见于三种皮肤病：扁平苔藓、银屑病和斑秃。12% 的斑秃儿童患者[2]和 3% 的成人患者中可观察到粗面甲[3]。粗面甲在银屑病和扁平苔藓患者中的发病率尚不清楚。有粗面甲与特应性皮炎、寻常性鱼鳞病、IgA 缺乏症、色素失调症、天疱疮和白癜风相关的描述[4]。特发性粗面甲，即没有其他相关皮肤或毛发疾病的粗面甲，常报道于儿童和男性[5]。50% 的病例在最初 6 年内有完全缓解或者明显改善。常规不推荐行甲活检[6]。

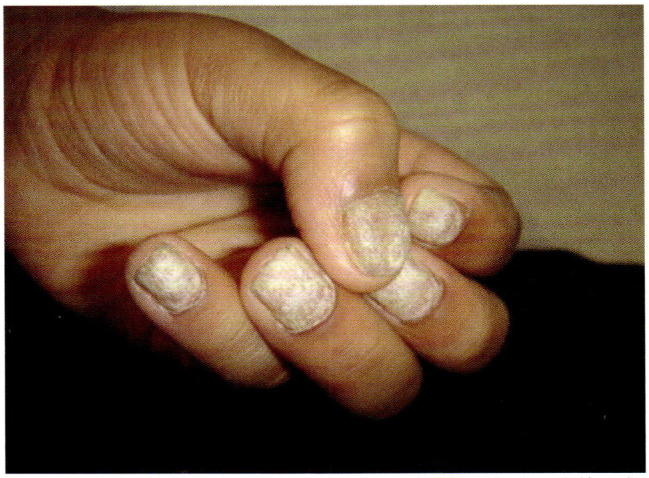
图 23.27 粗面甲：表现为失去透明度和粗糙的指甲，边缘呈锯齿状（Courtesy of B. Richert，MD，Université de Liège，Belgium.）

## 组织学特征

粗面甲的研究最好行纵向甲活检。合并斑秃的粗面甲常表现为真皮浅层轻度至中度淋巴细胞浸润，淋巴细胞外渗和轻中度的海绵水肿，无基底细胞空泡改变（图 23.28、23.29）。显著影响腹侧近端甲皱襞、近端甲母质和甲下皮[5]。在特发性粗面甲中，83%的病例中可以观察到海绵水肿，13% 有银屑病样改变，而 4% 的病例是因扁平苔藓[7]。其他病例系列中比例不同，海绵水肿发生于 45% 的病例，26% 患有银屑病，18.5% 患有扁平苔藓，10% 无特殊改变[8]。另一项研究获得的结果没有可比性，65.6% 的病例不是特发的，而是与不同的已知皮肤病有关[9]。

## 鉴别诊断

有人提出特发性海绵水肿性粗面甲其实是局限于甲的斑秃的变异[3]。但是，海绵水肿的确切意义尚不清楚。海绵水肿和其他特殊表现常见于多种甲疾病，如银屑病和扁平苔藓。典型的海绵水肿改变可能也与接触性皮炎、特应性皮炎和出汗障碍相关。在所有这些疾病中，海绵水肿常延伸累及甲周围的组织，斑秃无此改变。

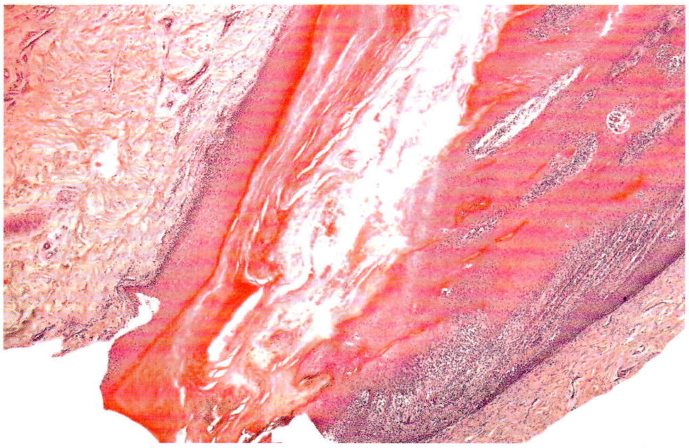

图 23.28 粗面甲：可见丰富的海绵水肿和淋巴细胞外渗

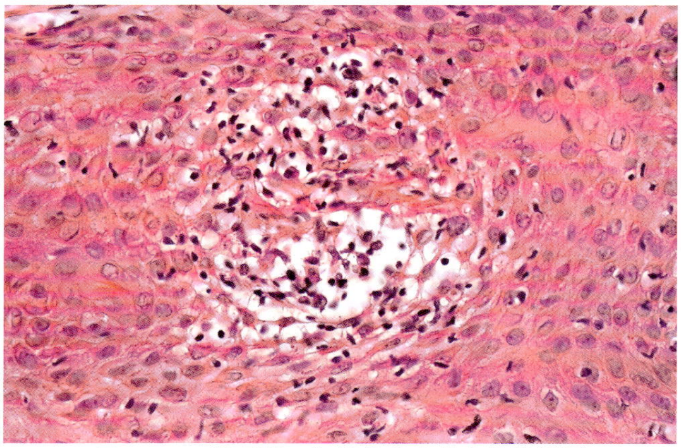

图 23.29 粗面甲：海绵状水疱的高倍镜视野

# 条纹状苔藓

## 临床特征

甲条纹状苔藓较罕见，但可能是因为不常报道。主要见于儿童和青年人，经常累及单个指/趾。其特点为中央或者非对称性的纵向苔藓样甲板萎缩（图 23.30）[1]。上肢较下肢易受累。当出现小而鲜红的丘疹线状分布这一典型皮损时较易诊断。但是，甲营养不良可能先于皮肤损害出现[2]，或者单独出现。自行消退时间的中位数是 22.6 个月[1]。

## 组织学特征

两例局限于一个甲的条纹状苔藓病例的纵向甲活检显示累及近端甲皱襞、甲床和甲母质的中等密度带状淋巴细胞浸润[1]。这与甲母质上皮内细胞外渗、轻度海绵水肿、灶状颗粒层增厚和角化不全细胞，以及腹侧近端甲皱襞、甲床和甲小皮的轻度灶状海绵水肿和细胞外渗有关。也可见甲床内被淋巴细胞包绕的角化不全细胞[1]。

# Darier-White 病

## 临床特征

92% 的 Darier-White 病患者有甲受累[1]，且该病

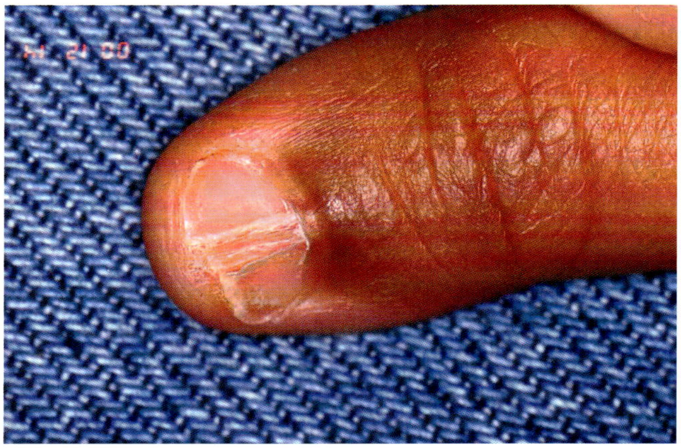

图 23.30 条纹状苔藓：可见位于中央的纵行苔藓样指甲改变。非连续性的、颜色鲜艳的、线状排列的丘疹见于手指背侧。患者为 2 岁男孩

其他证据缺乏的情况下也可能有累及[2]。非正常甲的数量一般为2～3个，少数患者可以累及所有甲[1]。指甲受累更为严重。临床特征为与远端楔形甲下角化相关的纵行的红色或白色条纹[2]。

### 组织学特征

甲的任何组成部位均可以受累，但是最引人注意的改变在甲床[2]。白色纵行条纹和甲下角化以伴有明显角化不全和大量多核（2～20多个核）上皮细胞的上皮增生为特点。纵行红色条纹是由轻度上皮增生和血管扩张引起。甲床的组织学发现与Darier病的皮肤表现有以下三方面不同：无基底层上裂隙，存在多核巨上皮细胞，几乎没有炎症细胞浸润。甲母质可能完全没有受损。但是，如果远端甲母质受累，可以观察到Darier病的典型改变。近端甲母质很少受累。

### 鉴别诊断

甲床上皮内的多核巨细胞曾被认为是Darier病的特异性表现。事实上，这在几种不相关的甲病中也可以观察到，如甲乳头状瘤[3-4]（见红甲）和鲍恩病。在一例灶状甲下疣化角化不良瘤和三例棘层松解性角化不良棘皮瘤的甲病例中也有相关描述[5-7]。临床上，它们表现为中央纵行红甲伴有远端甲剥离。组织学上，以基底层上裂隙、棘层松解细胞和谷粒细胞为特点。

## 寻常型天疱疮

### 临床特征

甲改变在寻常型天疱疮中比以前想的更为常见。64名患者中30人（47%）有甲改变。经甲活检证实，16名患者有甲真菌病，14人甲改变则由天疱疮引起[1]。没有发现皮肤病的持续时间或严重程度与甲改变有相关性。甲受累可以是独立的最初表现，但是与皮肤黏膜损害相伴出现更为常见。也可以在疾病复发之前或同时发生[2]。临床症状不同，可以表现为慢性甲沟炎，远端甲板从甲母质和（或）甲床分离，随后的甲脱落（脱甲病）最常见[2-3]。通常有多个甲受累，主要为指甲。少见的慢性甲受累的病例中只有一个拇趾受累，可最终导致永久性甲缺失[4-5]。只有在慢性甲沟炎或甲缺失在皮肤黏膜损害之前出现，或者只有一个甲受累，需排除甲下肿物（图23.31）或疱疹性瘭疽时需要进行甲活检[6]。

### 组织学特征

寻常型天疱疮的典型特点——基底层上裂隙和棘层松解——在甲母质、甲床和近端甲皱襞均可以观察到，同时直接免疫荧光可以看到细胞间IgG和C3的沉积[2]。

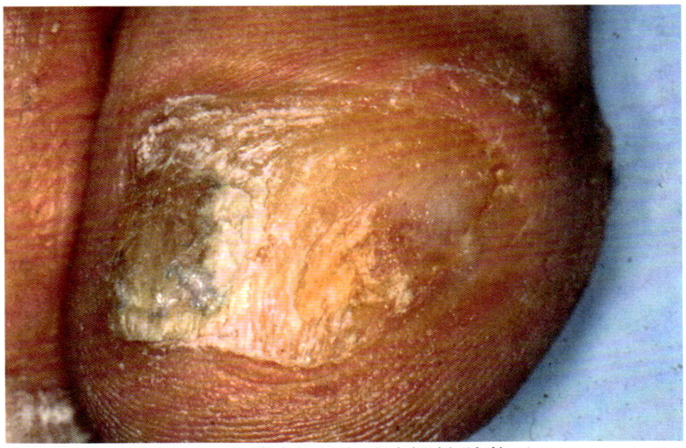

图23.31 天疱疮：此病例示甲下破坏性肿物（Courtesy of P. Gheeraert MD，Université Libre de Bruxelles.）

# 甲的黑素细胞性损害

## 甲单位中的黑素细胞

甲和皮肤的黑素细胞群体有根本性区别。

甲中的黑素细胞数量显著低于皮肤中的数量。甲母质中黑素细胞大约为200/mm²，而表皮中约为1150/mm²。它们的静默状态也不同。近端甲母质中的绝大多数黑素细胞处于休眠状态，故不产生黑色素，而远端甲母质中大约50%休眠，50%活跃。甲床中黑素细胞更少（约50/mm²），且均处于休眠状态[1]。

甲母质中基底层上方的黑素细胞是生理性的。近端甲母质中的黑素细胞位于下方2～4层的生发层内，在远端甲母质内则位于第1或第2层[1]。

黑素细胞密度以甲母质和（或）甲床内表皮真皮交界处1 mm内的数量作为常规计数。在正常甲中，甲母质上皮内黑素细胞密度为每 1 mm 4 ～ 7 个（平均 7.7 个）[2-3]。黑素细胞较小，部分有树突。通过免疫染色 HMB-45 和 Mart-1（Melan A）可以更好地看到甲上皮内的黑素细胞。S-100 蛋白的免疫染色不能单独应用，因为很多甲内黑素细胞不表达此抗原。

# 纵行黑甲（条纹状黑甲）

## 定义

大多数甲组织的黑素细胞损害表现为纵行或全甲的黑色变。纵行黑甲是纵行的色素沉着条带从甲母质延伸到远端甲板，是由甲板内黑色素的存在导致（图 23.32）。在全黑甲中，整个甲板均有色素沉着。黑素小体由甲母质中的黑素细胞生成，通过树突运输到即将并入甲板的分化中的基质细胞。纵行黑甲可能是甲黑素瘤的第一体征，特别是当只累及单个指 / 趾时。所以通常行活检。可以行侧端纵行切除（对于侧端损害）和甲母质活检。

## 组织学特征

如果甲板可以行组织学检查，甲细胞内可见褐色的黑素颗粒。在 Fontana-Masson 染色下呈黑色。在绝大多数病例中，色素位于甲板腹侧，由远端甲母质形成。甲板内色素沉着的定位用于指导甲母质的活检和预测术后的转归，因为在远端甲母质进行活检较近端甲母质的活检大大降低了术后甲营养不良的风险。如今色素沉着的部位也可以通过甲板游离缘的皮肤镜检查确定[1]。此外，建议在进行甲母质活检之前撕脱近端指 / 趾甲，可以直接看到甲母质色素沉着的部位。

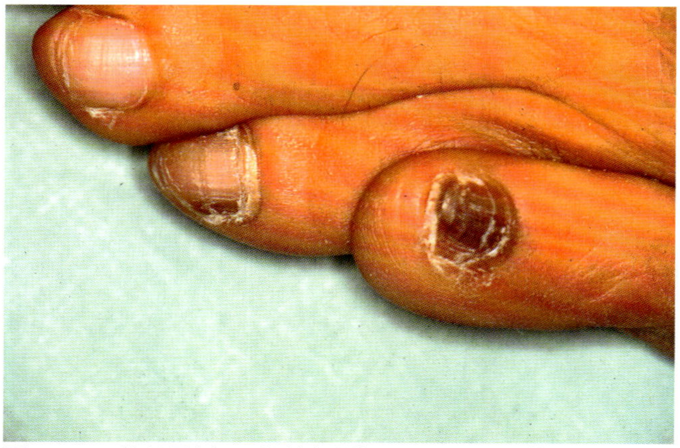

图 23.32 纵行黑甲：可见累及第 4 趾甲和整个第 5 趾甲。这是由于不舒适的鞋反复摩擦导致黑素细胞活化引起

甲母质的组织学检查可识别两大类纵行黑甲：黑素细胞活化和黑素细胞增生。二者的相对发病率在成人和儿童完全不同：在成人，73% 的单一指 / 趾甲损害是由于黑素细胞活化引起，但是在儿童，75% 的单一指 / 趾甲损害是由于黑素细胞的良性增生，主要是痣[2-3]。

- 在黑素细胞活化中，可见上皮甲母质内黑色素样色素沉着，黑素细胞密度没有增加。
- 黑素细胞增生被定义为甲母质内黑素细胞的增加。良性黑素细胞增生可以再分为良性黑素细胞单个单元排列形成的黑子和至少形成一个巢的痣。黑素细胞的增殖也可以是恶性的，形成原位或侵袭性黑素瘤。

虽然很多临床和皮肤镜的特征可以帮助区别良性黑甲和黑素瘤，但精确诊断仍需要组织学检查。

## 鉴别诊断

纵行色素沉着带从甲母质延伸到远端甲床，甲的游离缘无色素沉着的情况曾有报道。这是由甲床的色素沉着性角化棘皮瘤引起。其相当于色素沉着性脂溢性角化[4]。黑色素不应与 Fontana-Masson 反应阴性的其他颜色来源混淆。在无黑色素的情况下，甲下淤血是最主要的鉴别诊断。甲下淤血以退化的红细胞为特征。甲板 Perl 反应常为阴性，因为铁需要巨噬细胞使其转化为含铁血黄素。

# 黑素细胞活化

## 临床特征

黑素细胞活化或刺激引起的纵行黑甲也称为色素过多、功能性黑甲或黑斑[1]。致病原因较多，可以分为生理性、局限性和局部的、皮肤病性、系统性和医源性。Laugier-Hunziker 综合征、Peutz-Jeghers 综合征和 Touraine 综合征也可列入其中[2-3]。黑素细胞活化在深色皮肤患者中更常见，且随着年龄的增长而增加[4]。色素条带通常可以累及数个甲，但有 73% 的单个指 / 趾纵行黑甲的成人患者也为黑素细胞活化引起[5]。皮肤镜检查示浅灰色背景，通常与较细、规律的灰色线条有关[6]。

## 组织学特征

根据定义，黑素细胞密度没有增加。只能观察到有些黑素细胞伴有着色的树突和着色的角质形成细胞（图 23.33、图 23.34）。如果黑色素很难看到，可以行 Fontana-Masson 染色。真皮浅层内经常有少量噬黑素细胞存在。

## 鉴别诊断

病理学家只能诊断黑素细胞活化，不能确定其准确的病因，除了色素沉着性甲真菌病或者色素沉着性鲍恩病。

真菌感染引起的纵行黑甲可以看到甲母质和甲板的黑色素沉着伴没有色素沉着的真菌在甲板内。暗色真菌家族感染引起的甲真菌病中可以看到褐色菌丝。

在色素沉着性鲍恩病中，可以观察到典型的鲍恩病特点（见下文），伴有上皮内黑色素沉着。

黑素细胞活化有时与黑素细胞密度轻微增加的黑子很难鉴别。HMB-45 和 Mart-1（Melan A）染色可能对其有帮助。但是，因为二者均为良性，故治疗的意义不大。

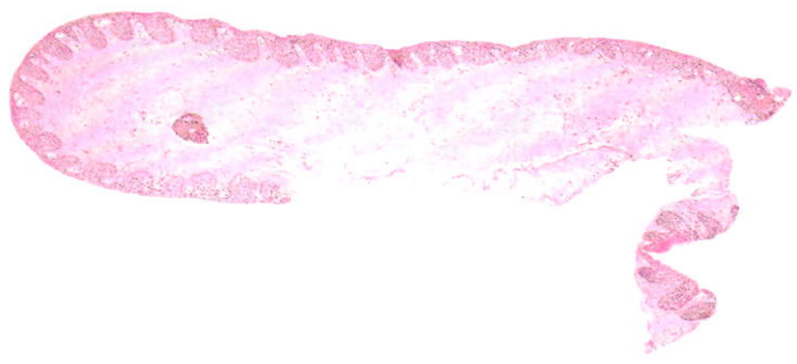

图 23.33　黑素细胞活化：低倍镜下的甲母质

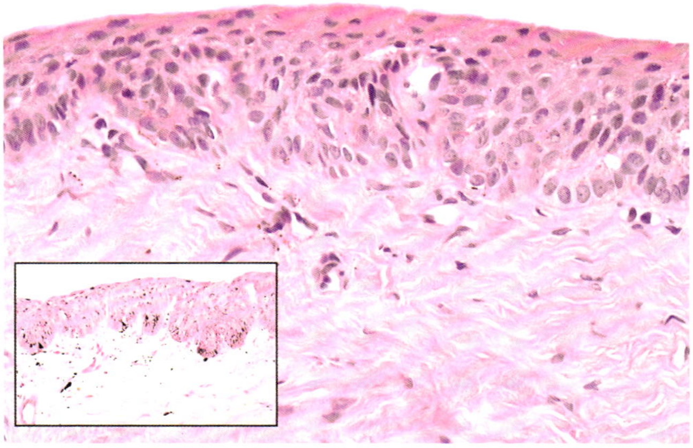

图 23.34　黑素细胞活化：高倍镜下示上皮内色素增加和真皮内的噬黑素细胞（Fontana-Masson 染色）

# 黑子和痣

## 临床特征

黑子经常与黑素细胞活化和痣一同被考虑。15 个“甲下黑斑”的病例中，6 处皮损示仅有色素增加（黑素细胞活化），而 9 处皮损证实为伴黑素细胞密度增加的黑子[1]。临床上与痣无法区分[2]。据报道，成人有 9% 的单个指 / 趾纵行黑甲为黑子，儿童为 30%[2]。

痣可以在 12% 的单个指 / 趾纵行黑甲成人病例中观察到，但在儿童几乎达到 50%。痣可以是先天或后天的。痣引起的纵行黑甲常见于手指，主要是拇指。

在半数病例中，其宽度达到 3 mm 或者更宽（图 23.35）。2/3 的病例呈黑褐色，1/3 的病例有甲周色素沉着（良性假哈钦森征）[2]。但是，甲母质的痣也可以表现为几乎没有色素沉着的条带，提示甲母质痣诊断的唯一临床特征为儿童期发病。痣也可以在青春期后出现[3]。痣的皮肤镜检查示褐色背景和规律的、平行分布的褐色线条[4]。

## 组织学特征

黑子的特点是甲母质内黑素细胞轻度至中度增多（每毫米 10 ～ 31 个）[1]。黑素细胞以独立的单元存在，没有聚集。表皮内表皮突没有皮肤黑子明显。无或有轻度细胞异型性。也可见佩吉特样分布，但较罕见或呈灶状分布。色素沉着常局限在下 1/3 的甲上皮内，但是也能观察到贯穿于整个厚度。真皮浅层可经常观察到散在噬黑素细胞[1-2]。

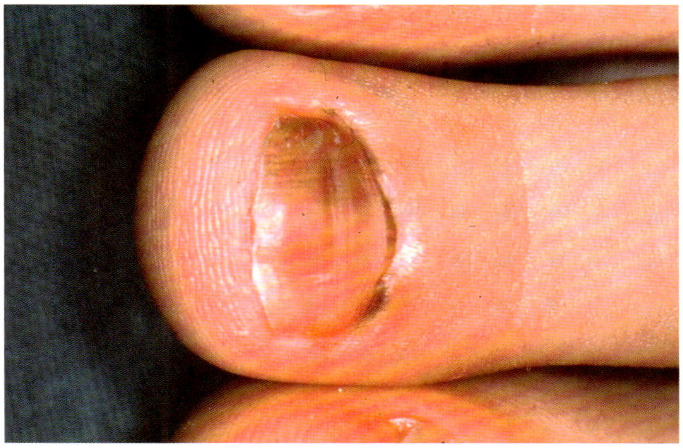

图 23.35　色素痣：此病例为 10 岁男孩累及整甲的黑甲

痣的黑素细胞巢位于甲母质内，有时也存在于近端甲皱襞和（或）甲下皮内。后者只有在纵行活检中可看到。甲床内很少观察到痣细胞巢。绝大多数甲的痣是交界痣[2-3]。复合痣的真皮内痣细胞巢大多见于甲下皮。对称性对于甲的痣来说不是有用的特征，因为活检经常取一部分且尺寸较小。此外，因为甲的结构，纵行活检中痣是非对称性的[3]。同样，往往边界也不能被评估。细胞巢经常较稀少，但罕见病例中也会显示大量增生的黑素细胞成巢。细胞巢由巨大的上皮样黑素细胞组成（图 23.36、23.37）。15% 的病损中存在少量异型核细胞，20% 的病例中有轻微的黑素细胞迁移[2]。真皮浅层内经常散在少量噬黑素细胞。

### 鉴别诊断

原位黑素瘤与黑子相比，黑素细胞更致密地聚集在一起[1]。佩吉特样播散经常呈多灶性，可以到达上方的上皮细胞层。非典型性的特点为存在多角的深染细胞核。对于儿童，诊断原位黑素瘤需要慎重，只有黑素细胞密度严重增加同时伴有非典型的深染细胞核

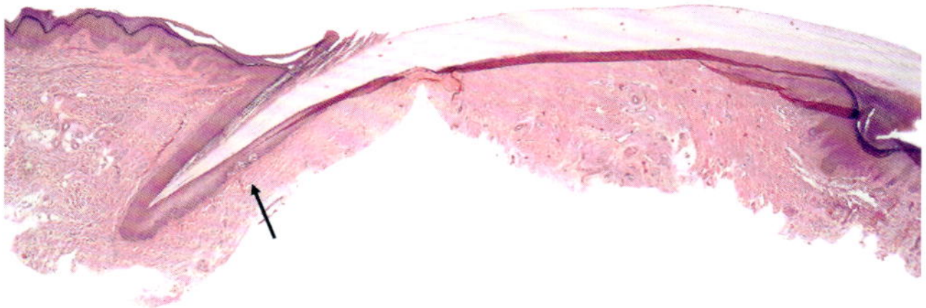

图 23.36　交界型色素痣：低倍镜下可见甲母质内两团交界性细胞巢（箭头指示）

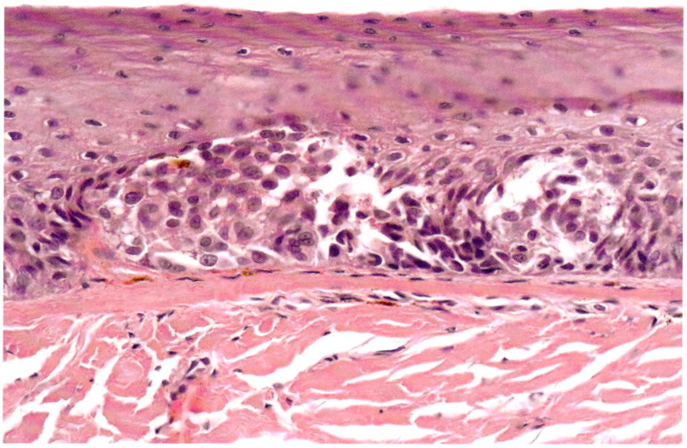

图 23.37　交界型色素痣：痣细胞较一致，无非典型性或核分裂象

和明显的至甲发生带的佩吉特样迁移时可以考虑。临床-病理的相关性也是有用的：儿童时期的纵行黑甲存在 2 年以上，伴有持续增宽、颜色加深和甲周色素沉着或甲板营养不良时可以考虑；儿童时期存在稳定的皮损，成年开始发生变化时也需要考虑[5]。在成人，若黑素细胞增生呈非典型性，且活检只有一部分，则不能排除原位黑素瘤，建议行整个甲组织的切除，特别是当临床表现令人担忧时。

## 蓝痣

### 临床特征

目前文献中记载有 10 例已被组织病理学证实的甲组织的蓝痣[1-3]。1 例是先天性的，1 例是 4 岁女童，其他为 32 ～ 61 岁的成人。8 处损害位于甲母质内，1 处在近端甲皱襞内，1 处在甲下皮[4]。临床上，呈蓝色、灰色或黑色圆形损害，其中 3 例与纵行黑甲相关[5-7]，1 例甲板内有纵行皱褶[2]，1 例伴有假性杵状指[3]。

### 组织学特征

5 例病例中可以观察到普通的蓝痣，还有 1 例细胞蓝痣、1 例非典型性蓝痣和 2 例复合蓝痣。

## 黑素瘤

### 临床特征

甲组织的黑素瘤又称为甲下黑素瘤，较罕见，在英国只占所有皮肤黑素瘤的 1.4% ～ 2.8%[1-2]。其发生率在非洲裔美国人（15% ～ 20%）[3] 和日本人（达 23%）中较高[4]。实际上其发病率在所有种族中是一样的，但是因为在有色人种中非肢端型皮肤黑素瘤较少见，所以甲下损害的比例更高[5]。甲黑素瘤预后较差，主要是因为诊断较迟[6-8]。一项研究发现，52% 的病例在第一次就诊时被误诊。诊断延迟的时间中位数为 18 个月[8]。

#### 黑素瘤和纵行黑甲

黑素瘤可以在 6% 的成人单个指 / 趾纵行黑甲病例中观察到[10]。这在儿童中极其罕见，只有 10 例左

右报道[11-13]。近期44例甲下黑素瘤的病例系列中，30%表现为纵行黑甲，36%为整甲的黑甲，5%表现为肿物伴有残留的纵行黑甲，这意味着约70%的甲黑素瘤其实是从纵行黑甲开始的[14]。年龄超过60岁的患者只有一个指/趾出现纵行黑甲时需特别注意，特别是损害位于拇指或拇趾。在有色人种，黑素瘤导致的纵行黑甲可能与其他甲的种族性纵行黑甲相关[15]。

皮肤黑素瘤的ABCDE法则同样适用于纵行色素条带。因此，如果损害呈：

- A：非对称性
- B：边界不清
- C：颜色不均匀
- D：直径大于6 mm
- E：向外发展时，黑素瘤的可能性较高

甲周色素沉着（哈钦森征）或甲板营养不良也是诊断甲黑素瘤的线索（图23.38）。ABCDE法则也可以提示甲下黑素瘤，包括发育不良痣或黑素瘤的家族史或既往史[16]。

黑素瘤导致的纵行黑甲的皮肤镜检查显示褐色背景和非平行排列的、不规则的褐色纵行线条[17]。

后期可以观察到甲下肿块、甲的缺失和甲床的溃疡[18]。远端甲床黑褐色的点是很罕见的表现[19]。

### 无色素性黑素瘤

甲部的无色素性黑素瘤占20%～30%，在其他的皮肤黑素瘤中则占比小于7%[20]。通常表现为慢性甲沟炎、发展缓慢的肉芽肿性溃疡、疣状角化性肿物或者化脓性肉芽肿样损害（图23.39）。无色素性黑素瘤的临床误诊特别常见[21]。

## 发病机制和组织学特征

甲下黑素瘤的发生和紫外线的过度暴露没有明显

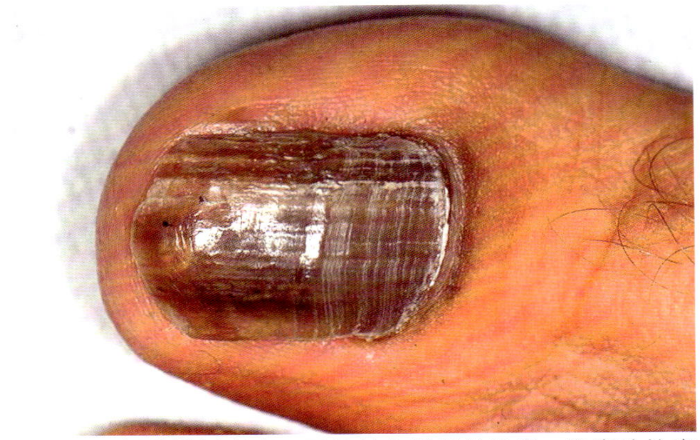

图 23.38 侵袭性黑素瘤：可见整个黑甲的肿瘤。注意哈钦森征——色素沉着扩散到相邻的皮肤

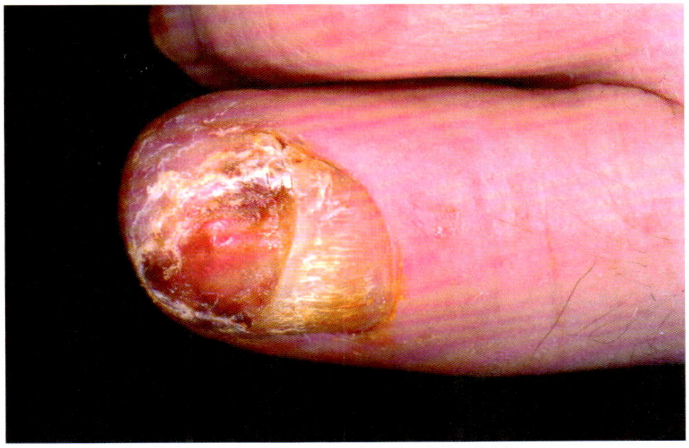

图 23.39 侵袭性黑素瘤：此病例是无色素性（Courtesy of J. Van Geertruyden，MD，Hôpital Erasme，Université Libre de Bruxelles，Belgium.）

联系。虽然常常报道这些肿瘤的患者有外伤史，但其在病因学中的作用并没有被证实[8]。

### 原位黑素瘤

原位黑素瘤通常发生在甲母质内，随后可发展到腹侧的近端甲皱襞或者甲床。基底层内黑素细胞增多是其特点。最近的研究发现，在上皮-基质交界处每1 mm内黑素细胞的平均数量为58.9（范围为39～136），相比之下，在良性的黑素细胞增生中其数量为15.3（范围为5～31）[22]。因为甲母质内黑素细胞的分布，甲组织的黑素瘤也可能发生于基底层上的黑素细胞，非典型性黑素细胞在下1/3的甲母质上皮内较为显著，相比之下，基底层的黑素细胞较稀疏[23]。在原位黑素瘤，绝大多数范围内单个黑素细胞较细胞巢占优势，但通常可见非常小的色素细胞巢[18, 22, 24]。核异型性明显，同时呈佩吉特样播散（图23.40、23.41）。损害进一步发展，可观察到单个细胞的聚集，核异型性更加明显，佩吉特样播散也非常广泛。大多数病例被诊断为肢端雀斑样痣黑素瘤。其表皮突的延伸通常没有掌跖部位的类似损害明显。

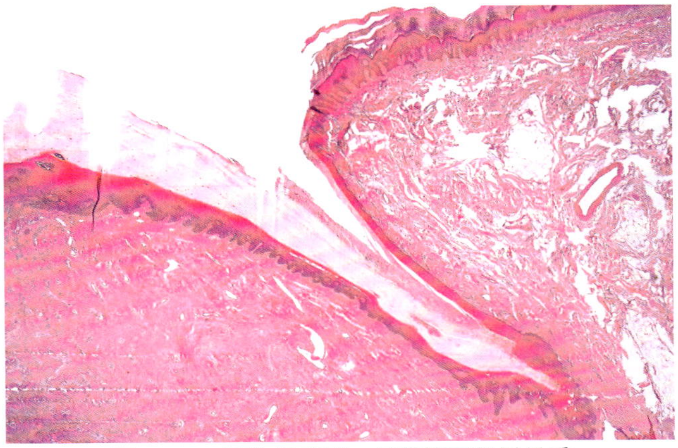

图 23.40 原位黑素瘤：低倍镜下的甲母质

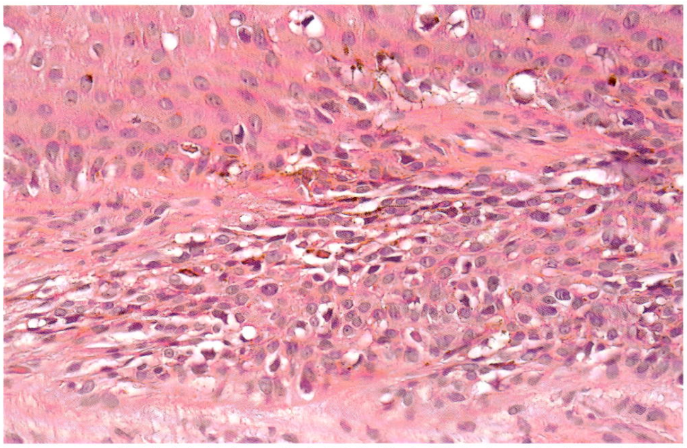

**图 23.41** 原位黑素瘤：基底层和基底层上方可见非典型黑素细胞，周围有晕轮。下方表现较拥挤的视野是因为分离的制片引起

黑素细胞呈梭形、上皮样改变，有些有较长的色素性树突[25]。最近有“肿瘤浸润的淋巴细胞”作为诊断线索的描述[8]，但仍需要证实。

## 哈钦森征

哈钦森征指的是甲黑素瘤向甲周组织（近端甲皱襞、甲下皮和指腹或侧端甲皱襞）扩散。这明显是恶性的表现[26]。虽然甲周围皮肤的活检对于医生很有吸引力，但这是不明智的，因为组织学表现可能会误让人放心。黑素瘤外侧部分的组织学改变常常只有轻度非典型性黑素细胞增生，黑素细胞佩吉特样分布很少见。有时只显示为表皮内色素沉着。

## 侵袭性黑素瘤

侵袭性黑素瘤的特点是非典型性黑素细胞浸润真皮（图 23.42 ～ 23.44）。表皮内的甲下黑素瘤通常被诊断为肢端雀斑样痣黑素瘤，但是很多病例与浅表播散性黑素瘤有重叠表现[8]。其实，以明显的棘层肥厚、表皮突的延伸和非典型黑素细胞的雀斑样增殖为典型表现的肢端雀斑样痣黑素瘤通常可以在较薄的甲下损害中观察到。随着厚度增加，交界处的肿瘤细胞巢发展形成，伴随有佩吉特样播散的单个黑素细胞，有时也可见肿瘤细胞巢[27]。

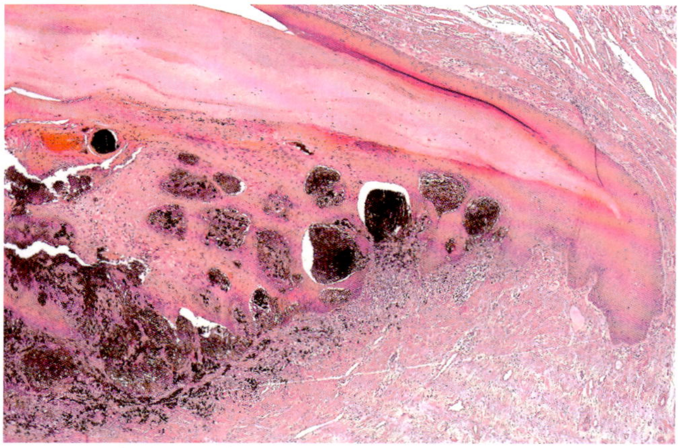

**图 23.42** 侵袭性黑素瘤：低倍镜视野下可见上皮内巨大的色素巢。注意下方真皮内的淋巴细胞浸润（有用的诊断线索）和明显的噬黑素细胞

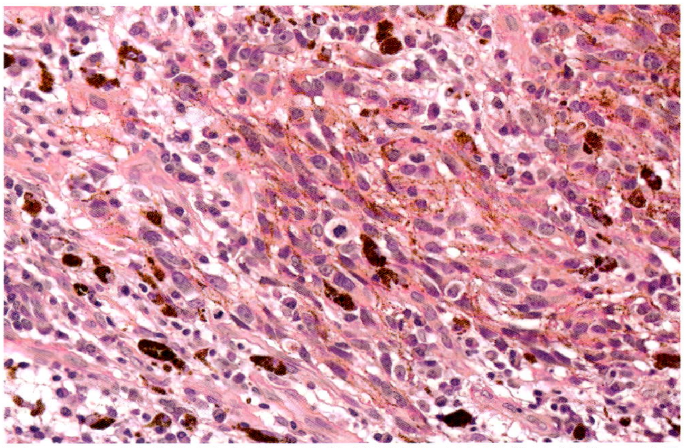

**图 23.43** 侵袭性黑素瘤：低倍镜视野下的侵袭性部分，可见梭形细胞和中央的有丝分裂象

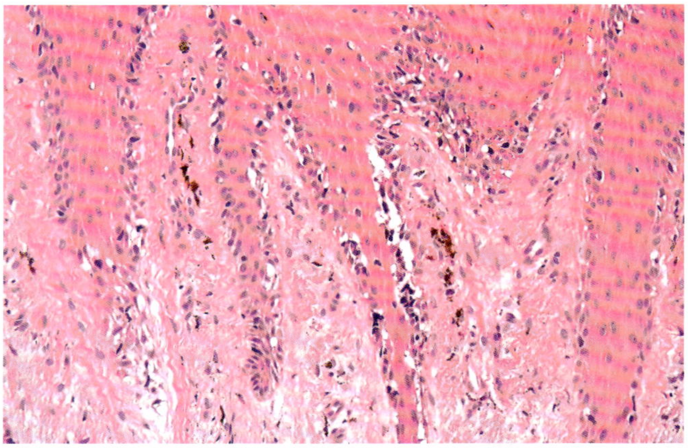

**图 23.44** 侵袭性黑素瘤：原位改变在表皮真皮交界处最明显

在结节性黑素瘤，肉眼表现从巨大的蕈样团块到较小的不明显损害不等[28]。根据定义，肿瘤细胞的表皮内生长不会超过三个毗邻的侧方的表皮突。

对于甲组织的黑素瘤，因为活检常局部进行，且甲的解剖比较特殊，故其组织学类型、Clark 分级和 Breslow 厚度较皮肤损害更难评价。同样，真皮乳头层和网状层的界限很难精确定义。此外，大多数病例中甲床和骨膜之间无脂肪组织[29]。这就是为什么黑素瘤向骨膜扩散或侵犯下方骨骼时建议应分类到 Clark Ⅴ级[8, 28]。

涉及 Breslow 厚度，甲母质和甲床内无颗粒层。表皮内有明显的棘层肥厚，所以肿瘤厚度的测量容易有误[28]。Breslow 厚度的简单分类（≤ 2.5 mm 或＞ 2.5 mm）会产生不同的生存曲线[8]。在英国的一组 105 例患者中，Breslow 厚度的平均值是 4.8 mm。Breslow

厚度≤ 2.5 mm 时 5 年生存率为 88%，> 2.5 mm 的黑素瘤 5 年生存率为 40%[1]。其他不利于甲下黑素瘤预后的临床病理学特征包括诊断时高龄、真皮内有丝分裂象的数量较多、与肿瘤相关的溃疡、无色素性和疾病的较晚阶段[8]。最近有一项澳大利亚的大规模回顾性研究发表，9% 的病例为原位肢端雀斑样痣黑素瘤，侵袭性黑素瘤最常见的组织学亚型为肢端雀斑样痣性（67%），其次为结节性（25%）和结缔组织增生性（7%）[8]。大多数肿瘤局部发展，Clark 分级为Ⅳ或Ⅴ者占 79%。Breslow 厚度的中位数为 3.2 mm。有丝分裂象数量的中位数为每平方毫米 3 个，且 33% 病例有肿瘤性溃疡[8]。在此研究中，诊断时的 AJCC（美国黑素瘤分级系统联合会）分级[30]是最重要的生存率预测因子，排除了其他变量。前哨淋巴结活检结果示 17% ～ 24% 的患者为阳性[8, 31]。

有 15 例黑素瘤伴骨软骨瘤分化（化生性黑素瘤）的报道（图 23.45），其中 53% 为甲下黑素瘤[32]。

## 免疫组织化学

免疫组织化学在甲组织黑素瘤中的作用相关的文献数据比较有限。在原位损害，HMB-45 被视为

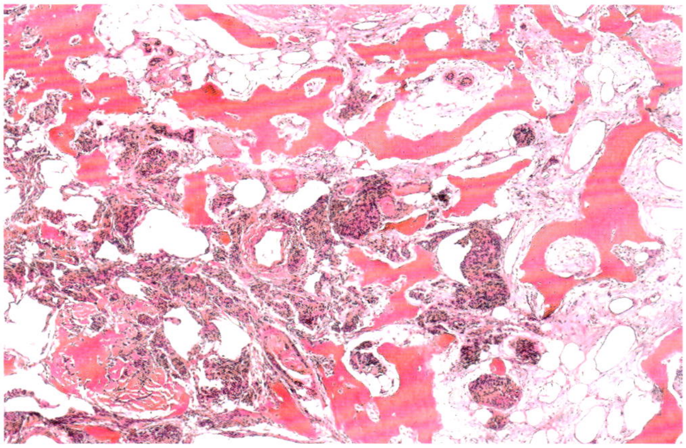

图 23.45 化生性黑素瘤：此病例示广泛的骨化形成（Courtesy of Z. Tannous，MD，Massachusetts General Hospital，Boston，USA.）

发现甲组织黑素瘤的最好方法[33]。同样，在其他 9 例原位肢端雀斑样痣黑素瘤（其中有四例有甲下损害）的研究中发现 HMB-45 染色呈强阳性，而在非典型黑素细胞中，S-100 蛋白只是呈弱阳性，甚至阴性[25]。

根据作者有关甲黑素瘤的损害的经验，免疫组织化学对于诊断早期黑素瘤和确定肢端雀斑样痣肿瘤的边界格外重要。当处理表皮内黑素细胞时，HMB-45 的敏感性高于 Mart-1（Melan A）。S-100 蛋白的价值最低。但是，在侵袭性甲下黑素瘤，S-100 蛋白最为敏感，且是化生性黑素瘤和软骨分化病灶的唯一阳性标记物[34]。

## 鉴别诊断

由于组织块较小，对甲活检标本作出确切的黑素瘤诊断经常较困难。此外，甲组织的黑素瘤比较罕见，只有少数病理学家在此领域有丰富的经验。另外，对于早期损害的诊断的绝对标准尚未取得一致意见[20]。

鉴别非常早期的黑素瘤和良性病变通常是困难的[23]。最近提出了鉴别原位黑素瘤和黑子的标准，但需要证实。其特征包括高度致密的黑素细胞、黑素细胞多核化、多灶的佩吉特样播散、细胞学的异型性和（或）中等程度的炎症细胞的苔藓样浸润。然而，同样重要的是，不要过度强调佩吉特样灶状播散，因为这在良性甲损害中经常见到[22]。对于痣，细胞巢较单个黑素细胞显著，但是在原位黑素瘤中恰恰相反。如果表皮内缺乏黑素瘤的成分，为了鉴别出无色素性黑素瘤，行免疫组织化学检查是有必要的，特别是化生性黑素瘤[35]可以与上皮或间叶来源的肿物鉴别。

当评估较小的活检组织时，总是要考虑到其为非代表性标本的可能性，需要在报告中明确阐述。如果临床上较符合，通常需要进行进一步的活检[8]。

# 甲的非黑素细胞肿瘤

## 上皮细胞肿瘤

### 甲下表皮样囊肿

甲下表皮样囊肿有两种类型[1]：

- 表皮样植入性囊肿通常继发于重伤或者穿透伤，表皮植入到皮下组织形成，甚至可以到达骨部，引起骨溶解。这可在甲楔形嵌入物未被切除干净和上皮基质植入后观察到。组织病理学表现为一个单纯的表皮样和（或）“甲鞘”（母质）囊肿，其内充满正角化物，内衬薄层

上皮[2]。

- 甲下表皮样包裹性囊肿主要见于拇指和拇趾。组织学上与植入性表皮样囊肿类似，但是只有显微镜下可见，一般是甲内偶然的组织学发现，表现为甲下角化过度和较短的营养不良性甲板。常见于嵌甲、杵状指，甚至正常甲内。甲下表皮样包裹经常发生在甲床或者远端甲母质，是表皮突的球根状增生伴囊肿形成的结果（图23.46）。有时可以看到钙化形成。这些囊肿为良性，也有可能是反应性过程[1, 3-4]。

# 甲下（指/趾远端）角化棘皮瘤

## 临床特征

甲下角化棘皮瘤是角化棘皮瘤的罕见变异型。常见于拇指、示指和中指。好发于28～76岁的男性[1]。典型表现为迅速生长（数周内）的、疼痛性的、位于远端甲床的肿物。部分甲剥离先于角化性结痂性结节出现。有时远端指/趾有红肿。更少见的情况下，损害可影响近端甲皱襞，可能导致疼痛性的甲沟炎（图23.47）[1]。影像学检查示边界清楚的溶骨区，不伴有硬化或者骨膜反应。这是由于压力性侵蚀引起。一般不会自行消退。多发性甲下角化棘皮瘤被描述为色素失调症的晚期表现。其也被称为色素失调症的甲下肿物。

## 发病机制和组织学特征

甲下角化棘皮瘤的发病机制目前了解甚少。曾有外伤、致癌性HPV和钢丝棉暴露作用的非确定性报道[1, 4-5]。色素失调症甲下肿物中出现很多角化不良细胞，可能是因为凋亡增加引起。有趣的是，色素失调症是与凋亡调节相关的NEMO基因的突变导致[3]。

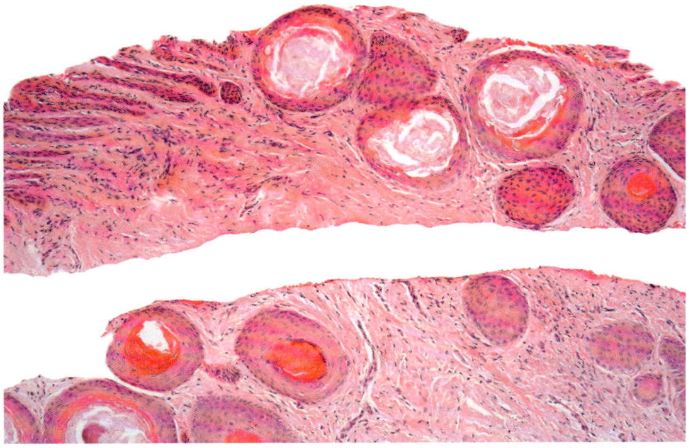

图23.46 甲下上皮样包裹：可见许多包裹性小囊肿

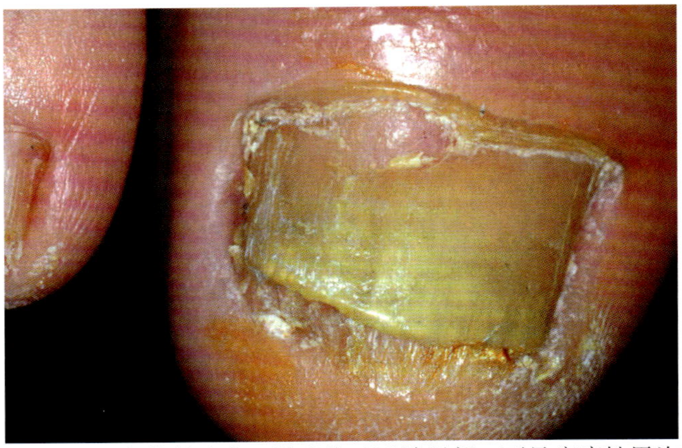

图23.47 角化棘皮瘤：肿瘤位于近端甲部。可见疼痛性甲沟炎和灶状甲板破坏

显微镜检查可见伴有灶状火山口样生长和上覆正角化和角化不良的角化过度的鳞状增殖性损害（图23.48）。其特点是由具有丰富的“玻璃样”嗜酸性胞质的巨大角质形成细胞和很多角化不良细胞组成的鳞状上皮小叶（图23.49）。细胞的非典型性和有丝分裂象很罕见。无浸润性生长模式[6]。小叶中心可以看到甲鞘角化（无颗粒层）。其组织学大体结构特点和别处的角化棘皮瘤一样，但是更倾向于垂直生长，角化不良细胞更多，且中性粒细胞和嗜酸性粒细胞更少，其基底很少或者没有纤维化[7]。

## 鉴别诊断

甲下角化棘皮瘤需要根据临床、影像学和病理学发现的相关性进行诊断。甲下角化棘皮瘤需要与侵袭性甲下鳞状细胞癌和疣状癌鉴别，以免发生不必要的

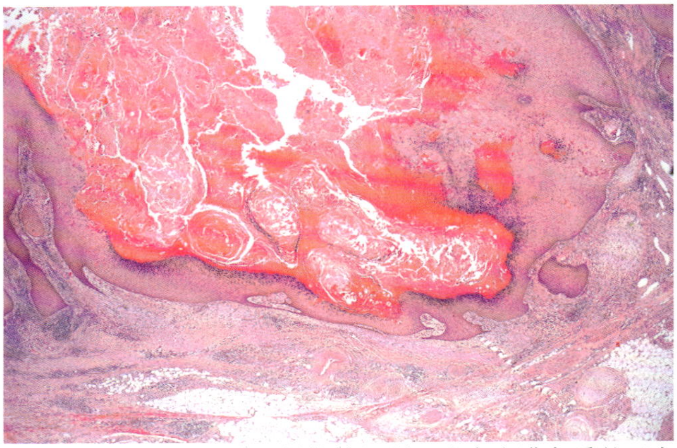

图23.48 角化棘皮瘤：低倍镜视野。注意充满角质的“火山口”

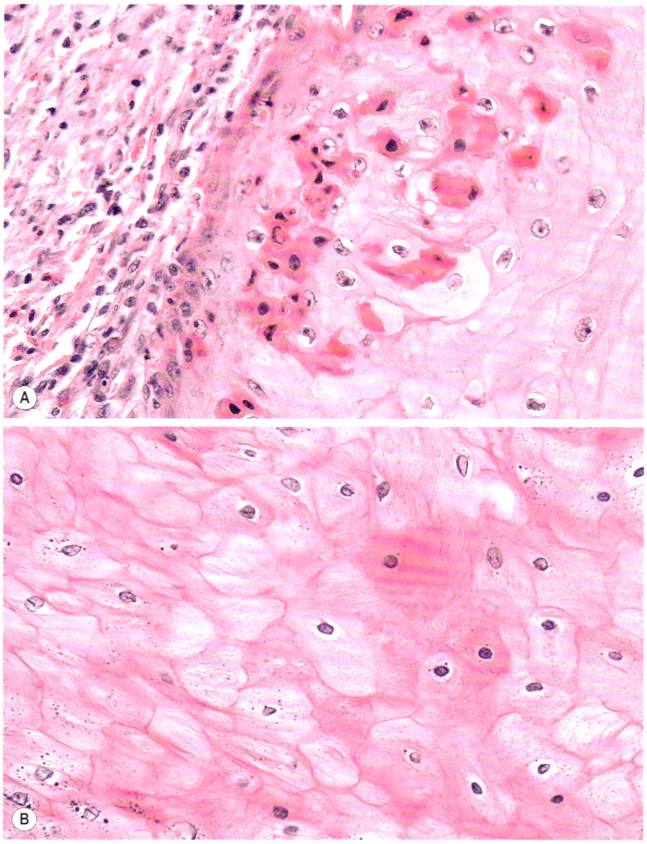

图 23.49 角化棘皮瘤：分化的鳞状上皮的高倍镜视野。无细胞异型性。有明显的角化不良细胞

截肢（见下文）。

## 基底细胞癌

### 临床特征

基底细胞癌很少出现在甲单位，目前的报道少于 25 例[1]。诊断时平均年龄是 66.3 岁[2]。损害在手指（主要是拇指）发生的概率几乎是脚趾的 3 倍[2]。略高发于男性。甲板的受累可以在约 50% 的病例中观察到（包括 2 例纵行黑甲）。经常可以发现有甲周皱襞的受累和溃疡。肿瘤临床上可能会类似于甲沟炎、化脓性肉芽肿、鳞状细胞癌、无黑色素性黑素瘤、外伤、真菌或细菌性感染和湿疹。诊断前病程为 1 ～ 40 年不等[1]。正确的诊断需要活检。

### 组织学特征

甲单位的基底细胞癌和发生在皮肤者有相同的组织学特征。浅表型、结节型、囊肿型、色素型和浸润型均有报道[1]。

## 甲组织的鳞状细胞癌或表皮样癌

### 临床特征

原位鳞状细胞癌（SCC，鲍恩病）和侵袭性鳞状细胞癌是甲组织最常见的肿瘤[1]。

鲍恩病在 13 ～ 90 岁的个体中均有报道，发病率在 50 ～ 69 岁最高[2-3]。指甲的受累较趾甲更常见。肿瘤生长缓慢，从发病到诊断的时间在数月至 30 年不等[3]。鲍恩病几乎都从甲皱襞或皱褶发生，逐渐向甲床和甲母质发展。可能的表现有：红色覆鳞屑的慢性糜烂性和皲裂性损害、疣状肿瘤、甲剥离和甲床的破坏（图 23.50）。这些误导性临床表现经常导致诊断的延误。

过去的几年里，甲组织的原位鳞状细胞癌引起了大家的兴趣，因为以下几点[3]：

- 越来越深地意识到其常见性和可能导致多指畸形[1，4]。
- 鉴别出新的临床表现，如纵行黑甲[5]、纤维角化样生长[2，6-7]、纵行红甲[8]和色素沉着性甲基质样特征[9]。
- 发现生殖器的致癌性 HPV 感染为发病因素。

虽然溃疡、出血或结节形成等表现通常表示肿瘤为侵袭性[10]，但甲单位的原位和侵袭性表皮样癌在临床上很难鉴别。可能会有局部明显的疼痛[10]，但通常为无痛性[11]。甲组织的侵袭性鳞状细胞癌对骨的累及见于 20% 以下的病例[3]，其特点为骨膜的增厚和下方骨组织的反应性硬化，一般由病情拖延引起[12]。转移较罕见[5，13]。

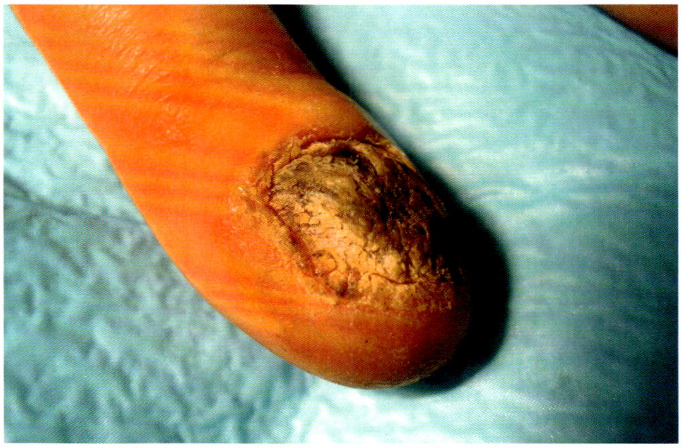
图 23.50 原位鳞状细胞癌：甲被疣状损害替代

近来的报道中，只有29%的病例在第一次医学检查中被怀疑为鳞状细胞癌。甲真菌病和疣是最常见的错误诊断。对其进行真菌培养时，1/3的病例呈阳性，使诊断进一步被混淆[11]。关键是需行组织学检查，这需要适当的外科活检。

## 发病机制和组织学特征

60%～80%的原位或侵袭性甲组织鳞状细胞癌患者有致癌性生殖器HPV（主要为HPV 16）感染[3,5,13]。提示有生殖器-指/趾传染的可能性。X线、砷剂、外伤、慢性甲沟炎和先天性角化不良是其他致病因素[3]。

甲单位鲍恩病的组织学特征与皮肤的鲍恩病一样。根据临床表现，损害可能位于甲母质、甲床和甲周皱褶以及皱襞中。组织学改变经常超过临床累及的范围，标本边界也常受累。上皮不规则增厚，结构紊乱，表现为成熟过程受损。可以观察到角化不良细胞、核大而形状不规则的非典型角质形成细胞和坏死性角质形成细胞，还有散在的有丝分裂象（图23.51、23.52）。可能会观察到挖空细胞。诊断通常较容易，但是当只有轻微的结构紊乱、角化不良细胞较少见、轻度到中度的异型性时，诊断具有挑战性。

虽然甲单位的原位鳞状细胞癌较其他皮肤部位的鳞状细胞癌发展为侵袭性的可能性更大，但是甲的侵袭性鳞状细胞癌转移的可能性较小[14]。甲组织的侵袭性鳞状细胞癌和发生于皮肤者有相同的特征，但是没有被广泛描述（图23.53、23.54）[15]。大多从已存在的鲍恩病发展而来，这可以解释其相对较好的预后[10]。最近的研究描述，侵袭的深度，即从基底层到最深部癌细胞的距离为0.3～2.6 mm（平均1.1 mm）[11]。

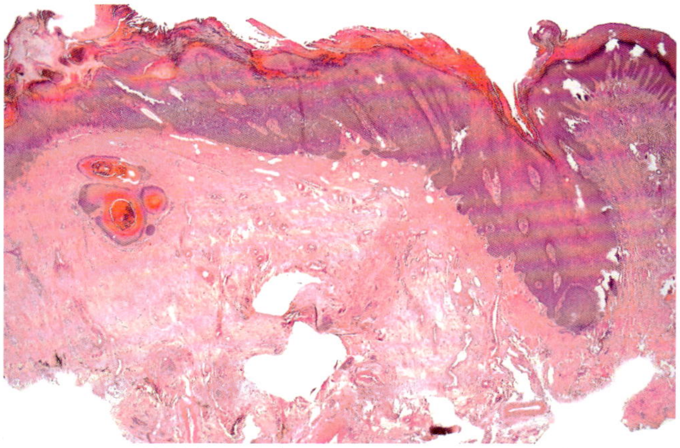

图 23.51 原位鳞状细胞癌：上皮增厚，甚至在此放大倍数下即可观察到明显的异型性

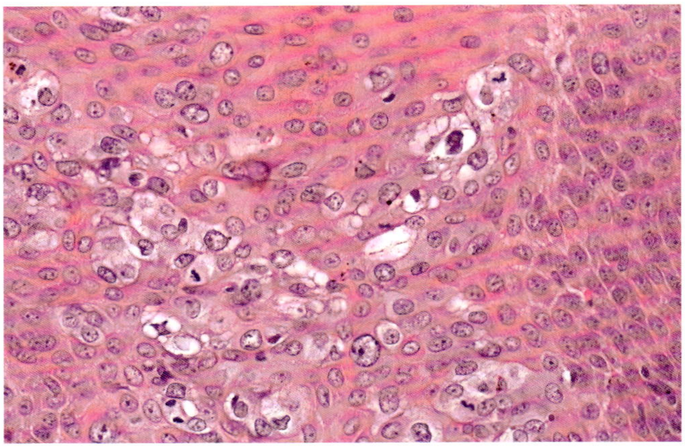

图 23.52 原位鳞状细胞癌：高倍镜下示多形性和分裂活性

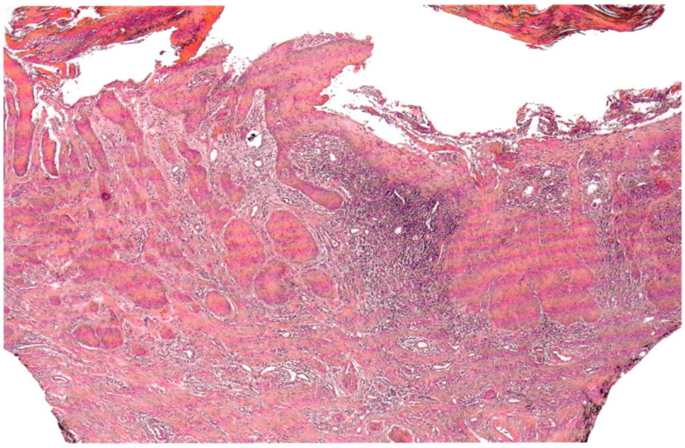

图 23.53 侵袭性鳞状细胞癌：低倍镜视野

## 鉴别诊断

甲组织侵袭性鳞状细胞癌不应该与甲下上皮样包裹、甲下角化棘皮瘤、疣状癌和恶性甲鞘肿瘤混淆。汗孔癌[16-17]和转移癌[18-19]也可能是需要鉴别的诊断。

甲下角化棘皮瘤倾向于发生在更年轻的群体中。它迅速生长且经常疼痛。压力性骨侵蚀较早发生。小叶通常分化良好，且由含有水样/玻璃样细胞质的较大的角质形成细胞组成。有很多角化不良细胞，但非典型性和有丝分裂象较罕见。用p53和Ki-67免疫组织化学检测可以帮助区别甲下角化棘皮瘤和甲下鳞状细胞癌。在甲下角化棘皮瘤，p53的表达很少，即使存在也很微弱，相反，甲下鳞状细胞癌有较强的弥漫性着色。此外，甲下角化棘皮瘤Ki-67的表达局限于基底层和基底上层。鳞状细胞癌的染色模式更加弥漫，遍及整个肿瘤团块[20]。

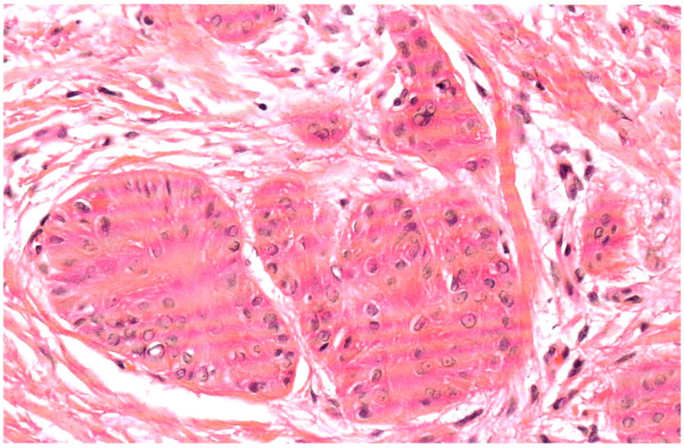

图 23.54 侵袭性鳞状细胞癌：真皮深部可见成巢的分化良好的鳞状细胞癌

疣状癌（内生癌）是一种罕见的高度角化的低级别鳞状细胞癌（图 23.55）。有 11 例甲组织受累病例的报道[21-23]。肿瘤有外生性和内生性部分。上皮高度角化和肥厚，宽球根状突起延伸进入真皮深部（图 23.56）。由大的分化良好的角质形成细胞组成，细胞质呈毛玻璃样（图 23.57）。偶见角化不良细胞。分裂象极少，局限于基底层[24]。

有 3 例恶性甲下甲鞘瘤的报道，特点是突然的（无颗粒层）甲鞘角化[15, 25-26]。根据甲鞘囊肿和非典型细胞的实性小叶的相对数量，其被归为恶性甲鞘增生性囊肿[25]或甲鞘癌[25-26]。肿瘤常见于老年人，病程较长，为侵袭性生长模式。真正的骨侵犯只在 2 例病例中存在。这些肿瘤可能代表着甲床上皮来源的不常见的鳞状细胞癌类型[15]。

在甲下转移瘤中，最常见的原发肿瘤部位是肺和泌尿生殖道[18-19]。

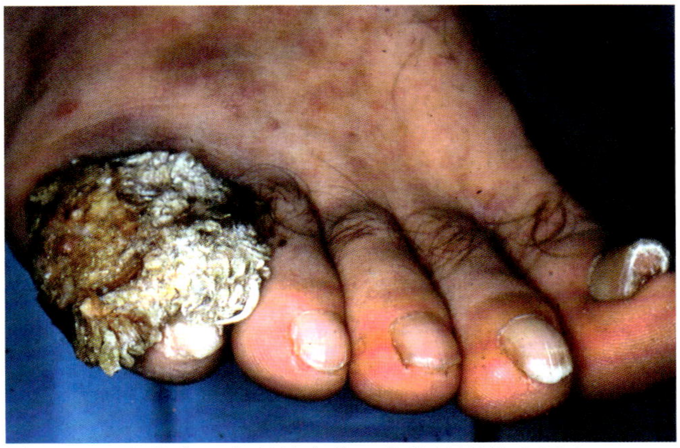

图 23.55 疣状癌：典型的疣状、角化过度的表面（Courtesy of P. Gheeraert，MD，Hôpital Brugmann，Université Libre de Bruxelles，Belgium.）

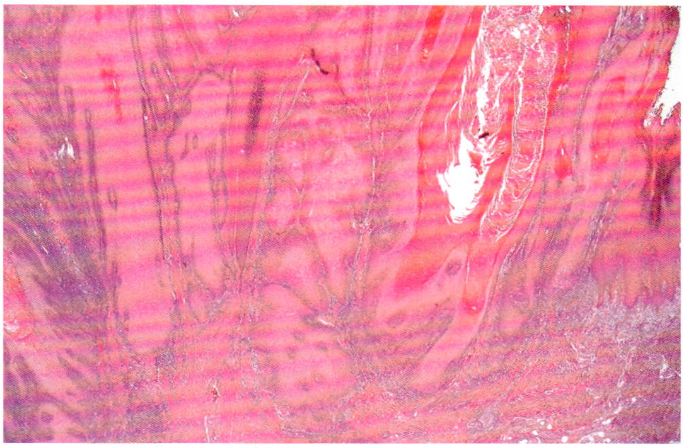

图 23.56 疣状癌：低倍镜下示深入穿透的球根状生长模式（Courtesy of C. Deprez，MD，Hôpital Brugmann，Université Libre de Bruxelles，Belgium.）

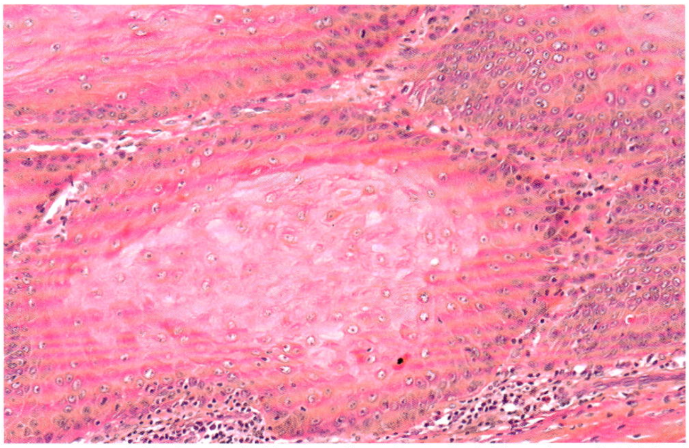

图 23.57 疣状癌：高倍镜下示典型的毛玻璃样上皮。未见异型性（Courtesy of C. Deprez，MD，Hôpital Brugmann，Université Libre de Bruxelles，Belgium.）

# 纵行红甲和甲乳头状瘤

## 临床特征

纵行红甲是纵行的红色条或带，通常 2 ～ 3 mm 宽，从远端甲母质伸展到甲床的远端。可能始于或伴有裂片状出血。条带的远端可以观察到灶状甲剥离、甲下角化过度或甲分裂[1]。

累及数个指 / 趾的多发性损害是 Darier-White 病的典型特征。也可以在扁平苔藓、银屑病和淀粉样变性中观察到。先天性多指 / 趾畸形中也有描述[2]。

当出现疼痛或加宽或为了去除远端甲板的分裂时，单独的损害可以进行手术切除并进行病理学检查。除非怀疑血管球瘤，否则纵行活检应去除整个损害[1]。甲板撕脱后会暴露出甲床或者远端甲母质的纵脊[3]。

## 组织学特征

纵行红甲甲板较薄，真皮浅层通常可以观察到扩张的毛细血管。

单一损害的病理学检查可以揭示多种肿瘤，包括：

- 血管球瘤或增生性的血管球结构[1]
- 鲍恩病[1, 3]
- 基底细胞癌[4]
- 无黑色素性黑素瘤[5]
- 疣状角化不良[6]
- 甲乳头状瘤，伴或不伴有多核上皮细胞

在甲乳头状瘤，损害持续很久，表现为远端致密的甲下角化（图23.58）。有远端甲母质和甲床上皮的棘层肥厚。在远端，甲床呈乳头状和角化，贯穿于厚的甲发生带，且没有颗粒层，形成致密的厚角质层（生成甲的乳头状瘤）[3]。可以观察到2～20核的多核上皮细胞。伴有多核细胞的甲乳头状瘤最初被描述为“局限性多核远端甲下角化病”[7]。

“甲乳头状瘤”这个名称较令人困惑，因为伴有远端角化的纵行损害（红甲、甲剥离）虽然没有典型的远端甲发生带，但也曾经叫此名称[4, 8]。

# 纤维上皮性肿瘤

## 甲母质瘤

## 临床特征

甲母质瘤是一种罕见的良性基质肿瘤，有独特的临床和组织学特征，首先由R. Baran于1992年描述[1]。甲母质的类似肿瘤也曾被报道为“甲胚母细胞瘤（onychoblastoma）”“甲胚瘤（unguioblastoma）”“甲胚性纤维瘤（unguioblastic fibroma）”[2-3]。主要位于手指，脚趾罕见，无性别差异。常发生于中老年高加索患者[4]。损害为单发，极少多发[5-6]。其特征为伴明显纵脊的甲板增厚，伴有甲板整个长度的黄色变、多发性裂片状出血和横向过度弯曲的甲（图23.59）。少见的临床特征，如纵行黑甲或翼状胬肉也有描述[7-8]。推荐的治疗方法是手术。可能有复发。甲母质瘤合并甲真菌病不少见[5, 7]。

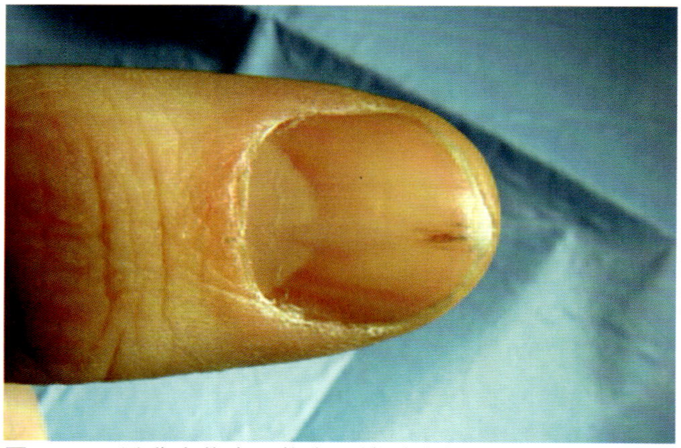

图 23.58 甲乳头状瘤：伴有远端裂片状出血和甲下角化过度的纵行红甲（Courtesy of B. Richert，MD，Université de Liège，Belgium.）

## 组织学特征

甲板撕裂后暴露出母质的绒毛状带蒂肿瘤，伴有典型的远端指状突起，延伸到近端甲板的数个孔中（图23.60）[9]。最终呈漏斗状增厚的甲板。

这种纤维上皮样肿瘤有“海葵”样结构，肿瘤的近端和远端区域的组织学改变有较大不同。远端区域的特点是上覆无颗粒层的基质样上皮的多发“手套”样乳头状突起，且角化贯穿嗜酸性角质增生

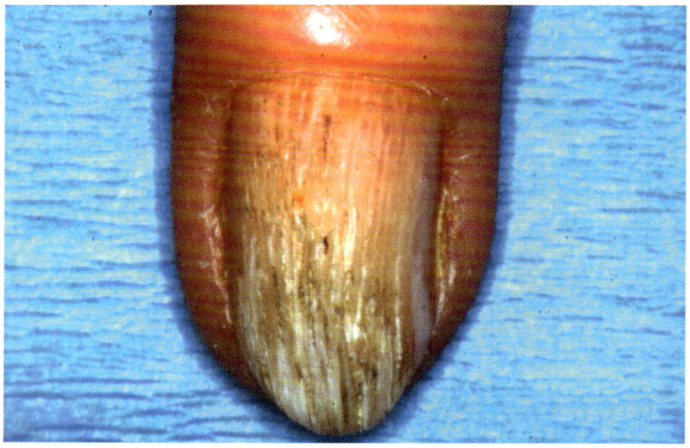

图 23.59 甲母质瘤：甲板增厚，伴有纵脊、黄色变和过度弯曲

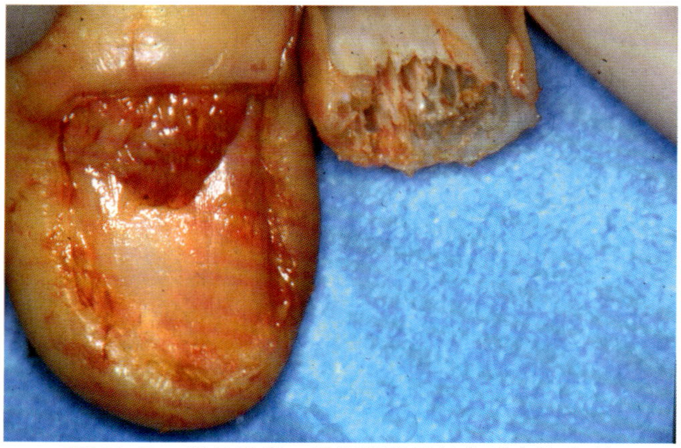

图 23.60 甲母质瘤：甲板撕裂后的典型大体表现

带（图 23.61）[6, 9]。与蒂相对应的近端区域在横切面上呈圆顶状改变。其内衬乳头状基质样上皮，垂直向深部反折处，到达间质。这些反折围绕着 V 字形结构为特征的视觉上的空腔。辨认伴 V 字形凹陷的基质样上皮对于缺乏“手套”样乳头状突起的片断或者不完整的标本诊断甲母质瘤至关重要。间质中细胞中等或较多，由 CD34 阳性的任意走向的成纤维细胞和增多的肥大细胞组成。有些病例中，奇异的深染多形核细胞和多核巨细胞也有报道（图 23.62）[3]。间质是胶质性、黏液胶质性或黏液性。在皮损深部，间质中细胞更少，伴有相同水平轴走向的更粗的胶原束。

## 鉴别诊断

鉴别诊断包括纤维角化瘤和甲母质的纤维瘤[10]。两者的特点为无多个乳头状突起，均有颗粒层和角化过度存在。甲母质瘤，特别是其近端，容易与浅表肢端纤维黏液瘤相混淆，但是后者缺乏基质样上皮和特征性的 V 字形反折。

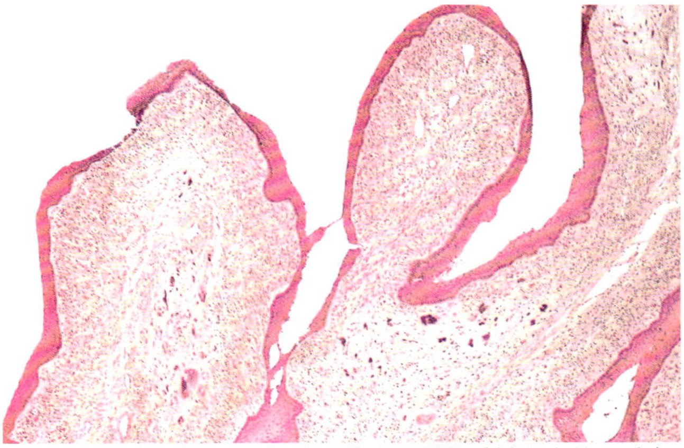

**图 23.61** 甲母质瘤：低倍镜视野示上覆基质样上皮的“手套”样乳头状突起

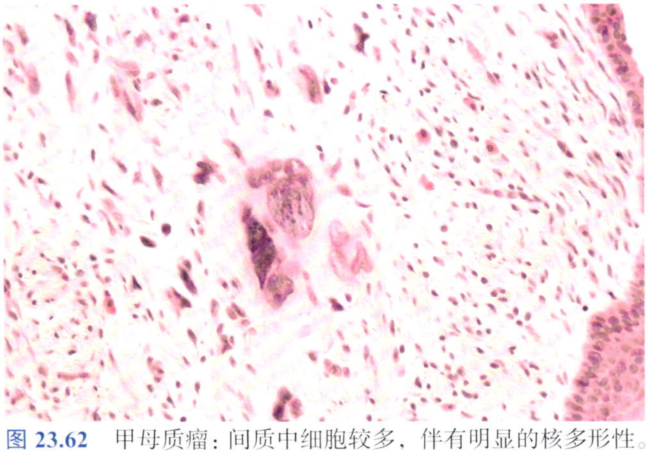

**图 23.62** 甲母质瘤：间质中细胞较多，伴有明显的核多形性。可见明显的肥大细胞

# 甲的纤维角化瘤和纤维瘤

## 临床特征

甲的纤维角化瘤（获得性甲部纤维角化瘤）主要见于 50 岁以上的男性。表现为生长缓慢、细长或椭圆形的肉色损害，伴远端角化过度。一般小于 1 cm。肿瘤一般从腹侧的近端甲皱襞出现，导致甲板的纵行凹陷。有些损害来源于基质，故生长入甲板。其他来源于甲床，导致甲剥离[1]。

与结节性硬化症相关的多发性损害称为甲下或甲周纤维瘤或 Koenen 瘤（图 23.63）。其被认为是纤维角化瘤的变异型[1-2]。此病在 50% 的结节性硬化症患者中出现，一般于青春期或青年期开始生长。损害从数量和大小上呈渐进性地生长，脚趾比手指常见[1, 3-4]。它们很少是结节性硬化症的唯一表现[3]。

## 组织学特征

组织学上，单一的甲部纤维角化瘤和 Koenen 瘤没有明显区别[2, 5]。

它们是有蒂的纤维上皮样损害（图 23.63、23.65）。表皮角化过度，棘层肥厚，常伴有增厚的分支棘突。损害的中央由成纤维细胞和致密的胶原束组成，常呈垂直走向。血管成分有时也比较突出。

## 鉴别诊断

多形性纤维瘤曾在甲下损害中描述。特征为深染的梭形多形性和绢丝状巨细胞，嵌入胶原性或黏液胶原性基质中[6-7]。

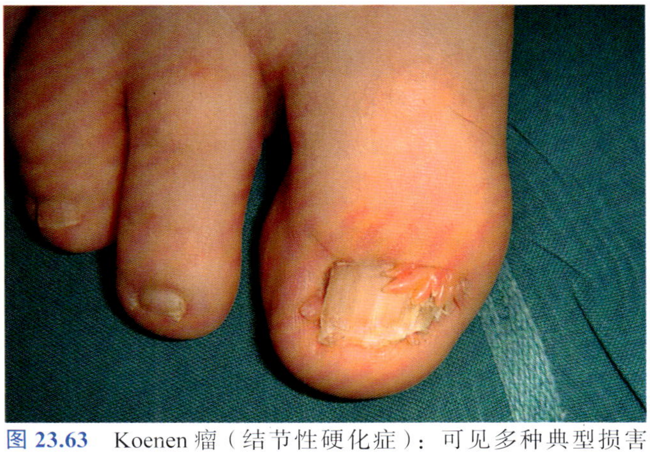

**图 23.63** Koenen 瘤（结节性硬化症）：可见多种典型损害（Courtesy of B. Richert，MD，Université de Liège，Belgium.）

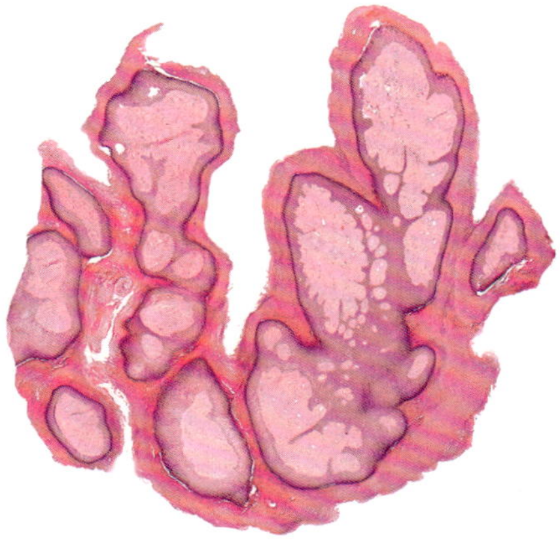

图 23.64 Koenen 瘤：低倍镜视野下角化过度的乳头状肿瘤

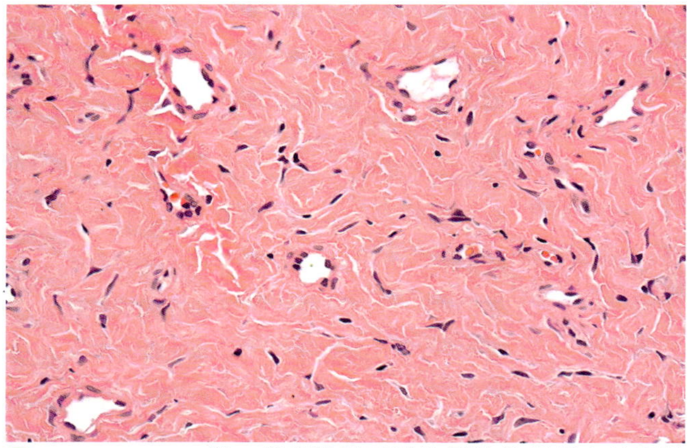

图 23.65 Koenen 瘤：高倍镜下可见胶原性的间质和梭形肿瘤细胞

# 结缔组织和骨肿瘤

## 浅表肢端纤维黏液瘤

### 临床特征

浅表肢端纤维黏液瘤是一种独特的临床病理实体，于 2001 年由 Fetsch 等认识到[1]。类似的甲床肿瘤也曾被报道为“细胞性指 / 趾纤维瘤病”[2-3]。

这种新生物有比较宽的发病年龄范围，发病率最高的是中年人。男性更常见，且常常发生于手指和脚趾，其中 50% 以上有甲床受累（图 23.66）[4-5]。损害表现为单一的、缓慢生长的疼痛性肿瘤。有时可见其下方骨质的侵蚀。

浅表肢端纤维黏液瘤呈良性过程，但可能有局部的复发。偶见非典型特征（见下文）的报道，但是不能确定其生物学意义[6]。建议完全切除并随访。

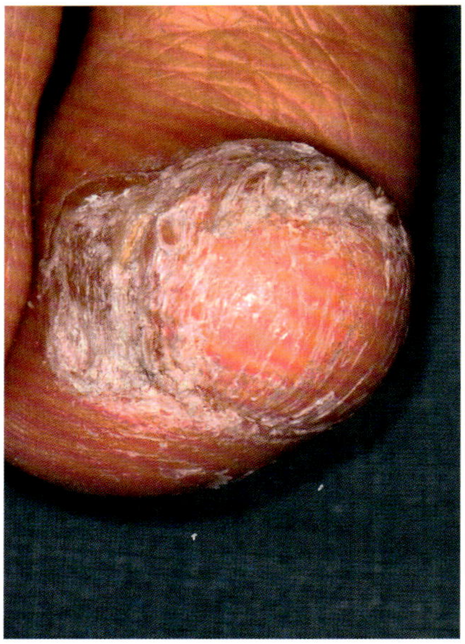

图 23.66 浅表肢端纤维黏液瘤：巨大的甲下肿物，举起残留甲（Courtesy of B. Richert，MD，Université de Liège，Belgium）

### 组织学特征

浅表肢端纤维黏液瘤是边界清楚但无包膜的肿物，位于真皮或皮下，很少延伸到骨部。此肿瘤经常形成临近表皮下“grenz 带”。肿瘤中等细胞化，由星形和梭形细胞组成，伴有随机松散的轮辐状或簇状生长模式。肿瘤包埋在黏液性、黏液胶原性或胶原性间质中，常伴有血管增生和肥大细胞增多（图 23.67、23.68）。偶见多核细胞，近来也有脂肪瘤成分的 1 例报道[7]。轻微或没有核异型性，有丝分裂象也不常见。

偶见非典型特征的病例，如中等到明显的非典型性、多形性，还有不同程度的不伴有非典型性的核分裂象（每 50 个高倍视野达 7 个）[1]。

组织学上，90% 以上病例为 CD34 阳性。CD99 和 EMA 常呈灶状阳性。

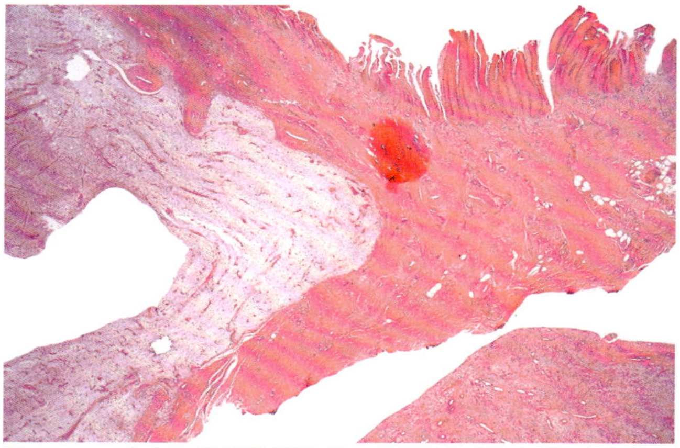

图 23.67 浅表肢端纤维黏液瘤：低倍镜视野下可见真皮的部分黏液性肿瘤（Courtesy of B. Cavellier-Balloy，MD，Paris，France.）

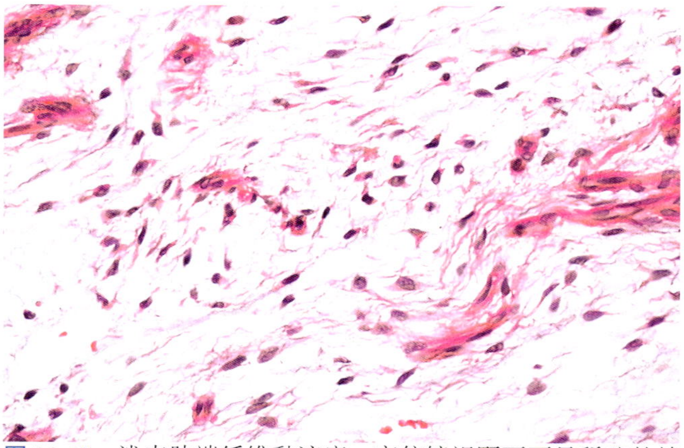

图 23.68 浅表肢端纤维黏液瘤：高倍镜视野下可见稀疏的梭形细胞在黏液性间质中（Courtesy of B. Cavellier-Balloy，MD. Paris，France.）

## 鉴别诊断

浅表肢端纤维黏液瘤的鉴别诊断包括好发于四肢末端的良性和恶性的黏液性梭形细胞肿瘤。黏液性神经纤维瘤罕见于肢端部位，S-100 蛋白均呈阳性。硬化性神经束膜瘤由梭形上皮样细胞组成，在透明的胶原性间质中排列成螺纹样[8-9]。此肿瘤 EMA 呈阳性，有时 CD34 呈阳性。浅表血管黏液瘤呈小叶状，由梭形或星形细胞组成，黏液性基质中常混有中性粒细胞[10]。黏液样隆突性皮肤纤维肉瘤极其罕见且几乎不发生于脚趾和手指[11]。其更有侵袭性且通常 EMA 阴性。低分化黏液纤维肉瘤的特征是曲折的血管和明显的核异型性[12]。黏液炎症性成纤维细胞肉瘤好发于四肢的皮下软组织，表现为明显的炎症性浸润和特征性的奇特肿瘤细胞，呈水疱样细胞核和包涵体样核仁[13]。与蒂对应的近端甲母质瘤呈圆顶状，其间质与浅表肢端纤维黏液瘤很相似，但是甲母质瘤上覆特征性的增生性甲源性上皮[14]。滑膜肉瘤的一种罕见类型称为微小滑膜肉瘤，是重要的鉴别诊断[15]。这些罕见损害好发于手部和足部，可能累及指 / 趾，但是没有累及甲部的倾向。单纯黏液性肿瘤可能与浅表纤维黏液瘤类似，但是前者经常有钙化，肿瘤细胞 CD34 染色常呈阴性，角蛋白阳性，细胞遗传学示 t（X；18）易位。

# 黏液假囊肿

## 临床特征

黏液假囊肿（指 / 趾黏液囊肿）最初被认为是结缔组织的灶状黏液性退行性变。但是，现在有些证据提示是通过滑囊破口流出的关节液导致[1]。常位于近端甲皱襞，好发于中年或老年人[2]。手指更好发，发病率是脚趾的 10 倍。损害始于无症状的肿胀，缓慢增大到 2 cm。囊肿内包含清亮的黏性液体。肿瘤特征性地导致甲板的纵行凹陷。损害可以单发或多发，可以是职业性继发[3-5]。与甲板横向过度弯曲相关的甲下损害也有报道[6]。不完整切除后的复发常见。

## 组织学特征

黏液假囊肿是一个界限清楚但无包膜的真皮假性囊肿区域，无任何内层上皮。肿瘤由充满黏蛋白的巨大空间组成，其内有梭形和星形的无异型性的成纤维细胞。黏蛋白含黏多糖，阿辛蓝和胶体铁染色呈阳性[7]。

## 鉴别诊断

腱鞘囊肿通常在皮下，偶有囊肿与其下方关节腔连通的报道[7]。肿瘤由黏液性空间组成，不完全内衬散在的滑膜细胞，有纤维壁包绕[8]。

浅表血管黏液瘤更大，且分叶，其特征为更丰富的梭形和星形细胞，常伴小血管和中性粒细胞聚集[9]。

# 化脓性肉芽肿

## 临床特征

化脓性肉芽肿常见于向内生长的趾甲，由甲板和侧面的甲皱襞相互作用引起。有时有甲板的改变。常见于最初的几十岁中，表现为迅速生长的疼痛性、溃疡性、易出血的外生性肿瘤[1]。

甲下的部位也有报道[2]。切除后可能会有复发。多发性甲周化脓性肉芽肿样损害可能是由系统性的药物，如维 A 酸、环孢素、化疗药物和抗逆转录病毒药物引起[3-7]。

## 组织学特征

多数病例组织学上表现为生长旺盛的肉芽组织团块。表皮过度增生，常形成溃疡。真皮内毛细血管增生，伴有明显的混合性炎症细胞浸润。主要是中性粒细胞和浆细胞。间质可能较疏松和水肿，在后期可形成纤维化。有息肉状的甲化脓性肉芽肿，但很少见，表现为分化良好的分叶结构。小叶由毛细血管和小静脉聚集形成，伴或不伴有可辨认的管腔，内衬丰满的内皮细胞（见小叶性毛细血管瘤）[8-10]。

## 鉴别诊断

对于老年患者或者伴有获得性免疫缺陷综合征的患者，鉴别诊断包括结节性卡波西肉瘤，其特点为明显的梭形细胞成分和人类疱疹病毒 8 型阳性。

# 血管球瘤

## 临床特征

血管球瘤发生于年轻人，常见于四肢末端，手指更好发。唯一的最常见部位是甲下[1]，此部位更常见于女性[2]。

肿瘤较小（常小于 1 cm），肉色或红蓝色结节（图 23.69），很小的刺激或者冷暴露会引起阵发性疼痛[3-4]。可以存在甲的缺陷和骨的缺损[5]。推荐治疗方法是完整切除。复发较少见[2]。

## 发病机制和组织学特征

血管球瘤源自球腺部位的改良的平滑肌细胞。近来发现常染色体显性遗传的多发性血管球瘤与染色体 1p21 ～ 22 在内的小球蛋白基因的突变有关[6-7]。在这些“家族性血管球瘤病”中，肿瘤很少出现在甲下部位[1]。曾有报道 1 型神经纤维瘤病和甲下血管球瘤有相关性[8-10]。

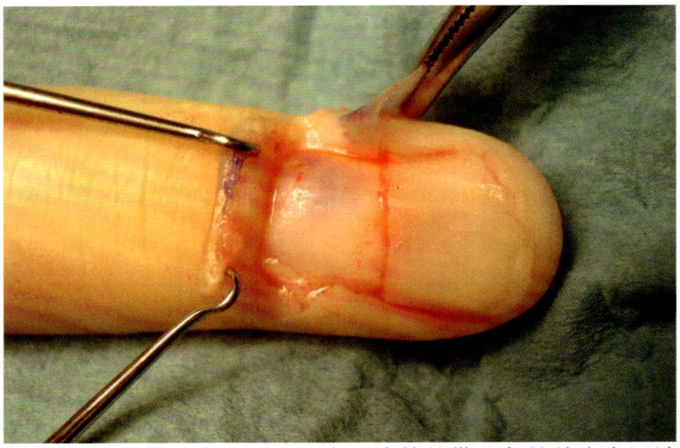

图 23.69 血管球瘤：可见一个不清楚的带蓝色的肿瘤在近端甲板深处（Courtesy of B. Richert，MD，Université de Liège，Belgium）

血管球瘤由血管球细胞、血管和平滑肌细胞组成。根据这些成分的相对比例，可以分为三组：“实性血管球瘤”“血管性血管球瘤”和“血管肌瘤”[11]。

血管球瘤一般是局限性的，但是有时可在主要肿瘤团块外的血管周围见到成簇的细胞群。实性的血管球瘤是由毛细血管周围大片血管球细胞组成。血管球细胞是均匀一致的圆形细胞，伴淡染的嗜酸性细胞质和位于中央的圆形细胞核（图 23.70）。PAS 染色下每个细胞周围均可以看到突显的基底层。在血管性血管球瘤中，血管成分较突出，由大量扩大的血管腔组成。血管肌瘤以血管球细胞到类似成熟平滑肌细胞的拉长细胞渐变为特点。血管球瘤中平滑肌肌动蛋白和Ⅳ型胶原阳性。h- 钙调蛋白结合蛋白、结蛋白和 CD34 也可能为阳性[4]。

恶性血管球瘤和潜在恶性的溃疡性血管球瘤一般不发生于甲部。然而，也有甲部同质血管球瘤的报道。其特点是高分化的非典型细胞核，但无其他恶性特征。这种非典型性被认为是退行现象[12]。

## 鉴别诊断

鉴别诊断包括外分泌腺汗腺腺瘤和汗腺瘤。两种肿瘤的特点为灶状导管分化和上皮标记物阳性。

# 甲下外生骨疣

## 临床特征

甲下外生骨疣是只发生在甲部的良性损害。表现为甲板下方缓慢生长的、肉色或红色的质软结节。可以观察到甲下角化过度、甲剥离、甲畸形、表浅的糜

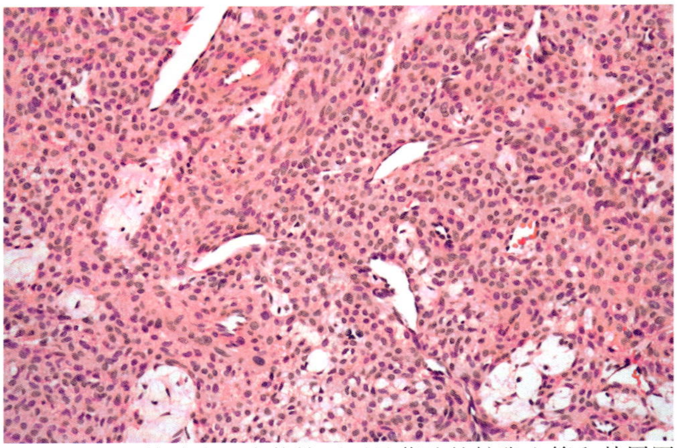

图 23.70 血管球瘤：中倍镜下可见薄壁的扩张血管和其周围的典型血管球细胞

烂或溃疡（图 23.71）。

肿瘤常发生于 20 ～ 30 岁。非常好发于脚趾，特别是拇趾。手指的累及很少见[1]。影像学检查示钙化的肿物附着在远节趾骨，肿瘤和其下方骨组织无连续性的皮质和骨髓（图 23.72）[2]。建议完整切除。

## 发病机制和组织学特征

甲下外生骨疣被认为是一个反应性过程，但是最近的遗传学数据显示这些可能是真正的肿瘤[3-4]。损害通常由骨性梗茎和上覆的软骨帽组成（图 23.73、23.74）。有向软骨分化成熟的梭形细胞增殖。表现为多孔性和双细胞核性增生模式的软骨依次成熟形成骨小梁[5]。小梁间的空间内含有脂肪细胞和松散排列的梭形细胞。

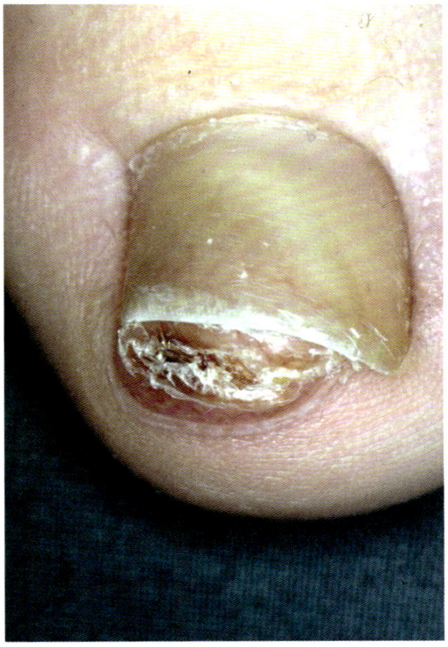

图 23.71　甲下外生骨疣：角化过度性肿瘤从远端甲板下伸出（Courtesy of B. Richert，MD，Université de Liège，Belgium.）

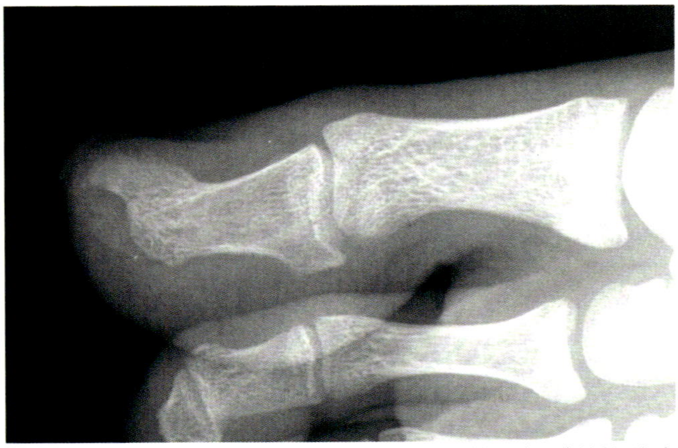

图 23.72　甲下外生骨疣：可见甲板深处的不规则骨性肿瘤（Courtesy of B. Richert，MD，Université de Liège，Belgium.）

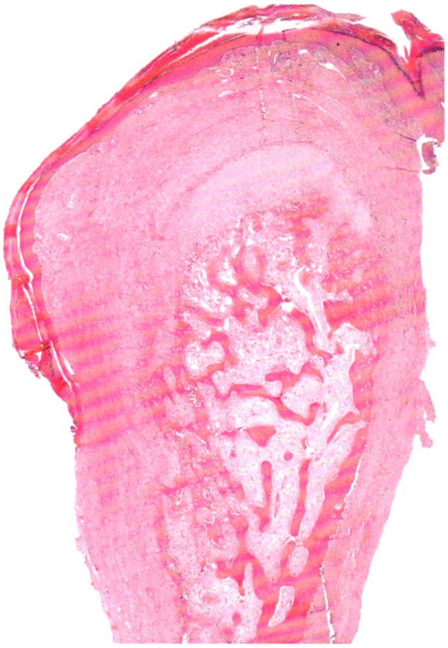

图 23.73　甲下外生骨疣：低倍镜视野下可见椭圆形骨性梗茎，上方可见上覆薄的、角化过度的表皮的软骨帽

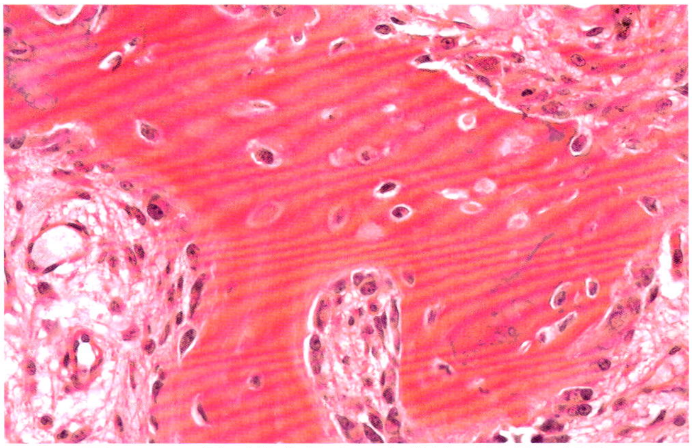

图 23.74　甲下外生骨疣：高倍镜下的骨性梗茎

## 鉴别诊断

骨软骨瘤是最常见的良性骨肿瘤，常出现于股骨、肱骨和胫骨。甲下部位极其少见。骨软骨瘤是骨表面的突起，其骨皮质和骨松质与其下方骨部的骨皮质和骨松质相连续[6]。甲下外生骨疣附着于远节趾骨，无这种连续性。骨软骨瘤是上覆透明软骨帽的骨性突起。它没有甲下外生骨疣中见到的向软骨成熟分化的梭形细胞的增殖。

内生软骨瘤和骨膜的软骨瘤是不形成骨骼的软骨肿瘤。

（金星姬译　涂平审校）

# 第24章 表皮肿瘤
# Tumors of the surface epithelium



## 表皮痣

### 临床特征

表皮痣（epidermal nevi）具有下列三个亚型，这三型的组织学相同，只是临床表现不同：

- 疣状痣
- 单侧痣
- 高起鱼鳞病（与鱼鳞病无关）[1-3]。

损害可在出生时或儿童期发生，通常为黄棕色疣状丘疹或斑块，边界不规则。损害常累及躯干或肢体，从小的轻微皮损到严重影响患者容貌的非常广泛的损害均可见到（图 24.1）。发病率两性相同，没有种族差异。有家族史者罕见，为常染色体显性遗传[4]。

疣状痣是孤立性或多发性局灶性皮损，单侧痣为更严重的单侧线状分布的损害，而高起鱼鳞病是最广泛的双侧或泛发损害（图 24.2、24.3）。合并症中除角化棘皮瘤、小汗腺汗管纤维腺瘤、乳头状汗管囊腺瘤及透明细胞棘皮瘤外，罕见但重要的是基底细胞癌和鳞状细胞癌[5-15]。少见的现象包括成年发病，累及腋窝、手掌和黏膜，双侧对称分布[16-21]。已报道的相关疾病和综合征包括角膜炎–鱼鳞病–耳聋（KID）综合征、Gardner 综合征、Rubinstein-Taybi 综合征、青春期早熟、低磷酸血症抗维生素 D 佝偻病、指状缩窄、分指、限局性颅骨缺损、半侧巨脑、颞叶增大、血管异常和畸形、肾动脉狭窄、多骨纤维性结构

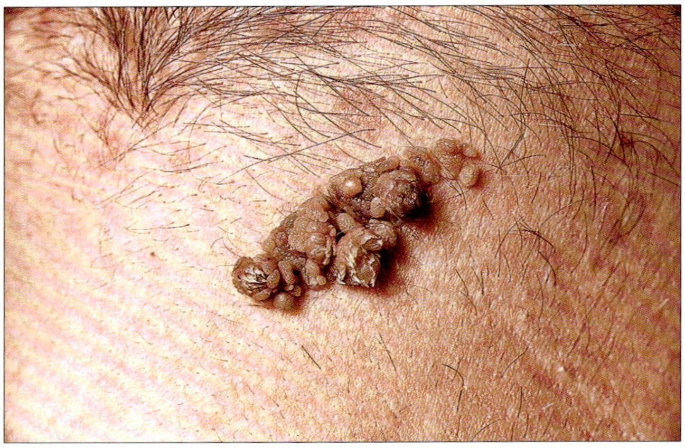

图 24.1 表皮痣：年轻男性胸部非常典型的损害（By courtesy of R.A. Marsden，MD，St George's Hospital，London，UK.）

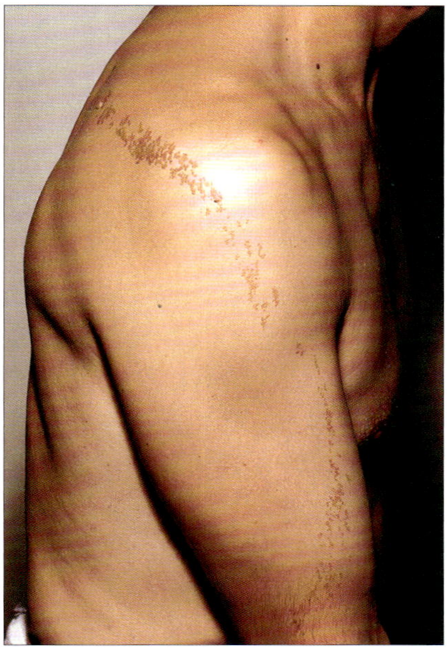

图 24.2 线状表皮痣：更广泛的损害，累及肩胛区域、肩和上肢（By courtesy of R.A. Marsden，MD，St George's Hospital，London，UK.）

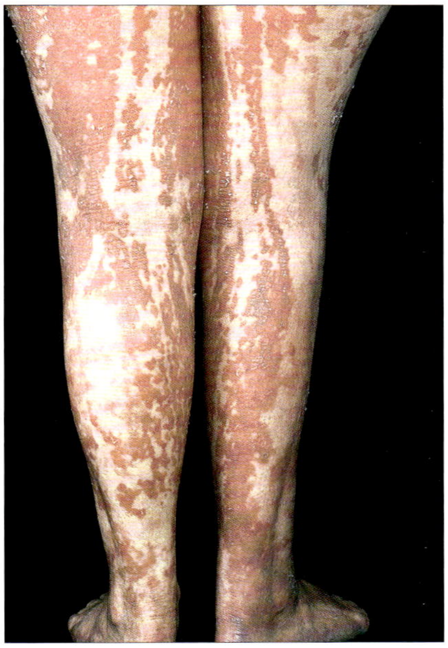

图 24.3 高起鱼鳞病：广泛、双侧性损害（By courtesy of R.A. Marsden，MD，St George's Hospital，London，UK.）

不良、迷芽瘤、黑变病和慢性低钠血症、节段性黑变病、毛发囊肿和增生性毛鞘囊肿、中枢神经系统脂肪瘤、下颌骨成釉细胞瘤、软骨母细胞瘤、横纹肌肉瘤、移行细胞癌、多发大汗腺腺瘤和恶性小汗腺汗孔瘤[22-58]。表皮痣可以与皮脂腺痣、羊毛状发和粉刺样痣同时发生[13,59-64]。偶有伴发皮炎，如银屑病[63]。

表皮痣综合征患者可有各种系统表现。易出现咖啡斑、先天性色素减退斑、先天性黑素细胞痣及Spitz痣和各种血管畸形。内脏损害，特别是骨骼、眼和中枢神经系统易受累[1-2，5，65-67]，包括脊柱后凸侧弯、骨囊肿、膝外翻、头颅异常、肢体残缺、斜视、智力低下、迟发运动异常、脑神经麻痹和非热性癫痫发作[1-2，5，68]。表皮痣综合征患者发生系统恶性病变的概率增加[1]。最近研究提示，表皮痣综合征是一组异质性疾病，通过临床、组织病理及遗传标准可将它们区分开[69-70]。已认识至少6种明确的与表皮痣相关的综合征[51-52，70-74]：

- Schimmelpenning 综合征（皮脂腺痣综合征）
- 粉刺样痣综合征
- 色素性毛表皮痣综合征（Becker 痣综合征）
- 变形综合征
- 先天性偏侧发育不良伴鱼鳞病样痣及肢体缺陷（CHILD）综合征
- 色素性角化性斑痣性错构瘤

此外，有报道一例镶嵌性6号染色体三体患者伴有线状表皮痣，但无系统损害；一例表皮痣综合征合并颅脑受累患者出现镶嵌性FGFR3突变[75-76]。

## Schimmelpenning 综合征

Schimmelpenning 综合征（Schimmelpenning-Feuerstein-Mims 综合征、器官样斑痣样错构瘤）的特征是单侧性头颈部皮脂腺痣，伴有脑、眼、心脏和骨骼异常[69-70，77-85]。这是一种致死性常染色体遗传性疾病，其存活取决于镶嵌状态[69]。近来报道单卵双胞胎之一表现出显性症状[79]。神经系统异常包括智力低下、惊厥、偏瘫、脑不对称和脑积水。口腔也可累及，表现为牙龈乳头瘤、半侧舌肥大、骨囊肿、牙发育不良、牙釉质缺乏或发育不良、色素性牙畸形、多发性牙瘤、双上颌纤维性骨病变、下颌复发性中心性巨细胞肉芽肿和牙源性腺瘤样瘤[86]。眼的损害包括小眼、眼睑缺失、眼球震颤、眼睑下垂、皮样囊肿和结膜畸胎瘤[58，62]。骨骼损害包括头颈部不对称、外生骨疣和脊柱侧凸[62]。

## 粉刺样痣综合征

粉刺样痣综合征包括粉刺样痣、白内障和骨骼缺陷。

## 色素性毛表皮痣综合征

色素性毛表皮痣综合征指Becker痣伴有同侧乳房发育不良和其他皮肤及骨骼异常[70]。

## 变形综合征

变形综合征是一种非常罕见的错构瘤性疾病，表现为严重的毁形，且发生恶性疾病的危险性增高。本病为散发，被认为是由镶嵌性突变引起，而在非镶嵌状态时是致命的[87-88]。本病好发于男性，且使新生儿夭折危险增加[89]。已发现其与 *PTEN* 基因突变连锁，遗传上与 Cowden 综合征和 Bannayan-Riley-Ruvalcaba

综合征两个错构瘤性疾病重叠，在临床表现上也有相同之处[88, 90-94]。近期一位“真正”变形综合征患者的突变分析却未检测到 PTEN 基因突变，因此 *PTEN* 基因突变仍然有争议[95-96]。变形综合征临床表现复杂，除表皮痣外，患者有畸形和多种组织的过度生长。表皮痣表现为扁平、柔软及非器官样型，可见于 2/3 的患者[69, 97-100]。患者也伴有其他皮肤异常，如结缔组织痣、囊性淋巴管瘤、血管瘤、脂肪瘤和纤维瘤[101-104]。跖部结缔组织脑回状增生（莫卡辛鞋样）为本病的特征性表现[69, 103]。变形综合征的标志性改变是面、肢体及躯干部非对称性增生，包括大头畸形、半侧肢体肥大[87-88]。巨趾 / 指是其特征性损害[98]。

皮肤以外的其他表现包括外生骨疣、脊柱后凸侧弯、椎管狭窄、脑积水、半颅肥大、中枢神经系统囊肿、癫痫发作、眼球肿瘤、眼增大、白内障和斜视、卵巢子宫内膜样囊性肿瘤、泌尿生殖系异常和肾源性尿崩症[98, 105-107]。患者发生肿瘤的风险增加，包括睾丸乳头状腺癌、卵巢囊腺瘤、脑膜瘤、腮腺单形性腺瘤、星形细胞瘤、视神经瘤、平滑肌瘤和子宫内膜癌[83, 95]。

最近报道显示，来自不同 Cowden 综合征家族的两名患者具有独特表型，与 PTEN 的双等位基因失活相关。患者均具有经典 Cowden 综合征特点，除节段性增生（segmental overgrowth）、脂肪瘤病（lipomatosis）和动静脉畸形（arteriovenous malformation）外，还具有线状表皮痣（epidermal nevus），因此建议使用 SOLAMEN 综合征一词[108]。

### CHILD 综合征

CHILD 综合征是 X 连锁显性遗传病，几乎仅累及女性，特征是独特的累及身体一侧的表皮痣和同侧肢体及内脏器官缺陷[109]。突变发生在 *NSDHL*（NADPH 类固醇脱氢酶样蛋白）基因，位于 Xq28，与胆固醇合成途径有关[110-114]。CHILD 综合征的表皮痣出生时就有，呈单侧性、境界清楚的炎性鱼鳞病样痣，表现为红斑，上覆黄色蜡样鳞屑[115-116]。常位于身体皱褶部位。皮损成线状，沿 Blaschko 线分布。CHILD 综合征可表现轻微、呈家族性，几代人受累[117]。

皮损的组织学特点为表皮呈银屑病样增生，可出现疣状黄瘤改变。超微结果显示皮损可由异常脂代谢所致[118]。尽管 CHILD 综合征的表皮痣有特征性表现，但可与炎性线状表皮痣有许多重叠[115-116]。CHILD 综合征的其他临床表现包括同侧肢体和其他骨结构发育不良或不发育。神经系统缺陷包括脑半球或脑神经发育不良，智力发育一般无受损。可出现心血管、肾和肺异常[70]。近来有发展为鳞状细胞癌的报道[119]。

### 色素性角化性斑痣性错构瘤

这是近来描述的综合征，其特征是除呈节段性棋盘样分布的斑痣外，还出现沿 Blaschko 线分布的皮脂腺痣[74, 120-123]。皮外损害典型，但不常出现[124-125]，主要包括骨骼、神经、眼异常，最常出现的皮外表现为偏侧萎缩[74, 120-123]。神经系统损害包括痛觉过敏、感觉迟钝、多汗、癫痫、耳聋、眼睑下垂、斜视和轻度智力低下[74, 120-123, 126]。其他包括低磷酸血症抗维生素 D 佝偻病、偏侧肥大、线状结缔组织痣、幼年高血压、主动脉狭窄、皮样囊肿、嗜铬细胞瘤和横纹肌肉瘤[127-132]。有文献报道斑痣发展为黑素瘤，而器官样痣可并发多发性基底细胞癌[128, 133-134]。

## 组织学特征

表皮痣表现为局限性表皮增生异常，有时伴有终末分化异常。虽然它与皮脂腺（器官样）痣有关，且常常并发，但很容易区分二者。组织学上通常表现为境界清楚的鳞状细胞乳头瘤（图 24.4），即角化过度、乳头瘤病、棘层肥厚、皮突延长（图 24.5）[135]。这些组织学特点常细微，有时与黑棘皮病或脂溢性角化病相似[136]。损害偶可表现为局灶棘层松解性角化不良、疣状肢端角化不良样、角质样板形成、表皮松解性角化过度、伴发苔藓样组织反应或皮角形成[137-142]。一些作者认为表皮痣中的棘层松解性角化不良代表带状毛囊角化病[143-145]。表皮松解性角化过度可能提示镶嵌性大疱性鱼鳞病样红皮病[146-149]。

表皮痣在变形综合征中表现为角化过度、棘层肥厚和乳头瘤病，而不表现为附属器增生和表皮松解性角化过度[69]。

表皮痣在 CHILD 中的组织学特点是显著的棘层肥厚，其上角化不全，伴一些区域的角化过度。表皮内有时出现中性粒细胞，可聚集形成 Munro 脓肿类

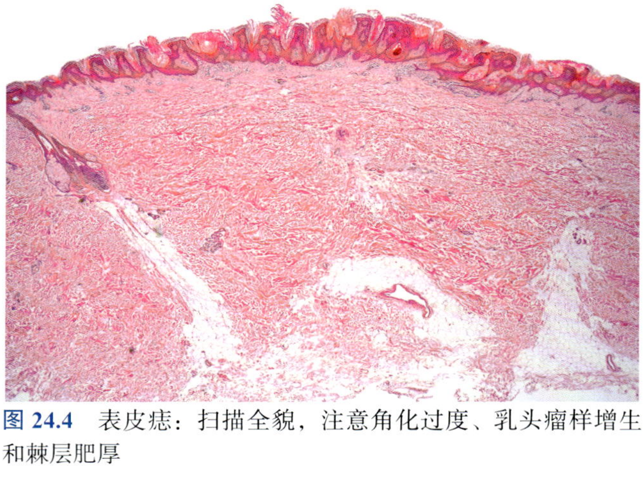

**图 24.4** 表皮痣：扫描全貌，注意角化过度、乳头瘤样增生和棘层肥厚

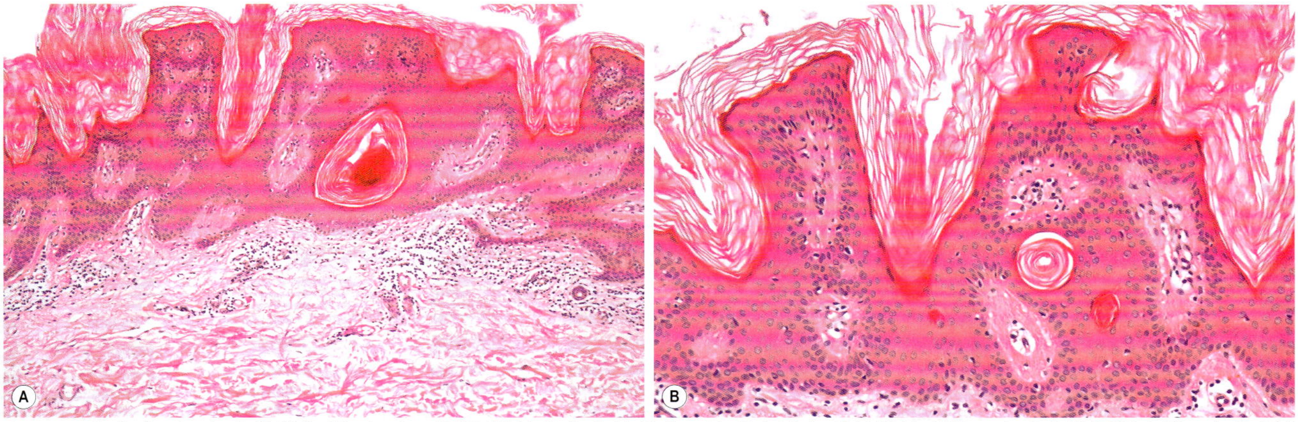

图 24.5 表皮痣：（A）中倍镜扫描；（B）可见脂溢性角化病的特点，注意充满角质的假性囊肿，在真皮浅层散在淋巴细胞浸润

似物。真皮乳头可有类似疣状黄瘤的泡沫样组织细胞浸润[116，150]。

# 皮角

皮角（cornu cutaneum）是一个临床诊断，为一个大的突起角化性肿块（图 24.6）[1-7]。可与一些皮肤病混淆，如日光角化病、病毒疣、脂溢性角化病、鳞状细胞癌、角化棘皮瘤、苔藓样角化和基底细胞癌[3]。确诊依赖于从病灶的基底取活检，并进行组织病理学检查。

# 裂纹性棘皮瘤

## 临床特征

裂纹性棘皮瘤（acanthoma fissuratum）（眼镜架棘皮瘤）是一种良性表皮“肿瘤”，由于长期眼镜架刺激而产生[1-5]。表现为表面潮红，有时有触痛的结节，位于鼻梁或耳后（图 24.7）[1-5]。典型损害中央

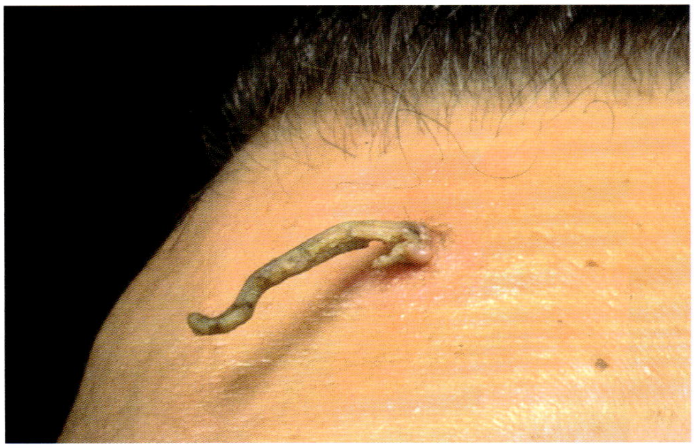

图 24.6 皮角：必须从皮角的基底取活检，以确定其下损害的性质（Courtesy of The Institute of Dermatology，London，UK.）

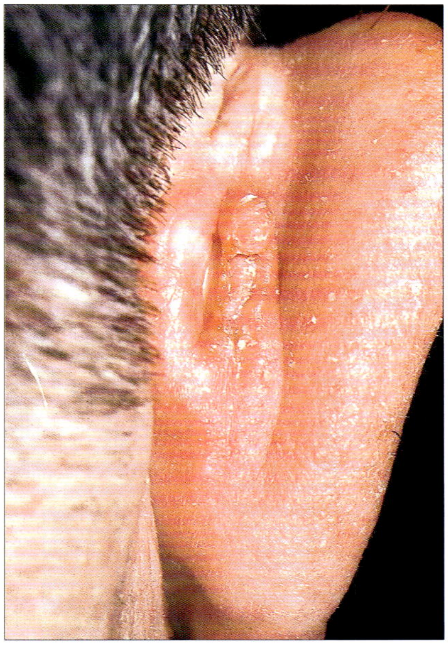

图 24.7 眼镜架棘皮瘤：位于中年男性的耳后。注意中央有沟纹状特征。（By courtesy of the late N. Smith，MD，The Institute of Dermatology，London，UK.）

有线状沟纹。本病的重要性在于临床上常误诊为基底或鳞状细胞癌。口腔中非常不合适的牙托可引起同类损害，称为裂纹状肉芽肿（龈瘤）[6]。

## 组织学特征

组织病理是非特异性的，诊断取决于病史。组织学改变常有棘层肥厚（有时为假上皮瘤样增生），伴有角化过度和灶状角化不全，特别是在皲裂边缘处（图 24.8）[7]。其下的真皮水肿，纤维化和玻璃样变。常有不同程度的慢性炎症细胞浸润。

# 脂溢性角化病

## 临床特征

脂溢性角化病（seborrheic keratosis）非常常见，

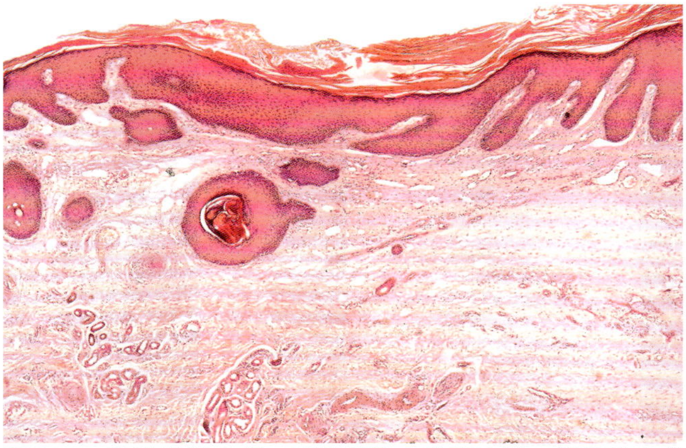

**图 24.8** 眼镜架棘皮瘤：该视野取自皲裂边缘。组织学改变无特异性，包括角化过度，不规则棘层肥厚和显著的真皮瘢痕化，伴有慢性炎症改变。对这一损害活检的目的是除外基底细胞癌和鳞状细胞癌

发生于中老年人。通常为多发，表现为境界清楚的圆形或椭圆形，皮色或棕黑色疣状斑块，质地油腻（图 24.9、24.10）[1]。有时呈圆顶状、表面光滑，有时有一个炎性的晕或呈湿疹样表现（Meyerson 现象）[2-5]。脂溢性角化症可发生于任何部位（除掌跖外），好发于面部、胸部和背部。结膜也可受累[6]。

不常见的临床表现有皮损沿皮肤裂隙分布[7]，累及乳晕[8-9]，或出现于老年背部（呈雨滴状的脂溢性角化症），或沿 Blaschko 线分布[10-11]。有时因深黑色或创伤性损害而在临床被误诊为黑素瘤。激惹型脂溢性角化症（反转性毛囊角化病）表现为一种小的疣状丘疹结节（图 24.11），好发于中老年人，易累及面部[12]。报道认为多发反转性毛囊角化病是 Cowden 综合征的一个表征[13]。

突发大量脂溢性角化症皮损（Leser-Trélat 征）已发现与内脏恶性肿瘤，尤其是胃腺癌有关。其他肿瘤包括淋巴瘤（特别是蕈样肉芽肿和 Sézary 综合征）、白血病、支气管和乳腺癌、胆管癌、Vater 壶腹癌、胰

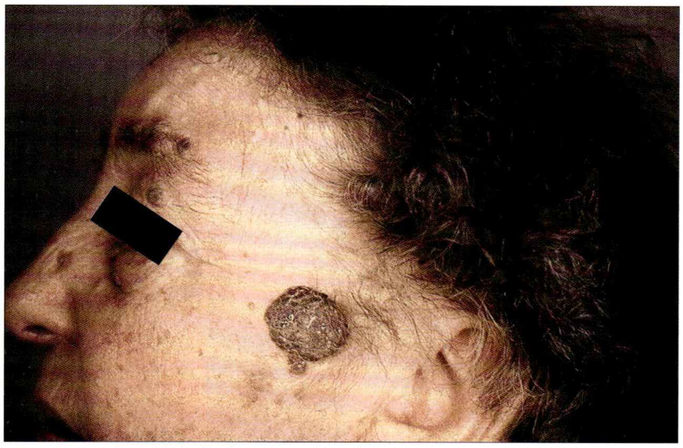

**图 24.9** 脂溢性角化病：发生在老年女性的多发皮损（By courtesy of the late M. Beare，MD，Royal Victoria Hospital，Belfast，N. Ireland.）

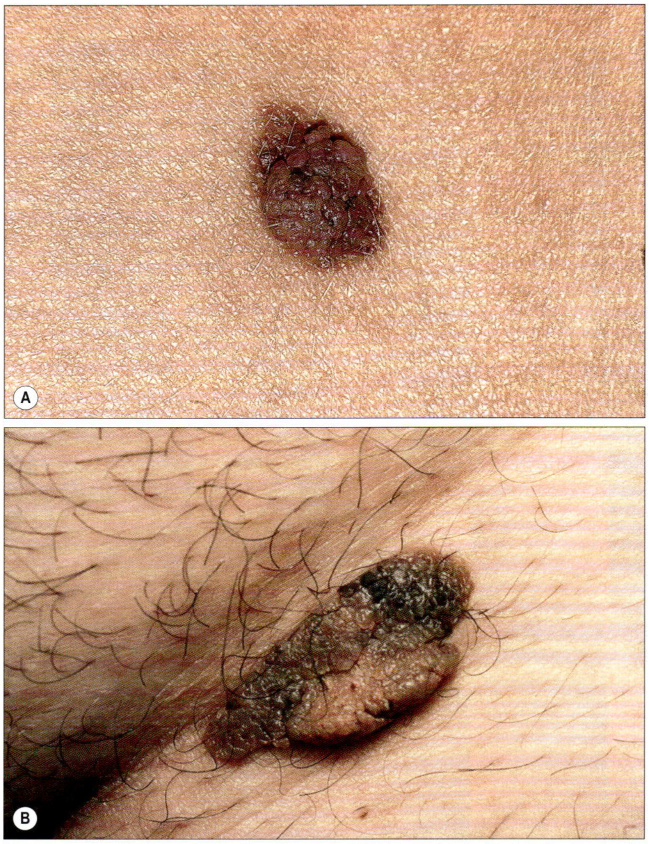

**图 24.10** 脂溢性角化症：（**A**）近距离观察疣状表面；（**B**）色素性亚型可被误诊为黑素瘤［（**A**）By courtesy of the late M. Beare，MD，Royal Victoria Hospital，Belfast，N. Ireland；（**B**）by courtesy of the Institute of Dermatology，London，UK.］

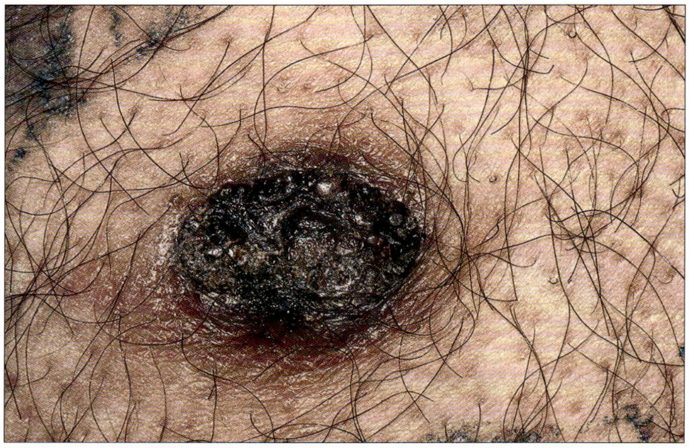

**图 24.11** 激惹型脂溢性角化症：损害有典型的黑色素，周围有红斑（By courtesy of R.A. Marsden，MD，St George's Hospital，London，UK.）

腺癌、食管癌、直肠腺癌、肾细胞癌、移形细胞癌和间变室管膜瘤（图 24.12）[14-31]。Leser-Trélat 征也可发生在化疗后，可与良性 Leydig 细胞瘤有关[32-33]。然而，关于脂溢性角化症与恶性肿瘤的关系还有争论[34-35]。肿瘤和脂溢性角化症都常见于老年人，作者认为如果后者突然发生，应当保持警惕，仔细检查。与恶性肿瘤有关的多发性脂溢性角化症也有自然消退的报道[36]。亦

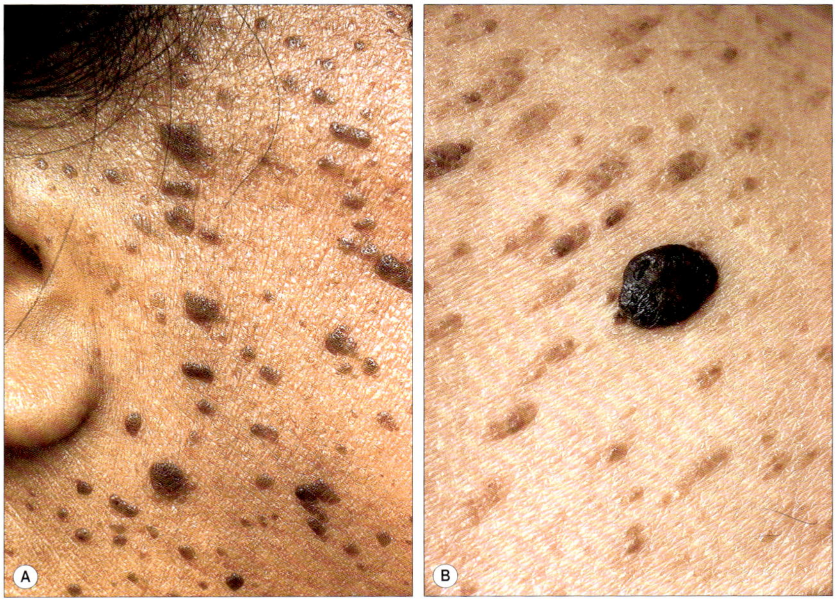

图 24.12 （**A** 和 **B**）Leser-Trélat 征：突然发生大量脂溢性角化症皮损可能表明有潜在的内脏恶性肿瘤（By courtesy of M.M. Black，MD，Institute of Dermatology，Lo- ndon，UK.）

有报道在红皮病、手术后区域以及麻风的基础上发生多发性发疹性脂溢性角化症[37-40]。

## 组织学特征

这种表皮良性肿瘤近来已被证明是单克隆性质，是一种肿瘤，而不是表皮的增生[41]。特点是基底样细胞增生，伴有不同程度的鳞状细胞分化[1]。有一系列组织学类型，包括角化过度型（乳头瘤状）、腺样型、棘层肥厚角化型及激惹型（反转性毛囊角化病）[42]。

- 角化过度型（乳头瘤状）：有疣状表现，伴有不同程度的基底样和鳞状细胞增生（图 24.13）。表现为棘层肥厚、乳头瘤状和角化过度，常伴假性角质囊肿（图 22.14）。
- 腺样型：典型表现为基底样细胞自表皮呈细条索状增生（图 22.15）。可有明显色素，而假性角质囊肿不明显。
- 棘层肥厚型：表面圆润、光滑、角化过度（图 24.16、24.17）。常见黑素细胞增生[43]。显著

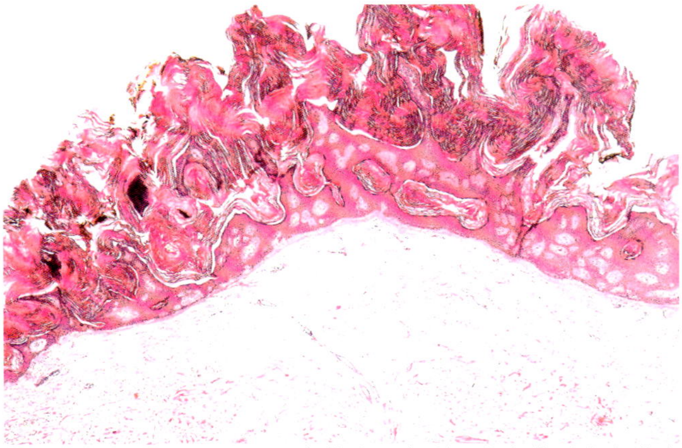

图 24.13 乳头瘤状脂溢性角化症：有明显的角化过度和乳头瘤样增生

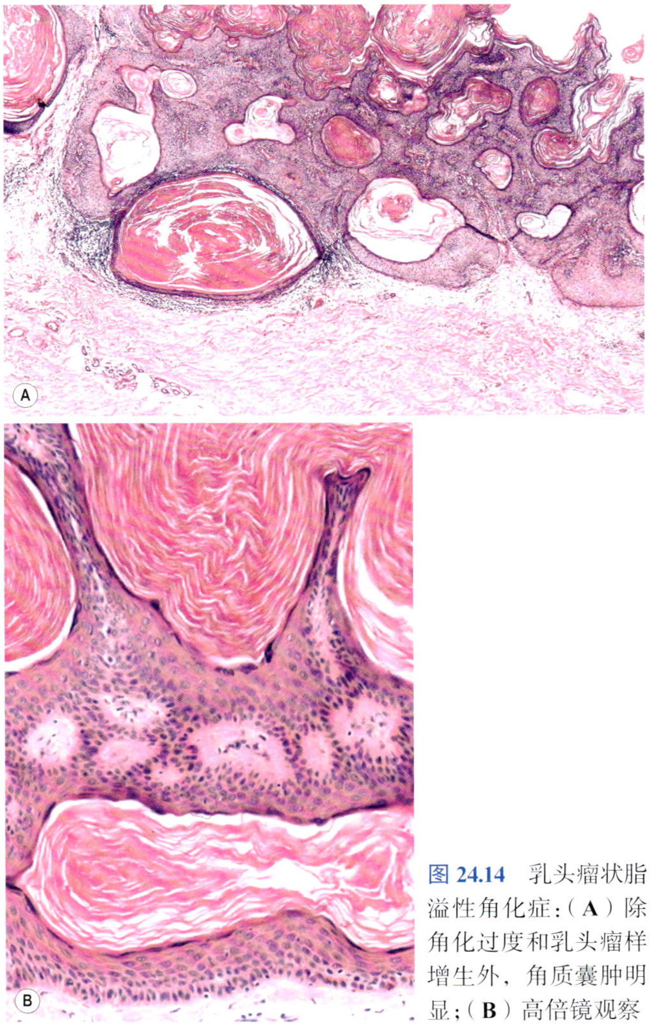

图 24.14 乳头瘤状脂溢性角化症：（**A**）除角化过度和乳头瘤样增生外，角质囊肿明显；（**B**）高倍镜观察

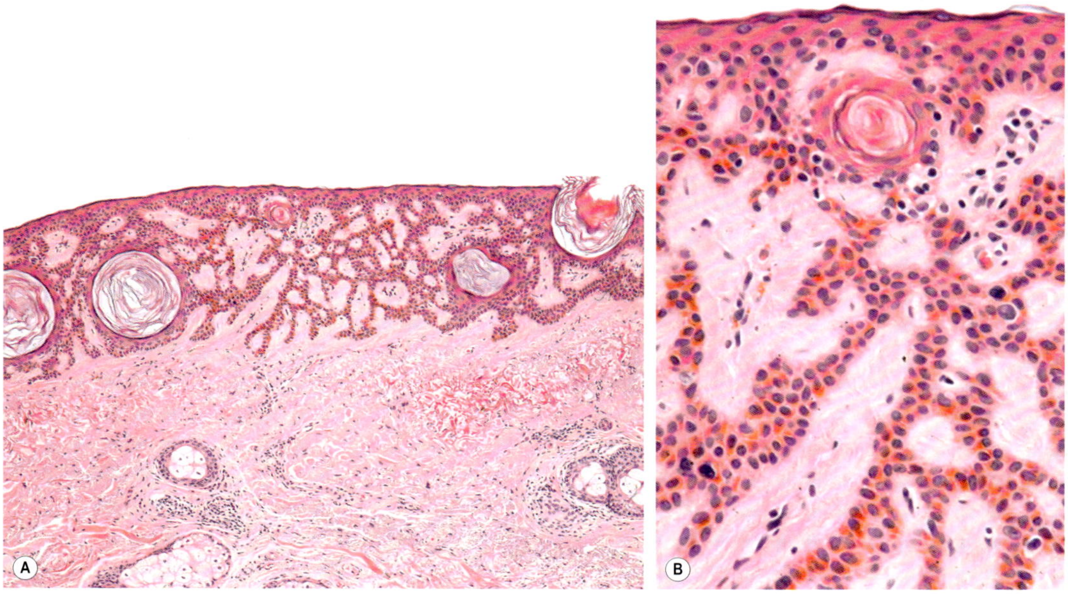

图 24.15 （A 和 B）腺样型脂溢性角化症：在此亚型中，肿瘤多数由细窄（两层细胞厚）、常有色素的小梁状组织构成。注意色素沉着

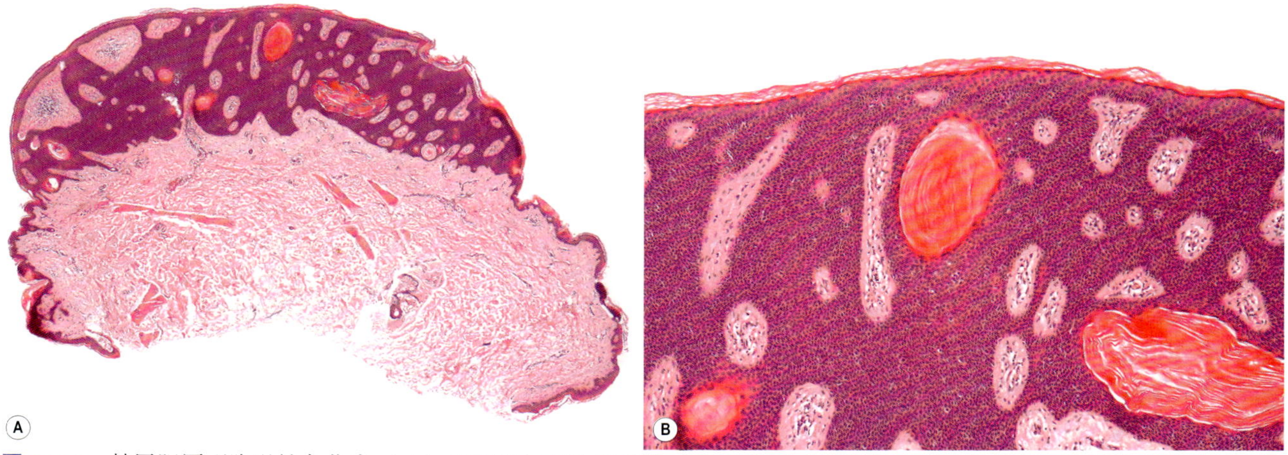

图 24.16 棘层肥厚型脂溢性角化症：（A）此亚型表面光滑圆润，有更明显的棘层肥厚；（B）注意角质囊肿和基底样细胞群

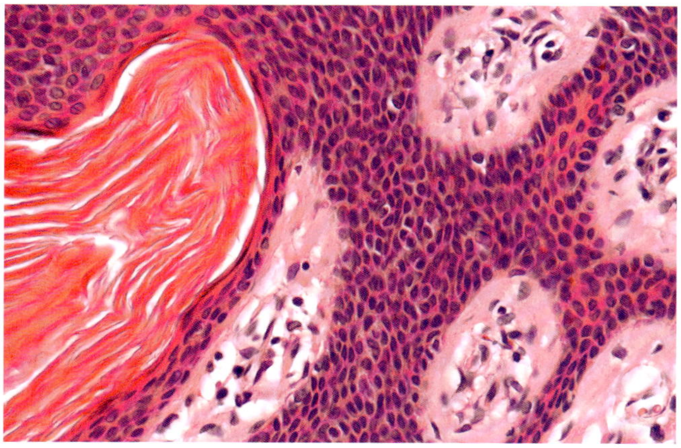

图 24.17 棘层肥厚型脂溢性角化症：高倍镜下显示基底样细胞群。注意无细胞异型性

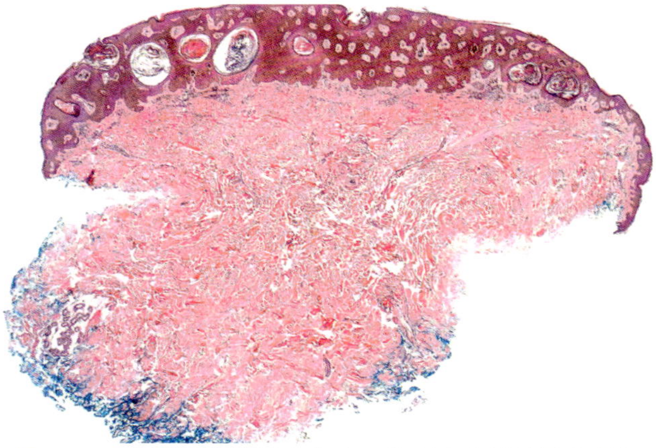

图 24.18 色素性脂溢性角化症：此型有大量的黑素颗粒。一些学者把这种损害归为黑棘皮瘤

时，有时可称为黑棘皮瘤（图 24.18）[1]。脂溢性角化症中的黑色素增多与来源于角质形成细胞的内皮素 -1 和内皮素转化酶 1α（ECE1α）的表达增加有关，前者是由肿瘤坏死因子 α（TNF-α）介导的[44]。

许多脂溢性角化症表现为上述几种类型的混合型。有时可见表皮内巢，称为克隆型脂溢性角化症（Borst-Jadassohn 表现），有时皮损仅稍高出皮损表皮

（扁平脂溢性角化症）（图 24.19 ～ 24.21）。罕见类型包括成釉细胞型，特点为细胞间黏蛋白和基底样角质形成细胞围绕中央小空隙放射状排列形成的假花环结构[45]。脂溢性角化症中偶见具有大量丰富透明胞质的基底细胞，这在 HE 切片中可能会误诊为脂溢性角化病中的原位黑素瘤[46]。免疫组化检测显示这些透明胞质的基底细胞角蛋白阳性，而黑素细胞分化的标记物阴性，证实其为上皮特点[46]。出现显著透明细胞的原因不明确，但可能与糖原沉积无关。促结缔组织增生型特点为基底样上皮形成巢和带，伴有致密的纤维性基质反应。与促结缔组织增生的毛根鞘瘤类似，肿瘤呈外生性生长，界限清楚，无细胞异型性[47]。基质中偶可见到显著淀粉样物质沉积。有报道在脂溢性角化症的真皮乳头层出现黄瘤样组织细胞，使人联想到疣状黄瘤[41, 48]。

脂溢性角化症有时以真皮内或“反转”型增殖为特点，称为反转性毛囊角化病（图 24.22）[12]。这一型中特征性的漩涡状成熟鳞状上皮（鳞状窝）尤其明显（图 24.23、24.24）。这些肿瘤常紧贴毛囊口发生，而鳞状窝与毛囊单位有关[49]。有丝分裂象有时明显，

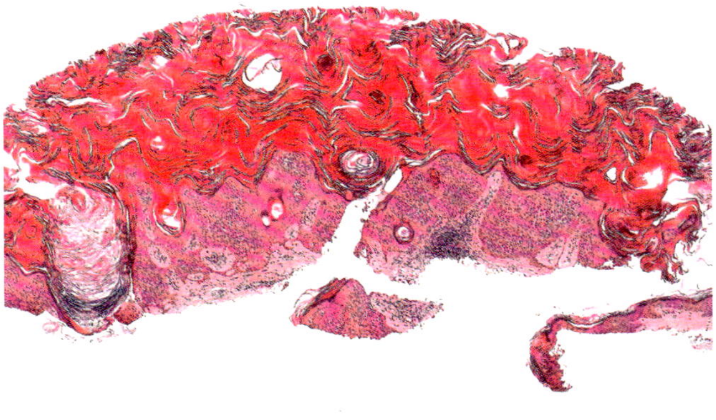

图 24.19 克隆型脂溢性角化症：此型肿瘤细胞紧密聚集，形成表皮内“结节”

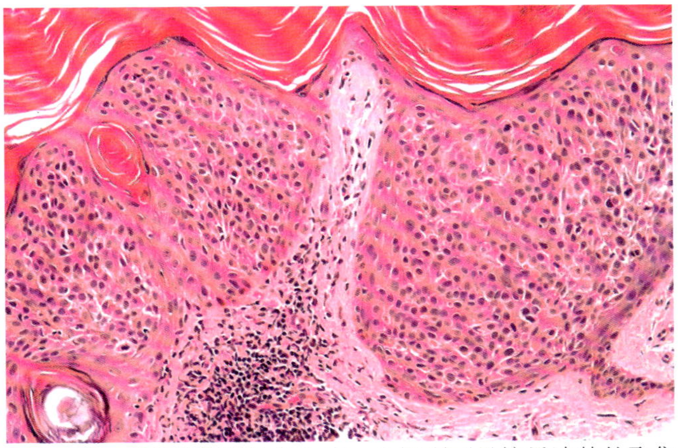

图 24.20 克隆型脂溢性角化症：此视野可见境界清楚的聚集性基底样细胞

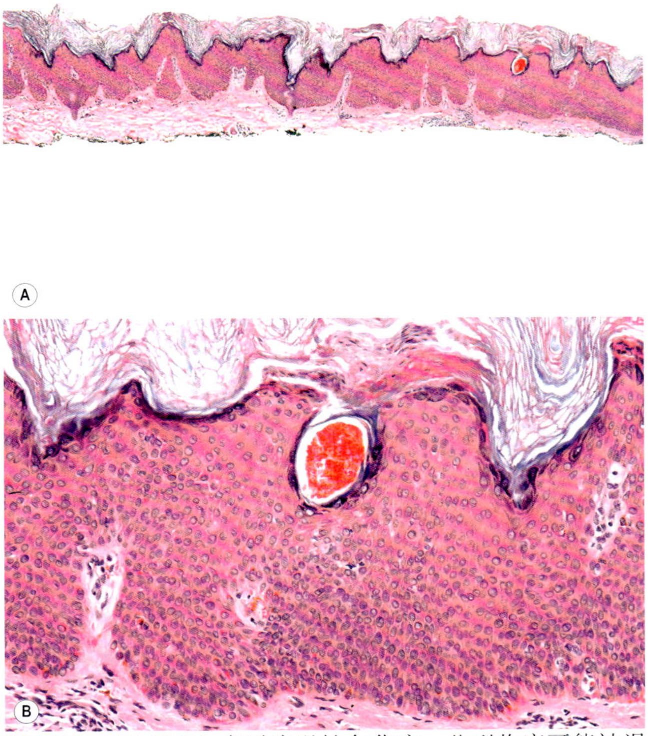

图 24.21 （**A** 和 **B**）扁平脂溢性角化症：此型临床可能被误诊为鲍恩病

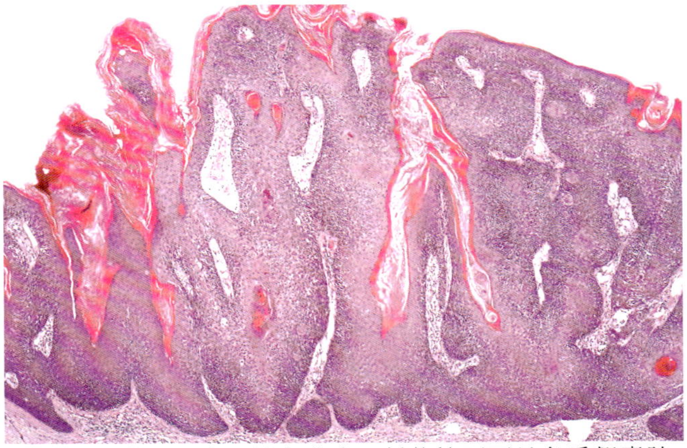

图 24.22 激惹型脂溢性角化症：低倍镜下可见角质假囊肿、鳞状窝、片状慢性炎症细胞

但始终正常[12]。有些损害有大量角囊肿，并伴有致密炎症细胞浸润，称为“激惹型脂溢性角化症”。明显的凋亡有时出现在鳞状分化区域[50]。

棘层松解在脂溢性角化症中并不少见，特别是激惹型中[51-52]。

脂溢性角化症罕见恶性变[53-55]。通常为原位改变，但基底细胞癌和鳞状细胞癌也有报道[56-57]。更常见的（大约占肿瘤的 5%）是与脂溢性角化症伴发的肿瘤，有时称为冲撞瘤（collision tumors）[58]。最常见的伴发肿瘤是浅表性基底细胞癌，鳞状细胞癌和

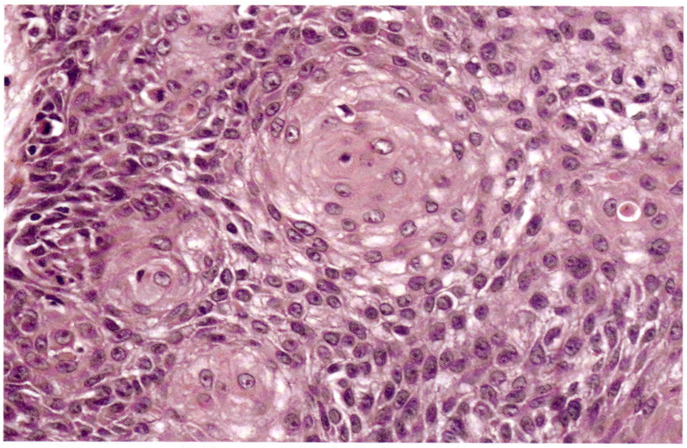

图 24.23 激惹型脂溢性角化症：高倍镜下的鳞状窝

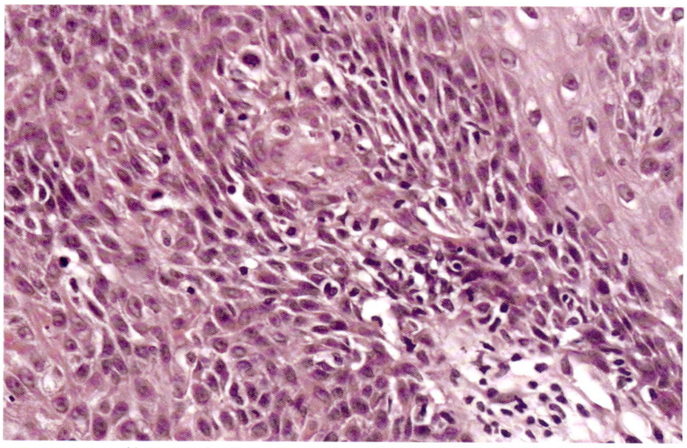

图 24.24 激惹型脂溢性角化症：淋巴细胞浸润伴局灶海绵水肿和表皮内炎细胞

黑素瘤也有报道[56, 59-66]。偶伴发的肿瘤，除腺癌外，还有皮肤神经节瘤、黑素细胞痣、皮脂腺瘤、小汗腺汗孔瘤和毛根鞘瘤[67-74]。

与非生殖器部位的损害不同，发生在生殖器部位的脂溢性角化症常与 HPV 相关（大约 70%）[75-78]。这些 HPV 阳性损害应判定为尖锐湿疣，而不是真正的脂溢性角化症，这样更为妥当[79]。

# 黑色丘疹性皮肤病

## 临床特征

黑色丘疹性皮肤病是一种极常见的疾病，主要发生于非洲-加勒比海的成年人中，为多发性的黑色小丘疹，好发于面部，特别是颊部[1]。颈部、胸部和后背上部也可发生[2-5]。女性与男性比为 2∶1。大多数患者有家族聚集倾向[3, 6]。儿童罕见，不发生于白种人[4-5]。有报道一位结肠腺癌患者出现发疹性黑色丘疹性皮肤病，类似于内脏恶性肿瘤患者的发疹性脂溢性角化症（Leser-Trélat 征）[7]。

## 组织学特征

与脂溢性角化症相仿，很难鉴别（图 24.25）。有角化过度、棘层肥厚、伴有网状型和“角质囊肿”形成[2]。上皮含有丰富的黑色素。真皮浅层可有慢性炎症细胞浸润。

# 大细胞棘皮瘤

## 临床特征

大细胞棘皮瘤为散在丘疹或斑块，上覆鳞屑，直径 1 cm 或更大，好发部位依次为头部、上肢、躯干和下肢（图 24.26）[1-4]。损害境界清楚，常单发，但也有多发的报道[1, 5]。常为深色素性或肉色，也有无

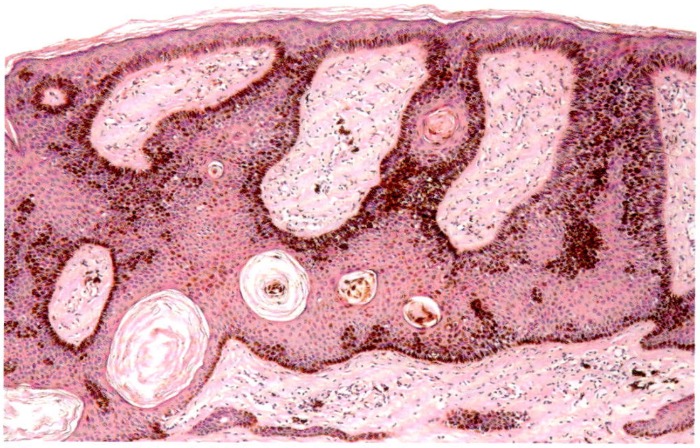

图 24.25 黑色丘疹性皮肤病：棘层肥厚、显著黑色素沉积和角质假囊肿

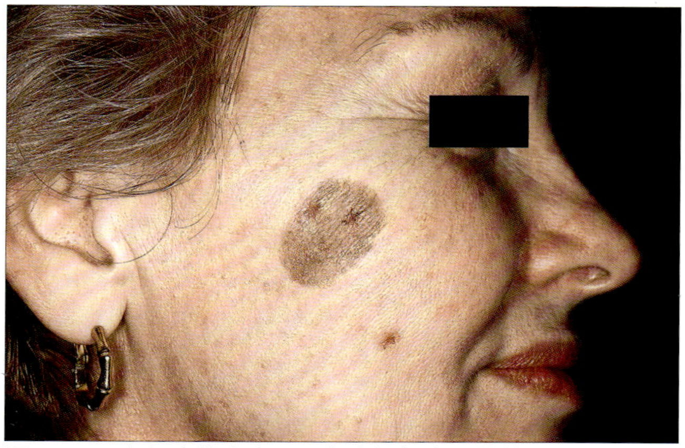

图 24.26 大细胞棘皮瘤：此色素性损害可能被误诊为恶性雀斑样痣（By courtesy of D. Santa Cruz，MD，St John's Mercy Medical Center，St Louis，USA.）

色素性损害的报道[6]。两性发病率无差别，多见于老年人。大细胞棘皮瘤需与脂溢性角化症、光线性角化病和日光雀斑样痣鉴别[2]。

## 发病机制和组织学特征

本病的确切性质尚不清楚。对此有不同观点，有学者认为其是一种独立的疾病，也有学者认为是光线性角化病或鲍恩病的异型，还有观点认为是灰泥角化病或日光性黑子的亚型[1-2]。近来发现的此临床良性棘皮瘤的非整倍性提示本病为一种独立疾病[3, 7-8]。在一位播散型大细胞棘皮瘤患者的皮损中发现人类乳头瘤病毒（HPV）6型[9]。

组织学上，大细胞棘皮瘤由2倍于正常大小的角质形成细胞组成（图24.27）[10-11]。常有角化过度、棘层肥厚，表皮呈芽蕾状。角质形成细胞核大而圆，胞质丰富。非典型性少见，有丝分裂仅见于基底层角质形成细胞。皮损内色素可增加、正常或无色素。与灰泥角化病类似的疣状亚型曾有报道[1]。

## 鉴别诊断

当色素增加时，大细胞棘皮瘤与日光性黑子易混淆。然而，日光性黑子是由聚集于细窄而延伸的表皮突内的小基底样细胞组成[1]。

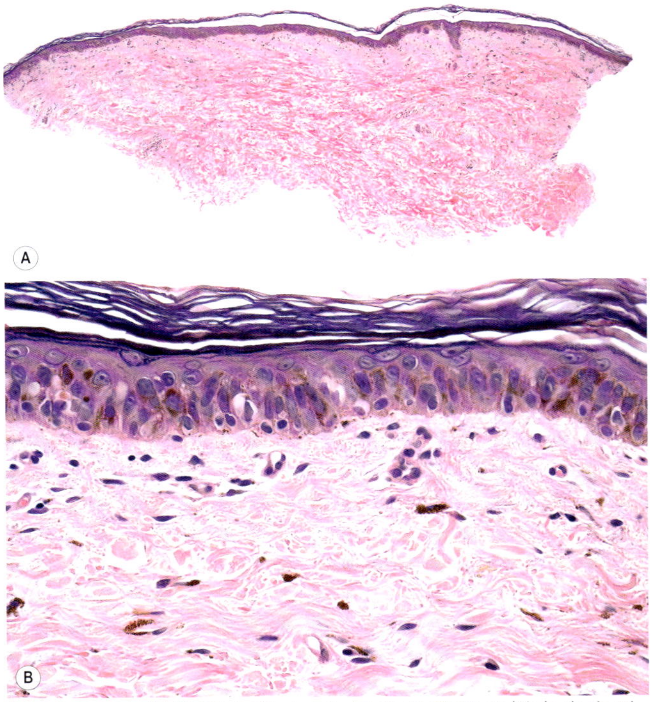

图24.27 大细胞棘皮瘤：（A）扫描视野下此例表皮扁平；（B）角质形成细胞体积增大，但无异型性。注意色素沉着

# 灰泥角化病

## 临床特征

灰泥角化病是发生于老年人四肢的疣状损害，更多见于男性[1-3]。损害是小的（1～2 mm）、边界清楚的、圆形或卵圆形疣状丘疹，灰色或棕色，常位于足、踝和手背（图24.28）[2-3]。前臂伸侧也常受累。皮损多发，常超过100个。丘疹表面呈灰泥状，容易剥离，其下表皮完整，伴有衣领状脱屑[2]。干燥病常常出现，患者常有散在的脂溢性角化症。

## 发病机制和组织学特征

本病的病因和发病机制仍然不明确。超微结构显示表皮分化正常，没有细胞内病毒颗粒的证据[4]。然而，对一名患有发疹性损害的个例研究证实有人类乳头瘤病毒DNA的存在[5]。

典型损害为致密的正角化和“山峰”状或教堂塔尖状棘层肥厚（图24.29）[2-3]。脂溢性角化症中的基底样细胞增生和角质囊肿形成等表现在本病中缺如[3]。没有明显的炎性改变。

## 鉴别诊断

灰泥角化病的组织学难以与疣状肢端角化病鉴别。与后者不同的是，灰泥角化病与毛囊角化病无关。

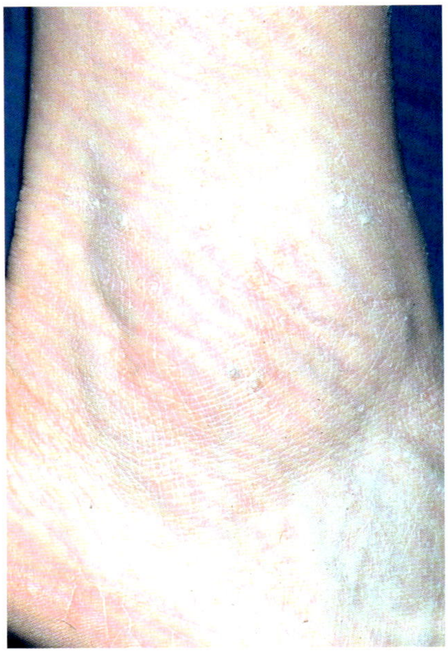

图24.28 灰泥角化病：典型临床表现为发生在老年男性的踝部多发性疣状损害（By courtesy of A. du Vivier, MD, King's College Hospital, London, UK.）

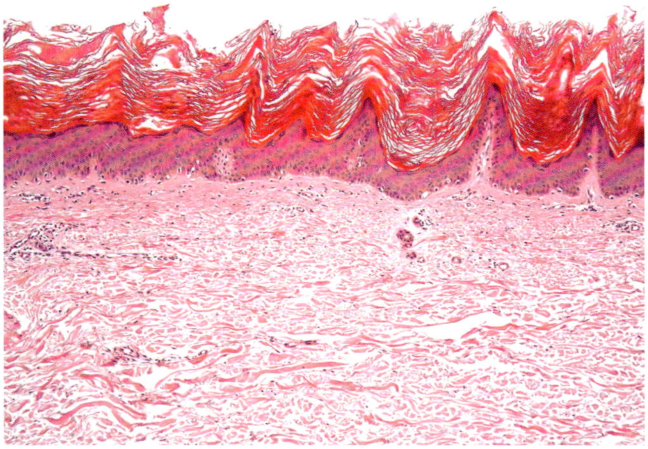

图 24.29 灰泥角化病：显著角化过度，棘层肥厚的表皮呈教堂塔尖样

## Borst-Jadassohn 表皮内上皮瘤

Borst-Jadassohn 表皮内上皮瘤是一种组织病理学改变，而不是一个临床病理学诊断[1]。曾认为该病是一个独特的临床病理学实体[2]，然而，其组织学表现可在不同病因的损害中见到，如鲍恩病、光线性角化病、单纯透明细胞棘皮瘤和脂溢性角化症，因此最好称其为一种组织学类型，而不是一种明确的疾病[3-4]。组织学特点是肿瘤细胞巢位于表皮内，并被正常角质形成细胞包绕（图 24.30）。

## 汗孔角化瘤

### 临床特征

汗孔角化瘤为近年来描述的一种疾病，其特点是具有汗孔角化病的组织学改变，但皮损孤立分布。该病好发于男性，中位发病年龄为 57 岁[1]。皮损为角化性斑块或结节，类似疣，可发生于多个解剖部位，但好发于肢体远端[1]。本病良性，与汗孔角化病无关。

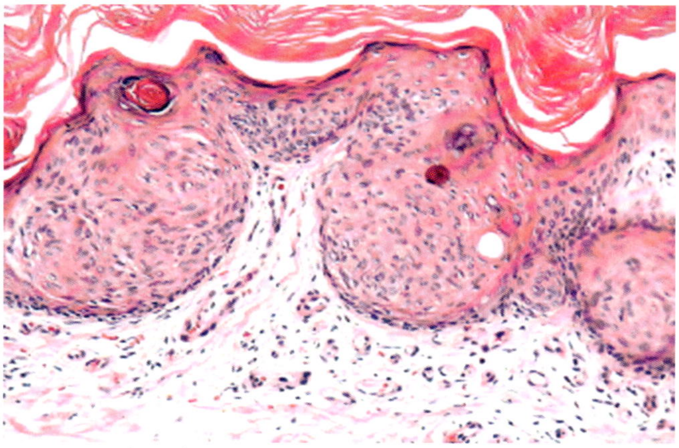

图 24.30 表皮内（Borst-Jadassohn）上皮瘤：此型代表一种克隆型脂溢性角化症

### 组织学特征

组织学上，汗孔角化瘤病变边界清楚，表皮显著增生及乳头瘤样增生，伴明显或宽的融合角样板形成，伴有角化不良和颗粒层消失[1]。病变与邻近的正角化过度区有一明显界限。真皮内非特异性炎症细胞浸润，轻度血管扩张。

## 银屑病样角化病

### 临床特征

银屑病样角化病的典型表现为孤立或偶尔多发的直径 0.5 ～ 3 cm 的红斑鳞屑性丘疹或斑块[1-2]。分布广泛，但好发于肢端。中位发病年龄为 66 岁[1-2]。无性别差异。无银屑病史。本病良性。

### 组织学特征

组织学与银屑病有些类似。病变界限清楚，显著不规则的疣状棘层肥厚，其上有明显的角化不全[1-2]。局灶或融合的角化不全内中性粒细胞聚集，颗粒层消失或减少[1-2]。乳头层见明显扩张的血管及淋巴细胞为主的慢性炎症细胞浸润。PAS 染色可除外真菌感染因素。

## 颗粒状角化不全棘皮瘤

### 临床特征

本病孤立发病，常见于成人，中位发病年龄为 59 岁。主要累及躯干和四肢。根据目前有限的资料显示，本病略多见于女性[1]。

### 组织学特征

特征性改变是角质形成细胞出现显著的颗粒状角

化不全，亦可见于颗粒状角化不全症（granular parakeratosis）中[1]。病变界限明显，呈内生性生长，类似腺样型脂溢性角化症，伴有漏斗部假囊肿形成[1]。真皮浅层丰富的慢性炎症细胞浸润，可出现苔藓样特点，混有嗜酸性粒细胞和组织细胞。

# 透明细胞棘皮瘤

## 临床特征

透明细胞棘皮瘤（Degos）是一种少见、多单发的肿瘤，好发于中老年人，罕见于年轻人[1-2]。偶可多发[3-5]或播散[6-8]。皮损常发生在下肢，为境界清楚的粉红色至鲜红色或棕色卵圆形丘疹或结节，直径 1 ～ 4 cm（图 24.31）[9]。皮损偶可发生在其他部位，如面部、前臂、躯干、腹股沟、阴囊、臀部、拇趾和乳头[9-12]。

有时透明细胞棘皮瘤表现为息肉状损害，有报道大的损害直径达 6 cm[11, 13-18]。极个别为深色素性损害[19]。损害通常有领口样脱屑及红点，轻微损伤后易出血[5]。临床表现与化脓性肉芽肿或小汗腺汗孔瘤类似。有个例报道透明细胞棘皮瘤在表皮痣上发生，与黑素细胞痣有关，也可出现在中厚移植皮片及银屑病斑块之上[17-22]。多发性损害则与鱼鳞病有关[23]。

## 发病机制和组织学特征

本病的确切性质尚不清楚，有不同的看法，有学者认为它是一种炎性表皮增生，为错构瘤或脂溢性角化症的一种亚型。绝大多数作者认为是一种良性肿瘤，其细胞来源有争论[24]。推测其细胞来源于表皮、皮脂腺和汗腺上皮。由于它富含糖原，角蛋白、内披蛋白阳性，癌胚抗原（CEA）阴性，因此一些作者认为其来源于毛囊外毛根鞘[24]。然而皮损内缺乏毛囊，所以此假说难以成立。由于显著表达上皮膜抗原（EMA），因此末端汗管来源说也不大可能[25]。近来发现有凝集素结合，提示可能是表皮来源[26]。胞内角蛋白、内披蛋白和聚丝蛋白（filaggrin）的免疫组化研究进一步支持表皮来源说，并且提出透明细胞棘皮瘤可能是一种炎症性皮肤病，而不是真性肿瘤[27-28]。近来的研究进一步支持该学说，提示本病类似银屑病，在透明细胞棘皮瘤中，角质形成细胞生长因子（KGF）表达上调，导致角质形成细胞增殖[29]。

透明细胞棘皮瘤有显著的棘层肥厚（常呈银屑病样），与两侧上皮分界清楚是其特征（图 24.32）。表皮突常融合。由于胞质内含有丰富糖原（以 PAS 染色证实），故细胞胞质透明（图 24.33）。可见数量不等的树突状黑素细胞，它们位于基底层，并与角质形成细胞一同混杂在其上表皮中[19, 30]。后一种情况在地中海血统的患者中更常见[31]。对于临床表现为深色素的病例，有时称其为透明细胞黑素棘皮瘤或色素性透明细胞棘皮瘤[32]，这是容易产生混淆的术语[19, 33]。附属器的上皮部分不受累。皮损内有中性粒细胞浸润是其特征，该区域上有角化不全。其下的真皮乳头常有毛

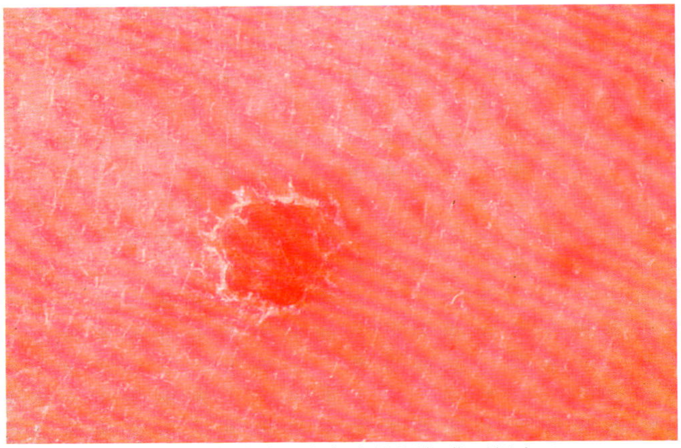

图 24.31　透明细胞棘皮瘤：老年女性胫部典型损害（By courtesy of the Institute of Dermatology，London，UK.）

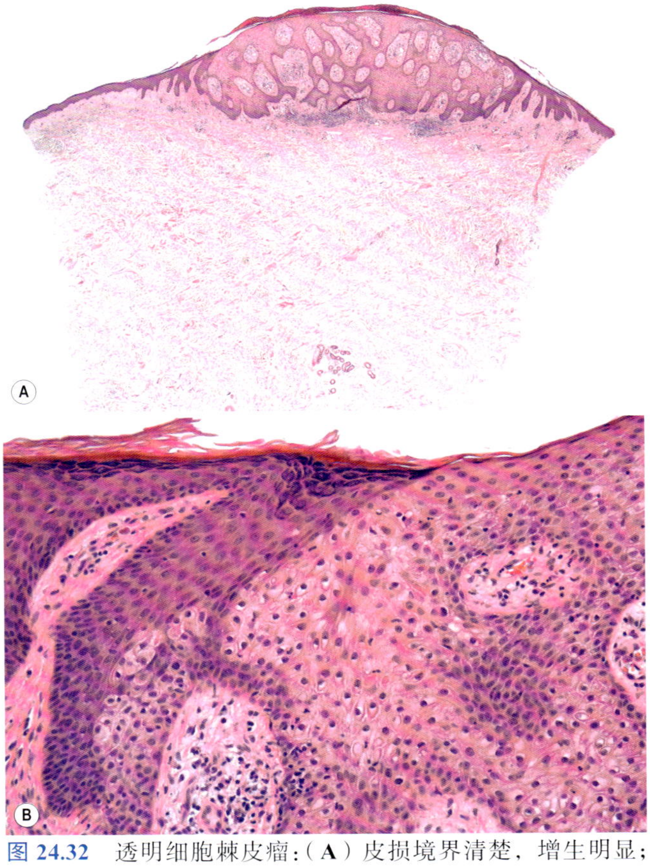

图 24.32　透明细胞棘皮瘤：（A）皮损境界清楚，增生明显；（B）尽管基底层细胞染色正常，但其上绝大多数上皮细胞显著淡染

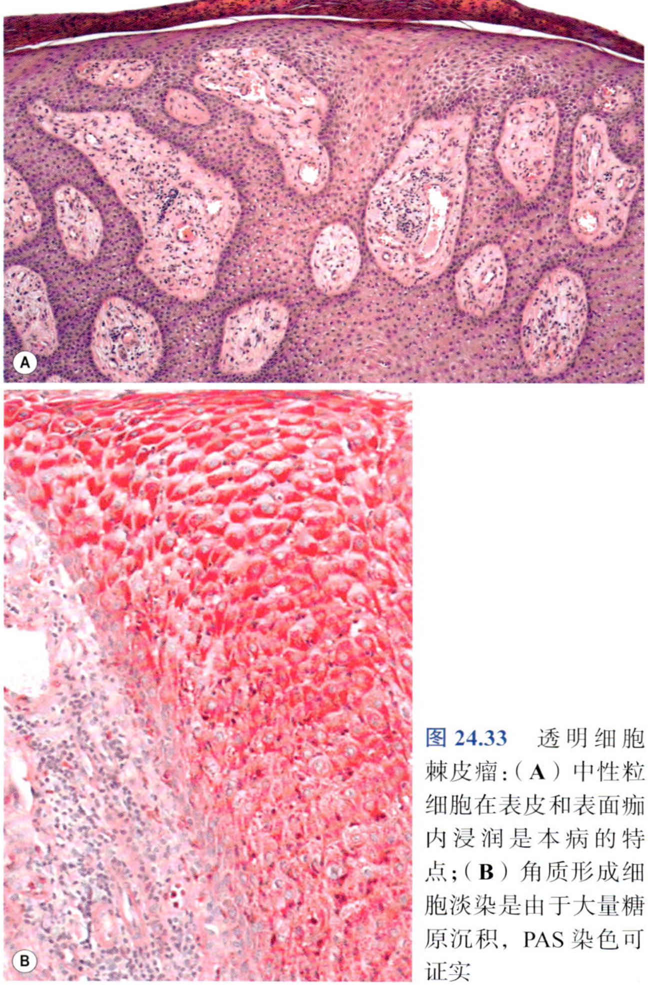

图 24.33 透明细胞棘皮瘤：(**A**) 中性粒细胞在表皮和表面痂内浸润是本病的特点；(**B**) 角质形成细胞淡染是由于大量糖原沉积，PAS 染色可证实

细血管扩张，可见以中性粒细胞为主的炎症细胞浸润，这些改变与银屑病重叠。

近来，有报道所谓非典型性透明细胞棘皮瘤，特点为细胞多形性和分裂活跃[34]。这是否代表一种真的变异尚不能确定。

# 假上皮瘤样增生

## 临床特征

假上皮瘤样（假癌样）增生表现为极度棘层肥厚，在组织学上与鳞状细胞癌相似。可见于：

- 慢性静脉淤滞
- 溃疡
- 慢性炎性疾病：例如坏疽性脓皮病、寻常狼疮、梅毒和真菌感染（如芽生菌病）、肥厚性扁平苔藓、虫咬性肉芽肿和溴疹
- CD30 阳性淋巴组织增殖性疾病和富含 CD30 阳性细胞的反应性疾病（更为罕见）

有时也见于一些肿瘤上方的表皮，如颗粒细胞瘤和纤维组织细胞瘤。

## 组织学特征

假上皮瘤样增生的组织学特征各异，从显著的不规则棘层肥厚到高度提示鳞状细胞癌（图 24.34）。此时，与鳞状细胞癌鉴别非常困难。诊断依赖于临床，并仔细观察周边真皮的组织学改变，以寻找诊断的线索。

# 基底细胞癌

## 临床特征

非黑素瘤皮肤癌主要包括基底细胞癌（BCC）和鳞状细胞癌（SCC），在美国是最常见的皮肤恶性肿瘤，估计每年发生率为 60 万～ 90 万[1-2]。在美国，BCC 占所有恶性肿瘤的 1/3 以上，发生率为黑素瘤的 18 ～ 20 倍。BCC（基底细胞上皮瘤）是最常见的皮肤恶性肿瘤，发病率是鳞状细胞癌的 4 ～ 5 倍，发病

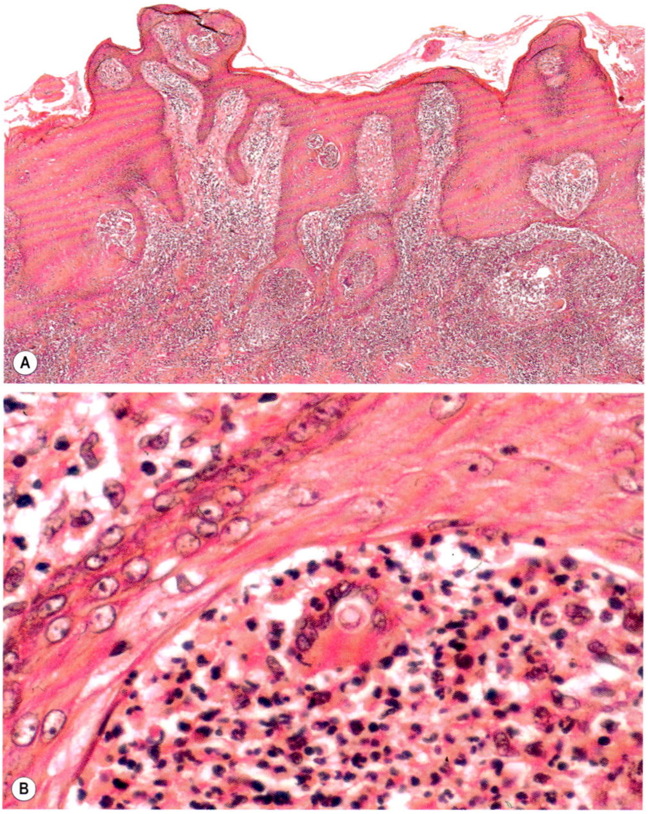

图 24.34 假上皮瘤样增生：(**A**) 显著不规则棘层肥厚深入真皮网状层。注意炎症；(**B**) 这是一例芽生菌病。多核巨细胞内有酵母菌

率每年上升 3% ~ 10%[1,3-6]。精确的发病率难以获得，在美国，1977—1978 年为 180/10 万，估计 1990 年为 191/10 万[7]。根据 1994 年的研究，基底细胞癌在美国男性中的发病率高达 407/10 万，女性为 212/10 万。发病率在不同地区有显著差异。北欧稍低，而澳大利亚的发病率在急剧增加[8-12]。基底细胞癌在男性中的发病稍多于女性，在黑人中罕见[5, 13-17]。基底细胞癌在东方人中常为色素性（占 BCC 的 55% ~ 75%）[18-19]。癌这一名称比上皮瘤好，尽管这些肿瘤极少转移，但可造成明显的组织破坏。特别是损害发生在头面部时，可以侵蚀鼻和眼窝内，甚至累及脑（图 24.35）[20-23]。

在日晒少的气候条件下，基底细胞癌是发生在老年人的一种肿瘤，发病年龄通常为 60 余岁或以上[5]。着色性干皮病、白化病、痣样基底细胞癌综合征和 Bazex 综合征时发生的 BCC 则要年轻。在日晒强的气候条件下，此病的发生要年轻得多，甚至没有相关基因异常的儿童也可受累[24-31]。早年发生的基底细胞癌更具侵袭性，但近来这一观点受到质疑[32-33]。基底细胞癌常多发，近来澳大利亚的一项研究证实，46% 的患者在初次诊断该病后的 10 年内可发生多个肿瘤[34]。

肿瘤的发生与过度日晒有关，因此面部是最常累及部位，但手背不常见。颈部、躯干和四肢近端也可发生，但较少见。发生在小腿者罕见[35]。其他不常见和罕见的部位包括外阴、阴茎、阴囊、肛周、臀部、乳头、乳晕、脐部、甲周、足趾、手掌、腋窝、甲弓、肉阜、泪管和口腔黏膜[36-74]。发生于阴囊部位者转移率高（13%），因此要特别注意（图 24.36）[44, 75]。基底细胞癌偶可并发静脉曲张溃疡，与肉芽组织相似，应当特别注意[76-77]。卷曲性边缘是诊断线索。基底细胞癌也可发生在不同原因的瘢痕上，如外科手术、烧伤和接种疫苗等，在感染性疾病，如黑热病和水痘愈合后的瘢痕上也可发生该病[78-91]。曾行放射治疗的部位基底细胞癌的发生风险增加，且具有潜在的高侵袭性、较高的局部复发率及远处转移率[92-95]。以往报道的在皮脂腺痣和皮肤纤维瘤基础上发生的 BCC，现在应考虑是毛母细胞瘤的变异型。

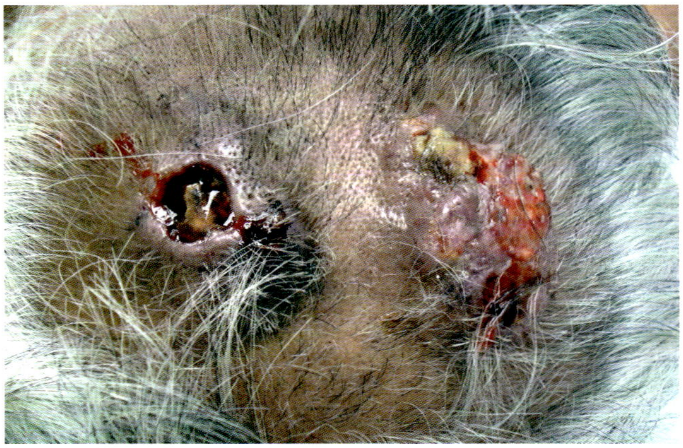

图 24.35　基底细胞癌：此患者头皮可见多发溃疡损害（By courtesy of J. Dayrit，MD，Manila，The Philippines.）

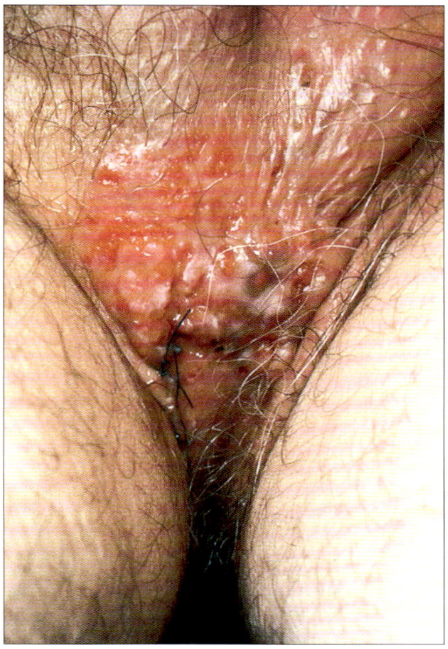

图 24.36　基底细胞癌：阴囊肿瘤十分罕见，但特别重要，因为其复发率和转移率高，死亡率高（By courtesy of the Institute of Dermatology，London，UK.）

基底细胞癌可与黑素瘤并发，既可以表现为冲撞瘤，也可以表现为黑素瘤转移至基底细胞癌处[96-106]。黑素细胞和基底细胞增生的紧密关系被称作“基底黑素细胞”肿瘤[107-109]。这是一种新的疾病，还是基底细胞癌处出现黑素瘤，目前仍有争议，需要更多的研究证实。

基底细胞癌也可并发其他损害，如 Winer 扩张孔、鲜红斑痣、动静脉畸形、肥大性酒渣鼻、藏毛窦、寻常狼疮、多发性毛发上皮瘤以及发生在毛发和皮肤移植部位[110-126]。基底细胞癌也可发生在一些系统疾病基础上，如慢性淋巴细胞白血病[127]。有报道在吸烟和人工晒黑的青年女性中，基底细胞癌的发生率增加，在某种程度上，上唇的肿瘤也表现出同样的性别倾向[128-129]。

基底细胞癌分为五种主要的临床亚型，在某种程度上与其生长模式和治疗有关。结节型和硬斑病样基底细胞癌最常见于头部和颈部，而浅表型更好发于躯干[130]。

- 结节型 / 溃疡型（45% ~ 60%）
- 弥漫型（浸润和硬斑病样）（4% ~ 17%）
- 浅表型（多灶型）（15% ~ 35%）
- 色素型（1% ~ 7%）
- Pinkus 纤维性上皮瘤型[131-134]

## 溃疡型

溃疡型基底细胞癌（侵蚀性溃疡）初期为半透明性小丘疹，呈黄色、粉红色或珍珠样外观。表面因牵张而变薄，覆盖于整个肿瘤表面，并常有一些扩张的血管。随着肿瘤增大，中央发生糜烂和溃疡（图

24.37 ～ 24.43）。有不愈合的溃疡史是其特点。溃疡边缘锐利，有典型的卷边状边缘。

### 结节囊肿型

结节囊肿型肿瘤呈分叶状，常无溃疡，可被误诊为皮肤囊肿。肿瘤可长得很大，直径达 2 cm 或更大，并表现为光滑珍珠样结节，常伴有血管扩张（图

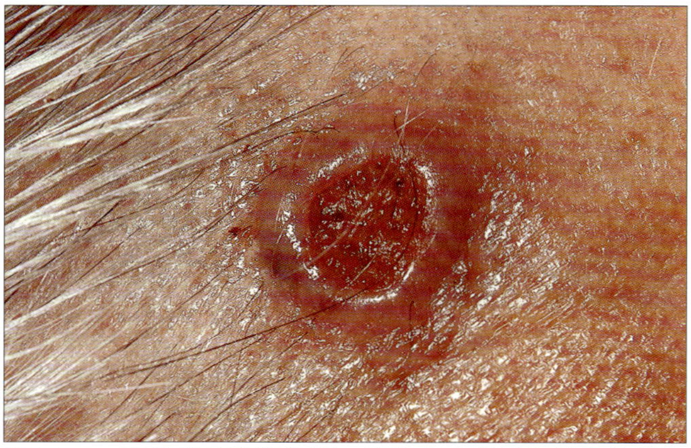

**图 24.37** 溃疡型基底细胞癌：注意中央溃疡和特征性卷边（By courtesy of R.A. Marsden，MD，St George's Hospital，London，UK.）

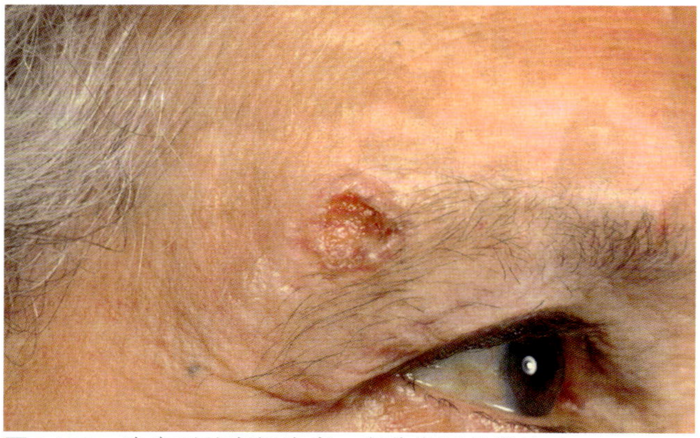

**图 24.38** 溃疡型基底细胞癌：充分发展的卷边（By courtesy of the Institute of Dermatology，London，UK.）

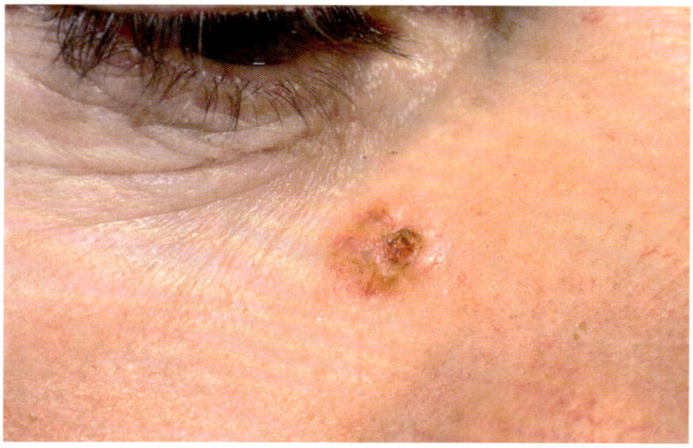

**图 24.39** 溃疡型基底细胞癌：上颊部典型损害（By courtesy of the Institute of Dermatology，London，UK.）

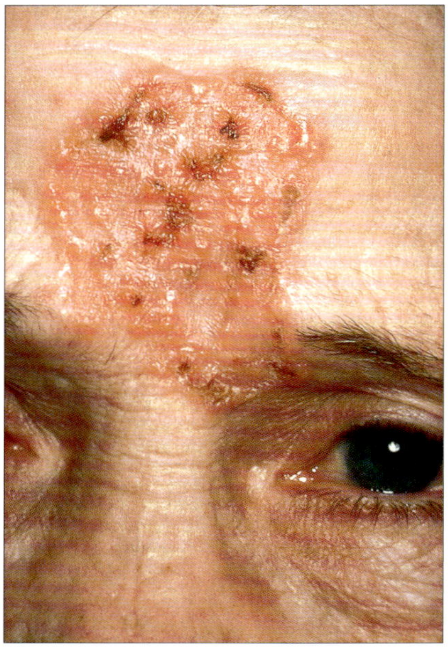

**图 24.40** 溃疡型基底细胞癌：更广泛的损害，显示中央部位愈合（By courtesy of R.A. Marsden，MD，St George's Hospital，London，UK.）

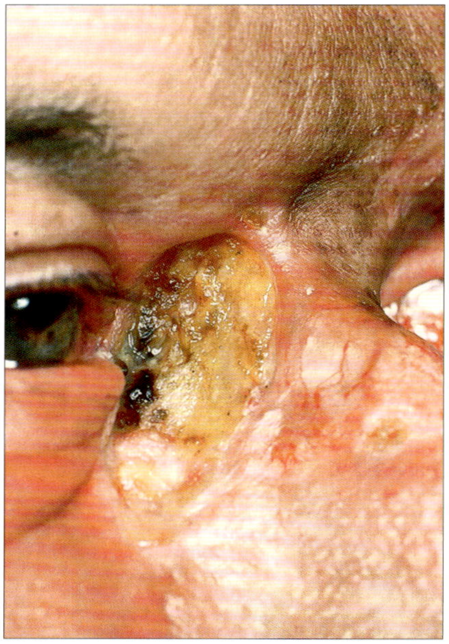

**图 24.41** 溃疡型基底细胞癌：本例显示广泛的鼻部破坏（By courtesy of the Institute of Dermatology，London，UK.）

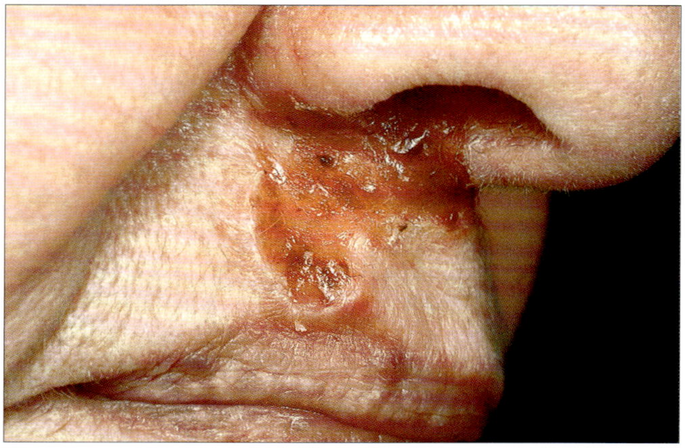

**图 24.42** 溃疡型基底细胞癌：对该型来说，很重要的一点是排除神经周围的浸润，因其会导致很高的复发率（By courtesy of the Institute of Dermatology，London，UK.）

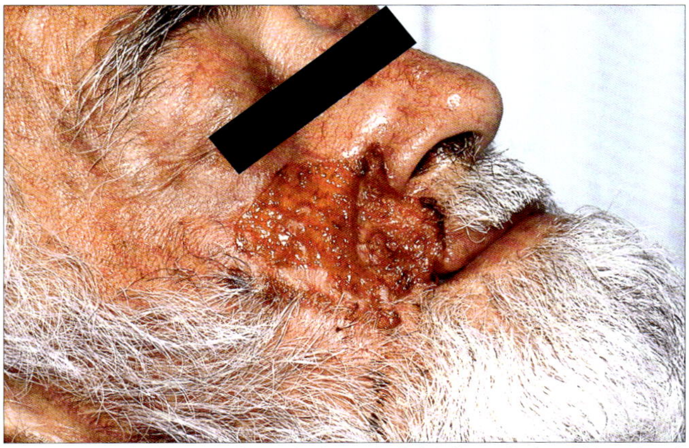

图 24.43 溃疡型基底细胞癌：该病例表现为广泛的面部受累（By courtesy of N. Saxe，MD，University of Cape Town and Groote Schuur Hospital，Cape Town，South Africa.）

24.44、24.45）。

## 弥漫型

弥漫型有几种类型，临床上分界不清。典型为硬斑病样或硬化性基底细胞癌。表现为扁平、白色-粉红色斑块，有硬结和局限感，有几年的缓慢生长史（图 24.46）。与结节溃疡型不同，硬斑病样型一般没有明显的半透明损害。不过当皮损中纤维成分密度较小时，可见到一些半透明现象，在良好的光线下，绷紧皮肤时最明显。糜烂、结痂或溃疡常见，皮损中央有瘢痕或消退愈合区域。硬斑病样基底细胞癌治疗困难，病理中肿瘤的范围常大大超过临床估计范围。

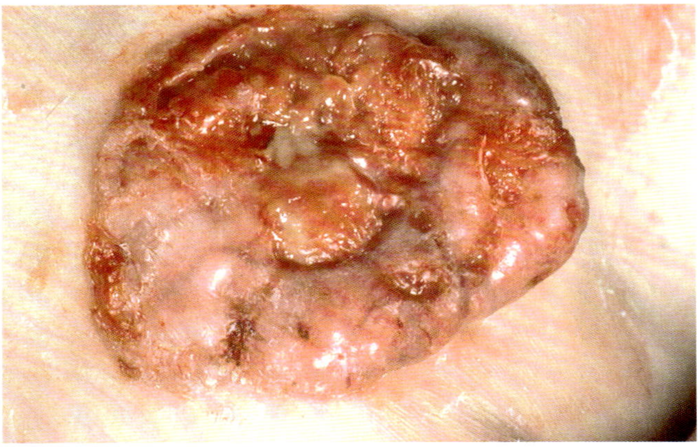

图 24.44 溃疡型基底细胞癌：此例表现为巨大多结节损害伴局部溃疡形成。在西方国家，肿瘤如此巨大者少见（By courtesy of the Institute of Dermatology，London，UK.）

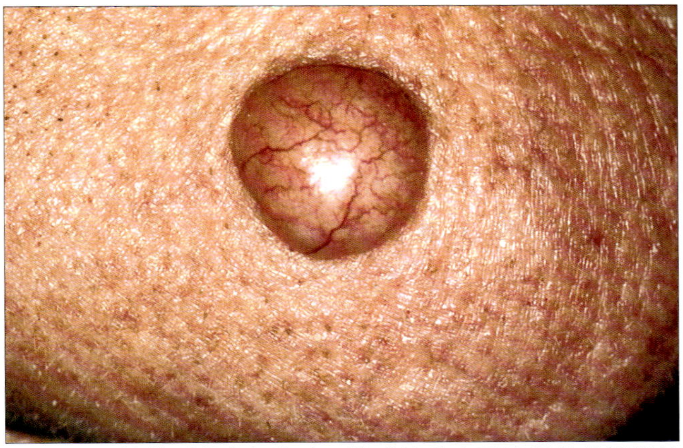

图 24.45 结节型基底细胞癌：注意结节表面特征性的扩张的血管（By courtesy of R.A. Marsden，MD，St George's Hospital，London，UK.）

## 浅表型

浅表型基底细胞癌为发生在躯干的、缓慢扩大的鳞屑性红斑，发现时常已存在几年之久（图 24.47）。此种皮损可与银屑病混淆，特别在多发时。皮损中央皮肤常完好，有时可见溃疡。仔细检查有时可发现一个纤细的半透明滚边，这非常有助于诊断。摄入砷剂者可出现多发性浅表型基底细胞癌（同样情况亦可见于光线性角化病和鲍恩病）。

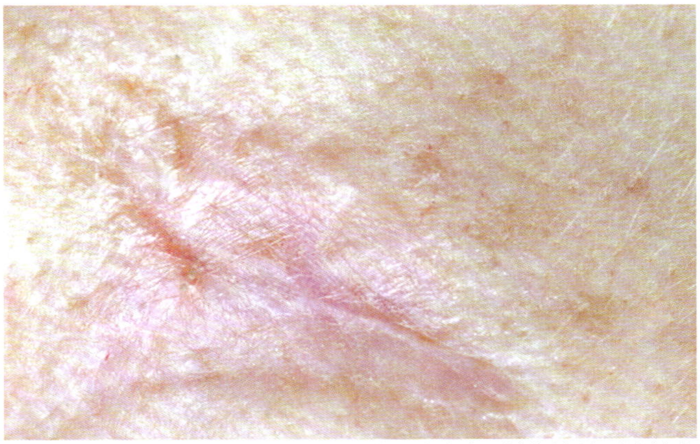

图 24.46 硬斑病样基底细胞癌：特征为白色-粉色境界不清的扁平损害（By courtesy of the Institute of Dermatology，London，UK.）

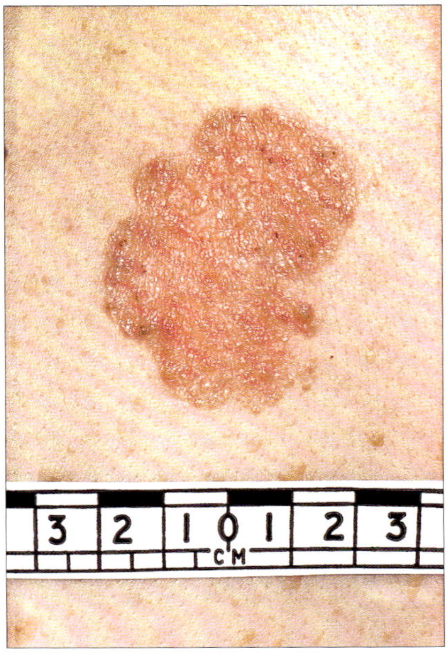


图 24.47 浅表型基底细胞癌：注意红斑和脱屑。临床易被误诊为湿疹或银屑病。难以确定准确的边界（By courtesy of R.A. Marsden，MD，St George's Hospital，London，UK.）

## 色素型

无论浅表型还是局限性基底细胞癌都可含有色素，色素可呈片状或均匀分布。临床上，色素型基底细胞癌应与黑素瘤鉴别（图 24.48 ～ 24.50）[135]。

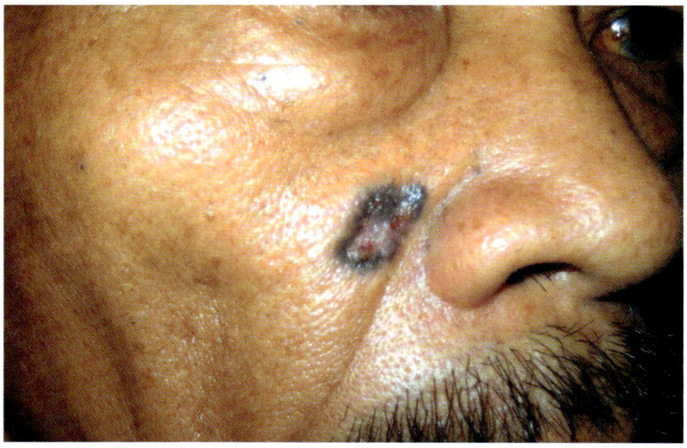

图 24.48 色素型基底细胞癌：此型含有色素，有时临床上可与恶性黑素瘤混淆（By courtesy of J. Dayrit，MD，Manila，The Philippines.）

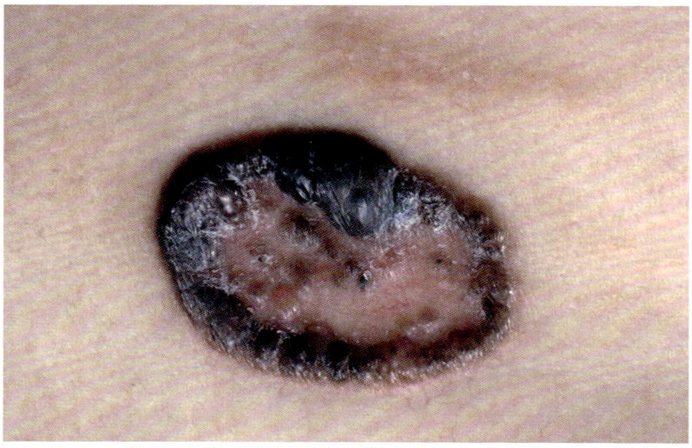

图 24.49 色素型基底细胞癌：该色素显著增加的病例易误诊为黑素瘤，中央可见消退（By courtesy of the Institute of Dermatology，London，UK.）

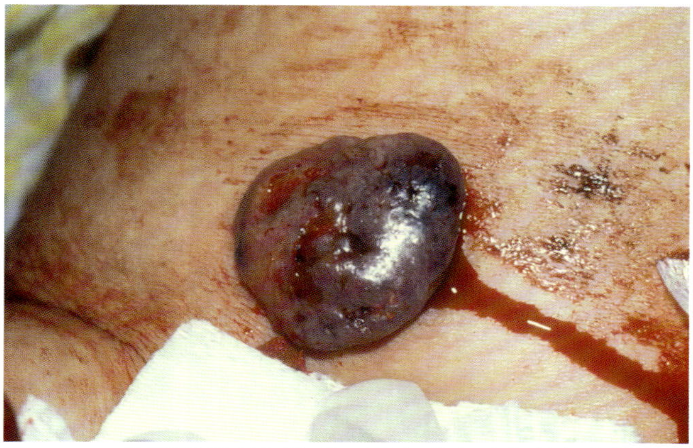

图 24.50 色素型基底细胞癌：可表现为巨大的色素性结节损害，临床少见（By courtesy of the Institute of Dermatology，London，UK.）

## 巨大基底细胞癌

巨大基底细胞癌的定义为直径 10 cm 或以上、好发于躯干的基底细胞癌（图 24.51）。此型是一种高度变异的基底细胞癌，转移率高（30%），并且有相当高的死亡率[136-137]，尽管近期对 7 例患者的研究并未发现转移的证据[138]。此型的发生常与被忽略有关。患者多有饮酒和吸烟的习惯[137，139]。

其他少见临床表现有线样基底细胞癌、单侧基底细胞癌、息肉状基底细胞癌和带蒂的基底细胞癌。

- 线样基底细胞癌好发于老年人的颈部、眼睑和眼角中央，为不明显的线状损害[124，140]。
- 息肉状基底细胞癌是最近报道的，发生于老年人，为外生性有蒂的息肉状损害。根据有限的报道，好发于头皮和耳部[141-143]。曾报道一例多发漏斗状囊肿性基底细胞癌患者，其皮损单侧分布，位于口周，临床呈惰性[144]。

肿瘤治疗后复发率差别很大（1% ～ 8.7%），取决于皮损部位、大小、组织学类型和最初的治疗是否适宜[5，131，136，145-161]。面部肿瘤，特别是在鼻子、眼、唇和耳周围的肿瘤，最容易复发，尤其是直径大于 2 cm 时（图 24.52）[5，132-133]。硬斑病样型、变异型和浸润型的复发率最高[5，132，162]。浅表型基底细胞癌因难以判断肿瘤的解剖学边界，所以有高度复发的风险。合并有慢性淋巴细胞白血病的患者 Mohs 术后有更高的局部复发风险，独立于其他的预后因素，如肿瘤类型和厚度[163]。

基底细胞癌的全身蔓延罕见，其发生率为 0.0028% ～ 0.55%[164-165]。转移更常发生于男性，发生转移者的平均年龄（45 岁）比非转移者小（61 岁）[5]。绝大部分肿瘤发生在头皮、耳和颈部，患者曾有其他皮肤病的放射治疗史，或对这一肿瘤行放射治疗，但并不成功[164，166]。绝大部分肿瘤大，侵犯深，可显示淋巴血

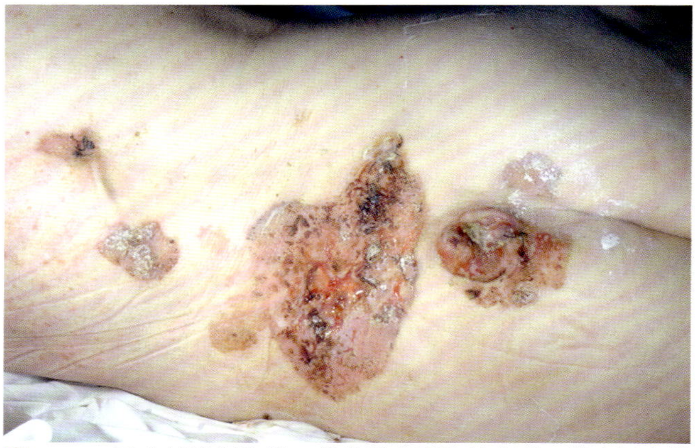

图 24.51 巨大基底细胞癌：多发浅表型和结节型，伴有巨大损害（By courtesy of the Institute of Dermatology，London，UK.）

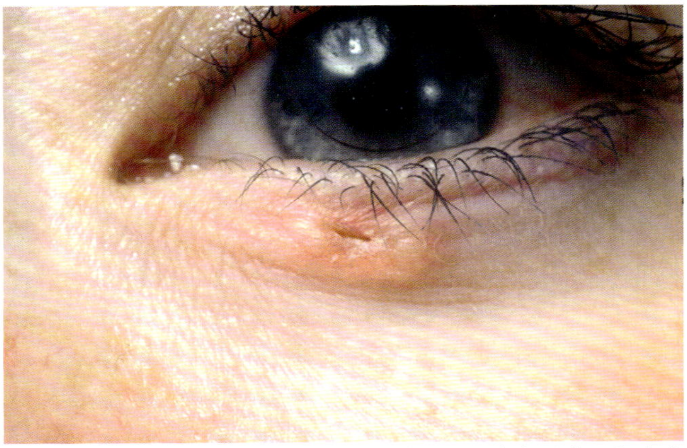

图 24.52 基底细胞癌：肿瘤累及眼周组织，治疗困难，复发率高（By courtesy of the Institute of Dermatology，London，UK.）

管侵犯[167-168]。最常见的转移部位是淋巴结（65%）、肺（34%）、骨（18.5%）和皮肤（18.5%）[164，169-172]。其他转移部位包括腮腺[173]、肝[174]、口腔和耳道[175]。在转移性基底细胞癌中发现有继发性淀粉样变[176-177]。预后非常不好。

## 发病机制和组织学特征

基底细胞癌由类似于表皮基底层和毛囊的细胞岛及环绕其外围的纤维基质两种成分组成。基底细胞癌来源于未分化的多能表皮干细胞。这些细胞起源于毛囊间的基底细胞或毛囊或皮脂腺中的干细胞，免疫组化和超微结构与毛母质细胞有许多共同特点[178-179]。由于基质具有依赖性，基底细胞癌可向皮肤任何附属器分化，其发病机制可能是有缺陷的胚胎分化的再现。动物的表皮真皮再结合实验显示，来源于特定部位的真皮在特定时间窗决定了异位表皮中的附属器发育与否。曾发现基底细胞癌在静脉淤滞的纤维化基础上发生，尽管没有得到证实，但这很可能提示真皮损伤导致的基底样细胞变化是许多基底细胞癌的发病机制。

多达 80% 的基底细胞癌发生在头颈部，这与过度暴露于紫外线的照射和对淡色皮肤没有提供足够的防护关系最大，尽管不是完全有关[131，180-182]。然而，其与日光的关系复杂，且未完全弄清。除了与 20 岁前过度休闲性日晒有关外，基底细胞癌尤其与雀斑发生的程度和儿童期严重晒伤史有关[3，183]，在容易被晒伤，而不是被晒黑的儿童中尤其明显[3]。与职业日晒及成人休闲日晒的关系则不确定[3，59，184]。红发与基底细胞癌发病率增加有关，而南欧血统则有保护作用[3，183，185]。与鳞状细胞癌类似，基底细胞癌也可能是 PUVA 治疗的一种并发症[186]。

辐射、境界射线损伤、烧伤、文身和其他物理损伤也与基底细胞癌有关[187-193]。基底细胞癌有时是长期摄入砷剂或接触煤焦油制剂的并发症。免疫抑制患者，如接受器官移植之后、感染 HIV、或患白血病 / 淋巴瘤者发生基底细胞癌的概率更高[194-204]。尽管有报道基底细胞癌是皮脂腺痣的一个并发症，但在大多数病例中更有可能是毛母细胞瘤[87，205]。发生在线状表皮痣中的情况罕见[206]。

痣样基底细胞癌综合征（Gorlin-Goltz 综合征）是一种早年发病的多发性基底细胞癌，研究发现，本病系与人类同源的果蝇属基因 patched（*PTCH1*）的突变所致，该基因位于染色体 9q22.3[207-208]。在家族性及散发性基底细胞癌中发现这一区段的杂合性丢失，这提示 *PTCH1* 是一种抑癌基因[207]。在 30% 的散发性基底细胞癌中发现有 *PTCH1* 突变[209-211]。所有突变都是非活性的，进一步证实 *PTCH1* 是一种肿瘤抑制基因。PTCH1 是 Sonic hedgehog（Shh）信号通道的一员，与细胞增殖的控制有关[212]。它是一种跨膜蛋白，是 Shh 的受体[213-214]。PTCH1 与 smoothened（Smoh）形成一种受体复合体，这是一种有 7 个跨距（span）的跨膜蛋白[215-216]。当配体与 Shh 结合后，PTCH1 对 Smoothened 的抑制功能被解除，这导致锌指转录因子 GLI-1 的活化。其他一些证据也证实了 Shh 信号途径在散发性基底细胞癌发生中的重要性。对散发性基底细胞癌的突变分析表明，是 Shh 途径而不是 PTCH1 发生了细胞基因突变。

在人类 smoothened[217]及 sonic hedgehog[218]基因中发现的活性突变意味着它们分别是原癌基因或主要癌基因。另外，在一项研究中发现所有散发性基底细胞癌均有 Shh 途径下游靶点 GLI-1 的过度表达[219]。动物模型资料提供了在基底细胞癌肿瘤的发生中 Shh 作用的间接证据，缺失一个 *PTCH1* 基因的转基因鼠在紫外线照射后发生基底细胞癌[220-222]。相反，转基因鼠过度表达 Shh 或 Smoh 可引起表皮出现类似基底细胞癌的增生，过度表达 GLI-1 除会导致基底细胞癌之外，还可致若干皮肤肿瘤，包括毛囊肿瘤[217-218，223]。此外，GLI-2 的 β 异构体在人类基底细胞癌中有过度表达。其活性域可致 Shh 信号通路表达上调，最终导致基底细胞癌。GLI-2 还可连接 GLI-1 启动子，是参与调节表皮增殖和肿瘤发生的重要因素[224-225]。GLI-2 进一步上调 caspase8 抑制因子 cFlip，导致死亡配体介导的肿瘤细胞凋亡抵抗[226]。

Shh 信号途径与 Wnt 信号级联有关。这一途径的活化导致 β- 联蛋白核易位，后者继而作为一个转录因子发挥作用。一项分析发现，基底细胞癌中超过 50% 有 β- 联蛋白核易位[227]。近来数据证实 Wnt/β-

联蛋白信号由活化的 Shh 信号活化，这在基底细胞癌的产生中是必需的[228-229]。

参与基底细胞癌发生的其他途径还有肿瘤抑制基因 *p53* 的突变[230]。*p53* 基因突变见于多种人类癌症，如鳞状细胞癌和基底细胞癌。在基底细胞癌中，*p53* 基因突变率超过 50%。UVB 照射可造成 DNA 损伤，该损伤位于 *p53* 的突变热点，被称为 UV 签名。已证实这种签名在基底细胞癌 *p53* 突变中大约占 65%，但与肿瘤类型无关。基底细胞癌患者似乎对 UV 导致的 DNA 损伤修复能力下降[231-232]。这些发现进一步提供了 UV 照射与基底细胞癌的发生相关的分子学证据。相比之下，在散发性基底细胞癌中，UV 签名仅发生在 40% 的 *PTCH1* 突变中。这种较低的 UV 签名突变发生率意味着除 UV 照射外，还有其他致突变因素参与基底细胞癌的发生，这得到下述发现的进一步支持，即体外发现 UV 照射降低了细胞间 PTCH1 的 mRNA 水平，该 mRNA 参与活化蛋白 -1（AP-1）通路的激活[233]。

曾有报道基底细胞癌中 BAX（bcl-2 相关 X- 蛋白）基因的突变[234]。这种蛋白可能结合及灭活 bcl-2，导致凋亡的加速。BAX 是 p53 依赖性蛋白[235]。

关于基因表达微阵列的初步资料显示，与周围的表皮基底角质形成细胞相比，基底细胞癌显示出不同的基因表达形式，而且侵袭性组织学亚型（如硬斑病型基底细胞癌）与惰性的组织学亚型（如结节型和浅表型基底细胞癌）的基因表达谱不同[236-237]。

基底细胞癌常源自其上的表皮（图 24.53）。肿瘤细胞小，核深染、圆形或卵圆形、形态一致，胞质很少（图 24.54）。无细胞间桥，常见有丝分裂象和凋亡（图 24.55、24.56）。

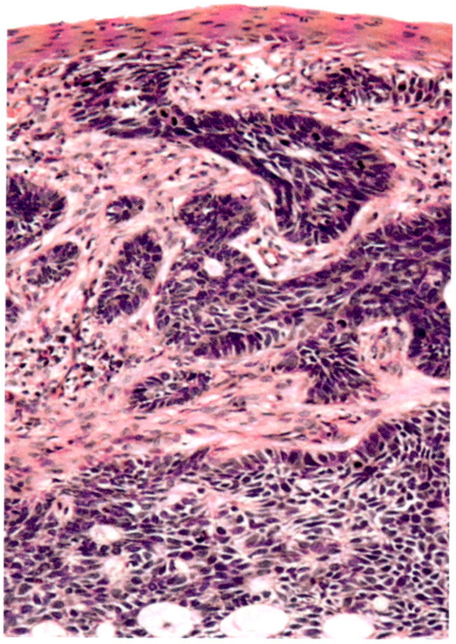

**图 24.53** 基底细胞癌：可清楚看到肿瘤来源于表皮

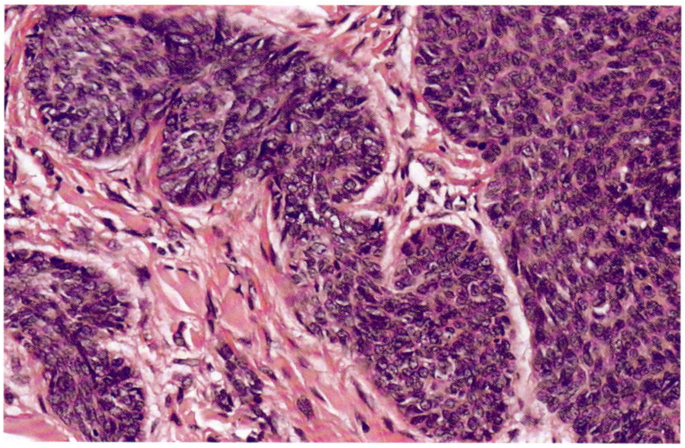

**图 24.54** 基底细胞癌：瘤细胞胞质边界不清，含卵圆形嗜碱性空泡性核

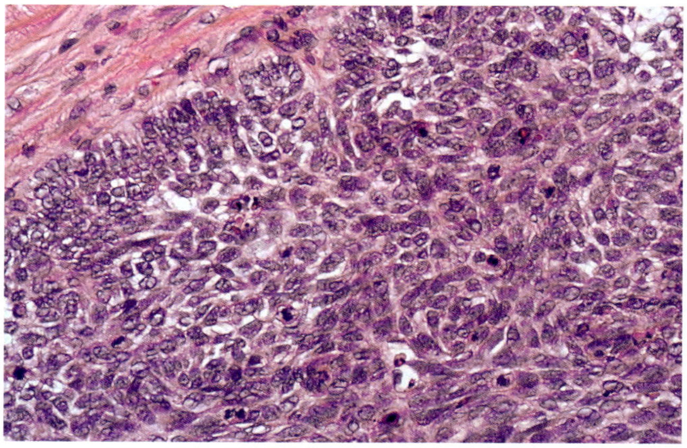

**图 24.55** 基底细胞癌：常见大量有丝分裂

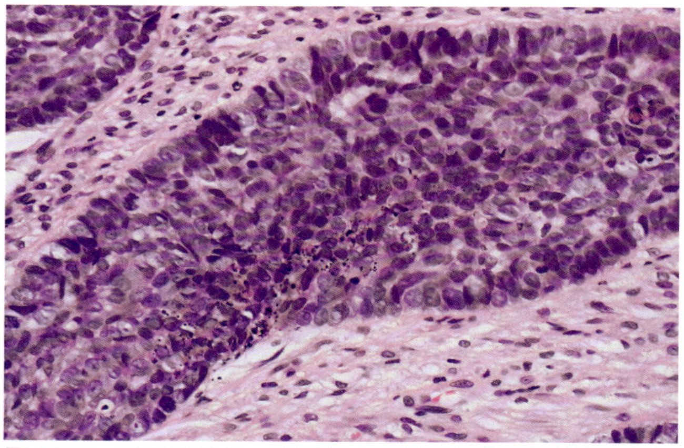

**图 24.56** 基底细胞癌：有时凋亡明显。尽管有较多有丝分裂象，但许多肿瘤生长缓慢

下面介绍不同组织学类型[238]。

## 结节囊肿型基底细胞癌

在所有基底细胞癌中，大约 75% 为结节囊肿型，肿瘤为基底样小叶组成的形状和大小不同的团块，境界较清楚（图 24.57 ～ 24.59）。肿瘤为实体性或中央呈囊性扩张，团块周边的细胞呈栅状排列（图 24.60 ～ 24.63），周围有不同质地和数量的间质，但常疏松并

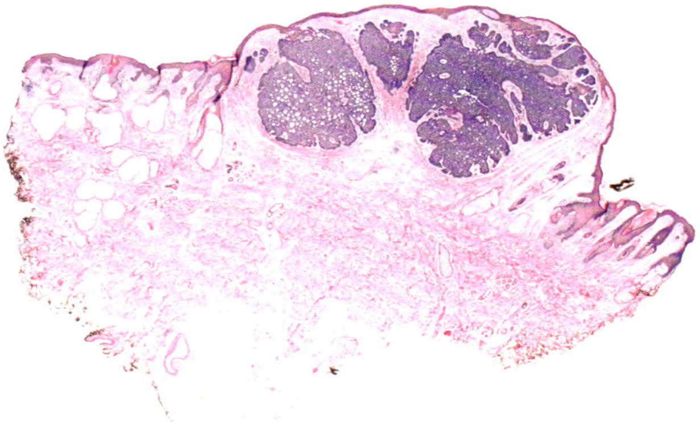

图 24.57　结节型基底细胞癌：扫描视野下眼睑部典型损害

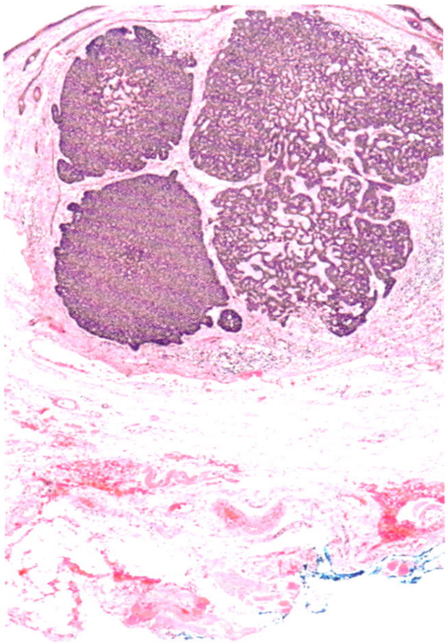

图 24.58　结节型基底细胞癌：境界清楚的肿瘤团块

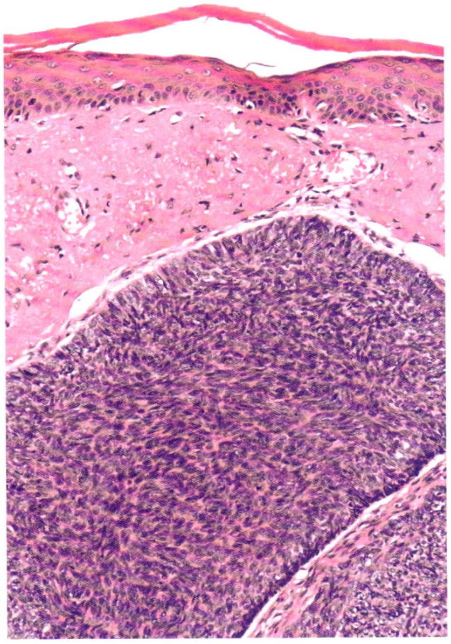

图 24.59　结节型基底细胞癌：显著日光性弹性组织变性。注意肿瘤周围栅状排列结构

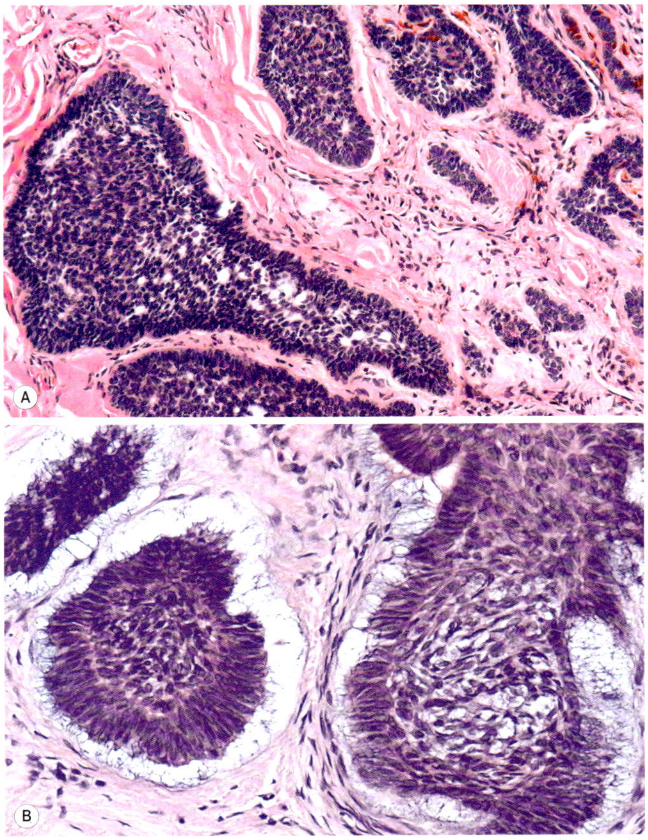


图 24.60　结节型基底细胞癌：（**A**）肿瘤周围细胞呈典型栅状排列；（**B**）人工收缩间隙为其特征

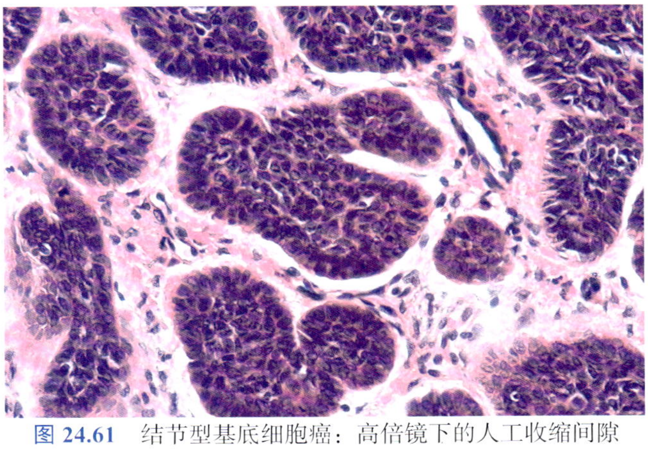

图 24.61　结节型基底细胞癌：高倍镜下的人工收缩间隙

富含黏液，主要是透明质酸。组织固定常使得黏液收缩，呈现出肿瘤团块与其周围基质分离这一特征性改变。这种收缩也与附着其周围的基底膜异常有关，如大疱性类天疱疮抗原表达减少，半桥粒以及锚纤维数量减少[239-241]。

66% ～ 75% 的基底细胞癌基质中出现淀粉样变，常常发生在侵袭性的边缘处（图 24.64）[242]。淀粉样变可出现在所有类型中，是细胞凋亡所致，可能由角蛋白组成[243]。骨化生形成罕见[244-245]。

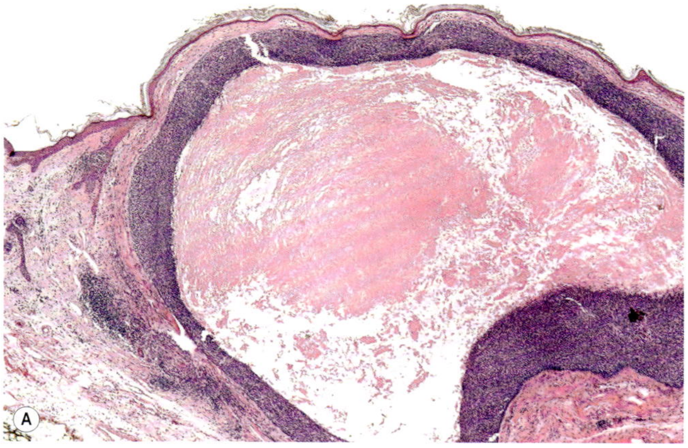


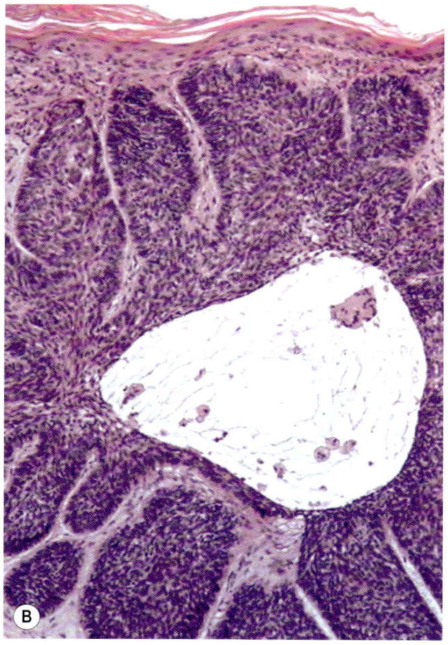


**图 24.62** 结节囊肿型基底细胞癌：(**A**)扫描视野下的典型损害；(**B**)囊内含有丰富的基质黏液

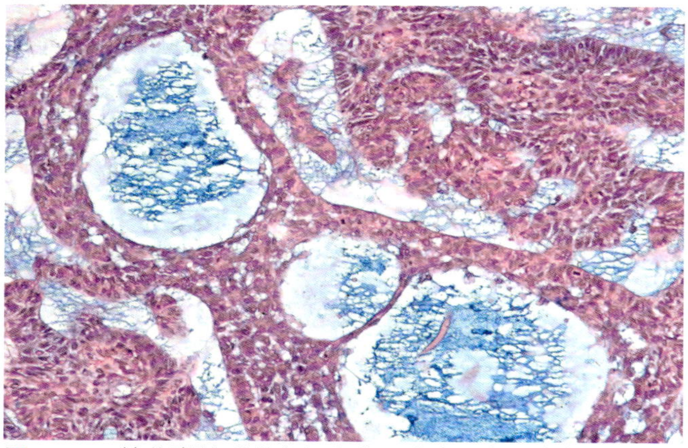

**图 24.63** 结节囊肿型基底细胞癌：黏液阿辛蓝染色（pH2.5）阳性

## 腺样型基底细胞癌

基底样细胞排列呈网状，基质几乎完全为黏液，有时类似腺体形成（图 24.65）。

## 微结节型基底细胞癌

以增生的基底样细胞呈小巢状排列为特征（图

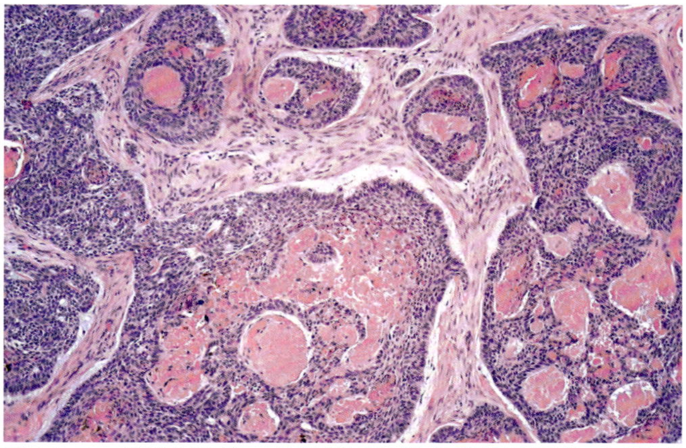

**图 24.64** 基底细胞癌：此视野可见淀粉样物质沉积，无临床意义

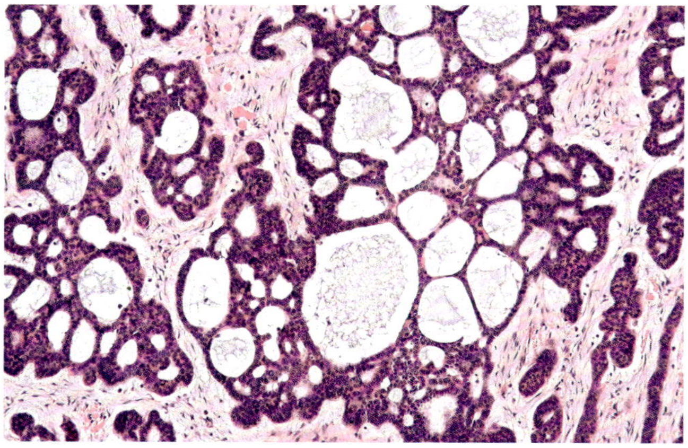

**图 24.65** 腺样型基底细胞癌：特征是假腺样结构

22.67、22.68）。周边栅状排列常不如结节囊肿型明显，而且缺乏人工收缩间隙。此型常有真皮和皮下组织的浸润，因此局部复发率较高[246]。

## 浸润型基底细胞癌

特征是小而不规则的基底样细胞团块，边缘呈锯齿状，周边栅状排列不明显（图 24.68）[133，162，247]。与硬斑病样型不同，基质常很疏松并有明显黏液。肿瘤浸润广泛，累及周围神经并不少见[134]。浸润也可见于结节溃疡型。

## 硬斑病样（硬化）型基底细胞癌

与浸润型相似，硬斑病样型基底细胞癌由细条索状和巢状基底样细胞组成，周边栅状排列不明显。周围基质致密、硬化，使临床皮损硬韧如硬斑病（图 24.69）[248-249]。广泛侵犯和周围神经浸润并不少见[250]。

## 角化型基底细胞癌

角化是基底细胞癌的一种罕见特征，表现为角质

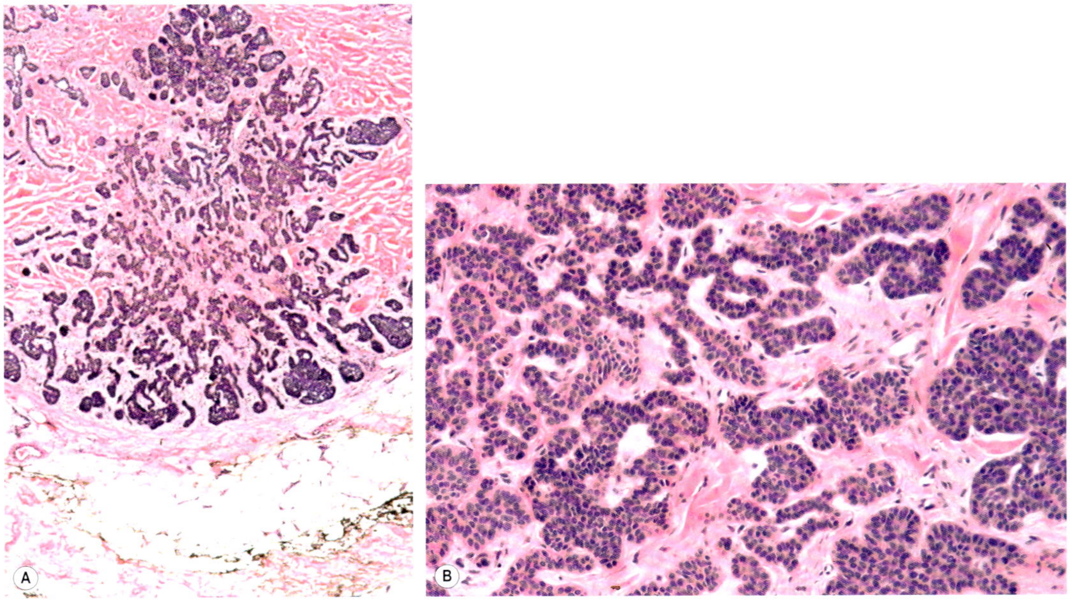

图 24.66 微结节型基底细胞癌：（A）低倍镜下可见小的、相对一致的肿瘤结节；（B）此型特点是无收缩间隙。活跃的有丝分裂和凋亡有助于将其与毛发上皮瘤鉴别

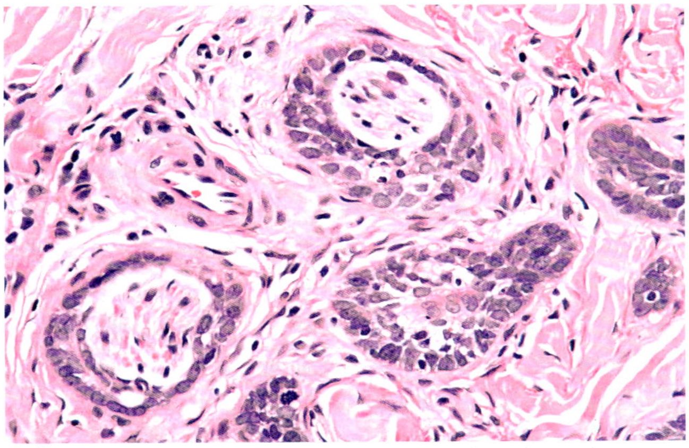

图 24.67 微结节型基底细胞癌：神经周围浸润

囊肿形成（图 24.70）。角化型基底细胞癌很难与家族性毛发上皮瘤鉴别[251-252]。当怀疑此病时，特别是对于老年人，建议应当按基底细胞癌治疗。

## 变异型（基底鳞状）基底细胞癌

当肿瘤发生灶性鳞状分化时，称其为“变异”或基底鳞状基底细胞癌，由于此型常呈浸润性生长，所以轮廓不清，且远处转移风险增加（图 24.71）[253-258]。

## 色素型基底细胞癌

基底细胞癌中色素增加可能出现在树突状黑素细胞和基质中的巨噬细胞之中（图 24.72）[134]。临床

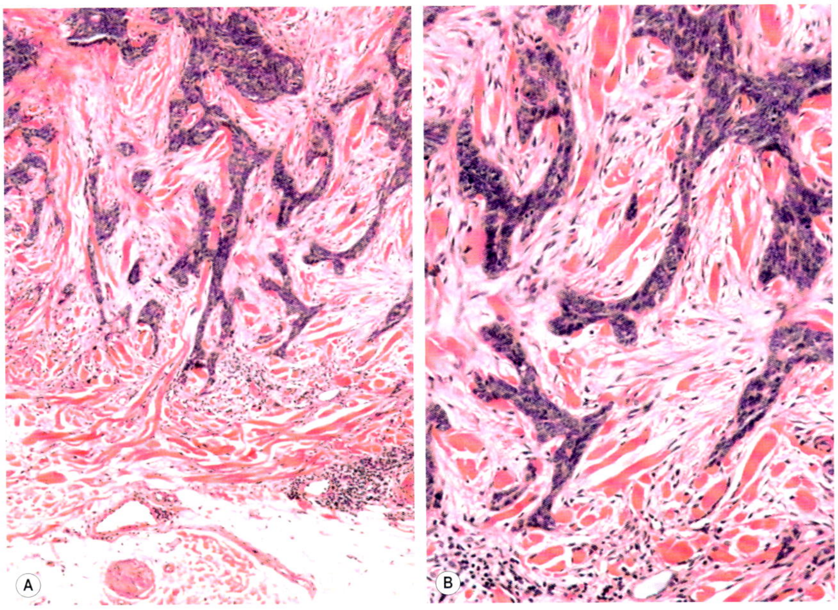

图 24.68 浸润型基底细胞癌：（A）肿瘤呈窄索条状，周围是富含黏液的基质；（B）高倍镜视野

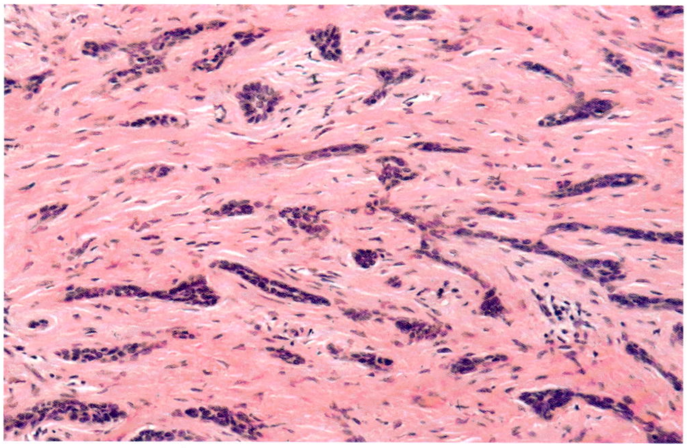

**图 24.69** 硬斑病样型基底细胞癌：特征是肿瘤细胞被致密纤维间质压迫成索条状，不含黏液

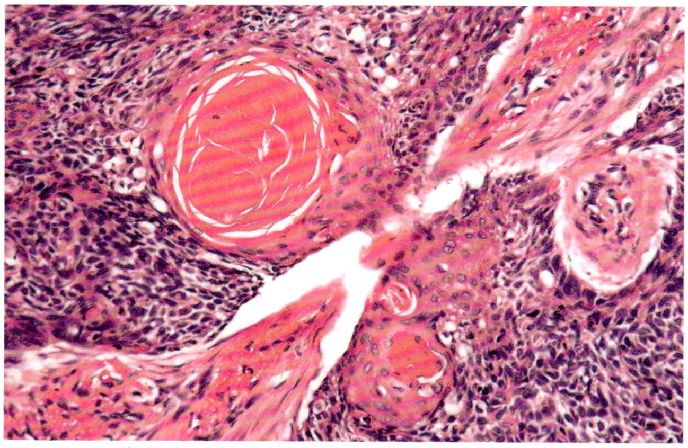

**图 24.70** 角化型基底细胞癌：本型罕见，特征是有角质囊肿

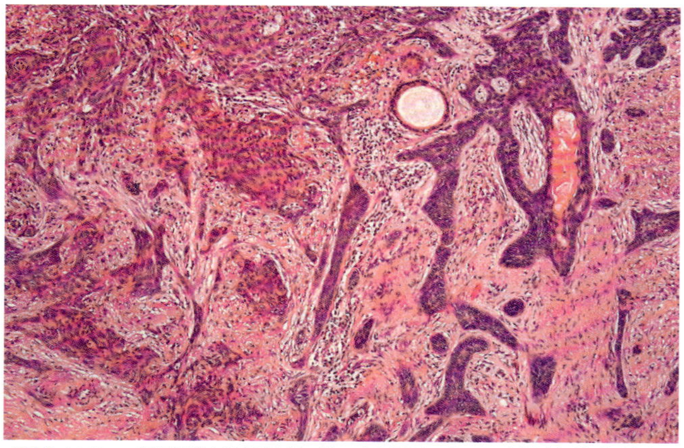

**图 24.71** 变异型基底细胞癌：视野左边显示鳞状分化特征

上可被误诊为黑素瘤，应予以注意。含铁血黄素有时也存在。色素增加的机制尚不清楚，与内皮素通路有关，特别是在内皮素 -1 表达增加时[259]。

### 浅表型基底细胞癌

浅表型基底细胞癌（多灶型基底细胞癌）表现为基底样细胞团块从表皮下缘明显突出（图 24.73）。这些小叶状瘤块看似孤立，实则相互联系，一般不再分化，但肿瘤可呈侵袭性生长。此型肿瘤的边缘常很难

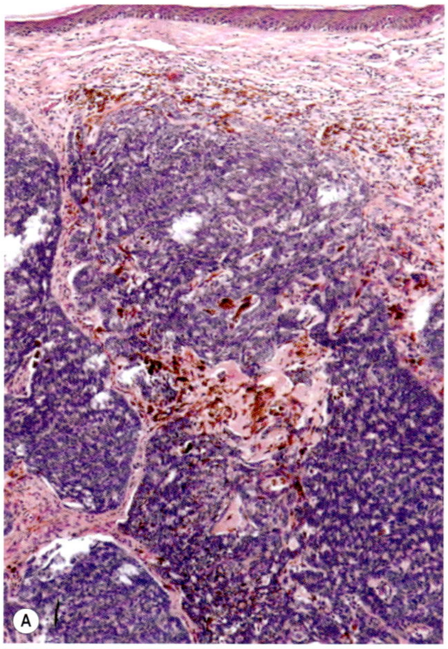



**图 24.72** 色素型基底细胞癌：（**A** 和 **B**）黑色素不仅存在于肿瘤细胞内，也存在于间质的巨噬细胞中

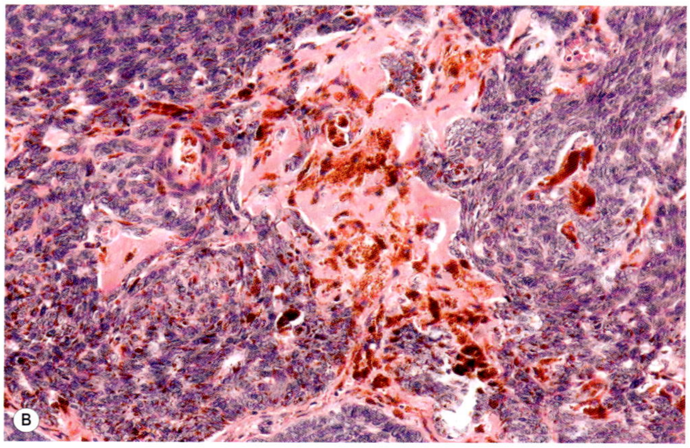



确定，所以复发常见。

### 溃疡型基底细胞癌

溃疡型基底细胞癌常为高度浸润性生长，少数发生在结节囊肿型的基础上。

## 罕见类型

罕见和不常见的基底细胞癌包括：

### 多形性（巨细胞）基底细胞癌

有丝分裂象、凋亡、细胞多形性和巨细胞形成在基底细胞癌中常能见到，但没有预后意义（图 24.74）[260-261]。多形性基底细胞癌是一种不常见的类型，其中有大量明显的单一核细胞和多核巨细胞。胞质核内反折，可见胞质内有嗜碱性和嗜酸性包涵体[261-262]。此外，也可见间质巨细胞[263]。多形性并不影响肿瘤的行为[264]。

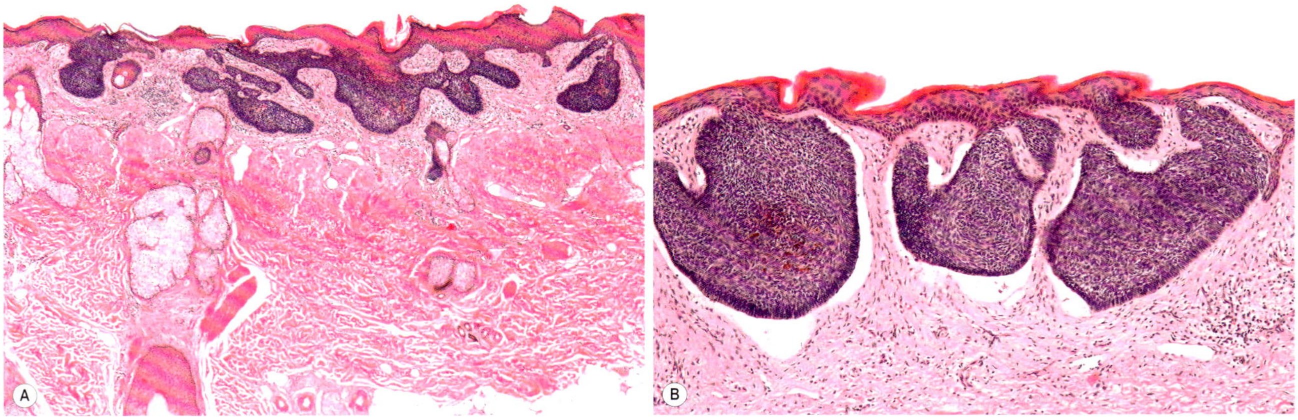

图 24.73 （A 和 B）浅表型基底细胞癌：肿瘤岛来自表皮，真皮瘢痕化和慢性炎症是其特点

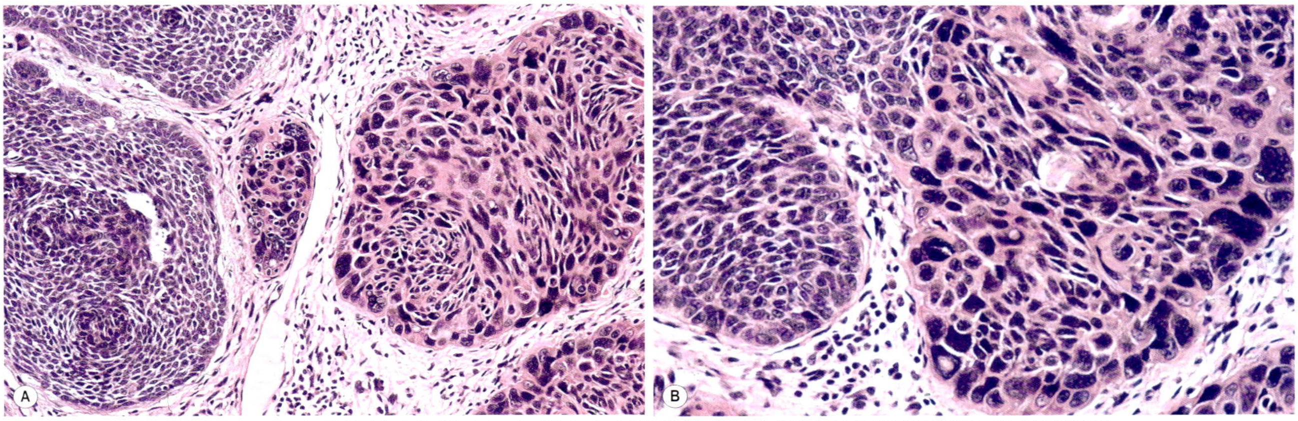

图 24.74 多形性基底细胞癌：左侧为典型肿瘤结节，右侧则有显著多形性和染色质深染

## 透明细胞基底细胞癌

肿瘤偶可出现灶性透明细胞改变，伴有透明至细颗粒状嗜酸性胞质（图 24.75）。这种变化可能是由于溶酶体而不是糖原的堆积，而且是一种变性现象[265-268]。透明细胞改变可仅为局灶性，但个别情况下也可累及大部分损害，周边的栅状常明显。

## 印戒细胞基底细胞癌

此类型特征为细胞核被压扁并位于周边，因而得名印戒细胞基底细胞癌（图 24.76）。与透明细胞基底细胞癌不同，此型并非变性所致。相反，胞质中透明包涵体由变异的角化性中间丝组成。此外，印戒细胞 S-100 蛋白、胶质细胞原纤维酸性蛋白和平滑肌肌动蛋白染色呈阳性，提示为肌上皮分化[269-274]。故也称基底细胞癌伴肌上皮分化。也可称为杆状基底细胞癌。

## 颗粒性基底细胞癌

颗粒性基底细胞癌不常见，部分肿瘤细胞可有丰

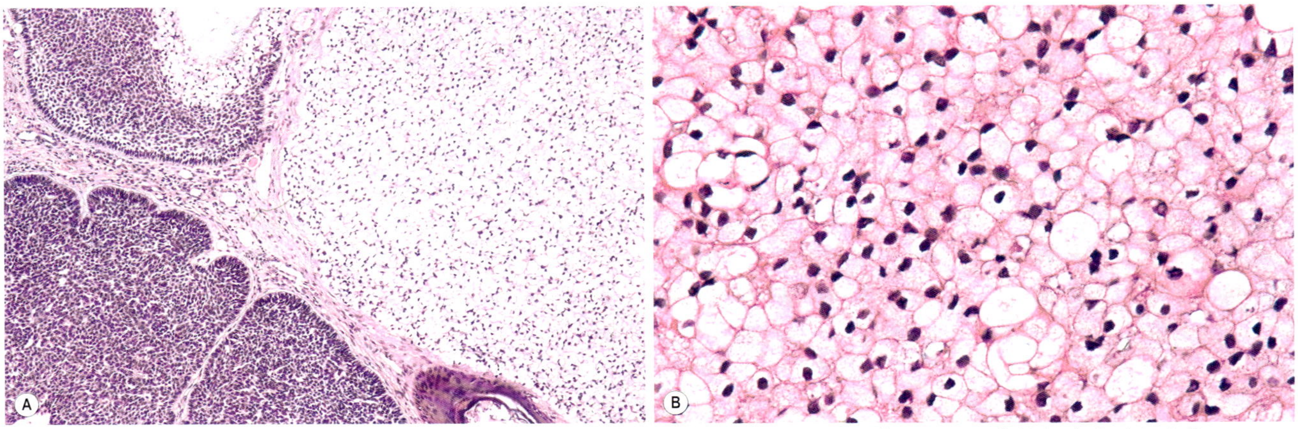

图 24.75 透明细胞基底细胞癌：（A）左侧可见残余的典型结节型基底细胞癌；（B）显著的细胞胞质空泡化

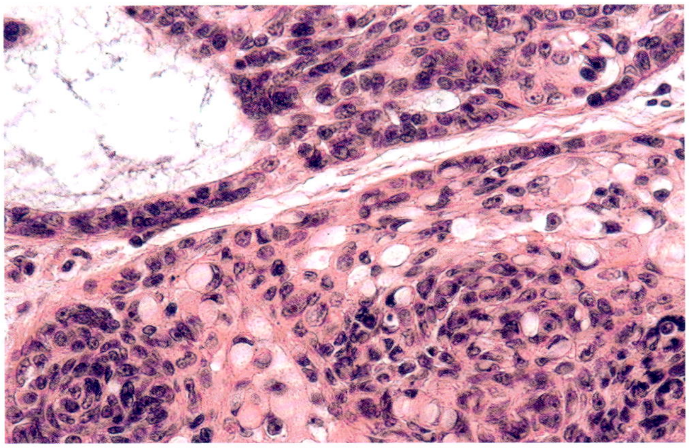

图 24.76 印戒细胞基底细胞癌：胞质中的包涵体将细胞核压向边缘

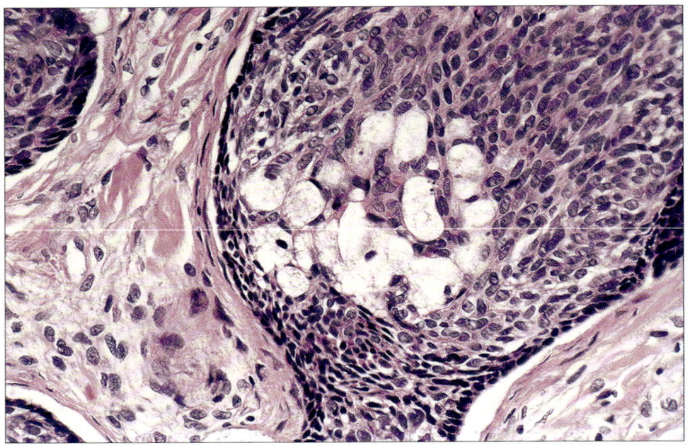

图 24.78 基底细胞癌：大而淡染的泡沫状细胞提示向皮脂腺分化

富的颗粒状嗜酸性胞质，这是膜相连的溶酶体样颗粒（图 24.77）[275-281]。这一型可能与透明细胞基底细胞癌相关，都代表一种变性现象。

## 基底细胞癌伴有向附属器结构分化

偶见基底细胞癌向皮脂腺、毛囊、小汗腺或顶泌汗腺结构分化（图 24.78、24.79）[282-291]。

## 漏斗部囊性基底细胞癌

此型可见于老年人面部，最早被称为基底细胞癌伴毛囊分化[284, 292-293]。表现为真皮内境界清楚、小的、表浅的基底样细胞对称性增生，排列呈索条状。周边有栅状排列，基质疏松。可见小的漏斗部囊肿。这种损害应与基底样毛囊错构瘤和毛发上皮瘤鉴别[294]。

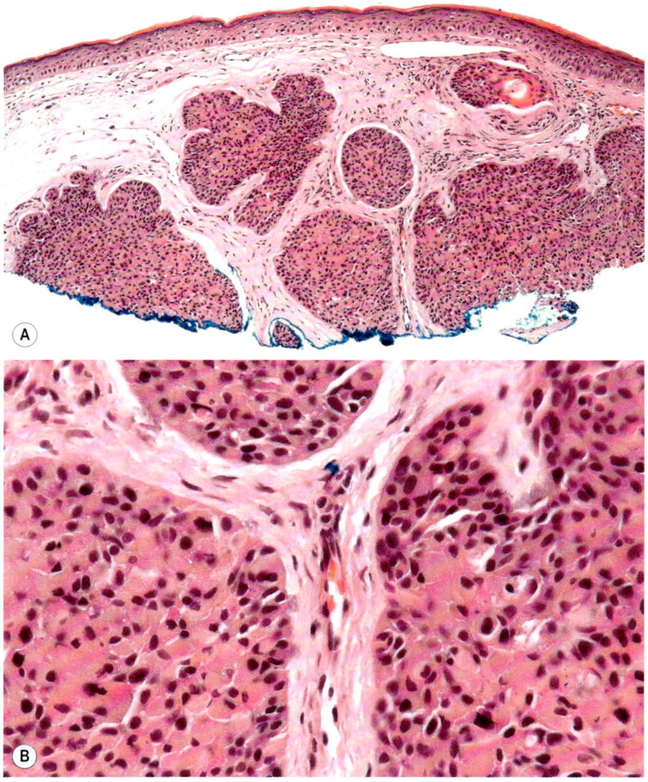


图 24.77 （A 和 B）颗粒细胞基底细胞癌：此型胞质呈颗粒状，并且呈强嗜酸性染色（By courtesy of R. Margolis，MD，St Elizabeth's Hospital，Boston，USA.）

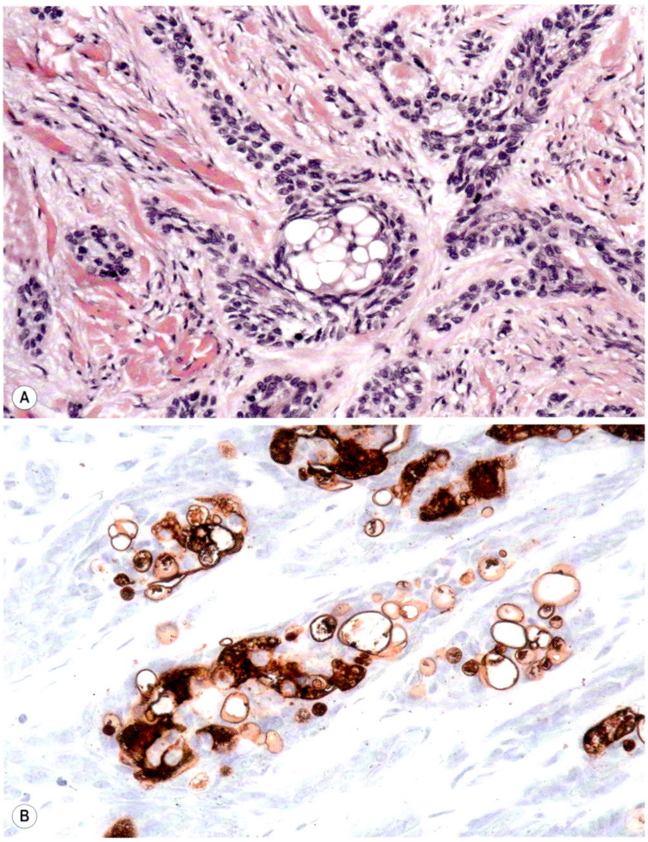


图 24.79 基底细胞癌向导管分化：（A）浸润部分显示有充分发育的胞质内空腔；（B）CEA 免疫组化染色阳性证实为导管分化

## 化生性基底细胞癌

极罕见，基底细胞癌可表现出基质恶性化生特征（癌肉瘤）（图 24.80 ～ 24.83）。

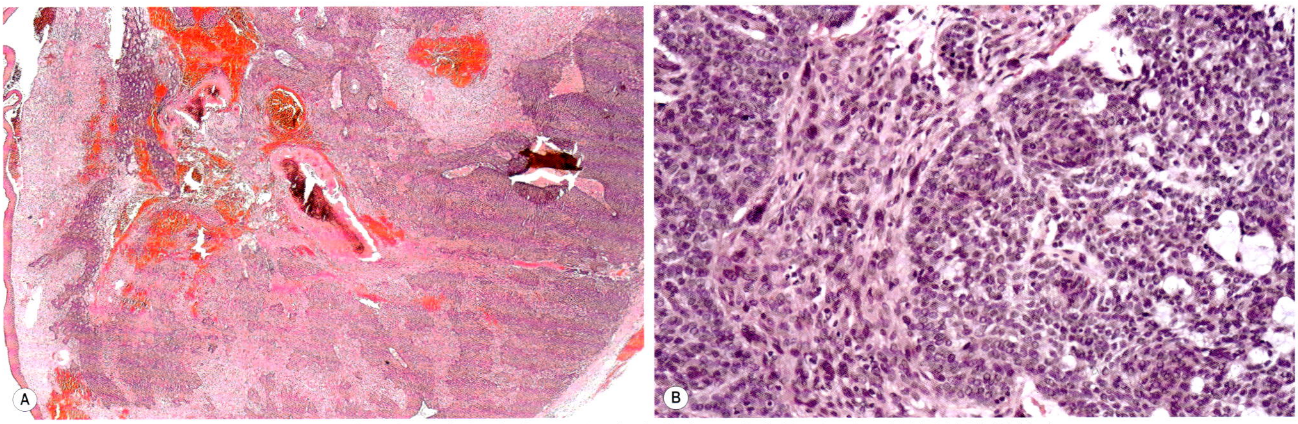

图 24.80 化生性基底细胞癌：（A）头皮肿瘤显示成骨；（B）可见局灶腺样特点

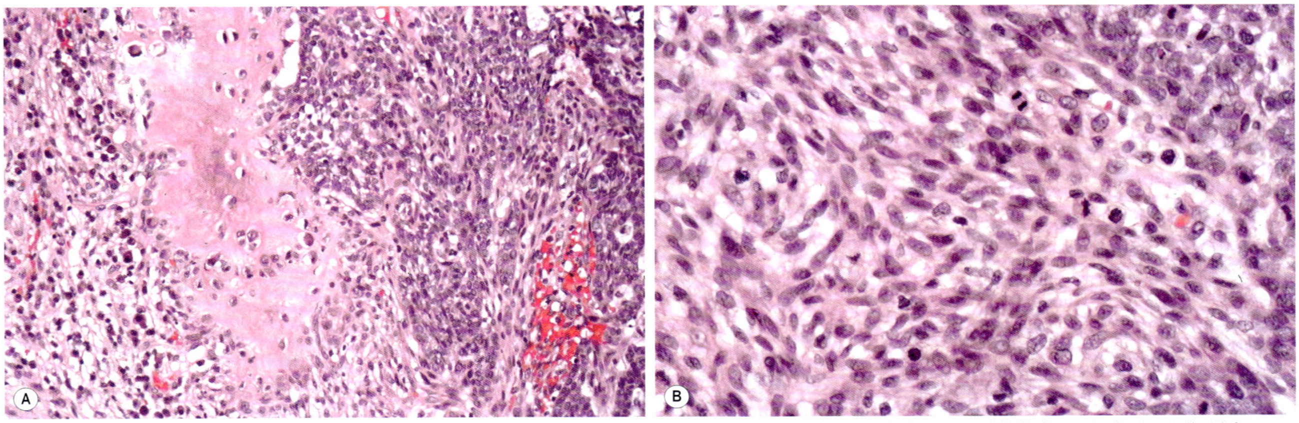

图 24.81 化生性基底细胞癌：（A）高倍镜下可见骨样结构；（B）局灶基质显示浅表 MFH 样特点。注意有丝分裂象

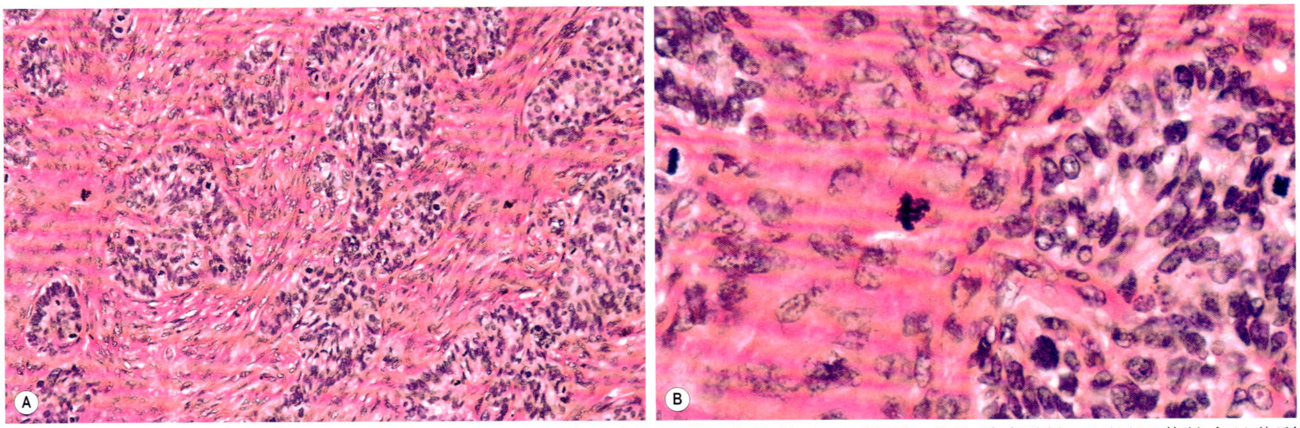

图 24.82 化生性基底细胞癌：（A）典型的肿瘤结节周围有致密的梭形细胞基质；（B）梭形细胞胞质嗜酸性，可见显著的有丝分裂

## 基底细胞癌伴基质分化（影细胞基底细胞癌）

非常罕见，肿瘤向基质细胞分化，出现影细胞（图 24.84）。应与毛母质瘤鉴别[295-301]。

## 瘢痕疙瘩样基底细胞癌

增厚、硬化的胶原束在肿瘤基质内清晰可见（图 24.85）。临床上可误诊为瘢痕疙瘩[288，302]。此改变由 1 型胶原沉积所致，也可见于基底细胞癌的其他组织学亚型。常与硬斑样特点、溃疡和肿瘤坏死相关，多发生于耳部[303]。

## 基底细胞癌伴基底膜增厚

特征为肿瘤组织团块周围包绕有增厚的基底膜，可被误诊为良性附属器肿瘤[304]。

## 基底细胞癌伴栅状排列的神经样核

个别报道描述了中央核呈栅状排列的基底细胞癌，类似于神经鞘瘤。S-100 蛋白染色阴性，但角蛋

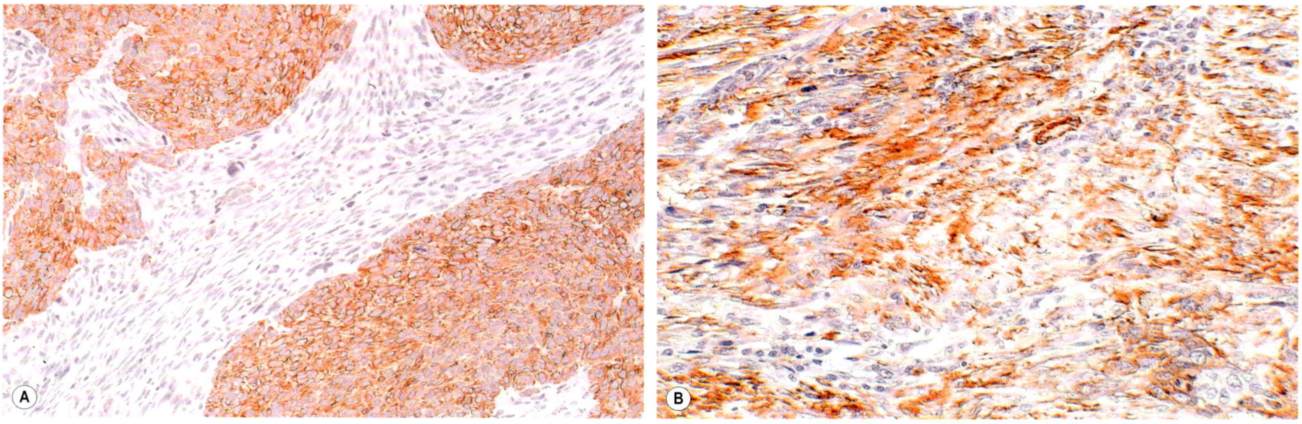

图 24.83 化生性基底细胞癌：（A）上皮成分表达泛角蛋白；（B）梭形细胞表达结蛋白，提示为平滑肌分化

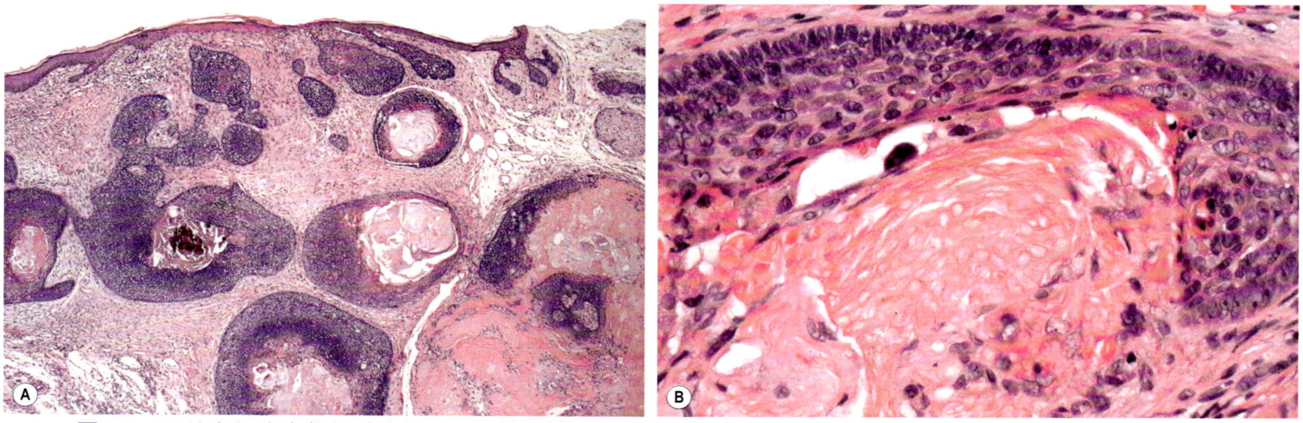

图 24.84 基底细胞癌伴基质分化：（A）低倍镜下可见结节型基底细胞癌特点；（B）高倍镜下可见嗜酸性鬼影细胞

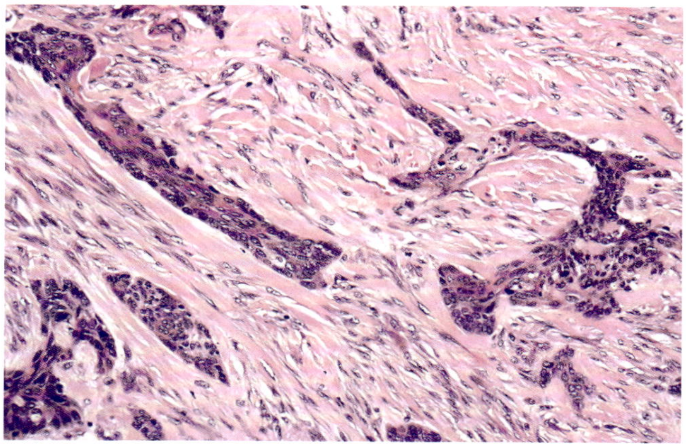

图 24.85 瘢痕疙瘩样基底细胞癌：此型为硬斑病样型基底细胞癌的一个亚型，其基质被宽束的嗜酸性瘢痕疙瘩样胶原代替。预后差

白染色强阳性。邻近位置典型的基底细胞癌可明确诊断[305-306]。

因有时肿瘤可消退，所以附属器消失、胶原重建、局灶钙化或明显浆细胞浸润者应当进一步检查切片，以发现残余的肿瘤。

免疫组织化学检查显示，与毛囊上皮类似，基底细胞癌表达角蛋白[307-309]。与 Merkel 细胞癌不同，基底细胞癌不表达 CK20，仅部分表达 CK7[310]。肿瘤细胞表达 BerEP4、bcl-2、CD10、SOX9 和 p53，但是大部分细胞不表达 EMA[310-316]。在侵袭性强的基底细胞癌中，肌动蛋白表达增加，但在转移肿瘤中表达下降[317]。

# 痣样基底细胞癌综合征

## 临床特征

痣样基底细胞癌综合征（Gorlin-Goltz 综合征）两性发病率相等，表现为早年出现多发性基底细胞癌，颌部牙源性角化囊肿，骨骼异常，异位钙化和手足点状凹陷[1-5]。这是一种常染色体显性遗传病，具有完全外显率和不同表现度[3]。亦有相当比例的自发性生殖细胞突变的病例[6]。Gorlin 综合征的致病基因定位于 9q23.1 ～ q31[7-8]。可能是肿瘤抑制基因。这一基因的纯合子失活引起基底细胞癌，而半合子生殖系突变引起许多先天性异常[7]。定位克隆证实人的 *PTCH* 为候选基因[9-10]。在 Gorlin-Goltz 综合征患者中，已发现 *PTCH* 基因有广谱突变，主要导致成熟前蛋白截断[11-15]。patched 基因是 Shh 信号通路的一部分，这一通路涉及细胞增生的控制，以及脊椎动物中神经管、咽鼓管、体节和肢芽的发育[16-17]。Gorlin-Goltz 综合征患者同时存在发育异常和早期肿瘤更说明了 PTCH 作为本病候选基因的作用。

基底细胞癌常发生在青春期，也有在儿童早期发病的报道[3]。有不同的表现，一些情况下是皮色或棕色圆顶小丘疹，也可能为柔软的结节性或扁平斑块，直径可达 1 cm。常有许多粟丘疹。较大的肿瘤常为色素性，常有溃疡，呈典型的侵袭性生长。暴露和遮盖的部位均可累及，以面中部最常见，其次是前胸、后背、头皮和其他暴露部位（图 24.86）。不常见的部位包括外阴和口腔黏膜[18-19]。可有多达上千个基底细胞癌病灶，但约 10% 的成人没有皮肤肿瘤的表现[3]。个别情况下肿瘤呈单侧分布。多发性的大的表皮样囊肿也常发生在躯干和四肢[20-21]。

90% 以上的患者有颌部牙源性角化囊肿，常发生在儿童期或青春期[22]。常多发，好发于前磨牙区域，伴有牙齿异位、疼痛和颌部肿胀（图 24.87）。手术治疗后常有复发[3]。

75% 的病例有骨骼异常，包括广泛过度增生、大头畸形、桥状蝶鞍、高腭穹和脊柱异常，如外翻、融合、缺失或分叉、脊柱后凸侧弯、隐性脊柱裂和骨囊肿（图 24.88）[3, 23]。由于前额和两侧顶骨凸出、鼻根和眼距增宽而使面部呈特征性“蝶形”。

异位板层状钙化也是常见的表现，可见于大脑镰（85% ～ 90%）、鞍膈（60% ～ 80%）、小脑幕（40%）和岩床样韧带（20%）[3]。有时宫内即有颅脑部表现[24]。偶可并发癫痫[25]。

掌跖浅表小凹陷具有特殊诊断意义，有 65% ～ 80% 的患者在 11 ～ 20 岁间出现（图 24.89）[3, 26]。损害为非对称性，2 ～ 3 mm 宽，1 ～ 3 mm 深，可多达数百个。有时患者在手掌或足跖处发生基底细胞癌。

痣样基底细胞癌综合征患者还可有其他异常，包括眦异位、先天性失明、性腺功能减退、卵巢纤维瘤（75% 的女性）、心脏纤维瘤和中枢神经系统肿瘤，如髓母细胞瘤和脑膜瘤发生率增加[1, 27-29]。此外还包括嗜酸性脓疱性毛囊炎、皮脂腺痣、小眼畸形、溃疡性结肠炎、单侧肾发育异常、多发软纤维瘤、成釉细胞瘤、甲状腺肿瘤、胎儿期乳糜胸、肝间叶组织肿瘤、胎儿横纹肌瘤、淋巴瘤样丘疹病、原发卵巢平滑肌肉瘤、横纹肌肉瘤、肾母细胞瘤（Wilms 肿瘤）和未分化鼻窦癌[30-43]。

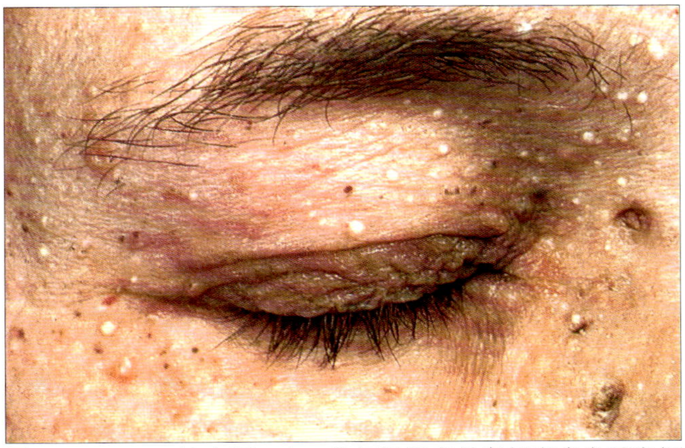

图 24.86　Gorlin 综合征：在一位年轻患者的鼻部有多发基底细胞癌（By courtesy of the Institute of Dermatology，London，UK.）

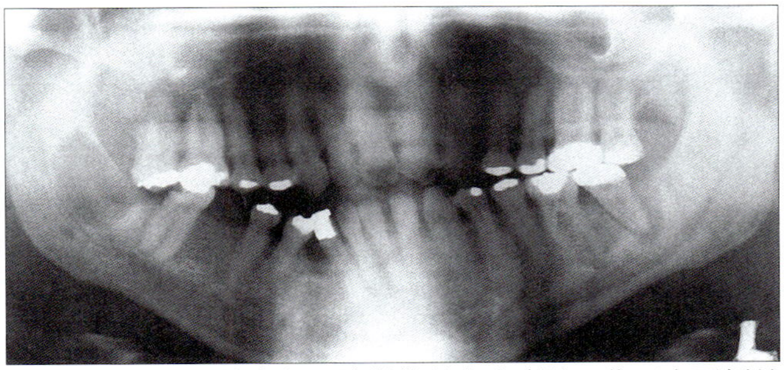

图 24.87　Gorlin 综合征：放射线低密度囊肿，位于右下颌骨角（By courtesy of J. Newton，MD，St James's University Hospital，Leeds，UK.）

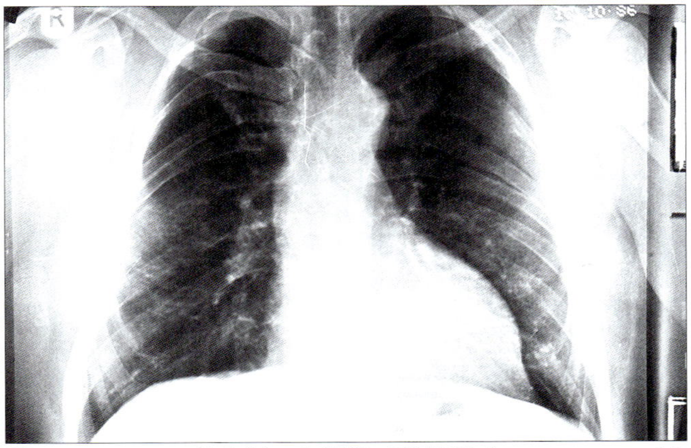

图 24.88　Gorlin 综合征：左侧第三肋外翻（By courtesy of J. Newton，MD，St James's University Hospital，Leeds，UK.）

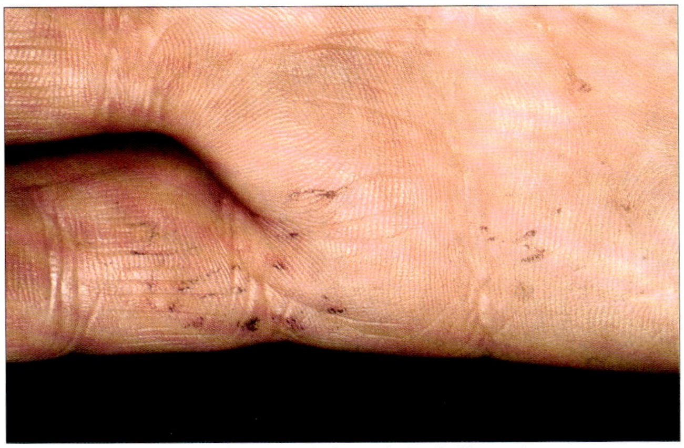

图 24.89　Gorlin 综合征：手掌细小的点状凹陷（By courtesy of J. Newton，MD，St James's University Hospital，Leeds，UK.）

## 组织学特征

基底细胞癌的所有类型均可见到，以实体型和浅表型最常见。硬斑病样型罕见，仅有 1 例癌肉瘤的报道[44]。该病无显著特征，可与普通基底细胞癌鉴别。

颌骨囊肿衬以鳞状上皮和厚纤维囊，并且可能发生梭形细胞鳞癌、黏液瘤、成釉细胞瘤和纤维肉瘤[45-46]。

掌跖凹陷处显示角蛋白和颗粒层减少或缺失，伴有其下表皮棘层变薄[3]。电子显微镜检查发现 Odland 小体释放不全。这种凹陷的发生是由于“层间黏合”减弱，导致角蛋白板层间连接削弱。表皮突大小和形状不规则，有些凹陷处有基底样细胞增生。这种凹陷极少转变成基底细胞癌。电离辐射可使其转变为高侵袭性肿瘤。这种对放射的敏感性也可表现在其他部位，因此本病禁用放射治疗（图 24.90）[1]。

## 鉴别诊断

痣样基底细胞癌需和单侧线状基底细胞痣综合征（Carney 综合征）鉴别，后者由单侧广泛基底细胞毛囊错构瘤、粉刺、表皮样囊肿及表皮萎缩区组成[47-48]。患者可能伴有脊柱侧弯，但无其他内脏异常。

# Bazex–Dupré–Christol 和 Rombo 综合征

## 临床特征

Bazex-Dupré-Christol 和 Rombo 综合征是一种罕见的遗传性皮肤病，1964 年首次报道[1]。表现为早年（11 ～ 30 岁）发生多发性基底细胞癌，但发病不

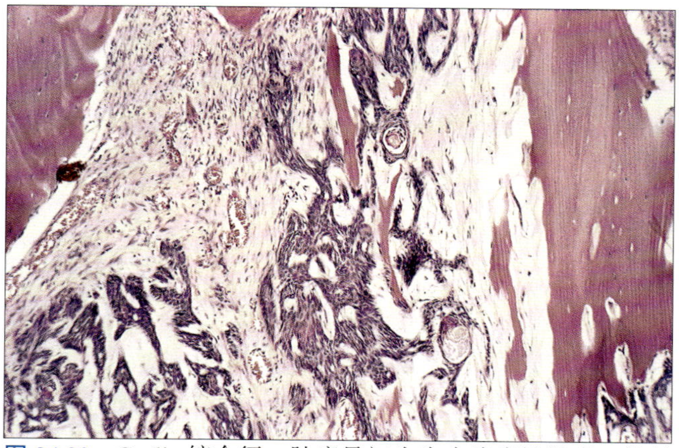

图 24.90 Gorlin 综合征：肿瘤最初为头皮溃疡性肿瘤。放射治疗后，颅骨很快受侵，最终发生转移

如痣样基底细胞癌综合征早[2-6]。多数肿瘤位于面部周围[2]。本病为 X 连锁显性遗传性疾病[2]，近期已将致病基因定位于染色体 Xq24 ～ 27[7]。

临床表现为毛囊性皮肤萎缩（85%），可见明显的毛囊口（类似于橘皮），常见损害发生在手背、面部、四肢伸侧和后背，损害非常一致[2]。先天性和持续性稀毛症（85%），表现为稀疏的头发及体毛，包括眉毛、睫毛等[2]。临床表现还包括粟丘疹（66%）和少汗症（27%）[8]。个别文献报道多发生殖器毛发上皮瘤伴有头皮瘢痕性毛囊炎[9-11]。

偶见临床表现类似 Bazex-Dupré-Christol 综合征，但没有家族史的病例，可能是该综合征的散发表现[12]。

Rombo 综合征是一种与 Bazex-Dupré-Christol 和 Rombo 综合征相似的常染色体显性遗传性疾病，但缺乏毛囊性皮肤萎缩和无汗等特征[13-15]。患者有虫蚀状皮肤萎缩、面部粟丘疹和稀毛症伴睫毛脱失，以及毛发上皮瘤、基底细胞癌、外周血管扩张和发绀。

## 组织学特征

毛囊性皮肤萎缩特征为毛囊扩张和角栓形成，伴有毛囊结构畸形、发育不良或缺乏[2, 5]。

组织学上可发现基底细胞癌、毛发上皮瘤和基底样毛囊错构瘤，因此本病必须与痣样基底细胞癌综合征和多发性家族性毛发上皮瘤鉴别。

# Pinkus 纤维上皮瘤

## 临床特征

Pinkus 纤维上皮瘤并不常见，好发于躯干和股部，临床很像纤维上皮息肉（图 24.91）[1-2]。色素很少见[3]。接受过放射治疗的患者后背下部可出现坚实、红色或皮肤色、不透明的多发性结节、斑块或息肉样损害（图 24.92）。有个例报道显示损害发生在乳腺癌患处皮肤[4]或阴茎[5]，以及伴发皮样囊肿[6]。

## 组织学特征

肿瘤特征是从表皮多位点向下延伸，由两三排基底样上皮细胞组成条索，并吻合成网状，之间有纤维状基质（图 24.93、24.94）。还可见囊肿形成和原始成熟毛芽[7]。罕见典型的侵袭性基底细胞癌。曾认

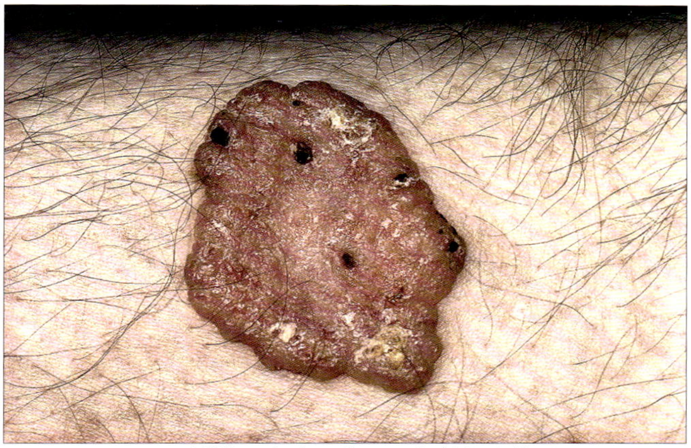

图 24.91 Pinkus 纤维上皮瘤：位于股部的红斑块（By courtesy of R.A. Marsden，MD，St George's Hospital，London，UK.）

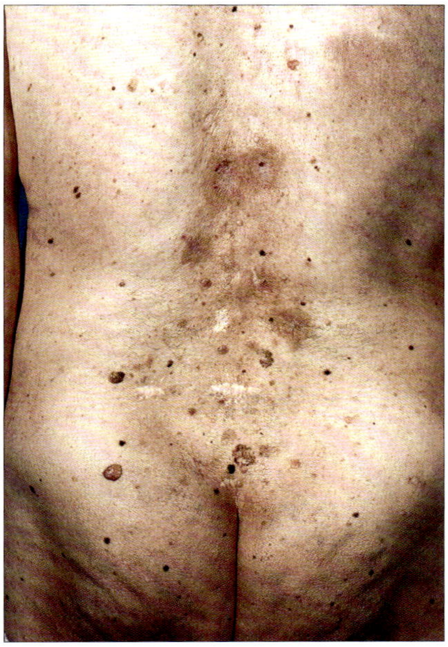

图 24.92 Pinkus 纤维上皮瘤：多发性损害位于后背，该患者曾接受放射治疗。瘢痕处为切除后的基底细胞癌（By courtesy of R.A. Marsden，MD，St George's Hospital，London，UK.）

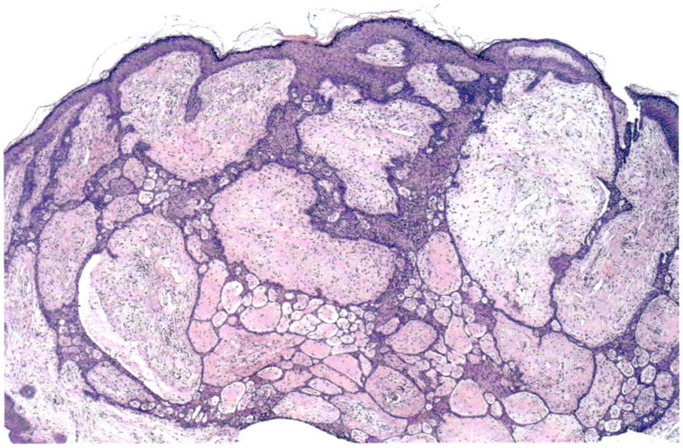

图 24.93 Pinkus 纤维上皮瘤：低倍镜下可见真皮结缔组织间有上皮样索条

为该组织学特点可能是肿瘤沿真皮原有的小汗腺导管播散的结果[8]。在个别病例中发现有多形性巨细胞。按照 DNA 倍性分析的结果，本病可能是一种光老化表现，而不是恶性改变[9]。

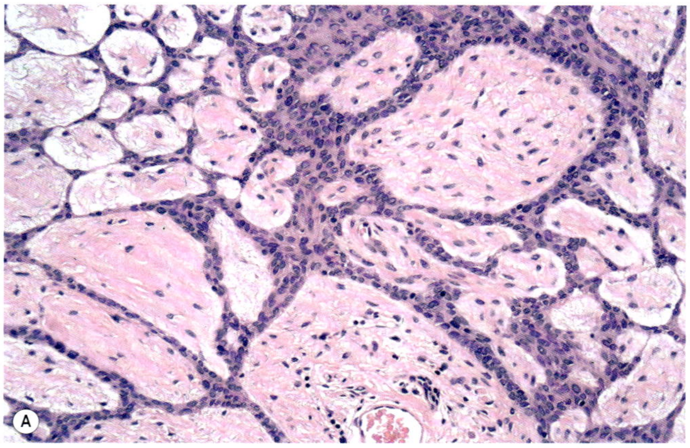


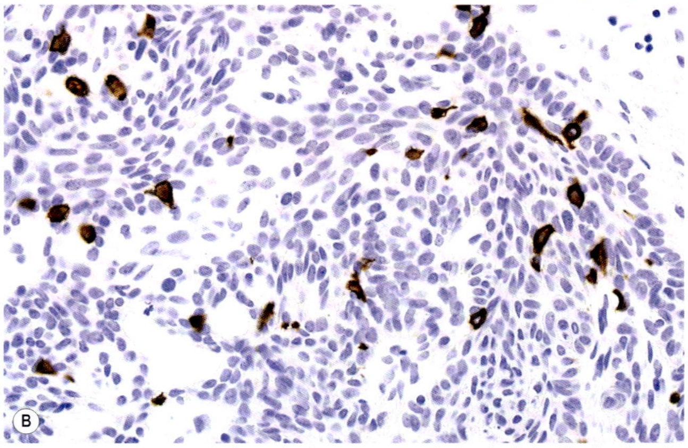


图 24.94 Pinkus 纤维上皮瘤：（A）上皮细胞有深染胞质，很少有嗜酸性胞质；（B）大量 CK20 阳性 Merkel 细胞

Pinkus 纤维上皮瘤 mib-1 增殖指数低，低表达 p53。CK20 染色显示肿瘤内 Merkel 细胞残留，类似毛母细胞瘤[2]。提示 Pinkus 纤维上皮瘤可能是毛母细胞瘤的一个变异型。然而，绝大多数肿瘤与基底细胞癌类似，表达雌激素受体[10]。

# 光线性角化病

## 临床特征

光线性（日光、老年）角化病常见，一般为多发性红色或棕黄色干燥、鳞屑性损害，发生于中老年人。色素深者临床可能被误诊为恶性雀斑样痣[1]。而光线性角化病也可与恶性雀斑样痣伴发，这就增加了鉴别诊断的难度。本病更多见于男性，尤其见于易晒伤而不易晒黑者[2-4]。损害一般为 1 cm 或更小[2]，周围皮肤常有其他日光损害的特征，如萎缩、色素改变和血管扩张。光线性角化病很重要，因为它是皮肤暴露于紫外线的敏感指标，并且强烈预示有发生鳞状细胞癌的可能[5-6]。

尽管有大量的研究报道（主要来自澳大利亚），本病的流行情况仍不确定。这些报道都缺乏组织学诊断，研究群体差异很大，也没有一致的临床诊断标准，这使得准确的评价和比较非常困难[2]。光线性角化病明显受纬度影响，成人的发病率在爱尔兰的 Galway 约为 10%，澳大利亚的昆士兰为 40%，维多利亚则为 60%[7-9]。

这些过度角化的损害发生在日光暴露部位，以面部、颈部、手背以及前臂最常受累（图 24.95、24.96）。口唇损害（慢性光线性唇炎）易发生在下唇中部，表现为烧灼性或疼痛鳞屑性损害。眼睑和结膜受累也有报道[10-11]。过度角化有时非常显著，可成为皮角。光线性角化病罕见与 Kindler 综合征伴发[12]。有一例心脏移植后发生发疹性损害的报道[13]。白癜风皮损在日晒后也可发生光线性角化病[14]。

尽管只有 0.1% ～ 10% 的光线性角化病发展成侵袭性鳞状细胞癌，但因皮损常多发，而且损害可持续多年，所以最终发展为鳞状细胞癌的风险仍然很高[15-19]。光线性角化病的存在反映了皮肤总体受日光损害的情况，可作为判定与日光损伤相关的疾病，如鳞状细胞癌、基底细胞癌，以及在一定程度上判断黑素瘤高危人群的指标[5, 20-21]。在有 10 个以上光线性角化病皮损的患者中，5 年内累计发生侵袭性鳞状细胞癌的风险为 14%[22]。在 44% 有转移的侵袭性鳞状细胞癌旁可见光线性角化病损害[23]。转移较为罕见，但位于耳和唇部的肿瘤可出现转移，这与该部位肿瘤的侵袭性生长有关[15]。发生在手背、手腕和前臂的过度角化性损害发生恶变的可能性较大（图 24.97）[24]。提示发展成侵袭性肿瘤的可能性增加的其他临床参数包括皮损硬化、炎症、直径超过 1 cm、快速生长、出血、红斑和溃疡[25]。有时由于机体的免疫机制，光线性角化病可消退[16, 26]。放射角化病可与光线性角化病相似。

有些少见部位可发生弥漫性表皮和附属器周围原位鳞状细胞癌，这些部位可出现大范围的光线性角化病皮损，好发于日光暴露的男性头部。临床特点为大范围的红斑、角化过度和溃疡。罕有色素。由于皮肤附属器结构广泛受累，局部治疗可能无效，局部复发率高。更重要的是，该病可发展为侵袭性非黑素细胞皮肤癌[27]。

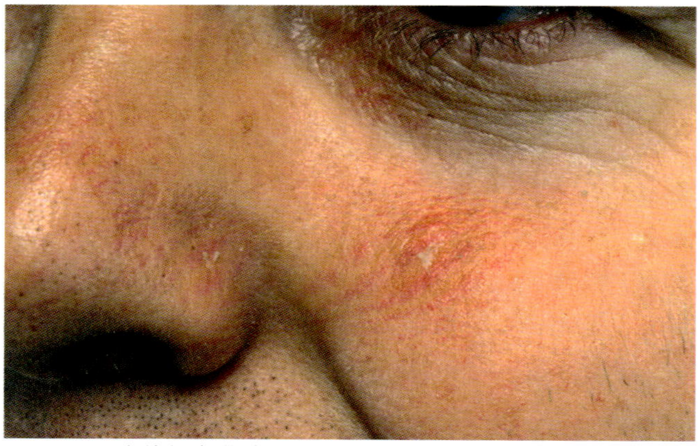

**图 24.95** 光线性角化病：这是典型损害，特征是红斑基础上有黄色鳞屑（By courtesy of the Institute of Dermatology，London，UK.）

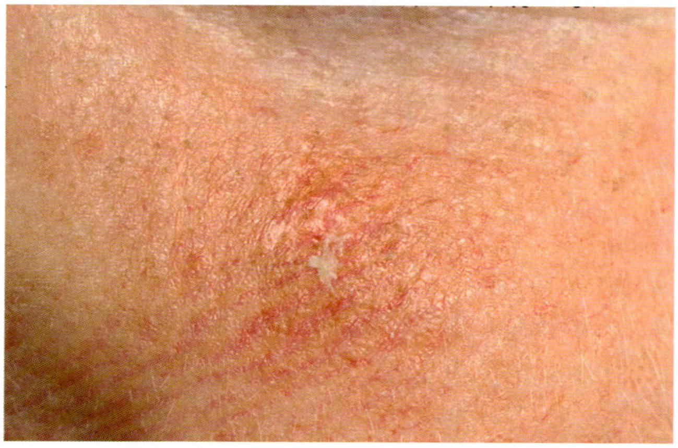

**图 24.96** 光线性角化病：特写（By courtesy of the Institute of Dermatology，London，UK.）

## 发病机制和组织学特征

光线性角化病在白皮肤人群中的发生是过度暴露于紫外线，特别是 UVB 的结果。在深肤色人种中，由于表皮较高密度黑色素的保护作用，光线性角化病的发生率较低[2]。除了照射总剂量和照射频度外，遗传易感性在决定皮损的程度方面也很重要[28]。光线性角化病常发生在对紫外线敏感的个体，如白化病和着色性干皮病患者[2]。户外工作者或有相当长时间进行日光浴的人有更高的危险性。近来研究提示，儿童时期的日晒经历很重要[29]。用羟基脲治疗后可发生多发性光线性角化病[30]。角化是皮肤损伤的客观证据，但值得注意的是，皮损周围的皮肤常显示很小的细胞学损害，

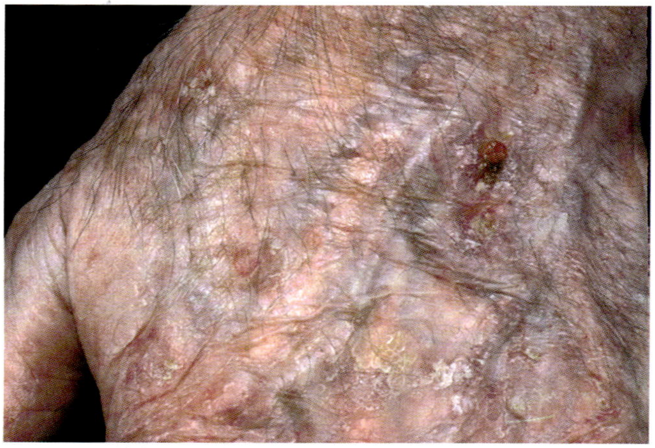

**图 24.97** 鳞状细胞癌：在原有光线性角化病的基础上发生肿瘤。注意背景皮肤萎缩和多发性角化（By courtesy of the Institute of Dermatology，London，UK.）

如核深染、胞质和核的多形性、轻度结构紊乱和［$^{3}$H］胸苷摄入增加[31]。相邻位置的形态正常的表皮过度表达 p53 蛋白[32]。有报告光线性角化病可自行消退[16]。

遗传学上，光线性角化病除了克隆性核型异常外，还有发生非整倍性的较大可能；除了微卫星不稳定性及 *CDKN2* 和 *p53* 突变外[33-36]，还有 17p、17q、9p 和 9q 的杂合性高度缺失。*p53* 突变在患光线性角化病的高加索人种中高达 75% ～ 80%，但在亚洲人种显著较低，只有 30% ～ 40%[37-38]。与日光损伤中非发育异常的皮肤比较，光线性角化病中 CD95（Fas）的表达降低，具有谷胱甘肽 S- 转移酶 M1 无效表型的患者发生光线性角化病的风险增加[39-40]。UV 与发生光线性角化病的直接联系已经在动物模型中确立。在持续性的严重免疫缺陷（SCID）的小鼠中用 UVB 可以诱发光线性角化病，并且在 *p53* 基因中发现 UV 的特异性突变[41]。

鳞状细胞癌常发生在一些疾病的基础上，并且与光线性角化病有关（超过 80%）[42-44]。在光线性角化病发展成鳞状细胞癌的过程中，某些因素发挥了作用，包括编码 p16 肿瘤抑制基因的染色体 9q21 的缺失，ras 基因的活化以及发生侵袭时缺乏炎症细胞的浸润[36, 45-48]。$P16^{ink4}$ 的过度表达与原位鳞状细胞癌有关，而与光线性角化病无关[49-50]。

UV 导致的免疫抑制也可能起重要作用，但确切机制仍不清楚。在使用免疫抑制剂的肾移植患者中，除鳞状细胞癌外，光线性角化病的发生率也增加[2]。尚没有 EB 病毒和疱疹病毒 -8 引起本病的证据[51-52]。然而，多个 HPV 亚型已证实在免疫正常和免疫抑制的光线性角化病患者的一些亚型中存在[53-55]。病毒常主要位于外层，更多见于表皮的浅层[56]。

尽管光线性角化病的组织学亚型各具特点，但许多病例显示一种连续的谱系结构，表现为从轻度上皮发育不良到原位鳞状细胞癌，并且伴有角化不全（图 24.98）[57-59]。类似于宫颈鳞状上皮异型增生的分类，使用表皮内角质形成细胞瘤变对表皮异型增生进行分级[60-61]。尽管根据三级分类法，医生诊断结果的个人偏倚相对较小，但是其意义尚不能确定。因为目前尚不存在肿瘤发生的模型，且肿瘤真皮内浸润不一定经过原位鳞状细胞癌[62-63]。

常见的类型是角化过度型 / 增生型光线性角化病（图 24.99），特征是交替出现的板层状角化过度

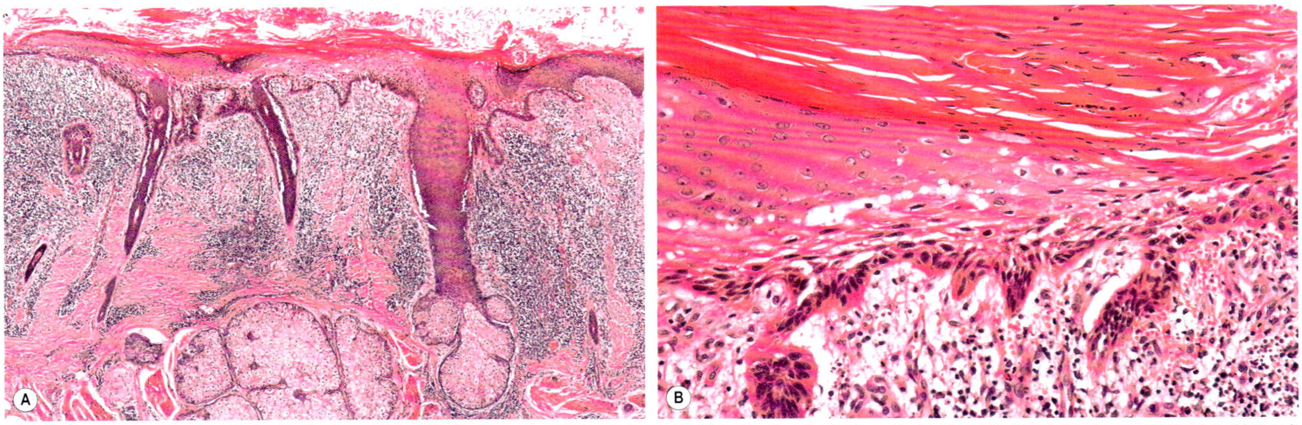


图 24.98 （**A** 和 **B**）光线性角化病：增厚的表皮上有角化不全。基底细胞有异型性，表现为细胞体积增大、不规则和核深染。真皮内直的汗腺导管受累

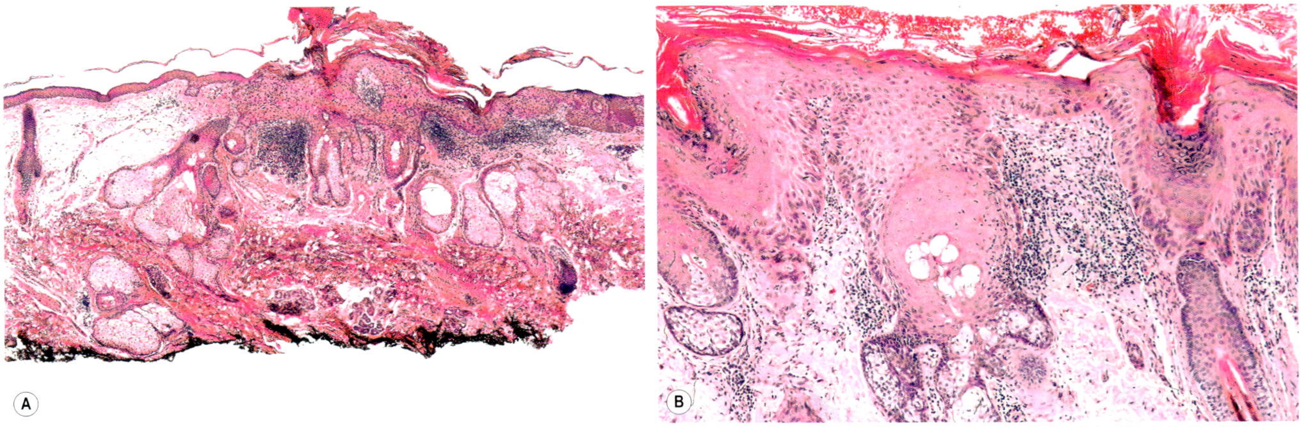


图 24.99 角化过度型光线性角化病：（**A**）低倍镜显示棘层肥厚皮损上有角化不全；（**B**）上皮基底层有明显非典型性

和角化不全。后者常出现在发育不良的上皮区域的表面，而前者则位于未受累的毛囊口和汗腺口上皮（Freudenthal 漏斗）上方（图 24.100）。光线性角化病根据表皮发育异常累及表皮附属器的程度进行分型。有些仅限于基底层，另一些非典型性上皮呈芽蕾状突向真皮乳头（增殖型光线性角化病）（图 24.101、24.102）[64]。有时非典型细胞围绕在皮肤附属器周围，形成一个套层（图 24.103）。

特征性改变是损害边缘与其宽的基底层呈一定角度。有些光线性角化病为萎缩性，有时由于显著的棘层松解，出现棘层松解性或假腺样，看上去很像毛囊角化病的损害（棘层松解性光线性角化病）（图 24.104、24.105）[65]。有些光线性角化病为全层发育不良（原位鳞状细胞癌–鲍恩样光线性角化病）（图 24.106）。鲍恩样光线性角化病与桥粒和半桥粒缺失有关，已经证明，与棘层松解性光线性角化病相比，该型具有更强的侵袭性[66]。过多胞质糖原可引起透明细胞改变，并可有表皮松解过度或角栓（图 24.107）。损害下方及邻近角化的真皮常有日光性弹性组织变性和血管扩张，常见淋巴细胞和组织细胞浸润，有时伴有界面皮炎，包括基底细胞液化变性和凋亡（苔藓样光线性角化病）。该病与苔藓样角化病相似，但核非典型性的存在可与后者鉴别。佩吉特样型罕见，最常见于原位鳞状细胞癌。其特点为发育不良的角质形成细胞单个或小巢状分布于整个表皮，类似于乳房外佩吉特病，因此需进行鉴别[67]。

光线性角化病可以为色素性，即表皮下部角质形成细胞、黑素细胞及真皮内噬黑素细胞中黑素颗粒增加。此型曾被称为播散色素型光线性角化病[68]。有时与原位黑素瘤（恶性雀斑样痣）难以鉴别。此时采用免疫组织化学方法常有助于排除黑色素性损害[69]。免疫组化结果需谨慎评判，特别是 Melan A 也可表达于角质形成细胞和非黑素细胞中[70]。免疫抑制患者的光

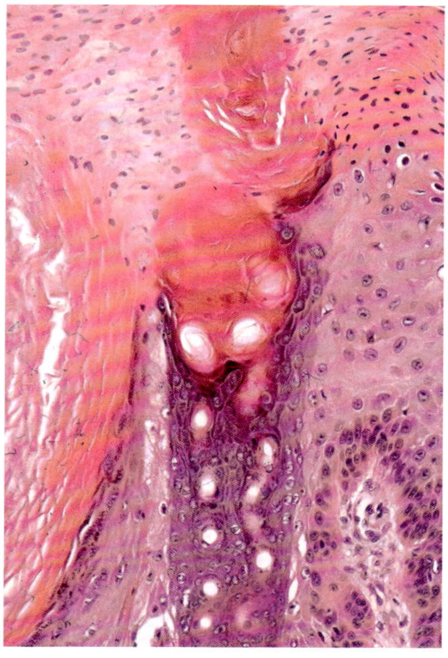

**图 24.100** 光线性角化病：在发育不良的上皮上有角化不全。汗腺导管上有角化过度

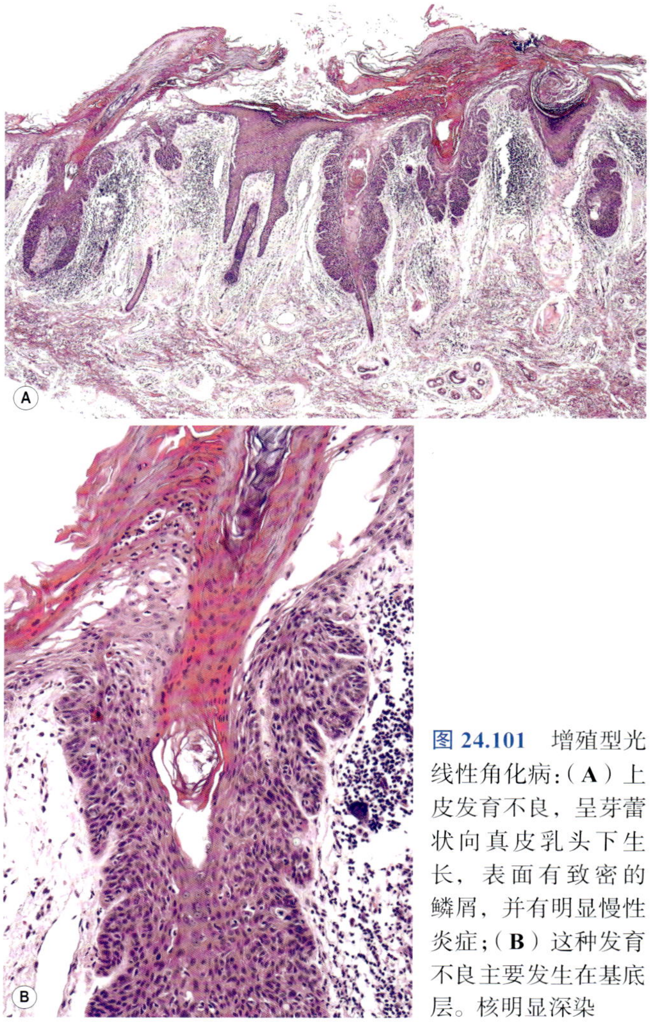

**图 24.101** 增殖型光线性角化病：（**A**）上皮发育不良，呈芽蕾状向真皮乳头下生长，表面有致密的鳞屑，并有明显慢性炎症；（**B**）这种发育不良主要发生在基底层。核明显深染

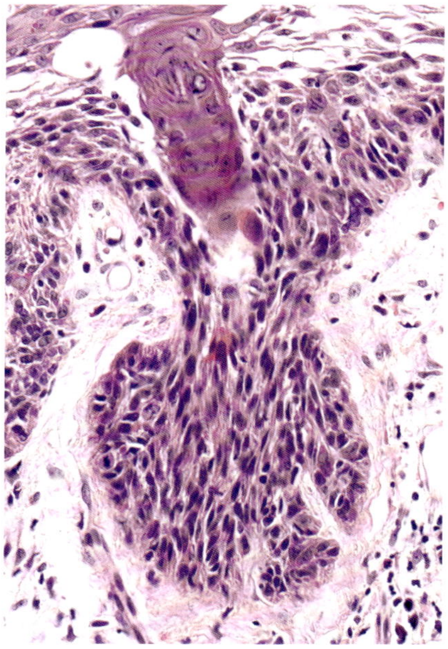

**图 24.102** 增殖型光线性角化病：损害基底层的芽突不应被误认为鳞状细胞癌

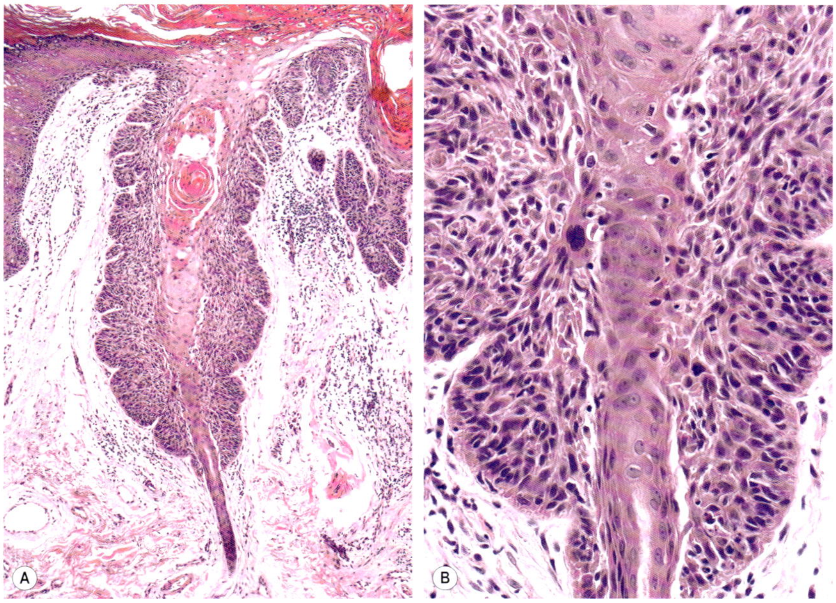


图 24.103 （A 和 B）增殖型光线性角化病：非典型上皮鞘包绕于真皮汗管

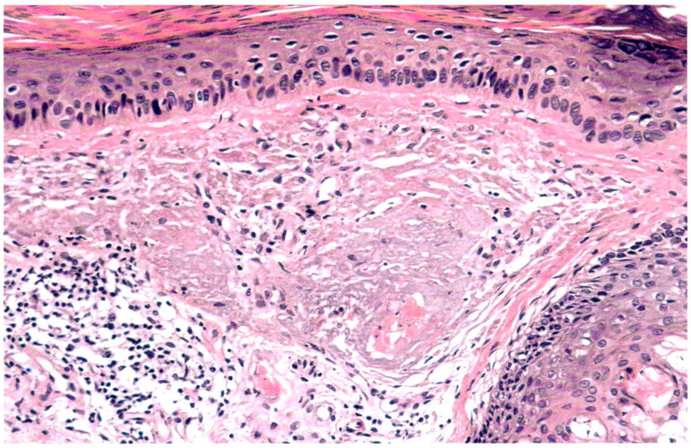

图 24.104 萎缩性光线性角化病：角化不全，表皮萎缩，基底细胞呈非典型性。注意显著的光线性弹性组织变性

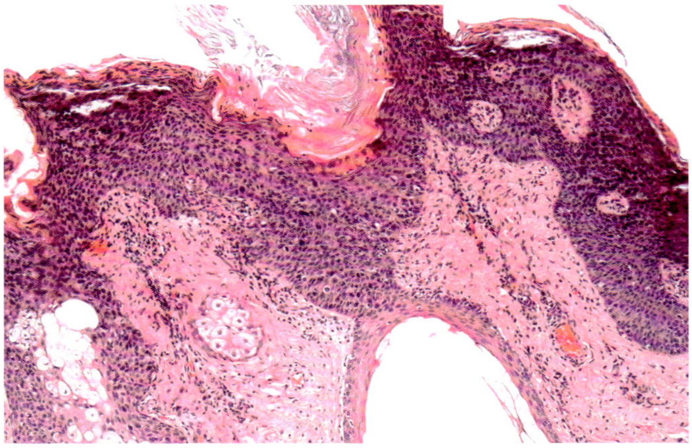

图 24.106 鲍恩样光线性角化病：表皮棘层肥厚，全层发育不良（原位鳞状细胞癌）

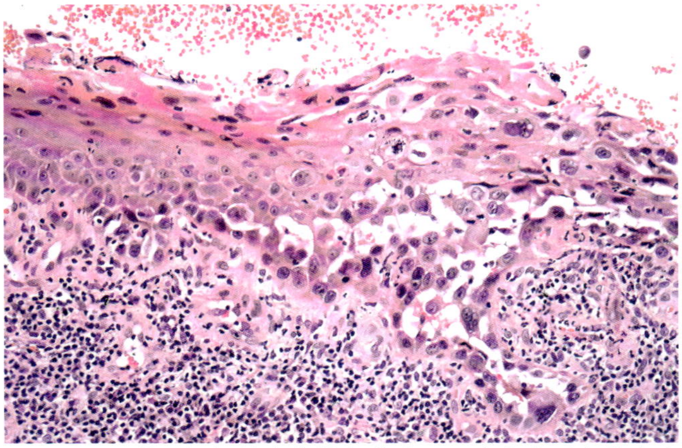

图 24.105 棘层松解性光线性角化病：上皮发育不良伴有广泛棘层松解。注意核的多形性

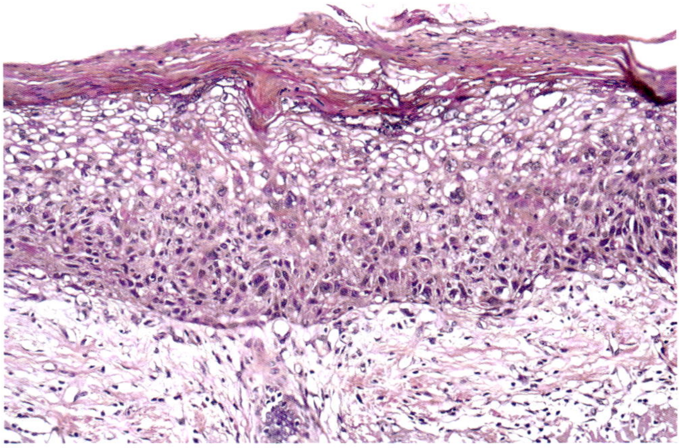

图 24.107 透明细胞光线性角化病：全层发育不良（原位鳞状细胞癌），伴广泛细胞质空泡化。这是由于大量糖原堆积引起，PAS 染色常阳性

线性角化病角化过度更常见，伴有融合性角化不全和显著的有丝分裂。这主要发生在年轻的男性患者[71]。

目前发现生腱蛋白（tenascin）的表达强度与光线性角化病的异型程度相关[72-73]。

## 鉴别诊断

组织学鉴别中的常见问题是将增生型光线性角化

病与早期鳞状细胞癌区别。这在某种程度上是一种人为的区别，因为两种疾病都是一个连续病谱的组成部分，与主要损害分离的单一或群集非典型角质形成细胞或伴有的间质反应都是真皮侵袭的特征。在区别这两种疾病时，与肿瘤细胞存在于真皮网状层还是乳头层无关，与角化的厚度也没有关系。某些部位鳞状细胞癌的预后不好，此时采取“宁左勿右”的策略更明智[74]。不过区别光线性角化病与“微侵袭性”鳞状细胞癌没有明显的临床意义，因为这两种损害在手术彻底切除后的结局相同。

鉴别光线性角化病与浅表型基底细胞癌有时可能较困难。此时用免疫组化染色有助于鉴别，bcl-2 和 Ber-EP4 在基底细胞癌中染色阳性，而在光线性角化病中阴性[75-76]。

## 原位鳞状细胞癌（鲍恩病）

### 临床特征

原位鳞状细胞癌（鲍恩病）主要影响白种人，患者以中年或老年人居多。黑人和年轻人罕见[1-3]。本病可发生在体表任何部位、黏膜或甲床，累及暴露和非暴露部位的皮肤[4-7]。两性发病率不同。在北爱尔兰，男女比例为 1∶2.8；而在美国，两性发病率相当[8]。

皮损单一或多发，缓慢生长，持续不退。散在，形状不规则，直径数毫米至数厘米不等（图 24.108、24.109）[5]。偶尔，皮损分布广泛[9]。鲍恩病病变有红色鳞屑或结痂，临床与银屑病或皮炎相似，但皮质激素治疗无效。色素型罕见，大多发生在肛门、外阴部位，可与黑素瘤相混淆（图 24.110）[10-14]。鲍恩病常发生在头部、躯干、四肢和生殖器部位[6, 15-16]。在女性似乎更多见于颊部和下肢，在男性则更多见于头皮和躯干[17]。不常见的部位有手掌、足跖、眼睑、甲床、乳头和脐部[18-28]。约 5% 的病例发展成侵袭性肿瘤，其中 30% 有转移的可能[29]。有报道部分或全部自行消退，但很少见[30-32]。

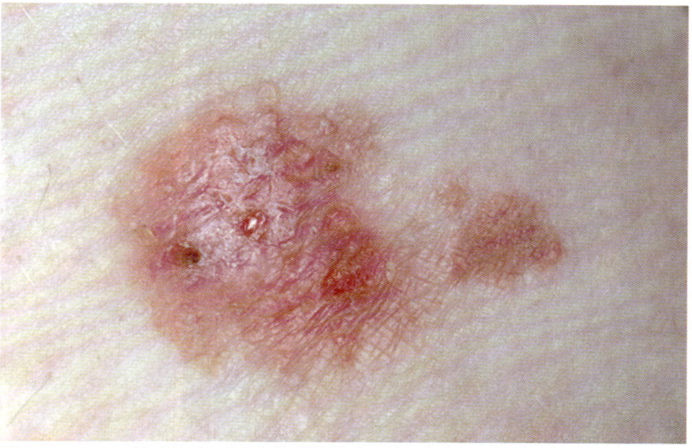

图 24.108 鲍恩病（原位鳞状细胞癌）：特征性的鳞屑性斑块，伴有糜烂和多发溃疡（By courtesy of the Institute of Dermatology，London，UK.）

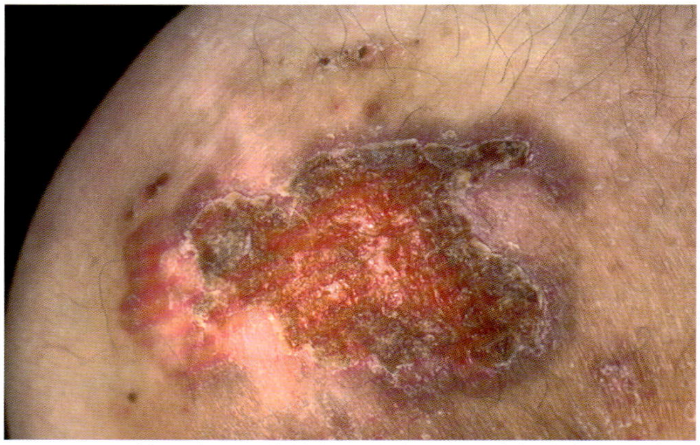

图 24.109 鲍恩病（原位鳞状细胞癌）：此病例为伴有色素性不规则边缘的大溃疡。肿瘤可能为侵袭性（By courtesy of the Institute of Dermatology，London，UK.）

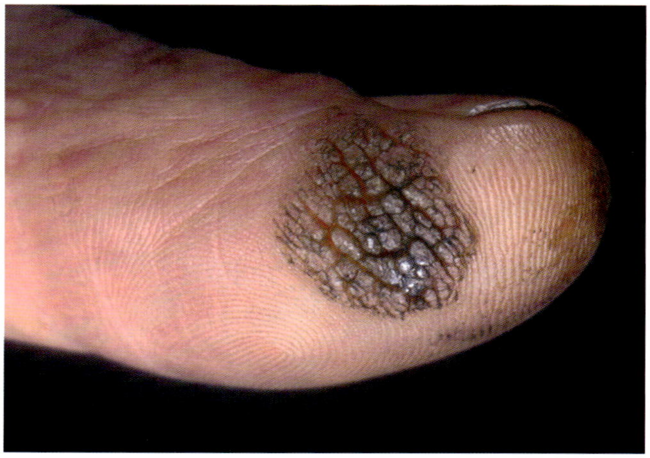

图 24.110 鲍恩病（原位鳞状细胞癌）：大拇指为不常见的受累部位。色素沉着常被误认为黑素细胞性病变（By courtesy of the Institute of Dermatology，London，UK.）

免疫低下的患者患鲍恩病的风险增加。与免疫正常的患者相比，这类患者较年轻、肿瘤多发，且临床更具侵袭性，更易复发[33]。有文献报道，在 HIV 阳性的患者中肿瘤体积可巨大，在慢性淋巴细胞白血病患者中，肿瘤可呈双侧对称性分布[34-35]。

在年轻人，损害更多发生在生殖器，龟头鲍恩病又称为 Queyrat 红斑增生症[36]，表现为轻度鳞屑、红斑、绒状斑块[5, 36]。本病可能与浆细胞性龟头炎有关，并伴发尿道受累[37-40]。对 100 个病例进行分析，22% 复发，8% 发展成侵袭性肿瘤，2% 转移[41]。

肛周鲍恩病表现为隆起性、形状不规则、棕红色、瘙痒性、有时出血的斑块[42-44]。在女性更多见。进展为侵袭性鳞状细胞癌少见，发生在 2% ～ 6% 的患者中。在彻底手术切除后很少复发。

有报道范科尼贫血患者发生多指受累和多中心损害[45-46]。罕见表现为纵行红色甲病、远端甲下角化病、纵行黑甲病、色素性假纤维角皮病或病毒疣[47-51]。可与汗孔角化病伴发，或在脂溢疣、瘢痕和Becker痣内发生[52-56]。

以往认为发生在遮盖部位的鲍恩病与内脏恶性病的风险增高有关[7，67-68]，近来的证据，特别是Lycka角化棘皮瘤的meta分析研究提示，这两者间没有明显关系[69-72]。没有必要对皮肤鲍恩病患者严格检查以寻找内脏肿瘤[73]。然而，当皮损是由于系统性致癌物（如砷剂）所致时，应考虑潜在恶性肿瘤的可能[71]。

临床上，鲍恩病应与银屑病、湿疹、浅表基底细胞癌和皮肤佩吉特病鉴别[5]。

## 发病机制和组织学特征

原位鳞状细胞癌的病因可能是多因素的，包括UV照射和化学制剂（如砷剂）。砷剂曾存在于一些药物中，如治疗癫痫的溴溶液、治疗银屑病的Fowler溶液；现在则存在于杀虫剂、抗真菌剂、除草剂，以及被污染的天然供水中[4]。不少患者感染HPV，特别是发生在甲周和肛门、外阴周围的损害[74-78]。最近研究也发现鲍恩病中HPV存在于生殖器外的部位。HPV16是最常见的人类乳头瘤病毒，其他亚型，如2、18、31、33、54、56、58、61、62和73也曾被检出[76，79-89]。在分子水平，鲍恩病损害中显示较高的非整倍性[90-92]和DNA不稳定性[93]发生率。

组织学显示表皮全层发育不良（原位癌），累及整个表皮，包括表皮内皮肤附属器（图24.111）。常有角化不全。显著棘层肥厚，伴表皮结构的完全紊乱，细胞失去成熟并缺乏极性。细胞较大，含有明显不规则、浓染、有显著核仁的细胞核，含丰富的胞质（图24.112～24.114）。由于糖原沉积，角质形成细胞有时呈空泡化，PAS染色强阳性（图24.115）。这可导致显著的透明细胞改变（透明细胞型）[94]。有

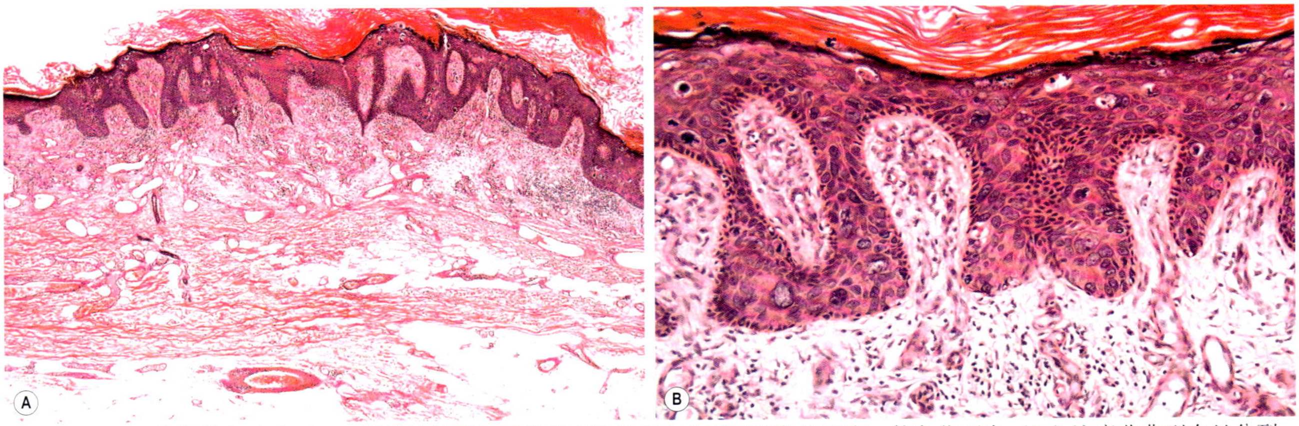

图 24.111 原位鳞状细胞癌：（**A**）低倍镜视野显示发育不良的表皮上有显著角化过度，伴角化不全；（**B**）注意非典型有丝分裂

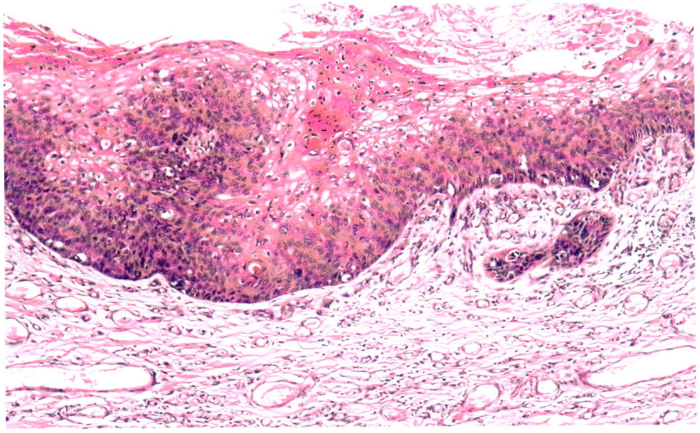

图 24.112 原位鳞状细胞癌：全层细胞呈非典型性，还可见清晰的透明细胞

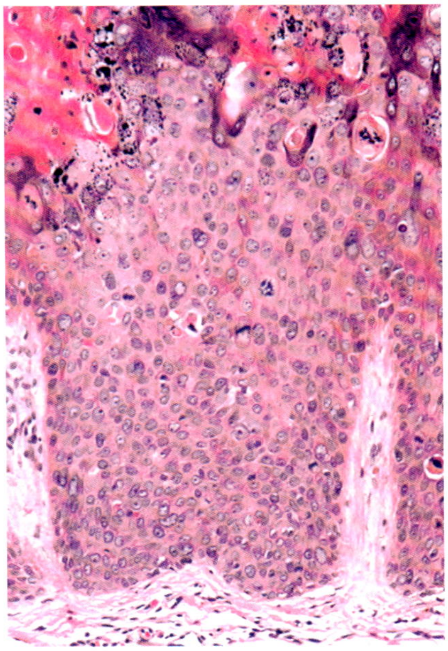

图 24.113 原位鳞状细胞癌：该病例完全失去成熟，基底层上可见有丝分裂

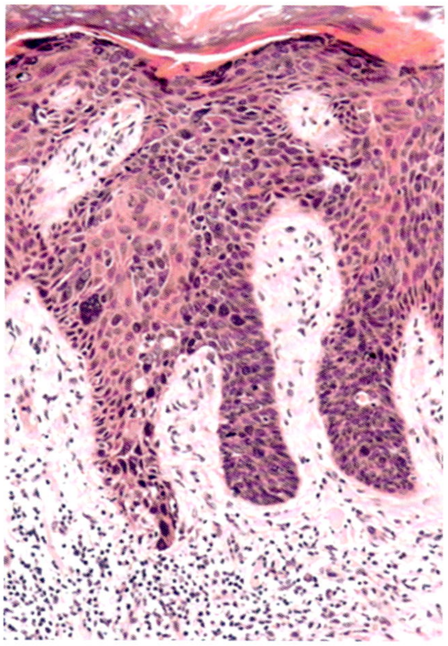

图 24.114 原位鳞状细胞癌：该例显示显著的核多形性

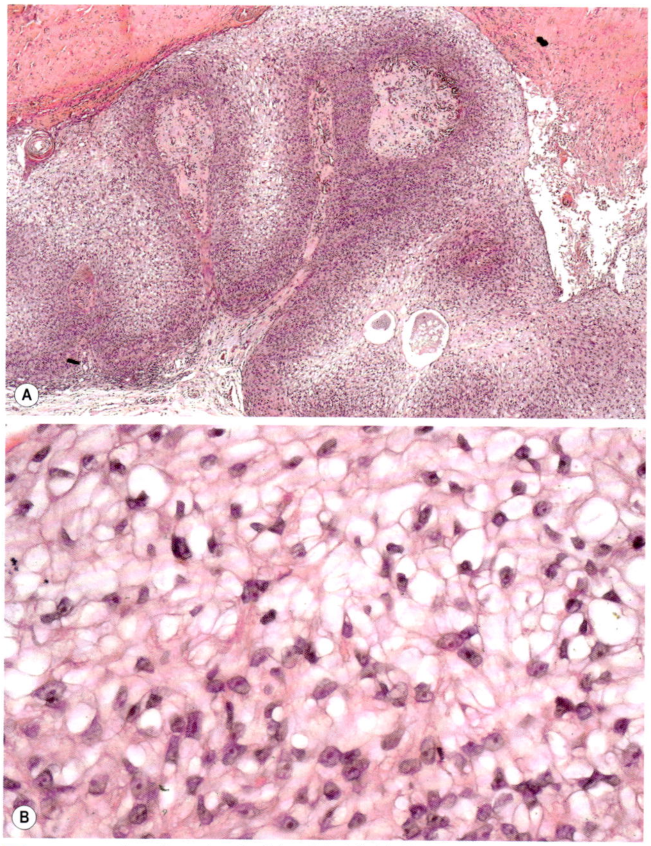

图 24.115 （A 和 B）透明细胞原位鳞状细胞癌：表皮上层有显著的细胞胞质空泡化

时可见个别角化细胞。凹空细胞在生殖器损害中常见。在表皮全层可见多数有丝分裂，包括异常分裂。偶尔可见棘层松解型和灶状棘层松解角化过度（图 24.116、24.117）。在有些损害中，特别是累及生殖器黏膜时，细胞缺乏成熟，上皮显著紊乱，而细胞非典型性相对较轻，这称为基底样型女阴上皮内瘤样增生[95]。肿瘤细胞为：

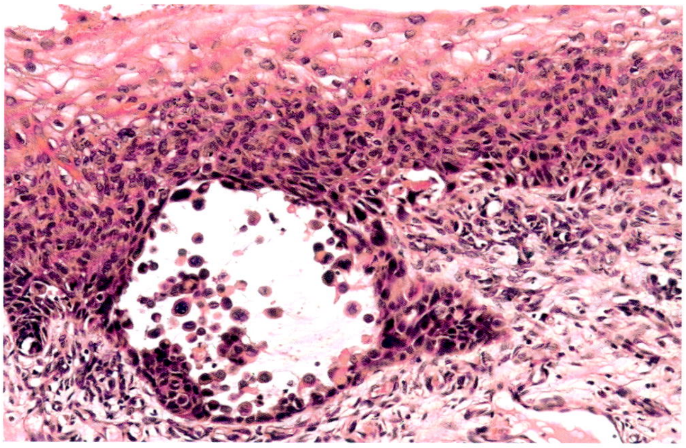

图 24.116 棘层松解原位鳞状细胞癌：显著的棘层松解。这并不少见，与预后无关

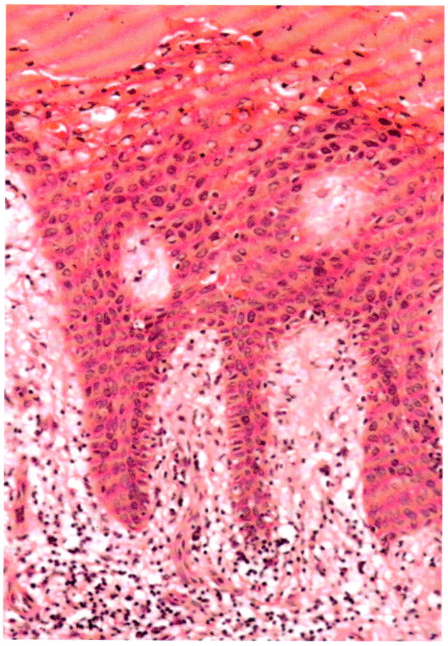

图 24.117 表皮松解原位鳞状细胞癌：浅表细胞空泡变，伴有嗜酸性角蛋白颗粒聚集。此改变无临床意义

- 泛角蛋白阳性，EMA 可阳性
- CAM5.2、CEA、S-100 和 HMB-45 阴性

真皮有许多慢性炎症细胞浸润，包括淋巴细胞、组织细胞和浆细胞。有时浸润呈苔藓样分布，并伴有基底细胞水肿变性和凋亡，与苔藓样角化病相似。浸润细胞主要是 T 淋巴细胞，其中以 T 辅助细胞为主[96]。有时在真皮浅层有明显血管增生[95]。

鲍恩病可有不同类型的组织学改变，如银屑病样型、萎缩型、疣状角化过度型、乳头瘤型和不规则型[95]。

- 银屑病样损害为角化不全和规律的显著棘层肥厚，表皮突宽大，有时融合。
- 萎缩型与萎缩型光线性角化病类似，但鲍恩病为表皮全层的非典型性和缺乏成熟，并侵犯表皮内附属器结构。
- 疣状角化过度型鲍恩样斑块高度不规则，常表现为角化过度和教堂塔尖样乳头状瘤，以及特征性的坑状凹陷[95]。

- 乳头瘤型皮损界限清楚，呈疣状、乳头瘤状外生和内生性生长。表皮增生肥厚，伴有显著的凹空细胞。尽管具有显著的细胞形态，但常规检查方法未检出 HPV[97]。
- 不规则型常有显著的多形性，不同程度的棘层肥厚，常没有角化过度和角化不全。

在同一个鲍恩病斑块性损害中常可混合有上述不同的组织学类型。

原位鳞状细胞癌与间质淀粉样物质沉积、黏液变性或皮脂化生有关（图 24.118）[98]。罕见在皮肤神经内分泌癌（Merkel 细胞癌）上方或邻近的表皮中有原位鳞状细胞癌的改变[99]。

有时，损害以形成上皮内巢为特征，称为 Borst-Jadassohn 表皮内上皮瘤。这一亚型胞质淡染，组织学可与皮肤黏膜佩吉特病混淆（图 24.119）。鲍恩样组织学改变还可见于放射性角化和砷角化病，偶见于皮角的基底（图 24.120）。鲍恩样光线性角化病组织学上与鲍恩病难以鉴别。实际上，区别这两者的意义不大。

## 鉴别诊断

鲍恩病很少与佩吉特病混淆（不管是乳房还是乳房外），但有时与浅表播散性黑素瘤相似[100-103]。免疫组织化学和黏液染色可资鉴别。

在确定肛门、外阴鲍恩病的诊断之前，必须仔细询问既往治疗情况，用鬼臼树脂治疗尖锐湿疣后可引起组织学鲍恩样改变，从而造成误诊。经鬼臼树脂治疗的皮损中可见显著的处于分裂中期的细胞。与非典型性脂溢性角化病的鉴别取决于对原有良性病变的辨认。应当注意的是，需从鲍恩病斑块的多位点进行检查，以排除侵袭的可能。

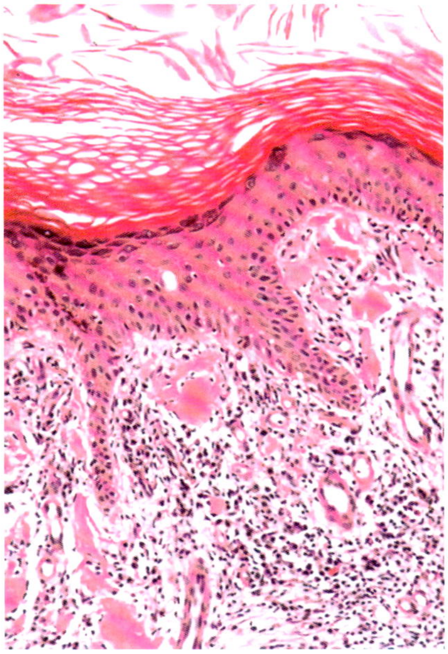

图 24.118　原位鳞状细胞癌：在皮损周围的真皮内有致密嗜酸性淀粉样物质沉积

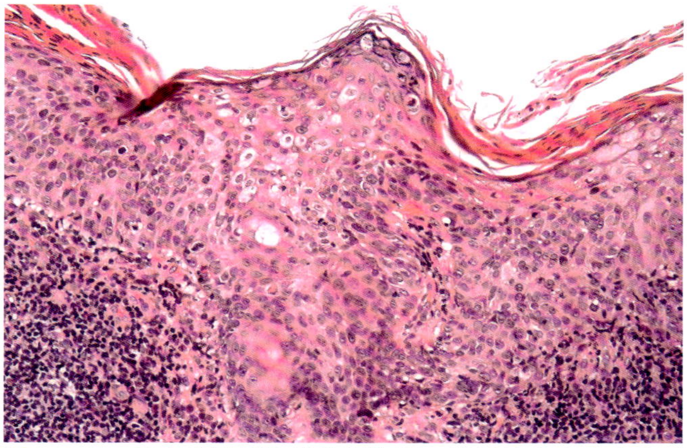

图 24.119　佩吉特样原位鳞状细胞癌：增厚的表皮内有小而分散的淡染细胞巢。上皮黏液特染，免疫组化染色 S-100、CEA 和 CAM5.2 均阴性。泛角蛋白阳性

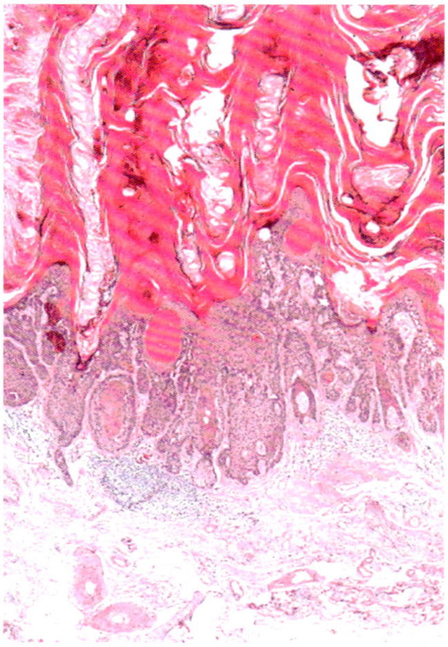

图 24.120　原位鳞状细胞癌：该患者有皮角

# PUVA 角化病

## 临床特征

PUVA 光疗与发生非黑素瘤性皮肤癌，特别是鳞状细胞癌的风险增加有关[1]。对接受 PUVA 治疗的患者进行随访显示，在长期 PUVA 照射后，在非日光暴露部位，主要是躯干和髋部，发生多发性角化病（图 24.121）。表现为疣状角化过度性和鳞屑性丘疹，基底较宽，达数毫米至 1 cm[2-3]。它是否为一种癌前期损害还不清楚，但这些损害表明，发生非黑素瘤性

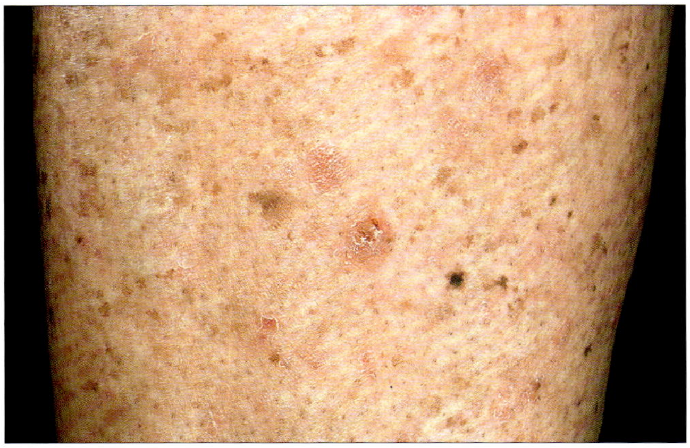

图 24.121 PUVA 角化病：多发小鳞屑损害。可见很多雀斑样痣（By courtesy of C.M. Proby，MD，the Institute of Dermatology，London，UK.）

皮肤癌的风险比其他部位高[2]。

近来有发生在手足外侧的角化病的报道[4]。

## 组织学特征

大多数 PUVA 角化病与 p53 和 Ha-ras 突变有关，后二者是主要的紫外线指纹类型[5]。

PUVA 角化病的组织学特点是棘层肥厚、乳头瘤样增生、角化过度和灶状角化不全[2-3]。约 50% 可见核非典型性，但较轻微。损害境界清楚。

# 砷角化病

## 临床特征

砷角化病是多发角化性损害，发生在四肢，特别是掌跖（图 24.122）[1-4]。接触砷剂可能是职业性、治疗性、饮食或中毒引起。该病发生在患者暴露于矿石熔炼和精炼、杀虫剂、擦了消毒水的牛和羊，以及某些地区（如孟加拉）的污染水和各种药物后[3-12]。患者可有广泛的色素沉着，主要为躯干部的特征性“雨滴”状色素沉着，发生于其他部位的鲍恩病，多发基底细胞癌，且内脏恶性肿瘤的风险增加[6-7]。Dupuytren 挛缩的发生率增加[13]。有报道慢性砷中毒患者发生神经内分泌癌，但还不能确定是否为偶发[14]。

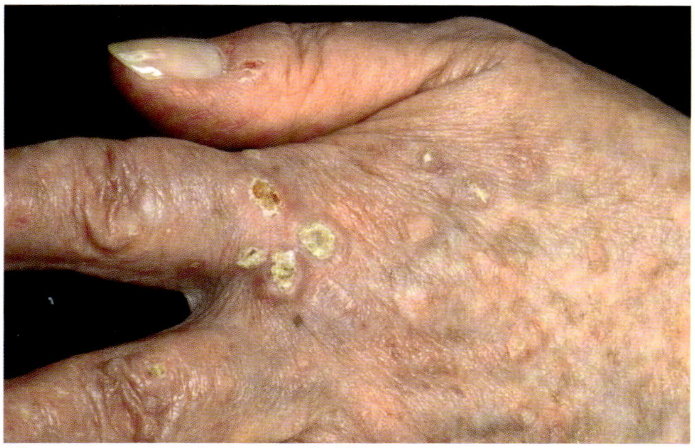

图 24.122 砷角化病：多发鳞屑性损害（By courtesy of the Institute of Dermatology，London，UK.）

## 组织学特征

组织学特点各异，从角化过度和棘层肥厚，到发育不良性损害和原位鳞状细胞癌（图 24.123）。少数病例中可见其他改变，如显著的上皮细胞空泡变和角质化。

# 鳞状细胞癌

## 临床特征

皮肤鳞状细胞癌是仅次于基底细胞癌的第二常见的皮肤恶性肿瘤[1]。绝大部分是过度暴露于 UVB 的结果，因此主要发生在日光暴露的部位，特别是面部、颈部、上肢和手（图 24.124）。常伴有光线性角化病，绝大多数鳞状细胞癌发生在光线性角化病的基础上[2]。

皮肤鳞状细胞癌在男性更多见，好发于老年人、皮肤白皙和浅色头发者。发生在儿童期和青春期者罕见，常与其他疾病，如着色性干皮病、大疱性表皮松解症或儿童泛发性硬斑病有关[3-8]。在深肤色人种中的发病率较低，然而鳞状细胞癌仍然是非洲裔美国人

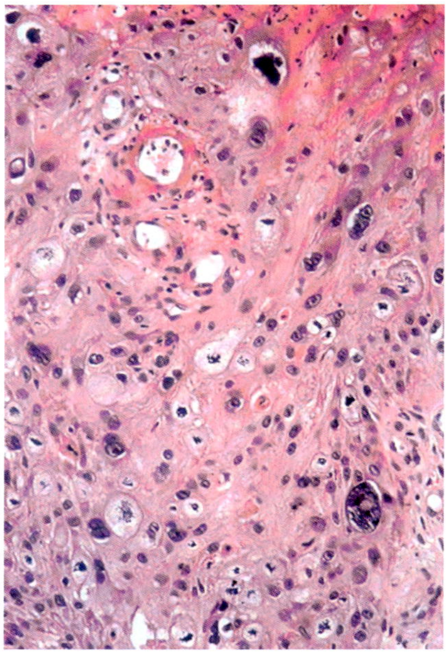

图 24.123 砷角化病：有显著的核多形性和多数有丝分裂象

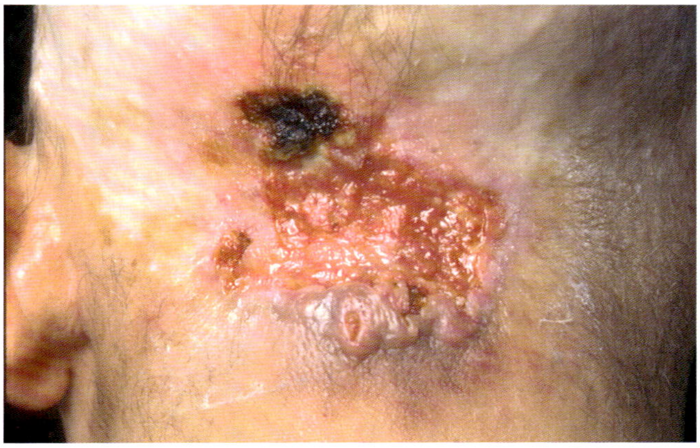

图 24.124　鳞状细胞癌：常累及日光暴露部位。本例为发生于头皮的大肿瘤（By courtesy of the Institute of Dermatology，London，UK.）

最常见的皮肤癌症[9]。损害常发生在非暴露部位的皮肤，预后常不良[10]。户外工作者或露天休闲时间过长者发生风险尤其高。易被晒伤或日晒后有长时间红斑者（皮肤过敏类型Ⅰ和Ⅱ）易感性增加[1]。此外，易晒黑、过多雀斑和凯尔特血统也是重要的危险因素[1]。亦可观察到家族聚集[11]。有些部位，如唇部和耳部更易发生侵袭性生长（图 24.125、24.126）[12]。甲下、外耳道、眼睑处罕见[13-16]。

每年报道的发病率不同，1994 年美国男性为 81 ～ 136/10 万，女性为 26 ～ 59/10 万[17]，1998 年澳大利亚的汤斯维尔男性 1332/10 万，女性为 755/10 万[18]。有显著的证据表明，由于日晒的增多和预期寿命的延长，本病的发病率在进行性增加，可以说日光相关的皮肤癌是发达国家中最常见的恶性肿瘤[17、19-20]。

皮肤鳞状细胞癌还可见于肛周、外阴和甲床周围。这可能与 HPV 感染有关。甲周的损害临床上常被误诊为慢性寻常疣或甲沟炎，应予以注意[21-22]。该部位鳞状细胞癌的复发率高（有报道 30%），但转移非常少见[22]。

最常见的皮肤鳞状细胞癌表现为缓慢生长的硬结性肿瘤，一般无痛，可为结节性、溃疡性、斑块样或疣状（图 24.127 ～ 24.134）。肿瘤偶为色素性[23-24]。

鳞状细胞癌可伴有其他损害，曾报道与扁平苔

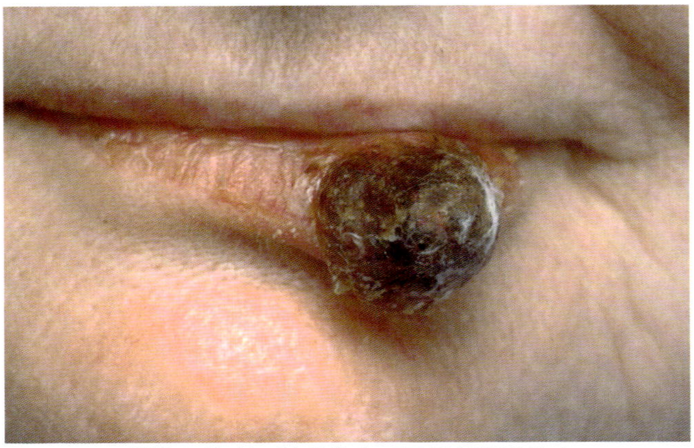

图 24.125　鳞状细胞癌：肿瘤发生于唇部者预后差（By courtesy of the Institute of Dermatology，London，UK.）

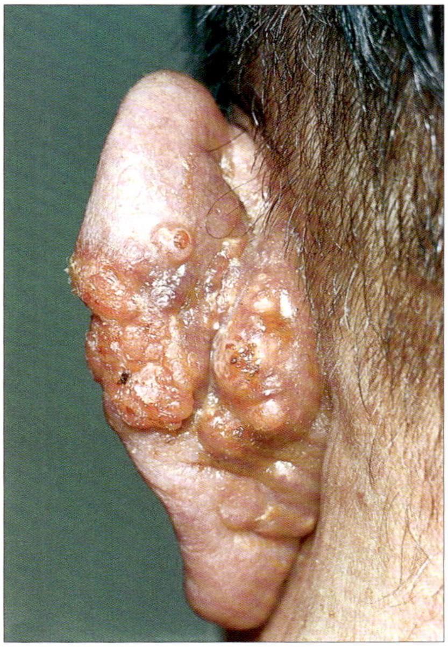

图 24.126　发生于耳部的鳞状细胞癌分级高（By courtesy of the Institute of Dermatology，London，UK.）

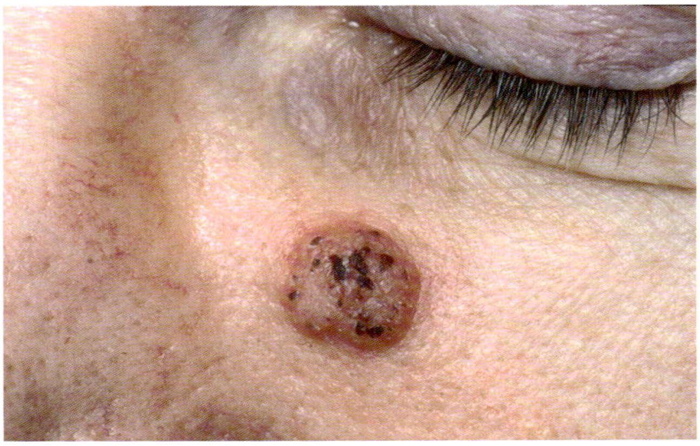

图 24.127　鳞状细胞癌：发生于颊部的结节性肿瘤。注意周围的瘢痕（By courtesy of the Institute of Dermatology，London，UK.）

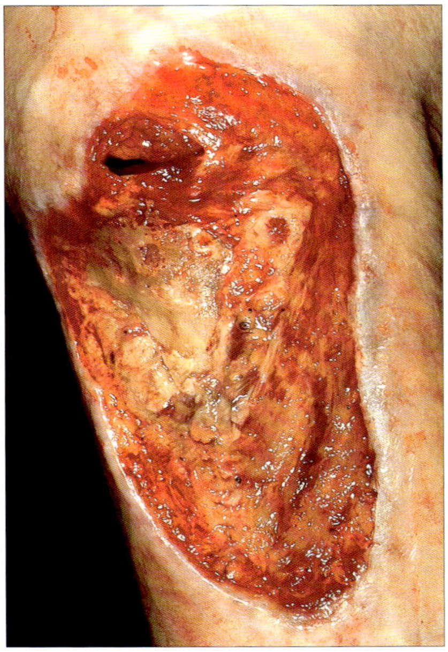

图 24.128　鳞状细胞癌：该慢性溃疡组织学证实为鳞状细胞癌（By courtesy of R.A. Marsden，MD，St George's Hospital，London，UK.）

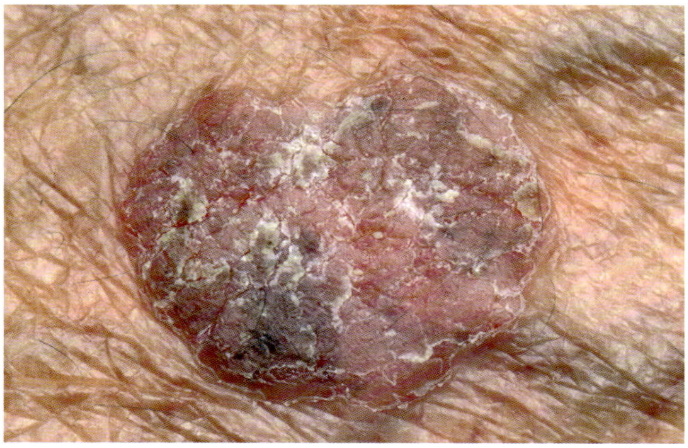

图 24.129　鳞状细胞癌：发生于手背部的鳞屑性结节性肿瘤（By courtesy of the Institute of Dermatology，London，UK.）

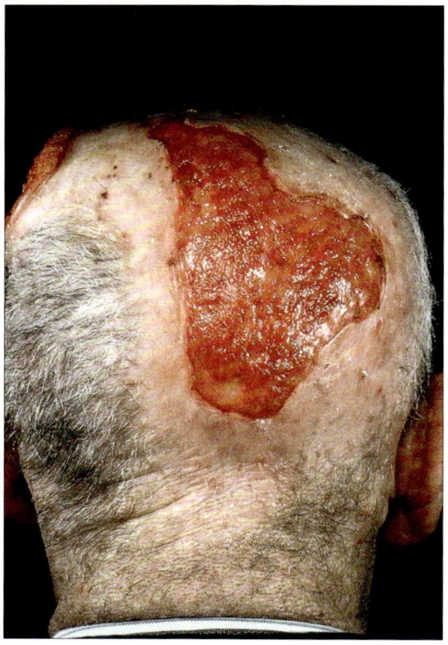

图 24.130　鳞状细胞癌：溃疡性肿瘤继发于之前的不明皮肤病的放射治疗（By courtesy of the Institute of Dermatology，London，UK.）

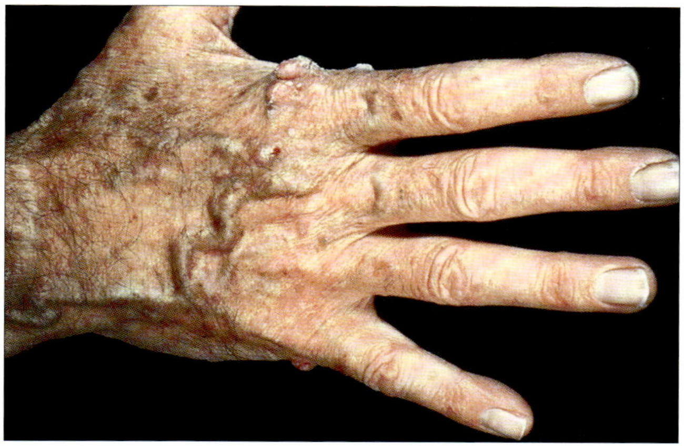

图 24.131　肾移植有关的肿瘤：广泛的角化性损害（By courtesy of M. Glover，MD，Royal London Hospital Trust，London，UK.）

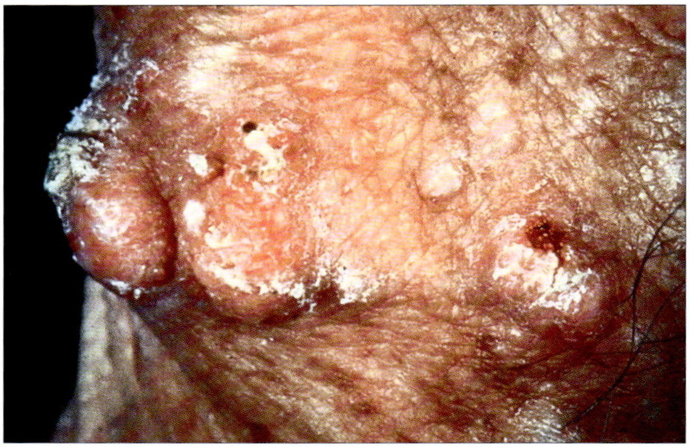

图 24.132　肾移植相关的肿瘤：除了广泛的角化性损害外，可见一些鳞状细胞癌病灶（By courtesy of M. Glover，MD，Royal London Hospital Trust，London，UK.）

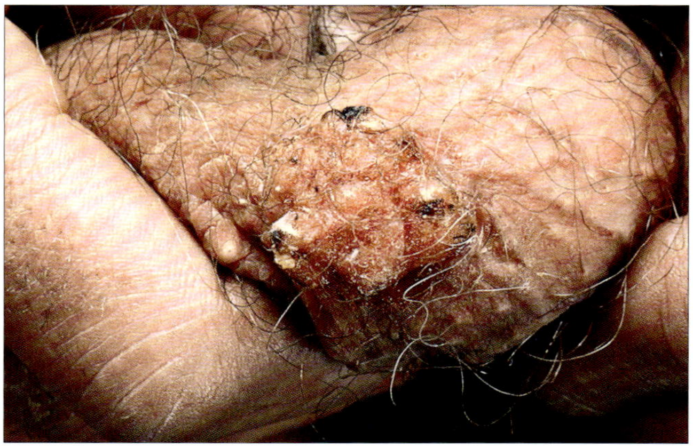

图 24.133　阴囊鳞状细胞癌：当采用 PUVA 疗法，或采用煤焦油治疗银屑病时，有时可在该处发现肿瘤（By courtesy of the Institute of Dermatology，London，UK.）

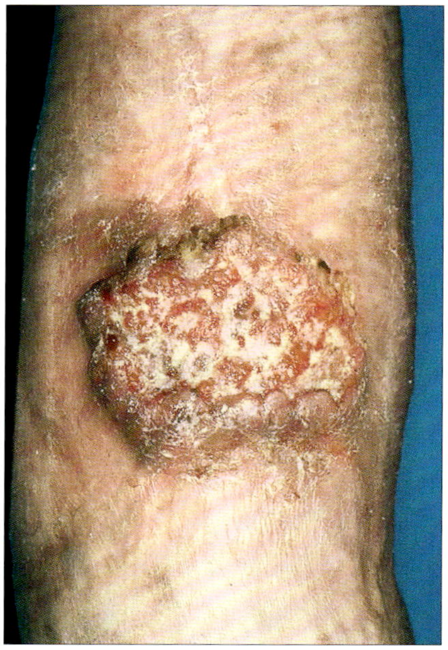

图 24.134　鳞状细胞癌：此大溃疡性肿瘤发生在以往烧伤区域（Marjolin 溃疡）（By courtesy of R.A. Marsden，MD，St George's Hospital，London，UK.）

藓、结节性痒疹、脂质渐进性坏死、非大疱性鱼鳞病样红皮病、藏毛窦、聚合性痤疮、天花疫苗接种、烧伤瘢痕、慢性淋巴水肿、鲜红斑痣、化脓性汗腺炎、人工皮炎、秃发性毛囊炎、慢性骨髓炎、寻常狼疮、麻风病、皮肤利什曼病、表皮痣、皮脂腺痣、毛发红糠疹、盘状红斑狼疮、泛发性白癜风、汗孔角化病、汗孔角化性小汗腺开口及真皮导管痣、Rothmund-Thomson 综合征、家族性良性天疱疮、皮瓣、Netherton 综合征、甲床银屑病、表皮样囊肿、小汗腺汗管纤维腺瘤、文身和静脉性溃疡有关[25-71]。鳞状细胞癌可合并侵袭性黑素瘤和恶性雀斑样痣[72-74]。

复发和转移率在文献中的差别很大[1]。根据近来对主要文献的 meta 分析结果，总体复发率为 3.7% ～ 10%，取决于不同的治疗方法[75]。不同的部位复发率有差别，发生在口唇和耳部的复发率分别是 10.5% 和 18.7%。5 年总体转移率是 5.2%，但在口唇和耳部的转移率分别为 11% 和 13.7%，预后不好。其他引起复发和转移风险增加的因素包括肿瘤直径大于 2 cm 或厚度超过 0.4 cm、亲神经性、免疫抑制和复发性损害[75]。分化不好的肿瘤一般预后不好，但许多分化良好的肿瘤也可发生转移。

损害的病因也是预后的重要因素。发生在烧伤 / 放射损伤 / 瘢痕基础上或伴发慢性溃疡的鳞状细胞癌是高危肿瘤，常发生转移（18% ～ 40%）[76-77]。除淋巴结转移外，最易向肝、肺、骨及脑转移[1]。近 10 年来鳞状细胞癌的发病率显著增高，但由于早期诊断和有效治疗，总体死亡率在持续降低[78]。阴茎、阴囊和肛门鳞状细胞癌常有高转移风险[79]。超过 25% 的阴囊鳞状细胞癌患者在有表现时已有腹股沟淋巴结转移[80-81]。

## 发病机制和组织学特征

鳞状细胞癌的病因是多因素的，总结于表 24.1。慢性日光损害是最重要的因素，特别是对于白皮肤人

表 24.1　鳞状细胞癌病因学

**放射**
UVB
PUVA
X 线
Grenz 线
**HPV**
生殖器——16/18 型
甲周——16/18 型
疣状癌
疣状表皮发育不良 5 型
**免疫抑制**
医源性
实质器官移植
HIV
系统疾病（例如类风湿关节炎）
恶性肿瘤（例如淋巴增殖性疾病）
**化学致癌剂**
砷剂
碳氢化合物
**慢性炎症**
烧伤
慢性骨髓炎
静脉曲张溃疡
扁平苔藓
**盘状红斑狼疮**
化脓性汗腺炎
聚合性痤疮
口腔 / 肥厚性扁平苔藓
硬化性苔藓
热激红斑
**慢性感染**
寻常狼疮
麻风
皮肤梅毒
性病淋巴肉芽肿
腹股沟肉芽肿
**先天性疾病**
白化病
着色性干皮病
营养不良性大疱性表皮松解症
Rothmund-Thomson 综合征
疣状表皮发育不良

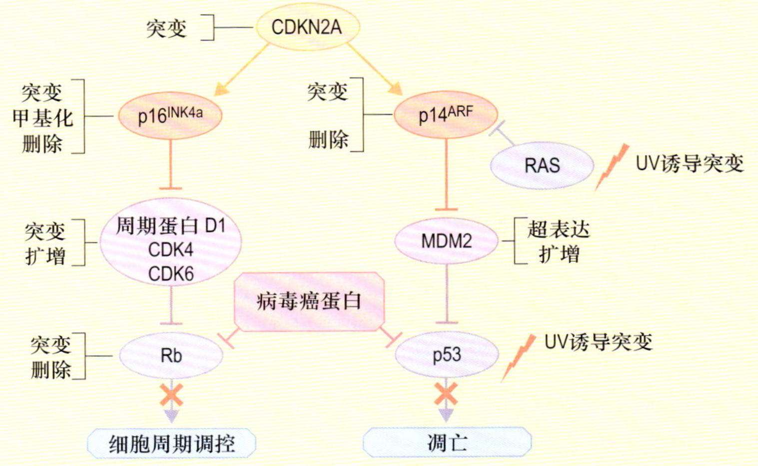


此简易图强调鳞状细胞癌的早期致病途径，以及与 Rb 和 p53 基因途径的交汇。UV 损伤直接导致 p53 基因的 UV 信号突变，从而失去对细胞增殖的控制并导致细胞凋亡。通过改变 $p14^{ARF}$ 基因信号或 $p14^{ARF}$ 基因自身突变，或 ras 基因中的 UV 相关突变，p53 通路同样受到活化。$p16^{INK4a}$ 基因突变通过周期蛋白依赖性激酶 4（CDK4）和周期蛋白 D1 相互作用导致 Rb 基因磷酸化增加，从而导致细胞增殖。病毒癌蛋白通过 p53 和 Rb 基因的失活起作用［Adapted from Tsai K and Tsao H( 2004 )Am J Med Genet C，131C，82-92.］

种。UVB 最重要，因为绝大多数 UVC 在大气层被滤过。个体发生角化病或鳞状细胞癌主要与一生中暴露阳光的累积量有关[73]。

## 放射

UVA 本身对人类可能并没有致突变性，但当与光敏剂联合时，例如经过 PUVA 治疗后，患者患角化病和侵袭性鳞状细胞癌，特别是男性生殖器鳞状细胞癌的风险呈剂量依赖性增加[82-84]。然而，PUVA 相关肿瘤常预后较好，转移率低[79]。

已知在实验动物中 UVB 可引起皮肤癌。UVB 主要影响 DNA 修复机制和细胞介导免疫，在皮肤致癌性中既是诱导因素也是促进因素[1]。UV 照射与自由基的形成及胸腺嘧啶二聚体的诱导有关，后者在剪切修复机制缺陷的着色性干皮病患者中尤为重要。这种通常在 10 岁以内出现的常染色体隐性遗传性疾病的患者发生皮肤癌的风险是正常人的 1000 倍[76]。光线性角化病患者也表现为轻度程序外 DNA 合成，但这是否是重要的致病机制还不清楚[85]。眼白化病患者中，UVB 引起鳞状细胞癌的可能性增加。这已在非洲白化病患者中得到充分证实。最近，对约翰内斯堡 111 例白化病黑人患者的研究发现，约 23% 发生皮肤肿瘤，主要是鳞状细胞癌，特别是头部鳞状细胞癌[86]。

UVB 引起的特异性突变包括二嘧啶位点 C-T 的转换，尤其是形成 CC-TT 双碱基的变化[85]。这些变化构成 UV 损伤指纹，已在人类皮肤鳞状细胞癌的 *p53* 肿瘤抑制基因中得到确认[87-88]。然而，在相当的系统肿瘤中并没有发现此变化。*p53* 基因突变及失活在 UVB 引起鳞状细胞癌的过程中是一个早期的重要改变，但在进展过程中并不起重要作用[89]。

UV 照射引起的其他后果包括产生胞嘧啶光水合物、嘌呤光产物、单链 DNA 断裂和（6-4）光产物[85]。近来研究提示后者在 UV 致突变性上很重要[85]。

UV 照射可导致细胞原癌基因点突变，这种突变引起的活化、放大和重排在皮肤肿瘤的转化中也很重要[85, 90]。UVB 可引起培养后的人角质形成细胞的 c-Ha-ras、c-myc 和 c-fos 过度表达[91]。*Ras* 原癌基因家族突变在致癌早期所起的作用已在少数人类肿瘤中得到确认，有时伴有 *c-myc* 基因的改变[90, 92-95]。这增加了这些原癌基因在部分皮肤鳞状细胞癌的发病中起作用的可能性。在相当比例的癌症中同时检测到 HPV DNA，提示可能在 HPV 活化了细胞原癌基因后发生了肿瘤性转化[96]。凋亡是清除基因损伤的关键机制。Fas（CD95）介导的凋亡可能是维持人类表皮稳态的关键途径[97]。近来研究表明 CD95 在日光损伤皮肤中表达上调，但在光线性角化病以及侵袭性鳞状细胞癌中表达下降，导致对抗基因损伤的角质形成细胞的防御机制缺乏[98]。此外，常常发现 p53 和视网膜母细胞瘤通路中的 $p16^{INK4}$ 和 $p14^{ARF}$ 所涉及的两种抑癌基因在鳞状细胞癌中失活[99-100]。

肿瘤侵袭是一个复杂的过程，涉及基底膜的降解和肿瘤细胞的迁徙。这一过程部分由肿瘤细胞和基质细胞产生的基质金属蛋白酶（MMP）介导。在鳞状细胞癌中，基质溶解因子（MMP-7）和溶基质蛋白酶（MMP-3）在肿瘤以及位于间质界面的间质细胞中表达，但在正常的表皮中检测不到[101-102]。

电离辐射与不同的基因异常有关，包括点突变、染色体畸变、DNA 链断裂、缺失和基因重排[103]。尽管现已不常见，但皮肤癌可在职业暴露于 X 线的人员及因皮炎、痤疮、头癣及皮肤肿瘤等接受放射治疗的患者中发生[76, 104]。

非黑素瘤性皮肤癌，不管是鳞状细胞癌还是基底细胞癌，极少在境界线治疗后发生[105]。

UV 照射引起的细胞介导免疫异常可能有致病性。这些变化包括循环 T 细胞数量减少，辅助性 T 细胞 / 抑制性 T 细胞比例减少和迟发型超敏反应的损害[79, 106]。主要影响是表皮树突状朗格汉斯细胞的丧失，并为更易激活抑制性 T 细胞的 $CD1^-$、$DR^+$抗原呈递细胞替代[107]。这一作用使皮肤产生了对 UV 引起的肿瘤抗原的耐受，进而促进了表皮肿瘤的发生。同样，UVB 照射减少了小鼠的接触性超敏反应，降低了朗格汉斯细胞的数量和抑制性 T 细胞介导的抗异体移植皮肤肿瘤的能力[108]。

疣状表皮发育不良与细胞免疫损害有关，并且增加皮肤肿瘤的风险。约 30% 的患者发生鳞状细胞癌，通常发生在日光暴露部位[109]。面部易受累，肿瘤发生于 21 ～ 40 岁[79]。在侵袭性肿瘤中，鳞状细胞癌是重要的死亡原因，死亡率高达 50% 以上。

## 免疫抑制剂

移植治疗需要长期用免疫抑制剂。患者患各种皮肤并发症的风险增加，包括细菌、真菌和病毒感染，如花斑癣、甲癣、皮肤细菌性疾病、念珠菌病、单纯疱疹和 HPV 感染[110]。持续存在的病毒疣很常见，并常多发[111-112]。发生不同肿瘤的风险增加，包括系统淋巴瘤和卡波西肉瘤。此外，患者易患 UVB 导致的皮肤肿瘤，包括光线性角化病、鳞状细胞癌、角化棘皮瘤、黑素瘤，偶有疣状表皮发育不良样损害[111-118]。这些肿瘤的发病率不同，但在长期随访的移植患者中，发病率可达 50%[118-119]。尽管某些并发症的存在可能具有偶然性，但发生光线性角化病、角化棘皮瘤和鳞状细胞癌的危险确实存在，并且是严重的问题。在肾移植的免疫抑制患者中，角化棘皮瘤的发病率是正常人的4～20倍[111]。一般来说，与非免疫抑制的正常人比较，免疫抑制患者发生肿瘤的年龄更早[120]。使用泼尼松龙和硫唑嘌呤及近来采用的环孢素均与发病有关[121-123]。

肾移植受者发生鳞状细胞癌的风险显著增加，与亚甲基四氢叶酸还原酶基因（MTHFR C677T）的多态性有关，提示在免疫抑制状态下，叶酸敏感通路在鳞状细胞癌的病因中起作用[124]。此外，端粒的长度增加也与这类人群的鳞状细胞癌风险增加有关[125]。

肿瘤常为多发性，发生在日光暴露部位，但与皮肤类型无明显关系[117-118，120]。基底细胞癌和鳞状细胞癌的比例是1∶4，与通常好发于面部不同，该病更多见于手和前臂[76，126]。发病率与纬度降低呈正相关性，即澳大利亚和新西兰最高[118]。肿瘤的表现与免疫抑制化疗的程度和剂量有直接关系[110-111，127，128]。

这些肿瘤的行为各异：有些是非侵袭类型，而有些（包括最新的报道）则显示有强的侵袭性，转移率高，甚至导致死亡[118，129-132]。在早年过度日晒的患者中，肿瘤侵袭性更强[133]。澳大利亚患者的预后最差。HLA相容性可能也很重要，特别是接受HLA-B错配移植者发病率高[127]。同样，缺乏HLA-A11和受体表现为HLA-DR纯合性者与肿瘤发生有关。接受免疫抑制治疗的女性患者发生宫颈内上皮瘤的风险增加[116]。

皮肤鳞状细胞癌的发病率在接受免疫抑制治疗的非移植患者（如类风湿关节炎）中[134-135]，以及与系统淋巴瘤[136]和慢性或急性髓细胞性白血病有关的免疫抑制患者中也增加[137-139]，而且后者肿瘤的侵袭性更高，预后不好。HPV感染者发生鳞状细胞癌的年龄更早，侵袭性也更强[140]。

## 人类乳头瘤病毒

有相当多的证据表明HPV在肛门、外阴部位的鳞状细胞癌及其癌前病变的发病中起作用[141]。然而与皮肤损害的关系还没有完全弄清楚[142]。用HPV转染的人成纤维细胞和角质形成细胞发生转化，在黏膜以及有时在皮肤肿瘤中均发现有游离和整合的DNA[141，143]。在许多鲍恩病和外阴、阴茎及肛周的侵袭性鳞状细胞癌病例中发现了HPV16[144-147]，另外，有时也可发现HPV18[148]。HPV16、HPV73及HPV26也可在甲周鲍恩病和侵袭性癌中发现，可能系接触了生殖器疣而受染[96，143，146，149-152]。患者常有相同类型HPV感染的生殖器疣。与普通鳞状细胞癌相比，HPV相关损害的特征是复发率高但不转移[153-155]。在一个肿瘤中常可发现几种HPV亚型[96]。最近的研究证实，β人乳头瘤病毒2型和日光暴露部位的皮肤鳞状细胞癌相关[156-157]。在疣状表皮发育不良患者的原位和侵袭性癌中，均可检测到HPV DNA序列，特别是HPV5。疣状表皮发育不良的黑人患者很少发生鳞状细胞癌，提示UVB可能有重要的共致癌性[76]。HPV DNA也在肾移植后免疫抑制患者的肿瘤中被发现[96，158，160]。然而用PCR方法所得结果不尽一致[118，161]。HPV所致的肿瘤抑制基因的失活与鳞状细胞癌的发生有关。HPV16和HPV18的原癌蛋白E6/E7与p53和RB1结合后使其功能丧失[142]。

HPV在日光诱发的恶性肿瘤中的作用不详。部分研究未能发现HPV DNA序列，而一些研究则在高达60%的肿瘤中检测到HPV16[142，162]。

## 化学致癌物质

化学致癌在少数病例中有重要作用。除了砷剂（出现在某些杀虫剂、药物中，有时在污染的水源中）外，许多化学物质，特别是碳氢化合物均与此有关[1，163-165]。碳氢化合物主要来源于含碳化合物的燃烧和蒸馏，在煤炭和石油工业中尤其多见[76]。它们广泛存在于煤焦油、沥青、石蜡油、燃料油和杂酚油等产品中[76]。

化学致癌物曾在阴囊癌中起重要作用，除了烟囱灰污染外，还有很多“高危”职业，例如焦油工、石蜡和页岩工人、引擎操作者、制螺丝和棉纺织工等[80，166]。现在认为，阴囊癌主要与外用砷剂、煤焦油治疗银屑病和HPV感染有关[80]。PUVA治疗已在前文提及。

## 慢性炎症和慢性感染

在发达国家，肿瘤伴发慢性感染和炎症的情况（特别是瘢痕）现已少见[167]。然而在发展中国家，感染后肿瘤仍有重要的临床意义：在泰国的一系列研究中，约1%的严重麻风患者发生鳞状细胞癌，常发生在足部[168]。烧伤后损害，即Marjolin溃疡，常在很长的潜伏期（有时几十年）后发生，虽然肿瘤的组织分化良好，但常复发和转移[169-170]，死亡率高。一项研究发现，60%的肿瘤发生转移，初次治疗2年后全部死亡[171]。发生在隐性营养不良型大疱性表皮松解症患者严重瘢痕基础上的鳞状细胞癌一般分化良好，但同样有高发病率和高死亡率。转移是这类患者的致死原因[8，77，172-177]。鳞状细胞癌发生在交界型和泛发性萎缩性良性大疱性表皮松解症患者或获得性大疱性表皮松解症患者的情况较为少见[178-179]。

## 鳞状细胞癌的分化

鳞状细胞癌是一种角质形成细胞的恶性肿瘤，必须与鲍恩病和光线性角化病等癌前病变区别。肿瘤常发生在有发育不良特征的上皮上，并可有带状浸润和分化不同的鳞状上皮岛，伴不同程度的有丝分裂。根据角化程度，可把肿瘤分为高分化、中分化和低分化三种亚型。同时，也可使用 Broders 系统分类。包括以下四个等级：

- 第一级——75% 或更多损害分化良好
- 第二级——50% 或更多分化良好
- 第三级——25% ～ 50% 分化良好
- 第四级——少于 25% 分化良好

尽管这一分类系统较为常用，但较为复杂和主观（特别是中间两级）。有一点很重要，即应当根据肿瘤分化最差的区域进行分类。

- 高分化肿瘤的特点是鳞状上皮容易辨认，且常有明显的角化（图 24.135 ～ 24.137）。上皮呈清晰的鳞状，细胞间桥（刺）明显。肿瘤细胞多形性轻微，有丝分裂主要位于基底层。
- 中分化肿瘤显示更多的结构紊乱，鳞状上皮分化不很清晰（图 24.138）。细胞核和细胞质多形性显著，有丝分裂（包括异常分裂）明显多于正常。角化成分较少，限于“角珠”形成（角化的鳞状细胞呈密集的板层旋涡状）、角囊

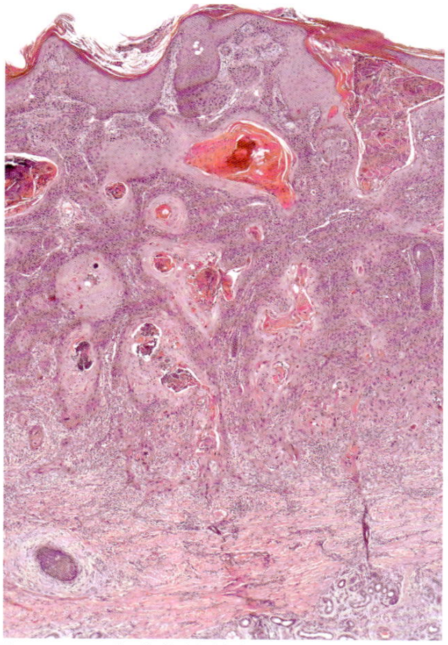

图 24.135 高分化的鳞状细胞癌：扫描视野下可见肿瘤明显角化，并浸润至真皮网状层

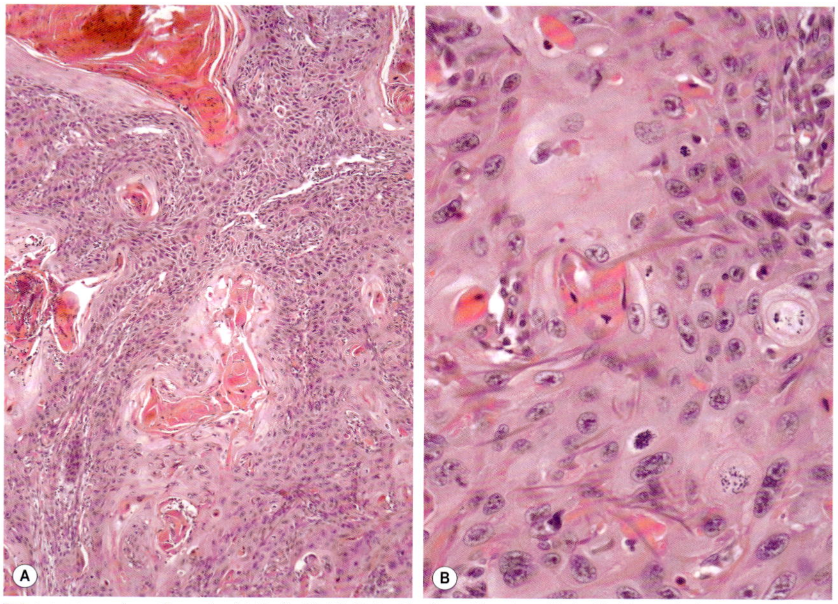

图 24.136 （A 和 B）高分化的鳞状细胞癌：除了显著角化外，肿瘤细胞呈轻度异型性。注意有丝分裂

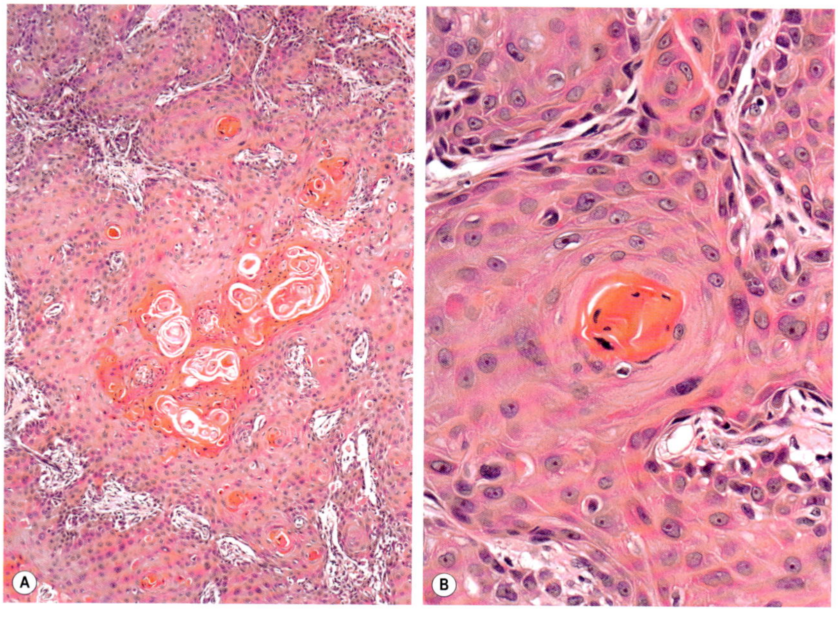

图 24.137 （A 和 B）高分化的鳞状细胞癌：上皮显示轻度核多形性，有丝分裂少见。可见显著角化

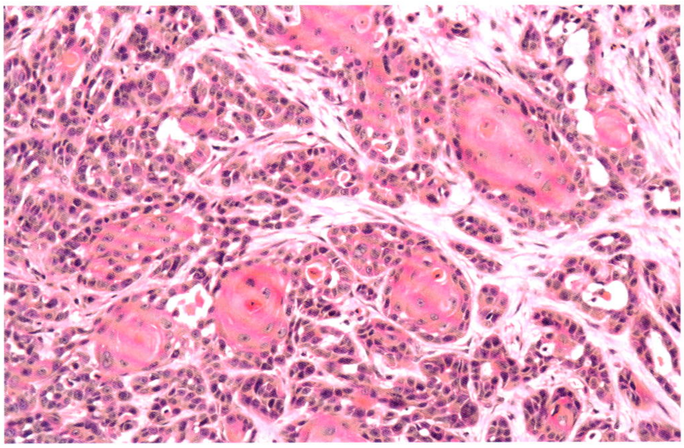

图 24.138 中分化的鳞状细胞癌：有明显的多形性，但肿瘤的鳞状细胞特性很明显

肿和散在个别角化细胞。

- 低分化类型损害的真实性质很难确定，除非发现细胞间桥和小灶状角化灶（图 24.139）。

偶见肿瘤完全间变，其上方发育不良的表皮可能是诊断的唯一线索。此时，常需要对肿瘤做多切片检查，以得出正确的诊断。用免疫组织化学证明有角蛋白表达常很有价值。用抗高分子量角蛋白抗体和广谱特异性抗体比低分子量丝蛋白抗体（如 CAM5.2）更有帮助，因后者常阴性[180]。p53 的表达与肿瘤的晚期有关，p53 和 mib-1 的表达与肿瘤的分化程度呈相反关系[181-182]。此外，CD44v6 和 MMP-1 的表达与肿瘤浸润深度相关[182]。用抗波形蛋白抗体进行鉴别诊断并无帮助，因为许多分化不好的鳞状细胞癌表达这种中间丝，特别是梭形细胞和棘层松解亚型[183]。如做电子显微镜检查，鳞状细胞癌可发现有桥粒和张力丝。Rhabdoid 杆状形态罕见，如果发现说明侵袭性较强[184-185]。与黑素瘤相似，鳞状细胞癌的肿瘤细胞可吞噬红细胞[186]。

再次要强调的是，要根据肿瘤分化最差处分级，尽管这可能仅占肿瘤的很小部分。

肿瘤常有明显的慢性炎症细胞浸润，浸润以 T 淋

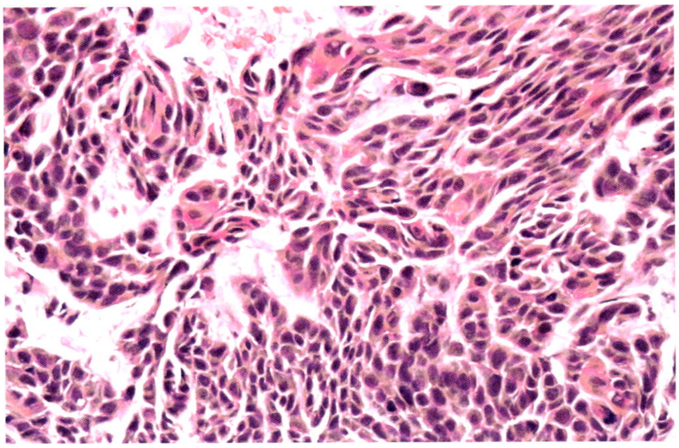

图 24.139 低分化的鳞状细胞癌：有明显的核多形性，但没有角化

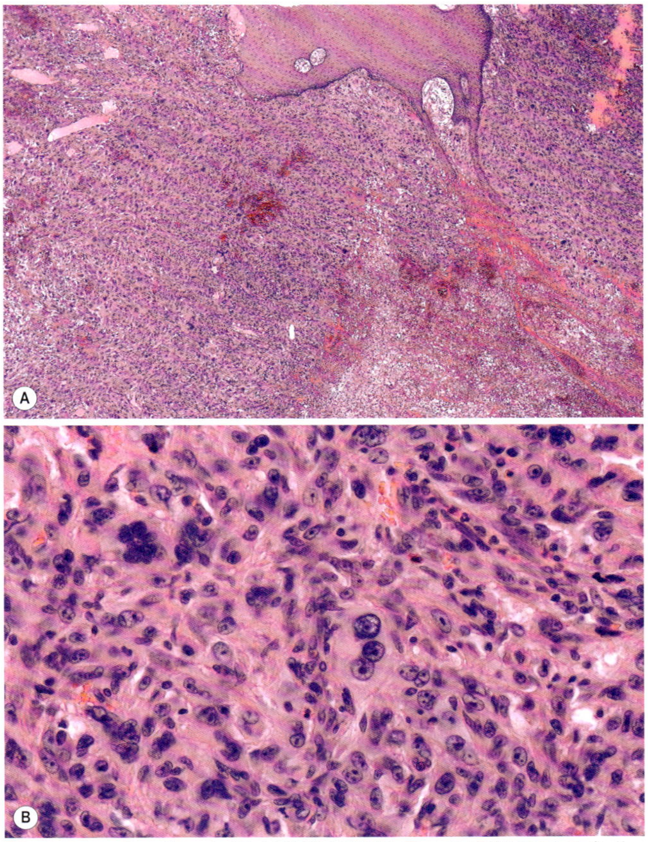


图 24.140 （A 和 B）间变性鳞状细胞癌：此病例显示无角化。诊断最终依靠免疫组化

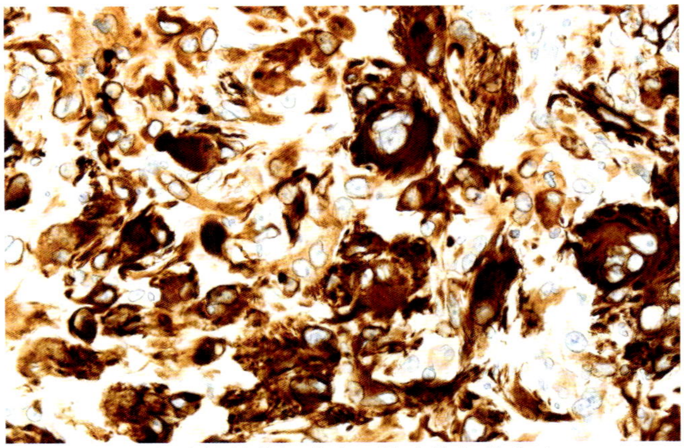

图 24.141 间变性鳞状细胞癌：肿瘤均匀强表达 MNF-116

巴细胞为主，还有自然杀伤细胞、肥大细胞、B 淋巴细胞、浆细胞、巨噬细胞和朗格汉斯细胞[79]。浸润可类似于淋巴上皮性损害，但既没有 B 细胞或 T 细胞克隆，也没有 EB 病毒感染的证据。这种现象可能反映了对肿瘤的局部免疫反应[187]。有时有明显嗜酸性粒细胞。然而，在广泛而深在性侵犯的肿瘤中，浸润不明显[76]。邻近的真皮常有日光性弹性组织变性。偶尔，肿瘤伴有组织细胞浸润，可为上皮样或破骨细胞样多核巨细胞[188-189]。巨细胞为 CD68 阳性的组织细胞，而不是肉瘤样转化中所见的肿瘤性巨细胞。

鳞状细胞癌的罕见亚型特点为外生性生长，有乳头瘤结构和纤维血管蒂[190-193]。这类肿瘤仅表浅侵犯，临床预后良好，尚未检测到 HPV 感染。

除了报告组织学亚型（见下文）和分化分级外，还应当记录肿瘤的最大直径和侵袭深度（从上皮的颗粒层测量）。直径大于 2 cm 的肿瘤复发率是小于 2 cm 者的 2 倍，转移率则是 3 倍（分别为 15.7% *vs*. 5.8% 和 23.4% *vs*. 7.6%）[75-76，194]。肿瘤的厚度也是预后的有用指标。两项大型研究表明，肿瘤厚度小于 2 mm 者没有一例发生转移[195-197]。随着肿瘤厚度的增加，转移风险增加。厚度为 2.1 ～ 6 mm 者转移率为 4%，超过 6 mm 者为 16%。侵袭水平也是预后的重要因素。随着侵袭超过网状层，复发和转移的可能性显著增加[76]。

总之，低分化肿瘤比高分化肿瘤更常复发和转移[196-197]。亲神经性与高复发率和高转移率有关（图 24.142）。神经周围侵犯尤其容易发生在头部、颈部，特别是面中央和唇部的肿瘤。对此类病例的大样本研究发现，14% 的病例有神经周围受累，特别是梭形细胞和棘层松解两种类型[199]。应当记录有无淋巴管和血管受累（图 24.143）。

最后，局部复发是预后不良的征兆：复发肿瘤的转移率为 25% ～ 45%，转移随部位不同而有所不同[75]。

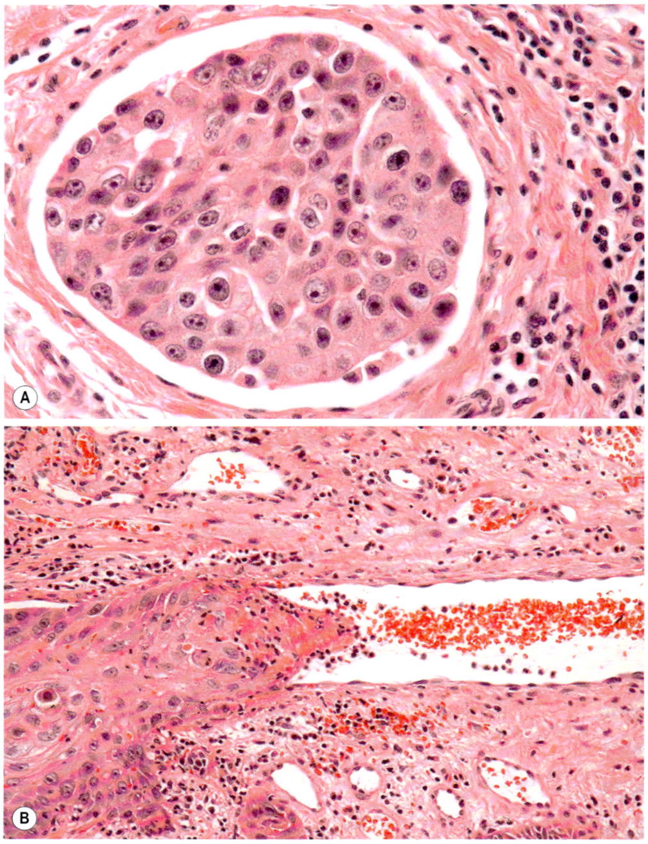

图 24.143 （A 和 B）鳞状细胞癌：侵犯淋巴管和血管表明预后不良

## 鉴别诊断

尽管需与许多病变鉴别，但一般来说作出正确诊断并不难（表 24.2）。偶尔有难以作出诊断的情况，特别是临床病史不清时。区别鳞状细胞癌和角化棘皮瘤尤为重要，这将在以后的章节中讨论。

鳞状细胞癌与癌前期损害的鉴别依赖于检查足够数量的切片，后者病变仅局限于表皮内。假上皮瘤样增生可表现出所有鳞状细胞癌的特征，此时，应当仔

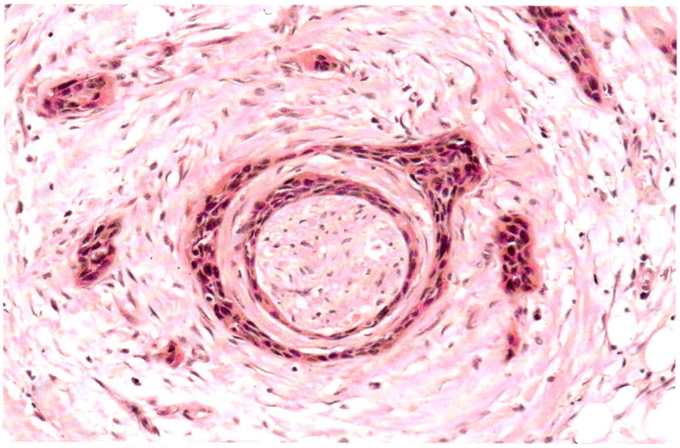

图 24.142 鳞状细胞癌：亲神经性是重要的预后指标，与高复发率和局部侵袭有关

表 24.2 鳞状细胞癌鉴别诊断

| SCC 亚型 | 鉴别诊断 |
|---|---|
| 经典型 | 小汗腺汗孔癌<br>汗腺癌<br>反转性毛囊角化病<br>促结缔组织增生性外毛根鞘瘤<br>角化棘皮瘤<br>假上皮瘤样增生<br>基底鳞状细胞癌（化生性癌）<br>毛发肿瘤 |
| 棘层松解型 | 腺癌<br>血管肉瘤 |
| 疣状癌 | 病毒疣 |
| 透明细胞型 | 皮脂腺癌<br>透明细胞汗孔癌<br>透明细胞毛发肿瘤<br>透明细胞汗腺癌<br>外毛根鞘癌<br>透明细胞转移癌（肾、肺）<br>气球细胞黑素瘤 |
| 梭形细胞型 | 梭形细胞黑素瘤<br>隆突性皮肤纤维肉瘤<br>平滑肌肉瘤<br>转移性梭形细胞癌<br>非典型纤维黄瘤<br>转移性肉瘤 |

细检查周围组织，才能作出正确诊断。

偶尔，鳞状细胞癌可与小汗腺汗孔癌混淆。特别当后者表现为鲍恩样特征时。此时应检查肿瘤是否向导管分化或胞质内是否有经酶消化后的 PAS 阳性透明物，或进行免疫组化 EMA 或 CEA 染色，以明确肿瘤的性质。

微囊肿性附属器癌当向导管分化不明显，或是只能用削法或环钻法取得活检标本时，可被误诊为角化明显的鳞状细胞癌。

# 鳞状细胞癌亚型

对鳞状细胞癌的不同亚型应予以注意。除了角化棘皮瘤外，亚型包括透明细胞、梭形细胞、促结缔组织增生性、棘层松解性、假血管性、腺鳞 / 黏膜表皮样、疣状和化生性鳞状细胞癌。

## 透明细胞和印戒细胞鳞状细胞癌

### 临床特征

罕见，主要发生在头和颈部[1-2]。常见于老年男性，与暴露日光有关，既往可有多发皮肤肿瘤史。

### 组织学特征

除典型鳞状肿瘤外，可见局灶透明细胞，偶可占据损害的大部分（图 24.144、24.145）[1，3]。透明细胞的存在一般是糖原堆积的结果，也可是水肿变性所致。罕见由于胞质糖原堆积，核被挤压到偏侧，呈现为压扁的新月状的印戒细胞改变，该病变也称为印戒

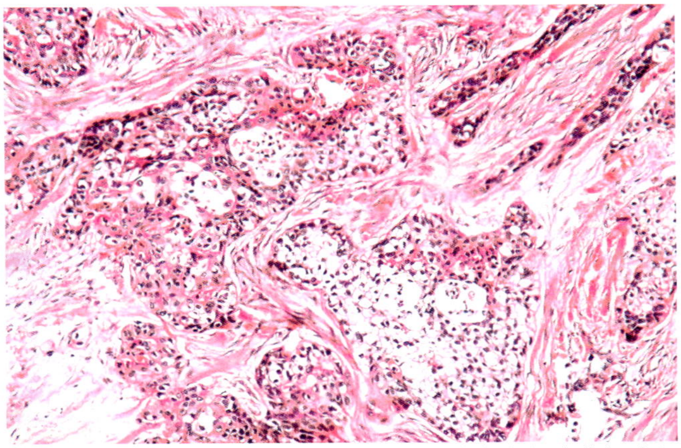

图 24.144 透明细胞鳞状细胞癌：整个肿瘤由空泡化细胞组成，这些细胞富含糖原

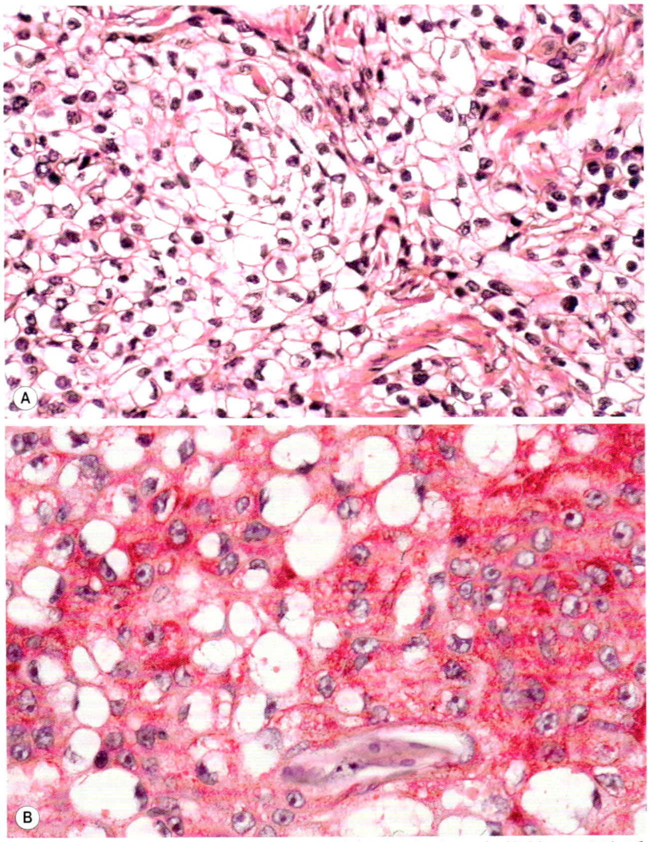

图 24.145 （A 和 B）透明细胞鳞状细胞癌：高倍镜显示胞质空泡化，PAS 染色明显阳性

鳞状细胞癌（图 24.146）[4-5]。

### 鉴别诊断

应与透明细胞基底细胞癌、皮脂腺癌、毛根鞘癌、透明细胞汗腺癌、无黑色素性黑素瘤、透明细胞非典型纤维黄瘤和其他转移的透明细胞肿瘤进行鉴别。

- 透明细胞基底细胞癌可通过发现典型基底细胞

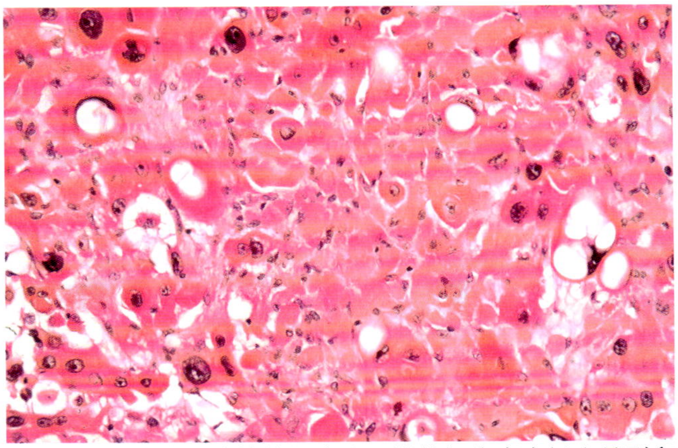

图 24.146 印戒细胞鳞状细胞癌：鳞状细胞癌中极少见到印戒细胞。需做免疫组化（EMA 和 CEA）除外胞质内管腔分化，后者可出现在汗腺导管癌中。Diastase-PAS 染色亦可助诊

癌的区域和周边栅状排列进行辨别。

- 在皮脂腺癌细胞胞质中有更明显的泡沫状改变，并且脂肪染色阳性。
- 毛根鞘癌除了毛发角化外，外周呈栅栏状排列，有时鉴别非常困难，但临床上毛根鞘癌极少侵袭性生长[6]。
- 透明细胞汗腺癌 / 汗孔癌的诊断有赖于导管结构，这可通过免疫组织化学 EMA 和 CEA 确定。
- 与无黑色素性黑素瘤鉴别可能较困难，因此应仔细检查切片，以发现灶状鳞状分化。如果仍有疑问，进行免疫组织化学检查可明确诊断。
- 透明细胞非典型纤维黄瘤不表达角蛋白和上皮膜抗原，且缺乏鳞状上皮分化[7]。
- 与其他透明细胞转移瘤（肾和肺）应进行鉴别，肾透明细胞瘤细胞的特征是含有糖原和脂质，而肺肿瘤除含有糖原外，还含有黏多糖。

# 梭形细胞鳞状细胞癌

## 临床特征

梭形细胞鳞状细胞癌并不少见，有两个生物学亚型，大多与日光有关，发生在暴露部位，特别是头皮和面部，预后良好，复发不常见，转移罕见。损害表现为 1 ～ 2 cm 大小、孤立的、常为溃疡性的结节[1]，罕见部位包括结膜和外耳道[2-4]。

偶尔，梭形细胞鳞状细胞癌可发生在电离辐射或外伤，包括烧伤后，为高度恶性肿瘤，常复发和转移，死亡率高。有报道实体器官移植后免疫抑制患者的梭形细胞鳞状细胞癌预后差[5]。

## 发病机制和组织学特征

鳞状细胞癌中的梭形细胞成分曾被认为代表假肉瘤样增生，或意味着存在冲撞瘤（collision tumor）。基于免疫组化和超微结构发现，现在认为是鳞状细胞癌向成纤维细胞和肌成纤维细胞方向的分化[1, 6-9]。

组织学上，梭形细胞癌鳞状细胞癌可部分区域表现为梭形细胞，而其他区域为鳞状肿瘤。不过更常见的是，肿瘤完全由多形性梭形细胞组成，没有表皮来源或向鳞状细胞分化的证据（图 24.147、24.148）。此时只有通过免疫组化以及对超微结构的仔细分析，进行排除性诊断。偶尔，肿瘤细胞编织状生长的模式可与隆突性皮肤纤维肉瘤相混淆（图 24.149）。有助于诊断的要点是肿瘤发生在日光损伤部位，在临近肿瘤的非溃疡表皮上有光线性角化病表现（图 24.150）。有时可以看到从上皮向梭形细胞形态转化的直接证据，仔细观察可发现角化不良或细胞间桥（图 24.150、24.151）。

免疫组织化学常发现角蛋白阳性和局灶性 EMA 阳性（图 24.152）[10-11]。除了 p63 染色外，泛角蛋

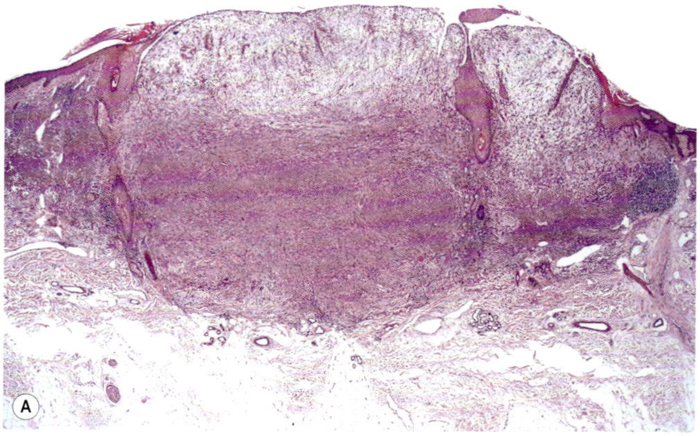


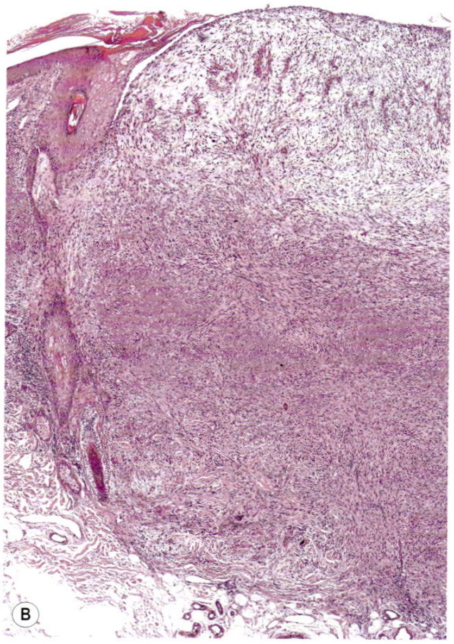


**图 24.147** 梭形细胞鳞状细胞癌：（**A**）肿瘤发生于一老年男性头部；（**B**）未见原发表皮的证据。此时诊断为排除性，常需做免疫组化染色

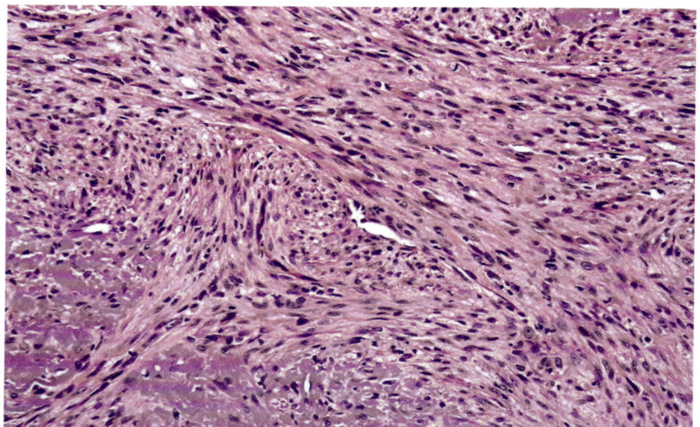

**图 24.148** 梭形细胞鳞状细胞癌：梭形细胞胞质淡染，多形性，核深染

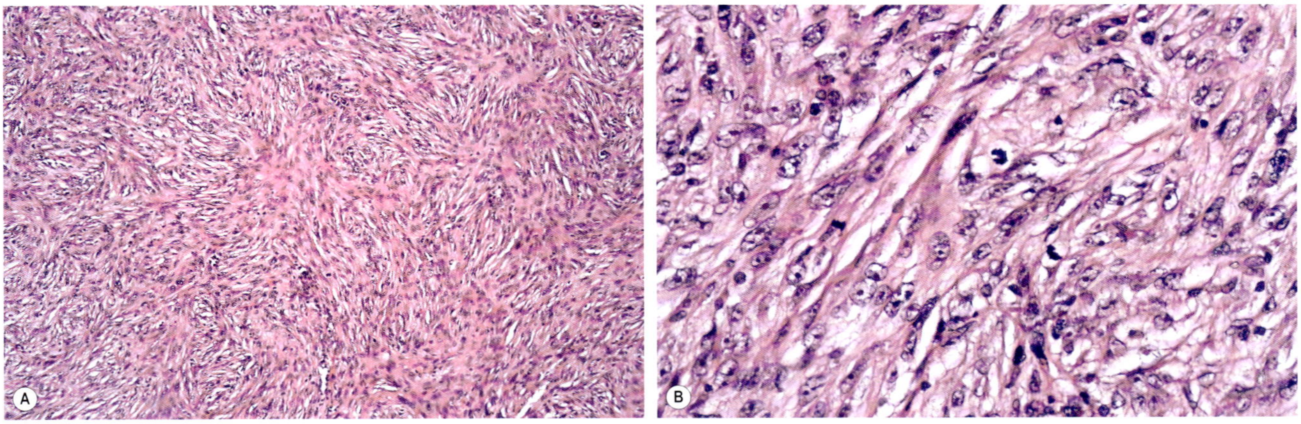

图 24.149　梭形细胞鳞状细胞癌：（A）该肿瘤显示编织状生长方式；（B）有多数有丝分裂象

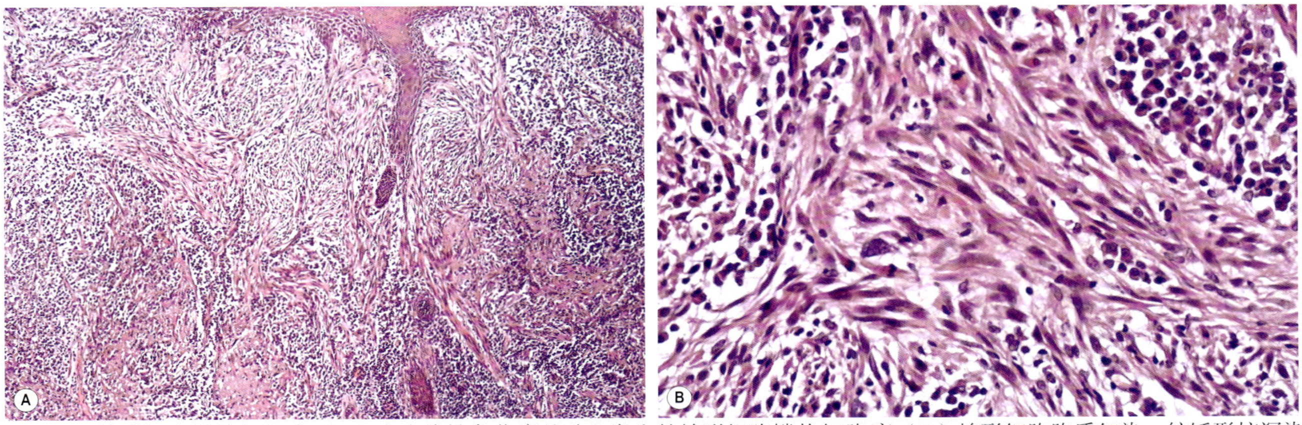

图 24.150　梭形细胞鳞状细胞癌：（A）在光线性角化病基础上发生的梭形细胞鳞状细胞癌；（B）梭形细胞胞质红染，纺锤形核深染。注意有丝分裂象

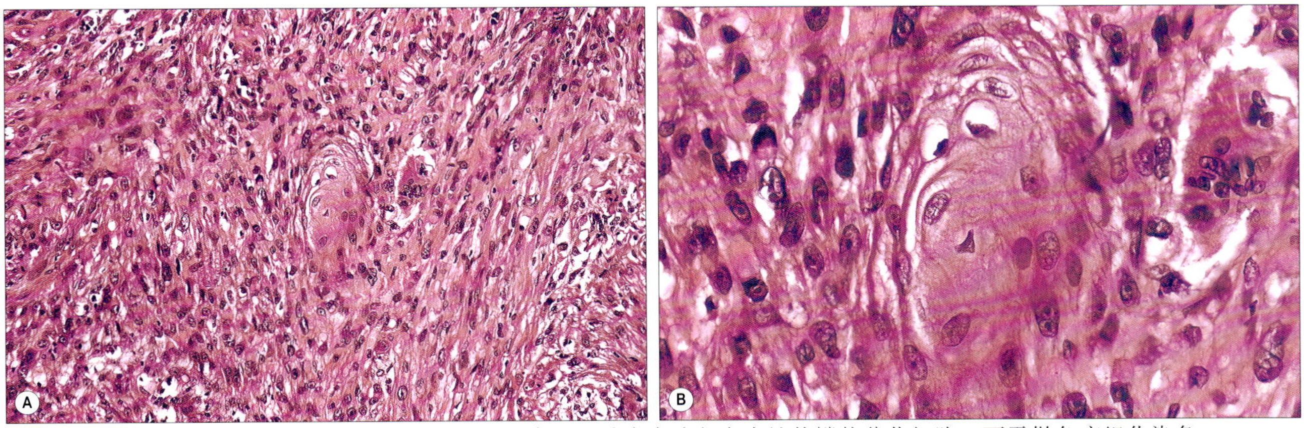

图 24.151　（A 和 B）梭形细胞鳞状细胞癌：此肿瘤中残留有小灶状鳞状分化细胞，不需做免疫组化染色

白抗体（MNF116）和高分子量角蛋白（34βE12）也相当有用[12-14]。有时可见肌肉特异性肌动蛋白局限性阳性[6, 14]。与传统的鳞状细胞癌相比，梭形细胞鳞状细胞癌不常表达 HER2 和表皮生长因子受体（EGFR）[15]。

超微结构研究显示，除了向成纤维细胞分化［丰富的粗面内质网和（或）细胞内胶原合成］及向肌成纤维细胞分化（丰富的胞质糖原和伴有紧密连接小体的微丝）的证据外，还有张力丝-桥粒复合体[6]。

## 鉴别诊断

梭形细胞鳞状细胞癌必须与梭形细胞黑素瘤、皮肤平滑肌肉瘤、肉瘤性和假肉瘤性（癌性）转移瘤以及非典型纤维黄瘤鉴别[10-11, 16-17]。

诊断梭形细胞鳞状细胞癌常可通过仔细的免疫组化评估，如泛角蛋白抗体、S-100、HMB-45、肌肉特异性肌动蛋白和结蛋白[18]。波形蛋白对诊断意义不大，因为低分化和梭形细胞癌、间质来源肿瘤和黑素

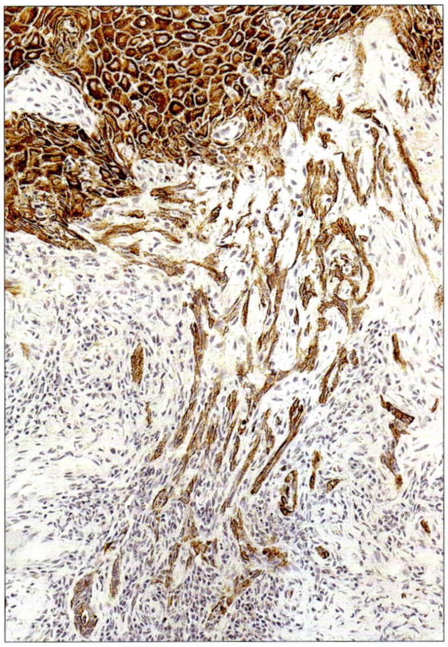

图 24.152 梭形细胞鳞状细胞癌：肿瘤细胞表达角蛋白（与图 24.151 为同一病例）

瘤也常表达这种中间丝[19]。

# 促结缔组织增生性鳞状细胞癌

## 临床特征

促结缔组织增生性鳞状细胞癌是一种罕见但临床上很重要的亚型。大约占侵袭性肿瘤的 7%，特征是局部复发率（27.3%）及转移率（22.7%）高。好发于老年男性的日光暴露部位，主要是头和颈部。与其他类型的鳞状细胞癌相比，耳部是最好发的部位，而唇部发生率较低[1]。肿瘤更具侵袭性，损害更厚，肿瘤厚度超过 5 mm 是预后不良的指标[2-4]。

## 发病机制和组织学特征

组织学上，该型特征是肿瘤聚集呈巢状和索条状，周围具有密集的促结缔组织增生性反应（图 24.153 ～ 24.155）。超过 1/3 的侵袭性鳞状细胞癌具有这种生长方式，细胞的多形性和神经周围侵犯也是本型的特征[2-3]。

## 鉴别诊断

促结缔组织增生性鳞状细胞癌应与硬化性基底细胞癌、微囊肿性附属器癌、促结缔组织增生性毛发上皮瘤、异型性基底细胞癌鉴别。根据存在明显的灶状鳞状细胞分化，包括单个细胞角化和角珠，同时有典

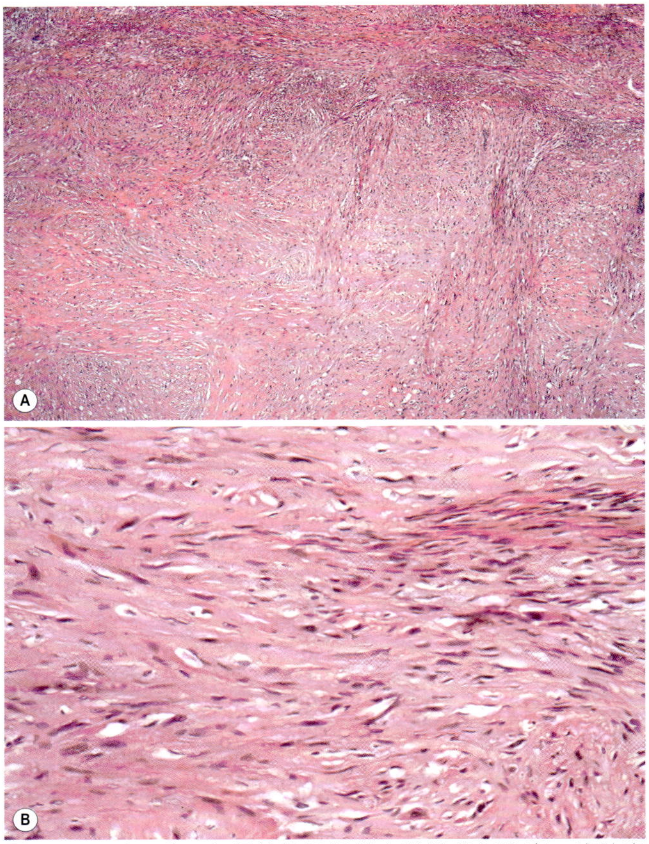

图 24.153 （A 和 B）促结缔组织增生性鳞状细胞癌：该肿瘤细胞成分少，伴有透明化间质

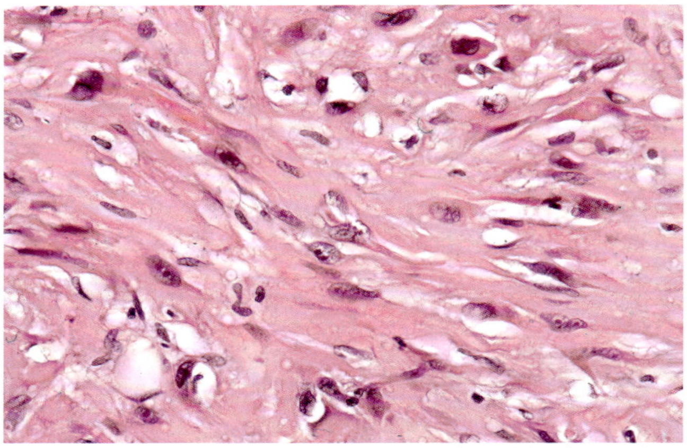

图 24.154 促结缔组织增生性鳞状细胞癌：核深染，程度不一，空泡化，核仁明显

型的鳞状细胞癌，以及边缘没有栅栏状排列的基底样细胞，没有微囊肿或向导管分化的证据，可以鉴别。

# 棘层松解性鳞状细胞癌

## 临床特征

棘层松解性鳞状细胞癌不常见。常表现为有溃疡、鲜红色的结节，主要发生在头部和颈部[1-2]。有

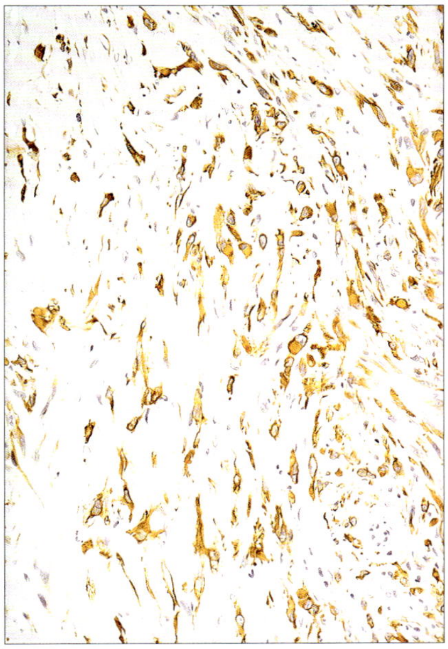

图 24.155 促结缔组织增生性鳞状细胞癌：肿瘤细胞表达泛角蛋白

时发生在其他部位，如手、上臂、腿、足、乳腺、阴茎、女阴。有报道该病发生在原有瘢痕区域和慢性淋巴细胞白血病患者中[2-7]。病变可位于口腔内[8-9]。皮损常为杯状，并可发生在棘层松解性日光角化病的基础上[1]。最初认为预后较好，但逐渐发现其可能有高发病率和死亡率[2-3]。近来的 55 例病例研究显示，19% 死于复发或转移[2]。肿瘤的大小很重要：在所有死亡病例中，肿瘤直径均大于 1.5 cm。

## 发病机制和组织学特征

组织学上肿瘤为鳞癌，有明显的假腺样成分（图 24.156、24.157）。仔细检查“腺腔”发现，这是由显著的棘层松解引起，没有上皮性黏蛋白产生。有些肿瘤的特征是具有非典型性汗管上皮，这使得诊断十分困难（图 24.158）。棘层松解性鳞状细胞癌泛角蛋白和 EMA 呈阳性，但 CEA 始终阴性。有些肿瘤同时表达波形蛋白[10]。这是由于细胞间接触减少，细胞连接分子，特别是黏结蛋白聚糖 -1 表达减少[11-12]。淀粉酶制剂 -PAS 反应阴性，由于基质黏液产生，有时腔内阿辛蓝染色阳性。

## 鉴别诊断

棘层松解性鳞状细胞癌需与皮肤转移癌和腺鳞癌（黏液表皮样癌）鉴别。后者更常见于唾液腺和支气管，极少有中、低分化的鳞状细胞伴有黏液分泌腺成

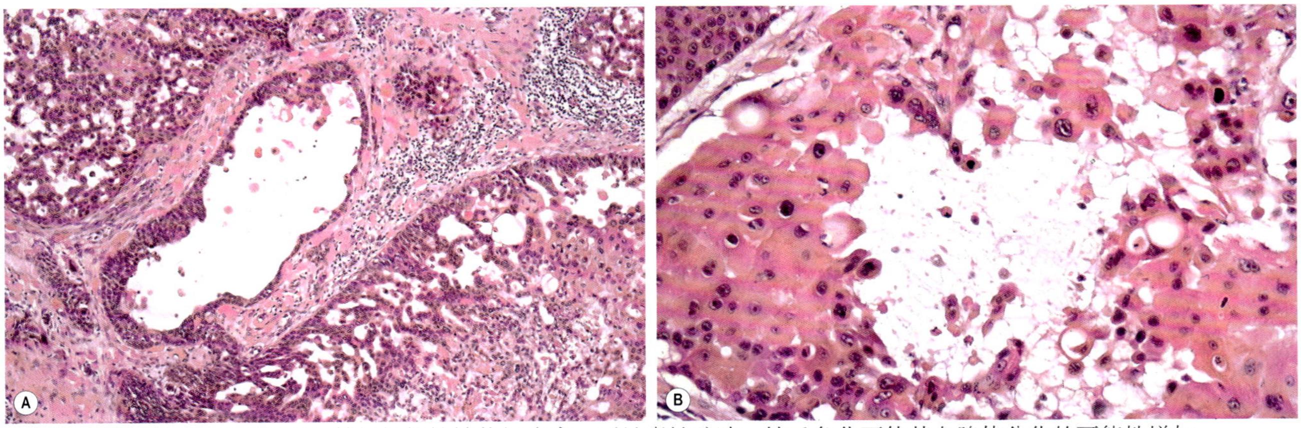


图 24.156 （**A** 和 **B**）棘层松解性鳞状细胞癌：可见囊性腔隙，缺乏角化而使其向腺体分化的可能性增加

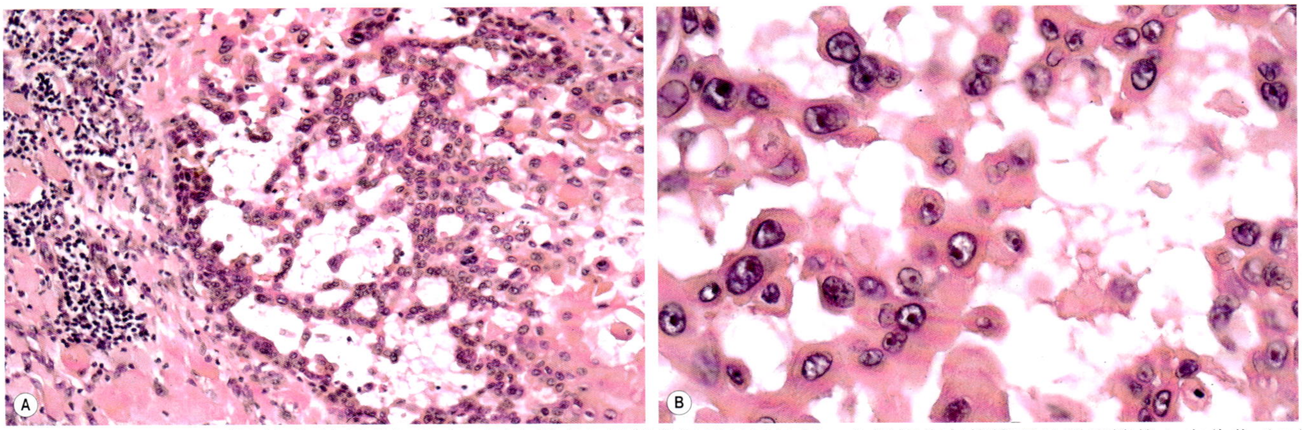


图 24.157 （**A** 和 **B**）棘层松解性鳞状细胞癌：图中肿瘤左侧部分显示棘层松解，右侧部分高倍镜下见明显鳞状上皮分化（**B**）

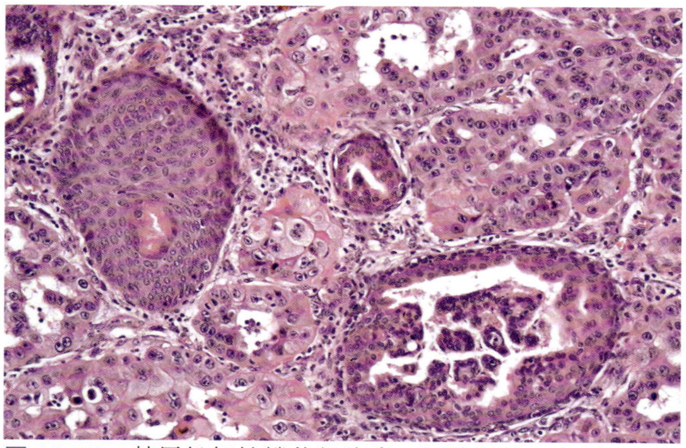

图 24.158 棘层松解性鳞状细胞癌：汗腺导管上皮增生（与图 24.156 为同一病例）

分[13]。腺体成分强表达 CEA，黏液对唾液酸酶敏感。根据目前的资料，皮肤黏液表皮样癌是高度恶性肿瘤，常有结节和系统播散[14]。同样，棘层松解性鳞状细胞癌不应与伴有黏液基质的鳞状细胞癌混淆，后者是在典型的鳞状细胞癌中混有富含黏液的印戒细胞[14-15]。

# 假血管性鳞状细胞癌

## 临床特征

所谓假血管性肉瘤病或假血管性鳞状细胞癌是棘层松解性鳞状细胞癌的亚型。在这些肿瘤中棘层松解十分严重，很像血管性肿瘤[1-4]。此种亚型更多见于系统肿瘤，特别见于乳腺和甲状腺肿瘤。根据已有报道，患者几乎都是男性，肿瘤多发生在暴露部位，如头、颈部，孤立性棕红色结节或溃疡，不像皮肤血管肉瘤（图 24.159）。有报道病变累积口腔、外生殖器（如女阴和阴茎）[5-8]。复发率和转移率高，死亡率至少为 30%[1-4, 9]。

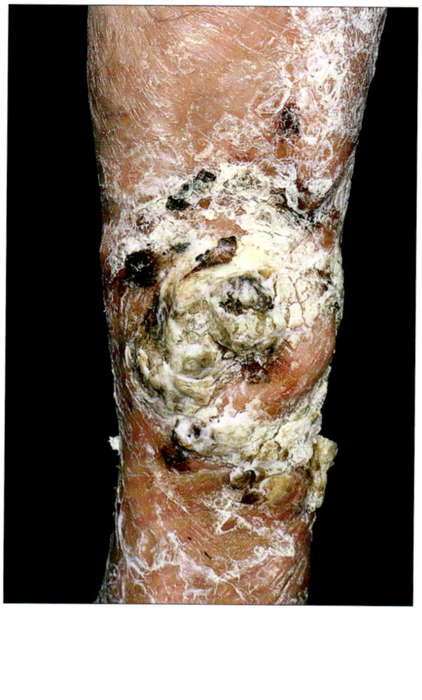

图 24.159 假血管性鳞状细胞癌：该患者有隐性营养不良型大疱性表皮松解症，肿瘤发生在原有致密真皮瘢痕基础上（By courtesy of R.A.J. Eady，MD，Institute of Dermatology，London，UK.）

## 发病机制和组织学特征

组织学上，因极度棘层松解而发展成假血管腔和囊腔，衬以非典型团块上皮细胞，核空泡状或深染，有时为平头钉样（图 24.160 ～ 24.162）[1-4]。腔隙内

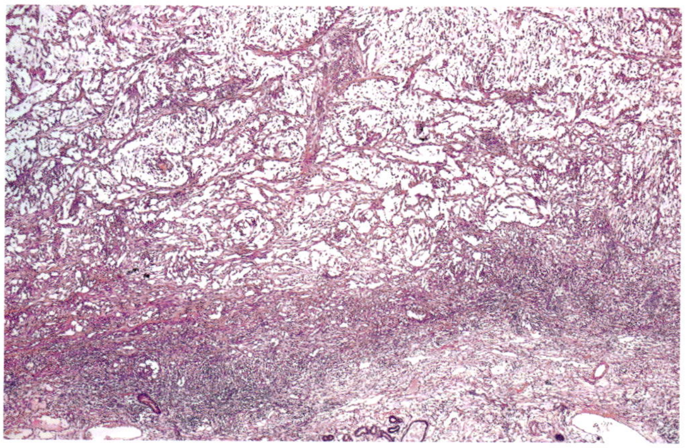

图 24.160 假血管性鳞状细胞癌：瘤体由许多大小不一的囊性结构组成，腔内包含淡染液体，有红细胞外渗

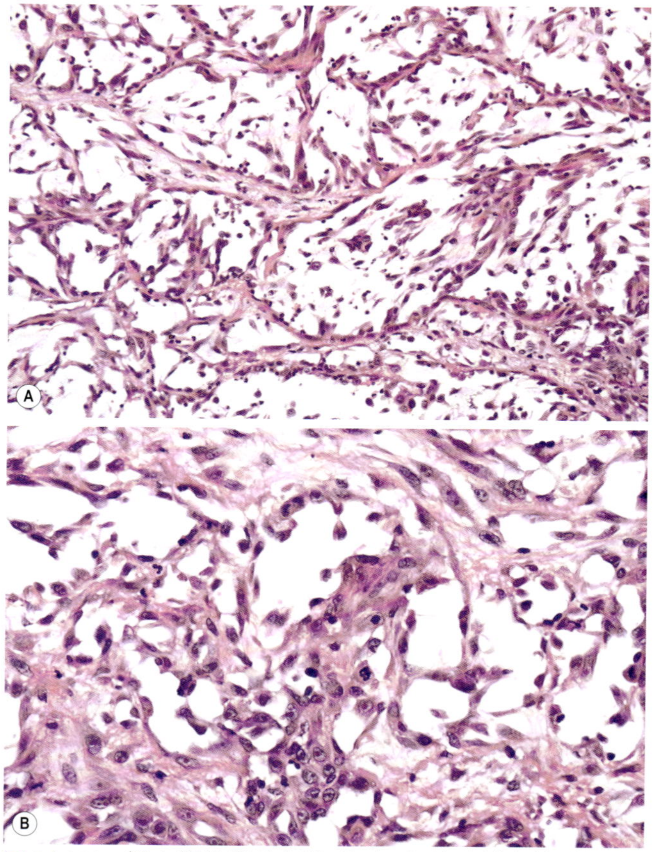

图 24.161 假血管性鳞状细胞癌：（A）腔隙衬有梭形细胞，伴空泡状核，核仁明显；（B）有丝分裂明显

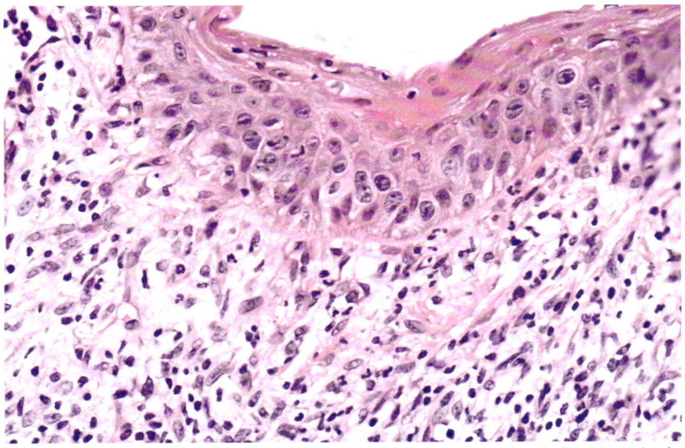

图 24.162 假血管性鳞状细胞癌：肿瘤上方表皮有明显发育不良

可有红细胞，但常有模糊的嗜碱性颗粒状物质，对pH2.5透明质酸酶敏感的阿辛蓝染色阳性[1]。多角形肿瘤细胞呈实体巢状或索条状分布在周围组织中。其他特征为肿瘤造成胶原断裂、假性血管性胞质内腔（富含黏液），以及上皮被覆的纤维血管丛向假性血管腔内突出，这些特点增加了其与血管瘤的相似性。仔细检查可发现来源于表皮的原发组织或某些向鳞状分化的区域。多灶性损害是皮肤血管肉瘤的特征，而不见于假血管性鳞状细胞癌，间质血管的内皮细胞均正常。

免疫组化染色显示角蛋白阳性，绝大多数细胞表达上皮膜抗原（图 24.163）。与皮肤血管肉瘤不同（特别是上皮样亚型，有时容易混淆），假血管性鳞状细胞癌中内皮细胞标志物Ⅷ因子相关抗原、CD31 和 CD34（QB-END/10）[1-4]，以及最近发现的内皮细胞核染色的血管标记物 Fli-1 均为阴性[10]。凝集素欧洲荆豆在鉴别诊断中没有价值，因为在正常鳞状上皮、很多鳞状细胞癌和内皮分化肿瘤中均呈阳性[11]。

超微结构也有意义，因为可观察到桥粒和张力原纤维[1, 3]，而内皮细胞特点，特别是 Weibel-Palade 小体则不存在。

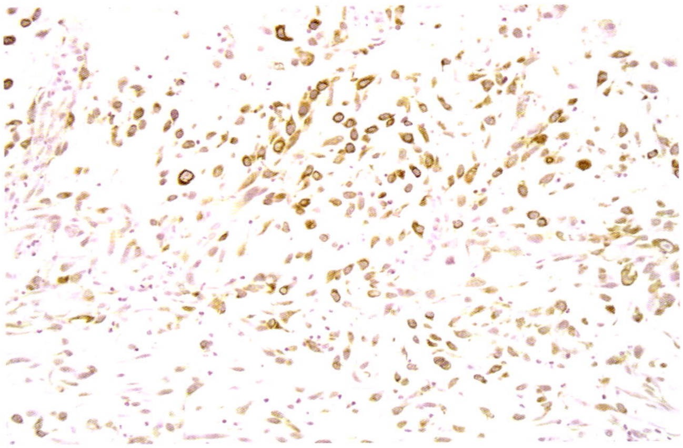

图 24.163 假血管性鳞状细胞癌：梭形细胞角蛋白阳性，内皮细胞标志物阴性

# 腺性鳞癌 / 皮肤黏液表皮样癌

## 临床特征

原发性皮肤鳞状细胞癌伴腺体分化罕见，但当其类似于唾液腺中的结构时，这种侵袭性肿瘤称为腺性鳞癌或黏液表皮样癌[1-10]。临床上表现为隆起性斑块，直径 0.5 ～ 0.6 cm，发生于老年人，无性别差异[3]。个别发生于儿童[11]。只侵及头颈部，面中央区是唯一好发部位[3]。个别病例可累及手、指、腋窝和阴茎，有报道肿瘤发生在皮脂腺痣的基础上[3, 6, 12-15]。有一例外阴腺性鳞癌，但难以与棘层松解性鳞状细胞癌区别[16]。皮肤腺性鳞癌可具有侵袭性，造成局部破坏、淋巴结转移和远处转移。

## 发病机制和组织学特征

组织学上，皮肤腺性鳞癌的特征是表皮下多灶性侵袭性鳞状细胞癌。腺性分化表现为细胞内空泡化，融合成透明空腔。这些腔可以由嗜酸性角质层环绕或由包含嗜酸性物质的扁平细胞层相衬。腺样分化最常见于深层，并可在肿瘤中灶状或广泛分布（图 24.164）。核多形性和有丝分裂常见于鳞状和腺性区域。肿瘤常侵犯深部，并常在神经周围浸润。其他改变有浅表角质囊肿和其上的溃疡。黏液特殊染色，包括黏蛋白胭脂红或阿辛蓝呈阳性，CEA 免疫组化染色可显示腺性分化区域。有区域性印戒细胞分化的皮肤鳞状细胞癌也被认为是伴黏液化生的皮肤鳞状细胞癌[17]。

组织发生不详，腺性鳞癌 / 黏液表皮样癌的命名也不确定。考虑到其为附属器来源，多数作者认为该肿瘤是伴趋异分化的鳞状细胞癌亚型[3, 5]。对于合适的命名尚有争议。腺性鳞癌是指所有有腺样分化的鳞状细胞癌，而黏液表皮样癌是指唾液腺来源的肿瘤[1, 3, 8]。一些学者认为黏液表皮样癌应当是腺性鳞癌谱中的低分化端[7]。

## 鉴别诊断

皮肤腺性鳞癌应与伴黏液的棘层松解或假血管性鳞状细胞癌鉴别。也应当与微囊肿性附属器癌鉴别，但后者没有明显的细胞非典型性，有丝分裂少见。原发于唾液腺的广泛或转移性黏液表皮样癌应依靠临床特征予以排除[18-19]。

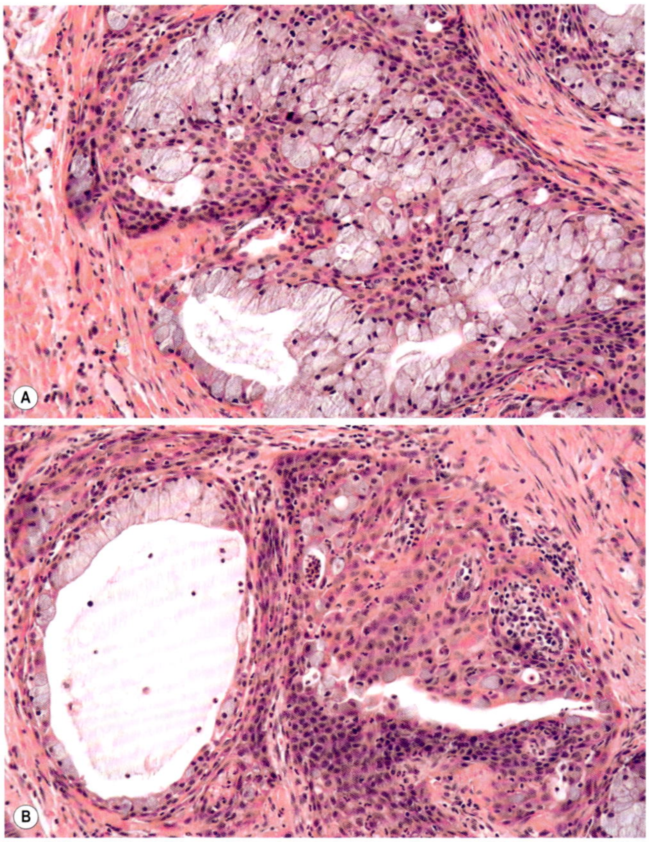

图 24.164 （A 和 B）黏液表皮样癌：肿瘤由鳞状细胞及黏液分泌成分组成。有可能为潜在腮腺肿瘤累及皮肤（By courtesy of W. Grayson，MD，Johannesburg，South Africa）

# 疣状癌

## 临床特征

疣状癌最初被描述为发生于口腔、分化良好的鳞状细胞癌，但现在也用于描述口腔菜花样乳头状瘤病、皮肤上的隧道癌和外阴的巨大生殖器湿疣（Buschke-Löwenstein 瘤）[1-9]。Buschke-Löwenstein 瘤是疣状癌的一种亚型，还是它确实是巨大的尖锐湿疣，目前存在争议。本书的其他章节也显示出这样的争议。大多数作者支持其为疣状癌的一个亚型。本肿瘤常复发，但罕见转移[10-11]。

皮肤疣状癌最常见于足趾，但可广泛发生于全身各处，包括手腕、手指、甲床、耳、鼻、头皮、臀部、肩、腋窝、腹壁和唇部（图 24.165、24.166）[12-24]。肿瘤表现为角化疣状增生，常伴有充满角质的窦道，很少出现多中心分布[1-2, 25]。角质窦道也常被描述为“隧道上皮瘤”，因其很形象地类似兔子的窝穴样生长。跖部的疣状癌容易发生内生性生长，并可因机械作用而加重，但窦道也可发生在足部以外的部位[1]。慢性

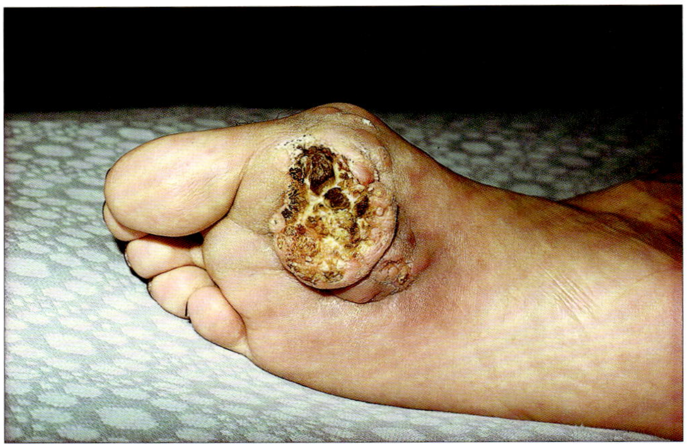

图 24.165 疣状癌：典型跖部损害，又称隧道癌，呈疣状，有结痂，有窦道向内穿通（Reproduced with permission from McKee，P.H.，Wilkinson，J.D.，Black，M.M.，Whimster，I.W.（1981）Histopathology，5，425-436，with permission from Blackwell Publishing.）

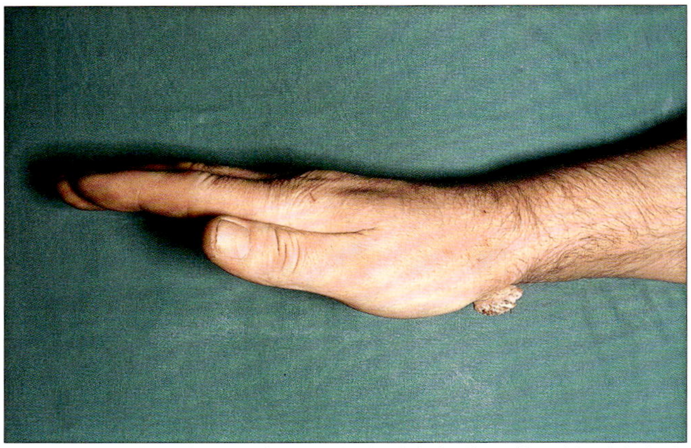

图 24.166 疣状癌：肿瘤发生在非受力部位，外生性更为突出（By courtesy of the Institute of Dermatology，London，UK.）

损害可有明显的骨破坏（图 24.167）。患者大多数为中年男性，病情常缓慢发展。儿童发病罕见，偶可在

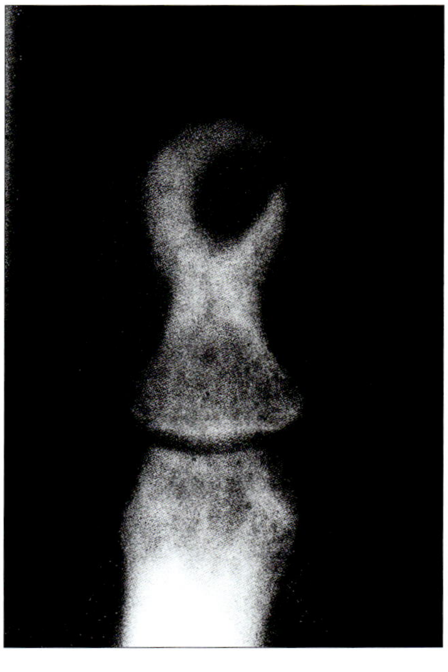

图 24.167 疣状癌：放射线检查指骨有溶骨性破坏（By courtesy of R.A. Marsden，MD，St George's Hospital，London，UK.）

乳头状汗管囊腺瘤中出现疣状癌[26-28]。

外阴肛周损害临床上类似，但是外生性更明显。肿瘤常发生在原有的尖锐湿疣的基础上。溃疡的形成常伴瘘管的发生，在肛门周围的损害中尤为明显（图24.168）[11, 29]。阴茎肿瘤最常发生在包皮及其周围，但阴茎干有时亦受累[6-7, 11]。女性生殖器疣状癌常发生在外阴、阴道，罕见于宫颈[30-33]。可能与萎缩性苔藓、慢性单纯性苔藓或经典的鳞状细胞癌有关，罕见多中心性[33-34]。

疣状癌死亡率很高。发生在肛门和肛门周围的疣状癌大约70%会复发，死亡率（局部播散的结果）为20%～30%[29, 35-36]。转移则罕见（图24.169）[37-40]。

## 发病机制和组织学特征

许多皮损（特别是跖部）在临床和显微镜下可与病毒疣相混淆。事实上，许多疣状癌是在原有病毒疣中长出来的（图24.170）[41]。局部HPV基因的存在进一步支持病毒病因学，已通过原位杂交发现HPV1、2、11、16和18亚型[42-47]。另一可能病因是瘢痕和慢性炎症。偶见疣状癌发生在慢性骨髓炎的窦道、慢性皮肤结核区域，并发生于麻风溃疡，或位于银屑病或扁平苔藓、瘢痕和营养不良型大疱性表皮松解症的皮损区域[34, 48-54]。

肛门、外阴损害的病因各异。多数病例与HPV感染有关，肿瘤可发生在原有的尖锐湿疣上，并常显示上皮浅层凹空细胞。HPV6型和11型最常见，但也有HPV1～4型的报道[5, 16, 55]。阴茎疣状癌的发生也与慢性感染、慢性包茎、外伤和卫生状况不良有关[7]。患者常未做包皮环切术。

不同部位疣状癌有相似的组织学改变[1-3]，具有外生和内生两种成分：

- 外生性成分由棘层乳头样增生组成，常表现为大片角化过度和角化不全（图24.171、24.172）。
- 内生性成分由向组织深层侵入生长的分化良好的鳞状上皮组成，球形生长形成特征性的挤压性边界，与普通鳞状细胞癌的浸润性边缘不同。

角化常为团块状，当伴有坏死时就形成该肿瘤特征性的窦道。多形性及有丝分裂都很轻微，有丝分裂主要发生在上皮的基底层。细胞间桥清晰，细胞内显著水肿导致胞质呈水状透明样变（图24.173～24.175）。上皮内脓肿常见，附近的固有层和真皮内有显著的慢性炎症细胞浸润。

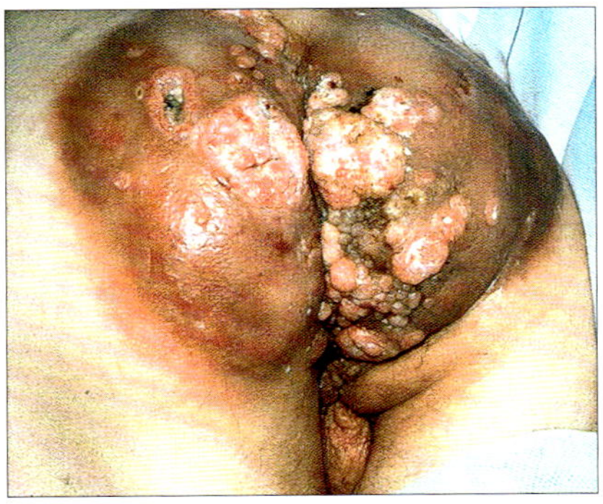

图 24.168 疣状癌：Buschke-Löwenstein瘤亚型，臀部和肛门周围大块浸润，伴许多窦道（By courtesy of A. Grassegger, MD, University of Innsbruck, Austria.）

## 鉴别诊断

区别病毒疣和疣状癌有时很困难，特别是当取材浅表、组织破碎时。当损害发生在原有病毒疣或尖锐湿疣的基础上，并且病理上有典型凹空细胞时就更为困

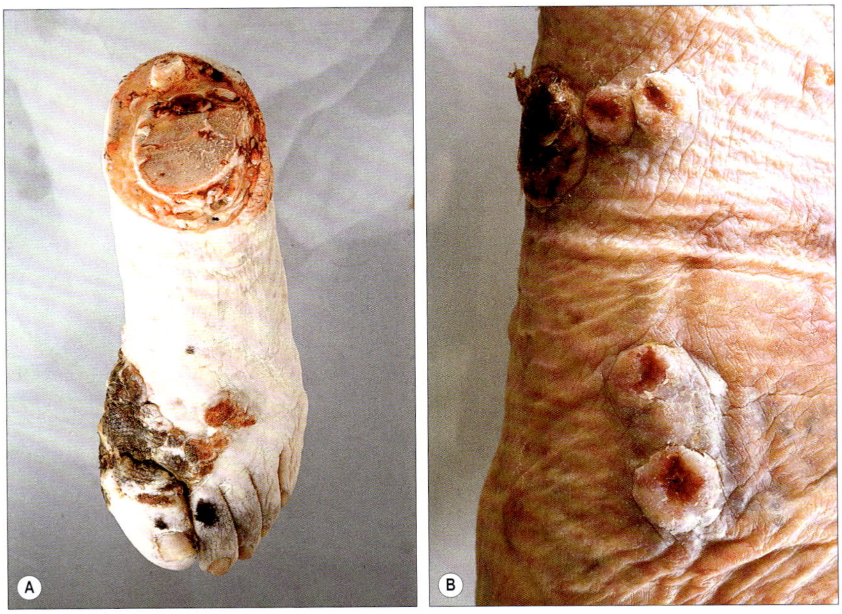

图 24.169 疣状癌：（**A**）肿瘤发生在足趾，穿透至足背表面；（**B**）转移到胫部皮肤，腘窝淋巴结受累（Reproduced with permission from McKee, P.H., Wilkinson, J.D., Corbett, M.F. et al（1981）Clinical and Experimental Dermatology, 6, 613-618, with permission from Blackwell Publishing.）

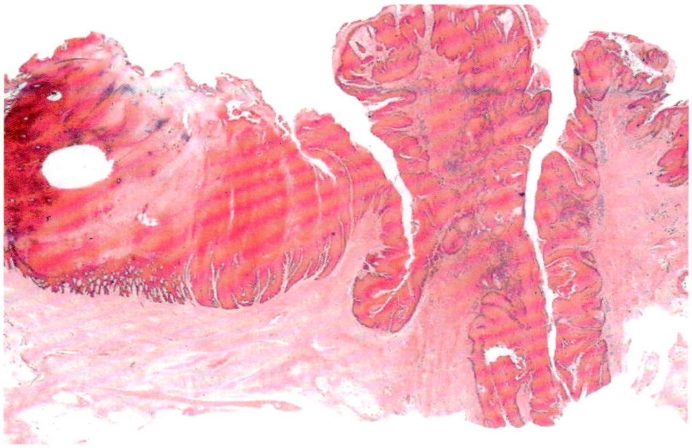

图 24.170 疣状癌与病毒疣并存：左侧典型跖疣，与此邻接的是疣状癌［Reproduced with permission from Wilkinson, J.D., McKee, P.H., Black, M.M. et al (1981) Clinical and Experimental Dermatology, 6, 619-623, with permission from Blackwell Publishing.］

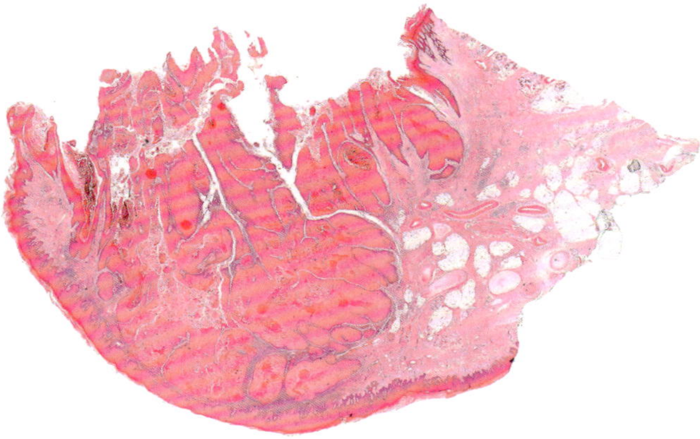

图 24.171 疣状癌：该标本显示疣状癌的典型特征，注意被挤压的下界

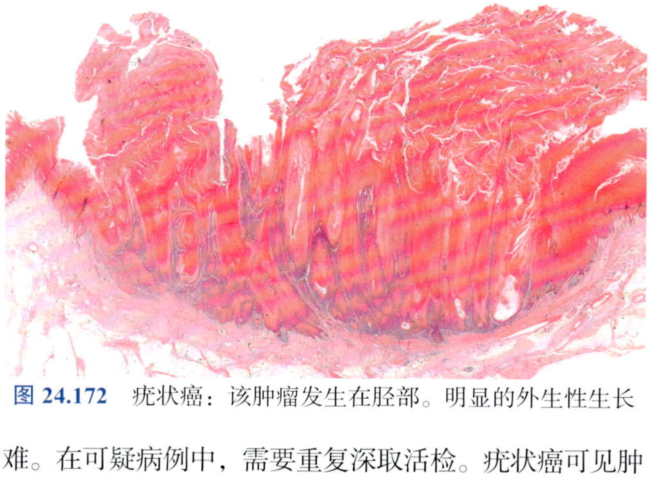

图 24.172 疣状癌：该肿瘤发生在胫部。明显的外生性生长

难。在可疑病例中，需要重复深取活检。疣状癌可见肿瘤的内生性生长，而病毒疣或尖锐湿疣为外生性生长。

通过临床病史、结构上的不同和浸润深度分析，皮肤疣状癌可与角化棘皮瘤区别。角化棘皮瘤浸润深度不超过小汗腺水平，而疣状癌常侵犯至皮下脂肪层或更深。

诊断疣状癌的关键是肿瘤分化良好，没有多形性

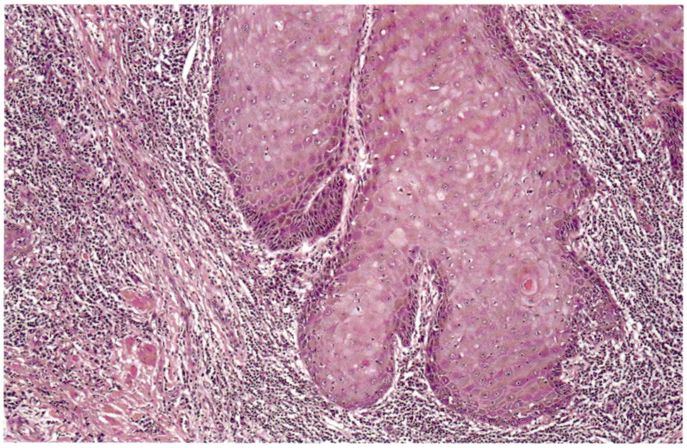

图 24.173 疣状癌：侵袭性生长，宽大的芽突向深层，角化明显，可见分化良好的鳞状上皮

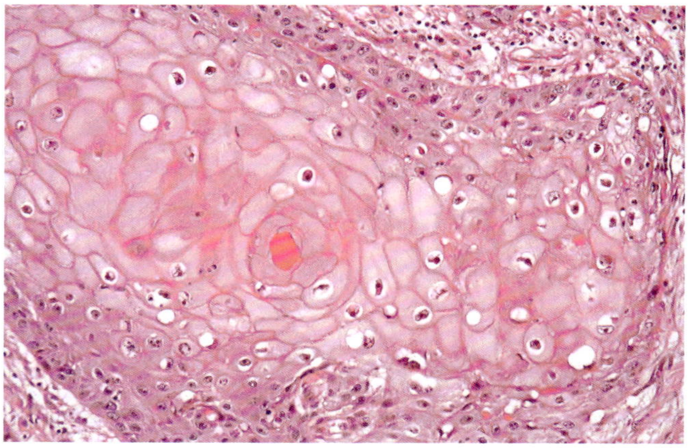

图 24.174 疣状癌：高倍镜下所见

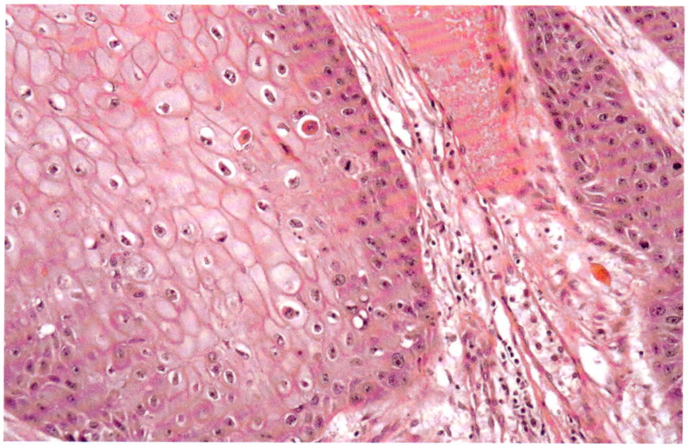

图 24.175 疣状癌：肿瘤由分化良好的鳞状上皮组成。有丝分裂不明显，常见于基底层

或浸润性生长，否则应当诊断为鳞状细胞癌。

## 角化棘皮瘤

角化棘皮瘤（皮脂腺软疣）是一种快速生长的皮肤肿瘤，主要发生在人体的暴露部位[1-3]。目前认为它是来源于毛囊漏斗部的肿瘤，而不是严格意义上的

表皮肿瘤，但因与鳞状细胞癌在组织学上相似，所以在本章节中叙述[4-5]。

在皮肤科中，很少有像角化棘皮瘤这样极具争议的疾病。关于该病曾有多种描述：一种良性肿瘤、假恶性肿瘤、退行性的恶性肿瘤或鳞状细胞癌的一个亚型[6-8]。曾有报道肿瘤可持续存在[9]、复发，侵犯神经、累及血管并广泛转移[7，10-15]。尽管有神经侵犯，但肿瘤并不广泛转移或复发[14]。然而，有病例在临床表现和组织病理诊断标准上完全符合角化棘皮瘤的诊断，却呈恶性行为[16-18]。角化棘皮瘤如果不予处理，可以完全消退，因此除了影响容貌外，对人并不造成持久损害，但将其认为是鳞状细胞癌亚型，而不是良性或假恶性肿瘤似乎更合适。

## 临床特征

本病有不同亚型[6，19-20]。孤立性角化棘皮瘤最常见。主要发生在白种人，亚洲人及非洲-加勒比人少见[21]。发生与过度 UVB 照射有关，皮损最常见于日光暴露部位，特别是面部（图 24.176）、前臂、手腕和手背[19，22-23]。结膜损害非常罕见，主要发生于中年男性[24-27]。其他不常见的部位包括舌、阴茎、外阴、口腔黏膜、唇、趾、肛周和肛门直肠[24，28-37]。皮损可多发[25，38]。性别间有差异，在女性，肿瘤多发生于腓骨，在男性则罕见。手背更常见于男性，不见于女性[3]。角化棘皮瘤的男性患者多见于女性（2～3∶1），并随年龄增长，发病率增高，最常见于 60 或 70 岁的人群[19，39]。儿童罕见[40]。本病在较冷、温和的气候中并不少见，发病率随纬度减少而增加[39]。典型鳞状细胞癌较角化棘皮瘤更为常见（3∶1）[19，41]。

临床上，孤立性角化棘皮瘤表现为平滑、半球形丘疹，在几周内快速增大至 1 cm ～ 2 cm，圆形或椭圆形、鲜红色、脐样结节，中央为充满角质的火山口（图 24.177、24.178）[19]。色素增加极罕见[42]。直径大于 3 cm 者称为巨大角化棘皮瘤（图 24.179）[43-46]。皮损有时多发[40，47-50]。随肿瘤吸收和角栓消失，会发生退化，常留有凹陷的色素减退性瘢痕[6]。典型角化棘皮瘤病程 4 ～ 6 个月。外科切除后复发率为 8%[3]。

聚合性角化棘皮瘤为几个损害融合形成的一个大斑块，可持续 6 个月，而后开始消退[19]。

边缘离心性角化棘皮瘤（多结节性角化棘皮瘤）

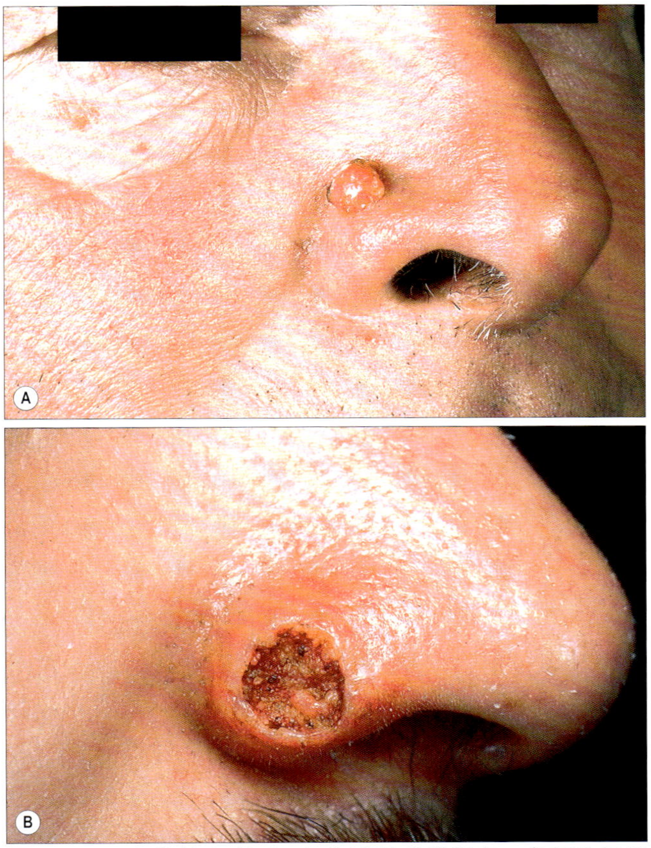


图 24.176 角化棘皮瘤：（**A**）典型半球样损害，鼻部为好发部位；（**B**）可见典型的发展良好的中央火山口（By courtesy of the Institute of Dermatology，London，UK.）

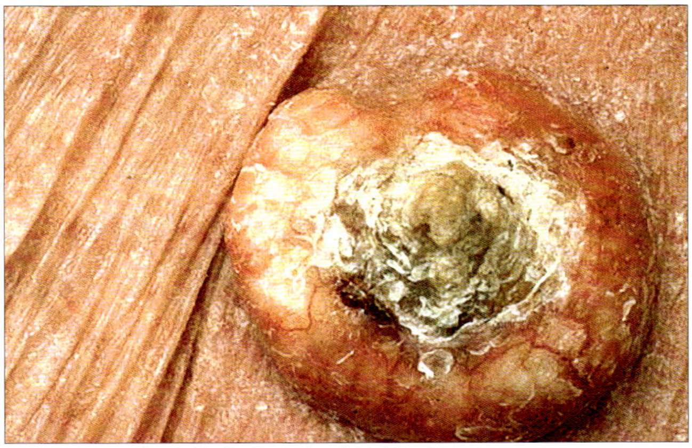

图 24.177 角化棘皮瘤：角质栓的近观（By courtesy of the Institute of Dermatology，London，UK.）

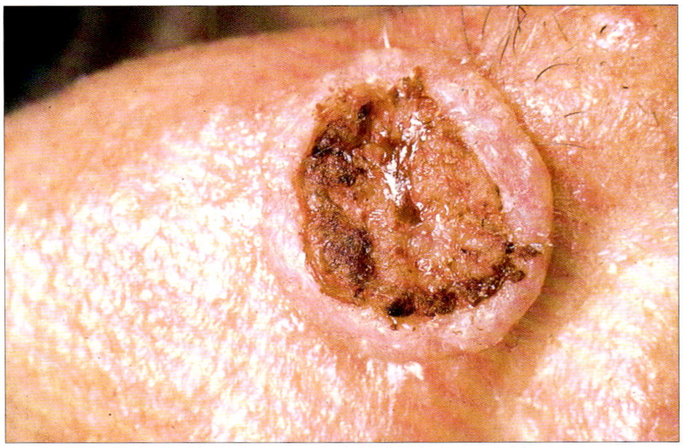

图 24.178 角化棘皮瘤：可见清楚的火山口边缘（By courtesy of the Institute of Dermatology，London，UK.）

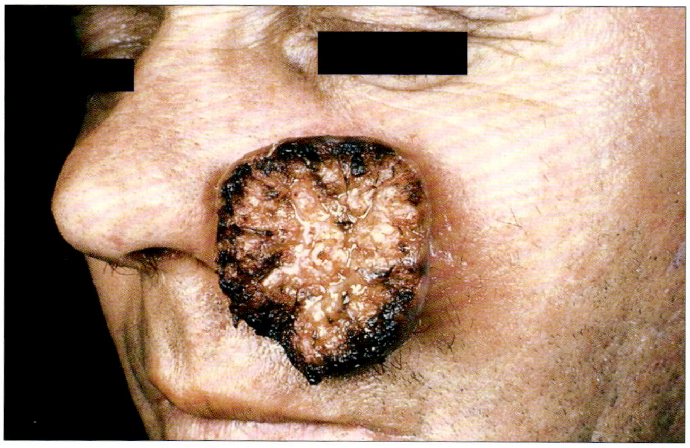

图 24.179 巨大角化棘皮瘤：巨大型，常伴有组织损伤和瘢痕（By courtesy of the Institute of Dermatology，London，UK.）

极罕见，以边缘显著扩张为特征，有报告直径可达 20 cm[51-54]。随皮损扩大，中央愈合，与常见类型比较，消退时间更长（6 ～ 12 个月）。多发性皮损罕见[53-55]。有些病例可持续多年，无自行缓解趋势，并明显破坏组织[51]。此时肿瘤应认为是低度鳞状细胞癌。

罕有甲下型角化棘皮瘤的报道[56-63]。尽管与皮肤型在组织学上相似，但其来源于甲母质，而不是毛囊漏斗部，提示有不同的组织发生机制，并且比普通角化棘皮瘤更具有破坏性[61-63]。损害常发生于拇指和示指，表现为痛性、肿胀性红斑[57]，很像慢性甲沟炎[64]。放射研究显示特征性杯状区的骨质溶解，不伴有周围骨质反应或反应性新骨生成，该肿瘤用刮除效果很好，复发率仅 14%[59]。这些病变与色素失调症的甲下肿瘤相同。推测其与钢丝绒有关[65]，有报道一家族性病例的发生与外胚叶发育不良有关[66]。

角化棘皮瘤极少发生在皮脂腺痣基础之上，或作为 Muir-Torre 综合征的表现[67-68]。

有报道一些罕见综合征患者会出现大量角化棘皮瘤。

- 家族性原发性自愈性皮肤鳞状上皮瘤（Fergusson-Smith 综合征）为常染色体显性遗传，主要发生于苏格兰人[69]。男性发病率为女性的 3 倍[19]。在儿童或成年早期出现多发的（有时数百个）复发性肿瘤（图 24.180）。好发于日光暴露部位，但也可发生在外阴、头皮，有时因外伤诱发[19, 70]。与常见类型比较，皮损消退更慢，组织破坏性更大，瘢痕更明显。
- 发疹型角化棘皮瘤（Grzybowski 综合征），患者出现大量（成百上千）1 ～ 5 mm 大小的毛囊性丘疹[71-77]。两性发病率相同[19]。皮损常瘙痒，有时疼痛，可泛发，常见于日光暴露部位。眼睑外翻是一种令人痛苦的并发症。有时可见同形现象。类似的角化鳞状增生性损害可发生在口唇、咽和喉[71]。此种类型角化棘皮瘤经长期随访未发现任何转移的趋势[72-73]。发疹性损害也发生在免疫抑制者[78]。
- 混合综合征（Witten 和 Zak 综合征）为上述两类特征并存[51, 79-80]。没有证据表明孤立性角化棘皮瘤与内脏恶性疾病发生率增加有关[3]。

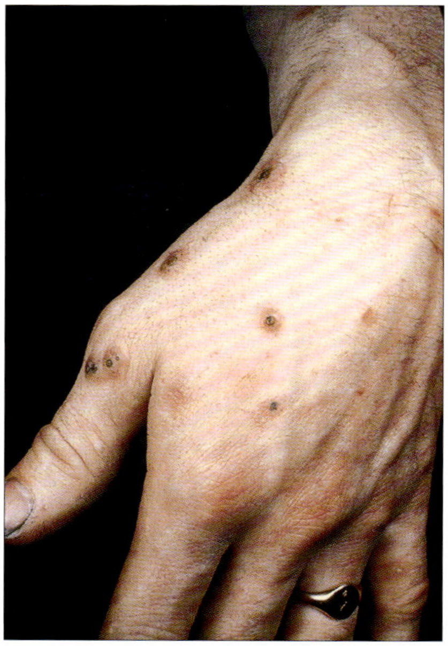

图 24.180 Fergusson-Smith 综合征：多发的、小的典型损害（By courtesy of the Institute of Dermatology，London，UK.）

## 发病机制和组织学特征

动物皮肤外涂煤焦油衍生物可诱发角化棘皮瘤[81]。但罕有人因长期接触沥青和焦油而患病[1]。偶有报道用煤焦油制剂治疗银屑病的患者发生角化棘皮瘤。

经过克隆研究确定很多染色体异常，包括 7 号三体，1p、8q 和 9q 获得，3p、9p、19p 和 19q 缺失，2 号和 8 号染色体易位[82-85]。某些皮损中发现微卫星不稳定性[86]。然而大多数肿瘤显示 UVB 介导的病理机制[22, 24]。绝大部分皮疹发生在日光暴露部位，并常有光损伤的征象。在着色性干皮病和慢性免疫抑制患者，特别是肾移植患者中发病率升高[19, 39, 87]。同时常见 UVB 引起的表皮损害，如光线性角化病、基底细胞癌和鳞状细胞癌等[3]。

用原位和 DNAFP 迹杂交在少数皮损中测出 HPV DNA[90-94]，但多数为阴性[88-89]。HPV 亚型包括 HPV5、9、10、14、16、19、20、21、25、37、38、49 和 80[95]。与免疫正常的患者相比，免疫抑制的患者更易检测出 HPV[95]。

角化棘皮瘤偶可发生在外伤瘢痕、放疗或皮肤移植处，或某些炎性皮肤病，如扁平苔藓、白癜风、盘状红斑狼疮、特应性湿疹和银屑病等基础上[3，96-112]。有报道伴发疾病包括线状表皮痣、皮脂腺痣、色素失调症的色素斑、弹力纤维假黄瘤、淤滞性皮炎和银屑病皮损[113-120]。角化性棘皮瘤也可能与 Dowling-Degos 病、化脓性汗腺炎、苏拉明治疗、PUVA 治疗和放射治疗有关[121-125]。

角化棘皮瘤的正确诊断取决于详细充分的临床病史，若缺乏病史记录或只根据组织片段进行判断，是难以作出诊断的。

组织学诊断取决于对典型火山口样大体结构的确认。为看到这一特征，需进行全切或横贯皮损中央的深在活检。一个充分发展的肿瘤是对称的，同时具有外生性和内生性成分（图 24.181、24.182）。常有中央大角栓（有时与扩张的毛囊漏斗相连），伴有显著鳞状上皮增生。损害两侧上皮向上隆起成领圈状。

尽管上皮有时有轻度多形性，但典型角化棘皮瘤的特点是分化良好，胞质常淡染，嗜酸性玻璃样，有明显的角化趋势（图 24.183）。胞质内糖原丰富，可见坏死，常见含中性粒细胞的微脓肿（图 24.184）。弹性纤维，特别是当与显著日光性弹性组织变性有关时具有特征性[126-127]。其存在并不一定能区别角化棘皮瘤和 frank 鳞状细胞癌。不过，见于皮损中央分化表皮局灶内和（或）通过表皮排出的特征更符合角化棘皮瘤的诊断[91]。偶见棘层松解[19]。可见显著有丝分裂象，但大多数情况下为正常，主要出现在肿瘤小叶边缘的增生性上皮内（图 24.185）。肿瘤生长深度很少超过汗腺水平，常伴有血管增生，有明显炎症细胞浸润，包括淋巴细胞、组织细胞、浆细胞、中性粒细胞和数量不等的嗜酸性粒细胞（图 24.186）[19]。

随着皮损进展老化（和消退），角栓消失，增生上

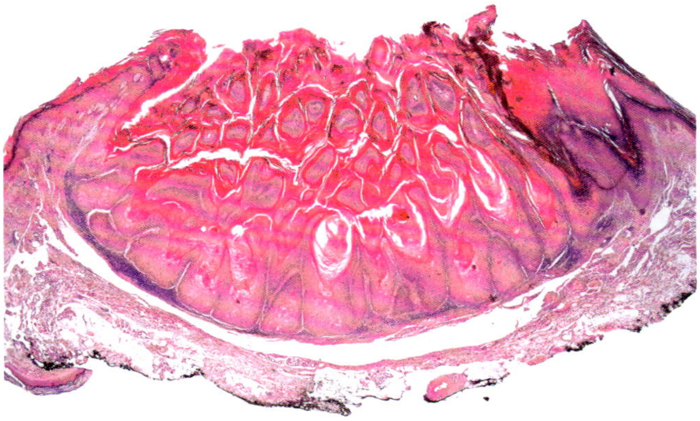

图 24.181　角化棘皮瘤：扫描见典型的领圈样结构

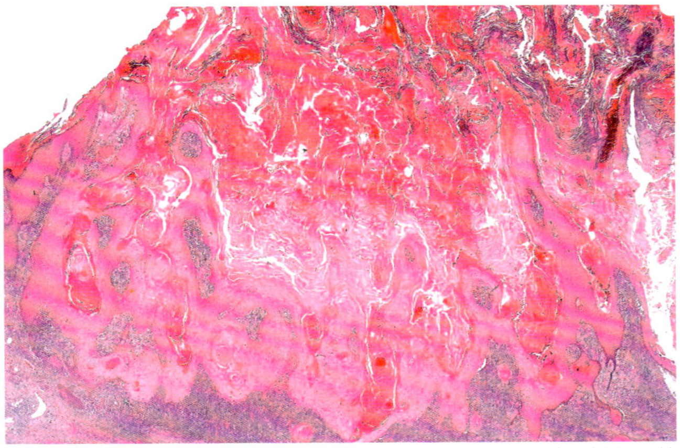

图 24.182　角化棘皮瘤：此例显示边缘领圈样、角质栓和其下分化良好的鳞状上皮

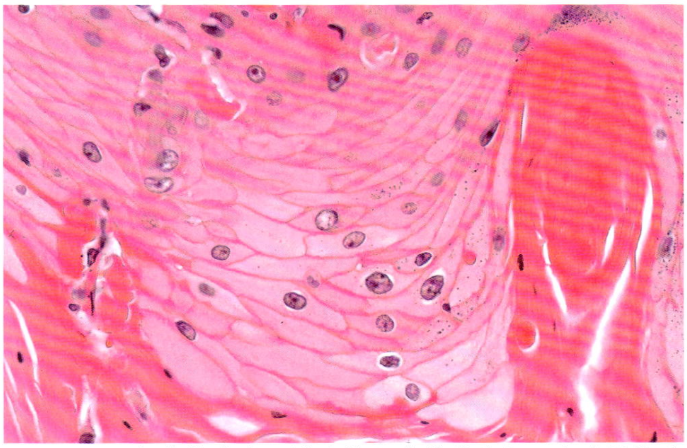

图 24.183　角化棘皮瘤：增生的上皮分化良好。上皮淡染为其特点

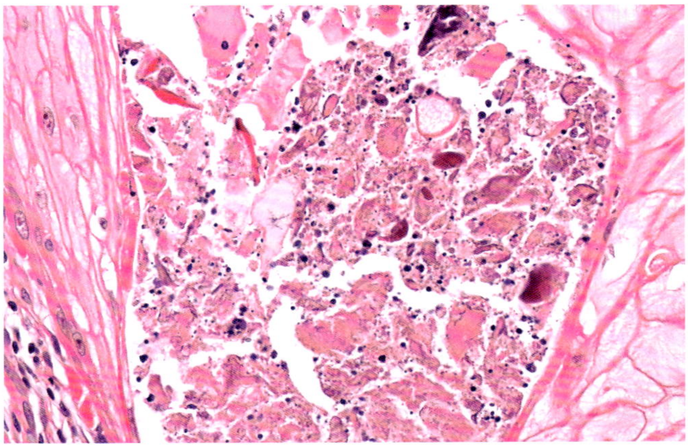

图 24.184　角化棘皮瘤：常见到表皮内脓肿

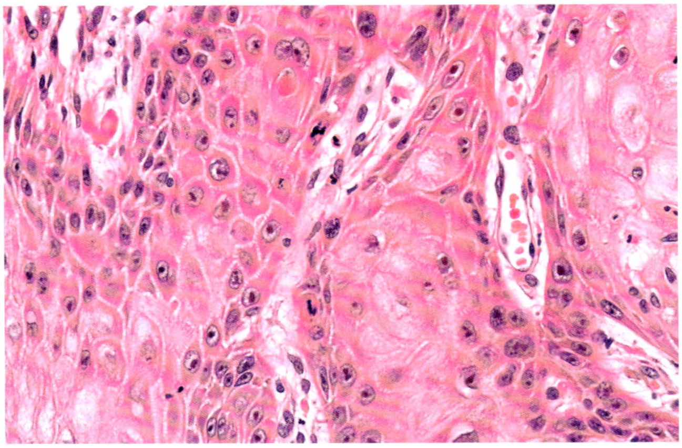

图 24.185　角化棘皮瘤：有丝分裂主要局限在表皮基底层

皮趋于平坦，基底变为乳头状，其下有慢性炎症和纤维化（图 24.187、24.188）[128]。浸润有时为苔藓样，浸润细胞主要为细胞毒性 T 细胞（图 24.189）[19, 129]。肿瘤边缘可呈领口状。消退中的角化棘皮瘤可伴有异物巨细胞反应，这是对释放出的角蛋白的反应。消退的机制不明，免疫因素可能较为重要，但凋亡可能更重要[19]。角化棘皮瘤中的角蛋白和聚丝蛋白表达分析显示，其向外毛根鞘方向分化[130]。

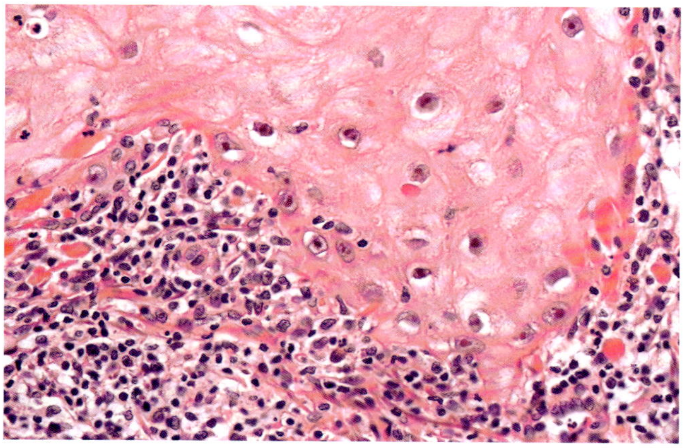

**图 24.186** 角化棘皮瘤：常伴有混合慢性炎症细胞浸润

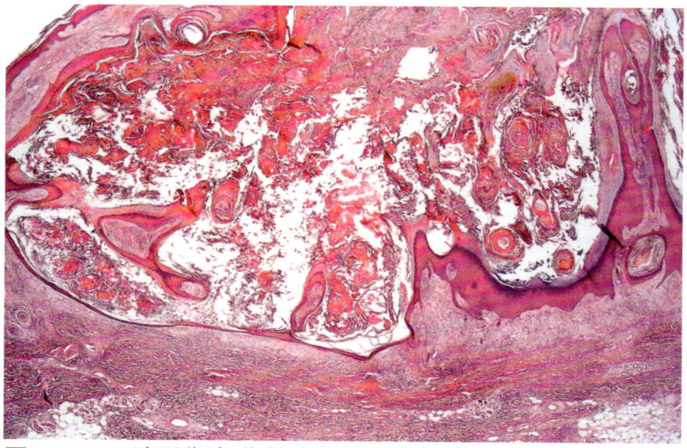

**图 24.187** 消退期角化棘皮瘤：角栓还在，但表皮增生显著减轻，肿瘤基底变平，注意两侧领圈样结构

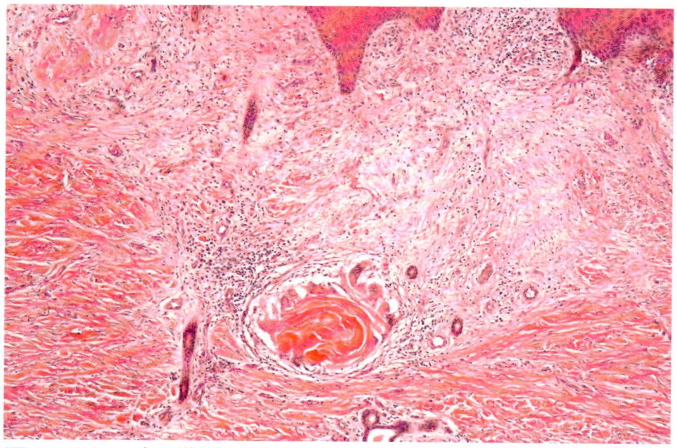

**图 24.188** 消退期角化棘皮瘤：在损害基底处有明显的巨细胞反应，邻近组织有瘢痕

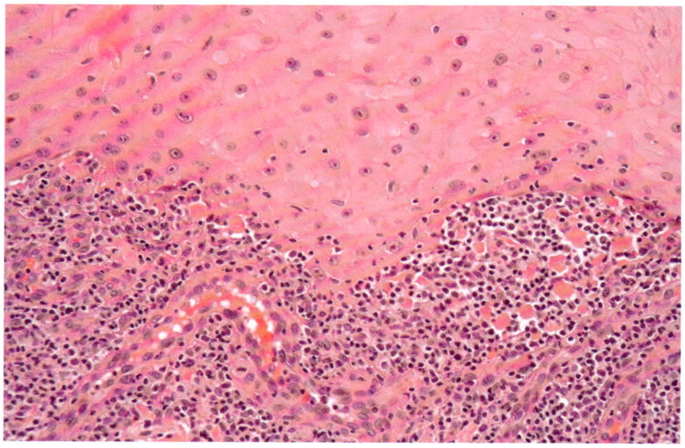

**图 24.189** 角化棘皮瘤：此例界面改变显著，伴有明显的细胞样小体

少见的组织学特点是非典型性汗腺导管增生和腺样增生，以及与基底细胞癌、鳞状细胞癌和原位恶性黑色素瘤共存[131-134]。

甲下角化棘皮瘤起源于甲母质，表现为充满角质的囊腔，伴丰富、分化良好的鳞状上皮，可见显著角化不良[57]。有丝分裂象少见，只局限于基底层。诊断都在手术切除后作出，肿瘤的生物学行为尚不清楚。尚未见自然消退的病例报告。甲下角化棘皮瘤的有些组织学改变可与疣状癌重叠，由于本病不复发，因此不支持疣状癌的诊断。

## 鉴别诊断

角化棘皮瘤和鳞状细胞癌有显著的相似之处，临床上有时很难区别两者，组织学上就更难区分[135-136]。

已有报道角化棘皮瘤表现为深在性浸润性生长，偶有报道侵犯神经周围和血管周围。这种病例发生在头部，特别在唇和鼻。虽然没有转移，但这种特征与临床良性生物学行为难以一致[11]。个人经验（EC）认为它们不存在侵袭性生长。正如普通鳞状细胞癌，这种组织学改变也不一定与临床侵袭性结局相关。然而，在临床和病理都典型的损害中，出现这种经典的恶性特征更支持角化棘皮瘤是鳞状细胞癌一个亚型的观点。也许角化棘皮瘤是病谱中的最良性一端，中间是侵袭性较强的疾病，最末端是鳞状细胞癌。病变的进展可能与基因、环境和免疫因素有关。

早期研究显示，在典型孤立性角化棘皮瘤、消退期角化棘皮瘤和不同程度分化的鳞状细胞癌中，H-ras 活化、p53 表达、核仁组成区指数、细胞周期蛋白、细胞周期蛋白依赖性激酶和 Ki-67（MIB-1）增殖指数无显著差别，而近来分析显示，bcl-xL、p53 和 COX-2 以及端粒酶活性和溶细胞受体 P2X27 有显著差别[137-150]。与甲下鳞状细胞癌相比，p53 和 mib-1 在甲下角化棘皮瘤中的表达也不相同[151]。增殖指数的流式细胞分析和 S 期时相分数在这两种损害中也难以区别。关于肿瘤浸润相关蛋白，如金属基质蛋白酶、E- 钙黏着蛋白、联蛋白和黏结蛋白聚糖 1 的研究显示，它们在角化棘皮瘤和侵袭性鳞状细胞癌中染色模式仅有轻微差异[152-154]。有证据表明，血管细胞黏附分子（VCAM）和细胞间黏附分子（ICAM）也许在区别角化棘皮瘤和典型高分化鳞状细胞癌中有些价值[155]。

通常通过临床病史和组织病理学特征可以诊断角化棘皮瘤，并且有好的预后。不过一旦对损害的潜在生物学行为有疑问，应当像对待鳞状细胞癌那样彻底切除。

## 化生性皮肤癌（癌肉瘤、伴异质性分化的癌）

### 临床特征

化生性皮肤癌（癌肉瘤）是一种极罕见的恶性皮肤肿瘤，仅有几例文献报告[1-7]。典型损害发生在日光暴露部位，为直径 1 ～ 15 cm 的结节，常有溃疡。病程数月至数年。常不断进展。最常累及部位是面部和头皮[1-9]。发病年龄范围广泛，但主要发生于老年人。临床没有特征性，需作鉴别诊断。有报道，化生性皮肤癌亦可发生在痣样基底细胞癌综合征和 Brooke-Spiegler 综合征患者[10-11]。与累及内脏者不同，化生性皮肤癌死亡率不高[8]。根据仅有的少数报道，在中位随访 19 个月期间，总的复发率和转移率为 22%，死亡率为 11%[1-7，9]。最近的一项 meta 分析显示，发病早、长期存在的肿瘤近期生长、肿瘤大小超过 2 cm 与预后不良相关[12]。这项分析进一步显示表皮来源的肿瘤，无论是鳞状细胞癌还是基底细胞癌，预后相对良好，5 年无病生存率达 70%，而附属器来源的恶性肿瘤预后则较差，5 年无病生存率为 25%[12]。表皮来源的化生性癌常表现为头颈部的日光暴露部位肿瘤，好发于老年男性，而皮肤附属器来源的化生性癌则表现为长期皮肤肿块，且发病年龄早[12]。

### 发病机制和组织学特征

癌肉瘤不仅见于皮肤，也可发生于多种器官，但对其组织发生知之甚少。可能的解释是在同一部位发生分离性肿瘤，也称为冲撞瘤，尽管此种现象极为少见。或者，上皮肿瘤可引起（至今机制不明）邻近基质中肉瘤变[13]。近来发现上皮肿瘤基因改变，可化生成其他上皮肿瘤以及间质成分。取同一个体的不同部位，包括子宫、消化道、肺、乳房、软组织和膀胱的肿瘤，发现上皮和间质成分都是以单克隆形式存在，这也支持这一理论[14]。

化生性皮肤癌是一种双相肿瘤，由恶性上皮和异质性间质成分组成，很像相应的内脏肿瘤，如发生在尿道、卵巢、肺、膀胱、乳腺和喉的肿瘤。皮肤肿瘤中的恶性上皮成分有鳞状细胞癌、基底细胞癌和恶性附属器肿瘤，包括恶性毛母质瘤、螺旋汗腺瘤和小汗腺汗孔癌，以及恶性毛母细胞瘤和 Merkel 细胞癌[1-8，12，15-28]。异质性间质成分表现出恶性肿瘤的组织学特点，包括明显核非典型性、坏死和多数有非典型有丝分裂象的梭形和多形性细胞。多数病例有异质性分化，以骨分化最常见，其次是向成软骨细胞分化（图 24.190、24.191）。有个别向骨骼肌或平滑肌分化的病例[20，23，29-32]。间质成分散布在肿瘤中，有时可局灶性出现在增生的上皮内[1-7，15]。多形性梭形细胞并不常表达细胞角蛋白，除了波形蛋白外，免疫组化标记物常为阴性。在上皮和肉瘤过渡的肿瘤阶段可能保留 p63 的表达[33]。成骨细胞和成软骨细胞成分可在 HE 染色中证实，而向

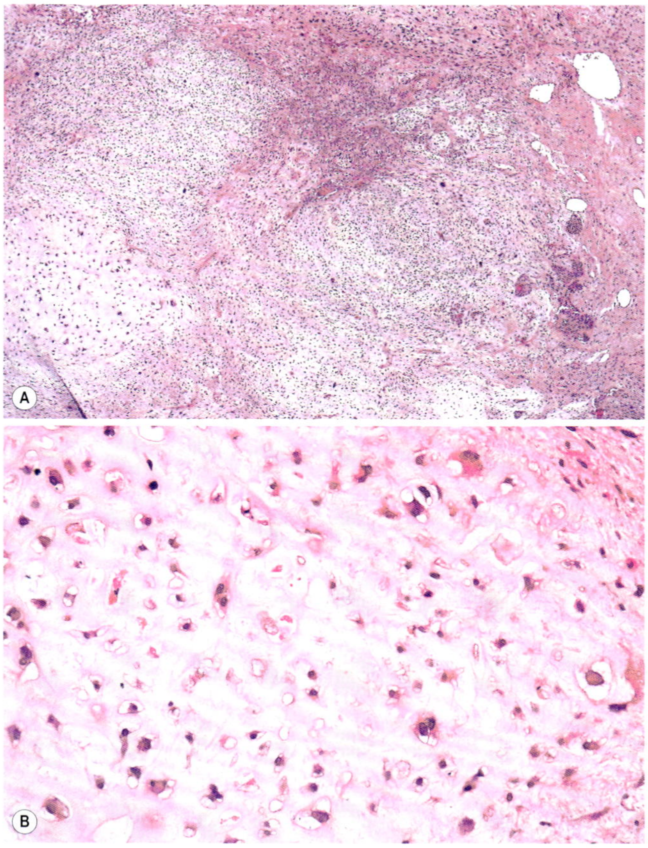

图 24.190 （A 和 B）化生性鳞状细胞癌：除鳞状成分外，该肿瘤向神经和软骨分化，又称为癌肉瘤

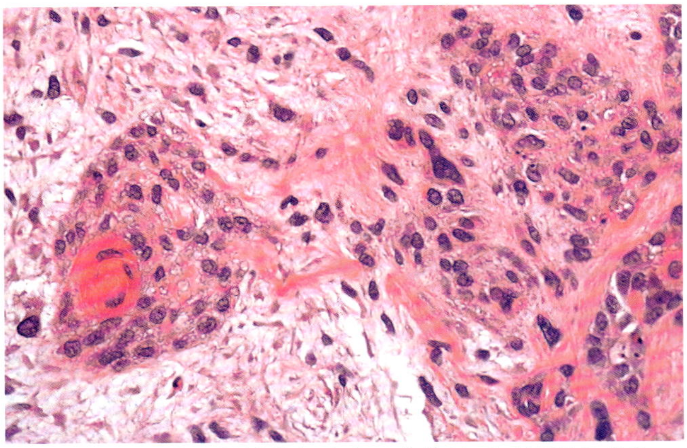

图 24.191 化生性鳞状细胞癌：高倍镜下可见鳞状成分

骨骼肌和平滑肌分化的成分可用平滑肌动蛋白、结蛋白和成肌蛋白的免疫组化来证实。

## 鉴别诊断

化生性皮肤癌罕见，诊断困难，需与多种病变鉴别。间质成分必须与反应性和结缔组织增生性基质，以及非典型纤维黄瘤和梭形细胞鳞状细胞癌鉴别。也需与皮肤肉瘤，如隆凸性皮肤纤维肉瘤和平滑肌肉瘤鉴别。骨和软组织高分化肉瘤转移到皮肤很少见，仅有个别原发性皮肤骨肉瘤的报道[34-35]。这种肿瘤有双相特征，不仅有恶性上皮，也有恶性间质成分，认真取材十分关键。化生性皮肤癌主要应与转移到皮肤的来源于内脏的化生癌鉴别，因为后者的死亡率远远高于皮肤的化生性癌。

# 伴慢性淋巴细胞白血病的鳞状细胞癌

非常少见。在慢性淋巴细胞白血病患者，原发的皮肤肿瘤（主要为鳞状细胞癌和基底细胞癌）可伴有致密的肿瘤性单型性淋巴细胞的浸润（图 24.192）[1-3]。这并没有预后意义，并不认为是第 4 期的疾病（译者注：指慢性淋巴细胞白血病）[1]。

# 着色性干皮病

着色性干皮病（xeroderma pigmentosum）（由 Kaposi 首次描述）是一种常染色体隐性遗传病，发病率约为 1/250 000[1]。两性发病率相当。父母为近亲结婚者发病率高[2]。这是一种异质性疾病，特征是 UV 照射

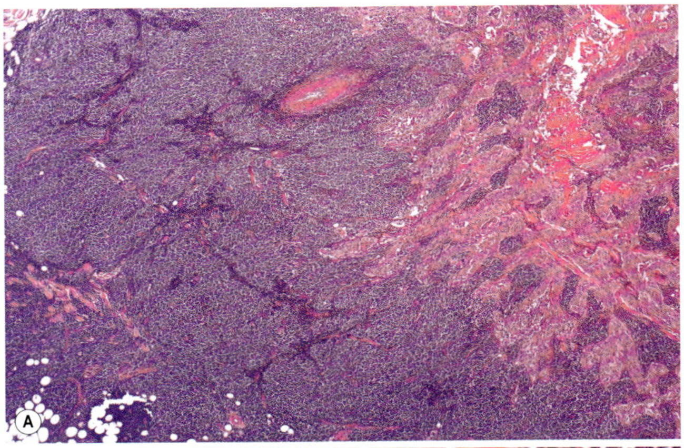



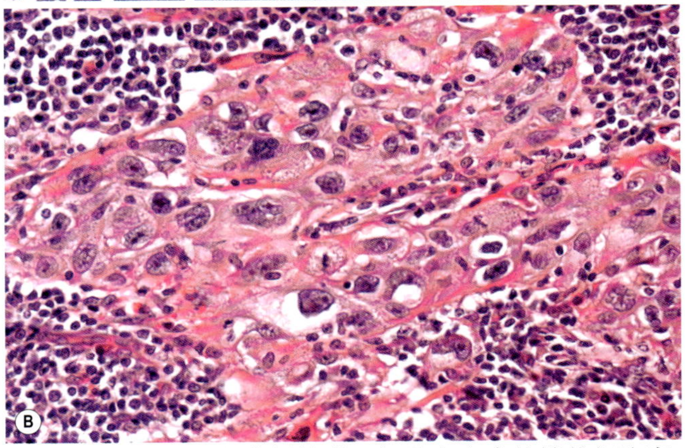



图 24.192 （A 和 B）伴慢性淋巴细胞白血病的鳞状细胞癌：肿瘤发生在一老年男性面部。鳞状成分周围有致密单一性淋巴细胞浸润，核深染

后 DNA 损伤不能修复[3-7]。波长 280 ～ 320 nm 紫外线的作用之一是引起单链 DNA 上相邻嘧啶（如胸腺嘧啶）突变为二聚体。在正常人，通过特异性内切酶和外切酶的修复作用，可将这种二聚体切除，代之以正确的碱基，从而恢复 DNA 正确结构。这种二聚体的持续存在阻断了 mRNA 的转录，并抑制 DNA 的复制，因而阻碍了细胞的分裂[8]。二聚体修复能力的丧失对表皮生发层基底细胞有关键性影响，导致日光损害作用加重，包括基因突变和而后发生的皮肤（和眼）肿瘤[9]。例如，90% 的着色性干皮病合并基底细胞癌的患者出现 *PTCH* 突变，而无合并者仅有 27% 的突变率。有人认为，对 UV 导致的 *PTCH* 突变的修复能力丧失是导致突变率增高的原因之一，也是着色性干皮病患者早期出现肿瘤的原因[10]。

剪切-修复过程可通过成纤维细胞培养技术进行研究，在培养的成纤维细胞中加入氚标记胸腺嘧啶，用 UV 照射后，用放射自显影方法检测嘧啶参入量（DNA 修复监测）。着色性干皮病患者氚标记嘧啶参入量比正常者少。

着色性干皮病（XP）并非一个单独疾病[11]。采用成纤维细胞融合技术并监测 DNA 修复，发现至少

有7个互补组（A～G），另有一个剪切成熟（excision-proficient）变异体组[12-14]。H组和I组各自重归为D组和C组[1，12]。如果来自两名患者的成纤维细胞融合，照射UV后，其氚标记嘧啶参入量趋向正常，则表明两名患者的基因型不同，属于不同的互补组。如果没有增加，则表明两名患者属于同一互补组。这些互补组大多数都与DNA剪切修复机制中最初切除阶段的酶缺陷有关[8]。

- XPA组最为严重，约占XP的25%，是位于9q34.1的*XPA*基因突变所致[8，15]。XPA是一种锌指蛋白，涉及光产物识别和DNA结合[16]。近年来发现在A组患者中有XP-AC基因的点突变[17，19]。
- 对XPB组起作用的基因是*XPB*（又称*ERCC3*），属于解旋酶，位于2号染色体2q21。
- *XPC*基因编码DNA结合蛋白，对基因组非转录区修复是必需的，位于染色体3p25.1[20]。
- *XPD*基因（又称*ERCC2*）代表另一种解旋酶，位于染色体19q13.2[8，12，21]。
- *XPE*基因突变导致典型野生型，*XPE*位于染色体11q12～q13和11p11～p12，编码损伤的DNA结合蛋白2（DDB2）。DDB2和DDB1组成异质二聚体，即DDB复合体，与受损DNA识别有关[22-24]。
- *XPF*基因（又称*ERCC4*）位于染色体16p13.3，这种类型罕见，主要见于日本人[25]。
- XPG组罕见，并且病情严重。该基因（又称*ECCR5*）位于染色体13q32～33[26]。

近来，在XP皮肤肿瘤中，证实有活化癌基因（*N-ras*、*Ha-ras*和*c-myc*）[27]。这些与UV导致的DNA损伤有关[28]。然而，剪切-修复机制的缺损并不能完全解释其发病机制。因此，并非所有伴有严重剪切-修复缺陷的患者都有发生皮肤恶性肿瘤的风险。近来其他研究发现，患者的皮肤中含有色素的情况和免疫监视机制也很重要[8，29]。有时发现有异常的核型——46，XY，t（Cp＋，Cq－）[30-31]。

80%～90%的XP患者有剪切-修复机制缺陷，其他10%～20%无剪切-修复机制缺陷，而是姐妹染色体链修复缺陷的XP型[1]。缺陷基因位于6p21.1～6p12，其编码DNA多聚酶η[32-34]。

## 临床特征

患者对光极为敏感，日晒部位发生水疱、大量雀斑，伴有色素减退和萎缩、皮肤干燥、毛细血管扩张、瘢痕形成和光线性角化病（图24.193）[1]。患者对UV的最小红斑量减少，最大反应时间则延迟[12]。在病程中，患者迟早会发生多发和广泛的肿瘤，包括鳞状细胞癌、基底细胞癌、基底鳞状细胞癌、角化棘皮瘤和黑素瘤，偶为非典型纤维黄瘤和皮肤血管肉瘤[2，35-43]。XP患者发生皮肤肿瘤的风险是正常人的1000倍[44]。最易发生在面部、颈部和头部[45]。肿瘤发生的平均时间为8年[45]。肿瘤的发生可能与其DNA修复能力有直接关系[12]，修复能力较低者早年即发生大量肿瘤[12，35]。患者内脏肿瘤的发病率也增高[12，46]。

眼部损害有多重表现，发生在UV暴露区域，包括畏光性结膜炎、睫毛缺失、角膜溃疡、瘢痕形成和穿孔、眼睑外翻和内翻，以及发生在眼睑、结膜和角膜的鳞状细胞癌和基底细胞癌等[2，45]。XPA组患者眼损害更多见[12]。也有口腔损害，包括张口困难和肿瘤[45]。

大约1/5的患者由于进行性神经元缺失有神经系统症状[1-2]。轻重度病变均有[47-48]。常见小头、智力障碍、脑电图异常、基底节和小脑异常。最严重的神经系统症状是De Sanctis-Cacchione综合征（A组），表现为经常性皮肤损害，伴小头和进行性智力障碍、生长和性发育迟缓、听力缺失、脱发、舞蹈徐动症、小脑性共济失调、惊厥、四肢瘫痪伴短暂Achilles痉挛[48-49]。C组、E组和XP其他亚型不发生神经系统疾病，但C组可并发孤独症和低血糖症[1，50]。有报道，患者同时伴有着色性干皮病和Cockayne综合征或毛发低硫营养不良[51-53]。实验室检查可发现T细胞介导的免疫反应缺陷[25，54]。

## 组织学特征

XP的组织病理学特征是光化性损害，表皮萎缩

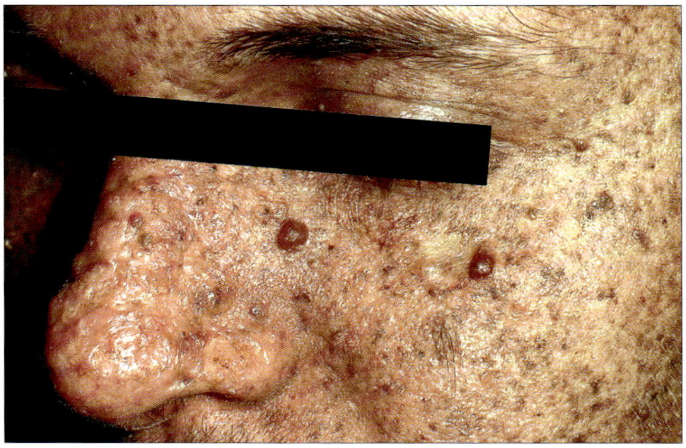

图24.193 着色性干皮病：表现为显著雀斑样色素增加、萎缩、大量疣状和结节性损害。毛细血管扩张（By courtesy of R.A. Marsden，MD，St George's Hospital，London，UK.）

伴角化过度、色素失禁、毛细血管扩张、光线性角化病和前面提到的各种肿瘤。年龄大一些的患者则有日光性弹性组织变性。

神经受累者的病理变化没有特征性，包括皮质 Betz 细胞和小脑 Purkinje 细胞消失，基底节和小脑神经元数量减少。不合并神经胶质增生[47]。

# 皮肤神经内分泌癌

## 临床特征

皮肤神经内分泌癌（Merkel 细胞癌、小梁癌）是一种罕见、好发于日光损伤部位的高度侵袭性肿瘤[1-5]。最常累及头部、颈部（50%）（特别是眼睑和眼眶区域）及四肢（40%），原发于躯干者少见（10%）。偶发生于非暴露部位，如口腔、鼻黏膜、耳道、外阴及阴茎[2-3, 6-15]。高加索人年发病率 0.23/100 000，黑人罕见，为 0.01/100 000[16-18]。最近研究显示男性多见，发病年龄广泛（7 ～ 104 岁），大多数在 70 岁或以上，仅 5% 低于 50 岁[5, 7, 16, 19-20]。儿童发病罕见[21]。

临床特征不明显，表现为隆起性无痛性结节，一般直径为 2 cm 或更小，缓慢增大（图 24.194、24.195）[7, 22-24]。曾有报道直径 23 cm 的巨型肿物病例[25]。肿瘤上的皮肤为红色、紫色或紫癜，溃疡不多见。肿瘤偶可多发[26]。原发皮肤肿瘤罕见消退[27-33]。此时可无皮损，但有淋巴结受累。神经内分泌癌也可表现为原发于淋巴结[35-36]或内脏的肿瘤[37]。皮肤神经内分泌癌的复发率约为 40%[1]。局部扩散率为 55%，远处转移率为 35%，主要转移至肝、骨、肺和皮肤（图 24.196）[1, 5]。转移至脑、膀胱、胃肠道和齿龈罕见[38-46]。以前认为该肿瘤侵袭性不高，但很多临床数据显示有高死亡率[47]。包含 400 余例病例的综述显示，1 年存活率为 88%，2 年存活率 72%，3 年存活率 55%[1]。远处转移的 5 年生存率约为 25%，局部转移者为 59%，局灶性者为 75%[5]。预后良好的因素为原发肿瘤位于肢体、直径≤ 2 cm、局灶、年轻患者、女性患者[1, 5, 48-51]。局部广泛切除联合辅助放疗可控制局部肿瘤和改善无复发生存率[52-53]。基于淋巴结的高转移率，决定治疗方案和分期时要常规做附属器淋巴结扫描，阳性发现强烈预示短期复发和（或）转移的可能[54-59]。免疫组化细胞角蛋白 20 染色检查有助于发现淋巴结常规染色中没有发现的微转移[60-61]。

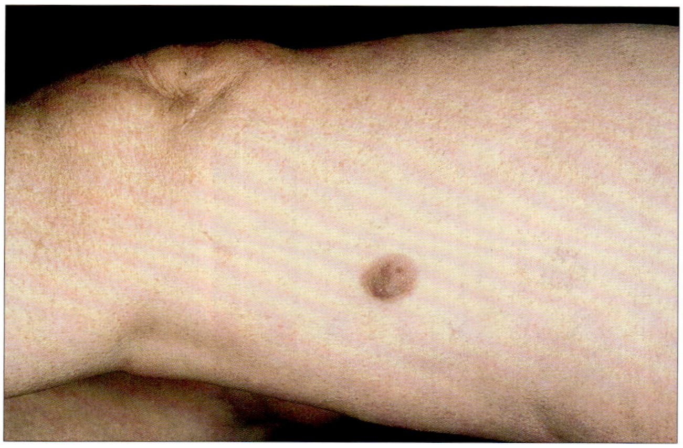

图 24.194 皮肤神经内分泌癌：大腿上一个色素结节（By courtesy of M. Judge，MD，Institute of Dermatology，London，UK.）

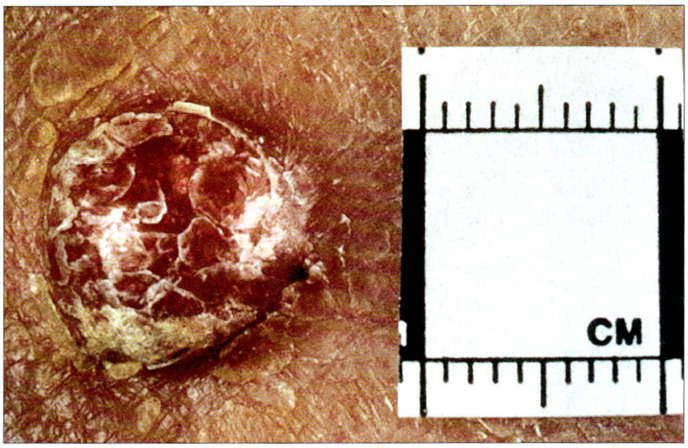


图 24.195 皮肤神经内分泌癌：此为外生性结节（By courtesy of the Institute of Dermatology，London，UK.）

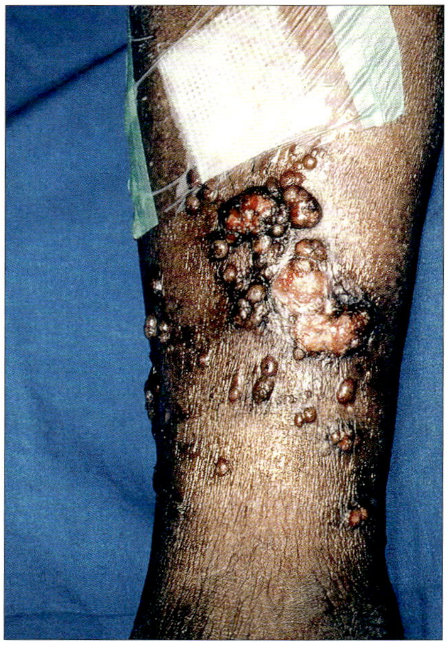

图 24.196 皮肤神经内分泌癌：此患者有多发性皮肤转移（By courtesy of R.A. Marsden，MD，St George's Hospital，London，UK.）

## 发病机制和组织学特征

皮肤神经内分泌癌的确切组织发生学尚不清楚，是否来源于表皮 Merkel 细胞、真皮神经内分泌细胞或表皮多能干细胞仍是一个有争议的问题。免疫组化研究和超微结构所见支持表皮 Merkel 细胞来源。

遗传病理学方面，神经内分泌癌的发病与日晒及紫外线照射有关[16]。接受 PUVA 治疗的银屑病患者患病率增加 100 倍[62]。UVB 导致的 *p53* 突变已在个别 Merkel 细胞癌病例中发现，*p53* 突变与鳞状细胞癌和基底细胞癌中相似，这些 Merkel 细胞癌病例常同时或在前后伴有鳞状细胞癌[17, 22, 63-67]。而且神经内分泌癌继发恶性肿瘤的可能性增加（达 25%），除鳞状细胞癌外，还可发生恶性血液病、乳腺癌和卵巢癌[67]。

肿瘤发生的另一理论是免疫状态的改变，皮肤神经内分泌癌在器官移植后（包括肾、心脏及骨髓移植）、类风湿关节炎接受免疫抑制治疗、再生障碍性贫血和淋巴瘤患者中的发生率更高[68-78]。此外，HIV 感染者（患病可能性是一般人群的 134 倍）和慢性淋巴细胞白血病患者中发生率增加[79-85]。与皮肤鳞状细胞癌相似，神经内分泌癌和摄入砷剂可能有关[86-88]。放射治疗后发生此肿瘤不常见[89]。神经内分泌癌偶可伴发副肿瘤性疾病，如肌无力（Eaton-Lambert 综合征），也可伴发低钠血症，这是由于其他内分泌肿瘤，如小细胞肺癌产生 ACTH 引起[90-91]。

从分子观点分析，皮肤神经内分泌癌显示多染色体异常，包括 1 号染色体短臂（1p36）缺失、6 号三体和 13 号染色体杂合性丢失，但尚无明确的候选基因[92-97]。

最近研究证实，在 Merkel 细胞癌的某些亚型中，一种之前尚未认识的 Merkel 细胞多瘤病毒（MCV）DNA 基因整合至肿瘤细胞基因组中，提示至少在有些病例中，感染为 Merkel 细胞癌的致病因素[98-103]。

组织学上，肿瘤常原发于真皮，常侵入皮下脂肪层（图 24.197）。然而，有 10% 的患者肿瘤向表皮内扩散，包括 Pautrier 样微脓肿形成，因此应与皮肤 T 细胞淋巴瘤和浅表播散性黑素瘤鉴别（图 24.198）[6, 104-108]。有时表皮同时出现光线性角化病和原位鳞癌，但极少与鳞状细胞癌、基底细胞癌或非典型纤维黄瘤伴发（图 24.199 ～ 24.201）[6, 17, 105, 109-117]。罕有过渡型的报道[118]。伴有鳞状细胞癌的神经内分泌癌复发的可能性增加，但转移率和总体生存率不受影响[110]。

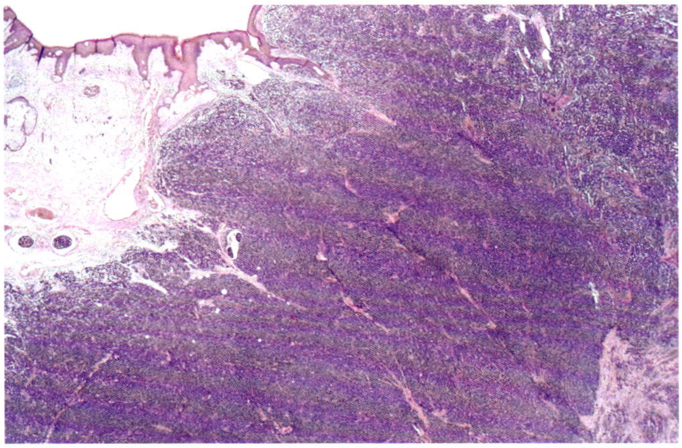

**图 24.197** 皮肤神经内分泌癌：低倍镜下，典型的蓝染小细胞肿瘤广泛侵犯皮下组织

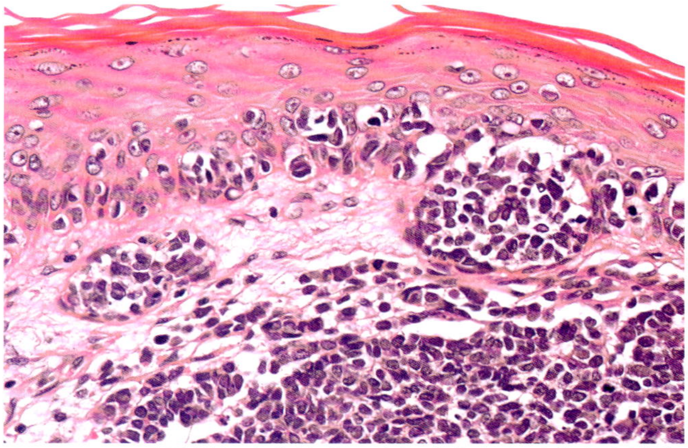

**图 24.198** 皮肤神经内分泌癌：此切片中有广泛表皮内播散

有不同的组织亚型[6]。包括小梁型、中间型和小细胞型[112]。

- 小梁型最不常见，由纤细带状均匀一致的细胞组成，常有核折叠（核膜平行排列）（图 24.202 ～ 24.204）。
- 中间型最常见，由结节和弥漫片状嗜碱性肿瘤细胞组成，伴有空泡化、淡染、含有小核仁的核（图 24.205）。胞质不清楚，常存在胶原断

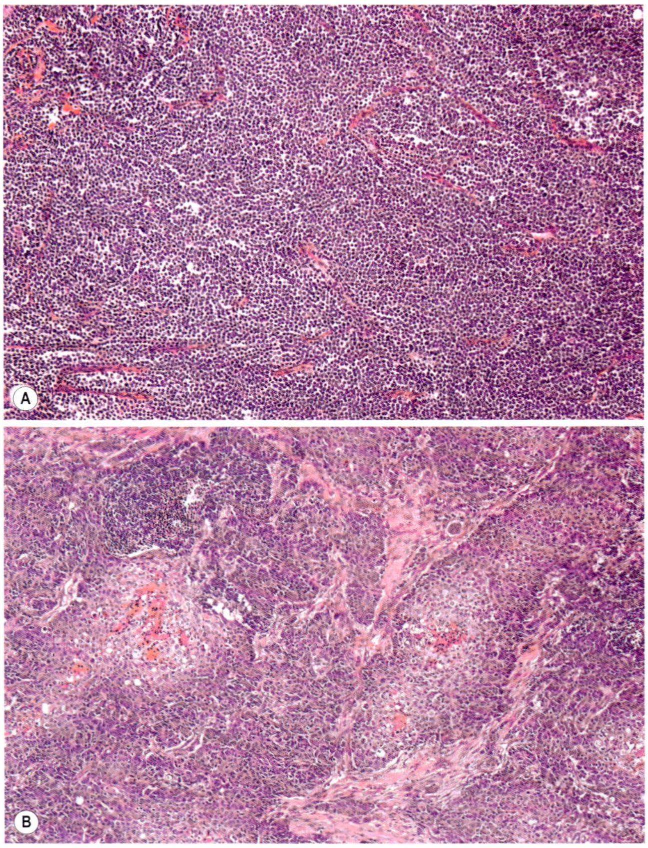


**图 24.199** （**A** 和 **B**）皮肤神经内分泌癌：显示广泛鳞状分化

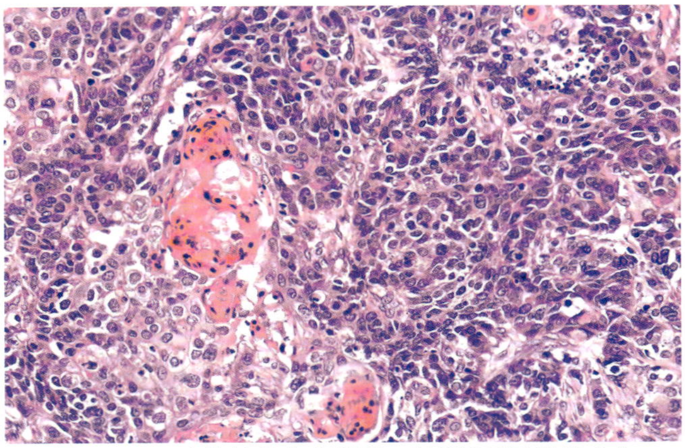

图 24.200　皮肤神经内分泌癌：高倍镜显示鳞状成分

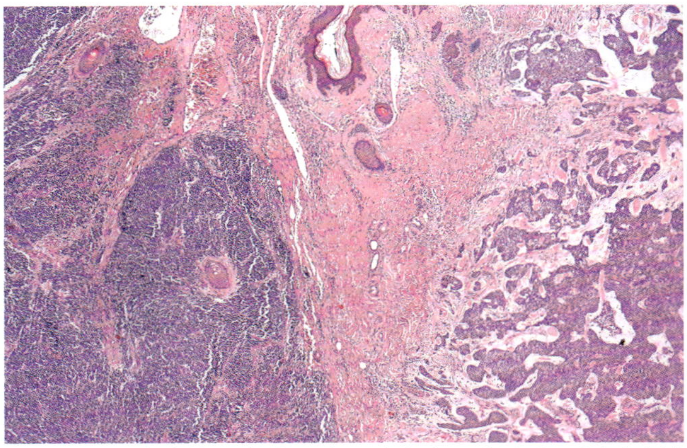

图 24.201　皮肤神经内分泌癌：肿瘤发生在头皮，同时有神经内分泌癌和基底细胞癌（By courtesy of M. Seywright，MD，Western Infirmary，Glasgow，UK.）

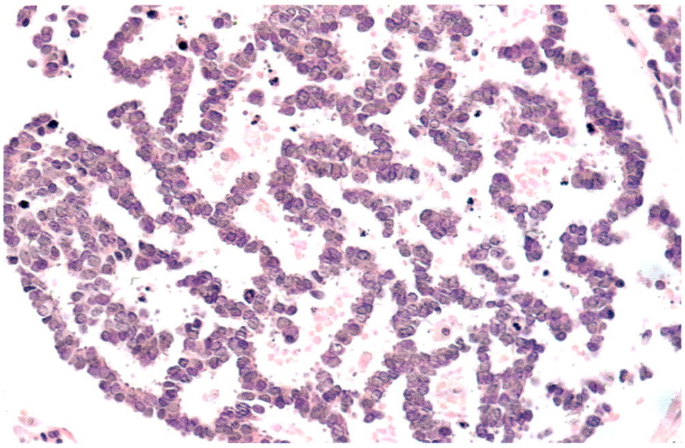

图 24.202　皮肤神经内分泌癌：肿瘤为小梁癌，但此型不常见。注意嗜碱性细胞的细条索

裂和核折叠。常有灶状坏死和广泛凋亡。

- 小细胞型有深染的“燕麦细胞样”浸润，细胞破碎显著（图 24.206）[109]。

极少有向管腔、汗腺、肉瘤或黑素细胞分化的报道（图 24.207），肉瘤样成分可类似于非典型纤维黄瘤，但也可见到平滑肌肉瘤样、纤维肉瘤样和节细胞样分化。淋巴上皮样或显著的微囊性特征可类似于小

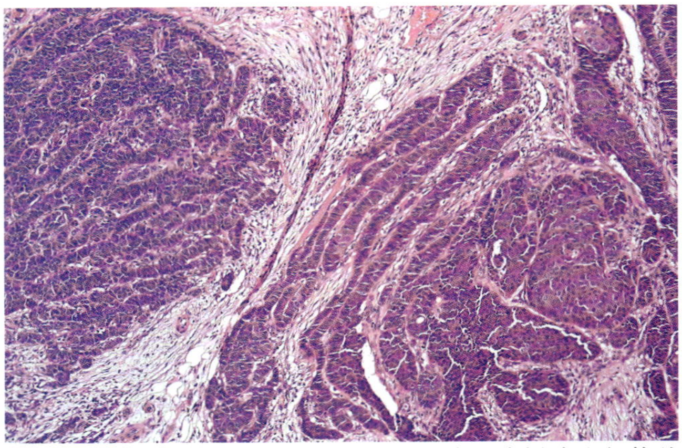

图 24.203　皮肤神经内分泌癌：该视野中，小梁式生长使肿瘤呈类癌样表现

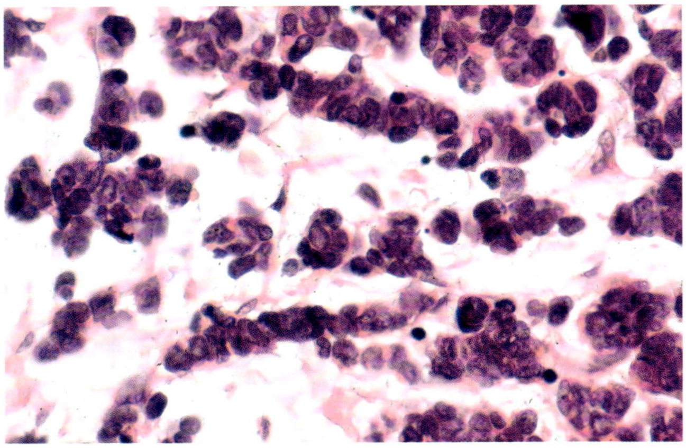

图 24.204　皮肤神经内分泌癌：该视野中显示特征性的核折叠

汗腺癌，但很少见[6，114，118-131]。

有时肿瘤细胞呈梭形（图 24.208），常混有含淡染空泡化核的中间型细胞。常有显著的有丝分裂（图 24.209）。淋巴和血管浸润常见，且是重要的预后指标（图 24.210）[132]。神经内分泌癌极少伴有淀粉样物质沉积、结缔组织增生以及以球形血管丛和长芽状管腔为特征的血管增生[133-136]。有时，肿瘤可伴有大量淋巴细胞浸润及淋巴滤泡形成[137]。

预后差的组织学特征包括肿瘤大小超过 5 mm、厚度大于 5 mm、弥漫浸润性生长、皮下脂肪及更深层组织浸润和淋巴血管侵犯[20，132]。一项研究显示，大量淋巴细胞浸润为不良预后因素，而之后的研究则显示预后良好[20，132]。其他预后不良因素包括肿瘤内肥大细胞增多、血管增多[138-139]。

Merkel 细胞癌可伴发毛根鞘囊肿或毛囊性囊肿，较为少见[140-142]。

皮肤神经内分泌癌常呈现阳性的嗜银反应，但肿瘤均呈银染阴性[6，143]。肿瘤常含有不同的神经肽，包括嗜铬粒蛋白、降钙素、血管活性肠肽、甲硫氨酸脑啡肽、促生长素抑制素和突触小泡蛋白（图

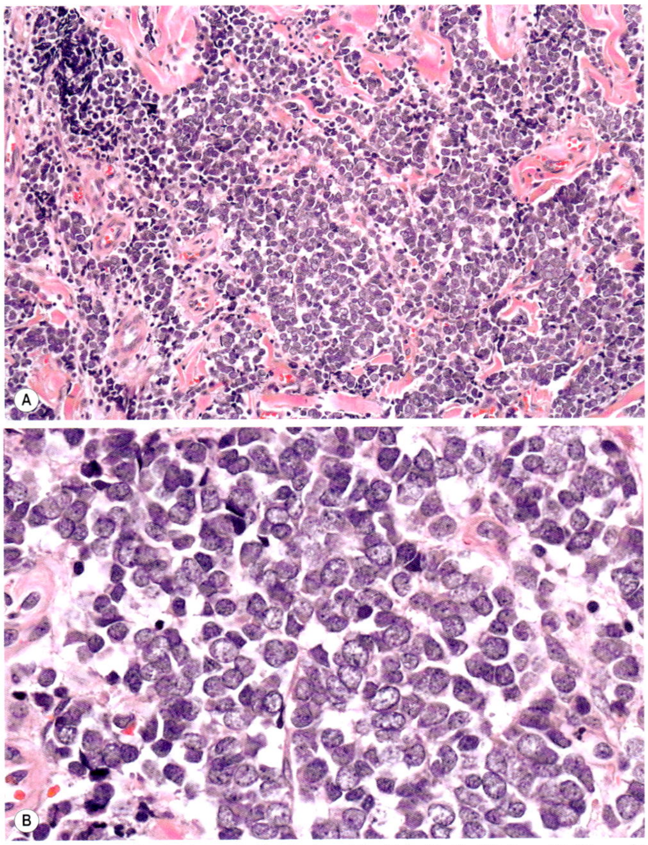


图 24.205　皮肤神经内分泌癌：肿瘤细胞体积大，淡染、有细小核仁，这种表现具有特征性

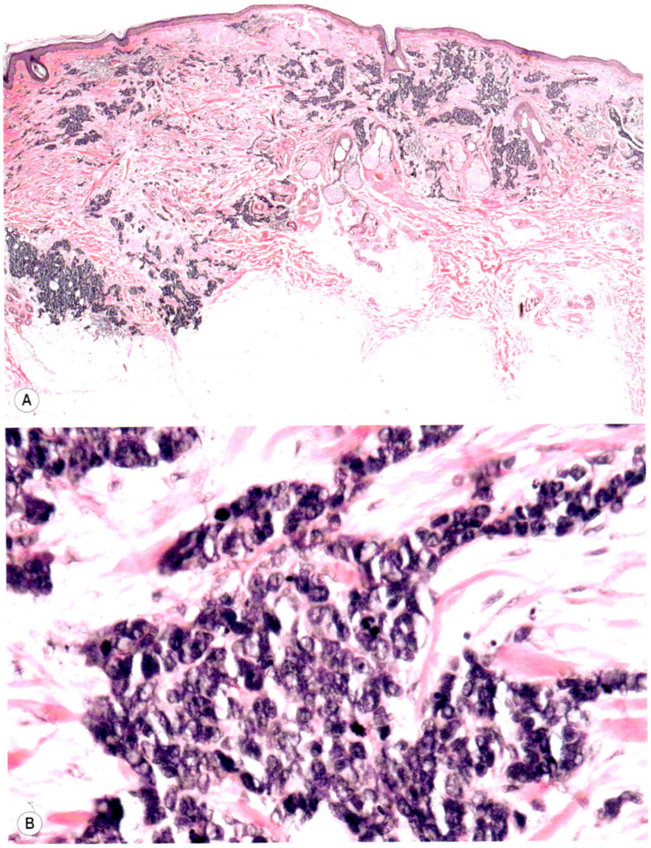


图 24.206　（A 和 B）皮肤神经内分泌癌：此为小细胞类型。很难与转移性神经内分泌癌鉴别

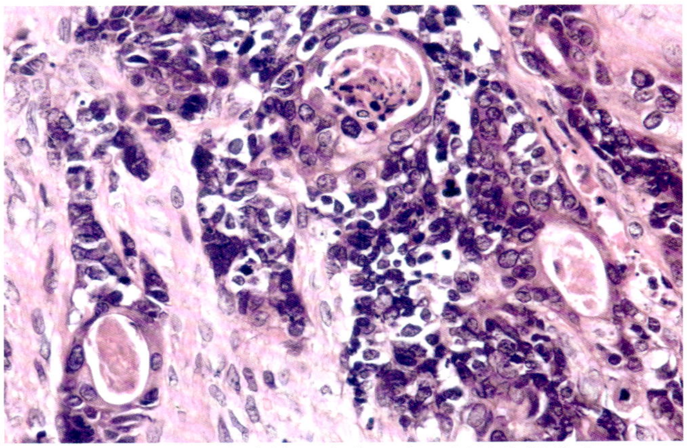

图 24.207　皮肤神经内分泌癌：偶见腺样分化

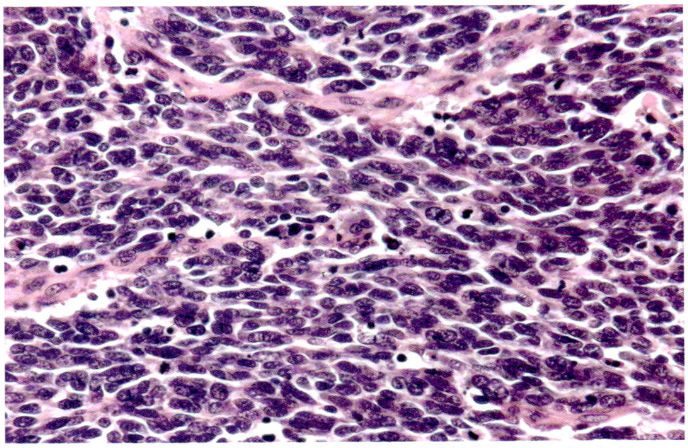

图 24.208　皮肤神经内分泌癌：为梭形细胞，很少见

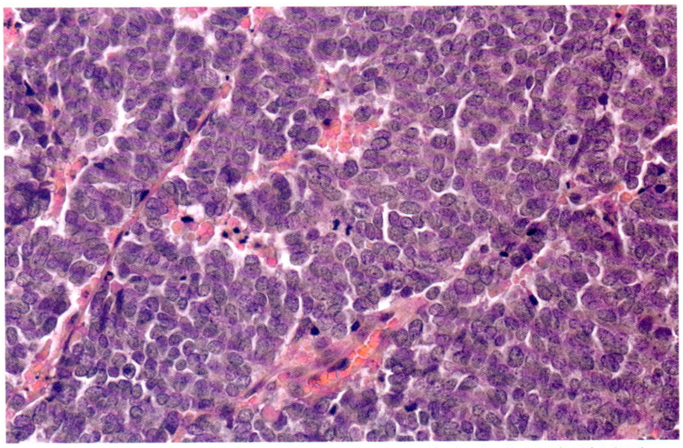

图 24.209　皮肤神经内分泌癌：此肿瘤中有丝分裂活跃

24.211）[6，47，144-146]。

免疫组织化学染色中，肿瘤细胞除显示神经内分泌特征外，还表达上皮抗原。皮肤神经内分泌癌最具特征性的是低分子量（CAM5.2）角蛋白和更特异性的细胞角蛋白 20 表达，后者常是副核球蛋白的证据（图 24.212、24.213）[47，143，147-155]。细胞角蛋白 7、MASH-1 和甲状腺转录因子 1（TTF-1）阴性，有助于区分原发皮肤神经内分泌癌和支气管小细胞肺癌的皮肤转移[156-159]。然而，需要记住的是，表达细胞角蛋白 7 或 TTF-1 可能是一个特征，罕见病例可表

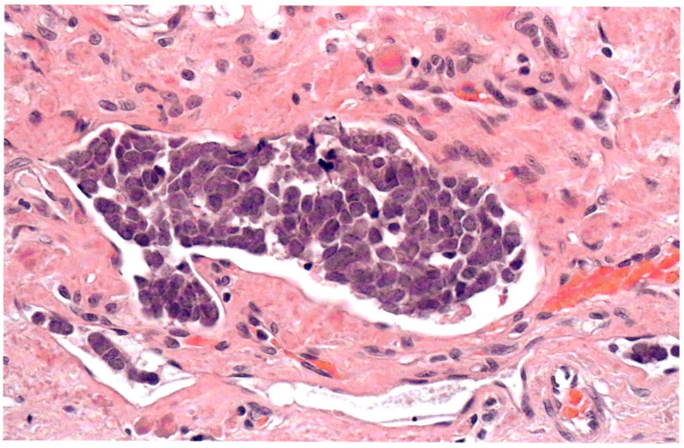

图 24.210 皮肤神经内分泌癌：经常可发现血管淋巴管侵犯

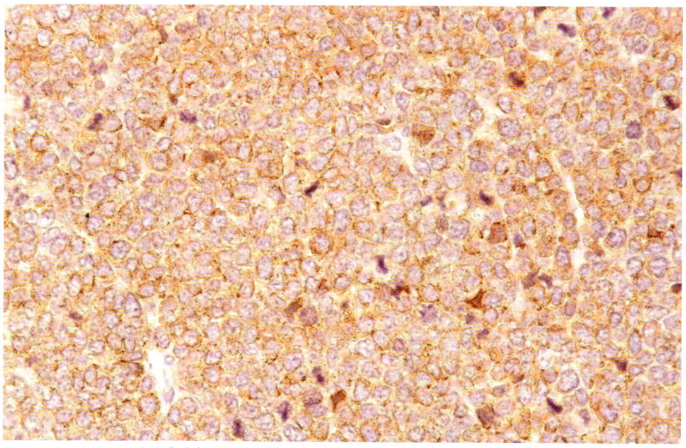

图 24.211 皮肤神经内分泌癌：此标本中肿瘤细胞表达嗜铬粒蛋白

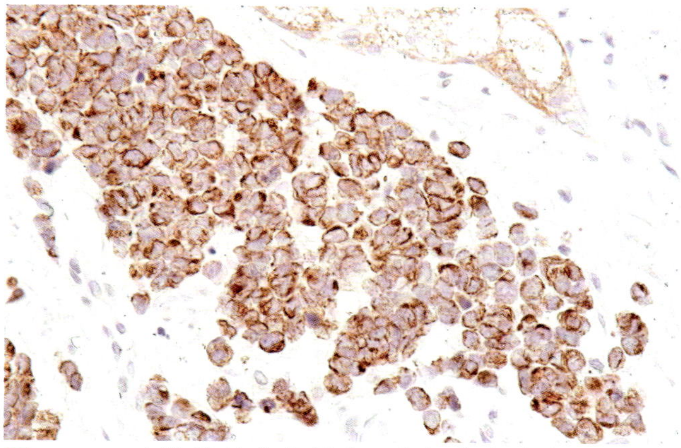

图 24.212 皮肤神经内分泌癌：此标本中肿瘤细胞表达 CAM5.2。注意点状阳性染色

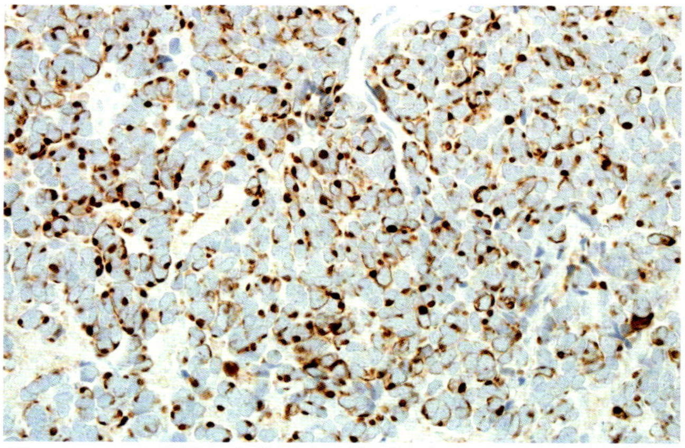

图 24.213 皮肤神经内分泌癌：特征性表达 CK20，不表达 CK7

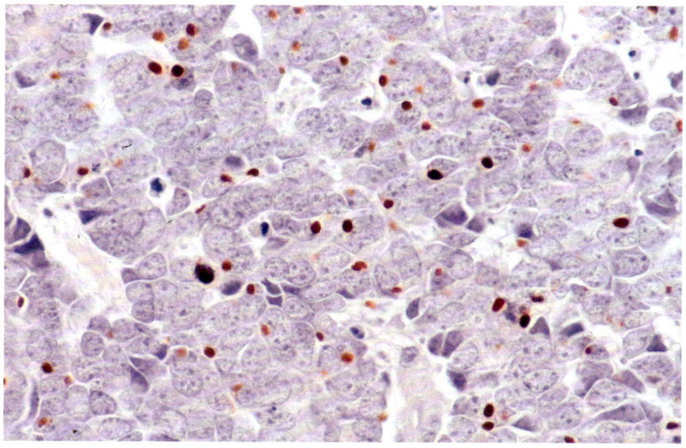

图 24.214 皮肤神经内分泌癌：神经丝点状阳性有助鉴别支气管来源的肿瘤，后者不表达该蛋白

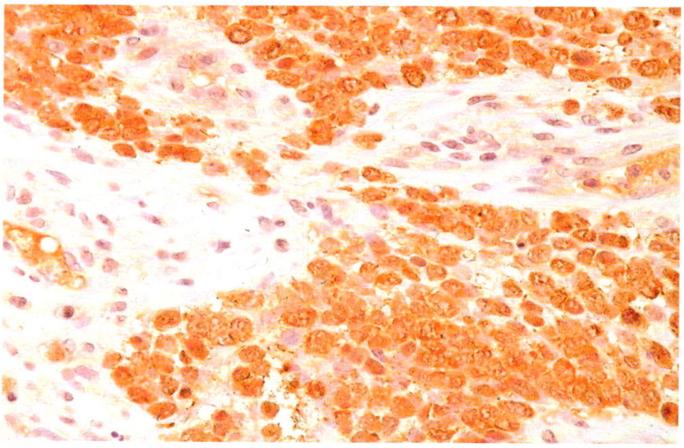

图 24.215 皮肤神经内分泌癌：常表达神经特异性烯醇化酶

达角蛋白 7，而不表达细胞角蛋白 20 [160]。神经丝蛋白常在皮肤肿瘤中表达，在核旁区呈点状分布（图 24.214）[153，161-162]。肿瘤细胞也常表达神经特异性烯醇化酶（NSE）、嗜铬粒蛋白 A、突触小泡蛋白、CD56、CD57 和 EMA，但不表达波形蛋白和 S-100（图 24.215、24.216）[163-168]。Ber-EP4 表达也有报道 [119]，肿瘤常表达 bcl-2、Fli-1、CD99 和微管相关蛋白 -2（MAP-2）[169-172]。B 细胞特异性转录因子 PAX-5 在大多数 Merkel 细胞癌和肺小细胞癌中表达，因此 PAX-5 不能用于两者的鉴别诊断 [173]。有 CD117 表达的报道 [174-175]。然而，没有证据证实 c-kit 受体功能性突变，而且这一发现并不表明可用酪氨酸激酶抑制因子，如甲磺酸伊马替尼（Gleevec）治疗 [176-177]。在有些 Merkel 细胞癌中表达存活蛋白和 p63。核表达存活蛋白及 p63 提示临床更具侵袭性 [178-179]。

超微结构中，肿瘤细胞与 Merkel 细胞非常相似 [180]。有空泡化、切迹或分叶状含小核仁的核，而且胞质

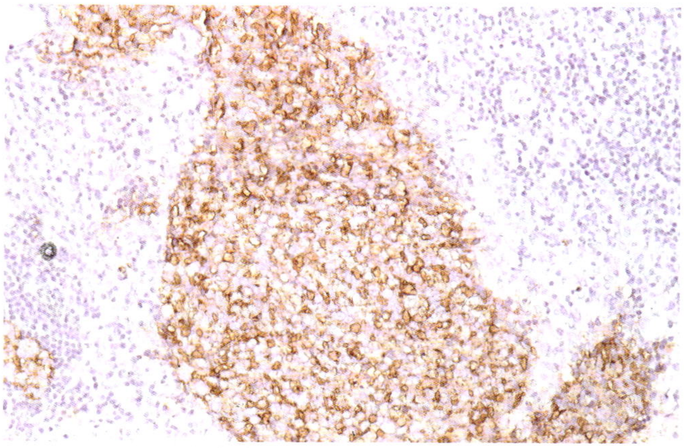

图 24.216　皮肤神经内分泌癌：此标本 EMA 强阳性

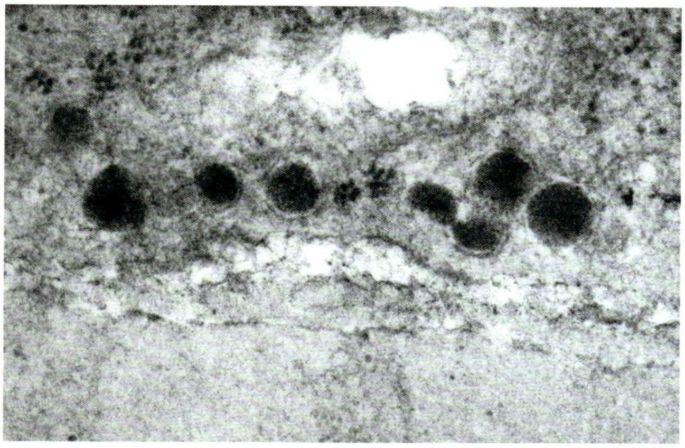

图 24.217　皮肤神经内分泌癌：膜结合颗粒可在甲醛溶液再次固定后的石蜡包埋组织中证实

中存在膜包被的神经内分泌颗粒，常沿胞膜和树突周边分布[23，147，181-182]。这些颗粒抵抗不良固定和常规石蜡处理，因此，即使在石蜡包埋组织经过再处理后仍能显示出来（图 24.217）。高尔基体显著，原始连接常存在。皮肤典型神经内分泌癌存在中间角蛋白微丝核旁聚集（纤维束），与免疫组化显示的球体一致。

## 鉴别诊断

原发皮肤神经内分泌癌可与淋巴瘤、小细胞黑素瘤和原发于支气管的转移性小细胞癌相混淆（表 24.3）。前两者可以通过缺乏白细胞共同抗原（LCA）或 S-100 蛋白表达排除[183]。系统性神经内分泌癌转移至皮肤并不少见，有时皮肤表现也可作为其特征[184]。在免疫组化比较研究中，存在铃蟾肽、亮氨酸脑啡肽、甲硫氨酸脑啡肽、β - 内啡肽表达支持继发性而不是原发性神经内分泌癌的诊断[185]。同样，如上所述，细胞角蛋白 20 和神经丝蛋白在核旁区点状表达支持原发皮肤肿瘤，而不是转移性支气管小细胞肺癌，特别是在细胞角蛋白 7、MASH-1 和 TTF-1 不表达时[147-159，161-162，186]。

# 淋巴上皮瘤样皮肤癌

## 临床特征

淋巴上皮瘤样皮肤癌极为罕见。该肿瘤在形态上与未分化鼻咽癌（淋巴上皮瘤）相似。淋巴上皮瘤样皮肤癌可发生在许多部位，包括唾液腺、胃、肺和胸腺，偶见于喉、子宫颈和膀胱[1]。1988 年报告首例发生于皮肤的病例[2]，此后文献报告总共只有 30 余例[2-30]。

肿瘤为单个结节，好发于老年人（39 ～ 96 岁，中位年龄 70 岁），无性别差异[18]。临床表现为实性结节，头颈部最常发生，偶见于肩、前臂和外阴等部位[11，18，22]。尚没有详尽的随访结果，但该肿瘤的预后相对良好[18]。绝大多数患者局部切除后痊愈。局部复发罕见，仅有 1 例因广泛转移而死亡的报道[2，23]。

## 发病机制和组织学特征

淋巴上皮瘤样皮肤癌表现为分叶状、境界清楚

表 24.3　皮肤神经内分泌癌免疫组化的鉴别诊断

| 肿瘤 | CK20 | CK7 | NSE | NFP | S-100 | LCA | CD99 | TTF-1 |
|---|---|---|---|---|---|---|---|---|
| Merkel 细胞癌 | 90% | 病例少 | 80% | 50% | 0 | 0 | 19%Cyt | 极少局灶阳性 |
| 小细胞癌 | 3% | 40% | 64% | 0 | 0 | 0 | 12%Cyt | 91% |
| 淋巴瘤 | 0 | 0 | 11% | 0 | 6% | 98% | 7% | |
| PNET/ 尤因肉瘤 | | | 50% | 19% | 50% | 0 | 92%Mem | |
| 小细胞黑素瘤 | 0 | 0 | 71% | 0 | 97% | 0 | 8% | 0 |

CK，细胞角蛋白；Cyt，胞质；LCA，白细胞共同抗原；Mem，胞膜；NFP，神经丝蛋白；NSE，神经元特异性烯醇化酶；PNET，原始神经外胚叶肿瘤；TTF-1，甲状腺转录因子 -1

的肿瘤，位于真皮和皮下组织，不与表皮相连（图 24.218）。肿瘤由聚集成大团的上皮样细胞组成，胞质轮廓不清，嗜酸性染色，含有空泡状核和显著的核仁，排列呈分叶状、巢状或索条状（图 24.219、24.220）。有丝分裂常见。肿瘤周围常有致密的淋巴浆细胞浸润，包括 B 细胞和 T 细胞混合浸润[19]。鳞状细胞分化并不是特征，但有时肿瘤向附属器分化，

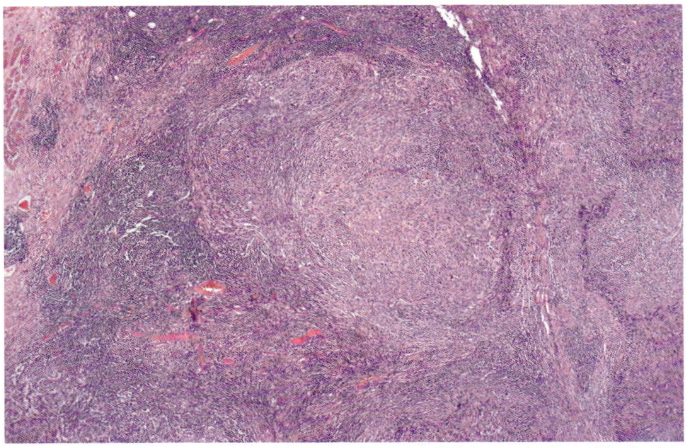

**图 24.218** 淋巴上皮瘤样皮肤癌：低倍镜下肿瘤呈结节状，伴有致密淋巴细胞浸润

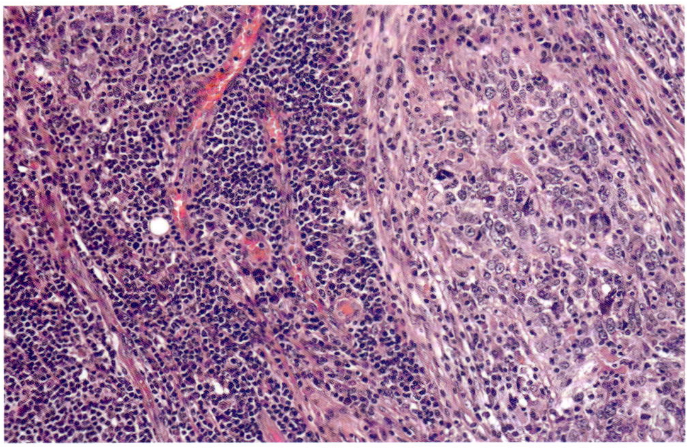

**图 24.219** 淋巴上皮瘤样皮肤癌：此为高倍镜视野

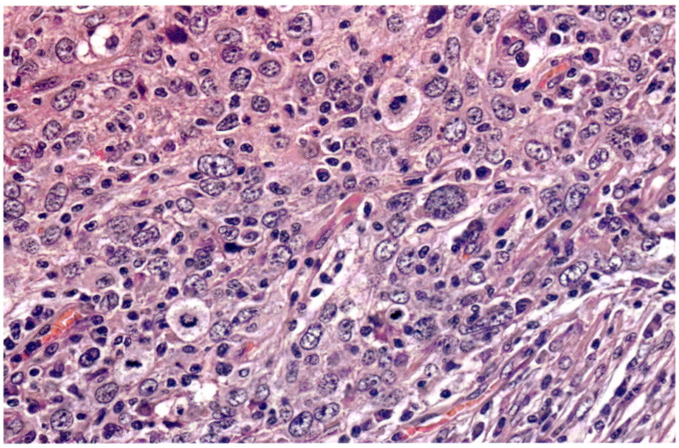

**图 24.220** 淋巴上皮瘤样皮肤癌：肿瘤细胞有大的透明样核，伴有明显核仁。有丝分裂显著。混合淋巴细胞和浆细胞浸润

如向毛囊[4]、汗腺[4]和皮脂腺分化[8, 21]。很少见到梭形细胞[20]。肿瘤团周围有致密的XIII因子阳性的树突状细胞[6, 18]。免疫组化证实肿瘤细胞中细胞角蛋白和 EMA 染色阳性（图 24.221）。超微结构分析显示有张力丝和桥粒[14]。未分化的鼻咽癌和 EB 病毒感染有关，其他部位，如唾液腺、肺、胸腺和胃的淋巴上皮瘤样癌也可能与 EB 病毒感染有关，特别是在亚洲人[1, 6, 13, 18, 31]。然而，即便在肿瘤仅限于皮肤的亚裔人群中，也没有检测到 EB 病毒[14, 24, 32]。以往，该肿瘤一直被归为鳞状细胞癌的亚型，但对该肿瘤的组织发生学并不清楚[33]。该肿瘤缺乏表皮来源，没有真正的鳞状细胞分化，可以向附属器分化，这些都意味着其为附属器来源[4, 8]。但另一方面，肿瘤上方表皮发育不良，有一例报道显示表皮受累，又提示表皮来源的可能性[14, 17]。

## 鉴别诊断

主要应与转移性未分化鼻咽癌或其他部位的淋巴上皮瘤样癌鉴别。临床上仔细检查有无原发肿瘤，并检测 EB 病毒，有助于鉴别原发性淋巴上皮瘤样皮肤

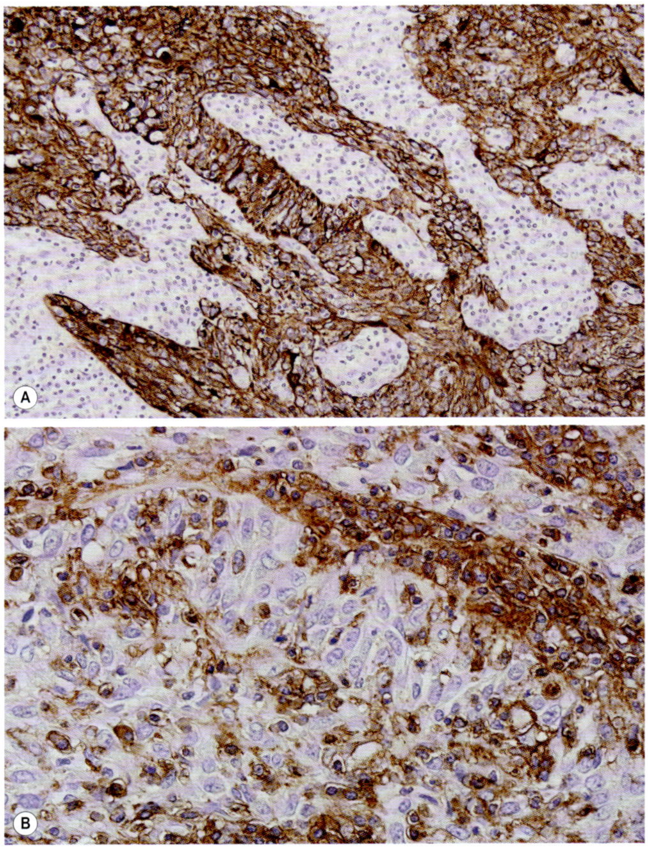


**图 24.221** 淋巴上皮瘤样皮肤癌：（**A**）肿瘤表达 AE1/AE3；（**B**）淋巴细胞表达 CD45，肿瘤细胞阴性

癌和转移性鼻咽癌。伴显著淋巴细胞浸润的低分化鳞状细胞癌常显示上皮来源或上皮发育不良。Merkel 细胞癌中细胞角蛋白 20 和神经内分泌颗粒呈特征性染色，黑素瘤和淋巴瘤可分别用免疫组化方法 S-100 和淋巴细胞标记物鉴别。与皮肤淋巴腺癌区别困难，因为后者也可以上皮细胞增生和淋巴细胞浸润为特征。不同之处是皮肤淋巴腺癌没有细胞的非典型性或有丝分裂，上皮细胞巢在外周呈栅状排列。

（徐教生译　陈思远校　涂平审）

# 第25章 黑素细胞痣

Bostjan Luzur, Boris C. Bastian and Eduardo Calonje



## 雀斑

### 临床特征

雀斑（ephelide）是一种很常见的小斑疹，色素均一，呈簇状分布，直径约2.0 mm（图25.1）[1-5]。该病与日光暴露直接相关，夏季加重，冬季减轻。好发于鼻、面颊、肩、手背及手臂伸侧[2]。实际上每个人都会表现不同程度的雀斑，但在红发蓝眼的个体中尤其常见，这可能与常染色体显性遗传有关[5]。雀斑在儿童期出现，至成人期发生频率增加，到老年期特征性消退[2, 5]。女性多见。雀斑的高发可能提示后期黑素瘤的易感性增加[6]。同样，雀斑数量的增加也与获得性黑素细胞痣的发生增多相关[7]。虽然影响美观，但它们没有临床意义。

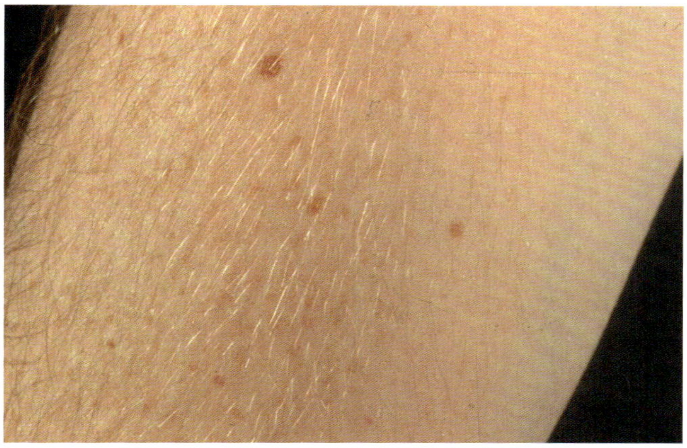

图 25.1 雀斑：这些小的色素性斑疹在日光暴露后颜色加深

## 组织学特征

雀斑的特征是角质形成细胞中色素沉着过多，而黑素细胞数量正常，甚至减少（图 25.2）[8-9]。表皮结构正常。不出现日光性弹性组织变性。

超微结构可见黑素细胞中含有球形颗粒状黑素小体，而不像正常皮肤中所见的条纹状椭圆形小体[10]。

# 单纯性黑子

## 临床表现

单纯性黑子（单纯性雀斑痣，Lentigo simplex）是一种很常见的黑素细胞性病变。皮损为棕色至黑色、着色均一、边界清晰的小斑疹，直径为 1 ～ 5 mm，可以发生于体表的任何部位、眼结膜和皮肤黏膜交界部（图 25.3）[1-2]。常初发于儿童（青少年黑子），妊娠期颜色加深。罕见在感染或发疹后出现大量黑子，个别情况下黑子是泛发的（泛发性黑子）[1, 3]。目前也有节段性单纯性黑子的报道[4]。近期有报道特应性

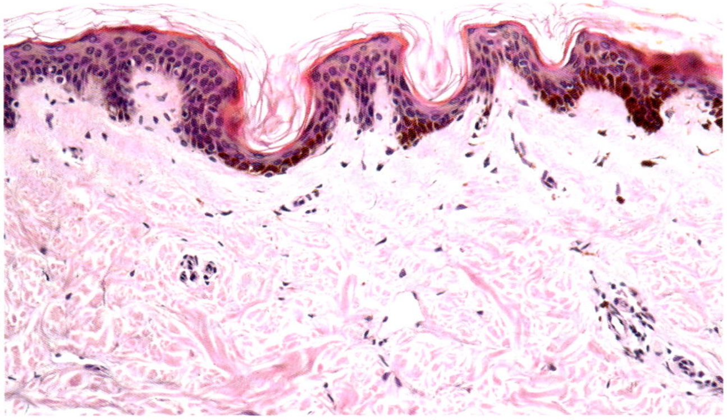

图 25.2 雀斑：注意表皮基底层色素增加，黑素细胞数量在正常范围内，没有交界处增生活跃的证据

皮炎患儿在他克莫司的用药部位出现单纯性黑子[5]。亦有报道单纯性黑子与 I 型遗传性点状掌跖角化病相关[6]。艾迪生病的特点是色素增加，黑子数量增多。单纯性黑子没有恶性转化潜能，与雀斑相比，和日光没有明显相关性。

当黑子伴发不同的遗传性系统性疾病时，需重视。这些疾病包括 Peutz-Jeghers 综合征、LEOPARD 综合征、Carney 综合征、面中部黑子病以及 Laugier-Hunziker 综合征（特发性豆状皮肤黏膜色素沉着）。后者的特点是口腔黑色素斑和甲纵向色素沉着（图 25.4、25.5）。

## 组织学特征

组织学特点是轻至中度的表皮突延长，伴基底层黑素细胞数量增多（图 25.6、25.7）[1-2]。通常无黑素细胞异型。表皮内无交界处增生活跃（junctional activity），且色素增加，真皮乳头层的噬黑素细胞内色素增加。很少见到巨大黑素小体（图 25.8）。常见

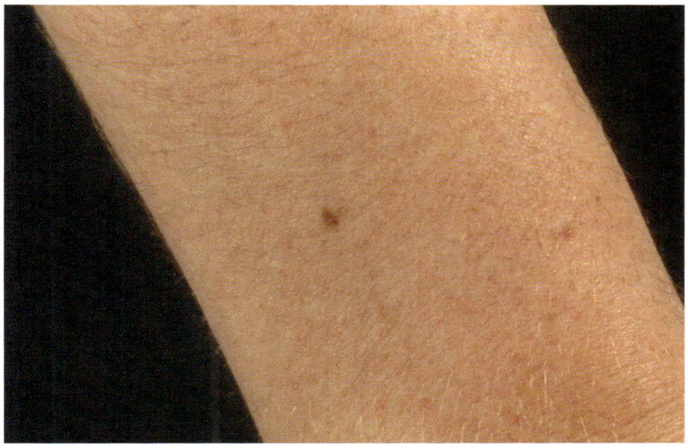

图 25.3 单纯性黑子：这是一个小的色素均一的斑疹，临床上与雀斑难以区分。它与日光暴露无关

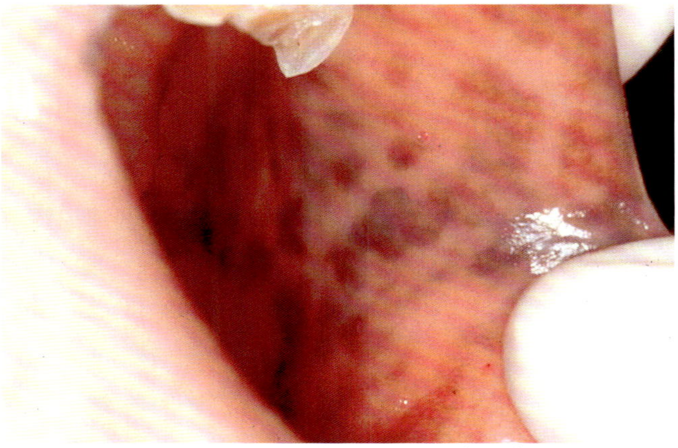

图 25.4 Laugier-Hunziker 综合征：口腔黑色斑疹（By courtesy of S.-B. Woo，MD，Harvard Medical School，Boston，USA.）

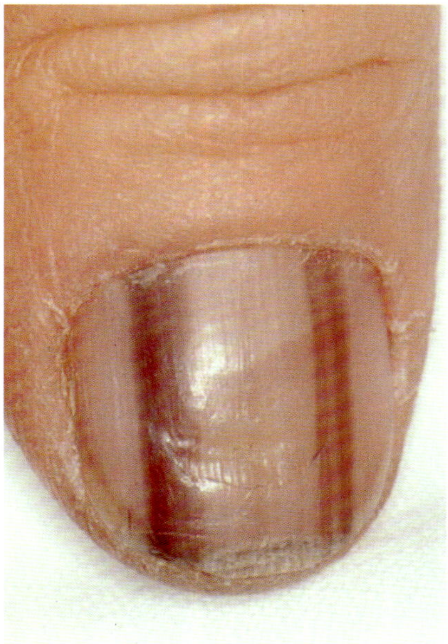

图 25.5 Laugier-Hunziker 综合征：甲纵向色素条带（By courtesy of S.-B. Woo，MD，Harvard Medical School，Boston，USA.）

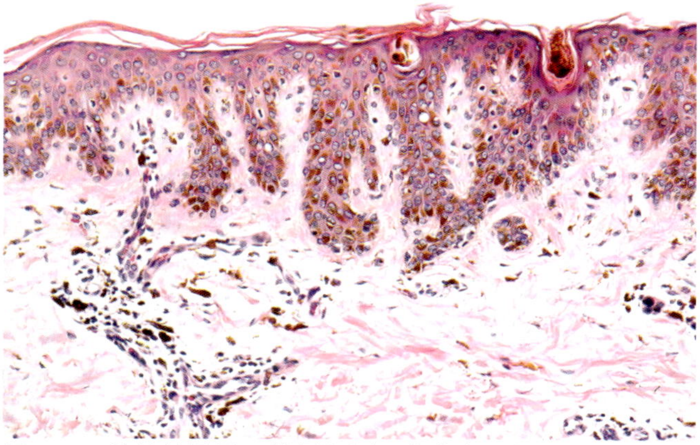

图 25.6 单纯性黑子：棘层肥厚，表皮突延长。基底层黑素细胞数量增加，表皮色素沉着过度，但没有交界处增生活跃

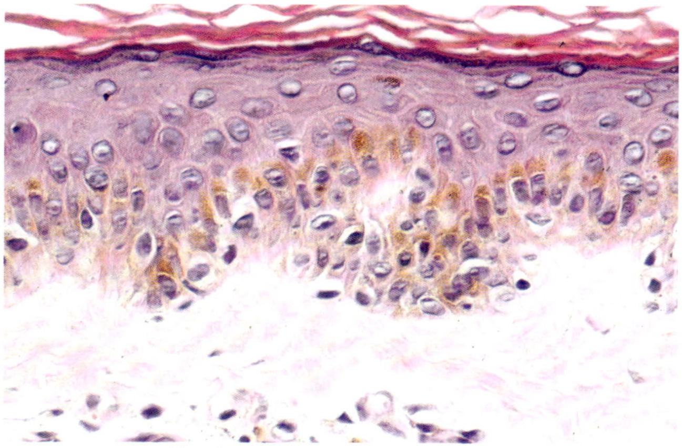

图 25.7 单纯性黑子：放大显示黑素细胞数量增加

有真皮浅层淋巴组织细胞浸润。黑子和交界痣同时发生并不少见，被称为雀斑样交界痣（图 25.9）。

有趣的是，一项近期的研究提示，在单纯性黑子中并未发现 *BRAF* V600E 的突变[7]。然而，在 17% 的雀斑样 / 交界痣、55% 的复合痣和 78% 的皮内痣中证

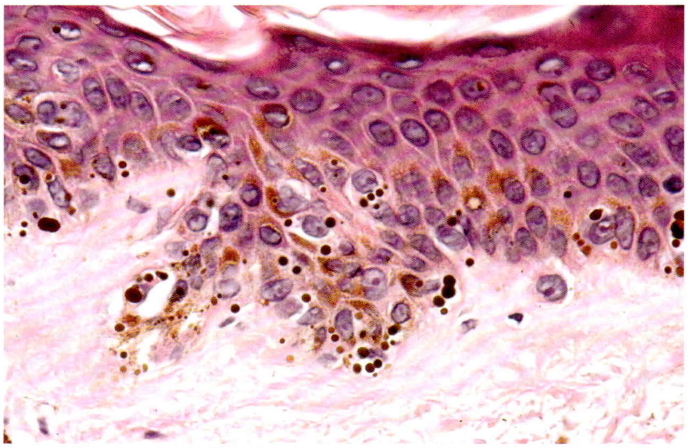

图 25.8 单纯性黑子：注意巨大黑素小体的存在

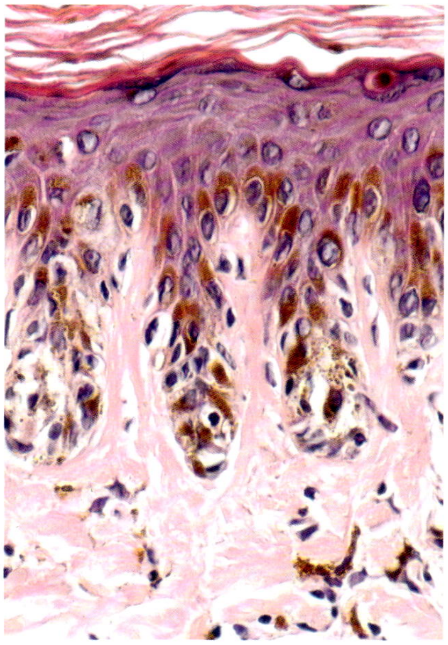

图 25.9 雀斑样交界痣：表皮突延长，黑素细胞数量增加，痣细胞巢位于表皮突顶端，单个黑素细胞沿表皮突两侧分布

实有 *BRAF* V600E 的突变[7]。

## 唇部黑斑和唇部黑子

本病也称口腔黑斑或黏膜黑变病，在口腔病理部分讨论。

## Laugier-Hunziker 综合征

也称特发性豆状皮肤黏膜色素沉着，在色素性疾病中讨论。

## 口腔黑棘皮瘤

本病也称为黑棘皮病，在口腔病理部分讨论。

# 皮肤黑棘皮瘤

本病在上皮细胞肿瘤部分讨论。

# Peutz-Jeghers 综合征

本病在色素性疾病中讨论。

# 生殖器黑子病

本病也称为阴茎黑子、阴茎黑子病、非典型性阴茎黑子、女阴黑子、阴茎黑变病或女阴黑变病等，在外生殖器病理部分讨论。

# 肢端黑子

## 临床特征

肢端黑子（acral lentigo）是指位于手掌和足底、直径为 1 ～ 5 mm 的局限性色素斑[1-2]。黑种人比白种人更易患此病。获得性免疫缺陷综合征（AIDS）、弥漫性大细胞淋巴瘤、乳腺癌、胃腺癌及晚期黑素瘤患者中可见暴发性肢端黑子[3-5]。肢端黑子无恶性转化潜能。

## 组织学特征

肢端黑子与单纯性黑子的组织学特征相同（图 25.10）。

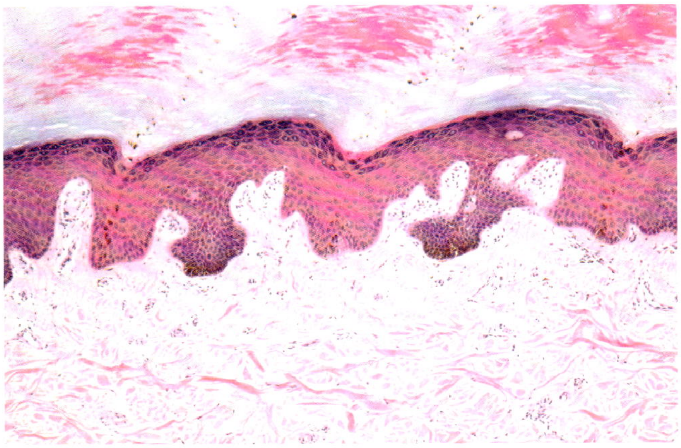

图 25.10　肢端黑子：明显的基底层色素增加

# 多发性黑子综合征

本病在色素性疾病中讨论。

# Carney 综合征

黑子是 Carney 综合征的特征之一（图 25.11）。本病在色素性疾病、上皮样蓝痣和浅表性血管黏液瘤部分讨论。

# 面中部黑子病

## 临床特征

面中部黑子病是一种罕见的常染色体显性遗传病，患者出现特征性的色素性斑片区，尤其在面中部较常见（图 25.12）[1-3]。本病也可有各种骨骼异常表现，包括高颚弓、牙齿错位、颈椎和颈胸段脊柱后凸、漏斗胸、翼状肩胛骨、脊柱裂、锤状趾、双侧弓形足、骶裂[3]。本病患者也可患有神经精神异常，包括精神发育迟缓、行为障碍和癫痫[3]。偶有报道内分泌功能异常，包括甲状腺肿、甲状腺功能减退以及钙代谢异常[3]。曾报道一例儿童患者的面中部黑子病伴左上背部巨大斑痣[4]。

## 组织学特征

色素性斑片的组织学特点尚无描述。

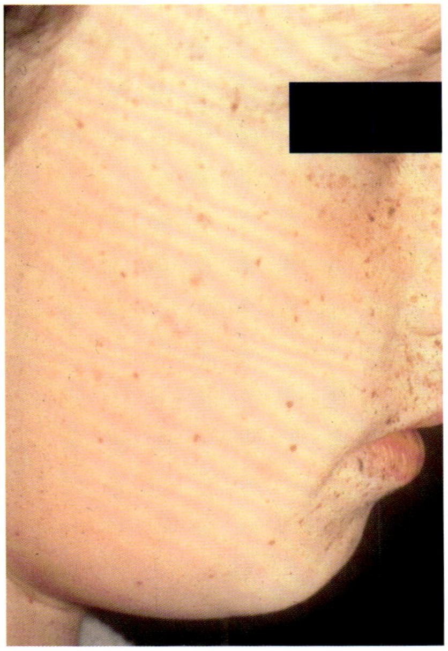

图 25.11　Carney 综合征：除了黑子病外，患者还可出现皮肤和心脏黏液瘤以及内分泌异常（By courtesy of M. Walsh, MD, The Royal Victoria Hospital, Belfast, N. Ireland.）

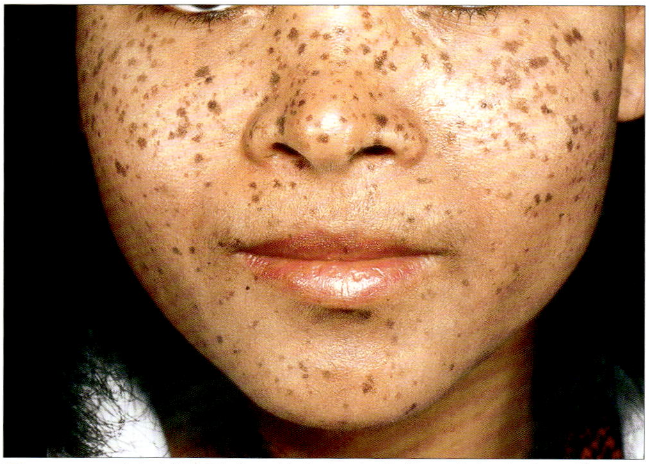

图 25.12 面中部黑子病：该年轻女孩的面中部存在无数黑子（By courtesy of the Institute of Dermatology，London，UK.）

# 光化性黑子

## 临床特征

光化性黑子（actinic lentigo）又称老年性黑子（lentigo senilis）、日光性黑子（solar lentigo）、老年性雀斑（senile freckle）、老年斑（senile lentigo）、肝斑（liver spot）。这是一种良性、不规则色素斑，常发生于中老年人的光损伤皮肤，故大多数发生于面部、手背及前臂（图 25.13、25.14）[1-3]。它们的发病机制中涉及急性和慢性光暴露[4]。有人提出，上背和肩部大的、大小不规则的光化性黑子可作为过去严重晒伤的临床标志[5-6]。

日光性黑子直径为 0.1 ～ 1 cm，甚至更大，有融合趋势，颜色从浅棕色至深棕色。白种人尤其易受累[7]。临床上病变易被误诊为恶性雀斑样痣[8]。

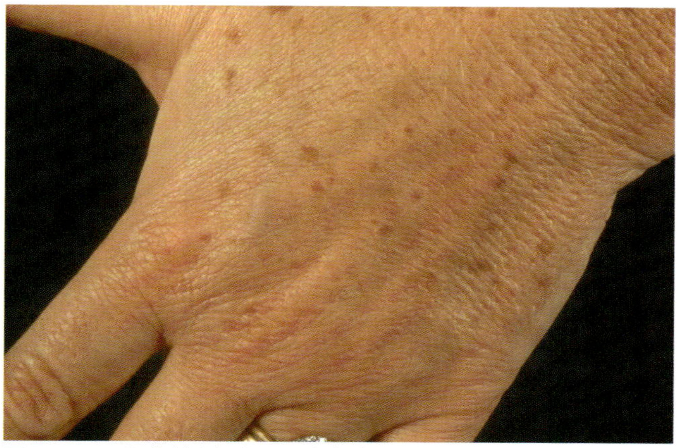

图 25.13 光化性黑子：此中年妇女的手背部有大量浅棕色斑疹，大小不一。曾有过度日光暴露史（By courtesy of R.A. Marsden，MD，St George's Hospital，London，UK.）

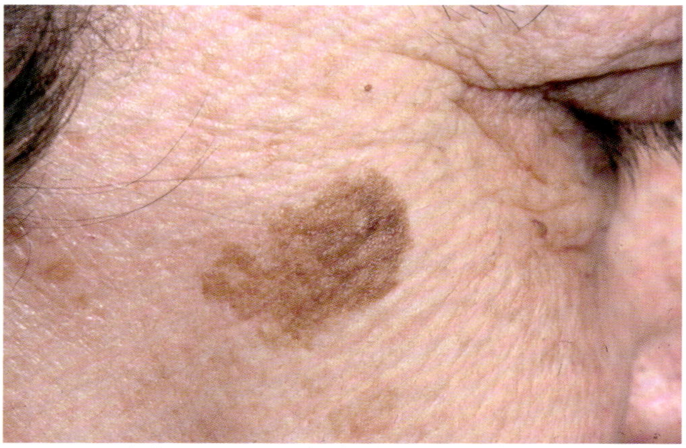

图 25.14 光化性黑子：面部常受累。为排除恶性雀斑样痣，常需要活检（From the collection of the late N.P. Smith，MD，the Institute of Dermatology，London，UK.）

## 组织学特征

光化性黑子常发生于日光性弹性组织变性的基础上，可有轻微的角化过度。表皮突向下延伸形成芽蕾状突起，并扩展至真皮乳头层（图 25.15）。表皮突间上皮常萎缩。黑素细胞的数量正常或稍微增加，但功能活跃，黑色素合成数量增加（图 25.16）。最近有人提出成纤维细胞生长因子在调节色素沉着方面起到关键作用[9]。轻度的核深染和不规则有时被视为对慢性光暴露的反应。光暴露部位看似正常的皮肤也可有明显的类似改变。

在某些病例中，表皮增殖呈网状是由于相邻细长的表皮突相互连接所形成[10]。偶有小角囊肿形成，导致组织学上与腺样脂溢性角化病相重叠。有趣的是，类似的基因改变，即 FGFR3/PI3K 通道突变已证实可见于光化性黑子和腺样脂溢性角化病，这表明两种疾病在分子水平上可能相关[11-12]。

光化性黑子有时伴真皮乳头层胶原轻度增加，色素失禁往往明显，邻近真皮常见有轻度慢性炎症细胞

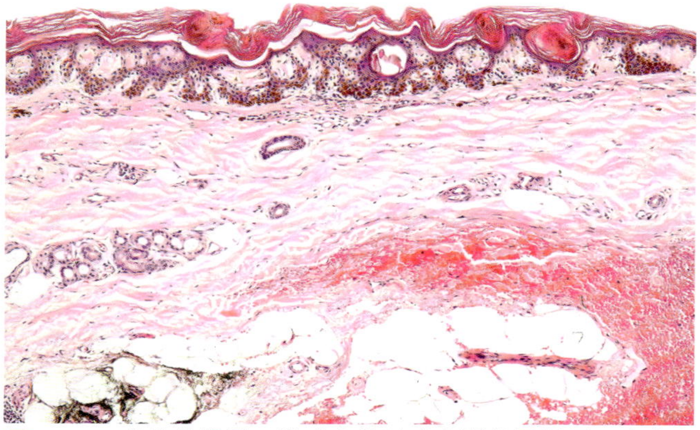

图 25.15 光化性黑子：注意角化过度和颗粒层肥厚，表皮突向下延伸，呈棍棒状突起

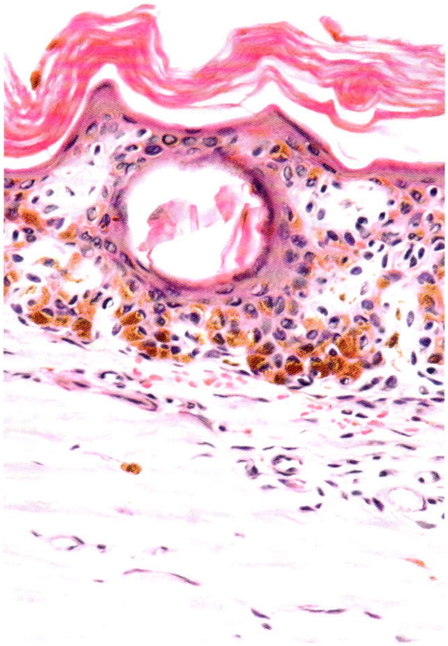

图 25.16 光化性黑子：表皮黑色素增加，真皮乳头偶见噬黑素细胞（色素失禁）浸润。一些（并非所有的）研究者认为光化性黑子可发展成大细胞棘皮瘤（详见表皮肿瘤）[13-14]。

超微结构示黑素细胞含有数量增加、形态正常的黑素小体[2]。

# PUVA 和日光浴黑子

## 临床特征

长期的补骨脂素光化学疗法（PUVA）可并发各种皮肤色素异常，包括不同的色素沉着及色素减退、白癜风样特征和多发性黑子[1-5]。PUVA 黑子是剂量依赖性的不规则、棕黑色小斑疹，常见于肩部、上背部及四肢（图 25.17）[3-4]。通常数量较多。男性较女性更易发病，Ⅰ型和Ⅱ型皮肤风险较高。类似皮损偶报道见于其他疾病患者，其中一例系统性红斑狼疮患者在使用日光浴浴床进行人工晒黑后出现该症状[6-8]。PUVA 治疗中断后，皮损趋于消退[4]。有报道 PUVA 黑子发生在蕈样肉芽肿的皮损位置，以及正常皮肤和白癜风皮肤上[9-10]。

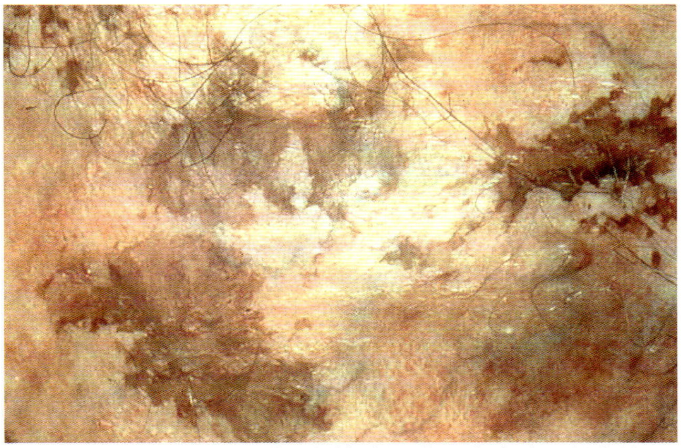

图 25.17 PUVA 黑子：在不同色素沉着和色素减退的背景下，有明显的多发性黑子（By courtesy of the Institute of Dermatology, London, UK.）

## 发病机制和组织学特征

近期的研究表明，33% 的 PUVA 黑子存在 T1799 BRAF 基因的突变[11]。

组织学上，PUVA 黑子显示多种特点[1-5, 12-13]。一些患者基底细胞色素增加，却不伴黑素细胞数量增多，与雀斑相似；而另一些患者表现类似黑子，伴有明显的表皮突延长及黑素细胞数量增多（图 25.18）。黑素细胞核异型，包括核增大、多形和深染以及多个细胞核和巨大的黑素小体也曾有描述[12-13]。PUVA 黑子和黑素瘤的发生无相关性[5]。

有时可观察到表皮的异常改变，如角化不良和光线性角化病样特征[14]。

# 墨点黑子

## 临床特征

墨点黑子（ink spot lentigo）（网状黑色日光性黑子、网状黑子、获得性网状黑子、网状黑斑）是最近报道的一种罕见黑子变异。临床上可能与黑素瘤相混淆，因此具有重要临床意义。伴有红色至棕色头发以及蓝色眼睛的浅肤色个体（Ⅰ型和Ⅱ型皮肤）易受累，表现为在日光损伤皮肤的基础上出现一个孤立不规则的网状黑斑，呈线状或串珠状外观（形似墨点）（图 25.19）[1-3]。虽然其临床表现令人担忧，但病变完全是良性的。有报道墨点黑子继发于斑痣的病例[4]。

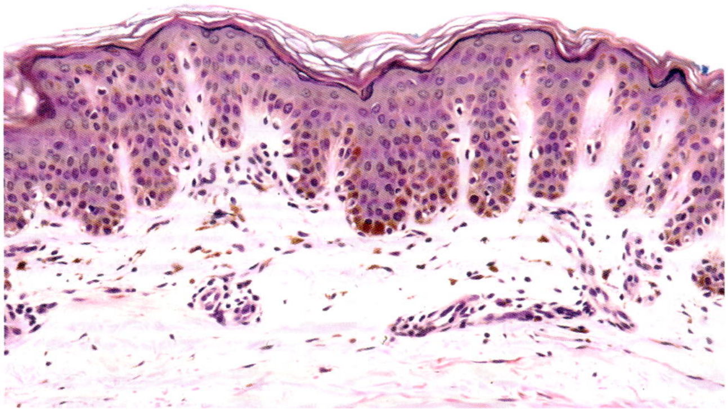

图 25.18 PUVA 黑子：其特点与单纯性黑子无法鉴别

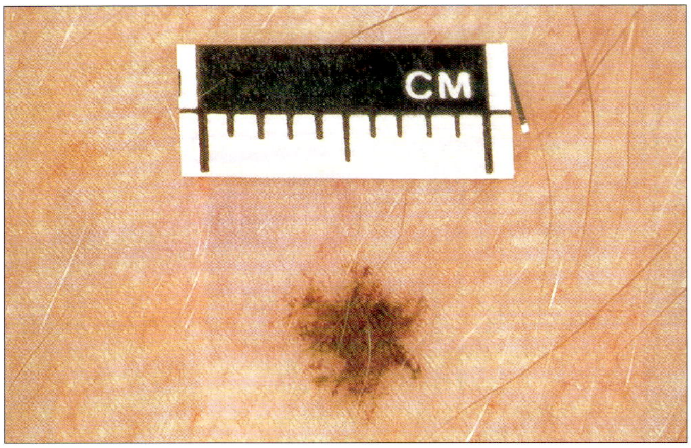


**图 25.19** 墨点黑子：这是一种极其典型的不规则色素沉着斑（By courtesy of the Institute of Dermatology，London，UK.）

## 组织学特征

墨点黑子显示雀斑样增生伴基底细胞色素显著增加，表皮突顶端色素加深，有特征性的跳跃式无色素区（图 25.20）[1-3]。黑素细胞数量可正常或轻微增加，但是没有细胞异型或交界处增生活跃，常见明显的色素失禁及血管周围慢性炎症细胞浸润。

# Becker 痣

## 临床特征

Becker 痣（色素性毛表皮痣、Becker 黑变病、Becker 痣样黑变病）是一种雄激素依赖性器官病变，在青春期后变得更明显[1]。本病少见。尽管女性皮损比男性更难鉴别，但男女发病相同，也有报道称女性较男性更易发病[1]。所有人种均可发病，更易发生于非白种人[2]。本病通常在 11 ～ 20 岁出现，最初表现为一个浅棕色到深棕色的不断增大的斑疹，随后毛发增多（图 25.21）[1, 3-6]。虽然绝大多数发生于胸部、肩部和上臂，但亦可发生于体表的任何部位。头皮或颜面部的皮损可伴有头发或胡须的非对称性增长[7-8]。有时皮损可多发，有家族性病例的报道[9]。先天性 Becker 痣罕见[10]。先天性 Becker 痣沿 Blaschko 线呈线性分布，巨大双侧 Becker 痣覆盖背部、胸部及上臂，前胸的对称性双侧 Becker 痣也有报道[11-13]。尤其重要的是，Becker 痣偶伴发育异常，即所谓的色素性毛表皮痣综合征（如乳房和四肢发育不全、漏斗胸、脊柱裂、脊柱侧凸、皮下脂肪组织发育不良）[1, 3, 6, 14]。曾报道一例头皮 Becker 痣伴其下颅骨缺失[15]。

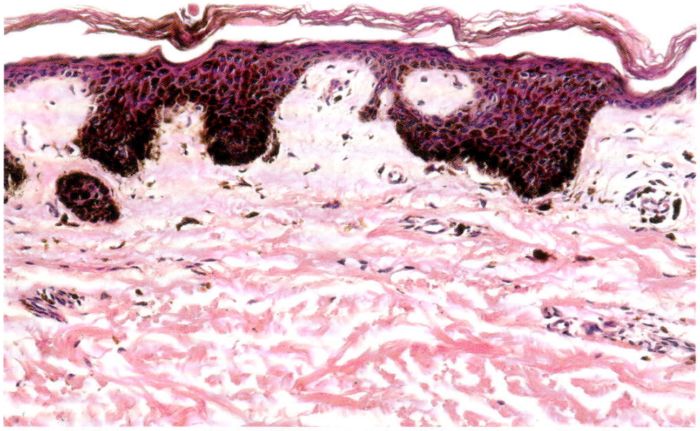

**图 25.20** 墨点黑子：基底细胞有大量色素沉着

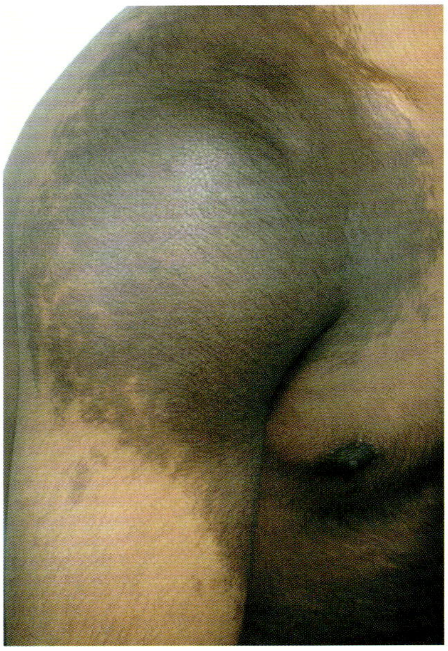

**图 25.21** Becker 痣：本例显示肩膀周围特征性的分布（From the collection of the late N. P. Smith，MD，the Institute of Dermatology，London，UK.）

## 组织学特征

特征很轻微，包括轻度角化过度、不同程度的棘层肥厚和表皮突延长，伴有基底层色素增加（图 25.22 ～ 25.24）。其他改变包括表皮变平、毛囊角栓、

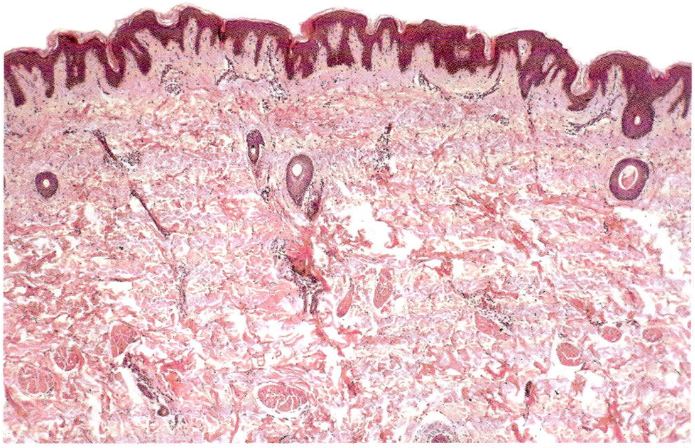

**图 25.22** Becker 痣：低倍镜下变化轻微，包括轻度的角化过度和表皮突加重。真皮乳头血管周围有非常轻微的慢性炎症细胞浸润

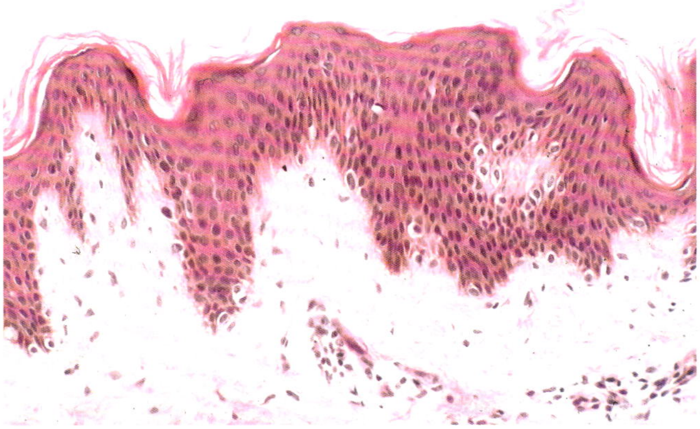

图 25.23　Becker 痣：棘层轻度肥厚，基底层黑素细胞数量增加。此外，有明显的色素沉着，但无交界处增生活跃

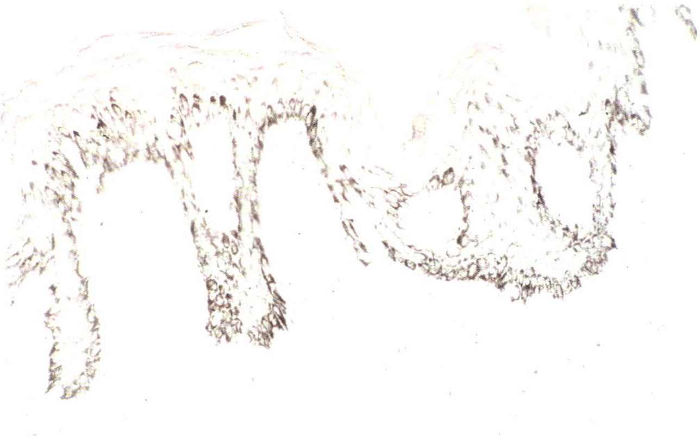

图 25.24　Becker 痣：Masson-Fontana 银染色可增强显示色素沉着增加

相邻两个或三个延长表皮突融合[16]。与未受累表皮相比，Becker 痣表皮雄激素受体的表达增加[16]。黑素细胞数量常增多，但没有活性增强的证据[17]。真皮浅层可能有噬黑素细胞，有时表现为血管周围轻度慢性炎症细胞浸润。

在有些病变中，真皮网状层可见大量不规则的、增粗的错构性平滑肌纤维（图 25.25）[18-21]。亦有报道伴有皮肤纤维化、皮脂腺增生、局部痤疮样病变、孤立丛状神经纤维瘤、基底细胞癌、复合痣、扁平苔藓、炎性线性疣状表皮痣、角化过度伴颗粒层减少（如鱼鳞病样改变）[3，21-24]。

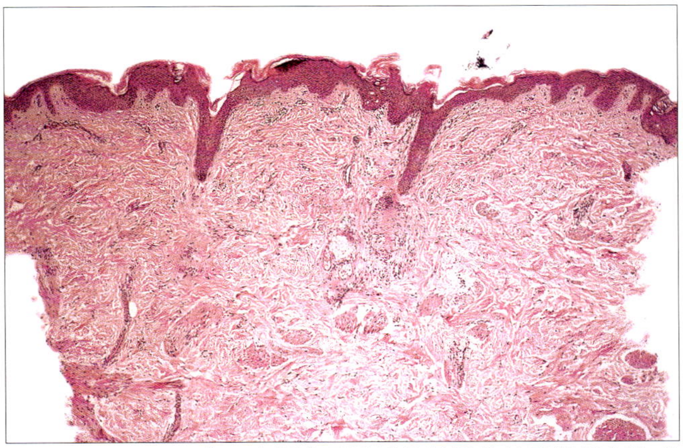

图 25.25　Becker 痣：本例中可见错构性聚集的平滑肌细胞广泛分布于整个真皮层

超微结构研究显示，基底层角质形成细胞中复合黑素体的数量和体积增加[3]。每个复合黑素体中黑素小体的数量也明显增加。

## 黑素细胞痣

黑素细胞痣（melanocytic nevus）（普通痣）是一种良性肿瘤，通常在儿童期和青春期发生。发病无性别差异。平均每个白人个体一生中会出现 15 ～ 40 个黑素细胞痣，21 ～ 30 岁时数目达顶峰，直至 71 ～ 90 岁逐渐消退至完全消失[1-5]。

黑素细胞痣除来自有毛发的皮肤外，也可发生在无毛发皮肤、指甲和趾甲下、结膜和葡萄膜内，以及黏膜内（图 25.26）。皮损具有有序的、可经组织学明确的发展过程，这在某种程度上可通过其临床表现来预测。它们最初是在表皮的底部呈局灶性黑素细胞增生（交界处增生活跃），即所谓的交界痣。随后进展至表皮和真皮内均有黑素细胞，即复合痣。再进一步发展可形成完全处于真皮内的病变，即皮内痣[6]。

虽然这些黑素细胞有时会发生恶变，但是恶变率极低。因此，没有必要对典型的黑素细胞痣进行广泛的预防性切除（图 25.27、25.28）。据估计，任一黑素细胞痣恶变为黑素瘤的可能性大约是 1/100 000[7]。而由恶变引起的死亡率大约是原有黑素细胞痣的 1/500 000。然而，痣的患病率有流行病学的重要意义，其数量增加与继发浅表播散性和结节性黑素瘤的风险升高有关[8-10]。恶性雀斑样黑素瘤并非来源于已

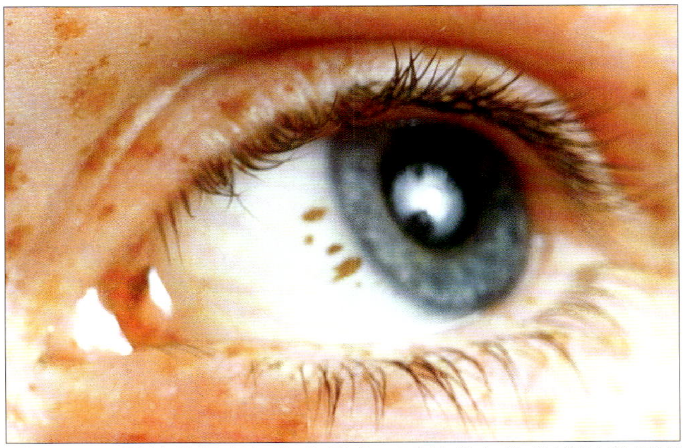

图 25.26　眼结膜黑素细胞交界痣：可见均匀的色素以及规则的边界（By courtesy of the late M. Beare，MD，Royal Victoria Hospital，Belfast，N. Ireland.）

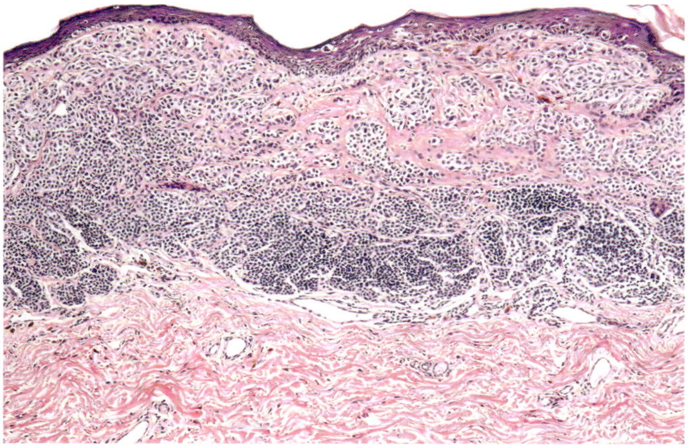

图 25.27 黑素瘤：此病变发生于原有的复合性黑素细胞痣基础上。在底部视野中可见残余的良性成分。与异型性明显的瘤细胞形成鲜明对比

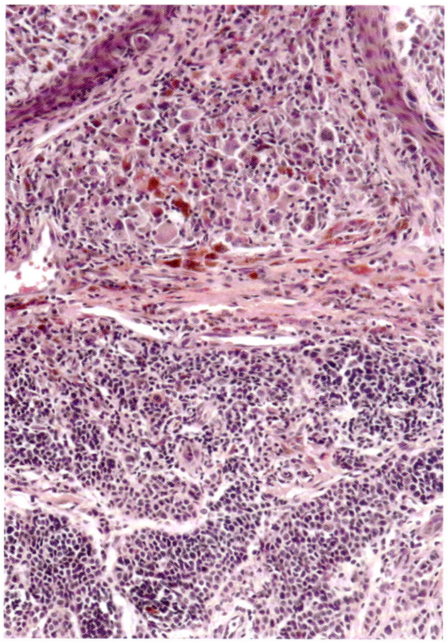

图 25.28 黑素瘤：图 25.27 的高倍镜下视野

有的黑素细胞痣，与其患病率无关。在儿童和青少年中，这些病变处于发展的早期阶段，预期会出现色素沉着增加。然而，成年人的交界处活动证据需谨慎看待；老年人的黑素细胞痣若色素明显增加或新近发生，则常需要手术切除并进行组织学评估。

## 临床特征

黑素细胞痣最早出现于儿童期，在 11 ～ 30 岁之间数量增加[5-6, 11-13]。男性尤其好发于头、颈和躯干，而女性则上肢和下肢更常受累[5, 12, 14-15]。偶可见获得性黑素细胞痣呈簇集性（成群）分布[16]。黑素细胞痣在中年时期渐消退，至老年期完全消退。黑素细胞痣更常见于浅肤色和浅色眼睛的个体[10, 17]。而在亚洲和非洲-加勒比裔人群中不常发生[10]。这些人种中，肢端部位较易受累[1]。深棕色或黑色头发与痣的数量增多相关，而红头发可能是一种具有保护性的表型[8, 10]。黑素细胞痣的发生与 20 岁以前日光暴露的程度相关[17-19]。间断性强烈光照比慢性光暴露更有意义[12]。事实上，长期日晒与痣发生水平低有关（即长期日晒似乎具保护性作用）[14]。痣数目增加可见于易晒伤的个体，而不是易晒黑的个体，且与雀斑的程度相关[10, 20-21]。由于这些因素在黑素瘤的病因学中也很重要，故幼年发生大量雀斑和痣需警惕以后发生黑素瘤的可能。

黑素细胞痣在不同的发展时期会表现出不同的临床特征。交界痣通常呈斑状或轻微隆起，直径可达 0.5 cm，颜色从浅棕色到深棕色不等（图 25.29 ～ 25.31）。皮损界限清晰，边缘规则，色素均匀，但有时中央区域颜色较深。通常，痣表面的皮纹清晰可辨。

复合痣常隆起，有时是圆顶状或疣状，通常色素较深（图 25.32、25.33）。有时可有粗毛从痣表面生出，拔掉这些毛发可能伤害真皮内的毛囊成分，导致肉芽肿性炎症，这可能会引起患者和临床医生的重视，注意其恶性转变的可能性[8, 19]。

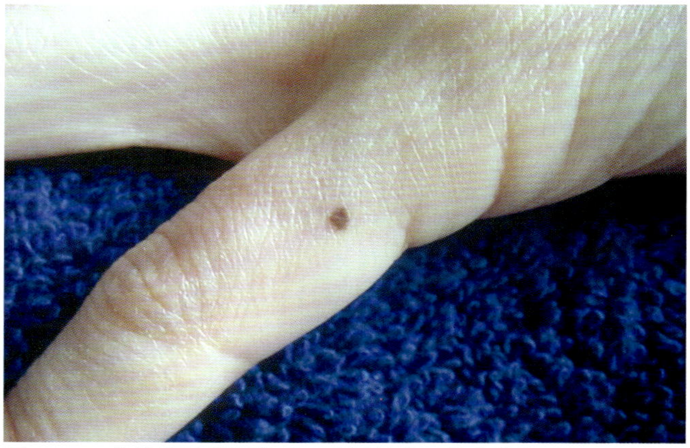

图 25.29 交界性黑素细胞痣：皮损较小，着色均匀（By courtesy of M. Liang，MD，The Children's Hospital，Boston，USA.）

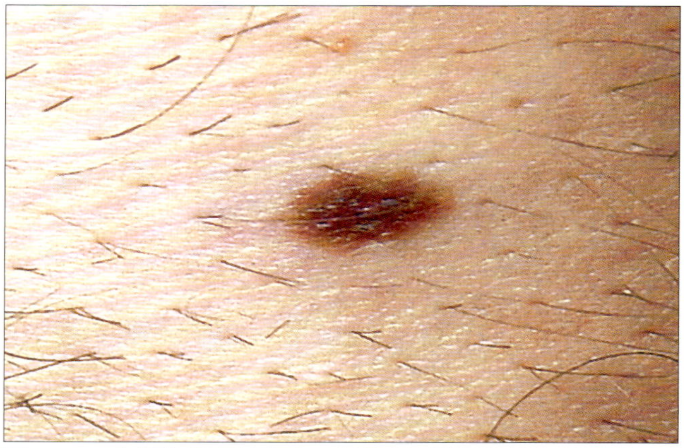

图 25.30 交界性黑素细胞痣：普通痣的界限清晰（By courtesy of M. Liang，MD，The Children's Hospital，Boston，USA.）

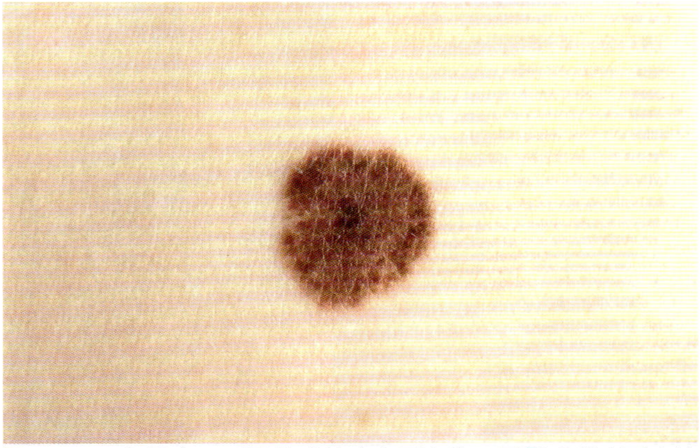

**图 25.31** 交界痣：可见典型的痣表面皮纹，而黑素瘤表面皮纹通常消失（By courtesy of the Institute of Dermatology，London，UK.）

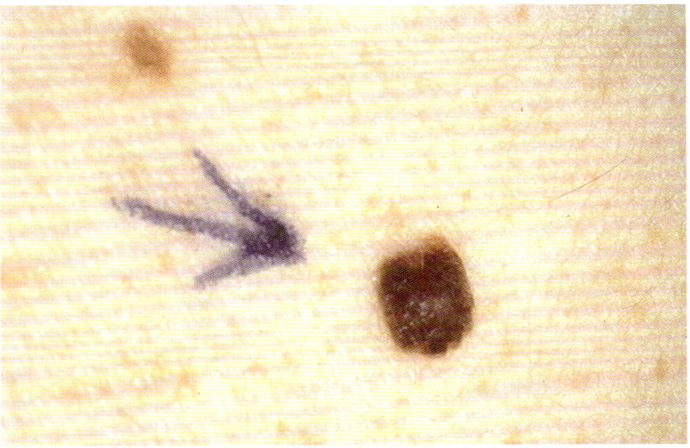

**图 25.32** 复合痣：痣中央隆起呈圆顶状。着色均匀，边缘清楚（By courtesy of the Institute of Dermatology，London，UK.）

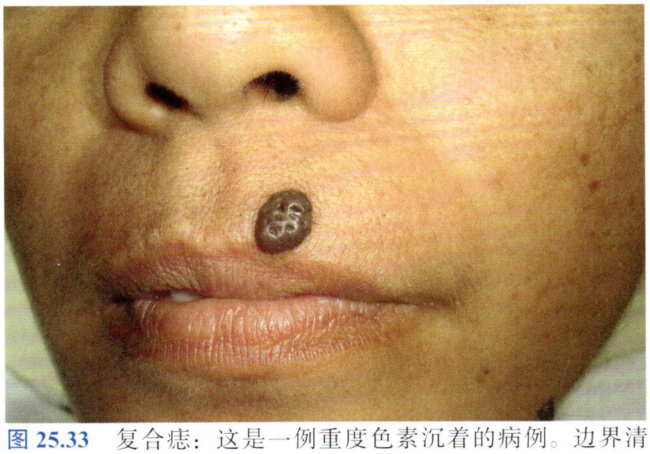

**图 25.33** 复合痣：这是一例重度色素沉着的病例。边界清楚是反映其良性本质的线索（By courtesy of J. Dayrit，MD，Manila，The Philippines.）

皮内痣通常没有颜色，可呈圆顶状结节、乳头瘤样病变或带蒂的皮赘（图 25.34、25.35）。

受妊娠或口服避孕药的影响，痣可能着色加深[22]。然而，没有证据表明妊娠可通过某种途径刺激其发展或改变原有痣的生物潜能[5]。

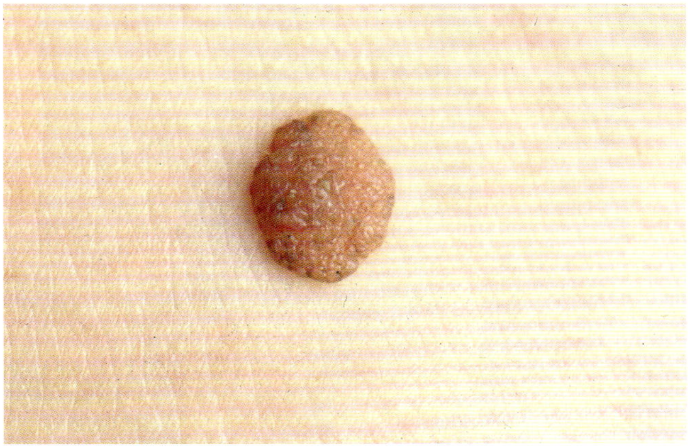

**图 25.34** 真皮黑素细胞痣：常表现为淡色、隆起性、疣状或结节状（From the collection of the late N.P. Smith，MD，the Institute of Dermatology，London，UK.）

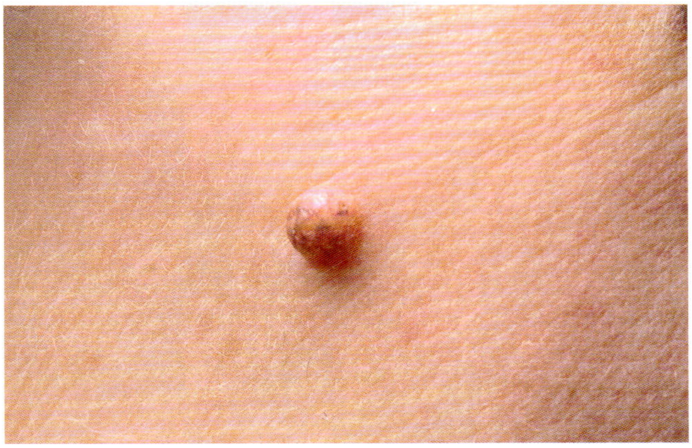

**图 25.35** 真皮黑素细胞痣：本例呈圆顶状外观，局灶有残留的色素（From the collection of the late N.P. Smith，MD，the Institute of Dermatology，London，UK.）

## 组织学特征

关于痣细胞的本质以及其与黑素细胞之间的区别，认识还相当混乱。黑素细胞痣是由一个黑素细胞倍增后形成。电镜下，痣细胞与黑素细胞具有相同的外观、细胞器和酶系统，唯一的显著差异是真皮内痣细胞缺乏树突，随深度增加，黑色素合成被遏制。

初始阶段，交界处的痣细胞巢处于表皮下层（受基底膜限制），通常位于表皮突顶端，有时是在增宽拉长的表皮突两侧（雀斑样交界痣）（图 25.36、25.37）。黑素细胞可呈多角形、上皮细胞样或更罕见的梭形，胞质透明至淡染或呈弱嗜酸性，含有均一的圆形或椭圆形小细胞核，核仁明显（A 型痣细胞）（图 25.38、25.39）。典型的痣细胞胞质含有稀疏、均匀分布的细小黑素颗粒。在良性交界痣中，痣细胞生长向真皮发展。黑素细胞任何向表皮上层生长的倾向（Paget 样播散）都提示可能有恶性变化，要谨慎对待。表皮突之间的黑素细胞有时可能会出现数量增加[2]。

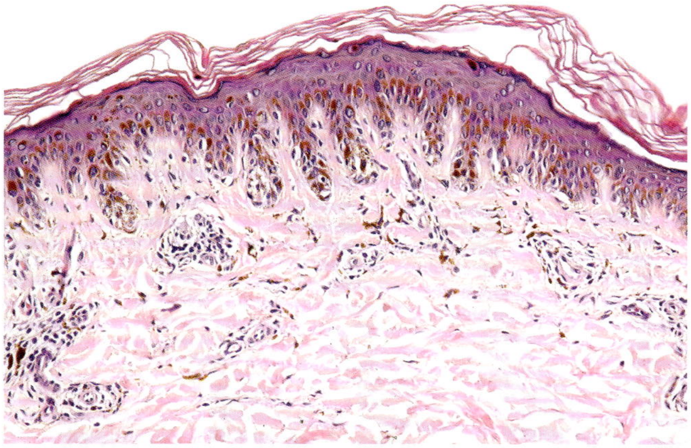

图 25.36 雀斑样交界痣：注意表皮突明显延长。交界巢位于表皮突的顶端，为普通痣的特征性位置

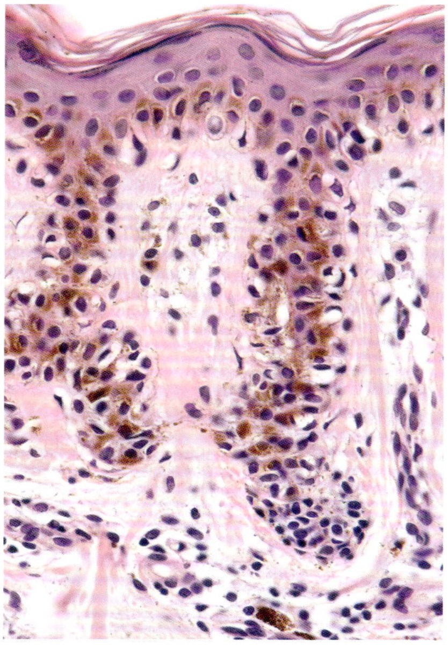

图 25.37 雀斑样交界痣：在这个视野下，痣细胞呈栅栏状分布于表皮突的外缘。注意有色素失禁

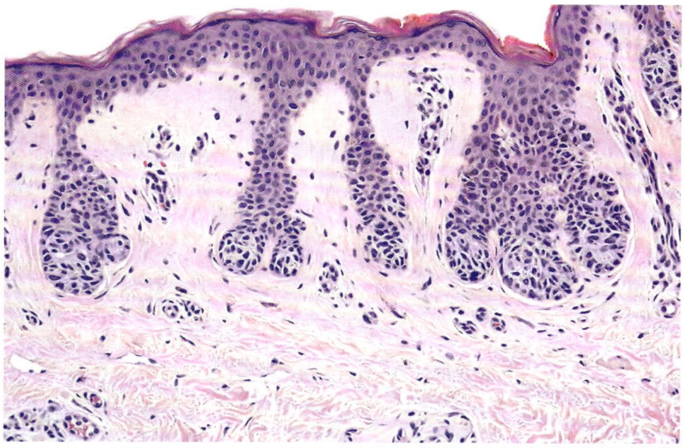

图 25.38 交界痣：此病例的黑素细胞巢位于表皮突的顶端（而发育不良痣的痣巢经常沿表皮突的两边分布并覆盖真皮乳头的顶端）

根据定义，交界痣仅位于表皮内；不过，在严重的色素变异型中，黑色素常出现在真皮乳头（色素失禁）的巨噬细胞内（噬黑素细胞）。

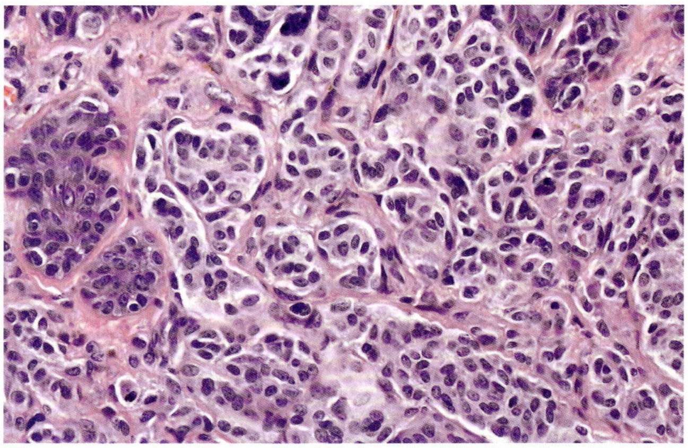

图 25.39 A 型痣细胞：胞质淡染，核呈泡状且单一若有核仁通常很小

除了交界处增生活跃外，复合痣还在真皮乳头层和网状层浅层出现巢状和条索状分布的痣细胞（图 25.40 ～ 25.43）。普通的复合痣常境界清晰，呈对称分布。交界处成分通常不超越真皮内成分，即在大多数普通痣中见不到“肩带”（与发育不良痣相比）。然而应该注意的是，“肩带”有时也可出现在普通的复合痣中，但其本身并不形成发育不良痣。复合痣有时会有明显的角化过度、棘层肥厚伴假角质囊肿，以及乳头瘤样增生（让人联想到脂溢性角化病），可解释

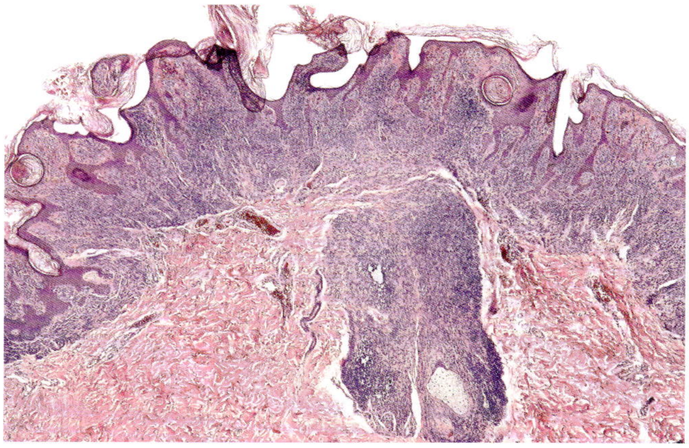

图 25.40 复合痣：该视野所示的痣细胞围绕毛囊呈鞘状，这常常是先天性痣的特点，但有时也见于获得性黑素细胞痣

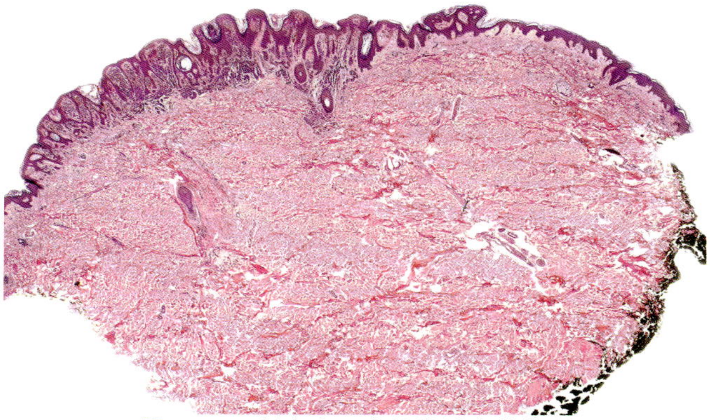

图 25.41 复合痣：病灶常呈疣状外观

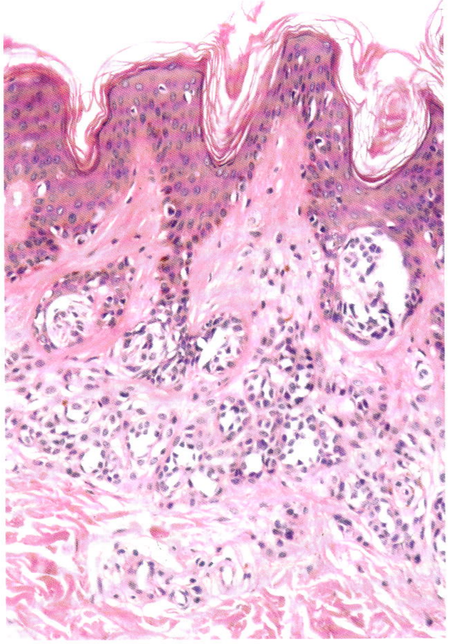

图 25.42　复合痣：同时存在交界处和真皮内痣细胞成分

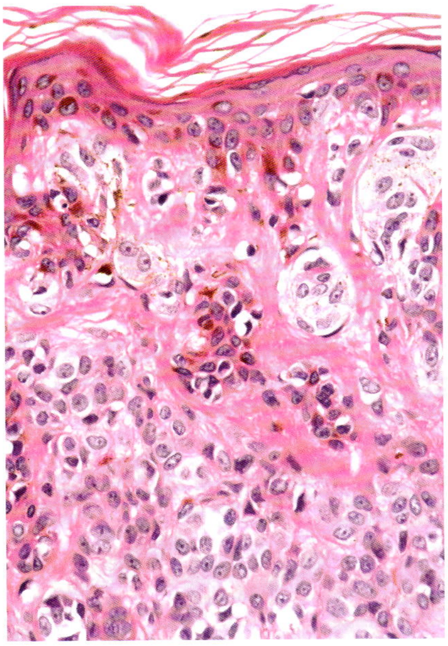

图 25.43　复合痣：高倍镜下的 A 型痣细胞。核单一，许多有小的核仁

临床上疣状的外观，即所谓的乳头瘤状（疣状）黑素细胞痣或角化性黑素细胞痣（图 25.44）[23-25]。这些

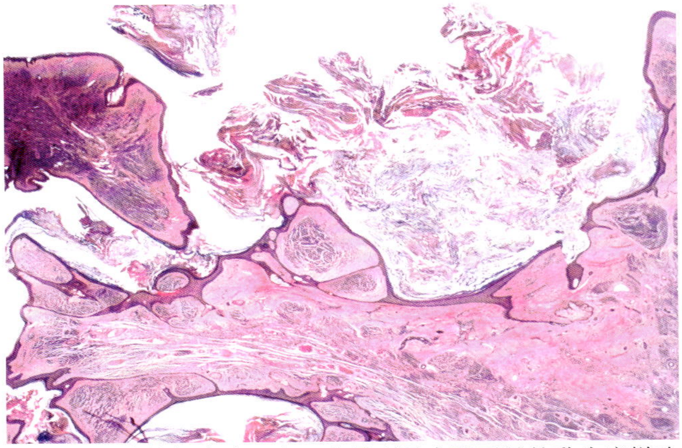

图 25.44　疣状复合痣：这一变异型呈肉眼可见的乳头瘤样改变，有非常显著的角化过度

痣更常见于女性，躯干是最好发的部位。这一改变可能与雌激素有关，因为痣细胞表达 pS2[25]。

真皮病变最浅表成分内的细胞保留与交界痣类似的细胞学特征。位置越深，细胞越小，胞质越少，胞核致密深染类似淋巴细胞（B 型痣细胞）（图 25.45 ～ 25.47）。在获得性黑素细胞痣的真皮成分内偶可见到有丝分裂活动（见鉴别诊断）。妊娠期间

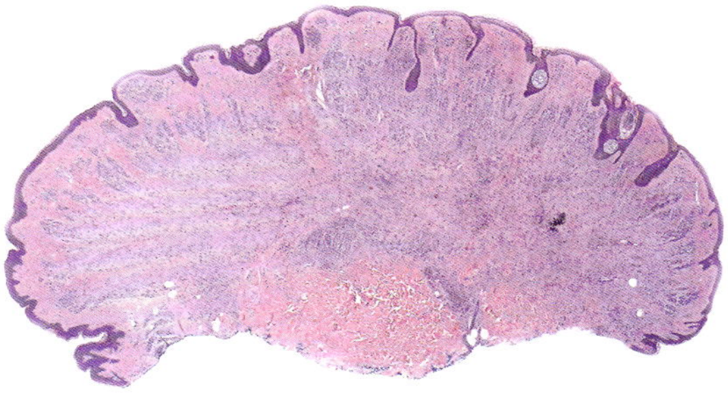

图 25.45　皮内痣：低倍镜下，病灶通常呈圆顶状或疣状

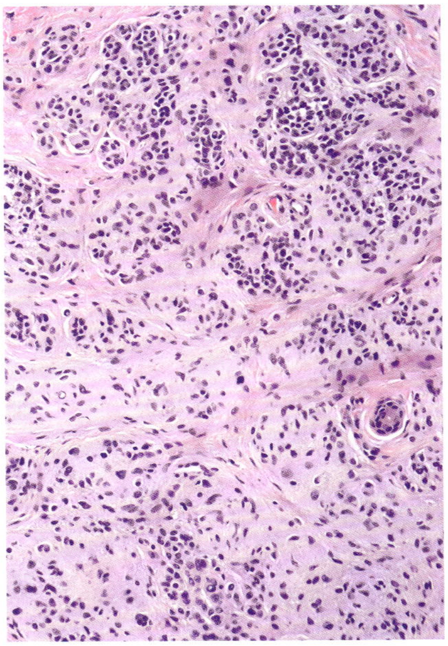

图 25.46　皮内痣：浅层深染的痣细胞是 B 型痣细胞。更深的位置可见梭形细胞，这是成熟的一个特征

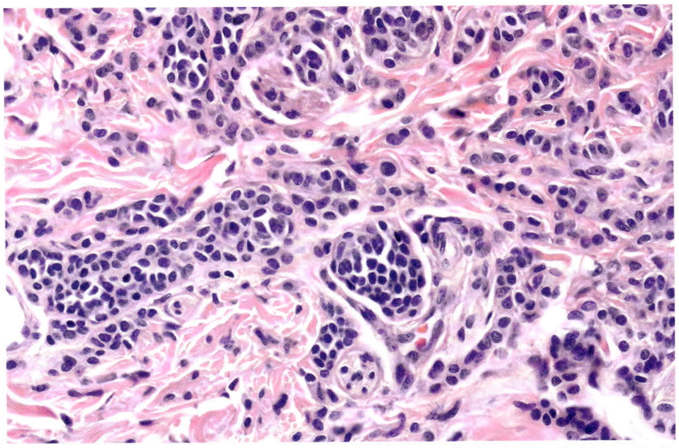

图 25.47　皮内痣：B 型痣细胞有单一、深染的细胞核，很少有胞质

黑素细胞的有丝分裂活动也可能增加。最近的分析表明，在普通复合痣的真皮成分中，每平方毫米有 0.024 个有丝分裂。有丝分裂是正常的，无异型性、分布均匀，通常位于真皮的上半部分，并不成群出现[26]。虽然单个正常的有丝分裂也可见于真皮深层的黑素细胞中，但比上半部分真皮的频率少 3 倍[26]。更重要的是，普通痣的有丝分裂在年轻患者（如 0 ～ 20 岁之间）中更为常见[26]。因此，老年患者的真皮内有丝分裂若出现超过一个，应引起重视。

皮内痣是黑素细胞痣的“最终阶段”，以进行性色素减少和萎缩为特征（即所谓的痣成熟）（图 25.48）。常伴疏松纤维组织增多。罕见发生致密纤维化，导致残留的黑素细胞个体被分隔开（促结缔组织增生性痣）（见下文）。在某些皮内痣中，痣细胞的核多形性和深染可能令人担忧，但后者模糊不清，细胞核缺少核仁和有丝分裂活动（陈旧性痣，衰老的非典型性痣）[27]。

皮内痣中的黑素细胞常发展成梭形细胞和施万细胞样特征（神经化），如呈纤维状外观、胞质浅嗜酸性和波浪状核（C 型痣细胞）（图 25.49）。乙酰胆碱酯酶可阳性，常发现有 Meissner 小体样结构（图 25.50、25.51）。然而，细胞依然是黑素细胞：超微结构下它们含有黑素小体。此外，这些细胞 S-100 和多巴染色阳性，既不呈施万细胞的形态，也不与髓鞘碱性蛋白抗体反应[27]。皮内痣偶可呈现神经纤维瘤样形态（图 25.52）。皮内痣成熟 / 衰老的其他特性包括巨细胞形成、黏液变性、黄瘤化和脂肪堆积（图 25.53 ～ 25.55）[3]。更罕见的变化包括钙化和骨质形成（通常发生于退化的毛囊）（图 25.56）。有骨形成的病变被称为 Nanta 骨化痣。常出现假性血管腔隙而呈现血管瘤样外观（图 25.57、25.58）。造成这种变化的原因尚不明确，可能是人为造成的，也可能与局部麻醉效应有关。免疫组织化学研究表明内皮细胞标记物染色结果均为阴性[28-29]。沿腔隙排列的细胞是黑素细胞来源，S-100 蛋白标记为阳性。痣内很少发现淀粉样蛋白[30]。偶可见痣伴发汗腺上皮增生，偶

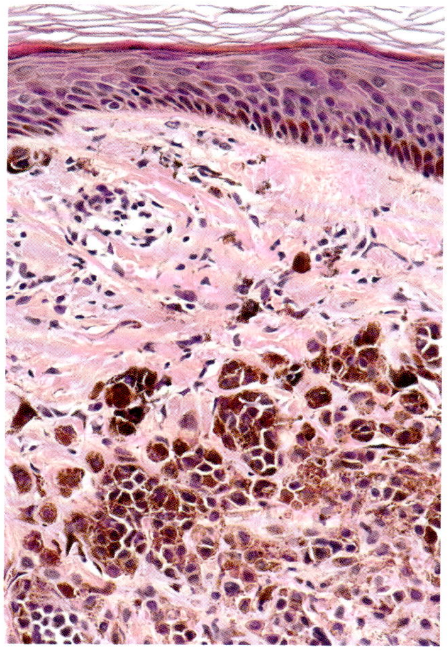

图 25.48 皮内痣：随位置加深，色素沉着通常减少

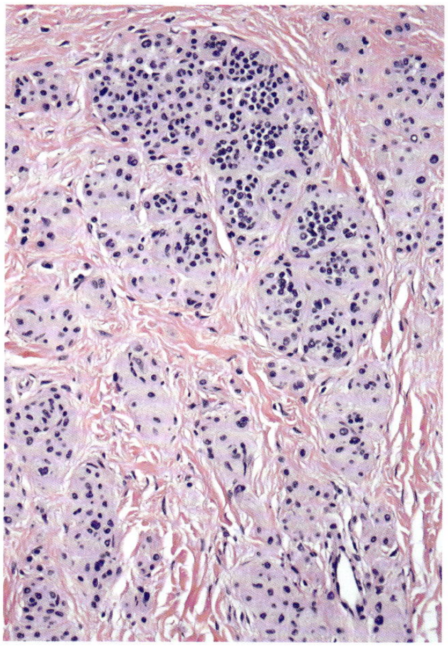

图 25.49 皮内痣：该图显示成熟现象，底部见梭形 C 型细胞。病变顶部的细胞核比底部更大（成熟现象）。痣细胞巢的大小也随深度的增加而减小

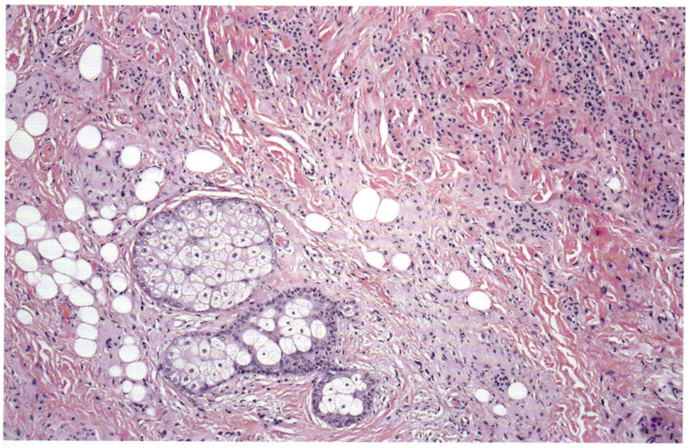

图 25.50 皮内痣：神经化往往伴随有板层状、Meisner 小体样结构形成

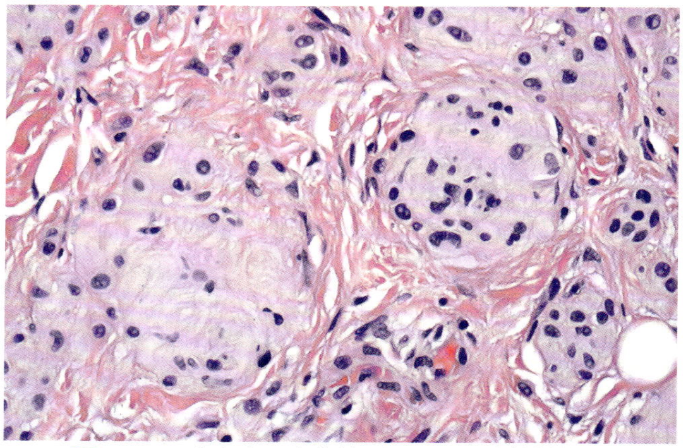

图 25.51 皮内痣：高倍镜下 Meisner 小体样结构

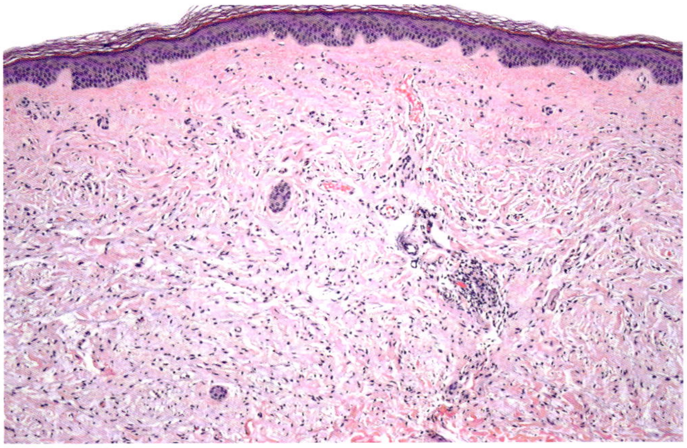

图 25.52 皮内痣：本病例有广泛的神经化，与神经纤维瘤难以区分。此视野的左上角可见一两个残留的痣细胞巢

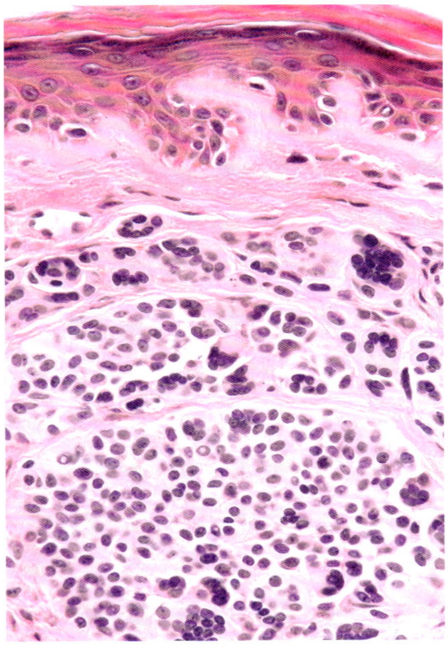

图 25.53 皮内痣：常见多核巨细胞伴模糊的染色质，但无诊断意义

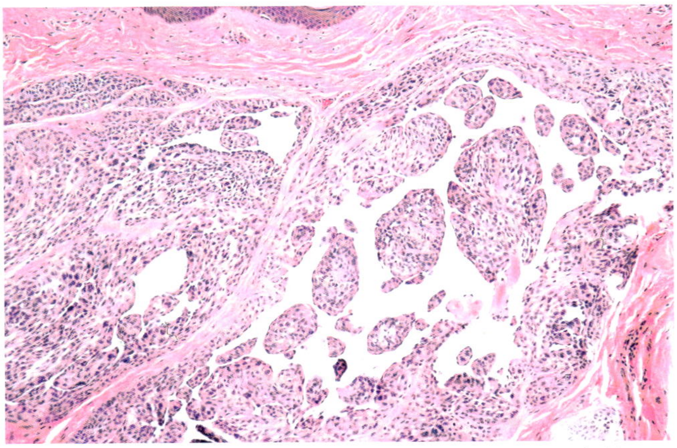

图 25.54 皮内痣：极罕见间质内黏蛋白过度沉积呈湖状。过于极端的病例有时被称为黏液样痣

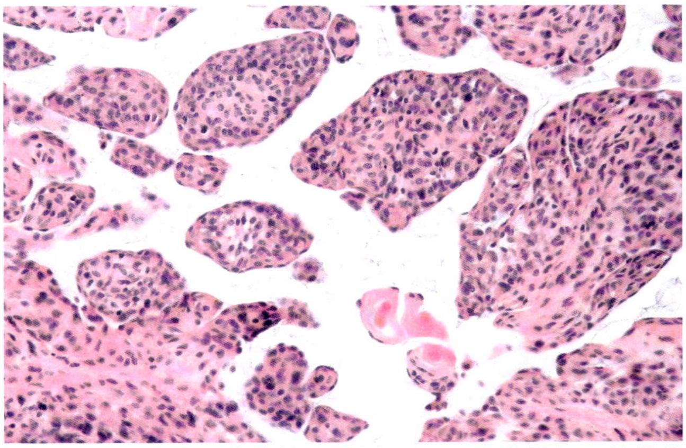

图 25.55 皮内痣：高倍镜下的图 25.54，注意纤细、丝状的黏蛋白

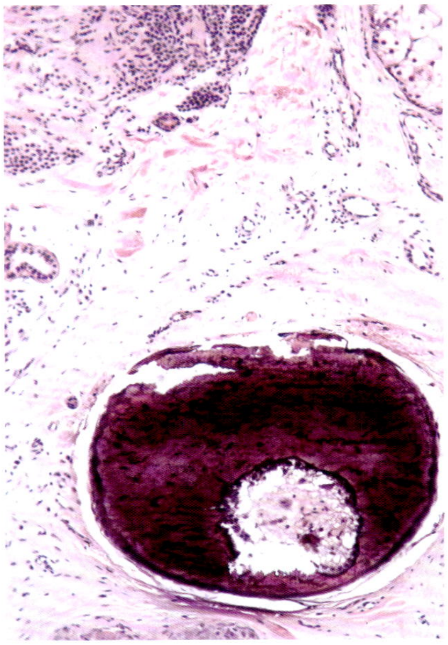

图 25.56 皮内痣：局灶钙化甚至骨形成并不少见，通常代表的是一根被破坏的毛囊

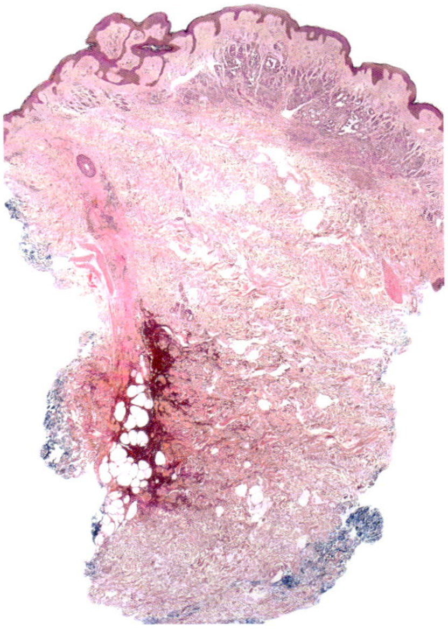

图 25.57 皮内痣：本例中所显示的假血管腔的形成是常见的假象

可遇到痣与促结缔组织增生性毛发上皮瘤共存[31-33]。也曾有黑素细胞痣伴发毛发腺瘤的报道[34]。

血管内若出现黑素细胞或有淋巴管受累的证据，需警惕，应迅速全面检查有无其他黑素瘤的特点。疝样突入血管腔内的痣细胞巢不应与血管侵袭相混淆。可通过观察突入的痣细胞是否有一层内皮细胞覆盖来加以区分（图 25.59）。

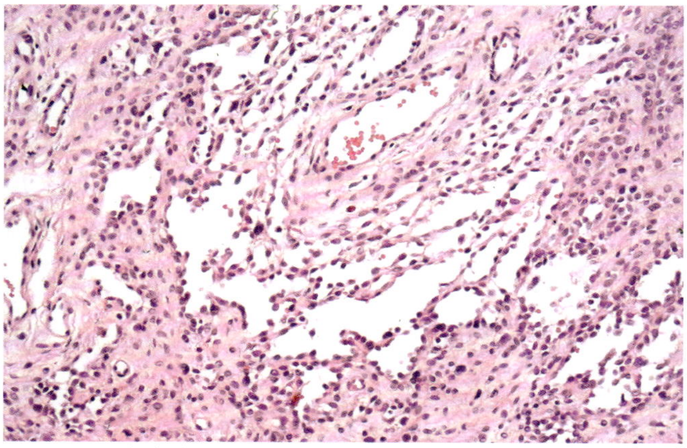

图 25.58 皮内痣：痣细胞排列成假血管腔，且血管标记物呈阴性

## 鉴别诊断

普通痣与黑素瘤之间的鉴别对大多数病例而言较为容易。黑素瘤在低倍镜下可见明显的恶变表现，即恶性细胞很明显地形成扩大而局限的巢、结节或斑块，且在细胞学上不同于相邻的痣细胞。其他的鉴别特点还包括密集的色素沉着、无成熟现象、核多形性、有丝分裂活跃、细胞凋亡、淋巴细胞浸润以及深部巢状生长模式，这些在黑素瘤中常见，但不易见于皮内痣。黑素细胞向上在表皮内呈 Paget 样播散是许多黑素瘤的另一特点。然而，在读片时应注意，某些新生儿，甚至儿童的痣细胞巢或单个痣细胞偶尔在表皮上部会表现出轻度甚至重度的细胞学异型（见新生儿痣）[35]。类似的 Paget 样播散可能是肢端和生殖器痣的特点（见下文）。网状纤维常包绕黑素瘤细胞巢，但往往只包绕个别痣细胞。

皮内痣细胞可罕见有丝分裂活动（图 25.60）。存在有丝分裂时应注意谨慎读片，寻找其他提示恶变的特点。在低倍镜下粗略扫视，痣样黑素瘤的细胞学形态与皮内痣相似，然而仔细检查可发现其具有不对称性且界限不清，有许多真皮内有丝分裂象，成熟现象较少，核仁明显（见痣样黑素瘤）。

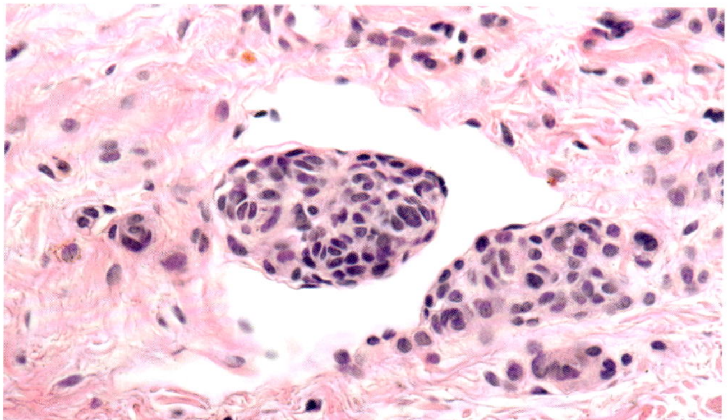

图 25.59 皮内痣：内陷入血管腔的痣细胞不应与真正的血管侵袭相混淆。如本例所示，区分依赖于在痣样聚集的表面发现有一层血管内皮细胞

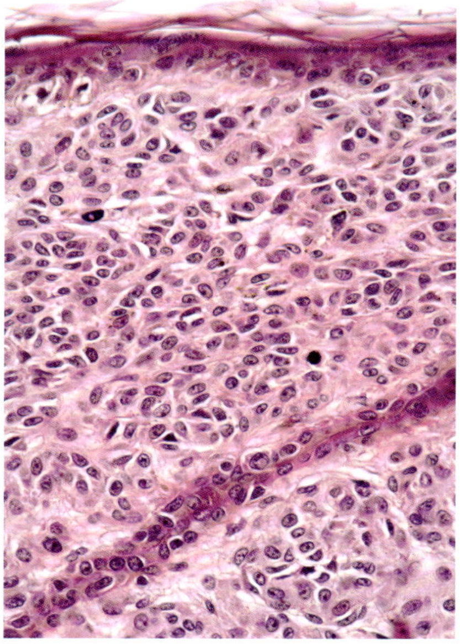

图 25.60 普通痣：发现 1～2 个真皮内核分裂象并不总是等同于黑素瘤。然而，它们的存在应引起重视，并寻找更多的核分裂象及其他提示为黑素瘤的特征

小细胞性黑素瘤的细胞虽然常与 B 型痣细胞大小相似，但是通常有明显的嗜酸性核仁以及存在有丝分裂象（见小细胞黑色素瘤）。

有时侵袭性黑素瘤（尤其是痣样黑素瘤和小细胞性黑素瘤）和真皮内残留的良性痣细胞难以鉴别。当评估肿瘤厚度与侵袭水平时，这些残留的痣细胞显得特别重要。免疫组化对两者的鉴别有帮助。HMB-45 表达在皮内痣浅层常为阳性，而在深层为阴性（图 25.61、25.62）[36]。相比之下，黑素瘤全层肿瘤细胞 HMB-45 表达常为阳性。p53 蛋白在普通皮内痣中不表达，而在黑素瘤中经常表达[37]。在普通痣中，真皮浅层痣细胞成分中可见少数 Ki-67 和细胞周期蛋白 D1 阳性细胞（图 25.63、25.64）。而在黑素瘤中，它

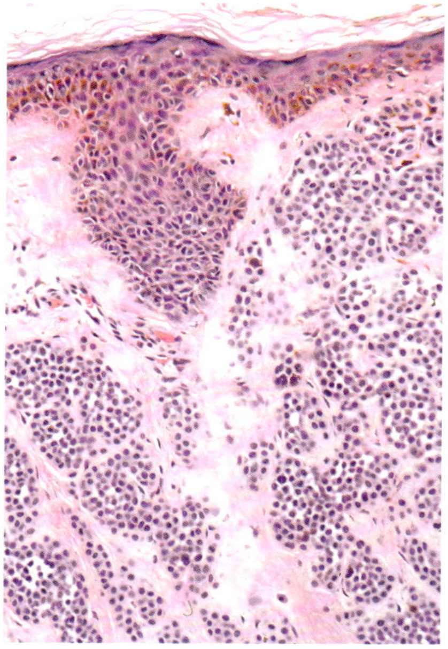

图 25.61 皮内痣：中倍镜下的普通痣细胞

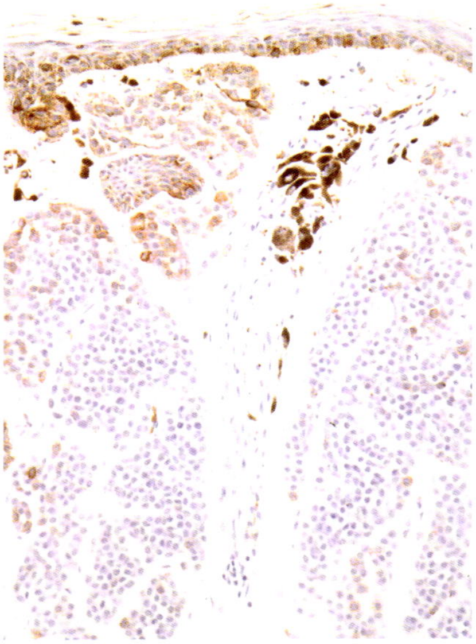

图 25.62 皮内痣：浅层痣细胞成分表达 HMB-45，但是深层不表达

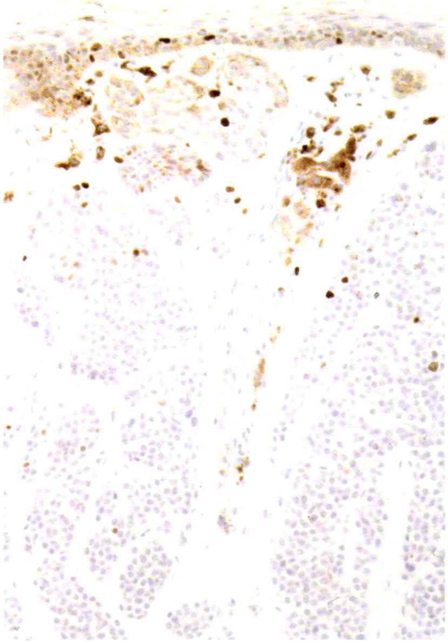

图 25.63 皮内痣：只有一两个痣细胞表达 MIB-1

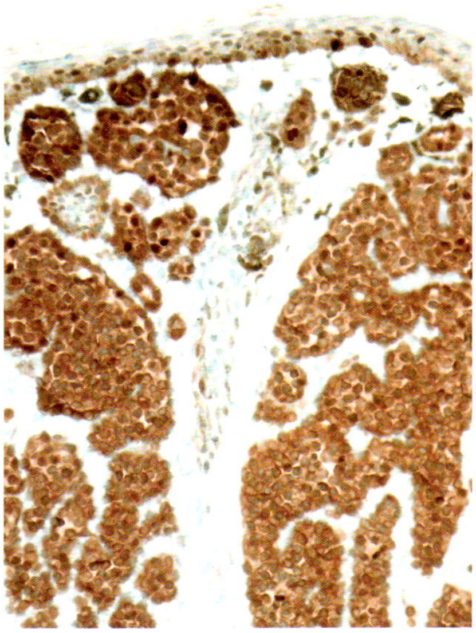

图 25.64 皮内痣：浅层痣细胞偶见表达细胞周期蛋白 D1，注意只有细胞核染色才有意义

们的表达通常是大量的，且往往见于病变全层[38]。

普通痣在组织学上与发育不良痣可有一些重叠。这些表现包括常有雀斑样改变，有时呈“肩带”样结构，嗜酸性或层状纤维化围绕延长的表皮突。相比之下，未见有结构紊乱（即表皮全层见不规则散在分布的痣细胞巢）和桥连现象。此外，细胞学上的异型性并不是普通痣的特点。

# 克隆痣（无性痣）

## 临床特征

许多所谓的克隆痣（clonal nevus）（倒置性 A 型痣）在临床上并没有什么特别。那些被诊断的克隆痣的特征是原本的普通痣或先天痣（少见）近期出现变化，尤其是颜色[1-2]。或者，在原本色素均匀的痣的基础上出现更深的色素[3]。

## 组织学特征

这种痣的特点是在痣样细胞群的背景下出现境界清晰的单个或成群细胞巢，通常仅见于真皮浅层（图 25.65 ～ 25.68）。黑素细胞呈典型的上皮样外观，胞质常丰富，伴有或多或少的色素，核不规则，核仁小[1-2]。在邻近的真皮内常有大量噬黑素细胞，但没有淋巴细胞反应。有丝分裂象少或极罕见。痣细胞巢在 B 型痣

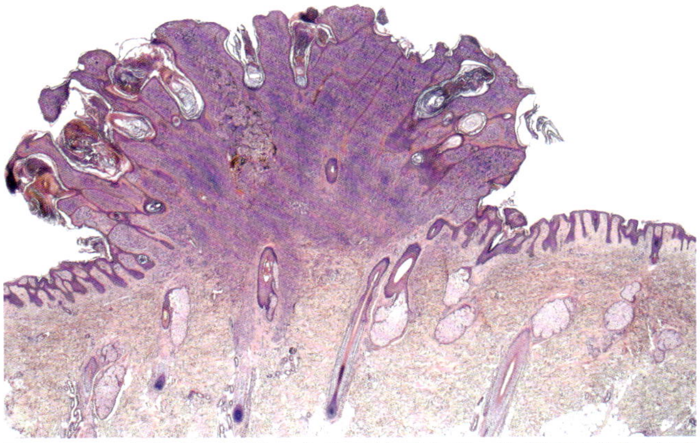

图 25.65 克隆痣：这是一个普通的复合痣。注意真皮深层有境界清晰的结节，并绕以噬黑素细胞（By courtesy of W. Grayson，MD，National Health Laboratory Service，Johannesburg，South Africa.）

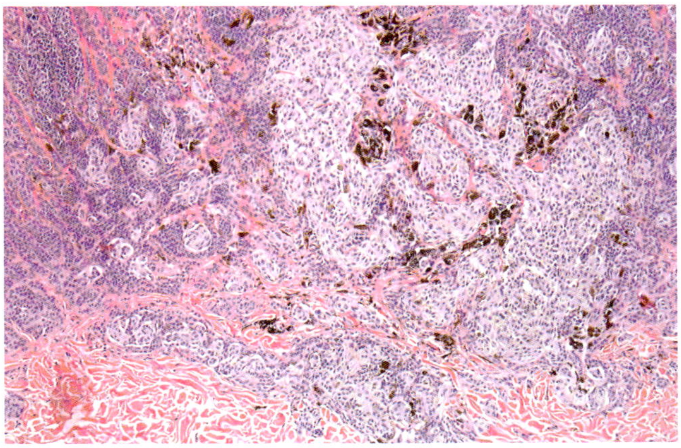

图 25.66 克隆痣：中倍镜下 A 型细胞巢与 B 型细胞形成对比。噬黑素细胞中存在大量黑色素（By courtesy of W. Grayson，MD，National Health Laboratory Service，Johannesburg，South Africa.）

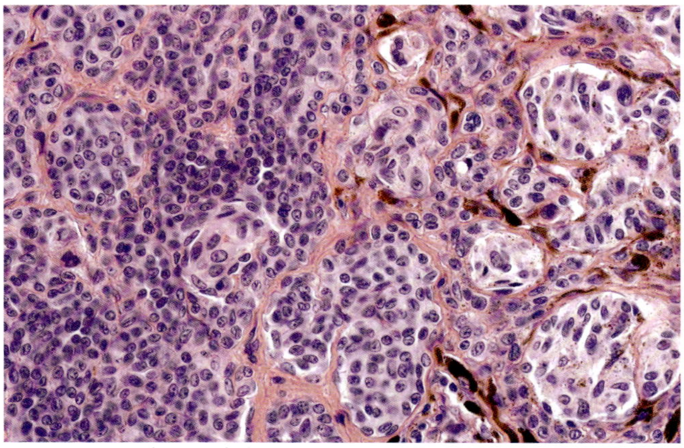

图 25.67 克隆痣：高倍镜下 A 型细胞有细小的色素颗粒（By courtesy of W. Grayson，MD，National Health Laboratory Service，Johannesburg，South Africa.）

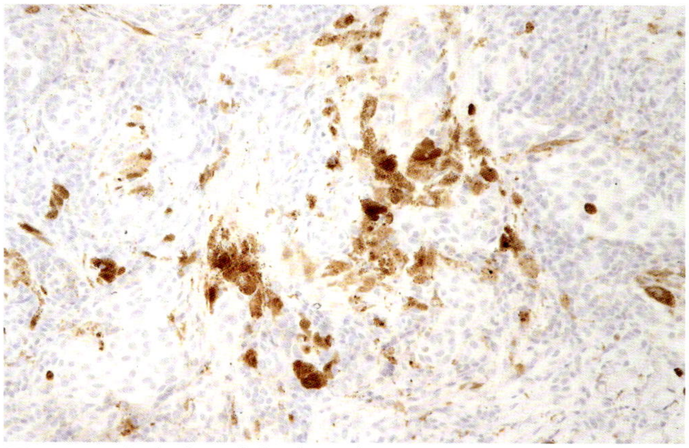

图 25.68 克隆痣：痣细胞不表达 MIB-1（By courtesy of W. Grayson，MD，National Health Laboratory Service，Johannesburg，South Africa.）

细胞群的背景下显著突出，因此称为倒置性 A 型痣。

### 鉴别诊断

绝大多数克隆痣更可能是联合痣或深部穿通痣。伴局灶非典型上皮样痣细胞成分的黑素细胞痣（克隆痣）与深部穿通痣有着相似的发病年龄、解剖学分布和细胞学特征，但没有向深层延伸的黑素细胞[4]。

## 小汗腺中心痣

### 临床特征

小汗腺中心痣（eccrine centered nevus）（点状群集的色素痣）是一种罕见的黑素细胞痣亚型，主要在日本报道[1-3]。皮损通常为先天性病灶，表现为棕色斑块上大量直径 1 ～ 3 mm 的深棕色至黑色斑疹或丘疹，躯干和大腿为最好发部位[1, 3]。

### 组织学特征

该痣的特点是明显以汗管为中心分布。汗管上皮可受累，但是分泌单位不受影响。其上方及邻近表皮呈黑子改变。

## 特殊部位的黑素细胞痣

特殊部位痣的组织学特点通常与其他部位的痣相同。然而，一些特殊部位的痣会表现出令人担心的、类似黑素瘤的组织学特征。该特征包括结构和细胞学上的异常，但无临床侵袭性行为。

## 头皮上的痣

### 临床特征

位于头皮的痣经常出现在枕部区域，其次是左顶叶区域、右顶叶区域和额叶区域（图 25.69）[1]。其数量与全身色素痣的数目相关，最常见于 31 ～ 40 岁（平均年龄 35 岁）[1]，头皮上的痣以男性好发。

大约 10% 的头皮痣显示出部分恶性的组织学特点[2]。这些痣常见于青少年[2]。其组织学特点与乳房区、生殖器区、皱褶区域发现的病灶相似。

### 组织学特征

头皮非典型痣以不对称生长和侧缘界限不清为特

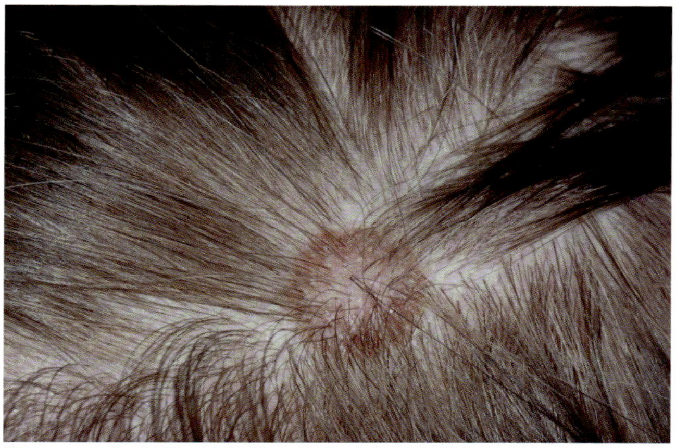

图 25.69 头皮痣：该部位皮损有时表现出的细胞学特点可能使其在不经意间被诊断为黑素瘤。注意皮损中央苍白，外围色素沉着

点（图 25.70 ～ 25.74）[2]。交界处成分由表皮突顶端及两侧大的黑素细胞巢和沿真皮表皮交界处随机散在分布的痣细胞组成。此外，黑素细胞巢大小不一，常可见形态奇特的细胞，巢内肿瘤细胞黏附不良。可见皮肤附属器受累。常可见真皮表皮交界处有局灶性雀斑样增生。黑素细胞的异型性通常轻微（虽然有时可见重度细胞异型）且随机，核深染，核仁不清晰。有时在皮损中央可见向上迁移的单个黑素细胞。真皮内黑素细胞成分并无特别，尽管有时可见有丝分裂活动。

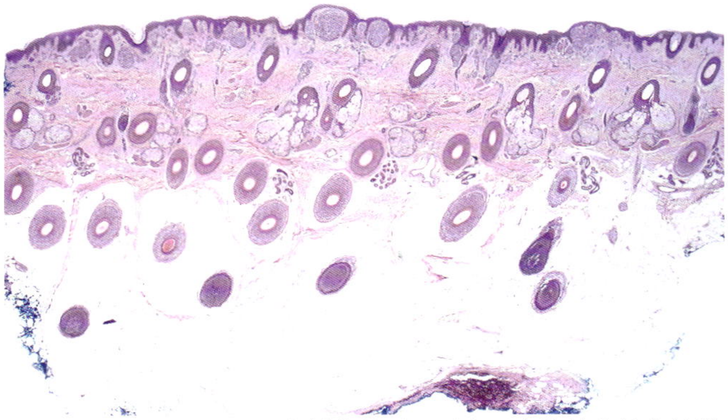

图 25.70　头皮痣：甚至在低倍镜下即可发现大的扩张的交界巢

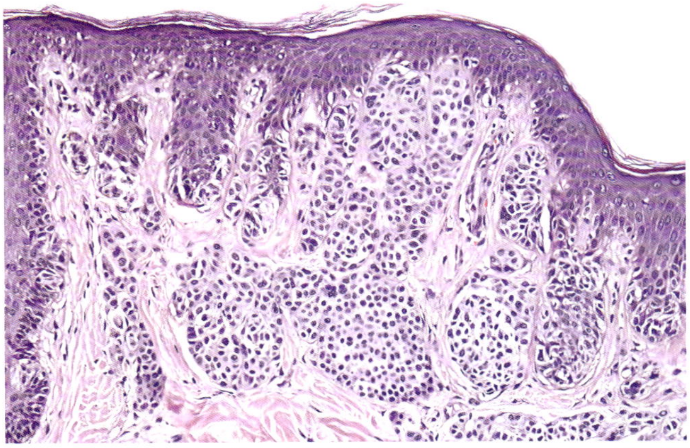

图 25.71　头皮痣：真皮内细胞巢较交界处细胞巢大，这一组织学特征应引起重视

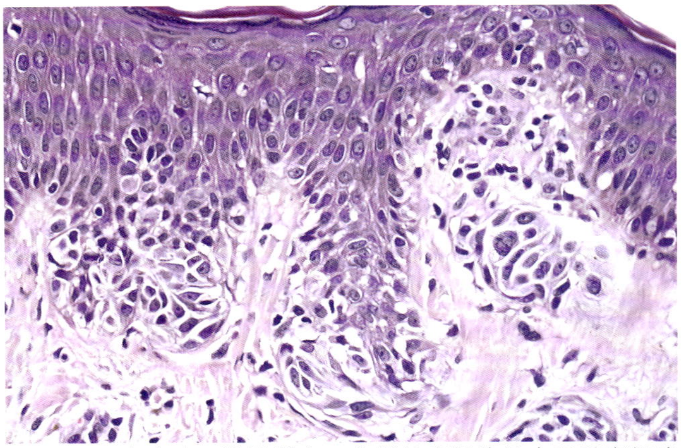

图 25.72　头皮痣：该视野中，交界处痣细胞呈中至重度细胞异型

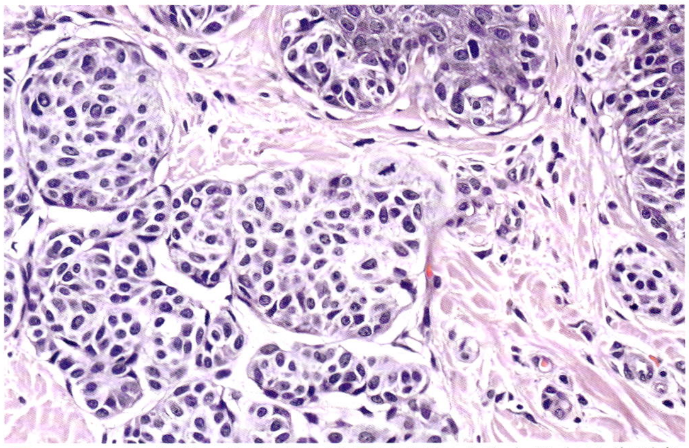

图 25.73　头皮痣：注意真皮浅层痣细胞成分中的有丝分裂象

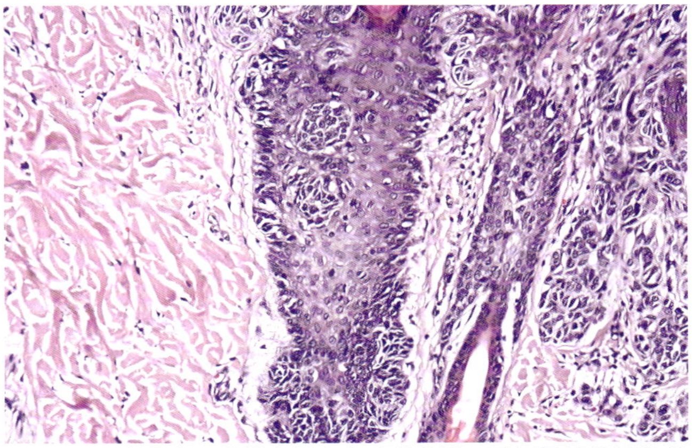

图 25.74　头皮痣：此类皮损中有毛囊受累，可解释其高复发率

## 耳内及耳周痣

耳内及耳周皮肤的痣显示出部分恶性的组织学特点，在临床上通常与普通痣难以区分（图 25.75）[1]。此类皮损常在 31 ～ 50 岁出现（平均发病年龄 45 岁）[1-2]。近期的研究发现，男性稍好发[2]。

### 组织学特征

耳内及耳周痣结构紊乱，包括界限不清、“肩

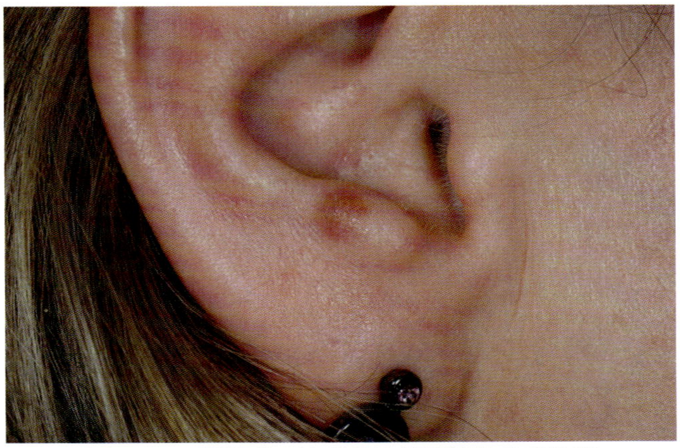

图 25.75　耳部痣：注意此边界不清的色素性斑

带”、桥连和表皮突延长（图 25.76 ～ 25.78）[1-2]。黑素细胞巢形状大小不一[1]。尤其在年轻患者，交界处黑素细胞呈上皮样形态，核泡状明显，核仁单个嗜碱性，胞质粉红色。这些皮损常有 Spitz 痣样外观。有时可见细胞异型。可见黑素细胞向上移行至表皮的下 1/3[2]。

真皮内黑素细胞成分也可表现为上皮细胞样或短梭形细胞形态。虽然通常有成熟现象且无有丝分裂象，但浅层痣细胞成分有时可有异型。

## 乳房痣

乳房处皮肤的任何地方，包括乳头及乳晕处都可发生痣。年轻成人似乎较老年人更常见有不寻常的组织学特征[1]。

## 组织学特征

最近一项对 101 例乳房痣的研究表明，与传统部位的 97 例色素痣相比，乳房痣更常出现数量有限的黑素细胞向上迁移、随机的黑素细胞细胞异型以及真皮纤维组织增生[1-2]。男性和女性乳房痣的组织学特点相似（图 25.79 ～ 25.82）[2]。有时可见痣细胞巢黏附不良，并出现融合。沿真皮表皮交界处的痣细胞巢大小不一[1]。有时可见黑素细胞增大，胞质透亮至灰色，呈树突状。常有随机的细胞异型，这也可见于真皮乳头内的黑素细胞[1]。真皮深层的痣细胞成分有成熟现象，并无特异性。

## 褶皱部皮肤痣

褶皱部位是指存在皮肤折叠的部位，包括腋窝、

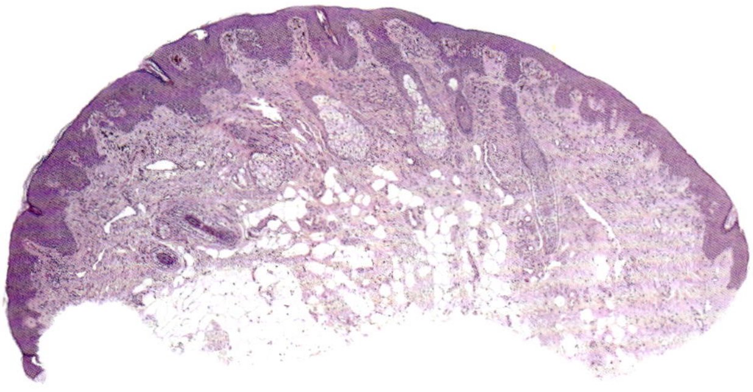

**图 25.76** 耳部痣：低倍镜下巨大的交界性病变

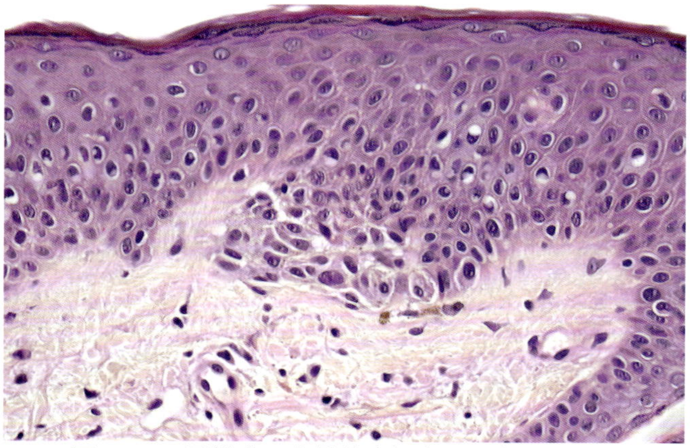

**图 25.77** 耳部痣：交界处痣细胞呈重度细胞异型

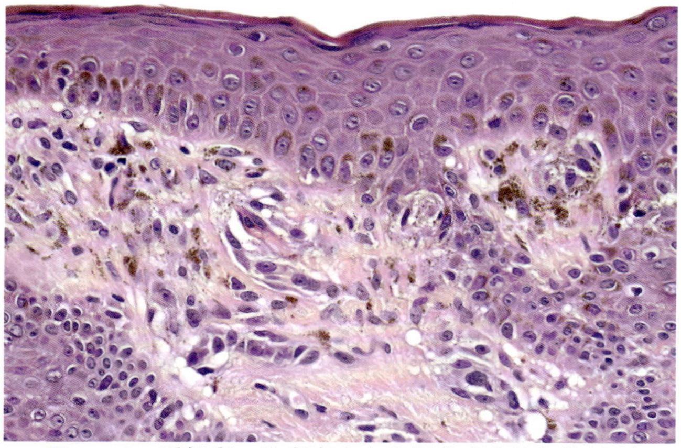

**图 25.78** 耳部痣：注意真皮内痣细胞成分的细胞异型

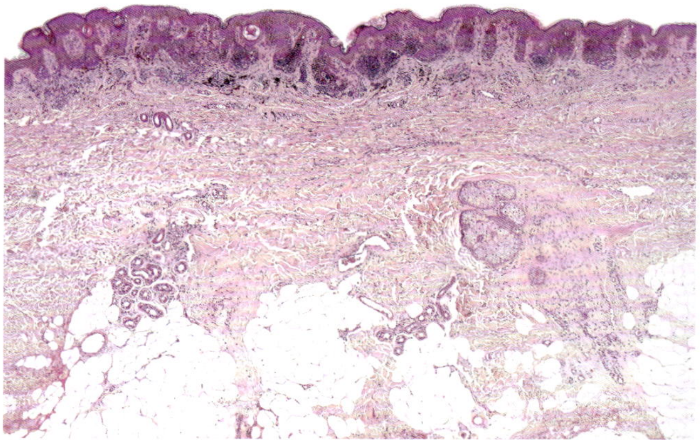

**图 25.79** 乳房痣：存在结构紊乱、色素失禁以及浅丛血管周围淋巴细胞浸润

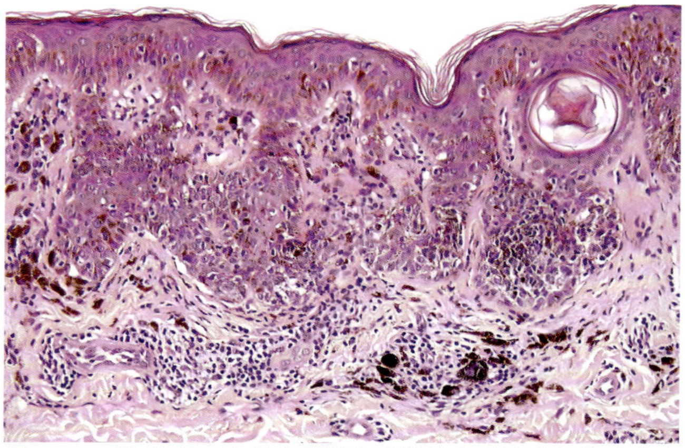

**图 25.80** 乳房痣：注意雀斑样和成巢的交界处痣细胞成分有大量色素沉着

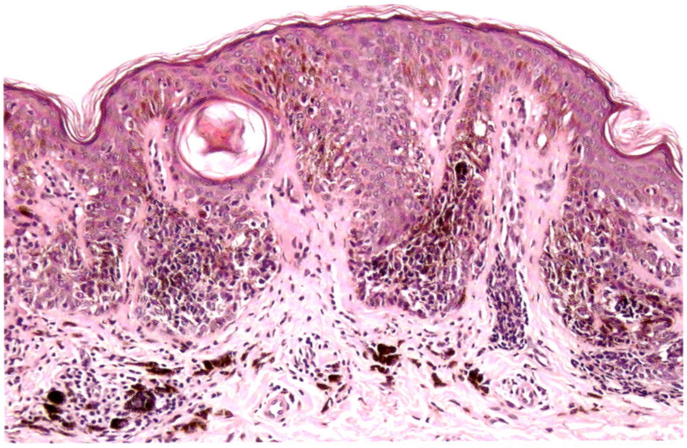

图 25.81 乳房痣：黑素细胞巢大而黏附不良

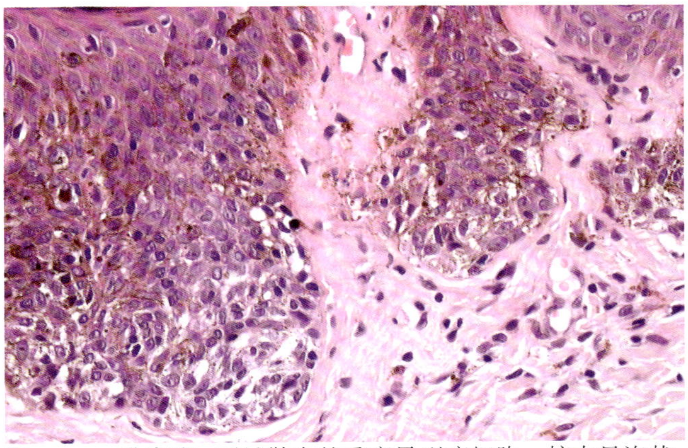

图 25.82 乳房痣：可见散在的重度异型痣细胞，核大呈泡状，核仁明显。还有一群明显的树突状细胞

乳房下、腘窝、肘窝、脐部、耻骨、阴囊和肛周皮肤，也包括颈部和腹部皮肤[1-2]。褶皱部位的痣以脐及腋下好发，男女比例相同，平均直径小于 1 cm，边界清，形状规则[1]。

### 组织学特征

褶皱部位痣特殊的组织学特点包括交界处细胞巢增大、细胞巢的大小形状不一、细胞巢融合以及巢内细胞黏附减少[1]。痣细胞位于表皮突的顶端和两侧。皮肤附属器的累及并非少见。存在不同程度的核异型性。可见表皮突顶端局灶性纤维化，往往呈板层状。真皮内黑素细胞成分并无特殊，仍有成熟现象，通常无真皮层的有丝分裂。

## 生殖器痣

生殖器黑素细胞痣在生殖器皮肤章节中描述。

## 下肢 / 踝部痣

近来报道有小腿 / 踝部非典型痣[1]，这些痣的直径一般在 2 ～ 4 mm 之间（平均直径约为 3 mm），女性好发，男女比例为 4∶1。

### 组织学特征

小腿 / 踝部非典型痣可以是交界痣或复合痣，皮损不对称分布，两侧边缘欠清，可表现为单个痣细胞增生，尤其是在侧面[1]。通常很少见到表皮上层的 Paget 样播散。细胞异型通常为轻至中度。

如果有真皮内痣细胞，厚度薄且无特别之处。可见少数非活跃的炎症细胞浸润。通常没有真皮纤维化。

### 鉴别诊断

与发育不良痣的区别在于缺乏经典型发育不良痣所具有的间质反应，包括板层状或同心圆性纤维化以及血管的增生。然而有研究提出，至少一部分小腿 / 踝部非典型痣实际上是早期的发育不良痣。

（柳 琳译 高天文校 陈连军审）

## 肢端痣

### 临床特征

肢端掌跖痣可对称发生，界限清楚，与其他部位的普通黑素细胞痣或先天痣无区别；也可不对称发生，界限不清，临床和病理都较难诊断[1-5]。

第二类肢端痣（acral nevus）有时被称为非典型性肢端痣，临床常无明显特征，表现为小于 1.0 cm、深棕色至黑色、色素均匀的斑疹或丘疹，边界不规则，有时与周围组织界限不清（图 25.83、25.84）[1, 5-6]。类似的皮损也可见于手足和指 / 趾的背侧、甲下及肘、膝[5]。有报道两位接受化疗的急性淋巴细胞白血病患儿发生了足底的发疹性肢端痣[7]。

### 组织学特征

肢端（非典型性）痣的特点是境界清楚，常对称

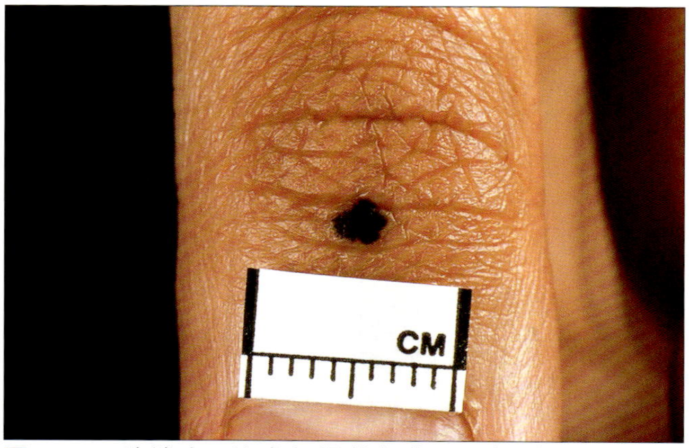


图 25.83 肢端痣：注意极深的色素和不规则的边界（By courtesy of the Institute of Dermatology，London，UK.）

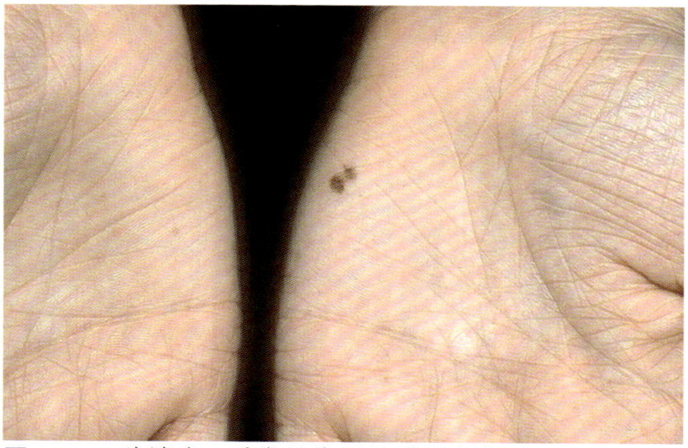

图 25.84 肢端痣：手掌是常见的受累部位（By courtesy of the Institute of Dermatology，London，UK.）

发生，呈雀斑痣样或巢状，黑素细胞常连续性沿真皮表皮交界处增生（图 25.85、25.86）[4-6, 8-11]。痣细胞巢大小各异，通常垂直生长，人工收缩间隙将痣细胞巢与邻近角质形成细胞分开是本病的特征性病理改变。表皮突可向下延伸变窄。痣细胞胞质明显淡染，核深染到泡状不等，有时可见轻度异型性（图 25.87）。核仁明显。该痣的轻中度 Paget 样扩散常见，特别是在痣中央；有时可很明显，几乎整个病

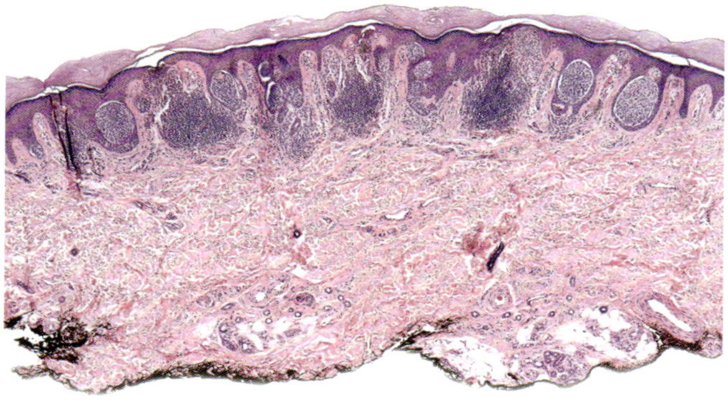

图 25.85 肢端痣：混合痣中交界处痣细胞巢垂直分布，周围绕以人工收缩间隙

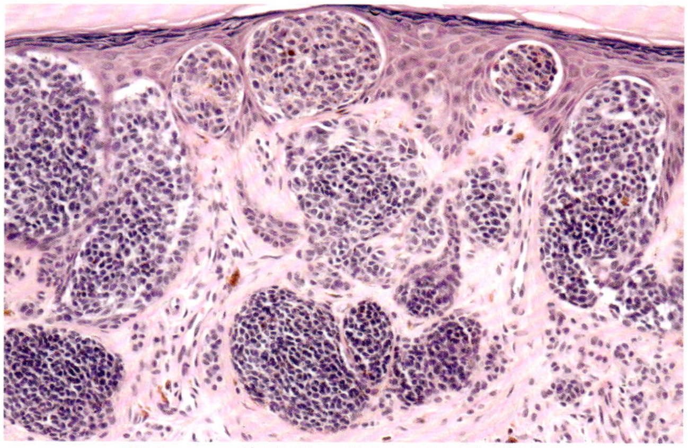

图 25.86 肢端痣：表皮内痣细胞巢近观

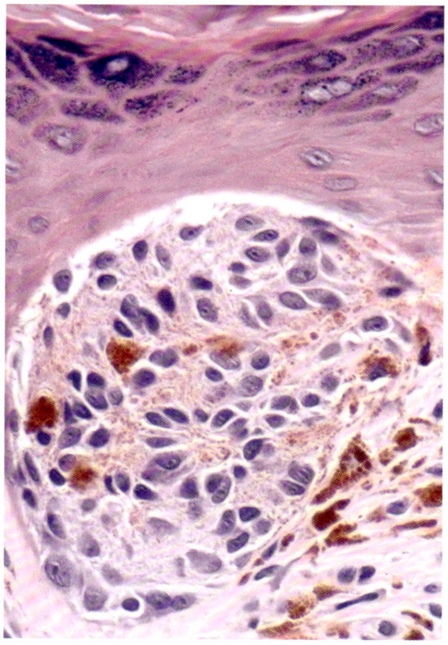

图 25.87 肢端痣：注意细胞异型性

变部位的痣细胞出现表皮内的上移（MANIAC）（图 25.88）[5-6, 9]。因此，角质层常出现明显的斑点状色

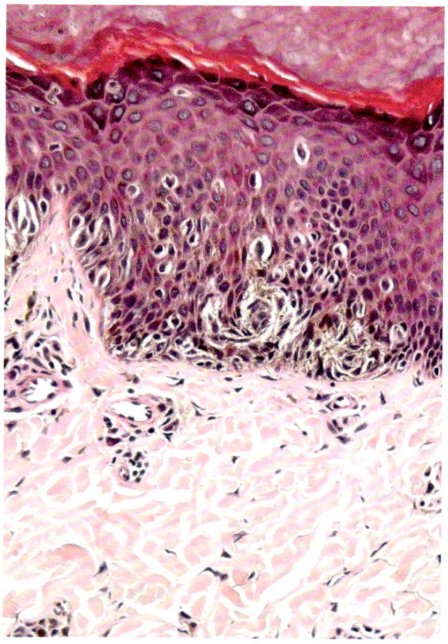

图 25.88 肢端痣：Paget 样扩散（以皮损中央上部为著）常见，勿将其误认为恶变的征象。注意树突状细胞群

素沉着[12]。此外，真皮表皮交界处的黑素细胞常表现为树突状。肢端痣的特征性表现之一是痣细胞巢跨表皮分布[4, 9]。黑素细胞巢累及小汗腺导管并不少见，但通常仅局限于导管上部[13]。该病常可出现色素失禁及轻度纤维化，个别可伴有稀疏的淋巴细胞浸润。真皮内痣细胞巢随着真皮深度增加而呈现成熟现象，缺乏有丝分裂活性。

## 鉴别诊断

非典型肢端痣无“肩带”样结构，呈点状色素沉着和桥接，并可见层状嗜酸性纤维化，通过以上特点可与肢端发育不良痣相鉴别。炎症反应在肢端痣中较为少见。此外还需与肢端雀斑样痣黑素瘤（恶性雀斑样痣）相鉴别，肢端痣无不规则的棘层肥厚、明显的细胞异型性和活跃的有丝分裂象，但其可伴有痣细胞成熟现象（如果存在）[10]。若有密集淋巴细胞浸润，应高度怀疑黑素瘤，此时应另行病理切除及切片，仔细检查以确诊[4]。

# 斑痣

## 临床特征

斑痣（nevus spilus）（点状雀斑样痣）可先天即有，但常在1岁左右发生。发病无性别差异，好发于高加索人，发病率高达2%[1]。皮损为浅棕色至褐色斑片的基础上出现多个聚集性的色素斑或小丘疹（图25.89、25.90）[2-4]。与Becker痣相比，本病不伴随多毛。皮损多为单个，偶有报道单侧大范围（巨大）和带状分布的变异型[5-7]。斑痣有沿Blaschko线生长的趋势[8]。本病可与斑块状蓝痣、双侧伊藤痣或面中部黑子病共存，还可伴发皮脂腺痣[9-12]。偶可在斑痣上发生黑素瘤[10, 13-22]。在这些病例中，女性较男性多见，且背部为最常见的受累部位。

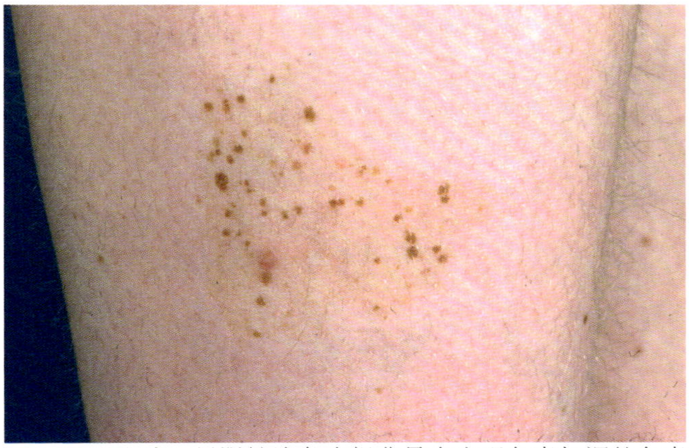

图 25.89 斑痣：局限性浅色皮损背景中出现色素加深的色素斑（From the collection of the late N.P. Smith，MD，the Institute of Dermatology，London，UK.）

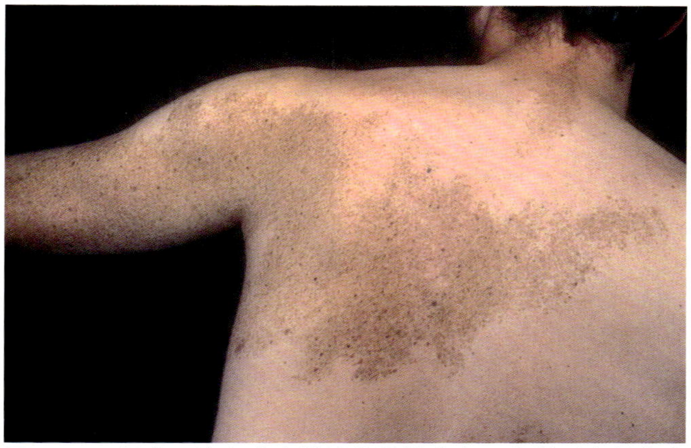

图 25.90 斑痣：该患者皮损呈节段性分布，此类型皮损伴发黑素瘤的风险增加（By courtesy of the Institute of Dermatology，London，UK.）

## 组织学特征

颜色深的点状色素斑区具有交界痣、混合痣或皮内痣的特点。少数患者在聚集的点状色素斑区可见Spitz痣和蓝痣[23-26]。点状色素斑中间的皮肤颜色可为正常、痣样或单纯性黑子样表现[2-4]。有时可见细胞异型性[13]，出现这种变化应高度警惕恶变为黑素瘤的可能。

# 帽章痣

## 临床特征

帽章（帽徽、玫瑰花样、靶样）痣（cockarde nevus）是普通痣的一种极少见变异型。表现为中央色素性丘疹与周围色素沉着的边界之间隔以环状的正常或肉色皮肤带（图25.91）[1-3]。多发的帽章痣与脊髓脊膜膨出及椎骨发育异常有关[4]。

## 组织学特征

帽章痣中央的色素性丘疹常为复合痣，而周边皮损常为交界痣[1]。中间无色素区域缺乏黑素细胞。

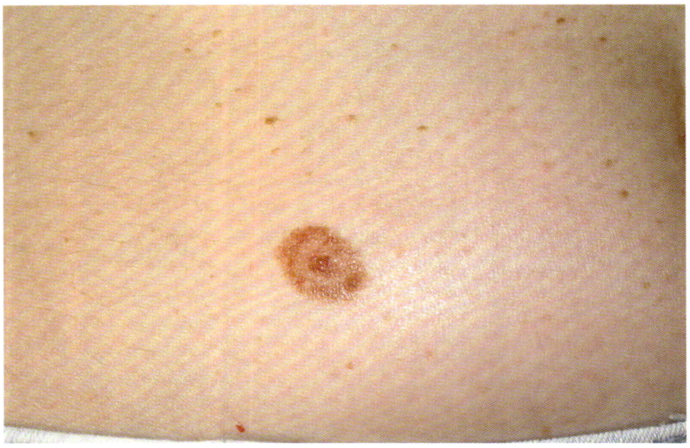

图 25.91 帽章痣：特征性靶样外观（By courtesy of J.C. Pascual, MD, Alicante, Spain.）

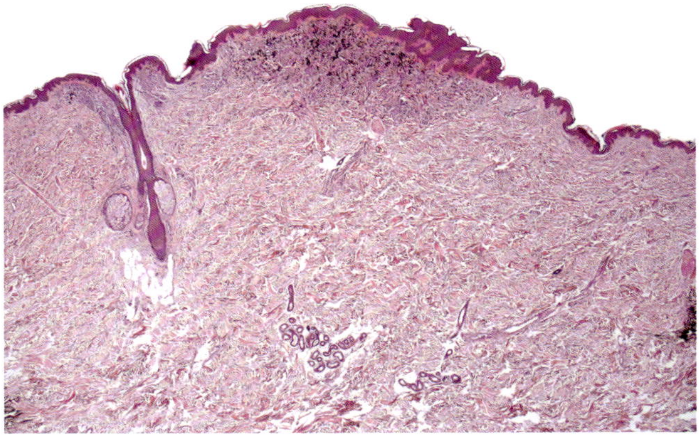

图 25.92 联合痣：低倍镜下可见痣细胞巢位于毛囊附近，视野中央可见普通痣细胞和蓝痣细胞混合性分布

## 联合痣（色素痣伴表型的异质性）

联合痣（combined nevus）以两种或两种以上不同类型的黑素细胞痣共同发生为主要特点，即在同一皮损内存在不同的黑素细胞痣亚型[1-4]。因此，联合痣可由普通痣（普通获得性痣、发育不良痣、先天性痣）、Spitz 痣和蓝痣的任一联合组成[4-8]。最常见的联合痣是普通获得性痣和深部穿通痣相伴发[5]。

### 临床特征

联合痣由于其色素的不均一和常见的不对称性而受到关注。发病无性别差异，好发于儿童和年轻人，好发部位依次为躯干、头部和颈部、上肢、下肢、会阴和臀部[5]。也有联合痣发生于黏膜部位（包括结膜）的报道[9]。

### 组织学特征

表现为混合性或彼此相对分隔良好的不同类型黑素细胞增生（图 25.92 ～ 25.94）。恶性联合痣这一术语用于描述原位黑素瘤合并普通痣和细胞型蓝痣[10]。

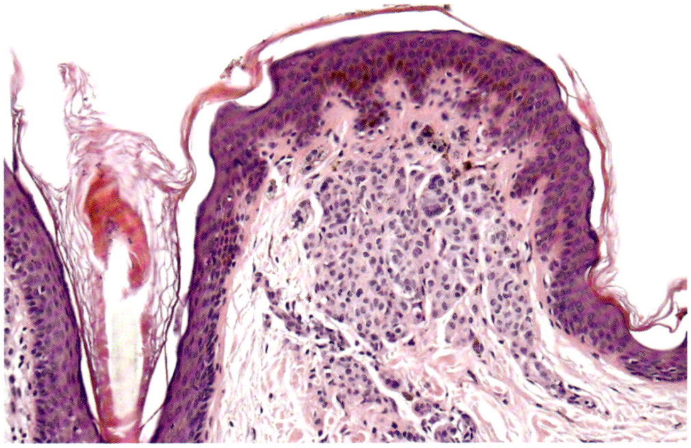

图 25.93 联合痣：高倍镜下可见毛囊周围普通痣细胞

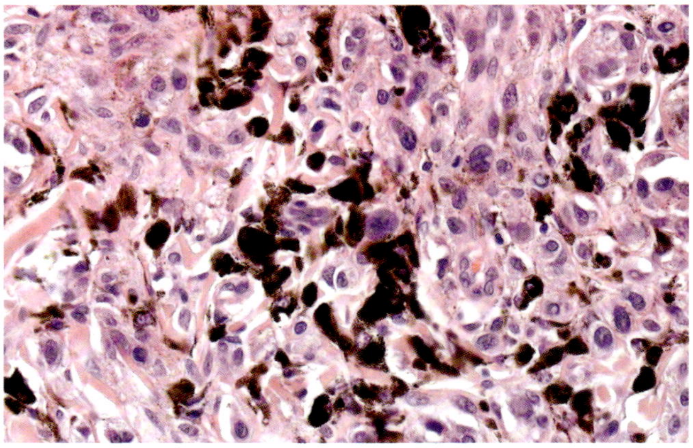

图 25.94 联合痣：高倍镜下可见普通痣细胞和树突状黑素细胞混合性分布，伴有明显的噬黑素细胞

### 鉴别诊断

联合痣一般无真皮表皮交界处的原位黑素瘤所具有的特点，细胞缺少异型性，在肿瘤细胞和真皮内膨胀生长模式中可见显著的核仁，无或偶有极少数的正常有丝分裂象，以上这些可与黑素瘤相鉴别。

## 复发痣和硬化痣

### 临床特征

复发痣（假性黑素瘤）指原有良性黑素细胞痣

不完全切除后继发非典型黑素细胞病变[1-4]。通常发生于采用刮削的病理活检后，类似改变亦可发生于外伤、激光和局部外用药物后[5-6]。复发痣表现为不规则、程度不等的色素性斑状损害，常伴点状黑色区（图 25.95）[1]。大多数皮损常在初次处理后的 6 个月内复发，女性好发，最常发生于背部[7]。

## 组织学特征

真皮浅层可见先前切除痣的残留痣细胞，伴有真皮内瘢痕形成；常可见真皮浅层血管周围慢性炎症细胞浸润（图 25.96），噬黑素细胞常明显增多。

然而，典型的组织病理学特征表现在表皮。真皮表皮交界处病变界限清楚，以不超过瘢痕区域为特征。复发痣表现为表皮下部孤立和簇集的不典型黑素细胞，有时可见轻至中度核异型性和核深染（图 25.97）[1]。有时亦可见轻微的 Paget 样播散，但有丝分裂象和凋亡不常见。瘢痕上方的表皮突通常消失，但偶尔可见局限于瘢痕区域的网状表皮增生模式[7]。真皮浅层若存在痣细胞成分，有时可见细胞异型性（图 25.98）。尽管通常看不到真皮内有丝分裂象，但特殊情况下，经仔细检查可发现正常的有丝分裂象。

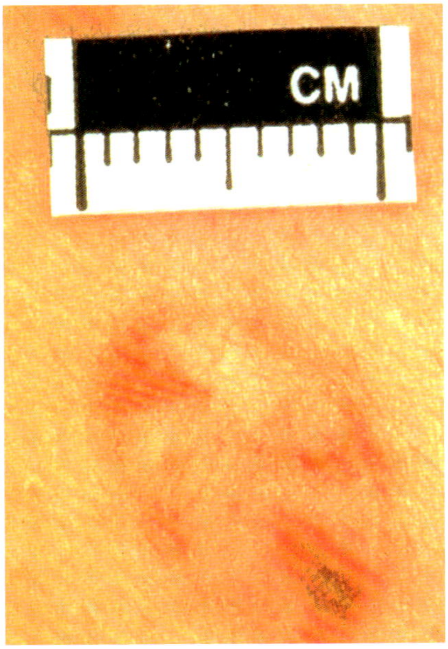


图 25.95 复发痣：多个不规则色素沉着区与真皮浅层瘢痕增生的浅色区域形成对比（By courtesy of the Institute of Dermatology，London，UK.）

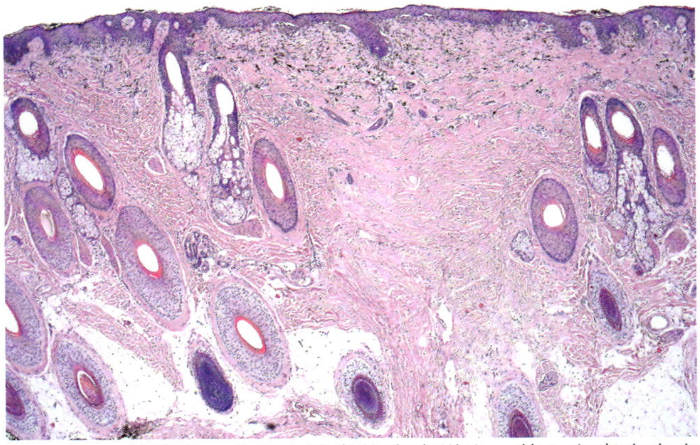

图 25.96 复发痣：真皮内致密的瘢痕增生，其上方真皮表皮交界处可见明显的黑素细胞增生，真皮内可见数个噬黑素细胞

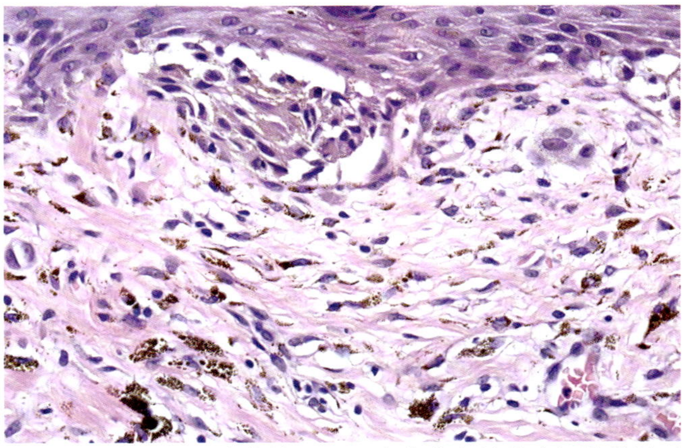

图 25.97 复发痣：高倍镜下可见真表皮交界处痣细胞巢呈不典型增生，散在的痣细胞与噬黑素细胞混合性分布于真皮浅层

## 鉴别诊断

在缺乏临床资料的情况下，复发痣常被疑为黑素瘤。二者组织学上的鉴别要点包括特征性的、界限清楚的交界处细胞成分，位于紧靠其上的瘢痕处；缺乏有丝分裂象及凋亡；出现明显的反应性瘢痕增生[1]。

因此，临床与病理学表现相结合就显得十分必要。切记，残留的发育不良痣可伴有复发痣现象，未完全切除的原位黑素瘤可与复发痣相混淆。对于疑难病例，对之前的病理组织切片进行重新判定十分重要。

假性黑素瘤现象的报道出现在被称为硬化痣的黑素细胞痣亚类型中[8]。该病特征性的组织学表现为中央区域瘢痕形成，与之前的处理和外伤无关，残留

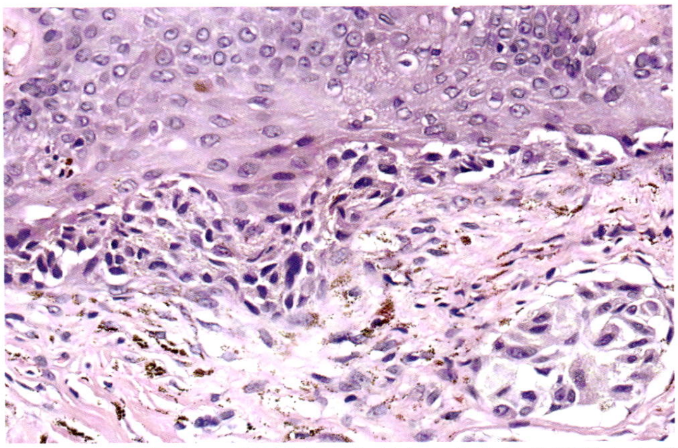

图 25.98 复发痣：可见桥连，在真皮表皮交界处及真皮内可见细胞异型性。对可疑病例，建议重新审察先前的病理切片

的痣细胞位于瘢痕组织周围。与复发痣中的假性黑素瘤现象相似，硬化痣的表皮内成分由大小不规则、相互融合的黑素细胞巢构成，偶伴黑素细胞位置上移，病变局限于瘢痕上方区域。黑素细胞无明显异型性，有丝分裂象无或少见。这些改变可能与病变的部分消退有关。

# 气球状细胞痣

## 临床特征

气球状细胞痣（balloon cell nevus）是较为罕见的一种黑素细胞痣，可能是由于黑素小体退化引起胞质空泡样变形成[1-5]。该病发生率在普通痣中比例小于 2%[2]，尽管气球状细胞痣可发生于任何年龄，但最常见于 30 岁以前。男女发病率相同，好发于头部和躯干。气球状细胞痣无特异的临床表现，通常表现为光滑的、红色或棕色圆顶状丘疹或结节[2]。亦有报道发生于黏膜部位及眼结膜[5-9]。

## 组织学特征

气球状细胞痣可为复合痣或皮内痣。根据定义，其气球状细胞必须占多数（超过 50%），因为典型的黑素细胞痣偶尔也可有少量散在的气球状细胞（图 25.99）[1-2]。气球状细胞呈圆形或椭圆形，大小不一，具有丰富的泡沫状淡染或透明的胞质，含有位于中心的深染或泡状核和明显的核仁（图 25.100）。多核巨细胞也是其组织学特征之一，有丝分裂象少见。色素含量各异，可以富含，亦可完全无黑色素。更显著的黑素细胞特点有时可在痣周围出现（图 25.101）。

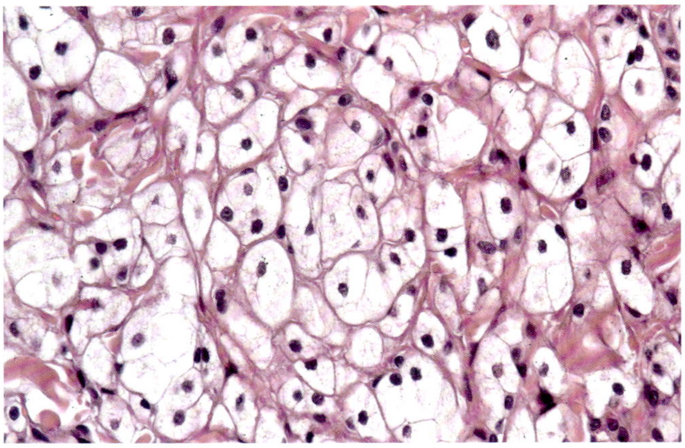

图 25.100 气球状细胞痣：痣细胞胞质淡染、呈轻度泡沫状，中央有深染的细胞核

有报道气球状细胞改变亦可见于由先天性巨痣发展而来的增生性结节中[10]。

## 鉴别诊断

气球状细胞改变还可在 Spitz 痣、发育不良痣、细胞型蓝痣、联合痣及黑素瘤中出现[11-14]。该病与黑素瘤的鉴别点：核多形性、核仁突出和有丝分裂象。

值得注意的是，气球状细胞样黑素瘤有时可出现温和的增生模式（类似痣样黑素瘤）。因此气球状细胞痣应从多个水平进行仔细检查，以除外黑素瘤。

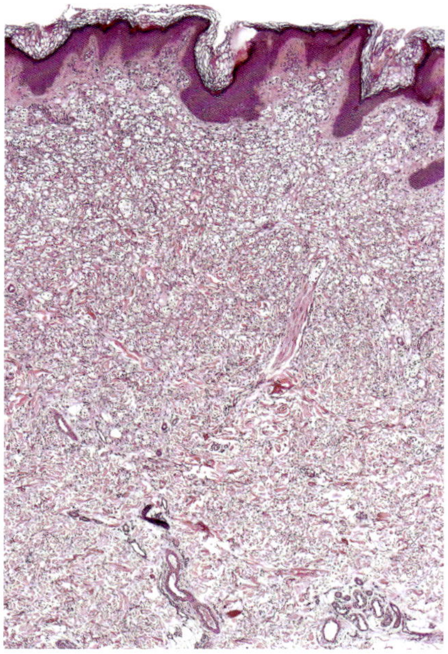

图 25.99 气球状细胞痣：低倍镜下可见真皮结节由淡染的细胞组成

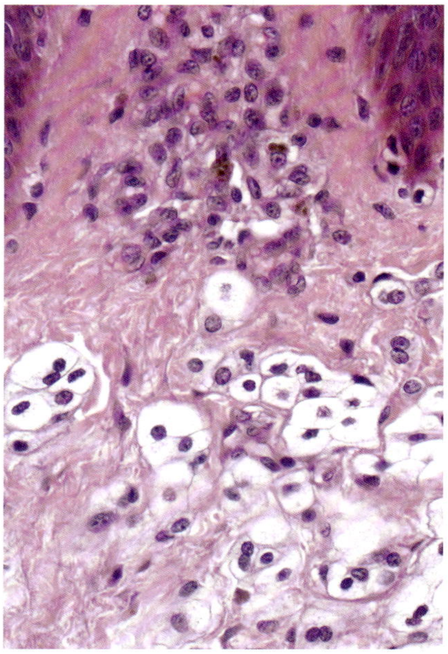

图 25.101 气球状细胞痣：确认多个典型痣细胞有助于诊断该病

# 晕痣

## 临床特征

晕痣（halo nevus）（Sutton 痣、离心性获得性白斑）临床上表现为色素痣周围绕以一圈色素减退晕，常伴发痣的退变[1-2]。在罕见情况下，脱色晕现象可提前发生，尤其在儿童，见于表面隆起或疣状痂的皮损。脱色晕偶可在先天性痣、蓝痣、Spitz 痣、发育不良痣，甚至黑素瘤周围出现[4-8]。

典型的晕痣表现为小的色素斑周围围绕一圈狭窄的色素减退晕（图 25.102 ~ 25.104）。发病无性别差异，20 岁前最常见，背部、躯干为好发部位。晕痣有时可多发，偶可有家族倾向，晕痣患者白癜风的发病率升高[5, 9-12]。有报道多发性晕痣可出现在接受英利昔单抗治疗后的患者中[13]。晕痣患者血液中存在针对黑素瘤细胞胞质抗原的抗体，这些抗体可在皮损被切除或中央皮损自行消退后消失[14]。Turner 综合征患者晕痣发生率显著高于正常人（18% *vs.* 1%）[15]。有报道多发性晕痣可伴发回肠类癌[16]。蕈样肉芽肿上伴发黑素细胞痣临床可表现为有晕现象[17]。

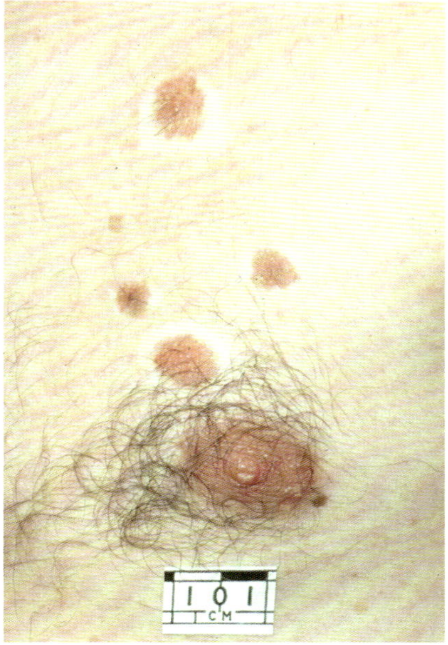

图 25.102 晕痣：此类痣由典型的白晕包绕（By courtesy of R. A. Marsden，MD，St George's Hospital，London，UK.）

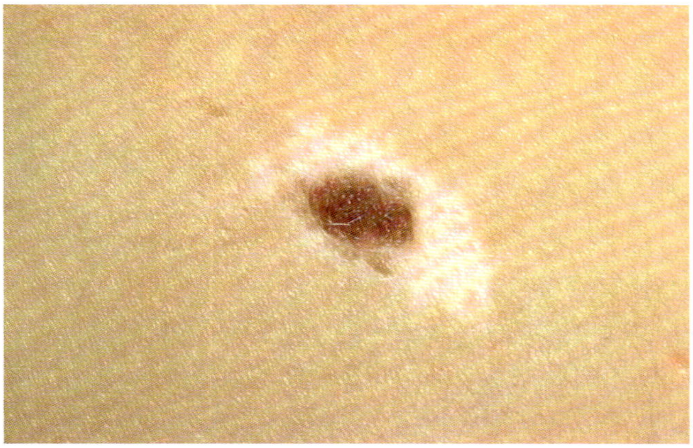

图 25.103 晕痣：近观显示中央为色素较深的结节，周围伴有苍白的色晕（By courtesy of the Institute of Dermatology，London，UK.）

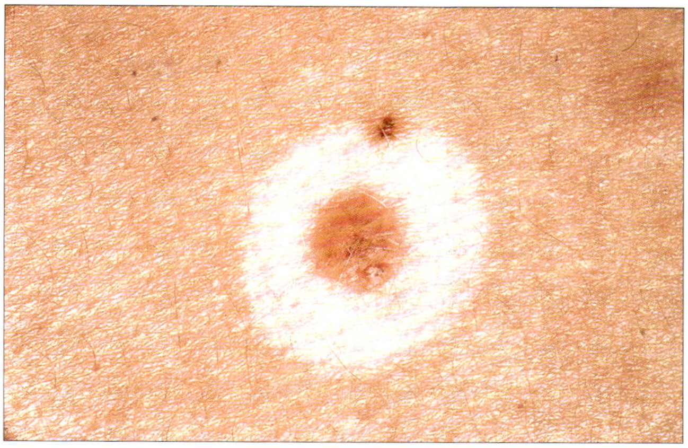

图 25.104 晕痣：晚期皮损，中央的色素痣大部分消退（By courtesy of the Institute of Dermatology，London，UK.）

## 组织学特征

突起的真皮结节伴棘层肥厚，表皮常角化过度（图 25.105）。通常表现为复合痣，其周围可见致密的淋巴细胞、组织细胞浸润，偶可见肥大细胞和浆细胞（图 25.106、25.107）。淋巴细胞以抑制性 / 细胞毒性 T 细胞表型为主，伴有少量 CD4$^{+}$辅助性 T 细胞、B 淋巴细胞、巨噬细胞和朗格汉斯细胞混合性浸润[18-20]。炎症细胞浸润区内偶可见上皮样肉芽肿[21]。随着进行性凋亡，痣细胞变得越来越难识别，而被含色素的巨噬细胞所取代。残留的痣细胞可用 S-100 蛋白免疫组织化学染色进行鉴定（图 25.108）。在此阶段，皮损常在组织学上被误认为黑素瘤。皮损

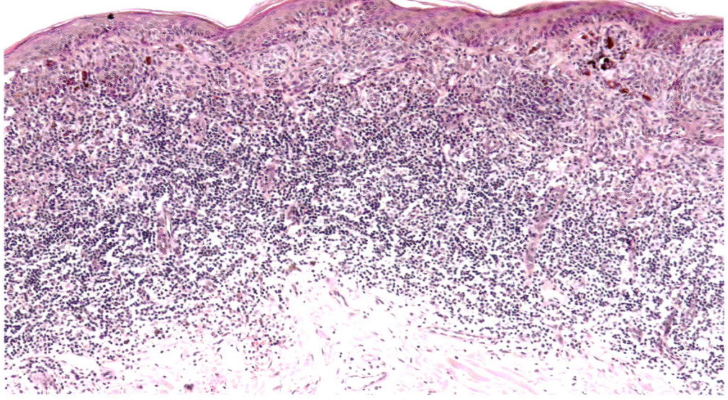

图 25.105 晕痣：交界处可见残余痣细胞巢，其下方为致密的带状淋巴组织细胞浸润

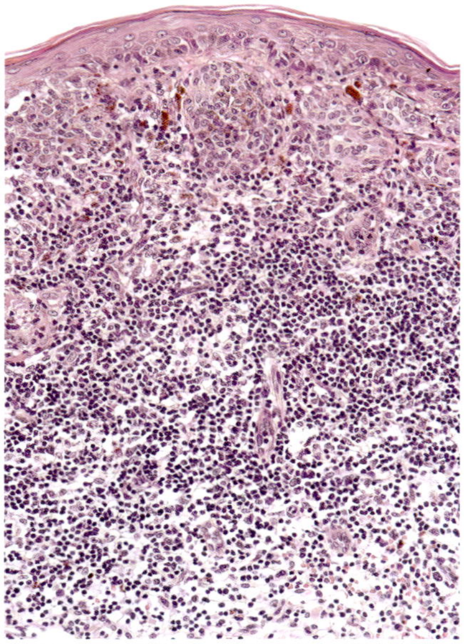

图 25.106 晕痣：图 25.105 高倍镜下视野

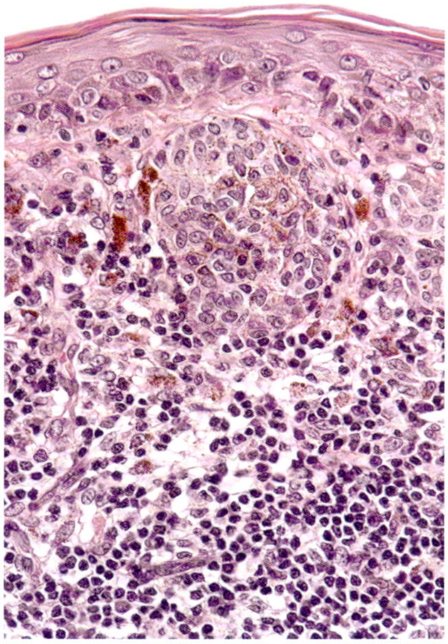

图 25.107 晕痣：高倍镜下可见色素失禁

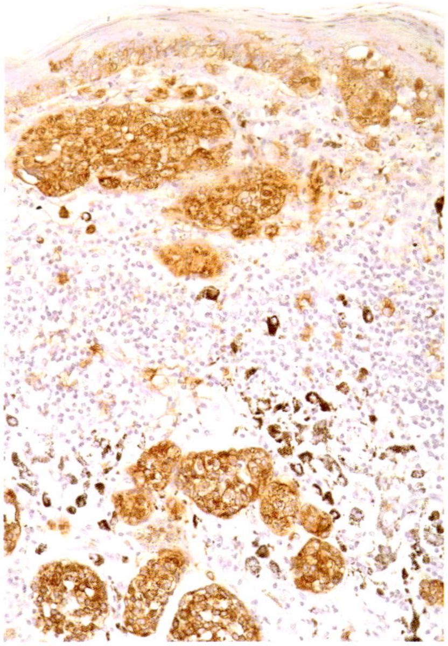

图 25.108 晕痣：S-100 蛋白免疫组织化学染色显示真皮内残余痣细胞巢

中央有时可见显著的血管。无炎症细胞浸润的晕痣极为少见[22]。一些皮损表现为晕痣的组织学特征而临床上却未见典型的晕环，这类皮损被称为晕现象。

脱色晕处黑素细胞完全缺如，多巴染色阴性，但表皮可见朗格汉斯细胞增多。

消退的晕痣处表皮色素缺失，同时伴有真皮散在的噬黑素细胞。有时可见轻微的瘢痕形成。

## 鉴别诊断

晕痣需与黑素瘤相鉴别。除了正在消退的黑素瘤或发育不良痣外，有丝分裂活性和细胞的异型性并不能作为与其他疾病相鉴别的要点。黑素瘤的细胞浸润通常是单一形态，除正在消退的黑素瘤外，常在肿瘤周围呈抱球状而非活跃浸润于肿瘤全层。

# Meyerson 痣

## 临床特征

Meyerson 痣表现为一种在获得性良性黑素细胞痣基础上的环状皮炎（湿疹），通常为复合痣，病因尚不清楚（图 25.109）[1-4]。这一现象虽然报道很少，但在先天性黑素细胞痣和发育不良痣中均可见到[5-7]。

Meyerson 痣有时可有瘙痒的红斑状脱屑边缘，宽达 1.0 cm[2]。皮损常多发，好发于躯干及四肢近端，男性好发，好发年龄为 21 ～ 30 岁。皮炎消退后痣无变化[1-2]。

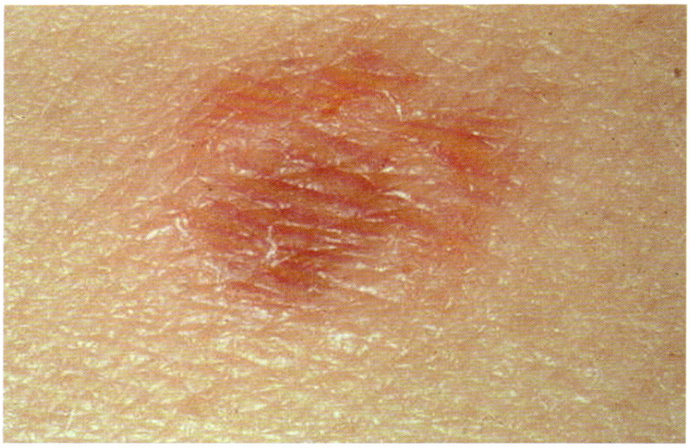

图 25.109 Meyerson 痣：普通皮内痣周围可见强烈的红斑反应（By courtesy of the Institute of Dermatology，London，UK.）

## 组织学特征

组织学表现为角化不全、棘层肥厚、海绵水肿伴真皮浅层血管周围慢性炎症细胞浸润（图 25.110 ～ 25.112）。浸润的细胞类型以 $CD4^+$ 淋巴细胞为主[5, 8]，有时可见大量嗜酸性粒细胞浸润[2]，未见组织学上有消退的证据[2]。

类似的环绕皮损可见于一大类疾病中，包括脂溢性角化病、灰泥角化病、瘢痕疙瘩、鲜红斑痣及鳞状细胞癌，但少有报道[9-10]。

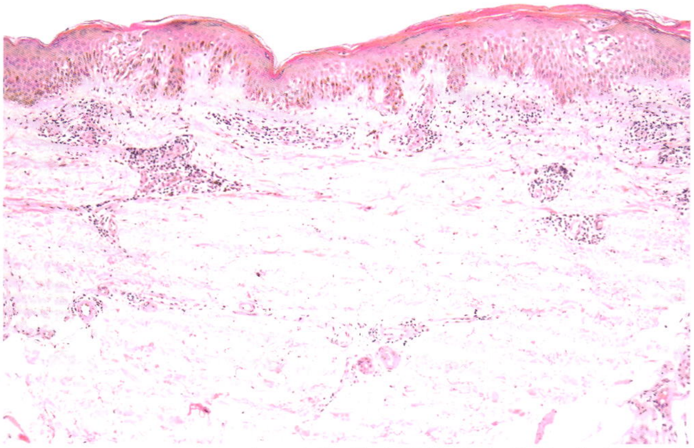

图 25.110 Meyerson 痣：在海绵水肿性皮炎背景下可见几个交界痣细胞巢

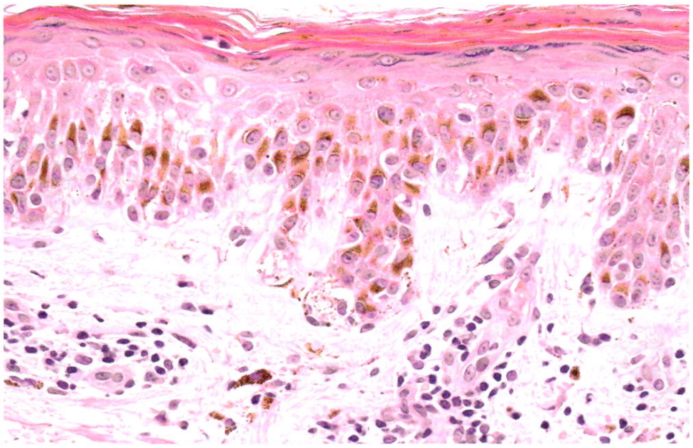

图 25.111 Meyerson 痣：图 25.110 高倍镜视野

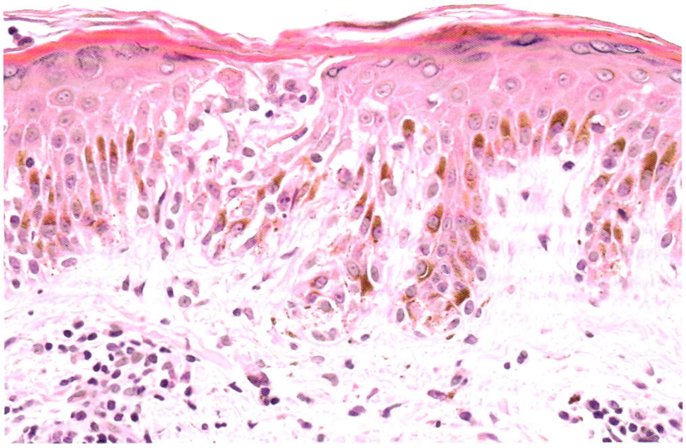

图 25.112 Meyerson 痣：可见海绵水肿伴微小水疱形成

# Spitz 痣、非典型 Spitz 痣和 Spitz 痣样黑素瘤

Spitz 痣（Spitz 瘤、幼年黑素瘤、梭形和上皮样细胞痣）是临床上极为重要的疾病。虽然本病生物学本质为良性病变，预后较好，但组织病理学上易误诊为黑素瘤[1-4]。同样，当黑素瘤误诊为 Spitz 痣时将会带来灾难性的后果。自 1948 年 Sophie Spitz 首次命名该病以来，其组织学诊断和有效的治疗一直是学术界争论的核心。

由于需要识别恶性变异型（Spitz 痣样黑素瘤、恶性 Spitz 痣、黑素瘤伴有 Spitz 痣样特征）和组织学上界限类的皮损，即所谓的非典型 Spitz 痣（生物行为未定的 Spitz 痣样瘤），问题变得更加复杂[5-6]。除此之外，还应注意良性幼年黑素瘤也曾有转移的报道。

## 临床特征

Spitz 痣临床上不常见，约占儿童所有痣的 1%[2]。通常皮损孤立，好发于儿童和青少年[2]。在一项包含 202 例 Spitz 痣的报道中，79% 的患者发病年龄为 20 岁之前[7]。然而，近期一项研究分析了 247 例病例，发现 66% 的患者发病年龄超过 20 岁，仅有 15% 的患者发病年龄超过 40 岁[8]。在另一项包括 349 例病例的深层分析报告中，只有 6% 的患者发病年龄超过 45 岁[9]。偶见皮损出生即有[10]，老年人发生该病更为少见[11]。在 31 ～ 40 岁及以上的人群中诊断该病必须十分谨慎，此时 Spitz 痣样损害很可能为黑素瘤而非良性痣。寻求另一名黑素细胞病理学专家的意见，以防黑素瘤的误诊和治疗不充分常显得十分重要。本病女性的发病率稍高于男性，黑种人极少发生本病[12]。

临床上，典型的 Spitz 痣表现为孤立、快速生长、无症状的粉红或红棕色圆顶状丘疹或结节（图 25.223 ～ 25.225）。斑状（特别是早期进展皮损）、息肉状、带蒂或疣状皮损少见[2, 13]。溃疡罕见。陈旧性皮损常缺少色素，表现为肤色、坚实的丘疹，颇像皮肤纤维瘤。大多数情况下，Spitz 痣好发于头颈（特别是颊部）或四肢。在女性和成人，四肢（特别是小腿）更易受累[7, 14]。躯干也是本病的好发部位之一。但是在

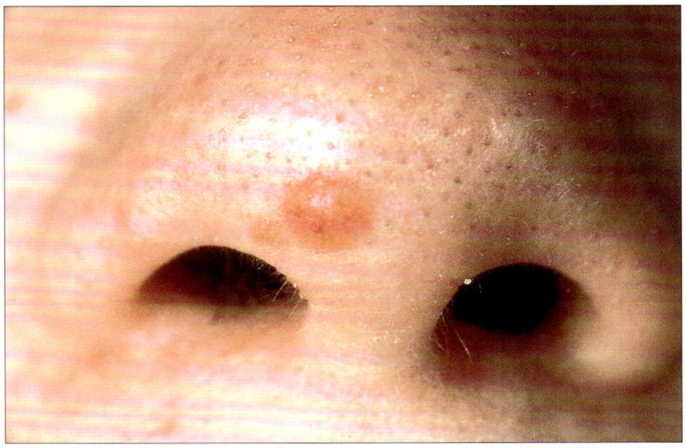

图 25.113 Spitz 痣：儿童鼻尖部圆顶状结节。血管扩张明显（By courtesy of the Institute of Dermatology，London，UK.）

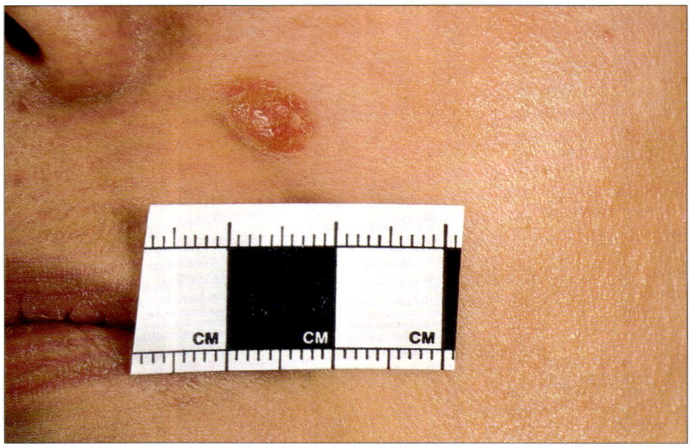


图 25.114 Spitz 痣：颊部是其好发部位（By courtesy of the Institute of Dermatology，London，UK.）

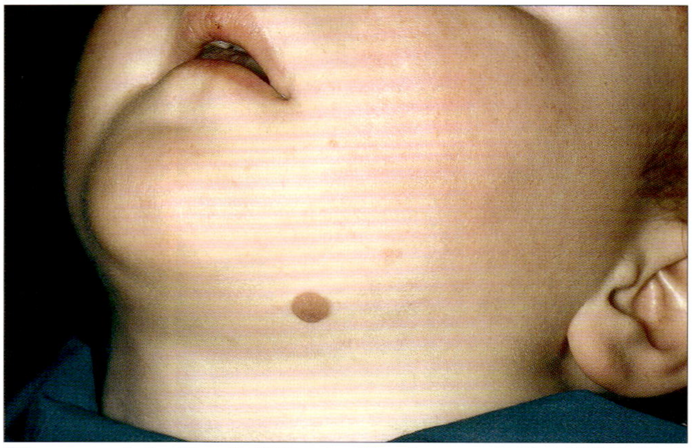

图 25.115 Spitz 痣：色素型 Spitz 痣，与 Reed 色素性梭形细胞痣类似（By courtesy of R.A. Marsden，MD，St George's Hospital，London，UK.）

一项针对西班牙裔人群的病例报道中，该病的好发部位为下肢，且与年龄和性别无关[15]。然而，亦有病例报道称其可发生于身体任何部位，包括生殖器黏膜、口腔黏膜、舌、阴茎、甲下和足底等不同部位[13，16-23]。Spitz 痣很少发生疼痛，皮损直径通常小于 1 cm，富含血管，因此临床上常被误诊为化脓性肉芽肿[23]。

与单发 Spitz 痣不同，多发的 Spitz 痣极为罕见。报道的常为群集或泛发发疹型[24-36]。群集型主要好发于儿童，常发生在先天性色素沉着性斑片或斑块基础上，而泛发型以成人常见[31]。群集型 Spitz 痣可呈带状疱疹样、皮节样以及双侧分布[27-30]。有 1 例发生在斑痣基础上、由特定化疗药物诱导的群集型 Spitz 痣的报道。泛发型以数个 Spitz 痣发生为特点，一般易发生于手掌、足底及黏膜部位，有复发的可能性[37]。罕见情况下，Spitz 痣可伴有晕痣现象[38-39]。与普通黑素细胞痣中观察到的相似，Spitz 痣也会出现逐步退化现象[40]。

其实，极少能证实恶性 Spitz 痣（Spitz 痣样黑素瘤）发生转移播散，大多数病例是在会诊时遇到[41-44]。由于非典型 Spitz 痣和 Spitz 痣样黑素瘤难以鉴别，很多学者常以转移或死亡来定义区分标准[44]。绝大多数病例发生于 11 ～ 20 岁女性，无特定好发部位。儿童 Spitz 痣样黑素瘤最好发于四肢，其次为躯干，发病无性别差异[45]。总之，虽然其特征与 Spitz 痣高度相似，但绝大多数有疑问的病例和难以确诊的病例，在仔细地检查多张切片和应用免疫组化染色后可确诊为黑素瘤（PHM，个人观察）。

有报道 Spitz 痣样黑素瘤的一个亚群，其扩散仅限于引流淋巴结，因其病例数较少，仍需进一步的文献支持[43-44]。

## 组织学特征

Spitz 痣具有与所有黑素细胞痣相同的基本结构，虽然以复合痣最为常见，但亦可见交界痣和皮内痣（图 25.116）[11，46-47]。

典型的 Spitz 复合痣呈圆顶状，痣细胞常呈楔形外观，基底朝上（图 25.117）。其侧缘界限清楚，明显对称，此特征可用来与黑素瘤相鉴别，因黑素瘤

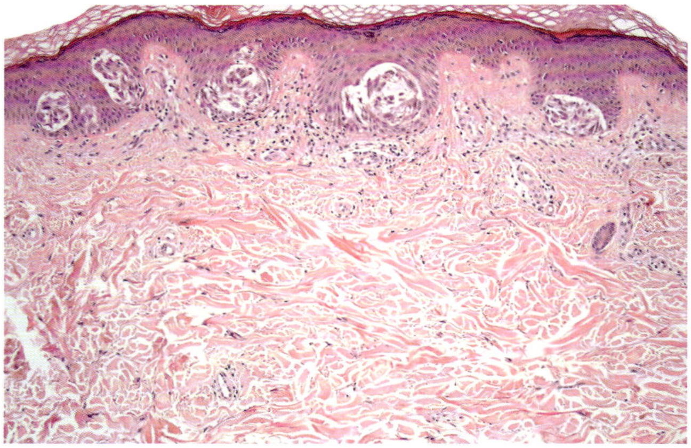

图 25.116 Spitz 痣：早期皮损以整个交界处痣细胞巢群为特点，可见典型的收缩间隙围绕在每个细胞巢周围

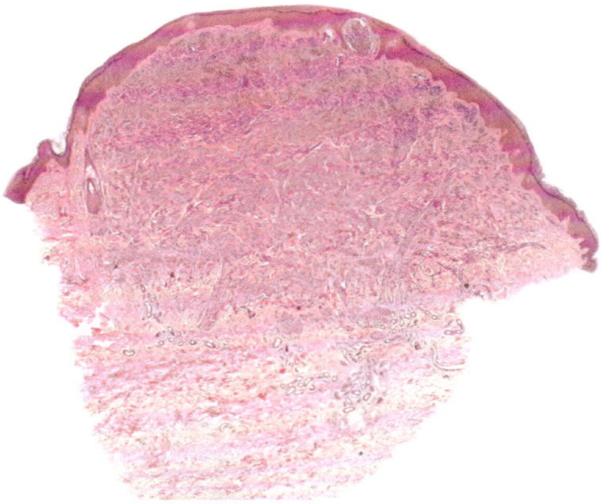

图 25.117 Spitz 痣：此皮损呈圆顶状，对称分布，楔形生长模式

常表现为无序生长模式和不规则的侧缘（图 25.118、25.119）。对称性特点除了适用于皮损侧面外，也适用于深部的皮损；在同一水平上浸润的痣细胞巢和单个痣细胞形态类似，随深度增加的成熟现象明显（图 25.120 ～ 25.125）。在 Spitz 痣黑素细胞增生区可见表皮变薄，表皮突消失，但这通常不是该病的主要特征[48]。相反，Spitz 痣常见角化过度伴棘层肥厚，有时呈假上皮瘤样增生，偶尔在侧缘形成领圈样表现[11]。假上皮瘤样增生在黏膜部位（如口腔黏膜）的 Spitz 痣中尤为明显[19]。常见真皮浅层水肿，表浅

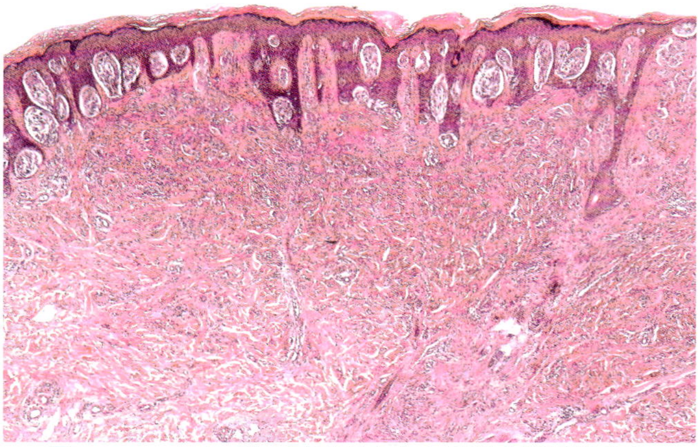

**图 25.118** Spitz 痣：可见真皮内皮损呈典型梭形分布

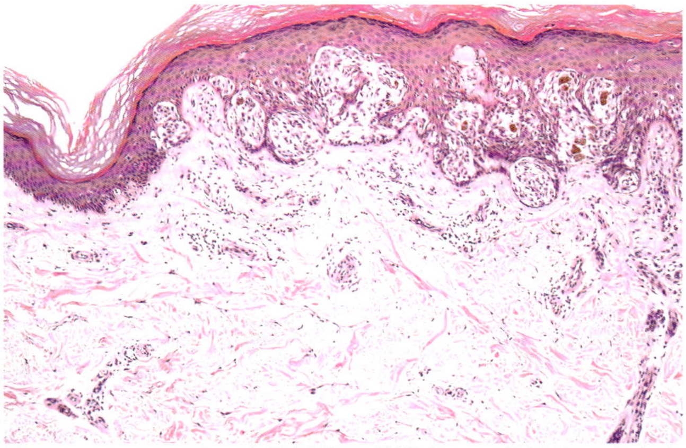

**图 25.119** Spitz 痣：皮损侧缘边界清楚。一般认为，痣中央和边缘均可成巢为良性病变。与图 25.118 是同一病例

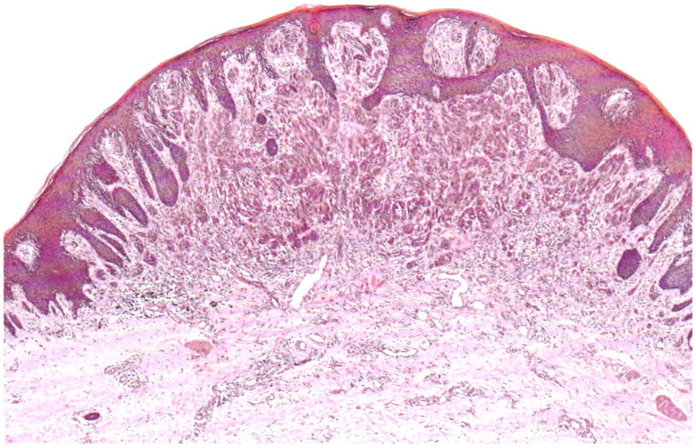

**图 25.120** Spitz 痣：低倍镜下显示垂直和水平方向均对称

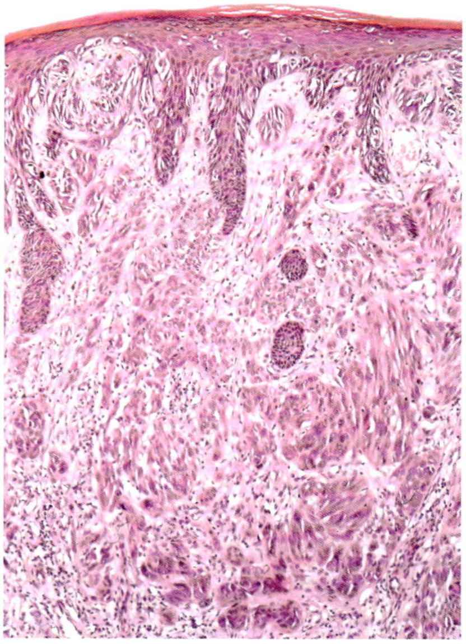

**图 25.121** Spitz 痣：随着深度增加，痣细胞巢和痣细胞体积变小（浅层部分）

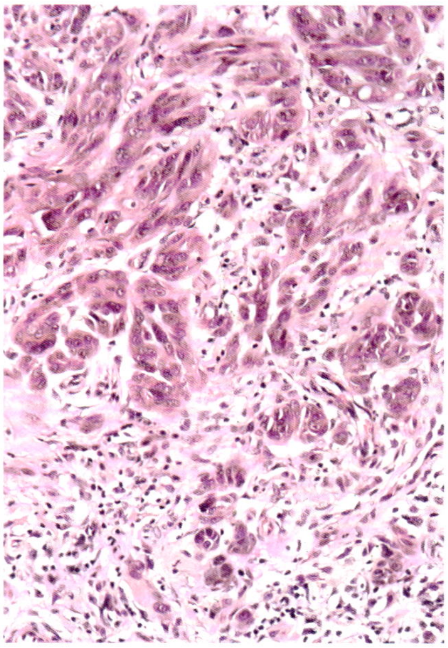

**图 25.122** Spitz 痣：图 25.121 中的深部皮损

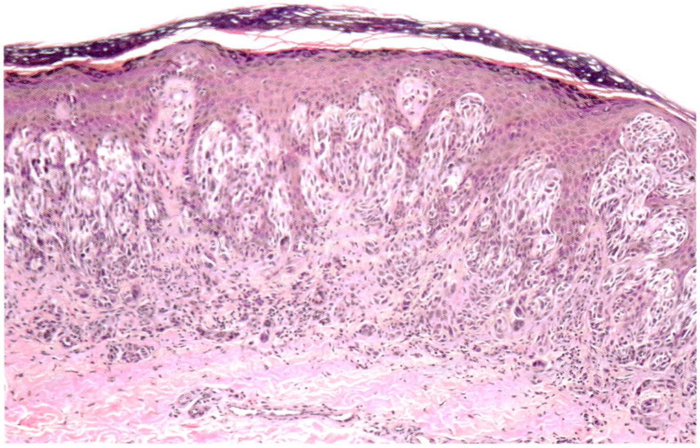

**图 25.123** Spitz 痣：中倍镜下见复合性病变

毛细血管扩张是 Spitz 痣的特征性表现之一。

Spitz 痣由梭形细胞、上皮样细胞或二者混合组成[11, 43]，常见细胞多型性。但与黑素瘤不同，Spitz

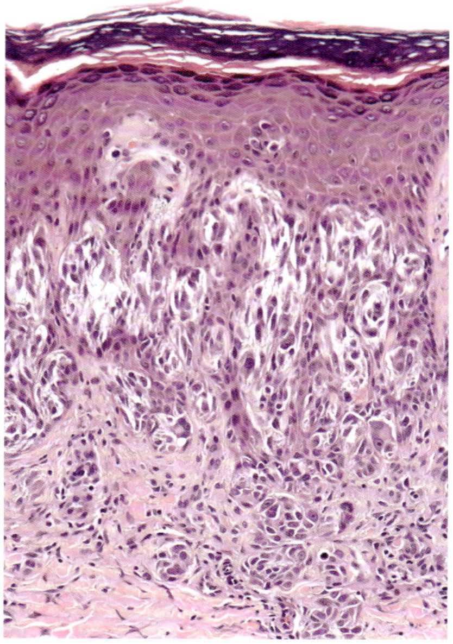

图 25.124 Spitz 痣：真皮内痣细胞巢小于交界处痣细胞巢，其为良性病变的另一条线索

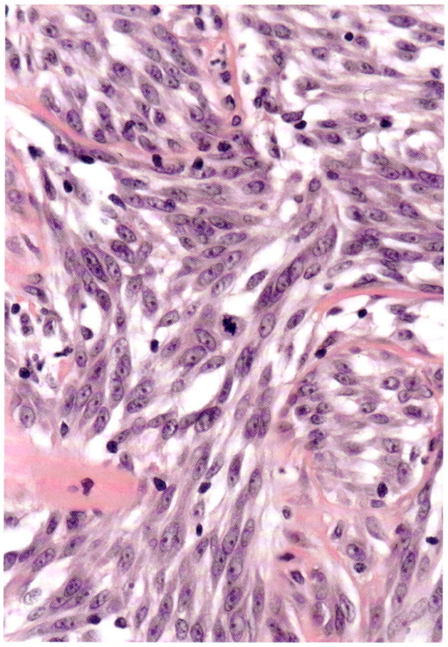

图 25.126 Spitz 痣：梭形细胞型。梭形痣细胞排列成束状。泡状单一核，核仁较小。注意有丝分裂象

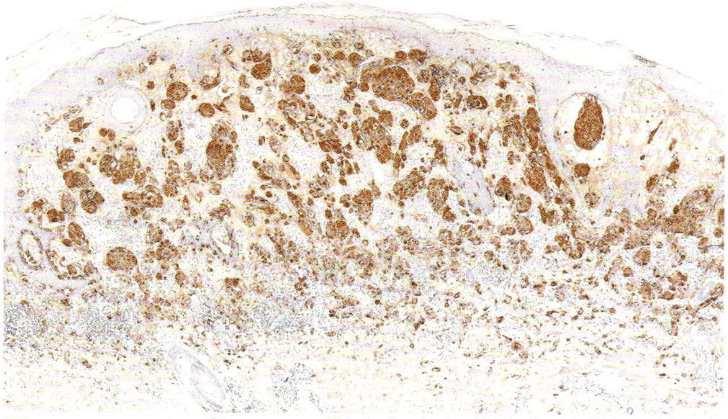

图 25.125 Spitz 痣：S-100 蛋白免疫组化染色是检测随深度增加的成熟现象的有效方法

痣的细胞多型性程度较一致。常见单个表皮内树突状黑素细胞在交界处痣细胞巢外垂直于表皮生长[49]。

在梭形细胞亚型中，肿瘤细胞（常排列为束状）体积较大，胞质丰富，呈嗜酸性，可见典型的单个泡状核，具有明显的（虽小）嗜酸性核仁（图 25.126）。

与梭形细胞相比，Spitz 痣的上皮样细胞常为多核、形状奇特。尽管可排列成巢状或簇状，但它们常缺乏细胞黏附（图 25.127、25.128）[11, 47, 50]。胞质有时呈毛玻璃样，常见核内胞质样假包涵体，但不能用以区别 Spitz 痣和黑素瘤。核仁可以多个，体积常较大，呈嗜酸性，形态似包涵体；然而在皮损较深处，核仁常为蓝色。有丝分裂象有时活跃，尤其是年轻人，但仅限于肿瘤表浅部位，且绝对无异型性（图 25.129）。当有丝分裂象发生于皮损深部且呈异型时，则需尽快查找黑素瘤的其他诊断依据。胞质可无色素或色素较浅，但偶有与色素上皮样细胞痣和梭形细胞痣（Reed）相似的重度色素沉着（见下文）。

混合型损害的交界性痣细胞（和单纯交界型）的

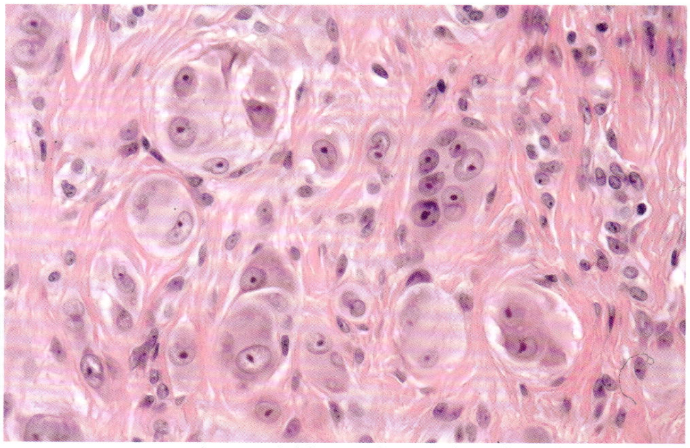

图 25.127 Spitz 痣：上皮样型。痣细胞有丰富的嗜酸性胞质，伴大的泡状核及明显的嗜酸性核仁。多形性一致是 Spitz 痣的特征

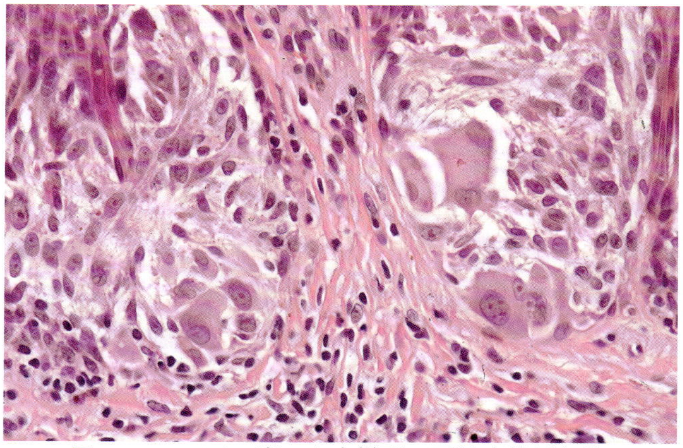

图 25.128 Spitz 痣：上皮样型，可见多核巨细胞

特点为大而垂直的痣细胞巢，常被明显的人工收缩间隙所包绕（图 25.130、25.131）。这种现象亦可出现在较浅表的真皮痣细胞巢内以及个别肿瘤细胞间（图 25.132）。此特点在黑素瘤中罕见，有助于区分 Spitz 痣和黑素瘤。尽管在表皮上层偶见单个痣细胞，但

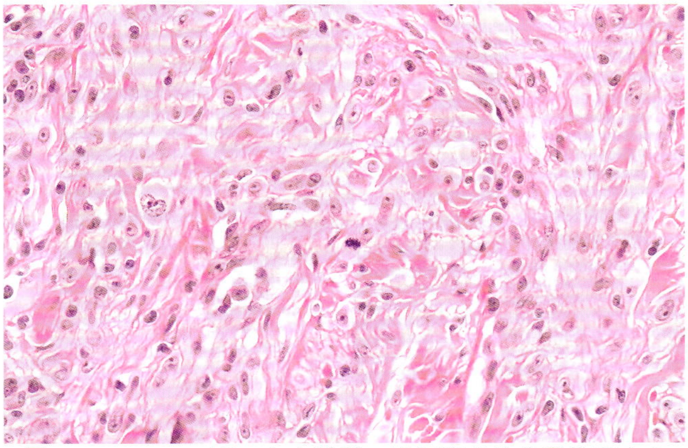
图 25.129 Spitz 痣：上皮样型，痣细胞有丝分裂位于中央

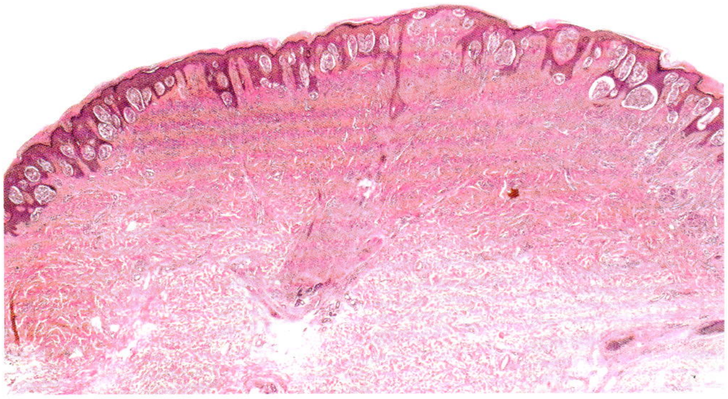
图 25.130 Spitz 痣：明显可见人工收缩间隙围绕交界处痣细胞巢

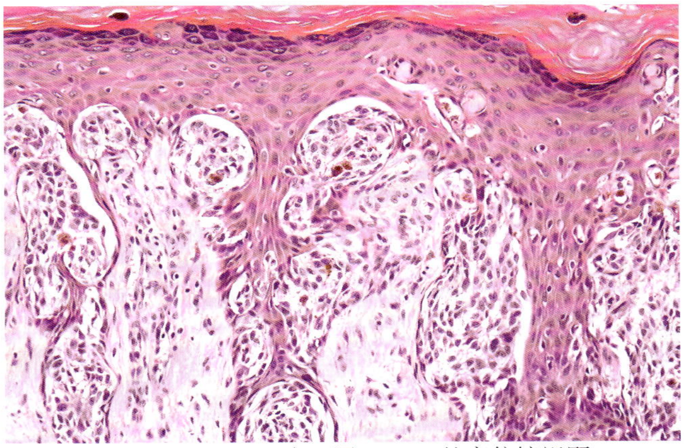
图 25.131 Spitz 痣：图 25.130 的高倍镜视野

Paget 样播散（见于原位黑素瘤）不是 Spitz 痣的特征性表现，不过有时在皮损中央的表皮内可见局灶性 Paget 样播散（图 25.133）。肢端损害上方表皮更为广泛的受累是其特征性表现[51]。

受过创伤的 Spitz 痣表现出令人担心的表皮内扩散，但若出现角化不全、痂皮、纤维增生和出血，则为良性倾向的表现[51]。然而，痣细胞巢和较少见的单个痣细胞有时可出现在表皮浅层和（或）角质层内，在这种情况下，这些改变并非恶变的生物学征象。

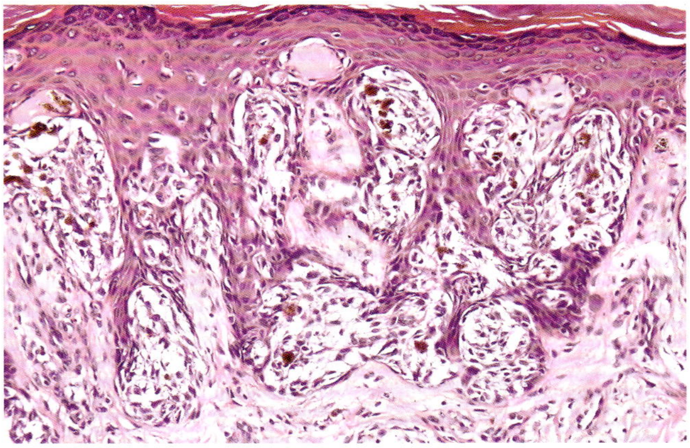
图 25.132 Spitz 痣：交界处痣细胞巢黏附不良为其特征

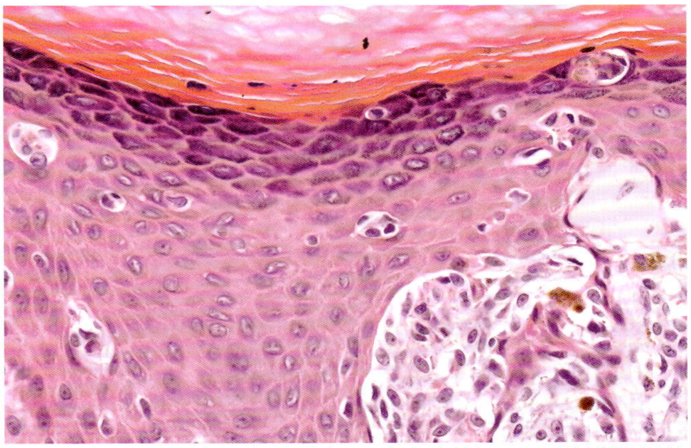
图 25.133 Spitz 痣：勿将皮损中央上部的 Paget 样播散误认为是恶变的证据

Spitz 痣的一种常见表现为处于进展期、位于真皮表皮交界处、具有扇形边缘、弱嗜酸性、PAS 染色阳性的群集的透明小体（Kamino 小体）（图 25.124）[52-53]。Kamino 小体在黑素瘤中并不明显，且常孤立存在。它们由层粘连蛋白、Ⅳ型胶原、纤连蛋白构成，故该小体并非凋亡小体或细胞样体[54-57]。

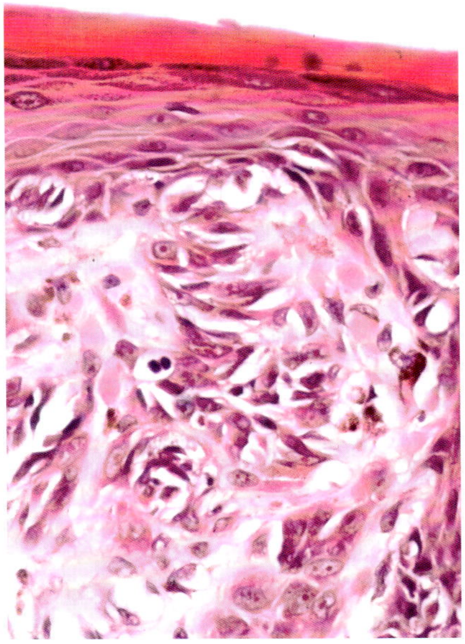
图 25.134 Spitz 痣：可见多个嗜酸性染色的 Kamino 小体

真皮内的痣细胞表现出随深度增加的成熟现象。痣细胞巢和单个痣细胞更小更圆，胞质逐渐减少，胞核和核仁也有类似变化。随着深度增加，痣细胞巢和痣细胞束逐渐变为单个细胞浸润模式，这些细胞常呈列队式排列，分布于皮损基底部的邻近胶原束之间。尤其在皮损以真皮痣细胞巢为主时，常见明显的进行性纤维化。偶见致密的纤维组织包绕并分离真皮内单个痣细胞，即结缔组织增生性 Spitz 痣（见下文）。Spitz 痣常在皮损的底部伴发血管周围淋巴细胞浸润。然而，在进展期皮损中有时可见淋巴细胞呈带状浸润。

虽然有 Spitz 痣沿淋巴血管播散的报道，但对此现象应高度警惕，并应寻找其他恶性肿瘤的证据[58]。

Spitz 痣的组织分型已见诸报道，包括联合型、Paget 样型、结缔组织增生型、玻璃样变（透明）型、血管瘤样型、晕痣型、色素型、丛状型、管状型、玫瑰结样型、伴有 Touton 样巨细胞型，以及复发性 Spitz 痣。联合型 Spitz 痣由普通痣、发育不良痣[59]、先天性痣或蓝痣组成，伴有局灶 Spitz 痣样特征；或由伴发深部穿通痣的 Spitz 痣组成。具有晕痣特征的 Spitz 痣可见典型的对称性弥漫性淋巴细胞、组织细胞浸润，伴极少数浆细胞，以及与退化痣细胞相关的嗜酸性粒细胞[38-39]。痣细胞成熟现象受损也有报道。晕反应模式似为联合型 Spitz 痣的特征性表现之一，但也可见于单纯性 Spitz 痣中[39]。具有晕反应的 Spitz 痣和黑素瘤的鉴别主要根据细胞浸润的对称性，缺乏深在性结节、深在有丝分裂象和非典型性有丝分裂象。血管瘤样型 Spitz 痣以独特的纤维血管基质为特征，这也可见于一部分结缔组织增生型 Spitz 痣（参见结缔组织型 Spitz 痣）[60-62]。黏液样 Spitz 痣以表皮裂隙中和黑素细胞之间显著的细胞外黏蛋白沉积为特征[63]。Spitz 痣伴玫瑰样结构是新近描述的一个亚型，指细胞核呈离心性或栅栏状排列，中央为胞质，但没有管腔形成[64]。S-100 和 MART-1 阳性的 Touton 样巨细胞在 Spitz 痣个例中有报道[65]。此外，有人报道 Spitz 痣具有管状和丛状生长模式[66-67]。

从组织学水平很难诊断复发性 Spitz 痣[68]，表皮痣细胞表现与其他类型假性黑素瘤中的 Paget 样扩展相同[68]，真皮残留皮损可见到普通型或结缔组织增生型 Spitz 痣的特点。也可能出现瘢痕内结节性增长模式，类似于黑素瘤。然而，复发性 Spitz 痣中成熟现象常见，有丝分裂活性低下。与其他类型的假性黑素瘤相似，对原始的病理组织切片进行重新判定十分重要。

## 鉴别诊断

Spitz 痣除表达已知的 S-100 蛋白和神经特异性烯醇化酶，还常在真皮表浅部位表达 HMB-45 抗原，而真皮全层表达 HMB-45 抗原为黑素瘤的诊断指征[69-70]。所有 Spitz 痣的表皮及真皮皮损内 S100A6 弥漫性、强阳性表达，而仅有 1/3 的黑素瘤表现为该抗体在真皮皮损内片状弱表达，在表皮皮损内不表达或弱表达[71]。

与黑素瘤的异倍体肿瘤细胞群相反，大多数 Spitz 痣以二倍体细胞群为特点[72-74]。基因组杂交研究结果显示，Spitz 痣总体无染色体变异，小部分可表现为 11 号染色体短臂拷贝数增加[75]。仅少数 Spitz 痣发现 9 号染色体短臂中间缺失（9 号染色体短臂缺失是黑素瘤最为常见的染色体变异型）[76]。然而，Spitz 痣被证实为单克隆增生[75]。值得一提的是，Spitz 痣中有一部分可表现为多倍体，这种现象在黑素瘤中极为罕见[77]。对疑难病例进行必要的免疫组化检测具有不可估量的诊断价值，包括：

- MIB-1 的表达常仅限于 Spitz 痣真皮浅层的少量细胞（少于 5%），而黑素瘤可表现为整个皮损内 MIB-1 强阳性表达[78-80]。
- bcl-2 常在 Spitz 痣中表达阴性或弱阳性，而黑素瘤中大部分瘤细胞呈强阳性表达[81]。
- 细胞周期蛋白 D1 在黑素瘤的整个瘤体内表达增加，而在 Spitz 痣中虽然浅表部位可呈强阳性表达，但随着深度的增加，细胞周期蛋白 D1 的阳性表达逐渐降低，反映了痣细胞成熟的组织学特征[82-83]。
- Spitz 痣中 p53 通常表达缺失，而在很多结节性黑素瘤中呈阳性表达[82]。
- 与黑素瘤相比，p21 在 Spitz 痣中表达增加；而与 Spitz 痣相比，存活蛋白和拓扑异构酶Ⅱ α 则在黑素瘤中表达增加[80, 84]。
- 与 Spitz 痣相比，黑素瘤真皮瘤细胞内 p16 核表达减少[85]。对黑素瘤而言，胞质和胞核 p16 表达均减少似乎比仅有核 p16 表达缺失更具特异性[85]。这类肿瘤结缔组织增生及核异型性增多，有明显的底部浸润，但这些特点似乎与生物学行为上的恶变无关。
- CD40 在 Spitz 痣中不表达，但在高达 40% 的黑素瘤真皮皮损内表达[86]。
- CD44 在 Spitz 痣中持续表达阳性，较黑素瘤中表达水平高[87]。
- 与 Spitz 痣相比，丝氨酸–苏氨酸激酶（Cdc7）在非典型 Spitz 痣及黑素瘤中表达水平升高[88]。

- 在一项研究中，Spitz 痣及黑素瘤 c-kit（CD117）的表达无差异[89]。
- 56% 的 Spitz 痣样黑素瘤和仅 5% 的 Spitz 痣中可检测到 CD99 的表达。黑素瘤 CD99 染色常呈弥漫阳性，而 Spitz 痣则无此类型表达模式[90]。

以上这些免疫组化染色结果并不完全可靠，疑难病例的皮损常产生模棱两可的结果。最后诊断总是取决于临床病理联系以及对 HE（苏木精-伊红染色）切片上的病理表现特点的解读，这两点仍然是诊断的金标准。

大多数 Spitz 痣都符合上述组织学标准，缺乏明显的细胞异型，具有可预知的良性表现行为。根据以上组织学特征即可将其诊断为 Spitz 痣。然而临床上经常会遇到一些少见的非典型 Spitz 痣，而又不符合真正的垂直生长期黑素瘤的特征。少数报道显示组织学上典型的 Spitz 痣可出现复发和转移[41-43]。其中的一些倾向于仅有淋巴结转移，而另一些则以真正的恶性方式进行远处播散。应当注意的是，这类文献一般出现较早，但却不断被引用。因此，新近的文献连篇累牍地讨论皮损的鉴别诊断，并提出大量不精确的术语，包括非典型 Spitz 痣、Spitz 肿瘤、最小偏离型黑素瘤（Spitz 痣型）和恶性潜能未定的黑素细胞肿瘤（Spitz 痣型）[91-95]。尽管最后一个命名可能是最恰当的，反映了我们对其可能的生物学行为缺乏认知，但此命名太繁琐，难以普遍适用。非典型 Spitz 痣这一术语暗示其在一定程度上偏离了原型且伴有不同程度的恶性潜能，因而利于广泛使用（图 25.135 ～ 25.138）。这也意味着临床医生需在患者的随访过程中加以特别关注。另一命名为生物学潜能未定的 Spitz 样肿瘤，亦同样适用。

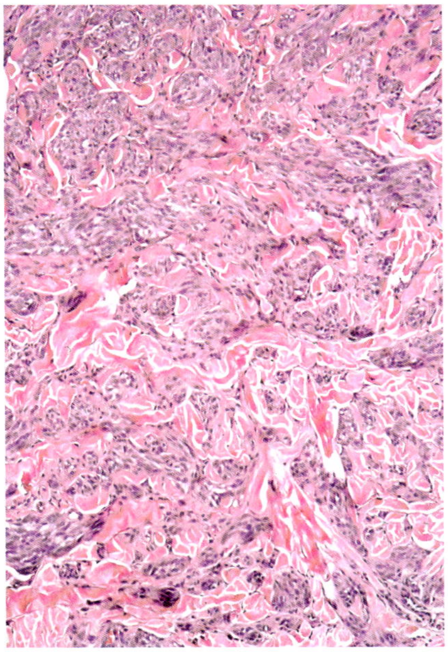

图 25.135 非典型 Spitz 痣：中倍镜下可见真皮皮损

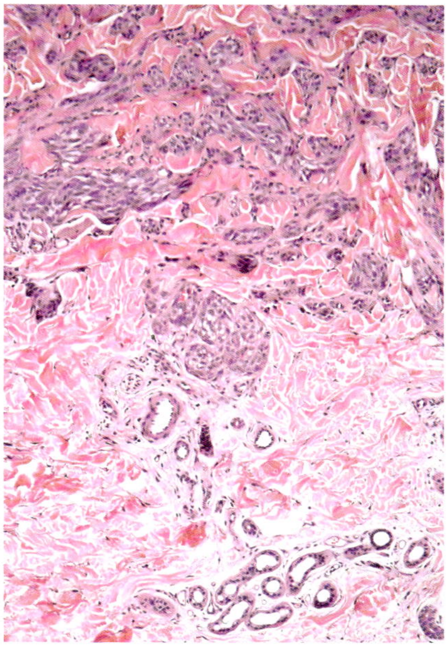

图 25.136 非典型 Spitz 痣：低倍镜下可见成熟现象受损，底缘可见大的痣细胞巢

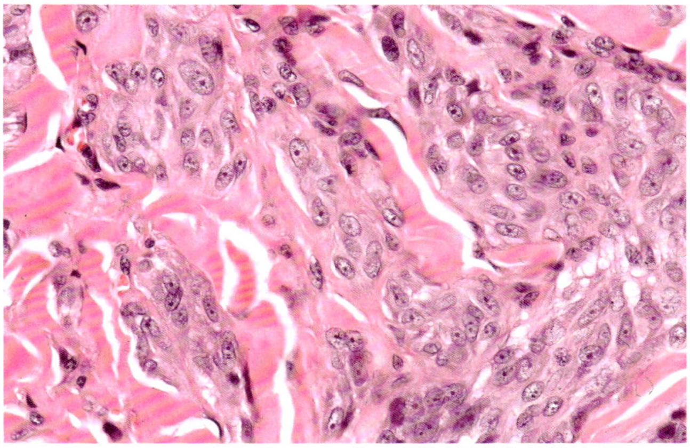

图 25.137 非典型 Spitz 痣：高倍镜下的底部边缘

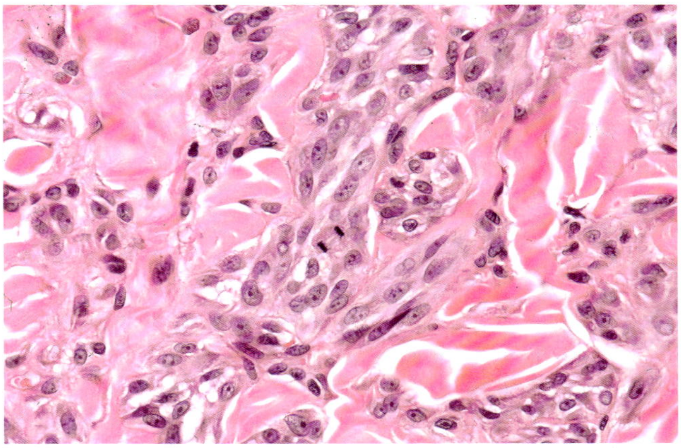

图 25.138 非典型 Spitz 痣：注意底部边缘的有丝分裂象。在缺乏成熟现象延伸到皮损底部的基础上可见深部有丝分裂象的存在，该皮损几乎肯定为恶性

此分类方法带来的风险是很少有肿瘤会被划分为典型的 Spitz 痣或黑素瘤，而是出于安全考虑，大多数皮损会被划分入非典型 Spitz 痣这组。如果这一术语的确需要使用，应当是经适当的免疫组化和寻求这一领域专家会诊后才采取的最后手段。这一诊断对

谁都无益，尤其是对患者。这一问题在最近几十年内恶化，采用刮除和环钻的病理取材方法导致不完整标本出现，使得恶性肿瘤的一些特征，如深部有丝分裂象和成熟现象缺乏无法被评估，病理科医生也因此无法得出明确的诊断。此外，这一术语也带来了过度治疗的风险。前哨淋巴结活检几乎已强制性应用于所有 Breslow 厚度≥ 1.0 cm 的垂直生长期黑素瘤。此诊疗技术使得非典型 Spitz 痣或未确定恶变潜能的 Spitz 瘤的诊断数量增多，有时还会影响相关遗传学研究（见本章结尾）[96-97]。

总体而言，这些“非典型”损害在临床上与典型 Spitz 痣并无差别，但一些证据提示皮损大小可能为一条潜在线索。年龄越大，诊断为 Spitz 痣的可能性越小。对成年男性背部和成年女性下肢的皮损应予以非常谨慎的检查与判断，以排除黑素瘤的诊断。

虽然尚无一个单一的组织学特点是诊断恶性 Spitz 痣所必需的，但皮损令人担忧的组织学表现可以帮助我们诊断是否恶变。这些表现主要包括：缺少对称性，皮损侧缘界限不清，溃疡，真皮深部或皮下脂肪受累，成熟现象受损，过度的表皮内扩散或 Paget 样扩散，核深染，核质比例高，无 Kamino 小体，真皮内大的扩张的痣细胞巢挤压深部边缘，深部色素沉着，坏死，真皮及真皮深部细胞有丝分裂象增多以及真皮异型有丝分裂象增加[58]。

一套新的分级系统已经问世，主要根据患者年龄、皮损直径、皮下脂肪受累情况、是否存在溃疡以及有丝分裂率，将非典型 Spitz 痣划分为低危、中危、高危型（已恶变）[98]，但仍需较多的病例数验证。

# 色素性上皮样细胞痣

## 临床特征

该病为 Spitz 痣的少见变异型，学术界对其关注较少。临床表现为儿童或青少年中较小的、色素较深的丘疹[1-2]，好发于头颈部皮肤[1-2]。

## 组织学特征

该病在组织学上类似于典型 Spitz 痣和 Reed 色素性梭形细胞痣的病理表现，由对称、界限清楚的深色素性上皮样痣细胞巢组成，可累及表皮和真皮乳头（图 25.139）。胞质丰富，泡状核，嗜酸性核仁明显。表皮内播散极少见，有丝分裂象非常稀少或缺如[1]。

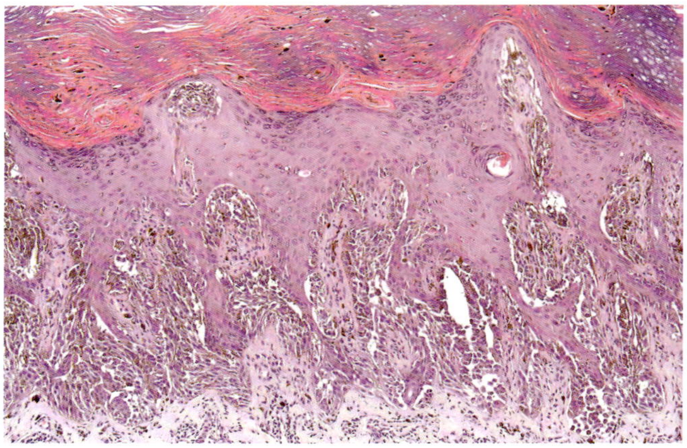

图 25.139 色素性上皮样细胞痣：皮损类似于 Spitz 痣和 Reed 痣的特点。痣由深色素的上皮样和梭形黑素细胞组成。其下真皮内可见大量噬黑素细胞

黑素细胞增生上方的表皮多表现为显著的增生或角化过度[2]。

## 鉴别诊断

主要的鉴别诊断是上皮样蓝痣和色素合成型黑素瘤。上皮样蓝痣的皮损通常不会侵及真皮表皮交界处；在真皮内，树突状黑素细胞通常与含有较多色素的、具有小的嗜碱性核仁的上皮样黑素细胞混合在一起。色素合成型黑素瘤主要是（但不总是）真皮内树突状细胞增生，皮损不对称，边界不清。树突状黑素细胞有明显的嗜酸性核仁，往往是相当正常的，缺少成熟现象，具有低的但可识别的有丝分裂象。

# Paget 样 Spitz 痣

## 临床特征

该病大多数为 Spitz 痣的罕见变异型，多发生于年轻女性的下肢末端，表现为单发、直径小于 0.4 cm 的浅棕色至深棕色斑疹[1-5]。

## 组织学特征

组织学上，早期 Spitz 痣的特点为整个表皮内黑素细胞增生，易与原位黑素瘤的组织病理表现相混淆。表皮内 Spitz 痣的 Paget 样变异型可见单一、增大的上皮样黑素细胞增多，胞质丰富，呈嗜酸性，表现为小的局限性对称性皮损，常伴有轻至中度棘层肥厚（图 25.140 ～ 25.142）[1]。每个痣细胞均被明显的人工收

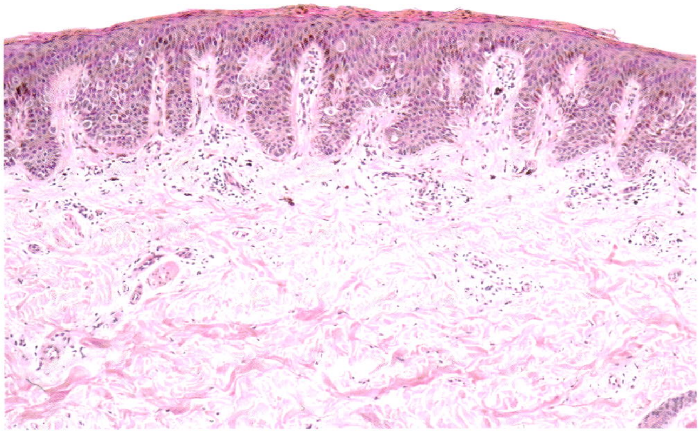

图 25.140 Paget 样 Spitz 痣：低倍镜下可见主要位于基底层的上皮样痣细胞群。此活检取自 5 岁儿童

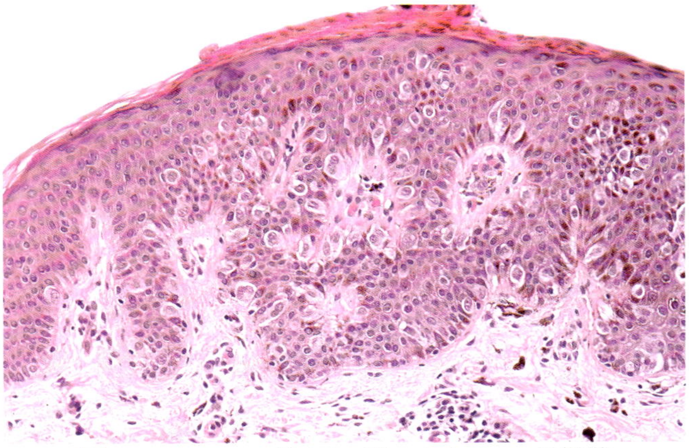

图 25.141 Paget 样 Spitz 痣：中央 Paget 样播散

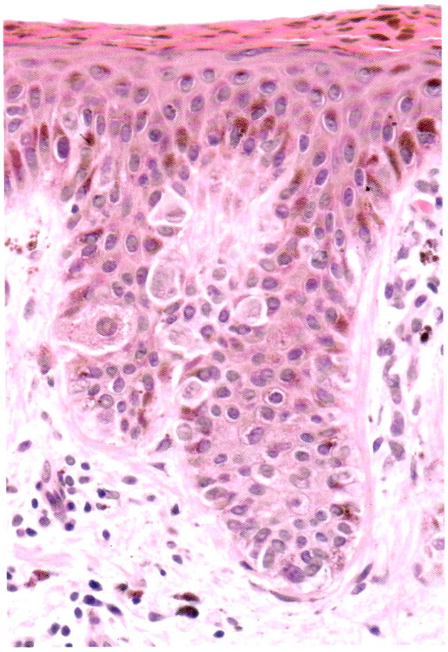

图 25.142 Paget 样 Spitz 痣：痣细胞具有丰富的嗜酸性胞质，核单一、泡状，核仁明显

缩间隙与邻近细胞分开。表皮内播散常局限于表皮下半部，但也可见全层受累。痣细胞呈卵圆形或多角形，胞质呈毛玻璃样外观，泡状核，呈圆形至椭圆形，大小一致，可见明显的嗜酸性核仁[1]。通常可见凋亡细胞，但无有丝分裂。有些皮损可见交界巢成分，真皮浅层血管周围可见淋巴细胞和组织细胞浸润。

## 鉴别诊断

不规则的生长模式、痣细胞群缺少一致性及明显的细胞异型性不足以作为诊断 Paget 样 Spitz 痣的依据。细微的黑色素沉着和有丝分裂活性亦支持黑素瘤的诊断。如果诊断存疑，建议再行适当切除以保证完全切除[4]。此外，可采用荧光原位杂交法来检测 6 号染色体（6p25、6q23 和 Cep6）及 11 号染色体（11q13）变异，它们的存在提示黑素细胞恶性增殖[6-7]。

在诊断该病时，临床病理联系很有必要。本病基本上是发生在儿童及青少年的病变。在成年人中很少遇见。成年人病例几乎均为原位黑素瘤。

# 结缔组织增生痣

## 临床特征

结缔组织增生痣（desmoplastic nevus）（也称为结缔组织增生性 Spitz 痣、结缔组织增生性黑素细胞痣、透明梭形和上皮样细胞痣）是 Spitz 痣或获得性痣少见的变异型。常易与黑素瘤相混淆，故临床上尤为重要[1-4]。皮损表现为一红色或红褐色丘疹结节，可伴有鳞屑，好发于四肢。发病年龄较为广泛，以 21 ～ 30 岁多见。皮损可持续存在几年。但结缔组织增生痣完全为良性。

## 组织学特征

该病组织学表现为角化过度，表皮常有棘层肥厚，但有时表皮也可正常（图 25.143）。痣细胞集中于真皮乳头层，但常可延伸到真皮网状层（图 25.144）[2]。细胞呈楔形浸润，并呈现不同程度的多形性，胞质丰富，呈嗜酸性，核深染或泡状，核仁明显（图 25.145）[1]。真皮浅层有时可见残留的痣细胞巢，表现出 Spitz 痣样特征（图 25.146）。核内胞质性假包涵体（内陷）常明显，有时可见神经节样细胞（图 25.147、25.148）[2]。痣细胞随深度增加的成熟现象明显（图 25.149）。亦可表现为梭形细胞、圆形细胞和上皮样细胞（图 25.150、25.151）。有时可见黑素颗粒沉积，但通常较为稀少。有丝分裂象少或无。有时可见巨细胞伴花环状分布的核[1]。基质极为致密为其

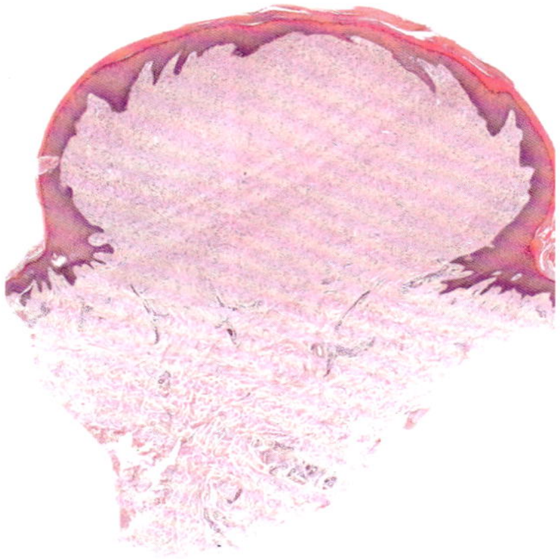

**图 25.143** 结缔组织增生性 Spitz 痣：低倍镜下可见角化过度、棘层肥厚和领圈样浸润。痣细胞主要位于扩张的真皮乳头层

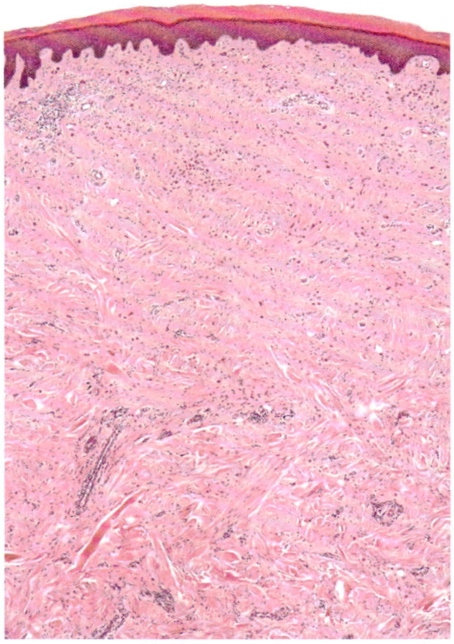

**图 25.144** 结缔组织增生性 Spitz 痣：该视野显示病变全貌，可见随深度增加的成熟现象明显

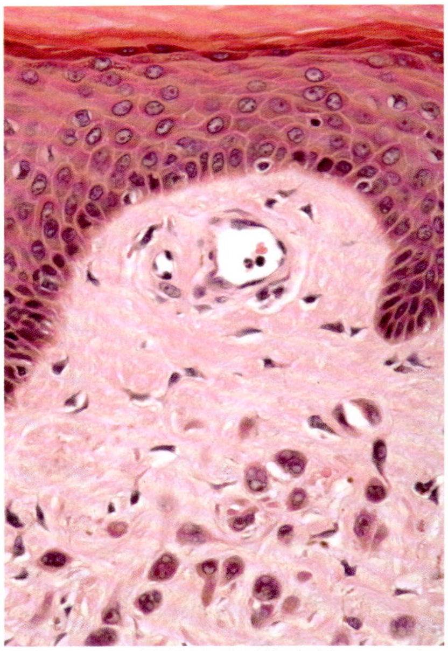

**图 25.145** 结缔组织增生性 Spitz 痣：此例痣细胞散在分布于结缔组织增生的基质中

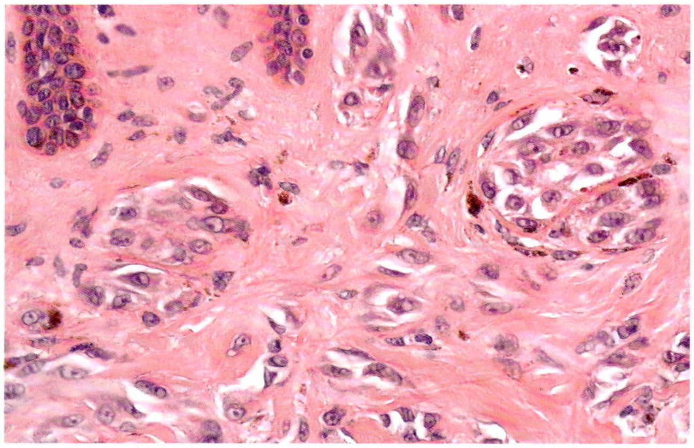

**图 25.146** 结缔组织增生性 Spitz 痣：一些病例的真皮浅层可见明显残存的痣细胞，具有较典型的 Spitz 痣样特征

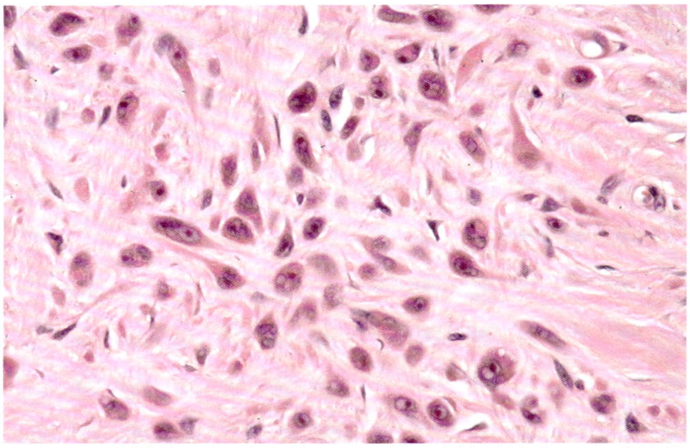

**图 25.148** 结缔组织增生性 Spitz 痣：胞核呈泡状，胞质性核内假包涵体明显

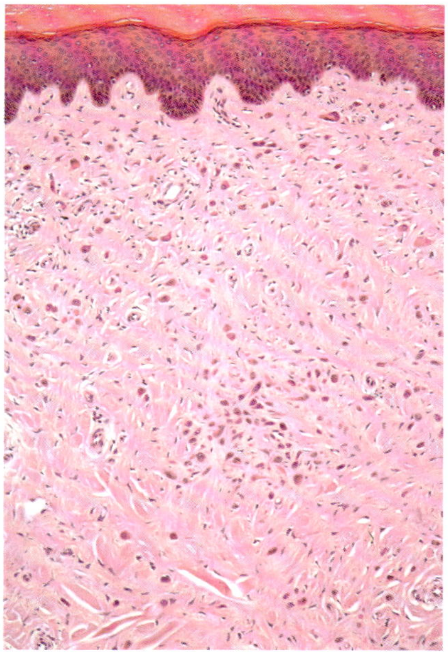

**图 25.147** 结缔组织增生性 Spitz 痣：可见典型的皮损特征，痣细胞大，具有丰富的嗜酸性胞质，伴有结缔组织增生的基质

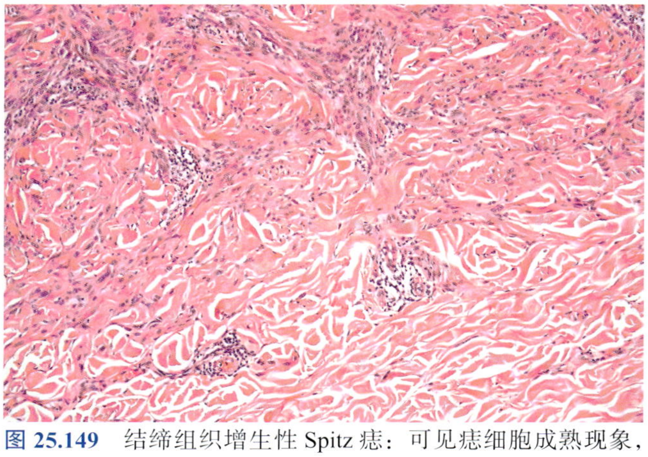

**图 25.149** 结缔组织增生性 Spitz 痣：可见痣细胞成熟现象，浸润越深，痣细胞体积越小

特征，常将单个痣细胞孤立开来（图 25.152）。偶见基质明显透明化，即透明梭形和上皮样细胞痣[5-6]。

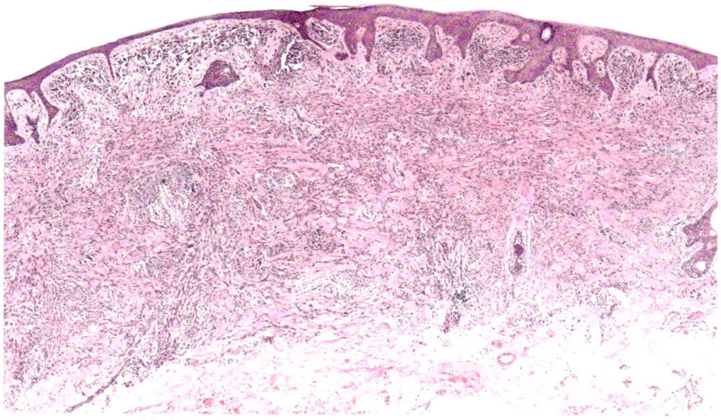

图 25.150 结缔组织增生性 Spitz 痣：梭形细胞亚型。低倍镜下可见皮损累及真皮全层

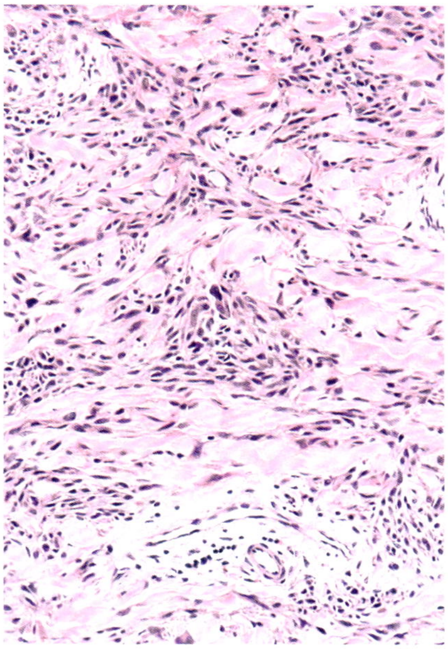

图 25.151 结缔组织增生痣：梭形细胞单一，无明显的细胞异型性。未见有丝分裂象

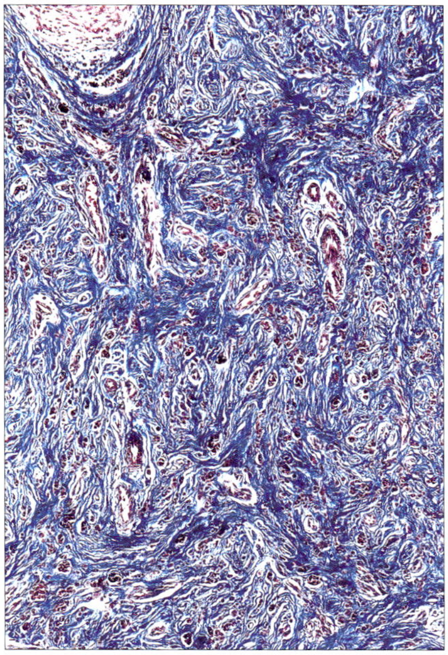

图 25.152 结缔组织增生痣：Masson 三色染色示胶原基质明显

有时可见痣细胞交界处增生活跃，但较为稀少，没有明显的表皮内播散或 Paget 样播散。虽然有些皮损可见真皮残余的痣细胞巢，但并非本病特征性表现。罕见伴有遍布整个皮损的明显的血管增生，即所谓的血管瘤样 Spitz 痣[7-9]。结缔组织增生的机制目前尚不清楚。

## 鉴别诊断

结缔组织增生性黑素细胞痣常与上皮样纤维组织细胞瘤混淆。交界处增生活跃、黑素颗粒沉积和核内假包涵体不是上皮样纤维组织细胞瘤的特征性表现。此外，虽然结缔组织增生痣常发生纤维化，将具有肿瘤特性的单个痣细胞广泛分隔，但纤维化程度并不严重。结缔组织增生痣的 S-100 和 HMB-45 免疫组化染色常阳性（图 25.153）。上皮样纤维组织细胞瘤可表达 XⅢa 因子、平滑肌肌动蛋白和肌肉特异性肌动蛋白。

结缔组织增生痣须与结缔组织增生性黑素瘤相鉴别[10]。后者可为原位，其特点是梭形细胞排列成大小不一的束状，核深染，呈嗜碱性。有丝分裂活跃、亲神经浸润和淋巴细胞聚集亦为鉴别特点（见结缔组织增生性黑素瘤）。

p16 免疫组化染色可作为区分结缔组织增生性黑素瘤与结缔组织增生痣的辅助方法。大多数结缔组织增生性黑素瘤不表达或弱表达 p16，而在结缔组织增生性 Spitz 痣中，p16 常呈中等或强阳性表达[11]。

# Reed 色素性梭形细胞瘤

Reed 色素性梭形细胞瘤（pigmented spindle cell tumor of Reed）并非少见，可能是 Spitz 痣的一种变异型[1]。本病极为重要，因其无论从临床上还是病理上都易被误诊为黑素瘤[2-6]。

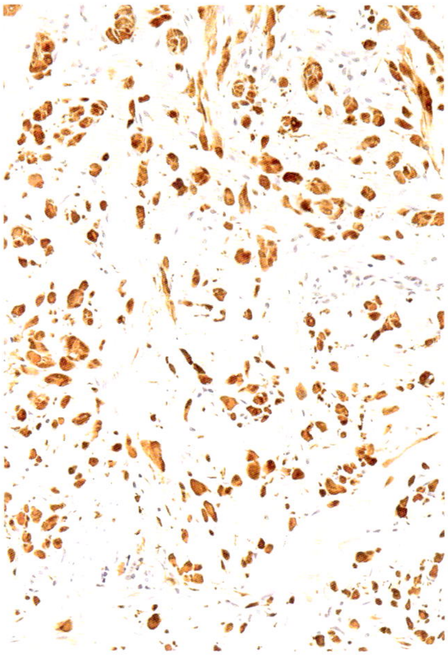

图 25.153 结缔组织增生痣：对于可疑病例，S-100 蛋白免疫组化染色有助于诊断

## 临床特征

色素性梭形细胞瘤表现为深棕色或黑色的斑疹或结节，常呈圆顶状（图 25.154、25.155）[3, 6]。本病好发于 40 岁前，女性多发（男女发病比例为 1∶2）[1]。根据发病率，好发部位依次为下肢、上肢、躯干及头颈部[2]。皮损往往较小（直径小于 1.0 cm），表面光滑，与周围正常皮肤界限清楚，不形成溃疡。

## 组织学特征

皮损可为交界性或复合性，常累及真皮乳头，但不仅仅局限于真皮（图 25.156、25.157）。皮损高度对称，侧缘和底缘界限清楚[2]。

真皮累及的深度常极为均一，因此皮损底缘与表皮往往平行（图 25.158）。常见角化过度，棘层肥厚，表皮增生，表皮突向下延伸。交界处痣细胞巢呈特征性梨形外观，主要由一群饱满的梭形细胞组成，伴卵圆形或细长形的泡状核，核仁较小（图 25.159、25.160）。多形性常不明显。有时上皮样细胞较多，偶见巨细胞，此时表现与 Spitz 痣类似。色素沉着通常明显，表现为胞质内细小的色素颗粒。有时可见向上迁移至表皮下部（Paget 样扩散）的黑素细胞与交界处痣巢相连[1]。附属器受累为某些病例的特征[2]。复合性皮损随着深度增加，可见成熟现象（细胞体积

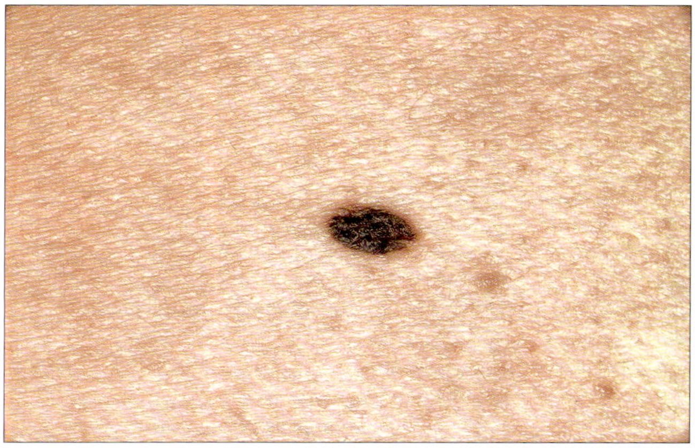

图 25.154 Reed 色素性梭形细胞瘤：此深色素性皮损临床上常被误诊为黑素瘤。诊断的线索包括清晰的边界和均匀的色素（By courtesy of the Institute of Dermatology，London，UK.）

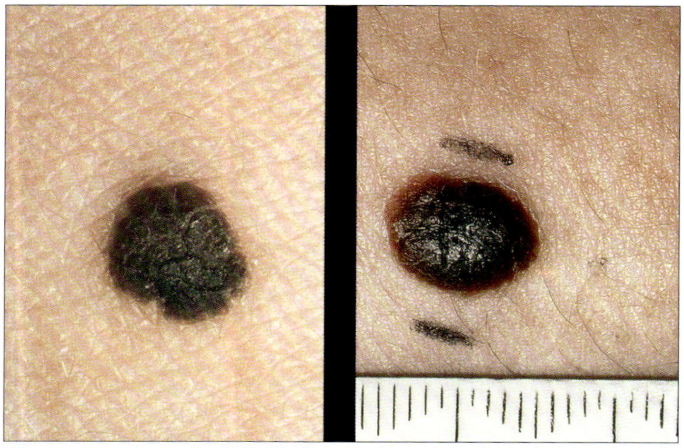

图 25.155 Reed 色素性梭形细胞瘤：这些病变常表现为小的局限性深色素性斑疹或丘疹。大腿是特征性的好发部位，女性较男性更好发（By courtesy of the late N.P. Smith，MD，St John's Dermatology Centre，St Thomas' Hospital，London，UK.）

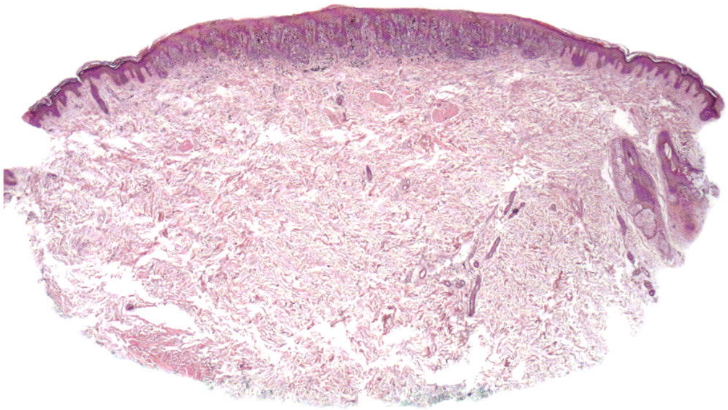

图 25.156 Reed 色素性梭形细胞肿瘤：这是一个交界性的亚型。注意非常明显的水平的底部边界。痣始于巢并终于巢。噬黑素细胞明显

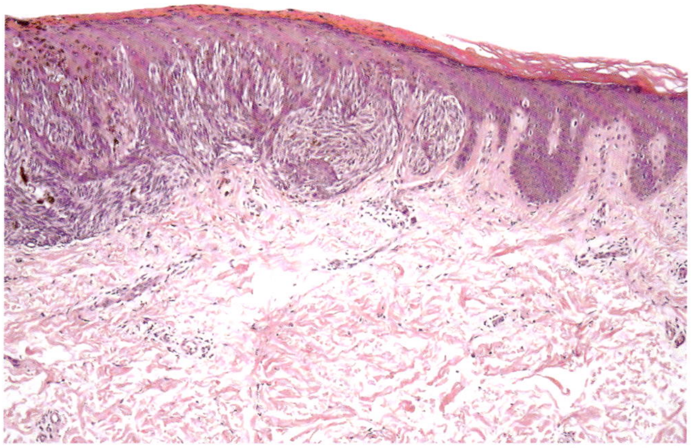

图 25.157 Reed 色素性梭形细胞肿瘤：底部边界清晰。色素非常显著并见于角质层内。真皮内噬黑素细胞明显

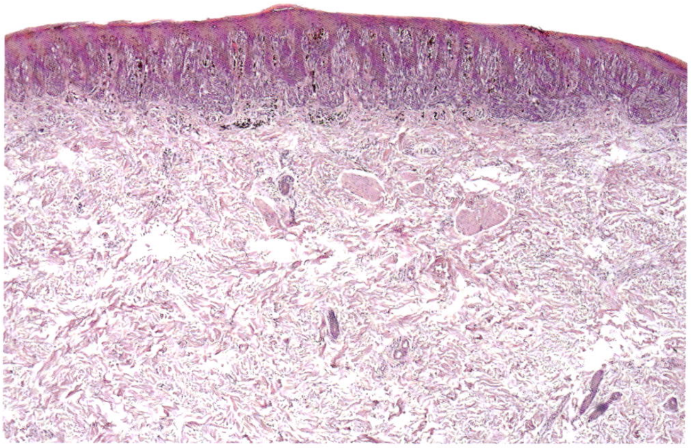

图 25.158 Reed 色素性梭形细胞肿瘤：侧缘清晰

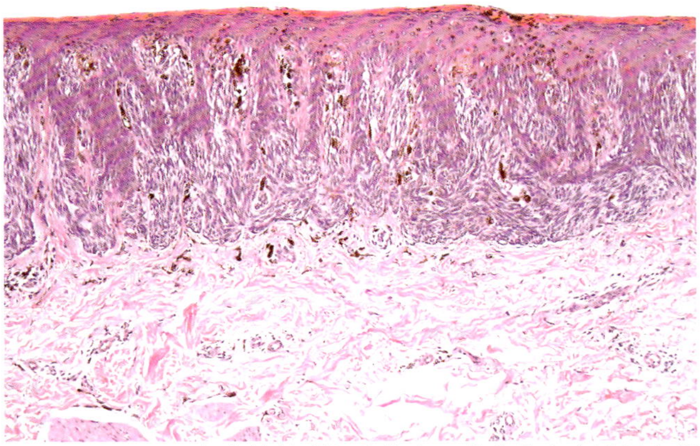

图 25.159　Reed 色素性梭形细胞肿瘤：真皮乳头充满了交界性梭形细胞巢。表皮上部有时可见痣细胞，尤其在皮损的中央。此现象并非少见，但置于病变的整个外观下，并不足以使我们感到恐慌

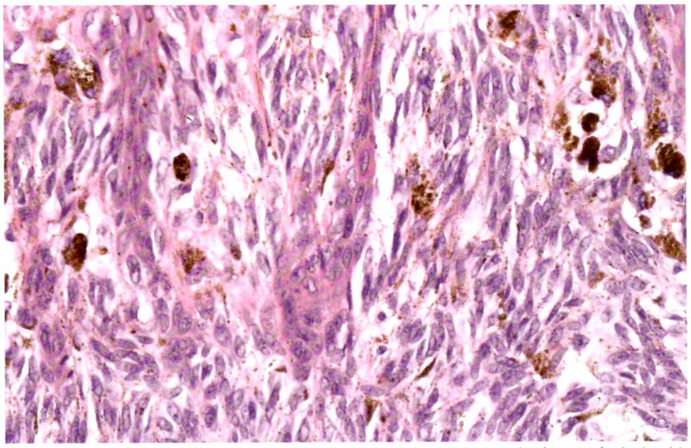

图 25.160　Reed 色素性梭形细胞肿瘤：痣细胞有两端变细的泡状核，核仁小。注意缺乏多形性。亦可见有重度色素沉着的噬黑素细胞

减小，胞质变少）。有丝分裂象并不少见，但常见于交界巢的下部，且数目较少（图 25.161）。散在的嗜酸性透明小体（Kamino 小体）也常见[7]。偶见血管周围淋巴细胞浸润，真皮噬黑素细胞常明显可见。

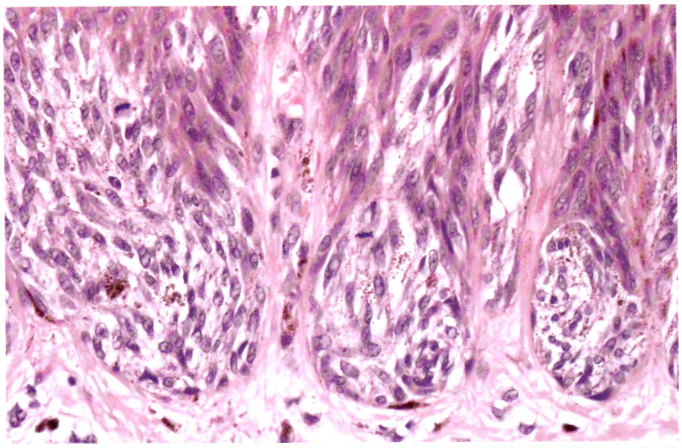

图 25.161　Reed 色素性梭形细胞肿瘤：如此视野所见，交界处核分裂象并非少见，不需要加以关注，除非有大量或异型有丝分裂象

色素性梭形细胞出现细胞异型性特征并不稀奇，这增加了与黑素瘤的鉴别难度。核轻度异型（多形性、核仁明显）、（正常）核分裂象数目增多以及局灶 Paget 样播散需加以警惕。同样，有时肿瘤侧缘呈局灶雀斑痣样增生。然而，整体的对称性、相对一致的浸润性以及随深度增加的成熟现象都强有力地说明损害为良性病变，而非恶性病变[7]。

偶见少色素或无色素的变异型，与 Spitz 痣相重叠（图 25.162 ～ 25.164）。

## 鉴别诊断

许多发育不良痣也可见梭形细胞巢，导致与梭形细胞痣难以区分。大多数病例可根据皮损结构的无序性和其他部位细胞的异型性而容易鉴别（见发育不良痣）。

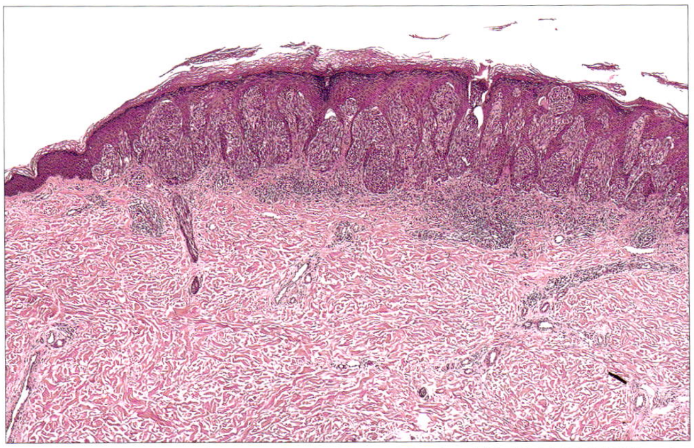

图 25.162　Reed 梭形细胞肿瘤：无色素型的低倍镜视野。与 Spitz 痣有明显重叠

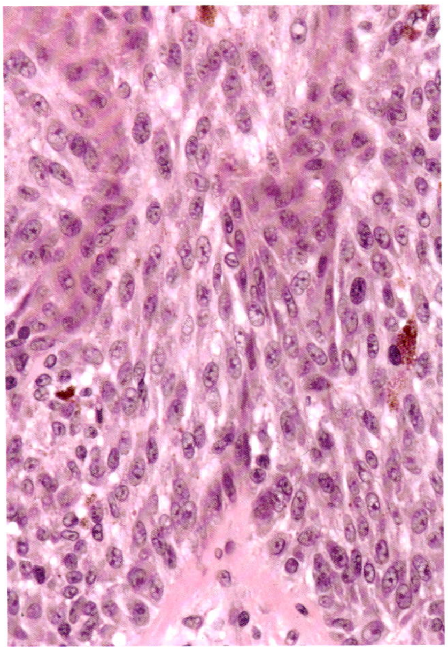

图 25.163　Reed 色素性梭形细胞肿瘤：仔细寻找常可发现小灶性色素。核非常单一

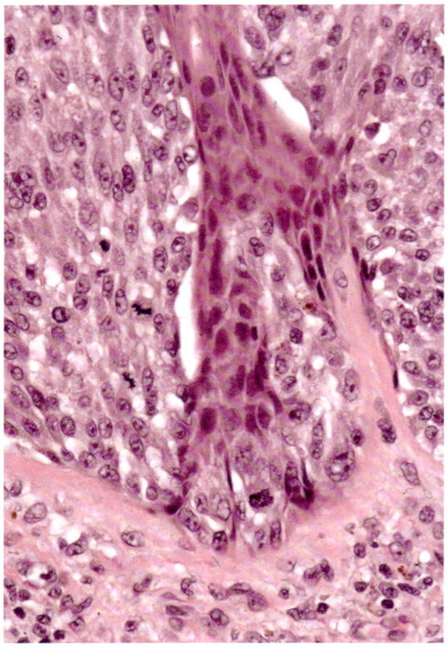

图 25.164 Reed 色素性梭形细胞肿瘤：注意有丝分裂象

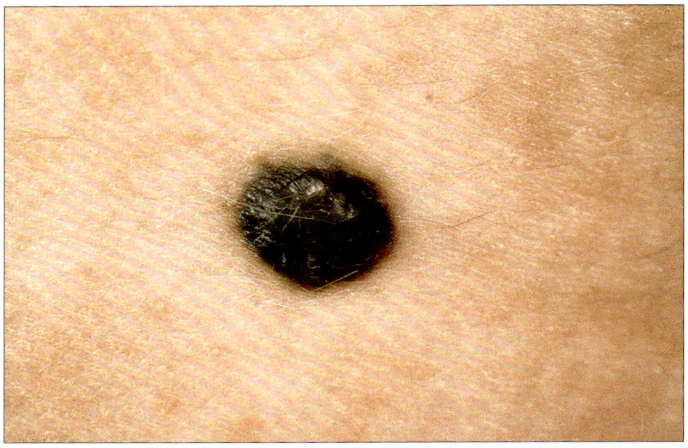

图 25.165 深部穿通痣：痣有极深的色素，分界清晰（By courtesy of the Institute of Dermatology，London，UK.）

## 深部穿通痣

深部穿通痣（deep penetrating nevus）是一种独特的黑素细胞痣，由 Seab 等于 1989 年首次提出[1]。随后 Barnhil 等报道了一例丛状梭形细胞痣，二者具有相同的组织学特征[2-3]。虽然本病病名意味着延伸至真皮深层或皮下组织，但本病是以疾病生长方式和细胞形态特征而命名的。1994 年报道的浅表型深部穿通痣被命名为黑素细胞痣伴局灶上皮样成分（克隆痣）[4]。此亚型与深部穿通痣有着相似的发病年龄、解剖学分布和细胞学特点，但缺乏黑色素细胞向深处延伸[5]。

深部穿通痣很难归类。在一些病例中它看似是一种独特的病种，但在另一些病例中却是联合痣的变异型。在相当数量的病例中，树突状细胞的存在提示这些病例最好划入蓝痣的疾病谱。

## 临床特征

深部穿通痣少见，但由于临床和组织学上可能被误诊为黑素瘤，故尤为重要。发病年龄相当广泛（3 ～ 64 岁），年龄超过 50 岁者少于 5%[1-2，5-9]。多见于 11 ～ 30 岁患者，表现为局限性单发的圆顶状蓝色（或黑色）丘疹或结节，通常直径小于 1 cm[1-2，5-11]。色素深浅不一，由浅棕色至黑色，但多数皮损呈深色素。尤其作为复合痣的一部分时，皮损可出现不对称和色素不均匀，从而临床上高度怀疑黑素瘤的可能。本病好发于面部、躯干上部或四肢近端（图 25.165）[1-2，5-11]。深部穿通痣未见发生于掌跖的报道。曾有一例在耳前皮肤排列成线状的独特的多发性深部穿通痣的报道。深部穿通痣女性稍好发（男女比例为 1.3：1）[1-2，5-9]。

## 组织学特征

低倍扫描下可见独特的形态学特点，表现为境界清晰的对称性楔形构架，最上面基底宽，与表皮平行（图 25.166）[1，9]。深部细胞成分渐减少，常呈锥形伸入网状层下部，甚至皮下脂肪[6，11]。常见一个或多个这样沿皮肤附属器或神经血管分布的特征。

60% ～ 85% 的深部穿通痣存在交界处痣细胞巢，通常只有几个小巢[1-2，5-8]。黑素细胞向上扩展或 Paget 样播散并非这类皮损的特点。然而在 1/3 ～ 2/3 的病例中，深部穿通痣表现为联合病变，浅部成分为普通痣或 Spitz 痣的特点（图 25.167、25.168）[13]。真皮乳头层常不受累，尤其是那些只有深部穿通痣成分的病变。真皮内皮损境界清晰，伴随血管神经束和附属器结构呈束状或丛状外观（图 25.169），因此亦

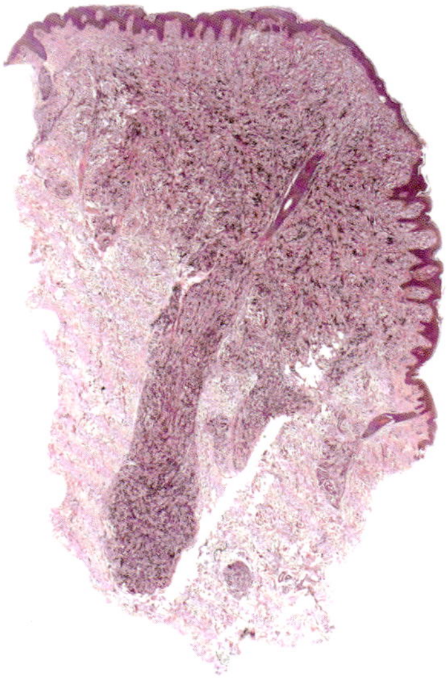

图 25.166 深部穿通痣：痣呈楔形分布，最上面的基底宽，底边界插入较深

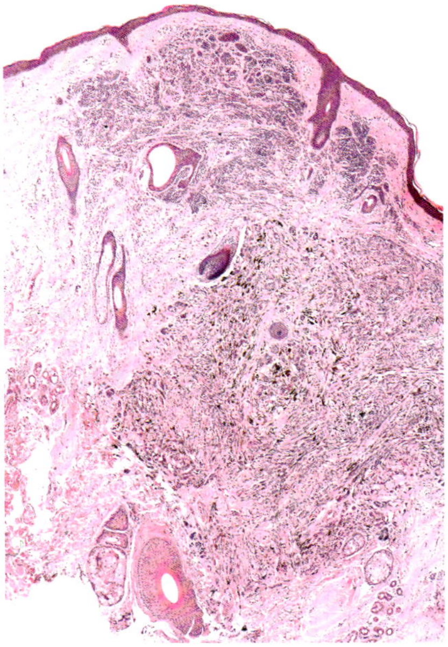
图 25.167 深部穿通痣：此病例是联合痣的变异型，在深部穿通痣的上方有普通痣的成分

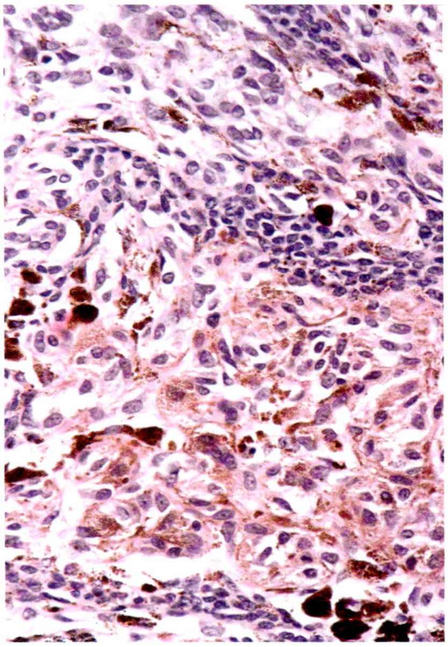
图 25.168 深部穿通痣：高倍镜下的图 25.167

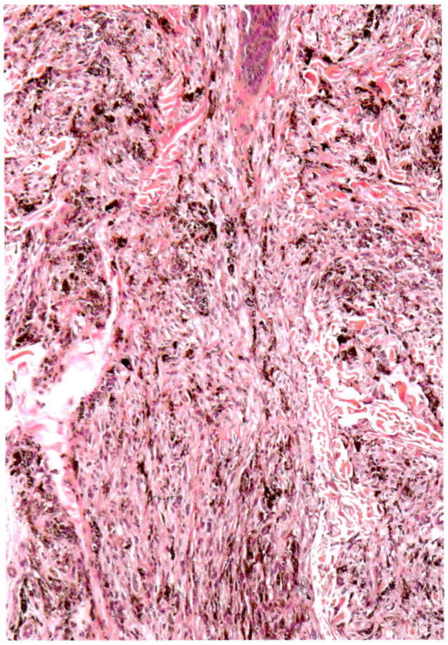
图 25.169 深部穿通痣：深部浸润特征性地随毛囊及血管神经束走行

称之为丛状梭形细胞痣[2, 6]。真皮内黑素细胞成分由松散的痣细胞巢以及垂直走向的上皮样和梭形黑素细胞束组成。上皮样黑素细胞常发生于皮损的较浅表部分，常见局灶性透明细胞（图 25.170、25.171）。梭形黑素细胞一般大多数位于真皮深部（图 25.172）。可见痣细胞巢融合，但这通常是一个局部现象。在病变的周围和底部可见黑素细胞黏附不良。常见沿神经伸展和立毛肌浸润。没有明显的黑素细胞成熟现象。常见核轻度多形性，核深染可以是其特征之一。中度核多形性也可明显，但通常是局灶性和随机的。这通常与有丝分裂活动增加无关。在单个黑素细胞巢内可见核大小不一。核仁小至中等大小，呈嗜酸性。然而，有丝分裂象非常稀疏，更多的时候是缺如（图 25.173）。有丝分裂象数目为 0 ～ 1.2 个 /mm$^2$[6, 8]。

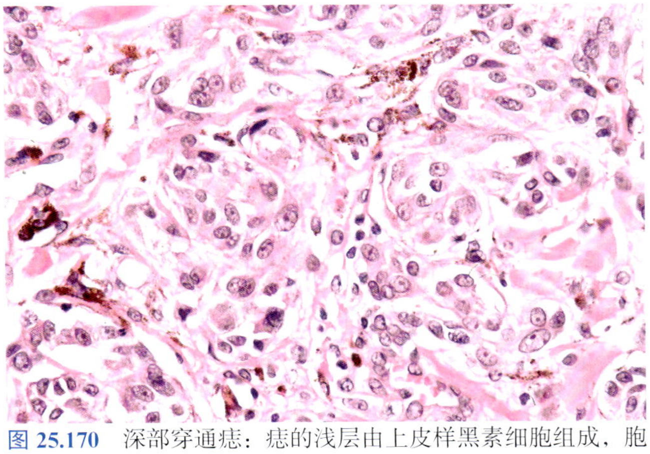
图 25.170 深部穿通痣：痣的浅层由上皮样黑素细胞组成，胞质淡染，有细小的色素颗粒，核呈泡状，常伴小的嗜酸性核仁

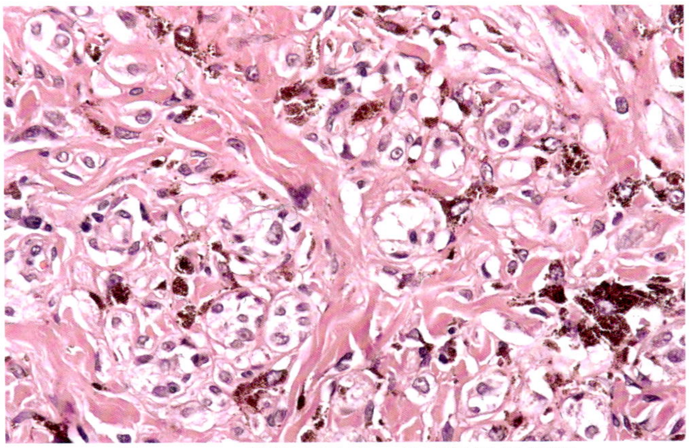
图 25.171 深部穿通痣：常可见透明细胞

然而，超过一个偶然的有丝分裂象提示是黑素瘤。深部穿通痣无异型有丝分裂象。核内假包涵体常见。黑素细胞的胞质呈淡粉色至双染。常见散在的树突状黑素细胞。深部穿通痣可有不同程度的反应性慢性炎症细胞浸润。间质反应常轻微。噬黑素细胞在深部穿通痣中常见，可以是稀疏和局灶性的，也可以是丰富的并遍布整个病变，通常围绕在单个黑素细胞巢或束周围，在病变的边缘尤其明显。

黑素细胞 S-100 和 HMB-45 染色总是阳性[11]。增殖细胞核抗原（PCNA）通常在不到 5% 的细胞中表达[11]。

深部穿通痣是一种良性的黑素细胞增生。到目前为止，对超过 300 个皮损的文献回顾显示，仅 3 例不完整切除后局部复发[5, 8, 11]。曾有 1 例据称是恶性深部穿通痣的报道[14]。

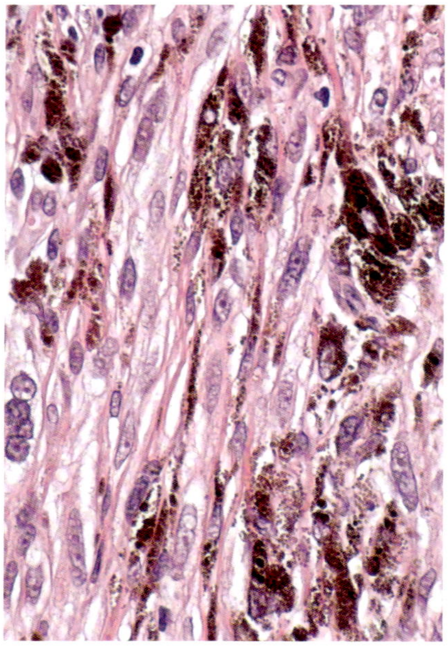

图 25.172 深部穿通痣：在较深的部位，梭形细胞占优势，常可见重度色素沉着的噬黑素细胞

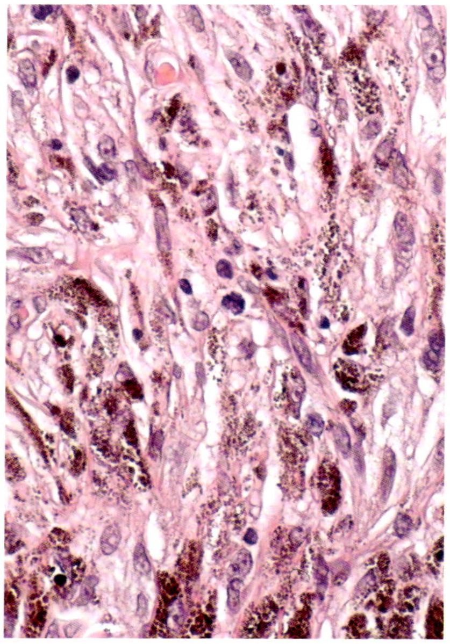

图 25.173 深部穿通痣：可找到非常偶见的有丝分裂象，但它们并非大量或异常

## 鉴别诊断

主要的鉴别诊断包括黑素瘤，但黑素瘤极少出现深部穿通生长的模式。鉴别的要点包括没有异型的交界处痣细胞成分、非随机性真皮内黑素细胞异型、更加严重的多形性、核仁突出、过多的有丝分裂象（包括病理性有丝分裂象）以及成熟现象受损（图 25.174～25.177）。需要与深部穿通痣鉴别的良性黑素细胞病变包括普通蓝痣和细胞性蓝痣[15]。普通蓝痣由色素性梭形黑素细胞和树突状黑素细胞组成，细胞分布在硬化的间质内；而细胞性蓝痣由成巢或成束的色素低下的黑素细胞组成，核卵圆形，核仁不明显，胞质透亮。

（王李雯译　高天文校　陈连军审）

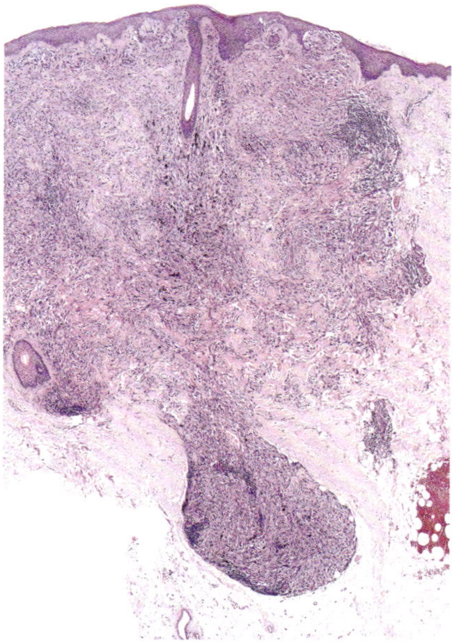

图 25.174 黑素瘤伴深部穿通生长模式：低倍镜下病变呈深部穿通模式

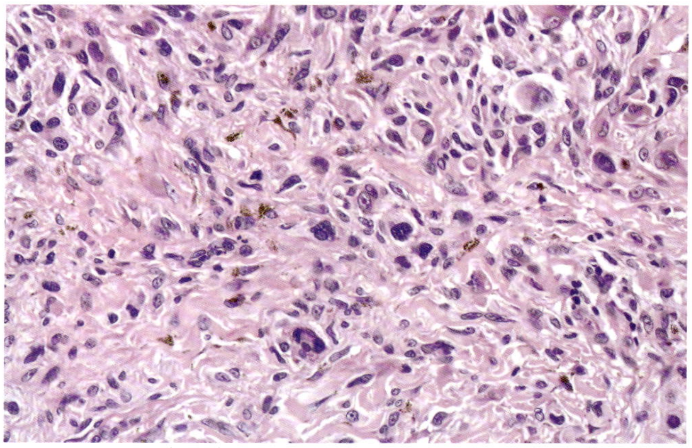

图 25.175 黑素瘤伴深部穿通生长模式：高倍镜下见明显的核多形性，核深染

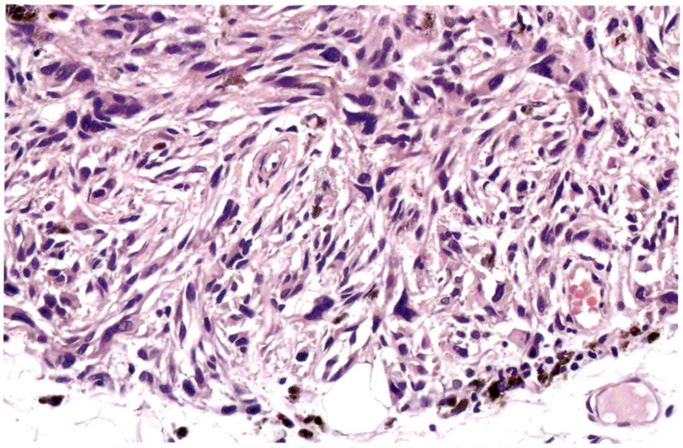

图 25.176 深部穿通痣：没有成熟的证据

## 发育不良痣综合征和发育不良痣

发育不良痣综合征（dysplastic nevus syndrome）（家

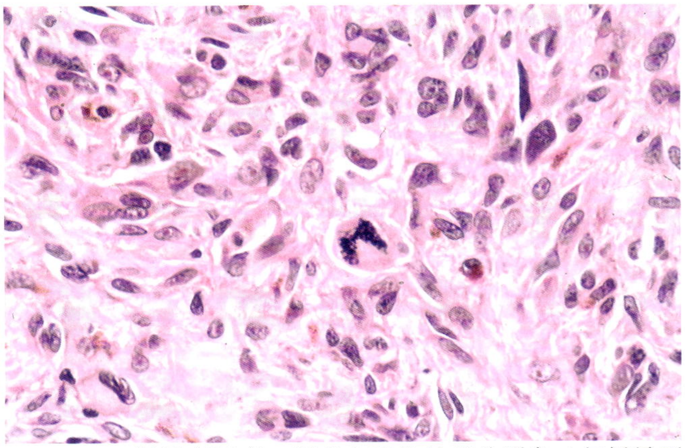

图 25.177 深部穿通痣：所有水平均见核分裂象（包括异型核分裂象）

族性非典型性多发痣黑素瘤综合征）和发育不良痣（dysplastic nevi）自首次提出以来，一直颇受争议[1-2]，争论的焦点主要在于命名法、定义、组织病理学标准以及可重复性[3-8]。大量发表的文献表明，诊断该疾病的准确性及可靠性与医生的专业水平密切相关[9-19]。尽管如此，文献中已经确立了针对该疾病大多数病例的临床识别和组织学诊断标准。

然而，重要的是，临床上并非所有非典型痣都是发育不良痣。例如，身体屈侧痣和肢端痣可在临床和病理上呈非典型性，并引起皮肤科医生和病理科医生的关注，但根据下面的定义并非是发育不良痣。复发痣也可迷惑临床医生，但病理科医生较容易鉴别，不易造成严重后果。同样，发育不良痣的组织学特征偶尔可在临床上典型的普通痣中发现，反之亦然，这在某种程度上反映出临床经验不足以及缺乏临床与病理之间的联系。

发育不良痣综合征的临床重要性在于它区分出一组易继发黑素瘤的高危人群[20-23]。虽然最初将它描述为一种家族遗传性疾病，但也有散发病例和孤立皮损的报道。后两种更为常见，估计占人群的1.8%～17%[24]。发育不良痣与黑素瘤合并发生时最初称为"B-K痣综合征"，是以两个家系的首字母命名的[1]。亦有报道为家族性非典型性多发痣黑素瘤综合征（familial atypical multiple mole melanoma syndrome，FAMMM综合征）[2]。在众多同义名称中，发育不良痣综合征被广泛认可。本综合征本质上是指患者发生大量临床上呈非典型性、组织学上表现为发育不良的痣，与黑素瘤发病率增加相关。在36%的黑素瘤中，侵袭性肿瘤组织旁有发育不良痣，这一发现支持其可能发展成黑素瘤的假说，至少有家族史的亚型是如此[25]。同样，一个关于散发性发育不良痣的meta分析显示有5个发育不良痣的患者发生黑素瘤的相对风险为10.49[26]。在近期一项荷兰非典型痣患者的队列研究中，有5个或5个以上非典型痣的患者发生黑素瘤的相对风险更高，达46.1。然而，其中约7%的患者在后续随访中被重新分组为家族性发育不良痣综合征[27]。发育不良痣患者可划入不同临床分类（表25.1）[25]，表中D2组患者的黑素瘤发生率达100%[28]。发育不良痣综合征患者发生其他恶性肿瘤的风险亦增高，尤其是胰腺癌[29-32]。

## 临床特征

患者出生时正常，幼儿期出现大量形态学正常的黑素细胞痣，而在青春期或青春期前后，皮损数目增多并具有非典型的临床特征[33]。新发皮损终生持续发展，皮损数目从几个到数百个不等（图25.178、25.179）[33]。

好发部位包括躯干、面部和双上肢，但遮盖部位，如臀部、外生殖器、女性乳房及头皮也可受累。局灶成簇性发育不良痣，即聚合性发育不良痣亦有报道[34]。皮损通常较大（直径≥ 6 mm），形状不规则，边缘常不整或界限不清（图25.180、25.181）。皮损

**表 25.1 发育不良痣（DMN）的分类**

| |
|---|
| 1. 遗传性黑素瘤 |
| a. DMN 表型 * 患者并至少有 1 名血亲患黑素瘤（$D_1$） |
| b. DMN 表型患者并至少有 2 名血亲患黑素瘤（$D_2$） |
| 2. 家族性 DMN |
| 患者及血亲有 DMN 表型，但无黑素瘤 |
| 3. 具有黑素瘤个人史 |
| 患者同时有 DMN 表型和黑素瘤个人史 |
| 4. 散发性 DMN |
| 患者有 DMN 表型，但无黑素瘤个人史、家族史或 DMN 家族史 |
| * DMN 表型的最低标准尚未被量化。典型表现为数目逐渐增多的典型痣和临床非典型痣（Reproduced with permission from Elder，D.E. et al（1982）American Journal of Dermatopathology，4，455-460.） |

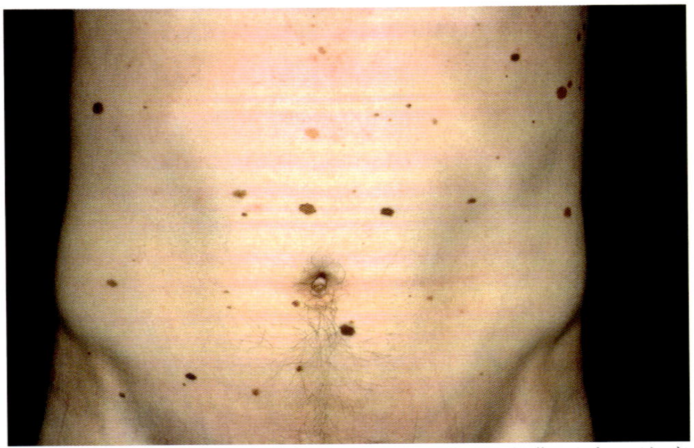

图 25.178 发育不良痣综合征：常见大量非典型痣。注意其较大的体积和不规则的边界（By courtesy of the late N.P. Smith，MD，the Institute of Dermatology，London，UK.）

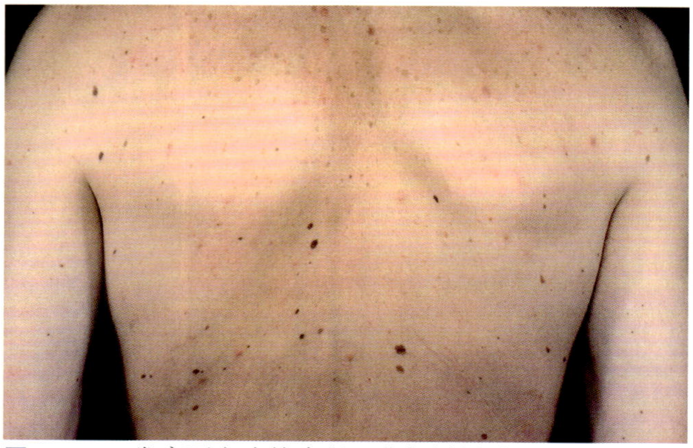

图 25.179 发育不良痣综合征：背部同样受累（By courtesy of the late N.P. Smith，MD，the Institute of Dermatology，London，UK）

颜色各异，通常为浅棕色、深棕色和粉红色的混合。有时皮损周围绕以红斑（“肩带”现象）。皱褶部位的皮肤通常不受累。

临床上，无论是同一患者还是不同患者间，发育不良痣的临床表现各异。皮损通常为斑疹，但斑疹中心

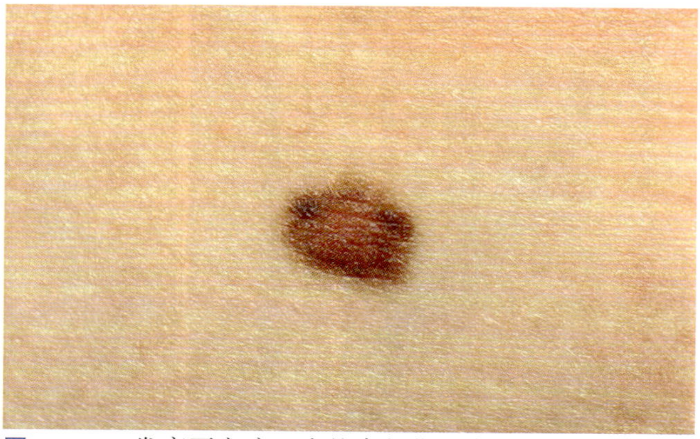

图 25.180 发育不良痣：痣的直径往往大于 6 mm，边缘通常不规则（From the collection of the late N.P. Smith，MD，the Institute of Dermatology，London，UK.）

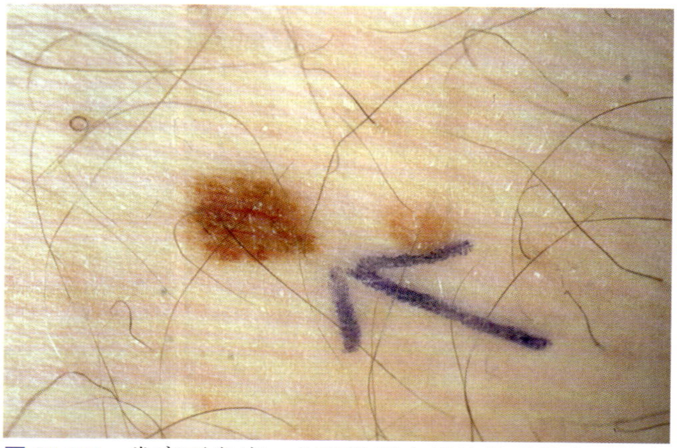

图 25.181 发育不良痣：此不规则皮损的色素沉着不均匀（From the collection of the late N.P. Smith，MD，the Institute of Dermatology，London，UK.）

可出现结节，该表现提示了恶变的风险增高。发育不良痣综合征患者，特别是有恶性黑素瘤家族史的患者发生黑素瘤的危险性增高，必须密切随访、仔细进行临床检查并拍照记录（图 25.182、25.183）[35]。恶性转化的特征包括皮损轮廓不对称、色素沉着斑增多、黑色病灶增多或提示退化的灰白色色素改变。恶性肿瘤发生的年龄较通常更年轻（35 岁左右），有时多发，并以躯干多见。发育不良痣综合征患者的所有亲属均应当仔细检查，因为其中至少有 50% 会发现有临床受累的迹象。

近期研究表明，未完整切除的轻中度发育不良痣具有 3.6% 的临床复发率[35]。而对于重度发育不良痣，建议扩大 5 mm 进行切除[36]。

## 发病机制和组织学特征

家族性皮肤黑素瘤（发育不良痣综合征）为常

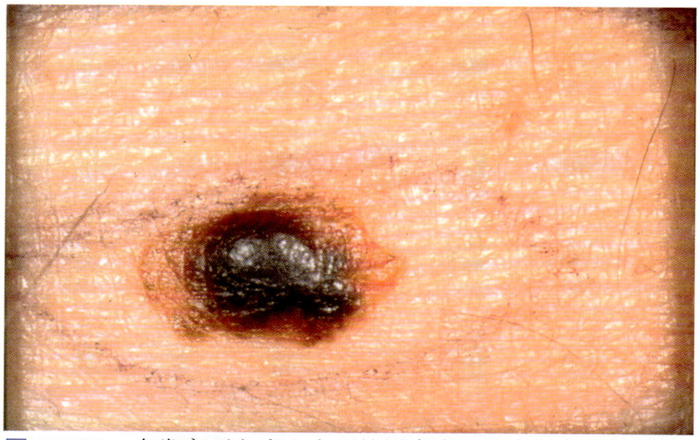

图 25.182 在发育不良痣上出现的黑素瘤：注意深色素的结节，其边缘高度不规则（By courtesy of J. Newton Bishop，MD，St James's University Hospital，Leeds，UK.）

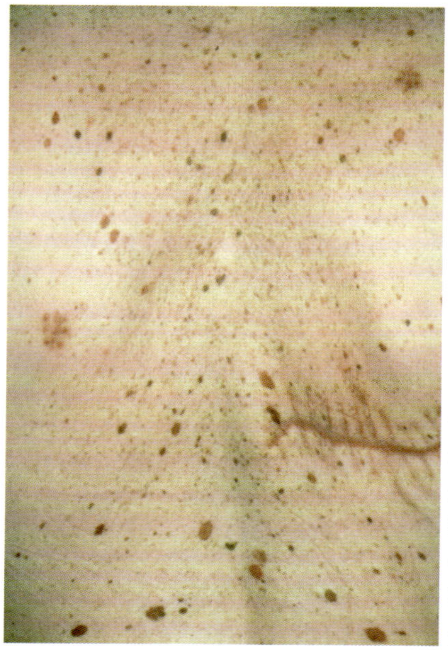

图 25.183 发育不良痣综合征：大量大的、形态不规则的痣。瘢痕处为既往切除黑素瘤的部位（By courtesy of R. Mackie，MD，University of Glasgow，UK.）

染色体显性遗传伴不完全外显。该综合征中约 40% 的家族可伴发 9 号染色体短臂 21 ～ 22 区域 *CDKN2A* 基因的突变。*CDKN2A* 基因编码抑癌基因产物 p14ARF 和 p16INK4a 蛋白[37-46]。近期研究发现一个新的非典型痣易感基因，即位于 7 号染色体长臂 21.3 区域的 *CDK6* 候选基因[47]。此外，已经证实散发性发育不良痣具有 p16INK4a 和 p53 的杂合性丢失[48-49]。

无论是家族性还是散发性发育不良痣均具有相同的组织病理学表现[50-52]，包括结构性、细胞学和宿主反应的改变。根据定义，发育不良痣应显示黑素细胞增生，这种增生改变有细胞学上的异型（发育不良），但达不到原位黑素瘤的标准。一些学者在缺乏细胞学上的异型时根据结构上的改变来识别发育不良痣。这种做法是不合适的，应尽量避免，因为它模糊了普通痣与发育不良痣的区别，不建议使用这种做法来辨认发育不良痣。

发育不良痣可为交界性或复合性。在复合性病变中，表皮痣细胞常向两侧延伸，超过真皮痣细胞侧缘，此种现象有时被称为“肩带”现象（图 25.184、25.185）。

发育不良痣的特征为雀斑样增生。表皮通常是正常厚度，有时可见轻度棘层肥厚，典型表现为表皮突明显向下延伸。表皮突消失及黑素细胞增生上方表皮变薄（例如表皮损伤）一般不见于发育不良痣，这些特点提示黑素瘤[53]。痣细胞可沿表皮基底层单个分布（雀斑样增生）或成巢分布（图 25.186 ～ 25.188）。痣细胞巢形态和分布均不规则，并不像普通痣那样局限在表皮突的顶端，而是可见于表皮突的侧缘或位于

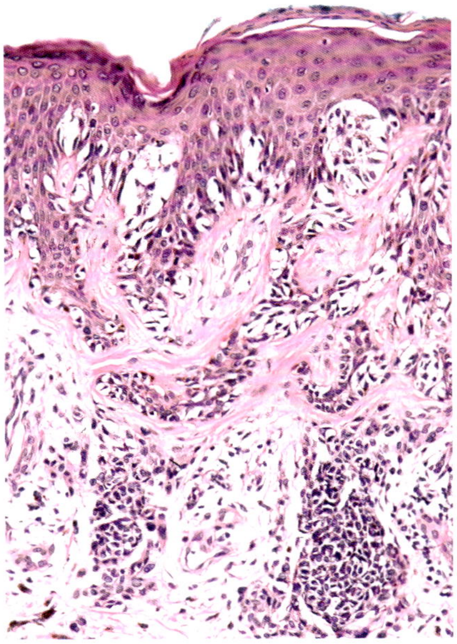

**图 25.186** 发育不良痣：图 25.184 的高倍镜表现，注意其雀斑样生长模式和异常的交界处细胞巢定位，后者沿表皮突两侧分布并见于真皮乳头顶部的上方

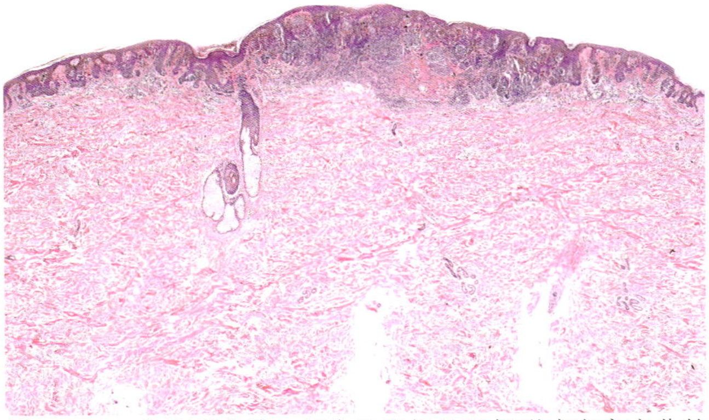

**图 25.184** 发育不良痣：复合性皮损的两侧形成发育充分的肩带样结构

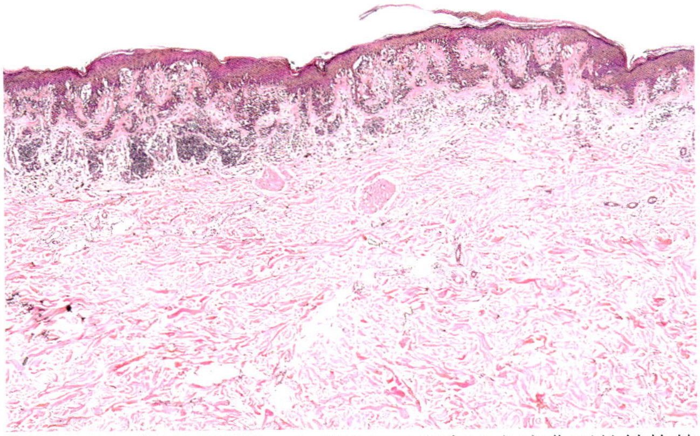

**图 25.185** 发育不良痣：中倍镜显示发育不良痣典型的结构特征。表皮突延长，交界处细胞巢随机分布，可见“肩带”现象

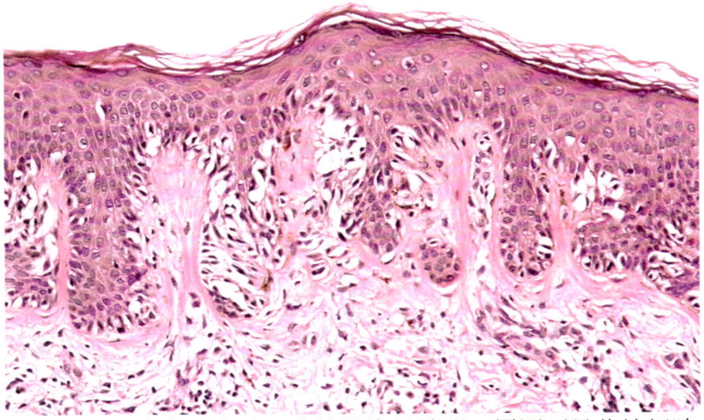

**图 25.187** 发育不良痣：胞核深染呈梭形，周围可见收缩间隙

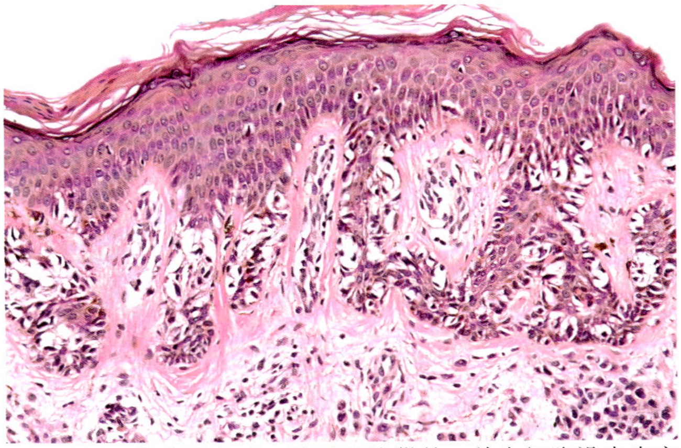

**图 25.188** 发育不良痣：除了细胞巢外，单个细胞沿表皮突两侧散在分布

真皮乳头顶端。常见细胞巢之间的桥连（图 25.189）。偶见梭形细胞巢增大并压迫真皮乳头，导致浅层表现类似于 Reed 梭形细胞痣。

细胞异型性的特点为核大、核膜不规则、核仁明显，胞核和胞质多形性以及不同程度核深染。粉尘状色素沉着使细胞呈橄榄绿色是发育不良痣的特征性表现（图 25.190）。异型的黑素细胞可单个或成簇分布，周围可见收缩间隙。任何典型的发育不良痣都是由正常痣细胞和非典型痣细胞混合而成，说明细胞异型性是随机出现的。非典型痣细胞群集出现提示原位黑素瘤的可能。有丝分裂象虽然少见，但偶为特征性改变。尽管在表皮基底上层可见到 1 ～ 2 个黑素细胞，但任何程度的 Paget 样增生均应作为进展为原位黑素瘤的证据。与交界痣细胞相比，真皮痣细胞表现出一定的非典型性，但是通常情况下真皮痣细胞为普通痣细胞。皮脂腺细胞样黑素细胞具有多空泡胞质和扇贝样核，偶可出现在发育不良痣的真皮痣细胞中[54]。

细胞异型性分为 3 个等级：轻度、中度和重度（表 25.2、图 25.191 ～ 25.194）[18-19]。将其简化为高度和低度亦有可取之处[55]。两项研究证实，黑素瘤发生的可能性与发育不良的等级增加有关，发育不良程度越严重，则黑素瘤发生风险越高[56-57]。此外，分级有利于临床医生重视这类皮损，从而引起病理科医生的高度关注。然而不应忘记，黑素瘤偶尔可发生在仅表现为轻度细胞异型的发育不良痣上（图

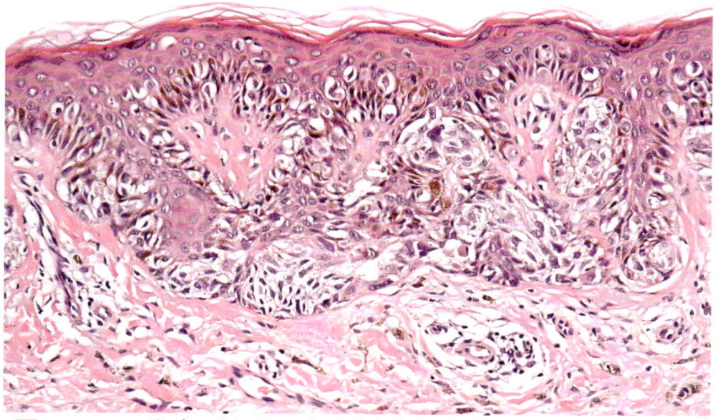

图 25.189 发育不良痣：相邻黑素细胞巢桥连是其常见表现

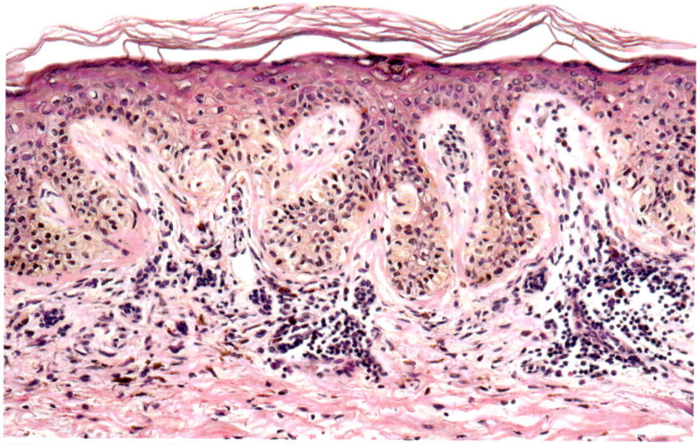

图 25.190 发育不良痣：粉尘状色素沉着使痣细胞呈橄榄绿色

表 25.2 发育不良痣的分级标准

| 参数 | 轻度 | 中度 | 重度 |
|---|---|---|---|
| 胞核大小 | 与角质形成细胞胞核大小类似 | 角质形成细胞胞核的 1 ～ 2 倍 | 角质形成细胞胞核的 2 倍或更大 |
| 胞核多形性 | 轻度 | 中度 | 重度 |
| 染色质 | 深染 | 深染或呈泡状 | 泡状 |
| 核仁 | 较小或无 | 较小或无 | 较大，明显 |
| 胞质 | 通常较少，但有时丰富伴粉尘状色素沉着 | 通常较少，但有时丰富伴粉尘状色素沉着 | 常丰富 |
| Modified from Weinstock，M.A. et al（1997）Archives of Dermatology，133，953-958 | | | |

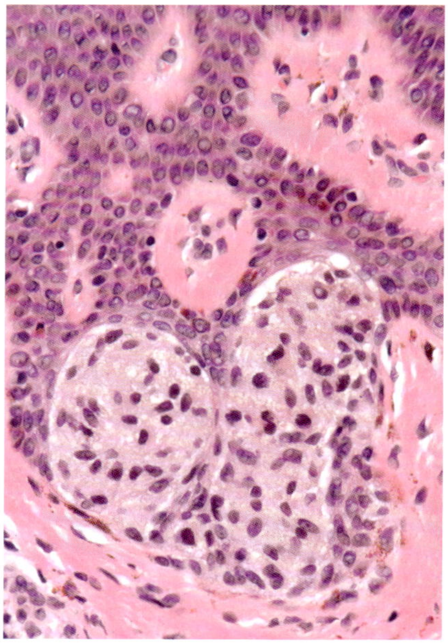

图 25.191 发育不良痣，细胞轻度异型性：痣细胞核与角质形成细胞核大小类似。核深染且边缘不规则。注意细小的色素沉着

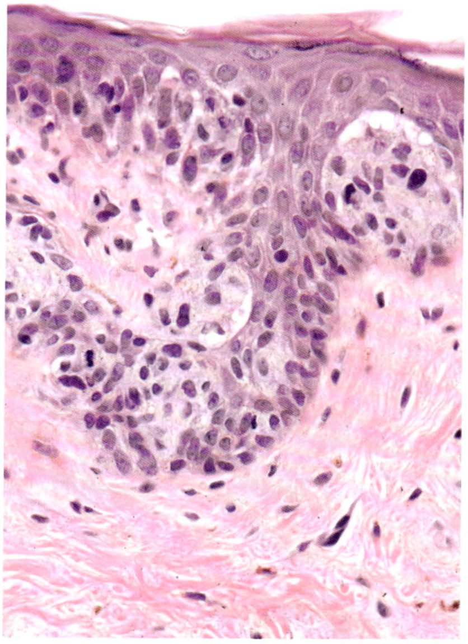

图 25.192 发育不良痣，细胞中度异型性：胞核大小不一，有些痣细胞胞核比邻近的角质形成细胞胞核大。注意有丝分裂象

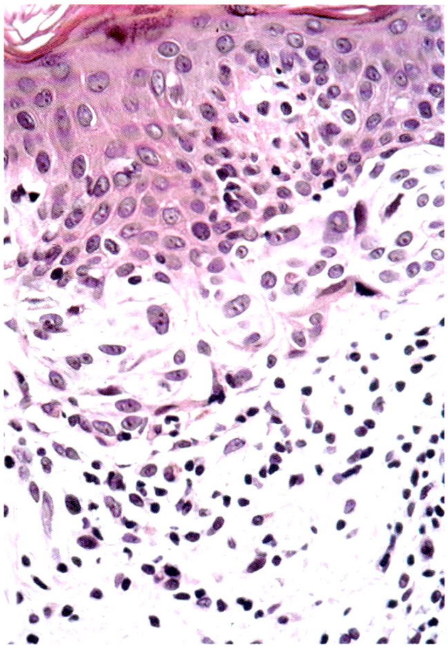

图 25.193 发育不良痣，细胞重度异型性：部分痣细胞胞核大小超过角质形成细胞核的 2 倍。核仁明显

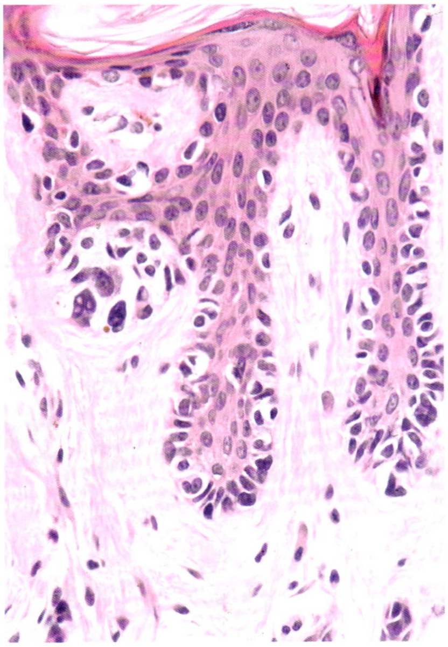

图 25.194 发育不良痣，细胞重度异型性：注意痣细胞胞核深染

25.195 ～ 25.197 )。

近期研究表明，发育不良痣的组织病理学具有部

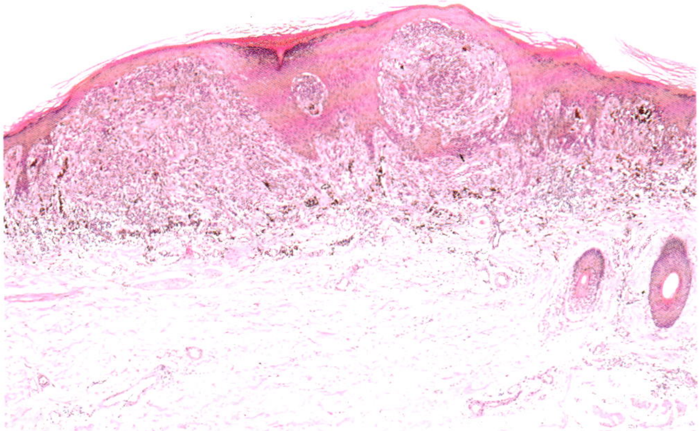

图 25.195 在发育不良痣上出现的黑素瘤：侵袭性肿瘤伴痣样特点

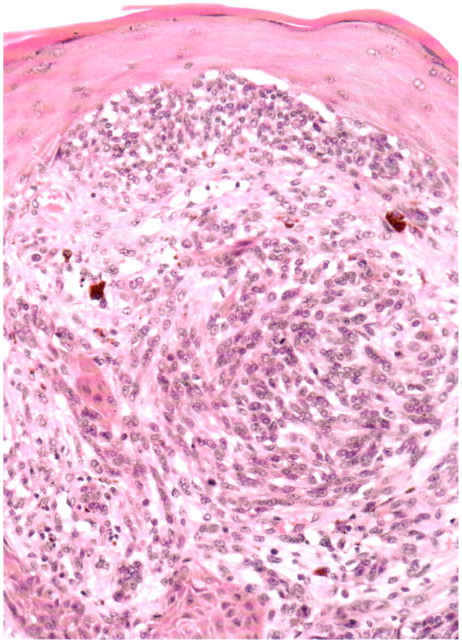

图 25.196 在发育不良痣上出现的黑素瘤：皮损中心的特写图像

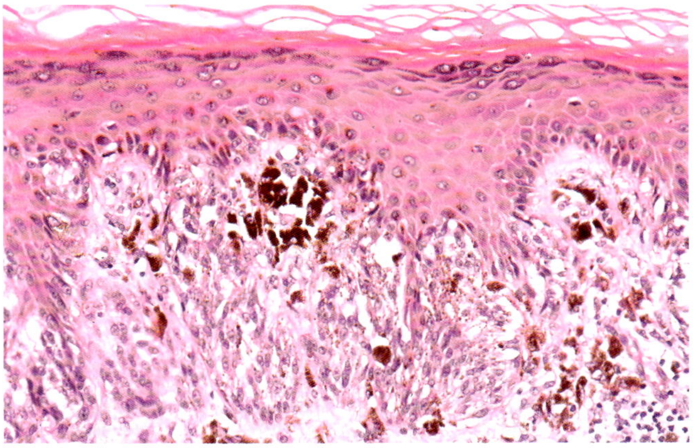

图 25.197 在发育不良痣上出现的黑素瘤：邻近的表皮呈现交界处发育不良病变，轻度细胞异型性。患者有长期的发育不良痣病史，随后发展为结节

位特异性和性别差异[58]。发生在下肢的发育不良痣较背部皮损体积小、更容易出现局灶 Paget 样改变。发生在女性下肢的发育不良痣主要是交界痣，表现为更加明显的 Paget 样增生，与真皮内黑色素沉积相关；而男性则主要是复合痣，很少或没有 Paget 样增生。

有学者认为，具有黑素瘤病史或家族史的患者真皮表皮交界部位新发的发育不良痣是诊断为发育不良痣综合征的依据，但是这一说法尚存在争议[59]。组织学上的特点是表皮内中至重度非典型性黑素细胞呈雀斑样和 Paget 样增生，境界欠清，可能是原位黑素瘤的癌前病变。本病与原位黑素瘤的鉴别十分困难，两者之间似乎存在重叠。

基质的改变包括嗜酸性或更具特征性的板层状纤维细胞反应，片状分布的淋巴细胞和噬黑素细胞常明显可见（图 25.198 ～ 25.200）。亚急性海绵水肿性皮炎，例如 Meyerson 现象可能是发育不良痣的伴随现

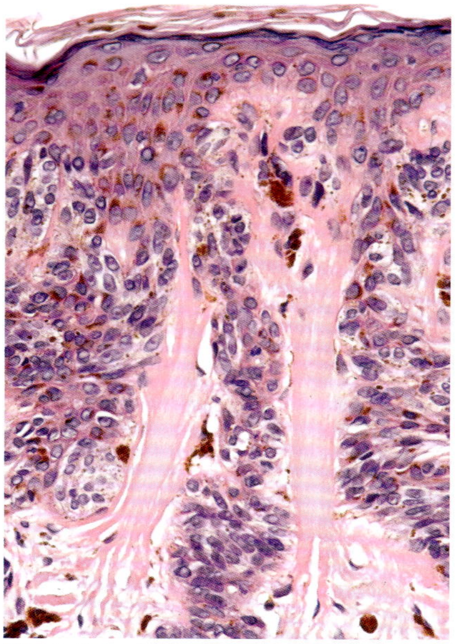
图 25.198 发育不良痣：显著的嗜酸性纤维增生

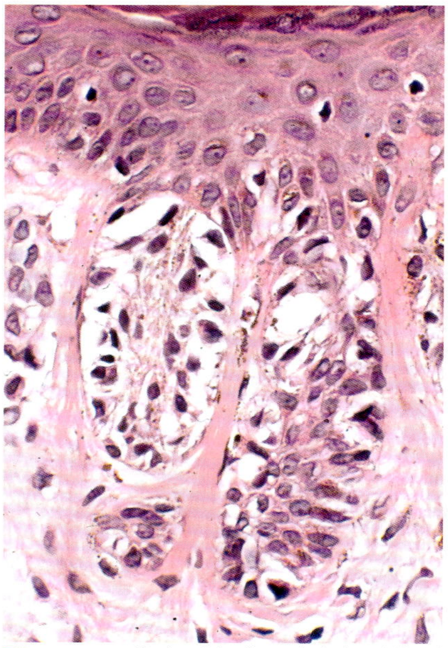
图 25.199 发育不良痣：注意板层状纤维增生

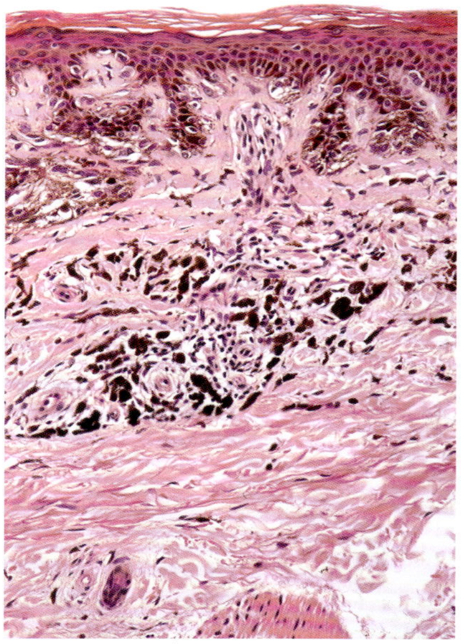
图 25.200 发育不良痣：在此病例中，含有大量色素的噬黑素细胞清晰可见

象[60]。以往有报道同一例患者 4 处皮损中均发现特征性表现，即在表皮和真皮内黑素细胞成分中有明显的中性粒细胞浸润[61]。有时可见血管增多。

必须对所有的发育不良痣进行仔细检查，以排除合并黑素瘤的可能，最常合并的黑素瘤为浅表播散型。

然而应当指出，发育不良痣综合征患者的某些痣可表现为普通痣的结构和细胞学改变。

## 鉴别诊断

虽然除细胞异型性外，上述任何一种表现均可在普通痣中见到，但如果这些表现组合起来且细胞异型性始终存在，则对发育不良痣的诊断极为重要。

雀斑样发育不良痣须与雀斑样交界痣和恶性雀斑样痣相鉴别。简而言之，雀斑样发育不良痣可有轻度结构异常和纤维增生，但无细胞异型性。恶性雀斑样痣（原位黑素瘤）的临床表现却极为不同，其皮损伴表皮萎缩而非雀斑样增生，常有特征性的日光性弹性组织变性。而且，恶性雀斑样痣表现为病变全层非随机的细胞学异型[62]。在较小或局部活检的组织中鉴别发育不良痣和恶性雀斑样痣十分困难。

发育不良痣必须与放射生长期（原位）的浅表播散型黑素瘤相鉴别，但这些不同往往是主观上和程度上的差异。重度发育不良痣与早期的恶性黑素瘤通常是相连续的。虽然大多数病例容易分类，但它们形成了一个组织学（如果不是生物学）上的疾病谱，尚缺乏可靠的形态学标准来区分二者。因为原位黑素瘤和重度发育不良痣一般采取同样的治疗，所以这样的区分是没有实际意义的。

# 老年人非典型（发育不良）雀斑样痣

## 临床特征

老年人非典型（发育不良）雀斑样痣［Atypical (dysplastic) lentiginous nevus of the elderly］又称色素性非典型雀斑样痣，可早期或进行性进展为原位黑素瘤，好发于 60 岁以上的老年人，在有慢性光损伤病史的年轻人中亦可发生[1-3]。皮损表现为单发的非对称性斑疹或色素分布不均匀的小斑疹，直径 0.3 ～ 1 cm。本病好发于男性背部及女性下肢。它常恶变进展为原位黑素瘤，通常为雀斑样型[1-4]。

## 组织学特征

表皮突大小和形态不一，间隔不均匀。亦可见表皮突融合。单个黑素细胞沿真皮表皮交界处呈雀斑样增生。真皮乳头层上部有时可见局灶性单个黑素细胞增生成巢，但不很明显。黑素细胞巢大小不一、形状不规则，常位于表皮突的顶部，较少分布于表皮突间。一般不出现黑素细胞向上迁移。黑素细胞表现为细胞轻度异型性，核深染且形状不规则。在真皮乳头层，可见明显的局灶性纤维化、色素异常以及淋巴组织细胞浸润。

## 鉴别诊断

交界性雀斑样痣皮损通常较小，直径＜ 5 mm。组织学上的特点是表皮突延长。黑素细胞巢单一，位于表皮突顶部。无细胞异型性。无真皮纤维化。

本病须与原位黑素瘤相鉴别，但重要的是记住黑素瘤可由这些病变进展而来。原位黑素瘤的特征是表皮突不规则延伸。黑素细胞连续性增生，或呈巢状或为单个细胞，见于表皮内大范围区域[4]。黑素细胞呈非随机性细胞异型性，常常融合。亦可见黑素细胞的 Paget 样增生。

# 先天性痣

## 临床特征

先天性痣（congenital nevus）较常见，发病率占人口的 0.6% ～ 1.6%[1]。其组织学特征足以与获得性痣区分[2-3]。先天性痣可恶变为黑素瘤，因此这一疾病不仅是学术命名和分类，更具有重要的临床意义。目前对其恶变率尚无准确统计，但文献报道先天性巨痣恶变的发生率为 3.8% ～ 18%[4-5]。一项荷兰的回顾性研究表明，女性患者发生黑素瘤的风险较男性高（14.1：6.4）[6]。中、小先天性痣也可能发生恶变，但恶变率极低[4-5, 7-11]。

皮损出生即有，常多发。传统上分为 3 类：小（直径＜ 1.5 cm）、中（直径 1.5 ～ 20 cm）、巨大（直径＞ 20 cm）。后者常覆盖整个肢体或大片躯干皮肤，通常被单独分类为巨痣或先天性泳裤样巨型黑素细胞痣（见下文）。绝大多数直径＞ 1.5 cm 的黑素细胞痣是先天性痣[12]。发病初期，先天性痣表面较平，呈浅棕色，似咖啡斑。有时皮损变得色素更深、更厚和多毛[13]。亦可发展成疣状表面伴散在的小结节隆起（图 25.201）。先天性痣分布较为广泛，发生于脊柱表面者有时伴发软脑膜黑素细胞增生病、脑积水、脊柱裂或脊髓脊膜膨出[13]。环形皮炎（湿疹）有时可发生于先天性痣的基础上[14]。

## 组织学特征

先天性痣表现多样。有些皮损（特别是小皮损）与传统的获得性痣难以区分[15-17]，而另一些，尤其是大的皮损则显示出一系列改变，大多数病例都可确诊（图 25.202 ～ 25.205）[18-19]。先天性痣的确诊除了依靠明显的临床表现外，还要结合一系列组织学改变，而不是某一种特征性改变。

与获得性痣相同，表皮常参与痣的形成过程。常见角化过度、棘层肥厚和乳头瘤样增生，偶见表皮萎缩。有时上皮呈雀斑样改变。需区分新生儿、幼儿

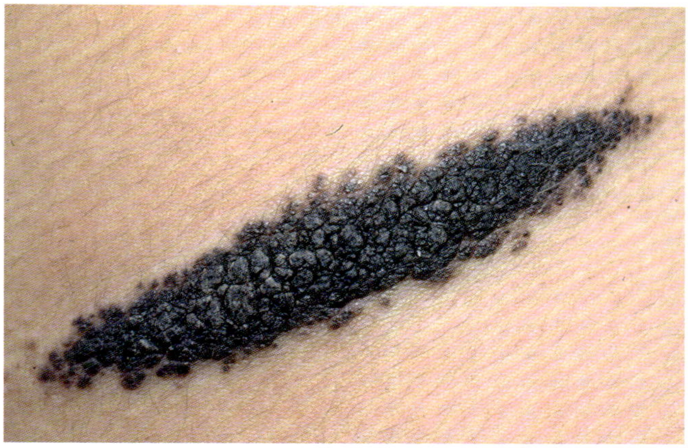

图 25.201　先天性黑素细胞痣：这一大的孤立性皮损示色素沉着和疣状表面（By courtesy of the Institute of Dermatology, London, UK.）

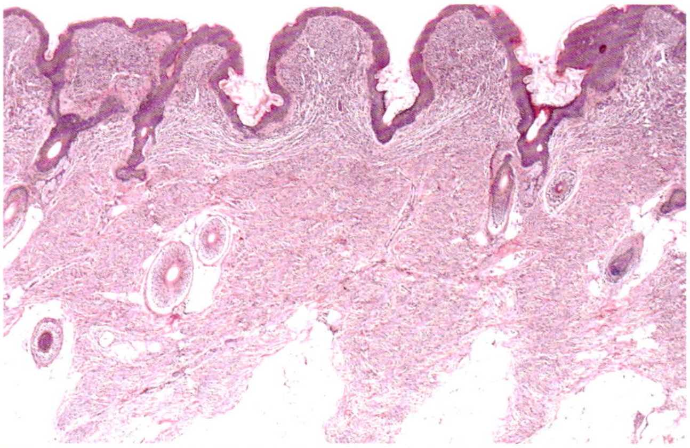

图 25.202　先天性黑素细胞痣：黑素细胞增生从真皮浅层至皮下脂肪间隔，这种大范围的皮肤累及不是获得性痣的特点

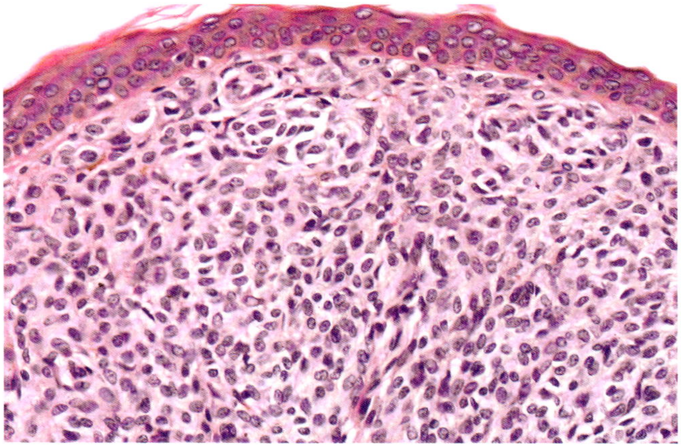

图 25.203　先天性黑素细胞痣：高倍镜下单一的 A 型痣细胞群

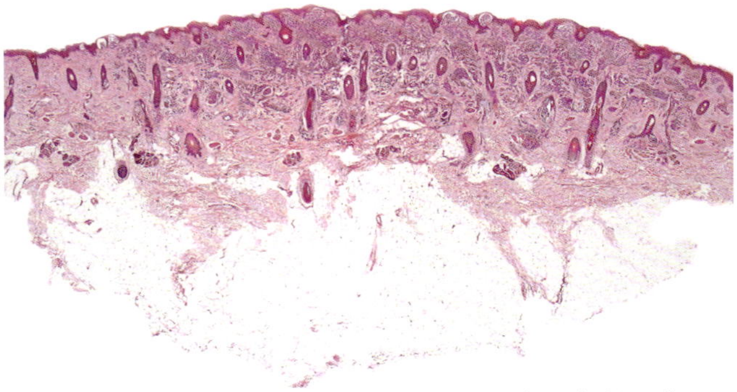

图 25.204 先天性黑素细胞痣：头皮皮损的扫描图像

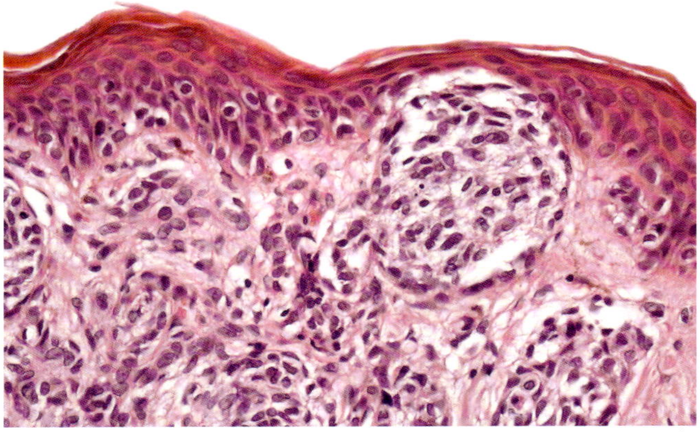

图 25.205 先天性黑素细胞痣：可见局灶性交界处增生活跃现象

（见下文）和更晚期的先天性痣。

先天性痣组织学表现多样[20-22]，其浸润深度尤为重要。痣通常由弥漫性浸润的黑素细胞组成，从真皮乳头层播散到真皮深部网状层，并常累及皮下脂肪的纤维间隔（图 25.206 ～ 25.208）。不同于获得性黑素细胞痣，除了在交界区和真皮乳头浅层，先天性痣很少形成散在细胞巢，且常有境界带（grenz 带）将痣细胞与上部表皮分开。

获得性痣能形成良好的纤维基质，而先天性痣则更依赖于原有的结缔组织作为支撑结构。色素沉着程度各异，在皮损浅层最为明显。痣细胞还常累及表皮附属器，因此，在立毛肌、毛囊、皮脂腺和小汗腺

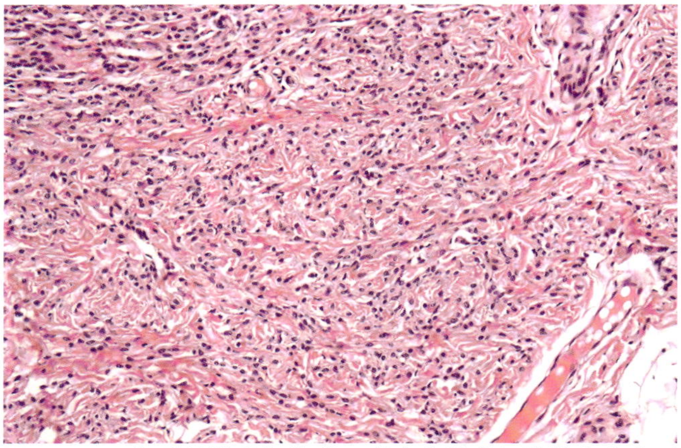

图 25.206 先天性黑素细胞痣：真皮内的痣细胞散在分布于胶原纤维间

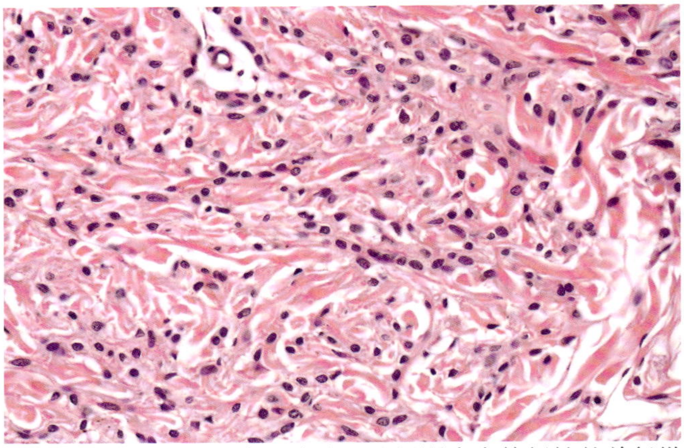

图 25.207 先天性黑素细胞痣：此视野中有特征性的单行纵队排列痣细胞

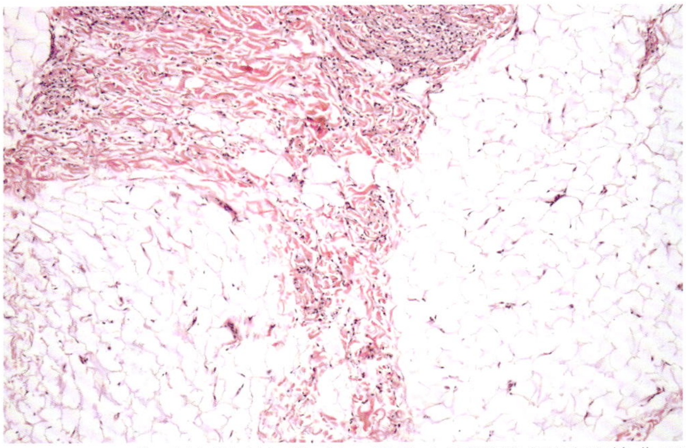

图 25.208 先天性黑素细胞痣：累及皮下脂肪间隔是其典型表现

汗管壁均能见到痣细胞（图 25.209、25.210）。此外，常发现神经间隙受累和淋巴管壁及血管壁浸润，先天性痣的这些特征不能作为恶变的证据。真皮乳头层痣细胞偶可出现正常有丝分裂象（图 25.211）[23]。获得性痣也可累及附属器结构，但痣细胞累及多个附属器则常提示为先天性痣[24]。

随着病变深度的增加，痣细胞常呈单细胞或单行纵队排列，这在真皮网状层和皮下脂肪层尤为明显。

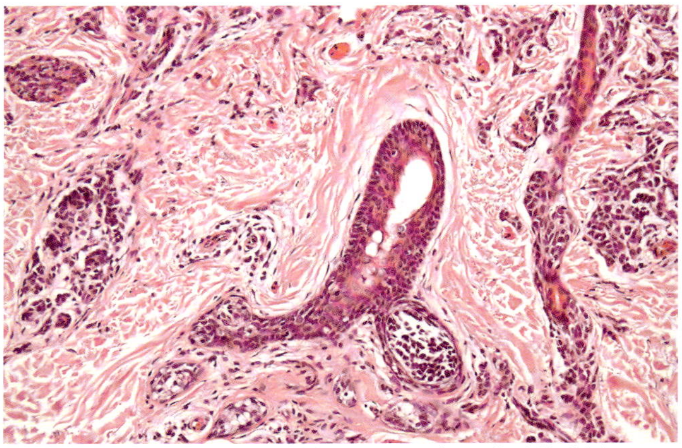

图 25.209 先天性黑素细胞痣：常见附属器受累

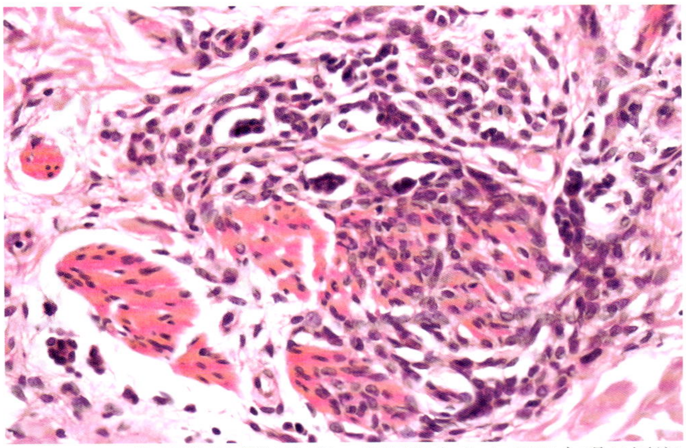

图 25.210　先天性黑素细胞痣：痣细胞在此立毛肌内明显浸润

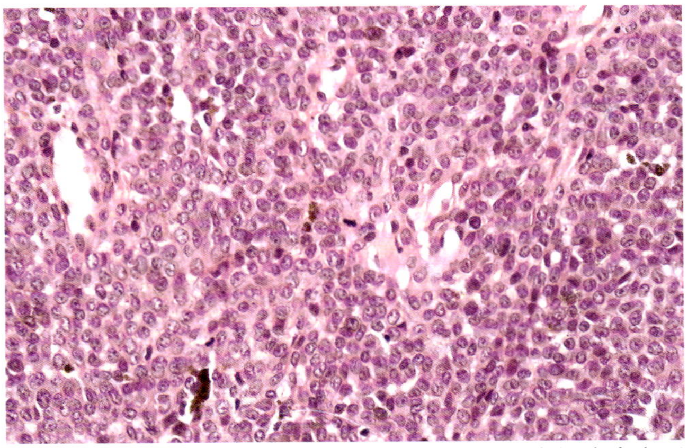

图 25.211　先天性黑素细胞痣：可在真皮浅层痣细胞中发现正常的有丝分裂象，尤其是年轻患者。缺乏细胞异型以及胞核或胞质的多形性意味着它们不是恶性肿瘤

神经样表现为先天性痣和获得性痣的共同特征。然而，先天性痣的神经样改变常呈斑片状且保留细胞成分，而获得性痣的小灶神经样改变细胞成分相对较少。

在这两种类型痣的差异中，先天性痣最重要的诊断标志是单个痣细胞常侵入真皮网状层深部和皮下脂肪间隔的胶原纤维之间。

# 新生儿和婴幼儿先天性痣

新生儿和婴幼儿先天性痣（congenital nevi in neonates and young children）可以为交界性、复合性（大多数）或皮内痣。受累模式和深度与痣的大小有关[1]。小痣常分布于真皮浅层、血管和附属器周围，而稍大的痣和泳裤样痣则常可弥漫浸润至皮下脂肪。真皮内痣细胞成熟现象常见。

然而，新生儿和婴幼儿先天性痣有时表现出令人担忧的组织学特点，引起病理科医生的重视，特别是当患者年龄不详时容易与黑素瘤混淆[1-6]。这些改变包括大的位置异常的交界性痣细胞巢、单个痣细胞或小痣细胞巢的 Paget 样增生、真皮表皮交界处及真皮内成分的细胞异型性和有丝分裂活动、成熟现象受损、色素分布不均匀以及显著的皮肤附属器受累。尽管交界处痣细胞通常是完全单一的位于基底层的细胞群，但有时黏附不良的细胞巢或单个痣细胞散布于表皮，类似于 Paget 样增生（图 25.212 ～ 25.214）[3]。这一表现最常见于皮损的边缘，不应误诊为原位黑素瘤[7]。高达 30% 的病例观察到细胞异型性，而重度异型性则少见[1]。真皮内黑素细胞的色素沉着数量不一[7]。附属器上皮也常受累[2-3]。若真皮内有丝分裂明显，应引起重视。在新生儿先天性痣上发生黑素瘤极为罕见。重要的是勿将真皮内黑素细胞增生性结节误认为是病灶向黑素瘤转变（见下文）。

# 泳裤样巨型毛痣

## 临床特征

泳裤样巨型毛痣（giant hairy‘bathing-trunk’nevi）

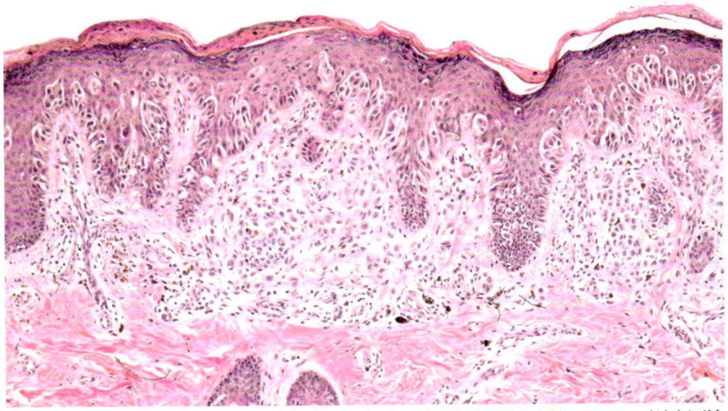

图 25.212　新生儿先天性痣：交界处增生活跃伴 Paget 样扩散

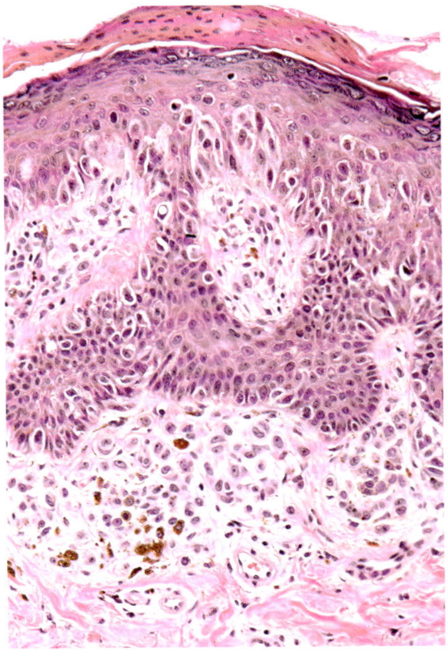

图 25.213　新生儿先天性痣：痣细胞呈上皮样，胞质丰富弱嗜酸性，核泡状，核仁明显

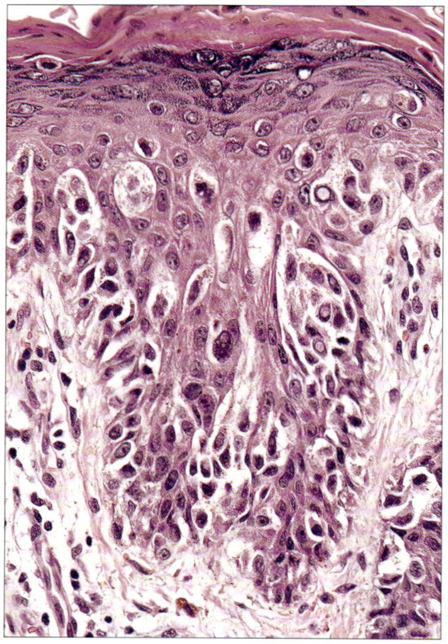

图 25.214 新生儿先天性痣：高倍镜示核多形性和 Paget 样扩散

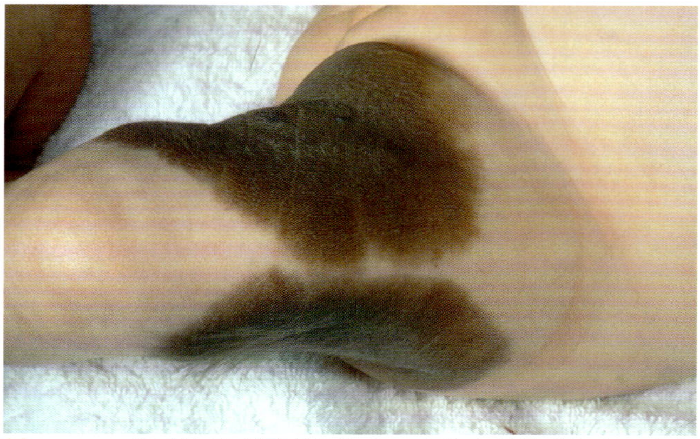

图 25.216 先天性巨型黑素细胞痣：此类皮损导致毁容，患儿父母常对其高度关注（By courtesy of the Institute of Dermatology，London，UK.）

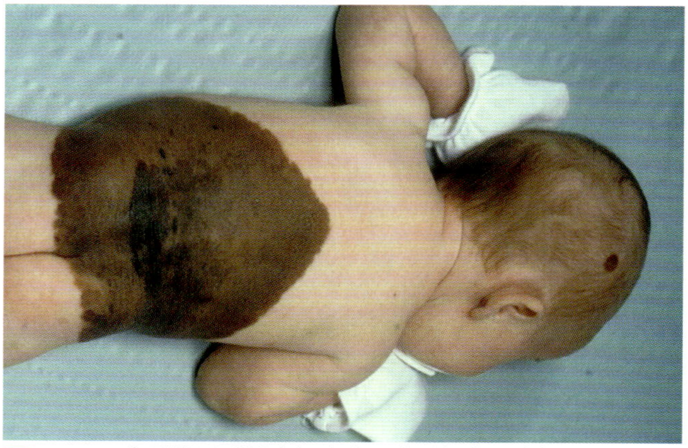

图 25.217 先天性巨型黑素细胞痣：除了毁容，皮损还具有恶变的风险（By courtesy of the Institute of Dermatology，London，UK.）

是指直径≥ 20 cm 的先天性黑素细胞痣[1-6]。若新生儿皮损在身体部位、直径≥ 6 cm 或在头部、直径≥ 9 cm，则被称为巨痣[7]，其在新生儿中的发生比例约为 1∶20 000[8]。发病无性别差异，好发于头、颈及躯干部[6]。根据巨痣发病部位的不同，将其命名为“泳裤样痣”“马甲痣”“肩袖痣”“长袜痣”或“手套痣”（图 25.215 ～ 25.217）。卫星灶常见[4]。巨型毛痣颜色各异，可为深褐色到黑色。虽然它们的颜色可在出生后几周内变淡，但绝大多数患者皮损的颜色终身保持不变[9]，极罕见巨痣自行消退。家族性巨型毛痣十分罕见，可能与多基因显性遗传有关[10]。

结缔组织增生性无毛色素减退痣是巨痣的一个变异型，其特点是无毛发以及进行性色素减退[9，11-12]。脑回状先天性巨痣是根据皮损呈脑回状或回旋状模式命名的，好发于头皮顶部和枕部[13-15]。

巨痣极为少见，除了毁容及诱发心理创伤外，还有恶变为黑素瘤的风险（3.8% ～ 18%）[4，6]。恶变常发生于青春期前，也有报道出生即发生恶变的病例。中轴部位易发生恶变[6]。发生在头皮、颈部和躯干后正中线的先天性巨痣往往伴发脑脊髓损害（软脑膜或神经皮肤黑变病）[16-22]。虽然此类患者无明显症状，但发生脑水肿或颅内原发性黑素瘤的可能性较高[16，23-24]。四肢的巨痣伴发受累肢体的萎缩[1]。亦有报道巨痣伴发婴幼儿血管瘤、白癜风、肝黑色素沉积、低磷性佝偻病以及无脑回伴胼胝体缺失症[25-29]。SCALP 综合征表现为皮脂腺痣、中枢神经系统畸形、先天性皮肤发育不良、眼轮部皮样囊肿（limbal dermoid）、色素痣（例如先天性巨型黑素细胞痣）以及神经皮肤黑变病并发[30]。

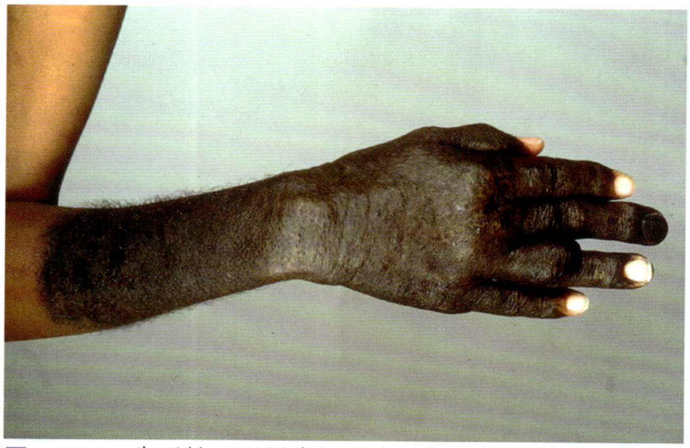

图 25.215 先天性巨型黑素细胞痣：此病例巨痣呈手套样外观（By courtesy of the Institute of Dermatology，London，UK.）

## 组织学特征

先天性巨痣与典型的先天性色素痣的组织学特征类似，但其神经样表现更为明显。泳裤样痣也可出现神经纤维瘤样改变或蓝痣样改变（类似或可能是神经错构瘤），甚至有 Spitz 痣样改变[6，31]。最近，也有巨痣伴发皮下室鼓膜瘤的病例报道[32]。结缔组织增生性无毛色素减退痣表现为显著的真皮纤维化、皮损区黑素细胞进行性缺失以及毛囊、皮脂腺的过度增生或缺失[9]。

恶变常发生于真皮内的痣细胞，除了显示典型的黑素瘤样表现外，肿瘤还可以有恶性神经鞘瘤样特点和间变表现[33]。

亦报道有小细胞变异型以及异源性病灶，包括横纹肌肉瘤样和脂肪肉瘤样分化[6]。

# 先天性痣内的增生性结节

## 临床特征

先天性痣基础上发生的增生性结节较少见，是发生在先天性痣（通常但不总是巨痣）内的良性病变，临床和组织学上都容易怀疑为黑素瘤。常出生即有，表面光滑，为棕色至黑色的丘疹或结节，直径常不超过 1.0 cm，但亦可见更大皮损[1-9]。偶有溃疡形成[9]。皮损常单发，但也可见卫星灶或多发病灶。在某些病例中，溃疡或出血增加了临床对其恶变为黑素瘤的担忧。增生性结节可自发消退或长期处于稳定期，或增大且色素沉着增加[3]。

## 组织学特征

增生性结节的特点是细胞多形性及细胞体积增大。虽然表浅部位的典型增生性结节境界较清楚，但结节边缘常与邻近的痣细胞混杂且缺乏明显的境界带（图 25.218）[9]。皮损常由大的上皮样或梭形黑素细胞组成，胞质丰富，胞核呈轻度多形性（图 25.219）。

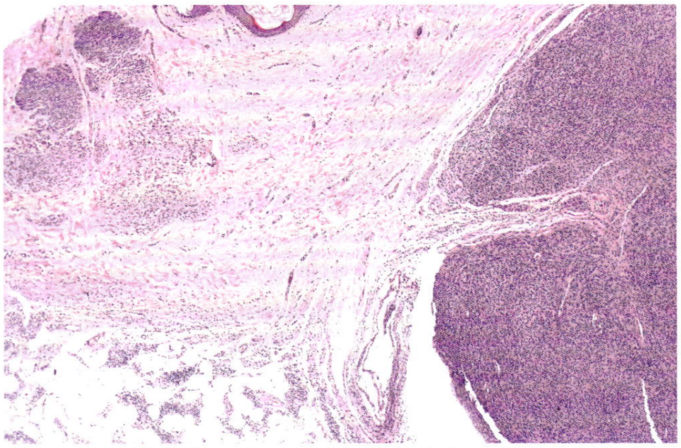

**图 25.218** 增生性结节：左侧先天性痣与右侧增生性结节相比较

核仁小且不明显，胞核内假包涵体常见。有丝分裂象罕见，每平方毫米不超过 1 个（图 25.220）。无异型有丝分裂象。仍保持随深度增加的黑素细胞成熟现象。坏死不是其特点。偶见增生性结节内核多形性增加以及巨大的核仁，但不伴有有丝分裂象增加[9]。增生性结节有时可见轻至中度由淋巴细胞组成的单一核炎症细胞浸润[9]。表皮受累少见[9]。未见 Paget 样增生模式。在增生性结节内偶可见间充质分化，包括肌成纤维细胞性、软骨样和骨样分化。

虽然增生性结节通常表现为膨胀性生长模式，可压迫周围组织，但有时可呈现浸润性非破坏性生长，且不累积毛囊及小汗腺导管[9]。

## 鉴别诊断

虽然本病极其罕见，但真皮内增生性结节须与新生儿黑素瘤相鉴别。易被怀疑为黑素瘤的特点包括明显的多形性、有丝分裂过度活跃、异常有丝分裂象以及坏死。结节境界清晰、不与周围痣细胞融合也是需警惕的特点（见前文）。

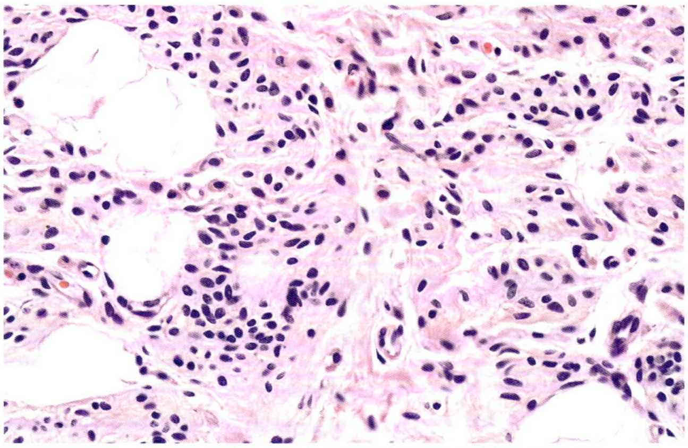

**图 25.219** 增生性结节：高倍镜下的先天性痣

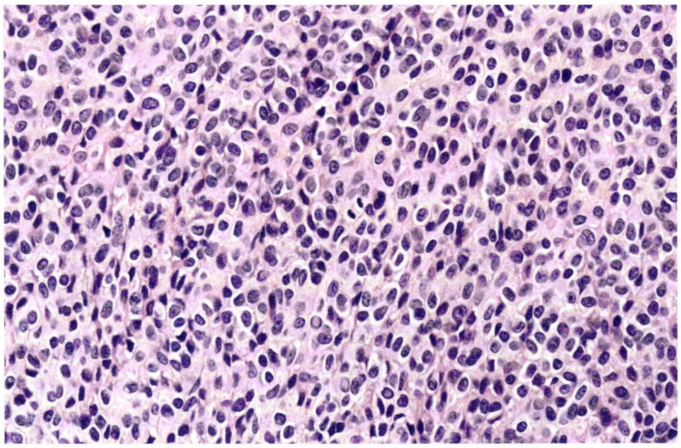

**图 25.220** 增生性结节：结节由单一的痣细胞群组成，注意中央的有丝分裂象

# 真皮黑素细胞病变

## 蒙古斑

### 临床特征

蒙古斑（Mongolian spot）表现为相对均匀的蓝灰色斑片，边界及形状不规则，好发于骶尾区域（图 25.221）。较少见的是分布范围更广，如覆盖大腿后侧、臀部、背部和肩部[1-2]。常在出生时或生后不久发病，多见于日本人、中国人和有色人种[3]。蒙古斑好发于男性。皮损较大，直径达 10 cm[4]。蒙古斑的皮损有时可相互叠加[5]。此外，蒙古斑，特别是大范围的蒙古斑是某些贮积病的标志，如 Hurler 综合征（Ⅱ型黏多糖贮积症）、GM1 Ⅰ型神经节苷脂贮积症和Ⅱ型黏脂贮积症[6-10]。另外，有报道本病伴发先天性皮肤毛细血管扩张、Sjögren-Larsson 综合征和先天性血管瘤[11-18]。

大多数蒙古斑在婴幼儿期或儿童期逐渐消退，一般到青春期完全消失[1-2]。持续到成年期的蒙古斑少见，通常与皮损位于骶骨外有关[1, 19]。与遗传性贮积病相关的蒙古斑通常不能自行消退，且随时间延长色素甚至变得更深[8-9]。有报道蒙古斑伴发晕痣样表现[20]。

### 组织学特征

蒙古斑和其他真皮内原发性黑素细胞病变（真皮内黑素细胞增生症）都被认为是黑素细胞在经真皮从神经嵴向表皮的迁移过程中受到了阻滞。因此，皮损的特点是真皮内稀疏的树突状细胞，色素含量不一，与皮面平行，主要位于真皮网状层深部（图 25.222、25.223）。上覆表皮正常。蒙古斑为良性病变。

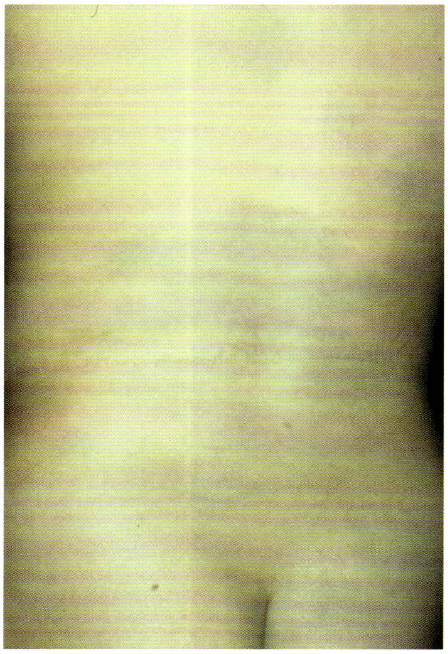

图 25.221 蒙古蓝斑：儿童躯干和臀部大范围浅蓝色皮损（By courtesy of S. Bleehen, MD, Royal Hallamshire Hospital, Sheffield, UK.）

## 太田痣

### 临床特征

太田痣（nevus of Ota）（眼真皮黑变病、眼颧部褐青色痣）在日本较常见，偶见于高加索人和有色人种。太田痣表现为界限不清的蓝灰色斑，单侧发生，位于三叉神经分布的眼和上颌骨区域（图 25.224）[1-3]，亦有报道呈双侧多发的黑子，即聚合性黑子[4]，约 5% 的太田痣呈双侧分布。约 60% 的患者巩膜和结膜受累，偶见鼻部及口腔黏膜受累[1-2, 5-6]。少见情况下脑脊膜发生类似的颜色改变。超过 50% 的皮损在出生时出现，其他病例大多在青春期出现。太田痣好发于女性。家族性太田痣鲜有报道[5, 7-8]。也可看到丘疹和结节，提示有蓝痣和细胞性蓝痣的成分。与蒙古斑不同，太田痣永久存在，不消退[2]。

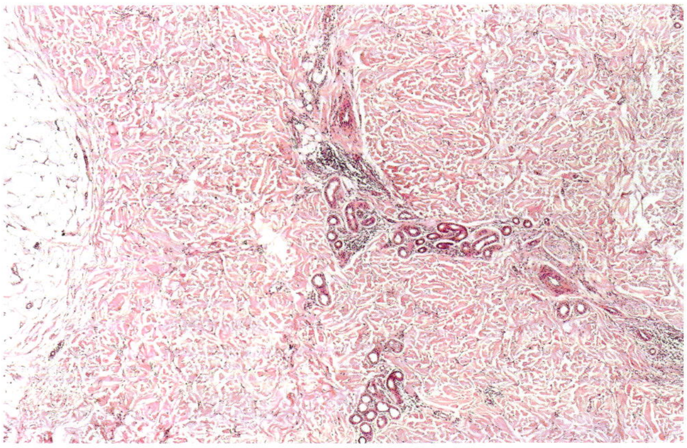

图 25.222 蒙古蓝斑：低倍镜下的表现不易被察觉，但真皮深层细胞数量增多

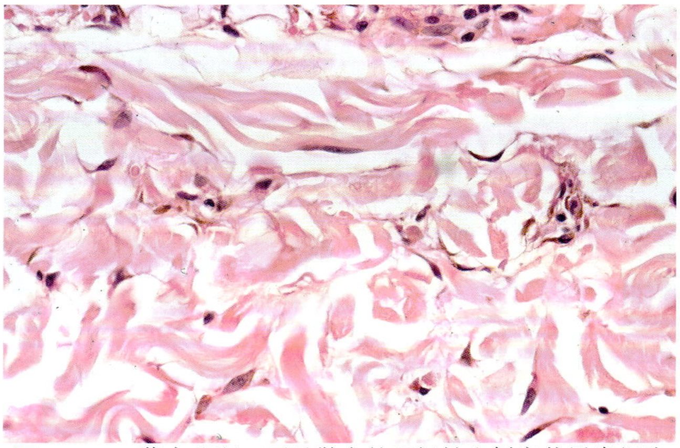

图 25.223 蒙古蓝斑：可见散在的双极性和树突状黑素细胞

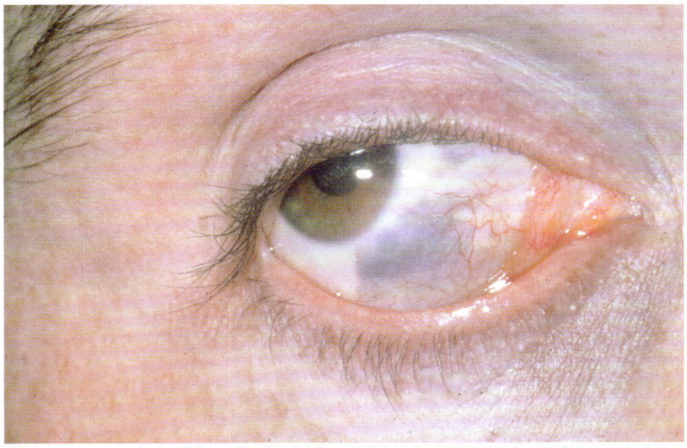

图 25.224 太田痣：巩膜受累，眼周出现淡蓝色颜色改变（By courtesy of the Institute of Dermatology，London，UK.）

太田痣发生恶变极为罕见，因此治疗也比较保守（见恶性蓝痣）[9]。所报道的在太田痣基础上发生的黑素瘤可见于皮肤、虹膜、脉络膜、眶周及脑膜[4-18]。其他与本痣相关的肿瘤包括脑膜黑素细胞瘤和黑素细胞性神经鞘瘤[19-21]。有报道双侧太田痣伴青光眼与 Klippel-Trenaunay 综合征相关[5, 22]。

## 组织学特征

表皮色素增加，黑素细胞数量增多，但无交界处增生活跃。真皮中上部可见含重度色素的梭形、双极或树突状黑素细胞（图 25.225、25.226）[1, 3]。多与皮面平行，有时包绕表皮附属器[1]，成纤维细胞较少。

# 伊藤痣

## 临床特征

伊藤痣（nevus of Ito）是十分罕见的疾病，其特

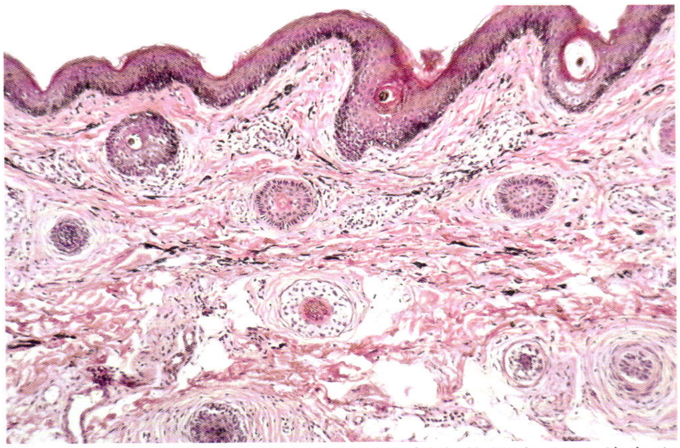

图 25.225 太田痣：可见少数双极和树突状细胞（HE 染色和 Masson-Fontana 染色）

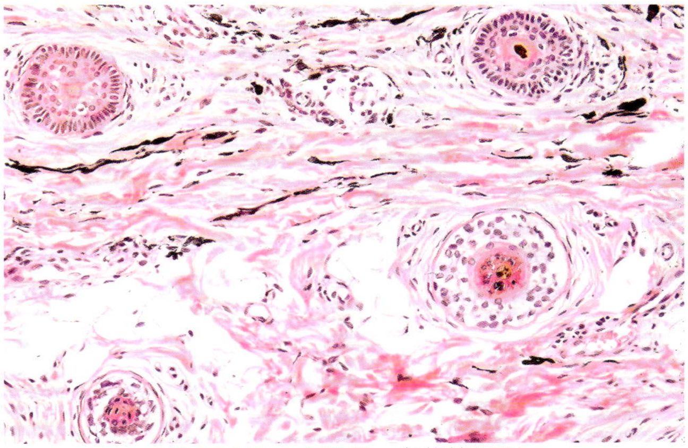

图 25.226 太田痣：高倍镜视野

点是在后锁骨上神经和臂外侧皮神经支配的区域可见单侧蓝灰色斑状色素沉着（图 25.227）[1]。偶可合并太田痣[2-4, 5]，或伴发 Sturge-Weber 综合征[6]。曾有伊藤痣恶变的报道（见恶性蓝痣）[7-8]。

伊藤痣、上述两种病变以及蓝痣（见下）在临床上的蓝色外观都是由于光线通过相对紊乱的真皮时，其他光谱成分被吸收后发生散射所致。

## 组织学特征

表现与太田痣相同。

# 太阳痣

## 临床特征

太阳痣（sun’s nevus）是一种后天发生的太田痣

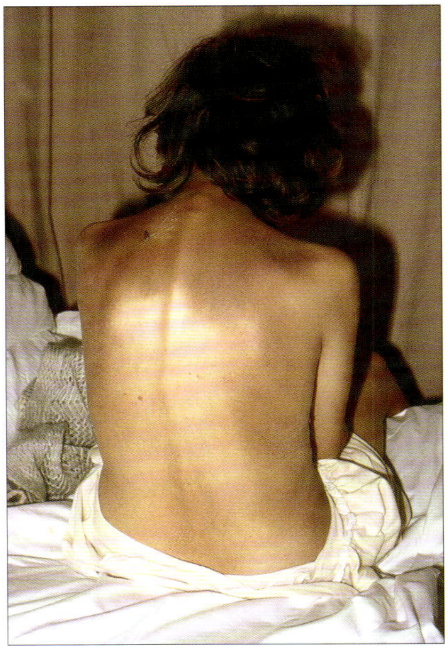

图 25.227 伊藤痣：特征性颜色改变累及肩及肩胛区（By courtesy of M.M. Black，MD，St Thomas’ Hospital，London，UK.）

（获得性太田痣），见于中国人和日本人[1-3]。

### 组织学特征

表现与太田痣相同。

## Hori 痣

### 临床特征

Hori 痣（Hori's nevus）（颧部褐青色痣、面部及四肢获得性真皮内黑素细胞增生症、获得性双侧太田痣样斑）是一种少见的、后天发生的真皮内黑素细胞增生，好发于亚洲女性[1-4]。患者大多在 21 ～ 40 岁发病。早期皮损的特点是散在的棕色斑疹，皮损逐渐融合呈灰蓝色[4]。Hori 痣通常不能自行消退。皮损好发于颧部，其次为前额部、上眼睑、颞部和鼻（根/翼）部[3-5]。亦可发生在面部以外的部位[6-7]。最常见的诱因是日晒和妊娠，其他因素包括激素药物、应激和创伤[4]。最近的回顾性研究表明，42% 的患者有一级亲属患病的家族史[4]。Hori 痣也报道发生在难治性湿疹及经过治疗的银屑病部位[8-9]。

### 组织学特征

组织学特点为真皮浅层树突状黑素细胞增生。

## 真皮黑素细胞错构瘤

此术语被用于描述呈皮节状分布的先天性真皮黑素细胞增生症，其他方面与伊藤痣和太田痣无区别[1]。

## 普通蓝痣

### 临床特征

普通蓝痣（common blue nevus）是相对较常见的皮肤病，与蒙古蓝斑、太田痣及伊藤痣一样，代表受阻的黑素细胞迁移[1-2]。尽管它可发生于体表的任何部位，但手足背、臀部、头皮及面部好发[3-4]。其他部位，包括阴茎和甲下区域的皮损十分少见。经典的普通蓝痣表现为一个孤立性、境界清楚的圆顶状蓝色或蓝黑色病变，直径通常约为 1.0 cm（图 25.228 ～ 25.230）。发疹性及斑块状巨型蓝痣较为罕见（见下文）[5-8]。伴有卫星灶的普通蓝痣是一种特殊类型，临床上容易与黑素瘤混淆（见下文）[9-10]。女性好发（男女比例为 1：2），发病年龄较为广泛[4]。虽然普通蓝痣是一种典型的皮肤肿瘤，但还可发生于皮肤以外的部位，包括口腔黏膜、腭部、上颌窦、结

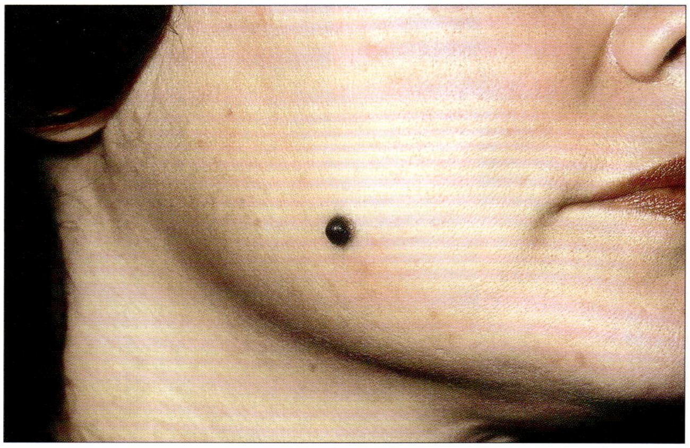

图 25.228 普通蓝痣：典型的圆顶状皮损呈深蓝黑色（By courtesy of R.A. Marsden，MD，St George's Hospital，London，UK.）

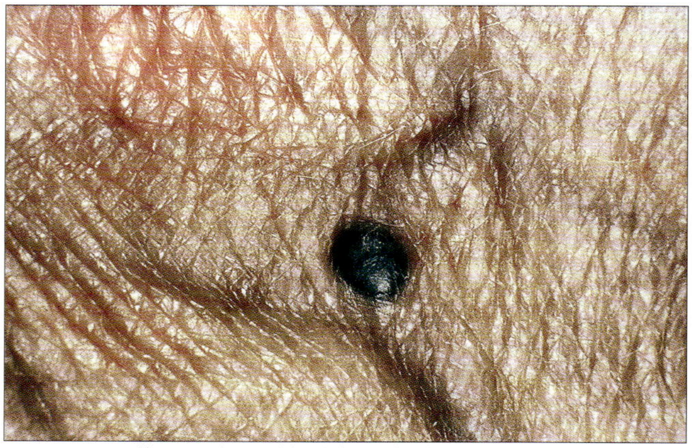

图 25.229 普通蓝痣：手部为好发部位（By courtesy of A. du Vivier，MD，King's College Hospital，London，UK.）

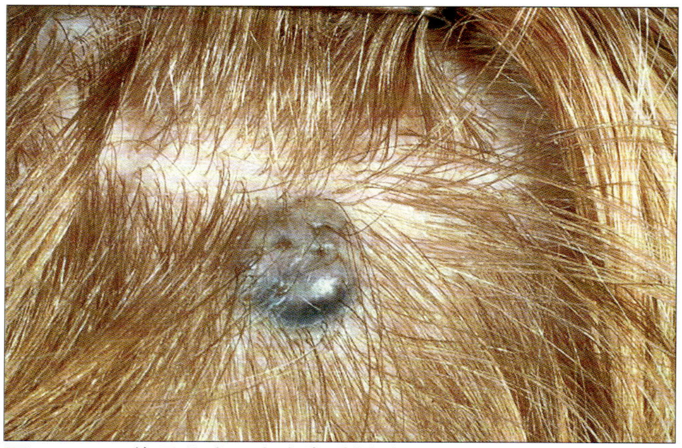

图 25.230 普通蓝痣：头皮常受累（By courtesy of the Institute of Dermatology，London，UK.）

膜、巩膜、眼眶、淋巴结、乳房、宫颈、阴道、前列腺、精索及肺门[7, 11-15]。普通蓝痣伴发黑素瘤极罕见（见恶性蓝痣）[16-18]。多发性普通蓝痣少见，可有家族史[19]。

## 组织学特征

普通蓝痣通常位于真皮网状层的深部，有时可见于真皮浅层或从真皮乳头层延伸至皮下脂肪（图25.231）。尽管上覆表皮一般正常，但有时合并交界处增生活跃（或普通皮内痣），称为联合痣（见前文）[20]。可见富含色素的双极、树突状梭形黑素细胞，伴发致密的成纤维细胞性和胶原性梭形细胞反应，通常伴有富含色素的噬黑素细胞（图25.232、25.233）[4]。有丝分裂象罕见，无多形性。黑素细胞常聚集于皮肤附属器、血管及神经周围，常与皮面平行。总之，普通蓝痣的细胞浸润比伊藤痣或太田痣密集得多。

在淋巴结蓝痣中，色素性梭形和树突状黑素细胞可见于淋巴结周围脂肪、包囊及间隔中，但不累及淋巴结实质[15-16, 21]。

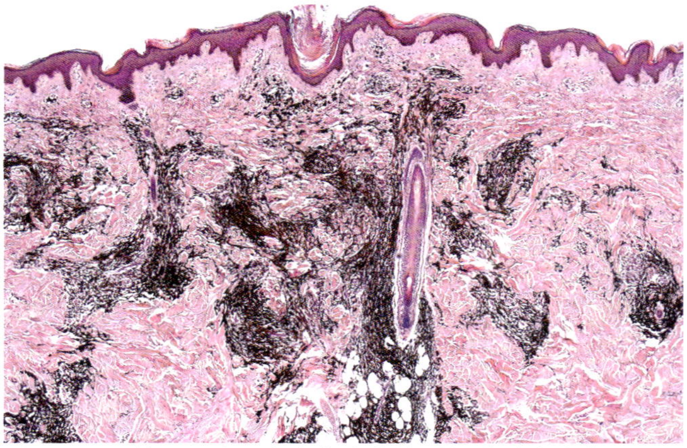

图 25.231 普通蓝痣：富含色素的梭形细胞肿瘤大范围累及真皮网状层

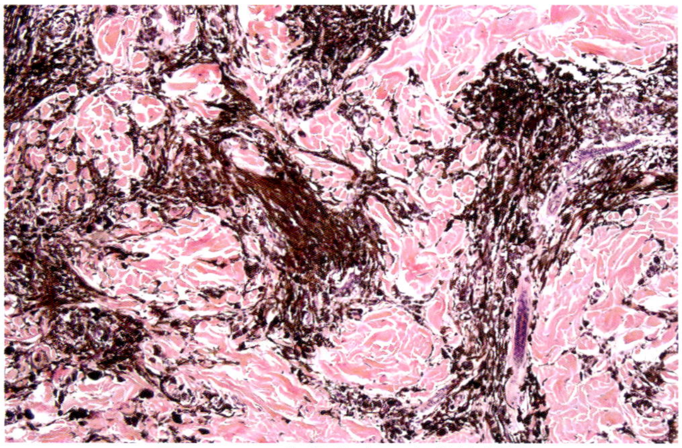

图 25.232 普通蓝痣：中倍镜视野

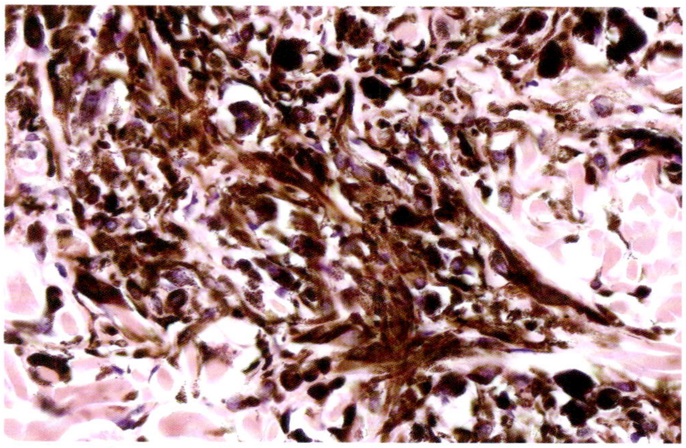

图 25.233 普通蓝痣：高倍镜下的树突状细胞

# 斑片样蓝痣

斑片样蓝痣（patch-like blue nevus）是指双侧面部发生的后天性皮肤树突状黑素细胞增生症，其组织学特点与太田痣和蒙古斑类似[1-2]。

# 靶形蓝痣

## 临床特征

靶形蓝痣（target blue nevus）是极少见的变异型，表现为圆顶状蓝色结节周围绕以色素减退或肤色的环状损害，最外围被蓝色区域包绕，从而形成靶样外观。皮损可先天或后天发生，足背为好发部位[1]。

## 发病机制和组织学特征

中央结节可以是普通蓝痣或细胞性蓝痣，其内间质硬化。无色素区由致密的胶原组成并含极少数树突状细胞，最外缘则又是富含色素的树突状痣细胞[1]。该型蓝痣的病因未明，创伤可能是重要的因素[1]。

# 斑块状蓝痣

## 临床特征

斑块状蓝痣（plaque-like blue nevus）（丘疹斑块型蓝痣、发疹性蓝痣、聚合性蓝痣）是一种少见的亚型，出生即有或于儿童期或成人期出现[1-12]，好发于躯干，其他部位，如颊部、前臂、乳房、足部及头皮也可发生。临床常表现为大（1.3 ～ 24 cm）的淡蓝色斑块上多个深蓝色斑疹或蓝黑色丘疹或结节。

### 组织学特征

斑块状蓝痣的组织学表现多样，通常情况下丘疹和结节类似于普通蓝痣，中间的斑疹则与蒙古斑或太田痣相似（图 25.234、25.235）。较少的情况下呈细胞型蓝痣样表现或局灶性神经错构瘤[9-14]。有报道称上覆表皮可发生雀斑样增生[4]。

罕见恶性改变，呈恶性蓝痣或色素合成性黑素瘤的特点[12]。

## 复合性蓝痣

### 临床特征

复合性蓝痣（compound blue nevus）（浅表性蓝痣伴表皮内显著的树突状黑素细胞）是蓝痣中罕见的一种类型，表现为蓝灰色至蓝色或黑色的丘疹或结节，直径最大为 2 ～ 4 mm[1-3]。复合性蓝痣好发于躯干，其次为四肢、头颈部[1-3]。本病好发于女性。

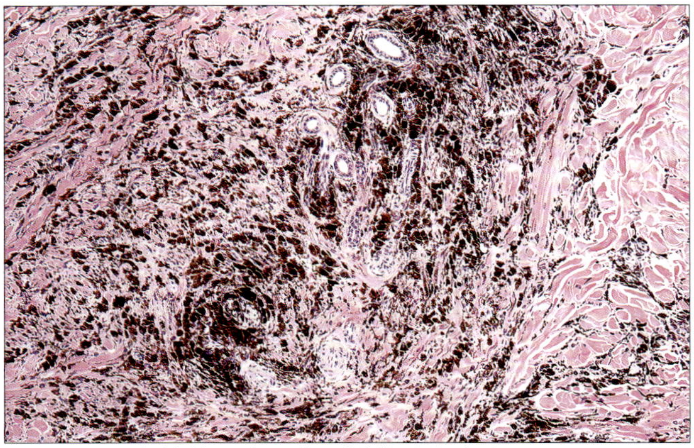

图 25.234 斑块状蓝痣：表现同普通蓝痣（By courtesy of K. Busam，MD，Memorial Sloan-Kettering Cancer Center，New York，USA.）

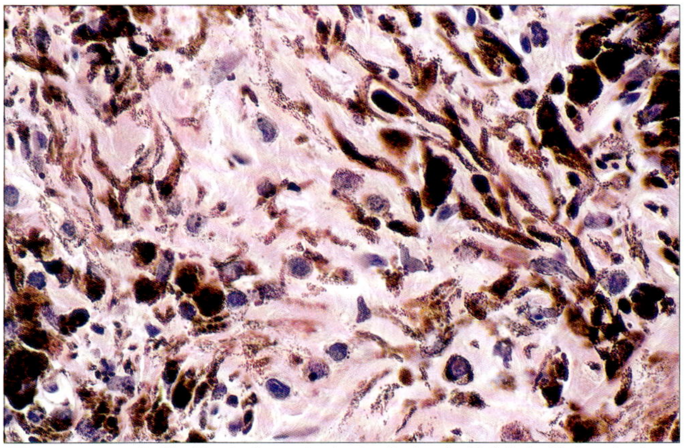

图 25.235 斑块状蓝痣：注意富含色素的树突状细胞（By courtesy of K. Busam，MD，Memorial Sloan-Kettering Cancer Center，New York，USA.）

### 组织学特征

复合性蓝痣呈对称性、境界清楚的圆顶状增生，既有普通蓝痣的特点，又有表皮色素沉着及表皮内树突状细胞群（图 25.236）[1]。交界性痣细胞巢较为少见。

## 硬化性（结缔组织增生性）蓝痣

硬化性（结缔组织增生性）蓝痣［sclerosing（desmoplastic）blue nevus］是普通型蓝痣少见的萎缩性变异型，其特点为少量色素性树突状黑素细胞和噬黑素细胞浸润于致密、透明样变的基质中。该病种与色素减退性蓝痣相互重叠，很可能是同一种疾病（见下文）。

## 色素减退性普通蓝痣

### 临床特征

色素减退性普通蓝痣（hypopigmented common blue nevus）（无色素性蓝痣）罕见，是最近描述的普通蓝痣的一个变异型。发病年龄同普通蓝痣，四肢及臀部最为常见[1-4]。由于缺少或仅有少量黑色素沉积，

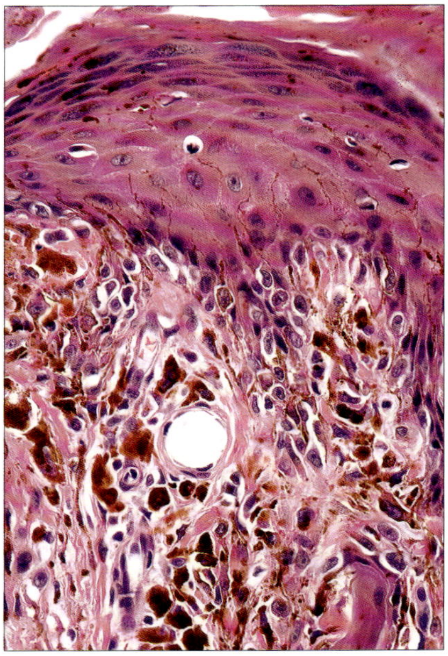

图 25.236 混合性蓝痣：真皮和表皮内均可见树突状细胞

临床上通常易被误认为是普通痣或纤维组织细胞瘤。

## 组织学特征

与其他典型的蓝痣相比，色素减退性蓝痣表现为界限不清的真皮内浸润性肿瘤。它由散布于致密胶原基质中的双极和树突状黑素细胞构成（图25.237、25.238）[1]。有时可呈席纹状分布。细胞有明显的嗜酸性胞质和纺锤形深染色细胞核，核仁较小。核内胞质性假包涵体有时明显。偶尔可见黑素细胞伴多空泡的胞质和扇贝样胞核，类似皮脂腺细胞[5]。无有丝分裂象。尽管黑色素沉积可见于极小部分细胞，但大多数情况无黑色素沉着。偶尔在皮损的边缘黑色素相对明显[2]。

S-100蛋白和HMB-45染色对显示痣细胞群的双极性和树突样特征有价值[1]。

## 鉴别诊断

色素减退性普通蓝痣与硬化性（普通）蓝痣（见前文）表现相似或相同。

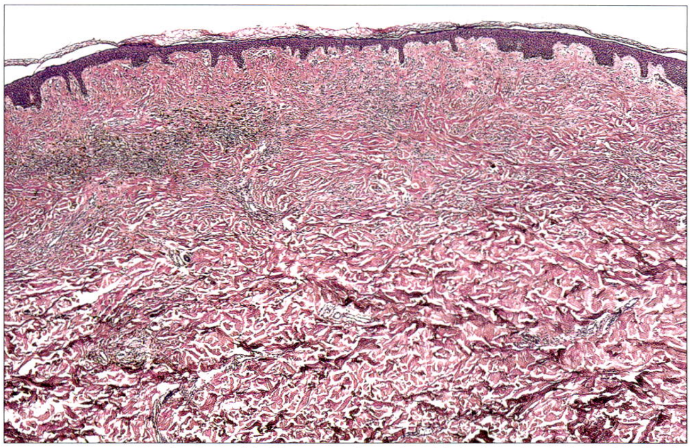

图 25.237　色素减退性普通蓝痣：视野左侧可见残留的色素沉着，右侧为细胞较少的硬化性成分

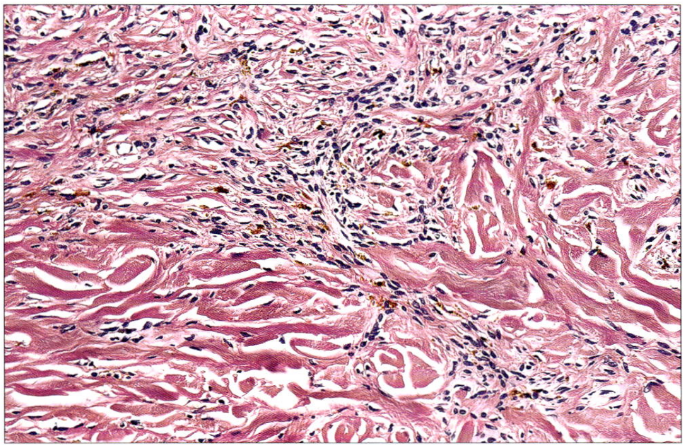

图 25.238　色素减少性普通蓝痣：可见残留的色素沉着，注意无色素的梭形细胞

色素减退性普通蓝痣与纤维组织细胞瘤更难以鉴别，两者在组织学上相似，均未见色素沉着，需要通过S-100染色来建立正确的诊断。

硬化的胶原偶尔呈同心圆或板层状分布，类似所谓的席纹状胶原瘤[3]。同样需要免疫组织化学染色来加以区分。

# 上皮样蓝痣

## 临床特征

上皮样蓝痣（epithelioid blue nevus）是蓝痣的一种少见变异型，最常发生于Carney综合征患者[1-2]。亦有报道少数类似肿瘤发生在没有Carney综合征的患者[3-5]。上皮样蓝痣还可出现在先天性黑素细胞巨痣的背景上[6]。Carney综合征有时表现为常染色体显性遗传，患者有各种损害，包括皮肤上的黑子和蓝痣、黏液瘤（皮肤、乳房或心脏）、库欣综合征（由原发性色素性结节样肾上腺增生所致）、肢端肥大症（由垂体腺瘤所致）以及性早熟（由大细胞性钙化性支持细胞肿瘤所致）。沙瘤样黑色素性神经鞘瘤也是其特征性表现之一。

上皮样蓝痣常表现为蓝色至黑色或紫色的圆顶状损害，最好发于四肢和躯干，典型皮损直径可达1.0 cm[2]。口腔和生殖器黏膜亦可受累[7-8]，有时可见多发性皮损。散发的上皮样蓝痣在形态学上类似。本病为良性病变。

一些学者认为上皮样蓝痣（包括散发的和有Carney综合征背景的）和色素性合成性（动物型）黑素瘤在临床和组织学上属于一个谱系的疾病，被称为色素性上皮样黑素细胞瘤[9-10]。色素性上皮样黑素细胞瘤似有低度恶性潜能，常发生区域淋巴结转移（高达60%），较少发生远处转移，该病具有较长的病程[9-10]。然而，对于该病的命名尚存在争议，其他学者认为针对这类病变应采用色素性合成性黑素瘤这一术语[11]。有必要进一步进行长期研究。

## 组织学特征

上皮样蓝痣表现为真皮内界限不清的常呈圆顶状、椭圆形至球形或楔形的团块，有时可侵及皮下脂肪（图25.239）[2]。偶尔可见联合性病变[4]。该型蓝痣由大小不等的球形细胞和多角形细胞混合组成。前

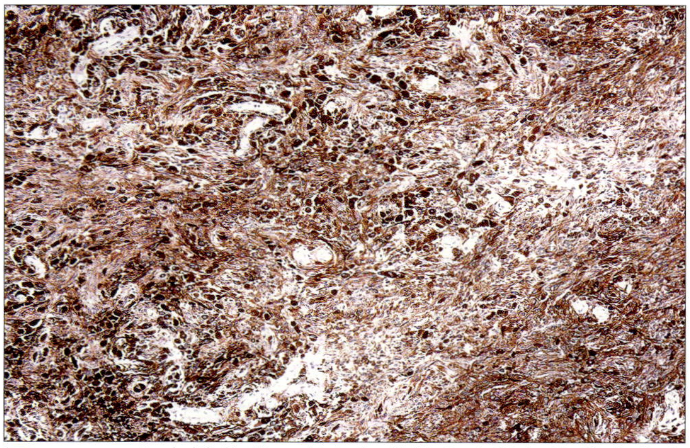

图 25.239 上皮样蓝痣：富含色素的上皮样细胞散在分布于树突状细胞和噬黑素细胞之间（By courtesy of C.D.M. Fletcher，MD，Brigham and Women's Hospital and Harvard Medical School，Boston，USA.）

者有重度色素沉积，核小，呈泡状，嗜酸性核仁明显；后者胞质内仅有少量色素沉积，核泡状，单个大的嗜酸性核仁（图 25.240）[2]。这些细胞沿间隙分布，单个、短行或有时呈束状分布于胶原束间。附属器常受累。有时可发现零散分布的有丝分裂象。梭形细胞和树突状细胞较少，纤维化不是本病的特点。

球形细胞表达 CD68；上皮样细胞表达 S-100 蛋白和 HMB-45，但不表达 CD68[2]。

散发的上皮样蓝痣形态学相同，上皮样联合痣可伴有结缔组织增生性 Spitz 痣、深部穿通痣或普通痣的特点[12]。

## 鉴别诊断

上皮样蓝痣应与色素性合成性（动物型、马型）黑素瘤相鉴别。细胞异型性、有丝分裂活动和表皮受累支持后者的诊断。

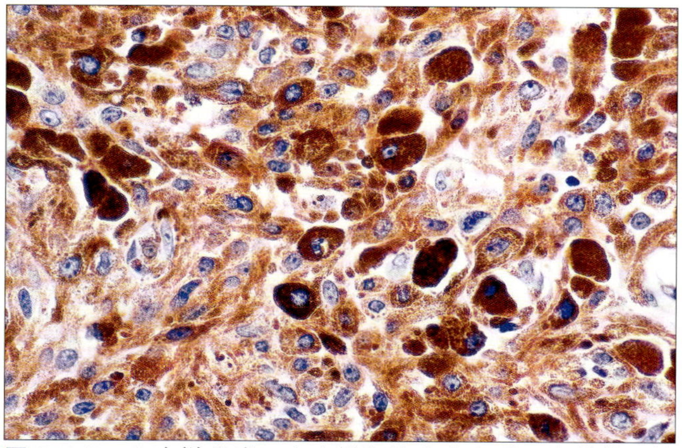

图 25.240 上皮样蓝痣：上皮样细胞富含色素，泡状核，核仁明显（By courtesy of C.D.M. Fletcher，MD，Brigham and Women's Hospital and Harvard Medical School，Boston，USA.）

# 神经嵴错构瘤

## 临床特征

神经嵴错构瘤（neurocristic hamartoma）（皮肤神经嵴错构瘤、毛发神经嵴错构瘤）是极少见的复杂的发育性错构肿瘤，来源于神经嵴，表现为不同的分化，包括向黑素细胞（痣样、梭形细胞和树突状细胞）、神经骨架组织（施万细胞和神经周细胞）以及间叶纤维组织分化[1-6]。皮肤和软组织浅层可受累。这些皮损大多数是先天的，后天发生鲜有报道[6]。临床上表现为局灶性常以毛囊为中心的棕色、蓝色或黑色的角化性斑疹、丘疹和结节聚集成群，有时伴有脱发[1-2, 6-7]。皮损可发生于头皮、面部、颈部、臀部、背部、胸壁及上肢[1-2, 6-9]。有些学者认为本病与马黑色素病类似[1, 3]。黑素瘤并发神经嵴错构瘤的病例也偶有报道[4-5, 10]，通常出现于疾病发展的后期阶段[10]。这些可能是相对惰性的，以在几年或几十年内多次复发为特点[10]。然而，最终大多数病例发生转移（尤其是肺部受累）。有些恶变皮损常以重度色素沉着为特点，被称为红色色素性合成性（动物型、马型）黑素瘤[11]。有报道在先天性巨型黑素细胞痣基础上发生神经嵴错构瘤[12]。

## 组织学特征

表浅的毛发神经嵴错构瘤具有普通皮内痣痣细胞和普通蓝痣样特点。在真皮网状层，色素性梭形细胞围绕在毛囊下部和邻近小汗腺周围（毛发神经嵴错构瘤）（图 25.241、25.242）[1]。毛囊数量可减少或表现为营养不良[2, 11]。毛囊间真皮内可见散在的富含色素的梭形细胞和树突状细胞，类似于在神经纤维瘤样无色素性梭形细胞背景上出现的蒙古斑，含有界限清

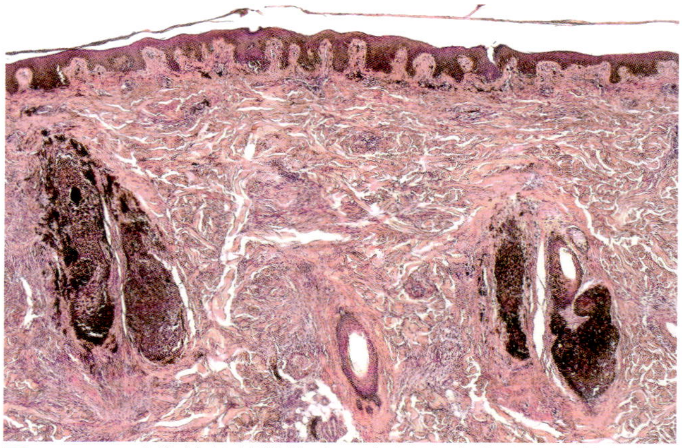

图 25.241 毛发神经嵴错构瘤：本例显示明显以毛囊为中心的皮损，汗腺亦可受累

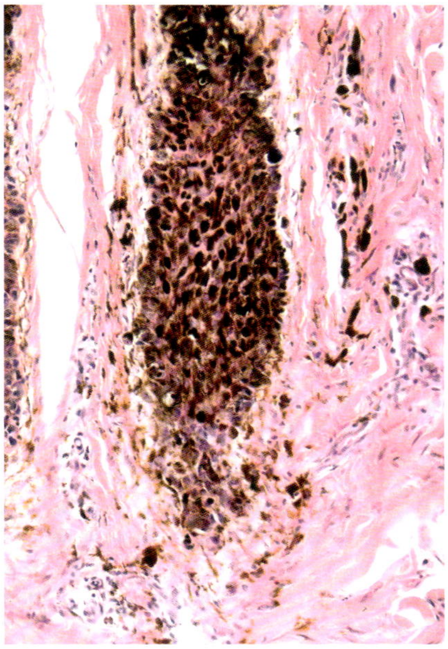

图 25.242 毛发神经嵴错构瘤：高倍镜视野

楚的施万细胞结节，有时伴发 Meissner 触觉小体样结构[2, 6, 13]。花环样巨细胞亦可见[2]。无细胞异型性及有丝分裂象。上覆表皮可发生色素增加，呈脂溢性角化病样表现[1]。神经嵴错构瘤还可见于有先天性痣样表现的背景中[10]。

骨骼肌或骨骼亦可受累，例如枕骨及骨髓间隙内可见神经嵴错构瘤[9, 14]。

黑素细胞成分可同时表达 S-100 蛋白和 HMB-45。施万细胞结节表达 S-100 蛋白和 Leu 7，但不表达 HMB-45。它们被上皮膜抗原（EMA）阳性的神经周细胞所包绕，包埋在其中的是 CD34 阳性的骨架细胞[2]。

# 细胞性蓝痣

细胞性蓝痣（cellular blue nevus）是少见的真皮肿瘤，由于它在临床和组织学上均可能与黑素瘤相混淆，故显得尤为重要。识别良性“转移性”细胞性蓝痣可以防止不必要的外科治疗[1-2]。

## 临床特征

细胞性蓝痣是少见的病变，高加索人发病率远高于深肤色人种。女性更好发（2∶1）[1]。通常在 11 ～ 40 岁出现，但也可出生即有[1]。虽然皮损可发生于各种部位（头皮、面部、躯干和四肢），但超过 50% 的病例发生于骶尾区和臀部（图 25.243）[1, 3]。四肢远端也是好发部位[3]。典型皮损表现为生长缓慢的圆顶状丘疹或结节，呈蓝灰色、蓝黑色或黑色，直径为 1 ～ 2 cm 或更大，溃疡和疼痛少见。伴发卫

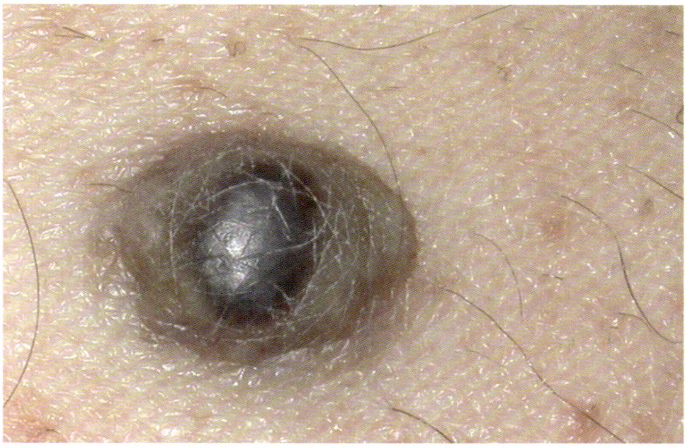

图 25.243 细胞性蓝痣：大的圆顶状皮损伴中央蓝色结节（By courtesy of J.C. Pascual，MD，Alicante，Spain.）

星灶的细胞性蓝痣在临床上的特征是中央丘疹或结节周围出现斑疹环绕，临床上易与黑素瘤混淆[4]。类似皮损还可发生于宫颈、阴道、精索及乳房等其他部位[1]。眼内、结膜和口腔也可受累[3, 5-6]。

## 组织学特征

细胞性蓝痣是大的、界限清楚的结节性团块，分布于真皮全层，有时也累及皮下脂肪，呈哑铃状外观（图 25.244）[1, 3]。表皮正常，但在联合痣（即有交界处增生活跃）中表皮可有改变。

细胞性蓝痣表现多样[3]，大多数肿瘤呈双相模式，由以下细胞混杂组成：

- 圆胖的梭形细胞，胞质淡染，核圆形或卵圆形，呈泡状，核仁小且不明显。
- 细长的双极性或树突状黑素细胞，含有数量不等的细小黑素颗粒，与普通蓝痣表现类似（图

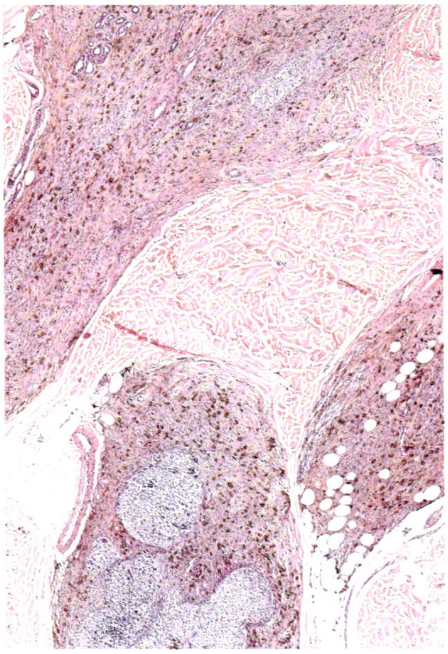

图 25.244 细胞性蓝痣：此为皮损原型，可见典型的哑铃状外观

25.245 ～ 25.247）[1]。

常可见富含色素的噬黑素细胞，其间的基质常发生硬化。坏死不是本病的特点，有丝分裂象少见（图 25.248）[3]。有时可见囊肿形成伴基质黏液样改变以及血管透明变性，类似于古老型神经鞘瘤[7-10]。

许多肿瘤呈齿槽样模式，其特点是圆胖或梭形无色素或透明黑素细胞结节绕以含梭形和树突状黑素细胞的致密胶原间隔，且常见有明显色素沉着的巨噬细胞（图 25.249、25.250），多核巨细胞亦可见（图 25.251）。坏死不是良性细胞性蓝痣的特点。本病也可见到混合性 / 双相（无模式）变异型和束状 / 神经痣样变异型（图 25.252 ～ 25.254）。偶尔可见联合痣及交界性黑素细胞痣。气球状细胞、无色素性和结缔组织增生性变异型也有报道（图 25.255 ～ 25.258）[11-16]。偶尔可见细胞性蓝痣的边缘浸润邻近的神经干[1, 17]。

特殊情况下，被膜下窦和引流淋巴结实质内可

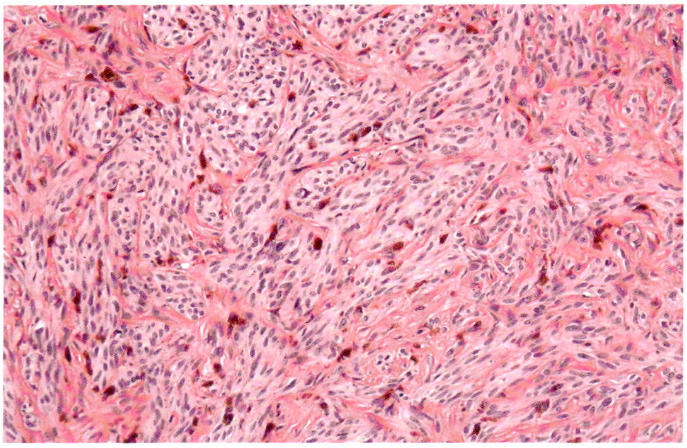

图 25.245 细胞性蓝痣：肿瘤由两种细胞群组成，大量梭形和上皮样细胞与富含色素的细胞混杂，常呈齿槽样模式

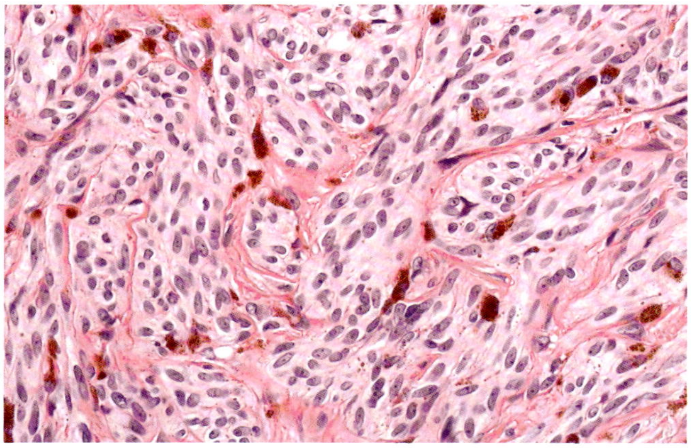

图 25.246 细胞性蓝痣：高倍镜示痣细胞巢被纤维间隔包绕

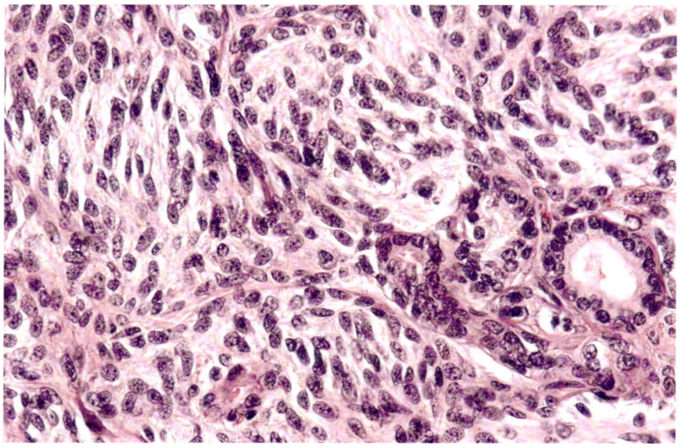

图 25.247 细胞性蓝痣：细长的梭形细胞具有大的卵圆形泡状核，嗜酸性核仁明显

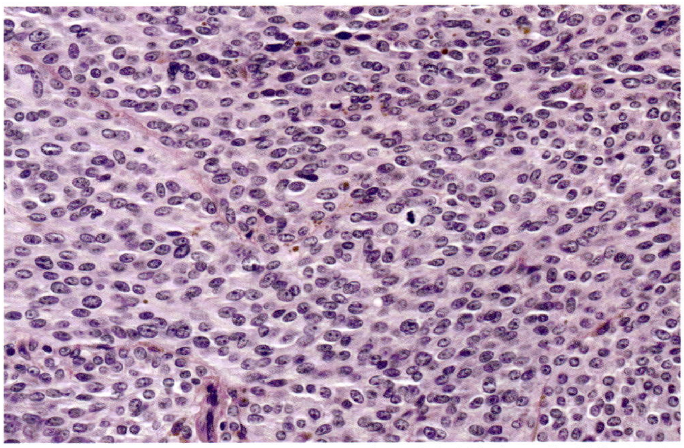

图 25.248 细胞性蓝痣：如视野中央所示的有丝分裂象少见。无异常有丝分裂象

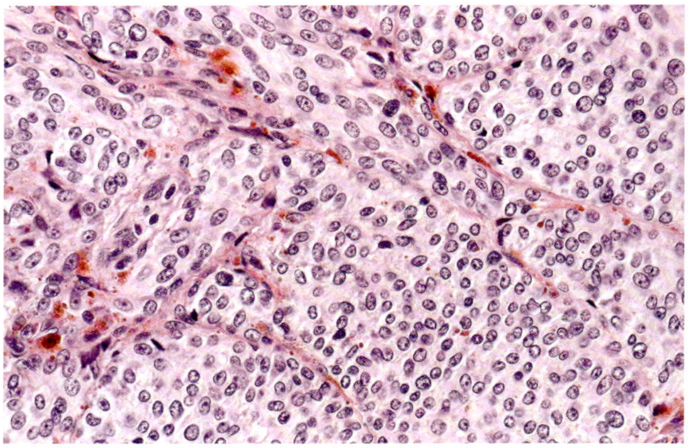

图 25.249 细胞性蓝痣：此视野显示特征性齿槽样模式

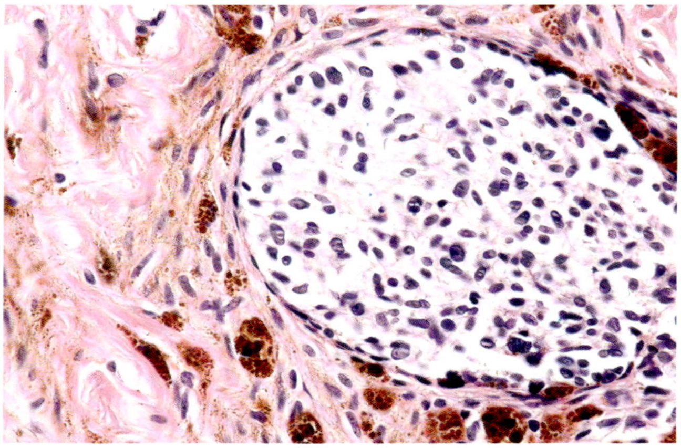

图 25.250 细胞性蓝痣：注意透明细胞群外围绕以梭形细胞和噬黑素细胞

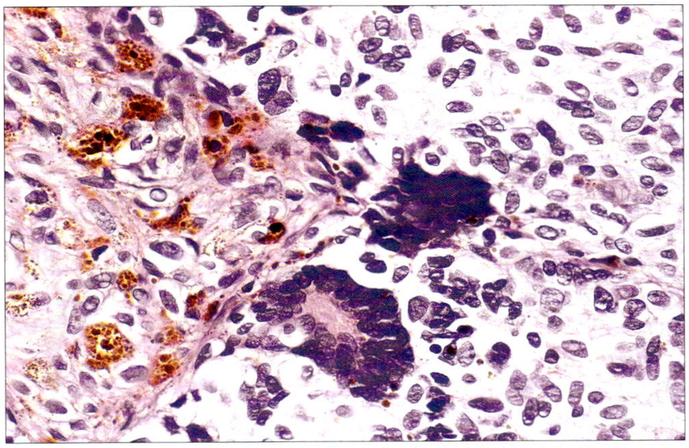

图 25.251 细胞性蓝痣：有时可见多核巨细胞

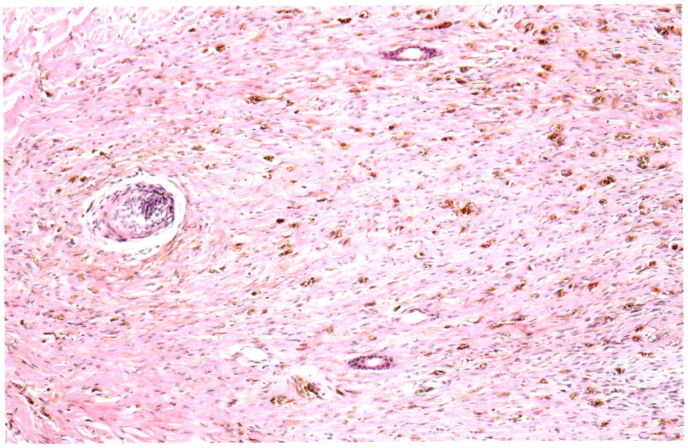

图 25.252 细胞性蓝痣：低倍镜下神经痣样亚型

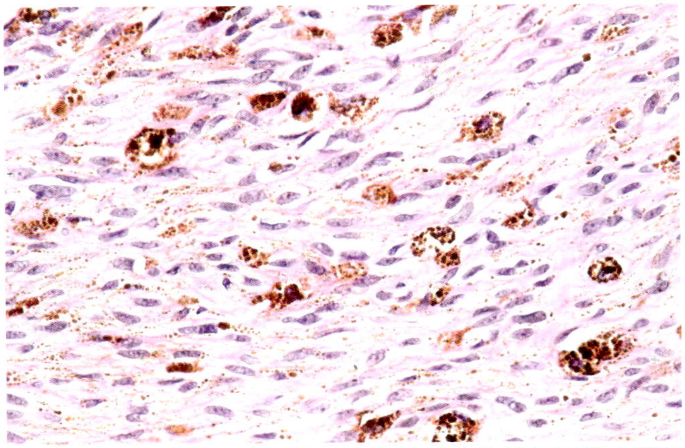

图 25.253 细胞性蓝痣：神经痣样亚型中的痣细胞核小而变形，胞质淡染模糊

见少量痣细胞聚集[15，18]。这些痣细胞在组织学上与原发皮损中的梭形细胞相同，无多形性和有丝分裂活动，并不代表真正的转移，因为它们不以任何方式改变本良性皮损的预后。

## 鉴别诊断

细胞性蓝痣必须与恶性蓝痣相鉴别，支持后者的表现包括肿瘤坏死、多形性和有丝分裂每平方毫米超

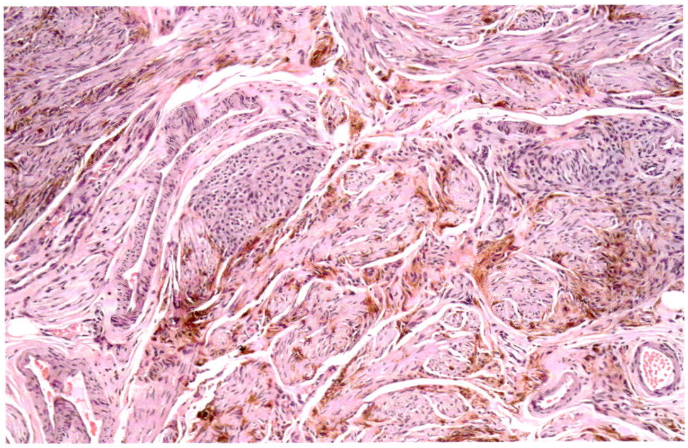

图 25.254 细胞性蓝痣：本例显示束状生长模式

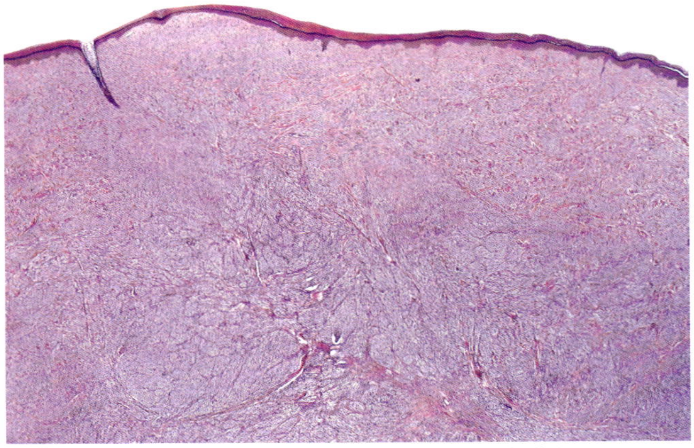

图 25.255 细胞性蓝痣：低倍镜下的无色素性亚型

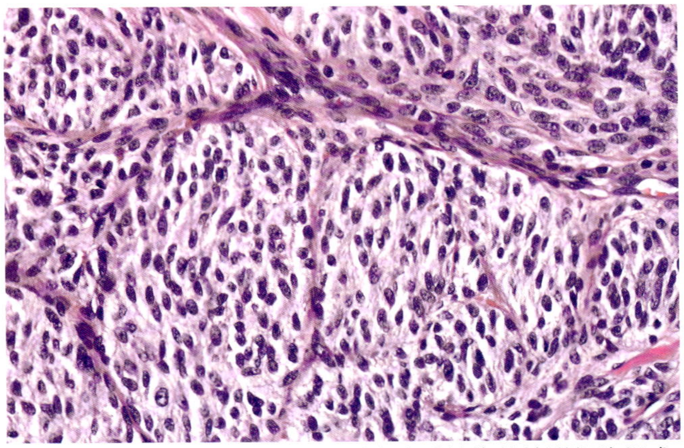

图 25.256 细胞性蓝痣：此亚型由胞质淡染的梭形细胞组成

过 1 个[2，12]。

# 局部侵袭性细胞性蓝痣

## 临床特征

此鲜有报道的细胞性蓝痣变异型见于头皮，为深在的浸润性肿瘤，累及颅骨、脑膜以及脑组织，从而引起神经系统异常[1-2]。在文献所提到的 2 例病例中，

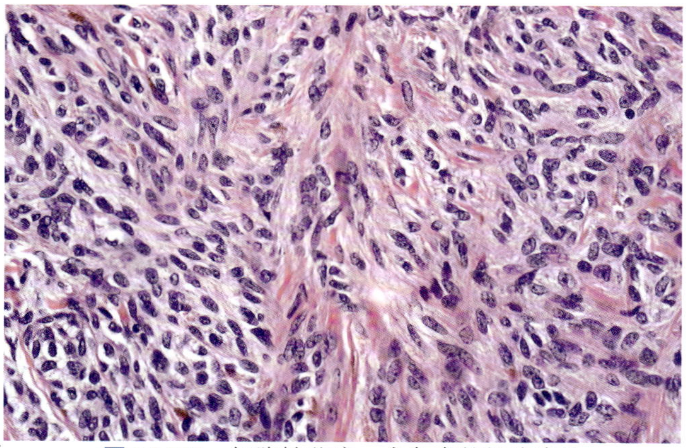
图 25.257 细胞性蓝痣：含色素的细胞病灶

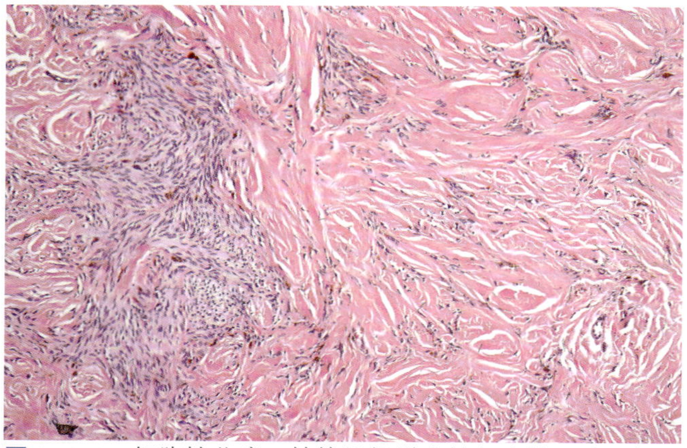
图 25.258 细胞性蓝痣：结缔组织增生性细胞性蓝痣左侧可见残留的、更加典型的皮损表现

1 例患者存活，且在手术切除 13 个月后，神经系统症状消失[1]；另 1 例患者则在不完全手术切除 3 年后，发生广泛转移的黑素瘤[2]。无进一步随访的记录。

### 组织学特征

该肿瘤的特点是大范围累及颅骨、硬脊膜和脑组织。虽然此 2 例患者并未发现有明显的恶性肿瘤组织学特征，但其中 1 例呈深部浸润性生长模式并出现转移性疾病的证据，提示其为恶性肿瘤而非局部侵袭性细胞性蓝痣（locally invasive cellular blue nevus）。

## 非典型性细胞性蓝痣

### 临床特征

非典型性细胞性蓝痣（atypical cellular blue nevus）罕见，是介于细胞性蓝痣和恶性蓝痣之间的一种表现类型[1-6]。女性比男性稍多发，好发于臀部、头皮和四肢。发病年龄广泛，可从 4 岁至 78 岁。皮损在临床上常被诊断为蓝痣、脂溢性角化病、血管瘤或痣，表现为蓝色至蓝黑色结节，直径可达 6 cm。

虽然这些病例的随访结果是一个良性病程，但有相当多的表现与恶性蓝痣类似，所以其最佳的治疗方法是进行 1.0 cm 的完全扩大切除，并密切随访。

### 组织学特征

非典型性蓝痣与恶性蓝痣有相当多的组织学相似处，两者的区别在于程度而不是某个非常特异的表现。非典型性蓝痣在真皮中下部表现为双相分叶状损害，有时扩散至皮下脂肪。绝大多数非典型性蓝痣发生于普通蓝痣基础上。皮损下缘通常呈浸润性生长。皮损的主要部分由细胞巢及梭形和上皮样细胞束组成，并表现出轻度细胞异型性：核深染，呈多形性，有丝分裂活动低（每平方毫米少于 2 个有丝分裂）。常伴有富含色素的噬黑素细胞。无异常的有丝分裂象，坏死不是其特点。非典型性集中在痣的下半部分。通常痣细胞可在神经周围及附属器周围浸润。皮损边缘血管周围的淋巴细胞浸润亦常见。

### 鉴别诊断

尽管两者的差别只是程度上的差异，但恶性蓝痣表现出更显著的细胞异型性、更多的有丝分裂活动、异常有丝分裂象以及坏死。对有疑问的病例，建议将其诊断为恶性蓝痣。

## 意义未明的浅表性非典型性黑素细胞增生

意义未明的浅表性非典型性黑素细胞增生（superficial atypical melanocytic proliferations of unknown significance，SAMPUS）用于描述那些难以与原位黑素瘤和处于放射生长期的微侵袭性黑素瘤区分的病变[1-2]。根据定义，被描述为 SAMPUS 的病变很少发展成转移性疾病，因为它缺乏肿瘤性生长期。被描述为 SAMPUS 的病变通过 3 ～ 5 mm 的扩大切除常能治愈[1]。

### 组织学特征

表皮内黑素细胞成分表现为局灶性持续性雀斑样

增生，伴随机的、轻至中度的细胞异型性，单个黑素细胞或细胞巢有限度地向上迁移[1]。然而，重要的是，这些改变本质上是局限性的，并不扩展至整个病变。无重度的细胞学异型性。而且，核异型性单一，常缺乏有丝分裂象。真皮内可见少数异型的黑素细胞，无有丝分裂活动[2]。

有时背景可见交界性/复合性发育不良痣、Reed色素性梭形细胞痣或Spitz痣的组织学特点。

### 评论

SAMPUS是异质性肿瘤，绝大多数病例需仔细检查其他切面及更深的水平，以便更精确地分类。诊断这类疑难病例时应寻求该领域专家的意见。作者不建议运用这种诊断性分类。那些疑难的黑素细胞病变并不适合归入某一特定的分类。这种分类最大的可能是对临床医生和患者毫无用处。

## 恶性潜能未定的黑素细胞肿瘤

恶性潜能未定的黑素细胞肿瘤（melanocytic tumors of uncertain malignant potential，MELTUMP）是一种颇受争议的命名，事实上它本身并不能代表一个特定的病种。MELTUMP用于那些难以明确界定良性或恶性分类的病变。正因如此，MELTUMP反映出我们没有能力来确定一类黑素细胞病变的分类和解释。采用MELTUMP的病种包括非典型性Spitz肿瘤、非典型性蓝痣、恶性潜能未定的非典型性上皮样黑素细胞增生、深部穿通性痣亚型以及位于真皮界面的黑素细胞肿瘤[1-6]。

因此，MELTUMP包括一组黑素细胞增生性疾病，该组疾病均易向局部区域淋巴结转移，较少发生远处转移。被描述为MELTUMP的皮损被视为低度恶性的黑素细胞肿瘤，这可能是由于其内在的生物学特性有别于传统的黑素瘤。

### 临床特征

MELTUMP可发生于不同部位，好发于躯干和四肢，其次为肩部、臀部、足部、头皮及面部[1，4]。皮损稍多发于女性，发病年龄分布广泛（1～75岁，平均年龄为29岁）。皮损较厚，平均Breslow厚度达3.86 mm[1]。大约50%的皮损呈对称分布。

### 组织学特征

MELTUMP的组织学特征是真皮深层黑素细胞成分呈上皮样和（或）梭形黑素细胞形态。此外，在表皮和真皮内黑素细胞成分内可见一些特征性的组织学改变，单个或联合发生，尤其以真皮内明显。这些改变包括表面溃疡、表皮变薄、非对称性、两侧境界不清、Paget样增生、膨胀性生长、无成熟现象、黑素细胞异型、有丝分裂活跃（包括皮损底部的有丝分裂象）以及炎症性宿主反应[1-5]。

### 生物学行为

MELTUMP可分为良性和恶性生物学行为[1]。位于皮损底部的有丝分裂象以及皮损内炎症细胞浸润的组织学特征常见于恶性MELTUMP中。恶性MELTUMP伴有肿瘤相关性死亡率显著升高，和（或）淋巴结巨大转移灶，和（或）内脏转移[1]。相反，具有良性生物学行为的MELTUMP随访5年以上未发现转移证据[1]。

### 评论

采用MELTUMP这一术语意味着病理科医生对诊断的不确定性。正如“非典型Spitz痣”必须由良性和恶性病变混合组成。除仅接受部分活检标本外，通过更多切片和更深水平的检查、适当地应用免疫组化染色，以及寻求该领域内专家的意见，绝大多数MELTUMP都可得到更恰当的分类。我们不推荐应用这种诊断性分类。这种分类最大的可能是对临床医生和患者毫无用处。

## 黑素细胞痣的分子病理学

痣是癌基因激活引起的良性肿瘤。黑素细胞痣是黑素细胞的良性肿瘤，携带变异基因的痣细胞进行克隆扩增，最终发生分裂停滞[1]。值得注意的是，痣和黑素瘤一样，常有体细胞的癌基因突变，提示仅有癌基因改变不足以实现完全的恶性转化。目前，发现良性黑素细胞肿瘤中存在癌基因*BRAF*、*NRAS*、*HRAS*和*GNAQ*的点突变[2-3]。突变基因能够激活重要的细胞增殖及存活通路，例如：

- 丝裂原活化蛋白激酶（mitogen-activated kinase，MAP）通路

- 磷脂酰肌醇 -3- 磷酸激酶（phosphatidyl-inositol-3-phosphate kinase，PI3）通路

上述突变会导致下游信号通路的激活，致使细胞在缺乏促生长因子刺激时亦可发生增殖。痣和黑素瘤一样，突变癌基因的类型与皮损的临床特点、组织形态有显著关联：

- *BRAF* 突变多见于各种获得性痣[2]。
- *NRAS* 突变发生于绝大多数先天性巨痣[4]。
- *HRAS* 突变可见于 10% ～ 20% 的 Spitz 痣[5]。
- *GNAQ* 突变可见于绝大多数的蓝痣[3]。

黑素瘤和黑素细胞痣存在相同的基因突变，并不表明这些突变在黑素细胞的恶性转化中无重要性，只是提示突变本身并不足以实现完全的恶性转化，尚需其他协同的基因改变。体外实验已证实上述观点，仅导入活化的癌基因，如 RAS 家族成员或下游激酶 BRAF 不足以转化正常人类细胞[6-7]。单个基因事件无法转化人类体细胞这一事实，反映出人类已形成强大的防御机制来抑制突变细胞的增殖。外源性因素（例如 UV 照射）或内源性突变剂（如活性氧类）能够不断引起基因突变。高等生物的细胞具有复杂的感应机制，能够监测病理性信号改变并诱导抑制这些细胞增殖的信号通路。例如，MAP 激酶通路相关基因的突变会导致信号通路发生持续性异常激活，有别于生长因子对该通路的激活作用[8]。在生理条件下，细胞增殖信号通路能够被复杂的反馈调节机制（例如受体内陷或抑制因子表达上调）所抑制，继而信号迅速减弱（图 25.259A）。相比之下，突变的癌基因能使信号通路过度激活，同样能够诱发相似的或者更多的反馈调节机制，进而维持细胞增殖稳态（图 25.259B）。这包括细胞周期抑制因子（例如 p16 和 p21）以及其他“致癌应激”的调控分子（例如 p14/ARF）的诱导[9]。p16 和 p21 是细胞周期蛋白依赖性激酶的抑制因子，后者可导致 RB 抑癌基因的失活；p14/ARF 是 p53 的上游因子，能够抑制 p53 降解[10]。癌基因活化激活 RB 和 p53 信号通路，进而抑制细胞增殖。在大多数黑素细胞痣中可见上述细胞周期抑制蛋白的表达。然而值得注意的是，其表达模式，例如 p16 的表达在黑素细胞痣中并不一致，在一些致瘤性的黑素细胞中表达为高水平，而在其他类型的黑素细胞中则无高水平表达[11]。这表明并非皮损内的所有细胞都是通过同一种因子或机制来抑制细胞增殖。而且，一些细胞周期抑制因子在黑素瘤中也有不同程度的表达，提示瘤细胞能抵抗它们的影响[12-13]。因此，这种复杂性限制了我们通过检测细胞周期抑制因子的表达来进行诊断。

根据“癌基因诱导的衰老”这一概念，癌基因突变导致的细胞生长停滞是相对急性的现象。然而，黑素细胞痣中的细胞周期停滞是延迟发生的。黑素细胞痣细胞分裂明显，形成数量众多的痣细胞，才便于临床检测。绝大多数痣细胞中可发现癌基因突变（例如 *BRAF* 基因），提示痣细胞增殖传代需要这些基因突变的存在。以上概述的“癌基因诱导的衰老”机制是基于癌基因活化迅速诱导生长停滞（如保险丝熔断跳闸一样），因此无法解释其延迟现象。这种急性型衰老确实有可能在体内存在，但是由于携带突变基因的细胞可能会即刻发生衰老或者在经历几个细胞分裂周期后才出现衰老，故随之发生的皮损在临床上很可能无法发现。癌基因诱导衰老可能是痣细胞生长停滞的默认机制，大多数癌基因突变介导的黑素细胞增生不能形成临床上可检测的病灶。这就引发了一个有趣的可能性，即在那些有多发痣倾向的患者中这种急性停滞机制并没有充分发挥功能。细胞周期调控的减弱可能与生长停滞的延迟有关。很可能还存在其他的衰老机制，当其中一条通路阻挡失败时，另一条可能参与其中。例如，携带 *CDKN2A* 基因纯合子功能失去突变的患者仍可发生黑素细胞痣，表明这些痣必须依赖

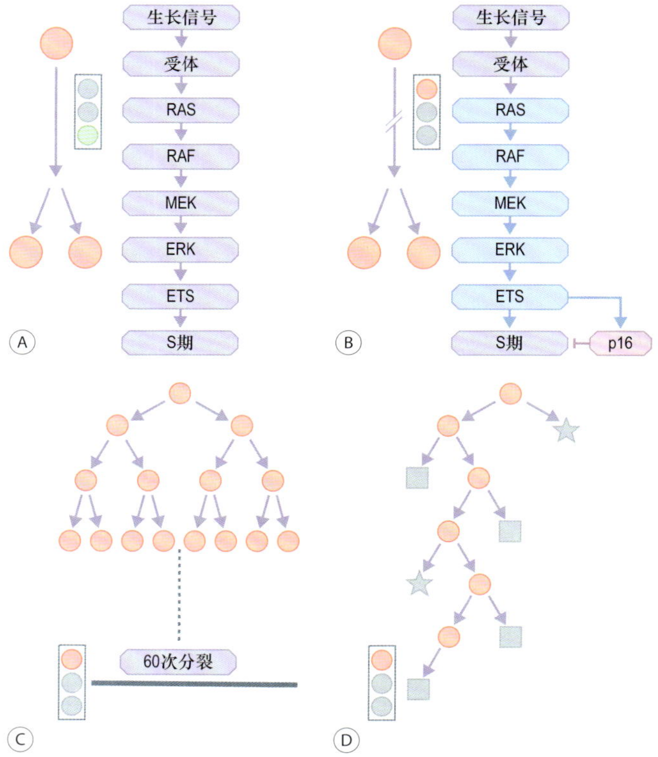


**图 25.259** 衰老机制。（**A**）在生理环境下，生长信号通路能够调控 MAP 激酶信号通路、抑制负反馈调节机制，进而促进细胞分裂。（**B**）RAS 基因突变导致的信号通路过度活化会诱导衰老的介质（如 p16），从而抑制细胞周期。（**C**）细胞持续性复制、分裂会引起端粒缩短，进而产生复制衰老现象。（**D**）细胞周期中的随机性遗传改变可导致 DNA 损伤诱导的衰老，继而发生永久性生长停滞或凋亡

不同的机制来调控痣细胞生长停滞[14]。

另一个痣细胞生长停滞的可能机制是复制或端粒诱导的衰老（图 25.259C）。端粒是位于染色体末端的复杂结构，通过形成套索样结构来维持双链 DNA 的开放末端，此套索样结构受核蛋白基质的保护[15]。在高等动物的大多数体细胞中，DNA 序列形成的环状结构随着每次细胞分裂逐渐变短，细胞发生 60 ～ 70 次分裂后 DNA 缩短至无法闭合形成环状结构。因此，暴露的端粒序列会引发 DNA 损伤信号，进而使细胞处于永久性停滞状态[16]。当这一关键性信号级联反应障碍时，细胞会持续性进行复制，致使同源染色体暴露的端粒末端出现端端融合，继而形成双着丝粒染色体。在有丝分裂过程中更易形成新的 DNA 损伤及端粒融合，紧接着出现的染色体紊乱可导致细胞死亡高发（被称为“危机”）[17]。所谓“危机”，一方面可通过基因调控使发生了严重基因改变的细胞不易存活，从而发挥抑癌作用[16]；而另一方面，“危机”机制却也同时产生了大量的基因变异，进而增加了细胞克隆恶性转化的风险。这些变异细胞的克隆通过重新稳定端粒，比如激活端粒酶来逃脱整体的免疫监视；端粒酶可通过自身的 RNA 模板扩增 DNA 碱基序列[18]。在生理条件下，端粒酶的表达是干细胞和生殖细胞的一种“特权”，这一机制有效地限制了体细胞分裂次数。随着年龄的增长，体细胞的复制能力逐渐减弱。事实上，所有的癌细胞都能通过端粒酶的表达或其他机制的重组来获得延长端粒的能力。获得性痣通常不超过 2 cm 大小，但当端粒变短时，黑素细胞痣可进一步发展为更大的皮损。在原始黑素细胞中，端粒的长短可影响以后皮损的最大尺寸[19]，相关研究已证实，黑素细胞痣的大小和密度与端粒长度密切相关[20]。然而，单凭端粒机制并不能完全抑制细胞增殖，例如 $2^{60}$ 次细胞分裂可使痣细胞在生长停滞前达到数吨的重量。上述情况提示正常的细胞分裂对于细胞增殖至关重要（图 25.259C）。

然而，近期研究表明，癌基因（例如 RAS 家族成员）突变导致的细胞增殖更易引发复制错误，进而造成 DNA 损伤[21]。复制错误与细胞周期失调有关，如细胞周期蛋白表达下调可导致复制无法正常启动。复制应激导致的复制错误若不能被 DNA 修复机制解决，则会引起 DNA 结构异常并触发重要的检查点，机体主要通过 p53 依赖途径启动 DNA 损伤修复过程（图 25.259D）。当损伤无法修复时，细胞则进入永久性生长停滞状态。这种类型的衰老被定义为 DNA 损伤诱导的衰老[22-23]。这个机制见于一些癌前病变，包括黑素细胞痣[22]。DNA 损伤诱导衰老这一过程表明，一个色素痣皮损中可含有携带复杂基因改变，而非只有“点突变”的细胞，这些复杂的基因改变是由复制错误或染色体错误分离所造成的。然而，这些细胞发生衰老能够抑制其发生克隆扩增（图 25.260A）。相比之下，黑素瘤中的这些检查点变得毫无功能，使得携带异常基因组的黑素细胞能够继续增殖（图 25.260B）。这种机制能够解释为什么克隆性染色体畸变在黑素细胞痣中几乎缺如，而在黑素瘤中则非常多见（图 25.261）。

近期提出另一个衰老机制，即细胞可通过旁分泌方式分泌可溶性因子，引起邻近细胞衰老[24-25]。有报道 *BRAF* 突变的黑素细胞能够分泌胰岛素生长因子结合蛋白家族中的蛋白 IGFB7，后者通过一个未知的受体诱导细胞永久性生长停滞[25]。如果得以证实，这一机制可为痣细胞生长停滞的延迟现象提供其他的解释。随着细胞数量增多，IGFB7 蛋白浓度升高，蓄积的分泌因子最终导致肿瘤细胞群的复制停滞。有研究表明，*BRAF* 突变的痣细胞中高表达 IGFB7 蛋白，而在 *BRAF* 突变的黑素瘤中 IGFB7 表达缺失。相比之下，携带其他突变基因的黑素瘤中 IGFB7 表达并无明显异常，提示黑素瘤细胞可能通过其他机制逃逸衰老。

黑素细胞痣和结肠腺瘤中显示的另一个衰老机制依赖于癌基因诱导的炎症反应，包括白介素 -6 和白介素 -8[24]。在许多黑素细胞痣（特别是发育不良痣）中发现有慢性炎症浸润现象，提示衰老和炎症的相互联系亦十分重要。有报道一些机制将衰老和炎症及通过免疫系统清除衰老细胞联系起来，为炎症现象提供了一个解释，同样也解释了为什么黑素细胞痣有随时间消退的倾向。

总体说来，现有研究证据已经充分表明有多种相

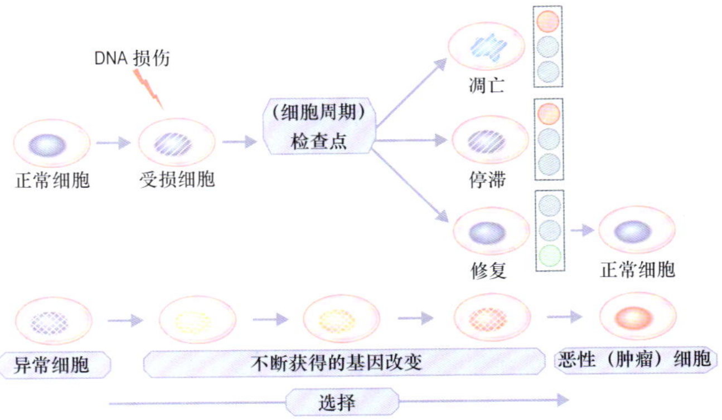


图 25.260 抑制突变细胞增殖的屏障机制（A）以及该机制功能异常在肿瘤中的作用（B）：（A）若 DNA 损伤检查点完好无损，则所有 DNA 受损的细胞会发生暂时性生长停滞并进入损伤修复过程。若损伤无法修复，细胞则发生永久性生长停滞或发生程序性死亡。（B）当损伤检查点功能异常时，发生基因突变的细胞可克隆性扩增并获得其他的基因改变。随着时间的延长，发生突变的细胞会进一步促进生长并选择性地存活下来

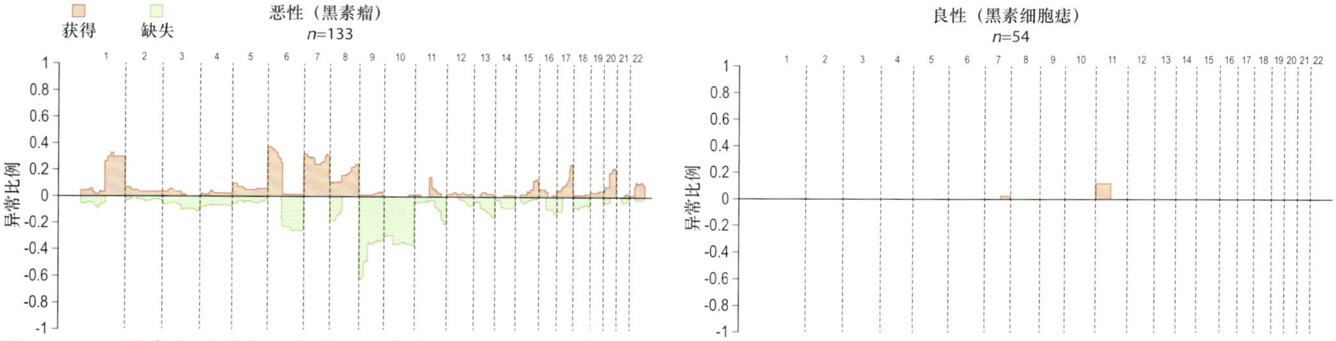


图 25.261 黑素瘤（恶性）和黑素细胞痣（良性）的比较基因组杂交：左侧图片显示黑素瘤（133 例）伴有多个 DNA 拷贝数的增加或减少。相反，右侧图片显示黑素细胞痣（54 例）变化不明显，仅在 Spitz 痣中发现 11 号染色体短臂拷贝数增加或放大，其中包括 *HRAS* 基因。可采用多重 FISH 法检测出黑素瘤及良性黑素细胞痣的染色体变异，从而对临床疑难病例进行鉴别诊断。

互独立的信号通路调控痣细胞的衰老过程，上述调节机制一起提供了强有力的屏障来抑制肿瘤形成。即使一种机制失败，其他备用机制也可阻止恶性转化。这个概念也解释了为何 *CDKN2A* 基因（编码 p16 蛋白）功能缺陷的个体依然能够发生皮损较大的黑素细胞痣。然而，如果一种衰老机制失败，发生黑素瘤的风险会增大，这也解释了为何 p16 的遗传性突变是黑素瘤的高危因素。

## 黑素细胞恶性转化

黑素瘤中基因变异数量远超过黑素细胞痣。基因组拷贝数的增加或减少在二者间存在明显差异。绝大多数黑素瘤可见染色体异常，而在黑素细胞痣中较为少见（图 25.261）[26]。黑素瘤形成所需的基因突变数量尚不清楚。体外研究表明，3 个不同的基因突变足以在移植至小鼠的人皮肤上诱发黑素瘤样病灶[6]。然而，黑素瘤患者的突变基因数量可能远不止这个数字。实际的肿瘤形成过程与实验条件下的成瘤情况不同，前者的基因突变是相继发生的，且与突变的顺序及突变环境密切相关。一些突变能够抑制细胞的防御机制，进而阻止细胞发生停滞或死亡。因此，癌细胞的演变需要通过更加间接的通路来逃逸机体多种防御保护反应。与大多数实体肿瘤相同，大部分黑素瘤显示有克隆性染色体畸变。通过比较基因组杂交技术（comparative genomic hybridization，CGH；用于检测细胞群中全基因组的 DNA 平均拷贝数[28]）可发现黑素瘤细胞中存在的基因组变异[27]。利用纤维切割获取黑素瘤标本并提取其 DNA，能够较好地代表多数肿瘤细胞中 DNA 的变异情况。对上述来源的 DNA 进行 CGH 研究，结果表明黑素瘤细胞中存在相同的遗传变异。这些遗传变异模式是非随机的，且优先发生于染色体的特定区域内，表现为 DNA 拷贝数的增加或减少。这提示在肿瘤的演变过程中特定的染色体畸变是经过特异性筛选的，并孕育关键基因抑制肿瘤进展（减少拷贝数）或促进肿瘤生长（增加拷贝数）。例如，前面描述的位于 9 号染色体短臂 21 区域的 *CDKN2* 基因在超过 60% 的黑素瘤中发生丢失；而位于 7 号染色体长臂 31 区域的 *BRAF* 基因在黑素瘤中常发生 DNA 拷贝数增加，尤其是伴 *BRAF* 突变的黑素瘤。

## 肿瘤遗传生物标记

生物标记有助于鉴别肿瘤良恶性。其中一个原因是生长停滞机制可能与癌基因活化的环境相关，例如 IGFBP7 在 *BRAF* 突变黑素细胞痣中的生物学作用。更为重要的是，多种衰老机制参与肿瘤发生，因此单一一种防御机制障碍不足以引发恶性转化。细胞增殖检测同样无法明确增殖活性究竟是暂时性（衰老前）的还是永久性的。

查明染色质变异的细胞克隆群对于临床上明确皮损的良恶性程度至关重要。对各种良性痣的 CGH 研究表明，绝大多数痣未发现 DNA 拷贝数改变[26]。如上所述，这一发现并不能排除可能存在个别黑素细胞发生染色体畸变或者一些黑素细胞中存在随机突变，但这确实提示发生染色质畸变的痣细胞不能形成克隆扩增。CGH 研究证实仅有少数良性黑素细胞肿瘤发生拷贝数变化，包括约 20% 的 Spitz 痣在 11 号染色体短臂上发生拷贝数增加[29]，先天性巨痣上的非典型性结节状增生亦发生拷贝数增加或减少[30]。黑素瘤中未见 11 号染色体短臂的 DNA 拷贝数变化，非典型性结节状增生的染色体变异也具有其特征性改变。良性黑素细胞痣频繁出现 7 号染色体拷贝数的减少，而在黑素瘤中 7 号染色体的拷贝数增加；良性黑素细胞痣显示 10 号染色体拷贝数的增加，而在黑素瘤中

10 号染色体拷贝数减少。黑素瘤中最常见 9 号染色体短臂拷贝数减少，其次为 10 号染色体长臂、9 号染色体长臂、6 号染色体长臂、8 号染色体短臂及 11 号染色体长臂的拷贝数减少；黑素瘤最常见 6 号染色体短臂拷贝数增加，其次为 7 号染色体、1 号染色体长臂、8 号染色体长臂、17 号染色体长臂以及 20 号染色体的拷贝数增加（图 25.261）。这些畸变与少数良性黑素细胞肿瘤中的染色体畸变不同。因此，除了能知晓是否存在染色体畸变外，良恶性黑素细胞肿瘤间畸变模式的差异还可提供额外的诊断信息。

尽管黑素细胞痣和黑素瘤之间差异明显，但它们的染色体畸变可能存在一些重叠。杂合性丢失（loss-of-heterozygosity，LOH）分析结果显示，发育不良痣常见 9 号染色体短臂的拷贝数减少。LOH 通过比较患者肿瘤组织及正常皮肤组织中的等位基因组合来检测等位基因的失衡，而不是拷贝数量。因此，LOH 分析适用于不同染色体间拷贝数改变相互中和的情况，例如，一对同源染色体中一条发生拷贝数减少而另一条发生拷贝数增加，进而使总体拷贝数无变化。

CGH 是一种复杂的检测方法，需要在专业实验室中进行。它可在甲醛（福尔马林）固定石蜡包埋的组织中进行，但是该方法需要大量组织，以获取足量的 DNA 用于检测分析。大多数标本需要进行纤维切割，以获取足量较纯的肿瘤细胞群，因为过多的基质组织或炎症细胞会导致假阴性结果，即染色体畸变产生的信号被高背景的正常细胞 DNA 所清除。黑素瘤中染色体畸变的反复发生应采用更精准的方法，如荧光原位杂交（fluorescent in situ hybridization，FISH）技术来检测 DNA 拷贝数的变化。该方法可用于检测固定组织及较小的皮损（包括表皮内皮损），具有快速和灵敏度高的优点。近期研究应用探针与 6 号染色体短臂、6 号染色体着丝粒、6 号染色体长臂以及 11 号染色体长臂区域进行靶向结合，用于黑素瘤及黑素细胞痣的鉴别诊断，其特异性高达 97%，灵敏度高达 85%[31-34]。可以预见，在未来应用定制的系列探针来进行特异性鉴别诊断将有助于提高 FISH 分析的敏感性。

（王筱雯译　高天文校　陈连军审）

# 第26章 黑素瘤

Boris C. Bastian and Alexander Lazar



## 黑素瘤

### 临床特征

近数十年来，黑素瘤的发病率和死亡率显著增加，但现在似有所减慢[1-7]。目前，恶性黑素瘤的男女发病率分别占所有新发肿瘤的4%和5%[5]，为美国2010年最常见的癌症中预估新发病例的第六位和第七位。但黑素瘤每年8700例的死亡数未进入男女癌症相关死因的十大排名之内。根据最新的数据，本病的死亡率在男性仍在上升，但已趋于平稳，女性中似乎在下降[6]。目前，黑素瘤发病率的增长率为每年4%～6%[7-9]，预计每年新增病例超过68 000例[6, 10]。据此推测2000年出生的美国人中，黑素瘤的罹患率将达到1/75[11]。

尽管黑素瘤主要发生在成人，但是偶尔也会见于儿童[12-16]。儿童黑素瘤患者有相关的危险因素，例如着色性干皮病、先天性巨痣、家族性发育不良痣综合征或家族性黑素瘤，以及可能存在的免疫抑制。儿童黑素瘤占儿童恶性肿瘤的1%～3%[17]。儿童黑素瘤的生物学行为更为多变，比成人黑素瘤更难以预测。然而，曾报道经5年甚至更长时间随访后，其转移率为39%，总死亡率达29%[16, 18]，罕见报道先天性黑素瘤经胎盘播散[19]。

黑素瘤可以：

- 发生于先前存在的良性（先天性或获得性）黑素细胞痣基础上[20-25]。
- 发生于发育不良痣。
- 原发。
- 尽管极其罕见，但也可由细胞型蓝痣或者其他真皮树突状细胞疾病发展形成。

虽没有精确数据，但鉴于成人平均每人有15～40个黑素细胞痣，而黑素瘤在美国的发病率大概为每年30/10万，所以一个良性获得性黑素细胞痣发生恶变的可能性是很小的[2, 26]。另一方面，至少35%的结节性和浅表播散性黑素瘤是在黑素细胞痣（先天性、获得性或者发育不良性）的基础上发生的[3, 20, 27-29]。小的先天性痣罕见发展成黑素瘤。然而，先天性巨痣则值得关注，有3%～18%出现恶变[30-31]。恶性雀斑样痣黑素瘤与先前存在的良性或发育不良痣无相关性。

黑素瘤的病因是多方面的，包括遗传和种族因素。目前在绝大多数黑素瘤（除了肢端黑素瘤和黏膜黑素瘤外）中，已知的最重要的环境易感因素是过度暴露于紫外线[32]。令人惊讶的是，紫外线对黑素瘤的作用是有限的，仅使患病风险提高1.7倍[33]。尽管传统上认为UVB是致病因素，但是最新的研究表明UVA在一些黑素瘤患者中也发挥重要作用[34-36]。黑色素保护机体抵抗日晒的影响，除白化病患者和色素缺失部位（例如甲床、掌心、足底和黏膜）外，深肤色种族人群极少发生皮肤黑素瘤。紫外线照射可能通过诱导自由基形成，使相邻的碱基嘧啶形成二聚体。缺乏修复损伤所必需的内切核酸酶的患者（如着色性干皮病）发生皮肤肿瘤（包括黑素瘤）的风险明显增加。黑素瘤尤易见于过度日晒的Ⅰ型和Ⅱ型皮肤人群，如红发蓝眼白皮肤的凯尔特人，该人群不易晒黑而易于晒伤，并形成过多雀斑。值得注意的是，浅表扩散性黑素瘤的发病与偶尔强烈的日光照射密切相关，尤其是儿童期严重日晒伤。而慢性长期的日光照射与恶性雀斑样痣黑素瘤的关系则不明显[36-39]。偶尔进行日光浴的人群比长期户外工作者更易发生黑素瘤。越靠近赤道，黑素瘤发病率越高，进一步凸显了黑素瘤和日晒之间的关系[40]。

黑素瘤患者罹患第二处原发性黑素瘤的风险会增加，文献报道的发病率为1%～8%[41-42]。但值得注意的是，许多关于多发性黑素瘤的文献并未考虑到亲表皮转移现象，因此真实的发病可能更低。

目前仍缺乏令人信服的证据证明妊娠会严重影响黑素瘤的转归和预后[43]。早先有研究认为，妊娠相关性黑素瘤的平均厚度比非妊娠相关性黑素瘤更厚，但此后的研究发现并非如此，妊娠相关性黑素瘤的临床转归与年龄相同、肿瘤特性相同的非妊娠女性患者一致[44-45]。同样，没有明确证据表明女性口服避孕药物会增加其发生黑素瘤的风险[43, 46]。

家族性黑素瘤的发病率占受累患者的8%～14%[47-48]。其发病相关的基因主要是*CDKN2A*（位于9p21），极少见是*CDK4*（12q14）。前者编码p16，其作用是抑制*CDK4*活性[49-50]。20%～30%的家族性黑素瘤患者在*CDKN2A*发生种系突变[47, 51]。和散发病例相比，家族性黑素瘤患者发病更早，且肿瘤常常多发。亦常见发育不良痣。

黑素瘤好发于男性，男女发病率之比为3：2，男性患者有更高的病死率[6, 26]。首次就诊时，女性患者的肿瘤厚度通常小于男性患者。下肢（尤其是小腿）是女性的好发部位，男性的好发部位是背部和头颈部[26]。黑素瘤的预后和其发生部位具有相关性[26]。与肢端黑素瘤相比，背侧黑素瘤预后更差（包括枕部、颈后、背部及上臂背侧）[26, 52]。

绝大部分黑素瘤是新发的。正因如此，至少在水平（原位）生长期，临床呈扁平皮损。新发的早期黑素瘤主要特征包括：

- 直径≥6.0 mm
- 皮损边缘不规则，通常为扇形
- 色素不规则和不均匀
- 不对称
- 近期生长迅速

渗出及出血也是恶变表现。因为肿瘤生长迅速，局部常发生溃疡，这常常是恶变的重要表现。如果皮损表现为结节，则表明肿瘤呈垂直生长。此外，和良性黑素细胞痣相比，黑素瘤皮损表面的皮纹常常消失。

组织学上，黑素瘤常可分为四种亚型，近期的文献对此分型提出质疑。随着遗传学研究的进步，黑素瘤的组织学分型可能会进一步发展[53-54]。随着基因芯片等高通量生物技术方法的进步，黑素瘤的分型也可能会被替代，相关的临床认识及治疗也会有突破性的改变[55-56]。本章节的最后一部分就是介绍黑素瘤的分子分型。目前普遍接受的黑素瘤分型是基于其病因及预后。尽管肿瘤的生物学行为和其浸润深度密切相关，但是大部分病例的肿瘤组织学表现的差别和生物学行为具有相关性。然而，部分病例很难做到明确的组织学分型，有的甚至很难根据组织学改变明确诊断，这时，组织学分型即表现出明显的局限性及教条性[57]。目前，皮肤原发黑素瘤的四种分型包括[19, 58-63]：

- 恶性雀斑样痣黑素瘤（常由恶性雀斑样痣转化形成）
- 浅表扩散性黑素瘤
- 肢端雀斑样痣黑素瘤
- 结节性黑素瘤

多数黑素瘤在发展成为浸润性肿瘤之前，会出现水平（原位）生长，恶性雀斑样痣黑素瘤水平生长期最长。浅表扩散性黑素瘤和肢端雀斑样痣黑素瘤也会出现较短的水平生长阶段，结节型黑素瘤则往往不出现。

## 恶性雀斑样痣和恶性雀斑样痣黑素瘤

恶性雀斑样痣（又名 Hutchinson 黑素性雀斑）是一种相对少见的黑素瘤亚型，通常发生于老年人慢性光损伤的皮肤[64]。在美国，估计其发病率占皮肤黑素瘤的 4%。其特点是发病率与年龄增长呈正相关[65]。好发于面颊部、鼻部、颞部及额部，肢端部位（如手背）受累少见（图 26.1 ～ 26.5）。恶性雀斑样痣最常见于 50 ～ 70 岁，表现为色素不均匀、逐渐扩展的不规则形扁平斑疹，可以呈褐色或黑色，常伴有色素减退区。常经过 10 ～ 15 年方发展成为侵袭性黑素瘤。

## 浅表扩散性黑素瘤

浅表扩散性黑素瘤（superficial spreading melanoma）

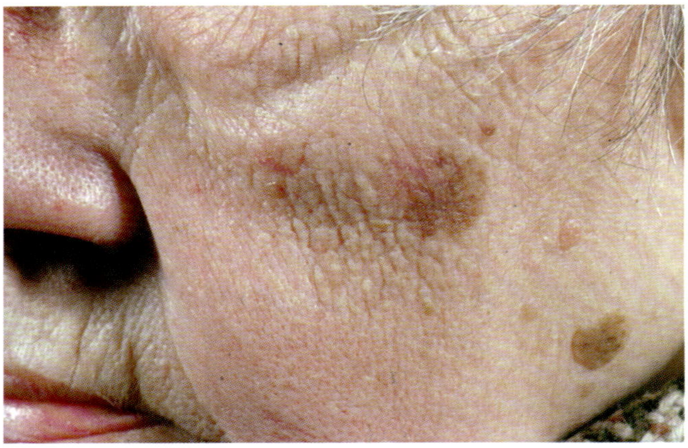

图 26.1　恶性雀斑样痣：此色素不均匀的皮损已存在多年，无侵袭性改变（From the collection of the late N.P. Smith MD，the Institute of Dermatology，London，UK.）

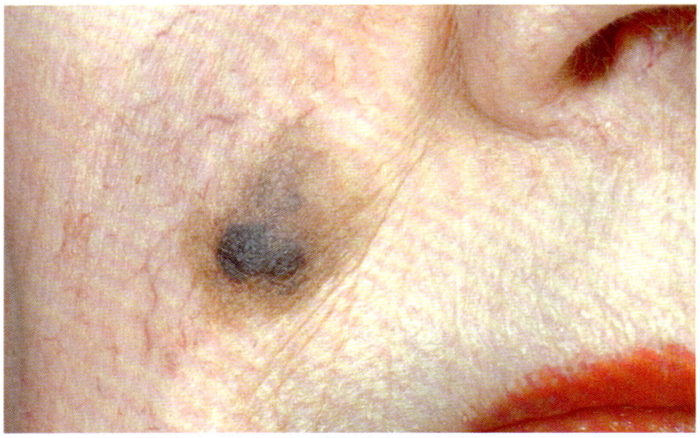

图 26.2　恶性雀斑样痣：一深黑色侵袭性肿瘤结节周围绕以典型的恶性雀斑样痣（From the collection of the late N.P. Smith MD，the Institute of Dermatology，London，UK.）

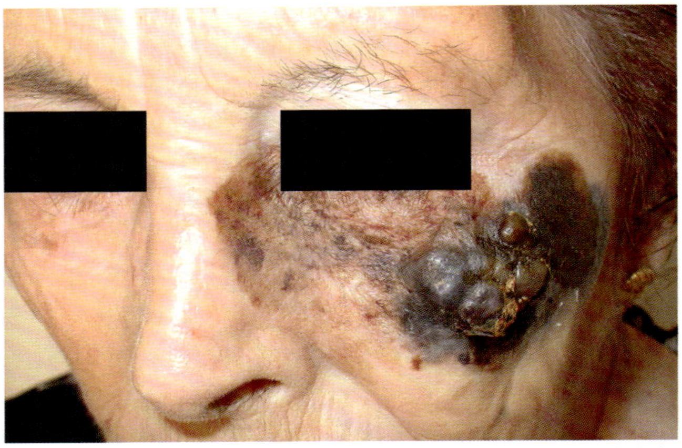

图 26.3　恶性雀斑样痣黑素瘤：一充分进展的皮损，可见多个侵袭性结节（By courtesy of J.C. Pascual，MD，Alicante，Spain.）

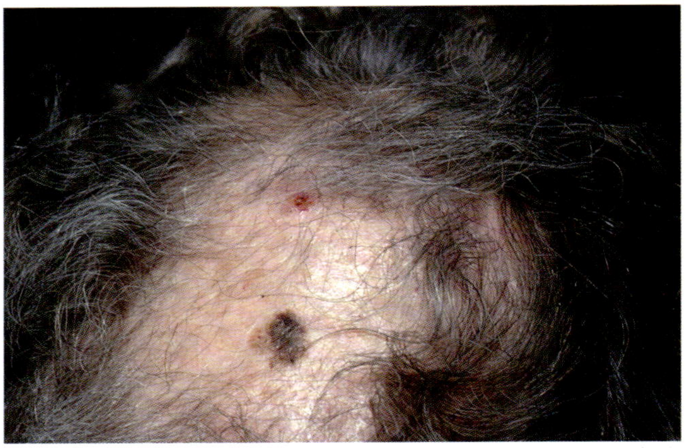

图 26.4　恶性雀斑样痣：光损伤的秃发区皮肤出现该类肿瘤的风险较高。其上有明显相伴的溃疡性基底细胞癌（From the collection of the late N.P. Smith MD，the Institute of Dermatology，London，UK.）

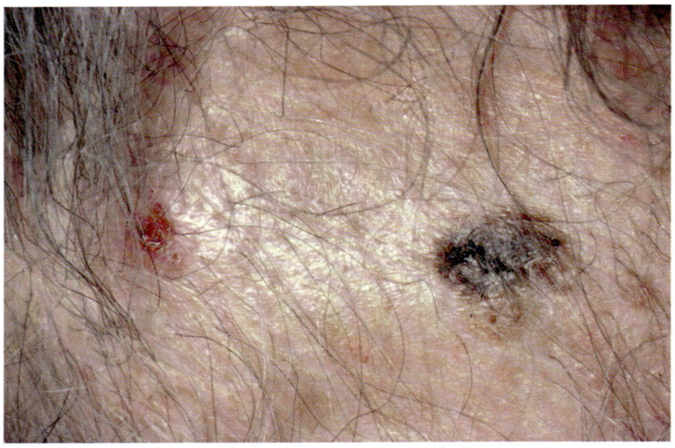

图 26.5　恶性雀斑样痣：图 26.4 的放大照片（From the collection of the late N.P. Smith MD，the Institute of Dermatology，London，UK.）

是最常见的皮肤黑素瘤，男女发病率均等[66]。最常见于男性背部和女性小腿，初为扁平鳞屑性斑片或者斑块，后发展成蓝色或者蓝黑色浸润性结节（图 26.6）。少数皮损也可表现为色素减退或者无色素红斑，或皮色斑片。形态不规则，直径为 1 ～ 2 cm，色

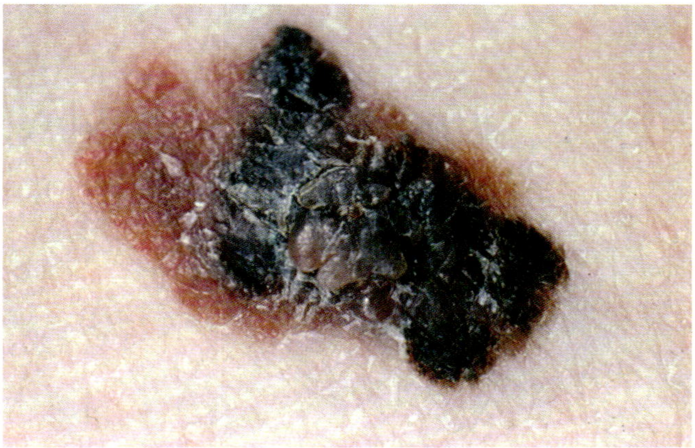

图 26.6 浅表扩散性黑素瘤：浸润性肿瘤结节，周围可见斑片（From the collection of the late N.P. Smith MD，the Institute of Dermatology，London，UK.）

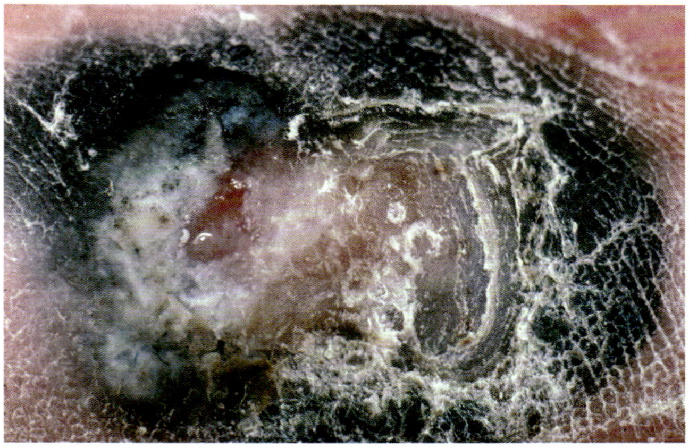

图 26.8 肢端雀斑样黑素瘤：该溃疡型黑素瘤已经浸润扩散到深部皮下组织（From the collection of the late N.P. Smith MD，the Institute of Dermatology，London，UK.）

素不均匀。扇贝样边界具有特征性，常可见肿瘤消退形成的色素减退区。溃疡形成是十分重要的诊断和预后线索。

## 肢端雀斑样痣黑素瘤

肢端雀斑样痣黑素瘤（acral lentiginous melanoma）占白种人全部黑素瘤的 8% ～ 10%[67-68]，主要发生在亚洲人及非裔加勒比海人。其好发部位是肢端，主要是足底及甲，尤其是承重部位，其中足跟是最常见的受累部位（图 26.7、26.8）[69-70]。甲下黑素瘤易累及拇趾及拇指，仅占皮肤黑素瘤的 2%，常见于老年女性[67]，此外，甲下黑素瘤也会出现浅表扩散性及结节性黑素瘤表现[71-73]。

肢端雀斑样痣黑素瘤形态不规则，逐渐增大，表面色素不均匀。发展至垂直生长期常出现溃疡，呈蓝色或者黑色结节。在白种人，肢端雀斑样痣黑素瘤主要发生在 7 旬老人，男女发病率均等。由于皮损不易被发现，诊断晚，因此预后较差。由于黏膜黑素瘤形态和肢端雀斑样痣黑素瘤相似，因此也被归类到肢端雀斑样痣黑素瘤范畴。尽管这两种黑素瘤分子特征相似，但临床表现仍有明显区别[74]。

## 结节性黑素瘤

结节性黑素瘤（nodular melanoma）占黑素瘤的 3% ～ 4%，无水平生长期，因此临床上可将其与经水平生长期发展而来的侵袭性肿瘤区分开。该型大多数在切除时肿瘤已较厚，预后差。男女发病率为 2∶1，通常发生于 41 ～ 60 岁[75]。好发部位为躯干和四肢。肿瘤可以是结节或者息肉样（息肉样黑素瘤），常发生溃疡。当缺少色素（无色素黑素瘤）时，易误诊为血管肿瘤，如化脓性肉芽肿（图 26.9、26.10）。

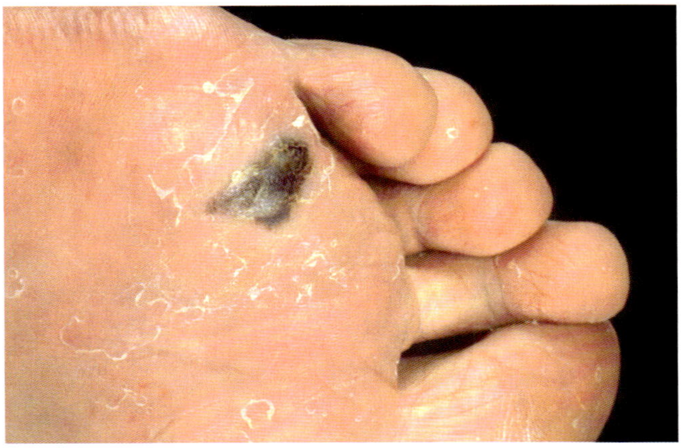

图 26.7 肢端雀斑样黑素瘤：好发于非光线照射部位，主要是手掌、足底和甲（From the collection of the late N.P. Smith MD，the Institute of Dermatology，London，UK.）

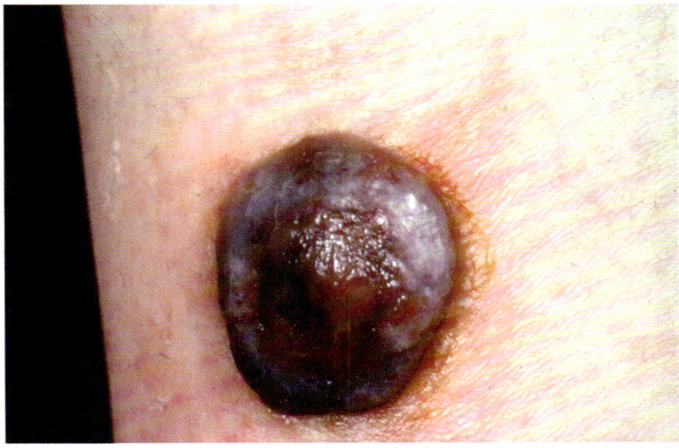

图 26.9 结节性黑素瘤：此深黑色圆顶结节无相邻的斑疹（From the collection of the late N.P. Smith MD，the Institute of Dermatology，London，UK.）

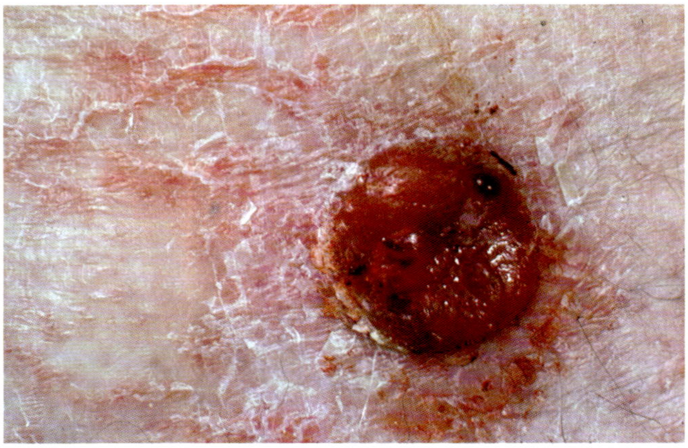

图 26.10 结节性黑素瘤：无色素肿瘤，临床和组织学上诊断都较为困难（From the collection of the late N.P. Smith MD，the Institute of Dermatology，London，UK.）

## 发生在非皮肤部位的黑素瘤（主要是黏膜）

除皮肤外，黑素瘤也可发生于其他部位，如眼眶、口腔、鼻腔、外阴、阴道、尿道和肛管。一般而言，黏膜黑素瘤侵袭性强，预后差[76-77]。原发性黑素瘤的罕见部位还包括脑膜、食管、胃、子宫、宫颈、乳房、胆道系统、支气管和肾上腺。

## 组织学特征

放射（水平）生长期和垂直（侵袭性）生长期的概念是皮肤黑素瘤组织学分类的核心[23，59，78-79]。根据目前的定义，放射生长期除了完全的原位的表皮内成分外，还包括向真皮乳头内的微侵袭（微侵袭性放射生长期），此期常伴有消退现象（图 26.11、26.12）。微侵袭阶段的黑素瘤缺少明显的转移能力，因此预后较好[80-81]。事实上，Clark 及同事进行的大规模研究发现，

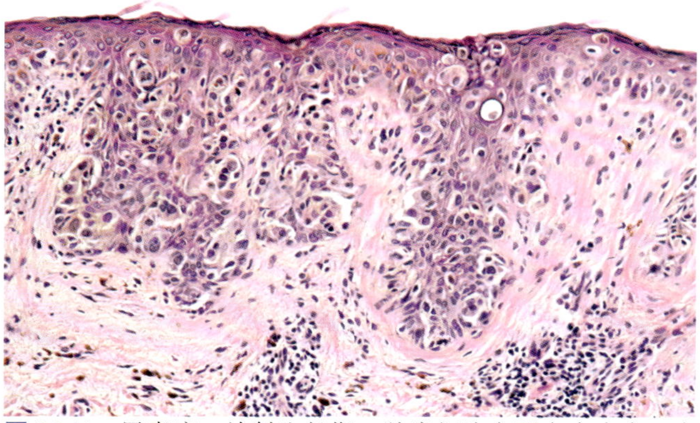

图 26.11 黑素瘤：放射生长期，肿瘤细胞主要在表皮内，表皮内全层可见瘤细胞（佩吉特样扩散）

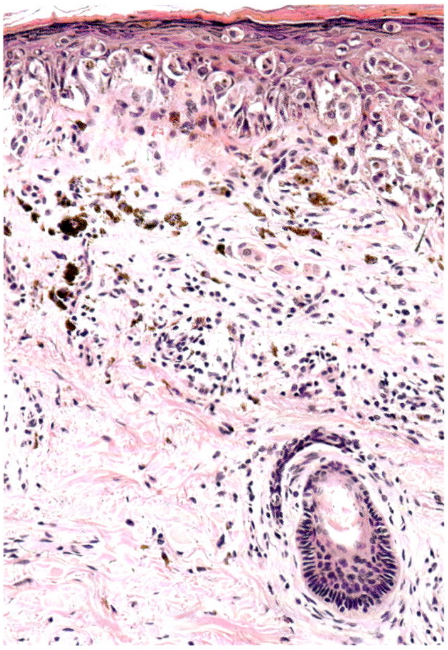

图 26.12 黑素瘤：微侵袭性放射生长期。表皮内可见原位瘤细胞，真皮乳头可见少量单个瘤细胞

水平生长期黑素瘤不出现肿瘤的远处转移和播散[60]。

组织学上，微小浸润性水平生长期黑素瘤特点为单个或小黑素瘤细胞群，组织学上很类似表皮内播散型，并且，较之全表皮播散型黑素瘤，其形成的细胞巢较小[23]。常伴淋巴细胞浸润。无有丝分裂象，故需特别注意，需同时进行多层面的细致检查后才可谨慎地作出“微小浸润性水平生长期黑素瘤”的诊断（图 26.13）。

垂直生长期黑素瘤的特点为：真皮内存在由不典型黑素细胞构成的巢 / 结节 / 斑块，体积较表皮内黑素瘤大，并且瘤细胞形态特点也与水平生长期黑素瘤细胞有显著不同（图 26.14）[23，79]，通常可见有丝分裂象[23]，有时肿瘤浅层可见退行现象，但是肿瘤的基底部基本无退行现象，肿瘤异形性明显，常伴有凋亡，该类肿瘤表现为明显的恶性生物学行为，易出现血管及淋巴管浸润及转移[23，79-80]。

## 恶性雀斑样痣和恶性雀斑样痣黑素瘤

恶性雀斑样痣的主要病理特点为：真表皮交界处以异型黑素细胞为主的增殖（图 26.15、26.16）[82]。瘤细胞常在固定后出现人工性胞质收缩，胞核深染、呈多形性和不规则状，有时呈多角形。瘤细胞常垂直于皮面，毛囊和汗腺导管上皮受累是其特征性的表现（图 26.17）。有时这会导致肿瘤厚度难以评估，尤其是当组织斜切时，瘤细胞与附属器的关系难以明确。在进展期皮损，交界面细胞巢明显，常见多核瘤巨细胞（图 26.18 ～ 26.20）。色素沉着不等，通常丰富，有时累及表皮全层，包括角质层。偶尔可见明显的表皮内（佩吉

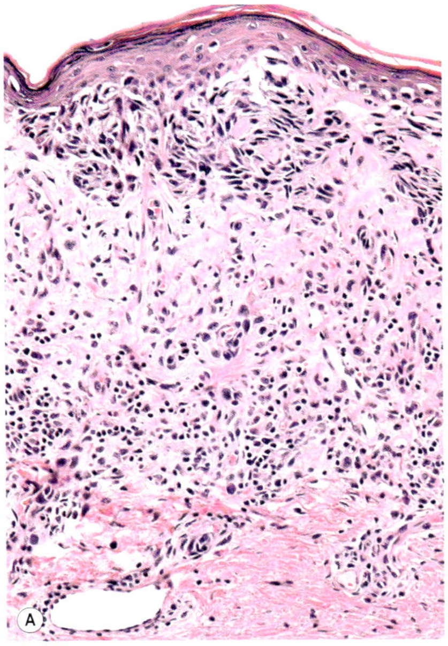

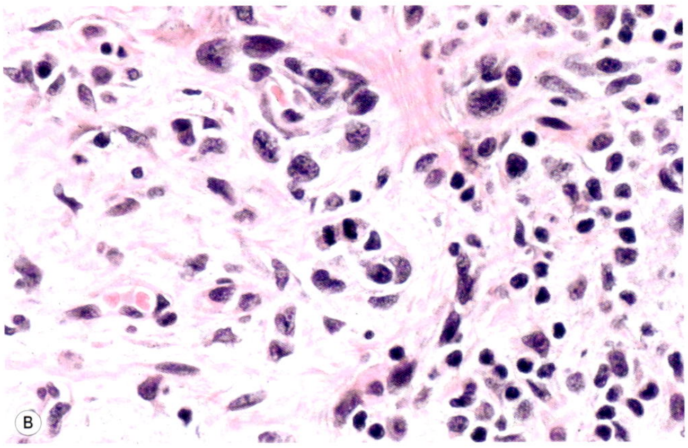

图 26.13 （**A**、**B**）黑素瘤：恶性雀斑样黑素瘤。在真皮仅可见少量的单个瘤细胞，不成巢，故曾被误诊为微侵袭性放射生长期皮损，但真皮可见有丝分裂象；（**B**）后期患者发生肿瘤脑转移

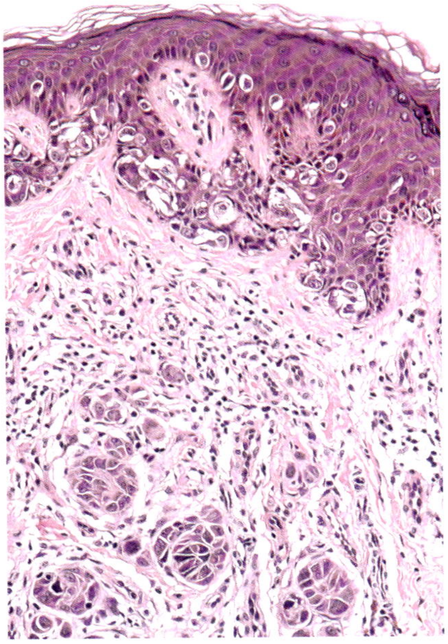

图 26.14 黑素瘤：垂直生长期除了原位（水平生长阶段）肿瘤外，真皮内还可见多发的瘤细胞巢，均较表皮内瘤细胞巢大

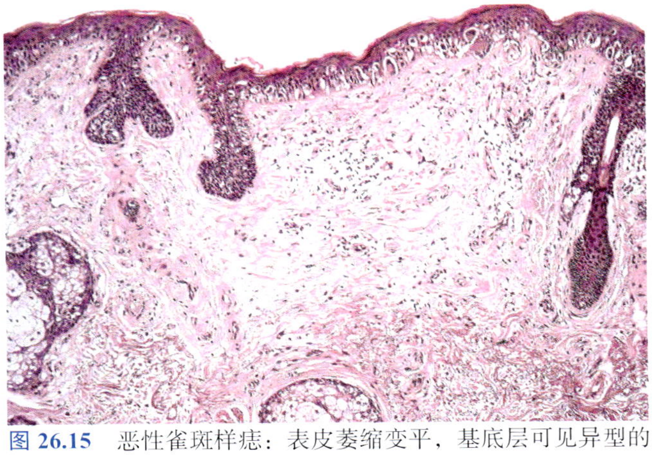

图 26.15 恶性雀斑样痣：表皮萎缩变平，基底层可见异型的黑素细胞，真皮浅层示明显的日光性弹性组织变性

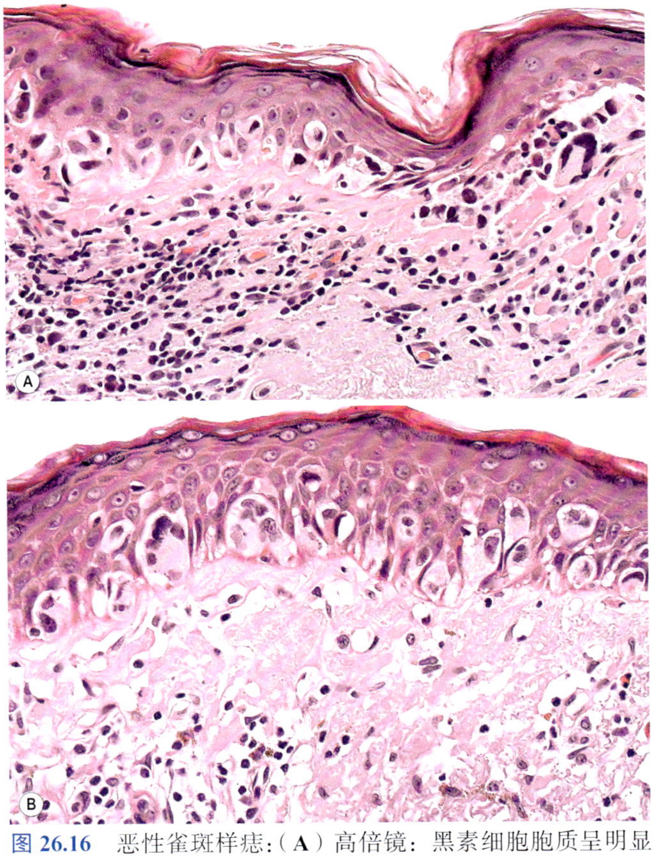

图 26.16 恶性雀斑样痣：（**A**）高倍镜：黑素细胞胞质呈明显的人工固缩，胞核形态不规则、多角形且染色质浓染；（**B**）此例肿瘤细胞有丰富的嗜酸性胞质，可见早期的佩吉特样扩散

特样）扩散，这与浅表扩散性黑素瘤在组织学上出现重叠。对这一亚型而言，判定切缘是否有残留的异型黑素细胞显得困难重重。为了避免不必要的手术，分清光化性核损伤和残留的恶性雀斑样痣十分重要（图 26.21）。

恶性雀斑样痣常发生于光损伤部位，因此常见

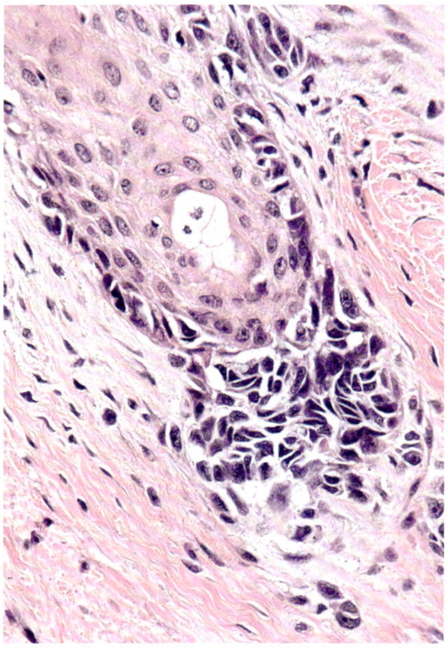

图 26.17 恶性雀斑样痣：毛囊周围可见异型黑素细胞，刮除式活检取材易引起复发

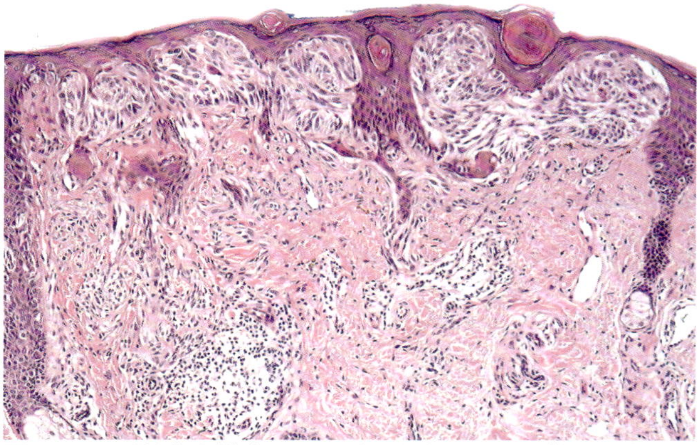

图 26.18 恶性雀斑样痣：可见明显的交界处细胞巢，肿瘤细胞呈纺锤形

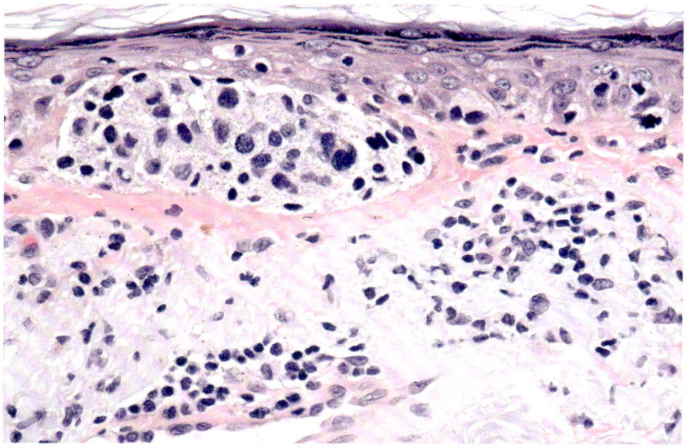

图 26.19 恶性雀斑样痣：细胞异形性明显，胞核染色质浓染

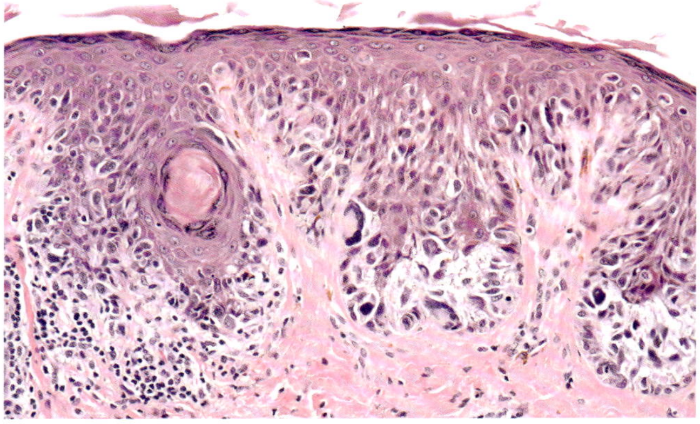

图 26.20 恶性雀斑样痣：多核瘤细胞为常见特征，且为有用的诊断线索

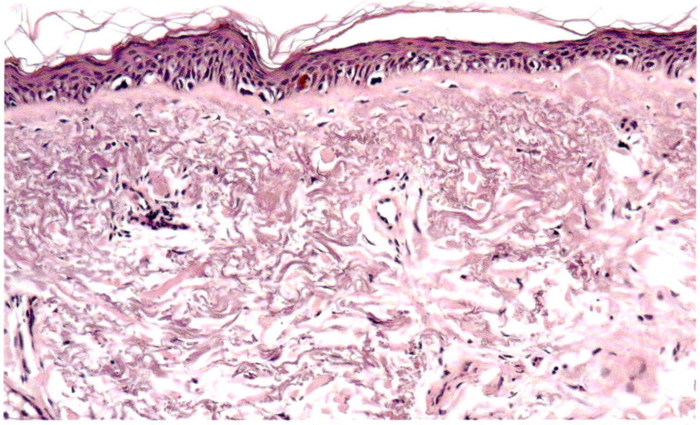

图 26.21 光化性非典型细胞核：注意鉴别光化性非典型细胞和原位黑素瘤，前者胞核无明显增大，未见核仁，此外，该细胞无明显核膜形成，而核膜形成是恶性雀斑样痣的典型特征

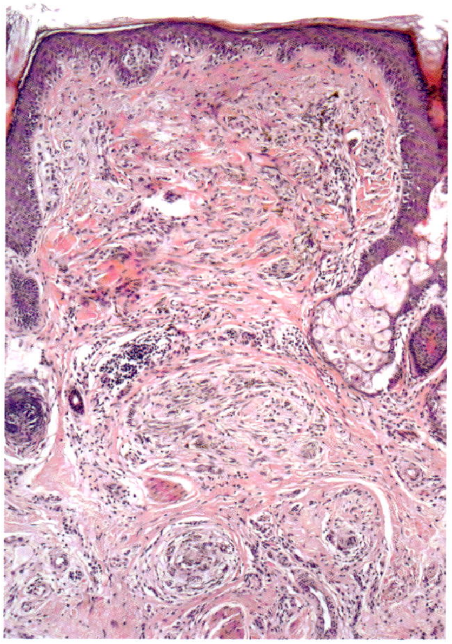

图 26.22 恶性雀斑样黑素瘤：可见明显梭形细胞浸润

表皮萎缩和真皮内日光性弹性组织变性。真皮乳头常可见噬黑素细胞和散在的慢性炎症细胞。大量炎症细胞常与肿瘤侵袭相关，需注意对标本进行多层面的仔细检查。侵袭性肿瘤（恶性雀斑样痣黑素瘤）常表现为多灶性浸润，细胞多呈梭形（图 26.22 ～ 26.24）。相当一部分病例存在结缔组织增生，常有亲神经性。偶呈席纹状生长，若表现为无色素性，则可能与隆凸性皮肤纤维肉瘤相混淆，尤其是在小标本中（图 26.25）。特别需要注意的是，这类肿瘤促结缔组织增生且梭形细胞纤细，可被误诊为纤维化或瘢痕。

偶尔，恶性雀斑样痣和恶性雀斑样痣黑素瘤在

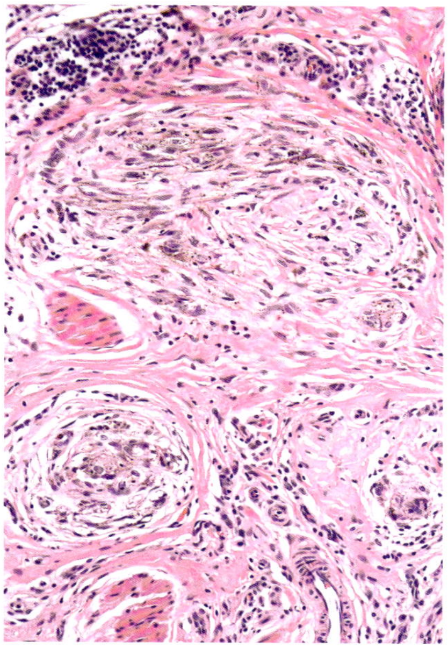
图 26.23 恶性雀斑样痣黑素瘤：高倍镜视野

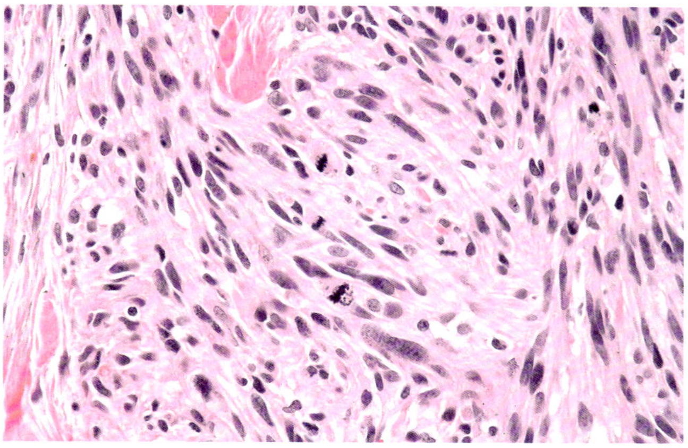
图 26.24 恶性雀斑样黑素瘤：可见明显有丝分裂象，核深染

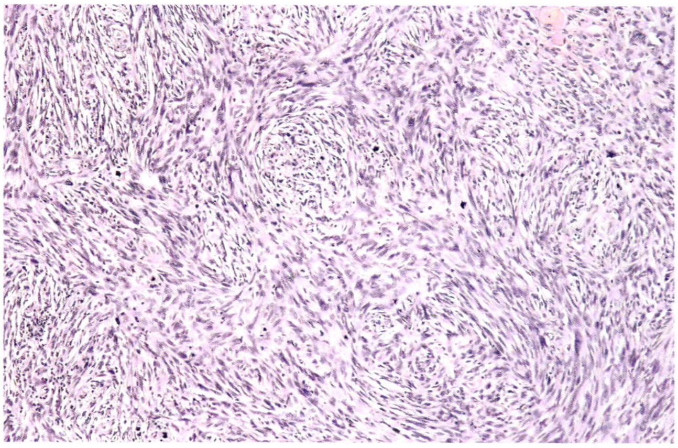
图 26.25 恶性雀斑样黑素瘤：肿瘤细胞呈席纹状生长模式，当无色素时，注意和隆凸性皮肤纤维肉瘤及梭形细胞鳞状细胞癌鉴别

临床及组织学上均无色素，即无色素性恶性雀斑样痣和无色素性恶性雀斑样痣黑素瘤[83-85]。临床上呈红斑鳞屑性改变，类似光线性角化病、原位鳞状细胞癌和湿疹[84]。因此，有必要采用免疫组化来获得正确的诊断（图 26.26）[86]。

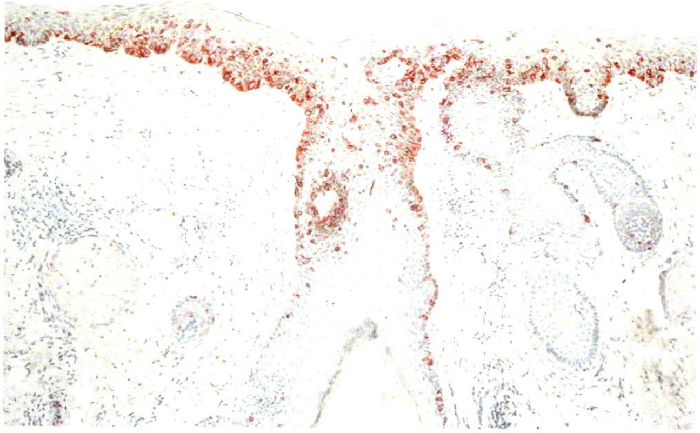
图 26.26 恶性雀斑样痣：通常很难和光线性角化病鉴别，免疫组化可鉴别（本例中应用碱性磷酸酶染色）

## 浅表扩散性黑素瘤（佩吉特样黑素瘤）

由于公众对黑素瘤警觉性提高，早期皮损的切除率不断增加，浅表扩散性黑素瘤（superficial spreading melanoma）的水平生长期现在很常见。其典型的病理表现是无树突的异型黑素细胞非对称性增生，单个散在或成簇分布于表皮各层（铅弹散射），似佩吉特病（图 26.27、26.28）。佩吉特细胞往往只累及基底层。

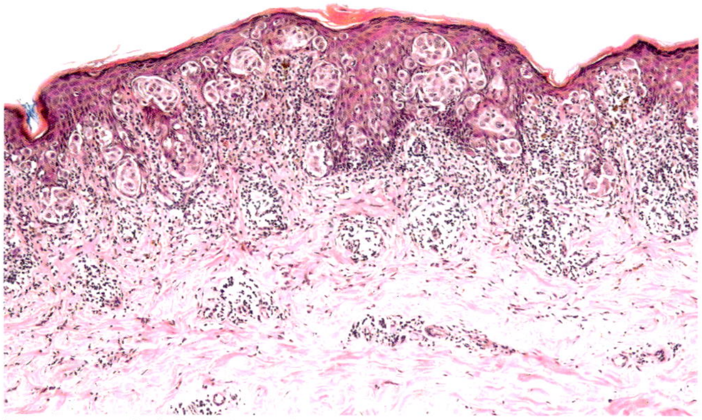
图 26.27 浅表扩散性黑素瘤：交界处明显活跃，表皮全层广泛散布的异型黑素细胞

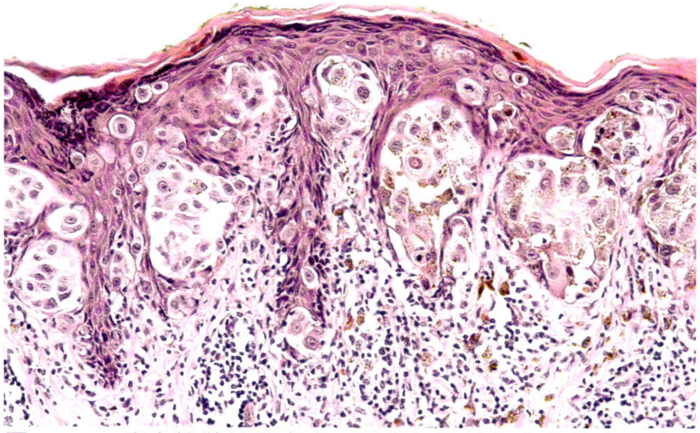
图 26.28 浅表扩散性黑素瘤：黑素细胞具有丰富的嗜酸性胞质和多形性泡状核，核仁明显

瘤细胞呈上皮样，胞质丰富，常有细小或灰尘状黑色素，核呈多形性、泡状，伴明显的嗜酸性核仁。可见有丝分裂象（包括异型有丝分裂象）。该型的特征是表皮突间瘤团相互融合（此模式在获得性交界痣和复合痣中少见）。与恶性雀斑样痣相反，该型黑素瘤很少有光化性损伤的证据。常出现棘层肥厚，表皮突部分或者完全消失，侵袭性肿瘤绝大多数是上皮样型（图 26.29 ～ 26.32），促结缔组织增生及亲神经少见。

## 肢端雀斑样痣黑素瘤

肢端雀斑样痣黑素瘤（acral lentiginous melanoma）在放射生长期的早期阶段，改变可不明显，表现为表皮不规则增生，基底层可见散在的异型黑素细胞[87-90]。成熟的皮损表现为棘层肥厚、表皮突延长和显著的黑素细胞异型（图 26.33、26.34），表皮突可见大量异型的黑素细胞浸润，核呈多形性且深染，胞质呈人工固缩。核仁明显，可见有丝分裂象。瘤细胞通常呈梭形，但有时可见明显的上皮样细胞及巨细胞。亦可发现局灶性散在的交界处细胞巢，通常位于表皮突的顶端（图 26.35）。常可见大量慢性炎症细胞呈带状浸

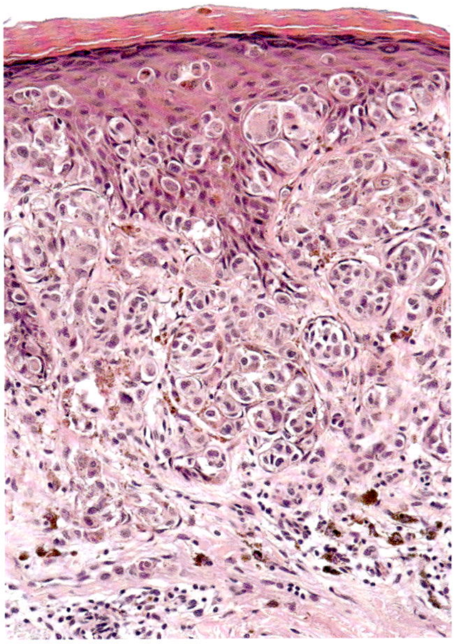

图 26.29 浅表扩散性黑素瘤：视野示侵袭性肿瘤呈上皮样型。注意其胞质丰富，核多形性，核仁明显

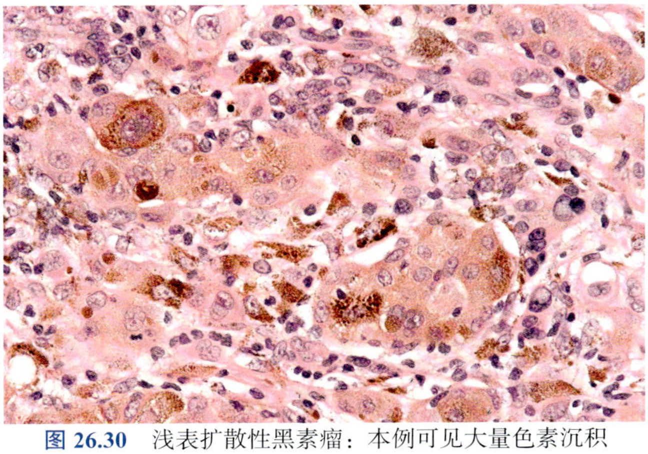

图 26.30 浅表扩散性黑素瘤：本例可见大量色素沉积

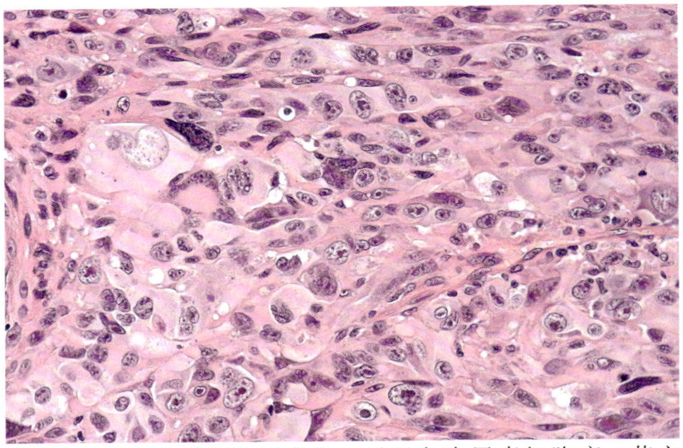

图 26.31 浅表扩散性黑素瘤：对无色素黑素细胞瘤，若交界处成分不明显，细胞多形性明显时，需免疫组化染色鉴别诊断

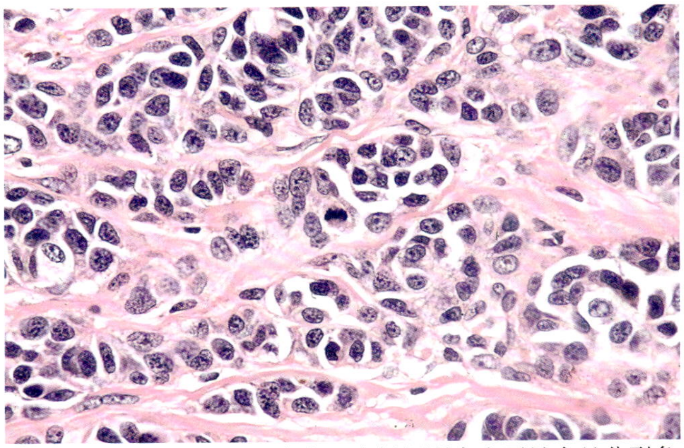

图 26.32 浅表扩散性黑素瘤：本例视野中央可见有丝分裂象

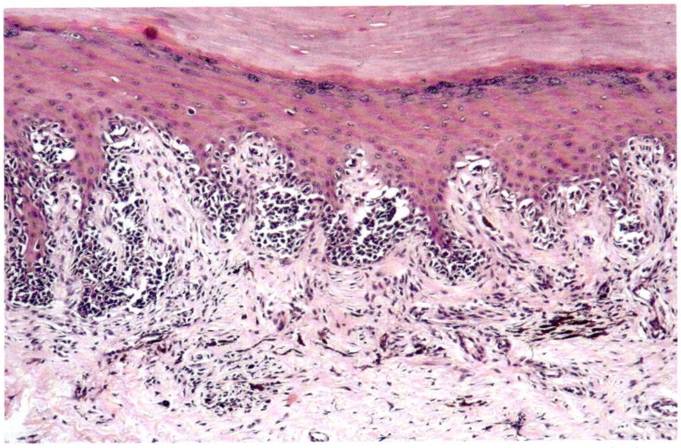

图 26.33 肢端雀斑样黑素瘤：在此原位性病变，可见角化过度、颗粒层增厚和不规则棘层肥厚。瘤细胞核染色质浓染，呈雀斑样或成巢分布。真皮内瘢痕形成，可见明显的噬色素细胞及慢性炎症细胞

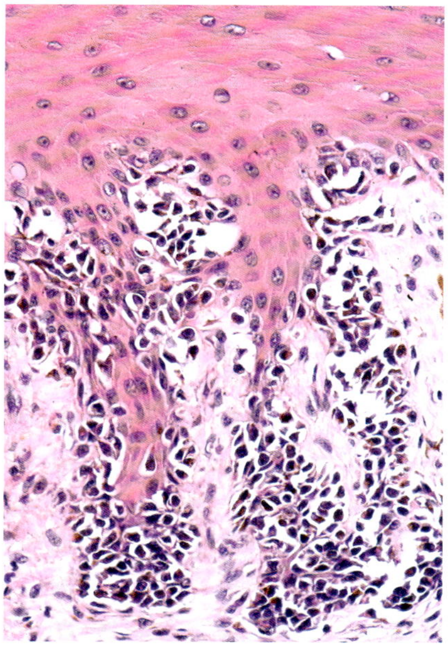

图 26.34 肢端雀斑样黑素瘤：明显的胞质固缩、染色质浓染及核异型

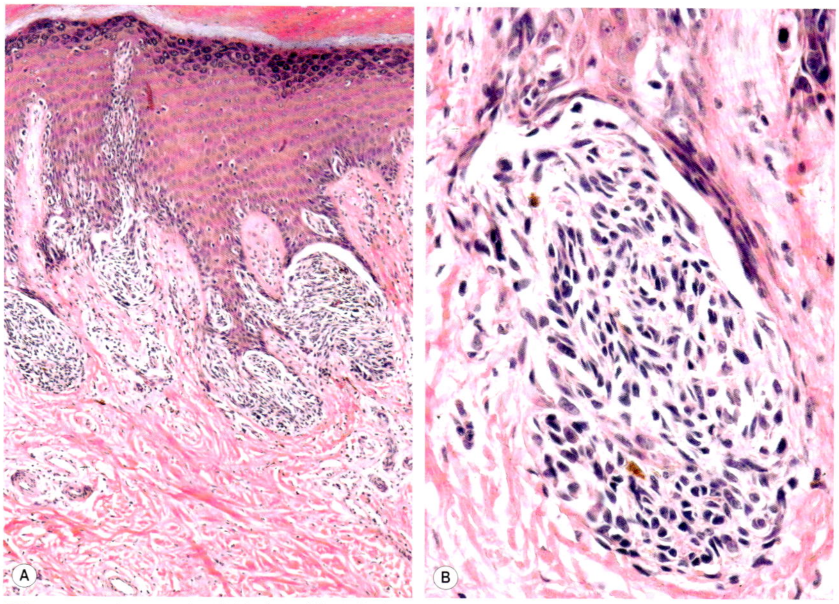


图 26.35 （A、B）肢端雀斑样黑素瘤：在表皮突顶端可见大的交界处瘤细胞巢

润。侵袭性肿瘤的细胞常常呈梭形，并伴有结缔组织增生（图 26.36），部分病例瘤细胞常沿汗腺上皮向深部生长，并具有亲神经性。肢端黑素瘤偶尔表现为原位浅表扩散性或无放射生长期的原发性结节性黑素瘤。

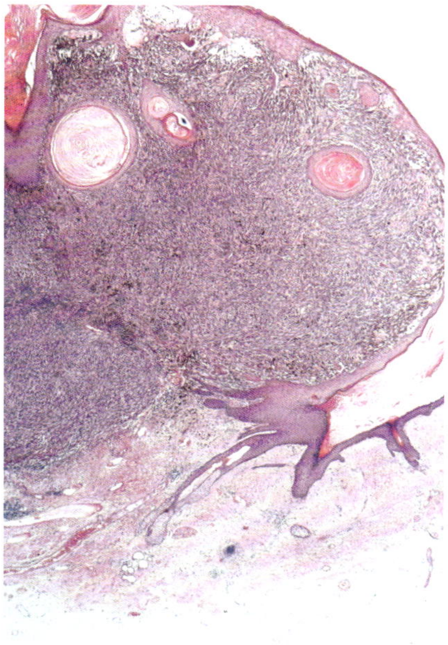

图 26.37 结节性黑素瘤：此亚型可见瘤团界限非常清楚

## 结节性黑素瘤

根据定义，结节性黑素瘤（nodular melanoma）常没有明显的水平生长期，肿瘤一开始即表现为垂直生长模式。因此，肿瘤团块两侧的表皮内黑素细胞增殖不超过 3 个表皮突（图 26.37、26.38）。该型的组织学模式通常与浅表扩散性黑素瘤相同。

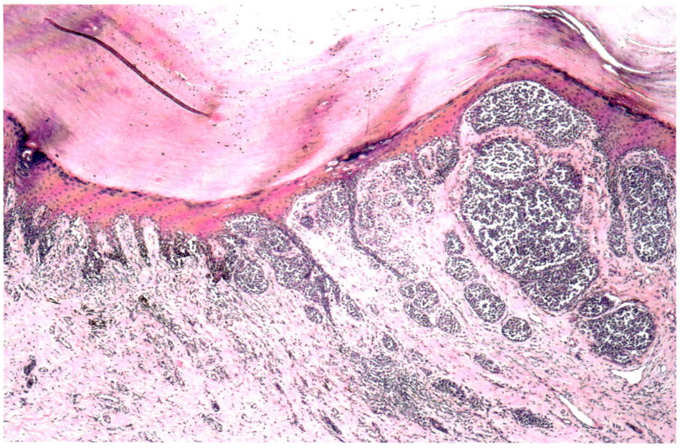

图 26.36 肢端雀斑样黑素瘤：本例的侵袭性成分为上皮样、梭形和促结缔组织增生性瘤细胞的混杂

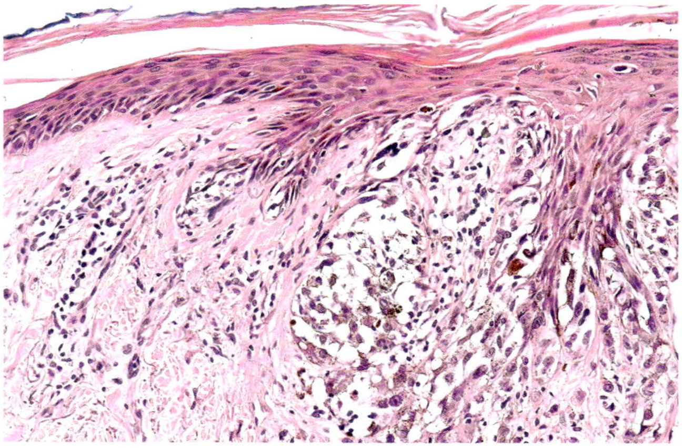

图 26.38 结节性黑素瘤：根据定义，瘤团附近的表皮没有明显的黑素细胞增生

（李 冰译 高天文校 陈连军审）

# 细胞类型

虽然许多侵袭性肿瘤有复杂的分型，但黑素瘤细胞通常可以分为两大类：上皮样细胞及梭形细胞。上皮样细胞大部分见于浅表扩散性黑素瘤及结节性黑素瘤，而梭形细胞则更多见于恶性雀斑样痣黑素瘤和肢端雀斑样黑色素瘤。

## 上皮样细胞

上皮样黑素瘤细胞形态大而圆，含丰富的嗜酸性胞质，细胞核呈多形性、囊泡状，伴明显的嗜酸性核仁。有丝分裂象少量或很多，有时正常。色素沉着不一，可多可少。当色素少量时，采用 Masson-Fontana 银染色可有助于显示普通 HE 染色难以显示的少量色素。另外，必要时行免疫组化染色以明确诊断（图 26.39）。

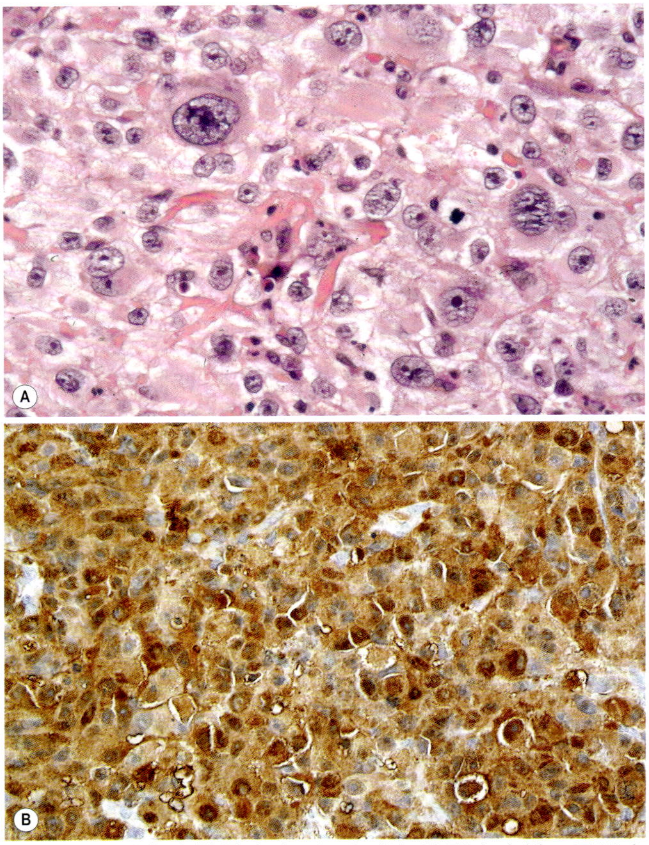

图 26.39 无色素性黑素瘤：（**A**）瘤细胞形态多样，可见大的泡状核，核仁明显；（**B**）可见弥漫性的 S-100 蛋白阳性表达。MART-1 也为阳性。值得注意的是，在某些罕见情况下，黑素瘤细胞不表达 S-100 蛋白，所以需要采用两种黑素瘤标记

## 梭形细胞

梭形细胞（spindled cells）亚型的特点是细胞有拉长变窄、两端变细的胞质突。该细胞在无色素性黑素瘤中可能与间叶来源的细胞相混淆，从而被误诊为各种软组织肿瘤。

有时黑素瘤细胞具有高度多形性，可见瘤巨细胞伴增大的核仁和明显的异常有丝分裂象。此类型有时需与转移性肿瘤相鉴别，包括多形性继发癌、肉瘤以及间变性 $CD30^+$淋巴瘤（所谓的巨细胞性黑素瘤）（图 26.40 ～ 26.42）。

# 预后指标

绝大部分厚度较薄的黑素瘤不发生转移，发生率仅为 1% ～ 2%。反之，厚的黑素瘤绝大多数发生播散。有鉴于此，大量研究致力于确定肿瘤是否具有发生致死性转移的能力，以期采用辅助性化疗、免疫疗法或其他疗法进行治疗，最终能使相当数量的患者受益。预后指标包括：临床参数、形态学观察及测量，

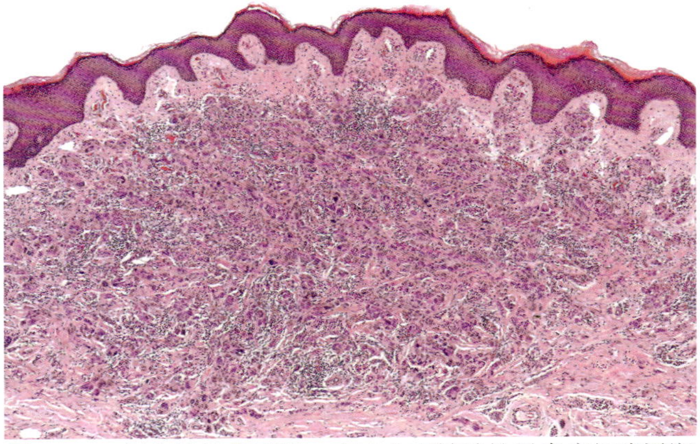

图 26.40 巨细胞性黑素瘤：真皮内有转移性黑素瘤细胞浸润

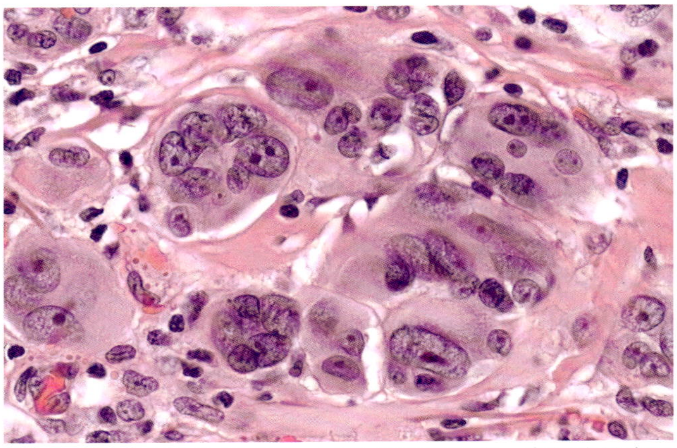

图 26.41 巨细胞性黑素瘤：可见多核瘤细胞，瘤细胞具有显著多形性，胞质丰富，核大，呈泡状，有明显的嗜酸性核仁

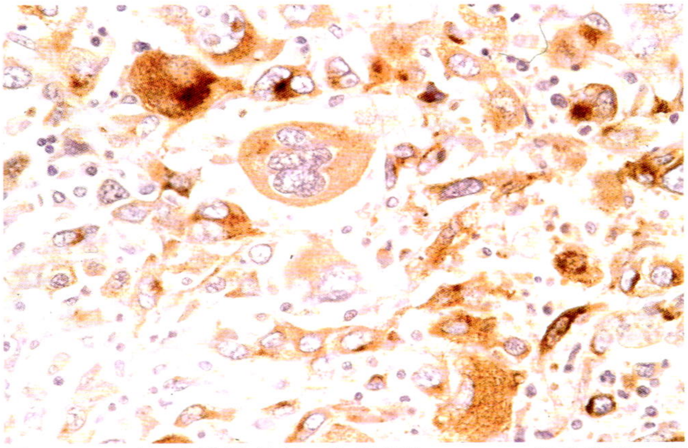

图 26.42 巨细胞性黑素瘤：肿瘤细胞 HMB-45 染色阳性。患者数年前有黑素瘤切除史

以及细胞增殖和凋亡相关的免疫组化标记检测结果等。目前虽然已经有许多细胞形态学观察指标得到研究并尝试应用，但对于能够反映肿瘤细胞转移潜能的免疫组化标记则尚无令人满意的成果。

临床预后指标包括：发病年龄、性别和原发性肿瘤的部位[91-94]。年长患者比年轻患者预后差，男性患者比女性患者预后差[7, 93-98]。女性患者的预后与肿瘤厚度及部位无关[93]。高危发病部位包括背部、上肢、颈部及头皮（BANS）[99]，发生于肢端部位者预后差[100]。

全球共识，在报告黑素瘤时应记录和评估以下多项内容[93, 101-104]：

- 肿瘤厚度（Breslow 方法）
- 侵袭水平（Clark 方法）
- 生长期（垂直或放射）
- 有丝分裂率
- 溃疡
- 血管淋巴管侵袭
- 神经周围浸润
- 消退
- 微卫星灶
- 肿瘤浸润性淋巴细胞

生长期也被列入其中，但应强调的是，在将黑素瘤归为微侵袭性的水平生长期时必须特别谨慎。一旦真皮中瘤细胞出现有丝分裂象，就自动将肿瘤划入垂直生长期（图 26.14）。这些因素对黑素瘤患者的正确分期和预后评估非常重要。然而遗憾的是，在黑素瘤高发的国家，虽对皮肤黑素瘤有敏感的诊断意识，上述的许多因素仍未被列入常规报告中[105]。

Breslow 肿瘤厚度是判断黑素瘤预后最为重要的一个独立指标[106]。测量时应从最表浅的颗粒细胞层至肿瘤细胞浸润的最深处。若肿瘤溃疡形成，则应该从溃疡底部开始测量。瘤细胞沿附属器周围下延的意义尚不明确，但若其深度超出常规的 Breslow 厚度标准，也应加以记录（图 26.43）。息肉样肿瘤也应无差别对待，测量其最厚的区域[107]。因此，肿瘤的体积是影响垂直生长期黑素瘤预后的一个最重要的因素。认真评估肿瘤的最大厚度对判断黑素瘤预后极有帮助[108-111]。在美国癌症联合会（AJCC）最新版（第 7 版）的分级系统（2009 年颁布，2010 年生效）中，厚度的分界值为 1.00 mm、2.00 mm 和 4.00 mm（表 26.1）[112-115]。虽然并非是最佳的模型，但黑素瘤的临床分级和病理分级仍然可以被当作其他肿瘤分级的一个参考。

按 Clark 分级，肿瘤侵袭的水平可划分如下：

- Ⅰ级：原位黑素瘤
- Ⅱ级：瘤细胞侵及真皮乳头层，单个细胞或小巢
- Ⅲ级：侵袭的瘤细胞呈结节状扩大，紧邻真皮网状层界面
- Ⅳ级：瘤细胞侵入真皮网状层
- Ⅴ级：瘤细胞侵入皮下脂肪层

真皮内分界面可根据浅丛毛细血管的位置加以识别。它也对应网状层水平方向弹性纤维向乳头层垂直方向弹性纤维移行的部位。Clark Ⅱ级和Ⅲ级的区分，或者更多的是 Clark Ⅲ级和Ⅳ级之间的区分在实际应用中有一定的困难，并且常常受到观察者的主观影响[116]。对于厚度小于 1.00 mm 的黑素瘤，Clark 分级被认为是预后的独立指标，但对于厚度大于 1.00 mm 的病例则不适用[117-118]。最新的数据表明，如果在厚度薄的黑素瘤中能获得有丝分裂率，则 Clark 分级不再提供更多的预后信息。2009 年 AJCC 颁布的第 7 版分级系统显示，如果能获得真皮内成分的有丝分裂率，即使是厚度薄的黑素瘤也不再推荐使用 Clark 分级[113-114]。

溃疡形成与否以及溃疡宽度是独立的预后指标，

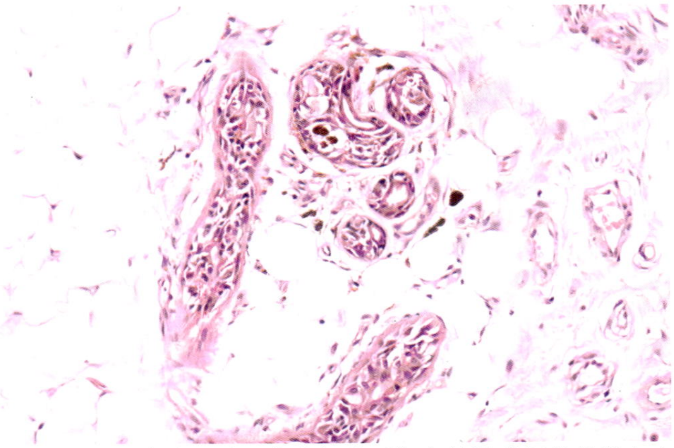

图 26.43 黑素瘤：除了作为切除不彻底的肿瘤复发的潜在来源外，瘤细胞沿附属器周围向下浸润的生物学意义尚不清楚。本例中肿瘤细胞已侵袭小汗腺

**表 26.1 AJCC 2009（第 7 版）修订后的黑素瘤分级系统（2010 年 1 月生效）**

| 分级 | 组织学特征 / TNM 分类 | 总生存率 | | |
|---|---|---|---|---|
| | | 1 年（%） | 5 年（%） | 10 年（%） |
| 0 | 表皮内 / 原位黑素瘤（Tis $N_0M_0$） | | 100 | 100 |
| ⅠA | ≤ 1 mm，无溃疡且有丝分裂＜ $1/mm^3$*（$T_{1a}N_0M_0$） | | 97 | 93 |
| ⅠB | ≤ 1 mm，有溃疡或 Clark Ⅳ级 / Ⅴ级（$T_{1b}N_0M_0$）<br>1.01 ～ 2 mm，无溃疡（$T_{2a}N_0M_0$） | | 94<br>91 | 87<br>83 |
| ⅡA | 1.01 ～ 2 mm，有溃疡（$T_{2b}N_0M_0$）<br>2.01 ～ 4 mm，无溃疡（$T_{3a}N_0M_0$） | | 82<br>79 | 67<br>66 |
| ⅡB | 2.01 ～ 4 mm，有溃疡（$T_{3b}N_0M_0$）<br>＞ 4 mm，无溃疡（$T_{4a}N_0M_0$） | | 68<br>71 | 55<br>57 |
| ⅡC | ＞ 4 mm，有溃疡（$T_{4b}N_0M_0$） | | 53 | 39 |
| ⅢA | 单个区域淋巴结镜下转移 **，原发灶无溃疡（$T_{1\sim4a}N_{1a}M_0$）<br>2 ～ 3 个区域淋巴结镜下转移，原发灶无溃疡（$T_{1\sim4a}N_{2a}M_0$） | | 78 | 68 |
| ⅢB | 单个镜下转移的区域淋巴结，原发灶有溃疡（$T_{1\sim4b}N_{1a}M_0$）<br>2 ～ 3 个镜下转移的区域淋巴结，原发灶有溃疡（$T_{1\sim4b}N_{2a}M_0$）<br>单个区域淋巴结肉眼转移 ***，原发灶无溃疡（$T_{1\sim4a}N_{1b}M_0$）<br>2 ～ 3 个肉眼转移的区域淋巴结，原发灶无溃疡（$T_{1\sim4a}N_{2b}M_0$）<br>运输中转移 / 卫星灶无淋巴结转移（$T_{1\sim4a/b}N_{2c}M_0$） | | 59 | 43 |
| ⅢC | 单个肉眼转移的区域淋巴结，原发灶有溃疡（$T_{1\sim4b}N_{1b}M_0$）<br>2 ～ 3 个肉眼转移的区域淋巴结，原发灶有溃疡（$T_{1\sim4b}N_{2b}M_0$）<br>运输中转移 / 卫星灶无淋巴结转移，原发灶有溃疡（$T_{1\sim4b}N_{2c}M_0$）<br>4 个或以上淋巴结转移，丛生的淋巴结 / 囊外扩散，或运输中转移 / 卫星灶和淋巴结转移（任一 T，$N_3$ 和 $M_0$） | | 40 | 24 |
| Ⅳ | 远处皮肤、皮下或淋巴结转移，LDH 正常（任一 T，任一 N 和 $M_{1a}$）<br>肺部转移，LDH 正常（任一 T，任一 N 和 $M_{1b}$）<br>其他所有的内脏转移伴正常 LDH，或 LDH 增高的任何远处转移（任一 T，任一 N 和 $M_{1c}$） | 62<br>53<br>33 | | |

Breslow 厚度指的是使用目镜测微器测量出的肿瘤厚度，即从颗粒层顶部到肿瘤浸润的最深处总的垂直厚度。Clark 分级是根据肿瘤在真皮中的浸润深度来划分侵袭水平。

*Clark 分级现在仅用于肿瘤 $T_1$ 期无法获得有丝分裂率的病例。Clark Ⅳ级和Ⅴ级等同于标准中的 $T_{1b}$。

** 镜下转移：经病理学评估的前哨淋巴结和（或）淋巴结切除术后标本。不再规定转移灶的最小尺寸。免疫组织化学染色可用于筛查镜下转移灶，但必须包括至少一项“黑素瘤特异性”标记（即 HMB-45、MART1、MelanA）

*** 肉眼转移：临床上可探及并经病理学确诊的病灶或病理学确诊的囊外扩展病灶。

Adapted with permission from AJCC Cancer Staging Manual，7th Edition（2009）Eds：Edge SB，et al. Melanoma of the Skin，pp.325-344. Springer-Verlag，New York. © and Balch，C. M.，Gershenwald，J. E.，Soong，S. J. et al.（2009）Final Version of 2009 AJCC Melanoma Staging and Classification. J Clin Oncol，27；6199-6206.

应加以记录[92]。溃疡形成是指“组织切片经光镜检查确诊的原发黑素瘤主体上方完整表皮的缺失”[113]，必须排除创伤及人为因素造成的表皮缺失。溃疡形成与肿瘤转移风险的增加有非常显著的相关性，因此该指标在 AJCC 第 6 版首次被纳入成为 T 分期的第二位决定因素[113，117-119]。

肿瘤浸润性淋巴细胞也是一个重要的独立预后参数，应分为活跃、非活跃或缺如三个等级进行记录（图 26.44 ～ 26.46）[79，120-122]。活跃型表示淋巴细胞贯穿肿瘤全部垂直生长深度或超过其整个基底。非活跃型肿瘤浸润性淋巴细胞表示淋巴细胞仅在肿瘤局部浸润。缺如型包含两种情况：一种为完全没有淋巴细胞浸润，另一种为存在淋巴细胞但未浸润黑素瘤。活跃的淋巴细胞反应多见于瘤体薄的黑素瘤，而淋巴细胞反应缺如则多见于瘤体厚的患者[110，121]。在一项对 285 例垂直生长期黑素瘤患者进行的研究中发现，活跃型、非活跃型和缺如型的患者 10 年生存率分别为 55%、45% 和 27%[121]。另一项针对 887 例黑素瘤患者的多参数分析研究显示，肿瘤浸润性淋巴细胞的缺如与前哨淋巴结转移相关，可作为肿瘤风险的替代标志[122]。在发生淋巴结转移的黑素瘤中进行肿瘤性淋巴细胞浸润情况的评估，对于判断患者预后有着重

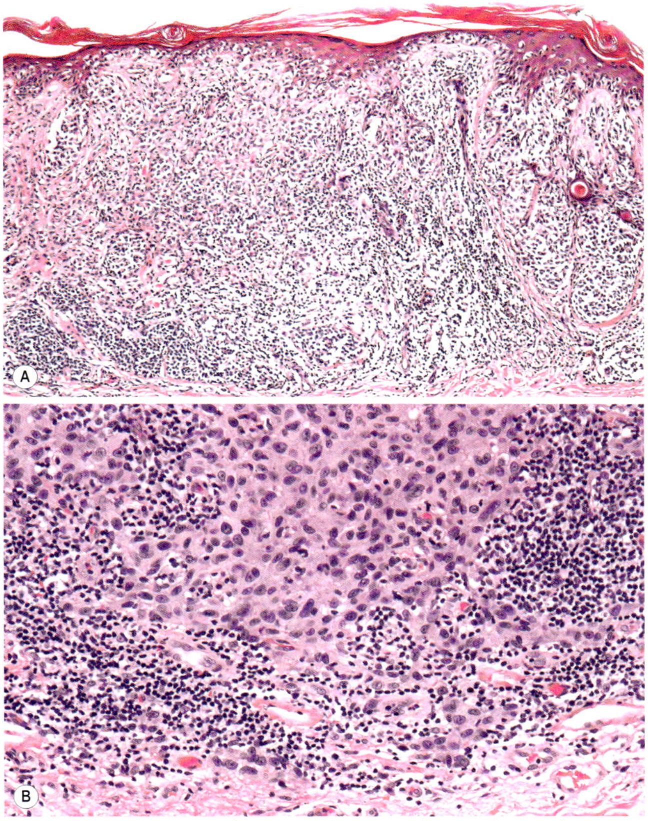

图 26.44 （A、B）黑素瘤：肿瘤浸润性淋巴细胞。A 类——活跃型：淋巴细胞浸润贯穿瘤体，且沿病变的整个基底部扩展

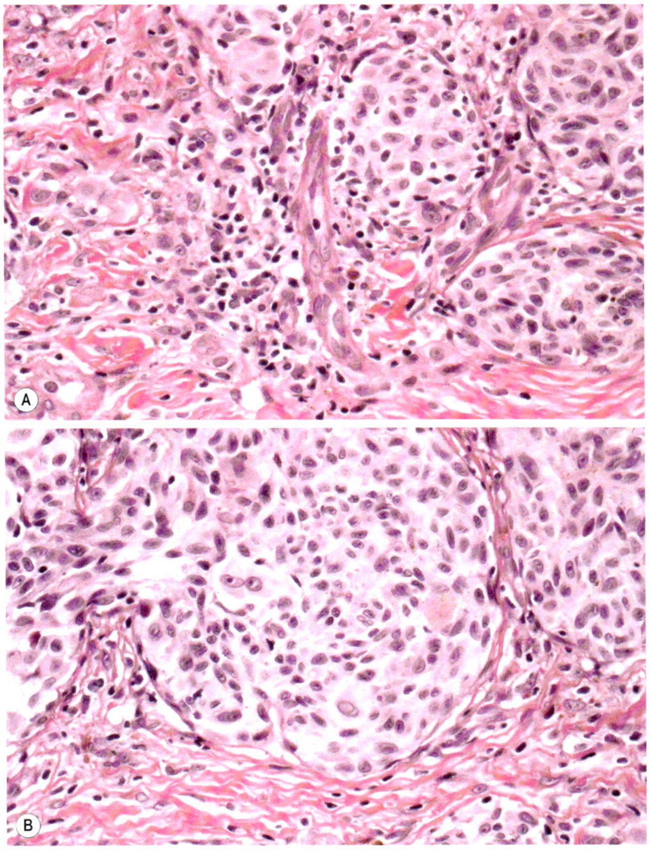

图 26.45 （A、B）黑素瘤：肿瘤浸润性淋巴细胞。B 类——非活跃型：仅在肿瘤局部有淋巴细胞浸润

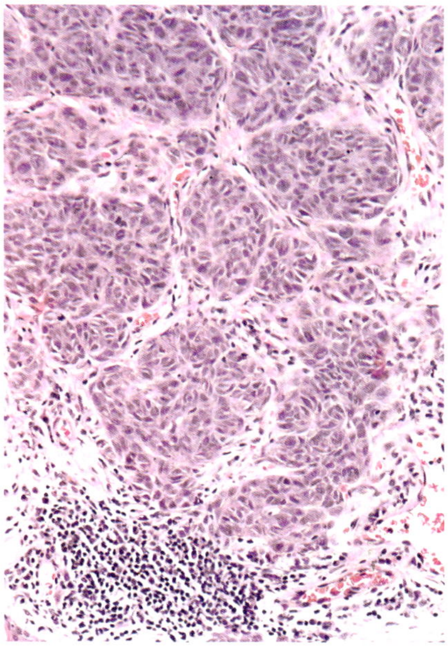

图 26.46 黑素瘤：肿瘤浸润性淋巴细胞。C 类——缺如型：存在淋巴细胞浸润但未侵及肿瘤组织。该类型还包括完全不存在淋巴细胞的情况

要的价值[123]。

对于瘤体薄的黑素瘤，识别其消退的特点十分重要，这在真皮成分中可能尤为明显（图 26.47、26.48）[79]。它们包括：黑素瘤细胞减少或缺失、变性（凋亡）形式，以及慢性炎症细胞浸润（图 26.49）[124-126]。后期阶段常出现噬色素细胞、水平方向瘢痕形成、孤立性

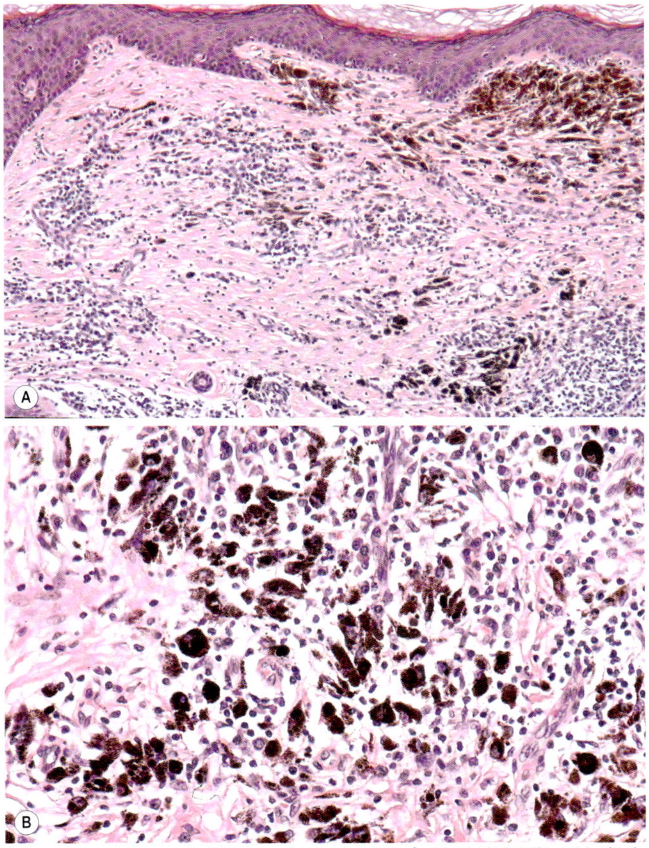

图 26.47 （A、B）消退：表皮中无残余的肿瘤细胞。注意本例中的淋巴细胞浸润、浆细胞、富含大量黑色素的巨噬细胞、瘢痕形成以及明显的血管网

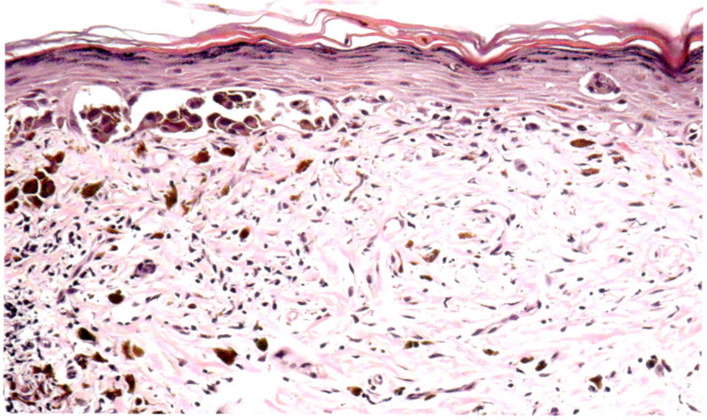

**图 26.48** 部分消退：此亚型中真皮表皮交界处尚有瘤细胞存在，其意义尚不确定

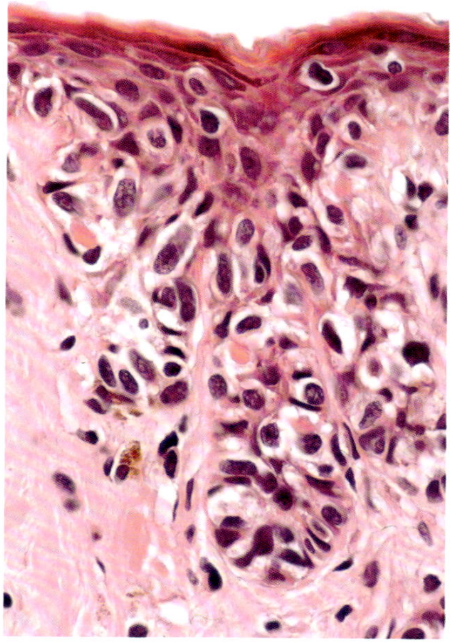

**图 26.49** 消退：本例中可见明显的细胞凋亡，注意嗜酸性小体

岛状瘤团以及毛细血管扩张。临床上，消退表现为灰色、白色或者粉色斑，文献中对于消退是否能作为黑素瘤生物学行为的决定性因素仍存有相当多的争议，但许多学者认为，在瘤体薄的黑素瘤中，它与预后不良有关，尽管在许多情况下其相关性较其他因素低[126-134]。某些未确诊的原发性黑素瘤可以完全自行消退，这或许可以解释为什么某些转移性黑素瘤患者的原发灶无法确定（图 26.50）。有些学者建议，若厚度薄的黑素瘤出现了广泛的（> 50%）消退，则应进行前哨淋巴结活检[93]。

黑素瘤的有丝分裂率根据有丝分裂最活跃区域每平方毫米中的有丝分裂象的数目来确定。已经明确，黑素瘤细胞显示高有丝分裂率与其预后较差相关；而且，作为一个比溃疡更强有力的判断预后的指标，有丝分裂率已被纳入第 7 版 AJCC 分级体系[79, 114, 135-140]。虽然肿瘤厚度、溃疡形成及有丝分裂率之间关系复杂，早期的证据存在相互矛盾，但相较其他两个指标而言，有丝分裂率仍然可以提供独立的预后判断价值[93, 141-142]。

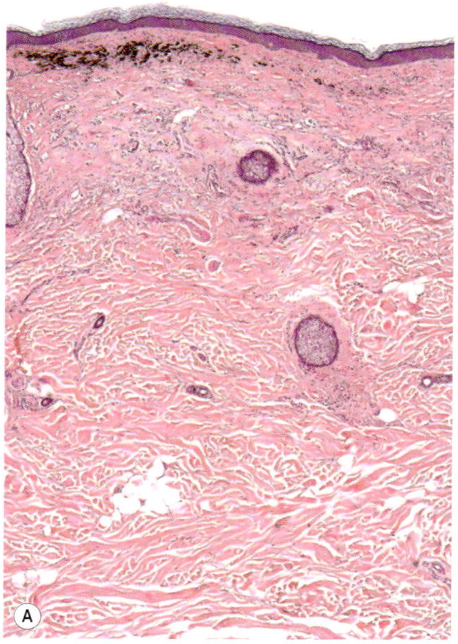

**图 26.50** （**A**、**B**）自行消退：本例中未见残余的肿瘤，真皮内有瘢痕形成，可见大量黑色素沉积，说明该患者曾有过未被发现的原发灶（By courtesy of M. Forder, MD, St Anne's Medical Center, Pietermaritzburg, South Africa.）

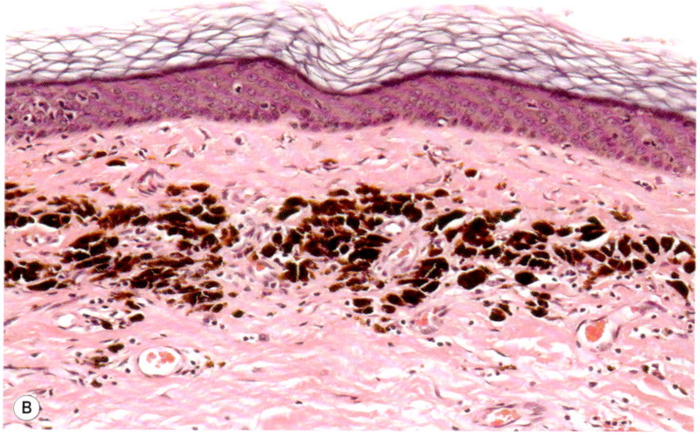

光镜下卫星灶的定义是：在黑素瘤最厚区域的切片中，与主要瘤团分离的、直径 ≥ 0.05 mm 的肿瘤结节。卫星灶见于较厚的黑素瘤，与局部复发风险增高、区域性淋巴结转移及生存率降低相关[143-145]。在 2009 年 AJCC 黑素瘤分级标准中，微卫星灶的存在被划定为 $N_{2c}$ 期（无淋巴结阳性）和合并淋巴结阳性的 $N_3$ 期[113]。

淋巴系统侵袭的存在与发生运输中转移相关（图 26.51）[146]。一些研究表明，血管淋巴管受袭预示着黑素瘤患者生存率的降低[122, 147-150]。用 D2-40 进行免疫组化染色显著增加了淋巴管侵袭检测的敏感性，并且与淋巴结转移和患者生存率相关[151]。需要更多的研究来验证这项技术的适用范围及临床意义。相反，另有一些研究表明，瘤体厚的黑素瘤病例若没有血管受累，则患者生存率较高[152-153]。神经旁和神经内浸润最常见于结缔组织增生性黑素瘤，这部分解释了其局部复发风险的增加（图 26.52）。在这种情况

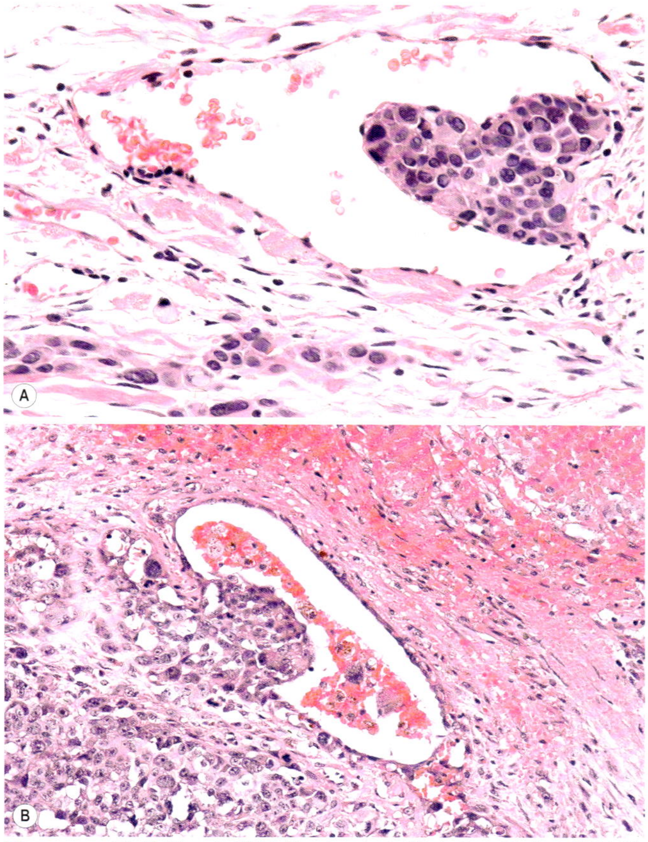

图 26.51 黑素瘤：血管侵袭。（**A**）血管内皮上附有多形性肿瘤细胞；（**B**）肿瘤细胞在血管腔内生长

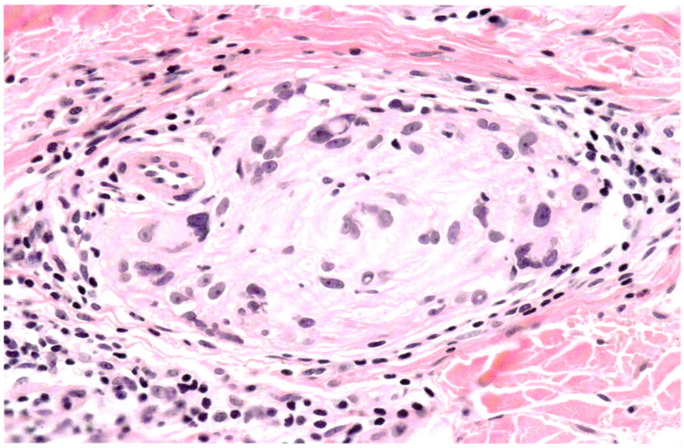

图 26.52 黑素瘤：神经侵袭。注意神经干内肿瘤细胞核的多形性

下，CD57 免疫组织化学染色有助于识别残余的神经组织（图 26.53）。

血管生成定义为在黑素瘤基底有新的血管生成，其增生程度与肿瘤厚度相平行[154-157]。因此，血管生成与肿瘤厚度、溃疡、复发以及肿瘤相关性死亡有密切联系[157-158]。采用 D2-40 或者 VEGF-C 染色检测到的瘤体内血管淋巴管生成增加与前哨淋巴结转移和疾病特异性生存率降低相关，也或许跟可能存在的血管淋巴管侵袭有关[159]。

前哨淋巴结活检也能提供极有价值的预后信息[160-164]，是判断Ⅰ、Ⅱ期黑素瘤复发概率和患者存活率的最重要依据[161]。尽管前哨淋巴结活检对治疗的意义还不明确，但其至少能使患者免除不必要的局部淋巴结清扫术[163]。最新版 AJCC 分级标准推荐纳入前哨淋巴结活检结果进行管理，此参数可以显著提高诊断的正确性及辨别疾病的分级[114]。活检的淋巴结应分成两瓣或沿瘤体长轴做连续切片。除了行 HE 染色外，对于 HE 染色无异常发现者应进行 S-100 蛋白、HMB-45 和（或）MART-1（T1 细胞识别的黑素瘤抗原）免疫组化染色。用针对肿瘤特异性抗原（如 HMB-45 或 MART-1）的抗体可检测到单个或小簇瘤细胞，这点已经被纳入 AJCC 分级标准。最近提出用分子生物学技术，包括用逆转录 PCR 方法检测酪氨酸酶的信使 RNA[165-166]。该类方法的一个主要缺点是可能会产生假阳性结果，因为普通囊状痣也通常存在阳性染色，应用针对黑素瘤细胞的特异性更高的分子作为标记或许可以减少这个问题[167]。

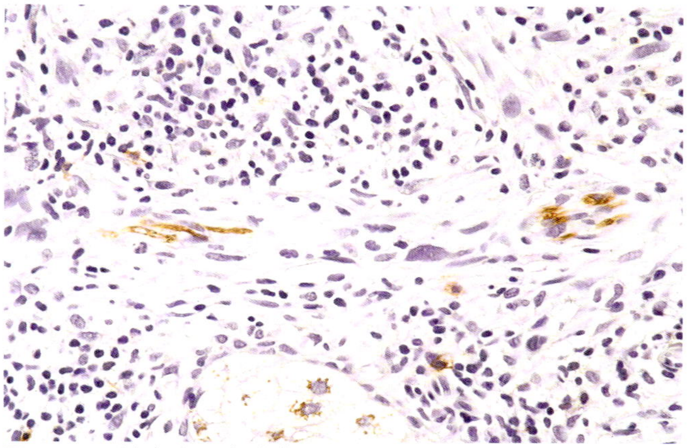

图 26.53 黑素瘤：当肿瘤生长已大量破坏神经组织时，进行 CD57 免疫组织化学染色特别有价值

目前学界推荐对于所有厚度 ≥ 1.00 mm 的肿瘤都进行前哨淋巴结活检。其他需要进行活检的指征包括：肿瘤溃疡形成、肿瘤消退达 50% 及以上、肿瘤出现垂直生长期以及曾行活检且切缘累及瘤底部的病变[93, 163, 168]。对于厚度 < 1.00 mm 但 Clark 分级为Ⅳ级或有明显有丝分裂象的黑素瘤也应考虑进行前哨淋巴结活检[169]。

# 鉴别诊断

无色素性梭形细胞黑素瘤在组织学上难以与其他皮肤梭形细胞肿瘤相鉴别，如平滑肌肉瘤、梭形细胞鳞状细胞癌、非典型纤维黄瘤和隆突性皮肤纤维肉瘤。这就需要选择一系列合适的免疫组化检查加以鉴别，包括抗 S-100 蛋白、HMB-45 或者 MART-1，全角蛋白，AE1/AE3，平滑肌肌动蛋白和 CD34 的抗体。而高度多形的无色素性上皮样黑素瘤则需要与未分化癌和间变性淋巴瘤（偶尔）相鉴别。需要应用抗角蛋白、上皮细胞膜抗原（EMA）、癌胚抗原（CEA）、白细胞共同抗原（LCA）、T 细胞抗原、B 细胞抗原和 CD30 的相应抗体进行免疫组化染色来确诊。

## 黑素瘤的免疫组织化学

免疫组织化学是一项对于黑素瘤诊断非常有价值的辅助组织学检查，尤其是无色素性、上皮样和梭形细胞黑素瘤与未分化癌和间叶性肿瘤进行鉴别时[1-2]。考虑到抗体的特异性及敏感度的问题，对于诊断困难的病例，需要谨慎地选用两种甚至三种“黑素瘤标记”来进行免疫组化染色检测。作为多个系列分化组的一部分，应用这些标记也很实用，例如纳入角蛋白标记可排除上皮性肿瘤。对于形态学上富有挑战的病例，选择一组特异性的免疫组化染色方案将对最终诊断十分有帮助。免疫组织化学染色的作用是提供支持性证据，但很少能作为诊断黑素瘤的唯一标准。

S-100 蛋白一直是黑素瘤免疫组织化学诊断的标准[3-5]。尽管现在不断有新的标记出现，但到目前为止，单独应用时无一能与 S-100 媲美。然而，S-100 蛋白缺乏特异性，S-100 染色阴性的黑素瘤非常罕见。在诊断存疑的情况下，加用一组免疫组织化学标记物则可能提供更高的诊断价值[1]。

S-100 蛋白是一种从脑组织中分离出的钙联 F 带蛋白。其染色阳性率在原发性和转移性黑素瘤中为 94% ～ 100%[1-2]。除了黑素细胞外，施万细胞、肌上皮细胞、脂肪细胞、软骨细胞、朗格汉斯细胞及其衍生的肿瘤也可以表达 S-100 蛋白。朗格汉斯细胞的 S-100 蛋白阳性表达有时会给诊断造成干扰，尤其是在评估表皮内黑素细胞播散范围时。在这些情况下，加用 HMB-45 或者 MART-1 染色可有帮助。S-100 蛋白在许多乳腺癌和未分化癌中也呈现阳性表达[4-5]。目前最常用的 S-100 蛋白抗体是针对小牛脑组织的纯化兔多抗。这个家族中有超过 20 个成员，并且许多成员都有相应的单抗。可以选择其中一些异构体来对黑素瘤和其他传统性 S-100 蛋白染色阳性的肿瘤进行鉴别[6]。

HMB-45 能与细胞质内的前黑素小体糖蛋白 gp100 反应，但其敏感性不如 S-100 蛋白[6]。HMB-45 在 80% ～ 86% 的转移性黑素瘤及 90% ～ 100% 的原发性黑素瘤中呈阳性表达[1, 3, 6]。然而，其表达较 S-100 更多表现为灶性。梭形细胞黑素瘤对 HMB-45 的敏感性较差，促结缔组织增生性黑素瘤中 HMB-45 表达常阴性（详见下文）。普通痣的真皮表皮交界处和真皮浅层痣细胞中 HMB-45 呈阳性表达[1]，而真皮深层的痣细胞则为阴性表达。这种不同的染色模式有助于辨认与黑素瘤相关的原有普通痣细胞，并将其与小细胞型及痣样黑素瘤鉴别开，后两者在病灶最深处的细胞巢呈现 HMB-45 阳性染色（图 26.54）。需要注意的是，这种染色模式在产色素多的黑素细胞中不典型，因为这些黑素细胞 HMB-45 染色阳性。发育不良痣的标记类似。蓝痣和深部穿通痣也呈现 HMB-45 阳性[1]。Spitz 痣通常在病变浅层呈现 HMB-45 阳性表达，而深层往往为阴性。这一特点有助于与 Spitz 痣样黑素瘤相鉴别，后者全层均呈 HMB-45 阳性表达。虽然 HMB-45 的特异性优于 S-100 蛋白，但它在围血管上皮样细胞肿瘤（perivascular epithelioid cell tumors，PEComas），如血管平滑肌脂肪瘤、淋巴管肌瘤病和肺透明细胞糖瘤中也有阳性表达[9-10]。

MART-1（Melan-A）是一种可被自体细胞毒性 T 细胞识别的黑素小体分化抗原[1-17]。针对该蛋白的

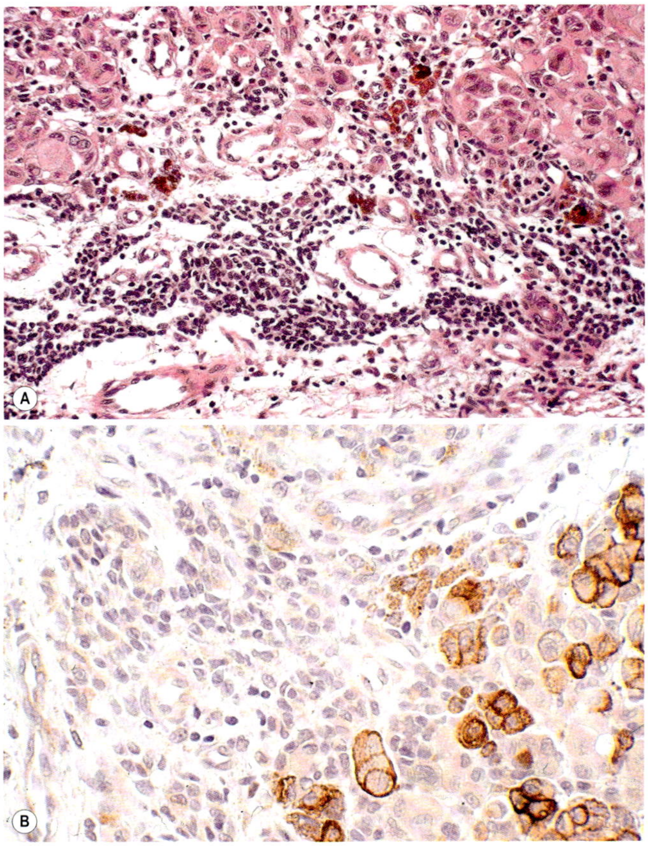

图 26.54 黑素瘤：本例肿瘤发生于原有普通痣的基础上。（A）嗜酸性、多形性瘤细胞和小的嗜碱性痣细胞的比较；（B）瘤细胞呈 HMB-45 阳性，痣细胞为阴性

抗体（如 A103）除了可以标记黑素瘤外，还能标记多种病变，包括肾上腺皮质肿瘤、睾丸间质细胞肿瘤、睾丸支持细胞肿瘤、卵巢颗粒细胞肿瘤，以及 PEComas，如血管平滑肌脂肪瘤、淋巴管肌瘤病和肺透明细胞糖瘤[15-16]。MART-1 在上皮样黑素瘤中的敏感性与 S-100 蛋白相近，但在梭形细胞黑素瘤中敏感性较差，在促结缔组织增生性黑素瘤中则通常不表达。有研究表明，MART-1 的表达降低与肿瘤厚度增加、无瘤间歇期缩短以及患者死亡率增加有关[15]。MART-1 在混合痣、皮内痣和 Spitz 痣中都有表达，但在神经痣中无表达[12-14]。

抗酪氨酸酶抗体（如 T311）的灵敏性较 S-100 蛋白、HMB-45 和 Melan-A 都差。它无法标记促结缔组织增生性黑素瘤。

小眼转录因子（microphthalmia transcription factor，MITF）是酪氨酸酶表达中一个关键的转录因子[24]。在色素痣和上皮样黑素瘤中呈强阳性表达[25-27]。而在梭形细胞黑素瘤和促结缔组织增生性黑素瘤中，其敏感性下降[28]。在 Spitz 痣和伴神经分化的普通色素痣中呈现低表达。但因其特异性较差，目前仅用于鉴别类黑素细胞性皮损及黑素细胞性皮损。

近年来新发现的一个单克隆抗体 SM5-1 是采用消减免疫技术处理人黑素瘤标本而获得的，可识别多种纤连蛋白[29-30]。早期的报告表明其敏感性与 S-100 蛋白接近，而特异性高于传统的 S-100 蛋白反应，但该抗体也同时与肝细胞肿瘤和乳腺癌细胞反应[23，31]。SOX10 也被认为是黑素细胞和施万细胞的一个新标记。它缺乏特异性，可以染其他细胞，但可能对促结缔组织增生性黑素瘤诊断有帮助[32]。对于上述两种新的标记，仍需要进一步研究证实。在临床应用中确定某一个新分子为黑素瘤诊断的特异性标记并不容易，随着对更多肿瘤类型研究的深入，特异性降低是所有的抗体难以回避的问题，新抗体的发现虽然可以给单独诊断标记的应用带来希望，但仍无法回避特异性降低的问题。

黑素瘤细胞还可以表达上皮性标记，如角蛋白、EMA 和 CEA[2，33-35]。约有 10% 的黑素瘤在冰冻切片和石蜡包埋切片中同时检测出角蛋白[2]。如果应用多克隆抗体，CEA 通常呈现阳性反应[34-35]，转移性黑素瘤较原发性黑素瘤更容易出现这种异常的染色。如果联合 S-100 蛋白和（或）其他黑素瘤标记物，一般不难作出诊断。平滑肌肌动蛋白（SMA）和结蛋白（desmin）在黑素瘤中很少有阳性表达，但促结缔组织增生性黑素瘤例外，而 SMA 在大多数梭形细胞黑素瘤中则有不同程度的阳性表达[36]。有研究在促结缔组织增生性黑素瘤中同时标记 S-100 蛋白和 SMA，结果表明 SMA 的反应性可能与伴随的基质肌成纤维细胞相关[37]。

约 80% 以上的黑素瘤细胞可以表达组织细胞标记物，如 CD68（KP1）[38-39]。Mac387 和 a1- 抗胰蛋白酶也可呈阳性。这对于区别黑素瘤细胞和组织细胞非常有意义，因为两者有时很难鉴别，特别是在前哨淋巴结活检组织切片中。此外，在鉴别气球状黑素细胞病变和黄瘤浸润时也需要免疫组织化学染色来证实，尤其是在无法辨认残余黑素细胞成分的情况下，黑素细胞标记物阳性显然对于明确诊断有着重要的意义。

近年来，能提示预后信息的免疫组化标记不断增多[40]。其中大部分标记缺少恰当的、完整的多变量分析将其与特定的预后结果（如黑素瘤疾病特异性死亡率）联系起来，也缺少风险比分析，或者并未按照 NCI-EORTC 推荐的肿瘤标记物预后研究进行详细的描述[41-42]。以下简要介绍其中一些应用较广的标记。需要指出的是，虽然这些标记都经过了回顾性队列研究，但其中基本没有可达到临床标本的常规检测要求的项目。联合应用标记物以及严格的量化检测方法才可对预后做出有效的评判[43]。以下介绍的标记物主要适用于在一个较小的病例范围内帮助诊断黑素瘤或色素痣，这些病例的确诊仅根据组织学改变是相当有难度的。

Ki-67（MIB-1）是鉴别良性黑素细胞痣（包括 Spitz 痣）与黑素瘤的重要辅助方法[44-45]。在痣组织中，只有不到 5% 的细胞核为阳性，而且通常位于真皮最浅层。而在黑素瘤中，通常有 25% 或以上的细胞为阳性（图 26.55、26.56）。关于 Ki-67 在预测肿瘤生物学行为方面的作用，还存在许多争议。尽管早期研究表明，瘤体厚的黑素瘤 Ki-67 表达增加与生存率较差相关，但近期的研究认为，瘤体薄的黑素瘤（厚度 < 1.5 mm）Ki-67 表达增加具有更加重要的意义[46-49]。

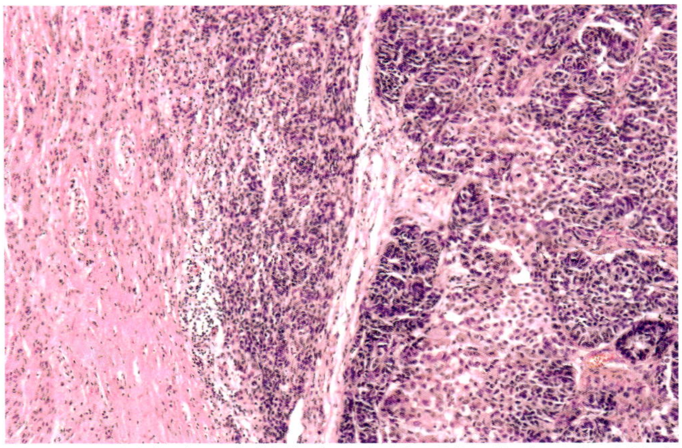

**图 26.55** 黑素瘤：本例肿瘤（**右侧区域**）发生于先天性痣（**左侧区域**）的基础上

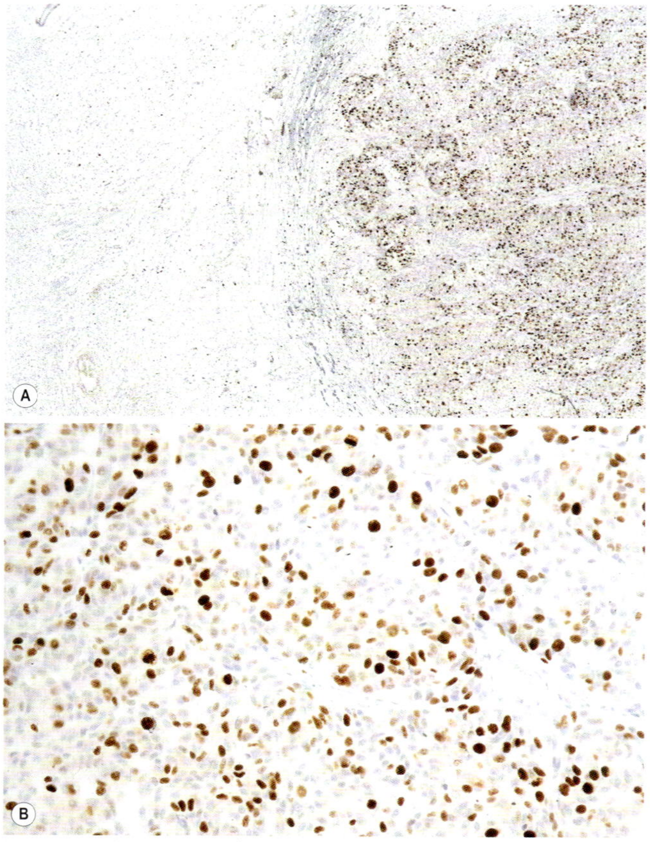

图 26.56 （A、B）黑素瘤：黑素瘤中呈现出非常活跃的 MIB-1 表达，而痣中则完全阴性

现有的一项研究提出，MIB-1 反应性增高作为一项不良预后指标，是基于疾病特异性存活率而不是肿瘤厚度[50]。显然，尽管不是十分确切，但 MIB-1 的反应程度与有丝分裂率呈一定的比例关系，而后者现在被纳入 AJCC 最新的第 7 版诊断分级系统中。关于如何将 Ki-67 的反应与现在分级系统中流行的有丝分裂率相联系的研究仍在不断推进。Ki-67 表达增加还与 p53 蛋白过度表达和 p16 缺失相关（见下文）[48，50]。

bcl-2 在正常黑素细胞和各种痣中强表达，这些痣包括普通痣、先天性痣、Spitz 痣、蓝痣和发育不良痣[51-54]。尽管文献中的结果有差异，但 bcl-2 表达降低被认为与黑素瘤（尤其是转移性黑素瘤）相关。同样，在诊断困难的 Spitz 样损害中，bcl-2 的强阳性表达多支持良性病变[55]。bcl-2 下调与黑素瘤的进展有关[56-58]。一项较新的研究表明，采用荧光免疫组织化学法自动化评估原发及转移性黑素瘤病变，结果显示 bcl-2 的高表达与较好的疾病特异性预后有关[59]。然而，根据作者自己的经验，bcl-2 在黑素瘤中的阳性表达往往与普通痣相近，因此对于疑难病例的价值不大。

细胞周期蛋白 D1 有助于鉴别普通痣和痣样黑素瘤或者黑素瘤中的痣细胞成分。据报道，有多达 60% 的黑素瘤全层都有细胞周期蛋白 D1 阳性表达，而在痣组织中则完全没有或仅在浅层个别细胞有阳性表达[60]。细胞周期蛋白 D1 的反应性增加可能与其编码基因位点的扩增有关[61-63]。浅表黑素瘤中细胞周期蛋白 D3 的高表达与肿瘤早期复发和存活率降低有关[64]。关于周期蛋白 D3 的这一结果值得进一步研究。有趣的是，细胞周期蛋白 D1 可能更多地与 CDK4 相互作用，而细胞周期蛋白 D3 则更易与 CDK6 相互作用，提示了这两种周期蛋白异构体在功能上的区别[65]。

有研究表明，p16 蛋白表达缺失与侵袭性和转移性黑素瘤相关[66-69]。同时，其与 Ki-67 表达增加也有相关性，是提示预后不良的一个独立指征[50，68]。p16 还有助于在前哨淋巴结活检标本中鉴别被膜内痣与转移性黑素瘤[70]。

虽然 p53 基因突变在黑素瘤中很少见，但多达 40% 的侵袭性和转移性黑素瘤中仍然有 p53 蛋白的超表达，或许提示了 p53 通路的阻断[71-75]。其对于痣（普通痣和 Spitz 痣）与黑素瘤的鉴别诊断有一定的帮助。痣显示没有 p53 蛋白表达，而在结节性黑素瘤和浅表扩散性黑素瘤中，p53 蛋白则呈明显阳性表达（后者表达强度弱于前者）。此外，p53 蛋白表达也可作为提示黑素瘤患者预后不良的一个独立指征[48，75]。

## 黑素瘤的组织学变异型

前文中已经描述了黑素瘤的多种组织学类型。除了促结缔组织增生性黑素瘤以外，这些组织学分型与预后几乎无关，但其重要性不容忽视，因为黑素瘤很容易被误诊为其他肿瘤，其后果相当严重。

## 最小偏离型黑素瘤

最小偏离型黑素瘤（minimal deviation melanoma）是一组侵袭性黑素瘤，其组织学特征与普通痣仅有细微差别，缺乏典型黑素瘤的多形性，因此认为其比经典黑素瘤预后好[4-11]。

根据其定义，可分为两个亚型[4]：

- 瘤组织真皮内成分局限于真皮乳头层（Clark Ⅲ级）的界线性最小偏离型黑素瘤
- 瘤组织侵及真皮网状层或更深（Clark Ⅳ级或Ⅴ级）的最小偏离型黑素瘤

最小偏离型黑素瘤的特征是存在一个膨大的结节，细胞有轻至中度异型，缺乏传统的上皮样或梭形细胞黑素瘤所具有的排列紊乱和更明显的多形性。这一病谱包括上皮样型（其细胞类似复合痣细胞）、Spitz 样型、梭形细胞型和和晕痣样损害[4]。

尽管相关的报道较多，但最小偏离型黑素瘤的概念仍未得到广泛的认可[1]，这是因为目前仍然难以用一个精确的定义来描述其难以预知的生物学行为。在恶性度高和瘤体较厚的黑素瘤病例中，有的患者生存期长达数年，甚至数十年，反之，有些患者的生存期却非常短。最小偏离型黑素瘤预后较好的观点也受到了质疑，因为有些既不复发也未发生转移的病变最终被证明是良性痣，而那些发生了转移和（或）致死的病变则一开始就是恶性的。

作者认为，尽管与普通痣相比，黑素瘤的某些组织学变异型仅显示有限的形态学偏离，但其生物学行为的证据表明这些肿瘤的病情进展并不比经典的黑素瘤乐观，因此应给予相同的处理措施。此类最小偏离型的亚型包括痣样黑素瘤、小细胞黑素瘤和 Spitz 样黑素瘤。我们更多地认为这种分类是基于组织学分类，下文将逐一进行论述。

## 痣样黑素瘤

痣样黑素瘤（nevoid melanoma）属于垂直生长期黑素瘤中一个罕见的组织学亚型，在低倍镜下（经常）容易与普通的黑素细胞痣相混淆[1-4]。诊断应基于对病变的高度怀疑并仔细观察细胞学上的细节，包括彻底寻找真皮内有丝分裂象。痣样黑素瘤的一个实用的和功能性的定义是“将来会否定的色素痣诊断”。

痣样黑素瘤常被误诊为普通痣，因此如果未能及时给予相应的治疗措施，将带来灾难性后果[1-2, 5-10]。与普通痣相混淆最有可能是因为过于粗略地观察一例“痣”，常常是基于低倍镜下的扫视。总体来说，痣样黑素瘤的临床表现亦无非常明显的特点，绝大多数皮损临床被描述为疣状或半球形色素沉着程度不等的色素痣、非特异性丘疹或结节。随访结果表明，痣样黑素瘤的复发率为 50%，转移率为 25% ～ 50%，死亡率至少达 25%[10]。

组织学上，痣样黑素瘤在低倍镜下多为疣状或半球形病变（由于老年人的痣多为半球状丘疹结节，故对老年患者而言，疣状生长模式本身就是一条诊断线索）（图 26.57、26.58）。

疣状亚型有特征性的组织学表现，常呈不对称性、边界欠清的疣状病变，伴角化过度和明显的乳头

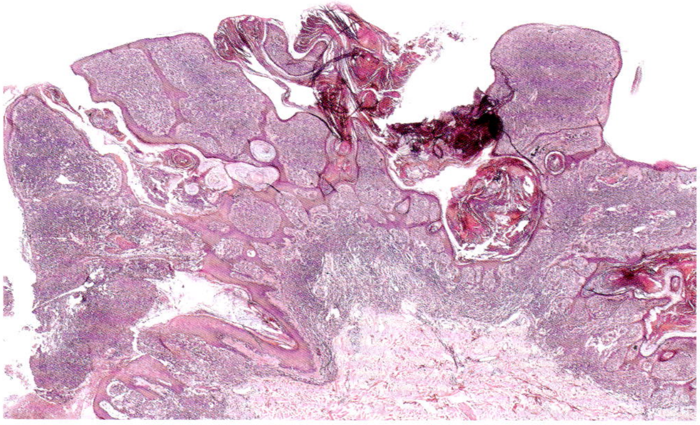

图 26.57 疣状痣样黑素瘤：老年人的疣状痣样皮损应引起警惕

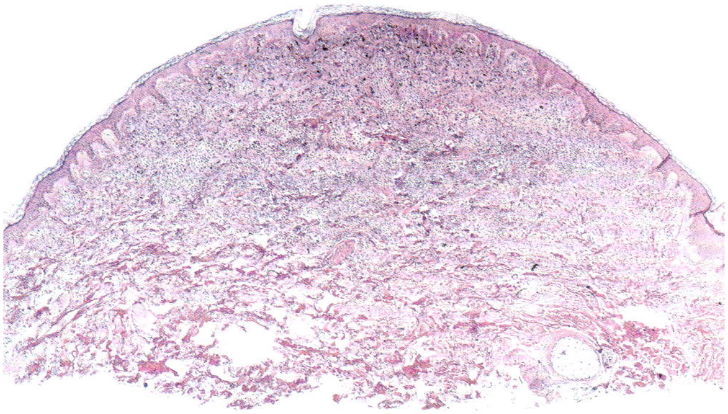

图 26.58 结节状痣样黑素瘤：正确的诊断有赖于对所有的“痣”均进行仔细观察。仅在低倍镜下扫视很可能将结节状痣样黑素瘤误诊为普通痣

瘤样增生。表皮突的消失使表皮显得较薄。在结节状痣样黑素瘤中，致密圆顶状瘤细胞团块上方的表皮变平、拉长。上述两种亚型的真皮表皮交界处瘤细胞活性均轻微，异型细胞主要局限于表皮基底层。偶尔也可见到明显呈原位的黑素瘤。

在中倍镜下，也可以观察到弥漫性、有时成巢的生长模式（图 26.59、26.60）。在成巢生长的病例中，瘤细胞巢通常大小不一，但很少随着浸润深度的增加而出现瘤巢体积缩小。

浸润的瘤细胞是小的上皮样黑素细胞（易令人联想到 A 型痣细胞），胞质淡染或呈嗜酸性，圆形至卵圆形的囊泡状核伴小的嗜酸性核仁。尽管低倍镜的印象可能提示有随着深度增加的细胞成熟现象，但放大观察却常常发现为假象（图 26.61）。通常有轻微的多形性，常可在肿瘤深部见到有丝分裂象（通常较多）。有时在肿瘤真皮内成分最深处可见色素，但深浅不一。少数病例可见肿瘤浸润性淋巴细胞，偶尔可见到神经周围浸润（图 26.62、26.63）。

疣状痣样黑素瘤须与角化性黑素细胞痣相鉴别，

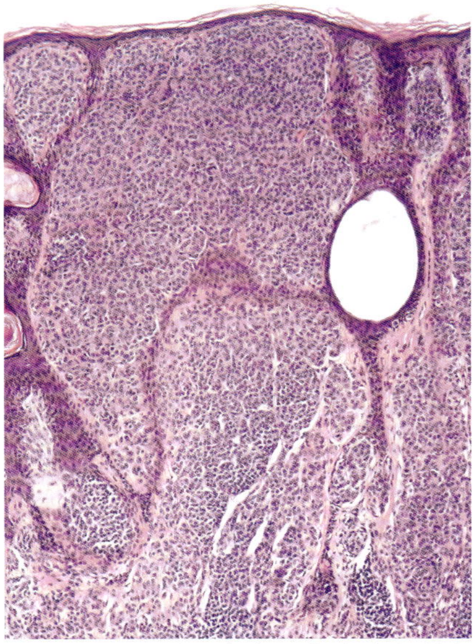

图 26.59 痣样黑素瘤：真皮乳头增宽并弥散分布痣样细胞，受累表皮变薄、拉长，可视为一条诊断线索

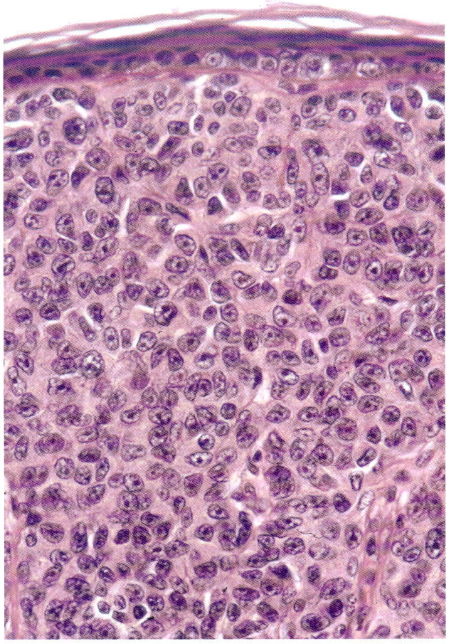

图 26.60 痣样黑素瘤：瘤细胞非常一致。胞核呈囊泡状，核仁明显。其上方表皮内可见少数瘤细胞

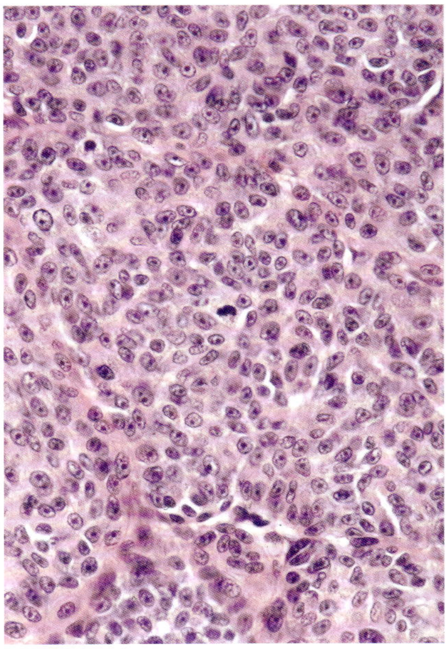

图 26.61 痣样黑素瘤：有时随着深度增加可见到成熟现象。但应注意有丝分裂象。本视野取自图 26.58 的皮损深部

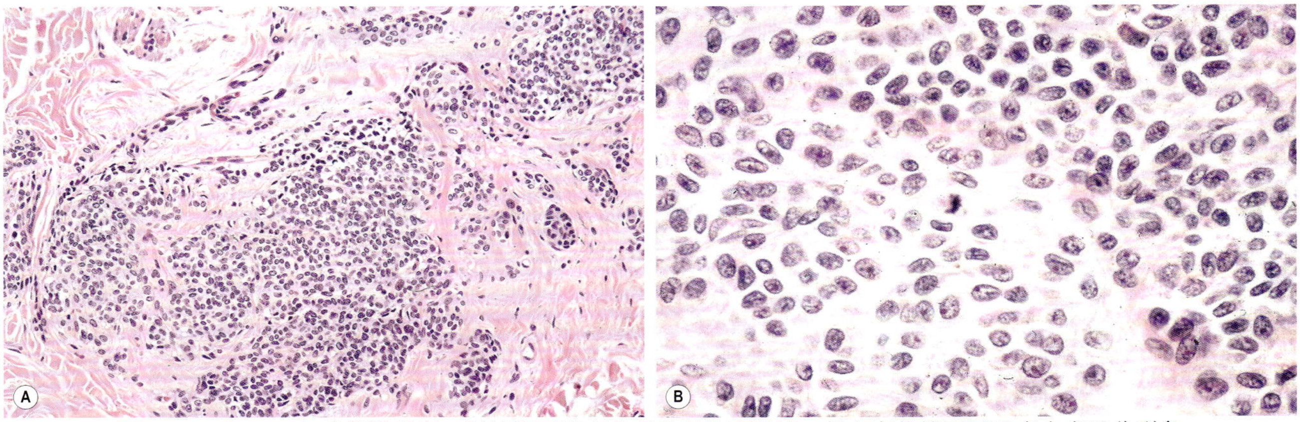

图 26.62 （A、B）痣样黑素瘤：低倍镜下病变表现类似先天性痣，但在高倍镜下可见多个有丝分裂象

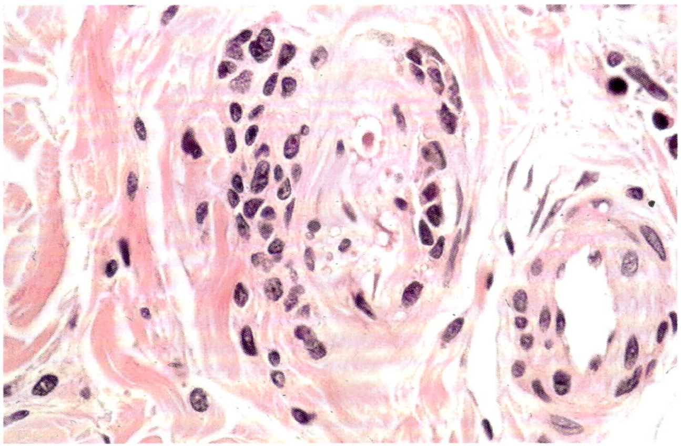

图 26.63 痣样黑素瘤：注意神经周围的肿瘤细胞浸润（与图 26.64 来自同一肿瘤标本）

鉴别的主要依据是前者成熟现象消失，细胞有轻微的多形性及有丝分裂活跃[11]。

免疫组织化学染色有助于鉴别痣样黑素瘤和普通痣[12]。根据作者的经验，选用能够反映细胞增殖活性的 MIB-1 或细胞周期蛋白 D1 尤其有用（图 26.64、26.65）。普通痣仅在真皮内成分的浅层有散在的个别染色阳性细胞，而痣样黑素瘤中皮损全层都有大量染色阳性细胞。在观察 MIB-1 染色切片时，要注意切勿将呈阳性反应的淋巴细胞当作黑素瘤细胞。此时行 MIB-1 联合黑素细胞特异性标记物（如 MART-1）双染特别有价值。建议与 HE 切片对照观察。有时 HMB-45 染色也可能有帮助。皮内痣只在痣的最浅表部位有 HMB-45 阳性表达，而痣样黑素瘤中全层都有染色阳性细胞。虽然需要警惕漏诊痣样黑素瘤，但同时也需要注意不要将良性痣误诊断为黑素瘤。这一相反的诊断也可带来临床和司法鉴定上的麻烦[13]。

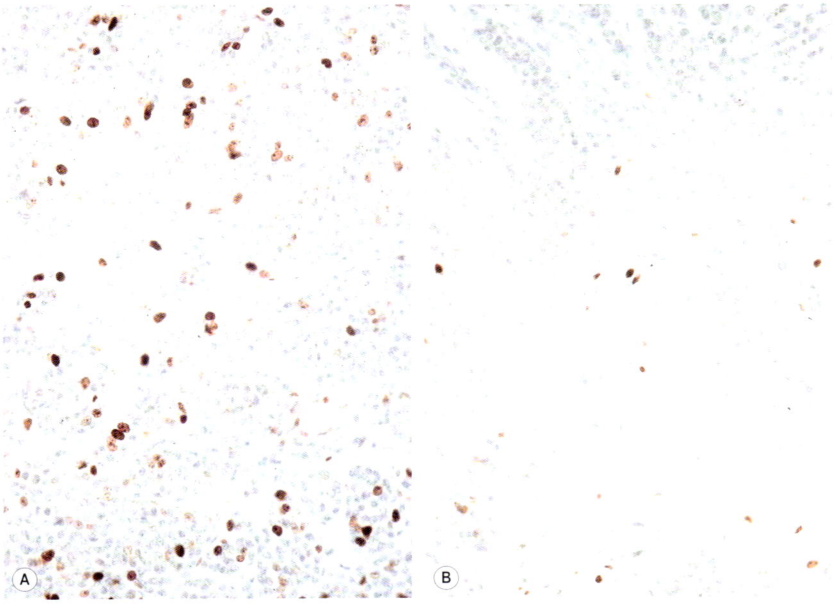


图 26.64　痣样黑素瘤：MIB-1 表达常活跃，肿瘤各个层次常见有阳性着色的胞核；而在普通痣中仅见极少数阳性细胞。（**A**）痣样黑素瘤；（**B**）普通皮内痣

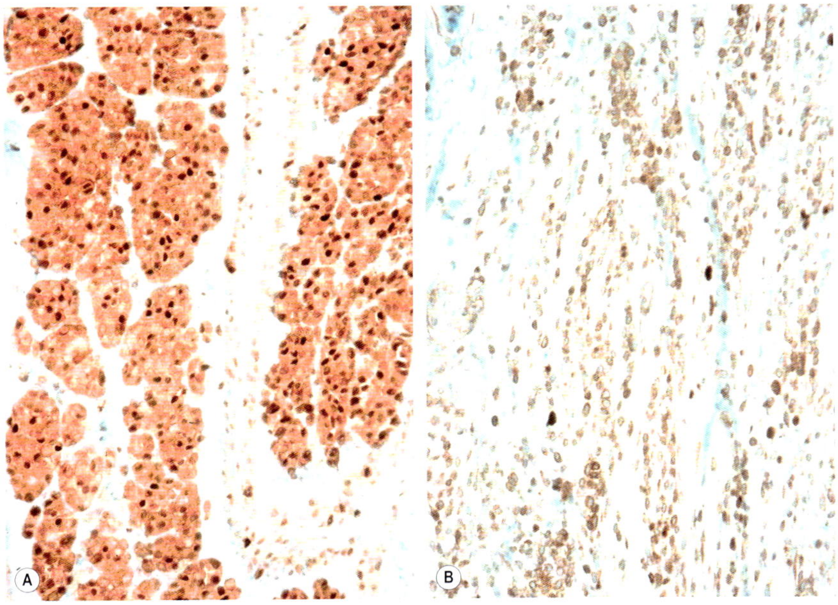


图 26.65　痣样黑素瘤：核周期蛋白 D1 常表达活跃，见于黑素瘤全层，而普通痣仅有散在细胞阳性。（**A**）痣样黑素瘤；（**B**）普通痣

## 小细胞黑素瘤

小细胞黑素瘤（small cell melanoma）的名称常常引起混淆[1-3]。既往文献中这一名称曾被用于描述几种不相同的皮损。如前所述，这一名称曾为痣样黑素瘤的别名[4]，也曾用于命名儿童高分化黑素瘤。这些肿瘤若发生于头皮或者在先天性痣的基础上发展而来，则具有高度侵袭性[5-6]。有些学者采用这个名称来描述一类发生于成年人的类似淋巴瘤、皮肤神经内分泌癌或转移性未分化癌的黑素瘤[7-9]。在澳大利亚及英国的文献中，这一名称用来描述发生于中年男性光损害部位的低分化黑素瘤[10-11]。新近有文献报道，在皮肤黑素瘤中发现小细胞成分是预后差的一个独立指标[12]。

作者认为，应将小细胞黑素瘤与痣样黑素瘤区别开来。作者保留这一术语用于一种高分化的黑素瘤，其瘤细胞与 B 型痣细胞类似，体积较小，呈蓝色。它的特点是细胞形态单一，胞质少，胞核深染、呈圆形或卵圆形，核仁明显（图 26.66、26.67）。常伴有明显的有丝分裂象和核碎裂。瘤细胞有时聚集成细长扩张的巢，有时呈弥漫片状[13]。成熟现象消失。假菊形的生长模式曾有报道[13]。

在复发性肿瘤中，真皮表皮交界处的肿瘤活动不再明显。转移性小细胞黑素瘤容易与低分化癌、淋巴瘤浸润和神经内分泌癌相混淆[7-9, 14]。选择合适的免疫组织化学染色标记可有助于鉴别诊断。

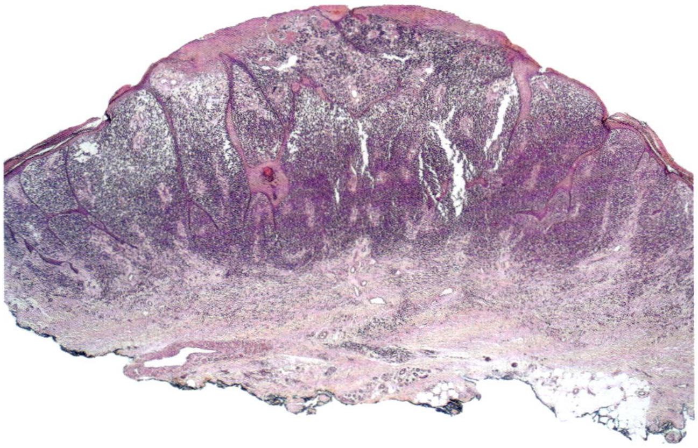

图 26.66 小细胞黑素瘤：此亚型黑素瘤在低倍镜下与 B 型痣细胞类似，瘤细胞小而呈强嗜碱性

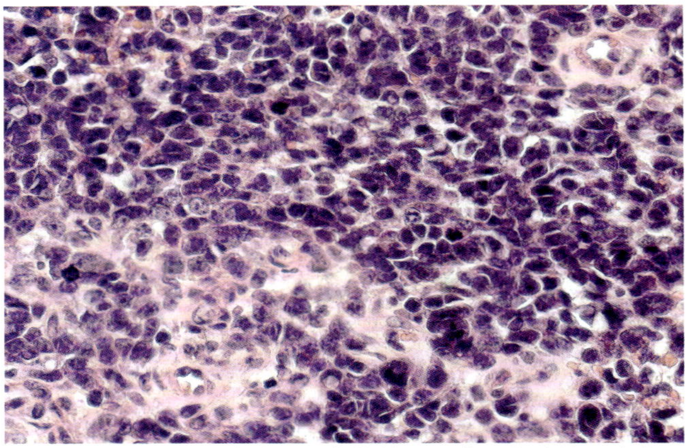

图 26.67 小细胞黑素瘤：在高倍镜下，若黑色素缺乏或交界处活动缺如，则肿瘤常被误认为淋巴瘤或神经内分泌癌

## Spitz 痣样黑素瘤

Spitz 痣的诊断，尤其是其与黑素瘤之间的鉴别诊断是皮肤病理学中的难题之一[1-3]。Spitz 痣好发于儿童和青年人，而黑素瘤则多见于中年人及老年人。因此，当儿童出现 Spitz 痣样损害时，倾向于根据年龄将其归类为良性病变。然而以年龄作为唯一的诊断依据是一种危险的做法。因为尽管十分罕见，但文献中确实报道过发生在儿童的具有 Spitz 痣样特点的黑素瘤。因此，一些文章描述了具有 Spitz 痣特点的黑素瘤（Spitz 痣样黑素瘤、恶性 Spitz 痣），提出了可供区分的诊断标准并进行深入讨论[4-17]。

支持 Spitz 痣样黑素瘤诊断的特点包括：皮损大、真皮内浸润较深、角化不全、表皮萎缩（与经典 Spitz 痣中表皮增生相反）、分布不对称、界限不清、皮损边缘佩吉特样扩散（Spitz 痣中的佩吉特样扩散常位于皮损中央）、缺乏 Kamino（嗜酸性）小体、尘状色素沉着、真皮内的瘤细胞巢比真皮表皮交界处大、弥漫（非成巢）的真皮内瘤细胞成分、瘤体底部呈膨胀而非浸润性模式、缺乏成熟现象，核多形性、有丝分裂象明显、肿瘤深部有丝分裂象以及异型有丝分裂象（图 26.68 ～ 26.70）[4, 6, 12, 18]。Walsh 及其同事[12]通过 meta 分析发现以下 6 个指标对诊断最有意义，并且一直沿用至今：

- 分布对称
- 相邻细胞巢形态一致
- Kamino 小体
- 活跃的有丝分裂象
- 靠近病变底部的有丝分裂象
- 异常有丝分裂象

若具备前 3 项特点而不具备后 3 项特点，应诊断为 Spitz 痣，反之则为 Spitz 痣样黑素瘤（spitzoid melanoma）。最近，Spatz 及其同事[13]提出了一个分级系统将非典型 Spitz 痣分为低风险、中风险和高风

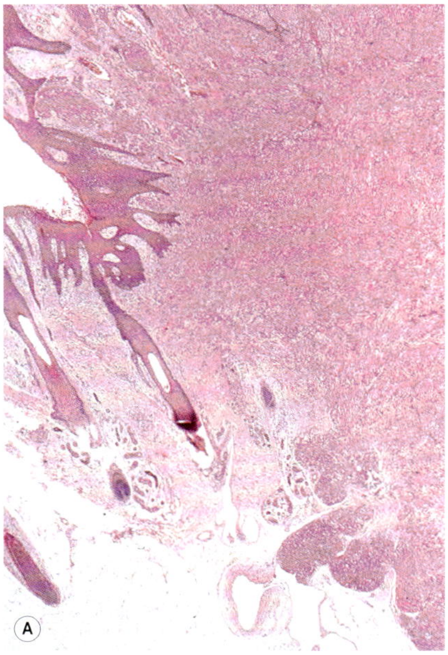

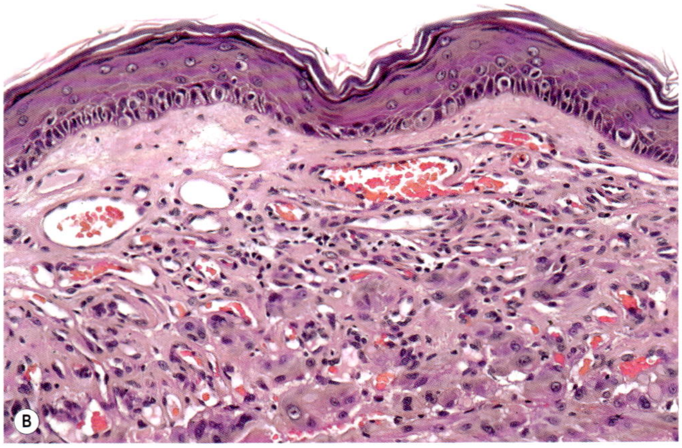

图 26.68 Spitz 痣样黑素瘤：（**A**）低倍镜下示肿瘤已向深部侵入皮下脂肪层；（**B**）真皮浅层的血管扩张提示是 Spitz 痣

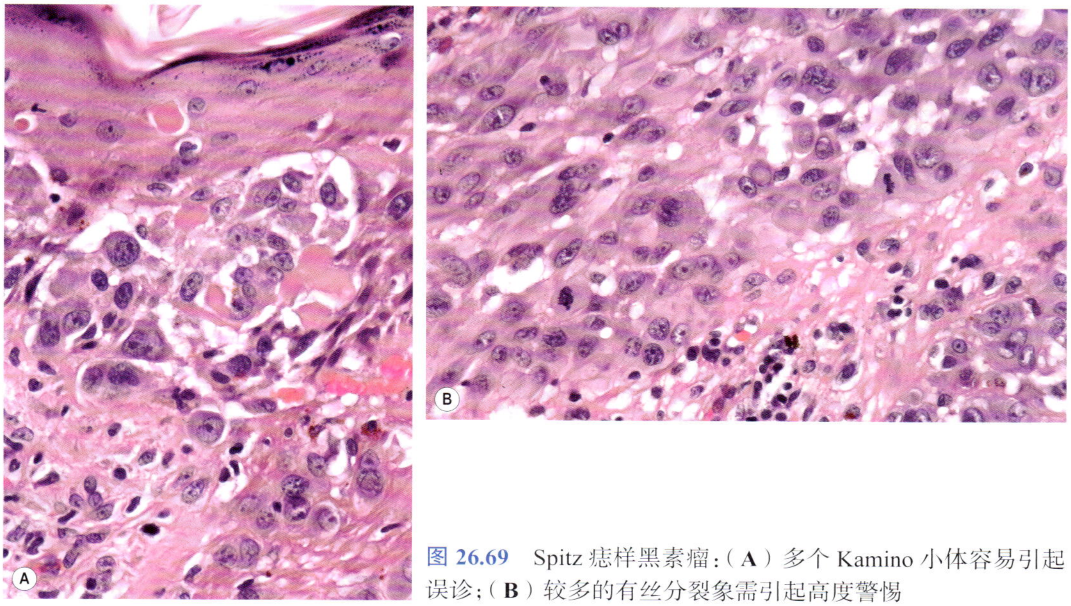

图 26.69 Spitz 痣样黑素瘤：（A）多个 Kamino 小体容易引起误诊；（B）较多的有丝分裂象需引起高度警惕

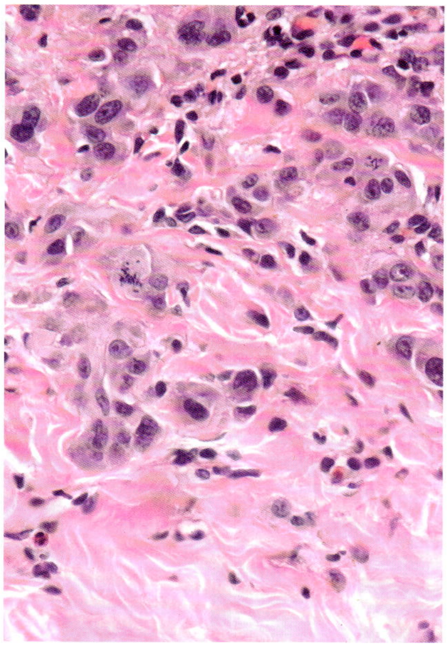

图 26.70 Spitz 痣样黑素瘤：深部或异常有丝分裂象是重要的诊断学特点，是明确诊断黑素瘤的绝对指标。注意成熟现象消失

险 3 个等级（高风险即黑素瘤）。其分级依据包括年龄、肿瘤直径、是否累及皮下脂肪层、有无溃疡及有丝分裂率。生物学（或恶性）潜能未明的非典型性 Spitz 痣这一类别也受到了广泛探讨。此概念通常应用于 Spitz 痣样皮损，因为许多诊断者发现在一些病例中难以将这类肿瘤明确分为良性或者恶性。该类别中的病例其肿瘤并不一定具有标准黑素瘤完全的生物学潜能，一些不典型的 Spitz 痣也可能被归入此类别。从历来的文献报道以及上述分类标准都可以看出 Spitz 痣和 Spitz 痣样黑素瘤在诊断鉴别上的困难。

Mones 和 Ackerman[17] 强调，应该重视那些在低倍镜下仅表现出轻度不对称，但已纵向侵及真皮深部或皮下脂肪的黑素瘤。其他需要警惕的线索还包括肿瘤底部的色素不均匀分布、真皮内瘤细胞巢或细胞束的大小和形态多变、瘤细胞巢和细胞束融合成弥漫性片状、附属器缩小或消失等。他们同时还强调，其实这些黑素瘤的浅部特征可能与 Spitz 痣无法区别。被覆表皮变薄可以提示黑素瘤的诊断，而非 Spitz 痣[21-22]。需要强调的是，这个特点若见于表皮连续变薄则很有意义，若仅发生于局部则意义不大。

免疫组织化学染色也有一定价值。Spitz 痣样黑素瘤中有 50% 以上的瘤细胞表达增殖细胞核抗原（PCNA），而 Spitz 痣中只有不到 5% 的细胞呈阳性表达[23]。MIB-1 的表达情况与 PCNA 的情况相似[24]。若真皮深部的细胞表达 HMB-45，则倾向于 Spitz 痣样黑素瘤的诊断[24-25]。11 号染色体短臂（*HRAS* 癌基因位置）的扩增可见于部分 Spitz 痣，但在黑素瘤中则不常见，所以此线索也有助于鉴别 Spitz 痣和黑素瘤[26-29]。比较基因组杂交和 FISH 方法可用于作出判断。在一些研究中，Spitz 痣样黑素瘤缺乏其他黑素瘤亚型常见的癌基因突变，如 BRAF 和 NRAS 突变，但也有相反报道[30-31]。这些结果说明，从组织学上区分 Spitz 痣样黑素瘤和经典的黑素瘤很困难。

尽管 Smith 及其同事[7] 认为恶性 Spitz 痣可能是一种很少会转移至引流区以外淋巴结的肿瘤，但随后有文献指出，恶性 Spitz 痣与其他黑素瘤并无差别，具有相同的全身转移风险和死亡率[12, 23, 32]。一些学者建议，对诊断困难的 Spitz 痣样病变应进行前哨淋巴结活检，这不仅有助于明确诊断，还有助于判断预后，但这一方法并非毫无争议[16, 33-39]。年龄小于 11 岁的 Spitz 痣样黑素瘤患者可能比年长的青少年和成人患者有更好的预后，但此结论并未得到广泛认可[32, 40]。

## 印戒细胞黑素瘤

印戒细胞黑素瘤（signet ring cell melanoma）是一种非常罕见的组织学类型，与横纹肌样黑素瘤（见下文）有很多相似的特点。印戒细胞黑素瘤多见于转移性黑素瘤，也有报道见于复发和原发性黑素瘤，但此现象对于判断预后并没有指导意义[1-14]。

印戒细胞的特征是胞质内一巨大的淡染或嗜酸性球状包涵体或空泡将细胞核挤向一边（图 26.71）。该现象可见于黑素瘤的一部分或构成整个病变。PAS 染色呈现不同程度的弱阳性（耐淀粉酶），但阿辛蓝染色均为阴性[1-2, 11]。PAS 染色阳性物质的本质尚不清楚。印戒细胞的外观是由于过多的中间丝在胞质内形成团块或空泡造成的。

印戒细胞包含波形蛋白，可表达 S-100 蛋白和 HMB-45，但后两者可呈散在分布，有时甚至完全缺如[2, 4]。这类病例的诊断需要依靠合适的免疫组织化学方法在切片的其他部位找到更为典型的黑素瘤细胞。印戒细胞黑素瘤必须与其他印戒细胞肿瘤相鉴别，尤其是含有黏蛋白的腺癌和淋巴瘤。为此，应采用针对 LCA、角蛋白、EMA 和 CEA 的抗体进行免疫组织化学染色来辅助诊断。

也有文献报道过印戒细胞黑素瘤的细胞学诊断方法（通过针吸活检法或者腹膜灌洗法获得标本）[8, 10]。

也曾有过关于普通黑素细胞痣中出现印戒细胞的特殊病例报道[6]。

## 横纹肌样黑素瘤

横纹肌样黑素瘤（rhabdoid melanoma）与印戒细胞黑素瘤有很多相似的特点[1]。

术语“横纹肌样肿瘤”最初用于描述一种儿童的侵袭性肾肿瘤，这种肿瘤被认为是肾母细胞瘤中的一种横纹肌肉瘤亚型[2]。其特征是胞质内有嗜酸性透明包涵体，后来在超微结构下被确认为漩涡状的中间丝。肾外横纹肌样肿瘤还可以发生于软组织、皮肤、脑、眼眶、子宫、膀胱、前列腺和肝等部位。棒状基因型最早见于转移性黑素瘤[3-10]，近年来有报道少数原发性黑素瘤显示有横纹肌样特点[11-13]。但到目前为止，仍然缺乏足够的病例来证明此亚型在黑素瘤预后中的意义。

横纹肌样黑素瘤的特征是瘤细胞呈上皮样，胞体大，胞质丰富，内含大而圆的嗜酸性透明包涵体（图 26.72）。胞核呈典型的囊泡状，核仁明显，呈嗜酸性。肾外横纹肌样肿瘤并非都是同质的病种，绝大部分情况下，可在其他可辨认或分类的病变中看到局灶有棒状特征，即横纹肌样改变是分化过程的一种形态学终点。

免疫组织化学染色结果可能差别很大。一些肿瘤有特征性的 S-100 蛋白和 HMB-45 表达（图 26.73）[11-12]。肿瘤细胞也常有 Mart-1 的表达。然而，有些肿瘤的

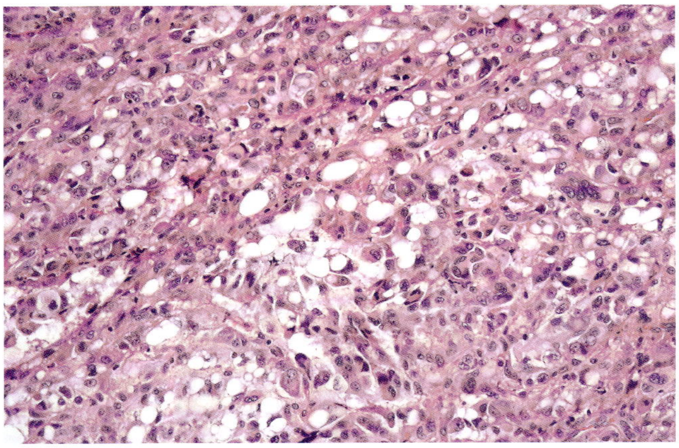

**图 26.71** 印戒细胞黑素瘤：偶尔在上皮细胞型黑素瘤中可见到印戒细胞，但在某些特殊病例中，其可构成肿瘤的主体

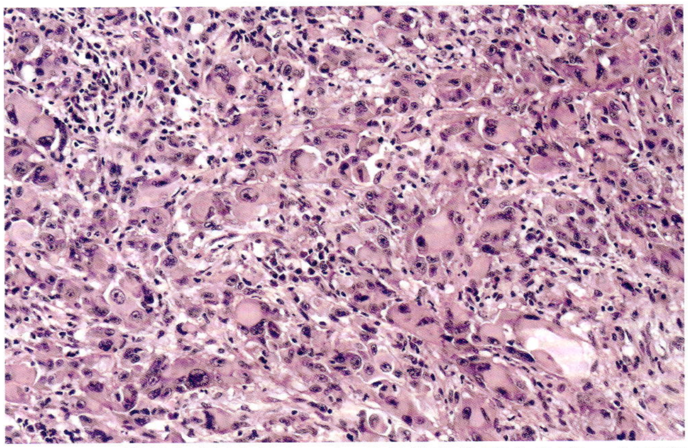

**图 26.72** 横纹肌样黑素瘤：由于病变通常不含色素，此亚型常诊断困难。注意囊泡状核、明显的核仁和大量嗜酸性胞质包涵体

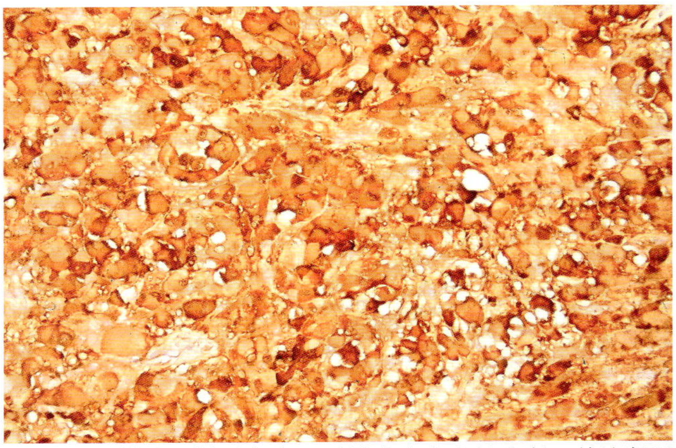

**图 26.73** 横纹肌样黑素瘤：无黑素瘤病史的患者，其诊断通常依赖于免疫组织化学染色（S-100 蛋白）

横纹肌样细胞却并不表达上述任一种标记，但其包涵体含有角蛋白、平滑肌肌动蛋白或结蛋白[3, 12]。

超微结构上，包涵体常由中间丝聚集而成。在一些转移性黑素瘤中，横纹肌样包涵体由内含扩张的粗面内质网和线粒体的管状包涵体组成[5]。

## 气球状细胞和透明细胞黑素瘤

气球状细胞黑素瘤（balloon cell melanoma）是一种罕见的垂直生长期黑素瘤[1-3]。与经典的黑素瘤相比，除了呈息肉样外观外无其他特殊的临床鉴别特点[2]。预后通常较差，但这与发生时的肿瘤厚度相关，而与该肿瘤亚型的特征无关。气球样变在色素痣中比在黑素瘤中更常见。

气球状黑素瘤含有丰富的嗜酸性或透明胞质，呈细颗粒状或空泡化（图 26.74、26.75）。肿瘤细胞呈经典的 S-100 蛋白和 HMB-45 阳性表达。瘤细胞中含有耐淀粉酶的 PAS 染色阳性颗粒，这些颗粒也耐透明质酸酶，铁苏木精染色呈阳性。对核糖核酸酶敏感，提示颗粒由核糖核蛋白组成[2]。空泡化的原因还不清楚，可能是异常黑素小体代谢，也可能是黑素小体退化现象。

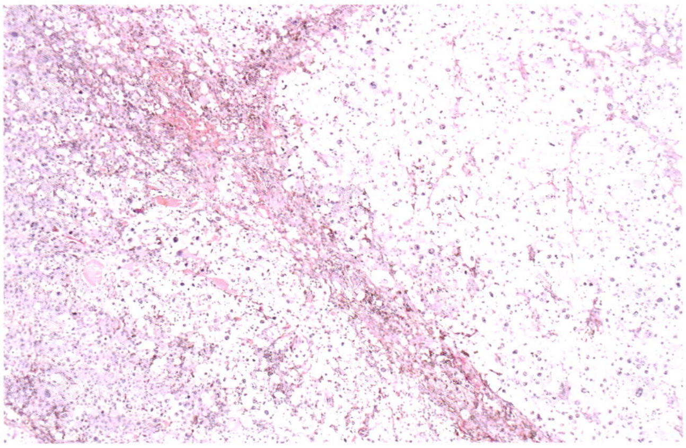
图 26.74　气球状细胞黑素瘤：瘤细胞含有透明或淡染的颗粒状胞质。本例为无色素型，易误诊为黄瘤病

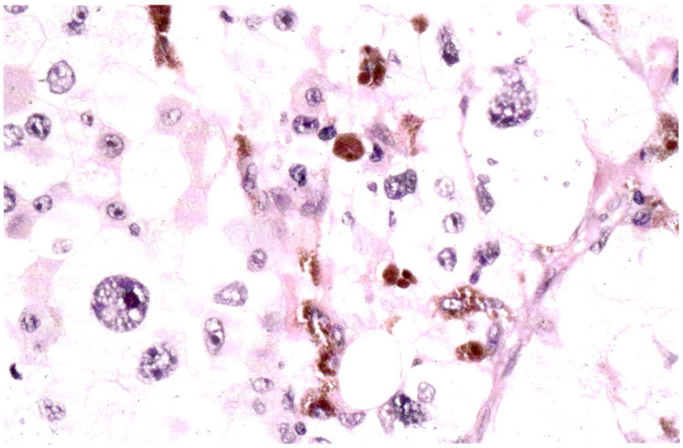
图 26.75　气球状细胞黑素瘤：高倍镜视野

气球状细胞黑素瘤与气球状细胞痣的鉴别要点在于后者无核多形性和有丝分裂活动[4]。气球状细胞黑素瘤还容易与皮脂腺肿瘤和黄瘤相混淆。皮脂腺病变有特征性的“泡沫”状胞质，核常为锯齿状。此外，皮脂腺肿瘤表达上皮性膜抗原，不表达 S-100 蛋白和 HMB-45。黄瘤病变含有脂质，表达 CD68，不表达 S-100 蛋白[4-7]。

由于胞质内常有糖原沉积，完全透明的透明细胞黑素瘤极为少见，这种类型可以出现于原发性和转移性黑素瘤中（图 26.76）[8-13]。该类型容易与透明细胞癌相混淆，包括透明细胞鳞状细胞癌、透明细胞汗腺癌和透明细胞转移性病变（如来自肾透明细胞癌）。在鉴别有困难时，选用针对黑素细胞和角蛋白的免疫组织化学染色可加以解决。

罕见的情况下，胞质内多发的空泡可以造成具有明显扇贝样核的成脂肪细胞假象。

## 黏液性黑素瘤

黑素瘤中的黏液间质改变极为少见，可见于原发性、复发性及转移性黑素瘤[1-9]。这种改变对疾病预后没有明显的意义[4, 8]。

黏液性改变是垂直生长期黑素瘤的特征，可以是肿瘤的微小成分，也可以遍布整个瘤体。后者常常给诊断带来相当大的困难。此表现曾被描述为一种光疗后的反应性改变[10-11]。黏液区的典型瘤细胞通常比非黏液区的瘤细胞小，可以是上皮样细胞、梭形细胞或星形细胞（图 26.77）。瘤细胞内黑素沉积情况不一。黏蛋白表现为嗜碱性条索状物质，PAS 染色阴性，

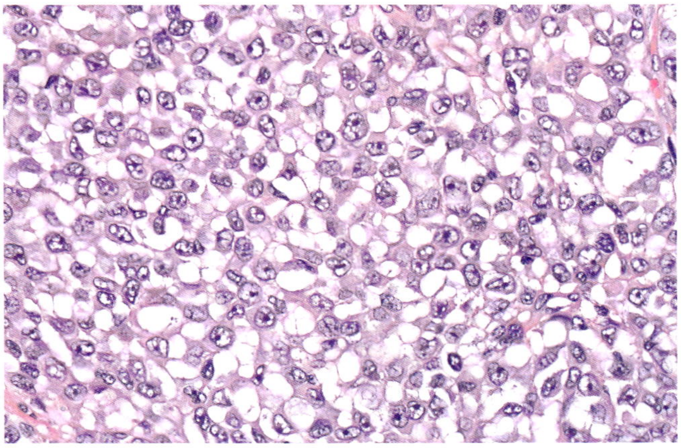
图 26.76　透明细胞黑素瘤：这是一种异常罕见的黑素瘤亚型。患者无已知的黑素瘤病史或可见的黑素，诊断需依赖免疫组织化学染色

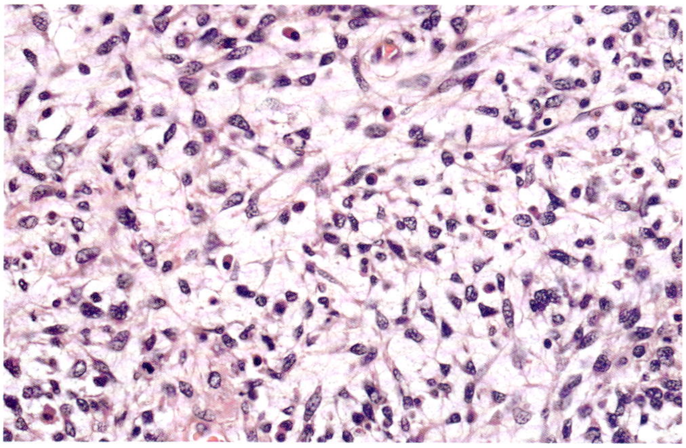

图 26.77 黏液性黑素瘤：这种罕见的黑素瘤通常很难诊断。注意未分化的不规则细胞伴有大量黏液性间质

胶样铁和阿辛蓝染色阳性，对透明质酸酶敏感（与基质黏蛋白一致）[8]。瘤细胞间黏附较差，呈丛状、线状或绳状分布，有时可形成假腺管或“棘层松解”假象（图 26.78、26.79）。偶尔可出现假腺泡分化和类似腺癌的细胞间排列模式[8]。

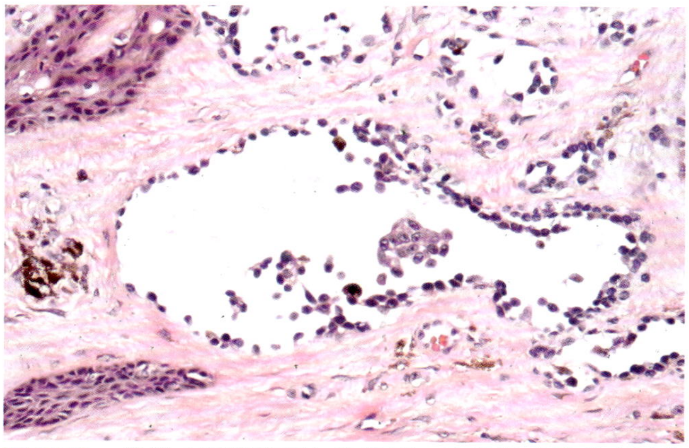

图 26.78 腺样（假腺管型）黑素瘤：这种类型黑素瘤因有大量黏蛋白沉积，在交界成分或色素缺乏的情况下易被误诊为棘层松解性鳞状细胞癌或腺癌。诊断需靠免疫组织化学染色（By courtesy of R. Margolis，MD，St Elizabeth's Medical Center，Boston，USA.）

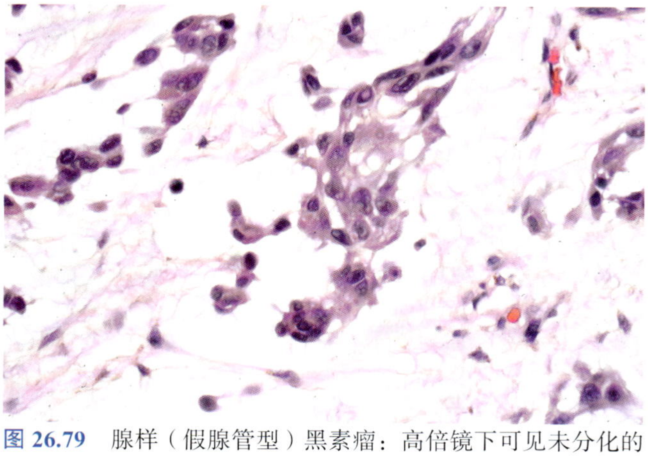

图 26.79 腺样（假腺管型）黑素瘤：高倍镜下可见未分化的肿瘤细胞散布在大量的黏蛋白间（By courtesy of R. Margolis，MD，St Elizabeth's Medical Center，Boston，USA.）

通常采用免疫组织化学染色，肿瘤细胞中 S-100 蛋白始终呈阳性表达，HMB-45 通常为阳性[8]，但也有 HMB-45 阴性的报道[5]。

黏液性改变有时也可以见于促结缔组织增生性黑素瘤的间质。

黏液性黑素瘤（myxoid melanoma）可能与分泌黏液的腺癌和黏液性恶性神经鞘瘤相混淆。根据角蛋白免疫组化染色和黏蛋白 PAS 染色均为阴性，可排除分泌黏液的腺癌。黏液性恶性神经鞘瘤中只有局部表达 S-100 蛋白，阳性程度较弱，HMB-45 为阴性。

## 伴神经内分泌分化的黑素瘤

神经内分泌分化在黑素瘤中的报道十分罕见[1-2]。免疫组化染色有神经丝蛋白、嗜铬粒蛋白和突触小泡蛋白的表达。特异性稍差的神经内分泌标记分子，如神经元特异性烯醇化酶，若在黑素瘤中呈现阳性则应该谨慎判定，因为它们不一定代表神经内分泌分化。黑素细胞特异性标记分子仍然有助于诊断。伴神经内分泌分化的黑素瘤（melanoma with neuroendocrine differentiation）在病史上并无明显差异，但神经内分泌分化可能引起诊断上的混淆，尤其当肿瘤发生在其他神经内分泌肿瘤可以发生的部位，如鼻窦部时[3]。而伴神经内分泌分化的黑素瘤表现出小细胞形态就使诊断更加复杂。有趣的是，有文献报道类癌样小梁状和假菊形团样生长的黑素瘤，但这些病例缺乏神经内分泌标记[4]。

## 腺样和假乳头瘤样黑素瘤

这种罕见的亚型与黏液性黑素瘤有很多相似之处。原发性和转移性黑素瘤细胞间黏附性极差，可形成假腺管样结构，有时可见其中充满了黏蛋白[1]。偶尔形成腔内乳头状突起和“黏蛋白”湖，与腺癌更为相似[2]。一种可能与之相关的形式被描述为粘连不良性黑素瘤，这两类侵袭性黑素瘤的表皮内和侵袭性成分均有显著的粘连不良，非常像棘层松解性疾病。

## 蓝痣样黑素瘤（恶性蓝痣）

本术语涵盖各种病变，包括起源于细胞性蓝痣以及起源于普通蓝痣（较少见）的黑素瘤，或病变与蓝痣在形态学上有重叠[1-2]。此亚型的报道使伊藤痣、太田痣和毛发神经嵴性错构瘤的诊断更加复杂。蓝痣样黑素瘤（blue nevus-like melanoma）也包括与细胞性蓝痣组织学表现相似但无前驱皮损（即原发型）的黑素瘤[3-7]。所谓的“动物型”或“色素合成型”黑素瘤（见下文）可能属于这一类型，但这一话题仍有争议。

## 临床特征

恶性蓝痣通常是生长非常缓慢的病变，往往是原有蓝痣突然开始生长的结果，多见于头皮（图26.80）。好发于男性，可见于任何年龄，偶发于儿童。这是个高级别的病变，其预后与分级配对的传统黑素瘤相类似[8-9]。在发生转移的病例中，肺、肝及淋巴结是最容易受累的部位。

## 组织学特征

起源于原有蓝痣的恶性蓝痣中常可见到从良性前驱皮损向黑素瘤的突然转变（图26.81、26.82）。恶性蓝痣表现为一个或多个由上皮样或梭形黑素细胞组成的结节，呈弥漫性生长模式，细胞学特征为明显的恶性改变（图26.83、26.84）。

肿瘤类似细胞性蓝痣，但无前驱皮损，常呈膨胀性生长模式，常将其边界推入皮下脂肪（图26.85）。在低倍镜下扫视偶尔可看见明显的哑铃状结构，极个别情况下呈肺泡状生长模式[5]。低倍镜下容易被诊断为良性细胞性蓝痣。瘤细胞通常呈梭形，有时也可呈上皮样型或混合型。但在高倍镜下仔细观察可以发现瘤细胞核质比增大、核轻至中度多形性、染色

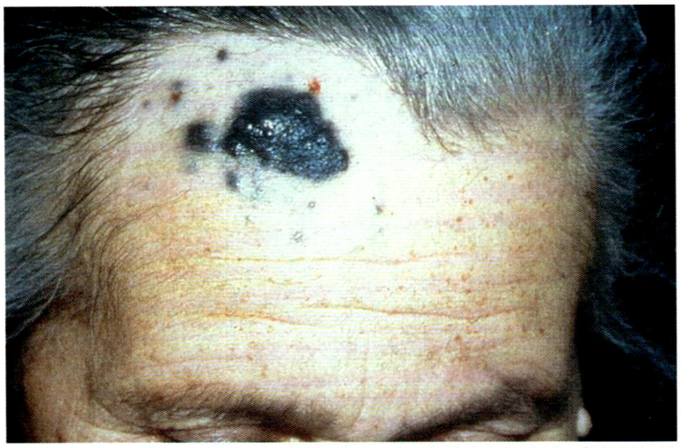

图 26.80 恶性蓝痣：注意该老年患者前额重度色素沉着的原发肿瘤周围有多个卫星灶（By courtesy of the Institute of Dermatology, London, UK.）

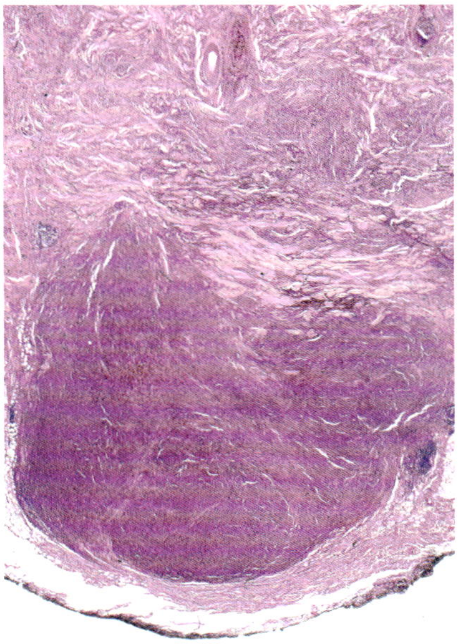

图 26.81 恶性蓝痣：该肿瘤发生在头皮，可见一致密膨胀性生长的肿瘤结节已经深入皮下脂肪

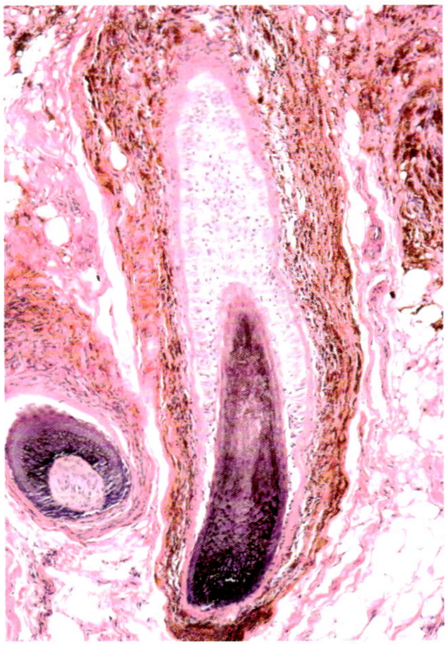

图 26.82 恶性蓝痣：在邻近皮肤可见一有毛发生长的蓝痣

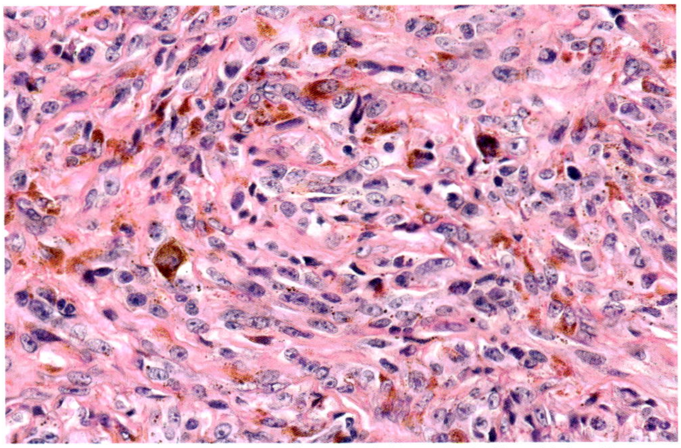

图 26.83 恶性蓝痣：瘤细胞胞核呈囊泡状，核仁明显

质深、核仁明显、有丝分裂活跃（图26.86、26.87）。有时可见地图样坏死，偶见神经周围浸润。

起源于原有蓝痣的恶性蓝痣中常可见到散在的树

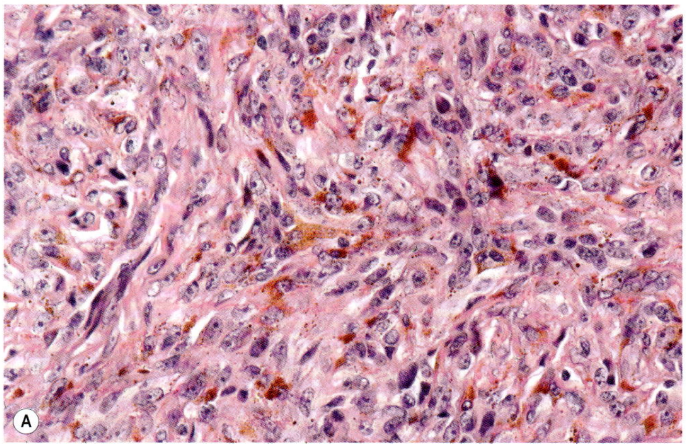


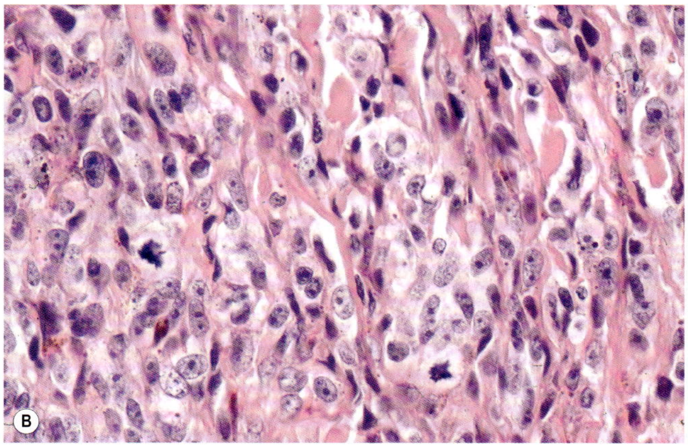


图 26.84 恶性蓝痣：（A）可见较多树突状细胞；（B）注意两个有丝分裂象

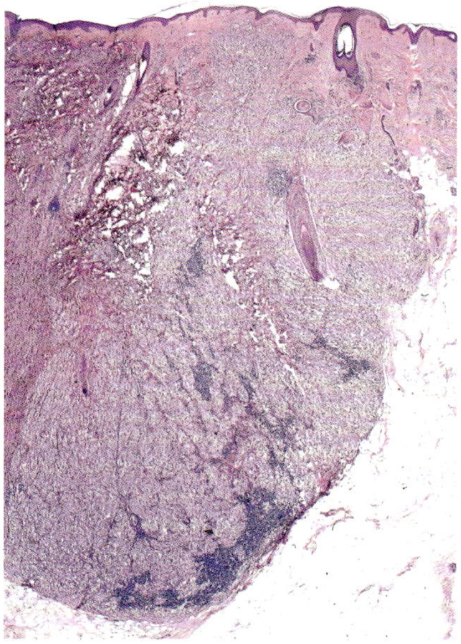

图 26.85 恶性蓝痣：本例中无法辨认出前驱皮损

突状细胞，这种树突状细胞究竟是残余的良性前驱病变还是恶性树突状细胞，目前尚无定论。但转移性肿瘤中的树突状细胞倾向于第二种可能性（图 26.88）。

某些黑素细胞增殖难以明确区分良性或恶性，这些被称为非典型性蓝痣或细胞性蓝痣，恶性潜能未明。关于蓝痣谱系恶性病变的诊断标准尚未达成共识[10]。

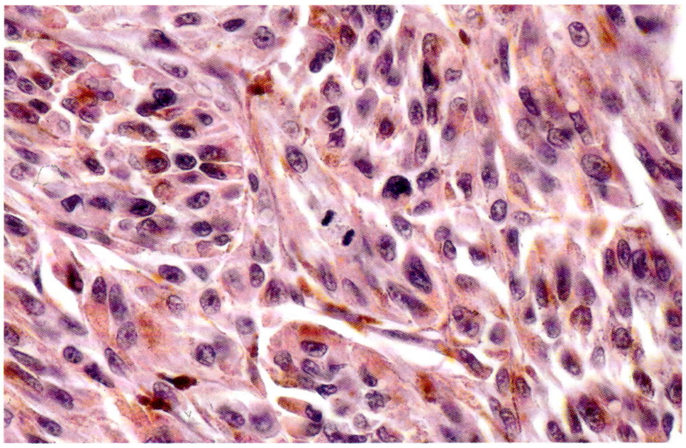

图 26.86 恶性蓝痣：注意视野中央的有丝分裂象

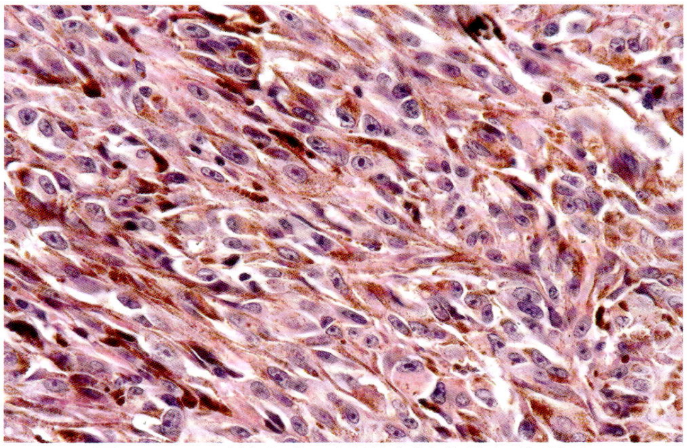

图 26.87 恶性蓝痣：视野中树突状细胞明显

蓝痣与 *GNAQ* 基因突变相关，该基因编码异源三聚体 G 蛋白的 α 亚基[11]。在将近一半的蓝痣样黑素瘤病例中有 *ENAQ* 基因突变，但该结果仍需进一步研究证实。

## 亲血管性和血管瘤样（假血管样）黑素瘤

亲血管现象仅见于垂直生长期黑素瘤中的少数病例[1-4]。

组织学上，这一罕见黑素瘤的特点是黑素瘤细胞在血管壁内或沿血管壁生长（主要是静脉），但通常无血管内浸润的证据[1, 5]。最近，这种现象被认为是不确定的血管浸润，且与预后不良相关[6]。一些学者认为这种血管周的联系可能是局部或区域转移的血管外机制[7-8]。亲血管现象也见于亲表皮性转移性黑素瘤[9]。

此外，黑素瘤可表现为充血性扩张的管腔，衬以内皮细胞样肿瘤细胞，让人想到血管肉瘤［血管瘤样黑素瘤（angiomatoid melanoma）］[10-12]。瘤细胞在腔内成簇增生，呈假性肾小球样结构[11]。

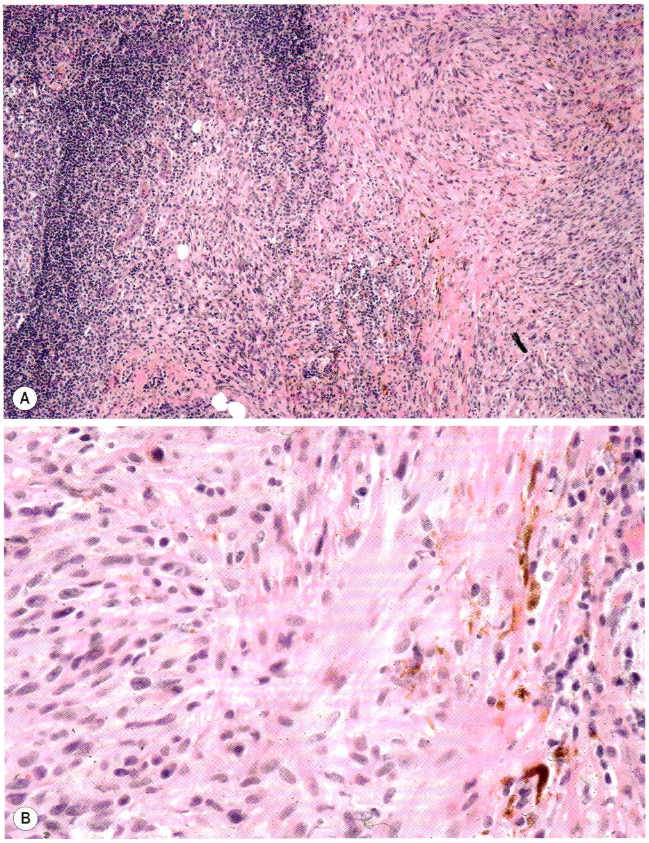

图 26.88 （A、B）恶性蓝痣：前哨淋巴结内有转移的黑素瘤细胞。可见少量树突状细胞。此例与图 26.81 ～ 26.84 为同一皮损

## 化生性黑素瘤（黑素瘤伴异源性分化）

特殊情况下，黑素瘤与异源性化生成分有关，包括骨和软骨[1-5]。大多合并发生肢端雀斑样痣病变（尤其是发生在甲下），也可见于促结缔组织增生性黑素瘤和发生在先天性痣基础上的黑素瘤[6]。根据有限的文献记载，这些黑素瘤的恶性度高（由于发生时的厚度），常伴远处转移，致死率高。组织学上它们通常表现为肉瘤样病变伴骨样或软骨母细胞性（较少见）分化（图 26.89、26.90）。一些病例示骨肉瘤样分化，即骨样沉积伴恶性细胞，和（或）软骨肉瘤性分化[7-8]。目前报道的病例太少，不足以确定异源性分化是否能影响预后。间充质干细胞或前体细胞的某些特性提示其具有多潜能性，包括神经嵴、成骨性和成软骨性潜能，可能有助于解释此黑素瘤变异型的存在[9]。

黑素瘤可异常地向平滑肌和横纹肌分化[10-11]。也有黑素瘤向神经节和神经节神经母细胞分化的个例报道[12-14]。

个别黑素瘤病例中还见到破骨细胞样巨细胞（图 26.91）[15-16]。

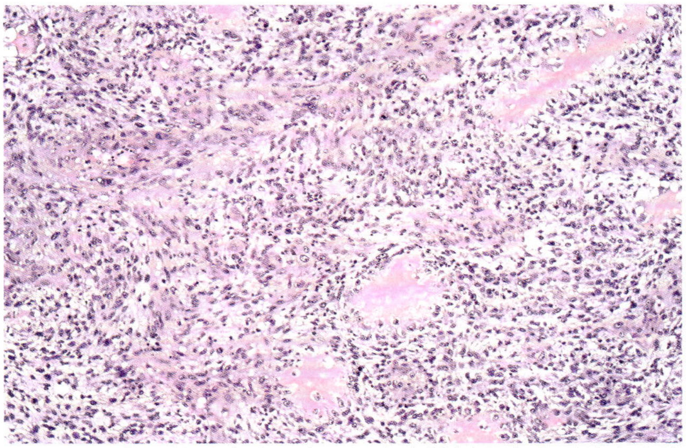

图 26.89 化生性黑素瘤：在此无色素性黑素瘤中可见多发的骨样沉积伴恶性细胞

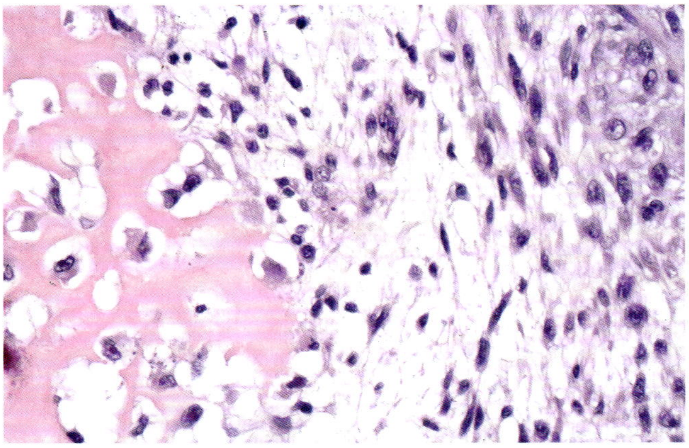

图 26.90 化生性黑素瘤：高倍镜视野

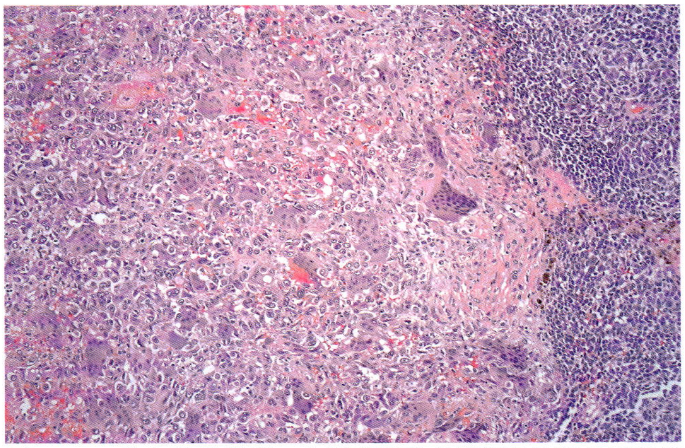

图 26.91 化生性黑素瘤：此黑素瘤伴有很明显的破骨细胞样巨细胞浸润

先天性痣中有横纹肌肉瘤也曾有报道[17-18]。

（朱冠男译　高天文校　陈连军审）

## 色素合成性黑素瘤（动物型黑素瘤）

色素合成性黑素瘤（pigment synthesizing melanoma）[动物型黑素瘤（animal-type melanoma）、黑素

瘤伴有明显的色素合成、马型黑素瘤、低度色素沉着性真皮黑素瘤］是一种非常罕见的黑素瘤变异型。与恶性蓝痣之间的关系尚不清楚，但是作者认为两者代表独立的两个组织学病种。动物型黑素瘤这一最初的术语反映了这类肿瘤与发生在马和各种实验动物模型上的黑素细胞病变相似，即所谓的马型黑素沉着疾病[1-2]。这是发生在年老灰色马上的疾病，其色素丢失并发生黑素细胞肿瘤，尤好发于外生殖器周围、尾巴底面、乳房和唇黏膜。继发性黑素瘤是这些动物的一个重要并发症。

## 临床表现

关于这种罕见的黑素瘤仅有非常少量的文献记载。虽然此型黑素瘤患者的年龄跨度很大，但是大多数患者在 11 ～ 40 岁出现皮损[3-5]。未发现有性别和发病部位的倾向性。大多表现为直径≥ 1.0 cm 的棕色、蓝黑色或黑色的结节或斑块，临床即考虑是黑素瘤[6]。

预后似乎较相同厚度的普通黑素瘤好，有人提出其可被认为是黑素瘤的一种低级别变异型。然而，可获得的研究较少，且结节性和系统性转移并导致死亡的病例罕有报道。因此，建议这些肿瘤按照经典的黑素瘤进行处置。

## 组织学特征

色素合成性黑素瘤组织学特征为典型的真皮乳头层和网状层含大量色素的黑素瘤细胞致密浸润，且瘤细胞通常可浸润至皮下脂肪层（图 26.92）。表皮可萎缩或增生。少部分病例不仅有真皮内浸润，且可表现为交界性（图 26.93）。在这些交界性病例中，肿瘤细胞饱满有树突，不倾向于佩吉特样扩散。肿瘤细胞为梭形、多角形或圆形，呈束状或结节状生长模式，有

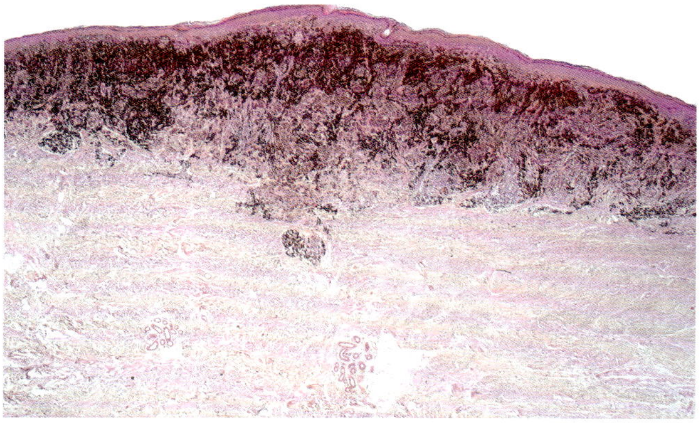

图 26.92 色素合成性黑素瘤：低倍镜下可见这类黑素瘤经典的致密色素沉着

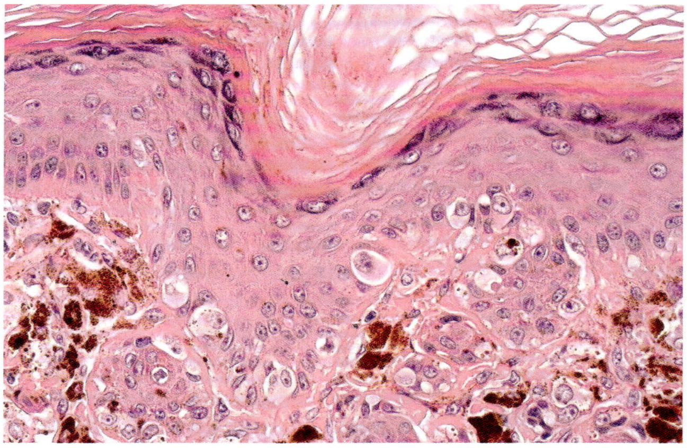

图 26.93 色素合成性黑素瘤：表皮下部可见散在的肿瘤细胞。

时呈局灶席纹状外观[5]。可发现树突状突起。肿瘤细胞胞质内通常包含大量粗细不等的黑素颗粒，常可使胞核变得模糊。对切片进行脱色处理有助于观察胞核。瘤细胞胞质苍白，核大、深染。通常可见明显的单个嗜碱性核仁。虽然存在细胞异型性，但在肿瘤全层瘤细胞很少有变化（图 26.94）[5]。核分裂象少见。核分裂象及单一的肿瘤细胞可将其与恶性蓝痣区分开来。可见神经周围浸润，但未见血管淋巴管侵袭的报道。

这是一种罕见的肿瘤，组织学上与一些真皮内树突状细胞增生症和蓝痣样黑素瘤有重叠。近来，有人提出将此病种归于色素性上皮样黑素细胞瘤这一疾病谱中，这一疾病谱包括伴 Carney 复合物的上皮样蓝痣以及考虑为色素合成性黑素瘤的肿瘤[7]。虽然这些病变看似有淋巴结转移的潜能，但与分期一致的传统黑素瘤相比预后良好[8]。需要对本病种和上述疾病谱做更多的研究。

## 亲表皮转移性黑素瘤

转移性黑素瘤很常见，大多数病例不难诊断。而

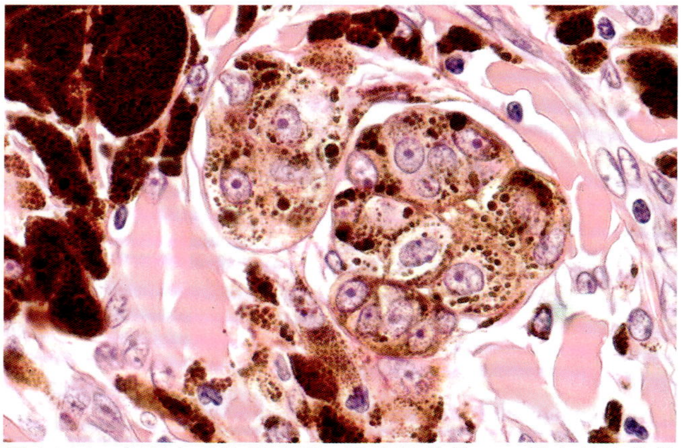

图 26.94 色素合成性黑素瘤：肿瘤细胞单一，伴大的泡状核和显著的嗜酸性核仁。可见富含大量色素的巨噬细胞

在某些罕见的情况下，真皮内浸润伴有表皮受累，特别是在临床资料不详时，很难辨别第二个或第三个肿瘤原发灶（图 26.95、26.96）[1-5]。经典的支持亲表皮转移性疾病的特点包括：边界清楚的真皮内结节、广泛的血管淋巴管侵袭、真皮乳头层大量黑素瘤细胞浸润伴上覆表皮的萎缩[1]。典型的表皮病变部分宽度通常等于或小于真皮部分。有时可见侧面表皮呈衣领状。在某些罕见情况下，患者可出现成批肿瘤转移灶，这是由于表皮内成分水平播散超越了真皮内瘤块，或者完全是表皮内病变，在组织学上很难与原发性肿瘤区分。在这种情况下，临床和病理特征相结合对确定转移性黑素瘤的诊断是必要的[2-3]。最近的一项分子试验研究表明，原发性黑素瘤和它们潜在的亲表皮转移的遗传学关系复杂，一些病例显示出不一致的杂合性缺失和 X 染色体失活模式，与复杂的差异克隆或可能的新原发灶相一致[6]。关于疾病分期的进一步研究是必要的。亲表皮黑素瘤是一种卫星样病变，可致分期增加至 AJCC ⅢB，而第二个原发灶可单独分期。

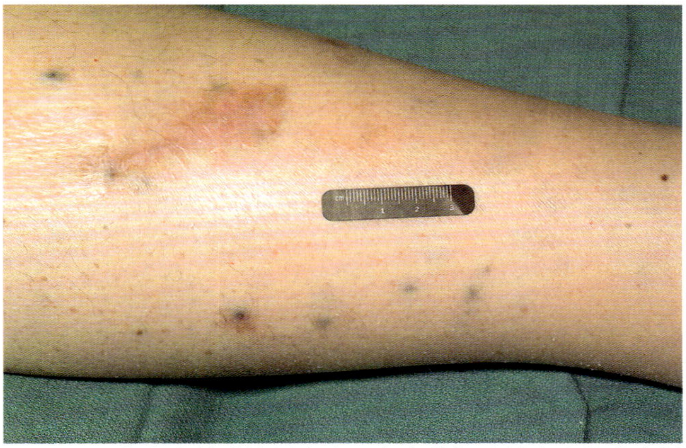

图 26.95 亲表皮转移性黑素瘤：在先前切除黑素瘤的瘢痕周围出现大量微小的蓝色肿瘤浸润（By courtesy of J. Gershewald, MD, MD Anderson Cancer Center, Houston, Texas, USA.）

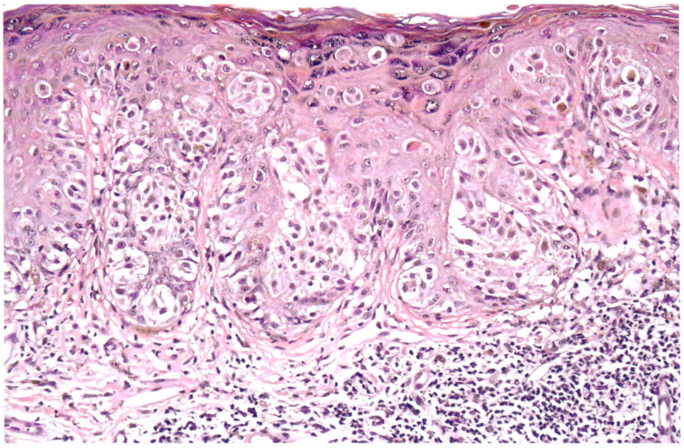

图 26.96 亲表皮转移性黑素瘤：此转移性浸润见于整个表皮，与原位浅表扩散性黑素瘤难以鉴别。诊断完全依赖临床病史

## 蓝痣样转移性黑素瘤

蓝痣样转移性黑素瘤（blue nevus-like metastatic melanoma）是一类罕见但是非常易于误诊的疾病[1-2]。可见到单发或多发的病变，通常但不总是发生在原发性肿瘤附近。皮损远处转移非常罕见。其在临床上和组织学上与蓝痣相似。它们通常是小的，显微镜下的特点是树突状、着色较深的黑素细胞。有轻微的细胞学异型性，并混合有显著的色素沉着（图 26.97）。因此，脱色处理非常有帮助。可见到与普通蓝痣或上皮样蓝痣相似的表现。诊断恶性的线索是存在细胞异型性、有丝分裂象和病变周围为主的炎症。组织学诊断非常困难，临床与病理的紧密结合至关重要。通过 FISH 进行的细胞遗传学研究可能对确诊有帮助。最近的一项研究比较了上皮样蓝痣和蓝痣样皮肤转移，结果显示后者大多数有染色体 6p25、11q13 和着丝粒 6 拷贝数的改变，而前者缺乏细胞遗传学的改变[2]。

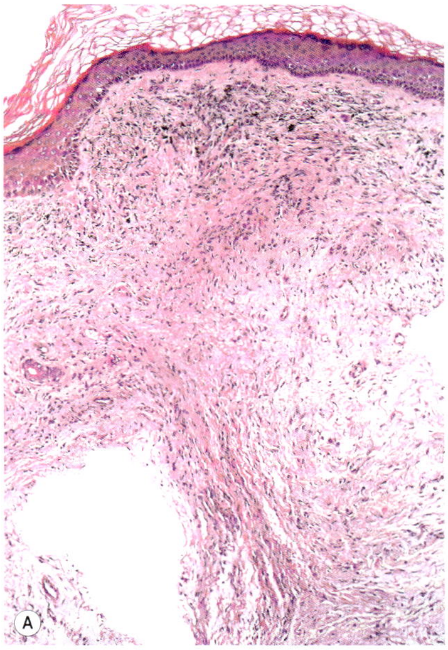


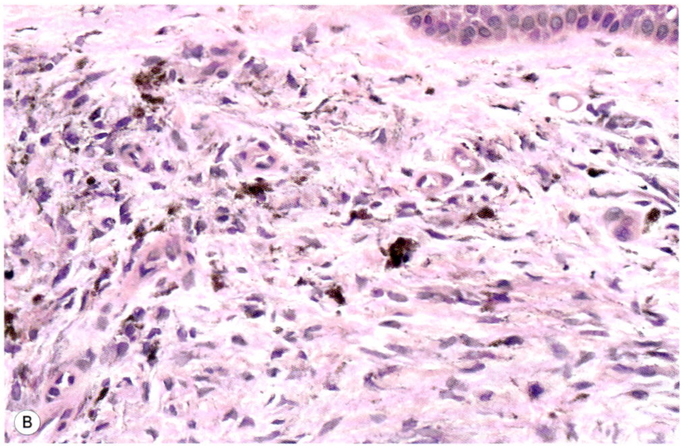


图 26.97 蓝痣样转移性黑素瘤：（A）低倍镜下观察，其组织学特点易被误认为是普通的蓝痣；（B）除了充满色素的噬黑素细胞和树突状细胞外，可见散在的黑素瘤细胞。注意多核的黑素瘤细胞伴有泡状核及明显的核仁。该患者曾在此部位切除过黑素瘤

# 促结缔组织增生性和亲神经性黑素瘤

梭形细胞黑素瘤促结缔组织增生性亚型和亲神经性亚型是相互联系的高分化肿瘤，组织学诊断困难[1-3]。通常有误诊为反应性成纤维细胞增生病变的既往史，这与缺少黑素沉积以及较少有明显的表皮受累有关，尤其在复发性病灶中。促结缔组织增生性黑素瘤（desmoplastic melanoma）的成纤维细胞或肌成纤维细胞化生程度极高，并伴有大量的胶原合成。在亲神经性黑素瘤（neurotropic melanoma）中，化生可能朝着施万细胞分化。虽然并非所有的促结缔组织增生性黑素瘤都具有亲神经现象，而且并非所有的亲神经性黑素瘤都具有促结缔组织增生现象，但许多学者将它们视为同一疾病的两个变异[4]。总体来说，这些黑素瘤易复发、易转移、预后差。

## 临床特征

虽然本病可发生于任何年龄，但大多见于老年（平均 61 岁），男性好发（2.7∶1），病变具有明显的亲神经性[3, 5-13]。头颈部为最好发部位，但文献报道躯干和上下肢也可广泛受累[5, 14]。女性下肢尤易受累[3]。尽管这些肿瘤多发生在恶性雀斑样痣（黑素瘤）中的光损伤部位，但偶尔也有发生在浅表播散性黑素瘤、肢端雀斑样痣黑素瘤（包括甲下黑素瘤）基础上的报道[8-9]。促结缔组织增生性黑素瘤还可发生于上腭、齿龈、嘴唇、女阴、肛门和眼结膜部位[15]。尽管在恶性雀斑样痣基础上叠加的色素性病变容易使人想到促结缔组织增生性黑素瘤，但此型黑素瘤更多表现为无色素性、肤色或红色的结节或浸润性斑块（图 26.98、26.99）。此型黑素瘤浸润深，经常在诊断时就已大范围扩散。亲神经性不仅导致了高复发率，还可引起外周和脑神经病变。瘤细胞可沿脑神经进入颅骨基底部，最终引起脑膜受累，这种并发症十分罕见，但死亡率高达 100%[14, 16]。尽管促结缔组织增生性黑素瘤大多发生在严重光损伤的基础上，但是既往放射损伤（治疗或其他原因引起）有时也是重要病因之一[5]。还有极少数病例并发先天性黑素细胞痣，甚至慢性烧伤瘢痕形成[17-18]。

常见复发（22% ～ 77%，平均 46%）和随后的转移（尤易转移到肺）（11% ～ 56%，平均 30%）[6, 11]。由于大部分此型黑素瘤发生在头颈部，局部治疗是件麻烦事。仔细评估手术边缘是局部治疗的关键[13]。令人吃惊的是，很少发生淋巴结转移，因此在此疾病中前哨淋巴结活检不被认为是一个有效的分级工具[3, 19-22]。就这一点而言，对促结缔组织增生模式为主的黑素瘤，谨慎定义促结缔组织增生性黑素瘤是很重要的，那些存在显著的传统黑素瘤成分（> 10%）的患者会更多出现淋巴结转移[23-25]。真正的促结缔组织增生性黑素瘤的行为似乎更像是肉瘤的局部复发和转移，肺是最常见的初始转移部位，而不是区域淋巴结。关于疾病特异性生存情况，促结缔组织增生性黑素瘤的生物学行为与经典型黑素瘤相似，绝大多数患者在发现肿瘤时厚度都超过 1.5 mm[3, 26]，提示预后不良。关于这个话题有些争议，一些数据显示促结缔组织增生性黑素瘤患者的预后有所改善。预后不良的指征包括有丝分裂程度高、肿瘤厚度厚和手术切除范围不足（< 1.0 cm）[3, 13]。5 年生存率约为 72%，总体死亡率从 11% ～ 66% 不等[3, 11]。

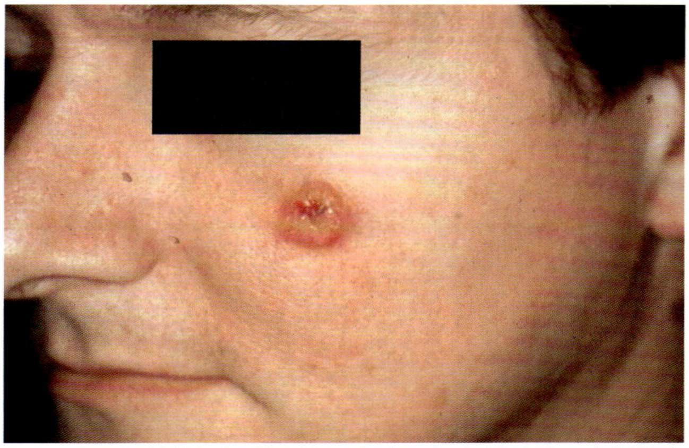

图 26.98 促结缔组织增生性黑素瘤：如本例所示，这类肿瘤多不含黑色素（By courtesy E. Wilson Jones，MD，Institute of Dermatology，London，UK.）

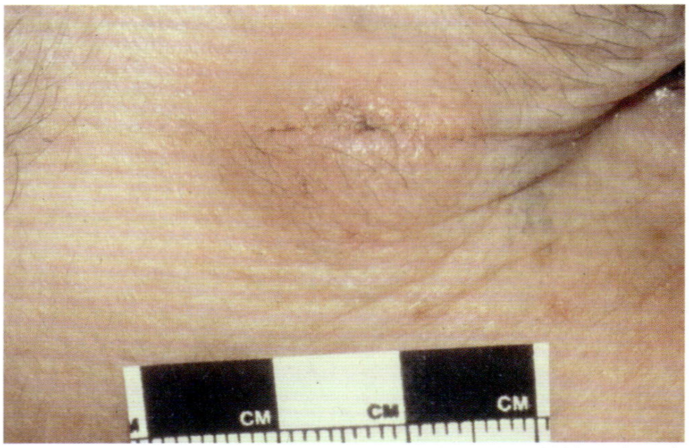


图 26.99 促结缔组织增生性黑素瘤：本例肿瘤开始被认为是囊肿（By courtesy of E. Wilson Jones，MD，Institute of Dermatology，London，UK.）

## 组织学特征

促结缔组织增生性黑素瘤的特点是弥漫性浸润性

（有时是少细胞性）恶性梭形细胞肿瘤，伴有明显的间质纤维化和胶原形成（图 26.100、26.101）[1-2, 5, 15, 30-31]。要与缺乏明显结缔组织增生的普通梭形细胞黑素瘤加以区分。

邻近表皮下的真皮乳头层往往不被浸润，而皮下脂肪层却常被浸润，有时甚至在诊断时浸润已超越脂肪层。骨骼肌，甚至骨骼累及并不少见。肿瘤的细胞学行为不一，可类似成纤维细胞、平滑肌细胞或施万细胞。经典的瘤细胞细长，胞质呈嗜酸性或更常见的嗜碱性（图 26.102）。胞核两端变细、深染或呈雪茄形，泡状核伴明显的嗜酸性核仁（图 26.103、26.104）。有丝分裂象或多或少，有时可见病理性有丝分裂象（图 26.105）。瘤细胞通常呈明显的束状排列，但偶尔可见局部呈明显席纹状排列，后者可能使本病被误诊为皮肤纤维瘤或隆凸性皮肤纤维肉瘤。有时可见灶性黏液样改变，使肿瘤呈羽毛样外观。复发肿瘤通常细胞较少，易被误认为瘢痕组织（图 26.106、26.107）。瘤巨细胞并不常见。淋巴细胞浸润常呈结节状聚集，这是本病的特征性表现，但并不能作为诊断指标（图 26.108）。然而，它们是早期病变中一个有用的组织学指标[32-33]。有时可出现血管侵袭。

仔细观察上覆表皮，常见到异型黑素细胞增生，大多呈恶性雀斑样痣模式[5]。偶尔会出现浅表扩散性黑素瘤的改变。绝大多数病例未发现原位改变（所谓新的变异型）（图 26.109）。这究竟是消退、取样不充分、新的皮肤肿瘤，还是治疗过的原位成分尚不明确。

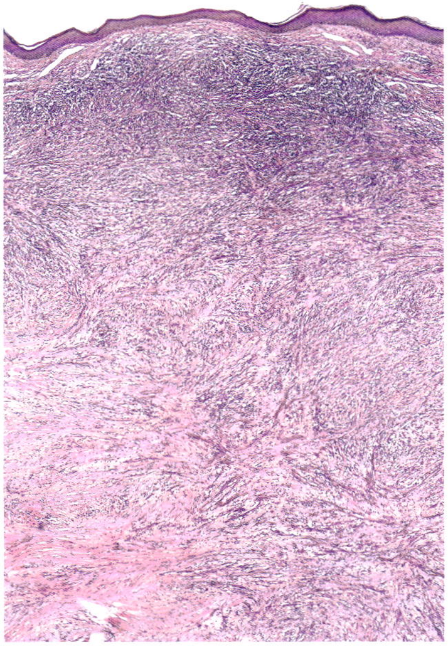

图 26.100 促结缔组织增生性黑素瘤：低倍镜下显示梭形细胞肿瘤已贯穿真皮全层，并伴有浅表淋巴样浸润

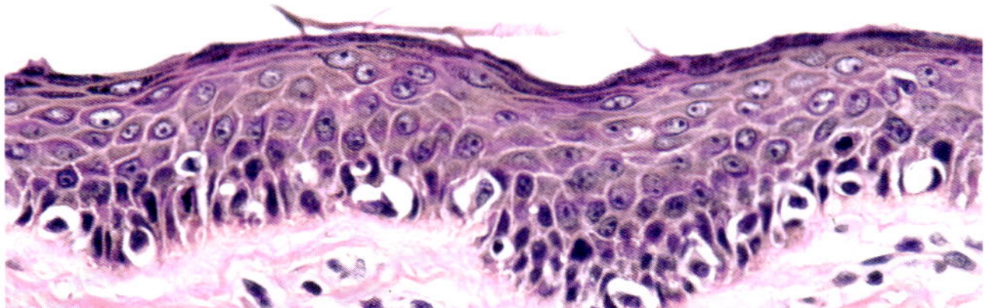

图 26.101 促结缔组织增生性黑素瘤：上覆表皮呈非典型性雀斑样黑素细胞增生

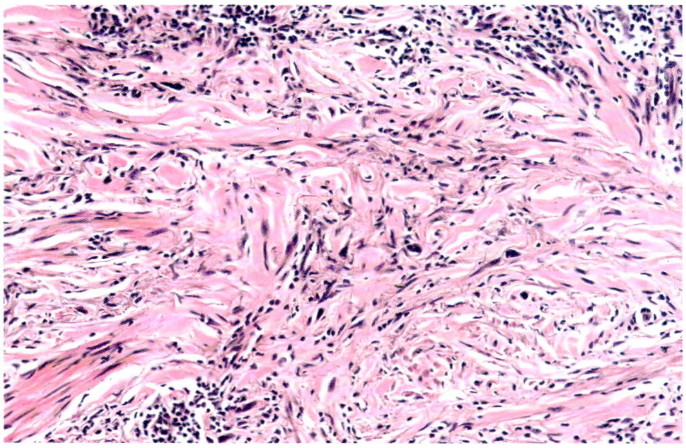

图 26.102 促结缔组织增生性黑素瘤：肿瘤细胞具有嗜碱性胞质，散在分布于致密的胶原间质中

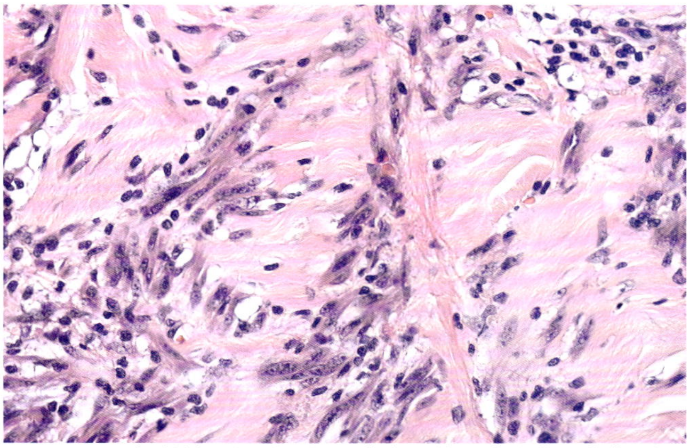

图 26.103 促结缔组织增生性黑素瘤：核呈囊泡状，核仁明显

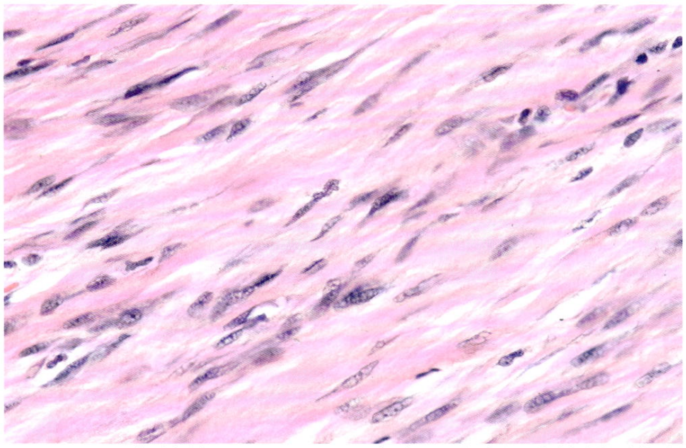

图 26.104 促结缔组织增生性黑素瘤：肿瘤细胞被周围的硬化性纤维间质压扁

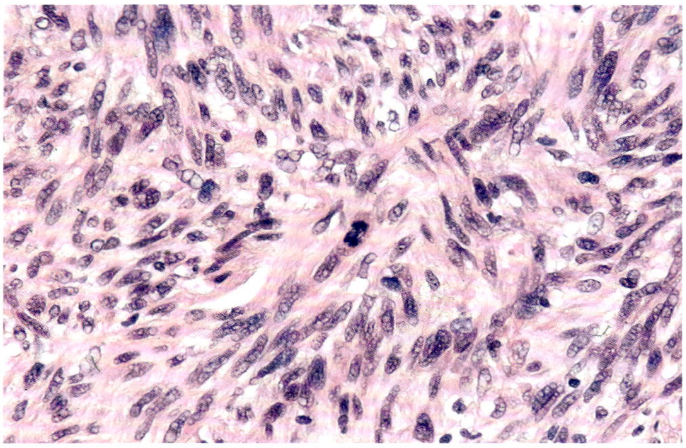

图 26.105 促结缔组织增生性黑素瘤：注意中央的有丝分裂象

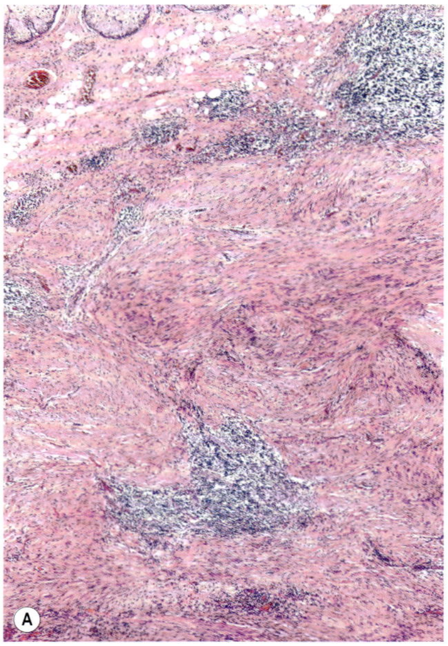


图 26.106 （A、B）促结缔组织增生性黑素瘤：该例为切除后复发的肿瘤。黑素瘤易被误诊为瘢痕组织，尤其是当无法获得临床病史时。出现淋巴样聚集应高度怀疑本病

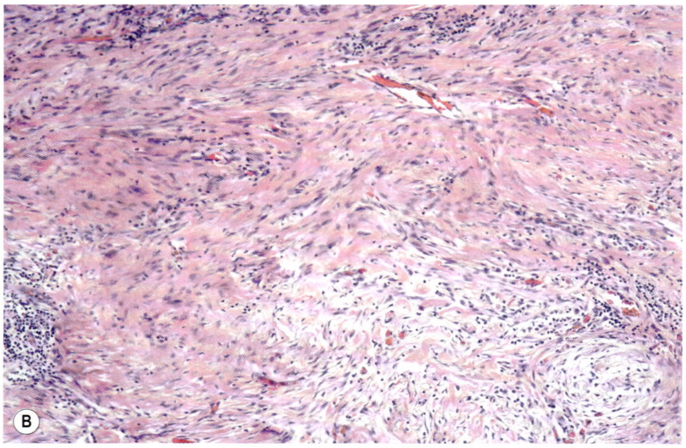


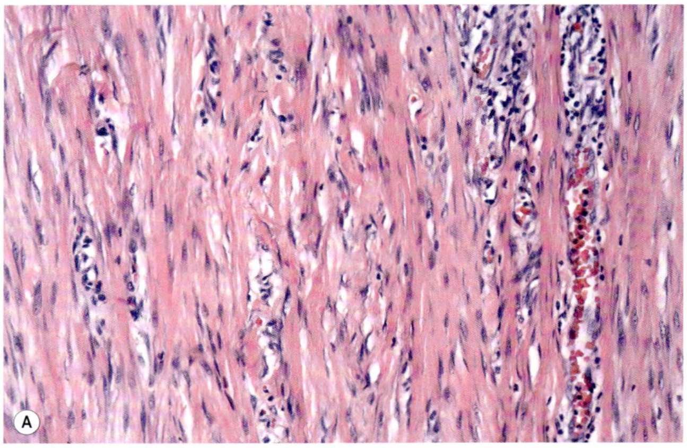


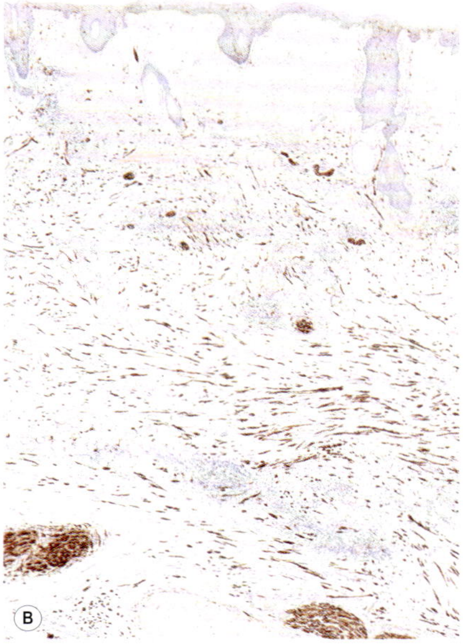


图 26.107 促结缔组织增生性黑素瘤：（A）图 26.106 的高倍镜观察；（B）S-100 蛋白呈强阳性表达提示大量肿瘤细胞

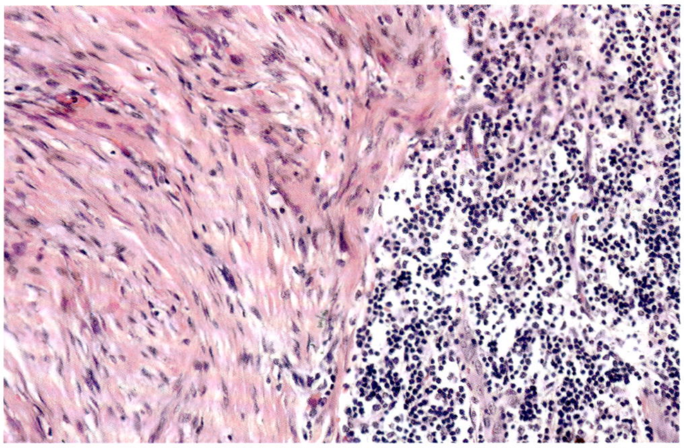

图 26.108 促结缔组织增生性黑素瘤：淋巴细胞呈结节状聚集是一条重要的诊断线索

在大多数病例中，侵袭性肿瘤细胞不含黑色素[5]。

包括血管外皮细胞瘤样表现和球状血管病变在内的血管改变十分罕见[34]。

亲神经性黑素瘤亚型可有一系列的表现[2, 5, 15, 34]。许多促结缔组织增生性黑素瘤都伴有显微镜下神经周围或神经内受累（图 26.110、26.111），然而，亲神经性这一术语常保留用于神经受累非常显著的病变，尤其当它引起临床上神经不规则和粗大时。在罕见的病例中，可见肿瘤局限于一条神经干，并不侵犯周围组织[5]。有时，梭形细胞群呈现的组织学特性与神经纤维瘤、神经鞘瘤和恶性神经鞘瘤相似（有时通称神经转化）（图 26.112 ～ 26.114）[14]。这些肿瘤的特点是通常由小细胞组成，胞质呈弱嗜酸性，胞核呈不规则的波浪状，细胞被数量不等的胶原和基质分隔，有

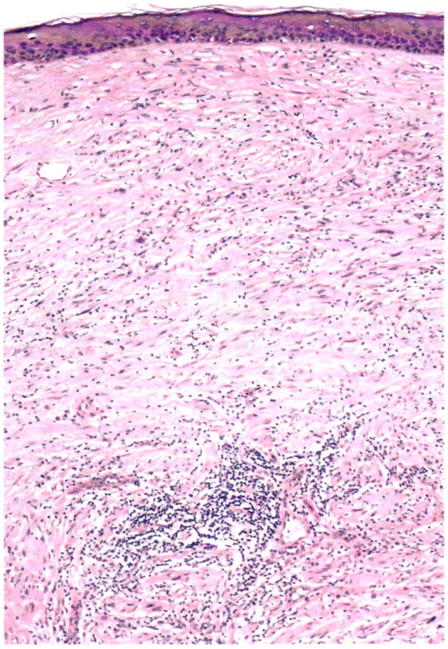

图 26.109　促结缔组织增生性黑素瘤：在本例中，上覆表皮没有证据表明先前存在非典型性黑素细胞增生（所谓新的变异型）

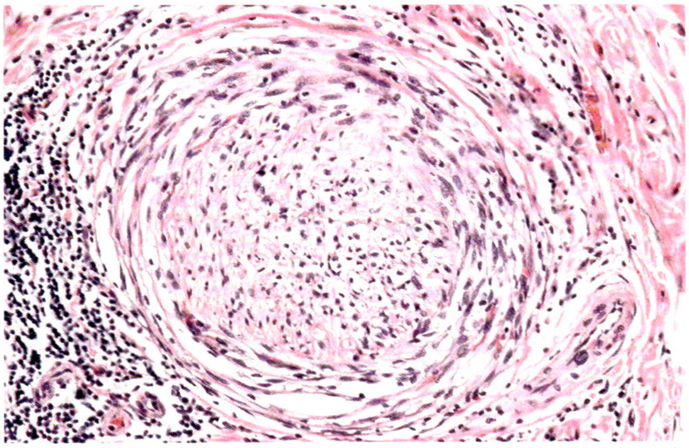

图 26.110　促结缔组织增生性黑素瘤：神经周围浸润极为常见，部分解释了该肿瘤的高复发率

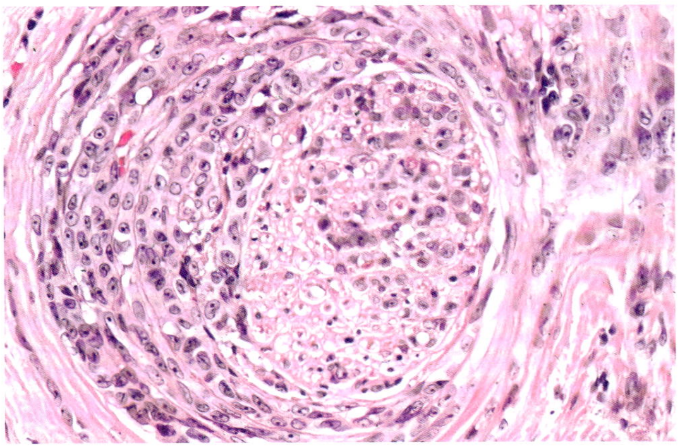

图 26.111　促结缔组织增生性黑素瘤：肿瘤内有时可出现上皮样细胞，此例显示广泛的神经周围和神经内扩散

时使肿瘤呈疏松黏液状外观。有丝分裂活性不一，所以这些亚型有时具有欺骗性，易误诊，常与良性神经鞘瘤相混淆。最近，有文献报道亲神经性黑素瘤与严重的血管浸润相关（又称为向血管性黑素瘤）[35]。

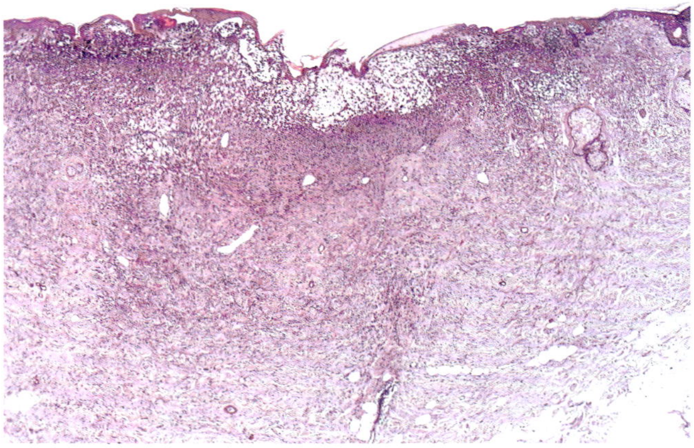

图 26.112　促结缔组织增生性黑素瘤：低倍镜下可见肿瘤已浸润达真皮全层

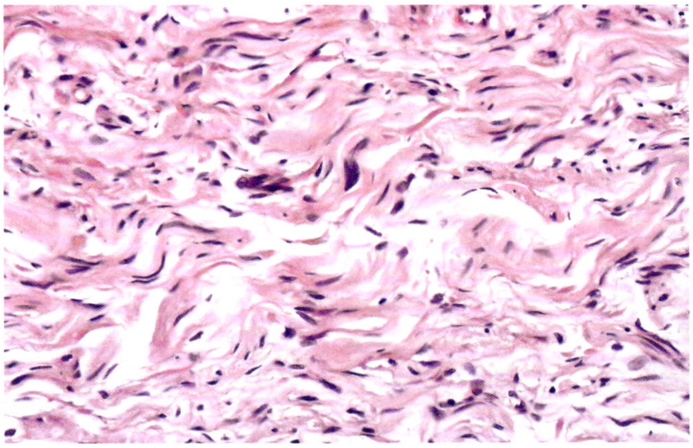

图 26.113　促结缔组织增生性黑素瘤（神经转化）：瘤细胞胞核小、扭曲、呈逗号状，胞质边界不清，呈嗜酸性，与外周神经鞘瘤相似。注意核染色质深

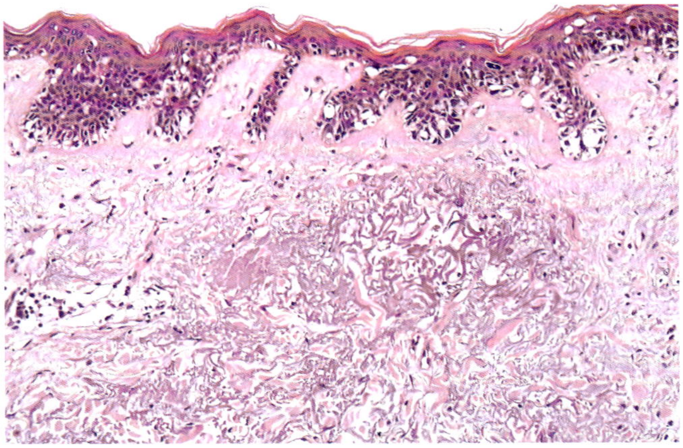

图 26.114　促结缔组织增生性黑素瘤：附近表皮可见异型黑素细胞雀斑样增生

骨化生现象鲜有报道[36]。

免疫组化方面，促结缔组织增生性黑素瘤表达 S-100 蛋白（94% ～ 100%）、神经元特异性烯醇化酶和波形蛋白（图 26.115）[3，24-28]。HMB-45（gp100）在浅层真皮乳头处瘤细胞中可呈阳性，但在大部分肿瘤细胞中呈阴性[37-42]。Melan-A（MART-1）的染色结果不一（24% ～ 60% 阳性），而酪氨酸酶在促结缔组织

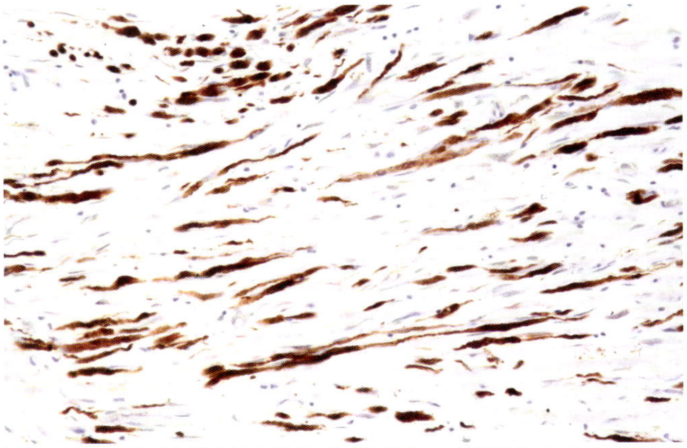

图 26.115 促结缔组织增生性黑素瘤：瘤细胞中 S-100 蛋白呈强阳性表达

组织增生性黑素瘤中不表达[43-44]。小眼畸形转录因子（D5）的诊断价值有限，据报道只有 35% ~ 55% 的病例有表达[45-46]。一个新的标记——SOX10——在黑素瘤、促结缔组织增生性黑素瘤以及周围神经鞘瘤中具有活性，可作为一个有用的标记，但更多的研究是必要的[47]。S-100 蛋白家族成员，如 S100A6 能有效区分促结缔组织增生性黑素瘤和恶性周围神经鞘瘤，但传统的多克隆 S-100 蛋白在黑素瘤中弥漫性表达通常足以将二者区分开来[48]。相比之下，黑素瘤细胞黏附分子表达更有意义，17 个病例中有 82% 呈强阳性表达[49]。有多达 43% 的肿瘤表达 EMA，但是角蛋白、leu7、CD31 和 CD34 均为阴性[34, 40-41, 49]。平滑肌肌动蛋白呈阳性，反映存在肌成纤维细胞群[40-41, 50]。尽管早期文献中偶见有结蛋白阳性表达的报道，但近来许多研究并未证实这一点[51-52]。在小的活检组织中鉴别促结缔组织增生性黑素瘤和促结缔组织增生性痣时，p16 表达缺失可有帮助[53]。

评估是瘢痕还是促结缔组织增生性黑素瘤并不容易，因为在促结缔组织增生性黑素瘤中纤维化程度可非常广泛，仅有散在的黑素瘤细胞。同样的问题使切缘评估更加复杂化。在复切标本中应用多克隆 S-100 蛋白免疫组化染色，考虑到许多瘢痕组织中由于散在的巨噬细胞和其他细胞朝施万细胞分化，可出现局灶性 S-100 的反应，使情况更加复杂[54]。注意判定这些梭形细胞核深染的程度对于评估这些情况是最重要的[55]。

转移肿瘤可以是促结缔组织增生性、神经样，更多时候是由黑素细胞组成。虽然有些学者认为促结缔组织增生是由于间质成纤维细胞反应性增生所致，但目前公认的观点是，这些特征是由黑素细胞衍生而来的。

超微结构研究显示，梭形肿瘤细胞中很少包含前黑素小体和黑素小体[1-2]。成纤维细胞、肌成纤维细胞和施万细胞分化常有报道，特别常见于亲神经性黑素瘤（包括细胞拉长、指状细胞突起，有时细胞周围环绕胶原纤维，类似轴突系膜形成，还可见不连续的基底层和细胞间连接）[15, 52, 56-59]。

## 鉴别诊断

促结缔组织增生性黑素瘤常被漏诊，尤其仅有浅表的活检标本可供研究时。常被误诊为反应性过程，如瘢痕形成和浅表结节性筋膜炎，而更深的病变常被误诊为纤维瘤病，甚至纤维肉瘤。显示席纹状形态的促结缔组织增生性黑素瘤有时会与非典型纤维组织细胞瘤和隆凸性皮肤纤维肉瘤相混淆。瘢痕组织可能是一个特别的问题，尤其在复发性病变[60-61]。后者的特征包括成纤维细胞在水平方向上扩增、附属器缺失、表皮突变平以及真皮内血管垂直生长。未成熟瘢痕组织的诊断难度更大，在重切标本或复发皮损中，可能同时具有瘢痕组织和肿瘤两者的特点[61]。在术后复发的病灶中，不仅伴有瘢痕组织的形成，有时还可伴有明显的神经增殖。

诊断依赖于对本病的认识，常需要借助一系列免疫组织化学标记来了解浸润肿瘤的组织发生。但在多数病例中，仔细观察表皮中有无异型黑素细胞增生，并用 S-100 蛋白和全角蛋白抗体（以排除促结缔组织增生性梭形细胞鳞癌）标记就足以得出正确诊断。在少数复发病例中，增殖的神经偶尔与瘢痕组织和残留的肿瘤细胞混在一起，使诊断难度大大增加。神经丝蛋白在神经组织中呈阳性表达，但在黑素瘤中不表达，具有一定的鉴别意义。

# 儿童黑素瘤

## 临床特征

儿童黑素瘤极为罕见，只有不到 1% 的黑素瘤发生于儿童时期[1-14]。历史上，许多所谓的儿童黑素瘤均是被误诊的 Spitz 痣[13]。因此，病理及临床医生都十分不愿作出儿童黑素瘤这一诊断，结果是引起治疗延误以及潜在的灾难性后果。尽管肿瘤可意外地在子宫中产生（伴巨型先天性痣或新发）或经胎盘（源于母体黑素瘤）途径获得，但绝大部分为后天获得性，并可能与儿童期日晒经历有关[4, 14]。诱发因素包括着色性干皮病、发育不良痣、家族性黑素瘤、先天性巨痣、神经皮肤黑变病（脑膜黑素瘤）、先前放射线照射和免疫缺陷[3-4，14-17]。将近12%的巨型先天性痣（即直径≥20 cm者）在儿童期或成人期发展为黑素瘤[18]。已经提出根据年龄可将儿童黑素瘤诊断分为三类：宫内至出生时出现的先天性黑素瘤、出生后至1岁发生的婴儿黑素瘤和1岁后至青春期出现的儿童黑素瘤[19]。一些关于儿童黑素瘤的分类中患者年龄可达18岁，但是这种上限年龄范围显然是任意的。

本病无性别差异，11～20岁的发病率高于10岁前[9]。绝大多数儿童黑素瘤发生于白种人[7]。病变主要发生于躯干和四肢，仅20%发生于头颈部[5]。临床上许多儿童黑素瘤难以确认[13]。然而，有时临床表现与成人相似，包括肿瘤的大小增加、颜色改变以及出血等[14]。

一些早期文献指出儿童黑素瘤预后良好[20]。然而根据作者的经验，儿童黑素瘤的行为与成人无异，除外下面将进一步讨论的幼年Spitz样黑素瘤。近年来更多的文献也支持这一观点[4-6，13，21-23]。因此建议，儿童黑素瘤的治疗应与成人黑素瘤相似，适当时应进行前哨淋巴结定位和活检[4，6，13，24-26]。大部分Ⅰ期儿童黑素瘤患儿5年无病生存率可达77%[4，7]。迄今规模最大的系列报道显示：总生存率约为71%，男性64%，女性81%[9]。一些但并非所有儿童黑素瘤患者表现为Spitz样组织学特征[27]。这些病例可能比成人预后更好，特别是在11岁以下的患者，但是这一发现并不普遍[27-28]，这可能是因不恰当地将非典型的Spitz痣（尽管异型）归到黑素瘤组，而即使这些肿瘤转移至淋巴结，其预后也是良好的。显然需要更多的研究进一步验证。然而，此年龄组也可出现死亡。Spitz样黑素瘤已经在前文中详细讨论过。

## 组织学特征

儿童黑素瘤可能源于原有的前驱病变，如普通痣、先天性痣、发育不良痣或新发生的痣。由先天性巨痣演变而来的儿童黑素瘤常表现为真皮内境界清楚的具有明显恶性细胞学特征的结节（图26.116～26.118）。虽然各种黑素瘤类型均可出现，但以浅表播散性黑素瘤和结节性黑素瘤最为常见（图26.119～26.123）。有几种特殊的亚型常难以诊断，如小细胞黑素瘤、Spitz样黑素瘤和恶性蓝痣[7，11，29]，这些均被描述为黑素瘤的变异（见上文）。

与成人黑素瘤相似，儿童黑素瘤最重要的预后指标是肿瘤的厚度和是否有溃疡形成。儿童黑素瘤应采取与成人黑素瘤相同的标准进行报告。

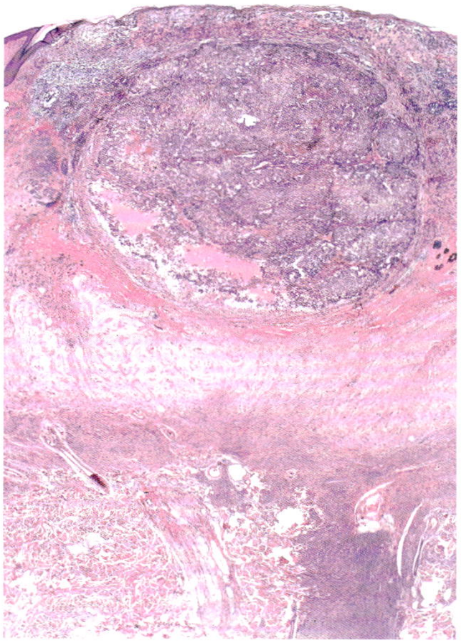

**图 26.116** 儿童黑素瘤：由先天性巨痣演变而来的儿童黑素瘤

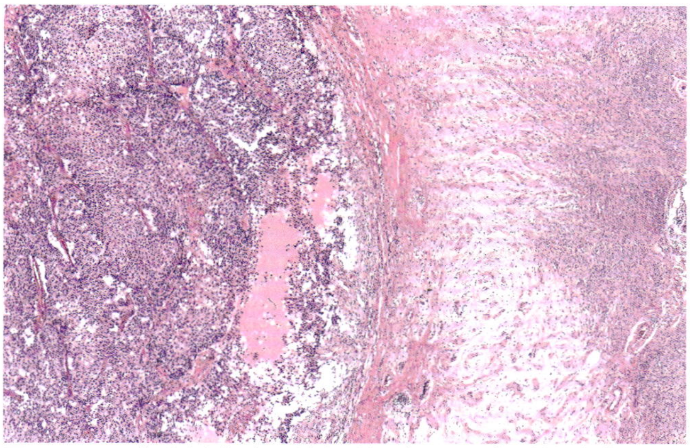

**图 26.117** 儿童黑素瘤：该视野左侧可见多形性肿瘤细胞，右侧可见痣组织

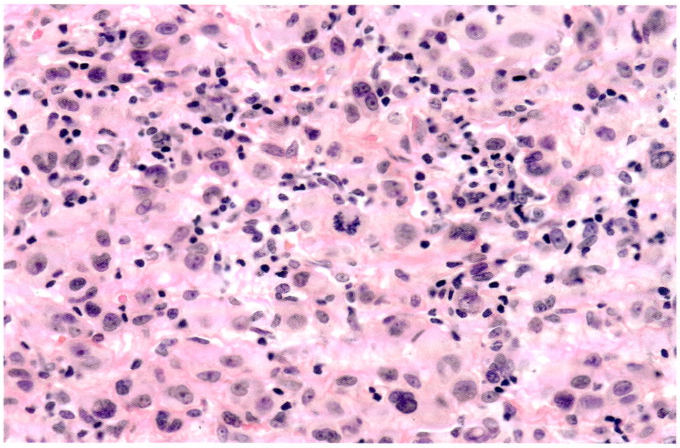

**图 26.118** 儿童黑素瘤：视野中心可见病理性有丝分裂象

## 鉴别诊断

当考虑儿童，尤其是出生后数年内的黑素瘤诊断时，临床和病理特征相联系综合分析非常重要。在先天性痣中，尤其是发生于新生儿者，往往可在真皮表

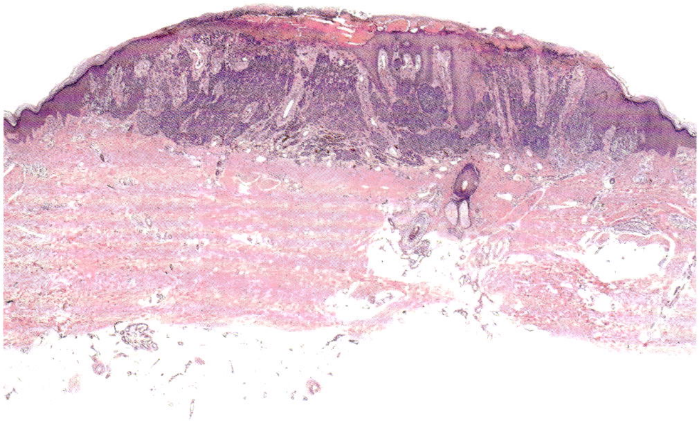

图 26.119 儿童黑素瘤：发生在 13 岁女孩的肿瘤，表现为结节状病变（By courtesy of M. Little，MD，University College Hospital，Galway，Ireland.）

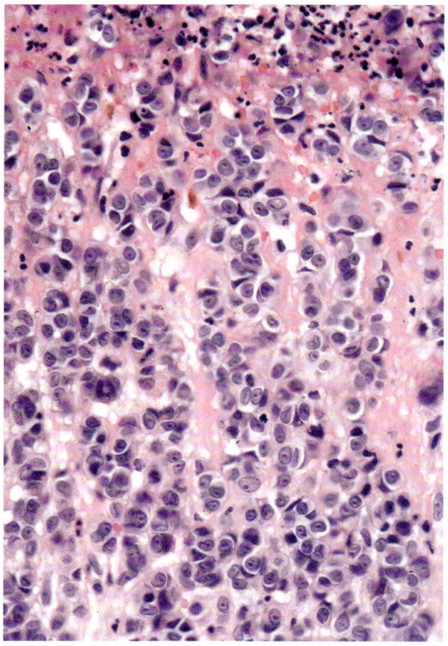

图 26.120 儿童黑素瘤：表面有溃疡（By courtesy of M. Little，MD，University College Hospital，Galway，Ireland.）

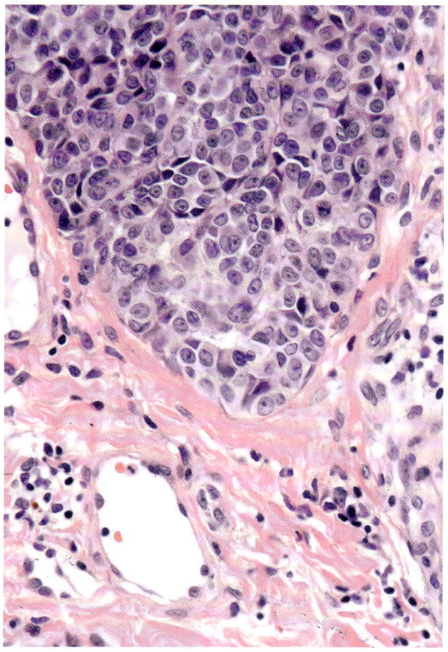

图 26.121 儿童黑素瘤：无随深度增加的成熟现象。注意明确划分的下界（By courtesy of M. Little，MD，University College Hospital，Galway，Ireland.）

皮交界处和真皮处见到明显的异型细胞，并伴有佩吉特样扩散和有丝分裂活跃的现象。

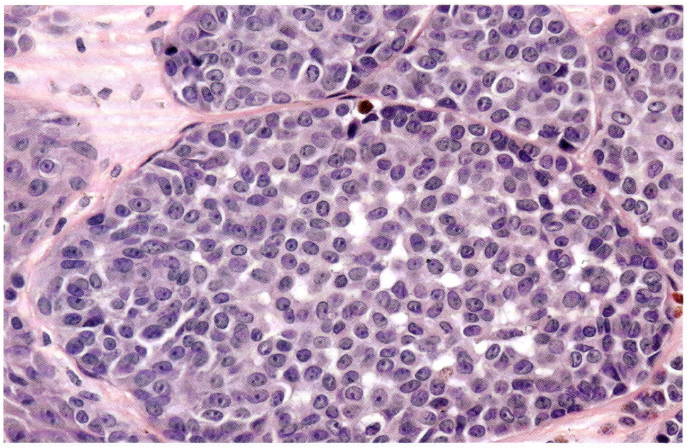

图 26.122 儿童黑素瘤：膨胀性结节的存在是一个重要的诊断线索（By courtesy of M. Little，MD，University College Hospital，Galway，Ireland.）

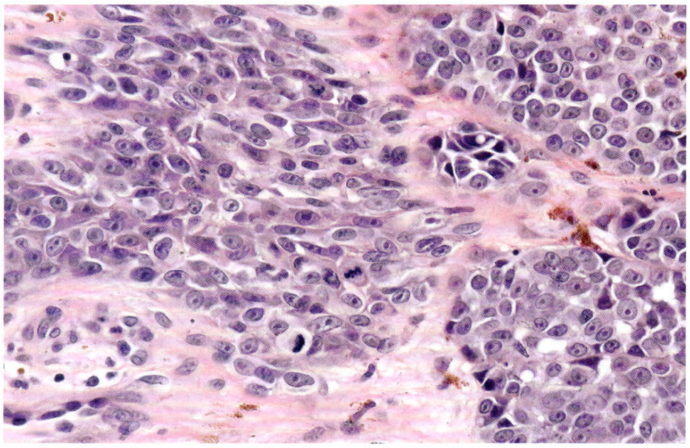

图 26.123 儿童黑素瘤：在该视野下可见真皮内多个有丝分裂象（By courtesy of M. Little，MD，University College Hospital，Galway，Ireland.）

# 皮肤鳞状黑素细胞肿瘤

## 临床特征

这是一种极为罕见的肿瘤，近年来才出现于病理学文献中[1-4]。患者面部出现棕色或紫黑色结节，直径达 1 cm。报道的年龄范围为 44 ～ 87 岁，已报道 3 例男性患者和 2 例女性患者，其中 1 例原先有恶性雀斑样痣。随访信息（平均 3.5 年）未见复发或转移[2]。

## 组织学特征

虽然可发现一个前驱皮损或来源于表皮，但肿瘤表现为真皮上部的结节，与表皮无任何相连（图 26.124）[2]。也有一例局限于表皮的病例报道[3]。它由境界清楚的、分叶状的肿瘤组成，可见紧密混杂的恶性鳞状上皮和相对较少的黑素瘤细胞（图 26.125、26.126）[2]。这两种细胞群具有不同的形态学表现，这种差别通过 S-100 蛋白和角蛋白的免疫组织化学检测更易于鉴别（图 26.127）[2]。

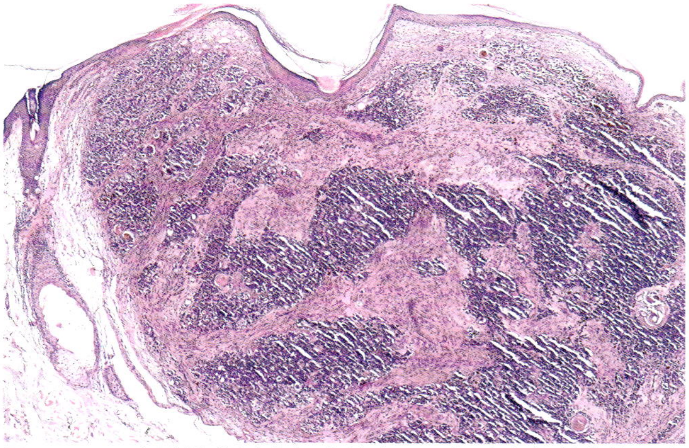

图 26.124 皮肤鳞状黑素细胞肿瘤：面部肿瘤的低倍镜观察（By courtesy of S. Poole，MD，Beth Israel Deaconess Medical Center，Boston，USA.）

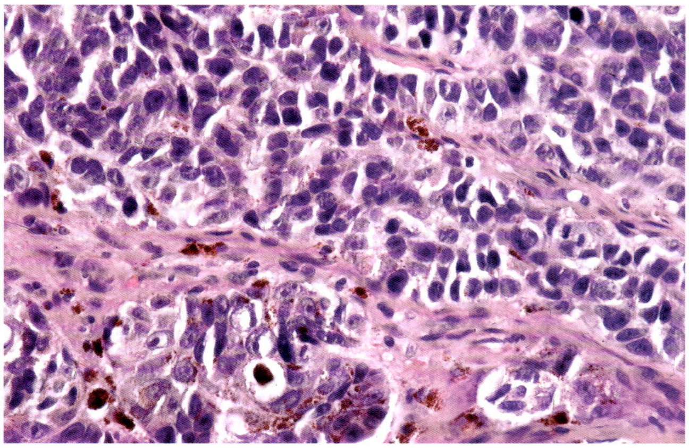

图 26.125 皮肤鳞状黑素细胞肿瘤：在此视野下，肿瘤由色素沉积不等、胞核深染且不规则的细胞组成（By courtesy of S. Poole，MD，Beth Israel Deaconess Medical Center，Boston，USA.）

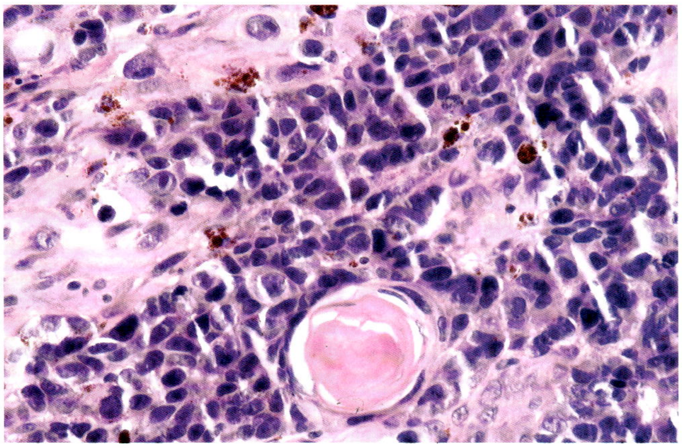

图 26.126 皮肤鳞状黑素细胞肿瘤：明显的局灶性鳞状分化（By courtesy of S. Poole，MD，Beth Israel Deaconess Medical Center，Boston，USA.）

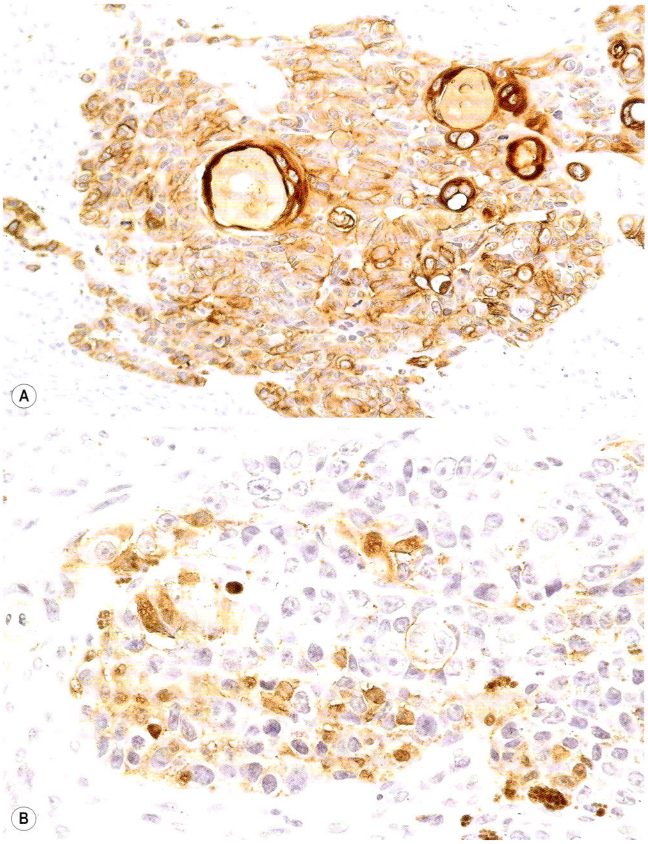


图 26.127 皮肤鳞状黑素细胞肿瘤：（**A**）鳞状上皮成分中角蛋白染色强阳性表达；（**B**）S-100 蛋白染色（By courtesy of S. Poole，MD，Beth Israel Deaconess Medical Center，Boston，USA.）

# 基底样黑素细胞肿瘤

## 临床特征

基底样黑素细胞肿瘤（basomelanocytic tumor）是一种非常罕见的双相性肿瘤，类似于前面描述的皮肤鳞状黑素细胞肿瘤或可能与其相关。然而，基底样黑素细胞肿瘤结合了基底样细胞癌和黑素瘤的特征[1-3]。正如所预期的那样，此种肿瘤中黑素细胞成分似乎更具有侵袭性，并被报道具有转移和致死性[2]。

## 组织学特征

在这种复合性肿瘤中，少数几例报道的基底细胞样成分表现为基底细胞样鳞状细胞癌或者更多为基底细胞癌样的外观（图 26.128）。不像所谓的碰撞瘤，双相性肿瘤显示出表皮和黑素细胞成分之间的紧密联系。并不总是存在表皮内成分。已有一例关于黑素瘤转移为基底细胞癌的病例被描述为类似基底样黑素细

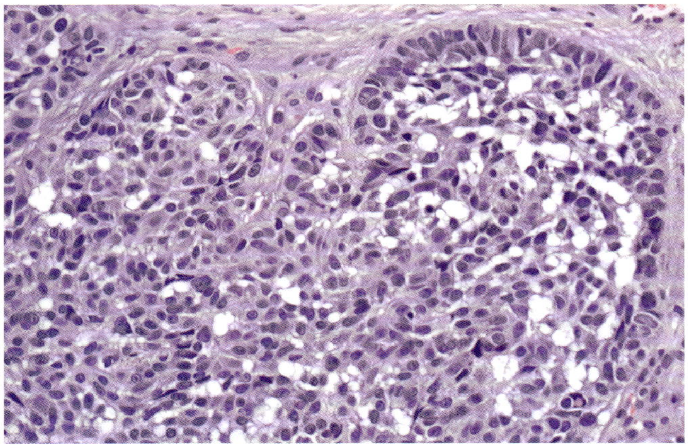

图 26.128 基底样黑素细胞肿瘤：在未分化的肿瘤细胞周围明显栅栏状排列着基底细胞癌中典型的嗜碱性细胞（By courtesy of L. Erickson，MD，Mayo Clinic，Rochester，Minnesota.）

胞肿瘤[4]。

用传统的黑素细胞标记物进行黑素瘤成分的染色，如：S-100 蛋 白、MART-1 和 HMB-45（图 26.129）。细胞角蛋白，包括 AE1/AE3（标记基底细胞样成分）和 Ber-EP4 也可表现为阳性（图 26.130）[2-3]。

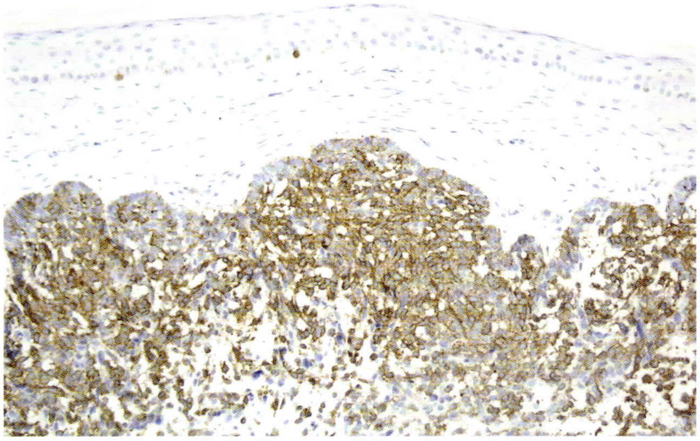

图 26.129 基底样黑素细胞肿瘤：内部细胞表达 HMB-45。Mart-1 也呈阳性（By courtesy of L. Erickson，MD，Mayo Clinic，Rochester，Minnesota.）

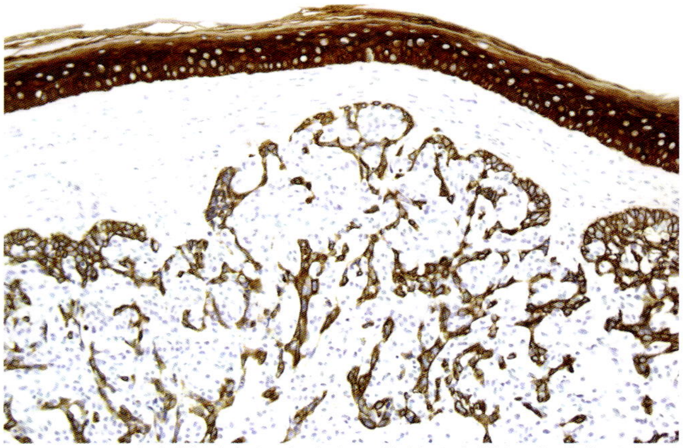

图 26.130 基底样黑素细胞肿瘤：背景基底样细胞群表达角蛋白（By courtesy of L. Erickson，MD，Mayo Clinic，Rochester，Minnesota.）

# 雀斑样痣黑素瘤

## 临床特征

雀斑样痣黑素瘤（lentiginous melanoma）应与肢端雀斑样痣黑素瘤进行鉴别。这些肿瘤好发于老年患者的肩部和上背部，而年轻人多发于小腿，女性患者也可发病[1-4]。与恶性雀斑样痣相似，此种形式的黑素瘤可持续数年保持在原位阶段，在相当多的病例中有一前兆皮损。后者被描述为老年人非典型雀斑样黑素细胞痣和非典型发育不良痣[5-6]。需要其他研究对这种看似不同的病变进行进一步定义并描述其特征。

## 组织学特征

顾名思义，雀斑样痣黑素瘤是由原发的单个黑素细胞排列聚集，融合成局灶性的交界细胞巢（图 26.131 ～ 26.133）。可见到佩吉特样细胞在表皮内上升，但其更趋向局灶性。未见表皮萎缩，在真皮表皮交界处

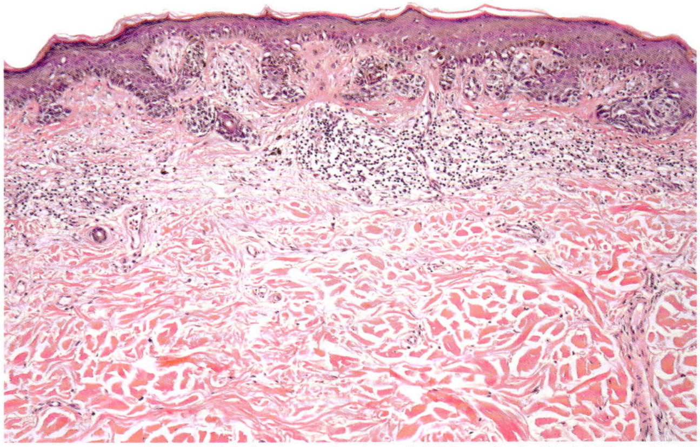

图 26.131 雀斑样黑素瘤：在这一视野，存在雀斑样和局灶巢样非典型黑素细胞增殖。注意真皮上层的淋巴细胞浸润

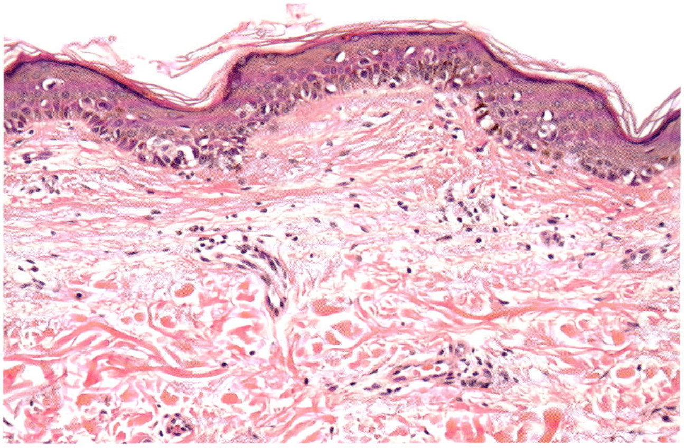

图 26.132 雀斑样黑素瘤：肿瘤细胞主要位于基底层。不存在日光性弹性组织变性的证据

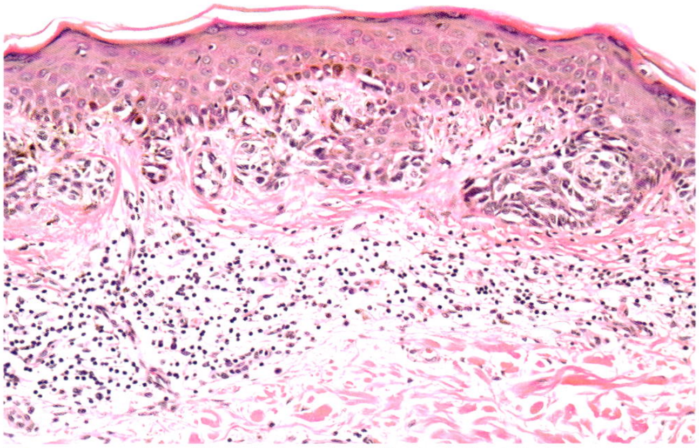

图 26.133 雀斑样黑素瘤：交界巢显示明显的中度至重度的细胞学异型性

保留着正常的表皮突结构。细胞异型性不一，可能并不突出，日光性弹性组织变性不是其特征。这些特征有助于将本病与其他形式的雀斑样痣黑素瘤加以区分。黑素细胞染色可有助于更好地显现密度增加的异型黑素细胞。这些病变在大的切除标本中可能更易于识别，而在较小的标本中辨别其特征可能比较困难[2]。如前所述，大多数皮损中存在雀斑样痣伴不同异型性的证据，提示为病变前体。这也是小的活检标本易于漏诊的原因。

# 原发性真皮黑素瘤

## 临床特征

以此命名的病例显然是黑素瘤的罕见表现，表现为一个真皮结节缺乏原位成分或原先伴发痣[14]。系列报道显示，此种表现的黑素瘤占所有黑素瘤的不足 1%[5]。其被报道具有广泛的解剖学分布，但头颈部和四肢是最好发的部位。在一组 13 位患者的研究中，平均 Breslow 厚度为 9.6 mm，平均 4 年生存率为 92%[6-7]。这提示此肿瘤较结节性黑素瘤更少具有侵袭行为。在一组特征明显的 12 817 位患者中，对被确诊为单发的真皮黑素瘤（不同于来源不明的黑素瘤，其通常仅表现为一个孤立的淋巴结转移）的 101 位患者进行调查发现，与分期匹配的传统黑素瘤相比，二者预后无差异[5]。其他的研究显示出各种结果，但绝大多数包括来源不明的原发性黑素瘤，这可能影响研究结果[8-12]。的确，在所有这些文献中，不清楚作者是否描述的是同一种肿瘤。需要更多的研究来进一步完善我们的定义、理解这种可能的疾病，以及描述它的自然发展过程。目前，对于这种肿瘤，可能最好的理解是一个标准黑素瘤，其危险性与所测的 Breslow 厚度成比例。

## 组织学特征

病变的特点是真皮层和（或）皮下组织内的黑素瘤结节，由上皮样细胞至梭形细胞组成。一些病例具有显著的有丝分裂，但总体而言，Ki-67 指数可能较结节性黑素瘤或转移性黑素瘤低[6]。这对于区分该疾病与转移性黑素瘤或原发灶不明的黑素瘤非常重要，后二者受截然不同的分期影响[13]。这种疾病的解释包括与毛囊黑素细胞相关的起源细胞以及原有表皮内成分的完全消退。

# 黑素瘤分子分型

对黑素瘤的流行病学和复杂的分子发病机制的完整、详尽的讨论超出了这本书的范畴。本章中所涉及的与疾病和诊断相关的组织学方法和分子生物学工具也可应用于预后判断和治疗筛选。新近的分子学数据已经渗入我们传统的分类方法，在某些病例中得以确认，并在其他领域提出了替代的概念。第 4 版保留了标准的黑素瘤分类，包括浅表播散性黑素瘤、结节性黑素瘤、肢端雀斑样痣黑素瘤和黏膜黑素瘤等，虽然有关于临床疗效、病史延续性及相关文献的讨论，但在接下来的几年里，黑素瘤的分子分类有可能占优势并将在未来的版本中应用。

## 黑素瘤流行病学

绝大多数黑素瘤发生于白种人日光暴露的皮肤。年龄小于 50 岁的黑素瘤患者出现密度最高的是躯干和肢端，而年龄大于 50 岁的黑素瘤患者颜面部的密度最高。需警惕的是体表暴露部位皮损的密度而非数量。一般认为，白种人高发的黑素瘤和非黑素瘤皮肤癌是皮肤色素沉着减少、紫外线诱导的突变增加的结果。皮肤色素沉着受遗传控制，在不同人种中存在显著变化。某种程度上说，肤色的差异是针对日光辐射条件自然选择的结果。白种人的浅肤色可能是适应较高纬度的低紫外线暴露水平，最有可能是维持足够的维生素 D 合成。相关的研究显示，色素沉着基因常呈多态性，促黑细胞激素受体 1（melanocortin receptor one，*MC1R*），其拮抗剂刺鼠信号蛋白（agouti signaling protein，*ASIP*），酪氨酸酶（tyrosinase，TYR），酪氨酸酶相关蛋白（tyrosinase-related protein，*TYPR*），Ⅱ型眼皮肤白化病中突变的 P 基因（*OCA2*），溶质携带物家族 *SLC24A5*、*SLC24A4* 和 *SLC45A2*（*MATP*）的离子交换蛋白，干扰素调节因子 *IRF4* 或 *MUM1*，这些遗传因子控制肤色、晒黑能力以及雀斑的发生[1]。白种人皮肤色素沉着的减少导致对紫外线照射防护能力的减弱，这被认为是引起皮肤体细胞（包括黑素细胞）突变的原因。然而，白种人易感性的增加可能并不完全归因于皮肤色素沉着的差异，因为非洲白化病患者家系并无黑素瘤发病率增加，而他们更易于发生皮肤鳞状细胞癌[2]。

## 黑素瘤和紫外线辐射

确立紫外线照射与黑素瘤形成之间的因果关系需要考虑几个方面的因素。紫外线照射引起广泛的突变。在这些突变中，紫外线特征性突变，如 C ＞ T 或 CC ＞ TT 转换是最普遍的。然而，黑素瘤常见的癌基因，如 *BRAF* 和 *NRAS* 总体来说不显示此种特征[3-4]。例如，最常见的 *BRAF* 密码子 600 突变是由 T 至 A 的转换，而这与传统的紫外线特征不匹配[5]。这些癌基因中紫外线特征或突变的缺失与紫外线照射在它们的形成中的作用是一致的。通过突变活化基因的可能性远远低于通过无义突变废除它们功能的可能性。因此，癌基因突变倾向于集中在几个关键热点，与之相反，肿瘤抑制基因的突变更加广泛。对于 *NRAS* 或 *BRAF*，仅有几个氨基酸序列的特殊改变导致它们构成性激活，使这些细胞获得其选择优势。这一现象明显扭曲了突变谱，并能解释 UV 特征性突变的缺失。紫外线辐射在黑素瘤形成中的成因作用则通过观察到主要黑素瘤抑制基因，如 *CDKN2A*、*P53*、*PTEN* 等显示紫外线特征性突变得以明确证实[6-7]。这些发现提供了紫外线辐射与黑素瘤发病机制相关的确凿证据。然而，并不是所有的黑素瘤都是由紫外线辐射引起的，一些黑素瘤发生在解剖学上相对或完全受保护的部位，如掌跖、甲床和黏膜。这并不是说紫外线辐射和黑素瘤之间的因果关系存在问题，而只是表明这些黑素瘤在生物学上是不同的。这一假设进一步被发生在肢端和黏膜部位的黑素瘤所支持，此两种黑素瘤与日光暴露部位发生的黑素瘤不存在显著相关性。在全球人群中，肢端和黏膜黑素瘤的绝对发病率似乎相对稳定，因其不依赖于肤色[8]。并且，紫外线辐射显然并不是突变的一个必要条件，例如 *BRAF*，因为同一 *BRAF* 突变也常出现在甲状腺癌和结直肠癌中。

## 黑素瘤由不同亚型组成

黑素瘤的临床和组织病理学表现存在相当大的变化，这种变化部分依赖于肿瘤发生的解剖部位以及该部位紫外线暴露的程度。如前所述，这些差异导致了黑素瘤传统组织类型的区别，它们最初在悉尼分类中被提出[9]。对这一分类的论证仍存在相当大的争议，反对者们认为黑素瘤是一种单一的疾病，其临床和组织病理学特征的不同是继发现象，主要是因为提出的亚型对于晚期疾病的进展或对治疗不同反应的预测没有任何影响[10]。然而，考虑到手术切除之外可选择的有效治疗极其有限，反对者们的批评就显得十分空洞。此外，在定义表型特征时存在显著的重叠，这使得相当部分的原发性肿瘤不能被明确分类[11]。

近十年来，黑素瘤基因改变的鉴定已经取得了重要的进展，并为生物学上不同类型黑素瘤的概念提供了有力的病原学支持。几个确定的基因改变、癌基因突变和染色体畸变与黑素瘤特定的临床和病理学特征高度相关，表明黑素瘤不是一个同质的病种，而是由不同的分类组成。然而，值得注意的是，新出现的基因学特点相当大程度上与原发黑素瘤类型间存在相关性。尽管如此，现有信息的有机组合仍有待进一步完善。新的数据提出一个将基因改变与临床或组织病理学的疾病特征以及易感因素和环境因素相整合的可能性。定义亚型的关键任务目前正在进行，是世界各地实验室相当大的研究主题。

## 日光暴露皮肤上的黑素瘤

如上文讨论的流行病学数据提示，大部分发生于白种人日光暴露皮肤和发生于肢端或黏膜部位的黑素瘤之间的差异在人种间未显示出发病率的变化。但一些迹象表明，发生于日光暴露皮肤上的黑素瘤可能会显示进一步的异质性，并由不同的亚型组成。正如多年来的认识，日光暴露模式（间断性和慢性日光暴露）以及紫外线辐射的累积剂量与黑素瘤的临床特征和组织病理学表现是相关的。头颈部的黑素瘤易发生在老年人，发病高峰出现在 72 岁左右[12]。这些肿瘤周围的皮肤特征性地表现为慢性日光损伤，具有明显的日光性弹性组织变性。头颈部黑素瘤也与光线性角化病相关，后者也是慢性日光暴露的标志[13]。晚年时发生和发生在严重的紫外线暴露皮肤提示紫外线总累积量是一个主要危险因素。

与之相比，躯干部位的黑素瘤发病高峰在 54 岁左右，肿瘤周围皮肤无慢性日光损伤的特征[12]。54 岁以上人群黑素瘤发病率的下降提示不是紫外线辐射的蓄积，而是紫外线暴露的时机在这些类型的黑素瘤中发挥了决定性作用。高龄患者躯干部位黑素瘤发病率的下降提出某个特定窗口早年易受损的可能性。流行病学研究证实儿童期紫外线暴露在黑素瘤的发病机制中扮演一个重要的角色[14]。与慢性日光暴露部位（如面部）的黑素瘤患者不同，躯干部位的黑素瘤患者有更多的黑素细胞痣，提示躯干上的黑素瘤和痣之间存在一个共同的发病机制[15]。大多数痣发生在儿童期和青少年期，这一事实进一步强化了这类黑素细胞肿瘤早年有紫外线辐射易损窗口的可能性[16]。

分子遗传学数据支持日光暴露皮肤特殊黑素瘤类型的概念[17]。比较体细胞致癌基因突变频率以及染色体畸变模式，揭示了发生在慢性光损伤皮肤（chronically sun damaged，CSD）和非慢性光损伤（nonchronically sun damaged，non-CSD）皮肤上的黑素瘤之间的一些差异。*BRAF* 突变在非慢性光损伤性黑素瘤中非常普遍（大约 70%），而在慢性光损伤性黑素瘤中的频率相对低（大约 15%）[18-19]。因此，黑素细胞痣和非慢性光损伤性黑素瘤共享高频率 *BRAF* 突变的事实进一步支持紫外线辐射和曝光时间这个常见病因。慢性光损伤性黑素瘤和非慢性光损伤性黑素瘤之间还存在其他遗传学改变上的差异。与非慢性光损伤性黑素瘤相比，大约 30% 的慢性光损伤性黑素瘤有 *KIT* 突变或 DNA 拷贝数增加，而 *KIT* 突变在非慢性光损伤性黑素瘤中非常罕见（图 26.134）[20]。慢性光损伤性和非慢性光损伤性黑素瘤在染色体畸变模式方面也存在显著差异[21]。40% 的非慢性光损伤性黑素瘤出现 10 号染色体缺失，少于 10% 的慢性光损伤性黑素瘤缺失该染色体（图 26.135）。10 号染色体最常见的损

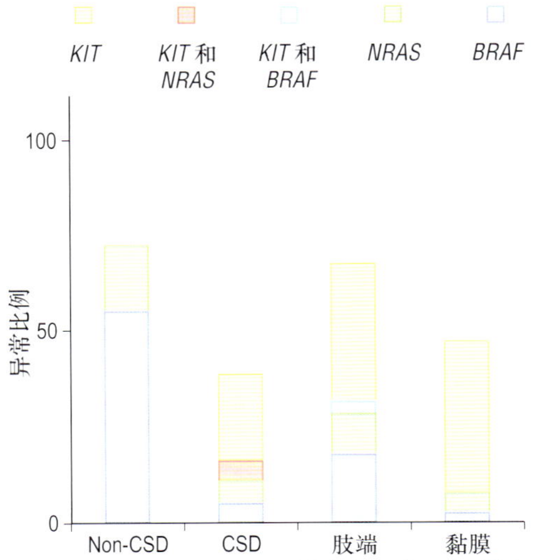


**图 26.134** *BRAF*、*NRAS* 和 *KIT* 基因改变在四组黑色素瘤中的频率分布：non-CSD，非慢性光损伤皮肤上的黑素瘤；CSD，慢性光损伤皮肤上的黑素瘤，存在明显的日光性弹性组织变性的证据；肢端，黑素瘤发生在足底、手掌或甲下部位；黏膜，黑素瘤发生于黏膜。一例慢性光损伤性黑素瘤同时有 *KIT* 和 *NRAS* 突变，一例肢端黑素瘤同时有 *KIT* 和 *BRAF* 基因突变

失区域包括肿瘤抑制基因 *PTEN*，其编码一个 PI3- 激酶（PI3K）通路上的负调节蛋白，被认为是 10 号染色体缺失的决定性因素。*BRAF* 突变仅活化 MAP 激酶通路的事实是与 PTEN 丢失一起出现的最可能解释[22]。相比之下，激活 *NRAS* 突变可使 MAP 激酶和 PI3K 通路均活化，因此，*NRAS* 突变的肿瘤不需要 PTEN 的丢失[22]。一小部分黑素瘤已发现有 PI3K 催化亚单位的点突变[23]。非慢性光损伤性黑素瘤更常见 7 号染色体拷贝数的增加[21]。在非慢性光损伤性黑素瘤中，这一畸变至少部分可能是通过高频率的 *BRAF* 突变驱动的。突变的 *BRAF* 等位基因拷贝数常常增加，提示 7 号染色体拷贝数的增加是选择性地针对携带突变 *BRAF* 等位基因的染色体[18, 24]。位于染色体 11q13 的编码细胞周期蛋白 D1 的 *CYCD1* 拷贝数增加是另一个区分特点，因为这发生在 > 50% 的慢性光损伤性黑素瘤中，而在非慢性光损伤性黑素瘤中罕见发生[21, 25]。其他的研究表明，与非慢性光损伤性黑素瘤相比，慢性光损伤性黑素瘤的 p53 表达增加[26]。关于 *NRAS* 突变频率的差异已经有相关报道，但是似乎研究结果并不一致[21, 27]。简而言之，在黑素瘤中无论是主要的增殖通路还是生存通路均被活化。遗传学上，这可通过激活上游受体的突变来实现，如 *KIT* 编码酪氨酸激酶受体，或下游 *NRAS* 同时活化两条通路，或通过激活 *BRAF* 突变联合 *PTEN* 丢失（图 26.136）。显而易见，这些通路可以其他方式或经另外的通路被激活，但是这些说明从系统生物学的观点而言，通路活化通过某种方式联合起来是合理的[28-30]。

慢性光损伤性和非慢性光损伤性原发肿瘤详细的表型分析已经发现，原发肿瘤的组织形态方面与 *BRAF* 突变存在相关模式[31]。伴 BRAF 突变的黑素瘤显示表皮内向上散布的黑素细胞增加，细胞巢超过了单个细胞，受累表皮增厚，与邻近未受累表皮的界限更清晰，肿瘤细胞更大、更圆、色素更深（图 26.137）。在一项研究中，对相关的独立特征进行简单组合，*BRAF* 突变状态可预测的精确度高达 80%[31]。在此项研究中提出一个应用瘤细胞向上散布、成巢程度以及色素沉着这些指标进行的简单算法。表皮内黑素细胞向上扩散完全缺失不可能出现 *BRAF* 突变。反之，具有任何程度的表皮内黑素细胞向上扩散、大多数交界处黑素细胞排列成巢而不是单个细胞的黑素瘤具有包含 *BRAF* 突变的高度可能性。对于向上扩散而不显著成巢的黑素瘤，色素沉着程度有助于进一步预测 *BRAF* 突变情况。有 *BRAF* 突变的黑素瘤常显示黑素细胞胞质内色素沉着。

与 WHO 分类法推荐的传统的黑素瘤分型相比，这

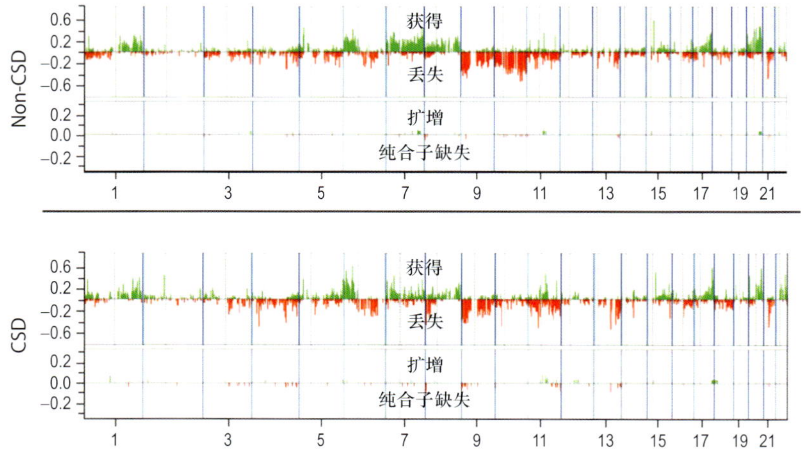


**图 26.135** 非慢性光损伤性和慢性光损伤性黑素瘤发生 DNA 拷贝数变化的频率：上面的直方图显示每种类型黑色素瘤增加（绿色）的频率和丢失（红色）的频率，下面的直方图显示出了扩增（绿色）和纯合缺失（红色）。*x* 轴表示 1 号至 22 号染色体的基因组位置。垂直蓝色实线标示染色体之间的界限，垂直灰色虚线标注着丝粒的位置

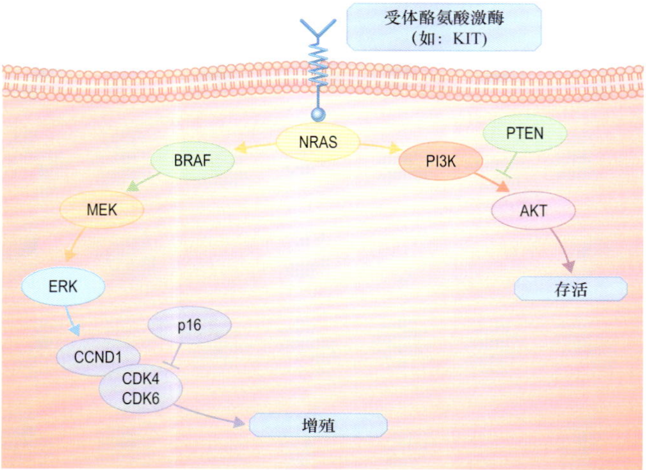


**图 26.136** 黑素瘤重要通路的简化原理示意图：某一酪氨酸激酶受体下游为 Ras，Ras 分叉为 BRAF/ERK 和 PI3K/AKT 通路，引起增殖和存活。这两种途径（及其他途径）的活化似乎是黑素瘤发展所需的，并且这些都以一个合理的方式聚集。例如，激活 *KIT*、*NRAS* 和 *BRAF* 突变是相互排斥的，因为它们激活相同的通路。PTEN 丢失伴有 *BRAF* 而不是 *NRAS* 突变，因为 *NRAS* 激活 PI3K 途径，而 *BRAF* 并不能激活。随着越来越多特异性抑制剂的开发，这些组合很可能有治疗的实用性

项研究应用简单的组织形态学标准（如向上散布、成巢和色素沉着）进行组合，能更好地预测突变状态。这表明改良的分类方法来定义生物学行为更具有均质性的发展潜力。它将与靶向特定基因改变的治疗方案的发展更具有相关性。迄今为止，最引人注目的例子是在一些慢性光损伤性、肢端和黏膜黑素瘤中发现频发的 *KIT* 突变，而现有的药物可成功地针对它进行治疗[32-34]。

其他在黑素瘤已发现的基因改变包括 *MITF* 突变或扩增和 β-联蛋白突变。MITF 是一个碱性螺旋–环–螺旋（hHLH）–亮氨酸拉链蛋白，其在不同细胞类型，包括神经嵴衍生的黑素细胞和视杯源性视网膜色素上皮细胞中发挥作用[35]。*CTNNB1* 编码的 β-联蛋白是 WNT 通路的一个重要信号组成，在该通路中充当一个黏附连接蛋白，也可作为一个转录因子，并在一小类黑素瘤中发生突变[36-37]。

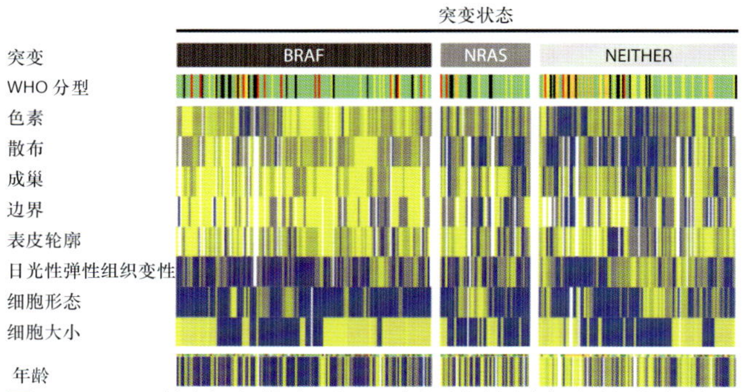


**图 26.137** 不同突变状态下 302 例原发性黑素瘤的形态学和临床特征：热图显示了三组黑素瘤（*BRAF* 突变、*NRAS* 突变或两者皆无）与突变状态显著相关的特点。下面的各行是这些特点的得分，从深浅不等的蓝色（低分）到灰色（中间分数）到黄色（高分）。这些特点包括黑素瘤细胞的色素沉着、表皮内黑素细胞的向上散布、黑素细胞成巢、日光性弹性组织变性的程度、细胞大小以及患者年龄。

分界，黄色表示从受累皮肤突然转至未受累皮肤，灰色得分代表连续的转变，蓝色得分是不连续的转变。受黑素瘤累及的表皮轮廓从黄色（棘层肥厚）到蓝色（萎缩）。细胞形状从蓝色（圆形）到黄色（梭形）。样品列成柱状，采用凝聚层次聚类法按每种类别排列。WHO 分型的颜色代码是浅表播散性黑色素瘤（SSM）绿色，恶性雀斑样黑素瘤（LMM）黄色，结节性黑素瘤（NM）红色，肢端雀斑样黑素瘤（ALM）橙色。无法分类的样本是黑色的

## 相对或绝对的紫外线保护部位发生的黑素瘤

肢端黑素瘤发生的解剖部位较少暴露于紫外线辐射，且由于皮肤显微解剖的特征而得到了更好的保护。肢体远侧掌跖面是典型的避光部位。此外，无毛皮肤的特点是有显著增厚的角质层和较厚的表皮提供额外的紫外线保护。甲母质受甲床沟和甲板保护。除了唇

和睑裂的球结膜外，黏膜部位发生的黑素瘤则完全未暴露于紫外线。用比较基因组杂交进行基因组分析显示，肢端和黏膜黑素瘤均表现出高度的基因不稳定性，通过频繁的染色体畸变（尤其集中于基因扩增）得以反映（图 26.138）[21, 38-41]。特别是黏膜标本显示拷贝数改变影响每一条染色体。虽然黏膜黑素瘤在被检测到之前常具有相当长的潜伏期，并因此多比其他类型原发性黑素瘤厚，但这种高度的基因不稳定也可以发生在较薄的皮损。在其他癌症中，基因扩增通常在疾病进展后期出现，常常是预后不良的标志[42]。相比之下，研究表明在肢端黑素瘤中，这些扩增在疾病发展过程中出现得非常早，可以在原位阶段被检测到[38]。

基因扩增通过双链 DNA 断裂的重复循环和随后的染色单体的端-端融合而发生，因此失去了对基因组完整性的控制。由于 p53 基因和其他已知的诱导不稳定性的突变罕见，这种失控及随之产生的基因不稳定性的原因目前仍不清楚。显而易见的是，紫外线辐射在这些黑素瘤中并不发挥重要作用，目前仍未揭示究竟有无特定的致癌物质参与肢端和黏膜黑素瘤的发病机制。然而，发生在非暴露部位和日光暴露部位皮肤上的黑素瘤的基因组不稳定性程度有显著差异，这表明这两种情况下遗传损伤的类型从根本上来说是不同的和有差异的。在日光诱导的黑素瘤，紫外线光产物和氧化损伤可能占主导地位，而双链 DNA 断裂可能在肢端和黏膜黑素瘤中较多见，但其机制尚未被发现。

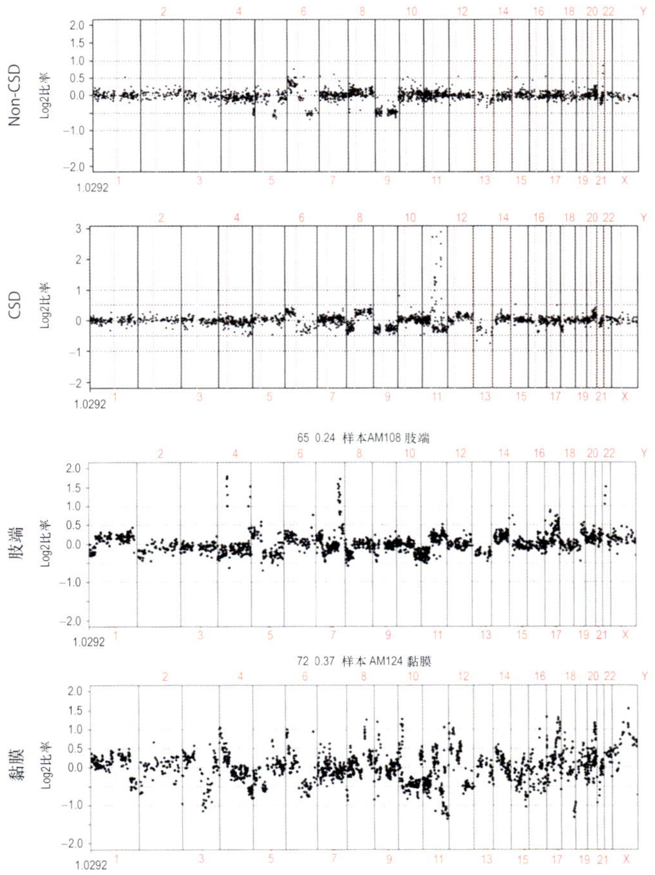


**图 26.138** 不同类型黑素瘤之间基因组不稳定性程度的差异：代表性的例子是 non-CSD、CSD、肢端和黏膜黑素瘤的微阵列比较基因组杂交。*y* 轴代表各微阵列元素中的拷贝数（三次测量的平均值），用肿瘤参照荧光强度的 $\log_2$ 比率表示。+ 0.25 和 − 0.25 之间的值被认为是正常的，高于这个范围的值代表增加，低于这个范围的值代表丢失。值高于 0.9 被视为扩增。在实际工作中，采用的是更加复杂的评估，要考虑到每个病例的信噪比[33]。*x* 轴表示 1 号到 22 号染色体的基因组位置

虽然肢端和黏膜黑素瘤均具有特征性的染色体畸变高发率（包括频繁的基因扩增），但是受拷贝数改变影响的基因组区域在这两种疾病中有明显不同[21]。肢端黑素瘤最常见的扩增位点是染色体 11q13 上的 *CYCD1* 位点。其他常见的扩增位点包括染色体 5p15 上的端粒末端转移酶位点。但是，约 50% 的肢端黑素瘤有 *CYCD1* 扩增，而黏膜黑素瘤没有。相反，一组黏膜黑素瘤扩增了编码细胞周期蛋白 D1 的结合配体——细胞周期蛋白依赖激酶 4（cyclin dependent kinase 4，CDK4）[21]。CDK4 通常被 p16 功能抑制，后者是 G1/S 期转换点的"看门基因"。在黏膜黑素瘤中，CDK4 的扩增与 p16 位点的缺失是相互排斥的，这表明，这些基因异常可能在功能上是等价的（图 26.139）。

只有少数肢端黑素瘤有 *BRAF* 或 *NRAS* 突变，*BRAF* 突变在黏膜黑素瘤几乎不存在[18, 43-45]。近来研究已确定，在肢端、黏膜和慢性光损伤性黑素瘤中存在受体酪氨酸激酶 KIT 的改变[20, 46]。在其他的癌症，如胃肠道间质肿瘤发现 KIT 的激活点突变。*KIT*

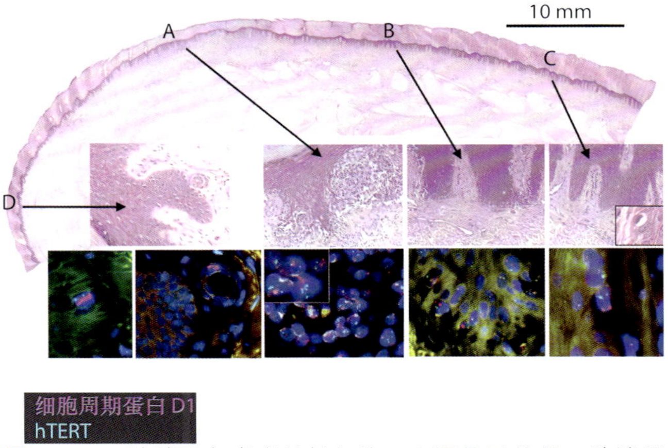


**图 26.139** 肢端黑色素瘤的场细胞：上图显示的是一肢端黑素瘤特定 4 个区域的特写。A 区域显示的是浅表侵袭性黑素瘤，通过 FISH 显示 CCND1（细胞周期蛋白 D1）和 TERT 端粒酶逆转录酶的扩增（在蓝染的细胞核内分别表现为簇状红色和蓝色信号）。B 区域显示原位黑素瘤有 CCND1 的扩增和正常拷贝数的 hTERT。C 和 D 区域显示组织病理学上未受累的表皮，通过 FISH 染色发现单个基底黑素细胞伴 CCND1 扩增（蓝染细胞核间可见簇状红色信号）。在第二个 FISH 面板 D 中，黑素细胞伴 CCND1 扩增位于一个小汗腺导管

基因拷贝数的增加呈一个模式，即大多数与 *NRAS* 和 *BRAF* 突变相互排斥。一些病例报告表明，有 *KIT* 突变的患者对 *KIT* 抑制剂，如伊马替尼和其他药物表现出良好的治疗反应[32-34]。未来的研究将揭示究竟是什么改变——突变、拷贝数的增加，或二者兼而有之——将更好地预测对 *KIT* 抑制剂的治疗反应。迄今为止，一些未经选择的黑素瘤患者的临床试验显示 *KIT* 抑制剂（如伊马替尼）治疗无效[47]。某些类型的黑素瘤中发现 KIT 为癌基因，但在其他类型中则不是，这表明了认识到黑素瘤是一个异质性疾病组的重要性。虽然大多数伴 *KIT* 基因改变的黑素瘤过度表达蛋白（后者通过 CD117 免疫组化确定），但增加的免疫反应性并不能可靠地预测患者反应[20, 48-50]。

黑素瘤的分类中，*KIT* 的基因改变常显示雀斑样生长模式，且与未受累表皮之间界限不清。这些生长特征可能与 *KIT* 活化的生物学效应相关。*KIT* 对于黑素母细胞从神经嵴迁移至皮肤和生长过程中归巢于上皮结构是必不可少的。如果在体外培养的黑素细胞中加入活化的 *KIT*，可诱导其迁徙的表型类似于雀斑样模式[51]。黑素瘤异常的 KIT 信号可有助于解释肢端皮肤黑素瘤中的场效应（图 26.139、26.140）[38]。“场细胞（field cells）”现象用以描述出现基因学改变的黑素细胞，其在组织病理学上位于原位肢端黑素瘤附近表现正常的皮肤上。在邻近侵袭性黑素瘤中发现部分场细胞存在基因扩增，这表明它们是组织病理学上检测到的原位黑素瘤的前体。场细胞在生物学上代表黑素细胞的克隆扩增伴严重的基因改变。如上文所述，基因扩增发生在基因组完整性缺失的细胞。这些改变在性质上不同于癌基因（如 *BRAF*）的点突变，因为它们代表基因组完整性整体上的异常。因此，场细胞最好的解释是癌前细胞，其在组织学表现上与正常细胞并无感觉差别，但有发展成原位黑素瘤的明确风险。这些场细胞可超出组织病理学所识别到的原位癌范围 1 cm 以外，但有趣的是，其范围大小与肿瘤厚度之间没有任何的关系[52]。一旦二者之间的临床相关性被确定，测定场效应可提供一个比目前经验得出的建议更加客观的指导，以用于确定原位黑素瘤的切缘横径和切除厚度。

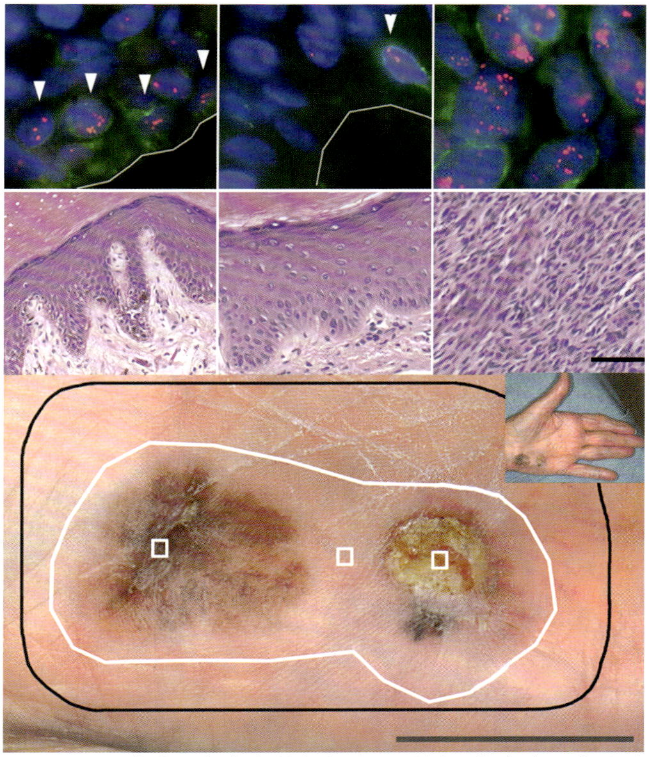

**图 26.140** 肢端黑色素瘤的场细胞。下图：临床表现有（1）原位黑素瘤；（2）临床、皮肤镜和显微镜下的正常皮肤；（3）3.0 mm 厚度的侵袭性黑素瘤。黑线，手术切缘；白线，由 11q13 扩增确定的场细胞边缘。中图：1～3 区域的 H & E 染色和 FISH 检测。FISH 图仅代表一个局灶平面，因此不是所有的信号都是可见的。绿色免疫荧光标记的 Melan-A 抗体，帮助用于确定基底层黑素细胞。有 11q13 扩增的细胞在 1 和 2 区域中用高亮的箭头显示

## 与上皮结构无关的黑素细胞肿瘤

绝大多数黑素细胞肿瘤——良性黑素细胞痣以及黑素瘤——源于全身上皮结构中的黑素细胞，并具有 *BRAF*、*NRAS* 和 *KIT* 等基因的突变。但是，一组黑素细胞肿瘤亚型的发生与上皮结构之间没有明显联系，也不存在这些基因的突变[19, 53]。其中一类——葡萄膜黑素瘤——起源于脉络丛、睫状体以及眼睛虹膜内的黑素细胞，在生物学上不同于皮肤黑素瘤，具有强烈的肝转移倾向[54]。其在染色体的畸变上也不同，存在频繁的染色体 3 丢失，这也是一个预后的指标[55]。在皮肤，真皮内黑素细胞增殖（先天性或后天性），以多种方式存在，从散发的蓝痣到蓝-灰色大斑片，影响结膜和眶周皮肤（太田痣）、肩膀（伊藤痣）和下背部（蒙古斑）[56]。白种人的太田痣是葡萄膜黑素瘤的危险因素这一事实提示真皮内黑素细胞肿瘤和葡萄膜黑素瘤之间具有潜在的联系。此外，蓝痣与葡萄膜黑素瘤有着组织学上的相似性[54]。有趣的是，虽然葡萄膜黑素瘤的免疫组化强烈表达 KIT，它们却缺乏 *KIT* 基因的突变[53]。

小鼠的正向遗传筛查已确定细胞突变位于异源三聚体 G- 蛋白亚单位 *GNAQ* 和 *GNA11*，通过诱导真皮内黑素细胞轻度的增殖引起皮肤色素沉着[57]。*GNAQ* 是 q 类 G- 蛋白 α 亚单位的成员，并参与 G- 蛋白偶联受体（*GpCrs*）和下游效应器之间的信号介导[58]。

近来，83%的蓝痣、50%的“恶性蓝痣”和46%的葡萄膜黑素瘤中发现有体细胞*GNAQ*的突变[59]。人类肿瘤的突变不同于在小鼠筛查中发现的超等位基因变异。人类黑素细胞肿瘤所有的突变仅见于密码子209，它与*NRAS*家族成员密码子61同源，并导致构成激活。黑素细胞GNAQ下游调控的具体信号通路仍需要进一步确定。一般情况下，通过磷脂酶Cβ释放二酰甘油（DAG）激活GNAQ，导致蛋白激酶C家族成员活化。体外研究表明，$GNAQ^{Q209L}$突变转化黑素细胞的效率可与*NRAS*突变相媲美，并导致MAP-激酶通路的激活。这些研究证实，*GNAQ*作为一种癌基因，在不同类型的良性和恶性黑素细胞肿瘤中的频繁突变与上皮结构无关。当引入鼠黑素细胞突变体，而不是野生型时，GNAQ可诱导重度色素性肿瘤，其形态学类似于人类的蓝痣和色素性黑素细胞瘤的谱系。

另一个涉及蓝痣和相关肿瘤发病机制的信号通路是蛋白激酶A（protein kinase A，PKA）通路。在Carney综合征中发现有PKA调节亚单位（由PRKARIA编码）功能丧失性突变，导致PKA的过度活化，随之激活MITF转录因子[60]。

## 总结

遗传分析显示，一些关键信号通路的异常突变是黑素瘤病因学的关键事件。最突出的是，MAPK和PI3K激酶通路突变是最常见的遗传事件。这两个通路可在受体水平（KIT）或更下游（NRAS、PTEN、BRAF、PI3KCA）被激活，突变的模式部分与原发肿瘤的解剖部位、临床和组织学特征相关。通过刺激上游因子的扩增激活MITF转录是黑素瘤发病机制中的另一个关键因素[61]。最近，在葡萄膜黑素瘤、蓝痣和相关肿瘤中发现GNAQ的突变提示了另外的与黑素细胞肿瘤亚型相关的信号通路。高通量基因组工具的应用使我们有望在未来十年内整理归类黑素瘤全套关键基因突变，完成基因图谱并进行综合分类，进而用于分层诊断和治疗。

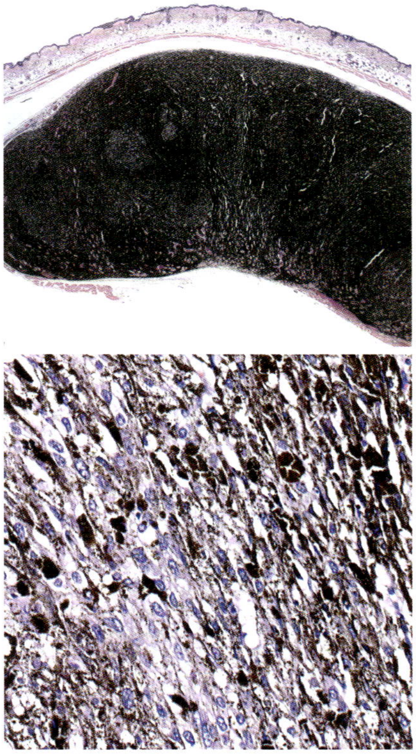

**图 26.141** *GNAQ*突变黑素细胞的动物模型：小鼠黑素细胞稳定转染突变型*GNAQ*，而不是野生型*GNAQ*，10周后诱导高度色素沉着的梭形和上皮样黑素细胞肿瘤

（王小霞译　高天文校　陈连军审）

# 第27章 结膜肿瘤

Jacob Péer and Shahar Frenkel



## 概述

结膜为一种半透明的黏膜，富含毛细血管。结膜可以分为三个区域：球结膜，包括角膜缘结膜，它覆盖着眼球前部的巩膜；上、下、侧穹窿结膜；睑结膜，包括睑缘黏膜与皮肤的过渡区域，覆盖着眼睑后表面（图 27.1）[1]。结膜可以在眼球表面和穹窿中移动，它松散地附着于巩膜之上，但较牢固地固定于眼睑的后表面，在此其明显附着于睑板上。

虽然结膜为一种非常薄的组织，但其组织成分产生的肿瘤类型众多。结膜由上皮和上皮下基质（固有质）组成。近角膜缘的上皮与角膜上皮连续，皮肤黏膜上皮区上皮与眼睑表皮连续。这两个位置可能为结膜干细胞的位置[2]。上皮细胞层在穹窿一般呈柱状，但在球结膜却往往呈立方体状。杯状细胞存在于上皮细胞的浅层和中层，在结膜的穹窿下部最多，而不存在于正常角膜缘的结膜中。黑素细胞分布在上皮细胞的基底层。

结膜基质是由纤维血管结缔组织（其在穹窿处较厚，在眼球上较薄）和眼睑后表面组成。其含有胶原和弹性组织、动脉、静脉、淋巴管、神经及 Krause 和 Wolfring 副泪腺。类似于其他黏膜组织，结膜也含有相关的淋巴组织。结膜基质通常含有大量淋巴细胞、浆细胞、肥大细胞和嗜中性粒细胞。淋巴细胞聚集形成结节，而不是真正的淋巴滤泡。

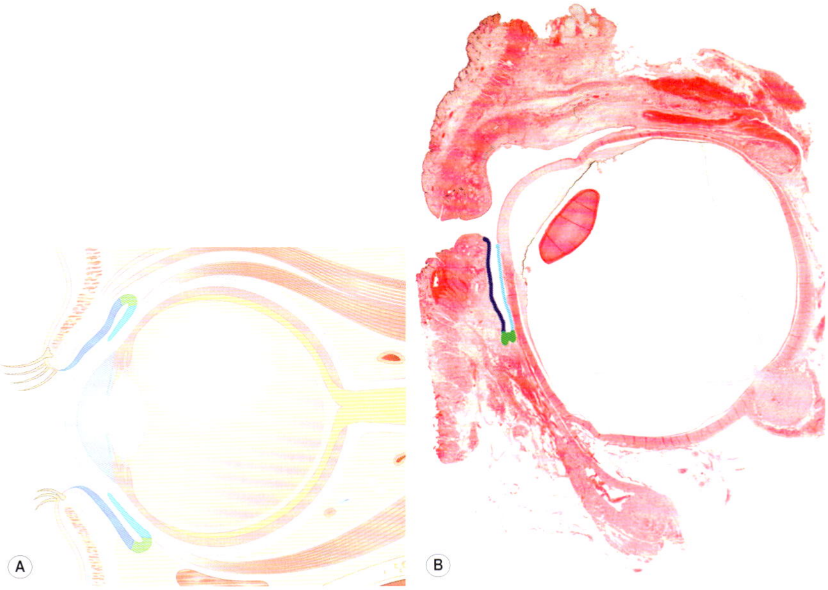


图 27.1　正常的眼结构：（**A**）矢状断面示意图显示的球结膜（淡蓝色）、穹窿结膜（绿色）和睑结膜（绿色）；（**B**）矢状切除内容物标本，用与（**A**）相同的颜色标记出下部结膜不同部分

在眼球的内侧，半月襞和泪阜取代穹窿。半月襞是结膜上的垂直褶皱，位于泪阜的外侧。它由 8 ～ 10 层上皮细胞组成，其内含有许多杯状细胞。这种疏松、多血管的基质含有一些由交感神经支配的非横纹肌肌纤维。基质还可能含有脂肪组织。泪阜，包括结膜和皮肤结构以及毛发、皮脂腺、汗腺和副泪腺，是一种位于内眦的肉质突起。泪阜含有丰富的血液和神经供应，并有无角化的复层鳞状上皮细胞覆盖，其内含有较多的杯状细胞。泪阜的肿瘤为黏膜或皮肤来源。

良性肿瘤和恶性肿瘤起源于结膜的上皮和基质结构。睑裂部的球结膜暴露于阳光可能是一些结膜肿瘤发生的一个因素。当整个结膜暴露时，各种外部的化学、物理和生物因素在结膜肿瘤的发展中起作用。原发于眼球、眼睑或眼眶的肿瘤和远隔部转移而来的肿瘤都可侵及结膜。

## 检查

由于结膜清晰可见，因此眼表肿瘤通常在早期就可识别和诊断。使用裂隙灯进行外眼检查和详细的评估对于正确诊断结膜肿瘤至关重要。因为这些病变具有特征性的临床表现，一个有经验的眼科医生可以通过临床检查作出准确的诊断。

因为在手术显微镜的漫射光下评估结膜病变很困难，应在治疗前通过裂隙灯检查准确记录结膜和角膜病变的程度。可以使用荧光素或者玫瑰红来显示异常的上皮和肿瘤边缘，尤其当病变呈弥散性分布时。结膜病变应外部拍照或通过裂隙灯拍照来准确地记录肿瘤以及肿瘤的边缘。

必须要评估球结膜、睑结膜和上、下穹窿的肿瘤受累情况。用棉签轻轻按压异常结膜，如果肿瘤可自由移动，则提示巩膜未受累。附着在巩膜上的结膜病变可能表明瘢痕或恶性肿瘤。当肿瘤较厚或附着于周围组织，可以使用高频超声深入到巩膜、角膜或眼内结构，判断肿瘤的深度和广度。

整个眼球和眼睑都应进行检查，预防潜在的肿瘤隐患。如果怀疑是恶性肿瘤，对于耳前和颌下区肿大的淋巴结必须触诊，以确定是否有区域转移。

结膜肿瘤或角膜肿瘤的确诊需要组织学检查。但无症状的良性肿瘤往往是通过定期观察，活检仅用于有证据表明肿瘤生长或产生恶变时。当一个小肿瘤需要活检时，应彻底切除病灶。而对于大的结膜病变，彻底切除肿瘤可能会严重损害眼结膜，或者不可能完全切除病灶，在这种情况下，切开活检就成为必要。如果肿瘤需要接受放射治疗、化疗或局部治疗（如冷冻疗法或局部化疗），切开活检也是合适的。虽然脱落细胞学可用来评估结膜肿瘤和角膜肿瘤，但该方法提供的信息仅限于病变浅层而不是肿瘤的侵袭能力，这可能会影响肿瘤的诊断治疗。

## 分类

结膜肿瘤分类取决于癌组织或癌细胞的起源、肿瘤的分化以及肿瘤的良恶性状态。某些肿瘤的亚型尽管具有相同的组织起源，却由于特殊的组织结构、功能或位置而表现不同或生物学行为不同。

大多数结膜肿瘤起源于上皮或黑素细胞。其他结膜肿瘤主要发生于结膜基质的血管、纤维、神经、组织细胞、肌源性、黏液、脂肪或淋巴组织。结膜肿瘤有五个独立分类：错构瘤、迷芽瘤、肉瘤样肿瘤、转移性和继发性肿瘤。

本章结膜及角膜肿瘤根据《世界卫生组织肿瘤国际性组织学分类》第二版进行分类[3]。同时也参考了其他相应分类方式[4-6]。本章所讨论的肿瘤在表 27.1 中列出。

## 鉴别诊断

在结膜肿瘤的鉴别诊断中，除临床病理相关性以外，还必须考虑病变的大体特性。应该重点考虑的特征包括：

- 颜色：有色或无色，红色、粉红色、蓝色、白色、黄色
- 硬度：硬、软、橡胶状或凝胶状

**表 27.1 结膜肿瘤的分类**

**上皮性肿瘤**

*良性上皮性肿瘤*
- 鳞状细胞乳头状瘤
- 角化性斑块
- 角化棘皮瘤
- 反应性上皮增生（假性上皮瘤样增生）
- 内翻性乳头状瘤
- 遗传性上皮角化不良
- 嗜酸性颗粒细胞腺瘤
- 泪腺瘤
- 囊肿

*癌前和恶性上皮瘤*
- 日光性角化
- 结膜上皮内瘤样病变
  - 上皮不典型增生
  - 原位癌
- 鳞状细胞癌
  - 梭形细胞癌
  - 黏液表皮样癌
  - 腺样鳞状细胞癌
- 皮脂腺癌累及结膜
- 着色性干皮病

**黑素瘤**

*良性黑素细胞性肿瘤*
- 交界痣
- 混合痣
- 皮内痣
- 幼年炎性结膜痣
- Spitz 痣
- 蓝痣
- 不具有非典型性的原发性获得性黑变病（PAM）
- 先天性黑变病
- 肤色相关黑变病（种族黑变病）

*癌前和恶性黑色素损害*
- 非典型性原发性获得性黑变病
- 恶性黑素瘤
  - 源于交界痣
  - 源于非典型性原发性获得性黑变病
  - 新发性

**良性和恶性间质肿瘤**

*脉管肿瘤*
- 化脓性肉芽肿
- 毛细血管瘤
- 海绵状血管瘤
- 蔓状血管瘤
- 静脉曲张
- 淋巴管扩张症
- 淋巴管瘤
- 卡波西肉瘤
- 血管肉瘤

*纤维性肿瘤*
- 纤维瘤
- 纤维组织细胞瘤
  - 良性
  - 恶性
- 结节性筋膜炎

*神经肿瘤*
- 神经纤维瘤
  - 局限性
  - 泛发性
- 神经鞘瘤（施万细胞瘤）
- 颗粒细胞瘤

*组织细胞肿瘤*
- 黄瘤
- 幼年黄色肉芽肿
- 网状组织细胞瘤

*黏液性肿瘤*
- 黏液瘤

*肌源性肿瘤*
- 横纹肌肉瘤

*脂肪组织肿瘤*
- 脂肪瘤
- 眼眶脂肪脱垂
- 脂肪肉瘤

*淋巴组织增生性肿瘤*
- 良性淋巴组织反应性增生
- 淋巴瘤
- 白血病浸润

**错构瘤和迷芽瘤**
- 皮样囊肿
- 皮肤脂肪瘤
- 骨性迷芽瘤
- 泪腺迷芽瘤
- 复杂迷芽瘤

**转移性和继发性肿瘤**
- 远处器官转移性肿瘤
- 眼内肿瘤眼外蔓延
- 眼睑肿瘤累及结膜
- 泪腺和其他眶部肿瘤累及结膜

**泪阜肿瘤**
- 结膜组织来源
- 表皮和皮肤附属器来源

**假性结膜肿瘤病变**

- 实性或囊性
- 大小
- 数量：单发或多发
- 表面：光滑、不规则、颗粒、乳头状、溃疡、脐凹或角蛋白覆盖
- 形状：平的、凸出的、有蒂的或乳头状
- 厚度：薄或厚
- 位置：眼球、眼睑、结膜穹窿或泪阜
- 累及哪一层：上皮或基质
- 活动度：随着眼球或穹窿移动或固定在眼球上
- 增生缓慢或快速
- 患者的特征：种族、年龄、性别
- 存在的系统性疾病：如代谢性疾病或恶性肿瘤
- 存在的眼睑、眼球、眼眶结构或泪液排泄系统疾病或恶性肿瘤

虽然大多数结膜肿瘤为良性，但恶性病变也时常发生。基于临床上是否存在棕黑色色素沉着和黑素细胞的组织学证据，结膜肿瘤通常分为黑素细胞肿瘤或非黑素细胞肿瘤，而非黑素肿瘤也可以有颜色。黑素细胞病变包括痣、黑变病和黑素瘤。黑变病发生于浅表上皮，而痣和黑素瘤则可累及基质。球结膜黑变病的病变可以随着结膜移动，而黑素瘤的病变通常是固定的。

大多数非黑素肿瘤是上皮性的，位于结膜表面。上皮性肿瘤的表面通常不规则、有颗粒或是乳头状，可能是白斑（即以角蛋白覆盖）或凝胶状。上皮性肿瘤可以是浅且薄或者厚且丰满的。

基质肿瘤（包括基质的转移灶）一般表面光滑。肿瘤颜色对于诊断结膜肿瘤很有帮助。血管瘤是红色、粉红色，有时为蓝色。纤维瘤通常为白色，但也可为粉红色。神经瘤、组织细胞瘤和脂肪瘤为黄色，淋巴肿瘤及白血病细胞浸润稍带粉红色，类似于腌熏三文鱼颜色（因此称为“鲑鱼斑”）。

婴儿和儿童的先天性眼球肿瘤诊断结果通常是错构瘤或迷芽瘤。肉瘤样病变对结膜肿瘤和皮肤肿瘤的鉴别诊断来说是一个特殊的挑战。当肿瘤从周围结构扩散到结膜，其原发肿瘤通常是已知的，除了眼睑皮脂腺癌佩吉特样蔓延，许多情况下，它可能起源于结膜本身。

世界卫生组织对结膜肿瘤的组织学分类包括瘤样病变，如睑裂斑、翼状胬肉和瘢痕疙瘩，如果被角质斑块覆盖或者呈胶质状，这些常见的结膜病变可能会被误认为是肿瘤。

睑裂斑是局限性黄白色凸起斑块，最常见于鼻结膜相邻边缘区域，是光化（碱性）的固有层弹性组织变性。翼状胬肉是局限性黄白色凸起，发生于鼻结膜，延伸至角膜，由结膜的固有层的光化（碱性）弹性病变组成，并伴有鲍曼（Bowman）层的溶解。

假性色素性结膜肿瘤可继发于药物、金属沉积、睫毛膏、异物、炎症后黑变病及系统性疾病（如艾迪生病）的扁平色素斑块[7]。炎症性和感染性病变（如瘤型麻风、肉样瘤结节）以及更常见的过敏性结节和其他肉芽肿性结节都应包括在结膜肿瘤鉴别诊断中。

# 良性上皮肿瘤

局限于结膜上皮的异常细胞增殖和分化可能引起结膜增厚、乳头状或结节状凸起，或混浊斑块（白斑）。这些病变很少恶变。

## 鳞状细胞乳头状瘤

### 临床特征

结膜鳞状细胞乳头状瘤是一种常见的良性上皮性肿瘤，可发生在任何年龄，但在年轻人中最为常见[1-4]。

其表现为无蒂或有蒂、粉红色或红色、表面不规则的指状凸起，有时会出现菜花状突起（图 27.2）。通常无症状及相关炎症反应。但大的带蒂病变常伴有症状，可能引起异物感、黏液分泌、出血性流泪、眼睑闭合不全或影响美观。通常单发，也可以双侧或多发、融合。

结膜鳞状细胞乳头状瘤常发生在下穹窿或球结膜，也可能存在于结膜的任何部分，包括睑结膜、睑缘、泪阜和半月襞。根据一项研究，乳头状瘤位于内侧下方，眼泪流向可以解释这一点[4]。眼结膜乳头

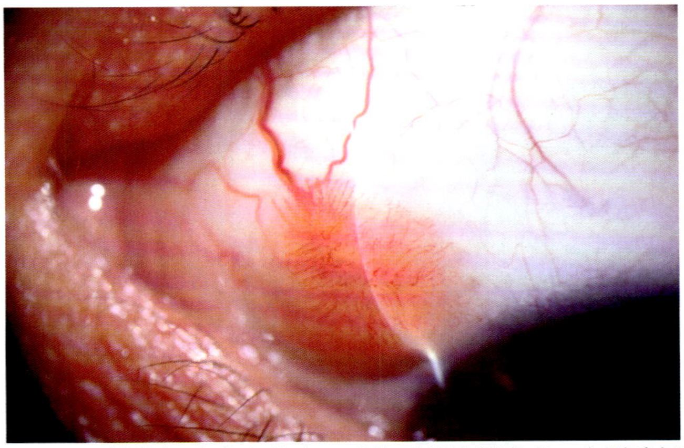

图 27.2 鳞状细胞乳头状瘤：球状无蒂结膜病变。在裂隙灯照射下显示病变的凸起

状瘤容易频繁复发，尤其是多发损害或结膜感染人乳头状瘤病毒（human papillomavirus，HPV）时。

成人的结膜鳞状细胞乳头状瘤通常是单侧单发，好发于靠近角膜缘或球结膜处。结膜鳞状细胞乳头状瘤一般根基深厚、扁平，并可增大，覆盖大部分结膜。病变偶有覆盖角膜，影响视力。临床上很难将这些病变与鳞状细胞癌区分开。

## 发病机制和组织学特征

在儿童中，鳞状细胞乳头状瘤与结膜 HPV 感染（主要为 6 型和 11 型）相关。组织学上，儿童鳞状细胞乳头状瘤由上皮突起组成，并覆盖着非角质化的棘层肥厚的复层鳞状上皮细胞，有时可见杯状细胞。这些病变的纤维血管核心通常含有急性和慢性炎细胞（图 27.3）。基底膜完整。可以使用各种免疫组织化学和分子生物学技术鉴定 HPV 感染[5-6]。

在成人中，结膜鳞状细胞乳头状瘤通常病变更广泛，上皮棘层肥厚，有不同程度的细胞学非典型性（发育不良），但一般较轻微。结膜鳞状细胞乳头状瘤通常是非角化的，但有时会出现中度角化。基底膜通常完整。

# 内翻性乳头状瘤

## 临床特征

内翻性乳头状瘤极为罕见，为实性或囊性单发结节，发生在角膜缘、半月襞与睑结膜。其向结膜基质内生长，而不像其他结膜乳头状瘤一样向外生长，故而得名。其中有些病变可为混合性内翻-外生性乳头状瘤[1]。

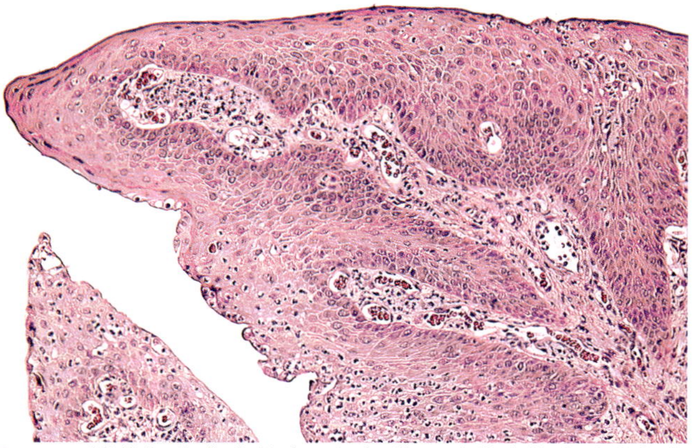

图 27.3 鳞状细胞乳头状瘤：组织学显示乳头状小叶非角化的鳞状上皮以及中心纤维血管核心

## 发病机制和组织学特征

组织学上，增生的非角化非炎性上皮细胞小叶向内生长进入下方的结缔组织。分泌黏液的杯状细胞散在分布于整个病变。黏液样物质常位于囊壁。

与鼻、鼻窦或泪囊中的内翻性乳头状瘤不同，结膜内翻性乳头状瘤一般无局部侵袭性。因此，结膜乳头状瘤应明确有别于鼻腔和鼻窦中的鳞状细胞乳头状瘤[2]。但曾有一内翻性乳头状瘤恶变的病例报告[3]，因此建议彻底切除病变。

# 反应性上皮增生

反应性上皮增生（假性上皮瘤样增生、假癌性增生）继发于间质炎症刺激[1-3]。表现为突起的黏膜白斑样粉红病变，常发生在边缘区。组织学上表现为棘层肥厚，角化过度或角化不全及上皮下炎症。可见有丝分裂象，但一般没有细胞学非典型性。临床和组织结构上，反应性上皮增生可能很难与结膜鳞状细胞癌区别。浸润性生长模式、明显的细胞学非典型性以及过度的有丝分裂（包括非典型性）的表现明显倾向于后者的诊断。

# 角化棘皮瘤

## 临床特征

角化棘皮瘤是一种非常罕见的结膜反应性上皮增生变异，表现为增长迅速、良性、孤立的胶状或白斑状结节，发生于球结膜，不能自发消退，有扩张的血管包绕[1-3]。某些皮损中央凹陷（图 27.4）。发病于

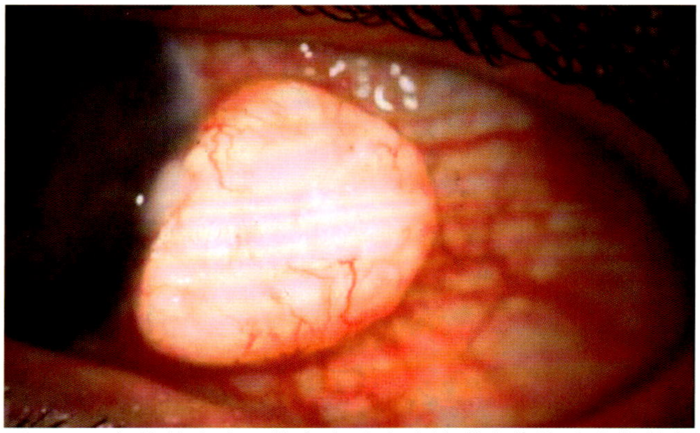

图 27.4 角化棘皮瘤：临床表现为球结膜边缘快速生长的损害（Reproduced with permission from Munro S，Brownstein S，Liddy B（1993）Conjunctival keratoacanthoma. Am J Ophthalmol，116，654-655.）

中老年人，且好发于男性[4]。有些病例发病前有眼睛异物史。

## 组织学特征

组织学上，病变表现出明显的棘层上皮侵袭性，并伴有角蛋白填充的假性囊肿、角化过度和角化不全。细胞学非典型性通常少见，有明显非典型性的角化棘皮瘤与分化良好的鳞状细胞癌（squamous cell carcinoma，SCC）鉴别有一定难度。浸润性生长模式和明显的有丝分裂活动（包括非典型性）明显倾向于后者的诊断。

# 遗传性良性上皮内角化不良

## 临床特征

遗传性良性上皮内角化不良（hereditary benign intraepithelial dyskeratosis，NBID）是良性的，常染色体显性遗传，具有高度的外显率。其特征是双边突起的肉质斑块，并有扩张的结膜血管围绕，发生于球结膜鼻侧或者颞侧边缘周围，导致红眼（图 27.5）[1-2]。病情较轻者无症状；而病情严重者累及大部分球结膜和角膜，引起角膜混浊和血管化，导致失明。患者可能有异物感、畏光、流泪。类似的病变有时发生在口腔黏膜[3]。NBID 最初发现于欧洲、非洲裔美国人以及卡罗来纳州东北部的美国原住民（Haliwa 印第安人）等隔离人群的近亲繁殖后代。随后在美国其他地区检查出 NBID。采用遗传连锁分析，发现 NBID 基因定位于 4 号染色体（4q35）[4]。

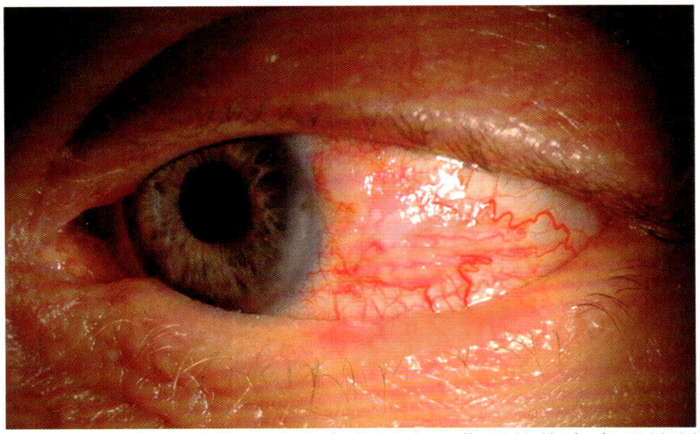

图 27.5 遗传性良性上皮内角化不良：典型的临床表现是颞侧结膜白色病变，周围血管扩张（By courtesy of G. Klintworth，MD，Duke University Medical Center，Durham，North Carolina，USA.）

## 组织学特征

NBID 的组织学特征是棘层肥厚，表层和深层上皮明显角化不良，基质有严重的慢性炎症（图 27.6）。基底膜完整。

# 泪腺瘤

## 临床特征

泪腺瘤为一种极其罕见的结膜肿瘤，见于儿童和青年人，是一种半透明的粉红色的病变，发生在球结膜、穹窿结膜或睑结膜[1]。目前仍不清楚病变是先天性还是获得性的。

## 组织学特征

组织学上，泪腺瘤是一种良性上皮样细胞增殖，形成类似于泪腺的腺小叶。曾有一病例报告显示，散在的肌上皮细胞与腺泡样上皮细胞相连，并混合有杯状细胞[2]。

# 嗜酸性颗粒细胞腺瘤

## 临床特征

嗜酸性颗粒细胞腺瘤也称为嗜酸性细胞腺瘤，是

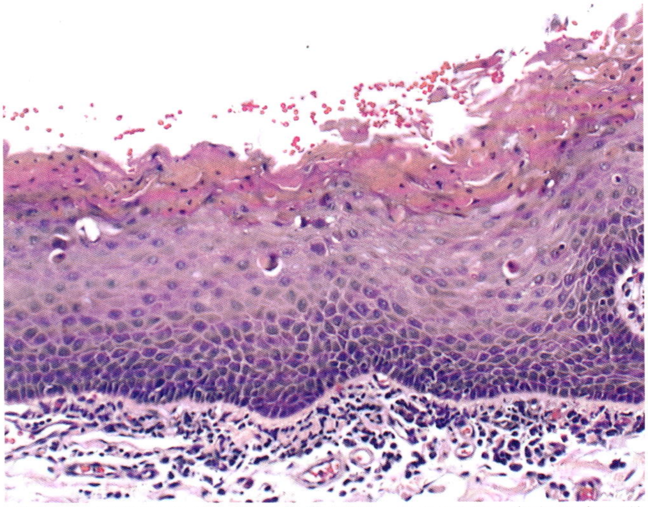

图 27.6 遗传性良性上皮内角化不良：此为图 27.5 病变的病理学检查结果，可见棘层肥厚、角化过度、角化不良及基底膜带下方基质内明显的慢性炎症（By courtesy of G. Klintworth，MD，Duke University Medical Center，Durham，North Carolina，USA.）

一种很常见的泪腺肿瘤，为生长缓慢的良性病变，呈黄棕色或红色，经常出现在泪阜、相邻的半月襞和眼角结膜。发病于老年人，通常为女性[1-3]。

### 组织学特征

组织学上，胞质中有嗜酸性颗粒的大细胞排列呈巢状、线状或片状，可以形成腺体或导管结构（图 27.7）。电镜下，细胞质内充满线粒体。嗜酸性颗粒细胞腺瘤很少发生癌变。

## 上皮样囊肿

### 临床特征

结膜上皮样囊肿很常见，可以是先天性或获得性。获得性囊肿比先天性变异更常见，大部分是上皮样包涵体囊肿，常自发产生、手术或非手术创伤后发生（图 27.8）[1-2]，来自副泪腺的导管囊肿也常见。

临床上，囊肿光滑、半透明，含有透明液体。

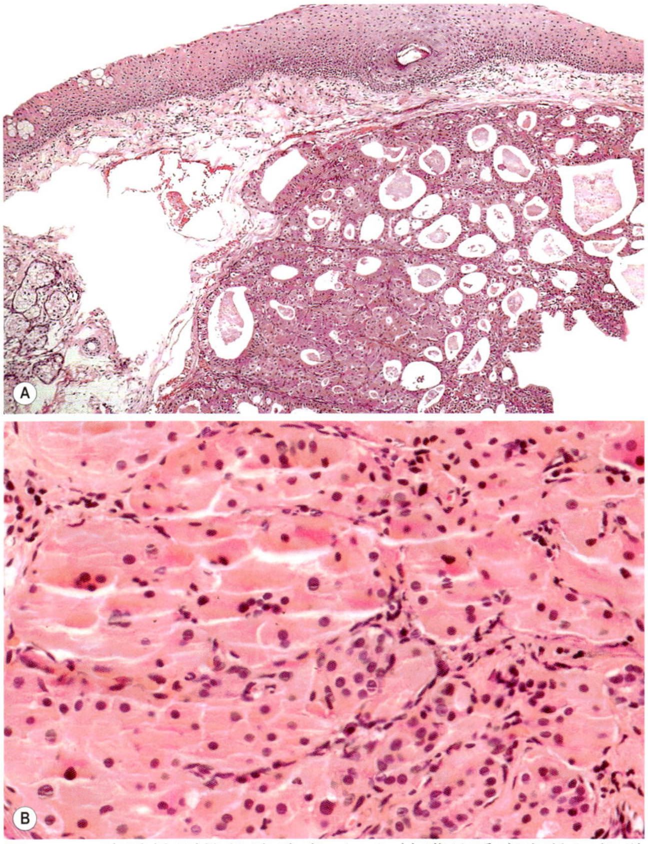



图 27.7 嗜酸性颗粒细胞腺瘤：（A）结膜基质病变的组织学可见嗜酸性胞质的大细胞排列呈巢状；（B）高倍镜图像

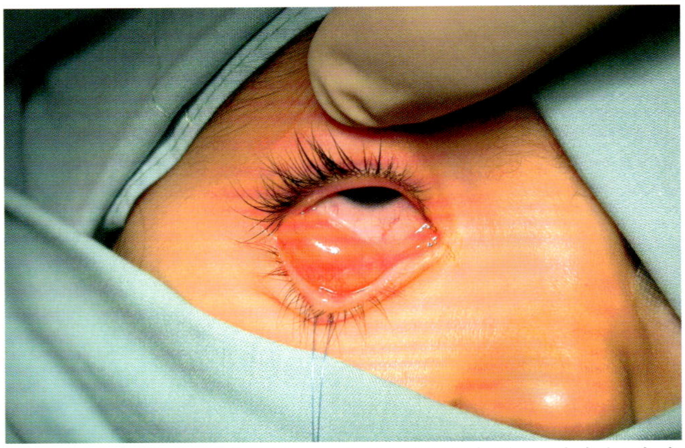

图 27.8 结膜上皮样囊肿：下穹窿结膜囊肿，手术切除术前的临床图片（By courtesy of Y. Deckel，MD，Hadassah-Hebrew University Medical Center，Jerusalem，Israel.）

囊肿内的液体也可为浑浊性或含有层状的上皮碎片，如假性眼前房积脓。肤色较黑的患者，肿瘤可能有色素沉着。囊肿可稳定且无症状，也可扩大出现症状，需要切除。大多数情况下，肿瘤最终自然消退。

### 组织学特征

组织学上，上皮样包涵体囊肿内衬结膜上皮。可能有杯状细胞[3]。囊腔内透明或含有黏液物质、上皮细胞碎片或角蛋白。导管囊肿内衬两层上皮细胞，可能含有 PAS 阳性物质（图 27.9）。

## 角化斑

### 临床特征

角化斑是一种白斑病变，通常发生于眼睑结膜边缘或球结膜区域（图 27.10）[1-2]。

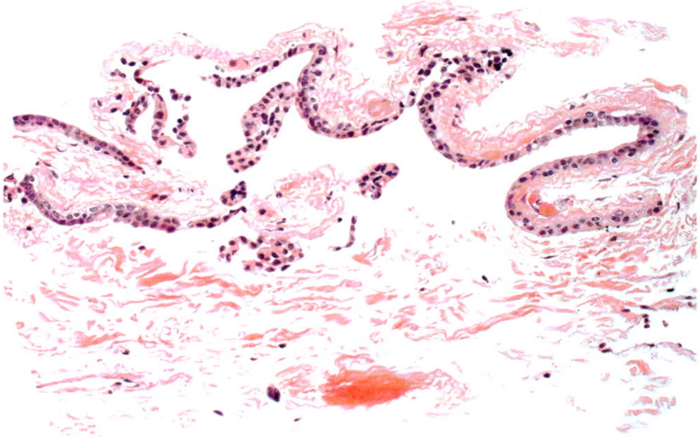

图 27.9 导管囊肿：组织学显示由两层立方上皮内衬的囊腔

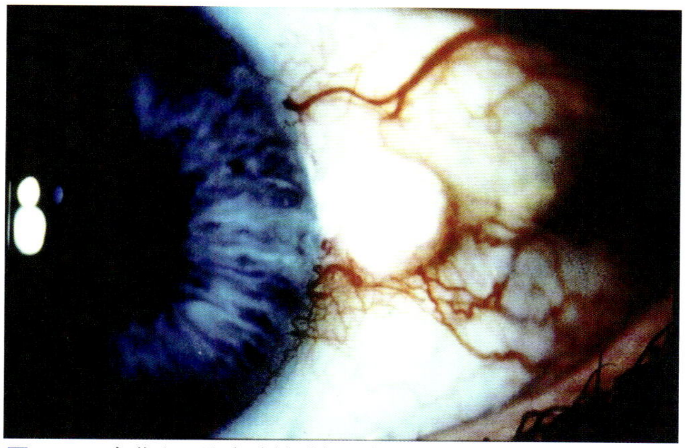

图 27.10 角化斑：注意球结膜邻近角膜缘部位的白斑病变（白色）

## 组织学特征

组织学上，病灶表现为角蛋白增厚，上皮层的特点是棘层肥厚、角化过度或角化不全，而无角化不良。角化斑几乎没有癌变可能。

# 日光性角化

## 临床特征

日光性角化是一种癌前期病变，也被称为结膜发育不良，是一种很少被诊断出的局灶性白斑病变，在眼睑内缘发生，多发于睑裂斑和翼状胬肉的慢性炎症消退后[1-3]。

## 组织学特征

组织学上，上皮细胞表现出棘层肥厚、角化过度，偶有角化不全；非典型增生轻微。

（罗 娜译 杨希川校 刘跃华审）

# 癌前病变和恶性上皮肿瘤

眼球表面鳞状上皮瘤（ocular surface squamous neoplasia，OSSN）是指结膜和角膜上皮的癌前期病变和癌变[1-2]。鳞状上皮瘤包括不典型增生、原位癌和浸润性鳞状细胞癌。此前，上皮内 OSSN 被称为“上皮内上皮瘤”，且由于该疾病的组织学表现与皮肤鲍恩病相似，又称为“结膜鲍恩病”“鲍恩样上皮瘤”。目前，该病也可称为结膜上皮内瘤变（conjunctival intraepithelial neoplasia，CIN）。[3]

## 临床特征

眼球表面鳞状上皮瘤可见于所有种族。该病北半球罕见，常见于靠近赤道的国家及日照更加充足的地区。美国 OSSN 发病率大约为 $0.03/10^5$[4]，乌干达 OSSN 发病率约为 $0.13/10^5$，澳大利亚 OSSN 发病率为 $1.9/10^5$[1]。虽然 OSSN 好发于成人，但是仍然有少量儿童病例的报道[5]。据研究显示，鳞状上皮内瘤变患者比浸润性肿瘤患者的年龄小 5～9 岁，提示癌前期上皮内瘤变可能变为浸润性鳞状细胞癌。与女性相比[6]，OSSN 更常见于男性，这至少可以用男性常户外工作，更多地暴露于日光来解释[4]。

在临床上，结膜上皮不典型增生、原位癌和浸润性鳞状细胞癌相互之间难以鉴别。虽然皮损通常发生于眼裂裂缝，大部分发生在角膜缘，但是也可以出现在结膜和角膜中的任何部位（图 27.11～27.13）。该

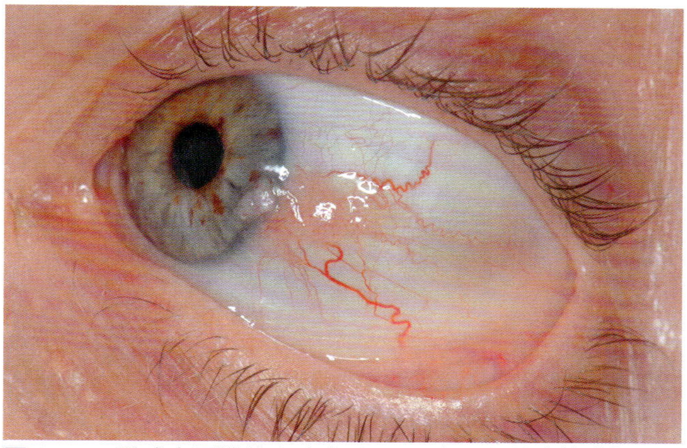

图 27.11 眼球表面鳞状上皮瘤（OSSN）：左眼球结膜邻近颞侧（9 点钟方向）角膜缘处可见一隆起性红斑。注意：供血的血管扩张

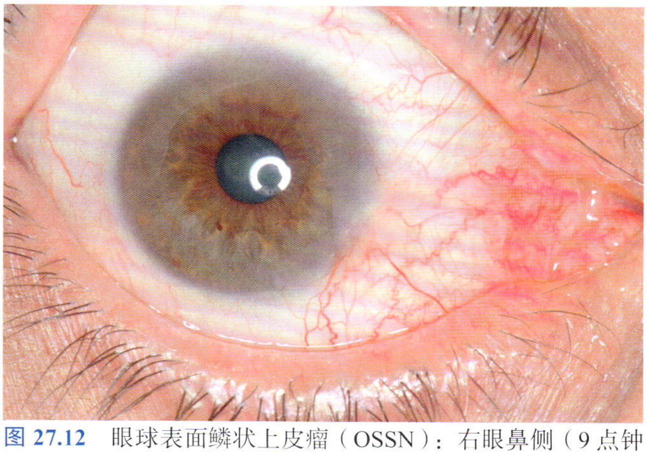

图 27.12 眼球表面鳞状上皮瘤（OSSN）：右眼鼻侧（9 点钟方向）球结膜可见一扁平红斑，延伸至整个角膜的周围，从而导致结膜形成不透明毛玻璃样外观

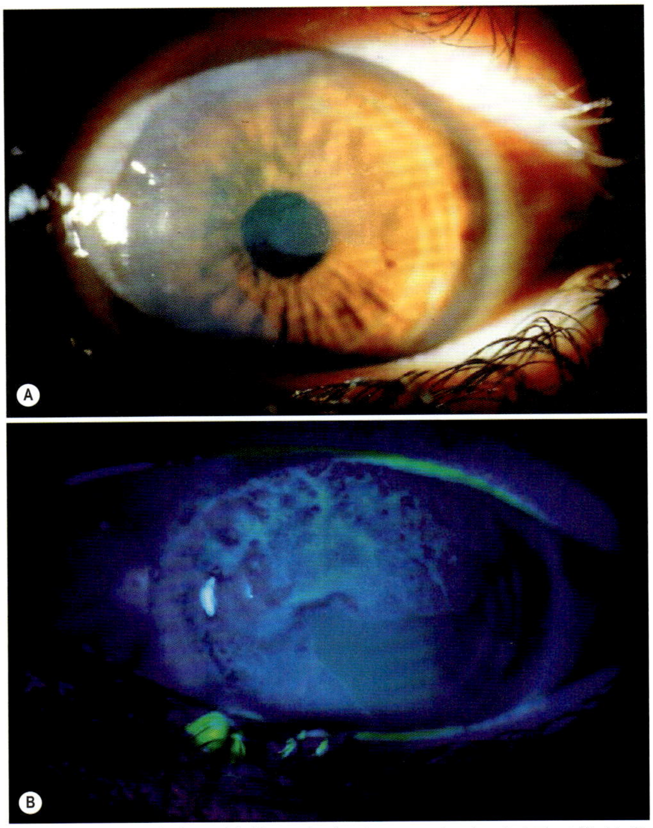

图 27.13 眼球表面鳞状上皮瘤（OSSN）:（A）不正常的角膜上皮细胞占角膜表面的一半，导致角膜形成毛玻璃样外观；（B）可见异常的荧光素染色

病临床表现多样，包括胶质状损害伴浅表血管扩张、乳头状结构或在白斑基础上生长的白色角化丘疹[3]。OSSN 也可能出现结节状损害，尤其是当它为浸润性鳞状细胞癌时。当表现为弥漫性病变时，可能会被误诊为慢性结膜炎。

OSSN 的特征性临床表现对该病的正确诊断有帮助。但是，因为结膜肿瘤之间具有一定的相似性，区分上皮内瘤变、浸润性鳞状细胞癌和其他病变（如睑裂斑和翼状胬肉）可能较为困难，在并发白斑或鳞状细胞乳头状瘤时诊断尤为困难。荧光素或玫瑰红染色可突出 OSSN 表面的乳头状或颗粒状结构的表面，有助于划定病灶的边界（图 27.13b）。最近，高频超声已经用于 OSSN 诊断，特别是用于评估肿瘤浸润的深度[7]。但是确诊需要组织学依据。

临床需要进行鉴别诊断的疾病主要包括睑裂斑、翼状胬肉和鳞状细胞乳头状瘤[3]。虽然 OSSN 通常表现为无色素的损害，但是临床上也会遇到色素性结膜鳞状细胞癌。病变可伴有红肿和刺激感。视力通常不会降低，除非病变累及角膜中心。OSSN 可生长数周至数年，但在多数情况下，OSSN 的病史为数月。

OSSN 是低度恶性肿瘤[3]。CIN 包括不典型增生和原位癌，CIN 是癌前病变，很少发展为浸润性鳞状细胞癌。但 CIN 手术切除后常复发，复发性取决于手术切除的范围[3]。Erie 等报道 CIN 切除后复发率为 24%，鳞状细胞癌切除后复发率为 41%[6]。Lee 等发现结膜不典型增生的复发率为 17%，原位癌的复发率为 40%，鳞状细胞癌的复发率为 30%[1]。在同一系列报道中，31% 的患者有二次复发，而 8% 的患者有两次以上复发。大部分肿瘤 2 年之内复发，但也可以在 2 年之后复发。新的治疗方法包括光动力治疗、丝裂霉素 C 和干扰素 α-2b，以上疗法都能显著降低复发率。

虽然罕见，但 OSSN 可能出现眼内侵犯，通常发生于近角巩膜缘的鳞状细胞癌手术后一次或多次复发的老年患者[8]。组织病理学检查可见浸润性肿瘤通过角膜缘累及 Schlemm 管、小梁网、前房、虹膜、睫状体、脉络膜上腔和脉络膜，有时甚至累及眼球赤道后。在晚期病例中，鳞状细胞癌可累及整个眼球内容物（图 27.14）。

转移性结膜鳞状细胞癌极为罕见，腮腺、肺、骨、耳前、颌下及颈部淋巴结均可受累[6, 9]。转移的主要原因是未及时诊断和治疗。由于区域淋巴结受累先于远处转移，需要定期检查区域淋巴结，当有淋巴结受累时应进行颈部淋巴结清扫术。结膜鳞状细胞癌患者局部浸润和远处转移导致死亡的很少见[9]。

## 发病机制和组织学特征

与 OSSN 的发病相关因素包括阳光紫外线照射、HPV 感染、HIV/AIDS 和接受干细胞治疗等。

阳光紫外线照射是 OSSN 的一个重要致病因素[3, 6]。OSSN 在欧洲和北美罕见发病，而在撒哈拉以南的非洲国家和澳大利亚发病率高，在非洲国家及澳大利亚，人们更多暴露于阳光之下，提示紫外线照射在 OSSN 的发病中具有重要的作用[1]。Lee 等报道阳光

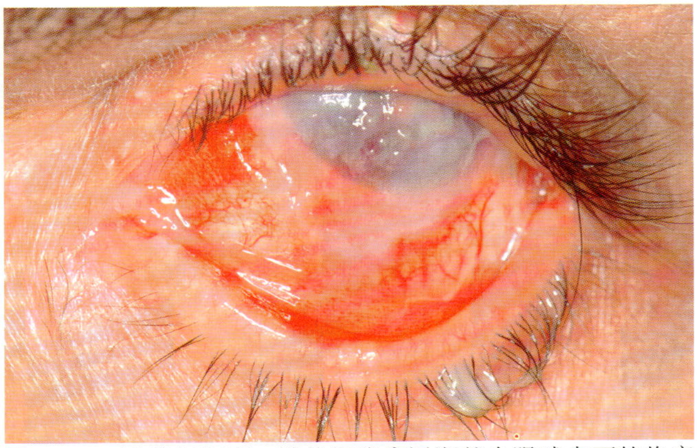

图 27.14 鳞状细胞癌：鳞状细胞癌浸润整个眼球表面的临床图片

紫外线照射的时间与 OSSN 的发病显著相关[1]。同样，Newton 等发现，环境中的阳光紫外线照射每增加 1 个单位，眼鳞状细胞癌的发生率增加 29%，相当于纬度每下降 10°，OSSN 发病率上升 49%[10]。光化皮损（如日光性角化病和鳞状细胞癌）与 OSSN 发病密切相关。UVB 破坏人类上皮细胞的 DNA 结构，DNA 损伤修复障碍（如着色性干皮病）会导致细胞突变和癌细胞的形成，包括 OSSN 发生。

近年来已经证实 OSSN 组织中有 HPV，主要是 HPV16 型。[11] 采用 PCR 扩增检测和 DNA 测序发现 OSSN 患者眼表面拭子有 HPV DNA，采用免疫组织化学法也证实了甲醛固定的石蜡包埋组织有 HPV。但也可以在无肿瘤皮损的健康结膜或手术切除肿瘤后结膜持续感染的病例中检测到 HPV 的存在。一项研究证实，在 OSSN 中可检测到抗 HPV 抗体的存在，抗 HPV 抗体和罹患结膜肿瘤的风险性之间无显著的统计学相关性，说明仅有 HPV 不能导致 OSSN 的发生[12]。

HIV/AIDS 的流行导致 OSSN 的发病率显著增加，尤其是在撒哈拉以南的非洲国家[13]。在卢旺达、乌干达、刚果（金）和津巴布韦，HIV 感染与 OSSN 发病增加密切相关。在这些国家，OSSN 发病年龄及生长速度较之前报道的更小、更快，这表明肿瘤具有高侵袭性。尽管 HIV 似乎是 OSSN 的独立危险因素，但 HIV、紫外线和 HPV 的相互作用在部分地区加速了 OSSN 的发病。

鉴于 OSSN 在眼边缘区的高发病率（该部位是角膜和结膜上皮干细胞所在处），Lee 等提出了 OSSN 发病的边缘过渡区 / 干细胞假设[1]。基于 Tseng 的理论——边缘区干细胞具有长时间生存率及高增值率，Lee 等推测，边缘区的改变可能会引起结膜与角膜上皮的异常成熟而导致 OSSN。

在良性病变切除时，术前细胞学诊断可防止过多切除正常结膜；在恶性病变时，术前细胞学诊断可避免切除不净。脱落细胞学检查是术前诊断 OSSN 的一种方法，用刮片、刷子或棉签在结膜表面获得脱落细胞，然后行巴氏和吉姆萨染色检测[14]。脱落细胞学检查可用以获得病灶术前的细胞学信息，主要用于检测恶性肿瘤。此外，它可以很容易地实现样本的多部位采集，并且为随访评估提供了一个简便的方法。但由于只能获取表浅样本（有时仅有角化细胞），脱落细胞学检查无法确定病灶的结构或肿瘤的浸润程度，而这些指标对确定治疗方案非常重要。

另一种从结膜病变的表面获得细胞的方法是印迹细胞法，多种类型的滤纸（如乙酸纤维素滤纸、Millipore 滤纸或 Biopore 膜装置）轻轻地放置在眼表面，采集最表层细胞，然后固定并进行巴氏染色[15]。印迹细胞法与脱落细胞学检查有同样的优点和缺点。

只有手术切除皮损或活检皮损的组织学评估才可用于鉴别诊断 OSSN[1-2]。

- 不典型增生的病变（图 27.15）表现为轻度、中度或重度细胞非典型性，从基底层上方开始，不同程度累及表皮。不典型增生病变的上皮细胞组织结构改变，不同程度地丧失正常细胞极性。上皮的最表层通常不受累。重度不典型增生和原位癌难以区分。
- 原位癌呈现鳞状细胞癌的细胞学特征。但原位癌仅限于上皮细胞，不累及基底膜以下部位（图 27.16、27.17）。上皮细胞通常完全丧失正常细胞的成熟。肿瘤细胞大且细长。可见明显角化，上皮各层可见有丝分裂象。
- 浸润性鳞状细胞癌与原位癌的细胞学特征相似。但浸润性鳞状细胞癌破坏基底膜，侵入结膜上皮下方组织。大部分结膜肿瘤分化良好，经常会出现表面角化（图 27.18、27.19）。浸润性鳞状细胞癌可表现出不同程度的细胞多形

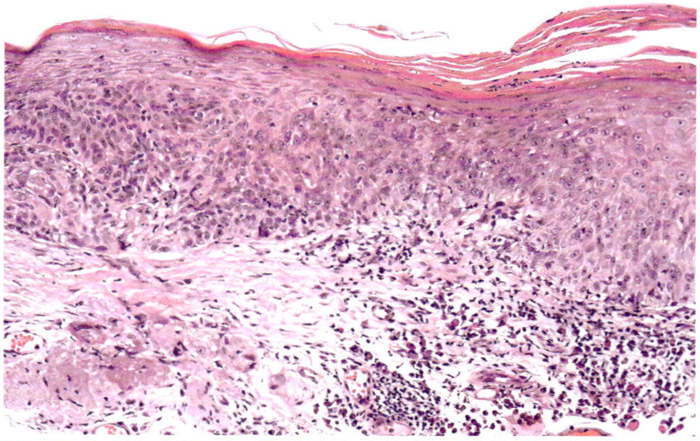

**图 27.15** 眼球表面鳞状细胞上皮瘤伴严重的不典型增生：结膜组织中可见棘层肥厚伴上皮不典型增生，但是并没有累及全层上皮

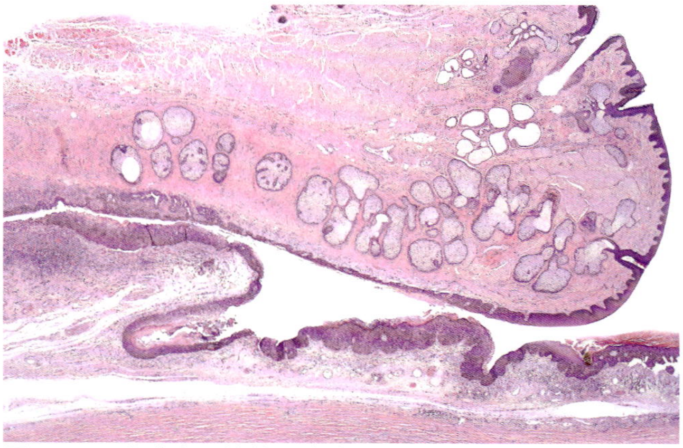

**图 27.16** 眼球表面鳞状上皮瘤（原位癌）：眼睑视图可见原位鳞状细胞癌浸及全部结膜

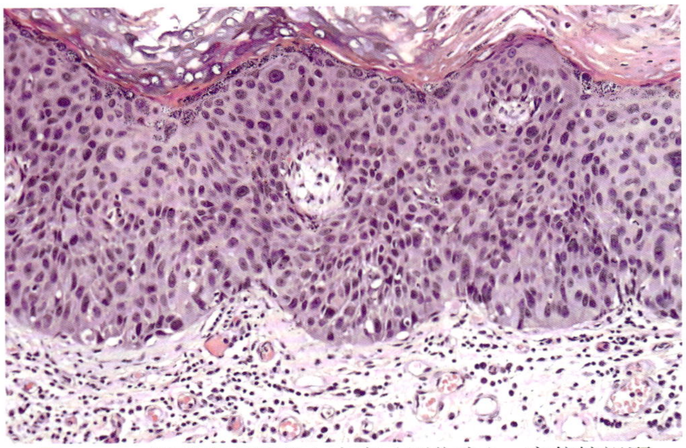

图 27.17 眼球表面鳞状上皮瘤（原位癌）：高倍镜视野

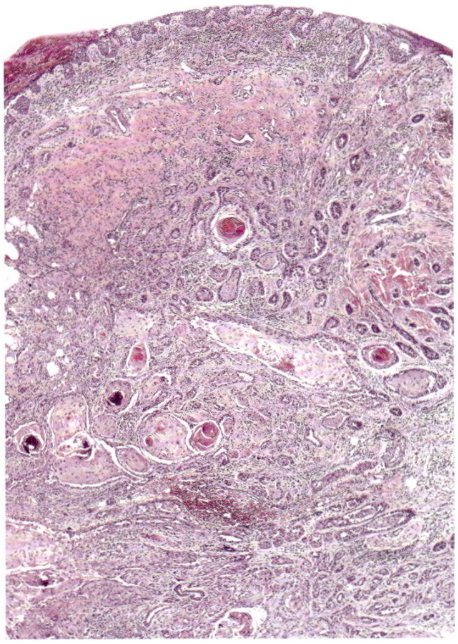

图 27.18 鳞状细胞癌：低倍镜下浸润性鳞状细胞癌病理表现。结膜位于视野的顶部

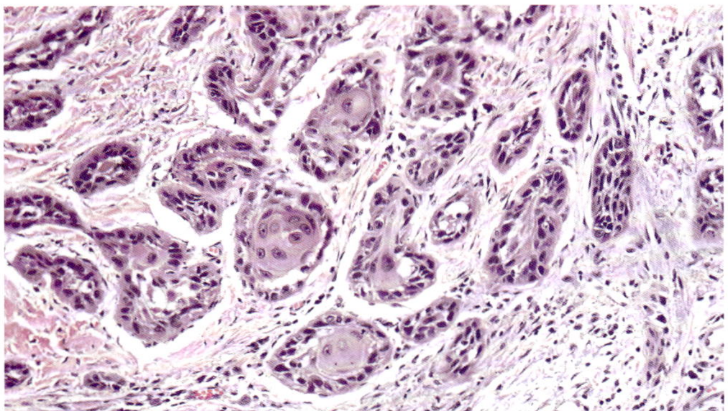

图 27.19 鳞状细胞癌：高倍镜视野

性。其特点包括增生和核深染的细胞、散在角化细胞（角化不良）、角化细胞同心排列（角珠）、细胞失去相互黏聚和异常的有丝分裂象。浸润性鳞状细胞癌上皮下组织常出现炎症细胞浸润和非典型上皮细胞岛。在黑色人种中，OSSN 可出现色素，这是由于黑素细胞的异常增殖所造成的。

浸润性结膜鳞状细胞癌存在三种亚型，部分侵袭性生长[2]。梭形细胞鳞癌以梭形细胞为特征，与纤维细胞难以区分。黏液表皮样癌具有黏液分泌细胞，黏多糖特殊染色阳性。腺样鳞状细胞癌具有细胞外透明质酸，但细胞内没有黏蛋白沉积。因为这些亚型的潜在侵袭性，其可侵入眼球或眼眶组织，甚至转移，重要的是，该病与常见低侵袭性肿瘤不同。

OSSN 较为罕见[6, 16]。有作者推测角膜上皮有出现不典型增生和恶变的可能[17]，而其他作者认为角膜 OSSN 起源于角膜缘。组织学上，角膜病变与发生于角膜缘和结膜的病变相似。鲍曼层通常是完整的。角膜 CIN 很少因为刮除不足而复发[9-10]。

（兰雪梅译 杨希川校 刘跃华审）

# 良性黑素细胞瘤

结膜痣是最常见的结膜病变。各种类型的痣及肤色相关黑变病、眼黑素细胞瘤和不具有非典型性的原发性获得性黑变病（primary acquired melanosis，PAM）等其他结膜、巩膜外层、巩膜的良性黑素细胞病变都将在该部分进行讨论。许多非黑素细胞来源的其他色素性结膜病变应该与黑素细胞结膜病变相鉴别。

## 结膜痣

### 临床特征

局限性色素痣是结膜最常见的黑素细胞肿瘤[1-2]。它们可以出现在各种族人群中，最常见于高加索人。出生时或出生 6 个月内出现的痣通常被认为是先天性痣，而出生后 6 个月以后出现的痣被认为是获得性痣。大多数获得性结膜色素痣出现于 20 岁之前。黑素细胞结膜病变出现于 20 岁后可能为 PAM 或黑素细胞瘤。

结膜色素痣好发于睑裂球结膜，通常位于角膜缘附近，而很少累及角膜[2]。黑素细胞肿瘤除了发生于球结膜外很少见于半月襞或泪阜，当黑素细胞肿瘤位于半月襞或泪阜时，应怀疑 PAM 或黑素瘤的可能。

在临床上，结膜色素痣表现为散在分布、颜色多变、稍隆起的无蒂损害，通常包含囊状结构，肉眼或在裂隙灯下可观察到该结构（图 27.20）。结膜痣可以从微小的损害到很大的损害，甚至占据大部分球结膜。痣可以随着患者的年龄变暗或变亮。病灶有时会因为炎症而变得更加粉红或充血。但结膜色素痣在青

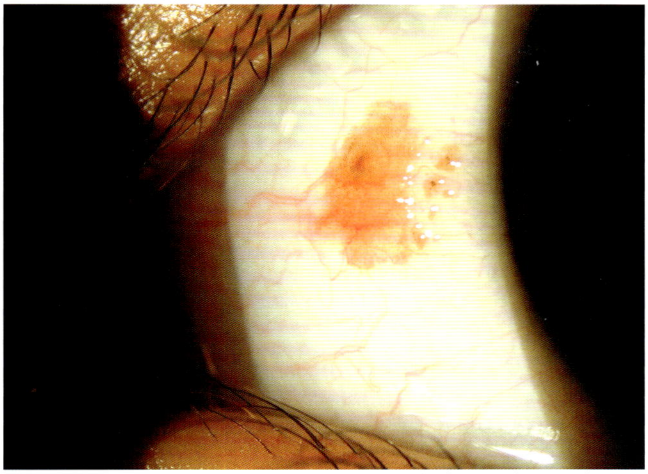

图 27.20 结膜痣：鼻侧球结膜处可见一色素性损害，注意损害内及损害边缘的囊肿（By courtesy of I. Anteby，MD，Hadassah-Hebrew University Medical Center，Jerusalem，Israel）

春期后大小和颜色不会发生变化，成年期有大小和颜色的变化应该怀疑恶变的可能。结膜色素痣临床上可无色素。囊状结构的存在可以有助于与其他的无色素结膜病变相鉴别。

## 组织学特征

组织学上，结膜色素痣包括交界痣、复合痣和皮内痣（相当真皮痣）。交界痣出现时间早，并沿着上皮和皮下的交界处出现痣细胞巢（图 27.21）。交界痣细胞含有丰富的细胞质。在复合痣，固有质及交界处均可见痣细胞巢，痣细胞胞质较少（图 27.22 ～ 27.24）。实性上皮细胞巢和上皮细胞囊肿在复合痣中常见（图 27.25）。随着时间的推移，痣可与上方的上皮分离，完全局限于上皮下方时被称为皮内痣[1]。大部分痣切除后经过眼科病理实验室检查证实为复合痣。眼结膜痣有两种不同类型的痣细胞，即气球样细胞和梭形细胞。这两种类型的

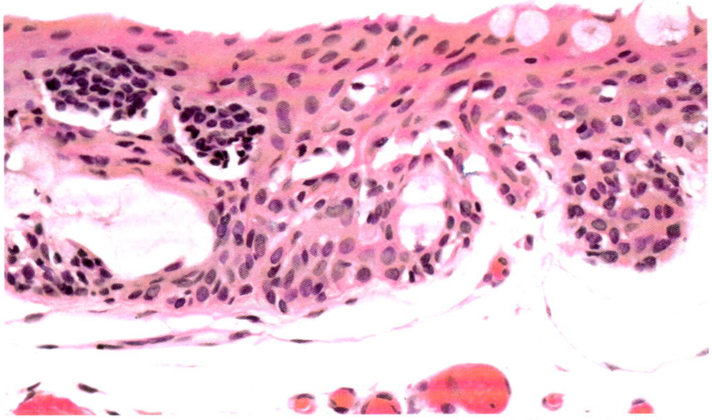

图 27.21 交界痣：上皮基底细胞层可见痣细胞巢，基底膜完整。上皮下方未累及（By courtesy of P.J. Luthert，MD，FRCPath，FRCOpath.，Moorfields Eye Hospital，London，UK.）

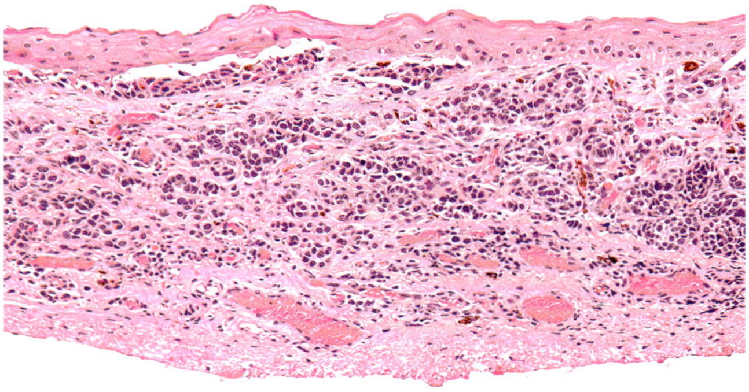

图 27.22 复合痣：可见交界处细胞巢，痣细胞累及固有质

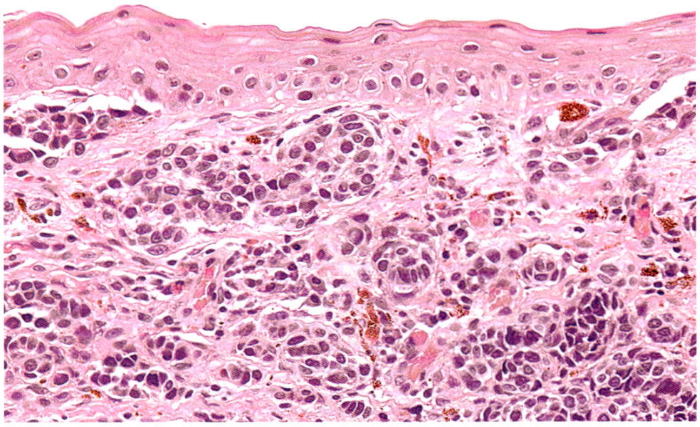

图 27.23 复合痣：痣细胞具有小的、均质圆形的核仁、胞质嗜酸性。没有细胞非典型性

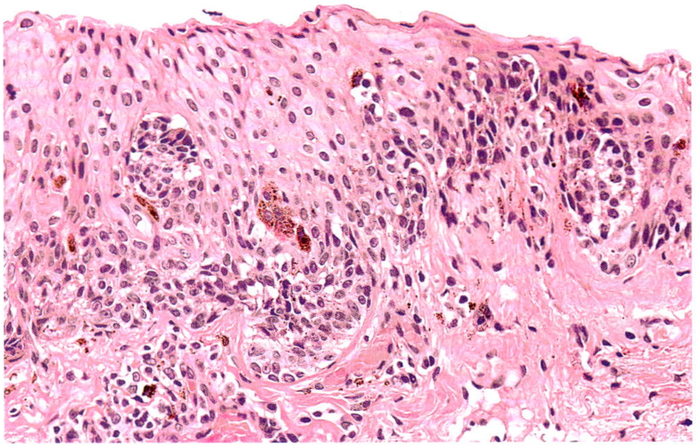

图 27.24 复合痣：真皮表皮交界的高倍镜视野

痣细胞通常会出现在其他类型的结膜痣中[3]。偶尔，结膜混合痣中可见到这两种类型的痣细胞（图 27.26 ～ 27.28）。

# Spitz 痣

## 临床特征

结膜 Spitz 痣仅发生于儿童和青少年[1-3]。临床上是一种单发、生长迅速、无色素的损害，应与化脓

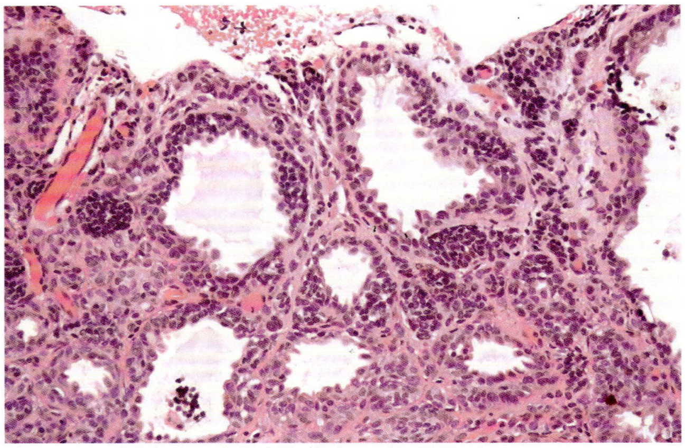

图 27.25 复合痣：图示发育良好的囊肿（By courtesy of P.J. Luthert，MD，FRCPath，FRCOpath.，Moorfields Eye Hospital，London，UK.）

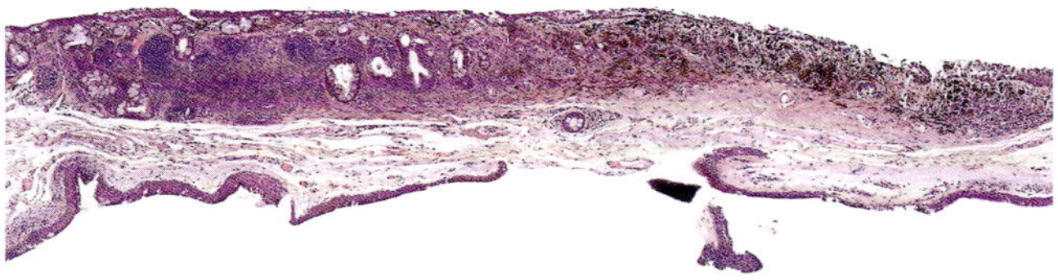

图 27.26 混合痣：结膜严重色素沉着性损害的低倍镜视野

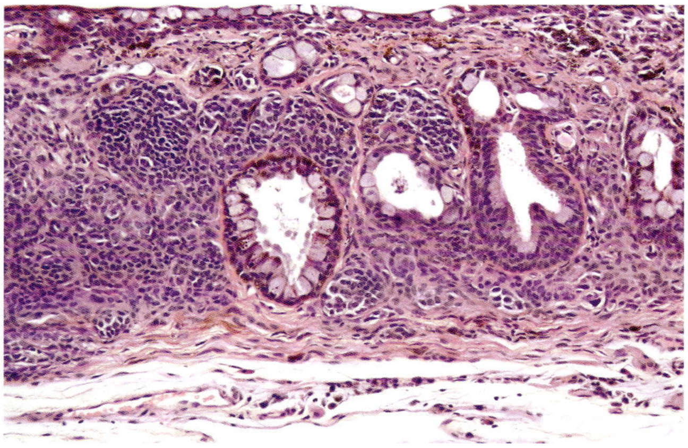

图 27.27 混合痣：视野中痣细胞巢占大部分

性肉芽肿相鉴别，并且更重要的是，应该与黑素瘤相鉴别，虽然后者在儿童极为罕见。

## 组织学特征

典型的结膜痣的特点是梭形细胞与上皮表面平行，而 Spitz 痣的特点为束状排列的梭形痣细胞通常与表皮垂直，并且均匀对称分布。Spitz 痣有丝分裂象代表损害迅速生长，并不表示该病为恶性病变[1]。

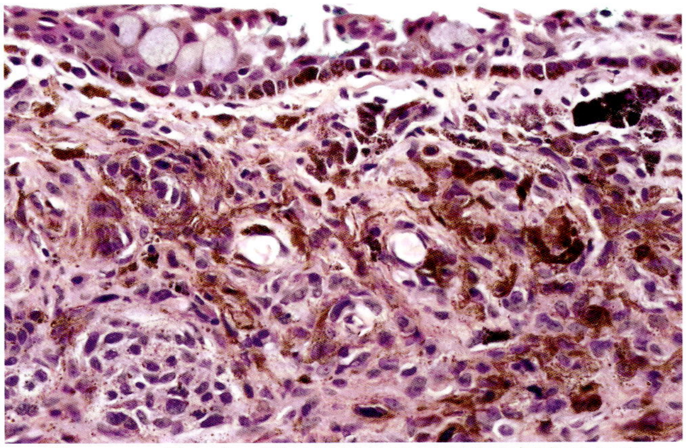

图 27.26 混合痣：可见明显的双极细胞和树突状细胞

同样，有可能高表达 MIB-1[3]。

# 蓝痣

## 临床特征

普通蓝痣和细胞性蓝痣罕见于结膜。它们位于结膜的固有质深部，不超过上皮表面，呈棕色或黑色（图 27.29）[1-2]。有多发损害的报道[3]。

## 组织学特征

组织学上，普通蓝痣是由梭形细胞组成，且伴有均匀的黑色素分布（图 27.30），树突明显。当蓝痣存在于典型的结膜痣中时称为“联合痣”[4]。

细胞性蓝痣由束状的混有胶原纤维的梭形细胞组成。目前仅报道了一例源于蓝痣的结膜黑素瘤[5]。

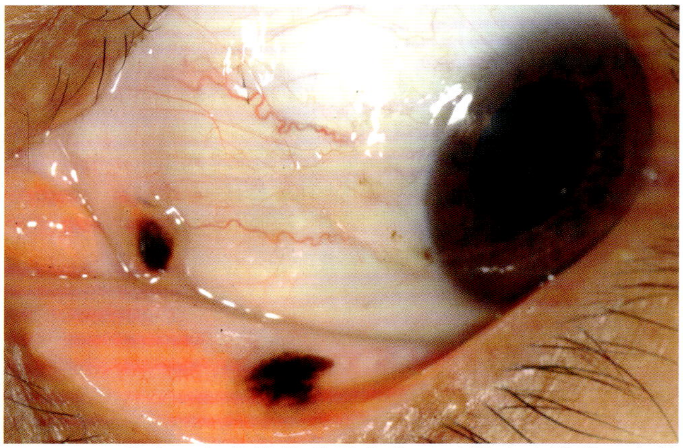

图 27.29 蓝痣：色素性结膜损害位于下眼睑睑结膜、半月襞，在角膜缘 9 点钟方向可见一微小损害（By courtesy of J. Shields，MD，and C. Shields，MD，Wills Eye Institute，Thomas Jefferson University，Philadelphia，USA.）

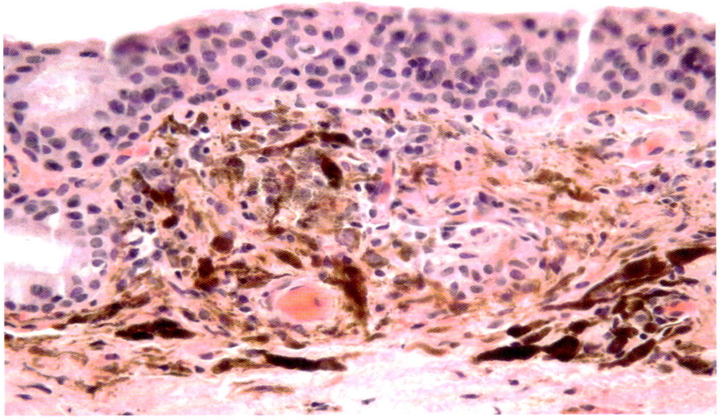

图 27.30 蓝痣：图 27.29 中损害的组织细胞学检查。树突状或梭形的色素细胞浸润固有质，无异型性黑素细胞。交界部位没有痣细胞，可见上皮性假腺样结构（By courtesy of J. Shields，MD，and C. Shields，MD，Wills Eye Institute，Thomas Jefferson University，Philadelphia，USA.）

# 幼年炎性结膜痣

## 临床特征

幼年炎性结膜痣（inflamed juvenile conjunctival nevus，IJCN）是一种好发于儿童和青少年的近边缘痣。由于其可以快速生长、呈红色且为囊性、周围可伴血管充血，故常被怀疑为恶性肿瘤[1]。IJCN 一半以上是无色素的，也有无色素性损害出现色素沉着的报告（图 27.31、27.32）。

典型 IJCN 从临床表现上可与结膜黑素瘤相鉴别，同样也应与结膜淋巴瘤的“鲑鱼斑”病灶相区别，后者在儿童极为罕见。年龄小及典型病例的囊性结构提示该病为良性。典型的 IJCN 患者仅随访观察就足够，切除活检适用于非典型病例或不能明确诊断者。造成功能性损害（如角膜边缘浅表凹陷）、影响佩戴角膜

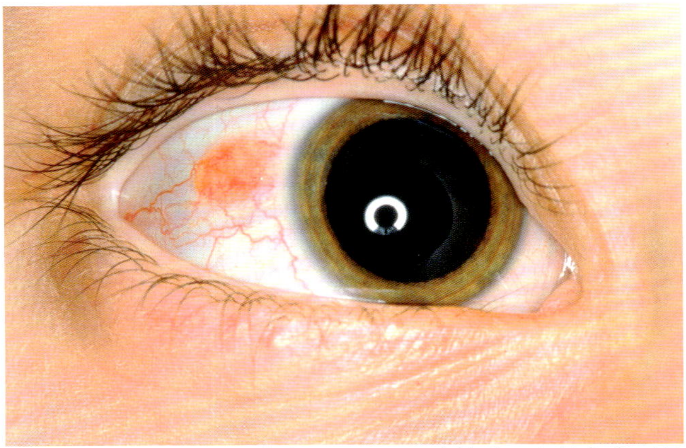

图 27.31 幼年炎性结膜痣（IJCN）：球结膜 9 点钟方向可见一无色素损害

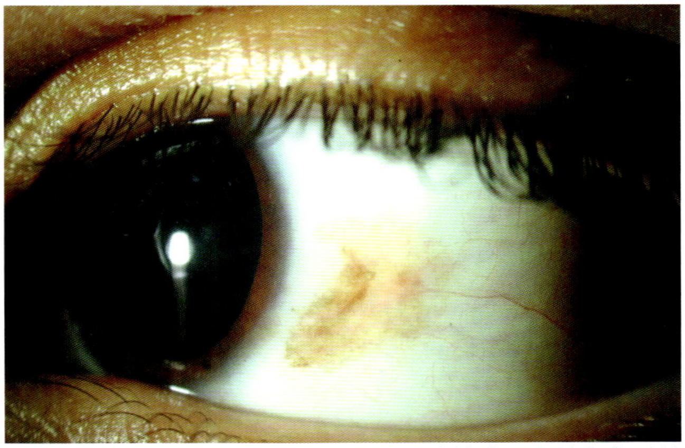

图 27.32 幼年炎性结膜痣（IJCN）：球结膜 3 点钟方向可见 IJCN 病灶伴部分色素沉着

接触镜或造成严重的美容学缺陷时应该对病灶进行手术切除。

## 发病机制和组织学特征

幼年炎性结膜痣几乎总是与有症状的过敏性结膜炎或无症状结膜乳头增生相关。一项研究显示 IJCN 中神经生长因子、嗜酸性粒细胞、肥大细胞表达增加和病灶中成纤维细胞对嗜酸性粒细胞功能的调控部分是通过神经生长因子实现的，这提示 IJCN 和过敏反应可能相关[2]。结膜慢性过敏性炎症反应通过各种介质的释放可促进痣的发展，随后痣可快速生长。

IJCNs 与单纯的结膜复合痣组织学特征相同[1]。大多数 IJCNs 有囊 / 实性上皮结构，所有 IJCNs 有大量淋巴细胞和嗜酸性粒细胞浸润（图 27.33）。临床迅速生长的炎性痣提示炎症浸润和囊性扩张，而不是恶性增殖。

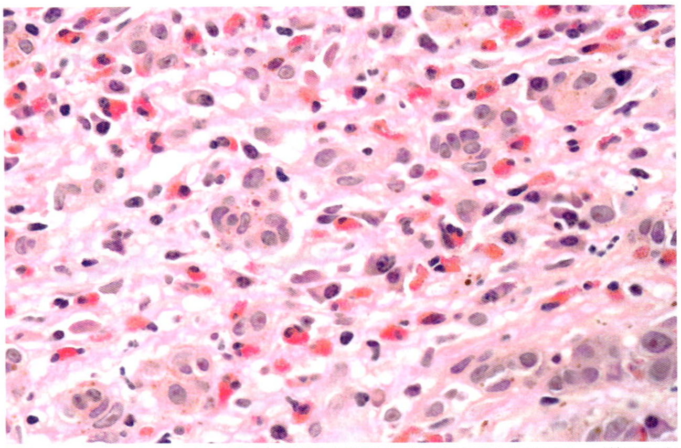

图 27.33 IJCN：可见巢状黑素细胞中混有淋巴细胞、浆细胞和大量的嗜酸性粒细胞

# 肤色相关结膜色素沉着（种族黑变病）

## 临床特征

肤色相关结膜色素沉着是一种常见疾病，表现为双侧结膜扁平色素沉着，好发于黑肤色的人群[1]。色素分布可以不对称。通常存在于角膜缘，累及整个角膜缘，并且可累及相邻的角膜和结膜边缘。肤色相关结膜色素沉着常不累及穹窿，很少影响到睑结膜。此类型黑变病极少发生恶变。随访观察即可，不必治疗。

## 组织学特征

组织学上，由于良性黑素细胞位于基底层，故结膜上皮基底层色素沉着。

# 先天性眼黑变病

## 临床特征

先天性眼黑变病是一种巩膜和葡萄膜色素沉着疾病，常累及眼周皮肤、眼眶、脑膜和软腭[1]。结膜通常无色素沉着，本病应与结膜色素沉着疾病相鉴别。由于其弥漫性分布，先天性眼黑变病易与结膜 PAM 混淆。当眼周皮肤受累，称为“眼皮肤黑变病”或“太田痣”（图 27.34）。

在临床上，由于黑色素通过巩膜外层和巩膜产生的丁达尔效应，眼表面出现石板灰色或蓝色，而不是如结膜黑素细胞病变的褐色或黑色（图 27.35）。因为

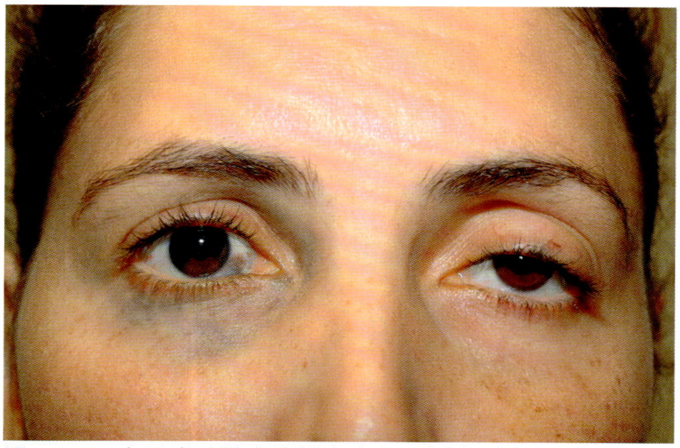

图 27.34 太田痣（眼皮肤黑变病）：右侧上眼睑和下眼睑明显色素沉着，并且鼻侧眼部可见色素沉着

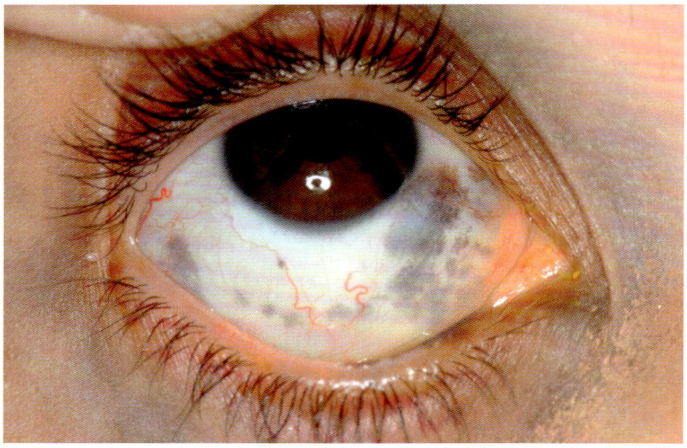

图 27.35 太田痣：图 27.34 右眼的临床图片，除了眼睑皮肤，可见巩膜色素沉着——眼黑变病

病灶位于巩膜外层和巩膜组织内，故不随球结膜移动而移动。未曾有眼黑变病发生结膜黑素瘤的报道。然而，先天性眼黑变病患者发展为葡萄膜黑素瘤的风险为 1/400，应该进行定期随访[2]。

## 组织学特征

巩膜外层及巩膜组织中可见色素性树突状黑素细胞，结膜不受累。

# 结膜原发性获得性黑变病

WHO 于 1980 年开始采用“原发性获得性黑变病”来描述结膜部位的褐色、非隆起的结膜损害[1]。“原发性”是指损害不是一般性的色素沉着（如种族因素），也不是由系统性疾病（如艾迪生病）或者局部因素（异物、外伤、炎症及药物等）所致；“获得性”鉴别于先天性损害；“黑变病”则表明损害的色素沉着来源于黑色素生成增多，而非其他的色素沉着或药物沉积[2]。

过去曾经有多个术语描述原发性获得性黑变病（PAM）。早在 1892 年，Hutchinson 首先用“老年性雀斑”或“雀斑样黑变病”来描述这样的临床损害[3]；Dubreuilh 于 1912 年采用“黑色素性限局性癌前期病变（melanose circonscrite precancereuse）”一词，并对其组织学进行了描述[3]；1936 年，Miescher 采用“黑色癌前病变（melanotische precancerose）”一词[3]；1966 年，Reese 使用“癌前黑变病（precancerous melanosis）”[4]，而 Zimmerman 则采用“良性获得性黑变病”和“原发性特发性获得性黑变病”[5-6]；1978 年，Silvers 等则使用“上皮内黑素细胞增生”和“不典型性黑素细胞增生”[7]。

PAM 的流行病学及固有特性仍不清楚。例如，一项研究报道，非欧裔高加索人的 PAM 发病率为 36%，远超过其他研究报告的发病率。但该研究包括了那些仅仅通过裂隙灯才可检测到的损害，有些损害很小，通过常规临床检查并不能检测到，而且，其诊断并没有通过组织学进行确诊。

## 临床特征

PAM 是发生于结膜的浅棕色至深巧克力棕色的斑疹[2, 9]（图 27.36、27.37），大小并无诊断标准[8]。其可以累及结膜的任何区域，可呈连续性或斑点状分布，因此，临床诊断时，外翻眼睑对上下眼睑进行检查是非常必要的。PAM 最常发生于角膜缘以及球上和下睑内区，可以扩展至角膜上皮。在某些广泛 PAM 的患者，眼睑上皮也可以受累[2]。PAM 好发于中老年白种人，也可发生于年轻人，但不发生于儿童。一项研究发现，该病的平均诊断年龄为 45 岁[10]；另一项研究发现，平均诊断年龄为 62 岁[8]。PAM 在男性和女性中的发病率并无差异[8]。

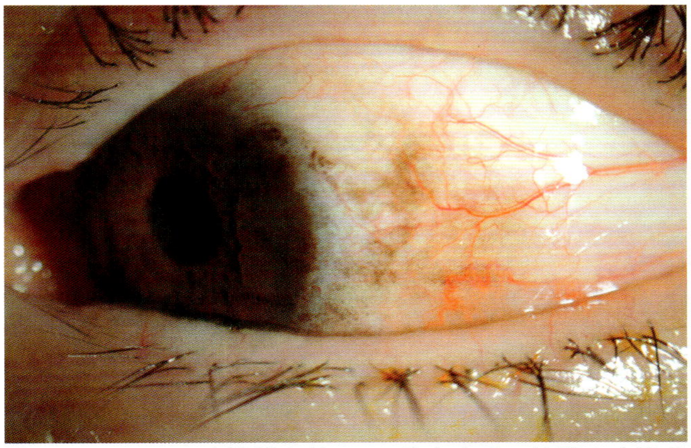

图 27.36 PAM：球结膜上的 PAM 临床表现。结膜上有浅黄褐色色素沉着，由浅到深渐变分布

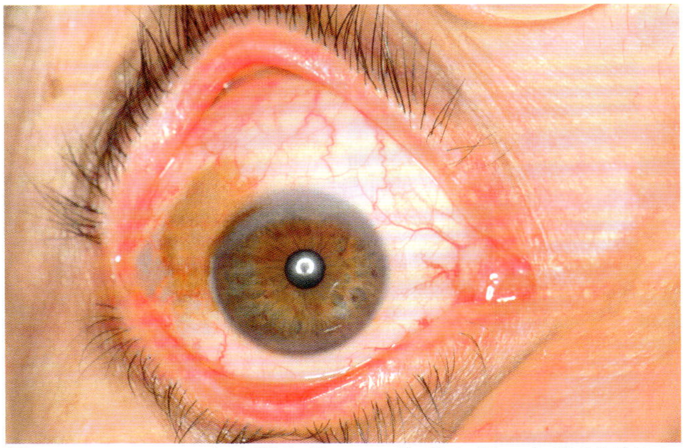

图 27.37 PAM：球结膜上的 PAM 临床表现，色素以更均匀的模式分布。PAM 延及角膜外围

浅肤色人群的发病率高于深肤色人群。多单侧发生，如果出现双侧结膜色素沉着，则应考虑肤色相关的色素沉着或与双侧结膜色素沉着相关的系统性疾病。

PAM 可以长时间维持稳定，也可逐渐扩展。有报道，损害的某些区域的颜色可以发生周期性加深或变浅现象，这就是所说的“盈缺现象”[2]。尽管 PAM 的皮损很少完全无色素，但有部分 PAM 可以是无色素的，因此临床上其损害边缘常常不清晰[10]。

临床上，具有以上特点的损害即可怀疑为 PAM。因为 PAM 的损害不高出表面且位于上皮内，因此，影像学工具在诊断中并无意义。Wood 灯有助于检测亚临床的色素沉着，但很少在临床中应用[11]。

复发性 PAM 的发病率主要在于细胞是否有非典型性[10]。无非典型性的 PAM 切除后很少复发，一旦复发，仍不会出现细胞非典型性改变。另一方面，约 60% 的具有不典型性的 PAM 患者在切除后复发，而且约一半的患者初发时即为黑素瘤。如果损害切除不完全或者角膜受累，则复发的可能性较大。

没有明确的依据证实无细胞非典型的 PAM 可以进展为具有细胞非典型性的 PAM。但无细胞非典型性的 PAM 患病人群较有非典型性的 PAM 人群更年轻化，这一点则支持前者可能进展为后者的观点[10]。

近一半具有细胞非典型性的 PAM 患者可以进展为结膜黑素瘤。从活检证实为非典型增生的 PAM 到活检证实为黑素瘤的中位时间为 2.5 年[10]。6 年后进展为黑素瘤的病例是极少见的。活检证实具有非典型性的 PAM 超过 10 年后几乎不会再发展为黑素瘤。结膜黑素瘤的死亡率约为 25%，有 PAM 的黑素瘤患者和没有 PAM 的黑素瘤患者之间并无显著性差异[11]。

## 发病机制和组织学特征

日晒在 PAM 发病中的作用是不明确的。但一项研究发现，在华盛顿南部生活 5 年或更长时间的人群比不在该地区生活的人群更易发生下睑结膜囊 PAM，而且，有睑裂斑和翼状胬肉的患者 PAM 的发病率更高[8]。Silvers 等通过活检证实，有结膜色素沉着的 PAM 患者日光性弹性组织变性的发生率较高[7]。尽管这些发现可以解释发生于睑裂区球结膜处的 PAM，但并不能解释 PAM 发生于穹窿部和睑结膜的 PAM。

PAM 的流行病学研究表明，PAM 随着面部色素痣的增多而增加。吸烟和高血压也是 PAM 发展中的重要独立影响因子[8]。但 Seregard 等发现，眼部的黑素细胞性病变（包括 PAM）在发育不良痣综合征患者中的发生率并不比正常人群高[9]。

组织学上，PAM 分为两大组：具有不典型性的 PAM 和无不典型性的 PAM[12]。大多数结膜黑素瘤源于具有不典型性的 PAM。具有不典型性的 PAM（有时称为原位黑素瘤）局限于上皮，故没有发生转移的风险[3]。结膜黑素瘤的死亡率可达 25%，因此，有效的治疗就是彻底清除所有病理学上显示具有不典型增生的损害。无不典型性的 PAM 并不会发展为黑素瘤。临床上并没有任何标准可以预测 PAM 的组织学诊断，因此，当眼科医生遇到浅肤色患者出现单侧性、获得性的棕色色素沉着斑时应当进行活检，以便于病理科医生对 PAM 是否具有细胞不典型性进行分类。

组织学上，无不典型性的 PAM 是指结膜上皮色素沉着，有或无黑素细胞的增生，但黑素细胞无不典型性（图 27.38、27.39）。这样的损害可能被认为是雀斑，由于正常结膜部位表皮突缺如，所以该部位鉴别雀斑是较难的。

如果上皮内出现非典型性黑素细胞，则为有不典型性的 PAM。一旦诊断了有不典型性的 PAM，就必须考虑损害的结构和细胞学特征。将黑素细胞与邻近上皮细胞分离后，检测其不同的大小和形状来明确黑素细胞的不典型性（图 27.40）。这些不典型细胞可以

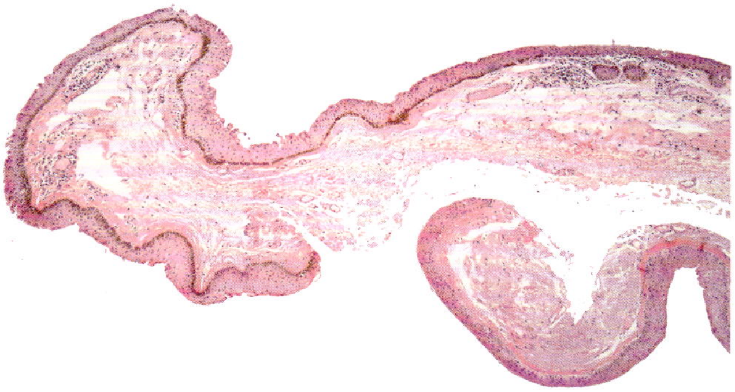

图 27.38 无不典型性的 PAM。结膜上皮基底细胞层可见统一的色素沉着

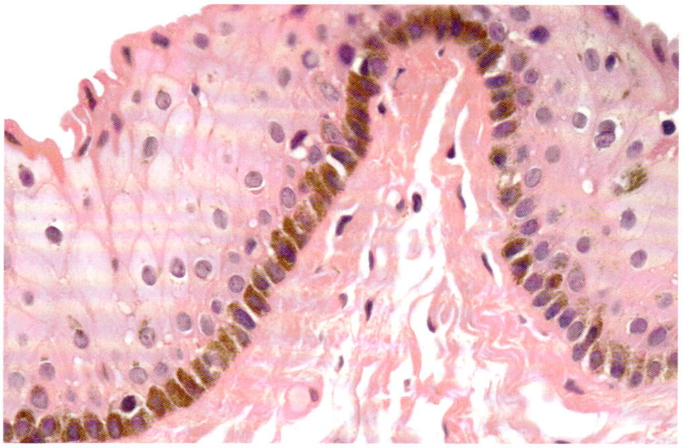

图 27.39 无不典型性的 PAM：图 27.38 的高倍镜视野，显示沿上皮基底层排列的黑素细胞

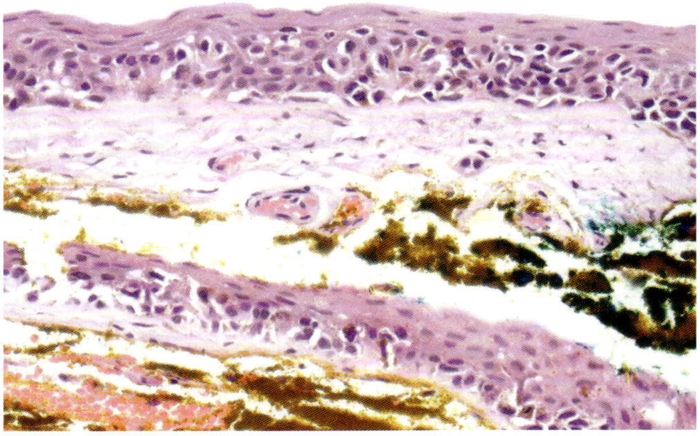

图 27.40 有不典型性的 PAM：上皮细胞部分被不典型性黑素细胞代替，这些细胞核深染，有明显的人工收缩间隙

是小圆形的、梭形或上皮样的。结构上，不典型黑素细胞可以沿基底膜呈基底增生模式、沿基底膜成巢分布，也可以向上单个或成巢（佩吉特样分布）分布于上皮内。在某些区域，不典型黑素细胞可以完全替代上皮细胞，相当于原位黑素瘤（图 27.41）。具有不典型性的 PAM 延伸至 Henle 隐窝不能被认为有侵袭性，因为 Henle 隐窝是结膜上皮的延续。

Chowers 等通过免疫组化对 Ki-67 及增殖细胞核抗原（proliferating cell nuclear antigen，PCNA）进行标记，结果表明，有不典型性的 PAM 的细胞增殖活性远远高于无不典型性的 PAM[13]。Sharara 等也发现，与无不典型性的 PAM 相比，有不典型性的 PAM 细胞的 HMB-45 显著高表达，同时在结膜痣中也高表达[14]。

## 鉴别诊断

结膜交界痣特别少见，甚至在儿童也非常少见。因此，在眼科，对于交界痣这样的诊断必须仔细斟酌，尤其是损害并非从小发生者，这样的诊断更可能是有不典型性的 PAM。

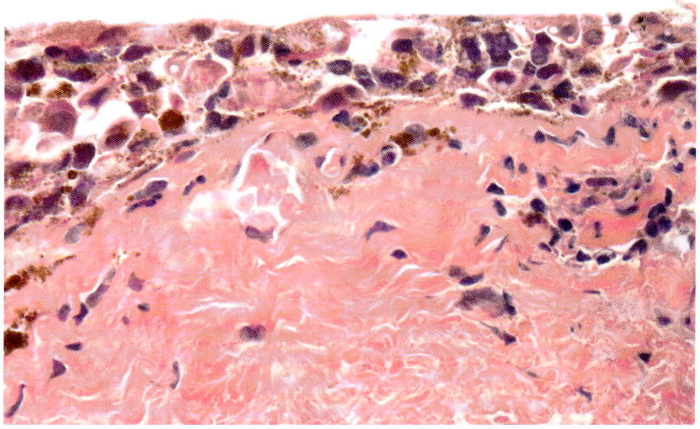

图 27.41 有严重不典型性的 PAM：累及整个上皮层，某些作者可能考虑到受累程度而认为是原位黑素瘤

PAM 还应该和其他结膜的色素沉着斑进行鉴别。和结膜痣相似，PAM 损害是活动的。巩膜黑变病呈蓝灰色、不活动，且常常是多灶性的。结膜黑素瘤是典型的隆起性或结节状损害，但在早期阶段也可以不高出上皮表面，尤其是起源于有不典型性的 PAM 的黑素瘤。

## 结膜黑素瘤

结膜黑素瘤是一种少见的单侧分布肿瘤，其死亡率可达 23% ～ 30%[1-2]。尽管结膜黑素瘤常和葡萄膜黑素瘤一起合称为眼部黑素瘤，但是两者的临床和组织学特征有着明显差异，因此应该作为不同的独立疾病。

本病可以直接发生，也可以发生于交界痣和（或）有不典型性的 PAM 中。

### 临床特征

因为结膜黑素瘤较罕见，大多数结膜黑素瘤的相关文献均见于一些个例或病例系列报道。基于人口学基础的发病率研究极少。但根据荷兰的一项调查研究，结膜黑素瘤的年发病率从 $0.028/10^5$ 到 $0.034/10^5$ 不等[3]，一项瑞典的研究显示其年发病率约为 $0.024/10^5$[4]。

一项来自 NIH 监测、流行病学和最终结果项目基于人群的登记数据的流行病学分析显示，结膜黑素瘤的年发病率由 1973—1979 年的 $0.22/10^6$ 上升至 1990—1999 年的 $0.46/10^6$，总体上显示明显上升趋势[5]。上升人群主要为白种人男性。由于这种变化趋势和皮肤黑素瘤的变化趋势是一致的，因此作者认为结膜黑素瘤的发生和日光因素相关。但是，丹麦的一项研究则显示自 1943 年到 1997 年，结膜黑素瘤的发病率并没有增加（年发病率男性为 $0.04/10^5$，女性为 $0.03/10^5$）[6]。

根据几项研究的结果，结膜黑素瘤占眼部黑素瘤的 2% ～ 5%[1]，少于结膜损害活检病例的 3%[7]。皮肤黑素瘤的发生率是结膜黑素瘤的 450 ～ 900 倍，而且这个比值仍然在不断增加。

基于人群的研究资料显示，结膜黑素瘤在男女间的发病率并无差异[3-4]，但最近的研究显示男性的发病率明显较高[5-6]。中老年男性，尤其是 40 ～ 70 岁之间的男性更为多见[3-4]，儿童患者仅有少数病例报道[8-9]。结膜黑素瘤在黑种人或其他非白种人人群中较少见[1, 5]，有研究显示，白种人和黑种人的发病率为 13.6∶1.0[7]。

结膜黑素瘤通常单眼受累，尽管典型损害为色素沉着，但也有无黑素的变异类型，后者可被误诊为鳞状细胞癌或淋巴瘤。用裂隙灯在高倍镜下仔细检查无黑素性黑素瘤，通常可以看到色素沉着斑点。

结膜黑素瘤可发生于眼球、眼睑或穹窿结膜，也可发生于泪阜或半月襞（图 27.42 ～ 27.45）。大多数结膜黑素瘤发生于角膜缘，而且大部分多灶性的结膜黑素瘤来源于具有不典型性的 PAM[10]。由于结膜色素痣极少发生于睑结膜和穹窿部，因此，这些部位出现的色素性损害应当视为可疑的黑素瘤并切除。

结膜黑素瘤从临床和病理上通常分为两种类型：

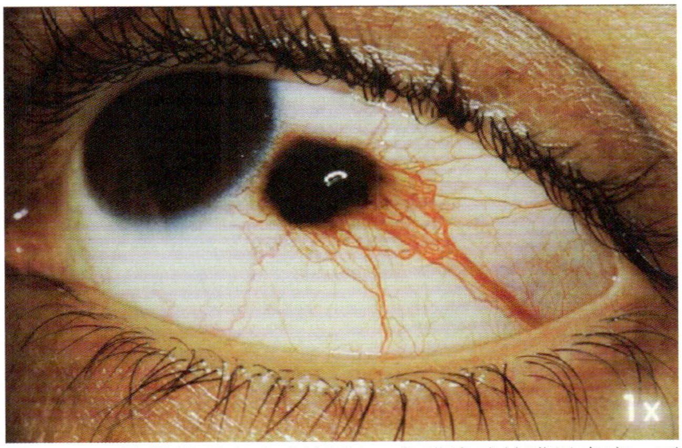

图 27.42　结膜黑素瘤（球结膜）：角膜缘球结膜黑素瘤，可见肿瘤的滋养血管

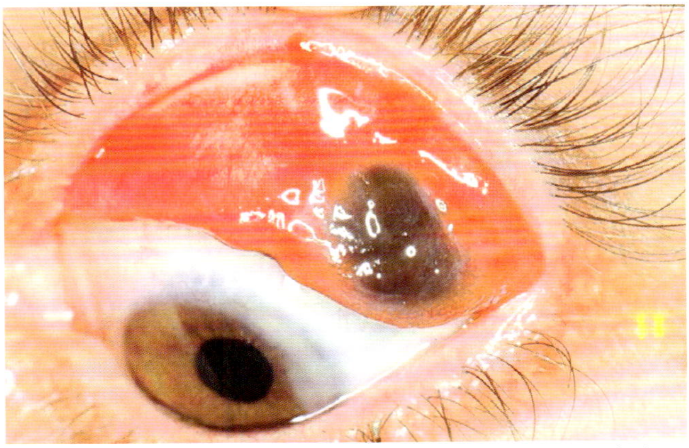

图 27.43　结膜黑素瘤（睑结膜）：在上睑结膜的黑素瘤

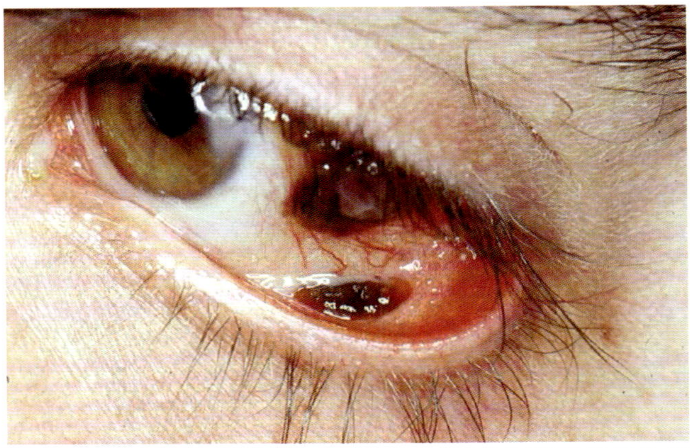

图 27.44　结膜黑素瘤（穹窿结膜）：源于具有不典型性的 PAM 的多灶性黑素瘤，一个位于球结膜，另一个位于下穹窿

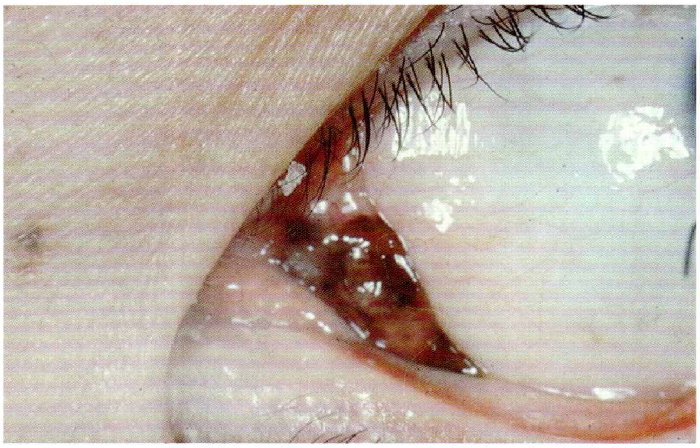

图 27.45 结膜黑素瘤（泪阜）：半月襞上方的黑素瘤

一种是合并具有不典型性的 PAM（并很可能源自该疾病）的结膜黑素瘤，另一种是直接发生的结膜黑素瘤，没有 PAM 基础[11]。起源于具有不典型性的 PAM 的结膜黑素瘤发生微小浸润时，PAM 周围并未出现明显隆起的结节，临床难于鉴别或确诊，因此眼科医生应当仔细寻找 PAM 周围那些微小的鳞状增厚改变[11]。源于 PAM 的黑素瘤最显著的临床特征是，在原有损害表面突然出现一个或多个结节。源于具有不典型性的 PAM 的多灶性黑素瘤可以同时或逐渐在结膜的不同部位出现损害。源于 PAM 的黑素瘤可以累及邻近眼睑皮肤[2]。

结膜黑素瘤开始出现时，通常在边缘区域形成一个光滑的、血管丰富的孤立性结节，有或没有色素沉着，很少有蒂形成[1]。

球结膜的固有质在眼球表面是可以移动的，同时巩膜相对不易被眼球的癌细胞侵犯。因此，大多数远离角膜缘的眼球黑素瘤可在眼球表面移动。而由于睑结膜的固有质紧密地附着于其下的睑板上，因此发生于睑结膜的黑素瘤并不移动。睑结膜的黑素瘤可以稍微隆起，也可以浸润很深。

原发于角膜的黑素瘤非常少见，许多报道的病例都是发生于角膜缘的黑素瘤累及角膜。角膜的 Bowman 层可以阻止表面的恶性肿瘤侵入角膜基质。因此，如 Bowman 层未被破坏，色素性肿瘤大多累及角膜较表浅。

据报道，56% ～ 65% 的结膜黑素瘤患者出现局部复发。约半数患者发生两次或更多次复发[1, 3-4, 12]。从第一次治疗到第一次复发的平均时间为 2.5 年。单独外科切除肿瘤患者的复发率高于那些切除肿瘤并接受其他辅助治疗的患者。起源于 PAM 的多灶性黑素瘤患者比孤立性损害的患者复发率更大。发生复发的其他危险因素包括黑素瘤的位置以及扩大切除的范围[12]。

结膜黑素瘤在发生区域或系统转移之前可以在结膜内局部扩散。结膜黑素瘤的“内部运输”转移指的是结膜内通过局部淋巴管扩散。肿瘤切除过程中，黑素瘤细胞的播散导致局部转移的病例也有报道。结膜黑素瘤通过鼻泪管转移到鼻腔或鼻旁窦的可能途径为，脱落的肿瘤细胞通过泪膜转移、直接扩散转移和局部血行转移[1]。结膜黑素瘤极少侵犯眼球或直接扩散至眼眶[1]。

结膜黑素瘤可以转移至全身任何器官，最常见的原发转移灶是耳前淋巴结和下颌下淋巴结。约一半转移性结膜黑素瘤患者在系统转移前已经发生局部淋巴结转移[13, 15]。其他常见的转移部位有脑、肝和肺[12]。

数个研究表明，结膜黑素瘤相关的 5 年死亡率为 12% ～ 19%，10 年死亡率为 23% ～ 30%[1, 3-4, 12, 16]。多种危险因素均有助于结膜黑素瘤扩散，其中最重要的危险因素为肿瘤的位置和肿瘤的厚度。任何非角膜缘或非球结膜的结膜黑素瘤（如发生于睑结膜、穹窿部、半月襞、泪阜以及睑缘等部位）均有更高的转移风险。有多项研究试图明确肿瘤厚度与结膜黑素瘤预后的关系，结果发现肿瘤厚度在 0.8 ～ 4.0 mm 有意义[1, 12, 14, 16]。可以肯定的是随肿瘤厚度的增加预后越差，但并没有一个明确的界限。

## 发病机制和组织学特征

尽管大多数结膜黑素瘤发生于暴露的球结膜部位，但目前还没有明确的证据证明紫外线辐射可以造成结膜黑素瘤[1, 17]。

具有不典型性的 PAM 和结膜色素痣是结膜黑素瘤的主要前驱疾病。一项研究表明，71% 结膜黑素瘤和局部不典型性的 PAM 相关，而 17% 和结膜色素痣相关[4]。另一项研究表明，74.8% 的结膜黑素瘤和 PAM 相关，而约 20% 和色素痣有关，其余的则认为初发即为结膜黑素瘤[2]。皮肤黑素瘤、发育不良痣综合征和眼部的黑素细胞增多症之间并没有显著相关性。

确诊结膜黑素瘤主要依靠组织学检查。大部分病例可以通过显微镜检查确诊（图 27.46 ～ 27.50）。结膜黑素瘤中有四型不典型性黑素细胞：小多边形细胞、梭形细胞、气球样细胞和具有嗜酸性胞质的圆形上皮样细胞（图 27.51 ～ 27.53）[11]。侵袭性黑素瘤常和上皮内具有不典型性的 PAM 伴发，后者多为其前驱损害。具有不典型性的 PAM 皮损中出现不典型性黑素细胞破坏基底膜现象时，应考虑侵袭性黑素瘤。另一种情况，黑素瘤可能和结膜色素痣相关。经验不足的病理科医生常将结膜复合痣中的囊性或实性的上皮细胞包涵物解释为恶性黑素瘤的特征。因此，如果有疑问，免疫组化单独或同时标记 HMB-45 或 Melan-A 对诊断是有帮助的[13, 18-19]。

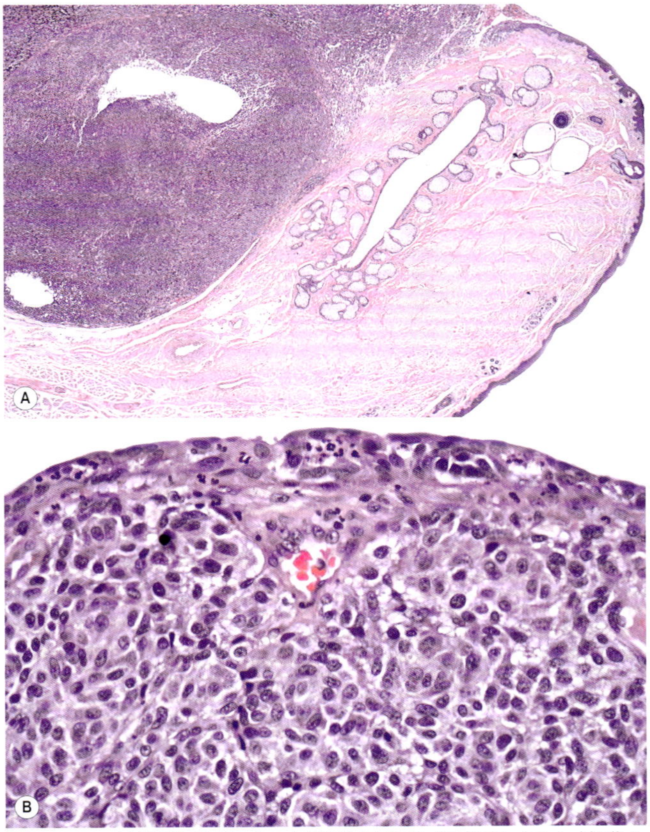


图 27.46 结膜黑素瘤：（A）眼睑侵袭性黑素瘤；（B）结膜上皮完全被黑素瘤细胞所替代

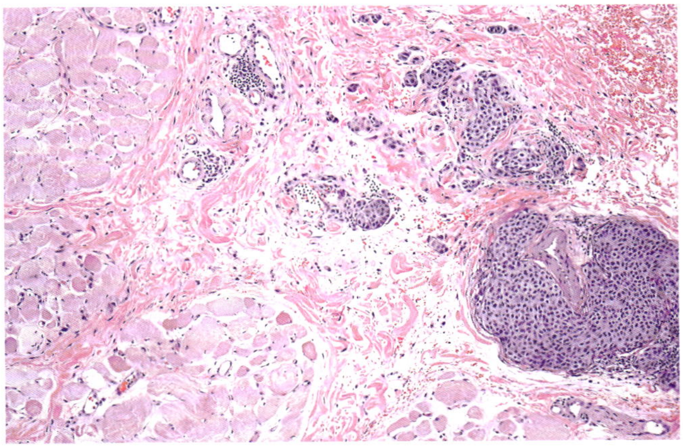

图 27.47 结膜黑素瘤：肿瘤深达睑板肌

几个组织学特征有助于提示结膜黑素瘤的预后不良，包括佩吉特样扩散、出现混合细胞瘤或梭形细胞瘤、组织学证实侵犯淋巴组织、大量的有丝分裂象以及通过 PCNA 免疫组化等方法证实细胞具有较高的增殖指数[1-2]。PAM 的存在并非是结膜黑素瘤的有用的预后指标[2]。

病理科医生的报告应该包含指导眼外科医生进行治疗的信息，特别是应该指出水平和垂直方向足够的边缘距离。肿瘤转移的主要预测因子是肿瘤的厚度，也即从上皮的顶部到侵犯最深点的距离。小于 0.8 mm 厚度的结膜黑素瘤极少发生转移，有淋巴结受累者除外。

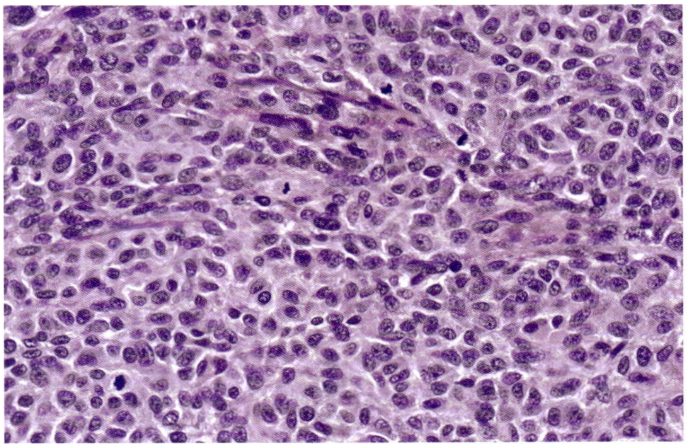

图 27.48 结膜黑素瘤：在无黑素性结膜黑素瘤中可见明显的有丝分裂象

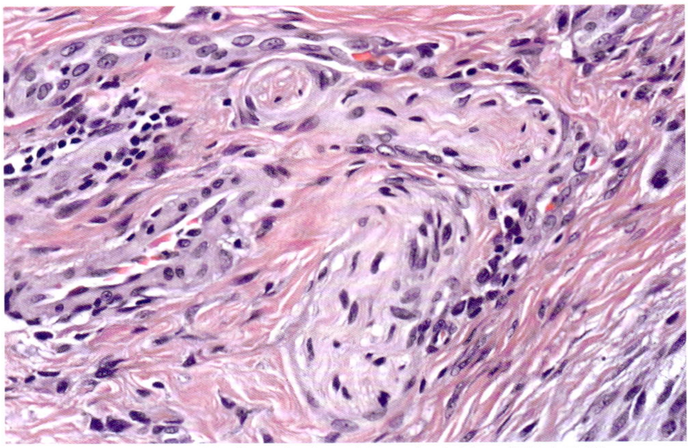

图 27.49 结膜黑素瘤：神经内及神经周围受累

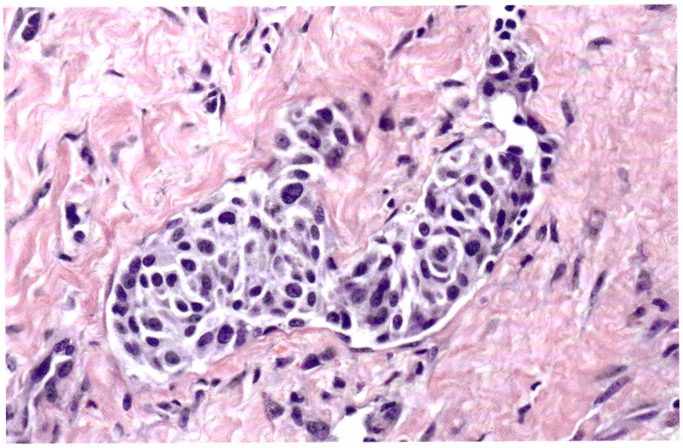

图 27.50 结膜黑素瘤：该区域明显侵犯淋巴血管

## 鉴别诊断

任何色素性的结膜损害均可类似结膜黑素瘤。结膜色素痣可以是黑色隆起性损害，在缺乏囊肿的情况下，临床检查很难和结膜黑素瘤进行鉴别，因为这是

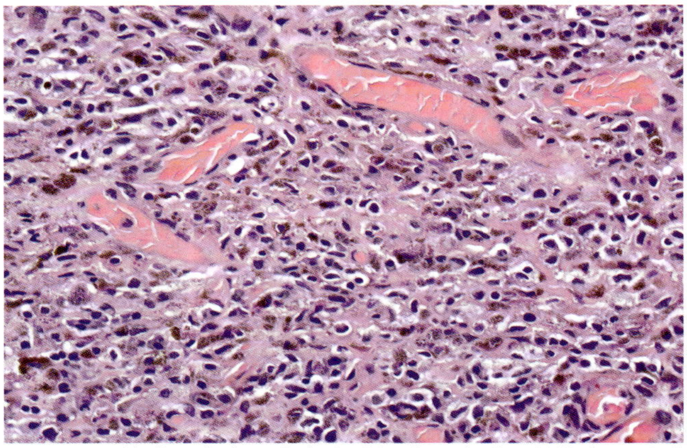
图 27.51 结膜黑素瘤：小多边形细胞具有明显的核仁和透明的胞质

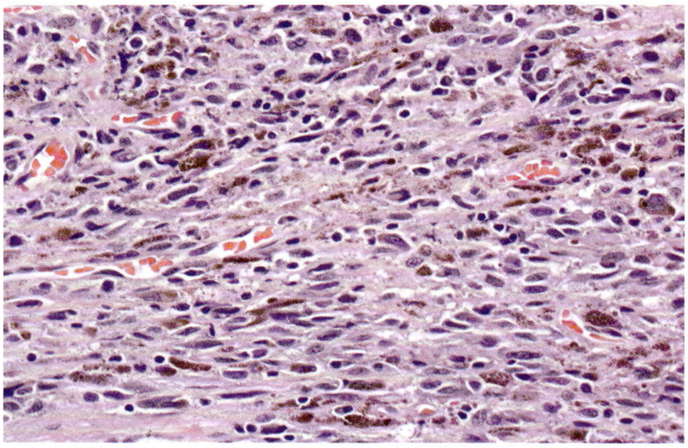
图 27.52 结膜黑素瘤：细长的梭形细胞，核深染

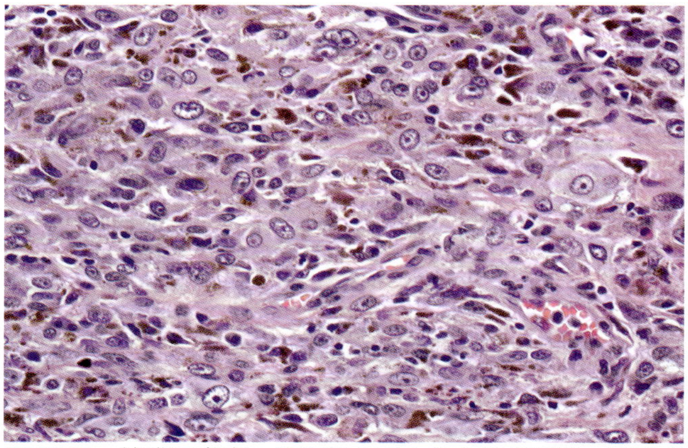
图 27.53 结膜黑素瘤：该病例中有大的上皮样细胞，胞质丰富，嗜酸性，核仁明显

结膜复合痣的典型特征[11]。由于大多数结膜痣在儿童或青少年时期出现，对于在成人期出现的任何新的隆起性色素沉着性结膜损害，都应当有所怀疑。结膜痣也常出现在球结膜和泪阜。因此，任何发生于睑结膜或穹窿部的色素性损害都应当怀疑是否为黑素瘤[11]。

上皮损害，如鳞状细胞乳头状瘤、CIN 及侵袭性鳞状细胞癌，在某些深肤色的患者可以发生获得性色素沉着[20]。葡萄肿、结膜下错构瘤、异物及血管瘤也可能被误诊为结膜黑素瘤[1]。也有极少数发生皮肤黑素瘤结膜转移的报道[21]。葡萄膜黑素瘤浸润至眼球上也应作为一个鉴别诊断[22]，这些病例可以通过高频眼超声检查，其特点为损害穿过巩膜。

（翟志芳译 杨希川校 刘跃华审）

# 结膜基质肿瘤

结膜基质包括血管、纤维、神经和其他组织。尽管良性和恶性均可以发生，但总体来说，结膜基质肿瘤少见。

# 血管肿瘤

## 化脓性肉芽肿

### 临床特征

除了角膜缘和角膜外，化脓性肉芽肿还可发生于结膜的各处，大部分有角膜上皮缺损[1-2]。化脓性肉芽肿表现为新鲜、隆起性、红色、富血管的肿物（图 27.54）。

结膜的化脓性肉芽肿通常发生于睑板腺囊肿手术、斜视手术或结膜损害切除术后，也可发生于眼球摘除术后，其被认为是一种异常的伤口愈合反应[3-4]。

### 发病机制和组织学特征

化脓性肉芽肿是一种误称，因为它既不是化脓性的也不是肉芽肿。有人认为它是获得性毛细血管瘤的息肉样表现[1]。化脓性肉芽肿是组织对创伤的一种

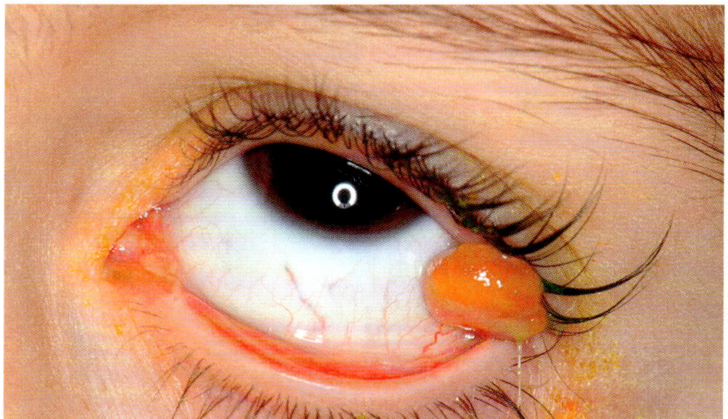
图 27.54 化脓性肉芽肿：颞下球结膜的粉红色隆起性团块。该肿瘤影响正常眨眼，导致眼泪在眼表不能正常分布，引起干眼症发生

纤维血管反应，如外科或非外科创伤或炎症。但自发性化脓性肉芽肿也可发生。

组织学上，其由肉芽组织组成，有明显的慢性炎症，并有小血管增生（大多为毛细血管大小）。

## 毛细血管瘤

### 临床特征

结膜毛细血管瘤在婴儿早期阶段出现，与皮肤毛细血管瘤类似，可持续生长数月后在数年内自然消退。其表现为突起皮面的孤立或弥漫性红色皮疹[1]。

### 组织学特征

与其他毛细血管瘤类似，结膜毛细血管瘤表现为大量毛细血管腔及血管内皮细胞增生。

## 海绵状血管瘤

### 临床特征

海绵状血管瘤是发生于儿童结膜基质深部的一种红色或蓝色的损害[1]。最好的治疗方法是手术切除。

### 组织学特征

组织学上，同其他部位的海绵状血管瘤相似，结膜的海绵状血管瘤由大的、充满红细胞的血管组成，其血管内皮细胞被纤维间隔所包绕。

## 静脉曲张和蔓状血管瘤

### 临床特征

静脉曲张和蔓状血管瘤是结膜部位少见的血管畸形。

静脉曲张的治疗应以保守治疗为主，包括临床观察和对症治疗。如果采取外科手术治疗，则有持续出血的风险[1]。此外，它也可能是深部蔓状血管瘤的延伸[2]。

结膜的蔓状血管瘤应以观察保守治疗为主。但Wyburn-Mason 综合征病例应除外[1]。

### 组织学特征

静脉曲张为扩张的静脉管腔，可以为单一扩张的血管，也可以为复杂的静脉管腔，也有人认为是淋巴管瘤。

结膜的蔓状血管瘤由扩张的动脉和静脉直接连通所形成，动静脉间没有毛细血管床相连。其为结膜基质的扩张血管袢。

## 卡波西肉瘤

### 临床特征

在 HIV/AIDS 时代之前，卡波西肉瘤，尤其是结膜的卡波西肉瘤非常罕见，它主要发生于老年人和免疫抑制患者。随着 HIV/AIDS 的流行，卡波西肉瘤在 HIV/AIDS 患者中越来越多。结膜卡波西肉瘤偶尔可为 HIV/AIDS 患者的首发表现[1]。结膜卡波西肉瘤临床表现为单发或多发的红色肿物。

### 组织学特征

同发生于其他部位的卡波西肉瘤相同，其由恶性的梭形细胞组成，核呈长卵圆形，有成熟的毛细血管腔，无明显的血管内皮，但血管裂隙充满红细胞。

## 淋巴管扩张

### 临床特征

当结膜的淋巴管膨胀、隆起，即称为淋巴管扩张。由于淋巴管和静脉相通，扩张的管腔中可以充满红细胞，因此损害也被称为“出血性淋巴管扩张”[1]。周围结膜水肿，有时可见结膜下出血。这种现象可以在外伤或炎症后自发出现。极少数情况下，有先天性淋巴管扩张的病例。

### 组织学特征

淋巴管扩张表现为明显扩张的淋巴管，其内充满红细胞，部分周围可以出现散在分布的炎症细胞。这种现象可以周期性地出现或消失。

## 结膜淋巴管瘤

### 临床特征

结膜淋巴管瘤是一种发生于淋巴管的良性肿瘤，通常发生于 10 岁以前。其可为一个孤立的结膜损害，但更常见的是作为眶周淋巴管瘤的浅表部分。结膜淋巴管瘤是一种由扩张的囊腔形成的多房性损害，其中充满清亮液体或红细胞，因此，有时也被称为“巧克力囊肿”[1-2]。

### 组织学特征

结膜淋巴管瘤由扩张的、充满淋巴液或血液的淋巴管所组成，淋巴管有扁平的内皮细胞形成的薄壁管腔。邻近基质中可见慢性炎症性改变。

# 纤维性肿瘤

## 纤维瘤 / 孤立性纤维瘤

### 临床特征

结膜纤维瘤罕见[1]。通常发生于成人，为一种获得性、慢性进行性的白色间质肿瘤，表现为局限性或多发结节性损害（图 27.55）。有一例“恶性纤维肉瘤”的报道[2]。

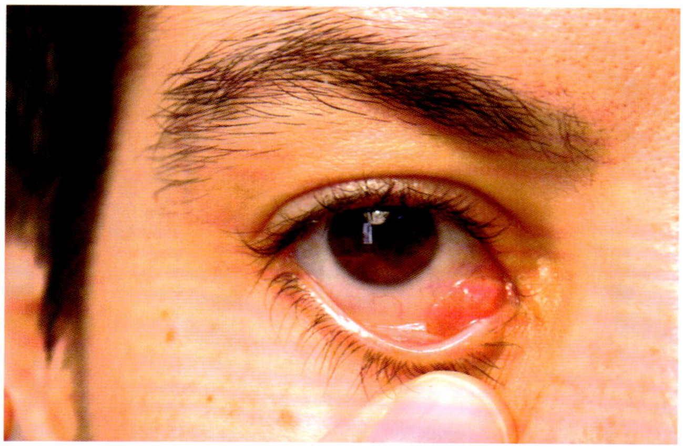

图 27.55 孤立性纤维瘤：右眼下结膜穹窿部可见一椭圆形、粉红色肿瘤，紧邻泪阜（By courtesy of Y. Deckel，MD，Hadassah-Hebrew University Medical Center，Jerusalem，Israel.）

### 组织学特征

肿瘤由密集的成纤维细胞和胶原组成。一些少见的变异类型有眼部的弹力纤维瘤、巨细胞血管纤维瘤和孤立性纤维瘤等[3]。

## 良性和恶性纤维组织细胞瘤

### 临床特征

结膜的纤维组织细胞瘤（图 27.56）可以是良性的、局部侵袭性的（非典型纤维黄瘤）或者恶性的[1-5]。良性的纤维组织细胞瘤一般见于成人，表现为界限清楚或者弥漫性的无色素性肿物。好发于角膜缘[1-2]。具有良性组织学表现的结膜纤维组织细胞瘤偶尔可以表现为恶性的临床过程。

结膜的恶性纤维组织细胞瘤可以向局部淋巴结或远隔器官发生转移，最终可致患者死亡[3]。曾有发生于儿童的非典型纤维黄瘤和恶性纤维组织细胞瘤的病例报告，其中患儿有着色性干皮病病史[4-5]。

### 组织学特征

典型的纤维组织细胞瘤由呈席纹状排列的梭形成纤维细胞和充满脂质的组织细胞组成。非典型纤维黄瘤有明显非典型性但位置表浅，结膜的恶性纤维组织细胞瘤（多形性肉瘤 NOS）极其罕见，表现为明显多形性，可见较多有丝分裂象和多核巨细胞。其被认为起源于原始的间充质细胞，具有向组织细胞或成纤维细胞分化的能力[3]。

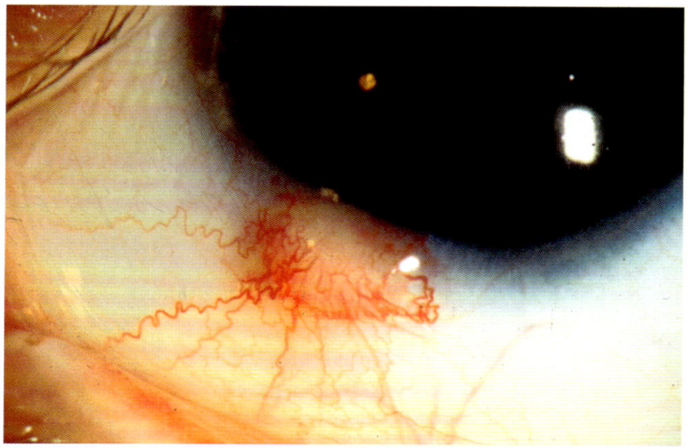

图 27.56 纤维组织细胞瘤：发生于 16 岁男孩角膜下缘的隆起性灰白色损害，可见滋养血管伸入（By courtesy of C. Shields，MD，and J. Shields，MD，Wills Eye Institute，Thomas Jefferson University，Philadelphia，USA.）

## 结节性筋膜炎

### 临床特征

结膜的结节性筋膜炎是一种极其罕见的良性结节性肿瘤，病因不明。可以发生于任何年龄。表现为孤立性的、巩膜外层增大的白色结节，好发于角膜缘或巩膜上方，位于直肌附着处之前。常有自觉不适或疼痛感。结节可以迅速增大并且有炎症表现。目前认为结膜的结节性筋膜炎起源于 Tenon 囊[1]。

### 组织学特征

结节性筋膜炎表现为圆形或椭圆形无包膜的结节。其由梭形细胞组成，可见星芒状成纤维细胞散布其间。间质中可见多少不等的黏液样基质，其中可见裂隙样的血管腔或毛细血管，并且有慢性炎症细胞浸润。较多的有丝分裂象使其容易被误诊为肉瘤。陈旧性损害常表现出明显的纤维化。

（翟志芳译　杨希川校　刘跃华审）

# 神经肿瘤

## 神经纤维瘤

### 临床特征

神经纤维瘤是一种外周神经鞘肿瘤，在结膜基质上表现为单发局限性或弥漫性、丛状肿瘤[1-2]。单发的神经纤维瘤常无系统症状，而丛状神经纤维瘤常出现于神经纤维瘤病Ⅰ型（von Recklinghausen 病）中。单发的神经纤维瘤常表现为缓慢增大的淡红黄色的包块。丛状神经纤维瘤则呈弥漫性。

### 组织学特征

组织学上，肿瘤团块无包膜，瘤细胞间界限不清，嗜酸性胞质，胞核呈波浪形或逗号状（图 27.57、27.58）。在肿瘤团块中可找到小的神经纤维。肥大细胞较多见。胶原多少不等，有时基质富含黏液。肿瘤 S-100 蛋白染色广泛阳性。CD34 有时呈灶状阳性。

## 神经鞘瘤

### 临床特征

结膜的神经鞘瘤（施万细胞瘤）较罕见，可发生于结膜的任何部位，呈良性过程[1]。表现为结膜基质中突起的淡红色至黄色的包块。

### 组织学特征

该肿瘤由外周神经鞘的施万细胞增殖形成，组织学上由梭形细胞组成，排列成 Antoni A 型或 Antoni B 型。肿瘤细胞表达 S-100 蛋白。

## 颗粒细胞瘤

### 临床特征

结膜的颗粒细胞瘤极为罕见。表现为结膜基质中粉色光滑的隆起性肿块，与其他有包膜的肿块较难区分[1]。

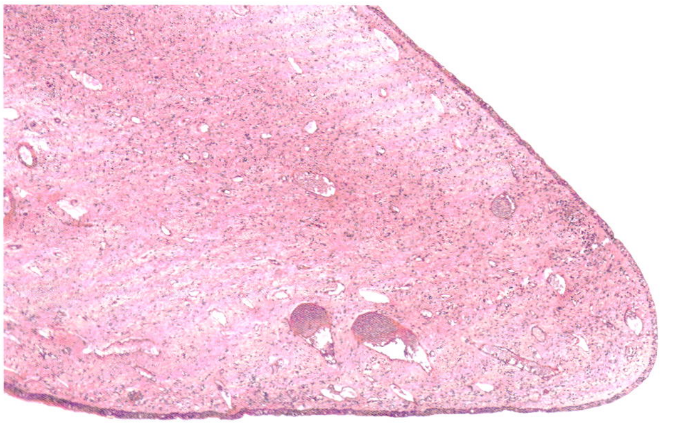

图 27.57　神经纤维瘤：组织学上可见一个被结膜上皮包裹的肿块

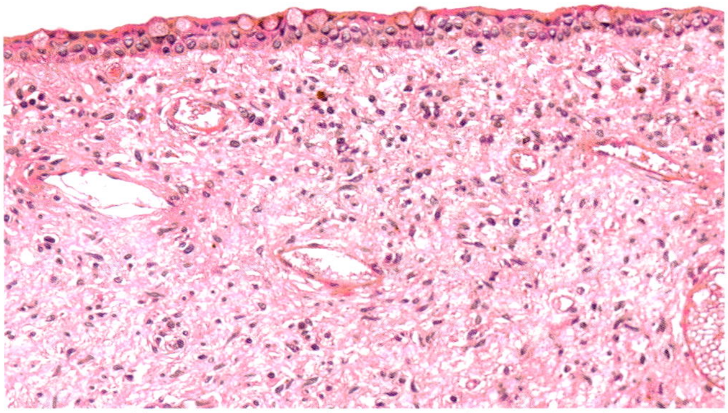

图 27.58　神经纤维瘤：肿瘤由界限不清的细胞组成，胞质嗜酸性，胞核呈波浪形或逗号状

### 组织学特征

其由成群或成行排列、核呈小圆或卵圆形、胞质充满粗大嗜酸性颗粒的细胞构成。淀粉酶消化的 PAS 染色阳性程度不定。肿瘤上方被覆的上皮可呈假上皮瘤样增生。肿瘤细胞表达 S-100 蛋白、NSE 及 NKI-C3。

# 组织细胞瘤

## 黄瘤

### 临床特征

结膜的黄瘤为位于眼球上皮下的黄色肿块。在播散性黄瘤中可见多发性损害。有双侧结膜发生黄瘤的报道[1]。

### 组织学特征

组织学上黄瘤由大量泡沫状或泡状细胞组成。早期损害可有混合性炎症细胞。播散性黄瘤的损害中可见富含脂质的组织细胞、嗜酸性粒细胞和 Touton 巨细胞，无法与黄色肉芽肿鉴别。

## 黄色肉芽肿

### 临床特征

结膜（幼年）黄色肉芽肿常表现为位于结膜边缘的孤立橘红色肿块（图 27.59）[1]。常不伴相关系统症状[1]。也有成人双侧结膜黄色肉芽肿的报道[2]。

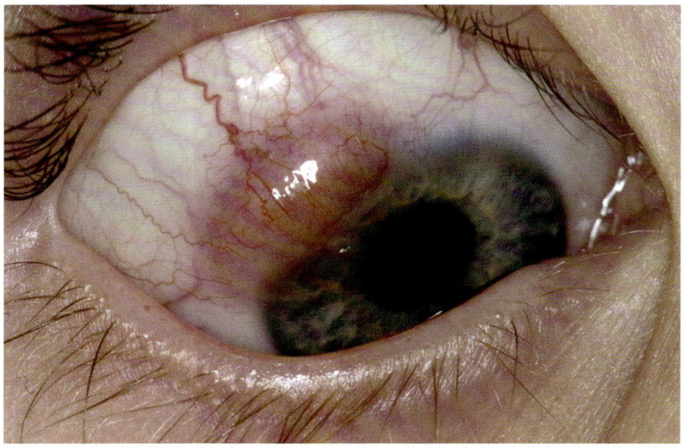

图 27.59 结膜黄色肉芽肿：一名 5 岁男孩的右眼颞上缘可见橘红色损害

### 组织学特征

成熟的黄色肉芽肿由大量脂化程度不等的组织细胞和 Touton 巨细胞组成。另外，也可见淋巴细胞、浆细胞及嗜酸性粒细胞。

## 网状组织细胞瘤

### 临床特征

结膜的网状组织细胞瘤为一种罕见的良性病变，常单发或作为多中心网状组织细胞增多症的一部分。目前已报道的眼部网状组织细胞瘤均为局限在角膜及角膜缘、单发、不伴全身症状的无痛性肿块[1]。

### 组织学特征

网状组织细胞瘤主要由大的单核细胞组成，并有散在多核细胞，其胞质嗜酸性、呈毛玻璃状，核大，核仁明显。

## 结膜黏液瘤

### 临床特征

结膜黏液瘤是发生于成年人的罕见良性间质瘤。生长缓慢，无症状，活动度可，常单发于结膜的任何部位，多位于颞侧球结膜区（图 27.60）[1]。皮损呈粉色或肤色。眼睑以及结膜的黏液瘤可能与 Carney

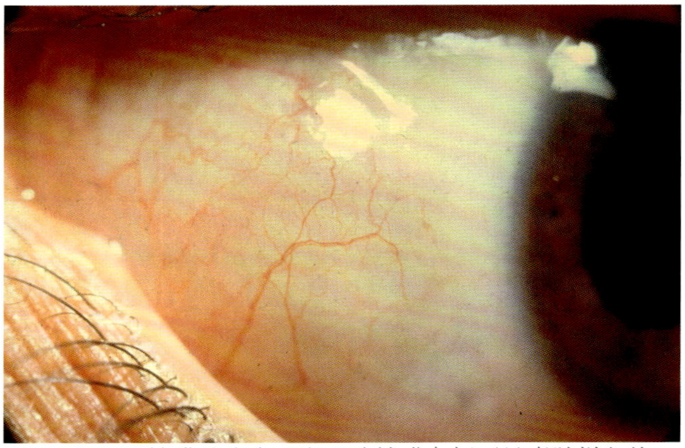

图 27.60 结膜黏液瘤：右眼球结膜鼻侧可见囊肿样包块

综合征相关。

### 组织学特征

肿瘤位于结膜的固有质，并且被结膜上皮包裹[2]。细胞较少且由星状梭形细胞组成，部分细胞胞内和核内有小空泡，为扩张的粗面内质网池。基质富含黏液样物质，对透明质酸酶敏感，散在网硬蛋白及纤细的胶原纤维（图 27.61、27.62）。部分损害可见散在的肥大细胞。

# 肌源性肿瘤

## 横纹肌肉瘤

### 临床特征

横纹肌肉瘤是儿童最常见的原发于眼眶的恶性肿瘤，但仅发生于结膜者非常罕见，表现为粉红色、生长迅速的血管性肿块。肿瘤最初可仅表现为无炎症的质软包块，但有时在损害出现之前可出现肿胀和红斑。

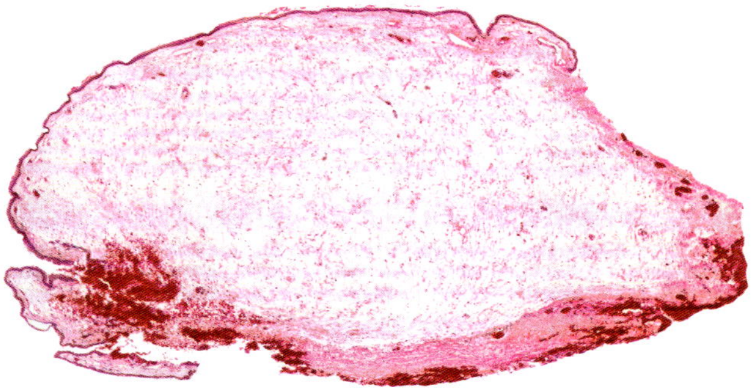

图 27.61 结膜黏液瘤：结膜基质由异常疏松的结缔组织组成，富含对透明质酸敏感的黏多糖

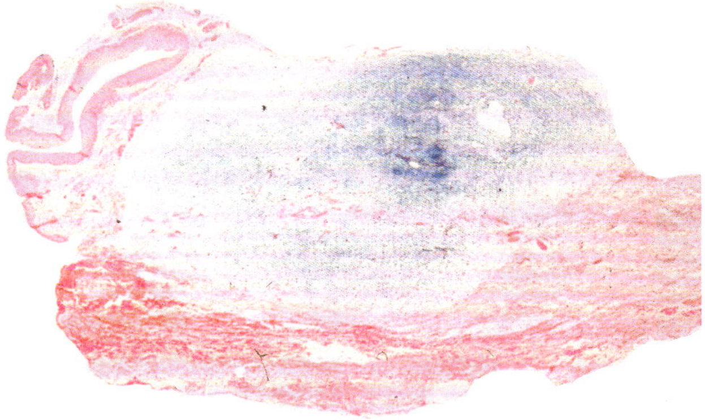

图 27.62 结膜黏液瘤：阿辛蓝染色阳性

### 组织学特征

大多数结膜的横纹肌肉瘤是胚胎型。位于黏膜下的肿瘤常被称作葡萄状横纹肌肉瘤（葡萄状肉瘤）[1-2]。

## 其他肌源性肿瘤

发生于结膜或眼部附属器的肌源性肿瘤（如幼年性肌纤维瘤病和平滑肌肉瘤）鲜有报道[1-2]。

# 脂肪组织肿瘤

## 脂肪瘤及脂肪肉瘤

### 临床特征

真正结膜的脂肪组织肿瘤非常罕见。结膜下眶内脂肪疝常被误诊为脂肪组织肿瘤[1]。该病主要好发于中年及老年（图 27.63），且男性多见[2-3]。

### 组织学特征

组织学上，脂肪疝最初被当作多形性脂肪瘤[1]。它由大小不一的脂肪细胞组成，有纤维间隔。脂肪细胞有核内空泡，可见花环样的多核巨细胞，常伴有混合性炎症细胞浸润[2]。无有丝分裂象。花环样细胞表达 CD34[3]。

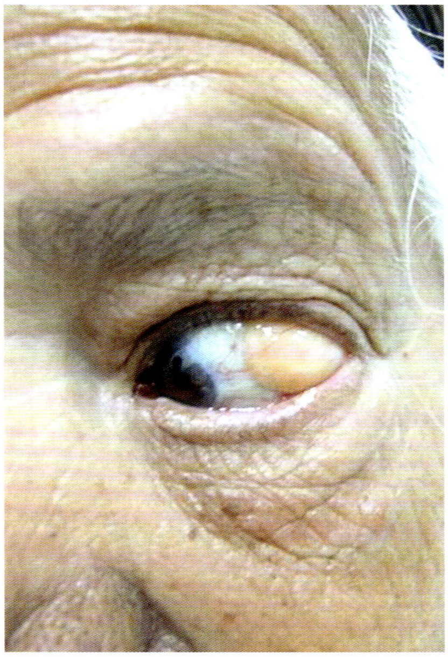

图 27.63 眼眶脂肪疝：球结膜颞侧的眼眶脂肪突出（By courtesy of Y. Deckel，MD，Hadassah-Hebrew University Medical Center，Jerusalem，Israel.）

目前已有结膜黏液性脂肪肉瘤的个例报道[4]。

## 鉴别诊断

花环状的多核巨细胞在眶周脂肪中并不少见，在眶内容物取出标本中已得到证实[3]。多形性脂肪瘤有灶性梭形细胞增殖和束状胶原透明变性，而这在假性脂肪瘤症中不常见。高分化的脂肪肉瘤在纤维间隔附近有多形性、核深染的细胞，在脂肪症中见不到[2]。

# 淋巴组织增生性肿瘤

结膜的淋巴肿瘤可分为反应性淋巴组织增生症、非典型淋巴组织增生症及结膜淋巴瘤[1]。结膜的淋巴肿瘤常累及眼眶及眼睑，也可单发于结膜[2]。高达 1/3 的结膜淋巴肿瘤为系统性淋巴瘤的合并症状或在系统性淋巴瘤随访中发现。眼部的淋巴肿瘤也可发生于其他部位，目前已有眼眶、眼睑及葡萄膜同时受累的病例报告[3]。

## 临床特征

绝大多数结膜淋巴组织增生性疾病患者有临床症状，包括结膜肿块或刺激症状，偶有眼睑下垂、溢泪、视物模糊、眼球突出和复视。部分患者无自觉症状[3]。

结膜的淋巴组织增生性肿瘤表现为弥漫分布、轻微隆起的粉色包块，类似于烟熏的鲑鱼，故称为“鲑鱼斑”（图 27.64、27.65）。大部分结膜的淋巴组织增生性肿瘤位于球结膜和穹窿，且通常隐藏在眼睑上或下 1/4 处，而不是球结膜及角膜缘的水平方向显见处。尽管有部分肿瘤可发生于泪阜及半月襞，但基本不发生于睑结膜。

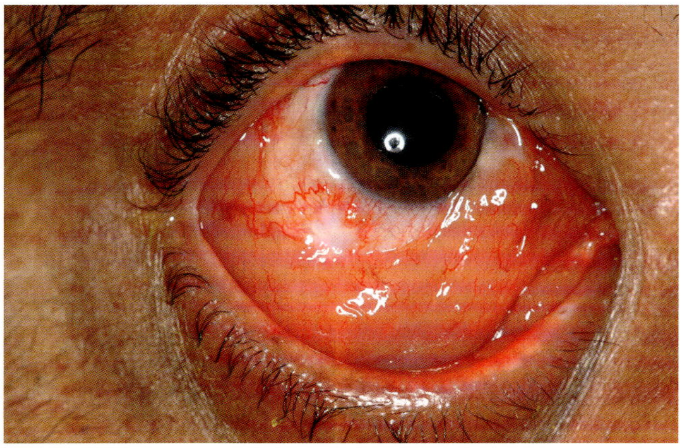

图 27.64 结膜淋巴瘤：该图展示一例下方和颞侧球结膜及穹窿的粉色“鲑鱼斑”皮损。损害呈环形延伸至眶前方

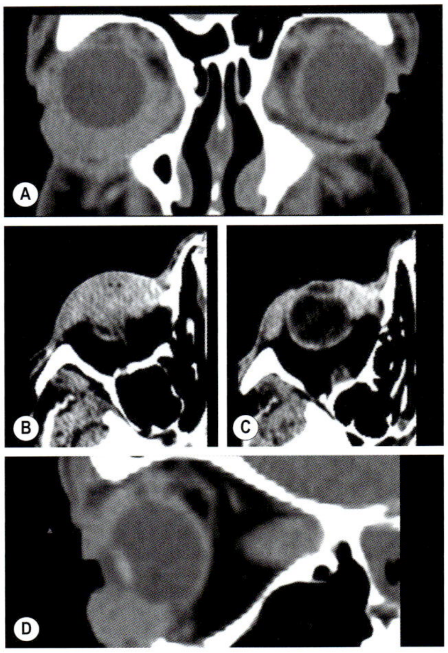

图 27.65 结膜淋巴瘤：图 27.64 的 CT 扫描。右眼周围有信号：A. 冠状面；B. 眼球上方横切面；C. 眼球中间横切面；D. 矢状面

局部治疗有效，但发生在淋巴结外的复发性病灶需每半年进行一次系统评估。在一项研究中，约有 15% 的患者在 5 年后确诊为系统性淋巴瘤，而 10 年后约 28% 的患者被确诊[3]。

由于结膜淋巴瘤大多为低度恶性，故死亡率不高。其发展为系统性淋巴瘤的主要预后因素包括发生在结膜的穹窿及球结膜中部（相对于角膜缘而言）以及多发性结膜肿瘤。其他因素包括疾病初发时的分级及淋巴瘤分型。

## 组织学特征

由于从临床上很难区分结膜的良恶性淋巴系统肿瘤，因此活检很重要（图 27.66）。大部分结膜淋巴瘤

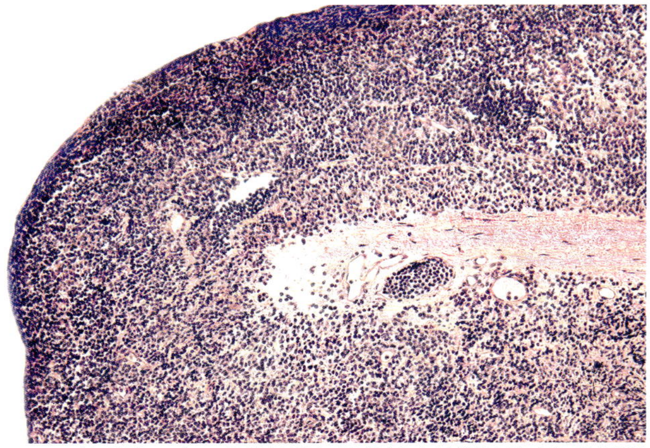

图 27.66 结膜淋巴瘤：整块结膜组织均被小的淋巴肿瘤细胞浸润

为低度恶性的非霍奇金 B 细胞淋巴瘤。T 细胞淋巴瘤在结膜极罕见。主要的淋巴瘤亚型包括结外边缘区 B 细胞淋巴瘤、弥漫性大 B 细胞淋巴瘤、滤泡性淋巴瘤、浆细胞瘤、淋巴浆细胞性淋巴瘤或免疫细胞瘤和套细胞淋巴瘤[3-4]。

# 白血病细胞浸润

眼部的白血病细胞浸润最常出现在脉络膜和视网膜，结膜也可累及[1]。结膜的白血病细胞浸润临床表现多种多样，可累及单侧或双侧。可在固有质呈灶性或弥漫性浸润，可发生在球结膜或睑结膜，可由于白血病细胞的显著增多（白细胞淤滞症）而引起微血管的变化。结膜的病变可作为急性白血病的首发症状，而有的患者结膜病变提示疾病复发。结膜白血病细胞浸润一般不伴视力的下降，但提示预后不佳，中位生存期为 3 个月。尽管对结膜白血病细胞浸润的临床报道不常见，但尸检证实许多白血病患者常合并其他病变，而绝大多数结膜白血病也许仅有亚临床表现而被忽视。结膜白血病浸润常发生在急性白血病患者中[2-3]，一般表现为坚实光滑的粉色包块，常伴有局部出血[4]。

临床病理学研究显示结膜的白血病损害常侵犯固有质全层，皮损可弥漫分布或斑片状，常沿血管分布。

# 迷芽瘤

迷芽瘤是一种先天异常，表现为正常组织在异常部位生长。当病变部位由一种组织构成，则是简单的迷芽瘤；若病变部位由多种组织构成，则是复杂迷芽瘤。眼球迷芽瘤是儿童最常见的眼球表面的肿瘤[1]，皮样囊肿及皮肤脂肪瘤最常见。眼球的迷芽瘤可累及角膜、角膜缘及结膜下方。可小而扁平，也可较大甚至覆盖眼球大部分区域，常引起散光。眼球的迷芽瘤可影响眼球的其他区域及眼眶，可与眼组织缺损、Goldenhar 综合征及器官样痣综合征相关。

## 皮样囊肿

### 临床特征

眼球外层皮样囊肿表现为坚实、限局性的单发性先天性包块，常发生于球结膜和角巩膜缘（图 27.67）[1]。

结膜皮样囊肿常呈黄白色实性包块，偶有毳毛穿出。皮损可较小，也可较大并累及整个角膜。泛发的皮样囊肿可累及前房及虹膜。

典型的皮样囊肿发生在结膜颞下缘，可与 Goldenhar 综合征（眼耳椎骨发育异常综合征）有关，此综合征包括耳畸形、脊柱畸形、眼睑缺损、听力丧失和下颌骨发育不全[2]。除可导致毁容，眼球皮样囊肿还可导致严重的散光及弱视。

已有报道该病与 Townes-Brocks 综合征有较特殊的联系[3]。后者是源自 *SALL1* 突变的常染色体显性遗传性疾病，肾、眼、拇指、肛门和耳朵均可受累。

### 组织学特征

眼球的皮样囊肿是简单的迷芽瘤，由复层鳞状上皮包裹致密的纤维组织，常包含真皮内物质，如毛囊、皮脂腺和汗腺，偶尔有脂肪组织（图 27.68）。

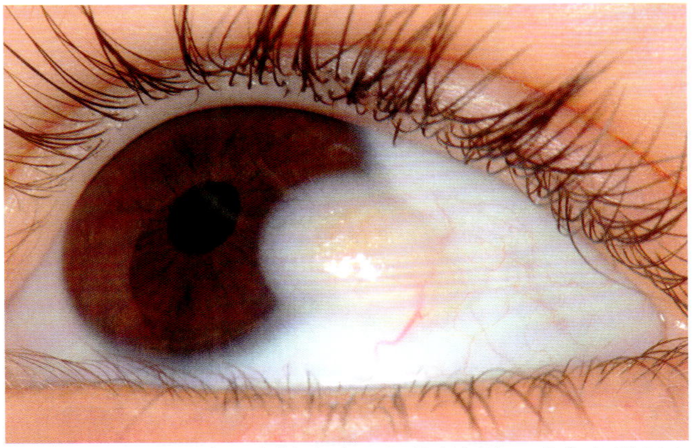

图 27.67 角膜边缘的皮样囊肿：左眼颞侧缘一黄灰色隆起皮损，表面因不规则而反光不均匀

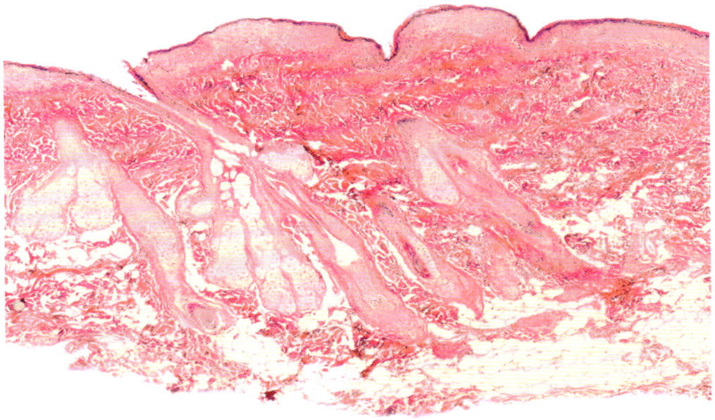

图 27.68 角膜边缘的皮样囊肿：附属器位置异常（有皮脂腺和汗腺的毛囊），表面覆有正常结膜上皮

# 皮肤脂肪瘤

## 临床特征

皮肤脂肪瘤为黄色的梭形肿瘤，常位于结膜的颞侧或颞上侧，靠近外眦（图 27.69）[1-2]。尽管皮肤脂肪瘤是先天性的，但可长时间无症状，直到突出于穹窿。眼球的脂肪瘤常在外直肌与上直肌间延伸并接近泪腺位置，也可延伸至眶后方或角膜缘前方。眼球的皮肤脂肪瘤也可与 Goldenhar 综合征有关[1]。

## 组织学特征

表面的复层鳞状上皮可以部分角化。间质中含有多少不等的致密纤维组织和大量脂肪细胞，主要位于皮损下部（图 27.70）。附属器多少不定，一般缺如。

# 骨性迷芽瘤

## 临床特征

眼球表面的骨性迷芽瘤是一种罕见的先天性皮损，一般单发于眼球的颞上象限（图 27.71）。也可发生于眼球的其他位置或合并其他的迷芽瘤[1-2]。已有双侧损害的报道[3]。损害可游离，也可附着在球结膜及巩膜上。偶可累及眼外肌。

## 组织学特征

由结缔组织包裹成熟、致密的骨组织，偶可合并

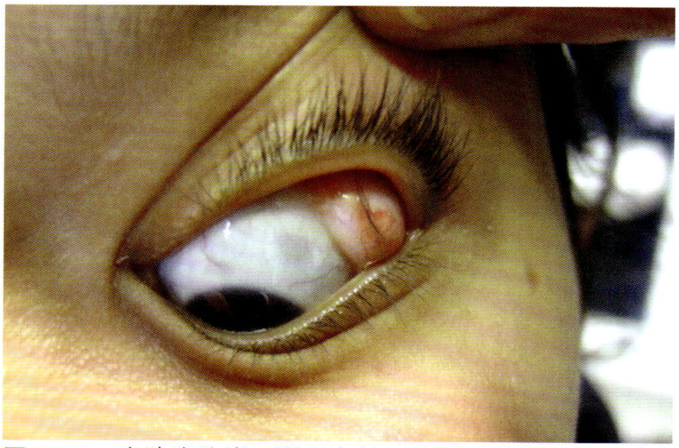

图 27.69 皮肤脂肪瘤：颞上方见一结膜下黄色肿物，其内可见毛发（By courtesy of Y. Deckel，MD，Hadassah-Hebrew University Medical Center，Jerusalem，Israel.）

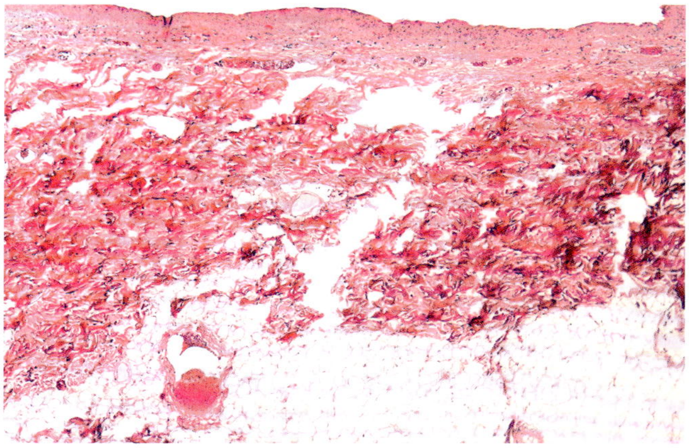

图 27.70 皮肤脂肪瘤：结膜下可见致密结缔组织及脂肪组织

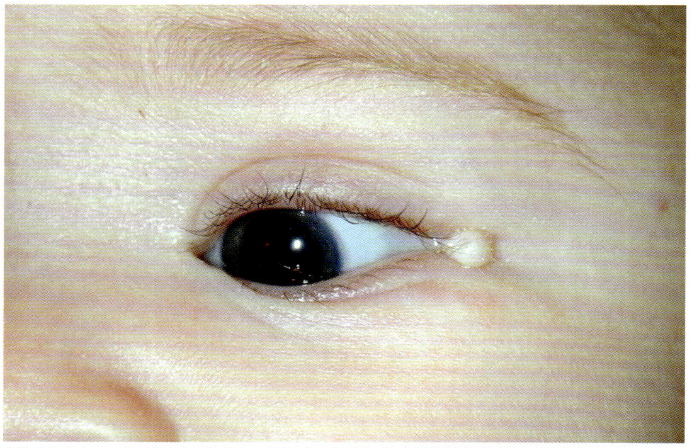

图 27.71 骨性迷芽瘤：取自左眼球结膜颞侧的带蒂的白色包块（By courtesy of I. Anteby，MD，Hadassah-Hebrew University Medical Center，Jerusalem，Israel.）

其他迷芽瘤成分（图 27.72）。

# 泪腺迷芽瘤

## 临床特征

眼球上异位的泪腺迷芽瘤是一种先天性的简单迷

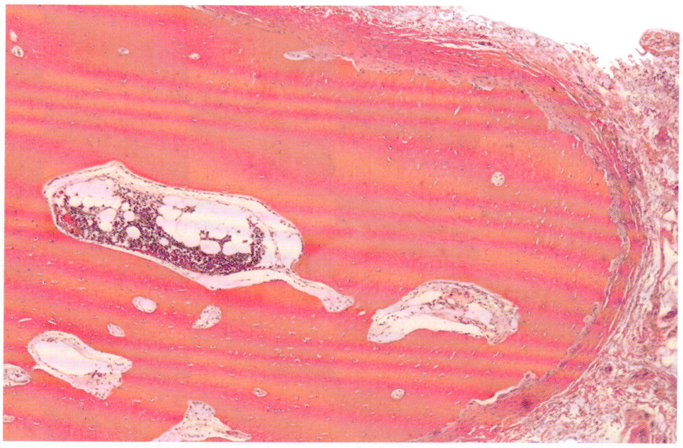

图 27.72 骨迷芽瘤：图 27.71 的皮损组织学，可见伴有髓性造血的成熟密质骨，周围包绕有致密结缔组织

芽瘤，表现为无自觉症状的粉色包块，通常在结膜的颞侧或颞上侧。也有报道在角膜缘发生[1]。

### 组织学特征

结膜基质中可见泪腺结构。眼球上复杂的迷芽瘤可包括泪腺及其他成分[2]。

## 复杂迷芽瘤

### 临床特征

复杂迷芽瘤是单发的先天性病变，所包含的组织来源于外胚层及中胚层。临床表现多样，可局限生长也可覆盖大部分眼球。已有大而有蒂并突出于眼睑的损害的报道[1]。复杂迷芽瘤可侵犯角膜。其颜色及性状取决于复发迷芽瘤的构成成分，例如，含有脂肪成分表现为黄色，含有泪腺组织则表现为粉色。

### 组织学特征

复杂迷芽瘤可包含多种组织成分，如包含脂肪组织的真皮组织、胶原及皮脂腺结构、泪腺组织、平滑肌、软骨、骨、神经和血管[1-2]。复杂迷芽瘤可表现为囊性。眼球上的复杂迷芽瘤可能与器官样痣综合征有关，其中最常见的皮肤表现是 Jadassohn 皮脂腺痣[2]。

（翟志芳　程茂杰译　杨希川校　刘跃华审）

# 转移性和继发性肿瘤

## 转移性肿瘤

结膜的转移性肿瘤罕见，并且常伴发眼内其他部位和身体其他脏器转移，多见于系统性恶性肿瘤的进展期[1]。与眼部其他部位的转移性肿瘤类似，原发肿瘤常为乳腺癌或皮肤黑素瘤。

转移性肿瘤源于血管性基质肿瘤者表现为黄色或粉红色，如果源于皮肤黑素瘤则表现为黑色。可在结膜上的任何位置单发或多发。结膜的转移性肿瘤可切除、放疗和化疗。诊断后生存时间为数月。

## 继发性肿瘤

结膜继发性肿瘤可继发于眼内、眼睑及眼眶肿瘤[2]。需注意眼睑的皮脂腺癌，其可表现为结膜上皮的佩吉特样浸润。睫状体的黑素瘤通过巩膜向结膜下组织侵犯，可被误认为结膜的黑素瘤。眼眶肿瘤（如儿童的横纹肌肉瘤）可首先表现于结膜。

## 泪阜肿瘤

泪阜在半月襞内侧，为一约 5 mm 高、3 mm 宽的卵圆形粉色柔软物[1]。眼球外转时泪阜突出，内转时泪阜下陷。

泪阜病变较罕见。由于泪阜的组织学成分包括毛囊、皮脂腺、汗腺和副泪腺，故泪阜的病变可类似皮肤、结膜或泪腺的改变[1-6]。诊断较困难，术前仅约 50% 可以诊断。泪阜的病变大多为良性色素痣及鳞状细胞乳头状瘤。恶性病变较罕见，但却是致命的。尽管临床上往往过度诊断恶性病变，但任何怀疑恶性的病变均需切除并由有经验的病理科医生进行组织学检查。

（程茂杰译　杨希川校　刘跃华审）

# 第28章 前哨淋巴结活检

Alistair J. Cochran



## 概述

本章是在作者以前关于此专题的多篇文章的基础上修改而成[1-4]。

对于如何处理那些触诊和超声检查没有发现区域淋巴结转移的垂直生长期的原发黑素瘤患者，已争论多年。以前的治疗方式有如下选择：

- 随访观察，直到患者出现局部肿瘤转移的临床证据再行淋巴结清扫术。
- 病理确诊原发黑素瘤后立即行选择性（预防性）淋巴结切除（图 28.1）。

两个选择均不理想。虽然保守随访观察使大约 80% 从未发生区域淋巴结转移的患者免于有创的淋巴结切除术，但它有下列三个不良后果：

- 导致 20% 发生局部转移的患者错过淋巴结清扫术的最佳时期。
- 使黑素瘤转移扩散到非前哨淋巴结。
- 使肿瘤发展，导致患者的 AJCC 分期更高。

为了解决这一难题，加利福尼亚大学洛杉矶分校（UCLA）的 Morton、Cochran 等开发出淋巴结显像（lymphatic mapping，LM）及前哨淋巴结活检术（sentinel node biopsy，SNB）[5]。

对患者肿瘤早期区域淋巴结扩散演变的研究发现，大多数转移性黑素瘤累及单个淋巴结，区域内其他淋巴结未被肿瘤累及[6]。据此观察，我们提出假

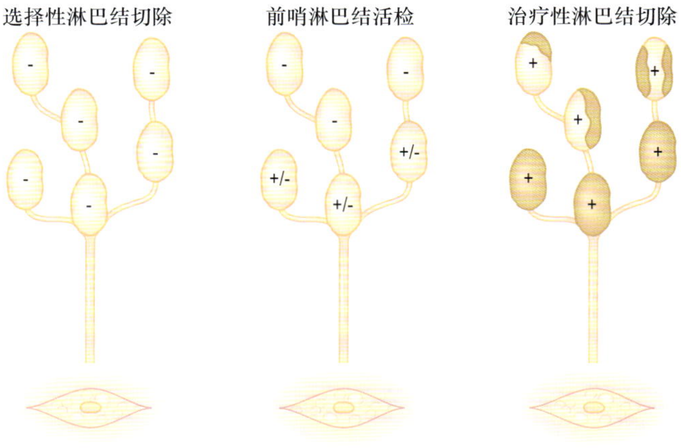


**图 28.1** 对临床未发现淋巴结转移的中等厚度原发黑素瘤患者的处理方法：
- 选择性（预防性）淋巴结切除（**左图**）。病理确诊原发黑素瘤后立即切除所有引流淋巴结群中的淋巴结（最好通过切除活检术切除）。这种方法使得 80% 没有淋巴结转移的患者接受不必要的、无临床获益的手术。
- 原发黑素瘤扩大切除术后随访观察，直到有局部淋巴结转移的临床证据后再行淋巴结清扫术（**右图**）。这一处理方式虽然使大约 80% 从未发生局部淋巴结转移的患者免于不必要的淋巴结手术，但是对于 20% 最终进展至淋巴结转移的患者，将会推迟并错过最佳的淋巴结切除手术时期，从而导致临床预后较差。
- 前哨淋巴结活检时行淋巴结显像（**中图**）。此项微创伤技术能选择性识别最可能早期转移的淋巴结。仅对前哨淋巴结有肿瘤转移的患者进行淋巴结清扫术

说：如果能识别可能被最早期的转移累及的单个淋巴结，将此淋巴结手术切除并做仔细的组织病理检查，则使用这种相对微创的外科手术就能对局部转移淋巴结受累情况进行精确的分期。淋巴闪烁造影术是使用一种放射性同位素（如 $^{99m}$Tc 硫化锑）注射到原发肿瘤的周围，其能可靠地识别特定部位淋巴液引流的淋巴结区域[7]。若淋巴显像显示为“早”，则可能发现最早接收同位素的单个淋巴结（图 28.2）[8]。

接着通过标记表面被覆皮肤定位此淋巴结。以往的动物实验发现，标记染料注射到特定部位皮肤后准确地进入某一特定淋巴结（图 28.3）[9]。联合使用淋巴闪烁造影术和术中注入活体染料及同位素，我们能够准确地识别原发黑素瘤的淋巴液直接引流途径中的第一个淋巴结。因为此淋巴结像哨兵一样守卫该组的剩余淋巴结，我们称之为前哨淋巴结（sentinel nodes，SN）（图 28.4）[1]。在一项针对 223 例黑素瘤患者的研究中，患者先行前哨淋巴结活检，随后不论前哨淋巴结是否受累，均行完整淋巴结切除术（completion lymph node dissection，CLND），结果显示若前哨淋巴结无肿瘤，只有不到 1% 的非前哨淋巴结（nonsentinel nodes，NSN）发生肿瘤转移[1]。若 SN 受累，则 NSN 受累的比例高达 16%[1]。2001 年，根据这些结果，NIH 资助了一项国际随机临床试验（命名为 MSLT-I）。这项研究比较了两组患者：一组是中等厚度（1 mm 或更厚，或者 Clark 分级Ⅳ级）的原发黑素瘤患者，临床未发现局部或播散性转移性黑素瘤，扩大切除肿瘤并行前哨淋巴结活检，若 SN 含肿瘤立即行 CLND，并观察随访；另一组是在观察期内发生临床转移后才行 CLND 的患者。MSLT-I 的中期结果分析显示，SNB 既是一个微创伤手术，又是可获得黑素瘤最精确分期的技术[10]。行 SNB 的患者若 SN 含有肿瘤，立即行 CLND，其无病生存期较随访观察的患者长。临床发现淋巴结转移时才行 CLND 的患者淋巴结受累的数目更多，AJCC 分级更高，生存时间明显缩短[11]。

淋巴显像和 SNB 除了广泛运用于皮肤黑素瘤患者外，还适用于非黑素瘤皮肤恶性肿瘤，包括 Merkel 细胞癌、鳞状细胞癌和皮肤附属器癌。此技术也可用于处理皮肤以外其他器官恶性肿瘤的患者。相对于黑素瘤，现在前哨淋巴结活检更常用于乳腺癌患者。此技术也适用于消化道癌、外阴癌、宫颈癌、肺癌和甲状腺癌患者的处理。

正确识别真正的 SN 并进行精确的组织病理学评估对于黑素瘤的准确分期和个体化预测是否有非 SN 淋巴结转移、随后的结外转移及致死的可能性至关重要。前哨淋巴结是否受累也有助于决定是否立即行淋巴结切除，正确识别 SN 是核医学科医生及外科医生的责任，正确判断 SN 有无受累则是病理科医生的责任。

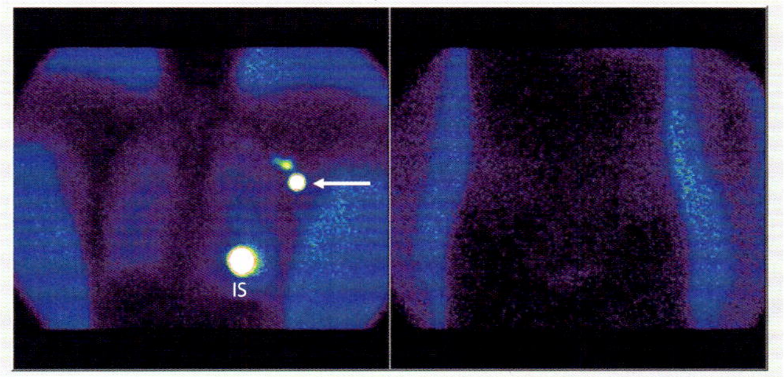


**图 28.2** 淋巴闪烁造影术发现一位左中背部原发黑素瘤患者左腋下存在一枚前哨淋巴结：小的活检切除部位双侧分别注射 0.1 ml 含有 20 MBq 的 $^{99m}$Tc 硫化锑（IS）。左图为肩部、腋下和胸部的正位图，显示明显的 SN（白色箭头所示），示踪剂也少量扩散至 SN 上方的次级引流淋巴结。右图为骨盆正位图示，未见示踪物引流至腹股沟淋巴结（By courtesy of R. Uren，MD，Sydney，Australia.）

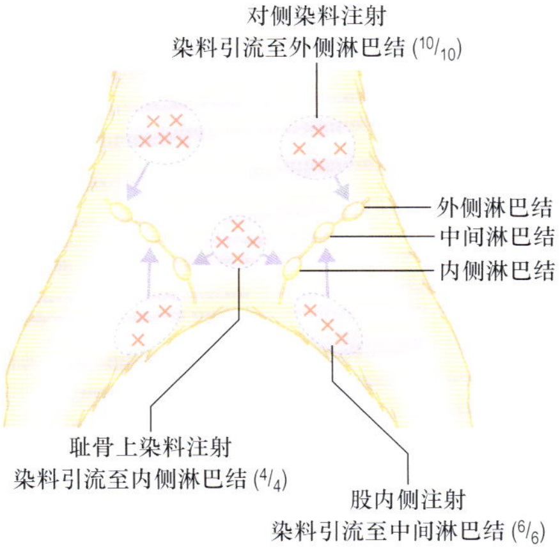


**图 28.3** 动物实验：此图显示染料注射到皮肤特定区域后准确地引流到预期的淋巴结。染料注射到下腹侧部、耻骨上方和大腿中上段后分别准确地引流到外侧、内侧和中间淋巴结 [ By courtesy of Wong etc（Check for permission etc）. ]

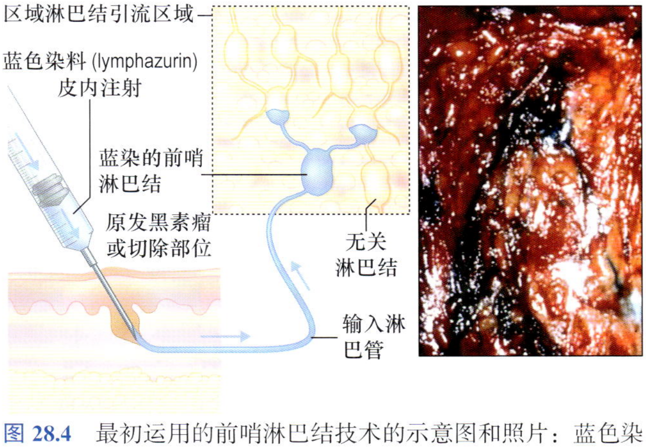


**图 28.4** 最初运用的前哨淋巴结技术的示意图和照片：蓝色染料（lymphazurin）皮内注射到原发黑素瘤或者活检部位周围。外科医生随后探查事先由淋巴闪烁造影术识别的淋巴结区域，将其视为淋巴引流的目的区域。找到蓝染的输入淋巴管（**右图下 2/3**）后，再确定蓝染的前哨淋巴结（**右图中上部**）。注意：前哨淋巴结不一定是离原发肿瘤部位最近的淋巴结

## 前哨淋巴结的实验室处理和大体评估

送达实验室时，前哨淋巴结可能已固定或是新鲜组织，表现为已分离的单个淋巴结或是脂肪团块中的单个或多个淋巴结。外科医生可以用钳夹或缝线的方式标记前哨淋巴结，以表明输入淋巴管进入淋巴结的位置、定位淋巴结的蓝染部分（支持其为前哨淋巴结）并强调可疑的肿瘤区域。病检申请单所指的淋巴结通常为前哨淋巴结，很少称其为"蓝染淋巴结"，偶尔可简要说明术中淋巴结放射性计数，用来推测前哨淋巴结的状态。

大多数患者有单个前哨淋巴结，但是 2 ～ 3 个淋巴结也可作为前哨淋巴结送检。前哨淋巴结送检数目可以反映：

- 淋巴造影术中同位素导入的时机。
- 手术开始阶段是否注射入另外的同位素。
- 外科医生探查放射性增高的淋巴结所花费的时间。

若送检许多淋巴结，该手术方式更似部分区域淋巴结清扫术而非真正的 SNB。如前所述，相对于淋巴切除术标本中的多个淋巴结，SNB 提供的组织少但包含了可疑肿瘤转移的重要淋巴结组织，相对于淋巴结清扫术对淋巴结的处理来说，SNB 的淋巴结需要更为详尽的检查[1]。外科医生应意识到，当需要评估的前哨淋巴结标本包含多个淋巴结时，会消耗大量的人力和费用。

未受人为的挤压或钳夹的前哨淋巴结最有助于诊断。虽然 SN 可由病理科医生切除一部分附带脂肪以便组织处理，但最好保留表面脂肪层，以评估输入淋巴管是否有肿瘤。SN 切开过程中应该检查蓝染区域（图 28.5），尽管标本送达实验室时染料通常已弥散。SN 需测量（最大长度 × 宽度 × 厚度，以毫米为单位）并准确地沿最长径对剖，因为黑素瘤通过输入淋巴管最先到达被膜下窦，而输入淋巴管大多在中心面进入淋巴结[2]。仔细检查切面，以发现转移性肿瘤、成团的黑色素或碳色素（来自文身或手术）。使用放大镜或立体显微镜能提高检出率。同时，可制作印片供细胞学检查（见下文）。对剖的 SN 剖面朝下放入包埋盒中，甲醛溶液固定（图 28.6），如果标本送至实验室时已经置于适当体积的甲醛溶液中，固定时间可以稍短，但最佳固定时间为 12 ～ 24 h。较大的淋巴结可能需要多层切开，但所有切面均应平行于最初的切面。

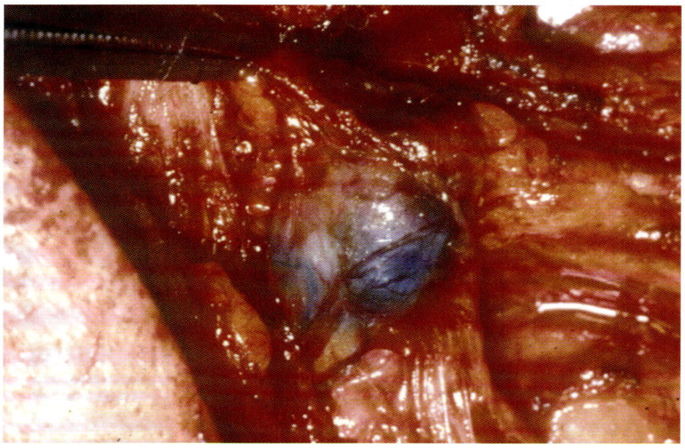

**图 28.5** 蓝染的原位前哨淋巴结。当标本送达病理科时染色仍可见的情况并不常见

## 确认送检淋巴结为前哨淋巴结

正确识别 SN 主要依靠核医学科医生及外科医生。由于核医学显像和外科处理中存在的技术问题，送检的淋巴结可能并非真正的 SN。SN 中的肿瘤可能阻碍淋巴引流，并将其分流至另一个淋巴结，导致含有蓝色染料并显示出增强的放射性的淋巴结被误认为是 SN。术前超声检查可以识别大于 5 mm 的淋巴结转移灶（有研究报道超声检查可以发现更小的肿瘤转移灶[1-2]）。若超声怀疑的转移灶被细针穿刺确认为黑素瘤，患者应考虑行淋巴结清扫术而非前哨淋巴结活检。

目前使用的标记物的准确性具有时间依赖性。SN 在病理实验室检查时，蓝色染料通常已不可见，可能已引流至次级（非前哨）淋巴结。由于在手术室检测到的放射性同位素峰值在到达实验室后迅速衰减，而很少有实验室配备有检测放射性所必需的设备和专业人员，故需要一种稳定、缓慢消失的标记物，此标记物和蓝色染料 / 同位素混合物皮内注射后，选择性积聚于 SN，易于在常规镜检中发现。这种标记物可使病理科医生能够确认送检淋巴结是前哨淋巴结。

碳粒混合蓝色染料进行皮下注射后，通常优先且

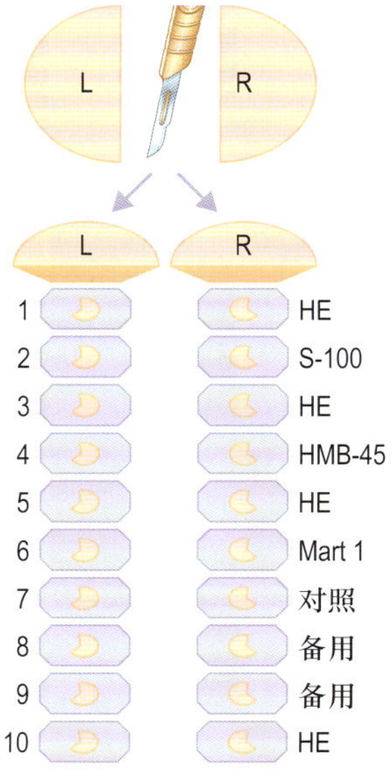


**图 28.6** 前哨淋巴结取样技术：前哨淋巴结经最长径对剖，剖面朝下放于盒中，甲醛溶液固定，理想固定时间为 12 ～ 24 h。较大的淋巴结可能需要更多的切面，但切面方向应与最初切面及最大切面平行（见正文）。每半个淋巴结都需要 10 张完整连续切片，行 HE（切片 1、3、5、10）、S-100（切片 2）、HMB-45（切片 4）及 MART-1（切片 6）染色。切片 7 ～ 9 保留备用。如果原发黑素瘤厚度较厚（淋巴结转移风险明显增高），最初的 20 张切片未发现肿瘤，需要制备额外的切片用于检查，尽管这种额外的检查阳性率低

只聚集于 SN[3]。微粒积聚于被膜下窦和输入淋巴管汇管区周围的淋巴组织（图 28.7）。这些区域是肿瘤细胞最有可能存在的区域，因为碳粒与原发黑素瘤脱落的肿瘤细胞通过相同的淋巴管运输至 SN[4]。由于文身的色素常引流入区域淋巴结，故此方法不适用于 SN 引流区域皮肤有永久黑色碳文身的患者。各国药物监管法规各不相同，广泛使用这种有意义且具有潜在价值的技术必须经过法规允许。

在澳大利亚，硫化锑胶体常规使用于 SN 活检术前的淋巴造影术[5]。Scolyer 等使用电感耦合等离子体质谱仪处理组织切片，通过检测锑的升高含量来确认 SN。但这种方法仍处于研发中，尚未常规使用[6]。

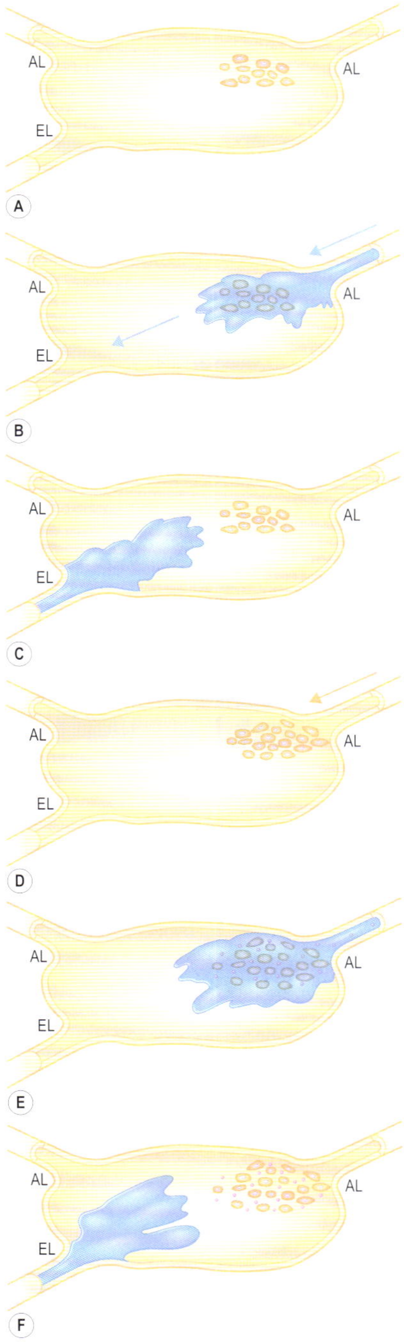


**图 28.7** 应用碳粒确认淋巴结是否为前哨淋巴结，并搜寻肿瘤细胞：上三幅图显示蓝色染料在含有小灶肿瘤细胞的前哨淋巴结内的动态过程（**A**）。蓝色染料从原发肿瘤区域通过输入淋巴管（AL）进入（通过相同的淋巴引流输送肿瘤细胞），并经由输出淋巴管（EL）迅速引流出淋巴结（**B** 和 **C**）。下三幅图显示完全相同的过程，但蓝色染料中加入了碳粒（**D**）。与蓝色染料相比，碳粒持续存在于淋巴结中（**E** 和 **F**），证实其为前哨淋巴结，并提示了输入淋巴管的汇入区域，这也是淋巴结内最有可能发现肿瘤细胞的区域（**B**）。在黑色纹身部位引流区域淋巴结中，碳粒游离存在，且位于巨噬细胞内

## 前哨淋巴结的组织用于研究是否符合伦理?

准确判断 SN 是否受累对患者的正确分期和制订最佳治疗方案至关重要。当 SN 中的转移灶数量极少且分布于有限的区域时，判断 SN 是否受累可能具有一定的难度。低估 SN 受累情况将导致严重的后果。与观察期内出现临床可觉察的区域淋巴结转移后行扩大切除术的患者相比，报告为 SN 无肿瘤累及（假阴性 SN），而随后发生同侧区域淋巴结转移的患者预后一样差，甚至比前者更差[1]。并非所有的 SN 假阴性都归咎于病理科医生。部分原因是外科手术或淋巴造影术中将非 SN 误认为 SN。其他则是因为黑素瘤播散的生物学行为变化莫测。例如，虽然在 SNB 术时，SN 内或原发部位未见肿瘤细胞，但是临床未能检测到的肿瘤细胞可能存在于输入淋巴管中，在 SNB 术后才到达淋巴结引流区域，播散至余下的淋巴结中，随时间的延长，发生临床可检测的转移灶。因此病理科医生应该极为谨慎，直到 SN 肿瘤状态明确后方可将 SN 组织提供给研究人员。

因此有必要明确新技术［例如 RT-PCR（见下文）］是否能检测到不易被常规组织病理学方法发现的少量临床相关性肿瘤。同样，有必要研究前哨淋巴结的生物学，以明确导致 SN 中肿瘤易于转移的分子和细胞机制，并研发可能的治疗方式，以逆转肿瘤的易转移性。利用甲醛溶液固定及石蜡包埋的组织来研究通常没有问题，而提供未固定的组织则困难得多。病理科医生需要理解并满足研究人员对组织的要求，同时也需向研究者解释，对于如何提供及何时提供组织，有相应的专业和法规管理限制。这种需求以诚信为基础，以相互可接受的方式进行。例如，我们有时愿意提供间断连续切片，一张用于组织学，随后的一张用于研究。这非常有利于为生物学观察提供准确的组织学和细胞学对照。鉴于多数前哨淋巴结内肿瘤数量少且分布局限，我们反对将一半的前哨淋巴结直接用于研究。前哨淋巴结的取材和处理必须由正式签发前哨淋巴结病理报告的病理科医生负责。

## 前哨淋巴结的术中评估

在研发 LM 和 SNB 的早期，我们通过术中冰冻切片和快速免疫组化评估前哨淋巴结，若前哨淋巴结有肿瘤，可立即行淋巴结切除术[1]。这有利于患者避免二次麻醉和手术。但经验表明，术以中冰冻切片来评估黑素瘤患者的前哨淋巴结相当不可靠。因为早

期肿瘤容易累及被膜下窦，所以必须要完整切面的冰冻切片来进行准确评估，而为了获得包含完整被膜下窦的切面，常需要在制片时修整，去除表面的组织，从而导致大量淋巴结组织丢失。因为转移肿瘤灶常常较小且选择性定位于淋巴结最大径线区域，这部分有限的、对诊断有帮助的组织可能随修片而完全丢失。此外，在冰冻切片中识别单个或小簇黑素瘤细胞、鉴别痣细胞与黑素瘤细胞要比在充分固定和染色良好的 HE 切片中困难得多。我们及其他一些作者强烈推荐黑素瘤引流的 SN 应使用固定良好、石蜡包埋的薄切片进行评估[2-3]。若需要术中评估，推荐肉眼观察淋巴结切面以寻找肿瘤转移灶，必要时可使用放大镜或立体显微镜。细胞涂片可通过擦刮淋巴结切面获得，或者通过在载玻片上按压 SN 的切面来制备肿瘤印片，以供细胞学诊断（图 28.8）。如黑素瘤细胞数量少或瘤体小且需要与痣细胞鉴别，判定结果可能具有一定困难，需要经验丰富的细胞学专家来进行评估。

## 多层面评估前哨淋巴结的必要性

### 切片法

虽然对黑素瘤患者前哨淋巴结规范的病理检查的总体原则相同，但切片和染色的最佳操作流程尚缺乏统一。对剖的前哨淋巴结应切多张切片，随后切片进行 HE 和免疫组化染色。用于常规染色和免疫组化染色的切片数量和切片间隔仍无统一意见。

在淋巴结微转移肿瘤的初期研究中，我们发现早期黑素瘤转移通常位于淋巴结最长径切面顶点毗邻组

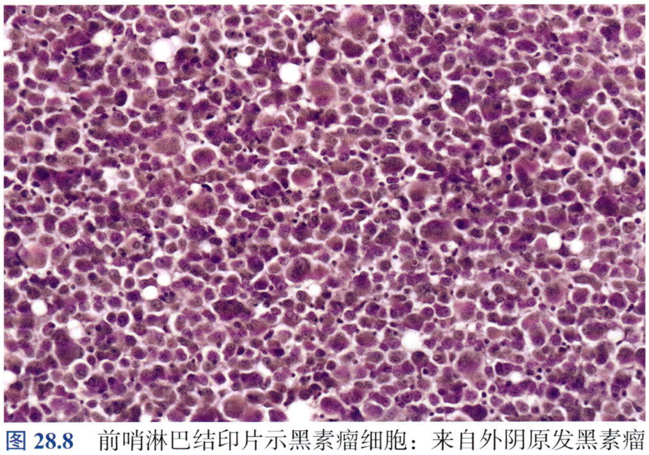

图 28.8 前哨淋巴结印片示黑素瘤细胞：来自外阴原发黑素瘤患者的腹股沟淋巴结。大多数印片都不如这张明显，仅显示少量肿瘤细胞混以大量淋巴结细胞。常需要细胞病理学专家评估

织的相对狭窄的带上[1]。因此，对淋巴结最长径切面顶点周围组织的仔细取材将有利于发现早期淋巴结转移。在这项研究中，额外的淋巴结外周区域取材并不能提高阳性率。这一点与其他肿瘤（如乳腺癌）不同，后者的肿瘤细胞广泛分布于淋巴结表面，因此广泛取材能明显提高肿瘤淋巴结阳性率。基于上述针对黑素瘤患者淋巴结的研究，我们一致推荐对 10 张淋巴结对剖面完整的连续切片进行以下染色：HE（切片 1、3、5 和 10）、S-100（切片 2）、HMB-45（切片 4）和 MART-1（切片 6）[1]。切片 7 ～ 9 留作备用。原发肿瘤厚度超过 1.2 mm 时（该类患者淋巴结转移风险明显增高），如果最初 20 张切片未发现肿瘤，则需要更多的切片用于检查，尽管根据我们的经验，即使增加切片，阳性率也很低。这种方法能在 16% ～ 20% 前哨淋巴结活检标本中发现黑素瘤，这一数字因研究组中原发黑素瘤的厚度不同而有所变化，并与原发黑素瘤患者行扩大切除术后随访观察至 10 年时同侧区域淋巴结发生临床可检测出的转移性黑素瘤的概率近似[2]。这种相对简单的强调取材流程的方法能否检测出大多数或全部的前哨淋巴结中有临床意义的黑素瘤仍有争议[3]。

但是近来的研究发现，紧邻淋巴结中心径线的切片中未发现肿瘤的某些患者，对其 SN 进行更为广泛的取材，深部区域可发现黑素瘤转移灶[4-8]。这些由于扩大取材而发现的额外黑素瘤细胞的临床意义尚不清楚，阐明它们的生物学行为至少需要随访这些患者 10 年。

Cook 等观察了 6 例患者，每次切片间隔 50 μm，分别用 HE 和 S-100 染色，在多达 33.8% 的前哨淋巴结中发现了黑素瘤[5]。他们在每个层面制备备用切片，以便在出现模棱两可的结果时加做免疫组化标记。这些研究是作者为了解决临床工作中不能准确经过 SN 的真正径线平面正确剖开淋巴结而设计，也为了提高阳性检出率，使阳性率和分子技术（RT-PCR）检测结果一致（见下文）。最近欧洲癌症研究和治疗组织（the European Organization for Research and Treatment of Cancer，EORTC）采纳了此操作流程的修订方案。目前，进入 EORTC 临床试验的黑素瘤患者必须使用该方案评估前哨淋巴结受累情况（图 28.9）。

在选择流程时，病理科医生应与外科医生协商，在满足准确诊断的同时也要考虑实际的费用及工作量[9]。

## 免疫组化在检测前哨淋巴结肿瘤中的作用

在 HE 切片中识别单个或者小簇（微转移）黑素瘤

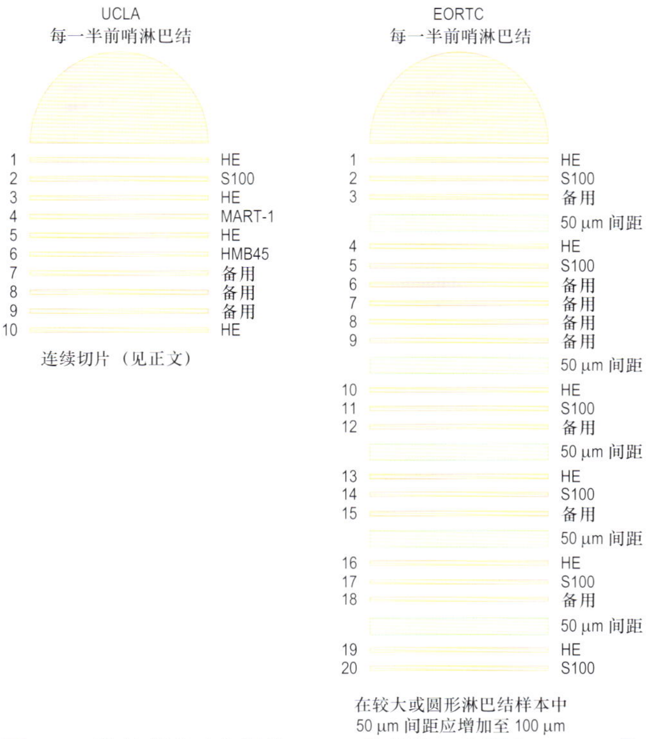


**图 28.9** 取材指南（左图为 UCLA 取材法，右图为 EORTC 取材法）：左图描述了 UCLA 长期推荐的对半剖的前哨淋巴结进行集中取材，连续的完整切面切片用于 HE 及免疫组化染色。这种方法在中心径线周围集中取材，使用 3 种敏感性和特异性不同的免疫组化标记，但并不检查过多的淋巴结外周部分。这种方法在 16% ～ 20% 的前哨淋巴结中发现黑素瘤，与仅扩大切除后出现同侧转移的比例相同。右图为 EORTC 黑素瘤工作组采纳的淋巴结取材流程，仅使用 HE 及 S-100 蛋白染色（备用切片可用于额外的免疫组化标记）。这种方法更多地对淋巴结周边部分取材，使检测阳性率达到 33.8%，使用这种方法发现的阳性淋巴结的临床意义将随着正在进行的进一步随访而明确。这种方法增加了技术难度，并明显增加病理科医生的工作量

细胞很困难。没有免疫组化的帮助，即使经验丰富的病理学专家也可能漏诊，漏诊率高达 12%（图 28.10）。因此，为了最大程度缩短报告时间，最好在标本送检时就提交免疫组化申请。如何选择检测抗体非常重要[1]。S-100 抗体能标记几乎所有黑素瘤的细胞核和胞质抗原，包括促结缔组织增生性黑素瘤（对黑素瘤敏感性达到 100%），但 S-100 的特异性相对较低，能使其他细胞着色，如淋巴结副皮质区树突状细胞（图 28.11、28.12）、淋巴结内外的一些窦组织细胞、脂肪细胞、淋巴结相关神经中的施万细胞以及被膜 / 小梁痣细胞（图 28.13 ～ 28.15）。一些病理科医生因为其非特异性着色而不愿意选择 S-100 抗体，但经验表明 S-100 能相对较容易地区分树突状细胞和黑素瘤细胞。前者位于副皮质区周边，成簇分布；后者位于被膜下和深部实质组织，体积更大且无树突状突起（图 28.16、28.17）。树突状细胞也可见于被膜下窦和其他淋巴结窦，在这种情况

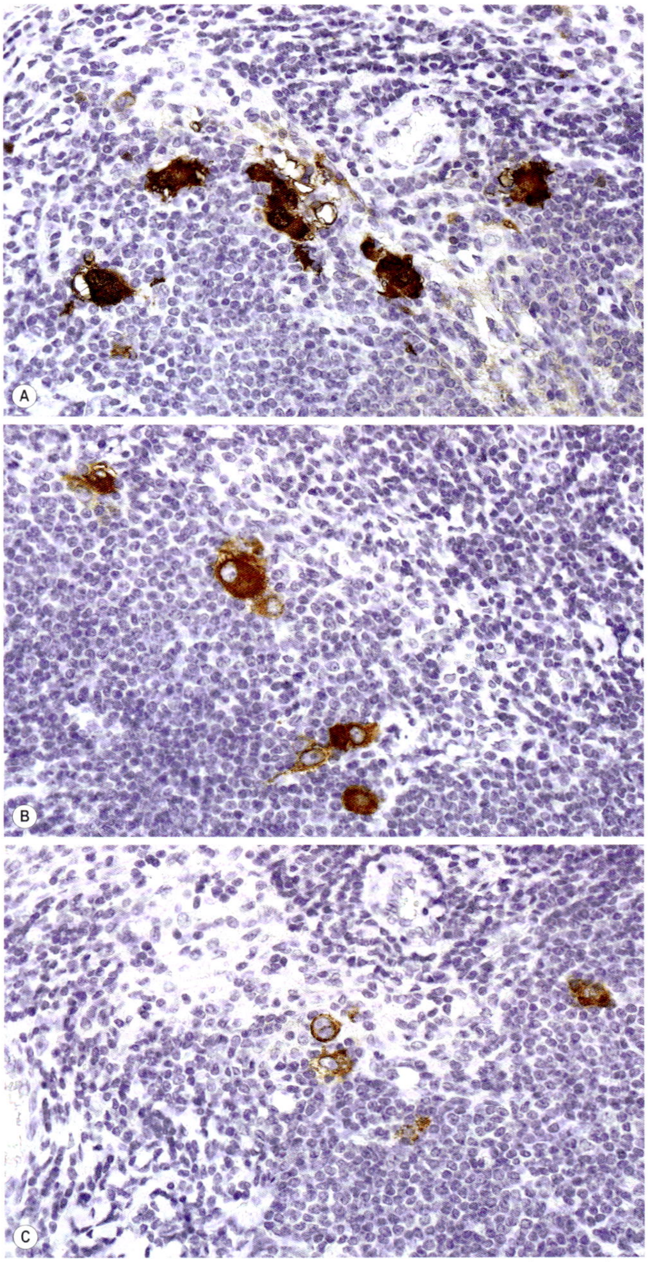


**图 28.10** 单个黑素瘤细胞的免疫组化染色：肿瘤细胞表达（**A**）S-100 蛋白、（**B**）MART-1/Melan-A 和（**C**）HMB-45。在 HMB-45 染色切片中，在中央黑素瘤细胞的右下方有一个含有颗粒状黑素颗粒的巨噬细胞

下它们被认为是从皮肤移行至淋巴结副皮质区的不成熟的树突状细胞（最初的朗格汉斯细胞）。黑素瘤细胞可以呈树突状形态，但这种形态常见于雀斑样痣黑素瘤的水平生长期，在垂直生长期的黑素瘤和转移性黑素瘤中极其罕见。奇怪的是，在一些前哨淋巴结中，树突状细胞的树突很不明显或者缺失。这一现象提示在前哨淋巴结内，副皮质区树突状细胞功能下调部分是由肿瘤诱导的免疫抑制造成的[2]。可以通过细胞分布于副皮质区和特征性的免疫表型（S-100 阳性，MART-1 和 HMB-45 阴性）来识别这些无树突的树突状细胞。

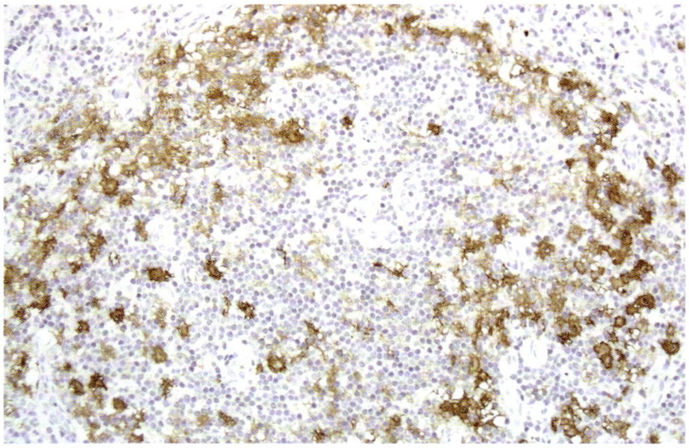

图 28.11 淋巴结 S-100 蛋白染色：副皮质区结节内存在大量有多个突起的树突状细胞，它们成串环状围绕在副皮质区周围。树突状细胞的这种经典分布在中倍镜下最易观察到。树突状细胞也可见于淋巴结窦内，较少见于 B 细胞区。除了分布有特点外，细胞还具有多个复杂的树突状突起、细胞相对较小、S-100 染色核阳性不明显，这些特点可以将树突状细胞和黑素瘤细胞区别开。此外，树突状细胞不表达 MART-1/Melan-A 和 HMB-45。在一些前哨淋巴结中，树突状细胞可缺失树突，这可能给诊断造成困难

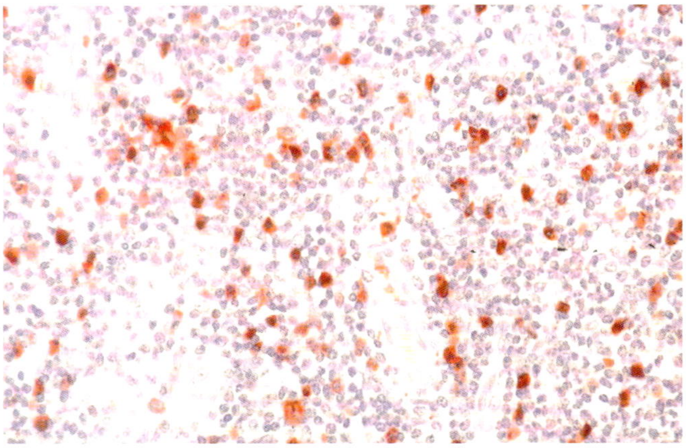

图 28.12 前哨淋巴结内树突状细胞缺乏树突或树突不显著：树突减少是因为肿瘤诱导的免疫抑制而导致其表达下调。可通过细胞散在分布于淋巴结副皮质区和淋巴窦以及特征性的免疫表型（S-100 阳性，MART-1 和 HMB-45 阴性）来识别无树突的树突状细胞

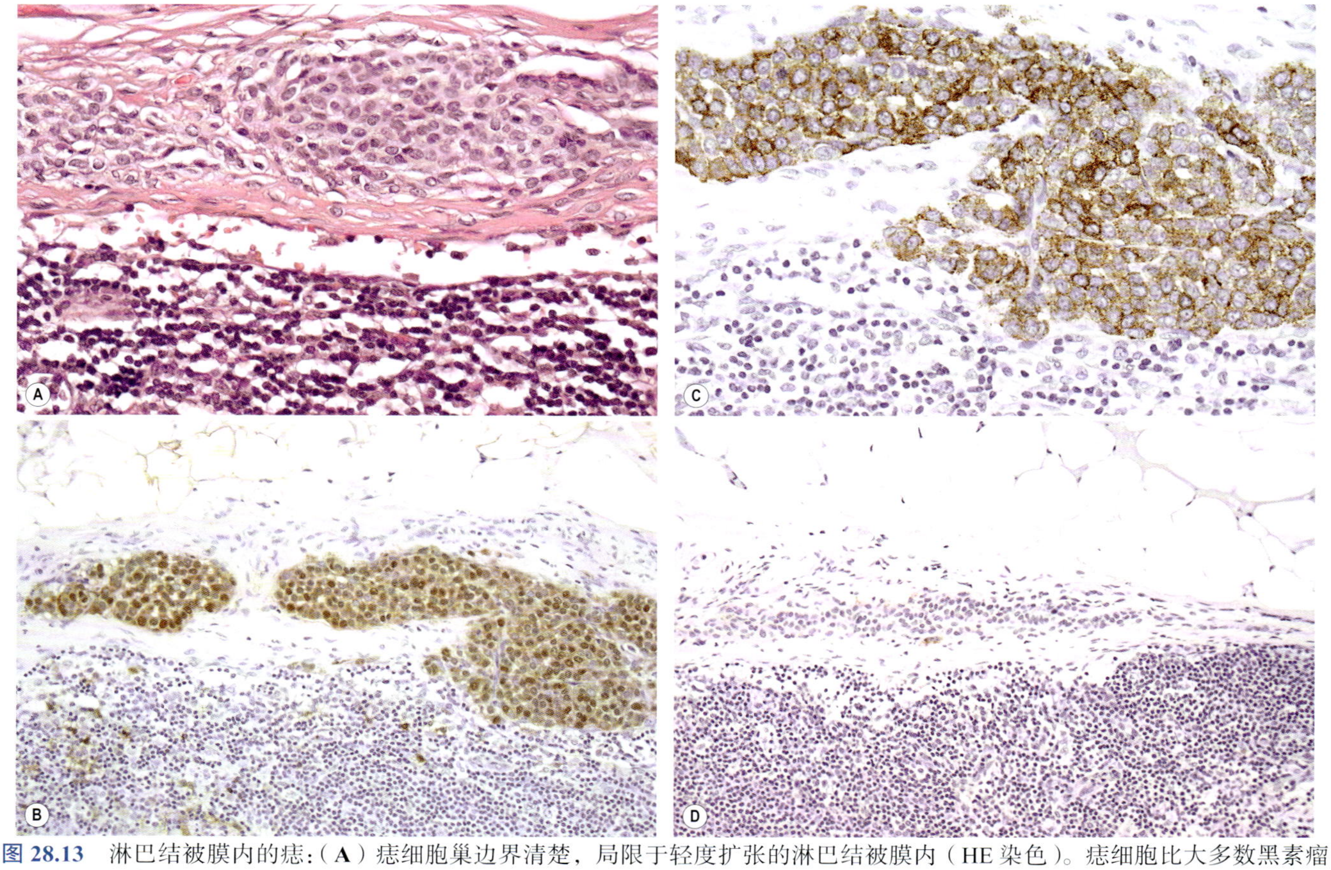


图 28.13 淋巴结被膜内的痣：（**A**）痣细胞巢边界清楚，局限于轻度扩张的淋巴结被膜内（HE 染色）。痣细胞比大多数黑素瘤细胞小，胞质少，胞质内常仅有少量黑色素，痣细胞也可类似大淋巴细胞。细胞核无异型性，无大核仁或有丝分裂象。（**B**）被膜内痣细胞 S-100 染色，阳性表达位于胞核和胞质。（**C**）被膜内痣细胞 MART-1/Melan-A 染色，阳性表达局限于胞质。（**D**）被膜内痣细胞 HMB-45 染色。绝大多数痣细胞不表达 HMB-45，个别细胞显示胞质内弱阳性

MART-1 和 HMB-45 的抗原定位于黑素瘤细胞和其他黑素细胞衍生细胞的胞质。对黑素细胞谱系来说，这些抗原比 S-100 更为特异，但多达 25% 的黑素瘤不表达这些抗原，特别是转移性黑素瘤[1]。抗酪氨酸酶抗体也相对比较特异，但敏感性有限。有报道使用联合抗体（鸡尾酒抗体法）检测，但其敏感性并不比 S-100 高，也无法区分黑素瘤细胞和痣细胞（见下文）。

有些患者尽管前哨淋巴结活检报告为阴性，但随

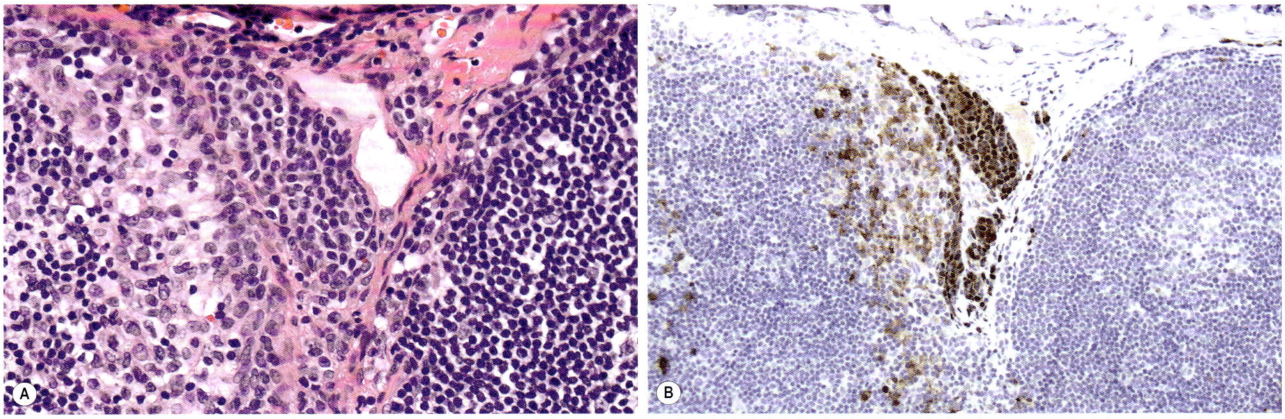

图 28.14 淋巴结小梁区痣细胞:（**A**）痣细胞巢位于小梁内，两侧分别是小梁旁窦和淋巴结实质区。（**B**）同一淋巴结小梁区痣细胞的 S-100 染色片，两侧分别是小梁旁窦和淋巴结实质区，在这两个区域内可见 S-100 阳性细胞为树突状细胞

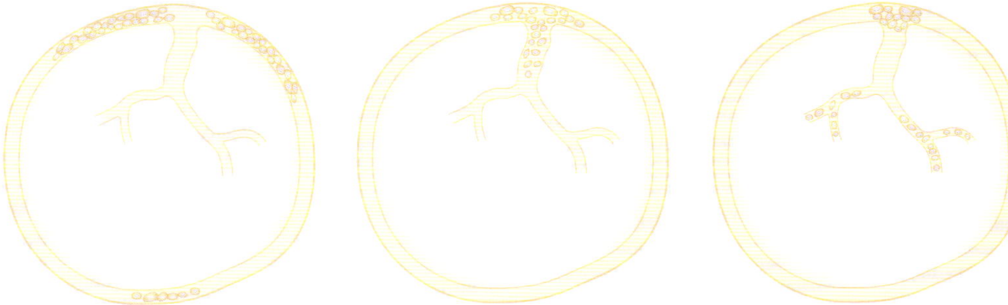

Ⓐ 位于淋巴结被膜中的痣细胞　Ⓑ 淋巴结小梁中的痣细胞　Ⓒ 淋巴结小梁分支中的痣细胞

图 28.15 痣细胞在淋巴结被膜内与小梁中的分布：注意痣细胞也可出现于淋巴结小梁网的细小分支中（这些结构仅在使用胶原和网状纤维特殊染色下可见）。如果没有用特殊染色显示小梁和分支，这些痣细胞就可能被认为是游离分布于淋巴结实质中的黑素瘤细胞，从而误诊为肿瘤转移

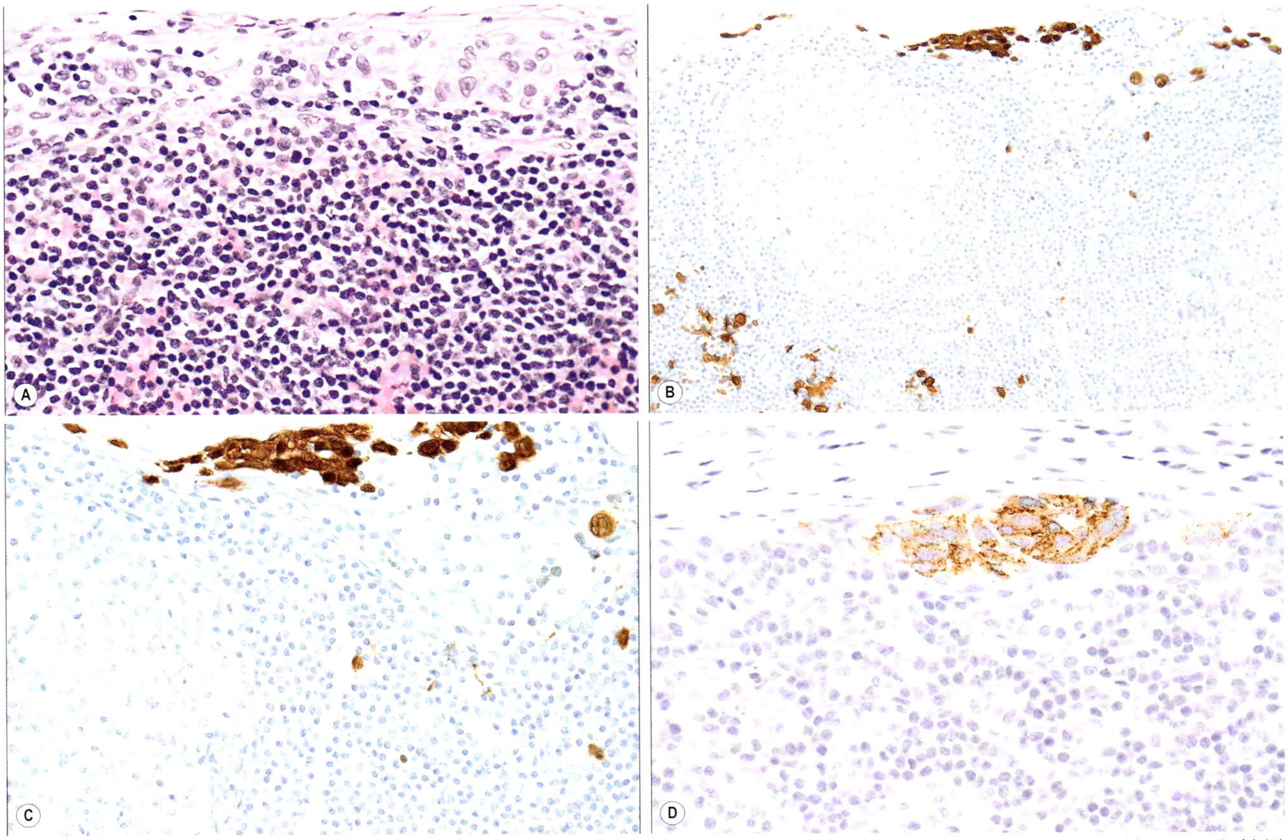

图 28.16 黑素瘤被膜下窦转移:（**A**）黑素瘤细胞位于被膜和淋巴结实质间，呈三明治样分布（HE）。（**B**）少量 S-100 阳性黑素瘤细胞聚集于紧邻被膜下方的区域。淋巴结更深的位置可见 S-100 阳性的树突状细胞，细胞核 S-100 阳性不明显，而黑素瘤细胞则呈 S-100 核染色阳性。多数树突状细胞树突小而少，但有些细胞具有发育良好的树突。（**C**）是（**B**）图中被膜下黑素瘤的放大图。（**D**）被膜下黑素瘤表达 HMB-45。肿瘤细胞也表达 MART-1/Melan-A，也是呈类似的胞质着色模式（图片未显示）

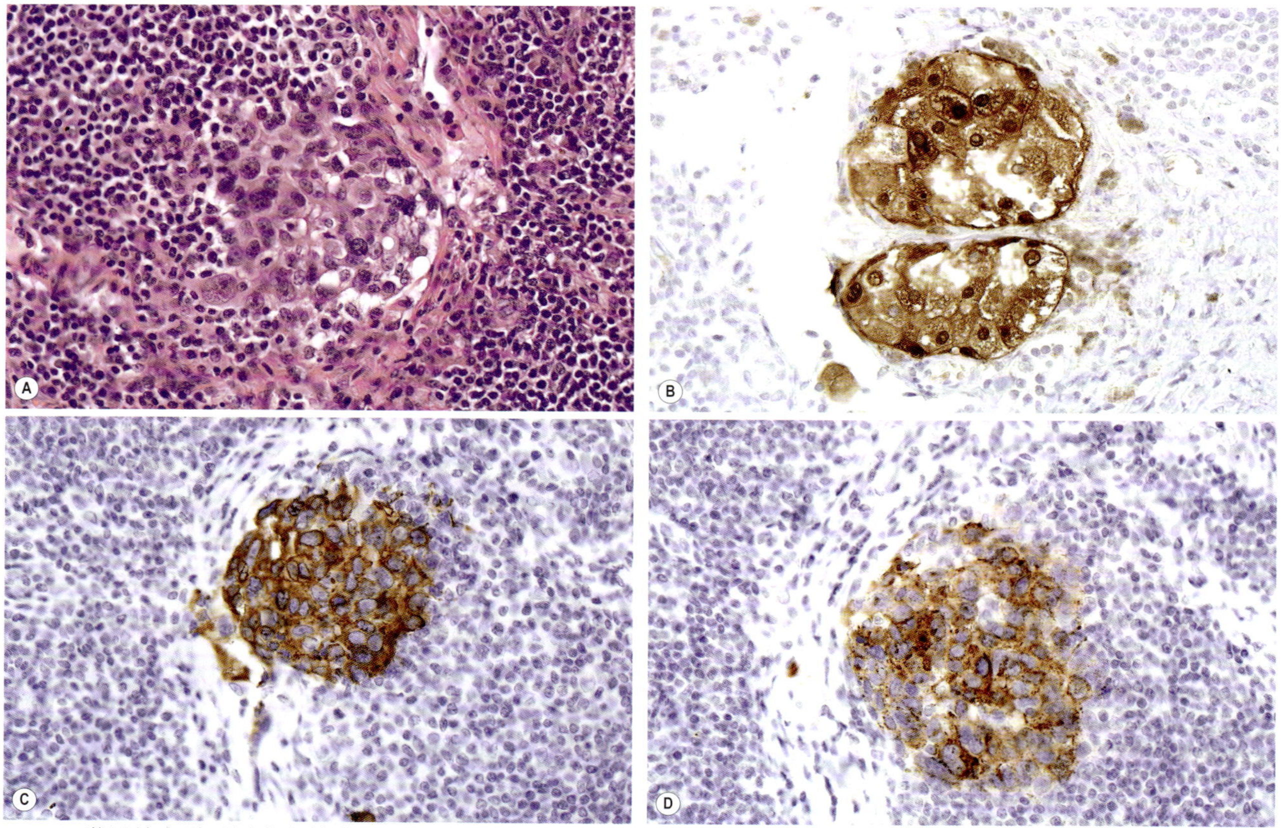


**图 28.17** 淋巴结实质区黑素瘤转移：图片显示位于淋巴结实质深部的黑素瘤转移灶。虽然 HE 染色片中已经发现病灶（**A**），但这个无色素的病变通过表达 S-100（**B**）、MART-1/Melan-A（**C**）和 HMB-45 得以证实是黑素瘤转移灶

后出现同侧淋巴结转移性黑素瘤（在大多数发表的文献中占 3% ～ 5%），这种假阴性有一部分但不是全部是由于病理科医生的误诊造成的，其他可能的原因包括核医学显像和术中错误地识别前哨淋巴结，以及黑素瘤奇怪的生物学行为，即在行前哨淋巴结活检时，转移的肿瘤细胞已经离开原发部位，但未到达引流淋巴结区域。减少这种假阴性非常重要，因为这类患者与原发黑素瘤扩大切除后在观察期内发生淋巴结转移的患者一样预后不良[3]。

前哨淋巴结假阳性结果相对少见，但可使患者遭受比前哨淋巴结活检术损伤更大的淋巴结清扫术，而且对无淋巴结转移证据的患者并无益处[3]。常见的误诊是将淋巴结内的良性细胞误认为是黑素瘤细胞，例如巨噬细胞（图 28.18、28.19）（特别是含黑色素的巨噬细胞和吞噬黑素小体碎片的巨噬细胞，这些黑素小体碎片表达从破裂的黑素瘤细胞中释放的 MART-1/Melan-A 或 HMB-45 抗原）、树突状细胞和淋巴结内的痣细胞。可使用不同的显色剂［如氨基乙基咔唑（aminoethylcarbazole，AEC）或者碱性磷酸酶（随后予以“快红”），以取代二氨基联苯胺（diaminobenzidine，DAB），后者显色为棕色，可被误认为黑素（图 28.20）］来减少含黑素的巨噬细胞被误认为是黑素瘤细胞的概率。但因为这些显色剂很少使用，病理科医生或许会发现染色结果更难解释。其他假阳性来源包括淋巴结内及淋巴结周围神经的

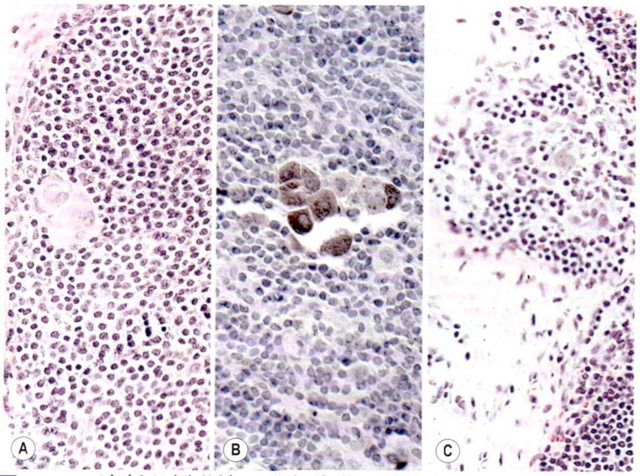


**图 28.18** 诊断必须谨慎，避免将淋巴结内的巨噬细胞误诊为黑素瘤细胞。（**A**）较大的上皮样巨噬细胞在被膜下散布于淋巴细胞中。这些细胞不表达 S-100、MART-1/Melan-A 和 HMB-45。（**B**）体积稍大的巨噬细胞团，胞质含较多粗颗粒黑素（噬黑素细胞）。这些细胞不表达 S-100、MART-1/Melan-A 和 HMB-45。（**C**）小灶状肉芽肿样上皮样巨噬细胞，这些细胞不表达 S-100

S-100 阳性的施万细胞（图 28.21）、神经节细胞和肥大细胞。通过仔细观察这些细胞的形态、定位（在淋巴结内还是淋巴结周围）以及免疫表型，可进行鉴别诊断。前哨淋巴结，特别是取自老年患者腹股沟的前哨淋巴结，淋巴结小梁的胶原内钙化灶会显示 HMB-45 阳性。

近来作者发现了患者前哨淋巴结假阳性的一个

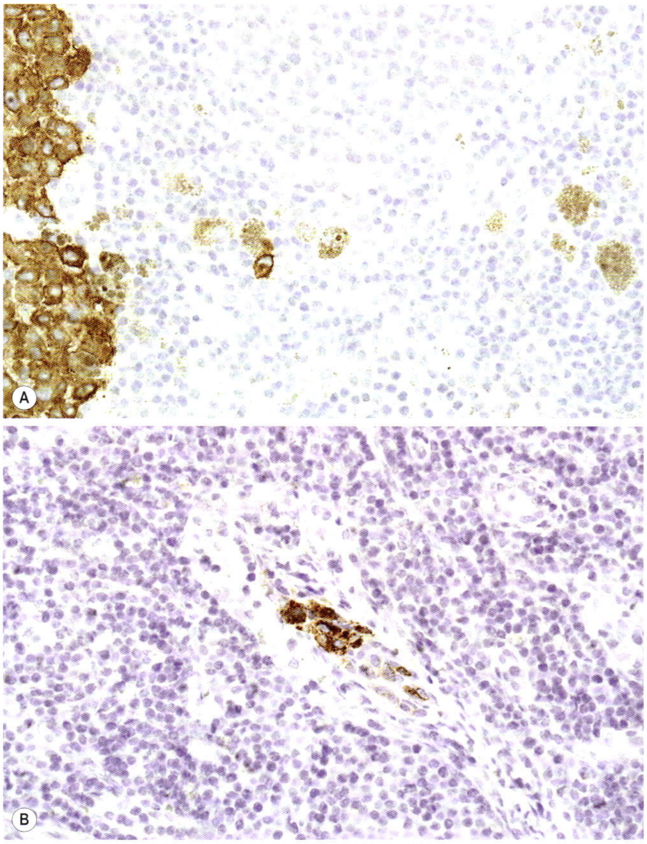

图 28.19 淋巴结巨噬细胞：关于淋巴结内的巨噬细胞，更棘手的问题是它们可以吞噬黑素细胞崩解后的黑素小体碎片，而这些碎片表达黑素瘤相关抗原，在免疫组化中表现为阳性反应。（**A**）MART-1/Melan-A 染色，转移黑素瘤位于左侧，右侧为散在的含有 MART-1/Melan-A 染色阳性颗粒的巨噬细胞。（**B**）小灶含粗大的 HMB-45 阳性颗粒的巨噬细胞

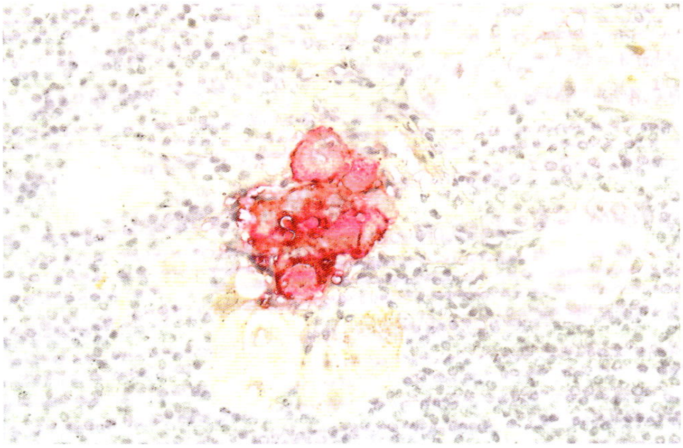

图 28.20 黑素瘤：用红色显色剂（AEC）突出显示 HMB-45 阳性表达的小灶黑素瘤细胞。注意肿瘤细胞周围是含黑素的肉芽肿样巨噬细胞群。注意 AEC 标记的 HMB-45 染色阳性的物质也出现在一些巨噬细胞胞质内

不常见的潜在原因，即切片上用来作阳性对照的小片黑素瘤组织混入。在极少见的情况下，阳性对照组织的细胞可能脱落并漂移到待检组织的上方。识别这些“内部漂移物”的关键是发现这些肿瘤细胞与组织切片并不在同一平面内，然后证实这些“漂移物”的细胞形态和免疫表型与阳性对照组织的细胞一致。

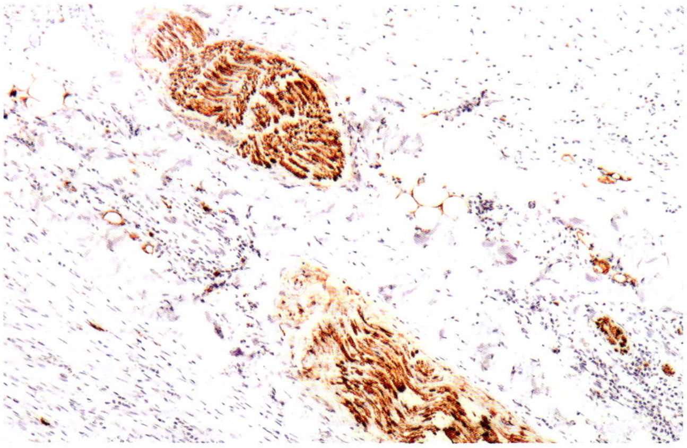

图 28.21 淋巴结周围神经：施万细胞 S-100 阳性。虽然这一结构的神经特征（正如此例）明显，但是区分淋巴结内的神经结构与淋巴管内或组织中散在的黑素瘤细胞有时具有一定的困难，最常见的原因是神经位于淋巴结内，或者组织切片太厚或组织固定差。神经组织 MART-1/Melan-A 和 HBM-45 染色阴性

## 转移性黑素瘤前哨淋巴结的显微镜下评估

自从应用 MART-1/Melan-A、HMB-45 和 S-100 染色辅助检测在 HE 染色切片中难以辨认的少量黑素瘤细胞以来，免疫组化逐渐成为有价值的检查手段。低倍镜下浏览整张切片，从早期转移灶最常见的被膜下窦开始评估淋巴结的不同部位（图 28.22）。肿瘤细胞既可以占据淋巴结的大部分区域，也可以少量、单个散在分布或聚集在被膜下窦、实质和深部淋巴窦内形成微转移灶。应特别仔细检查输入淋巴管是否有肿瘤。输入淋巴管及被膜内淋巴管出现肿瘤与淋巴结内存在肿瘤转移灶的临床意义相同，等同于阳性前哨淋巴结（图 28.23）。使用高倍镜（×400）观察，以确认单个或簇集肿瘤细胞的性质。被膜外侵犯不常见（图 28.24），尤其是在肿瘤负荷小的情况下，但如果出现则应记录并报告。

# 从转移性黑素瘤的前哨淋巴结中分辨出痣细胞群

在多达 24% 的淋巴结结缔组织中可以发现良性痣细胞，主要分布在被膜和小梁[1-2]。绝大多数痣细胞群起源于皮肤的痣，通过输入淋巴管引流至区域淋巴结。仔细观察，常发现痣细胞巢紧靠淋巴管且使毗邻淋巴管扭曲。在少数情况下，淋巴结内的痣可能是胚胎期神经嵴起源的黑素前体细胞（成黑素细胞），甚至是黑素干

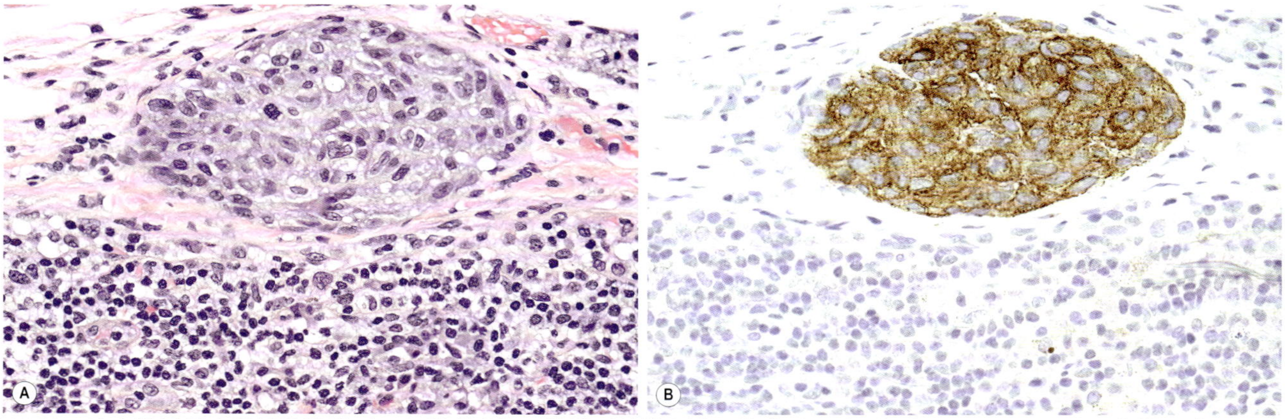

**图 28.22** 输入淋巴管内的转移肿瘤：（**A**）黑素瘤位于被膜区的输入淋巴管内（HE）；（**B**）MART-1/Melan-A 阳性。出现上述组织学和免疫组化表现时，应报告为 SN 受累

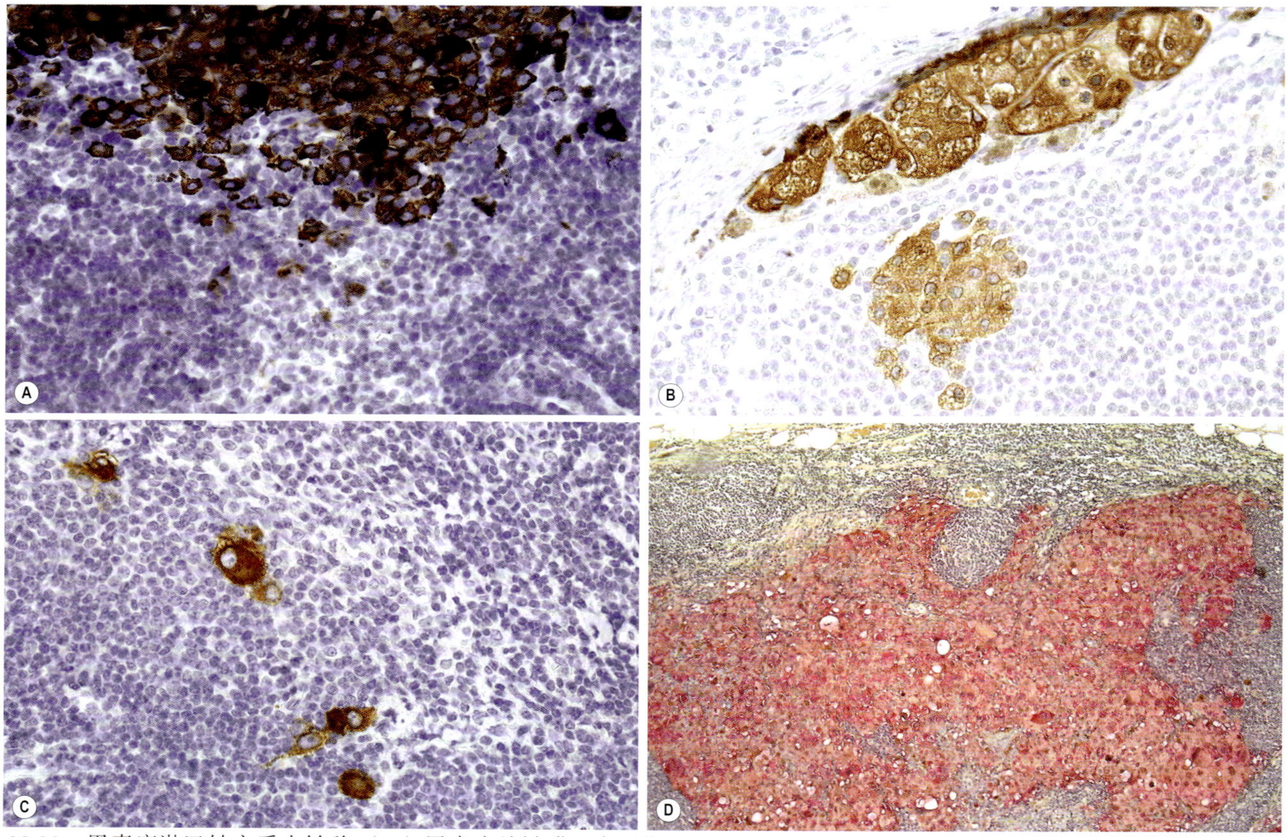

**图 28.23** 黑素瘤淋巴结实质内转移：（**A**）黑素瘤从被膜下窦早期扩散进入淋巴结实质（HBM-45 染色）；（**B**）被膜下转移黑素瘤伴有其下方淋巴结实质区转移，以单个细胞和微转移灶的形式表现（MART-1/Melan-A 染色）；（**C**）淋巴结实质区单个黑素瘤细胞（MART-1/Melan-A 染色）；（**D**）淋巴结实质内大的转移灶（S-100 蛋白，AEC 显色）

细胞异常迁移的结果[3]。准确鉴别淋巴结内的良性痣和转移的黑素瘤非常重要。这需要仔细观察细胞在淋巴结中的分布并详细评估形态和免疫表型。黑素瘤细胞通常比痣细胞大（虽然偶尔存在的痣样黑素瘤可能给诊断带来困难），常位于被膜下窦和更深的淋巴组织中。与痣细胞不同的是，黑素瘤细胞很少出现在淋巴结被膜，而是出现在输入淋巴管内。两者细胞学不同点包括：黑素瘤细胞体积大、核质比高、核仁明显且有有丝分裂象（特别是病理性有丝分裂）。黑素瘤和痣细胞均可含有细小分散的黑素颗粒（显微镜下是单个色素化的黑素小体），提示细胞内黑素合成（图 28.25）。黑素瘤细胞内黑素量多少不一，但在大多数情况下（需要注意的是含大量黑素颗粒的细胞型蓝痣例外）比色素痣细胞中多。粗大的黑素颗粒（显微镜下是较多的单个黑素小体的聚集）是含有黑素的巨噬细胞（噬黑素细胞）的组织学特征，但亦可见于黑素瘤细胞（常与较小的黑素颗粒混合存在）。黑素瘤细胞 S-100 几乎均为阳性（胞核、胞质着色），大多数（高达 85%）MART-1/Melan-A 和 HMB-45 染色阳性，Ki67 阳性表达率较高。

一般来说，淋巴结内痣细胞比大多数黑素瘤细胞

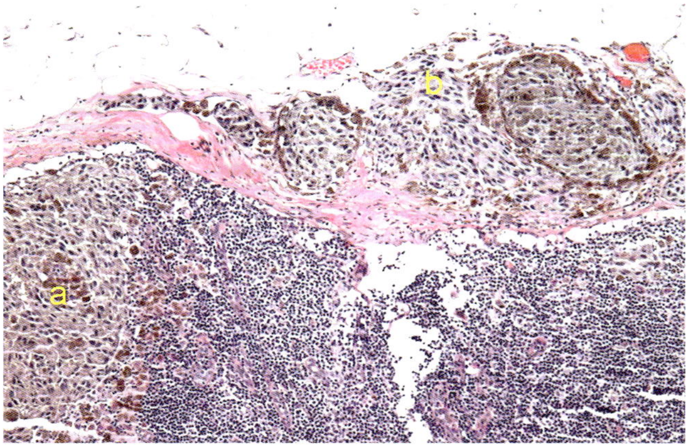


图 28.24 受累 SN 的被膜外侵犯：肿瘤穿过被膜扩散进入紧邻淋巴结的周围脂肪组织（By courtesy of R.R. Huang，MD，UCLA，California，USA.）

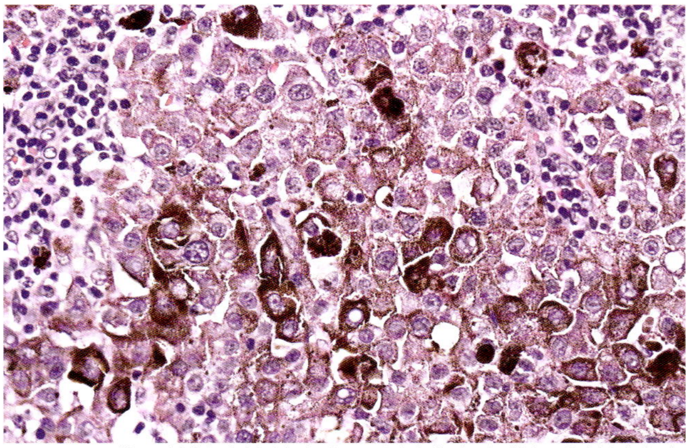

图 28.25 淋巴结转移性黑素瘤：此图中大多数细胞是黑素瘤细胞，但少数含粗大黑素颗粒的细胞被认为是含黑素的巨噬细胞（噬黑素细胞）

小，胞质少，胞质内少量黑色素。痣细胞也可类似大的淋巴细胞，细胞核无异型性，无大核仁或有丝分裂象。阳性表达 S-100、MART-1/Melan-A 和 P16[4]，但 Ki67 和 HMB-45 弱阳性或者阴性[5]。高达 25% 的黑素瘤患者一个或多个区域淋巴结内被膜或小梁区可见痣细胞。虽然需要使用特殊染色以排除痣扩展到被膜下实质区的可能性，但痣细胞巢在结缔组织中的定位通常较明显。痣细胞扩散到血管周围间质或小梁的超细网状结构可能造成诊断困难，因为最初认为痣细胞可位于淋巴结实质区内[6]，而该区恰巧又是转移性黑素瘤常见的区域。结缔组织的特殊染色，如 Masson 三色和网织纤维染色有助于显示淋巴结间质的复杂分支状结构。

## 前哨淋巴结活检术在转移潜能不确定的黑素细胞病变评估中的作用

某些原发皮肤黑素细胞病变的形态学和免疫表型特征尚不足以将其准确归类为黑素瘤或者色素痣，这时称其为恶性潜能不确定的病变[1-5]。归入此分类的病变主要有非典型细胞性蓝痣、非典型 spitz 样病变和深部穿通痣。对于这些病例，外科医生通常按照相同厚度的原发黑素瘤扩大切除术的原则来切除皮损，确定切缘干净无肿瘤，并根据患者前哨淋巴结情况权衡治疗。若前哨淋巴结内没有黑素细胞病变，则提示皮损为未扩散至淋巴结的痣或尚未发生区域淋巴结转移的黑素瘤，但以后可能出现临床可检测到的远处转移。对这些病例，不建议行淋巴结清扫术。若发现淋巴结黑素细胞病变局限于被膜（并非像黑素瘤细胞位于输入淋巴管内）或小梁，可能仅是良性痣细胞群（见上文），也不建议立即行淋巴结清扫术。若病变位于实质区，则强烈支持是转移性黑素瘤，需要考虑行淋巴结清扫术及辅助治疗。一些学者反对用前哨淋巴结活检评估恶性潜能不确定的黑素细胞病变，这些病变恶性潜能有限，且并不需要进行常规的局部淋巴结手术治疗。某些病例的情况可能更为复杂，有些非典型 spitz 样病变、非典型细胞性蓝痣和色素性上皮样神经细胞瘤患者的前哨淋巴结实质内有明显的病变，类似淋巴结转移，但其他非前哨淋巴结或者内脏部位没有病变。这些"交界性"病变的生物学行为和临床处理原则尚无共识，需要更正规的评估。为这类患者建立国际登记档案将是一个有益的开端。

## 分子生物学技术在黑素瘤患者前哨淋巴结评估中的运用

由于不能通过组织病理学手段观察整个前哨淋巴结，所以传统的镜检可能遗漏一些黑素瘤负荷小的患者的前哨淋巴结转移。故提倡进一步取材[1]和（或）使用新的方法，如逆转录聚合酶链反应（reverse transcriptase polymerase chain reaction，RT-PCR）[2]。分子分期目前已作为淋巴造血系统恶性肿瘤的分期标准。RT-PCR 或许可以发现那些经广泛组织病理学和免疫组化检查仍未发现的 SN 内的肿瘤，这已引起研究者们浓厚的兴趣。但目前我们没有任何理由不进行组织学检查，而仅以 RT-PCR 技术来分析前哨淋巴结。RT-PCR 技术常破坏组织来提取用于检测的 mRNA，并且阻碍对高表达 mRNA 信号的特定细胞的识别。这些分子信号是黑素瘤相关的标记，除了源自黑素瘤细胞，也可以来自被膜和小梁的痣、淋巴结内神经施万细胞、吞噬黑素小体或黑素瘤细胞的其他细胞器的巨噬细胞。过度解读 RT-PCR 结果所带来的过度治疗风险已引起关注[3]。Mocellin 等在一项细致的 meta 分析中指出，前哨淋巴结 PCR 阳性结果与肿瘤 TNM 分期、疾病复发、总体生存期及无病生存期显著相关[4]。但作者也确实发现他们所分析的 22 个大样本研究结果之间存在广泛的异质性。他们得出的结论是："目前可获得的 meta 分析证据在某种程度上互相矛盾，PCR 结果还不足以作为预后指标，也不足以在临床中指导治疗方案决策"。但是他们认为"有必要对皮肤黑素瘤患者的前哨淋巴结进行更多的 PCR 分析研究，证实其对预后的价值"。美国国家癌症研究中心资助的第二个多中心选择性淋巴结切除试验（Multicenter Selective Lymphadenectomy Trial，MSLT-Ⅱ）正在研究前哨淋巴结分子分析的价值及其临床相关性。

（刘宏杰 张璋译 王琳校 陈浩审）

## 根据肿瘤侵袭前哨淋巴结的范围和分布方式预测预后

虽然临床转归和黑素瘤导致死亡的可能性与淋巴结受累数量相关[1]，但病理科医生可以通过检测转移灶的大小和分布对 SN 进一步细化评估。基于早期（前哨淋巴结活检术产生前）针对黑素瘤淋巴结转移区域形态学评估和淋巴结直径测微仪测定（图 28.26）的研究[2]，Starz 等[3]报道，用测微仪测量肿瘤从前哨淋巴结被膜内侧向下浸润的深度，其结果与同一淋巴结引流区域内非前哨淋巴结转移的可能性直接相关（图 28.27）。Wagner 等[4]认为肿瘤体积与患者预后相关，Cochran 等[5]用计算机关联形态测量学计算前

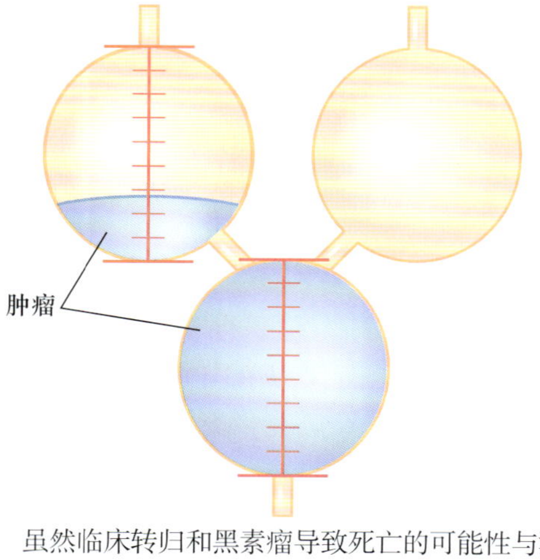


图 28.26 虽然临床转归和黑素瘤导致死亡的可能性与淋巴结受累数量相关，但病理科医生可以通过检测转移灶的大小和分布对 SN 进一步细化评估。这可以通过记录淋巴结中转移瘤所占比例，或使用测微仪获得肿瘤最大径和淋巴结最大径的比值来进行评估

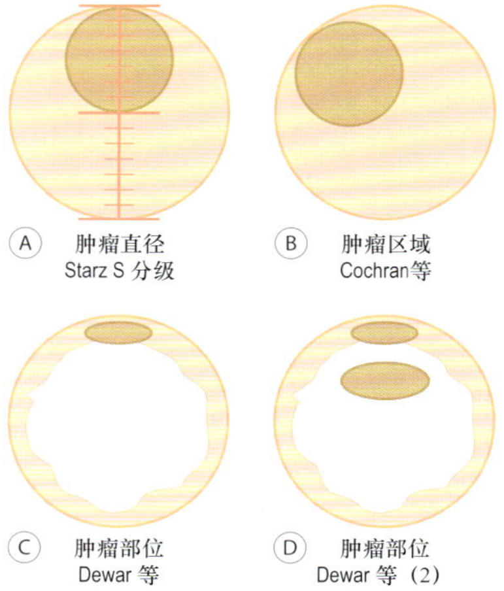


图 28.27 根据前哨淋巴结中的肿瘤负荷及其分布预测临床预后的方法：（**A**）Starz 分期法[12]，该图显示用测微仪测量淋巴结被膜内侧到肿瘤细胞侵犯最深处的距离；（**B**）测量转移灶与淋巴结面积之比（面积比），一个更为简单的方法是记录转移灶最大直径；（**C**）和（**D**）Dewar 法，确定肿瘤是否局限于被膜下窦（预后相对较好）或者同时累及实质组织（预后不良）

哨淋巴结内被黑素瘤取代的面积百分比，并据此预测非前哨淋巴结受累、肿瘤复发和黑素瘤导致死亡的可能性。Dewar 等[6]发现，前哨淋巴结内转移灶的解剖定位与非前哨淋巴结是否受累明显相关。在他们的研究中，肿瘤局限于被膜下区的患者不会出现其他淋巴结转移，而转移灶位于淋巴结实质的患者更容易发生其他淋巴结受累。Van Akooi 等[7]发现肿瘤转移灶的最大径与患者预后相关。经过短期随访，他们发现直径＜ 0.1 mm 的转移灶与非前哨淋巴结受累或预后不良无关。Govindarajan 等[8]也发现微小的前哨淋巴结转移灶（在他们的研究中直径＜ 0.2 mm）与病程进展无关，但 Scheri 等[9]认为即使非常小的前哨淋巴结转移灶亦与生存率下降有关。这些重要问题仍在广泛的研究中，应制定出明确的、有可操作性的且与临床相关的标准来评估淋巴结内的肿瘤负荷。

因此，是否需要进行淋巴结清扫术和辅助治疗取决于病理科医生对前哨淋巴结肿瘤负荷和分布的评估[10-11]。目前，尚无任何单项或联合的检测方法能够精确测量前哨淋巴结肿瘤负荷或者分布位置，从而将该结果作为治疗决策的唯一依据。这些评估有助于将患者划分为高风险组和低风险组，从而预测患者复发和死于黑素瘤的风险。因此，病理科医生可能希望在报告中提供一些信息，如最大转移灶的 Starz 测微仪测定的深度以及肿瘤是否局限于被膜下或者扩散到淋巴结实质。

## 非前哨淋巴结的病理学评估

17% ～ 25% 的前哨淋巴结受累患者检测到非前哨

淋巴结受累。转移通常仅限于一个非前哨淋巴结，而且其病变范围也小于前哨淋巴结。与使用连续切片和免疫组化仔细观察前哨淋巴结相比，多数非前哨淋巴结的检查相对简单：将对剖后的组织行 HE 染色观察。虽然有研究者对能否通过常规使用免疫组化对非前哨淋巴结进行评估从而改进患者的治疗感兴趣，但 Scolyer 等[1]和 Wen 等[2]的数据提示此做法意义不大。使用免疫组化来分析非前哨淋巴结可能对前哨淋巴结有大量肿瘤细胞的少数患者更为恰当，但尚需进一步研究。

## 非黑素细胞肿瘤的淋巴结显像及前哨淋巴结活检

前哨淋巴结活检技术广泛运用于非黑素细胞性肿瘤。最初，SNB 概念的提出和发展就是基于阴茎鳞状细胞癌的研究[1]。随后有许多关于 SNB 用于处理皮肤鳞状细胞癌的文献报道，特别是男女生殖器部位的鳞状细胞癌[2-4]。也有一些关于前哨淋巴结活检术成功应用于 Merkel 细胞癌[5-9]和皮肤附属器癌的报道，同时这种方法也被认为对治疗皮脂腺癌或乳房外 Paget 病患者有帮助[4]。除了针对各类肿瘤需要使用相应的特异性抗体外，其操作流程与黑素瘤一样。

## 前哨淋巴结报告

病理科医生发现开发一个工作表非常有用，可以很方便地获得相关的临床信息。表 28.1 是这种工作表的一个范例，其也可以根据各个医疗机构的实际情况进行修改。

**表 28.1 报告前哨淋巴结特征的标准化表格。这个模板可以修改，以适应各医疗机构的操作和要求**

**前哨淋巴结病理学评估工作表**

患者姓名：________________ 出生日期：________________

住院号：________________ 病理号：________________

前哨淋巴结的解剖部位：________________________________

标本类型：________________

手术切除的淋巴结： 数目：________ 颜色：________ 放射性 *

脂肪内的淋巴结：________ 数目 *：________ 颜色：________ 放射性 **

| | 淋巴结 1 | 淋巴结 2 | 淋巴结 3 | 淋巴结 4 | 淋巴结 5 | 淋巴结 6 |
|---|---|---|---|---|---|---|
| 淋巴结长度（mm） | | | | | | |
| 淋巴结宽度（mm） | | | | | | |
| 对剖（是 / 否） | | | | | | |
| 1 mm 切片（张数） | | | | | | |
| 肿瘤病灶数目 | | | | | | |
| 被膜下肿瘤（是 / 否） | | | | | | |
| 实质区肿瘤（是 / 否） | | | | | | |
| 被膜外受累（是 / 否） | | | | | | |
| 转移灶最大直径（mm） | | | | | | |
| 肿瘤深度（距被膜）（mm） | | | | | | |
| 肿瘤占淋巴结面积（%） | | | | | | |
| 肿瘤免疫表型 | | | | | | |
| S-100± | | | | | | |
| MART-1± | | | | | | |
| HMB-45± | | | | | | |
| 其他 ± | | | | | | |
| 其他 ± | | | | | | |
| 色素痣： | | | | | | |
| 被膜 ± 小梁 | | | | | | |

* 病理取材发现

** 送检单上记录的放射性计数

（刘宏杰 张 璋译 王 琳校 陈 浩审）

# 第29章 皮肤淋巴增生性疾病及相关疾病

John Goodlad and Eduardo Calonje

# 淋巴瘤分类

自从出现早期的 Lukes、Collins、Rappaport 分类及后来改良的 Kiel 分类和工作分类，淋巴瘤和造血肿瘤的分类在理念和诊断标准方面都发生了根本性变化。早期分类法主要基于形态学标准来区别病种，适用于结内病变，极少或没有考虑结外病变（包括皮肤）或其他临床情况。近年来，随着可识别 B 细胞和 T 细胞亚型的免疫组织化学技术的引入，疾病更详细而清晰的诊断标准迅速建立。在一些淋巴瘤亚类中发现的固定的基因异常［如滤泡性淋巴瘤中 t（14：18）易位、间变性大细胞淋巴瘤中 t（2：5）的易位］也使更精确的分类成为可能。

所以，现代淋巴瘤分类系统对肿瘤的分类基于形态、免疫表型、遗传和临床特征，以确保疾病类别的相关性和诊断的一致性。1994 年出版的改良欧美淋巴瘤（the revised european and american lymphoma，REAL）分类就是一更系统化的分类方法，也得到了普遍认可[1]。然而，尽管 REAL 分类将某些皮肤淋巴增殖性疾病作为独立的病种，但它没有认识到某些原发于皮肤的淋巴瘤尽管在形态和免疫表型上与发生在淋巴结的肿瘤类似，但却具有不同的生物学行为。

EORTC 分类试图解决这些不足。该分类是由欧洲癌症研究和治疗组织（the European Organization for Research and Treatment of Cancer，EORTC）的皮肤淋巴瘤研究小组提出。该分类是为皮肤淋巴瘤设计的，但运用了与 REAL 分类相似的理念，更强调一些皮肤原发淋巴瘤的独特临床特征[2]。它最初是基于荷兰皮肤淋巴瘤登记处注册的 626 例患者的资料得出，随后在几个大的、有随访资料的约 1300 多例患者的研究中得到验证[2-5]。该分类根据临床经验证实的生物学行为将原发皮肤损害分为惰性、侵袭性和暂定类（表 29.1）。其对一系列原发性皮肤淋巴瘤进行了精确的定义，并且认识到结内病变和皮肤原发病变在生物学行为（导致潜在的治疗需求的不同）上的不同，例如，发生在淋巴结的 CD30 阳性（ALK 阴性）大 T 细胞淋巴瘤是高度恶性的肿瘤，死亡率达 63%，然而原发于皮肤的 CD30 阳性大 T 细胞淋巴瘤尽管具有同样的形态和免疫表型，但在临床上却是低度恶性，死亡率低于 5%[6-7]。EROTC 分类使人们对皮肤淋巴瘤的认识向前迈进了重要的一步。

表 29.1 原发性皮肤淋巴瘤 EORTC 分类

| 原发性 CTCL | 原发性 CBCL |
|---|---|
| **惰性**<br>蕈样肉芽肿<br>蕈样肉芽肿＋毛囊黏蛋白病<br>$CD30^+$大细胞 CTCL<br>　间变型<br>　免疫母细胞型<br>　多形性细胞型<br>淋巴瘤样丘疹病 | 滤泡中心细胞淋巴瘤<br>免疫细胞瘤（边缘区 B 细胞淋巴瘤） |
| **中间性** | 大 B 细胞淋巴瘤，腿型 |
| **侵袭性**<br>Sézary 综合征<br>$CD30^-$大细胞 CTCL<br>　免疫母细胞型<br>　多形性细胞型 | |
| **暂定类**<br>肉芽肿性皮肤松弛<br>CTCL，多形性小/中等<br>皮下脂膜炎样 T 细胞淋巴瘤 | 血管内大 B 细胞淋巴瘤<br>浆细胞瘤 |

CTCL，皮肤 T 细胞淋巴瘤；CBCL，皮肤 B 细胞淋巴瘤
Modified from：Willemze，R.，et al.（1997）Blood，90，354-371

然而，许多在 EORTC 分类中取得的进展却没有得到与 WHO 联合发表的 2001 年新版 REAL 分类的认可[8]。这产生了相当大的争议，特别是在 B 细胞肿瘤方面。针对 EORTC 分类的争论包括：认为对原发性皮肤滤泡中心细胞淋巴瘤的定义过于宽泛、将腿型大 B 细胞淋巴瘤作为一种独立疾病是否合理[9-10]。使用原发性皮肤"免疫细胞瘤"的术语取代边缘区淋巴瘤同样存在异议，免疫细胞瘤当时包含在淋巴浆细胞性淋巴瘤中，是不同于边缘区淋巴瘤的一种疾病。

这些分歧经两个分类系统的专家组成员在 2003 年的里昂和 2004 年的苏黎世举行的会议达成共识。其催生了 2005 年首次出版的 WHO-EORTC 分类[11-12]。随后在 2008 年出版的新版 WHO 造血和淋巴组织肿瘤分类中，除了之前已纳入的病种外，一些诊断标准也做了修订，并增加了一些新病种[13]。以下章节使用的是新版 WHO 分类。表 29.2 列出了主要的原发于皮肤的淋巴瘤亚型及其预期的临床行为。

**表 29.2 皮肤淋巴瘤 WHO-EORTC 分类中定义的淋巴瘤亚型和生物学行为**

| WHO-EORTC 亚型 | 生物学行为 | WHO-EORTC 亚型 | 生物学行为 |
|---|---|---|---|
| **皮肤 T 细胞淋巴瘤** | | 皮肤 γ/δ T 细胞淋巴瘤 * | 侵袭性 |
| 蕈样肉芽肿 | 惰性 | 原发性皮肤 $CD4^+$小/中等多形性 T 细胞淋巴瘤 * | 惰性 |
| 蕈样肉芽肿变异型 | | **皮肤 B 细胞淋巴瘤** | |
| 亲毛囊性蕈样肉芽肿 | 惰性 | 原发性皮肤边缘区淋巴瘤 | 惰性 |
| Paget 样网状细胞增生症 | 惰性 | 原发性皮肤滤泡中心淋巴瘤 | 惰性 |
| 肉芽肿性皮肤松弛 | 惰性 | 原发性大 B 细胞淋巴瘤，腿型 | 中间型 |
| Sézary 综合征 | 侵袭性 | 原发性皮肤大 B 细胞淋巴瘤，其他型 | 中间型 |
| 成人 T 细胞淋巴瘤/白血病 | 侵袭性 | 原发性皮肤血管内大 B 细胞淋巴瘤 | 中间型 |
| 原发性皮肤 $CD30^+$淋巴增生性疾病 | | **前驱血源性肿瘤** | |
| 原发性皮肤间变性大细胞淋巴瘤 | 惰性 | $CD4^+$/$CD56^+$皮肤血源性肿瘤（母细胞性浆细胞样树突状细胞肿瘤） | 侵袭性 |
| 淋巴瘤样丘疹病 | 惰性 | | |
| 皮下脂膜炎样 T 细胞淋巴瘤 | 惰性 | | |
| 结外 NK/T 细胞淋巴瘤，鼻型 | 侵袭性 | | |
| 原发性皮肤 T 细胞淋巴瘤，非特指 | | | |
| 原发性皮肤侵袭性亲表皮性 $CD8^+$T 细胞淋巴瘤 * | 侵袭性 | | |

* 暂定病种。
MF，蕈样肉芽肿。
Modified from：Willemze，R.，et al.（2005）. Blood，105，3768-3785

# T 细胞淋巴瘤

## 蕈样肉芽肿

### 临床特征

蕈样肉芽肿（mycosis fungoides，MF）虽然少见，但却是原发性皮肤 T 细胞淋巴瘤中最常见的类型[1-7]。1806 年由 Alibert 根据该病终末期肿瘤的蕈样外观而命名（图 29.1）。在美国，每年的发病率为 0.36/100 000 ～ 0.46/100 000[8-10]，大约每年有 1000 例新增病例[1, 11]。欧洲的发病率较低[12]。本病好发于男性（2∶1），黑色人种易受累，而亚洲人和西班牙裔少见[2, 8, 11, 13]。可累及任何年龄，但以 40 ～ 60 岁年龄组多见。儿童蕈样肉芽肿在以后的章节中单独

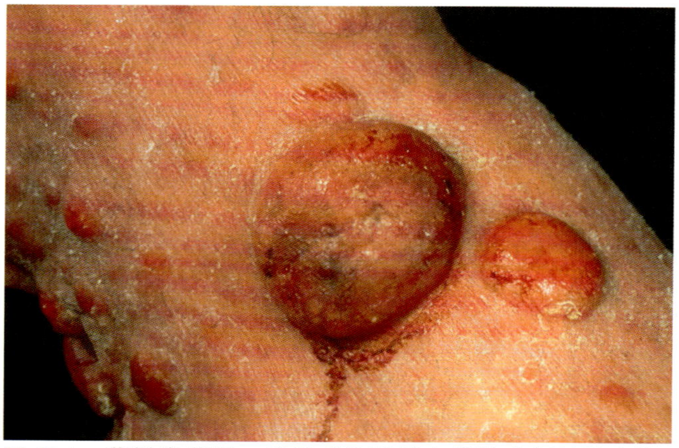

图 29.1 蕈样肉芽肿：该患者为蕈样肉芽肿晚期的肿瘤期，如此大量的溃疡性肿瘤结节少见（By courtesy of the Institute of Dermatology London，UK.）

讨论（见下文）。

蕈样肉芽肿的病程和转归不定，从一种局限性、持续性、相对良性的疾病到高发病率和死亡率的泛发性病变均可见到[3]。

除了经典（Alibert）型外，患者可表现为皮肤异色病样变异型（血管萎缩性异色病、大斑块性副银屑病）或红皮病（Hallopeau-Besnier）。注意后者不要与Sézary综合征混淆。Sézary综合征是表现为红皮病的T细胞淋巴瘤白血病，常常直接发生。偶尔，蕈样肉芽肿在起病时即表现为肿瘤结节，称为暴发性蕈样肉芽肿（Vidal Brocq），现在已不再认为这是一个独立病种，这些病例可能是其他的T细胞淋巴瘤，包括皮肤间变性大细胞淋巴瘤或原发性皮肤T细胞淋巴瘤，非特指（CD30阴性的大细胞淋巴瘤）。

罕见的临床表现包括大疱、小疱、色素减退、疣状/角化过度、脓疱、苔藓样丘疹、掌跖银屑病样、肉芽肿样和黑棘皮病样变异型。这些临床表现特殊的病例因与经典型具有类似的病程而没有作为单独的病种。相反，亲毛囊性蕈样肉芽肿、Paget样网状细胞增生症和肉芽肿性皮肤松弛因具有独特的临床病理学特征，在新版WHO分类中被认为是蕈样肉芽肿独特的生物学变异型[14]。

经典的蕈样肉芽肿传统上分为斑片期、斑块期和肿瘤期[2]。但这是人为的分类法，因为三期皮损可同时出现在同一患者身上，而有些患者仅停留在斑片期，病情不再进展[15-16]。另外，斑片期损害常明显与斑块期重叠。

早期的红斑性皮损为形态不规则、不对称、有少量鳞屑、大小不一的粉红或红色斑片（图29.2）。许多损害有萎缩，较轻者平滑有光泽。皮损好发于躯干、四肢、乳房和身体屈侧，常泛发（图29.3、29.4）。

临床上鉴别诊断包括盘状、异位性或接触性变应

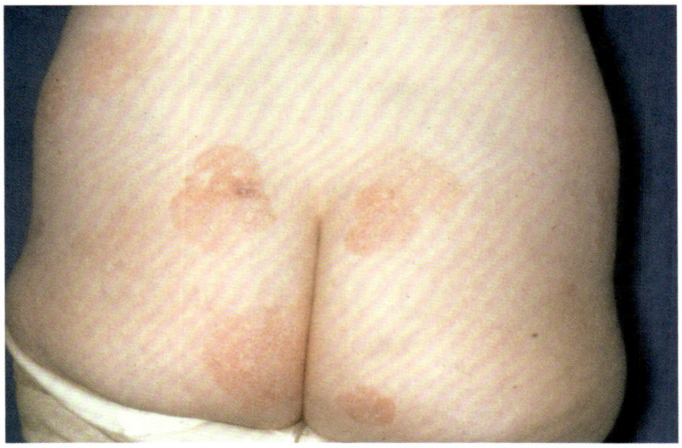

图29.2 蕈样肉芽肿（斑片期）：臀部有典型的不规则红色鳞屑性皮损（By courtesy of R.A. Marsden，MD，St George's Hospital，London，UK.）

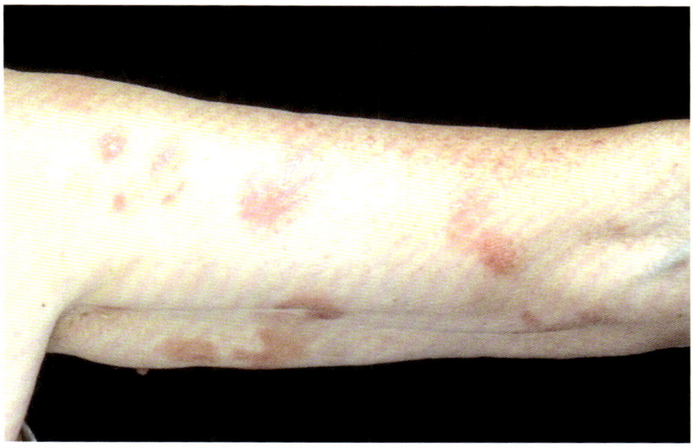

图29.3 蕈样肉芽肿：该患者手臂有多个斑片（By courtesy of the Institute of Dermatology，London，UK.）

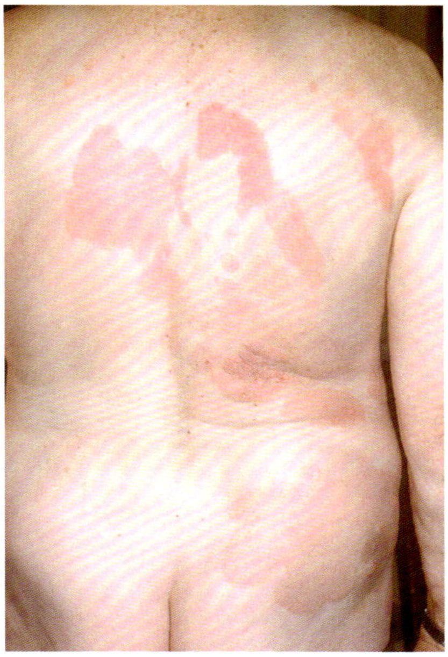

图29.4 蕈样肉芽肿：有时皮损广泛分布（By courtesy of the Institute of Dermatology，London，UK.）

性皮炎，银屑病，特别是慢性浅表性鳞屑性皮炎（小斑块副银屑病）[17-22]。后者常中年起病，表现为持续存在的鳞屑性红斑，好发于四肢和躯干，有时呈香烟纸样外观[20，23]。皮损呈圆形或椭圆形，常有手指样外观，因此又称为指状皮炎（图29.5），本病与蕈样肉芽肿不同的是斑片在大小、形状和颜色上趋于一致，而蕈样肉芽肿不同的皮损常常有明显不同的临床表现。

药物不良反应有时可类似蕈样肉芽肿。患者可表现为多发性浸润性斑块或红皮病，从组织学上与蕈样肉芽肿也难以区别。特别是那些抗惊厥药物（包括苯妥因钠、巴比妥类、卡马西平）、心血管药物[如阿替洛尔和血管紧张素转化酶抑制剂（angiotensin converting enzyme inhibitors，ACEI）]、抗组胺药物、环孢素和别嘌醇[22，24-26]。

有时患者在典型表现基础上出现灶状皮肤异色。另一些患者所有皮损均为皮肤异色病样，即血管萎缩性皮肤异色病（Gr. *Poikilos* 异色、点状、花斑样、多

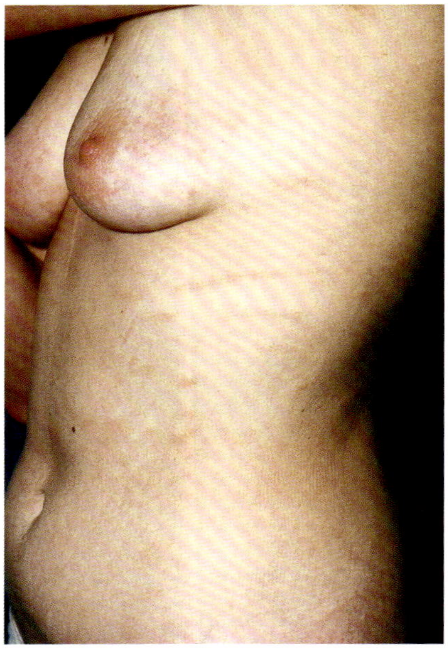

图 29.5 浅表性鳞屑性皮炎：该患者示特征性分布的指状红斑样损害（By courtesy of R.A. Marsden, MD, St George's Hospital, London, UK.）

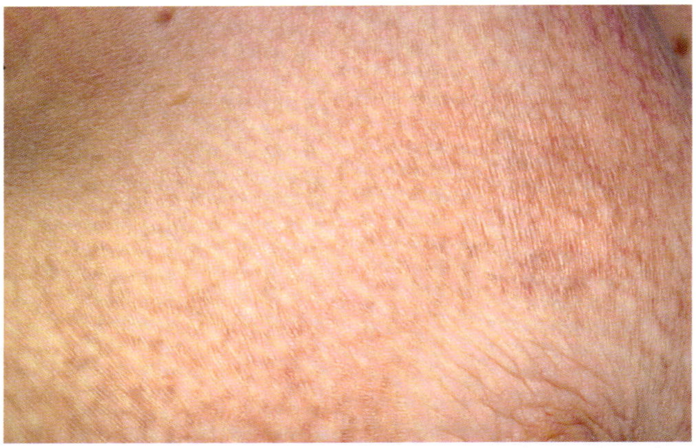

图 29.7 蕈样肉芽肿（血管萎缩性皮肤异色病）：该区域示网状色素沉着、萎缩、鳞屑和毛细血管扩张的典型特点（By courtesy of the Radcliffe Infirmary, Oxford, UK.）

变）（大斑块副银屑病）[17]，其表现为少数的大斑块，好发于乳房、臀部、髋部、腹部和大关节屈侧（图 29.6）。不同患者皮损表现不一，可有萎缩、毛细血管扩张和不同程度的色素减少性和色素增加性红斑（图 29.7）。有些表现类似慢性放射性损害。进一步进展可出现类似经典蕈样肉芽肿的表现，虽然仅有极少数患者进展到肿瘤期[27]。

斑片期进一步进展可形成数量不断增加的质硬的斑块（图 29.8、29.9）。由于皮损的中央消退，常表现为奇异的环状或匐行状外观（图 29.10）。斑块有时表现为高度角化过度，特别是在掌跖部位（见掌跖蕈样肉芽肿）。

少数患者发展成肿瘤（图 29.11 ～ 29.13）。有时可见到溃疡性损害（图 29.14）。面部、头皮和摩擦部位尤其容易受累[28]。

临床分期与病变范围、是否存在肿瘤性皮损和红皮病相关。国际皮肤淋巴瘤协会（the International

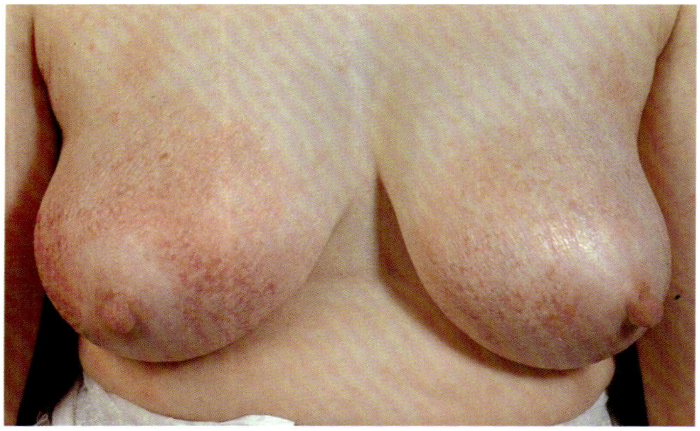

图 29.6 蕈样肉芽肿（血管萎缩性皮肤异色病）：早期损害示少量鳞屑和扩张的血管（By courtesy of the Institute of Dermatology, London, UK.）

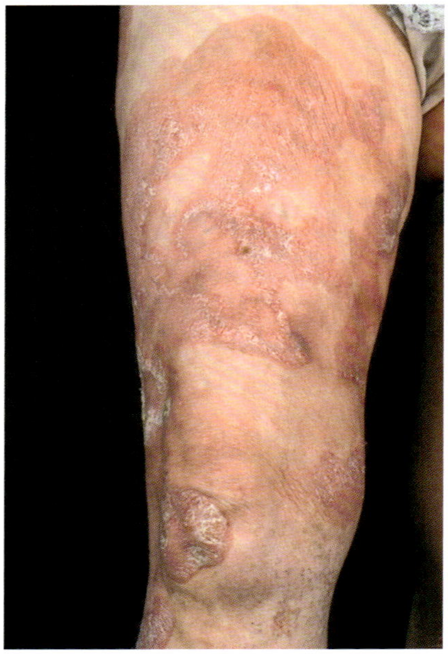

图 29.8 蕈样肉芽肿：大的红色斑块伴鳞屑（By courtesy of the Institute of Dermatology, London, UK.）

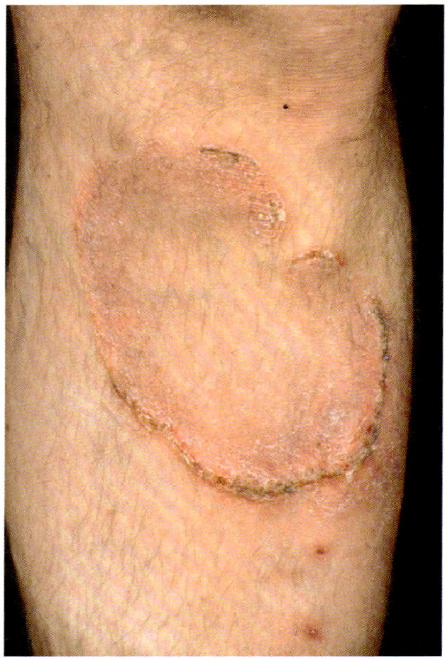

图 29.9 蕈样肉芽肿：特写（By courtesy of the Institute of Dermatology, London, UK.）

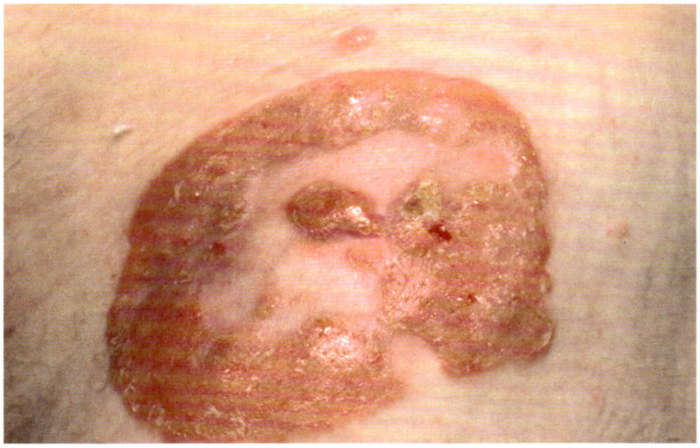

图 29.10 蕈样肉芽肿：一处环状损害的特写（By courtesy of the late N.P. Smith，MD，Institute of Dermatology，London，UK.）

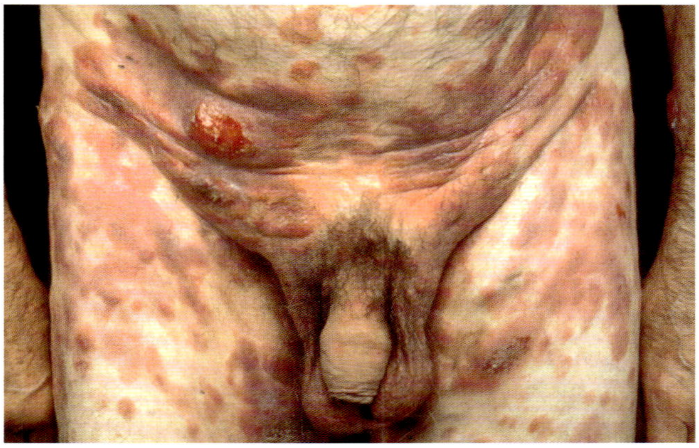

图 29.11 蕈样肉芽肿：多发性肿瘤发生在斑块期皮损基础上（By courtesy of the Institute of Dermatology，London，UK.）

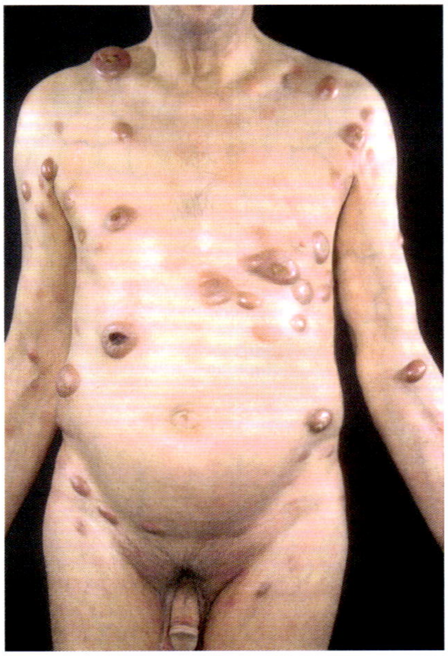

图 29.12 蕈样肉芽肿（肿瘤期）：斑片和斑块基础上出现多发的肿瘤结节（By courtesy of the Institute of Dermatology，London，UK.）

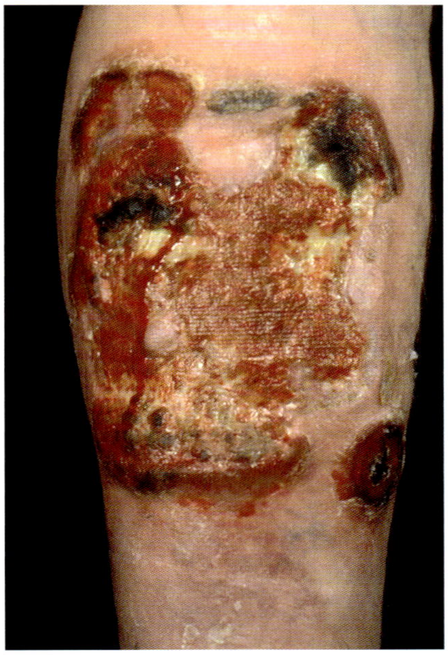

图 29.13 蕈样肉芽肿：晚期患者，膝盖出现蕈样肿瘤（By courtesy of the Institute of Dermatology，London，UK.）

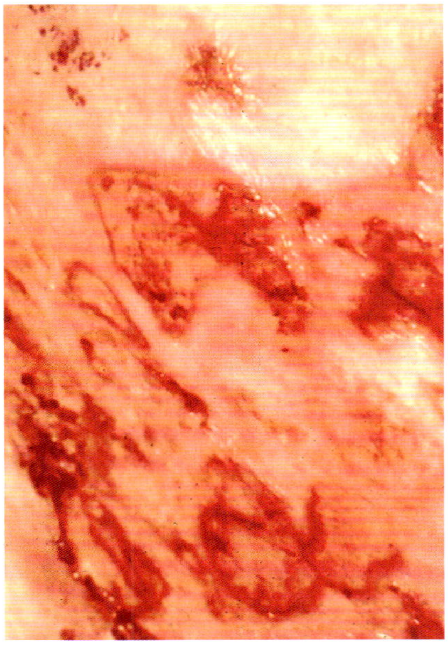

图 29.14 蕈样肉芽肿：该患者的溃疡性损害是罕见的表现（By courtesy of A. du Vivier，MD，King's College Hospital，London，UK.）

Society for Cutaneous Lymphoma，ISCL）和欧洲癌症研究与治疗组（EORTC）最近颁布了蕈样肉芽肿和 Sézary 综合征分类和分期的一个新提议[29]。该提议纳入了分子生物学、免疫组织化学和影像学的新进展，还包括了预后相关因素的新数据。它评估现有皮损的范围和性质、淋巴结和内脏的受累情况、外周血受累的情况和程度（表 29.3）。这些因素（分期）相结合可用于评估预后和制订治疗方案[29-30]。蕈样肉芽肿的转归不定。当就诊时仅表现为斑片、斑块、病变累及 10% 的体表面积时（$T_1$），其生存率与同年龄对照组无差异[16，31-33]。患者的斑片、斑块超过 10% 体表面积时（$T_2$），其中位生存期为 10 ～ 12 年，有 25% 的患者疾病有进展。具有肿瘤性皮损（$T_3$）或红皮病（$T_4$）的患者，中位生存期只有 4 ～ 5 年[32-33]。内脏受累者预后很差，中位生存期仅 1 ～ 2 年[30，33]。淋巴结肿大很常见，并不是病理学检查的指征。皮损范围对预后的影响常常被低估。外周血中异常细胞和肿瘤负荷也是评估的重要指标，是独立的预后因素[32，34-35]。所以应该全面评估患者的情况，包括皮损范围以及有无淋巴结、内脏、血液系统的受累。

乳酸脱氢酶、可溶性白介素 -2 受体和红细胞沉降率的升高以及血液嗜酸性粒细胞计数的增加也提示预后不良[36-42]。肿瘤细胞大细胞性转化也与预后不良相关。相反，另一些组织学改变提示预后较好，包括反应性 CD8 阳性 T 细胞、FoxP3 阳性的 T 调节细胞和 CD1a 阳性树突状细胞数量的增加[43-45]。另外，诊断时多个活检样本中检测到相同的 TCR 基因重排预示疾病进展[46]。

**表 29.3 蕈样肉芽肿临床和病理分期的 ISCL/EORTC 修订版**

| 分期 | 描述 | TNMB 分期 |
|---|---|---|
| ⅠA | 局限的斑片、丘疹和（或）斑块，< 10% 体表面积（$T_1$）；无淋巴结（No）、内脏（$M_0$）或明显的血液受累的证据（$B_0$），或血液肿瘤负荷低（$B_1$） | $T_1N_0M_0B_{0,1}$ |
| ⅠB | 广泛的斑片、丘疹和（或）斑块，≥ 10% 体表面积（$T_2$）；无淋巴结（No）、内脏（$M_0$）或明显的血液受累的证据（$B_0$），或血液肿瘤负荷低（$B_1$） | $T_2N_0M_0B_{0,1}$ |
| Ⅱ | 任何范围的斑片、丘疹和（或）斑块（$T_1$ 或 $T_2$）；临床发现淋巴结肿大，组织学显示为皮病性淋巴结病（$N_1$）或 MF 的早期受累（$N_2$）；无内脏（$M_0$）或明显的血液受累的证据（$B_0$），或血液肿瘤负荷低（B1） | $T_{1,2}N_{1,2}M_0B_{0,1}$ |
| ⅡB | 一个或更多肿瘤（直径≥ 1.5 cm）（$T_3$）；淋巴结受累情况最多表现为早期（$N_2$）；无内脏（$M_0$）或明显的血液受累的证据（$B_0$），或血液肿瘤负荷低（$B_1$） | $T_3N_{0\sim2}M_0B_{0,1}$ |
| Ⅲ | 红斑≥ 80% 体表面积；淋巴结受累情况最多表现为早期（$N_2$）；无内脏（$M_0$）或明显的血液受累的证据（$B_0$），或血液肿瘤负荷低（$B_1$） | $T4N_{0\sim2}M_0B_{0,1}$ |
| ⅢA | 不伴明显血液受累的Ⅲ期 | $T4N_{0\sim2}M_0B_0$ |
| ⅢB | 伴血液肿瘤负荷低的Ⅲ期 | $T4N_{0\sim2}M_0B_1$ |
| ⅣA1 | 任何程度的皮肤受累，淋巴结受累情况最多表现为早期，无内脏累及的证据，血液肿瘤负荷高（$B_2$：> 1000 个克隆阳性的 Sézary 细胞 /ml） | $T_{1\sim4}N_{0\sim2}M_0B_2$ |
| ⅣA2 | 任何程度的皮肤受累，MF 所致的淋巴结结构部分或完全消失（$N_3$），无内脏受累，任何程度的血液受累 | $T_{1\sim4}N_3M_0B_{0\sim2}$ |
| ⅣB | 任何程度的皮肤受累伴内脏受累，无论淋巴结或血液是否受累 | $T_{1\sim4}N_{0\sim3}M_1B_{0\sim2}$ |
| Modified from Olsen，E.，et al.（2007）Blood，110，1713-1722. | | |

感染是死亡的主要原因，金黄色葡萄球菌、肠杆菌科和铜绿假单胞菌是最常见的病原菌[1-2，47-49]。β 溶血性链球菌、单纯疱疹和水痘-带状疱疹感染也是重要原因[48]。患者罹患上皮源性肿瘤和其他淋巴瘤的风险也增加，包括肺癌、结肠癌和非霍奇金淋巴瘤[50-52]。

## 发病机制和组织学特征

本病从开始就是肿瘤，这一点已经毋庸置疑。应用标准的分子学技术，如 DNA 印迹法（检测 TCRβ）和聚合酶链反应（PCR）（检测 TCRγ 和 TCRβ）分析已证实，高达 90% 的蕈样肉芽肿患者有单克隆性 T 细胞受体基因重排[53-60]。尽管在一些非肿瘤性疾病，如急性苔藓样糠疹、金黄色苔藓、扁平苔藓、色素性紫癜性皮病、变应性接触性皮炎和药物反应中也发现有单克隆性淋巴细胞群存在，但克隆性 TCR 基因重排高度提示淋巴瘤的可能，特别是多个皮损或多次活检发现同一克隆时[58-72]。目前在一些患者中已经发现的染色体异常包括染色体 1p、17p、10q/10、13q 和 19 的缺失，以及 4/4q、17q/17 和 18 的获得[73]。

和许多恶性肿瘤一样，蕈样肉芽肿的病因和发病机制是多因素的。特异的致病因子和确切的发病机制仍然不明确[74]。

几乎没有证据表明蕈样肉芽肿存在遗传易感性，家族性发病相当罕见[75-76]。一些研究已经将人白细胞抗原（human leukocyte antigen，HLA）类型与蕈样肉芽肿联系起来。在英国患者中发现 HLA-B8 和 HLA-AW19 与发病率的增加有关[77]。但在针对美国患者的研究中没有得到证实[78]。随后，在北美白种人中发现本病与抗原 HLA-DR5（DRB1*11）和 DQB1*03 有关[79-80]。在以色列的多个研究中都未检测到与 HLA Ⅰ类等位基因的关联[81]，但发现 HLA-DQB1*03 和 HLA-DRB1*11 在德系犹太人中升高，其升高具有统计学意义[76]。然而这些发现是表明疾病易感性增高还是在蕈样肉芽肿的发病机制中起一定作用尚未明确。

早期对接触金属、塑料、切割油和溶剂等职业因素的潜在致病作用进行流行病学研究，得到一些有争议的结论[10，82]。近来的对照研究已经确定一些职业中发病的风险增加，如玻璃、陶瓷制造工人，提示接触芳香烃和（或）卤化烃、杀虫剂与蕈样肉芽肿的发病机制有关[83-85]。

蕈样肉芽肿很可能是慢性抗原刺激的结果，因此，对感染因素的致病作用的推测由来已久[3，74，86]。多种可能的致病因素，特别是病毒，包括人类嗜 T 淋巴细胞病毒（HTLV）Ⅰ / Ⅱ、EB 病毒（Epstein-Barr virus，EBV）和巨细胞病毒均被研究过，然而，得出的是有争议的或无结论的结果[6，74]。

近来，人类疱疹病毒8（human herpes virus 8，HHV8）与本病之间可能的联系受到关注。有些研究用PCR检测皮损，没有发现病毒特异性DNA片段[83-85]。但最近的一项研究用PCR在70%的患者的皮损里检测到HHV8特异性DNA，但免疫组化未发现潜伏期相关核抗原的表达，这提示许多病例有低水平的病毒复制[89]。少数患者也发现有HHV6和HHV7的感染[87，90]。

其他可能的致病因子包括金黄色葡萄球菌、持续性衣原体感染和伯氏疏螺旋体[83，91-94]。但目前没有有力的证据表明这些因素有直接的致病作用[74]。然而，各种感染因素仍可能是慢性淋巴增生的重要始动因子，并最终导致淋巴瘤的发生。

无论为何种诱因，本病发病至少与部分活化的皮肤内的效应记忆细胞相关，后者多为Th2表型，并有趋化因子受体和黏附分子的独特表达。效应记忆细胞的这些特性有助于解释本病的一些特征，也有利于了解疾病发生和发展。

肿瘤细胞表达细胞因子受体CCR4和CCR10[95-96]。CCL17和CCL22是CCR4的配体，在蕈样肉芽肿患者的皮损中高表达[95，97]。CCL17和CCL27（CCR10的配体）在MF和Sézary综合征患者的血清中都有所升高[74]。CCR4、CCR10和各自配体的相互作用不仅影响T细胞的迁移特性，而且可通过抗凋亡通路下游信号（如磷脂酰肌醇-3激酶和Akt）的激活来促进细胞的存活[74]。这些趋化因子之间的相互作用可能对皮损的发生和持续存在具有重要作用，也可解释肿瘤细胞具有的显著亲表皮的特性[97]。

蕈样肉芽肿细胞似乎处于一种持续的活化状态。它们表达细胞表面黏附分子，如CD45RO和IL-2R[98-99]。有证据表明肿瘤细胞JAK-STAT分子家族中有许多细胞内信号蛋白的激活，类似于通过IL-2受体对正常T细胞激活后发生的变化[100-103]。这种持续性活化似乎调节细胞存活和增生的各个方面。其他因素也可导致肿瘤细胞正常凋亡通路的功能缺陷。例如，在蕈样肉芽肿中已经发现Fas基因的突变或其转录中的异常剪接变异体，可对Fas介导的凋亡刺激起到拮抗作用[104-105]。最近，对基因表达的研究已经发现蕈样肉芽肿的一个特异性遗传标记。它涉及TNF信号通路的多个基因，包括多个凋亡抑制基因[106]。Fas和TNF信号通路的异常可致NF-Kappa B通路的激活，进一步支持凋亡拮抗在本病发病机制中有一定的作用[107]。

很多肿瘤抑制和凋亡相关基因的改变也已被检测到。突变所致p15、p16、Nav3、PTEN和p53的沉默，启动子的超甲基化和等位基因的丢失都与肿瘤从斑块期进展到肿瘤期有关[104，108-111]。

肿瘤细胞似乎也具备逃避宿主免疫系统的能力。细胞毒性T细胞利用表达于目标细胞表面的Fas，通过Fas配体（Fas-ligand，FasL）诱导凋亡。先前提到的蕈样肉芽肿中FasL信号的缺陷似乎可抵抗肿瘤特异性的细胞毒性T细胞介导的免疫反应[97，104-105]。而且肿瘤细胞可表达FasL，有潜在清除肿瘤特异性CD8阳性细胞毒性T细胞的作用[112]。肿瘤细胞也可下调Th1相关基因，并表达细胞因子，如白介素4（interleukin-4，IL-4）、IL-5、IL-18，这些细胞因子大部分与Th2型T细胞相关[113-115]。这种Th2细胞偏倚和其他免疫调节细胞因子，如IL-10、转化生长因子-β（TGF-β）和可溶性白介素-2R（IL-2R）一起，可能在抑制宿主抗肿瘤免疫反应中起作用，而且也增加了患者感染和发生第二肿瘤的风险[116-119]。在蕈样肉芽肿中已经发现JUN B的扩增和拷贝数增加及JUN B的超表达，其导致Th2偏倚，因为JUN B促使IL-4介导的Th2淋巴细胞分化[120-121]。

蕈样肉芽肿的淋巴细胞是经过淋巴结转运并经过抗原刺激的成熟T细胞。其有向表皮聚集的特殊倾向（亲表皮性），尽管这在斑片期和斑块期较肿瘤期更为明显。病变中可见高度不规则、卷曲和脑回状胞核的大细胞，称之为Sézary细胞或蕈样肉芽肿细胞，这在早期病变中少见，晚期病变则易见（图29.15）。评估这种细胞存在的意义时必须谨慎，因为同样的细胞（即使是少数）在多种皮肤病中均可见到。它们的存在必须与伴随的组织学特征结合起来，尤其是与临床资料结合起来。电子显微镜下，蕈样肉芽肿/Sézary细胞的特征为过度卷曲的多叶核，伴有明显的染色质外周浓集现象（图29.16）。

因此，亲表皮现象是蕈样肉芽肿的组织学标志[122-131]。它与疾病分期及淋巴细胞的分化程度有关。肿瘤期后，随着疾病的进展，大细胞转化愈发明显，亲表皮现象基本消失。皮肤T细胞淋巴瘤中见到的亲表皮

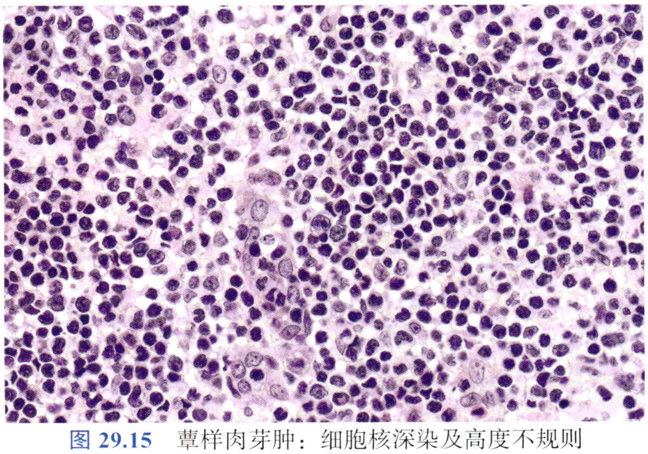

**图29.15** 蕈样肉芽肿：细胞核深染及高度不规则

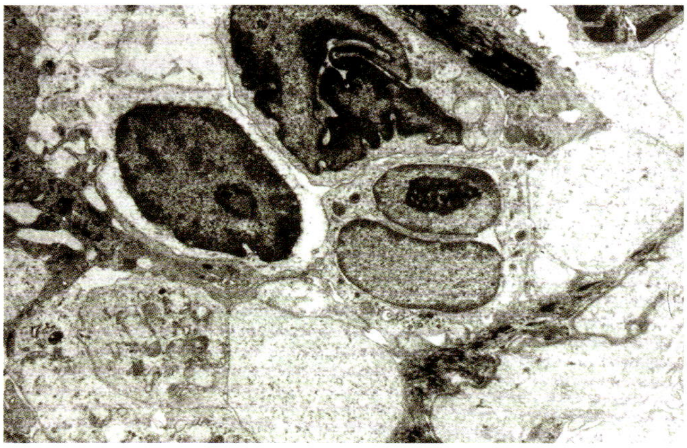

图 29.16 蕈样肉芽肿：注意细胞核高度卷曲（脑回状核）

现象与皮炎/湿疹中见到的淋巴细胞外渗不同，前者常常无或仅有很轻微的海绵水肿，小水疱形成不是其特征。非典型淋巴样细胞聚集在表皮内形成的腔状结构（Pautrier 微脓肿）是蕈样肉芽肿的典型表现，虽然不具有诊断意义（图 29.17）。类似的改变也可见于 Sézary 综合征、成人 T 细胞白血病/淋巴瘤（adult T-cell leukemia/lymphoma，ATLL）、光线性类网状细胞增多症以及药物诱导的 T 细胞假性淋巴瘤，虽然不如在 MF 中常见。

## 斑片期蕈样肉芽肿

斑片期早期的组织病理学改变往往很轻微，很容易被忽略（图 29.18）。为了明确诊断常需要多次活检。表皮可能正常或轻度棘层肥厚，而萎缩少见，常有轻度角化过度伴灶性角化不全。有时可观察到基底细胞空泡变性。表皮内有少量特征性的非典型不规则淋巴样细胞，细胞周围都有一清晰的空晕。但在极早期的皮损中有时无此改变（图 29.19）。偶尔，可以发现少量大而典型的蕈样肉芽肿/Sézary 细胞。淋巴细胞沿基底层呈栅栏状排列是一项诊断依据。在一些病例中可见到单个角质形成细胞的坏死。淋巴组织细胞浸润围绕着浅层血管丛，并扩散至真皮乳头（图 29.20）。嗜酸性粒细胞和浆细胞缺失或仅有少量存在[129, 132]。有时可见到红细胞外渗。色素失禁常见。真皮乳头层的结缔组织偶尔增生，表现为胶原束增粗（在疾病的斑块期更明显）[129]。随着斑片期的进展，增多的非典型细胞有助于诊断，但明显的 Pautrier 微脓肿不常见（图 29.21、29.22）。

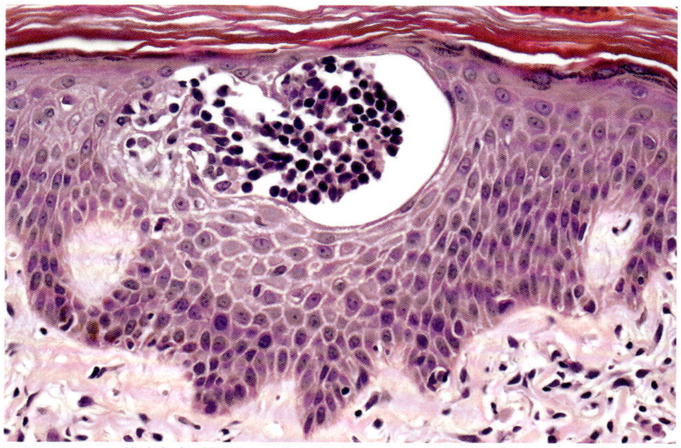

图 29.17 蕈样肉芽肿：典型的 Pautrier 微脓肿，由核深染的异型淋巴细胞构成

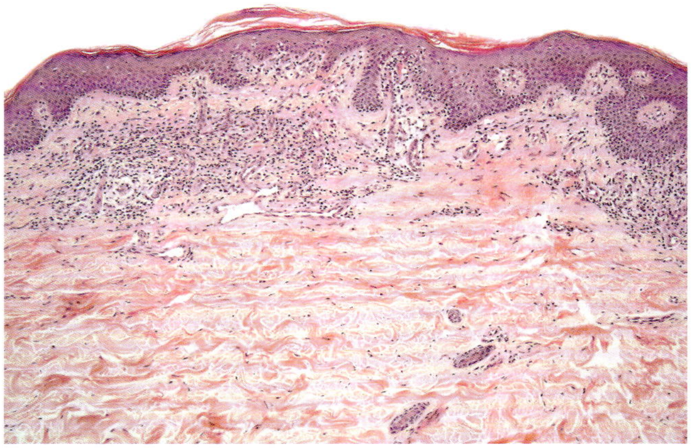

图 29.18 蕈样肉芽肿（斑片期）：早期病变示灶性角化不全、棘层肥厚，非典型淋巴细胞特征性分布在表皮真皮交界处，浅表血管周围可见淋巴组织细胞浸润

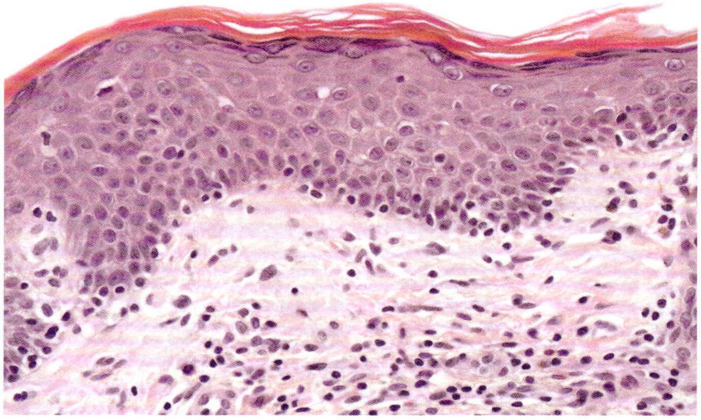

图 29.19 蕈样肉芽肿（斑片期）：高倍镜视野示非典型淋巴细胞位于表皮真皮交界处

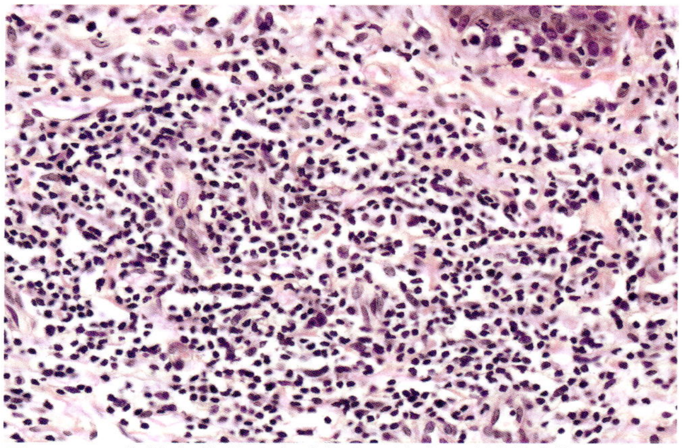

图 29.20 蕈样肉芽肿（斑片期）：浅表血管周围淋巴组织细胞浸润。未见非典型细胞

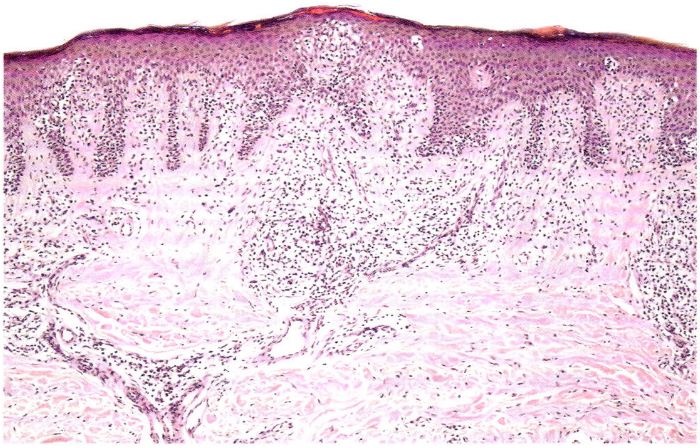

图 29.21 蕈样肉芽肿（斑片期）：进展中的斑片期，表皮呈银屑病样增生，即使在这个放大倍数下，亲表皮现象仍然明显

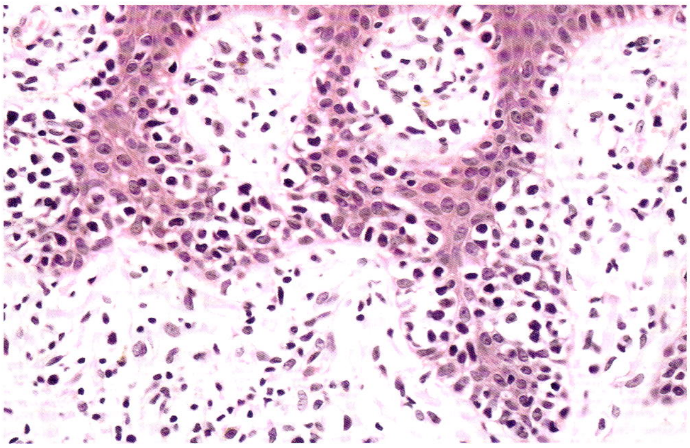

图 29.22 蕈样肉芽肿（斑片期）：高倍镜视野下的非典型淋巴细胞，伴清楚的核周空晕

有时，在活检之前使用类固醇激素或 PUVA 治疗可掩盖这些特征，使诊断非常困难，因此仔细的临床病理联系非常必要（图 29.23 ～ 29.26）。

## 斑块期蕈样肉芽肿

斑块期时，正确诊断往往不困难。组织学有致密

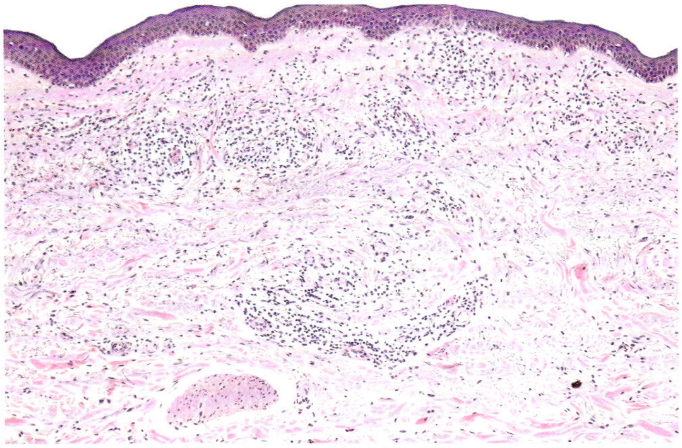

图 29.23 蕈样肉芽肿：本图与图 29.24 ～ 29.26 均示 PUVA 治疗对组织学改变的影响。可见真皮血管周围和间质内的淋巴细胞浸润

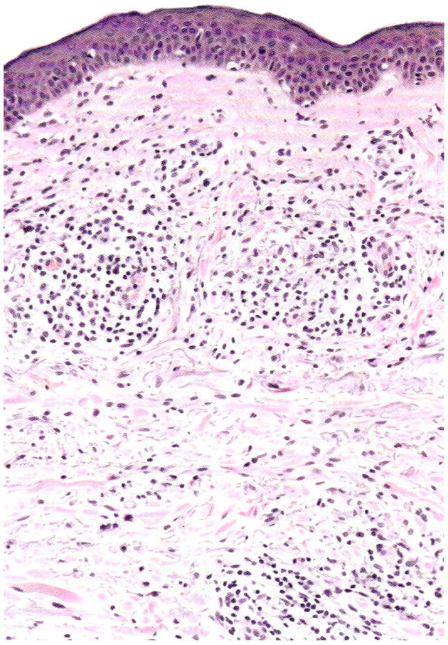

图 29.24 蕈样肉芽肿：图 29.23 的高倍镜视野

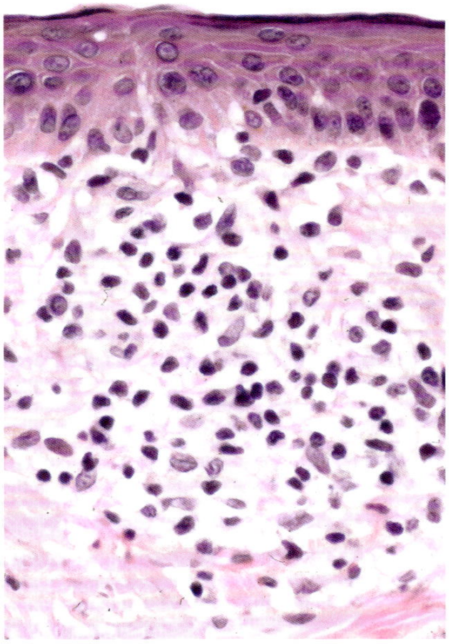

图 29.25 蕈样肉芽肿：细胞轻度异型性

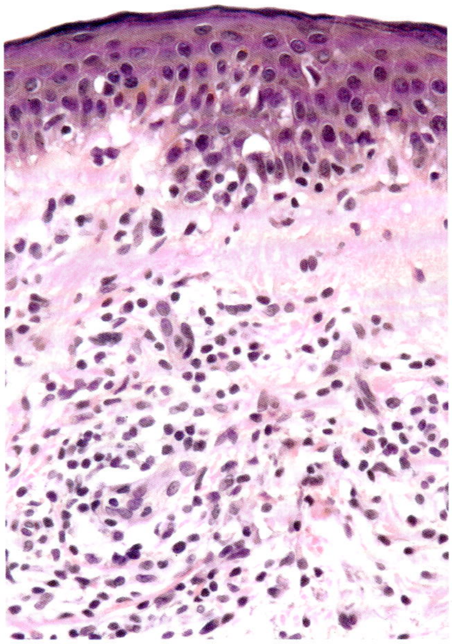

图 29.26 蕈样肉芽肿：图片显示可疑的亲表皮现象。该病例说明了临床病理联系的重要性。停止治疗一段时间后再次活检显示典型的组织学特征

的角化过度、片状角化不全，表皮常有棘层肥厚，常形成银屑病样外观（图 29.27）。细胞浸润较斑片期更为明显，在表皮中常有大量的非典型单一核细胞（图 29.28、29.29）。偶尔无亲表皮现象，特别在那些经过局部治疗的患者。真皮浸润主要在浅层并呈特征性的带状分布。蕈样肉芽肿 /Sézary 细胞可单个或成群分布，个别情况下几乎可取代整个表皮。

Pautrier 微脓肿并不少见，在 17% ～ 37.5% 的患者中可以观察到[128]。肿瘤细胞浸润表皮可使表皮真皮交界不清，有时还存在胶样小体。偶尔，也可观察到其他组织学改变，如融合性角化过度、不规则棘层肥厚、广泛的基层细胞液化变性和凋亡，使病变类似扁平苔藓。

除了表皮病变外，毛囊上皮也可受累，有时可见到毛囊黏蛋白病的表现。汗腺导管上皮也可被肿瘤细胞浸润（亲汗管性）。

在皮肤异色病样损害中，表皮常明显变平、萎缩并覆盖一层角化过度或角化不全的鳞屑（图 29.30）。颗粒层增厚不常见，偶尔见到坏死的角质形成细胞。基底层常有液化变性（图 29.31）。亲表皮现象是其特征，有时可见到蕈样肉芽肿 /Sézary 细胞。真皮内淋巴组织细胞呈带状或围绕血管浸润，常有色素失禁和毛细血管扩张，真皮浅层常有瘢痕形成。

疣状损害常表现为假上皮瘤样增生并伴有角化过度和角化不全所形成的痂，易与深部真菌病，甚至角化棘皮瘤混淆。

真皮内除了非典型淋巴细胞外，反应性的炎症细胞也很常见，包括嗜酸性粒细胞、浆细胞和组织细胞[128]。有时可见到多核巨细胞和有丝分裂。真皮

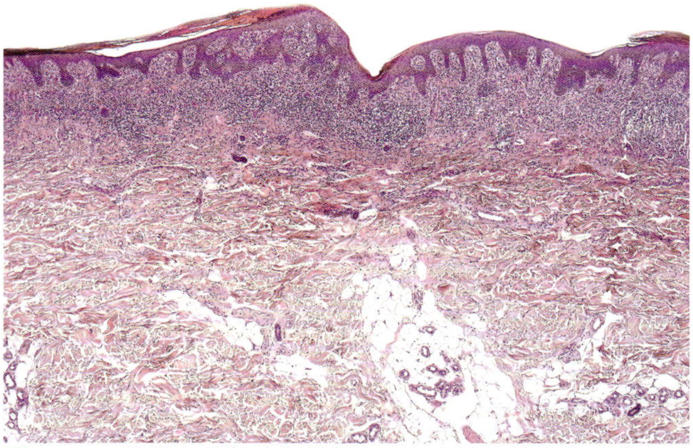

**图 29.27** 蕈样肉芽肿（斑块期）：表皮局灶性角化不全和显著的银屑病样增生

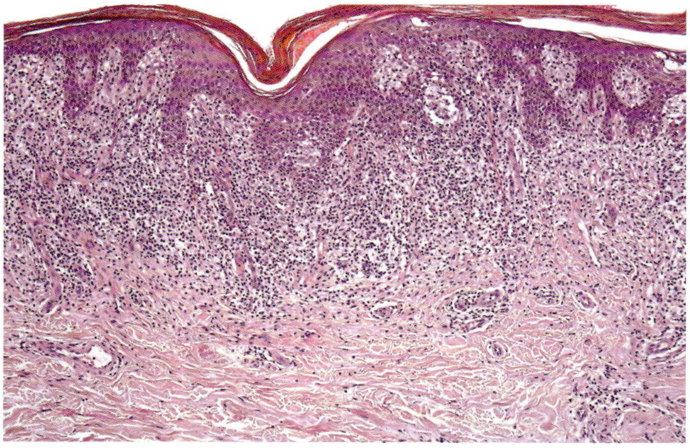

**图 29.28** 蕈样肉芽肿（斑块期）：真皮上部致密的带状浸润

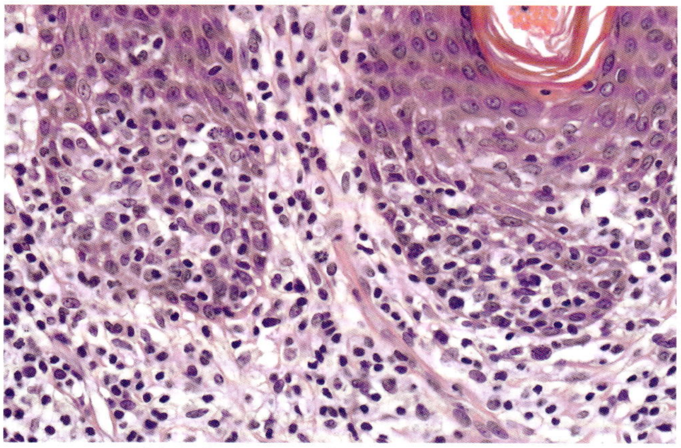

**图 29.29** 蕈样肉芽肿（斑块期）：大量密集的非典型淋巴细胞伴明显的亲表皮现象

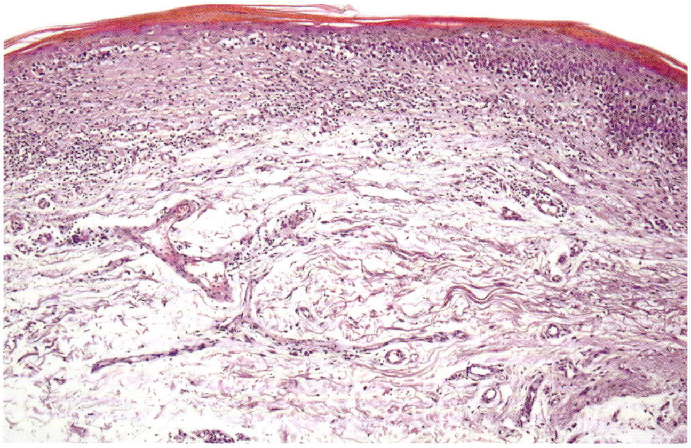

**图 29.30** 蕈样肉芽肿（血管萎缩性皮肤异色病）：角化过度、表皮萎缩、明显的基底细胞水肿变性和纤维化

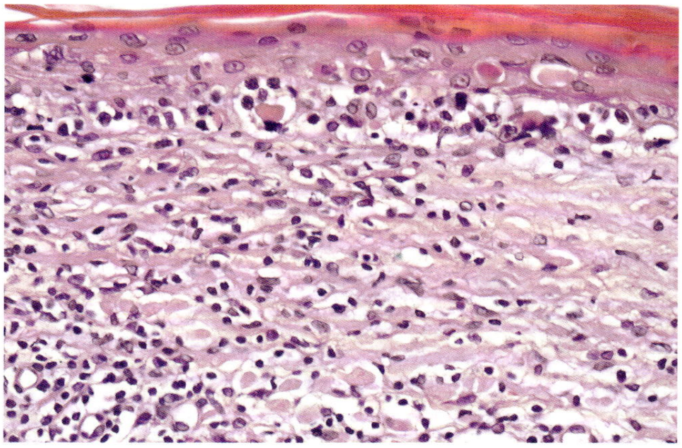

**图 29.31** 蕈样肉芽肿（血管萎缩性皮肤异色病）：基底层液化变性，有胶样小体。注意表皮内散在的异型淋巴细胞

乳头常见增粗的胶原纤维束伴或不伴成纤维细胞增加(图 29.32、29.33)。

## 肿瘤期蕈样肉芽肿

真皮内有致密的浸润，有时延伸到皮下脂肪组织(图 29.34 ～ 29.38)。表现为头重脚轻的模式，溃疡形成常见，亲表皮现象较轻或无。细胞浸润可以弥漫或表现为境界不清的结节，除了蕈样肉芽肿 /Sézary 细胞外，常有大量高度多形性的细胞。有丝分裂象很明显，异常有丝分裂象常见。

以上已经描述了早期蕈样肉芽肿的一系列组织学改变，这些改变常和炎症性皮病重叠[132-133]。在这种情况下，以下几点对诊断本病有帮助[124-125，128，134]：

- 淋巴细胞周围有空晕
- 淋巴细胞在表皮真皮交界处呈线状排列(线状亲表皮现象)
- 表皮内淋巴细胞明显扭曲(表皮内脑回状细胞)
- 不成比例的亲表皮现象

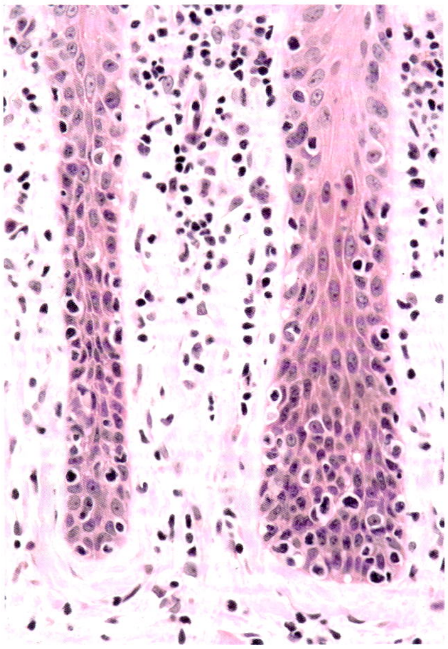

图 29.32 蕈样肉芽肿(斑块期)：可见垂直排列的纤维组织增生，由慢性搔抓所致

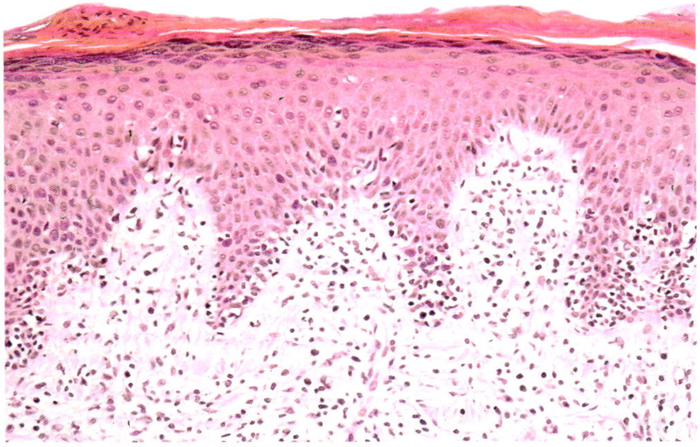

图 29.33 蕈样肉芽肿(斑块期)：本例瘢痕形成明显

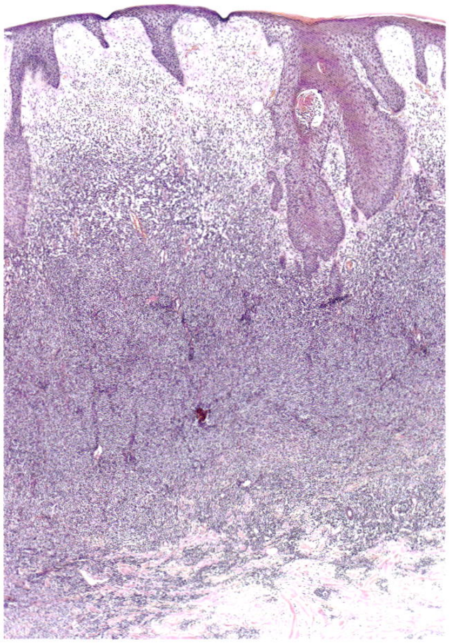

图 29.34 蕈样肉芽肿(肿瘤期)：真皮中致密的浸润

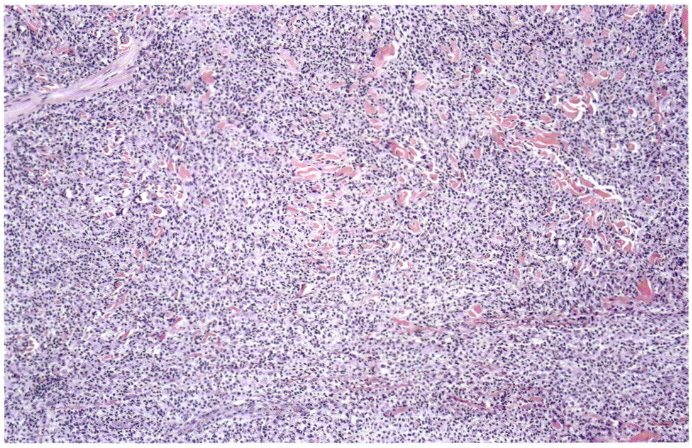

图 29.35 蕈样肉芽肿(肿瘤期)：注意胶原纤维被分隔

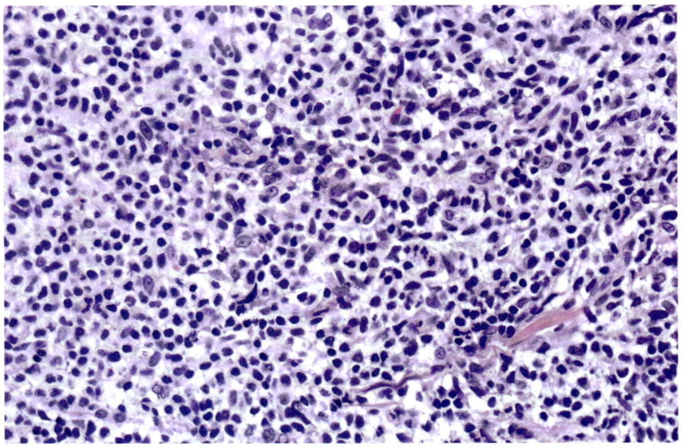

图 29.36 蕈样肉芽肿(肿瘤期)：形态一致的蕈样肉芽肿细胞

- Pautrier 微脓肿
- 表皮内淋巴细胞比真皮内的淋巴细胞大
- 真皮乳头硬化的胶原束伴苔藓样浸润
- 淋巴细胞的异型性虽然具有特征性，但在早期损害中常不明显
- 早期病变中的有丝分裂活动几乎无意义

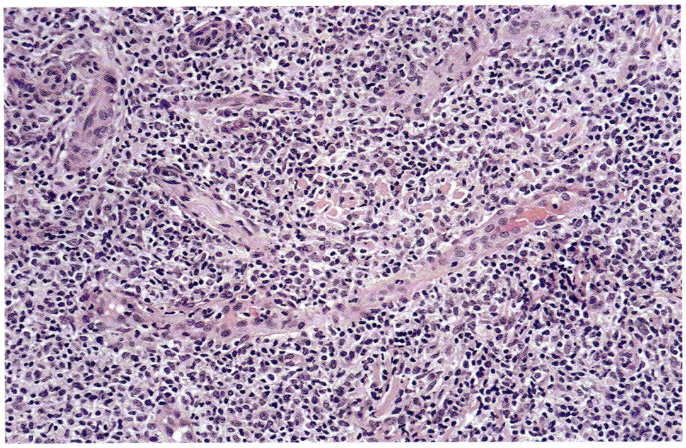

图 29.37 蕈样肉芽肿（肿瘤期）：该图示明显的血管

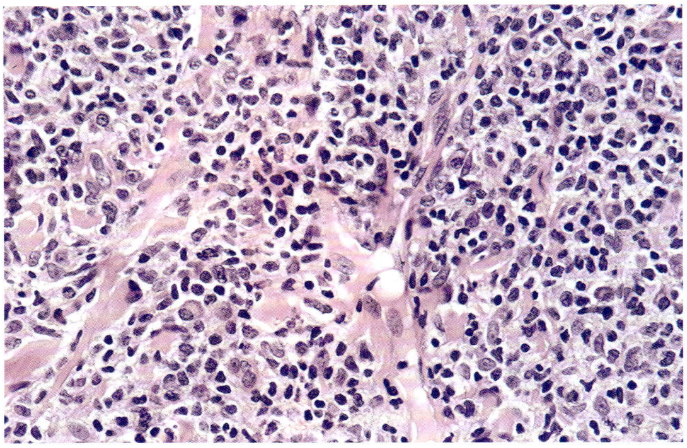

图 29.38 蕈样肉芽肿（肿瘤期）：高倍视野

至于在这些特征中哪一项对诊断最有帮助，两项多变量分析研究未得出一致的结论[128, 134]。这强调了临床病理联系的必要性，并建议在诊断过程中结合临床、病理和分子生物学资料综合分析（见下文）。在诊断时，也要关注患者目前的治疗，因为局部治疗可掩盖肿瘤细胞亲表皮现象。

蕈样肉芽肿常见的特征是 CD4、CD45RO 阳性的辅助 / 记忆 T 淋巴细胞的聚集和增生，偶尔肿瘤细胞为 CD8 阳性表型（图 29.39、29.40），这种表型对

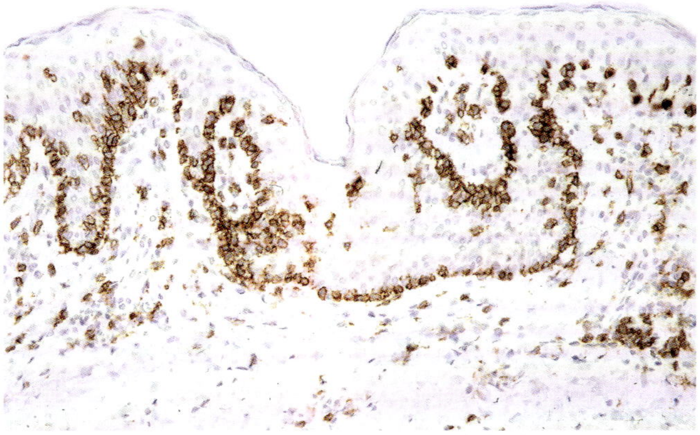

图 29.39 蕈样肉芽肿：免疫组化 CD3 染色清楚地显示表皮内的淋巴细胞。注意这是特征性改变

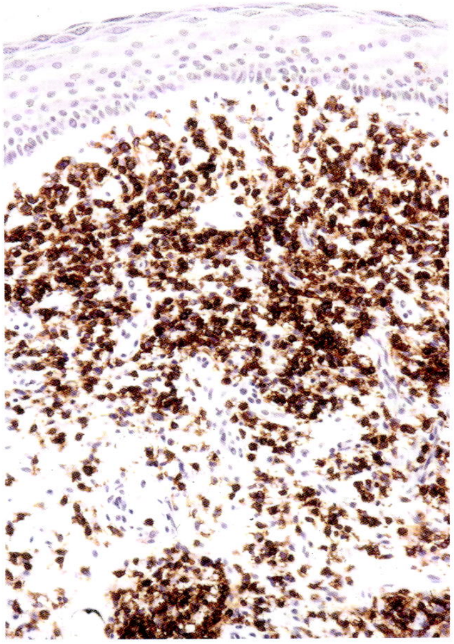

图 29.40 蕈样肉芽肿：细胞表达 CD4

于预后没有影响。淋巴细胞也常表达全 T 细胞抗原 CD2、CD3、CD5、CD7、TCRαβ 和皮肤淋巴细胞抗 原（cutaneous lymphocyte antigen，CLA）[111-112]。CD7 常在早期局灶丢失，这并没有诊断价值，因为反应性病变也经常丢失（图 29.41）。CD2、CD3、CD5 的丢失少见[23, 135]。高达 50% 的病例 CD25（IL-2 受体）阳性。CD30 的表达与大细胞转化有关，但对预后没有影响。与其他一些皮肤 T 细胞淋巴瘤不同，其很少表达 MUM1p 抗体识别的 MUM1[136]。

在大多数病例中，应用 DNA 印迹法或 PCR 可检测出克隆性 T 细胞受体基因重排[53-60]。总体来看，肿瘤期病例检出率几乎 100%，斑块期 50% ～ 100%，斑片期 50% ～ 78%[43]。尽管如此，在解释结果时仍需谨慎，因为 TCR 基因重排在一系列炎症性皮肤病

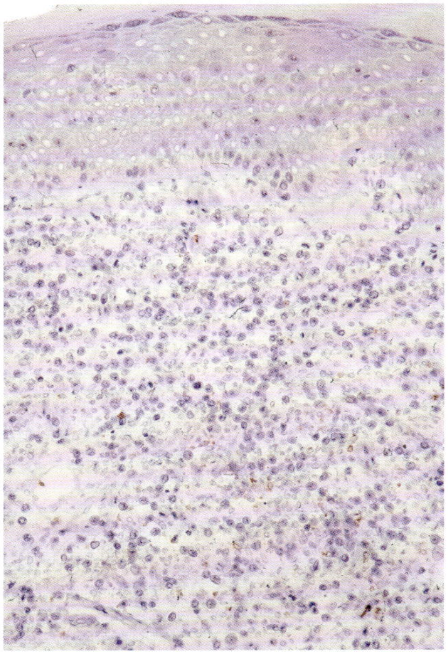

图 29.41 蕈样肉芽肿：细胞不表达 CD7

中也可检测到，包括盘状红斑狼疮、扁平苔藓、硬化性苔藓和急性苔藓痘疮样糠疹[66-72]。

## 累及淋巴结的皮病性淋巴结肿大

淋巴结肿大常在蕈样肉芽肿中出现，但并不总能在组织学上找到与淋巴瘤受累有关的证据。皮病性淋巴结炎的特征是在淋巴结副皮质区有大量组织细胞的明显浸润，也包括交指状网状细胞和朗格汉斯细胞[137-141]。偶尔可见到浆细胞和嗜酸性粒细胞。组织细胞常含有黑素。这个阶段淋巴结结构未被破坏。随着病情进展，仔细观察副皮质区，可发现有蕈样肉芽肿/Sézary 细胞浸润（图 29.42），常围绕毛细血管后静脉分布，容易识别（图 29.43、29.44）。最初可能是单个或小簇状存在，但随着病情进展，肿瘤细胞成片分布，淋巴结结构被破坏。

组织学上，两种分期方法被用来评估淋巴结受累程度。两者都要记录副皮质区内“不正常”的淋巴细胞的数量和分布，二者的区别在于对“不正常”细胞的界定。在 NVI/VA 法中，肿瘤细胞的定义为具有脑回样、不规则折叠、高度扭曲的核，不考虑细胞大小[142-143]。

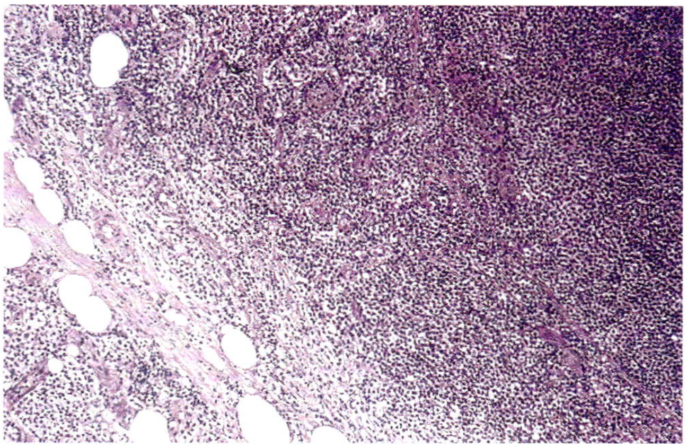

图 29.42 蕈样肉芽肿：淋巴结活检示部分淋巴结被蕈样肉芽肿细胞代替。注意淋巴结包膜周围的脂肪内有淋巴细胞浸润

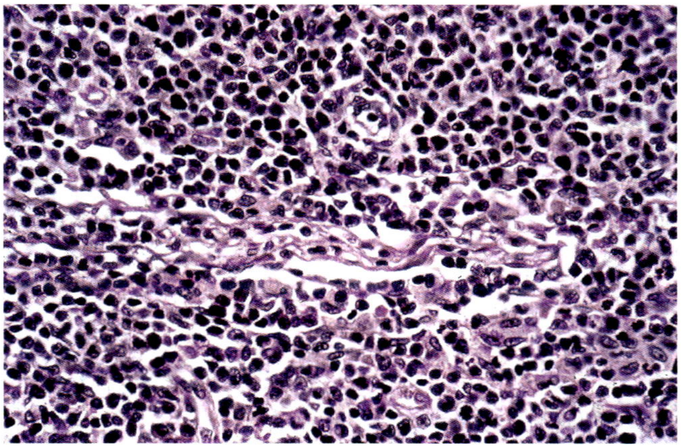

图 29.43 蕈样肉芽肿：高倍视野示形态单一的 Sézary 细胞浸润

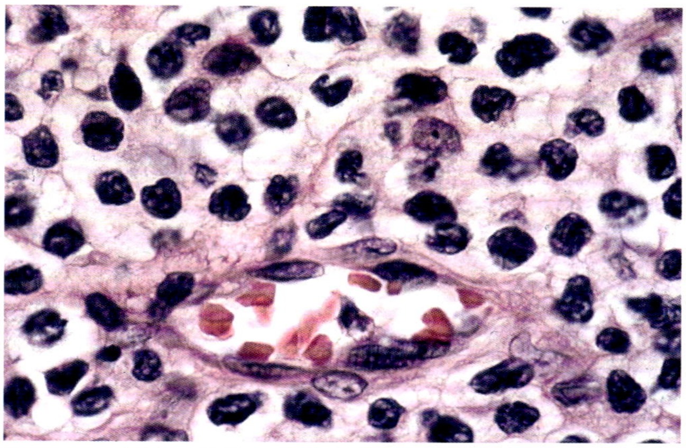

图 29.44 蕈样肉芽肿：蕈样肉芽肿细胞围绕毛细血管后静脉分布

Dutch 法认为直径大于 7.5 μm 的脑回样细胞才是肿瘤细胞[141]。最近的 ISCL/EORTC 分期系统将这两种方法合并为一个简化版[29]。在这个版本里，因为对预后的影响尚不明确，轻微的淋巴结受累被归入皮病性淋巴结肿大[29]。淋巴结结构部分和全部消失则被认为是一个独立的预后因素[29]。提示淋巴结可能存在早期受累的细胞克隆性也被纳入。然而，在一些未受累或轻微受累的淋巴结中，PCR 检测到克隆性重排是否影响转归目前尚不清楚。不同分期的定义总结如下，不同系统的比较见表 29.4：

- N0N：临床上淋巴结异常但不需活检（异常淋巴结≥ 1.5 cm）。
- N1：临床上淋巴结异常，组织学呈皮病性淋巴结肿大，可见不典型淋巴细胞呈单个或小簇分布（3 ～ 6 个细胞）：

**表 29.4 蕈样肉芽肿的淋巴结病理分期系统**

| 更新的 ISCL/EORTC 分类 | Dutch 系统 | NCI-VA 分类 |
|---|---|---|
| N1 | 1 级：皮病性淋巴结肿大 | LN0：未见非典型淋巴细胞<br>LN1：非典型淋巴细胞散在分布，不成簇<br>LN2：许多非典型淋巴细胞每 3 ～ 6 个成簇排列 |
| N2 | 2 级：蕈样肉芽肿早期累及 | LN3：观察到非典型的淋巴细胞聚集，但淋巴结结构完整 |
| N3 | 3 级：淋巴瘤导致淋巴结结构部分消失<br>4 级：淋巴瘤导致淋巴结结构完全消失 | LN4：淋巴瘤导致淋巴结结构部分或完全消失 |

Modified from Olsen，E.，et al.（2007）Blood，110，1713-1722

-N1a：经 PCR 检测无单克隆性 T 细胞群的证据。

-N1b：经 PCR 检测到克隆性 T 细胞群。

- N2：临床上淋巴结异常；不典型淋巴细胞聚集分布，但淋巴结结构保留：

  N2a：经 PCR 检测，无单克隆性 T 细胞群的证据。

  N2b：经 PCR 检测到克隆性 T 细胞群。

- N3：临床上淋巴结异常，淋巴结结构部分或完全消失。
- Nx：临床上淋巴结异常，未进行组织学检查。

## 鉴别诊断

本病的组织学改变常常可见于一系列良性皮肤病[132-133]。斑片期蕈样肉芽肿必须与慢性浅表性皮炎进行鉴别，后者有典型的海绵水肿，没有异型淋巴细胞和亲表皮现象。淋巴瘤样药物反应在组织学上不能与蕈样肉芽肿鉴别，鉴别需结合临床、组织学、免疫组织化学和分子生物学资料综合分析。ISCL 近期出版的诊断路径中已认识到这点[136]。该路径设计了多变量的评分体系，最高 6 分，诊断 MF 至少需要 4 分。这是一个非常明智的方法，但目前关于其有效性的报道有限[137]。

因为都有淋巴细胞亲表皮现象，所以 MF 需与 CD8 阳性原发性皮肤亲表皮性 T 细胞淋巴瘤鉴别。此外，组织学改变不能鉴别 MF 和成人 T 细胞白血病 / 淋巴瘤（ATLL）。

肿瘤期蕈样肉芽肿可与其他淋巴瘤混淆，尤其是细胞多形性明显及无亲表皮现象时。常常只有仔细回顾临床资料、结合之前活检（如果有的话）的组织学改变和免疫组织化标记，才能作出正确的诊断。

## 蕈样肉芽肿的大细胞转化

文献报道的蕈样肉芽肿出现大细胞转化的比例不等，为 8% ～ 55%。然而，如果将各期蕈样肉芽肿均纳入统计作为分母，则发生相对罕见，大样本分析为 10% ～ 23%[1-3]。大细胞转化与预后差相关[1-8]，中位生存期为 11 ～ 36 个月[2-4]，Sézary 综合征也可出现大细胞转化[9]。

发生大细胞转化的机制不明。虽然大细胞转化与 p53 的超表达有关，但与其突变无关，而且 p53 的意义也不明确[10]。有人认为 CD25 的过度表达可提示转化的危险性增加，但尚未得到证实[6]。

当病变中有 25% 以上的大细胞存在或者形成肿瘤细胞结节时，即可认定是大细胞转化（图 29.45）[1，4]。大细胞定义为比小淋巴细胞大 4 倍或 4 倍以上[1]，具有突出的空泡状或深染的胞核，核仁明显，胞质丰富（图 29.46）。核多形性常见，有时可见巨细胞（包括里–施样细胞变异）。有丝分裂常显著，可见病理性核分裂（图 29.47、29.48）。虽然在大多数情况下肿瘤细胞形态表现为大细胞，但也可见

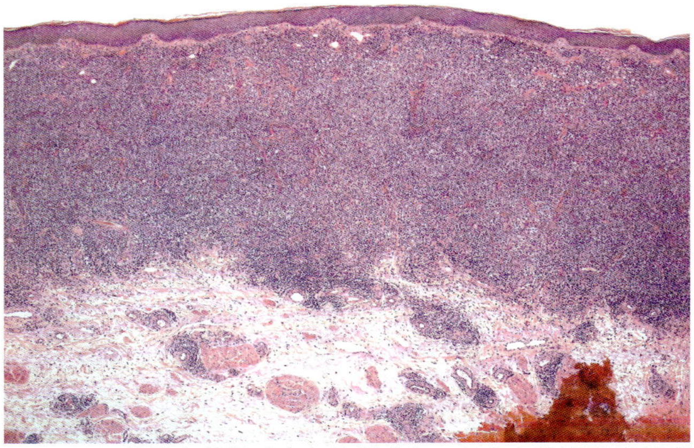

图 29.45　蕈样肉芽肿（大细胞转化）：真皮内致密的淋巴样细胞浸润

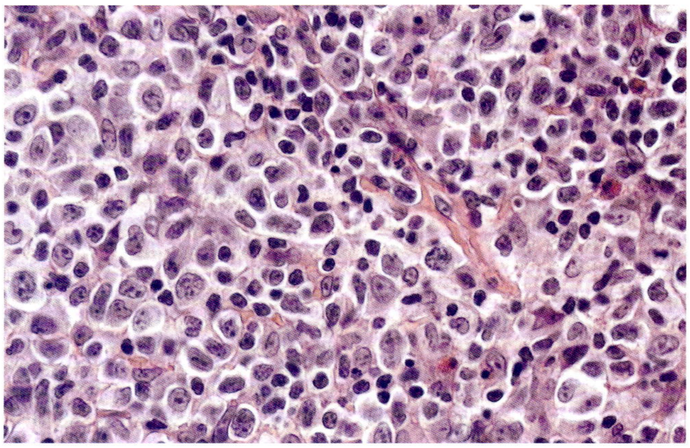

图 29.46　蕈样肉芽肿（大细胞转化）：浸润的细胞主要是母细胞，有大的泡状核，核仁明显

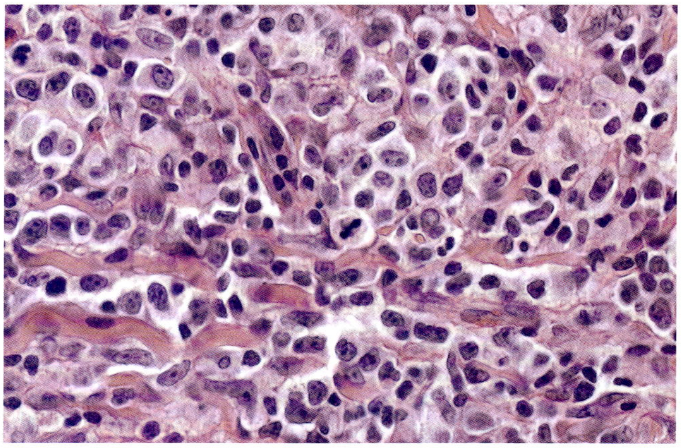

图 29.47　蕈样肉芽肿（大细胞转化）：注意图中央的核分裂象

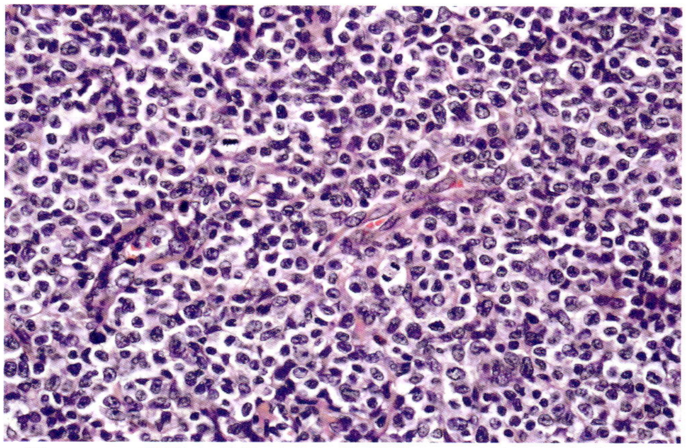

图 29.48　蕈样肉芽肿（大细胞转化）：可见多个核分裂象

多形性和免疫母细胞的亚型[4，11-12]。免疫表型与典型的蕈样肉芽肿相似，但 CD7、CD2 和 CD5 的缺失更常见。转化的肿瘤细胞群为典型的 CD4 细胞，但也可获得细胞毒表型，如表达分子 TIA-1 和颗粒酶 B。CD8 阳性变异型偶有报道。30% ～ 50% 的病例一定程度地表达 CD30，在这些病例中，75% 的肿瘤细胞表达 CD30。CD30 的表达与预后无关。CD25 的表达同样可见于许多病例（图 29.49）[2-3，13]。

鉴别 CD30 阳性大细胞转化和淋巴瘤样丘疹病及皮肤间变性大细胞淋巴瘤非常重要，因为后两者均可发生于蕈样肉芽肿患者（特别是淋巴瘤样丘疹病）。需要基于临床的情况来进行鉴别，临床过程常是唯一的鉴别特征[3]。当然，也可以通过明确转化的细胞和原来 MF 的细胞具有相同克隆来鉴别这几种疾病[6-8]。

# 具有特殊临床表现的经典蕈样肉芽肿

这部分描述一组与经典蕈样肉芽肿具有相似临床过程，但临床表现不同的蕈样肉芽肿。它们的临床特点可能相互有重叠，这些临床表现也能在具有典型 MF 皮损的患者身上出现。

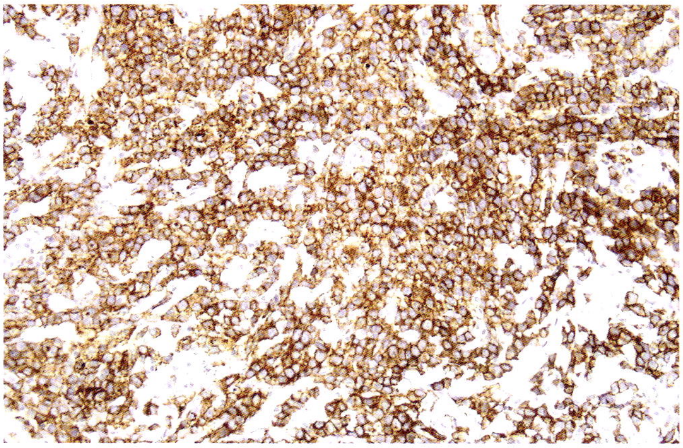

图 29.49　蕈样肉芽肿（大细胞转化）：肿瘤细胞表达 CD30

# 儿童和青少年蕈样肉芽肿

## 临床特征

文献报道，蕈样肉芽肿中儿童和青少年病例占 0.5% ～ 2.7%[1-16]，但其真正的发病率可能更高些，因为人们不愿意给儿童患者确定诊断。此外，年轻人的蕈样肉芽肿可能早已出现，尽管文献报道较晚[12]。迄今，报道的最年轻的患者诊断时仅有 22 个月[11]。与成人病例一样，男性较女性更常见。

大多数患者表现为斑片或斑块期病变，色素减退型在儿童中尤为多见（图 29.50）。比较少见的单发皮损病例也有报道[14，17]。尽管有些患儿最终发展成致命的肿瘤期疾病，以至于有些作者认为儿童的预后比成年人差，但这只是很少数患者。总体来说儿童患者预后良好，并与疾病分期相关[3，5，10]。事实上，无论是 5 年还是 10 年生存率（分别是 93% *vs*. 81%、74% *vs*. 68%），儿童的总体转归略好于成年人，虽然没有统计学意义[12]。

## 组织学特征

1 例有色素减少性皮损的患者血清 HTLV-1 阳性[13]，其意义不明[18-19]。

组织学上，儿童和青少年蕈样肉芽肿不能与成人区分（图 29.51）。

免疫表型基本相同，多数病例为 $CD2^+$、$CD3^+$、

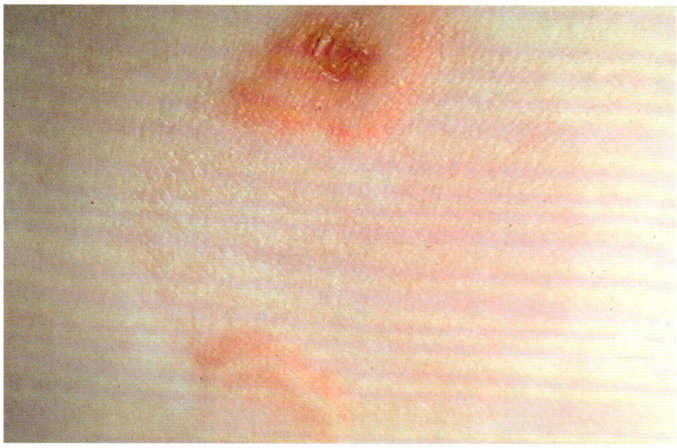

图 29.50　儿童蕈样肉芽肿：儿童躯干的斑片期损害（By courtesy of J. Williams，MD，Harvard Medical School，Boston，USA.）

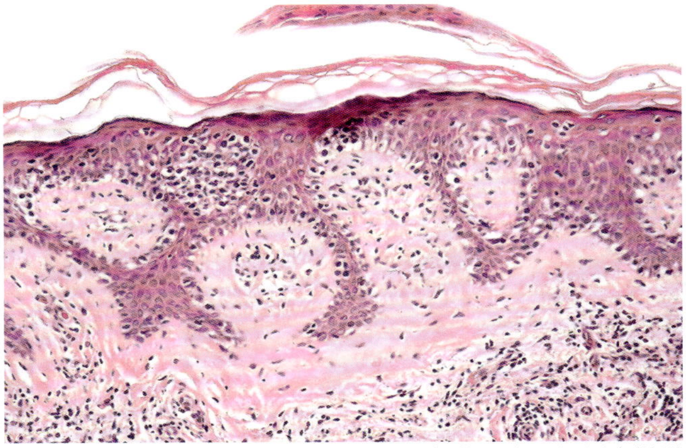

图 29.51 儿童蕈样肉芽肿：表皮呈现角化不全和银屑病样增生，可见非典型的淋巴细胞

$CD4^+$、$CD5^+$、$CD7^-$和 $CD8^-$。唯一的例外是 $CD8^+$的表型在色素减退型中更常见（见下文）[16, 20]。

## 色素减退和色素增加型蕈样肉芽肿

### 临床特征

色素减退型 MF 罕见，临床上可与白癜风、白色糠疹、花斑苔藓和炎症性色素减退相混淆[1-2]，本病更常见于儿童和青少年[3-15]，男女发病率相当。虽然有少数白种人患病的报道，但本病还是常见于肤色较深的人群（图 29.52、29.53）[16-20]。患者常无症状或偶有瘙痒，皮损好发于躯干和四肢，表现为伴少量鳞屑的色素减退性斑片，斑疹非常少见[21-22]。总体来说，此变异型进展缓慢，预后好。有明显色素增加的蕈样肉芽肿病例很少见，但已有报道[23-24]。

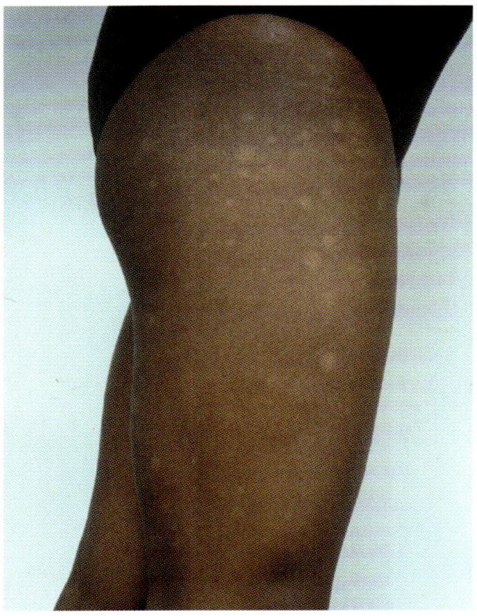

图 29.52 色素减退型蕈样肉芽肿：此型主要累及肤色黑的人种（From the collection of the late N.P. Smith，MD，Institute of Dermatology，London，UK.）

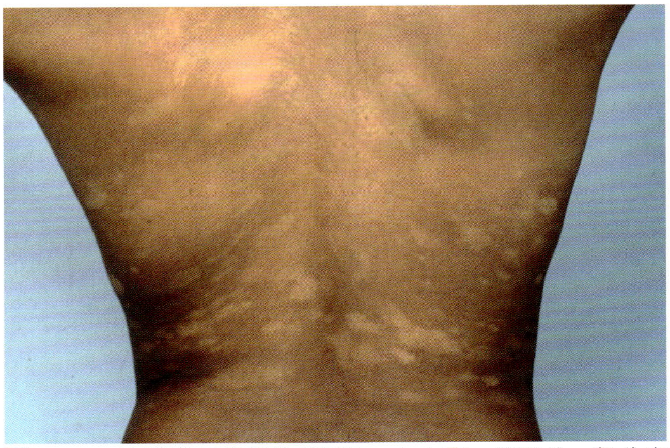

图 29.53 色素减退型蕈样肉芽肿：大小不一的斑片，部分有浸润感（From the collection of the late N.P. Smith，MD，Institute of Dermatology，London，UK.）

### 发病机制和组织学特征

色素减退的机制不明。超微结构研究的结果相互矛盾。一些作者提出有黑素细胞的变性，包括粗面内质网扩张、线粒体肿胀、胞质空泡变性及含有数量正常但没有完全黑素化的黑素小体的角质形成细胞[4, 16]，这些变化是对细胞损伤的非特异反应，无证据显示黑色小体向角质形成细胞转运受阻。也有其他作者认为虽没有黑素细胞受损的证据，但存在黑素小体转运障碍[15]。

组织学上，除非有非常明显的色素失禁存在，色素减退性皮损与经典的蕈样肉芽肿常不能区分。一些病例中可见到明显的亲表皮现象，类似 Peget 样网状细胞增多症的改变[1, 3-4, 16]。免疫表型和经典型常相同。一些报道提到，亲表皮的细胞以 $CD8^+$细胞毒抑制性 T 细胞为主，这可能与大多数研究中儿童和青少年病例数不成比例有关[13-15, 25]。

色素增加型病变的特征是，在蕈样肉芽肿改变的基础上，出现显著的表皮突延长伴色素增加以及真皮内噬色素细胞明显增多[23, 26]。

## 蕈样肉芽肿和鱼鳞病

### 临床特征

以获得性鱼鳞病为表现的蕈样肉芽肿少见[1-6]，一项研究显示其占所有蕈样肉芽肿病例的 3.5%[6]。患者通常表现为有细小鳞屑的皮疹，类似常染色体显性遗传的寻常性鱼鳞病。病变位于下肢或泛发[4, 6]。蕈样肉芽肿典型的皮损也可见到[6]。也有粉刺样皮损与亲毛囊性 MF 重叠的报道[3]。

### 组织学特征

组织学上表现为蕈样肉芽肿基础上有鱼鳞病的特征（角化过度、棘层肥厚伴颗粒层变薄）。目前报道的免疫表型除了一例 CD8⁺病例外，均为 CD2⁺、CD3⁺、CD4⁺伴 CD7 丢失[4-6]。

## 水疱大疱性蕈样肉芽肿

### 临床特征

大疱性蕈样肉芽肿极其罕见。皮损类似于大疱性类天疱疮、寻常型天疱疮或落叶型天疱疮，一般全身泛发，部分病例好发于掌跖[1-9]。局部治疗引起的变应性接触性皮炎可引发海绵水肿性水疱。

### 组织学特征

水疱可位于角质层下、表皮内或表皮下，以表皮下水疱最常见（图 29.54）[6]。水疱由肿瘤细胞浸润引起，可能伴有细胞因子释放，而不是合并自身免疫性大疱性皮病所致。免疫荧光均阴性[2, 4-5]。

### 鉴别诊断

革兰氏和 PAS 染色可用于排除继发感染。水疱大疱性蕈样肉芽肿必须与在蕈样肉芽肿基础上发生的大疱性类天疱疮区别，有时也要与 PUVA、UVB 治疗或其他治疗（如外用盐酸氮芥、α 干扰素）引起的疱区别[10-13]。

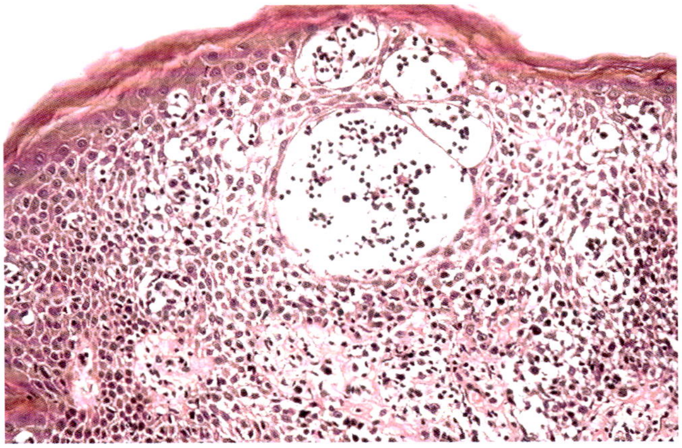

图 29.54 水疱大疱性蕈样肉芽肿：表皮内海绵状水疱。这种变化反映了对局部治疗的过敏反应。可见非典型的淋巴细胞

## 脓疱性蕈样肉芽肿

### 临床特征

脓疱性损害在皮肤 T 细胞淋巴瘤，包括蕈样肉芽肿和红皮病变异型中极为罕见，可与天疱疮和角层下脓疱性皮肤病相混淆[1-2]，也有掌跖脓疱病样变异型的报道。类似的损害可见于同时患有银屑病和蕈样肉芽肿的患者[3-5]。

### 发病机制和组织学特征

发生脓疱的原因不明。组织学上，脓疱损害可能与角质层下中性粒细胞脓肿（即真脓疱）相关，或是有明显的 Pautrier 微脓肿（图 29.55）[1-2]。

### 鉴别诊断

应用 PAS 和革兰氏染色排除继发感染。有一例由蠕形螨毛囊炎引起蕈样肉芽肿中脓疱表现的报道[6]。

## 色素性紫癜样蕈样肉芽肿

### 临床特征

蕈样肉芽肿表现为紫癜样损害者罕见，与色素性紫癜性皮炎相似[1-9]。但后者皮疹一般局限于小腿，而色素性紫癜样蕈样肉芽肿常全身泛发，且常有典型蕈样肉芽肿的其他临床表现[3]。

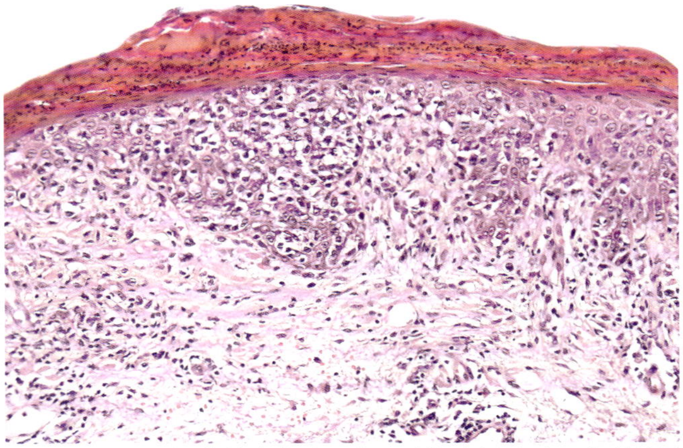

图 29.55 脓疱性蕈样肉芽肿：在斑片期皮损基础上出现的早期脓疱

### 组织学特征

组织学上表现为两种疾病的重叠，即可见淋巴细胞沿表皮真皮交界的表皮侧线状排列，又可见红细胞外渗和含铁血黄素沉积（图 29.56、29.57）。而紫癜样蕈样肉芽肿的亲表皮现象更明显，真皮浸润更深、更致密。另外，仔细检查 MF 可见不典型的淋巴细胞或蕈样肉芽肿细胞，而色素性紫癜性皮病则无。理论上，T 细胞克隆性重排支持 MF 的诊断，但在典型的色素性紫癜性皮病中也可见到克隆性 T 细胞[3，10]。

大多数色素性紫癜性皮病是自限性疾病，常在数月或数年后消退，不会进展为蕈样肉芽肿。但也有一些病例进展为淋巴瘤或与淋巴瘤相关，所以长期仔细的随访是必要的[11-12]。

## 掌跖蕈样肉芽肿

在蕈样肉芽肿发病过程中，掌/跖受累比例高达 11.5%[1]。单纯的掌/跖受累极其少见，在一项纳入 722 例 MF 的研究中只占 0.6%[1]。表现为红斑、角化过度、手掌和（或）足底鳞屑性斑块，起初可被误诊为接触性皮炎、掌跖银屑病、皮肤真菌感染或汗疱疹[1-8]。

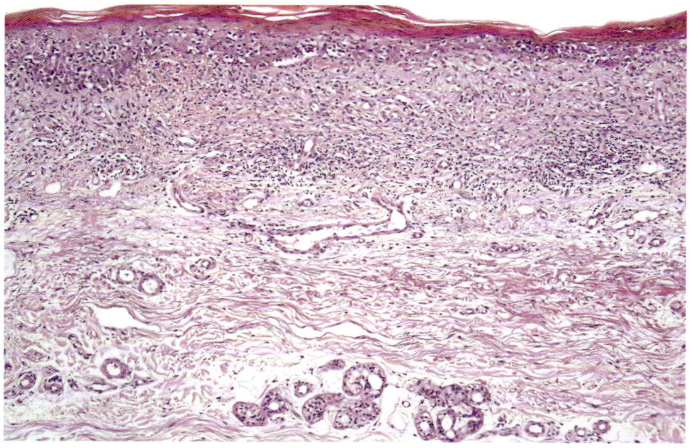

图 29.56 紫癜性蕈样肉芽肿：该标本来自于一例伴血管萎缩性皮肤异色病的患者

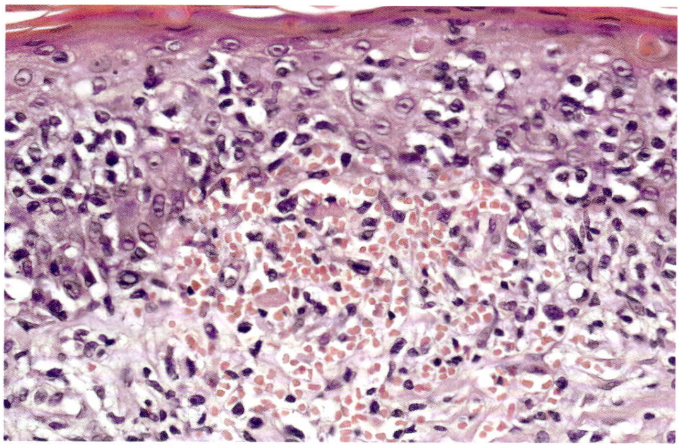

图 29.57 紫癜性蕈样肉芽肿：高倍镜视野显示红细胞外渗

对于本病，文献报道的观点不一。有学者认为是蕈样肉芽肿的一种变异型，另一些学者认为它等同于 Paget 样网状细胞增多症。虽然两者非常相似，但掌跖蕈样肉芽肿与 Paget 样网状细胞增多症相比，浸润细胞基本是 $CD4^+$辅助 T 细胞，而后者的表型可以是 $CD4^+$，也可以是 $CD8^+$或 $CD4^-/CD8^-$，且几种表型数量相当，而且淋巴细胞基本都是位于表皮内[9-10]。

## 疣状/角化过度性蕈样肉芽肿

本病很少见，表现为大的疣状结痂样损害，临床上可误诊为卤素皮炎、深部真菌病或非典型分枝杆菌感染[1-5]。损害有时泛发，偶尔局限于肢端，可能归类于掌跖蕈样肉芽肿或 Paget 样网状细胞增多症更好。

## 单发皮损的蕈样肉芽肿

### 临床特征

单发皮损（孤立性）的蕈样肉芽肿非常少见。常表现为孤立的、缓慢生长的斑片或斑块，好发于躯干或上肢[1-9]。大多数病例见于成人，偶见于儿童[3，10]。有单发亲毛囊型和色素减退型蕈样肉芽肿的报道[3-4]。治疗（如切除、局部电子束治疗或外用氮芥）后可完全缓解，偶见复发，多年后可发生远处播散[5-6]，未见系统性播散和死亡的报道，说明疾病早期预后良好。

### 组织学特征

组织学上，单发皮损与常见的多发皮损的 MF 无区别。50% 的病例可见克隆性 TCR 基因重排。

## “隐匿性”蕈样肉芽肿

人们很早就发现，临床上外观正常的皮肤，组织学上可有蕈样肉芽肿表现[1-2]，除有剧烈瘙痒外，临床上无肉眼可见的皮损，但有组织学受累的证据，故称隐匿性蕈样肉芽肿[3]。

# 具有独特组织学特征的蕈样肉芽肿

少数经典的蕈样肉芽肿病例具有不常见的组织学特征。冠以特殊的病名可能意义不大。尽管它们和经典型 MF 在生物学上相同，但其不同的组织学模式却值得认识，以提高对蕈样肉芽肿病理变化谱系的认识。有的病例海绵水肿很明显，有的可见扁平苔藓样的带状浸润。前一种情况是蕈样肉芽肿本身发生的变化，后一种情况是表皮基底细胞层上方的淋巴细胞发生迁移，进入基底角质形成细胞，而不是像在扁平苔藓中淋巴细胞仅在表皮真皮交界处浸润，且可见到蕈样肉芽肿的其他特征。

## 肉芽肿性蕈样肉芽肿

### 临床特征

约 4% 的蕈样肉芽肿病例中有肉芽肿形成[1-16]。临床上与典型的蕈样肉芽肿无法区分，患者表现为斑片、斑块和肿瘤，可逐步进展（图 29.58）[13]。大部分病例是成人患者，偶有儿童患者的报道[7, 17]。很少的情况下，与结节病、泛发性环状肉芽肿有关，也有鱼鳞病样表现的报道[10-11, 16, 18-21]。肉芽肿反应被认为是对肿瘤的免疫反应，最初认为其提示预后较好[22]。然而，近来有本病迅速进展的病例报道，所以可能是其他原因，而不是肉芽肿反应对预后的影响更大[8, 14, 18, 23-26]。

肉芽肿性炎症也见于约 1/4 的亲毛囊性蕈样肉芽肿患者[26]。在这种情况下，肉芽肿性炎代表了机体对受损毛囊的反应。

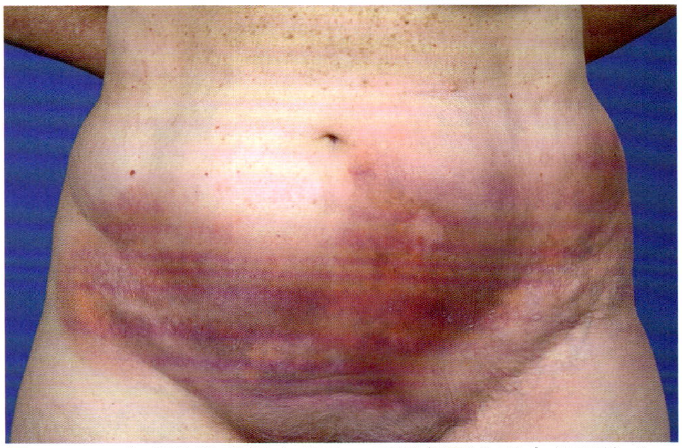

图 29.58　肉芽肿性蕈样肉芽肿：下腹部硬化融合的斑块（By courtesy of M. Duvic，MD，the MD Anderson Cancer Center，Houston，Texas，USA.）

### 组织学特征

所有病例都有蕈样肉芽肿的特征。肉芽肿反应通常是结节病样，常伴有异物和朗格汉斯巨细胞（图 29.59 ～ 29.61）[13]，虽然部分病例中肉芽肿反应仅占浸润细胞的少部分，但在许多病例中可占到 25% 或更多，容易被误诊为炎症或感染性疾病[5, 13, 21, 27]。有

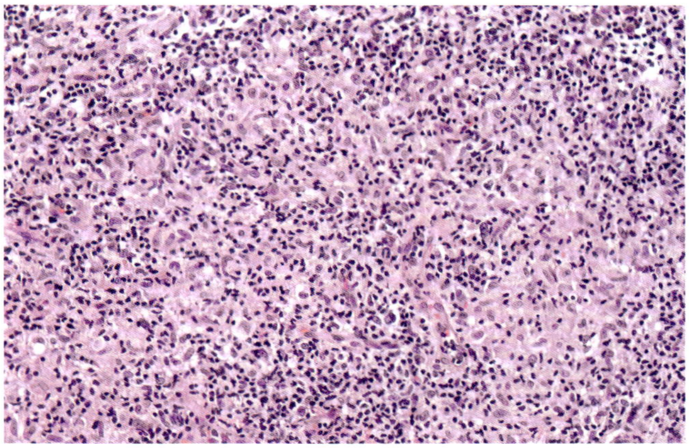

图 29.59　肉芽肿性蕈样肉芽肿：该视野显示在非典型淋巴细胞背景下出现典型的肉芽肿性炎

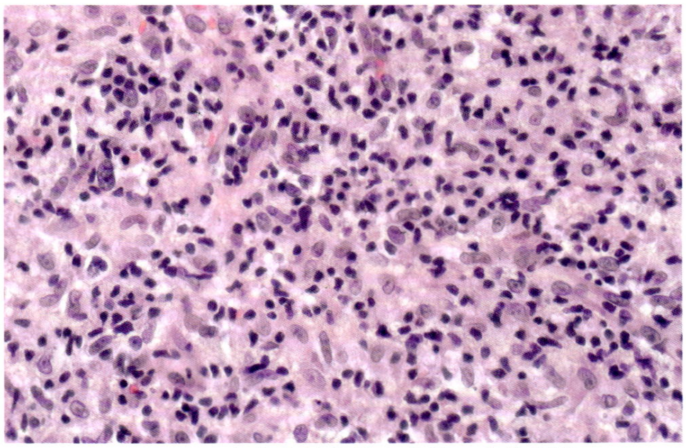

图 29.60　肉芽肿性蕈样肉芽肿：高倍视野

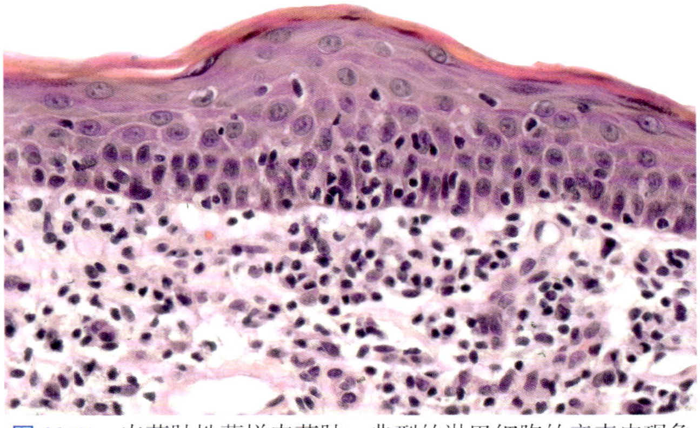

图 29.61　肉芽肿性蕈样肉芽肿：典型的淋巴细胞的亲表皮现象

时可见巨噬细胞吞噬淋巴细胞的现象，巨噬细胞吞噬弹性纤维更常见[28]。有时可见栅栏状组织细胞肉芽肿形成，类似环状肉芽肿或脂质渐进性坏死的改变（图 29.62、29.63），也有结核样肉芽肿的改变[2-3, 29]。应做特殊染色以排除感染。

## 鉴别诊断

肉芽肿性蕈样肉芽肿要与肉芽肿性皮肤松弛鉴别，后者通常浸润更致密且常累及皮下脂肪，肉芽肿边界欠清晰，常有更明显的吞噬淋巴细胞现象。弹性组织的丢失在肉芽肿性 MF 中多为局灶性，而在肉芽肿性皮肤松弛中非常明显。两者在组织学上有重叠，临床病理联系是可靠的鉴别手段[11, 29]。

肉芽肿性炎症也可能是其他一些皮肤淋巴瘤的特征，诊断时需要鉴别，例如皮下脂膜炎样 T 细胞淋巴瘤、Sézary 综合征、小 / 中等多形 T 细胞淋巴瘤、原发性皮肤间变性（CD30$^+$）大细胞淋巴瘤、血管免疫母细胞性 T 细胞淋巴瘤、皮肤继发的外周 T 细胞淋巴瘤和原发性皮肤 B 细胞淋巴瘤[27, 30-32]。

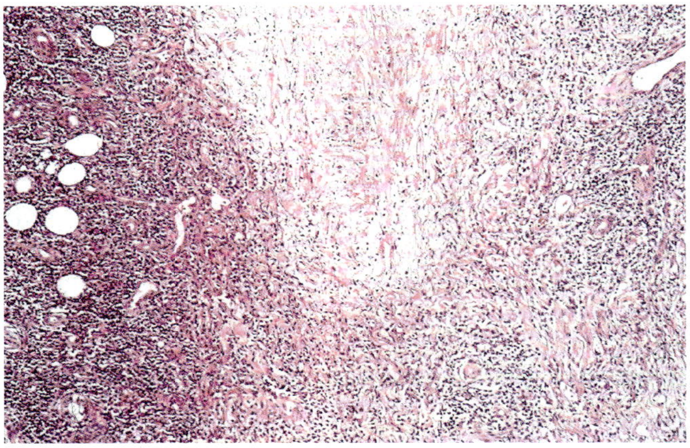

图 29.62 肉芽肿性蕈样肉芽肿：该病例显示渐进性坏死样特征，胶原纤维肿胀、嗜酸性

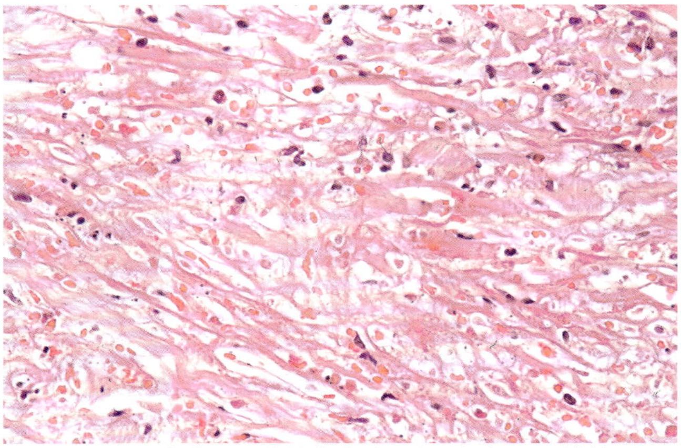

图 29.63 肉芽肿性蕈样肉芽肿：渐进性坏死区域特写

# 亲汗腺性蕈样肉芽肿

## 临床特征

非常罕见，常表现为在斑片或斑块基础上出现小丘疹，少数也可直接发生于正常皮肤上[1-12]。常与亲毛囊性 MF 伴发[3, 7-8, 12-13]。

所谓的汗腺淋巴样增生，即表现为局部斑秃和无汗症的疾病，很可能就是一亲汗腺性 T 细胞淋巴瘤[1-2]。在极少数病例中，活检显示没有异型淋巴细胞，但这些患者应该被仔细监测，重复活检，以发现淋巴瘤的证据[8-9]。

亲汗腺性蕈样肉芽肿多见于男性（12∶5）[12]，皮损常局限，表现为红色或棕色斑片或斑块上多发丘疹，常伴局部脱发（图 29.64）[10, 12]。常见溃疡和瘢痕形成，可有感觉减退和无汗症[1-3, 5]。因肿瘤浸润深度较深，对皮肤靶向治疗的反应较差，需要局部放疗[12]。

## 组织学特征

损害以汗腺和导管上皮周围致密的淋巴样浸润为特征（图 29.65 ～ 29.67）。在诊断明确的患者中，有明显的异型淋巴样细胞，核大、不规则、染色深。汗腺上皮增生、管腔闭塞（图 29.68）。发生在典型 MF 皮损基础上的亲汗腺性 MF 有时有毛囊黏蛋白病或亲毛囊性蕈样肉芽肿改变，真皮浅层异型细胞浸润和亲表皮现象也可见到。

淋巴细胞表达 CD2、CD3、CD4 和 CD45RO[4, 6]，CD7 有丢失[5, 10]。角蛋白染色有助于显示破坏的汗腺上皮。TCR 基因重排检测有助于诊断[5, 8, 12]。

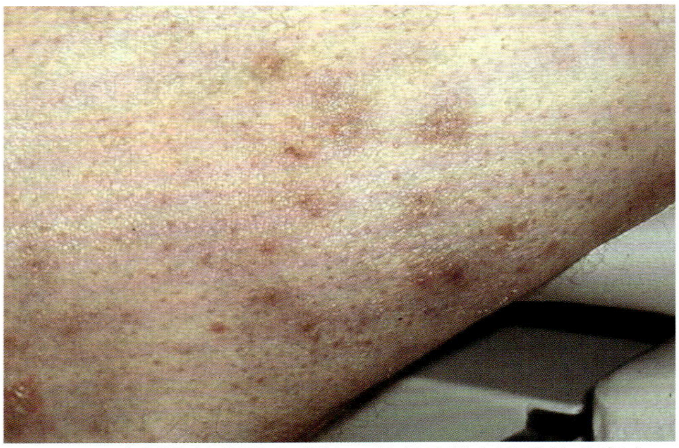

图 29.64 亲汗腺性蕈样肉芽肿：患者手臂上清楚的丘疹（By courtesy of H. Naeem，MD，Harvard Medical School，Boston，USA.）

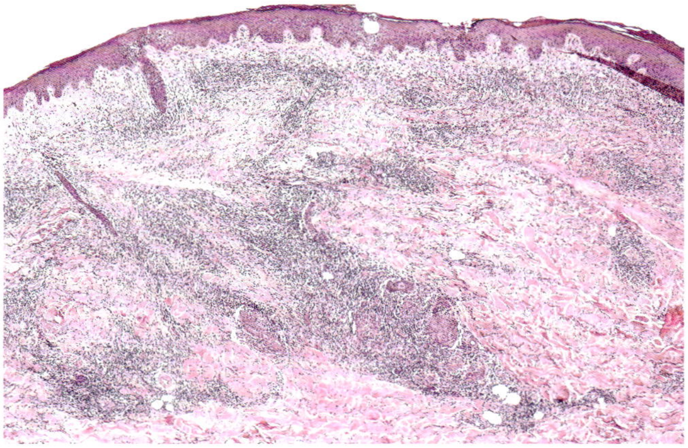

图 29.65 亲汗腺性蕈样肉芽肿：低倍镜示清楚的结节状淋巴样浸润

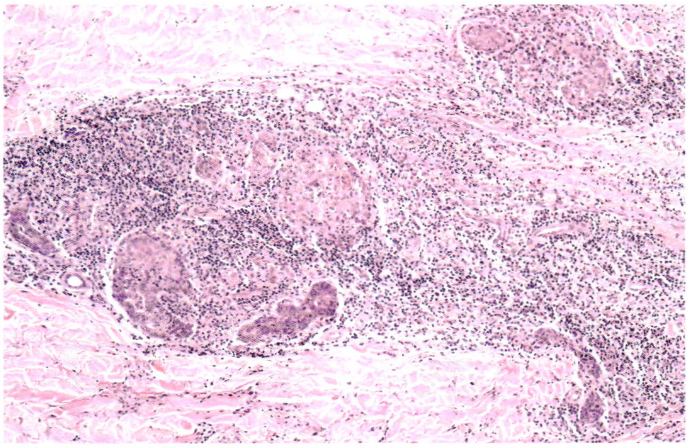

图 29.66 亲汗腺性蕈样肉芽肿：浸润以增生的汗腺为中心分布

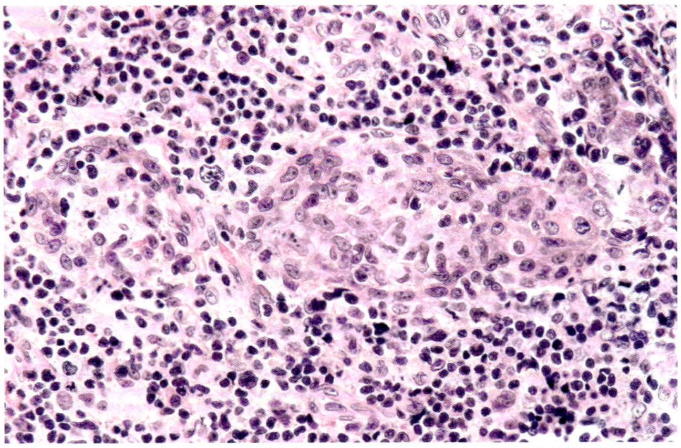

图 29.67 亲汗腺性蕈样肉芽肿：淋巴细胞已浸润汗腺上皮

## 具有真皮黏蛋白的蕈样肉芽肿

蕈样肉芽肿伴真皮黏蛋白广泛沉积（与毛囊黏蛋白病无关）非常罕见[1]，有 1 例黏蛋白沉积伴席纹状梭形细胞增生的报道[2]。后者的临床表现类似硬化性黏液水肿[2]。这是一种真正的变异型还是两种疾病的同时存在尚不确定。

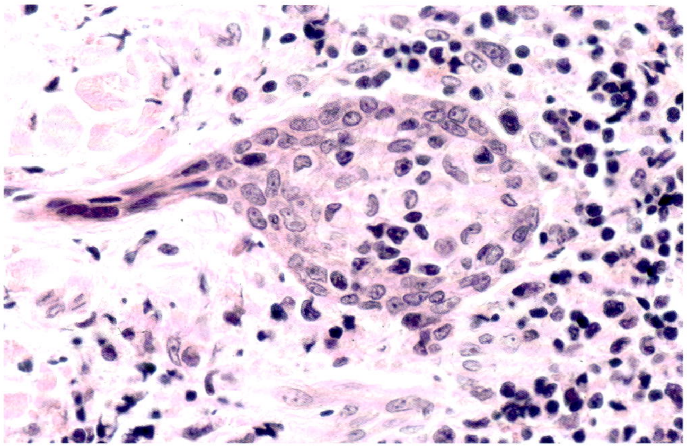

图 29.68 亲汗腺性蕈样肉芽肿：该视野有明显的汗腺上皮增生

# 蕈样肉芽肿的独特变异型

与上述疾病相比，以下 3 种亚型具有独特的临床和病理特征，所以从生物学行为上将它们视为蕈样肉芽肿的独特变异型[1]。

## 亲毛囊性蕈样肉芽肿

### 临床特征

亲毛囊性蕈样肉芽肿（folliculotropic mycosis fungoides）是一种很罕见的、以脑回样 T 细胞浸润毛囊为特征的蕈样肉芽肿变异型，常无表皮浸润。一些病例伴毛囊黏蛋白病，但这不是确诊的必备条件[1-3]，尽管早期报道建议将伴毛囊黏蛋白病和不伴毛囊黏蛋白病的淋巴瘤区别开来[4-6]。本病被冠以不同名称，包括毛囊性 MF[5-10]、亲毛性 MF[4, 11]、亲毛囊性 MF[2]、MF 伴毛囊黏蛋白病[12]、毛囊相关的 MF[13] 和基底样毛囊淋巴样增生伴斑秃[14]。

本病常见于中老年男性[1-3]，好发于头颈部，特别是面部和头皮，也可累及躯干[1-3]。大多数患者表现为斑片、斑块或群集性丘疹（图 29.69 ~ 29.73）[1-3]，也可出现肿瘤性皮损[2-3]。剧烈瘙痒和斑秃常见，痤疮样皮损，例如粉刺样囊肿、脓疱或粟丘疹少见[1, 3]。黏液外渗和红皮病罕见[3]。

将亲毛囊性 MF 作为独立病种的原因主要是其治疗较经典 MF 更困难，疾病进展的发生率更高，预后差。早期亲毛囊性 MF 的无进展存活率、无病存活率及整体存活率均较经典型 MF 差，其预后更似肿瘤期 MF[1-3]。其预后差的原因可能部分归结于 MF 整体上对治疗更抵抗，完全缓解率较低。然而，即使在发病之初就给予更积极的治疗，患者预后仍很差[1]，当

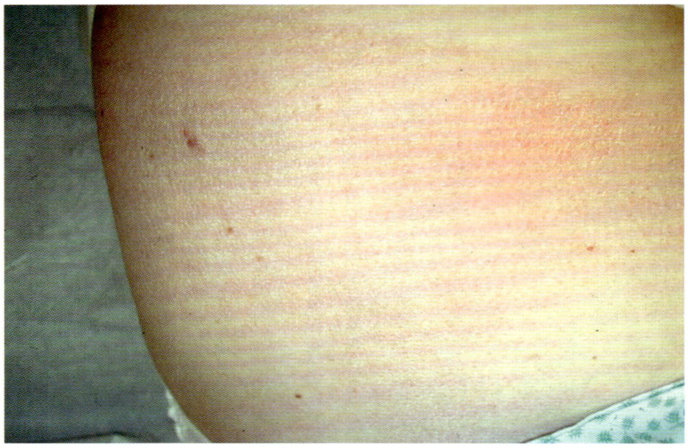

图 29.69 亲毛囊性蕈样肉芽肿：患者腹部鳞屑性大斑块（By courtesy of H. Naeem，MD，Harvard Medical School，Boston，USA.）

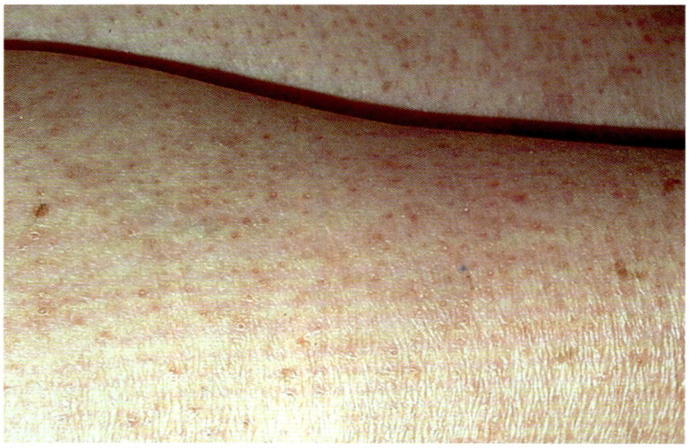

图 29.70 亲毛囊性蕈样肉芽肿：小腿的毛囊性损害（By courtesy of H. Naeem，MD，Harvard Medical School，Boston，USA. Reproduced from Liu V and McKee PH. Cutaneous T-cell Lymphoproliferative disorders：approach for the surgical pathologist and clarification of confused issues. Advances in Anatomic Pathology. 2002，9:79-100，with permission from Lippincott Williams & Wilkins.）

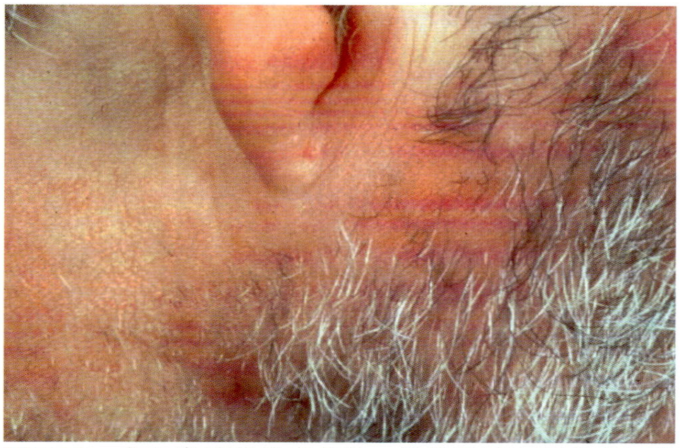

图 29.71 亲毛囊性蕈样肉芽肿：胡须区域和颈部有红斑样损害。患者有蕈样肉芽肿（By courtesy of the Institute of Dermatology，London，UK.）

然，这也可能是不同的肿瘤具有不同的生物学行为所致[14]。

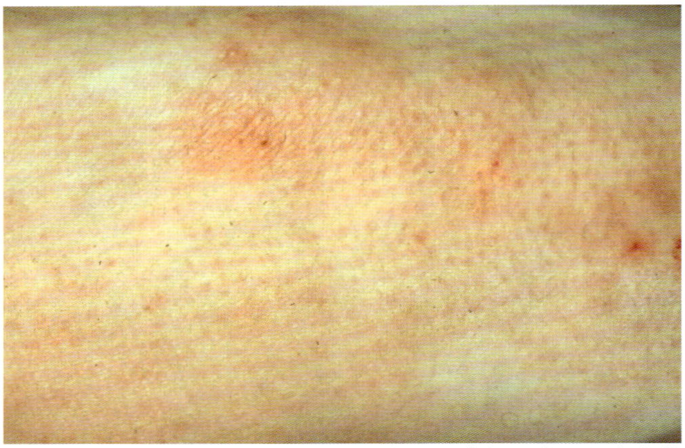

图 29.72 亲毛囊性蕈样肉芽肿：群集性毛囊性丘疹。患者有蕈样肉芽肿（By courtesy of the Institute of Dermatology，London，UK.）

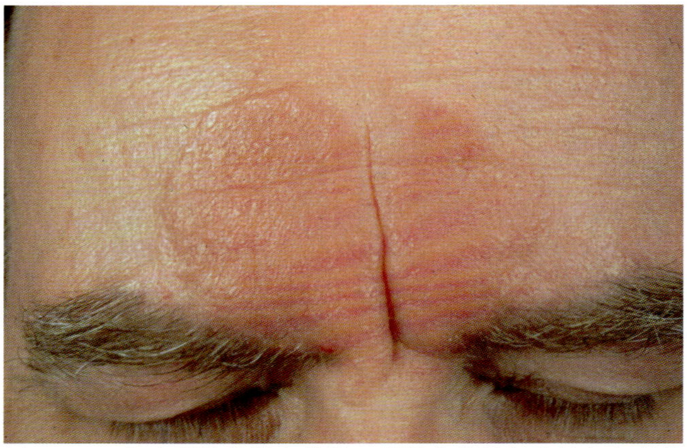

图 29.73 亲毛囊性蕈样肉芽肿：蕈样肉芽肿相关的红色斑块（By courtesy of the Institute of Dermatology，London，UK.）

## 组织学特征和发病机制

发病机制未明，推测肿瘤细胞亲毛囊现象是通过毛囊上皮表达的细胞黏附分子 1（ICAM-1）和淋巴样细胞表达的淋巴细胞功能相关抗原（LFA-1）介导的[4]。基因表达谱研究也显示亲毛囊性 MF 倾向于表达炎症相关基因和涉及表皮增生的通路相关的基因，与预后不良的进展期经典 MF 表达类似[14]。

本病组织学特征为中到大的脑回样细胞浸润毛囊上皮（图 29.74 ～ 29.81）[1, 3]。酸性黏多糖在受累毛囊内不同程度地聚集（毛囊黏蛋白病），但也可以没有[1, 3]。其他组织学特征包括基底样毛囊增生、肉芽肿性炎、毛囊内和毛囊周围大量嗜酸性粒细胞浸润、毛囊囊性变[1]。基底样毛囊增生是指基底样细胞从毛囊向外增生，或毛囊上皮完全转化为基底样细胞伴异型淋巴细胞浸润[1, 15]。肉芽肿性炎常继发于毛囊破裂。其他的非特异性改变包括中性粒细胞性脓疱、亲汗管性浸润、毛囊上皮或表皮明显的界面皮炎、非毛囊上皮的亲表皮现象。在一些病例中有很多母细

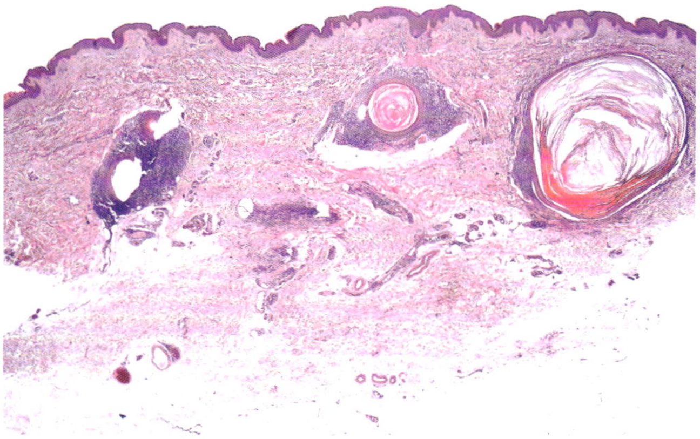

图 29.74 亲毛囊性蕈样肉芽肿：低倍镜扫视见毛囊中心性淋巴样浸润

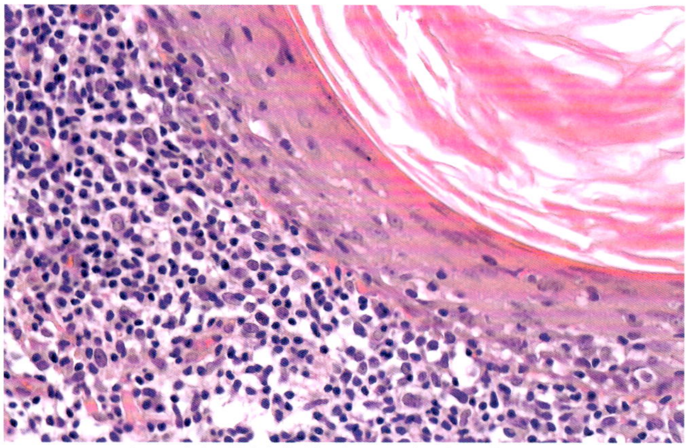

图 29.75 亲毛囊性蕈样肉芽肿：注意异型淋巴细胞破坏毛囊

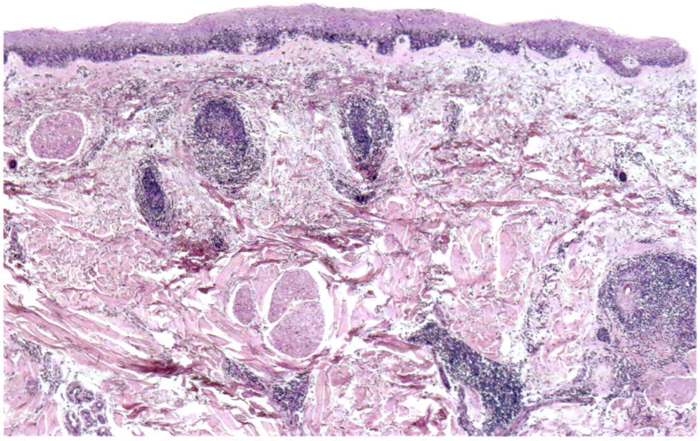

图 29.76 亲毛囊性蕈样肉芽肿：标本来自下肢。毛囊被异型淋巴细胞包绕

胞，大细胞转化也不少见[1，3]。

肿瘤细胞是 T 辅助细胞表型。母细胞常表达 CD30[1，3]。

## 鉴别诊断

亲毛囊性蕈样肉芽肿必须与毛发扁平苔藓、假淋巴瘤性毛囊炎、嗜酸性毛囊炎、毛囊淋巴瘤样丘疹病

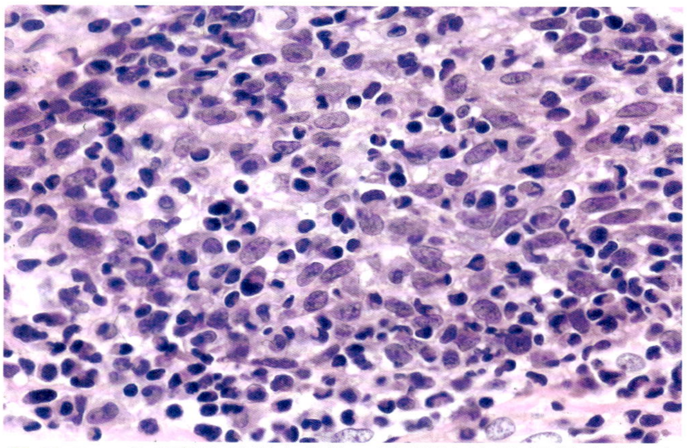

图 29.77 亲毛囊性蕈样肉芽肿：异型淋巴细胞浸润毛囊上皮

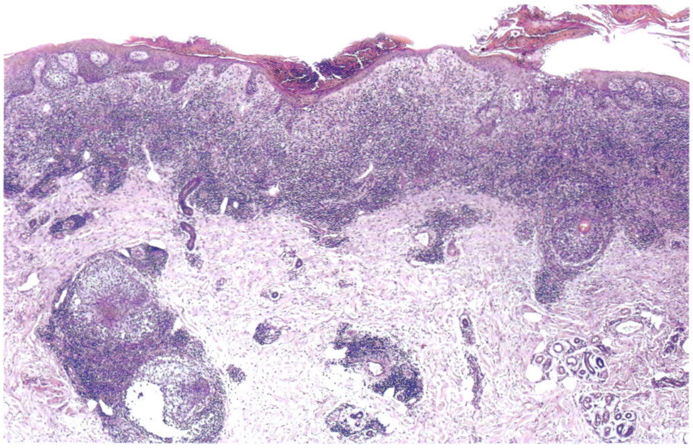

图 29.78 亲毛囊性蕈样肉芽肿：除了浅表带状浸润外，还可见毛囊受累

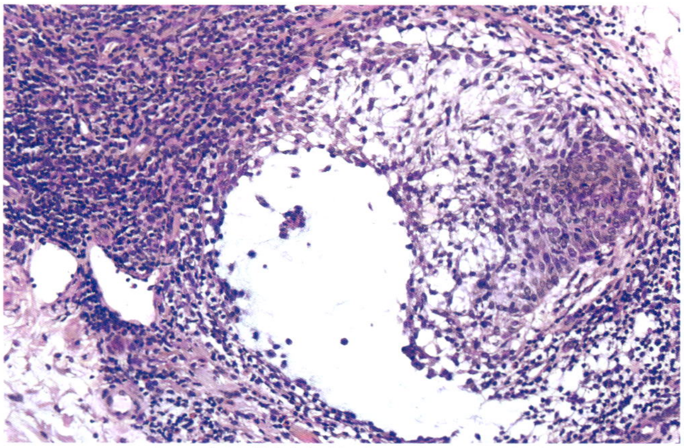

图 29.79 亲毛囊性蕈样肉芽肿：明显的毛囊黏蛋白沉积

和毛囊黏蛋白病 / 黏蛋白性脱发相鉴别[5]。

毛发扁平苔藓呈带状浸润，有明显的胶样小体，无异型性亲毛囊的淋巴细胞。亲毛囊性蕈样肉芽肿与假淋巴瘤性毛囊炎的鉴别可能较为困难，后者毛囊有活化的表现，无毛囊破坏，损害倾向于单发，可自行消退[16]。尽管最初的病例经 PCR 检测没有克隆重排，但最近有“克隆性假淋巴瘤性毛囊炎”的报道[17]。Ofuji 病和 HIV 相关的嗜酸性毛囊炎偶可出现毛囊黏蛋白病，但无异型的亲毛囊的淋巴细胞[18-19]。

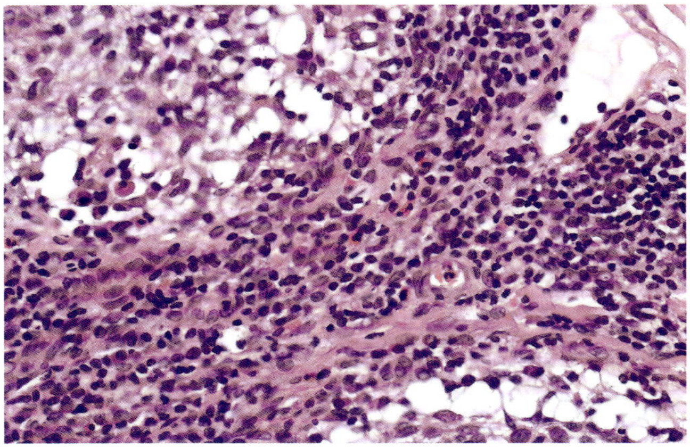

图 29.80 亲毛囊性蕈样肉芽肿：高倍视野

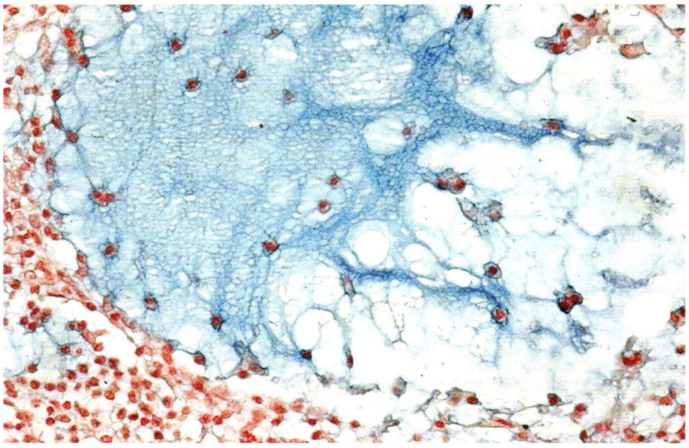

图 29.81 亲毛囊性蕈样肉芽肿：pH 2.5 的阿辛蓝染色，显示黏蛋白阳性

临床特征更有助于鉴别毛囊淋巴瘤样丘疹病与亲毛囊性蕈样肉芽肿，尤其是前者出现成批的、可自行消退的丘疹时[2]。

## 毛囊黏蛋白病和黏蛋白性脱发

毛囊黏蛋白病（follicular mucinosis）和黏蛋白性脱发（alopecia mucinosa）在文献中常用作同义词，造成很多混乱[1]。毛囊黏蛋白病是一种组织学模式，见于一系列疾病，包括 Ofuji 病、HIV 相关的嗜酸性毛囊炎、血管淋巴样增生、糠秕孢子菌毛囊炎、节肢动物叮咬反应、黑素细胞痣和恶性雀斑样痣[2-10]。黏蛋白性脱发历来用于描述一系列临床特征，见于非其他皮肤病或皮肤外疾病所致的毛囊黏蛋白病（特发性黏蛋白脱发），或毛囊黏蛋白病发生于蕈样肉芽肿或 Sézary 综合征（继发性黏蛋白性脱发）（图 29.82 ～ 29.85）。后者大部分是亲毛囊性蕈样肉芽肿。而且，多项研究已经显示没有可靠的、可重复的临床、组织学或分子生物学结果可以将特发性黏蛋白脱发与淋巴瘤相关性毛囊黏蛋白病鉴别[1, 11]，即使是

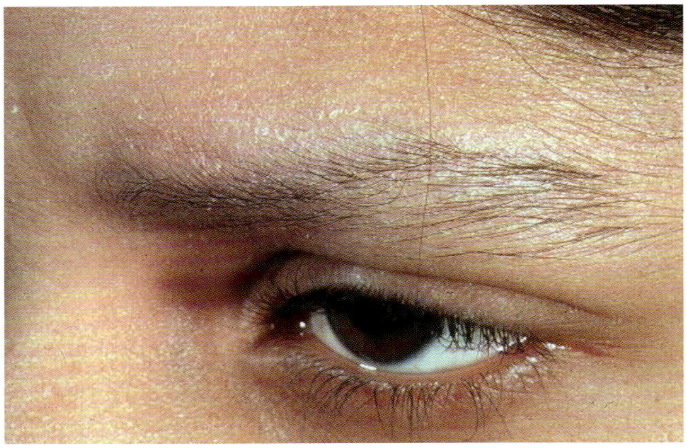

图 29.82 黏蛋白性脱发：眉毛受累脱落（By courtesy of the Institute of Dermatology，London，UK.）

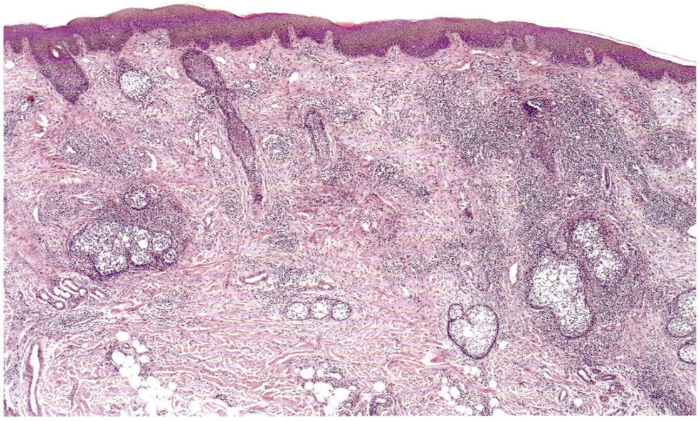

图 29.83 黏蛋白性脱发：低倍镜下见毛囊周围有明显的淋巴细胞浸润。该患者不伴蕈样肉芽肿，发病机制不清楚

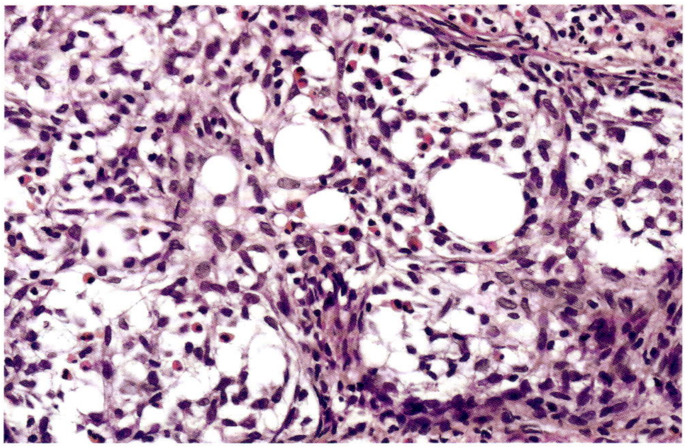

图 29.84 黏蛋白性脱发：毛囊黏蛋白病伴程度较重的嗜酸性粒细胞浸润

发生于年轻人的、表现为惰性病程的单发病变。超过 50% 的黏蛋白性脱发患者经 PCR 检测出 T 细胞受体基因呈单克隆性重排，尽管就诊时或在后来的随访中无明显的淋巴瘤证据[11-12]。所以“特发性”黏蛋白性脱发似乎不是一个独立疾病，而是预后良好的局限性蕈样肉芽肿，所以这个术语不应该再继续使用[1, 12]。当然，这样的解释可引发一些问题，诸如我们已知亲毛囊性蕈样肉芽肿常预后不良。这说明亲毛囊性蕈样

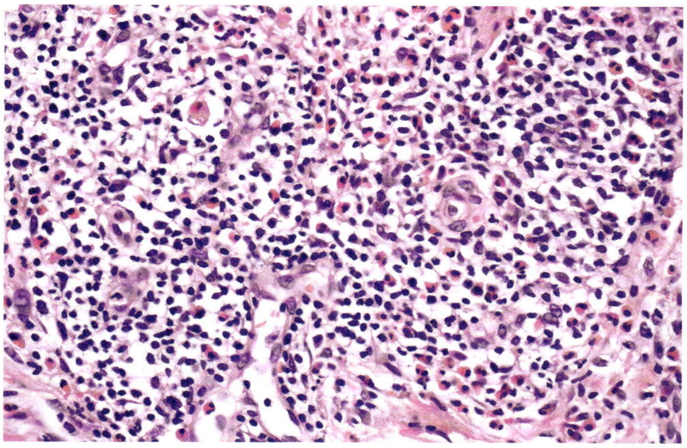

图 29.85 黏蛋白性脱发：真皮内有致密的淋巴组织细胞和嗜酸性粒细胞浸润。没有异型淋巴细胞

肉芽肿与经典型蕈样肉芽肿一样，生物学行为呈现谱系变化，病变局限的患者生存时间和正常人无异。

# Paget 样网状细胞增多症

## 临床特征

Paget 样网状细胞增多症（pagetoid reticulosis）少见，以局限性病变和显著的表皮内肿瘤样淋巴细胞浸润为特征[1]。历史上，本病分为局限型和弥漫型，分别被命名为 Woringer-Kolopp 病和 Ketron-Goodman 病。然而大部分弥漫型 Paget 样网状细胞增多症很可能是侵袭性亲表皮的 CD8 阳性皮肤 T 细胞淋巴瘤、皮肤 γ/δ T 细胞淋巴瘤或肿瘤期蕈样肉芽肿。现在，Paget 样网状细胞增多症的术语仅用于描述局限型病变[1-2]。

大多数患者表现为单发的红斑，缓慢增大，一般经过许多年后可形成肥厚性斑块或局限性群集性斑块，皮损好发于四肢。斑块上覆鳞屑，边界清楚（图 29.86），直径可达 30 cm[3]。常有溃疡形成或疣状增生和肿瘤形成。临床上，损害易被误诊为鲍恩病、浅表性基底细胞癌、盘状湿疹、银屑病，甚至乳房外 Paget 病[4]。可有局部淋巴结肿大，虽然组织学上表现为反应性增生。本病常为惰性，对切除或放疗反应好，但原位或远处复发并不少见。偶有病例对治疗相对抵抗，具有侵袭性更强的行为，因此建议长期随访[3]。

## 发病机制和组织学特征

组织学上，本病特征性表现为异型性单一核细胞几乎完全浸润入表皮。少数报道显示肿瘤细胞表达 CLA 和 $\alpha_E\beta_7$（CD103，上皮细胞上一种结合 E- 钙

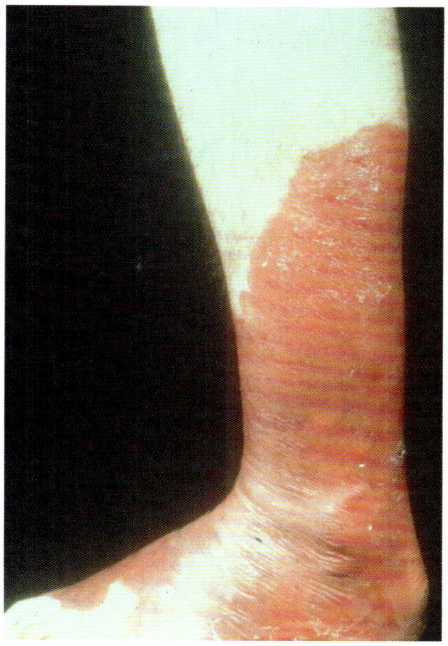

图 29.86 Paget 样网状细胞增多症：巨大的鳞屑性红斑，边界清楚（By courtesy of M.M. Black，MD，Institute of Dermatology，London，UK.）

黏着蛋白的黏附分子），提示黏附分子在本病的这种显著亲表皮特征中有重要作用[5-6]。

表皮有角化过度和（或）角化不全伴棘层肥厚，常呈银屑病样表现。表皮（尤其是下部）可见中等大小到大的淋巴细胞浸润，核大而不规则，胞质丰富、空泡状（图 29.87 ～ 29.90）。核周空晕常见。细胞既

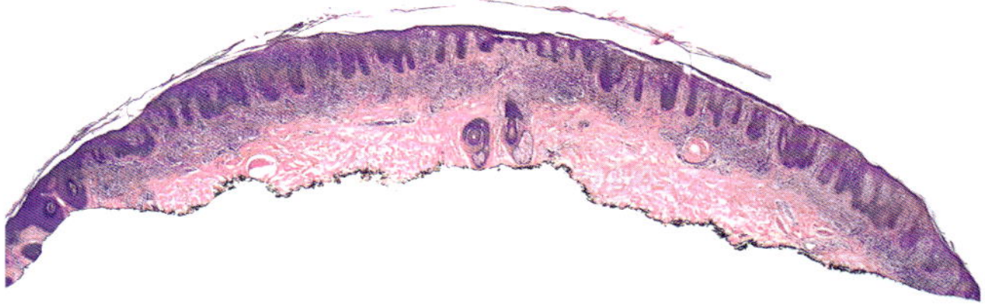

图 29.87 Paget 样网状细胞增多症：低倍镜下见特征性的银屑病样增生

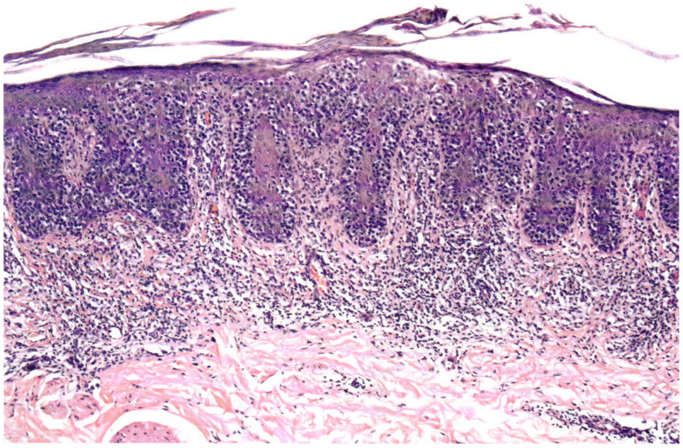

图 29.88 Paget 样网状细胞增多症：表皮突延长，其下部有明显的异型单一核细胞浸润

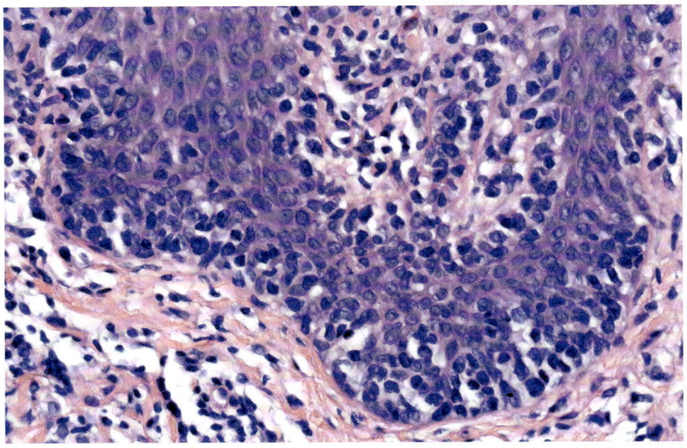

图 29.89 Paget 样网状细胞增多症：高倍视野示亲表皮现象

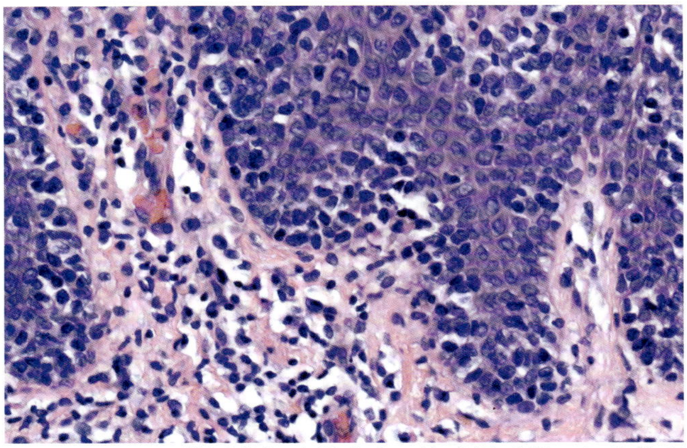

图 29.90 Paget 样网状细胞增多症：注意异型淋巴细胞体积大且局限于表皮内

可呈单个弥漫分布，也可形成 Pautrier 样微脓肿或大的浸润灶。有时核分裂象明显。常有附属器上皮受累。真皮浅层血管周围淋巴组织细胞浸润，异型细胞没有或极少[3，7]。

Paget 样网状细胞增多症是一种 T 细胞来源的 CD45$^{+}$造血细胞增殖性病变。肿瘤细胞表达 CD2、CD3 和 CD5，CD7 常丢失或表达下调（图 29.91）[3，6，8-9]。辅助性 T 细胞（CD4$^{+}$）和抑制性 / 细胞毒性 T 细胞

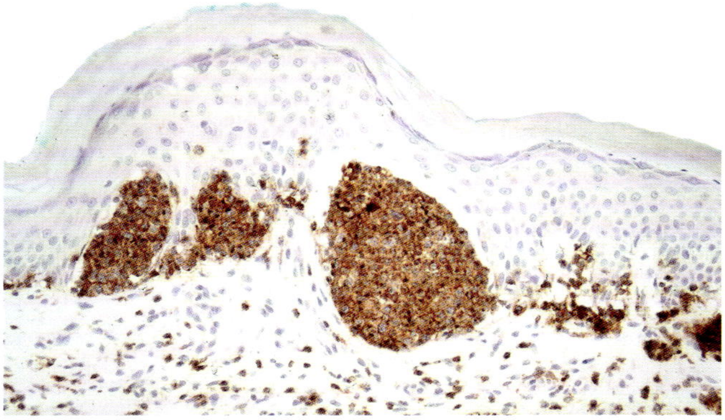

图 29.91 Paget 样网状细胞增多症：该例的异型淋巴细胞 CD2 明显阳性

（CD8$^{+}$）表型均有报道[6，8-11]。尽管有 CD4/CD8 双阴性表型的报道，但这些病例可能纳入 γ/δ T 细胞淋巴瘤更合适[4，8，12-14]。一些作者报道了记忆 T 细胞标记 CD45RO（UCHL-1）缺失的病例[3，8，14]。高表达 CD30（＞ 50%）和 Ki-67（50%）的病例也有报道[3，8-9]。真皮浸润的细胞由免疫表型正常的 T 细胞（CD4$^{+}$/CD8$^{-}$和 CD4$^{-}$/CD8$^{+}$）、B 细胞及巨噬细胞组成[6]。角质形成细胞可表达 HLA-DR7。大多数病例有 TCR 的单克隆性基因重排[3，5，9，12]。

## 鉴别诊断

本病应与掌跖蕈样肉芽肿进行鉴别，后者是恒定的 CD4$^{+}$表型，临床上以薄斑块为特征，而本病表现为肥厚和疣状增生性斑块，组织学上的区别主要是后者具有显著的亲表皮性。此外，本病还应与原发性皮肤 CD8$^{+}$侵袭性亲表皮性细胞毒性 T 细胞淋巴瘤进行鉴别，主要基于临床来鉴别，后者是侵袭性疾病伴泛发的皮肤损害，预后差，两者的组织学表现一样，但很多 Paget 样网状细胞增多症是 CD4 阳性表型。

# 肉芽肿性皮肤松弛

## 临床特征

与肉芽肿性蕈样肉芽肿不同，肉芽肿性皮肤松弛（granulomatous slack skin disease）在最近的 WHO 分类中被看成 MF 的一种独立的变异型[1]。极其罕见，至今文献报道少于 50 例[2-32]。白种人多见，好发于 30 ～ 50 岁男性[18]。偶见于儿童[18]。

最初表现为无症状性红斑或紫红色丘疹和斑块。随着病程进展，皮肤萎缩后弹性组织消失，多余的皮肤悬垂皱褶类似于皮肤松弛。尽管皮损可较广泛，但好发于腹股沟和腋窝（图 29.92）。皮损常发生在正常皮肤上，少数发生于蕈样肉芽肿斑片或斑块基础上[18]。病变一般对治疗抵抗，常在手术后复发。本病数年间进展非常缓慢，无致死性。但患者发生第二种淋巴瘤的风险高，可高达 50%。第二种淋巴瘤可与本病同时发生或在本病前后发生[14，19]。大部分患者发生霍奇金淋巴瘤或其他非霍奇金淋巴瘤[12，14-15，19，22]，也可发生白血病和朗格汉斯细胞组织细胞增多症[22-25]。

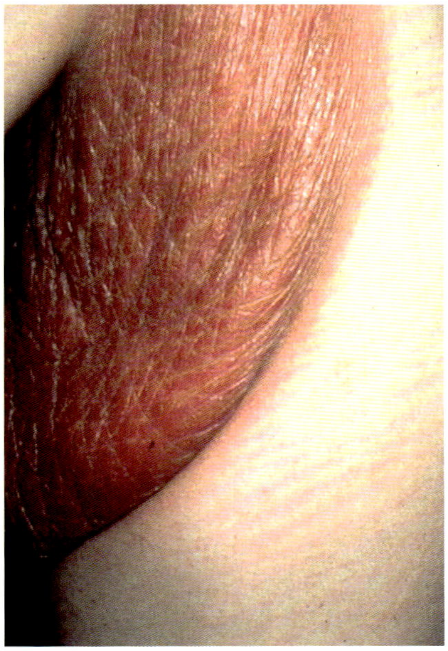

图 29.92 肉芽肿性皮肤松弛：该患者腋窝处皮肤红、质硬，呈特征性的悬垂皱褶（By courtesy of P.E. LeBoit，MD，University of California，San Francisco，USA.）

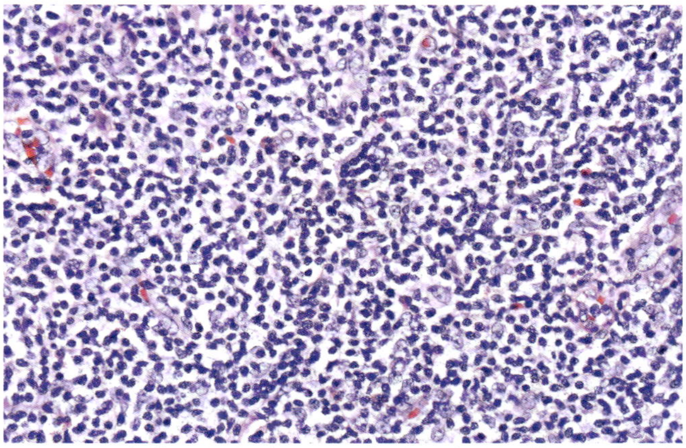

图 29.94 肉芽肿性皮肤松弛：背景是多形性淋巴细胞，类似蕈样肉芽肿中典型的浸润细胞（By courtesy of P.E. LeBoit，MD，University of California，San Francisco，USA.）

## 发病机制和组织学特征

几乎所有病例中都能检测到单克隆性 TCR 基因重排[6-9，11，15-16，19，27，30]。两例发现 8 号染色体三体，另一例存在 t（3；9）（q12；p24）[11，16，28]。后者不涉及定位于 9p 的 JAK2 基因[24，28]。

早期组织学特征类似蕈样肉芽肿，有局灶性亲表皮现象。真皮浅层带状或围血管性淋巴组织细胞浸润伴多核巨细胞。淋巴细胞不规则，小到中等大，核染色质深。典型的蕈样肉芽肿 /Sézary 综合征细胞没有或少见。

在确诊的患者中，组织学改变引人注目并具有诊断性。真皮甚至皮下脂肪内有密集的不典型、不规则、核扭曲的淋巴细胞浸润（图 29.93 ～ 29.95）。蕈样肉芽肿细胞有时明显。亲表皮现象和 Pautrier 微脓肿可以观察到，但不显著[11，16-17，33]。在真皮内有许多组织细胞和单个散在的多核巨细胞，有明显的噬淋巴细胞及噬弹性纤维现象。非干酪样坏死性肉芽肿有时是其特征之一。巨细胞以有大量细胞核为特征，特殊染色示真皮弹性纤维广泛消失。其背景为小淋巴细胞、浆细胞及嗜酸性粒细胞。一例见肉芽肿性血管炎改变，在淋巴结和脾内有肉芽肿形成，但没有明显的淋巴瘤[10，19]。另外，有肿瘤细胞和肉芽肿性炎累及淋巴结和支气管的报道[10，27，29]。

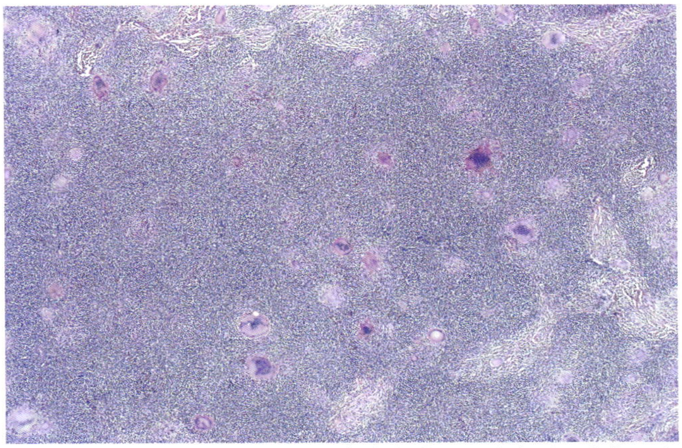

图 29.93 肉芽肿性皮肤松弛：真皮内淋巴细胞广泛而密集，即使在这个放大倍数下，多核巨细胞也很明显（By courtesy of P.E. LeBoit，MD，University of California，San Francisco，USA.）

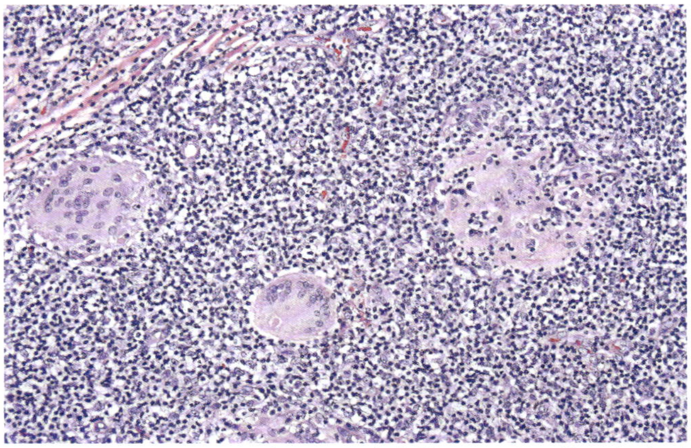

图 29.95 肉芽肿性皮肤松弛：中倍镜下见吞噬淋巴细胞现象（By courtesy of P.E. LeBoit，MD，University of California，San Francisco，USA.）

淋巴细胞以辅助性 T 细胞亚群占优势，表达 CD4 和 CD45RO。肿瘤细胞 CD3、CD5 和（或）CD7 的表达丢失或表达下调[16，19]，很少表达 CD30。巨细胞表达组织细胞标记。许多组织细胞表达 CD1a，提示它们是朗格汉斯细胞或真皮树突细胞。

## 鉴别诊断

肉芽肿性皮肤松弛在组织学上与肉芽肿性 MF 有重叠，因为两者都有吞噬弹性纤维的特点。尽管两者的主要区别是临床表现不同，但组织学上，后者弹性纤维组织的消失为局灶性而不是广泛的，巨细胞的细胞核较少，淋巴细胞吞噬现象也不明显。本病也应该与其他有明显肉芽肿性炎的淋巴瘤进行鉴别[34-35]。

# Sézary 综合征

## 临床特征

Sézary 综合征是一种罕见的皮肤 T 细胞淋巴瘤，占皮肤 T 细胞淋巴瘤的比例不到 5%，以红皮病表现、血液受累和预后差为特征[1]。Sézary 综合征属于红皮病性皮肤 T 细胞淋巴瘤谱系疾病。该组疾病还包括从蕈样肉芽肿发展而来的红皮病（红皮病性蕈样肉芽肿）和非蕈样肉芽肿或 Sézary 综合征的皮肤 T 细胞淋巴瘤（红皮病性皮肤 T 细胞淋巴瘤，非特指）。皮肤 T 细胞淋巴瘤伴有外周血 Sézary 综合征改变，但无红皮病的病例不包括在内，这部分病例诊断为"蕈样肉芽肿伴白血病样累及"。

红皮病的定义是弥漫性红斑累及 > 80% 的体表面积，伴或不伴鳞屑[2]，可见于皮肤 T 细胞淋巴瘤和一系列其他良性和恶性疾病，后者包括其他的淋巴瘤，如慢性 B 淋巴细胞性白血病、成人 T 细胞白血病 / 淋巴瘤、前 T 淋巴细胞性白血病[3]。特发性红皮病是指不能确定原因的红皮病[2]。

Sézary 综合征患者的皮肤活检通常为非特异性改变，或仅有一些可疑的皮肤 T 细胞淋巴瘤改变，临床上同样可能没有特征[2, 4-6]。不能仅凭皮肤（或淋巴结）活检结果就作出诊断，必须检查外周血，以区别良性和恶性疾病。为了鉴别诊断，ISCL 推荐了一套严格的诊断标准，以反映 Sézary 综合征相关的外周血肿瘤负荷增加和不良预后[2]。这个标准大部分被新的 WHO-EORTC 皮肤淋巴瘤分类所采纳，包括：

- Sézary 细胞绝对计数为 1000 个 /mm$^3$ 或以上。
- 流式细胞仪测定 CD3$^+$、CD4$^+$细胞增多，CD4/CD8 比值为 10 或更高。
- 流式细胞仪测定全 T 细胞标记（CD2、CD3、CD4、CD5）异常表达，CD7 表达缺乏（或 CD4$^+$/CD7$^-$细胞 ≥ 40%），可初步考虑诊断。
- 外周血淋巴细胞计数增加，DNA 印迹杂交或 PCR 技术检测到克隆性 T 细胞。
- 染色体异常的 T 细胞克隆。

应该注意以上这些外周血改变可见于一些非恶性原因所致的红皮病患者。例如某些良性病变可见少量 Sézary 细胞，极少情况下甚至突破 1000/mm$^3$ 阈值[3]。外周血存在很大的 Sézary 细胞（直径 > 14 μm）时诊断更具特异性，但敏感性较差[3]。一些流式细胞仪的指标也相对不敏感，其异常同样偶可见于良性皮肤病[3]。所以应该谨慎寻找提示外周血有肿瘤性克隆 T 细胞存在的指标，包括 CD4$^+$CD7$^-$T 细胞群、CD4$^+$CD26$^-$T 细胞群（伴或不伴 CD27）增加或过多表达 Vβ 链 TCR 的 T 细胞[3, 7-14]。CD158 阳性表达联合其他标记有助于确定患者外周血中存在恶性细胞群[15-18]。应用 DNA 印迹杂交或 PCR 技术在良性红皮病中极少能检测到 T 细胞克隆，在老年患者中偶可检测到[19-20]。更有临床意义的结果是在其他组织，如淋巴结或皮肤中检测到具有相同克隆的 T 细胞[3, 21-22]。

本病好发于 50 ～ 70 岁男性，男女比为 3 : 2[23-24]。黑种人的发病率是白种人的 2 倍[25]，临床以剧烈瘙痒和浸润性红皮病为特征（图 29.96）。此外，患者常有皮肤水肿和脱屑，掌跖特别明显（掌跖角皮病）（图 29.97）。常伴肝大、脱发、睑外翻、甲营养不良和淋巴结肿大[23]。

虽然本病的转归不定，但一般来说预后较差[23, 26-32]。通常认为中位生存期为 45 ～ 48 个月[29, 32]。内脏受累的患者预后特别差。与预后有关的因素包括淋巴结情况、Sézary 细胞绝对计数、疾病进展速度、血清乳酸脱氢酶和 $\beta_2$ 微球蛋白水平[29, 32]。死亡原因可以是肿瘤本身或致命的继发感染。内脏受累的情况与晚期蕈样肉芽肿相似。

红皮病型皮肤 T 细胞淋巴瘤的分期为 4 期。

## 发病机制和组织学特征

Sézary 综合征病因不明。未发现相关的病毒、环境、职业或遗传突变[33]。大部分病例有染色体不稳定

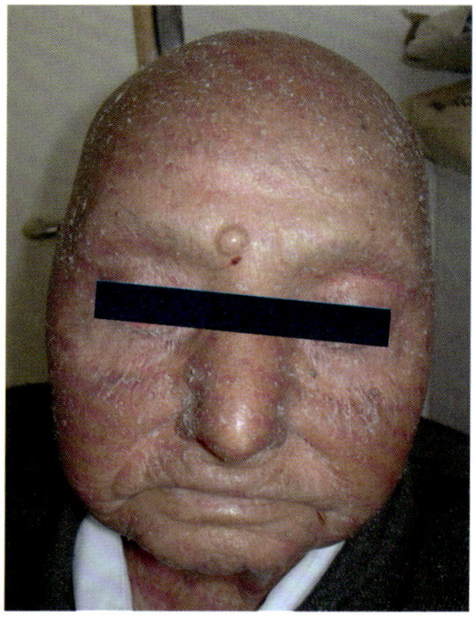

图 29.96 Sézary 综合征：面部皮肤变硬，伴有鳞屑。注意脱发（By courtesy of M. Blanes，MD，Alicante，Spain.）

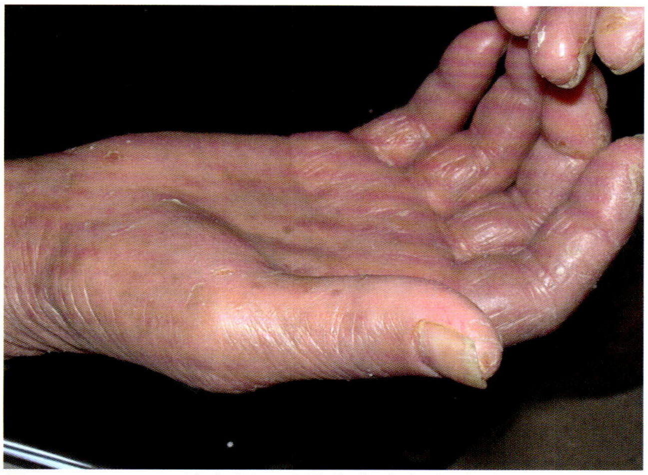

图 29.97 Sézary 综合征：手掌角化病很常见（By courtesy of M. Blanes，MD，Alicante，Spain.）

伴复杂的核型和（或）大量染色体异常[34-37]。最近，三个分子通路中的一个提示与 Sézary 综合征发病机制有关，包括 cMYC 表达的下调、TP53 基因和基因组保守基因的丢失或 IL2 信号通路组成成分的改变[34]。JUNB 基因的扩增、转录和表达的增加也有报道[38-39]。JUNB 是启动子蛋白（AP-1）转录复合体的成员，该复合体与细胞的增生和辅助性 T 细胞 -2 细胞因子的产生有关。该基因表达的变化可解释 Sézary 综合征中肿瘤性 Th-2 型淋巴细胞功能增强和涉及 Th1 极化的基因的下调[39-41]。最近报道了 Sézary 综合征和蕈样肉芽肿基因组学的差异，提示两者并不是之前认为的类似病变，而是不同的疾病[42-43]。

Sézary 细胞是"蕈样肉芽肿细胞""Lutzner 细胞"和"脑回样淋巴细胞"的同义词[2]，在电子显微镜下，Sézary 细胞有特征性的高度扭曲的"脑回样"核[44-46]。在外周血涂片中根据细胞大小，可分为 3 个亚型（图 29.98）[2]：

- 小 Sézary 细胞（Lutzner 细胞）：8 ～ 11 μm
- 中 Sézary 细胞：11 ～ 14 μm

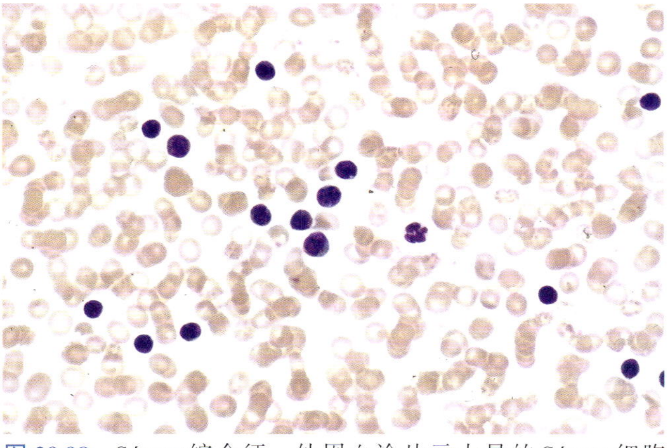

图 29.98 Sézary 综合征：外周血涂片示大量的 Sézary 细胞（By courtesy of the Institute of Dermatology，London，UK.）

- 大 Sézary 细胞：＞ 14 μm

大 Sézary 细胞一般仅在淋巴瘤中见到，常与预后不良相关。需要谨记，血循环中的小的和中等大小的 Sézary 细胞可见于多种良性疾病，如接触性皮炎、特应性皮炎、红皮病型银屑病、红皮病型湿疹、光线性类网状细胞增多症和假淋巴瘤性药物反应[2，47-49]，甚至可见于健康老年人血液中[50-51]。

有诊断意义的活检标本包含一定数量的有脑回样核的不典型淋巴细胞（Sézary 细胞），尽管通常数量很少[52-53]。在 20% ～ 40% 的病例中，这些细胞有亲表皮现象，组织学特征与蕈样肉芽肿类似（图 29.99 ～ 29.101）[6，52]，其他无亲表皮改变的病例，淋巴样浸润常围血管或在真皮浅层呈带状分布[6，52]。浸润细胞常以形态一致的小淋巴细胞为主，但有足够的可辨认的小、中和（或）大的 Sézary 细胞，结合临床的特点，可作出 Sézary 综合征的诊断。在少数无亲表皮现象的病例中，真皮浸润几乎全部为大的非

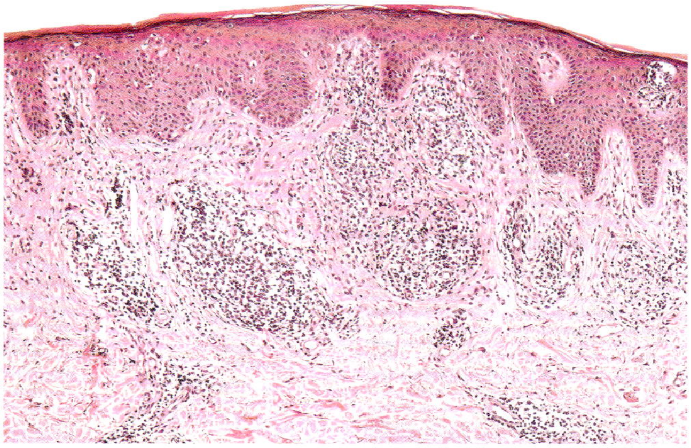

图 29.99 Sézary 综合征：表皮角化过度伴棘层肥厚，真皮上部致密淋巴细胞浸润

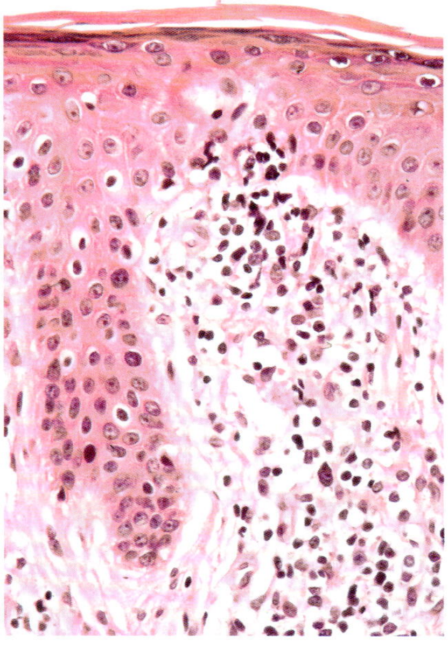

图 29.100 Sézary 综合征：表皮和真皮内偶见非异型淋巴细胞

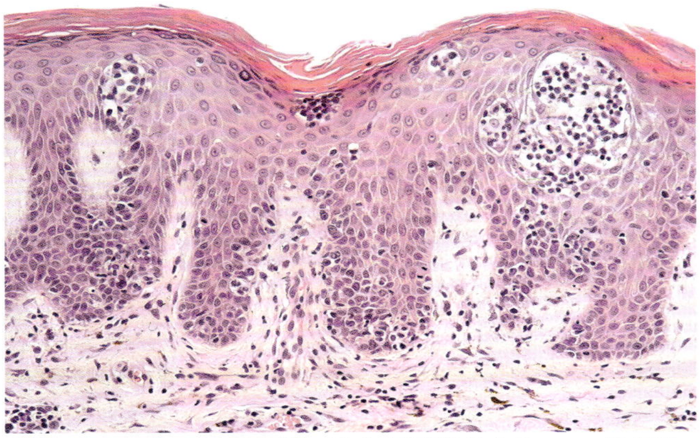

图 29.101 Sézary 综合征：这个视野有多个 Pautrier 微脓肿

典型淋巴细胞，类似大细胞淋巴瘤的组织学改变[6, 32, 52]。在一个系列研究中，附属器受累常见，在极少病例中有毛囊黏蛋白病的改变[32]。

据报道，40% 的活检标本为非特异性和（或）无诊断特征的。在早期研究中，由于诊断标准不够准确，可能纳入了良性红皮病病例，导致了组织学无特异性的病例数比例较高。但即使用最近严格定义的标准来评估这些病例，仍然有相当多的病例缺乏组织学的诊断特征[4-6, 52-53]。

在一些研究中，超过 50% 的活检不具有淋巴瘤的诊断特征，包括真皮浸润仅有极少量可辨认的 Sézary 细胞的病例，还有一些表现为慢性皮炎的病例[18-20, 54-55]。

偶尔，出现一些不具鉴别意义的特征，包括棘层肥厚、角化不全、海绵水肿、基底层破坏和真皮纤维化。有时可见真皮内混合炎症细胞，包括组织细胞、嗜酸性粒细胞、中性粒细胞和浆细胞[6, 52-53]。

导致组织学诊断困难的部分原因是缺乏亲表皮现象。据推测这是因为 Th2 极化的肿瘤样淋巴细胞聚集在皮肤，导致 γ 干扰素生成减少，从而使 γ 干扰素诱导蛋白 10 和角质形成细胞产生的胞内黏附分子 1 的生成减少[3]。活检前局部治疗和不恰当的取材也可致诊断特征的缺乏。有时，尽管这些条件都满足要求，诊断仍然不清楚。

淋巴结常表现出皮病性淋巴结病的特征，但也可因受累导致淋巴结结构部分或全部消失。与蕈样肉芽肿相反，大细胞性转化不明显[54-55]。

Sézary 细胞的典型表型为 $CD2^+$、$CD3^+$、$CD4^+$、$CD5^+$、$CD8^-$、$TCR\alpha\beta^+$、$CLA^+$、$CD45RO^+$[2, 32, 52]。CD7 表达下调或丢失。CD2、CD3 和 CD5 有时表达丢失[2]。$CD4^-/CD8^+$亚型已有报道，偶有 $CD4^+/CD8^+$ 表型。在冰冻组织中，肿瘤细胞还表达 CD158[56]。

皮肤活检标本可能显示单克隆性，这个结果具有诊断意义，特别是当外周血中发现相同的 T 细胞克隆时[3, 21-22]。

（杨翰君译 王琳校 陈浩审）

# 原发性皮肤 CD30 阳性 T 细胞淋巴增生性疾病

原发性皮肤 CD30 阳性 T 细胞淋巴增生性疾病（primary cutaneous CD30-positive T-cell lymphoproliferative disorders）是第二多见的皮肤 T 细胞淋巴瘤，约占 30%[1-2]。这是一类谱系疾病，组织学及免疫组化表型特征有重叠，位于病谱一端的是淋巴瘤样丘疹病，另一端是原发性皮肤间变性大细胞淋巴瘤[3]。临床表现和疾病过程对诊断至关重要。“交界性”病变用于定义那些通常因为临床及病理特征不一致而不能区分是淋巴瘤样丘疹病还是原发性皮肤间变性大细胞淋巴瘤的病例[2-3]。蕈样肉芽肿伴 CD30 阳性大细胞转化的病例、累及皮肤的 ALK 阳性的间变性大细胞淋巴瘤以及其他累及皮肤的 CD30 阳性的大 T 细胞及 B 细胞淋巴瘤不在这个范畴之内。

## 淋巴瘤样丘疹病

### 临床特征

淋巴瘤样丘疹病（lymphomatoid papulosis）于 1968 年首次报道，是一种慢性、自愈性的病变[1]。在新的 WHO 分类中被归为一种惰性淋巴瘤。

男性多见（男女比例 2∶1）。发病年龄范围较宽，儿童也可发病，但以 50 多岁患者多见[2-6]。典型的表现是成簇的红丘疹，直径 0.5 ～ 1.0 cm，发展过程 3 ～ 4 周，继而出血、坏死，然后愈合，遗留萎缩性瘢痕（图 29.102 ～ 29.104）。临床特征常与急性苔藓痘疮样糠疹重叠。也有较大或结节性皮损，愈后留下深的痘疮样瘢痕。皮疹通常发生于躯干、四肢，有时其他部位也可累及。皮疹的数量多少不等，从几个到几百个，经过几周到几个月消退[7]。

罕见的临床亚型也有报道。在局限性淋巴瘤样丘疹病中，皮损可局限于身体的某个部位长达数年，该类型更常见于儿童[8-11]。黏膜受累少见[12-15]。口腔的损害表现为复发性可自行消退的疼痛性溃疡、结节或红色质硬的斑块[13, 15]。在日本，毛囊及脓疱变异

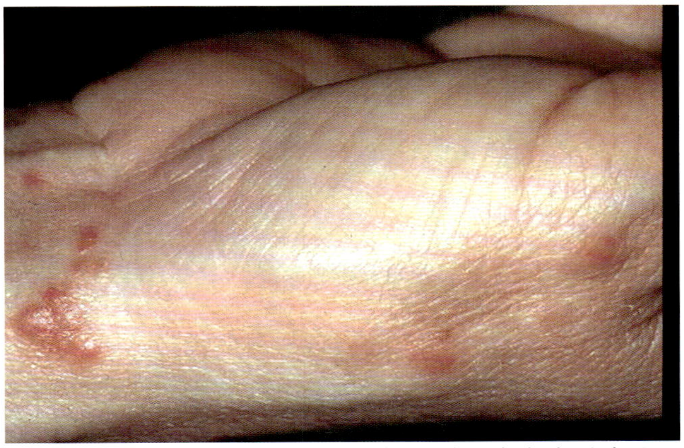

图 29.102 淋巴瘤样丘疹病：腕部和手的多发小丘疹（By courtesy of R.A. Johnson，MD，Massachusetts General Hospital，Harvard Medical School，Boston，USA. Reproduced from Liu V. and McKee P.H. Cutaneous T-cell Lymphoproliferative disorders：approach for the surgical pathologist and clarification of confused issues. Advances in Anatomic Pathology. 2002，9:79-100，with permission from Lippincott Williams & Wilkins.）

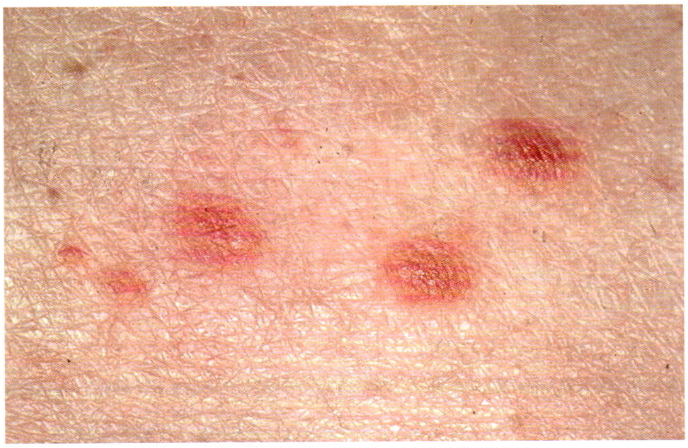

图 29.103 淋巴瘤样丘疹病：红色丘疹的特写（By courtesy of R.A. Johnson，MD，Massachusetts General Hospital，Harvard Medical School，Boston，USA.）

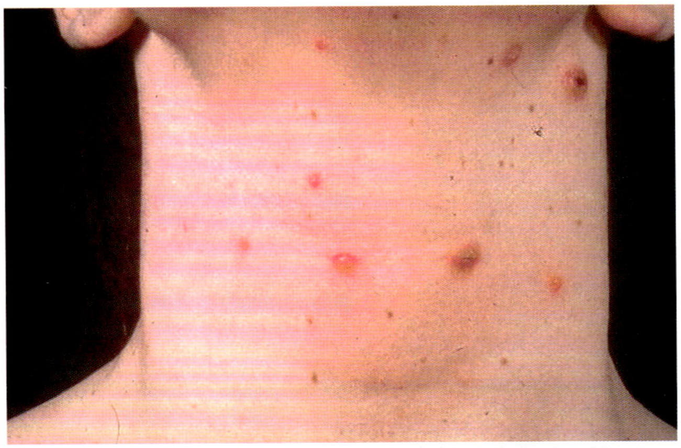

图 29.104 淋巴瘤样丘疹病：这个病例的皮损在颈部（By courtesy of the Institute of Dermatology，London，UK.）

型也有报道，还可表现为牛痘样水疱病样损害[16-19]。儿童和青年病例占 6 ～ 10%[3-4]。临床表现可以很危急，除了常见的丘疹性皮损外，还可为快速进展的大溃疡性损害。然而，其他方面是典型的[4, 20-22]。

淋巴瘤样丘疹病可以经历短的自限性过程，或持续迁延长达 5 ～ 10 年或以上。不管病程如何，预后通常是良性的，只有当皮损数量特别多或有损美观时才需要治疗[4]。然而，9% ～ 19% 的病例与其他淋巴瘤相关，如蕈样肉芽肿、原发性皮肤间变性淋巴瘤或霍奇金淋巴瘤[3, 23-29]。这些淋巴瘤可以在淋巴瘤样丘疹病之前、同时或之后发生。

## 发病机制及组织学特征

该病的发病机制仍然不清楚，多数病例表现出调节性 T 细胞亚群克隆性增殖[3, 26, 30-33]。近期的研究显示高比例的凋亡可能导致皮损的消退[34-35]。这可能是通过细胞表面的 Fas（CD95）信号介导的死亡受体通路和（或）凋亡蛋白 bax 的高表达来实现的[3, 34, 36-39]。一种由 TGF-β 分泌和信号传导来介导的自分泌或旁分泌生长控制机制也被报道。TGF-β 信号受体基因的突变也导致了疾病的进展[32, 40-41]。

在那些淋巴瘤样丘疹病伴发其他淋巴瘤的患者中，通常发现两种疾病的肿瘤细胞具有相同的克隆来源，提示二者是由相同的干细胞产生的[32, 42-46]。这一理论得到了细胞遗传学研究结果的支持，结果显示，不同的肿瘤细胞都源于一个共同的干细胞，后者的不同亚克隆的细胞经过累积的遗传改变，发展成为具有独特的组织病理学改变和生物学行为的肿瘤[32, 43-45]。

淋巴瘤样丘疹病的显微镜下变化与活检皮损的存在时间长短相关，有三种组织学亚型：

- A 型（75% ～ 80% 的病例）：混合细胞呈楔形在真皮浸润，少数在皮下脂肪组织内浸润。浸润细胞包括具有多形性泡状核的大间变细胞（直径 15 ～ 30 μm），核仁明显、胞质丰富

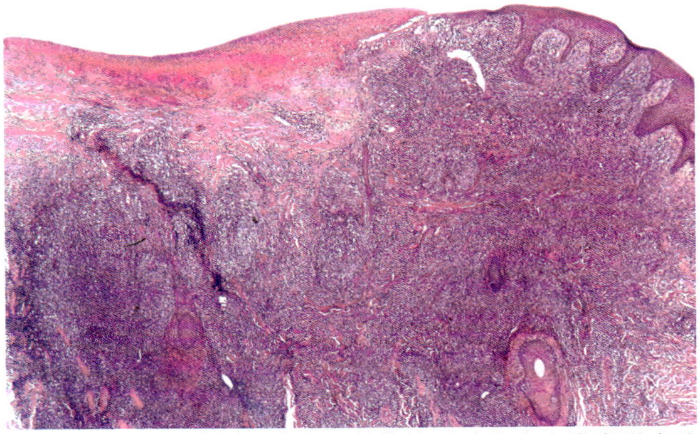

图 29.105 淋巴瘤样丘疹病：低倍镜下显示表皮溃疡形成及真皮内密集的细胞浸润

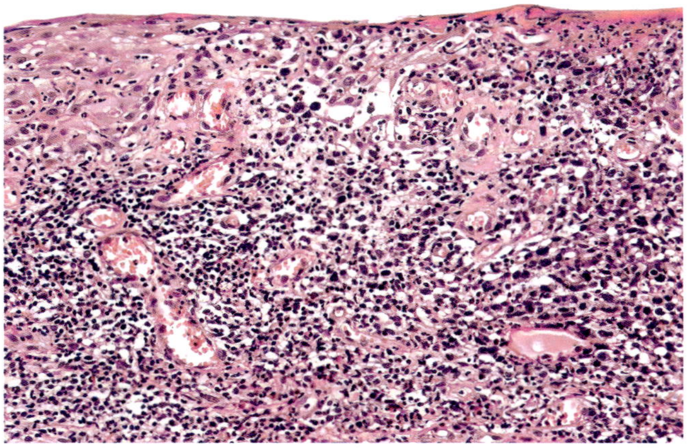

图 29.106 淋巴瘤样丘疹病：异型多形性淋巴细胞浸润表皮

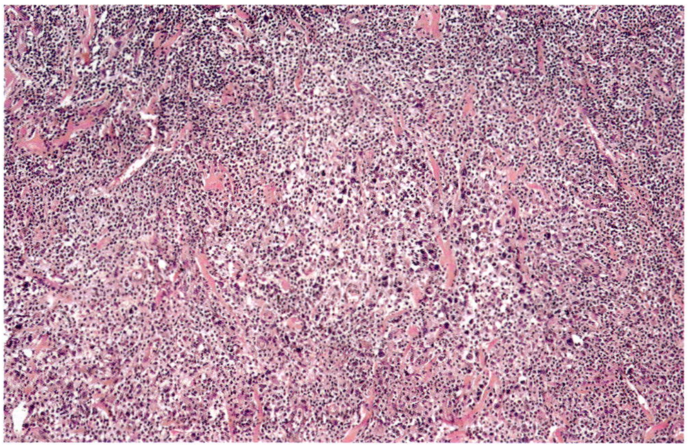

图 29.107 淋巴瘤样丘疹病：真皮内密集的细胞浸润。即使在这个放大倍数，细胞的异型性也是显而易见的

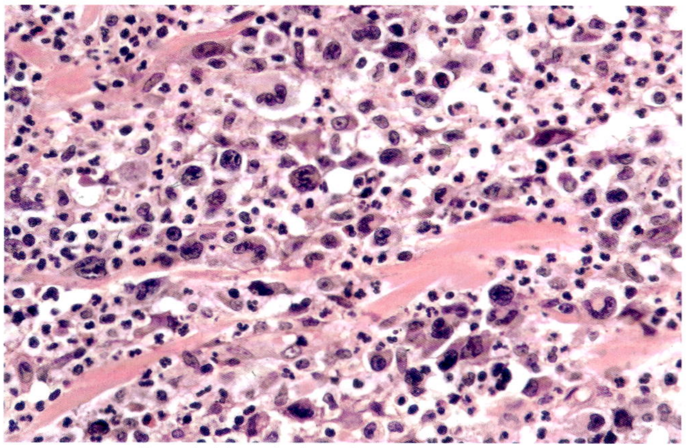

图 29.108 淋巴瘤样丘疹病：淋巴细胞核明显不规则、深染或呈泡状，注意中性粒细胞的背景

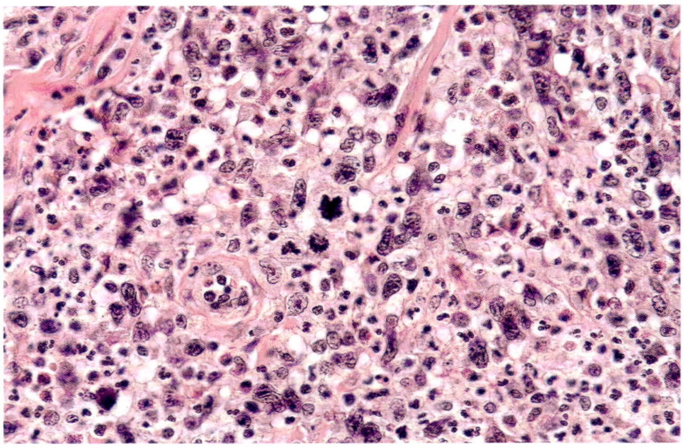

图 29.109 淋巴瘤样丘疹病：大量核分裂象

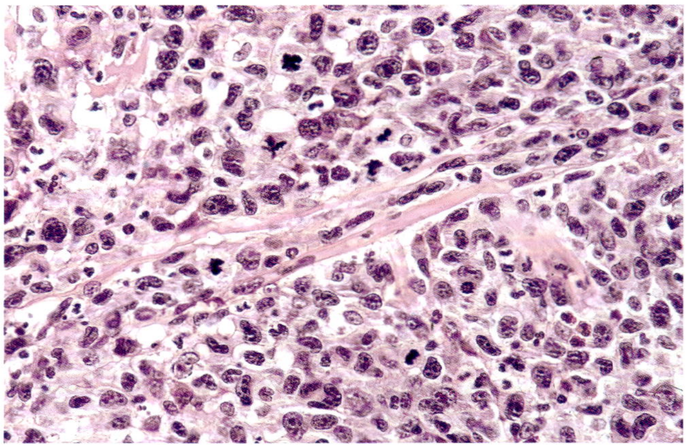

图 29.110 淋巴瘤样丘疹病：在视野中央偏上可见非典型的有丝分裂

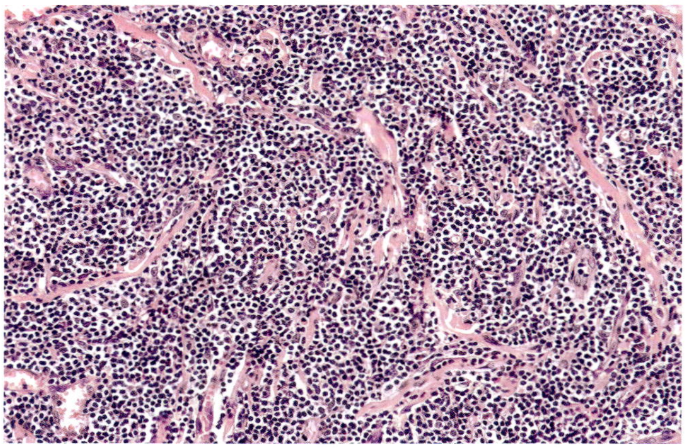

图 29.111 淋巴瘤样丘疹病：B 型淋巴细胞的致密浸润

（图 29.105 ～ 29.109）。它们可能为多核，类似里-施细胞。核分裂象常见（图 29.110）。这些细胞在皮损中呈散在或群集状分布，混有中性粒细胞、嗜酸性粒细胞、浆细胞、淋巴细胞和组织细胞。大的异型细胞的亲表皮现象罕见[3]。

- B 型（5% ～ 10% 的病例）：以小到中等大的淋巴细胞（图 29.111、29.112）浸润为主，浸润细胞核大、多形性、不规则，在真皮上部呈带状浸润，亲表皮现象常见，类似斑块期蕈样肉芽肿，但 Pautrier 微脓肿、核周空晕、淋巴细胞在基底层呈栅栏状排列通常不明显[7]。
- C 型（7% ～ 10% 的病例）：大的群集性或粘连成片的细胞呈结节状浸润，炎症细胞相对较少，肿瘤细胞与 A 型中的形态一致，本型的组织学改变和原发性皮肤间变性大细胞淋巴瘤相同，只能通过临床表现来区分两种疾病[4]。

最近有亲表皮性 CD8 阳性变异型的报道[48a]，

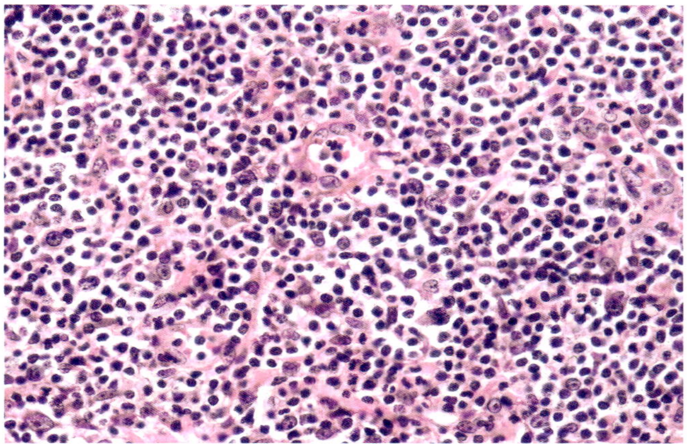

图 29.112 淋巴瘤样丘疹病：B 型细胞较大，核不规则、深染，胞质少，让人想到蕈样肉芽肿细胞

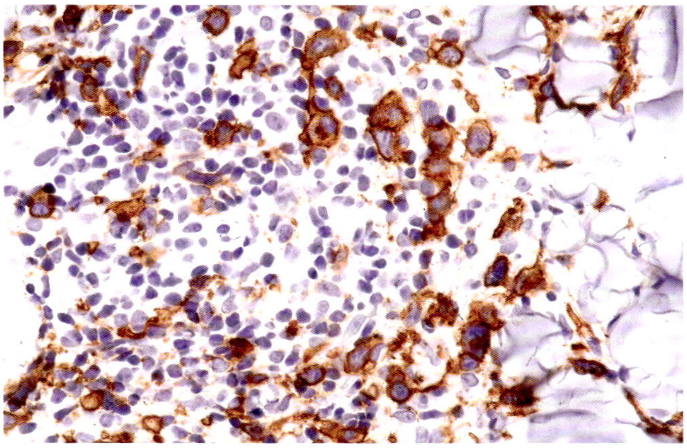

图 29.113 淋巴瘤样丘疹病：大量的 CD30 阳性细胞

其组织学改变类似原发性皮肤侵袭性亲表皮性 CD8 阳性细胞毒性 T 细胞淋巴瘤。这种变异型已经被建议命名为 D 型。

但应注意的是，并非所有病例都可明确归入以上亚型，多达 10% 的病例的单个皮损可以显示两种或两种以上亚型的重叠。在同一名患者，不同部位和（或）时间的皮损可表现为不同的类型[3, 47-48]。

其他特征可见于所有的亚型。真皮水肿和出血常很明显。有些血管可能出现纤维蛋白沉积和闭塞。表皮的改变是多样的，取决于丘疹演变的时期。早期皮损显示细胞内水肿，偶尔表皮细胞间有淋巴细胞浸润。中期皮损以不同程度的角质形成细胞坏死、细胞间水肿和表皮内异型淋巴细胞浸润为特征，表皮内的多形核白细胞和红细胞常见。晚期皮损的特点是广泛的表皮坏死、溃疡，脱屑形成角化不全的痂壳。偶尔会出现显著的假上皮瘤样增生，容易误诊为鳞状细胞癌或角化棘皮瘤[49]。

罕见的组织学改变包括具有肉瘤样改变的黏液样变亚型、伴毛囊黏蛋白病的亲毛囊和亲汗腺改变[3, 50-54]。血管中心性和血管破坏性淋巴瘤样丘疹病也有报道[55-56]。

在所有类型中，异型淋巴样细胞均表达皮肤淋巴细胞抗原，常见的免疫表型是 $CD4^+$ 和 $CD8^-$，少数是 $CD4^-/CD8^+$、$CD4^-/CD8^-$ 和 $CD4^+/CD8^+$[3, 57]。无论 CD4 和 CD8 的表达如何，细胞毒性分子（如 TIA-1）通常为阳性[3, 58]。全 T 细胞抗原 CD2、CD3、CD5 及 CD7 的表达不定[4]。A 型和 C 型的间变细胞表达 CD45 和 CD30，不表达 CD15、上皮膜抗原（EMA）或 p80/ALK1，也可表达 CD25（图 29.113）[42, 59-65]。相反，B 型中 CD30 常常是阴性，偶有阳性表达[3, 31]。虽然早期的研究显示肿瘤细胞不表达 CD56，但最近的研究发现表达 CD56 很常见[3, 64-65]。一般来说，自然杀伤（natural killer，NK）/T 细胞肿瘤通常预后非常差，但是表达 CD56 的淋巴瘤样丘疹病似乎并非如此。大多数淋巴瘤样丘疹病病例（75% ～ 80%）也表达 MUM1，有学者建议将其作为鉴别淋巴瘤样丘疹病和原发性皮肤间变性大细胞淋巴瘤的标记。然而，在一项研究中，虽然阳性率显著不同，但并未发现 MUM1 能完全鉴别两者[65-66]。

在大约 60% 的病例中可以检测出 T 细胞受体基因重排[3, 26, 30-31, 42]。

## 鉴别诊断

表达 CD30 并不是鉴别皮肤 CD30 阳性 T 细胞淋巴增殖性疾病与其他反应性炎症性疾病或其他类型淋巴瘤的可靠标记。越来越多的研究已经发现多种感染性皮肤疾病可含有数量较多的 CD30 阳性细胞，类似淋巴瘤样丘疹病的改变。这些疾病包括多种病毒感染性皮肤病，如疱疹病毒、传染性软疣、副牛痘病毒（挤奶人结节）、Epstein-Barr 病毒、HTLV1 和 HIV 感染[62, 67-73]。疥疮、梅毒和浅部真菌感染的皮损也可以出现 CD30 阳性细胞[62, 74-75]。非感染性皮肤炎症过程，如急性苔藓痘疮样糠疹、特应性皮炎和药物反应（特别是抗惊厥药）也可有 CD30 阳性淋巴细胞[60, 76-79]。伴淋巴细胞浸润的皮肤发疹性病变在恢复阶段也可出现 CD30 阳性细胞[62, 80]。

大多数这些疾病的 CD30 阳性细胞缺乏间变特征，数量比在淋巴瘤样丘疹病中少。阳性细胞大多散在分布，而不是呈簇状分布，虽然情况并非总是如此[62]。所以，临床病理的联系是必需的。

B 型淋巴瘤样丘疹病显示亲表皮现象，很难与蕈样肉芽肿或淋巴瘤样药物反应区分，在这种情况下临床病理联系也是必需的。

# 原发性皮肤间变性大细胞淋巴瘤

原发性皮肤间变性大细胞淋巴瘤（primary cutaneous anaplastic large cell lymphoma）的肿瘤性 T 细胞表达 CD30 的比例至少大于 75%[1-2]。肿瘤细胞可表现为间变性、多形性和免疫母细胞的形态。不论组织学亚型如何，其预后都相似。之前欧洲癌症研究和治疗组织（EORTC）更习惯将其命名为“CD30 阳性的皮肤大 T 细胞淋巴瘤”[1，3-4]。其预后良好，特别是相对于其他累及皮肤的 CD30 阳性大细胞淋巴瘤来说。后者包括转化的淋巴瘤样丘疹病和蕈样肉芽肿，以及淋巴结 / 系统 ALK 阳性和 ALK 阴性间变性大细胞淋巴瘤累及皮肤。原发性皮肤 CD30 阴性的大细胞淋巴瘤也需排除，因为它们生物学行为更其侵袭性，预后更差[1，4-5]。

## 临床特征

原发性皮肤间变性大细胞淋巴瘤主要发生在 70 岁左右的人群。尽管发病年龄范围广，但儿童病例很少，不同于系统性间变性大细胞淋巴瘤，其没有年龄的双峰分布现象[6-9]。男性好发。大多数病例（大约 80%）表现为一个孤立的红色或紫红色结节，常形成溃疡，或表现为局限分布的簇状结节 / 丘疹（图 29.114、29.115）。四肢最易受累。多发性皮损（其定义为多个解剖部位两个或以上的皮损）见于约 20% 的病例（图 29.116）[1-6]。

临床表现各异，42% 的患者皮损可部分或完全消退。这种病例在旧的文献中被称为“消退性非典型组织细胞增多症”[6，10-12]。近 42% 的病例有一次或多次复发，但只有 10% ～ 20% 有皮肤外（一般是淋巴结）播散[6]。然而，局限于皮肤与播散至一个引流淋巴结区域的病例在生物学行为上没有任何显著的差别[6]。本病 5 年和 10 年的生存率为 91% ～ 96%（取决于是否伴淋巴结受累），而淋巴结 CD30 阳性大 T 细胞淋巴瘤累及皮肤的患者生存率只有 24%[6]。肿瘤进展的危险因素不清楚[6]。

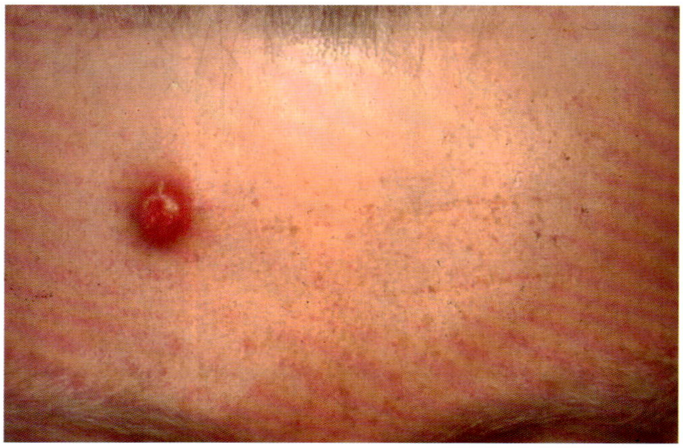

图 29.114 原发性皮肤间变性大细胞淋巴瘤：前额红色的溃疡性肿瘤结节（By courtesy of the Institute of Dermatology，London，UK.）

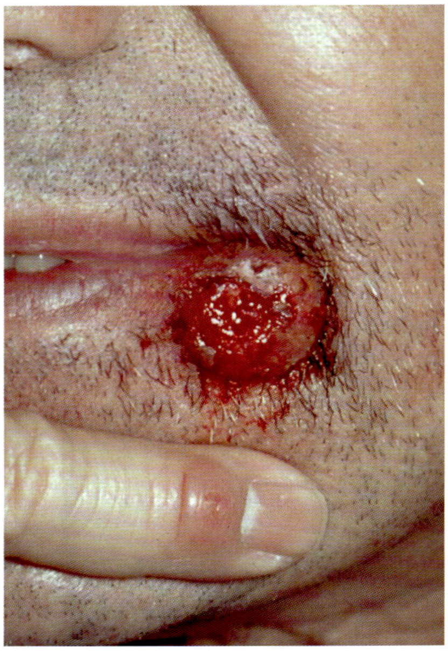

图 29.115 原发性皮肤间变性大细胞淋巴瘤：面部溃疡性结节（By courtesy of R.A. Johnson，MD，Massachusetts General Hospital，Harvard Medical School，Boston，USA. Reproduced from Liu V. and McKee P.H. Cutaneous T-cell Lymphoproliferative disorders：approach for the surgical pathologist and clarification of confused issues. Advances in Anatomic Pathology. 2002，9：79-100，with permission from Lippincott Williams & Wilkins.）

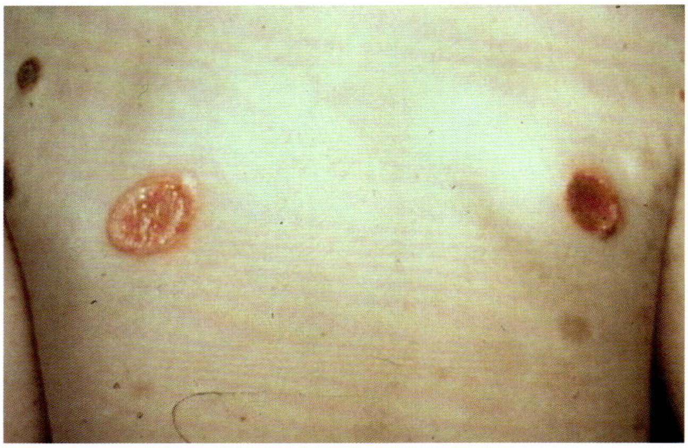

图 29.116 原发性皮肤间变性大细胞淋巴瘤：该患者的多发性皮损累及不同部位（By courtesy of the late N.P. Smith，MD，Institute of Dermatology，London，UK.）

## 发病机制及组织学特征

本病肿瘤细胞是活化的皮肤归巢 T 淋巴细胞，趋向于产生 Th2 型细胞因子[13-15]。其有 T 细胞受体基因的克隆性重排，但缺乏 T 细胞受体和 T 细胞受体相关的近端信号分子[16]。

发病机制不明[17-22]。已肯定有细胞遗传学异常，涉及多种癌基因，包括 JUNB 基因，但特异性的肿瘤发展机制还有待阐明[23-25]。与淋巴瘤样丘疹病一样，它可能表达前凋亡蛋白 bax 和（或）死亡受体（CD95）信号，这有助于某些病例的皮损自发消退，也和预后良好有关[26-27]。

原发性皮肤间变性大细胞淋巴瘤缺乏染色体 t（2；5）（p23，q35），这种易位常导致 NPM-ALK 融合蛋白超表达[28]。虽然有个别阳性病例，但其中一些可能是假阳性，其原因是与用于检测融合蛋白的 P80 抗体有交叉反应，和（或）用于检测转位的分子技术的问题[28]。也有可能是系统性间变性大细胞淋巴瘤最初表现为原发于皮肤的损害，但随着随访，就会发现这些病例早期就出现了皮肤外的播散[29]。此外，一些原发性皮肤间变性大细胞淋巴瘤显示有细胞质的 ALK 表达，但缺乏明确的遗传异常的证据[30-31]。因此，即使 ALK 阳性的原发性皮肤间变性大细胞淋巴瘤确实存在，目前也最好不列入原发皮肤间病性大细胞淋巴瘤范畴之内，直到对它们的生物学行为和预后有足够的认识（图 29.117）。

与淋巴瘤样丘疹病病变主要局限于真皮层不同，原发性皮肤大细胞淋巴瘤（常形成溃疡）通常浸润深达皮下脂肪或更深层的组织。局限于皮下脂肪组织的罕见病例也有报道，偶尔也有血管破坏性生长模式的病例报道[32-34]。

本病的一些组织学亚型的表现类似于系统性 ALK 阳性间变性大细胞淋巴瘤[32，35-37]。肿瘤细胞最常呈间变性细胞形态，胞质丰富，核多形性、泡状伴有异染色质聚集，核仁明显（图 29.118 ～ 29.121）。有些细胞出现胞质空泡化，甚至表现为印戒细胞样[32]。奇异细胞型也很常见，出现类似里-施细胞的多核巨细胞以及细胞核排列成花环状的细胞（图 29.122）。可见吞噬淋巴细胞现象（图 29.123）。核分裂，包括病理性核分裂常见（图 29.124）。很少情况下，肿瘤细胞呈多形性或免疫母细胞形态。小细胞（多形

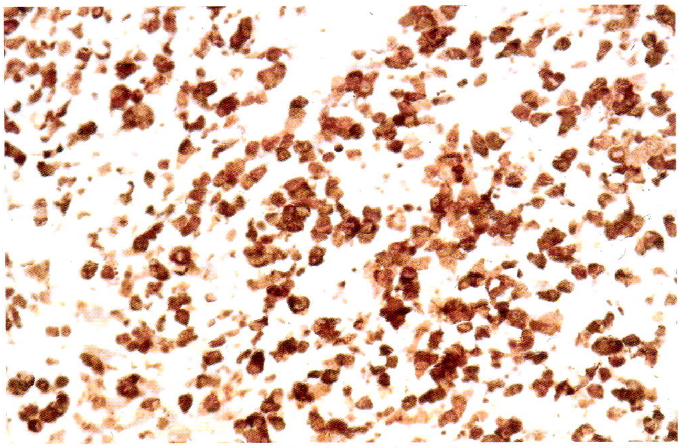

图 29.117 继发性皮肤间变性大细胞淋巴瘤：ALK 阳性

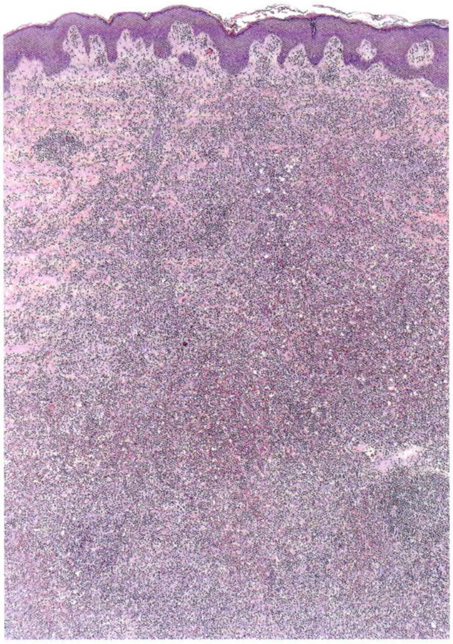

图 29.118 原发性皮肤间变性大细胞淋巴瘤：低倍视野下见一大肿瘤结节的浅表部分

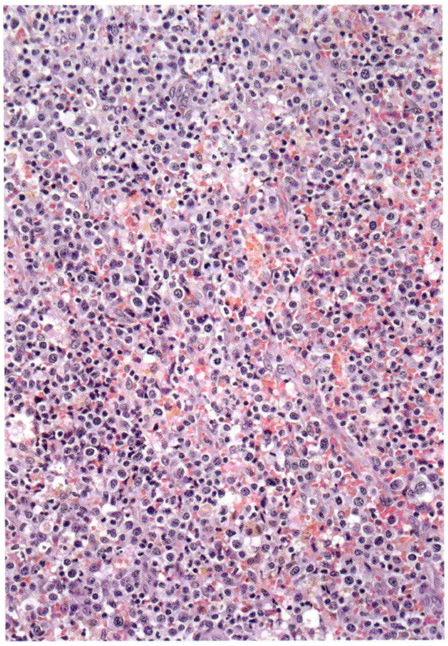

图 29.119 原发性皮肤间变性大细胞淋巴瘤：肿瘤由含有明显的嗜酸性核仁、泡状核的间变性细胞组成

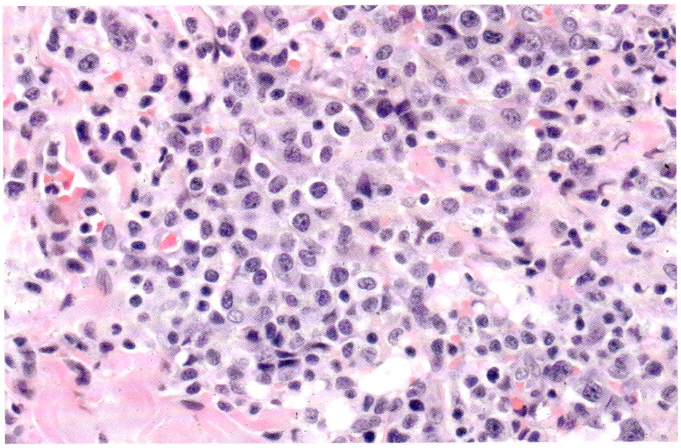

图 29.120 原发性皮肤间变性大细胞淋巴瘤：肿瘤细胞胞质丰富、双染性，边界不清，核呈泡状

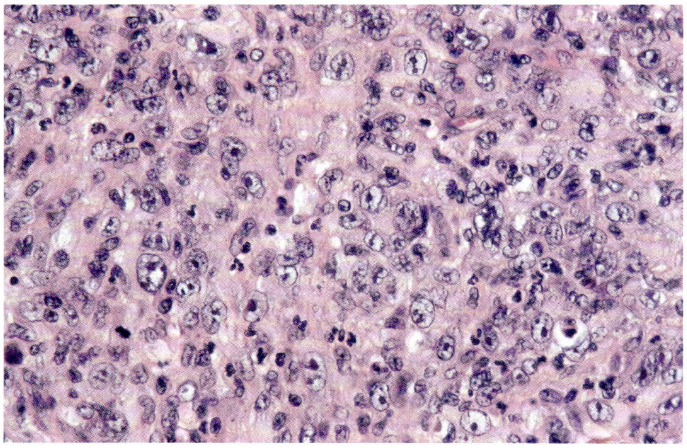

**图 29.121** 原发性皮肤间变性大细胞淋巴瘤：在这个病例中，细胞中央嗜碱性核仁明显

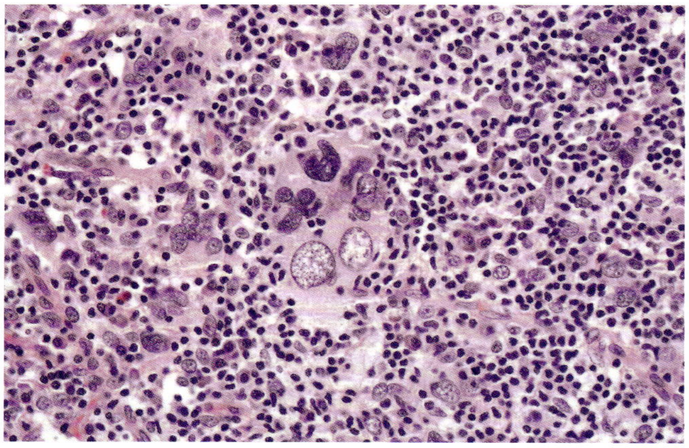

**图 29.122** 原发性皮肤间变性大细胞淋巴瘤：注意间变性多核的肿瘤细胞

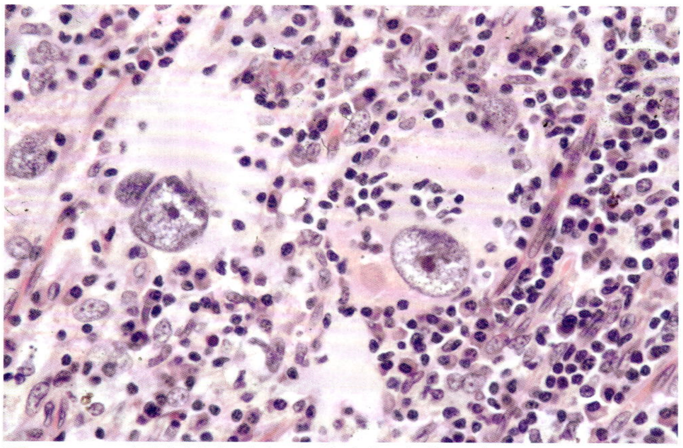

**图 29.123** 原发性皮肤间变性大细胞淋巴瘤：瘤巨细胞吞噬淋巴细胞现象

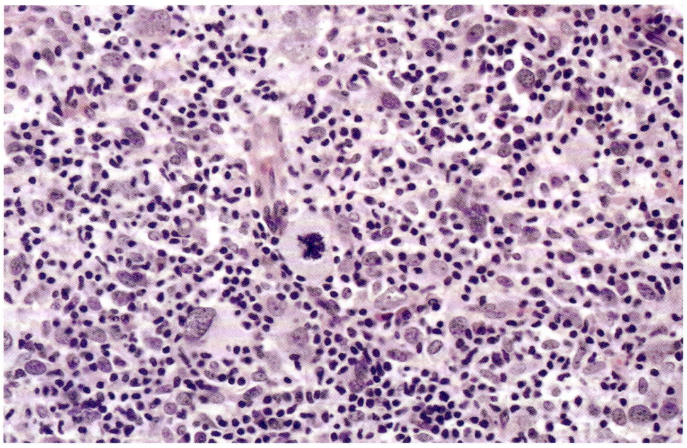

**图 29.124** 原发性皮肤间变性大细胞淋巴瘤：异常的核分裂象

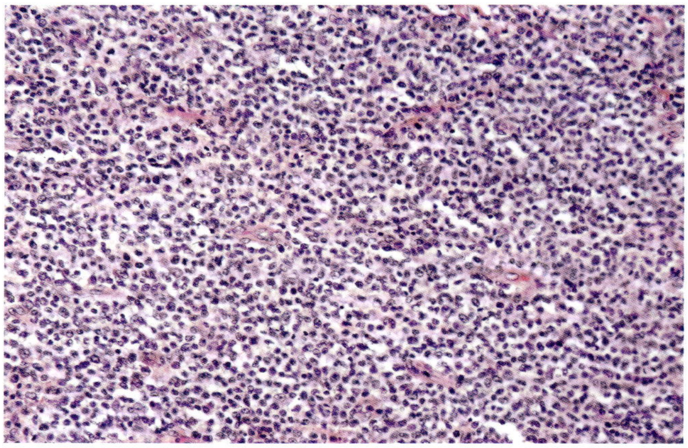

**图 29.125** 原发性皮肤间变性大细胞淋巴瘤：小细胞亚型的特征是肿瘤细胞大小一致、核深染

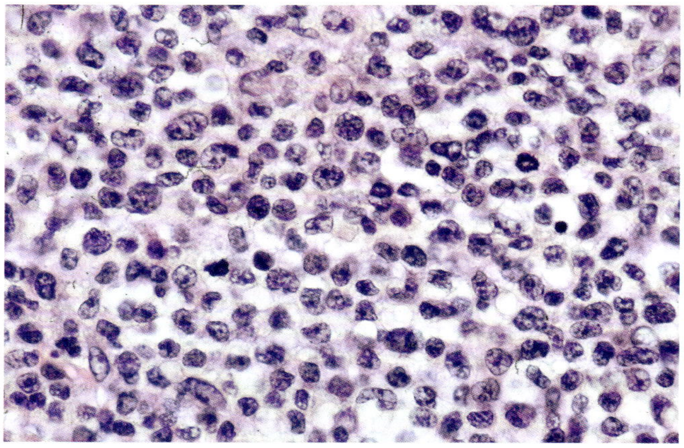

**图 29.126** 原发性皮肤间变性大细胞淋巴瘤：小细胞亚型。核深染，胞质少

性）亚型可类似肿瘤期蕈样肉芽肿，但非常少见（图 29.125、29.126）[32]，其特征是非典型的、深染的、CD30 弱阳性的脑回状 T 淋巴细胞浸润，伴很少的间变性大细胞和炎症细胞浸润[4, 32, 38-39]。罕见情况下，肿瘤细胞呈多形性梭形细胞形态，有黏液性间质或呈席纹状生长，类似肉瘤[40-41]。

肿瘤细胞呈大的巢状或弥漫性片状生长（偶尔被误诊为转移癌或黑素瘤），常有坏死（图 29.127、29.128）。亲表皮现象常不明显，但 40% 的病例可见到[32]。假上皮瘤样增生可能较显著，尤其是小的活检标本，很像上皮源性恶性肿瘤[4, 32, 42]。

炎症细胞常见，包括中性粒细胞、嗜酸性粒细胞、组织细胞、淋巴细胞和浆细胞（图 29.129、29.130）。很少情况下，中性粒细胞浸润非常明显，

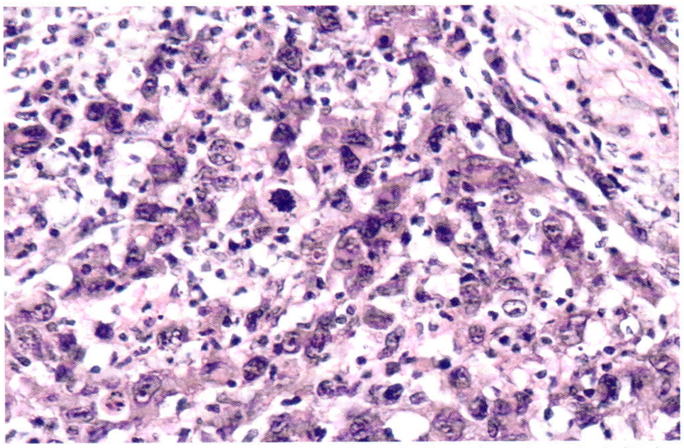

图 29.127 原发性皮肤间变性大细胞淋巴瘤：在一些皮损中，肿瘤细胞成条束状分布，首先应怀疑为癌

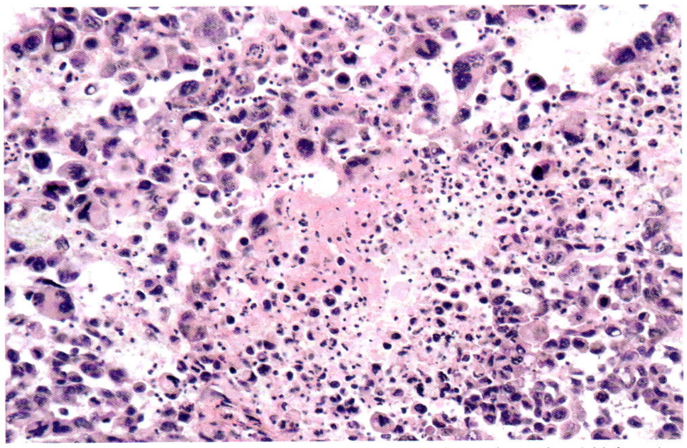

图 29.128 原发性皮肤间变性大细胞淋巴瘤：广泛的坏死

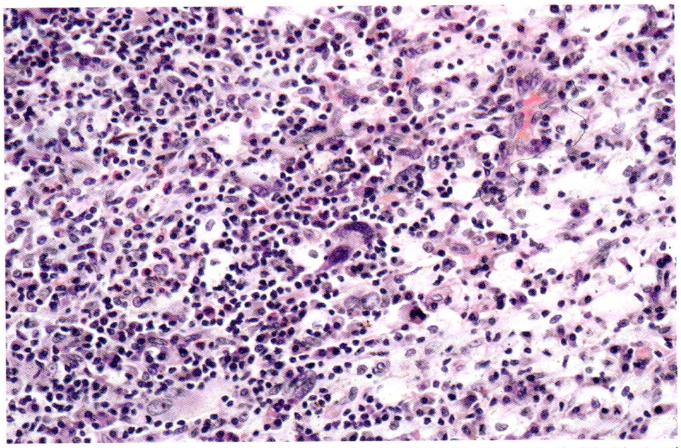

图 29.129 原发性皮肤间变性大细胞淋巴瘤：这个视野见到大量的组织细胞，易误诊为炎症性恶性纤维组织细胞瘤

以致会首先考虑为炎性疾病，如脓疱性 / 感染性皮病（富于中性粒细胞变异型，化脓性淋巴瘤）[32，43-44]。研究显示这是肿瘤细胞产生 IL-8 的结果[45]。有的病例中存在大量嗜酸性粒细胞，这可能是文献描述的嗜酸性粒细胞性组织细胞增多症[32，46-47]。淋巴组织细胞亚型也有报道，其特点是存在大量的组织细胞，后者有噬血细胞现象[32，48]。

根据本病定义，大于 75% 的肿瘤细胞表达膜和

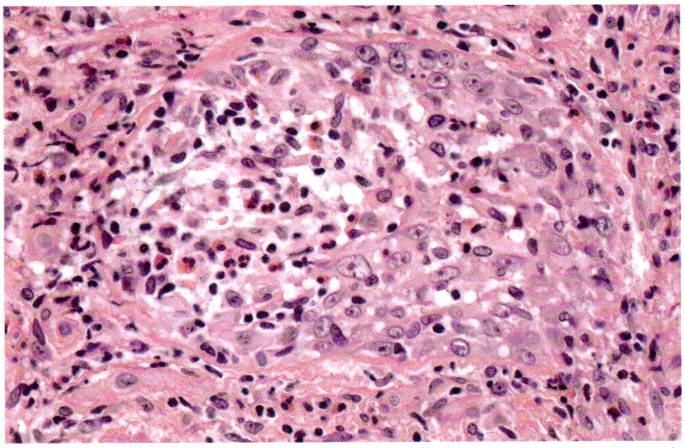

图 29.130 原发性皮肤间变性大细胞淋巴瘤：本例有大量嗜酸性粒细胞

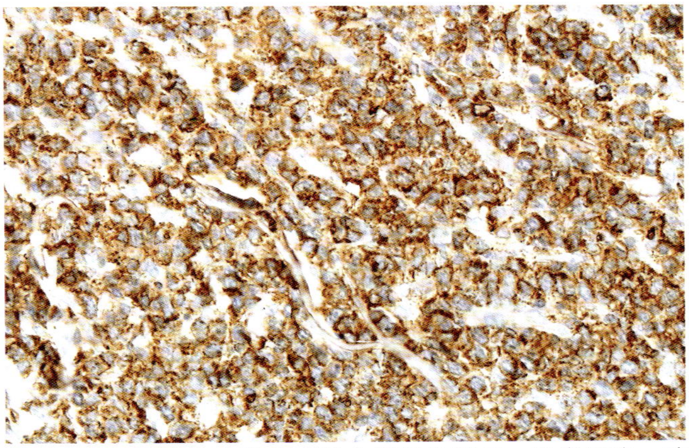

图 29.131 原发性皮肤间变性大细胞淋巴瘤：肿瘤细胞一致表达 CD30

高尔基体 CD30（Ber-H2/Ki-1）（图 29.131）。大多数病例中肿瘤细胞显示活化的 CD4 阳性 T 细胞表型，偶尔可见到 CD8 阳性或裸细胞表型（图 29.132）。各种全 T 细胞抗原有不同程度的丢失。大部分细胞表达细胞毒性分子 TIA-1、穿孔素或颗粒酶 B[2，49-50]。通常也表达 CD25、CD71 和 HLA-DR[51]。不表达 CD15。与原发于淋巴结的大细胞间变性淋巴瘤不同，

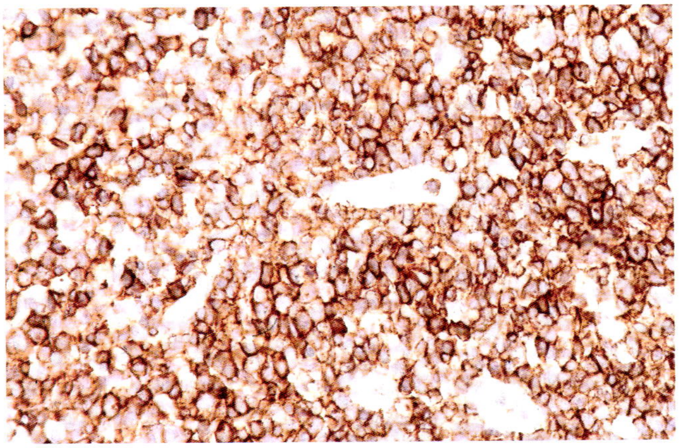

图 29.132 原发性皮肤间变性大细胞淋巴瘤：细胞表达 CD4（与图 29.131 是同一患者）

本病几乎不表达 EMA，尽管有儿童患者表达的报道（图 29.133）。ALK1 染色也通常是阴性（见上文）[7]。梭形细胞亚型可表达平滑肌肌动蛋白[41]。本病表达肌成束蛋白的比例高达 64%，而淋巴瘤样丘疹病仅有 24%[52]。偶有表达 CD56 的报道，不过这似乎与预后无关[53-55]。也可表达 MUM1，但其真正的阳性率及鉴别本病与淋巴瘤样丘疹病的价值仍有待确定[56-57]。

## 鉴别诊断

鉴别本病与其他 CD30 阳性大细胞淋巴瘤的关键是临床和病理联系，后者可以是原发，也可以是其他部位病变播散到皮肤上的。皮损的临床表现和疾病过程是区分本病与淋巴瘤样丘疹病 A 型和 C 型的唯一可靠的证据。本病与 CD30 阳性的蕈样肉芽肿大细胞转化难以鉴别，应当通过仔细的临床病理联系加以鉴别。分期检查应包括胸腹 CT 和骨髓检查，用来排除结内 CD30 阳性大 T 细胞淋巴瘤（如 $ALK^+$和 $ALK^-$间变性大细胞淋巴瘤）的播散和外周 T 细胞淋巴瘤，非特指[6]。

免疫组化和基因分析可能有助于区分本病与结内 ALK 阳性间变性大细胞淋巴瘤，可见上文。免疫组化也可鉴别本病和少见的 CD30 阳性大 B 细胞淋巴瘤累及皮肤，并且有助于将梭形细胞亚型与梭形细胞癌、梭形细胞黑素瘤、真皮肉瘤、炎性假瘤、滤泡树突状细胞肉瘤、树突状网状细胞肉瘤和梭形细胞白血病浸润区别开来[41, 58-59]。

相比之下，有 CD30 阳性细胞的炎性疾病更有可能被误诊为淋巴瘤样丘疹病，而不是皮肤间变性大细胞淋巴瘤。

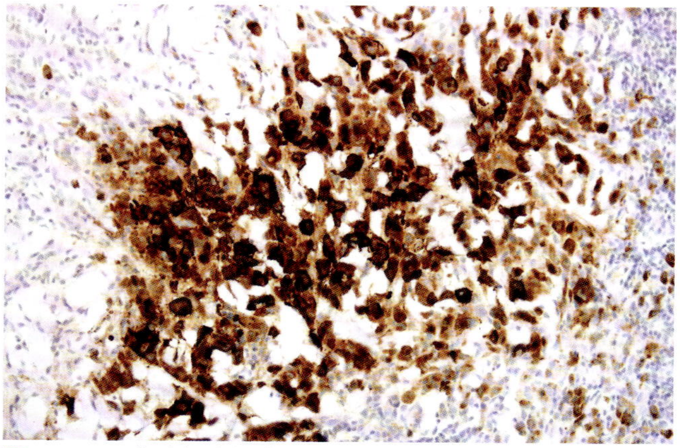

图 29.133 皮肤间变性大细胞淋巴瘤：本例的肿瘤细胞表达 EMA。这个病例被证实是继发于淋巴结的病变

# 原发性皮肤 CD4 阳性小 / 中等 T 细胞淋巴瘤

## 临床特征

虽然本病被 EORTC 分类列为单独的疾病，但并没有被列入最初的 WHO 分类[1-2]。这种遗漏在 EORTC-WHO 共同分类中得以纠正，但本病仍然被认为是暂定病种[3-4]。其为一种小到中等大小的、CD4 阳性的多形性 T 细胞肿瘤，缺乏蕈样肉芽肿的典型的斑片或斑块皮损[3]。临床少见，约占全部原发性皮肤 T 细胞淋巴瘤的 2%[4]。

女性似乎比男性更易发病[5-6]，年龄范围比较宽，但几乎所有的患者都是成年人，中位发病年龄在 60 多岁[5-9]。多数患者表现为孤立或局限性无症状的红色或紫红色丘疹、结节或斑块，特别好发于头颈部和躯干上部[3, 5-7, 10-11]。少数患者表现为大的肿块或多发皮损[5, 10-11]。该病预后良好，5 年生存率约为 80%[3]。皮损孤立或局限的患者预后最好[5-6, 11]，相比之下，多发皮损 / 大肿块的患者侵袭性更明显[5-6, 10-11]。

## 组织学特征

组织学上，肿瘤由形态相当一致的小到中等大小的细胞组成，胞质淡染，核深染而不规则、非脑回状，表现为血管周围、带状、结节状或弥漫性浸润，常累及整个真皮层，有时甚至累及皮下脂肪组织（图 29.134、29.135）[5, 7, 10-11]。根据定义，大细胞占总数的 30% 以下[3, 6]。核分裂象少见，无或仅有局灶性

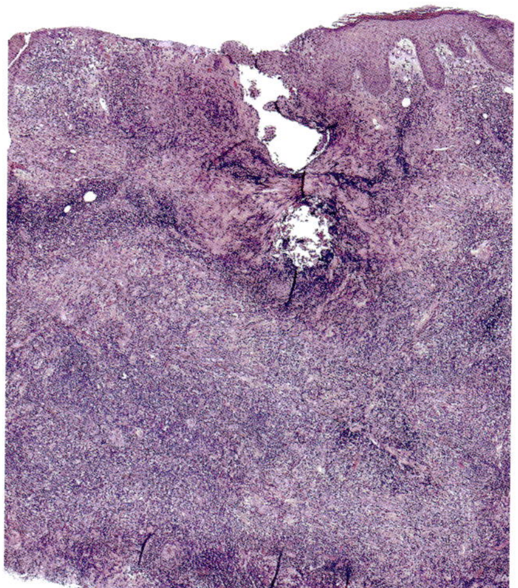

图 29.134 原发性皮肤 CD4 阳性小 / 中等 T 细胞淋巴瘤：本例是一个孤立的皮肤肿瘤结节的环钻活检。浸润的多形性淋巴样细胞均匀分布

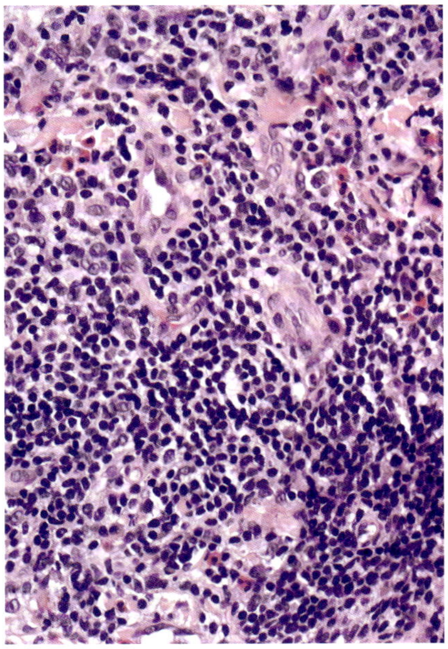

图 29.135 原发性皮肤 CD4 阳性小/中等 T 细胞淋巴瘤：肿瘤细胞核不规则、深染，胞质少。与蕈样肉芽肿的鉴别依靠临床与病理的联系

亲表皮现象（图 29.136）[5-7, 11-13]。偶有亲毛囊现象[8]。有时存在淋巴细胞、中性粒细胞、嗜酸性粒细胞和浆细胞，偶有肉芽肿形成。

肿瘤细胞具有辅助性 T 细胞表型，可能有 CD7 和 CD2 的丢失（图 29.137）[6-7, 11-12]。CD30 阴性。

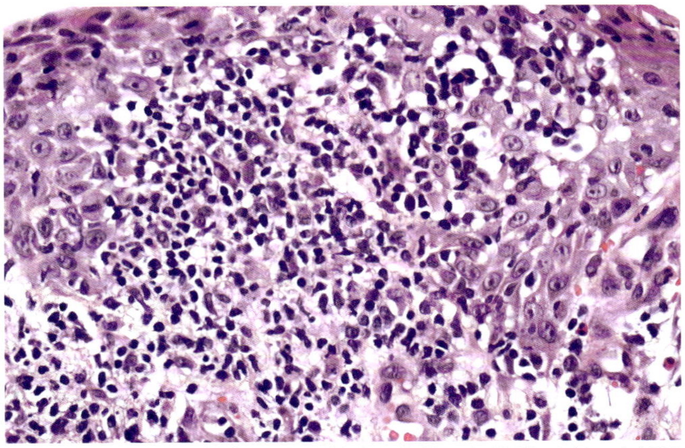

图 29.136 原发性皮肤 CD4 阳性小/中等 T 细胞淋巴瘤：本例显示局灶性亲表皮现象，强调了组织学改变与蕈样肉芽肿的相似性

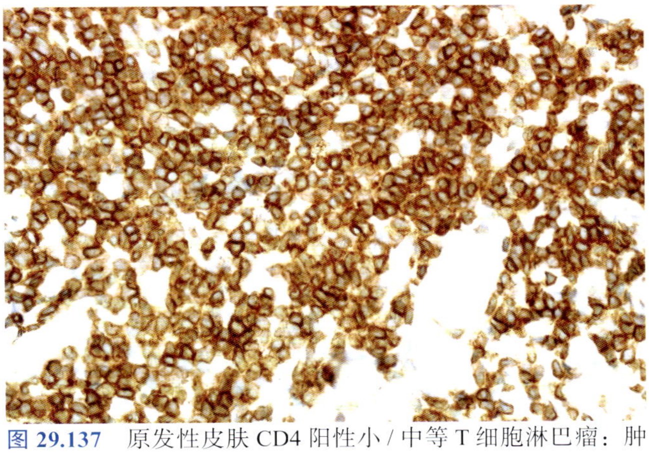

图 29.137 原发性皮肤 CD4 阳性小/中等 T 细胞淋巴瘤：肿瘤细胞表达 CD4

细胞毒性分子和 EB 病毒阴性[5]。有学者认为肿瘤细胞表现出滤泡辅助性 T 细胞特征，因为部分细胞（< 30%）表达 PD.1、CXCL13 和 BCL6，很少表达 CD10[5]。CD20 抗体显示出数量较多的 B 细胞，其中的母细胞可以表达 CD30，后者往往被表达辅助性 T 细胞表型的肿瘤细胞环绕[5, 11]。

大多数病例有 T 细胞受体基因的克隆性重排[7, 9, 11-12]。

## 鉴别诊断

本病应与肿瘤期蕈样肉芽肿、淋巴瘤样丘疹病、皮下脂膜炎样 T 细胞淋巴瘤和 T 细胞假性淋巴瘤鉴别[6]。鉴别依赖于尽可能多的临床、组织学和免疫表型资料。T 细胞假性淋巴瘤常表现为孤立的斑块或结节，但缺乏异常的免疫表型，而且浸润细胞常是多克隆性的[6, 14]。虽然检测数量有限，但发现 PD.1 和 CXCL13 可能有助于鉴别以上疾病，在反应性皮肤浸润中，阳性细胞相对少见[5]。

# 耳部惰性 CD8 阳性淋巴样增生

## 临床特征

2007 年，有学者报道了几例耳部惰性 CD8 阳性淋巴样增殖性疾病，认为其是皮肤 T 细胞淋巴瘤的一个独立变异型[1]。此后也有个别的报道，现在认为它是小到中等大小多形性皮肤 T 细胞淋巴瘤的一种免疫表型的亚型[2]。本病好发于男性，表现为耳部（耳轮或耳垂）的无症状性单发或多发的小丘疹、结节或斑块。双侧病变少见。少数表现为鼻尖的皮损[3]。生物学行为似乎是惰性的，不播散。

## 发病机制和组织学特征

发病机制不明。组织学上，表皮改变不明显，表皮真皮间有无浸润带，肿瘤在真皮内弥漫性浸润，可灶性累及皮下脂肪组织（图 29.138）。瘤细胞中等大小、形态单一、呈母细胞样外观，核不规则，有一个小核仁（图 29.139）。肿瘤增殖活性低。肿瘤细胞表达 CD3、CD8、CD45RA 和细胞毒颗粒，包括颗粒酶 B（图 29.140），CD4 和 CD30 阴性，其他 T 细胞标记，

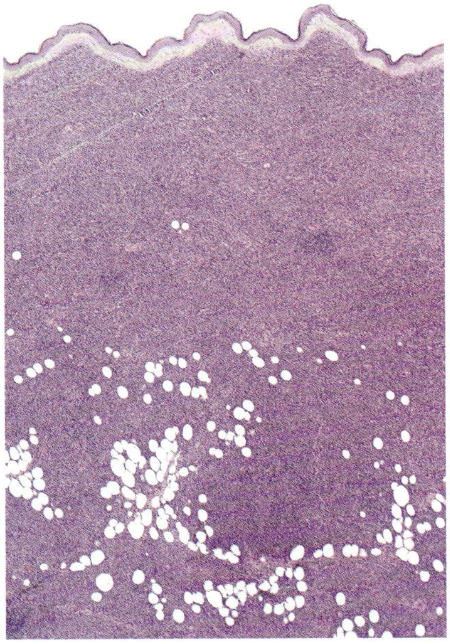

**图 29.138** 耳部惰性 CD8 阳性淋巴样增生：低倍镜下可见真皮的致密浸润，累及皮下脂肪组织。注意有无浸润带（Courtesy of Dr. T. Petrella，MD，Dijon，France.）

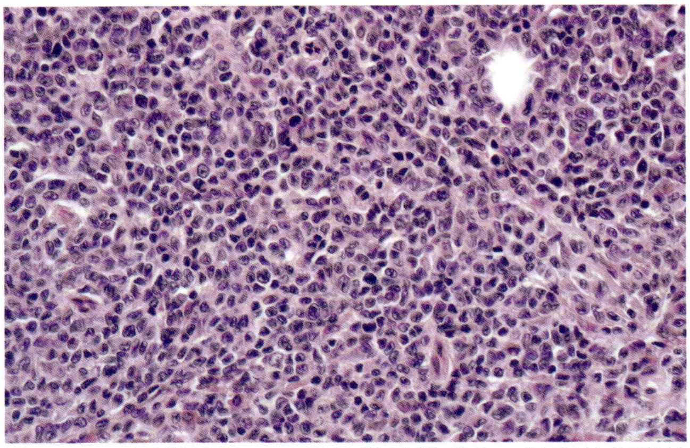

**图 29.139** 耳部惰性 CD8 阳性淋巴样增生：浸润的细胞是形态一致的母细胞（Courtesy of Dr. T. Petrella，MD，Dijon，France.）

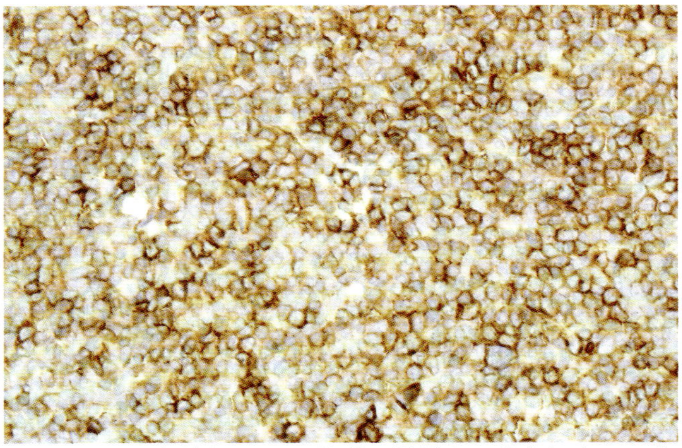

**图 29.140** 耳部惰性 CD8 阳性淋巴样增生：肿瘤细胞 CD3 阳性（Courtesy of Dr. T. Petrella，MD，Dijon，France.）

如 CD2 和 CD5 可能缺失。背景中存在一些反应性 B 细胞。通常能检测到 T 细胞克隆性重排。

# 血管免疫母细胞性 T 细胞淋巴瘤

## 临床特征

血管免疫母细胞性淋巴结病伴异常蛋白血症（免疫母细胞性淋巴结肿大，淋巴肉芽肿病 X）于 1974 年被描述，是指以全身淋巴结肿大、肝脾肿大、贫血、高丙种球蛋白血症为特征的疾病[1-3]。最初认为这是一种反应性病变，进展为淋巴瘤的风险很高。然而，目前的证据表明大多数病例（即使不是全部）都是肿瘤性病变，合适的名称是血管免疫母细胞性 T 细胞淋巴瘤（angioimmunoblastic T-cell lymphoma，AITL）[4-5]。

男女发病比例相同，发病年龄在 60～70 岁[3,5-8]。患者就诊时疾病常处于进展期，表现为全身淋巴结肿大、肝脾肿大、骨髓和皮肤受累以及系统症状[3, 5-8]。胸腔积液、腹水、关节炎和（或）关节痛、耳鼻喉受累及神经系统表现也可存在[3, 5-9]。通常情况下，患者有溶血性贫血（Coombs 阳性）、多克隆高丙种球蛋白血症、乳酸脱氢酶升高、白细胞增多（包括嗜酸性粒细胞或淋巴细胞）和血小板减少[1, 3, 5-7]。可能出现的其他自身免疫现象包括冷凝集素、冷球蛋白、循环免疫复合物、平滑肌抗体、类风湿因子和抗核抗体阳性[3, 5, 7, 10]。

约 50% 的患者疾病初期或复发时有皮损[10-11]。皮损表现为躯干和四肢的瘙痒性斑丘疹，类似病毒疹或药物超敏反应，一些患者的皮损可能发生于药物治疗后（图 29.141、29.142）[11-14]。还有荨麻疹、红皮病、糜烂、瘀斑、紫癜、痒疹样丘疱疹、斑块和肿瘤结节的报道[11, 15-16]。

AITL 患者预后差，初期治疗反应好，但生存期短[5-6, 8-10]。中位生存期小于 36 个月，5 年生存率为 30%～35%[5-6, 8-10]。常死于感染[6, 9-10, 17]。

## 发病机制和组织学特征

免疫表型和基因表达谱证实本病是来源于滤泡辅助性 T 细胞的恶性肿瘤[4, 6, 18-23]。有学者提出 Epstein-Barr（EB）病毒在 AITL 早期阶段起作用，EB 病毒感染的 B 细胞刺激滤泡辅助性 T 细胞，活化的 T 细胞再进一步刺激 B 细胞，导致免疫刺激循环的形成[6]。AITL 存在染色体异常，最常见的是 3、5、18 和 19 号染色体三体，X 染色体的获得和 7 号染色体缺失[4, 7, 24]。比较基因组杂交在一些病例中检测

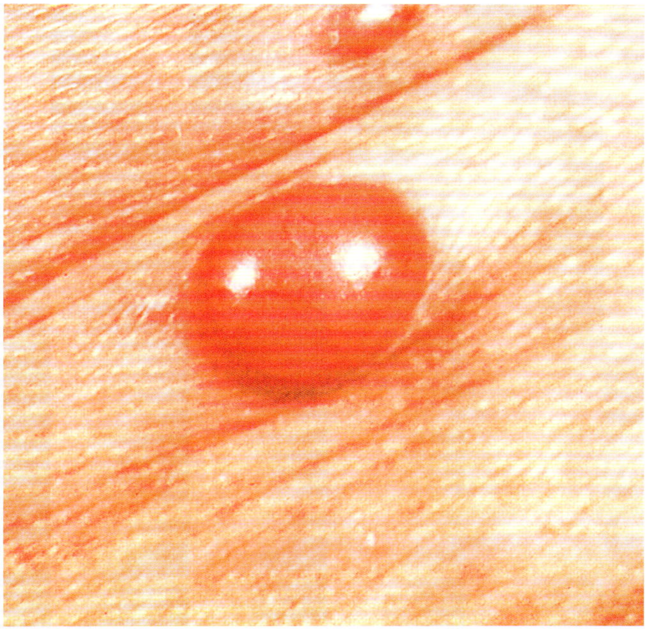

图 29.141 血管免疫母细胞性 T 细胞淋巴瘤：发生于前胸壁和腋窝前部折叠处的红色斑丘疹（By courtesy of M.G. Bernengo，MD，Clinica Dermatologica，Turin，Italy.）

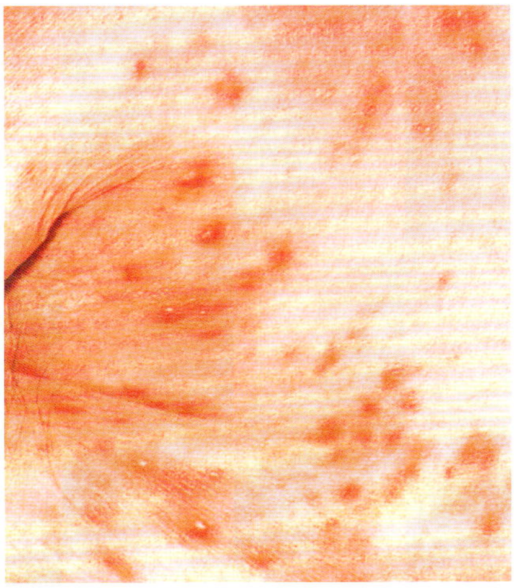

图 29.142 血管免疫母细胞性 T 细胞淋巴瘤：也可出现浸润结节（By courtesy of M. G. Bernengo，MD，Clinica Dermatologica，Turin，Italy.）

到 11q13、19 和 22p 的获得及 13q 的缺失[25]。

淋巴结的典型改变是多形性细胞浸润导致的淋巴结结构部分破坏，病变主要累及副皮质区，窦区通常会保留，但淋巴结周围结缔组织往往受累。在疾病的早期阶段，可能会有滤泡增生，但通常情况下滤泡是减少或消失的[4-6, 26]。副皮质区内高内皮细胞小静脉明显增生，并有一定数量的淋巴细胞、浆细胞、嗜酸性粒细胞和组织细胞的混合浸润。肿瘤细胞通常中等大小，具有丰富的透明或淡染的胞质[4-6]。常小簇状分布在滤泡和高内皮细胞小静脉周围。除了有反应性的小淋巴细胞外，还可有散在的、大的、类似里-施细胞的 B 免疫母细胞。

疑似或诊断明确的病例，其皮损组织学最常表现为浅表的或浅深层同时存在的血管周围浸润，少见情况下附属器周围也有浸润。浸润的细胞稀疏到致密不等，含有多形性的异型淋巴细胞，伴血管增生，增生血管的内皮细胞明显[11, 27]。少数病例的改变是非特异性的，包括浅表血管周围无异型性的小淋巴细胞、嗜酸性粒细胞和浆细胞（有时可见）的浸润[11, 27]。在一组病例研究中，一些病例有轻微的界面改变[27]。有些病例显示白细胞碎裂性血管炎和肉芽肿性炎的改变（图 29.143、29.144）[11, 28-29]。

淋巴结内，肿瘤细胞强阳性表达 CD4，常表达 CD2、CD3 和 CD5，大量反应性 CD8 阳性 T 细胞也可以存在。至少部分肿瘤细胞表达滤泡辅助性 T 细胞标记，如 CD10、CXCL13、PD.1（program death receptor 1，程序死亡受体 1），有时表达 bcl-6[5-6, 19-20, 22-23, 30-31]。表达 CD20 的 B 免疫母细胞中 EB 病毒原位杂交结果通常为阳性。在一些病例，EB 病毒可促进 B 细胞增殖，发展为 EB 病毒阳性的弥漫性大 B 细胞淋巴瘤[26, 32-33]。不规则的、扩大的滤泡树突状细胞网位于高内皮细胞小静脉附近，表达 CD21、CD23、CD35 和（或）CNA42。在皮损中，肿瘤细胞常常难以识别，但 CXCL13 似乎是敏感的和特异性的指标[27]。

大多数病例在淋巴结内可检测到 TCR 基因克隆

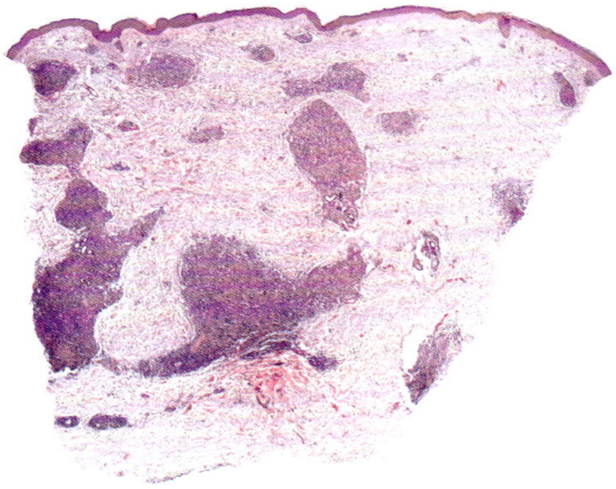

图 29.143 血管免疫母细胞性 T 细胞淋巴瘤：活检显示真皮内明显的肉芽肿性炎症浸润

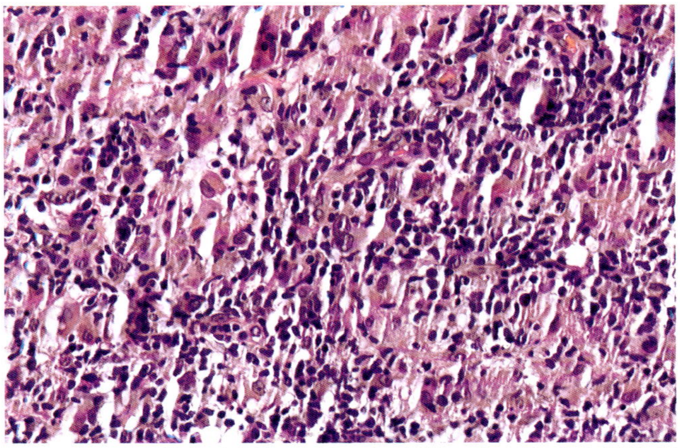

图 29.144 血管免疫母细胞性 T 细胞淋巴瘤：注意大量的组织细胞和散在的非典型细胞

性重排，且与皮损中存在 CXCL13 阳性的肿瘤细胞相对应[13, 27, 34-35]。在 20% ～ 30% 的病例中存在免疫球蛋白基因的克隆性重排，这与较多 EBV 阳性 B 细胞群的存在有关[34-35]。

AITL 的皮肤受累和反应性皮肤浸润的鉴别最好通过淋巴结的病理检查和与临床特征的联系来进行。有时，CXCL13 染色和基因重排可能对诊断有用[27]。

# 成人 T 细胞白血病 / 淋巴瘤

## 临床特征

成人 T 细胞白血病 / 淋巴瘤（adult T-cell leukemia/lymphoma，ATLL）是由人 T 细胞白血病病毒 1 型（human T-cell leukemia virus type 1, HTLV-1）诱导的、具有多种临床表现、常伴皮肤累及的系统性疾病。第一个病例是在日本西南部九州岛发现的[1-3]。该病也见于加勒比海、南美东北部、美国东南部、非洲中部和太平洋地区[4-5]。偶尔在美国和欧洲其他地区确诊的病例也都是上述地区的移民[6]。该病主要发生在成年人，儿童少见[7]。

本病可能有一个前驱期，但一旦确诊，可表现为四种亚型：急性型、慢性型、焖燃型和淋巴瘤型[1-2, 8]：

- 急性型 ATLL（55%）：是最常见的亚型，通常表现为急性发病，特征性地处于白血病期。高钙血症伴或不伴溶骨性病变、全身症状、乳酸脱氢酶（lactate dehydrogenase，LDH）升高常见。白细胞计数非常高，循环中大量的肿瘤性淋巴细胞、中性粒细胞升高及嗜酸性粒细胞升高也常见。50% 患者有皮损，可能有淋巴结肿大和肝脾肿大。
- 慢性型 ATLL（20%）：循环中淋巴细胞增多，但异型淋巴样细胞数量少。无高钙血症，血清 LDH 正常或轻度升高（≤正常上限的 2 倍）。可发生皮损，包括出现剥脱性皮炎样的皮疹。可有轻微的淋巴结肿大和（或）脾大。
- 焖燃型 ATLL（5%）：淋巴细胞计数正常，但循环中异常的 T 细胞多于 5%。无高钙血症，皮肤和肺部常受累。无淋巴结肿大或肝脾肿大。血清 LDH 正常或仅轻度升高（≤正常上限的 1.5 倍）。
- 淋巴瘤型 ATLL（20%）：这一亚型可见外周血受累，本型特征是明显的淋巴结肿大，通常处于进展期。高钙血症比急性型少见，但皮肤损害较急性型常见。

43% ～ 72% 的病例有皮损，可在本病的所有类型中见到，但在淋巴瘤性亚型中较少见（图 29.145、29.146）[2, 9-13]。皮损有异质性，表现为丘疹、结节、肿瘤、斑块或红斑 / 红皮病[10, 14-15]。少数表现为汗疱疹样、瘢痕疙瘩样、肉芽肿样以及色素沉着、紫癜、水疱、大疱样皮损[10, 16-17]。有只发生在皮肤的单克隆性淋巴细胞增生的皮肤亚型的报道[14, 18-20]，这类病例比焖燃型 ATLL 预后差，但比其他亚型预后好[14, 21]。

许多患者具有 T 细胞相关的免疫缺陷及免疫功能低下。机会性感染常见，包括耶氏肺孢子菌肺炎、念珠菌病、隐球菌病、巨细胞病毒和类圆线虫病。预后与临床亚型、年龄、血清钙和 LDH 水平相关[1-2, 22]。急性型和淋巴瘤型中位生存期从 2 周至 1 年不等，而慢性型和焖燃型可达 2 年或更长[1, 23]。死亡通常是由于感染、高钙血症或肿瘤负荷过多导致。

## 发病机制和组织学特征

本病发生于 HTLV-1 感染者，恶性细胞含有整合

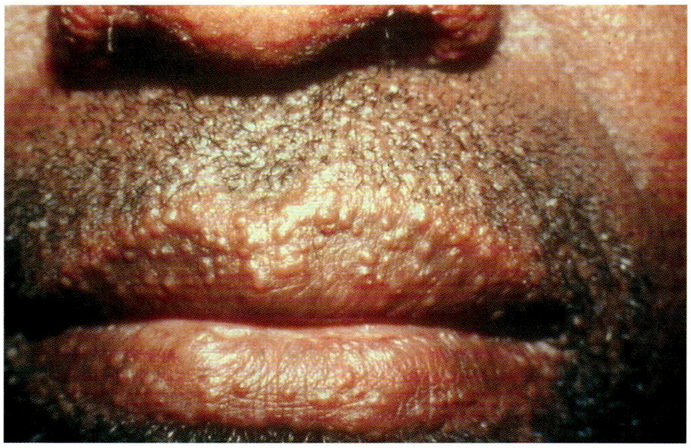

图 29.145 成人 T 细胞白血病 / 淋巴瘤：本例唇部可见多发性丘疹（By courtesy of the Institute of Dermatology，London，UK.）

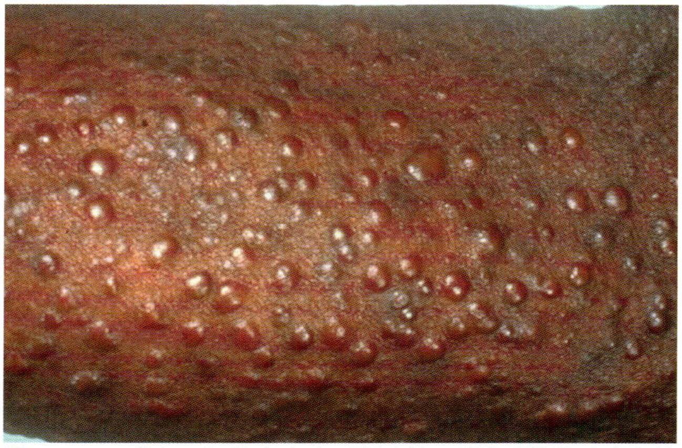

图 29.146 成人 T 细胞白血病 / 淋巴瘤：手臂无数的丘疹和结节（By courtesy of the Institute of Dermatology，London，UK.）

的 HTLV-1 前病毒是强有力的证据[24]。HTLV-1 通过外周血（静脉吸毒、性行为）、血液制品传播，或母婴经胎盘或母乳传播。然而，受感染的个体发展成 ATLL 的比例相对较低，男性的累积风险为 6.6%，女性为 2.1%[24-25]。潜伏期很长，大多数情况似乎是由母乳喂养传播，而日本患者平均年龄为 60 岁[24, 26]。这意味着有一个未知的辅助因子对细胞恶性转化起作用。

HTLV-1 前病毒 DNA 通过病毒基因转录随机整合到宿主细胞 DNA。转录反式激活蛋白 Tax 的表达和（或）HTLV-1 碱性亮氨酸拉链因子似乎对转化起了很重要的作用。它们通过激活 NF-κB 途径作用于下游而影响细胞周期进展和（或）凋亡[24, 26-27]。

ATLL 存在复杂核型及各种克隆性染色体异常[4, 28-33]。已确定一些肿瘤抑制基因存在突变或功能丧失，包括细胞周期蛋白依赖性激酶抑制剂（p15、p16）、p53 和 Rb，特别是在淋巴瘤型和急性型中[34-35]。也可发生 p21 的超表达[36]。

循环白血病细胞的特征是核呈多形性并分叶，有时似三叶草，染色质深，核仁不明显[37]。它们含有酸性磷酸酶、β-葡糖醛酸糖苷酶和酸-萘基乙酸酯酶[38]。免疫表型是典型的辅助性 / 诱导 T 淋巴细胞表型[39]。

在组织学上，细胞表现多样，多形性小、中、大细胞，间变性大细胞，霍奇金样细胞和血管免疫母细胞性 T 细胞淋巴瘤样细胞均可见到（图 29.147、29.148）[40]。皮损可表现为淋巴细胞呈血管周围、结节状或弥漫性浸润[14]。红斑性皮损的肿瘤细胞位于真皮上部，肿瘤细胞小到中等大，核轻度不规则，核分裂象少。丘疹结节性皮损的肿瘤细胞可累及真皮全层，有时皮下脂肪组织也可受累，呈结节性或弥漫性浸润。淋巴细胞大小通常中到大，核高度不规则、染色质粗大，有时核仁明显。在一些病例中有母细胞样细胞、脑回状巨细胞和里-施样细胞，核分裂象常见。亲表皮现象和 Pautrier 微脓肿形成可以见到，通常伴有血管周围浸润，皮损类似蕈样肉芽肿或 Sézary 综合征的改变[1, 5, 13-14, 39-41]。组织细胞、浆细胞及嗜酸性粒细胞也很常见[39, 41]。肉芽肿极少见[16, 42]。

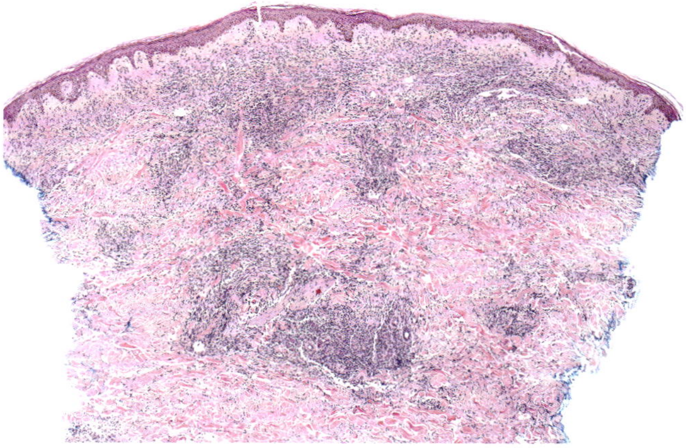

图 29.147 成人 T 细胞白血病 / 淋巴瘤：真皮内的致密浸润

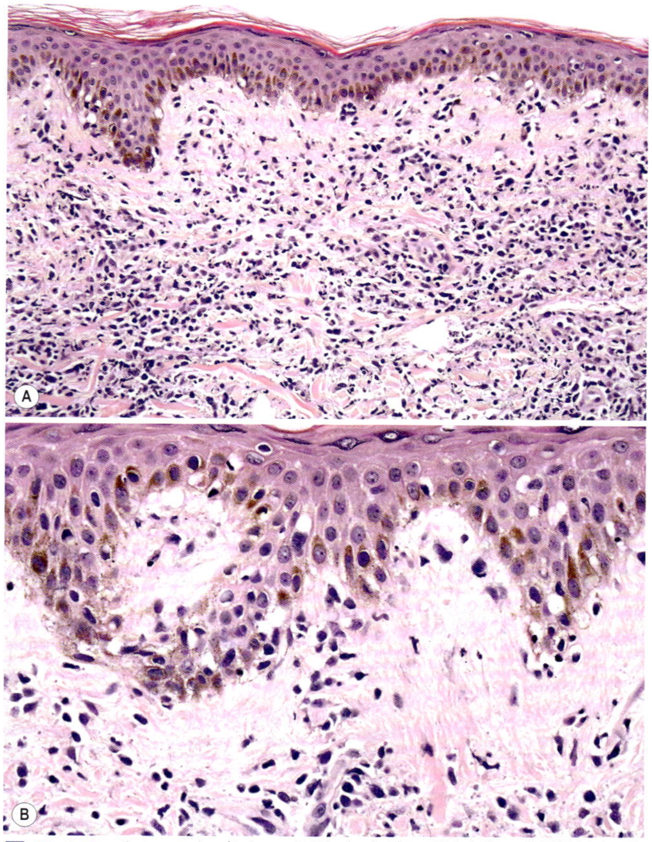

图 29.148 （A、B）成人 T 细胞白血病 / 淋巴瘤：浸润的细胞由小的和大的多形性淋巴细胞混合组成。注意肿瘤细胞亲表皮现象，与蕈样肉芽肿的区别依靠临床病理联系

除了骨髓、皮肤、淋巴结受累外，肿瘤播散常累及肺、肝、肾、胃肠道和中枢神经系统，其发生概率依次递减[16]。

肿瘤细胞免疫表型通常是 CD2⁺、CD3⁺、CD4⁺、CD5⁺、CD25⁺ 和 CD7⁻（图 29.149、29.150）[1, 5]。偶尔 CD8 阳性的亚型也可见到，很少情况下肿瘤细胞同时表达 CD4 和 CD8[1, 39]。大的转化细胞可表达

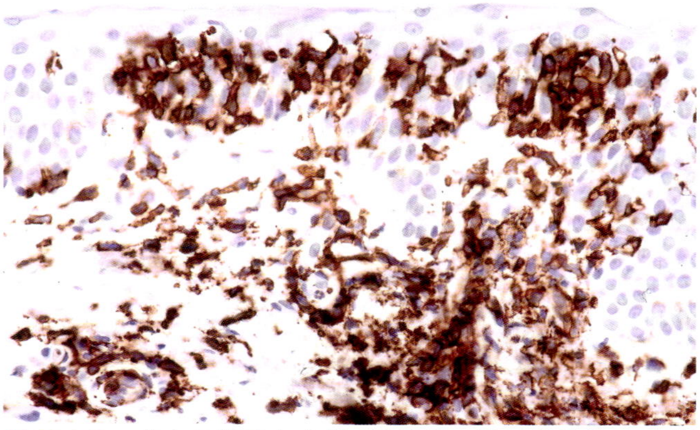

图 29.149 成人 T 细胞白血病 / 淋巴瘤：淋巴细胞为 CD4 阳性的辅助性 T 细胞

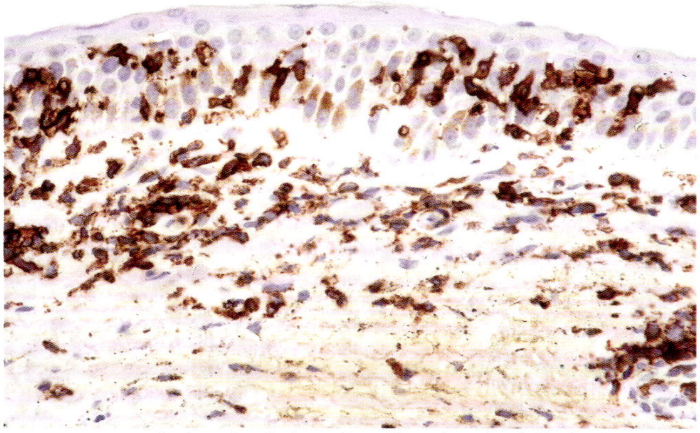

图 29.150 成人 T 细胞白血病 / 淋巴瘤：细胞均表达 CD25

CD30，但 ALK1 和细胞毒性分子阴性。肿瘤细胞常表达趋化因子受体 CCR4 和 FoxP3，提示其与调节性 T 细胞相关[43]。

## 鉴别诊断

本病与蕈样肉芽肿和 Sézary 综合征有相当多的重叠。急性发作和缺乏斑片期是有用的鉴别点[5]。对有疑问的病例，ATLL 的确诊需要血清学的证据，或在肿瘤 DNA 中识别出 HTLV-I 的序列[44-46]。

# 皮下脂膜炎样 T 细胞淋巴瘤

## 临床特征

皮下脂膜炎样 T 细胞淋巴瘤（subcutaneous panniculitis-like T-cell lymphoma，SPTCL）于 1991 年首次报道，是一种可能与噬血细胞综合征相关的少见肿瘤[1]。之前很多病例被报道为组织细胞吞噬性脂膜炎、Weber-Christian 病、组织细胞淋巴瘤、恶性组织细胞增多症或组织细胞髓系网状细胞增多症[2-3]。2001 年 WHO 分类将 SPTCL 列为一个独立病种[4-6]。然而，自那以后，越来越多的证据表明需要区分 α/β 和 γ/δ T 细胞谱系，因为前者常显示 $CD4^-$、$CD8^+$、$CD56^-$ 表型，预后良好，而后者具有 $CD4^-$、$CD8^-$、$CD56^+$ 表型，侵袭性常很明显[7-15]。目前 EORTC-WHO 分类将 α/β 阳性的病例仍称为 SPTCL，而 γ/δ 阳性病例作为一个单独的暂定病种，称为“γ/δ 皮肤 T 细胞淋巴瘤”，属于外周 T 细胞淋巴瘤，非特指类型的一种亚型[16]。

本病好发于女性（2∶1）[15]。发病年龄范围广，可累及儿童和老年人[17-20]。中位年龄为 36 岁，但多达 20% 的患者在诊断时年龄小于 20 岁[15]。表现为红色或紫红色结节，或深在斑块，大小从不到 1 cm 到大于 20 cm 不等（图 29.151）[1, 15]。溃疡不常见[15, 17, 21-22]。大多数病例皮损泛发，累及四肢及躯干，累及面部、颈部、腋窝、腹股沟和臀部者少见（图 29.152）。单发或局限的皮损相对少见[15]。50% 的患者有 B 症状，贫血、血细胞减少、红细胞沉降率升高和肝功能紊乱常见[15]。通常没有淋巴结肿大。可见肝脾肿大，但不是由淋巴瘤浸润造成的[7, 15-16]。不到 20% 的患者可出现噬血细胞综合征，表现为肝脾肿大、凝血功能障碍造成大面积出血、体重减轻、发热、肌痛[1, 15]。

虽然早期的文献表明，SPTCL 是一种具有高死亡率的侵袭性疾病，但这主要是由于包含了 γ/δ 阳性的病例[7, 12, 15, 17-19]。如果严格按标准定义，SPTCL 具有良好的预后，5 年总体生存率和疾病特异性存活率为 80% ～ 90%[15]。伴有噬血细胞综合征的病例预

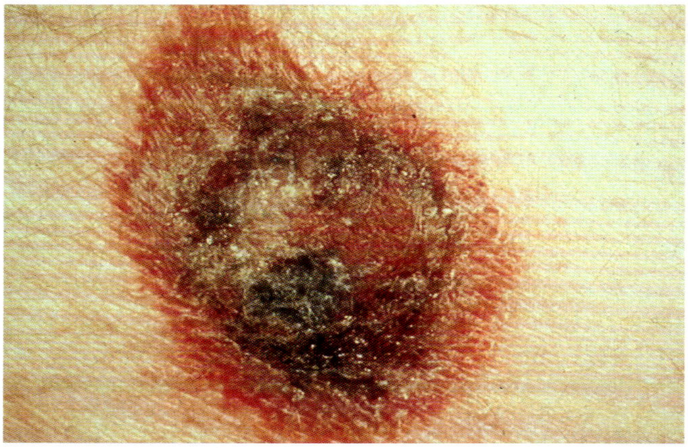

图 29.151 皮下脂膜炎样 T 细胞淋巴瘤：患者表现为下肢多发的溃疡性结节（By courtesy of D. McGibbon，MD，Institute of Dermatology，London，UK.）

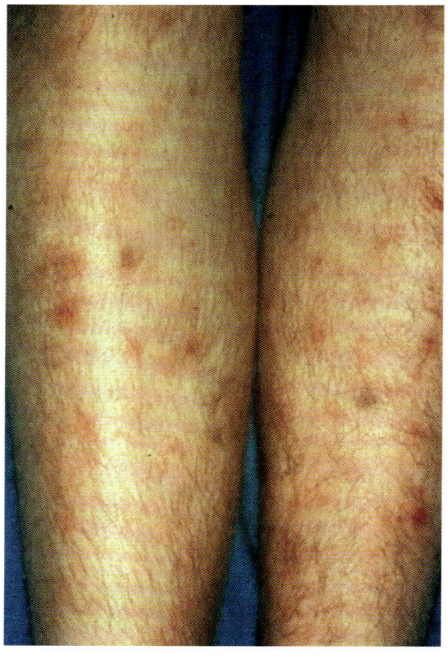

图 29.152 皮下脂膜炎样 T 细胞淋巴瘤：这张图片的皮损类似结节性红斑（By courtesy of D. McGibbon，MD，Institute of Dermatology，London，UK.）

后较差，5 年总体生存率仅为 46%[5, 10]。SPTCL 通常仅局限于皮肤，死亡是由于噬血细胞综合征或治疗并发症导致的[1, 7]。

## 组织病理学特征

SPTCL 的病因不明。红斑狼疮性脂膜炎（lupus erythematosus panniculitis，LEP）和 SPTCL 表现重叠，已有学者提出 LEP、SPTCL 以及被冠以“非典型”小叶性脂膜炎的中间性淋巴细胞恶性增生是一组谱系疾病[15, 23-25]。SPTCL 有染色体异常，证实它为皮肤 T 细胞淋巴瘤中一种特异性的疾病[26]。

典型的病变主要累及脂肪小叶，间隔的浸润有限。有的病例浸润可延伸到真皮网状层，但真皮浅层和表皮通常不受累[1, 15]。血管中心性及血管破坏性浸润少见[15]。肿瘤细胞大小不等，为小到中等大小，大细胞散在。细胞核深染、细胞质淡（图 29.153 ～ 29.158）[15]。淋巴细胞围绕单个脂肪细胞形成花环状浸润是本病特征，但可以是局灶性出现，也可没有[27]。核碎裂和脂肪坏死几乎总是存在，常伴有组织细胞，偶尔见肉芽肿性炎[10, 15-17]。组织细胞经常呈空泡状，可能含有被吞噬的核碎片或红细胞。可见反应性小淋巴细胞，而中性粒细胞和嗜酸性粒细胞很少见[1, 15-16, 28]。除了与 LEP 有重叠的病例外，浆细胞浸润少见。

肿瘤细胞呈现细胞毒性表型，即 CD3$^+$、CD4$^-$、CD8$^+$，表达细胞毒性分子颗粒酶 B、TIA-1 和穿孔素，

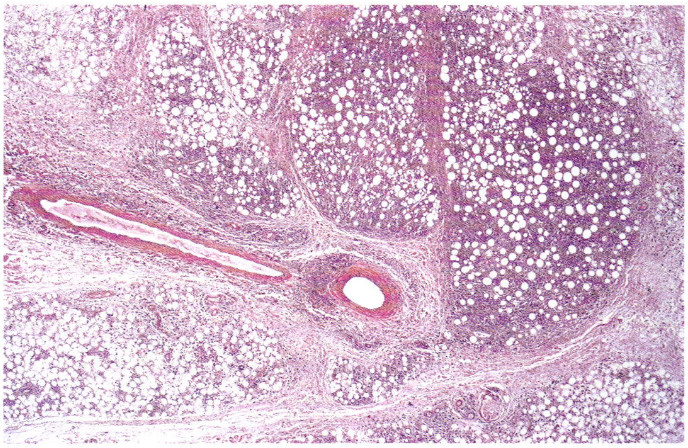

图 29.153 皮下脂膜炎样 T 细胞淋巴瘤：皮下脂肪组织内存在密集的浸润，有特征性的花边状外观

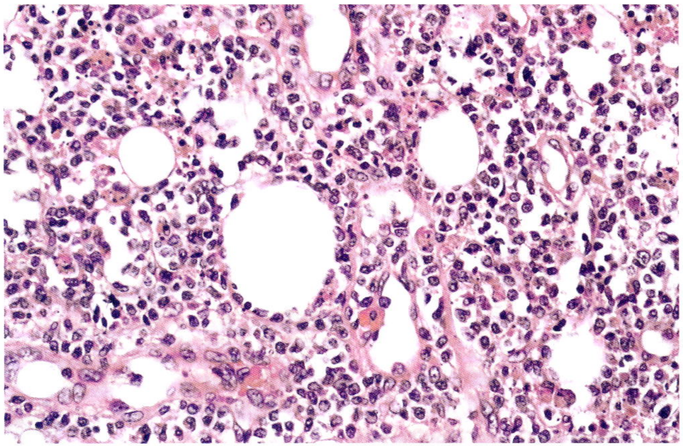

图 29.154 皮下脂膜炎样 T 细胞淋巴瘤：肿瘤细胞核大小不等，呈泡状或深染。注意脂肪细胞的周围淋巴细胞呈花环状排列的特征

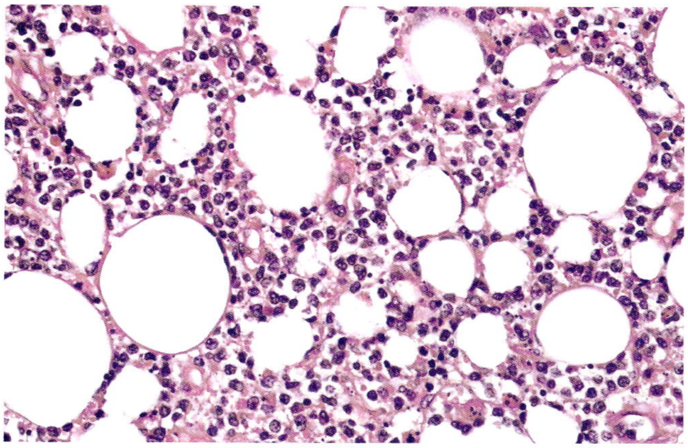

图 29.155 皮下脂膜炎样 T 细胞淋巴瘤：肿瘤细胞和组织细胞混合存在

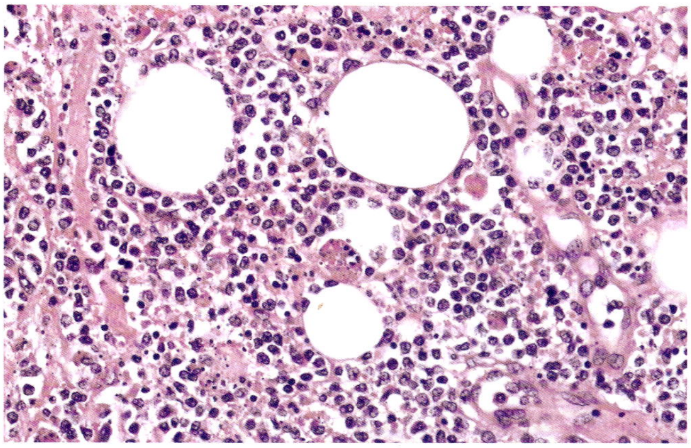

图 29.156 皮下脂膜炎样 T 细胞淋巴瘤：这个视野显示明显的组织细胞吞噬红细胞现象

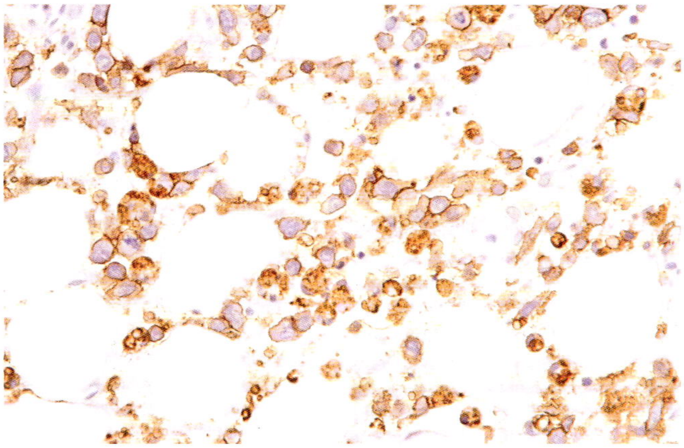

图 29.157 皮下脂膜炎样 T 细胞淋巴瘤：淋巴细胞表达 CD3

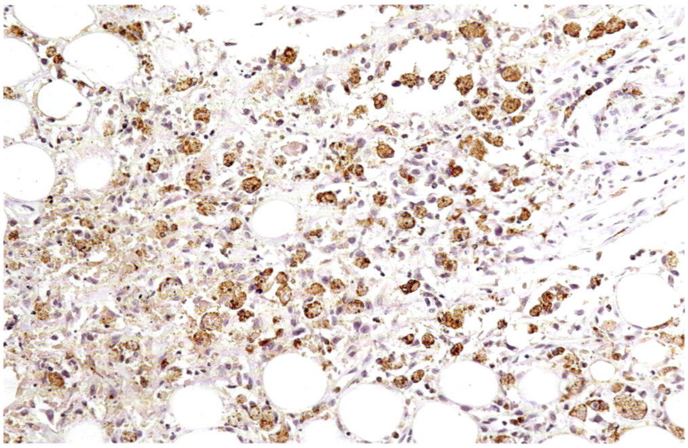

图 29.158 皮下脂膜炎样 T 细胞淋巴瘤：组织细胞表达 CD68

偶有 CD4⁺、CD8⁻和 CD4⁻、CD8⁻的病例[17, 29]。全 T 细胞抗原 CD2、CD5、CD7 缺失的病例分别是 10%、50% 和 44%[15]。CD30 通常是阴性的，CD56 阳性很少见[15, 29]。表明是 α/β 表型 T 细胞的 βF1 常阳性。除了亚洲的个别病例外，EB 病毒阴性[15, 30]。

常有 T 细胞受体基因的克隆性重排[15]。

## 鉴别诊断

主要鉴别的疾病包括皮肤 γ/δ T 细胞淋巴瘤、结外鼻型 NK/T 细胞淋巴瘤以及少见的原发性和继发性皮肤弥漫性大 B 细胞淋巴瘤和间变性大细胞淋巴瘤[9-11, 31-33]。免疫组化有助于本病和这些病种之间的鉴别。皮肤 γ/δ T 细胞淋巴瘤通常 CD4⁻、CD8⁻，缺乏 βF1，常表达 CD56。结外 NK/T 细胞淋巴瘤通常不表达 CD3、CD4 和 CD8，表达 CD56，而且 EB 病毒一定为阳性。

LEP 可能难以与 SPTCL 区分。从所有 SPTCL 疑似病例中甄别出红斑狼疮需谨慎[15]。一般来说，出现大量浆细胞、胶原透明样变、反应性生发中心、表皮受累时应首先考虑 LEP 的诊断。基因重排的多克隆也支持 LEP 的诊断。

# 结外 NK/T 细胞淋巴瘤，鼻型

## 临床特征

自然杀伤（natural killer，NK）细胞是先天性免疫系统的一员，介导不需前抗原暴露的、非限制性 MHC 的靶细胞裂解[1]。真的 NK 细胞的特点是 TCR 基因为胚系，细胞表面缺乏完全整合的 TCR-CD3 复合物，表达 CD16 和 CD56[1]。它们通常含有细胞毒性颗粒[1-2]。

NK 细胞和细胞毒性 T 细胞密切相关，两者的某些免疫表型特征一致。细胞毒性 T 细胞通常表达 NK 细胞相关抗原，如 CD56；NK 细胞可表达 T 细胞相关抗原，如 CD2、CD7 和 CD8[1, 3]。NK/T 细胞淋巴瘤的诊断反映了这种模糊的区别，虽然这个疾病中多数病例是真正的 NK 细胞肿瘤，但呈现细胞毒性 T 细胞表型的病例也归为本病[4]。

本病以前被描述为致死性中线肉芽肿、多形性网状细胞增生病和血管中心性 T 细胞淋巴瘤。然而，这些诊断类别还包括其他一些与本病的临床（如上呼吸道或皮肤受累）和病理（如血管中心的生长模式、表达 CD56）特征有一定重叠的恶性疾病。这些疾病现在已分离出来，归入各自类别，如淋巴瘤样肉芽肿病、γ/δ T 细胞淋巴瘤和皮下脂膜炎样 T 细胞淋巴瘤。本病患者大多为成年人，中位发病年龄为 50 岁左右，男性稍多于女性。在东亚国家，如中国、韩国、日本等国常见，欧洲人少见，墨西哥、南美洲和中美洲的美洲原住民相对多见[4-11]。顾名思义，本病大多发生在淋巴结以外的部位，以上呼吸道居多。特点是位于中线位置的溃疡性皮损，累及鼻腔、鼻咽、鼻副窦和（或）上颚。可能有明显的眼眶肿胀和水肿[4, 11-12]。多数病例在发病时即处于进展期。结外部位也可累及皮肤、软组织、胃肠道和睾丸。除了上呼吸道外，皮肤是原发或继发性病变最常累及的部位[5, 13-19]。皮损包括多发结节或斑块，有时伴有溃烂。也可表现为血管炎、脂膜炎和蜂窝织炎样外观[13-14, 20-21]。皮损常累及多个解剖部位，好发于躯干和（或）四肢[5, 14]。有时也可以孤立，局限于一个解剖部位，这似乎在皮肤中更常见[13, 19]。

患者可能有全身症状（发热、不适、体重减轻）和噬血细胞综合征[18, 22-25]。淋巴结受累常是疾病播散的表现，很少原发于淋巴结[8, 25-26]。骨髓和外周血受累少见，如出现则提示侵袭性 NK 细胞白血病的可能性大[27]。

本病生存率很低，60% 以上的患者通常在几个月内死于本病。但更积极的治疗可以提高治疗反应和存活率[4, 28]。一些研究提示，发生或局限于皮肤的病例预后更好[5, 13, 19]。然而，最近的大型多中心研究显示，皮损发生在鼻部比发生在鼻外的患者有更长的中位生存时间，疾病的早期中位生存时间分别是 2.96 年与 0.36 年，晚期是 0.8 年与 0.28 年[28]。

## 发病机制和组织学特征

本病与 Epstein-Barr 病毒（EBV）密切相关，一些病例发生在免疫功能抑制的情况下[16, 25, 29-32]。大多数日本患者感染了 A 型 EB 病毒，其 LMP1 基因有 30 对碱基缺失，这提示病毒有致病作用[33-34]。本病已经发现多种细胞遗传学异常。传统的细胞遗传学检测显示 6q 的缺失常见，而 CGH 和杂合性缺失的研究表明有频繁的 DNA 获得和缺失[35-37]。基因突变或部分缺失也可发生，包括 TP53、TP73、CDKN2A、CDKN2B、MDM2、FAS、KIT、RAS 和 ATR[35, 38-41]。然而现在尚未清楚，如果有的话，所有这些改变是如何与 EB 病毒感染相关的。

NK/T 细胞淋巴瘤对治疗反应不佳归咎于多药耐药蛋白的过表达[42-43]。多数病例中可见广泛的凝固性坏死，归咎于淋巴瘤细胞释放的细胞因子和趋化因子导致的血管闭塞[44]。

皮肤活检显示致密、结节状或弥漫性真皮内浸润，常累及皮下脂肪（图 29.159）[15-16, 20, 45-47]。特征性表现为血管中心性、血管破坏性浸润，并伴有广泛的带状坏死（图 29.160、29.161）。亲表皮现象很少见。肿瘤细胞大小不等，从小到中等大小或大细胞均可见到，核不规则，染色质呈颗粒状或泡状，核仁不明显或有小核仁，细胞质中等量、淡染或透明（图 29.162）[4, 48]。核分裂象多见。可见伴有小淋巴细胞、浆细胞、组织细胞及嗜酸性粒细胞浸润。黏膜部位可见明显的假上皮瘤样增生[4]。

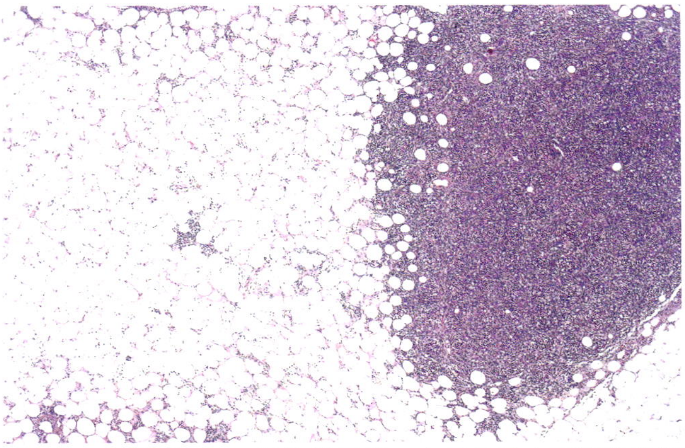

图 29.159 结外 NK/T 细胞淋巴瘤：本例显示皮下脂肪组织的结节性浸润，类似结节性红斑的改变。异型淋巴细胞在真皮和皮下脂肪组织广泛浸润

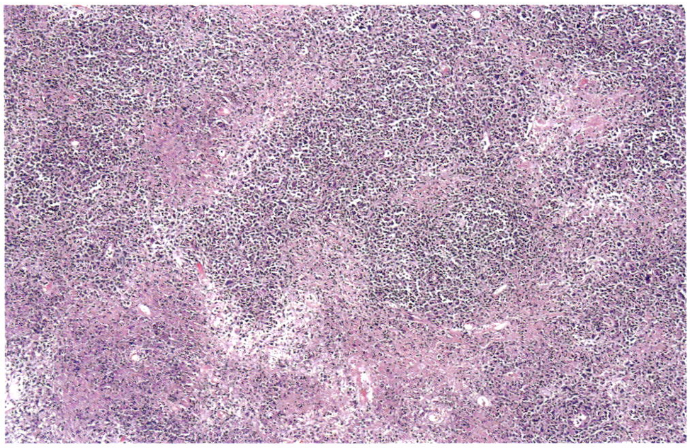

图 29.161 结外 NK/T 细胞淋巴瘤：大片区域坏死是本病的特征性表现

肿瘤细胞特征性表达 CD2 和 CD56，并表达细胞毒性分子 TIA1、穿孔素、颗粒酶 B 和颗粒酶 M[2, 4, 10]。CD7、CD30 可偶尔阳性，常表达 CD43、CD45RO、HLA-DR、CD25、FAS（CD95）和 Fas 配体[4]。NK 细胞缺乏完整的 TCR-CD3 复合体，因此，肿瘤细胞不表达膜型 CD3、βF1 和 TCRδ（冰冻切片）。然而，NK 细胞表达 CD3 复合体的一些亚单位，包括 ε 链，在细胞质中用针对该表位的抗体可以检测到[1, 49-50]。NK/T 细胞相关的其他抗原染色，包括 CD4、CD5、CD8、CD16 和 CD57 通常是阴性[4]。几乎所有病例均显示 EB 病毒感染的证据，原位杂交是一种比免疫组化检测 LMP1 更敏感的方法。CD56 和 EB 病毒阴性的淋巴瘤不应该归为 NK/T 细胞淋巴瘤。如果 CD56 阴性，而细胞毒性分子和 EB 病毒阳性，则可以诊断为本病[51]。

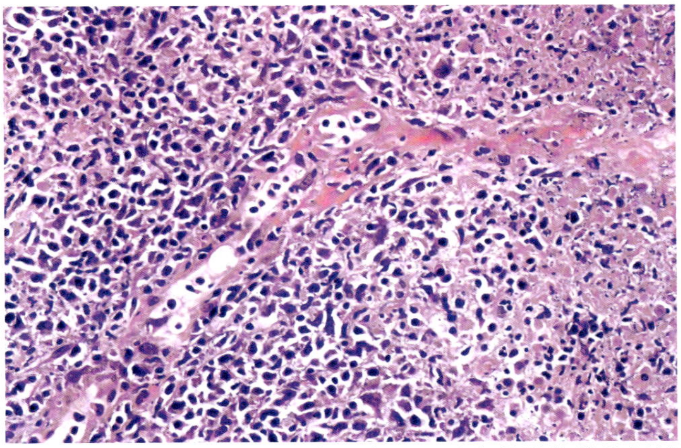

图 29.160 结外 NK/T 细胞淋巴瘤：显示大的微静脉的纤维蛋白样坏死

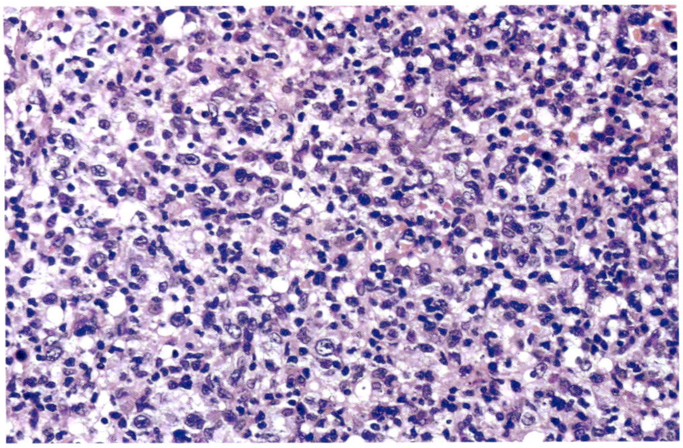

图 29.162 结外 NK/T 细胞淋巴瘤：肿瘤细胞有大的泡状核，核仁明显

本病大多数 T 细胞受体和免疫球蛋白基因重排都是胚系，但小部分病例存在克隆性 T 细胞受体基因，这说明这些病例来源于细胞毒性 T 细胞[4, 51-52]。

## 鉴别诊断

在使用免疫组化之前，本病和淋巴瘤样肉芽肿病很容易混淆。现在认识到后者是一种 EB 病毒阳性的 B 细胞克隆性增殖伴轻度反应性 T 细胞增生的病变。免疫组化和 EB 病毒原位杂交结果可以区别本病和大多数其他淋巴瘤，如皮下脂膜炎样 T 细胞淋巴瘤、浆细胞样树突状细胞肿瘤、原发性皮肤 CD8 阳性侵袭性亲表皮性细胞毒性 T 细胞淋巴瘤、皮肤 γ/δ T 细胞淋巴瘤、外周 T 细胞淋巴瘤，非特指[14]。

# 原发性皮肤 CD8 阳性侵袭性亲表皮性细胞毒性 T 细胞淋巴瘤

大多数皮肤 T 细胞淋巴瘤（CTCLs）由静止或活化的 CD4 阳性记忆性 T 淋巴细胞组成。然而，少数肿瘤也显示 CD8 阳性细胞毒性表型。表达 CD8 可能是某个疾病的特性，如皮下脂膜炎样 T 细胞淋巴瘤。偶尔，那些常表达 CD4 表型的淋巴瘤中也可看到 CD8 表型的病例，如典型的蕈样肉芽肿、Paget 样网状细胞增多症、淋巴瘤样丘疹病和皮肤间变性大细胞淋巴瘤[1-8]。此外，还有一种 CD8 阳性淋巴瘤具有独特的临床表现和侵袭性的临床进程，表明它是一个特定的病种，即原发性皮肤 CD8 阳性侵袭性亲表皮性细胞毒性 T 细胞淋巴瘤（primary cutaneous CD8-positive aggressive epidermotropic cytotoxic T-cell lymphoma）[2, 9-16]。在最近的 WHO 分类中，它仍是临时病种，以前被描述为泛发性 Paget 样网状细胞增多症（Kettron-Goodman 病）或暴发型蕈样肉芽肿[17]。

## 临床特征

本病在所有皮肤 T 细胞淋巴瘤中所占比例不到 1%。大多数患者是成年人，表现为泛发的、快速进展的皮损，包括红斑和斑块、疣状出血性丘疹、结节、肿块，偶有口腔受累（图 29.163）[1, 11, 14, 16, 18]。疾病进展凶猛，有广泛的内脏转移，不常见的受累部位包括睾丸、肺、脾、中枢神经系统（不伴淋巴结肿大），

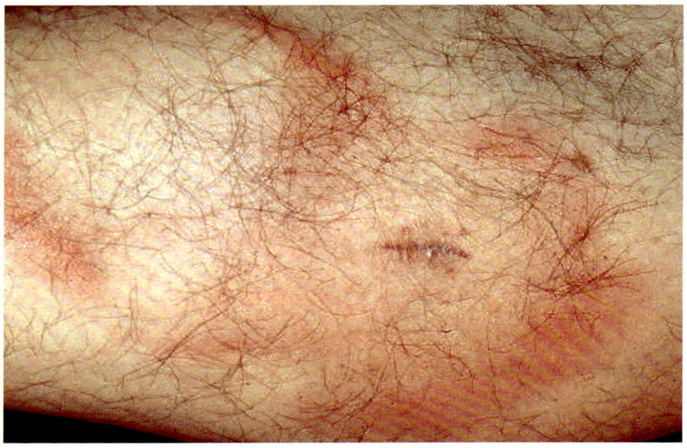

图 29.163 原发性皮肤 CD8 阳性侵袭性亲表皮性细胞毒性 T 细胞淋巴瘤：注意大的红色斑块（By courtesy of R.A. Johnson, MD, Massachusetts General Hospital, Harvard Medical School, Boston, USA.）

死亡率高（平均存活时间 32 个月）[1, 9, 11, 14, 16, 19]。

## 组织学特征

组织学上，以高度亲表皮性、非典型淋巴细胞浸润为特征（图 29.164、29.165），淋巴细胞中等到大、多形性，有时有免疫母细胞，表现为真皮上部的带状

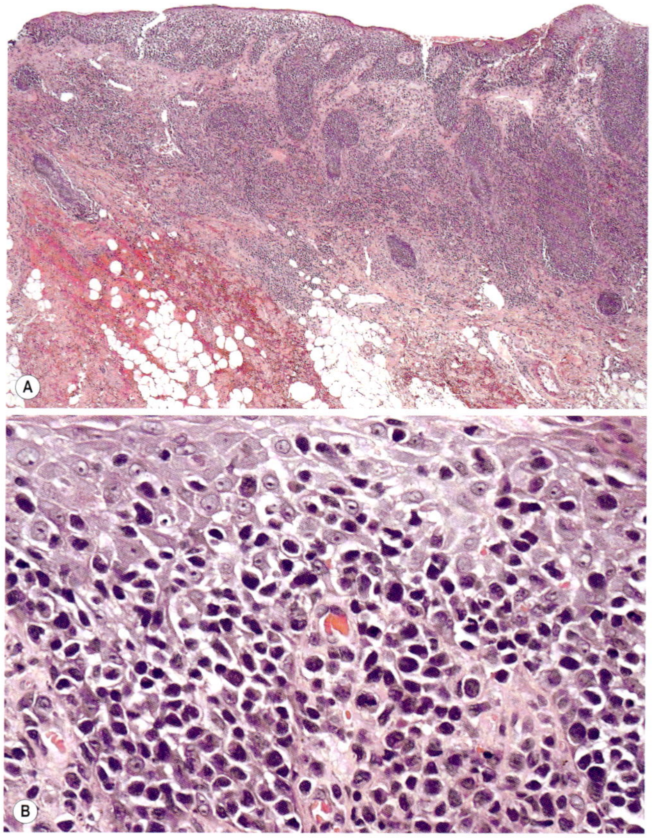

图 29.164 （A、B）原发性皮肤 CD8 阳性侵袭性亲表皮性细胞毒性 T 细胞淋巴瘤：真皮浅表血管周围和真皮上部带状密集淋巴细胞浸润，伴有明显的亲表皮现象

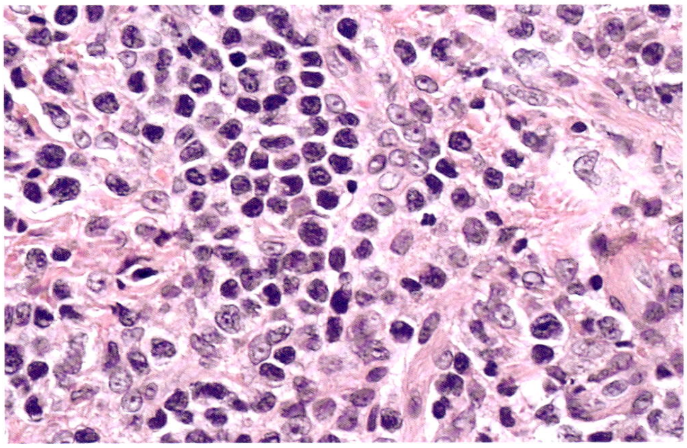

图 29.165　原发性皮肤 CD8 阳性侵袭性亲表皮性细胞毒性 T 细胞淋巴瘤：淋巴细胞核大、不规则、深染

浸润。肿瘤细胞广泛浸润表皮，坏死常见[1, 9]。可见亲汗腺性和亲毛囊性浸润。很少呈血管中心性和侵袭性浸润[11, 15]。可伴有组织细胞、嗜酸性粒细胞和浆细胞浸润。

肿瘤细胞通常是 α/β 表型，所以 βF1 阳性，此外细胞表达 CD3 和 CD8（图 29.166）。常表达 CD7，而 CD2 和 CD5 常丢失，CD4 阴性[1, 9, 15, 17]。TIA1 阳性，但穿孔素和颗粒酶 B 可能是阴性[1]。无 EBV 感染[1, 15]。流式细胞检查表明肿瘤细胞可表达 CD15，外周血中

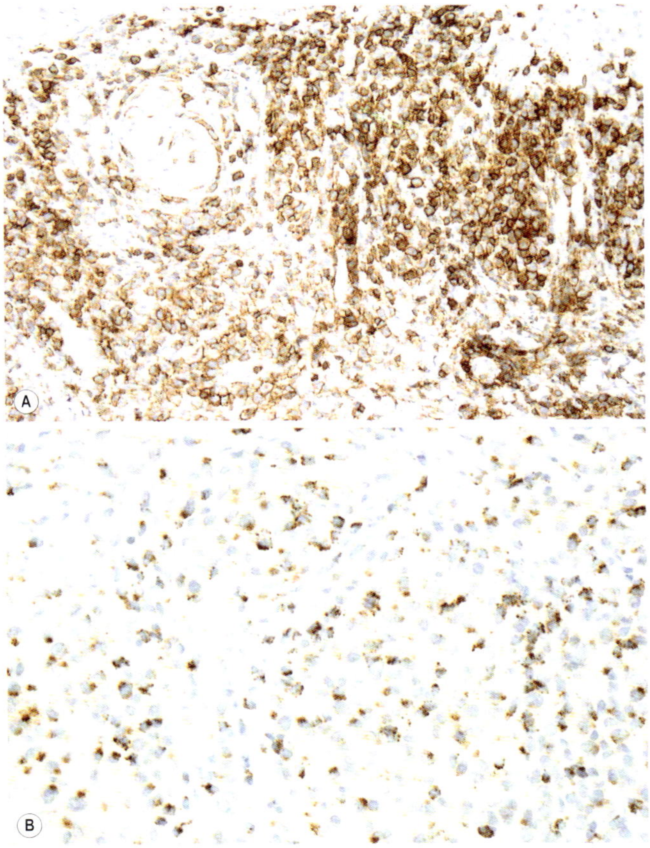

图 29.166　（A、B）原发性皮肤 CD8 阳性侵袭性亲表皮性细胞毒性 T 细胞淋巴瘤：（A）淋巴细胞表达 CD8；（B）TIA1 阳性

可检测到循环的 CD8 阳性肿瘤细胞，尽管后者似乎是抗体依赖性的[19-21]。

## 鉴别诊断

本病与其他 CD8 阳性 T 细胞淋巴瘤的鉴别需综合考虑临床表现、临床过程及组织学特征。特别需要与 CD8 阳性的蕈样肉芽肿鉴别，后者表现出特征性的由斑片期到斑块期到肿瘤期的进展，整个病程中，病变大部分局限于皮肤[2, 8]。

# 种痘水疱病样淋巴瘤

## 临床特征

这是发生于儿童的、有着相对局限的地域分布的、EB 病毒阳性的淋巴增殖性疾病[1]。还不清楚它是否属于经典型种痘水疱病（Hydroa vacciniforme，HV）病谱中的疾病[2-3]，因为 HV 和 EB 病毒感染也相关。有些学者认为本病是结外鼻型 NK/T 细胞淋巴瘤的一个变异型[4-5]。过去的名字包括水肿性瘢痕性血管炎性脂膜炎、水疱样淋巴瘤和儿童血管中心性皮肤 T 细胞淋巴瘤[6-7]。严重的种痘水疱样病变可能是本病病谱的一部分[2, 8]。

种痘水疱病样淋巴瘤（hydroa vacciniforme-like lymphoma）主要见于中美洲和南美洲（秘鲁）、墨西哥和亚洲（韩国、日本）[1, 5, 7, 9-13]。偶可发生于白种人[14]。其特征是日光暴露部位的皮肤（通常是面部）出现水肿性的丘疱疹，表面结痂。与典型的种痘样水疱病不同，本病皮损也可能发生在非日光暴露部位，最小红斑量正常[1, 6, 9]。病变可进展为溃疡和水痘样瘢痕[1, 8-9]。患者可出现全身症状，特别是疾病后期，包括发热、生长迟滞、消瘦、肝脾肿大、淋巴结肿大、贫血和白细胞减少[1, 6-7]。一旦出现全身症状，治疗反应和预后都较差[9]。

## 发病机制和组织病理学特征

据推测，本病是潜伏感染 EBV 的淋巴细胞发生恶性转化。与其他 EB 病毒相关的淋巴瘤一样，可见 6 号染色体长臂的缺失[5, 15]。

组织学上有溃疡形成，真皮内致密浸润，常累及皮下组织。血管中心性和血管破坏性浸润、坏死、神

经和附属器浸润常见[1, 5, 7]。浸润的淋巴细胞常是小到中等大小细胞[1, 6-7]。

关于肿瘤细胞的免疫表型的资料有限，但大多数病例是 CD3⁺、CD8⁺、TIA-1⁺的细胞毒性 T 细胞或 CD56⁺的 NK 细胞[1, 5, 7, 9, 16-17]。CD30 有时阳性，EB 病毒原位杂交阳性，但 LMP1 染色阴性[7, 9, 12]。

推测具有细胞毒性 T 细胞表型的病例可检测到单克隆性 T 细胞受体基因重排，而来源于 NK 细胞的病例应呈现胚系改变[1, 16, 18]。

## 鉴别诊断

本病应与种痘水疱病鉴别。后者是一种发生在儿童期的严重的光敏性皮肤病，青春期及成年早期缓解[6]。皮损为发生在面部、手背及其他日光暴露部位的水疱，可结痂，消退后遗留水痘样浅瘢痕[19]。组织学上有表皮坏死、海绵水肿和浅表的血管周围淋巴组织细胞浸润[6, 20]。

# 原发性皮肤 γ/δ T 细胞淋巴瘤

## 临床特征

γ/δ T 细胞是先天性免疫系统的细胞毒性细胞成员[1-2]。它们约占成熟淋巴细胞的 5%，常定位于富含上皮细胞的组织和黏膜表面（皮肤、肠道、生殖道及脾的窦区）[1-2]。γ/δ T 细胞肿瘤也反映了 γ/δ T 细胞这种生理性分布。

在最新的 WHO 分类中，原发性皮肤 γ/δ T 细胞淋巴瘤（primary cutaneous gamma/delta T-cell lymphoma）是一个独立病种，包括具有 γ/δ 表型、先前被称为皮下脂膜炎样 T 细胞淋巴瘤的病例及 CD4/CD8 双阴性的皮肤 T 细胞淋巴瘤[3-6]。黏膜 γ/δ T 细胞淋巴瘤是和本病密切相关的病种，但肝脾 γ/δ T 细胞淋巴瘤是生物学上的独立病种，后者来自功能未成熟的 γ/δ T 细胞，与本病的肿瘤细胞来源于不同的 Vδ 亚群[7-10]。

本病约占皮肤 T 细胞淋巴瘤的 1%[4, 11-12]。好发于成年人，主要是男性，发病年龄范围宽（13～84 岁，中位年龄 59 岁）[4, 11-12]。皮损表现为类似蕈样肉芽肿的斑块，还可呈结节和（在某些患者）皮下肿块（图 29.167）[5, 9, 13-16]。可有溃疡形成[4, 6, 8, 11, 17-18]。就诊时皮损通常泛发，好发于四肢及躯干[4, 11, 13, 19]。高达 25% 的患者可发生噬血细胞综合征，多数患者

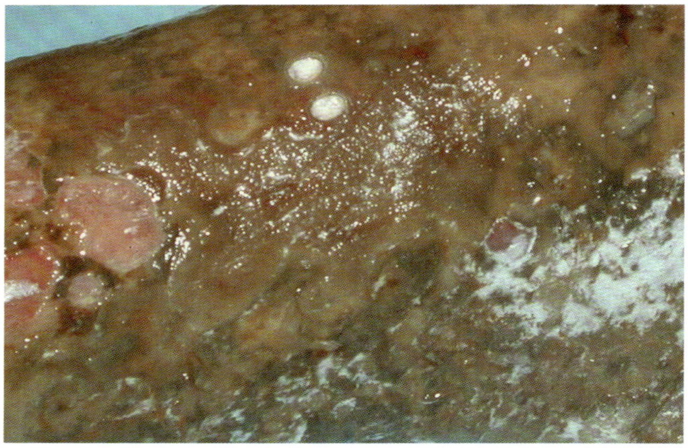

图 29.167　原发性皮肤 γ/δ T 细胞淋巴瘤：患者有广泛的溃疡性皮损（By courtesy of M. Bosenberg，MD，University of Vermont，USA.）

有 B 症状[4, 11]。疾病对治疗抵抗，预后较差，中位生存期 15 个月[4, 11]。有明显皮下脂肪组织受累的病例较局限在表皮和真皮的病例预后更差[11]。

## 组织学特征

有三种主要的组织学模式，在同一患者不同的活检标本中或在单个活检中可有一种以上的模式[4, 11, 18-19]。斑块的特征是亲表皮浸润，其程度从轻度到类似 Paget 样网状细胞增多症不一[9, 13, 18]。肿瘤表现为显著的真皮受累，常有无浸润带，病变可深达皮下脂肪（图 29.168、29.169）[13]。皮下脂肪病变的特点非常类似皮下脂膜炎样 T 细胞淋巴瘤，存在淋巴细胞围绕脂肪细胞形成的花环状改变，然而真皮和表皮的受累通常也存在（图 29.170）[4-5, 9-11, 19]。肿瘤细胞中到大，染色质粗大。母细胞通常相对少见。坏死和血管侵犯常见[4, 11]。

根据定义，肿瘤细胞在细胞表面应表达 γ/δ

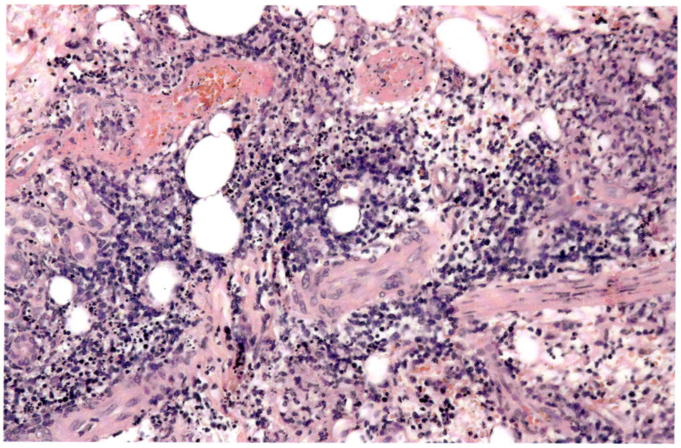

图 29.168　原发性皮肤 γ/δ T 细胞淋巴瘤：明显异型的淋巴细胞在皮下脂肪内浸润。注意血管壁的坏死和血栓形成（By courtesy of M. Bosenberg，MD，University of Vermont，USA.）

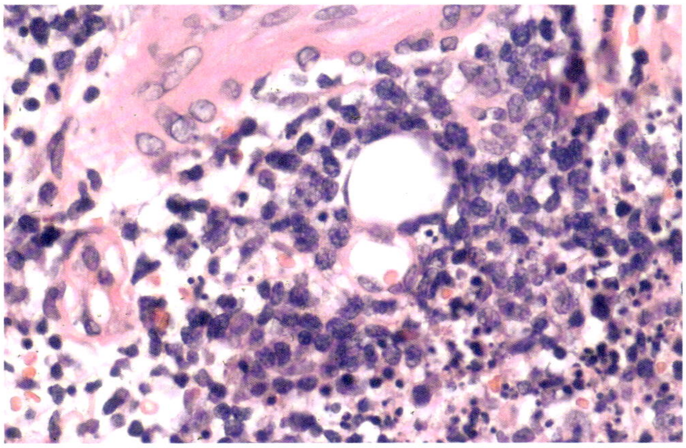

图 29.169 原发性皮肤 γ/δ T 细胞淋巴瘤：淋巴细胞核不规则、深染（By courtesy of M. Bosenberg，MD，University of Vermont，USA.）

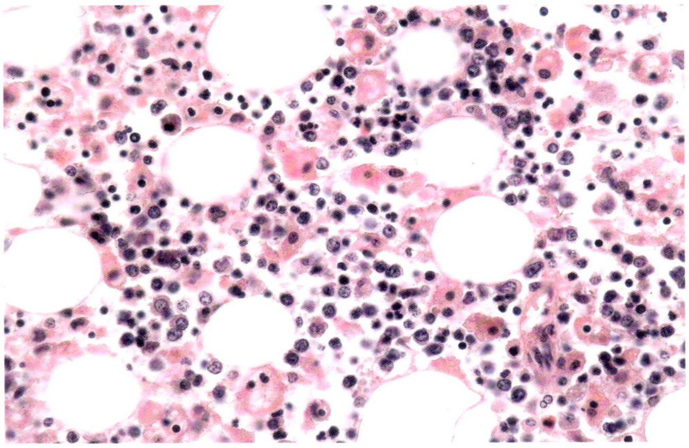

图 29.170 原发性皮肤 γ/δ T 细胞淋巴瘤：该视野显示明显的吞噬红细胞现象（By courtesy of M. Bosenberg，MD，University of Vermont，Vermont，USA.）

异二聚体。这可以在冰冻切片上用 TCR-δ 抗体来证实。如无冰冻组织，可在石蜡切片上做针对 α/β T 细胞受体二聚体的 βF1 的染色，阴性可以反证 TCR-δ 抗体染色阳性[4-6, 11, 13, 19]。肿瘤细胞特征性表达 CD2、CD3、CD7，CD5 通常丢失。虽然偶尔有 CD8 阳性的病例，但大多数病例 CD4 和 CD8 均阴性，并且强表达细胞毒性分子 TIA-1、穿孔素及颗粒酶 B[4-5, 8, 11, 13, 19]。CD56 常表达，特别是在皮下脂肪受累的病例中，但也可以是阴性[4, 16, 19]。EB 病毒通常阴性[8, 11, 13, 17, 19]。

TCR-γ 和 TCR-δ 基因有克隆性重排。TCR-β 基因可有重排或缺失，但不表达。

## 鉴别诊断

本病的鉴别诊断包括皮下脂膜炎样 T 细胞淋巴瘤和结外 NK/T 细胞淋巴瘤。在大多数病例，临床特点与 γ/δ 免疫表型的结合有助于正确诊断，结外 NK/T 细胞淋巴瘤的 EB 病毒检测几乎都是阳性[11, 19]。

## 外周 T 细胞淋巴瘤，非特指

外周 T 细胞淋巴瘤，非特指（peripheral T-cell lymphoma，not otherwise specified）是一组异质性的结内和结外成熟 T 细胞淋巴瘤，但不适合归入任何一种明确定义的 T 细胞淋巴瘤/白血病内[1-4]。该组淋巴瘤无论是原发或继发，累及皮肤都不少见。当有皮肤表现时，无论是否伴有淋巴结受累，均呈侵袭性的生物学行为，预后差[4]。不适宜归入前文描述的任何一种皮肤淋巴瘤类型的病例应该归入这组病变。

（王婷婷译　王琳校　陈浩审）

# 容易误认为皮肤 T 细胞淋巴瘤的良性皮肤浸润性疾病（皮肤 T 细胞假性淋巴瘤）

皮肤假性淋巴瘤不构成一种独立的疾病，但是之前曾被用来描述临床和组织学上类似皮肤恶性淋巴瘤的一组皮肤淋巴样浸润性疾病[1]。这些病例可以广义地分为模仿 T 细胞淋巴瘤（皮肤 T 细胞假性淋巴瘤）和类似于 B 细胞肿瘤（皮肤 B 细胞假性淋巴瘤）两类。这种人为的划分是基于组织学模式和主要的浸润细胞类型来进行的[1]。许多病例含有大量的 B 细胞并且形成滤泡，这些疾病被归为皮肤 B 细胞假性淋巴瘤的范畴，而类似于皮肤 T 细胞淋巴瘤的病例较少见[2-5]。

皮肤 T 细胞假性淋巴瘤（cutaneous T-cell pseudo-lymphoma，CTPL）可能是特发性的，但是仍可根据不同的临床病理特点分为不同的类型，主要包括淋巴瘤样药疹、淋巴瘤样接触性皮炎、假性淋巴瘤样血管角皮瘤、富于 T 细胞的血管瘤样息肉状假性淋巴瘤、假性淋巴瘤样毛囊炎、慢性光化性皮炎、持久性节肢动物叮咬反应、淋巴瘤样角化病和 HIV 感染相关的不典型皮肤淋巴增生性疾病[1, 6-14]，下文将介绍其中几种疾病，另外一些疾病可见本章其他部分或其他章节。

# 假性淋巴瘤样血管角皮瘤

## 临床特征

假性淋巴瘤样血管角皮瘤（肢端假性淋巴瘤样血管角皮瘤，acralpseudolymphomatous angiokeratoma，APACHE）最初用来描述儿童单侧肢端无症状的红色、血管瘤样丘疹和结节。男女发病率相当，好发于手和足，特别是手指和足趾[1-3]。成人偶可受累，且皮损分布更广泛，累及四肢其他部位和躯干，这些病例也可能是富于 T 细胞的血管瘤样息肉状假性淋巴瘤（T-cell rich angiomatoid polypoid pseudolymphoma，TRAPP，见下文）。本病皮损持久存在，偶可成线状排列[4-8]。

## 发病机制和组织学特征

本病发病机制不明，目前看来与血管淋巴样增生（上皮样血管瘤）没有关系[9]。表皮变平，可有一定程度的界面改变。其下的真皮内可见明显的、通常呈弥漫性的浸润，主要由淋巴细胞和数量不等的浆细胞组成。无细胞异型性。背景中有大量小的薄壁血管。浸润的淋巴细胞以 T 细胞为主，$CD4^+$和 $CD8^+$表型均可见[10-11]。以 B 细胞浸润为主的病例少见。

# 富于 T 细胞的血管瘤样息肉状假性淋巴瘤

## 临床特征

本病是最近被报道的皮肤假性淋巴瘤的一个独特的亚型[1]。皮损单发，表现为小的（小于 1 cm）息肉状血管瘤样丘疹，好发于头部和躯干。临床上类似于未破溃的化脓性肉芽肿，好发于青年女性。没有局部复发的倾向。

## 发病机制和组织病理学特征

TRAPP 的发病机制尚不明确，典型的组织学表现为息肉状的、非溃疡性的、弥漫而界限清楚的浸润，与变薄的表皮之间有境界带形成（图 29.171、29.172）。在背景上可见到大量的小血管，其内皮细胞凸起但不呈上皮样改变，类似淋巴结内高内皮细胞小静脉（图 29.173）。浸润细胞以 $CD3^+$淋巴细胞为主，$CD4^+$和 $CD8^+$表型均可见到（图 29.174～29.176）。缺乏细胞异型性。可伴有嗜酸性粒细胞和浆细胞。陈旧性皮损呈现一定程度的纤维化。

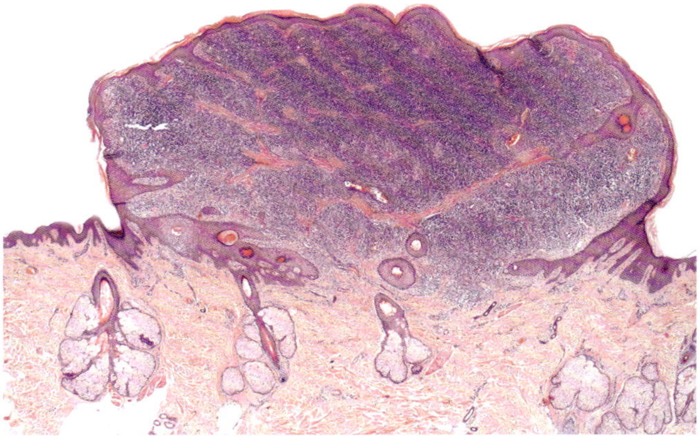
图 29.171　富于 T 细胞的血管瘤样息肉状假性淋巴瘤（TRAPP）：低倍镜下显示息肉状结节

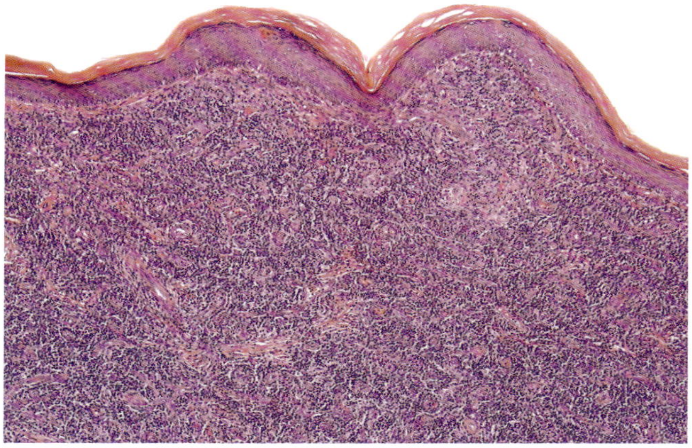
图 29.172　富于 T 细胞的血管瘤样息肉状假性淋巴瘤（TRAPP）：中倍镜下显示无表皮受累

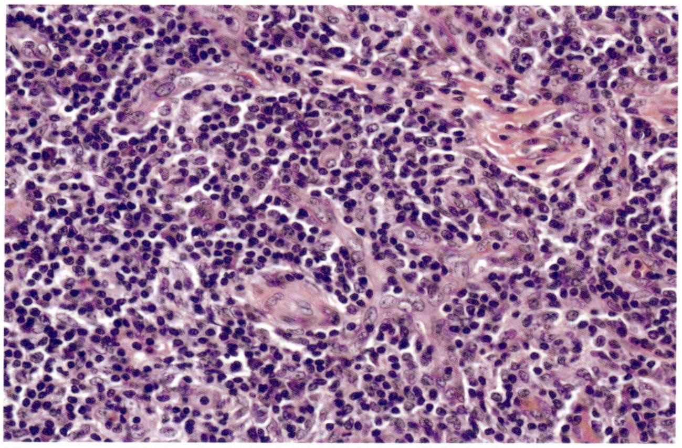
图 29.173　富于 T 细胞的血管瘤样息肉状假性淋巴瘤（TRAPP）：高倍镜显示血管和小淋巴细胞

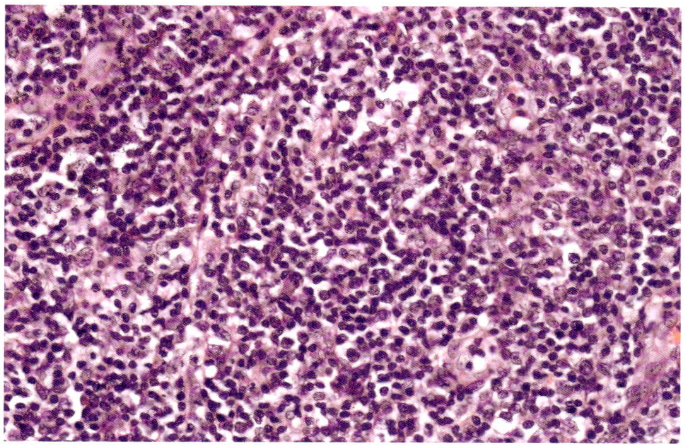

图 29.174 富于 T 细胞的血管瘤样息肉状假性淋巴瘤（TRAPP）：浸润的详细视图

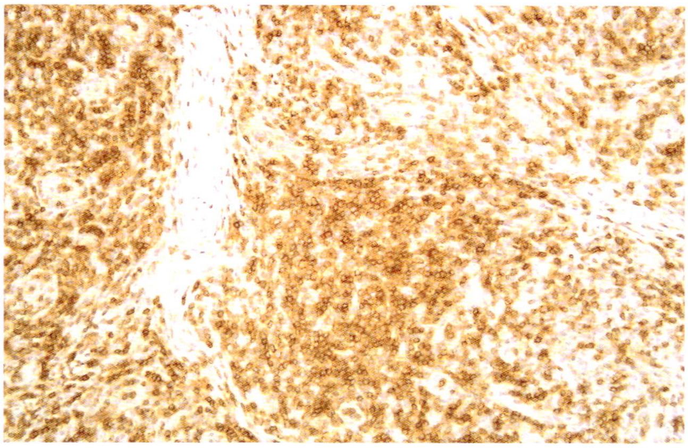

图 29.175 富于 T 细胞的血管瘤样息肉状假性淋巴瘤（TRAPP）：淋巴细胞表达 CD3

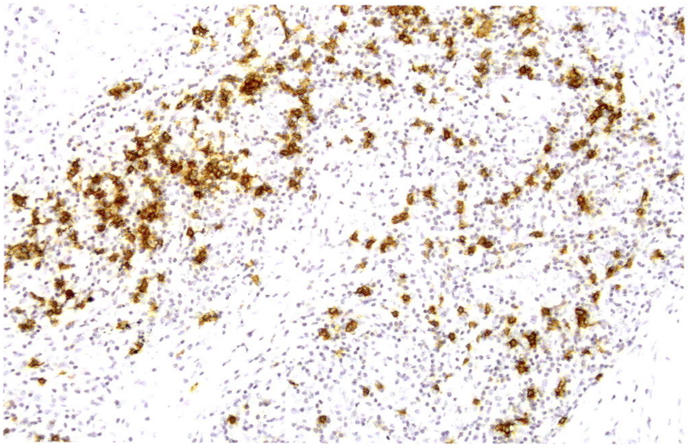

图 29.176 富于 T 细胞的血管瘤样息肉状假性淋巴瘤（TRAPP）：也可见少量 CD20 阳性淋巴细胞

## 鉴别诊断

主要是与假性淋巴瘤样血管角皮瘤相鉴别[2-4]。类似的病变在不同的资料中也被称为发生于成人和儿童的伴上皮样特征的丘疹性血管淋巴样增殖和伴高内皮细胞小静脉的血管淋巴样增生[5-6]。毫无疑问，TRAPP 与假性淋巴瘤样血管角皮瘤有部分重叠。但是 TRAPP 好发于成人头部和躯干，表现为孤立皮损，组织学表现常为息肉状伴上皮的领圈样增生，缺乏界面改变。

# 淋巴瘤样药疹及药物超敏综合征

## 药物诱发的假性淋巴瘤

本病在第 14 章讨论。

## 假性淋巴瘤样毛囊炎

### 临床特征

本病不常见，表现为头颈部红色或紫红色、无溃疡、直径最大可达 3 cm 的单个结节[1-6]。男女发病率相同，多数人在 30 余岁或 40 余岁发病[2，4]。手术是合适的治疗方法，因为仅有一例复发的报道[4]。即使没有完全切除，也有自行消退的倾向[2-3]。

### 发病机制和组织学特征

大多数病例病因不明。一例发病前有昆虫叮咬史，两例发病前有外伤史，另外一例检测到伯氏疏螺旋体 DNA[1-2，4]。明显的以毛囊为中心的浸润和树突状细胞增生提示本病很有可能是对某种尚不明确的毛囊抗原的高度超敏反应。

本病具有诊断性的特征是致密的结节状或弥漫性以毛囊为中心的浸润，伴有毛囊皮脂腺单位的增生和变形[2，4-5]。表皮通常不受累，与真皮病变间有境界带，浸润可累及皮下脂肪[2-4]，浸润细胞由淋巴细胞和数量不等的组织细胞、浆细胞组成，部分病例有嗜酸性粒细胞[1-2，4]。淋巴细胞通常为小细胞，但有些病例也存在中到大的细胞，这些细胞核不规则、染色深或伴有免疫母细胞的特点[2，4]。淋巴样滤泡少见[4]。组织细胞通常呈上皮样表现，常成簇分布于毛囊和皮脂腺周围[2]。小的非干酪样肉芽肿也可见到[4]。

浸润细胞由 T 细胞和 B 细胞混合组成[2-3]，$CD8^+$ T 细胞很少[3]。绝大多数病例以 T 细胞为主，但部分病例 B 细胞数量与 T 细胞相当或更多[4]。上皮样组织细胞表达 CD68，而 S-100 和 CD1a 染色可显示在毛囊周围聚集的树突状细胞[2-4]。在富于 B 细胞的亚型中没有免疫球蛋白轻链的克隆性重排[2-4]。

在日本学者报道的一组病例中，基因重排均阴性，但是最近欧洲对 42 例患者的研究发现，约 50% 的患者用 PCR 检测到 T 细胞受体克隆性重排，3 例有免疫球蛋白基因克隆性重排[2, 4]。有一例病例 T 细胞受体和免疫球蛋白重链基因均检测到克隆性重排[4]。无论是否存在克隆性增生，患者的临床和组织学并无差异[4]。但这项研究的中位随访时间仅为 3 年，尚不足以得出明确的结论。对于有克隆性增生的患者，建议密切随访[4]。

本病和其他缺乏毛囊增生的皮肤淋巴样增生是否确实不同值得怀疑。但是将本病和淋巴瘤区分开来很重要，因为虽然少见，但各种原发性和继发性皮肤 T 细胞和 B 细胞淋巴瘤中都存在伴毛囊增生的病例[4]。表现为单发皮损、缺乏异常的细胞表型、免疫组化显示轻链的多克隆性均支持良性病变的诊断。但是，如上所述，必须小心分析基因重排的结果，因为并不是存在克隆增生的病变都是淋巴瘤。

# HIV 感染相关的不典型皮肤淋巴增生性疾病

## 临床特征

本病也称为假性 Sézary 综合征，罕见，表现为泛发的瘙痒性红色斑片、丘疹和斑块[1-7]。皮损有时呈苔藓样变[4, 7]。常有色素沉着，偶有色素减退[5, 7-8]。也有红皮病、掌跖角化和光过敏的报道[2, 5-6, 8]。患者一般都是获得性免疫缺陷综合征（AIDS）晚期伴有严重的免疫功能抑制[5, 7]。小部分患者出现淋巴结肿大，外周血中能检测到 Sézary 样细胞[2, 8]。本病呈慢性病程，个别患者后来出现皮肤 T 细胞淋巴瘤[7]。

## 发病机制和组织学特征

病因尚不明确，尽管浸润细胞是 HIV 特异的，并直接针对 HIV 多种抗原[8]。尚不能证明本病与药物有关[7]。光过敏至少是部分患者发病的触发因素[2]。HTLV-1 前病毒 DNA 曾在两例患者的皮肤和外周血中检测到，而在其他患者中并没有检测到[2, 4]。

组织学上，在真皮浅层和深层的血管和毛囊周围有细胞浸润，包括淋巴细胞、嗜酸性粒细胞、浆细胞及少量的中性粒细胞，同时伴有核分裂活跃的不典型淋巴细胞，后者核大而不规则，核仁明显[2, 7]。可见蕈样肉芽肿 /Sézary 细胞[2, 4, 7]。亲表皮现象在部分报道中存在，而在有些报道中则没有或很轻微[1, 2-4, 6-9]。

淋巴细胞表达 CLA、CD2、CD3、CD5、CD8 及 TCRβ[2-3, 5-8]。CD7 表达可下调[3, 7]。不表达 CD4、CD15 及 CD30[7]。B 细胞缺如。TCR 基因重排检测阴性[2-3, 6]。

# 慢性光化性皮炎

## 临床特征

本病（又称为光线性类网状细胞增多症、光敏性皮炎）是一种少见的慢性光敏反应，发病机制尚不明确，因为易与淋巴瘤相混淆，故尤其重要[1-5]。

本病主要发生于中老年男性[6]。若发生于青年则无性别差异[5, 7-10]。除高加索人和亚洲人以外，也可发生于黑种人[10-12]。在苏格兰，患病率约为 $16/10^5$[13]。患者常有变应性接触性皮炎、慢性特应性皮炎、脂溢性皮炎及多形性日光疹的病史[5, 14]。实际上，在认识到光敏在本病发病中的重要性之前，本病常被诊断为接触性过敏。患者表现为剧烈瘙痒、鳞屑、红色皮疹，初起皮损局限于日光暴露部位，尤其是面部、项部和手[1]。但是，皮损也累及非日光暴露部位。眼睑受累常提示变应性接触反应[5]。随着病情的进一步发展，可出现水肿性苔藓样变的肥厚斑块以及顶部光滑的丘疹（图 29.177、29.178）[6]。在病情严重的病例，日光暴露部位的皮损可相互融合，形成狮面外观。患者有发生红皮病的倾向，与 Sézary 综合征相似，部分病例可见掌跖受累[14]。外周血中常见 Sézary 细胞，有时甚至数量很多（占白细胞的 2.5% ～ 18%），尤其是红皮病患者，常有辅助 / 抑制 T 细胞比例倒置[2, 15-18]。淋巴结肿大常见。随着时间的推移，光过敏可能会有所好转，偶尔接触性过敏也会缓解[19]。曾有一例伴随成人 T 细胞白血病的病例报道[20]。

## 发病机制和组织学特征

慢性光化性皮炎患者常对（UVB）（290 ～ 320 nm）、UVA（320 ～ 400 nm）及部分可见光（400 ～ 700 nm）

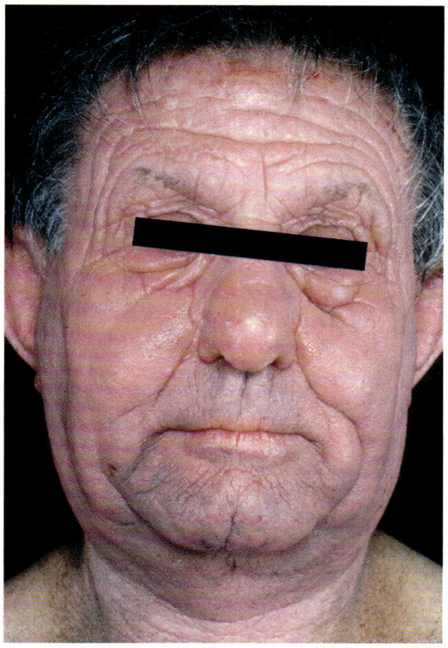

图 29.177 慢性光化性皮炎：明显的红斑、水肿以及皮肤增厚（From the collection of the late N.P. Smith，MD，The Institute of Dermatology，London，UK.）

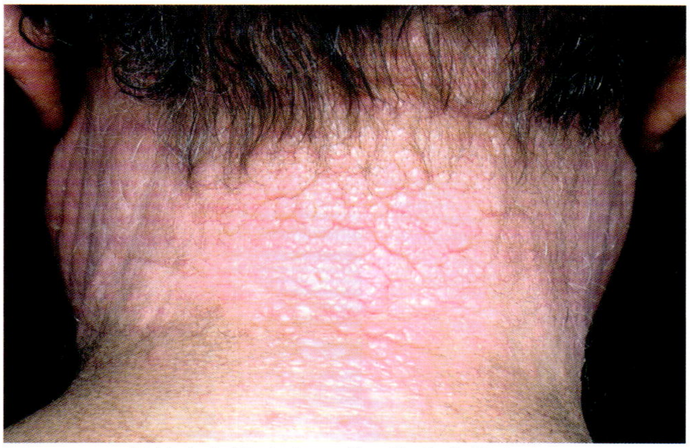

图 29.178 慢性光化性皮炎：明显的苔藓样变（From the collection of the late N.P. Smith，MD，The Institute of Dermatology，London，UK.）

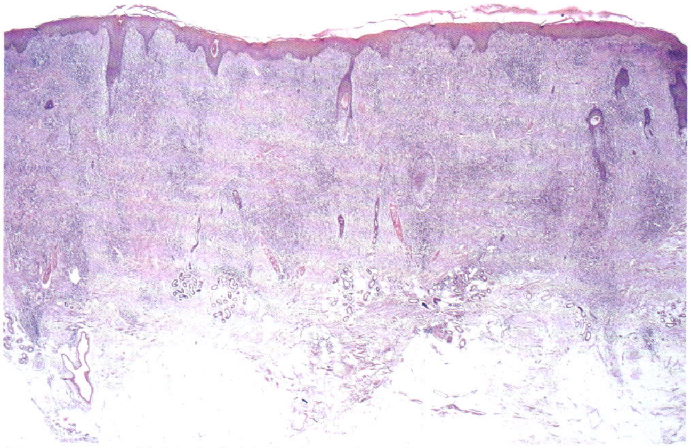

图 29.179 慢性光化性皮炎：真皮全层可见致密的细胞浸润及胶原纤维化

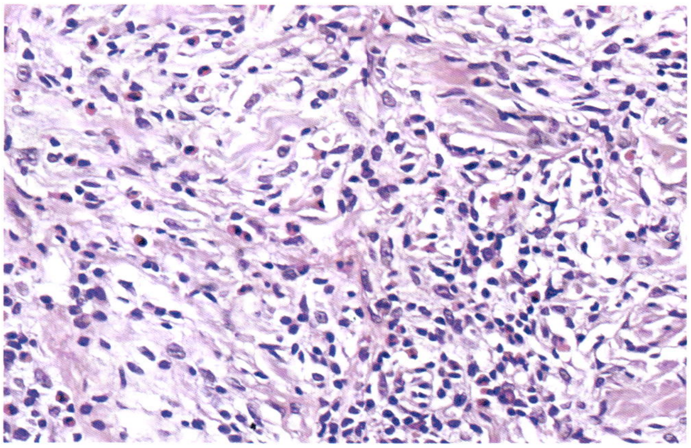

图 29.180 慢性光化性皮炎：浸润细胞由淋巴细胞、嗜酸性粒细胞及组织细胞组成

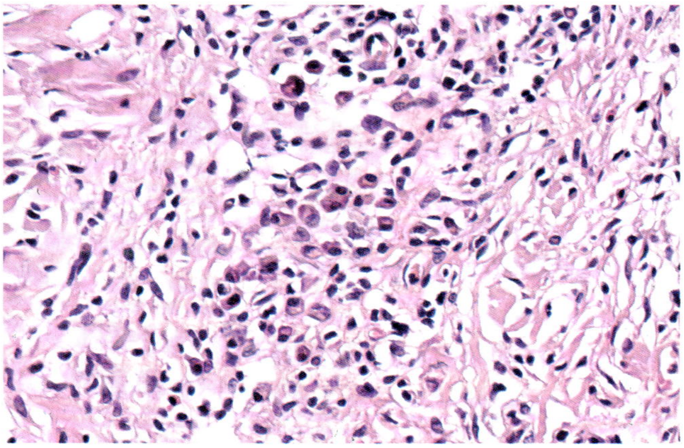

图 29.181 慢性光化性皮炎：可见明显的浆细胞浸润

敏感[15]。患者常有接触性过敏的证据，对倍半萜内酯混合物、复合性油树脂、橡胶成分、重铬酸钾、防晒成分（苯甲酮、丁基甲氧基二苯甲酰甲烷及乙基己基苯甲酮）、含有葵子的麝香及最近发现的含对苯二胺、银胶菊、苍耳子成分的香水过敏[6, 21-23]。有学者认为患者对紫外线高度敏感造成的抗原识别能力受损及抗原特异性抑制性 T 细胞水平的增加可导致慢性、低水平的抗原刺激，从而发展为不典型的细胞免疫反应[24]。

组织学表现和取材有关。病情不严重的患者标本仅呈慢性皮炎的表现：角化不全、棘层肥厚、海绵水肿形成、真皮浅层血管周围慢性炎症细胞浸润[1, 15]。病情较严重的患者通常可见真皮乳头层和网状层有非常致密的细胞浸润，有时可累及皮下脂肪（图 29.179）[6]，浸润细胞包括淋巴细胞、组织细胞及数量不等的嗜酸性粒细胞及浆细胞（图 29.180、29.181）。常见多核星状肌成纤维细胞，偶见的巨细胞是本病的一个特征[15]。后者与弹性纤维灶状溶解尤其相关[6]。重要的是，偶尔可见大的、不典型的、染色质深的脑回样淋巴样细胞和大的转化细胞，容易让人怀疑为皮肤淋巴瘤[6]。有丝分裂可很明显。表皮可见细胞移入，但 Pautrier 样微脓肿罕见（图 29.182）。真皮浅层纤维化很常见。

电子显微镜下可见大量 Sézary 样细胞[2-3, 18]。

淋巴结常为皮病性淋巴结肿大，但在副皮质区和窦内偶可见 Sézary 细胞[6]。

免疫组织化学染色的结果多样。总体来说，在早期皮损中细胞浸润以 $CD4^+$ 辅助细胞为主，随着病情

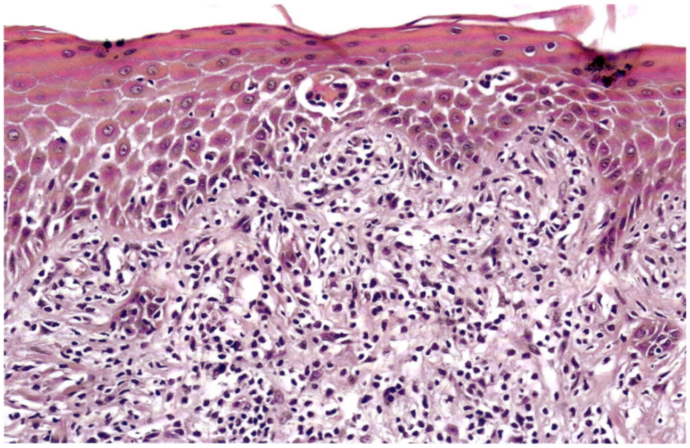

图 29.182 慢性光化性皮炎：细胞有轻度的异型性。可见灶性亲表皮现象

加重，则以 CD8$^+$抑制细胞为主[6, 15, 25-26]。在真皮中通常存在 IgE 阳性的树突状细胞[6, 26]。

尽管有少量慢性光化性皮炎伴发淋巴瘤的报道，但可能是巧合[6, 27-29]。DNA 流式细胞学的研究结果相互矛盾，有的研究显示没有非整倍体存在，而有的显示 63% 的患者存在非整倍体[24, 30]。TCR 基因重排通常可用来解决这一矛盾[31-32]。尽管偶有病例可见克隆细胞增生，然而近期在对 12 例患者的研究中，没有发现 TCR 基因克隆性重排[32-35]。迄今为止发表的病例数最大的一组研究中，231 例患者均与淋巴瘤无关[36]。

## 鉴别诊断

在没有相应的临床病史时，本病在组织学上易与斑片或斑块期的蕈样肉芽肿或 Sézary 综合征相混淆。更难与罕见的伴有严重光敏的红皮病型皮肤 T 细胞淋巴瘤相鉴别[37]。有助于本病诊断的组织学要点包括存在多核星状肌成纤维细胞、嗜酸性粒细胞及浆细胞，无 Pautrier 微脓肿。本病淋巴细胞是 CD8$^+$表型，相反，蕈样肉芽肿和 Sézary 综合征则以 CD4$^+$细胞增生为特征[14, 32]。和蕈样肉芽肿及 Sézary 综合征一样，CAD 患者外周血可见 CD4/CD8 细胞比值的下降，甚至倒置[31]。

# 皮肤淋巴细胞浸润症（Jessner 综合征）

本病在第 8 章讨论。

（张筱雁译　王琳校　陈浩审）

# B 细胞淋巴瘤

主要原发于皮肤的 B 细胞淋巴瘤包括：

- 结外黏膜相关淋巴样组织边缘区 B 细胞淋巴瘤（MALT 淋巴瘤）
- 皮肤滤泡中心淋巴瘤
- 原发性皮肤弥漫性大 B 细胞淋巴瘤，腿型

其他多种成熟 B 细胞淋巴瘤也可继发于皮肤，尤其是套细胞淋巴瘤、慢性 B 淋巴细胞白血病 / 小淋巴细胞淋巴瘤、血管内大 B 细胞淋巴瘤、淋巴瘤样肉芽肿病、浆母细胞性淋巴瘤和移植后淋巴增殖性疾病。

由于 B 细胞淋巴瘤既可能是原发于皮肤，也可能继发于其他部位的肿瘤，所以分期对于区分原发和转移至关重要。

# 原发性皮肤 B 细胞淋巴瘤

皮肤 B 淋巴细胞浸润性病变的诊断和鉴别诊断极具挑战性，原因在于多种因素可以影响我们的诊断，其中包括之前认为滤泡的存在总是提示反应性病变，而现在发现这种认识是完全错误的，反应性滤泡的存在是边缘区淋巴瘤的一个典型特征。此外，在免疫组化和分子遗传学研究发展之前，曾经被广为接受的认知，如今却变得毫无意义，例如大量的描述性术语和人名名词（如 Spiegler-Fendt 肉样瘤、皮肤淋巴细胞瘤、大细胞性淋巴细胞瘤、背部 Crosti 网状组织细胞瘤和良性皮肤淋巴腺瘤）曾被广泛应用，现在应予以废弃。

一般来说，原发性皮肤 B 细胞淋巴瘤恶性程度低，累及淋巴结或系统播散的可能性小。

然而，并非所有的病变均能明确区分良恶性，特别是取材不充分的时候，在这种情况下，病理报告应谨慎，可以建议重做活检并密切随访。

# 原发性皮肤边缘区 B 细胞淋巴瘤

## 临床特征

结外黏膜相关淋巴样组织边缘区淋巴瘤（MALT）是非霍奇金淋巴瘤中第三常见的肿瘤类型，11% 的病

例原发于皮肤，约占原发皮肤淋巴瘤的 2% ～ 7%[1-4]。大多数原先诊断的原发皮肤免疫细胞瘤和皮肤滤泡样淋巴增生伴有单克隆浆细胞其实应该属于本病[5-9]。根据定义，原发皮肤边缘区淋巴瘤（PCMZL）发病时属于 IE 期。

文献中关于本病发生的性别优势存在矛盾[10-19]，本病发病年龄跨度广，但大部分患者超过 40 岁，中位年龄 50 岁[20-22]。皮疹既可单发，也可表现为群集、无症状的、直径 1 ～ 10 cm 大小的红褐色、紫罗兰色、紫色的丘疹、结节和斑块[11-12, 18-19]。皮损好发于躯干，特别是背部和上肢，头颈受累较为少见[10-11, 16-17, 22]。皮疹可单发、局限，也可同时累及多个解剖学部位，很少全身泛发[16, 18-19]。偶尔，患者血清中存在单克隆免疫球蛋白。患者没有 B 症状，血清 LDH 和 β2 微球蛋白正常[12, 18]，偶尔，在皮疹基础上可以继发皮肤松弛。

局限性或散在的多病灶皮损一般可以手术或放疗，泛发性皮损可以化疗或用电子束照射[18-19, 23]。多数患者可完全缓解，但约 50% 的患者皮疹可再发[19]。

文献报道本病可累及淋巴结、肝、脾、腮腺、眼眶、乳腺、肠道和骨髓[10, 12, 18-19]，预后很好，5 年生存率达 90% ～ 100%[4, 9, 18]，当然，肿瘤出现高级别转化则另当别论[18]。

## 发病机制和组织学特征

皮肤与黏膜不同，没有 B 细胞相关的淋巴细胞群，曾推测皮肤相关淋巴组织（SALT）可能通过慢性抗原刺激参与 B 细胞淋巴瘤的最终进展，类似于结外 MALT 型淋巴瘤，后者可伴发慢性胃幽门螺杆菌感染、鹦鹉热衣原体（眼附属器 MALT 淋巴瘤）、空肠弯曲菌（免疫增生性小肠病）或自身免疫病（桥本甲状腺炎和干燥综合征）[24-28]。对免疫球蛋白可变区基因重排的研究支持抗原刺激在本病发病中的作用[29]，在某些特定地域（如苏格兰、奥地利和法国），PCMZL 与伯氏疏螺旋体感染相关，经验治疗证实部分病例抗感染治疗有效[11, 30-36]。然而，在其他地区（如美国、意大利、亚洲）并没有发现 PCMZL 与伯氏疏螺旋体感染的相关性，而且也不是所有患者抗感染治疗都有效[37-39]。也有本病和文身及疫苗接种相关的罕见病例报道[40-41]。

结外边缘区淋巴瘤来源于生发中心后的记忆 B 细胞，通常有浆细胞分化和基因表达[42]。结外边缘区淋巴瘤存在多种染色体易位，其中 t（11;18）（q21;q21）导致产生 API2（凋亡抑制因子 2）-MALT1 融合基因，t（14;18）（q32;q21）导致 MALT1 基因与免疫球蛋白重链（IGH）基因并列，t（1;14）（p14;q32）导致 BCL10 基因与 IGH 基因发生易位，还有最新发现的涉及 IGH 和 FoxP1 基因的 t（3;14）（p14.1;q32）。前三个染色体易位是 NF-κB 不同通路中的靶点，在 MALT 淋巴瘤中相对特异[27]。不同部位发生的 MALT 淋巴瘤染色体易位的发生率也不同，t（11;18）（q21;q21）和 t（1;14）（p14;q32）主要发生在胃和肺的 MALT 淋巴瘤，但在 PCMZL 中，前者很罕见，后者则仍有待进一步研究[27, 42-49]。一些研究发现在 PCMZL 中存在 t（14;18）（q32;q21），但在另一些研究中却没有得到类似的结果[45-48, 50]，个别病例报道显示 PCMZL 存在 t（14;18）（q32;q21）导致的 BCL2/IGH 基因易位，并偶尔并发 IGH/MALT 基因易位[50]。一项研究在 20 例 PCMZL 中，发现 2 例有 t（3;14）（p14.1;q32）易位，但这一易位在结外边缘区淋巴瘤中并不特异[51-52]，此外，在部分病例中发现 3 或 18 染色体三体，但并不特异[45-46]。

PCMZL 病理表现为真皮网状层结节状或弥漫性（不常见）浸润，常累及皮下脂肪（图 29.183、29.184）[11, 16, 18]，境界带常常存在，溃疡少见（图 29.185）[16]。可见反应性淋巴样滤泡，滤泡由生发中

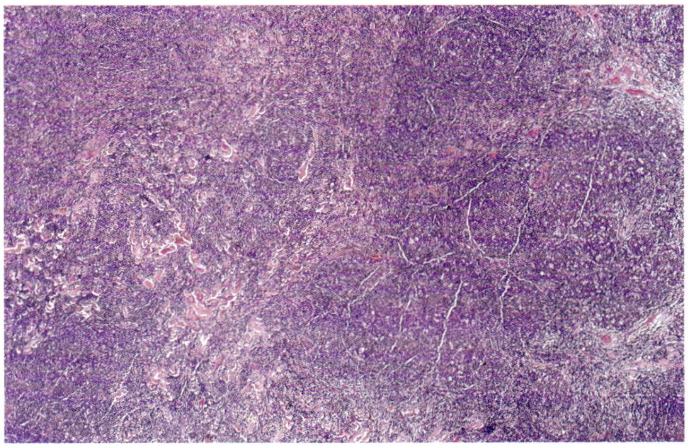

图 29.183 原发皮肤边缘区 B 细胞淋巴瘤：真皮深部密集的淋巴细胞浸润

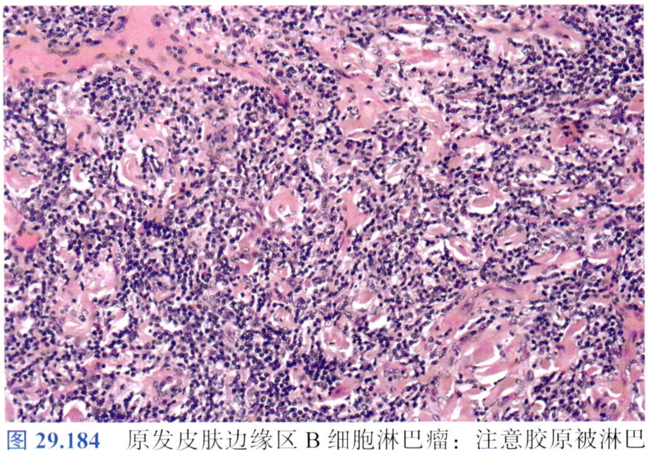

图 29.184 原发皮肤边缘区 B 细胞淋巴瘤：注意胶原被淋巴细胞分割

心和明显的套区及包绕其周的边缘区细胞构成，边缘区细胞淡染（图 29.186）[10-11, 14, 16, 18]，这些细胞常被描述为中心细胞样细胞，细胞核稍不规则、染色质致密、核仁不明显、胞质中等量淡染或稀薄（图 29.187），肿瘤细胞累及生发中心（滤泡植入现象）常较明显，也可见到胞质丰富的细胞（如单核细胞样 B 细胞）（图 29.188 ～ 29.190）。淋巴上皮病变罕见，可累及毛囊和汗腺（图 29.191）[19]。有丝分裂常不明显[12]。常见典型的淋巴浆细胞样细胞，常伴有数量较多的成熟浆细胞（图 29.192），这些细胞多位于病灶边缘和表皮下[11, 18]。有时可见 Dutcher 小体（嗜酸性核内包涵体）[12]，此外可见不等量的中心母细胞、免疫母细胞、组织细胞和嗜酸性粒细胞，在有些病变中可见多核巨细胞和肉芽肿（图 29.193、29.194）[15]。

免疫细胞瘤的特征是浸润细胞形态更为单一，包括小淋巴细胞和淋巴浆细胞样细胞，病变周围由成熟浆细胞包绕。

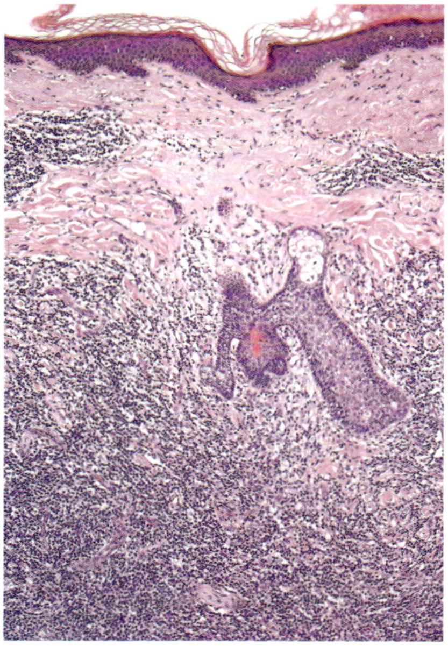

图 29.185 原发皮肤边缘区 B 细胞淋巴瘤：无浸润带

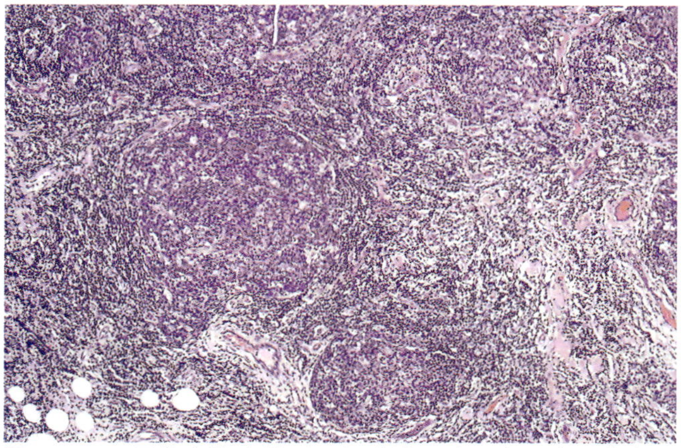

图 29.186 原发皮肤边缘区 B 细胞淋巴瘤：出现大量伴有生发中心的淋巴滤泡

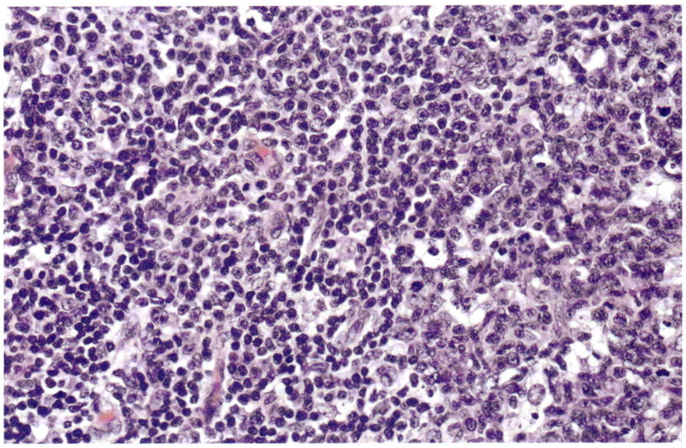

图 29.187 原发皮肤边缘区 B 细胞淋巴瘤：左边视野是肿瘤细胞，右边是生发中心，注意深染的细胞核

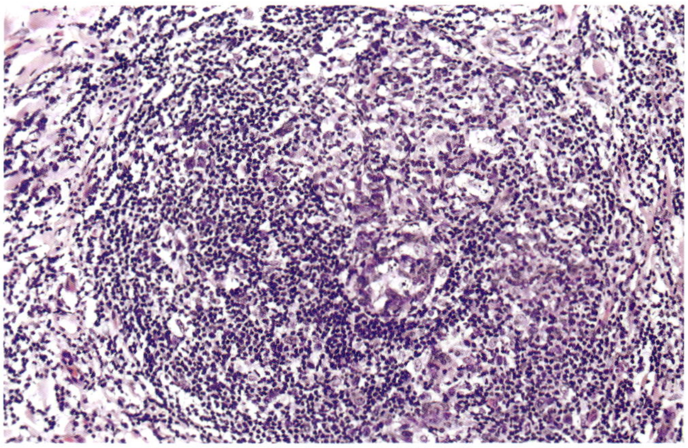

图 29.188 原发皮肤边缘区 B 细胞淋巴瘤：中倍视野下可见肿瘤细胞包绕残留的生发中心

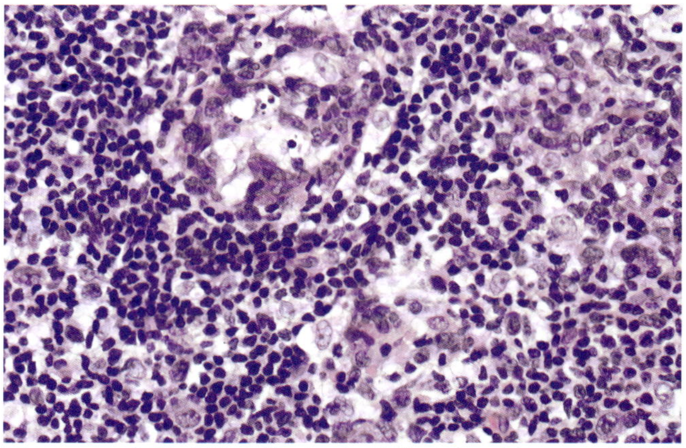

图 29.189 原发皮肤边缘区 B 细胞淋巴瘤：图 29.188 的高倍视野，显示滤泡定植现象

肿瘤细胞表达 CD20 和 CD79a，常常异常表达 CD43，而 CD10、CD23、bcl-6 和细胞周期蛋白 D1 均阴性（图 29.195）[11, 14, 17-18, 53]。皮肤和其他结外的边缘区淋巴瘤很少表达 CD5[54-55]，bcl-2 阳性。单一型的轻链表达和克隆性 IgH 重排均较常见（图 29.196、29.197）[11, 18]，肿瘤内尚可见少量 $CD30^+$ 的转化的大细胞[18]。反应性滤泡 CD10 和 bcl-6 阳

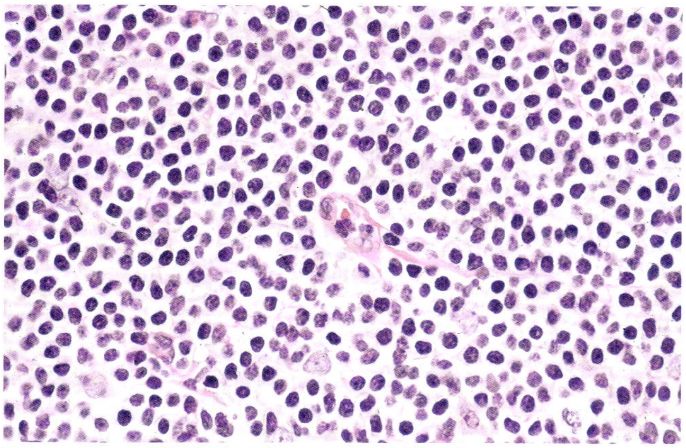

图 29.190 原发皮肤边缘区 B 细胞淋巴瘤：显示形态一致的单核样 B 细胞

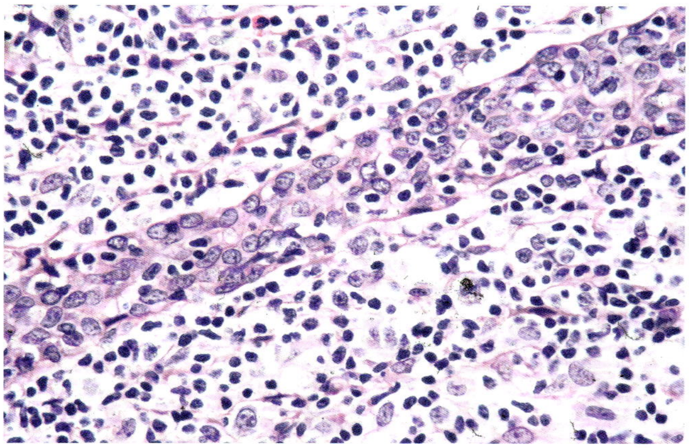

图 29.191 原发皮肤边缘区 B 细胞淋巴瘤：显示淋巴上皮病变，可见肿瘤细胞侵犯汗腺上皮，注意不规则的细胞核和淡染的胞质

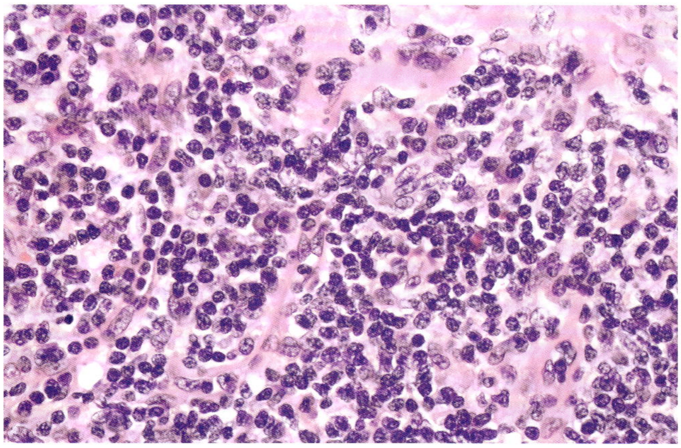

图 29.192 原发皮肤边缘区 B 细胞淋巴瘤：显示散在浆细胞

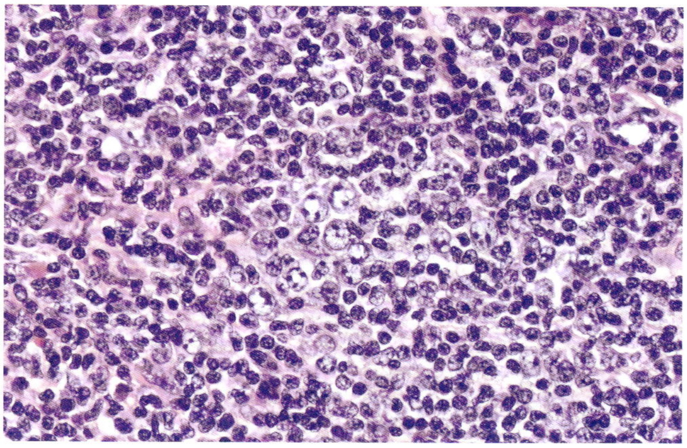

图 29.193 原发皮肤边缘区 B 细胞淋巴瘤：显示有多个核仁的中心母细胞

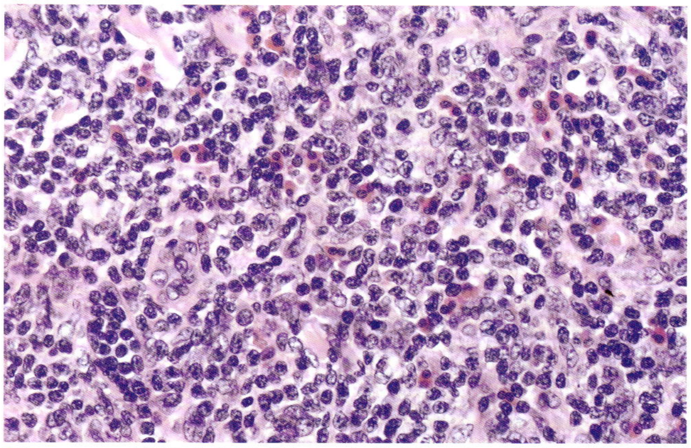

图 29.194 原发皮肤边缘区 B 细胞淋巴瘤：这个视野显示明显的嗜酸性粒细胞浸润

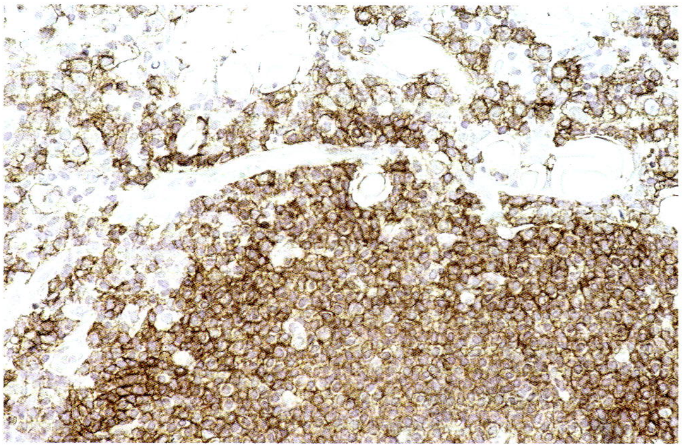

图 29.195 原发皮肤边缘区 B 细胞淋巴瘤：肿瘤细胞表达 CD20

性，而 bcl-2 阴性，由于滤泡树突状细胞强阳性表达 CD21、CD23 和（或）CD35，可以清楚描绘出滤泡的结构（图 29.198），肿瘤背景中可见少数 T 细胞。

## 鉴别诊断

皮肤 B 细胞淋巴样增生（B-cutaneous lymphoid hyperplasia，B-CLH）和 PCMZL 常难以鉴别，两者有很多相似的组织学特点，包括：“头重脚轻”或“头轻脚重”的分布模式，反应性增生的淋巴滤泡，境界带的形成和多形性细胞在滤泡间区的浸润[13]。但密切关注细节可提高诊断的准确性，使得一部分能明确诊断。反应性淋巴滤泡更常见于 PCMZL[13]。不过这并不是诊断淋巴瘤的唯一标准，而应该在滤泡间区寻找更为特异的组织学改变来明确诊断，例如部分克隆

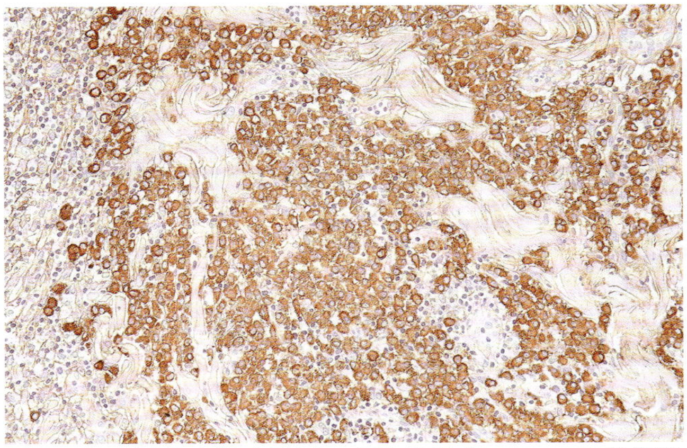

图 29.196 原发皮肤边缘区B细胞淋巴瘤：kappa链强阳性表达

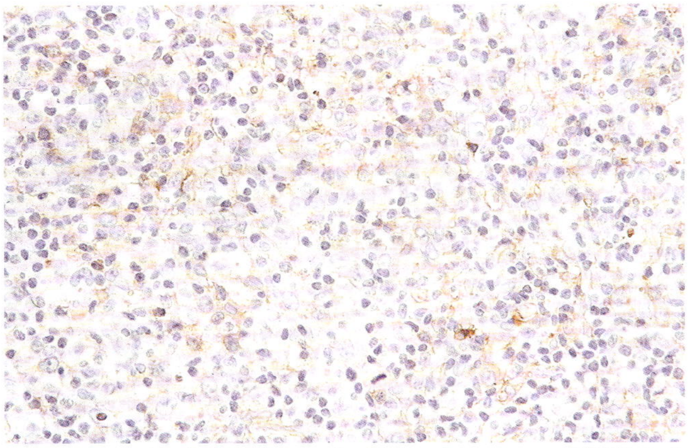

图 29.197 原发皮肤边缘区B细胞淋巴瘤：lambda链阴性表达

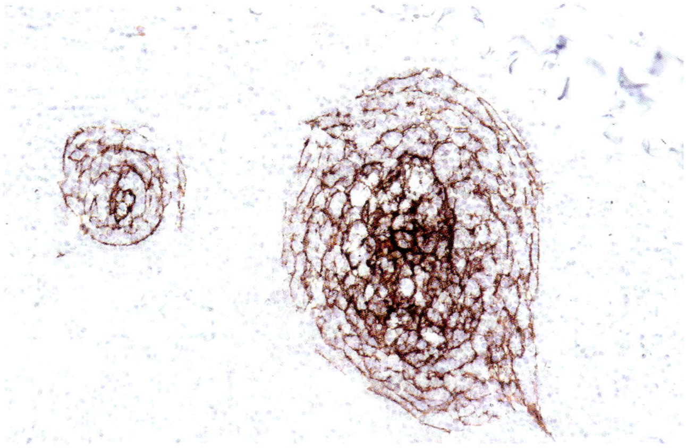

图 29.198 原发皮肤边缘区B细胞淋巴瘤：用CD21染色可勾勒出生发中心

性滤泡的存在、聚集的边缘区细胞、融合呈带状的浆细胞和Dutcher小体[13]。这些像边缘区的细胞需通过免疫组化证实是B细胞，因为活化的T细胞也可有不规则的细胞核和透明的胞质。此外，存在以下改变也支持淋巴瘤的诊断：B细胞和T细胞比例大于3∶1，B淋巴细胞异常表达CD43[13, 53]。很难在B细胞表面显示免疫球蛋白轻链的表达，而评估浆细胞胞质的轻链表达则更为直接。在PCMZL中，在病变周围常能发现表达单克隆轻链的浆细胞。

有些学者认为免疫球蛋白基因的克隆性重排对鉴别B-CLH和皮肤B细胞淋巴瘤有重要作用[56]，不过，有些具有B-CLH组织学特点的病例也存在克隆性重排[57-58]，其意义尚不清楚。一些研究发现克隆性的存在和临床表现没有相关性，例如皮损是否增多，或是否进展为明确的淋巴瘤[57-59]。然而B-CLH可发展为淋巴瘤，这是一组B淋巴细胞增殖的谱系性疾病，多克隆B-CLH位于病谱的一端，明确的克隆性B细胞淋巴瘤位于病谱的另一端[57-60]。在两者之间，有的病例虽然具有B-CLH的组织学特点，但却存在寡克隆或单克隆的B淋巴细胞，偶尔可发展为典型的淋巴瘤。从临床实际出发，克隆性B-CLH需要按照皮肤淋巴瘤来进行分期和随访，但可以按B-CLH来治疗。

PCMZL可类似原发性皮肤滤泡中心淋巴瘤（primary cutaneous follicle center lymphoma，PCFCL），特别是当后者为滤泡生长模式时。然而，PCFCL的滤泡是肿瘤性的，形态较单一，仅有少量有tingible小体的巨噬细胞，明区与暗区不明显，缺少套区，通常增殖指数较低。其可表达bcl-2，这一点与PCMZL中的反应性滤泡不同，虽然并非总是如此。在PCMZL中，可存在肿瘤细胞在反应性滤泡中的定植现象，可使本病和PCFCL的鉴别更为复杂。PCFCL中，在滤泡间区可以发现肿瘤性滤泡中心细胞的聚集，这些细胞表达bcl-6和（或）CD10，这些特点有助于和PCMZL相鉴别[17]。

通过形态学和免疫表型，可以鉴别本病和慢性B淋巴细胞白血病或套细胞淋巴瘤累及皮肤，慢性B淋巴细胞白血病通常表达CD5和CD23，而套细胞淋巴瘤通常表达CD5和细胞周期蛋白D1。

## 原发性皮肤滤泡中心淋巴瘤

最新的WHO-EORTC分类出现之后，围绕本病的许多争论得以解决[1]。原发性皮肤滤泡中心淋巴瘤（PCFCL）的肿瘤细胞类似于正常生发中心的中心细胞和中心母细胞，与结内滤泡淋巴瘤不同，存在滤泡结构并不是诊断的必需条件，许多病例常呈弥漫生长方式[2-3]。PCFCL大致等同于EORTC分类中的原发皮肤滤泡中心细胞淋巴瘤[3]，以前诊断为本病的病例，有一部分其实是原发性皮肤弥漫大B细胞淋巴瘤[3-11]。此外，位于背部皮肤的病例过去被称为“背部网状组织细胞瘤”或“Crosti淋巴瘤”

（图 29.199）[12]。

## 临床特征

本病是原发性皮肤 B 细胞淋巴瘤（primary cutaneous B-cell lymphoma，PCBCL）中最常见的类型，比例略少于 60%[2, 13]。本病好发于男性，平均发病年龄大于 50 岁[7, 12-14]。临床上表现为红色至紫色坚实丘疹、结节和（或）大小不等的肿瘤，有时皮损较大。绝大部分（≈ 80%）病例表现为孤立性或局限性皮损，多发皮损较少见[1-2, 8, 13]。皮损好发于头颈部，特别是头皮，其次是躯干，四肢罕见[1-2, 6, 8, 11, 13-16]，疾病仅限于皮肤才符合 PCFCL 的定义。

孤立或局限性皮损可选择放射治疗，利妥昔单抗用于皮损泛发的患者[17]，皮损复发较为常见（≈ 30% 的病例），总体预后较好，5 年生存率大于 95%。很少有病例需要系统联合化疗，除非皮损大量泛发或较罕见病例累及系统时，可能还包括皮损初发于腿部的病例，因为后者预后相对较差[2, 6, 8, 15, 17]。

## 发病机制和组织学特征

肿瘤淋巴细胞来源于滤泡中心，基因表达谱分析与生发中心型的弥漫大 B 细胞淋巴瘤相似，c-REL 扩增较为常见[17-20]。滤泡性淋巴瘤是另一种起源于滤泡中心细胞的淋巴瘤，主要发生于淋巴结，其特征为 bcl-2 基因与免疫球蛋白重链基因的邻位基因易位，即 t（14;18）（q 32;q21）[21]。约 90% 的结内滤泡淋巴瘤存在这种基因易位，但用 PCR 方法检测，其在 PCFCL 中发生率很低[4-6, 10, 15, 22-26]。

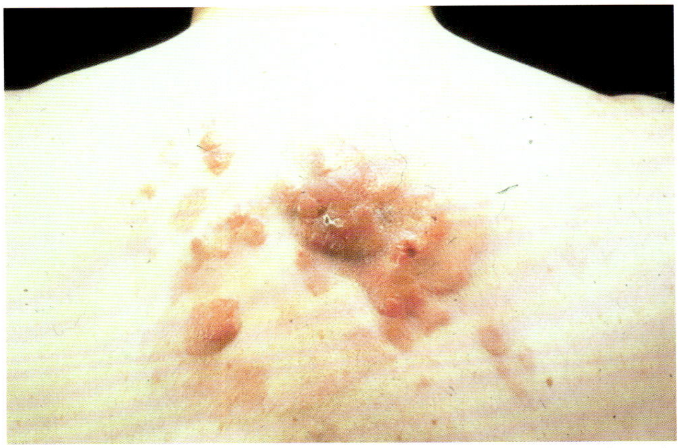

图 29.199　原发性皮肤滤泡中心淋巴瘤：肿瘤位于背部。本病曾被称为网状组织细胞瘤（Crosti 淋巴瘤），显示聚集的红色肿瘤性结节（By courtesy of the Institute of Dermatology，London，UK.）

虽然用更敏感的荧光原位杂交（fluorescence in situ hybridization，FISH）检测后，其阳性率提高至 41%，然而与结内滤泡淋巴瘤相比，发生率仍较低。事实上，许多 FISH 阳性的病例 PCR 结果是阴性的，这种结果提示，在很多 PCFCL 病例中存在不同的发病机制[27-28]。此外，少数病例也发现 t（3;14）（q27; q32）染色体易位[27]。

本病可表现为肿瘤细胞围绕血管和附属器分布，但也可表现为弥漫性分布。大多数病例（64%）缺少滤泡结构，部分病例既有滤泡分布区域，也有弥漫性分布区域，完全呈滤泡分布的病例最少见[1-3, 14, 29]。肿瘤细胞主要是中到大的中心细胞或中心母细胞（图 29.200 ～ 29.203）。中心细胞有多边、扭曲或裂隙状核，核仁不明显，胞质少。中心母细胞有圆形或卵圆形核，泡状染色质，1 ～ 3 个核仁，细胞质窄条状。滤泡表现单一，含 tingible 小体的巨噬细胞较少见，

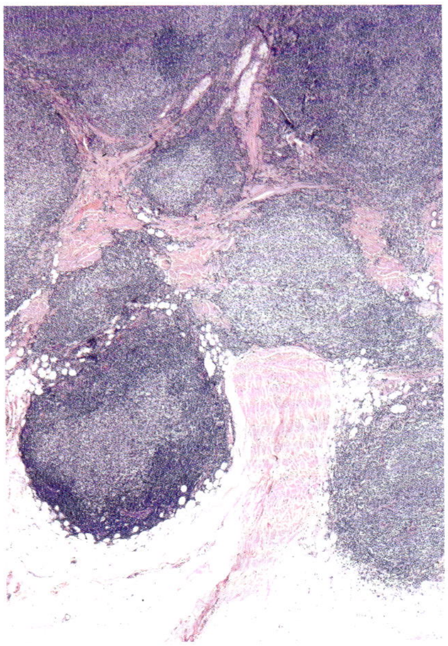

图 29.200　原发性皮肤滤泡中心淋巴瘤：密集的结节状浸润伴有明确的滤泡形成（By courtesy of G. Pinkus，MD，Brigham and Women's Hospital and Harvard Medical School，Boston，USA.）

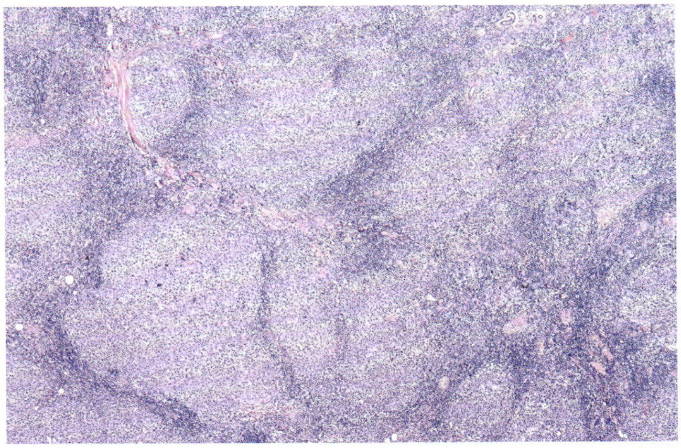

图 29.201　原发性皮肤滤泡中心淋巴瘤：显示明显的肿瘤性滤泡（By courtesy of G. Pinkus，MD，Brigham and Women's Hospital and Harvard Medical School，Boston，USA.）

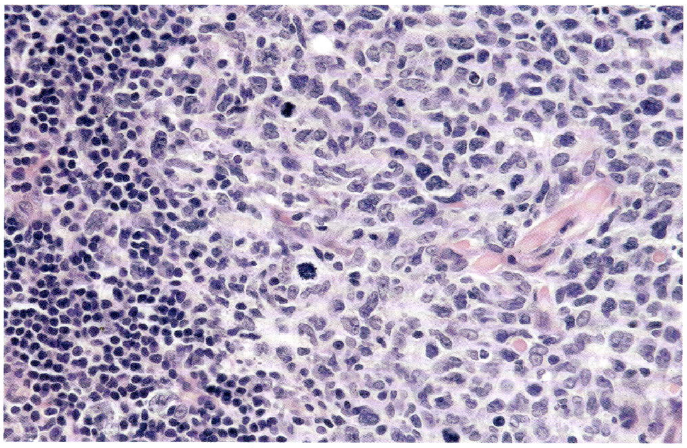

图 29.202 原发性皮肤滤泡中心淋巴瘤：滤泡由形态一致的肿瘤细胞组成，注意有丝分裂象（By courtesy of G. Pinkus，MD，Brigham and Women's Hospital and Harvard Medical School，Boston，USA.）

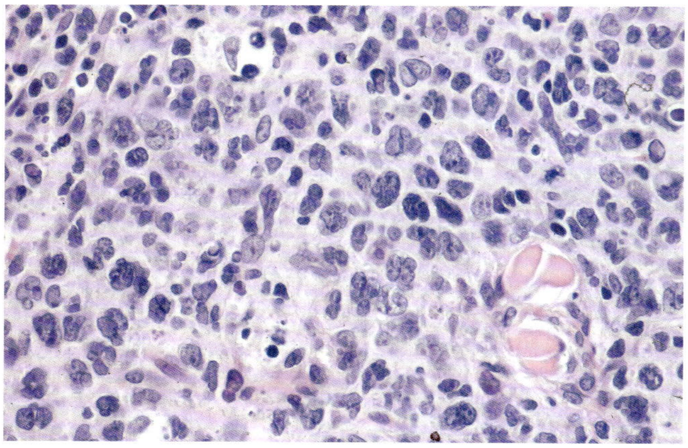

图 29.203 原发性皮肤滤泡中心淋巴瘤：肿瘤由胞核不规则、深染的中心细胞组成（By courtesy of G. Pinkus，MD，Brigham and Women's Hospital and Harvard Medical School，Boston，USA.）

明区和暗区界限不清，套区减少或缺失，滤泡间可见肿瘤性的滤泡中心细胞聚集[4, 6, 14]。表现为弥漫性生长模式的病例有较多的大的中心细胞，散在多分叶核细胞和少量中心母细胞[3, 9, 12, 14, 29]。个别病例肿瘤细胞呈梭形细胞[30-31]。肿瘤细胞表达 CD20 和 bcl-6（图 29.204、29.205），而 CD10 的表达则有差异，滤泡为主时，肿瘤细胞常表达 CD10，而弥漫性生长模式时，CD10 通常阴性（图 29.206）[2, 8, 15, 28, 32-33]。bcl-2 通常阴性，尽管部分病例中，其有较高的阳性率，但与周围的反应性 T 细胞相比，肿瘤细胞 bcl-2 的表达强度较弱[2, 4, 6, 8, 23, 27, 33-35]。如果肿瘤细胞强阳性表达 CD10 和 bcl-2，需要怀疑是否是结内滤泡淋巴瘤累及皮肤。肿瘤细胞 CD5 和细胞周期蛋白 D1 阴性，也很少表达 CD23、MUM1 或 FOXP1（图 29.207）[4, 10-11, 14, 32]。增大的滤泡结节高表达 CD21，而在弥漫性生长区域，CD21 则是

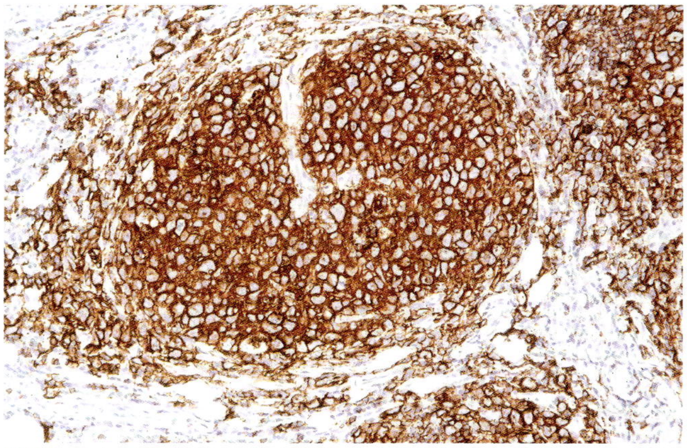

图 29.204 原发性皮肤滤泡中心淋巴瘤：肿瘤细胞表达 CD20（By courtesy of G. Pinkus，MD，Brigham and Women's Hospital and Harvard Medical School，Boston，USA.）

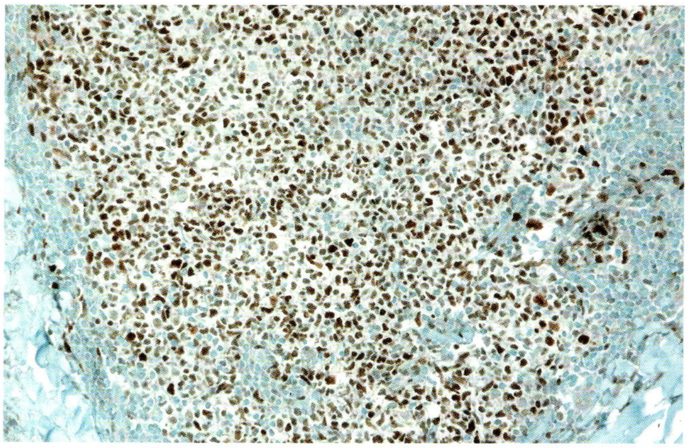

图 29.205 原发性皮肤滤泡中心淋巴瘤：肿瘤细胞表达 bcl-6（By courtesy of G. Pinkus，MD，Brigham and Women's Hospital and Harvard Medical School，Boston，USA.）

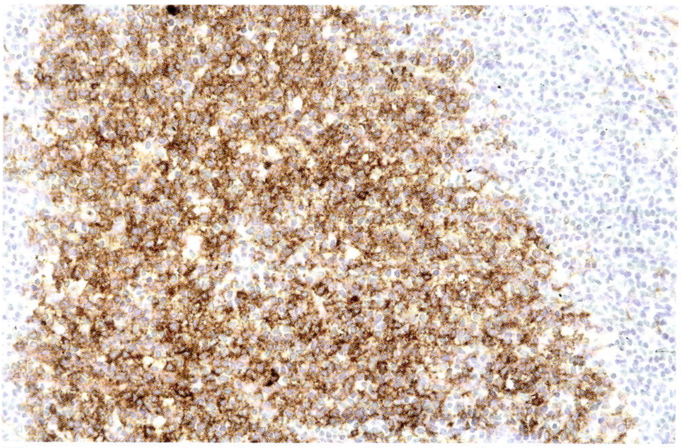

图 29.206 原发性皮肤滤泡中心淋巴瘤：肿瘤细胞强阳性表达 CD10

阴性（图 29.208）[20, 32]。

肿瘤细胞的轻链限制（尽管表面免疫球蛋白低表达导致其难以证实）、IgH 基因重排或某些病例中出现的 t（14；18）易位证实肿瘤是克隆性增生[32]。

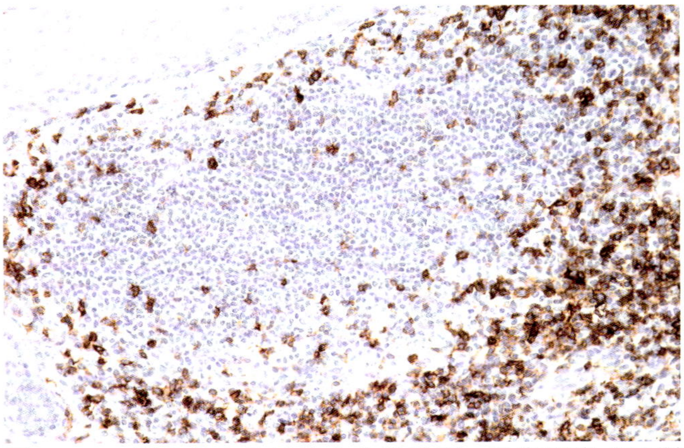

图 29.207 原发性皮肤滤泡中心淋巴瘤：肿瘤细胞 CD5 阴性（By courtesy of G. Pinkus，MD，Brigham and Women's Hospital and Harvard Medical School，Boston，USA.）

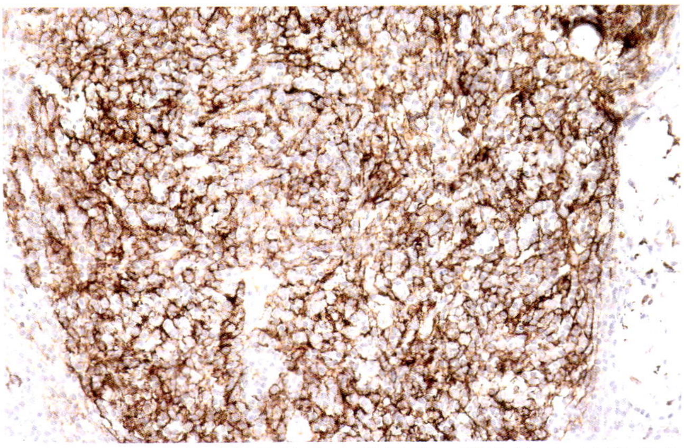

图 29.208 原发性皮肤滤泡中心淋巴瘤：阳性的 CD21 染色突出了肿瘤性滤泡（By courtesy of G. Pinkus，MD，Brigham and Women's Hospital and Harvard Medical School，Boston，USA.）

## 鉴别诊断

本病呈弥漫浸润生长模式时，病变通常由大细胞组成，不易被误诊为反应性增生，但呈滤泡生长模式时，却很难与皮肤 B 细胞淋巴瘤样增生（B-cutaneous lymphoid hyperplasia，B-CLH）相鉴别。低倍镜下很难从模式上明确区分 B-CLH 和 PCFCL[36]。

正确诊断主要需要判断淋巴滤泡是反应性还是肿瘤性。典型的肿瘤性滤泡形态单一，缺乏结构良好的套区，明区和暗区间没有差异，相对缺乏含 tingible 小体的巨噬细胞，病变主要由大的中心细胞组成。相比之下，反应性滤泡中明区和暗区间通常有差异，有丝分裂象较多，含 tingible 小体的巨噬细胞较多，有较多的中心母细胞和免疫母细胞[36]。然而皮肤的反应性滤泡常缺少套区，特别是与伯氏疏螺旋体感染相关时[15, 37]。免疫组化提示滤泡中心细胞表达 bcl-2 可证实淋巴瘤的诊断。和反应性滤泡相比，肿瘤性滤泡通常增殖指数低，Ki-67 染色可能在反应性滤泡出现高表达区。而在 PCFCL 中，bcl-2 的表达常较弱或阴性，并且以大细胞为主的病例中，其增殖指数常较高（图 29.209）。在这种情况下，必需仔细观察滤泡间细胞 CD10 和（或）bcl-6 的阳性表达情况，滤泡外 B 细胞表达 CD10 仅见于淋巴瘤，而不是反应性增生。

套细胞淋巴瘤表达 CD5 和细胞周期蛋白 D1，可与 PCFCL 相鉴别。

（薛燕宁　温蓬飞译　陈浩校　王琳审）

# 原发性皮肤弥漫性大 B 细胞淋巴瘤，腿型

## 临床特征

EORTC 分类最早提出腿型大 B 细胞淋巴瘤这一疾病，当时备受争议。随着位于下肢、原发于皮肤的淋巴瘤的相关报道逐步增多，这种预后较差的疾病已获得广泛认可[1-5]。由于腰部以上也会发生临床病理学特征类似的淋巴瘤，故原发性皮肤弥漫性大 B 细胞淋巴瘤（PCDLBCL-LT），腿型这个术语的应用并未受到解剖部位的严格限制[6-7]。

PCDLBCL-LT 约占所有原发性皮肤 B 细胞淋巴瘤（PCBCLs）的 20%[6, 8]。患者绝大部分为老年女性（男女比例为 1∶3.4），中位发病年龄＞70 岁[7-11]。临床常表现为多个红色或蓝红色结节或肿物，少数表现为深在浸润性的斑块、皮下肿物或溃疡[2, 4-5, 7, 9-11]。单发皮损相对少见。10% ～ 15% 的患者皮损不发生在腿部，如躯干、上肢及头颈部[7-11]。多发肿瘤

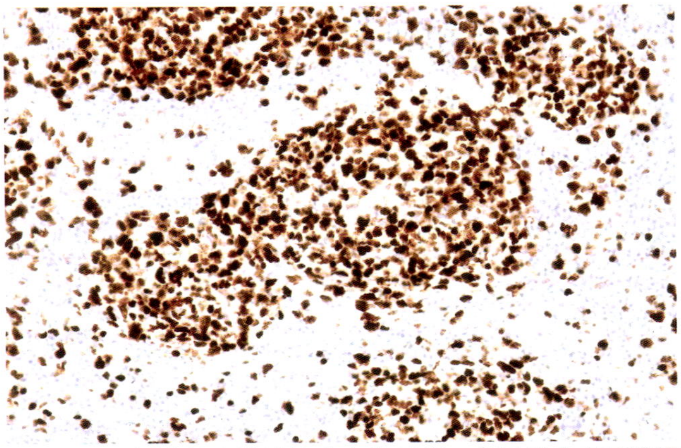

图 29.209 原发性皮肤滤泡中心淋巴瘤：高级别病变区域用 MIB-1 染色显示其增殖活性增高（By courtesy of G. Pinkus，MD，Brigham and Women's Hospital and Harvard Medical School，Boston，USA.）

见于 5% ～ 20% 的患者[8-9，11]。推荐的治疗方案与系统性弥漫大 B 细胞淋巴瘤（DLBCL）一致[12]。55% ～ 69% 的患者会复发，17% ～ 47% 的患者会累及淋巴结或内脏，中枢神经系统受累相对常见[8-9，11]。5 年生存率约为 50%[2，4，8，10-11]，诊断时皮损多发是预后差的一个指征。

## 发病机制和组织学特征

PCDLBCL 是来源于生发中心后的 B 细胞肿瘤，其基因表达谱与活化的 B 细胞样 DLBCL 相似，提示涉及凋亡信号通路的激活和抑制[13-14]。虽然没有 t（14;18）（q32;q21）易位，但存在高频的 c-MYC、BCL6 和 IGH 易位[15-16]。另外，超过一半的病例存在 18q21.31 ～ q21.33 区域扩增，该区域包含 BCL2 和 MALT1 基因，提示该区域扩增可能与肿瘤中 BCL2 高表达相关。9p21.3 含有编码 p16 和 p14ARF 的 CDKN2A 基因，该区域缺失或高甲基化很常见，可能是预后不良的指征[17-19]。

组织学显示中心母细胞和免疫母细胞在真皮内成片弥漫性浸润，破坏皮肤附属器（图 29.210 ～ 29.212）。常见境界带形成，也可有溃疡形成。中心母细胞胞质少，核呈圆形至椭圆形泡状，典型者常有多个小核仁，散在分布于核膜下。免疫母细胞胞质丰富，嗜碱性，细胞核含有单个较大的嗜酸性核仁。核分裂象多见。可见少量反应性 T 细胞[2，4，6-8，11]。

肿瘤细胞表达 CD20 和 CD79A，同时也常常强表达 bcl-2、MUM1/IRF4 和 FOXP1，也有报道称多达 10% 的病例不表达 bcl-2 和 MUM1/IRF4（图 29.213）[5，8，10，14，20-22]。bcl-6 常阳性，而 CD10 阴性（图 29.214）[5，8，22]。

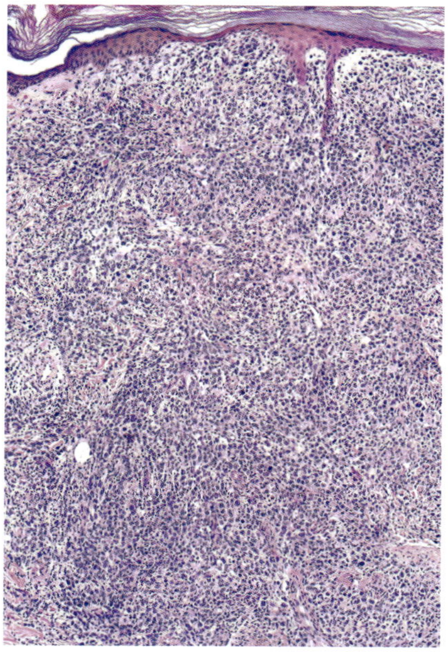

图 29.210 原发性皮肤弥漫性大 B 细胞淋巴瘤，腿型：真皮内密集的淋巴细胞浸润，此例肿瘤细胞紧靠表皮

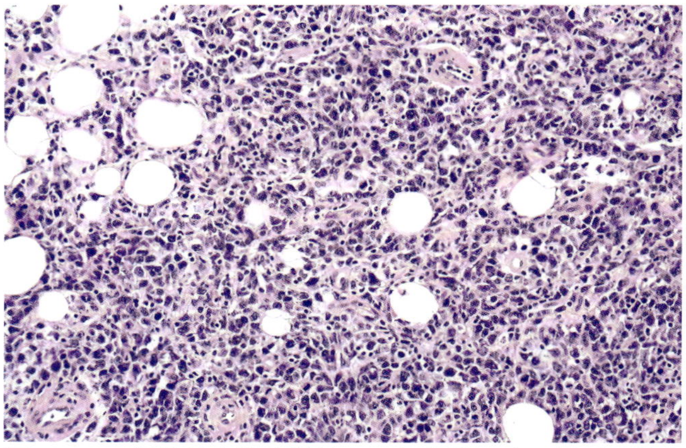

图 29.211 原发性皮肤弥漫性大 B 细胞淋巴瘤，腿型：肿瘤细胞侵犯皮下脂肪层

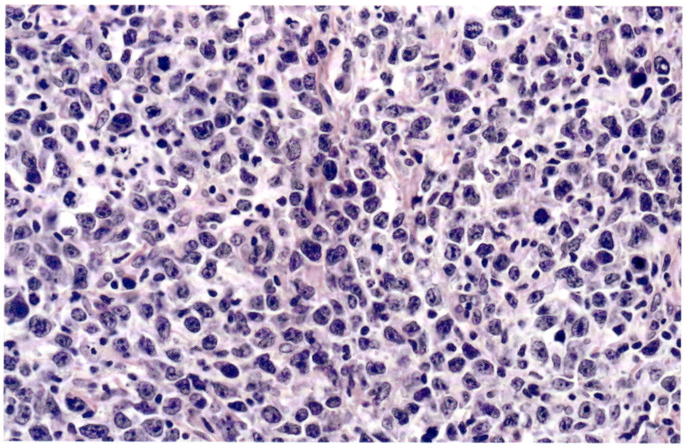

图 29.212 原发性皮肤弥漫性大 B 细胞淋巴瘤，腿型：肿瘤由免疫母细胞和中心母细胞混合组成，注意其内活跃的核分裂象

## 鉴别诊断

本病应与系统性大 B 细胞淋巴瘤累及皮肤、原发性皮肤滤泡中心淋巴瘤（PCFCL）相鉴别。系统性

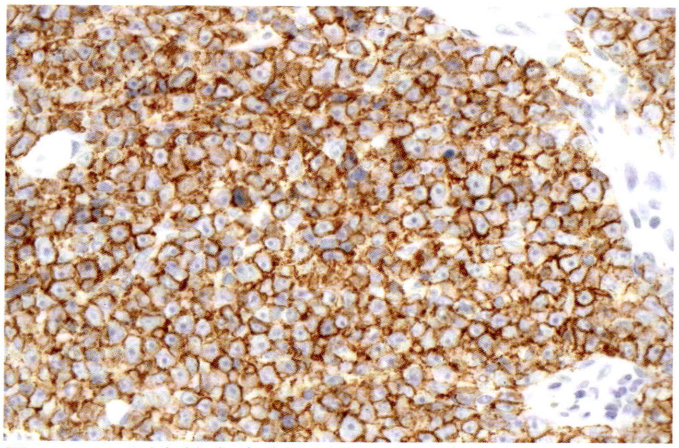

图 29.213 原发性皮肤弥漫性大 B 细胞淋巴瘤，腿型：肿瘤细胞表达 CD20 的强度一致

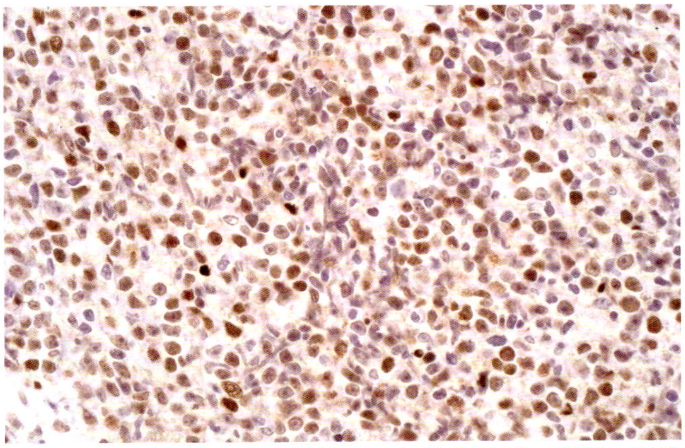

图 29.214 原发性皮肤弥漫性大 B 细胞淋巴瘤，腿型：肿瘤细胞强阳性表达 bcl-6

大 B 细胞淋巴瘤累及皮肤主要通过疾病分期来鉴别。本病和 PCFCL 主要通过细胞形态来鉴别。后者细胞以有裂细胞为主，而本病细胞为弥漫成片分布的圆形细胞，但仅通过形态学观察仍然很难鉴别两者，而且不同病理医生间也会存在观察偏差[2]。具有以下特点常提示诊断 PCFCL：病变中有较多的 T 细胞、存在间质反应和残存的滤泡树突状细胞网，可以通过 CD21、CD23 和（或）CD35 抗体染色来显示滤泡树突状细胞。bcl-2、MUM1 和 FOXP1 强阳性表达则支持本病的诊断[8]。

# 原发性皮肤弥漫性大 B 细胞淋巴瘤，其他类型

原发性皮肤弥漫性大 B 细胞淋巴瘤，其他类型（PCDLBCL-O）是由 EORTC-WHO 分类法提出的一个术语[1]。是指罕见的、不能归于 PCDLBCL-LT 和 PCFCL 的原发于皮肤的大 B 细胞淋巴瘤。PCDLBCL-O 以前包括系统性 DLBCL 的变异型，这些肿瘤常表现出皮肤受累，例如浆母细胞性淋巴瘤和富含 T 细胞 / 组织细胞的大 B 细胞淋巴瘤，但 2006 年 WHO 的皮肤肿瘤分类中对此进行了轻微的调整，将富含 T 细胞 / 组织细胞的大 B 细胞淋巴瘤及浆母细胞性淋巴瘤从 PCDLBCL-O 中独立出来。PCDLBCL-O 现在仅指具有 PCDLBCL-LT 的典型特征但缺乏 bcl-2 表达的病例[2]。最新文献显示，bcl-2 阳性和 bcl-2 阴性的 PCDLBCL-LT 在临床表现上没有明显不同，因而有些作者认为 bcl-2 阴性的 PCDLBCL-O 也应该归属于 PCDLBCL-LT 谱[3-4]。

浆母细胞性淋巴瘤将在累及皮肤的系统性淋巴瘤部分讲述。原发于皮肤的富含 T 细胞 / 组织细胞的大 B 细胞淋巴瘤极其罕见，特征性的表现为大量（＞ 90%）反应性 T 细胞背景中散在分布着肿瘤性大 B 细胞，临床上与 PCFCL、PCMZL 很相似，仅表现为在其他特殊类型的 PCBCL 中存在大量的 T 细胞浸润。皮肤的富含 T 细胞 / 组织细胞的大 B 细胞淋巴瘤和淋巴结内富含 T 细胞 / 组织细胞的大 B 细胞淋巴瘤无明显关系，后者侵袭性很强[5-8]。

在不能明确诊断和目前分类系统没有完善之前，PCDLBCL-O 不是指大 B 细胞淋巴瘤中的一种疾病，而是一类疾病。鉴于腿部的 PCFCL 预后极差，可将其归入 PCDLBCL-O 中。

# 皮肤继发性 B 细胞淋巴瘤

下述淋巴瘤很少累及皮肤，皮损只是其一个体征。一些病例中病变局限于皮肤的时间可能较长，但其形态学与同类型淋巴瘤复发和（或）进展过程中播散至皮肤时没有差别。

# 套细胞淋巴瘤

## 临床特征

套细胞淋巴瘤（MCL）（又称套区淋巴瘤、中心细胞性淋巴瘤、中间级别的淋巴细胞淋巴瘤）是一种少见的外周 B 细胞淋巴瘤，目前认为其起源于套区内层幼稚的前生发中心 B 细胞[1]。占非霍奇金淋巴瘤的 3% ～ 10%。肿瘤好发于老年人（中位发病年龄为 60 岁），男性多见（男女比为 2 : 1 ～ 4 : 1）[1, 3-4]。

MCL 是一种结内淋巴瘤，常常扩散至结外。很多病例确诊时往往是疾病晚期（Ⅲ期或Ⅳ期）。全身淋巴结肿大是最常见的表现（87% ～ 90%），肿瘤也常常侵犯骨髓（80%）、脾（47% ～ 60%）和肝（13%）。胃肠道（18% ～ 20%）和咽淋巴环（Waldeyer 环）（10% ～ 12%）亦可受累。大部分小肠淋巴瘤性息肉实际上就是本病。外周血流式细胞术检查一般可发现肿瘤细胞，偶尔，可呈白血病样的血象改变[5-8]。14% ～ 40% 的患者可出现 B 症状，即表现为发热（有时呈周期性）、体重减轻和盗汗。贫血、低白蛋白血症、高乳酸脱氢酶和高 $\beta_2$ 微球蛋白常见[3-4]。皮肤受累少见，肿瘤虽可表现为皮损，但几乎总有系统受累的表现[9-13]。皮损常常表现为躯干或四肢的红色结节和肿块，也可表现为质硬的斑块、

斑疹和斑丘疹[9-12]。有些皮损可能与皮肤的副肿瘤现象有关。也有出现类似慢性 B 淋巴细胞白血病中常见的蚊虫叮咬样反应的病例报道。多形性、瘙痒性红斑丘疹、结节、斑块和（或）水疱等表现多发生在本病确诊之前，偶尔也见于确诊之后[14-18]。类似于 NK/T 细胞淋巴瘤患者中的对蚊子叮咬的超敏反应在 MCL 中也有报道[19-20]。

本病中位生存期只有 3 ～ 5 年[1，21]，预后不良的指标包括核分裂象多或 Ki-67 指数高、细胞形态呈母细胞样或多形性[1，7-8，22-23]。

## 发病机制和组织病理学特征

绝大多数套细胞淋巴瘤存在 t（11;14）（q13;q32）易位[1，3-4，24-26]，易位导致 PRAD1/CCND1 基因失调，引起细胞周期蛋白 D1 过度表达，这是一个重要的细胞周期调节蛋白[27-28]。另一种累及 CCND1 和免疫球蛋白轻链基因的易位也可发生[29]。大多数病例还包含高频的非随机性继发性染色体畸变，其中一些变异与肿瘤的恶性生物学行为相关[30-32]。少数套细胞淋巴瘤缺乏 t（11;14）（q13;q32）易位，也不高表达细胞周期蛋白 D1。这些病例除高表达细胞周期蛋白 D2 或细胞周期蛋白 D3 外，其基因表达谱、细胞形态和临床特征均与细胞周期蛋白 D1 阳性病例相同。一些病例含有 t（2;12）（p12;p13）易位[33-34]，使细胞周期蛋白 D2 基因与免疫球蛋白轻链 λ 基因并联。很多病例也存在免疫球蛋白轻链和重链基因的重排，但 V 区不突变或者只有低水平的体细胞突变[35-36]。

淋巴结病变可表现为结节性、弥漫性或混合性生长模式[1-3，5，37-38]。在结节型中，结节可以是反应性滤泡，其周边围绕一圈肿瘤细胞（套区模式），结节也可以由单一肿瘤细胞组成[37-38]。病变通常由单一形态的不典型淋巴样细胞构成，细胞小或中等大小，胞核深染、不规则，核仁不明显，胞质少[1，3]。肿瘤细胞也可呈其他形态，如母细胞性、多形性、小细胞性和边缘区细胞样。母细胞性 MCL 由形态一致、中到大的淋巴母细胞样细胞组成，胞核染色质松散，且核分裂象较多（20 ～ 30 个 /10 个高倍视野）。多形性 MCL 也是由大细胞组成，但细胞核不规则，核仁明显。小细胞性 MCL 与小淋巴细胞性淋巴瘤形态相似，边缘区细胞样 MCL 肿瘤细胞含有丰富的、淡染的胞质[1]。肿瘤复发时可转变为更具侵袭性的变异型[4]，背景中常可见玻璃样变的血管、多克隆浆细胞及组织细胞增生[1，3]。

皮损组织学可表现为浅表血管周围浸润，也可呈结节状或弥漫性浸润，肿瘤细胞形态单一，小到中等大小（图 29.215 ～ 29.217）[9-12]。也有母细胞化的亚型[11]。MCL 的昆虫叮咬反应表现为浅表和深部血管周围及间质中淋巴细胞和大量的嗜酸性粒细胞浸润，

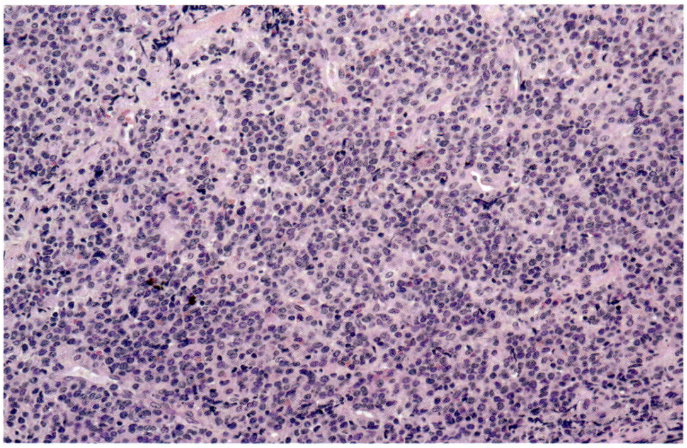

**图 29.215** 套细胞淋巴瘤：肿瘤侵犯皮下脂肪层，由核深染的单一形态淋巴样细胞组成（By courtesy of G. Pinkus，MD，Brigham and Women's Hospital and Harvard Medical School，Boston，USA.）

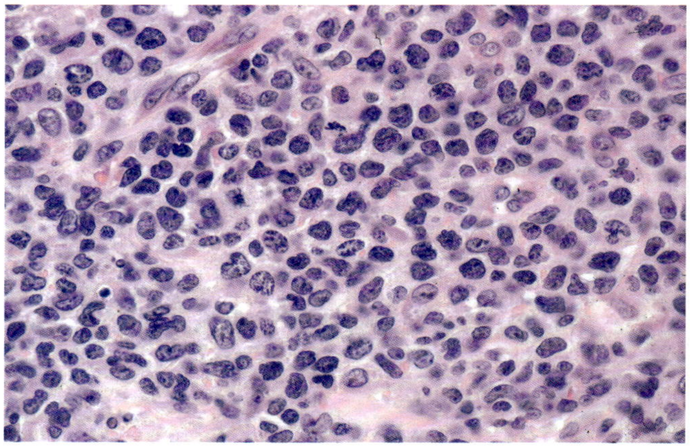

**图 29.216** 套细胞淋巴瘤：胞核不规则，注意核分裂象（By courtesy of G. Pinkus，MD，Brigham and Women's Hospital and Harvard Medical School，Boston，USA.）

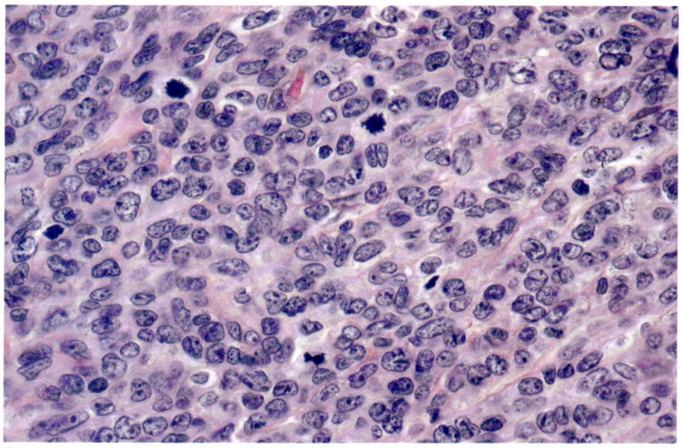

**图 29.217** 套细胞淋巴瘤：视野显示肿瘤细胞核仁及较多的核分裂象（By courtesy of G. Pinkus，MD，Brigham and Women's Hospital and Harvard Medical School，Boston，USA.）

中性粒细胞也很丰富，可见核尘，但没有血管壁的纤维蛋白样坏死。在丘疹、结节和斑块性皮损中，表皮无改变，或只有轻微的海绵水肿形成。水泡型皮损中可见显著的表皮下水肿，甚至出现真皮表皮分离[14]。

肿瘤细胞是 B 细胞来源（$CD20^+$ 和 $CD79a^+$），共同表达膜型 IgM 和 IgD，λ 轻链限制比 κ 轻链限制更常见[1]。肿瘤细胞通常表达 CD5、CD43、细胞周期蛋白 D1 和 bcl-2，但 bcl-6 和 CD10 通常阴性（图 29.218）[1]。偶见 CD5 阴性或 CD10/bcl-6 阳性的病例[1, 39-40]。CD23 阴性或弱阳性。几乎所有 MCL［即拥有 t（11;14）（q13;q32）易位的病例］均表达 bcl-2 和细胞周期蛋白 D1，增殖指数也较高。

对石蜡包埋样本进行细胞周期蛋白 D1 的免疫组化检测很有价值（敏感性为 91%），但对于细胞周期蛋白 D1 阴性或很难判定的病例，荧光原位杂交（FISH）检测 t（11;14）易位对诊断有特殊价值[12, 41-42]。PCR 扩增 t（11;14）易位区域受断点分散的影响，敏感性较差[41]。逆转录 PCR（RT-PCR）法检测细胞周期蛋白 D1 转录过度表达也能证实诊断[41]。值得注意的是，有少量病例缺乏 t（11;14）易位，当遇到具有 MCL 形态学特征，但 CD5 阳性、细胞周期蛋白 D1 阴性的病例，应考虑检测细胞周期蛋白 D2 和细胞周期蛋白 D3，从而避免误诊。

## 鉴别诊断

套细胞淋巴瘤应与其他小 B 细胞淋巴瘤累及皮肤相鉴别，如滤泡性淋巴瘤、B 小淋巴细胞淋巴瘤 / 慢性淋巴细胞白血病、皮肤滤泡中心性淋巴瘤及原发性皮肤边缘区淋巴瘤。结内滤泡淋巴瘤和皮肤滤泡中心细胞淋巴瘤 $CD5^-$/$CD10^+$，边缘区淋巴瘤 $CD5^-$/$CD10^-$，小淋巴细胞淋巴瘤 $CD5^+CD23^+$/$CD10^-$。上述所有淋巴瘤细胞周期蛋白 D1 均阴性[3, 43]。

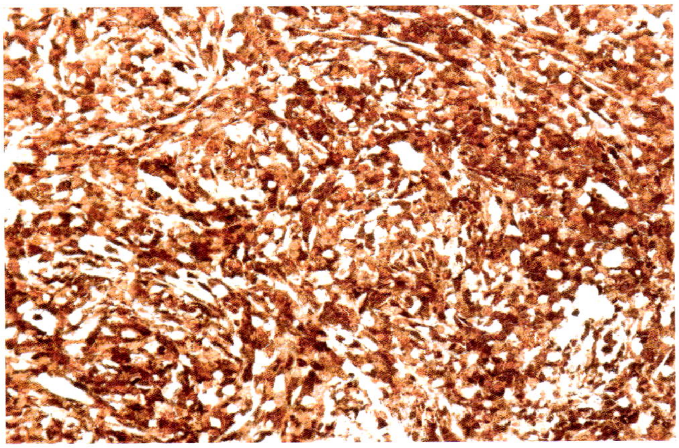

图 29.218 套细胞淋巴瘤：肿瘤细胞一致表达细胞周期蛋白 D1（By courtesy of G. Pinkus, MD, Brigham and Women's Hospital and Harvard Medical School, Boston, USA.）

# 慢性 B 淋巴细胞白血病 / 小淋巴细胞淋巴瘤

## 临床特征

慢性 B 淋巴细胞白血病 / 小淋巴细胞淋巴瘤（B-chronic lymphocytic leukemia/small lymphocytic lymphoma，CLL/SLL）是一种受过抗原刺激的小 B 淋巴细胞性肿瘤[1]。CLL 定义为淋巴细胞增多（$\geqslant 5\times10^9$/L）持续至少 3 个月[1-2]。SLL 指没有白血病血象，但浸润组织的细胞具有与 CLL 中肿瘤细胞相同的形态及免疫表型、有淋巴结受累、无骨髓受累造成的血细胞减少，而且外周血淋巴细胞计数＜ $5\times10^9$/L[2]。

CLL 是西方人群中最常见的白血病类型，占组织活检发现的非霍奇金淋巴瘤的 6% ～ 7%[3-4]。平均发病年龄为 65 岁，男性为主[1]。最常累及外周血和骨髓，淋巴结、肝和脾也常受累。其他结外部位也可受累，1% ～ 2% 的患者可见特异性的皮肤浸润[5-6]。

皮损好发于面部、头皮、躯干上部及肢端[7-8]。但总体来说，皮损随机分布于身体各部位，有时泛发于全身[7, 9-10]。皮损表现为丘疹、结节、肿瘤或斑块。偶可表现为瘙痒性红皮病或大疱性损害（图 29.219）[6-9, 11]。黏膜受累少见。指尖肥厚及巨唇症为罕见表现[12-13]。有些患者的肿瘤出现在之前发生病毒（如单纯疱疹或带状疱疹）或伯氏疏螺旋体感染的部位[5, 11, 14-17]。

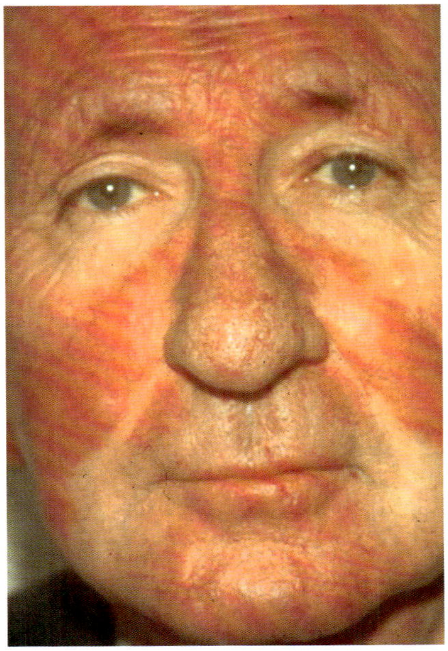

图 29.219 慢性淋巴细胞白血病：面部明显的红斑（By courtesy of R.A. Marsden, MD, St George's Hospital, London, UK.）

肿瘤细胞也可归巢进入上皮性肿瘤，如鳞状细胞癌和基底细胞癌内[18]。

患者罹患第二种恶性肿瘤，包括非黑素瘤性皮肤癌的风险增加，并且这些肿瘤的临床表现和（或）组织学特征可不典型[5, 19-20]。患者更易发生皮肤病毒感染，且病情常较重，部分可能是治疗所致[5, 21]。有报道患者对蚊虫叮咬反应过度[22-26]。

该病呈惰性病程，中长期预后相对较好[1]。疾病的完整分期和预后相关，累及皮肤对预后无明显影响[6, 11, 27-28]。生物学指标对预测患者预后也十分重要。免疫球蛋白基因体细胞突变和存在 13q14.3 丢失的患者预后较好。非体细胞突变、表达 Zap70 及 CD38、存在 11q22 ～ 23、17p 和 6q 染色体丢失的患者预后不良[29-32]。其他预后不良的指标包括外周血淋巴细胞倍增时间较快、表明细胞更替增快的血清学指标（胸苷激酶、sCD23、β2 微球蛋白）升高[33]。2% ～ 8% 的患者可转化为弥漫性大 B 细胞淋巴瘤，不到 1% 的患者可转化为经典型霍奇金淋巴瘤。发生这些高级别转化的患者常预后不良（中位生存期＜ 1 年）[1]。

## 发病机制和组织病理学特征

肿瘤细胞出现免疫球蛋白及轻链可变区的限制性使用，提示抗原或自身抗原的慢性刺激在发病机制中起重要作用[34]。明显的家族性和地域性发病（CLL 在远东地区极罕见）提示本病存在基因易感性[1]。最常见的基因异常包括 13q14.3 的丢失（50%），12 号染色体三体形成（约 20%），11q22 ～ 23、17p13 以及 6q21 的丢失[32, 35-37]。13q14.3 包含两个 microRNA 基因（miR-16-1 和 miR-15a），11q22 ～ 23 上的 ATM 基因，17p13 上的 TP53 基因，提示这些基因的产物与 CLL 的病因和（或）发病机制有关[31-32, 38]。

皮损的组织学可表现为围血管、结节状、弥漫性浸润或少见的带状分布，常累及皮下组织[11]。虽然境界带常见，但可有灶性和轻微的亲表皮现象，偶见溃疡形成[8, 39]。肿瘤常累及附属器，在一些病例中附属器可被破坏[39]。病变主要由深染的小淋巴细胞组成，核圆，染色质聚集，核仁小或不明显。常混有散在的、具有明显核仁的小至中等大细胞（幼淋巴细胞）及具有泡状核、单个嗜酸性中位核仁的中等至大细胞（副免疫母细胞）（图 29.220、29.221）[1, 8, 10, 39]。少数病例可见主要由幼淋巴细胞和副免疫母细胞构成的、界限不清的淡染区域，这样的“增殖中心”在 CLL 的淋巴结病变中更为常见。有时可见明显的淋巴细胞性血管炎[39]。肉芽肿性炎症有时也可出现，特别见于曾发

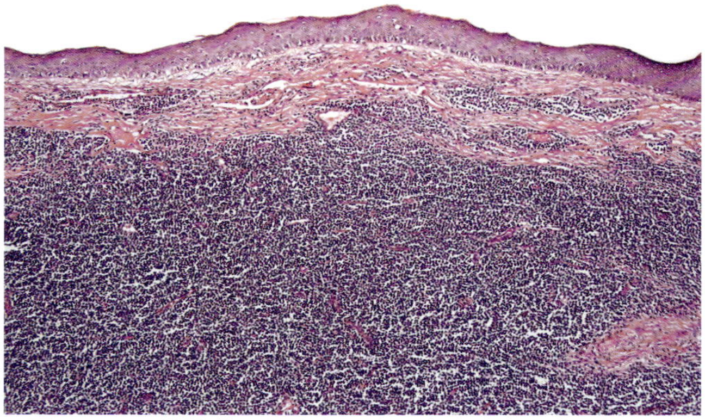

图 29.220 慢性淋巴细胞白血病：真皮致密的淋巴样浸润

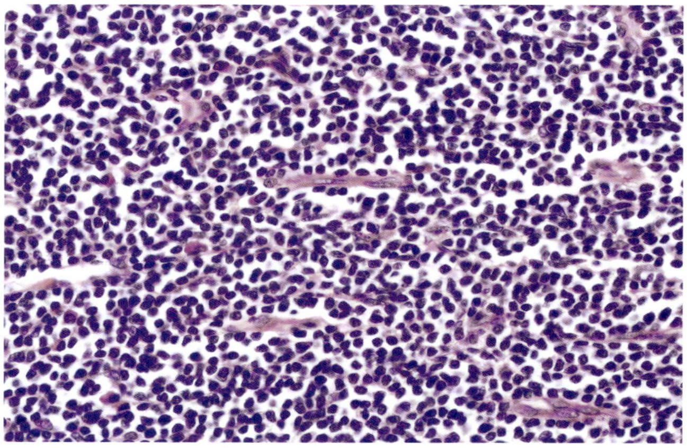

图 29.221 慢性淋巴细胞白血病：单一小淋巴细胞浸润

生疱疹病毒感染的部位的皮损[15]。皮肤 CLL 也可出现类似环状肉芽肿的改变[40]。

有时 CLL 累及皮肤可表现为水疱[6-7, 41]。水疱主要位于表皮下，伴或不伴表皮内多灶性水疱[7]。有时可见明显的表皮坏死和血管壁坏死，可有大量嗜酸性粒细胞浸润[41]。有时血管壁可见 IgG 和 C3 颗粒状沉积[7]。在两个病例中发现血管内外有嗜酸性的碱性蛋白[41]。典型的蚊虫叮咬样过度反应表现为真皮浅层和深层血管周围淋巴细胞、嗜酸性粒细胞及中性粒细胞浸润，也可见大疱形成[25, 42]。

出现大量母细胞化的 B 细胞时需警惕发生大细胞淋巴瘤（Richter 综合征）的可能，后者死亡率较高[6]。

免疫组织化学检查显示肿瘤细胞 CD5、CD20、CD23、CD43 及 bcl-2 阳性（图 29.222、29.223）。CD10、bcl-6 和细胞周期蛋白 D1 阴性，后者偶尔可在增殖中心的细胞中表达[1, 8, 43]。

## 鉴别诊断

慢性 B 淋巴细胞白血病须与其他可累及皮肤的小 B 细胞淋巴瘤相鉴别。临床特征，尤其是外周血中

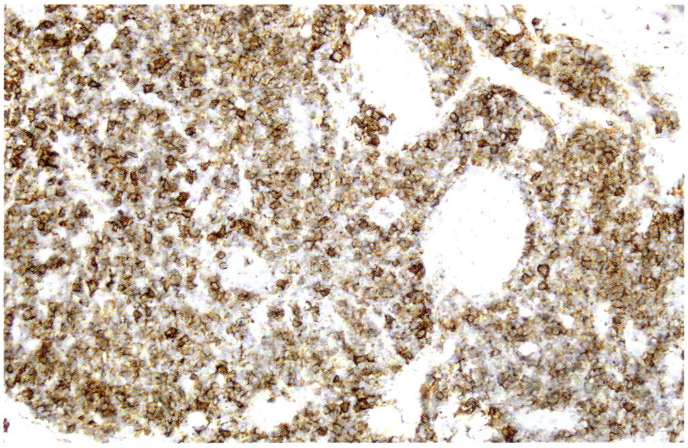

图 29.222 慢性淋巴细胞白血病：肿瘤细胞一致表达 CD20

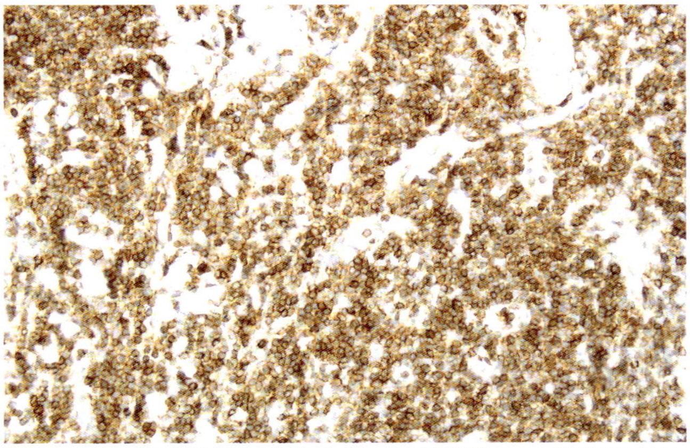

图 29.223 慢性淋巴细胞白血病：肿瘤细胞 CD5 强阳性表达

明显的淋巴细胞增多常为诊断的线索，免疫组织化学结果有助于亚型分类[44]。

# 淋巴瘤样肉芽肿病

## 临床特征

淋巴瘤样肉芽肿病（血管中心性淋巴瘤、血管中心性免疫增生性病变）(LG）是一种少见的伴有反应性 T 细胞浸润的结外 B 细胞增殖性疾病，和 EB 病毒感染及免疫抑制相关，本病可表现为血管中心性、血管侵袭性和破坏性浸润[1-7]。本病从儿童后期到老年的任何年龄均可发生，但多发生于 31 ～ 60 岁男性（男女比为 2∶1 ～ 3∶1）[3, 5, 8-10]。

本病最早为肺部病变，发病时超过 90% 的患者有肺部受累。但也常累及皮肤（25% ～ 50%）、脑（26%）、肾（32%）和肝（29%）。上呼吸道、胃肠道、脾和淋巴结受累少见[3, 5, 7]。除发热、不适及体重减轻外，患者常表现为胸痛、咳嗽和呼吸困难[2-3]。胸片检查最常表现为双侧不透明的圆形结节，其次为弥漫性绒毛状浸润[11]。中枢神经系统受累者预后差，可表现为谵妄、共济失调、癫痫、上运动神经元损害体征、脑神经麻痹及外周神经病变[7]。偶见肌痛、关节痛及胃肠道症状。

皮肤表现多种多样，皮损常为多发，在同一名患者中可以有不同类型的皮损。最常表现为位于肢端和（或）躯干的真皮和（或）皮下的结节或丘疹[6, 12]，也可表现为斑块、红斑、斑丘疹和毛囊炎样损害。偶见水疱、鱼鳞病、无汗症、斑秃和脂质渐进性坏死样损害（图 29.224）[3, 6, 12-13]。皮损可暂时存在，即使不治疗也可自行消退，10% ～ 15% 的病例皮损可进一步发展。皮损可和肺部症状同时发生，也可在其后发生[6, 8, 12, 14]。皮损对预后无影响。

虽然有些患者病情反复，偶尔也可自发消退，但总体来说，淋巴瘤样肉芽肿病是一种侵袭性疾病。大样本研究显示，中位生存期小于 2 年[3]。近来，α 干扰素治疗至少对于一级和二级的病变效果持久[15-16]。而三级病变应按照弥漫性大 B 细胞淋巴瘤进行治疗[1, 15, 17]。

## 发病机制和组织学特征

淋巴瘤样肉芽肿病是一种 EB 病毒相关的 B 淋巴细胞增殖性疾病，病变中存在大量反应性 T 细胞[15]。通过原位杂交、DNA 印迹和 PCR 方法已经在本病中发现 EB 病毒，而双重标记法已证实 EB 病毒存在于 B 细胞内[18-23]。本病存在 Ig 重链克隆性重排[12, 23-24]。同一患者的不同皮损中可存在不同的 B 细胞克隆，提示这些 EB 病毒感染的 B 细胞在不同部位同时发生克隆性增生[12-15]。在少数病例中还发现 T 细胞受体基因克隆性重排，这种情况类似于在急性和慢性 EB 病毒感染后，T 细胞存在反应性的克隆性或寡克隆性增

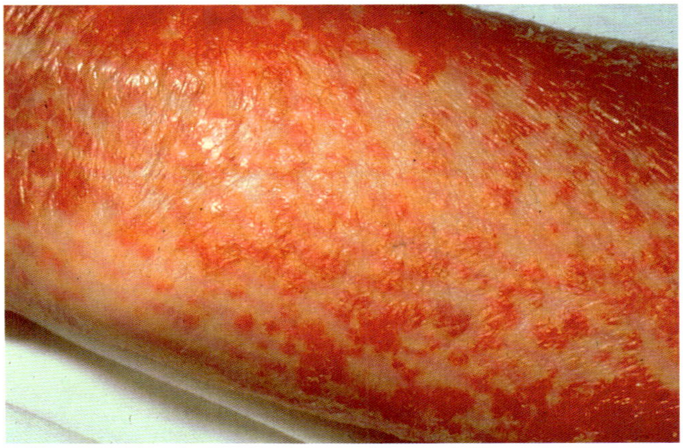

图 29.224 淋巴瘤样肉芽肿病：双臂、双肩及胸部隆起的环状红色皮损（By courtesy of J. Zifell, MD, Walter Reed Army Medical Center, Washington DC, USA.）

殖，这种情况少见，但确实存在[10, 12, 25-26]。

本病与患者潜在的免疫缺陷相关[24, 27]，在同种器官移植受者和 Wiskott-Aldrich 综合征、HIV 感染及 X 连锁淋巴增殖综合征患者中发生率增加[9, 27-31]。本病也被认为与慢性 B 淋巴细胞白血病、血管免疫母细胞 T 细胞淋巴瘤及 T 细胞功能缺陷相关的血液系统恶性肿瘤相关[32]。此外，实验室检查常可在无免疫缺陷病史的患者中发现免疫功能低下的证据[15, 33]。血管受累常见，并可导致组织坏死，这被认为是 EB 病毒相关的趋化因子 IP-10 及 Mig 上调后，导致血管内皮细胞破坏并促进 T 细胞黏附所致[12, 34]。

当皮肤受累时，结节和丘疹的活检最具有诊断价值，而斑块样皮损常为非特异性改变[12]。本病的典型特征为多形性淋巴样细胞围绕浅层和深层血管及附属器分布，并出现血管破坏性改变，病变可累及皮下组织，并可见灶性脂肪坏死后形成的肉芽肿改变（图 29.225 ～ 29.228）[1, 3]。尽管被称为淋巴瘤样肉芽肿病，但本病中一般见不到肉芽肿。浸润细胞以小淋巴细胞为主，伴有浆细胞、组织细胞及大的转化的淋巴样细胞。在某些情况下，小淋巴细胞具有不规则或轻度增大的核，虽然不伴有染色质聚集或恶性的细胞学特征，但一些学者认为这就是细胞的“不典型”性[12]。大的转化细胞常类似于免疫母细胞，但有些细胞体积大，胞质丰富，具有多形性泡状核，核仁明显。可见到类似霍奇金细胞的多核细胞，但没有典型的里-施细胞[1]。一般来说，中性粒细胞和嗜酸性粒细胞无或不明显[1]。血管壁（动脉和静脉）侵犯常见，可有纤维蛋白样坏死及周围软组织的广泛凝固性坏死[2-3]。

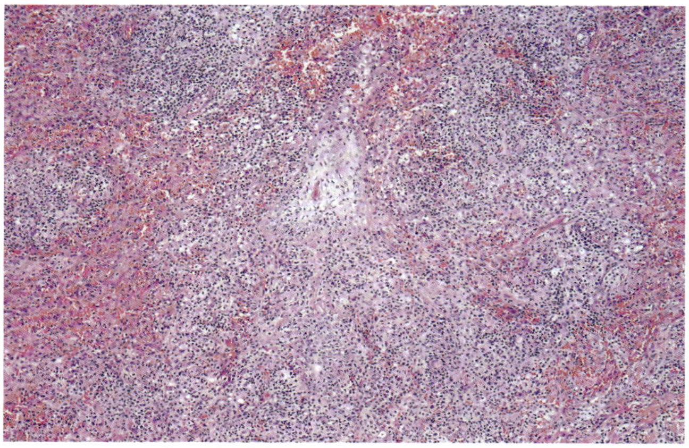

图 29.225 淋巴瘤样肉芽肿病：肿瘤细胞呈多结节状浸润

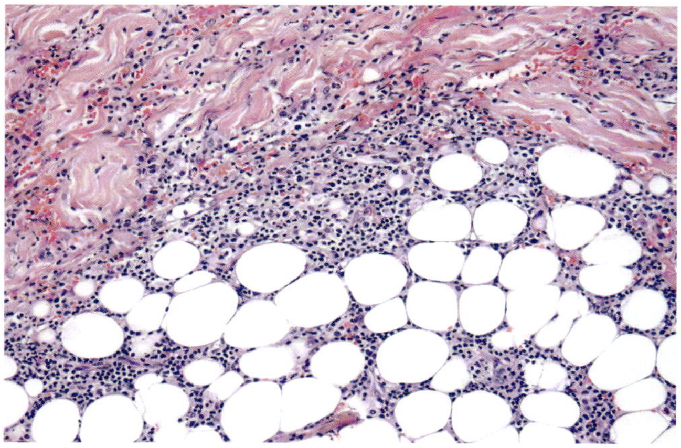

图 29.226 淋巴瘤样肉芽肿病：浸润延伸至皮下脂肪

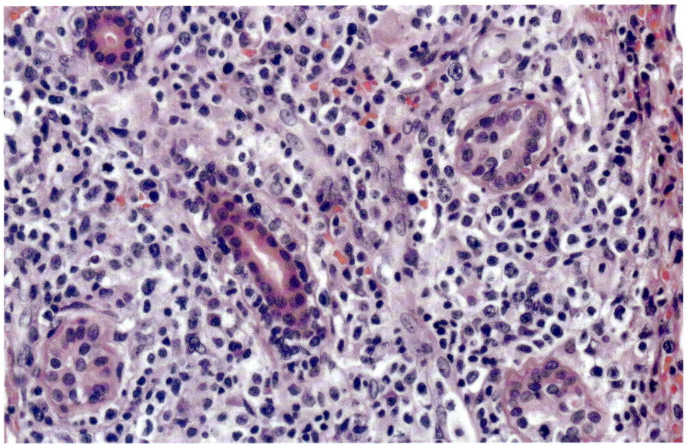

图 29.227 淋巴瘤样肉芽肿病：高倍镜下真皮中的不典型淋巴样细胞

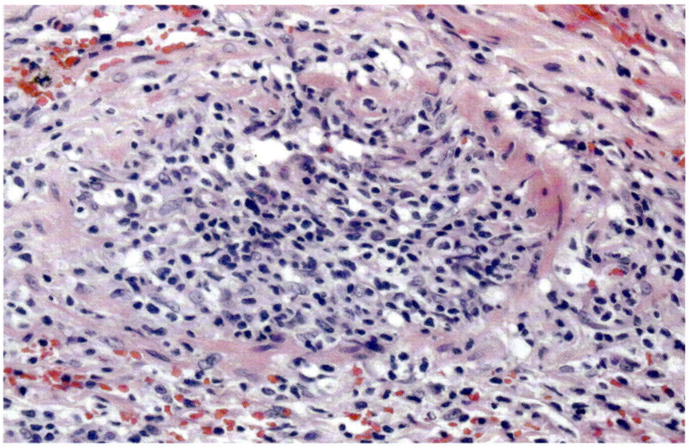

图 29.228 淋巴瘤样肉芽肿病：明显的血管受累

免疫组织化学检查显示背景淋巴细胞为 $CD3^+$ T 细胞，主要为 $CD4^+$辅助性 T 细胞亚型。但大的、不典型的转化细胞为 $CD20^+$/$CD79a^+$ B 细胞[1]。CD30 常为阳性，但 CD15、CD56 和 CD57 总是阴性[15, 23-24, 35]。EB 病毒阳性细胞数目不等，使用针对 EB 病毒编码的 RNA（EBERs）的原位杂交方法阳性率高于针对潜伏膜蛋白 1（LMP1）的免疫组化方法。EB 病毒在皮损中的检出率较肺损害中低[22]。轻链限制很少检出，见于浆细胞样分化细胞的胞质中[1]。侵犯血管的细胞中也常有反应性 $CD4^+$辅助性 T 细胞。

## 分级

本病的组织学分级在一定程度上反映其预后。

具有明显淋巴瘤表现的肿瘤临床上侵袭性更明显。根据EB病毒阳性B细胞与反应性背景的比例来进行分级[1, 15, 24, 36]。

- 一级损害中细胞呈高度多形性，无淋巴细胞核异型。母细胞不明显，常仅在免疫组化检查中发现。无坏死或仅有灶性坏死。EB病毒阳性细胞很少（原位杂交检测＜5个/高倍视野）。
- 二级损害显示淋巴细胞异型性，大的转化细胞数量较多，可形成小群落。坏死常见。EB病毒阳性细胞为5～20个/高倍视野。
- 三级损害中虽然有多形性炎症背景，但表现为明显的淋巴瘤改变。大而不典型的转化细胞易见，可形成更大的群落。EB病毒阳性细胞非常明显（＞50个/高倍视野），并可融合成片。当损害全部由EB病毒阳性的母细胞构成，而且没有炎症背景时，则不应诊断为淋巴瘤样肉芽肿病，而应诊断为弥漫性大B细胞淋巴瘤。

## 鉴别诊断

淋巴瘤样肉芽肿病须与Wegener肉芽肿病、结外鼻型NK/T细胞淋巴瘤和皮下脂膜炎样T细胞淋巴瘤相鉴别[5]。临床上，Wegener肉芽肿病有上呼吸道受累，表现为伴有肉芽肿性炎症的坏死性血管炎。肺部受累在NK/T细胞淋巴瘤中不常见。NK/T细胞淋巴瘤虽然与EB病毒感染有关，但表现为$CD3^-$、$CD20^-$、$CD3\varepsilon^+$和$CD56^+$的特征性表型。皮下脂膜炎样T细胞淋巴瘤的浸润细胞形态更为单一，主要由$CD8^+$ T细胞组成，EB病毒阴性。

# 浆细胞骨髓瘤的皮肤表现和原发性皮肤浆细胞瘤

## 临床特征

许多皮肤疾病与浆细胞的恶性肿瘤有关。除肿瘤细胞浸润造成的特异性表现外，许多皮肤病与单克隆免疫球蛋白或其片段沉积有关，包括淀粉样变和冷球蛋白血症。还有一些疾病虽具有各自不同的特点，但均与浆细胞失衡相关，包括嗜中性皮肤病、白细胞破碎性血管炎、硬化黏液性水肿、硬皮病、角层下脓疱性皮肤病、渐进坏死性黄色肉芽肿和POEMS综合征[1-2]。此外，浆细胞失衡还与一些非特异性表现有关，例如瘙痒症、感染及药物反应等[1-2]。这些疾病在本书的其他章节有详细介绍，或可参考一些新近的综述文章[1-2]。该部分主要介绍肿瘤细胞浸润皮肤造成的改变。

皮肤受累在浆细胞骨髓瘤中相当罕见，发生率约为2%[3]，在表达IgA和IgD的肿瘤中较为常见[4]。皮肤受累常是浆细胞骨髓瘤或泛发性髓外浆细胞瘤的终末期表现，偶可早于其他症状出现[2-3, 5-7]。皮损常由潜在的骨损害直接播散而来，或由浆细胞白血病累及[2, 8]。继发性皮肤浆细胞瘤通常预后很差，大部分患者在诊断后6个月内死亡[9-10]。

皮损表现为直径1～5 cm的肉色、红色或紫罗兰色结节，多发皮损常见，好发部位依次为躯干、肢端和面部[1-2]。男性多见，黑人好发[9]。

原发性皮肤浆细胞瘤是髓外浆细胞瘤的一种表现，髓外浆细胞瘤是指起源于非骨组织的恶性浆细胞肿瘤，占所有浆细胞肿瘤的3%～5%[11-12]。80%的病例发生在上呼吸道，但也有发生在胃肠道、淋巴结、膀胱、脑、甲状腺、睾丸、腮腺及皮肤的报道[1]。原发性皮肤浆细胞瘤极少见，在英文文献中仅有不到40例的报道[2, 13]。皮损常多发，也可单发，好发部位依次为面部、躯干、四肢、头皮和手指[8, 14-20]。大多数报道皮损为红色至紫色的结节或斑块。多见于中老年人（22～88岁，平均年龄60岁），男性好发（男女比4∶1）[13]。偶见于实体器官移植受者[2, 21]。肿瘤单发的患者有时预后较好，多发损害常伴淋巴结和内脏受累或进展为浆细胞骨髓瘤，死亡率高[13, 15, 22]。总死亡率至少为40%[17]。但偶见长期无瘤生存的报道[13]。

## 组织学特征

原发性皮肤浆细胞瘤与转移性骨髓瘤的组织学特征相似。病变表现为结节状或弥漫性浸润，常较广泛，累及皮下脂肪（图29.229、29.230）[4, 10]。常见明显的境界带。在一些继发性皮肤受累的病例中可见间质性生长模式。虽然在一些分化良好的病例中浆细胞浸润明显，有特征性的“钟面”核，但多数时候肿瘤细胞不典型，明显成角，胞质靠边，胞核多形，核仁明显，有颗粒状嗜酸性胞质[3]。常见双核或多核细胞，在分化较差的病变中，还可见大量有丝分裂[3]。偶尔可见胞质内包涵体（Russell小体）和胞核内包涵体（Dutcher小体）[3, 10, 19]。偶尔，肿瘤相关组织细胞（结晶体组织细胞增生症）的胞质中可见嗜酸性菱形或针状结晶，可提示本病诊断（图29.231）[23-26]。有一例继发黏蛋白沉积的报道[27]。

免疫组织化学检查显示，浆细胞表达CD38、

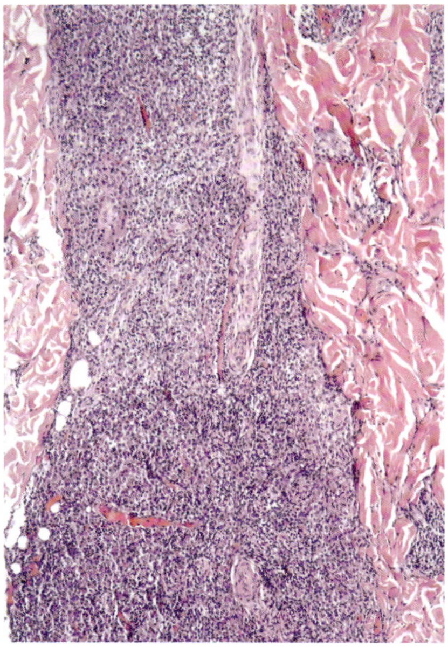

图 29.229 浆细胞瘤：真皮内致密的浸润（By courtesy of J. Cohen，MD，Dermatopathology Laboratory，Tucson，Arizona，USA.）

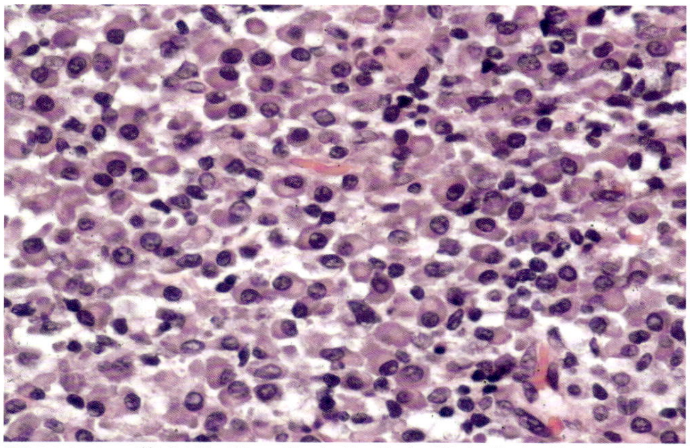

图 29.230 浆细胞瘤：病变几乎全部由浆细胞组成（By courtesy of J. Cohen，MD，Dermatopathology Laboratory，Tucson，Arizona，USA.）

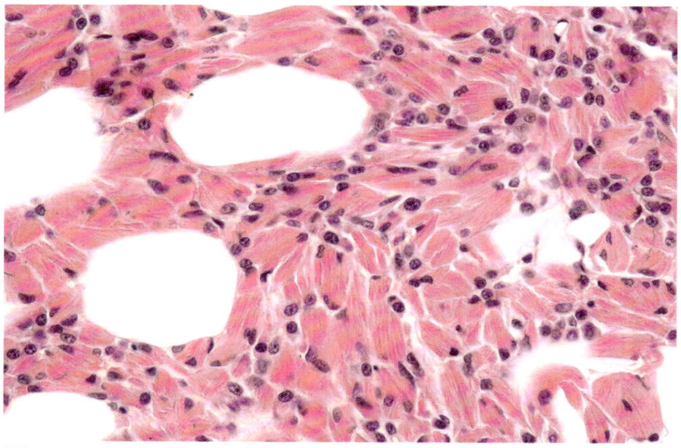

图 29.231 多发性骨髓瘤：组织细胞内包含明显的针状结晶体（By courtesy of G. Pinkus，MD，Brigham and Women's Hospital and Harvard Medical School，Boston，USA.）

CD79a 和 CD138（图 29.232）。CD20 和白细胞共同抗原常为阴性[13]。可见单一型胞质 Ig 轻链（图 29.233、29.234）。EMA、HMB-45 和细胞角蛋白偶可阳性[2]。

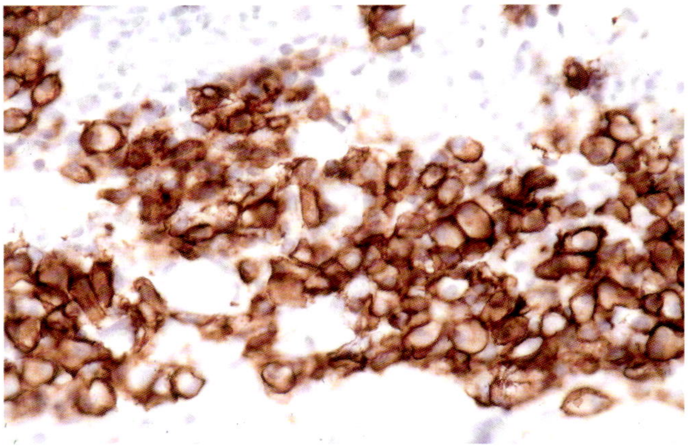

图 29.232 浆细胞瘤：肿瘤细胞表达 CD138（By courtesy of J. Cohen，MD，Dermatopathology Laboratory，Tucson，Arizona，USA.）

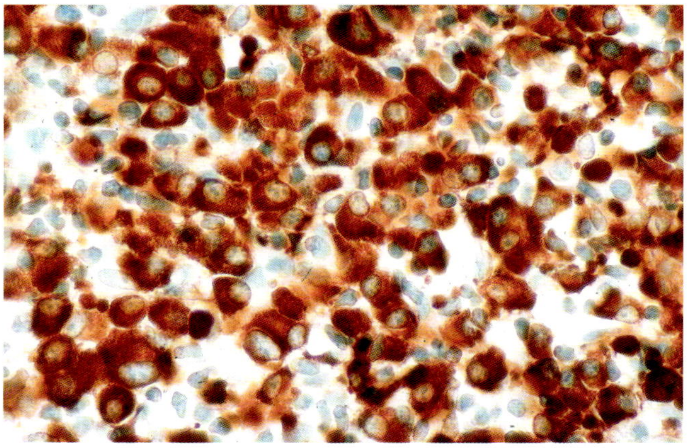

图 29.233 浆细胞瘤：表达一致的 κ 轻链（By courtesy of J. Cohen，MD，Dermatopathology Laboratory，Tucson，Arizona，USA.）

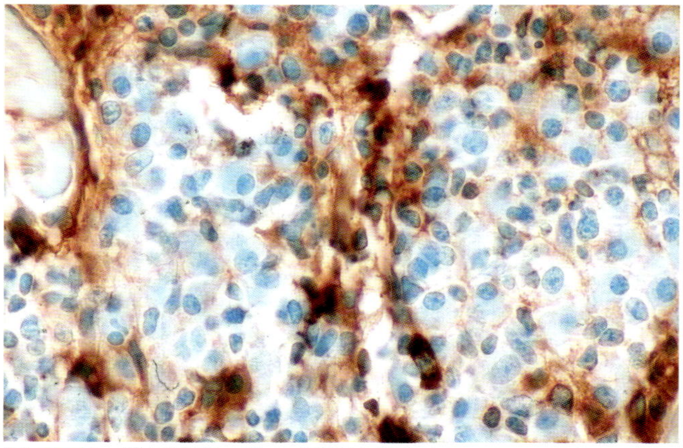

图 29.234 浆细胞瘤：无 λ 轻链的表达（By courtesy of J. Cohen，MD，Dermatopathology Laboratory，Tucson，Arizona，USA.）

## 鉴别诊断

分化较差的病例与浆母细胞淋巴瘤的鉴别在浆母细胞淋巴瘤部分中进行讨论。分化良好的肿瘤有时会被误诊为富含浆细胞的疾病，如梅毒或伯氏疏螺旋体感染。如果病变中有明显的淋巴细胞，则可能与原发性皮肤边缘区 B 细胞淋巴瘤 / 免疫细胞瘤或淋巴浆细胞淋巴瘤相混淆。区分主要依据后两者存在肿瘤性淋巴细胞、细胞形态（边缘区细胞）、免疫组织化学（表达 CD20）或流式细胞学检测结果。对于分化较差的病例，鉴别诊断要包括高级别淋巴瘤、癌或恶性黑素瘤。在这些情况下，需要增加免疫组织化学抗体来进行鉴别。

# 血管内大 B 细胞淋巴瘤

## 临床特征

血管内大 B 细胞淋巴瘤（亲血管性大细胞淋巴瘤、血管内淋巴瘤病、血管内恶性淋巴瘤病、血管内淋巴瘤）是一种极罕见的淋巴瘤，常累及皮肤，以肿瘤性淋巴细胞在血管内选择性生长为特征。肿瘤细胞曾被认为是内皮细胞起源而被称为恶性血管内皮细胞瘤病[1-2]。

血管内大 B 细胞淋巴瘤主要发生于老年人，男女发病率相似。通常泛发。由于症状多样且常为非特异性，很多病例常在尸检时才明确诊断。中枢神经系统和皮肤是最常受累的部位，肺、肾、胃肠道、泌尿生殖系统、内分泌腺、肝、脾和骨髓也可受累。淋巴结不常受累。B 症状常见。患者常有乳酸脱氢酶、$\beta_2$ 微球蛋白和红细胞沉降率升高。贫血常见，可伴有白细胞和血小板减少。偶见血清单克隆免疫球蛋白血症和噬血细胞综合征[1, 3-9]。

根据地域的不同，本病主要可分为 2 种相互重叠的临床类型。在西方，症状主要与受累器官（主要是皮肤和中枢神经系统）有关[5-7]，而且存在仅累及皮肤的变异型。患者发病年龄稍轻（中位年龄 59 岁），几乎全为女性，白细胞和血小板计数常正常，B 症状发生率较低，一般状况好[5]。亚洲型最常见于日本，常表现为多器官衰竭、肝肾受累、全血细胞减少和典型的噬血细胞综合征。骨髓受累较西方型常见，但皮肤受累较少[6-10]。

不管是局限于皮肤还是播散性疾病的一部分，皮肤损害表现多样，包括红色或紫罗兰色斑块和结节，主要位于手臂、大腿、躯干和面部，还可出现倒置型网状青斑样损害、坏疽、瘀点、紫癜、瘀斑、毛细血管扩张、血管炎、血栓性静脉炎样改变、蜂窝织炎和"橘皮样"改变[3-5, 11-14]。亦有结节性红斑样改变的报道[14]。偶可发生于 Kaposi 肉瘤的血管腔隙内和先前存在的皮肤血管瘤的管腔内[15-18]。

血管内大 B 细胞淋巴瘤是一种侵袭性疾病。除皮肤变异型外，西方型和亚洲型预后相似。皮肤变异型预后较好，特别是仅有单个损害的患者。皮肤型患者 3 年总生存率为 56%，而经典型患者为 22%[5]。

## 发病机制和组织学特征

血管内大 B 细胞淋巴瘤的病因不明。归巢受体 CD29（$\beta_1$ 整合素）和 CD54（ICAM-1）表达缺陷被认为可能导致肿瘤细胞定位于血管内[19-21]。有 1 例报道发现患者存在核型异常[21]。

肿瘤性淋巴细胞在血管腔内增殖，可伴有轻度的血管周围为主的炎症浸润[4, 7, 11]。除大动脉、静脉和淋巴管外，任何管腔均可受累，包括肝、脾和骨髓的血管窦[1, 7]。典型者表现为大的淋巴样细胞，胞质少，泡状核，核仁明显（图 29.235、29.236）。常见明显的有丝分裂。有时肿瘤细胞体积稍小，核形态不

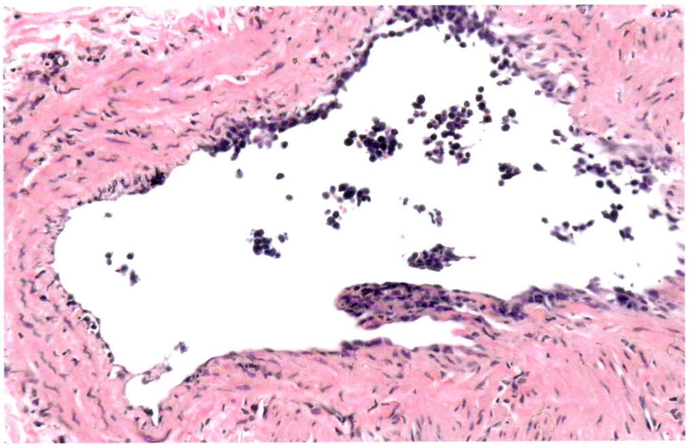

图 29.235 血管内大 B 细胞淋巴瘤：肿瘤细胞具有深染的不规则细胞核。在许多地方它们黏附于内皮细胞，如鞋钉样外观（By courtesy of J.-A. Vergilio，MD，Brigham and Women's Hospital and Harvard Medical School，Boston，USA.）

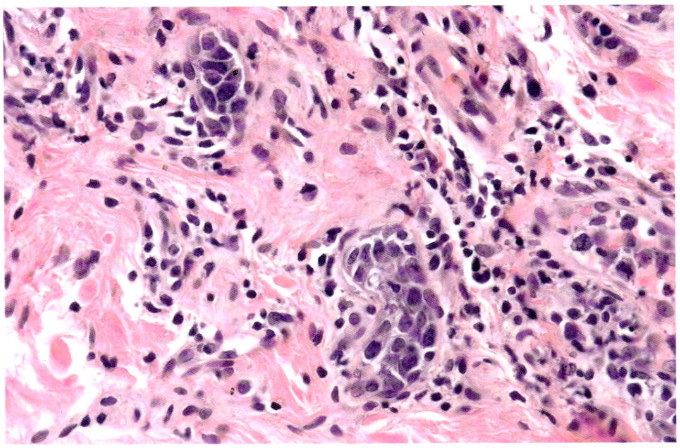

图 29.236 血管内大 B 细胞淋巴瘤：小血管内有染色质深、形态不规则的淋巴样细胞聚集（By courtesy of J.-A. Vergilio，Brigham and Women's Hospital and Harvard Medical School，Boston，USA.）

规则，染色质粗糙[7]。血管闭塞常见，也可见假肾小球样结构[10]。淋巴细胞 CD19、CD20、CD22 和 CD79a 阳性（图 29.237）[1]。38% 的患者表达 CD5，13% 表达 CD10，但尚无证据表明这些抗原表达差异与临床表现有关[1, 9, 22-23]。CD10 阴性的患者 IRF4/MUM1 强阳性。细胞周期蛋白 D1 阴性[22]。bcl-2 常阳性，但无 t（14；18）易位，偶见 bcl-6 表达[22]，本病与 EB 病毒感染无关[24]。

免疫表型和免疫球蛋白基因重排研究显示肿瘤有克隆性增生[25-26]。

## 鉴别诊断

血管内大 B 细胞淋巴瘤须与反应性血管内皮瘤病相鉴别。后者的组织学特征为存在大量小血管腔，管腔衬以淡染的、有时肿胀的内皮细胞，这些细胞在先前存在的血管腔内增殖[11, 27]。管腔周围绕以一层周细胞，表达肌动蛋白[27]。内皮细胞表达内皮细胞标记物，不表达 LCA。

其他种类的淋巴瘤也可出现血管内浸润，但肿瘤仍以血管外浸润为主（如慢性 B 淋巴细胞白血病、套细胞淋巴瘤、脾边缘区淋巴瘤），有的肿瘤偶尔以血管内浸润为主（如脾边缘区淋巴瘤、肝脾 T 细胞淋巴瘤）。偶有血管内 T 细胞或 NK 细胞淋巴瘤及组织细胞恶性肿瘤的个例报道[7, 10, 28-35]。肿瘤存在血管外病变区域，结合细胞学特征和免疫表型可以将大部分疾病与本病区分[7]。偶有文献报道血管内大 B 细胞淋巴瘤与其他发生于淋巴结的非霍奇金淋巴瘤，包括滤泡性淋巴瘤、边缘区淋巴瘤及弥漫性大 B 细胞淋巴瘤相关，是否存在“单纯”的血管内大细胞淋巴瘤需要进一步研究[4, 7, 22, 31, 36-37]。

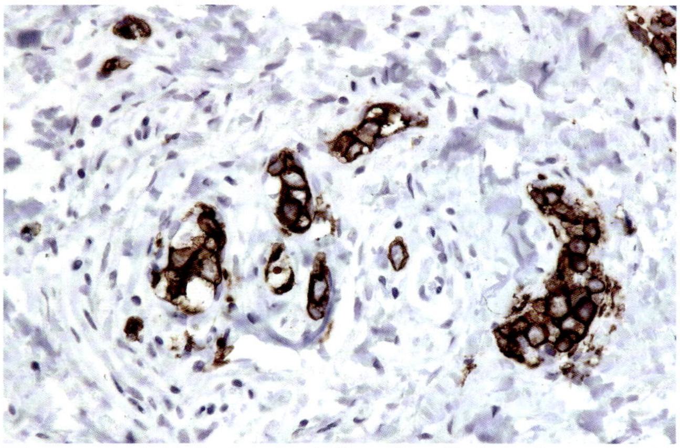

图 29.237 血管内大 B 细胞淋巴瘤：肿瘤细胞 CD20 阳性（By courtesy of J.-A. Vergilio，Brigham and Women's Hospital and Harvard Medical School，Boston，USA.）

本病也需与具有血管中心性和血管破坏性生长模式的淋巴瘤（结外 NK/T 细胞淋巴瘤、淋巴瘤样肉芽肿病、皮肤 γ/δ T 细胞淋巴瘤和皮下脂膜炎样 T 细胞淋巴瘤）相鉴别。在这些疾病中，肿瘤性淋巴细胞侵犯血管壁，但见不到本病中肿瘤细胞在管腔内浸润的表现。免疫组织化学检查也可区分本病和在血管内的转移癌和白血病细胞[10]。

（伍洲炜 温蓬飞译 陈浩校 王琳审）

# 浆母细胞性淋巴瘤

## 临床特征

浆母细胞性淋巴瘤（plasmablastic lymphoma，PL）是一种罕见的呈现终末 B 细胞分化形态特征和免疫表型的母细胞肿瘤。尽管该病最早在 HIV 阳性患者的口腔黏膜内发现，而且在 2001 年 WHO 淋巴瘤分类中被命名为“口腔黏膜浆母细胞性淋巴瘤”，但现发现该病可累及多个解剖部位，而且临床表现多样[1-3]。

PL 最常见于 HIV 阳性患者[1, 4-6]，老幼均可罹患，但多为成人，患者就诊时中位年龄约 50 岁，男性显著居多[1, 3, 5-6]。口腔是最常受累的解剖部位，但也有近半数患者发生在非口腔部位，而且以淋巴结外部位为主，其中大部分病例发生在肛门和皮肤，发生于胃肠道、鼻窦、眼眶、骨骼、软组织、肺和泌尿生殖系统中也有报道[4-17]。淋巴结不论在初发还是在疾病播散过程中均极少受累[4-6]。

绝大部分患者会出现实体肿块并快速进展[1, 3, 5-6]，皮肤受累者常表现为单发或簇集的紫红色结节，少数可表现为肢端斑块[5, 9, 11-12, 15-17]。绝大部分患者在确诊 1 年内死亡[1, 5-6]，接受抗逆转录病毒治疗的患者预后可能会略好[18-19]。

## 发病机制和组织学特征

PL 常继发于免疫功能缺陷，绝大部分患者是由于 HIV 感染，但也有因医源性免疫抑制引起的报道，如治疗自身免疫病和实体器官移植等[4-6, 8, 11, 13-14, 17, 20-22]。无免疫抑制史者多为老年病患，可能因为免疫系统功能衰退而易感 EBV 相关淋巴组织增生性疾病[5, 12]。多数病例的肿瘤性淋巴细胞中可检出呈 I 型潜伏状态的 EBV，提示至少在部分患者的发病中，EBV 起到了一定作用[1,4-5,23-24]。部分 PL 病例中可检出 t（8;14）（q24;

q32）易位，提示可能存在 MYC 基因易位[25-26]。

组织病理学上，PL 呈现特征性的片状浆母细胞样的母细胞浸润（图 29.238、29.239）。细胞核圆、偏置，染色质轻度凝集，核中央有一较大核仁或多个较小、位于核膜的核仁。胞质嗜碱性，中等至多量，常有核周空晕。有丝分裂指数高，同时凋亡细胞多见。在口鼻腔和副鼻窦区，浸润细胞以这种母细胞为主，形态较单一[1, 3, 5-6]。而在其他结外部位和淋巴结的病变，肿瘤细胞的形态要更为多变，部分细胞会呈现明显的浆细胞分化[1, 5-6, 23]。

免疫组织化学方面，肿瘤细胞呈浆细胞表型，即强阳性表达 CD138、CD38、Vs38c 和 IRF4/MUM1 等浆细胞标记[27]。CD45、CD20 和 pax5 阴性或局灶弱阳性。CD79 在很多病例中呈阳性表达，但仅限于部分细胞。50% 的病例可检出胞质内 κ 或 λ 轻链免疫球蛋白（多为 IgG，偶为 IgM 或 IgA）[1, 5-6, 27]。bcl-6 和 CD56 通常阴性，伴浆细胞分化的病例后者可阳性[1, 5-6, 24, 27]。Ki-67 通常高于 90%。EBV 的检测中，

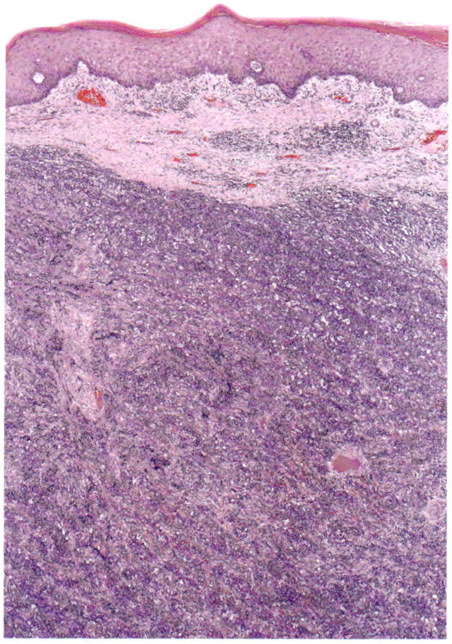

图 29.238 浆母细胞性淋巴瘤：致密的真皮肿瘤细胞浸润

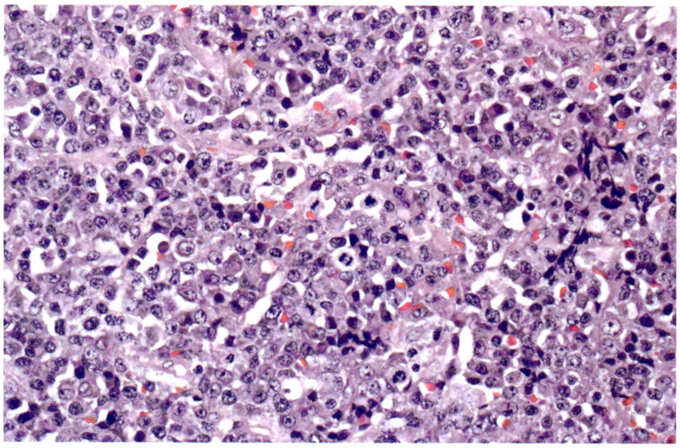

图 29.239 浆母细胞性淋巴瘤：高倍镜下见有中位核仁的浆母细胞和少量成熟浆细胞

75% 的病例原位杂交 EBERs 阳性，但 LMP1 和 EBNA2 免疫组化染色通常阴性[1, 5-6, 24, 27]。尽管有一篇报道持相反观点，但 HHV8 不应在肿瘤性淋巴细胞中检出[1, 6, 27-28]。有报道用 PCR 可检出 HHV8，但用免疫组织化学法在肿瘤细胞中不能检出 HHV8，提示该病毒只是碰巧出现于浸润的非肿瘤性淋巴细胞中[6]。

部分病例可出现免疫球蛋白重链基因克隆性重排和可变区体细胞高频突变（somatic hypermutation）[29]。

## 鉴别诊断

PL 的鉴别诊断包括其他呈浆母细胞性和浆细胞样分化的母细胞性淋巴瘤，如浆母细胞性和间变性浆细胞骨髓瘤和浆细胞瘤、免疫母细胞性淋巴瘤伴浆细胞样分化、Burkitt 淋巴瘤伴浆细胞样分化、ALK 阳性大 B 细胞淋巴瘤、原发性渗出性淋巴瘤和起源于 HHV8 相关多中心 Castleman 病的大 B 细胞淋巴瘤。

浆母细胞性和间变性骨髓瘤 / 浆细胞瘤与 PL 的形态学和免疫学表型相似[27]。出现显著骨受累、单克隆性血清副蛋白、低增殖指数、EBV 检测阴性支持前者的诊断。免疫母细胞性淋巴瘤伴浆细胞样分化通常强表达 CD20 和 CD45，如 CD10 和 bcl-6 也同时表达，则支持 Burkitt 淋巴瘤的诊断。ALK 阳性大 B 细胞淋巴瘤形态学也与 PL 相似，而且表达浆细胞标记，并可能不表达 CD20 和 CD45，但它常共表达 CD4 和 CD57，ALK 呈颗粒状胞质染色，还常表达胞质型 IgA[30]。

与本病相同，原发性渗出性淋巴瘤也缺乏 B 细胞标记，而表达浆细胞抗原，包括 CD138 和 Vs38c，也能常常检出 EBV，但后者肿瘤细胞与 PL 相比更大、更多形，并且以 HHV8 抗体标记可见细胞核阳性。病变位于体腔则强烈支持原发性渗出性淋巴瘤的诊断，但也有发生在体腔外的原发性渗出性淋巴瘤，这种情况下，肿瘤常常会表达 B 细胞抗原[31]。起源于 HHV8 相关多中心 Castleman 病的大 B 细胞淋巴瘤最初也被认为是 PL，但它多表达 CD20，EBV 阴性，仅表达胞质型 IgM λ 链。浆细胞型 Castleman 病的背景和斑点状细胞核 HHV8 染色阳性更支持前者的诊断。

# 其他继发性皮肤 B 细胞淋巴瘤

几乎所有其他成熟 B 细胞肿瘤都有可能继发性累及皮肤，最常见的是滤泡淋巴瘤、弥漫性大 B 细胞淋巴瘤（diffuse large B-cell lymphoma，DLBCL）和 Burkitt 淋巴瘤。皮损可单发或多发（图 29.240、29.241）[1-3]。

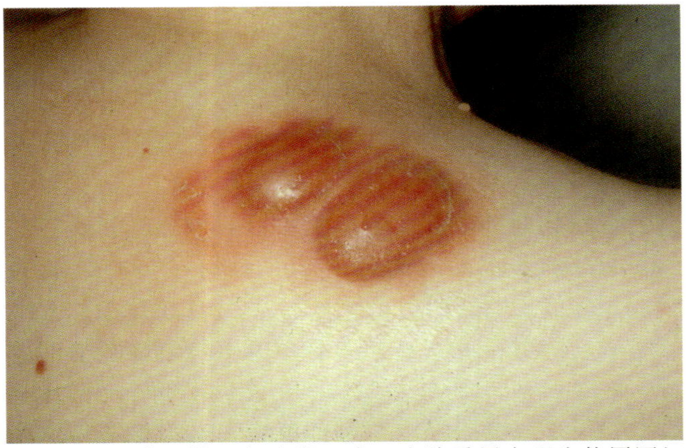

图 29.240 淋巴结 B 细胞淋巴瘤：皮肤受累表现为伴周围红斑的大肿瘤结节（By courtesy of R.A. Marsden，St George's Hospital，London，UK.）

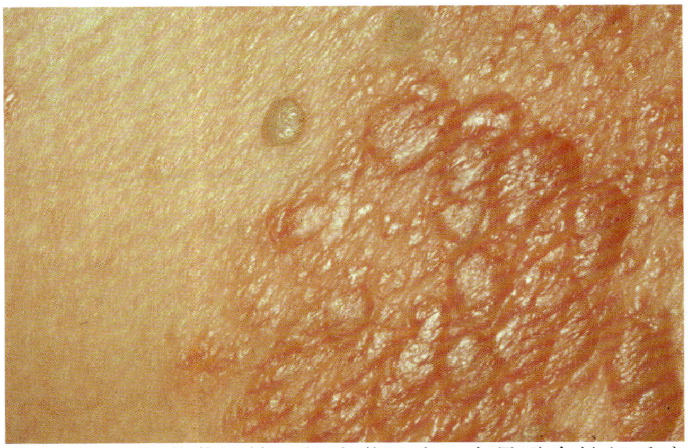

图 29.241 原发淋巴结 B 细胞淋巴瘤：大量融合性红丘疹（By courtesy of R.A. Marsden，St George's Hospital，London，UK）

患者皮肤出现 B 细胞淋巴瘤的时候必须进行分期，包括全面彻底的临床查体、躯干 CT 和骨髓检查，这些检查可以排查潜在的结内肿瘤，同时也是区分 DLBCL 和原发性皮肤弥漫性大 B 细胞淋巴瘤腿型以及大细胞型的原发性皮肤滤泡中心淋巴瘤的唯一可靠方法。

提示淋巴结滤泡淋巴瘤而非皮肤滤泡中心淋巴瘤的病理学表现包括显著的滤泡结构，肿瘤细胞强阳性表达 CD10、bcl-6 和 bcl-2，存在 t（14；18）（q32；q21）易位。对于后者，FISH 比 PCR 检测的敏感性更高[4-8]。

Burkitt 淋巴瘤常表现为结外肿块，但皮肤受累非常罕见并多为继发[9-11]。镜下为中等大小母细胞弥漫性增生，核圆，有数个小核仁，胞质嗜碱性且稀少，仅为一窄环。分裂指数和凋亡率均很高，含 tingible 小体的巨噬细胞多见。肿瘤细胞免疫表型一般为 $CD20^+$、$CD10^+$、$bcl\text{-}6^+$ 和 $bcl\text{-}2^-$。总有 MYC 基因易位存在，常累及免疫球蛋白重链，即 t（8;14）（q24;q32）易位。

# 霍奇金淋巴瘤的皮肤表现

## 临床特征

霍奇金淋巴瘤（Hodgkin's lymphoma，HL）是一种伴有炎性背景、常由 B 细胞起源的异型大淋巴样细胞组成的肿瘤。下辖结节性淋巴细胞为主的 HL 和经典型 HL 两种完全不同的疾病亚型[1]，后者又可被细分为结节硬化型、混合细胞型、淋巴细胞为主型和淋巴细胞减少型[2]。因为从未有结节性淋巴细胞为主的 HL 累及皮肤的报道，所以下文不再讨论该病。HL 约占美国所有淋巴瘤的 30%，超过 95% 为经典型[2-3]。经典型 HL 男性多见，尽管可累及几乎任何年龄，但其发病率在人群中呈双峰分布，其一为 11 ～ 40 岁年龄段，其二为老年人[2]。几乎所有病例均有淋巴结受累，纵隔淋巴结受累多提示结节硬化型 HL。约 60% 的患者就诊时病变局限（Ⅰ期或Ⅱ期），脾受累相对多见（20%）而结外播散罕见[2]。B 症状，包括发热（有时表现为周期性，即 Pel-Ebstein 热）较为常见。

HL 皮损罕见，通常只见于Ⅳ期患者[2-3]，发生率为 0.5% ～ 7.5%[4-6]。皮肤受累通常是皮下淋巴结病直接扩展或逆向淋巴播散，很少是血行播散的结果[7-11]。皮肤受累在 HIV 相关病例中可能稍多[12-13]。副肿瘤性瘙痒、痒疹样丘疹、色素沉着、干皮病、鱼鳞病、荨麻疹、红皮病、湿疹样和银屑病样发疹相对来说更为常见。原发性皮肤 HL 极为罕见[14-16]。

皮肤受累表现为粉色或红棕色丘疹、结节或常有破溃的浸润性斑块（图 29.242）[4-6, 17-19]，躯干好发，并多源自纵隔病灶的直接扩展。总之皮肤受累是预

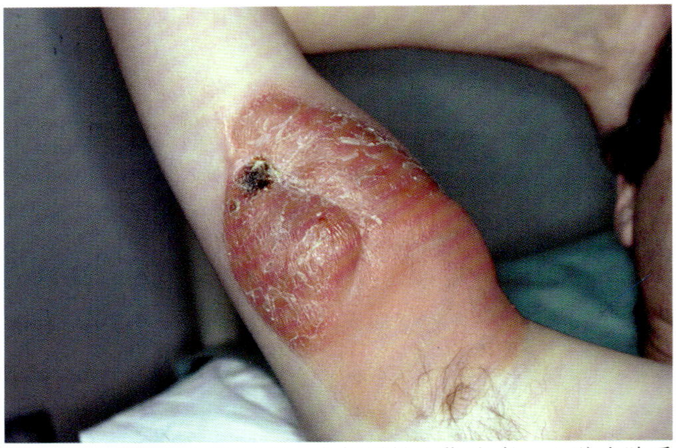

图 29.242 霍奇金淋巴瘤：中年男性Ⅳ期患者，上臂皮肤受累表现为溃疡结痂性斑块上出现肿瘤结节（From the collection of the late N.P. Smith，MD，the Institute of Dermatology，London，UK.）

后不佳的表现，一旦发生，平均生存期少于1年[20]，因此出现皮损可被划为Ⅳ期。

## 发病机制和组织病理学特征

在绝大部分病例中，HL现被认为是来源于生发中心B细胞的肿瘤[2, 21-22]。少数病例起源自外周T细胞[2, 23-25]。尽管已发现了一些细胞因子和基因表达模式的异常，也有重复出现的染色体畸变的存在，但确切的病因尚不清楚[2]。HL与EBV的关系也十分密切，尤其是混合细胞型和免疫抑制患者[13, 15, 20]。也有推测皮肤受累在HIV阳性患者和（或）EBV相关病例中更为多见[12-13, 15]。HL有时与其他淋巴瘤相关，如蕈样肉芽肿、Sézary综合征、淋巴瘤样丘疹病、间变性CD30$^+$大细胞淋巴瘤和原发性皮肤富于T细胞的B细胞淋巴瘤[26-30]。

经典型HL的皮肤浸润经常呈深入的弥漫性或结节性真皮浸润（图29.243、29.244）。与结内病例相同，诊断依赖于检出炎性背景中典型的单核和双核（或多核）肿瘤细胞［分别为霍奇金细胞和里–施细胞，或合称霍奇金–里–施（HRS）细胞］（图29.245）[2, 11]。经典型里–施细胞胞质丰富，核双叶或多叶（双核或多核）。核大，淡染，各核或分叶核中央均有一显著核仁。HRS细胞只占病变的一小部分。大部分浸润细胞主要是小的T淋巴细胞以及数量不等的组织细胞、浆细胞、嗜酸性粒细胞和中性粒细胞，它们共同构成了HL的混合性炎症背景[2, 11, 31-33]。结节硬化型HL皮损中可出现间质硬化的表现[31]。

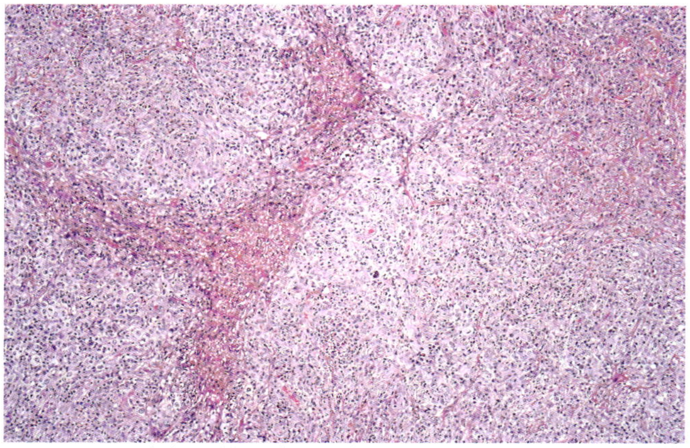

图 29.243 霍奇金淋巴瘤：一例淋巴结HL患者的皮下病变（By courtesy of W. Grayson，MD，National Health Laboratory Service，Johannesburg，South Africa.）

HRS细胞几乎总是CD30阳性，CD15有75%～80%的病例阳性，有时在淋巴结病灶中也会出现阴性结果[2, 11, 31-33]。CD45、J链、CD75和巨噬细胞标记阴性。CD20常可检出，但染色弱或不同程度染色，并且仅在一部分HRS细胞中表达。pax5和IRF4/MUM1阳性，OCT-2和BOB.1之一为阴性或均为阴性[34]。EMA和ALK1阴性。EBV阳性的病例LMP1和EBNA1阳性，而EBNA2阴性，原位杂交可检出EBERs（Ⅱ型潜伏）[35]。在少数病例中，个别HRS细胞可表达1个或多个T细胞标记，表达模式呈细胞膜弱阳性或胞质小球状阳性[36]，但是这些病例中多数存在免疫球蛋白基因克隆性重排，提示这种现象可能是人工现象或者肿瘤细胞的异常表达[25]。

## 鉴别诊断

主要需与淋巴瘤样丘疹病和皮肤间变性大细胞淋巴瘤鉴别，因为两者均可出现里–施样和霍奇金样细胞并表达CD30。

淋巴瘤样丘疹病有其特殊的临床病史，CD30阳

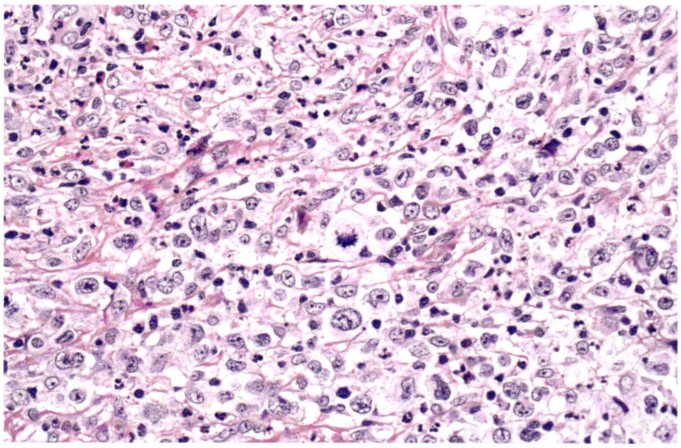

图 29.244 霍奇金淋巴瘤：高倍视野下的多形性浸润及视野中央核分裂象（By courtesy of W. Grayson，MD，National Health Laboratory Service，Johannesburg，South Africa.）

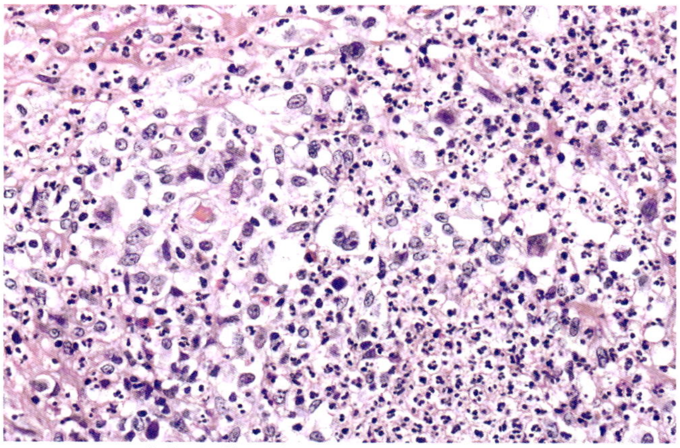

图 29.245 霍奇金淋巴瘤：视野中央有一里–施细胞（By courtesy of W. Grayson，MD，National Health Laboratory Service，Johannesburg，South Africa.）

性细胞还表达 CD45（LCA）、CD3 和 CD4，不表达 CD15。很多病例还存在 TCR 基因重排，这可完全排除 HL 的诊断。

皮肤间变性大细胞淋巴瘤局限于皮肤，并表达 CD45 和 CD3，大部分病例表达 CD4，但不表达 CD15[37]。淋巴结病灶还表达 EMA 和 ALK1。可有 TCR 基因重排。

# 甲氨蝶呤和其他非移植医源性相关淋巴组织增殖性疾病

## 临床特征

甲氨蝶呤相关淋巴组织增殖性疾病（methotrexate-associated lymphoproliferative disorder，MALD）2001 年被 WHO 定义为接受甲氨蝶呤免疫抑制治疗的患者，主要是类风湿关节炎、银屑病和皮肌炎并常伴有 EBV 感染的患者中发生的淋巴细胞增殖性疾病或淋巴瘤[1]。该淋巴细胞增殖性病变可模拟大 B 细胞淋巴瘤、霍奇金淋巴瘤或多形性移植后淋巴组织增殖性疾病。在最新出版的 WHO 血液和淋巴肿瘤分类中，MALD 被列入“其他医源性免疫缺陷相关淋巴组织增殖性疾病”[2]。后者还包括 TNF-α 拮抗剂英利昔单抗、阿达木单抗、依那西普诱发的相似的淋巴组织增殖性疾病。TNF-α 拮抗剂与皮肤淋巴瘤罕有关系，迄今报道的均为 T 细胞淋巴瘤，主要为蕈样肉芽肿[3-5]。其他还包括 Sézary 综合征、CD30 阳性间变性大细胞淋巴瘤、皮下脂膜炎样 T 细胞淋巴瘤和皮肤 γ/δ T 细胞淋巴瘤[6-10]。停止抗 TNF-α 治疗可能改善病情，甚至罕见地使疾病消退。出现 MALD 的大部分为类风湿关节炎患者，银屑病和皮肌炎患者相对很少发生[1]。约 40% 的病例发生在结外，原发于皮肤者罕见[11-18]。大部分 MALD 病例为弥漫性大 B 细胞淋巴瘤和霍奇金淋巴瘤，少部分为滤泡淋巴瘤、Burkitt 淋巴瘤、外周 T 细胞淋巴瘤和淋巴浆细胞浸润。停止甲氨蝶呤治疗可能使肿瘤完全消退，尤其是与 EBV 相关的病例。

## 发病机制和组织病理学特征

很多 MALD 病例的发生与免疫抑制和 EBV 感染明显相关，尤其是霍奇金淋巴瘤，也可见于部分弥漫性大细胞淋巴瘤。衰老引起的免疫抑制也可能引起相似问题[19]。免疫抑制的强度与时间长度，以及患者的基础疾病种类是重要的影响因素，类风湿关节炎患者与正常人群相比，发生淋巴瘤的危险性升高，可能与慢性抗原刺激引起的免疫调节紊乱有关。在药物引起的免疫抑制中，发生免疫增殖性疾病的概率升高。

组织学上，本病与非免疫抑制相关的各种淋巴瘤表现相同。MALD 累及皮肤的病例多为 CD30$^+$大 B 细胞淋巴瘤，而且可能为血管中心性[16-17]。通过原位杂交法可在霍奇金淋巴瘤和弥漫性大 B 细胞淋巴瘤中检出 EBV。克隆性增生常见，少数病例中可同时检出 T 细胞和 B 细胞克隆，提示可能为混合淋巴瘤[18]。

# 皮肤移植后淋巴组织增殖性疾病

## 临床特征

移植后淋巴组织增殖性疾病（post-transplant lymphoproliferative disorders，PTLD）被 WHO 定义为继发于实体器官、骨髓、干细胞同种异体移植引起的免疫抑制状态的淋巴细胞或浆细胞增殖[1]。PTLD 疾病谱非常广，包括多克隆和单克隆性 B 细胞（常常但并非总是 EBV 促发）和 T 细胞增殖。PTLD 的发生率约为 2%，预后不一，生存率为 50% ～ 80%[2]。EBV 促发的 PTLD 多早期起病，非 EBV 促发者发病较晚。PTLD 的发生率在儿童、移植时 EBV 血清阴性的患者及心肺、肺或胃肠移植患者中较高[1]。肾移植患者 PTLD 发生率较低。结外受累常见，肺、胃肠道、中枢神经系统，甚至是移植的器官中尤其多见。PTLD 累及皮肤极为罕见，迄今文献报道不超过 30 例[2-20]。已报道病例累及各年龄段，无性别差异。表现为四肢、躯干或面部单发或多发丘疹、结节或斑块。PTLD 发生于皮肤时通常不伴系统损害，预后良好，减弱或停止免疫抑制治疗可使病情改善，甚至完全缓解。

## 发病机制和组织病理学特征

如上所述，大部分 B 细胞增殖性病变由 EBV 促发。EBV 阴性病例的发病机制不清，可能由其他病毒或慢性抗原刺激引起。组织学上，PTLD 被划分为早期病变（浆细胞增生）、多形性 PTLD 和单形性 PTLD[1]。PTLD 早期病变由增生的浆细胞和成熟淋巴细胞以及少量免疫母细胞组成。可检出 EBV，但尚无克隆性增殖。在多形性 PTLD 中可见显著的真皮内成熟浆细胞、免疫母细胞和小到中等体积、不规则的淋巴细胞浸润，皮下也常受累（图 29.246 ～ 29.250）。部分细胞可类似霍奇金或里－施细胞[1, 20]。此时可检出 EBV 和 B 细胞克隆性增殖。多形性 PTLD 包含免疫功能正常宿主中发生的 B 和 T/NK 淋巴瘤，但不包括滤泡淋巴瘤和 MALT 淋巴瘤。单形性 T 细胞 PTLD 与 B 细胞性 PTLD 相比很少见。累及皮肤者可为各种 T 细胞淋巴瘤，但主要是间变性大 T 细胞淋巴瘤[11-16]。常可检出 T 细胞克隆性增殖，但 EBV 仅偶现[14]。

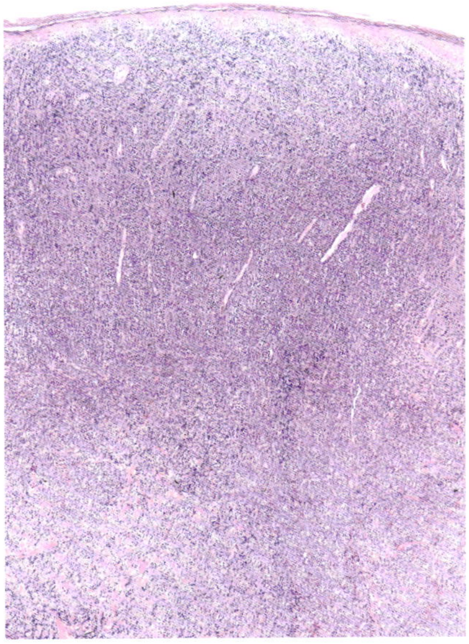

图 29.246　移植后 B 细胞淋巴组织增殖性疾病：此有肾移植史患者肛周出现大斑块，减弱免疫抑制治疗后肿瘤消退

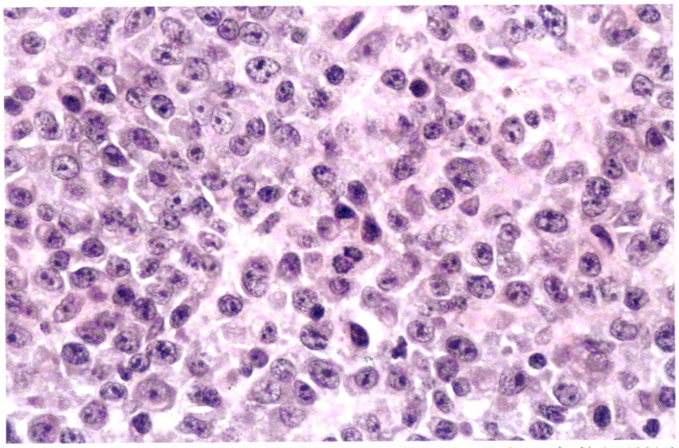

图 29.247　移植后 B 细胞淋巴组织增殖性疾病：高倍视野展示浆细胞样分化

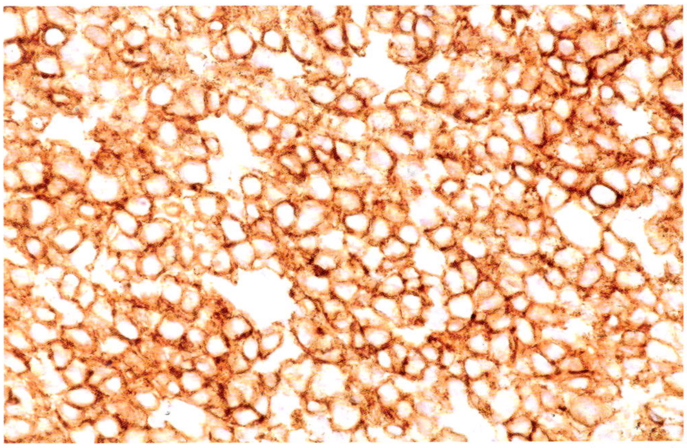

图 29.248　移植后 B 细胞淋巴组织增殖性疾病：肿瘤细胞表达 CD138

图 29.249　移植后 B 细胞淋巴组织增殖性疾病：CD20 阴性

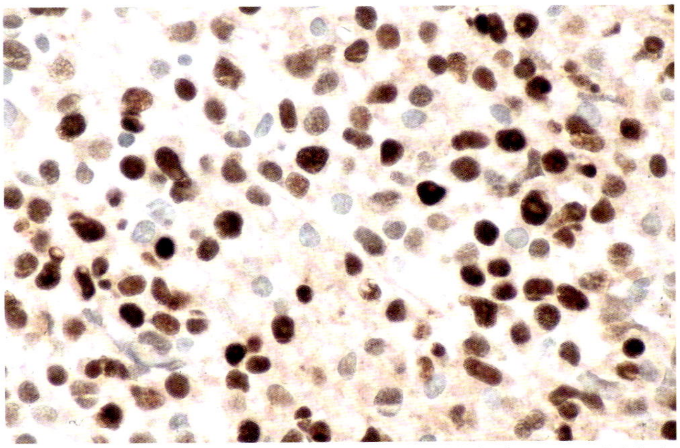

图 29.250　移植后 B 细胞淋巴组织增殖性疾病：EBV 原位杂交弥漫阳性

（吴侃　温蓬飞译　陈浩校　王琳审）

# 可能误诊为皮肤 B 细胞淋巴瘤的良性皮肤浸润（皮肤 B 细胞假性淋巴瘤）

可模拟 B 细胞肿瘤的反应性皮肤淋巴细胞浸润包括皮肤 B 淋巴细胞增生（皮肤 B 细胞假性淋巴瘤）、皮肤（系统）浆细胞增生症和炎性假瘤。

## 皮肤 B 淋巴细胞增生

### 临床特征

皮肤 B 淋巴细胞增生（B-cutaneous lymphoid hyperplasia，BCLH）（皮肤 B 细胞假性淋巴瘤）是以 B 细胞为主的反应性淋巴细胞浸润性病变，涵盖了多种具有最终相同的组织学改变的、临床病理表现各异的疾病，这些疾病可模拟 B 细胞淋巴瘤。该组疾病的历史称谓包括皮肤肉瘤病、皮肤淋巴细胞瘤、皮肤良性淋巴结病、Spiegler 和 Fendt 假性淋巴瘤[1]。已明确的诱发因素包括节肢动物叮咬[2-3]、伯氏疏螺旋体感染[4-7]、创伤[8]、疫苗接种[9-11]、注射脱敏药物或抗原[12-13]、针灸[1]、金质耳环[14-16]、文身[17-19]、带状疱疹瘢痕[20-22]。然而，大多数病例无明确诱因。

临床表现某种程度上取决于疾病诱因。特发性皮肤 B 细胞假性淋巴瘤最为多见，主要累及面部（面颊、鼻、耳垂）（70%）、胸部和上肢。女性多发（3∶1），白人比黑人高发（9∶1）[1]。尽管皮肤 B 细胞假性淋巴瘤只是莱姆病的罕见表现，只有 0.6% ～ 1.3% 的患者血清和（或）临床提示感染伯氏疏螺旋体，但在欧洲流行区域内，伯氏疏螺旋体仍可能是最常见的病因[5, 23, 25]。相应的皮损一般在蜱咬后数周至数月内出现，多见于乳头、外阴或耳垂区域（图 29.251）[1, 7, 25]，可在慢性游走性红斑之上出现或直接发生[7]。

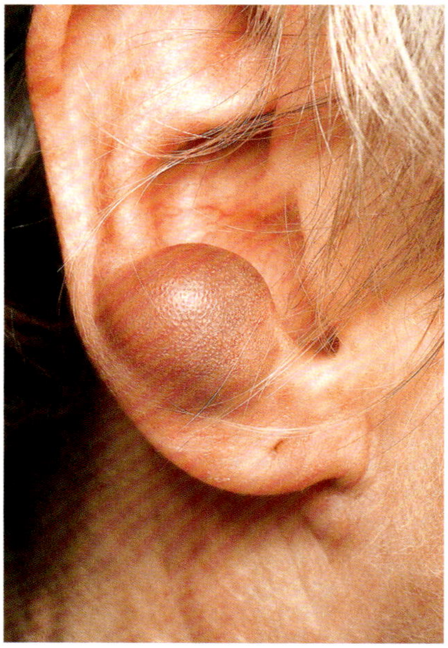

**图 29.251** 皮肤 B 淋巴细胞增生：耳垂是常见的受累部位，皮损多单发（By courtesy of the Institute of Dermatology，London，UK.）

不论什么诱因诱发，多数患者皮损单发且很少破溃，为红色至紫色或淡蓝色小结节、斑块。多数病例呈良性经过，去除刺激因素后可消退，也有些患者病情迁延难治[1]。有 BCLH 进展为 B 细胞淋巴瘤的报道，两者间可能存在病谱关系，故有必要随访所有患者[6, 26-29]。

### 发病机制和组织病理学特征

当能明确前驱诱因时，持续性抗原刺激被认为是 BCLH 的病因。例如在伯氏疏螺旋体相关皮肤 B 细胞假性淋巴瘤中可检出伯氏疏螺旋体特异性 DNA，节肢动物叮咬相关 BCLH 皮肤活检中可发现口器，疫苗接种相关皮肤 B 细胞假性淋巴瘤中可检出佐剂（氢氧化铝）[2, 7, 17, 30]。文身诱发的 BCLH 被发现主要与红色染料有关，而很少与绿色或蓝色染料有关[1, 17-19]。最近有一例干燥综合征患者发生 BCLH 的报道，提示部分病例也可能为自身抗原刺激诱发[31]。此外，BCLH 中某些树突状细胞亚型的数量比皮肤 B 细胞淋巴瘤中的多，进一步提示持续性抗原刺激在其发病中的作用[32-34]。

既往报道中皮肤 B 细胞假性淋巴瘤相对特异的组织病理学特征（包括"头重脚轻"的分布模式）现在看来并不准确，因为很多早期的假性淋巴瘤病例观察中混杂了真的皮肤 B 细胞淋巴瘤[8, 35]。事实上，低倍镜观察经常能发现真皮全层乃至深达皮下的弥漫性、略呈结节样的浸润（图 29.252）。在病变不是很弥漫的病例中，浸润倾向于结节样、围血管和围附属器分布，但仍可累及网状层深部和皮下。无浸润带常见，偶尔也会出现淋巴细胞移入表皮和海绵水肿，其他表皮改变，如表皮萎缩、增生、角化不全也相对常见[7, 36-37]。

病变中的淋巴组织与淋巴结、扁桃体等处更常见的反应性淋巴组织相似。几乎总有淋巴滤泡形成。这些淋巴滤泡可以是由密集分布的小淋巴细胞构成的初级滤泡，但多数病例中，反应性生发中心也很常

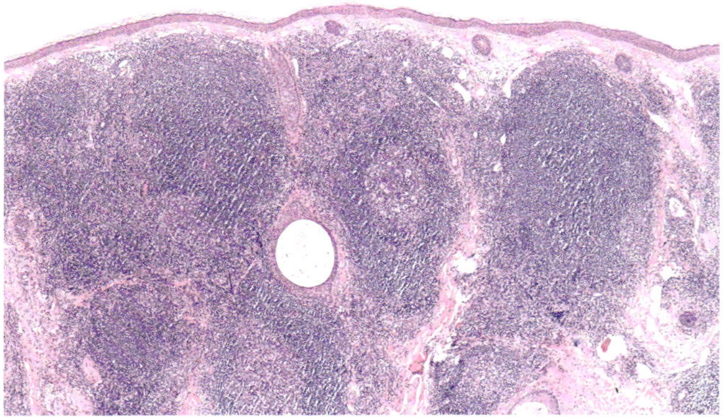

图 29.252 皮肤 B 淋巴细胞增生：伴显著生发中心形成的致密真皮淋巴细胞浸润

见[7，25，36-37]。生发中心由大的中心母细胞、小的和大的中心细胞以及有 tingible 小体的巨噬细胞混合组成。在 BCLH 的生发中心，很少见由小淋巴细胞组成的致密套区，尤其是伯氏疏螺旋体相关的病例[7，25，38]，而致密套区在其他解剖部位的生发中心是很常见的。反应性生发中心增殖率很高，常呈“分区”状，深染区充满增生的中心母细胞，淡染区则以中心细胞为主（图 29.253、29.254）。滤泡间区由大量的小淋巴细胞、散在的母细胞、组织细胞、浆细胞以及偶尔出现的嗜酸性粒细胞构成[7，25，36-37]。淋巴滤泡可由标记滤泡性树突状细胞网的抗体（CD21、CD23 和 CD35）显示（图 29.255）。原发滤泡由单一的 CD20 阳性的小 B 淋巴细胞组成，其中多数还共表达 CD23（图 29.256）。生发中心 B 细胞表达 CD10 和 bcl-6，但不表达 bcl-2。滤泡间区主要由 T 细胞占据，也可含有少量不表达 CD10 的 B 细胞和散在的母细胞（图 29.257）。B 细胞和浆细胞的轻链染色为多克隆表达模式（图 29.258、29.259）[7，25，36-37，39]。

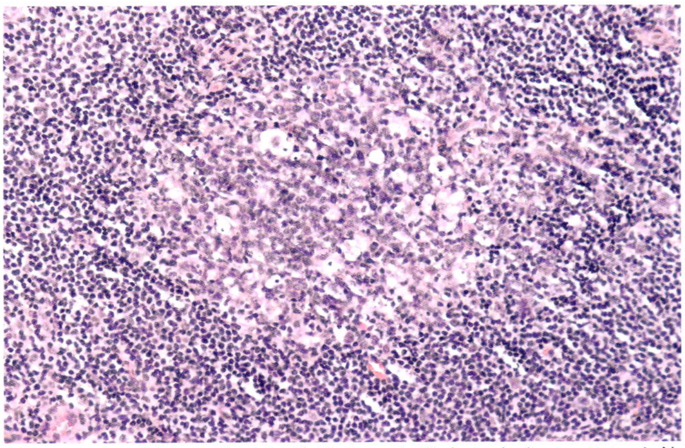

图 29.253 皮肤 B 淋巴细胞增生：生发中心中含 tingible 小体的巨噬细胞

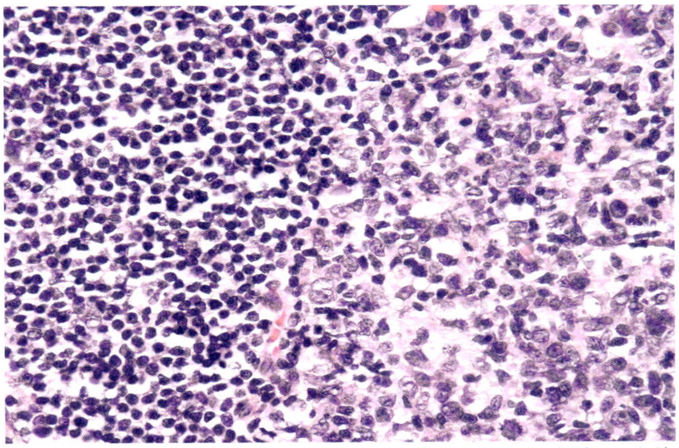

图 29.254 皮肤 B 淋巴细胞增生：高倍视野下生发中心边缘和相邻区域的成熟小淋巴细胞

大多数病例中，PCR 克隆性分析显示免疫球蛋白基因重排呈多克隆性，但在典型 BCLH 皮损中也有检出克隆重排的报道[40-42]。

## 鉴别诊断

需要与 BCLH 鉴别的主要是原发性皮肤边缘区淋巴瘤和皮肤滤泡中心淋巴瘤，已分别于前文介绍。简

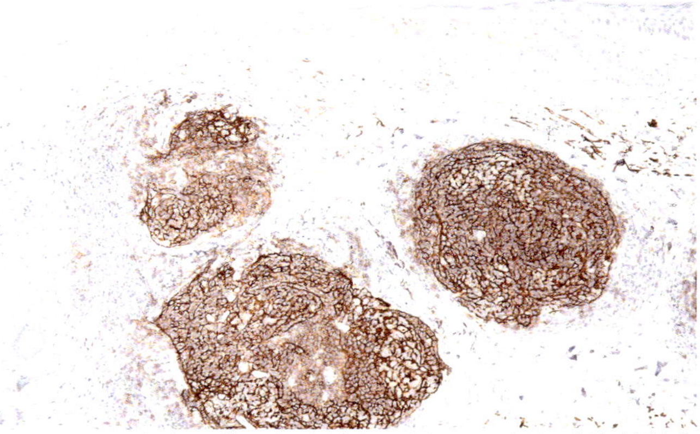

图 29.255 皮肤 B 淋巴细胞增生：用 CD21 标记滤泡性树突状细胞，从而勾勒出了滤泡结构

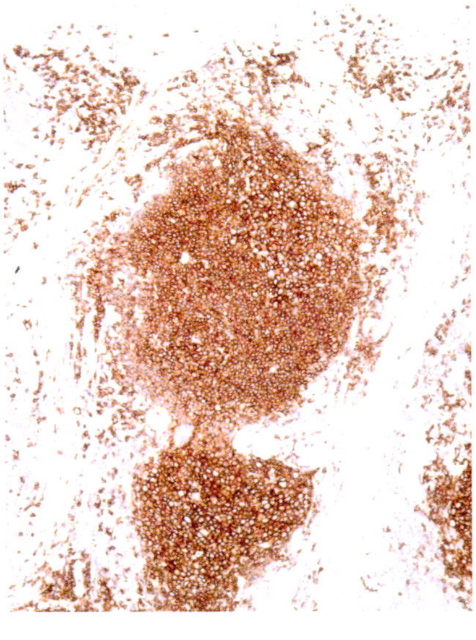

图 29.256 皮肤 B 淋巴细胞增生：采用 CD20 标记可显示 B 细胞群体

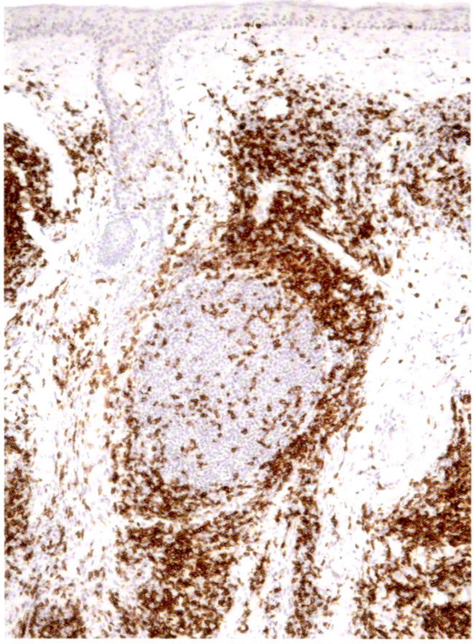

图 29.257 皮肤 B 淋巴细胞增生：CD3 标记显示 B 细胞小结周围的一层 T 细胞

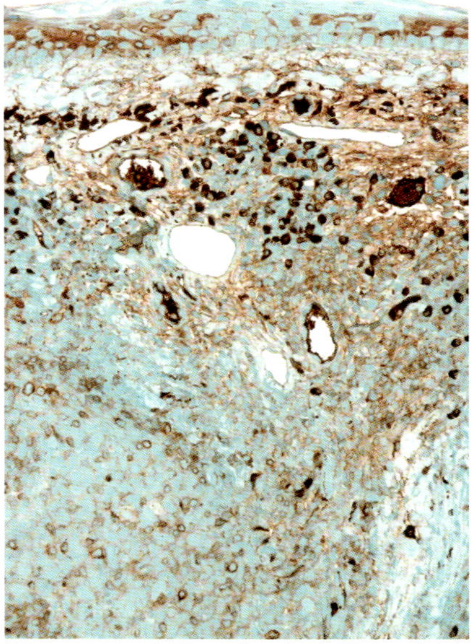

图 29.258 皮肤 B 淋巴细胞增生：浸润细胞中散在 κ 链阳性的浆细胞

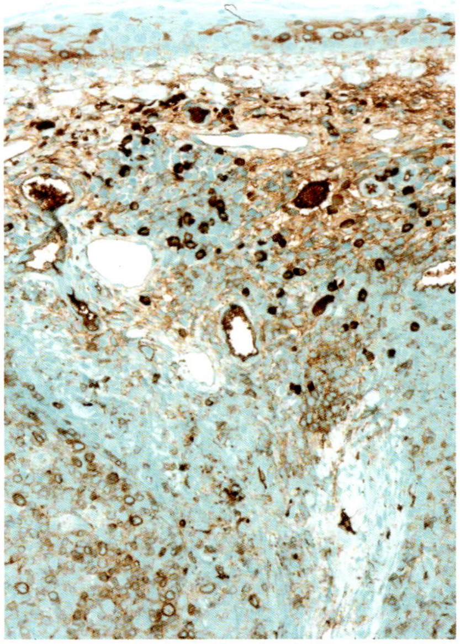

图 29.259 皮肤 B 淋巴细胞增生：浸润细胞中存在数目相近的 λ 链阳性的浆细胞

单来讲，边缘区淋巴瘤可见片状边缘区细胞、滤泡间区 B 细胞浸润为主和 B 细胞异常表达 CD43 [36, 43]。原发性皮肤滤泡中心淋巴瘤和滤泡淋巴瘤累及皮肤的肿瘤性滤泡呈单一形态，无明暗分区，含 tingible 小体的巨噬细胞和分裂象相对少见，增殖指数较低。继发性滤泡淋巴瘤的肿瘤性滤泡还常常表达 bcl-2，原发性皮肤滤泡中心淋巴瘤 bcl-2 则相对较少阳性 [37, 39]。

伯氏疏螺旋体相关的 BCLH 因滤泡中含有多量中心母细胞、缺少明暗分区和套区结构，并可融合成含较多母细胞的大片状浸润，有时可模拟大 B 细胞淋巴瘤。此外，有些病例滤泡间区可见 CD10 和（或）bcl-6 阳性 B 细胞聚集，这种表现通常提示淋巴瘤，但这些聚集的细胞可能是没有套区的小滤泡中心的切面。出现大量含 tingible 小体的巨噬细胞及小淋巴细胞、组织细胞、嗜酸性粒细胞和浆细胞混合性反应性浸润多提示为良性病变 [7, 38]。

免疫组织化学显示轻链单克隆性强烈提示淋巴瘤，但对于诊断明确的克隆性 BCLH 病例，免疫球蛋白基因重排检测的意义相对较差 [28-29, 40-41]。皮肤活检标本 PCR 克隆性检测的高假阳性率也使分子病理学检测结果的解读存在困难 [44]。

# 皮肤浆细胞浸润症

## 临床特征

皮肤浆细胞浸润症（cutaneous plasmacytosis，CP）（系统性浆细胞浸润症）主要报道于日裔，由皮损、浅表淋巴结肿大和多克隆性高丙种球蛋白血症三联征组成 [1-4]，高加索人种中罕见 [5-8]。本病男性高发（1∶0.6），累及年龄段较广（20 ～ 62 岁，平均 37 岁）[1]，儿童罕见 [9-10]。皮损常为瘙痒性的、泛发的红棕色斑片、丘疹、结节和斑块，好累及躯干 [3]。累及头皮时可引起脱发 [11]。系统性浆细胞增生症可有肝脾肿大和系统性症状 [2, 12]。和本病罕见相关的疾病有淋巴细胞性间质性肺炎、结核和梅毒 [13-15]。红细胞沉降率经常增快，部分患者可出现抗核抗体。骨髓瘤的排查经常是阴性结果。

尽管偶有病例病程侵袭，累及内脏，但 CP 总体预后良好，有一例继发 T 细胞淋巴瘤的报道 [12]。

## 发病机制和组织病理学特征

病因尚不明确，介导活化 B 细胞向浆细胞分化的细胞因子 IL-6 被认为牵涉其中。患者血清中 IL-6 增高，病灶内细胞也可检出 IL-6 [16-19]。另外，糖皮质激素治疗有效的 CP 病例血清及病灶内 IL-6 水平均降低 [18-19]。

组织学上，表现为真皮深浅血管周围和附属器周围成熟浆细胞浸润，病变可深达皮下（图 29.260、29.261）[1, 3]，无细胞学异型性和核分裂象。可伴有少量淋巴细胞和组织细胞，部分病例可有淋巴滤泡形成。免疫组织化学检测显示浆细胞为多克隆性 [1]。HHV8 染色阴性 [12]。

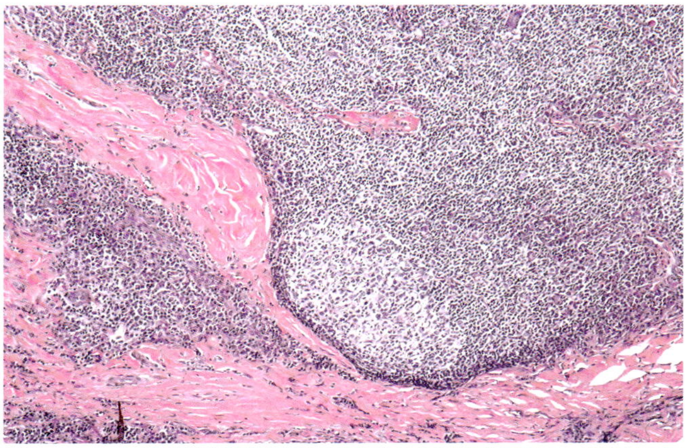

图 29.260　皮肤浆细胞浸润症：致密的真皮浸润，靠近视野中央为一淋巴滤泡（By courtesy of K. Busam，MD，Memorial Sloan-Kettering Cancer Center，New York，USA.）

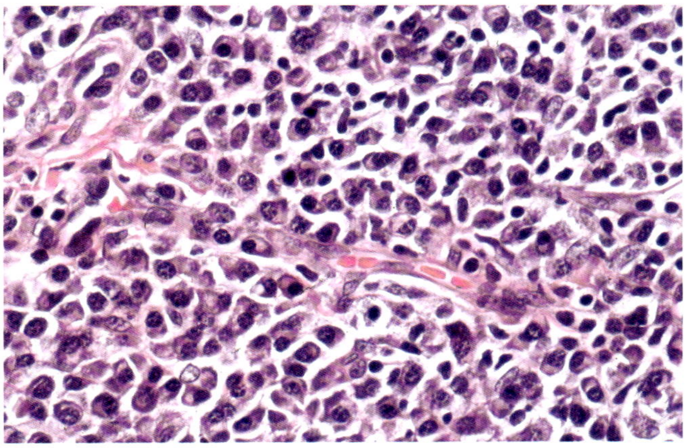

图 29.261　皮肤浆细胞浸润症：浸润由单一的成熟浆细胞构成（By courtesy of K. Busam，MD，Memorial Sloan-Kettering Cancer Center，New York，USA.）

骨髓和淋巴结检查可见成熟的、多克隆性、无异型性的浆细胞浸润。

## 鉴别诊断

播散性浆细胞骨髓瘤、皮肤浆细胞瘤和皮肤边缘区淋巴瘤中均可存在大量浆细胞，但这些浆细胞是单克隆性的，还常可观察到细胞异型性。在 CP 中不应该出现单克隆性血清免疫球蛋白。

CP 与浆细胞型多中心 Castleman 病的表现有部分重叠，尽管有学者认为两者相关[20]，但多中心 Castleman 病很少累及皮肤，典型者常伴有贫血、血小板减少和 HIV 感染等 CP 不常有的表现或相关因素[12，20]，HHV8 在多中心 Castleman 病中可经常被检出[21]。

炎性假瘤呈浆细胞肉芽肿样表现，常常单发，组织学常见显著真皮硬化，不同于 CP[22]。CP 还应与感染相关的真皮浆细胞浸润性病变，如梅毒、莱姆病以及结缔组织病相鉴别[1，3]。这些疾病中的浸润通常更散在，并且结合临床也很容易区分。

# IgG4 相关硬化性疾病

## 临床特征

IgG4 相关硬化性疾病（IgG4-related sclerosing disease，IgG4SD）是一种罕见的成人疾病，男性多发，表现为血清 IgG4 升高、出现自身抗体、自身免疫性胰腺炎，并可累及很多其他组织，如膀胱、胆道、涎腺、腹膜后、肾、肺、前列腺、乳房、淋巴结、软组织，甚至是中枢神经系统[1]。皮损少见，可表现为头部斑块和结节[1-2]。

## 发病机制和组织学特征

本病属于自身免疫病。组织学表现为真皮和皮下显著的、常为结节性的浸润伴散在生发中心和间质硬化。滤泡间浸润细胞由浆细胞、淋巴细胞组成，偶尔还包括浆母细胞。通常 IgG4 阳性细胞很多。

## 鉴别诊断

皮肤浆细胞浸润症可有增多的 IgG4 阳性细胞，但临床表现为躯干多发损害，组织学上浸润主要由血管周围成熟的浆细胞构成，没有间质硬化和生发中心形成，IgG4 阳性细胞的数量也较少[3]。皮肤 Rosai-Dorfman 病也可出现 IgG4 阳性细胞，但根据临床和病理的表现很容易鉴别两者[4]。

# 皮肤 Castleman 病

## 临床特征

Castleman 病（Castleman's disease，CD）（巨大淋巴结增生、血管滤泡性淋巴结增生）是一种主要累及淋巴结的 B 淋巴细胞增殖性疾病，可表现为单中心型（常无系统症状）或多中心型（多伴有系统症状），部分病例与 HIV/AIDS 和 HHV8 感染有关[1]，但并不是所有伴 HHV8 感染的病例均为 HIV 阳性。本病有两种组织学亚型，透明血管型主要见于单中心病变，而浆细胞型主要见于多中心病变及 HIV 相关病例。CD 累及皮肤少见，目前只有个例报道，主要为多中心浆细胞型。皮损表现为躯干和四肢丘疹、结节或斑块，面部受累罕见[2-9]。

## 发病机制和组织学特征

在特发性及 HHV-8 相关病例中，发病与 IL-6 的分泌有关[1, 10]。皮损存在真皮多克隆性浆细胞为主的浸润，偶尔累及皮下，无细胞学异型性[2-3, 5-7]，常伴有血管增生。少数病例镜下更类似透明血管病型，表现为生发中心萎缩、套区扩张、间质硬化形成带状，围绕生发中心形成洋葱环样模式[4, 8]。

# 皮肤炎性假瘤

## 临床特征

炎性假瘤（inflammatory pseudotumor，IPT）由一组异质性疾病构成，这些疾病的组织学特征为不同比例的炎症细胞、透明化胶原间质和肌成纤维细胞增殖。一部分被称作浆细胞肉芽肿的病例可能是与感染相关的反应性疾病，另一部分可能为具有克隆性细胞遗传学异常的肿瘤，包括出现 t（2;5）和 ALK1 过表达的患者[1-7]。后者常被称作炎症性肌成纤维细胞肿瘤。

已报道的 IPT 几乎累及了所有解剖部位，包括罕见的皮肤病例[8-16]。患者年龄范围宽泛且无性别差异[1]。多表现为缓慢生长的、直径 1 ～ 3 cm 的单发结节[17]，皮肤型均为良性病变，切除后不会复发。

## 发病机制和组织学特征

发病机制不明，尤其是表现为浆细胞肉芽肿样的病例。这部分病例最可能是针对不明刺激物的炎症性反应，或慢性血管炎的终末阶段，也可能是对局部持久性抗原刺激的反应[8, 18]。有明显梭形细胞的病变可能是真正的肿瘤，类似炎性肌成纤维细胞肿瘤，但至今尚无过表达 ALK1 的报道[8]。

组织学上主要为两种模式[8]，“浆细胞肉芽肿样”损害为无包膜的、界清的真皮和（或）皮下结节性病变，浸润由小淋巴细胞、淋巴母细胞样细胞和较多的浆细胞构成（图 29.262 ～ 29.264）。可出现反应性滤泡、嗜酸性粒细胞和中性粒细胞。背景中有显著

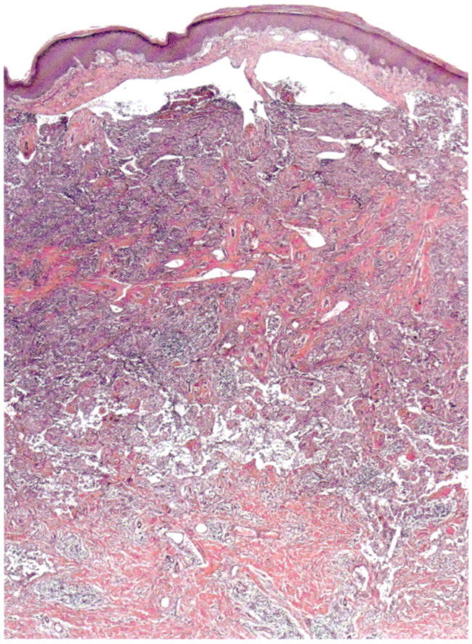

**图 29.262** 皮肤炎性假瘤：低倍视野下显示真皮内浸润、透明化胶原束和血管增生

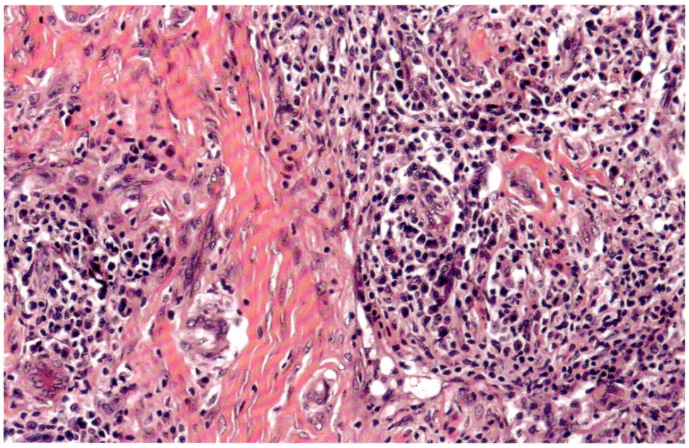

**图 29.263** 皮肤炎性假瘤：高倍视野下显示胶原和淋巴细胞浸润

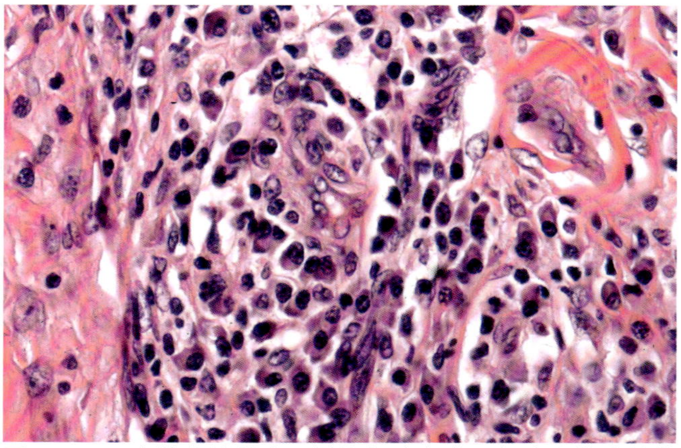

**图 29.264** 皮肤炎性假瘤：浸润细胞由淋巴细胞和较多的浆细胞组成

的高内皮细胞小静脉和增厚的透明化胶原束，后者可交织排列或在血管周围局部增生形成洋葱皮样模式，没有明显的梭形细胞成分[8-9, 16]。另一种组织学模式也可有相似的显著的炎症细胞浸润、交织的厚透明化

胶原束、但浸润结节界限不清，真皮内形态温和的梭形细胞束轻度增殖，与其他部位发生的炎性肌成纤维细胞肿瘤非常相似[8, 10, 12-13]。

免疫组织化学显示浸润细胞为聚集的B细胞和散在小T细胞及多克隆性浆细胞。EBV和HHV8染色阴性，PCR检测显示多克隆性免疫球蛋白基因重排模式。梭形细胞与肌成纤维细胞相同，表达平滑肌肌动蛋白和肌肉特异性肌动蛋白，但对小样本的病例检查后，发现它们不表达ALK1、CD21、CD34和S-100[8, 17]。

## 鉴别诊断

浆细胞肉芽肿样损害最易被误诊为浅表淋巴结或皮肤淋巴瘤样损害，尤其是皮肤浆细胞瘤、转移性骨髓瘤和原发皮肤边缘区淋巴瘤。没有被膜下窦和多形性浸润可和淋巴结相鉴别，浸润呈多克隆性可排除肿瘤性病变[8-10]。本病缺乏上皮样血管瘤（血管淋巴样增生伴嗜酸性粒细胞增多）中血管的特征性改变，即上皮样血管内皮细胞，也没有后者常见的嗜酸性粒细胞浸润。木村病形态学和本病相似，但前者多为亚裔患者并伴有外周血嗜酸性粒细胞增多和血清IgE增高。

有显著梭形细胞增生的病变容易与其他梭形细胞肿瘤混淆，需要鉴别的疾病包括孤立性纤维瘤、滤泡性树突细胞肉瘤和结节性筋膜炎。

（吴 侃　解瑶译　陈浩校　王琳审）

# 组织细胞性疾病

组织细胞增生症是一组由树突状细胞系或单核-巨噬细胞系增殖引起的异质性的反应性及肿瘤性病变，可累及包括皮肤在内的多个器官。由于该组疾病相对少见、命名混乱及对病变细胞来源认识不足，因此造成概念上的混淆。

“组织细胞”是指包括巨噬细胞和树突状细胞在内的一组免疫细胞。巨噬细胞具有很强的吞噬能力，其功能主要是提呈抗原；而树突状细胞是参与抗原提呈的主要辅助细胞[1-2]。当细胞分化发育进入不同阶段和（或）所处微环境发生改变时，两类细胞的特征会随之变化，所以两者区别并不明确，从而导致这两类细胞在功能、形态及免疫表型上都有诸多重叠[1-3]。

组织细胞主要起源于CD34阳性的骨髓祖细胞，少数可能起源于间充质细胞（如滤泡树突状细胞）或淋巴细胞；继而通过两种不同的途径逐渐发育成熟为CD14阴性或CD14阳性细胞；最后前者发育为朗格汉斯细胞，而后者发育为真皮树突状细胞或单核-巨噬细胞[4]。

组织细胞增生症是基于其形态学和免疫表型与正常组织细胞不同发育阶段的相似性而进行分类的。本书根据组织细胞协会再分类工作组和世界卫生组织的组织细胞/网状细胞增殖性病变委员会推荐的标准对不同的组织细胞增生症进行分类和定义[1, 5]。

朗格汉斯细胞组织细胞增生症中的浸润细胞具有特征性Birbeck颗粒，并表达CD1a、S-100和langerin。未定类树突状细胞肿瘤与前者相似，但缺乏Birbeck颗粒。非朗格汉斯细胞组织细胞增生症包括幼年黄色肉芽肿（juvenile xanthogranuloma，JXG）家族、多中心网状组织细胞增生症（multicentric reticulohistiocytosis，MRH）、Rosai-Dorfman病（Rosai-Dorfman disease，RDD）和噬血细胞淋巴组织细胞增生（hemophagocytic lymphohistiocytosis，HLH）综合征，该组疾病的细胞均缺乏朗格汉斯细胞的特征（如Birbeck颗粒、langerin的表达）[4]。

JXG家族构成了具有共同前体细胞的疾病谱，这种前体细胞通常认为是真皮树突状细胞。疾病主要的细胞类型通常表达巨噬细胞（CD14、CD68、CD163）和树突细胞（肌成束蛋白和ⅩⅢa因子）相关抗原。由于也表达树突状细胞和巨噬细胞的标记，MRH和RDD也可能来源于类似的细胞类型，尽管在始终表达S-100的非朗格汉斯细胞组织细胞增生症中，RDD并不常见。HLH是一组由活化的巨噬细胞组成的特殊疾病，可能都与自然杀伤细胞调控活性的遗传缺陷相关。

很少累及皮肤的组织细胞肉瘤和其他树突细胞肿瘤（即滤泡树突状细胞和并指状树突状细胞）也在该部分进行讨论。然而，尽管在组织细胞协会再分类工作组的分类系统中也包括髓单核系白血病，但其相关内容将在这章与其他累及皮肤的白血病和髓系疾病一起讨论。该部分讨论的疾病详见表29.5。随着进一步的理解认识，在本章中分开讨论的疾病将来有可能会合并和（或）分类标准发生变化。

首先对表中未列出的两种新增疾病（皮肤Kikuchi-

表 29.5 组织细胞增生症

| |
|---|
| 朗格斯细胞肿瘤 |
| 朗格汉斯细胞组织细胞增生症 |
| 先天性自愈性组织细胞增生症 |
| 未定类树突细胞肿瘤 |
| 幼年黄色肉芽肿家族 |
| 幼年黄色肉芽肿 |
| 良性头部组织细胞增生症 |
| 泛发性发疹性组织细胞增生症 |
| 播散性黄瘤（贝壳样细胞肉芽肿） |
| 丘疹性黄瘤 |
| 进行性结节性组织细胞增生症（梭形细胞黄色肉芽肿） |
| Rosai-Dorfman 病 |
| 多中心网状组织细胞增生症 |
| 网状组织细胞瘤 |
| 噬血细胞淋巴组织细胞增生症 |
| 滤泡树突状细胞肉瘤 |
| 并指状树突状细胞肉瘤 |
| 组织细胞肉瘤 |

Fuji- moto 病和淋巴管内组织细胞增生症）进行阐述。

# 皮肤 Kikuchi–Fujimoto 病

## 临床特征

Kikuchi-Fujimoto 病（Kikuchi-Fujimoto's disease，KFD）又称组织细胞坏死性淋巴结炎，是一种相对少见的自限性反应性疾病，其特征为颈部淋巴结肿大，伴发热、体重减轻和出汗等全身症状。好发于年轻女性，特别是远东地区，儿童也可受累。在 KFD 中多达 40% 的患者出现皮肤受累[1-14]。KFD 特异的皮损包括斑疹和丘疹，少数可出现结节、斑块、脓疱或溃疡性损害。皮下病变非常罕见[14]。本病可发生于全身任何部位，多见于面部、躯干和上肢。非特异性损害包括白细胞碎裂性血管炎和多形红斑[15-17]。也有 KFD 与红斑狼疮相关的报道[18-21]，然而，由于两者的淋巴结炎的组织学特征相同，因此这些患者可能一开始就是红斑狼疮。曾有一例与干燥综合征伴发的 KFD 病例报道[22]。

## 发病机制和组织学特征

包括 EB 病毒在内的病毒感染可能与 KFD 相关，但在大多数病例中没有得到证实[23]。基于对一系列病例的总结，KFD 的主要组织病理学特征包括基底细胞液化变性，坏死的角质形成细胞，淋巴细胞、组织细胞围绕深浅血管或呈局灶性间质性浸润，伴有不同程度核尘，但没有中性粒细胞。其中一定比例的组织细胞为浆细胞样的单核细胞。部分组织细胞的核紧贴于细胞膜，呈新月状[14]。60% 的患者可出现皮下脂肪受累[14]。表皮改变包括角化过度、角化不全、棘层肥厚，常伴有真皮乳头水肿，很少见到浆细胞和嗜酸性粒细胞浸润。有时可见间质内黏液沉积。组织细胞 CD68 和 CD163 阳性，髓过氧化物酶（myeloperoxidase，MPO）可能阳性[24]。浆细胞样单核细胞 CD123 阳性。淋巴细胞为 T 细胞，而且大部分为 CD8 阳性细胞。

## 鉴别诊断

鉴别诊断包括苔藓样糠疹、红斑狼疮和 EB 病毒感染相关的抗生素诱导的不良反应性发疹[14, 25]。苔藓样糠疹可有坏死的角质形成细胞和基底细胞液化变性，但浸润细胞主要为淋巴细胞，核尘很少见，即使有，也仅为局灶性。与红斑狼疮的鉴别非常困难，特别是两者的淋巴结改变相同，鉴别主要根据临床病理联系、免疫荧光结果以及浸润细胞的种类，红斑狼疮皮损浆细胞多见，通常缺乏组织细胞。与 EB 病毒感染相关的抗生素诱导的不良反应性发疹鉴别主要是临床不同，而组织学上两者几乎一致。

# 淋巴管内组织细胞增生症

## 临床特征

淋巴管内组织细胞增生症（intralymphatic histiocytosis，IH）是一种罕见的疾病，又称血管内淋巴管炎、血管内组织细胞增生症，到目前为止，仅有 36 例报道[1-10]。本病好发于中老年女性，易发生于四肢，几乎不发生于面部。几乎一半的患者有类风湿关节炎，皮损出现在关节附近[2-4, 6]。临床表现各异，从境界不清的斑块到网状青斑样损害均可出现。有些患者没有伴发疾病，少数患者的皮损发生于髋关节或膝关节置换术（内有金属植入物）后的瘢痕部位[5-7]。其他罕见的相关疾病包括乳腺癌切除后瘢痕位置的病变、结肠癌、扁桃体炎和明显的女阴溃疡[6, 8-10]。IH 的治疗效果欠佳，皮损通常会持续存在。

## 发病机制和组织学特征

IH 的发病机制不明，可能是与各种炎性疾病相关的一种非特异性反应。在多种炎性疾病过程甚至肿瘤中，均能在局部出现与IH相同的组织学改变。慢性炎症相关的淋巴水肿和淋巴管扩张可能是血管内组织细胞增殖的触发因素[6]。组织学显示，真皮网状层可见不规则扩张的薄壁管腔，管腔内大量组织细胞样细胞聚集，细胞胞质淡染，细胞核呈泡样或肾形，有1个不明显的核仁（图29.265）。这些细胞表达组织细胞的标记，即CD68阳性，偶尔MPO阳性。细胞没有异型性和核分裂象。管腔内尚可见淋巴细胞和中性粒细胞，管腔周围则常有淋巴细胞和浆细胞浸润。管腔内皮细胞轻度肿胀，偶可出现灶性增生。管腔本质上是淋巴管，其内皮细胞表达podoplanin、LYVE-1和Prox-1[2, 6]。

## 鉴别诊断

鉴别诊断包括反应性血管内皮瘤病和血管内淋巴瘤。有学者认为反应性血管内皮瘤病和IH是同一谱系疾病，但其实不太可能[11-12]。前者是内皮细胞增生并充满原有血管，常导致新血管腔的形成。病变累及血管，而不像IH那样累及淋巴管。血管内淋巴瘤是一种累及全身多器官的侵袭性疾病，通常表现为扩张的血管腔内充满大量不典型、分裂活跃的淋巴瘤样细胞，肿瘤细胞最常见的是B细胞表型，通过形态学和免疫组化很容易和本病区分。

# 朗格汉斯细胞组织细胞增生症

## 临床特征

朗格汉斯细胞组织细胞增生症（Langerhans cell histiocytosis，LCH）又称组织细胞增生症X、朗格汉斯细胞肉芽肿病，是由朗格汉斯细胞肿瘤性克隆增生所致的一组疾病，临床表现各异。LCH可表现为局限性病变，也可表现为单系统（特别是骨）的多灶性病变或弥漫性多系统受累[1-2]。以前没有认识到LCH是一种谱系疾病，人们基于本病不同的临床表现予以不同的命名，例如嗜酸性肉芽肿（单一病变）、汉-许-克病（多发病变）和莱特勒-西韦病［弥漫性病变和（或）内脏受累］。先天性自愈性网状组织细胞增生症又称Hashimoto-Pritzker病，也被认为是LCH谱系的一部分，但将单独讨论该病[3, 5]。

LCH相当罕见，估计儿童的年发病率为1/1 000 000～5/1 000 000[6-8]。尽管成人的确切发病率尚未可知，但绝大多数病例发生于儿童期。男性更易受累[6-9]。

单灶性LCH（嗜酸性肉芽肿）患者常为大龄儿童或成人，骨及其邻近软组织最易受累，特别是颅骨、股骨、椎骨、盆骨和肋骨，淋巴结、皮肤、肺、脑或口腔黏膜受累相对少见（图29.266）[7, 10]。骨损害通常为骨皮质溶解性损害，而其他部位表现为肿块或淋巴结病。皮肤损害表现为真皮深部和（或）皮下结节[8, 11-12]。

单系统多灶性LCH（主要为汉-许-克病）主要见于5岁以内的儿童，也可累及其他各个年龄段（图29.267、29.268）[13-17]，骨及其邻近软组织最易受累，表现为多发性或连续性骨骼破坏。颅骨和下颌骨是最常见的受累部位，继而可出现经典三联征改变，即颅骨溶骨性损害、垂体功能减低所致的尿崩症和突眼症[8, 18]。乳突或颞骨岩部受累常表现为慢性外耳炎。

多系统LCH（莱特勒-西韦病和具有更泛发病变的汉-许-克病）常发生于婴儿，可在出生时即有，或在新生儿期发病，其中部分患者可表现为先天性自愈性网状组织细胞增生症（图29.269～29.270）[7-8, 13, 19-22]，成人罕见（图29.271）[23-26]。皮肤、骨骼、肝、脾、骨

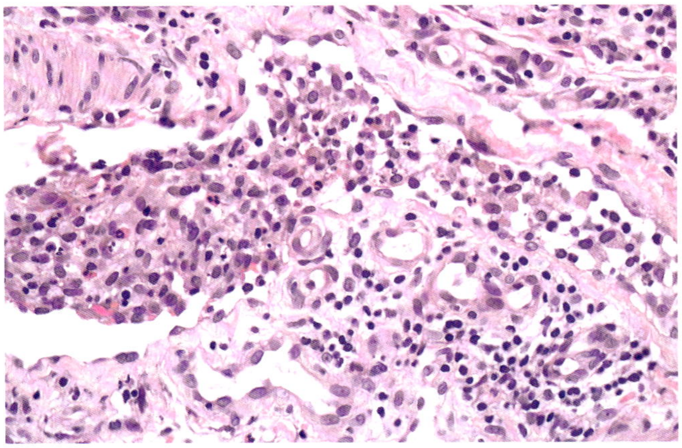

图 29.265　淋巴管内组织细胞增生症：真皮管腔内出现大量组织细胞

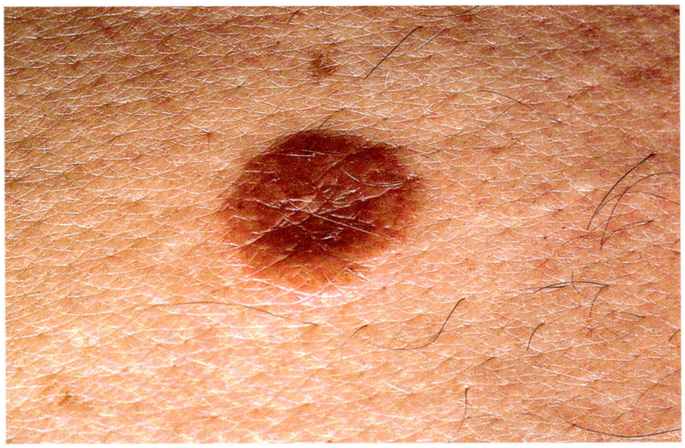

图 29.266　单灶性LCH（嗜酸性肉芽肿）：该例表现为隆起性红色斑块（By courtesy of the Institute of Dermatology，London，UK.）

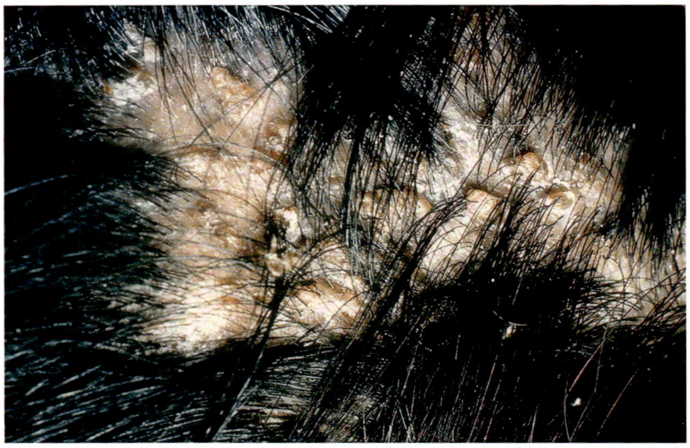

**图 29.267** 多灶性慢性 LCH：头皮受累，伴鳞屑性痂及脱发（By courtesy of the Institute of Dermatology，London，UK.）

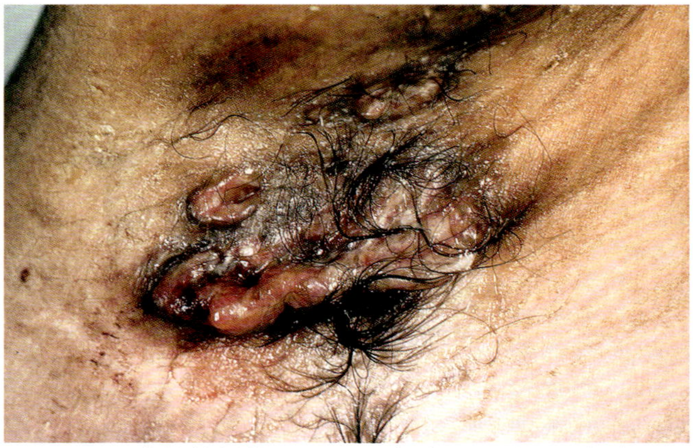

**图 29.268** 多灶性慢性 LCH：注意腋下的增殖性损害（By courtesy of the Institute of Dermatology，London，UK.）

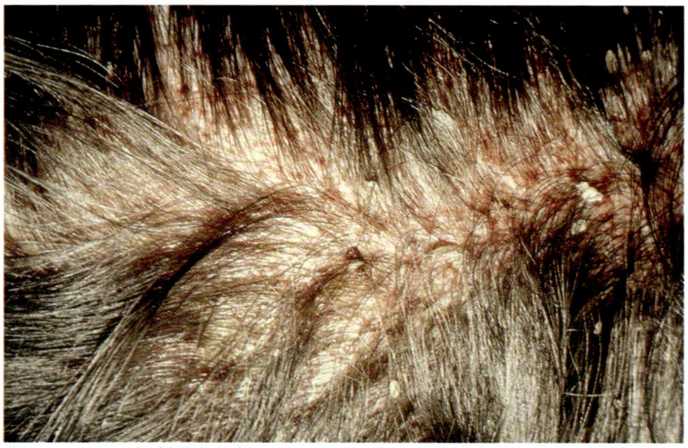

**图 29.269** 急性泛发性 LCH：头皮显示特征性的红斑鳞屑性损害（By courtesy of D. Burrows，MD，Royal Victoria Hospital，Belfast，UK.）

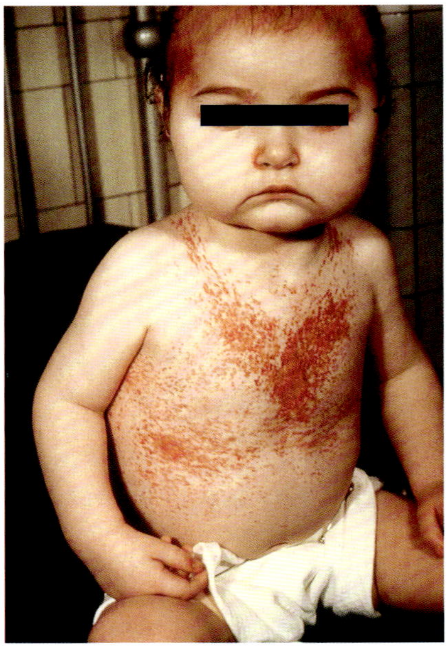

**图 29.270** 急性泛发性 LCH：红斑性损害特征性地分布于“脂溢部位”（By courtesy of D. Burrows，MD，Royal Victoria Hospital，Belfast，UK.）

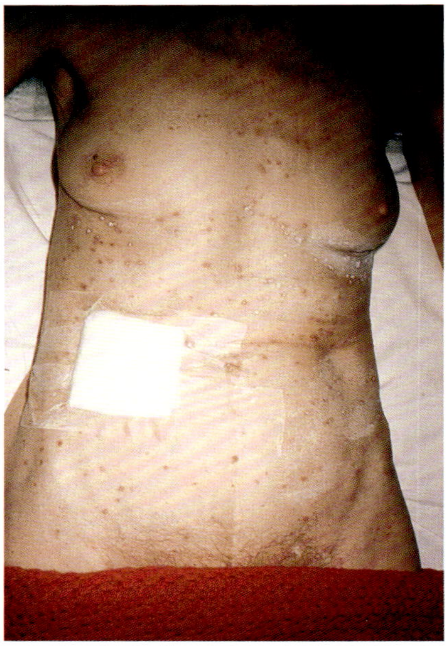

**图 29.271** 急性泛发性 LCH：胸腹部散在鳞屑性丘疹（By courtesy of B. Monk，MD，Kings College Hospital，London，UK.）

髓、淋巴结和肺易受累[7，24]。皮损表现为细小泛发的红斑或棕红色丘疹和斑片，好发于头皮、胸背部、腹股沟和腋窝[27]。会阴和黏膜损害常见。皮损常为湿疹样或脂溢性皮炎样（“脂溢性”更多是指分布部位，而非形态学描述）损害[28]。少见的损害为瘀斑、紫癜、水疱、脓疱、糜烂，甚至结节[8，24，28]。毛囊性病变类似于 Darier 病[23，25]。系统症状包括发热、体重减轻、淋巴结病、肝脾肿大和全血细胞减少[8]。影像学检查经常发现骨骼受累（射线透光缺损），特别是颅骨、肋骨和股骨，肺部受累呈粟粒样或结节样浸润，偶尔可出现多发性囊肿。多灶性 LCH 罕见的表现尚有噬血细胞综合征[29]。本病伴发恶性肿瘤的发生率升高，包括急性淋巴母细胞性白血病、急性非淋巴母细胞性白血病、霍奇金淋巴瘤、非霍奇金淋巴瘤、视网膜母细胞瘤、髓母细胞瘤、骨肉瘤和基底细胞癌等，虽然某些肿瘤的发生可能与治疗相关[30-33]。

病变累及器官的多少是影响 LCH 预后的重要因素，与之相比，年龄显得较为次要。局灶性 LCH 的生存率 ≥ 99%[1-2，13-14，34]。多灶性 LCH 患者中大约 10% 死于该病，而 60% 表现为慢性病程，仅 30% 可完全消退[35-36]。骨髓、肝和肺受累已被证实为LCH的高危因素[1-2]。大量临床治疗试验表明，对化疗的初始反应情况是判断患者病情转归的最好指标[37-41]，有反应的患者总体生存率达88%～91%，而无反应的患者仅为17%～34%[37-41]。极个别情况下，局灶性LCH患者会逐渐进展为多系统受累，即使有较好的治疗反应，仍有可能留有后遗症，包括下丘脑-垂体功能障碍、认知功能障碍和小脑症候群[1-2，42-43]。因此所有患者均需长期随访。

偶尔在某些肿瘤或肿瘤样病变中见到大簇或片状的朗格汉斯细胞浸润，其确切意义尚无定论，这类疾病包括大多数成人肺孤立性LCH，和吸烟有关，表现为细胞的多克隆增殖[44-47]。某些情况下，LCH的增殖可能表现为一种转分化过程。例如，在T淋巴母细胞性白血病相关的LCH患者中，朗格汉斯细胞和T细胞具有相同的克隆性T细胞受体基因重排，这一结果提示两者可能起源于相同的肿瘤干细胞[48]。然而在其他情况下，与各种淋巴组织增殖性疾病相关的LCH样增殖似乎代表一种局限性反应性现象[49]。

## 发病机制和组织学特征

LCH的发生可能是致瘤因素和免疫失调一种独特的共同作用的结果[50]。应用X染色体连锁DNA探针或人雄激素受体失活（human androgen receptor inactivation，HUMARA）分析发现，LCH浸润细胞呈单克隆性[44-45，49，51]。与正常活化的朗格汉斯细胞相比，肿瘤细胞的成熟表型较少，而且过表达各种细胞周期相关产物（如TGF-β受体Ⅰ和Ⅱ、MDM2、p53、p21、p16、Rb和bcl-2）[52-56]。这些因子的异质性表达提示LCH中存在一定程度的调节，这也可以解释LCH的损害进展缓慢且临床结局多样[53]。

局部微环境（如发热、纤维化、骨质吸收和坏死）的改变似乎也在发病机制和疾病最终转归中起一定作用[57-58]。LCH某些血清细胞因子水平升高，如白介素-17A（IL-17A）、fms样酪氨酸激酶配体（fms-like tyrosine kinase ligand，FLT3-L）、巨噬细胞集落刺激因子（macrophage colony stimulating factor，M-CSF）和血管内皮生长因子（vascular endothelial growth factor，VEGF）。在某些情况下，上述细胞因子水平升高还与疾病累及范围和严重程度有关[59-61]。同样，病变中的朗格汉斯细胞、T细胞、巨噬细胞和嗜酸性粒细胞中多种细胞因子也呈高水平，如白介素-1α、2、4、5、7、10和11，TNF-α，IFN-γ，GM-CSF和白血病抑制因子（leukemia inhibitory factor，LIF）[62]。TNF、IL-11和LIF的表达水平也与疾病的严重性有关[62-63]。

迄今为止，本病是否存在遗传学异常尚无定论[64-66]。然而，由于发现同卵双生的家族性病例，推测LCH可能存在易感基因而导致其发病[67]。特异性HLA表型也提示与LCH的发展和严重性存在关联，且研究已证实与IL-4和IFN-γ的产生相关的遗传变异与本病的不同表现有关[68-69]。

肿瘤细胞形态非常一致，呈椭圆形，胞质较丰富，轻度嗜酸性，细胞核具有明显的内折或肾形的泡状核，核膜薄，核仁不明显。细胞核常有纵形核沟（呈咖啡豆样）（图29.272～29.274）。有丝分裂象数量不等（图29.275）。肿瘤细胞中常伴有数量不等的嗜酸性粒细胞，有时可伴有组织细胞（包括泡沫细胞和多核巨细胞）、中性粒细胞（通常较稀疏）、小淋巴细胞和浆细胞（图29.276）。在某些损害中嗜酸性粒细胞数量较多，可形成富含Charcot-Leyden晶体的中央坏死性脓肿。早期损害中，朗格汉斯细胞数目明显多于嗜酸性粒细胞和中性粒细胞，但在晚期损害中，泡沫样组织细胞和纤维化明显增多[7]。

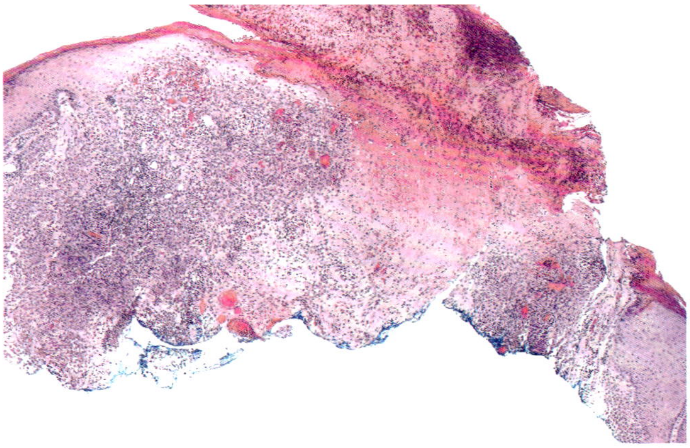

**图29.272** 急性泛发性LCH：扫视下可见溃疡、结痂性损害，伴真皮内致密浸润

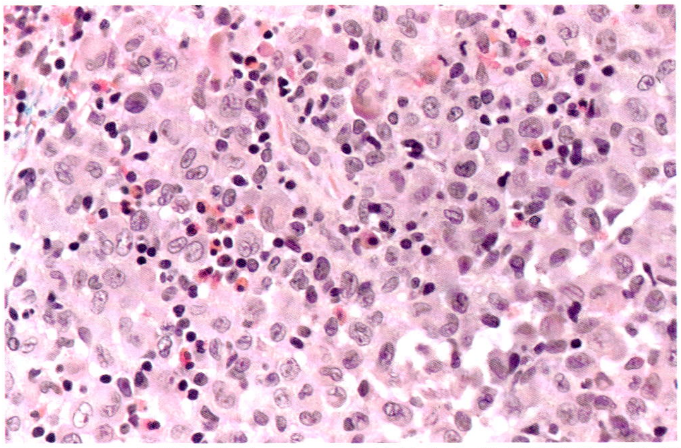

**图29.273** 急性泛发性LCH：大量具有丰富嗜酸性胞质的组织细胞浸润。注意淋巴细胞和嗜酸性粒细胞

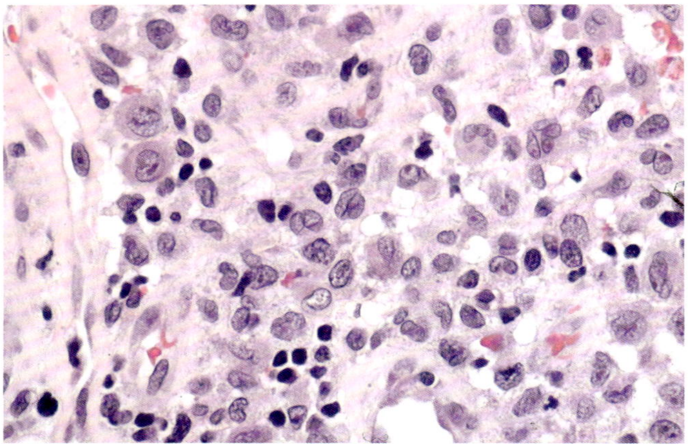

**图 29.274** 急性泛发性 LCH：这一视野显示典型的咖啡豆样泡状核，视野中央一细胞核有纵形核沟

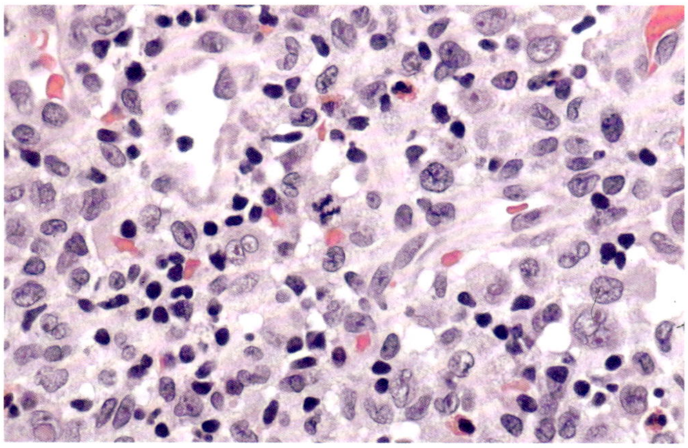

**图 29.275** 急性泛发性 LCH：注意核分裂象

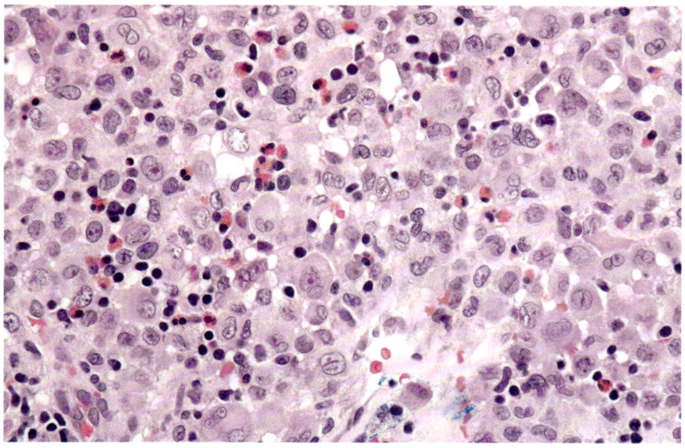

**图 29.276** 急性泛发性 LCH：嗜酸性粒细胞浸润，其数量不一，这个视野较多

在充分发展的皮肤丘疹和斑块中，浸润通常致密，呈宽带状，真皮表皮交界不清。常见红细胞外渗和肿瘤亲表皮浸润，可形成表皮内朗格汉斯细胞微脓疡（图 29.277）[8]。某些病例中肿瘤细胞围附属器分布，特别是围毛囊分布[25]。

淋巴结受累表现多样，轻者可见肿瘤细胞在淋巴窦内，严重者可见淋巴结结构部分或完全破坏[7]。偶尔可呈结节病样肉芽肿性浸润[70]。肝病变最常累

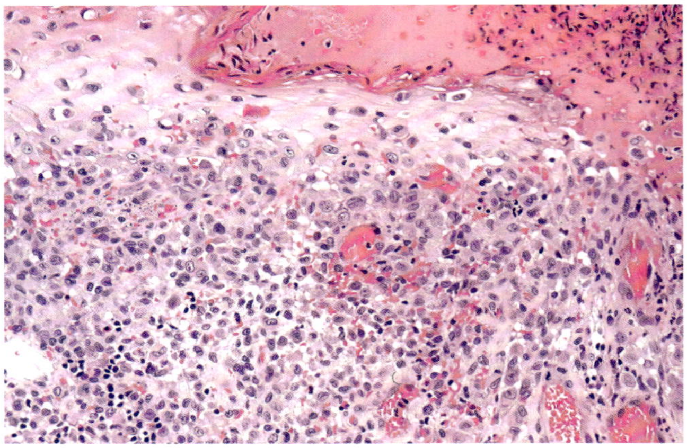

**图 29.277** 急性泛发性 LCH：高倍镜显示表皮内肿瘤细胞浸润，这也是本病常见的特征

及肝门，可能与胆管增生相关；脾病变中常为弥漫性浸润。骨损害表现为广泛浸润，常常伴有纤维化。肺损害也为弥漫性浸润，累及肺泡、肺泡壁、支气管周围和胸膜下。常见纤维化和囊肿形成。

局灶性慢性病变（嗜酸性肉芽肿）的组织学特征与多灶性 LCH 相似，只是其嗜酸性粒细胞的数量可明显增多（图 29.278 ～ 29.280）。

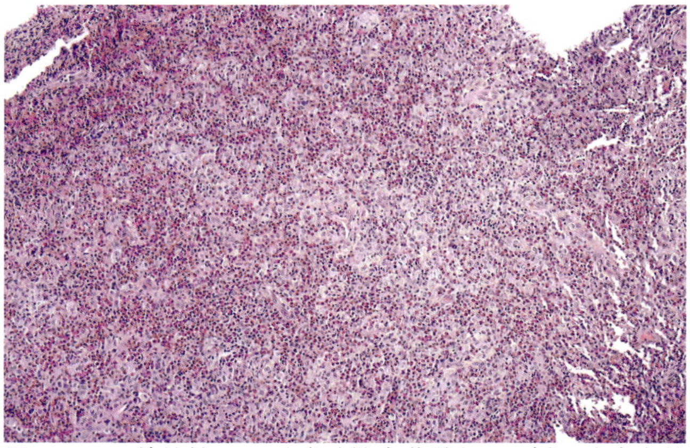

**图 29.278** 单灶性 LCH（嗜酸性肉芽肿）：一例口腔病变的低倍图像

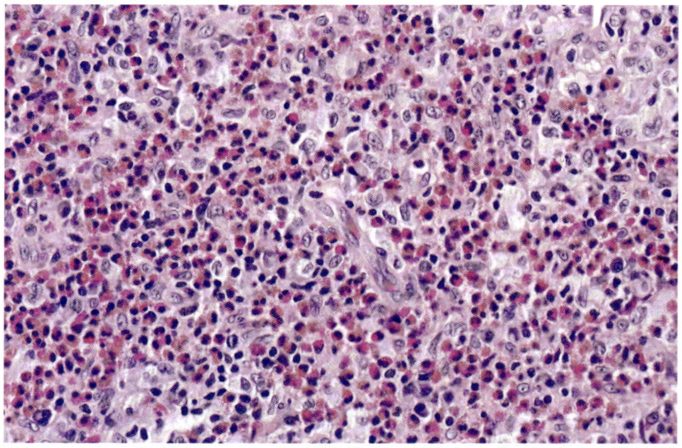

**图 29.279** 单灶性 LCH（嗜酸性肉芽肿）：注意大量嗜酸性粒细胞

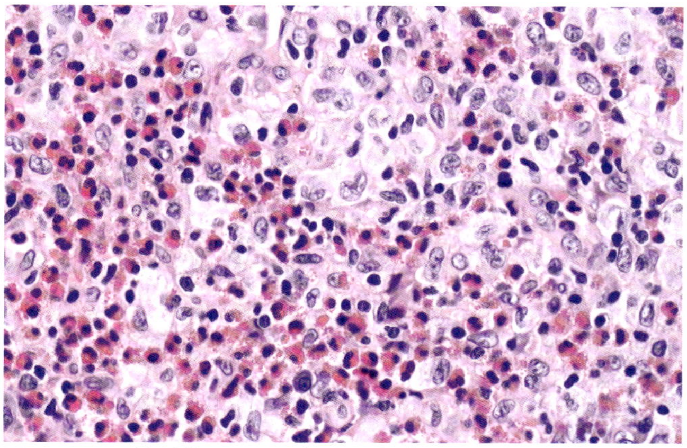

图 29.280 单灶性 LCH（嗜酸性肉芽肿）：高倍镜见典型朗格汉斯细胞

朗格汉斯细胞的特征是具有 Birbeck 颗粒，该颗粒形成于细胞胞内循环区[71]。电镜下，Birbeck 颗粒呈网球拍样或棒状，长 200 ～ 400 nm，宽 33 nm，沿着"把手"可见拉链样结构（图 29.281、29.282）。尽管 Birbeck 颗粒对于朗格汉斯细胞具有特异性，但由于免疫组化广泛应用，电镜检查的作用逐渐弱化了[9]。

langerin（CD207）是一种与 Birbeck 颗粒相关的跨膜 C 型凝集素，是朗格汉斯细胞最为敏感和特异的标记[52, 72-73]。朗格汉斯细胞也特征性表达 CD1a、CD4 和 S-100，另外波形蛋白、CD68 和 HLA-DR 也呈阳性表达（图 29.283、29.284）[7-9, 74]。其他 B 细胞和 T 细胞标记、滤泡树突状细胞标记（CD21、CD35）和 CD30 均为阴性。Ki-67 指数高低各异[9]。

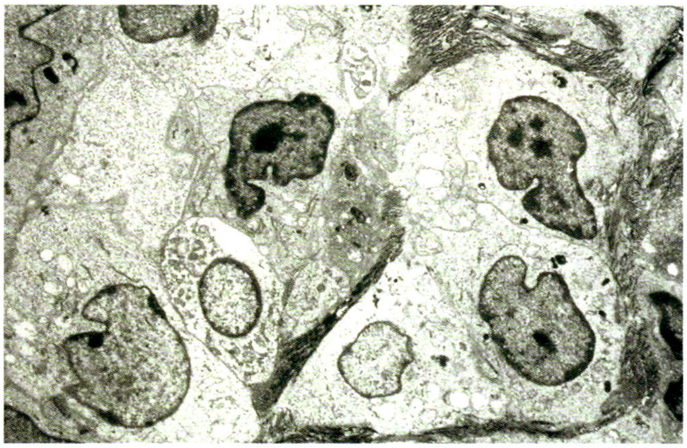

图 29.281 急性泛发性 LCH：浸润细胞几乎都是朗格汉斯细胞，注意马蹄样细胞核与丰富的胞质

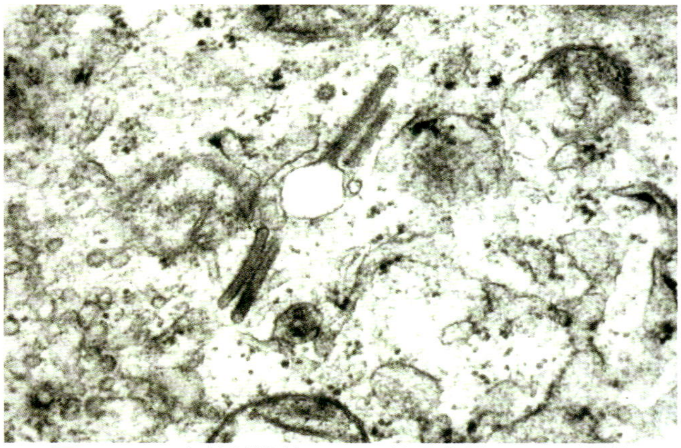

图 29.282 急性泛发性 LCH：显示大量 Birbeck 颗粒

## 鉴别诊断

LCH 必须与其他组织细胞和树突状细胞肿瘤鉴别，包括组织细胞肉瘤、滤泡树突状细胞肿瘤、并指状树突状细胞肿瘤和急性白血病。绝大部分病例可以通过免疫组化鉴别，特别是在 langerin 抗体应用以后[9, 52, 58]。朗格汉斯细胞肉瘤具有明显的细胞异型、较多的有丝分裂象且炎性背景较少，均与本病不同[7]。

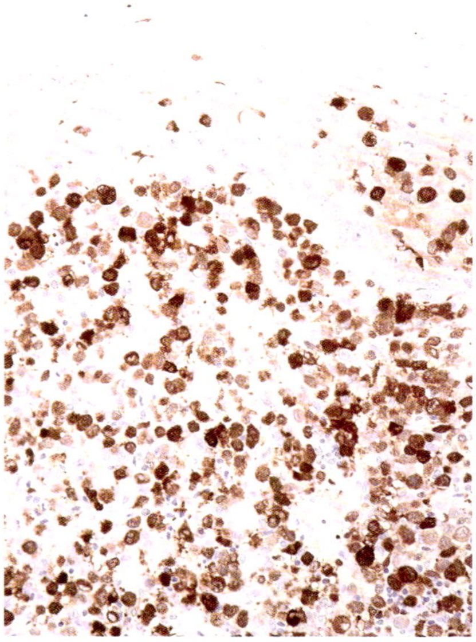

图 29.283 急性泛发性 LCH：朗格汉斯细胞一致表达 S-100 蛋白

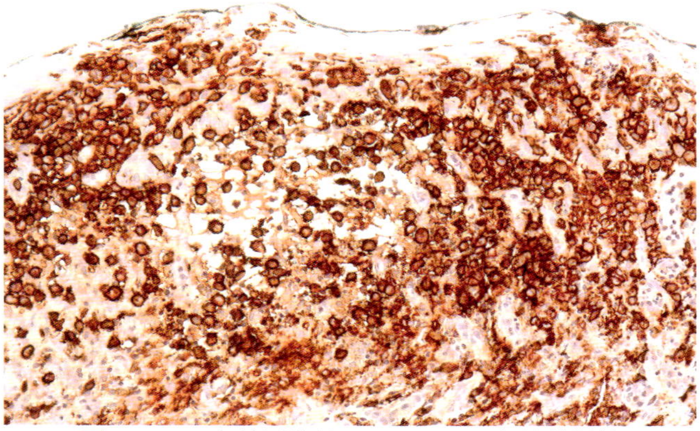

图 29.284 急性泛发性 LCH：CD1a 也呈强阳性

（顾黎雄 周沁田译 陈浩校 王琳审）

# 朗格汉斯细胞肉瘤

## 临床特征

朗格汉斯细胞肉瘤（LCS）（又称恶性组织细胞增生症 X、恶性朗格汉斯细胞肿瘤）是极少见的、带有明显恶性肿瘤特征的高级别肿瘤[1-4]。几乎所有报道的病例都是成年人，中位年龄 39 岁（年龄范围 10～72 岁），女性多见[1-4]。皮肤和皮下软组织大多受累。然而，本病发病时常为晚期（44% 为Ⅲ / Ⅳ期），常有多器官受累，包括淋巴结、肺、肝、脾和骨[1, 3-8]。皮损可以是泛发性丘疹和结节，但通常表现为肢端（尤其是小腿）单发肿瘤结节。22% 的病例原发于淋巴结，出现肝脾肿大和全血细胞减少的病例分别是 22% 和 11%[1]。有 2 例表现为白血病的报道，但在最新报道的患者中，其循环中肿瘤细胞的免疫表型不是朗格汉斯细胞表型[9-10]。尽管有个别病例预后较好，但本病一般预后差，致死率大于 50%[1, 11]。

## 发病机制和组织学特征

LCS 病因不明。有报道 1 例患者之前患有 LCH，在器官移植后发生本病[12-13]。

细胞是恶性表现，具有多形性核，染色质浓集，核仁明显[1, 7, 11]。尽管一些细胞具有复杂的核沟，类似 LCH 细胞，但是仍不足以提示其来源于朗格汉斯细胞。有丝分裂象多见（每 10 个高倍视野＞ 50 个）[4]，散在嗜酸性粒细胞，偶见小淋巴细胞[1, 8, 14]。

超微结构和免疫表型可以证实肿瘤来源于朗格汉斯细胞。电镜可见 Birbeck 颗粒，免疫表型与 LCH 的细胞表型一致，虽然个别标记的染色可能仅呈局灶或斑片阳性[1, 4]。免疫球蛋白和 T 细胞受体基因重排显示胚系[15]。

## 鉴别诊断

本病需要与其他累及皮肤的肉瘤鉴别，通常经过免疫组化即可鉴别。与朗格汉斯细胞组织细胞增生症的鉴别在于其恶性的细胞学特征和侵袭性的临床表现。

# 先天性自愈性组织细胞增生症

## 临床特征

先天性自愈性组织细胞增生症（Congenital self-healing histiocytosis，CSH）（有时也称为先天性自愈性网状组织细胞增生症或 Hashimoto-Pritzker 病）是一种罕见疾病，目前认为是朗格汉斯细胞组织细胞增生症（LCH）中的先天性自愈性异型[1-9]。男女发病概率相当。

于出生时或围产期发病，表现为泛发性红色、蓝色或棕色的直径 2～15 mm 的斑疹、丘疹和结节，黏膜不受累。30% 的患者表现为孤立的、红棕色、无自觉症状的结节[10-15]。通常中央出现溃疡、坏死，也可出现水疱或大疱[16-20]，后者愈合后留下皮肤松垂样瘢痕[16]。头皮、面部、躯干和四肢近端最常受累，也可累及掌跖[1]，有单侧视网膜受累的报道[21]。皮肤外病变极为罕见，表现为肝大和轻度血象异常，后者包括淋巴细胞增多[5, 16]。与 LCH 不同的是，皮损都会在 3～4 个月内消退，遗留色素减退或色素沉着性斑疹或斑片[8]。本病通常不会复发，但是患者需要接受连续观察，因为有小部分患者会出现 LCH 样改变，包括复发性皮损、骨骼受累和尿崩症[22-23]，出现水疱-大疱性损害的患者危险性更高[21]。

## 组织学特征

本病组织学表现为真皮上部的组织细胞浸润，可见胞质嗜酸性、胞核有切迹或呈肾形泡状核的大细胞亲表皮浸润[8, 14, 24]。也常见中性粒细胞、嗜酸性粒细胞、淋巴细胞和黄瘤细胞。尽管大量嗜酸性粒细胞、坏死、溃疡更常见于 CSH[8]，但是其在组织学上与 LCH 无法区分。偶尔，可见较多具有玻璃样、嗜酸性胞质的细胞，这些细胞类似网状组织细胞瘤中的“毛玻璃”细胞[5]。与 LCH 不同的是，CSH 中出现大量网状纤维，围绕单个细胞或细胞团，还常见 PAS 阳性的胞质内包涵体[5, 16, 25]，呈点状或环状的是糖原，有些呈弥漫性胞质着色，提示是中性糖胺聚糖[5]。

免疫组化显示浸润细胞与 LCH 很难区分，肿瘤细胞表达 S-100 蛋白、CDla、CD4 和 HLA-DR[1]。

超微结构方面，除了 BirbBeck 颗粒（见于 10%～25% 的细胞）外，肿瘤细胞还含有髓磷脂样致密小体，有时可见充满板层状膜碎屑和类晶体物质的吞噬溶酶体[1-2, 5-6]，后者在 LCH 中并未被提及。

## 鉴别诊断

CSH 的组织学和免疫组织化学特征与 LCH 相似，但不伴严重的系统受累，并且病情会自行缓解。

# 未定类树突细胞肿瘤

## 临床特征

未定类树突细胞肿瘤（也称为未定类组织细胞增生症）由所谓的未定类细胞组成，极为罕见，未定类细胞是一类在组织学、一些超微结构及免疫表型上具有朗格汉斯细胞特征的皮肤树突细胞亚型，但是没有 Birbeck 颗粒。大多数患者成人发病，也有儿童发病和先天性损害的病例报道[1-6]。发病率未见性别差异。

皮损可以是单发，也可多部位多发。单发损害通常表现为红色柔软结节，也可以是溃疡[2, 6-8]，直径可达 1 cm。多发损害通常是红棕色丘疹和结节，直径从几毫米到 1 cm 大小不等，成批连续出现[1-2, 7-15]。该病几乎只局限于皮肤，不伴有系统症状。偶可累及内脏，也有单发于眼部的病例报道[3-6, 16]。

总体上讲，本病预后好，大多数患者完全或部分消退，没有复发。侵袭性进展的病例罕见[3, 7]。少数病例与白血病相关，包括一例继发急性髓系白血病的病例[7, 13, 17]。

## 发病机制和组织学特征

未定类细胞的起源目前仍有争议，有学者提出如下假说：①未定类细胞可能是未成熟的朗格汉斯前体细胞，还没有获得 Birbeck 颗粒；②细胞来源于朗格汉斯细胞，但在向淋巴结移行的过程中丢失了 Birbeck 颗粒；③它们属于一组独立的表皮 / 树突细胞[8-9, 13, 18]。组织学上，本病的特征是表皮不受累[11-12]，病变累及真皮，也可以累及皮下组织，浸润细胞类似朗格汉斯细胞（图 29.285 ～ 29.287）[4-5]，通常呈卵圆形，偶尔呈梭形[4-5]，含有大量嗜酸性胞质，胞核呈卵圆形至锯齿状，有时可见核沟[4-5, 12]。可见多核巨细胞及成群的淋巴细胞，但是很少见嗜酸性粒细胞[4-5]。

有一些报道显示，浸润的细胞核呈扇形或泡状，伴有 Touton 巨细胞、黄瘤细胞、中性粒细胞、嗜酸性粒细胞及浆细胞等[1-2, 9-10, 12-13, 19]。然而，这可能是对多种非朗格汉斯细胞组织细胞增生症及其亚型病

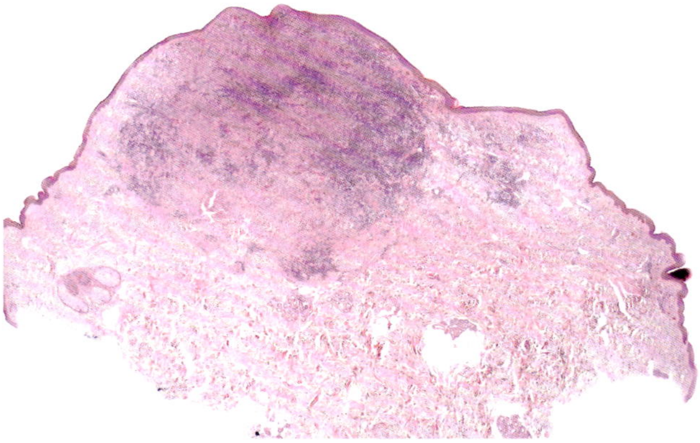

图 29.285　未定类树突细胞肿瘤：低倍镜下示界限清楚的真皮内肿瘤结节

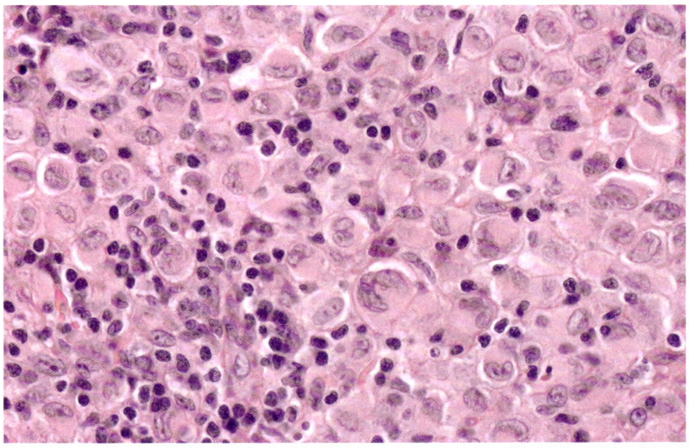

图 29.286　未定类树突细胞肿瘤：肿瘤细胞形态与朗格汉斯细胞组织细胞增生症相同

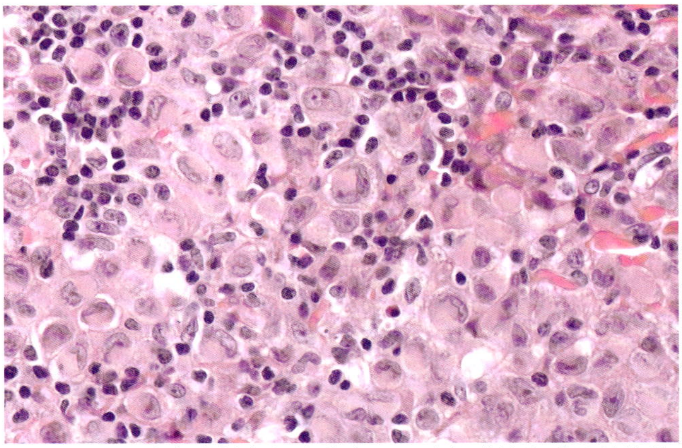

图 29.287　未定类树突细胞肿瘤：显示肾形核和明显的核沟

变中浸润细胞的形态描述，这些疾病的细胞形态常常呈谱系变化，尤其是黄色肉芽肿，其肿瘤细胞可异常表达 S-100 蛋白或 CD1a[19]。

IDCT 的肿瘤细胞 S-100 和 CD1a 阳性，不表达 B 细胞和 T 细胞标记、CD30、CD163 和滤泡树突状细胞标记（CD21、CD23、CD35）（图 29.288、29.289）。CD4、CD45、CD68、ⅩⅢa 因子、溶菌酶和 HLA-DR 的表达不一，Ki-67 指数也可高可低[3-6, 9, 13, 15]。有

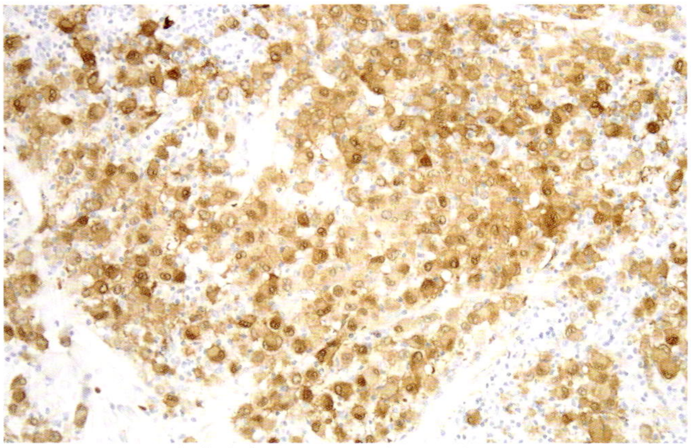

图 29.288 未定类树突细胞肿瘤：肿瘤细胞 S-100 阳性

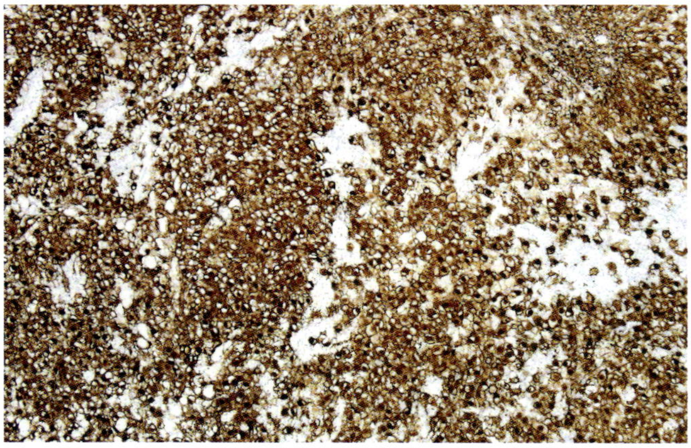

图 29.289 未定类树突细胞肿瘤：CD1a 强阳性表达

1 例 langerin（CD207）阴性的报道（图 29.290）[17]，1 例 HUMARA 分析呈克隆性[4]。

按照本病定义，肿瘤细胞尽管有包含溶酶体、吞噬小体和成熟内质网的丰富胞质，但是电镜下未见 Birbeck 颗粒[2, 7, 14]。

## 鉴别诊断

未定类树突细胞肿瘤一定要和 LCH 进行鉴别。主要鉴别点包括前者缺乏亲表皮性和 Birbeck 颗粒。

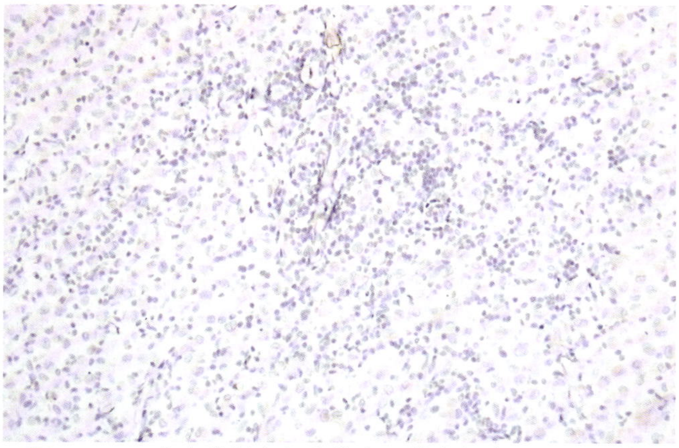

图 29.290 未定类树突细胞肿瘤：肿瘤细胞 langerin 阴性

电镜检查也不一定能鉴别两者。langerin（CD207）的表达情况可以用来替代电镜检测 Birbeck 颗粒，但是否能完全替代仍有待进一步证实[17]。始终表达 CD1a 和 S-100 蛋白是 IDCT 与其他类型的非朗格汉斯细胞组织细胞增生症的鉴别要点。

（党 林 张筱雁译 陈 浩校 王 琳审）

# 幼年黄色肉芽肿家族疾病

幼年黄色肉芽肿家族疾病（juvenile xanthogranuloma family）虽然比较罕见，但却是最常碰到的非朗格汉斯细胞组织细胞增生类疾病。通常所有的亚型都表现为组织细胞和 Touton 巨细胞增生，同时具有巨噬细胞和树突状细胞的分化特点。黄色肉芽肿各亚型的组织学表现非常相似，没有明显差别。然而它们的临床病谱广泛，与朗格汉斯细胞组织细胞增生症有许多相似之处，包括单一或多发的皮损、较大的深部实性肿块及全身多系统受累。与朗格汉斯细胞组织细胞增生症一样，大多数播散性和（或）全身性疾病发生在儿童期，多数在 10 岁以前，约一半在 1 岁以前发病。单发的皮损可见于任何年龄。尽管生物学上将其判断为良性疾病，但临床结果却不尽相同。虽然皮损可能会自行消退，但系统性损害也许会持续很长一段时间，并导致相关脏器的严重损害。在某些罕见的情况下，病情也会有所改善。

根据临床特征对该类疾病的患者进行分组，其中最多见的是幼年黄色肉芽肿。大多数患者为儿童，皮损单发或多发，可伴有软组织或内脏肿瘤以及罕见的黏膜损害和系统性受累。根据年龄及病变分布情况，泛发性皮损的病例可细分为良性头部组织细胞增生症（见于儿童，仅皮肤发病）、泛发性发疹性组织细胞瘤（见于青壮年，仅皮肤发病）及播散性黄瘤或 Erdheim-Chester 病（见于成人，系统性疾病）。播散性黄瘤几乎总是伴有皮损。Erdheim-Chester 病是一种侵袭性疾病，患者会发生对称性的骨硬化性病变及系统性损害，尤其容易出现肺部病变。因为 Erdheim-Chester 病很少有皮肤病变，所以在此不再深入讨论。通常，中年人和老年人的黄色肉芽肿表现为进行性结节性组织细胞增生症。其他一些很少发生、不易界定且有一定争议的疾病，包括孤立性梭形细胞黄色肉芽肿、扇贝样细胞黄色肉芽肿和丘疹性黄瘤也全部包含在了该类疾病之内。

这些有争议的疾病临床表现存在相当多的交叉，

由于它们具有相对一致的病理特征，往往被认为是同一疾病的不同临床表现。尽管如此，我们还是将每种疾病的临床表现分别概述如下，以便读者能够将多种命名方式与关于这些疾病的那些让人有些迷惑的文献资料联系起来。

## 幼年黄色肉芽肿

幼年黄色肉芽肿（juvenile xanthogranuloma，JXG）（黄色肉芽肿、痣-黄色内皮瘤及多发性黄瘤）发病于5岁以前，通常是1岁以前，也可能出生时就已经存在[1-4]。然而，也有高达20%的病例发生于青少年和青壮年。同时，成年及老年人也有发病[4-10]。男女发病率相等，并且大多数患者为白种人[4，11-12]。

通常，JXG仅限于皮肤发病，但也可能出现在皮肤以外的部位，可同时伴有或不伴有皮肤损害。约2/3的病例表现为单发的皮肤结节，典型的发病部位为头部和颈部，其次是躯干或上肢（图29.291）[4，11-12]。多发的皮损较为少见（约7%）（图29.292）[4]。患者通常为幼儿（平均年龄为5个月），常见于头、颈部。在这些病例中，几乎所有患者均为男性[4]。通常皮损为微黄色、橙色、红棕色或肤色丘疹或结节，少数为直径数毫米至数厘米的斑块。其外观可类似Spitz痣或肥大细胞瘤[11]。该类疾病通常无任何自觉症状，也可能会有瘙痒，很少会感到疼痛[12]。

罕见的皮损类型包括巨大型、簇集型及苔藓样型[11]。巨大型皮损直径＞2 cm，最常发生于躯体上部及四肢近端，患者大部分是女孩（女男比例为5：1）[11，13-16]。通常出生时就存在，并可发生溃疡[11]。簇集型比较罕见，表现为群集性丘疹，并可能伴有脱发[17-18]。簇集型部位与典型的发病部位相反，常发生在臂部和腿部。仅有一例苔藓样型幼年黄色肉芽肿的病例报道[19]。

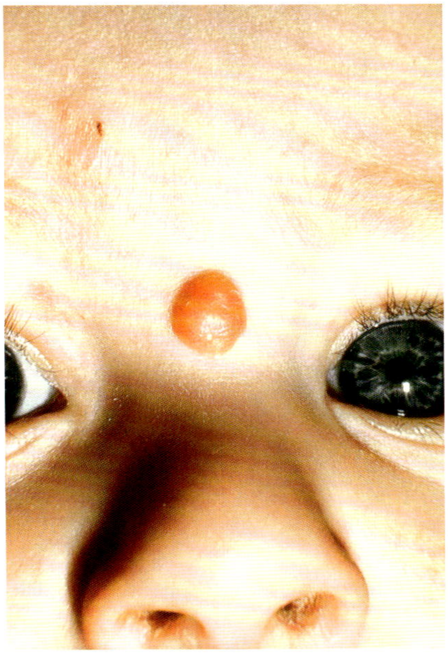

图 29.291 黄色肉芽肿：婴儿鼻梁部位特征性的红棕色结节（By courtesy of R.A. Marsden，MD，St George's Hospital，London，UK.）

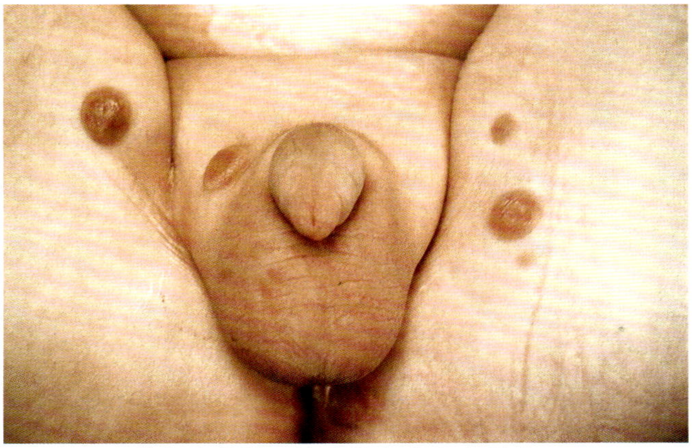

图 29.292 黄色肉芽肿：该患儿有多个皮损（By courtesy of the Institute of Dermatology，London，UK.）

高达25%的病例中可见皮肤外损害，也可以是不伴有皮肤表现的孤立病变[4，20]。通常，单发的皮外病变表现为较大的皮下包块（直径达3 cm）或软组织包块（通常直径＞4 cm）。以头颈部软组织最为常见，而躯干和四肢以及腹-盆腔内很少发生[4，21-24]。眼眶是另一个好发部位[2-3，25-26]。有眼部受累的患者多在2岁以下，大多表现为单侧无症状的虹膜肿瘤、红眼伴葡萄膜炎症状、单侧青光眼及自发性前房积血[12，25-26]。单一病变也可发生于骨骼、舌头、鼻腔、鼻窦及肺部[4]。

内脏损害通常是多发性的，且与多发的皮损有关[4]。受累器官包括肝、脾、肺及中枢神经系统，而心脏、口咽部、肌肉、肾、骨骼、胰腺、周围神经、卵巢、睾丸及肾上腺很少受累。

皮损逐渐变得扁平，经数月至数年消退，有时会留下萎缩性或色素减退性瘢痕。大多数全身性病变也会在3～6年内完全消退[1-3]。患者中枢神经系统或肝受损很少会导致死亡[4，27-29]。幼年黄色肉芽肿与Ⅰ型多发性神经纤维瘤和（或）幼年型粒-单核细胞白血病之间存在明显的关联（图29.293）[9，30-32]。在与白血病有关的病例中，幼年黄色肉芽肿通常在白血病之前或与之同时出现。

## 良性头部组织细胞增生症

良性头部组织细胞增生症（Benign cephalic histiocytosis）属于罕见疾病，发生于幼儿期[33-41]。发病年龄为3～34个月（平均13.5个月）[34]。男女发病率相等。早期皮损为红斑性圆形或椭圆形斑丘

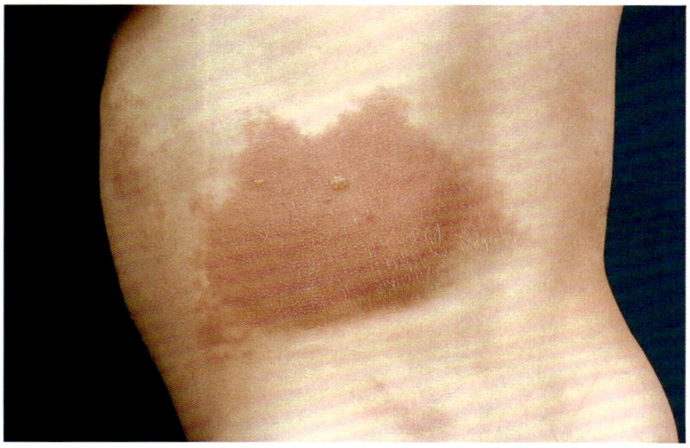

图 29.293 黄色肉芽肿：这一罕见病例显示黄色肉芽肿发生于Ⅰ型多发性神经纤维瘤患儿（By courtesy of the Institute of Dermatology，London，UK.）

疹，随后扩大为直径为 2 ～ 8 mm 的棕黄色丘疹，最常见于面部，尤其是颊部、眉弓和前额部位（图 29.294）。皮损逐渐播散至肩膀、四肢近端、躯干和耻骨区[34-35]。

皮损数目不定，可为一个到数百个丘疹[34]。黏膜、手掌和足底不会受累，也未证实有系统性损害发生。曾报告有一例尿崩症病例和一例胰岛素依赖型糖尿病病例[40, 42]。皮损通常会自行消退，伴有暂时性色素沉着，随后可完全消失。

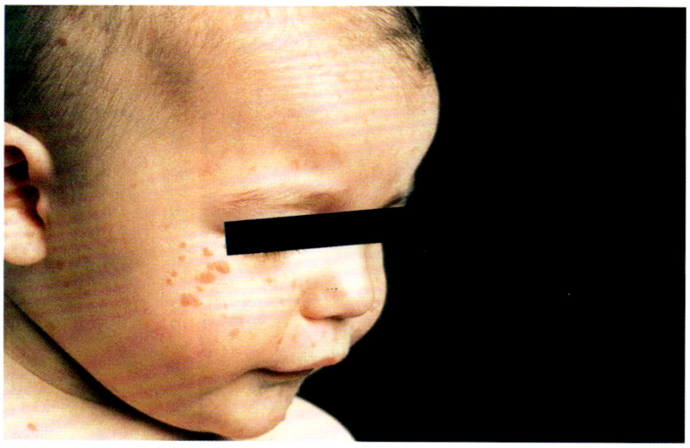

图 29.294 良性头部组织细胞增生症：婴儿前额和颊部大量红色斑疹和丘疹（By courtesy of R. Gianotti，MD，Universitá di Milano，Milan，Italy.）

## 泛发性发疹性组织细胞增生症

泛发性发疹性组织细胞增生症（generalized eruptive histiocytosis）（泛发性发疹性组织细胞瘤）属于罕见疾病，特点是反复发作的无症状的丘疹或小结节（1 ～ 10 mm），呈黄褐色、红色或蓝红色，质地坚实、不融合，对称性分布、分批出现。皮损常发生于面部、躯干和上肢，偶尔会出现在腿部（图 29.295）[43-50]。疣状皮损和皮脂溢出部位皮损比较罕见[44, 48, 51-52]。通常不发生于黏膜、手掌和足底等部位[2, 6, 8-9]。不伴有内脏受累，血脂正常[49]。皮损可持续数月或数年[6]。皮损自行消退后常遗留伴有色素沉着的萎缩性皮肤松弛状斑疹[48-49]。本病大多发生于成人，儿童很少发病[51-60]。儿童脐部皮损外观很像传染性软疣[55-56, 60]。文献对两位患者的情况进行了描述，初期表现为泛发性发疹性组织细胞瘤，逐步演变为典型的播散性黄瘤。文献强调本病诸多临床表现与非 X 组织细胞增生症有明显的重叠[55-56]。

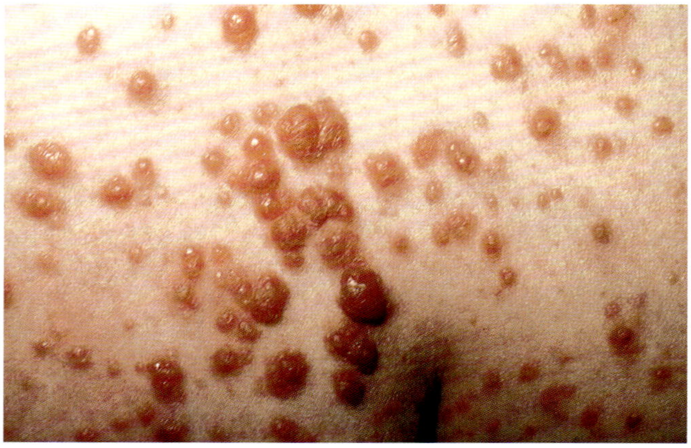

图 29.295 泛发性发疹性组织细胞瘤：中年患者躯干和四肢发生数百个无症状丘疹（By courtesy of R.M. Mackie，MD，Western Infirmary，Glasgow，UK.）

（倪海洋 张筱雁译 陈浩校 王琳审）

## 播散性黄瘤和扇贝样细胞黄色肉芽肿

播散性黄瘤主要发生于年轻人（＜ 25 岁），儿童和老年人偶有报道[61-18]。以男性患者更为常见[61-62]。

早期损害为红黄色丘疹、结节或斑块，好发于身体皱褶部位（图 29.296）。偶尔也可泛发（图 29.297）[69-70]。皮损常呈进行性发展，有时可发生融合，随着病情发展，皮损颜色逐渐变成棕褐色（图 29.298、29.299）[71]。有 30% ～ 50% 的患者可出现黏膜受累，皮损可累及口腔、食管、咽部、喉部、气道、舌部及下消化道[72]。这类患者常易并发声嘶、呼吸道窘迫、口腔闭合困难或排便困难[71, 73-74]。也有下呼吸道受累导致呼吸衰竭的病例报道[12, 65, 68]。

本病常伴发系统损害，其中最常见的表现是尿崩症，约有 40% 的患者发生，是由于下丘脑-垂体区域受累所致[74-75]。尿崩症通常为暂时性且病情轻微。

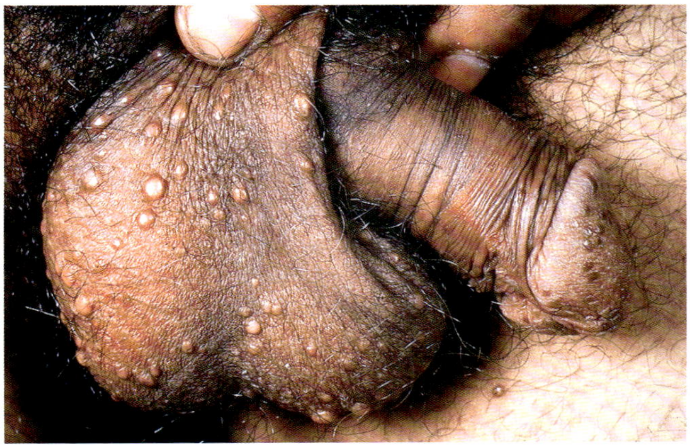

图 29.296 播散性黄瘤：阴囊部位的典型丘疹（By courtesy of the Institute of Dermatology，London，UK.）

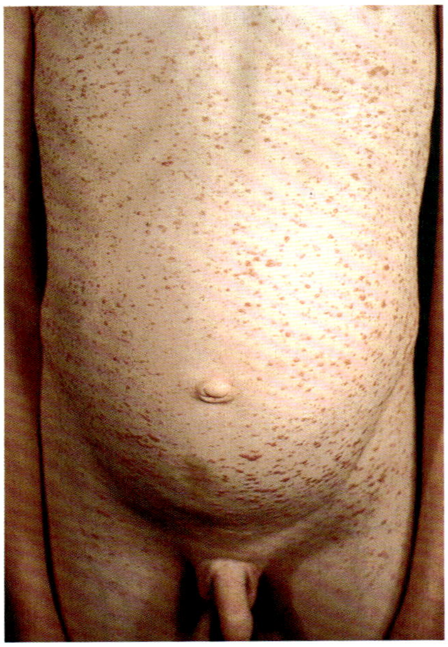

图 29.297 播散性黄瘤：该患者皮损泛发（By courtesy of the Institute of Dermatology，London，UK.）

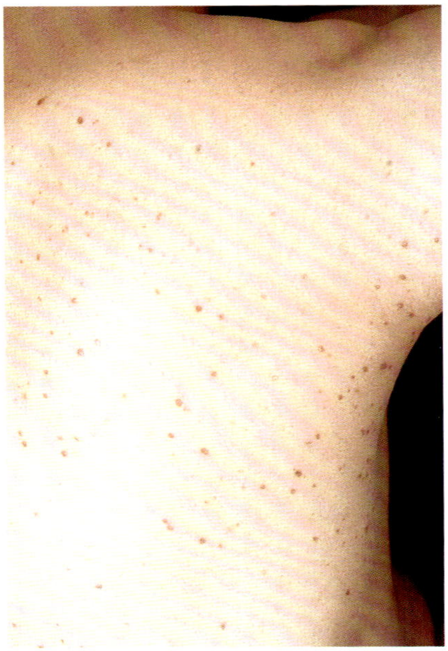

图 29.298 播散性黄瘤：广泛分布的红斑、丘疹（By courtesy of the Institute of Dermatology，London，UK.）

偶见脑膜受累，可出现癫痫。约有 20% 的患者眼部可发生损害，累及角膜和结膜[62]。骨骼受累少见，

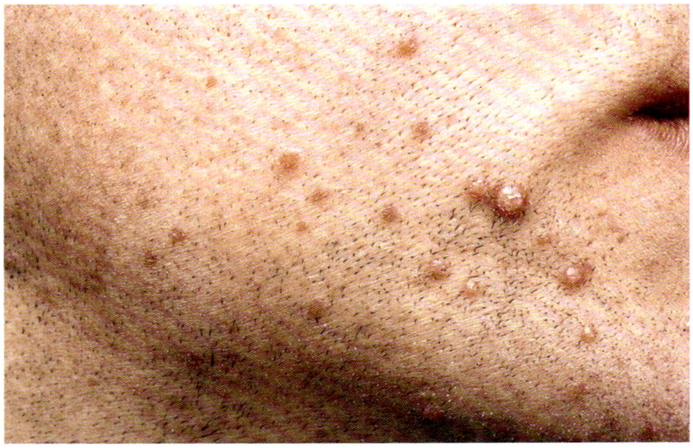

图 29.299 播散性黄瘤：面颊多发皮损（By courtesy of the Institute of Dermatology，London，UK.）

表现为进行性溶骨性损害[63，71，76-77]。极少数患者可出现肝受累[64]。

也有报道认为播散性黄瘤的发生和多发性骨髓瘤及 Waldenström 巨球蛋白血症存在联系[78-79]。

本病临床上多为良性过程，皮损常自发消退，但通常需要数年，某些患者甚至长达 40 年[80-81]。因下呼吸道或中枢神经系统受累导致呼吸衰竭者也可发生意外死亡。

扇贝样细胞黄色肉芽肿是在一系列病例报道中提出的概念，它代表播散性黄瘤的单发类型[85-86]。肿瘤表现为直径 5 ～ 10 mm 的黄色或红色丘疹或结节，常发生于年轻人（主要是男性）的背部、头部和颈部[86]。

## 丘疹性黄瘤

丘疹性黄瘤（popular xanthoma，PX）是一种特殊类型的黄瘤，最常见的表现为播散性、无症状的丘疹和结节，直径 2 ～ 15 mm，圆形，黄色到橘色，好发于头部、躯干和上肢，偶累及黏膜（图 29.300）[61，87-95]。皱褶部位不受累[88]。皮损偶呈限局性分布[96]。女性发病略高于男性。目前仅报道有两例患者有系统受累表现。其中一例累及喉部，另一例累及结膜、牙龈、耳部和上呼吸道[97-98]。此外，还有一例患者为先天性发病[99]。大多数患者血脂正常，仅有一例合并原发性 β 脂蛋白异常血症[89]。成年患者的皮损常持续存在，儿童期皮损则有自愈倾向[90]。有一例患者的皮损在口服多西环素后消退[98]。有学者提出本病存在变异型，即所谓的进行性丘疹性黄瘤，表现为慢性毁容性损害并可伴有黏膜受累，其特点与进行性结节性组织细胞增生症有相当大程度的重叠[95]。

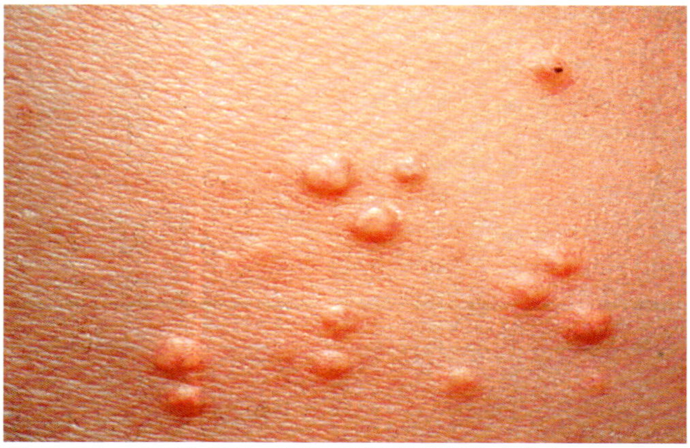

图 29.300 丘疹性黄瘤：典型的带光泽的黄色丘疹（By courtesy of the Institute of Dermatology，London，UK.）

孤立性损害最常发生于躯干，其次是四肢和头颈部，可见于儿童和中年人，男性更好发（4：1）[94]。

## 进行性结节性组织细胞增生症和梭形细胞黄色肉芽肿

本病非常罕见[100-108]。常表现为黄色小丘疹或直径达 5 cm 的大结节，好发于躯干[104]。有时，狮面样改变也是该病的特征之一[105-106]。黏膜损害罕见[107]。一般情况下，皮损不会自行消退。男女发病率相当，以 41 ～ 60 岁人群多见[104]。血脂大多正常，偶见伴发高胆固醇血症、慢性髓性白血病以及下丘脑受累表现，如性早熟和生长发育障碍[106，108]。

单发梭形细胞黄色肉芽肿好发于年轻人（20 ～ 40 岁），男女发病率相当。皮损分布广泛，以头部最为常见，依次为颈部、躯干上部和四肢。临床表现为略微隆起至半球形的黄褐色丘疹或结节[104]。

## 发病机制和组织学特征

该组疾病的发病机制及其细胞的准确来源尚不清楚，由于皮损中细胞成分以组织细胞为主，且表达XIIIa、肌成束蛋白和巨噬细胞标记，目前倾向于认为其来源是真皮或间质内的树突状细胞[20，109-111]。也有学者认为其主要细胞类型可能来源于单核 / 巨噬细胞、未定类细胞或浆细胞样单核细胞（浆细胞样树突状细胞）[4，11，23，112-113]。泡沫细胞的出现是该组疾病的显著特征，但患者血脂水平正常，一定程度上提示组织细胞内的脂质沉积可能是细胞主动摄取增加以及细胞内的生物合成的结果[114]。也有学者认为病毒感染，如巨细胞病毒（cytomegalovirus，CMV）和水痘病毒，以及物理因素可能触发该组疾病的发生，但这种观点还处于推测阶段[30，115-118]。此外，有一例患者的肿瘤细胞呈克隆性增生[119]。

本章所提及的疾病在临床上和组织学上都存在重叠，提示它们代表一个连续的病谱，每一种疾病的具体表现由其构成细胞的成熟状态决定[110]。在细胞最不成熟端，疾病倾向于早期发病，病程较短，并可自行缓解，如幼年黄色肉芽肿和良性头部组织细胞增生症。泛发性发疹性组织细胞增生症和播散性黄瘤则由更成熟的组织细胞增殖形成，发生于年轻人，通常能自行缓解，但其临床过程更长，从数月到数年不等。进行性结节性组织细胞增生症处于该病谱的最成熟端。组织细胞完全成熟呈梭形。本病好发于中年人和老年人，疾病呈进行性发展，对治疗抵抗，无自行缓解倾向。这种分类方法不仅有助于记忆该组疾病的不同临床表现[3，85，110]，因可根据细胞的形态来预测其成熟状态，还有助于不同疾病在组织学上的鉴别。空泡化的以及轻度嗜酸性的组织细胞多见于不成熟的损害，扇贝样或黄瘤样组织细胞见于较成熟的病变，而梭形组织细胞则见于最成熟的病变。尽管这些观点都有证据支持，但在实际工作中，组织学很难区分这些疾病[3，85]。

幼年黄色肉芽肿家族疾病的典型损害表现为真皮内境界清楚的结节，其内有密集的细胞浸润。表皮大致正常，结节上方表皮可变薄（图 29.301、29.302）。浸润细胞以单核和多核组织细胞占绝大多数（95%）[85]。单核组织细胞通常体积较小，呈圆形或卵圆形，境界欠清，胞质轻度嗜酸性，常呈空泡化。细胞核圆形至卵圆形，染色质可见，有时还可见到显著的小核仁[4，7，103，120-123]。可见到有丝分裂象

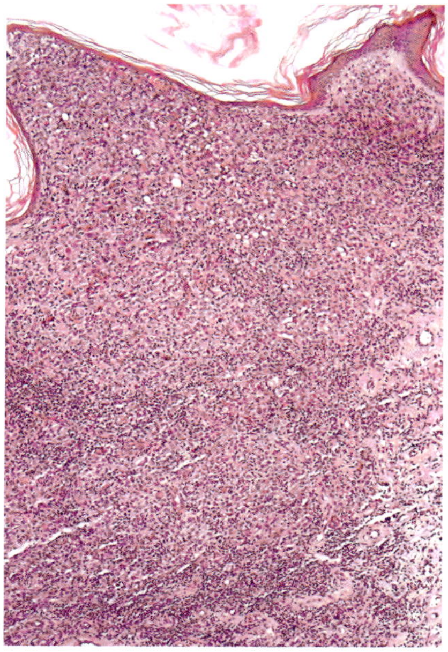

图 29.301 黄色肉芽肿（泛发性发疹性组织细胞瘤）真皮乳头层和网状层可见细胞密集浸润

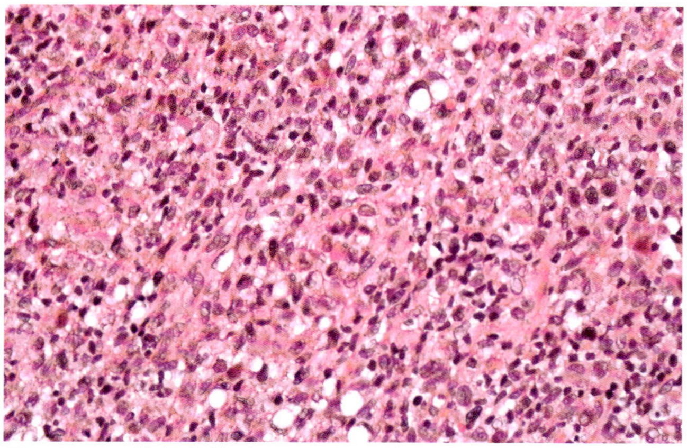

图 29.302 黄色肉芽肿（泛发性发疹性组织细胞瘤）：浸润细胞均为非黄瘤样的组织细胞

（图 29.303）。其他变化还包括：体积较大的黄瘤样细胞，胞质完全空泡化及泡沫化；呈多角的、扇贝状或锯齿状边界的扇贝样组织细胞；梭形组织细胞，其胞质有时轻度泡沫化，偶尔呈席纹状排列[85]。典型的多核组织细胞呈 Touton 样，见于 85% 的损害，但这并不是诊断该组疾病的必要条件。细胞体积非常大，细胞核呈花环状，围绕中央嗜酸性胞质，而细胞核外绕以黄瘤样泡沫化的胞质（图 29.304）。异物巨细胞样多核细胞少见。此外，常可见到不同程度其他炎症细胞的浸润，特别是小淋巴细胞，也可见到嗜酸性粒细胞和中性粒细胞，甚至还可以见到浆细胞（图 29.305）。

幼年黄色肉芽肿的典型皮损内包含多种不同形态的组织细胞，主要是胞质轻度嗜酸性及显著泡沫化的细胞（图 29.306 ～ 29.308）。丘疹性黄瘤以黄瘤样组织细胞为主，而播散性黄瘤及扇贝样细胞黄色肉芽肿以扇贝样组织细胞为主。进行性结节性组织细胞增生症和梭形细胞黄色肉芽肿则以明显的梭形组织细胞增生为特征（图 29.309、29.310）。在该组疾病中，早期皮损以大量胞质轻度空泡化的细胞浸润为特征，随细胞成熟呈进行性脂质化（黄瘤化）改变。梭形细

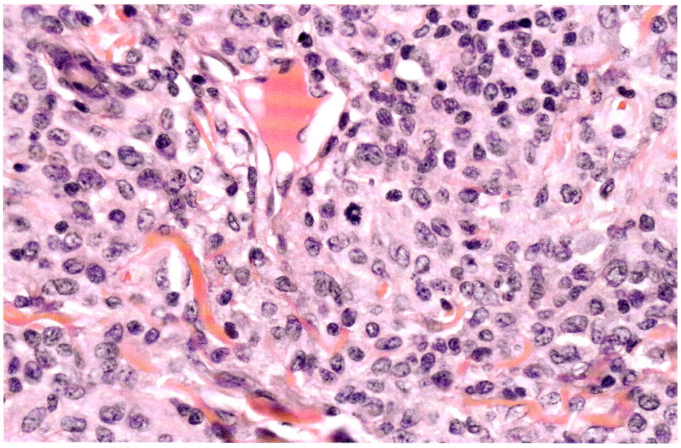

图 29.303 黄色肉芽肿：可见有丝分裂象

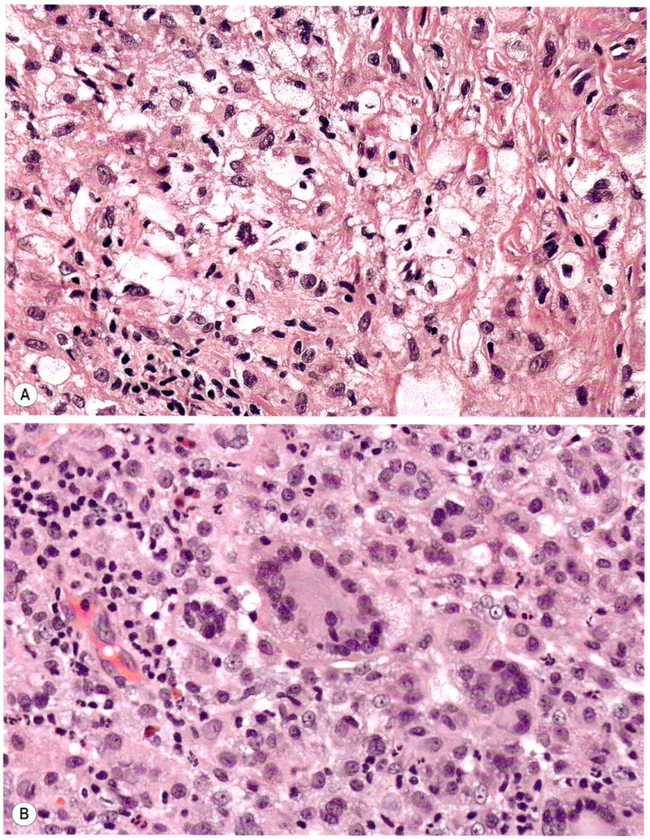


图 29.304 （**A**、**B**）黄色肉芽肿：（**A**）高倍镜示黄瘤样细胞；（**B**）高倍镜示典型 Touton 巨细胞

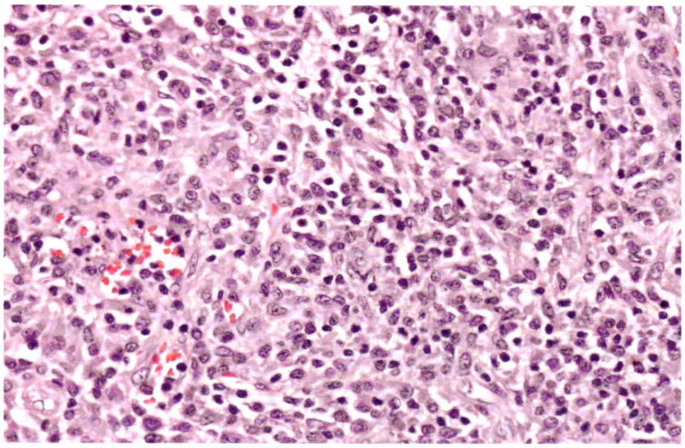

图 29.305 黄色肉芽肿：组织细胞背景中见多数淋巴细胞

胞为该谱系中最成熟的细胞。系统性损害中常缺乏 Touton 样巨细胞，梭形细胞更为常见，并可能是病变的主体[1, 4, 21, 85, 109, 113, 124]。

该组疾病中不同临床变异型的主要组织细胞成分均具有相同的免疫表型。巨噬细胞标记 CD14 和 CD68（均为粗颗粒胞质着色）以及 CD163（胞膜和胞浆着色）均为阳性（图 29.311）。树突状细胞标记也有表达，如肌成束蛋白和ⅩⅢa 常为阳性。多达 25% 的患者 S-100 可阳性。CD1a 和 langerin 阴性[113]。

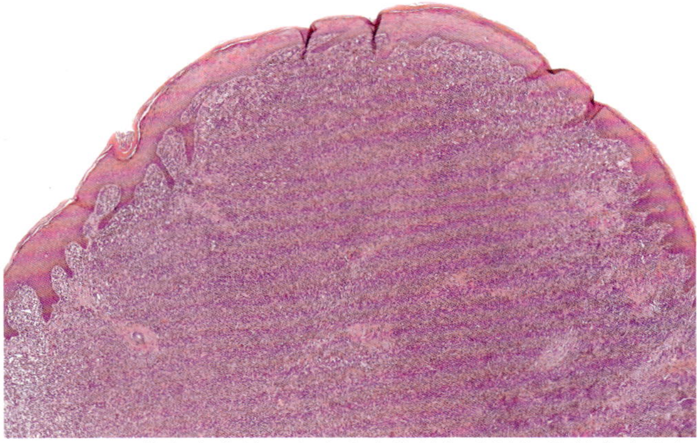

图 29.306 黄色肉芽肿：真皮内密集的细胞浸润使得病变隆起

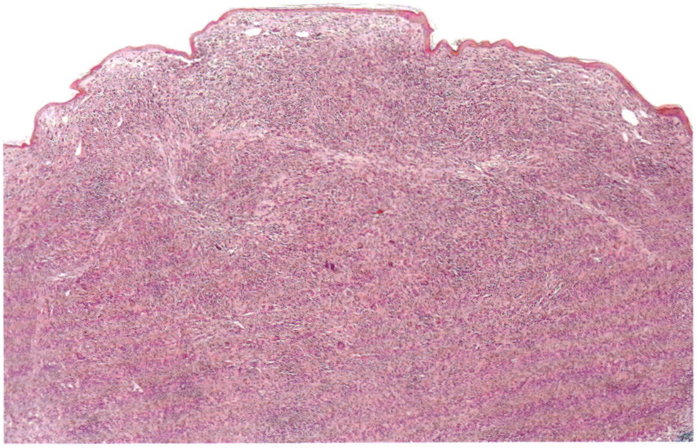

图 29.309 黄色肉芽肿：真皮内结节的低倍扫视

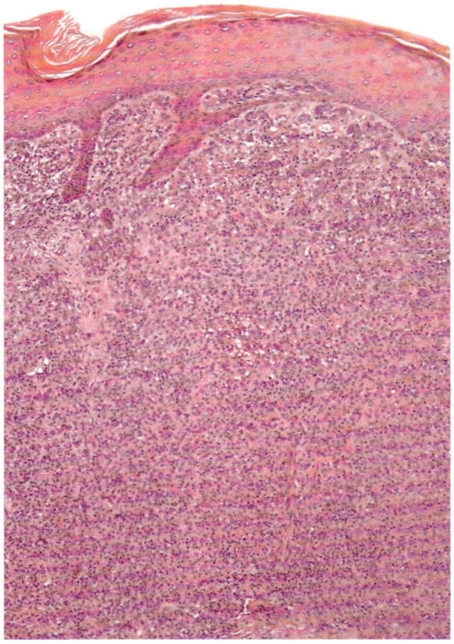

图 29.307 黄色肉芽肿：图 29.306 的中倍视野

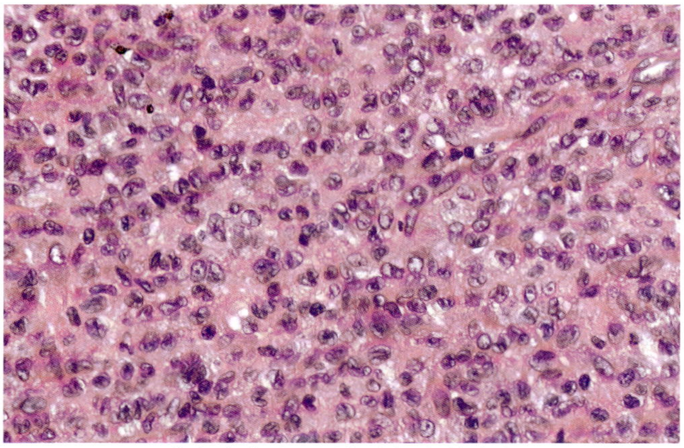

图 29.308 黄色肉芽肿：早期皮损中黄瘤化细胞不常见

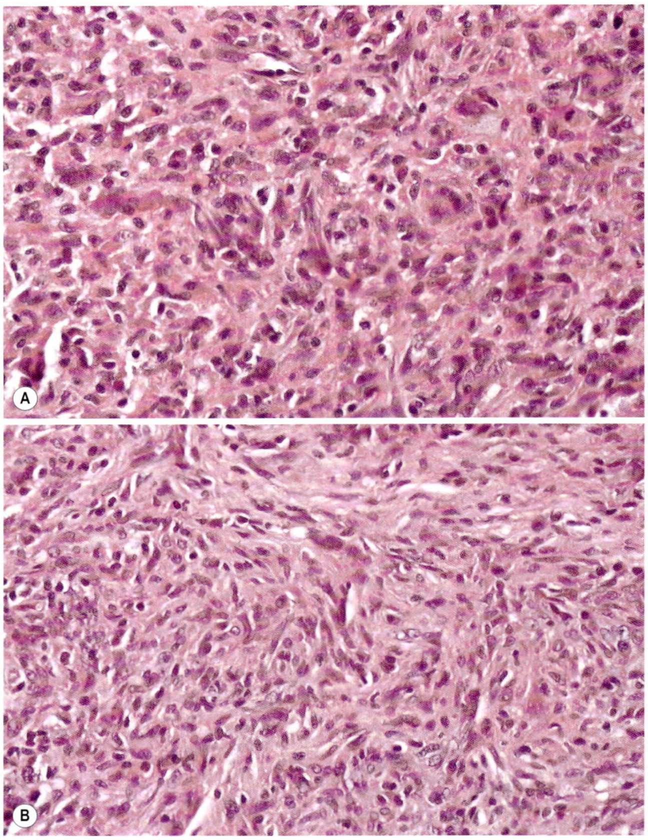


图 29.310 （A、B）黄色肉芽肿：成熟的皮损中存在显著的梭形细胞浸润，这种情况下，常需与皮肤纤维瘤鉴别

## 鉴别诊断

尽管幼年黄色肉芽肿疾病家族中不同成员之间存在组织学差异，但是仅靠组织病理学并不能可靠地区分它们。主要依靠临床特征进行鉴别。

所有类型的黄色肉芽肿均不同于皮肤黄瘤，后者缺乏炎症细胞成分和多核细胞，而前者血脂水平正常。可依据免疫表型与朗格汉斯细胞组织细胞增生症区分，后者往往一致表达 S-100、CD1a 和 langerin。网状组织细胞瘤常由较大的组织细胞构成，具有典型的嗜酸性毛玻璃样胞质，且缺乏 Touton 样巨细胞。Rosai-Dorfman 病中组织细胞体积也较大，且细胞浅染，可见伸入运动，S-100 表达阳性。此外，具有明显梭形细胞成分的黄色肉芽肿可类似皮肤纤维瘤，但通过不同的免疫表型和临床特

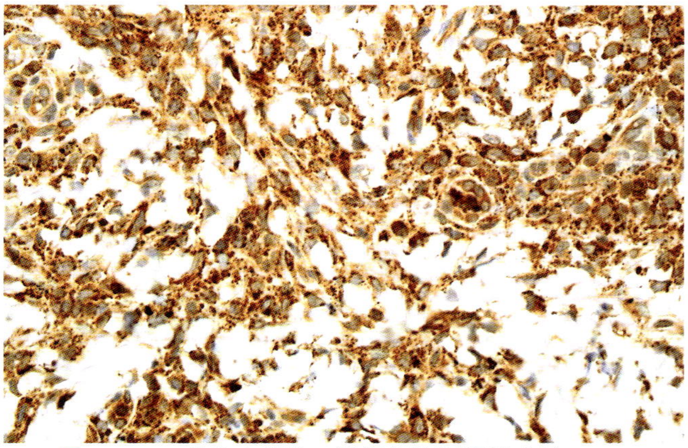

图 29.311 黄色肉芽肿：组织细胞强阳性表达 CD68

征很容易将二者区分。

# Rosai–Dorfman 病

## 临床特征

Rosai-Dorfman 病（Rosai-Dorfman disease，RDD）（窦组织细胞增生症伴巨大淋巴结病）是一种罕见的、组织细胞反应性增生的良性自限性疾病，组织细胞兼有巨噬细胞和树突状细胞的免疫表型特点[1-3]。各年龄段均可受累，以 20 岁以下人群更好发，男性发病率较女性略高[1-3]。黑人和白人最易受累，亚洲人群发病相对少见[4]。临床表现以颈部巨大、无痛性淋巴结病为特征，通常为双侧受累，伴有发热、盗汗、白细胞计数增多（以中性粒细胞增多为主）、红细胞沉降率升高以及多克隆性高丙种球蛋白血症[1-5]。有时也可累及其他淋巴结群。节外受累常见（见于 43% 的患者），皮肤和皮下组织、眼眶、骨骼和中枢神经系统最常被累及。实际上，所有器官均可受累[2, 4-10]。

皮肤损害见于 9% 的患者，很多时候可仅有皮肤损害，而不伴有淋巴结或其他皮肤以外病变及系统异常[5-8, 11-17]，这种情况称为皮肤型 RDD，倾向于发生在较大年龄人群（40 余岁，年龄范围为 15～77 岁），女性更好发，与经典的淋巴结病型相比，皮肤型在亚洲人群中更常见[11, 13, 16-18]。

皮肤损害表现类似黄瘤，呈红斑或红棕色丘疹、结节或斑块，可单发、聚集或泛发（图 29.312～29.315）。躯干和四肢是最常受累的部位[7, 13-17]。偶有报道描述皮损呈玫瑰痤疮样、巨大环状肉芽肿样、痤疮样、脓疱性损害或血管炎样表现[12, 14, 19-20]。本病也可发生皮下型损害[21]。

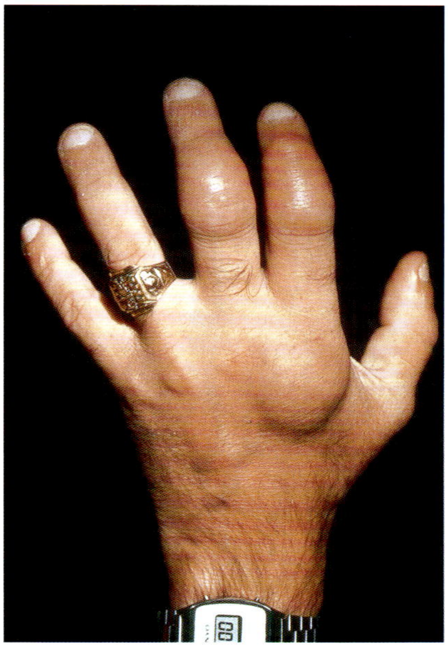

图 29.312 Rosai-Dorfman 病：手部、示指和中指弥漫性肿胀（By courtesy of N.S. Pennys，MD，University of Miami School of Medicine，Miami，USA.）

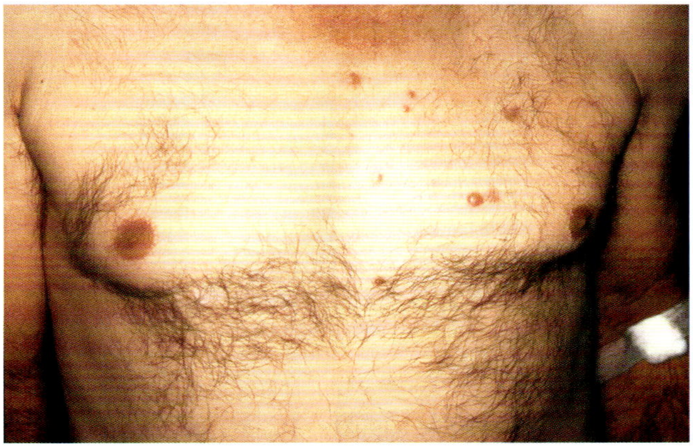

图 29.313 Rosai-Dorfman 病：左侧胸部散在红斑状丘疹（By courtesy of J. Rosai，MD，National Cancer Institute，Milan，Italy.）

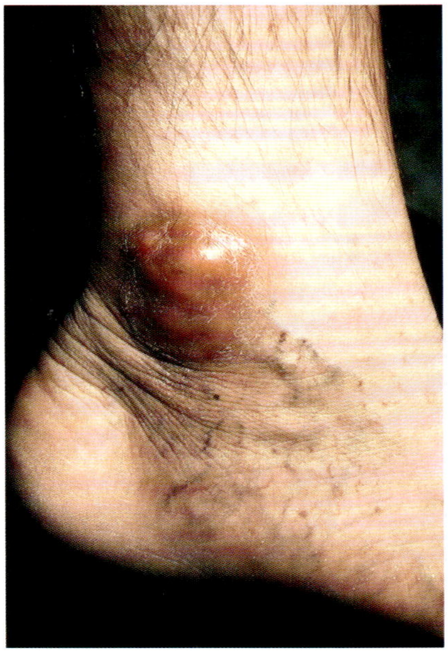

图 29.314 Rosai-Dorfman 病：内踝部红褐色结节，表面脱屑（By courtesy of N.S. Pennys，MD，University of Miami School of Medicine，Miami，USA.）

大多数 RDD 患者临床呈良性经过，可部分或完全自发消退，但常需数年，且有复发可能[2, 4, 9]。皮

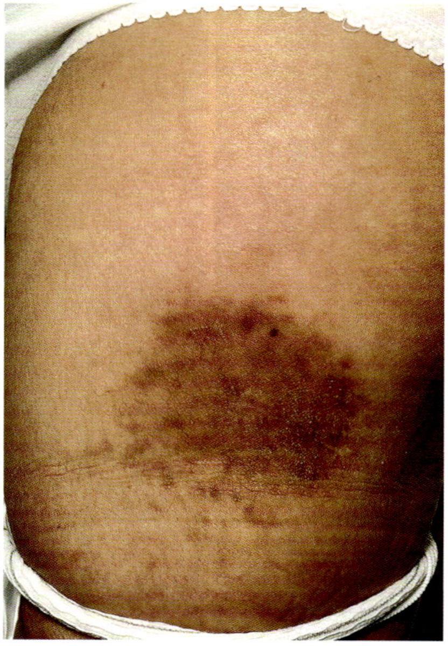

图 29.315 Primary cutaneous Rosai-Dorfman disease：this patient presented with a hyperpigmented indurated plaque.（出版者注：由于授权限制，本图题保留英文）[Reproduced with permission from Brenn，T. et al.（2002）American Journal of Dermatopathology，24，385-391.]

损消退后遗留的萎缩性棕色斑可持续存在[3]。约有5% 的患者由于相关的免疫学异常、恶性肿瘤（包括霍奇金淋巴瘤和非霍奇金淋巴瘤、白血病或实体肿瘤）或重要脏器（如中枢神经系统或上呼吸道）受累而死亡。

## 发病机制和组织学特征

该病病因尚不清楚。组织细胞呈多克隆性增生，有人提出假说，认为 RDD 可能是细胞因子失调引起的一种细胞介导的免疫紊乱，亦或是针对某种病原体（可能是病毒）的过度应答[14，19，24-25]。尚无 EB（Epstein-Barr）病毒感染的可靠证据[26]。人类疱疹病毒（human herpesvirus，HHV）在该病中的作用也尚不明确，现有的资料表明大多数病例并无 HHV6 和 HHV8 感染[27]。

淋巴结具有特征性组织学改变[2]。表现为淋巴窦扩张并充满大量组织细胞，细胞的典型特征为胞质丰富、淡染，呈嗜酸性；细胞边缘不规则（羽毛状）；核大、空泡状，位于细胞中央，有一个明显的核仁[1-2，4]。有丝分裂象不常见。最具特征性的表现是组织细胞胞质中常包含淋巴细胞、红细胞或粒细胞，即所谓的伸入运动。部分细胞胞质泡沫化，有时还可出现多核细胞。浆细胞多见。

皮肤损害以真皮内密集的细胞浸润为特征，有时可累及皮下组织（图 29.316）[7，11，13，16-17]。表皮可伴有棘层肥厚改变，偶尔形成衣领样结构。溃疡不常见。病变常呈结节状，偶见小叶状分布（图 29.317）。病变由成片的组织细胞构成，细胞特征与淋巴结中类似，但伸入运动不如淋巴结中明显（图 29.318、29.319）。病变中的细胞无异型性，黄瘤样细胞罕见。常混有淋巴细胞、浆细胞、中性粒细胞和嗜酸性粒细胞（图 29.320）。血管增生也是本病的特点之一，在某些病例中，还可见到基质纤维化，呈席纹状改变[13，18]。偶见有生发中心的淋巴滤泡[14，16]。血管内受累的情况也有报道[27]。

在少数病例中，可见到朗格汉斯细胞在局部增

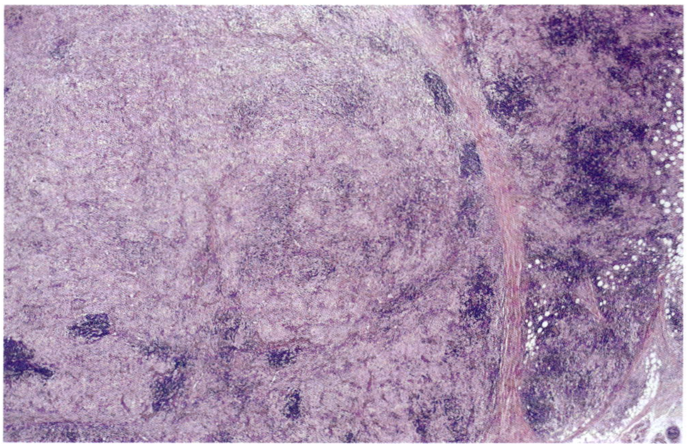

图 29.316 Rosai-Dorfman 病：低倍扫视提示密集的细胞呈多结节状浸润，这种情况下，淋巴样滤泡结构较常见

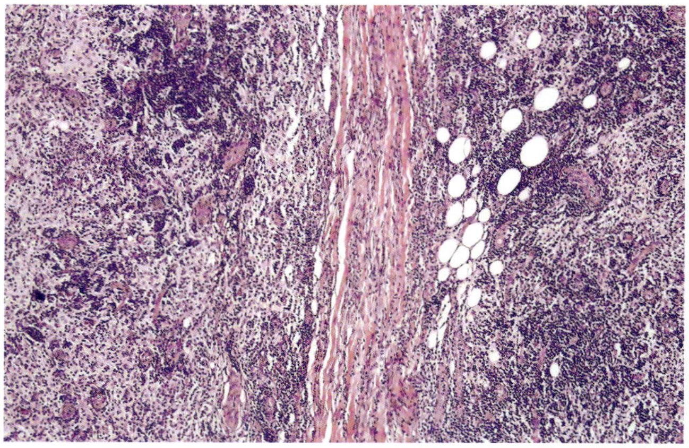

图 29.317 Rosai-Dorfman 病：中倍视野显示两个大结节

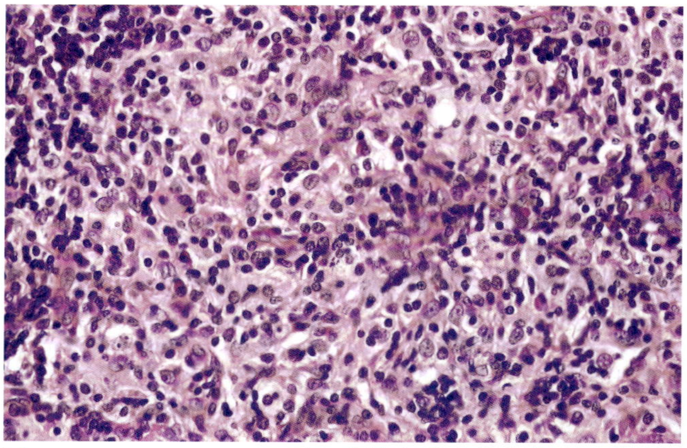

图 29.318 Rosai-Dorfman 病：浸润细胞由体积较大、嗜酸性胞质丰富的组织细胞构成，伴有淋巴细胞及少许浆细胞

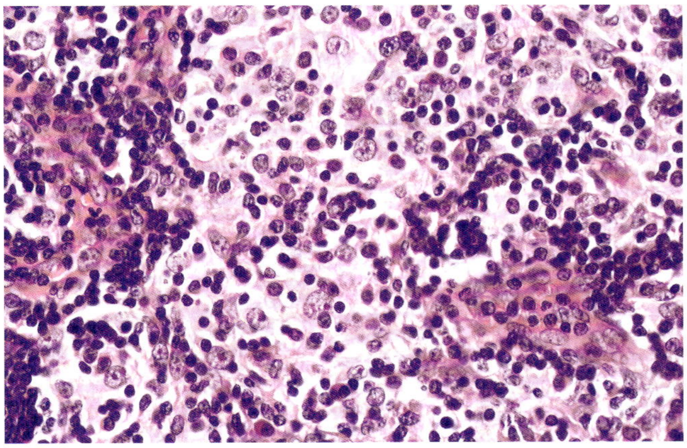
图 29.319 Rosai-Dorfman 病：高倍视野下显示伸入运动

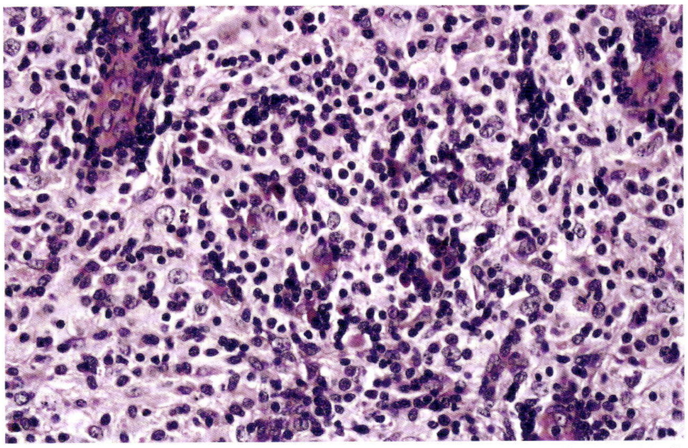
图 29.320 Rosai-Dorfman 病：此高倍视野显示混杂出现的淋巴细胞和浆细胞

生，极似朗格汉斯细胞组织细胞增生症[16，28]。这究竟属于转分化、两种不同疾病同时发生还是反应性朗格汉斯细胞增生尚不清楚[29]。

组织细胞表达 S-100 及巨噬细胞标记 CD68、CD14 和 CD163（均为细胞膜强阳性表达）（图 29.321）。ⅩⅢa 因子、CD1a 和 langerin 均阴性。

超微结构显示组织细胞含有波动起伏的绒毛状胞质突起[1]。

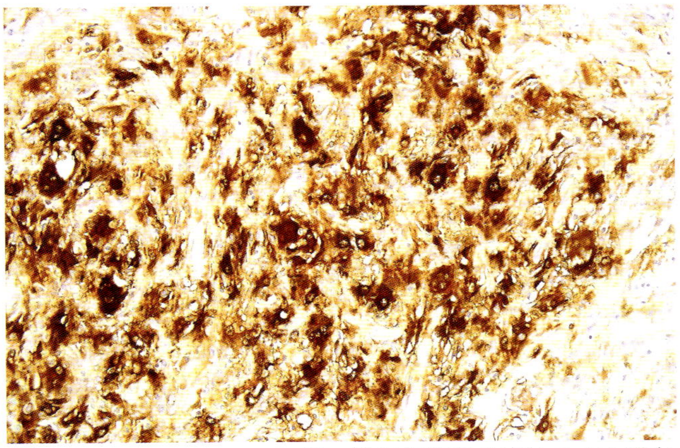
图 29.321 Rosai-Dorfman 病：组织细胞阳性表达 S-100 蛋白

## 鉴别诊断

RDD 的皮肤损害组织学上需与发疹性黄瘤鉴别。黄瘤的组织细胞 S-100 常阴性，且无伸入运动。朗格汉斯细胞组织细胞增生症的组织细胞体积较小，有典型的折叠的肾形核，细胞具有亲表皮性，且阳性表达 CD1a 和 langerin，通过这些特点可与 RDD 区分[7]。网状组织细胞增生症的组织细胞具有显著的嗜酸性毛玻璃样胞质，S-100 常呈阴性。幼年黄色肉芽肿疾病家族的组织细胞ⅩⅢa 因子常阳性，而 S-100 阴性或灶状阳性。

（黄莹雪　张筱雁译　陈浩校　王琳审）

# 多中心网状组织细胞增多症和网状组织细胞瘤

## 临床特征

多中心网状组织细胞增多症（Multicentric reticulohistiocytosis，MRH）（脂质化皮肤关节炎、巨细胞网状组织细胞增多症）是一种罕见的非朗格汉斯组织细胞增生症，以皮疹、常伴发的严重关节病、黏膜损害为特点，偶有内脏受累[1-2]。好发于 40 岁以上的成人（年龄范围 6 ～ 71 岁，平均发病年龄 43 岁）[3-6]。女性更为多见（3∶1）[2-4]。2/3 的患者先出现关节病，然后在数月至几年内发生皮肤损害。20% 的患者先出现皮损，虽然大部分患者接下来会出现关节症状，但也有患者仅有皮损（称为泛发型皮肤网状组织细胞增多症）[1-2]。皮损累及面部（以耳部、鼻部及鼻旁区域为主）、手部（手指的背部、侧缘及甲襞）、颈部和躯干，呈多发的红褐色至黄色丘疹、结节，直径为数毫米至 2 cm 不等[2-3，7-10]。有时皮损融合成鹅卵石样斑块。甲襞损害呈“珊瑚纹”样。指间关节是最常受累的关节，当近端和远端指间关节都受累时，可导致手指缩短，形成所谓的“短指手”畸形[4，7]。皮损依次还可累及膝盖、手腕、双肩部、髋部、踝部、足部和肘部[2]。

50% 的患者有黏膜损害，并累及口腔、咽部及鼻部，皮损罕见于其他部位，包括肺部、心脏、肝、乳腺、胃部、甲状腺、下颌下腺、骨骼肌及骨[2，11-21]。30% ～ 50% 的病例报道有高脂血症，并常合并睑黄瘤[22]。30% ～ 50% 的患者可发现内脏肿瘤，包括乳腺癌和胃癌，以及更罕见的宫颈癌、结肠癌、肺癌、卵巢癌、淋巴瘤、白血病、肉瘤和黑素瘤[22-31]。15%～27% 的病例与自身免疫病相关，包括多发性肌炎、干燥综合征、甲状腺功能减退、原发性胆汁性肝硬化、白癜风、桥本甲状腺炎和红斑狼疮[1, 4, 32-34]。伴发血管炎罕见[8]，非特异性症状少见，包括体重减轻、发热和乏力。

患者预后不一。皮损可自然消退或持续存在，约 50% 的患者多年后关节症状可稳定或减轻。然而，其他患者疾病会持续加重而致关节障碍或毁损性关节病[3, 7]。

网状组织细胞瘤（reticulohistiocytoma，RH）（孤立性上皮样组织细胞瘤）皮损单发，组织学特征和 MRH 相同[35-37]。虽然发病年龄范围广，但常见于年轻人（平均发病年龄和中位发病年龄均为 35 岁）。发病无性别差异。病变表现为皮肤和黏膜的直径达 1 cm 的丘疹和结节。皮损也可累及躯干、头颈部或四肢，但与 MRH 不同的是，RH 无手指受累[35]。

## 发病机制和组织学特征

MRH 和 RH 的发病机制不明。有学者提出，该病是巨噬细胞对不同刺激的一种异常反应，鉴于 MRH 患者伴有自身免疫病和内脏恶性肿瘤，这种组织细胞反应可能存在免疫学基础[8]。RH 则可能存在一种局灶性诱因，但尚未证实[38]。

MRH 和 RH 具有相同的皮肤损害，由组织细胞和多核巨细胞组成，界限清楚，组织细胞呈粉红色，形态一致，多核巨细胞胞质呈嗜酸性、细颗粒状、毛玻璃样。病变主要位于真皮，罕见累及表皮基底层或皮下脂肪浅层（图 29.322～29.325），常见散在的淋巴细胞、粒细胞和浆细胞等炎症细胞。组织细胞和多核巨细胞均表达 CD68、CD163 和 Ki-M1p，而 Ham56 和 XIIIa 因子表达情况不一，不表达 CD1a 和 S-100[1-2, 35]，多核巨细胞耐淀粉酶的 PAS 染色阳性（图 29.326）。

滑膜病变具有类似的组织学改变[5]。

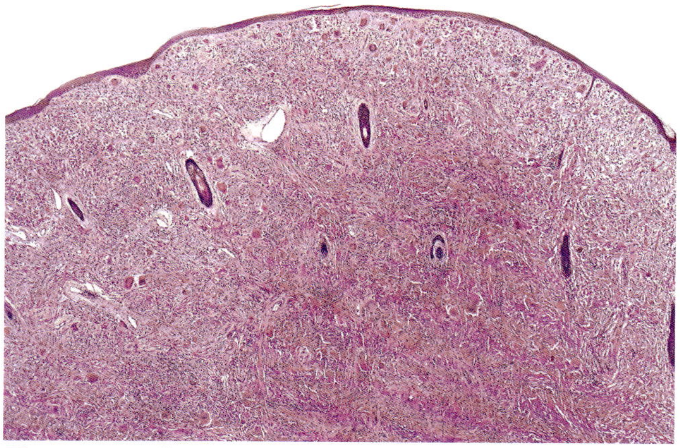
图 29.322 网状组织细胞瘤：真皮内可见大的组织细胞浸润，形成圆顶样结节

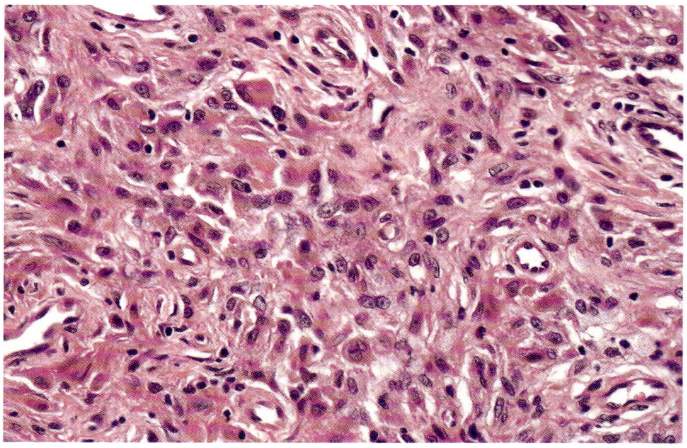
图 29.323 网状组织细胞瘤：组织细胞含丰富的嗜酸性胞质

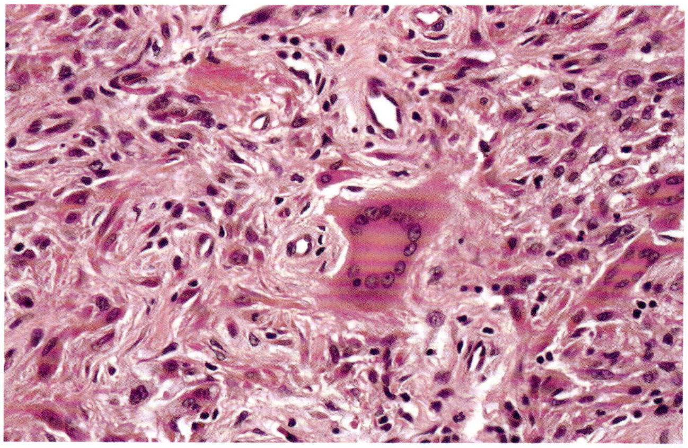
图 29.324 网状组织细胞瘤：具有毛玻璃样胞质的特征性多核巨细胞

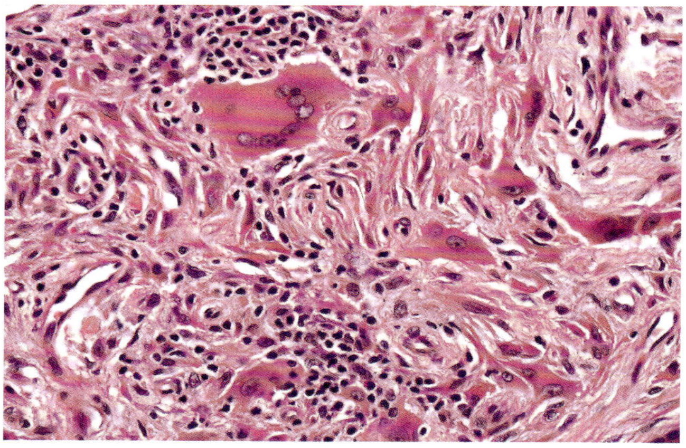
图 29.325 网状组织细胞瘤：可见淋巴细胞浸润

## 鉴别诊断

对于具有系统表现的病例来说，临床病史在鉴别

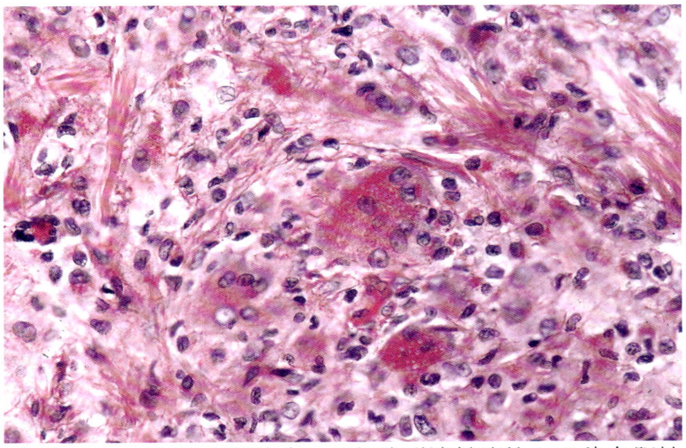

图 29.326 网状组织细胞瘤：巨细胞耐淀粉酶的 PAS 染色阳性

诊断中至关重要。孤立性 RH 和 JXG 的鉴别之处在于前者无脂质细胞和 Touton 巨细胞，细胞胞质呈嗜酸性、毛玻璃样。但是，JXG 有时也可见散在毛玻璃样细胞。本病不表达黑素细胞标记，可以与黑素细胞病变区分。

# 噬血细胞性淋巴组织细胞增生症

## 临床特征

噬血细胞性淋巴组织细胞增生症（hemophagocytic lymphohistiocytosis，HLH）（又称噬血细胞综合征）是一组最终出现噬血细胞现象及相关症状和体征的疾病。本病分为原发性和继发性，原发性 HLH 相当于疾病的家族型，通常与一种遗传性疾病相关，虽然可能没有家族史，但是 HLH 可能被感染诱发而发病[1-2]；继发性 HLH 包括与遗传性免疫缺陷病相关的 HLH（例如 Chediak-Higashi 综合征、X 连锁淋巴细胞增殖综合征和 Griscelli 综合征）以及发生于免疫系统缺陷患者的获得性 HLH。严重的病毒感染（特别是 EBV 和 CMV）、其他的感染因子（如利什曼病）和恶性肿瘤（特别是各种淋巴瘤）可诱发继发性 HLH。自身免疫病也会出现 HLH，包括系统性幼年性关节炎中的巨噬细胞活化综合征、成人出现的 Still 病以及红斑狼疮[3]。

家族性 HLH 在新生儿中的发病率是 1/50 000，常常 1 岁之内发病，偶可见大龄儿童和成人发病[4-6]。获得性 HLH 则好发于成人。

基于噬血细胞综合征的典型体征和症状，修订了 HLH 的诊断标准[1]。以下标准中有任何 5 项符合即可诊断 HLH：

- 发热
- 脾大
- 超过两系的血细胞减少
- 高甘油三酯血症和（或）低纤维蛋白原血症
- 骨髓、脾或淋巴结中出现广泛噬血细胞现象
- 无恶性疾病征象
- NK 细胞活性降低或缺乏
- 铁蛋白增高及可溶性 CD25 增高

对于原发性 HLH，如果一个特定的家族性 HLH 遗传突变能被检出，那么也可确诊[1]。

其他常在 HLH 中看到的临床和实验室改变包括脑膜刺激征、淋巴结病、黄疸、水肿、皮疹、肝功能异常、低蛋白血症、低钠血症、VLDL 增高和 HDL 降低[1]。约 65% 的患者可有皮疹，包括暂时性紫癜、出血性斑丘疹、红皮病和麻疹样红斑[7]。

尽管治疗上最近取得进展，但仅有 50% 的患者能治愈[1，3，8]。

## 发病机制和组织学特征

在各种病原体激活的巨噬细胞反应中，自然杀伤（NK）细胞起着重要的调节作用。在所有类型的 HLH 中，NK 细胞对靶细胞杀伤的作用存在缺陷，导致巨噬细胞的持续活化[1，3，9-10]。对细胞毒性颗粒的形成、移动或胞吐作用起决定作用的基因的缺陷是家族性 HLH 的特征。有 15% ～ 50% 的病例有穿孔素基因的突变，15% ～ 30% 的病例有 UNC13D 基因缺陷，其他病例中有 STX11 基因的突变[3，11-19]。某些容易发生 HLH 的遗传性疾病也存在特征性的基因缺陷，这些基因或参与细胞毒性颗粒的形成和（或）功能，或在淋巴细胞信号传递效应中起到重要调节作用，例如 Chediak-higashi 综合征中的 LYST 突变，或 X 连锁淋巴组织增殖综合征中的 SH2D1a 或 SAP 突变[3，20-22]。其他诱发继发性 HLH 的分子缺陷还有待明确。

HLH 中许多细胞因子水平增高，主要缘于调控过程中存在基因缺陷，这也可用来解释一些典型的症状和体征。例如，增高的白介素 -1 水平可能是发热的一个原因，而增高的 TNF-α 和 IFN-γ 可能是乏力、消瘦和全血细胞减少症的原因。同时，TNF-α 也涉及脂蛋白脂肪酶的下调，从而引起血清三酰甘油（甘油三酯）的增高[3]。

组织学上，浸润细胞包括成熟淋巴细胞（包括活化状态的细胞）和组织细胞，后者可吞噬任何一种或所有血细胞成分，尤其侵袭脾、淋巴结、骨髓、肝和脑脊液[23]。不到 10% 的患者有皮损，常常是非特异

性改变，组织学表现为血管周围淋巴细胞、组织细胞浸润，噬血细胞现象极为罕见[7, 23]。组织细胞表达 CD68。

# 滤泡树突状细胞肉瘤和并指状树突状细胞肉瘤

## 临床特征

滤泡树突状细胞（follicular dendritic cell，FDC）肉瘤和并指状树突状细胞（interdigitating dendritic cell，IDC）肉瘤是罕见的、来源于抗原呈递树突状细胞的肿瘤。FDC 为间充质来源，驻留在初级和二级淋巴滤泡，在诱导和维护体液免疫反应中发挥主要作用[1-2]。IDC 是骨髓衍生细胞，主要存在于外周淋巴样器官的 T 细胞区域，并在初次免疫反应期间刺激静止期 T 细胞活化[2-4]。

FDC 和 IDC 肉瘤发病年龄范围广泛，儿童可患病，但多见于 50 岁以后的成年人[5-10]。除了炎性假瘤样 FDC 肉瘤明显好发于女性外，这两种肿瘤发病无性别差异[5-7, 9]。这两种肿瘤最常见于淋巴结，尤其是颈部淋巴结中 FDC 肉瘤常见。多达 1/3 的病例发生在结外[5-7]。结外 FDC 肉瘤最常发生的部位是上呼吸消化道（口腔和扁桃体）、软组织、肝和胃肠道。而 IDC 肉瘤主要发生在纵隔、鼻咽、肠、肠系膜、脾和睾丸及其他部位[9-10]。两种类型的肿瘤累及皮肤非常罕见，并且经常是播散性疾病的一部分[11-18]。

大多数病例发病时是局灶性病变（77%），其中局限性 FDC 肉瘤（85%）比 IDC 肉瘤（60%）更常见[5]。本病有中等局部复发和远端转移（≈ 30%）的风险[19-20]，临床行为上更像一种低级别软组织肉瘤，而非淋巴瘤。肿瘤位于腹腔和体积较大也提示预后较差[19, 21]。

## 发病机制和组织学特征

由于存在 FDC 肉瘤伴发透明血管型 Castleman 病的罕见病例，有学者提出 Castleman 病中 FDC 增生容易出现发育异常，进而演变成 FDC 肉瘤[15, 19, 22-24]。EBV 编码的 RNA 存在于肝脾炎性假瘤样 FDC 肉瘤的几乎所有肿瘤细胞中，病毒显示单克隆性，以游离的形式存在[25-29]。

FDC 肉瘤细胞为梭形或卵圆形，胞质嗜酸性，细胞边界模糊。核呈卵圆形或细长形，染色质呈泡状或细颗粒状，通常可见小而清晰的核仁（图 29.327 ～ 29.329）[17, 19]。核假包涵体常见，还可能见到双核和多核细胞。大多数病例的肿瘤细胞形态温和，某些病例中细胞可有明显的异型性。肿瘤细胞呈

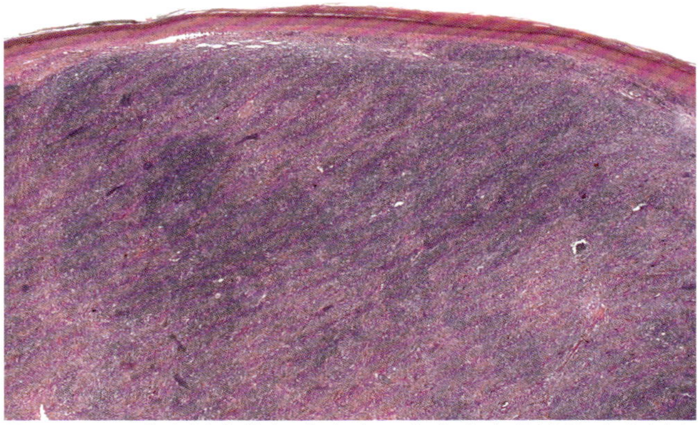

**图 29.327** 滤泡树突状细胞肉瘤：真皮内大量淡染滤泡树突状细胞浸润，背景细胞为淋巴细胞（By courtesy of N.L. Harris，MD，Massachusetts General Hospital and Harvard Medical School，Boston，USA.）

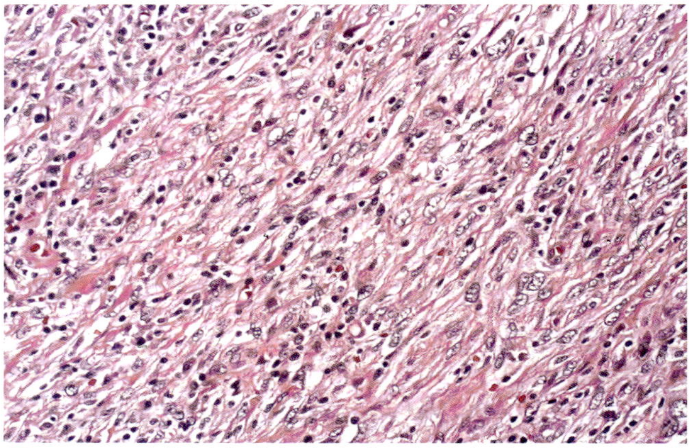

**图 29.328** 滤泡树突状细胞肉瘤：肿瘤细胞呈束状疏松排列（By courtesy of N.L. Harris，MD，Massachusetts General Hospital and Harvard Medical School，Boston，USA.）

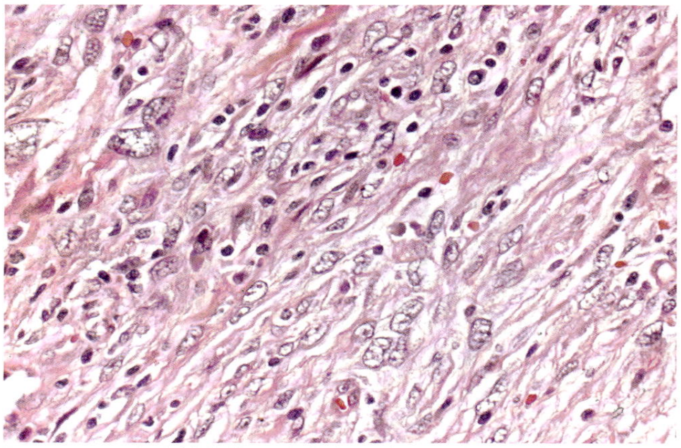

**图 29.329** 滤泡树突状细胞肉瘤：梭形细胞含有嗜酸性胞质和伸长的泡状核（By courtesy of N.L. Harris，MD，Massachusetts General Hospital and Harvard Medical School，Boston，USA.）

束状、席纹状、片状或结节状等模式生长。有丝分裂数量不一［0～50/10高倍视野（high-power fields，HPF）］，但通常相对较少（0～10/10HPF）。有时可见坏死。常见小淋巴细胞在肿瘤细胞间散在分布，也可在血管周团块状浸润[5-6，9]。

IDC肉瘤细胞呈现类似的束状、席纹状或漩涡生长模式，并累及淋巴结T细胞区域。肿瘤细胞为富含嗜酸性胞质的大纺锤丝样梭形细胞，细胞边界模糊。细胞核呈梭形至卵圆形，染色质细腻，核仁清晰，大小不一。偶见多核巨细胞，细胞异型性程度不一。有丝分裂通常较少（＜5/10HPF），坏死罕见，常见淋巴细胞和少量的浆细胞浸润。肿瘤细胞与FDC肉瘤细胞非常相似，经常难以区分[5，7]。

FDC肉瘤细胞可表达一个或多个FDC标记，包括CD21、CD23、CD35、KiMP4和CAN.42[5-6，17]。CXCL13和簇集素已被作为诊断FDC肉瘤的标记，可以用来与其他树突状细胞肿瘤鉴别[30-32]。肿瘤细胞常表达波形蛋白、肌成束蛋白、表皮生长因子受体（epidermal growth factor receptor，EGFR）、HLA-DR和桥粒斑蛋白。CD68、S-100和EMA有不同程度的阳性表达[5，17，33-34]。细胞角蛋白罕见阳性，而且仅有不到10%的肿瘤细胞表达[9]。偶尔，肿瘤细胞表达CD20和（或）CD45[17]。CD1a、溶菌酶、MPO、CD34、CD3、CD79a、CD30和HMB-45表达阴性。混杂的小淋巴细胞可为B细胞或T细胞，或两者皆有[17，19]。

在IDC肉瘤中，肿瘤细胞总是表达S-100和波形蛋白，而CD1a和langerin阴性；CD68、溶菌酶和CD45表达程度不一或常弱阳性表达，FDC标记（CD21、CD23、CD35、CAN.42）、MPO、CD34、B细胞和T细胞标记、CD30、EMA和CK均阴性，背景小淋巴细胞几乎都是T细胞[5，7，17]。

超微结构上，FDC肉瘤细胞的特征是绒毛状突起汇于桥粒附着板[19]，没有Birbeck颗粒和溶酶体。IDC肉瘤细胞的特征是存在交指状细胞连接复合体但缺乏完整的桥粒，可见散在的溶酶体，但不含Birbeck颗粒[17]。

## 鉴别诊断

FDC和IDC肉瘤难以区分，特别是在结外，多达1/3的病例在初诊时被误诊[9，17，35]。一旦诊断考虑了FDC和IDC肉瘤，正确的免疫组织化学染色可以用来区分两者，也可与其他肿瘤鉴别，后者如朗格汉斯细胞组织细胞增生症和朗格汉斯细胞肉瘤、组织细胞肉瘤、黑色素瘤和梭形细胞癌。

# 组织细胞肉瘤

组织细胞肉瘤（histiocytic sarcoma，HS）（组织细胞淋巴瘤、恶性组织细胞增生症）是一种非常罕见的、显示成熟组织细胞的形态和免疫表型特征的恶性肿瘤[1]。在免疫组织化学和分子技术时代之前诊断的许多病例现在被认为是弥漫大B细胞淋巴瘤、间变性大细胞淋巴瘤或其他非霍奇金淋巴瘤[2，7]。因此过去报道的病例难以采用。然而，确实存在少数证据确凿的、真正的组织细胞肉瘤的病例报告，包括少数较大样本的研究[7，22]。

大多数患者是30余岁或40余岁的成年人，但发病年龄范围广泛[7，18，22]。一些报道中男性患者多见[7，18，22]。大多数损害发生在结外，常累及肠道、皮肤和软组织[1，7-8，14-15，17-22]。罕见累及脾、中枢神经系统和其他淋巴结以外的器官[9-12，16，20，22-23]。皮肤损害常被描述为红色-紫罗兰色结节。罕见病例表现为系统性疾病和多部位受累（恶性组织细胞增生症）[6，22，24]。有些患者伴有发热、体重减轻、肝脾肿大和全血细胞减少症[7，18，22]。

大部分患者（70%）发现时即为疾病晚期（Ⅲ期或Ⅳ期），所以致死率高达60%～80%[1，7，22]。但病变越局限，预后越好[18，22]。

## 发病机制和组织学特征

HS的病因和发病机制不明。少数病例与纵隔生殖细胞肿瘤相关，主要是恶性畸胎瘤+/-卵黄囊瘤。提示HS可能与生殖细胞肿瘤来源于相同的祖细胞[25-26]。也有本病与其他血液恶性肿瘤发病相关的报道，包括非霍奇金淋巴瘤、骨髓增生异常和白血病[7，18，22，27]。已证实，少数肿瘤与滤泡性淋巴瘤存在相同的BCL2易位和（或）免疫球蛋白基因重排[28]。因此，这些肿瘤的发生可能是恶性淋巴样细胞转分化的结果，即转录因子表达的变化导致恶性淋巴样细胞转分化到组织细胞分化途径[28]。

组织学上，肿瘤细胞的浸润方式常为弥漫性，常呈“脚重头轻”，病变从真皮网状层延伸到皮下脂肪层（图29.330、29.331）。亲表皮少见，常可见明显的境界带[22]。肿瘤细胞体积大，胞质丰富呈嗜酸性并常见空泡（图29.332）。细胞核离心性分布，且形态各异，从圆形、卵圆形空泡状到多叶样、扭曲核及奇异核都可见到，有时可类似霍奇金细胞或里-施细胞[2，13，19]。核仁明显，常有多个核仁。有丝分裂显著并常有异常

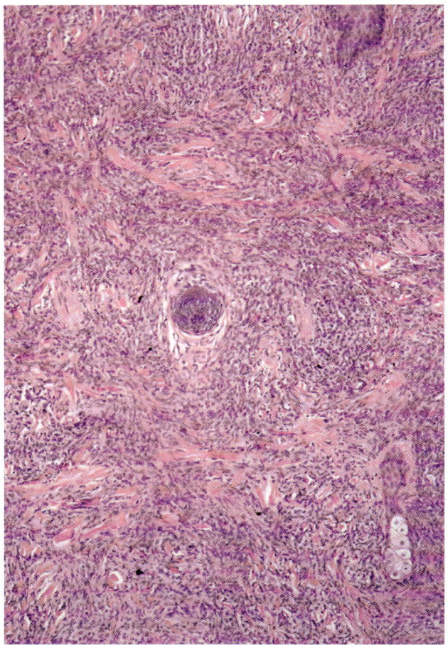

**图 29.330** 组织细胞肉瘤：从真皮至皮下脂肪内可见致密的肿瘤浸润（By courtesy of C.D.M. Fletcher, MD, Brigham and Women's Hospital and Harvard Medical School, Boston, USA.）

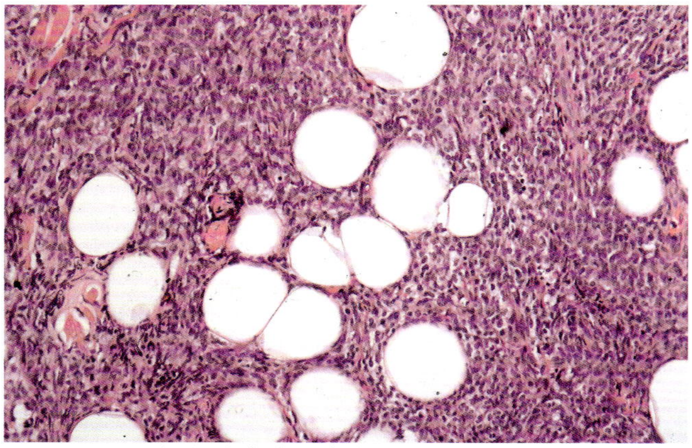

**图 29.331** 组织细胞肉瘤：病变累及皮下脂肪（By courtesy of C.D.M. Fletcher, MD, Brigham and Women's Hospital and Harvard Medical School, Boston, USA.）

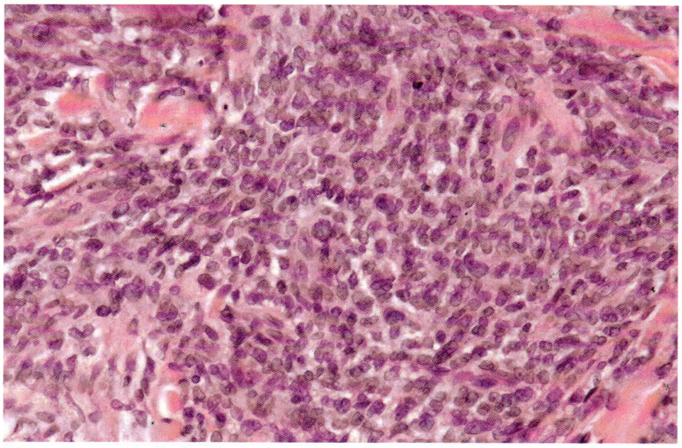

**图 29.332** 组织细胞肉瘤：组织细胞含有嗜酸性胞质和泡状核（By courtesy of C.D.M. Fletcher, MD, Brigham and Women's Hospital and Harvard Medical School, Boston, USA.）

有丝分裂象[7, 18, 22]。梭形细胞肉瘤样损害可呈特征性的席纹状模式，并可见黄瘤样型[18-19, 22]。肿瘤细胞吞噬淋巴细胞是本病特征[18-19, 22]。偶见吞噬红细胞的现象[22]，坏死区域可见，但通常不广泛，血管侵犯罕见[7, 18, 22]。可见到明显的炎症细胞浸润，包括淋巴细胞、中性粒细胞，偶见嗜酸性粒细胞和浆细胞[1, 18, 22]。

肿瘤细胞表达 CD68、CD163 和（或）溶菌酶，后者常呈高尔基体阳性模式（图 29.333、29.334）[1, 7, 18, 22, 29]。CD45、CD45RO、CD4 常常弱阳性表达，偶尔 CD15 弱阳性表达[1, 18, 20-22]。S-100 有时可呈局灶性弱阳性表达，这与树突状细胞的分化程度有关[7, 18, 20, 22]。CD1a，甚至 langerin 偶尔可表达，但仅限于极少数细胞[18, 30]。在这种情况下，难以区分甚至不可能区分 HS 和朗格汉斯细胞肉瘤。其他用于鉴别细胞来源的标记，包括滤泡树突状细胞（CD21、CD35）、淋巴细胞（CD3、CD5、CD20、CD79a、pax5）、髓系（CD33、MPO）、黑素细胞（HMB-45、melan-A）和上皮（细胞角蛋白）均阴性表达[1, 7, 18, 22]。

超微结构方面，肿瘤细胞含有大量明显的溶酶体。但不含 Birbeck 颗粒、桥粒附着和交指状连接[7, 13, 22]。

在大多数病例中，抗原受体基因属于胚系基因。

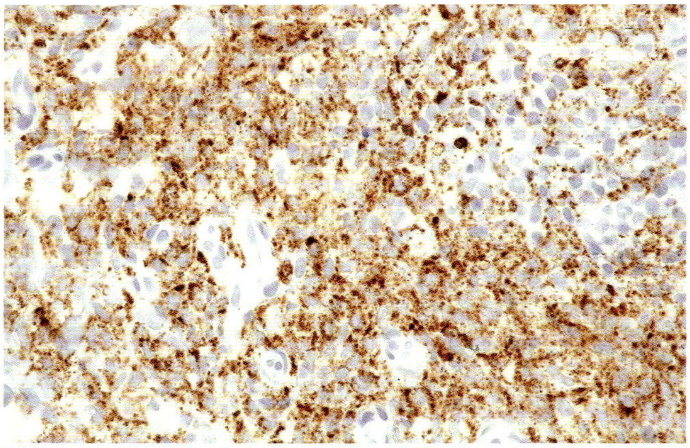

**图 29.333** 组织细胞肉瘤：肿瘤细胞表达 CD68（By courtesy of C.D.M. Fletcher, Brigham and Women's Hospital and Harvard Medical School, Boston, USA.）

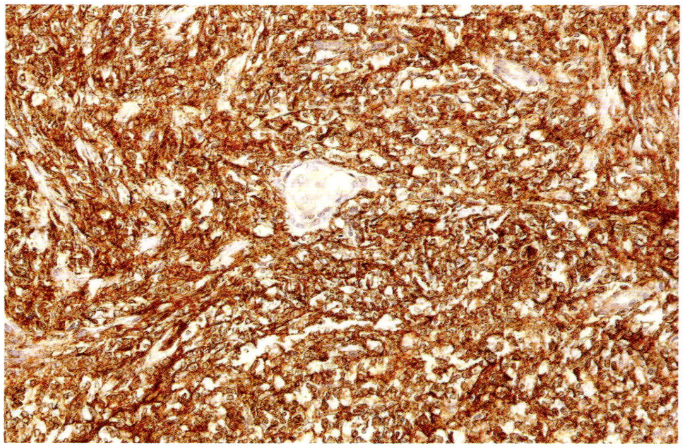

**图 29.334** 组织细胞肉瘤：可见肿瘤弥漫性表达溶菌酶（By courtesy of C.D.M. Fletcher, Brigham and Women's Hospital and Harvard Medical School, Boston, USA.）

偶见免疫球蛋白和 T 细胞受体基因克隆性重排[2, 27]。这种情况，可能源于已存在的非霍奇金淋巴瘤的转分化，或归咎于肿瘤细胞的原始自然特性，即所谓的"种系杂交"[7, 28]。

## 鉴别诊断

HS 的诊断依赖于证明肿瘤细胞来源于组织细胞，同时排除其他来源的肿瘤，因此本病的诊断通常是一个排除性诊断。如果采用大量的、可靠的免疫组织化学染色技术，通常可以明确排除未分化弥漫型大 B 细胞淋巴瘤、间变性大细胞淋巴瘤和其他非霍奇金淋巴瘤。黑素细胞肿瘤通常表达 HMB-45 和（或）melan-A；未分化癌通常表达某种细胞角蛋白。急性髓系白血病应该表达 CD33，有时表达 MPO。

（张德志　张筱雁译　陈浩校　王琳审）

# 皮肤白血病浸润和前体细胞肿瘤

## 概述

白血病是指骨髓和外周血中的白细胞及其前体细胞的肿瘤性增生。白血病的亚型可概括地归类为髓系和淋巴系细胞来源，或归类为成熟白细胞（慢性白血病）和其母细胞化的前体细胞来源（急性白血病）。由于循环中的肿瘤细胞数量较多，白血病累及其他组织很常见。几种慢性白血病表现（如慢性 B 淋巴细胞白血病、成人 T 细胞淋巴瘤 / 白血病）在这一章的其他部分讨论。另外，一些淋巴瘤和骨髓增生性肿瘤（如套细胞淋巴瘤、肥大细胞增多症）可累及皮肤，也可表现为白血病。慢性髓系和髓单核细胞白血病也可累及皮肤，但很罕见[1-3]。这一部分主要介绍可能出现皮肤表现的造血前体细胞恶性肿瘤，即急性髓系白血病、母细胞性浆细胞样树突状细胞肿瘤和前体淋巴母细胞白血病 / 淋巴瘤。

本书对前体细胞肿瘤不进行详细介绍，下文只是一个非常笼统的概述。以前，用法美英三国（FAB）系统分类急性髓系白血病（acute myeloid leukemia，AML）。该分类基于形态学，并与肿瘤细胞的类型及分化级别有关。而近年来，在 AML 中发现了一些特异性的遗传学改变，越来越清楚，这些改变与临床表现和预后有关。2001 年 WHO 分类采用了这些遗传学资料，用于定义"伴有常见遗传学异常的 AML"。同时将其他 AML 分为多系发育不良性 AML、治疗相关性 AML 和未定类 AML。后者根据改良的 FAB 的形态学分类进一步分类，并将髓系肉瘤纳入[4-9]。

2008 年的 WHO 分类进一步将分类精确化。两处修改与皮肤尤其相关。第一，髓系肉瘤第一次被认为是一种特殊的亚型。此外，将以前的"母化 NK 细胞淋巴瘤"更名为"母细胞性浆细胞样树突状细胞肿瘤"，并把该肿瘤从成熟 T 细胞和 NK 细胞肿瘤的类别中移至 AML 的变异型这一类别中[10-11]。

淋巴系前体细胞肿瘤是指淋巴母细胞白血病和（或）淋巴瘤。它们被进一步分类为 T 细胞型和 B 细胞型。根据与预后相关的临床或免疫表型特点及相对应的特异性遗传学异常，将 B 淋巴细胞白血病 / 淋巴瘤进一步分类[12-14]。

白血病的皮肤表现包括各种非特异性皮损，如紫癜和瘀斑、药物不良反应、机会性感染、急慢性移植物抗宿主病、白细胞碎裂性血管炎、坏疽性脓皮病、Sweet 病和罕见的表皮内水疱性皮损，后者酷似暂时性棘层松解性皮肤病（Grover 病）和家族性良性天疱疮（Hailey-Hailey 病）。白血病性血管炎也能见到[18]。非特异性皮损也可见于骨髓增生异常综合征，后者以慢性难治性血细胞减少、感染、出血为特征[2-3, 19-20]。皮损包括皮肤血管炎、光敏感、结节性痒疹、Sweet 病、坏疽性脓皮病、持久性隆起性红斑、角层下脓疱病和复发性多软骨炎[21-27]。

# 髓系肉瘤

## 临床特征

髓系肉瘤（myeloid sarcoma，MS）被定义为发生在骨髓外的、由成熟或非成熟髓系母细胞组成的肿瘤或肿块。皮肤白血病一词常用于描述有皮肤受累的情况。在 25% 的患者中，MS 发生时没有其他急性髓系白血病（myeloid leukemia，ML）的证据。MS 等同于 AML，诊断后患者应接受相应检查、分类和治疗[1-6]。在 35% 的患者中，MS 与另外一种血液系统恶性肿瘤同时被诊断，后者常为 AML，有时为骨髓增生性肿瘤或骨髓增生异常综合征[1-3, 7-10]。其余的 MS 患者（约 40%）既往有血液系统恶性肿瘤或骨髓增生异常病史[1-3, 11-12]。因此，MS 可能是既往完全缓解的 AML 患者复发的第一表现，或意味着骨髓增生性疾病或骨髓增生异常综合征转化为急性白血病。虽然所有组织均可受累，但最常见的发生部位是皮肤（28.2%）、淋巴结（16.35%）、睾丸（6.5%）、肠（6.5%）、骨（3.25%）和中枢神经系统（3.25%）[2-3]。

皮肤 MS 相对少见，AML 患者中的发生率为 2% ～ 30%[13-18]。男女发病概率相等，发病年龄范围广[13, 19]。没有明确的易受累部位，临床表现变化多端且没有特异性。红色或紫色丘疹和结节（可有瘙痒）是最常见的临床表现，有时也可见到浸润性斑块，斑疹、溃疡较少见，罕见水疱（图 29.335）[19-21]。口腔表现并不罕见，包括丘疹、结节和溃疡。在急性单核细胞白血病和粒单核细胞白血病患者中可出现牙龈增生[20-25]。

以前认为 AML 累及皮肤是预后不良的表现[15, 26-27]，但关于 MS 的大样本研究表明，其临床特征和对治疗的反应不受年龄、性别、发病部位、临床表现、其他髓系肿瘤的病史、组织学特征、免疫表型或遗传学改变的影响[2]。患者接受高强度化疗和骨髓移植是避免死亡最好的方法[2, 28]。

## 发病机制和组织学特征

理论上 MS 的发病机制与 AML 相同。在几项细胞遗传学研究中发现了 MLL 重排、7 号染色体单倍体和 8 号染色体的三倍体[2, 17, 29]。核仁磷蛋白 -1 突变的发生率与 AML 相似[3]。据报道，t（8;21）（q22; q22）发生率很高，似乎与小儿发病和（或）眼部肿瘤相关[2, 30-33]。

皮损在真皮内，由中等至致密的细胞组成，表现为结节或弥漫性生长模式，有时累及皮下组织。围血管或附属器浸润较明显。表皮常不受累[13, 19, 27, 34]。肿瘤细胞的细胞学变化多端，取决于分化的方向和程度。多数病例有中等至大的母细胞，这些细胞在胶原束间成行排列，外观常与单核母细胞或粒单核细胞相似[2, 14]。可见到不同程度的粒细胞分化，不成熟嗜酸性粒细胞常见（图 29.336、29.337）[19, 27]。

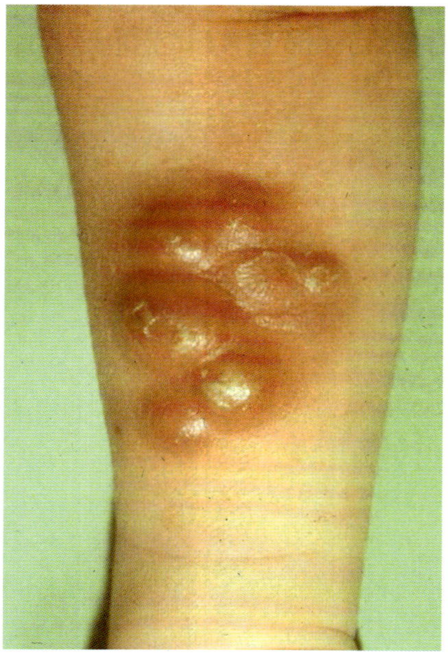

图 29.335 髓系肉瘤：位于年幼患儿下肢中段内侧的红色结节

免疫表型取决于细胞的类型和成熟程度。最近一项包括皮肤病例的研究发现，最常表达的抗原按照表达的频率从高到低，依次为 CD68（Kp1）、MPO、CD117、CD99、CD68（PGM1）、溶菌酶、CD34、TdT、CD56、CD61、CD3、血型糖蛋白 A 和 CD4[2]。CD33、CD117 和 MPO 主要表达在髓系分化的病例，而 CD11c、CD14 和 CD163 更常见于单核母细胞分化的病例。

## 鉴别诊断

本病主要需要和母细胞性浆细胞样树突状细胞肿瘤、淋巴母细胞白血病 / 淋巴瘤、大 B 细胞淋巴瘤和儿童小圆蓝细胞肿瘤相鉴别。虽然可能需要一系列的抗体，但免疫组化和临床信息有利于诊断。与本病最

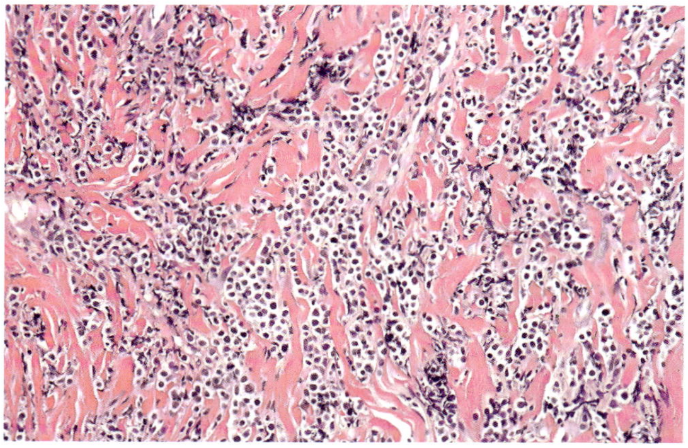

图 29.336 髓系肉瘤：真皮内大量细胞浸润，胶原被明显分隔

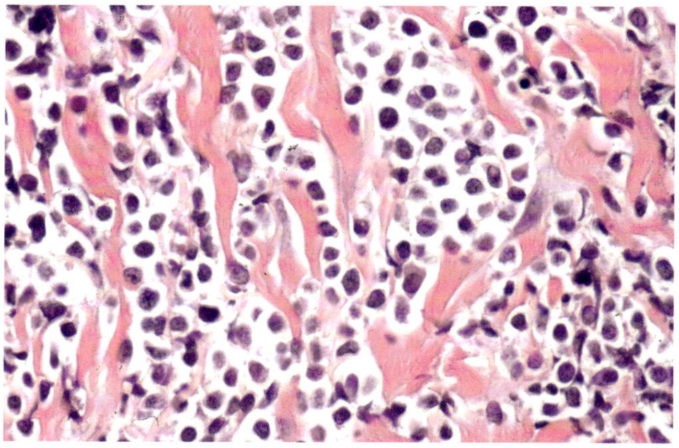

图 29.337 髓系肉瘤：母细胞核深染，胞质很少

常发生重叠的疾病是母细胞性浆细胞样树突状细胞肿瘤，后者可靠的鉴定方法是证实肿瘤是浆细胞样树突状细胞分化而来（如表达 CD123、BDCA-2），且不表达除 CD33 以外的髓系标记（如 MPO）。

# 母细胞性浆细胞样树突状细胞肿瘤

过去，母细胞性浆细胞样树突状细胞肿瘤（blastic plasmacytoid dendritic cell neoplasm，BPDCN）的细胞来源不明，导致本病出现了多种命名，包括：

- 母细胞化 NK 细胞淋巴瘤
- 无颗粒 CD4$^+$ NK 细胞白血病
- 母细胞化 NK 细胞白血病 / 淋巴瘤
- 无颗粒 CD4$^+$ CD56$^+$血源性皮肤肿瘤[1-6]

不过，现已证实 BPDCN 来源于浆细胞样树突状细胞的前体细胞。因此在最近的 WHO 分类中，这一新的命名与各种急性髓系白血病分在同一组[7-10]。

BPDCN 占急性白血病的不到 1%，占皮肤淋巴瘤的 0.7%[8, 11-12]。没有发现人种或种族易感性。男女比例≥ 3 : 1[8, 10]。发病年龄范围广（＜ 1 ～ 90 岁）。大多数患者为老年人（平均发病年龄为 67 岁）[8, 13-15]。几乎所有患者均有皮损，虽然任何器官都可受累，但最常受累的为骨髓、外周血（60% ～ 90%）和淋巴结（40% ～ 50%）[5, 16]。

皮损可以是单个或多发，累及躯干、头部和四肢[17]。皮损常为红色或红黄色结节、肿瘤或斑块，或挫伤样损害[8, 10, 17]。病变长期（即＞ 6 个月）局限于皮肤的病例较少见。大部分患者临床进展迅速，累及骨髓、外周血和其他部位，发生血细胞减少[2, 8, 10, 17]。对治疗的最初反应通常较好，但多数患者在短期内复发。中位生存时间仅 12 ～ 14 个月[8, 10]。个别患者可长期缓解，有较好的预后，这些多数为年轻的患者、行同种异体干细胞移植治疗者，也可以是肿瘤细胞为相对不成熟浆细胞样树突状细胞表型的患者[5, 16-20]。

在 10% ～ 20% 的病例，BPDCN 与骨髓增生异常综合征、髓单核细胞白血病或急性髓系白血病相关，或会发展成为以上这些疾病。

## 发病机制和组织学

抗原和趋化因子受体表达、体外功能试验、基因表达谱和肿瘤细胞系的研究表明，本病肿瘤细胞来源于浆细胞样树突状细胞的前体细胞[8-9, 16, 19]。细胞遗传学分析并没有发现特征性的核型异常，但总是发现 5q21 或 5q34、12:12p13、13 号染色体的重现性基因异常，6q 的丢失或 6q23-qtr 的删除，15p 单倍体和 9 号染色体单倍体[23]。一项 CGh 阵列研究发现 4、9、13 号染色体的重现性基因异常位于含肿瘤抑制基因的位置，但仍非 BPDCN 的特异性改变[9]。本病与 EB 病毒无相关性[11, 17]。

组织学上，病变常累及真皮，可蔓延至皮下组织，但一般不累及表皮（图 29.338）[8, 10, 17]。一般没有血管侵犯和凝固性坏死。病变细胞为中等大的母细胞，核不规则，染色质细小分散，一到数个小核仁（图 29.339）。胞质中等量或少量，无颗粒，通常轻度嗜碱性（“灰蓝色”）。

母细胞特征性地表达 CD4、CD43 和 CD56，也有 CD56 阴性或 CD4 阴性的报道[8, 12, 22, 24]。肿瘤也表达浆细胞样树突状细胞的标记，如 CD123（白介素 -3α 链受体）、BDCA2（CD303）和 TCL1[4-6, 16-17, 20, 22, 25-26]。大约半数的病例表达 CD68。肿瘤细胞还可以表达 CD7、

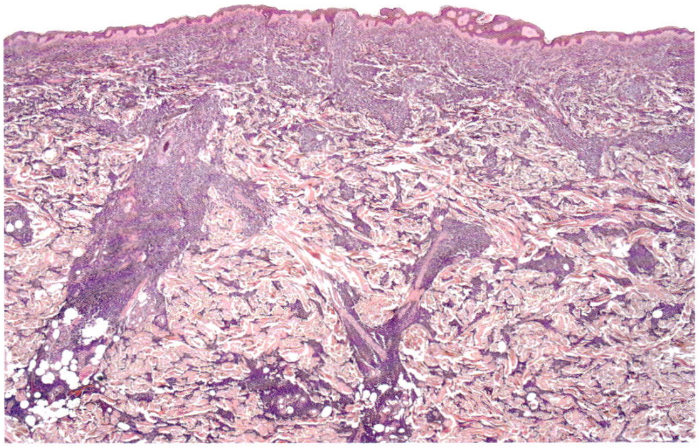

图 29.338 母细胞性浆细胞样树突状细胞肿瘤：血管周围、毛囊周围和间质内致密的细胞浸润

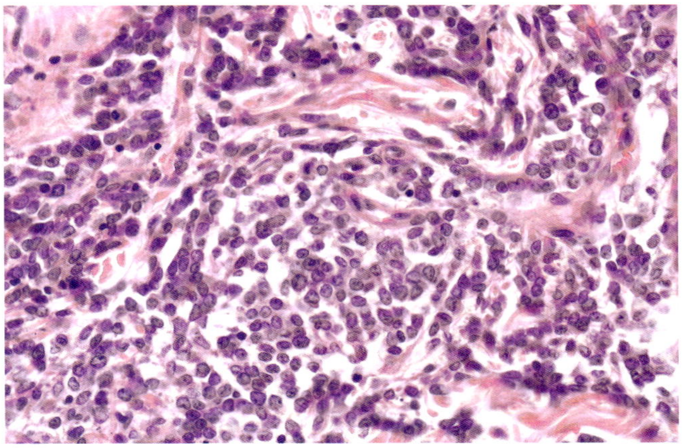

图 29.339 母细胞性浆细胞样树突状细胞肿瘤：浸润细胞形态单一，胞质嗜碱性，核圆形至卵圆形，核仁小

CD33 和 TdT[8, 16-18, 27]。一项研究提示，BPDCN 可能是一组分化不同的谱系性疾病，最原始者表达 TdT，但不表达 BDCA2 或 CD7，而最成熟者 TdT 阴性，但 BDCA2 和 CD7 阳性，后者预后较差[18]。其他 T 细胞、B 细胞和髓系标记通常阴性[10, 17]。

多数情况下，B 和 T 细胞受体基因位于一个胚系结构。T 细胞受体克隆性重排罕见[5, 16-17, 22]。

## 鉴别诊断

BPDCN 需要与其他表达 CD56 的母细胞恶性肿瘤相鉴别。结外 NK/T 细胞淋巴瘤不表达 CD4，而且 EBV 阳性。10% ～ 20% 的急性髓系白血病患者 CD4 和（或）CD56 阳性，使得诊断困难。表达 CD33 以外的其他髓系标记支持急性髓系白血病诊断；而表达浆细胞样树突状细胞标记，如 CD123 或 BDCA2 则倾向于诊断 BPDCN。成熟 T 细胞淋巴瘤累及皮肤也可能表达 CD56，表达或不表达 CD4，但通常表现出其他疾病的典型特征，如间变性大细胞淋巴瘤、淋巴瘤样丘疹病和蕈样肉芽肿。注意将 BPDCN 与浆细胞样树突状细胞大量聚集区别开来，后者偶见于髓系肿瘤患者的淋巴结内或结外病变，尤其是慢性髓系单核细胞白血病。聚集的浆细胞样树突状细胞在形态学上成熟，且 CD56 阴性[28]。

# 前体淋巴母细胞白血病 / 淋巴瘤

淋巴母细胞白血病 / 淋巴瘤（lymphoblastic leukemia/lymphomas，LLLs）是来源于 T 或 B 淋巴细胞的前体细胞（淋巴母细胞）的肿瘤。传统意义上，当肿瘤表现为肿块，且没有或仅有轻微外周血或骨髓受累时，我们使用“淋巴瘤”这一名词；“白血病”则指那些广泛血液和骨髓受累的情况[1-2]。大多数淋巴母细胞白血病为 B 细胞型，而约 90% 的淋巴母细胞淋巴瘤为 T 细胞型[2-3]。T 淋巴母细胞淋巴瘤一般出现在中线部位和淋巴结，而 B 淋巴母细胞淋巴瘤容易侵犯皮肤、软组织、骨和淋巴结[2, 4-5]。因此，皮肤上最常见的前体淋巴细胞肿瘤为 B 淋巴母细胞淋巴瘤[6-11]。

所有类型的皮肤 LLLs 在皮肤恶性淋巴肿瘤中的比例< 10%[12-14]。大多数患者为儿童或青壮年。典型表现为红色或紫红色结节或肿块，B 淋巴母细胞淋巴瘤好发于头颈部[4, 7]。皮肤表现可以为唯一症状（所谓的“原发性皮肤淋巴母细胞淋巴瘤”），也可伴发其他结外病变和（或）白血病[4, 9, 15-17]。然而，即使仅有皮肤病变，患者也按系统性疾病来处理。

虽然 LLLs 是一种侵袭性肿瘤，但对治疗的反应较好。儿童患者的预后相对更好，至少在年轻患者中，B 淋巴母细胞白血病 / 淋巴瘤的预后优于 T 淋巴母细胞白血病 / 淋巴瘤。B 淋巴母细胞白血病 / 淋巴瘤的治愈率约为 80%[1-2, 18]。皮肤受累并不是预后差的标志[7]。

## 发病机制和组织学特征

LLLs 与多种遗传学异常相关，其中一些与发病机制和临床预后有关[1-2, 18]。

组织学上，真皮层可见单一形态的、中等大小的母细胞弥漫浸润，母细胞胞质轻度嗜碱性，染色质分布规则，核仁小但清晰。核膜光滑或不规则，但与细胞来源无相关性。有丝分裂象常见。肿瘤细胞常分散在胶原束间，挤压现象常见[4-5, 12]。

肿瘤细胞总是表达 TdT、CD43 和 CD99[7, 9, 19]。肿瘤细胞 CD10 也常阳性，尤其是 B 细胞肿瘤，但 CD45 可能阴性[4]。T 淋巴母细胞白血病 / 淋巴瘤 CD7 常阳性，其他 T 细胞标记，如 CD1a、CD2、CD3、CD4、CD5 和 CD8 表达情况不一[20]。B 淋巴母细胞白血病 / 淋巴瘤表达一种或多种 B 细胞相关抗原，最常见的是 pax5、CD19 和 CD79a，CD20 相对较少表达[4, 12]。T 和 B 淋巴母细胞白血病 / 淋巴瘤都可偶尔表达髓系标记，如 CD33，但 MPO 总是阴性[1-2, 18]。

免疫球蛋白重链和 T 细胞受体基因克隆性重排分别常见于 B 和 T 淋巴母细胞白血病 / 淋巴瘤。轻链基因重排发生在 B 细胞发育后期，因此轻链基因克隆性重排少见。谱系不确定现象常见，即 B 细胞肿瘤可出现 T 细胞受体基因克隆性重排，而 T 细胞肿瘤也可出现免疫球蛋白基因克隆性重排[4, 21-22]。

## 鉴别诊断

主要与其他母细胞肿瘤鉴别，包括急性髓系白血病、母细胞性浆细胞样树突状细胞肿瘤、淋巴瘤母细胞化（如大 B 细胞淋巴瘤、结外 NK/T 细胞淋巴瘤）和小圆蓝细胞肿瘤。需要很多抗体来区分本病和急性髓系白血病及母细胞性浆细胞样树突状细胞肿瘤（见上文），而 TdT 阳性可排除具有母细胞形态的成熟 / 外周淋巴细胞淋巴瘤。儿童其他的小细胞肿瘤不表达 TdT 及 T 细胞或 B 细胞抗原，例如 CD7 和 CD79a[15]。

# 皮肤髓外造血

## 临床特征

髓外造血（extramedullary hematopoiesis，EMH）（髓样化生）是指在骨髓以外形成造血组织。通常，EMH 与潜在的骨髓增生性肿瘤或骨髓增生异常综合征密切相关，通常是慢性特发性骨髓纤维化[1-9]。少见的情况下，EMH 可发生在淋巴瘤或转移癌替代骨髓、多种贮积性疾病以及多种疾病引起的严重贫血患者，包括遗传性球形红细胞增多症、镰状细胞贫血、Rh 溶血和双胞胎之间相互输血[5, 7]。还有发生于严重宫内感染后和患者接受髓系生长因子后的报道[5, 7, 10-11]。

EMH 主要见于肝和脾，其他部位罕见[10, 12-14]。临床表现多样，皮损孤立或多发，皮色或紫红色丘疹、结节和斑块。溃疡和水疱罕见[5, 7, 12-13]。在罕见的情况下，EMH 可与毛母质瘤、梭形细胞脂肪瘤、厚皮性骨膜病和化脓性肉芽肿伴发[10, 15-20]。

## 发病机制和组织学特征

EMH 的发病机制不清，可能与多种因素有关。异常造血干细胞移位可能是引起髓系疾病相关 EMH 的原因。这可能也是骨髓被纤维化或肿瘤细胞替代后的一种代偿现象。另一种假说认为是局部或系统产生的骨髓刺激因子诱导成体干细胞在髓外向造血干细胞分化，这可以解释在没有骨髓异常的情况下，局限性 EMH 偶尔可发生在皮肤病皮损内的原因[10, 15]。

组织学上，EMH 由不同比例的前体红细胞系（有核的）、不成熟粒细胞和巨核细胞组成。后者可能分泌纤维生成细胞因子，导致纤维化并发展成为所谓的硬化性髓外造血肿瘤[8]。在一些病例，3 个主要细胞系中的 1 个或多个细胞系的细胞较少，这种造血前体细胞的异常表现为明确存在的基础疾病的性质提供了线索[21]。例如，大的不典型巨核细胞有时见于特发性骨髓纤维化，明显的粒细胞增生见于慢性髓系白血病，红细胞生成见于真性红细胞增多症或溶血性贫血[10, 13, 21]。

在梭形细胞脂肪瘤和毛母质瘤相关的病例中，EMH 见于骨小梁间的骨髓腔；而在化脓性肉芽肿相关的病例中，EMH 发生在基质[15-20]。

免疫组化对确定造血前体细胞的谱系可能有帮助。血型糖蛋白 A 抗体用于鉴定红细胞前体细胞，抗髓过氧化物酶和抗中性粒细胞弹性蛋白酶可用来明确髓系前体细胞，CD42b 和 CD61 则用来明确巨核细胞。

## 鉴别诊断

根据存在不止一个细胞系和有成熟现象的多种前体细胞成分，可以鉴别本病与皮肤白血病。

（乔建军　解瑶译　陈浩校　王琳审）

# 肥大细胞增生症

2008 年，WHO 髓系肿瘤分类中将肥大细胞增生症归类为骨髓增殖性疾病[1]。这是一种异质性疾病，以单个或多个器官系统内肥大细胞单克隆增生聚集为特点。临床病程多种多样，从无症状、有时自发消退且寿命不受影响，到高度侵袭性，伴多器官衰竭及生存期缩短都可出现[1-2]。根据器官受累的程度及范围、器官功能缺损的程度及其他临床及实验室表现，肥大细胞增生症细分为不同亚类[1-7]。两个主要的亚型分别是系统性肥大细胞增生症（20% 的病例）及更加常见的、局限于皮肤的皮肤型肥大细胞增生症（80% 的病例）。系统性肥大细胞增生症以骨髓和（或）其他皮肤外器官受累为特点，尽管高达 50% 的病例也有皮肤表现。系统性肥大细胞增生症的诊断需要满足至少 1 项主要标准及 1 项次要标准，或者 3 项次要标准（表 29.6）。

大部分系统性肥大细胞增生症较为惰性，但罕见的侵袭性变异型依然存在，可以根据进一步的临床及实验室参数来确定。目前公认的系统性肥大细胞增生症的分型如下：

**表 29.6　肥大细胞增生症诊断标准**

| |
|---|
| **皮肤型肥大细胞增生症**<br>色素性荨麻疹的典型临床表现 / 皮肤活检示组织有适量的肥大细胞浸润的斑丘疹皮肤型肥大细胞增生症或单发肥大细胞瘤。不符合系统性肥大细胞增生症的诊断标准 |
| **系统性肥大细胞增生症**<br>需要主要标准和 1 项次要标准，或者至少 3 项次要标准 |
| **主要标准：**<br>骨髓和（或）其他皮肤外器官多灶性肥大细胞浸润，组织学必须≥ 15 个肥大细胞 / 灶。<br>**次要标准**<br>1. 活检标本中> 25% 的细胞为梭形或其他非典型的肥大细胞。<br>2. *KIT* 密码子 816 活化点突变。<br>3. 肥大细胞 CD2 和（或）CD25 异常表达。<br>4. 无相关克隆性骨髓疾病的情况下血清类胰蛋白酶> 20 ng/ml |
| Modified from Horny，H.P.，et al.（2008）WHO classification of tumors of haematopoietic and lymphoid tissues. Swerdlow，S.H.，Campo，E.，Harris，N.L.，et al（eds）. Lyons：IARC Press，pp 54-63. |

- 惰性
- 与肥大细胞系以外的克隆性血液病相关
- 侵袭性
- 肥大细胞白血病
- 肥大细胞肉瘤
- 皮肤外肥大细胞瘤

本文不包括错综复杂的有关分类亚型的全面讨论（详细见参考文献［1］和［2］），此外，虽然下文总结了系统性肥大细胞增生症的一般临床特点，但详细讨论仍限于皮肤病。

## 临床特征

任何年龄都可患病。皮肤型肥大细胞增生症在儿童最常见，出生时即可出现，多达半数的病例在出生后 6 个月之内出现。成人较为少见，大部分成人皮肤受累的病例与系统性肥大细胞增生症相关[8-10]。系统性肥大细胞增生症通常出现在 20 岁以后。无性别或种族偏向[11-12]。肥大细胞增生症的皮肤损害常见，80% 的患者，包括 50% 的系统性肥大细胞增生症患者均有皮肤损害。系统性肥大细胞增生症几乎均有骨髓受累，罕见外周循环中肥大细胞数目显著增高，类似白血病样的血象改变[13-18]。几乎任何其他组织均可受累，但最常见的是脾、淋巴结、肝及胃肠道[5-6, 13, 16, 19-21]。

症状往往与肥大细胞释放的种类众多的介质以及细胞直接浸润有关。这些介质包括组胺、类花生酸、蛋白酶以及肝素。它们可能引起局部或更加广泛的反应，如过敏反应、潮红、头痛、过敏性鼻炎、心悸及低血压性晕厥[3, 22-23]。胃肠道症状包括呕吐、腹部绞痛、消化性溃疡及腹泻[3, 6]。在皮肤，肥大细胞脱颗粒常导致瘙痒，Darier 征及皮肤划痕症阳性（图 29.340）。Darier 征指摩擦皮损后出现局部水肿或荨麻疹，甚至可以出现大疱。

可能出现全身症状，如乏力、体重下降、发热，以及骨骼肌肉的不适，包括骨痛、骨量减少、骨质疏松、骨折、关节痛、肌痛。偶见轻度脾大，罕见淋巴结病及肝大[3, 6, 16, 19-20, 24]。外周血嗜酸性粒细胞增多是最常见的血液学异常，此外其他表现，包括贫血、白细胞增多、中性粒细胞减少及血小板减少均可见到[13, 15, 25-28]。系统性肥大细胞增生症中血清类胰蛋白酶通常升高，其持续升高是诊断的一项次要标准。血清类胰蛋白酶在皮肤型肥大细胞增生症中正常或仅轻度升高[1, 3, 29]。外周循环中出现肥大细胞很罕见，是肥大细胞白血病的一项诊断标准[3]。此外，文献报道多达 30% 的系统性肥大细胞增生症患者与骨髓或淋巴恶性肿瘤相关，这些疾病在肥大细胞疾病之前、同时或之后出现。常见的是慢性髓单核细胞系白血病，骨髓发育不良、急性髓系白血病、淋巴瘤或其他恶性血液病也可见到[3, 15, 30-33]。这样的病例归入系统性肥大细胞增生症分类中的“与非肥大细胞系恶性血液病相关的病变”。

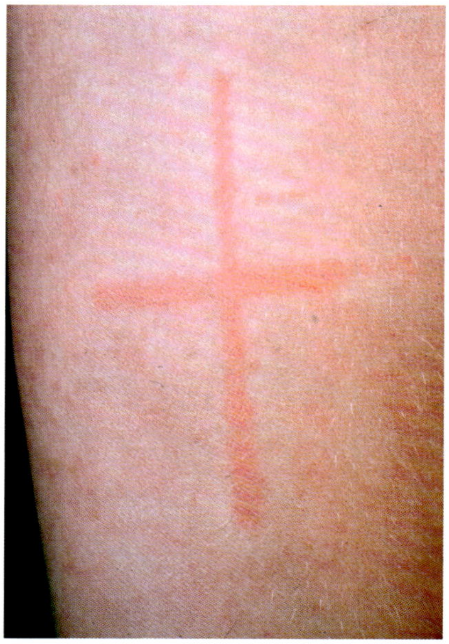

**图 29.340** 肥大细胞增生症：经典的皮肤划痕症

不符合系统性肥大细胞增生症诊断标准的皮肤受累分为以下三种临床病理变异型：

- 孤立性肥大细胞瘤
- 斑丘疹肥大细胞增生症 / 色素性荨麻疹
- 弥漫性肥大细胞增生症

惰性系统性肥大细胞增生症常有皮肤受累，但侵袭变异型常不累及皮肤。皮肤出现肥大细胞肉瘤很罕见。

## 孤立性肥大细胞瘤

几乎仅发生在儿童，皮损单发，无特定好发部位，虽然一项研究提示好发于四肢（图 29.341）。其占肥大细胞增生症病例的 10% ～ 20%[22, 34-37]，表现为红色或黄色结节，直径通常不超过 1 cm[3, 22, 34-36]。皮损可能与一过性潮红有关[11, 35]。大部分病例可自行缓解，而极少数持续存在的皮损可通过切除治愈[3, 9, 33-34]。

## 斑丘疹皮肤肥大细胞增生症 / 色素性荨麻疹

斑丘疹肥大细胞增生症是肥大细胞增生症中最常见的类型，占皮肤型病例的 80%，活产儿的发病率大约是 1∶8000 ～ 1∶1000[3,35-36]。本病最常在儿童出现，

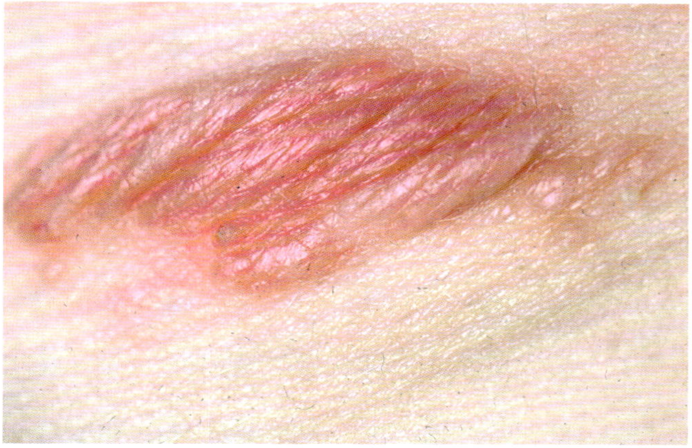

图 29.341　肥大细胞瘤：一名儿童的水肿性红斑块（From the collection of the late N.P. Smith，MD，the Institute of Dermatology，London，UK.）

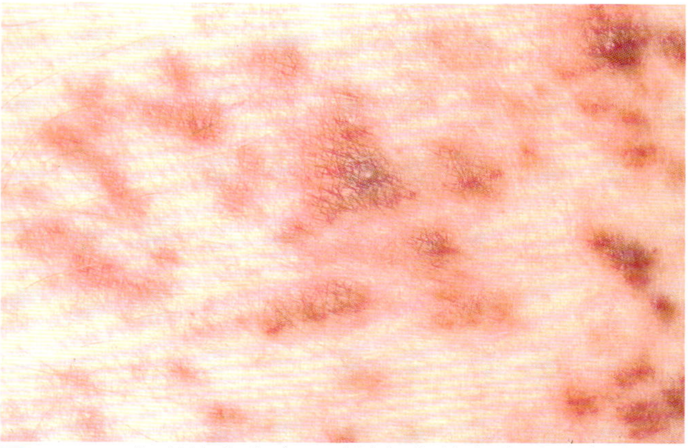

图 29.343　色素性荨麻疹：可见红色的斑疹及丘疹（From the collection of the late N.P. Smith，MD，the Institute of Dermatology，London，UK.）

无性别倾向[33]。皮损在出生时或 1 岁之内出现。皮损为瘙痒性，红斑或红棕色，圆形至椭圆形斑片、丘疹、斑块，直径 2 ～ 3 cm（图 29.342、29.343）[3，11]。其主要发生在躯干，虽然任何部位（包括黏膜）均可能受累[22，36]。Darier 征阳性是本病特征，患者可能表现出广泛的皮肤划痕症。偶尔，皮损为水疱，罕见的情况下，水疱弥漫分布，类似原发或继发的大疱性皮肤病[38]。在成年人，皮损更加弥散，色素更重，斑疹更为多见（图 29.344）[9]。可出现毛细血管扩张，因此命名为持久性发疹性斑疹毛细血管扩张[11，34，39-40]。

大部分儿童病例在青春期前或青春期自行缓解。成人病例常持续存在，始终需要排除系统性肥大细胞增生症[1，9-10，34，41]。但即使存在系统性肥大细胞增生症，病情也常为惰性，对生存无影响[10]。

## 弥漫性皮肤型肥大细胞增生症

非常罕见，主要累及儿童，成人罕见[11，42-44]。皮

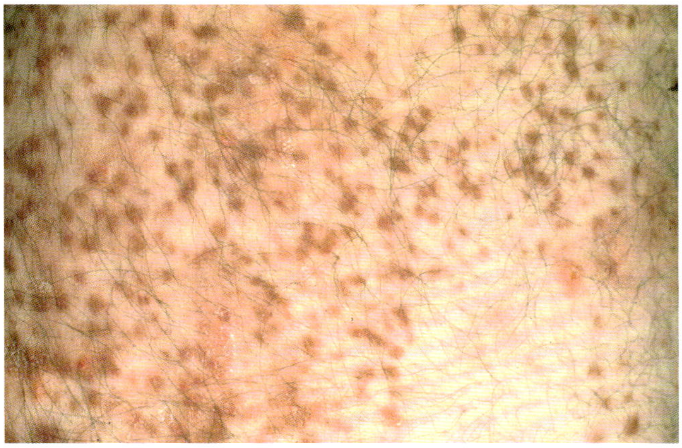

图 29.342　色素性荨麻疹：许多棕色的斑疹及丘疹（From the collection of the late N.P. Smith，MD，the Institute of Dermatology，London，UK.）

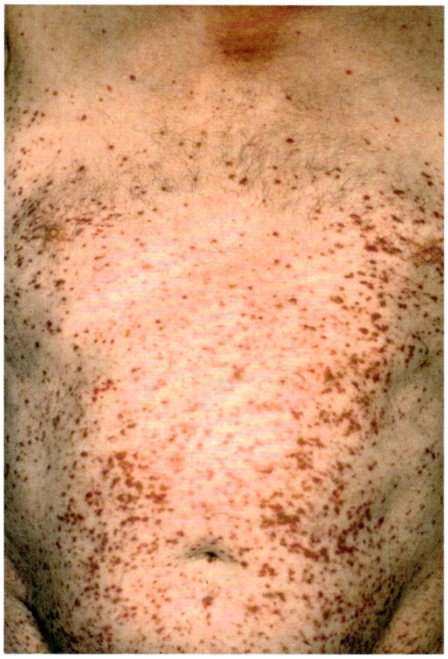

图 29.344　色素性荨麻疹：注意广泛分布的皮损（From the collection of the late N.P. Smith，MD，the Institute of Dermatology，London，UK.）

肤呈红皮病改变，常瘙痒，由于肥大细胞的广泛浸润，皮肤呈厚面团样，表面纹理加重。皮肤偶尔可呈红-黄-棕色，橘皮或皮革样外观[34]。有时苔藓样变很明显。轻微创伤导致的荨麻疹及水疱形成很常见[34，42]。可能出现全身水疱，可类似葡萄球菌烫伤样皮肤综合征或大疱性多形红斑[45-47]。弥漫性皮肤型肥大细胞增生症通常在第 3 ～ 5 年消退[9]。系统症状包括潮红、低血压、休克及腹泻[9]。

## 系统性肥大细胞增生症皮肤受累

几乎都表现为色素性荨麻疹，通常见于惰性肥大细胞增生症[48]。侵袭性肥大细胞增生症中少见，而肥大细胞白血病中则很罕见[9]。

# 肥大细胞肉瘤

肥大细胞肉瘤非常罕见，虽然最初表现为孤立皮损，但常迅速播散，疾病终末期类似肥大细胞白血病。文献记载病变可发生在喉、大肠、脑膜及皮肤[1，48-51]。

## 发病机制和组织学特征

体细胞染色体4q12上的KIT基因活化的点突变在肥大细胞增生症中很常见[52-53]。最常见的突变位于酪氨酸激酶结构域的第816号密码子，涉及天冬氨酸替代缬氨酸（D816V）[52-58]。该突变见于95%以上的系统性肥大细胞增生症成人患者，仅见于1/3的皮肤型肥大细胞增生症患者[56-58]。除D816V以外，其他的点突变频率在皮肤型显著高于系统性肥大细胞增生症[34，57-59]。这些突变导致KIT和后续的致癌基因构成性激活，活化影响细胞生存及功能的下游通路，可以使肿瘤产生对酪氨酸激酶抑制剂（如伊马替尼）的治疗抵抗[52，60]。文献亦有记载，肥大细胞增生症患者皮肤和骨髓中的肥大细胞抗凋亡蛋白的表达增加[11，61]。

正常的肥大细胞通常为椭圆形至多边形，胞质中等丰富，嗜酸性或嗜双色性，内含大量细小依稀可见的颗粒。肥大细胞含胞质类胰蛋白酶，用吉姆萨或甲苯胺蓝染色显示细胞有异染性（图29.345）。核呈圆形至椭圆形，染色质成团，核仁模糊。偶尔双核或多核。当核位于中央时，呈“油煎蛋”样外观。细胞呈梭形也很常见[12，16]。在正常皮肤，肥大细胞围血管及散在分布在真皮内，不形成团。

肥大细胞增生症的肿瘤细胞组织学上与正常者相同，诊断依靠其数量、分布及免疫表型的评估。特别是，诊断必须有肥大细胞的聚集成团。在斑疹和丘疹中，肥大细胞主要见于真皮乳头层，具有正常外观（图29.346、29.347）。真皮乳头可水肿，病变活检前如受创伤，表皮下水疱有时很明显，这主要见于孤立性肥大细胞瘤[35]。

一般来说，皮肤型肥大细胞增生症成人患者皮损中的肥大细胞较儿童患者普遍要少，病变可能非常细微，肥大细胞只是在真皮乳头层的血管周围轻度增加，尤其是在持久性发疹性毛细血管扩张症患者的活检中（图29.348、29.349）。

在较大的结节性病灶及孤立性肥大细胞瘤中，肿瘤样细胞布满整个真皮层，并常延伸至皮下（图29.350、29.351）。

色素性荨麻疹中常见表皮基底细胞色素加深。尤见于陈旧的斑丘疹损害，结节中则少见[62]。可有显著的浅层淋巴细胞及组织细胞浸润，尤其是成人期起病者[62]。嗜酸性粒细胞常见，尤其是活检前被摩擦

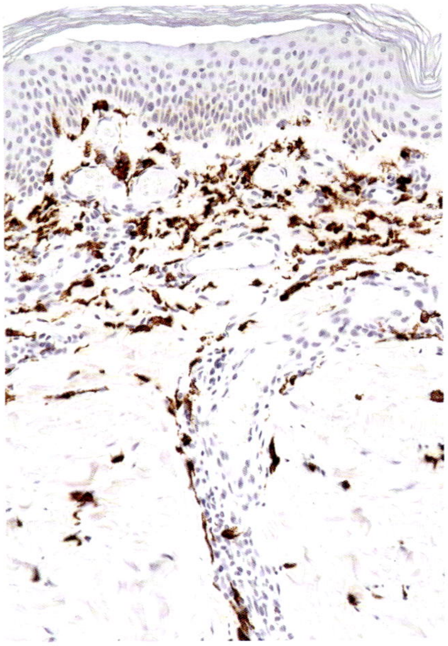

**图29.345** 色素性荨麻疹：肥大细胞类胰蛋白酶阳性

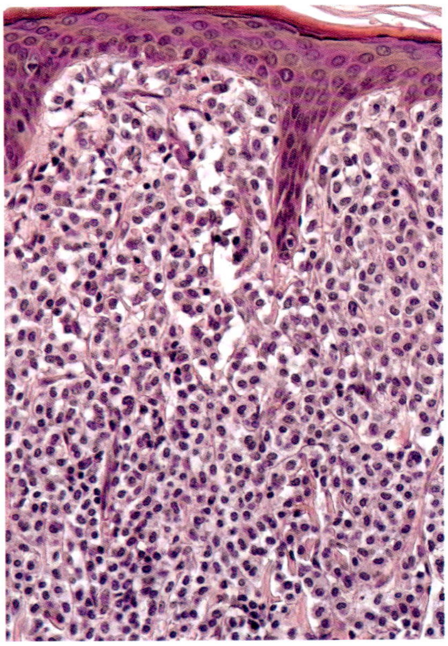

**图29.346** 色素性荨麻疹：真皮内密集细胞浸润

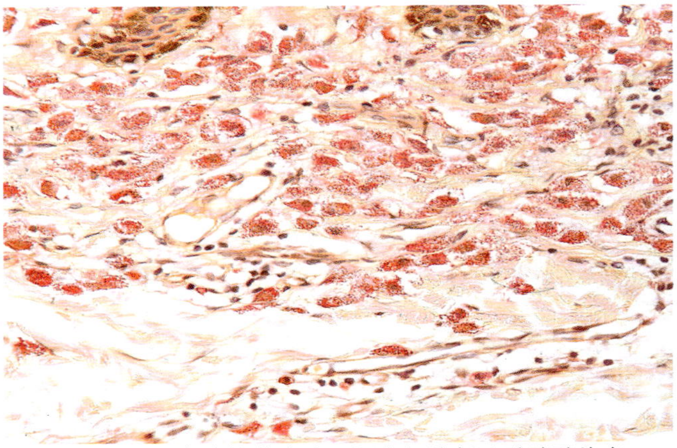

**图29.347** 色素性荨麻疹：肥大细胞氯乙酸酯酶染色

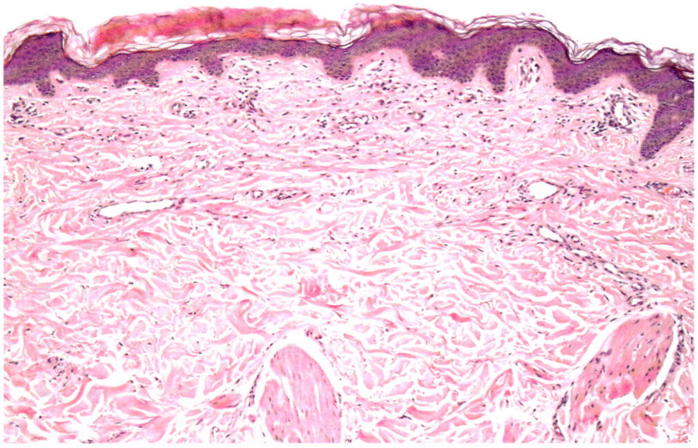
图 29.348 持久性发疹性毛细血管扩张症：特征非常细微，易漏诊。有毛细血管扩张及非常轻微的血管周围细胞浸润

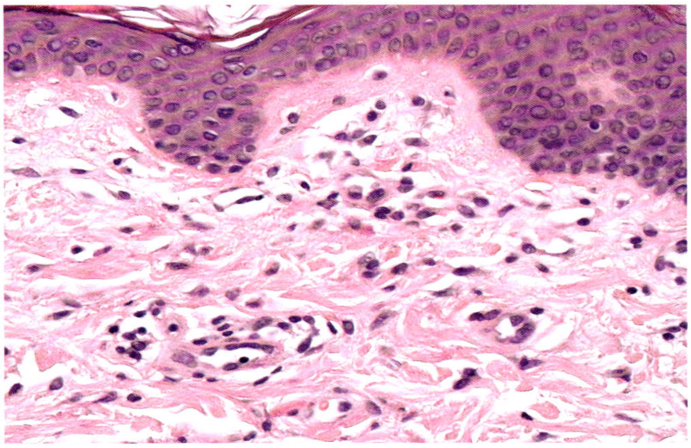
图 29.349 持久性发疹性毛细血管扩张症：在此型中肥大细胞常呈梭形

过的皮损。

## 免疫组化

肥大细胞表达 CD33、CD5、CD68、CD117、类胰蛋白酶及糜蛋白酶。CD117 可能是肥大细胞最敏感

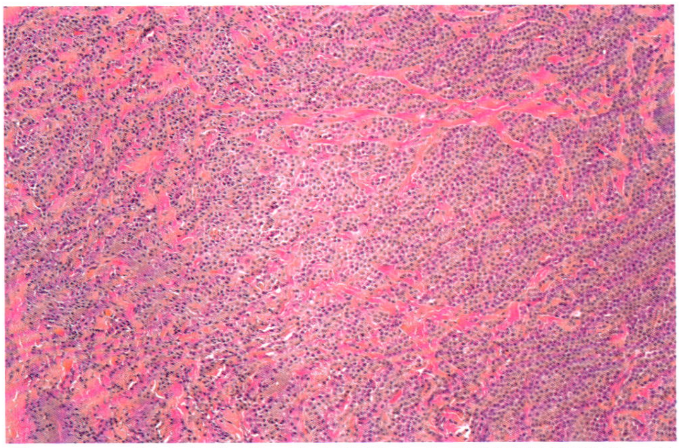
图 29.350 肥大细胞瘤：肿瘤细胞含大量嗜酸性胞质及一致性深染的核

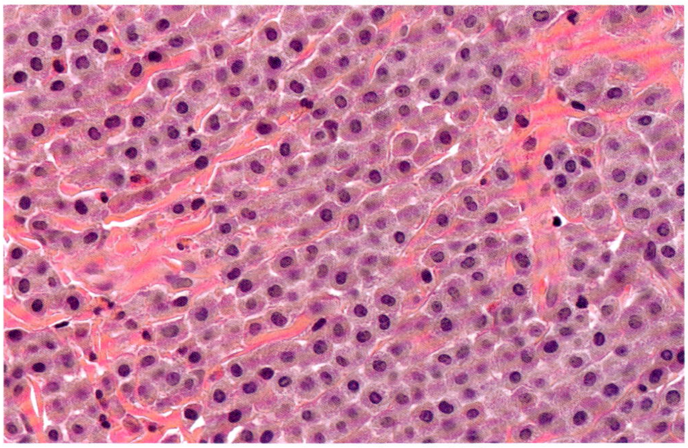
图 29.351 肥大细胞瘤：高倍镜视野

但不特异的标记（图 29.352）。糜蛋白酶高度特异但检测欠敏感。

髓单核细胞标记，如 CD14、CD15 及 CD16 表达缺乏，大部分 T 细胞和 B 细胞标记也是阴性[3, 63-66]。肿瘤性肥大细胞与正常者不同，前者表达 CD2 和（或）CD25。此外，皮损中细胞表达 CD25 预示着有潜在系统性疾病[67]。曾报道一例系统性肥大细胞增生症患者的皮损细胞表达 CD4[68]。

## 鉴别诊断

肥大细胞数量增加见于许多炎症性疾病。这种反应性肥大细胞浸润可能难以与皮肤型肥大细胞增生症鉴别，后者的肿瘤性浸润相对稀疏。临床信息可能有所帮助，但为明确诊断，须见成簇的肥大细胞。可能需要多次活检证实。此外，免疫组化可能有帮助，肿瘤性肥大细胞表达 CD2 和（或）CD25，可与反应性病变相鉴别[1]。

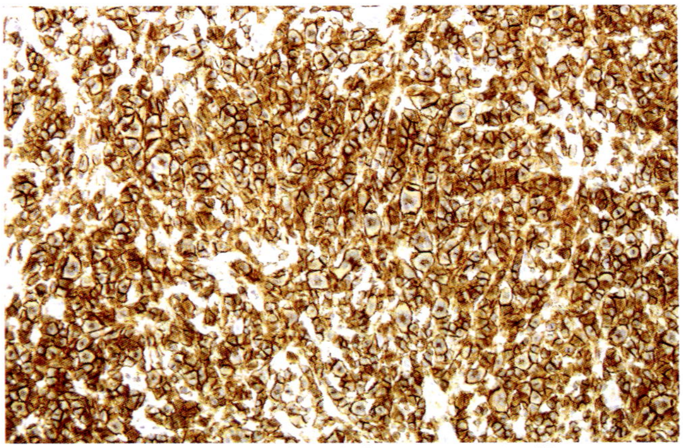
图 29.352 肥大细胞瘤：CD117 强阳性

（吴琼　解瑶　胡彬　温蓬飞译　陈浩校　王琳审）

# 第30章 皮肤转移癌和皮肤 Paget 病

Doina Ivan，Alexander Lazar，Eduardo Calonje



## 皮肤转移癌

皮肤转移癌是恶性肿瘤通过组织间隙、血管或淋巴管扩散到皮肤组织的继发性病变（图 30.1、30.2）[1-2]。偶可发生于外科手术中的种植[3-4]。少数情况下，皮肤转移可能是内脏恶性肿瘤的特征[5-7]。

对于皮肤转移癌的诊断，最主要的是通过组织活检以确认是继发于内脏肿瘤的转移，而非原发于皮肤的肿瘤。两种类别的疾病预后及后续治疗截然不同，前者往往意味着疾病的扩散及预后不良。

采用免疫组织化学技术，偶用电镜检查作为辅助诊断手段，有助于病理医师正确判断肿瘤来源，但要确定某些肿瘤的来源常很困难，有时是不可能的。

如果发现罕见肿瘤病变，尤其在中老年患者，必须高度重视患者是否存在皮肤转移，如不注意则容易将转移性乳腺导管癌误诊为附属器肿瘤。临床和病理医师都必须小心处理组织标本，如固定不良的淋巴瘤可能被误诊为皮肤神经内分泌癌，当有人工挤压现象时可能与转移性小细胞癌相混淆。

### 临床特征

#### 发病率、原发部位和发病年龄

恶性肿瘤较常见的转移部位包括淋巴结、肝、肺、肾上腺、脑、骨、卵巢和肾，而转移到皮肤部位则相对少见。在所有转移性恶性肿瘤病例中，皮肤转移的发生率为 0.7% ～ 9%[2, 7-9]。一项包含 20 000 余名肿瘤患者的 meta 分析显示，除黑素瘤外，皮肤转移癌的发病率为 5.3%[10]。鉴于皮肤是人体最大的器官，很难解释为什么内脏恶性肿瘤皮肤转移的发生率较低。Paget 在“种子与土壤”理论假设中提出：肿瘤细胞有向利于它生长的器官转移的倾向[11]。由此推断，仅少数几种类型的肿瘤可适应皮肤所提供的定

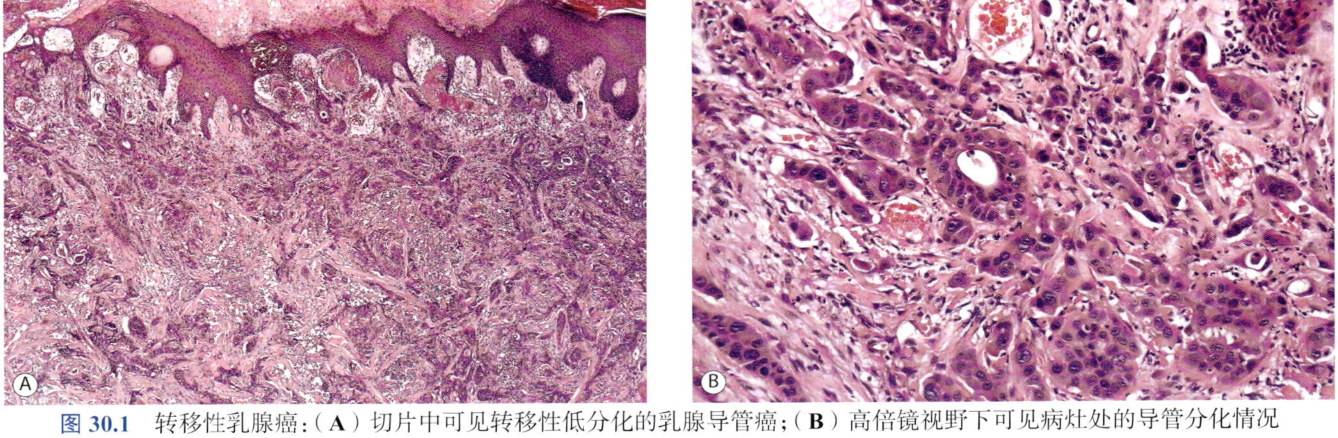

图 30.1 转移性乳腺癌：（A）切片中可见转移性低分化的乳腺导管癌；（B）高倍镜视野下可见病灶处的导管分化情况

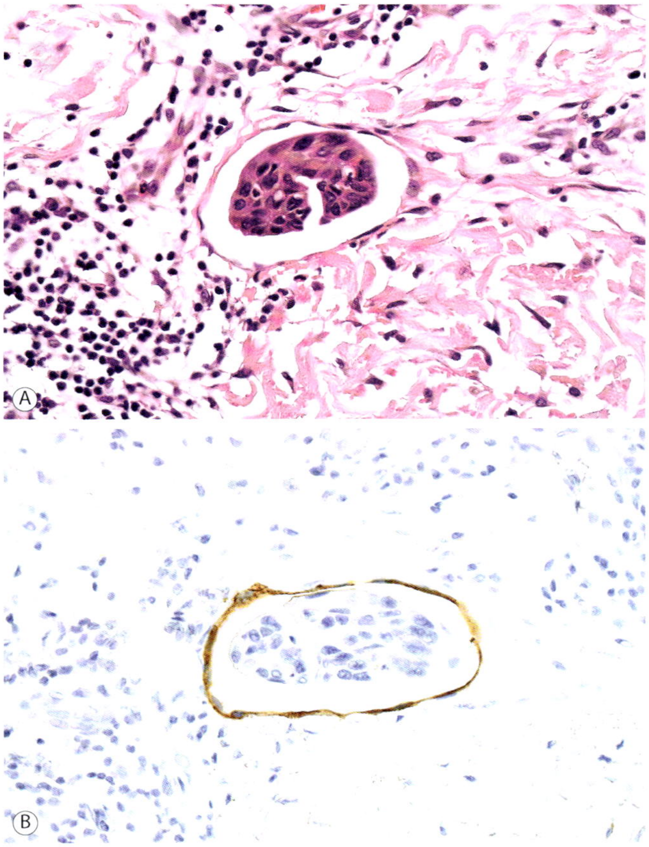

图 30.2 转移性乳腺癌：（A）可见淋巴血管浸润；（B）血管内皮细胞 D2-40 强阳性表达

植及存活环境。近来认为，趋化因子及其受体参与了转移性细胞的成瘤及归巢机制。其中，已证实趋化因子受体 CCR10 参与到皮肤转移性黑素瘤，并可能介导了黑素瘤在皮肤的存活[12-13]。

恶性肿瘤的皮肤转移常在原发肿瘤被诊断后的数月或数年后发生[14]；极个别报道的转移性病灶，可晚于原发肿瘤几十年出现[15]。皮肤转移的出现往往意味着机体存在内脏转移[16]。少数情况下，在诊断皮肤转移癌的同时找到原发肿瘤或疾病的首发表现为皮肤转移[8]。Brownstein 和 Helwig 进行的一项大样本研究表明，有 37% 的男性和 6% 的女性发生了肿瘤的皮肤转移[8]。女性乳腺癌皮肤转移最常见，但相对于其他内脏恶性肿瘤而言，乳腺癌通常早期就能诊断，因此发生率相对不高。对某些原发肿瘤而言，包括 60% 肺癌、53% 肾癌和 40% 卵巢癌，皮肤转移癌可能是最先出现的体征。但随着现代医学对内脏疾病早期检测技术的发展，肿瘤以皮肤转移为首发表现的发生率在显著降低。虽然皮肤转移癌可发生于任何年龄，但 50 ～ 70 岁年龄段发病率最高。

潜在原发肿瘤的相对发病率反映出人类各种不同肿瘤的发生率。在西方国家，男性皮肤转移癌主要来源于肺癌（24%）、大肠癌（19%）、恶性黑素瘤（13%）、口腔鳞癌（12%）、肾癌（6%）、胃癌（6%）和食管癌（3%）（图 30.3）[8]。而女性原发肿瘤最常发生于乳腺（69%），其次是大肠（9%）、恶性黑素瘤（5%）、卵巢（4%）、宫颈（2%）（图 30.4）[8]。随着女性烟民的增加，女性支气管癌的发生日益增多。原发肿瘤尚可来自甲状腺、肾上腺、子宫内膜、膀胱及胰腺等少见部位[9, 17]。尽管男性前列腺癌的发病率较高，该病皮肤转移的概率却相当低。

在 Lookingbill 的研究中，男性最主要的皮肤转移癌来自恶性黑素瘤，而在女性，恶性黑素瘤占第二位（图 30.5）[9]。印度的一项研究显示，男性皮肤转移癌最常见的原发部位是肺和食管，而女性则是乳腺和卵巢[18]。

在儿童，除了白血病和淋巴瘤，皮肤转移癌极为罕见，但约有 50% 的儿童恶性皮肤肿瘤为转移性病变[19]。有趣的是，与成人不同，有 84% 的儿童皮肤

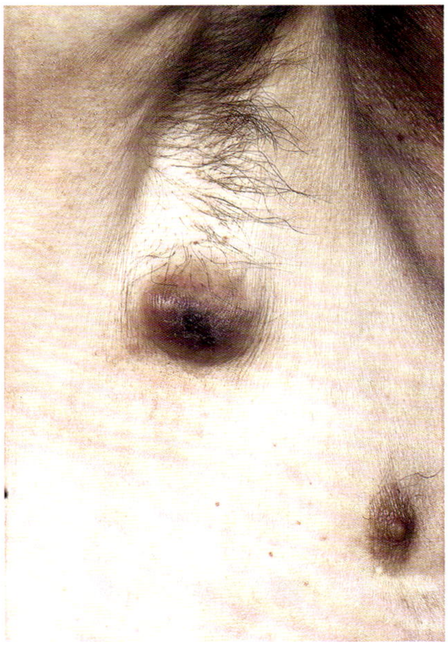

图 30.3 转移性支气管癌：男性最常见的皮肤转移癌来源于肺（By courtesy of R.A. Marsden，MD，St George's Hospital，London，UK.）

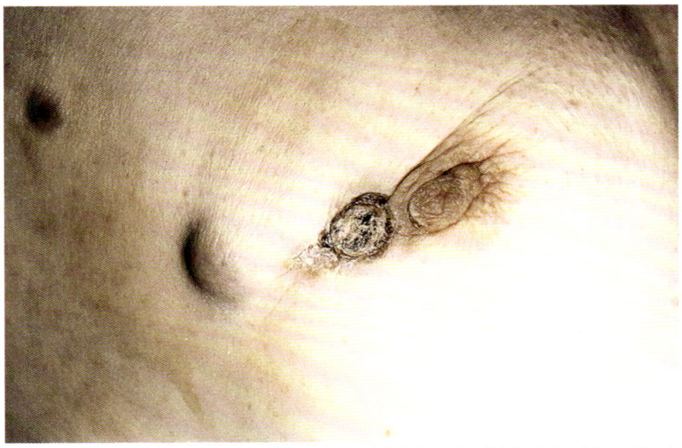

图 30.4 乳腺癌：除 2 个浅色的结节性皮肤转移灶外，乳头左侧可见 1 个溃疡性小肿瘤（By courtesy of R.A. Marsden，MD，St George's Hospital，London，UK.）

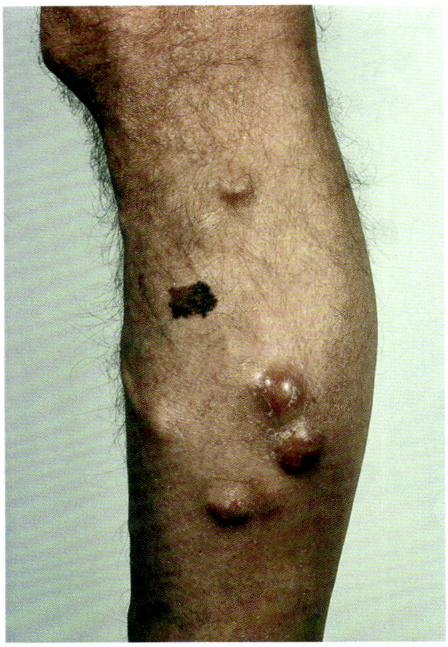

图 30.5 恶性黑素瘤：下肢外侧粉红色转移性肿瘤结节（By courtesy of A. du Vivier，MD，King's College Hospital，London，UK.）

转移癌为疾病的首发表现。

儿童期转移到皮肤的最常见肿瘤是横纹肌肉瘤和神经母细胞瘤，也反映出此年龄组中该肿瘤的发生率（图 30.6）[20]。神经母细胞瘤最常见于新生儿，其中有 32% 出现皮肤转移[21]。

其他罕见的儿童皮肤转移癌可来自骨肉瘤、绒毛膜癌、Ewing 肉瘤、恶性杆状瘤、黑素瘤、神经节细胞瘤和鼻咽癌。发生于新生儿的转移性绒毛膜癌常与原发胎盘肿瘤有关，后者也可能扩散到母亲体内[22]。与成人一样，儿童中枢神经系统肿瘤很少转移到皮肤[23]。通过全面深入的体检，大多数儿童皮肤转移癌都能确定原发肿瘤的来源[24]，仅少数病例不能明确原发部位。

年轻人皮肤转移癌罕见，这与该年龄组癌症发生率很低是一致的。

皮肤转移癌的部位常能反映出潜在恶性肿瘤的所在，但也并非绝对如此[25]。转移性肿瘤最常累及部位包括前胸、腹部、头颈区域。此外，也有累及两个及以上解剖部位的报道。面颈部的皮肤转移病变常与口腔鳞癌密切相关，较少来自肺、肾和乳腺。乳腺癌最常扩散到前胸壁，而支气管和肺肿瘤则易转移到胸壁和上肢（图 30.7）。胃肠道肿瘤通常累及前腹壁，也可在面部和头皮出现[26]；骨盆肿瘤好转移到会阴部。前列腺和膀胱原发肿瘤可扩散到阴茎或阴囊[27-31]。腹内肿瘤包括胃、结肠、卵巢、子宫内膜、膀胱、输卵管、前列腺、宫颈和胰腺的肿瘤，有时转移到脐部皮肤而形成所谓的 Sister Mary Joseph 结节（图 30.8）。少数情况下，转移性乳腺癌或间皮瘤也可表现为 Sister Mary Joseph 结节。大约 14% 的病例首发表现为脐部转移灶[41]。

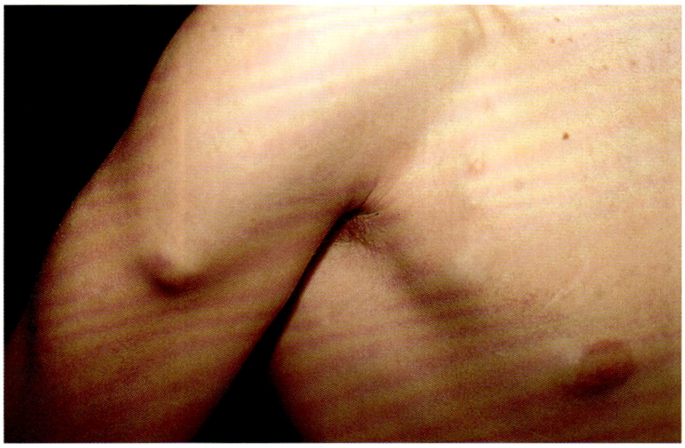

图 30.6 转移性神经母细胞瘤：胸壁和臀部可见多发性的转移性肿瘤（By courtesy of Drs José María Ricart and Amparo Marquina Vila，Hospital Peset，Valencia，Spain.）

四肢的转移病变并不常见，多为原发性皮肤黑素瘤的播散，有时可见甲下转移。甲下转移也可源于胃、肺、食管、肾、结肠和乳腺的肿瘤[46-50]。也有绒毛膜癌甲下转移的报道[51]。

黑素瘤和通过侵袭血管转移的肿瘤，如肾细胞

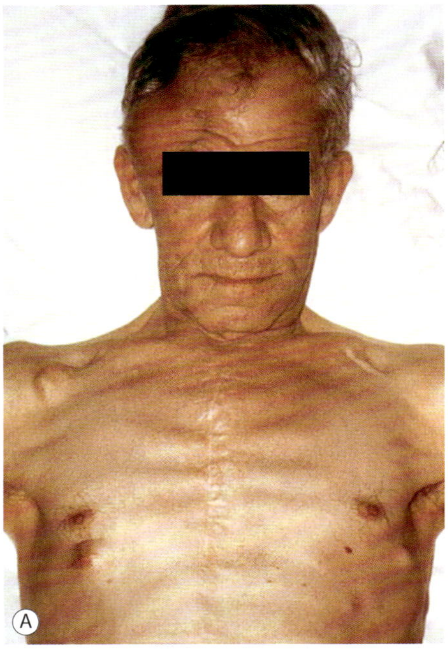


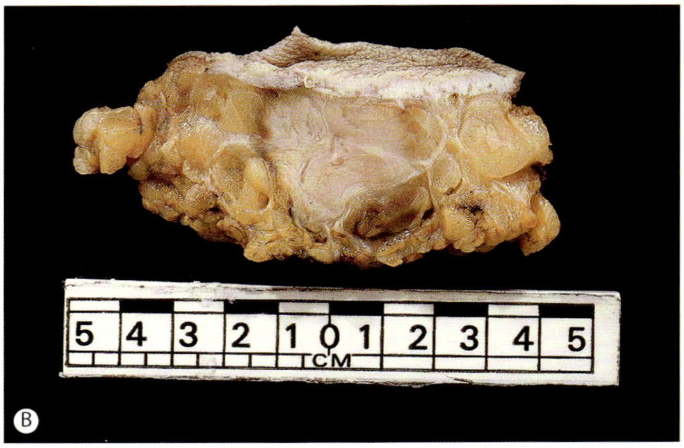


图 30.7 转移性支气管癌：（A）结节性皮损散布于前胸壁、右肩以及前额部；（B）局限性肿瘤结节中伴有灶状坏死（A）By courtesy of R.A. Marsden，MD，St George's Hospital，London，UK.

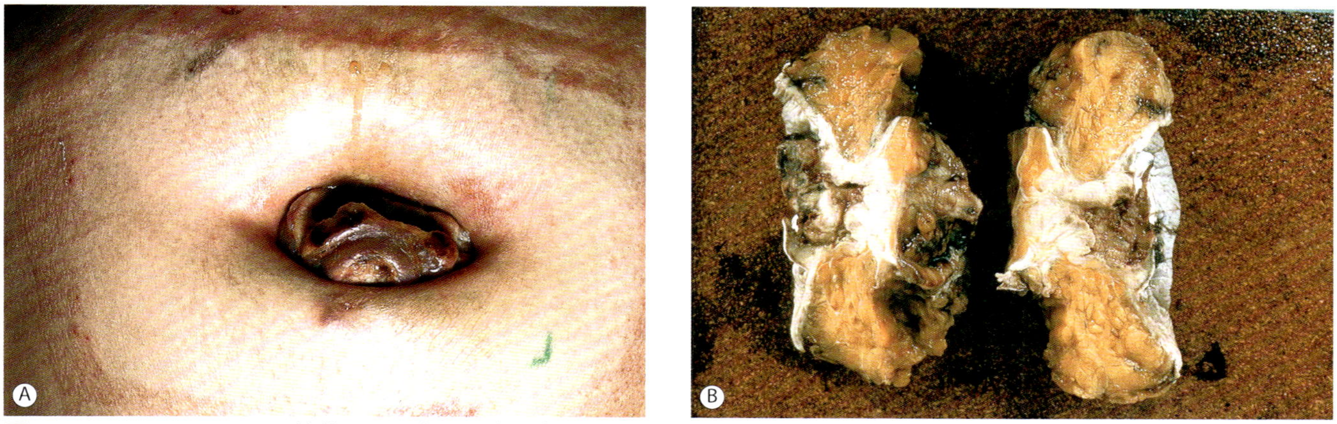


**图 30.8** Sister Mary Joseph 结节：（**A**）来源于大肠癌的脐部转移；（**B**）手术标本剖面图，在脐部组织中可见白色肿瘤区域内溃疡形成，原发肿瘤为低分化的结肠腺癌（**A**）By courtesy of the Institute of Dermatology，London，UK.

癌、甲状腺滤泡癌和绒毛膜癌，常不局限于原发肿瘤邻近部位（图 30.9、30.10）。

有些肿瘤具有倾向向某一特定部位转移的特征[52]，如黑素瘤常转移到肝，以及皮肤、肺、肠和脑[52]。

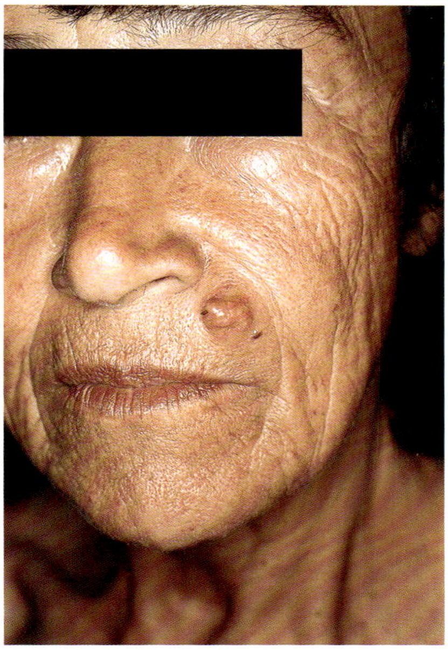

**图 30.9** 转移性甲状腺癌：肿瘤主要通过血行播散，无特定转移区域（By courtesy of Dr. Orlando Duenàs, Bogota，Columbia.）

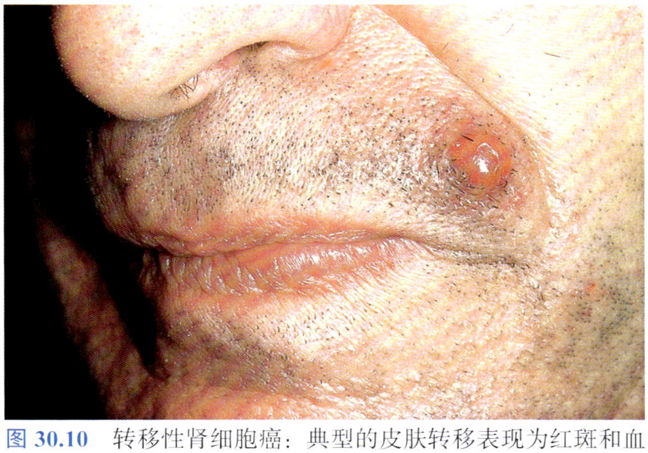

**图 30.10** 转移性肾细胞癌：典型的皮肤转移表现为红斑和血管瘤样，易误诊为化脓性肉芽肿（By courtesy of R.A. Marsden，MD，St George's Hospital，London，UK.）

在转移癌中，头皮受累并不少见，高达 5% 出现头部转移[53-55]。有时可能为潜在恶性肿瘤的首要表现[1, 8, 56-58]。来自台湾的一项大型头皮部位恶性肿瘤的研究队列中，12.8% 的病例为转移性疾病[59]。该研究中，肿瘤原发部位最常见的是肺部，无性别差异。最可能转移到头皮的肿瘤包括乳腺、肺、结肠、胃和肾的恶性肿瘤（图 30.11，30.12），其中以肾细胞癌头皮转移最常见。肿瘤头皮转移常表现为斑状脱发，但也偶有乳腺癌头部转移后未引起脱发的报道[56, 59]。

皮肤转移癌有多种不同的临床表现，最常见的是单发或群集的无痛性结节，后者常见于外科手术瘢痕处。结节可活动，呈正常皮色（图 30.13 ～ 30.16）[8]。大多数皮损直径最大不到 3 cm。除非受到损伤，结节一般不会破溃。其他临床表现包括小丘疹、斑块和瘢痕样皮损。瘢痕样损害可见于乳腺、胃、肺和肾肿瘤的转移[60]。

有些转移癌的临床表现类似许多良性皮肤病，如环形红斑、接触性皮炎、蜂窝织炎、脓癣、硬下疳、表皮样囊肿和湿疣[61-65]。其他一些临床表现包括带状疱疹样、象皮肿样、面部淋巴水肿（图 30.17）和

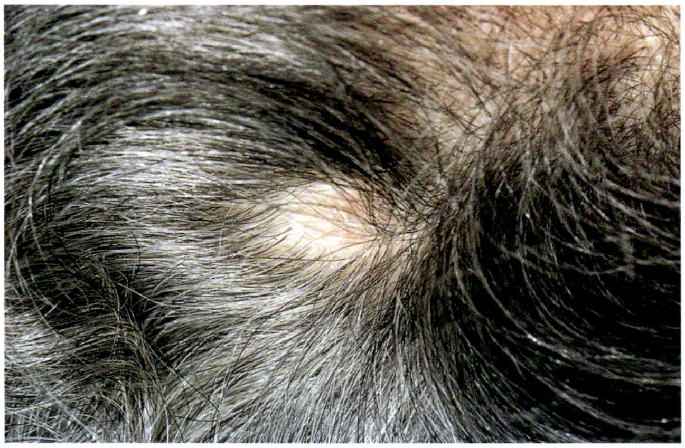

**图 30.11** 转移性乳腺癌：头部皮损伴有灶状脱发。（By courtesy of M. Shaw，MD，St Thomas' Hospital，London，UK.）

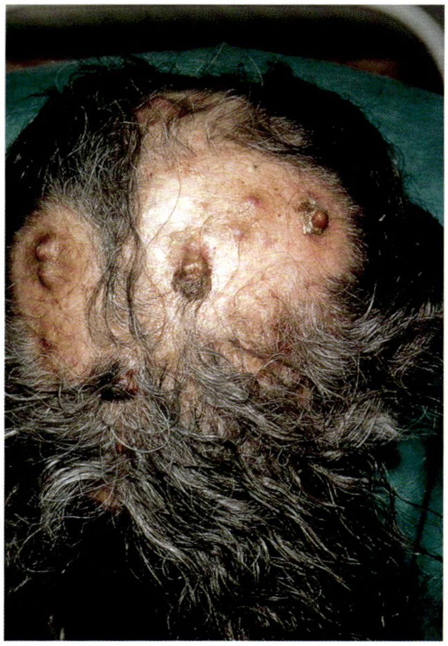

图 30.12 转移性肾癌：头部皮损，表现为多发性的结节和脱发（By courtesy of R.A. Marsden，MD，St George's Hospital，London，UK.）

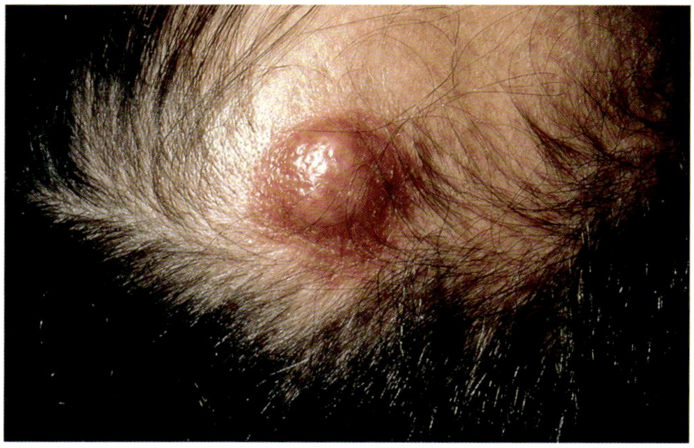

图 30.13 转移癌：大多数转移癌呈肉色或红斑样结节（By courtesy of Drs José María Ricart and Amparo Marquina Vila，Hospital Peset，Valencia，Spain.）

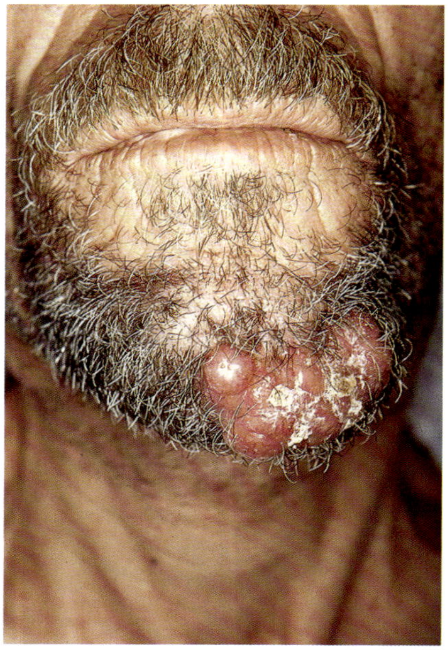

图 30.14 转移癌：在胃癌患者的下颏处见一无光泽的肿瘤结节（By courtesy of Drs José María Ricart and Amparo Marquina Vila，Hospital Peset，Valencia，Spain.）

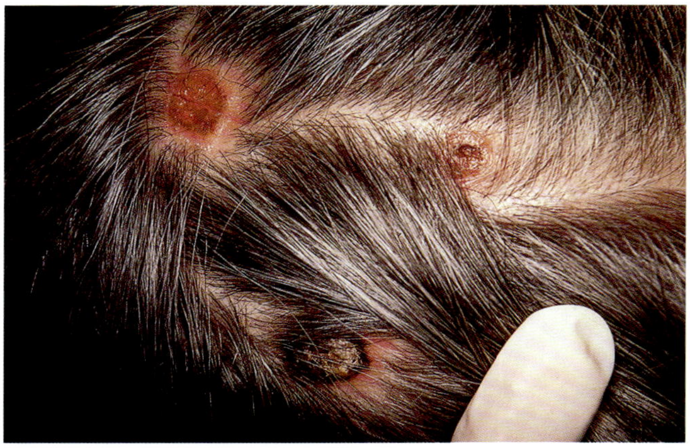

图 30.15 转移性乳腺癌：患者头部出现多处转移，头部为乳腺癌发生血行转移的常见部位（By courtesy of Drs José María Ricart and Amparo Marquina Vila，Hospital Peset，Valencia，Spain.）

血疱[66-73]。许多恶性肿瘤可出现带状疱疹样转移，包括黑素瘤、鳞状细胞癌、小汗腺汗孔癌、血管肉瘤以及乳腺癌、卵巢癌、结肠癌、支气管癌、扁桃体癌、前列腺癌、膀胱癌和肾盂移行细胞癌[68，74-76]。

皮肤转移癌也可能类似原发性皮肤病，如化脓性肉芽肿、圆柱瘤、角化棘皮瘤、蓝痣、Kaposi 肉瘤、血管肉瘤和黑素瘤[77-85]。

出血性皮肤转移结节通常提示来源于肾细胞癌、甲状腺滤泡癌或绒毛膜癌的转移。色素沉着性转移类似黑素瘤[86-87]。肿瘤产生色素沉着的本质可能与亲表皮性转移所致的表皮损伤及其后的色素失禁有关。

在极少数情况下，肿瘤可转移至良性皮肤损害中，如痣内转移，已有相关报道[88-89]。少见的转移包括转移到有放射病变的皮肤和外科手术部位[90]。后者主要见于腹部器官切除后或乳房切除部位的手术瘢痕处、经皮活检或针吸细胞活检、心包穿刺术、胸腔穿刺术和胆管植入的部位[60，91-96]。

皮肤转移癌还有其他特殊临床表现，但并不仅为乳腺癌所特有。例如炎性皮肤转移癌（丹毒样癌），很少见，是由于肿瘤细胞阻塞大量淋巴管引起水肿所致[97-100]，同时表现出触痛、局部发热和红斑（图 30.18）。大多数病例好发于前胸壁，尤其是乳房下垂的女性。临床上可误诊为蜂窝织炎或丹毒，但至少理论上讲，通过无全身发热和白细胞增多可予以鉴别。而炎性皮肤转移癌也可见于前列腺癌、肺癌、大肠癌、胰腺癌、胃癌、肾癌、卵巢癌、扁桃体癌、腮腺癌、子宫癌、食管癌、黑素瘤和膀胱癌的转移[101-109]。

乳腺癌转移到前胸壁表现为紫色毛细血管扩张性丘疱疹或结节，类似局限性淋巴管瘤[110-112]，称之为毛细血管扩张癌，提示预后不良，也偶见于肺癌转移。这些损害有时呈紫癜样和出血性表现，类似于血管炎改变[113]。乳腺癌转移的其他表现有皮肤呈橘皮样外

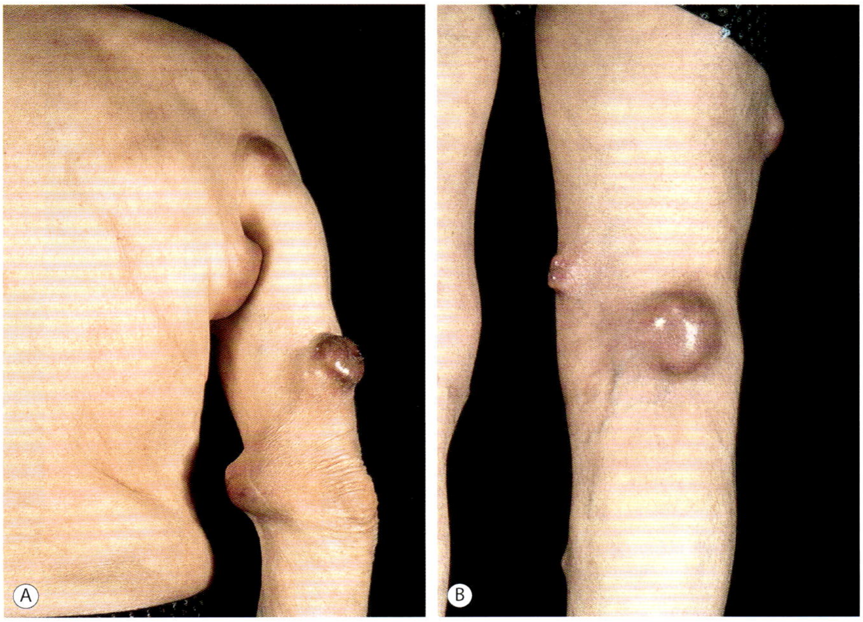


图 30.16 转移性黑素癌：肿瘤位于臂部（**A**）和腿部（**B**）（By courtesy of the Institute of Dermatology，London，UK.）

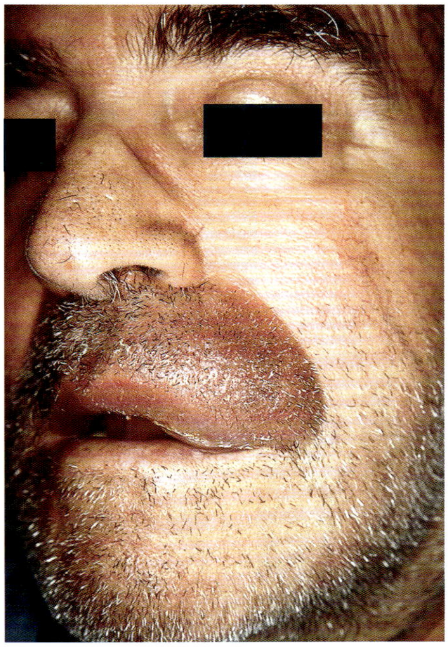

图 30.17 转移性支气管癌：患者肿瘤转移处发生淋巴水肿性损害（By courtesy of Drs José María Ricart and Amparo Marquina Vila，Hospital Peset，Valencia，Spain.）

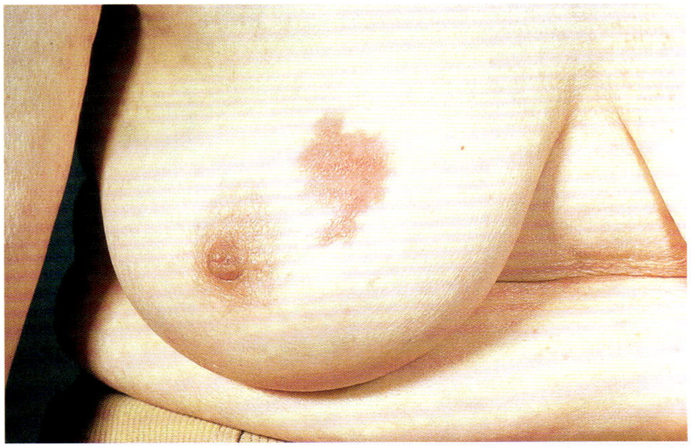

图 30.18 转移性乳腺癌：炎性皮肤转移癌，通常表现为触痛、局部发热和红斑（By courtesy of R.A. Marsden，MD，St George's Hospital，London，UK.）

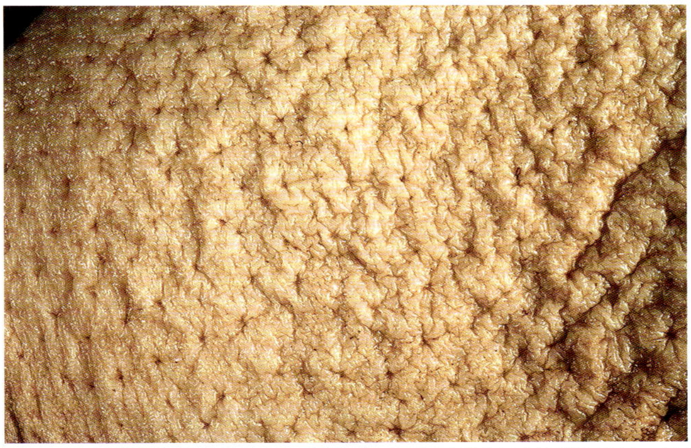

图 30.19 橘皮样表现：典型临床表现不是肿瘤浸润引起，而是由于远处淋巴管阻塞所致的严重的皮肤淋巴水肿引起

观，表示浅表皮肤淋巴管阻塞引起真皮水肿，而铠甲癌则表现为极硬的肿瘤斑块（图 30.19）[1，97-100，114-115]。

乳腺癌转移到乳腺下皱褶部位较罕见，临床特征类似于皮炎或原发性上皮源性肿瘤，包括基底细胞癌和鳞状细胞癌[116-118]。

临床上诊断硬皮病样（象牙样）转移癌有时较为困难，因其具有致密的纤维基质，如乳腺癌和胰腺癌[115]。皮损常不痛不痒，最常见于头部，伴有脱发，称为肿瘤性秃发。此皮损可能与毛发扁平苔藓、假性斑秃、红斑狼疮、斑秃、瘢痕疙瘩和硬化性基底细胞癌相混淆[8，119]。此外，肿瘤性秃发也可与结肠癌的头部转移有关[120]。

新生儿神经母细胞瘤转移常表现为多发性坚实的蓝灰色结节，这种典型的表现称为 blueberry-muffin 综合征。但这并非其特异性表现，也可见于淋巴瘤、白血病、血管肿瘤和先天性感染[20]。

## 罕见的皮肤转移癌

有些恶性肿瘤皮肤转移极为少见，其中的多数本身就是少见病。这些肿瘤包括恶性胶质瘤、小汗腺汗孔癌、嗜铬细胞瘤、釉质母细胞瘤、腮腺腺癌（包括恶性多形性腺瘤）、脊索瘤、恶性胸腺瘤、精原细胞瘤、睾丸间质细胞瘤、子宫乳头状浆液性癌、卵巢恶性 Brenner 癌、胆囊腺癌、肾上腺皮质腺癌（包括一例皮肤转移晚于原发病 30 年的患者）、移行性膀胱癌、肝细胞癌和类癌肿瘤、神经内分泌瘤、间皮瘤、甲状腺未分化癌、甲状腺髓样癌、Sertoli 细胞瘤、腺样囊性癌和胆管癌[9, 36-55, 79, 121-146]。近来报道还包括肌上皮癌（一例为儿童）、胎儿的高分化腺癌、睾丸网腺癌、恶性骶尾部畸胎瘤、前列腺小细胞癌、黏液汗腺导管癌、长期慢性皮脂腺痣中发展出腺癌、子宫颈的小细胞神经内分泌癌、输尿管的鳞状细胞癌，以及一例唾液腺腺泡细胞癌，其皮肤转移晚于原发病 20 年出现，此外还包括远处转移至背部的头皮恶性蓝痣[147-158]。

肉瘤转移到皮肤主要是皮下或深部软组织恶性肿瘤直接扩散所致。在所有皮肤转移肿瘤中，皮肤转移性肉瘤不到 3%，主要由上皮样肉瘤、不同器官（包括子宫和小肠）的平滑肌肉瘤、软骨肉瘤、骨肉瘤（包括一处放疗后的皮损）、恶性纤维组织细胞瘤（多形性未分化肉瘤）、骨巨细胞瘤、纤维肉瘤、横纹肌肉瘤、胃肠道间质瘤、黏液纤维肉瘤和上皮样血管肉瘤[57, 159-174]。据笔者经验，转移性平滑肌肉瘤最常见。软骨肉瘤样皮肤转移癌可来源于肉瘤样化生的乳腺癌[175]。有报道一例骨肉瘤，其皮肤转移是该患者的首发表现[176]。心房黏液瘤也报道有皮肤转移，尤其是在 Carney 综合征的患者中[177-179]。

## 预后

皮肤转移癌的出现通常是预后不良的预兆，但也并非绝对如此。明确诊断后平均生存期为 6 个月[7]，然而，有些患者生存期可能较长，反映出癌症治疗水平的提高和个别肿瘤所具有的生物学行为[180]。例如，儿童神经母细胞瘤可能出现成熟或完全消退，肾细胞癌患者在手术切除原发肿瘤和转移灶后可长期存活[180]。一般情况下，来源于上消化道、上呼吸道、肺和卵巢的皮肤转移癌患者存活率很低[180]。在一项包含 200 例皮肤转移癌患者的研究中，Schoenlaub 等报道的乳腺癌、肺癌和其他癌症的中位生存期分别为 13.8 个月、2.9 个月和 6.5 个月[181]。

## 组织学特征

皮肤转移癌的组织学诊断依赖于详细了解患者的既往史和现病史，同时还需对各种内脏肿瘤的组织学特征具有丰富的诊断经验。

皮肤转移癌与原发皮肤肿瘤的鉴别诊断颇具挑战性，尤其是附属器来源的。单从组织学角度来说，有许多细节特征被用于两者的鉴别诊断。例如，支持原发皮肤肿瘤的一个组织学特征就是表皮的完整性或累及皮肤附属器（即一种原位成分）。然而，汗腺癌这类肿瘤的特征是严格的真皮内生长且不与其上表皮相连，同时亲表皮性的转移并不少见，牢记这点非常重要。另一个易于鉴别原发皮肤肿瘤的特征在于，皮损中发现相对应的良性病变（如在汗腺癌中发现良性汗腺腺瘤的区域）。文献中较少提到的一点是，原发皮肤损害中更多见到黑素细胞的残留。支持皮肤转移癌诊断的最有效的组织学特征包括皮损位于真皮深层或累及附属器、多灶性、常见淋巴管浸润。需注意的是，这些有助于诊断皮肤转移癌的组织学发现可能并不完全可靠。我们还需结合临床病史去分析，在大多数的病例中，免疫组织化学对鉴定肿瘤来源可能有所提示。但在更多情况下，如组织学发现低分化腺癌或鳞癌，只能提示原发肿瘤可能存在的位置。

### 免疫组织化学、电镜和针吸细胞学

在各种癌、淋巴瘤和多形性肉瘤的鉴别诊断中，免疫组织化学技术具有特殊的价值（图 30.20 ～ 30.24），但对明确转移性腺癌原发肿瘤的部位常帮助不大[1-2]。也有少数例外，如果仔细观察 H.E. 染色切片不能明确诊断时，可应用免疫组织化学方法协助诊断[1, 4]，

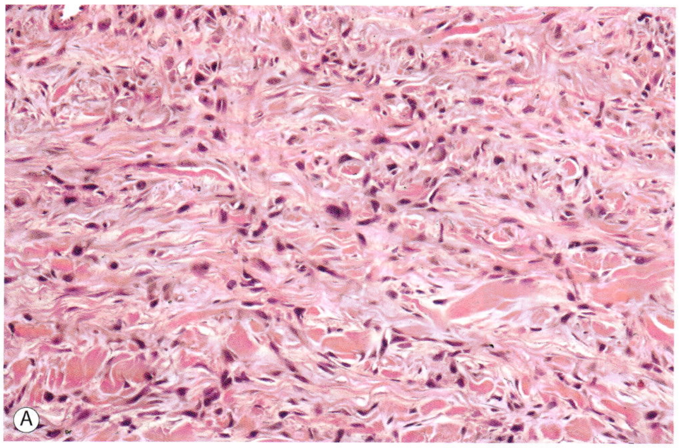

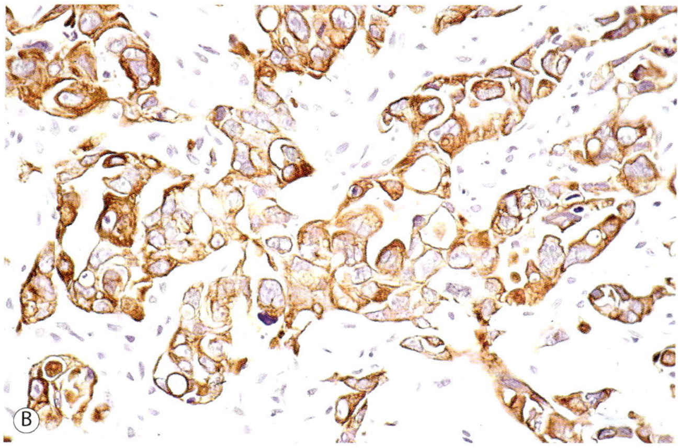

图 30.20 转移癌：（A）图中可见转移性低分化支气管腺癌；（B）肿瘤细胞角蛋白强表达，证明为上皮源性

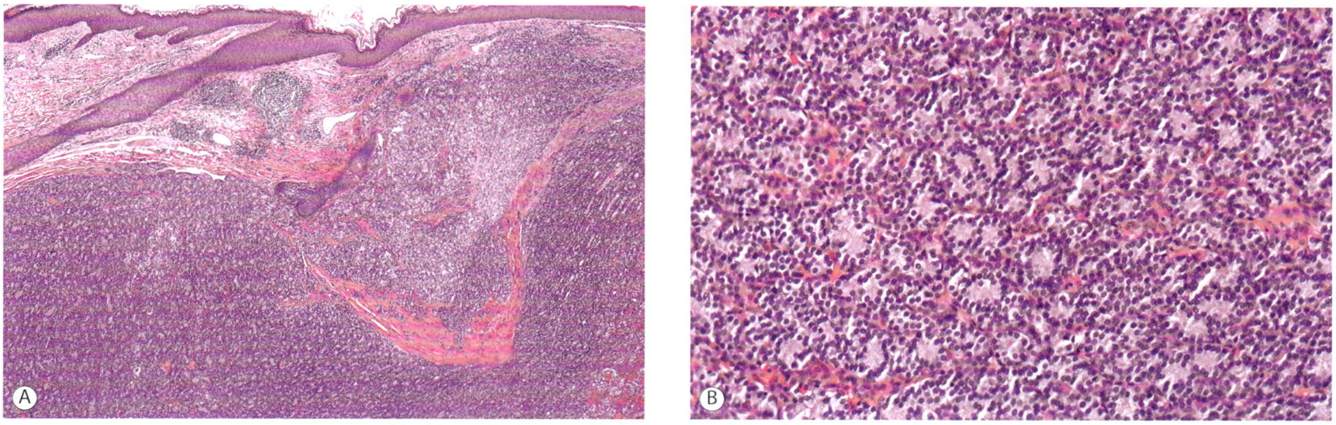


图 30.21　转移性甲状腺滤泡癌：（A）低倍镜视野；（B）典型的淋巴结滤泡

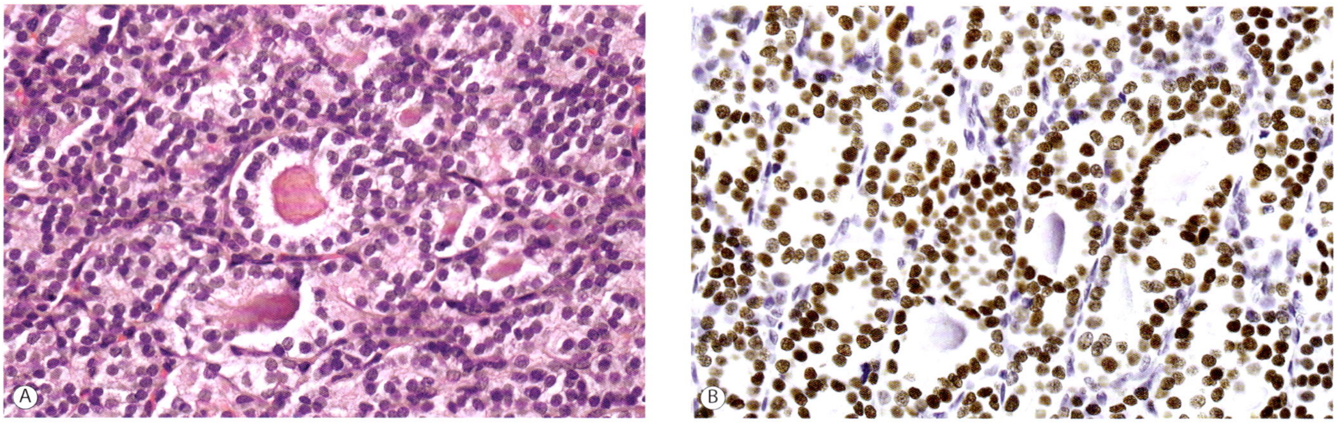


图 30.22　转移性甲状腺滤泡癌：（A）可见局灶胶体产物；（B）核仁 TTF-1 强阳性表达

如在甲状腺癌可用甲状腺球蛋白抗体，前列腺癌可用前列腺特异性抗原（PSA）和前列腺酸性磷酸酶标记，肝细胞癌可用 HepPar-1 和 AFP[3]。

在诊断隐性原发肿瘤皮肤转移时，免疫组织化学有时可能具有重要作用。现在有许多抗体被用于临床诊断，大部分可用于常规甲醛固定、石蜡包埋组织，但由于特异性或敏感性较低常造成诊断困难。诊断医师还必须认识到有些肿瘤细胞可能出现广谱现象，即呈现多种特殊抗原的表达。同时，多种平行抗体的应用对结果的判断要优于仅用单一抗体。几乎所有新标记物都有共同的演变过程，即其初始特异性都很高，随着时间推移特异性逐渐降低。

在鉴别皮肤原发性和转移性神经内分泌癌时，前者用低分子量细胞角蛋白 CK20 标记，在细胞核周围呈现点状阳性和神经丝蛋白表达，而后者染色阴性[5-6]。除皮肤外，CK20 仅在唾液腺来源的神经内分泌癌中表达[5]。相反，支气管神经内分泌癌表达 CK7。虽然这些标记已被用于多数病例的鉴别诊断，但仅依据单一的免疫组织化学结果进行诊断应谨慎。一些报道中肺小细胞肺癌也表达 CK20，而皮肤神经内分泌癌（Merkel 细胞癌）中 CK20 为阴性[7]。应用甲状腺转录因子 1（TTF-1）标记也有助于鉴别皮肤原发性和皮肤转移性支气管神经内分泌癌，前者 TTF-1 阴性，而后者为阳性[8-9]。然而，少数 Merkel 细胞癌也表达 TTF-1[10]。除常用的 CK20 外，CAM5.2 等也被用于标记原发皮肤神经内分泌癌的肿瘤细胞。近来，一种新的标记抗体被认为可以用于肺小细胞肺癌和 Merkel 细胞癌的鉴别[10]。MASH-1 是在脑和神经内分泌系统的发育中发挥重要作用的一种蛋白质。MASH-1 在肺小细胞肺癌中的阳性率为 83%，而在 Merkel 细胞癌中不表达[10]。

既往，巨囊病性液体蛋白 15（GCDFP-15）、雌激素受体（ER）、孕激素受体（PR）作为乳腺分化的标记抗体。然而，我们需注意 GCDFP-15、ER、PR、Her2/neu 也可在皮肤附属器肿瘤中表达，这反映出汗腺和乳腺的密切联系[11-15]。因此，若要试图以上述标记抗体来区分原发皮肤损害和转移性的乳腺肿瘤则需谨慎。

其他高分子量角蛋白，如 CK7，在转移癌的鉴别诊断中价值有限。虽然此标记在包括前列腺癌、结肠癌、肾癌和胸腺癌的许多癌肿中都不表达，但在大多数其他脏器来源的癌症中却呈阳性表达，因此，其特异性极为有限[16]。CK7 在原发皮肤附属器肿瘤和皮肤转移癌中均可表达，后者主要包括肺和乳

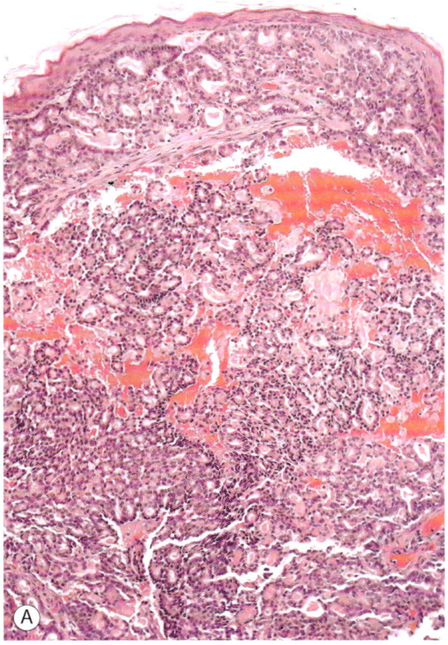

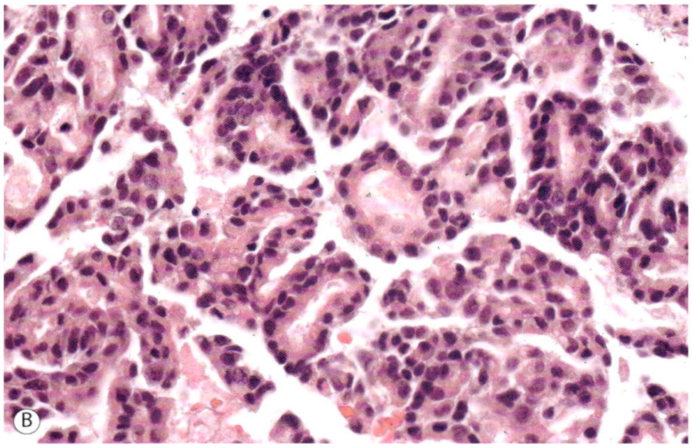

图 30.23 转移性胰腺癌：（A）低倍镜视野；（B）肿瘤显示高分化腺体结构

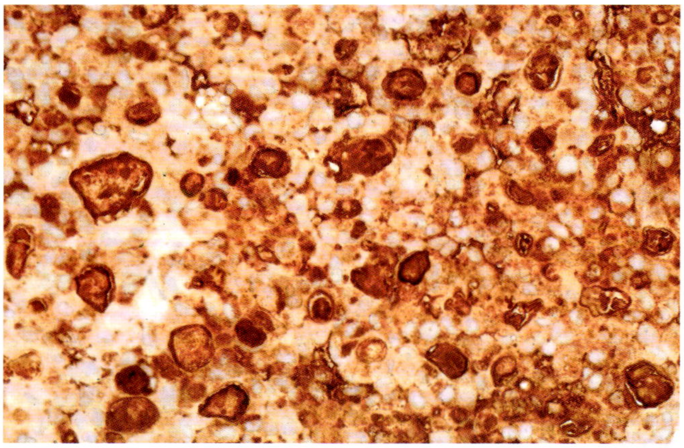

图 30.24 转移性胰腺癌：肿瘤细胞高表达 CA19-9

腺[17]。但 CK7 的表达模式并不相同：原发附属器肿瘤中，CK7 仅在内皮细胞线状排列的管腔和囊壁中局灶性阳性表达；转移性腺癌中则弥漫性地强阳性表达[17]。然而，用 CK7 和 CK20 结合巨囊病性液体蛋白 15（GCDFP-15）能用于原发性或转移性乳外 Paget 病的鉴别诊断[18-20]（见 Paget 病章节）。原发性的肛周和乳房外 Paget 病 CK7、GCDFP-15 阳性表达，CK20 阴性；转移性直肠腺癌前两种标记抗体表达阴性，CK20 阳性[18-20]。

“糟乱”坏死区的存在常提示我们需考虑胃肠道肿瘤转移至皮肤，该区域为管腔内坏死碎片，常见于原发和转移性的小肠腺癌。CK20 强阳性表达、CK7 表达缺失的免疫组化模式支持肿瘤原发于小肠的转移性病灶。起源于肝胆系统或上消化道的肿瘤可能表达 CK7 和（或）不表达 CK20。CDX2 是一种同源基因编码的肠上皮转录因子，最初被定位为胃肠道来源肿瘤的特异性标记抗体，现已被证实也表达于其他肿瘤，如卵巢黏液性肿瘤肠型，少见于肺、膀胱、头颈部肿瘤[21-22]。Villin 可作为大肠和卵巢转移性沉积物的辅助鉴别标记抗体，前者阳性，后者阴性[23]。有观点认为，HIK1083，一种针对 alpha1,4-GlcNac 封端 O 型聚糖的单克隆抗体，比 CK20 对转移性胃癌和原发性腺癌的鉴别诊断更有帮助，前者为阳性，后者为阴性[24]。该标记抗体在来自其他器官的转移性腺癌中往往不表达。

肺部的皮肤转移常表达 CK7、CK20 缺失。此外，近 75% ～ 85% 的原发肺腺癌表达 TTF-1[25-26]。

甲醛固定、石蜡包埋的组织经处理后可用于电镜观察，从理论上讲，对组织超微结构的研究有可能阐明原发肿瘤的来源。但作者的经验是，经过甲醛固定、石蜡包埋处理后的组织做电镜检查通常帮助不大，如有可能，应再次活检，选择一小块新鲜组织做电镜检查则更有意义。在电镜下如能对桥粒、胞质内黏蛋白、黑素小体和膜结合的神经分泌颗粒等细胞标志进行识别，则有助于正确诊断。免疫组织化学技术的应用，使得电镜在上述领域中的应用减少。

在过去的几十年，针吸细胞学成为热门技术，在许多情况下可与常规的切除、钻孔或刀削（tru-cut）等活检方法相媲美。在皮肤病理检查时，尤其是患者不适宜或不愿意进一步做手术活检时，用此方法对确诊潜在的转移性肿瘤特别有价值（图 30.25、30.26）[27]。针吸细胞学对于大多数病例具有快速、价廉、有效的优点。适当的时候，也可采用免疫细胞化学研究和荧光原位杂交、PCR 相关技术。

# 单个肿瘤

## 鳞癌

皮肤转移性鳞癌（squamous carcinoma）可来自于各种不同的原发部位，包括支气管（30% 为转移性肺

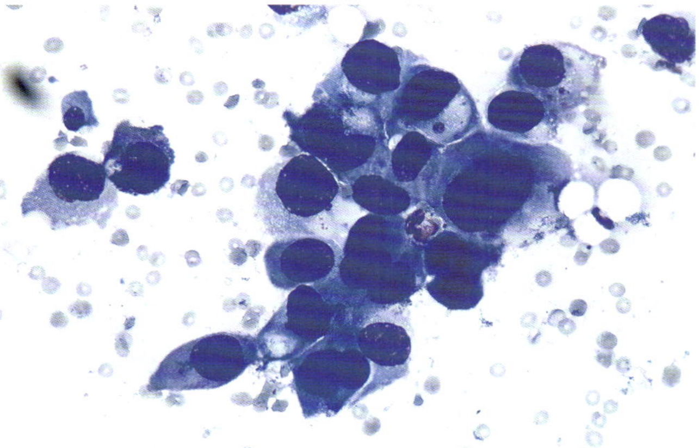

**图 30.25** 针吸取材：从皮肤结节取材标本显示大的多形性腺癌细胞（By courtesy of G.T. McKee，MD，Massachusetts General Hospital，Boston，USA.）

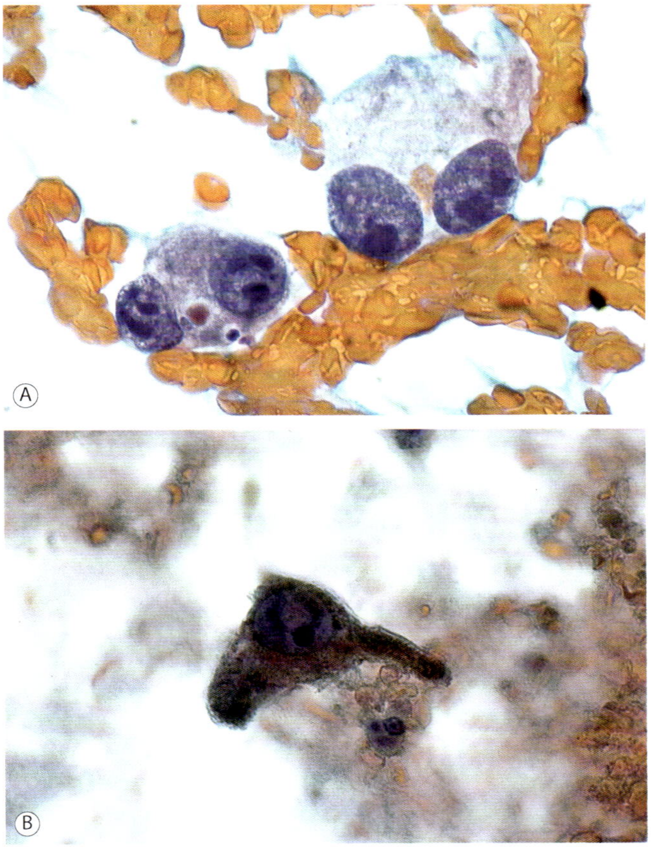


**图 30.26** 针吸取材：这是转移黑素瘤样本。（**A**）大细胞核，（**B**）胞质内有色素（By courtesy of G.T. McKee，MD，Massachusetts General Hospital，Boston，USA.）

肿瘤）、食管（2% 以下的食管癌转移至皮肤）、口腔、喉和颈部[28-34]。其次是来源于包皮、肛门、女阴、阴茎或阴道的鳞癌转移。低分化转移鳞癌的诊断相对困难，必须仔细观察多张切片以期发现鳞状分化的标志（角化或细胞间桥）。如果看不到细胞角化现象，要鉴别低分化转移鳞癌与移行细胞肿瘤是不可能的。

通常情况下，转移性肿瘤不同表皮相连。但在转移性鳞癌中，肿瘤可表现为亲表皮和（或）亲毛囊性转移，这使得其同原发肿瘤的鉴别极为困难。这种现象常见于转移性喉癌、唇癌及原发皮肤的鳞状细胞癌转移[35-36]。尽管 CK5/6 可用于诊断鳞状细胞癌，尤其是低分化类型，但它无法区分原发还是转移[37-38]。

CK14 标记有助于区分鳞状细胞癌和腺癌，鳞状细胞癌此标记常阳性，而腺癌中，除鳞状细胞分化区域外，其他部位呈阴性表达[39]。

鳞状细胞间变和梭形细胞变异可误诊为淋巴瘤、恶性黑素瘤、非典型性纤维黄瘤，甚至肉瘤。在这些病变中，常需应用免疫细胞化学方法来鉴别。主要采用广谱的抗角蛋白抗体标记，因为窄谱抗体，如 CAM5.2，通常为阴性。

## 腺癌

皮肤转移性腺癌（adenocarcinoma）是皮肤转移癌中最常见的组织学类型，最常来源于乳腺，主要发生于女性，占皮肤转移癌的 23%[28，31，40]。肺和大肠也是转移性腺癌的重要来源[41-42]。其他原发部位包括胃、前列腺、胰腺、子宫内膜、甲状腺、卵巢和子宫颈内膜[4，28，31，43-50]。

根据原发肿瘤的恶性程度，转移性乳腺癌有不同的临床表现和类型（图 30.27 ～ 30.31）[51]。结节状癌和铠甲癌由弥漫性浸润的未分化细胞组成，其胞核深染、胞质极微。乳腺癌转移到眼睑较常见，此部位肿瘤细胞有时表现为明显组织细胞样改变[52]。少数情况下，乳腺、前列腺和结肠转移性腺癌表现为亲表皮性，可与原发皮肤的肿瘤或浅表播散性黑素瘤相混淆[35，53]。在罕见情况下，转移性乳腺癌能形成假颗粒细胞瘤或含有黑素，类似黑素瘤[54-56]。

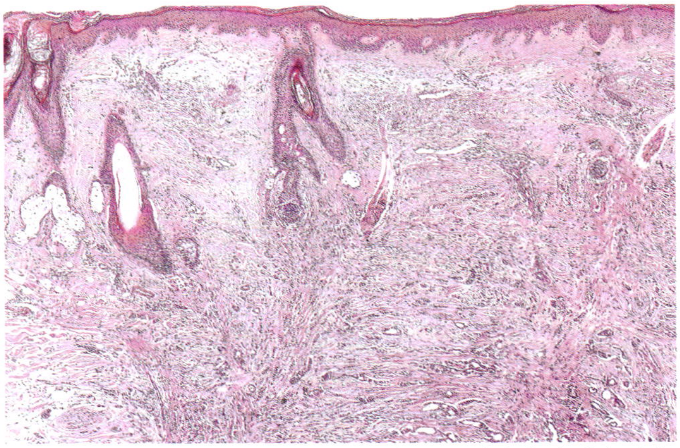

**图 30.27** 转移性乳腺癌（肿瘤性脱发）：中年妇女头部皮损的活检标本，可见真皮内肿瘤细胞广泛浸润，以致毛囊皮脂腺结构消失

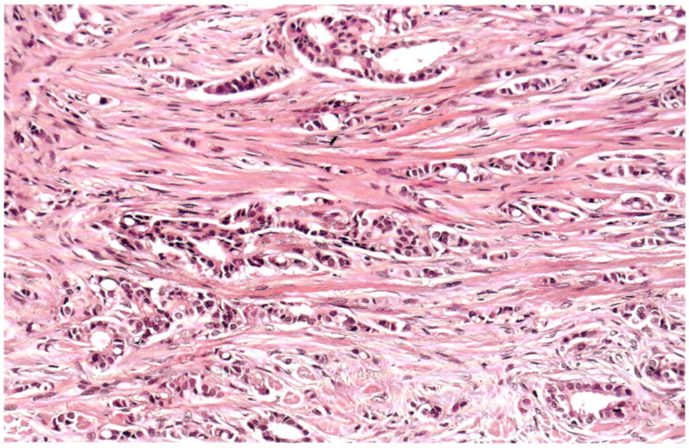

图 30.28 转移性乳腺癌（肿瘤性脱发）：肿瘤浸润表现为致密的纤维性基质内散在的条索状肿瘤细胞，注意存在腺样分化

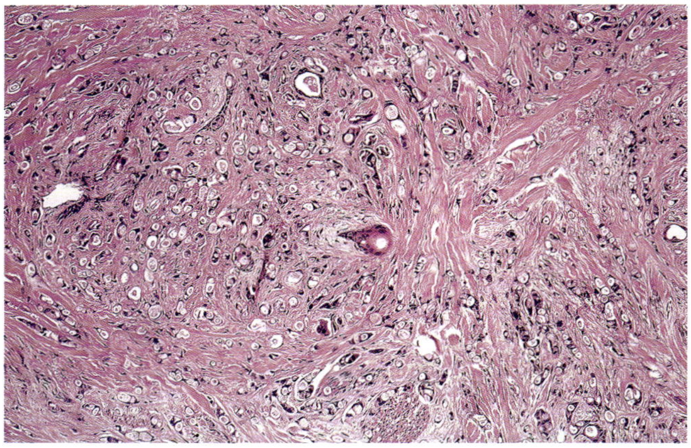

图 30.30 硬皮病样转移性乳腺癌：细胞散在于致密的纤维性基质内

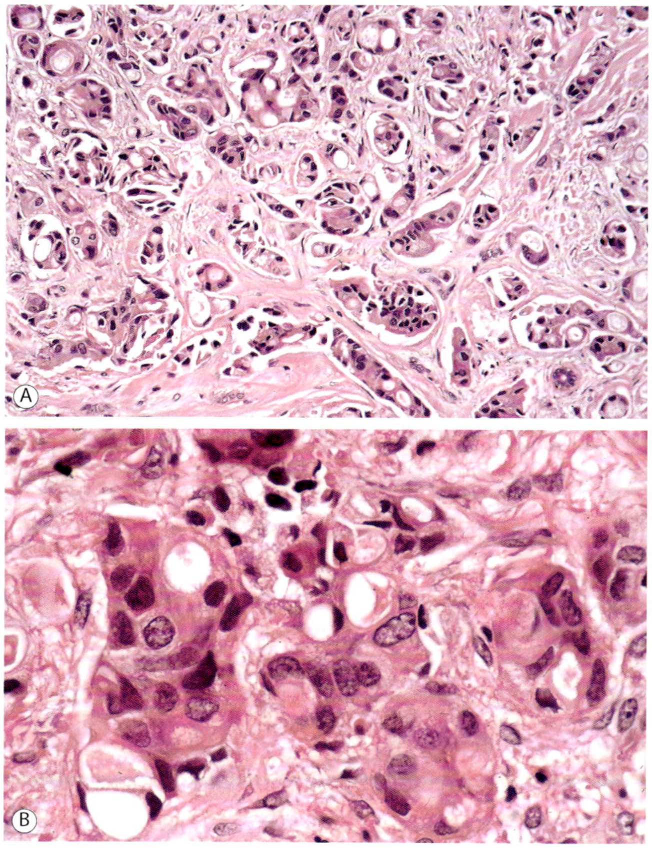

图 30.29 转移性乳腺癌（肿瘤性脱发）:（**A**）该标本分化程度更高，注意其多形性;（**B**）胞质内腔可见转移

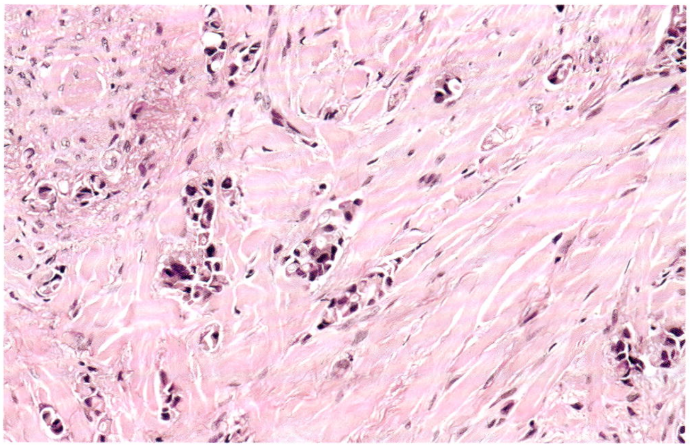

图 30.31 硬皮病样转移性乳腺癌：高倍视野

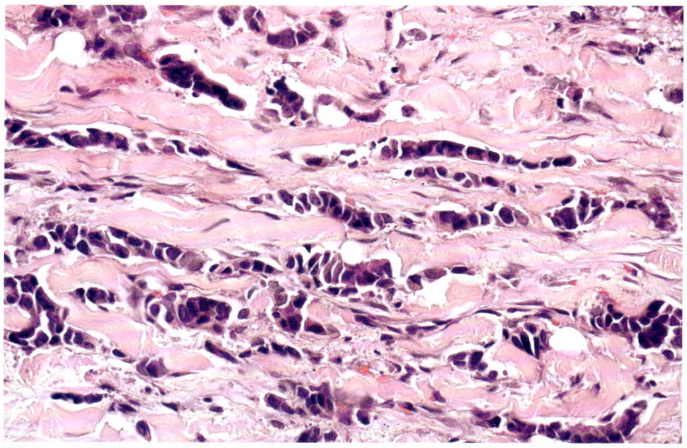

图 30.32 转移性乳腺癌：可见肿瘤细胞呈特征性叠币样现象（By courtesy of J. Cohen，MD，Dermatopathology Laboratory，Tucson，USA.）

典型的乳腺转移癌，表现为肿瘤细胞在邻近胶原束之间呈线状单行排列，呈叠币状（图 30.32）。此现象也可见于许多其他肿瘤，包括前列腺癌、胃癌和胰癌及小细胞癌。淋巴瘤和原发性皮肤神经内分泌瘤偶尔也可见相同模式，可表现出明显腺样分化，但很少出现大量的腺样分化（图 30.33）。炎性癌的特点表现为真皮内肿瘤细胞广泛浸润，并侵袭深部淋巴管，毛细血管扩张性变异型中也能见到明显血管受累（图 30.34、30.35）。皮肤转移癌具有高分化腺样结构及局部坏死灶表示原发肿瘤来源于大肠或直肠（图 30.36 ～ 30.39）。间变性转移癌肿瘤细胞特征可能难以与高度间变的淋巴瘤相鉴别，如要明确诊断常采用免疫组织化学技术。部分 $CD30^+$ 的间变性大细胞淋巴瘤缺乏白细胞共同抗原（CD45）的表达，故在排除弥漫性淋巴瘤的诊断之前，应采用抗 T 细胞及抗 B 细胞抗原的抗体的免疫组织化学技术，以确定肿瘤细

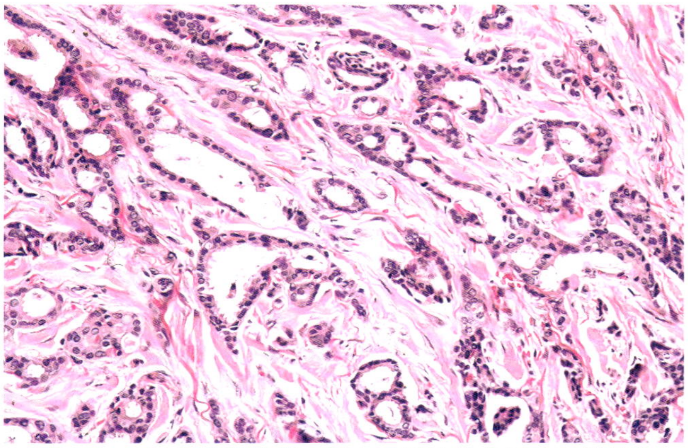

图 30.33 转移性乳腺癌：图中可见分化良好的导管结构

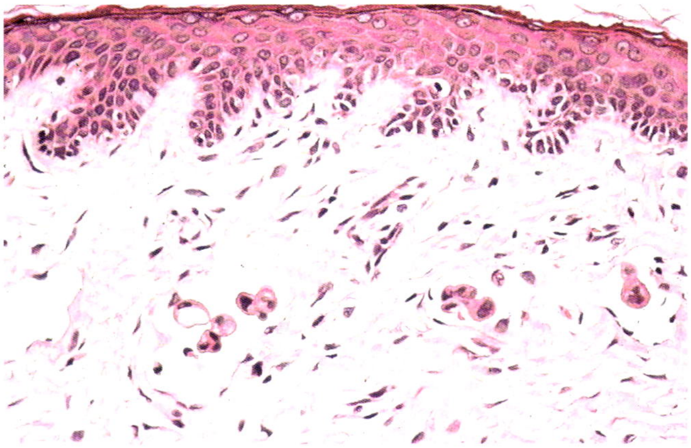

图 30.34 炎性癌：真皮浅层淋巴管受累

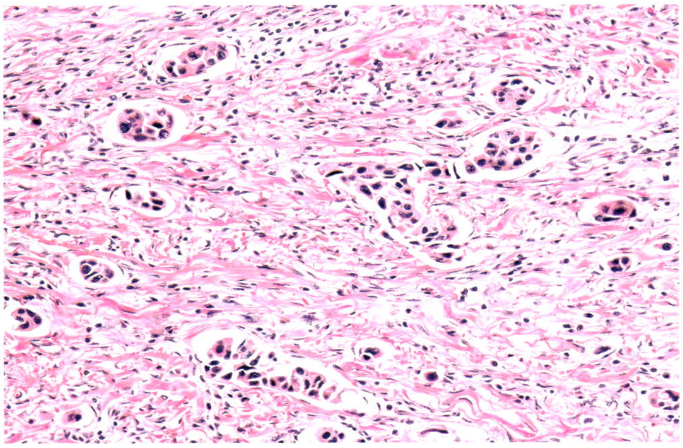

图 30.35 炎性癌：可见大量血管受累

胞是 B 细胞和 T 细胞。还必须谨记，结节性 CD30⁺ 间变性大细胞淋巴瘤表达上皮膜抗原（EMA）并不罕见，因此，如不注意可致误诊。

乳头状转移肿瘤大多与原发部位肿瘤表现相同，包括结肠、卵巢、甲状腺、胃和肺（图 30.40、30.41）。有时其明确的鉴别特征可为不同类型乳头状转移癌的分化。在浆液性（卵巢）癌和甲状腺乳头状癌中，显著特征是见到同心圆、板层状钙化沙粒样小体。在甲状腺乳头状癌中，通过寻找胶质样物、胞核沟裂和特征性的大而透明的卵圆形（“orphan Annie”）核仁，

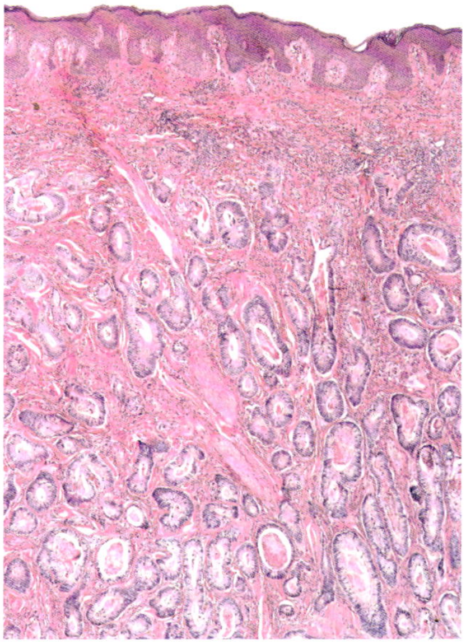

图 30.36 转移性结肠腺癌：真皮内肿瘤细胞广泛浸润，有明显的导管结构形成

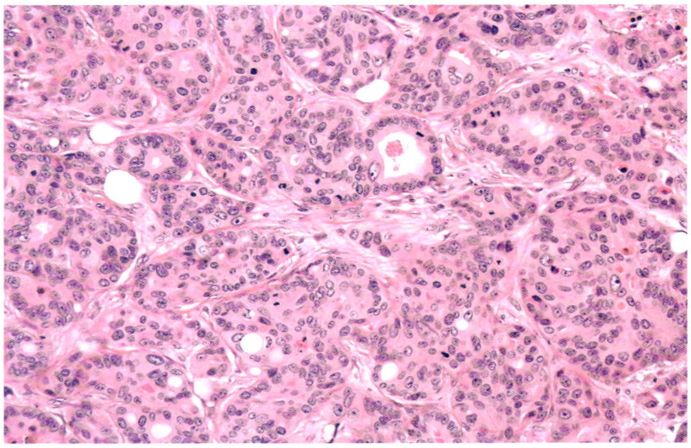

图 30.37 转移性结肠腺癌：高倍视野

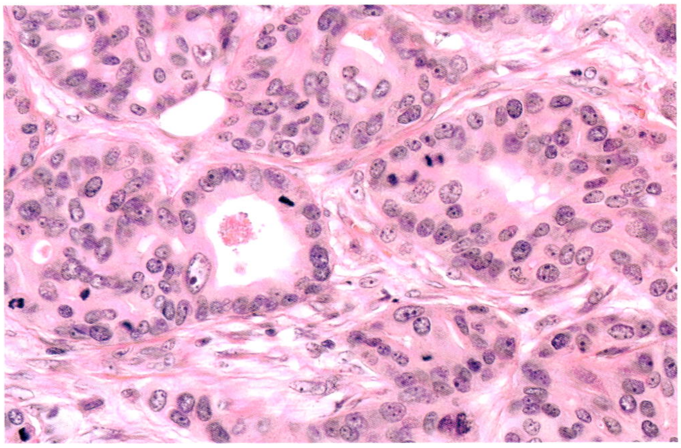

图 30.38 转移性结肠腺癌：可见显著的有丝分裂象

可进一步明确诊断[28]。细胞核内胞质样假包涵体有时也是特征之一。甲状腺球蛋白的免疫组织化学标记表达能明确诊断。有明显透明细胞的皮肤转移性甲状腺乳头状癌可类似原发性附属器肿瘤，比如透明细胞汗腺腺癌。部分转移性甲状腺乳头状癌的病例存在 *BRAF*（V600E）基因位点的突变，而甲状腺滤泡状癌和汗腺腺癌中不存在此突变，可作为疑难病例的鉴

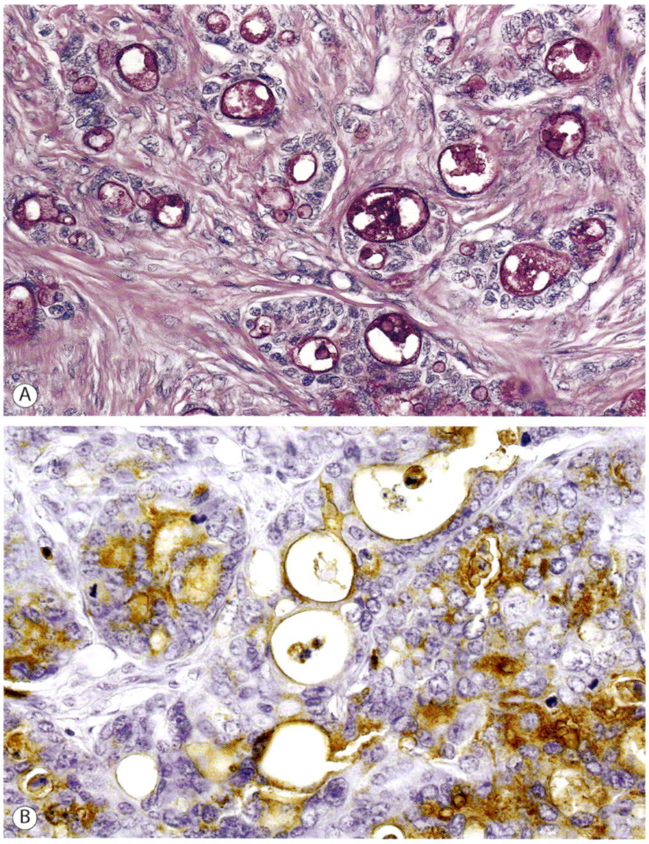

**图 30.39** 转移性结肠腺癌：（**A**）可见 PAS 强阳性，耐淀粉酶的肿瘤细胞；（**B**）癌胚抗原标记阳性的黏膜上皮

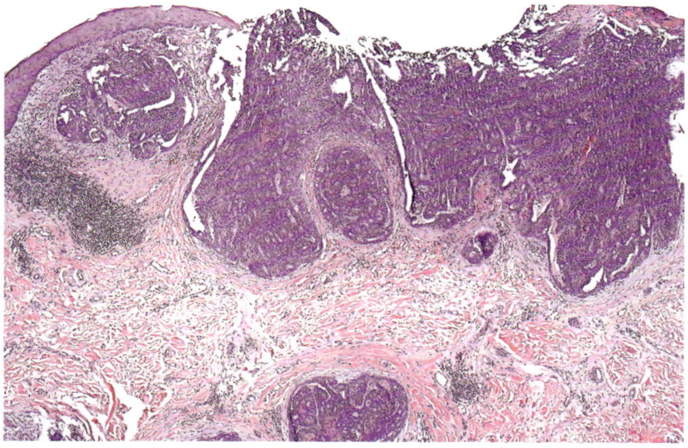

**图 30.40** 转移性甲状腺乳头状癌：在表皮及真皮深部可见一上部溃破、多灶性的乳头状肿瘤

别点[57]。

最具鉴别难度的当属转移性腺癌和具有高度导管分化的原发于皮肤的附属器肿瘤。微囊肿附属器癌及汗腺腺癌等小汗腺癌，其组织学表现常同其他部位原发肿瘤转移至皮肤的腺癌相类似，如乳房、肺部、胃肠道或卵巢。同样的，原发性小汗腺腺瘤同内脏肿瘤转移至皮肤的腺癌都存在导管结构分化，但前者无浸润性生长模式及细胞形态的异型性。单从组织学表现鉴别这类疾病较为困难，尤其是小汗腺导管癌；需结合免疫组化技术协助诊断。

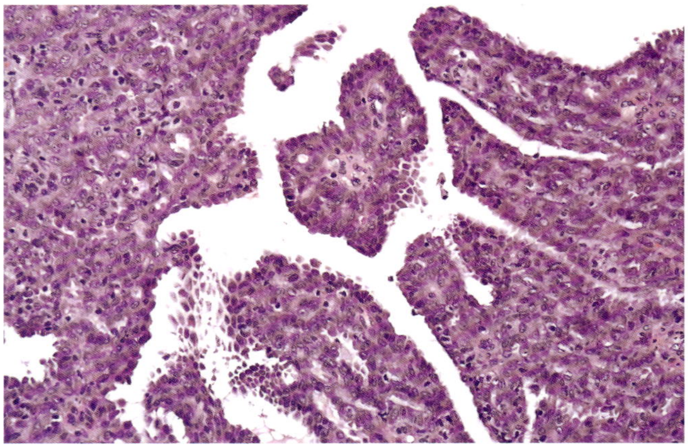

**图 30.41** 转移性甲状腺乳头状癌：乳头处覆以高柱状的上皮样细胞

近来研究提示，p63 可作为鉴别原发附属器肿瘤和转移性皮肤腺癌的标记物：p63 通常在皮肤附属器肿瘤中表达，而在转移性腺癌（来自乳房、胃肠道和肺部）中为阴性[17, 58]。但需注意，p63 的免疫组化染色标记不能用于鉴别原发和转移性鳞状细胞癌（无论来源于肺部、头部或是颈部）或转移性泌尿道上皮癌，因其在正常皮肤的基底层细胞及复层上皮细胞，以及前列腺和呼吸道上皮细胞都有常规表达[59-60]。p63 还可作为乳房肌上皮细胞的标记物[56]。

多项研究结果支持上述观点。Qureshi 等对 15 例皮肤转移癌进行相关研究，包括 14 例腺癌和 1 例泌尿道上皮癌[17]。其中，仅 1 例低分化食管腺癌有部分 p63 表达。Sariya 等研究发现，p63 作为单一标记物时，其在原发附属器肿瘤中阳性表达的敏感性为 96%，而在转移癌中的阴性表达具有非常高的阳性预测值[61]。Kanitakis 等也发现大部分的原发皮肤肿瘤表达 p63（88.5%），而 89% 的皮肤转移性肿瘤 p63 为阴性[62]。Ivan 等的研究证实，仅在罕见的皮肤或淋巴结转移性汗腺癌中存在 p63 的强阳性表达[63]。上述研究提示，应用 p63 及相关免疫组化标记，可在皮肤转移性腺癌和有导管分化的皮肤原发肿瘤的鉴别诊断中提供指导意义。

CK5/6 也可作为鉴别皮肤转移癌和原发皮肤附属器肿瘤的免疫组化标记物，其在多数原发皮肤附属器肿瘤阳性表达，而仅在极少数的内脏腺癌皮肤转移中有阳性表达[38]。此外，标记物 podoplanin（D2-40）也被发现在原发附属器肿瘤中阳性表达，而在多种来源（肺部、乳房、胃肠道或泌尿生殖道）的转移性肿瘤中不表达[64]。钙网膜蛋白是一种在间皮细胞、上皮细胞和基质细胞中阳性表达的钙结合蛋白，其在转移性肿瘤中表达，同时也可在部分原发皮肤肿瘤中表达[61]。

通过正确评估疾病的组织学表现，结合完整的临床病史资料并选择合适的免疫组化标记，有助于解决绝大部分的病例诊断问题。但是，需注意绝不可仅仅依据免疫组化的结果得出任何的最终诊断。

## 黏液样癌

黏液样癌（mucinous carcinoma）特征性表现是在纤维束间隔内充满黏蛋白和漂浮的肿瘤细胞巢。该肿瘤细胞通常胞质丰富，具有居中的泡状核及轻度异型性。尽管黏液样癌有时表现为皮肤原发肿瘤（多为老年男性头颈部缓慢生长的结节），偶可为来源于乳腺、胃、结肠、直肠和胰腺癌的皮肤转移癌（图30.42）[65-66]。

仅通过组织学方法不可能鉴别原发性和转移性黏液样癌。尽管Kazakov等在一组多病例研究中发现一种原位组分的存在有助于原发皮肤肿瘤的诊断，但缺乏该组分的病例并不能排除该诊断[66-67]。污化坏死常被认为是内脏器官转移性腺癌的一种连续性的组织学表现[66]。躯干部位的皮肤黏液样癌常提示是原发内脏肿瘤的皮肤转移[66]。

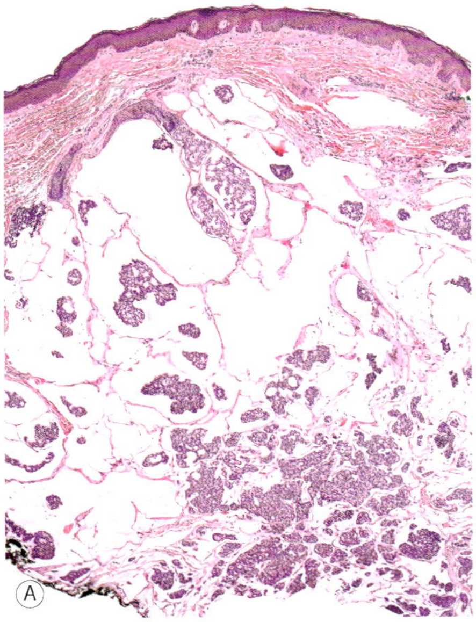

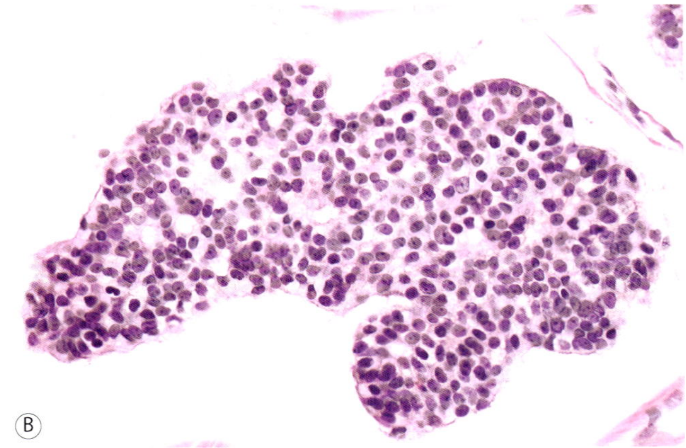

图30.42 转移性黏液样癌:（A）低倍视野;（B）高倍视野。原发和转移癌的组织学区别在于前者存在一种原位组分

印戒转移癌中的印戒细胞是由于胞质内黏蛋白积聚将细胞核挤压到周边的结果，可见于胃、大肠和胰腺的原发肿瘤（图30.43）。少数情况下，也可来源于子宫颈内膜和胆囊。印戒细胞改变可见于相当数量的皮肤肿瘤，如汗腺癌、黑素瘤、鳞状细胞癌和基底细胞癌。

黏蛋白类型有助于区分原发皮肤黏液样癌和原发胃肠道的皮肤转移癌。原发皮肤的黏液样癌，其黏蛋白含有丰富的唾液黏蛋白，因此pH 2.5时阿辛蓝染色阳性，但pH 1.0或0.4时为阴性[68]。而在胃肠道黏液样癌皮肤转移中的黏蛋白，其包含硫酸黏蛋白，因此pH 1.0和0.4时阿辛蓝染色为阳性[69]。但在多数实验室中并不常规做上述多种pH水平下的染色。

CK20在胃肠道黏液肿瘤皮肤转移中常阳性表达，但在原发皮肤的黏液样汗腺癌中不表达[66, 70-71]。胃肠道黏液样癌转移至其他内脏器官时可见CDX-2强阳性表达，同时有研究发现在几例内脏器官黏液样癌皮肤转移中也有相同表达[72-73]。若可明确原发皮肤黏液样腺癌的诊断，其周围肌上皮细胞可能阳性表达p63、CK5/6、钙调蛋白或SMA[62-63, 66-67]。转移性黏液样癌通常不表达p63[63]。

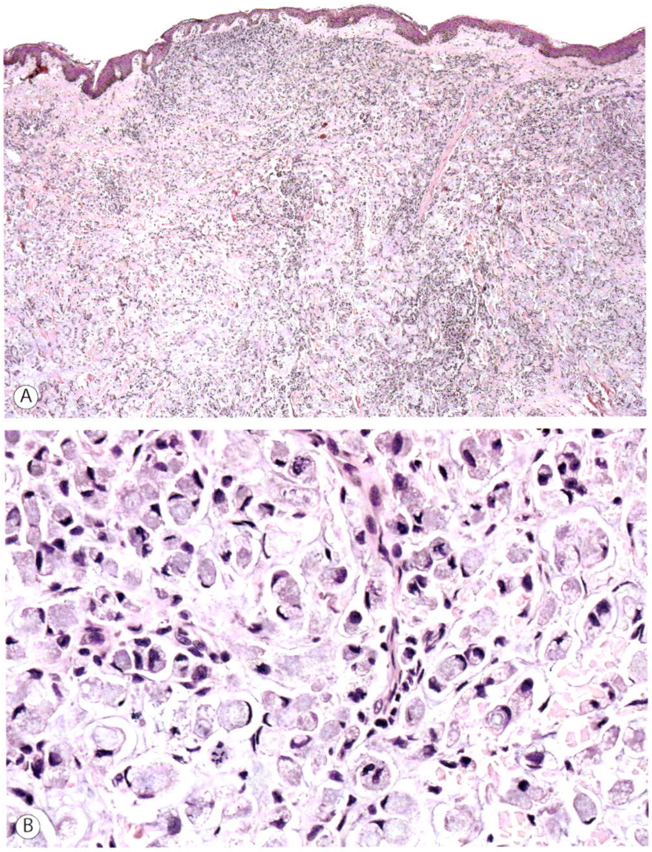

图30.43 转移性印戒细胞癌（A，B）真皮组织完全被印戒细胞所代替

## 腺样囊性癌

原发皮肤腺样囊性癌（adenoid cystic carcinoma）极为罕见，因此，与黏液样癌一样，必须与转移癌相鉴别。转移性腺样囊性癌其原发肿瘤来源包括唾液腺、泪腺、子宫颈、支气管或乳腺[74-75]。但在临床上，这些原发肿瘤通常生长缓慢，不太可能出现皮肤转移[76]。因此，大多数皮肤腺样囊性癌表现为原发性皮肤肿瘤。报道的转移性皮损多来源于唾液腺[77-78]。

## 绒毛膜癌

绒毛膜癌（choriocarcinoma）通常是一种妊娠期肿瘤，也可来源于睾丸，更少见的是来源于纵隔、卵巢甚至胎盘滋养层细胞[79]，具有明显的血管侵蚀能力，故皮肤转移并不少见[79-84]。肿瘤特点是易出血和坏死，仅在肿瘤周边能见到具有增生活力的肿瘤组织。

绒毛膜癌是一种滋养层组织的肿瘤，包括细胞滋养层（具有增殖能力）和合胞体滋养层（具有分泌激素的活性）。绒毛膜癌由这两种类型的细胞构成，但未发现绒毛膜的绒毛结构（图 30.44 和 30.45）。细胞滋养层由规则的多面体细胞组成，呈片状和条索状分布，细胞胞质淡染，具有较大的泡状核，常有明显核仁，有丝分裂象明显，常有异常有丝分裂。相反，合胞体滋养层由多形性大细胞组成，细胞有丰富略微嗜碱性的胞质，常呈多核，与邻近的细胞滋养层密切相伴（图 30.46）。促性腺激素的免疫组织化学表达有助于诊断（图 30.47）。

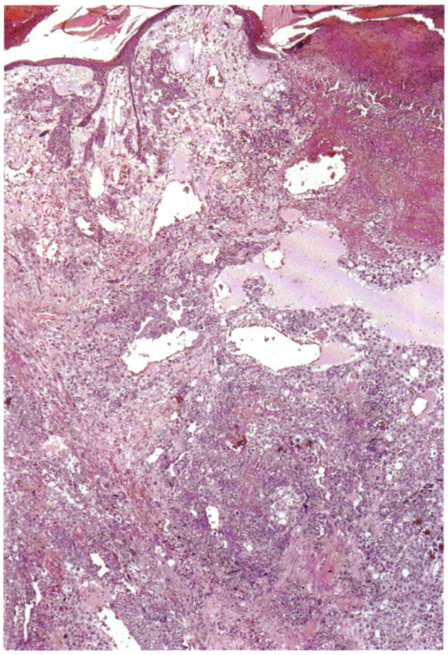

图 30.44 转移性睾丸绒毛膜癌：低倍镜下，可见真皮内肿瘤组织广泛出血（By courtesy of D. Lowe，MD，St Bartholomew's Hospital，London，UK.）

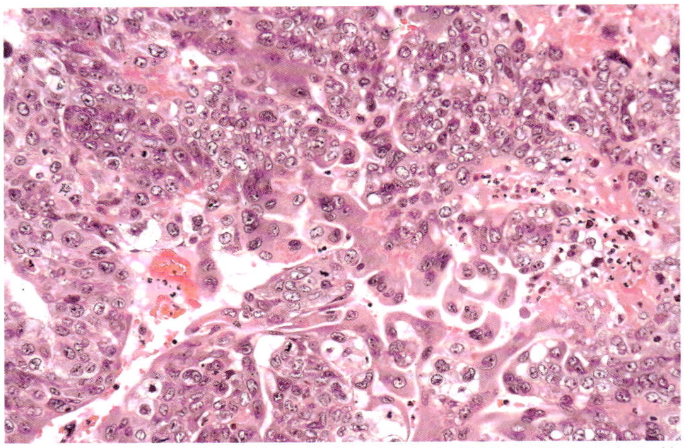

图 30.45 转移性睾丸绒毛膜癌：细胞滋养层周围可见合胞体滋养层，其特征为肿瘤细胞胞质丰富且略嗜碱性，可见不规则的多形细胞核，呈空泡状，明显嗜酸性核仁（By courtesy of D. Lowe，MD，St Bartholomew's Hospital，London，UK.）

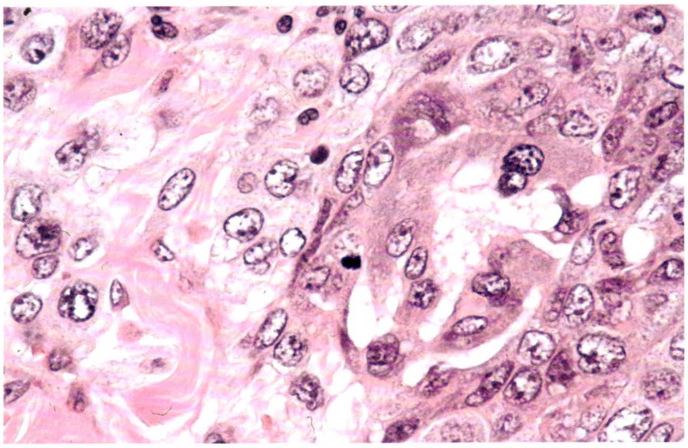

图 30.46 转移性睾丸绒毛膜癌：高倍视野（By courtesy of D. Lowe，MD，St Bartholomew's Hospital，London，UK.）

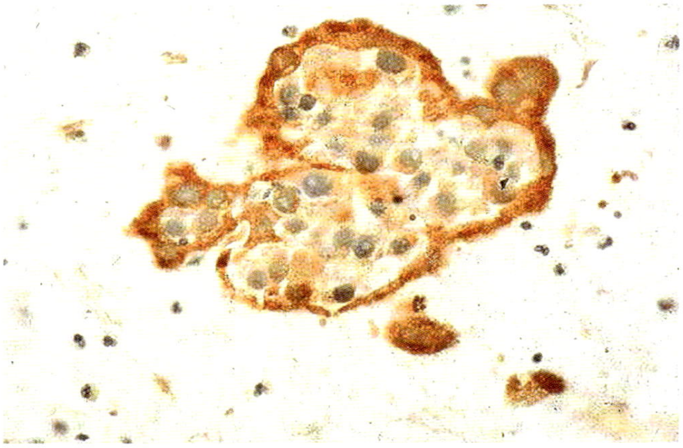

图 30.47 转移性睾丸绒毛膜癌：人绒毛膜促性腺激素标记强表达（针吸细胞活检）

## 透明细胞癌

典型的转移性透明细胞癌（clear cell carcinoma）来源于肾，也可来自肺和肝，中肾透明细胞癌可来源于卵巢、子宫内膜、宫颈和阴道[85-87]。这些肿瘤呈条索状、小泡状，偶尔，大小一致的透明细胞构成管腔样结构，其胞质内含有脂质和糖原（图 30.48 ～ 30.51）。间质通常纤细，血管丰富，常导致明显的出血，成为此转移癌的特征性临床表现。在组织学上必须与透明细胞鳞癌、透明细胞汗腺癌、透明细胞汗孔癌、毛鞘癌、皮脂腺癌、无色素性透明细胞黑素瘤、肝血管周上皮样细胞瘤和透明细胞肉瘤进行鉴别。

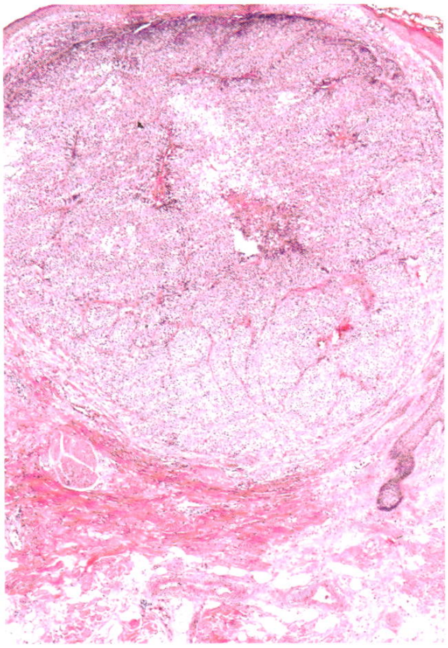

图 30.48 转移性肾（透明细胞）癌：边界清楚的肿瘤结节占据真皮大部分区域

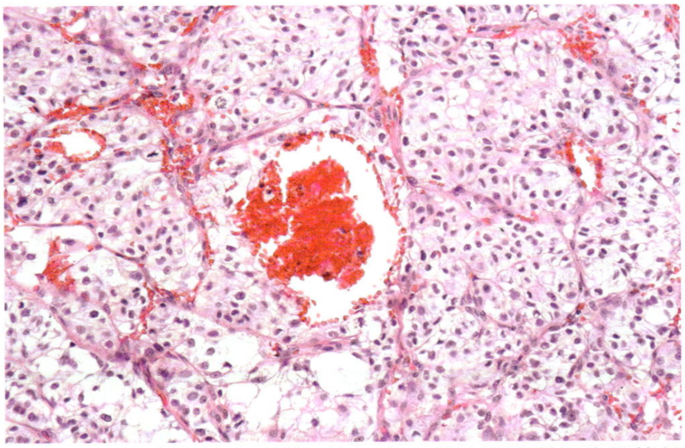

图 30.49 转移性肾（透明细胞）癌：明显的透明细胞及特征性出血

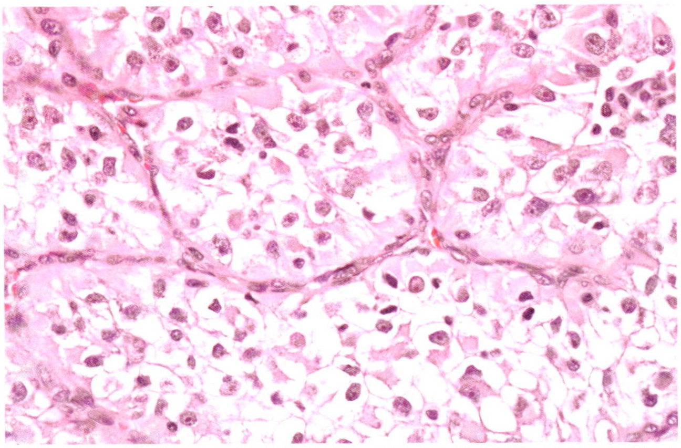

图 30.50 转移性肾（透明细胞）癌：透明细胞是糖原和脂质聚集所致

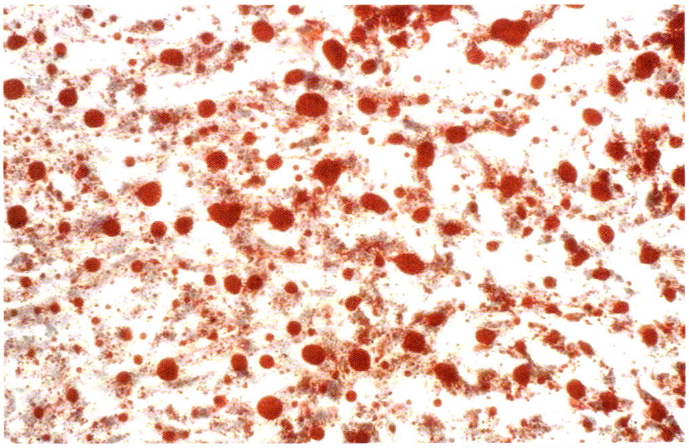

图 30.51 转移性肾（透明细胞）癌：脂质成分用油红 O 染色强阳性

免疫组化可作为鉴别诊断的辅助方法选择，但其特异性不高。原发性肾细胞癌表达 CD10（CALLA，common acute lymphoblastic leukemia antigen），在皮肤转移中也有表达[88-91]。RCC-Ma 是一种肾细胞癌标记物，对皮肤转移具有高度特异性和中度敏感性[92]。因此，RCC-Ma 阳性高度提示转移性肾细胞癌，而阴性则不能排除该诊断[93]。

## 神经内分泌癌

转移性神经内分泌癌（小细胞癌）[neuroendocrine carcinoma（small cell carcinoma）] 是容易识别的一种转移癌，特征性表现是核小、深染，呈圆形或卵圆形，几乎看不到胞质（图 30.52）。典型表现是在血管周围可见丰富的嗜碱性核碎片。

支气管神经内分泌癌来源的皮肤转移癌必须与来自皮肤、胃肠道和子宫的神经内分泌癌相鉴别，也要与甲状腺髓样癌、小细胞黑素瘤和固定不充分的淋巴瘤标本相鉴别[94-95]。免疫组织化学中，这些肿瘤表达的抗原包括低分子量角蛋白（CAM5.2）、EMA、神经元特异性烯醇酶（NSE）、突触素、CD56、PGP9.5 和蛙皮素（bombesin）。甲状腺髓样癌表达降钙素。唾液腺神经内分泌癌和原发性皮肤神经内分泌癌均表达 CK20，表现为核周斑点状阳性，通常以此与其他转移性神经内分泌癌相鉴别[5-6]。

# 间皮瘤

转移性皮肤间皮瘤（mesothelioma）较为罕见[96]。间皮瘤转移到皮肤大多数是肿瘤直接扩散或外科手术

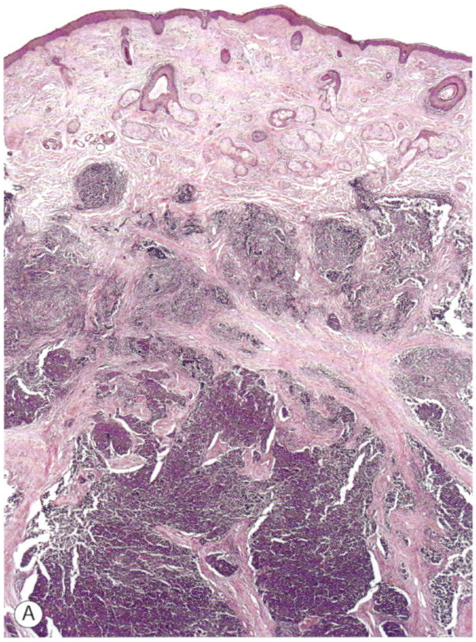

图 30.52 转移性小细胞癌（A，B）：若缺乏临床病史或免疫组化，很难将该转移同原发皮肤的神经内分泌癌相鉴别

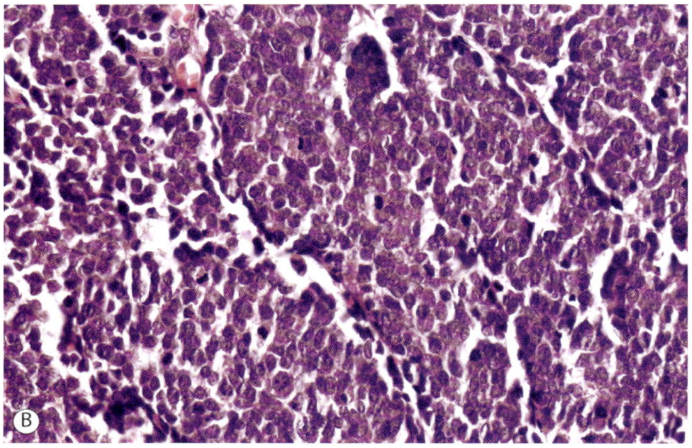

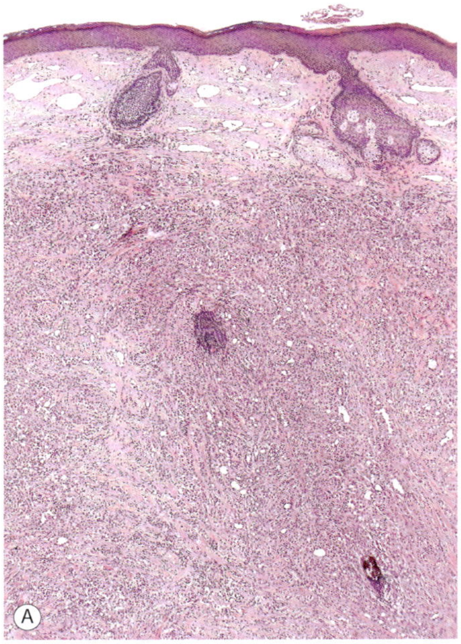

图 30.53 转移性间皮瘤（A、B）：组织学特征与低分化癌很难区别

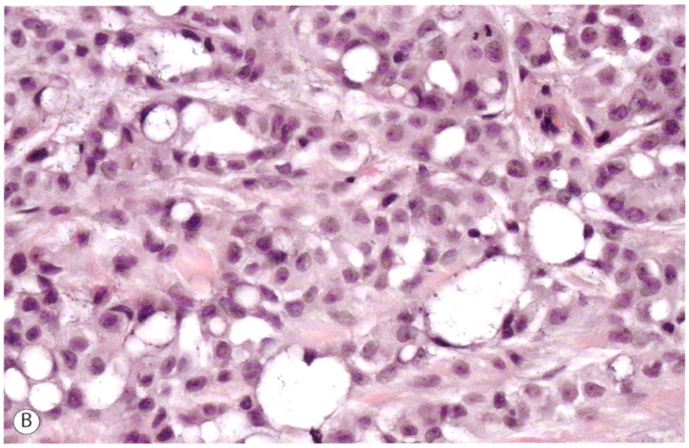

植入的结果。转移性间皮瘤主要位于躯干、面部和头皮，脐部和阴茎罕见[97-98]。

间皮瘤组织学表现为上皮样、肉瘤样或混合形态。大多数间皮瘤主要呈上皮样，在此种情况下与转移性腺癌鉴别可能极为困难（图 30.53）。少数皮肤转移可表现为 Paget 样表皮侵犯[98]。间皮瘤无完全特异性标记，常用于确定诊断的免疫组织化学标记抗体包括角蛋白、CEA、B72.3、Leu-M1 和 Ber-EP4[99]。间皮瘤除角蛋白和 Ber-EP4 常阳性外，其他所有标记常呈阴性。CK5/6 标记可能也有帮助，间皮瘤此标记阳性，而转移性腺癌常阴性[100]。间皮瘤的钙网膜蛋白标记可阳性，但也不具特异性（图 30.54）[61]。

超微结构可见间皮瘤细胞有许多特征性浅表细长微绒毛。

## 类癌

类癌（carcinoid tumor）较少见，多发于 61 ～ 70 岁的女性。原发性皮肤类癌十分少见，因此，皮肤类癌的出现最可能是转移性类癌[101-105]。

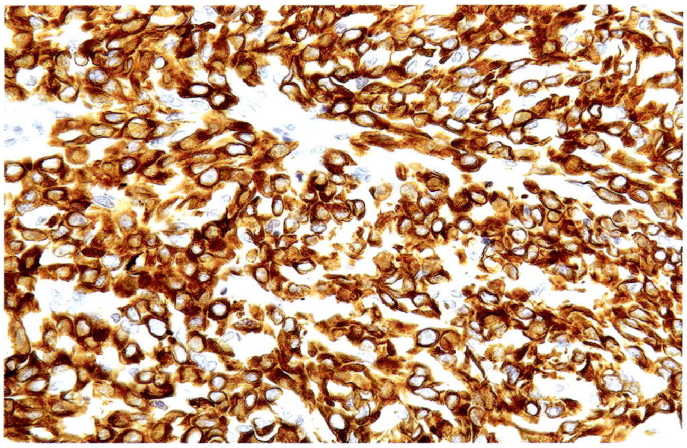

图 30.54 转移性间皮瘤：肿瘤细胞对钙网膜蛋白标记强阳性

类癌大多来源于末端回肠和盲肠，而后者几乎都是良性的。其他可来源于结肠、胃、支气管，极罕见于胆囊和卵巢畸胎瘤。对于皮肤转移性类癌，支气管通常是最常见的原发部位[106]。少数患者可出现类癌综合征症状。

通常情况下类癌嗜银染色反应为阳性，但并不绝对；有些肿瘤在嗜银染色反应中需添加还原剂才呈阳性。然而，少数肿瘤在这两种染色中都不出现阳性反应。

肿瘤组织学特征表现为形态一致细胞构成的大小不等的结节（图 30.55）。细胞形态规则，圆形或卵圆形，核空泡状，结节周边倾向栅栏状排列。胞质嗜酸性，而在结节周边颗粒特别明显，有丝分裂少见。此肿瘤可通过多种染色方法来明确诊断，包括重氮反应、Masson-Fontana 染色和 Pearse 铅苏木精染色。此外，肿瘤细胞表达嗜铬粒蛋白、突触素、PGP 9.5 和 NSE（图 30.56、30.57）。

## 转移性黑素瘤

皮肤转移癌第 3 位最常见的来源是黑素瘤（图 30.58）。转移性黑素瘤（metastatic melanoma）通常不难诊断。有高达 5% 的患者其转移性黑素瘤可能是首发表现，如无色素，其组织学鉴别诊断可能极为困难[107]。无色素的梭形细胞黑素瘤可能与梭形细胞鳞癌、非典型性纤维黄瘤或转移性梭形细胞肉瘤，尤其是平滑肌肉瘤相混淆。在这种情况下，使用 Masson-Fontana 染色能够显示黑素，尤其在黑素较少时，比常规 H.E. 染色更易观察到黑素颗粒。应用免疫组织化学标记 S-100、Melan-A、MITF-1（microphthalmia transcription factor） 和 HMB-45 也可能有助于诊断。恶性平滑肌瘤肌动蛋白和结蛋白表达阳性，可与黑素瘤鉴别。大多数转移性黑素瘤无表皮病变，偶尔转移性黑素瘤也可表现亲表皮性[108-111]。在这种情况下，很难与原发性黑素瘤区别。当诊断无色素性黑素瘤时，必须应用免疫组织化学标记除外乳外 Paget 病。当无色素性黑素瘤中出现气球状细胞或异常的印戒样改变时，极难与原发性或转移性附属器肿瘤相鉴别[112]。

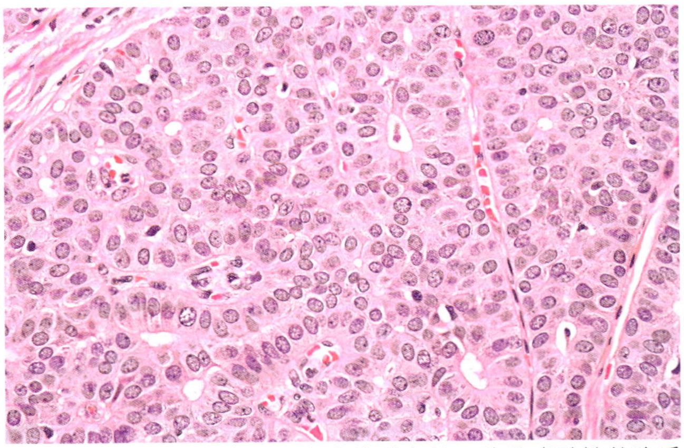

图 30.55 转移性类癌：注意胞核形态的一致及嗜酸性的胞质和腺泡

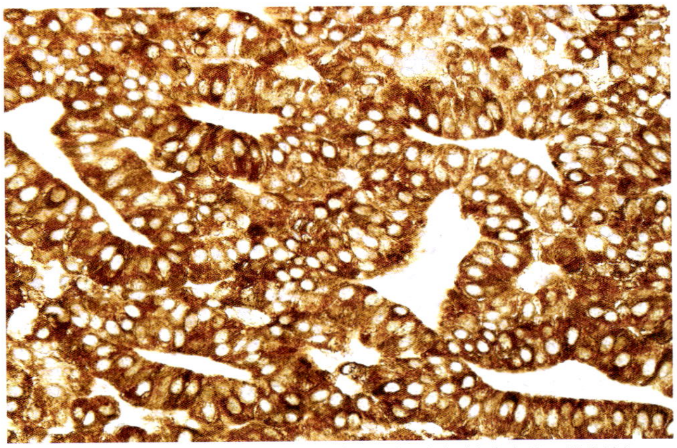

图 30.56 转移性类癌：肿瘤细胞对突触素标记强阳性

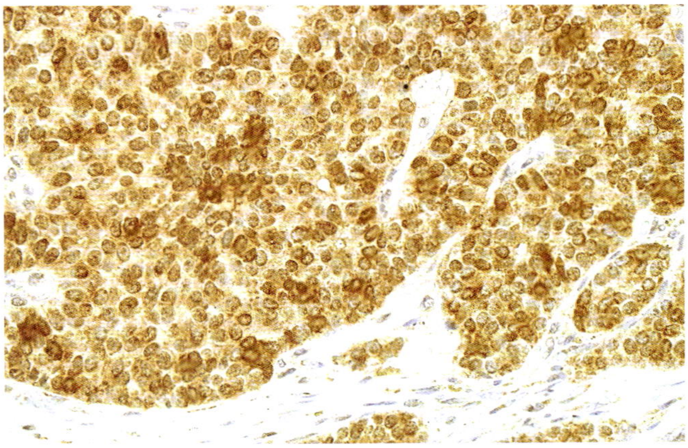

图 30.57 转移性类癌：肿瘤细胞表达 NSE 标记

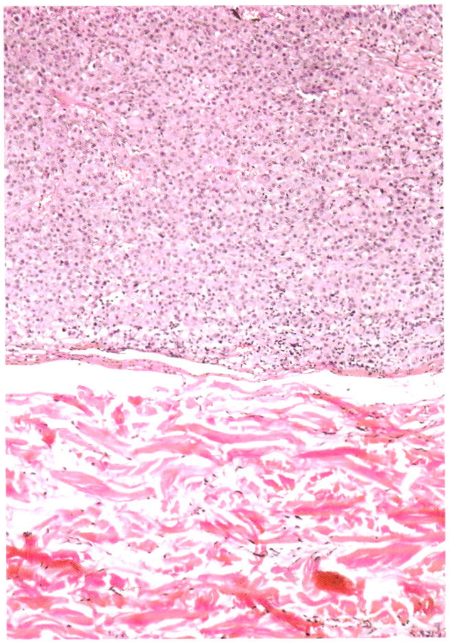

图 30.58 转移性黑素瘤：局限性结节性生长模式，高度提示转移。虽无黑素，但肿瘤细胞 S-100 蛋白和 HMB-45 阳性表达

# 乳房及乳外 Paget 病

## 临床特征

乳头和乳晕的 Paget 病是一种少见的疾病，几乎都与原位或者侵袭性乳腺导管癌有关，但并不一定在临床上都能检测到[1-2]。也有一些找不到潜在肿瘤的特殊情况[3-4]。在乳头、乳晕以外的乳房其他部位发生 Paget 病的情况极为罕见，有一例报道发生在乳房切除部位的胸壁[5-6]。Paget 病主要发生于五六十岁的女性，男性罕见[1, 4]。多为单侧，个别情况也可累及双侧[7]。临床表现为粉红色或红色的渗出、糜烂性斑块，常有鳞屑，可能被误诊为湿疹或银屑病（图 30.59、30.60）。Paget 病偶尔会表现为类似黑素瘤的色素性损害，在临床和组织学上都很难鉴别[8-9]。临床表现为多发的色素斑的皮损也有报道[10]。组织学确诊乳房 Paget 病后，必须做进一步的检查以寻找相关的肿瘤。极罕见的病例报道过与异位的乳房组织（包括副乳）相关[11-12]。乳房 Paget 病的预后取决于潜在乳腺癌的大小和特点[13]。未检测到乳房肿物的乳房 Paget 病患者的预后相对较好。

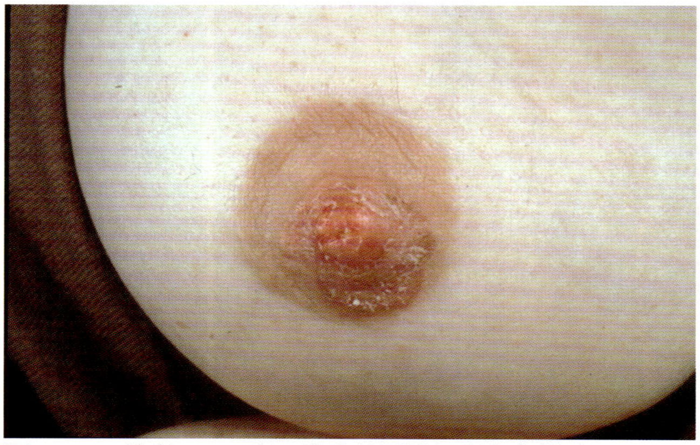

图 30.59 乳房 Paget 病：乳头处可见红斑和糜烂（From the collection of the late N.P. Smith，MD，the Institute of Dermatology，London，UK.）

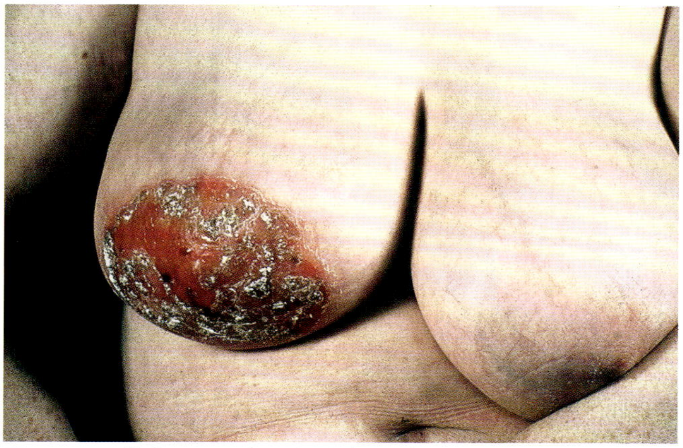

图 30.60 乳房 Paget 病：患处广泛受累，乳头和乳晕处结痂（By courtesy of the Institute of Dermatology，London，UK.）

乳外 Paget 病发生于顶泌汗腺丰富的部位。此病少见，常发生于 60 ～ 80 岁的女性[2, 14]。外阴是乳外 Paget 病最常见的部位，大约占 65%，肛周部位次之[2, 14-18]。肛周部位的乳外 Paget 病男女发病率相同。不常见的部位如阴茎、阴囊、腋窝、脐、眼睑和外耳道也可以发生[19-23]。除面部、头皮、膝、非乳房部位的前胸部和食管外，其他部位几乎不可见[24, 30]。少数情况下，可同时在外阴部和腋窝出现多发皮损和伴随表现[16, 31]。有一例报道在同一个患者同时发生外阴和乳房 Paget 病，并且在外阴和乳房都有相应的恶性肿瘤[32]。也有报道在同一患者发生同时累及乳晕、腋窝和生殖器皮肤的多发 Paget 病，且不伴乳房或者生殖器皮肤的癌症[33]。有趣的是，黏蛋白核心蛋白（mucin core protein）表达提示皮损更可能为多灶性乳外 Paget 病，而不是同时发生的乳房外和乳房疾病。

该病起病隐匿。瘙痒常为主要的症状，可能先于临床可发现的皮损[17, 34]。皮损有时会疼痛，表现为单发或多发的红斑、界限清楚的斑块，可能会溃疡、糜烂、脱屑或湿疹化（图 30.61）。疾病稍晚期，肿瘤结节可能会明显。有人认为表现为“内裤”形状分布的红斑患者通常提示预后不良[35]。该临床表现是由于淋巴侵犯，并且经常与局部淋巴结受累和远处转移相关。少见的是，乳外 Paget 病可以表现为色素减退斑，或者临床上很像硬化性萎缩性苔藓[36-38]。表皮

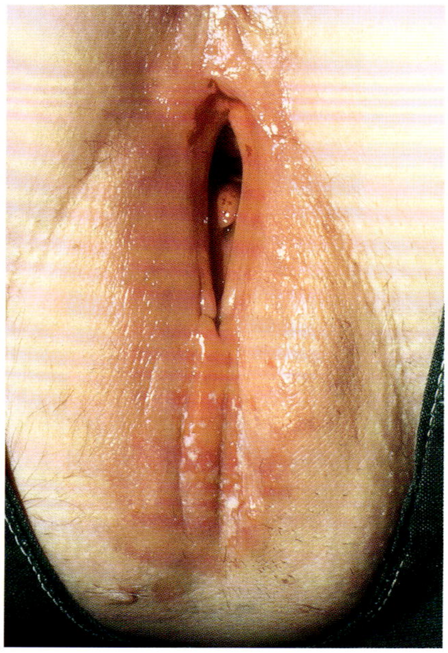

图 30.61 乳外 Paget 病：女阴会阴部位广泛受累（By courtesy of the late M. Ridley，MD，Whittington Hospital，London，UK.）

乳头瘤样增生在乳外 Paget 病也被描述过，可能会像尖锐湿疣[39]。

已有乳外 Paget 病在两个同胞中的报道[40]。有报道在乳外 Paget 病的斑块上发生基底细胞癌[41]。也有合并乳头状汗腺腺瘤的报道[42]。

乳外 Paget 病局部复发常见。回顾性研究报道在外阴的局部复发率为 34% ～ 40%[14, 17, 43]。伴有潜在腺癌的外阴乳外 Paget 病的复发率可达 50%[17]。肛周局部复发率为 37%，而阴茎、阴囊部位为 22%[44-45]。预后不良与侵袭性疾病、潜在的皮肤腺癌、内脏癌症、淋巴血管侵犯和淋巴结转移有关[46-47]。累及阴蒂更具侵袭性[48]。外阴乳外 Paget 病几乎不累及阴道、宫颈和尿道[49-50]。有不完全切除后自发消退的报道[51]。

## 发病机制和组织学特征

乳房 Paget 病几乎总是与乳腺癌相关。猜测 Paget 病起源于潜在的乳腺癌，通过输乳管迁移至乳头和乳晕表面的上皮[1-2]。乳房 Paget 病最常与原位或者侵袭性乳腺导管癌相关，但是几乎没有报道与侵袭性乳头状癌和乳腺黏液癌相关[52-53]。

有罕见的病例报道乳房 Paget 病经触诊或者影像学检查确诊没有潜在的乳腺癌[3-4]。有学者猜想上述情况下的乳房 Paget 病可能起源于 Toker 细胞[54-55]。Toker 细胞是一种与乳腺相关的细胞，大约 10% 具有正常组织学表现的乳头上皮中可发现这种细胞。

乳外 Paget 病的发病机制仍有争议[56-59]。大多数病例呈现原位恶性，最可能起源于表皮内汗腺导管。少数病例呈现亲表皮转移或者由相关的汗腺癌扩散。通常都是顶泌汗腺来源，偶尔会有外泌汗腺来源的皮损的情况。尤其需要重视的是乳外 Paget 病也可能代表远处恶性肿瘤的表皮转移，如直肠癌、膀胱癌、尿道癌、前列腺癌、子宫内膜癌或者胃癌[57, 60-64]。尤其是在肛周皮损中，三分之一的病例与直肠腺癌相关[16, 60]。约 15% 与内脏癌症相关。外阴 Paget 病中有 4% 的病例与外阴腺癌相关，其上皮内原位病变转为侵袭性病变者占 12%[17, 48]。也有外阴 Paget 病合并卵巢畸胎瘤的报道[65]。眼睑 Paget 病与 Moll 腺癌相关，而累及外耳道时与耵聍腺癌相关。因此乳外 Paget 病患者必须检查潜在的恶性肿瘤。

乳外 Paget 病起源的前体细胞与潜在癌症无关的看法，也仍是一种推测。表皮和（或）附属器的多能干细胞可能为该病的前体细胞。最近，在外阴上皮确认有 Toker 细胞，更准确来说是大小阴唇交界处的乳腺样腺体[66]。外阴乳腺样腺体既有女性乳腺的组织学特点，又有外泌汗腺的组织学特点[67]。

由于 Paget 病标记 CK15、CK19（CK15/CK19 被认为是位于毛囊隆突部的毛囊干细胞的标记），有人推测乳外 Paget 病可能是位于毛囊和附属器的漏斗－皮脂腺单位的附属器干细胞增生的结果[68]。

组织学上，乳房和乳外 Paget 病常伴角化过度、角化不全或者溃疡。有数量不等的大细胞浸润，这些大细胞胞质丰富、透明或者有时嗜酸性，包含明显的泡状核（图 30.62 ～ 30.65）。偶见核分裂象。细

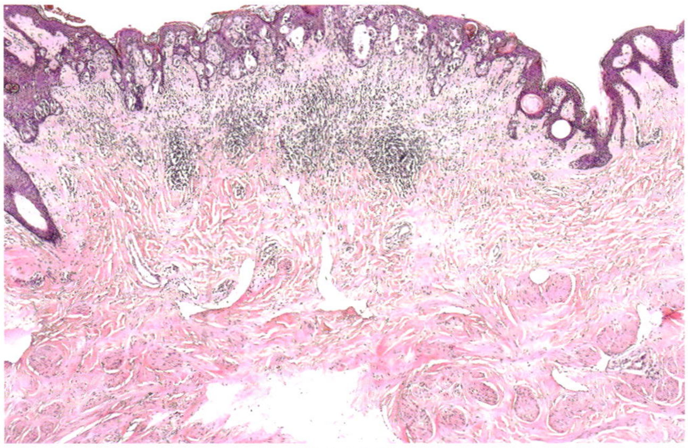

**图 30.62** 乳房 Paget 病：低倍视野可见表皮广泛受累。可见上皮内腺

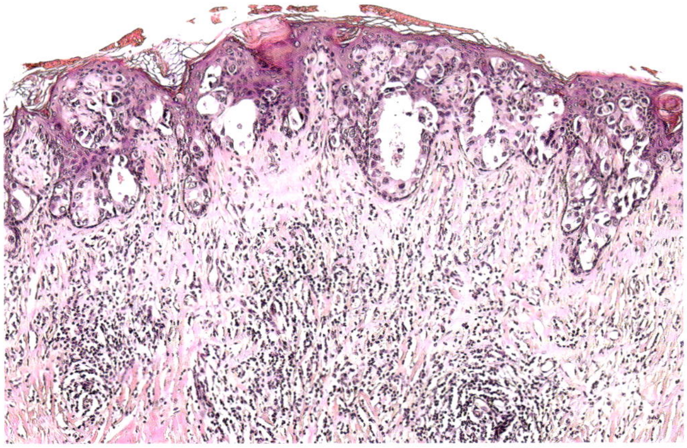

**图 30.63** 乳房 Paget 病：高倍视野

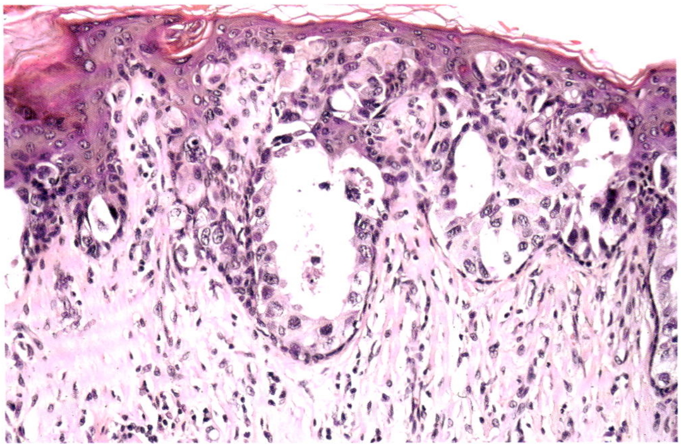

**图 30.64** 乳房 Paget 病：可见腺样分化

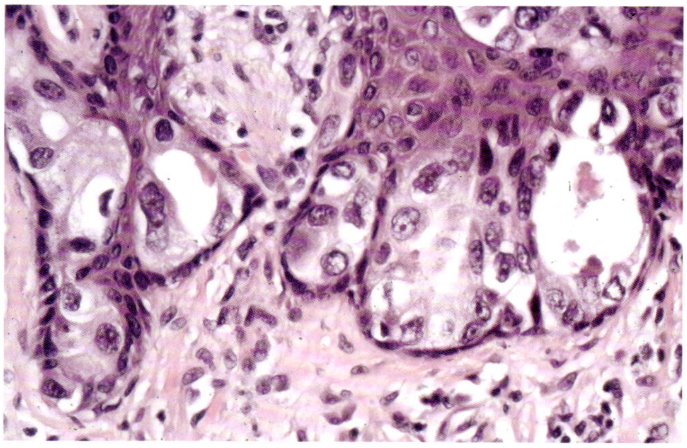

图 30.65 乳房 Paget 病：肿瘤细胞富含嗜酸性胞质，空泡状大胞核，核仁明显

胞单个或簇集，通常在表皮全层散在分布。偶可见腺体或者腺泡分化，也可见有胞质内黏蛋白的印戒细胞[52]。在罕见的病例中，未分化变异型的 Paget 病的肿瘤细胞表现出明显的异型性[69]。在这种情况下，没有特殊染色和免疫组化的帮助很难与鲍温病鉴别（见下文）。但必须谨记的是鲍温病在乳头罕见[70]。色素沉着在乳房及乳外 Paget 病都可能见到，可能会与黑素瘤混淆。可能是因为肿瘤细胞含色素，或者受累表皮有非肿瘤性树突状黑素细胞在肿瘤中积聚引起[71]。

对肛门生殖器部位 Paget 病患者进行活检，通常表现出相关的表皮病变，分 3 种类型：鳞状上皮增生、乳头瘤样增生和 Pinkus 样纤维上皮瘤样增生[72-73]。最后一种类型在肛周 Paget 病中更常见，如果在活检中发现这样的表现，可以作为提示 Paget 病的证据[72]。任何一种增生类型都可能会模糊 Paget 病的组织学特点。Paget 细胞的鳞化也可见到，有可能会影响正确的诊断[74]。原位癌和侵袭性鳞癌的改变罕见。这种改变很可能是一种巧合，有报道在鳞状成分中发现 HPV，而在同时合并的 Paget 病中则没有[39]。

虽然并不全是，但通常 Paget 细胞对耐淀粉酶 PAS 染色、黏蛋白胭脂红和氧锆基-苏木素染色阳性，提示存在中性黏多糖[75]（图 30.66）。少数情况下，有阿辛蓝染色阳性的酸性黏多糖。然而，免疫组化是确诊的更可靠的方法（图 30.67 ～ 30.69）。

通常低分子量细胞角蛋白（如 CK7、CAM5.2、AE1/AE3）和 EMA（epithelial membrane antigen）在 Paget 细胞免疫组化中为阳性。多克隆 CEA（carcinoembrionic antigen）的表达不一定。大约 50% 的病例报道有 GCDFP-15（gross cystic disease fluid protein-15），在原发性乳外 Paget 病中呈典型阳性，而在继发性乳外 Paget 病中呈阴性[76-82]。

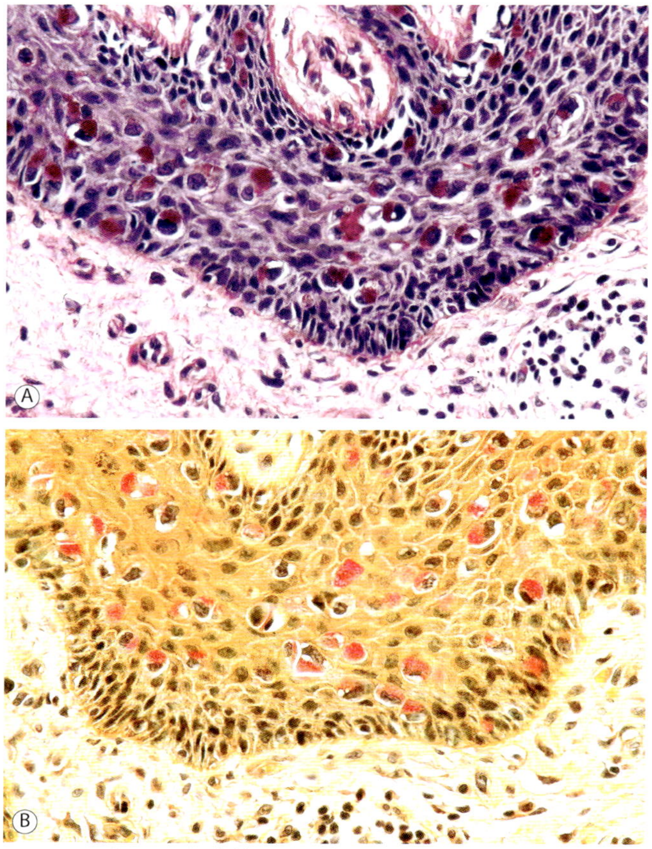


图 30.66 （A，B）乳外 Paget 病：肿瘤细胞耐淀粉酶 PAS 染色阳性；黏蛋白胭脂红染色可见细胞内阳性的黏蛋白染色

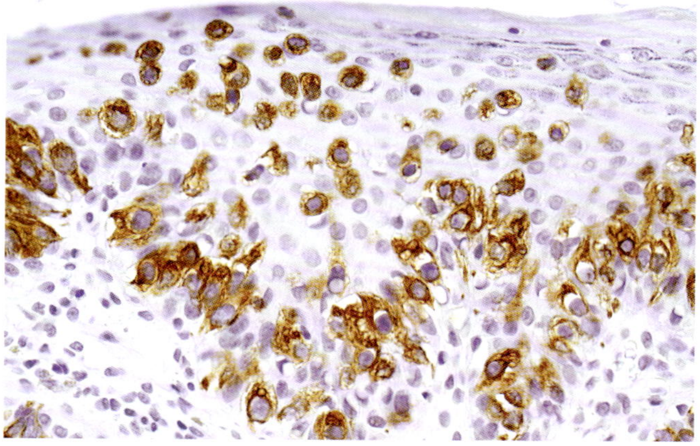

图 30.67 乳外 Paget 病：肿瘤细胞表达细胞角蛋白

最初的报道认为 CK7 染色是乳外 Paget 病非常特异的，但是后来的报道证实其特异性相对不足[79，83-84]。表皮的 Toker 细胞和 Merkel 细胞的 CK7 都为阳性[76]。这在 Toker 细胞增生的病例中很明显。Paget 样鲍温病和日光性角化病中 CK7 也可以呈阳性[84-88]。继发性乳外 Paget 病的肿瘤细胞，尤其是与结肠癌相关时，CK7 和 CK20 通常都为阳性。这个发现很有价值，因为在原发性乳外 Paget 病中更倾向于 CK7 阳性而 CK20 阴性[83，89-90]。然而 CK20 染色并不总是特异的。

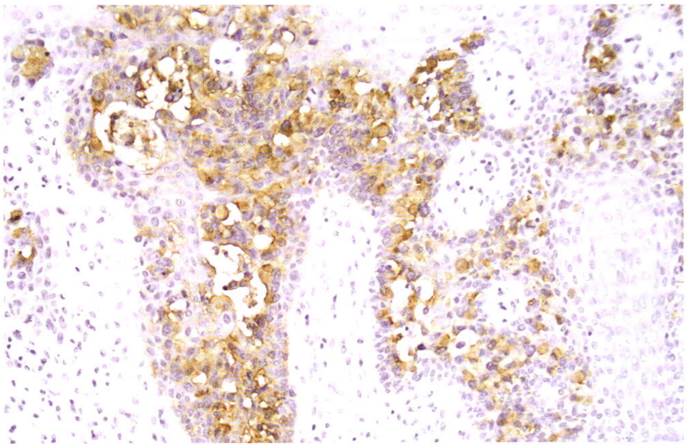

图 30.68 乳外 Paget 病：EMA 阳性

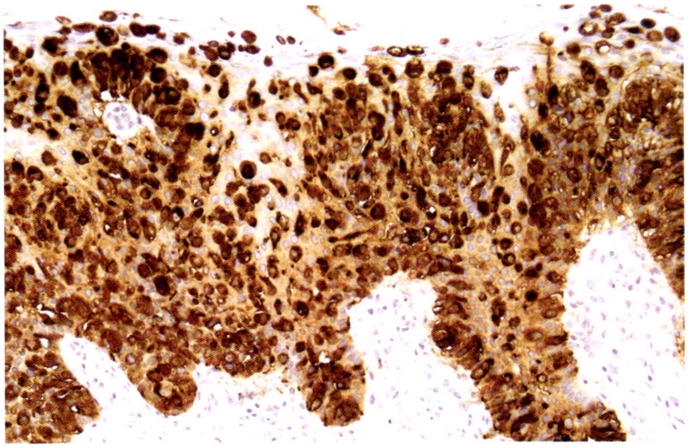

图 30.69 乳外 Paget 病：CEA 强表达

黏蛋白核心蛋白（mucin core proteins）可能在乳房及乳外 Paget 病的诊断中有用[91-93]。MUC1 在乳房及乳外 Paget 病的肿瘤细胞中都阳性[91-94]。然而，MUC1 也表达于正常的 Toker 细胞[91]。MUC5AC 在原发乳外 Paget 病肿瘤细胞中常呈阳性，而在继发乳外 Paget 病的肿瘤细胞中呈阳性不常见。当原发的上皮内病变变为侵袭性，MUC5AC 的表达减少或丢失[93]。原发性乳外 Paget 病的肿瘤细胞通常不表达 MUC2，但是在与直肠腺癌相关时可能会表达[91]。

S-100 蛋白、HMB-45 和 MART-1 在 Paget 病常阴性。在色素性 Paget 病中，可以看到周围的角质细胞黑素增加或者黑素细胞增生，需要仔细的形态学分析以正确解释表皮内黑素细胞的树突的免疫组化标记，而不是恶性细胞（Paget 细胞）的标记[95]。

大多数乳房和乳外 Paget 病的 PR（progesterone receptor）阴性，ER（estrogen receptor）低表达[96]。相反的，AR（androgen receptor）、Her-2/neu 和 COX-2 通常在乳房和乳外 Paget 病中表达[97-100]。然而，有一项研究发现虽然 Her-2/neu 在乳房 Paget 病中表达，但是在外阴乳外 Paget 病不表达[101]。可以看到 AR 的阳性可变性，尤其是在与内脏恶性肿瘤不相关的病例，或者是 ER 和 PR 阴性时[96, 98, 102]。肿瘤细胞表达 AR 提示治疗上可基于激素疗法，就像治疗前列腺癌那样[102]。类似的，有报道对 Paget 病进行荧光原位杂交，显示 Her-2 蛋白的过表达和 Her-2/neu 增多也提示临床应用针对 Her-2 通路的靶向分子进行治疗的可能[103-104]。在各种 Paget 病中，Her-1（EGFR）、Her-3 和 Her-4 通常都为阴性[94]。

有报道 RCAS1（receptor-binding cancer antigen expressed on SiSo cells）是乳外 Paget 病的高度敏感的标记[105-106]。Uroplakin Ⅲ在继发于泌尿道上皮癌的乳外 Paget 病中阳性，而在其他的 Paget 病中为阴性[107-108]。前列腺特异性抗原在与前列腺腺癌相关的病例中表达[63]。

CD23，淋巴细胞的一种标记，在外泌汗腺和顶泌汗腺分泌部细胞强表达，并且在最近所有乳房及乳外 Paget 病的报道中均为阳性。CD23 在原位黑素瘤、Paget 样鲍温病和皮脂腺癌均阴性，提示 CD23 可能为诊断这些疾病的有用的标记[109]。紧密连接蛋白 3 和 4（claudine 3 and 4）在乳头 Paget 病细胞均染色，紧密连接蛋白 5 在 50% 的病例中染色[110]。这些标记物在黑素细胞性皮损和日光性角化病中阴性，也可能对鉴别诊断有帮助。

在外阴 Paget 病中核 p53 过表达与基质浸润有关[111]。Ki-67 和细胞周期蛋白 D1（cyclin D1）联合表达也与侵袭性乳外 Paget 病强烈相关[112]。免疫组化 D2-40 标记显示淋巴管浸润，是乳外 Paget 病淋巴结转移的强烈提示[113]。

虽然免疫组化对乳房和乳外 Paget 病的诊断都有帮助，但是诊断必须建立在紧密联系组织学特点、免疫组化检查和相关的临床病史的基础上。

## 鉴别诊断

大多数皮肤 Paget 病的诊断并不困难。然而，偶尔可能会与浅表播散型黑素瘤（尤其是伴有色素沉着的病例）或者鲍温病混淆[82]。包括 S-100 蛋白、HMB-45 和 Melan-A 在内的黑素细胞标记在 Paget 细胞都是阴性的[94]。鲍温病肿瘤细胞的 CAM5.2、GCDFP-15、c-erbB-2 和耐淀粉酶 PAS 染色、阿辛蓝染色和氧锆基-苏木精染色均为阴性（表 30.1）。P63 是区分 Paget 样鲍温病和 Paget 病的有用标记，在 Paget 样鲍温病中标记，而 Paget 病则不标记[114-115]。乳房 Toker 细胞 p63 阴性[116]。虽然 CK7 表达对确诊 Paget 病有价值，但务必记住的是 CK7 在鲍温病和 Paget 样日光性角化病也可能阳性。

表 30.1 乳外 Paget 病的鉴别诊断

| | 原发性乳外 Paget 病 | 继发性乳外 Paget 病 | 鲍温病 | 浅表播散性黑素瘤 |
|---|---|---|---|---|
| 耐淀粉酶 PAS | + | + | − | − |
| 黏蛋白胭脂红 | + | + | − | − |
| 阿辛蓝（pH 2.5） | + | + | − | − |
| 胶体铁 | + | + | − | − |
| 氧锆基-苏木精 | + | + | − | − |
| Masson-Fontana | − | − | − | + |
| PanCK | + | + | + | − |
| CAM 5.2 | + | + | − | − |
| CK7 | + | + | ± | − |
| CK20 | −（通常） | +（通常） | − | − |
| EMA | + | + | − | − |
| CEA | + | + | − | − |
| GCDFP-15 | + | − | − | − |
| S-100 蛋白 | − | − | − | + |
| Melan-A | − | − | − | + |
| P63 | − | − | + | − |
| CEA | + | + | − | − |

单独的标记不能确立绝对的诊断，需要将多个标记组合起来。
GCDFP-15（gross cystic disease fluid protein 15）：巨囊病性液体蛋白 15。

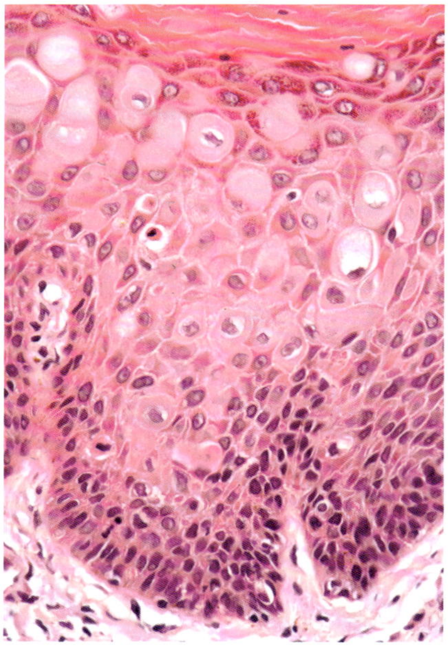

图 30.70 Paget 样角化不良：表皮上方可见丰富、淡染、明显嗜酸性胞质中的角质形成细胞，耐淀粉酶 PAS 染色阴性

成人朗格汉斯组织细胞增生症可能会类似乳头 Paget 病，但是前者的亲表皮细胞 CD1 强阳性，而 Paget 病特异的免疫标记物为阴性[117]。

Paget 样的角化不良是很具特点的组织学改变，通常在不同部位（宫颈、唇和痔疮）活检时偶然发现[118-120]。被认为是由于角质形成细胞对摩擦形成的异常增生反应。通常缺少细胞学异型，并且细胞在表皮的位置较高（图 30.70）。它们对黏蛋白和 CEA 染色均阴性。

透明细胞丘疹病表现为多发的色素减退斑、丘疹，被认为是 Toker 细胞的增生，不伴细胞异型性。免疫组化类似 Paget 病，但是黏蛋白染色通常为阴性[121-122]。

（闫桢桢　吕雅琳译　曾学思校　高天文审）

# 毛囊肿瘤 第31章



## 毛发痣

### 临床表现

毛发痣（hair nevi）表现为毛发生长过程异常或毛囊数目的改变，这种改变通过肉眼即可观察到[1-3]。终末期毛发增多可见于脊柱裂、先天性黑素细胞痣及 Becker 痣。

## 毛囊痣

### 临床表现

毛囊痣（hair follicle nevus）极为罕见，又称先天性毳毛错构瘤。常于出生时或儿童期发病，皮损为单个、直径小于 1cm 的丘疹，好发于面部、耳前及耳部[1-13]，偶见于成人[2, 6]。偶尔表现为多发性损害，皮损沿着 Blaschko 线呈线状排列，或表现为表皮痣样的损害[14-15]。据报道该病与单侧脱发、软脑膜血管瘤病和额鼻发育不良有关[11, 16]。

### 组织学特征

其特征性改变是成熟的毳毛毛囊明显增生，部分毛囊周围可见到小的皮脂腺结构，多数毛囊处于同一分化阶段，位于真皮浅层；毛周纤维鞘增厚，毛囊嵌于纤维化的基质内；平滑肌和骨骼肌缺如，偶见钙化结节[8, 10]。

### 鉴别诊断

该病与纤维毛囊瘤的鉴别点是病变组织中央缺乏囊样结构[4, 7]；副耳组织内常见到软骨和脂肪组织而易于与毛囊痣鉴别[17]。

## 羊毛发痣

### 临床表现

羊毛发痣（wooly hair nevus）极为罕见，无遗传倾向，男女发病率相等。其特征性的改变是头皮部可见边界清楚的紧密卷曲的毛发区（图 31.1）[1-16]，与周围正常毛发相比，病变处毛发纤细、颜色较浅，难于梳理。

本病分为三型：

- Ⅰ型：出生时或 2 岁前发病，临床上无相关的其他异常改变；
- Ⅱ型：与单侧表皮痣有关，见于 50% 的患者[1, 3, 6-7, 10-11, 13, 15]；
- Ⅲ型：成年期发病，又称获得性进行性结节状发[17-26]，极为少见。

“获得性结节状毛发”也是此病的一种类型。临床表现为雄激素依赖区毛发的进行性卷曲或打结，常伴雄激素脱发[18, 23-25]。

目前已经发现羊毛发痣与下列疾病有关：系统性线状表皮痣、性早熟、色素失禁症及眼疾病如持久性视乳头膜病[1, 4, 8, 14, 27]。

## 组织学特征

毛发形态学无明显改变[5, 8-9]，毛发横断面示毛囊下 1/3 发生卷曲[12]。

# 黑头粉刺痣

## 临床表现

黑头粉刺痣（comedo nevus）少见，由毛囊皮脂腺发育异常所致。皮损为簇集的黑头粉刺样丘疹，无明显自觉症状，皮损可局部发生或呈线状排列，有时呈带状或图案状排列，常沿着皮肤 Blaschko 线分布[1-3]。皮损常发生于单侧，偶见于双侧[4-6]。好发于面、颈及躯干上部（图 31.2、31.3）[1-2]，偶尔发生于生殖器、手掌及腕部[7-9]，有时泛发于全身[1, 10-12]。本病常于出生时或 20 岁之前发生，男女发病率相等。有时皮损呈炎症性改变，并有窦道、瘘管及瘢痕形成[2, 12, 15]。

临床上呈线状分布的汗孔角栓与黑头粉刺痣类似。黑头粉刺痣有时与其他皮肤病如鱼鳞病、毛鞘囊肿、乳头状汗腺腺瘤、毛囊性肿瘤如毛囊瘤、Winer 扩张孔、毛鞘棘皮瘤、基底细胞癌和鳞状细胞癌有关[16-22]。也有文献报道该病是系统性疾病的表现，如脊柱侧凸、融合性脊柱或脊椎、隐性脊柱裂、指残毁症、指（趾）弯曲、并指（趾）和多指（趾）、白内障、癫痫、心电图异常和横贯性脊髓炎[11, 20, 23-30]。

## 发病机制和组织学特征

目前已发现了黑头粉刺痣患者的皮损内存在纤维母细胞生长因子受体 -2（FGFR2）的突变，与已报

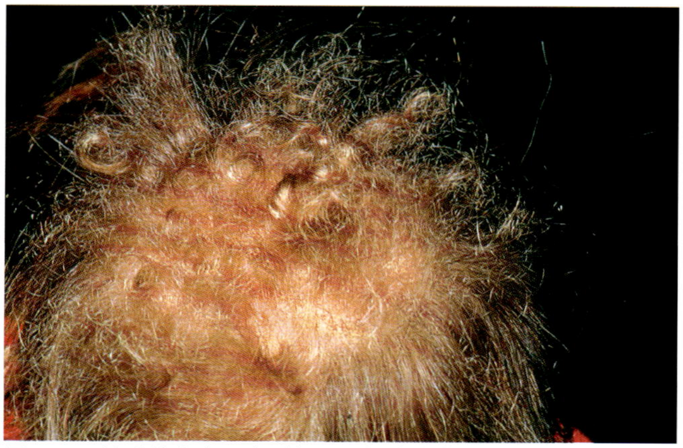

图 31.1 羊毛状发痣：头顶部可见极度卷曲的毛发，头两侧为正常直发（By courtesy of the Institute of Dermatology，London，UK.）

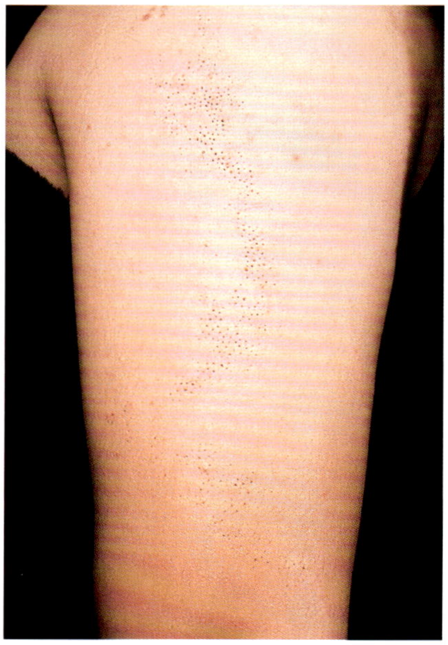

图 31.2 黑头粉刺痣：黑头粉刺呈线带状分布（By courtesy of R.A. Marsden，MD，St George's Hospital，London，UK.）

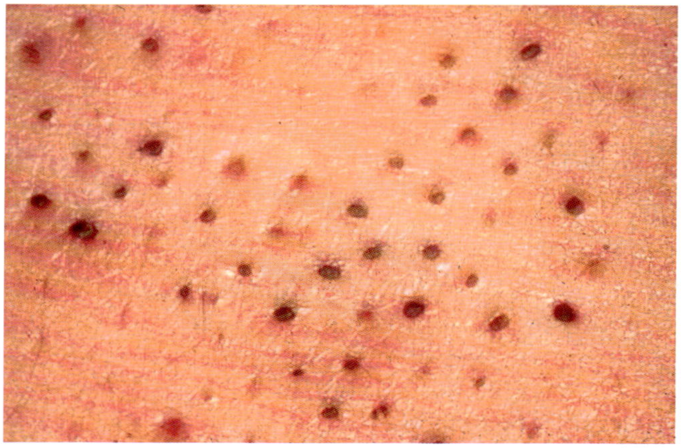

图 31.3 黑头粉刺样痣：近观（By courtesy of R.A. Marsden，MD，St George's Hospital，London，UK.）

道的 Apert 综合征的突变相同，同一患者的非皮损部位不存在这种突变[31]。这种发现表明黑头粉刺痣综合征可能代表了 Apert 综合征的一种镶嵌式的表现，Apert 综合征至少具有在黑头粉刺痣综合征患者观察到的骨骼表现[31]。

表皮角化过度，棘层增厚或表皮萎缩变薄。有时表皮明显不规则增生至周围的真皮组织内，形成一表皮凹陷[2]，凹陷中央充满角蛋白，类似扩张的毛囊（图 31.4）。皮脂腺一般无明显改变，偶尔出现数目减少或体积变小[1-2，10]。囊内容物的感染或漏出可导致局部急性或肉芽肿性炎症反应。表皮松解性角化过度是该病的特征性改变，偶见类似 Winer 扩张孔的残留毛囊[32-37]。

# 基底细胞毛囊错构瘤

## 临床表现

基底细胞毛囊错构瘤（basaloid follicular hamartoma）少见，临床表现各异[1]，常见的临床类型有单发型、局限型、线状痣样型、泛发型和遗传型[2-4]。

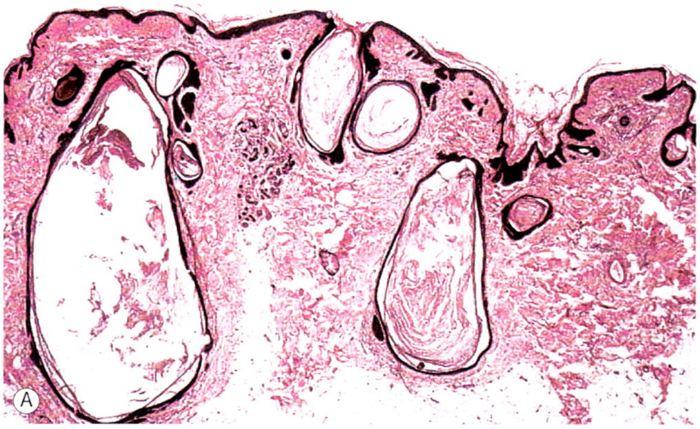
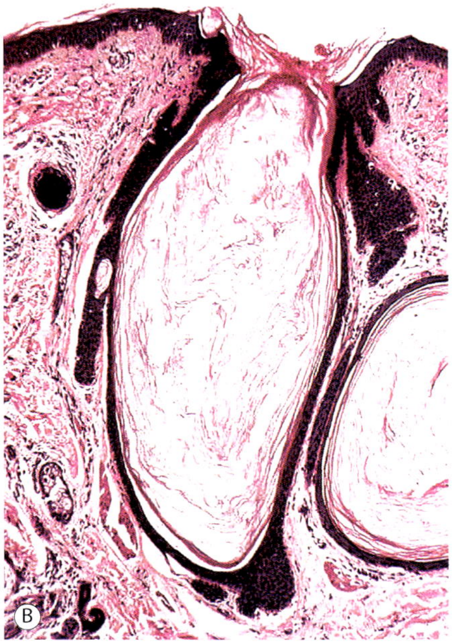

图 31.4 黑头粉刺痣：（A）病损为闭合性粉刺和开口性粉刺的特征性表现；（B）高倍镜视野

单发型：常见于老年人，女性多见，好发于面部、头皮，偶见于肩部、躯干和四肢末端；皮损为直径 1 ～ 2 mm 的皮色丘疹[1，5]，临床上常被误诊为基底细胞癌。

局限型：好发于 30 岁至 40 岁之间，主要见于头部，特别是头皮。皮损为红色或淡褐色斑块，有时与粟丘疹及脱发有关[3，6-10]，部分患者先天发生[8-9]。

线状痣样型：该型皮损分布广泛，可占某个皮区或躯干的 1/4 甚至 1/2。皮损呈淡棕色，表面有毛囊性丘疹（图 31.5）[3-4，11-15]。本型可合并斑秃、基底细胞癌、表皮囊肿及黑头粉刺。

泛发型：表现为面部浸润性斑块、全秃及系统性疾病如重症肌无力、囊性纤维化、甲状腺疾病、多汗症、系统性红斑狼疮（图 31.6）[2，4，16-22]。据报道软骨肉瘤患者的泛发性皮损与软纤维瘤和脂溢性角化有关[15，22-23]。

遗传型：主要为染色体显性遗传[1，15，24-26]，成年期发病，表现为多数小的皮色或褐色丘疹，好发于头颈部、躯干和会阴区。与系统性疾病如局部秃发和囊样纤维化有关。最近报道了常染色体显性遗传的基底细胞毛囊错构瘤综合征，该综合征出生时即有或幼年期发病，表现为多数粟丘疹、黑头粉刺样皮损和皮色至褐色的丘疹，好发于面部、躯干和四肢末端，可伴有多毛症和掌（跖）部的小凹陷[27-28]。

## 发病机制及组织学特征

分子生物学研究表明 Shh（sonic hedgehog signaling）信号传导途径在基底细胞癌发病中起着重要作用。最近有资料表明该途径在基底细胞毛囊错构瘤发病中也有改变[29]。

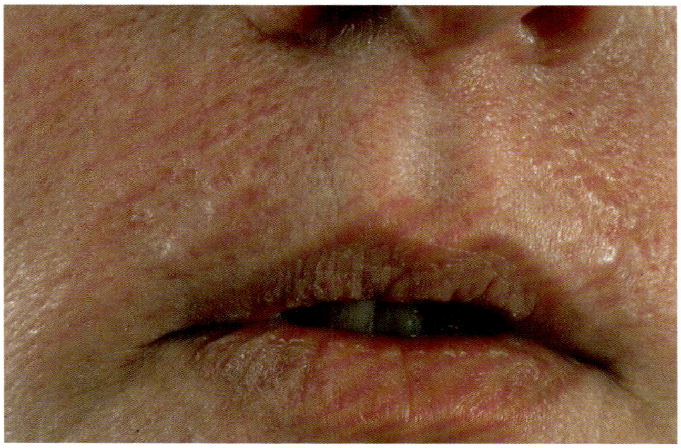

图 31.5 基底细胞毛囊错构瘤：上唇的苍白色浸润性斑块（By courtesy of the late N.P. Smith，MD，Institute of Dermatology，London，UK.）

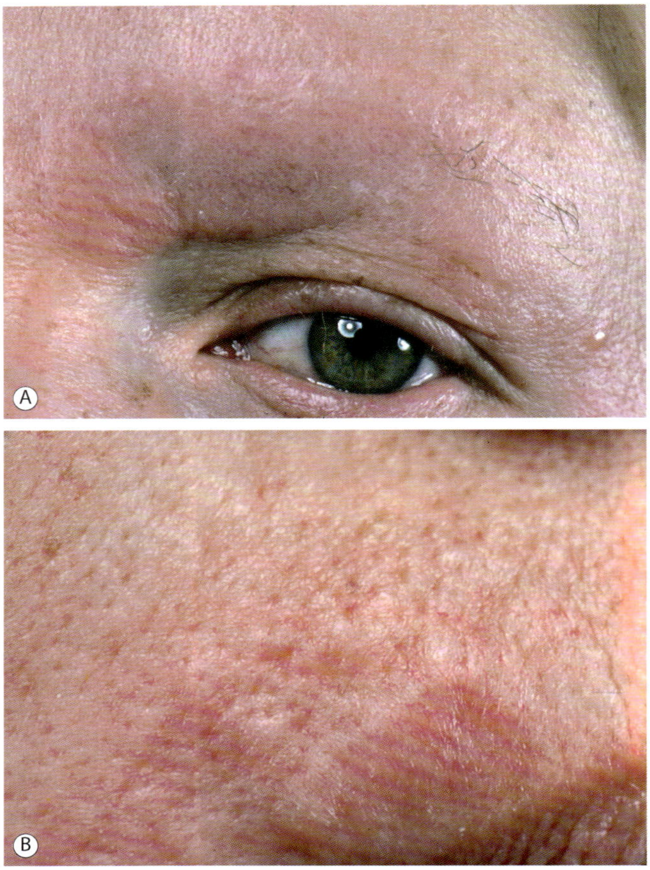

图 31.6 基底细胞毛囊错构瘤：（**A**）眉毛处毛脱落；（**B**）鹅卵石样表现（From the collection of the late N.P. Smith，MD，Institute of Dermatology，London，UK.）

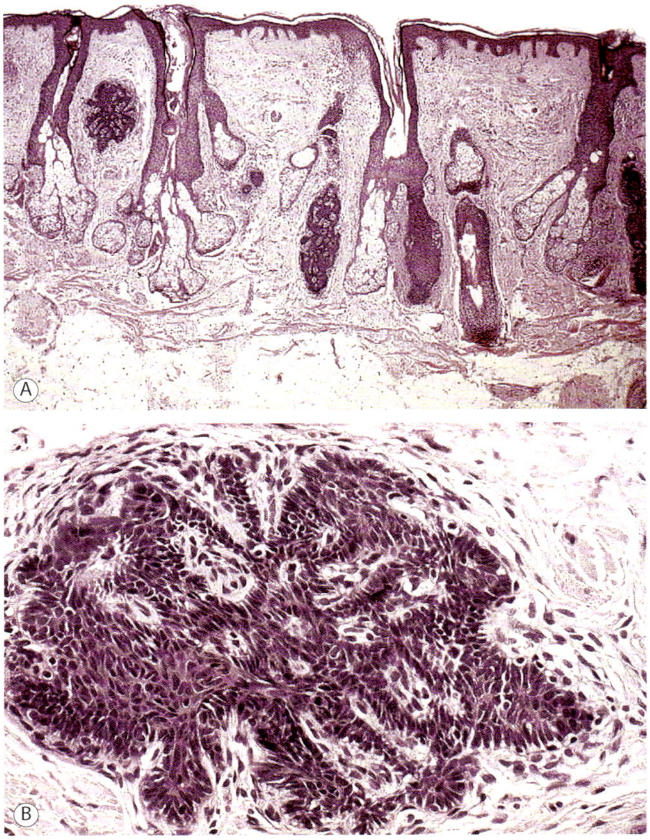

图 31.7 基底细胞毛囊错构瘤：（**A**）与毛囊皮脂腺结构毗连的错构瘤样损害；（**B**）嗜碱性粒细胞条索交互排列及含梭形细胞的结缔组织基质（By courtesy of the late N.P. Smith，MD，Institute of Dermatology，London，UK.）

组织学上可见两种表现，而表皮一般无明显改变，有时偶见扩张的毛囊，内含角蛋白碎片。

- 最常见的改变为真皮内基底样小细胞呈条索状或树枝状交互吻合，嵌于疏松的纤维性基质内，其间混杂着鳞状上皮细胞，此种改变累及到多数或全部的毛囊皮脂腺单位（图 31.7）[1-4]。部分病例此种改变源于上方表皮[6, 11]。上皮细胞岛通常与皮面垂直，团块周边细胞呈栅栏状排列，类似基底细胞癌（图 31.8）。细胞无异型性改变，有丝分裂象不明显，偶尔出现小的角化灶和角囊肿[1, 11]。有时表皮内有色素沉着或基质内淀粉样物质的沉积是其特征[1]。
- 另一种情况类似于毛发上皮瘤，病变由基底样细胞组成，交织成小梁状或呈小叶状，嵌于致密的富于细胞的纤维基质中（图 31.9）[16-17, 30]。尚可见不成熟的毛囊结构、角化灶及周边细胞栅栏状排列[20]。偶尔，在典型错构瘤皮损中可见到结节样基底细胞癌的改变[16, 11, 31]。

免疫组化显示，瘤团内 bcl-2 和 Ki-67 稀疏阳性[13, 32]，周围基质中见 $CD34^+$ 细胞[32]。

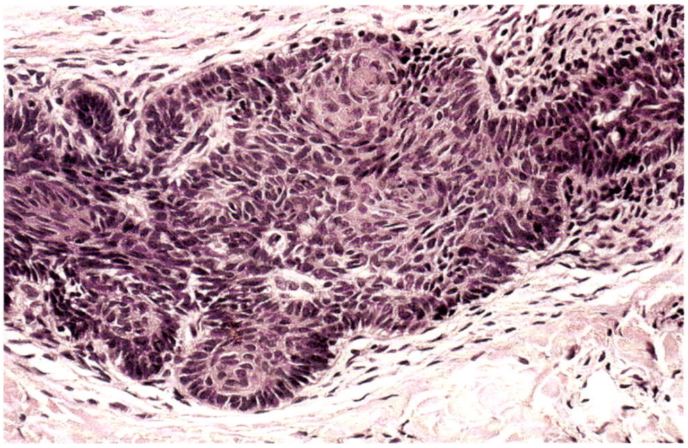

图 31.8 基底细胞毛囊错构瘤：肿瘤团块周边细胞呈栅栏状排列（By courtesy of the late N.P. Smith，MD，Institute of Dermatology，London，UK.）

## 鉴别诊断

组织学上需要与基底细胞癌鉴别，其鉴别点是该病无收缩间隙、有丝分裂象及细胞凋亡不明显；免疫组织化学示：基底细胞癌表达高水平的 bcl-2、MIB-1 增生活性明显增强[13, 33-34]，CD34 阳性的梭形细胞不围绕基底细胞癌肿瘤团块[13]。

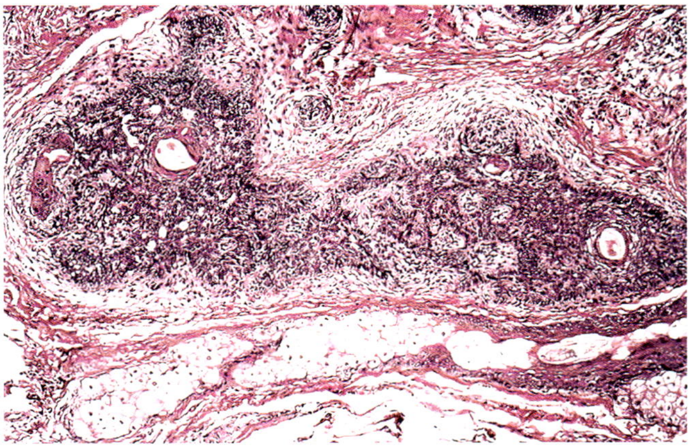

图 31.9　基底细胞毛囊错构瘤：其病变与毛发上皮瘤难以鉴别，呈花边状的上皮细胞岛和明显的基质（By courtesy of the late N.P. Smith，MD，Institute of Dermatology，London，UK.）

# 扩张孔

## 临床表现

扩张孔（dilated pore）常见，好发于成人面、颈部，通常单发，类似于一大的黑头粉刺，男性发病率较高（男女比例为 2∶1）[2]。偶尔在其病变处发生基底细胞癌[3]。

## 组织学特征

毛囊漏斗部扩大呈囊状，充满角质，其位置表浅，但偶尔也可延伸至皮下脂肪组织（图 31.10）[2，4-5]，囊壁由层状鳞状上皮构成，囊壁上皮增厚，尤以囊腔深部的漏斗上皮增生最为明显。本病特征性改变是增生的表皮嵴呈不规则条索状伸入周围间质内（图 31.11），有时在囊壁内可见到毳毛及皮脂腺小叶结构。

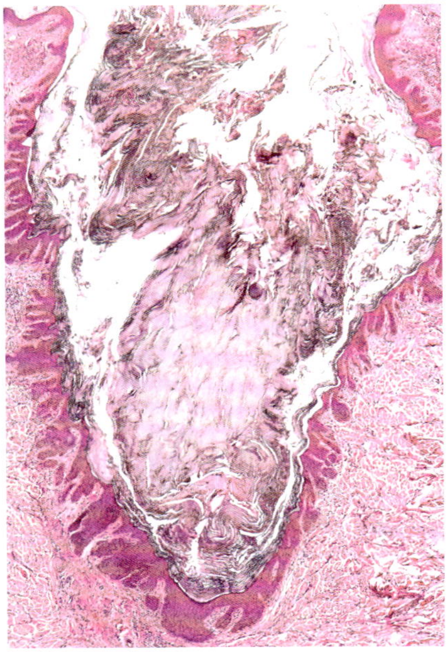

图 31.10　扩张孔：可见毛囊扩张和角栓形成

# 毛鞘棘皮瘤

## 临床表现

毛鞘棘皮瘤（pilar sheath acanthoma）好发于上唇，皮损为单发丘疹，皮色，直径 0.5 ～ 1.0cm，中央有毛孔样开口，充以角质，一般无自觉症状[1-5]，男女发病率相等。

## 组织学特征

该瘤来源于表皮，呈不规则分叶的囊腔样结构，囊壁增厚，并伸出分叶状团块，伸入到周围真皮内，有时可深达皮下脂肪组织或骨骼肌（图 31.12）[1]。囊壁由角化的鳞状上皮构成，并可见颗粒层。小叶团块由毛囊上皮细胞构成，由于细胞含有糖原而呈空泡状（图 31.13）[2-3]，团块周边细胞呈栅栏状排列，有时在小叶团块周边可见耐淀粉酶、PAS 染色阳性的透明带（图 31.14）。漏斗部通常发生角化，并有角囊肿形成，偶尔角囊肿内衬以毛鞘上皮[3]。肿瘤间质不明显。

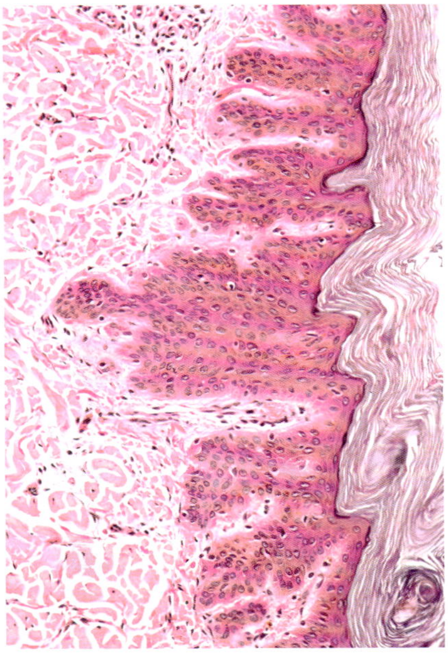

图 31.11　扩张孔：扩张孔的侧壁上皮有不规则的特征性芽蕾状结构

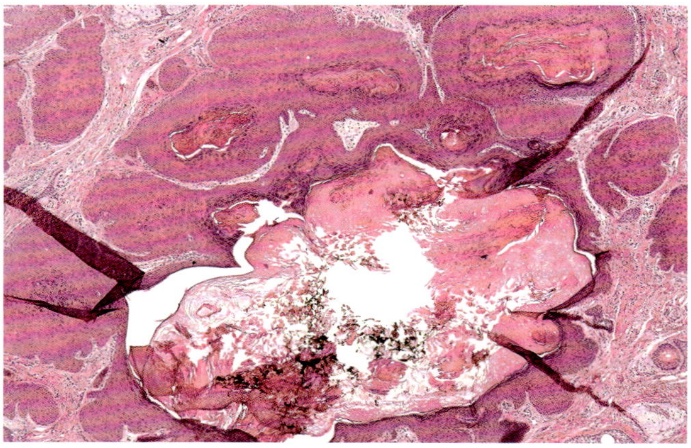

图 31.12 毛鞘棘皮瘤：表皮凹陷形成一囊样结构，可见明显的小叶上皮增生

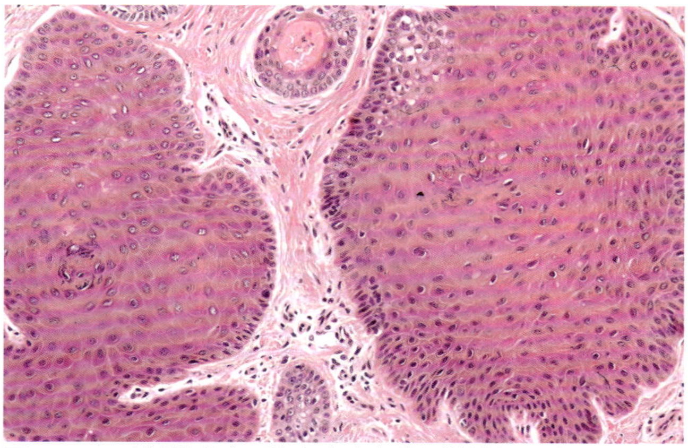

图 31.13 毛鞘棘皮瘤：肿瘤小叶由外根鞘鳞状上皮细胞构成，细胞无异型性改变

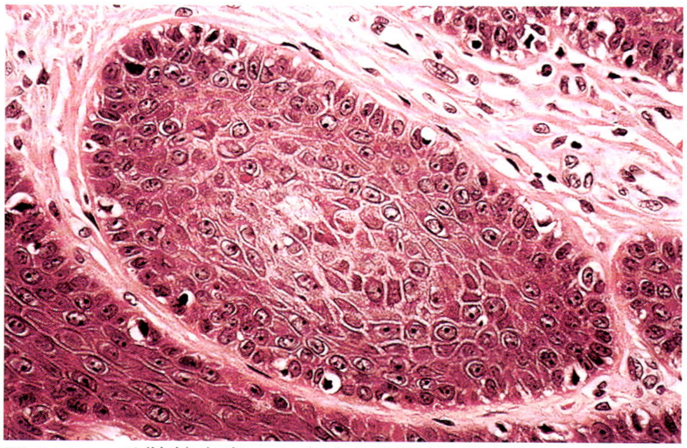

图 31.14 毛鞘棘皮瘤：上皮小叶团块被嗜酸性透明基底膜带包绕（By courtesy of N.A. Wright，MD，Royal Postgraduate Medical School，London，UK.）

# 毛囊漏斗部肿瘤

## 临床表现

毛囊漏斗部肿瘤（follicular infundibulum tumor）罕见，好发于头颈部。皮损为单个直径 1.5 cm 左右的丘疹，表面有鳞屑，无明显自觉症状，临床上易误诊为基底细胞癌[1-7]。偶有多发性及发疹性皮损的报道[8-13]。中年以上女性发病多见[5]。可在器官样痣的皮损上发生，偶尔与 Cowden 病有关[7, 10, 14]。

## 组织学特征

特征性改变是上皮样细胞团块在真皮上层呈板样增生，并在多处与表皮相连，同时与周围毛囊的外毛根鞘也有一处相连（图 31.15）[2, 5]。肿瘤团块中央细胞因胞质含有糖原而呈苍白色，周边细胞呈栅栏状排列（图 31.16）[2]；嗜伊红性的基底膜带清晰可见[2]；特征性表现是肿瘤团块周边致密弹力纤维明显包绕。向汗腺和皮脂腺分化的报道少见[15-17]。

# 毛发腺瘤

## 临床表现

毛发腺瘤（trichoadenoma）罕见，通常发生于

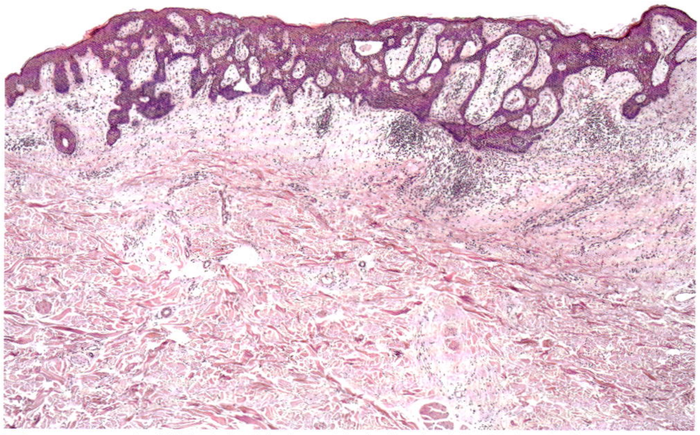

图 31.15 毛囊漏斗部肿瘤：肿瘤由嗜碱性粒细胞岛相互交织构成，并在多处与上方表皮相连。肿瘤与皮面平行

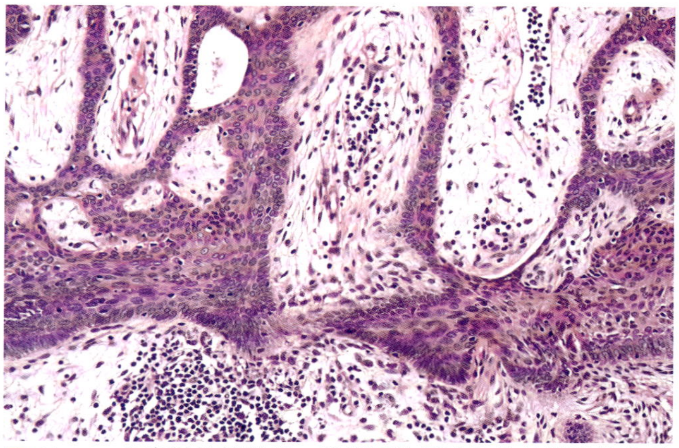

图 31.16 毛囊漏斗部肿瘤：肿瘤团块周边细胞呈栅栏状排列

成人面部和臀部，男女发病率相等[1-7]，偶见于颈部、前臂及大腿。先天性及幼年发病少见[4, 8-9]。损害为单个、无症状的黄色或红色丘疹，质软或硬，直径 3 ～ 50 mm。很少线状及疣状[3, 9]。本病发生在真皮痣内的情况是共发生[10]。本病无恶变倾向。

## 组织学特征

根据肿瘤的形态学分化特征，目前认为该肿瘤介于毛发上皮瘤和毛囊瘤之间，肿瘤细胞向毛囊皮脂腺的毛囊漏斗部分化[1, 5, 11]。

表皮大致正常。肿瘤位于真皮内，边界清楚，由嵌于纤维血管性间质内的实性瘤细胞团和多数角囊肿组成（图 31.17）。囊壁主要由鳞状上皮构成，有角化现象，可见颗粒层，囊内含有毳毛结构（图 31.18）[3, 8]。有时实性上皮细胞团块明显增生。此瘤无毛囊形成（疣状毛发腺瘤也不例外）。

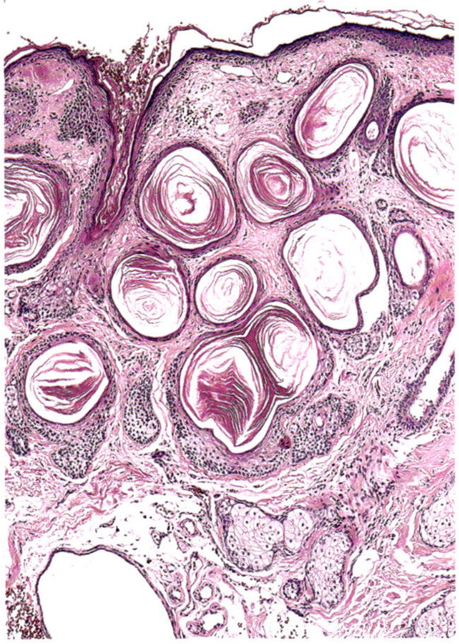

图 31.17 毛发腺瘤：可见多数角囊肿，囊壁上皮增厚

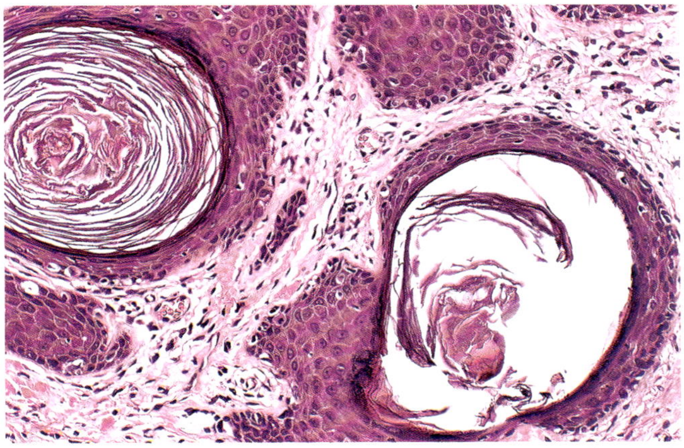

图 31.18 毛发腺瘤：囊壁由层状鳞状上皮构成，呈典型的表皮样角化

# 毛鞘瘤和 Cowden 病

## 临床表现

毛鞘瘤（trichilemmoma）单发或多发[1-4]。单发性皮损为单个小的皮色丘疹，表面呈疣状或光滑，好发于老年人的面部，偶尔发生在皮脂腺痣的基础上[2, 8]。

多发性毛鞘瘤又称 Cowden 病（Cowden's disease）[9-11]，其特征性的改变是出现多发性错构瘤，易发生乳腺癌和甲状腺癌。常染色体显性遗传概率约为 1∶200 000，男女发病之比为 1∶3[11]。

面部皮损为皮色、多发性损害，主要发生在口、鼻及耳周围，偶见于颈部。常合并真皮纤维瘤及软纤维瘤[12]，手足部有皮色或棕色的鳞状肢端角化（图 31.19），掌跖部出现点状角化（图 31.20）。也可出现其他的皮肤病改变如白癜风、脂肪瘤、血管瘤、神经纤维瘤、神经鞘瘤和黄瘤。

口腔受累常见，表现为舌、腭、唇及颊黏膜上的

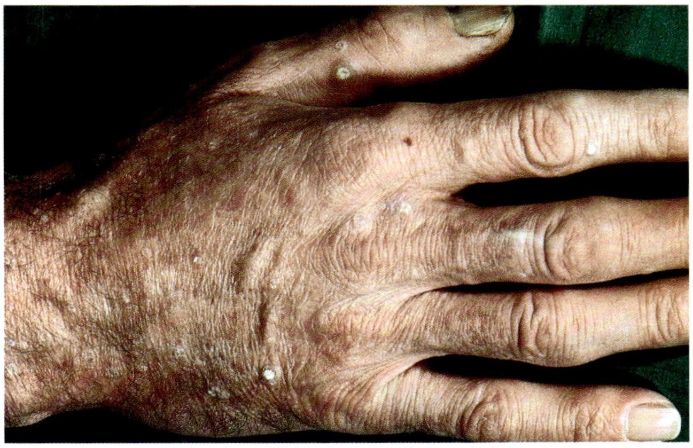

图 31.19 Cowden 病：男性患者手背部可见数个角化性皮损（By courtesy of R. Graham，MD，and R. Emmerson，MD，Royal Berkshire Hospital，Reading，UK.）

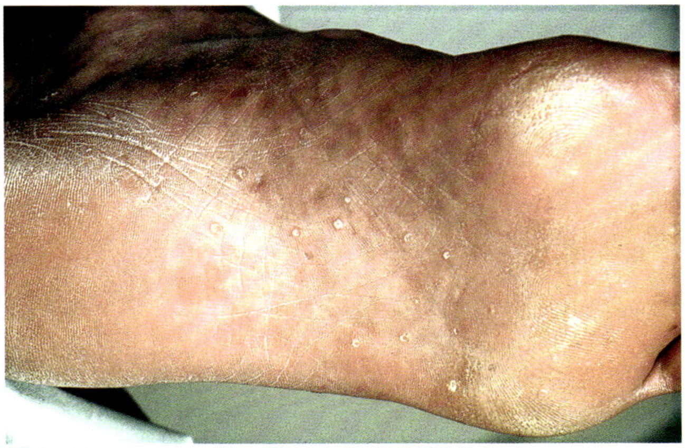

图 31.20 Cowden 病：可见多发性跖部角化（By courtesy of R. Graham，MD，and R. Emmerson，MD，Royal Berkshire Hospital，Reading，UK.）

丘疹及息肉（图 31.21）。最具特征性的改变是牙龈呈鹅卵石样改变，是牙龈发生纤维瘤所致（图 31.22）。

Cowden 病也与多种系统性疾病有关，常见的疾病包括乳腺癌、甲状腺癌、子宫颈癌、巨头和 L'hermitte-Duclos 病（发育不良性小脑神经节细胞瘤）[13-18]；其他还包括甲状腺腺瘤、甲状腺肿、乳腺纤维囊瘤、肾细胞癌、卵巢囊肿、子宫纤维瘤及结肠息肉[13-17, 19]。Cowden 病的临床诊断主要根据由国际 Cowden 协会制定的标准（表 31.1）[13]。目前认为 90% 以上的患者在 20 岁之前只表现为临床症状。乳腺癌和甲状腺癌的发生率分别为 25% ～ 50% 和 10%[20]。

## 发病机制和组织学特征

Cowden 病的易感基因定位于染色体 10q22-23，该基因已被确认为抑癌基因 *PTEN*[21-22]。约 80% 的 Cowden 病存在 PTEN 家系的突变[23-24]。*PTEN* 抑癌

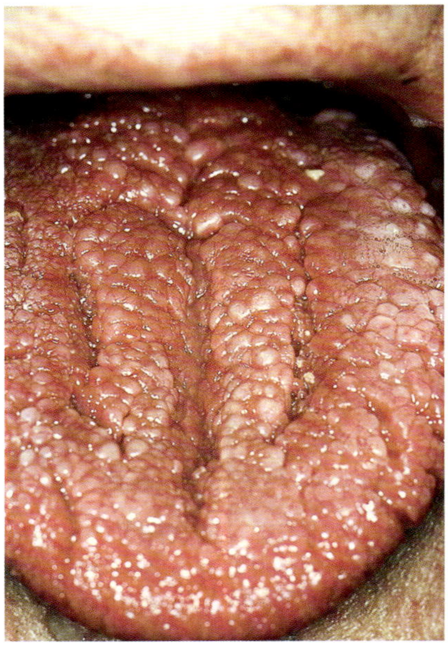

图 31.21 Cowden 病：舌背部可见多数有光泽的特征性小丘疹（By courtesy of R. Graham，MD，and R. Emmerson，MD，Royal Berkshire Hospital，Reading，UK.）

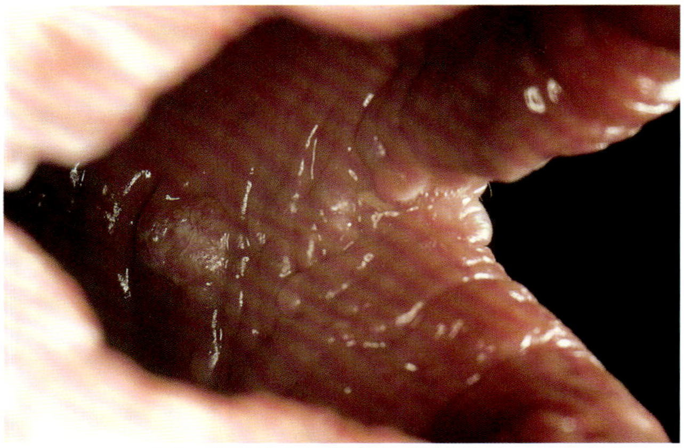

图 31.22 Cowden 病：颊黏膜呈典型的鹅卵石样改变（By courtesy of R. Graham，MD，and R. Emmerson，MD，Royal Berkshire Hospital，Reading，UK.）

表 31.1 国际 Cowden 协会的诊断标准（2000 年修订）

| |
|---|
| **特征性的标准**<br>● 皮肤黏膜损害<br>-面部毛鞘瘤<br>-肢端角化<br>-乳头瘤状的丘疹<br>-黏膜损害 |
| **主要标准**<br>● 乳腺癌<br>● 甲状腺癌（非髓性），特别是毛囊性甲状腺癌<br>● 巨头（megalencephaly）（如≥ 95th）<br>● L'hermitte-Duclos 病（LDD）<br>● 子宫内膜癌 |
| **次要标准**<br>● 其他甲状腺损害（如腺瘤或多发性结节性甲状腺肿）<br>● 智力发育迟缓（如 IQ ≤ 75）<br>● 胃肠道错构瘤<br>● 乳腺纤维囊性增生<br>● 脂肪瘤<br>● 纤维瘤<br>● 泌尿生殖器肿瘤（如肾细胞癌、子宫纤维瘤）或畸形 |
| **对于单个患者，诊断标准如下：**<br>● 符合下述 4 种皮肤黏膜损害标准中的任意 1 个<br>A）面部有 6 个或以上丘疹，其中 3 个或以上必须是毛鞘瘤<br>B）面部丘疹和口腔黏膜乳头瘤病<br>C）口腔黏膜乳头瘤病和肢端角化<br>D）6 处或以上的掌跖角化<br>● 2 个主要标准，其中 1 个必须是巨头或 LDD<br>● 1 个主要标准和 3 个次要标准<br>● 4 个次要标准 |
| **对于家族中已有一名明确的 Cowden 病患者的家庭成员，其诊断标准如下：**<br>● 特征性诊断标准<br>● 任何一个主要标准伴有或无次要标准<br>● 2 个次要标准 |
| Journal of the Medical Genetics，2000；37，828-30，reproduced with permission from the BMJ Publishing Group. |

基因编码一种脂质磷酸酶，该酶主要介导细胞周期阻滞和凋亡。PTEN 家系的突变也可见于其他综合征，如 Bannayan-Riley-Ruwalcaba 综合征，其特征性的改变有巨头、脂肪过多症、多发性血管瘤、斑点状阴茎及 Proteus 综合征[25-30]。

单发性毛鞘瘤以毛囊外根鞘增生为主，表现为一个或成簇的实性小叶团块与表皮相连（图 31.23、31.24）[1, 31-32]。早期皮损显示该肿瘤起源于毛囊外根鞘。小叶团块主要由大小、形状一致的小细胞构成，其核呈空泡状、圆形或卵圆形，团块周边细胞呈栅栏状排列（图 31.25、31.26），细胞异型性及核分裂象少见。肿瘤细胞因含有大量糖原而呈透明状（图 31.27）。其典型特征是每个肿瘤小叶团块周边由强嗜伊红性、耐淀粉酶、PAS 染色阳性的透明带包绕（图 31.28）；毛鞘角化现象通常很轻微、浅表，偶尔也可见明显的角化现象，表现为毛囊扩张及鳞状涡形成，类似于刺激性脂溢性角化，即所谓的角化性毛鞘

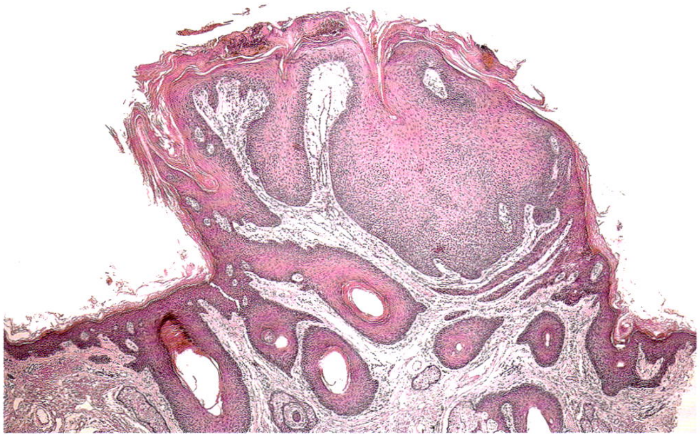

图 31.23 毛鞘瘤：面部皮损，临床上表现为疣状小丘疹

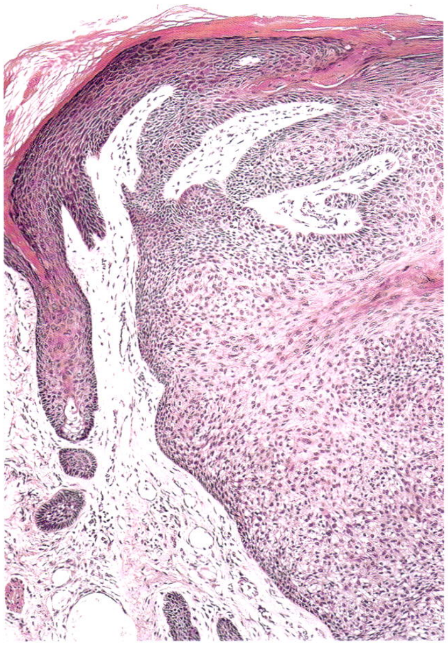

图 31.24 毛鞘瘤：肿瘤由形态一致的小细胞构成，胞质呈空泡状

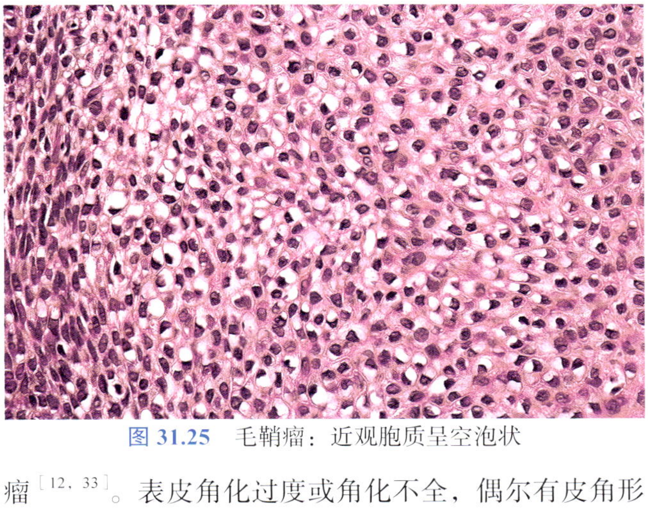

图 31.25 毛鞘瘤：近观胞质呈空泡状

瘤[12, 33]。表皮角化过度或角化不全，偶尔有皮角形成（图 31.29）[1]。

约半数的 Cowden 病面部皮损呈典型的毛鞘瘤改变，其余绝大多数呈非特异性改变，偶尔其病变介于毛鞘瘤和毛囊漏斗部肿瘤或刺激性脂溢性角化之间[34]。也可见到丝状疣样的皮损[34]。非面部的角化性皮损表现为明显的角栓，颗粒层增厚，表皮增生，有时类

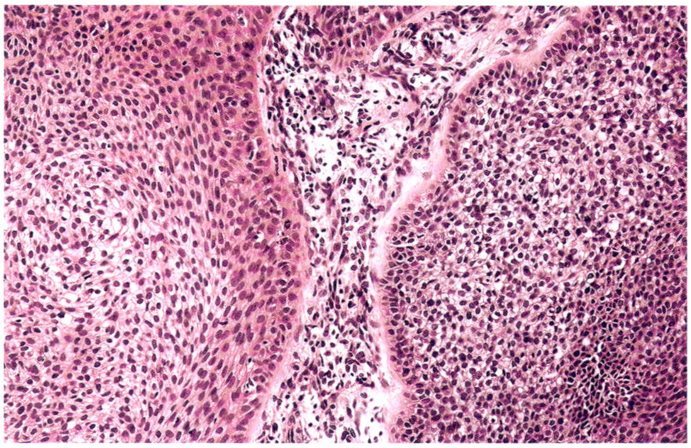

图 31.26 毛鞘瘤：肿瘤团块周边细胞核呈栅栏状排列

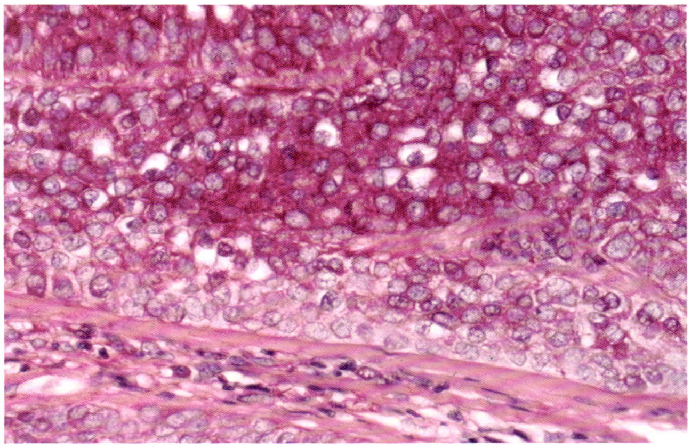

图 31.27 毛鞘瘤：肿瘤细胞 PAS 染色强阳性

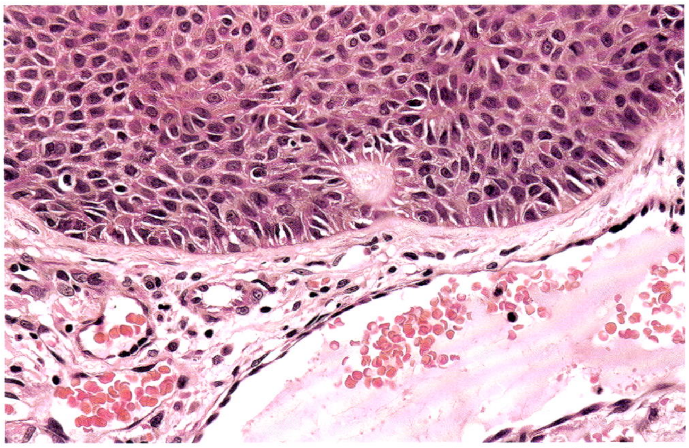

图 31.28 毛鞘瘤：肿瘤小叶周边由嗜酸性透明带包绕

似于疣状肢端角化或寻常疣[35]。

真皮纤维瘤表现为真皮内均质性胶原纤维束呈涡旋状排列，类似席纹状胶原瘤[12, 36]，有明显的黏蛋白沉积，PAS 染色强阳性。

口腔损害呈纤维错构瘤改变，表现为鳞状上皮明显增生，其下方可见纤维血管性损害（纤维上皮息肉）。

## 鉴别诊断

毛鞘瘤易与单纯性外分泌（汗）腺瘤及汗腺汗孔

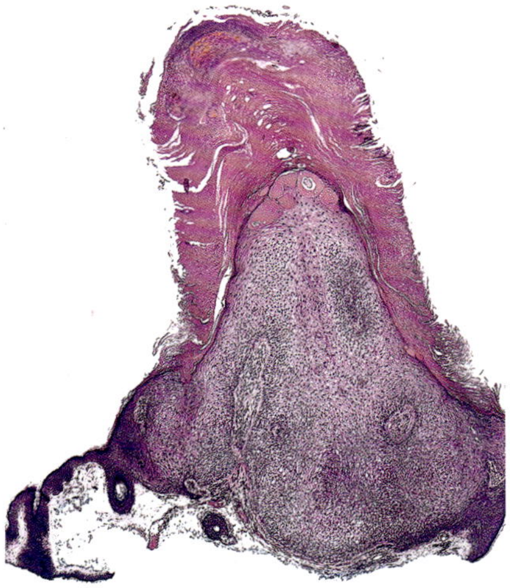

图 31.29 毛鞘瘤：皮角改变

瘤混淆。肿瘤团块周边细胞呈明显的栅栏排列，嗜伊红性的透明带及缺乏导管分化现象和（或）胞质内有腔形成有助于毛鞘瘤与上述疾病的鉴别；上皮膜抗原（EMA）和癌胚抗原（CEA）免疫组化结果有助于毛鞘瘤与汗孔瘤的鉴别。

# 结缔组织增生性毛鞘瘤

## 临床表现

结缔组织增生性毛鞘瘤（desmoplastic trichilemmoma）为毛鞘瘤的一种少见变异型，好发于男性。皮损为单个生长缓慢的皮色或红色丘疹，表面呈圆顶状[1-7]，直径通常小于 1 cm，常见于面部，有时累及头皮、颈、胸部及外阴部[3]。皮损偶尔发生在皮脂腺痣的基础上或与基底细胞癌并发[8-10]。在病与 Cowden 病无明显联系。

## 组织学特征

肿瘤由两类特征性的细胞构成，在肿瘤团块的周边表现为毛鞘瘤的典型小叶结构（图 31.30），接近团块中央可见不规则的由较小的上皮细胞组成的窄条索嵌于嗜伊红性的少细胞基质内，该基质由耐淀粉酶、PAS 和阿辛蓝染色阳性的物质构成（图 31.31）[2-3]。真皮内有慢性炎细胞如淋巴细胞和浆细胞的浸润[2]。

因病变中心常发生纤维化，该病有时被误诊为毛鞘癌，或与鳞状细胞癌和硬斑病样基底细胞癌相混淆。

毛鞘瘤表达角蛋白和 CD34，不表达 EMA 或 CEA[2，11-12]。

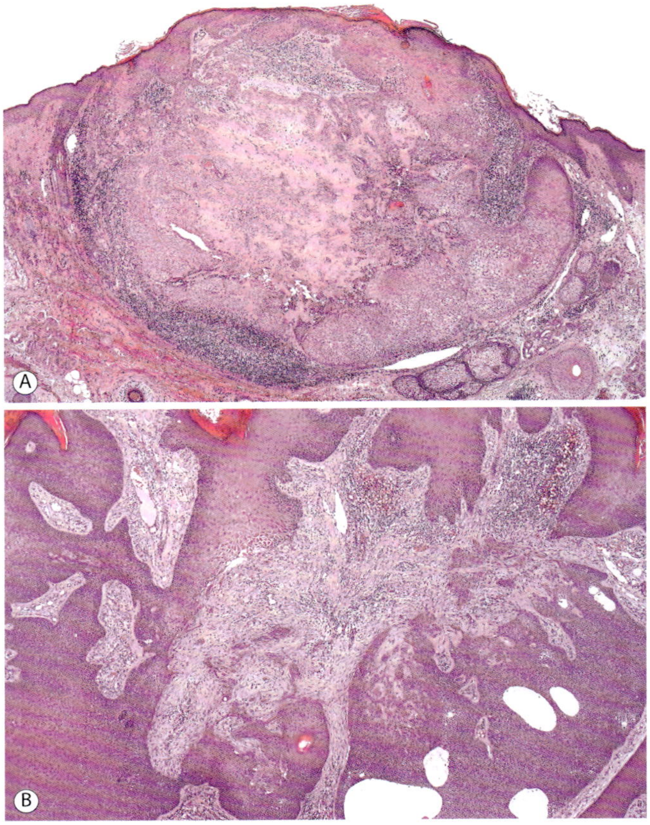

图 31.30 结缔组织增生性毛鞘瘤：（**A**）肿瘤来源于表皮，病变中央有明显硬化；（**B**）肿瘤周边有典型的毛鞘瘤特征

# 毛鞘癌

## 临床表现

毛鞘癌（trichilemmal carcinoma）少见，主要发生于老年人曝光部位[1]，如面部、头皮、颈及手背[2-4]，偶尔累及眼睑和大腿[5-6]。发病年龄广泛，但常见于 70 ～ 90 岁之间（平均发病年龄 71 岁）[1-4]。皮损为单个红色或皮色、直径 0.5 ～ 2.0 cm 的丘疹、结节或斑块，表面常发生溃疡及结痂，皮角少见[7]。很少发生多发性肿瘤，有色人种发病罕见。据报道该病与胫前局限性类天疱疮有关，该病也可发生在烧伤瘢痕及日光性角化和鲍温病基础上[8-14]，也可发生在单器官移植的免疫抑制情况下[15-17]。

组织学特征提示该病具有侵袭性，但它生长缓慢，极少复发及累及外周神经，目前无转移方面的报道[18]。

## 组织学特征

尽管该肿瘤发生于表皮内（毛鞘角化病），但具有侵袭性行为，可向真皮深层甚至皮下脂肪组织浸润

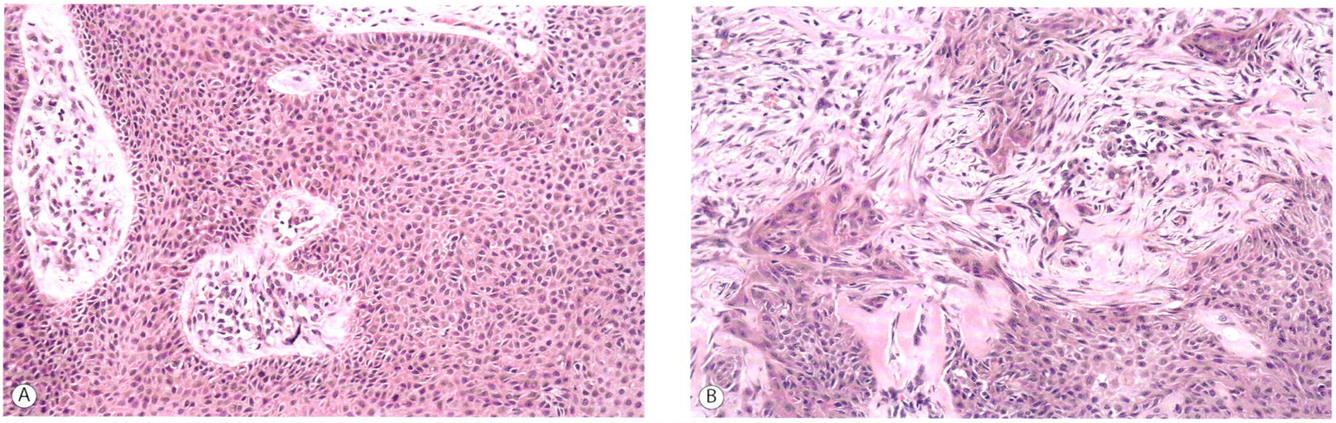

图 31.31 结缔组织增生性毛鞘瘤：（A）高倍镜下，（B）病变内可见上皮细胞条索和致密的均质性胶原纤维混杂存在，这种改变易误诊为恶性肿瘤

生长[1-2, 4]，常围绕或部分代替毛囊皮脂腺结构，并累及毛囊上皮[2]。

呈浸润性生长的肿瘤一般表现出表皮和毛囊改变之间的连续性，它表现为多种生长特征，如弥漫性、叶状和小梁状的生长方式（图 31.32）[4]。常见到受挤压而非浸润性的边界，呈恶性增生的表皮由淀粉酶敏感性、PAS 染色阳性、胞质透亮的大细胞构成。该肿瘤有明显向毛鞘角化倾向（即缺乏颗粒层）（图 31.33）。核异型性程度表现不一，分化好的肿瘤核异型性轻微，分化差的肿瘤核异型性及分裂象明显（图 31.34），并有病理性分裂象。较大肿瘤的病变内常有出血灶和（或）坏死灶[3]。肿瘤小叶周边细胞呈栅栏状排列，核内有空泡形成，有时周边有明显的透明带围绕（图 31.35）。有些肿瘤呈侵袭性生长，该类肿瘤与鳞状细胞癌的鉴别点是前者有毛囊角化（图 31.36、31.37）。其他特征包括棘层松解、胞质内有嗜伊红性物质及灶状 Paget 病样的生长[1-2, 4]。病变内常见淋巴细胞和浆细胞的浸润。肿瘤细胞表达嗜铬素、突触素和 CD56 是向神经内分泌分化的特征[19]。

免疫组织化学检查示该肿瘤表达高分子量的角

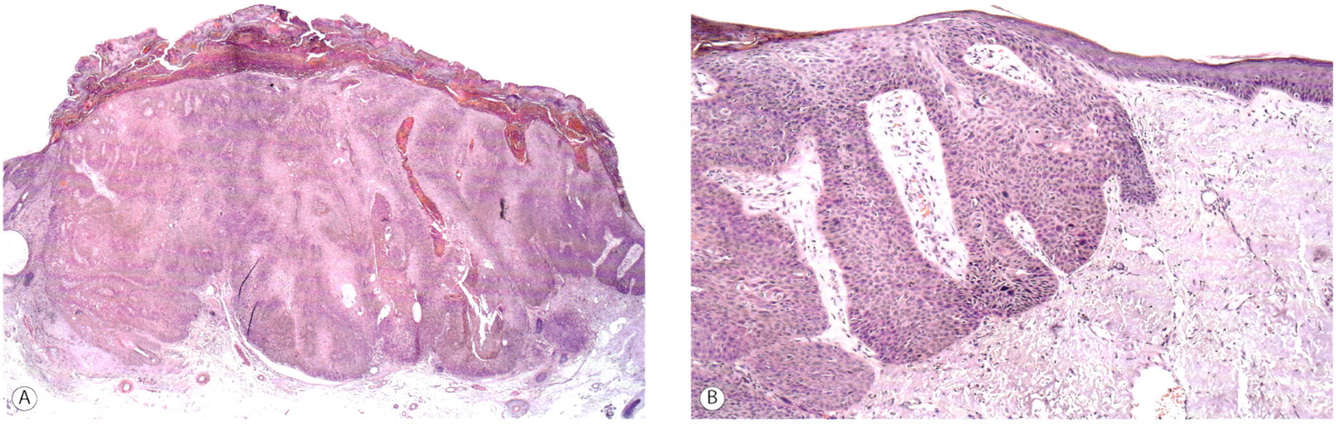

图 31.32 （A）毛鞘癌：低倍镜下示肿瘤界限清楚，由上皮性小叶构成，底部边缘清楚。（B）高倍镜下肿瘤表面

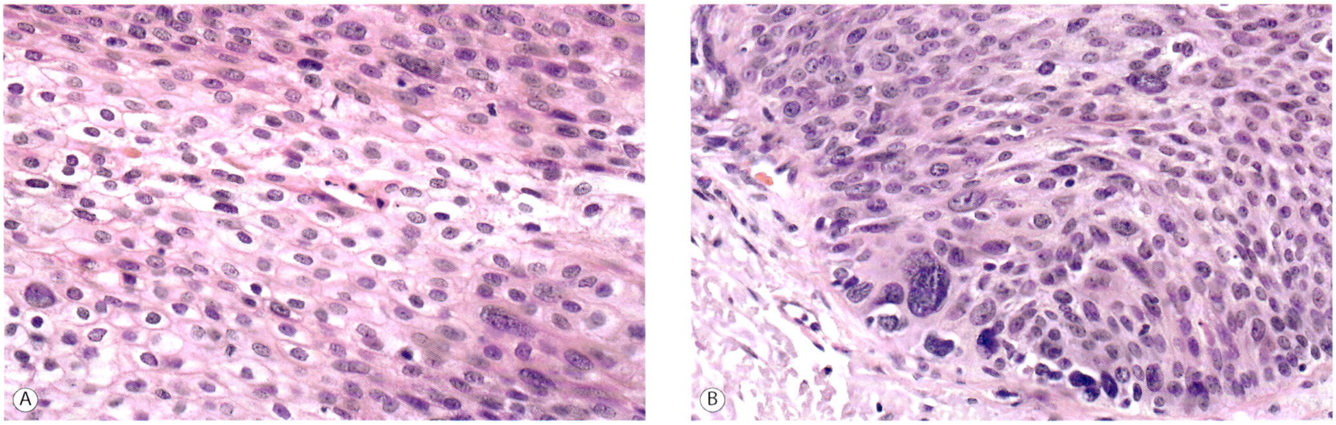

图 31.33 毛鞘癌：（A）透明细胞变；（B）显著的核多形性

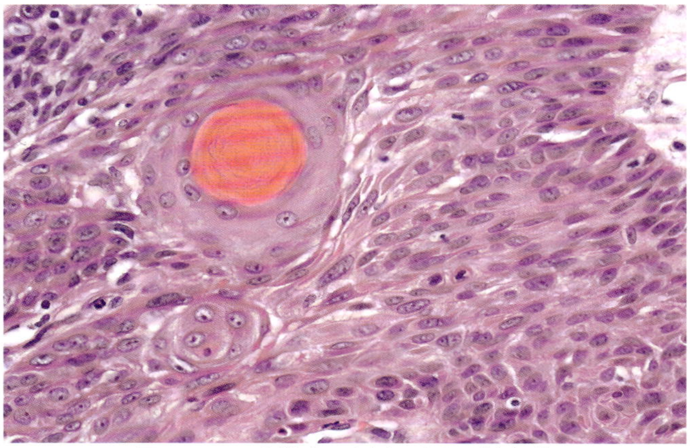

图 31.34 毛鞘癌：图中可见毛鞘角化

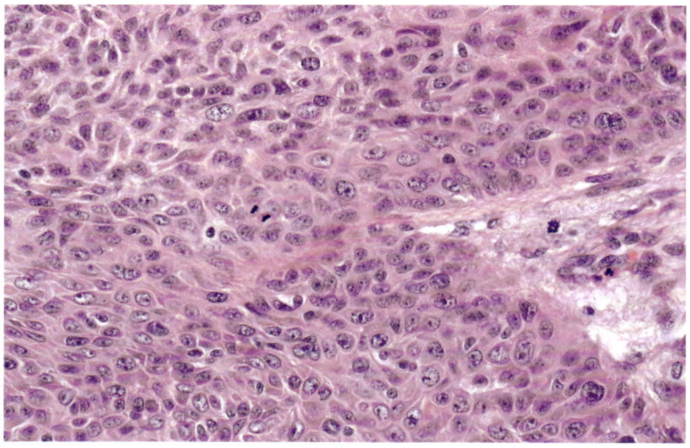

图 31.35 毛鞘癌：核有丝分裂象

蛋白[1]，CEA 和 EMA 通常阴性，偶有 EMA 表达的报道[3]。

## 鉴别诊断

该肿瘤应与其他恶性透明细胞肿瘤鉴别，如透明细胞鳞癌、透明细胞汗孔癌和透明细胞汗腺腺癌。透明细胞鳞癌呈侵袭性生长，肿瘤团块周边细胞不呈栅栏状排列，且缺乏透明带，EMA 呈阳性，而毛鞘癌有被挤压的边界；汗孔癌和汗腺癌有向导管分化的倾向，且/或胞质内有腔形成，淀粉酶消化的 PAS 染色或 EMA/CEA 免疫组化时胞质内的腔更明显可见。恶性黑素瘤偶尔表现为透明细胞模式，Masson-Fontana 染色或 S-100 蛋白或 HMB-45 免疫组化有助于两者的鉴别。

# 增生性毛鞘（毛发）囊肿

## 临床表现

增生性毛鞘（毛发）囊肿（proliferating trichilemmal/pilar cyst）少见，通常是良性，起源于外毛根鞘。多

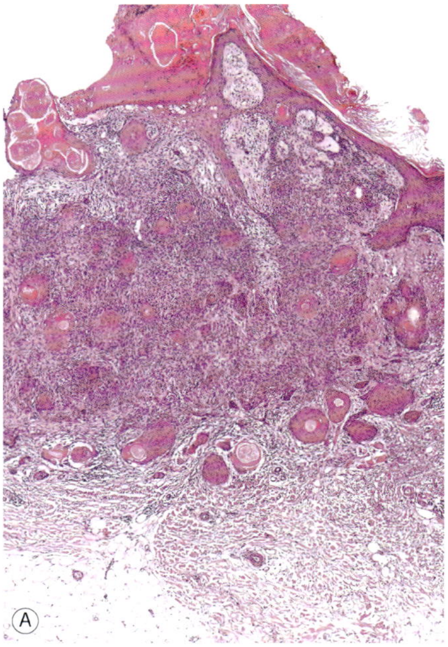


图 31.36 （**A** 和 **B**）毛鞘癌：肿瘤呈浸润性生长，类似鳞状细胞癌，并可见广泛的毛发角化

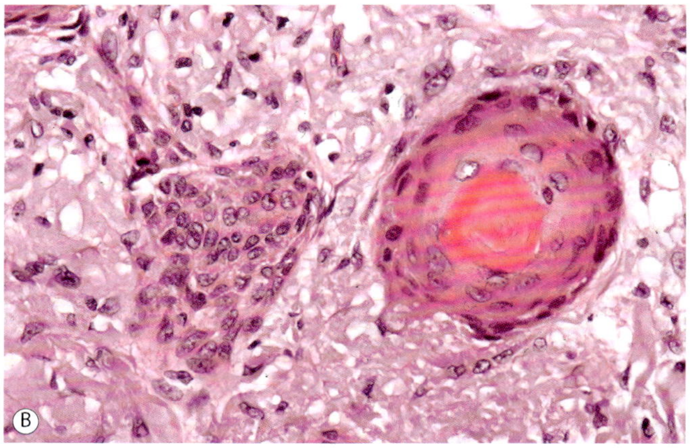


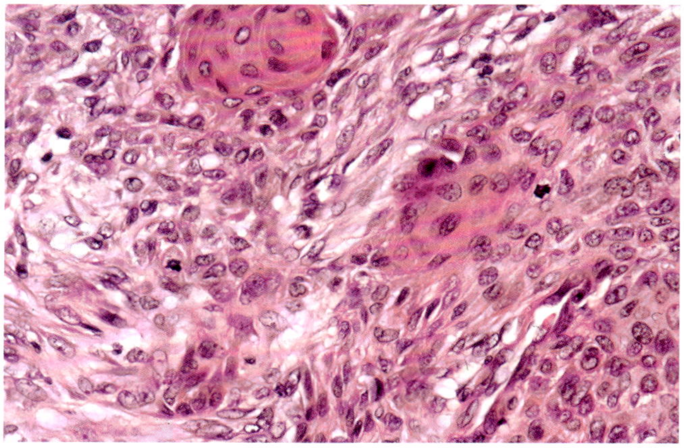

图 31.37 毛鞘癌：高倍镜下见多个核有丝分裂象

数病例在原已存在的毛发囊肿的囊壁上发生[1-3]。发病部位广泛，包括躯干、鼻及外阴部，四肢末端极少受累，90% 以上的患者发生于头皮（图 31.38）[4-16]，偶尔发生在皮脂腺痣的基础上[17-19]。女性发病率高，男女发病之比为 1∶6。肿瘤生长缓慢，位于真皮深层，呈单发、结节状，质软，并常累及皮下脂肪组织[7, 20-21]；皮损较大，其直径通常大于 6cm（图 31.39）[14, 22]。少

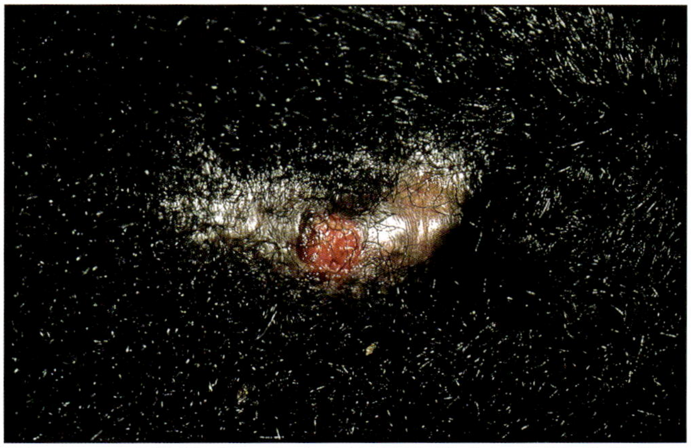

图 31.38　毛发肿瘤：头皮（特征性部位）有溃疡性损害（By courtesy of R.A. Marsden，MD，St George's Hospital，London，UK.）

数患者皮损为多发性，病变中常见一个或多个单纯性毛发（毛鞘）囊肿[23-25]。

该肿瘤有时累及皮下软组织甚至骨骼，但因为切除不干净常导致复发[7，26]。破坏局部组织及转移至局部淋巴结少见[23，27-33]。偶尔发生系统性扩散，但该病极少导致患者死亡[28，31，34]。

## 发病机制和组织学特征

目前认为该肿瘤是由于毛鞘囊肿的局灶性上皮增生所致，或由外伤或慢性炎症引起[2-3]。

肿瘤位于真皮内，由鳞状上皮细胞团块构成，呈分叶状，类似鳞状细胞癌，但肿瘤团块小叶间有特征性的边界清楚的、规则的无浸润带（图 31.40）。肿瘤团块周边细胞呈栅栏状排列，并被一层厚的有折光性的基底膜带包绕（图 31.41、31.42）。囊肿的形成

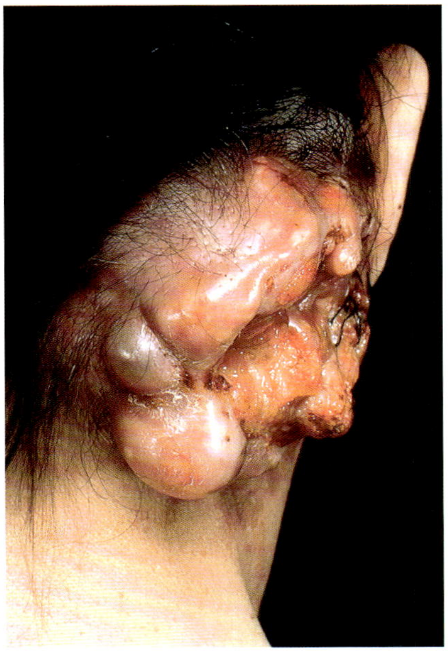

图 31.39　毛发肿瘤：表现为多发性肿瘤，是较为严重的病例（By courtesy of the Institute of Dermatology，London，UK.）

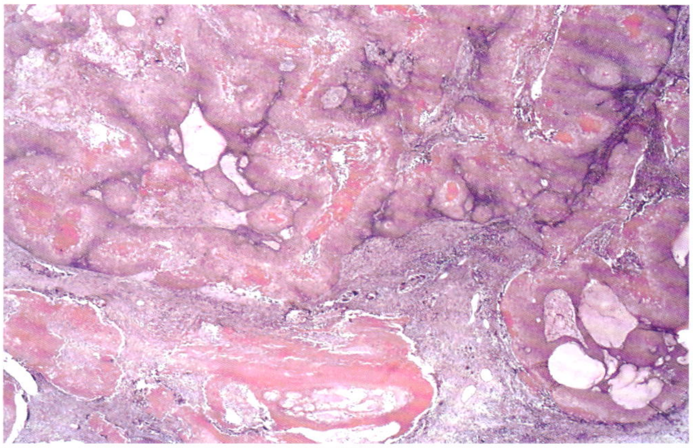

图 31.40　毛发肿瘤：低倍镜下示肿瘤由多个鳞状上皮小叶团块构成，与鳞状细胞癌的浸润性生长模式不同，本例可见特征性的被挤压的边界

并不是一个明显的特征。特征性的改变是病变中出现广泛的毛鞘角化及坏死（图 31.43、31.44），一般缺乏颗粒层，尽管在角化坏死区的边缘偶见角化不全细胞。角化碎片与外来物质刺激巨细胞反应有关（图 31.45）[35]。有时由于糖原聚集，肿瘤团块内出现大量的透明细胞（图 31.46）。肿瘤病变的某些区域可显示表皮角化或向外毛根鞘分化，个别细胞的角化和鳞状涡的形成也是该病的特征（图 31.47）。偶尔细胞呈

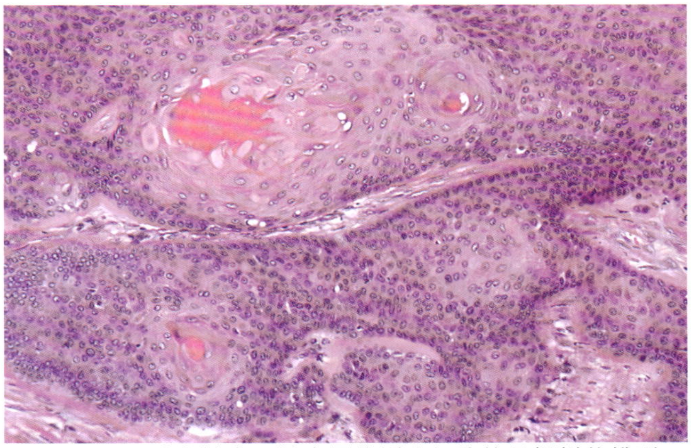

图 31.41　毛发肿瘤：肿瘤团块周边细胞核呈栅栏状排列

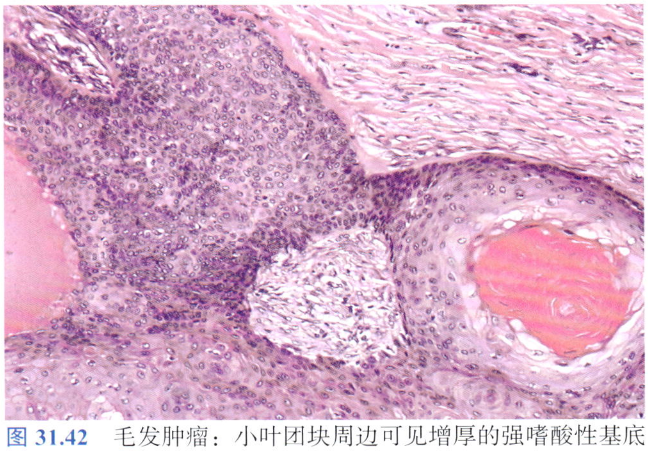

图 31.42　毛发肿瘤：小叶团块周边可见增厚的强嗜酸性基底膜带

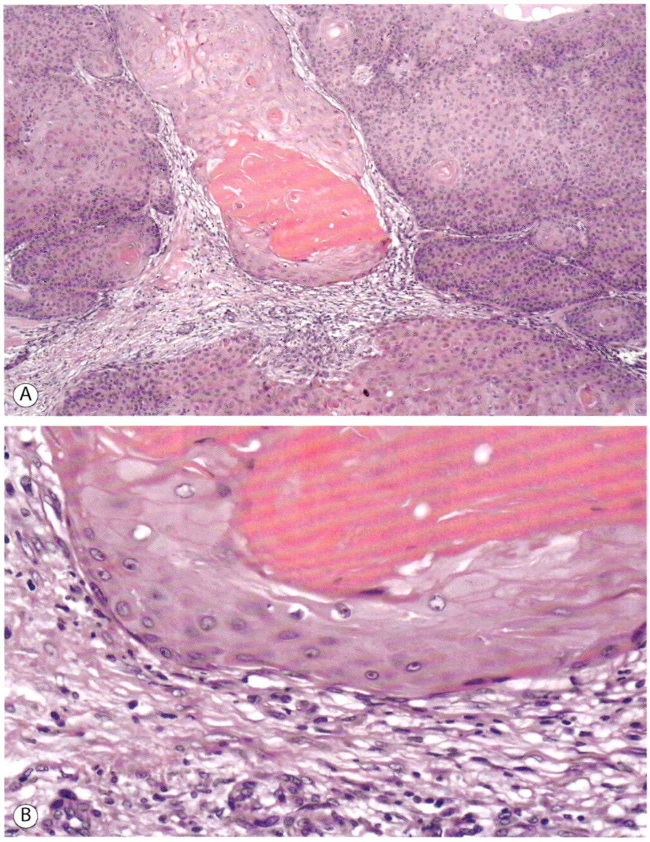

图 31.43　毛发肿瘤：上皮毛鞘角化，缺乏颗粒层

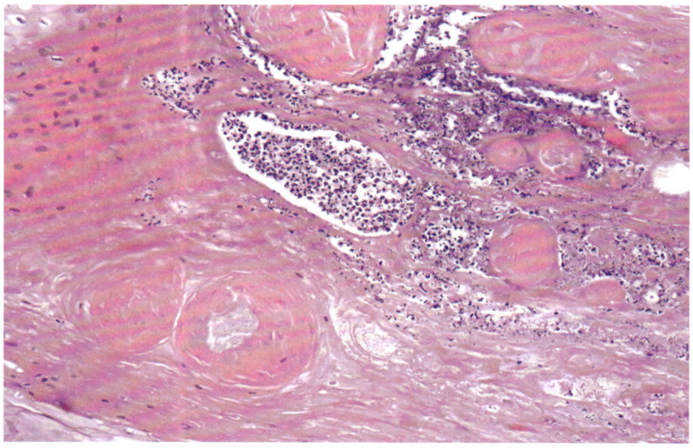
图 31.44　毛发肿瘤：常发生灶状坏死

轻度异型性改变，核分裂象一般见于基底细胞层，极少出现病理性核分裂象（图 31.48）。

恶性增生性毛囊肿瘤病理学改变多种多样，恶性程度低者表现为原位灶状核及胞质呈异型性改变，并伴有不典型核分裂象；恶性程度高者具有明显的侵袭行为常伴有破坏性生长的改变（图 31.49 ～ 31.51）[4, 7, 21, 23, 26-34, 36-41]。也有文献报道该肿瘤有时见梭形细胞肉瘤样改变的特征[28, 36, 42]。发生恶变的临床特征包括皮损短期内明显增大、肿瘤直径大于 5 cm、发生在非头皮部位和（或）皮损出现灶状坏死或溃疡；病理学恶变的特征有肿瘤呈侵袭性生长、出

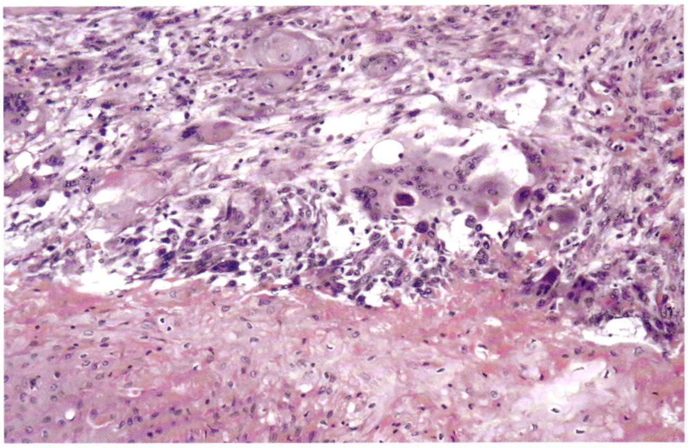
图 31.45　毛发肿瘤：真皮内可见游离的角化碎片，常引起异物巨细胞反应

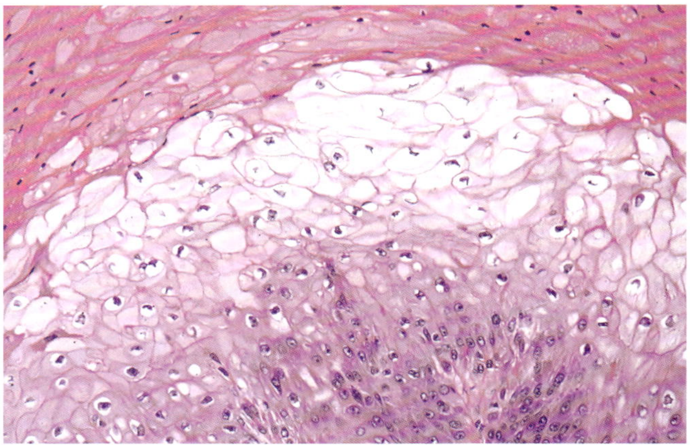
图 31.46　毛发肿瘤：可见由于糖原聚集而形成的透明细胞

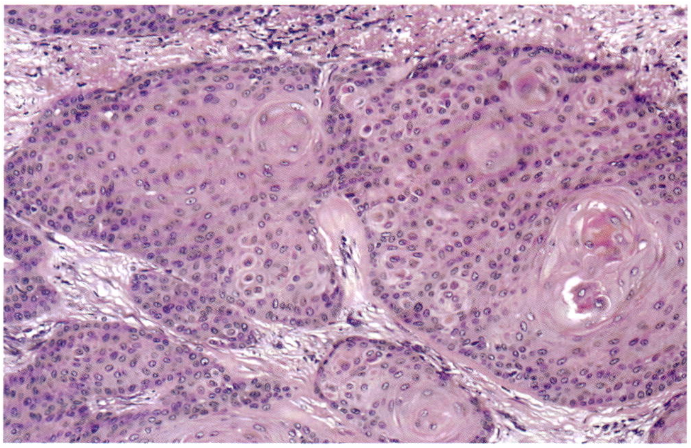
图 31.47　毛发肿瘤：可见明显鳞状涡形成

现大量核分裂象（包括不典型核分裂象）及细胞明显异型性[31, 42]。为了全面地将组织学特征与诊断结果联系起来，3 个独立研究小组分析了 76 例患者的组织切片。生物学行为良性、一般无局部复发或远处转移的肿瘤往往具有下列组织学特征：肿瘤边界清楚局限、挤压性边界、轻度核异型性、缺乏坏死和不典型核分裂象及外周神经或淋巴血管浸润；相反，假如肿瘤边界不规则、呈侵袭性生长并累及真皮深部和皮下脂肪组织，往往具有潜在的局部破坏生长的特性。除

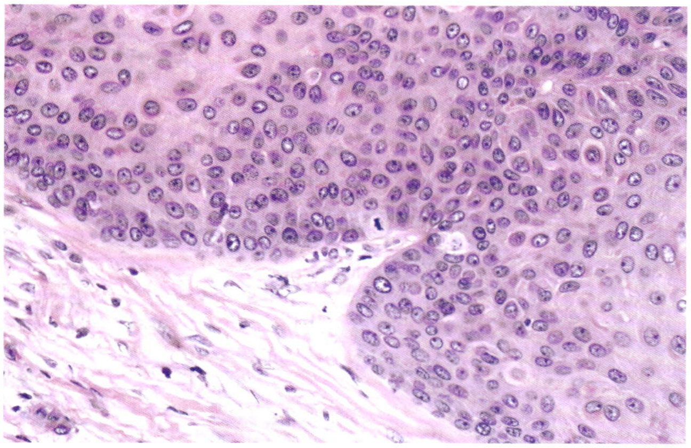

图 31.48 毛发肿瘤：有丝分裂象不明显

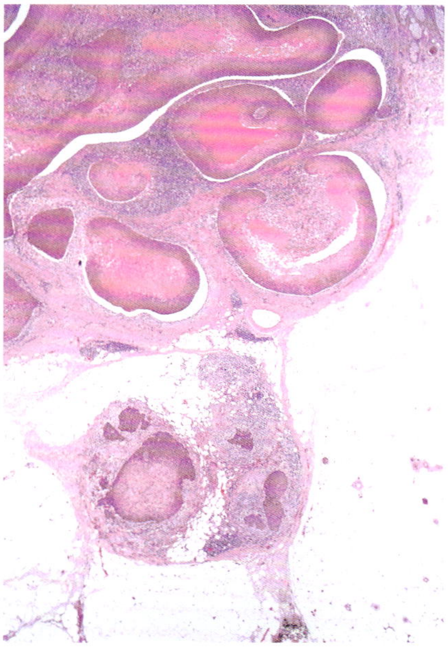

图 31.49 恶性毛发肿瘤：低倍镜下显示典型的毛发肿瘤内癌性浸润成分

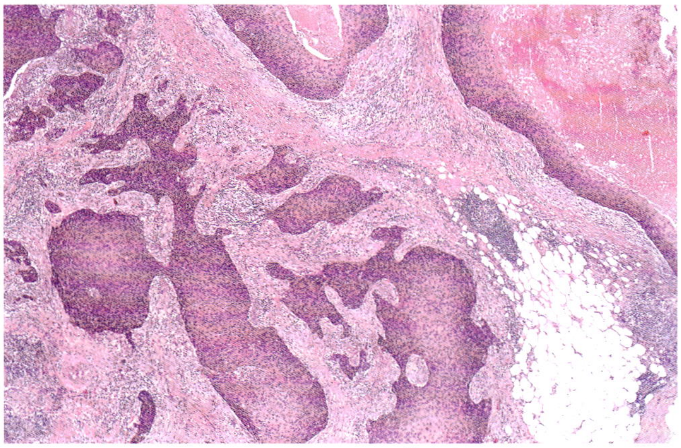

图 31.50 恶性毛发肿瘤：中等倍数下癌性成分

了明显核异型性、不典型核分裂象和片状坏死伴有或无外周神经或淋巴血管组织浸润外，具有扩散性生长方式的肿瘤具有转移潜能[43]。部分恶性增生性毛鞘肿瘤的患者表现为非整倍体性改变，增生指数增加及CD34、野生性 P53 蛋白表达缺失[44-46]。有报道恶性增生性毛鞘肿瘤还见于角皮病-鱼鳞病-耳聋综合征

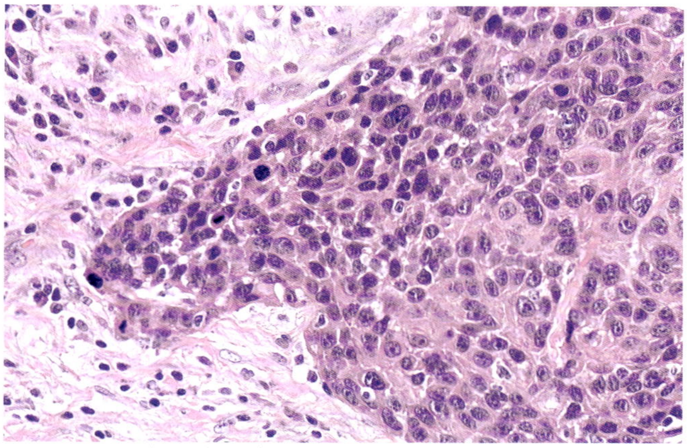

图 31.51 恶性毛发肿瘤：核深染，不规则，见多个有丝分裂

（KID）患者，这类患者有发生远处转移及死亡的危险[31, 47]。

## 鉴别诊断

该病与鳞状细胞癌的鉴别点是前者组织学上出现多数被包绕的肿瘤结节，并有一个非浸润性栅栏状边界，有时也可伴有透明基底膜带，出现毛鞘角化而非表皮角化。

# 毛母质瘤

## 临床表现

毛母质瘤（pilomatrixoma）又名 Malherbe 钙化上皮瘤，通常单发，常染色体显性遗传病患者可表现为多发性皮损[1-6]；偶尔它可能是系统性疾病的一种皮肤表现，如肌强直营养不良或 Gardner 综合征或 MYH 相关息肉病（MAP））[7-20]。也有文献报道多发性毛母质瘤见于 Turner 综合征、9 三体性和 Rubinstein-Taybi 综合征、Sotos 综合征和先天性脊柱裂[21-27]。偶见多发性肿瘤同时发生[28]。

该瘤生长缓慢，为直径 0.5 ～ 3cm 的坚硬结节，常发生于头部，依次为上肢、颈、躯干及下肢（图 31.52）[2, 19, 29-31]。最好发于颊部[32-33]。精索及副睾丸发病少见[34-35]。有时出现大量粉状物质沉积，放射性检查有钙化现象。直径极少超过 12 cm（巨大型毛母质瘤）[36-42]。其表面皮肤呈淡蓝色，可发生水疱、皮肤松弛或穿孔[43-67]。

本病好发于青年人，约 60% 的皮损在 20 岁之前被切除，绝大多数在 10 岁前被切除[3]。女性好发[2, 29, 32-33, 68-70]。最近研究表明 60 ～ 70 岁之间是

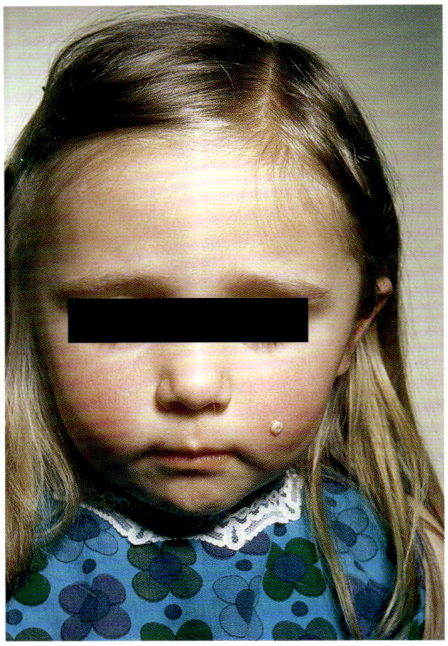

图 31.52 毛母质瘤：小女孩面颊部（特征性部位）可见石灰状结节（By courtesy of R. A. Marsden，MD，St George's Hospital，London，UK.）

本病又一个高发年龄段[4，8，71-73]。外科切除可治愈本病，但 2% ～ 3% 的患者局部可复发[1，32-33，69，74]。

## 发病机制与组织病理学改变

最新研究表明 β-catenin 在本病发病中起着关键作用。它是一个重要的细胞内蛋白，具有双重作用。该蛋白具有一结构功能区，通过与 cadherins 和 α-catenin 蛋白连接而参与细胞与细胞间桥的形成，因此它是连接黏附分子与肌动蛋白细胞骨架的一个中枢[75-77]；同时该蛋白也是 Wnt/wingless 信号转导通路的一部分，介导靶基因如 *c-myc* 和 *cyclin D1* 的转录激活过程[78-80]。细胞溶质内的 β-catenin 蛋白在 N- 末端发生磷酸化，参与 *APC* 基因的泛素介导的降解过程[81-82]。Wnt 信号转导通路阻止 β-catenin 蛋白的胞质内磷酸化过程，导致其在胞质内的聚集，并与淋巴激活因子 -1/T 细胞因子（Lef-1/Tcf）发生作用，形成核转录因子复合物[83-84]。目前利用小鼠模型研究表明 β-catenin 蛋白 N- 末端的 truncating 突变可使该蛋白稳定性增加，这将导致毛母质瘤的发生[85]。目前已确认人类毛母质瘤 β-catenin 蛋白存在 N- 末端部分的突变，这主要影响了磷酸化的直接位点[86-93]。免疫组织化学示该肿瘤核染色时，在基底膜样细胞 / 基质细胞内表达 cyclin D1、D2 和 D3 蛋白及 β-catenin 蛋白；而胞质和膜染色时，上述蛋白只在成熟 / 过渡区域内表达。影细胞不着色[94-99]。与生长期毛囊发现相同的是，毛发角蛋白的顺序表达在毛母质瘤的过渡细胞内仍存在，而在影细胞内表达缺失[100-101]。在生长期毛囊的毛母质细胞的皮层分化伴随着 LEF-1/α-catenin 诱导的毛发角蛋白 hHa1 的表达，而在毛母质瘤的过渡层外未发现 LEF-1 和 α-catenin 的核共表达，目前有争执毛母质瘤的皮质层分化不受 Wnt 信号转导通路的调控[102-103]。

β-catenin 基因的突变还见于其他的组织学上与毛母质瘤有重叠的肿瘤，如基底细胞癌伴影细胞分化、筛状毛母细胞瘤和颅咽管瘤[93]。

对参与 α-catenin 通路的角蛋白、S-100 及其基因表达的研究表明毛母质瘤是向毛基质分化的，细胞凋亡可能是影细胞形成的主要机制[86，96，104-110]。

该瘤系向毛母质方向分化的肿瘤，毛鞘的形成并不是其特征。表皮一般正常，有时见经表皮排出现象、皮肤松弛及水疱形成[3，47-54]。肿瘤位于真皮内，有时可扩展到皮下组织，瘤细胞常聚集成多结节状，可被邻近挤压的结缔组织形成的假包膜包绕（图 31.53）。单个肿瘤小叶团块由基底样细胞和影细胞构成，皮损处于发展阶段时以前者为主，成熟的皮损以后者为主[111]。基底样细胞体积小、大小形态一致，核圆、呈空泡状（图 31.54）。早期皮损显示明显的有丝分裂活性，但无病理性核分裂象，表示皮损处于快速生长阶段，而非恶变倾向（图 31.55）；随着肿瘤的

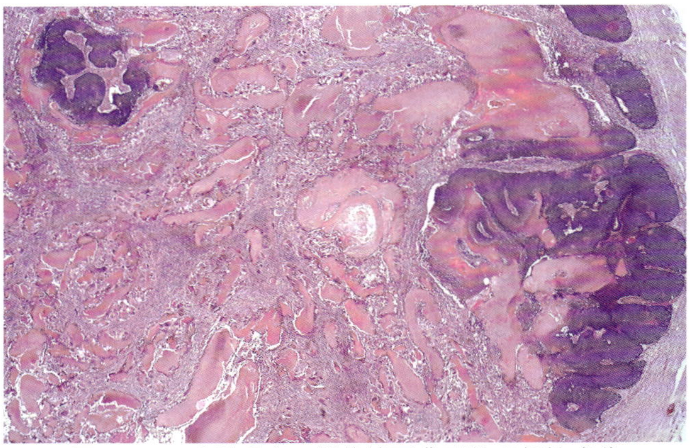

图 31.53 毛母质瘤：低倍镜下典型的双相性成分

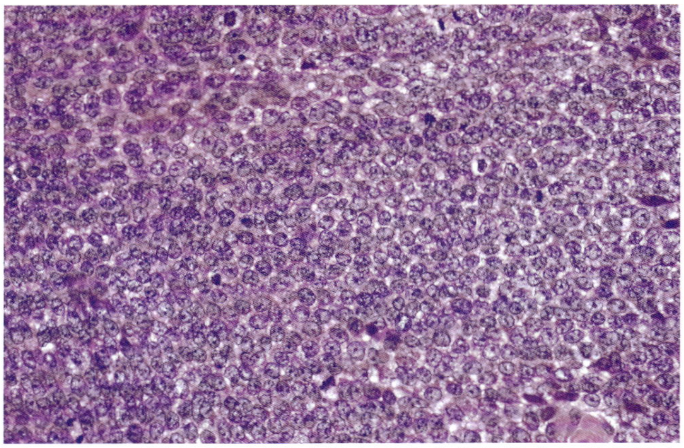

图 31.54 毛母质瘤：早期皮损主要由有增殖能力的基底样小细胞组成，核形态大小一致，核仁小

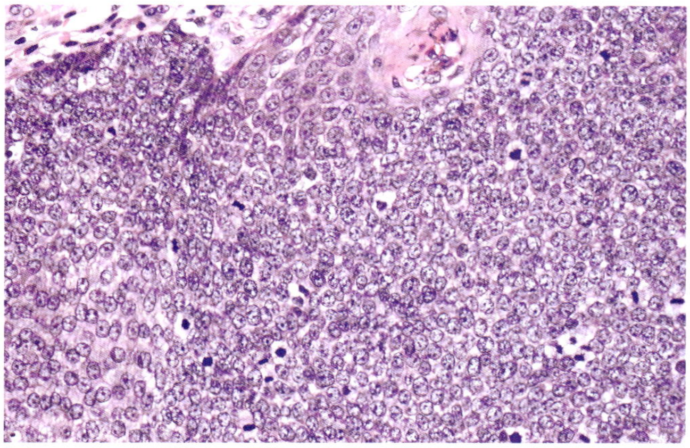

图 31.55 毛母质瘤：早期皮损内可见大量明显的有丝分裂象，并不是恶变信号

成熟，基底样细胞转化为影细胞，胞质呈嗜伊红性，核变小，染色质丰富（图 31.56）。最后核消失，有密集嗜伊红性角蛋白碎片残留，影细胞轮廓模糊不清，常见巨细胞（图 31.57）。该病的角化主要发生在毛囊部位，有时可见点状的表皮角化。另一特征性的改变是在某些肿瘤内，基底样细胞及间质内的组织细胞内常见黑素颗粒[3，112]。80% 的成熟皮损区域有钙盐沉积[71]，影细胞中常见嗜碱性的点状钙化灶（图 31.58）。偶尔见大的钙化团块，20% 的患者发生骨化现象（图 31.59、31.60）[71]。BMP-2 是骨及软骨形成

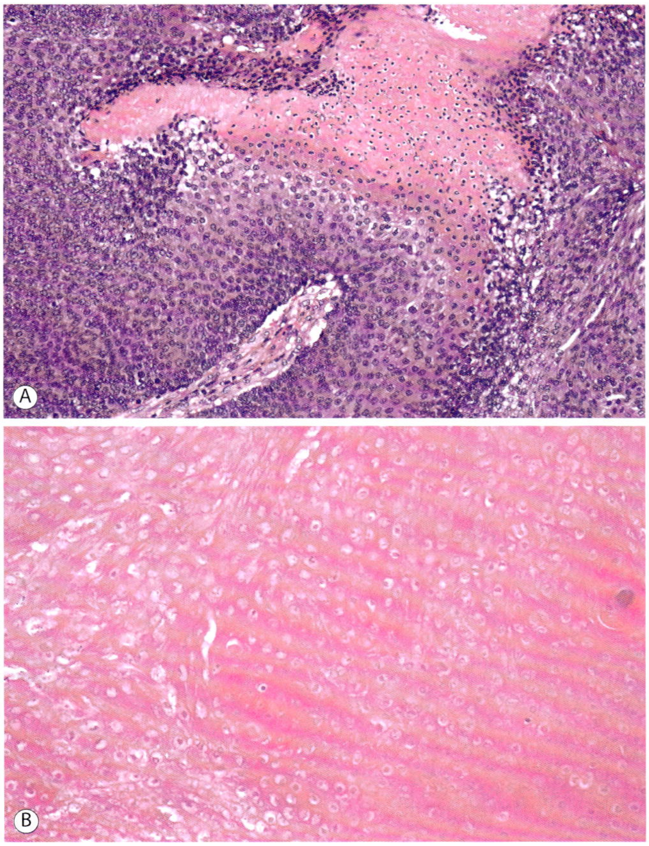

图 31.56 （A 和 B）毛母质瘤：成熟区肿瘤细胞变大，有丰富的嗜酸性胞质，核发生固缩

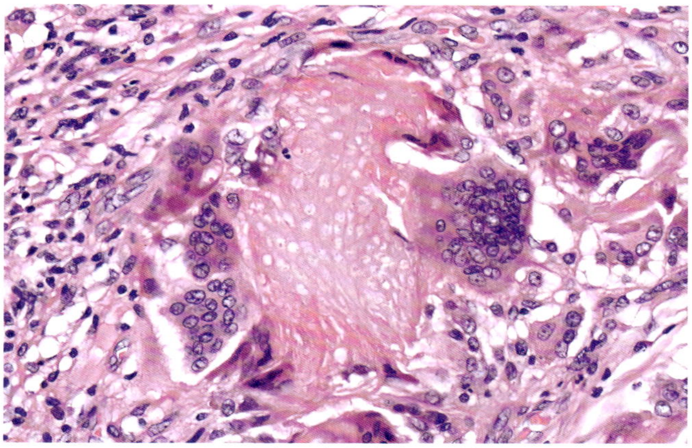

图 31.57 毛母质瘤：病变内常见异物巨细胞反应

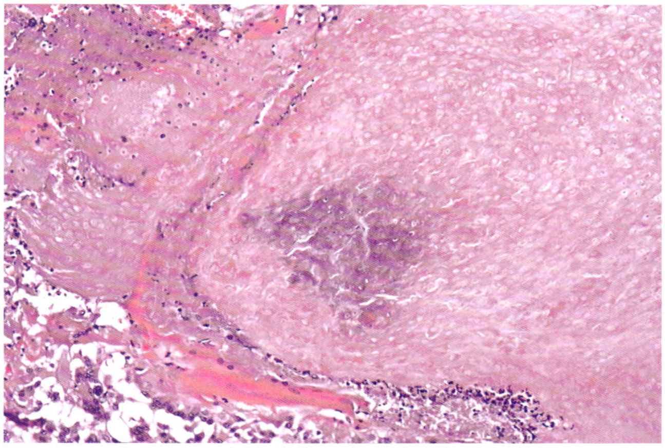

图 31.58 毛母质瘤：嗜碱性颗粒状钙化灶

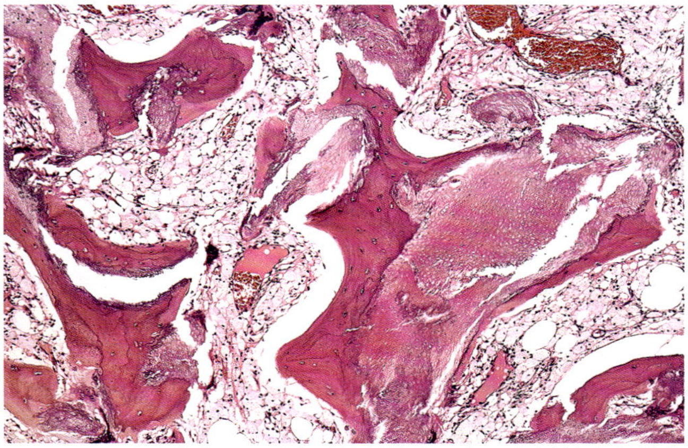

图 31.59 毛母质瘤：显示广泛的骨化生现象，包括骨髓腔形成

过程中的一重要蛋白分子，免疫组织化学示影细胞有 BMP-2 蛋白表达，这表明它在毛母质瘤的骨化过程中起着重要作用[113]。偶尔见基质内淀粉样物质沉积及灶状透明细胞（图 31.61），偶尔见向毛囊的其他部分分化，如毛囊漏斗部、内毛根鞘和毛囊生发细胞[114]。

老年患者的毛母质瘤与儿童期的病理特征基本相似，但有时可见异型性改变，如细胞形态呈多样性、丧失细胞极性、核染色质丰富及出现明显的核分裂象[71，115]，又称增生性毛母质瘤[115-117]。向淋巴及外周神经扩散并不是其特征。这些具有异型性改变的皮损与一般皮

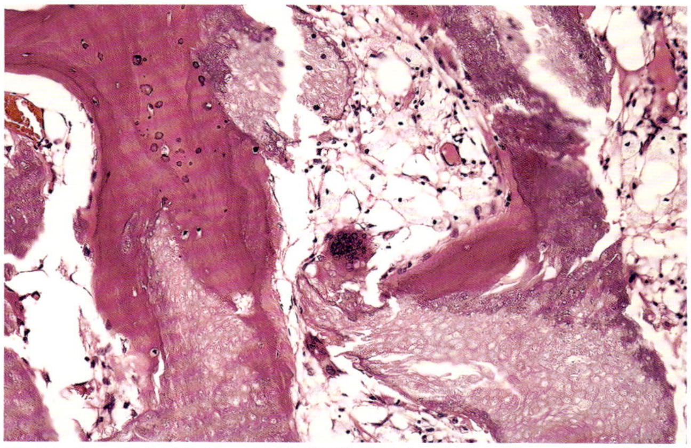

图 31.60 毛母质瘤：高倍镜下可见灶状影细胞，与嗜酸性类骨质形成对比

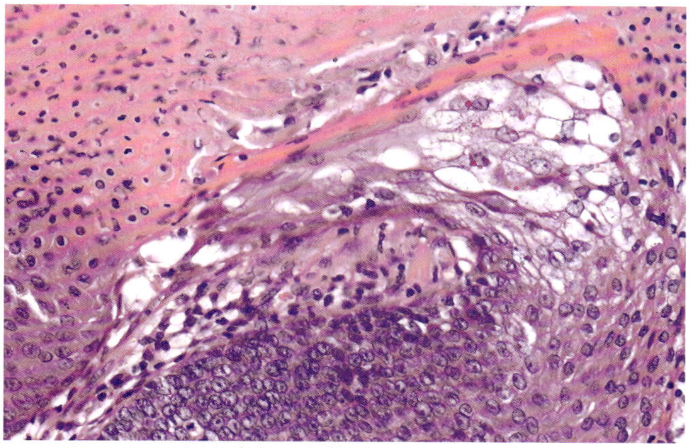

图 31.61 毛母质瘤：高倍镜下可见灶状透明细胞变

损无明显差别，但完全切除后建议随访观察。

毛母质性皮角是一种少见的、位于表皮内的具有毛母质瘤特征的肿瘤[118]，其特征是表皮增厚，呈乳头瘤样增生，主要由界限清楚的毛母质细胞团块构成，毛母质细胞呈芽蕾状伸入真皮乳头层。肿瘤细胞成熟后演变成影细胞，上方表皮形成皮角。

## 鉴别诊断

尽管影细胞是毛母质瘤的特征性改变，但它也见于其他毛囊性肿瘤如漏斗部囊肿、毛发上皮瘤及结缔组织增生性毛发上皮瘤[81-82]。毛母质分化有时也见于基底细胞癌和杂合性囊肿。

# 毛母质癌

## 临床表现

毛母质癌（pilomatrix carcinoma）又称恶性毛母质瘤、母质癌，该肿瘤少见，目前英文文献已报道了约 100 例患者[1-40]。好发于男性，男女发病之比为 4∶1，多见于成人。皮损直径为 0.5 ～ 20 cm（平均直径 4 cm），常发生于后颈、背部、头皮及耳后，极少发生色素沉着[1, 9, 30, 39-42]，也可累及其他部位如四肢末端、肩部、乳房、腋窝、臀部及腹股沟[9-10, 15-16, 25, 35-38]，儿童少见[36-37]。该肿瘤可发生在多发性良性毛母质瘤的基础上，也可发生于毛母质瘤治疗后的部位[18, 35]。

该瘤易复发，少数患者发生淋巴结和肺转移，极少转移至其他部位如骨[1-8, 10-14, 19-21, 38, 43-45]，呈低度恶性，广泛手术切除是治疗的最佳方法[1, 9]。通过仔细回顾文献后发现，有些恶性毛母质瘤（尤其是早期病例）可能是误诊，主要原因是在诊断近期出现变化的皮损时过度注意了组织学切片内的核分裂象。因此对这类肿瘤的生物学行为要进行进一步的研究。

## 发病机制和组织学特征

发病机制同毛母质瘤，最近研究证明 Wnt 信号转导通路和 β-catenin 蛋白与毛母质瘤的发生有关。基底样细胞除了 cyclin D1 核染色阳性外，β-catenin 胞质及核染色也阳性，并且发现 β-catenin 蛋白的 N- 末端存在突变[38, 46]，突变的部位与毛母质瘤相似[38, 47]，表明除 Wnt 信号转导通路发生改变外，还有必要进一步研究其他分子改变以阐明毛母质瘤发生恶变的机制[48]。

毛母质瘤发生恶性变的特征包括：肿瘤体积迅速增大（直径大于 4 cm）、肿瘤呈浸润性生长并侵及筋膜层或骨骼肌、以基底样细胞浸润为主、核呈多形性、核呈明显的嗜伊红性、出现病理性核分裂象、肿瘤组织发生融合性坏死、基质硬化及有血管、淋巴或外周神经的浸润（图 31.62 ～ 31.67）。需要注意的是活跃的核分裂象也是早期良性皮损的一个常见特征，仅凭这一点并不提示恶性变，根据报道的毛母质癌显示：每 10 个高倍视野有 30 个或以上的核分裂象[1]，当然这也不能是诊断恶性变的唯一标准。由于肿瘤细胞内色素颗粒的聚集或肿瘤组织内色素性树突状黑素细胞的增生，病变中偶尔也出现色素沉着[9, 30, 39, 49]。奇怪的是，据报道恶性毛母质瘤与 MFH 样基质特征有关[14]。

# 黑素细胞基质瘤

## 临床表现

黑素细胞基质瘤（melanocytic matricoma）最近被认为是一独立的疾病，目前已报道病例不足 10 例[1-3]。皮

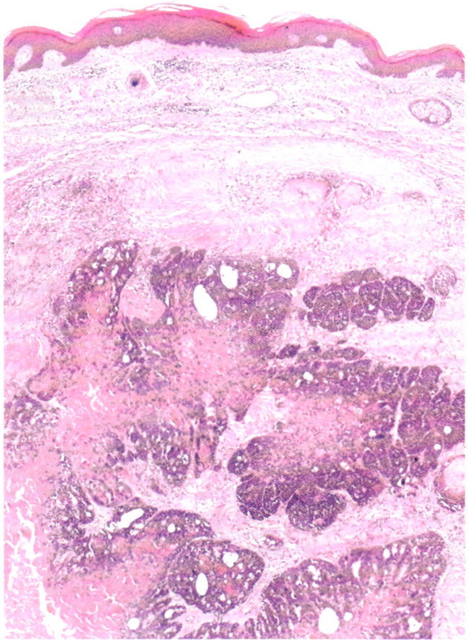

图 31.62 毛母质癌：低倍镜下，不规则肿瘤小叶团块

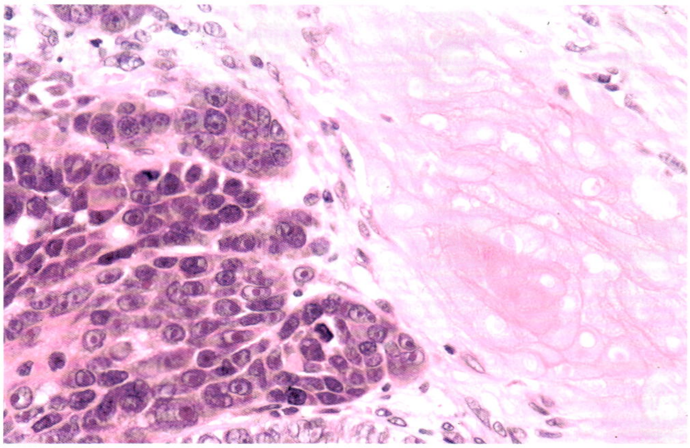

图 31.63 毛母质癌：肿瘤由嗜碱性粒细胞构成，可见影细胞

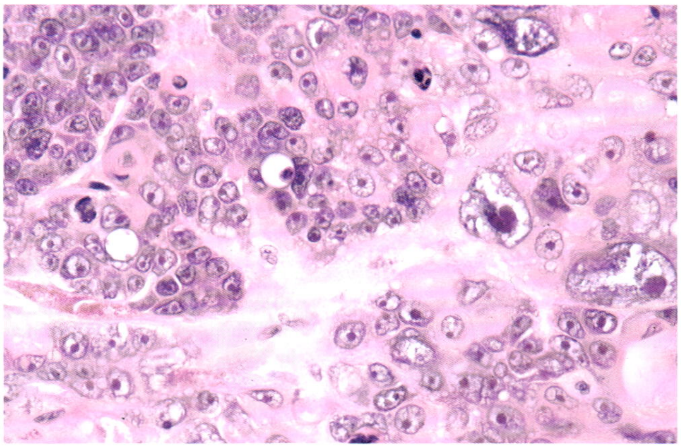

图 31.64 毛母质癌：可见明显的核多形性改变

损为直径小于 1 cm、界限清楚的紫色至黑色丘疹。好发于老年人（60 ～ 70 岁）曝光部位[1-5]，也可累及其他部位如鼻、耳前、胸及前臂[1-3, 5]。临床上需与色素性基底细胞癌、血管瘤及黑素瘤鉴别。切除干净后一般不会复发或危及患者生命（最长随访期 2 年）[1-3]。关于该肿瘤的真正的生物学潜能有待于进一步的研究。

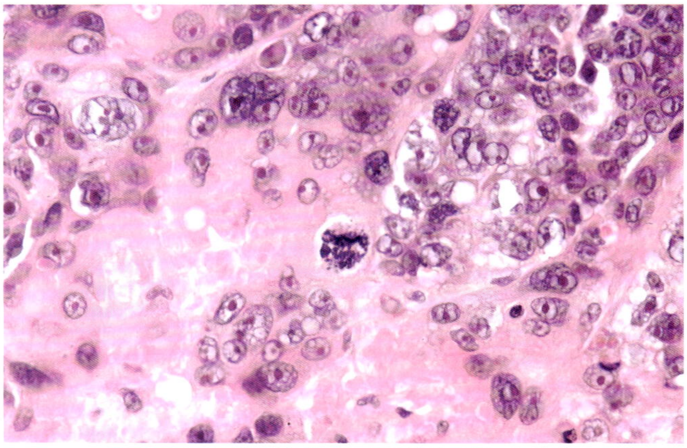

图 31.65 毛母质癌：可见异常有丝分裂象

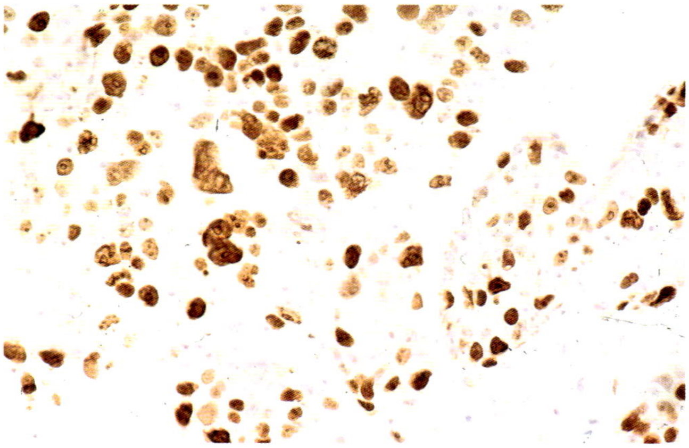

图 31.66 毛母质癌：显著的 Ki-67 表达

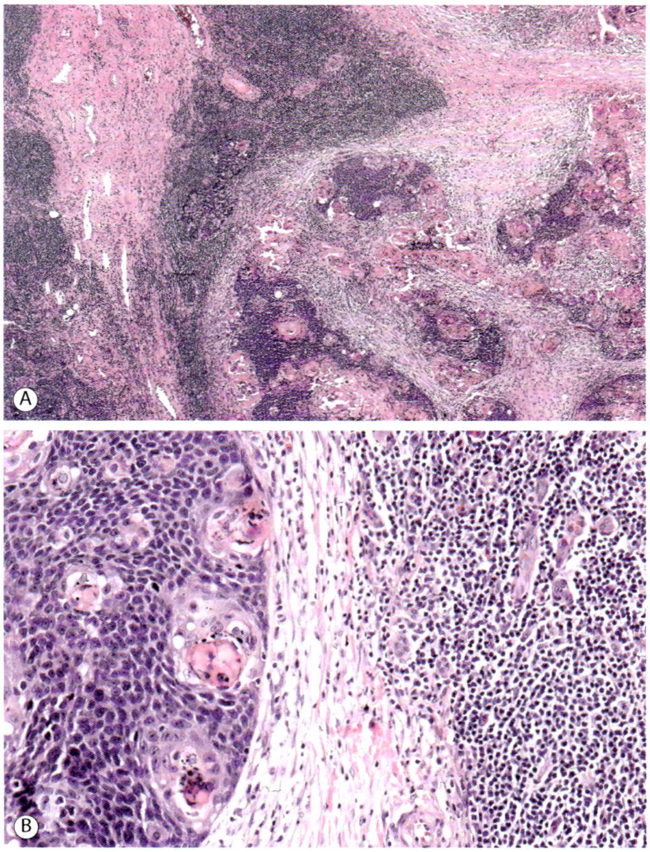


图 31.67 （**A** 和 **B**）毛母质癌：淋巴结转移

## 发病机制和组织学特征

病变位于真皮内，境界清楚，色素不均匀（图 31.68、31.69）[1-3]。主要由基底样细胞构成，细胞呈巢状或叶状排列，其胞质少，核明显，类似基质细胞或基质母细胞（图 31.70 ～ 31.72）。可见细胞学异型及核分裂象。肿瘤团块内影细胞散在分布或聚集存在，并混杂有含色素的树突状黑素细胞。肿瘤团块周围有基质纤维化反应并可见噬色素细胞。表皮和真皮呈明显的日光性损害改变，包括弹力纤维变形、表皮萎缩及日光性角化[1-3]。曾报道一例恶性黑素细胞基质瘤，肿瘤细胞侵及周围纤维性假包膜，并见异常的核分裂象[6]。因为没有临床随访，这些组织学特征是否真正提示恶变还有待于进一步确定，或者说这些特征可能是黑素细胞基质瘤的一组织学谱系改变。

免疫组化显示：基底样细胞的胞膜表达 P-cadherin 和 E-cadherin，胞核和胞质表达 β-cadherin 提示生长期毛发，并且表明该肿瘤发病机制与 β-cadherin 有关。

## 鉴别诊断

病理上主要与下列疾病鉴别：毛母质瘤、毛母质癌及向基质分化的基底细胞癌。

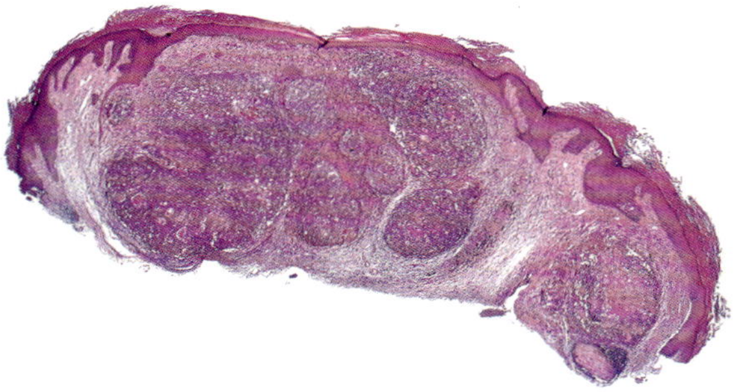

图 31.68 黑素细胞基质瘤：多结节状真皮肿瘤

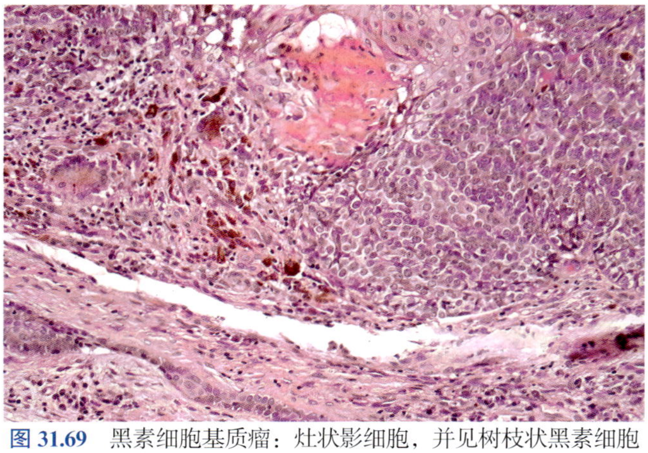

图 31.69 黑素细胞基质瘤：灶状影细胞，并见树枝状黑素细胞

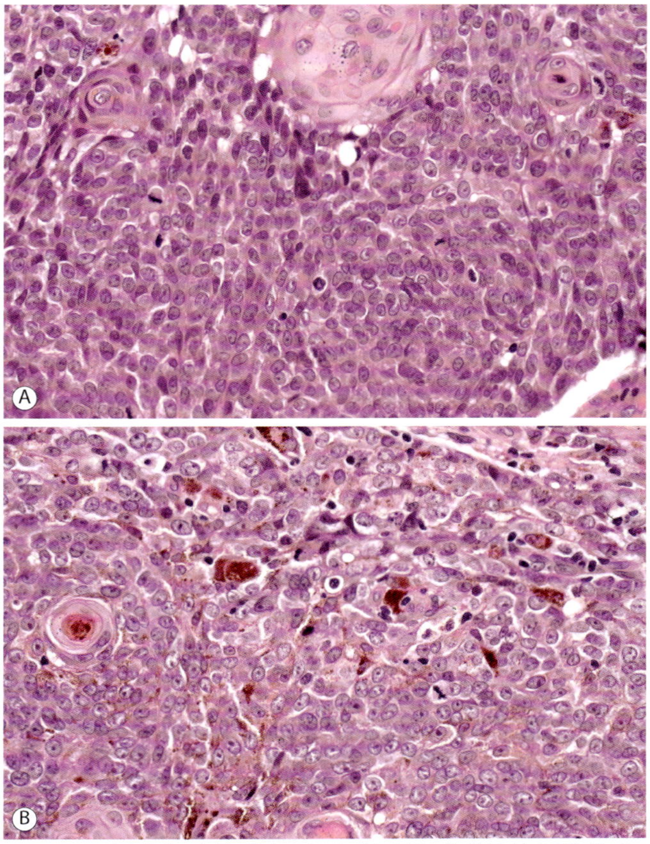

图 31.70 黑素细胞基质瘤：（**A**）肿瘤由嗜碱性粒细胞组成，核轻度多形性，显著有丝分裂象；（**B**）高倍镜下黑素细胞

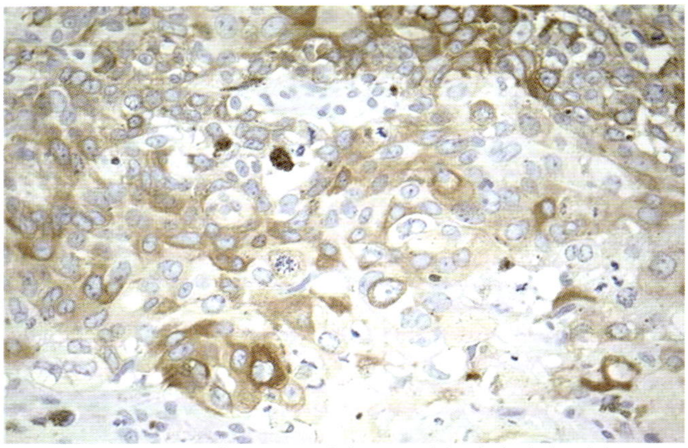

图 31.71 黑素细胞基质瘤：基质细胞表达角蛋白

毛母质瘤具有色素性毛母质瘤和毛母质癌的重叠特征，将它们完全区分开是不可能的。

该病尽管存在细胞学异型及大量核分裂象，但它体积小，界限清楚，无不典型核分裂象及坏死，不累及淋巴及血管，而易于与毛母质癌区别。然而，表现为这种特征的肿瘤应当引起注意，建议彻底切除。

向基质分化的基底细胞癌其病理特征是由基底样细胞构成，肿瘤团块周边细胞呈栅栏状排列，并见收缩间隙。

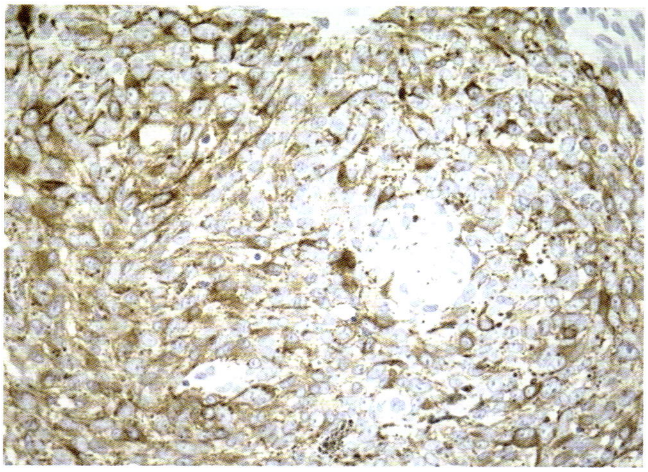

图 31.72 黑素细胞基质瘤：树枝状细胞 HMB-45 阳性

# 毛囊瘤

## 临床特征

毛囊瘤（trichofolliculoma）是一种错构瘤，临床并不少见，通常发生在面部，皮损为单发、圆顶状丘疹，直径 0.5 ～ 1.0cm，中央有孔样开口[1-6]。偶见于头皮或颈部，很少见于外阴[7-8]。各年龄组均可发生，但儿童和婴儿很少见[7，9-10]。特征性表现是丘疹中央开口处穿出一根或多根柔软的白色毳毛（图 31.73）[7]。但不能根据这一特征而做出诊断。少见毛囊瘤伴发基底细胞癌[11]。

## 发病机制和组织学特征

损害由多层鳞状上皮细胞（包括颗粒细胞层）围绕囊腔（扩大的毛囊）组成，常源于表面上皮（图 31.74）[1-2]。囊腔内有角质碎屑和毛干碎片[7]。自囊

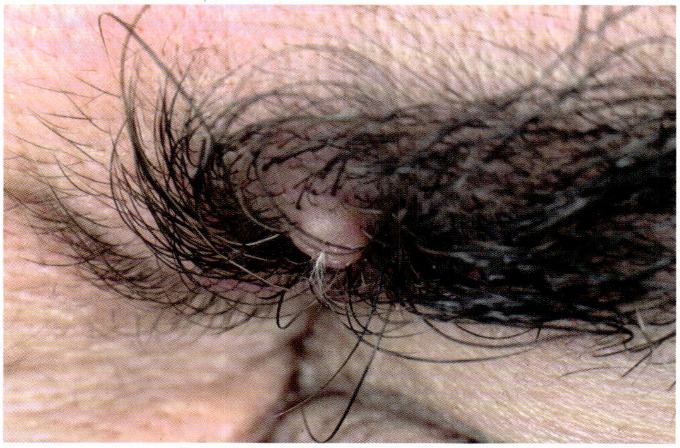

图 31.73 毛囊瘤：特征性损害为圆顶状丘疹，中央穿出毳毛（From the collection of the late N.P. Smith，MD，the Institute of Dermatology，London，UK.）

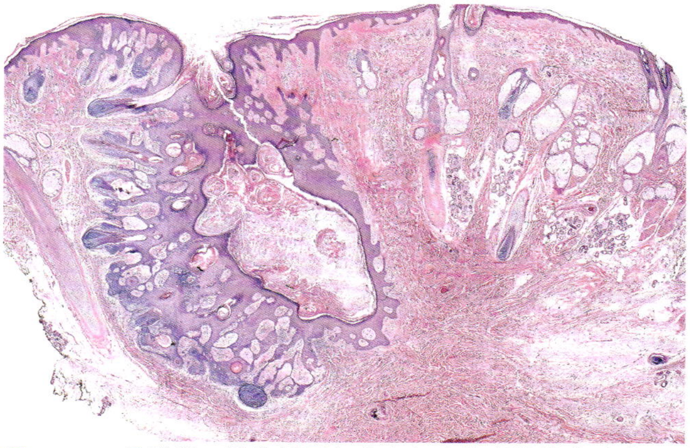

图 31.74 毛囊瘤：低倍镜下与表皮相连的囊性扩张毛囊，可见侧壁上的次级毛囊

壁伸出许多次级毛囊，每个次级毛囊被界限清楚的结缔组织鞘所包绕（图 31.75、31.76），并可见发育不全的毛分化。偶尔可见原始皮脂腺小腺泡和角囊肿。

毛干碎片周围基质内可见肉芽肿性炎症，偶见钙化灶和灶性棘松解性角化不良[7，12]。

近来对毛囊瘤组织学特征的分析显示，毛囊瘤是一组形态上与毛囊分化周期相一致的谱系疾病，可以认为很晚期的毛囊瘤相当于毛囊皮脂腺囊性错构瘤（见下）[13-14]。早期毛囊瘤的特征是数个卷曲的毳毛由漏斗部穿出，不伴有囊性扩张，而晚期则显示退行期和休止期毛囊和更显著的皮脂腺分化[13]。

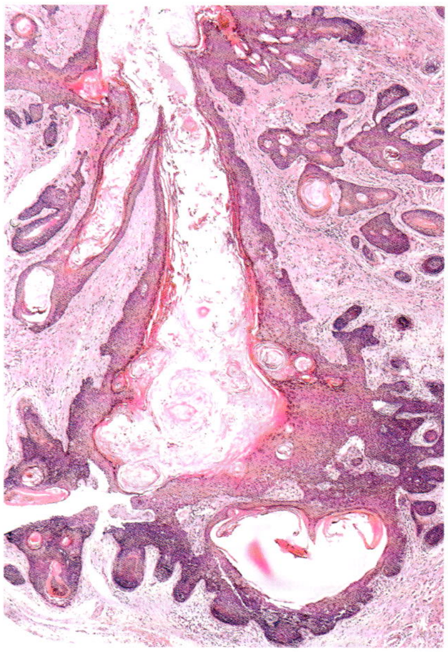

图 31.75 毛囊瘤：可见大量次级毛囊

# 毛囊皮脂腺囊性错构瘤

## 临床特征

毛囊皮脂腺囊性错构瘤（folliculosebaceous cystic

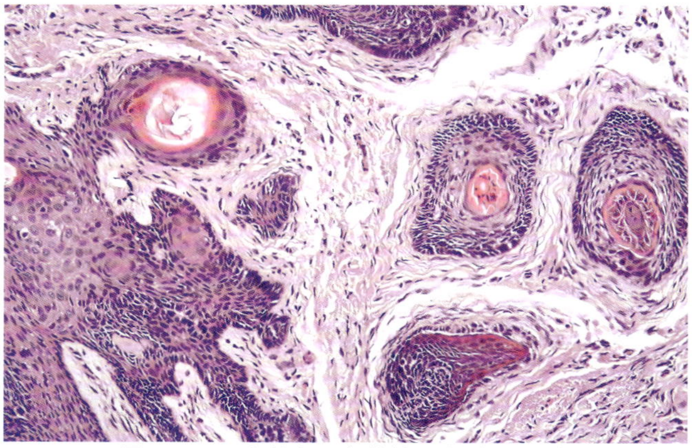
图 31.76 毛囊瘤：高倍镜下的次级毛囊

hamartoma）是一种少见的错构瘤，由毛、皮脂腺和间质成分组成[1-13]。文献报道大约 60 例[14-15]。典型表现为孤立对称的小（直径约 1 cm）丘疹或结节，好发于面中部，尤其是鼻[1-2, 14-17]。也有非面部部分发生巨大皮损和发生在生殖器部位的报道[3-4, 18-21]。一般发生于年轻人，但年龄分布广泛，出生时即可有皮损[1-2, 5-6, 13-15, 21]。曾有报道该病与葡萄酒色痣有关，多发性肿瘤发生于巨大浅表脂肪瘤样痣患者[22-24]。本病与 Torre-Muir 综合征无关。

## 发病机制和组织学特征

毛囊皮脂腺囊性错构瘤与毛囊瘤一样，损害在真皮内，由漏斗部囊腔构成（图 31.77）。腔内有角质性碎屑和皮脂腺分泌物[1-2, 5, 7]，毛发偶见[15, 25]，最初认为很少与表皮相连，但也可以有[1, 14]。很多皮脂腺小叶通过皮脂腺导管与囊腔相连（图 31.78）。偶尔可见不同生长阶段的毛囊，有时毛囊结构畸形（图 31.79）[13]。也可见小囊性顶泌汗腺[13]。上皮结构周围有层状致密的胶原纤维增生，纤维上皮结构与邻近增生间质间有裂隙（图 31.80）[1-2, 5, 7]。

间质成分包括胶原、弹性纤维、脂肪和血管组织，它们是肿瘤的组成成分，有时可以占主体[1, 8]。毛囊皮脂腺成分嵌在由梭形细胞构成的胶原基质中，梭形细胞具有嗜酸性胞质和小而深染的细胞核（图 31.81）。可见大量成熟的脂肪细胞和显著的血管成分，血管周围纤维常增生（图 31.82）[13]。有时黏蛋白沉积显著，尤其是血管周围（图 31.83）。也可见神经组织[9, 12]。角蛋白和中间丝聚合蛋白表达的研究显示肿瘤向毛囊漏斗部、皮脂腺导管和皮脂腺细胞分化[26]。

## 鉴别诊断

尽管该病皮损初看与毛囊瘤相似，特别是皮脂腺变异型，但病理上本病一般与表皮不相连，并且这种错

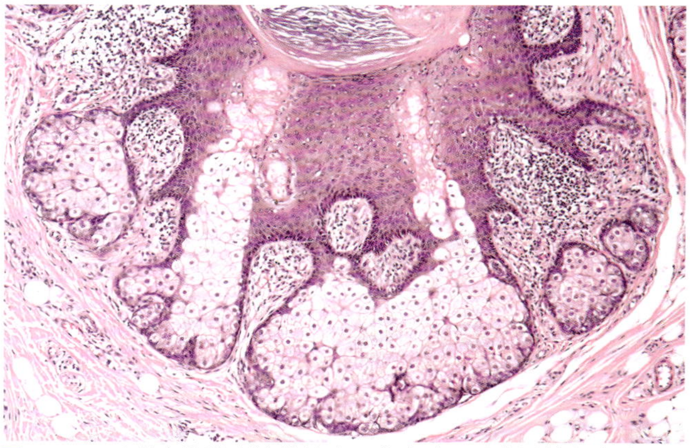
图 31.78 毛囊皮脂腺囊性错构瘤：皮脂腺通过小导管与囊肿相连（By courtesy of C. Steffan，MD，Palm Springs，California，USA.）

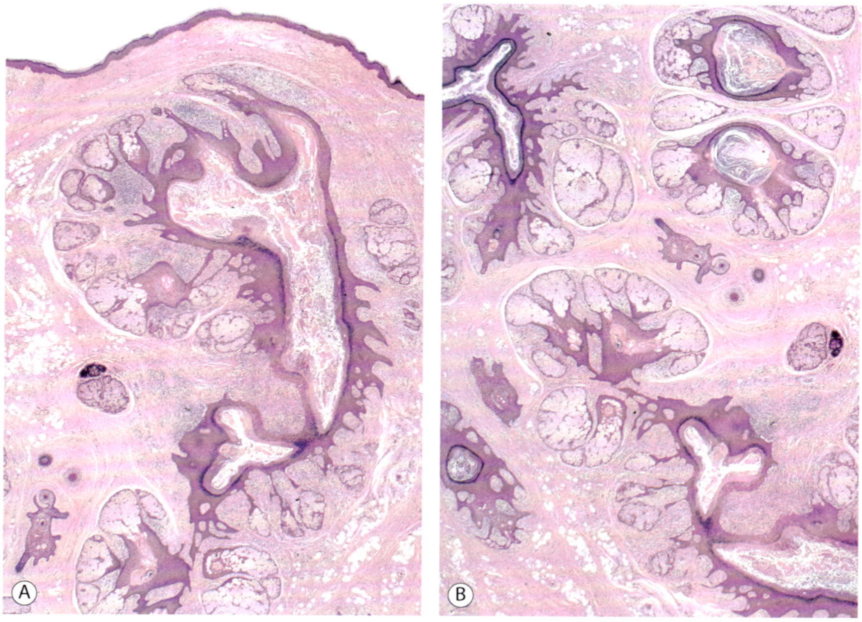

图 31.77 毛囊皮脂腺囊性错构瘤：（**A**）低倍镜下显示囊腔和显著的皮脂腺嵌于真皮的致密基质中；（**B**）囊肿的斜切面突出显示皮脂腺（By courtesy of C. Steffan，MD，Palm Springs，California，USA.）

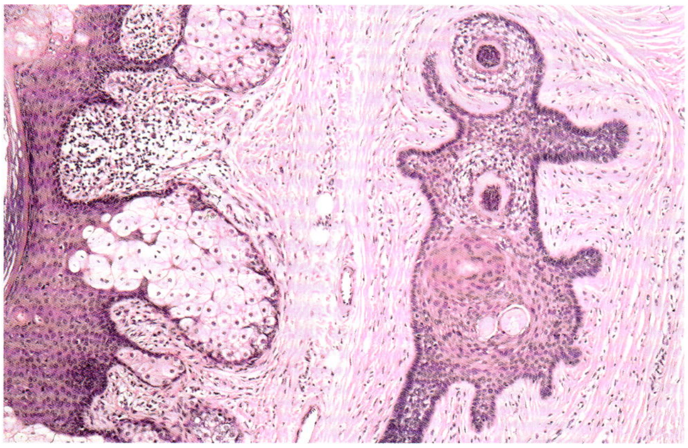

图 31.79　毛囊皮脂腺囊性错构瘤：有时可见畸形毛囊结构（By courtesy of C. Steffan，MD，Palm Springs，California，USA.）

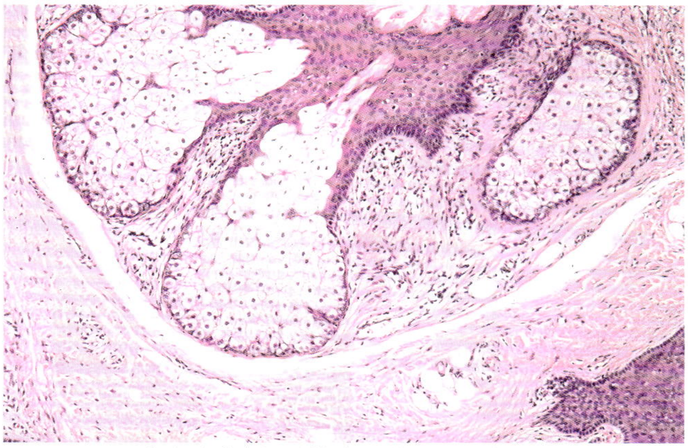

图 31.80　毛囊皮脂腺囊性错构瘤：特征性裂隙表现（By courtesy of C. Steffan，MD，Palm Springs，California，USA.）

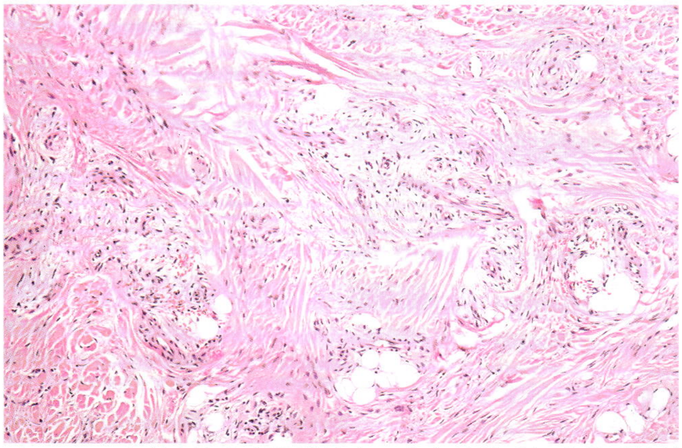

图 31.81　毛囊皮脂腺囊性错构瘤：致密的梭形细胞基质是肿瘤的组成成分（By courtesy of C. Steffan，MD，Palm Springs，California，USA.）

构瘤损害有显著的间质成分，有助于组织病理学鉴别。

# 皮脂腺毛囊瘤

## 临床特征

皮脂腺毛囊瘤（sebaceous trichofolliculoma）是

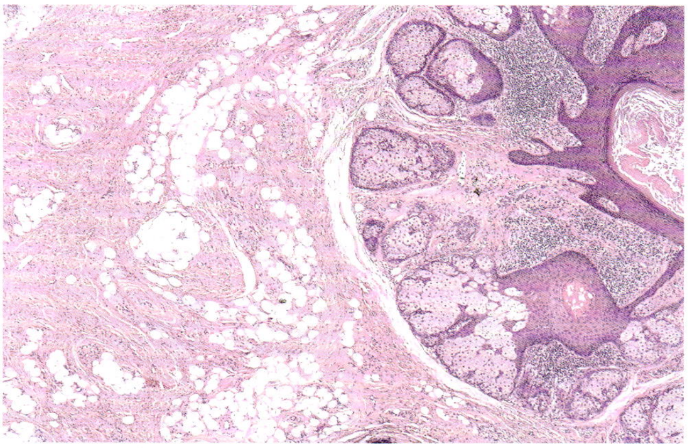

图 31.82　毛囊皮脂腺囊性错构瘤：肿瘤中常有成熟脂肪细胞（By courtesy of C. Steffan，MD，Palm Springs，California，USA.）

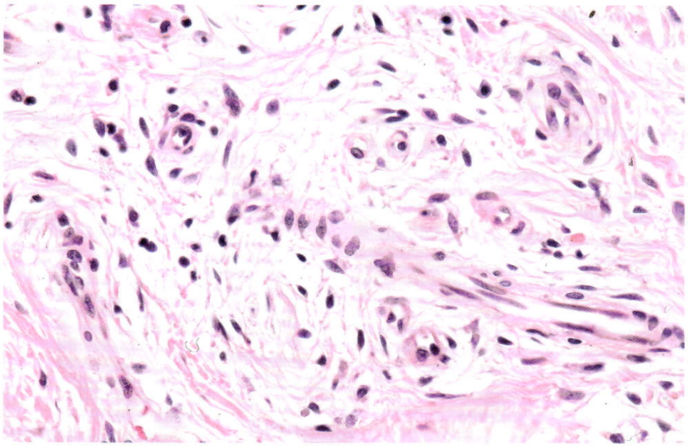

图 31.83　毛囊皮脂腺囊性错构瘤：高倍镜下示血管周围黏蛋白沉积（By courtesy of C. Steffan，MD，Palm Springs，California，USA.）

一种少见的错构瘤，是毛囊瘤的一种变异。表现为直径长达 1 cm 的凹陷性皮损，通常发生于鼻，仅少数发生于阴囊和阴茎（图 31.84）[1-3]。在一个或多个瘘管开口穿出终毛、毳毛和毛状物。通常不会挤出碎屑。损害与鼻旁窦不相连，也不破坏骨。

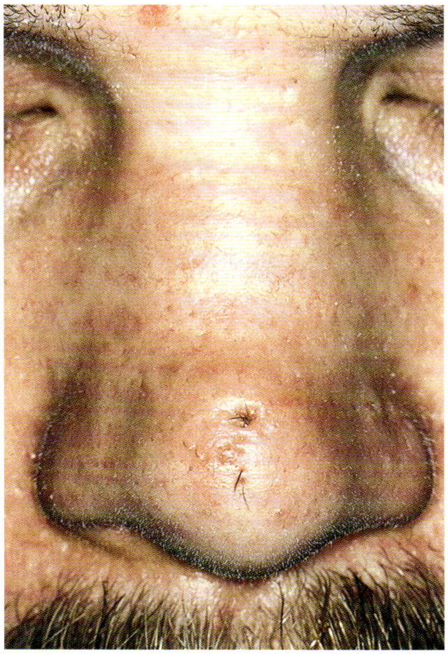

图 31.84　皮脂腺毛囊瘤：鼻尖部特征性凹陷性皮损，毛发从中间穿出（By courtesy of G. Plewig，MD，Düsseldorf，Germany.）

## 组织学特征

肿瘤由多个火山口样囊腔组成，腔壁为层状的表皮样鳞状上皮（图 31.85）[1]。另外，侧面的小窦道通向中心腔，腔内含有不同粗细的毛发和角质碎屑。由囊壁伸出许多皮脂腺小叶，这些小叶与终毛、毳毛和毛状物相关。

## 鉴别诊断

皮脂腺毛囊瘤需要与皮脂腺增生相鉴别，后者表现为显著扩大的孤立性皮脂腺，而与毛囊形成无关。

皮脂腺毛囊瘤必须与皮样囊肿和鼻中线皮样瘘管相鉴别。

皮样囊肿与表皮不相连，囊壁周围有平滑肌，有时外泌汗腺和顶泌汗腺明显。

鼻中线皮样瘘管是一种少见的发育异常，鼻融合与胎儿外胚层隔离有关，其增殖导致瘘管形成[4-5]。患者鼻中线或鼻背有红斑性凹陷，通常有少量毛发从瘘管开口穿出（图 31.86，31.87）。组织学上，瘘管内衬以层状角化性鳞状上皮。许多毛囊与瘘管壁相连，但无皮脂腺、顶泌汗腺和外泌汗腺（图 31.88）。重要的是，鼻中线皮样瘘管可能与前脑膜脑膨出相关。

# 毛发上皮瘤

## 临床表现

毛发上皮瘤（trichoepithelioma）是一种比毛囊瘤

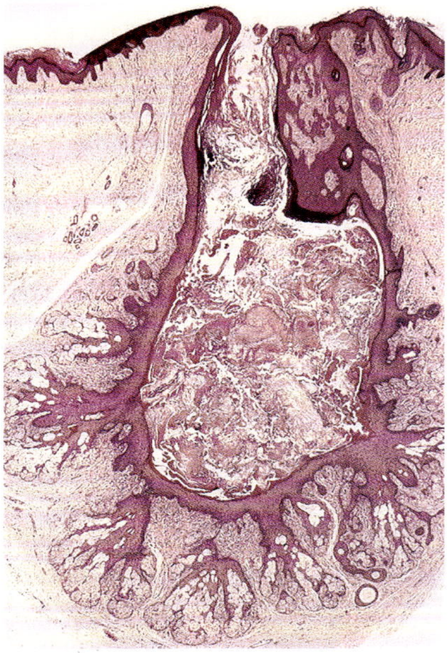

图 31.85 皮脂腺毛囊瘤：囊性扩大的毛囊衬以鳞状上皮，显示漏斗部角化，可见许多皮脂腺小叶

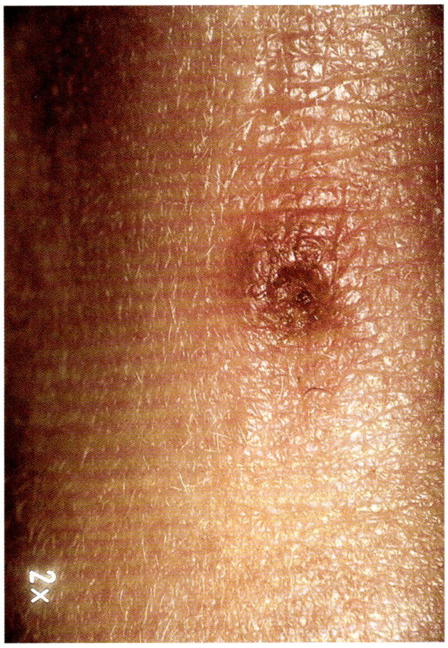


图 31.86 鼻中线皮样瘘管：鼻背红斑性火山口样凹陷（By courtesy of D. Shuttleworth, MD, University of Wales, Cardiff, UK.）

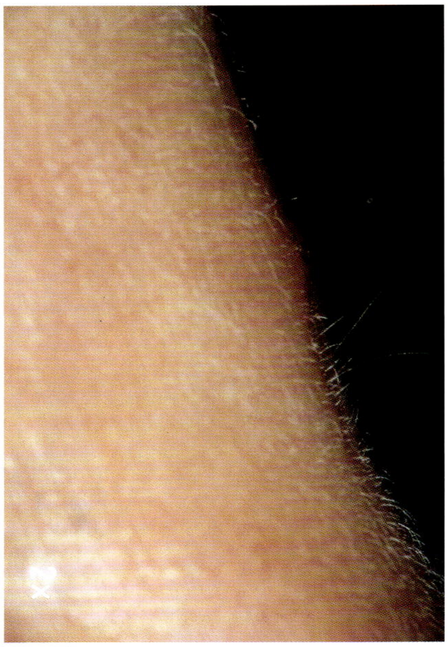


图 31.87 鼻中线皮样瘘管：中心穿出白色毛发是特征性表现（By courtesy of D. Shuttleworth, MD, University of Wales, Cardiff, UK.）

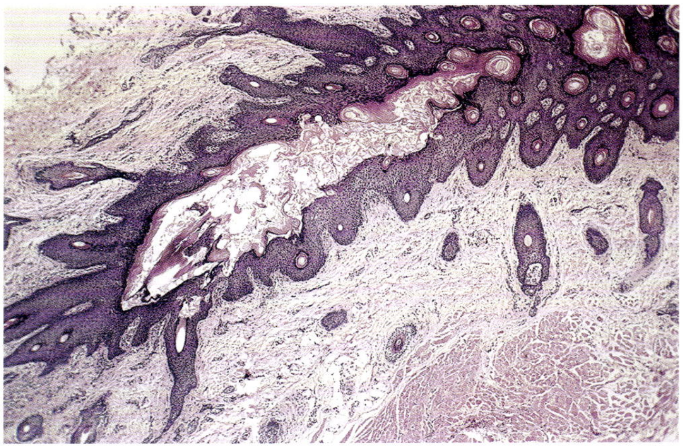

图 31.88 鼻中线皮样瘘管：瘘管与表皮相连，衬以带有毛结构的上皮（By courtesy of D. Shuttleworth, MD, University of Wales, Cardiff, UK.）

分化差的错构瘤，皮损可多发并呈家族性或单发性。

### 多发性家族性毛发上皮瘤

多发性家族性毛发上皮瘤［囊性腺样上皮瘤（Brooke）］为常染色体显性遗传，男性患病少，青春期发病[1]。患者表现为多发的皮色小丘疹，皮损分布大致对称，好发于面部（图 31.89、31.90）[2]，鼻唇沟、眉毛、眼睑和颊最常受累[2-3]。其他部位包括头皮、颈、四肢、臀部和生殖器也可能受累[2，4-9]。通常无症状，初起为透明皮色丘疹，有时表面轻度毛细血管扩张。皮损缓慢扩大至最大直径约 0.5 cm。极少出现溃疡，通常在很晚期发生。皮损偶尔有色素。也有线状和皮区分布的报道[5]。

囊性腺样上皮瘤患者极少有明显的系统性改变。但也曾有文献报道，本病与肾和肺囊肿及腮腺的恶性淋巴上皮样损害相关[10-11]。合并基底细胞癌罕见[12-16]。

最初的基因连锁分析定位该病的致病基因位于染色体 9p21 区域，但未被随后的研究证实。反而在多发性家族中连续检测到染色体 16q12-q13 区域 *CYLD* 基因突变，与 Brooke-Spiegler 综合征类似[17-28]。这些证据说明多发性家族性毛发上皮瘤是包括家族性圆柱瘤病和 Brooke-Spiegler 综合征谱系疾病的一部分。

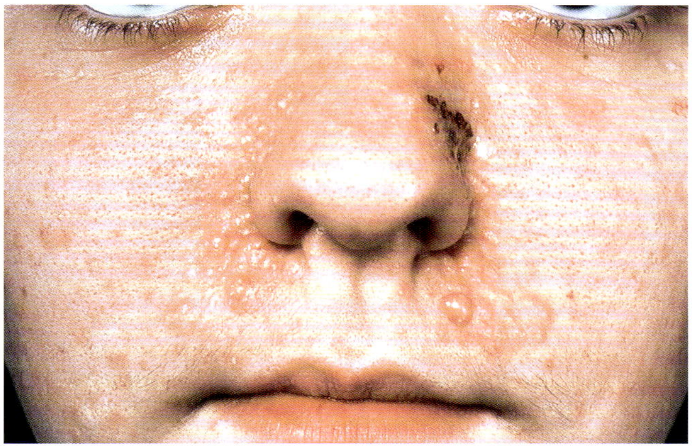

图 31.89 毛发上皮瘤：家族性多发性毛发上皮瘤患者，鼻唇沟周围有多发性皮色丘疹（By courtesy of the Institute of Dermatology，London，UK.）

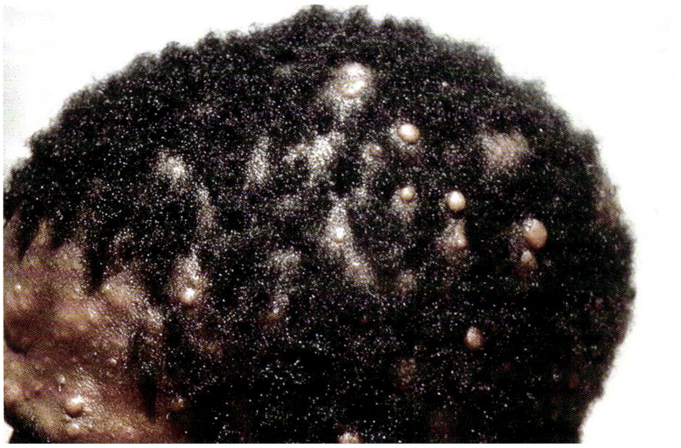

图 31.90 囊性腺样上皮瘤：女孩头皮和前额有许多皮色丘疹和结节（By courtesy of R.A. Marsden，MD，St George's Hospital，London，UK.）

### Brooke-Spiegler 综合征

常染色体显性遗传病 Brooke-Spiegler 综合征（家族性圆柱瘤病或头巾瘤综合征）的特点除了螺旋腺瘤、多发性毛发上皮瘤和粟粒疹外，还有多发性圆柱瘤[29-54]。尽管外显率很高，但患者表现差异很大。在同一家族中，有些患者可仅有多发性圆柱瘤或毛发上皮瘤，也可二者同时存在。皮损好发于青年人，女性多见。圆柱瘤通常发生于头皮，可生长成较大体积并相互融合（头巾瘤），多发性毛发上皮瘤主要分布在面中部[2]。肿瘤经常有混合性特征包括螺旋腺样圆柱瘤，向皮脂腺分化可能是另一特征[55]。亦可发生其他毛囊肿瘤包括毛母细胞瘤和皮肤淋巴腺瘤[55]。汗腺瘤偶可伴发[56]。腮腺肿瘤如膜型基底细胞腺瘤，其组织学特征类似圆柱瘤，少见和乳房圆柱瘤伴发[57-64]。唾液腺肿瘤和圆柱瘤均很少恶变[31，58，65-67]。近期有 Brooke-Spiegler 综合征和多发性家族性毛发上皮瘤患者发生毛发上皮瘤恶变（高分化毛母细胞癌）和发生癌肉瘤的报道[68-70]。

### Rombo 综合征

Rombo 综合征包括多发性毛发上皮瘤、粟粒疹、蠕虫样萎缩、基底细胞癌、毳毛囊肿、外周血管扩张和发绀[71]。这是一种极为少见的综合征，可能为常染色体显性遗传[72]。皮损发生于儿童，青年期发生基底细胞癌[72]。

有家族史患者可能与甲萎缩、斑秃和重症肌无力有关[73-76]。

### 单发性毛发上皮瘤

单发性毛发上皮瘤皮损一般为直径 0.5 cm 的皮色结节，无症状，发生于成人面部，偶尔见于其他部位，包括头皮、颈、背、外阴、阴阜和四肢近端[2，77-78]。

毛发上皮瘤偶尔与黑素细胞痣（色素痣或蓝痣）和表皮痣有关[79-82]。

## 发病机制和组织学特征

Brooke-Spiegler 综合征最近已定位于染色体位点 16q12-13，候选基因为肿瘤抑制基因 *CYLD*[47-52]。已有报道，该基因突变导致 *CYLD* 基因失活，肿瘤的野生型等位基因拷贝杂合体缺失，这是肿瘤抑制基因的特征性表现[32-33，35，47]。多发性家族性毛发上皮瘤和家族性圆柱瘤病家系中也发现了 *CYLD* 突变，说明同类疾病有表型变异[18-19，21-28，30，83]。但基因型和表型间的关系尚不清楚。

不久前，CYLD 的分子功能已被识别，CYLD 是一种 deubiquinating 蛋白，它可干扰肿瘤坏死因子 α（TNF-α）/NF-κB 途径，而该途径作用于多个重要的信号分子，包括 TRAF2（肿瘤坏死因子受体相关性因子 2）、NEMO、bcl-3 和其他分子。因此，CYLD 参与多种功能的调节，包括炎症、细胞存活、增殖和肿瘤发生[84-86]。*CYLD* 基因缺失导致 NF-κB 途径激活，凋亡减少[87-91]，然而 NF-κB 途径激活后引起肿瘤发生的确切机制尚不明确。

毛发上皮瘤的角蛋白表达特点提示向外毛根鞘分化[92]，不同于多发性家族性毛发上皮瘤和 Brooke-Spiegler 综合征，sonic hedgehog 信号途径似与单发性毛发上皮瘤的发病机制有关。与基底细胞癌类似，毛发上皮瘤的亚型已检测到体细胞变异和 patched 基因（*PTCH*）杂合性丢失[93-94]。GLI-1 是一种参与 sonic hedgehog 信号途径的蛋白，过度表达 GLI-1 的转基因鼠会发生基底细胞癌和附属器肿瘤如毛发上皮瘤和圆柱瘤，而且，在基底细胞癌和毛发上皮瘤都检测到 GLI-1 转录水平升高[95-96]。

肿瘤有时与表皮相连，表皮可正常或轻度角化伴表皮突消失变薄，但溃疡极为罕见。典型的毛发上皮瘤，其特点是真皮和基底样细胞小叶中有大量的角囊肿（图 31.91、31.92）[2]。肿瘤细胞小叶与角囊肿掺杂，肿瘤细胞核嗜碱性，胞质很少，周边细胞呈栅栏状排列，无法与基底细胞癌的肿瘤细胞相区别（图 31.93），但毛发上皮瘤肿瘤小叶周围的结缔组织鞘更显著，且常与邻近上皮的圆形或卵圆形成纤维细胞聚合体——乳头间质体有关（图 31.94）[97]，乳头间质体被认为可能是原始的乳头间质，有时其陷入肿瘤小叶内形成毛球样结构。基底样细胞小叶常与上皮样细条索相连，呈叶状（图 31.95）。毛发上皮瘤中常见对游离角质产生异物巨细胞反应，偶见明显钙化灶。淀粉样物质很少见[98-100]。

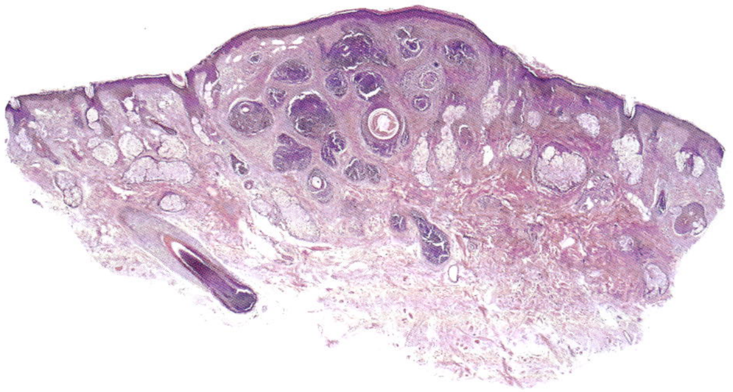

图 31.91 毛发上皮瘤：低倍镜下典型的基底样细胞叶状团块和角囊肿

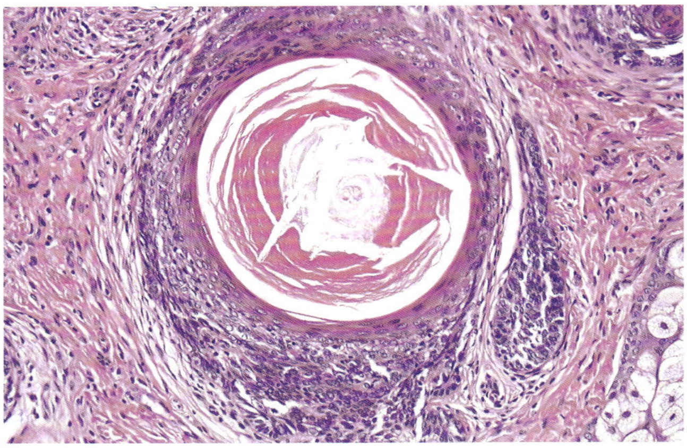

图 31.92 毛发上皮瘤：角囊肿显示漏斗部角化

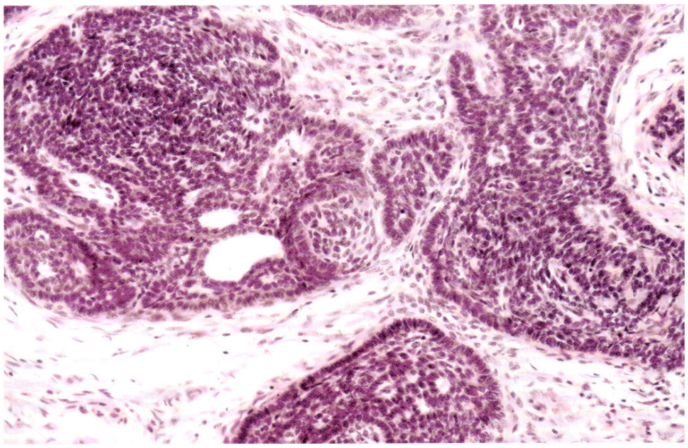

图 31.93 毛发上皮瘤：肿瘤小叶外周明显的栅栏状排列，被致密的结缔组织鞘包绕。视野中心间质体显著

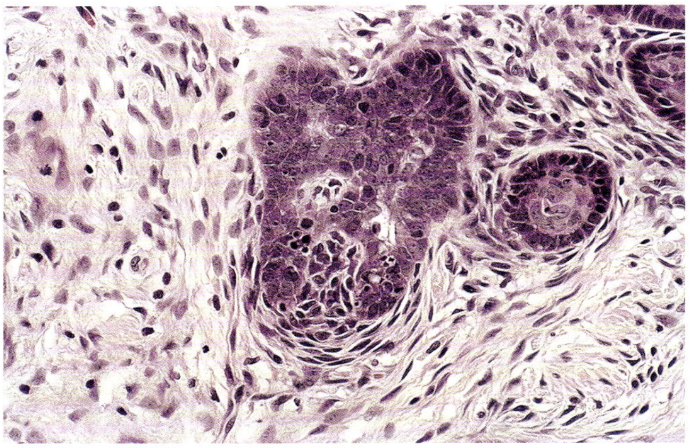

图 31.94 毛发上皮瘤：高倍镜下乳头间质体

有些毛发上皮瘤几乎无角囊肿[2]，而是由界限相当清楚的基底样细胞组成，嗜碱性小叶广泛散布于丰富的结缔组织间质中（图 31.96、31.97）。这种特殊模式很可能发生于面部以外的部位。肿瘤小叶内少见上皮样巨细胞和多核巨细胞[101]。

## 鉴别诊断

毛发上皮瘤的组织病理很难与角化型基底细胞癌

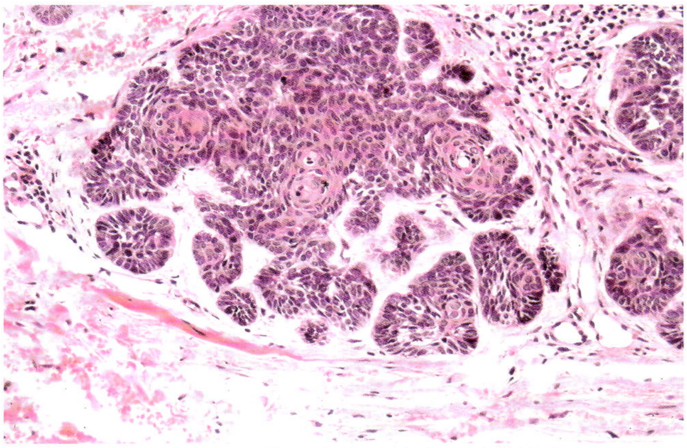

图 31.95 毛发上皮瘤：肿瘤呈叶状模式

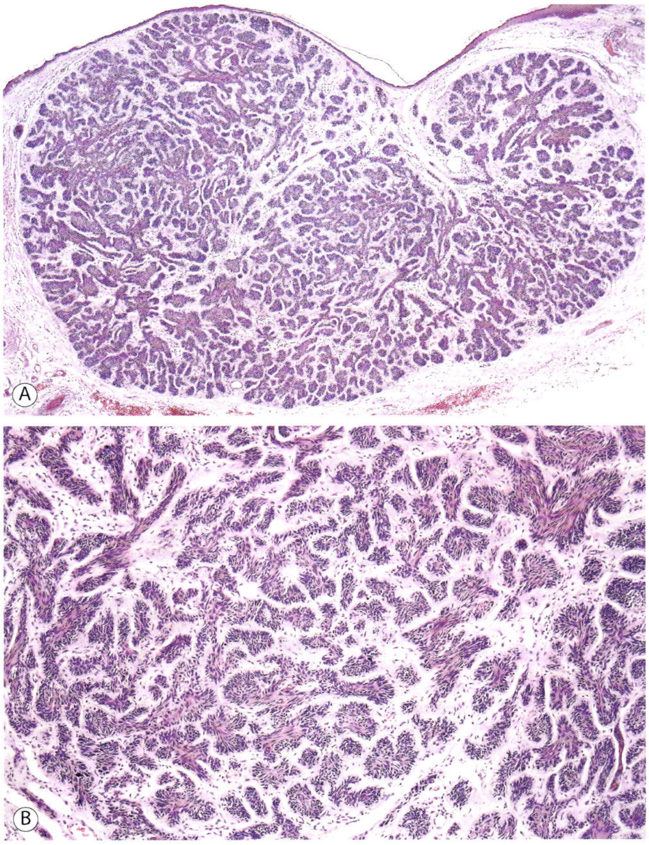

图 31.96 （A 和 B）毛发上皮瘤：肿瘤由嗜碱性小叶组成，周围为致密的纤维间质。无角囊肿

鉴别，后者常有溃疡和（或）显著的收缩间隙以及黏蛋白沉积，而上皮呈叶状，特别是乳头间质伴毛球形成更提示前者[98]。二者均可见有丝分裂象和凋亡细胞[98]。免疫组织化学对鉴别诊断有一定作用。二者细胞角蛋白（cytokeratin，CK）表达方式大致相似[97，102]，仅 CK15 在多数毛发上皮瘤中表达而不在基底细胞癌中表达，具有一定价值[103-104]。Bcl-2 在基底细胞癌中广泛表达，但是在毛发上皮瘤中主要在肿瘤周围表达[102，105]。基底细胞癌中 MIB-1 增殖指数和 p53 表达比毛发上皮瘤多，呈核着色。雄激素受体在多数基底细胞癌表达，而毛发上皮瘤不表达[106-107]。另外，毛发上皮瘤周围基质中有 $CD34^+$ 细胞，而基底细胞癌中则无[108]。毛发上皮瘤主要在基质表达 CD10，而基底细胞癌上皮成分表达 CD10（表 31.1）[109]。但是，以上提到的免疫组织化学方法无一能作为鉴别诊断的可靠依据。临床面部大量小丘疹的病史高度提示囊性腺样上皮瘤，如果皮损单发而诊断不确定时，从患者最安全的角度考虑，最好按角化型基底细胞癌治疗。

毛发上皮瘤在组织学表现上与毛母细胞瘤有相当的重叠，有些作者认为二者为同一疾病。

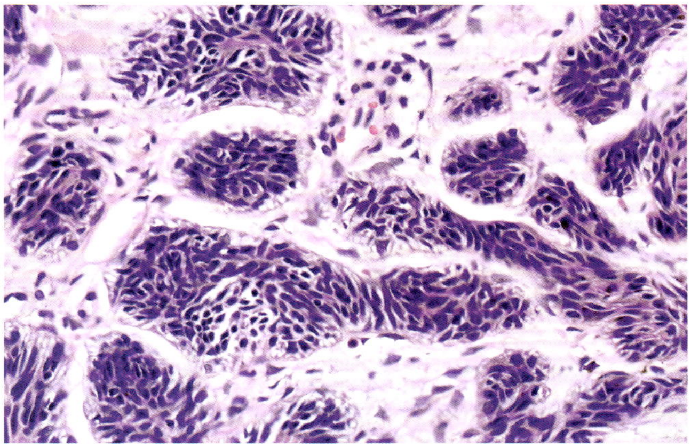

图 31.97 毛发上皮瘤：肿瘤由小细胞组成，细胞核均匀深染

# 结缔组织增生性毛发上皮瘤 / 硬化型上皮错构瘤

结缔组织增生性毛发上皮瘤最初被认为是毛发上皮瘤的管样变异型，后来被称为结缔组织增生性毛发上皮瘤（desmoplastic trichoepithelioma）或硬化型上皮错构瘤（sclerosing epithelial hamartoma）。

## 临床表现

结缔组织增生性毛发上皮瘤通常发生于年轻人的面部或颈部，好发部位为颊、颏和前额（图

表 31.1 基底细胞癌、毛母细胞瘤和毛发上皮瘤的组化特征

| | BCC | TB | TE |
|---|---|---|---|
| Bcl-2（上皮） | +（弥漫） | ±（周边） | ±（70%，周边） |
| CD10（上皮） | +（86%） | ± | ±（15%） |
| CD10（基质） | − | + | +（92%） |
| CD34（基质） | ± | ± | + |
| AR（上皮） | +（78%） | − | − |
| 肿瘤内 $CK20^+$ 的 Merkel 细胞 | − | +（70%） | N/A |

31.98、31.99）[1-12]，皮损生长缓慢，无自觉症状。先天性发生少见[13]。皮损通常单发，但偶有多发病例的报道[14-15]。好发于女性（女：男为 4：1）[2]。肿瘤直径为 3 ～ 8 mm，环形，坚硬，白色或黄色，中央凹陷或萎缩，边缘隆起[2, 16]。一般不破溃。偶尔可见粟粒疹。结缔组织增生性毛发上皮瘤不发生于多发性毛发上皮瘤综合征患者，但家族性例外[17-18]。

## 组织学特征

结缔组织增生性毛发上皮瘤与一般的毛发上皮瘤很不同，它主要由三种成分组成：狭窄的上皮细胞条索、角囊肿和结缔组织基质（图 31.100、31.101）[1, 3-4]。

表皮可正常、萎缩或轻度增厚，偶尔中心明显凹陷。在真皮的中上部，有三种成分混合在一起：条状和分支状的上皮细胞条索和角囊肿嵌于致密胶原纤维基质中（图 31.102、31.103）。囊肿外周为立方形小基底细胞，核仁明显，胞质少。这些细胞可向鳞状上皮分化，形成表皮样角化。有时自囊肿壁伸出芽状上皮细胞条索[1]。

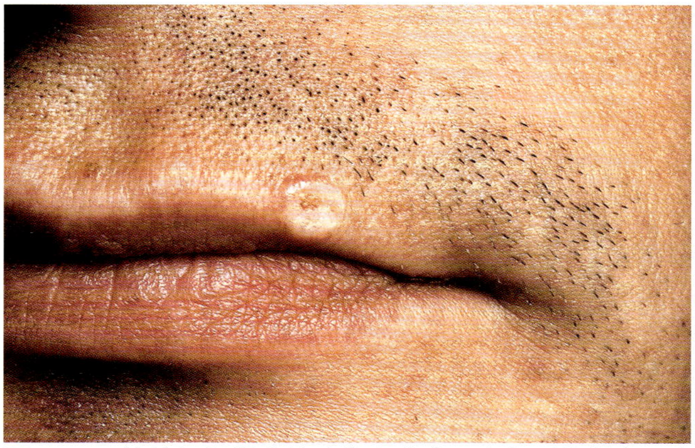

图 31.98 结缔组织增生性毛发上皮瘤：白色环状损害，边缘环状隆起，类似基底细胞癌（By courtesy of the Institute of Dermatology，London，UK.）

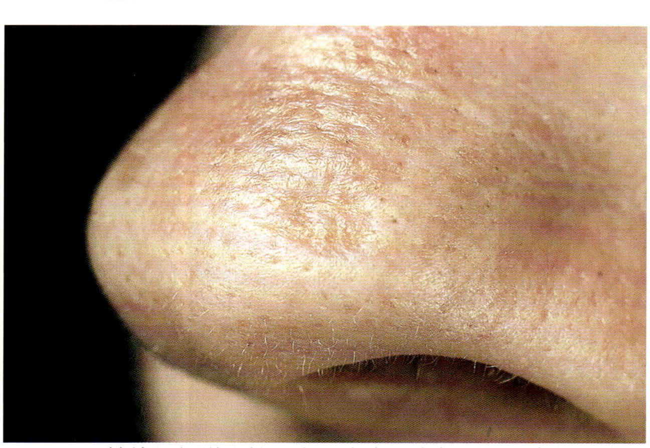

图 31.99 结缔组织增生性毛发上皮瘤：本例所示为鼻部瘢痕凹陷区（By courtesy of the Institute of Dermatology，London，UK.）

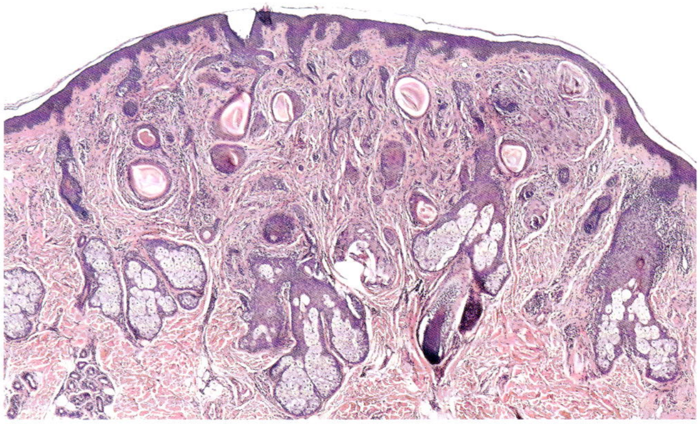

图 31.100 结缔组织增生性毛发上皮瘤：低倍镜下显示典型特征，可见角囊肿和上皮条索嵌于致密的纤维间质中

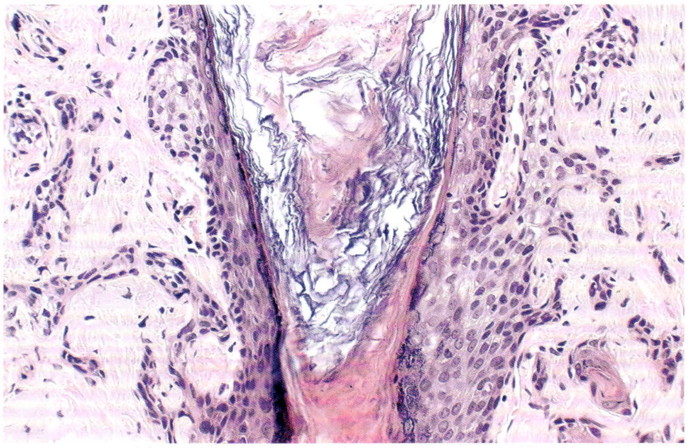

图 31.101 结缔组织增生性毛发上皮瘤：显示明显的毛囊起源

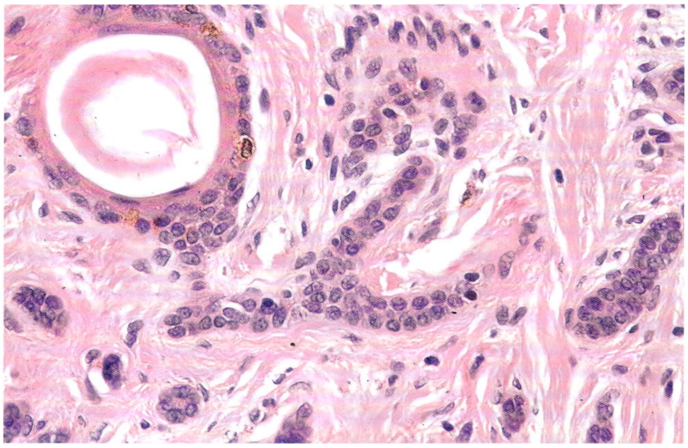

图 31.102 结缔组织增生性毛发上皮瘤：小嗜碱性细胞组成的狭窄条索嵌于致密的胶原间质中

囊肿破裂后释放角蛋白，常可引起异物巨细胞反应。亦常见钙化，偶见继发性骨化（图 31.104）[19]。

上皮条索（有时混合表皮）由 1 ～ 3 层小立方形基底样细胞构成，有丝分裂少见，无多形性，外周细胞无栅栏状排列。偶有明显群集的影细胞[20]。肿瘤细胞 PAS 染色阴性，肿瘤基质致密，常呈透明状。Merkel 细胞数目众多，是肿瘤的组成成分[21-22]。

结缔组织增生性毛发上皮瘤无神经周围浸润。

肿瘤细胞不表达 P53 和 bcl-2，MIB-1 增殖指数

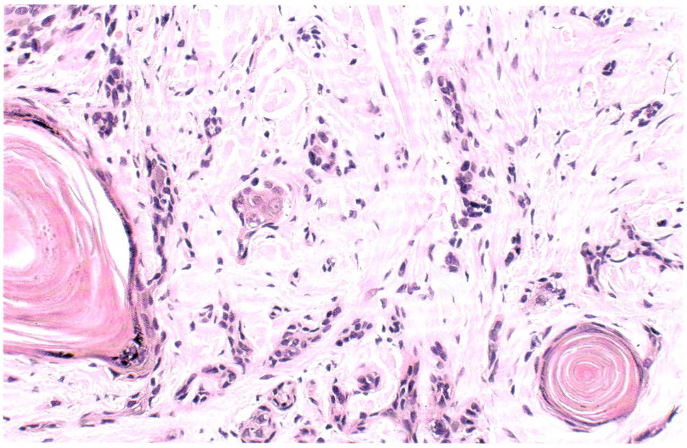

图 31.103　结缔组织增生性毛发上皮瘤：囊肿有表皮样角化

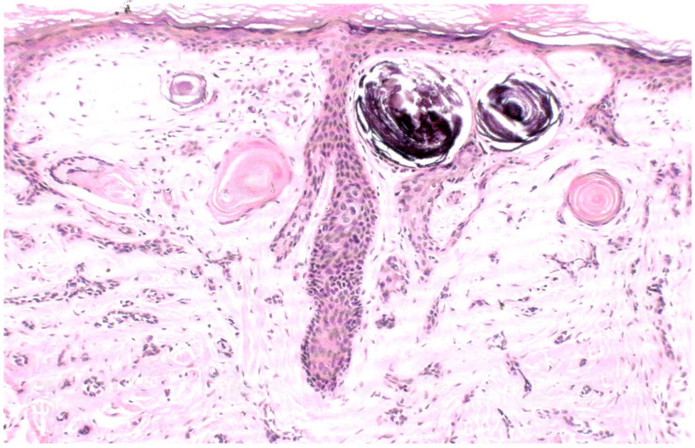

图 31.104　结缔组织增生性毛发上皮瘤：本例所示钙化灶为常见的特征

极低[23]。与硬斑病样基底细胞癌不同，肿瘤损害周围的成纤维细胞无基质金属蛋白酶基质溶解素 -3 的表达，周围基质中有 CD34$^{+}$细胞[24-26]。

结缔组织增生性毛发上皮瘤偶尔合并皮内痣和蓝痣（图 31.105、31.106）[19，27-31]，这是一种偶然现象还是表明黑素细胞引起上皮增生，尚不明确[28，32]，但频繁的伴发表明这不是随机相关。亦有水痘瘢痕上发生结缔组织增生性毛发上皮瘤的报道[33]。

## 鉴别诊断

结缔组织增生性毛发上皮瘤最容易与硬斑病样

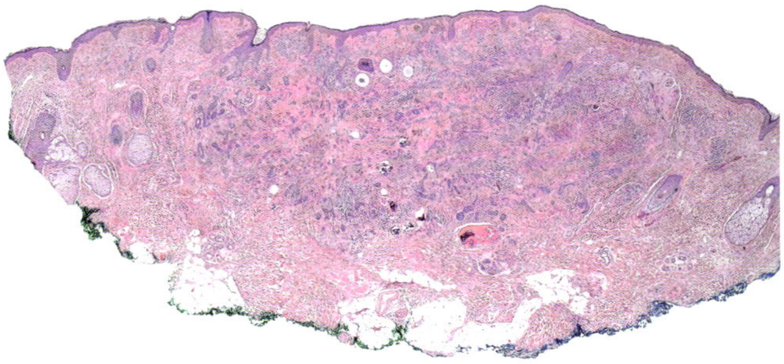

图 31.105　结缔组织增生性毛发上皮瘤：与皮内痣伴发

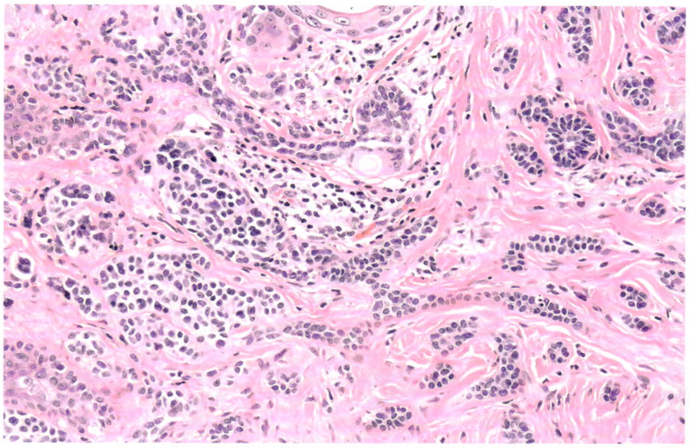

图 31.106　结缔组织增生性毛发上皮瘤：高倍镜下

基底细胞癌混淆[3-4，20]。前者对称，缺乏外周细胞栅栏状排列、坏死、人工性收缩间隙和有丝分裂，罕见溃疡发生，而后者通常无角囊肿形成。免疫组织化学染色，CK20 阳性 Merkel 细胞见于大多数结缔组织增生性毛发上皮瘤，而基底细胞癌只有少数亚型有[34]。与基底细胞癌不同，大多数结缔组织增生性毛发上皮瘤雄激素受体阴性[34-35]。二者 Ber-EP4 标记均阳性，对鉴别诊断没有帮助[36]。

结缔组织增生性毛发上皮瘤偶尔可能会误诊为汗管瘤、微囊肿性附属器癌或外泌汗腺上皮瘤（汗管样外泌汗腺癌），特别是标本很小时。如有导管形成或胞质腔，并可用淀粉酶 -PAS 染色或 EMA 和 CEA 免疫组织化学证实，则可排除毛囊分化性肿瘤（图 31.107）[37-38]。结缔组织增生性毛发上皮瘤不表达 CD23[39]。

# 毛母细胞瘤

毛源性肿瘤是指有发育能力的毛球和其相关的间叶细胞形成的新生物[1]。但其命名却相当混乱。

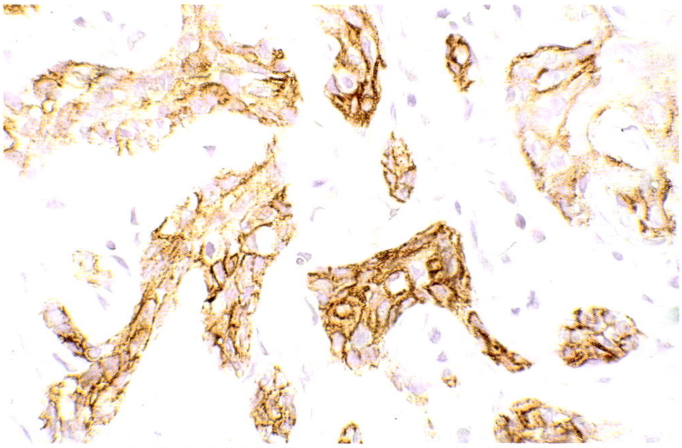

图 31.107　结缔组织增生性毛发上皮瘤：肿瘤细胞表达 EMA，但无管腔样分化

与牙源性肿瘤的分类类似，Headington 根据上皮和间质成分的相对数量以及间质改变来对毛源性肿瘤进行分类[2]。单纯性上皮细胞肿瘤称为毛母细胞瘤（trichoblastoma），而上皮和间质成分混合的则称为毛母细胞性纤维瘤，有毛囊分化时称为毛源性毛母细胞瘤[2-3]。但个别肿瘤可显示各级分化，而最初的分类法太严格，而使命名受限[4]。另外，随后报道的毛源性肿瘤使用了多种名称，使得分类更加混乱。例如，类似毛母细胞性纤维瘤的肿瘤曾经是指巨大孤立性毛发上皮瘤、皮下型毛发上皮瘤或不成熟的毛发上皮瘤。最近，有更多的病种，如毛胚瘤、波纹状毛母细胞瘤、波纹状毛母质瘤和黑素毛母细胞瘤亦相继报道，这些肿瘤有些独特的组织学特点，但也有传统的毛源性肿瘤的特点。尽管识别一种肿瘤的不同组织学模式很重要，而易于理解和有意义的分类同样重要。因为以上所提到的病种其临床特征和行为均相似，各种组织学模式可见于任一肿瘤，所以本文将毛源性肿瘤都归类于毛母细胞瘤。

最近发现，皮肤淋巴腺瘤代表毛母细胞瘤的一种变异，可能是有釉质样细胞特点的毛母细胞瘤。因其有不同的形态学特点，故将分别对其进行讨论。

## 临床特征

毛母细胞瘤临床特征为孤立、界限清楚的结节，生长缓慢，主要位于头颈部，好发于头皮，但其他部位包括躯干、四肢近端、肛门周围和生殖器也可受累（图 31.108）[1，4-38]。皮损很少呈浸润性斑块，而毛母细胞性纤维瘤的斑块变异型大多位于面部，特别是颊部[5-6]。在初次活检前，毛母细胞瘤常常已存在多年，它们通常可长至较大体积，直径 3 cm 或更大，有些可达 8 ～ 10 cm[7-10]。任何年龄组（除了幼儿）都可发生，但最好发于 41 ～ 70 岁[1，4-38]。男女发病均等，其中斑块样面部皮损多见于女性（女：男为 9：1.5）。与家族性多发性毛发上皮瘤不相关。但 1 例 Birt-Hogg-Dubé 综合征患者和 1 例 Curry-Jones 综合征患者发生毛母细胞瘤，特征为多发性畸形，包括脑和颅骨畸形、多指畸形，还有眼、皮肤、胃肠道的缺损[39-40]。皮损通常为皮色，但也有色素型变异的报道[11-12]。与扩张孔很少相关[41]。有报道头癣放射治疗后并发毛母细胞瘤或基底细胞癌[42]。

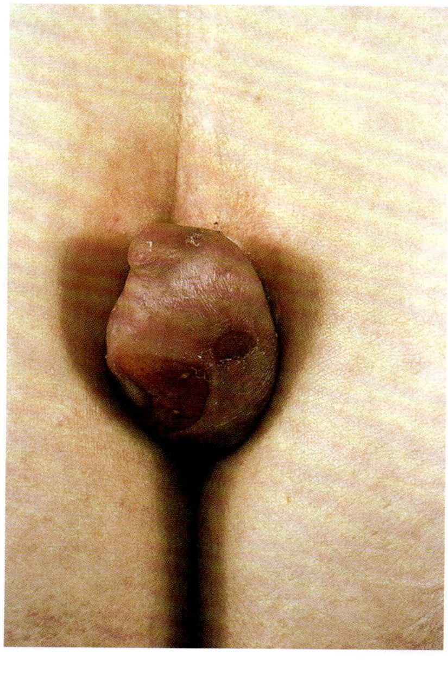

**图 31.108** 毛母细胞瘤：两臀之间溃疡性、息肉状皮损，特征性部位之一（By courtesy of E. Wilson Jones，MD，Institute of Dermatology，London，UK.）

毛母细胞瘤通常为良性模式，很少有恶性改变[13，43-54]（见下文）。

## 组织学特征

毛母细胞瘤镜下呈界限清楚、但无包膜的结节，位于整个真皮并延伸到皮下组织（图 31.109），肿瘤完全位于皮下的罕见[1，3，15-18，55-56]。肿瘤细胞由大小不一、类似基底细胞癌的上皮细胞巢组成，缺乏表皮或毛囊分化，周边细胞栅栏状排列，肿瘤小叶周围间质致密，收缩间隙不明显。不同肿瘤间以及同一损害中，周围间质的量即间质诱导反应不一。

毛母细胞性纤维瘤具有双相性特点，由基底样细胞小叶组成，这些细胞与纤维黏蛋白间质密切相关（图 31.110）[1，5，19]。较大的肿瘤细胞小叶嵌于间质中，较小的肿瘤细胞岛排列紧密，之间极少有间质。肿瘤细胞体积小，嗜碱性，胞质少。周边细胞栅栏状排列，多形性少见，但有丝分裂和凋亡小体明显。部分小叶伸出狭窄的上皮细胞条索，形成鹿角状（图 31.111）[15，17]，偶尔还形成筛孔状（图 31.112）[1]，有时大的小叶形成角囊肿，但不如毛发上皮瘤常见。角化通常为表皮样角化，但也可见毛囊角化，肿瘤小

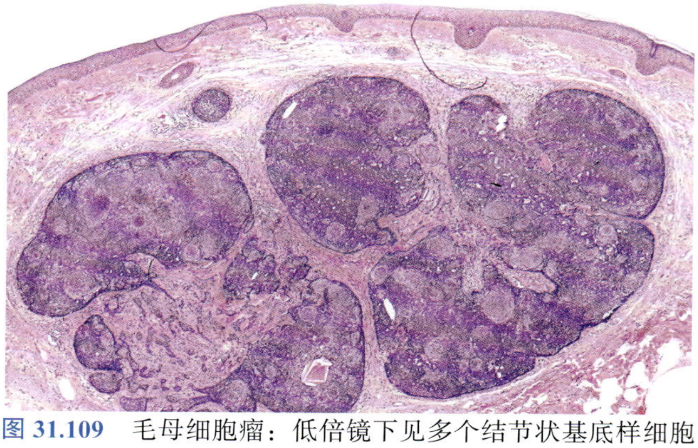

**图 31.109** 毛母细胞瘤：低倍镜下见多个结节状基底样细胞团块，周围有假包膜，无人工收缩间隙，肿瘤中间可见明显间质成分

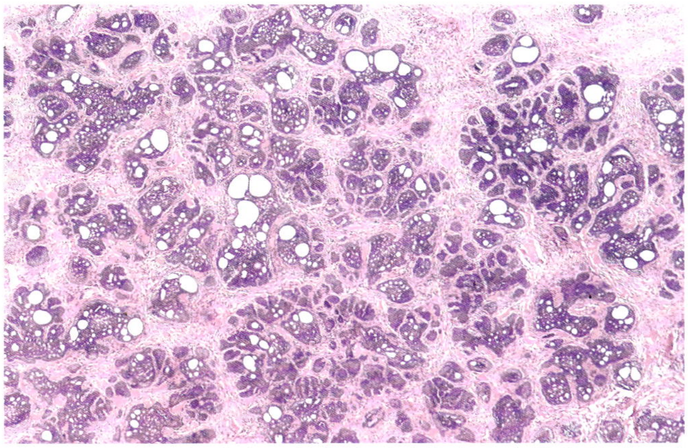

图 31.110 毛母细胞瘤：低倍镜下毛发上皮瘤样变异型（毛母细胞性纤维瘤），掺杂嗜碱性肿瘤小叶和灶状腺样结构，细胞间质丰富

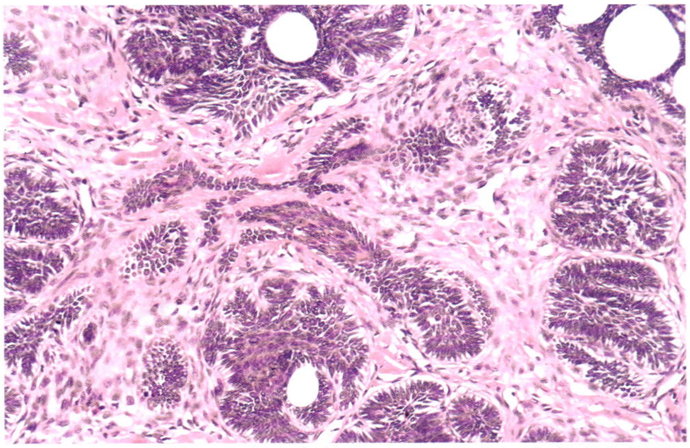

图 31.111 毛母细胞瘤：高倍镜下显示上皮细胞条索和间质

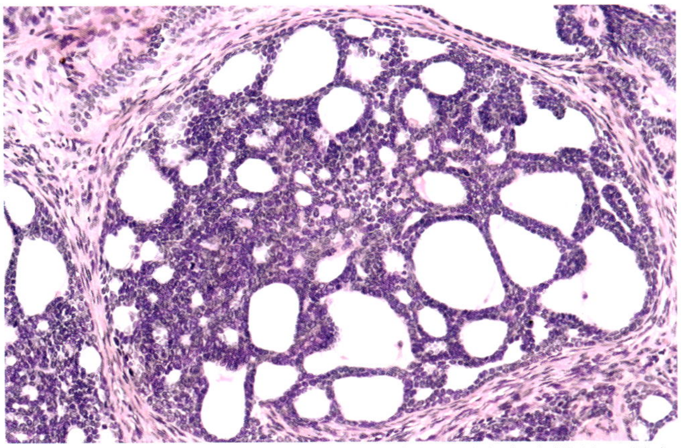

图 31.112 毛母细胞瘤：间质黏蛋白沉积导致腺样灶，易与腺样基底细胞癌混淆

叶有时形成漩涡状或鳞状涡，中央为空腔或角质物，偶尔为富含糖原的局灶状透明细胞[1]。

纤维黏蛋白间质是肿瘤的重要组成成分（图31.113），主要由两种成分组成：星状成纤维细胞和梭状成纤维细胞，并伴有特征性原始毛乳头形成，即所谓的乳头间质体，其常凹进邻近上皮中（图 31.114）[1]。

谱系的另一端，有些肿瘤主要由大的基底样上皮细胞小叶构成，周边细胞栅栏状排列，缺乏硬化性间质

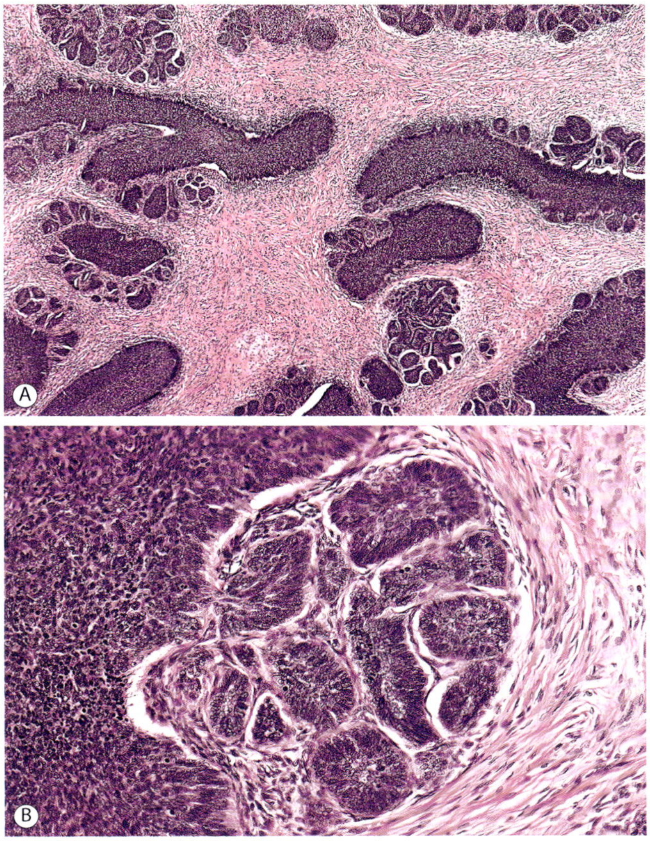

图 31.113 （**A** 和 **B**）毛母细胞瘤：间质成分显著，周边细胞栅栏状排列

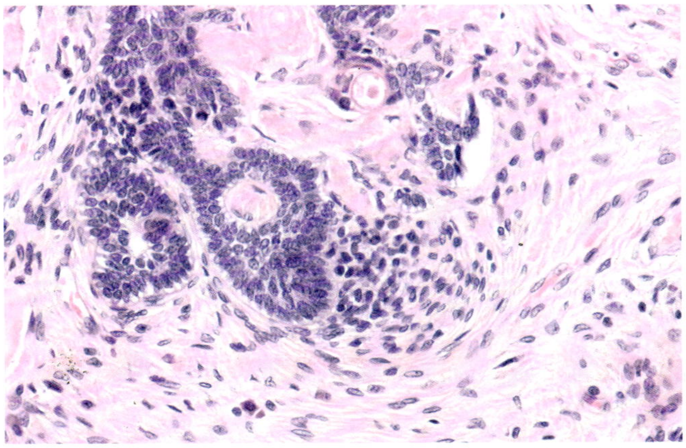

图 31.114 毛母细胞瘤：间质细胞浓集，形成原始毛乳头（乳头间质体）

及间质诱导反应（图 31.115、31.116）[9, 11-12, 18, 21-25]。肿瘤小叶内的细胞呈梭形，细胞核栅栏状排列成直线，类似 Verrocay 小体，灶状或广泛分布，这种肿瘤被称为波纹状毛母细胞瘤（波纹状毛母质瘤）（图 31.117、31.118）[9, 21-25]。此型有时可见皮脂腺分化。

毛胚瘤有不同的组织学特点[13-14, 57]，肿瘤由小的基底样上皮细胞小叶和巢构成，中间被稀疏的纤维条索分隔，小叶由致密排列、界限清楚的巢状（Zellballen）的基底样细胞组成，类似毛球结构（图31.119），周边细胞栅栏状排列。

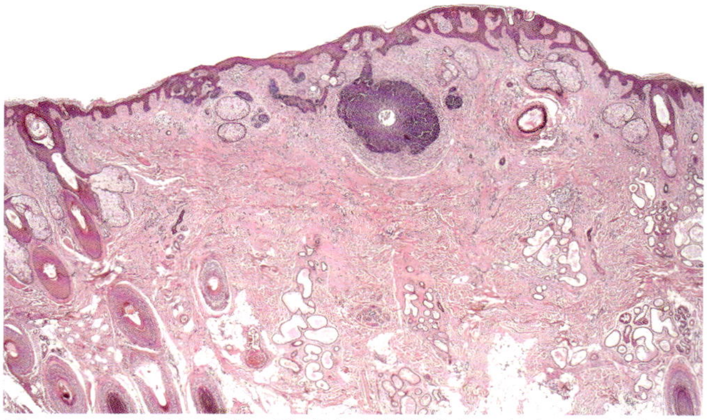

**图 31.115** 毛母细胞瘤：肿瘤在皮脂腺痣上，仅由上皮细胞成分组成，几乎无间质诱导，既往这种损害被认为是基底细胞癌

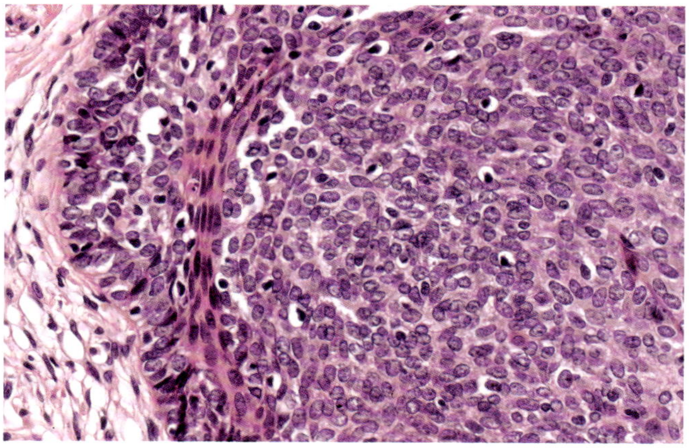

**图 31.116** 毛母细胞瘤：高倍镜下

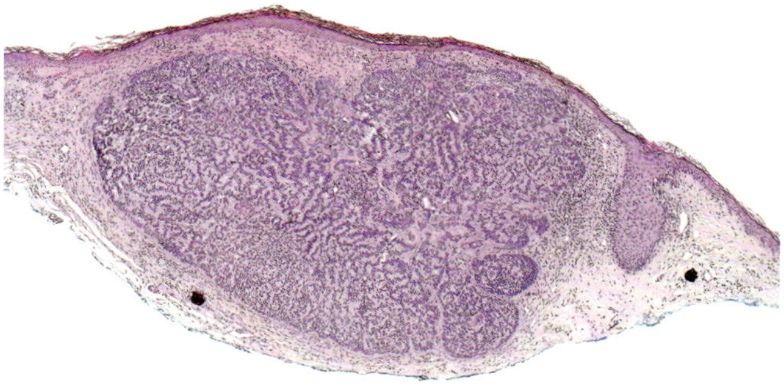

**图 31.117** 毛母细胞瘤：波纹状变异型，周边细胞栅栏状排列

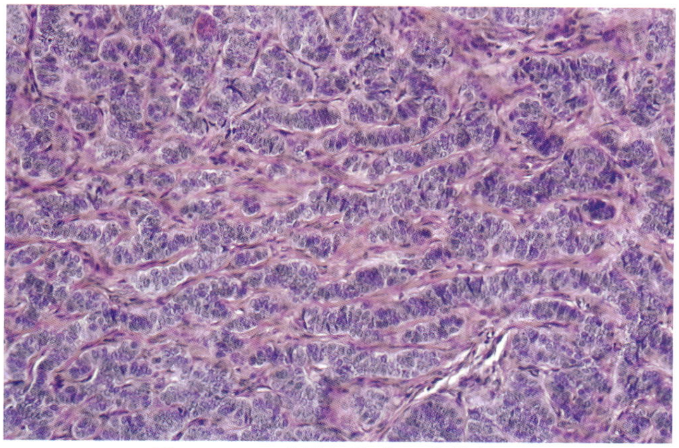

**图 31.118** 毛母细胞瘤：高倍镜下

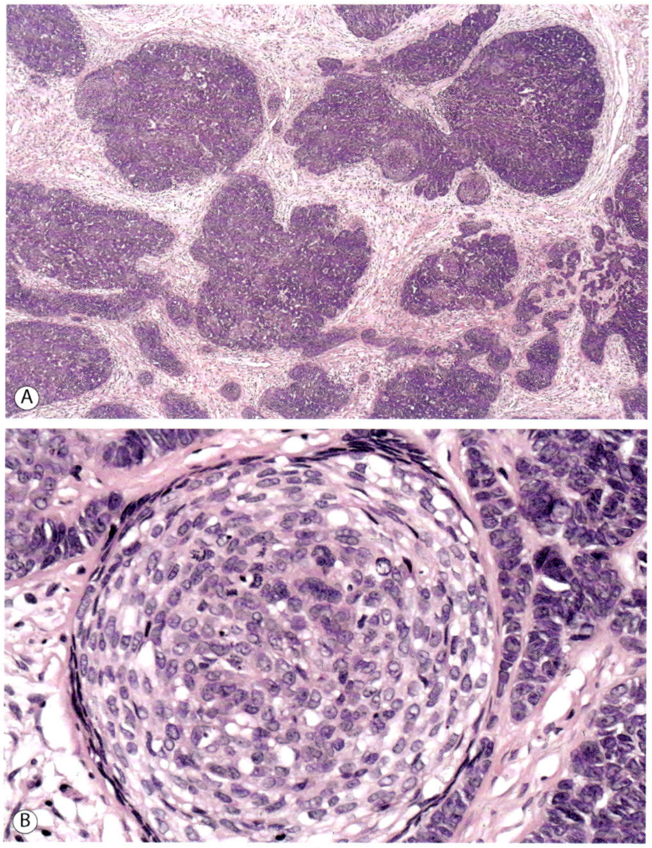

**图 31.119** （**A** 和 **B**）毛母细胞瘤（毛胚瘤）：基底样细胞组成的原始成分和境界清楚的小结节（Zellballen）

肿瘤中有大量色素和树枝状黑素细胞的称为色素性毛母细胞瘤或黑素性毛母细胞瘤[11-12, 58]，但毛母细胞瘤中很少有这种变异型（图 31.120 ～ 31.122）。

偶有报道，肿瘤中出现大量透明细胞（透明细胞毛母细胞瘤），也可见导管和皮脂腺分化[13, 24-25, 59-65]。

以釉质细胞为特点的结节性毛母细胞瘤是一种变异型，也称为皮肤淋巴腺瘤[37]。

全毛囊瘤极为罕见，是一种特殊肿瘤[36, 66]。它属于毛母细胞瘤谱系，但组织学特点为向毛囊的各种成分分化。其界限清楚，对称，坚硬囊性，向毛囊的原始毛

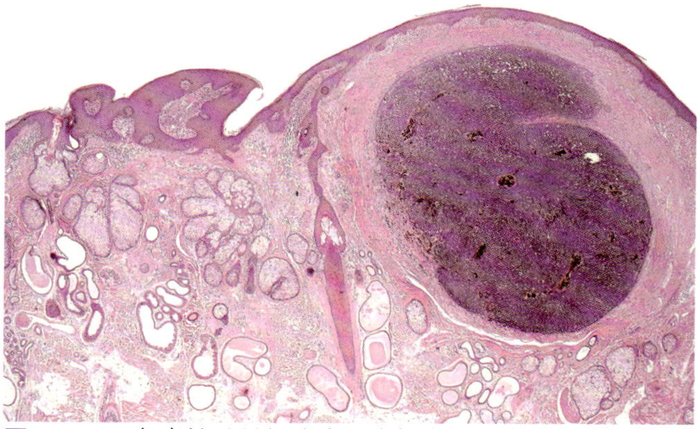

**图 31.120** 色素性毛母细胞瘤：皮损发生于皮脂腺痣基础上，有较多黑素沉着

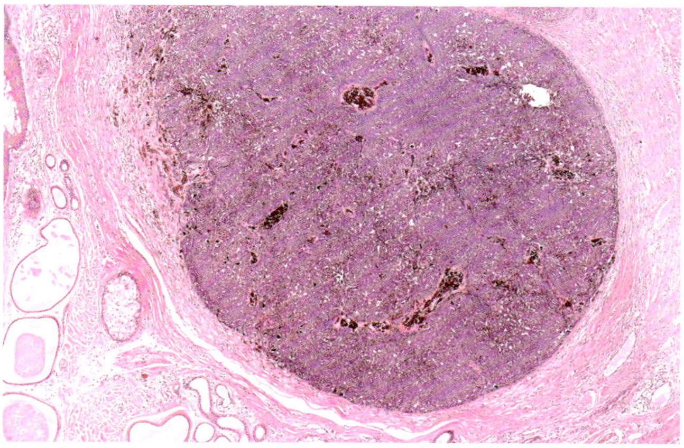

图 31.121 色素性毛母细胞瘤：中等倍数下丰富的色素

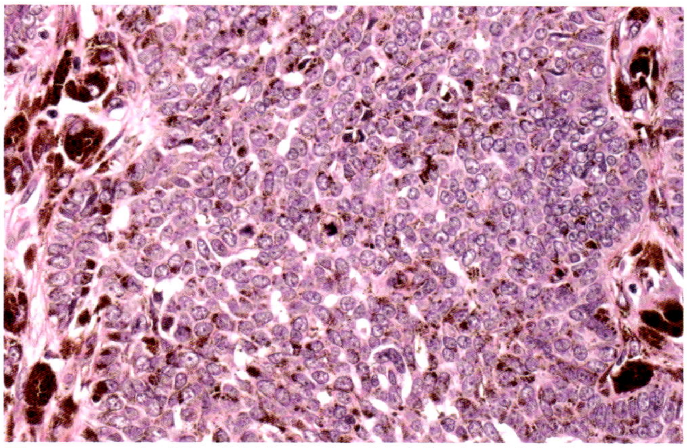

图 31.122 色素性毛母细胞瘤：肿瘤细胞、树突状细胞和巨噬细胞中有黑素

球、乳头、毛基质、内根鞘和外根鞘广泛性分化。

有时有轻度慢性炎症细胞浸润，肥大细胞较多。间质中常见淀粉样物质沉积，偶有明显钙化灶（图 31.123、31.124）[11，13]。Merkel 细胞常见于毛母细胞瘤[67-68]。

毛母细胞瘤可发生于皮脂腺痣上，很少发生于汗孔瘤（见图 31.115）[58，61，69-80]。

偶尔在典型毛母细胞瘤内出现基底细胞癌形态的区域，要注意恶变[81]。

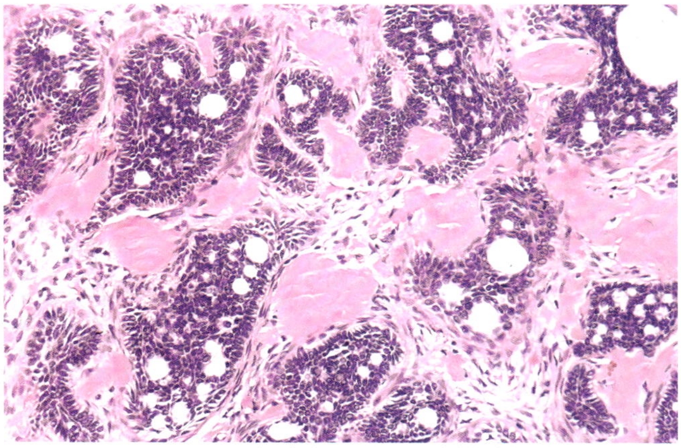

图 31.123 毛母细胞瘤：明显的淀粉样物质沉积

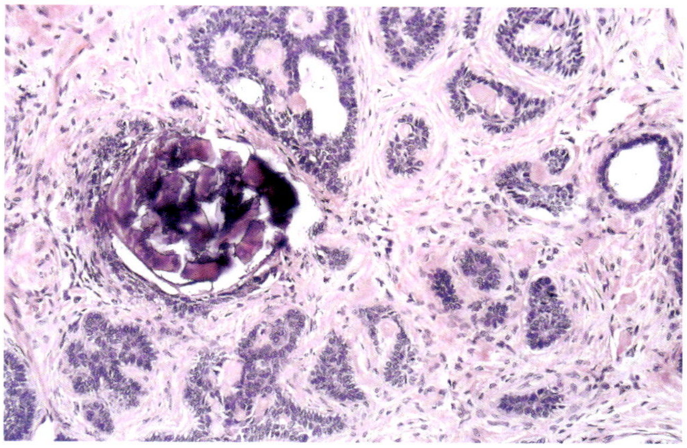

图 31.124 毛母细胞瘤：钙化灶并不少见

免疫组织化学显示，毛母细胞瘤、毛发上皮瘤和基底细胞癌肿瘤细胞表达 CK6、CK8、CK14、CK17 和 CK19，不表达毛角蛋白，从而提示毛囊外根鞘分化[82-86]。文献报道中，与毛母细胞瘤和基底细胞癌相比，毛发上皮瘤缺乏 CK7 表达[83]。与基底细胞癌和毛母质瘤类似，大多数毛母细胞瘤表达 CD10[65，87]。但与基底细胞癌不同的是，毛母细胞瘤不表达雄激素受体，并常有 CK20 阳性的 Merkel 细胞群（另见表 31.1）[81，88]。

对 15 例毛母细胞瘤的分子学研究，其中 1 例有 β-catenin（CTNNB1）突变[89]。未检测到 *PTCH* 基因突变[90]。

## 鉴别诊断

毛母细胞瘤最常被误诊为传统的毛发上皮瘤和结节性基底细胞癌。

毛母细胞瘤较传统的毛发上皮瘤大得多，位于真皮深部及皮下组织，而“传统的”毛发上皮瘤位于真皮中部。毛母细胞瘤角化少，缺乏表皮或毛囊来源证据。

缺乏表皮来源证据、显著的乳头间质体和缺乏人工收缩间隙可用于诊断毛母细胞瘤而排除基底细胞癌。然而明确地鉴别两者常很困难，特别是样本较小时。因此，常选择完全切除进行治疗。

# 恶性毛母细胞瘤

毛母细胞瘤是一种双相性肿瘤，特征是上皮成分和密切相关的基质成分以不同比例构成。毛母细胞瘤发生恶变，与上皮成分有关称毛母细胞癌，与基质成分有关称毛母细胞肉瘤，与上皮和基质都有关的称毛母细胞癌肉瘤。

## 临床特征

恶性毛母细胞瘤发生于老年人，41 ～ 80 岁[1-17]。无性别差异，受累部位广泛。文献报道可发生于 Brooke-Spiegler 综合征和家族性多发性毛发上皮瘤基础上[12-13，18]，早年发病[12]。

毛母细胞癌：文献报道有低度恶性和高度恶性两种类型[1-14]。

低度恶性毛母细胞癌：具有毛母细胞瘤的形态学特征，但呈侵袭性生长模式，累及深部组织，包括骨骼肌[1-8]。也称为毛母细胞纤维瘤的斑块变异型或侵袭性毛母细胞瘤[1-3，6-7]。临床表现为数厘米大的斑块，最好发于面部[1-8]。该病文献报道极少，临床随访更有限。尽管没有局部复发或转移的报道，但我们见过几个局部复发的病例，因此建议完全切除肿瘤并随访。

高度恶性毛母细胞癌：肿瘤特征是在毛母细胞瘤或毛发上皮瘤基础上发生高度恶性、未分化癌。目前，仅有 7 个病例报道[9-14]。发病部位广泛，好发于躯干和四肢，头、颈部受累次之。临床特征为数厘米大的肿瘤，常发生溃疡。显著色素性肿瘤曾被报道为恶性黑素细胞性毛母细胞瘤[14]。皮损通常存在很多年，并有近期快速生长的病史[9-12]。有些患者可发生系统性恶性肿瘤，一例发生于 Brooke-Spiegler 综合征，另一例发生于家族性多发性毛发上皮瘤。高度恶性毛母细胞癌可能有进展性临床行为，文献报道 2 例患者发生远处转移并死亡[9-10]。

目前，仅有 1 例毛母细胞肉瘤和 4 例毛母细胞癌肉瘤的报道。均为老年人。毛母细胞癌肉瘤表现为溃疡性肿瘤，累及耳、颊、颈和骶骨区[11，16-18]。毛母细胞肉瘤表现为颈部 4 cm 大肿块[15]，类似高度恶性毛母细胞癌，有肿瘤长期存在，发生近期改变快速生长的病史。1 例发生于背部的癌肉瘤，伴有 Brooke-Spiegler 综合征[18]。随访有限，但目前尚无不良结局的报道。

## 组织学特征

低度恶性毛母细胞癌：肿瘤位于真皮内，不对称，边缘侵袭性，伸入深部结构包括骨骼肌。肿瘤由基底样上皮细胞巢、条索和密切相关的基质构成，可形成乳头间质体[1-8]。细胞轻度不典型性，可见有丝分裂。局部有角化和角囊肿（图 31.125 ～ 31.128）。

高度恶性毛母细胞癌：组织学特征为在毛母细胞瘤或毛发上皮瘤基础上发生未分化、形态学高度恶性癌[9-13]。肿瘤位于真皮和皮下组织，与表皮不相连。

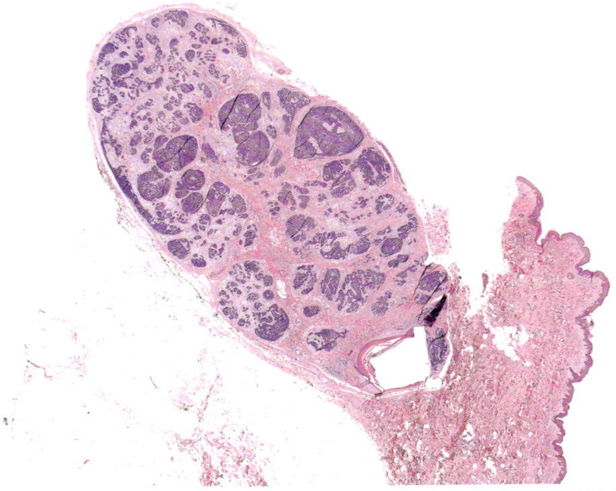

图 31.125 恶性毛母细胞瘤：低倍镜下，肿瘤由大小不一的基底样细胞巢构成，有假包膜（Courtesy of D. Kazakov，MD，Charles University Medical Faculty Hospital，Pilsen，Czech Republic.）

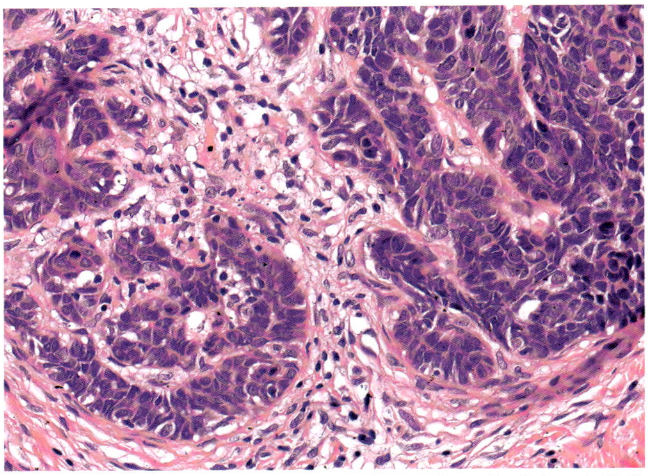

图 31.126 恶性毛母细胞瘤：高倍镜下示核不典型性，有丝分裂象增多（Courtesy of D. Kazakov，MD，Charles University Medical Faculty Hospital，Pilsen，Czech Republic.）

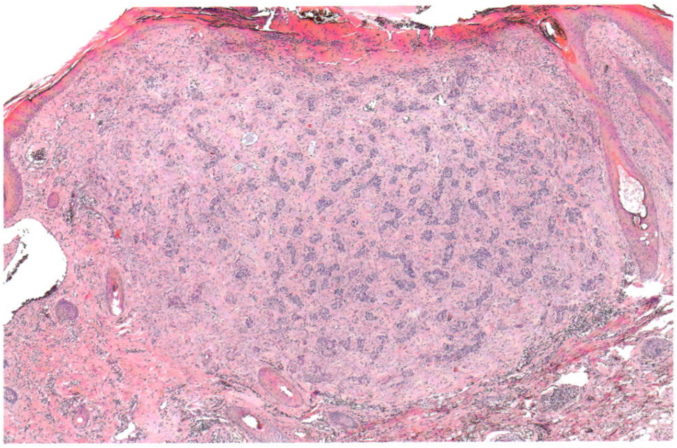

图 31.127 恶性毛母细胞瘤：溃疡性肿瘤，示上皮样条索和相关的基质（Courtesy of D. Kazakov，MD，Charles University Medical Faculty Hospital，Pilsen，Czech Republic.）

恶性成分呈实性膨胀性生长，挤压或侵袭边界。这些成分由不典型基底样细胞构成，排列成巢或带状，细胞

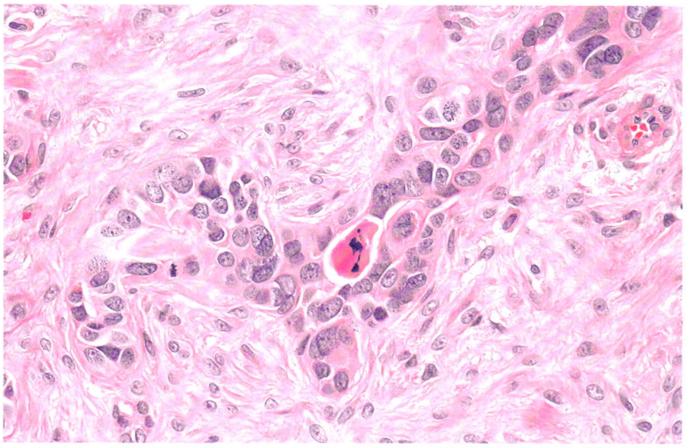

图 31.128 恶性毛母细胞瘤：高倍镜下示显著的核多形性和有丝分裂象（Courtesy of D. Kazakov，MD，Charles University Medical Faculty Hospital，Pilsen，Czech Republic.）

核有不同程度的多形性。还可见到梭形细胞分化、局灶性周围栅栏状排列、鳞状细胞样特征、外根鞘分化。核丝分裂象多见，包括病理性核丝分裂象。常有明显坏死。黑素沉积少见，易误导临床印象为色素性肿瘤[14]。诊断需依靠识别原有的毛母质瘤或毛发上皮瘤（图 31.129 ～ 31.131）。

毛母细胞肉瘤：是一种局限性双相性肿瘤，位于真皮和皮下组织，具有特征性的被挤压的边界，而不是广泛侵袭性[15]。肿瘤小叶中心为良性表现的上皮成分，周围基质成分与毛母细胞瘤或毛发上皮瘤一致。可见局灶性皮脂腺分化。高度细胞性肉瘤成分位于肿瘤的边缘，呈结节状，膨胀区与周围分界清楚，无上皮成分，由多形性、奇形怪状的大细胞构成，常为多核，有丝分裂象明显，也有病理性有丝分裂。肉瘤成分可侵入到良性上皮成分中。

免疫组织化学染色，肉瘤成分灶性表达平滑肌肌动蛋白，不表达角蛋白、结蛋白和 S-100。

毛母细胞癌肉瘤：其特征是，既有向毛母细胞分化的恶性上皮成分，又有恶性基质成分[11，16-18]。不对称性膨出的肿瘤呈外生性和内生性生长模式，表皮溃疡。上皮成分形成大小不一的肿瘤结节，呈筛孔状或穿通结构。肿瘤小叶由基底样细胞构成，胞质少，细胞显著不典型，核多形性。细胞核拥挤，有丝分裂象和凋亡增多，外周显著栅栏状排列[16-17]。上皮肿瘤小叶周围有多层中等大小的基质细胞，胞质少，泡状核淡染。这些细胞形成同心圆状包绕上皮细胞小叶，在有些区域排列成所谓的“连续乳头”状[16-17]。

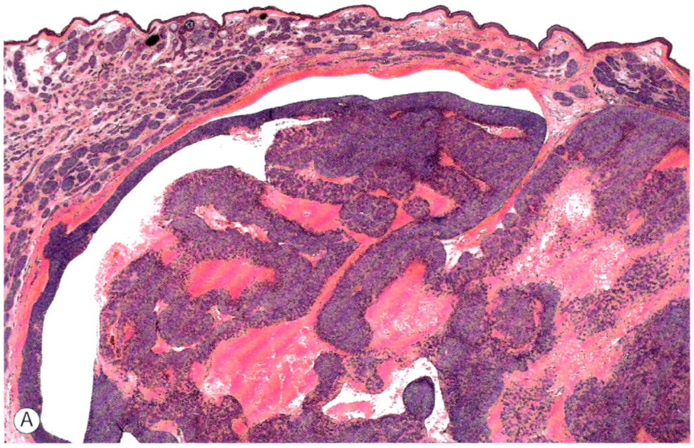

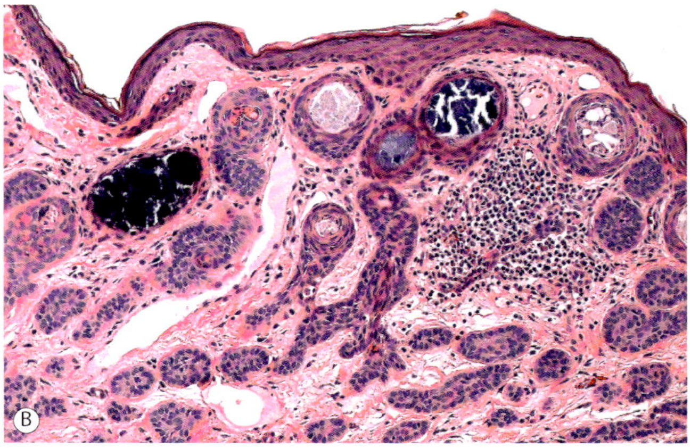

图 31.129 恶性毛母细胞瘤：（**A**）低倍镜下示双相性肿瘤。左上象限示良性毛发上皮瘤，其他部位有囊性和坏死性癌样结节；（**B**）高倍镜下示良性成分

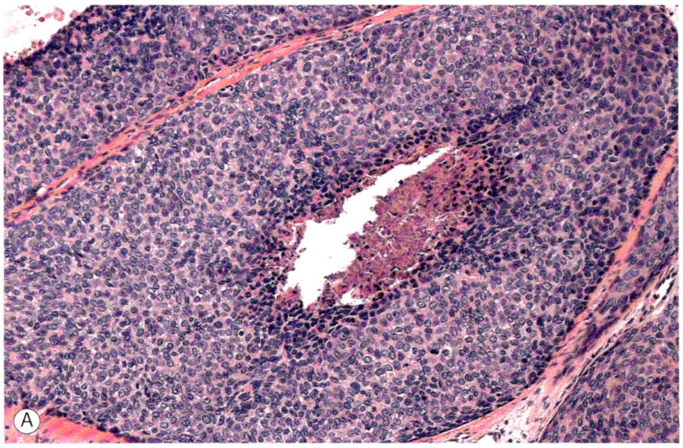

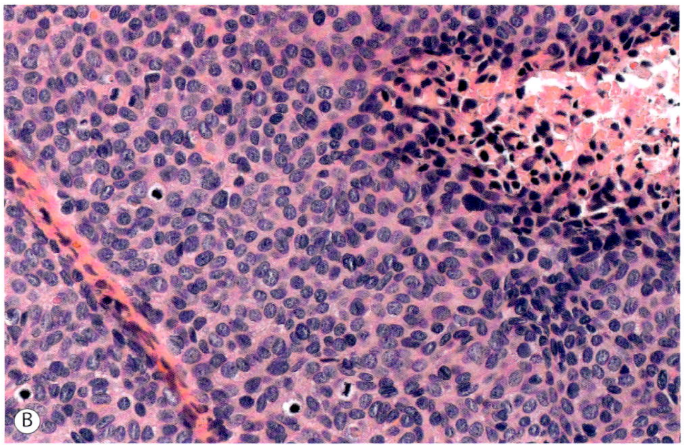

图 31.130 （**A** 和 **B**）恶性毛母细胞瘤：肿瘤由多发性基底样细胞结节构成，中心坏死

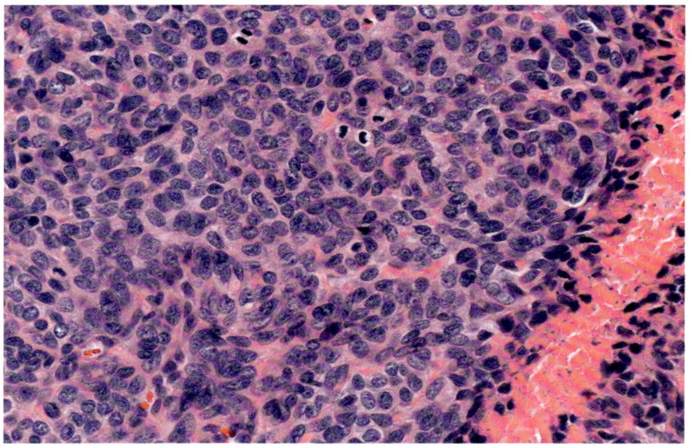

图 31.131 恶性毛母细胞瘤：示核多形性和显著的多个有丝分裂象

在另外的区域，基质细胞广泛性分布，在轻度黏液样基质中无规则生长。细胞核显著多形性和拥挤，病理性核分裂增多而明显。在 1 例高度恶性毛母细胞癌肉瘤的报道中，还可见多形性梭形细胞成分[17]。

免疫组织化学染色，基质成分角蛋白、EMA、肌动蛋白、结蛋白、CD31 均阴性。基质和上皮成分 MIB-1 增殖指数高，并表达 P53[16]。

## 鉴别诊断

低度恶性毛母细胞癌主要与毛母细胞瘤、基底细胞癌鉴别。前者有毛母细胞瘤的形态学特征，但具有更类似基底细胞癌的侵袭性生长。正如前面讨论的，在没有获得临床行为的进一步数据前，治疗应完全切除。

高度恶性毛母细胞癌需要与许多疾病鉴别，包括 Merkel 细胞癌、皮脂腺癌、内脏原发肿瘤的皮肤转移。诊断完全依靠识别原先存在的毛母细胞瘤或毛发上皮瘤。

毛母细胞癌与癌肉瘤的区别是，前者的间质成分呈良性，而后者呈恶性。癌肉瘤的鉴别诊断包括皮肤的原发性或继发性肉瘤，与高度恶性毛母细胞癌一样，诊断依赖于识别上皮成分的毛母细胞性质。

毛母细胞癌肉瘤与其他皮肤癌肉瘤，特别是肉瘤样（化生性）基底细胞癌有重叠的特征。毛母细胞癌肉瘤形态学不同，有上皮和间质间相互作用，并形成毛胚样结构。

# 皮肤淋巴腺瘤 / 皮肤淋巴上皮肿瘤

皮肤淋巴腺瘤（cutaneous lymphadenoma）少见，其组织起源尚有争议。过去认为，其可能向毛囊皮脂腺单位分化，近来一些作者将其归类于毛母细胞瘤（具有釉质细胞样特征的毛母细胞瘤）。

## 临床特征

皮肤淋巴腺瘤通常生长缓慢，皮损为皮色、坚硬的丘疹、结节或斑块，直径可达 1 cm，临床可能误诊为皮肤纤维瘤、皮脂腺增生和基底细胞癌[1-23]。好发于头部，特别是面部，下肢受累少见（图 31.132）[2-3, 13]。两性发病比例均等。发病年龄广泛（新生儿～ 75 岁），但大部分患者在 31 ～ 50 岁发病[2, 4, 16, 22-23]。

尚未有复发和转移的报道，局部切除似可治愈[5]。

## 发病机制和组织学特征

最初认为皮肤淋巴腺瘤向毛皮脂腺分化[2-3]，因为肿瘤小叶内有时可见到皮脂腺细胞并与毛囊结构相连[2-3]，但是这种观点现已受到挑战，因为有报道发现，肿瘤内有导管样结构，提示向汗腺分化[8-9, 11, 22]，但尚不能肯定导管样结构是真的导管分化，还是原先存在的结构[2]。最近的研究（包括免疫组织化学）都支持毛分化，所以将本病归类于毛母细胞瘤的变异型（有釉质细胞样特征的毛母细胞瘤）[13-14, 24]。

皮肤淋巴腺瘤病变主要位于真皮，浅表皮下组织偶尔受累。表现为不规则的上皮细胞小叶和小梁陷于致密的纤维间质中，阿新蓝（pH 5.0）染色阳性的黏蛋白少见（图 31.133）[2, 7]。肿瘤边界清楚，但无包膜，偶与表皮或毛囊相连[2-3, 5-6]。肿瘤小叶边缘为一层或多层基底样小细胞，有时栅栏状排列，中心为富含糖原的大细胞，核空泡状，核仁常较大（图 31.134）[2, 5]。有丝分裂不常见。

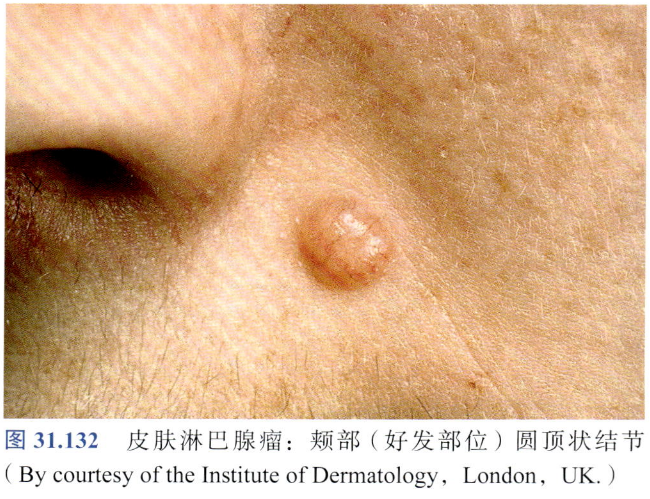

图 31.132 皮肤淋巴腺瘤：颊部（好发部位）圆顶状结节（By courtesy of the Institute of Dermatology，London，UK.）

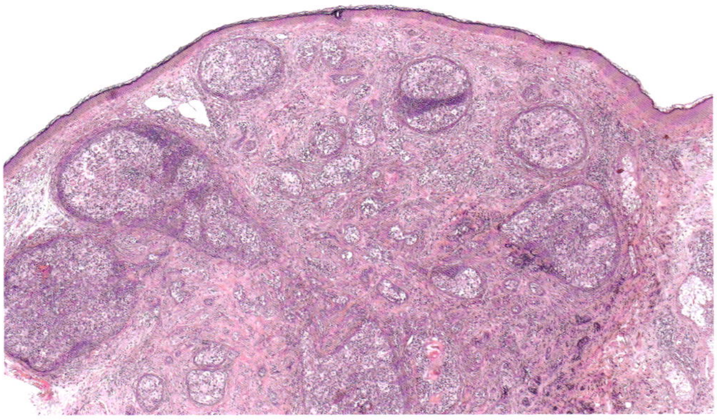

图 31.133 皮肤淋巴腺瘤：低倍镜下显示多个上皮细胞结节嵌于致密的纤维间质中

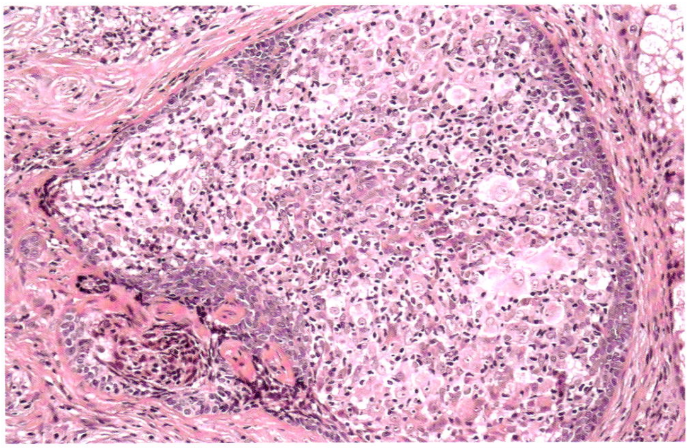

图 31.134 皮肤淋巴腺瘤：上皮成分由边缘基底样细胞围绕中心透明或淡染细胞构成

上皮细胞中混杂大量的小淋巴细胞，在邻近间质中可见生发中心（图 31.135）[4]。偶见中心角化灶和少量孤立的皮脂腺细胞[2, 5]。小叶内有时可见到小的导管样结构[2, 8-9, 12, 22]。上皮细胞层可见断头分泌，管腔表面抗 EMA 抗体阳性。曾有报道，皮肤淋巴腺瘤发生于骨瘤附近，与管样外泌汗腺癌伴发[6, 12]。

免疫组化显示：上皮细胞表达角蛋白，有时表达 EMA，但 CEA 均为阴性（图 31.136）[2, 4-5]。浸润细胞包括 T 淋巴细胞和 B 淋巴细胞，T 淋巴细胞占优势[2, 7]。

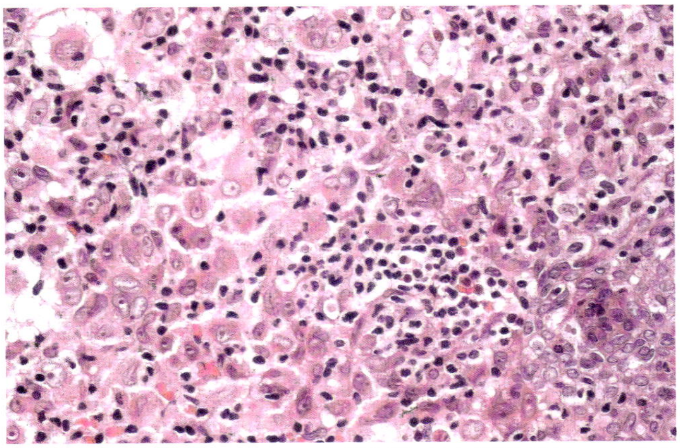

图 31.135 皮肤淋巴腺瘤：肿瘤细胞有丰富的胞质，大的空泡状核，核仁明显，有显著的淋巴细胞

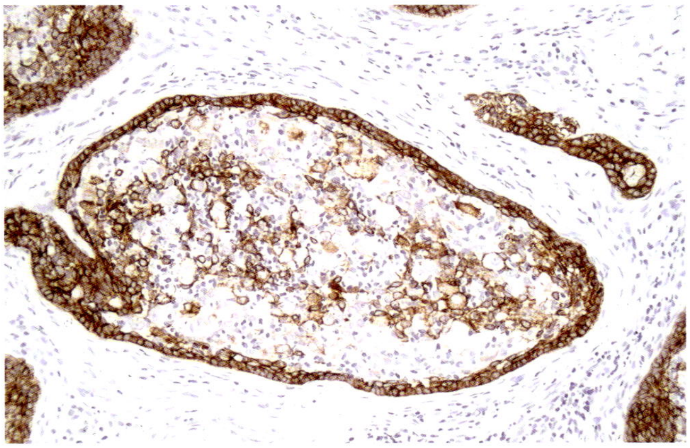

图 31.136 皮肤淋巴腺瘤：肿瘤细胞表达角蛋白（MNF-118）

可见 CK20$^+$ Merkel 细胞，S100$^+$ 树突状细胞常较明显（图 31.137）[4, 14]。这些细胞共表达 CD1a，可能代表朗格汉斯细胞[14]。皮肤淋巴腺瘤周围 bcl-2 染色阳性[14]。小叶中心散在 CD30$^+$细胞，可能是活化的淋巴细胞和组织细胞[10, 14]。

## 鉴别诊断

皮肤淋巴腺瘤应与皮肤淋巴上皮样癌相鉴别[2]，后者是低分化肿瘤，伴有大量淋巴细胞，类似鼻咽部淋巴上皮瘤[25]。

# 毛囊周围纤维瘤

## 临床特征

毛囊周围纤维瘤（perifollicular fibroma）是一种少见的毛囊周围鞘的痣样损害。单发（先天或获得性）或多发（晚期出现），皮损直径 1 ～ 5 mm，不对称，皮肤色或红斑性丘疹结节。常位于面部或颈部[1-5]，

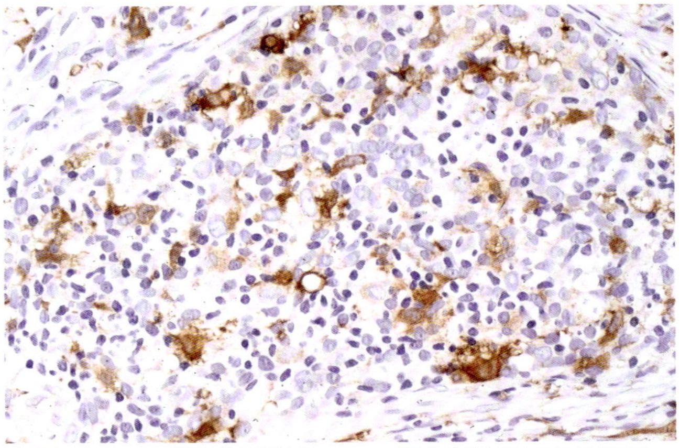

图 31.137 皮肤淋巴腺瘤：S100 蛋白阳性的树突状细胞

偶尔累及躯干[6]。文献报道，毛囊周围纤维瘤常伴发结肠息肉，即 Hornstein-Knickenberg 综合征，可能是常染色体显性遗传[4, 7-8]。类似 Birt-Hogg-Dubé 综合征，但不完全相同[9-10]。

## 发病机制和组织学特征

损害由细胞性纤维组织组成，同心圆状排列，在正常毛囊周围形成“洋葱样皮肤”（图 31.138、31.139）[1, 11]。纤维瘤和周围结缔组织之间有人工裂隙。肿瘤内和真皮浅层血管周围偶有慢性炎细胞浸润。

# 纤维毛囊瘤

## 临床特征

纤维毛囊瘤（fibrofolliculoma）很少表现为孤立的面部丘疹[1-2]，常见多发性损害，说明其可能是一种独立的疾病或为常染色体显性遗传综合征[1, 3-4]。例如，许多多发性纤维毛囊瘤患者有家族性甲状腺髓状癌[5]。多发性纤维毛囊瘤亦有与结缔组织痣有关的报道[6]。还有报道与痣样脂肪瘤病有关，1 例患者与结节性硬化症有关[7-8]。患者可伴发多发性毛盘瘤和软垂疣（Birt-Hogg-Dubé 综合征）[9-12]。

纤维毛囊瘤表现为黄白色或白色圆顶状丘疹，直径 2 ～ 4 mm，好发于头皮、前额、面部和颈部（图 31.140），也见于胸、背、肘窝和腘窝[3]。有些丘疹有脐凹，其中有角栓或毛发。21 ～ 30 岁好发[3, 6-7]。

## 组织学特征

纤维毛囊瘤是一种良性错构瘤，伴有毛囊周围纤维和外毛根鞘的增殖[1, 13]。其组织学特征极为明显而独特，以毛囊漏斗部为中心。丘疹中间切片可见明显的毛囊，常呈囊性扩张，含角质性碎屑或毛干（图 31.141），漏斗部周围疏松结缔组织局限性增殖，包含纤细的胶原和大量的透明质酸，无弹性纤维[3, 6]。由 2 ～ 4 层细胞构成的上皮细胞条索从漏斗部伸出，相互吻合，或再与漏斗部和皮脂腺的生发层相连，形成类似脚手架样外观（图 31.142）。其余的皮脂腺常掺杂于痣中。有些丘疹兼具纤维毛囊瘤和毛盘瘤的组织学特点。软垂疣具有纤维上皮息肉或局灶性纤维毛囊瘤特点。

# 毛盘瘤、Birt-Hogg-Dubé 综合征和 Hornstein-Knickenberg 综合征

## 临床特征

毛盘瘤（trichodiscoma）是毛盘（haarscheibe）

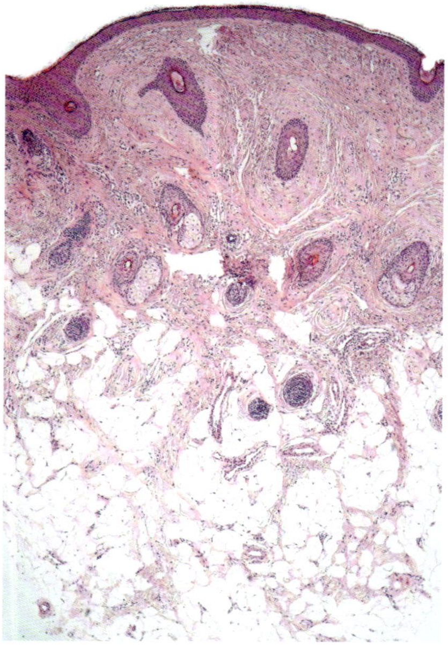

图 31.138 毛囊周围纤维瘤：毛囊被致密结缔组织鞘围绕，可见人工收缩间隙

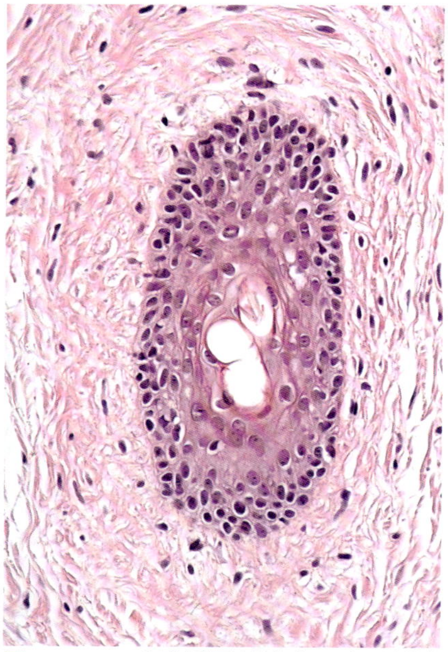

图 31.139 毛囊周围纤维瘤：除了纤维组织，还有大量的糖胺聚糖

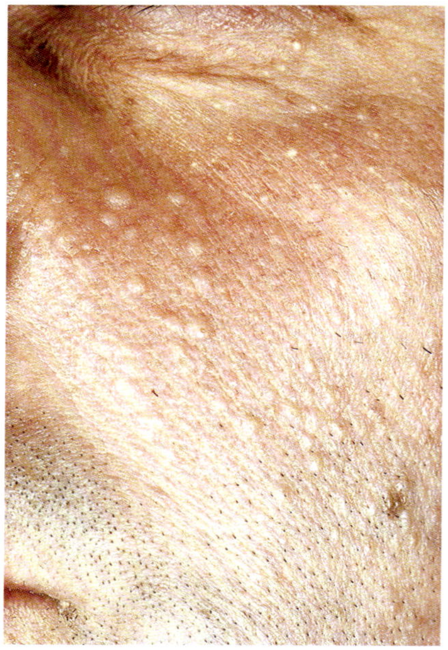

图 31.140 纤维毛囊瘤：面部大量白色丘疹（By courtesy of R.A. Marsden，MD，St George's Hospital，London，UK.）

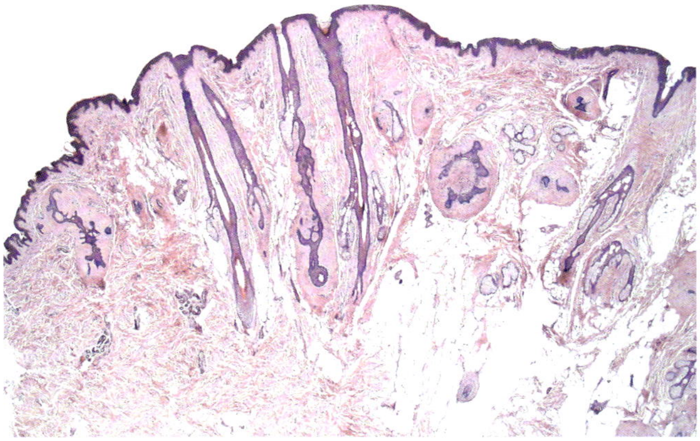

图 31.141 纤维毛囊瘤：既有外根鞘又有毛囊周围纤维鞘增殖，具有特征性

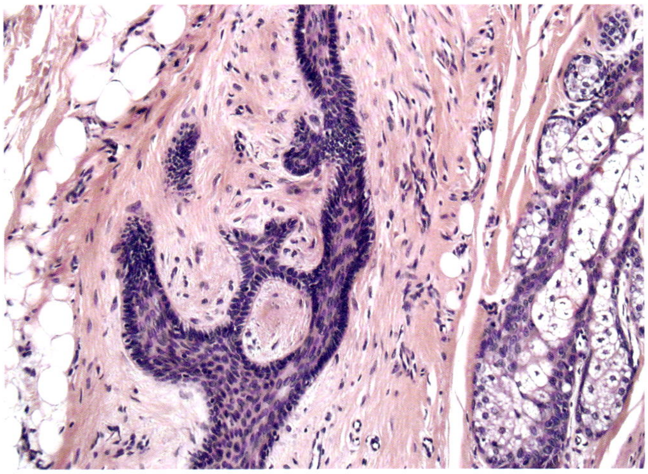

图 31.142 纤维毛囊瘤：高倍镜下

的中胚层成分增殖形成的错构瘤。毛盘是适应性的机械性刺激感受器[1]。皮损常有数百个非对称性小丘疹（1～5 mm），圆顶形或扁平，皮色，边界清楚，质地硬，无自觉症状，广泛分布[1-2]。皮损偶伴毳毛。无相关系统受累。

部分患者呈常染色体显性遗传[3]。1977 年首次报道了多发性毛盘瘤、纤维毛囊瘤和软垂疣的相关性，现在称之为 Birt-Hogg-Dubé 综合征（Birt-Hogg-Dubé syndrome）[4-5]。这种常染色体显性遗传性皮肤病的临床特征为多发性坚实丘疹，位于面部、颈部和躯干，亦可见类似软垂疣的蒂状皮损（图 31.143～31.145）。重要的是，本病常伴发内脏疾病，特别是肾肿瘤和肺病（包括反复发作的自发性气胸、肺囊肿和大疱性肺气肿）[6-13]。肾肿瘤通常为双侧，主要以共分离方式遗传。本病的组织学谱系，除了乳头状肾细胞癌外，还有嗜酸粒细胞腺瘤和不染色细胞[7-9, 14-16]。肠息肉可能与肠恶性肿瘤相关，但迄今尚无可靠证据确定其是综合征的一部分[7, 17-20]。还有许多其他系统受累的报道，包括甲状腺髓样癌、甲状腺滤泡腺瘤、多结节性甲状腺肿、腮腺嗜酸粒细胞

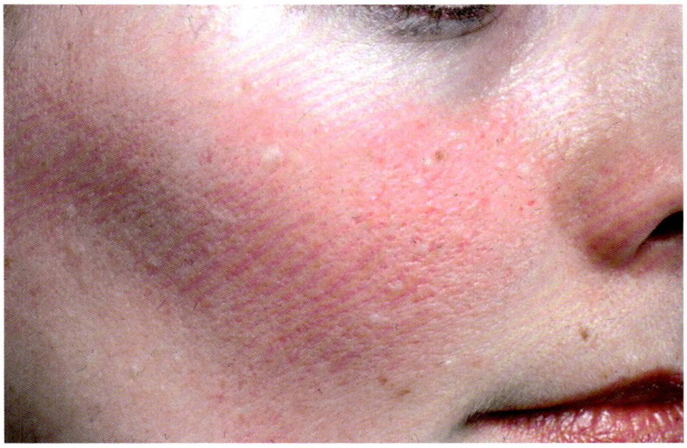

图 31.143 Birt-Hogg-Dubé 综合征：面部多发性丘疹（From the collection of the late N.P. Smith，MD，the Institute of Dermatology，London，UK.）

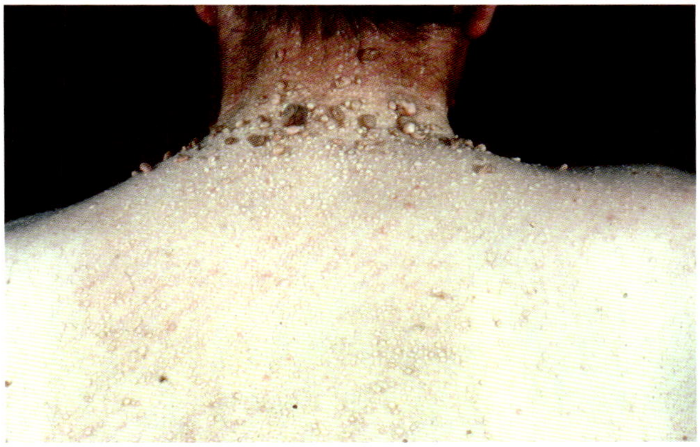

图 31.144 Birt-Hogg-Dubé 综合征：示部分丘疹呈软垂疣特征（From the collection of the late N.P. Smith，M.，the Institute of Dermatology，London，UK.）

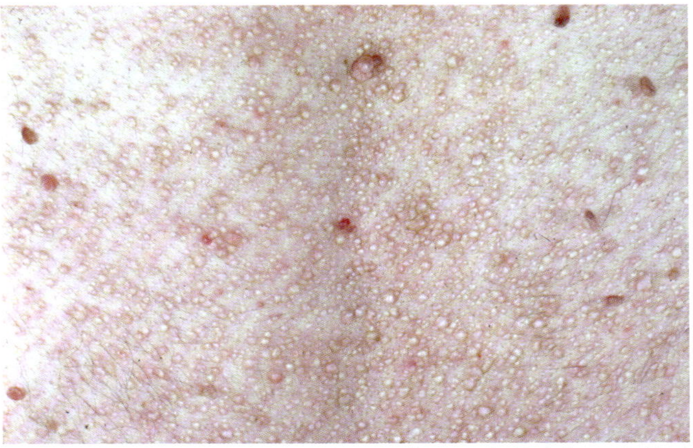

图 31.145 Birt-Hogg-Dubé 综合征：大量丘疹性皮损，有的融合（From the collection of the late N.P. Smith，MD，the Institute of Dermatology，London，UK.）

腺瘤、脉络膜视网膜瘢痕、多发性脂肪瘤、血管脂肪瘤、神经肿瘤、甲状旁腺腺瘤、结缔组织痣和多发性面部血管纤维瘤[4, 6, 8, 17-22, 20-27]。这些相关疾病的意义尚不明确。

Hornstein-Knickenberg 综合征（Hornstein-Knickenberg syndromes）类似 Birt-Hogg-Dubé 综合征，临床以多发性毛周纤维瘤为特征，表现为在面、颈和躯干的多发丘疹，与腺瘤性息肉和结肠腺癌相关[28-30]。近期文献提示，毛周纤维瘤和纤维毛囊瘤/毛盘瘤可能属于形态学上的同一谱系疾病，Hornstein-Knickenberg 综合征和 Birt-Hogg-Dubé 综合征也可能是同一种疾病[20, 31-33]。

## 发病机制和组织学特征

近期对 Birt-Hogg-Dubé 综合征的研究已排除了大量候选基因，易感位点已定位于染色体 17p11.2[34-37]，最近识别的候选基因（*BHD*）可编码一种新蛋白——促卵泡激素[37]。尽管蛋白功能和作用机制尚不明确[32]，促卵泡激素基因可能是一种肿瘤抑制基因，参与钠巴霉素的哺乳动物靶（mTOR）通路，类似其他错构瘤综合征[38-40]。Birt-Hogg-Dubé 综合征患者已检测到促卵泡激素基因的多发突变，包括插入、缺失、移码、剪接位点突变、错义和无义突变[41-49]。

毛盘瘤总是与毛囊有关，有时需连续切片才能证实[1]。肿瘤上方表皮变平，两侧表皮呈领巾样（图 31.146），肿瘤无包膜，椭圆形，由胶原、网硬蛋白、纤细的弹性纤维、丰富的酸性黏多糖和梭形细胞疏松交织构成（图 31.147）[1-3]，有时可见局灶性透明变性[3]。其特征为肿瘤内常有较多薄壁血管，其基底膜 PAS 染色阳性（图 31.148）[2]，厚壁血管管腔狭窄，内皮细胞常伸入毛囊邻近的肿瘤团块中。小梭形细胞和星状细胞（可能是 Schwann 细胞）内有黑素，具有特征性。偶有多核巨细胞[3]。连续切片检查，损害内有时可见周围神经伸入。与毛盘不同，肿瘤内无 Merkel 细胞。

免疫组织化学染色，梭形细胞 CD34 阳性，S100、SMA、EMA 和结蛋白阴性[50-51]。

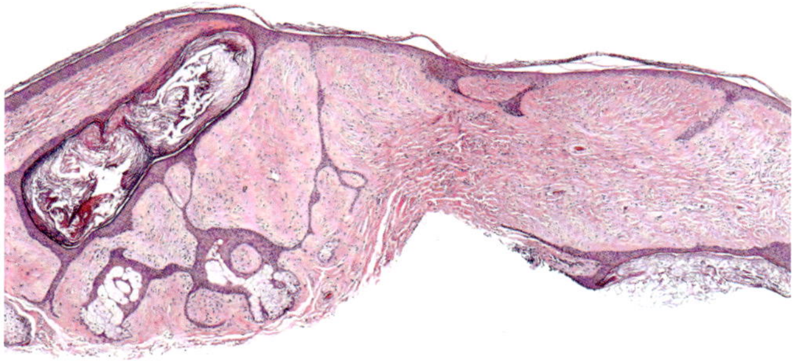

图 31.146 毛盘瘤：低倍镜下显示高起的丘疹，两侧表皮呈领巾状（By courtesy of V. Liu，MD，Harvard Medical School，Boston，and E. Page，MD，Lahey Clinic，Burlington，USA.）

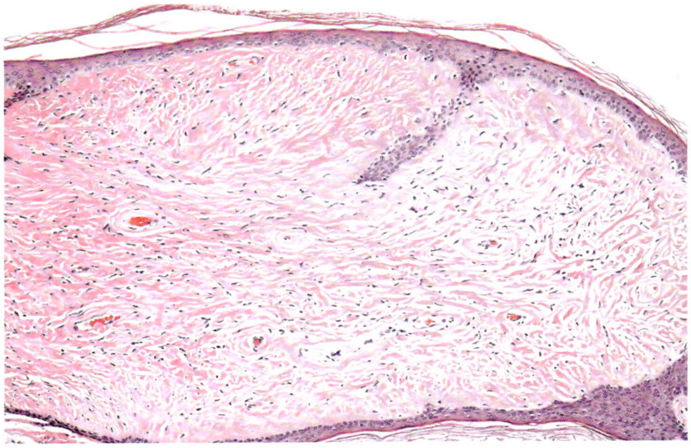

图 31.147 毛盘瘤：损害中心为水肿性结缔组织（By courtesy of V. Liu，MD，Harvard Medical School，Boston，and E. Page，MD，Lahey Clinic，Burlington，USA.）

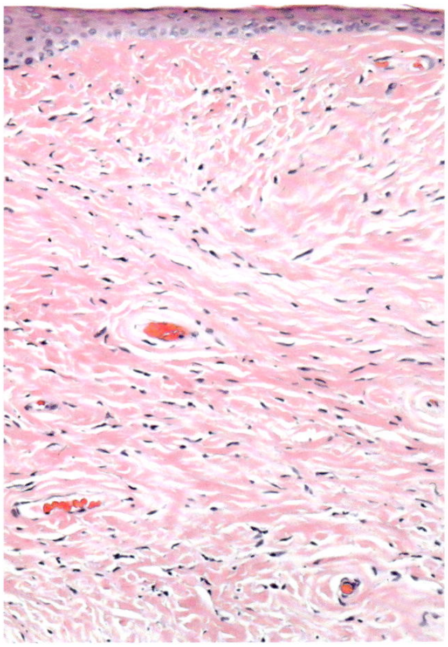

图 31.148 毛盘瘤：肿瘤内包含特征性薄壁和厚壁血管（By courtesy of V. Liu，MD，Harvard Medical School，Boston，and E. Page，MD，Lahey Clinic，Burlington，USA.）

# 神经毛囊错构瘤/梭形细胞为主的毛盘瘤

## 临床特征

神经毛囊错构瘤（neurofollicular hamartoma）是一种少见的良性肿瘤，可能属于毛盘瘤和纤维性毛囊瘤谱系的疾病。尽管这样命名，本病的特征并不是真正神经分化，因此最近提议用梭形细胞为主的毛盘瘤（spindle cell predominant trichodiscoma）命名[1]。现在认为该肿瘤是毛盘瘤形态学谱系的细胞端[1]。临床特征为皮色、圆顶状、坚硬的小丘疹，直径不超过 1 cm[2-5]。皮损大多位于面部，尤其是鼻或鼻唇沟[2-5]。好发于 31 ～ 50 岁成人，无性别差异。临床需要与纤维性丘疹、基底细胞癌和皮内痣鉴别。

## 组织学特征

神经毛囊错构瘤位于真皮内，边界清楚，由上皮和间质成分构成[2-5]。上皮成分包括扭曲增生的毛皮脂腺单位，皮脂腺有基底样和导管样上皮增殖。上皮成分周围有些黏液样和纤维性间质，其中还有伸长的波纹状梭形细胞，疏松排列成束。局部可见栅栏状排列。小神经支散在分布，有时肥大细胞显著[2-5]。间质和上皮成分密切相关。神经毛囊错构瘤类似毛盘瘤和纤维毛囊瘤，这些疾病形态学上可能属于同一谱系疾病[3]。

肿瘤不同程度地表达 S-100 蛋白，但是 S100 阳性常在皮损内的树枝状细胞，而不是梭形细胞[1, 3]。而且，没有显著表达 NSE、突触素，GFAP、NFP、EMA 和 Leu-7，不支持真正的神经分化[1-5]。梭形细胞表达 CD13、CD34、CD10，而 actin、结蛋白、Melan-A 和ⅩⅢa 因子不表达[1, 6]。

（徐秀莲　陈声利译　姜祎群校　高天文审）

# 第32章 皮脂腺肿瘤



## 皮脂腺异位

### 临床表现

皮脂腺通常开口于毛囊，但在一些黏膜部位，皮脂腺可以独立存在，表现为 1 ～ 3 mm 大小、黄色至白色丘疹（又称 Fordyce spots），如果把黏膜撑开，这些丘疹可以更加明显[1]。口腔部位的皮脂腺异位通常发生在唇红缘和颊黏膜，而阴部的皮疹好发于女性大阴唇内面或男性龟头[2-4]。皮脂腺异位（ectopic sebaceous glands）发生率报道不一，有研究显示口腔皮脂腺异位发生率超过 25%[2, 3, 5]。本病发生率随年龄而增长，很少发生于婴儿[2-3]。皮脂腺异位不引起不良后果，因此，有人认为它可能是一种生理性变异，只是偶尔给患者带来美容上的困扰[1, 6]。

类似的小丘疹如果发生在女性乳晕处被称作 Montgomery 结节[7-10]。它可能和毳毛或输乳管相连，个别青少年 Montgomery 结节会发展成小的肿块，分泌稀薄的分泌物[11]。Montgomery 结节可自然消退，它和发生在乳晕部位的皮脂腺增生是否有关系尚不清楚[12]。

皮脂腺异位偶尔也发生于食管、胃食管连接处、宫颈、阴道、足底、胸腺或舌部[13-23]。皮脂腺异位显著地发生在食管是很罕见的情况。

### 组织学特征

真皮固有层浅层见发育成熟的皮脂腺小叶或皮脂腺细胞小团块，直接开口于上皮表面。

## 皮脂腺增生

### 临床表现

皮脂腺增生（sebaceous hyperplasia）很常见，临床很容易被误诊为基底细胞癌。本病通常发生于老年人，尤其是老年男性面部（图 32.1）[1]。偶尔发生于儿童[2-3]。额部、颊部是皮脂腺增生的好发部位，偶尔可泛发于面部（图 32.2）[1, 4]。其他相对好发的部位还有胸部、泪阜、阴茎、阴囊和女阴[5-11]。最近有一例报道阴茎发生线状排列的皮脂腺增生[12]。

本病皮损表现为单个、成簇或成片丘疹，黄色、

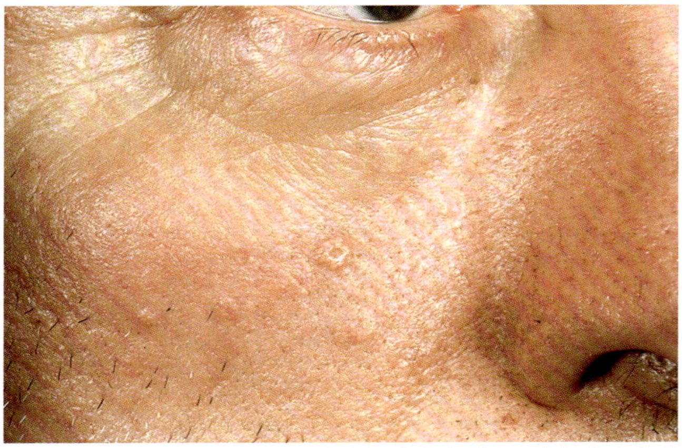

图 32.1 皮脂腺增生：面颊见多发性皮脂腺增生，皮损中央有脐凹（By courtesy of the Institute of Dermatology，London，UK.）

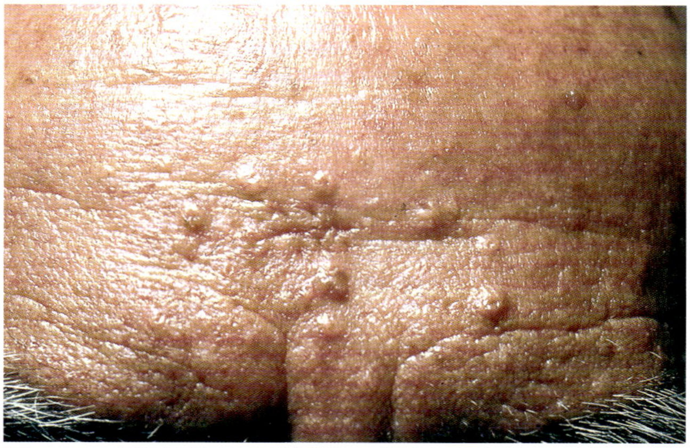

图 32.2　皮脂腺增生：前额是本病的好发部位，照片显示前额一群丘疹（By courtesy of R.A. Marsden，MD，St George's Hospital，London，UK.）

圆顶、无症状，通常 1 ～ 2 mm 大小[1，13]。1 cm 甚至更大的皮损偶有报道，又称巨大孤立性 / 老年皮脂腺增生[14-17]。丘疹中央有脐凹，放大镜下可以观察到分叶状生长。皮肤镜下的特征包括积云征、冠状血管及粟丘疹样囊肿[18-19]。

青春期后皮脂腺增生是一种罕见的现象，可以特发或伴发于无汗性外胚叶发育不良[20-21]。家族性发病也偶有报道，发病有时比较早[22-24]。器官移植患者，尤其是接受肾移植的男性患者，皮脂腺增生发病明显增加，这可能与应用环孢素 A 有关[25-28]。最近还有一例报道发现应用免疫抑制剂的红斑性天疱疮患者发生皮脂腺增生[29]。

异位的皮脂腺也可以增生，比如口腔黏膜和乳晕的皮脂腺增生，后者还可以两侧同时发生[30-39]。

## 发病机制和组织学特征

皮脂腺的发生和雄激素的作用是密切相关的，但雄激素在皮脂腺增生中的作用尚不清楚[40]。由于皮疹从不消退，所以并不清楚该病是否仅仅是增生而已，但是毫无疑问，这是一个独立的疾病。

最新的研究发现 mEDA-A1 表达水平增高可以诱使转基因小鼠发生皮脂腺增生[41]。mEDA-A1 编码转录因子 ectodysplasin，属于 TNF 配体家族，通过 NF-κB 和 JNK 途径影响皮肤附属器的发生[41-42]。EDA 突变可引起 X 连锁遗传的无汗性外胚叶发育不良[43]。尽管有报道无汗性外胚叶发育不良和皮脂腺增生伴发，但是该基因是否和人皮脂腺增生有关尚未明确[20-21]。

组织学上，孤立的皮脂腺增生表现为真皮内单个增生的皮脂腺（图 32.3）[44]。和正常皮脂腺相比，增生的皮脂腺位置略浅，小叶数目增多，但小叶大小相当。皮脂腺小叶分泌皮脂，通过中央导管以及一个或多个毛囊漏斗部最终和毛囊相连（图 32.4、32.5）[45]。而融合的皮脂腺增生累及多个皮脂腺，真皮内可有不同程度的弹力纤维变性。

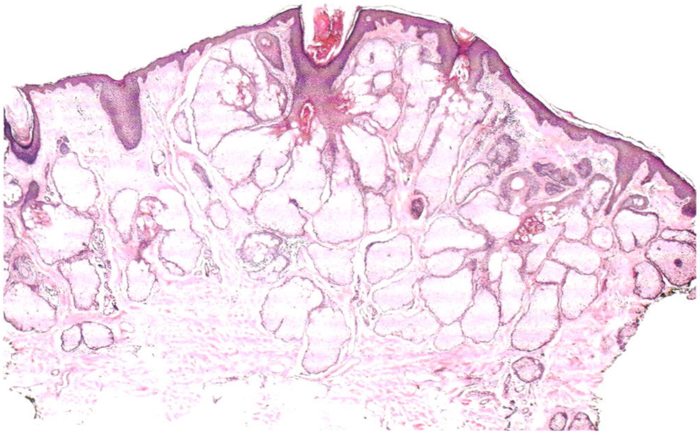

图 32.3　皮脂腺增生：低倍镜下扫视见皮脂腺围绕漏斗部生长

口腔皮脂腺增生表现为增生的皮脂腺通过单个导管直接开口于黏膜表面[31，38]。

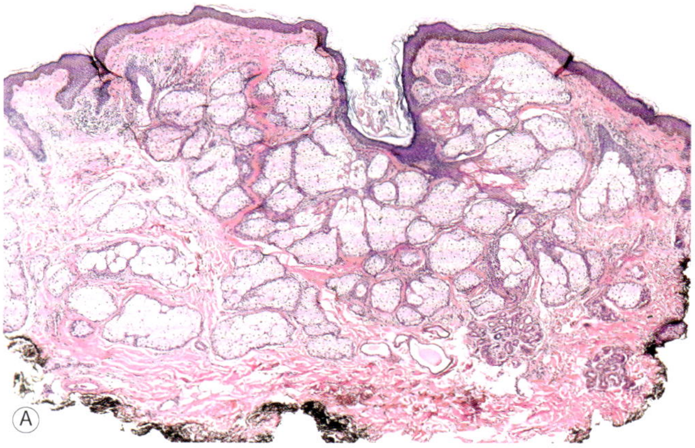

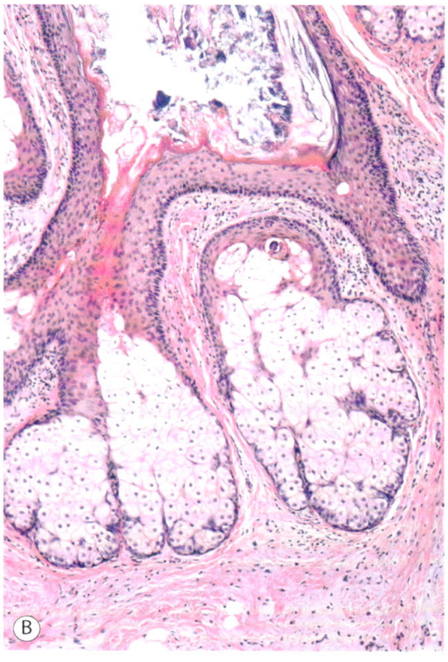

图 32.4 （A，B）皮脂腺增生：可见皮脂腺小叶通过小导管将皮脂排入中央导管

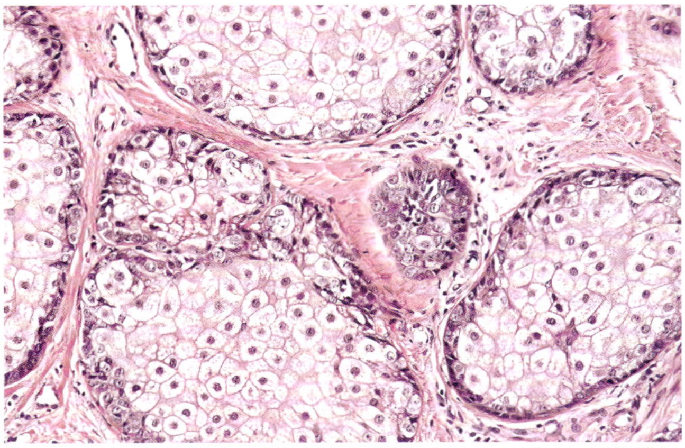

图 32.5 皮脂腺增生：增生的皮脂腺小叶和正常的皮脂腺结构一样，在成熟的皮脂腺细胞周围围绕一层基底样细胞，成熟的皮脂腺细胞具有嗜伊红、空泡状的胞质

最近还有报道皮脂腺增生发生在皮肤纤维瘤上方[46-47]。

# 皮脂腺痣

## 临床表现

皮脂腺痣（nevus sebaceus）又称器官样痣，比较多见，通常出生即有，但患者往往至 20 ～ 40 岁时才就医[1-3]。新生儿中发病率超过 0.3%[4]。男女发病相当。

皮脂腺痣通常表现为单个圆形或类圆形斑块，直径 1 ～ 6 cm，境界清楚。本病最常发生于头、颈部，尤其是头皮，表现为黄色、扁平或乳头状秃发斑块（图 32.6）。皮脂腺痣也可发生于额部、颞部、面中部或耳后[1-3]，偶尔还见于躯干、四肢、口腔、外耳道和肛周[3-8]。随着年龄的增长，皮损逐渐变成疣状。至青春期，在性激素的作用下，皮损明显增大，表面呈现蜡样光泽[3]。成年后，皮脂腺痣病变中可能发生向不同方向分化的良性或恶性肿瘤（图 32.7）[1-3]。皮脂腺痣可表现为线状，常发生于耳后[2]。有时，损害十分明显，甚至发生带状疱疹样的皮脂腺痣[9]，另有数例家族性皮脂腺痣的报道[10-16]。

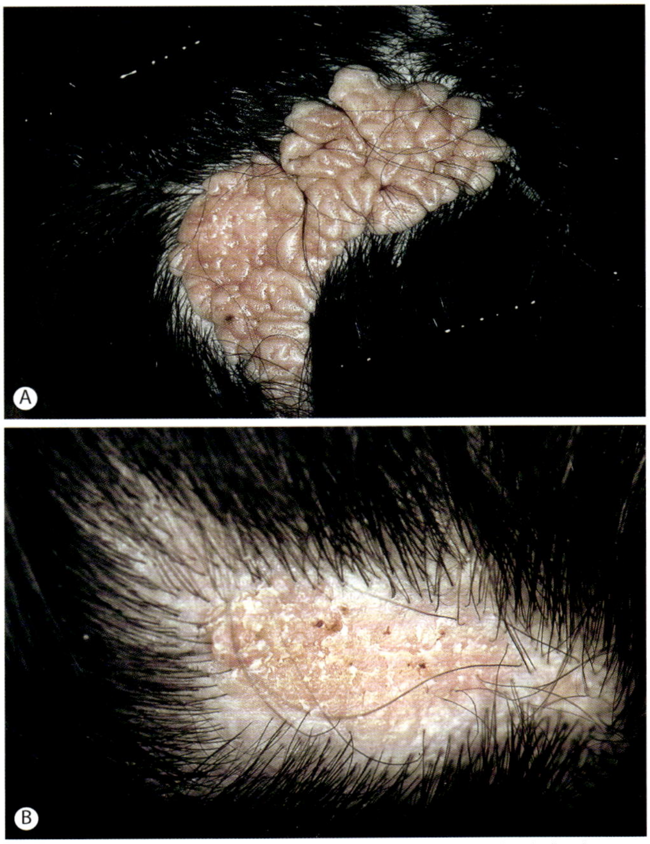

图 32.6 皮脂腺痣：（A）皮损好发于头皮；（B）皮损表面呈特征性黄色脑回状外观（By courtesy of R.A. Marsden，MD，St George's Hospital，London，UK.）

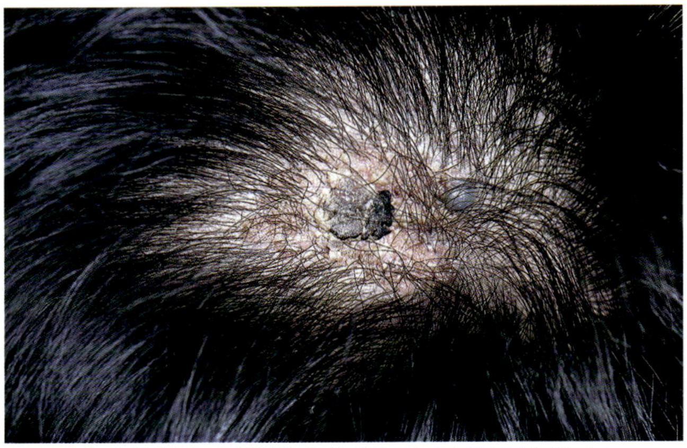

图 32.7 皮脂腺痣：皮脂腺痣基础上长出基底细胞癌（Courtesy of J.C. Pascual，MD，Alicante，Spain.）

先天性皮脂腺痣十分罕见，常常伴有神经系统病变等异常[17]。其损害往往呈线状，广泛分布于头部，甚至颈、肩部[18-19]。先天性皮脂腺痣、癫痫、精神发育迟缓三联征，又被称作线状皮脂腺痣综合征[9，18-19]，后者也可以发生眼或其他器官的异常[19]。伴发的癫痫有时顽固难治，需要手术治疗[20]。已报道的其他并发症包括单侧性巨脑、错构瘤样的颅内团块、半侧巨脑畸形、脑动静脉畸形、结缔组织增生性神经上皮瘤、偏侧面不对称（semifacial asymmetry）、结膜迷芽瘤、角膜皮样囊肿（corneal dermoid）、斑状视神经发育不全（macular and optic nerve hypoplasia）、视神经胶质瘤、非麻痹性斜视、不完全性动眼神经麻痹、小眼畸形、视网膜剥离、感音神经性耳聋、内耳畸形伴听力丧失、佝偻病、悬雍垂分叉（uvula bifida）、牙萌出早、继发性腭裂以及弥漫性肺血管瘤病[21-40]。治疗上有时需要广泛的手术切除和再造术[41]。伴有多种畸形的皮脂腺痣类似于 Schimmelpenning 综合征（席梅耳潘宁格综合征），后者是表皮痣综合征的一个独特亚型[42-44]。SCALP 综合征是最近报道的病种，包括皮脂腺痣、中枢神经系统畸形、先天性皮肤发育不全、肢体皮样囊肿以及色素痣[45]。

表皮痣综合征的临床表现多样，有时和其他综合征的症状相重叠，因此有关的命名和分类很复杂。皮脂腺痣可以和表皮痣并发，提示皮脂腺痣可能是表皮痣综合征的一个表现[46]。

其他和皮脂腺痣相关联的症状还有肢骨纹状肥大、纵隔脂肪过多症和家族性视网膜母细胞瘤，但两者可能是偶尔伴发[47-49]。还有报道皮脂腺痣发生于痣样基底细胞癌综合征的患者[50]。另有一个特例发现皮脂腺痣发生于色素角化斑痣基础上，患者腹壁发生的雀斑样痣上长出胚胎性横纹肌肉瘤[51]。

## 发病机制和组织学特征

有研究发现皮脂腺痣患者中存在 *PTCH* 基因的缺失[52]。*PTCH* 途径和皮肤的发生、发育有关[53-56]，这似乎可以解释皮脂腺痣皮损中见到的上皮和附属器结构的异常。但其他类似的研究未能证实这一发现[57]。此外，利用大鼠模型进行皮肤移植的研究发现真皮成纤维细胞的移植可能诱导了皮脂腺痣样皮损的发生[58]。

组织学上皮脂腺痣同时包括表皮、毛囊、皮脂腺和汗腺的异常。其中，表皮呈现黑棘皮病样或乳头瘤样改变，常常见到增生的发育不全的毛乳头样结构（图 32.8、32.9）。陈旧性损害中有时见到灶状、淡染的含糖原丰富的细胞，提示向外毛根鞘分化而类似于毛外根鞘瘤。

皮脂腺的改变是多样的，可以增生、减少甚至缺乏（图 32.10）。婴儿早期，由于残留的母体荷尔蒙的影响，皮脂腺会一过性增大，但很快数量减少，直到青春期，皮脂腺又明显增生，随后随着年龄增长，皮脂腺逐渐退化。皮脂腺痣皮损中皮脂腺的形态和分布很不规则，但通常都位于真皮内很靠近表皮的位置，甚至临近于皮面（图 32.11）。这些皮脂腺一般和毛囊无关。在小叶周边环钻活检可发现富含皮脂的成熟的皮肤腺上皮细胞聚集。

皮损中成熟的毛囊通常大大减少甚至消失，即使发生于头皮也是如此。而在其下方的真皮内，很多患者发现异位的顶泌汗腺。

皮脂腺痣中可以并发多种皮肤肿瘤，比如乳头状汗管囊腺瘤、毛母细胞瘤样改变、外毛根鞘瘤、皮脂腺肿瘤、角化棘皮瘤样改变、病毒疣、脂溢性角化、螺旋腺瘤、毛发平滑肌瘤、结节状汗腺瘤、真皮脂肪瘤、普通的痣细胞痣、蓝痣和雀斑样痣混合的联合痣、漏斗部瘤、顶泌汗腺囊腺瘤、管状顶泌汗腺腺瘤、汗管瘤以及

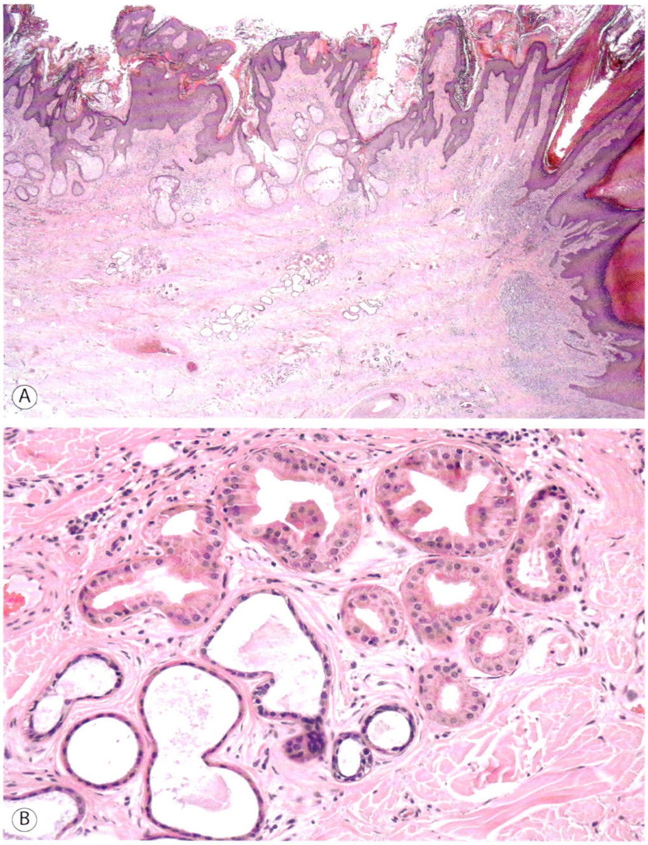


图 32.8 皮脂腺痣：（**A**）表皮明显角化过度伴乳头瘤样增生，毛发几乎缺失，视野中央见顶泌汗腺；（**B**）高倍镜显示顶泌汗腺

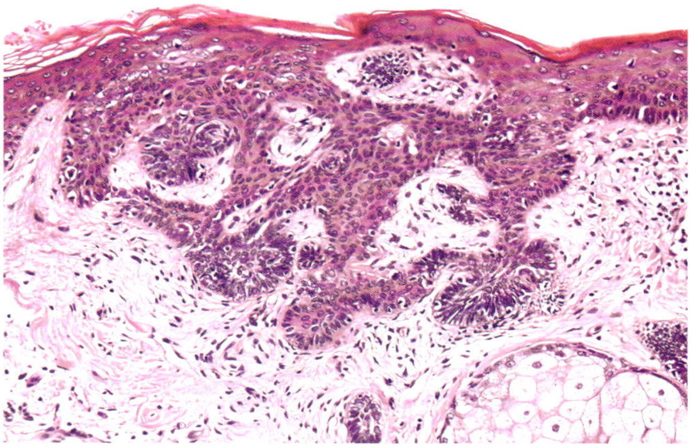

图 32.9 皮脂腺痣：表皮长出多个原始的毛乳头样结构，周边细胞呈栅栏状排列

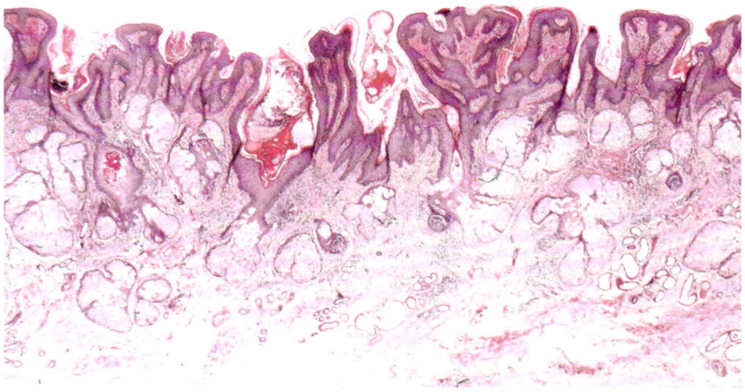

图 32.10 皮脂腺痣：切片中见大量皮脂腺结构，下方无毛囊

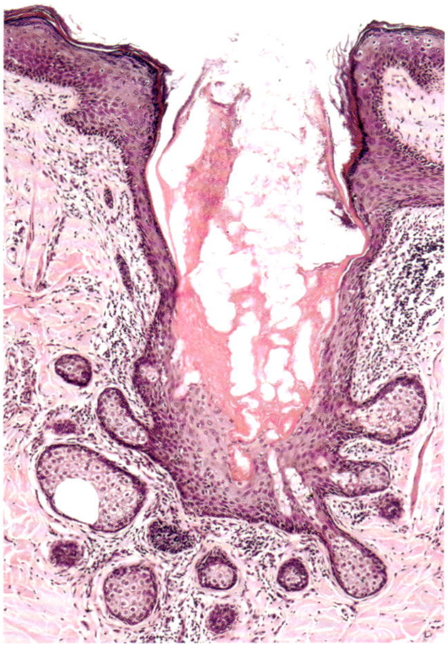

**图 32.11** 皮脂腺痣：皮脂腺直接开口于皮面

髓外的血细胞生成[1，59-68]。其中，乳头状汗管囊腺瘤和毛母细胞瘤样增生最常见，各占 5%，其次是外毛根鞘瘤和皮脂腺瘤，占 2% ～ 3%（图 32.12 ～ 32.16）[68]。

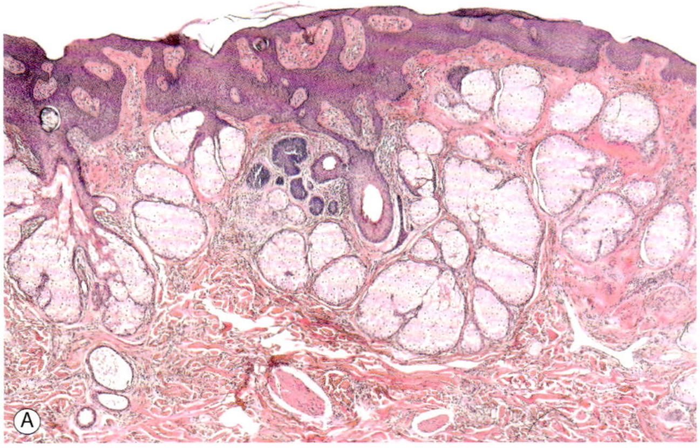

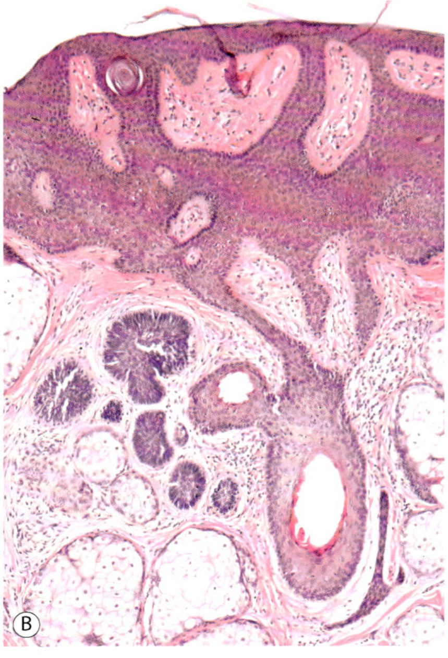

**图 32.12** 皮脂腺痣：（**A**）视野中央见一小的毛母细胞瘤；（**B**）切面中所见的病变最初被诊断为基底细胞癌

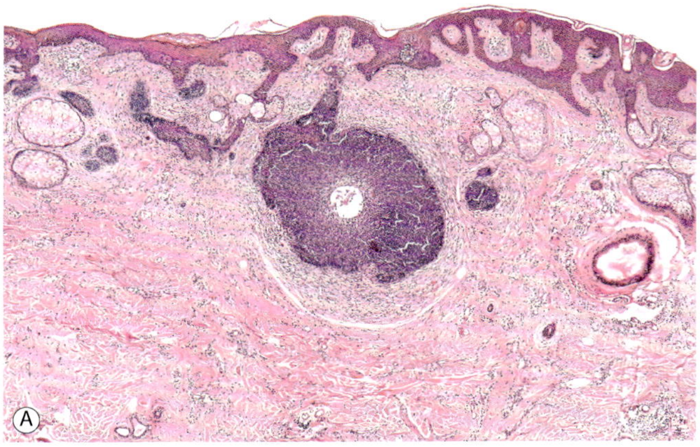

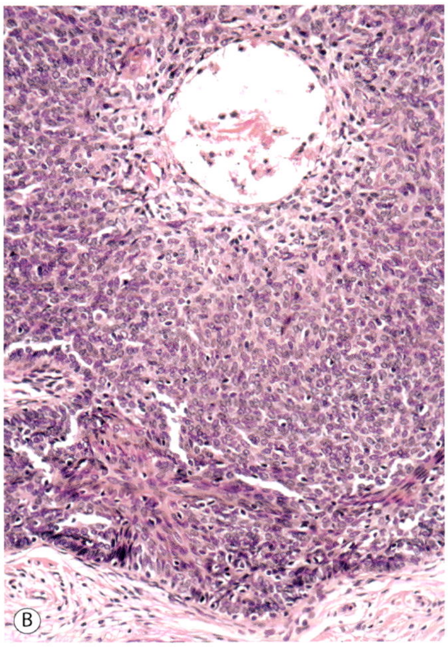

**图 32.13** 皮脂腺痣：（**A**）多个结节状的毛母细胞瘤；（**B**）肿瘤细胞核小，形态规则，圆至软圆形，无分裂象或凋亡现象

皮脂腺痣也可伴发基底细胞癌、鳞状细胞癌、黑素瘤、皮脂腺癌、外泌汗腺汗孔癌、真皮平滑肌肉瘤、顶泌汗腺癌、微囊肿附属器癌和外毛根鞘癌等恶性肿瘤，但比较少见[1，69-80]。基底细胞癌曾经被认为是皮脂腺痣最好伴发的恶性肿瘤，其发生率高达 20%[1-3]，但近来有研究认为大多数基底细胞癌实际上是良性的毛母细胞瘤样增生，偶尔才是真正的基底细胞癌[68，81-82]。继发的良性或恶性肿瘤一般都发生于成人，很少见于儿童[69，82-84]，因此对于儿童皮脂腺痣是否需要预防性切除值得商榷[85-86]。在皮脂腺痣中同时发生多种肿瘤样增生并不常见，因此诊断需要有确凿的证据[87]。

# 脂囊瘤

## 临床表现

多发性脂囊瘤（steatocystoma）又称脂囊瘤病（sebocystomatosis），主要见于青少年，呈常染色体显

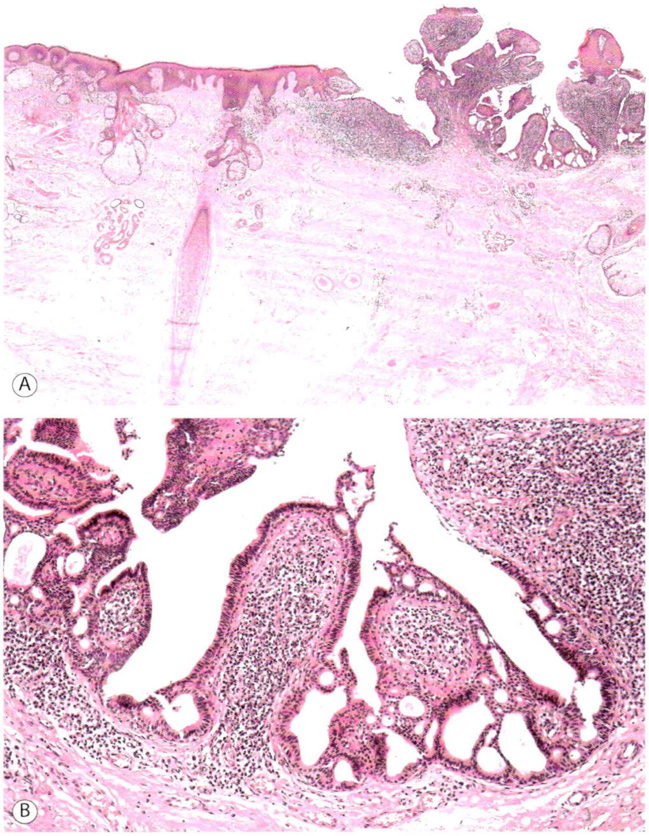


图 32.14 （A，B）皮脂腺痣：皮脂腺痣基础上长出乳头状汗管囊腺瘤改变，可见由两层上皮细胞覆盖的绒毛形成

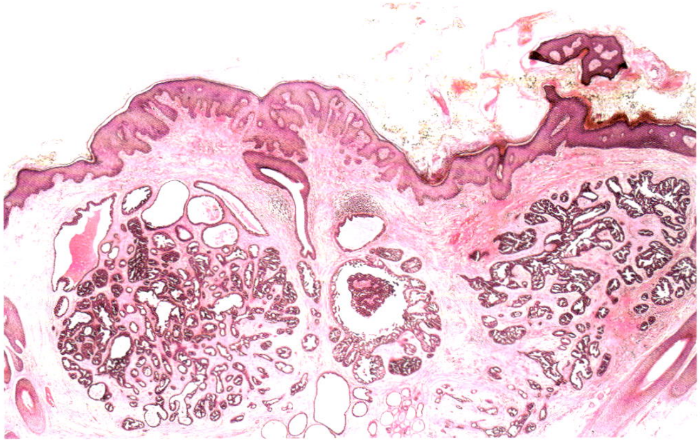

图 32.15 皮脂腺痣：乳头状顶泌汗腺腺瘤

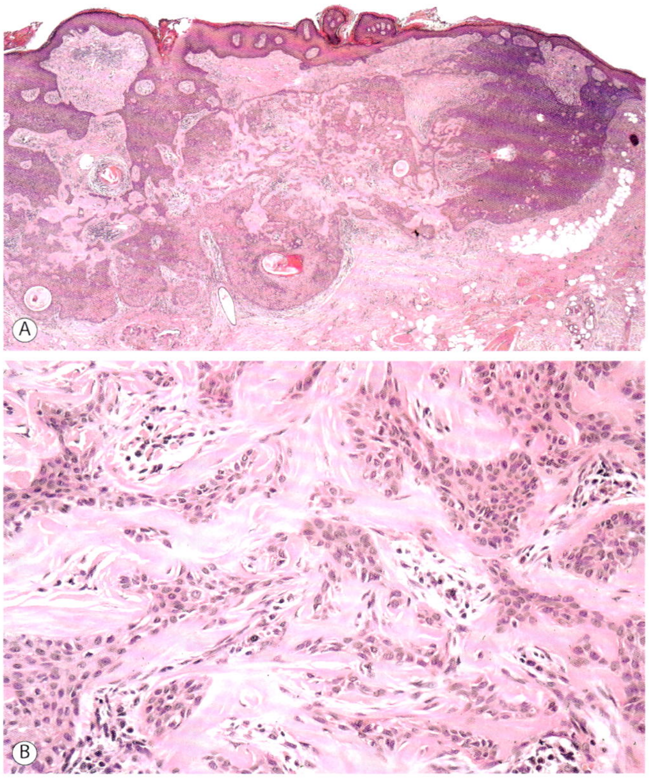


图 32.16 （A，B）皮脂腺痣：皮脂腺痣基础上长出结缔组织增生性外毛根鞘瘤

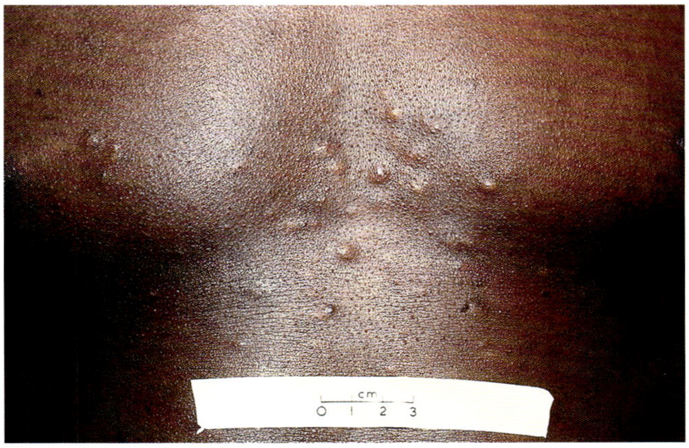

图 32.17 多发性脂囊瘤：前胸见无数个黄色小丘疹（By courtesy of R.A. Marsden，MD，St George's Hospital，London，UK.）

性遗传[1-2]。皮损好发于躯干上部和面部，但最常见于男性胸部和女性腋下及腹股沟，也有局限于面部、头皮、鼻部或女阴的报道[3-12]。线状分布的皮损很少见[9，13-14]。

早期皮损小，圆顶，半透明状，随着年龄增长逐渐呈黄色（图 32.17、32.18）。常伴有粉刺性损害[15]。有时囊肿可自行破裂，引起炎症反应和瘢痕形成，导致化脓性多发性脂囊瘤，临床类似于聚合性痤疮[16-18]。

本病可合并诞生牙（natal teeth）、化脓性汗腺炎、双侧耳前窦道、多发性毛母细胞瘤、家族性低 β 脂蛋白血症、小脑共济失调、颅内皮样囊肿、LEOPARD 综合征、Alagille 综合征和 Lowe（眼脑肾）综合征等，但不常见[19-26]，偶有也有报道合并肌小球体病[27]。

单发的脂囊瘤通常发生于成人，男女发病相等[28]。囊肿境界清楚，无自觉症状，常见于面、颈、胸、腋下或臂部[29]，偶尔也见于口腔和泪阜[30-33]。

多发性脂囊瘤可以伴发发疹性毳毛囊肿，但非常罕见[34-38]。

## 发病机制和组织学特征

有研究发现多发性脂囊瘤家系中存在 *KRT17*（编码角蛋白 17）的突变，后者主要表达于甲母质、毛囊和皮

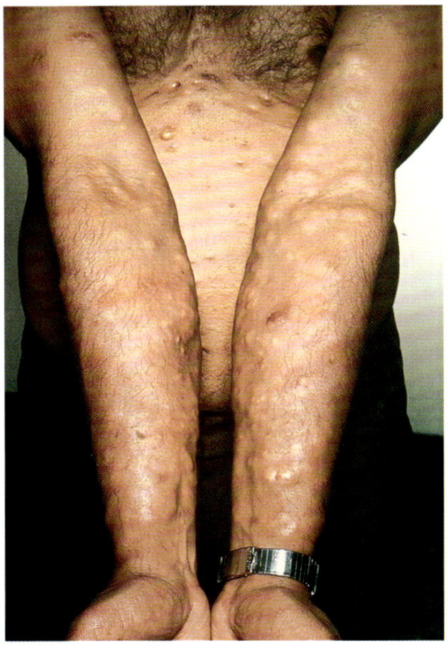

图 32.18 多发性脂囊瘤：皮疹更为广泛，除前胸和腹部，还累及手臂（By courtesy of R.A. Marsden, MD, St George's Hospital, London, UK.）

脂腺[39-42]。类似的突变也见于Ⅱ型先天性厚甲症（又称 Jackson-Lawler 综合征）[43-44]。相同的突变似乎为偶尔并发的多发性脂囊瘤和先天性厚甲症提供了病因学基础[45-49]。有报道在同一个家系中，*KRT17* 的突变导致部分患者只表现Ⅱ型先天性厚甲症，而另一部分只表现多发性脂囊瘤[35]。单发性脂囊瘤未发现 *KRT17* 的突变。

发疹性毳毛囊肿也可见于先天性厚甲症的患者，由于发疹性毳毛囊肿和脂囊瘤在形态上很相似，因此有作者认为两者有一定关联[36, 50-53]。但另外一些学者认为两种病是可以截然区分的，虽然发疹性毳毛囊肿也表达角蛋白 17，但脂囊瘤同时表达角蛋白 17 和角蛋白 10[43, 54]。因此两者确切的关系还有待进一步阐明。

脂囊瘤是真正皮脂腺的囊肿，其囊壁上的上皮类似于皮脂腺导管在毛囊开口处的结构[55]。由于囊壁薄，容易发生塌陷和折返。囊内可见皮脂腺碎屑，很少见到毛发断面（图 32.19、32.20）[28]。囊壁由复层鳞状上皮组成，无颗粒层，内壁为均质的、波浪状的、嗜伊红染色的角质层（图 32.21）[29]。常常在囊壁上皮或邻近见到皮脂腺是本病的重要特征。

皮疹单发或多发，其组织学是一样的。

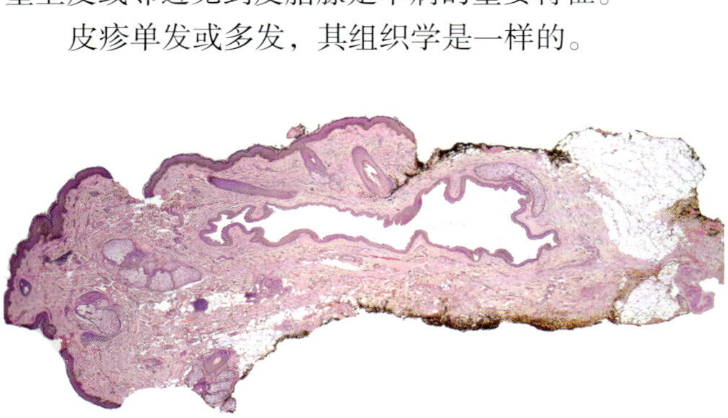

图 32.19 多发性脂囊瘤：低倍镜下见一空的塌陷的囊腔，囊壁由鳞状上皮组成

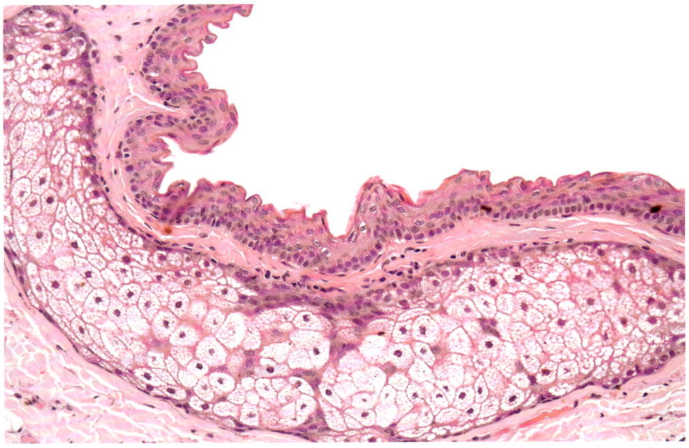

图 32.20 多发性脂囊瘤：囊壁上见到皮脂腺相连是本病的特征性改变

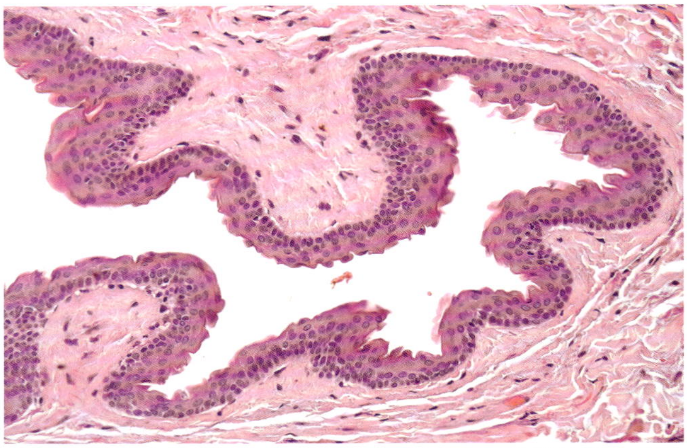

图 32.21 多发性脂囊瘤：囊壁内面覆盖一层厚的波浪状角质层

# 皮脂腺腺瘤

## 临床表现

皮脂腺腺瘤（sebaceous adenoma）罕见，临床容易误诊为基底细胞癌。其皮损表现为褐色、粉红至红色或黄色结节，约 0.5 cm 大小，好发于老年人，平均发病年龄 60 岁，偶尔也可呈现息肉样外观[1-3]。本病好发于面部和头皮，尤其多见于鼻部和面颊（图 32.22、32.23）[2]，有时也见于耳和内眦部，躯干和腿、上肢、阴茎也有零星报道[2, 4-5]。

皮脂腺腺瘤，尤其是发生于头皮和颈部者，可以是 Muir-Torre 综合征的一个临床表现[6]，偶尔也见于 AIDS 患者[7-8]。皮脂腺腺瘤若发生于口腔内，可能和皮脂腺异位有关，但非常少见[3, 9-15]。也有个别报道皮脂腺腺瘤发生于颌下腺和腮腺[16-18]。

## 发病机制和组织学特征

最新的研究发现部分皮脂腺腺瘤存在 *LEF1* 的失

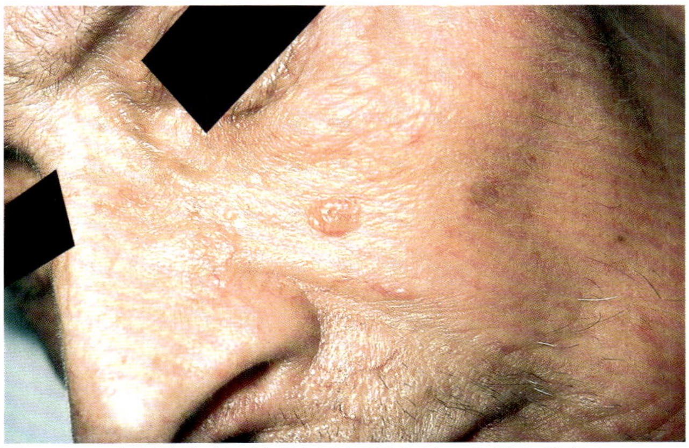

图 32.22 皮脂腺腺瘤：该老年人面颊上见一个黄色丘疹（By courtesy of R.A. Marsden，MD，St George's Hospital，London，UK.）

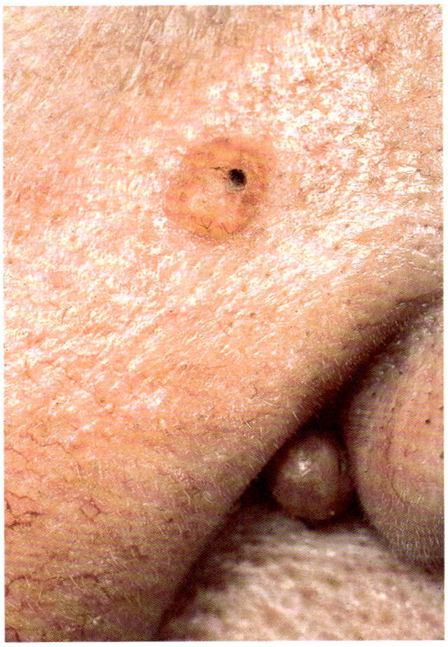

图 32.23 皮脂腺腺瘤：皮损圆顶，表面有少许脱屑（By courtesy of R.A. Marsden，MD，St George's Hospital，London，UK.）

活突变，后者编码 Wnt/β-catenin 通路中的一个转录因子[19]。这一通路涉及到毛囊干细胞是否向皮脂腺分化，也可能直接促使肿瘤的发生[20-21]。Hedgehog 通路和 c-Myc 通路也可能与本病发生相关[22-23]。

肿瘤呈分叶状，有时可完全取代其上方的表皮（图 32.24）[1-2]。单个小叶类似于正常的皮脂腺结构，周围常常有结缔组织假包膜包绕。小叶周围是数量不等的生发细胞，核圆形或卵圆形，空泡状，胞质很少[2-3]。基底样细胞或生发细胞数量增多是本病和皮脂腺增生相鉴别的一个要点，后者最多只有两层基底样细胞[24]。成熟皮脂腺细胞通常位于中央，这些细胞体积更大，有淡染、泡沫状胞质，核位于中央[24-25]。偶尔也可以在周边形成栅栏状排列[2]。部分小叶可见到囊腔样变性。肿瘤有时和表面靠得很近。肿瘤组织一半以上由成熟的皮脂腺细胞组成[24]。

有时可见到巨大的皮脂腺腺瘤，其基底样细胞成分中分裂象增多（图 32.25、32.26），这并不提示肿瘤为恶性。

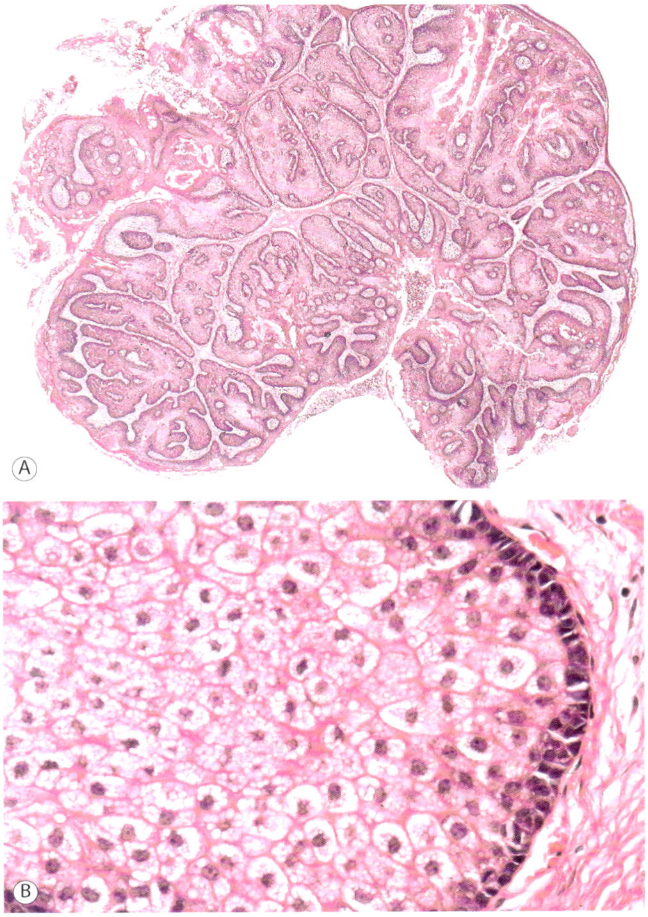

图 32.24 皮脂腺腺瘤：（**A**）镜下见一完整的病变，边界清楚；（**B**）小叶周边为嗜碱性生发细胞，中央为胞质空泡状、核锯齿状的皮脂腺细胞

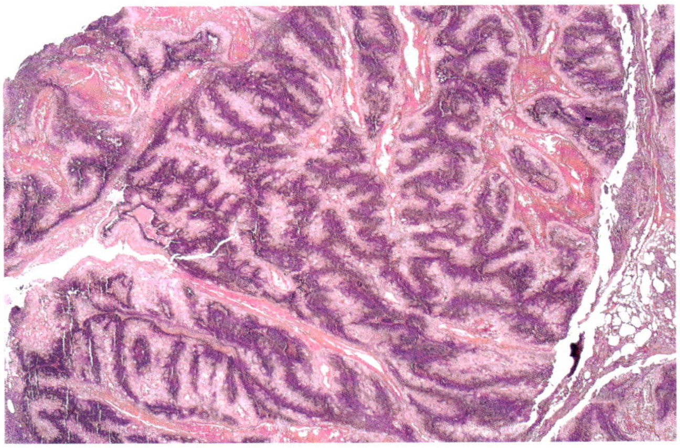

图 32.25 皮脂腺腺瘤：一个巨大的溃疡性损害的一部分

间质内有慢性炎症细胞浸润，例如淋巴细胞、组织细胞和浆细胞[26]。偶尔也有报道肿瘤表面长出皮角[27]。

## 皮脂腺上皮瘤

关于皮脂腺上皮瘤（sebaceous epithelioma）的性

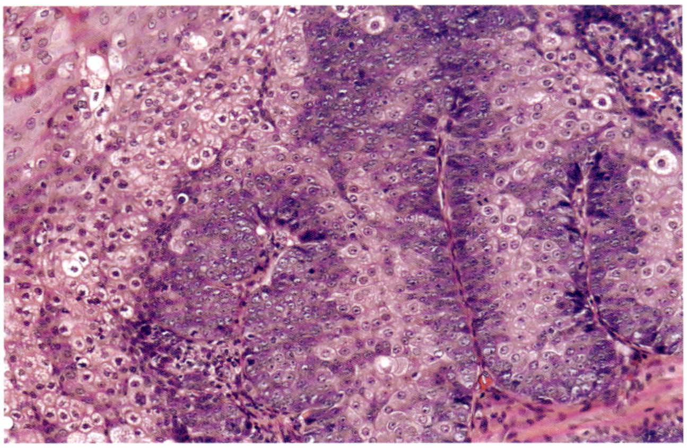

图 32.26 皮脂腺腺瘤：高倍镜下局部保留了周边基底样细胞、中央皮脂腺细胞的结构，可见核分裂象

质很有争议，有人认为它是一个独立的疾病，也有人认为它是皮脂腺腺瘤的异型，或者是介于皮脂腺腺瘤和基底细胞癌之间的状态，还有人认为它就是向皮脂腺分化的基底细胞癌的同义词。Troy 和 Ackerman 建议用皮脂腺瘤（sebaceoma）来取代皮脂腺上皮瘤一词，以与皮脂腺增生、皮脂腺腺瘤和皮脂腺癌区分开来[1]。近年来，皮脂腺上皮瘤一词的使用越来越少。文献中报道的病例，其组织学改变很显然和向皮脂腺分化的基底细胞癌不同，类似于 Troy 和 Ackerman 提出的皮脂腺瘤[2-5]。正如 Dinneen 和 Mehregan 所说，皮脂腺上皮瘤有它的历史意义，但继续使用只会给人们带来困惑，所以第 2 版我们沿用皮脂腺上皮瘤作为向皮脂腺分化的基底细胞癌的同义词，而本书则采用皮脂腺瘤一词，皮脂腺上皮瘤将不再作为一个单独的疾病进行描述[5]。也有人将皮脂腺腺瘤和皮脂腺瘤看成是一个谱性疾病，用 sebomatricoma 来描述，但没有得到广泛的认可[6]。

# 皮脂腺瘤

## 临床表现

皮脂腺瘤（sebaceoma）通常是一个直径 1 ～ 3 cm、黄色至橙色或肉色的丘疹、结节、肿瘤（图 32.27）[1-7]。偶尔肿瘤达到 6 cm 大小[2, 8]。肿瘤好发于女性（男：女为 1∶4），各个年龄段（29 ～ 87 岁）均可发生，但大部分患者 60 岁以后发病。肿瘤多见于面部和头皮，但也有发生在胸部的个别报道[4]。皮脂腺瘤可发生在脂溢性角化或皮脂腺痣的皮损中[2-3, 9]，也可能是 Muir-Torre 综合征的一个表现[4-5, 10]。

未见局部复发或转移的报道。

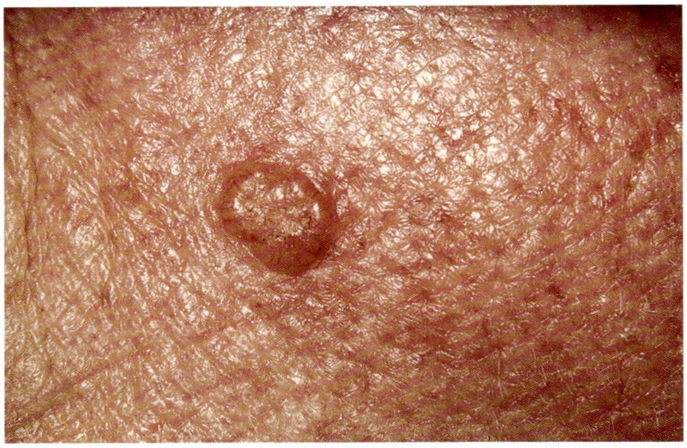

图 32.27 皮脂腺瘤：该老年人前额见黄色结节（By courtesy of the Institute of Dermatology，London，UK.）

## 组织学特征

肿瘤位于真皮中部，很少累及皮下脂肪组织（图 32.28、32.29）[1]。有时可侵犯表皮。肿瘤由多个大小不等的团块组成，结构对称，团块之间是致密的结缔组织（图 32.30）[1-4]。肿瘤团块由基底样细胞和成熟的皮脂腺细胞组成，但不形成皮脂腺小叶样的结构，周边也没有栅栏状排列或收缩间隙[1]。

基底样细胞小、形态一致，胞质很少，核圆形至卵圆形，有时可见到核仁（图 32.31）。无核多形性，很少见到核分裂象。成熟的皮脂腺细胞胞质泡沫样，

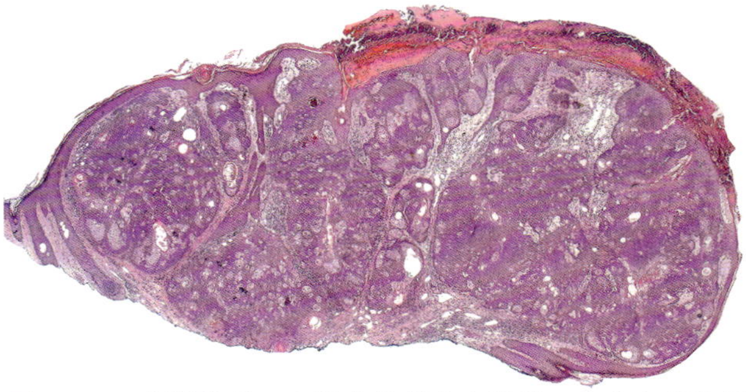

图 32.28 皮脂腺瘤：多结节状真皮内肿瘤，和表皮多处相连

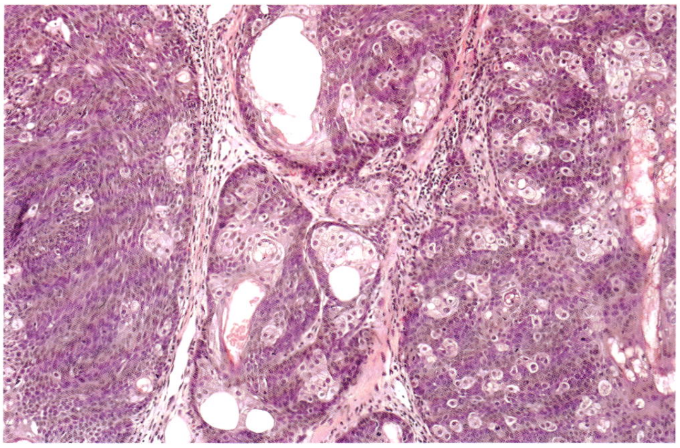

图 32.29 皮脂腺瘤：肿瘤由多个小叶组成，由结缔组织间隔分开

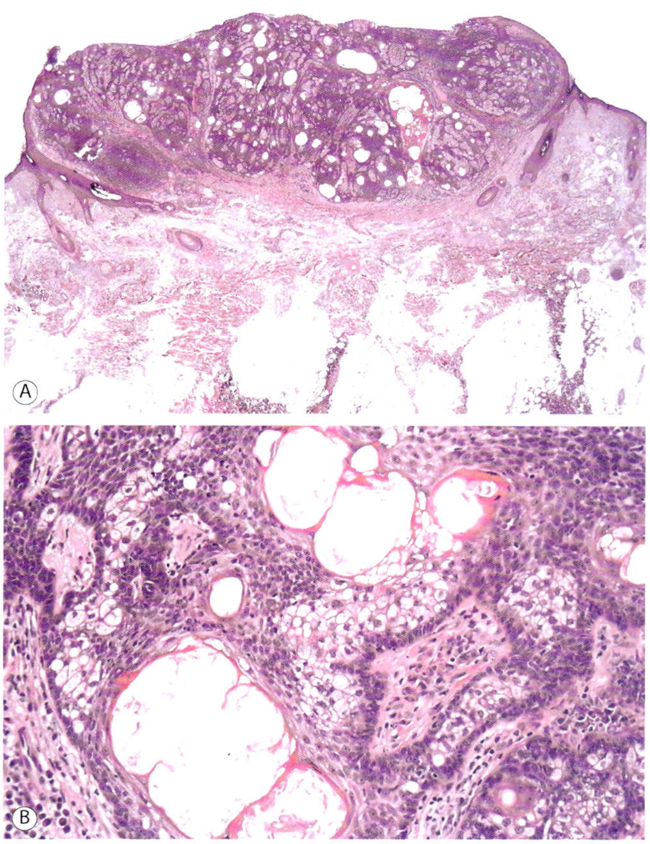


图 32.30　皮脂腺瘤：（A）低倍镜下见显著的囊腔形成；（B）高倍镜显示囊腔

核扇贝状，散布在增生的基底样细胞中，而不似皮脂腺腺瘤中所见的那样位于小叶中央。肿瘤团块内常常可见到导管或囊腔形成，囊壁内有嗜伊红角质层，囊腔内为残留的皮脂（图 32.32，32.33）。偶可见到局灶性的顶浆分泌腺分化特征[11-12]。常见到全浆分泌腺。肿瘤内很少发生坏死。

肿瘤偶尔很表浅，类似于脂溢性角化或寻常疣[2]。有时，肿瘤组织还表现网状、筛孔状、波纹状或出现 Verocay 小体样（图 32.34）[6-7，13-15]。

## 鉴别诊断

皮脂腺瘤需要和皮脂腺腺瘤鉴别。两者主要的区别在于皮脂腺腺瘤的小叶结构类似于正常的皮脂腺，肿瘤细胞的排列顺序从基底样细胞到成熟的皮脂腺细胞很有规律性。而且，皮脂腺腺瘤的肿瘤结节是孤立的，位于真皮很表浅的位置，常常部分或全部取代其上方的表皮。需要注意的是，有时在典型的皮脂腺瘤的背景下可以见到局部有皮脂腺腺瘤样结构[2]，此时不管是诊断皮脂腺腺瘤或皮脂腺瘤都是可以的。同时还要与分化好的皮脂腺癌鉴别，并意识到该皮损可能是 Muir-Torre 综合征的标记之一。

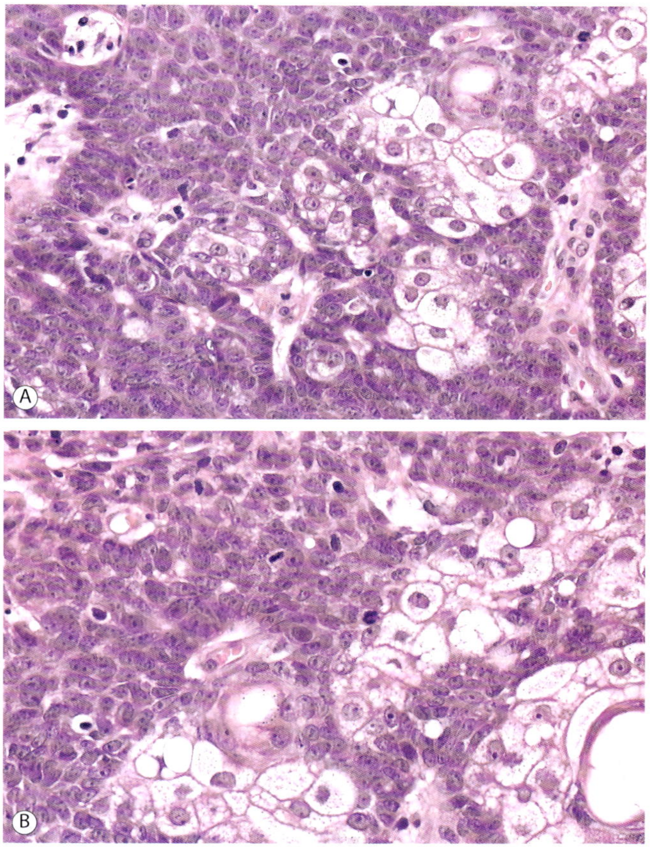


图 32.31　皮脂腺瘤：（A）肿瘤由随意分布的基底样细胞和成熟的皮脂腺细胞混合而成；（B）该视野见 2 个分裂象，但没有明显不典型性

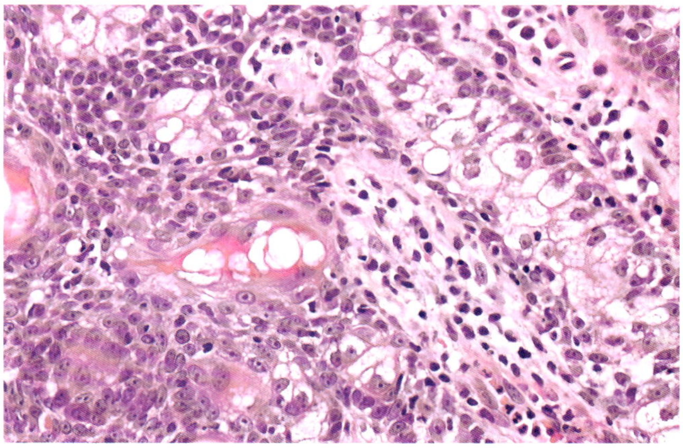

图 32.32　皮脂腺瘤：导管分化很常见

皮脂腺瘤和向皮脂腺分化的基底细胞癌容易混淆，区别在于后者必须具备基底细胞癌的特征，比如栅栏状排列和收缩间隙，肿瘤内只是偶尔可见到向皮脂腺分化的结构。免疫组化有助于鉴别，皮脂腺瘤表达 EMA 和 D2-40，而基底细胞癌标记 Ber-EP4 阳性。不过，完整切片的形态分析有助于鉴别[16-17]。

皮脂腺瘤和高分化皮脂腺癌的鉴别也是尤为重要的。皮脂腺癌有非常显著的核多形性，核仁明显，有大量核分裂象。虽然高分化皮脂腺癌可以形成典型的

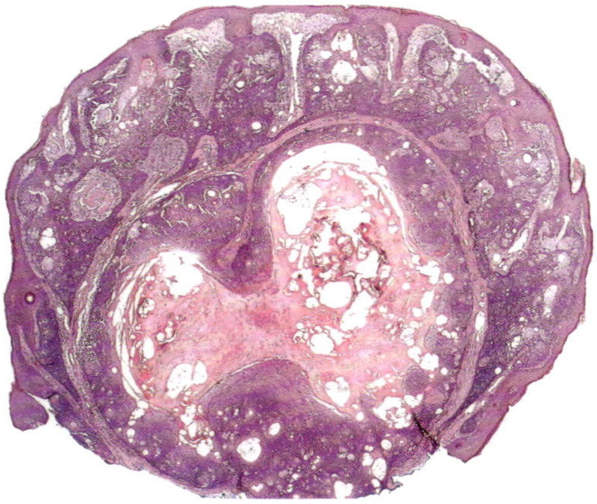

图 32.33 皮脂腺瘤：中央变性，形成罕见的囊肿型变异

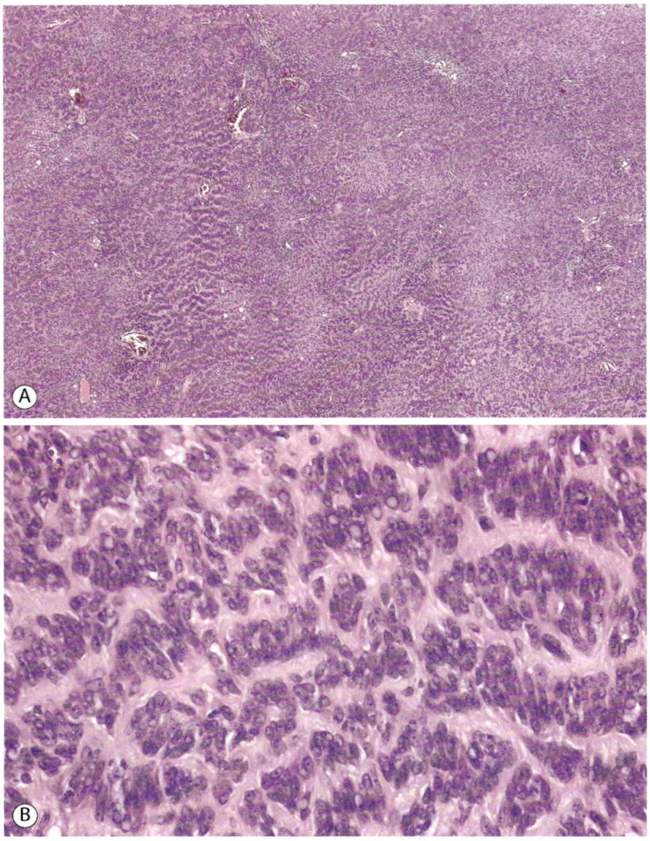

图 32.34 皮脂腺瘤：（A）栅栏状排列变异型，和波纹状结构的毛母细胞瘤很相似；（B）基质透明样变导致小梁状结构（高倍镜）

皮脂腺小叶样结构，并且有光滑的分明的境界，但是分化较差的区域往往呈现浸润性生长的模式。

皮脂腺瘤还要和向皮脂腺分化的毛母细胞瘤相鉴别[4]。后者有显著的毛胚和毛乳头结构，肿瘤周边呈栅栏状排列，而且间质也很明显。

正如前文提到的，皮脂腺瘤是为了取代皮脂腺上皮瘤一词而提出的，它有明确的临床和组织学特征，可以清楚地和皮脂腺腺瘤和向皮脂腺分化的基底细胞癌区别[1]。曾经有人提出皮脂腺母质瘤（sebomatricoma）一词，将皮脂腺瘤、皮脂腺上皮瘤、向皮脂腺分化的浅表上皮瘤、Muir-Torre 综合征相关皮脂腺肿瘤以及皮脂腺痣基础上发生的皮脂腺肿瘤都包括其中[18]，但没有得到广泛的认可。相反，皮脂腺瘤这一概念已广泛地被采纳。我们认为皮脂腺上皮瘤一词含混不清，应该弃用。我们还应该清晰地认识到，良性皮脂腺肿瘤包括一组具有不同构成特点和基底样细胞比例的疾病，它们代表了 Muir-Torre 综合征病谱中良性的一端，皮脂腺瘤是其中的一种皮损，它在细胞学和构成上有其独到的特点，相对来说，该肿瘤更富含细胞，而结构又不够有序（图 32.35）。理解这一点，可以帮助我们避免将皮脂腺瘤误认为皮脂腺癌。

# 向皮脂腺分化的浅表上皮瘤

## 临床表现

向皮脂腺分化的浅表上皮瘤罕见，目前报道不超过 20 例[1-10]。本病好发于面部[1-3]，另有 2 例报道发生在背部，还有一例患者同时在面、腋、躯干和股部发生多发性皮损[4-6]。皮损为肉色或黄至棕色丘疹、结节、斑块，通常 1 cm 或更小，但也可达 2 cm[4]。平均发病

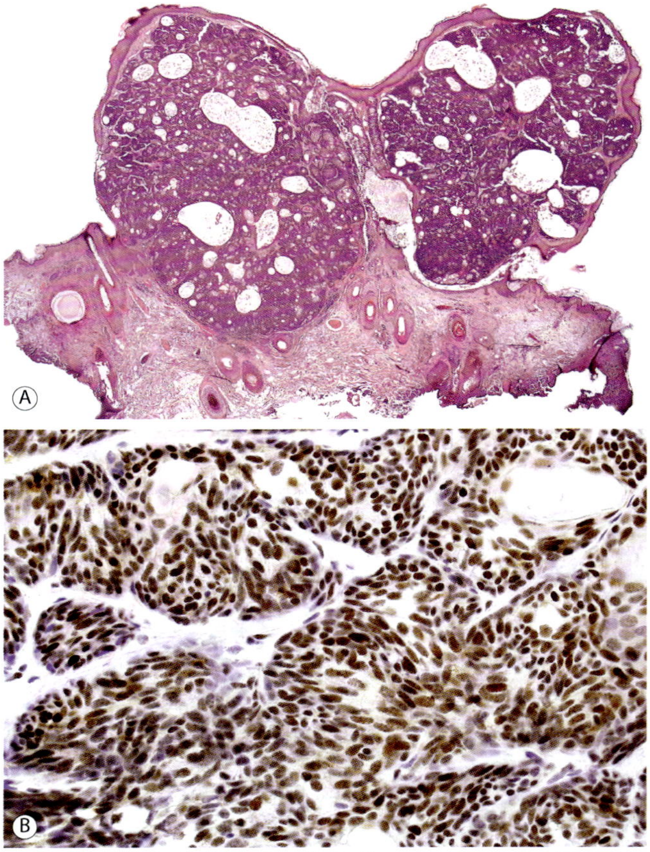

图 32.35 皮脂腺瘤：（A）该患者不伴 Muir-Torre 综合征；（B）MSH2 表达

年龄 60 岁（38 ～ 79 岁）[4]。没有明显性别差异[8]。

本病和 Muir-Torre 综合征的关系尚不清楚，有 1 例患者其本人和家族中有食管癌和结肠癌病史[1]。本病切除后未见复发[4]。

## 组织学特征

肿瘤嵌于表皮内，境界清楚，似碟子状，其下方表皮突延长增宽，并交织成网状（图 32.36）[1]。肿瘤由基底样细胞组成，夹杂单个或团块状成熟的皮脂腺细胞[1]。核分裂明显甚至活跃，但没有细胞学异型[1]。肿瘤中可见到向导管分化的结构以及内含角质的囊肿，偶尔还可形成鳞状涡[1-4]。肿瘤周边不形成栅栏状排列，也没有收缩间隙。

## 鉴别诊断

向皮脂腺分化的浅表上皮瘤首先要和毛囊漏斗部肿瘤鉴别。后者也是上皮样增生的模式，呈碟状，其小梁状的肿瘤条索细，空泡状，周围有增厚的嗜伊红基底膜包绕。毛囊漏斗部肿瘤无内含角质的囊肿，也没有向皮脂腺分化的结构，只是偶尔有报道同一肿瘤中同时出现两种肿瘤的特征[11]。

本病还需和伴皮脂腺分化的脂溢性角化相鉴别[9]。后者除了棘层肥厚型脂溢性角化病的特点，在整个上皮内可见少量散在的成熟皮脂腺细胞。

还有个案报道一例伴皮脂腺分化的网状棘皮瘤，从浅表的上皮成分向下延伸出鳞状成分，形成网状的外观[12]。该皮损可能是向皮脂腺分化的浅表上皮瘤或伴皮脂腺分化的脂溢性角化病。

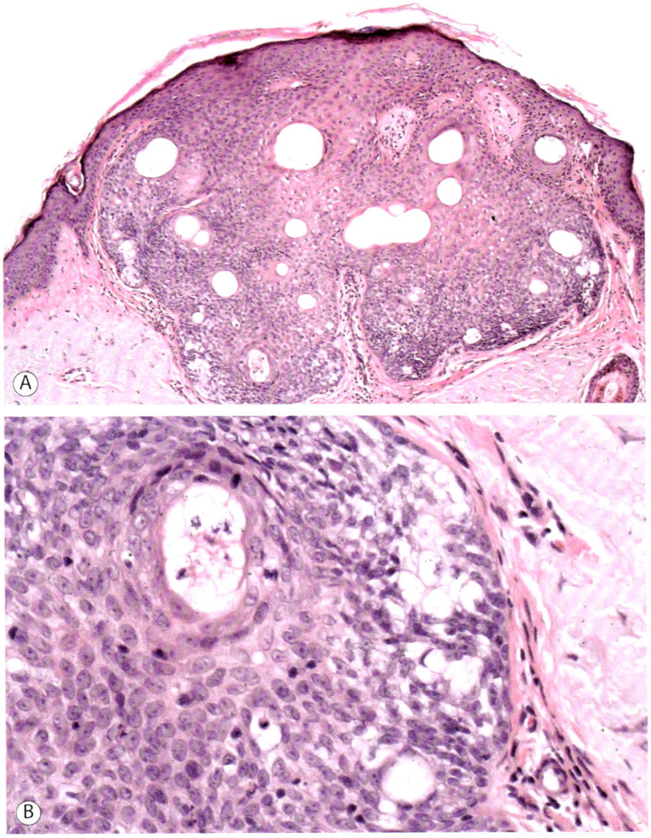

图 32.36 向皮脂腺分化的浅表上皮瘤：（**A**）表皮增厚，并见导管分化，形成境界清楚的病变；（**B**）皮脂腺分化很明显（Courtesy of E. Farmer，MD，Virginia Commonwealth University，Virginia，USA.）

# 皮脂腺母质瘤

皮脂腺上皮瘤过去代表向皮脂腺分化的基底细胞癌或皮脂腺腺瘤的一种异型。由于皮脂腺上皮瘤概念不清，历史上使用混乱。

Troy 和 Ackerman 建议废弃该词，而用有明确定义的皮脂腺瘤来描述这些皮损，以与皮脂腺增生、皮脂腺腺瘤、皮脂腺癌和向皮脂腺分化的基底细胞癌区分开来[1]。出于同样的考虑，Sánchez Yus 等提议用皮脂腺母质瘤（sebomatricoma）来描述从皮脂腺腺瘤到皮脂腺瘤之间的谱系损害[2-4]。尽管皮脂腺腺瘤和皮脂腺瘤确实有一定程度的相似性，并且都与 Muir-Torre 综合征相关，但这一概念并未得到广泛的认可。这一概念还将 Muir-Torre 综合征相关皮脂腺肿瘤、向皮脂腺分化的浅表上皮瘤以及皮脂腺痣基础上发生的皮脂腺肿瘤囊括其中，造成临床应用的不可行[4-5]。尽管这一提议有一定的道理，但没得到广泛的认可。

# 向皮脂腺分化的基底细胞癌

## 临床表现

向皮脂腺分化的基底细胞癌十分罕见，只报道过很少的几例[1-4]，然不断被各种综述所引用[5-6]。本病发生于基底细胞癌的好发部位，尤其是面部。有时可多发[2-3]，其生物学行为和其他基底细胞癌类似。

## 发病机制和组织学特征

目前尚不清楚向皮脂腺分化的基底细胞癌是否是 Muir-Torre 综合征病谱的一个表现，但有报道本病和内脏肿瘤有关[3]。从基因的角度看，基底细胞癌

和 *PTCH1* 基因、*P53* 基因以及 *BAX* 基因的突变有关，而 Muir-Torre 综合征的基因缺陷和 DNA 错配修复相关，两者确切的关系不得而知[7-9]。越来越多的人认为基底细胞癌系附件起源的肿瘤，因此肿瘤中出现各种各样的附属器的结构就不足为奇了。

组织学上，本病具有基底细胞癌的一般特征，结节状的团块由基底样细胞组成，周边呈栅栏状排列，有收缩间隙，间质结构疏松，富含黏蛋白沉积。肿瘤团块中散布数量不等的灶状的成熟皮脂腺细胞，由于全浆分泌可形成囊腔。

# 皮脂腺癌

## 临床表现

皮脂腺癌（sebaceous carcinoma）罕见，传统上分成两种情况：位于眼周的侵袭性皮脂腺癌和眼部以外低侵袭性皮脂腺癌，其中前者占 75%[1-5]。近年来人们意识到这样区分并不合理，有相当一部分眼外的皮脂腺癌发生转移，并导致一定的死亡率[6-10]。最近一项回顾性调查从国立肿瘤研究所的 SEER 数据库纳入 1349 例皮脂腺癌的患者，时间跨度为 31 年，研究发现眼周及眼外皮脂腺癌的存活率没有差别[11]。

### 眼周皮脂腺癌

眼周皮脂腺癌较皮肤或眼外皮脂腺癌更常见，一般在 65 岁左右发病[12]。肿瘤来源于眼部的皮脂腺。眼部的皮脂腺至少有 5 种类型。睑板腺位于上下眼睑的睑板上，是变异的皮脂腺，它不和毛囊相连，其分泌物通过鳞状上皮组成的导管进入更大的中央导管，并最终通向睑缘，形成泪液中的皮脂[13]。睑缘腺（Zeis 腺）和睑缘的睫毛相连。另外还有位于泪阜、眉毛的皮脂腺以及与眼睑表面与小毳毛相连的皮脂腺[9]。

皮脂腺癌是眼睑部位高居第二或第三位好发的恶性肿瘤，仅次于基底细胞癌（可能还有鳞癌），发生率占眼睑肿瘤的 1.5% 至超过 25% 以上[9, 14-19]。本病亚洲更高发，但美国的亚裔人种是否发生率也高尚不清楚。这种差异可能源于亚洲人种曝光部位基底细胞癌和鳞癌的发生率相对更少[9, 11, 20]。其他地区皮脂腺癌的发生占眼睑恶性肿瘤的 1% ～ 5%[9, 12]。

皮脂腺癌通常起源于睑板腺，好发生在上眼睑，表现为不断增大的肿块，不形成溃疡[21]。偶尔也来源于睑缘腺等其他皮脂腺，甚至是多中心起源[1, 22-24]。有时年轻人也发生皮脂腺癌[23]，通常女性略多见[11, 21, 25]。

皮脂腺癌临床很难诊断，往往被误诊为基底细胞癌、鳞癌甚至睑板腺囊肿或慢性睑结膜炎[21, 26]。本病转移并导致死亡的发生率可高达 25%[11, 21]。局部侵袭累及至颅内也有发生[27]。在早期发现并治疗的患者中最常转移至局部淋巴结、肺、肝、脑和骨骼[9]。一旦发生转移，预后很差，5 年生存率为 50%，而上下眼睑同时受累的患者预后极差[21]。早期诊断可大大降低转移和死亡的发生[28-29]。前哨淋巴结活检有助于肿瘤的分期[30]。

皮脂腺癌可发生于视网膜母细胞瘤的患者，或者是视网膜母细胞瘤经过放疗的患者，发生的年龄相对要年轻得多，也有报道本病发生于 HIV 感染者[31-34]。

### 眼外皮脂腺癌

眼外皮脂腺癌大约占 1/4[6-7, 9]。本病好发于皮脂腺集中的头、颈部（图 32.37）。约有 25% 的患者发生在头颈部以外的部位，例如躯干、股部和生殖器[1, 7, 35-37]，发生在鼻前庭、胸部、乳头、手指和外耳道者非常少见[38-43]。

以往曾认为本病男性比女性多发（男：女为

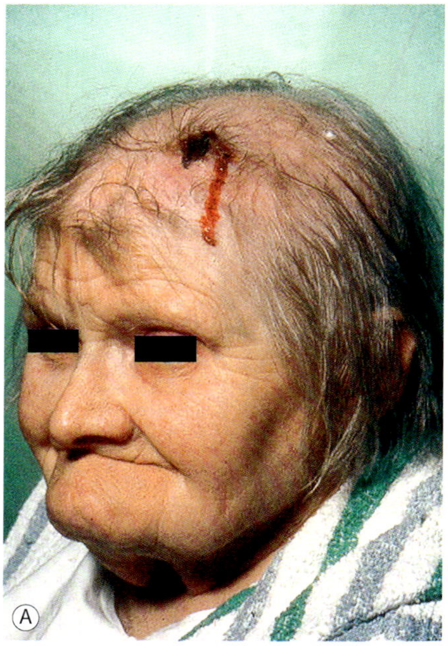


**图 32.37** 皮脂腺癌：（**A**）照片中的老年人头皮有一个外覆痂皮的肿物；（**B**）更严重的病变，其中央见红色圆顶的结节（By courtesy of D.H. McGibbon，St Thomas’ Hospital，London，UK.）

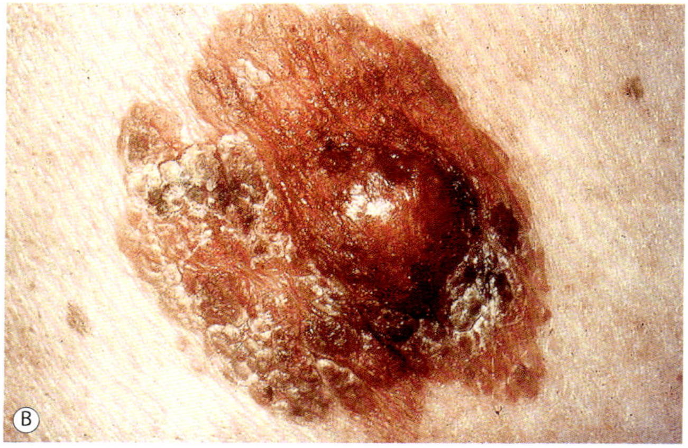

2：1），但不同作者得出的结论不一致，尤其近年来的一些研究发现男女发病的差异并不明显[7-9, 11, 44]。本病好发于70～80岁年龄段[7-8]，偶尔有儿童发病的报道[45]。皮脂腺癌表现为粉红至黄红色结节囊肿性皮损，有时发生溃疡，直径可达8cm[1]。其转移并导致死亡的发生率和眼周皮脂腺癌相当，转移途径也相似[6-11]。有报道皮脂腺癌发生于着色干皮病和女阴Bowen病的患者，也可发生于器官移植术后免疫抑制的个体[46-48]。本病还可发生在皮脂腺痣基础上[49]。

皮脂腺癌还可发生在皮肤以外的部位，其发病可能和异位的皮脂腺有关，例如口腔、颊黏膜、咽喉部、支气管、腮腺、颌下腺、宫颈以及卵巢皮样囊肿和良性囊肿性畸胎瘤上，但非常罕见[50-60]。其中又以腮腺最常见。腮腺还好发生其他良性皮脂腺肿瘤[8-9, 55, 61-62]，甚至发生皮脂腺淋巴腺瘤和十分罕见的皮脂腺淋巴腺癌，后两者不发生于皮肤上[63-64]。

眼周皮脂腺癌和眼外皮脂腺癌位于Muir-Torre综合征病谱上最恶性的一端，该综合征患者发生皮脂腺癌的年龄相对更年轻[65]。眼周皮脂腺癌与Muir-Torre综合征的关联不如眼外皮脂腺癌明显[25]，而头颈部以外位置的皮脂腺癌关联最密切[66]。

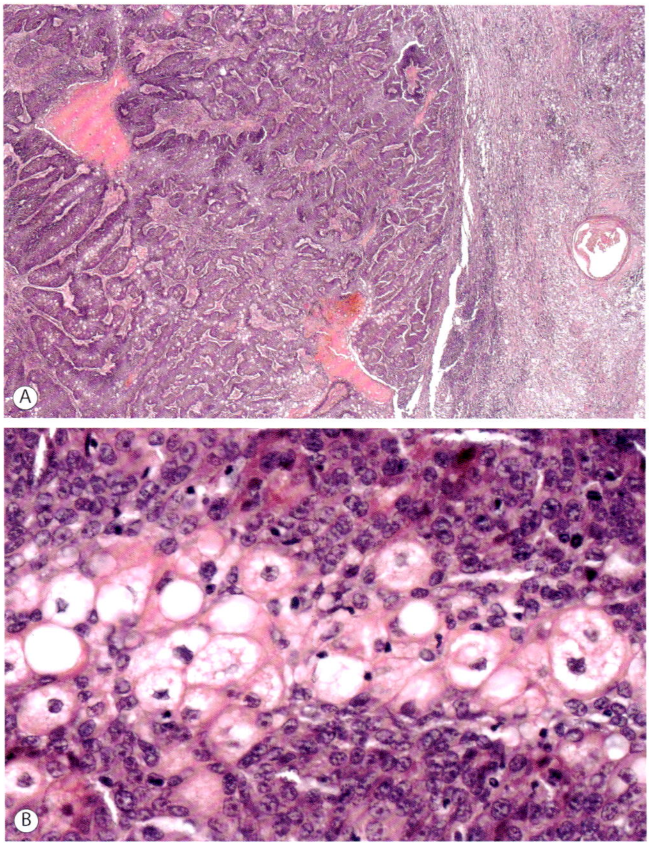

图 32.38 皮脂腺癌：（**A**）肿瘤由深染的生发细胞和少量分化的皮脂腺细胞组成，并形成不规则的小叶和小梁结构；（**B**）高倍镜观

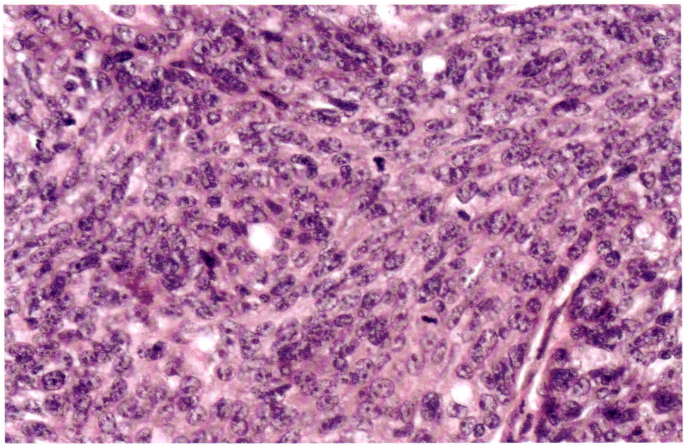

图 32.39 皮脂腺癌：该高倍镜视野几乎均为基底样细胞，分裂象显著

## 发病机制和组织学特征

本病病因不明。人们推测紫外线照射可能对本病的发生起着重要作用，偶尔报道的放疗后发生的皮脂腺癌也支持放射线照射和本病相关[7, 21, 67-68]。关于亚洲人群眼周皮脂腺癌的研究发现本病可能和HPV感染有关，但没有得到其他地区类似研究的证实[69-70]。有研究发现本病中存在*p53*基因突变和原癌基因*c-erB-2*表达的上调，并且可能和疾病预后差有关[70-72]。也有人报道由于缺乏p21蛋白的协调作用导致细胞周期的异常与本病有关[73]。和Muir-Torre综合征相关者可能还有其他的发生机制[74]。

组织学上，眼外皮脂腺癌最主要的特征是肿瘤呈不规则小叶状的生长模式，有时可以在真皮上部形成弥漫的生长，通常和上方的表皮相连（图32.38、32.39）。有时皮下脂肪组织和骨骼肌浸润显著。肿瘤结节由两类细胞混杂而成，一类是嗜碱性的皮脂腺生发细胞，核圆形或卵圆形，含数个核仁；另一类是更加成熟的皮脂腺细胞，胞质呈嗜伊红泡沫状。肿瘤坏死明显，有时呈粉刺样外观（图32.40）[26]。

分化越差的肿瘤，其肿瘤细胞的染色越深，胞质中含的脂质越少。这种肿瘤细胞往往异型性明显，常见异常核分裂象（图32.41、32.42）。肿瘤外周栅栏状排列不明显，只是偶尔见到。有时见角化现象，此时需要和鳞状细胞癌鉴别，前者可导致异物巨细胞反应。在分化不好的损害中，肿瘤细胞核及胞质呈明显多形性，常有异常核分裂。肿瘤向神经或血管、淋巴管侵袭也是本病的一个重要特征。最近有报道本病向表皮内生长或呈Paget样，甚至还有一例原位的报道[75-78]。个别情况下，肿瘤内见到向顶泌汗腺分化的特点[79]。本病脂质染色常常阳性（图32.43）。如果诊断不能明确，进一步行超微结构检查可以证实胞质内的脂质沉积（图32.44）[26]。

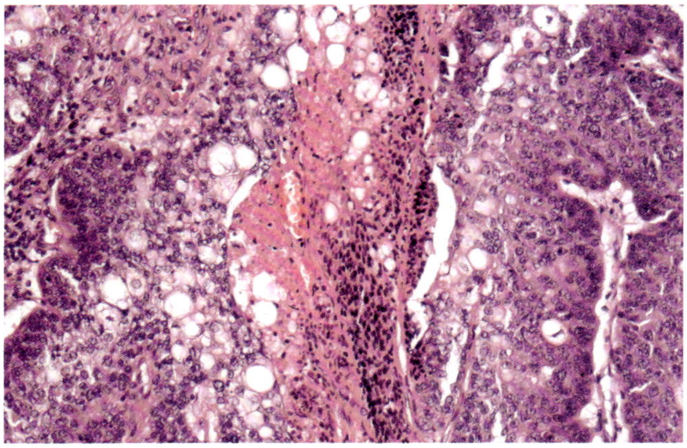

**图 32.40** 皮脂腺癌：高倍镜下显示基底样细胞和分化的皮脂腺细胞混合，并见肿瘤坏死

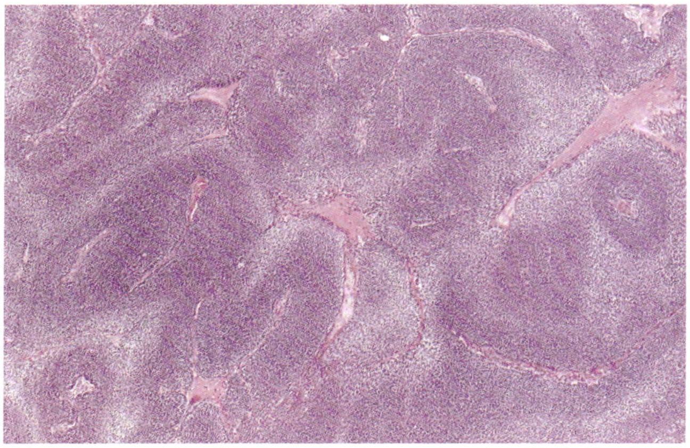

**图 32.41** 皮脂腺癌：分化很差的肿瘤几乎都是未分化细胞

免疫组化染色本病 EMA 和 adip- ophilin 强阳性，而 CEA 阴性（图 32.45）。

眼周皮脂腺癌组织学特征和眼外皮脂腺癌类似，只是肿瘤上方的结膜上皮或表皮更倾向于发生 Paget 样或 Bowen 样原位癌的改变（图 32.46 ~ 32.49）[21，26，30，80-81]，因此尽管见到皮脂腺分化的特征也常常发生误诊[28]。关于肿瘤分级有不同的标准，有的根据细胞分化程度分，有的则根据肿瘤生长的构成模式分[21，26]。这些分级都不能很好地提示肿瘤预后，因此尚没有统一的标准。

不良的预后和以下因素相关：多中心起源、肿瘤直径超过 1cm、肿瘤细胞分化差、肿瘤呈浸润性生长以及肿瘤浸润至血管、淋巴管[21]。

## 鉴别诊断

皮脂腺癌需要和一些良性皮脂腺肿瘤尤其是以基底样生发细胞为主的肿瘤相鉴别，前者具有不规则的生长模式，明显多形性改变，核仁显著，见有丝核分裂甚至是异常核分裂象。

分化比较好的皮脂腺癌容易和良性皮脂腺肿瘤混

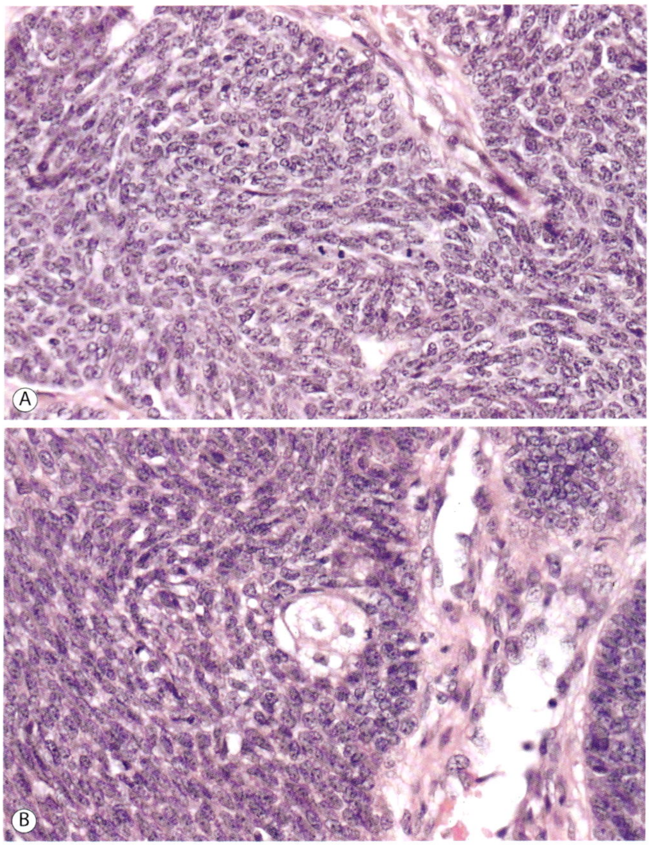

**图 32.42** 皮脂腺癌：（**A**）肿瘤具有显著的分裂象；（**B**）仅见少量皮脂腺细胞聚集

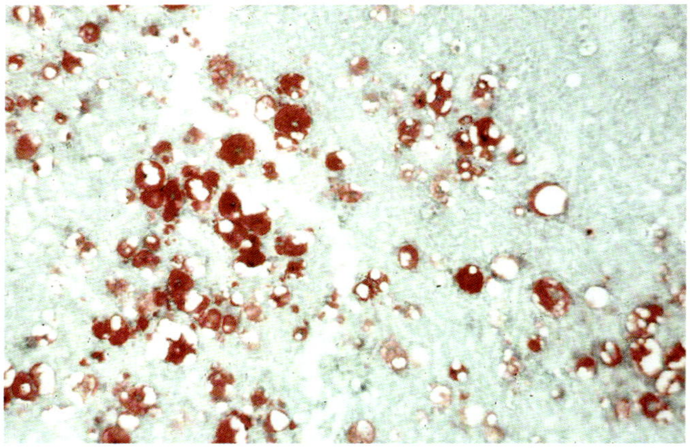

**图 32.43** 皮脂腺癌：脂质染色阳性有助于本病的鉴别诊断

淆，诊断困难的情况下，尤其是发生在眼周的皮损，诊断皮脂腺癌对于患者的治疗和预后更有帮助。

皮脂腺癌还需要和透明细胞鳞癌及透明细胞汗腺癌鉴别，脂质染色阳性，PAS 染色、阿辛蓝染色和黏蛋白胭脂红染色阴性有助于两者的区分。也有人强调基底细胞和成熟皮脂腺细胞的两形性染色模式（dimorphic staining pattern）即角蛋白、EMA 及 Ber-Ep4 的着色模式可以证实皮脂腺来源，尤其对于小标本[82-84]。新鲜标本还可以作脂肪染色和人乳脂肪球组化染色证实细胞向皮脂腺分化[85]。Adipophilin（以及相关的 perilipin）由于可以标记胞质内含脂质的蛋白，也可用于常规切片

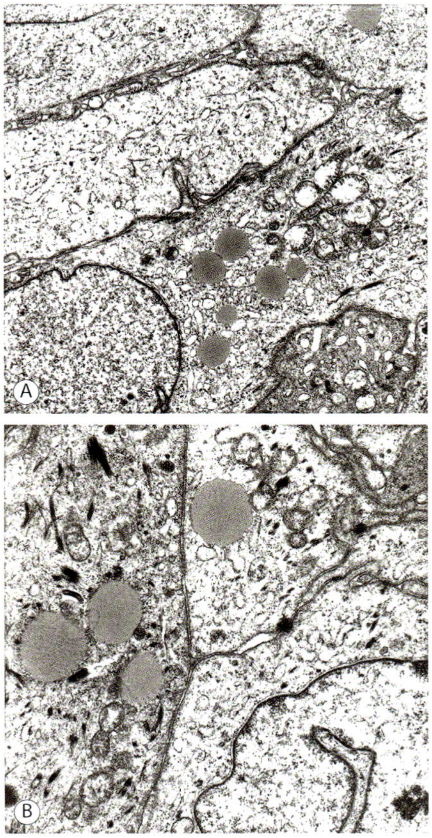

图 32.44 皮脂腺癌：（A）超微结构见无膜包被的脂质空泡；（B）进一步放大显示张力丝和桥粒

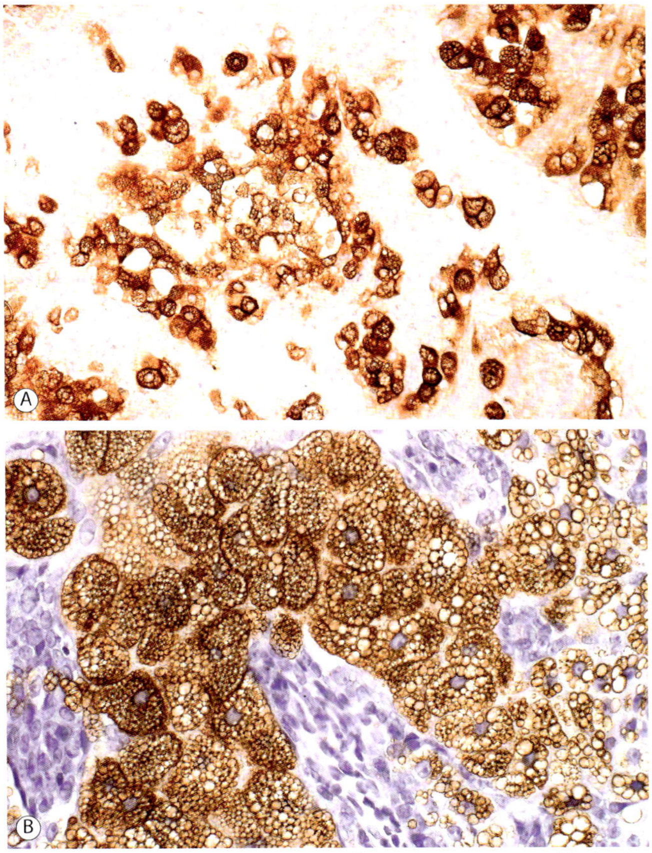

图 32.45 皮脂腺癌：（A）肿瘤细胞 EMA 强阳性表达；（B）adipophilin 阳性

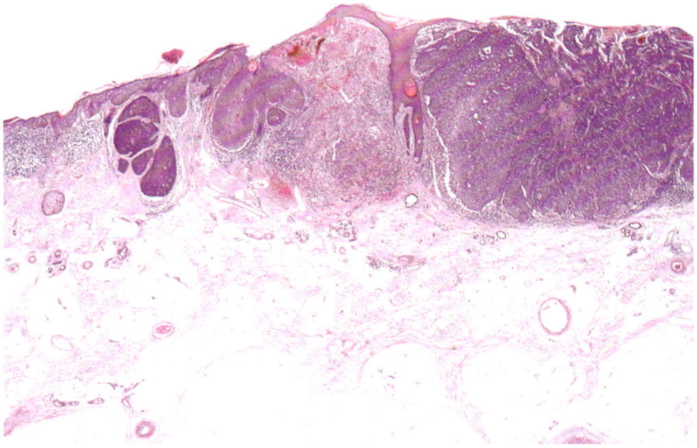

图 32.46 皮脂腺癌：这是眼周皮脂腺癌

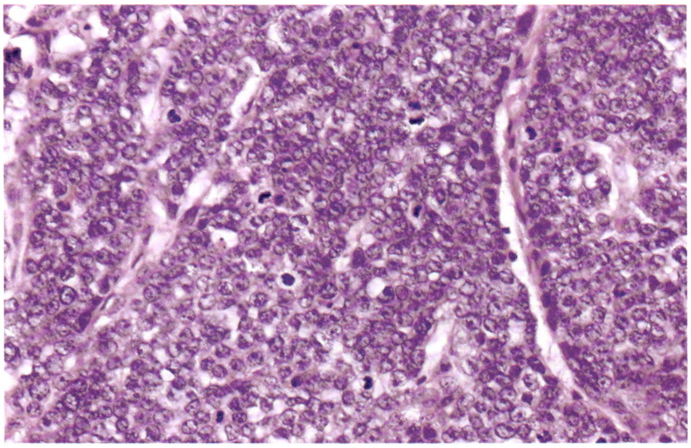

图 32.47 皮脂腺癌：肿瘤分化差，可见大量核分裂象

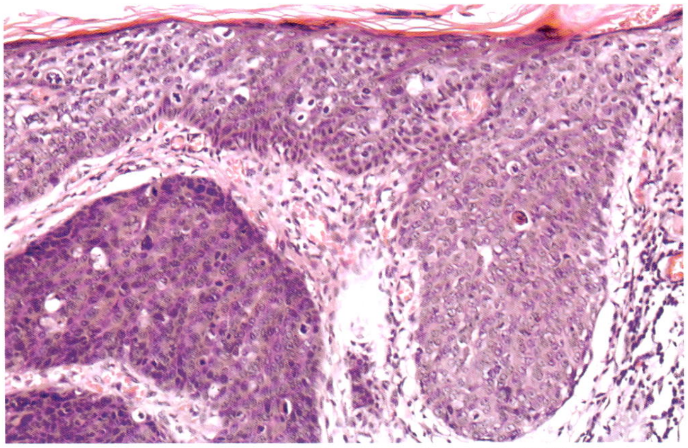

图 32.48 皮脂腺癌：肿瘤上方表皮呈鲍恩样改变

的组化染色（图 32.45b）[20, 49, 86-87]。最后皮脂腺癌和气球样细胞恶性黑素瘤的鉴别也是必要的，后者免疫组化染色 S-100 蛋白、HMB-45 或 MART-1 阳性。

## Muir-Torre 综合征

1967 年，Torre 和 Muir 各报道一例患者，表现为多发性皮肤肿瘤和胃肠道恶性肿瘤[1-3]。由于其发病有家族性特点（59% 呈常染色体显性遗传），曾被命

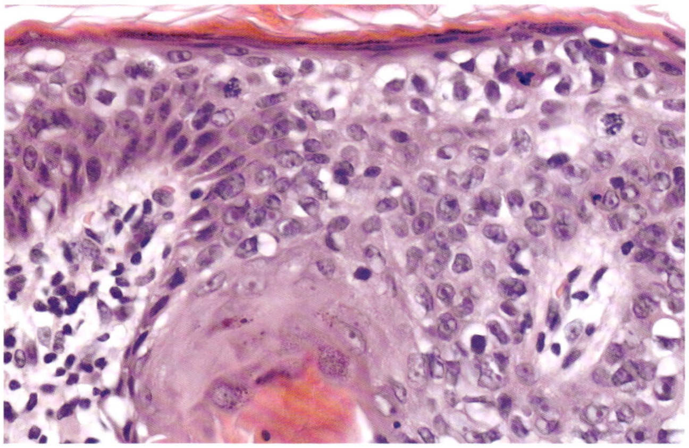

图 32.49 皮脂腺癌：高倍镜下显示局部向皮脂腺分化

名为“家族性肿瘤综合征”[4-5]。本病外显率高，但各患者表现不尽相同[6]。迄今为止，本病共报道了 200 多例。本病涉及的皮肤肿瘤包括：皮脂腺腺瘤、皮脂腺瘤、眼周和眼外皮脂腺癌、角化棘皮瘤和鳞状细胞癌（图 32.50）[4，6-8]。Torre 认为至少一种皮肤皮脂腺肿瘤合并至少一种内脏恶性肿瘤即可诊断 Muir-Torre 综合征，不一定需要家族史[8]。

皮脂腺腺瘤是本病最特异的肿瘤标记，皮脂腺瘤关联度可能相似，而且肿瘤越多发，其关联度越高[8]。有研究指出 40% 以上皮脂腺腺瘤合并内脏恶性肿瘤，而皮脂腺癌的发生率要小得多[6，8-9]。另一项研究数据来自国立肿瘤研究所的 SEER 数据库，研究分析了 30 年来 664 例皮肤皮脂腺癌患者，发现其罹患内脏肿瘤的危险性大大高于眼周皮脂腺癌的患者[10]。皮肤肿瘤常常发生于内脏肿瘤之后或同时发生，但也可比内脏肿瘤早好几年出现[6，11]。本病男性略多，发病年龄 30 岁以上，常见于 50 ～ 70 岁[6-7]。AIDS 和其他免疫缺陷可诱发本病[10-15]。

内脏恶性肿瘤可以多发，相对来说不是很凶险[6-7，15-17]。早期筛查、早期诊断有助于改善预后。相关的肿瘤包括：胃肠道的（～ 53%）、膀胱和肾盂的（～ 11%）、子宫内膜的（～ 10%）、乳房的（～ 5%）和血液系统的（～ 5%）恶性肿瘤[4，9，18-19]。27% 以上的患者发现肠道息肉，并且和结直肠癌的发生高度相关[11，16，20-21]。Muir-Torre 综合征相关的结肠癌 60% 发生在近端，其中 50% 的患者有一个以上的原发肿瘤[11]。值得指出的是，不时有报道即使是一个皮脂腺肿瘤，包括眼部皮损，都可能和内脏恶性肿瘤有关[22-25]。由于皮脂腺肿瘤比较少见，一旦诊断，作为皮肤科医生应该随时警惕是否有系统性肿瘤发生。

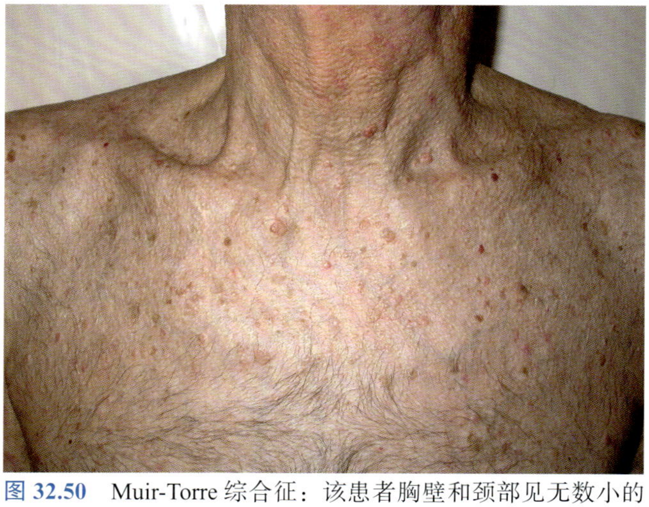

图 32.50 Muir-Torre 综合征：该患者胸壁和颈部见无数小的肿瘤（Courtesy of J.C. Pascual，MD，Alicante，spain.）

Muir-Torre 综合征患者发生的皮脂腺相关的损害，其组织学改变有时非常特殊，很难诊断为现有的任何疾病。比如已报道的和表皮不连的囊肿性皮脂腺病变和角化棘皮瘤样模式的皮脂腺肿瘤（图 32.51，32.52）[26-30]。其中前者其周边的基底样细胞增殖明显，细胞有一定的不典型性，可能属低度恶性的肿瘤，但未见侵袭性生长的生物学行为[29-30]。这些皮损是否为 Muir-Torre 综合征所特有尚不清楚[28-29，31-32]。

遗传性非息肉病性结直肠癌（hereditary nonpolyposis colorectal carcinoma，HNPCC）是一种肿瘤综合征，

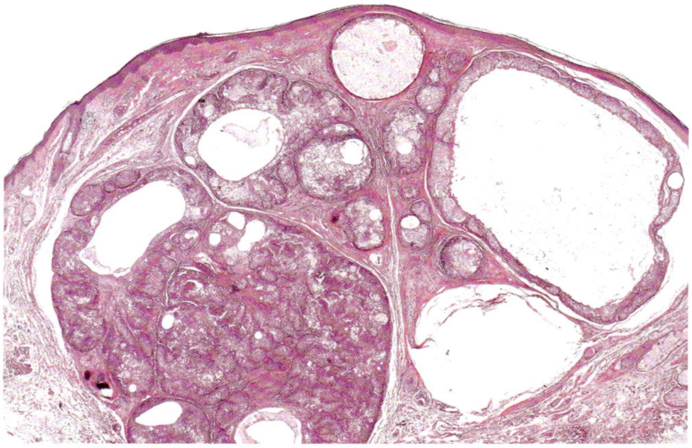

图 32.51 Muir-Torre 综合征：该皮脂腺肿瘤伴有囊腔改变，提示但不足以诊断 Muir-Torre 综合征

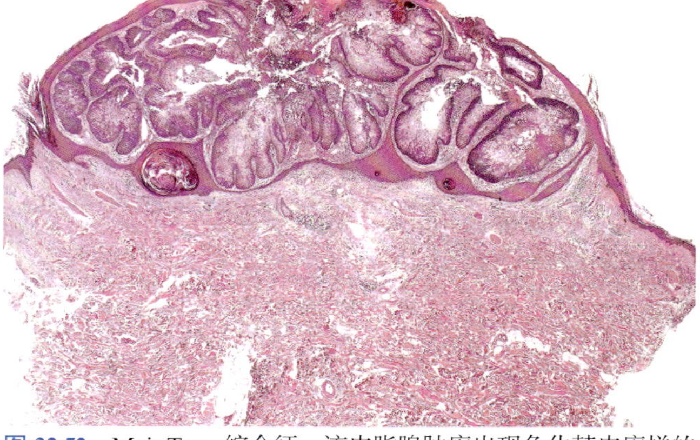

图 32.52 Muir-Torre 综合征：该皮脂腺肿瘤出现角化棘皮瘤样的模式，也可能提示 Muir-Torre 综合征，肿瘤两侧见领圈样结构

它是最常见的遗传性结直肠癌，占所有结直肠恶性肿瘤的 1% ～ 3%，并与子宫内膜的、泌尿系统的、卵巢的、肝胆系统的以及其他内脏的恶性肿瘤有关[33-35]。该综合征和 *MMR* 基因（DNA 错配修复基因）一个拷贝上的遗传缺陷相关，这种缺陷所引起的其他等位基因的缺失导致微卫星 DNA 复制过程中不稳定[36-37]。该现象被称作微卫星不稳定性（microsatellite instability，MSI），是 HNPCC 综合征相关肿瘤的一个重要特征[36]。70% HNPCC 综合征患者发生的肿瘤中存在 MSI[38]，并且存在 MSI 现象的恶性肿瘤侵袭性相对不强[39]。相关的 DNA 错配修复蛋白主要有两种：hMLH1 和 hMSH2，但也有单独的 hMSH6 的报道[36，39-42]。通常来说，存在 MSH2 丢失的病例，其 MSH6 也丢失[32]，而 hMSH6 丢失可单独发生。Muir-Torre 综合征是 HNPCC 综合征的一个亚型，本病患者所发生的肿瘤 70% 发现 MSI 现象[38，43-46]。除了 *MMR* 基因的缺陷，肿瘤中可能还存在其他基因的改变，比如 *FHIT*[47-50]。有研究发现，存在 MSI 现象的 Muir-Torre 综合征患者肿瘤发病更早，与通常的 70 岁相比，其发病年龄为 40 岁[43]。MSI 在肿瘤转化中的作用尚不清楚，可能和肿瘤抑制基因的丢失有关[51-53]。有研究发现存在 MSI 现象的 Muir-Torre 综合征患者所发生的皮脂腺肿瘤存在 β- 连环蛋白和 PTCH 途径的失调[54]。类似的异常也可能是散发皮脂腺肿瘤发病的机制。

检测 MSI 可以通过石蜡包埋组织进行 PCR 扩增得到，Muir-Torre 综合征患者的皮脂腺肿瘤或角化棘皮瘤损害中常常阳性[55-57]。也可利用免疫组化的方法检测 MMR 蛋白——hMLH1 和 hMSH2 的缺失（图 32.35，图 32.53 ～ 32.55）[32，58-63]。HNPCC 患者生殖细胞中 hMLH1 或 hMSH2 的基因缺陷是随机发生的，而大部分 Muir-Torre 综合征患者（＞ 90%）只发生 hMSH2 的基因缺陷[36，64-66]。这一现象的原因还不清楚，但 *MSH2* 基因突变发生的位置和类型可能与好发的皮脂腺肿瘤有关[46]。大部分 HNPCC 患者和 hMSH2 缺陷的内脏肿瘤患者不发生 Muir-Torre 综合征所特有的皮肤肿瘤[33，35-36，38，65-66]，利用 hMSH2 缺陷的转基因小鼠模型能再现 Muir-Torre 综合征的临床特征[67]。

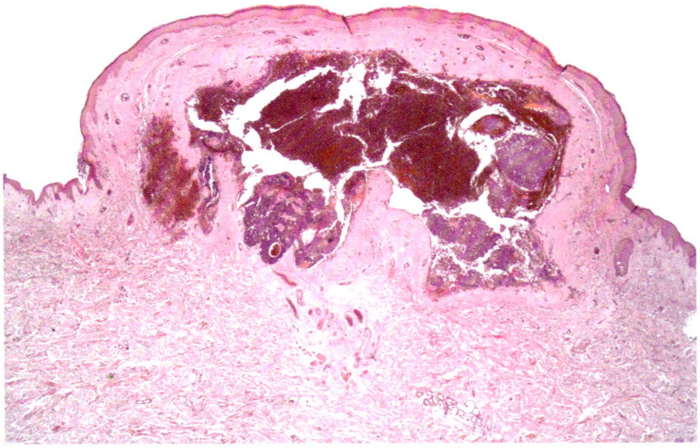

图 32.53　Muir-Torre 综合征：该肿瘤发生于明确的 Muir-Torre 综合征患者

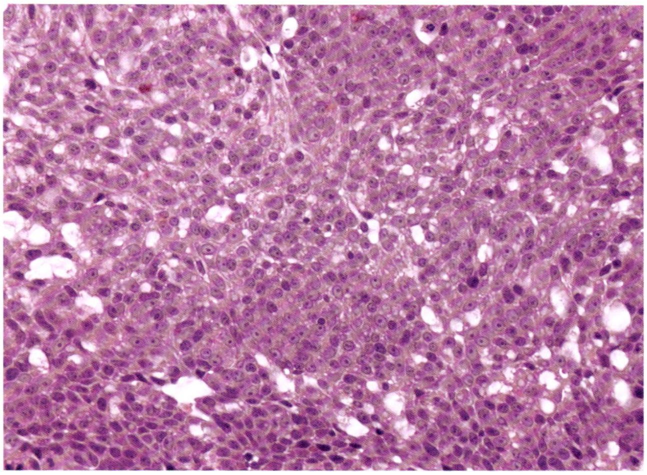

图 32.54　Muir-Torre 综合征：高倍镜显示局部向皮脂腺分化

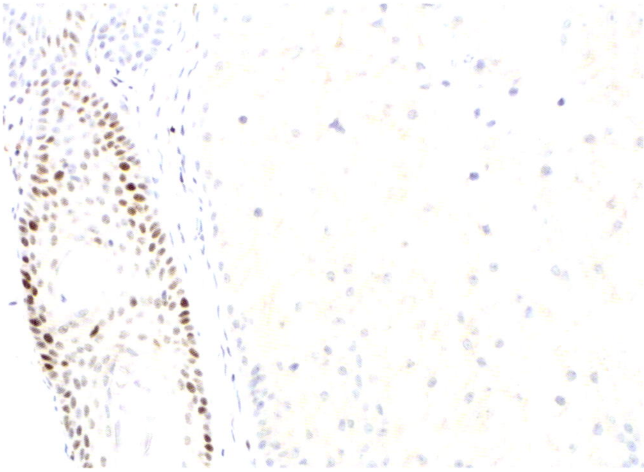

图 32.55　Muir-Torre 综合征：MSH2 表达完全缺失

其他内脏恶性肿瘤比如 10% ～ 15% 的散发结肠癌和子宫内膜癌也发现 MSI，它是通过体细胞 hMLH1 的缺失引起的[39，53]。散发肿瘤发生体细胞 *MMR* 基因的抑制比 HNPCC 相关肿瘤常见得多，不遗传给后代[39]。皮脂腺肿瘤很少发现 hMLH1 的缺失，提示 *MMR* 基因的体细胞抑制与该肿瘤的发病关系不大[68]。头颈部以外的肿瘤绝大多数都发现 MMR 蛋白的缺失，尤其是 hMSH2 的缺失[32]。由于 hMSH2 在体细胞中缺失的现象很少见，因此如果同一患者的皮肤肿瘤和内脏肿瘤同时发现 MSI 和（或）MMR 蛋白的缺失，高度提示 Muir-Torre 综合征的诊断[43，45，59-61，64-65]。因此通过免疫组化方法检测到 hMSH2 或 hMLH1 的缺失有助于诊断 Muir-Torre 综合征，并高度提示是种系细胞的突变，后者可通过遗传学检测进一步证实[43，59-62]。但即使未发现遗传学改变也不排除诊断。偶尔 Muir-Torre 综合征中非皮脂腺肿瘤或角化棘皮瘤的皮肤肿瘤也可检测到 MSI[69-70]。总之，免疫组化和分子生物学方法检测 MSI 对皮肤皮脂腺肿瘤的诊断是非常有价值的[68，71-73]。

最后，我们的建议是：皮肤皮脂腺肿瘤患者应全面体检，检查是否有内脏恶性肿瘤，以免遗漏 Muir-Torre 综合征诊断。

# 蔓套瘤

## 临床表现

蔓套瘤（mantleoma）可能向毛囊蔓套分化，临床上只发生于面部，往往是偶然发现的，系良性肿瘤[1]。

## 发病机制和组织学特征

蔓套位于毛囊漏斗部，最早由 Felix Pinkus 提出，它由薄薄的一层基底样细胞组成，不同程度向皮脂腺分化，外观恰似一个倒置的杯子[2]。蔓套真正的性质不明，可能具有感受功能或与皮脂腺形成有关[3]。

蔓套瘤由毛囊中心性的条索和基底样细胞束组成，内含数量不等的皮脂腺细胞，有时形成网状结构（图 32.56 ～ 32.58）[1]。结缔组织间质内有黏蛋白沉积，和邻近的真皮组织有裂隙分开。除了最初报道的，并没有更多的文献，但我们日常工作中偶尔也发现这样的病例。

## 鉴别诊断

本病和毛囊中心性基底样细胞增生有一定的相似之处，两者是否有关尚不清楚[3]。有作者认为纤维毛囊瘤和毛盘瘤也向蔓套分化，后两者可以是 Birt-Hogg-Dubé 综合征的特征性表现[4]。

蔓套瘤组织学上还和基底样毛囊错构瘤相似，但后者临床多发，病理上无皮脂腺分化的结构[1，5-6]。

# 其他向皮脂腺分化的皮肤肿瘤

某些皮肤上皮或附属器肿瘤可包含皮脂腺成分或向皮脂腺分化，这并不奇怪，因为皮肤附属器结构是多能干细胞起源的[1-2]。在毛囊来源的肿瘤中出现皮脂腺分化并不一定与最初的毛囊皮脂腺单位有关。尤其是一些毛囊来源肿瘤可能出现皮脂腺分化。这些肿瘤包括：皮肤混合瘤、微囊肿附属器癌、汗孔瘤、汗孔癌、增生性外毛根鞘囊肿、纤维毛囊瘤、毛发毛囊瘤、毛母细胞瘤、毛囊漏斗部肿瘤和毛鞘棘皮瘤[3-13]。

顶泌汗腺汗孔瘤也可出现皮脂腺分化[14-15]。另外，还有文献报道一些难以分类的混合附属器肿瘤，其出现皮脂腺分化[16-20]。

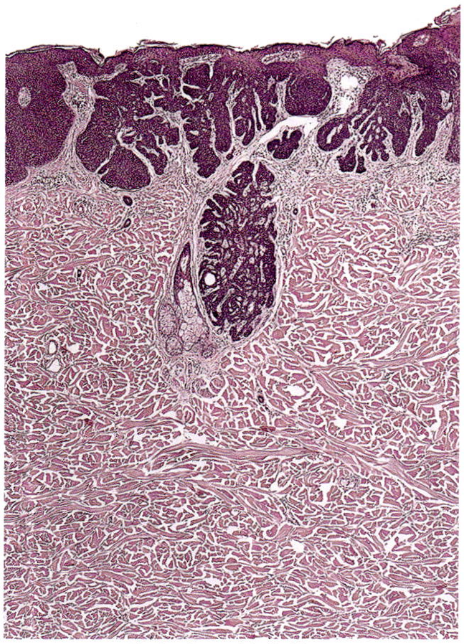

图 32.56 蔓套瘤：低倍镜下可见基底样细胞增生，形成花边样（By courtesy of C. Steffan，MD，Palm Springs，California，USA.）

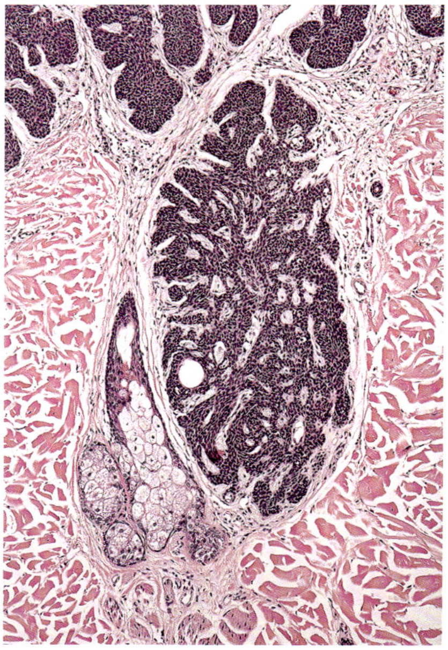

图 32.57 蔓套瘤：肿瘤和邻近的真皮组织以及锯齿状的皮脂腺组织之间有裂隙（By courtesy of C. Steffan，MD，Palm Springs，California，USA.）

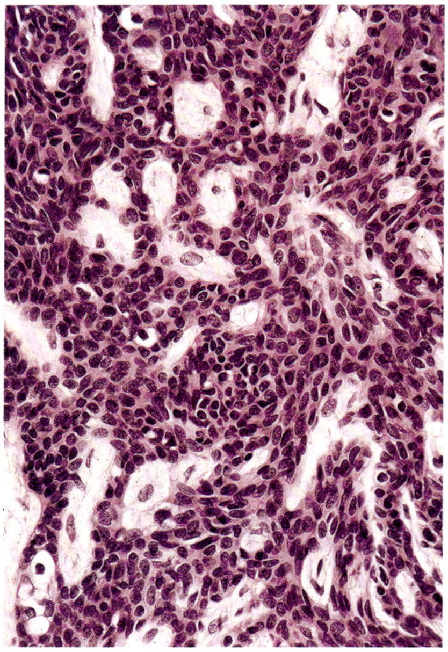

图 32.58 蔓套瘤：肿瘤由大小、形态一致的小基底样细胞混合皮脂腺细胞而成（By courtesy of C. Steffan，MD，Palm Springs，California，USA.）

（姜祎群译 孙建方校 高天文审）

# 汗腺肿瘤 第33章



## 顶泌汗腺痣

### 临床特征

顶泌汗腺痣（apocrine nevus）是正常顶泌汗腺的过度增生，又称顶泌汗腺错构瘤、错构瘤性顶泌汗腺增生。临床罕见，症状多变，常表现为腋窝肿胀[1-4]。也有表现为颈、前胸和腹股沟部位的红或棕色结节，颜面斑块及前胸多发性丘疹的报道[5-10]。出生时或成年后起病。多汗症不常见。通常没有潜在的系统疾病，曾有报道一例患者有灶性真皮发育不良（Goltz 综合征），另有一例合并腋窝顶泌汗腺癌[4-5, 11]。此外，亦有顶泌汗腺痣内发生乳头状汗管囊腺瘤的报道[12-13]。

### 组织学特征

真皮网状层有大量成熟的顶泌汗腺，有时波及皮下脂肪层。可见腺体和导管。

## 顶泌汗腺汗囊瘤和顶泌汗腺囊腺瘤

### 临床特征

顶泌汗腺汗囊瘤（apocrine hidrocystoma）是一种少见的囊肿性肿瘤，常单发[1-3]。虽然来源于顶泌汗腺，但极少发生于顶泌汗腺聚集的部位[3]。多见于头颈，常累及颊部（图 33.1）[2-3]，多发性皮损也有报道[4-8]。发生于面部者称作 Robinson 型，常见于

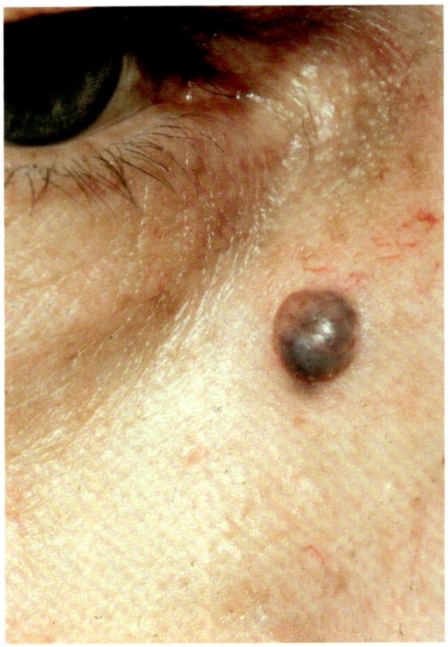

**图 33.1** 顶泌汗腺汗囊瘤：该中年男性面颊部见特征性的淡蓝色半透明的肿物（From the collection of the late N.P. Smith，MD，the Institute of Dermatology，London，UK.）

中年女性[4-5，9]。多发性顶泌汗腺汗囊瘤是外胚层发育不良（Schöpf-Schulz-Passarge 综合征）和灶性真皮发育不良（Goltz 综合征）的一个临床表现[9-11]。位于眼睑的顶泌汗腺汗囊瘤又称为 Moll 腺囊肿[6-7]。本病罕见于胸、肩、腋、脐、包皮、外阴和指部[12-16]。目前认为位于阴茎者至少一部分是阴茎中线囊肿，而不是真正的顶泌汗腺囊肿。本病男女发病率相仿。多见于中年人[15]，少数见于儿童[24]。

此瘤表现为真皮内中等硬度的蓝色、淡蓝黑色或紫色囊性结节，圆形，半透明状。直径约 1 cm，大至 7 cm 的巨大型顶泌汗腺汗囊瘤也有报道[25-27]。无家族易感性。单发损害没有季节变化，部分多发损害患者夏季加重，冬季减轻[4-5]。偶尔顶泌汗腺瘤是皮脂腺痣的一个临床特征[28]。

## 组织学特征

顶泌汗腺汗囊瘤表现为真皮内单房或多房大囊腔（图 33.2）[3]，常有纤维性假包膜。囊腔衬以两层上皮细胞，外层是扁平有空泡的肌上皮细胞，内层是高柱状细胞，胞质嗜酸性，圆形或卵圆形泡状核位于基底部。电镜证实除了分泌细胞，还有肌上皮细胞存在[21]。可见顶浆分泌（图 33.3）。内层细胞胞质含 PAS 阳性耐淀粉酶颗粒，偶见铁或黑素颗粒[3，15-17，30]。在约半数损害中，可见多个乳头状突起突向囊腔。偶尔，部分囊壁被乳头或腺瘤样增生（顶泌汗腺囊腺瘤，apocrine cystadenoma）所取代（图 33.4）[31]。

Moll 腺囊肿囊壁由顶泌汗腺上皮和角化的鳞状上皮共同组成[32]。

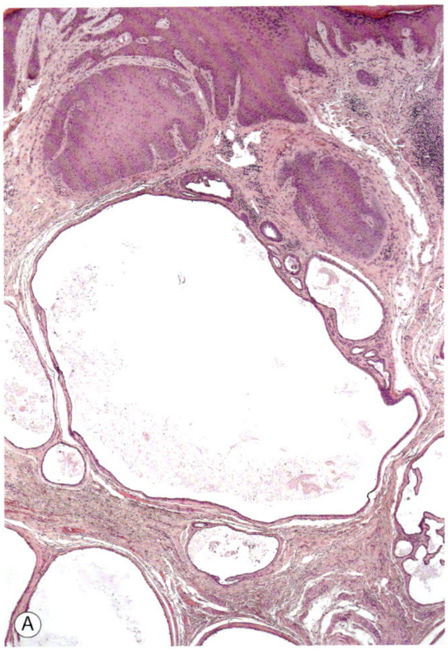


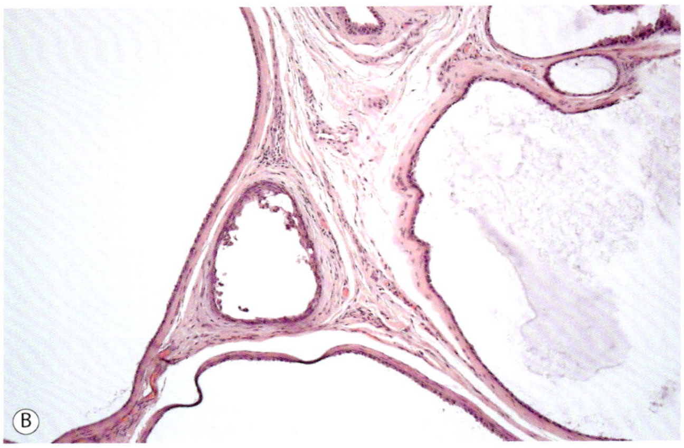


**图 33.2** （**A，B**）顶泌汗腺汗囊瘤：肿瘤由多房性囊肿组成

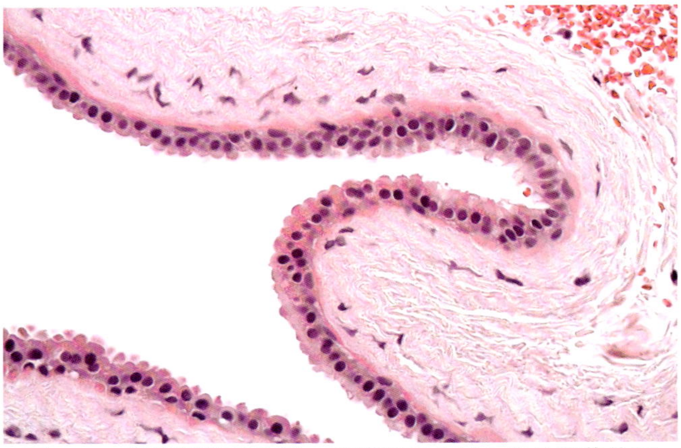

**图 33.3** 顶泌汗腺汗囊瘤：高倍镜下内衬上皮见顶浆分泌

肌上皮细胞免疫组织化学 SMA 和 p63 阳性（图 33.5），S-100 蛋白染色阳性率不一。

## 鉴别诊断

顶泌汗腺汗囊瘤与外泌汗腺汗囊瘤之间鉴别较困

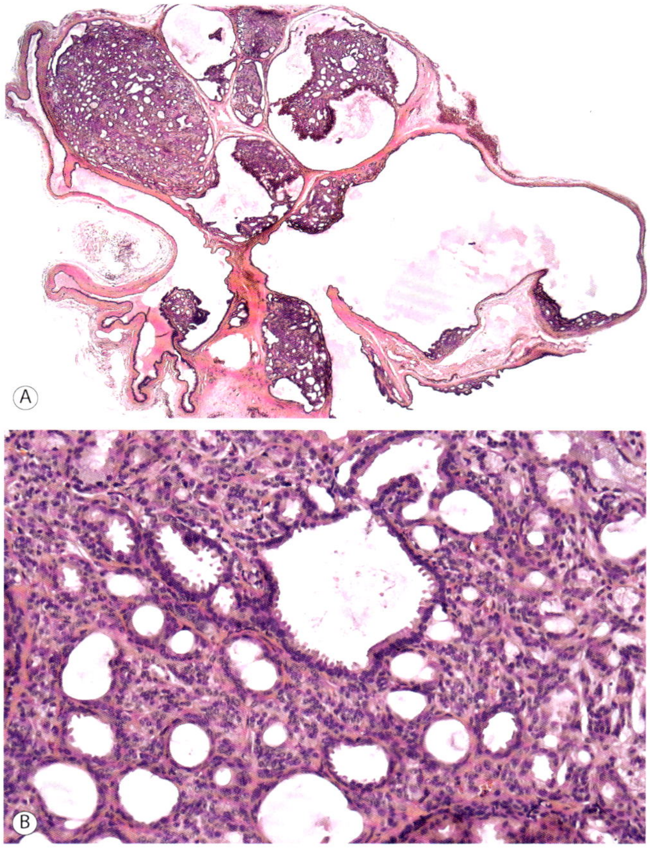


图 33.4 （A，B）顶泌汗腺乳头状囊腺瘤：该肿瘤位于颈部，镜下损害呈囊性，含有腺体和乳头状结构

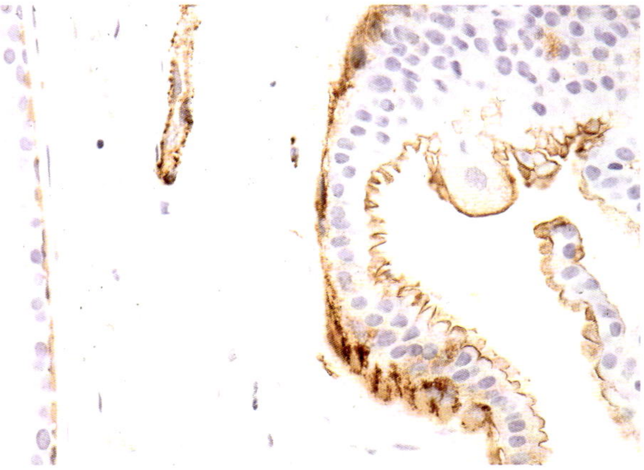

图 33.5 顶泌汗腺汗囊瘤：外层肌上皮细胞表达平滑肌肌动蛋白（SMA）

难，这主要是因为顶泌汗腺汗囊瘤过度分泌引起囊腔扩张，导致上皮细胞层萎缩。外泌汗腺汗囊瘤被认为是汗腺导管的囊样扩张所致[33]。这种囊肿究竟是来源于顶泌汗腺或外泌汗腺还有争议，因为顶泌汗腺、外泌汗腺的导管系统常是相同的[4-5]。一些作者提议改用导管汗囊瘤（ductal hidrocystoma）一词来体现这两种可能的组织来源[5]。近来有报道顶泌汗腺导管可表达人乳脂球蛋白 1（HMFG-1），而外泌汗腺导管不表达这种蛋白[24]，这可能有助于鉴别两种腺体来源的导管汗囊瘤。在顶浆分泌不明显的顶泌汗腺汗囊瘤病例中，S-100 蛋白和 α-SMA 免疫组化染色很容易鉴别，因为外泌汗腺汗囊瘤不表达这两种蛋白[33-35]。而且，顶泌汗腺汗囊瘤腔上皮层表达 K7、K8 和 K18 蛋白而外泌汗腺汗囊瘤腔上皮层表达 K1、K5、K10 和 K14 蛋白[33，35]。

# 混合性表皮样顶泌汗腺囊肿

## 临床特征

本病罕见，表现为直径小于 1.0 cm 的淡蓝色或肉色囊性丘疹、结节。曾报道发生于乳头、眼睑和唇[1]。

## 组织学特征

囊肿含角蛋白碎片，囊壁由顶浆分泌的顶泌汗腺上皮和颗粒细胞层发育良好的鳞状上皮构成。

# 乳头状汗管囊腺瘤

## 临床特征

乳头状汗管囊腺瘤（syringocystadenoma papilliferum）常单发，出生时即有或发生于幼年。好发于头皮[1-5]，也可见于面、颈和躯干，罕见于下肢（图 33.6）[3]。本病不常见于顶泌汗腺丰富的腋窝。偶有报道皮损发生于眼睑、乳房、上肢、大腿、腘窝、外阴和阴囊[6-16]。头皮损害常发生于原有皮脂腺痣的基础上（图 33.7）[17-19]，5% ～ 19% 的皮脂腺痣合并有

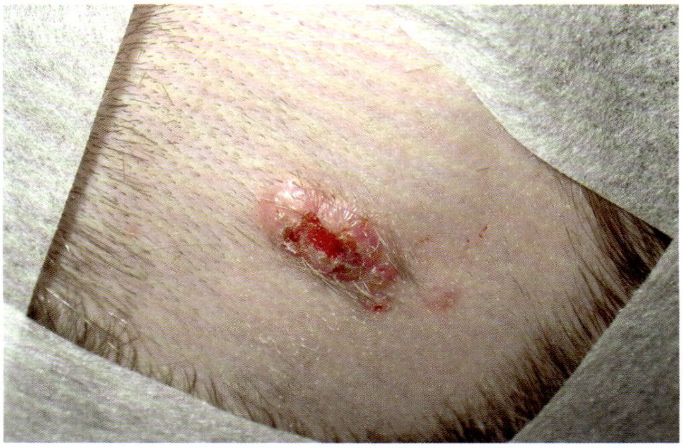

图 33.6 乳头状汗管囊腺瘤：摄于手术前的损害表面溃破、脱屑（By courtesy of J.C. Pascual，MD，Alicante，Spain.）

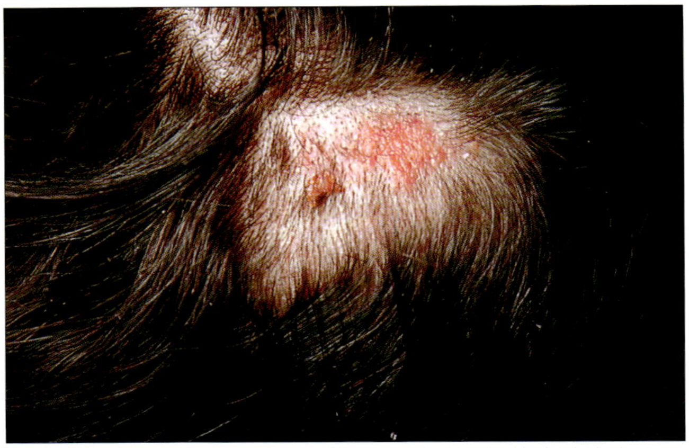

图 33.7 乳头状汗管囊腺瘤：该头皮乳头状汗管囊腺瘤发生于皮脂腺痣的基础上（By courtesy of the Institute of Dermatology，UMDS，London，UK.）

本病。也可合并毛鞘瘤[20-21]、黑头粉刺痣或灶性真皮发育不良（Goltz 综合征）[22-23]。

临床表现为灰色或棕黑色的乳头状或疣状增生，有时结痂，表面潮湿。偶见多发性小丘疹，部分呈线状或节段性分布，有时可见沿着 Blaschko 线分布[3，24-29]。可有瘙痒性脱屑，位于头皮的皮损因为梳头等外伤而易出血。偶尔，皮损中央有脐凹，排出浆液血性分泌物[6]。多灶性病变罕见[30]。

可以并发顶泌汗腺汗囊瘤、顶泌汗腺囊腺瘤、乳头状汗腺腺瘤、管状顶泌汗腺腺瘤、顶泌汗腺汗孔瘤、混合型管状乳头状汗腺腺瘤和顶泌汗腺痣[18，31-36]。也可与尖锐湿疣、顶泌汗腺顶端汗管角化、乳头状外泌汗腺腺瘤、皮角、疣状癌、疣状囊肿、巨大粉刺以及毛囊口瘤并发[25-33]。

## 发病机制和组织学特征

本病常归类于顶泌汗腺来源的肿瘤，但电镜、酶组织化学和免疫组化结果不尽一致，有的支持外泌汗腺来源，也有的支持顶泌汗腺来源[3]。可能如 19 世纪 60 年代 Lever 所假设的，此瘤起源于顶泌汗腺或未分化的多能干细胞。部分乳头状汗管囊腺瘤证实存在 9q22 和 9p21 基因缺失[46]。

组织学上，乳头状汗管囊腺瘤有一个特征性的、易识别的外观。低倍镜下呈现表皮内陷或外生性（图 33.8）。病变中央可见表浅的有上皮覆盖的乳头结构，和深部的导管样结构相连。表面有残留的鳞状上皮，常常增生，有角化过度和角化不全。部分乳头上覆复层鳞状上皮，但主要衬以典型的双层上皮细胞，内层细胞为胞质稀少、核卵圆形且深染的小细胞，外层是高柱状细胞，胞质丰富，嗜酸性，核大，空泡状（图 33.9）。常可见顶浆分泌。腺腔壁亦由双层上皮细胞

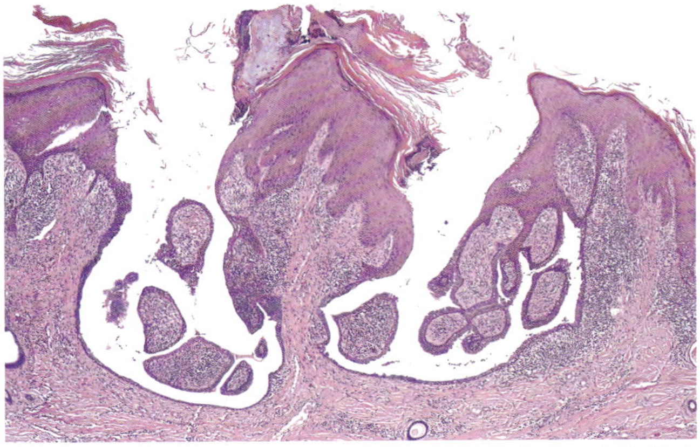

图 33.8 乳头状汗管囊腺瘤：该外生性损害发生于皮脂腺痣的基础上，可见部分表面覆盖着鳞状上皮

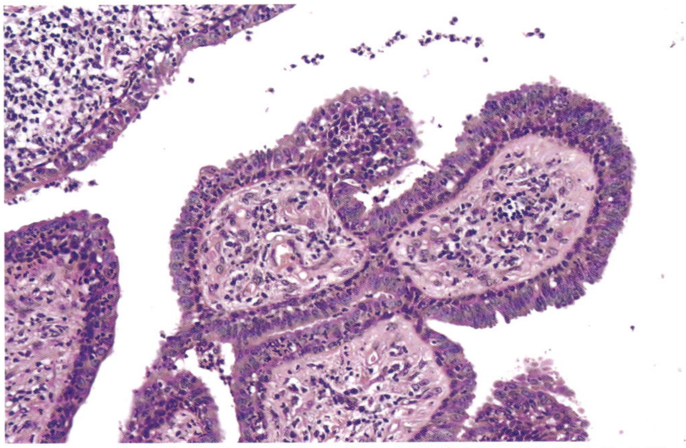

图 33.9 乳头状汗管囊腺瘤：乳头外层覆盖一层高柱状细胞，胞质嗜伊红染色；内层是小立方形肌上皮细胞，有深染的核

组成，乳头状突起由中央的纤维血管提供营养，有相当多的浆细胞浸润（图 33.10）。尽管乳头状汗管囊腺瘤的组织学特征非常典型，但其形态多样，至少与管状顶泌汗腺腺瘤的表现有部分重叠[47]。乳头状汗管囊腺瘤的部分表现可以让人联想到经典的管状顶泌汗腺腺瘤、顶泌汗腺汗囊瘤以及透明细胞汗管瘤。亦有肿瘤内出现局灶性皮脂腺分化的报道[32-34，47-50]。

乳头状汗管囊腺瘤细胞表达 AE1/AE3、CAM5.2、上皮膜抗原（EMA）和癌胚抗原（CEA）[12，33，51-52]。

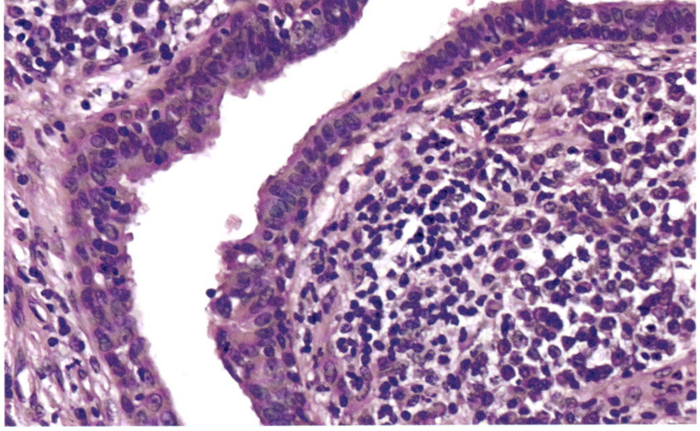

图 33.10 乳头状汗管囊腺瘤：基质内有大量的浆细胞

内层细胞 SMA 阳性[12]。顶泌汗腺分化标记结果不一致，有发现 GCDEP-15 和 HMFG-1 阴性[10, 39]，也有研究发现 GCDEP-15 和（或）HMFG-2 阳性[12, 51]。

# 乳头状汗管囊腺癌

## 临床特征

乳头状汗管囊腺癌（syringocystadenocarcinoma papilliferum）罕见报道[1-6]，其中有 3 例系原位癌[1, 5-8]。有限的文献报道表明该肿瘤好发于头皮（有 3 例），也可见于胸部、乳房、背部和肛周（各 1 例）。发病率无性别差异，发病年龄为 47 ～ 74 岁。表现为存在多年的疣状结节或大的斑块，当迅速增大或肿瘤固定于其下面的组织时表明发生了恶变。偶见其与皮脂腺痣相关的报道[8-10]。

目前认为该肿瘤恶性程度较低，只有一例发生局部淋巴结的转移[3]。

## 组织学特征

本病多数由清晰可辨的良性癌前病变转变而来，当局部出现核不典型性、上皮有多层细胞、有丝分裂活性增加并有异常核分裂象以及累及真皮具有浸润性时提示癌变。

有少数关于皮脂腺痣基础上的乳头状汗管囊腺瘤发生黏液腺癌或顶泌汗腺导管癌的报道[9-10]。

肿瘤上皮细胞表达 AE1/AE3、EMA 和 CEA[6]。HMFG-2 和 GCDFP 阳性率不等[5-6]。

# 乳头状汗腺腺瘤

## 临床特征

绝大多数乳头状汗腺腺瘤（hidradenoma papilliferum）发生于女性[1-9]，几乎均为白种人妇女[5]。患者通常为青年至中年（20 ～ 89 岁）[6-7]。偶见于男性，有作者认为这些病例是顶泌汗腺乳头状囊腺瘤[7, 10-11]。同样的，一些所谓异位的乳头状汗腺腺瘤，如发生于眼睑、鼻部、颊部、腋窝、四肢、胸背部和外耳道的也可能是顶泌汗腺乳头状囊腺瘤[12-17]。发生于眼睑和外耳道的可能分别来源于 Moll 腺和耵聍腺。

临床表现为单发、无症状的丘疹或结节，直径 1 ～ 2 cm，主要发生在女阴、会阴或肛周[4]。最常见于大阴唇，也可发生在小阴唇外侧、阴唇间沟、阴蒂、后阴唇系带以及阴阜等部位（图 33.11）[6]。偶有疼痛、触痛、瘙痒、烧灼感、分泌物或出血[6]。皮损圆形，坚实或囊性，可有脐凹或溃疡形成[5]。

## 发病机制和组织学特征

此瘤来源于顶泌汗腺或肛门生殖器部位的乳腺样结构[18]。

表皮正常、棘层肥厚或溃疡形成。损害位于真皮或固有膜内，形成一界限清楚的结节，可与表皮在多处相连（图 33.12）[4, 19]。表现为覆盖着上皮的乳头状病变向囊腔突起。典型的上皮是两层结构，包括内层卵圆形核深染的小的肌上皮细胞和外层有嗜酸性胞

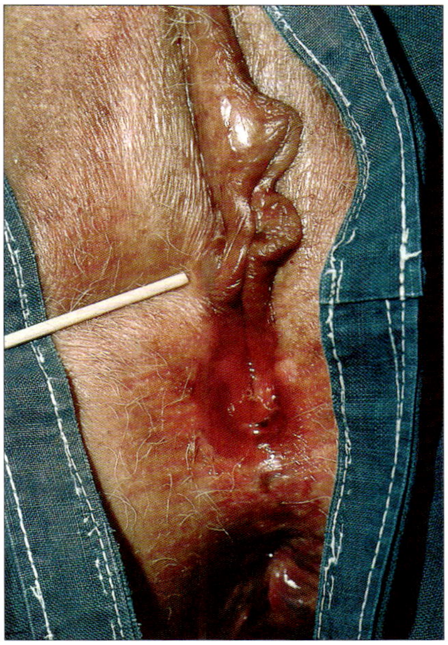

图 33.11 乳头状汗腺腺瘤：右侧小阴唇和阴道口红斑溃疡性损害（By courtesy of the late M. Ridley, MD, Whittington Hospital, London, UK.）

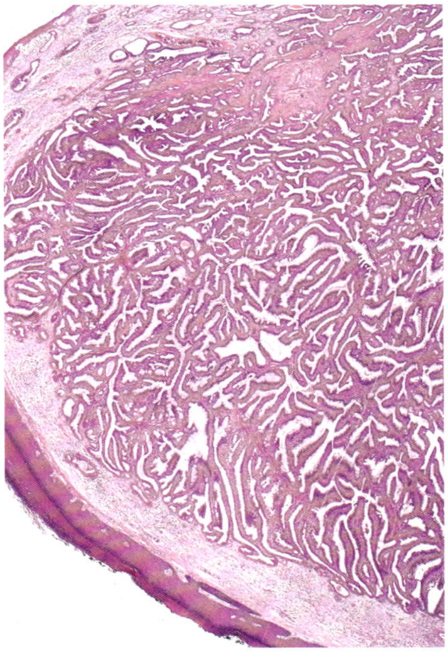

图 33.12 乳头状汗腺腺瘤：低倍镜下示外生性溃疡性结节，视野左下可见表皮呈衣领状改变

质的高柱状细胞，有时见顶浆分泌（图 33.13）。局灶病变可表现为核多形性、上皮细胞明显的嗜酸性化生。有时，上皮层只有一层高柱状细胞，胞质内含有 PAS 染色阳性耐淀粉酶的颗粒。偶尔见到的正常核分裂象并不提示恶变（图 33.14）。较大的绒毛有纤维性的间质，偶尔可见导管结构形成筛孔样外观。外层纤维组织常被挤压形成假包膜。炎症细胞浸润不明显，有时在异位皮损间质内可见淋巴细胞和浆细胞的聚集[14]。少见的表现包括单一形态的小细胞局部致密浸润并形成管腔，梭形细胞群以及类似乳腺硬化性腺病的改变[8]。偶见向皮脂腺分化的病灶的存在[4，17]。

极少数病例可以发生包括导管内癌在内的恶变[21-25]。有作者报道一例典型良性形态学的背景上局部病灶呈广泛浸润性生长模式，核异型和分裂象多见，并见异常的核丝分裂象。该患者的结局未知。有一例患者女阴部同时发生乳头状汗腺腺瘤和 Paget 病[7，26]。

电镜示该瘤呈顶泌汗腺分化[27]。

免疫组织化学示腔上皮细胞表达低分子量角蛋白、EMA、CEA、HMFG 和 GCDFP-15[7，28]。雌激素受体和部分区域黄体酮受体阳性，另有约 20% 的肿瘤雄激素受体表达阳性[28-30]。肌上皮细胞表达 S-100 蛋白和 SMA[28]。

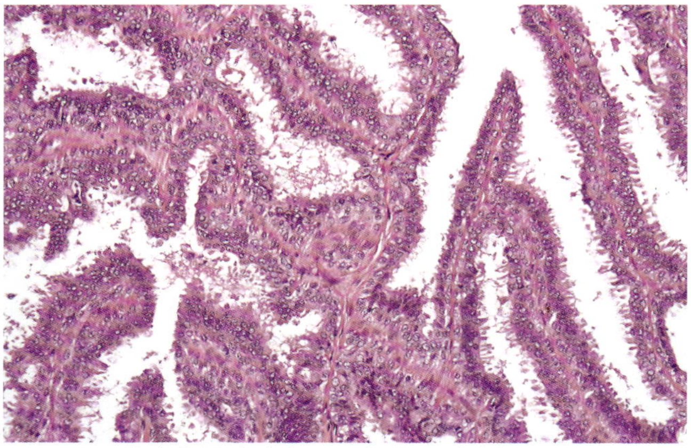

图 33.13 乳头状汗腺腺瘤：上皮小叶覆盖着两层上皮细胞，顶浆分泌显著

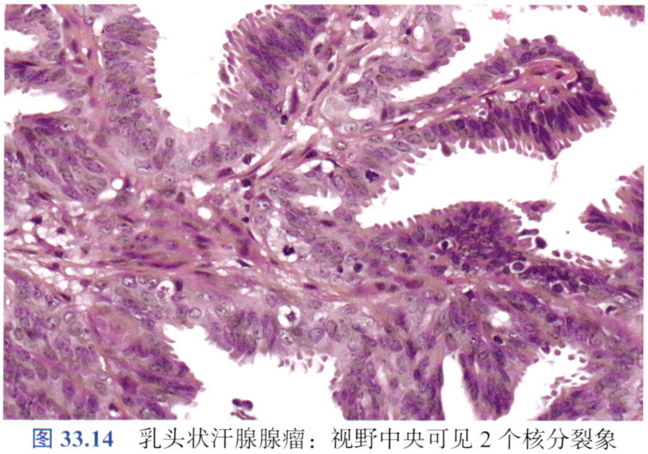

图 33.14 乳头状汗腺腺瘤：视野中央可见 2 个核分裂象

在一部分肛门生殖器病变的亚型中检测到人乳头瘤病毒（HPV）16、31、33、53 和 56 型，但目前其在该瘤发病机制中的作用仍然不明确，这项发现的意义尚不清楚[8，31]。

# 管状顶泌汗腺腺瘤

## 临床特征

管状顶泌汗腺腺瘤（tubular apocrine adenoma）（顶泌汗腺腺瘤，管状乳头状汗腺瘤，乳头状管状腺瘤）为罕见的良性肿瘤，女性较男性多发（2∶1），发病年龄 18 ～ 78 岁[1-12]。常发生于头皮，也可见于面部、眼睑、腋部、小腿和外生殖器等部位[3，5，8-11，13-14]，后者可能为肛门生殖器部位乳腺样腺瘤[10]。头皮部位的损害常在皮脂腺痣的基础上产生，或合并乳头状汗管囊腺瘤[12，15-19]。表现为直径 1 ～ 2 cm 的皮肤结节或有蒂的皮损，病程多年，尤其是合并有皮脂腺痣时。病程良性，切除后少见复发。

## 组织学特征

如上所述，此瘤可与乳头状汗管囊腺瘤或皮脂腺痣相连。表现为真皮内境界清楚的结节，可扩展至皮下脂肪组织，有时通过导管样结构或扩大的毛囊漏斗部与表皮相连（图 33.15）。由大小不一的导管状结构组成，衬以两层或多层上皮细胞，细胞呈立方形或柱状，胞质丰富，嗜酸性，核圆形至卵圆形（图 33.16）。核丝分裂极少见，无细胞异型。导管结构

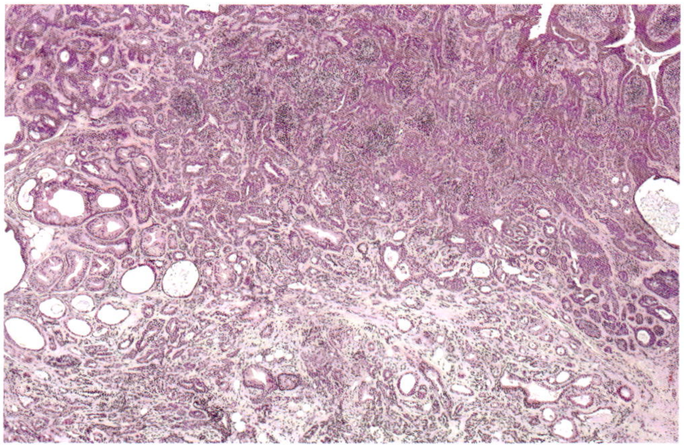

图 33.15 管状顶泌汗腺腺瘤：此面部损害由大小不等的导管组成，很多呈囊状膨胀

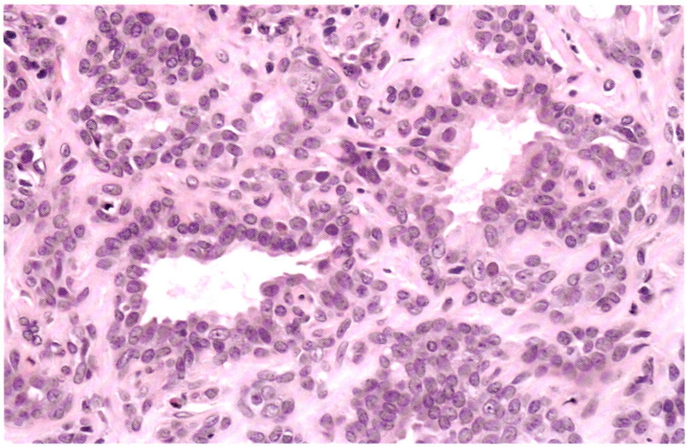

图 33.16 管状顶泌汗腺腺瘤：管状结构由立方形至柱状上皮细胞组成，胞质丰富，嗜伊红性，局部有顶浆分泌

显示腺体分化，内层细胞常见顶浆分泌，外层细胞是扁平的肌上皮细胞。囊腔结构常见，并经常有乳头状上皮突起伸入腔内，乳头常缺少纤维血管性间质。乳头状突起在合并有乳头状汗管囊腺瘤时更易见到。此瘤有完好的结缔组织间质，其间只有少量的慢性炎症细胞浸润。毛囊和（或）皮脂腺分化的区域罕见[20]。

免疫组织化学示管壁上皮细胞腔面 CEA、EMA 呈强阳性反应（图 33.17）[7, 11-12, 17]。胞质有时对 EMA 呈弱阳性[12]。HMFG-1 和 GCDFP 有时阳性[11]。肌上皮细胞免疫组织化学 SMA、S-100 蛋白阳性[11-12, 17]。

电镜示管壁由立方形至柱状的上皮细胞组成，腔面有显著的网状微绒毛，有时见顶浆分泌。胞质内含丰富的高尔基体、线粒体及脂质丰富的分泌性液泡。外层细胞显示肌上皮细胞的特征[12]。

## 鉴别诊断

需和乳头状汗管囊腺瘤、乳头状外泌汗腺腺瘤及乳头状顶泌汗腺腺癌鉴别。

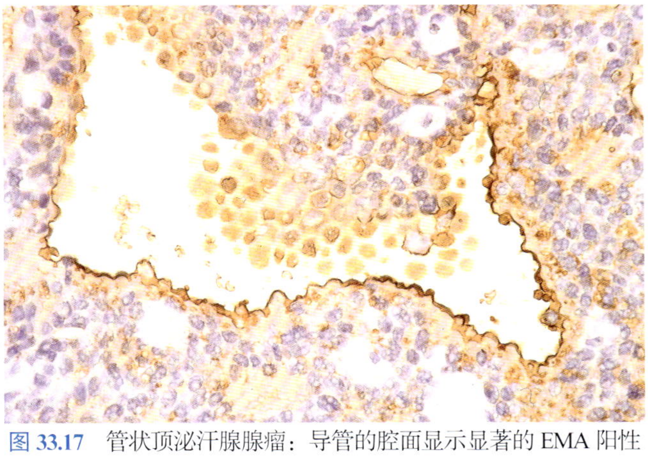

图 33.17 管状顶泌汗腺腺瘤：导管的腔面显示显著的 EMA 阳性

某些损害，特别是发生于皮脂腺痣基础上的，可合并有乳头状汗管囊腺瘤。完全位于真皮内的此瘤与乳头状汗管囊腺瘤鉴别点是该瘤缺少含有纤维血管间质的真性乳头结构，也缺少含有大量浆细胞为特征的炎症浸润。然而，两者在形态学上有一定的连续性，有时不能断然区分[21]。

管状顶泌汗腺腺瘤与乳头状外泌汗腺腺瘤鉴别点是该瘤可见顶浆分泌，常发生于头皮，可合并有乳头状汗管囊腺瘤或皮脂腺痣。有时二者难于区分（图 33.18、33.19）。偶尔可见肿瘤同时显示两者的特征[11]。因此有学者提出最好将其称之为“管状乳头状汗腺瘤（tubulopapillary hidradenoma）”或“乳头状管状腺瘤（papillary tubular adenoma）”[11-12, 22]。

管壁顶泌汗腺腺瘤与乳头状顶泌汗腺腺癌的鉴别是该瘤不呈浸润性生长，没有细胞学不典型性，有丝分裂象少见，无异常核分裂。

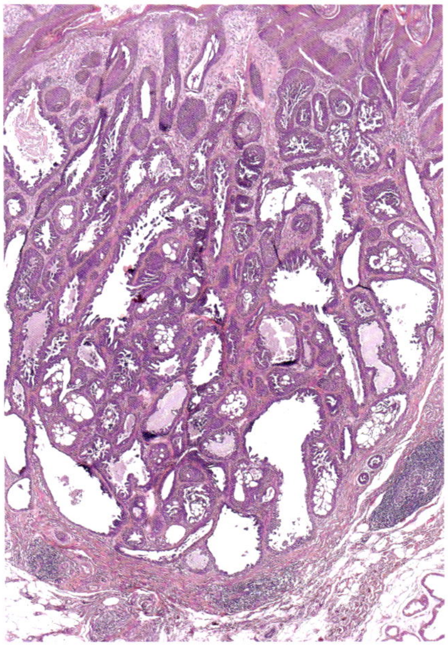

图 33.18 管状乳头状汗腺瘤：发生于皮脂腺痣的基础上，乳头状成分明显

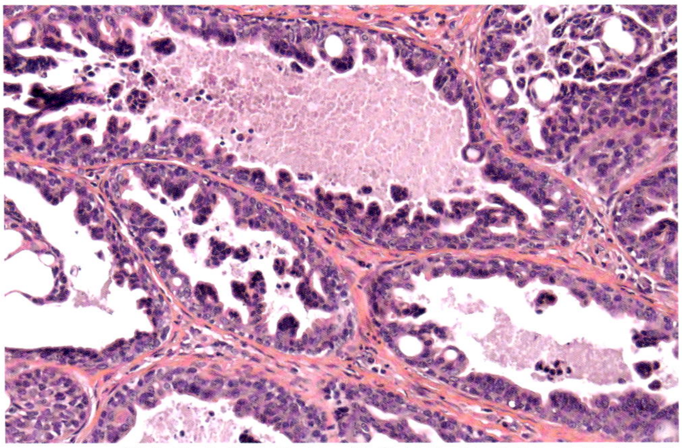

图 33.19 管状乳头状汗腺瘤：管状结构由两层上皮组成，乳头中心缺少纤维血管性间质，经常难以区分此瘤来源于顶泌汗腺还是外泌汗腺

# 肛门生殖器乳腺样腺腺瘤和腺癌

肛门生殖器乳腺样腺体同时有外泌汗腺、顶泌汗腺和乳腺的特征[1-3]，在大小阴唇交界处分布最多。有报道该腺体发生上皮增生、腺瘤、纤维腺瘤、叶状肿瘤以及原位和浸润性导管癌[4-24]。假血管瘤样间质增生（PASH）亦见诸于报道[25-26]。

一例浸润性导管癌发现合并人乳头瘤病毒（HPV）感染[27]。

# 乳头腺瘤

## 临床特征

乳头腺瘤（nipple adenoma）又称乳头糜烂性腺瘤病（erosive adenomatosis）、红色乳头瘤病（florid papillomatosis）和浅表乳头状腺瘤病（superficial papillary adenomatosis）。此瘤良性，最常见于中年女性，以 50 ～ 60 岁最多见[1-8]。罕见于女孩或男性[9-13]。患者表现为红斑、鳞屑、结痂或糜烂性损害，易误诊为湿疹样皮炎或湿疹样癌（图 33.20）[1, 6, 14]。主诉有瘙痒、刺激、疼痛和烧灼感等症状[9]。有时表现为 0.5 ～ 1.5 cm 的肿瘤结节或乳头增大[4, 8]。患者乳头可有分泌液或出血。

## 组织学特征

此瘤无包膜，由不同比例的腺瘤和乳头成分组成[1]。通常与表面的上皮相连，此处有时可见衬以鳞状上皮和柱状上皮的囊肿[1]。腺腔覆以高柱状嗜酸性细胞，示顶浆分泌。外层是肌上皮细胞。腔内乳头瘤样突起明显，有时见到巨细胞和正常的核丝分裂[1, 9]。乳头状突起缺少纤维血管性间质，细胞学形态正常。间质纤维化或透明变性，偶尔压迫上皮层使之发生假性浸润性生长模式[1]。周边的结缔组织中有时可见到含大量浆细胞的炎细胞浸润。

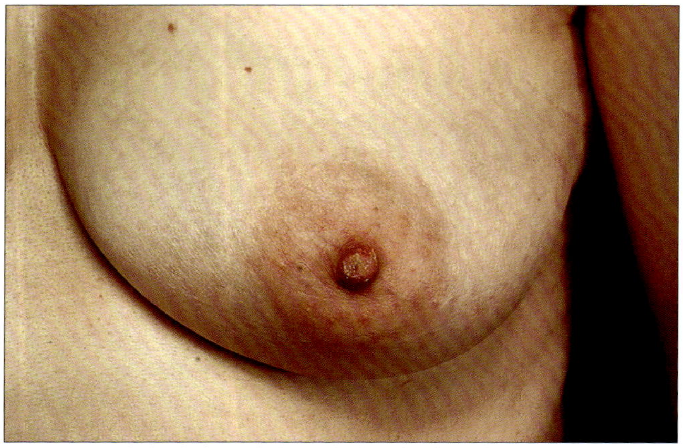

图 33.20 乳头腺瘤：乳头见溃疡、结痂损害（By courtesy of the Institute of Dermatology，UMDS，London，UK.）

# 乳头汗腺瘤样腺瘤

## 临床特征

乳头汗腺瘤样腺瘤（syringomatous adenoma of the nipple）罕见，表现为单侧乳房上直径数厘米大小的质硬肿块，主要累及乳头及乳晕[1-9]。近期有一例发生在副乳的报道[10]。成年发病，40 ～ 50 岁为发病高峰，女性多发[1-10]。少数发生于男性[9]。乳头汗腺瘤样腺瘤是局部侵袭性肿瘤，若切除不完全，有复发的风险[8-9]。但是尚无远处转移及疾病相关死亡的报道，且切缘阴性的完全切除可以治愈[8-9]。

## 组织学特征

本病可能与硬化性汗管癌密切相关，组织学表现亦与之相似。瘤体在真皮内呈浸润性生长，沿乳头导管向乳腺实质延伸[9-10]。常见平滑肌细胞浸润，较少沿神经浸润。该瘤由细小的导管和纤维间质内基底细胞样上皮条索组成，仅有轻度异型性[9-10]。可见管状和鳞状分化，角化囊肿和营养不良性钙化常见。

# 顶泌汗腺汗孔瘤

## 临床特征

顶泌汗腺汗孔瘤（apocrine poroma）又称异向分化的汗孔瘤（poroma with divergent differentiation）、复合汗孔瘤样附属器腺瘤（complex poroma-like adnexal adenoma）、皮脂腺顶泌汗腺腺瘤（sebocrine adenoma）、皮脂腺和顶泌汗腺腺瘤（sebaceous and apocrine adenoma）和向皮脂腺分化的汗孔瘤（poroma with sebaceous differentiation）。本病罕见，表现为缓慢生长的皮肤色或红斑性丘疹、结节或斑块[1-10]。没有好发

部位，文献报道的发生部位有唇部、颊部、眼睑、鼻部、腹部、背部和四肢[3, 11-12]。至今没有发生于掌跖的报道。年龄分布广（19～76岁），男女发病率相等。肿瘤良性，复发少见[2]。

## 组织学特征

此瘤本质上是向皮脂腺分化的汗孔瘤，偶尔见到向毛囊分化，并见顶泌汗腺样特征的病灶。从命名上说，尽管此瘤主要向皮脂腺分化，但顶泌汗腺成分更引人注意，因此命名为顶泌汗腺汗孔瘤。皮脂腺、毛囊和顶泌汗腺特征的存在，提示三种成分（毛囊皮脂腺-顶泌汗腺单位）有共同的胚胎学起源。

与外泌汗腺汗孔瘤一样，顶泌汗腺汗孔瘤瘤细胞团相互交织成宽带状上皮网。起源于多处表皮，主要位于真皮乳头层和网状层上部[3]。瘤细胞小，均匀一致，胞质少，核圆形或卵圆形，细胞间桥不明显。可见到导管分化，有发育良好的嗜酸性角质层。报道有一例伴痣样基底细胞癌的患者显示毛囊漏斗部起源[4]。

偶尔可见皮脂腺细胞的存在，单个或成簇，胞质空泡化，锯齿状胞核。皮脂腺导管样管状结构或囊肿结构的腔壁由带有嗜酸性角质层的鳞状上皮组成，腔内见有固缩核的嗜酸性碎片[3]。有时，基底样细胞形成毛胚芽样小团块，周边呈栅栏状排列。团块周围可见鞘膜样结缔组织[3, 7, 9]。偶见管状结构，内为强嗜酸性胞质的细胞，类似于顶泌汗腺上皮[3, 7]。Yamamoto等报道的病例描述有顶浆分泌，但通常见不到明显的顶浆分泌[6]。

位于表皮内的单纯性汗腺棘皮瘤样病例以及位于真皮内的巨大型均有报道[5, 9]。有一例报道合并有毛母细胞瘤[10]。

有一例发生于乳晕部位的病例[13]，虽然组织学近似于毛囊漏斗部，但见不到向皮脂腺、毛囊或顶泌汗腺分化的证据，可能为外泌汗腺汗孔瘤更合适[13]。

近期有顶泌汗腺汗孔瘤基础上发生转移癌或肉瘤样癌的报道（肉瘤样顶泌汗腺汗孔癌）[11]。

## 鉴别诊断

首先要除外内陷的正常附属器结构。

位于表皮内的亚型要与向皮脂腺分化的脂溢性角化病鉴别，前者有导管结构的存在，耐淀粉酶的PAS染色阳性，EMA/CEA免疫组织化学染色阳性。

# 顶泌汗腺癌

## 临床特征

顶泌汗腺癌（apocrine carcinoma）罕见，多见于腋窝[1-18]。偶见于头皮、眼睑（Moll腺癌）、耳朵（耵聍腺腺癌）、肛门生殖器区域、胸部、嘴唇、手腕，以上区域发病率递减[2, 14, 18-30]。颊部、乳头和指尖也有报道[11, 31-32]。肿瘤单个或多发，表现为缓慢增大的结节或斑块，表面皮肤红或紫色，偶有破溃。亦有表现为丹毒样癌的报道[1-3, 33]。有时肿瘤被诊断时都已经存在30年了[12]。本病可在皮脂腺痣基础上发生，亦有报道肛周的顶泌汗腺腺瘤基础上发生侵袭性和原位癌[18, 28, 34-38]。日本曾报道一例发生于双侧腋窝的顶泌汗腺癌和与之相关的顶泌汗腺增生[16, 39]。也有报道可以像乳癌一样发生毛细血管扩张和炎症性皮肤转移癌[24]。发病年龄不定（18～91岁，平均60岁），男女发病率基本一致[1-2, 18]。没有种族倾向[2]。

本病病程很长，虽然切除后复发（28%）和淋巴结转移（50%）常见，总死亡率不高。也有发生骨和肺甚至更广泛部位的转移以及肿瘤致死的报道[1-2, 5, 11-12, 18, 22, 24, 40-43]。近期研究表明，死亡率为24%[18]。有的患者很晚才发生转移，因此需要很长时间的随访观察。

## 组织学特征

顶泌汗腺癌的组织学特征是腺状、导管状、乳头状、导管乳头状、弥漫性或实性生长的肿瘤组织，集中于真皮深部，并常常累及皮下脂肪（图33.21～33.24）[1-3, 18, 44]。偶尔肿瘤呈囊性，局部坏死灶明显[2]。与顶泌汗腺腺瘤相比，本病边界欠清，呈浸润性生长。肿瘤有时有亲表皮性，有的肿瘤可见到乳房外Paget病的改变（图33.25）[2, 11, 13, 18, 23-24, 45-47]。

上皮细胞胞质丰富，嗜酸性，有明显的（通常局灶的）顶浆分泌（图33.26）[2, 6]。核圆形或卵圆形，空泡化，有一个显著的核仁（图33.27、33.28、33.29）。偶尔局部可见鳞状分化[2]，个别的出现皮脂腺分化[26]。异型和分裂象不一，但是在低分化肿瘤中明显。间质常透明化。低分化肿瘤中可见侵袭性生长模式[8-10, 18, 24]。胞质含耐淀粉酶的PAS阳性颗粒，有时胞质内见铁颗粒[12, 16, 22]。阿辛蓝（pH 2.5）和黏蛋白胭脂红染色有时阳性，而糖原阴性[9, 13]。

损害周围常有正常的顶泌汗腺组织，本病偶尔可

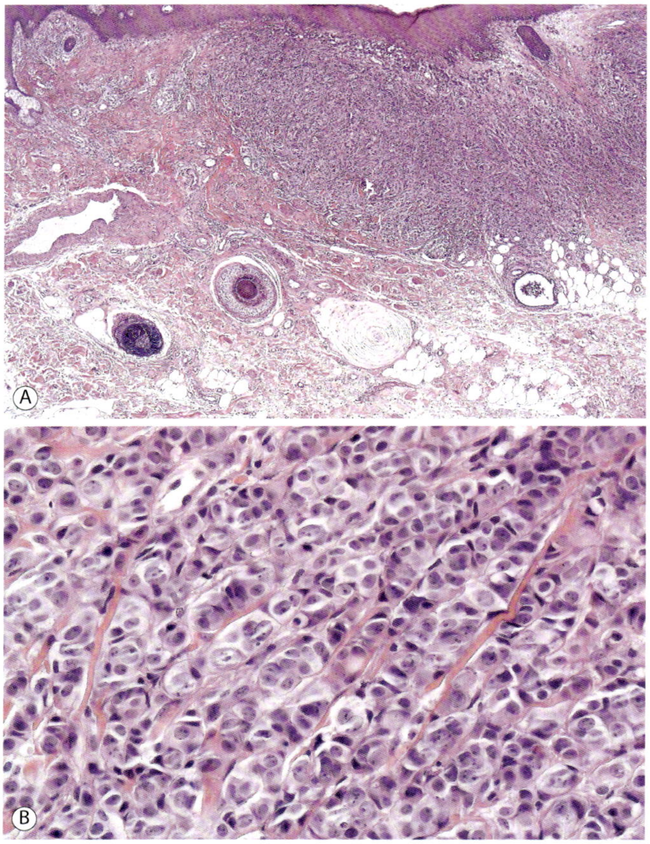

图 33.21 （A，B）顶泌汗腺癌：标本来自女阴，显示低分化腺癌的弥漫性浸润生长。注意核多形性和显著的核仁

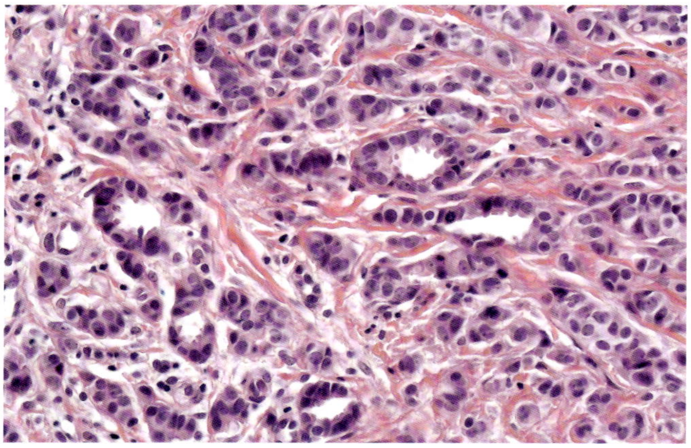

图 33.22 顶泌汗腺癌：局部腺腔分化，并见断头分泌

发生在长期存在的良性顶泌汗腺皮损（包括增生、囊腺瘤、圆柱瘤、乳头状汗管囊腺瘤和管状腺瘤）的基础上，提示可能发生恶性转化[2-3, 6, 14, 20, 48]。顶泌汗腺可以有肿瘤细胞浸润或表现为原位癌[1-2, 13, 26]。偶尔可有外周神经和淋巴血管受累[18, 22, 26]。

少数顶泌汗腺癌出现印戒样细胞，类似于侵袭性小叶性乳癌[18, 49-50]。这种情况好发于老年男性（10∶1）[10]。通常见于眼睑，有时也发生于腋下[8-10]。局部表现有黏液癌样改变的顶泌汗腺癌也有报道[23]。近期报道了一例不典型的肿瘤，表现为边界更清晰，与表皮相连，

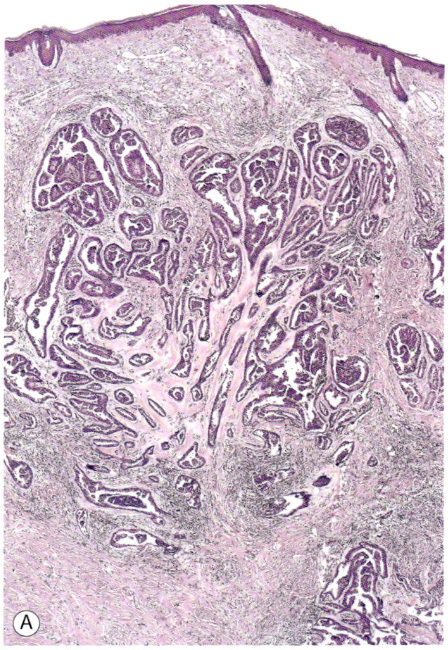

图 33.23 （A，B）顶泌汗腺腺癌：该面部损害显示明显的乳头状生长模式

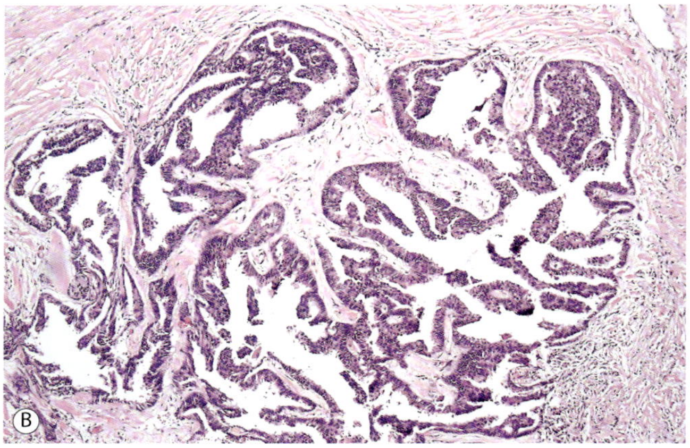

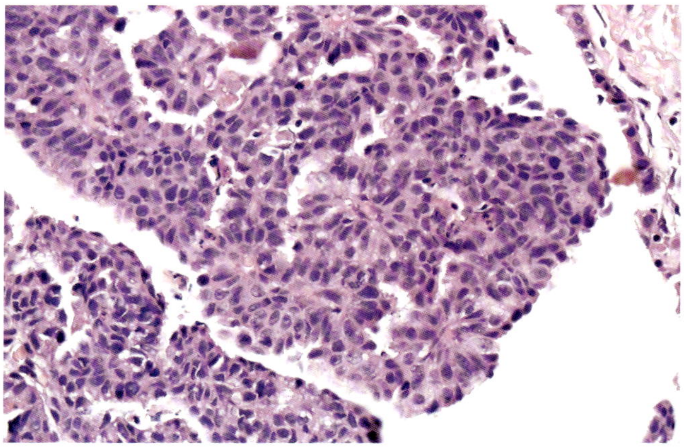

图 33.24 顶泌汗腺癌：高倍镜下显示多层核深染的细胞，有多形性

由不典型基底样细胞组成伴导管形成和顶浆分泌[51]。

免疫组织化学显示瘤细胞表达低分子量角蛋白（CAM5.2）、AE1/AE3、EMA、CEA、CK15 和 GCDFP-15[2-3, 11, 19]。溶菌酶、$\alpha_1$-抗胰蛋白酶、$\alpha_1$-抗糜蛋白酶、部分肿瘤 S-100 蛋白染色阳性[2, 10]。肿瘤通常缺乏 SMA 染色阳性的肌上皮细胞[13, 26]。多

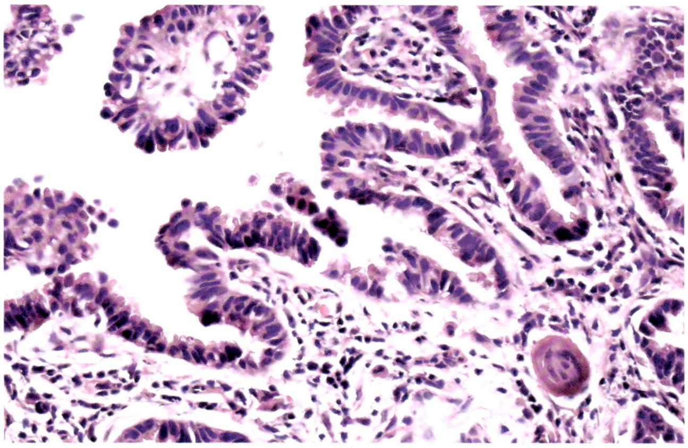

图 33.25　顶泌汗腺癌：局部见断头分泌

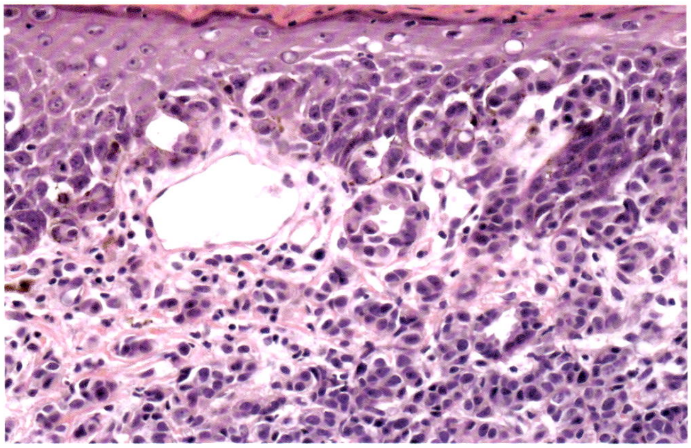

图 33.26　顶泌汗腺癌：局部见亲表皮特性（和图 33.21、33.22 属同一病例）

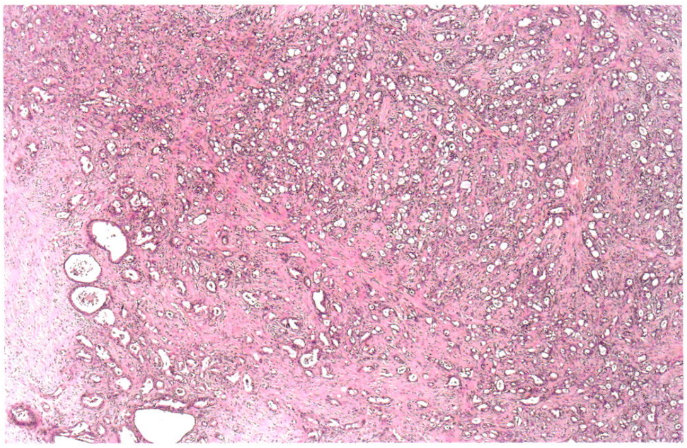

图 33.27　顶泌汗腺癌：低倍视野

数亚群表达雌激素、孕激素和雄激素受体[18]。如果是新鲜组织，顶泌汗腺酶包括酸性磷酸酶和非特异性酯酶可以协助诊断[6]。

电镜发现瘤细胞有腔微绒毛，线粒体丰富，并见大的电子致密颗粒，支持向顶泌汗腺分化[11, 23]。

## 鉴别诊断

原发性皮肤顶泌汗腺癌与转移性乳腺导管顶泌汗

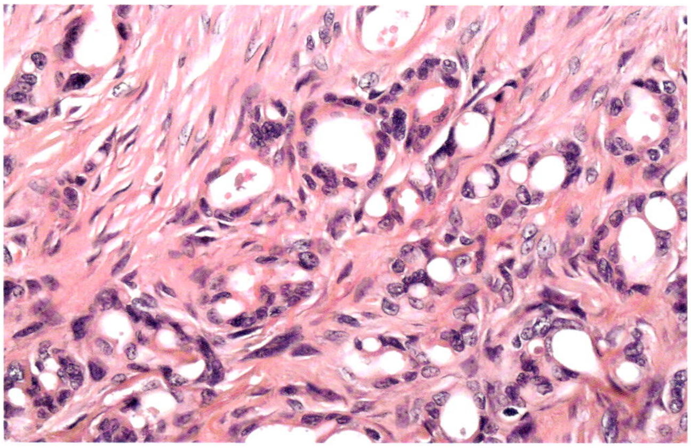

图 33.28　顶泌汗腺癌：瘤细胞胞质丰富，嗜伊红性，核大呈泡状。注意核多形性

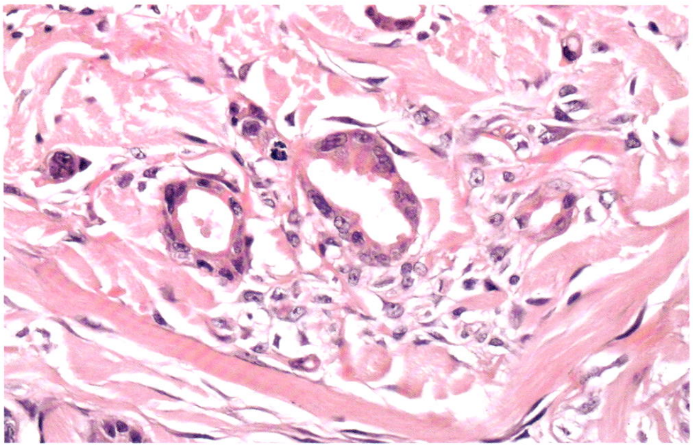

图 33.29　顶泌汗腺癌：局部见断头分泌

腺癌很难鉴别。除非是发生于皮脂腺痣的基础上，或明确与顶泌汗腺腺瘤相连，所有顶泌汗腺癌，尤其是那些位于典型部位以外的损害，在诊断原发性皮肤顶泌汗腺腺癌前应仔细检查乳房。

# 耵聍腺肿瘤

## 临床特征

耵聍腺肿瘤（ceruminous gland tumors）又称耵聍腺瘤（ceruminoma），本病少见，表现为外耳道的有蒂结节或囊肿。常合并耳聋、耳鸣或耳漏[1-8]。外耳炎、溃疡形成或恶变时有疼痛[7]。偶可发生面神经麻痹[2, 9]。发病年龄分布广，但成年人多发。发病率无性别差异[5, 8]。

早期文献中，经常使用耵聍腺瘤来命名所有发生于外耳道口的腺性肿瘤，这一命名将各种良恶性肿瘤混淆在一起，其中通常是恶性肿瘤更常见。目前将耵聍腺肿瘤分为良性和恶性，前者包括顶泌汗腺腺瘤和混合瘤（又称多形性腺瘤），后者包括耵聍腺腺癌和腺样囊性癌[1-2, 6]。另外，圆柱瘤、乳头状汗管囊腺瘤和黏液表皮样癌也可见于外耳道[2, 10]。

## 组织学特征

耵聍腺是主要位于外耳道软骨部真皮内的顶泌汗腺。

耵聍腺顶泌汗腺腺瘤表现为境界清楚的结节，结节内腺体衬以两层上皮细胞（图 33.30）[4, 8]。内层为立方形或柱状细胞，胞质嗜酸性，常见顶浆分泌。外层是肌上皮细胞。有时可见囊性变。损害亦可呈实体性、腺样或小梁状[5]。无异型性，分裂象少见。

耵聍腺腺癌呈浸润性生长，可分为单纯腺型或乳头样型。细胞形态不一，从分化较好的细胞至异型性和分裂象显著的低分化细胞（图 33.31）。有时侵犯神经束膜。极少数情况下可见为乳房外 Paget 病[11]。

## 鉴别诊断

活检标本较小，不见浸润性生长的边界时，分

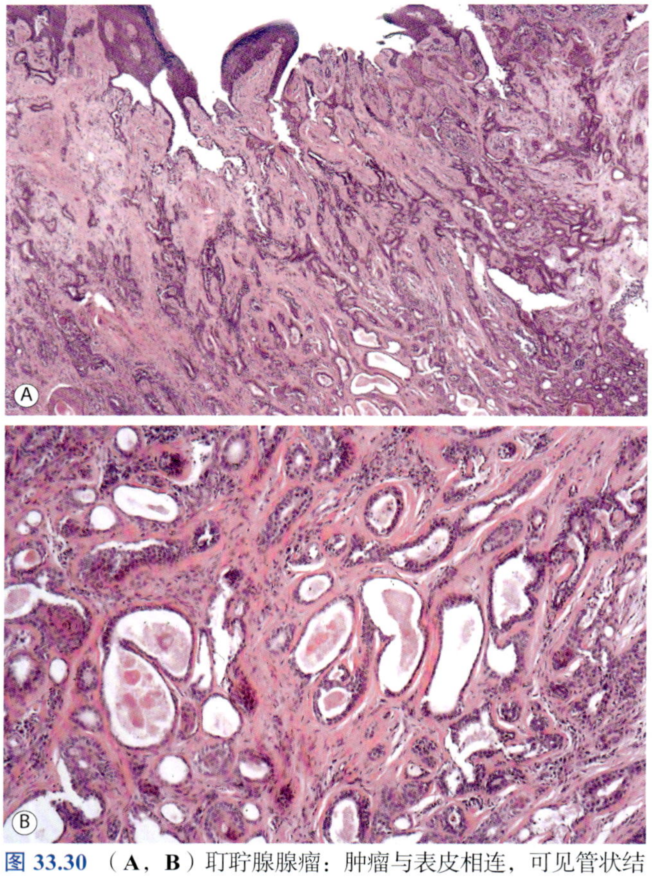


图 33.30 （A，B）耵聍腺腺瘤：肿瘤与表皮相连，可见管状结构和多个小囊肿。管状结构由两层上皮组成，内层细胞胞质丰富，嗜伊红性；外层细胞立方形，代表肌上皮细胞（By courtesy of M. Bosenberg，MD，University of Vermont，Vermont，USA.）

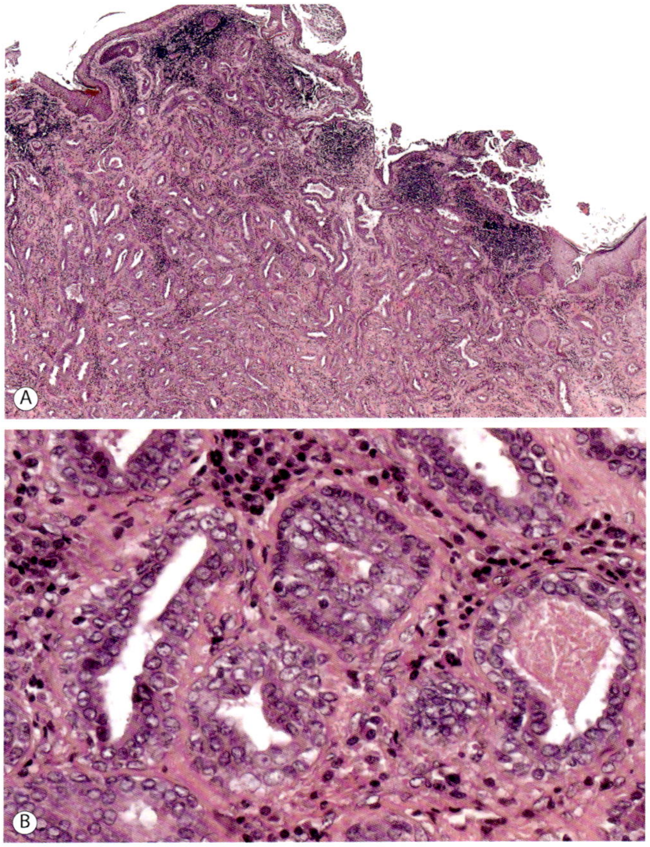


图 33.31 耵聍腺腺癌：（A）低倍镜下显示溃疡部分；（B）多层上皮细胞，并见核多形性

化良好的耵聍腺腺癌与腺瘤鉴别困难。有疑问时，建议先报道为恶性程度不定，待得到全切除标本后再下结论[5]。

# 皮肤混合瘤

## 临床特征

皮肤混合瘤（软骨样汗管腺瘤）并不少见，表现为真皮或皮下脂肪内缓慢生长、坚实、境界清楚的分叶状结节。常单发，无症状。主要位于头部、颈部，尤其是鼻部、颊部、上唇、头皮、前额、下颌、眼睑和包括外耳道在内的耳（按发生率高低排列），偶尔波及腋窝、躯干或四肢（图 33.32、33.33）[1-9]。罕见阴囊受累[10-11]。有位于颊部和腋窝的巨大型瘤[8, 12-15]。多发于中年，男性比女性好发[9]。切除后罕见复发。

## 组织学特征

早期文献对此瘤来源于外泌汗腺还是顶泌汗腺有争议，近来认为它可以向顶泌汗腺或外泌汗腺分化[16-17]。

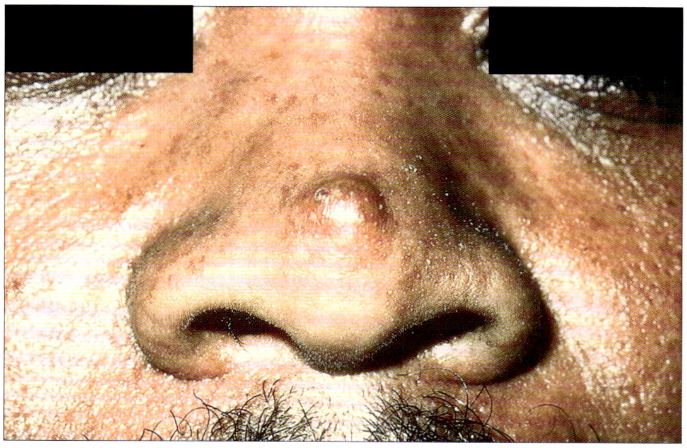

图 33.32 混合瘤：特征性部位的红色结节（By courtesy of R.A. Marsden，MD，St George's Hospital，London，UK.）

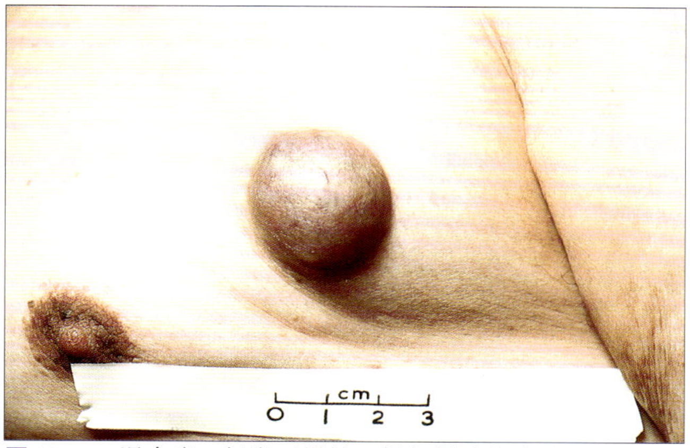


图 33.33 混合瘤：好发于男性，偶尔累及胸壁（By courtesy of R.A. Marsden，MD，St George's Hospital，London，UK.）

大多数皮肤混合瘤归类于顶泌汗腺型（顶泌腺软骨样汗管瘤），通常呈多叶状，位于真皮深部和（或）皮下脂肪层（图 33.34）。表现为界限清楚的团块，主要成分呈软骨样外观（图 33.35、33.36）。小叶被纤维间隔分割。上皮成分由立方形或多边形细胞巢或条索组成，胞质丰富，嗜酸性，胞核嗜碱性[1-3，12，17]。它们可单个散在、成巢或索条状，也可呈不规则管泡状或形成导管样结构。

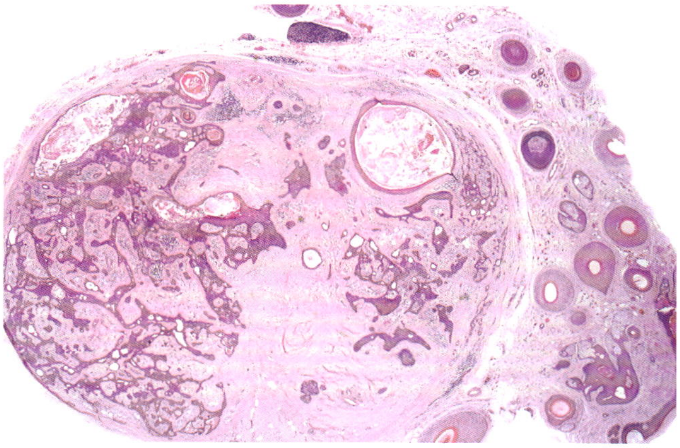

图 33.34 混合瘤：扫描放大见肿瘤界限清楚，压迫邻近的真皮结缔组织

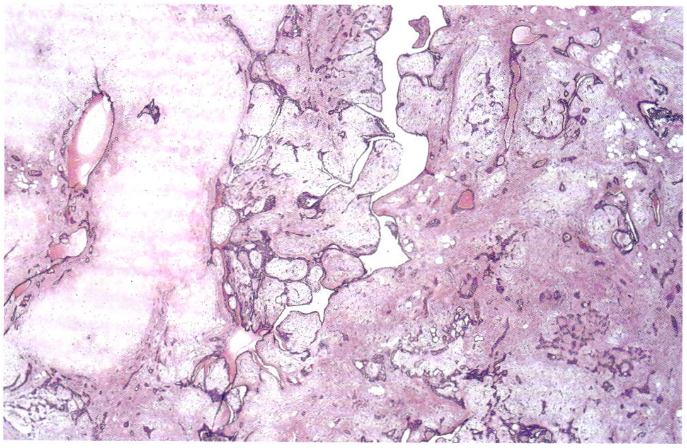

图 33.35 混合瘤：可见软骨样基质。导管分化明显，并见多个囊肿

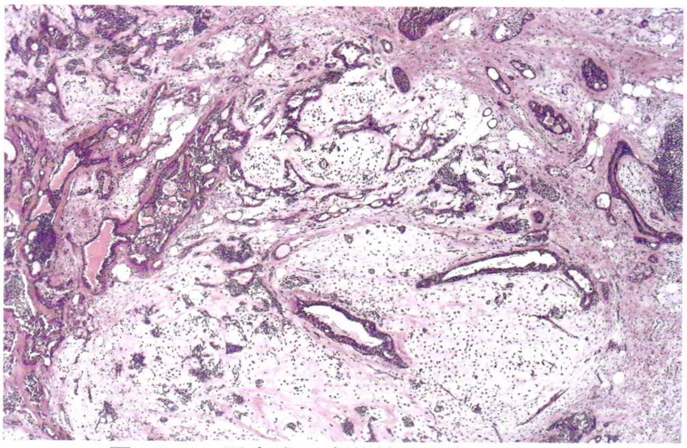

图 33.36 混合瘤：高倍镜显示软骨样基质

管泡状结构代表向汗腺盘曲的分泌部分的分化，衬以两层或多层上皮细胞，外层细胞较扁平，来源于肌上皮细胞（图 33.37）。有时可见明显的顶浆分泌（图 33.38）。偶尔上皮细胞呈花边样排列。尚见糖原含量丰富的透明细胞，PAS 染色阳性，不耐淀粉酶（图 33.39）[17]。导管结构由一层、偶尔两层细胞组成，显示向真皮内汗腺导管分化（图 33.40）。囊性扩张常见（图 33.41），偶见角质囊肿和鳞状分化（图 33.42）[1，17]。此外，上皮可呈明显的透明变性以及黏液、柱状、嗜酸性、鞋

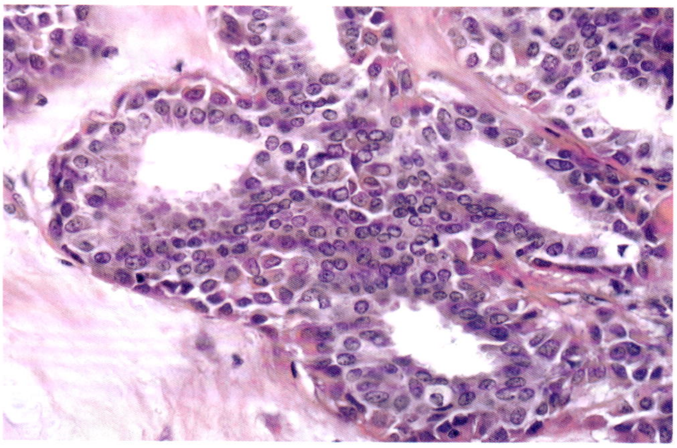

图 33.37 混合瘤：内层细胞胞质丰富，嗜伊红性，核空泡状；外层肌上皮细胞染色质丰富，核梭形

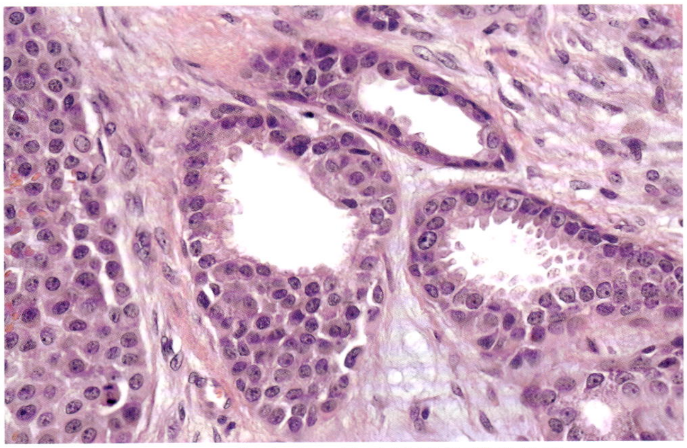

图 33.38 混合瘤：显示明显的顶浆分泌

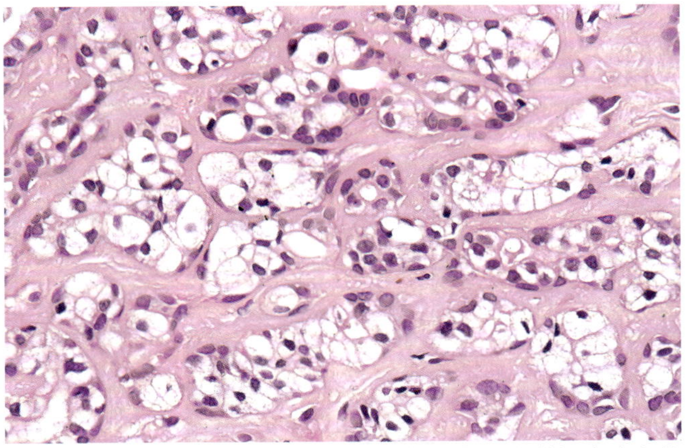

图 33.39 混合瘤：由于胞质糖原丰富形成的透明细胞改变并不少见

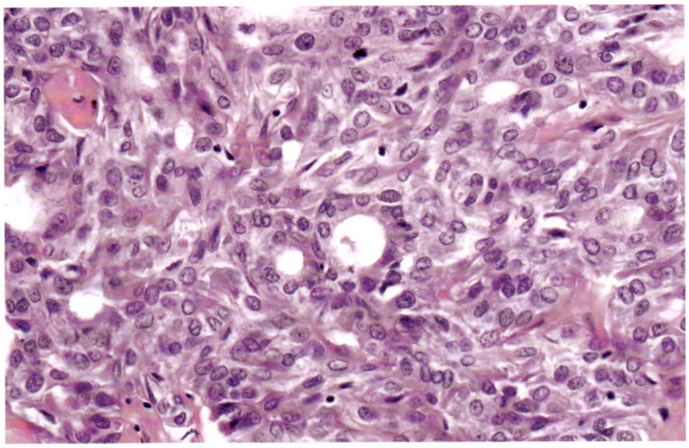

图 33.40 混合瘤：导管由立方形细胞组成，无肌上皮细胞

钉样。无异型性和坏死，分裂象少见。

肿瘤中有时可见向毛囊和皮脂腺分化[1, 6, 17-21]。前者表现为向毛囊漏斗部、峡部及外毛根鞘分化，毛球、毛乳头间充质以及影子细胞，类似毛发基质瘤[6, 9, 20-21]。后者表现为细胞胞质颗粒状或空泡状，胞核固缩扭曲，或出现皮脂腺导管样结构，管腔内含嗜酸性波浪形层板状角质层[6, 9, 18]。少数可见树突状黑素细胞。

肌上皮成分可示透明（浆细胞样）、梭形细胞或透明细胞分化[9, 22-26]。透明（浆细胞样）细胞胞质丰富，嗜酸性毛玻璃状，核偏侧分布。在肿瘤基质中孤立或聚

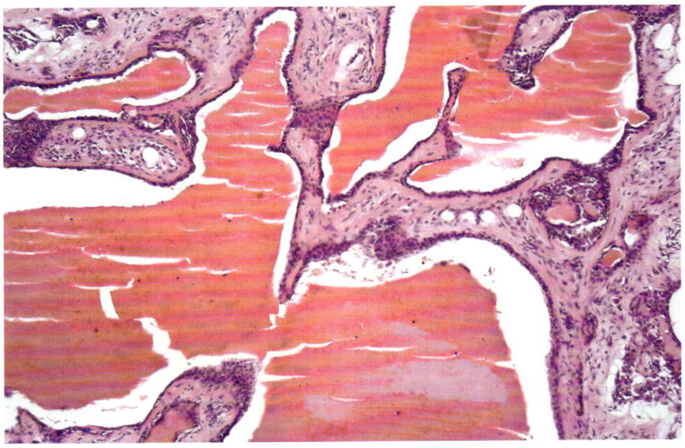

图 33.41 混合瘤：显示显著的囊肿样改变

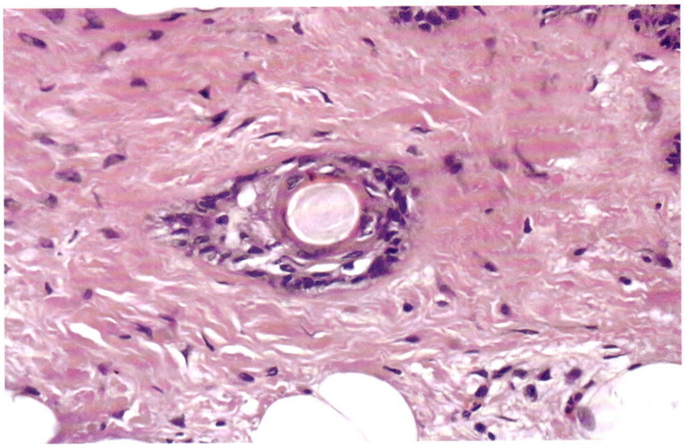

图 33.42 混合瘤：如视野中所见，有时可见角质囊肿

集成团分布，细胞间无粘连（图 33.43）[17, 22-28]。梭形肌上皮细胞亦可见于软骨样基质中，参与软骨样基质的形成[29-31]。可发现肌上皮细胞透明细胞改变。此外还可见到多角细胞向梭形细胞的移行以及灶性的鳞状分化[27]。间质可有多种表现，典型者为均质淡蓝色软骨样（图 33.44）。其他区域可见黏液样、致密纤维化、嗜酸性和透明变性的改变（图 33.45）。阿辛蓝或绿染色阳性（pH 2.5）提示存在酸性黏多糖（图 33.46）[8]。有时可见大量成熟的脂肪细胞（“脂肪混合瘤”）（图 33.47）[8-9, 32-36]。可有钙化灶，少见的情

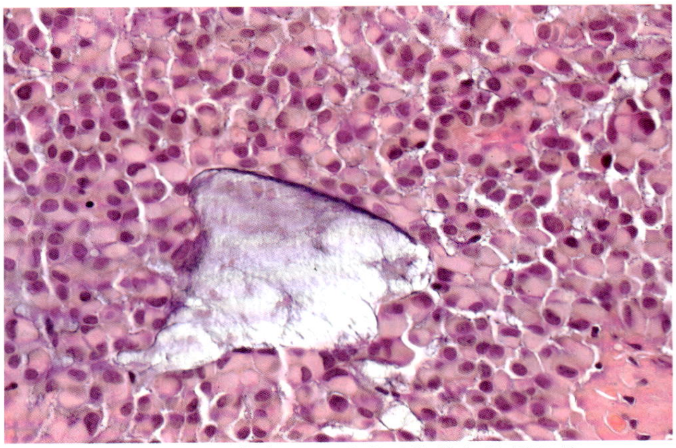

图 33.43 混合瘤：显示明显的浆细胞样细胞

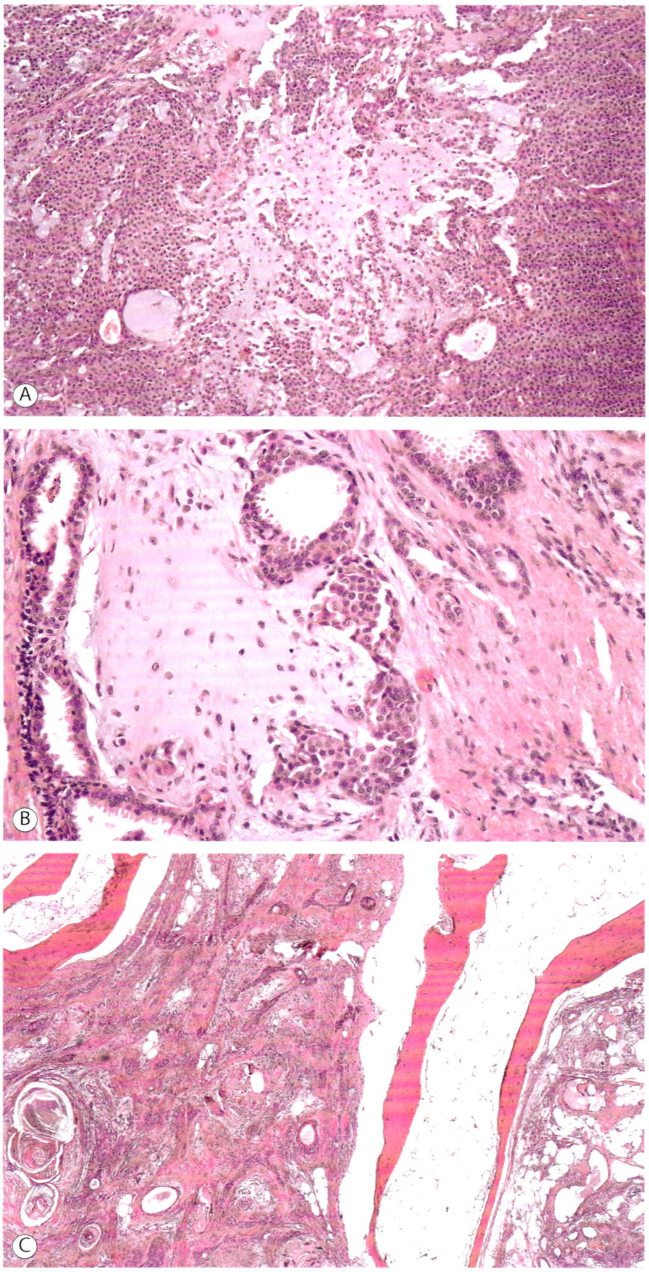

图 33.44 混合瘤：（A，B）视野中可见软骨样基质；（C）分化良好的骨结构

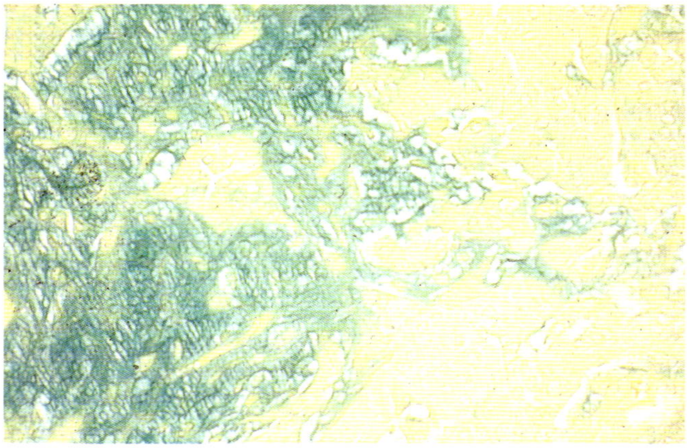

图 33.46 混合瘤：基质 Alcian green 染色强阳性

况下出现有骨髓腔的骨化灶[6，16，18，37-42]。

少数情况况下，在黏液样或软骨样间质中散在小腺体和导管样结构，由单层立方形上皮细胞组成（图 33.48，33.49）[16-17]。有人认为这提示外泌汗腺皮肤混合瘤（外泌汗腺软骨样汗管瘤）[4，16]。

另外，腺囊瘤样表现也有报道[43]。

近期报道有组织学特征上表现出异型性、但临床行为良性的皮肤混合瘤[44]。异型结构特征包括皮损不对称、肿瘤边缘无包膜且具有轻度浸润性[44]。异型性通常涉及细胞学特征。导管结构的上皮细胞可存在轻度的细胞学异型性，但肿瘤的肌上皮成分中散在的不典型和形状怪异的多核细胞更为常见。免疫组织化学上，这些细胞呈现肌上皮细胞的表型[44]。

有报道针吸细胞学可用于诊断混合瘤[45-47]。考虑到有时会遇到难以鉴别良恶性肿瘤的情况，建议全肿瘤切除后进行组织学检查。

免疫组化显示内层上皮表达高分子量和低分子量角蛋白（AE1/AE3）、EMA、CEA 和 GCDFP-15（图 33.50）[17，48-51]。外层上皮表达波形蛋白、S-100 蛋白，有时表达 SMA 和 MSA（图 33.51）[39-40，50-53]。间质细胞波形蛋白和 S-100 蛋白阳性[39-40]。

近来，更深入的免疫组织化学研究提示混合瘤中

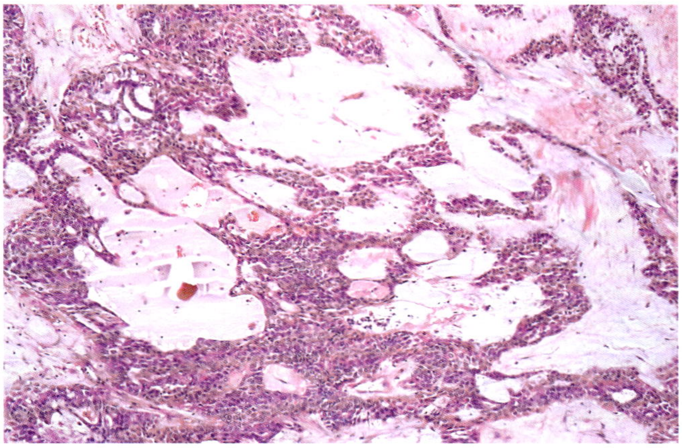

图 33.45 混合瘤：黏液样改变常见，是由大量黏多糖引起

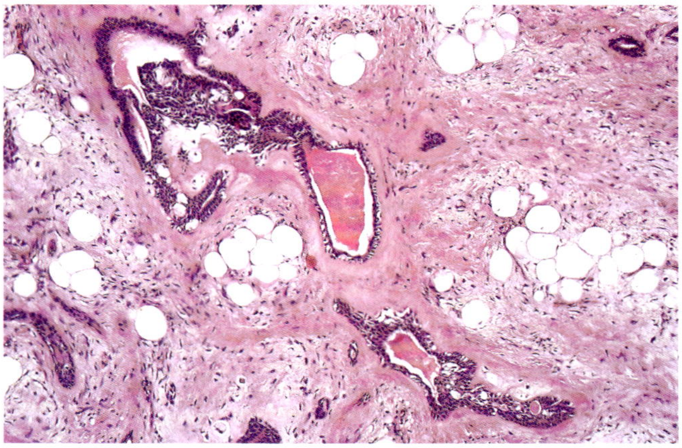

图 33.47 混合瘤：损害中常见成熟脂肪细胞团块

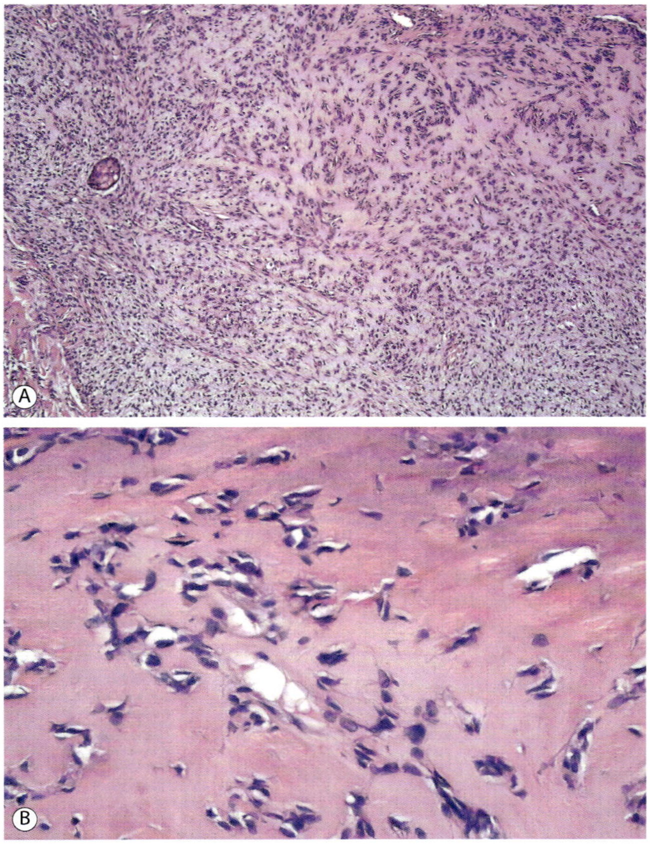


图 33.48 （A，B）混合瘤：外泌汗腺型可见小的、导管样结构散布于透明化的基质中

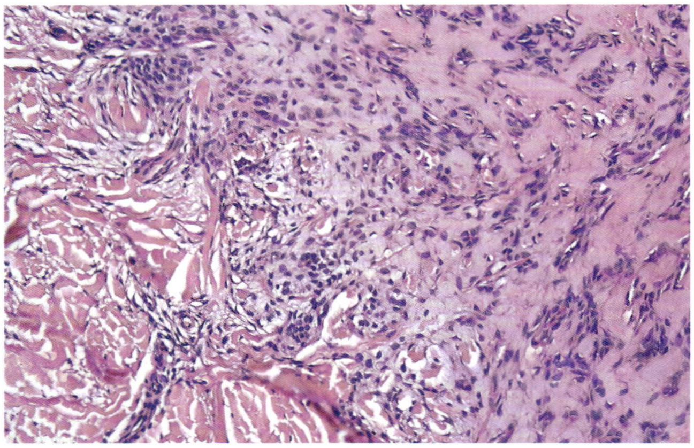

图 33.49 混合瘤：该病例见局灶性透明细胞改变

的基质细胞存在相似性[27]。有作者根据免疫组化结果，将皮肤混合瘤中的基质细胞分为三类[14]：

- 浆细胞样细胞表达 CAM5.2，但是不表达 CK10、CK14、SMA 或 MSA，为单层上皮。周边可以有 $CK14^+$细胞围绕，后者提示导管基底细胞或肌上皮细胞分化。然而，S-100 阳性和局部 GFAP 的表达支持肌上皮分化[54]。
- 多角细胞表达 CK14 但是不表达 CK10、SMA 或 MSA，可能代表肌上皮细胞或汗腺导管基底细胞。
- 梭形细胞表达 CK14、SMA 和 MSA，但是不表达 CAM5.2 或 CK10，因此认为来源于肌上皮[27]。

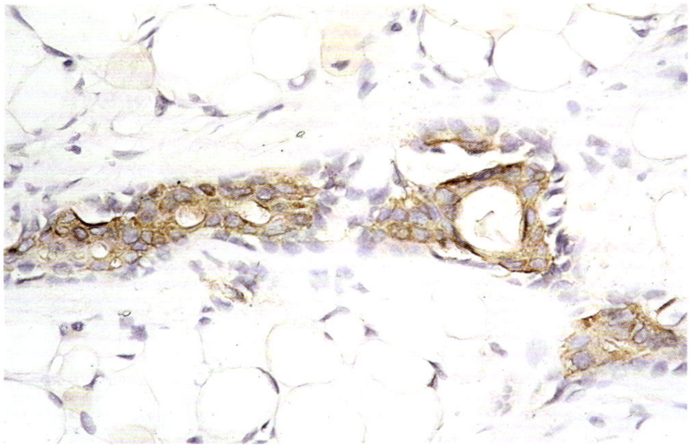

图 33.50 混合瘤：内层上皮 EMA 强阳性

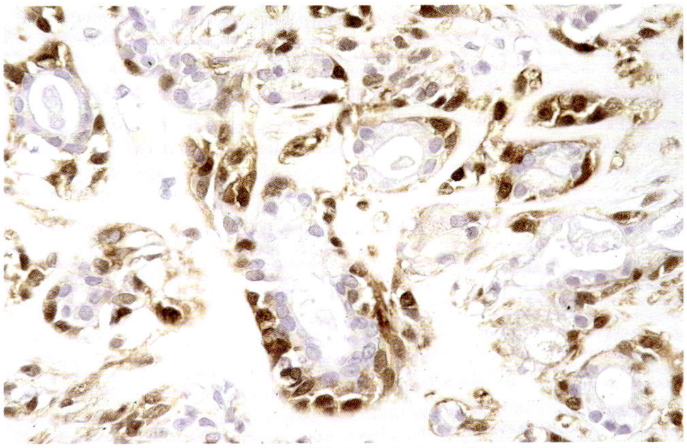

图 33.51 混合瘤：S-100 蛋白染色显示阳性的肌上皮细胞

一些学者进一步研究了皮肤混合瘤中角蛋白的表达[54-56]。结果提示汗腺的所有成分都有表达，但肿瘤发生于外泌汗腺或顶泌汗腺基础上还是向外泌汗腺或顶泌汗腺分化仍不清楚。

# 恶性皮肤混合瘤

## 临床特征

恶性皮肤混合瘤（恶性软骨样汗管腺瘤）极罕见[1-19]，至今约有 50 例报道。常一开始即为恶性，个别来自皮肤混合瘤恶变[4, 6, 8, 14]。易侵犯四肢远端，尤其是足部。男女发病率 1∶2，60 ～ 70 岁最常见（年龄范围 18 ～ 89 岁）[15]。临床无特征性，为肉色或红色结节。

本病恶性程度高，转移率约 60%，死亡率约 25%[9]。主要转移至淋巴结、肺部和骨[4, 10-14, 17, 20]。

## 组织学特征

找到原来的良性病变，对本病的诊断是最理想的（图 33.52 ～ 33.56）。但这种情况极少见[4，6，14]。大多数的病例，就像良性皮肤混合瘤一样，诊断依靠黏液样基质和软骨样分化的结构。提示潜在恶性的特征是肿瘤呈浸润性生长、上皮细胞核以及胞质的多形性、核丝分裂增多或异常核分裂以及出现坏死（图 33.57 ～ 33.59）。出现血管和淋巴结浸润或转移则诊断明确。受损的管状分化（impaired tubular differentiation）、过多的黏液样基质和大量发育不良

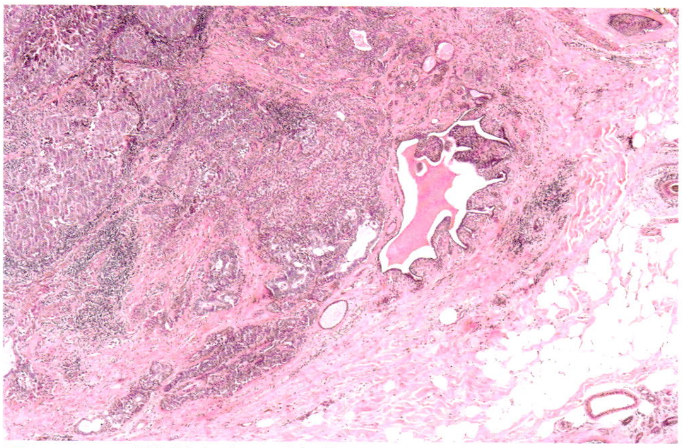

图 33.52 恶性混合瘤：系长期的良性肿瘤恶变而来，右侧可见残留的良性病灶

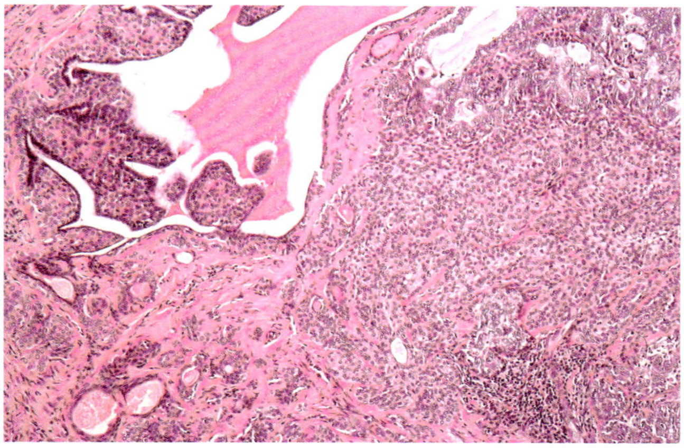

图 33.53 恶性混合瘤：左侧的良性肿瘤与右侧的恶性癌组织融合

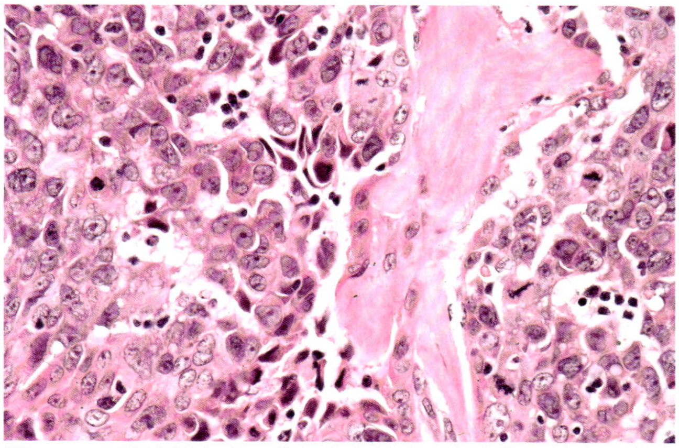

图 33.54 恶性混合瘤：癌细胞胞核大，空泡状，并有显著嗜伊红核仁。可见多个核分裂象

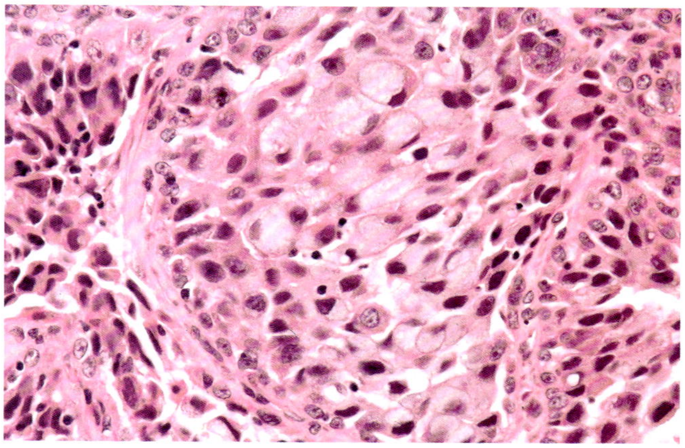

图 33.55 恶性混合瘤：局部瘤细胞呈印戒样

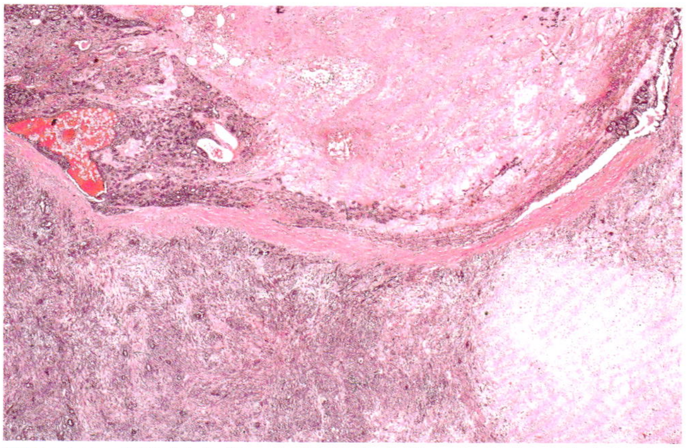

图 33.56 恶性混合瘤：足部复发病例，左上角可见残留的良性肿瘤，右下侧软骨样基质显著

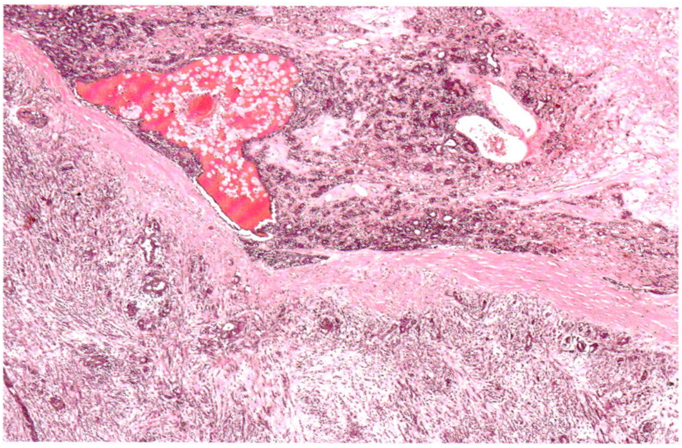

图 33.57 恶性混合瘤：残留的良性肿瘤可见囊肿和两层上皮细胞组成的导管；下半部为癌组织

的软骨样成分同样也支持恶性的诊断。有时可见软骨肉瘤和骨肉瘤分化[3，9，17]。有时组织形态类似良性但已发生转移。本病应仔细检查有无浸润性生长模式或卫星灶的存在，并建议广泛切除后随访观察[16]。

邻近的真皮或皮下常存在卫星灶，切除不完全易导致复发[15]。

有一例患者通过细针穿刺细胞学检查确诊[12]。

免疫组织化学显示上皮细胞角蛋白 AE1/AE3、CAM5.2、EMA、CEA 阳性，S-100 蛋白阳性率不

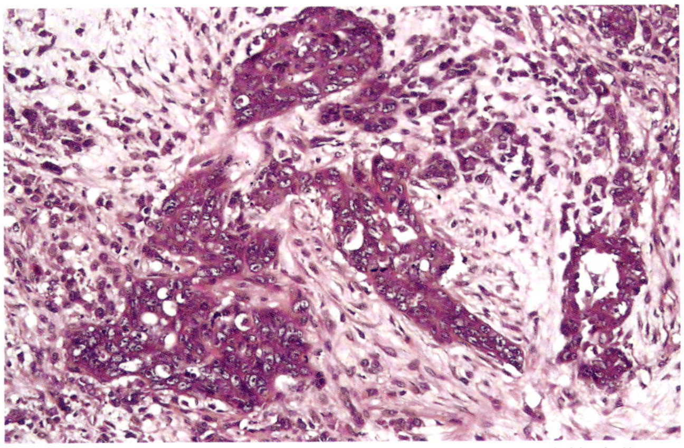

图 33.58 恶性混合瘤：恶性组织见局灶性的腺管分化

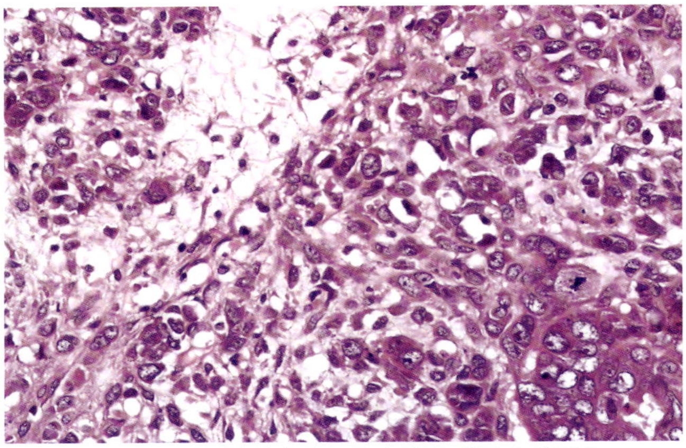

图 33.59 恶性混合瘤：注意核多形性和分裂象

一[5-6, 8-11]。腔上皮细胞同时显示 *Ulex europaeus* 阳性[10]。胞质内腔 CEA 阳性[9]。基质细胞 S-100 蛋白阳性[9-10]，角蛋白阳性率不一[9]，SMA 有时阳性[10-11]。

## 鉴别诊断

恶性皮肤混合瘤只涉及上皮增殖。如果软骨样成分出现核异型、核分裂活跃，最好诊断为化生性癌，即癌肉瘤（carcinosarcoma）。同时还应除外其他黏液或软骨样基质显著的肿瘤包括黏液癌、骨外黏液样软骨肉瘤和转移性骨软骨肉瘤。

# 肌上皮瘤和恶性肌上皮瘤

## 临床特征

本病罕见，位于真皮、皮下脂肪组织或软组织[1-19]。类似于涎腺肿瘤，皮肤肌上皮瘤（myoepithelioma）由肌上皮和混合瘤的间质成分组成，但缺乏导管上皮成分[7-8]。发病年龄分布广（新生儿～93 岁），但是青少年和青年好发[1-3, 5-8, 18]。男性多见。肿瘤为一坚实的结节，边界清楚，直径 0.5 ～ 2.5 cm（平均 1.1 cm）[7]，肉色、灰色或紫色。位于软组织内的瘤体可以表现为直径大至 12cm（平均 3.8 cm）的团块，恶性肌上皮瘤（malignant myoepithelioma）直径可达 20 cm[8]。多见于四肢和肢带部位，但头、颈和躯干部位均有报道[2-4, 6-8, 18]。切除后局部可能复发，但肿瘤转移并致死的报道较少[3, 7-8, 15]。尽管关于皮肤形态学恶性的肿瘤的相关信息比较缺乏，软组织中的肿瘤局部复发率更高（40% ～ 50%），转移率高，为 30% ～ 50%，疾病相关的死亡风险增加[8, 18, 10]。

## 组织学特征

肌上皮瘤为境界清楚的半球形结节，无包膜，由单纯的肌上皮细胞组成，未见腺体或导管分化，这一点与皮肤混合瘤不同（图 33.60、33.61）[5-7]。

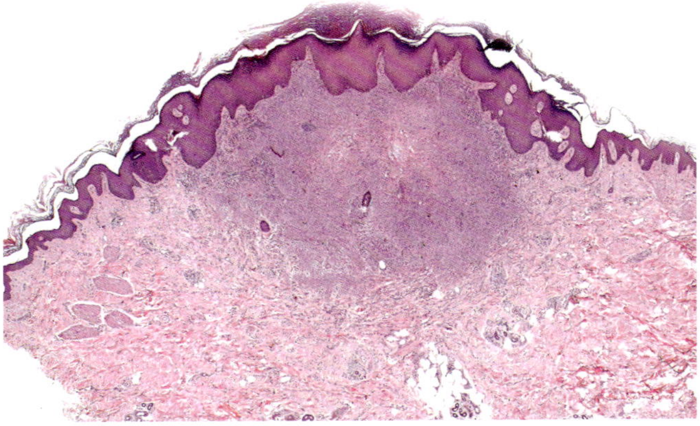

图 33.60 肌上皮瘤：扫视镜头可见真皮上部界清肿瘤结节（By courtesy of L. Cohen，MD，Cohen Dermatopathology，Massachusetts，USA.）

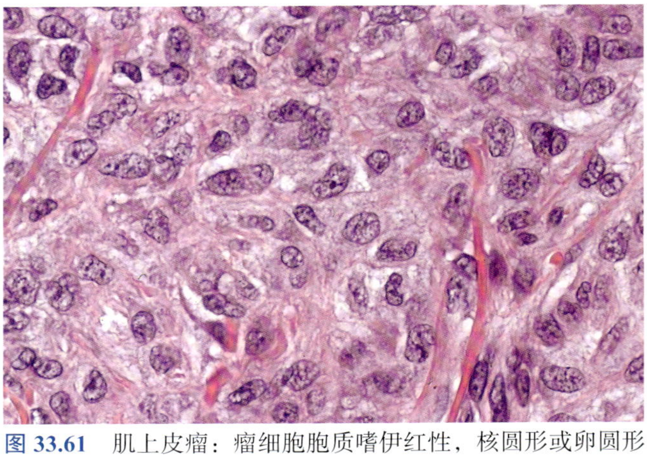

图 33.61 肌上皮瘤：瘤细胞胞质嗜伊红性，核圆形或卵圆形至梭形，泡状，核仁明显（By courtesy of L. Cohen，MD，Cohen Dermatopathology，Massachusetts，USA.）

其上表皮可以增生，有时形成衣领状外观[1]。瘤细胞呈上皮样、梭形和组织细胞样，浆细胞样（透明细胞）[3]。细胞排列成涡纹状，网状，卷曲，偶或成束状[2, 6-7]。有时瘤体呈多结节生长模式。无核异型，核仁不明显，核分裂象罕见（图 33.62）[1]。核内有时见假包涵体。基质呈典型的黏液样或透明变（图 33.63、33.64）[3, 6-8]。有时肿瘤含大量成熟脂肪细胞[1, 4, 7]。偶见放射状分布的胶原性结晶样包涵体，主要由Ⅰ型胶原组成，周边是Ⅲ型胶原[3]。树突状黑素细胞较少见[17]。

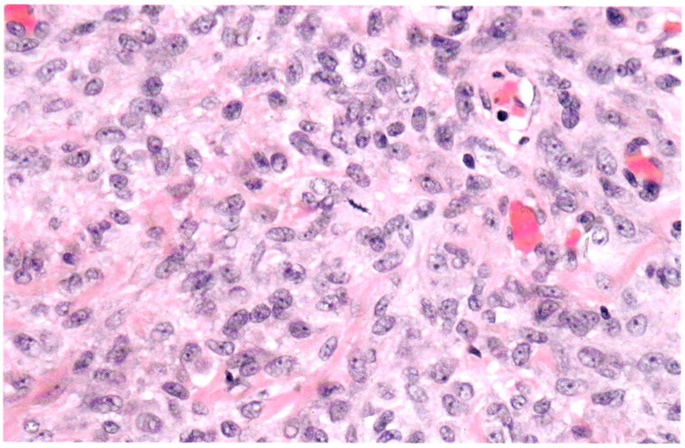
图 33.62 肌上皮瘤：视野中央见有丝分裂象（By courtesy of L. Cohen，MD，Cohen Dermatopathology，Massachusetts，USA.）

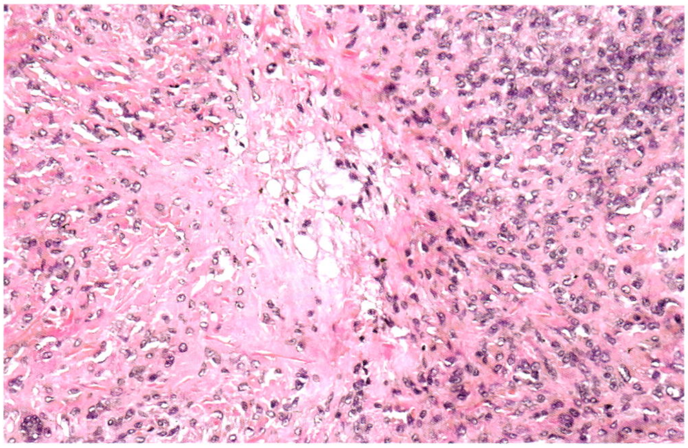
图 33.63 肌上皮瘤：基质明显透明样变（By courtesy of L. Cohen，MD，Cohen Dermatopathology，Massachusetts，USA.）

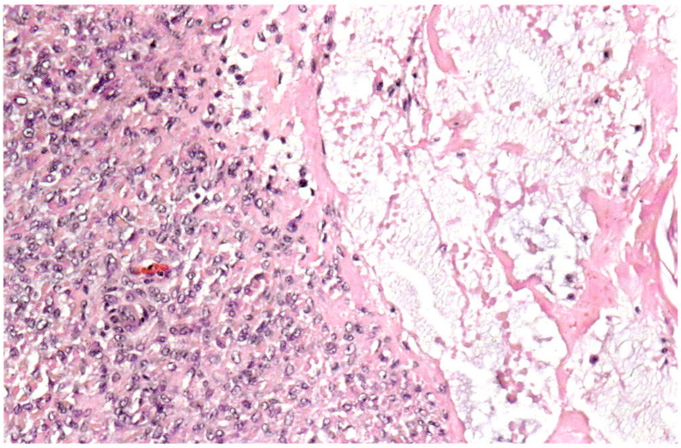
图 33.64 肌上皮瘤：如图所示，有时见黏液样改变（By courtesy of L. Cohen，MD，Cohen Dermatopathology，Massachusetts，USA.）

恶性肌上皮瘤出现核异型性、核仁明显、核分裂活跃和坏死[6-8, 18]。也可见淋巴管或周围神经周浸润[18]。皮肤和软组织肌上皮瘤的侵袭性难以预测，缺乏恶性的细胞学特征的肿瘤可发生局部复发、远处转移，甚至导致患者死亡。因此，难以制定可靠的用来评价恶性程度的标准。

电镜下见明显的局部浓集的中间丝，瘤细胞周围有完整的基底膜[2]。可见桥粒[1]。

此外，通过免疫组织化学示瘤细胞表达胞质角蛋白和（或）EMA、S-100 和（或）GFAP，可提示其肌上皮表型。此外，钙结合蛋白和 SMA 可为阳性（图 33.65）[6-8]。核染色 p63 阳性，但结蛋白很少表达[6-7]。良恶性肿瘤组化标记一致[6]。

一例恶性肌上皮瘤的细胞遗传学研究得出的结论较复杂，其中 3 号染色体（3p）长臂基因缺失，16 号染色体断臂（16q）延长，13、15 号为单染色体[14]。

# 外泌汗腺痣

## 临床表现

外泌汗腺痣（eccrine nevus）（外泌汗腺错构瘤）是一种很少见的外泌汗腺单位的错构瘤，常在儿童或青春期发病[1-15]。临床表现多样，包括局部多汗（局限性单侧多汗），伴孤立的丘疹、结节、斑片和斑块。皮损常为褐色[1-4, 6-14]，也可发生于非多汗区。上肢是好发部位，皮损可呈线状排列，但很少多发，先天发生也不常见[3, 6-7, 12]。

## 发病机制和组织学特征

组织学上，外泌汗腺痣的特点是汗腺导管的数目增多和体积增大。若导管周围出现大量黏蛋白沉积则称为黏液性外泌汗腺痣，但不常见[15, 20]。

# 新生儿皮肤附属器息肉

## 临床表现

表现为小的先天发生的多发性或孤立的皮损，肤

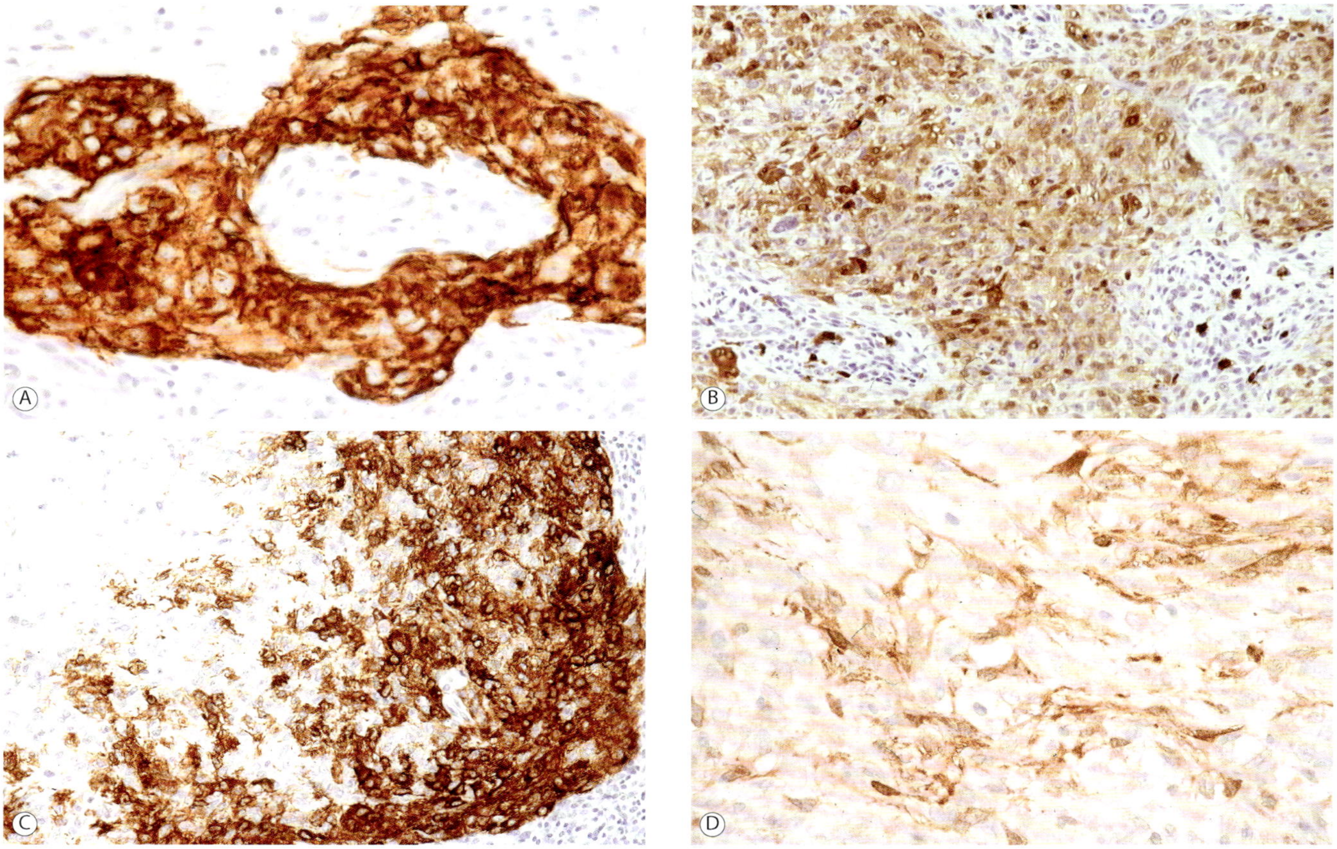


图 33.65 肌上皮瘤：免疫组化见（A）EMA、（B）S-100 蛋白、（C）SMA、（D）GFAP 均阳性

色，出生后不久消退[1-2]。日本的一个大样本调查该病发病率约为 4%[2-3]，几乎均发生于乳晕，但其他部位如眼睑、面颊、耳周、肩胛区、腋窝、上臂、肋部、阴囊和大阴唇也可发生[1-3]。

## 发病机制和组织学特征

新生儿皮肤附属器息肉的中轴为皮肤附属器结构，包括毛囊、皮脂腺和分化较好的外泌汗腺单位。无平滑肌和顶泌汗腺结构，有时可见角囊肿[2]。

# 外泌汗腺汗管纤维腺瘤

## 临床表现

外泌汗腺汗管纤维腺瘤（eccrine syringofibroadenoma）（肢端汗管痣）很少见，临床表现多种多样：从孤立的皮损到多发性丘疹、结节，对称或成线状痣样分布[1-2]，分布广泛，包括面部、后背、腹部、臀部、肢体，很少见于指甲[2-4]。发病年龄从 16 岁到 80 岁，大部分在 70 ～ 80 岁间发病[1]。共有五种临床亚型：[5-6]

**孤立型外泌汗腺汗管纤维腺瘤**：单发，常为疣状皮损，中年或中年以后发病[2, 5, 7-19]，可发生于多个解剖学部位，但最常发生于下肢[5]。

**伴外胚叶发育不良的多发性外泌汗腺汗管纤维腺瘤**：该亚型的典型临床表现是多发的红斑性丘疹，最常发生于肢体尤其是掌跖部[5, 20-26]，青春期发病，伴外胚叶发育不良，伴发的皮损有眼睑汗腺囊瘤、少毛、牙发育不全和甲萎缩，又名为 Schöpf 综合征[27]。

**不伴皮损的多发性外泌汗腺汗管纤维腺瘤**：典型的皮损位于掌跖部，发病年龄更大些，不伴皮肤的其他异常[1, 5, 28-29]。

**非家族性单侧线状外泌汗腺汗管纤维腺瘤**：这种亚型很少见，无家族史，单侧发生，常表现为多发的丘疹、斑块，线状排列[2, 30-32]。发病年龄的范围较宽，从青春期到成人早期。好发于肢体。

**反应性外泌汗腺汗管纤维腺瘤**：是一种较少见的伴随其他炎症性或肿瘤性皮肤病的反应性上皮改变。发生于静脉曲张、甲外伤、足的慢性溃疡、烧伤瘢痕溃疡、麻风、皮脂腺痣、肠造口术部位、大疱性类天疱疮、大疱性表皮松解症、糜烂性掌跖扁平苔藓、上皮样血管内皮细胞瘤和鳞状细胞癌[3, 22, 33-48]。

复发不常见，但长期存在的外泌汗腺汗管纤维腺瘤可能出现恶性转化[37, 49]。

## 组织学特征

无论是单发或痣样分布的皮损，其组织学表现非常相似[1-2, 5, 7-8, 30]。从表皮的多个位点伸出的细长的上皮细胞条索，相互吻合，细胞大小较一致，被纤维血管间质包绕，间质中常含丰富的酸性黏多糖并伴有丰富的淋巴细胞和浆细胞浸润（图 33.66）。上皮细胞条索常出现导管分化，有完整的护膜（图 33.67，33.68）。很少有透明细胞[11, 50]。上皮细胞 PAS 染色阳性，保持着外泌汗腺起源的特性，含氧化酶包括琥珀酸脱氢酶、磷酸化酶和亮氨酸氨基肽酶[1]。

# 外泌汗腺血管瘤样错构瘤

## 临床表现

外泌汗腺血管瘤样错构瘤（eccrine angiomatous hamartoma）是一种罕见的由外泌汗腺和血管组分错构的良性肿瘤。临床表现为缓慢增大的结节、斑块和丘疹，蓝紫色，好发于肢体特别是小腿[1-27]，其次是躯干和颈部[6-7, 11, 14-15, 28]。发病年龄从 2 个月到 73 岁，但大多在儿童期发病（中位年龄是 10 岁）[1, 29]。超过 50% 的患者是先天性发生，无性别差异[1, 26]。外泌汗腺血管瘤样错构瘤临床表现为单发或多发的皮损，皮损可很小（3 mm），也可较大（11 cm）[1, 13, 20, 30-31]，质地柔软。多发和对称发生很少见[19, 26]。常伴有疼痛、多汗和多毛（很少见）[1, 4]。外泌汗腺血管错构瘤可发展为 Cowden 综合征[32]。

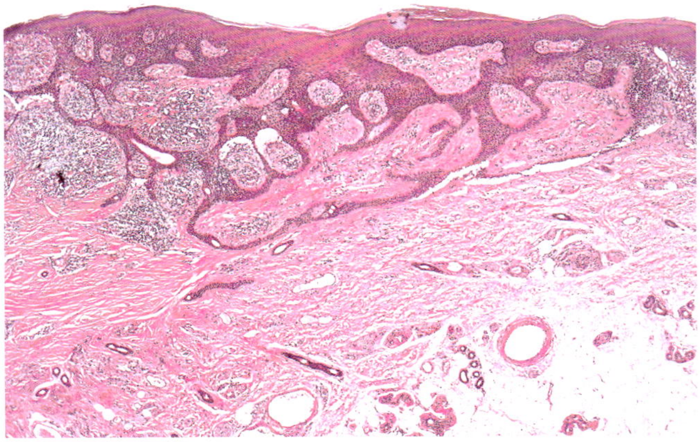

图 33.66 外泌汗腺汗管纤维腺瘤：皮损为孤立的肿瘤，起源于表皮的大量的相互吻合的上皮细胞条索被细胞性纤维间质包绕

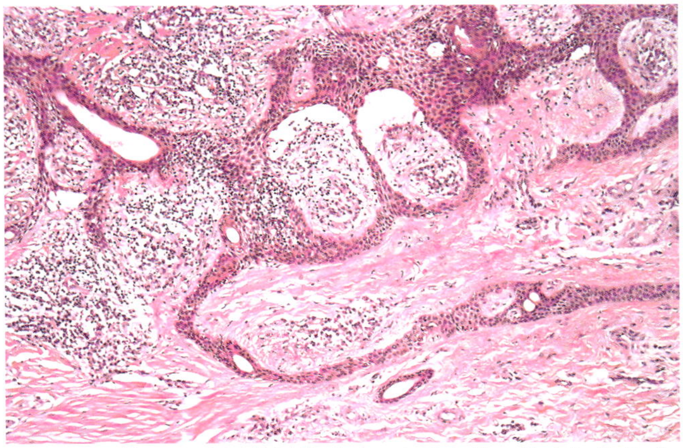

图 33.67 外泌汗腺汗管纤维腺瘤：由形态单一的小细胞组成，胞质嗜伊红，核深染，并见导管分化

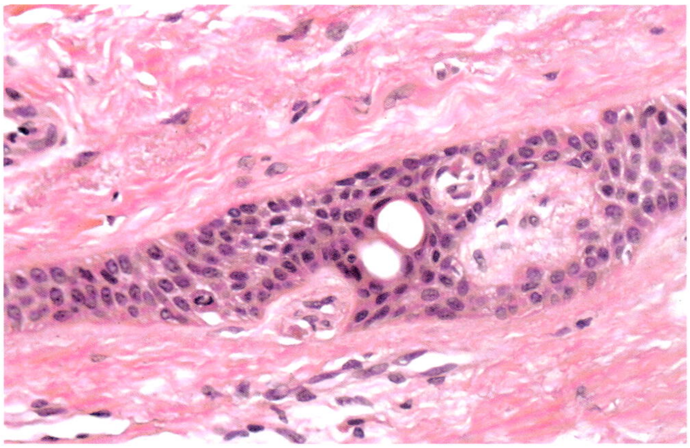

图 33.68 外泌汗腺汗管纤维腺瘤：高倍视野显示导管分化

## 发病机制和组织学特征

组织学上，病变范围相对局限，无包膜，位于真皮的中下部，由数目增多的、扩张的、但成熟的外泌汗腺腺体组成（图 33.69、33.70）[1, 4, 19]。局部可见透明细胞[14, 17]。外泌汗腺导管形成，伴良性血管的增生（图 33.71），后者包括不同程度扩张的小的毛细血管，呈分叶状，边界不清[1]。继发的改变有血栓形成、再

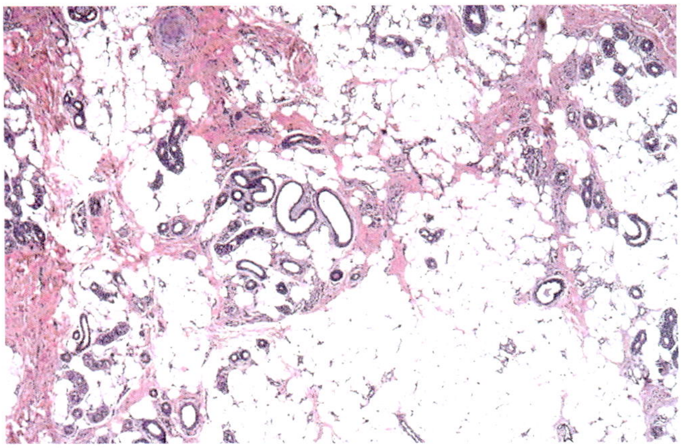

图 33.69 外泌汗腺血管瘤样错构瘤：此例累及皮下脂肪，广泛分布的外泌汗腺单位伴小的血管管腔

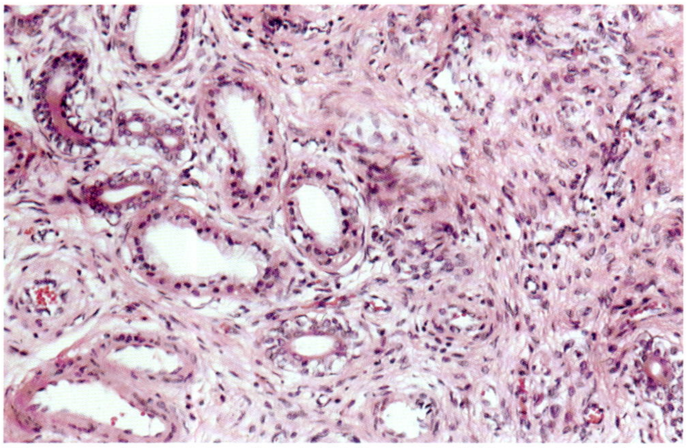

图 33.70 外泌汗腺血管瘤样错构瘤：高倍镜观察汗腺单位和血管管腔

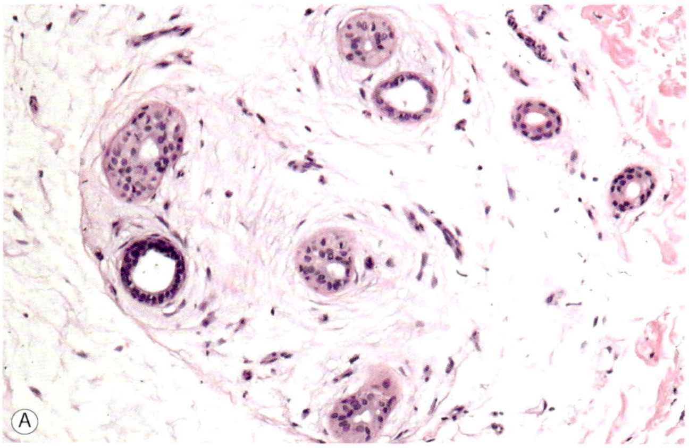

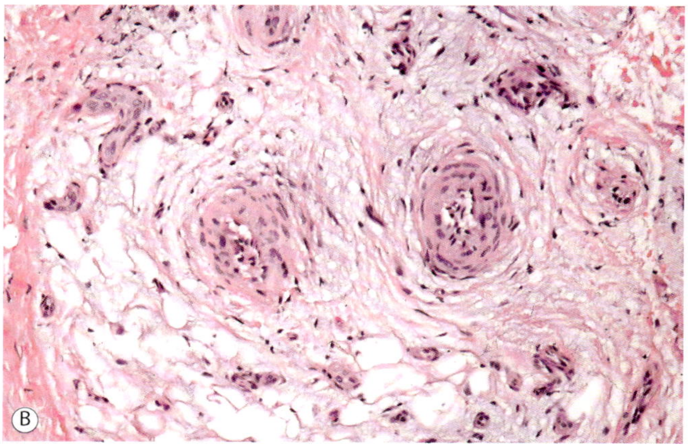

图 33.71 外泌汗腺血管瘤样错构瘤：高倍镜下（**A**）汗腺和（**B**）血管成分

通或出血[19]。其他不常见的改变包括脂肪瘤成分、黏液变或毛发结构（图 33.72）[10-11，15-17，19，33-34]。表皮的改变常不明显，偶尔也出现疣状增生[18]。外泌汗腺血管错构瘤很少的情况下有疣状血管瘤或动静脉畸形的特征[35-36]，也有报道与梭形细胞血管瘤相邻[34]。

免疫组化，血管组分的内皮细胞标记阳性[5，7，15]。外泌汗腺腺体 S-100、CEA、EMA、cytokeratin 和 GCDFP-15 阳性[5，15，19，21，37]。

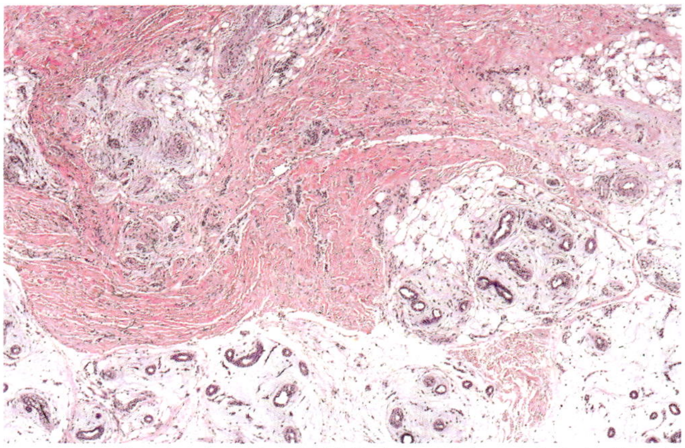

图 33.72 外泌汗腺血管瘤样错构瘤：此图显示丰富的黏蛋白沉积

## 汗孔角化样外泌汗腺孔和真皮导管痣

### 临床表现

该病是一种少见的错构瘤，1979 年首次报道为“掌跖部黑头粉刺痣”[1]。多在出生时和儿童早期发病，临床表现为多发的点状凹陷和丘疹，常有粉刺样角栓（图 33.73、33.74）[1-32]。也可为疣状和线状排列。仅发生于掌跖部，偶可泛发、单侧或累及其他部位皮肤[12，14，22-24，28-30]。很少成人后发病，且发病无性别差异[23，25]。除与线状银屑病伴发外，未见与其他皮肤病伴发的报道[8，19，27]。极少见情况下，皮损上发生鳞状细胞癌[31-32]。

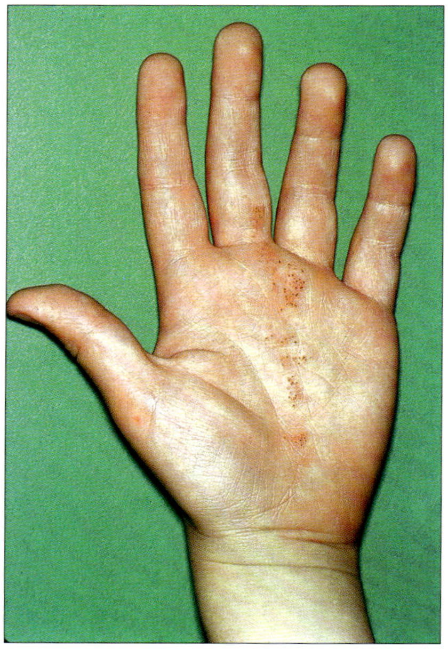

图 33.73 汗孔角化样外泌汗腺孔和真皮导管痣：手掌侧线状分布（By courtesy of R.A. Marsden，MD，St George’s Hospital，London，UK.）

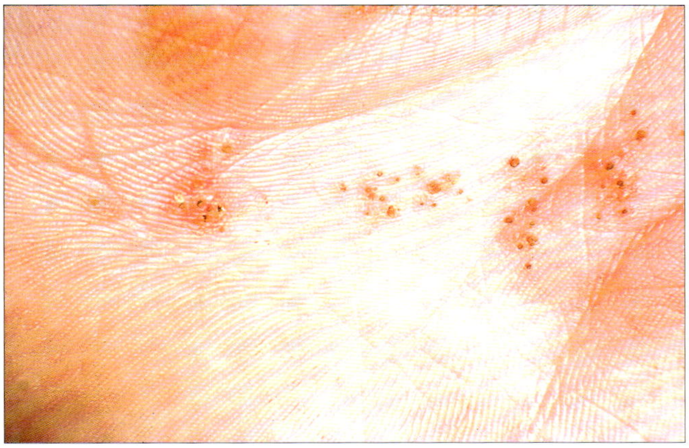

图 33.74 汗孔角化样外泌汗腺孔和真皮导管痣：每个皮损由含角栓的扩张的汗腺孔组成（By courtesy of R.A. Marsden，MD，St George's Hospital，London，UK.）

## 组织学特征

组织学很特殊，表皮凹陷的上方见明显的汗孔角化样板层状角化（图 33.75），常与外泌汗腺导管相关或位于其上方，有时角栓中见蜿蜒扭曲的末端汗管。下陷的表皮无颗粒层，角质形成细胞常呈空泡状。常见角化不良细胞[10]。

# 外泌汗腺汗囊瘤

## 临床表现

外泌汗腺汗囊瘤（eccrine hidrocystoma）常见，成人任何年龄均可发病[1-3]。皮损可小如针头，也可大如豌豆，表现为紧张的水疱。好发于面部，尤其是眼周，但躯干、腘窝、外耳和外阴也可发病（图 33.76）[1, 4-7]。大的皮损常呈蓝色，少见情况甚至可增大至 8 cm[8-9]。皮损随环境变化和汗液分泌的多少而增大或缩小，常夏季增多，冬季可消退。有两种模式：孤立及多发，大部分患者皮损孤立（女性好发，男女比为 2∶3）；另一种多发型少见，可多至数百个，几乎均见于女性[1, 3, 10-15]。

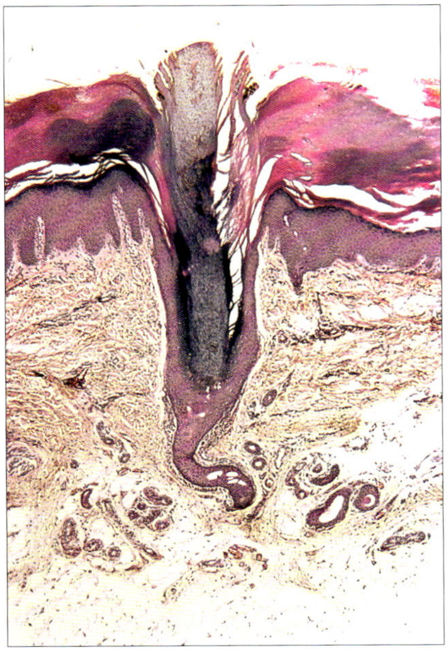

图 33.75 汗孔角化样外泌汗腺孔和真皮导管痣：角化过度伴角化不全并伴明显的末端汗管和真皮导管的扩张（By courtesy of R.A. Marsden，MD，St George's Hospital，London，UK.）

## 发病机制和组织学特征

因为该病的临床表现，加之汗腺导管可以排空，认为这些皮损只是一些巨大的扩张的导管。阻塞的原因并不是很清楚，但不是机械性的。外用阿托品或肉毒毒素可使皮损消退，提示有功能性因素参与[3, 11, 16]。

组织学上，汗囊瘤由真皮中一个或多个部分塌陷的单叶性囊肿组成，常与正常的汗腺相邻（图 33.77）。连续切片示囊肿的上皮和汗腺导管相连[3]。囊壁由两层立方上皮细胞组成，胞质嗜伊红（图 33.78）[3]。乳头状突起常不明显[1]。无肌上皮细胞和断头分泌。有耐淀粉消化的 PAS 阳性的基底膜带，上皮细胞含糖原。偶见受压的真皮结缔组织，可形成假包膜。

因起源于外泌汗腺，囊壁的上皮细胞含有琥珀酸脱氢酶和磷酸酶[2]。角蛋白表达模式与真皮汗腺导管一致。

# 单纯性汗腺棘皮瘤

## 临床表现

单纯性汗腺棘皮瘤（hidroacanthoma simplex）是一种少见的肿瘤，临床常误诊为脂溢性角化、基底细胞上皮瘤、原位鳞癌（Bowen 病）[1]，好发于肢体

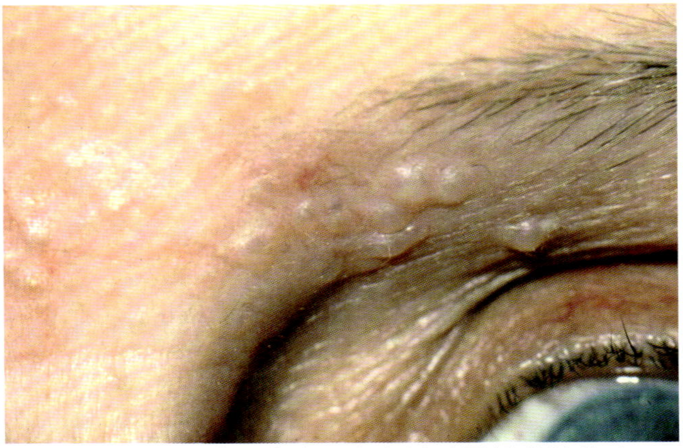

图 33.76 外泌汗腺汗囊瘤：注意眉弓周围的肿物（From the collection of the late N.P. Smith，MD，the Institute of Dermatology，London，UK.）

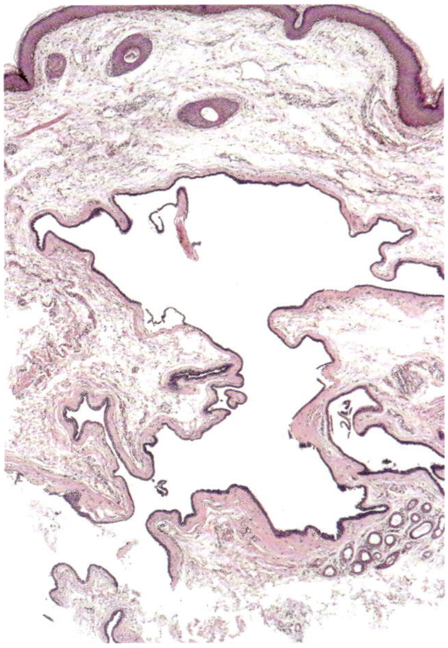

图 33.77 外泌汗腺汗囊瘤：眼睑的切片显示一个单叶的囊肿

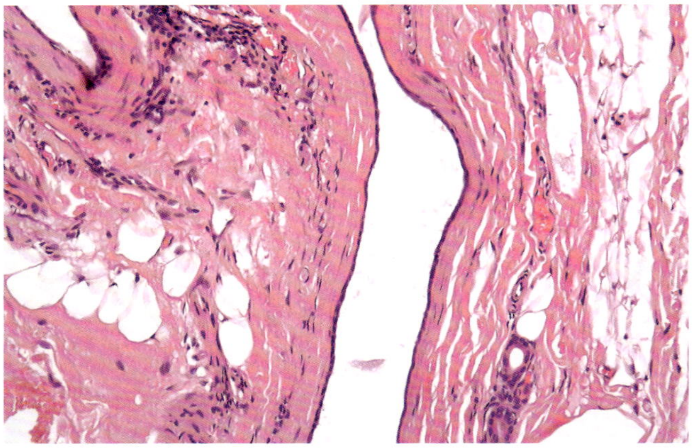

图 33.78 外泌汗腺汗囊瘤：囊壁为立方形上皮细胞，与顶泌汗腺汗囊瘤相比无肌上皮细胞

远端，也可发生于胸部、上臂和面部（图 33.79）[2]。皮损表现为角化性的红斑或棕色的斑块[3-4]。发病无性别差异，好发于老年人。

## 发病机制和组织学特征

本病是一种起源于末端汗管的良性表皮内肿瘤。

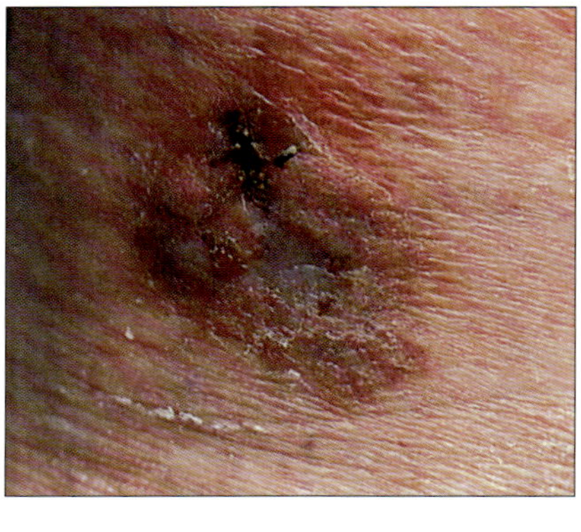

图 33.79 单纯性汗腺棘皮瘤：位于踝部的典型的红斑鳞屑性皮损（By courtesy of H. Woolfson，MD，Brook Hospital，London，UK.）

低倍镜下：不规则棘层肥厚的表皮中见界限清楚的细胞团块（图 33.80）[2]，是 Jadassohn 表皮内上皮瘤的一种，单个的肿瘤细胞像汗孔瘤，立方形或卵圆形，核空并可见小的核仁（图 33.81），部分肿瘤细胞胞质中含有糖原，即所谓的透明细胞亚型[5]。色素性皮损与黑素细胞的克隆相关，为另一种亚型[6]。有时肿瘤细胞表现为梭形（图 33.82）[2]，仔细观察可以在多个层面发现导管形成和细胞间桥[7-8]，真皮无改变。

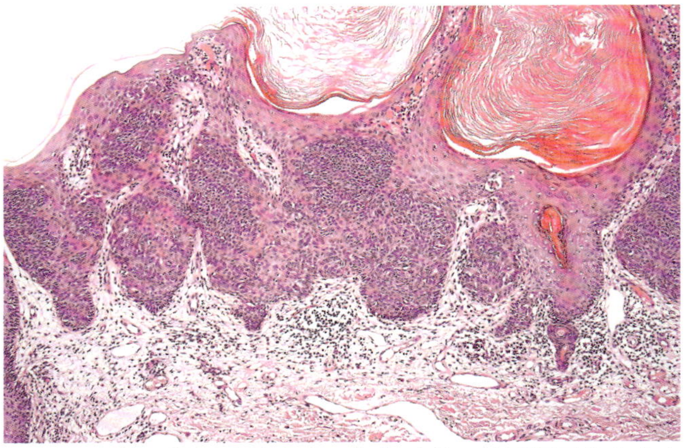

图 33.80 单纯性汗腺棘皮瘤：角化过度、棘层肥厚的表皮中多个界限清楚的肿瘤细胞团

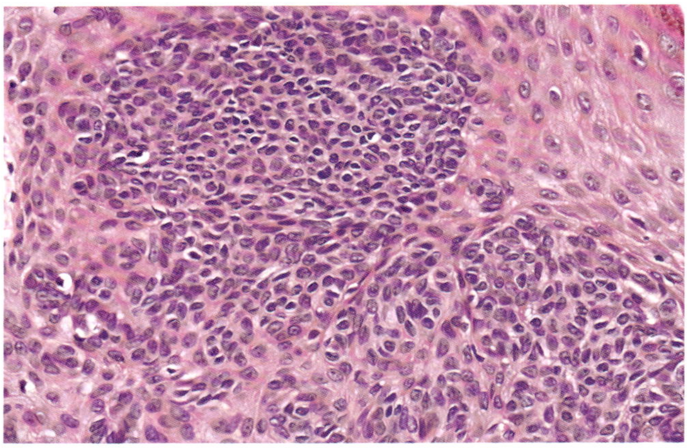

图 33.81 单纯性汗腺棘皮瘤：肿瘤细胞比与其相邻的角质形成细胞小，形态单一，有细胞间桥

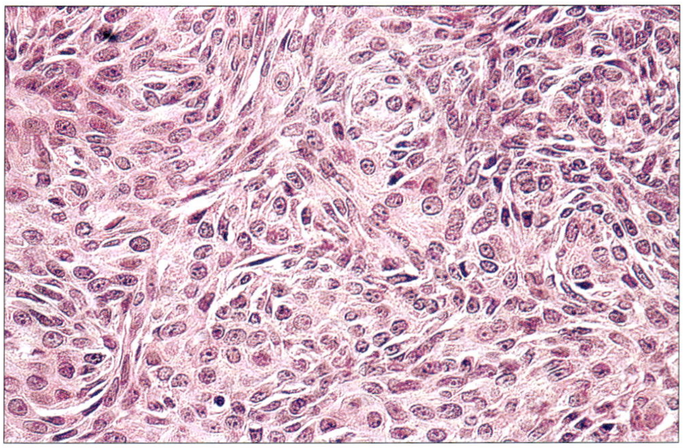

图 33.82 单纯性汗腺棘皮瘤：视野中见局限性的梭形细胞

肿瘤细胞有时表达 EMA 但不表达 CEA，尽管这两种抗体都代表导管分化 / 胞质内空腔的特点[9-10]。

有时肿瘤细胞出现核和胞质的多型性及有丝分裂（图 33.83，33.84），这种最好归为原位的外泌汗腺汗孔癌（恶性单纯性汗腺棘皮瘤）[11-19]。并可出现浸润。

## 鉴别诊断

必须与 Jadassohn 表现的脂溢性角化鉴别，后者马尔匹基（malpighian）层的基底样和鳞状细胞形成巢或鳞状涡。Bowen 病很少出现表皮内巢状改变，有不典型性和角化不良，诊断较容易，并且无明显的导管分化。

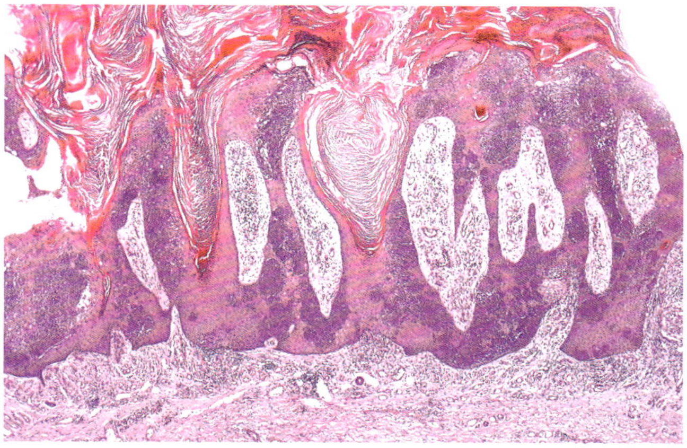

图 33.83 恶性单纯性汗腺棘皮瘤：肿瘤起源于皮肤，表皮呈疣状并有明显的巢状基底细胞团

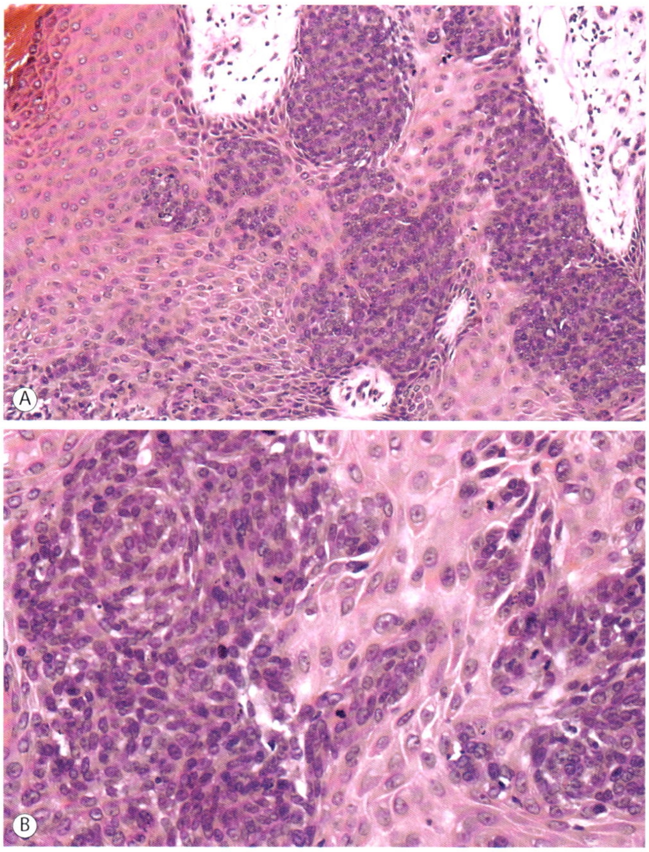

图 33.84 （A，B）恶性单纯性汗腺棘皮瘤：基底细胞核深染，核仁明显，有丝分裂多

# 外泌汗腺汗孔瘤

## 临床表现

外泌汗腺汗孔瘤（eccrine poroma）经典的皮损为孤立的、无蒂的、肤色到红色的结节，有轻薄的鳞屑，曾认为好发于手掌和足的侧缘（图 33.85）[1-3]。近来认为本病的发病部位很广[4]，头、颈、头皮、胸、腹、肢体的近端和手均可发生（图 33.86）[5-7]，外耳道也可发生[8]。皮损可以大到直径 3 cm，常无自觉症状，轻微外伤后易出血，但不常见。成人好发，男女发病率相等[3]，儿童和先天性发生很少见[9-10]，也曾报道过多发性和线状痣样皮损，慢性瘢痕上也可发生[11-15]。

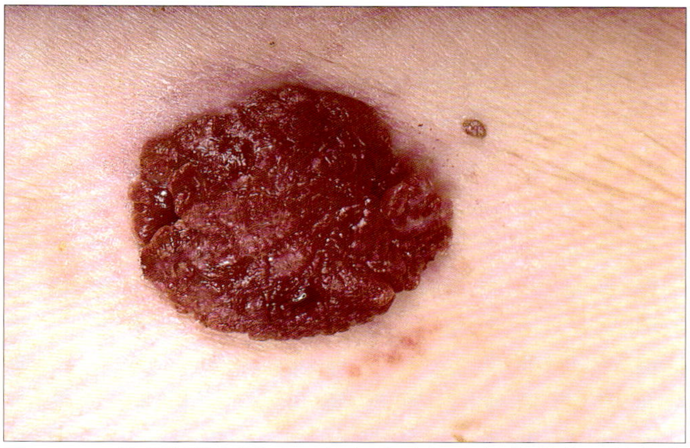

图 33.85 外泌汗腺汗孔瘤：足侧缘暗红色结节是典型的发病部位（By courtesy of R.A. Marsden，MD，St George's Hospital，London，UK.）

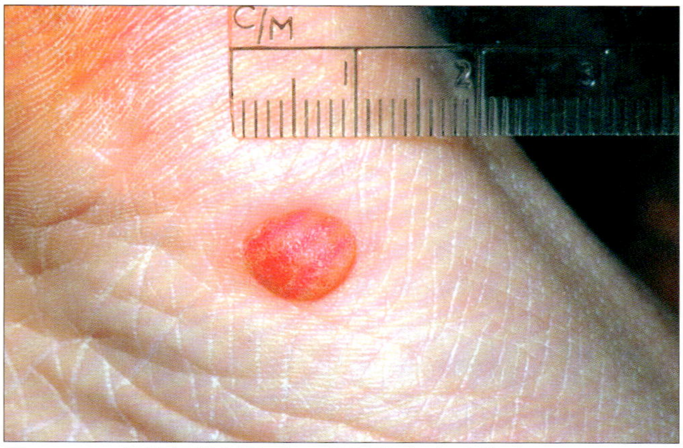

图 33.86 外泌汗腺汗孔瘤：此例发生在手掌（By courtesy of the Institute of Dermatology，London，UK.）

## 发病机制和组织学特征

本病病因不清，偶有报道在既往电子束照射和 X 放射线治疗的部位发生多发的皮损[16-17]。一例伴有汗性外胚叶发育不良[15]。

汗孔瘤起源于末端汗管的外层细胞和真皮上部的汗腺导管。肿瘤细胞替代表皮并向真皮广泛增生（图 33.87）[3]，形态单一的小立方形汗孔瘤细胞与周围相邻的角质形成细胞界限清楚（图 33.88），肿瘤细胞间有细胞间桥（图 33.89）[2]，周边细胞核不呈栅栏状排列。若见明确的成熟管腔分化的特征即可诊断，可以是由单层细胞形成的有嗜酸性护膜的管腔，或是大的无护膜的不规则囊腔（图 33.90）。后者 PAS 阳性，耐淀粉酶，或 EMA 和 CEA 免疫标记阳性[18-19]。肿瘤周围间质血管扩张。外泌汗腺汗孔瘤细胞常含有糖原，呈片状分布。偶见色素型，伴树突状黑素细胞，肿瘤细胞中有黑素沉积[10，20-27]，临床可误诊为黑素瘤。营养不良性钙化和经表皮排出细胞巢很少见[28-29]。

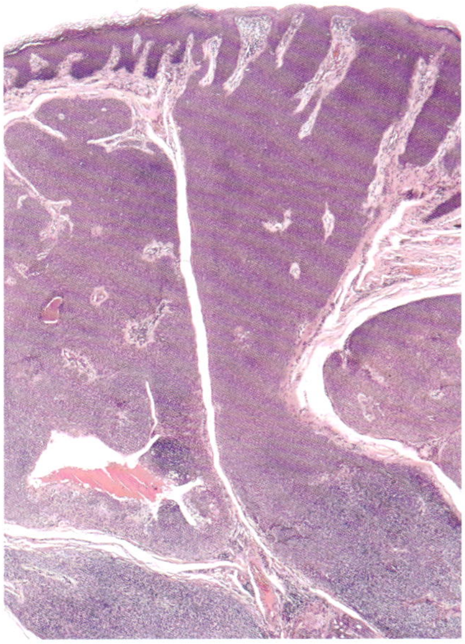

图 33.87 外泌汗腺汗孔瘤：扫视镜下相互连接的上皮向下生长并在多处与表皮相连

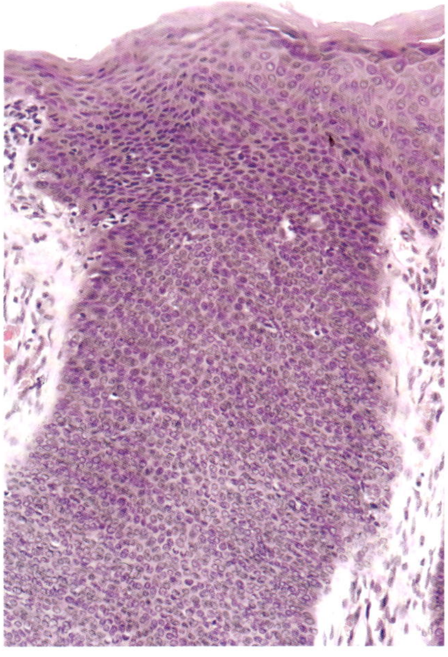

图 33.88 外泌汗腺汗孔瘤：肿瘤细胞比相邻的角质形成细胞小

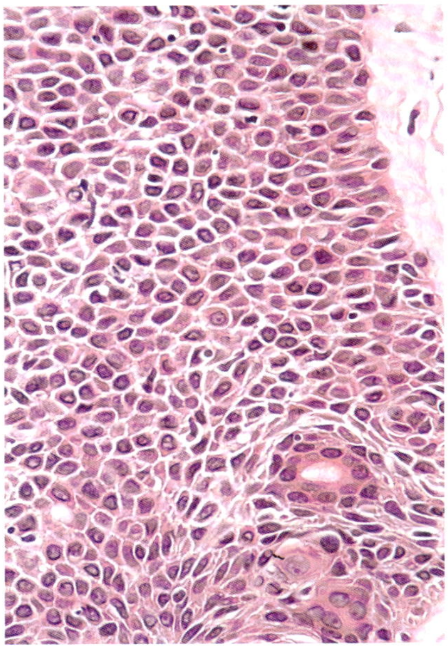

图 33.89 外泌汗腺汗孔瘤：肿瘤细胞和角质形成细胞的边界清楚，细胞间桥明显

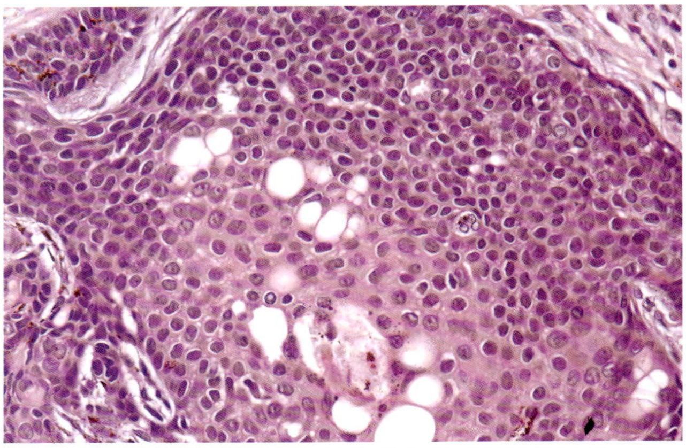

图 33.90 外泌汗腺汗孔瘤：注意分化良好的导管结构，并见很多细胞内腔隙

外泌汗腺汗孔瘤细胞有明显的磷酸化酶和琥珀酸

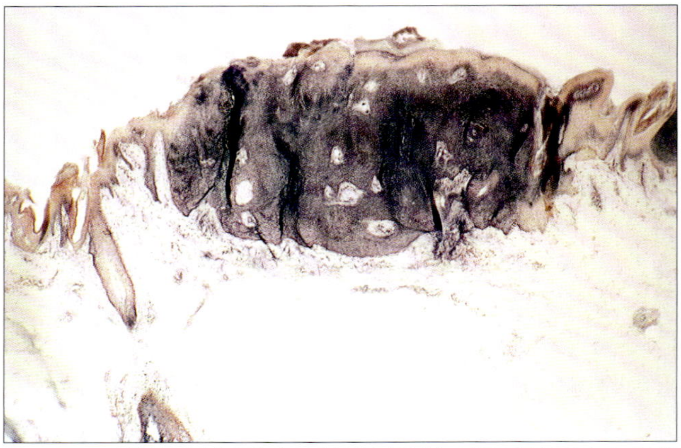

图 33.91 外泌汗腺汗孔瘤：外泌汗腺肿瘤通过是否含有氧化酶鉴别，图示琥珀酸脱氢酶（By courtesy of N. Ramnarain，FIMLS，Institute of Dermatology，London，UK.）

脱氢酶的活性（图 33.91）[2]。

## 评论

良性外泌汗腺导管瘤包括单纯性汗腺棘皮瘤、外泌汗腺汗孔瘤、真皮导管瘤和外泌汗腺腺瘤，大部分可以明确区分，但因为它们的细胞起源相似，出现相互重叠的肿瘤也并不奇怪，有时可以在一个皮损中见到两个或更多亚型组织相共存的现象[30]。

# 真皮导管瘤

## 临床表现

真皮导管瘤（dermal duct tumor）是一种非常少见的良性肿瘤，好发于头颈或肢体，表现为边界不清、无症状的、肤色或红色的坚实结节或丘疹，直径可大至 2 cm[1-3]，女性好发（6：1），常见于老年人。

## 组织学特征

起源于汗腺导管的真皮部分。真皮的中下部见大的分叶状肿瘤，表皮不受累（图 33.92、33.93）。肿瘤由小的形态单一的立方形细胞组成并出现管腔分化，后者淀粉酶消化的 PAS 染色阳性，有时细胞胞质内形成空腔也是一个特征，有时出现大的囊腔（图 33.94）。外周细胞栅栏状排列不明显，小叶周边细胞更扁平，无有丝分裂象，肿瘤细胞含有不等量的糖原，而且磷酸化酶和琥珀酸脱氢酶阳性也进一步证实其外泌汗腺分化的特点[4]。偶见局部与真皮外泌汗腺导管相连[2]。

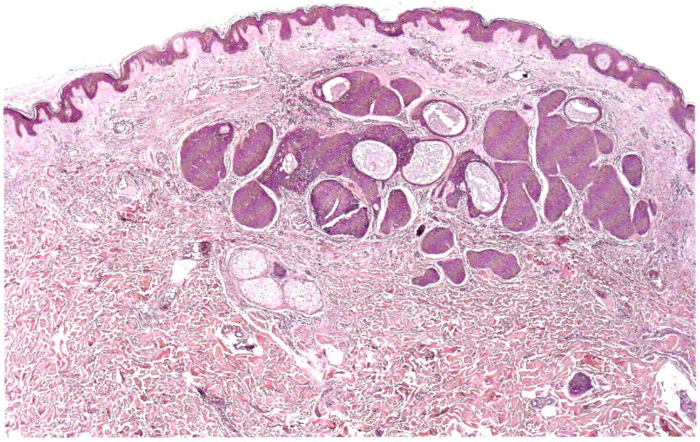

图 33.92　真皮导管瘤：损害完全位于真皮，见境界清楚的肿瘤结节和散在的囊腔

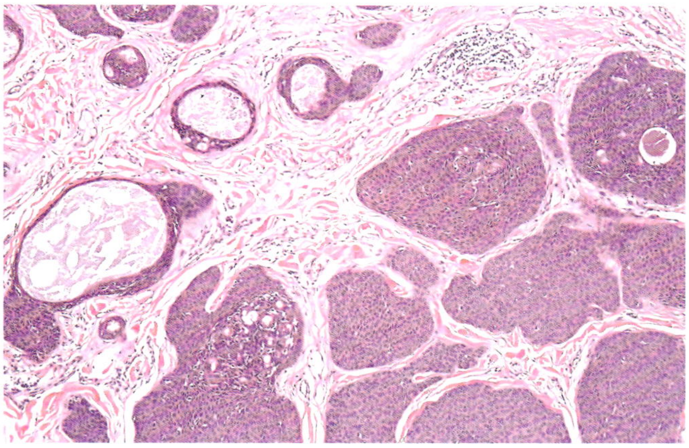

图 33.93　真皮导管瘤：见多个囊肿，局部导管分化

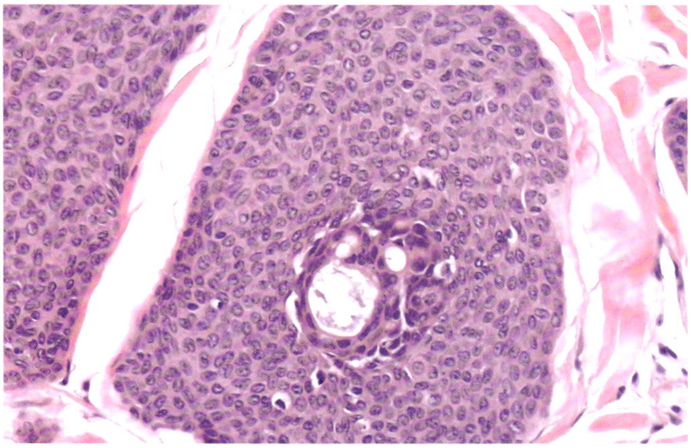

图 33.94　真皮导管瘤：高倍镜视野显示导管分化

## 鉴别诊断

该病很少诊断，因为大部分仍可见局部与表皮相连，故诊断为汗孔瘤[5]，差异并不显著。

# 外泌汗腺汗孔癌

## 临床特征

外泌汗腺汗孔癌（eccrine porocarcinoma）（恶性外泌汗腺汗孔瘤）是最常见的恶性汗腺肿瘤，女性较常见（1.3：1），好发于老年，平均发病年龄 73 岁（12 ～ 91 岁）[1-6]，儿童发病很少见。临床无特殊，表现为疣状的斑块或息肉状，直径在 0.4 ～ 20.0 cm（平均 2.0 cm），常误诊为鳞状细胞癌、Bowen 病、脂溢性角化或化脓性肉芽肿（图 33.95、33.96）[1, 6]。好发部位依次为下肢、躯干、头和上肢[6]，当然任何部位均可发病，包括外阴和甲床[8-11]。常存在很长

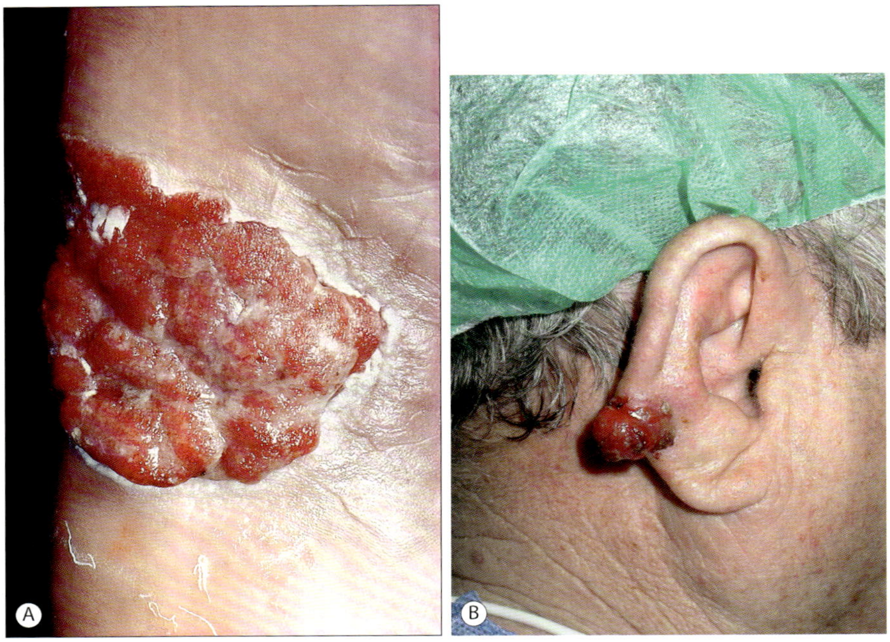


图 33.95 外泌汗腺汗孔癌：（**A**）足底红斑溃疡性的肿瘤斑块（By courtesy of R.A. Marsden，MD，St George's Hospital，London，UK；（**B**）耳部皮损不常见。By courtesy of J.C. Pascual，Alicante，Spain.）

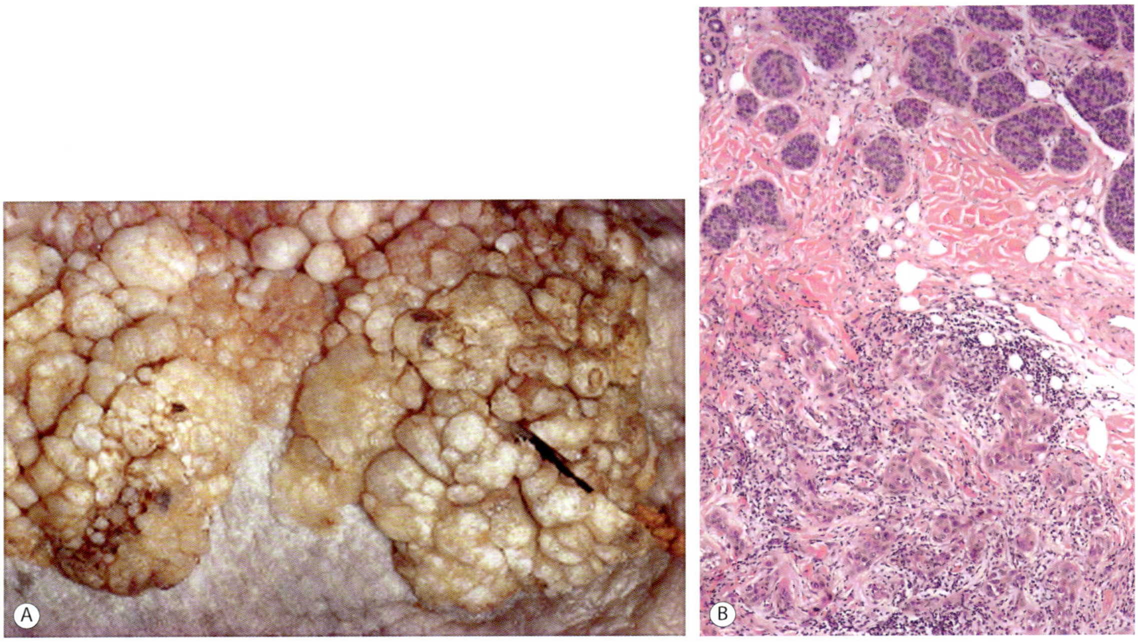


图 33.96 外泌汗腺汗孔癌：（**A**）肿瘤由大量的疣状赘生物组成；（**B**）病变系原来的良性汗孔瘤恶变而来，上半部是汗孔瘤，下半部为侵袭性的汗孔癌

时间甚至达 50 年之久，提示是在既往良性外泌汗腺汗孔瘤基础上出现的恶性转化[2，4，6]。肿瘤易出现溃疡，外伤后易出血。有报道慢性砷中毒发生外泌汗腺汗孔癌[12]。

外泌汗腺汗孔癌易局部复发（17%），有时多发，偶伴淋巴结转移（19%）[6]。部分肿瘤局部侵袭性生长明显，或偶尔出现亲表皮性皮肤转移[13-15]。系统扩散很少见（11%）[6，16]。尽管有致死的报道，但我们认为并不很常见[17-22]，在已发表的报道中该病的死亡率是 7% ～ 11%[1，3，6]，日本学者报道的侵袭性明显，淋巴结转移率（50%）和致死率（33%）高[23]。

## 发病机制和组织学特征

该病病因不很明确，偶有发生于既往放疗的部位，有一两例报道该病发生于既往存在的器官样痣的基础上[6，24-25]，与良性外泌汗腺汗孔瘤共存的比率为 11%[2，6，26]，也有与色素性单纯性汗腺棘皮瘤或脂溢性角化并存的报道[27-29]。另有报道发现 9 例的外泌汗腺汗孔癌均高表达 p16 而不表达 RB 蛋白[30]，但未发现 *p16* 基因突变。

肿瘤可仅局限于表皮内（原位外泌汗腺汗孔癌），但大部分常伴有真皮内侵袭性生长[31]。

原位外泌汗腺汗孔癌的特点是出现汗孔瘤细胞，有典型的管腔，伴有细胞学的异型性，包括核和胞质的多形性、核的染色质浓积和有丝分裂（常是异常的）[1]。

侵袭性恶性外泌汗腺汗孔瘤不同程度地与表皮相连，并且有多个宽的挤压的边缘或一个明显侵袭性生长的下界（图 33.97、33.98），前者需仔细观察才能被发现其细胞学异型性。肿瘤的典型特点是较宽的相互吻合的上皮细胞条带向下侵袭性生长，由小细胞组成，细胞间由间桥相连，周边细胞不呈栅栏状排列（图 33.99）[14, 32-33]。偶尔累及表皮表现为 Brost-Jadassohn 现象。尽管部分肿瘤看起来比较良性，只是其侵袭性生长的模式才被认为是恶性的，但大部分的肿瘤都可见核的多形性，核质丰富，有时出现异常的核分裂象（图 33.100、33.101）。

肿瘤不同程度地出现导管分化或细胞间桥形成，淀粉酶消化的 PAS 染色更清楚，免疫组化显示 EMA 或 CEA 表达（图 33.102、33.103）。注意勿将正常的汗腺导管误认为肿瘤的导管分化，前者细胞无异型性，同样也勿将退化的细胞空泡化认为是导管分化，当然无护膜和 EMA/CEA 阴性可以鉴别。

有时可见淋巴血管浸润或沿神经周围转移，肿瘤的坏死较明显（图 33.104 ～ 33.106）[6, 33]。

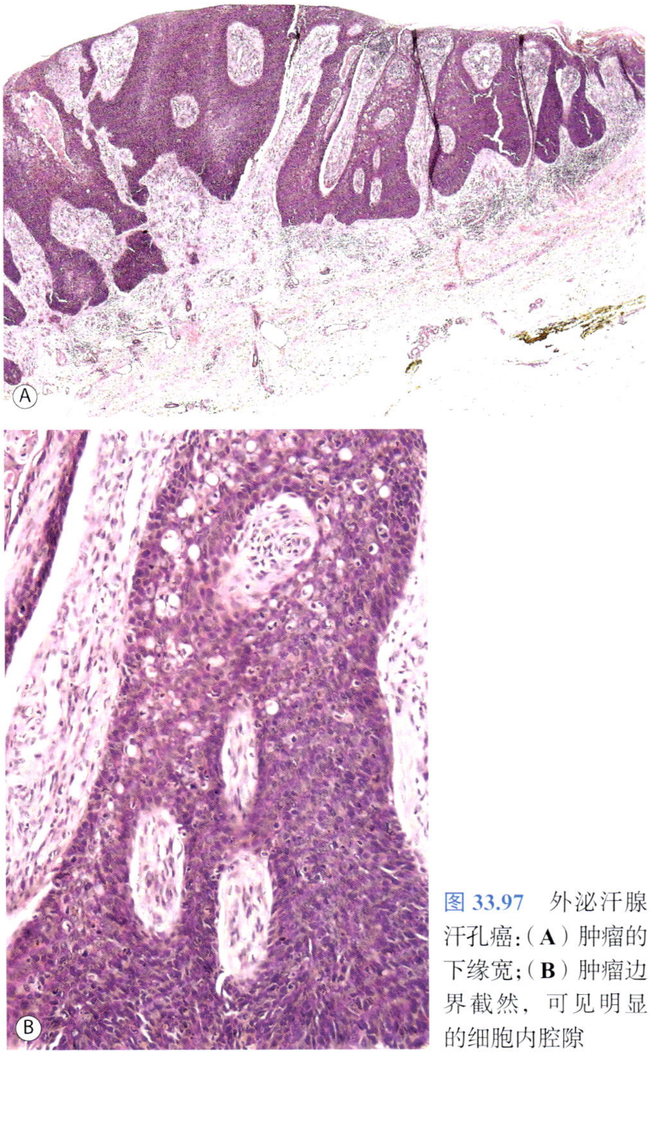

图 33.97 外泌汗腺汗孔癌：（A）肿瘤的下缘宽；（B）肿瘤边界截然，可见明显的细胞内腔隙

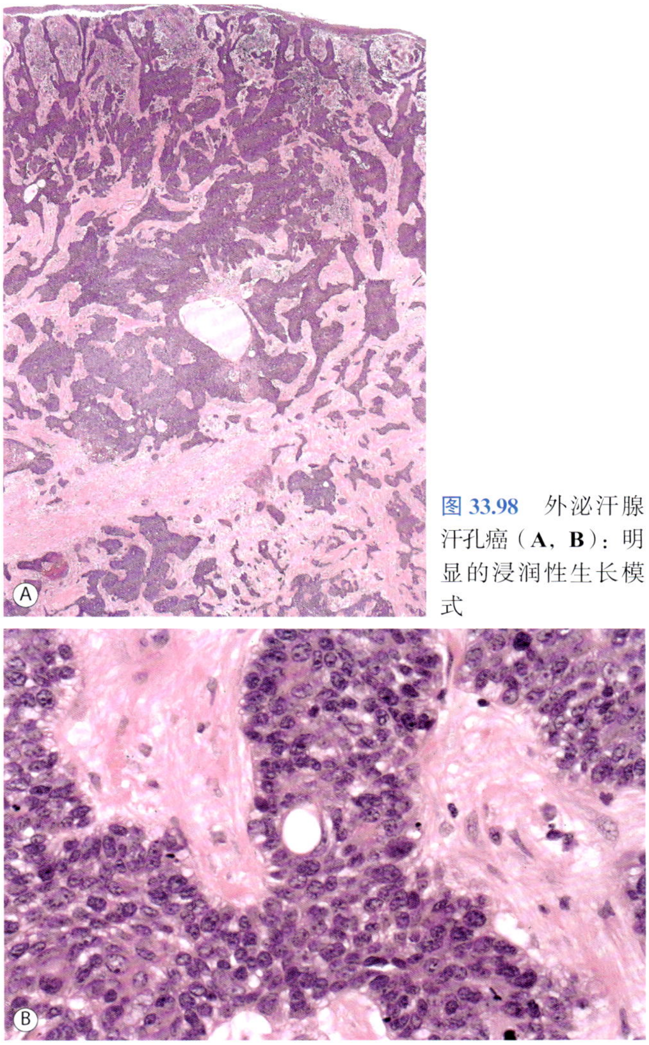

图 33.98 外泌汗腺汗孔癌（A，B）：明显的浸润性生长模式

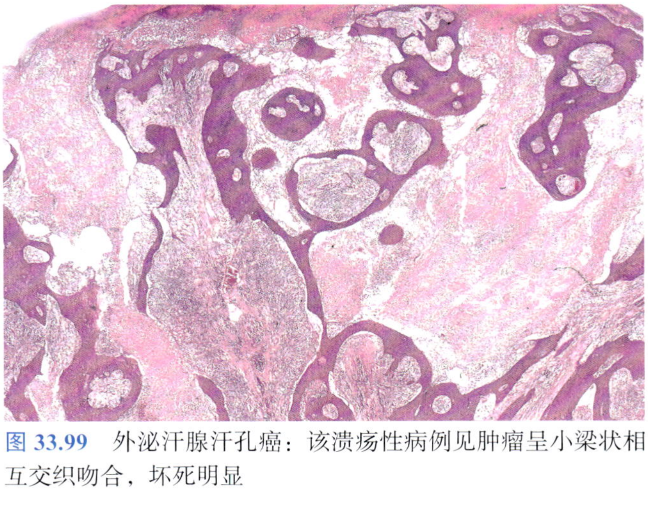

图 33.99 外泌汗腺汗孔癌：该溃疡性病例见肿瘤呈小梁状相互交织吻合，坏死明显

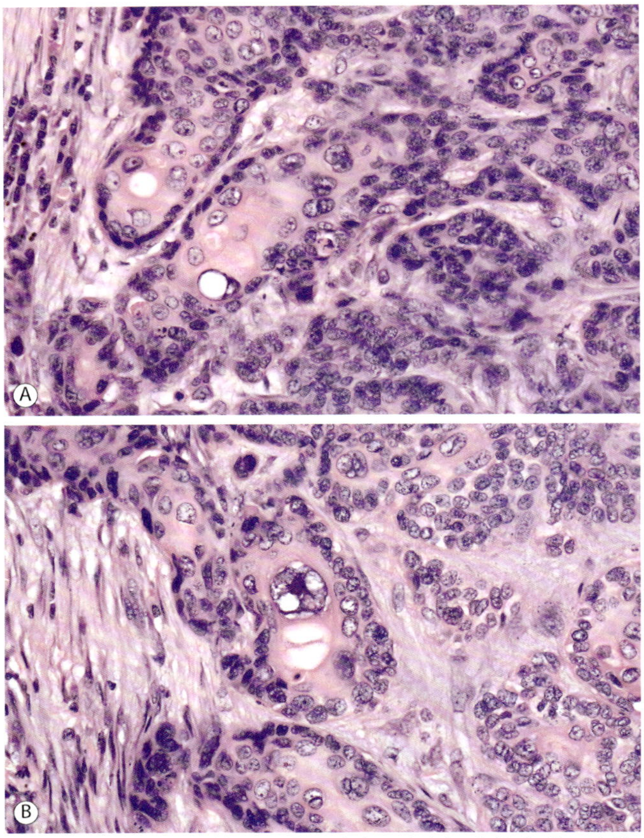

**图 33.100** （**A**，**B**）外泌汗腺汗孔癌：肿瘤细胞核多形、泡状。注意胞质内腔隙

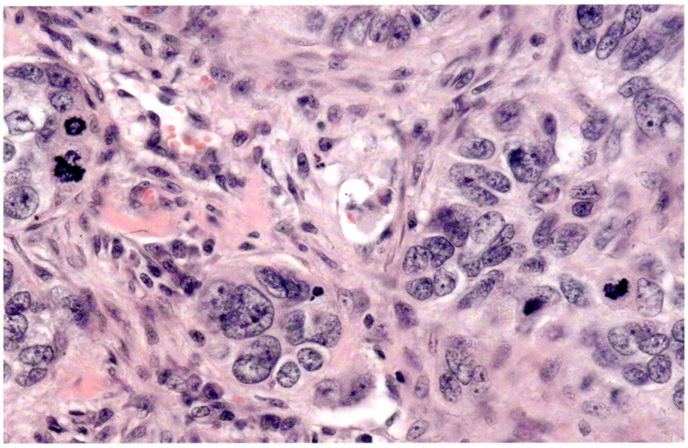

**图 33.101** 外泌汗腺汗孔癌：有丝分裂象明显

肿瘤细胞常含有丰富的糖原，局部可见透明细胞；如果透明细胞很多，则为透明细胞型（图 33.107、33.108）[6, 34-35]。有时肿瘤可发生鳞状化生，但很少见，肿瘤局部出现 Bowen 病的特征，角化不良或角化明显，多累及肿瘤的浅表部分（Bowen 样汗孔癌）（图 33.109、33.110）[2, 6, 36]，但仍具有明显的汗孔分化的特点。黑素细胞增生和肿瘤细胞色素沉着也是其另一个特点，特别好发于肤色较深的种族（色素型汗孔癌）（图 33.111）[6, 8, 38-39]，其他很少见的变异包括巨细胞型、梭形细胞型、黏液细胞型和化生或

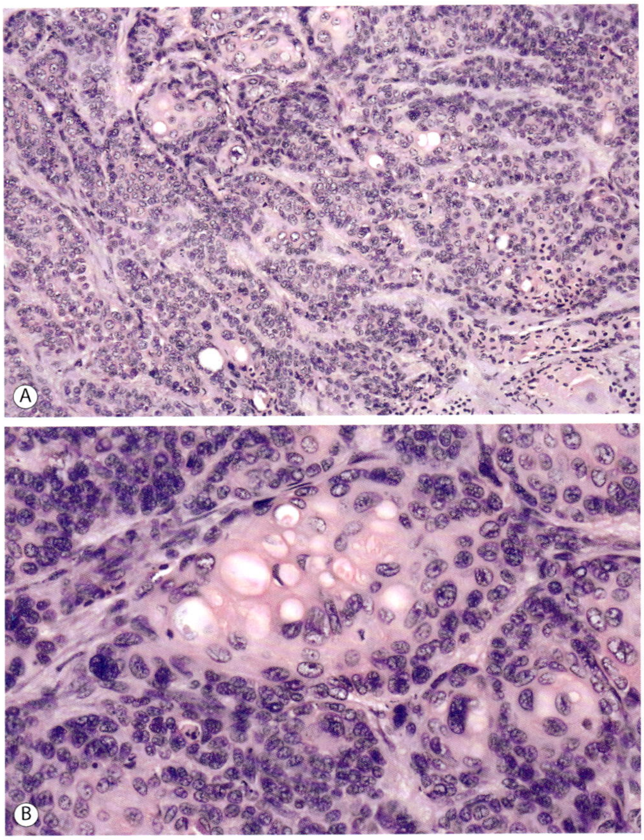

**图 33.102** （**A**，**B**）外泌汗腺汗孔癌：导管分化是基本的诊断特征

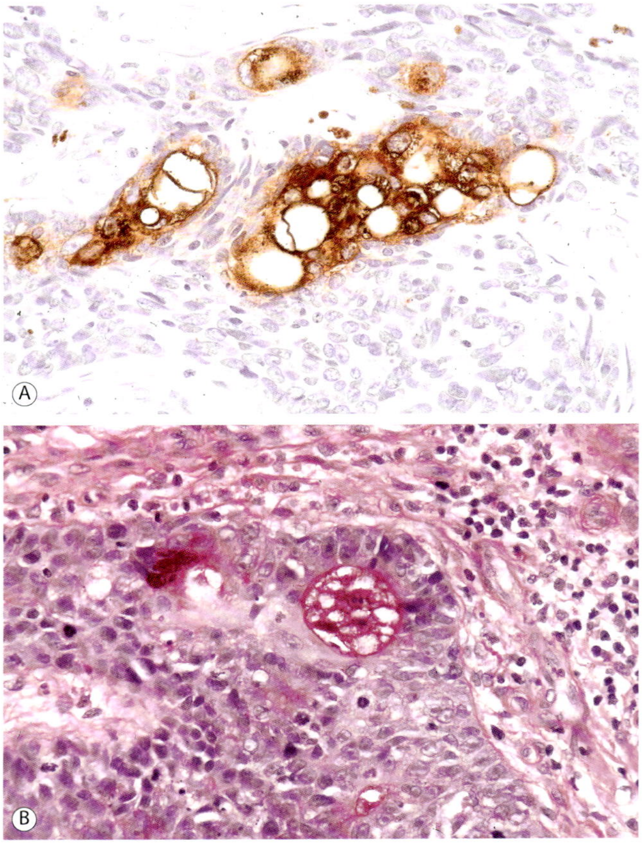

**图 33.103** 外泌汗腺汗孔癌：（**A**）EMA 或 CEA 免疫组化标记更突出其导管分化和细胞内腔隙；（**B**）导管壁耐淀粉酶的 PAS 染色阳性

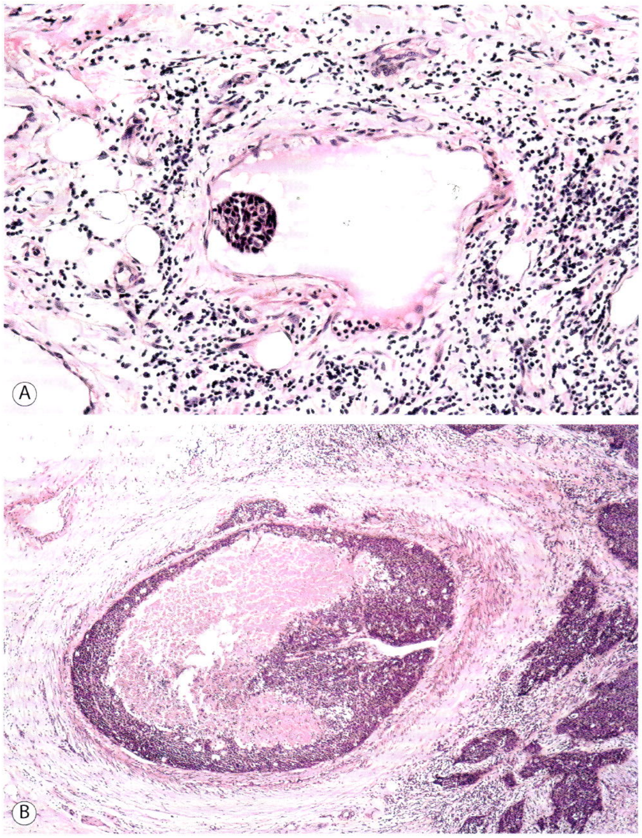

图 33.104 （**A**，**B**）外泌汗腺汗孔癌：向淋巴管内浸润

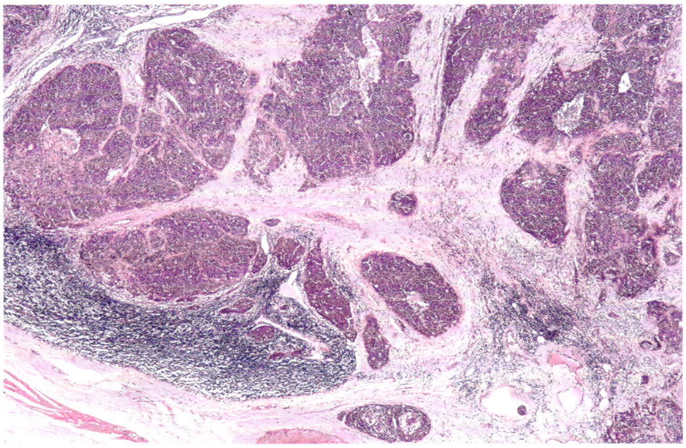

图 33.105 外泌汗腺汗孔癌：图 33.104B 同一患者见淋巴结转移

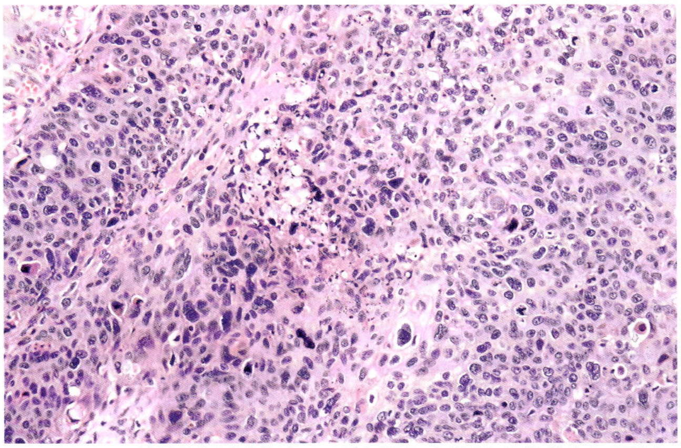

图 33.106 外泌汗腺汗孔癌：恶性程度高的肿瘤常常坏死明显

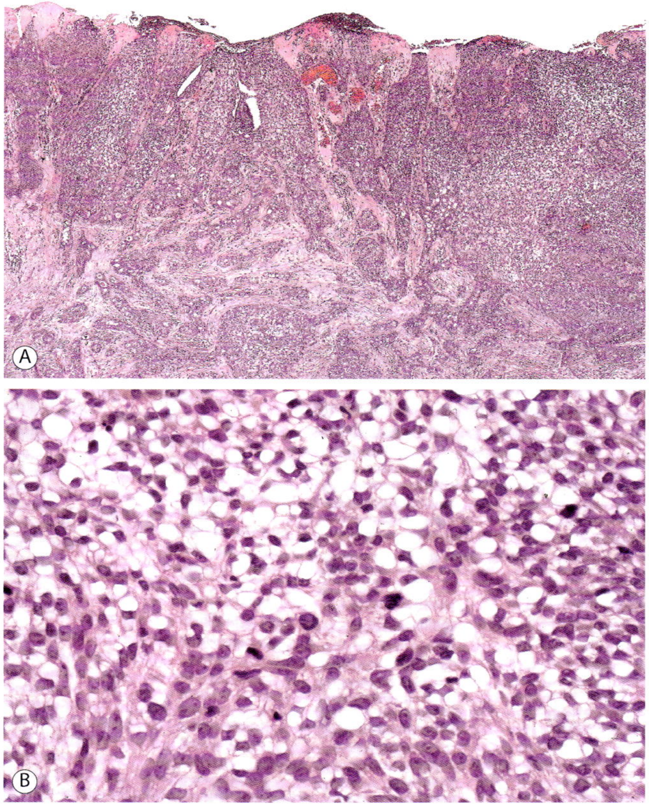

图 33.107 透明细胞型外泌汗腺汗孔癌：（**A**）胞质空泡化非常显著；（**B**）高倍镜下

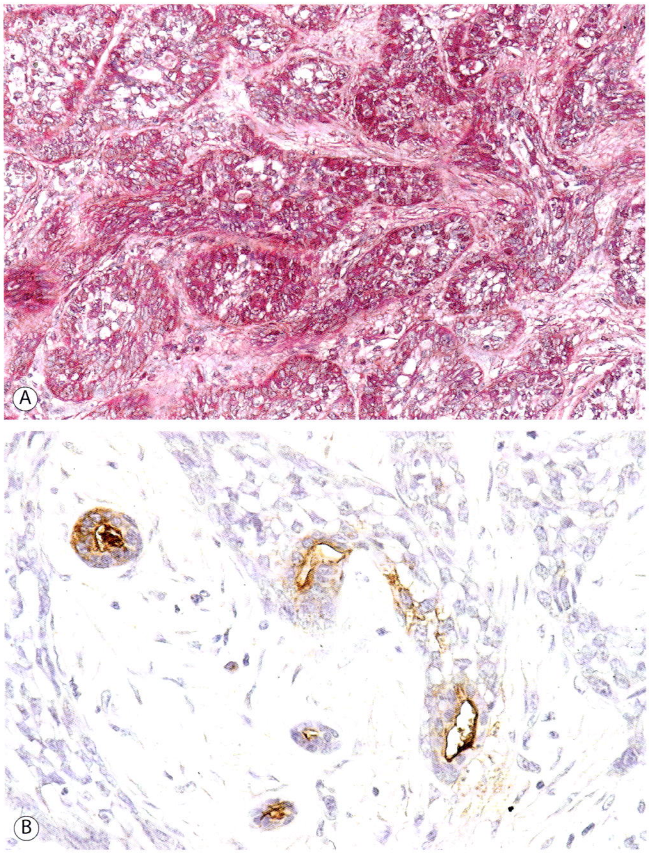

图 33.108 透明细胞型外泌汗腺汗孔癌：（**A**）肿瘤细胞 PAS 染色阳性；（**B**）EMA 染色结果

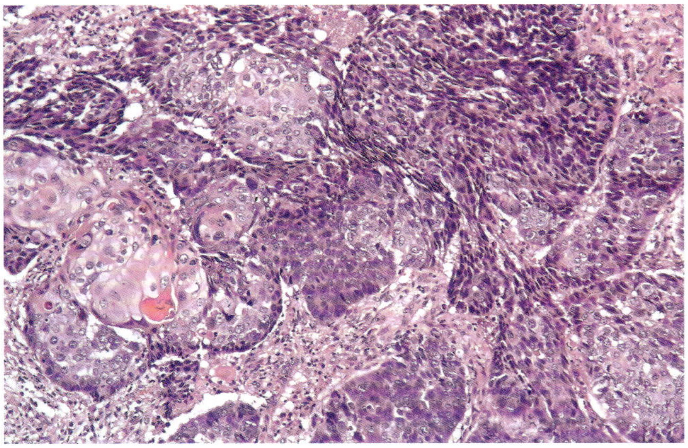

图 33.109 外泌汗腺汗孔癌：明显鳞状细胞分化伴局部角化不良

肉瘤样汗孔癌（图 33.112）。汗管样外泌汗腺癌和局部出现外泌汗腺汗管纤维腺瘤特征以及真皮内导管癌样的汗孔癌更少见[6，40，44-45]。

皮肤转移显示其亲表皮性、Paget 样——亲表皮性汗腺癌[14-15]。

肿瘤细胞表达 EMA 和 CEA。p53 高表达，但良性汗孔瘤也表达 p53，因此无明显意义[20，46-47]。

预后的指标包括有丝分裂的活性、淋巴血管浸润和肿瘤厚度[6]。侵袭性生长的肿瘤比膨胀生长的肿瘤复发率高[6]。

## 鉴别诊断

恶性外泌汗腺汗孔瘤与侵袭性基底细胞上皮瘤的鉴别是出现细胞间桥，周边细胞不呈栅栏状排列。与鳞状细胞癌鉴别是出现导管分化和管腔形成，细胞体积小。

# 汗管瘤

## 临床表现

汗管瘤（syringoma）是一种常见的肿瘤，常多发，多在下眼睑和上颧部发生的对称分布、无症状的小丘疹（1～3 mm）（图 33.113）[1-2]。常在青春期和成年早期发病，女性好发，单个丘疹，坚实，肤色或淡黄色（图 33.114），但也可有单发或多发不同的临床型别。发病部位有头皮、前额、颈、腋下、胸、腹臀部、肢体或外阴（男女均可）、沿腔口周围或单侧

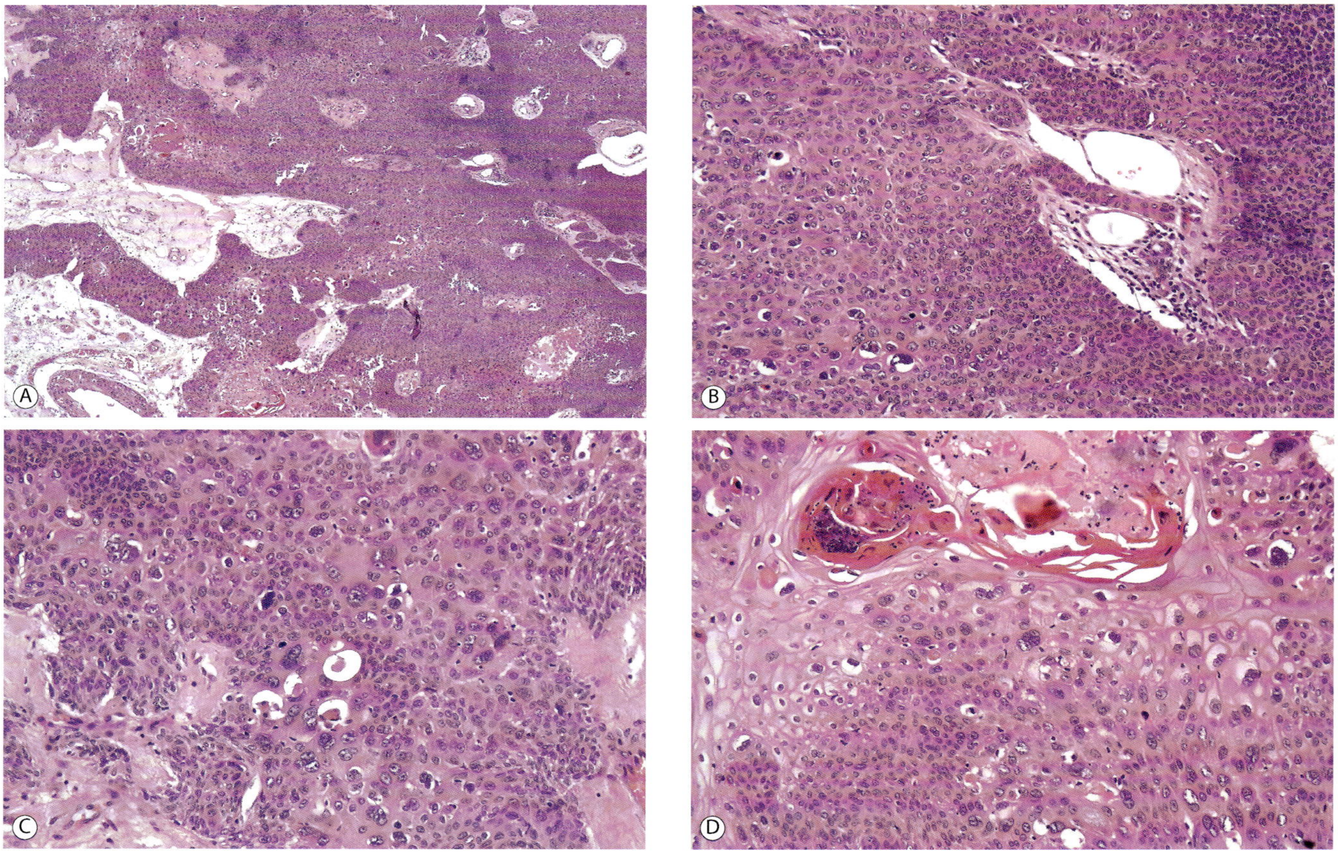

图 33.110 Bowen 样型外泌汗腺汗孔癌：（**A**）低倍镜显示汗孔瘤样特点；（**B**）Bowen 样和汗孔瘤样区域之间的过渡；（**C**）该视野靠近肿瘤的表面，显示鳞状分化；（**D**）高倍镜示显著的角化，容易误诊为鳞癌

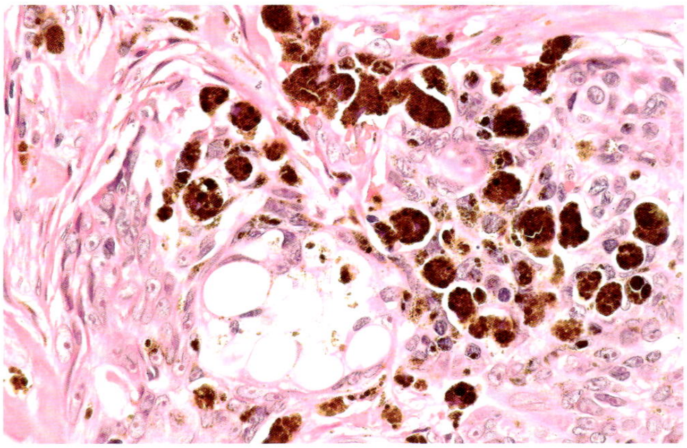

图 33.111 外泌汗腺汗孔瘤：色素型在深肤色的种族中常见，因为黑素细胞增殖所致（By courtesy of W. Grayson，MD，University of Witwatersrand，University of Johannesburg，South Africa.）

线状痣样或斑块样分布[1, 3-26]。巨大型可大至 1 cm，表现为粟丘疹[27-31]。外阴部的汗管瘤常合并眼睑部发病，多伴有外阴瘙痒[12]。

曾报道过发疹型，大量的扁平丘疹发生于年轻人身体屈侧[32, 35]，典型的部位有颈、胸、腋下、肘窝、上肢、下腹和腹股沟[32, 34]。也曾报道过家族性发病[34-39]。发疹性汗管瘤多见于东方人，18% 的成年 Down 综合征患者发生[40-45]，少数伴粟丘疹和虫蚀状萎缩（Nicolav 和 Balus 综合征）[44]。

## 发病机制和组织学特征

组织化学和电镜证实汗管瘤是末端汗管、真皮汗腺导管的腺瘤[45-46]。免疫组化进一步证明肿瘤向末端汗管或真皮汗腺导管分化[47-51]。汗管瘤的上皮细胞含琥珀酸脱氢酶、磷酸酶和亮氨酸转氨酶。

肿瘤位于真皮上部（图 33.115），由相互连接的汗腺条索和导管及周围的纤维间隔组成。导管由两层扁平的立方形细胞组成，并可能形成有护膜的管腔，含嗜酸性颗粒，上皮细胞条索见导管，形成特征性的蝌蚪状结构（图 33.116、33.117）。有时单个的导管细胞中富含糖原，或几乎所有的细胞均富含糖原，即透明细胞型汗管瘤，好发于糖尿病患者[52-53]。

粟丘疹样汗管瘤的组织特征是大的上皮包裹的囊腔包含角质样物质，位于真皮的浅层[28]。汗管瘤的另一个特征是含角蛋白的囊腔 CEA 标记阳性。

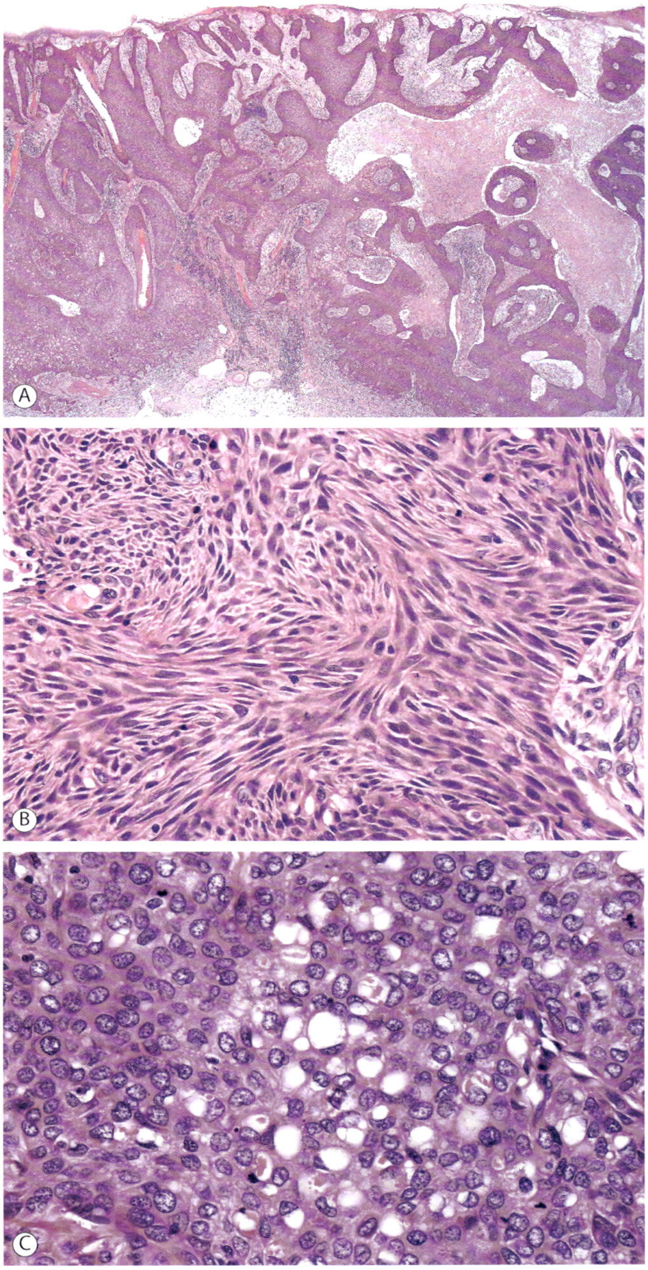

图 33.112 外泌汗腺汗孔瘤：（**A**）梭形细胞型的低倍视野，注意肿瘤的坏死明显；（**B**）高倍镜显示梭形细胞；（**C**）视野右侧显示肿瘤有显著的导管分化

## 鉴别诊断

汗管瘤必须与结缔组织增生性毛发上皮瘤鉴别，后者包含大量的角囊肿。组织学与汗腺上皮瘤重叠，但临床差异很大[2]。外泌汗腺上皮瘤是侵袭性更强的肿瘤，可能侵及皮下脂肪，间质中明显的结缔组织增生。汗管瘤的特征是病变范围小，外泌汗腺上皮瘤可见围神经浸润。汗管瘤的有丝分裂少见。

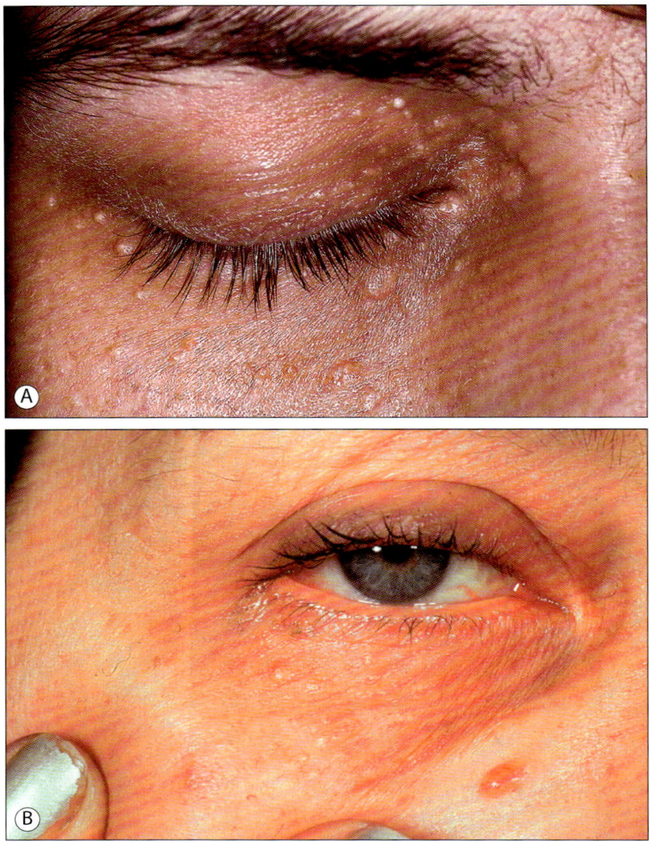

图 33.113 （**A**，**B**）汗管瘤：典型的眼周分布的小丘疹（**A**，By courtesy of R.A. Marsden，MD，St George's Hospital，London，UK；**B**，by courtesy of the Institute of Dermatology，London，UK.）

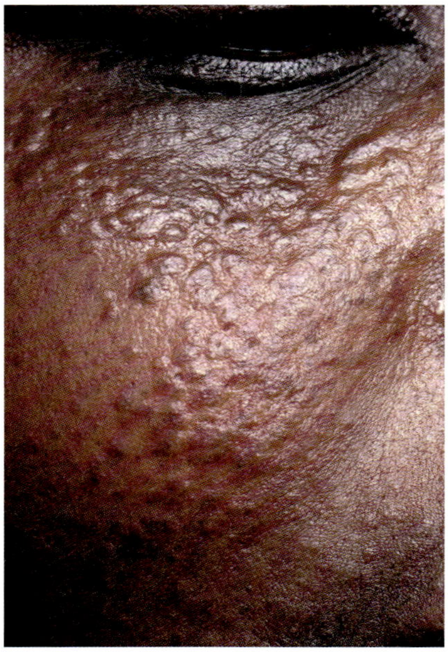

图 33.114 汗管瘤：此患者皮损累及面颊（From the collection of the late N.P. Smith，MD，the Institute of Dermatology，London，UK.）

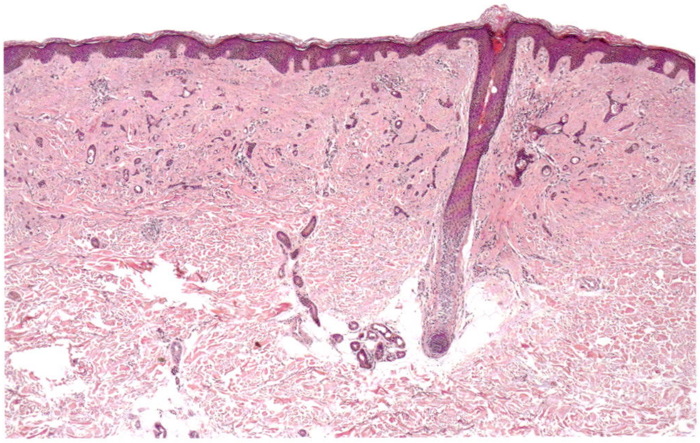

图 33.115 汗管瘤：真皮内典型的上皮细胞条索和小囊肿。肿瘤间质致密、纤维化

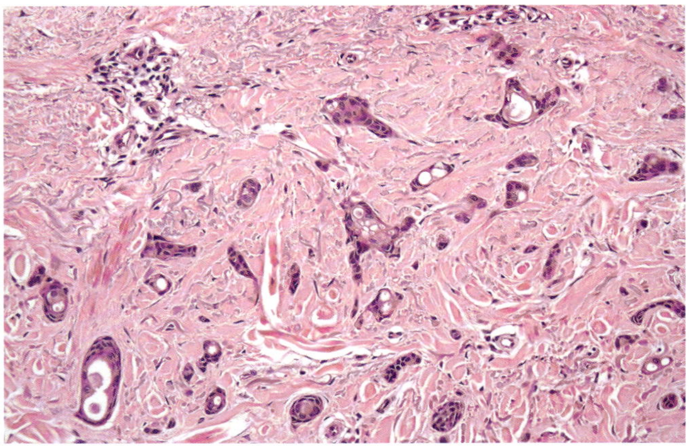

图 33.116 汗管瘤：注意上皮性条索和导管分化

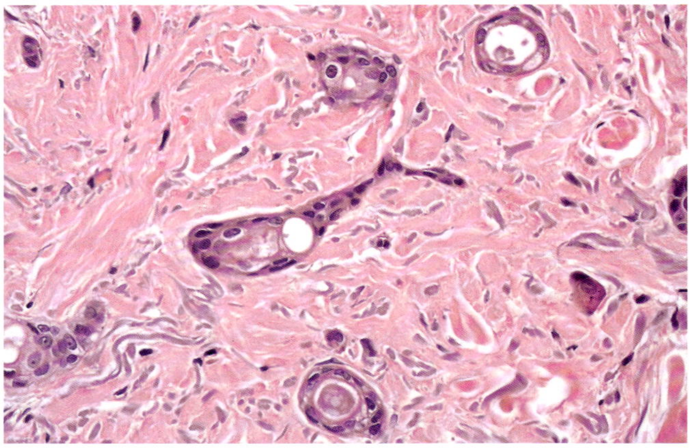

图 33.117 汗管瘤：该视野显示特征性的“蝌蚪状”结构

# 乳头状外泌汗腺腺瘤

## 临床表现

乳头状外泌汗腺腺瘤（papillary eccrine adenoma）是一种少见的肿瘤，好发于肢体[1-12]，特别好发于黑色人种，女性比男性好发（4∶1）[1, 6]，发病年龄较广，儿童也可发病。肿瘤表现为红斑、黄色或棕色结节，直径 0.5 ~ 4.0 cm[1, 6]，大部分肿瘤生长缓慢，无自觉症状，良性，很少复发[1]。

## 发病机制和组织学特征

肿瘤最常位于真皮的中下部，无包膜，但界限清楚，由扩张的分支状管腔和囊腔组成，周围有致密、均质、环状的间质包裹（图 33.118）[8]。上皮细胞条索由两层或更多的小的嗜酸性细胞组成，核规则，圆形或卵圆形，常见核仁（图 33.119）[1]。乳头状突起较多，有时呈扩张的筛孔样结构。肿瘤细胞中含糖原可出现透明细胞[8]。管腔中含耐淀粉酶消化的 PAS 和阿辛蓝阳性的物质，无断头分泌，无核的不典型性，有丝分裂无或很少见（图 33.120），无异型性，无坏死和周围神经浸润。肿瘤周围常伴有淋巴细胞和浆细胞浸润，有时伴有淋巴滤泡形成[1, 8]。

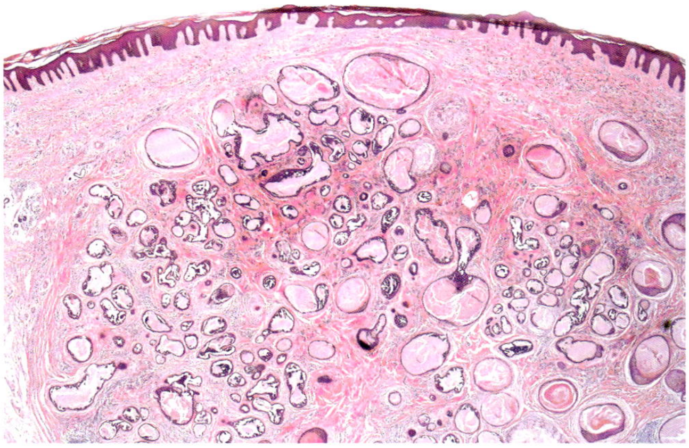
图 33.118　乳头状外泌汗腺腺瘤：病变由分散在纤维间质中的扩张的导管和囊肿组成

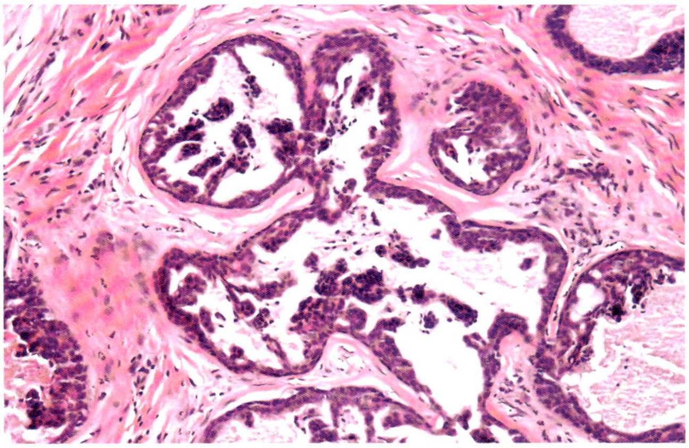
图 33.119　乳头状外泌汗腺腺瘤：囊壁为双层的形态单一的立方形细胞，有细小的乳头状突起

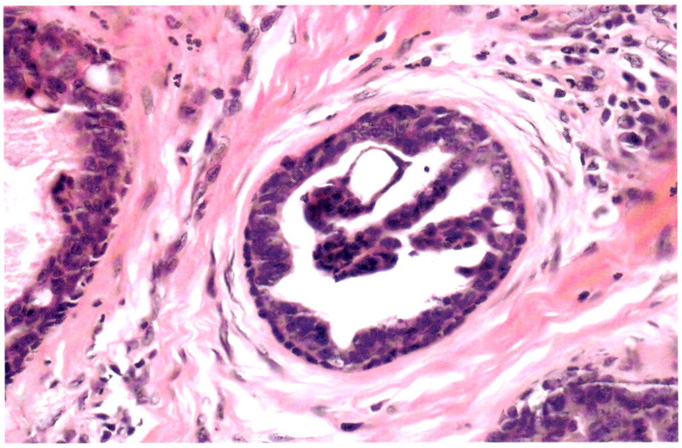
图 33.120　乳头状外泌汗腺腺瘤：高倍镜视野，无核多形性

免疫组化，上皮细胞 keratin（CK8 和 CK14）、EMA 和 CEA 标记阳性[5-7, 12, 14-18]，S-100 和 SMA 也可阳性[5-6, 12-14, 16, 18]，IKH-4，一种外泌汗腺腺体分化的标记也可阳性[19]。组织化学标记麦蛋白磷酸化酶阳性，超微结构也证实其汗腺导管分化[9-10]。

## 鉴别诊断

与侵袭性肢端乳头状汗腺瘤（腺癌）[20]鉴别，后者呈侵袭性生长，核和胞质的异型性明显，有较多的有丝分裂象。

# 侵袭性肢端乳头状汗腺癌

## 临床表现

侵袭性肢端乳头状汗腺瘤和汗腺癌构成一个肿瘤病谱，具有局部高复发和不同的生物学行为特点，现认为属于恶性肿瘤，命名为腺癌更确切，组织学特点与预后无关[1-7]。该病很少见，大部分位于指（趾）端，特别是手指、足趾和掌跖边缘皮肤[3-4, 6-21]，最好发的部位是甲床和中间指间关节的掌侧[4, 6]。成年发病（平均 52 岁），皮损孤立，无自觉症状，结节直径约 2 cm 或更大，青少年很少发生[18]，最可能的伴随症状是疼痛[6]。局部复发率可达 30%，但是充分切除或截肢后的复发率较低，约 5%，不管如何治疗或是否有局部复发，远处转移率大概为 14%[6]。好转移至肺和淋巴结，并有致死的报道[4, 6, 22-23]。除局部切除外还应进行区域性淋巴结活检，但其价值还未通过大样本前瞻性试验进行评估[24-25]。男性较女性好发（7∶1）[4]。

## 发病机制和组织学特征

侵袭性肢端乳头状汗腺癌易被误诊为乳腺、甲状腺或结肠来源的转移性乳头状腺癌，需仔细观察其组织学特点和进行必要的免疫组化来明确诊断。

肿瘤位于真皮深部，常累及皮下脂肪并可能侵及肌肉、肌腱或骨骼。肿瘤由多个腺样和乳头状囊性上皮结节组成，被致密的纤维胶原间质分割（图 33.121、33.122）[4]。肿瘤有时与表皮相连，坚实[6]，

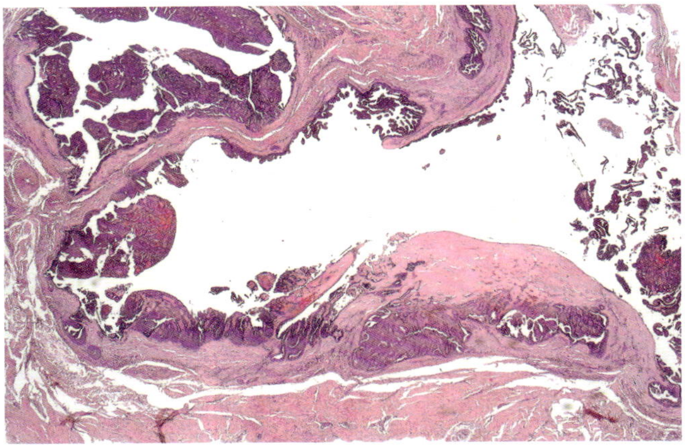

图 33.121 侵袭性肢端乳头状汗腺癌：该肿瘤部分呈囊性，乳头状突起被多层嗜碱性上皮细胞覆盖

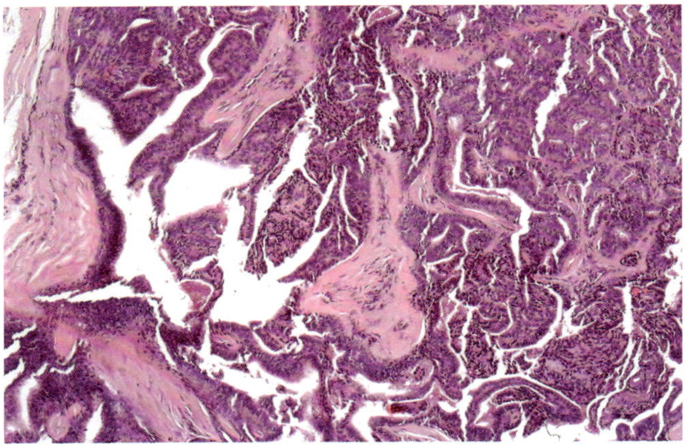

图 33.122 侵袭性肢端乳头状汗腺癌：乳头有纤维血管性的核心

腺体由一层或两层立方形或柱状上皮组成，胞质嗜伊红，圆形或卵圆性空泡状核。乳头的成分不同，可以是单层上皮条索，也可能由更多的结构组成：结缔组织为轴心被覆一层或多层上皮（图 33.123）。局部常见鳞状化生、透明细胞和梭形细胞[1, 4, 6]。有时可见断头分泌[6]。分化程度不等，有些肿瘤显示明显的核多形性、染色质浓聚，有丝分裂和坏死，广而深的浸润性生长，淋巴血管受累。

免疫组化，上皮细胞标记 keratin 强阳性，S-100、和 CEA 阳性[3-5]，尤其可见后者沿管腔分布。

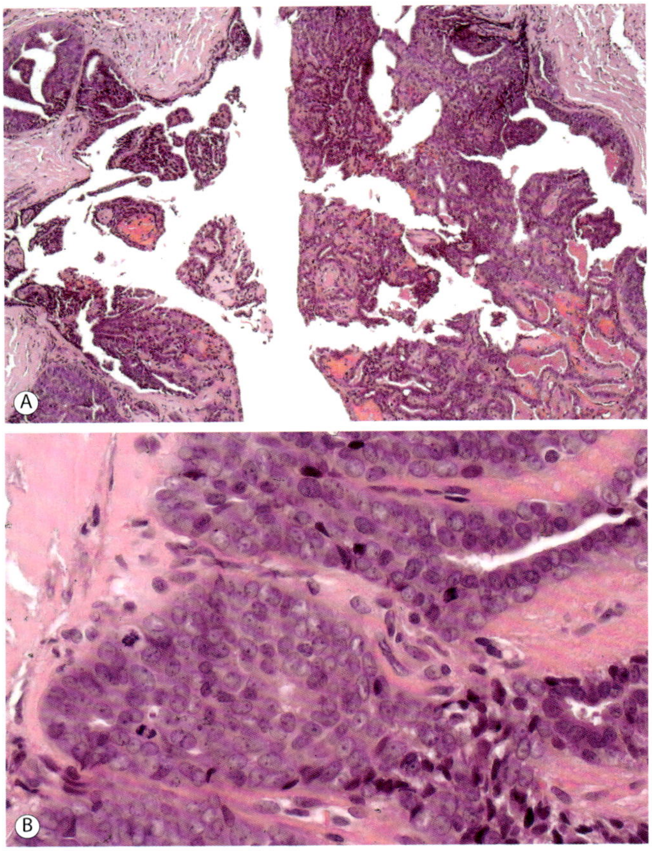


图 33.123 侵袭性肢端乳头状汗腺癌：（**A**）中部视野显示乳头结构；（**B**）核仁明显，并见多个核分裂象

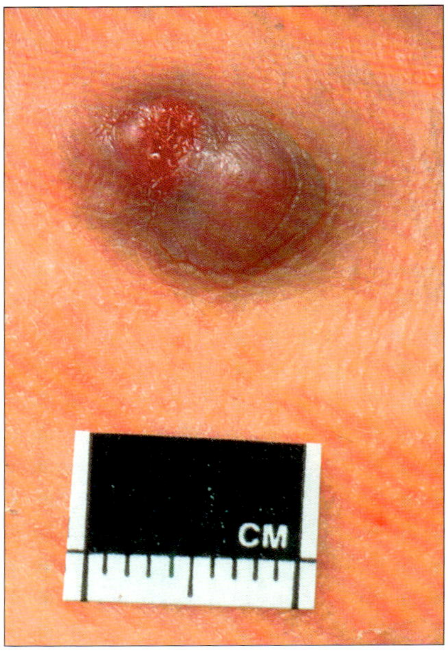


图 33.124 外泌汗腺汗腺瘤：皮损表现为孤立的结节，好发于头颈或肢体（By courtesy of the Institute of Dermatology, London, UK.）

# 汗腺瘤

## 临床表现

汗腺瘤（hidradenoma）（透明细胞汗腺瘤、结节囊肿汗腺瘤、透明细胞肌上皮瘤、外泌汗腺末端汗腺瘤）可发生于任何部位，但最常见于头颈或肢体，常为孤立的缓慢增大的实性或囊性结节（图 33.124）[1-6]，肉色、红色或蓝色[1]。皮损直径常 1 ～ 2 cm 大，好发于中、老年（3 ～ 93 岁），女性发病率略高[6]。曾报道有巨大型，直径可大至 12 cm[7-8]，儿童极少发病[9-11]。常伴有出汗、出血、触痛、瘙痒和烧灼感等自觉症状[1]。少见复发[3]。

## 发病机制和组织学特征

本病病因尚不明确，因为是外泌汗腺来源，肿瘤表达丰富的琥珀酸脱氢酶、淀粉磷酸化酶和亮氨酸脱肽酶[2]。以前的报道认为透明细胞不表达顶泌汗腺分化的标志，包括 GCDPF-15 和 GCDPF-24[12，15]，最近有报道少数肿瘤表达 GCDPF-15[14]。根据与毛囊相连、断头分泌、产黏蛋白以及免疫组化的发现，提示透明细胞是顶泌汗腺来源，只有一小部分由汗孔样和立方形细胞组成的肿瘤是真正外泌汗腺起源/分化（汗孔样汗腺瘤）[5，14]。可重复的染色体异位 t（11;19）（q21;p13）累及 CRtC1 和 MAML2 基因在唾液腺肿瘤如黏液表皮样癌和 Warthin 肿瘤中有报道，在 50% 的汗腺瘤中可检测出[15-18]，这种融合在透明样细胞的肿瘤中多见[18]。至少还有一小部分肿瘤发现染色体 t（6;22）异位累及 EWS 和 POU5F1 基因[19]。

肿瘤局限，无包膜，位于真皮的上中部，由分叶状或囊性的细胞团组成（图 33.125、33.126）。部分肿瘤与毛囊相连，甚至与表皮相连或替代表皮，类似于外泌汗腺汗孔瘤。偶可见肿瘤侵犯皮下脂肪，可见双相的细胞成分：部分区域的细胞呈圆形、纺锤形或多边形，胞质嗜伊红，核圆形或卵圆性，核仁丰富，有时排列成车轮状；部分细胞胞质透明、核小、深染、偏一边（透明细胞棘皮瘤）（图 33.127、33.128）[1-2，4，20-21]；还能见两种细胞的移行区。同一肿瘤中两种细胞的比例和分布不同。大部分的肿瘤细胞富含糖原，透明细胞区更多（图 33.129）。有丝分裂常见。肿瘤小叶可能与真皮的汗腺腺体或导管相连，后者可能与肿瘤细胞巢相连[1]。如上所述，局部可见顶泌汗腺的断头分泌，一些肿瘤局部形成鳞状涡或角化[21-22]，偶见富含黏蛋白的杯状细胞，极少数出现广泛黏液样变性（图 33.130）[23]。皮脂腺分化也是特征之一[14，24-26]，很少见汗腺瘤与黏液性汗管化生相连[27]。

大部分肿瘤中见导管样结构，由单层立方形细胞构成（图 33.131）。有时肿瘤含大小不同的囊腔，构成皮损的大部分（实性-囊性汗腺瘤），一些囊腔由单层扁平细胞组成，代表囊腔退行性变。导管分化部分也可见鳞状细胞，被不规则的耐淀粉酶消化的 PAS 阳性的护膜包裹（图 33.132），类似于表皮

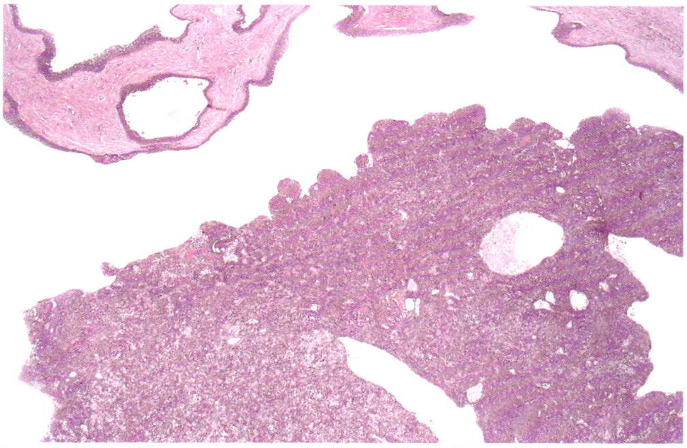

图 33.125 外泌汗腺汗腺瘤：此例除实体成分外还见大小不同的囊肿（实性囊性汗腺瘤）

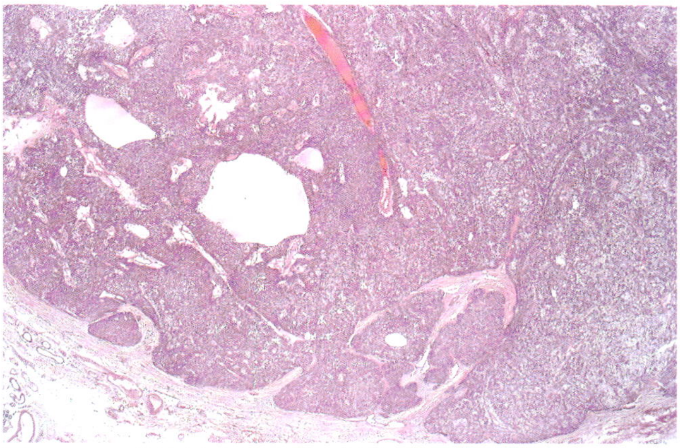

图 33.126 外泌汗腺汗腺瘤：低倍镜下见境界清楚的真皮内肿瘤结节

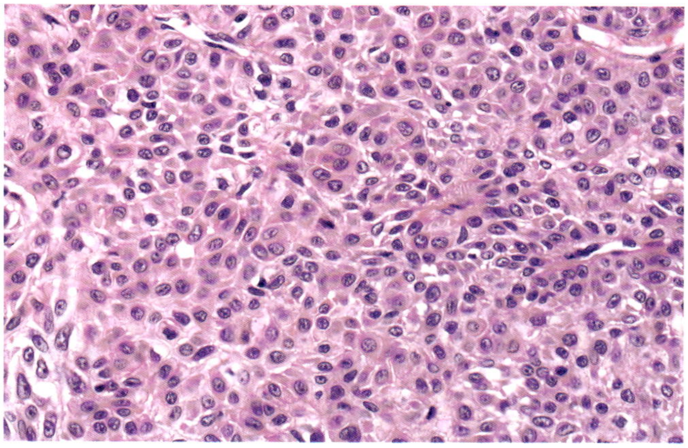

图 33.127 外泌汗腺汗腺瘤：高倍镜下显示肿瘤细胞大小、形态一致，胞质嗜伊红染色

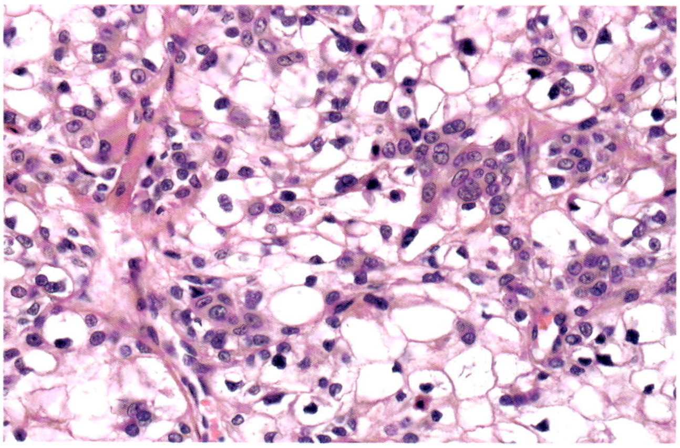

图 33.128 外泌汗腺汗腺瘤：视野中肿瘤由嗜伊红胞质的细胞和糖原丰富的透明细胞混合形成

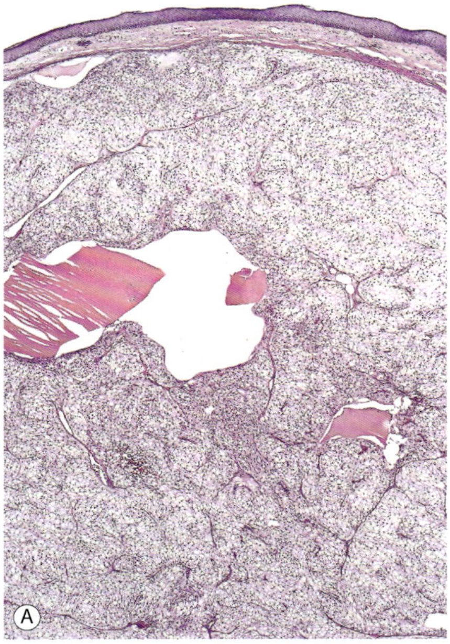

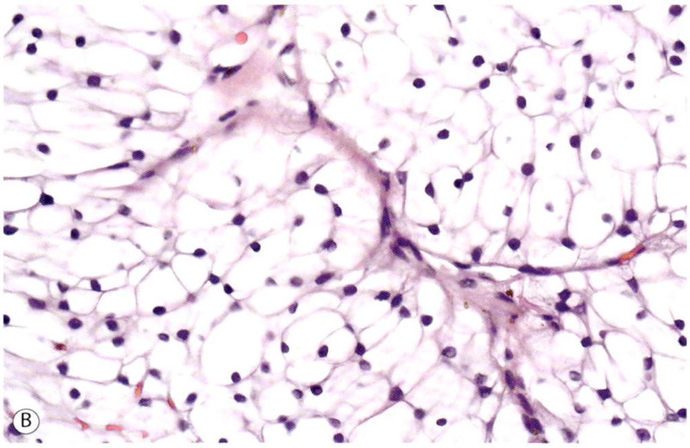

**图 33.129** （**A**，**B**）外泌汗腺汗腺瘤：透明细胞型，细胞的胞质透明，核小、深染，胞质 PAS 阳性，不耐淀粉酶消化

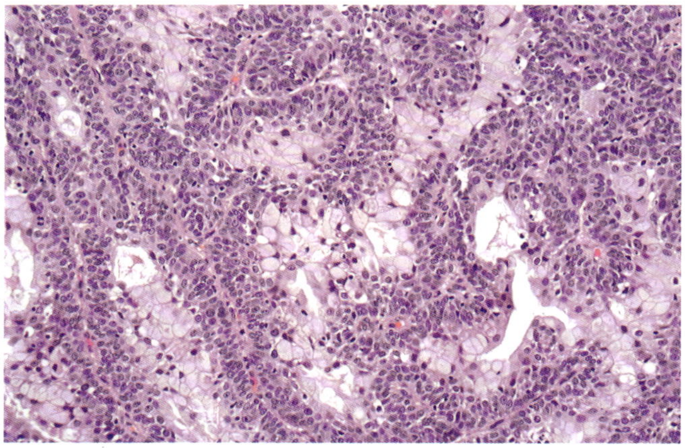

**图 33.130** 外泌汗腺汗腺瘤：视野中见黏液样化生，此改变不常见

的末端汗管。肿瘤小叶被间质包围，如纤维血管、胶原或黏液（图 33.133）。部分肿瘤的血管高度增生，形成管周假玫瑰花样或血管周皮瘤样。偶因为黑素增加和色素性树突状细胞增生，肿瘤可呈色素性[28-29]。

肿瘤细胞表达 AE1/AE3、EMA 和 CEA[12, 15]，后

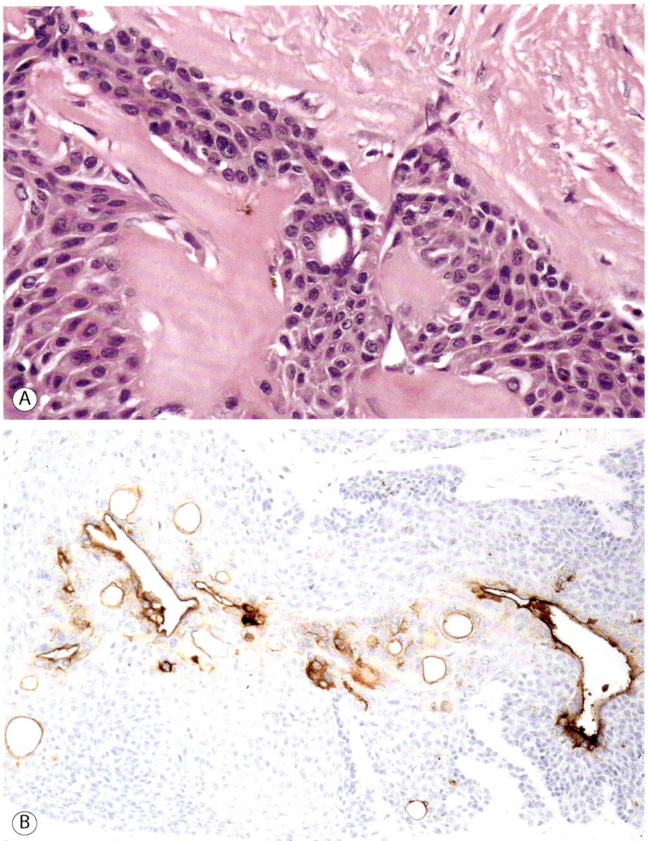

**图 33.131** 外泌汗腺汗腺瘤：（**A**）视野中见明显导管分化；（**B**）导管 EMA 或 CEA 免疫组化标记阳性（EMA）

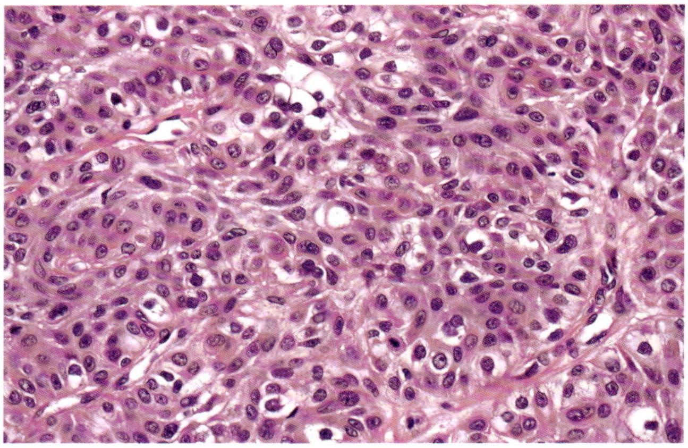

**图 33.132** 外泌汗腺汗腺瘤：注意有嗜伊红护膜的胞质内腔

两种更证实其导管分化。

## 评论

偶尔良性的肿瘤出现局部的非典型性特征，包括核多形性和染色质浓染、巨核、巨细胞形成、明显的有丝分裂（每 10 倍镜视野中 2 个或更多的有丝分裂象）等现象（图 33.134、33.135）[30]，这些现象与增加复发风险以及潜在的恶性生物学行为相关（非典型

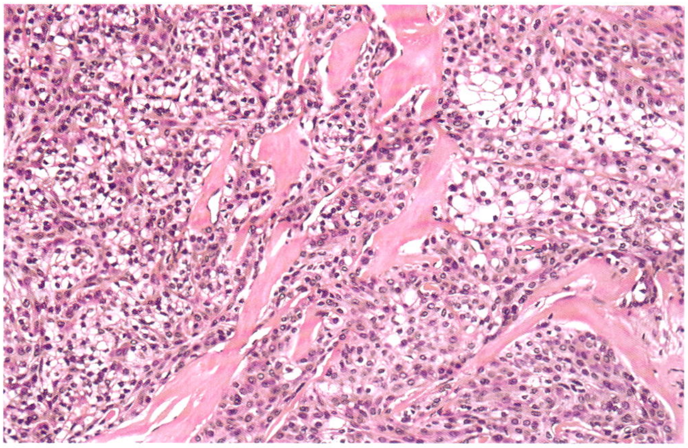

图 33.133 外泌汗腺汗腺瘤：视野内间质明显透明变性

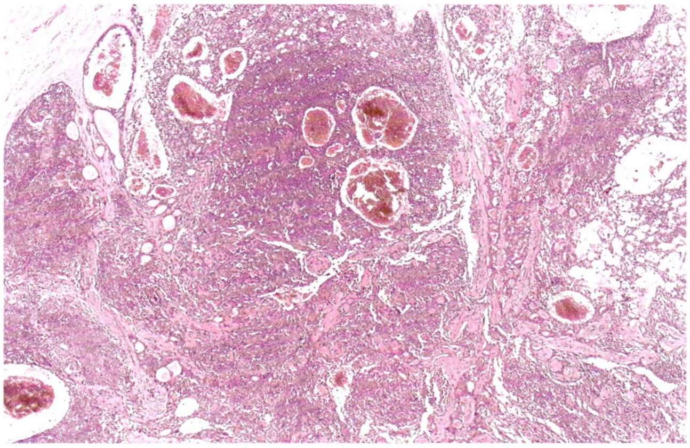

图 33.134 非典型性外泌汗腺腺瘤：低倍镜下见出血

性汗腺瘤）[31]。对这部分皮损建议再扩大切除和仔细随访。另外，MIB-1 增殖指数高（＞11%）和 H3 组氨酸磷酸化＞0.7% 已认为与恶性汗腺瘤相关而不是与非典型性汗腺瘤相关[32]。

# 透明细胞汗腺癌

## 临床表现

透明细胞汗腺癌（clear cell hidradenocarcinoma）（恶性肢端汗腺瘤、恶性结节状汗腺瘤、恶性透明细胞汗腺瘤）是一种非常罕见的肿瘤，文献中报道不到 100 例，尽管有一些小的系列报道，但大部分都是个案报道[1-30]。临床表现是皮下的结节，好发于面部和肢端[2]。最近的文献描述该病的发病部位广泛，头皮、唇部、颈部、胸壁、背部、腿、指头和外阴均可发生，发病年龄跨度大，从儿童到老年，中老年更好发[30]，出生时发病也有报道[4, 19]。该病侵袭性强，复发率高（50% ～ 75%），但文献报道中很难有精确的数据，但是从最近的少数几个系列研究中发现转移

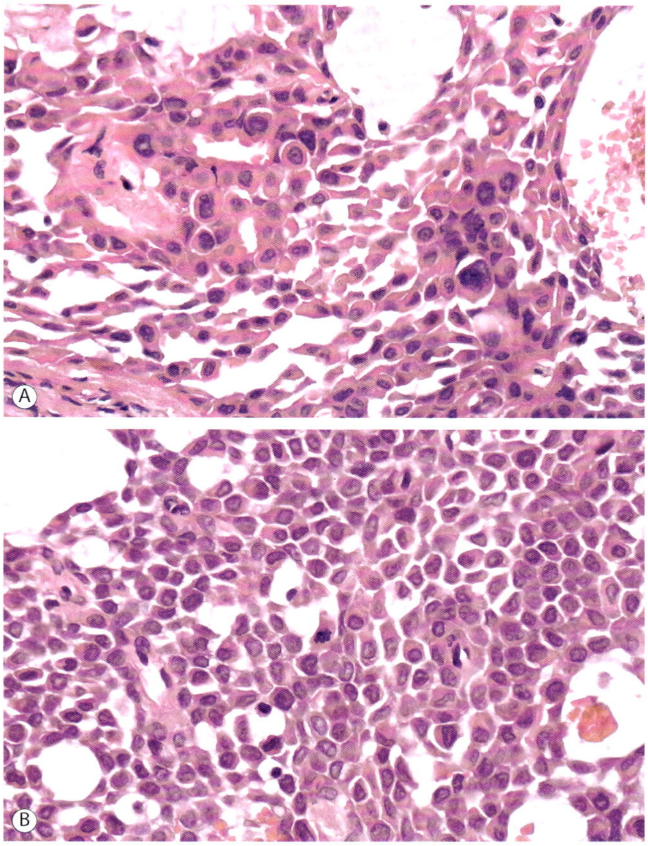


图 33.135 非典型性外泌汗腺腺瘤：（**A**）局部核多形性，核深染，核仁明显。（**B**）核分裂象多见。推荐这种交界型患者完整地切除肿瘤并密切随访

率和死亡率都较高[12, 18]，淋巴结、肺和骨骼为最常转移的部位，所以诊断后除了广泛切除外，进行淋巴结活检是有价值的[1, 4, 25, 31]。

## 发病机制和组织学特征

既往存在的良性汗腺瘤被认为是亚型之一，与汗腺瘤类似，虽然很少见，汗腺癌中也发现染色体异位 t（11;19）及 CRTC1- 和 MAML2 基因（图 33.136），但没有资料证实累及 EWS 和 POU5F1 的 t（6;22）在汗腺癌中的作用。尽管这些肿瘤 p53 突变很少[30]，但 p53 核染色是亚型的一种。

透明细胞汗腺癌非表皮起源且不累及表皮，可与外泌汗腺汗孔癌（特别是透明细胞型）鉴别。肿瘤由分叶状上皮组成，偶见弥漫性生长或形成囊腔（图 33.137、33.138）。上皮细胞有不同程度的有丝分裂和多形性核，糖原丰富，出现特征性空泡样胞质（图 33.139 ～ 33.141），部分细胞胞质明显嗜酸性。偶见肿瘤中基底细胞明显，很少有或无空泡状核，需与基底细胞癌鉴别，但周边细胞不呈栅栏状排列和无收缩

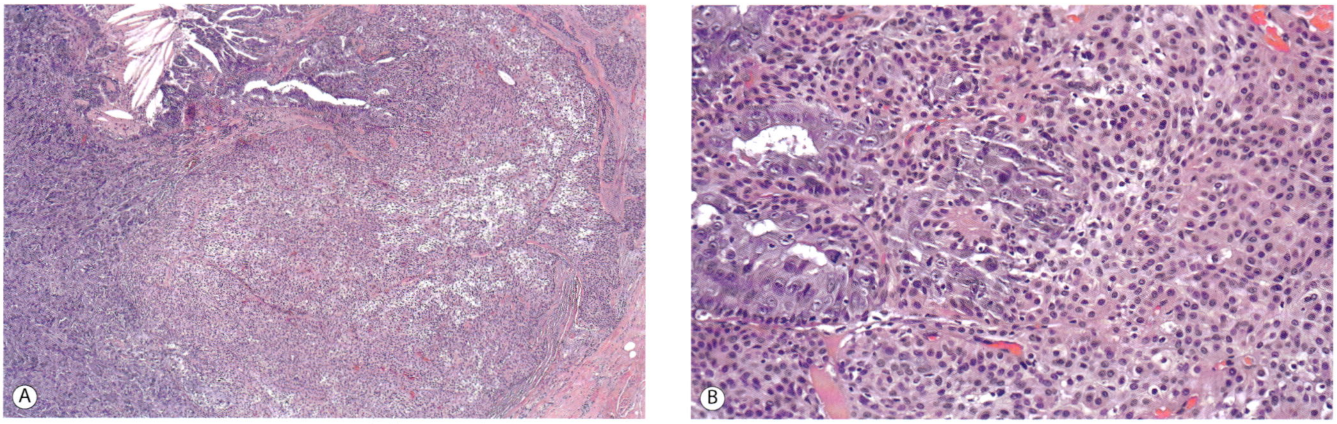

图 33.136 汗腺癌：（A）低倍镜显示汗腺瘤的一侧出现分化差的汗腺癌；（B）高倍视野

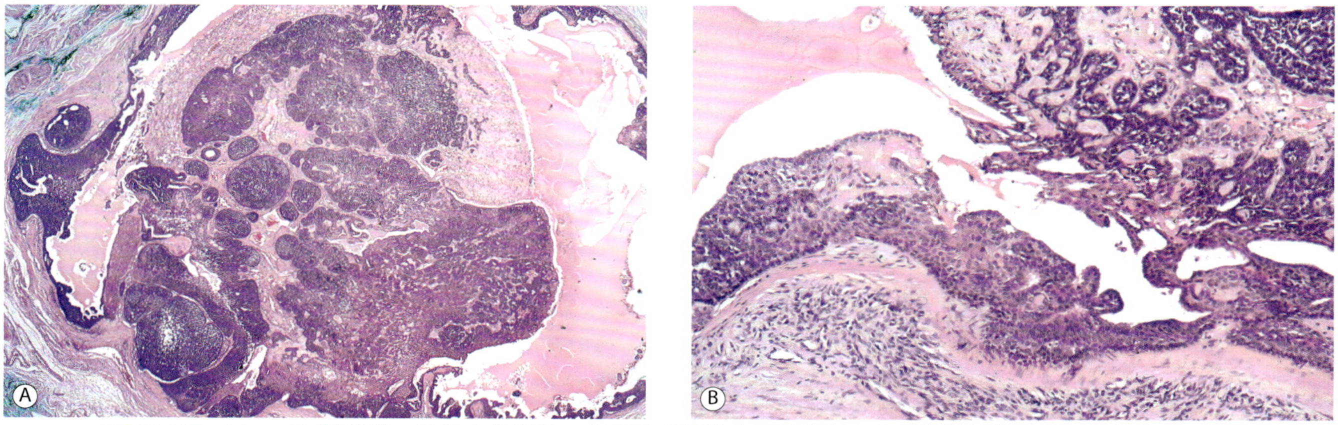

图 33.137 （A，B）汗腺癌：发生在前臂的一个囊肿型汗腺癌，虽然每次术后均报切缘干净，但复发了四次

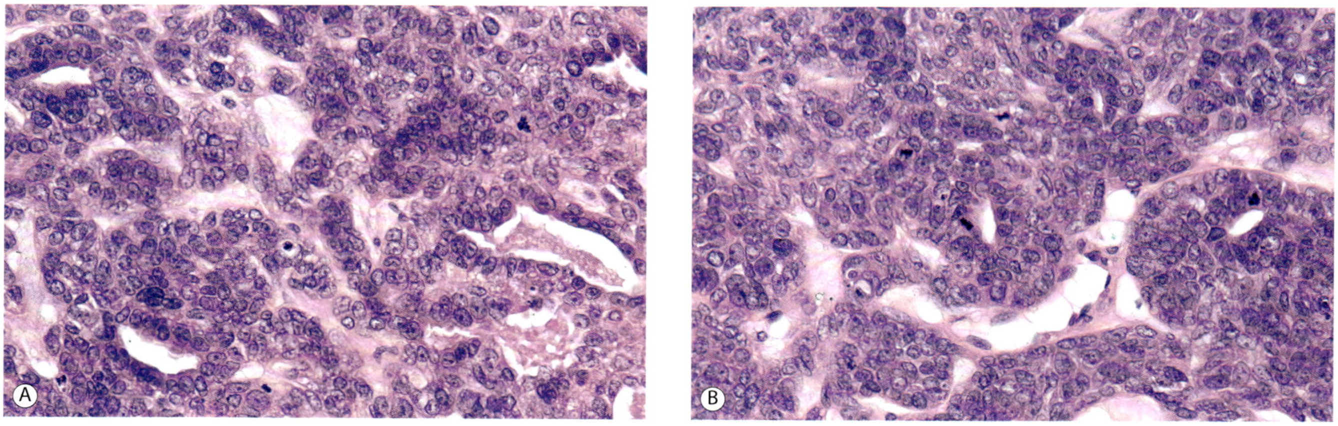

图 33.138 （A，B）汗腺癌：肿瘤有分化良好的导管，有丝分裂很明显

间隙。梭形细胞分化，富含黏蛋白的杯状细胞或印戒细胞不常见。有不同程度的坏死，一些肿瘤坏死广泛，可出现粉刺样结构（图 33.142、33.143）。关于“伴粉刺样坏死的附属器透明细胞癌”是否就是伴有广泛透明样变和坏死的汗腺癌是有争论的[30，32]。由多形性梭形细胞组成的肉瘤样 / 化生性癌的病例也有报道[30]。另一种少见的情况，原位癌累及临近的汗腺和 Paget 样浸润被覆表皮也有报道[6，33]。

一个特征性的改变是胞质内出现导管分化，有时有分化良好的护膜，分化好的导管很明显（图 33.144）。若导管不明显，淀粉酶消化的 PAS 染色和 EMA 或 CEA 免疫标记能很好地显示该结构（图 33.145）。

Her-2/neu 扩增后 FISH 杂交很少，但是比免疫组化更敏感[26，29-30]。

## 鉴别诊断

透明细胞汗腺癌有时看起来可能比较良性，但可

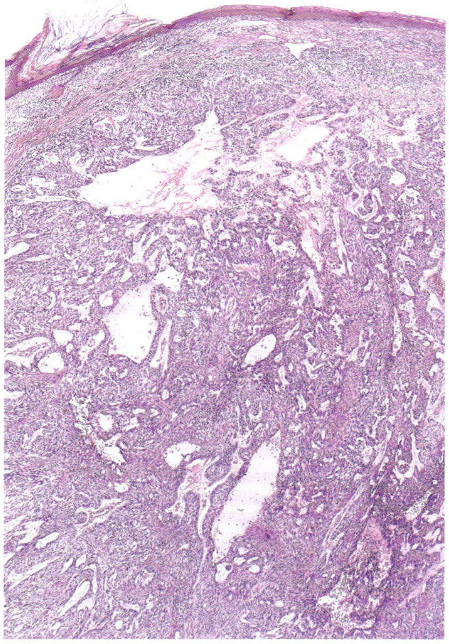

图 33.139 透明细胞汗腺癌：此例肿瘤由宽大的小梁组成

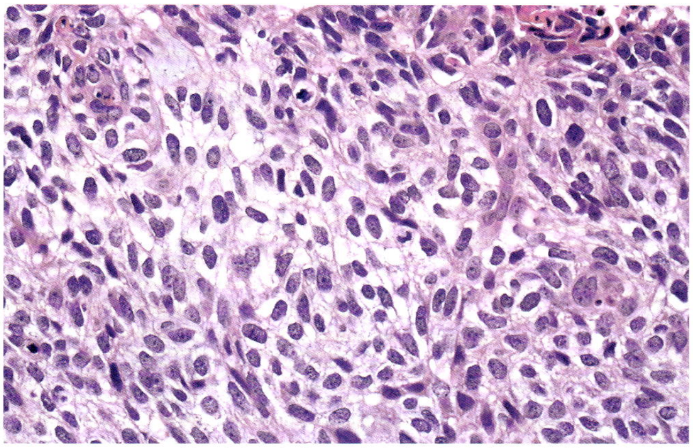

图 33.140 透明细胞汗腺癌：肿瘤细胞核大空泡状，胞质淡染或透明状

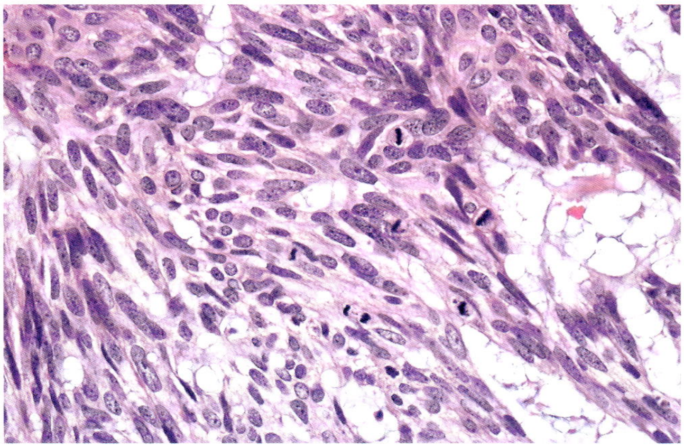

图 33.141 透明细胞汗腺癌：可见大量的核分裂象

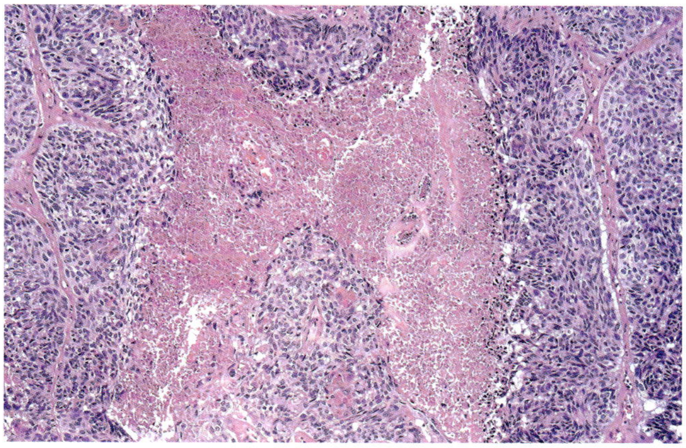

图 33.142 透明细胞汗腺癌：肿瘤出现广泛的坏死

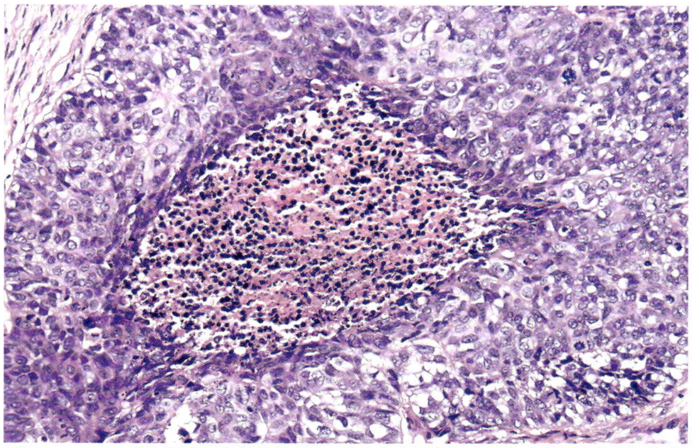

图 33.143 透明细胞汗腺癌：图中肿瘤中央坏死导致形成粉刺样癌的表现

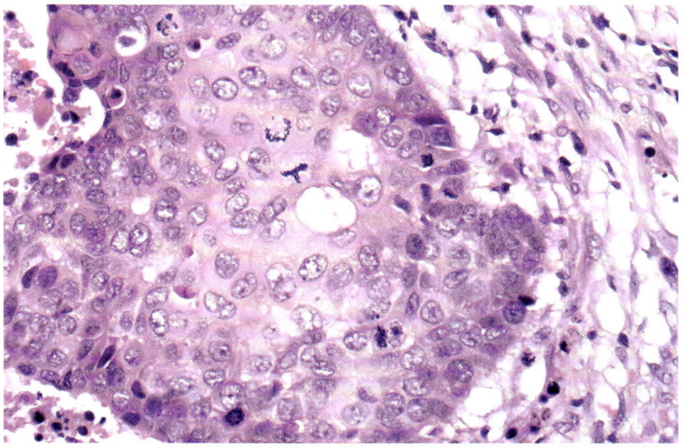

图 33.144 透明细胞汗腺癌：腺体分化明显

能出现转移。透明细胞汗腺瘤偶尔只有局部细胞的轻度不典型和有丝分裂增加（不典型性汗腺瘤），但任何肿瘤有丝分裂增加（特别是异常有丝分裂）或呈侵袭性生长，都必须仔细检查。如果累及或靠近边缘应该扩大切除。

必须与其他胞质丰富、空泡化的肿瘤鉴别，包括透明细胞鳞状细胞癌、毛鞘癌和从肾、支气管、肝和女性生殖道转移的透明细胞癌，以及较少见的透明细胞黑素瘤。尽管有时诊断没问题，在诊断一个原发皮肤肿瘤前进行详细的体检和免疫组化检查还是必需的。

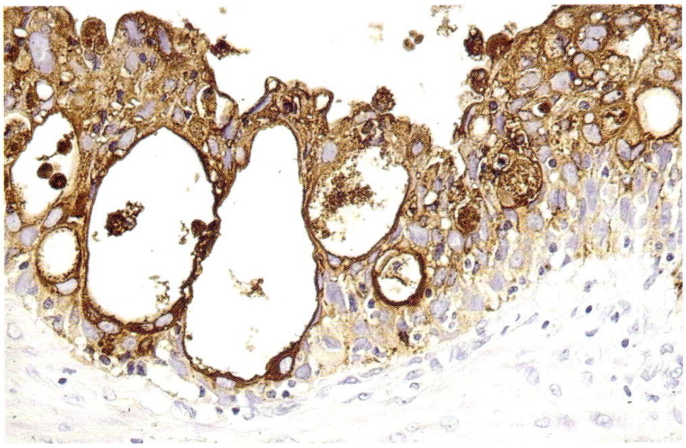

图 33.145 透明细胞汗腺癌：EMA 染色显示大量的细胞内腔隙

# 真皮圆柱瘤

## 临床表现

真皮圆柱瘤（dermal cyclindroma）是较常见的良性附属器肿瘤之一[1]，绝大部分（90%）发生于头、颈和头皮（60%），肿瘤生长缓慢，有时疼痛，呈孤立的粉红或红色的皮下结节，平均直径在 1 cm（图 33.146）[1]。

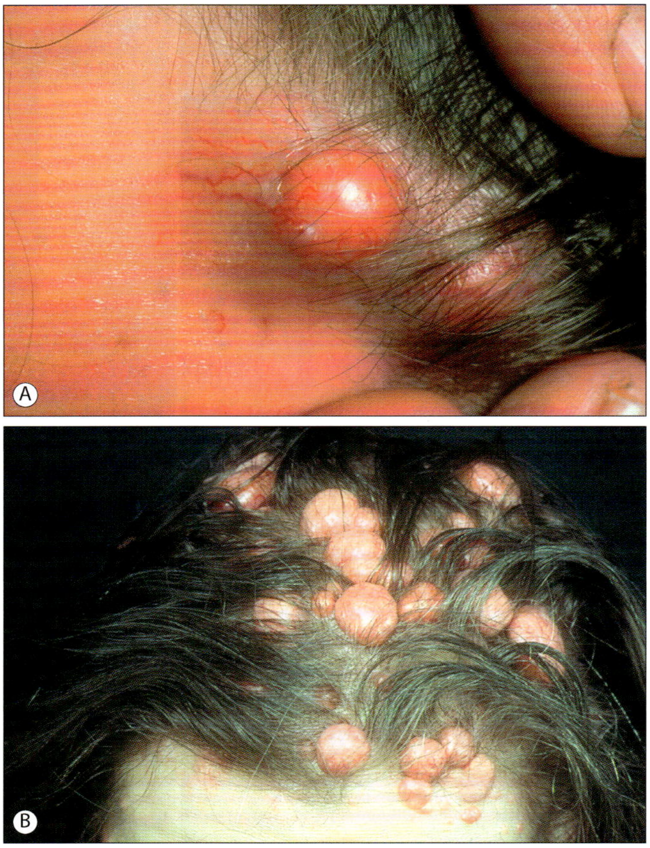

图 33.146 真皮圆柱瘤：（A）两个圆顶状结节伴明显毛细血管扩张；（B）多发性皮损——头巾瘤（By courtesy of the Institute of Dermatology，London，UK.）

也可发生于眼眶、耳道，腹部和胸部少见[2-8]。女性明显好发（9：1）。

曾报道过家族性发病，典型的临床表现是多发性肿瘤，多发的圆柱瘤可能和面部毛发上皮瘤、外泌汗腺螺旋腺瘤和粟丘疹伴发，是一种常染色体显性遗传的 Brooke-Spiegler 综合征（家族性圆柱瘤病和头巾瘤综合征）[6-37]。发病的家族中外显率很高，但是外显差异大，同一家族的不同个体可以出现多发性圆柱瘤或多发性毛发上皮瘤，或除了伴发外泌汗腺螺旋腺瘤和粟丘疹外两者的联合。肿瘤也可以是圆柱瘤和螺旋腺瘤的杂合特征和毛发上皮瘤，毛母细胞瘤伴皮脂腺分化也可出现[37-38]。患者也可发生其他皮肤良性附属器肿瘤包括毛母细胞瘤、皮肤淋巴腺瘤和汗管瘤[38-39]。皮损常在成人早期出现，好发于女性。最好发于头皮，但偶可发生于躯干和肢体，也有呈线状排列的报道[40]。头皮的皮损可能长得很大，多个肿瘤融合形成所谓的"头巾瘤"。毛发上皮瘤好发于面中部。

这种综合征的一种少见表现是发生腮腺的膜样基底细胞腺瘤，一种孤立性腺瘤，其形态学和发病机制与真皮圆柱瘤相关，包括真皮圆柱瘤和腮腺肿瘤的恶性转化[12，41-50]。

## 发病机制和组织学特征

通过对 Brooke-Spiegler 综合征患者的基因分析，已经了解参与该病发生的大分子途径，连锁分析将该综合征定位于 16q12-q13，发现并克隆一个新的基因（*CYLD*）。*CYLD* 是一个肿瘤抑制基因，在肿瘤中发现野生型基因的杂合性缺失。已报道在 Brooke-Spiegler 综合征患者中发现胚系突变，孤立性或家族性肿瘤中发现体细胞突变，导致 *CYLD* 基因的失活[13-14，16，28-55，51]。CYLD 的功能还不是很明确，它属于去泛素蛋白家族，干扰 TNF-α/NF-κB 途径，参与介导炎症，缺失 CYLD 除凋亡减少外还导致 NF-κB 途径活化[52-55]，然而 NF-κB 途径的活化如何参与致癌还不是很清楚。

真皮圆柱瘤的一个显著特点是肿瘤小叶间有基底膜带样的结构，由正常真表皮交界处的Ⅳ、Ⅶ型胶原、整合素 $\alpha_4\beta_6$ 和板层素 V 组成[56-59]，最近生化研究证实肿瘤的板层素 V 表达增加，整合素 $\alpha_4\beta_6$ 表达下降，导致半桥粒的数量减少和基底膜带的结构改变[60]。

圆柱瘤没有包膜，位于真皮的上部（图 33.147）。与表皮不相连。肿瘤由多个小叶组成，呈锯齿样或镶嵌状排列（图 33.148），每个小叶周围有透明的耐淀粉酶消化的 PAS 阳性的基底膜（图 33.149）[56-59]。肿瘤小

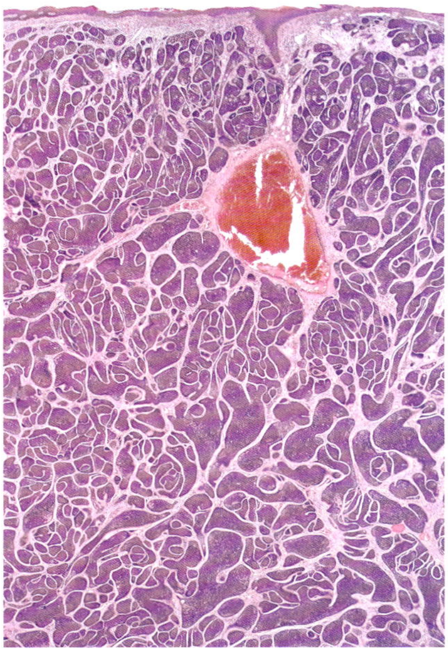

图 33.147 真皮圆柱瘤：扫视镜下显示肿瘤小叶间复杂的相互交互关系

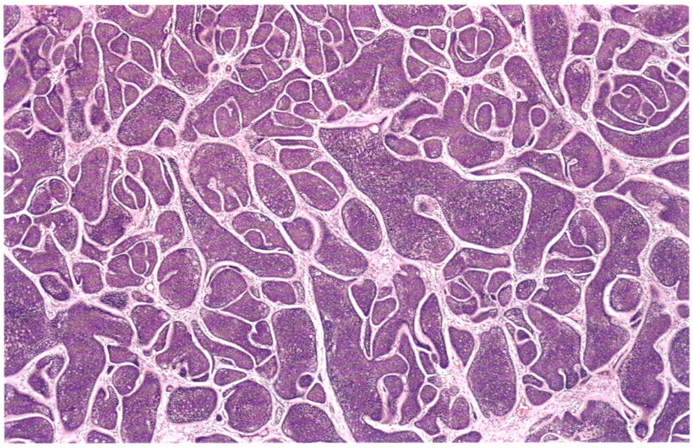

图 33.148 真皮圆柱瘤：不规则的肿瘤小叶像拼图玩具样排列

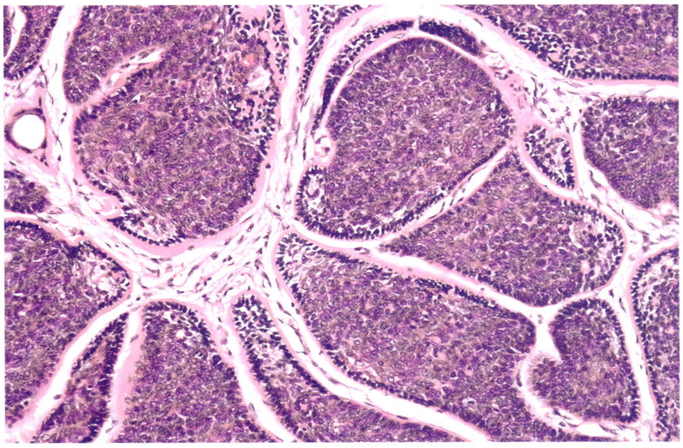

图 33.149 真皮圆柱瘤：每个小叶由小的、核深染的外层细胞和卵圆形空泡状核的内层细胞组成。小叶周边有透明化的蔓套包绕

叶的中央也可见均质状小体，有时甚至占据整个小叶（图 33.150）。有两种细胞成分，位于肿瘤周边的是小细胞，胞质空，胞核深染，围绕大细胞，后者胞质淡，核卵圆形，空泡状。常可见导管结构（图 33.151）。螺

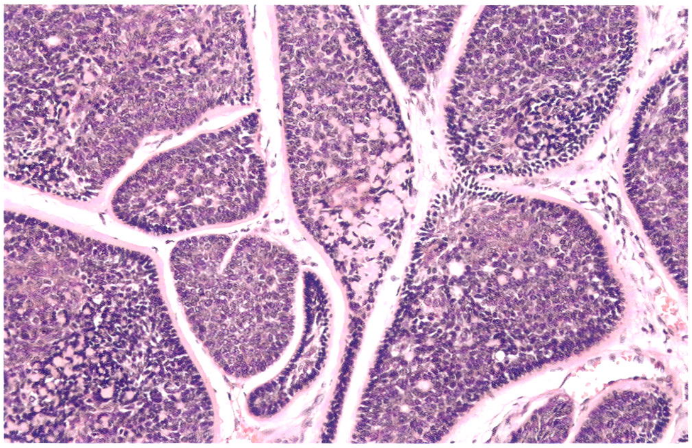

图 33.150 真皮圆柱瘤：小叶内见透明物质沉积

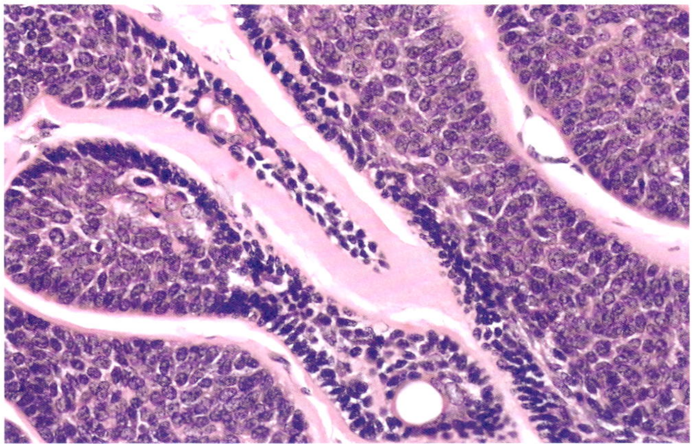

图 33.151 真皮圆柱瘤：像视野边缘所示的导管分化是其必备的特点

旋腺瘤和圆柱瘤常有形态学上的重叠，命名为螺旋腺圆柱瘤[9, 61-62]。另外毛发上皮瘤、毛母细胞瘤和皮脂腺分化也可见[37-38]。

免疫组化显示，导管上皮膜表达 CEA，但 HMFG 阴性[63]。上皮细胞表达 CK6，CK19 和 CK7、EMA[64-65]，肌上皮分化的细胞表达 SMA 和 S-100，IKH-4 阳性支持肿瘤是外泌汗腺来源[64-67]。

# 恶性圆柱瘤

## 临床表现

恶性圆柱瘤（malignant cyclindroma）非常罕见，目前经组织学确诊的只有 40 例[1-17]，诊断必须依赖于确认既往存在良性肿瘤。皮损可发生于孤立的圆柱瘤基础上，或常染色体显性遗传的多发性肿瘤上，后者更常见[10-11, 16]。大部分恶性圆柱瘤发生在头皮，躯干、面部、肢体和外耳道也可发生。女性好发，多发病于 70 岁到 90 岁间。临床出现溃疡、生长快和出血提示其恶性转化[7]。该肿瘤恶性程度高，约 36%

出现复发，46% 发生转移，易转移至淋巴结、肝和脊柱[7, 10]。

## 发病机制和组织学特征

大部分病因不清，但一些肿瘤发生于既往的放疗区[3, 9]。

出现浸润性生长、缺乏镶嵌状排列的外观、透明膜和双相细胞分布（图 33.152 ～ 33.155）[7] 提示其可能的恶性潜能，核和胞质多形性，核仁明显，有丝分裂多和出现异常的有丝分裂也是令人担忧的病理改变，淋巴管和血管浸润或围神经浸润是其侵袭性生长的生物学特征。尽管大部分肿瘤表现出分化不同的腺癌的特点，偶也出现鳞状细胞或梭形细胞的特征，也有化生 / 肉瘤样分化的报道[1, 16]。

免疫组化显示肿瘤细胞表达 CAM5.2、EMA 和 CEA[1, 4, 7, 10]，S-100 和 GCDFP-15 也不同程度地表达[1, 10]。

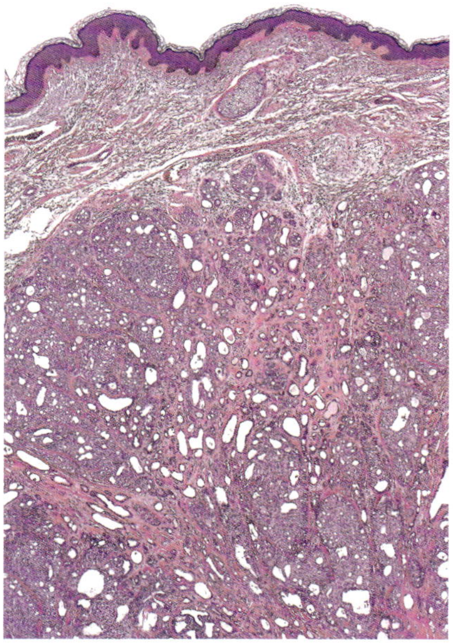

图 33.152 恶性圆柱瘤：低倍镜显示肿瘤结节、明显导管分化和囊腔

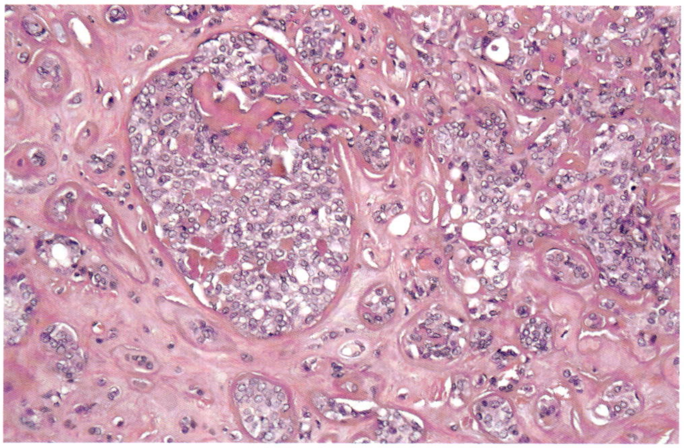

图 33.153 恶性圆柱瘤：整个肿瘤中散在残存的圆柱瘤结构。注意透明膜结构

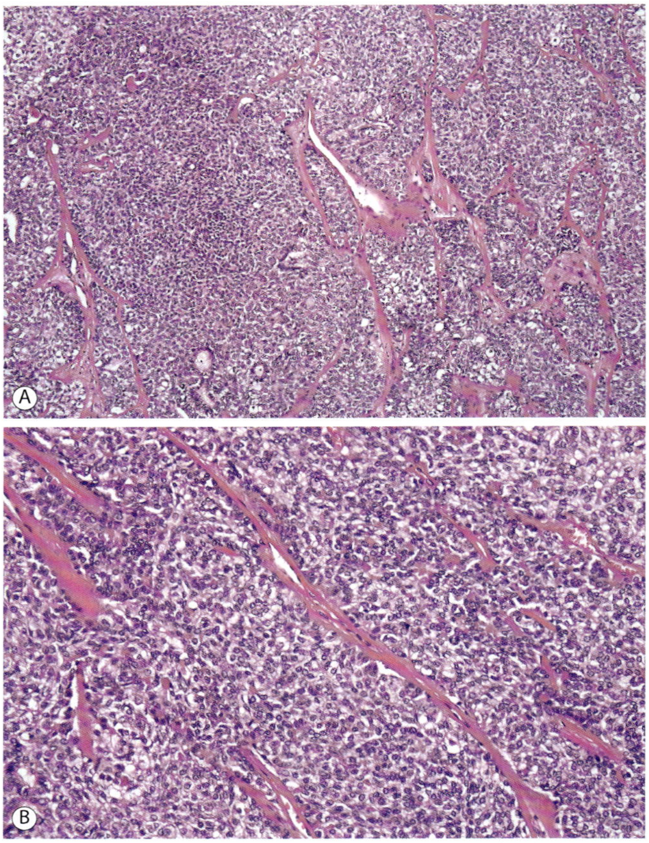

图 33.154 恶性圆柱瘤：（**A**）失去双相细胞的构成特点，肿瘤结节扩张性生长或肿瘤细胞成片浸润；（**B**）高倍视野。注意纤维性小梁

# 外泌汗腺螺旋腺瘤

## 临床特征

外泌汗腺螺旋腺瘤（ecrrine spiradenoma）临床表现较特殊，皮疹有触痛或自发痛[1-2]，通常为单发，直径 0.3 ～ 5.0 cm，圆形或卵圆形，境界清楚，位于真皮内的实性肿瘤，其表面的皮肤通常呈蓝色（图 33.156）。偶见巨大型肿瘤[3-6]。约 80% 的肿瘤位于身体的屈侧，尤其是上半身[1-2]。少数位于耳和耳后、眼睑、唇和手[7-13]。本病任何年龄均可发生，但最常见于 20 ～ 40 岁中年人，先天的或婴儿少见[14-15]。偶见多发皮疹，呈线样或带状疱疹样分布[16-29]。多发性外泌汗腺螺旋腺瘤常有家族史，呈常染色体显性遗传[21]。若伴发多发性毛发上皮瘤和圆柱瘤，则可能是 Brooke-Spiegler 综合征的一部分，偶尔该综合征还可伴发毛母细胞瘤和皮肤淋巴腺瘤[19, 22, 28-33]。

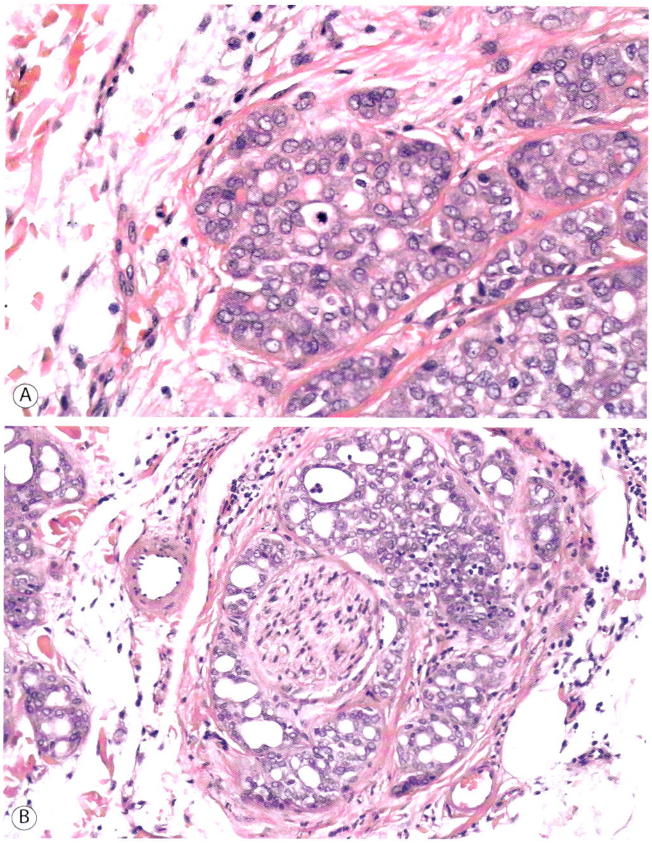


图 33.155　恶性圆柱瘤：（**A**）视野中央见核分裂象；（**B**）围神经浸润

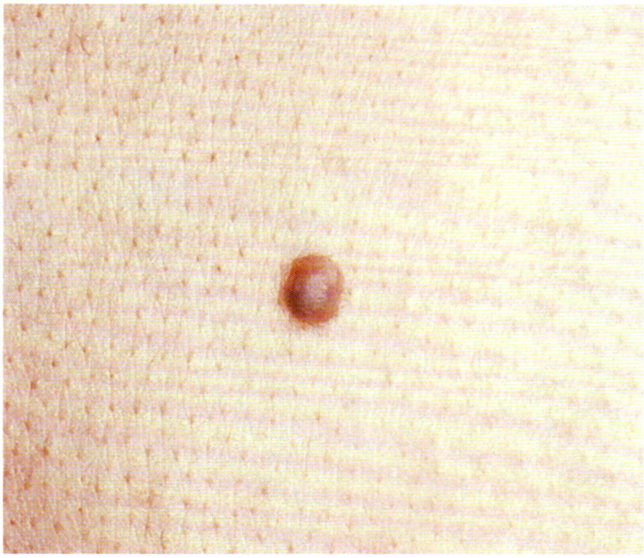

图 33.156　外泌汗腺螺旋腺瘤：结节有典型的触痛或疼痛（By courtesy of D. McGibbon，MD，Institute of Dermatology，London，UK.）

## 发病机制和组织学特征

肿瘤呈分叶状，位于真皮内，有时可达皮下脂肪（图 33.157）[1-2]，其上方表皮正常。细胞核密集

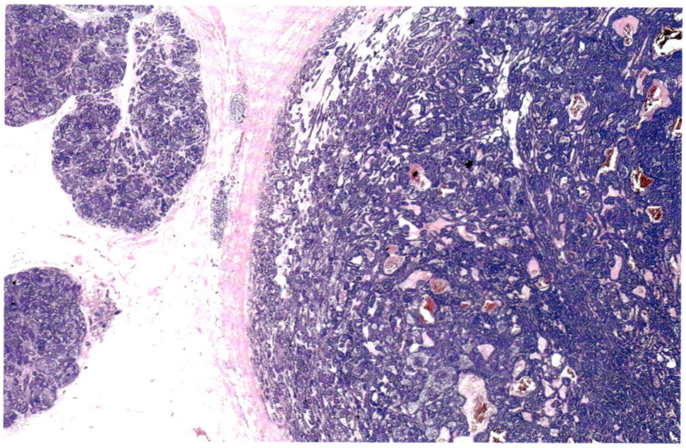

图 33.157　外泌汗腺螺旋腺瘤：切片中可见 3 个散在的肿瘤小叶，最大的有包膜

排列，致肿瘤小叶呈强嗜碱性。肿瘤通常有包膜而且境界清楚。有时在包膜与周围组织间可见人工收缩间隙。有时肿瘤小叶邻近神经干。肿瘤小叶由两种细胞组成，周边的细胞小，核圆形深染，中央的细胞则较大，核椭圆形、空泡状，常含有一小的嗜酸性核仁，胞质淡染或嗜伊红染（图 33.158 ～ 33.160）。常可见导管分化（图 33.161）。少数情况下可见肿瘤小叶局部密集小的含圆形管腔的腺样结构，由淡嗜伊红染的

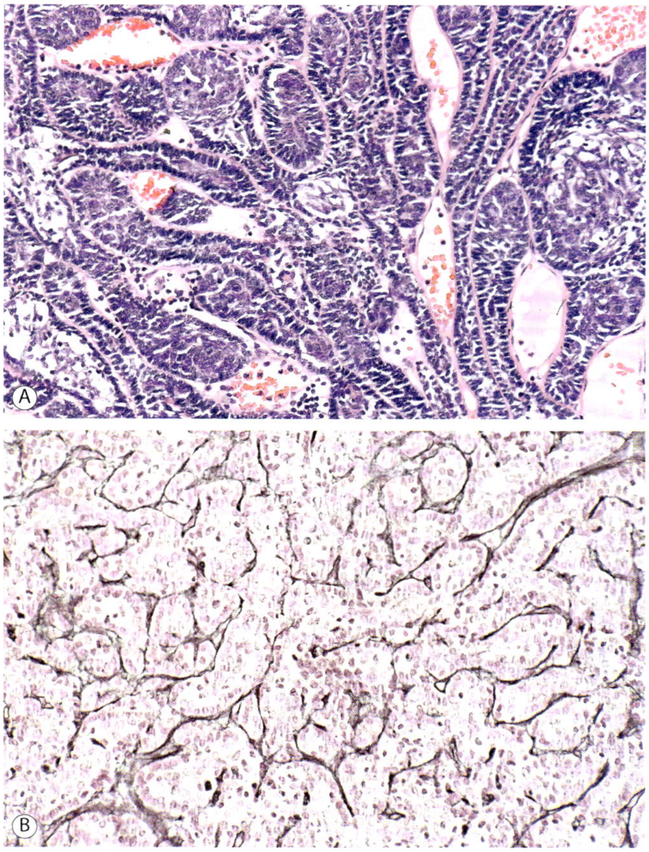


图 33.158　外泌汗腺螺旋腺瘤：视野中有两种细胞。外层细胞的核小深染、胞质很少。其内较大的细胞有圆形或卵圆形、空泡状核，胞质强嗜伊红染；小叶被发育成熟的网状鞘包绕

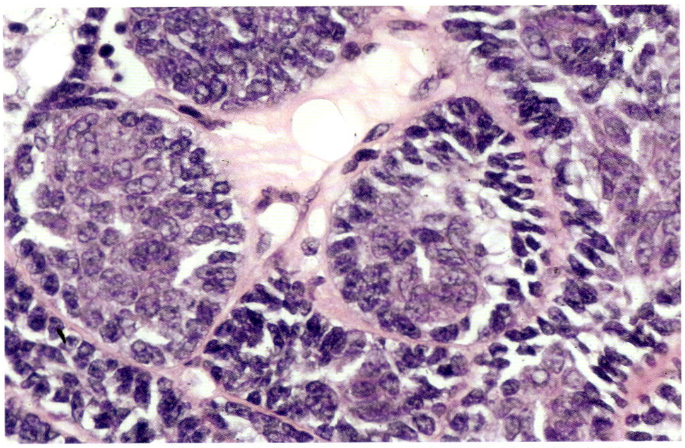

图 33.159 外泌汗腺螺旋腺瘤：两种细胞的高倍镜下观

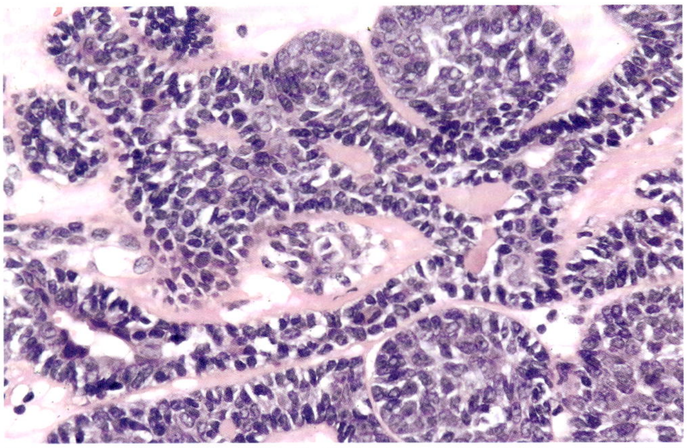

图 33.160 外泌汗腺螺旋腺瘤：肿瘤小叶周围有一层厚的透明膜，由基底膜样物质组成

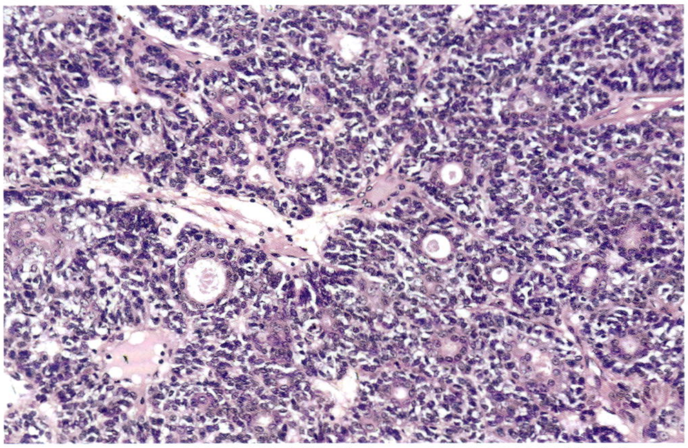

图 33.161 外泌汗腺螺旋腺瘤：可见广泛的导管分化

立方形细胞或柱状细胞组成，且管腔细胞周围特征性地围绕一层肌上皮细胞，这种类型被称为“螺旋腺瘤伴腺瘤样成分”[34]。短期的随访显示，这些肿瘤的生物学行为呈良性[34]。然而，鉴于这种类型在重度细胞不典型增生和螺旋腺癌中也可出现，故此时它存在于外泌汗腺螺旋腺瘤中的生物学意义和潜在的恶性度尚不能确定。

肿瘤通常不含有糖原。有丝分裂非常罕见。有些肿瘤有囊腔，其内充满耐淀粉酶、PAS 阳性、均匀细颗粒状嗜酸性物质。肿瘤小叶由肺泡样的细网状结构支撑。小叶内和周围结缔组织膜内可出现明显的淋巴水肿（图 33.162）[2]。

肿瘤富含血管，偶尔可见明显扩张的管腔，类似血管瘤、血管周皮细胞瘤或血管球瘤的改变（图 33.163）[4]。有的肿瘤内可见明显的梗死灶，增加了诊断的难度。小叶中央一个或多个血管周围可见大小不一的间隙，被栅栏状排列的肿瘤细胞和基底膜分隔[35]。小叶中央淡染区域内偶可见透明样小滴。偶尔，外泌汗腺螺旋腺瘤也可有圆柱瘤的特点（圆柱螺旋腺瘤），有时肿瘤内尚可观察到皮脂腺分化和毛发上皮瘤、毛母细胞瘤的特点[29, 36-39]。

免疫组化显示肿瘤细胞表达 IKH-4，与其外泌汗腺来源一致[40]。肿瘤细胞同样表达 CK7、CK8、CK18、EMA 及 CEA[41-42]。SMA 和 S-100 阳性表明其向肌上皮分化[42-46]。其免疫组化结果与真皮内圆柱瘤相似。

## 鉴别诊断

外泌汗腺螺旋腺瘤通常较易诊断。偶尔，有些

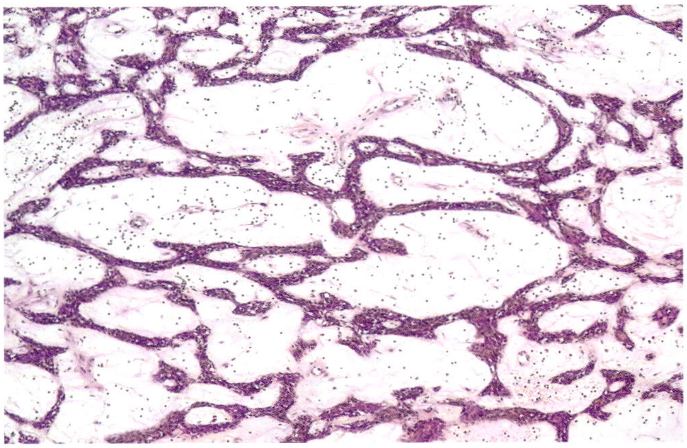

图 33.162 外泌汗腺螺旋腺瘤：明显的水肿导致‘淋巴管扩张’

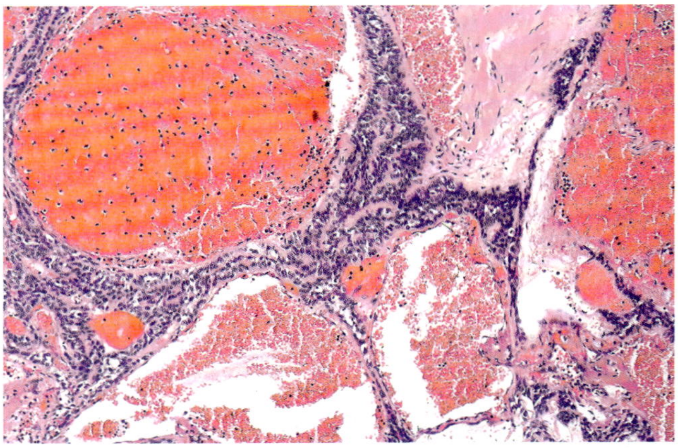

图 33.163 外泌汗腺螺旋腺瘤：注意明显扩张充血的血管腔。这种肿瘤有时会被误诊为血管瘤或血管球瘤

小的皮损其管腔分化不明显，会被误认为是集合淋巴结。免疫组化可以快速解决诊断问题，肿瘤细胞表达EMA或CEA，证实有管腔形成。

# 外泌汗腺螺旋腺癌

## 临床特征

外泌汗腺螺旋腺癌（eccrine spiradenocarcinoma）（恶性外泌汗腺螺旋腺瘤）极罕见，英文文献报道不超过100例[1-45]。临床表现没有特异性，主要依靠病变部位原先存在良性外泌汗腺螺旋腺瘤，从而得出诊断[2, 44]。该病病史长，常有几十年，个别长达70年[3, 20, 27, 45]。男女发病率相当[20]。虽好发于60岁左右的老年人，但从12岁到92岁均可发生[6, 19-20, 27]。发病部位包括躯干、四肢，少见于头颈部[20, 27]，很少累及外耳道和乳房[10, 29, 40]。原有良性肿瘤变大、颜色改变、出血、溃破时，要考虑恶变的可能（图33.164）[4, 20]。该肿瘤通常单发，偶见于Brooke Spiegler综合征[44]。

外泌汗腺螺旋腺癌是一种高度恶性的肿瘤，据报道复发率约30%、转移率30%～40%、死亡率20%[2, 23, 27, 31, 44]。肿瘤常转移到局部淋巴结和肺，也可转移到其他内脏，包括脑、骨、肝和肾[6-8, 11, 18, 26-27, 36-37]。由于样本量很少（尤其大部分病例都是个案报道），难以给出确切的预后率。事实上，该肿瘤整体的复发、转移和死亡率可能更低[20]。这尤其适用于形态学上“低度恶性”的螺旋腺癌[44]。

治疗为扩大切除。前哨淋巴结活检和辅助化疗的意义尚不明确。雌激素受体阳性的肿瘤可以选择激素治疗，例如他莫昔芬[15]。

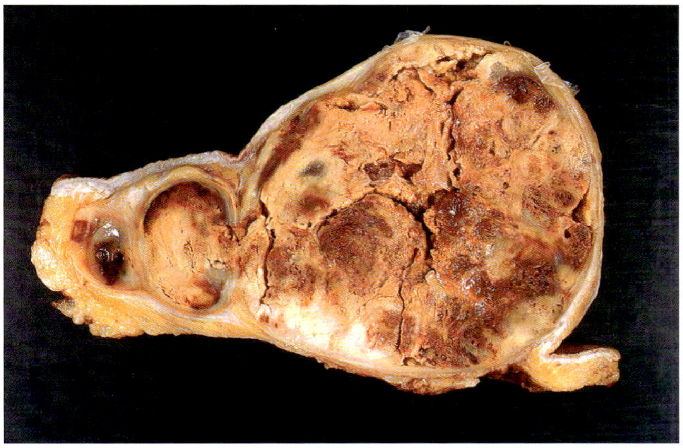

图 33.164　外泌汗腺螺旋腺癌：该肿瘤已存在多年。注意坏死和囊性变（By courtesy of A.J. Blackshaw，MD，Bedford Hospital，Bedford，UK.）

## 发病机制和组织学特征

诊断恶性外泌汗腺螺旋腺瘤的必要条件，是肿瘤局部存在良性螺旋腺瘤的组织学改变，可伴有不同程度的恶性变（图33.165～33.167）[2, 4-6, 20, 44]。肿瘤的恶变并没有特异性，包括其边界呈浸润性生长、肿瘤坏死、出血、淋巴血管受累及神经鞘的浸润[20]。细胞学改变包括肿瘤缺乏两种细胞成分、核多形性、核仁明显、有丝分裂活跃及不典型核分裂象（图33.168～33.170）。螺旋腺瘤恶变病理上有两种独特

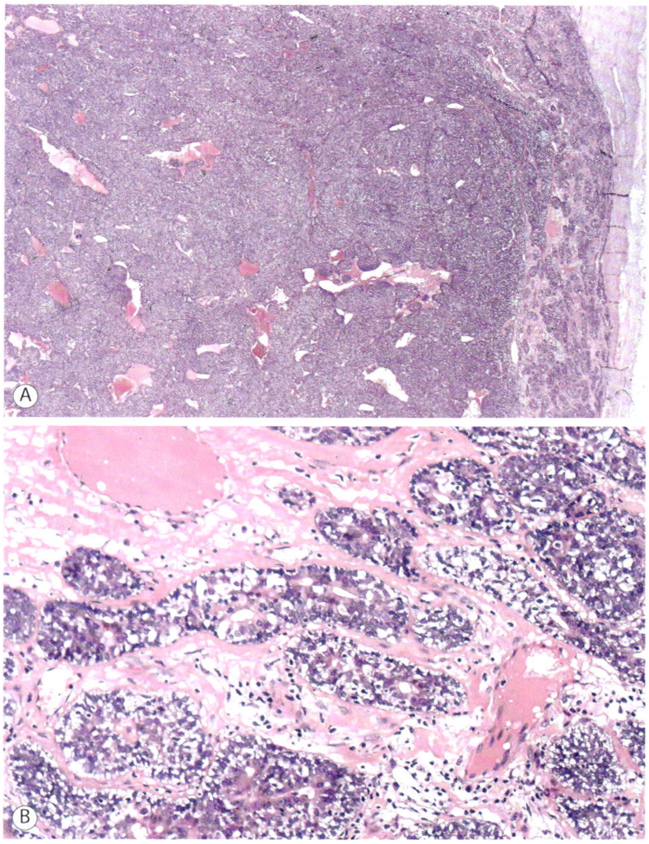

图 33.165　外泌汗腺螺旋腺癌：（**A**）低倍镜下见结节状癌组织周围有良性外泌汗腺螺旋腺瘤成分；（**B**）螺旋腺瘤的高倍镜视野

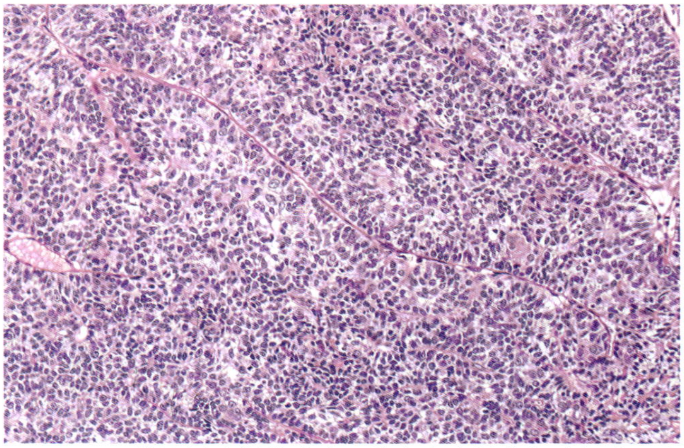

图 33.166　外泌汗腺螺旋腺癌：肿瘤由宽梁状细胞组成，注意缺乏两种细胞成分

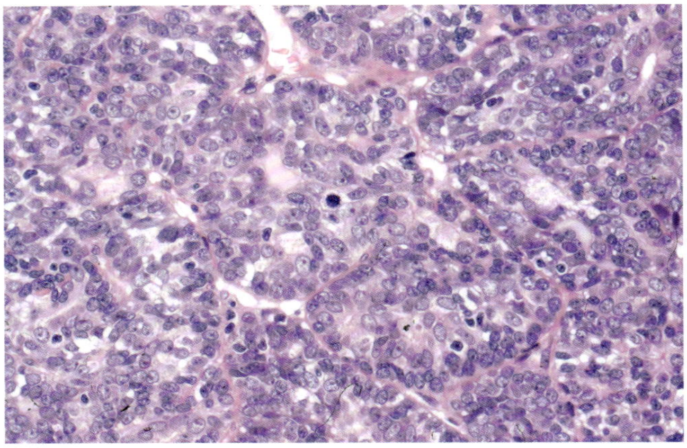

图 33.167 外泌汗腺螺旋腺癌：高倍镜下有丝分裂象多见

的类型[20]：

- 一种是良性螺旋腺瘤突然转变为明显的癌样或肉瘤样结构。癌样改变是指在腺瘤的结构中出现鳞状上皮分化[20, 25, 44]。根据其中癌分化程度的不同，可将这些肿瘤分类为“涎腺型基底细胞腺癌样，高度恶性”和“浸润性腺癌，NOS”。肉瘤样分化（癌肉瘤）是指在肿瘤中存在梭形细胞、平滑肌肉瘤、骨肉瘤、软骨肉瘤、骨软骨的或成横纹肌细胞成分[7-9, 15, 18-19, 26, 28-29, 33, 44]。没有良性成分的存在，这些肿瘤难以区分。

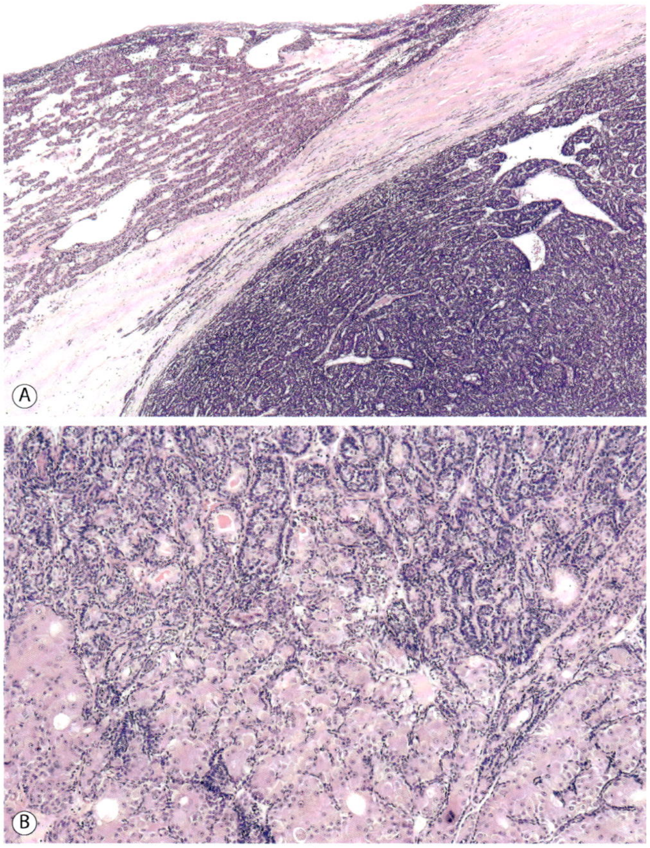


图 33.168 外泌汗腺螺旋腺癌：(A) 前驱皮损；(B) 注意细胞的双相性

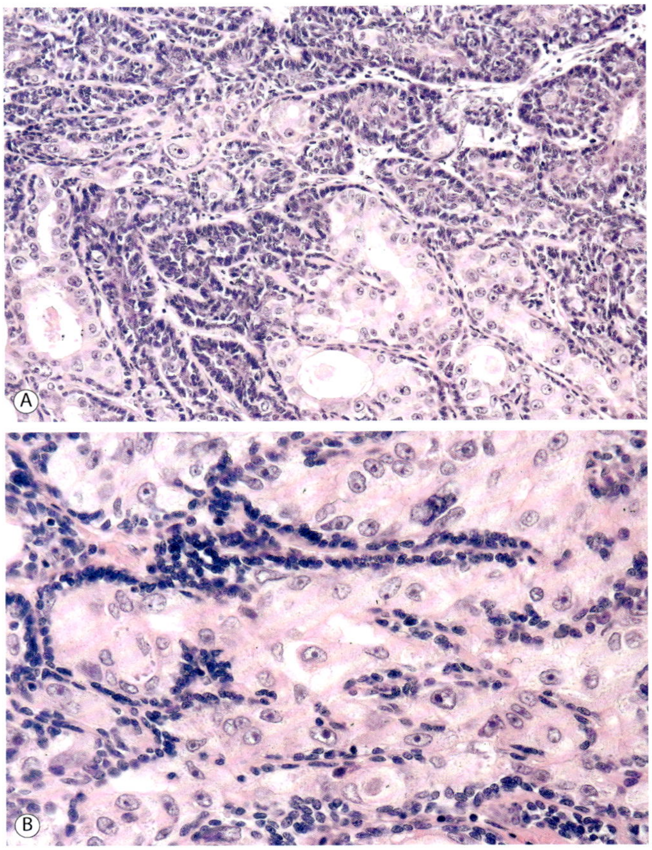


图 33.169 (A，B) 外泌汗腺螺旋腺癌：这些区域是良性和恶性成分的衔接处。核多形性、核仁明显

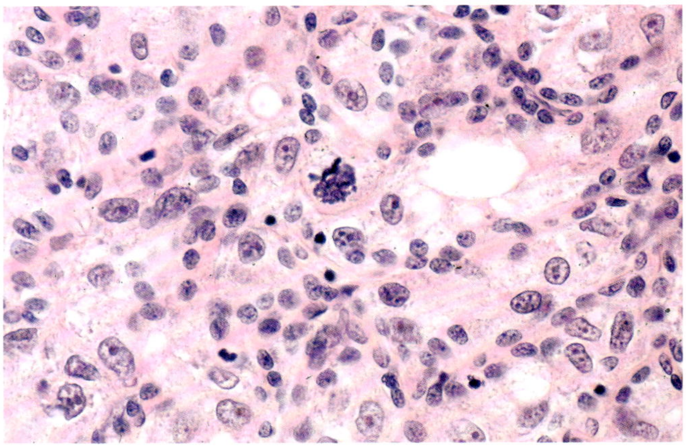

图 33.170 外泌汗腺螺旋腺癌：注意异常核分裂象

- 第二种类型是具有组织学低度恶性肿瘤的特征，螺旋腺瘤的小叶结构依然保留。由于这类肿瘤与涎腺肿瘤非常相似，故被命名为“涎腺型基底细胞腺癌样，低度恶性”。这类肿瘤低倍镜下难以辨认，但仍具有一定特征：肿瘤不由两种细胞组成，仅由单一的轻度不典型基底样细胞组成，高倍镜下有丝分裂活跃[11, 20]。进一步的线索是缺乏肿瘤内混合淋巴细胞浸润。尽管有报道一位患有“低度恶性的螺旋腺瘤”的患者发生转移并死亡，但其发病率低于

形态学上"高度恶性"的肿瘤[11，44]。

另外，其组织学改变还包括鳞状化生、透明细胞变和黏液样化生[44]。也可出现小的分化良好的腺体密集组成腺瘤样成分[44]。

已证实恶性改变与之前存在的良性肿瘤有关，该肿瘤组织学上与真皮内圆柱瘤和外泌汗腺螺旋腺瘤（螺旋腺圆柱瘤）有重叠，恶性圆柱瘤、螺旋腺癌和螺旋腺圆柱癌可能是同一疾病的不同谱系[41，44]。

免疫组化 EMA 和 CEA 的表达有助于显示导管分化。除了 EMA，背景细胞还表达 S-100 和 CAM5.2[1]。恶性肿瘤细胞可高表达 p53 及雌激素受体[15，25，46]。p53 突变仅见于恶性螺旋腺瘤而非良性螺旋腺瘤，提示紫外线在肿瘤的发病机制和进展中起一定作用[47]。

# 汗管样外泌汗腺癌

汗管样外泌汗腺癌、微囊肿附属器癌和腺样囊性癌彼此重叠，并且可能是同一种疾病的不同形式。但根据目前文献的观点，本章节中将它们分开介绍。

## 临床特征

汗管样外泌汗腺癌（syringoid eccrine carcinoma）（又称外泌汗腺上皮瘤、基底细胞瘤向外泌汗腺分化）罕见。肿瘤好发于头皮，也可见于面、颈、腿、前臂、手背和手掌[1-12]。临床表现多样，从伴有秃发的疼痛性浸润斑块到类似基底细胞癌的经久不愈性溃疡均可见到[10]。皮损直径可从 0.5 cm 到 7.0 cm。肿瘤好发于中年女性（42 ～ 74 岁，平均 55 岁），男女比率为 1 : 3[10]。其生长缓慢，有时可存在几十年。该肿瘤的特征为病程长、易复发，呈侵袭性生长。淋巴结和肺转移罕见，曾有一位患者报道死于多系统受累[6，13-14]。

## 发病机制和组织学特征

肿瘤由具导管分化的基底样细胞嵌于致密的、透明变的纤维基质中形成（图 33.171、33.172）。肿瘤位于真皮中部，很少与表皮相连。肿瘤呈侵袭性生长，常累及皮下脂肪、筋膜或骨骼肌。有些肿瘤侵犯外泌汗腺腺体及导管。

肿瘤上皮细胞较小，有卵圆形深染的核，胞质淡染，胞膜边界不清。细胞排列成窄的条索状，伴管腔形成，有时还可形成囊腔（图 33.173、33.174）。无

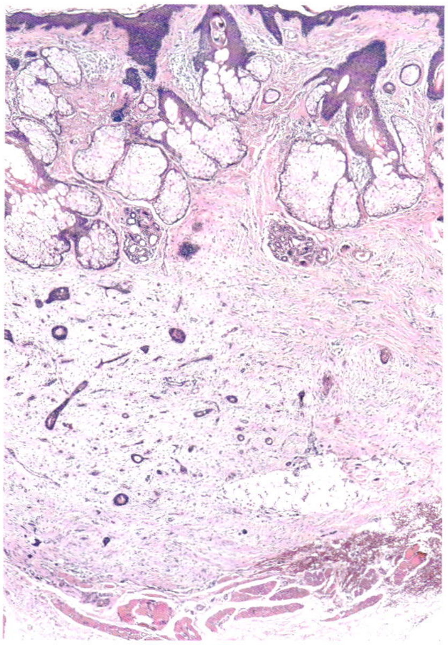

图 33.171　汗管样外泌汗腺癌：这是面部的肿瘤。注意深染的肿瘤上皮，上皮细胞索和囊肿嵌于纤维化的真皮内。肿瘤累及骨骼肌

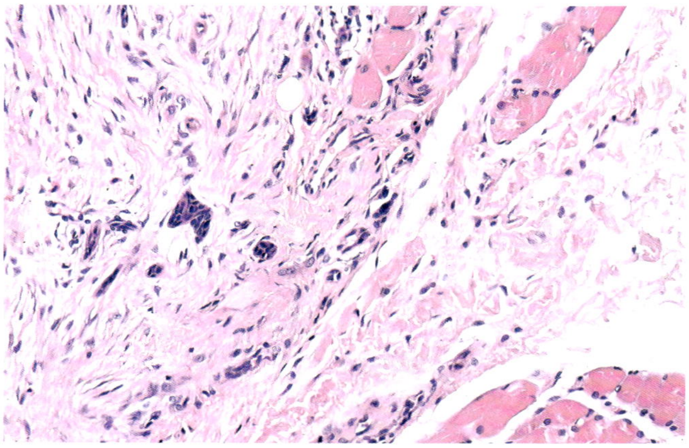

图 33.172　汗管样外泌汗腺癌：肌肉表浅受累

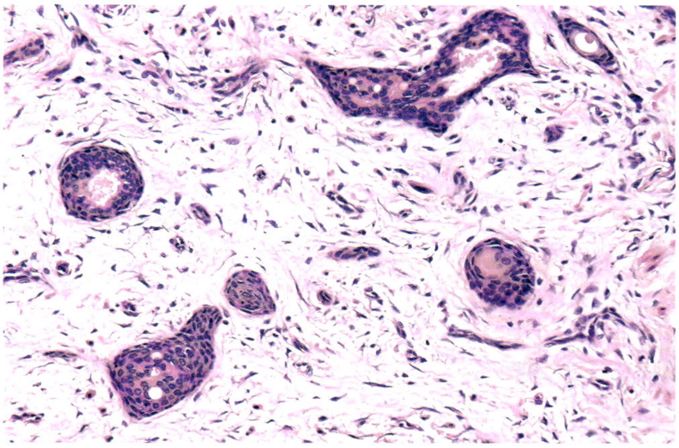

图 33.173　汗管样外泌汗腺癌：该区域显示导管分化，常见

明显核多形性，有丝分裂象少见。胞质内偶有糖原存在，管腔内有时含耐淀粉酶、PAS 阳性物质。偶尔肿瘤上皮由于糖原聚集显示明显的空泡化改变，类似透明细胞汗腺瘤（图 33.175）[4，7，10，15]。有时有明显的蚓蚓样肿瘤团块形成，但通常不见筛状结构和鳞状上皮分化（图 33.176）。另外，也缺乏角囊肿和向毛囊

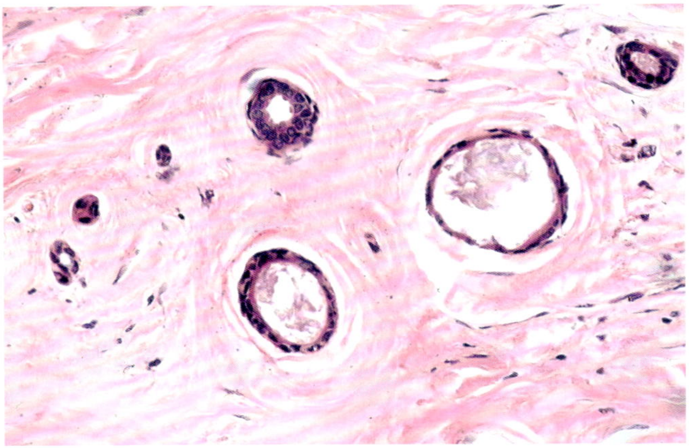

图 33.174 汗管样外泌汗腺癌：囊肿常见

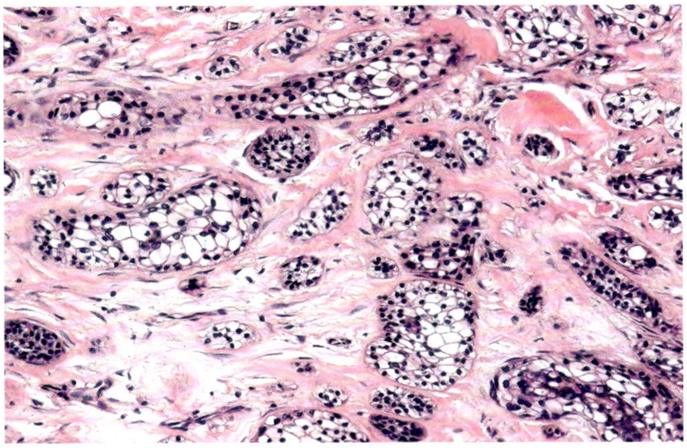

图 33.175 汗管样外泌汗腺癌：偶尔胞质内含有的丰富糖原形成透明细胞样改变

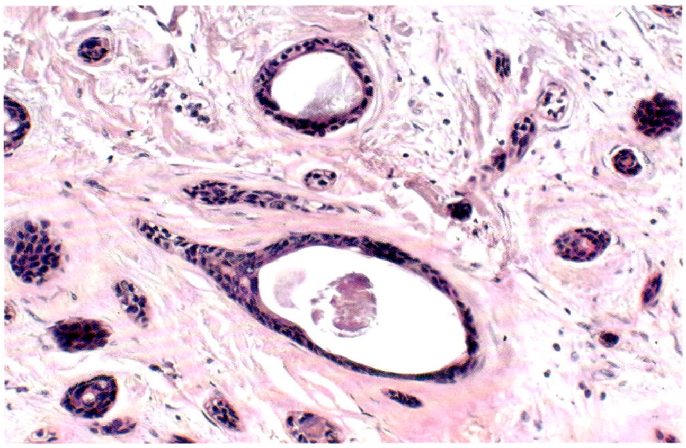

图 33.176 汗管样外泌汗腺癌：类似汗管瘤的“蝌蚪”样结构常见

分化的特征。神经鞘受累是该肿瘤的常见特点，毫无疑问这与肿瘤的复发倾向有关（图 33.177）。

组织化学，汗管样外泌汗腺癌含丰富的磷酸化酶、酸性磷酸酶和琥珀酸脱氢酶[2]。免疫组化显示肿瘤细胞表达高分子量和低分子量角蛋白、EMA、CEA，偶尔表达 S-100 蛋白（图 33.178）[9-10，13，15-17]。管腔表达 EMA 和（或）CEA。我们的经验是应将这些抗体结合起来看，因为这些肿瘤的组化特点各有不同。

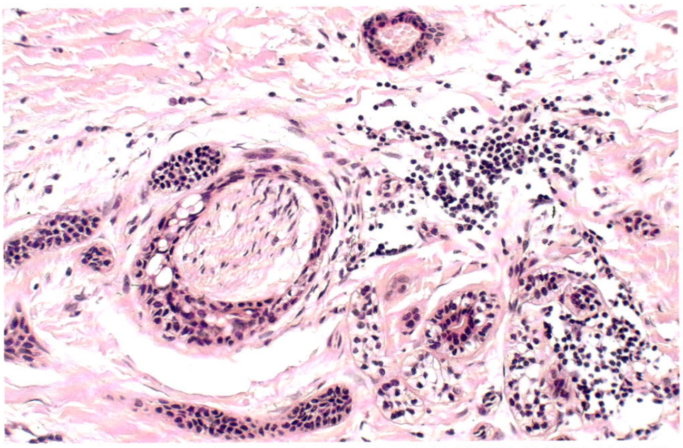

图 33.177 汗管样外泌汗腺癌：神经周围浸润是常见的特征，部分与高复发率有关

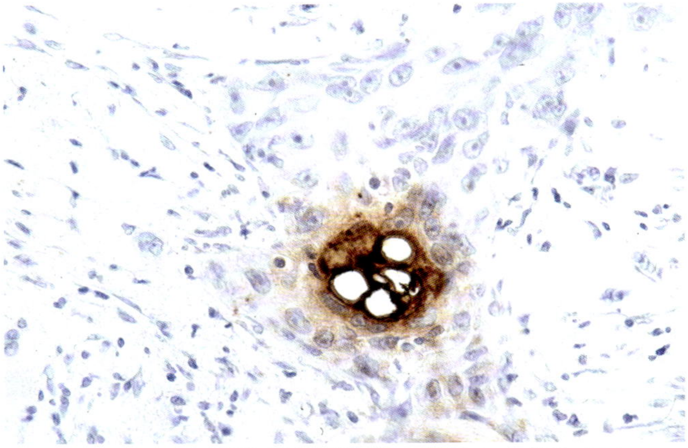

图 33.178 汗管样外泌汗腺癌：导管上皮表达 CEA

## 鉴别诊断

汗管样外泌汗腺癌没有角囊肿、毛囊分化及筛状结构，故可与微囊肿附属器癌和腺样囊性癌相鉴别。但这种区别并不总是很明显，偶尔典型的硬化性外泌汗腺癌可复发，局部出现筛状结构，类似腺样囊性癌。肿瘤团块周围细胞不成栅栏状排列，没有收缩间隙，EMA 及 CEA 阳性，可与基底细胞癌相鉴别。基底细胞癌很少出现导管分化，我们认为这种变化仅在结节型基底细胞癌中出现，而这种基底细胞癌很容易诊断。对那些不像原发于皮肤的肿瘤，临床必须排除转移的可能。CK20 和 GCDFP-15 阴性表达有助于排除诊断[16-17]。

# 微囊肿附属器癌

## 临床特征

微囊肿附属器癌（microcystic adnexal carcinoma）[硬化性汗腺导管（汗管瘤样）癌、恶性汗管瘤、伴汗管瘤特征的汗腺癌、局部侵袭性附属器癌、混合性附属器肿瘤]，是一种具有局部侵袭性的恶性附属器肿瘤，显示汗管和毛囊的双相分化[1-7]。该肿瘤罕见，由于对其不熟悉，而且钻孔法和削片法取材不够充分，最初经常误诊，给患者带来潜在的严重的后果。该肿瘤呈惰性生长，有些病例在诊断前已存在了几十年[6]。

有些研究认为女性好发，但总的来说无性别差异。发病年龄范围较广（6～90岁），大多数患者在50岁或60岁左右发病[8-10]。偶见于儿童[11-12]。肿瘤好发于头部（尤其是鼻唇部及眶周）（图33.179、33.180）[3, 8, 13]，头皮和颈部少见，很少累及躯干、腋窝、乳房[6, 14-16]。有两篇报道认为左脸好发，但其他报道未证实这个观点[6, 17]。肿瘤偶尔发生于臀部、手掌、脚趾和外阴[7, 18]。最近各有一例累及眼眶和舌部的报道[19-21]。

肿瘤生长缓慢，为肉色、黄色或红色，坚实的斑块或结节，可伴有角化过度，有时中央可见明显的小凹。肿瘤边界不清，事实上，术中几乎总是发现肿瘤浸润超出临床所见范围外几厘米。溃疡不常见。大部分肿瘤直径0.5～2.0 cm，偶尔可以长得很大，最大直径达12 cm[6, 12]。皮损通常没有症状，有时由于肿瘤围神经浸润，患者会有疼痛、烧灼感或感觉异常[9, 22]。尽管该肿瘤好发于高加索人种，但也有些病例报道发生于黑色人种，最近更有大样本量报道发生于日本人[7, 23-25]。

微囊肿附属器癌是一种侵袭性肿瘤，可造成相当大的组织破坏。切除不彻底时，复发率达30%～40%[8,13]。最近的病例（尤其是采取Mohs手术的患者）出现低甚至是零复发率[12, 26]。少量病例伴淋巴结转移[27-31]。系统受累和肿瘤致死亡的病例相当罕见[32-33]。

## 发病机制和组织学特征

大部分病例的病因不明，少数病例继发于局部放

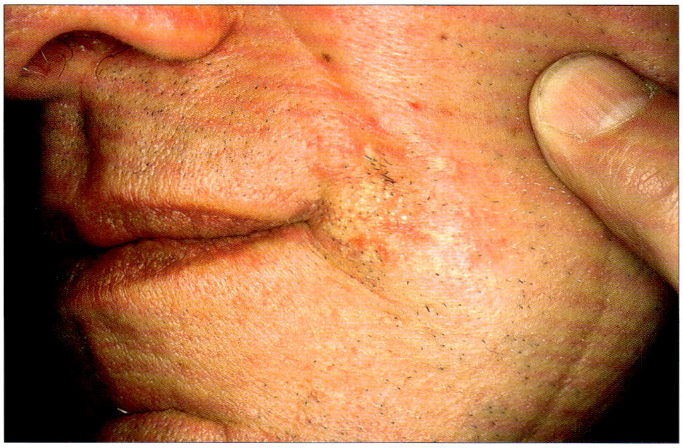

图 33.179 微囊肿附属器癌：口角可见表面有鳞屑的水肿性红斑（By courtesy of D. McGibbon, MD, Institute of dermatology, London, UK.）

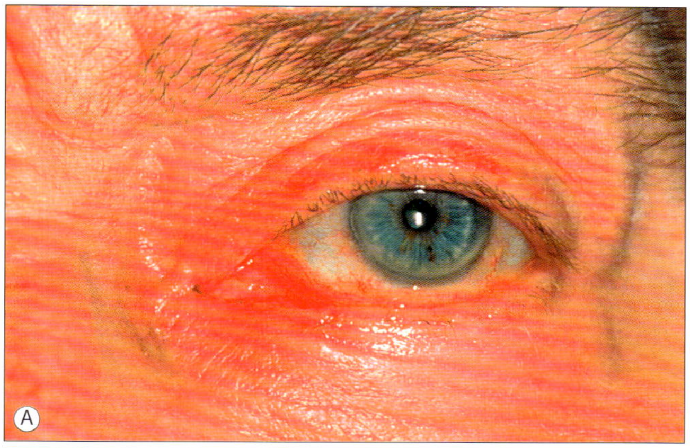

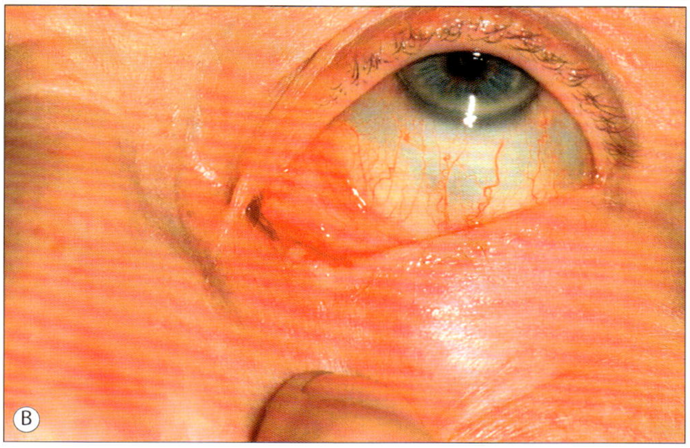

图 33.180 （A、B）微囊肿附属器癌：在下眼睑近内眦处有一黄色溃疡性肿瘤（By courtesy of J.M. Oliver, MD, Western Eye Hospital, London, UK.）

疗[6, 9, 12, 34-37]。其他可能的重要因素包括紫外线和免疫缺陷[28, 38]。有一例姐妹均发病的报道[6]。个别肿瘤在器官样痣的基础上发生[39-40]。大多数肿瘤发生于曝光部位，但与鳞状细胞癌不同的是，几乎没有证据表明p53突变与其发病相关[8, 41]。

微囊肿附属器癌的组织来源尚不清楚。有些作者认为它仅向外泌汗腺分化，但其他作者根据免疫组化角蛋白表达和形态学特征（见下面）推测其有向毛囊和汗腺双向分化的特点[1, 8, 42-43]。偶尔见到的断头分泌及向皮脂腺分化的现象使一些作者推测肿瘤来源于毛囊皮脂腺-顶泌汗腺单位[43]。

该肿瘤边界不清，通常向深部浸润性生长，很少与表皮或毛囊相连。它有一系列明显的特征，包括大量小至中等大小的角囊肿，通常位于真皮浅层，并融合成更小的囊肿和实性细胞条索，大部分细胞条索伴管腔形成（图33.181）[1, 3, 22]。有些病例内，蝌蚪样形状的细胞索是一大特征，与汗管瘤内所见相似[40]。偶尔可见囊内容物钙化。肿瘤深部出现小的实性细胞条索，呈高度浸润的生长模式（图33.182）。胞质内空腔的存在是肿瘤的特征，而且是主要的诊断线索。

细胞成分周围是致密的纤维间质，在浸润性生长区域硬化更明显（图 33.183）。皮下脂肪和骨骼肌常常受累，13% 的病例骨骼受累[9, 44-46]，常见围神经侵犯（图 33.184）。该肿瘤少见细胞学异型和有丝分裂象。富含糖原的透明细胞的存在表明肿瘤有向外根鞘分化的特点，偶尔可见大的基底细胞样结节，其外周细胞呈不同程度栅栏状排列，类似毛母细胞瘤（图 33.185 ~ 33.187）[1, 3, 14, 40, 47]。有时可

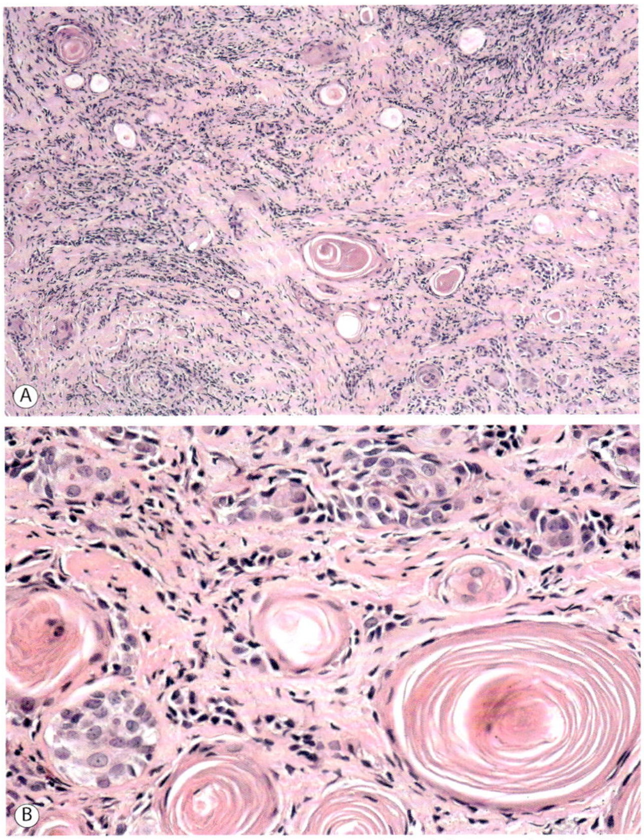

**图 33.181** 微囊肿附属器癌：（**A**）真皮浅部见具有肿瘤特征的角囊肿广泛浸润。（**B**）高倍显示典型的表皮样角化

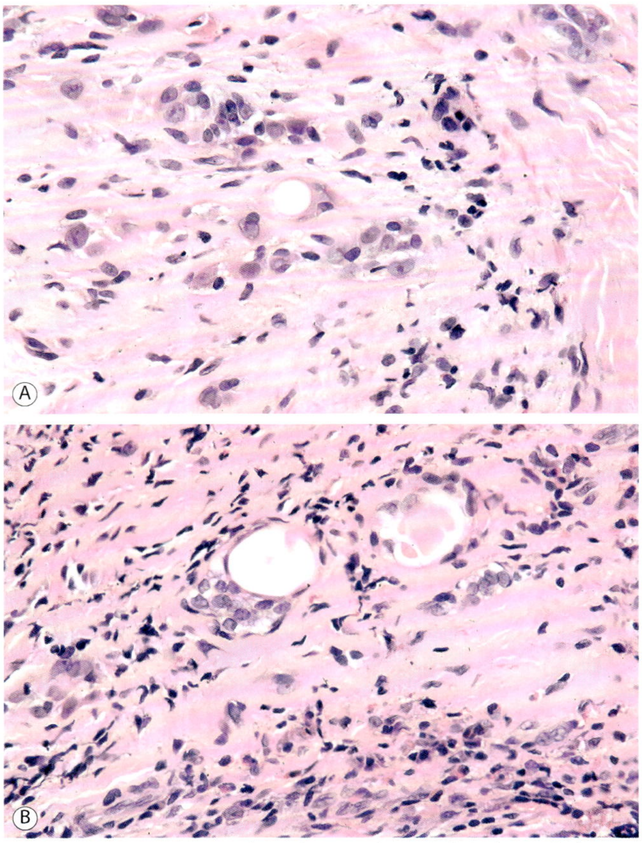

**图 33.182** （**A**，**B**）微囊肿附属器癌：肿瘤深部见狭窄的上皮细胞索和小的导管

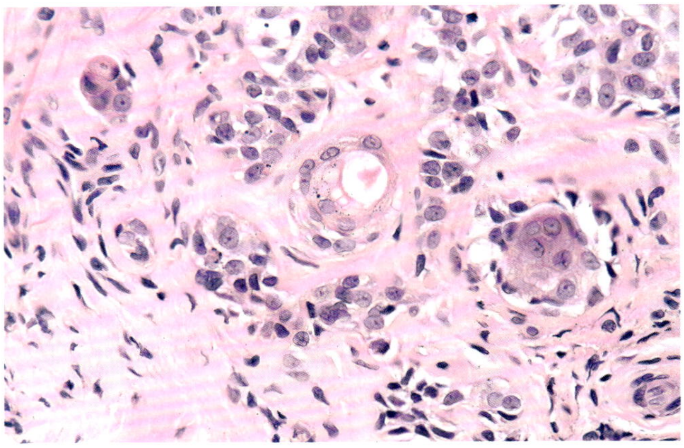

**图 33.183** 微囊肿附属器癌：这个区域基质呈玻璃样变，上皮成分受到挤压。注意其导管分化。肿瘤这种组织学表现与外泌汗腺上皮瘤重叠

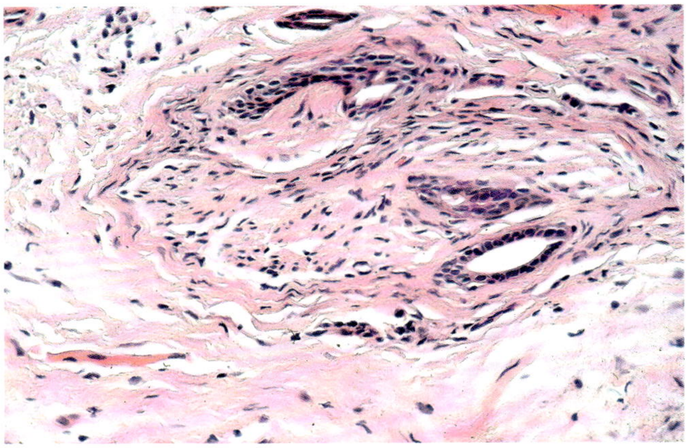

**图 33.184** 微囊肿附属器癌：肿瘤浸润神经纤维

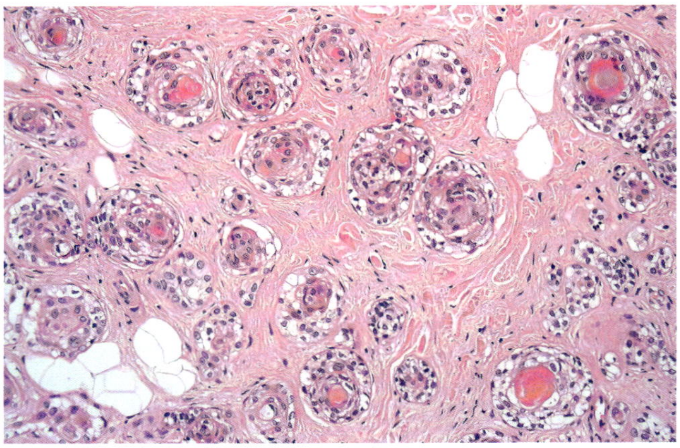

**图 33.185** 微囊肿附属器癌：由于糖原聚集可见显著的胞质内空泡。有明显的毛发角化

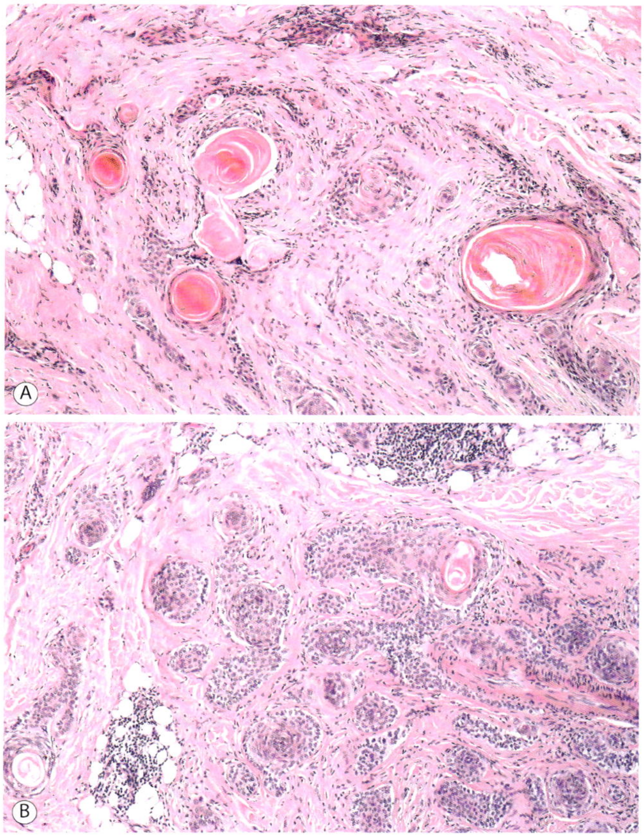

图 33.186 微囊肿附属器癌：（A）这个区域显示肿瘤的典型特征：有明显的角囊肿；（B）到处可见散在的基底样细胞结节，周围呈不同程度的栅栏状排列，类似毛母细胞瘤

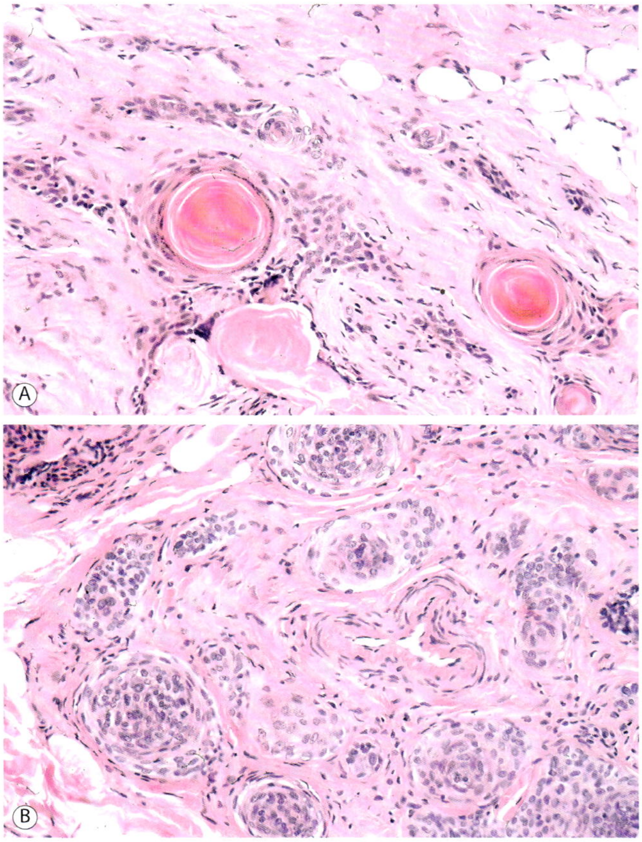

图 33.187 （A、B）微囊肿附属器癌：图 33.186 的高倍镜视野

见影细胞[8]。偶见皮脂腺和导管分化[8, 47]及顶泌汗腺的断头分泌[40]。

超微结构的研究证实了肿瘤向导管分化[48]。

免疫组化显示肿瘤细胞表达 AE1/AE3 和 EMA[40, 42]。CEA 阳性对明确管腔分化或胞质内腔的形成有价值（图 33.188）[35, 40, 42-44, 48]。我们的经验是应将这些抗体结合起来判断，因为其染色的结果差异较大。另外，PAS 淀粉酶染色也有价值。S-100 阴性。硬角蛋白（AE13 和 AE14）阳性，支持肿瘤向毛囊分化[8, 42]。LeuM1 也是阳性，常见 CK15 和 Ber-EP4 表达[36, 49]。免疫组化标记 MIB-1 显示微囊肿附属器癌的增值指数偏低[8]。

## 鉴别诊断

微囊肿附属器癌需与结缔组织增生性毛发上皮瘤、毛发腺瘤、汗管瘤、硬化性基底细胞癌和结缔组织增生性鳞状细胞癌相鉴别[50]。

- 与结缔组织增生性毛发上皮瘤、毛发腺瘤不同的是，微囊肿附属器癌表现为向深部浸润性生长的模式，围神经浸润和向导管分化。
- 活检标本太浅的话，难以与汗管瘤鉴别。如果存在角囊肿、轻度核异型和有丝分裂象则可区别于汗管瘤。
- 该肿瘤具有向导管分化的特点及胞质内腔的形成，可与硬化性基底细胞癌和结缔组织增生性鳞状细胞癌相鉴别。虽然基底细胞癌偶尔也会有向导管分化，但我们认为这种变化仅见于结节型基底细胞癌，故鉴别诊断还是容易的。

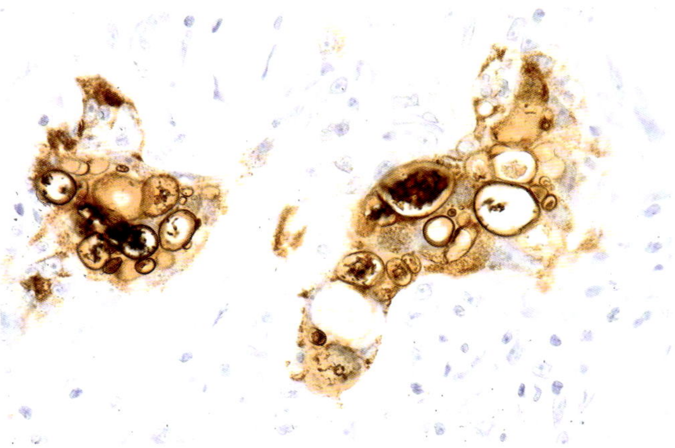

图 33.188 微囊肿附属器癌：免疫组化见导管和胞质内空腔均表达 EMA 和 CEA（此片为 EMA 染色）

# 原发性腺样囊性癌

## 临床特征

原发性腺样囊性癌（primary adenoid cystic carcinoma）是一种罕见的、原发于皮肤的肿瘤，英文文献报道的病例不足 70 例[1-13]。该肿瘤更常见于唾液腺和支气管，也可位于乳房、食管、宫颈、前列腺、外阴、泪腺和耵聍腺[2]。肿瘤好发于中老年女性（平均年龄 58 岁），男女比例为 2∶3。其生长缓慢，直径 0.5 ～ 8.0 cm，为表面结痂的斑块或结节，病程长[6]。虽然肿瘤可发生于很多部位，但 40% 的病例见于头皮[2]。乳房、背和腹部也较易受累[6]，而会阴很少累及[11]。

原发于皮肤的腺样囊性癌，其侵袭性明显低于原发于系统的肿瘤。虽然有 57% ～ 70% 的复发率，但淋巴结和肺部转移相对少见[6, 12, 14-21]，而来源于唾液腺的腺样囊性癌有约 50% 的转移率[16]。高复发率与围神经浸润有关。长期随诊是必要的，因为肿瘤会在许多年甚至几十年后复发。

皮肤的腺样囊性癌可由原发于唾液腺的肿瘤直接蔓延而来[22]。由远处转移至皮肤罕见[23-26]。

## 发病机制和组织学特征

肿瘤的组织来源还不清楚，有些作者认为其来源于顶泌汗腺，因为该肿瘤可发生于耵聍腺（耵聍腺是变异的顶泌汗腺），而有的作者根据酶的组化结果认为肿瘤来源于外泌汗腺[15, 18]。腺样囊性癌的琥珀酸脱氢酶和磷酸化酶染色阳性，酸性磷酸酶和 β- 葡萄糖醛酸酶染色阴性[27]。

由于核深染浓集，肿瘤在低倍镜下呈嗜碱性。肿瘤位于真皮中下部并常累及皮下脂肪层（图 33.189）。

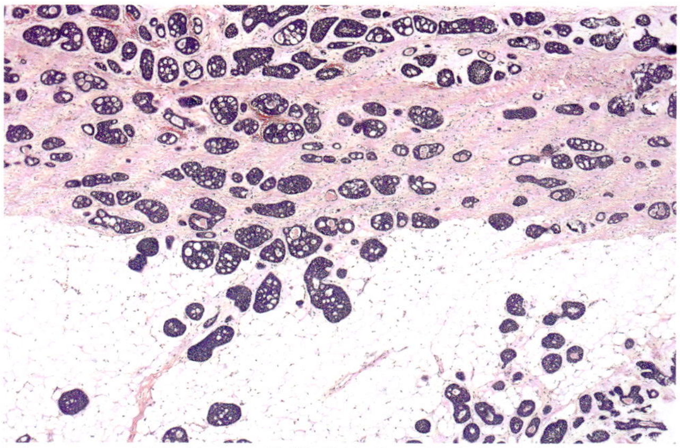

图 33.189 原发性皮肤腺样囊性癌：肿瘤由形成条索状和导管样结构的嗜碱性上皮细胞组成

没有证据表明其来源于表皮。腺样囊性癌表现为大小不一的肿瘤细胞岛散在分布于疏松的纤维或黏液样间质中（图 33.190）。肿瘤上皮细胞大小相当一致，核深染，有时见一明显的小核仁。胞质很少，核的栅栏状排列并不是该肿瘤的特征，有丝分裂少见（图 33.191）。

大量耐淀粉酶、PAS 阳性的、透明的嗜酸性基底膜样物质沉积在肿瘤细胞间和小叶周围是该肿瘤的典型特征（图 33.192、33.193）。这些物质偶尔可位于囊性腔隙（假管腔）的表面。假腔中常含有阿辛蓝

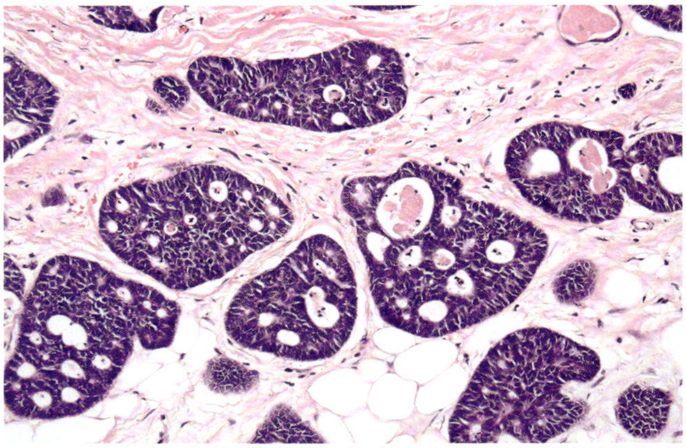

图 33.190 原发性皮肤腺样囊性癌：这个区域可见导管分化和局部的筛状结构

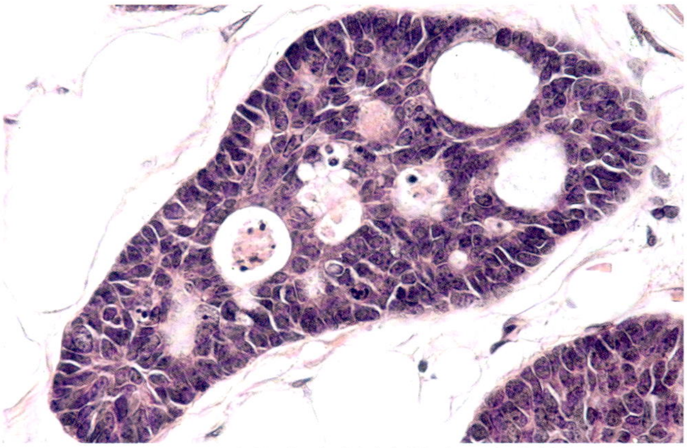

图 33.191 原发性皮肤腺样囊性癌：高倍镜视野

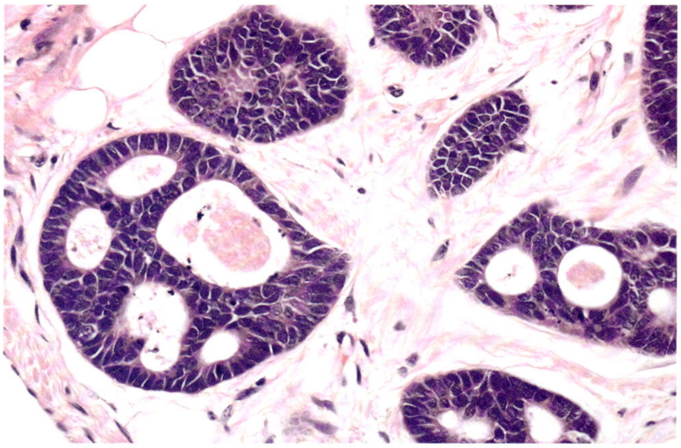

图 33.192 原发性皮肤腺样囊性癌：假腔内衬增厚的透明膜，由基底膜成分尤其是Ⅳ型胶原和层粘连蛋白组成

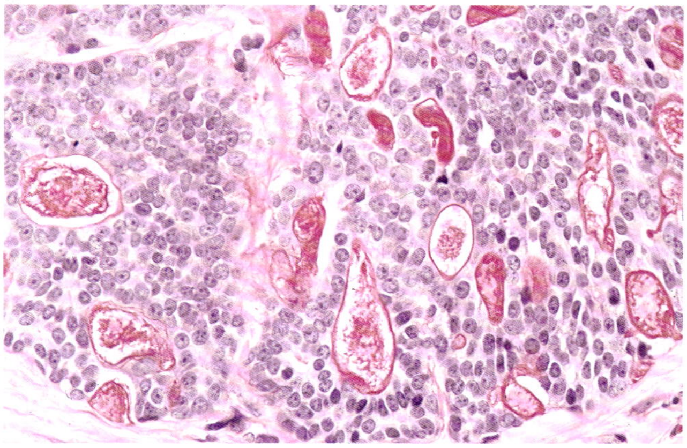

图 33.193 原发性皮肤腺样囊性癌：透明膜 PAS 染色强阳性（耐淀粉酶）

（pH 2.5）阳性的透明质酸和硫酸化的酸性黏蛋白，形成特征性的筛状结构（图 33.194），是肿瘤的一个常见特征。偶尔，肿瘤呈管状或弥散分布[28]。有时可见真性导管分化并伴黏蛋白分泌。典型的腺样囊性癌呈浸润性生长，并常累及神经周围（图 33.195）。

免疫组化显示肿瘤细胞表达低和高分子量角蛋白，S-100，也可表达 CEA[6，11，22-23]。EMA 和 CEA 阳性说明存在导管分化（图 33.196）[29-30]。基底膜样物质由Ⅳ型和Ⅴ型胶原以及层粘连蛋白混合而成（图 33.197）[27]。

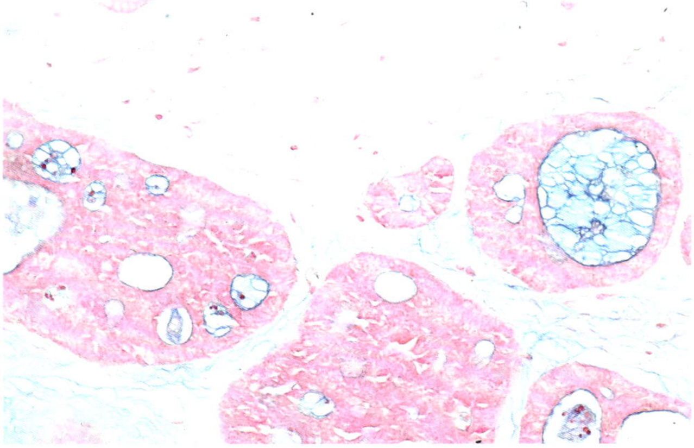

图 33.194 原发性皮肤腺样囊性癌：腔内容物阿辛蓝染色（pH 2.5）强阳性

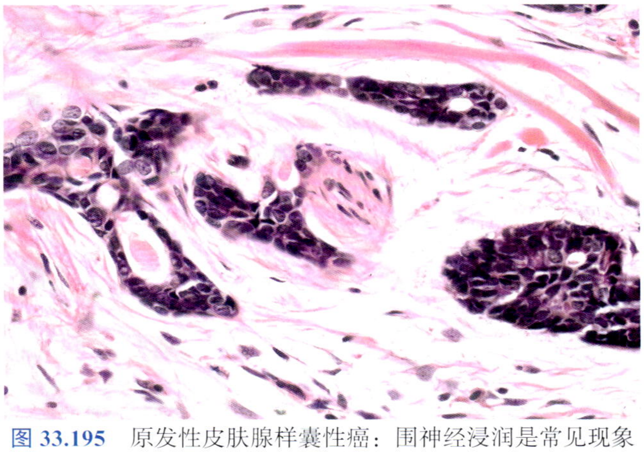

图 33.195 原发性皮肤腺样囊性癌：围神经浸润是常见现象

## 鉴别诊断

皮肤腺样囊性癌可能会与腺样基底细胞癌相混淆，尤其是两者都可产生透明质酸。然而前者不与表皮相连，没有收缩间隙，后者 EMA、CAM5.2、S-100 和 CEA 阴性[16]。

正如前面提到的，在诊断原发于皮肤的腺样囊性癌之前必须排除肿瘤是由下方的唾液腺癌直接侵犯或转移而来。

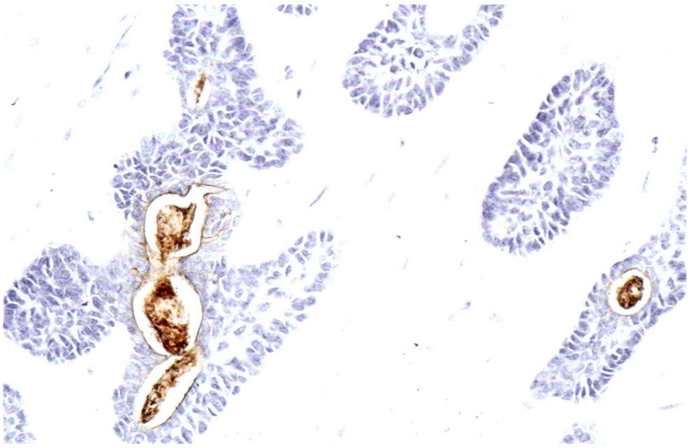

图 33.196 原发性皮肤腺样囊性癌：管腔周边 EMA 表达强阳性

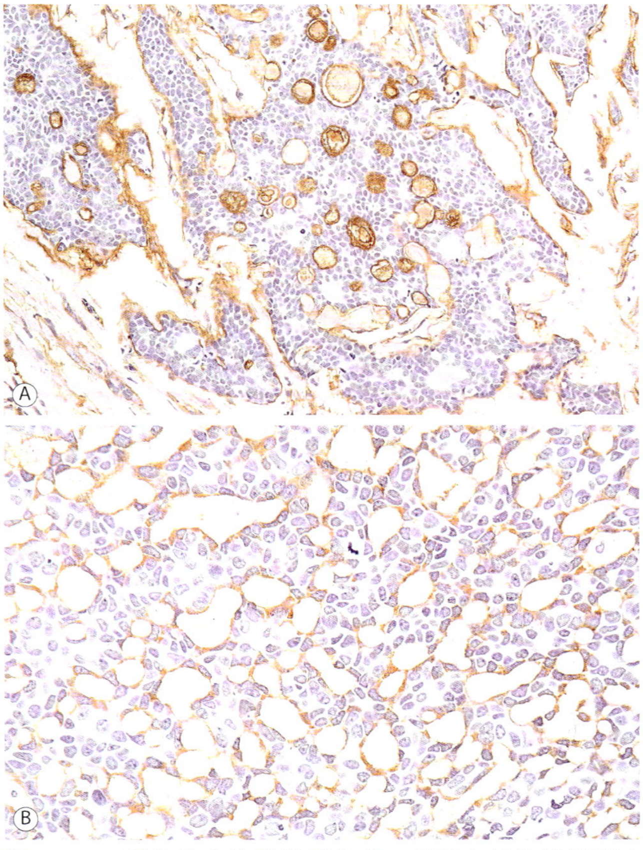

图 33.197 原发性皮肤腺样囊性癌：假腔内衬的透明膜由（**A**）Ⅳ型胶原和（**B**）层粘连蛋白组成

# 原发性黏液癌

## 临床特征

原发性黏液癌（primary mucinous carcinoma）（皮肤腺囊癌，cutaneous adenocystic carcinoma）是一种罕见的肿瘤，好发于头颈尤其是眼睑，偶尔侵犯头皮、面、耳、腋窝、胸、腹、腹股沟、足、手和外阴[1-14]。该肿瘤生长缓慢，呈肉色、红色或蓝色结节[1, 5]。直径可从 0.5 cm 到 8.0 cm 不等[14-15]。8～89 岁均可发病，但更易发生于老年人（平均年龄 62 岁）[4, 14]。原发性皮肤黏液癌通常呈惰性生长。虽然它在局部呈侵袭性生长并且经常复发（26%），但很少发生远处转移，仅累及局部淋巴结[3, 6-7, 12-14]。

## 发病机制和组织学特征

肿瘤位于真皮，常累及皮下脂肪。瘤体被纤细的纤维性间隔分成许多区域，每个区域内均充满淡染的黏蛋白，而肿瘤细胞则呈岛屿状漂浮于黏蛋白湖中（图 33.198、33.199）。肿瘤细胞呈立方形，胞质为粉色，有时见空泡状胞质，中央是圆形或卵圆形的泡状核（图 33.200）。偶尔可分辨出明细胞和暗细胞[3]。肿瘤细胞具有黏附性。印戒细胞少见，有丝分裂不明显（图 33.201），但断头分泌现象却并不罕见。偶尔，局部可见实性结构。腺样分化常见，有时筛状结构的存在是其特点[14]。有时，呈筛状、实性或微乳头状生长模式的乳腺导管癌原位病灶，需与原发性皮肤黏液癌相鉴别[14]。原发性皮肤黏液癌有一种亚型特征

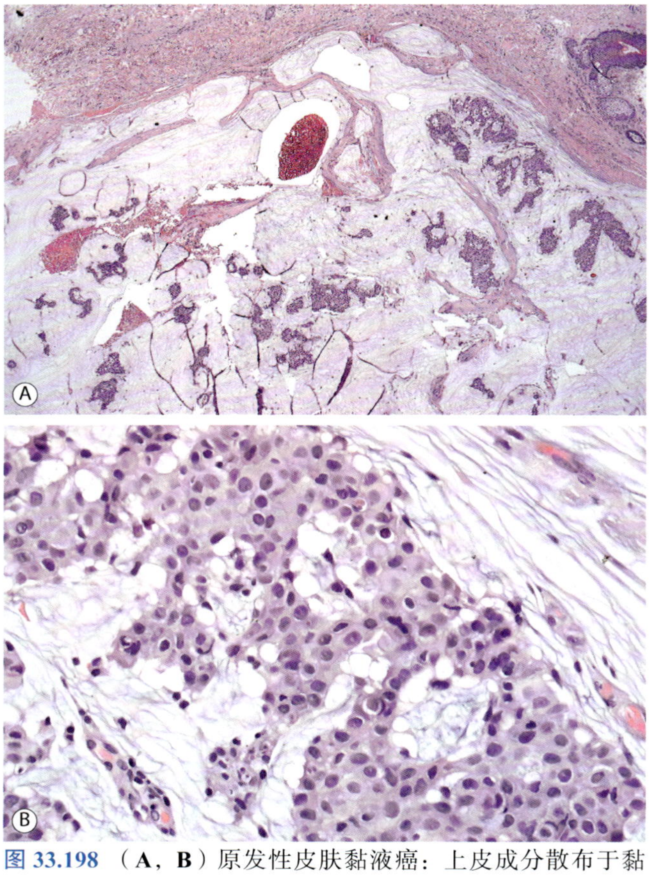


图 33.198 （A，B）原发性皮肤黏液癌：上皮成分散布于黏蛋白湖中

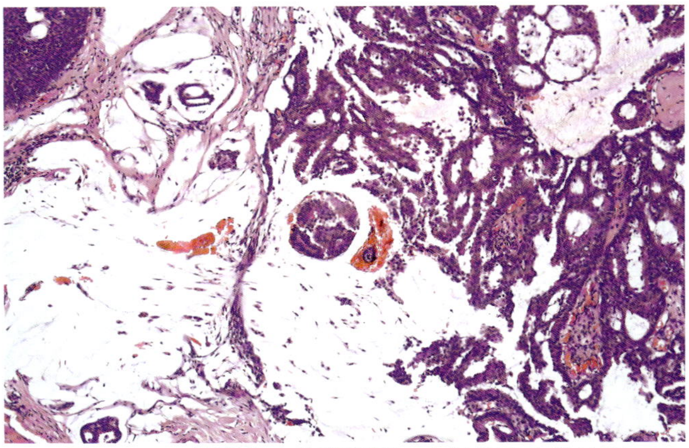

图 33.199 原发性皮肤黏液癌：少见的乳头状外观

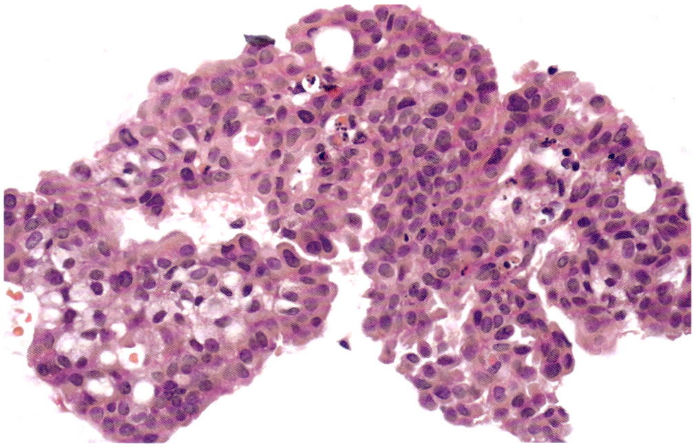

图 33.200 原发性皮肤黏液癌：肿瘤细胞形态规则，有嗜酸性胞质和小的泡状核

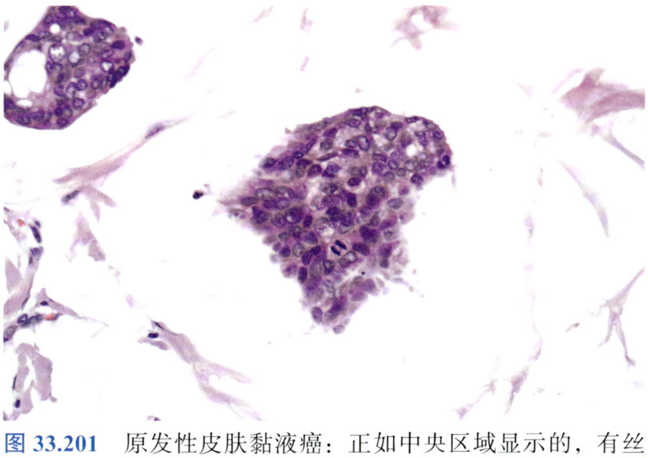

图 33.201 原发性皮肤黏液癌：正如中央区域显示的，有丝分裂象较少

性地表现为侵袭性腺癌，呈实性或筛状结构，并可出现小的坏死灶[14]。微小钙化和沙粒体的形成是其特征[14]。局部常见出血，但坏死少见。

黏蛋白耐淀粉酶/PAS阳性，耐透明质酸酶/阿辛兰阳性（pH 2.5），黏蛋白卡红和胶体铁染色阳性（图33.202）[4]。它对唾液酸酶敏感，提示存在非硫酸化唾液黏蛋白[4]。阿辛兰染色在pH为1和0.4时为阴性[16]

肿瘤细胞表达AE1/AE3、EMA和CEA（图33.203）[8-9，16-17]。与肿瘤小叶具有分泌功能相一致，肿瘤细胞常表达CAM5.2，另外，肿瘤细胞CK7阳性而CK20阴性（图33.204）[18]。S-100蛋白可表达也可不表达[8]，但p53和c-erbB-2却不表达[16]。肿瘤的增殖指数（Ki-67）偏低[16]。雌激素和孕激素受体阳性（图33.205）[16，18-20]。肌上皮细胞周边可出现p63、CK5/6、钙调蛋白和平滑肌肌动蛋白（SMA）灶状阳性[14，18]。原位癌区域保留了肌上皮细胞，并且Ⅳ型胶原蛋白染色强阳性表明了基底膜物质的存在。证实肌上皮成分的存在有助于表明肿瘤是原发于皮肤的。

有一小部分病例Grimelius反应阳性，并表达神

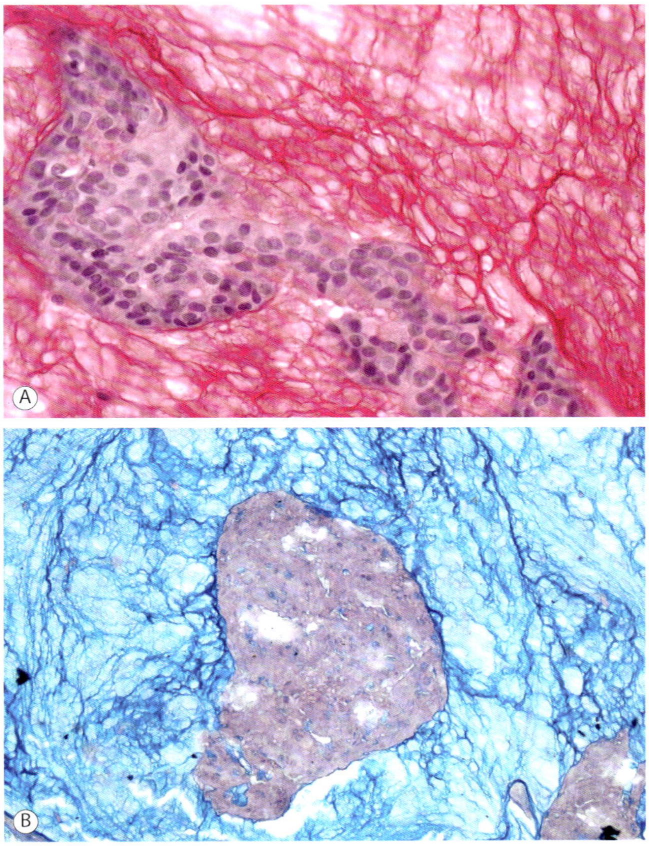

图 33.202 原发性皮肤黏液癌：（**A**）黏蛋白PAS阳性；（**B**）阿辛蓝染色（pH 2.5）阳性

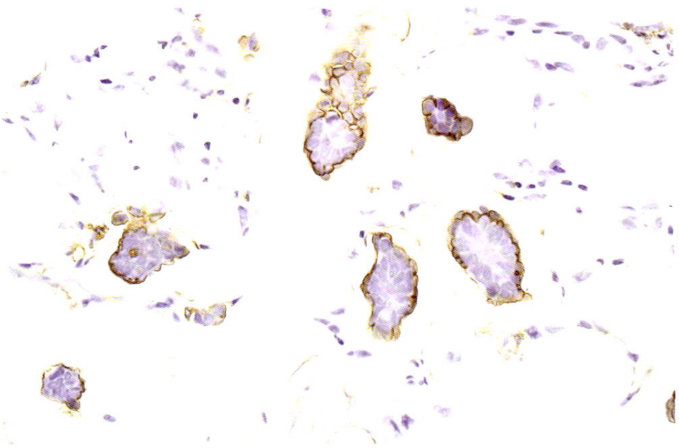

图 33.203 原发性皮肤黏液癌：膜标记物EMA强阳性

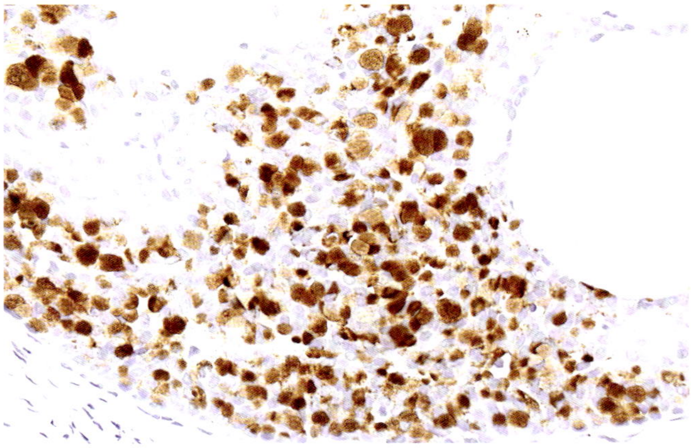

图 33.204 原发性皮肤黏液癌：肿瘤细胞表达CAM5.2

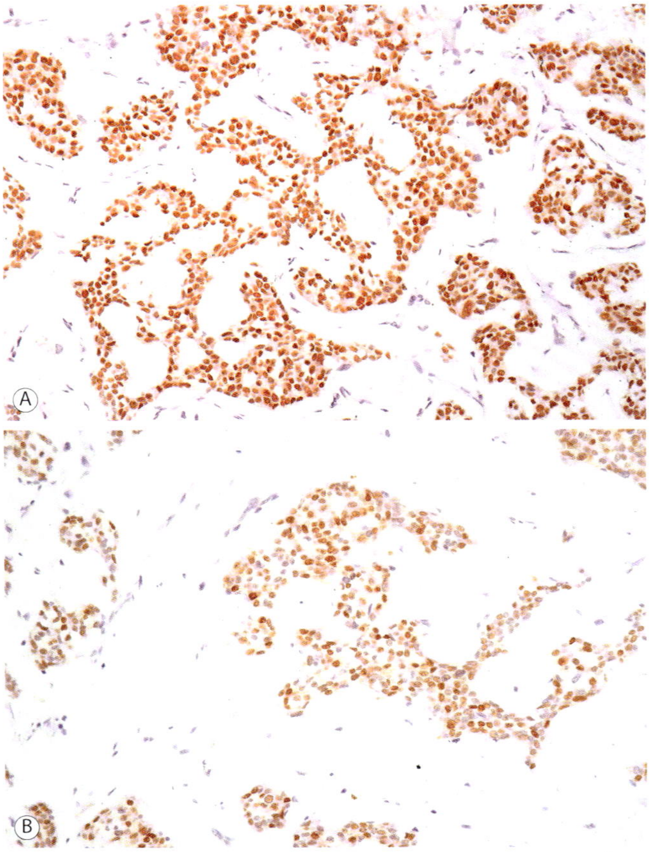

图 33.205 原发性皮肤黏液癌：细胞核（**A**）雌激素受体和（**B**）孕激素受体阳性

经特异性烯醇化酶（NSE）、嗜铬素和突触素，显示肿瘤伴神经内分泌分化（图 33.206、33.207）[16-17，19，21]。对肿瘤细胞超微结构的研究证实了膜结合颗粒的存在[17，21]。

电镜下，肿瘤由苍白细胞和暗细胞组成，后者含黏蛋白小滴[2，5]。组化分析支持肿瘤来源于外泌汗腺，因为肿瘤细胞包含琥珀酸脱氢酶氧化酶、乳酸脱氢酶和异柠檬酸脱氢酶[2]。少量病例的肿瘤细胞除了有灶状断头分泌现象，其免疫组化分析证实有 HMFG、GCDFP-15、GCDFP-24 和溶菌酶的表达，提示该肿瘤还存在一种亚型，可来源于顶泌汗腺或向顶泌汗腺分化[15，22]。

## 鉴别诊断

皮肤黏液癌组织学上可能无法与转移癌鉴别，尤其是来源于乳房的转移癌[23-24]。有时也需与来源于胃肠道和卵巢的肿瘤相鉴别[25]。大部分病例可通过临床表现加以区分。乳腺癌很少出现皮肤转移。据统计，发生于面部（尤其是眼睑）的黏液癌几乎都是原发肿瘤。

依靠黏蛋白的组化染色，可将皮肤黏液癌与胃肠道来源的黏液癌区分开来。原发于皮肤的黏液癌，其黏蛋白富含唾液黏蛋白（pH 2.5 时阿辛兰染色阳性），而胃肠道黏液癌的黏蛋白产生的则是硫酸黏蛋白（pH 1.0 和 pH 0.4 时阿辛兰染色阳性）[3-4]。另外，胃肠道黏液癌特征性地表达 CK20，而原发性皮肤黏液癌则为阴性[18]。另一个对鉴别诊断有帮助的线索是，原发性皮肤黏液癌的肌上皮层 p63 阳性[18，26]。

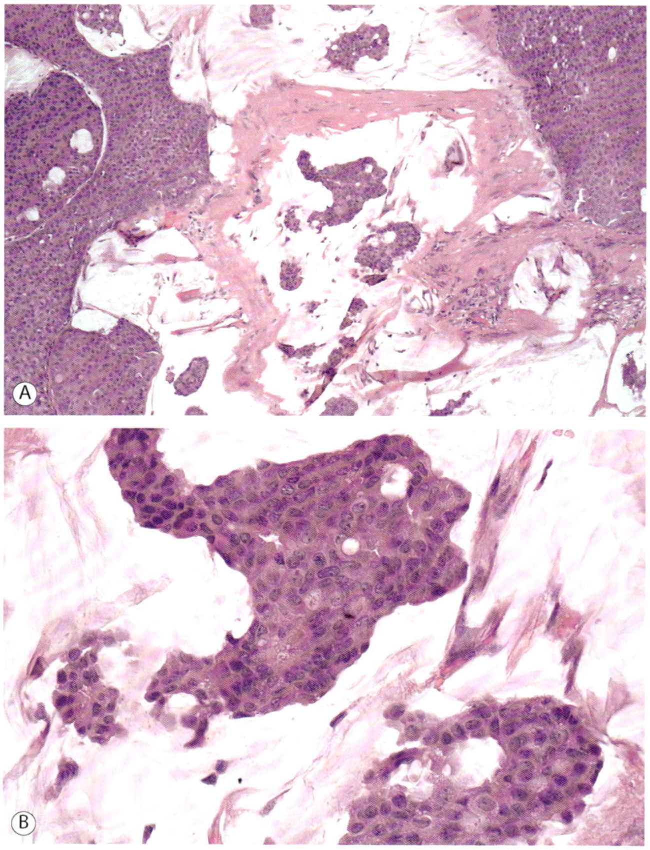

图 33.206 （A，B）原发性皮肤黏液癌：该病例有明显的实性成分

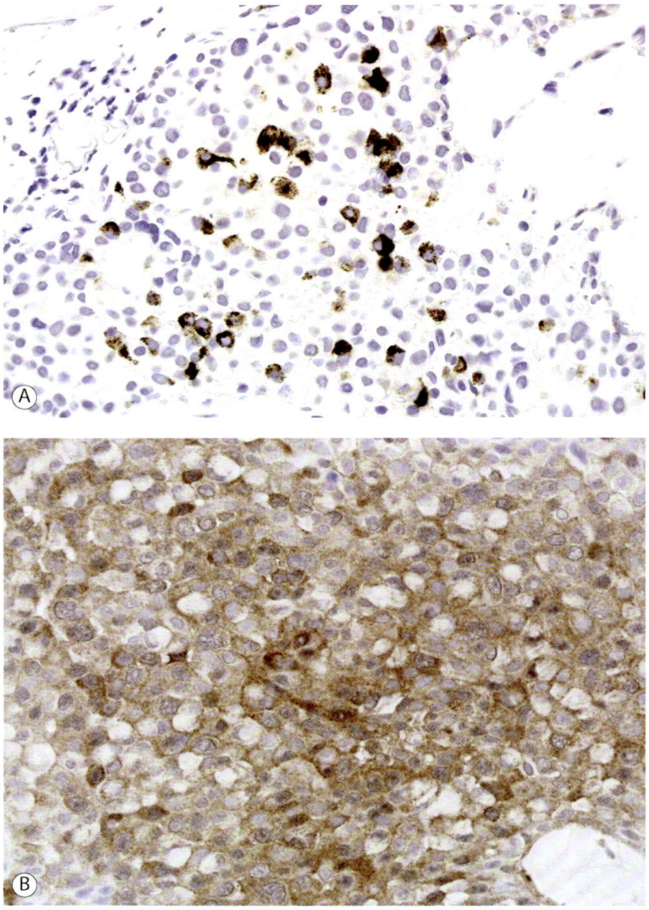

图 33.207 原发性皮肤黏液癌：实性成分表达（A）嗜铬素和（B）NSE（神经元特异性烯醇化酶）

# 产生内分泌黏蛋白的汗腺癌

## 临床特征

产生内分泌黏蛋白的汗腺癌非常罕见，文献报道不足 20 例[1-6]。它与黏液癌密切相关，可能是黏液癌的一个谱系。本病极好发于眼睑，尤其是下眼睑[1-6]。面颊也可受累[2]。本病好发于老年人（48 ～ 84 岁）[1-6]，平均发病年龄为 70 岁。女性发病率为男性的 2 倍[2]。产生内分泌黏蛋白的汗腺癌

被认为是低度恶性的肿瘤，因为很少复发且没有转移的报道[2, 4]。

## 组织学特征

产生内分泌黏蛋白的汗腺癌表现为境界清楚的单结节或多结节性肿瘤。肿瘤小叶呈实性和囊性，囊内有许多乳头状突起，该区域由形态一致、中等大小、圆形至卵圆形的细胞组成，胞质丰富，核染色质呈点彩状[1-2]。局部可见断头分泌，细胞呈中度不典型增生，伴有丝分裂。黏蛋白卡红染色证实细胞内有明显黏蛋白存在，是该肿瘤的一个亚型。细胞外也可有少量黏蛋白沉积。有些肿瘤的原位癌区域依旧存在，约 50% 的病例局部有小灶状典型黏液癌区域[2]。

免疫组化分析，肿瘤细胞表达神经内分泌标记，如嗜铬素、突触素、NSE 和 CD57。这些细胞角蛋白和 EMA 阳性，表达 CK7 而不表达 CK20。所以肿瘤均表达雌激素和孕激素受体。肌上皮细胞层仅见于原位癌区域，其钙调蛋白、p63 和 SMA 阳性[2]。

# 外泌汗腺导管癌

## 临床特征

外泌汗腺导管癌（eccrine ductal carcinoma）是一种罕见的恶性肿瘤，它的重要性在于它与乳房的侵袭性导管癌惊人地相似，因此容易误诊为转移癌。肿瘤好发于中老年人的头颈和四肢，表现为一个坚硬的皮肤结节，通常不破溃[1-5]。少见外阴和乳头受累，其皮损类似 Paget 病[3, 6]。肿瘤预后差，有较高的复发率（70%）和转移率（57%），总体死亡率为 70%[1]。

## 发病机制和组织学特征

肿瘤位于真皮下部，常累及皮下脂肪（图 33.208）。没有证据显示肿瘤起源于表皮，Paget 样浸润不是其特征。肿瘤的特征是立方形上皮成巢或条索状排列，有明显的导管分化（图 33.209、33.210）[1-3, 6-7]。有时可见明显的胞质内腔形成。核多形性和有丝分裂活跃是其特征，但通常不明显。肿瘤伴有致密、有时是硬化的纤维间质。肿瘤常围神经浸润，并侵犯淋巴管和（或）血管。

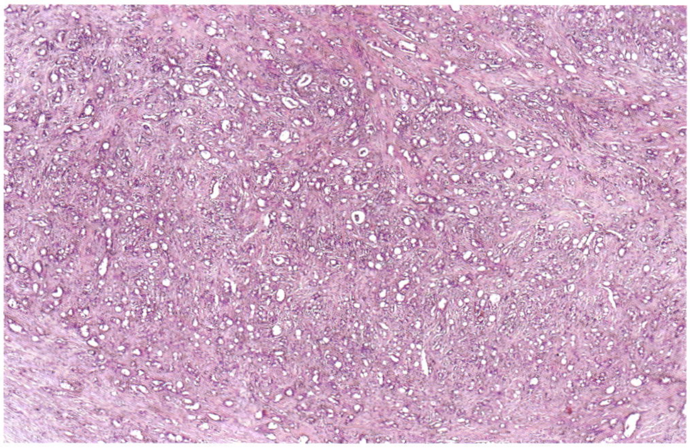

图 33.208　外泌汗腺导管癌：中度分化的腺癌广泛浸润真皮网状层，组织学上难以与转移癌鉴别。注意致密的纤维基质

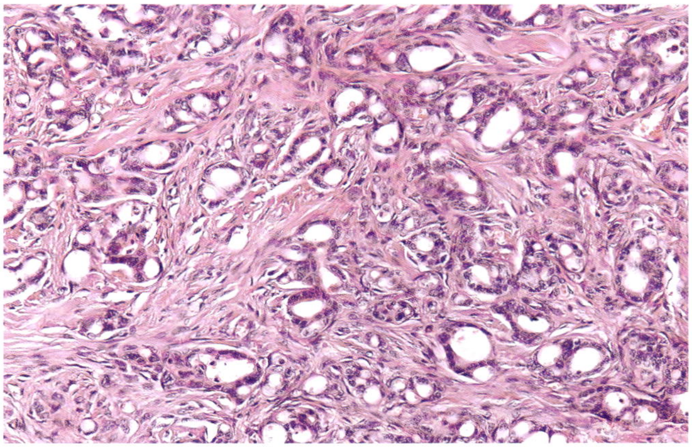

图 33.209　外泌汗腺导管癌：可见广泛的导管分化

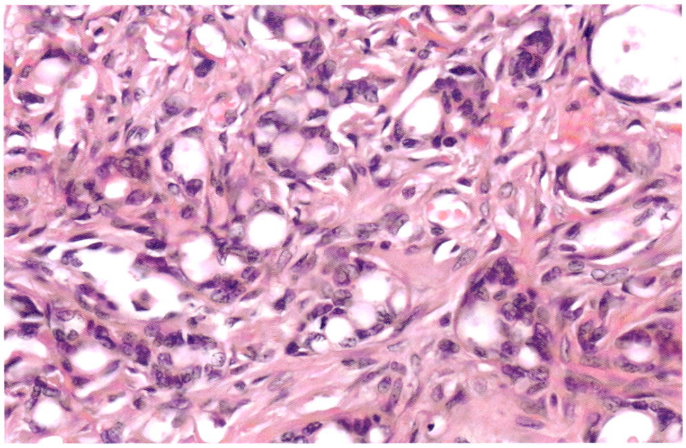

图 33.210　外泌汗腺导管癌：视野中央见明显的胞质内腔。诊断这种罕见肿瘤应用排除法。必须除外转移癌

免疫组化显示，肿瘤细胞角蛋白（CK）和 CEA 阳性。肿瘤细胞也不同程度地表达雌激素和孕激素受体、c-erbB-2、S-100 和 GCDFP-15[3, 6, 8-9]。

## 鉴别诊断

组织学上无法与乳房侵袭性导管癌相鉴别，免疫组化的价值很小[5, 8]。在诊断原发性汗腺来源的肿瘤之前，必须对乳房做详细地查体和影像学检查[1]。偶尔，转移性大肠癌会有相同的表现。

# 鳞状外泌汗腺导管癌

## 临床特征

鳞状外泌汗腺导管癌（squamoid eccrine ductal carcinoma）极罕见。表现为老年人头颈部或四肢的单发结节[1-3]。直径最大 2 cm。没有转移或死亡病例的报道，但可出现局部复发[1]。

## 组织学特征

组织学上，肿瘤边界不清，呈浸润性生长，累及真皮深部和皮下组织[1-5]。肿瘤明显与其上方的表皮或毛囊结构相连，有时形成溃疡[1]。肿瘤的上部显示明显的鳞状分化，类似鳞癌，并且常在不同水平与外泌汗腺导管相连[1-2]。也可出现鳞状涡、角囊肿和类似汗管瘤的上皮结构[1]。肿瘤的深部更具有侵袭性，形成有护膜的腔状结构和胞质内空泡形成均提示其向导管分化[1-2]。管状和鳞状细胞均有明显的异型，有丝分裂常见。可见围神经浸润，但很少侵犯淋巴管[1, 4-5]。

免疫组化 CEA 和 EMA 均阳性证实肿瘤向导管分化。S-100 蛋白阴性[1-2]。

## 鉴别诊断

与鳞癌的鉴别在于后者没有导管分化，也不与外泌汗腺导管相连。CEA 和 EMA 阴性也有助于鉴别。其他附属器肿瘤也可见鳞状分化，例如外泌汗腺汗孔癌，但其鳞状分化局限而且并不显著。

# 多形性汗腺癌

## 临床特征

多形性汗腺癌（polymorphous sweat gland carcinoma）是最近报道的一种低度恶性的汗腺癌，例数较少，常误诊为皮肤转移癌[1-3]。表现为生长缓慢的、光滑的真皮内结节，好发于四肢[1, 3]。大多数肿瘤在诊断前已存在了 5 年甚至 10 年。局部复发常见，淋巴结转移少于 10%[1, 3]。未见死亡报道。

## 组织学特征

组织学上，多形性汗腺癌表现为真皮深部的结节，有假包膜，组织学形态多样，可以呈实性、小梁状、管状、假乳头状和圆柱瘤样生长[1]。易见导管分化，并有显著的黏蛋白沉积，其 PAS 和黏蛋白卡红染色阳性[1]。肿瘤细胞大小一致，胞质很少，有圆形至卵圆形的泡状核，核仁明显。有丝分裂显著，但异常核分裂象少见[3]。肿瘤极少围神经浸润，无坏死灶[1]。间质常发生透明变性，出血普遍存在。

肿瘤细胞表达角蛋白、CEA，EMA 小范围表达。

# 原发性皮肤印戒细胞癌

## 临床特征

印戒细胞癌（组织细胞样癌）很少见，报道的原发肿瘤几乎均发生于眼睑。偶尔累及腋下[1-4]。已报道的文献显示本病好发于 60 多岁男性（47 ～ 87 岁，平均 63 岁），男女比例 5∶1[1, 5-14]。肿瘤通常生长缓慢，表现为眼睑的非特异性增厚或眼部肿块。

肿瘤呈侵袭性生长，常累及眼眶，复发率高。30% 的病例有淋巴结受累[7-8, 11]。未有远处播散转移的报道。

## 组织学特征

肿瘤呈弥漫或广泛的浸润性生长，看上去像由单个细胞聚集堆积而成"一堆铜钱"样。肿瘤细胞不同程度表现为组织细胞样，有丰富的嗜伊红胞质，胞质内有小的空泡。若胞质内空泡较大，将核挤到周边呈印戒样即为印戒细胞[8, 11]。细胞核深染或呈泡状，核仁明显，伴不同程度的有丝分裂。黏蛋白 D-PAS 和阿辛兰染色阳性[8]。

免疫组化分析，肿瘤细胞表达泛角蛋白、EMA、CEA。雌激素受体、孕激素受体、溶菌酶、GCDFP-15 和 HMFG 表达程度不一[8-9, 11]。

超微结构研究证实胞质内腔有微绒毛和黏蛋白

的存在[11]。

## 鉴别诊断

虽然眼睑的印戒细胞癌可能是原发性肿瘤，但在做出诊断前必须对患者进行彻底的检查，以排除内脏来源的肿瘤转移至眼睑的可能，尤其是乳房和胃肠道来源的肿瘤。

（吴黎明　陈柳青　宋琳毅译　姜祎群校　高天文审）

# 第34章 皮肤囊肿



皮肤囊肿有多种，但在性质上通常可归为表皮样（漏斗部）囊肿、外毛根鞘囊肿或腺样囊肿（表34.1）。但有时要判定一个结构是否为一真正的囊肿、窦道、粉刺或是一被斜切的扩张毛囊是非常困难的。通常，临床资料或切片深切可以提供答案，但也需要注意记住可能存在另一些情况。大多数的皮肤囊肿从临床即可认识，然而误诊比例相当高。因此，所有损害都应送组织学检查以证实临床诊断[1-2]。

## 毛囊囊肿

多数皮肤囊肿（follicular cysts）是从毛囊皮脂腺单元衍生而来。表皮样囊肿、色素性毛囊囊肿、毳毛囊肿和粟丘疹等是从漏斗部发生的[1]。外毛根鞘囊肿则是起源于生长期毛发的毛囊峡部。脂囊瘤源于皮脂腺导管，囊性毛母质瘤来源于毛母质，而混合囊肿可以是上述任何一种起源[1]。

## 表皮样囊肿

### 临床表现

表皮样（又称表皮或漏斗部）囊肿（epidermoid cysts），尤其好发生于面、颈和躯干上部，多认为是由于毛皮脂腺单元受到损害所致[1]。大阴唇和阴囊也是好发部位。中青年成人更多见，但无性别差异。临床多表现为一光滑的圆顶状肿物，数毫米至数厘米大小（图 34.1）。常有一孔样开口（图 34.2）。

多个皮损的存在常提示 Gardner 综合征的可能，该病除皮肤囊肿外，患者还有结肠息肉病、颌骨骨瘤和小肠纤维瘤病等表现[2-3]。少数还有脂肪瘤、毛母质瘤和平滑肌瘤等。

大的多发的表皮样囊肿，有时也可以是移植宿主接受环孢素治疗后的一种并发症[4-5]。也有报道咪喹莫特治疗后发生多发的表皮样囊肿[6]。

表 34.1 皮肤囊肿的分类

| 角质性的 | 腺样的 |
|---|---|
| 表皮样囊肿 | 支气管源性囊肿 |
| 增生性表皮样囊肿 | 甲状舌管囊肿 |
| 混合囊肿 | 鳃发性囊肿 |
| 疣状囊肿 | 颈部胸腺囊肿 |
| 跖部表皮样囊肿 | 纤毛囊肿 |
| 粉刺样囊肿 | 中缝囊肿 |
| 粟丘疹 | |
| 外毛根鞘囊肿 | |
| 毳毛囊肿 | |
| 脂囊瘤 | |
| 皮样囊肿 | |

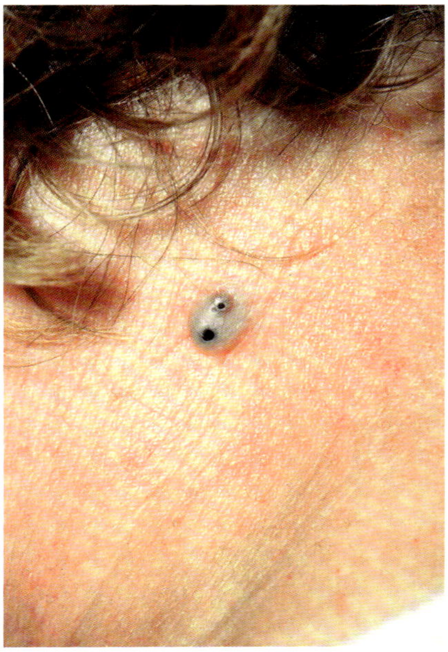

图 34.1 表皮样囊肿：典型圆顶状肿物伴两个开口（By courtesy of R.A. Marsden，MD，St George's Hospital，London，UK.）

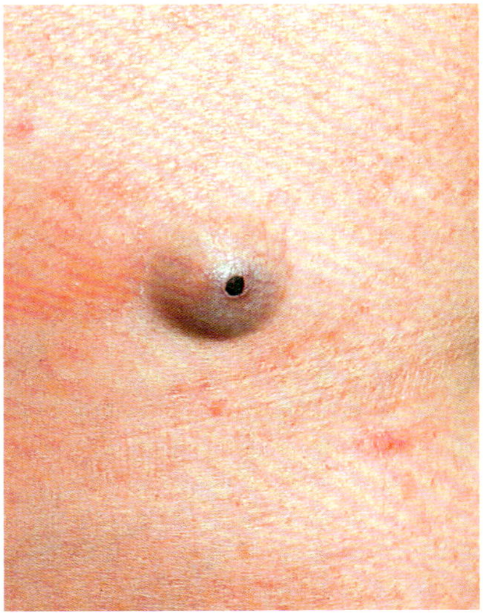

图 34.2 表皮样囊肿：近观显示孔样开口（By courtesy of the Institute of Dermatology，London，UK.）

表皮样包涵囊肿也可并发于皮肤创伤后，如缝针扎伤，使鳞状上皮向真皮植入所致（图 34.3）[7-8]。表皮样囊肿还可发生于阴茎截断后[9]，或卡介苗接种后[10]，或整形外科手术后，后者包括阴茎系带紧缩术和腹部塑形术[11-12]。

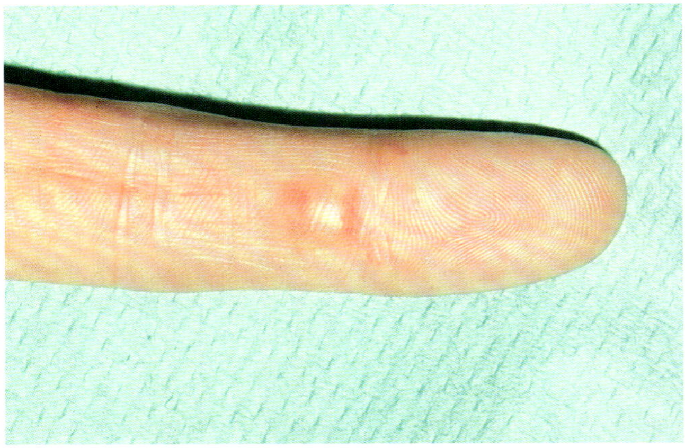

图 34.3 表皮样囊肿：发生于手指的植入性损害（By courtesy of R.A. Marsden，MD，St George's Hospital，London，UK.）

## 发病机制和组织学特征

多为单房性、球状囊肿，囊壁为表皮样上皮，伴有颗粒细胞层（图 34.4 ~ 34.6）[1]。偶有多房性发生[13]。腔内含板层状角化物提示该囊肿系毛囊漏斗部起源（指非植入性损害）。陈旧的损害，囊壁常有退变。急性炎症常导致囊肿的破坏，引发明显的异物巨细胞反应（图 34.7）。有时炎症非常严重，囊肿可

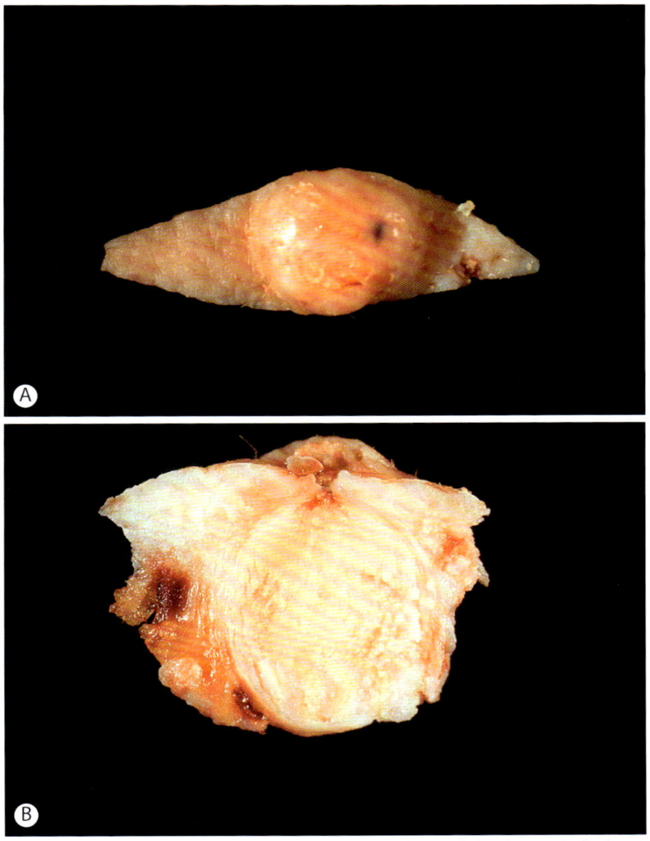

图 34.4 （A，B）表皮样囊肿：该手术切除标本显示清晰可见的孔样开口

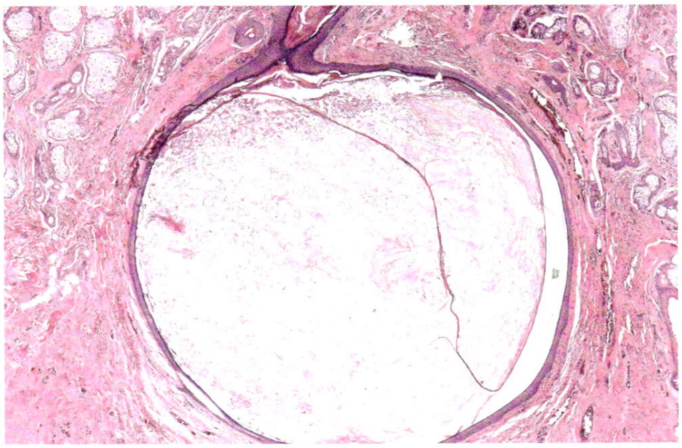

图 34.5 表皮样囊肿：显示真皮内有一个孤立损害

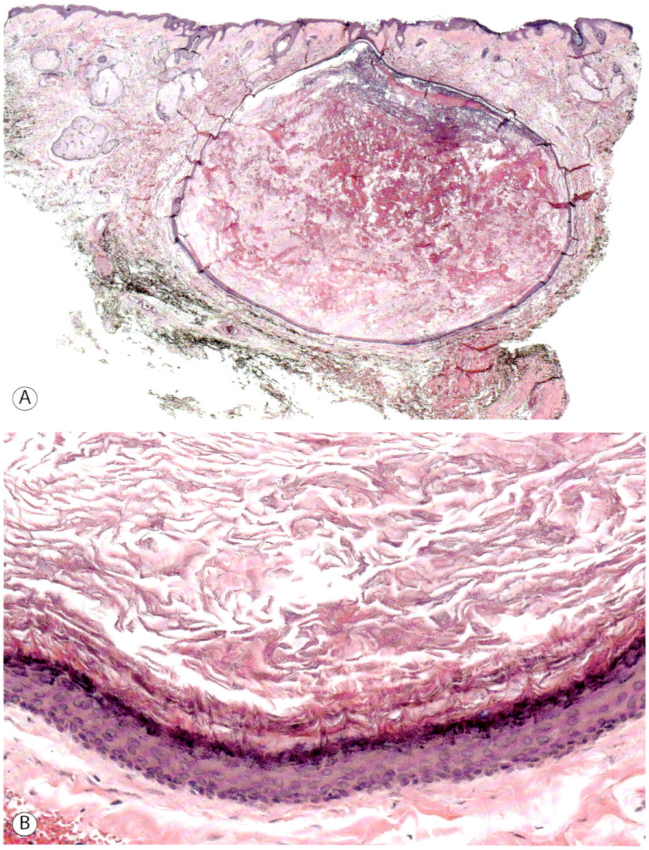

**图 34.6** 表皮样囊肿：（**A**）显示孔样开口；（**B**）囊壁由鳞状上皮组成，伴有颗粒细胞层。注意板层状角化的内容物

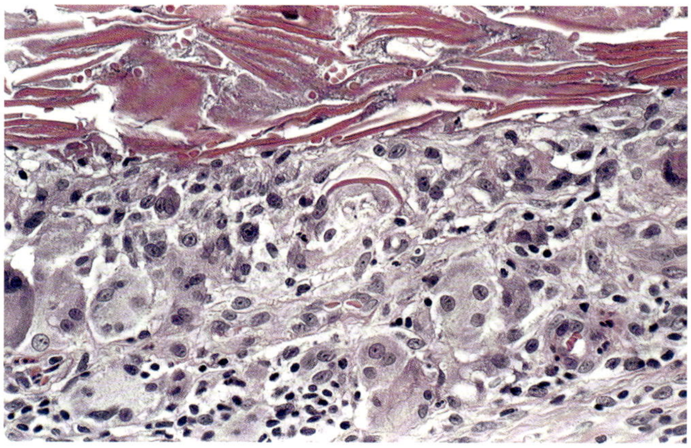

**图 34.7** 表皮样囊肿：囊壁破裂伴异物肉芽肿样反应，视野中心巨细胞含有角蛋白碎片

完全破裂，而仅见真皮内存留灶状角蛋白碎片（图 34.8）。炎症反应中细菌感染扮演了怎样的角色尚不清楚。日本的一项研究发现与无炎症的囊肿相比，发生炎症反应的损害中厌氧菌数量增加，但是，细菌是定植还是感染尚不得而知[14]。偶尔，囊肿内衬可见灶状外毛根鞘角化现象。而真正的混合囊肿其上半部为表皮样角化，而下半部为毛鞘角化[15]。色素性毛囊囊肿可见到多根终毛毛干碎段[16-17]。另有一例报道见到无数角蛋白小球[18]。

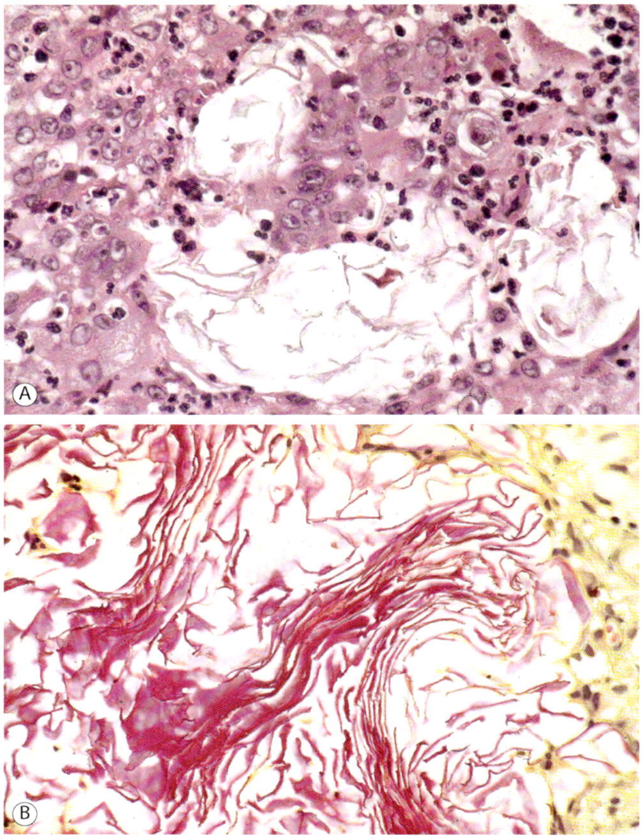

**图 34.8** 表皮样囊肿：（**A**）为几乎愈合的损害，囊肿破裂后仅剩下视野中心残存的角蛋白薄片；（B）特殊染色显示残留的角蛋白

Gardner 综合征患者中，囊肿壁偶尔可见局灶性的基底样细胞增生，甚至伴有如毛母质瘤中的鬼影细胞改变（图 34.9）[19-20]。这一现象曾经被认为是 Gardner 综合征所特有的，但随后发现并非如此。比如有一例皮脂腺痣基础上发生的表皮样囊肿也报道有此现象[21-22]。

表皮样囊肿与痣并发并不少见，其特别意义在于，随囊肿增大，会使临床怀疑是黑素瘤[23-24]。大多的痣是皮内痣，但囊肿常合并复合痣、先天性色痣、发育不良痣、蓝痣和 Reed 梭形细胞痣均有报道[24]。

在表皮样囊肿的囊壁内罕可发生恶性肿瘤，如基底细胞癌、鳞状细胞癌和原位鳞状细胞癌等（图 34.10）[25-30]。还有个别报道表皮样囊肿与 Paget 病和皮肤神经内分泌癌伴发[31-32]。尽管有报道在一例小脑脑桥角表皮样囊肿的患者曾发生了黑素瘤，但皮肤损害中尚没有发生黑素瘤的报道[33-34]。非 Gardner 综合征患者发生的表皮样囊肿与毛母质瘤并存的现象也有报道[35]。由于临床不能区分表皮样囊肿是否合并有恶性肿瘤，所以组织学上要注意鉴别这些改变[36]。

有报道表皮样囊肿可表现出许多皮肤病的特征[37]，如银屑病、扁平苔藓和 Darier 病[38-40]。表皮样囊肿中可见到表皮松解性角化过度的改变以及传染性软疣[41-42]。

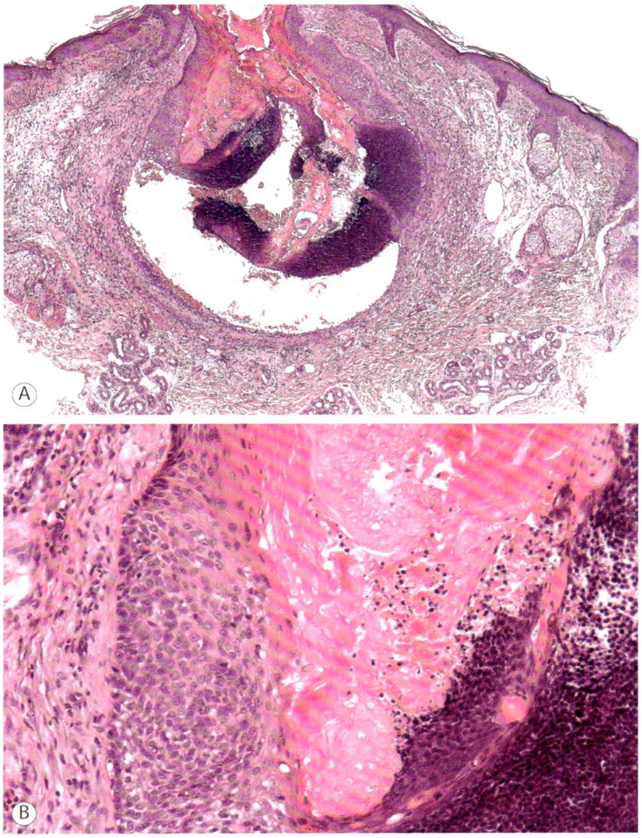

图 34.9 （A、B）表皮样囊肿：下半部见毛母质角化

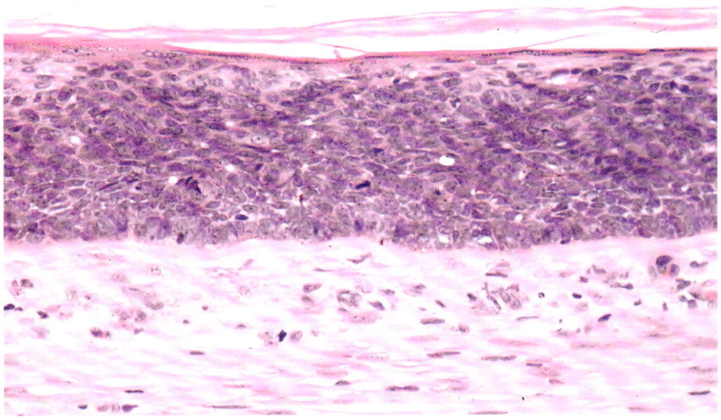

图 34.10 表皮样囊肿：显示囊壁上皮呈原位癌表现

与人类乳头瘤病毒（HPV）相关的囊肿将在下面章节中叙述。

## 增生性表皮样囊肿

### 临床表现

增生性表皮样囊肿（proliferating epidermoid cyst）临床罕见，也很少报道，大多数报道的病例事实上描述的是毛发或外毛根鞘囊肿[1-2]。关于本病的描述主要来自 Armed forces Institute of Pathology 的综述[3-4]。

本病多见于男性（1.8∶1）。可以多个部位发生，但更多见于骨盆区、头皮和躯干（依次排列）[4]。多发生于中老年人（21～88 岁，平均 54 岁）。少数患者肿物已持续存在几十年，这支持该囊肿发生于先前存在的良性表皮样囊肿内的观点[4]。增生性表皮样囊肿约有 20% 的复发率，但无发生转移的报道[4]。

### 组织学特征

囊壁部分为复层鳞状上皮，伴有颗粒细胞层，可见局灶性表皮样 / 漏斗部角化。增生成分多样，可以是分化良好的鳞状上皮，伴丰富的鳞状涡，类似于倒置性毛囊角化病。也可以是多囊性、角化的疣状损害[4]。偶见症状明显的侵袭性癌。

## 混合囊肿

混合囊肿（hybrid cyst）最早是用于描述那些囊肿，其上半部显示表皮样囊肿的特征而其下半部为外毛根鞘囊肿，在两种囊壁之间有一显明的分界[1]。但后来被扩展用于描述很多具有两种囊壁的囊肿，如表皮样囊肿与毛母质瘤、外毛根鞘囊肿与毛母质瘤、表皮样囊肿兼具外毛根鞘囊肿和毛母质瘤特征以及发疹性毳毛囊肿与外毛根鞘囊肿并存等[2-4]。

也有一些报道认为混合囊肿也可以是具有发疹性毳毛囊肿与脂囊瘤特征的囊肿[2，5-8]。两者的分子病理可能都与角蛋白 17 有关。表皮样囊肿与顶泌汗腺汗囊瘤以及毛母质瘤与囊性外毛根鞘瘤并存也可认为是混合囊肿[9-10]。兼具毛囊和顶泌汗腺特征的混合囊肿最常见于眼睑[11]。既然这些囊肿都是从毛囊各种成分衍生而来，其共同存在是不难理解的。在 Gardner 综合征患者的特征性囊肿中，表皮样囊肿与毛母质瘤合并存在也可以认为是混合囊肿的一种变异[12]。

## 疣状囊肿

### 临床表现

疣状囊肿（verrucous cyst）是指一组与 HPV 感染相关的表皮样囊肿[1-5]。成人多见，可发生于任何部位，但面、背部最多见，其次是上臂和胸部[5]。无性别差异。没有特别不同的临床表现[4]。

### 发病机制和组织学特征

疣状囊肿与 HPV 感染有关，这已被聚合酶链式反应（PCR）所证实[3-4]。但 HPV 抗原并没有被免疫组化所证实，其亚型也还不清楚。最近有一例报道损害中检及 HPV 59 型[6]。另有一个特殊病例，表现多发的疣状囊肿，并与疣状表皮发育不良相关的 HPV 型别感染有关（包括 HPV 20、24、alb-7 和 80），并且兼具疣状表皮发育不良的皮肤改变。该患者有 CD4$^+$淋巴细胞减少症[7]。

组织学上，部分呈典型的表皮样囊肿的特征，偶尔为外毛根鞘囊肿[8]。然而大部分囊壁为乳头瘤样增生的鳞状上皮，伴角化过度、角化不全和明显的颗粒层增厚。透明角质颗粒增大、不规则，偶见凹空细胞[2-3, 5]。在一些损害中，表皮由混杂的基底样细胞、鳞状细胞组成，伴丰富的鳞状涡[3]。在周围真皮组织中，有时可见淋巴组织细胞浸润。

### 鉴别诊断

疣状囊肿不同于跖部 HPV 相关的表皮样囊肿。后者多发生于日本人，形态学上，囊壁更具典型表皮样囊肿的特征[9-10]。

## 跖部表皮样囊肿

### 临床表现

跖部表皮样囊肿主要见于日本人[1-5]，偶有报道见于非日本籍[6]，掌部受累也有报道[4]。囊肿可能为植入性病变[7]。但有趣的是，部分病例其发生与 HPV 感染有关[5]。另有一例报道患者发生巨大的囊肿，通过骨间肌从跖部延及足背[8]。

### 组织学特征

在囊壁细胞胞质内存在嗜酸性包涵体，在角质层内可见凹空细胞[2, 5]。部分囊壁见角化不全及颗粒层消失[9]。囊内充满正性角化过度的角质物。免疫过氧化物酶反应显示存在病毒抗原，超微结构观察显示存在包涵体[2, 5]。HPV 60 被证实与之有关[10]。

## 粉刺样囊肿

### 临床表现

痤疮，特别是氯痤疮（在暴露于卤化碳氢化合物后患者出现痤疮样损害），是粉刺（comedone）形成最普遍的原因。粉刺为毛囊潴留性囊肿[1]。当其与皮面相通时，临床可见黑头（图 34.11）。如开口被堵塞，则不能见到色素性角化物，此时中等大小的白色丘疹被称为闭合性粉刺或白头粉刺（图 34.12）。

### 发病机制和组织学特征

毛囊扩张和角化过度（毛囊角栓）是面部皮肤共同的特征。痤疮微粉刺的发展是这一过程的进一步加

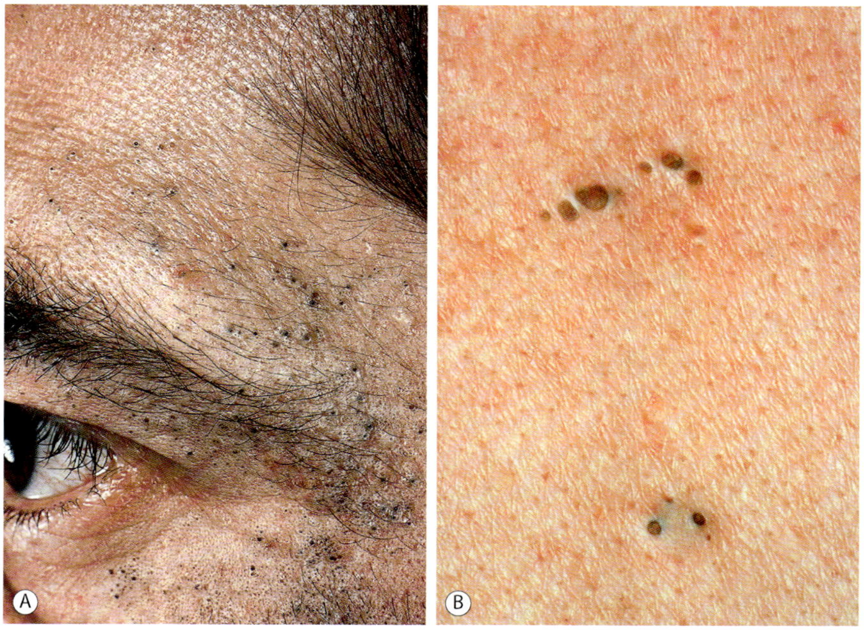


图 34.11 寻常痤疮：（**A**）典型的开放性粉刺（黑头）；（**B**）近观［（**A**）By courtesy of R.A. Marsden, St George's Hospital, London, UK；（**B**）by courtesy of the Institute of Dermatology, London, UK.］

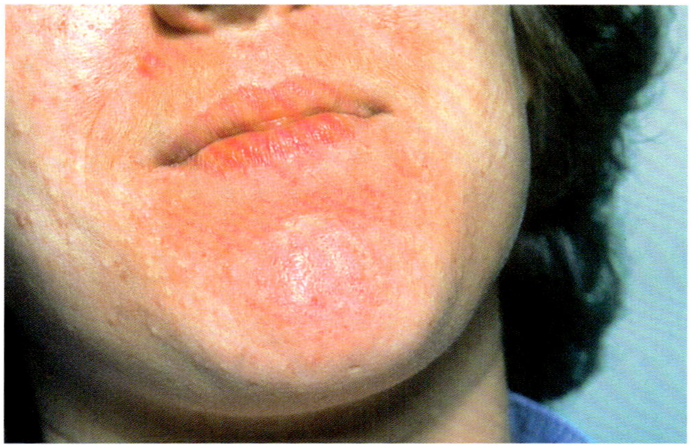

图 34.12 痤疮：许多闭合性粉刺（白头）存在于患者颊部和颏部（By courtesy of R.A. Marsden，MD，St George's Hospital，London，UK.）

剧。充分发育的黑头粉刺包含丰富的透明角蛋白和细胞碎片（图 34.13），常可见到一个有毛发的扩大的皮脂腺与扩张的终末毛囊相连。如损害持续存在，皮脂腺和毛囊都可萎缩（图 34.14）。闭合粉刺的组织学常常切不到和表皮相连，有时黑头也表现为真皮内囊肿。

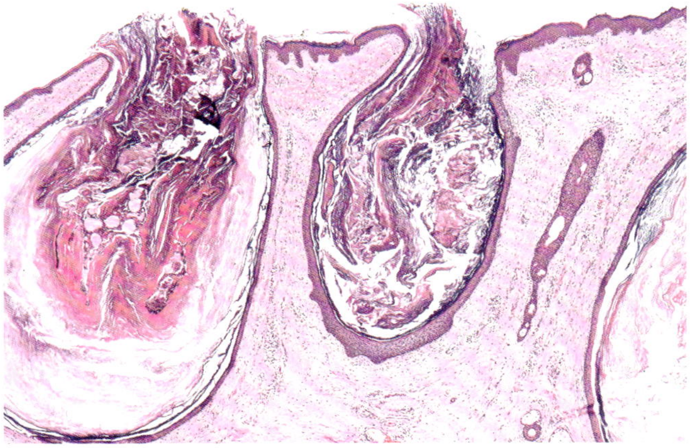

图 34.13 开放性粉刺：损害由囊状扩张毛囊组成，内含丰富的角化物

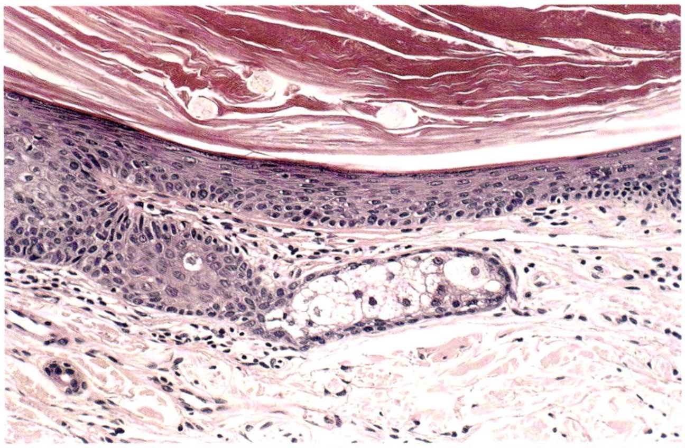

图 34.14 开性粉刺：囊壁由鳞状上皮组成，除角化物外，还有淡染的毳毛；注意萎缩的皮脂腺

## 鉴别诊断

日光性粉刺（Favre-Racouchot 病），多以三联症状（囊肿、粉刺和弹性纤维变性）发生于老年人的眶周和颌区，是由于长期暴露于日光所致（图 34.15）[2]。偶可见到斑块性损害[3]。大的、壁薄的开放性或闭合性粉刺发生于真皮上部，常伴有显著的日光性弹性纤维变性[4]。有文献报道了一组患者，损害发生于耳部，具有含毳毛的表皮样囊肿，伴日光性弹性纤维变性，作者认为这是 Favre-Racouchot 病的变异型[5]。

开放或闭合性粉刺也可以是先天性家族性粉刺或家族性角化不良粉刺的特征之一。二者均为常染色体显性遗传病。前者的特征是损害较多，但缺乏角化不良[6-8]。偶尔，毛囊黏蛋白病后期和盘状红斑狼疮也可以大的、薄壁粉刺为其主要组织学改变。

# 粟丘疹

## 临床表现

粟丘疹（milia）是常见的浅部角化性囊肿。表现为白色或黄色圆顶状丘疹，直径 1～3 mm[1-2]。可分为原发性和继发性。原发性粟丘疹的病因未明，继发性损害通常见于皮肤创伤或其他损伤后。

原发性粟丘疹见于 50% 以上的新生儿，常发生于面部、躯干上部和四肢[3]，可自行消退。儿童和成人也可受累，主要见于面部（如前额、眼睑和颊部）和外生殖器（图 34.16）[3]。持久性婴幼儿粟丘疹可能与多发性脂囊瘤和发疹性毳毛囊肿相关[4]。

继发性粟丘疹可并发于许多疾病，如毛囊黏蛋白病、亲毛囊性蕈样霉菌病、硬化性苔藓、放射线治疗、带状疱疹感染、利什曼病、严重烧伤、皮肤磨削、化学剥脱、皮肤局部类固醇治疗、药物不良反应（如解热镇

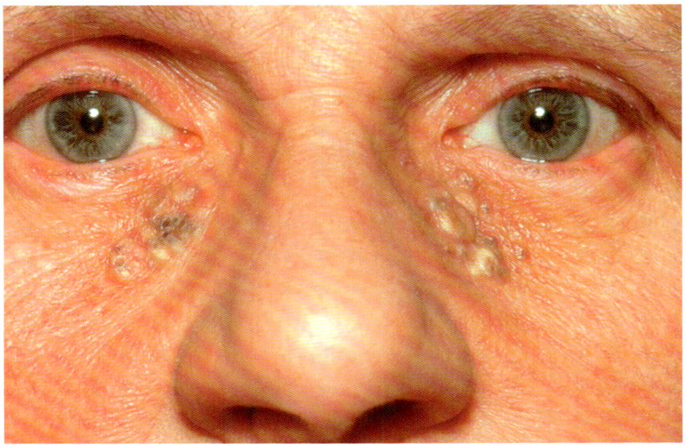

图 34.15 日光性粉刺：注意黑头的存在和多个黄色囊肿

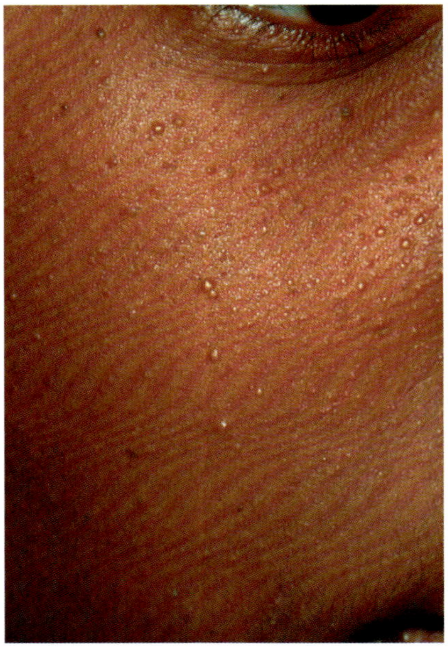

图 34.16 粟丘疹：可见到许多典型的白色、小的球形损害，颊部是典型发病部位（By courtesy of R.A. Marsden，MD，St George's Hospital，London，UK.）

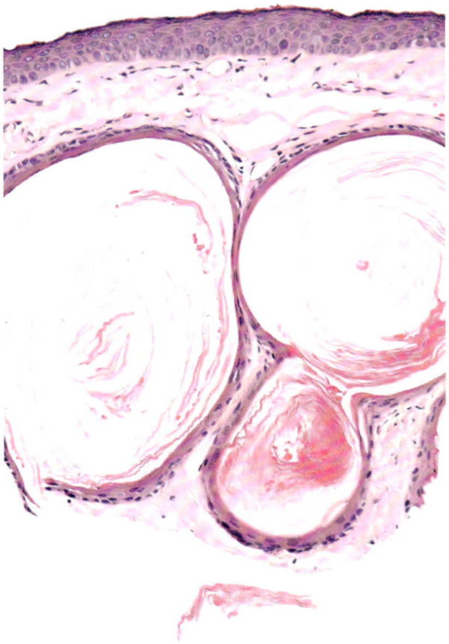

图 34.17 粟丘疹：囊壁衬里为角化性复层鳞状上皮，有颗粒层存在

痛药）以及接触性皮炎等[3，5-15]。也是许多表皮下水疱病如营养不良大疱性表皮松解症、获得性大疱性表皮松解症、迟发性皮肤卟啉症和假性卟啉症等的临床表现之一。偶见于遗传性家族性皮肤病，如 Rambo 综合征、Bazex-Dupré-Christol 综合征以及家族性多发性圆柱瘤、毛发上皮瘤、粟丘疹和螺旋腺瘤[16-18]。

少数粟丘疹也可表现为局限性斑块[3，19-25]。这种损害常见于耳周，也可见于眼睑和锁骨上窝等处[20]。有人曾报道一例发生于弹力纤维假黄瘤基础上[21]。甚至有红斑狼疮（LE）相关的病例报道[26]。这种类型粟丘疹发病年龄广（12～62 岁），无性别差异，无种族发病倾向[23]。常表现为水肿性红色斑块，其间含有许多粟丘疹。

偶有发疹性粟丘疹的报道[4，27-29]。近还有人将其分为散发性和常染色体显性遗传二种[30]。也可能作为某些遗传性皮肤病的一个表现[4]。

## 发病机制和组织学特征

粟丘疹属于微型表皮样囊肿，位于表皮下方的真皮浅部（图 34.17）。在新生儿，常可见其与毳毛相连。继发性损害可能与毛囊或外泌汗腺导管有关，典型者如与瘢痕性水疱病相关的粟丘疹。

斑块型粟丘疹的病因不明。眼镜、耳环、香水被认为是可能的原因[22-24]。这种亚型常伴有致密的 T 淋巴细胞浸润[22-23]。

# 外毛根鞘囊肿

毛囊峡部水平的外毛根鞘形成外毛根鞘（毛发）囊肿（trichilemmal cyst）的囊壁[1-3]。有人认为命名为峡部-退行期毛囊囊肿更合适。但其真正的起源不明，多认为是一种由遗传决定的结构迷失——外根鞘胚芽所产生。有报道 75% 的患者呈家族发病，多认为是一种常染色体显性遗传病[4]。

## 临床表现

90% 的患者发于头皮。30% 为单发，70% 为多发（图 34.18）[4]。手指发病亦有报道[5]。皮损为一光滑、黄色的圆顶状、真皮内肿物，女性多发（图 34.19）。与表皮样囊肿不同，外毛根鞘囊肿没有开口。值得注意的是许多临床医师喜用的名词“皮脂腺囊肿”是不恰当的，它要么是表皮样囊肿或是外毛根鞘囊肿。典型的损害有纤维包裹，没有继发病变，外科手术容易剥出[4]。常无急性炎症，即使发生也非

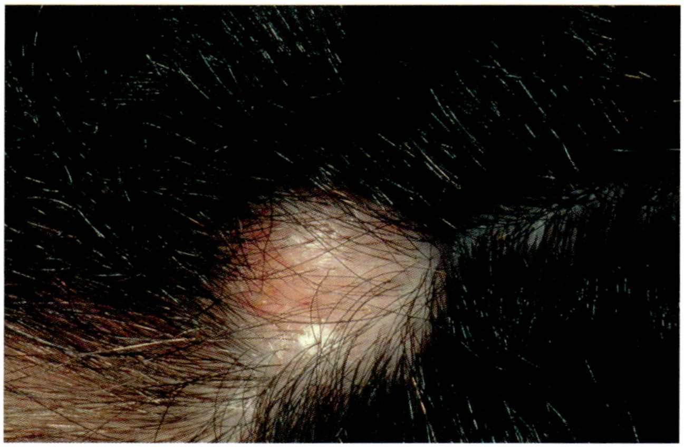

图 34.18 外毛根鞘囊肿：注意头皮上特征性的圆顶状肿物，头皮是本病的典型部位（By courtesy of A. du Vivier，MD，King's College Hospital，London，UK.）

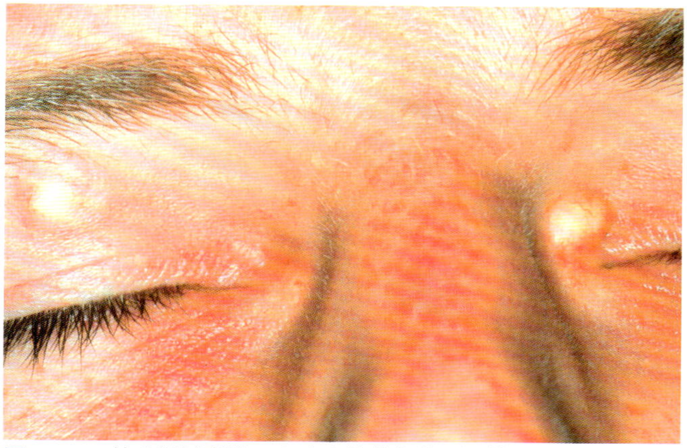

图 34.19 外毛根鞘囊肿：上睑略带黄色的圆形结节（By courtesy of R.A. Marsden，MD，St George's Hospital，London，UK.）

细菌性的。伴发炎症时，切除难度增加，且易破裂。有文献报道一例沿 Blaschko 线分布的多发性外毛根鞘囊肿，临床似器官样痣，组织学证实本病，作者将之命名为外毛根鞘囊肿痣[6]。

## 组织学特征

囊肿有纤维囊包饶，囊壁外层为小的深染的基底细胞，向上移行为特征性的鳞状上皮，角质形成细胞苍白。随着细胞的成熟，高度增加，并突然转变为致密的嗜伊红染的角蛋白，而不形成颗粒层细胞（图 34.20 ~ 34.22）。偶尔，小的表皮样角化灶（伴有颗粒层）也可见到。钙化见于 25% 的损害，不管囊肿存在时间的长短和大小。90% 的损害可见到胆固醇碎片（图 34.23、34.24）[1, 4]。与肉芽组织反应环绕在表皮样囊肿周围不同，外毛根鞘囊肿继发炎症时常表现为炎症细胞进入囊腔中。在少数病例中，可见小的囊肿从母囊肿发芽的现象[7]。也可见囊壁细胞向皮脂腺和顶泌汗腺分化的现象，但非常罕见[8]。另有报道在外毛根鞘囊肿的基础上并发其他肿瘤例如 Merkel 细胞癌[9-10]。

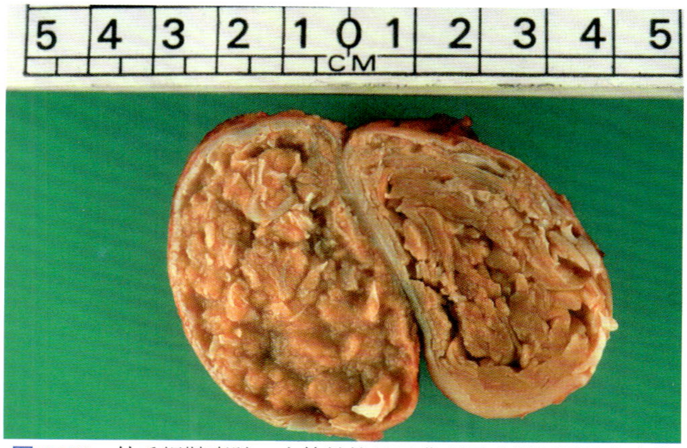


图 34.20 外毛根鞘囊肿：大体结构显示典型干酪样板层状内容物

# 毳毛囊肿

## 临床表现

毳毛囊肿（vellus hair cysts）最先报道发生于儿童和青年人[1-4]，无性别差异和种族差异。表现为多个无症状的、散在分布的肤色或棕红色丘疹，质软，1 ~ 5 mm 大小，虽然分布相当广泛，但多见于胸骨旁区[4]。全身分布的情况近有报道[5]。还有一例患者发疹类似于 Ota 痣[6]。罕见情况下皮疹为单侧分布[7]。损害偶见有脐凹，可挤出白色奶酪样物质。一些病例有遗传倾向（常染色体显性遗传），出生时即有或没有，

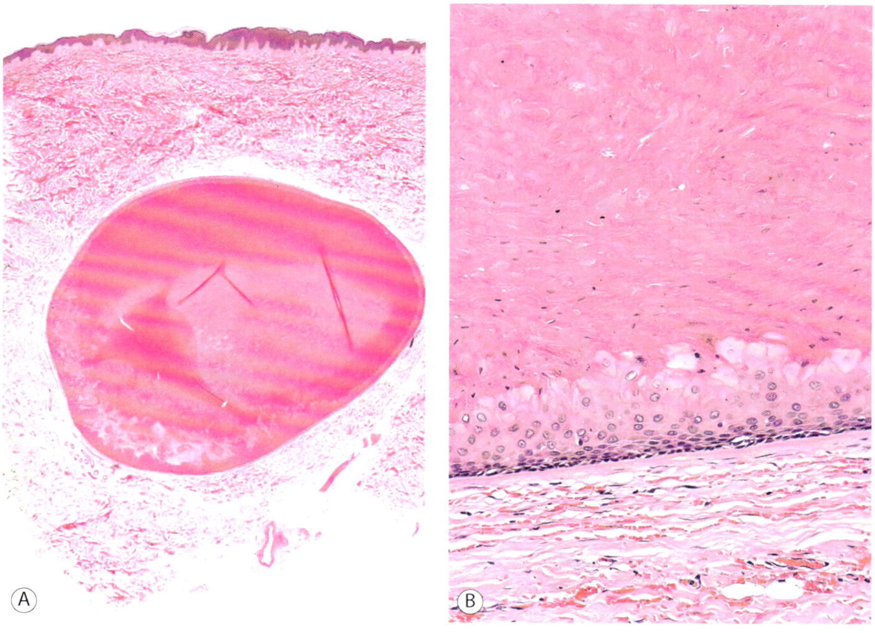

图 34.21 （A、B）外毛根鞘囊肿：显示均匀一致嗜伊红染内容物，注意其基底细胞层

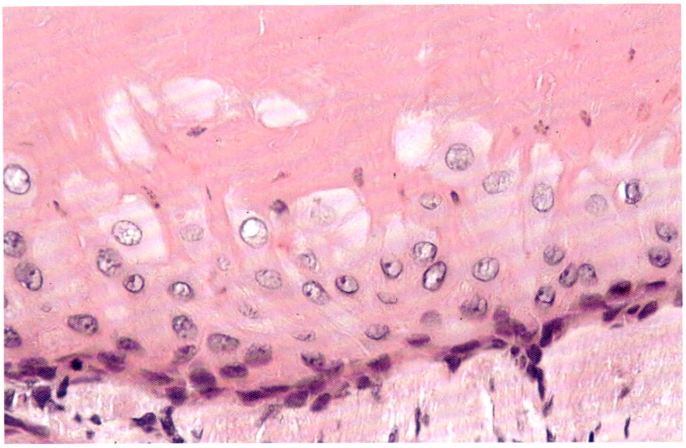

图 34.22 外毛根鞘囊肿：囊壁由鳞状上皮组成，缺乏颗粒细胞层，最内层细胞体积更大、胞质丰富，并见突然角化

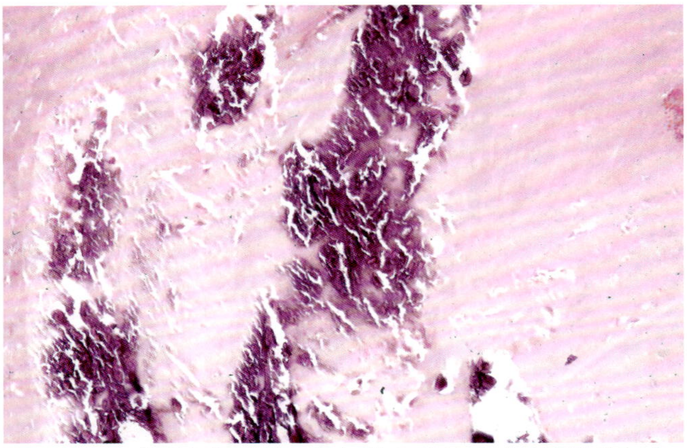

图 34.23 外毛根鞘囊肿：组织学上常见嗜碱性颗粒状钙化

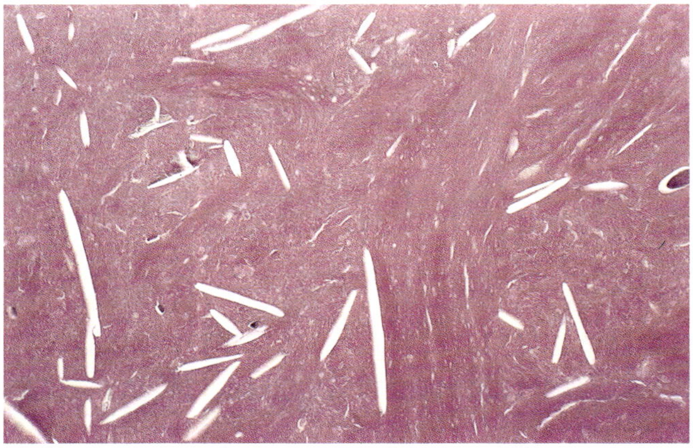

图 34.24 外毛根鞘囊肿：胆固醇裂隙，即切片中的空腔，是本病常见的一个组织学特征

且多发生于肢体的伸侧[3, 8]，也有发生在面部者，文献报道多见于眶周[9-11]。皮损多不会自行消退[2, 12]。

毳毛囊肿偶尔发生于肾功能不全或其他遗传性皮肤病患者，如先天性厚甲症、无汗性外胚层发育不良和有汗性外胚层发育不良以及 Lowe 综合征，后者为眼-脑-肾综合征，特征性地表现为 Fanconi 型肾功能不全、精神发育迟缓和眼病[13-17]。偶尔还见到单发的损害。

## 发病机制和组织学特征

发疹性毳毛囊肿很可能是由于毳毛漏斗部阻塞，因此而发生的囊性扩张和角蛋白碎片与毳毛潴留[2]，阻塞的原因不明。也有人提出是一种毛囊错构瘤[8]。研究发现发疹性毳毛囊肿和脂囊瘤均表达角蛋白 17，后者同时还表达角蛋白 10[18-19]。这种重叠似乎可解释两者的相似性以及部分重叠的特征，但两者确切的关系还有待进一步阐明[22-22]。特征性的组织学改变是真皮中部囊肿，内含板层状角化物和许多毳毛（图 34.25、34.26）[2, 4, 12]。上皮衬里由多层鳞状上皮组成，伴有颗粒细胞层。有时囊肿连于表皮、萎缩的毛囊或立毛肌[3-4, 12]。先天性的毳毛囊肿多开口于皮面。偶尔囊肿可破裂，产生异物巨细胞反应。

## 鉴别诊断

发疹性毳毛囊肿在临床上与多发性脂囊瘤有很多相似之处，需经组织学分析才能加以鉴别[23]。脂囊瘤的特征是上皮样囊壁无颗粒细胞层，囊壁最内层有一层波浪状嗜伊红护膜覆盖，囊壁与皮脂腺连接或紧靠。

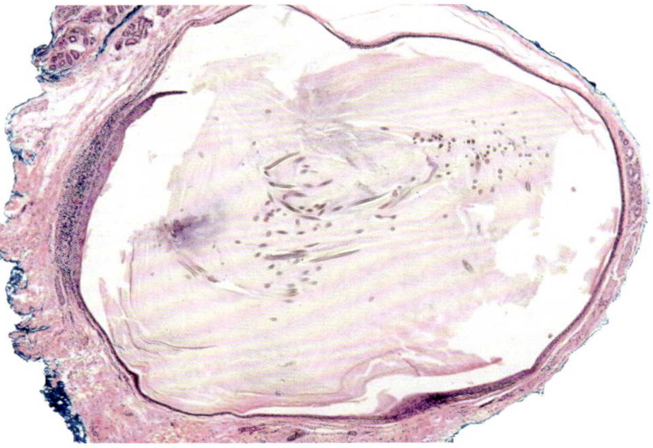

图 34.25 毳毛囊肿：显示薄壁囊肿位于真皮中部

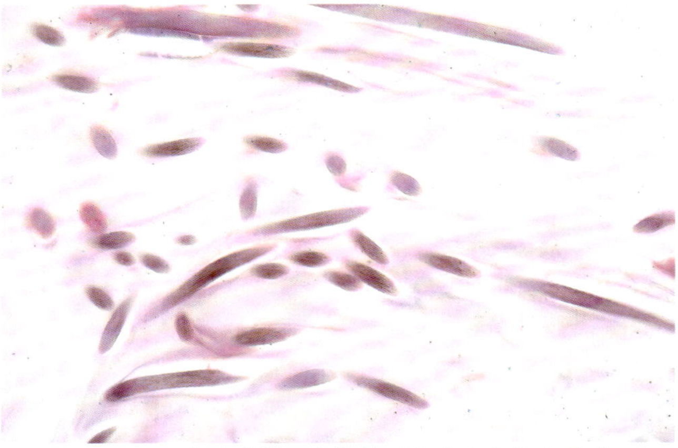

图 34.26 毳毛囊肿：高倍镜下腔内含有许多毳毛

有时患者可同时存在两种囊肿，偶或在组织学上有重叠，构成混合囊肿的一种[24-25]。

不同的 keratin 表达有助于鉴别诊断，毳毛囊肿表达 K17，不表达 K10，而脂囊瘤同时表达 K17 和 K10[26]。有意思的是，*KRT17* 基因的突变可引起Ⅱ型先天性厚甲症和多发性脂囊瘤[27-28]。这些结果与这两种囊肿的确切关系尚待进一步研究。

# 皮样囊肿

## 临床表现

皮样囊肿（dermoid cysts）主要是沿胚胎闭合线由分离的皮肤组织形成的囊肿[1-5]。常表现为出生时在上睑侧面的单个、小的、无压痛的皮下结节（图 34.27）。可缓慢增大，但有时体积会突然增大，使得某个时候注意到皮损的存在。其他发生部位可在颈中线、鼻根部、鼻、前额、乳突区、前胸壁和头皮[3、6-7]。头皮部位的囊肿偶可向颅内扩展（哑铃状皮样囊肿）[3-4]。其中以枕骨中线最常发生[3]。囊肿还可发生于胸部中部、骶骨、会阴缝和阴囊[5]。偶见于深部非皮肤组织。

颅内皮样囊肿一旦感染，由于可并发中枢神经系统感染，可以变得很严重[3]。在囊壁上罕见发生鳞状细胞癌[8-9]。

偶有皮样囊肿家系报道，其中一个家系合并有唇裂[10-12]。

## 发病机制和组织学特征

单房囊肿常位于皮下，可与骨膜相连。囊壁衬里为与毛囊和皮脂腺相连的复层鳞状上皮（图 34.28）。

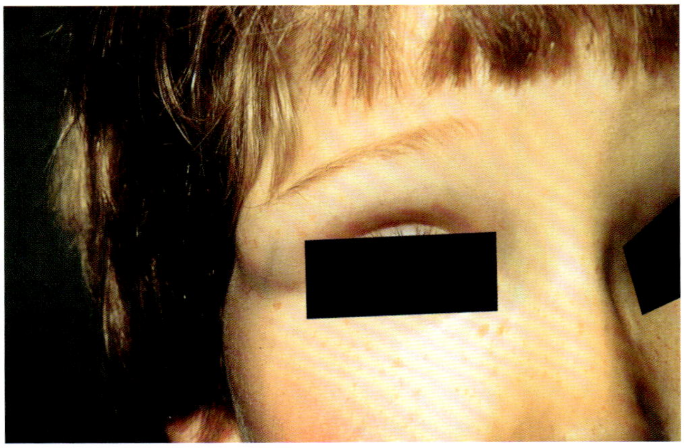

图 34.27 皮样囊肿：注意肿物靠近上睑外角（By courtesy of R.A. Marsden，MD，St George's Hospital，London，UK.）

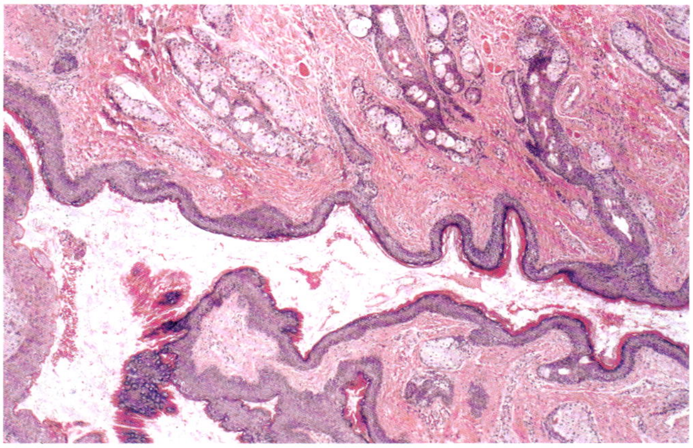

图 34.28 皮样囊肿：囊壁为复层鳞状上皮。注意有许多皮脂腺

35% 可见外泌汗腺，15% 可见顶泌汗腺。与良性囊性畸胎瘤相反，本病可见平滑肌，但无软骨和骨组织。有人认为这样的囊肿系胚胎起源，尤其是发生于鼻部者[13]。

产前诊断也有报道[10]。

## 鉴别诊断

皮样囊肿要与先天性皮样瘘管相区别。后者在出生时发生，为一浅表的瘘管（图 34.29、34.30）[14-16]。

# 皮肤真性囊性畸胎瘤

皮肤真性囊性畸胎瘤（cutaneous mature cystic teratoma）非常罕见，但损害发生于面、颈和背部都有报道[1-3]。诊断该病，需要见到来自外胚层、中胚层和内胚层的典型成分。

# 腺性囊肿

# 支气管源性囊肿

## 临床表现

发生于皮肤的支气管源性囊肿（bronchogenic cysts）非常罕见，迄今为止报道不超过 70 例[1-14]。男性多发（4∶1）[13]。常发生在心前区或胸骨切迹上方，往往出生时即存在[1-3]。偶尔也发生于肩、背、颈、腹或颏等处，或于晚年才发生[4]。临床表现不一，可以是皮肤囊性结节、窦道，甚至呈乳头瘤样生长[4-5]。有时，囊肿可流出黏液样液体[1, 8]。大多无自觉症状，有时也可有压痛或疼痛。多发性损害为特例[15]。

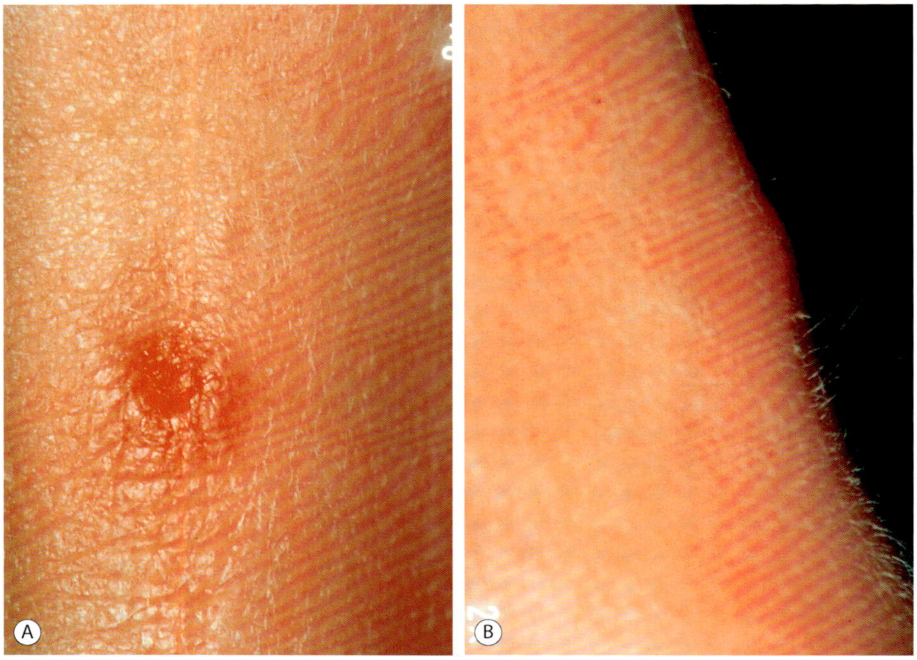


图 34.29 鼻中部皮样瘘管:（A）鼻背部有一红色火山口状凹口;（B）有一些突出的白毛是其特征（By courtesy of D. Shuttleworth，MD，Chichester，UK.）

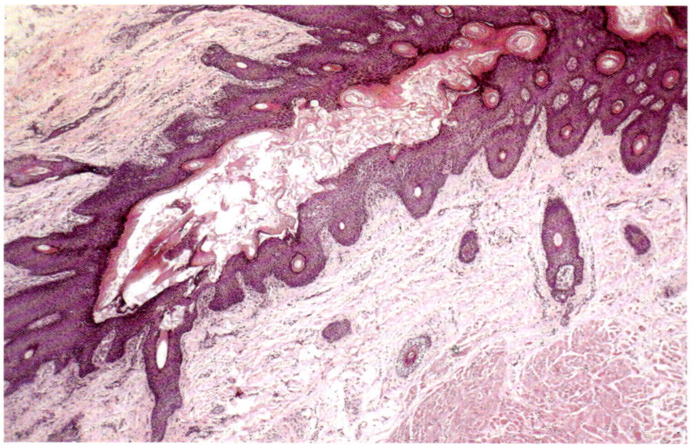

图 34.30 鼻中部皮样瘘管：瘘与皮肤表面相通，囊壁为有毛的上皮（By courtesy of D. Shuttleworth，MD，Chichester，UK.）

## 发病机制和组织学特征

多认为支气管源性囊肿是从在气管支气管树发育过程中从前肠分离的胚芽或憩室发展而来，可在肺内或外周。皮肤支气管源性囊肿是在间质胸骨板融合后在胸腔外的随后分离或是融合前的主动移出[13-14]。在肩胛骨上方的损害很可能发生在胚胎第 6 周时肩胛骨形成之前[6]。

皮肤支气管源性囊肿位于真皮内或皮下组织中，其囊壁通常可见许多小的皱襞，为假复层立方或柱状纤毛上皮，50% 的病例可见到分泌黏液的高脚杯状细胞[2, 13]。也可见到无纤毛的立方、柱状或复层鳞状上皮。8% 可见到平滑肌[1, 12-13]。淋巴滤泡仅在 25% 的病例中可见到，多是慢性炎症反应的一部分[1]。有时也可见到浆液黏液腺[2, 5, 12]。少数病例中，见到软骨也是证据之一[4, 6, 10, 13]。但并不是所有这些特征都必须存在，诊断时，应临床与病理相结合[8-9]。

皮肤肺组织异位，其间可见完整的支气管和肺泡形成，也被认为是支气管源性囊肿的一种异型[16]。

很少报道免疫组化分析结果。囊壁可表达 CK（AE1/AE3），但不表达 CEA[13]。

# 甲状舌管囊肿

## 临床表现

甲状舌管囊肿（thyroglossal duct cyst）是一种先天性异常，是管状甲状腺前体的残留。可发生于任何年龄，但以儿童更多见[1-9]。表现为发生在颈中线上舌骨区的移动性肿物，直径可达 3.0 cm，其特征是可随吞咽上下移动[10]。一个不常发生的并发症是形成瘘管。

也有呈家族发病的报道[11]，多为常染色体显性遗传方式，也有隐性遗传的报道[12-14]。尽管报道的家系较少，但显示女性好发[11]。

外科手术后复发率低，为 2% ～ 6%[11, 15]。

## 发病机制和组织学特征

甲状舌管囊肿其囊壁多样，可以是立方上皮、柱状上皮或复层鳞状上皮。常伴有表皮衬里的导管[1]。纤毛上皮也可见到。邻近组织可见黏液腺、甲状腺滤泡和明显的淋巴细胞浸润（图 34.31）。偶尔还可见到皮肤附属器结构（包括毛囊、皮脂腺、汗腺），使其

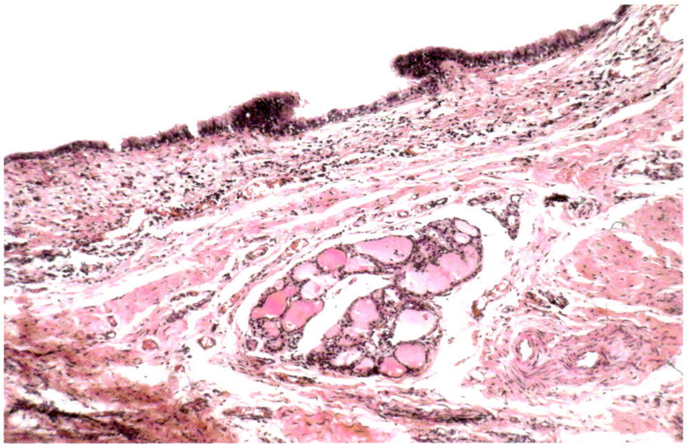

图 34.31 甲状舌管囊肿：囊壁衬里为高柱状上皮，注意含有胶样物质的甲状腺滤泡

在组织学上与皮样囊肿有重叠，谓之混合囊肿或杂合囊肿[2, 6]。但不会见到平滑肌。

偶尔组织学检查还可见到异位的甲状腺和甲状腺腺瘤，还有约 1% 的病例见到甲状腺癌[16-24]。后者常为乳头状腺癌，滤泡癌和鳞癌也有报道[10]，有时是在手术切除标本中意外发现的。

# 鳃发性囊肿

## 临床表现

鳃（淋巴上皮）发性囊肿（branchial cyst）表现为胸锁乳头肌前方中上 1/3 交界处靠下颌角附近的肿物[1-4]。多无临床症状，不随吞咽上下移动[3]。20 ～ 30 岁之间发生较多。无性别差异[3]。双侧性发生以及家族发病者均偶有报道[5]。

## 发病机制和组织学特征

囊肿的起源尚不清楚。较普遍认为是由于鳃弓发育异常所致，可能包括鳃黏膜的不完全退化、颈前窦的残存或是来源于胸腺咽导管[3, 6]。也有人认为是颈部淋巴结的囊性变[6]。囊壁为复层鳞状上皮或假复层纤毛柱状上皮（图 34.32），含有淋巴样组织，生发中心很明显[3]。偶见浆液黏液腺[2]。

# 颈部胸腺囊肿

## 临床表现

颈部胸腺囊肿（cervical thymic cyst）常发生于儿

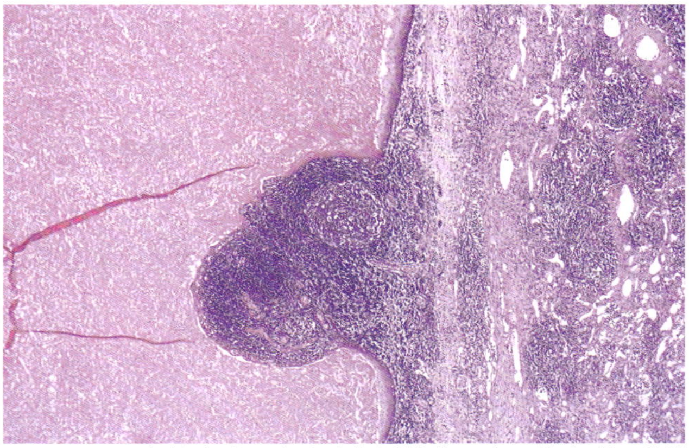

图 34.32 鳃发性囊肿：囊壁为复层鳞状上皮，注意明显的淋巴细胞浸润

童，见于下颌角至胸骨柄连线的颈前三角区内[1-6]。其中颈左侧占 68%，右侧占 25%，中线上占 7%[3]。常扩展至纵隔[5]。作 Valsalva 动作时，囊肿可扩大。

## 发病机制和组织学特征

囊肿是从胸腺咽导管残迹发展而来。胸腺咽导管使胸腺前体下降至纵隔内[3-4]。

囊肿为单房或多房，内含澄清、褐色、红色或胶状物[4-5, 7]。囊壁上皮多样，可以是复层鳞状上皮、立方上皮或柱状上皮、假复层上皮或纤毛上皮[1, 3]。含有 Hassall 小体和胆固醇肉芽肿的胸腺残体也可见到[1, 3, 8]。邻近纤维包膜中常见淋巴细胞聚集[2]。

# 皮肤纤毛囊肿

## 临床表现

皮肤纤毛囊肿（cutaneous ciliated cyst）（皮肤苗勒氏囊肿）是最常用于描述一种发生于年轻女性（12 ～ 42 岁）在月经初潮后不久肢体上的坚实损害[1-12]。好发于大腿、臀部、小腿和足部（依次排列）。囊肿位于深部真皮或皮下组织内，常无症状[4]。偶尔可并发炎症而出现疼痛，有时可破裂。也有报道同样皮损见于腹壁[13-14]。

偶有报道可发生于男性和其他部位，如背、肩、头皮和颊部等处[15-22]，但这些皮损最好单独归类。

## 发病机制和组织学特征

两种理论可解释纤毛囊肿的发生。存在于年轻女性肢体上的损害一般认为是苗勒氏管（Müllerian，副中肾管）衍生物，可能系胚胎发生过程中迁移的异常（异位）[2-3]。支持这一学说的证据包括副中肾管非常靠近肢体芽、明显的女性发生优势、囊壁上皮和输卵管的组织学非常接近以及囊壁附近组织缺乏汗腺等[13]。囊肿发生于男性和其他部位，可能是先前存在的汗管源性囊肿的囊壁发生了组织化生，或是囊肿起源于一个完全不同的组织（见鉴别诊断部分）[5]。

囊肿可为单房或多房，腔内有乳头状突起（图 34.33）。囊壁类似于正常的输卵管，可由立方到柱状纤毛上皮组成，可见较多的假复层上皮灶（图 34.34）[6]，偶见间杂的暗细胞[4]。鳞状上皮化生常是其特征之一。少见黏液分泌细胞。还有 1、2 篇报道存在顶泌汗腺样特征[2, 8, 11]。上皮的深部是富含血管的平行排列的胶原纤维束，但平滑肌不常见[1]。

超微结构观察，纤毛有其形态学特征，包括 2 条中央微管、9 对放射状排列的微管、基体和纹状小根[7-8, 13]。有时可见微绒毛[8, 13]。

囊壁细胞表达角蛋白、EMA，但不表达 CEA、desmin 及 SMA[8-10, 13-14]。有报道 1 例发生在一男性颊部的损害有 S-100 蛋白和 SMA 呈阳性反应的肌上皮层，但有人认为最好将其归类为伴纤毛化生的汗腺汗囊瘤[20]。还有 1 例报道 desmin 表达仅限于纤毛细胞顶端[8]。雌激素和雄激素受体也可为阳性。S-100 蛋白偶尔阳性[8, 11, 13]。另有 1 例报道可表达淀粉酶（amylase）和动力蛋白（dynein）[3, 10]。

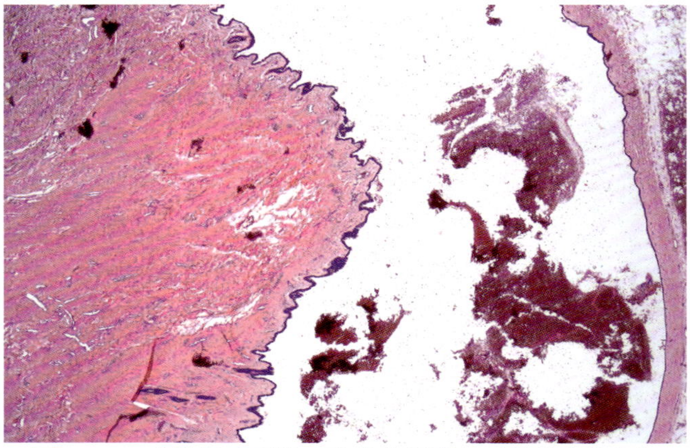

图 34.33 皮肤纤毛囊肿：注意在视野左下的乳头状突起

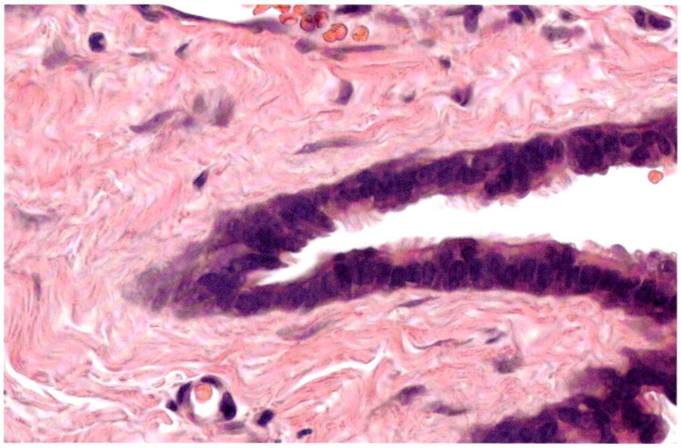

图 34.34 皮肤纤毛囊肿：囊壁为高柱状细胞，注意视野中心的纤毛

## 鉴别诊断

纤毛上皮细胞也可见于支气管源性囊肿、甲状舌管囊肿、鳃发性囊肿、胸腺囊肿和真性囊性畸胎瘤。

# 中缝囊肿

## 临床表现

中缝囊肿（median raphe cyst）（生殖器会阴缝囊肿、近中线囊肿），常为 1 cm 大小，含清亮液体。多发生于 30 岁以前。表现为阴茎腹侧的无症状结节，有时为半透明状[1-10]。龟头是最常发生部位[5]。有时也见于阴囊腹侧和会阴缝[11-16]。囊肿不与尿道相通，很少复发[1]。

## 发病机制和组织学特征

中缝囊肿通常被认为是由于尿道生殖褶和伴有尿道上皮异位残体的尿道板在腹侧中线上异常融合的结果[11]。另一部分是由于异位的尿道旁腺（黏液囊肿）或迷离的尿道芽导致[2, 5]。阴唇-阴囊褶类似的异常融合也可导致阴囊和会阴缝囊肿[11]。

组织学上，囊壁多样，多数报道是由假复层柱状上皮构成，1 ~ 4 层细胞厚（图 34.35）[1-2, 5]。有时

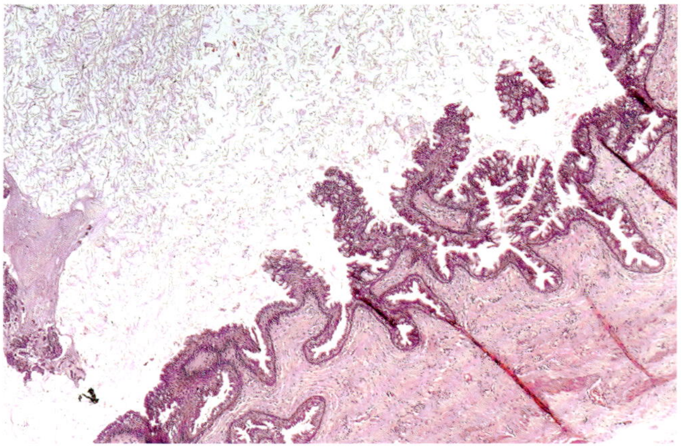

图 34.35 中缝囊肿：低倍镜显示囊内乳头状突起被柱状上皮覆盖

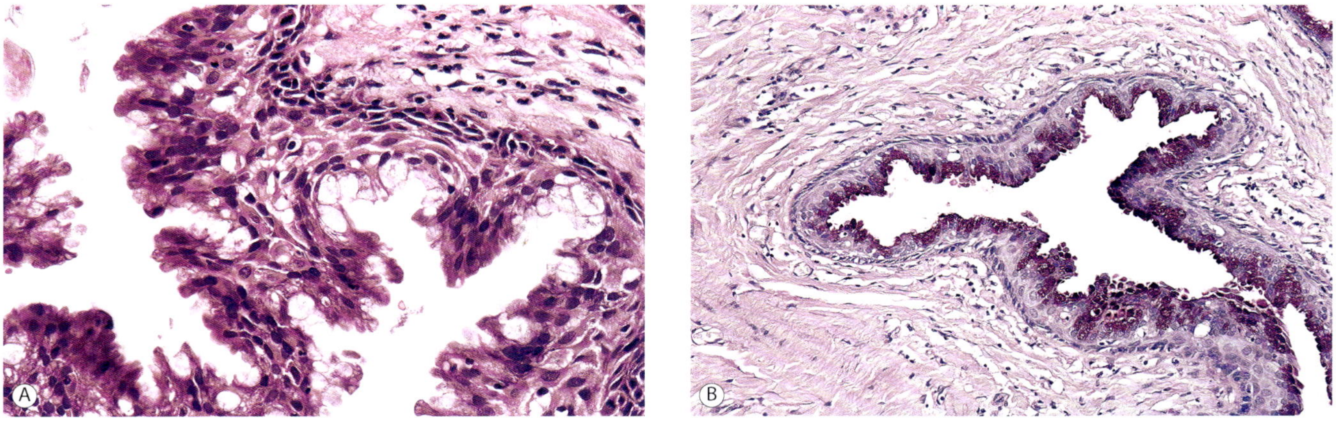


图 34.36 中缝囊肿：（**A**）囊壁见局灶的含黏液的上皮细胞；（**B**）黏液上皮细胞 PAS 阳性（耐淀粉酶）

可见耐淀粉酶 PAS 阳性的黏液细胞和复层鳞状上皮（图 34.36）[1, 8, 12]。有时可见到化生性纤毛结构和混合的高脚杯状细胞[9-10, 12]。偶尔还可见到与表皮内树突状黑素细胞有关的色素性变异囊肿[6]。有报道称在一男性婴儿见多个小的表皮样囊肿沿阴囊中线到肛环呈线状排列，这可能是由于在阴囊中缝发育过程中内陷的鳞状上皮残留所致[11]。

囊壁细胞 CK7 和 CEA 阳性，CK20 阴性[7-8]。有 2 例报道可见局灶的伴嗜铬粒蛋白和突触素表达的神经内分泌分化特征[8]。

## 鉴别诊断

发生于中线部位、主要为假复层上皮、缺乏断头分泌和肌上皮层，可将中缝囊肿与顶泌汗腺囊腺瘤区分。此外，中缝囊肿不表达人乳脂肪蛋白 -1（HMFG-1）[7]。

# 皮肤化生性滑膜囊肿

## 临床表现

皮肤化生性滑膜囊肿（cutaneous metaplastic synovial cyst）最早由 González 等于 1987 年报道。本病非常少见。可见于外科手术或其他创伤之后[1-12]。表现为邻近瘢痕的有压痛的皮下结节，临床常被诊断为缝线肉芽肿[1]。有时可流出血清血液样液体，可与皮表相通。偶为多个损害[7]。一些病例没有创伤史，尤其见于类风湿关节炎患者[7, 9]。有 2 例报道发生于 Ehlers-Danlos 综合征患者[6, 13]。损害可发生于任何部位，没有性别或年龄差异[7]。

## 发病机制和组织学特征

Seyle 等报道皮下注射空气后在鼠结缔组织中也可发生滑膜样膜[14]。后来各种假体植入试验证实了类似的结果[15-19]。

皮肤化生性滑膜囊肿不是一种真正的囊肿，因其缺乏囊壁。损害位于真皮内，上方表皮有时增厚，偶尔通过窦道和表皮相连（图 34.37）[1]。囊壁有多个绒毛状突起[1, 4]，绒毛有两种类型：部分由透明样化的结缔组织组成，被纤维蛋白覆盖；部分区域高度细胞化，囊壁有多层上皮细胞（图 34.38）[1, 4]；后者的中心部分由混合的梭形细胞和上皮样细胞组成，间杂着炎症细胞浸润，有时可见较多多核巨细胞。囊壁细胞没有异型性，但有时可见多个（正常的）有丝分裂象。囊肿常被慢性炎性肉芽组织和瘢痕组织包绕[3]。

上皮细胞规律表达 vimentin，偶尔表达 CD68、溶菌酶、$\alpha_1$- 抗胰凝乳蛋白酶[1-2, 9]。角蛋白、CEA、EMA、S-100 蛋白、SMA 和 desmin 均阴性[2, 4, 6, 9]。

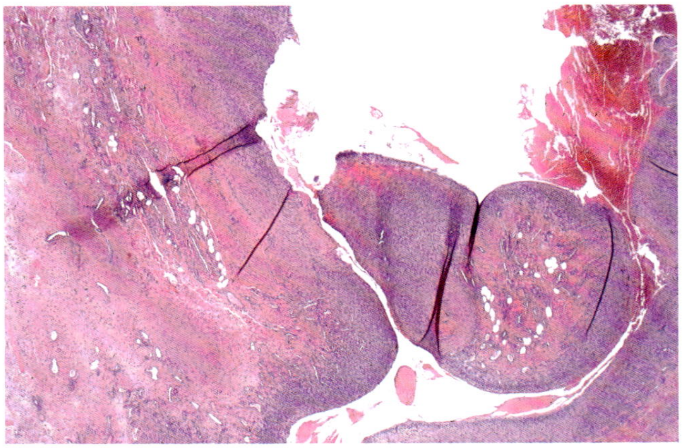

图 34.37 化生性滑膜囊肿：这是一腹部外科手术后窦道样损害，可见绒毛样突起

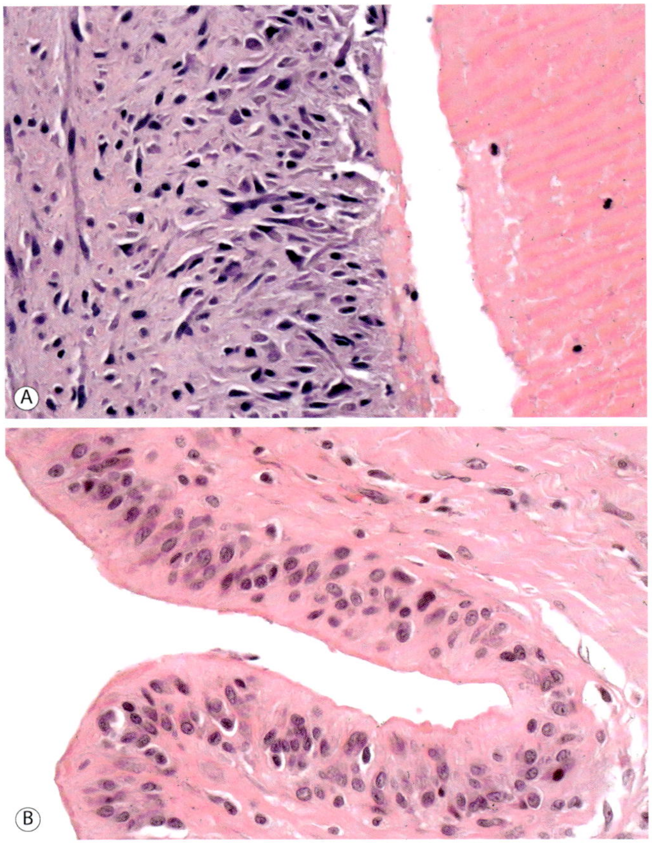

图 34.38 （A，B）化生性滑膜囊肿：绒毛被一层纤维蛋白和垂直方向的梭形细胞覆盖

# 藏毛性窦道

## 临床表现

藏毛性窦道（pilonidal sinus）是一种很常见的疾病。多发生于男性，男女比（3～4）：1，10～30 岁好发[1-4]。白人更多见[3]。黑人少见，亚裔更罕见[3]。很少患者无症状。典型的病史是具有一慢性疼痛性流液的窦道或多个窦道，多发生在脊柱下部或臀沟[2]。类似损害可见于耳、头皮、胸部、脐、阴茎、阴道口或肛管[5-11]。指（趾）间损害可发生于理发师、剪羊毛者、挤奶员和养狗者，系对植入的毛发的一种反应[12-18]。还有一例发生于甲下的报道[19]。

慢性骶尾部藏毛性窦道有少数发生恶变[20-22]。

## 发病机制和组织学特征

骶尾部皮损常是由于患者自身毛发直接刺入或是通过扩张的毛孔进入皮肤的结果[2-4]。由于臀部运动使臀沟两侧毛发产生摩擦，可推毛干从表皮进入真皮，从而引发异物肉芽肿反应。也可导致病灶继发感染和脓肿形成[3]。

窦道上部常为复层鳞状上皮，深部囊壁由肉芽组织和瘢痕组织组成，包绕着致密的炎性浸润，内含一根或多根毛干碎段（图 34.39、34.40）。常伴脓肿形成，异物多核巨细胞很多见。

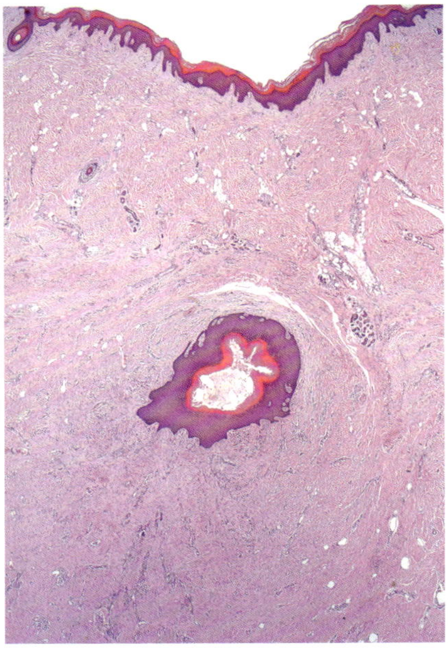
图 34.39 藏毛性窦道：窦道为复层鳞状上皮，注意周围的瘢痕组织、慢性炎症和含铁血黄素沉积

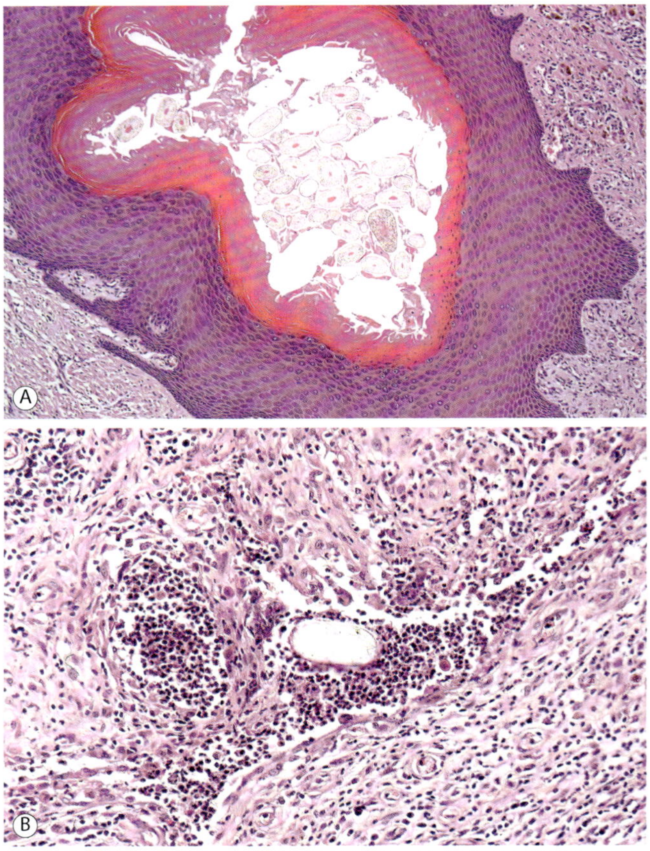

图 34.40 （A，B）藏毛性窦道：见多个毛干碎段

罕见发生恶变。即使发生恶变，一般是分化良好的鳞状细胞癌[23]，约1/3病例发生局部复发和转移[20]。免疫抑制状态可增加癌变的可能[21]。也有报道局部发生疣状癌[22]。基底细胞癌更为罕见，另有一例报道是发生了腺癌[24-25]。

# 牙源性窦道

## 临床表现

牙源性窦道（dental sinus）是由于牙根尖周感染或脓肿发展的结果[1-7]。临床可表现为丘疹、结节、囊肿、脓肿、溃疡或窦道，多伴瘢痕形成[4]。部分病例，牙齿病变不明显，因此常致误诊或漏诊[8]。损害可发生于头颈部，但颏、颏下区、面颊部最常见（图34.41）[1]。当牙齿病变治愈后，损害可随之愈合。

## 组织学特征

组织活检多无特征性改变，可见混合性炎症细胞浸润，伴脓肿和瘢痕形成，有时可见异物肉芽肿成分。

# 黏液样外泌汗腺化生

## 临床表现

黏液样外泌汗腺化生（mucinous syringometaplasia）又称肢端黏液样外泌汗腺化生、黏液样化生、生黏液性表皮肿瘤，非常罕见。可发生于指（趾）的掌、跖面，为0.5～1.5 cm大小的疣状结节，临床常被误诊为病毒疣[1-8]。有时存在中央小凹或窦道，偶诉有清亮液体流出[7]。也可发生于其他部位，如颈、颏、胸、臀、膝和阴茎等处。从小的丘疹到结节，表现多样[6-8]。男性较女性多发，发病年龄差异大（15～66岁）[6]。皮损持续时间从数月至数十年不定。损害几乎肯定是反应性的，完整切除后不会复发[5-7]。

## 发病机制和组织学特征

最初报道时，黏液样外泌汗腺化生被认为是一种良性肿瘤——黏液样表皮肿瘤[1]。然而，现在通常认为是一种化生现象，主要累及浅表的外泌汗腺导管。其病因不明，推测与慢性创伤、压力和炎症有关[6-7]。

组织学上，通常以上皮内陷为特征，下方与外泌汗腺导管相连，囊壁为不角化的鳞状、含黏液上皮（图34.42、34.43）[5-7]。后者有时在表皮中也可见到，常见高脚杯状细胞[6]。囊壁无明显异型性，有丝分裂象很少或缺乏[6, 8]。邻近上皮角化过度，可有局灶性角化不全，并显著棘层肥厚[7]。下部真皮常见严重慢性炎症细胞浸润，伴较多浆细胞，常见纤维化[6]。在一些病例，病损的导管与真皮下部真正的外泌汗腺导管相连[5]，甚至扩展至外泌汗腺蟠管[3]。也有不与其相连者[1, 7-8]。

含黏液的细胞对耐淀粉酶PAS染色、黏蛋白卡红、胶样铁（含或不含透明质酸酶）和pH 1.0～2.5的阿辛蓝染色呈阳性反应[5, 7]。

免疫组化显示含黏液细胞表达pankeratin、CAM5.2、CEA和EMA[6-8]。但GCDPF-15和S-100蛋白阴性[6-7]。

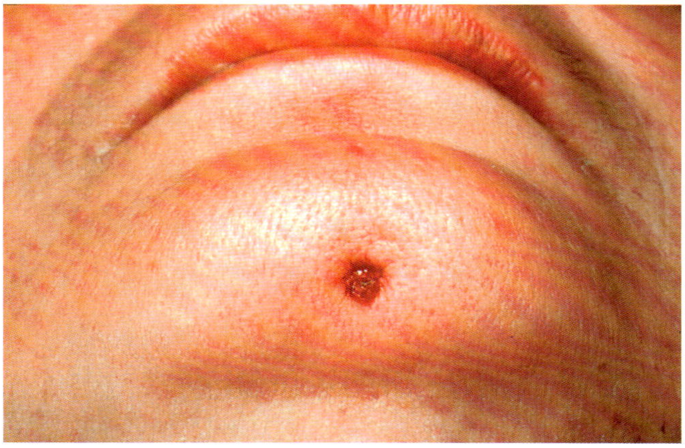

图34.41 牙源性窦道：颏部是常受影响的部位（By courtesy of the Institute of Dermatology，London，UK.）

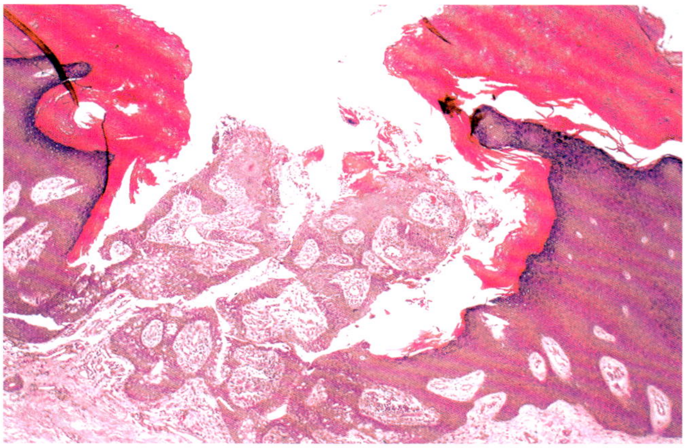

图34.42 黏液样外泌汗腺化生：标本来自掌部，在凹陷的中心见两个上皮衬里的乳头（By courtesy of J. Grant，MD，Worthing Hospital，Worthing，UK.）

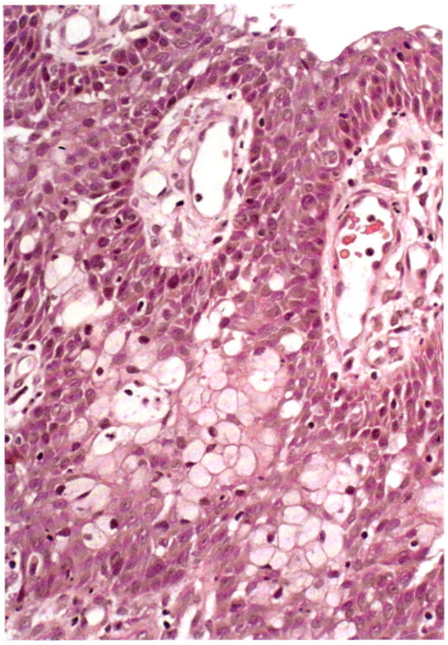

图 34.43 黏液样外泌汗腺化生：衬里上皮含很多黏液分泌细胞（By courtesy of J. Grant，MD，Worthing Hospital，Worthing，UK.）

## 脐部息肉和肉芽肿

先天性脐部息肉提示卵黄管最远端的残留。卵黄管是胚胎早期小肠与卵黄管的连接，通常在妊娠第 7 周左右消失，如卵黄管仍残留，最常表现为 Meckel 憩室，最严重的后果是小肠脐瘘[1]。皮肤表现包括息肉病、窦道和囊肿[2-6]。偶尔，脐部息肉可发生于残留的脐尿管（脐尿管窦道或囊肿）[7]。

### 临床表现

通常在出生时即被发现。但窦道和囊肿则可在几天或几年后发生，有时甚至至成人后期才出现[8]。男性多发，男女之比为 6：1。通常表现为直径 1 ～ 4 cm 大小的亮红色的脐部化脓性肉芽肿样息肉，常有非常黏稠或黏液样分泌物，其中所含的酸或酶可导致周围皮肤受损[2-3]。

脐部肉芽肿系肉芽组织息肉，有时在婴儿脐带脱落后很快出现，可能与局部感染有关。临床表现为 1 cm 或稍大的红色息肉样损害。

### 组织学特征

息肉损害者可见从复层鳞状上皮突然转变为胃或小肠或结肠型的腺上皮（图 34.44、34.45）[9]。有时可见肠壁的平滑肌成分，甚至胰腺组织[8]。脐尿管损害由移行上皮构成。

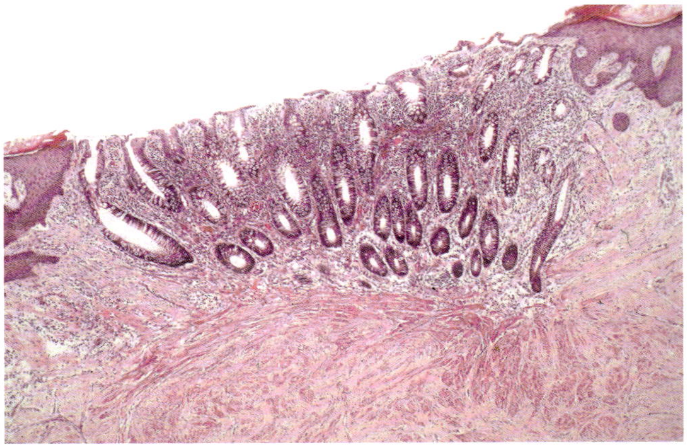

图 34.44 先天性脐部息肉：息肉表面覆盖大肠黏膜，注意管状腺体。平滑肌肌束深至上皮表示其为肌性黏膜

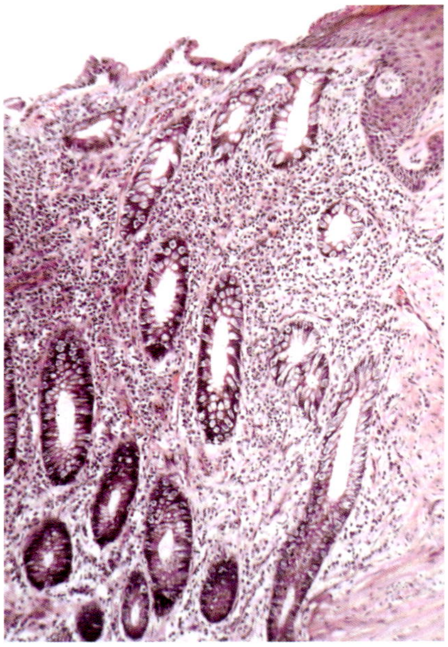

图 34.45 先天性脐部息肉：注意柱状上皮与鳞状上皮之间的连续性

肉芽肿则是由炎性血管肉芽组织构成。

## 耳部假性囊肿

### 临床表现

耳部假性囊肿（pseudocyst of the auricle）（软骨内的假性囊肿）非常少见。多发于男性[1-6]。其表现为单侧无症状的耳部肿物，1 ～ 5cm 大小[5]。较多发生在对耳轮舟状窝或三角窝处[7]。双侧受累非常罕见，个别发生于儿童[8-10]。中国人更多见，也见于其他亚裔和白种人[11-12]。如不治疗，可导致耳郭严重畸形。

## 发病机制和组织学特征

病因不明。轻度外伤、缺血、软骨胚胎发育缺陷和自身免疫被认为是可能的原因[6, 13]。曾报道一例复发性患者有特应性皮炎的病史[14]。

一般假性囊肿内可含有 1 ～ 2 ml 血清样液体，其中富含 LDH-4 和 LDH-5[3, 15]。高乳酸脱氢酶含量提示其可能是由于软骨受到损伤所致[6]。组织学上，表现为一个软骨内的囊腔，无上皮囊壁（图 34.46）。常见邻近软骨的变性。多无明显炎症反应。

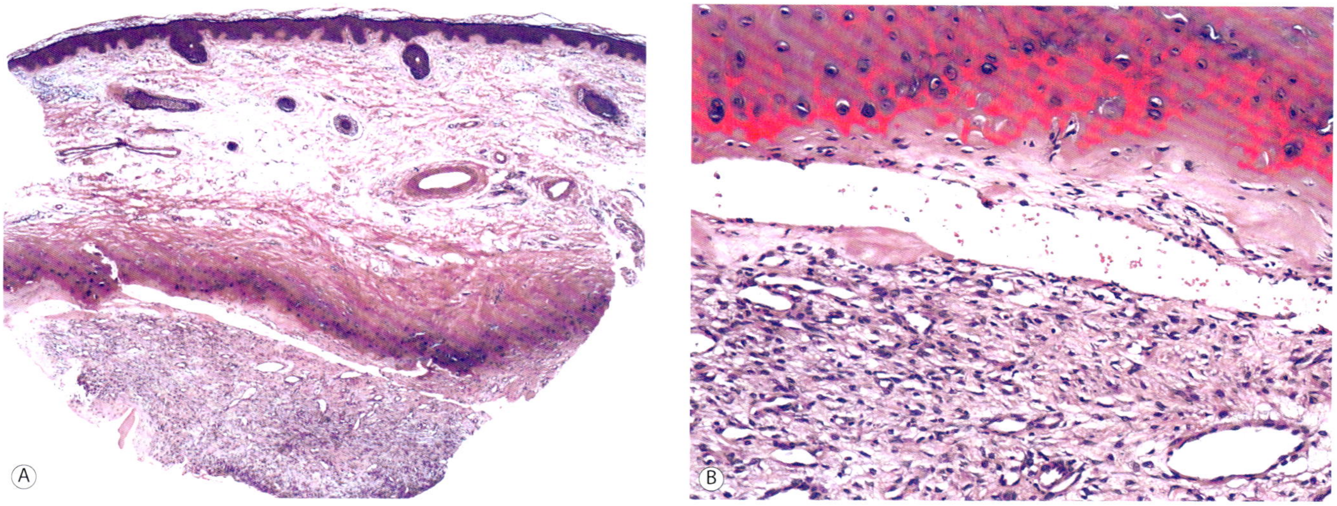


图 34.46　耳部假性囊肿：（**A**）软骨内见囊腔结构；（**B**）囊腔被肉芽组织所占据

（姜祎群　杨海平译　孙建方校　高天文审）

# 第35章 结缔组织肿瘤

## 简介

原发于皮肤的结缔组织肿瘤相对比较常见，只是由于这类肿瘤大多数是良性，而且缺乏典型的临床特征，所以有时会被临床医师忽略。但从组织学来看，它们是一类复杂的肿瘤，彼此各不相同，而且经常难以区分良恶性。鉴于皮肤和皮下组织肉瘤以及各种交界恶性的结缔组织肿瘤非常常见，皮肤科医师和皮肤病理医师都应该了解这类肿瘤的临床特点和病理表现。

许多良性软组织肿瘤生长缓慢，没有自觉症状，除非出于美容原因，它们常常不被治疗，所以无法准确估计它们的发生率（有可能发生率很高，其中脂肪瘤和纤维组织细胞瘤最常见）。肉瘤相对少见，发生率不足恶性肿瘤总数的 1%。

本章重点介绍常见于皮肤的软组织肿瘤，为求完整，其他不以皮肤表现为主的此类肿瘤也包括在了本章内容之中，因为在皮肤科临床工作中，仍偶有可能遇到这些疾病。

为了正确诊断该类肿瘤，必须遵守一个前提条件，即外科取材和病理制片时必须包括足够的肿瘤组织。由于间质的多向分化特性，常常会看到非特异性组织表现，只有全面完整地观察肿瘤的组织形态，才有可能得出正确诊断。所以钻孔和削切取材几乎必然会导致错误的诊断。

许多皮肤间叶组织肿瘤具有特征性的细胞遗传学改变，往往有助于明确诊断。一般而言，恶性软组织肿瘤的细胞遗传异常，是复杂核型的染色体异常（如血管肉瘤和平滑肌肉瘤），或者是简单的染色体易位，而特定基因的突变和缺失则比较少见。本章对软组织肿瘤的分子诊断方法未做深入讨论，相关内容请参见第 2 章。本章介绍的分子特征，大多数都可用于协助诊断，不过，只有少数机构才开展此类检测工作。

# 脂肪细胞肿瘤

## 良性脂肪细胞肿瘤

### 脂肪瘤

#### 临床表现

脂肪瘤（lipoma）是最常见的结缔组织肿瘤[1-3]，肥胖者好发，通常在中年以后出现，似乎女性常见，但也有可能是女性患者因美容原因就诊较多之故。小儿罕见，如儿童发生脂肪瘤应注意 Bannayan-Riley-Ruvalcaba 综合征的可能性[4]。先天性脂肪瘤非常少见[5]。多发性脂肪瘤可能会有家族史[6]。有报道一例蕈样肉芽肿患者，接受全身电子束照射治疗后，发生多发性脂肪瘤[7]。多发性脂肪瘤的发生也可能与服用罗格列酮、霍奇金淋巴瘤系统化疗、Cowden 病等有关[8-10]。

本病好发于躯干、腹部或颈部，其次是四肢近端，面部（尤其前额）、头皮和手足罕见。手掌脂肪瘤、甲周和甲下脂肪瘤较为特殊，手掌脂肪瘤的临床表现类似压力性足部丘疹[11-13]。尽管外伤被认为与脂肪瘤的发生相关，但至今仍不清楚，这些脂肪瘤是否属于假性脂肪瘤[14-15]。假性脂肪瘤有时包括了血管内的病变[16]。典型的脂肪瘤起源于皮下，生长缓慢，无痛，可移动，有时多发。瘤体大小不一，可以很大。皮肤型临床常容易和纤维上皮息肉混淆。本病通常有明显的界限，但少见的深在型常常边界不清，呈侵袭生长的模式，可能起源于肌肉或者相连的腱膜和神经。

皮下型脂肪瘤是良性肿瘤，局部切除可完全治愈，复发少见，进展为脂肪肉瘤者罕有。

#### 发病机制和组织学特征

多达 75% 的脂肪瘤都有克隆性的染色体核型异常[17-20]，最常见的重排发生在染色体 12q 13-15 区和 *HMGA2* 基因编码区，其中 *HMGA2* 基因重排最常发生在染色体 3q 27-28 区，常常与细胞的有丝分裂相关，少部分脂肪瘤发生其他基因位点的重排[17-22]。

脂肪瘤常有包膜，呈分叶状，主要由单一的空泡状成熟脂肪细胞组成，胞核和胞质因挤压偏向一侧（图 35.1）。瘤体由纤细的纤维间隔分隔成分叶状，间隔内有薄壁血管。纤维化、局部脂肪坏死或者黏液样变等退行性改变并不少见，尤其在生长时间长或者经常受到外力损伤的患者中常见（图 35.2 ～ 35.7）。有时能见到明显的黏液样变和血管形成[23]。也能见到向其他间质成分的完全分化，如骨化区或软骨化区。

虽然脂肪瘤没有多形核、核深染和有丝分裂象，但在任何良性脂肪细胞肿瘤甚至正常脂肪组织内，偶尔可见到空泡化的细胞核（lochkern）（图

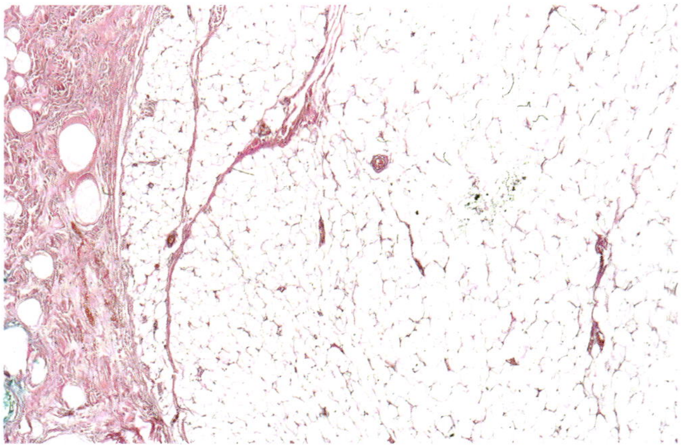

图 35.1 脂肪瘤：低倍镜下由成熟脂肪细胞组成的、境界清楚有包膜的肿瘤

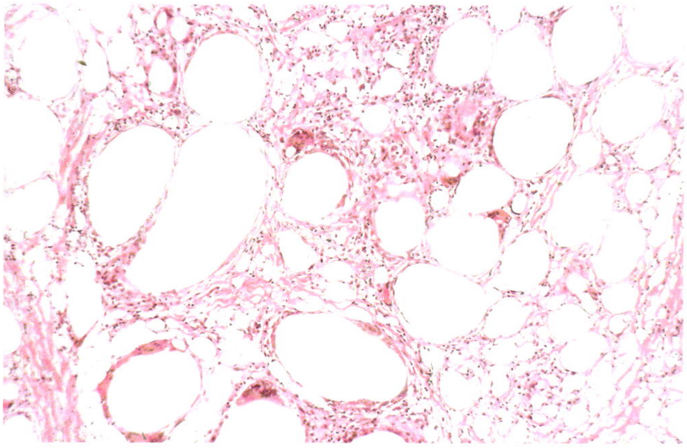

图 35.2　脂肪瘤：外伤后脂肪坏死

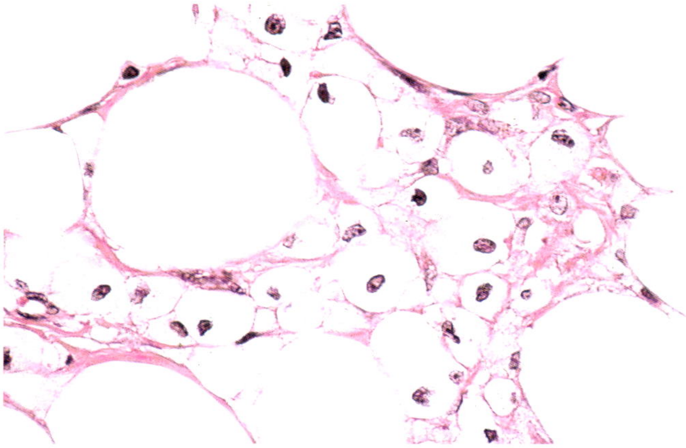

图 35.3　脂肪瘤：注意含有脂质的黄瘤细胞

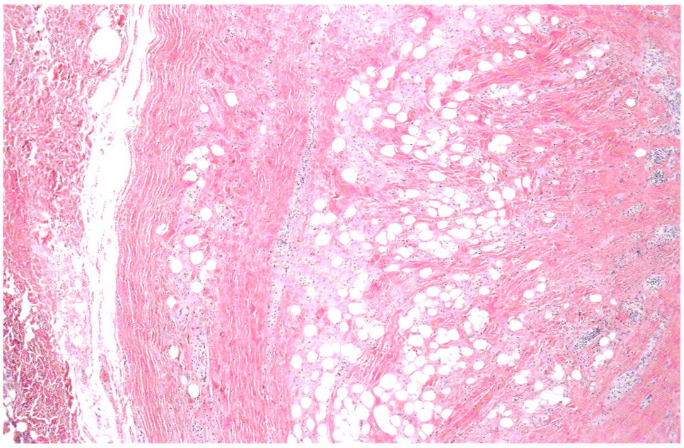

图 35.4　纤维脂肪瘤：这一术语有时用于伴有明显纤维成分的脂肪瘤

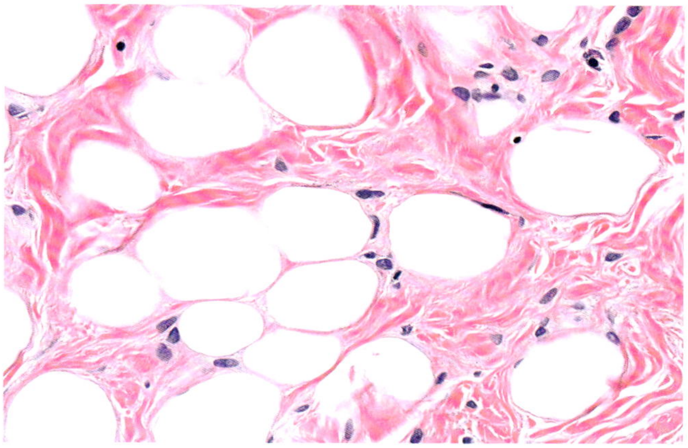

图 35.5　纤维脂肪瘤：图 35.4 的高倍镜观

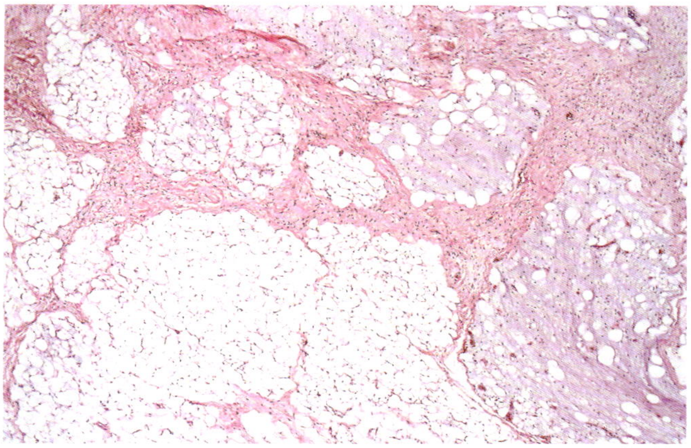

图 35.6　黏液纤维脂肪瘤：是脂肪瘤的亚型，特征是纤维化伴局灶性黏液沉积并缺乏临床特点

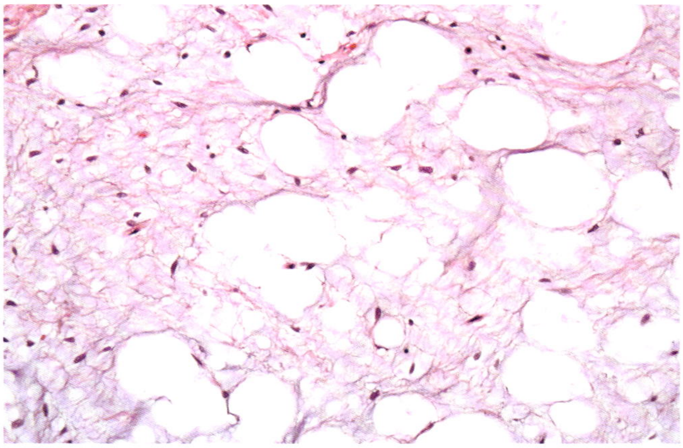

图 35.7　黏液纤维脂肪瘤：注意丰富黏液间质和梭形细胞伴有脂肪细胞

35.8)，必须注意和脂肪母细胞区别。后者是诊断脂肪肉瘤的重要特点，以胞质内多个脂肪空泡、周边扇贝状排列的深染的胞核和奇形怪状的胞核为特征。在某些瘤体的脂肪小叶之间可见到胶原化的纤维间隔，提示纤维脂肪瘤。硬化脂肪瘤（或称纤维瘤样脂肪瘤）属于脂肪瘤的变型，好发于肢端（指、腕、趾），组织学特征为明显胶原化或黏液胶原化的基质，星形或梭形细胞，和散在的脂肪细胞[24]。纤维组织细胞性脂肪瘤是脂肪瘤的另一个变型，详见后节[25]。脂肪瘤内偶尔会含有骨质[26]。脂肪瘤内出现汗腺成分时，并不是脂肪腺瘤，而是正常的汗腺被瘤体包裹形成[27-29]。含有平滑肌的脂肪瘤少见，称为肌脂肪瘤，常深在固着[30]。局灶性脂肪坏死伴泡沫状组织细胞比较常见。某些肿瘤会出现膜状脂肪坏死[31]。

真皮型脂肪瘤的边界没有皮下型清晰，由胶原束之间散在的成熟脂肪细胞团组成（图 35.9、35.10）。

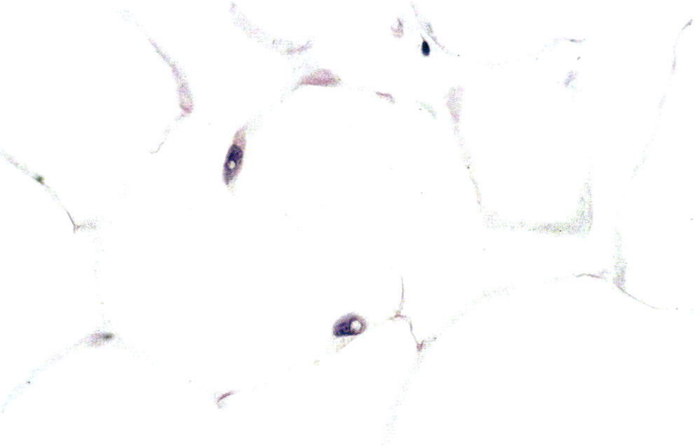

图 35.8 脂肪瘤：核内脂质包涵体不要误认为脂肪母细胞

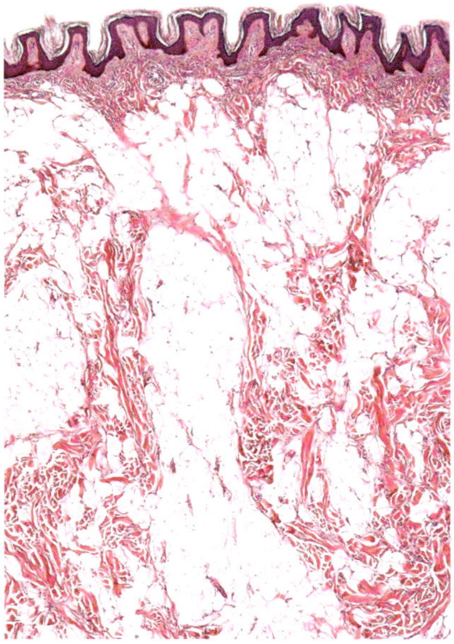

图 35.9 真皮型脂肪瘤：肿瘤边界较不清楚，脂肪细胞分布于胶原纤维之间

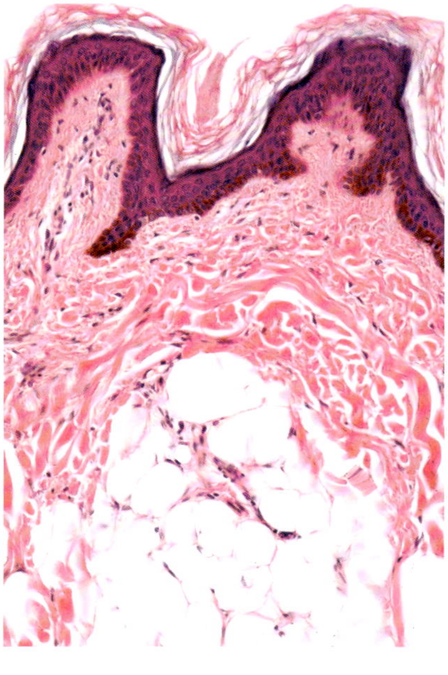

图 35.10 真皮型脂肪瘤：瘤体与表皮之间可见境界带

## 鉴别诊断

脂肪瘤通常容易诊断。不典型脂肪瘤会出现形状和大小各不相同的脂肪细胞，有深染的胞核。真皮型脂肪瘤容易和皮肤假性脂肪瘤病混淆。后者是一种人工现象，表现为类似于脂肪细胞的圆形空白区，但没有细胞核，而且大小不一[32]。

# 血管脂肪瘤

## 临床表现

血管脂肪瘤（angiolipoma）为一种良性肿瘤，最常见于青壮年上肢，尤其是前臂的皮下部位，躯干部不常见[1-3]。口腔、关节腔、硬膜外、乳房和支气管偶有发生[4-8]。家族史罕见。

典型皮损有自觉痛或触痛，直径小于 2 cm，表面皮肤呈红色或浅蓝色，皮损常多发，治疗困难。多发的血管脂肪瘤曾被证实与糖尿病相关，也可能是获得性免疫缺陷综合征（AIDS）抗反转录病毒治疗的并发症[9-12]。一例血管内淋巴瘤病患者出现血管脂肪瘤[13]。有报道血管脂肪瘤内发生转移性黑素瘤[14]。

## 发病机制和组织学特征

细胞遗传学研究显示血管脂肪瘤的细胞核型完全正常，而其他良性脂肪性肿瘤（包括普通的脂肪瘤）都有特征性的细胞遗传学异常[15]，提示血管脂肪瘤的发生机制可能与其他脂肪瘤完全不同。

血管脂肪瘤由成熟的脂肪细胞组成，通常都有包膜，瘤体内不规则的网状小血管可多可少，但内皮细胞无异型（图 35.11）。管腔内微血栓是本病的常见特点（图 35.12）。血管通常出现在肿瘤的周边部位，但可以组成肿瘤的主要成分，称为细胞性血管脂肪瘤（图 35.13、35.14）[16-17]。

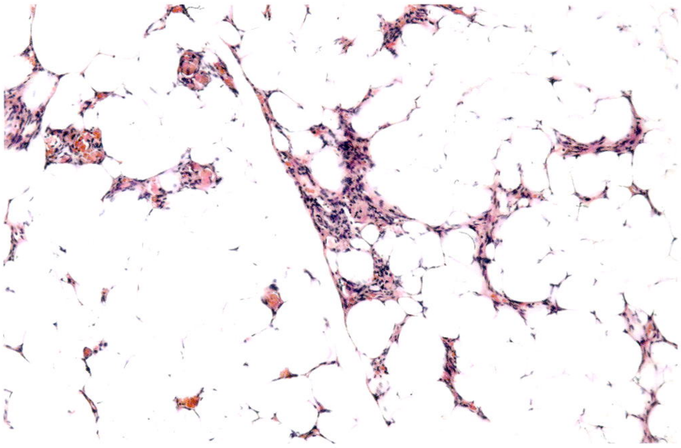

图 35.11 血管脂肪瘤：脂肪细胞之间，可见成簇的小血管

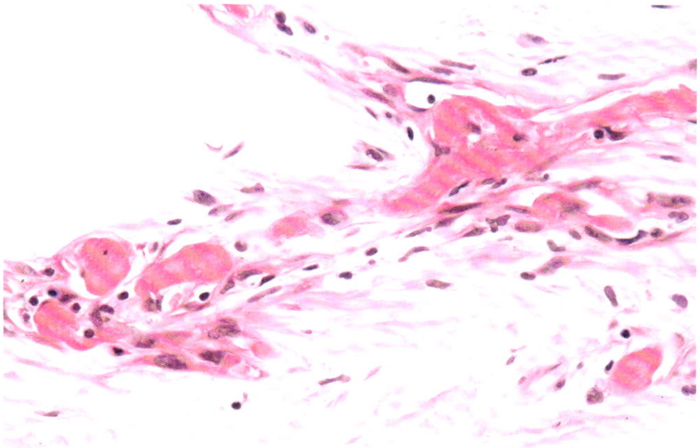

图 35.12 血管脂肪瘤：血管内血栓是本病特点，常出现在瘤体周边部位

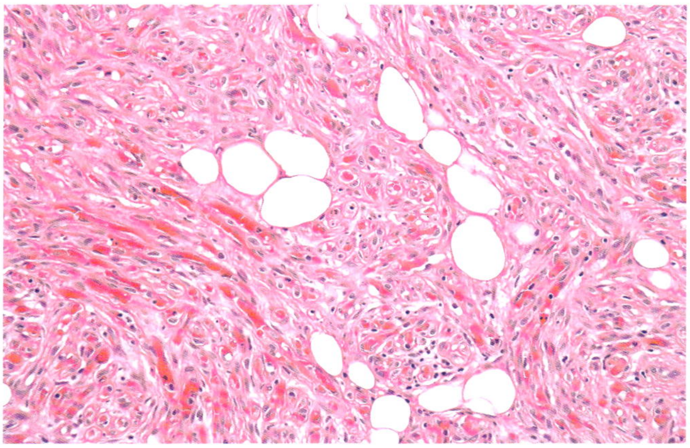

图 35.13 细胞性血管脂肪瘤：肿瘤主要由淡染的梭形细胞（可能是周皮细胞）组成。见到脂肪细胞和毛细血管血栓可证实诊断

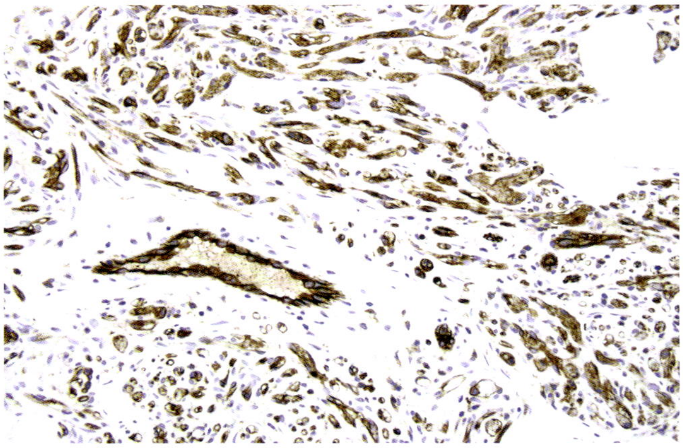

图 35.14 细胞性血管脂肪瘤：CD31 可以清楚地标示出血管的轮廓

## 鉴别诊断

细胞性血管脂肪瘤常需和某些血管性肿瘤鉴别，特别是不成熟的毛细血管瘤和 Kaposi 样血管内皮细胞瘤[16]。成熟的脂肪细胞和毛细血管内出现微血栓可与不成熟的毛细血管瘤鉴别。Kaposi 样血管内皮细胞瘤在肿瘤边缘也可出现毛细血管内微血栓，但不会有成熟的脂肪细胞。

# 梭形细胞脂肪瘤

## 临床表现

梭形细胞脂肪瘤（spindle cell lipoma）是一种相对少见的脂肪瘤变型，组织学上容易被误诊[1-3]。好发于男性，主要发生于颈后、肩和上背部，60 ～ 70 岁发病是本病特点。多发皮损罕见，部分有家族史[4-5]。偶有发生于其他部位，如足部、口腔（包括舌部）、喉、眼眶、肛周软组织、动脉瓣、纵隔和乳房[6-16]。发生于乳房的梭形细胞脂肪瘤可能就是乳腺型肌纤维母细胞瘤，二者密切相关[17]。

皮损常孤立存在，边界清楚，位于皮下，少数（不到 13%）位于真皮内，直径小于 5 cm，生长缓慢[18-20]。真皮内的梭形细胞脂肪瘤常发生于面部，女性多见。发生于肌肉内的梭形细胞脂肪瘤罕见[21-24]。有报道 1 例化疗后的纤维肉瘤幼儿，在原纤维肉瘤部位发生梭形细胞脂肪瘤[25]。本病为良性肿瘤，无恶变，无复发。

## 发病机制和组织学特征

梭形细胞脂肪瘤有多种染色体异常，13 号和 16 号染色体的部分缺失或者单倍体异常最为常见，与多形性脂肪瘤的染色体异常相同，强烈提示二者可能是同一种疾病的不同形态表现[26-29]。类似的 13q 缺失也出现在乳腺型肌纤维母细胞瘤和细胞性血管脂肪瘤，提示这些肿瘤之间可能有密切联系[18，30-31]。

肿瘤位于皮下时常常界限清楚，而位于真皮时，则往往边界不够清晰[20]。瘤体除了空泡化的成熟脂肪细胞外，可见到不规则排列的纤细的梭形细胞，胞质弱嗜酸性，胞核一致，有丝分裂象少见（图 35.15）。可见到透明的胶原束和巨细胞，但脂肪母细

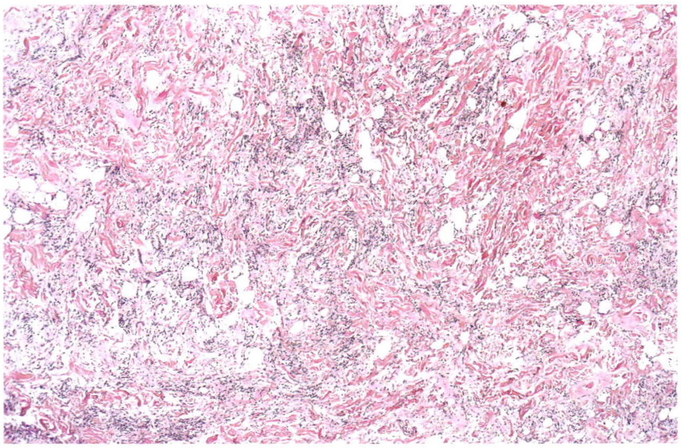

图 35.15 梭形细胞脂肪瘤：肿瘤由成熟的脂肪细胞和纤细的梭形细胞组成，常可见到宽大的透明变性的胶原束

胞罕见。常出现大量肥大细胞（图 35.16）。脂肪细胞和梭形细胞的比例各不相同，有些病例仅有少量脂肪细胞，甚至完全没有脂肪细胞（图 35.17）[32]。血管多少不一，有时可见血管周皮细胞瘤样区域。广泛的黏液变性导致退行性变，形成假性血管腔，腔内可见微血管结构突入空白区（图 35.18）[33]。但在部分病例中，“假性血管腔”是由真正的内皮细胞形成，应称作血管瘤样梭形细胞脂肪瘤[34]。

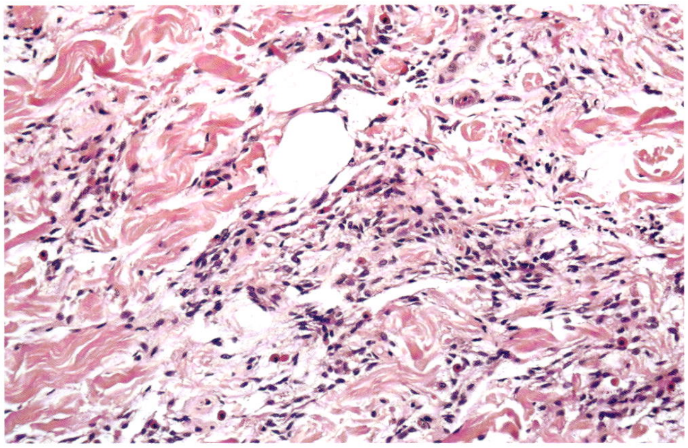

图 35.16 梭形细胞脂肪瘤：高倍镜，显示肿瘤内明显的肥大细胞

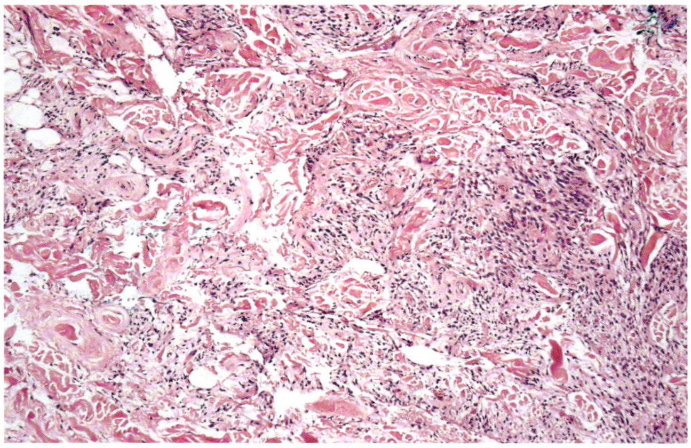

图 35.17 梭形细胞脂肪瘤：某些切片中以梭形细胞为主，容易被误诊为其他结缔组织肿瘤

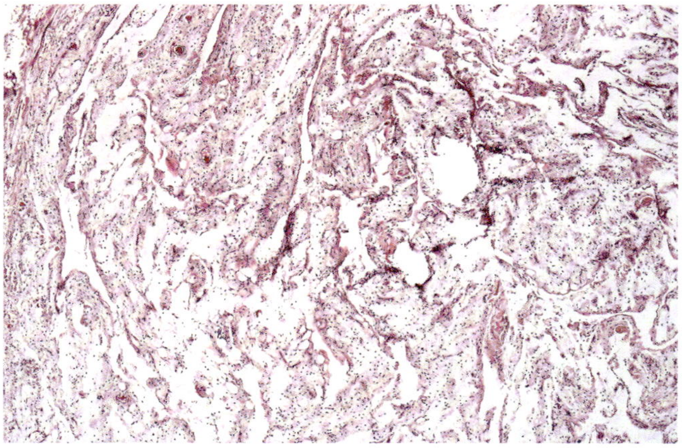

图 35.18 梭形细胞脂肪瘤：此型少见。大量黏液样变性，导致假性血管腔形成（称为淋巴血管瘤样型）

梭形细胞 CD34 阳性，S100 阴性，只有成熟的脂肪细胞 S100 呈阳性。

超微结构显示，成熟脂肪细胞和梭形细胞均为未分化的间叶细胞[33]。

## 鉴别诊断

本病的临床病史有重要的鉴别诊断意义。组织学上没有不典型脂肪细胞或无脂肪细胞大小不一，可与脂肪肉瘤鉴别。组织学与本病相似，但发生于深部组织的类似肿瘤，应诊断为不典型脂肪瘤，提示有较大的复发倾向。

# 软组织乳腺型肌纤维母细胞脂肪瘤

## 临床表现

软组织乳腺型肌纤维母细胞脂肪瘤（mammary-type myofibroblastoma of soft tissue）少见，临床与发生于乳腺部位的肌纤维母细胞瘤相同[1]。多见于成年男性，表现为缓慢生长的皮下肿物，大小不一，大多小于 2 cm，无自觉症状，好发于腹股沟部，偶可发生于躯干、阴道壁、外阴、睾丸、肛周、下肢部位[1-5]。肿瘤有沿胚乳线发生的倾向。手术切除即可，局部不易复发。

## 发病机制和组织学特征

本病与细胞性血管纤维瘤、梭形细胞脂肪瘤属于同一个形态学谱系，提示组织学的不同变型可能和肿瘤发生的解剖部位有关[6]。

肿瘤界限清楚，由淡染的梭形细胞和成熟的脂肪组织混合形成，脂肪组织可多可少[1]。梭形细胞成簇分布，形态类似肌纤维母细胞，细胞核尖细，胞质双染，细胞膜不清晰。细胞异型和分裂象少见。有时可见到散在的多核细胞，但上皮样细胞少见。血管成分不明显，大都是小血管。间质黏液样，肥大细胞常见，肿瘤细胞常常混杂着透明的胶原束。

免疫组化染色 CD34 和 Desmin 阳性，Actin 和钙调蛋白常见灶状阳性[1]。

细胞遗传分析显示，肿瘤细胞的染色体 13q 和 16q 有部分单倍体异型，与梭形细胞脂肪瘤的细胞遗传学异常类似，显示二者之间有内在联系[7]。

# 多形性脂肪瘤

## 临床表现

多形性脂肪瘤（pleomorphic lipoma）是梭形细胞脂肪瘤的一个变型，二者在临床和细胞遗传学上均难以区分；本病为良性肿瘤[1-5]。

## 发病机制和组织学特征

本病的细胞遗传学异常与梭形细胞脂肪瘤相同，证明二者属于同一病谱（见上）[4-5]。除具有梭形细胞脂肪瘤的组织学特点以外，多形性脂肪瘤可见大量深染不规则的多核巨细胞，胞核常呈花瓣状同心圆样排列（Floret 巨细胞）（图 35.19 ～ 35.21）。Floret 细胞是细胞退行性改变的结果，在眼眶脂肪脱垂中也可见到[6]。核分裂象不明显，有时可见到脂肪母细胞，胞质内有多个脂肪空泡（图 35.22）。肿瘤组织中脂肪细胞较少甚至缺如时，常常不易诊断[7]。

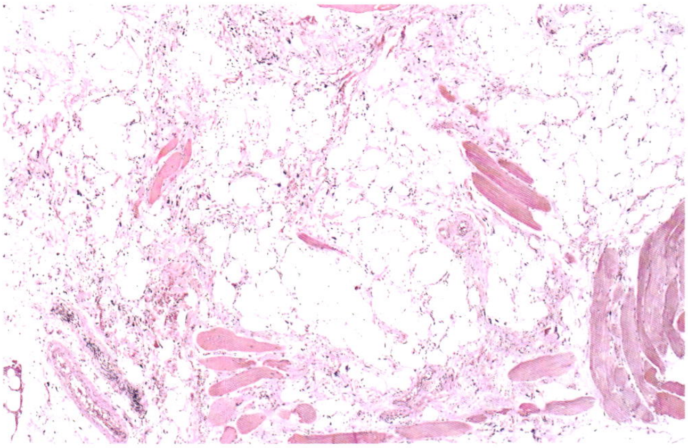

图 35.19 多形性脂肪瘤：切片显示成熟的脂肪细胞、梭形细胞和增厚的胶原束

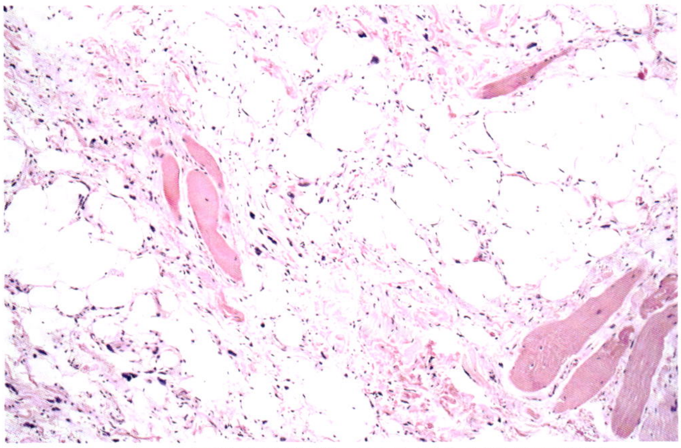

图 35.20 多形性脂肪瘤：可见多个深染的巨细胞

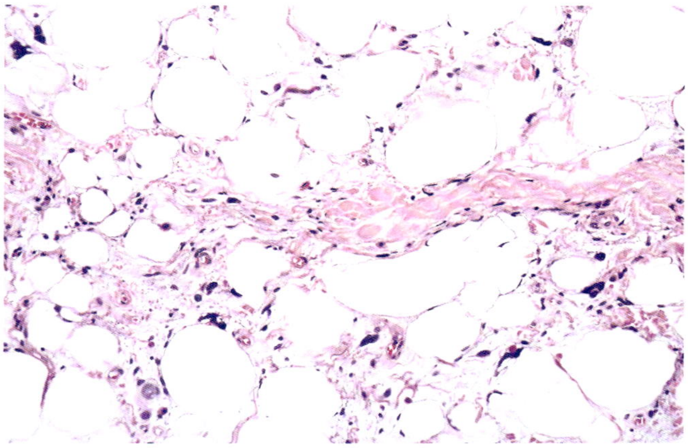

图 35.21 多形性脂肪瘤：切片中明显可看到花瓣状的巨细胞

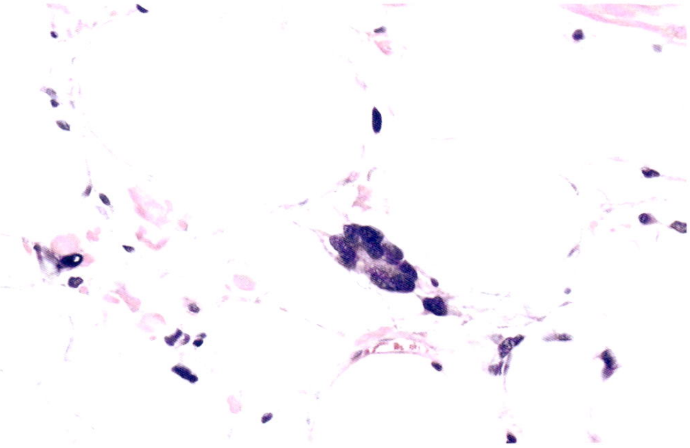

图 35.22 多形性脂肪瘤：高倍镜显示花瓣状的巨细胞

# 软骨样脂肪瘤

## 临床表现

软骨样脂肪瘤（chondroid lipoma）多见于女性，好发于四肢近端和肢带肌部位[1]。儿童罕见[2]。肿瘤通常很小，主要发生于深部软组织，少数位于皮下，偶可见于口腔、鼻咽部和骨盆[3-5]。本病临床无特异性表现，病程良性，切除后不复发。

## 发病机制和组织学特征

这种肿瘤的特征是 t（11;16）（q13;p13）的转位导致 *Cllorf95* 和 *MLK2* 的融合[6-7]。

肿瘤界限清楚，呈分叶状，常有包膜。主要成分包括成熟的脂肪细胞、含有一个或多个脂肪空泡的脂肪母细胞和颗粒状嗜酸性胞质的冬眠瘤样细胞，黏液样软骨样间质呈透明样外观（图 35.23、35.24）。常见纤维化和出血。间质由硫酸软骨素组成[8]。某些瘤细胞胞质内含有糖原。骨化现象少见[9]。

免疫组织化学染色，成熟的脂肪细胞 S-100 强阳

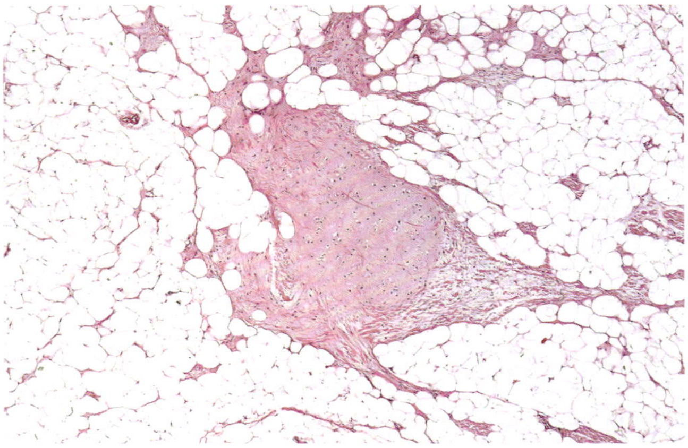

图 35.23 软骨样脂肪瘤：在典型的脂肪瘤中间，出现数个软骨样结构区，呈明显的透明样变性改变

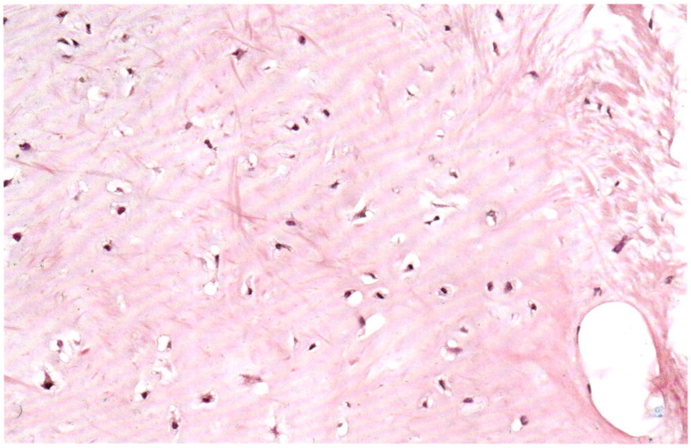

图 35.24 软骨样脂肪瘤：高倍镜显示软骨样结构区

性，而成脂细胞仅弱阳性[8]。细胞角蛋白染色仅少数细胞局灶阳性[8]。

电镜证实瘤细胞为脂肪母细胞和成熟脂细胞，没有向软骨分化的证据[10]。

## 鉴别诊断

黏液样脂肪肉瘤通常没有软骨样间质，而具有特征性的血管模式。

黏液样软骨肉瘤中，虽然偶尔会见到少数局灶分布的细胞，形态类似脂肪母细胞，但不会出现成熟的脂肪细胞，可与本病鉴别。

# 脂肪瘤病

## 临床表现

脂肪瘤病（lipomatosis）罕见，有多种临床形式，其中有二型发生于皮下组织浅层[1-4]。

- 多发性对称性脂肪瘤病（Launois-Bensaude）最常见，呈弥漫性或局限性[1-3, 5]。弥漫型通常对称分布，累及躯干和肢体近端，偶见于腹腔[4]。最常见于幼儿（尤其男性）。部分患者为常染色体显性遗传，部分患者与破损性红肌纤维病的肌阵挛型癫痫（MERRF）或糖尿病相关[6-9]。局限型常发于中年男性的颈部，又称 Madelung 病，患者偶可伴有吸气性呼吸困难或睡眠呼吸暂停[10-11]。腋窝和腹股沟也可被累及。本病与嗜酒或肝病显著有关[12]。曾报道局限型对称性脂肪瘤病的另一个亚型，肿瘤局限于手或足部[13-14]。
- 非对称性脂肪瘤病可发生于任何部位，常常与其他疾病无关[15]。报道各有一例患者与家族性高脂蛋白血症和结节性硬化症相关[16-17]。

发生于头皮的局限型脂肪瘤病曾被报道为脑皮肤脂肪瘤病，和秃发、眼和头颅异常有关[18-19]。

先天性面部浸润性脂肪瘤病是指一种与骨和软组织肥大、巨齿症、乳牙早萌相关的疾病[20-21]。

只有根治性外科手术可以预防本病的局部复发，但必须权衡治疗可能导致的功能损伤。

## 组织学特征

本病表现为成熟脂肪组织的过度生长，肿瘤没有包膜。

# 痛性肥胖症

## 临床表现

痛性肥胖症（adiposis dolorosa）又称 Dercum 病，少见，表现为边界清楚的斑块状脂肪增多区，疼痛[1-3]。可累及躯体多个部位，臀部、下肢和腹部多见，尤其好发于近关节部位。局限型发生在乳房部位，临床罕见[4-5]。女性，特别是绝经期妇女常见，患者常有肥胖和心理疾病[1-3]。偶有病例呈常染色体显性遗传[6-7]，报道有一例患者与使用糖皮质激素有关，一例患者伴有高胆固醇血症和严重动脉粥样硬化[8-9]。本病主要表现为触痛，但也会有自发痛，或者在肢体移动时感到疼痛。

## 组织学特征

组织学上见到成熟的脂肪组织，伴有灶状脂肪坏死，少数情况下可见到肉芽肿性炎症。

# 浅表脂肪瘤样痣

## 临床表现

浅表脂肪瘤样痣（nevus lipomatosus superficialis）又称 Hoffman & Zurhelle 病，是一种少见的结缔组织痣，主要表现为真皮内脂肪组织的沉积[1-4]。经典的浅表脂肪瘤样痣表现为多发性丘疹样、息肉状或斑块样损害，直径可达 2 cm，非对称性发生于臀部、大腿上部或下背部。泛发性或弥漫性浅表脂肪瘤样痣表现为显著的皮肤皱褶，被称作 Michelin 轮胎样外观[5-7]。皮损常于幼年或青春期出现。少数情况下本病会并发脂肿性头皮、毛囊皮脂腺囊性错构瘤、皮样囊肿和 Fordyce 血管角皮瘤[8-11]。孤立性皮损常见于成人，好发于类似部位或其他部位，很可能是纤维上皮性息肉或皮赘的变异型（图 35.25、35.26），称之为有蒂的纤维脂肪瘤[12]。所有类型的浅表脂肪瘤样痣男女发病率相等。丘疹或斑块性皮损常常基底宽，表面皮肤呈肤色或黄色，可出现表浅的粉刺形成。

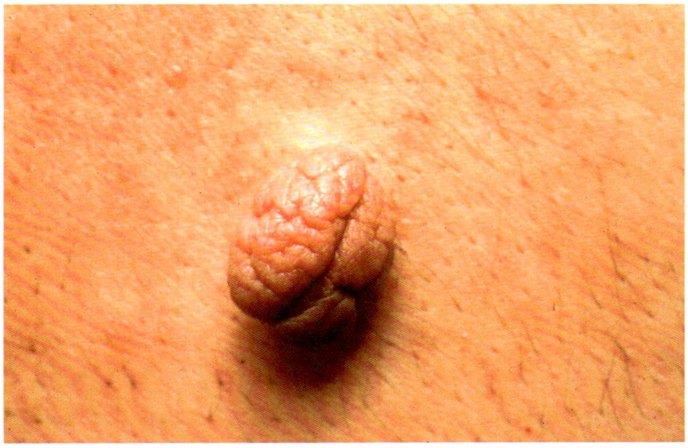

图 35.25 浅表脂肪瘤样痣：孤立性皮损常呈息肉状，质地柔软（By courtesy of the Institute of Dermatology，London，UK.）

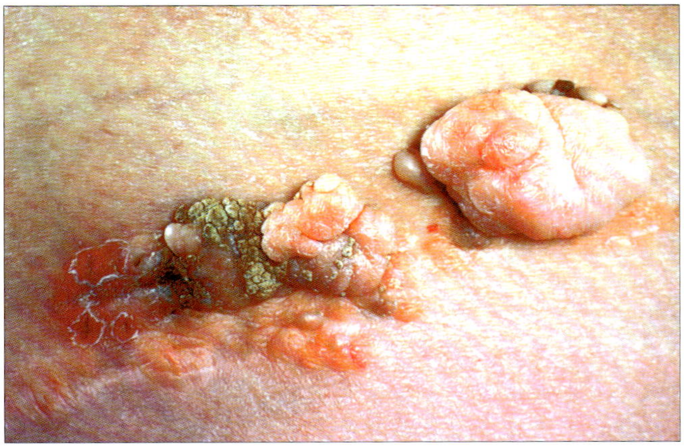

图 35.26 浅表脂肪瘤样痣：多发的丘疹和结节，可见外伤导致的继发改变（By courtesy of the Institute of Dermatology，London，UK.）

## 组织学特征

本病发病机制不清楚，曾有一例患者出现 2p24 位点缺失[13]。

虽然可见到真皮内所有结缔组织成分发生改变，但特征性的改变是脂肪的异常沉积，表现为真皮浅层数量不等的分叶状脂肪组织沉积（图 35.27）[3, 14]，常呈分叶状分布于小血管周围，小血管数量增多。镜下可见到纤维组织疏松区、弹力纤维和皮肤附属器减少，也是本病的特点之一。

如上文所述，有学者认为孤立性浅表脂肪瘤样痣是一种有蒂的、含有脂肪的皮赘或纤维脂肪瘤，但本病中脂肪组织分布于真皮浅层，似乎并不支持这一观点。不过这种词义上的区分并没有实际意义。本病在组织学上与灶性真皮发育不良的皮肤结节无法区别。

# 压力性跖部丘疹

## 临床表现

压力性跖部丘疹（piezogenic pedal papules）特征性地表现为足跟部多发性肤色丘疹（图 35.28）[1-3]，好发在足跟内侧，常无自觉症状，但站立可诱发疼痛。患者站立时，因压力增加，皮损可变得尤其明显。本病常见于患有 Ehlers-Danlos 综合征的患者[4]。有报道运动员（包括马拉松运动员）罹患本病，与 Prader-

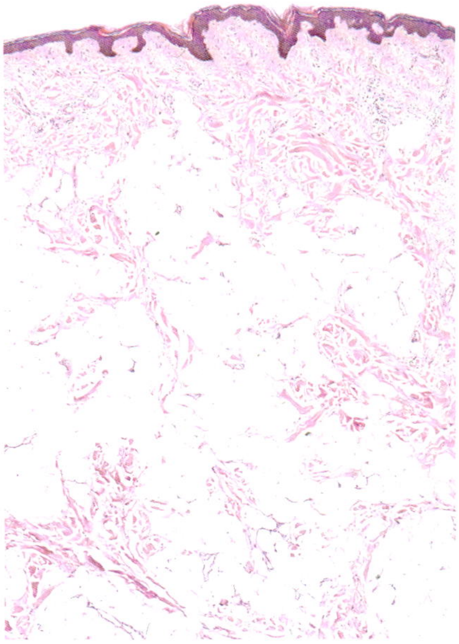

图 35.27 浅表脂肪瘤样痣：切片取自一男性青少年下背部，可见真皮内成熟脂肪细胞的弥漫性浸润

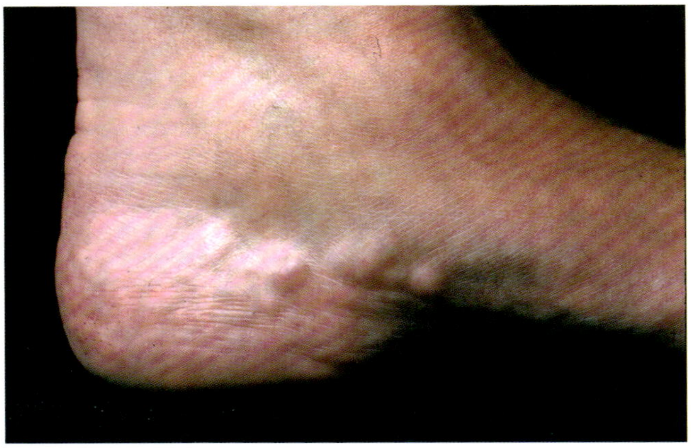

图 35.28 足跟部和足内侧缘多发性肤色丘疹（From the collection of the late N.P. Smith，MD，The Institute of Dermatology，London，UK.）

Willi 综合征相关[5-7]。偶有家族性患病的报道[8]。

### 发病机制和组织学特征

外伤可能是本病发生的原因之一[5-6]。镜下可见正常脂肪组织脱入真皮，类似真皮内脂肪瘤，结合临床表现可以做出诊断。

## 神经脂肪瘤病

### 临床表现

神经脂肪瘤病（lipomatosis of nerve）（神经纤维脂肪错构瘤，神经周围纤维脂肪瘤，神经周围脂肪瘤，神经内脂肪瘤）是一种非常少见的错构瘤，通常发生于幼儿或年轻成人（男女均可发病），手和腕部多见，常沿正中神经分布，其次是尺神经，也可沿臂丛神经、脑神经分布[1-5]。本病有时也会在出生时发病。高达 1/3 的患者中，受累神经支配的手指可出现巨指[1，6]。典型表现为缓慢生长的肿块，无症状或者出现神经损伤症状，如疼痛、感觉异常、感觉缺失或运动障碍[7-8]。本病虽属良性肿瘤，但治疗困难，因为手术切除常常导致永久性神经功能障碍。

### 组织学特征

在较粗大的神经干的外膜内，出现成熟脂肪和纤维组织增生，伴有明显呈同心圆状的神经周围纤维化（图 35.29）。偶会见到骨质形成[6]。

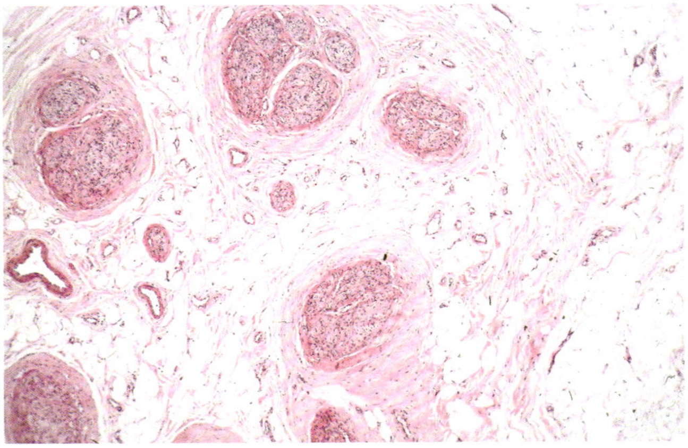

图 35.29 神经纤维脂肪错构瘤：神经束膜内见显著的脂肪沉积

## 脂肪母细胞瘤

### 临床表现

脂肪母细胞瘤（lipoblastoma）临床类似脂肪瘤，表现为局限的皮下型肿物，发生于婴幼儿[1-6]。本病的弥漫型，又称为脂肪母细胞瘤病，呈浸润性生长，累及深部组织，包括肌肉。

本病最常于 9 岁前发病（少数在出生时发生，10% 在 10 ～ 16 岁之间发生），男性比女性多见。典型表现是缓慢生长的皮下肿块，1 ～ 15 cm 大小[1-7]。躯干、四肢多见，其次是头颈部[7-8]。偶有发生于腹膜后腔、纵隔和内脏器官（包括肾）[9-14]。有报道也可发生于阴囊和附睾[15-17]。浸润性生长的患者，在手术完全切除后，约 19% 的患者会出现局部复发[3]。本病也可出现家族性发病[7]。约 17% 的患者会出现中枢神经系统异常，包括巨颅、发育迟缓、孤独症、Sturge-Weber 综合征和抽搐等[7]。有报道一例脂肪母细胞瘤患者伴发球形细胞静脉畸形、表皮痣、斑秃和皮肤异色症[18]。

有少数脂肪组织来源的肿瘤，与脂肪母细胞瘤极为相似，发生于中青年患者的外阴部，被称为外阴脂肪母细胞瘤样瘤[19]。

约 46% 的患者会发生一次或多次复发[7]。

### 发病机制和组织学特征

脂肪母细胞瘤存在 8q11-q13 的重排，从而导致 *PLAG1* 原癌基因的过度表达[20-29]。少数病例有染色体数量异常[7，17，27-28]。

脂肪母细胞瘤中包括有成熟脂肪细胞、脂肪母细胞和前脂肪母细胞等多种成分，由疏松的纤维结缔组织间隔分隔成分叶状（图 35.30、35.31）。间质常常呈黏液样，伴有大量鸦爪样外观的小毛细血管（图 35.32），并可含有非常原始的星状或梭形肿瘤细胞，有时可见到冬眠瘤样肿瘤细胞[30]。有丝分裂象少见，部分病例中可见到髓外造血区[2]。

肿瘤细胞 S-100 和 CD34 阳性[7]。脂肪细胞的分化程度与肿瘤复发的概率并无相关性[7]。

超微结构可见处于不同分化阶段的脂肪细胞[31]。

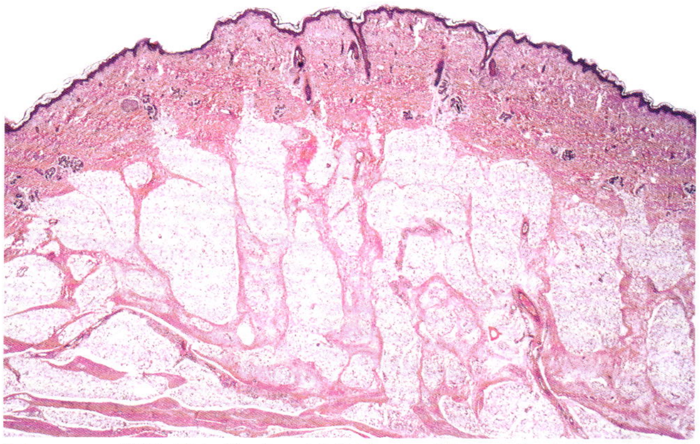

图 35.30 脂肪母细胞瘤：低倍镜下，肿瘤呈分叶状，由成熟脂肪细胞和大量多滤泡的脂肪母细胞瘤组成

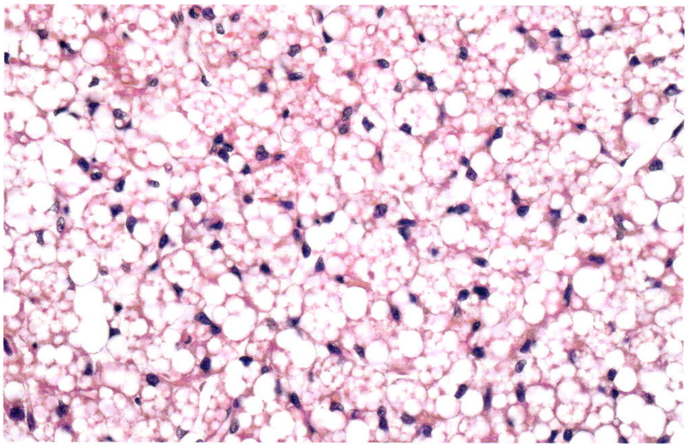

图 35.31 脂肪母细胞瘤：视野中显示脂肪细胞和多滤泡的脂肪母细胞混合存在

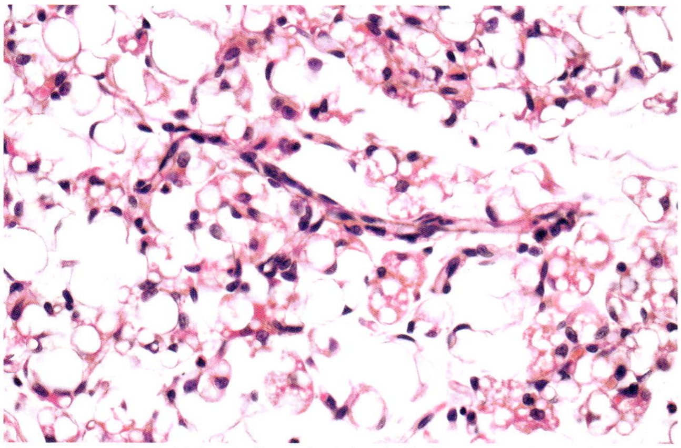

图 35.32 脂肪母细胞瘤：脂肪细胞大小不一。视野中央可见薄壁、分支的鸦爪样血管

## 鉴别诊断

本病需要与黏液样脂肪肉瘤鉴别。黏液样脂肪肉瘤在儿童中罕见。与黏液样脂肪肉瘤的组织学特征不同，脂肪母细胞瘤可见明显的分叶状排列，细胞核无深染。细胞遗传学改变有重要的鉴别诊断价值，黏液样脂肪肉瘤没有 8q11-q13 重排，但存在 t（12;16）（q13;p11）。细胞遗传学改变也有助于本病和寻常脂肪瘤、冬眠瘤的鉴别诊断[30]。

人胰岛素引起的脂肪萎缩可以出现脂肪母细胞瘤样改变[32]。

# 冬眠瘤

## 临床表现

冬眠瘤（hibernoma）是一种少见的良性肿瘤，类似正常的棕色脂肪，多见于年轻成人，女性略多。最常发生在肩胛间区和大腿，其次为腋窝或胸壁[1-5]。肿瘤生长缓慢，富含血管，瘤体可以很大，以镜下浅棕色和棕色的脂肪组织为特征。大部分肿瘤位于皮下，约 10% 位于肌肉组织之间[1]。肿瘤呈良性，无局部复发倾向。

## 发病机制和组织学特征

细胞遗传学研究显示冬眠瘤有 11q13 染色体重排[1,6-7]。

冬眠瘤组织学分为四型：经典型（占 82%）、脂肪瘤型（占 7%）、黏液型（占 9%）和梭形细胞型（占 2%）[1,3,8-9]。经典型冬眠瘤主要由 3 种细胞组成：（1）胞质内含有多个空泡的大的脂肪细胞，胞核居中；（2）有颗粒状嗜酸性胞质的大细胞；（3）不含空泡的成熟脂肪细胞（图 35.33）。肿瘤常有胞膜，分叶状，有纤细的纤维间隔，间隔内含有较多小毛细血管。某些肿瘤组织内可见灶状黏液性基质。极少数肿瘤的组织学表现类似梭形细胞脂肪瘤[1,9]。

肿瘤细胞对 S-100 染色不一，但梭形细胞型冬眠瘤中的梭形细胞 CD34 染色阳性[1]。

## 鉴别诊断

与颗粒细胞瘤的鉴别比较容易，后者肿瘤细胞胞质中不含空泡，没有成熟脂肪细胞。

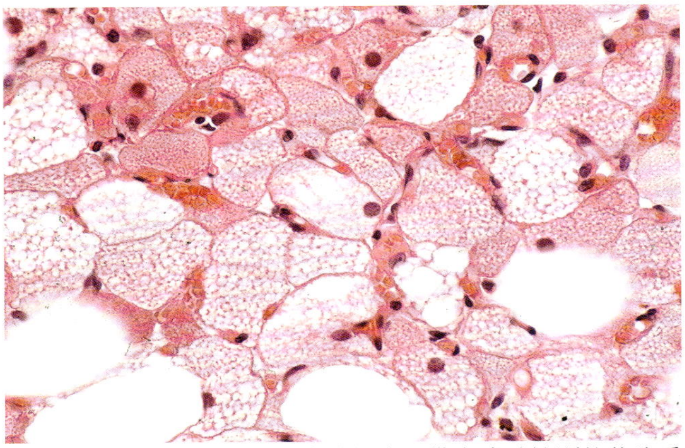

图 35.33 冬眠瘤：成熟的脂肪细胞和带有嗜酸性颗粒状胞质的大细胞混合存在，是本病的特点

# 纤维组织细胞性脂肪瘤

## 临床表现

纤维组织细胞性脂肪瘤（fibrohistiocytic lipoma）是脂肪瘤的新类型，现仅报道了 12 例患者[1]。典型的肿瘤位于躯干部皮下，好发于年轻男性。大多数皮损体积小，无症状。

## 组织学特征

肿瘤界限清楚，由分叶状成熟脂肪细胞组成，可见到胞质饱满的梭形细胞区域，梭形细胞呈束状或席纹状排列。

# 脂肪纤维瘤病

## 临床表现

脂肪纤维瘤病（lipofibromatosis）近年来始有报道，儿童发病，损害为 1 ～ 7cm 的皮下肿块，主要累及上下肢，尤以手部多见[1-3]，偶见于头、颈、后背[4-6]。72% 的患者可有局部复发或持久不退[1-3]。

## 发病机制和组织学特征

有报道一例脂肪纤维瘤病患者存在三易位（4;9;6）异常[7]。

组织学表现为大量成熟脂肪组织，伴有局灶性梭形成纤维细胞成分。梭形成纤维细胞主要位于脂肪间隔或临近的骨骼肌内[1-3]。细胞异型和有丝分裂象罕见，有时在成熟的脂肪组织和成纤维细胞束的结合部，可见到胞质单一空泡的细胞。有报道一例肿瘤细胞含有色素，Melan-A 和 S-100 染色阳性，β-catenin 阴性[8]。

# 伴有含铁血黄素的纤维组织细胞性脂肪瘤样皮损

## 临床表现

伴有含铁血黄素的纤维组织细胞性脂肪瘤样皮损（hemosiderotic fibrohistiocytic lipomatous lesion，HFHL）几乎仅见于足部，尤其是踝部，女性好发[1-3]。成年人多见，小儿少发。肿块生长缓慢，没有自觉症状。肿瘤局部切除即可，少数病例会有复发。有学者提议本病更名为伴含铁血黄素的纤维脂肪瘤样瘤[2]。

## 发病机制和组织学特征

本病可能是由外伤引起。也可能是因血管淤积所致[4]。有学者认为本病是瘤体形成过程中的一个阶段，因为多形性透明血管扩张瘤（PHAT）早期的组织学特征与本病完全相同[5]，不过此观点仍有争议[7]。

组织学显示，肿瘤团块界限清楚，由大量成熟脂肪组织组成，局部有束状的梭形细胞。梭形细胞外形胖大，核呈囊泡状，核仁小，不明显。细胞有轻微异型性，有丝分裂象罕见。本病的显著特征之一，是见到明显的含铁血黄素沉积，特别在梭形细胞区域（图 35.34、35.35）。

免疫组织化学，梭形细胞对 vimentin、calponin 和 CD34 染色阳性，KP1 染色呈灶状阳性。

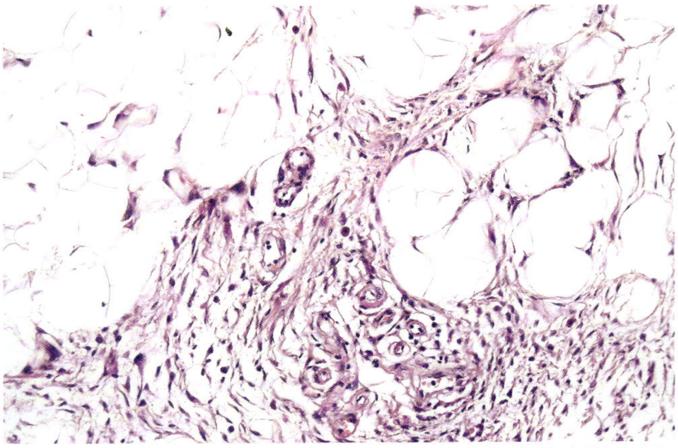

图 35.34 伴有含铁血黄素的纤维组织细胞性脂肪瘤样皮损：分叶状的成熟脂肪细胞内，有散在的梭形细胞和组织细胞区

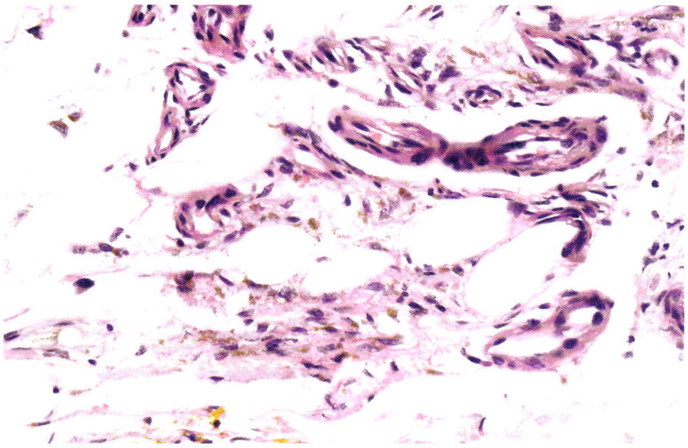

图 35.35 伴有含铁血黄素的纤维组织细胞性脂肪瘤样皮损：淡染的梭形细胞和明显的含铁血黄素沉积

# 恶性脂肪细胞肿瘤

## 脂肪肉瘤

### 临床表现

脂肪肉瘤（liposarcoma）是最常见的软组织肉瘤，但原发于皮下组织者并不多见，有少数可原发于真皮[1]。

脂肪肉瘤可分为三种亚型：

- 不典型脂肪瘤样瘤（不典型脂肪瘤，分化良好的脂肪肉瘤），本型包括了去分化的脂肪肉瘤变型[2-6]。
- 黏液样脂肪肉瘤：包括了圆形细胞型[2，4，7-8]。
- 多形型脂肪肉瘤[2，4，7-8]。

只有前两种组织学亚型表现为皮下肿瘤。

#### 不典型脂肪瘤样瘤

此瘤常深在，可发生在皮下组织、骨骼肌内、腹膜后腔、纵隔和精索内[2-6]。发生在内脏的肿瘤罕见。发生在皮下的肿瘤常见于腿部（特别是大腿）和躯干[2-6]。男性更多见，常发生于 60 ～ 70 岁之间，表现为缓慢生长的无痛性肿瘤，数厘米大小。发生于深部组织的肿瘤，特别是发生在腹膜后腔的肿瘤，常常在发现时瘤体已经很大。

不典型脂肪瘤样瘤的预后和发生部位密切相关，发生在外周部位的肿瘤要比腹膜后的肿瘤预后好。肿瘤越小，预后越好。发生于皮下的肿瘤常常由于切除不完全而局部复发，但此型肿瘤的生物学行为不呈侵袭性，一般不发生转移，除非肿瘤出现去分化。去分化是指肿瘤呈二相性，既包括不典型脂肪瘤样瘤成分，也出现肉瘤性未分化成分。去分化现象常常容易发生于深在部位的不典型脂肪瘤样瘤（尤其是长在腹膜后腔的肿瘤），皮下组织型比较少见[9-10]。

#### 黏液样脂肪肉瘤

本型肿瘤见于成人，发病无性别差异，40 ～ 60 岁之间是发病高峰期[8，11-12]。尽管青少年和儿童少见，但该年龄组发生的脂肪肉瘤仍以本型最为多见[13]。大多数肿瘤发生在深部软组织，皮下组织少见，最常见于下肢，尤其股部好发。所有肿瘤都容易局部复发，最多约有 1/3 会发生转移，转移与圆形细胞成分的多少相关（详见下文）[11-12]。出现圆形细胞、坏死和 p53 高表达提示预后不佳[14]。

#### 多形性脂肪肉瘤

此型最少见，发病无性别差异，多见于老年人，肿瘤深在，主要发生于四肢[15-16]。只有极少数肿瘤发生于真皮或皮下[1，15-16]。肿瘤生长迅速，容易局部复发和转移[15-16]。

### 发病机制和组织学特征

在细胞遗传学上，分化较好的脂肪肉瘤具有特征性的环形染色体或标记染色体（ring or marker chromosomes），来源于染色体 12q13-15[17-18]。染色体 12q15 区的 *MDM2* 基因普遍存在高扩增[19-20]。

黏液样和圆细胞脂肪肉瘤有特异性的 t（12;16）（q13;p11）转位导致的 *DDIT3* 和 *FUS* 融合[17-18，21]。小部分肿瘤存在 t（12;22）（q13;q12）的转位，导致 *FUS* 被 *EWSR1* 替代[17-18，21]。所有病例均会出现以上易位畸形[22]。

多形性脂肪肉瘤常显示复杂的细胞遗传学异常，尚未发现一致性的细胞遗传学异常[17，23]。

不典型脂肪瘤样瘤，通常是指分化较好的脂肪肉瘤，深在，发生于腹膜后腔等较复杂的解剖部位，表现为三种形式：脂肪细胞型、硬化型和梭形细胞型[2-6，24-25]。梭形细胞型不常见，好发于皮下组织。但近来有学者认为，分化良好的梭形细胞肉瘤不属于不典型脂肪瘤样瘤的形态学变型，而应属于不典型或低分化的梭形细胞脂肪瘤的亚型[26]。以上结论来自于小样本病例研究，在这些病例中，少数肿瘤细胞核 MDM2 染色阳性，MDM2/CDK4 无扩增，但存在 *Rb-1* 基因的替代删除。

- 脂肪细胞性脂肪瘤样型：镜下与成熟脂肪组织极为相似，但可见散在的中度细胞核多形性，伴有大小不一的脂肪细胞和少量脂肪母细胞。多形性的细胞核在纤维性间质中最为明显（图 35.36 ～ 35.38）。偶可见到肿瘤组织仅位于真皮内[1，27]。

- 硬化型：位置深在，由纤细的或硬化性的胶原组成，有奇形怪状的多核细胞，脂肪母细胞罕见（图 35.39）。可有个别有丝分裂象，血管周围常可见到异型深染细胞。少数病例可出现明显的单一核炎性细胞浸润，呈斑片状分布[28]。

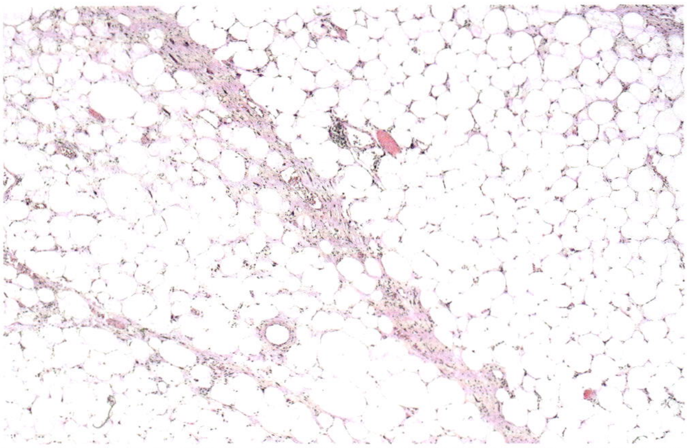

图 35.36 不典型脂肪瘤样瘤 / 分化好的脂肪肉瘤：脂肪瘤样型。注意大小不一的脂肪细胞和散在的深染细胞

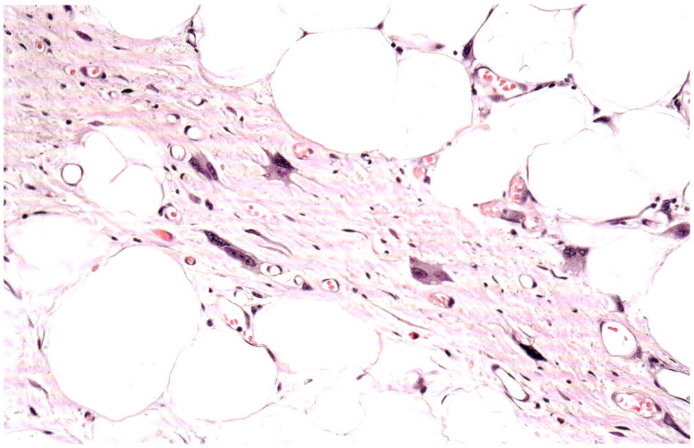

图 35.37 不典型脂肪瘤样瘤 / 分化好的脂肪肉瘤：脂肪瘤样型。脂肪瘤样型形态不规则，深染的间质细胞，常出现于靠近纤维间隔的部位

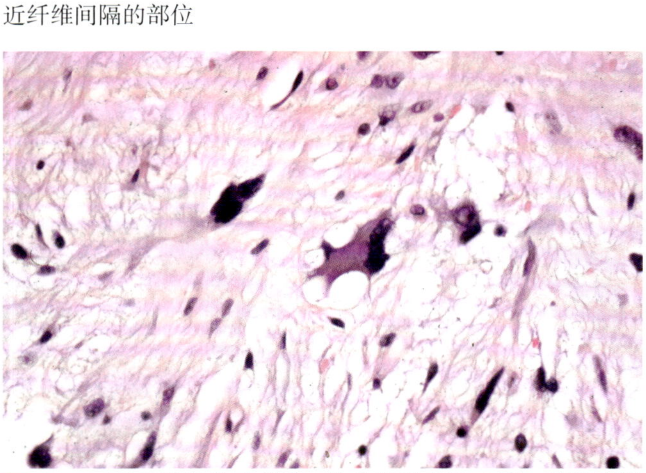

图 35.38 不典型脂肪瘤样瘤 / 分化好的脂肪肉瘤：脂肪瘤样型。高倍镜下可见到胞内有多个空泡的脂肪母细胞

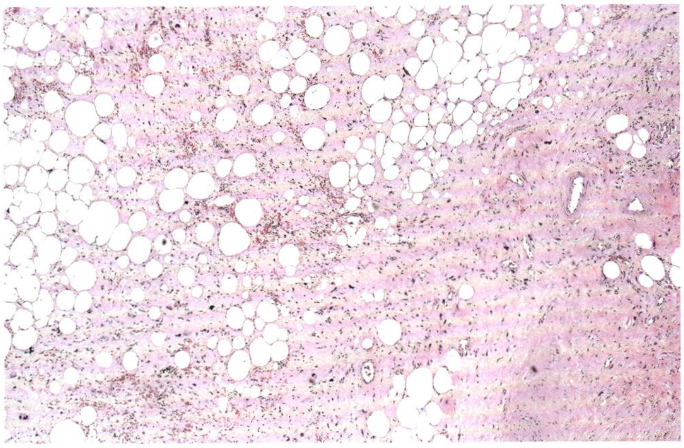

图 35.39 不典型脂肪瘤样瘤 / 分化好的脂肪肉瘤：硬化型。视野中可见到硬化的胶原组织、脂肪细胞和深染细胞

有时可出现向软骨、骨和平滑肌等组织的化生，也是本病的特征之一[29]。

- 梭形细胞型：短束状或螺纹状的梭形细胞非常明显，细胞淡染嗜酸性，轻至中度异型，因脂肪细胞成分相对不明显，常常被忽略（图 35.40 ～ 35.43）。常易误诊为神经组织肿瘤或隆突性皮肤纤维肉瘤。

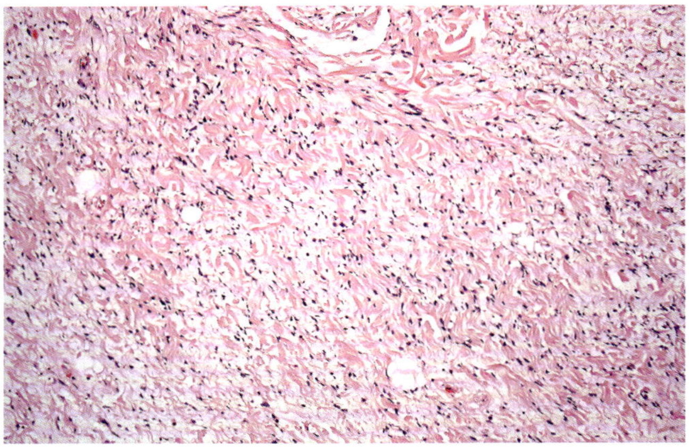

图 35.40 不典型脂肪瘤样瘤 / 分化好的脂肪肉瘤：梭形细胞型。肿瘤主要由梭形细胞组成，细胞核深染，仅可见到 1 ～ 2 个脂肪细胞

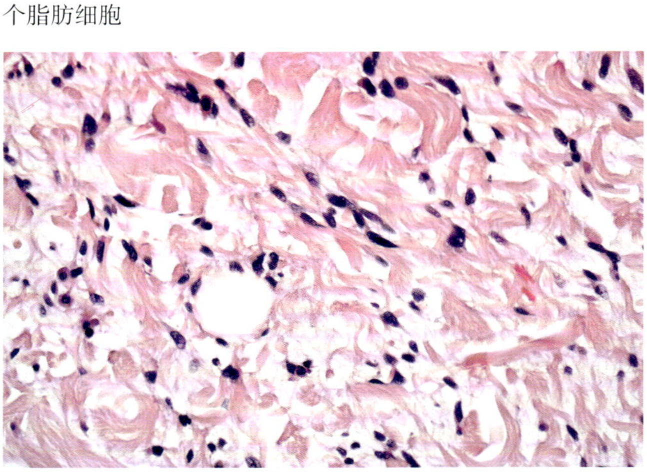

图 35.41 不典型脂肪瘤样瘤 / 分化好的脂肪肉瘤：梭形细胞型。高倍镜下显示不典型的梭形细胞组成，细胞核深染

去分化的脂肪肉瘤属于分化较好的脂肪肉瘤，可出现向高分化的非脂肪来源肿瘤的突然转变[9-10]。在去分化区域可见到灶状的脂肪母细胞分化[30]。这种转变可发生于原发肿瘤，不常发生于复发性肿瘤。虽然大多数病例的去分化成分呈现多形性，但也常可见到灶性的、轻度不典型区域，类似隆突性皮肤纤维肉瘤等某些其他肿瘤成分。也可见到脑膜上皮样的螺纹结构[31-32]。异向分化现象罕见[33]。

黏液样脂肪肉瘤由形态一致的星形或梭形细胞组成，胞质内有小空泡，细胞位于由酸性黏多糖组成的黏液样间质之中（图 35.44 ～ 35.47）[2，4，11-12]。常能见到黏蛋白聚集形成的淋巴血管瘤样改变。小的薄壁毛细血管形成丛状网络，称为“鸡爪”或“鸦爪”改变，是本病特点之一。有散在的少数有丝分裂象，在肿瘤的周边区域比较容易见到脂肪母细胞。偶尔可见到髓外造血现象。形态一致、胞核深染、胞质不明显的卵圆形或圆形细胞形成细胞聚集区，这种细胞聚集区的出现常常提示向圆形细胞型脂肪肉瘤转变，可能预示着浸润性增强。这种组织学改变或者是黏液样型和圆形细胞型脂肪肉瘤的混合型改变，或者是高级别

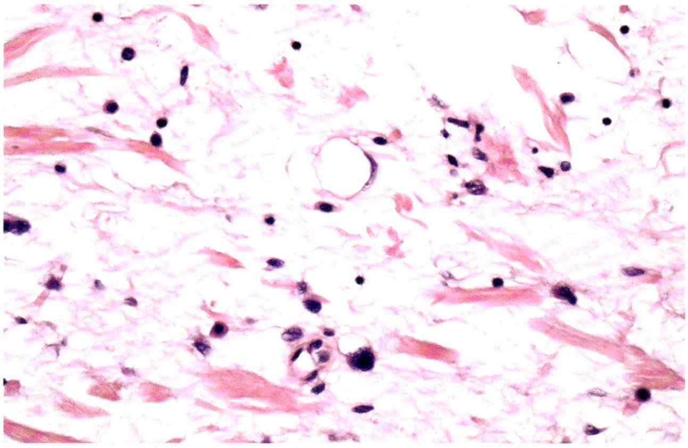

图 35.42　不典型脂肪瘤样瘤 / 分化好的脂肪肉瘤：梭形细胞型。高倍镜下显示图章戒指状脂肪母细胞

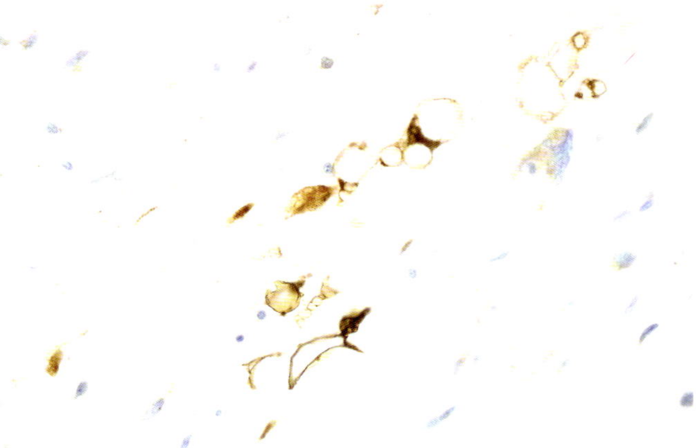

图 35.43　不典型脂肪瘤样瘤 / 分化好的脂肪肉瘤：梭形细胞型。S-100 染色可以清楚地标染脂肪母细胞

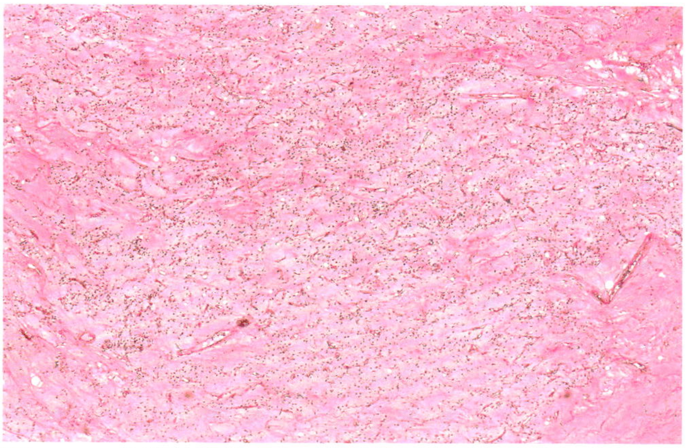

图 35.44　黏液样脂肪肉瘤：低倍镜下显示黏液样间质中的梭形细胞和明显的小血管

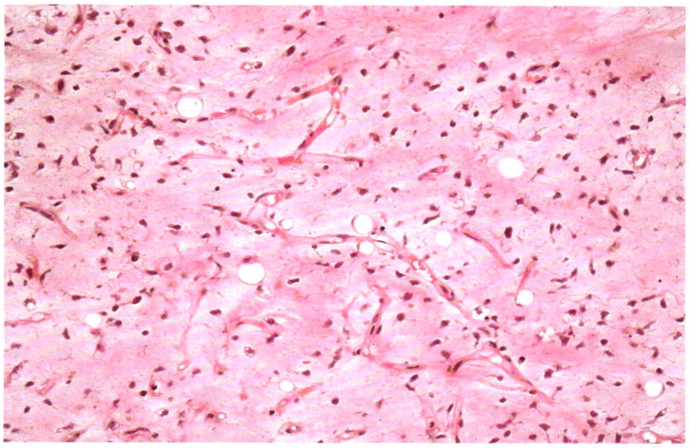

图 35.45　黏液样脂肪肉瘤：中倍镜下显示多个图章戒指状脂肪母细胞和明显的毛细血管

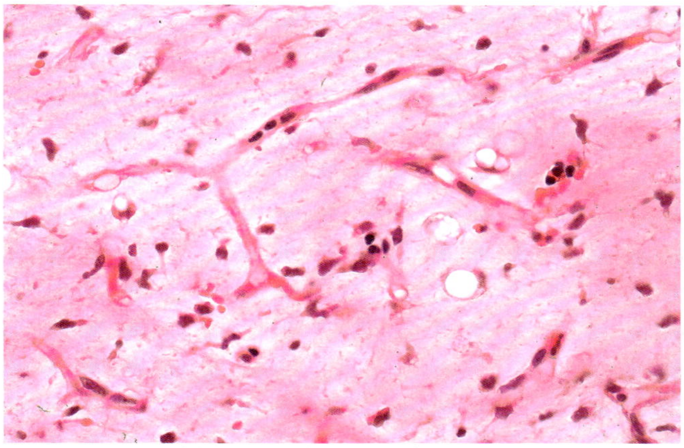

图 35.46　黏液样脂肪肉瘤：显示典型的“鸦爪”状血管

的黏液性肉瘤（图 35.48、35.49）[4-5]。肿瘤可以圆形细胞组分为主，但纯粹的圆形细胞脂肪肉瘤极少发生在皮下，而混合性的脂肪肉瘤却偶可见于皮下。黏液性型脂肪肉瘤较少发生去分化现象[34]。

多形性脂肪肉瘤由高度多形性的梭形细胞、脂肪母细胞和大量多核多空泡的巨细胞组成（图 35.50）[15-16，35]。发现脂肪母细胞是与其他多形性肉瘤鉴别的关键。

脂肪母细胞的出现是诊断脂肪肉瘤的最重要的特

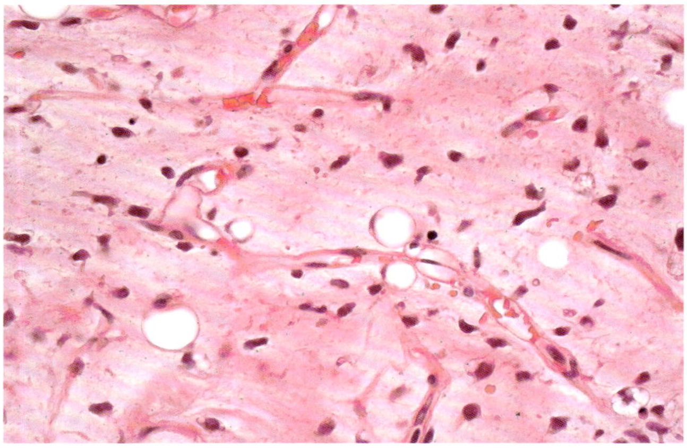

图 35.47 黏液样脂肪肉瘤：见到多个脂肪母细胞

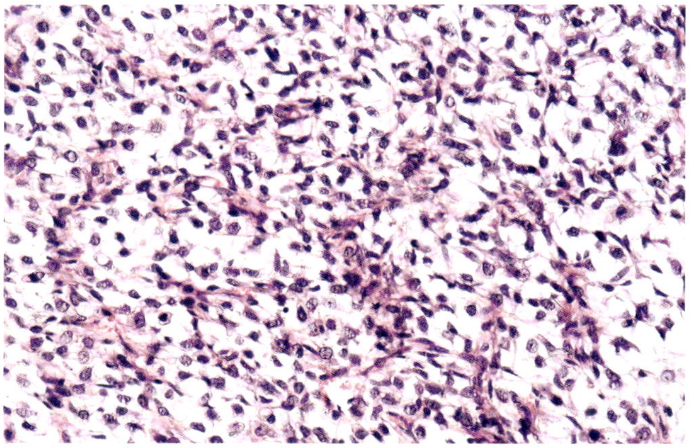

图 35.48 黏液样脂肪肉瘤：圆形细胞分化。视野中肿瘤有较多的细胞成分，仍可看到背景中的血管

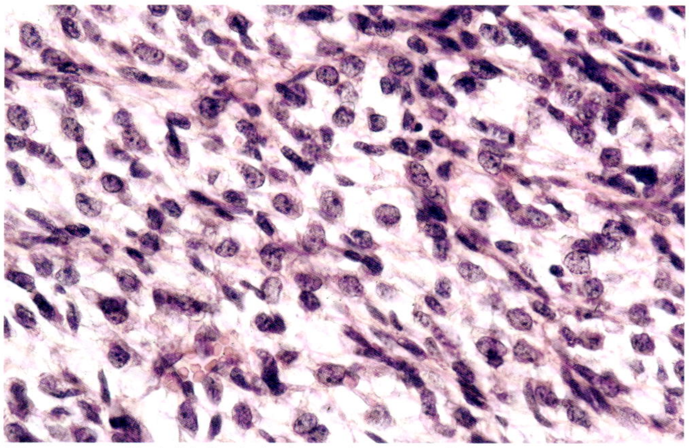

图 35.49 黏液样脂肪肉瘤：圆形细胞分化。细胞核染色深，形态多形性

征。典型的脂肪母细胞大小高度不一，有一个以上边缘清楚或凿孔状的脂质空泡，细胞核形态不规则、深染（有时多核），核周有扇贝状排列的脂肪小滴。

真皮型脂肪肉瘤很少见，可以具有不典型脂肪瘤样瘤、黏液样脂肪肉瘤或多形性脂肪肉瘤的组织学特点。

免疫组织化学染色对脂肪肉瘤的诊断价值有限，特别是对分化较差的肿瘤。脂肪细胞、部分脂肪母细胞、黏液样脂肪肉瘤中的圆形细胞对 S-100 染色阳性。梭形细胞对 S-100 染色呈灶状阳性，但 CD34 染

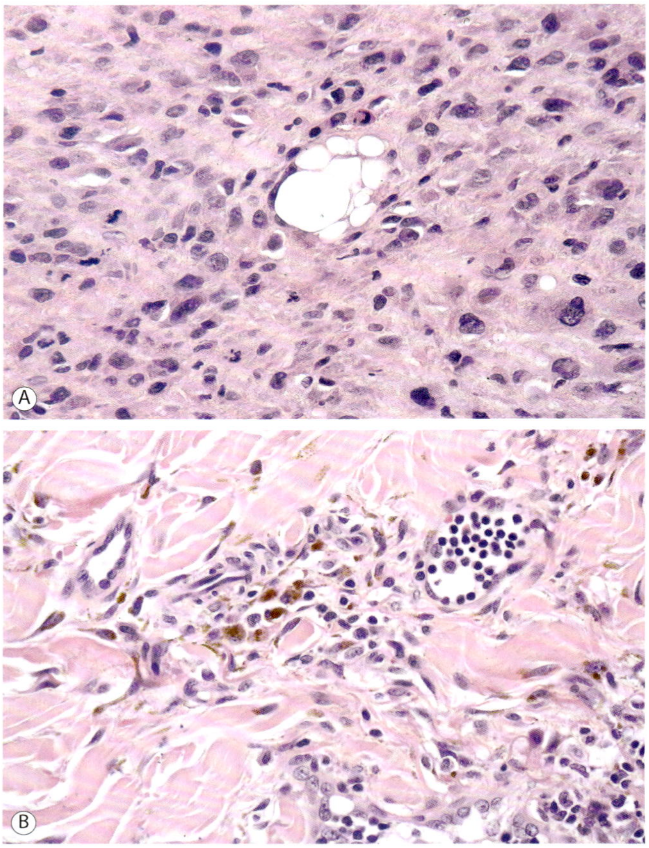

图 35.50 多形性脂肪瘤：确认本病有赖于高度多形性的细胞背景中，找到脂肪母细胞

色阳性。大多数不典型脂肪瘤样瘤 / 分化好的脂肪肉瘤（ALT-WDLPS）和去分化的脂肪肉瘤（DDLPS）中，MDM2 和 CDK4 染色阳性，而其他的脂肪瘤样瘤和分化差的肉瘤中，MDM2 和 CDK4 常常染色阴性，有助于鉴别诊断[36]。FISH 和 RT-PCR 技术敏感性高，可弥补困难病例诊断时免疫组化的不足[37]。脂肪瘤不表达 p16 标志，可能有助于 ALT-WDLPS 与脂肪瘤的鉴别[38]。

## 鉴别诊断

不典型脂肪肉瘤中脂肪细胞大小不一，细胞核染色深，据此可和脂肪瘤鉴别。与病态肥胖症相关的巨大局限性淋巴水肿可类似不典型脂肪肉瘤，但前者不出现不典型脂肪细胞，由大分叶状的成熟脂肪细胞组成，伴有水肿、间隔增粗，间隔内血管增生[39-40]。结膜下脂肪疝需要和 ALT 鉴别，前者常常出现花瓣状多核巨细胞（类似多形性脂肪瘤）、纤维束和 Lockhern 细胞，但纤维间隔中没有不典型细胞[41]。

黏液样脂肪肉瘤应和黏液纤维肉瘤（黏液样恶性纤维组织细胞瘤）鉴别，后者没有脂肪母细胞，细胞多形性更明显可助鉴别。本病很难与脂肪母细胞瘤鉴

别，但脂肪肉瘤在小儿罕见。在鉴别困难的情况下，细胞遗传学可能会有所帮助（见“脂肪母细胞瘤”）。

多形性脂肪肉瘤的诊断，需要在多形性肉瘤的背景中找到脂肪母细胞。

（韩永智译 姜祎群校 高天文审）

# 纤维组织和肌纤维母细胞肿瘤

## 良性纤维组织和肌纤维母细胞肿瘤

### 增生性瘢痕

#### 临床表现

增生性瘢痕（hypertrophic scar）好发于头、颈、胸、膝和肩部，没有种族差异[1-3]。与瘢痕疙瘩不同，皮疹很少高出皮面，边界不超过原发损伤的范围。其治疗后也不像瘢痕疙瘩一样容易复发。但实际上，明确区分两者不太容易，因为它们两者之间有谱系关系[4]。

#### 发病机制和组织学特征

增生性瘢痕由皮肤创伤修复途径的过度刺激所诱发，这和瘢痕疙瘩发病类似[5-8]，在增生性瘢痕和瘢痕疙瘩发病中，特别是早期阶段，成纤维细胞诱导胶原生成的过程，与 TGF-β1 相关[9]。

典型皮疹是真皮内成纤维细胞非特异性的增生，常伴表皮的萎缩（图 35.51 ～ 35.53）。与瘢痕疙瘩不同的是，病变中细胞成分较多，而胶原纤维的透明化不明显。皮疹常为结节状生长，也可表现为异物肉芽肿反应的生长模式。

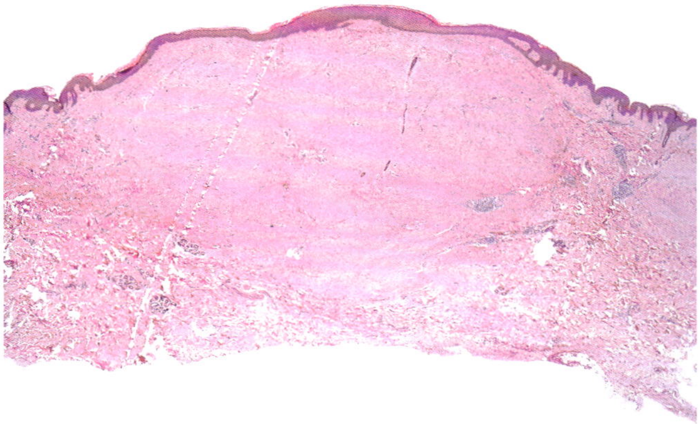

图 35.51 增生性瘢痕：真皮内可见结节状的纤维性团块

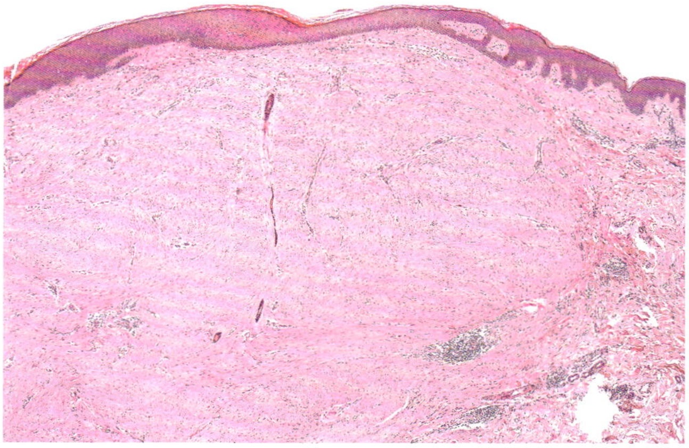

图 35.52 增生性瘢痕：病变由形态一致的成纤维细胞和数量不等的胶原基质构成

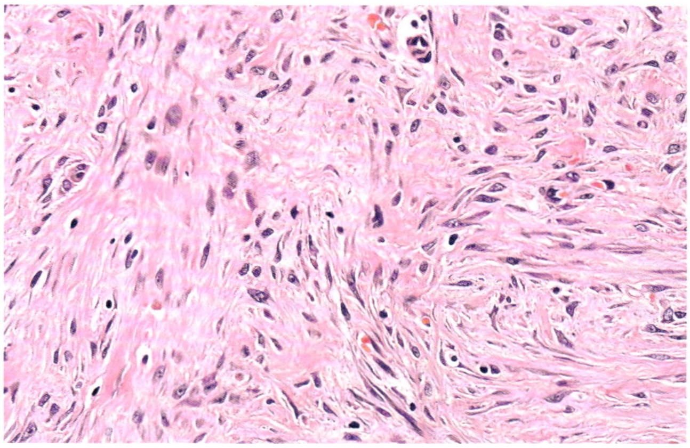

图 35.53 增生性瘢痕：注意梭形细胞和胶原基质

### 瘢痕疙瘩

#### 临床表现

瘢痕疙瘩（keloid）是常见的反应性疾病，表现为瘢痕过度增生。皮疹常超过原发损伤的范围[1-5]。虽然偶尔可自然发生，但大部分情况下，本病均发生于局部外伤后，虽然有时损伤很小，甚至难以发现（图 35.54 ～ 35.56）[1-5]。瘢痕疙瘩也可以继发于炎性皮肤病，例如寻常痤疮。异维 A 酸的使用也与本病的发生有关[6]。虽然皮疹可以发生于任何年龄，但青少年的发生率最高。本病在黑色人种中发生率最高，至少是其他人种的 4 倍，女性稍多于男性。常有家族史，表明遗传易感性在瘢痕疙瘩形成中可能有一定的作用。

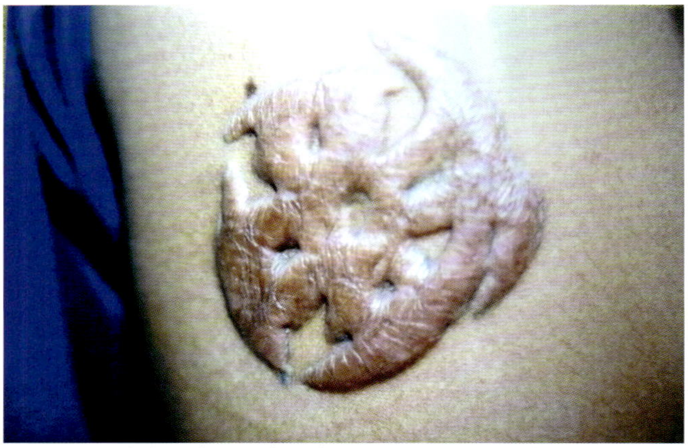

图 35.54 瘢痕疙瘩：文身边缘发生明显的瘢痕疙瘩（By courtesy of Dr J. Dayrit，Manila，The Philippines.）

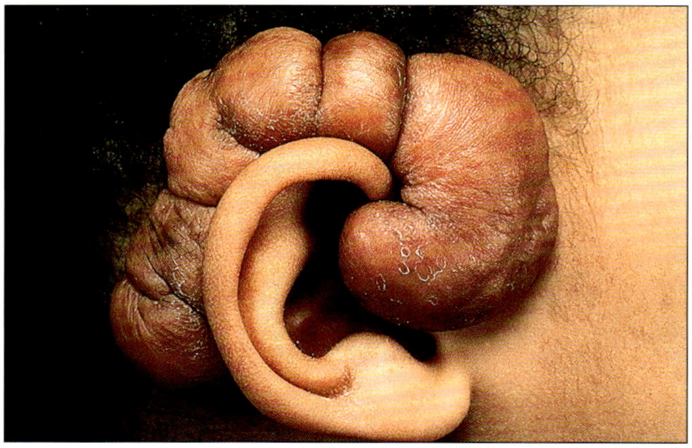

图 35.55 瘢痕疙瘩：皮损常常继发于外伤，例如穿耳（By courtesy of the Institute of Dermatology，London，UK.）

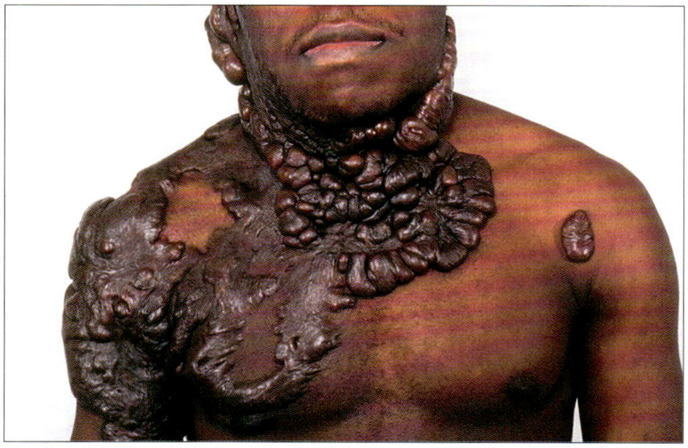

图 35.56 瘢痕疙瘩：广泛的瘢痕疙瘩形成，可以引起毁容（By courtesy of the Institute of Dermatology，London，UK.）

瘢痕疙瘩常发生于头颈部（特别是耳部）、上胸部和手臂。皮疹虽然可发生于任何部位的皮肤，但手足和生殖器的皮疹很罕见[7]。本病特点是界限清楚、隆起、表面光滑的皮疹。一般随时间延长逐渐变硬。病变偶也可较软，可伴有痒感，也可多发，这取决于个体差异性。无论何种治疗，局部的复发率都很高。

## 发病机制和组织学特征

病因不清，可能有多种因素[8]。基因易感性和局部组织的张力是重要因素。皮损中不仅胶原合成的数量增加，其质量也和正常皮肤的不同。在瘢痕疙瘩中，成纤维细胞的凋亡减少[9]，而Ⅰ型和Ⅲ型胶原在 mRNA 水平上合成增加[10]。转化生长因子 - β（TGF- β）在创伤修复中有重要作用，其合成增加可能是本病形成的原因之一，因为 TGF- β 活化成纤维细胞，使其合成更多的胶原纤维[11-12]。Wnt/ β -catenin 通路与纤维化和正常创伤修复相关，在瘢痕疙瘩中显著上调，多个纤维化路径在本病中也存在表观遗传学改变[13-15]。

角质形成细胞和成纤维细胞的相互作用可能是本病发生的另一重要因素[16]。当患者这两种细胞共培养时，可溶性和非可溶性的胶原合成增多，而Ⅲ型胶原前体的 mRNA 合成也是上调的[17]。

组织学表现为真皮内成纤维细胞呈结节状增生，病变细胞成分较少，可见嗜伊红染、玻璃样变的胶原纤维（图 35.57、35.58）。早期病变有轻度的血管增生，局部可有黏液样基质。正常的有丝分裂象偶尔可见到。

# 结节性筋膜炎

## 临床表现

结节性筋膜炎（nodular fasciitis）临床少见，是一种病因不明的成纤维细胞显著增生[1-7]。本病常见于中青年人，男女发病率相近，好发于四肢（特别是前臂）和躯干。儿童少见，且皮疹好发于头颈部（包

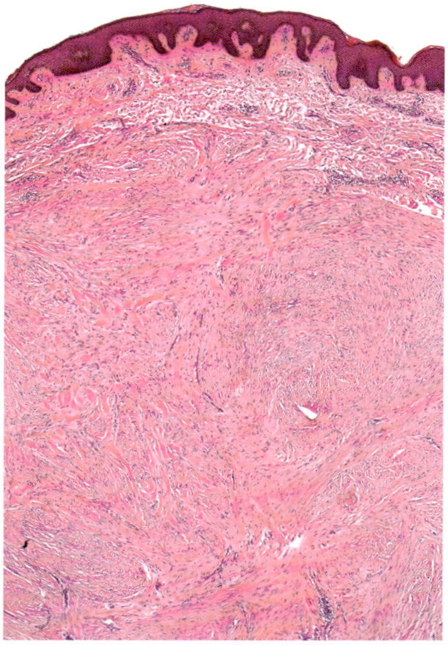

图 35.57 瘢痕疙瘩：和增生性瘢痕不一样的是，皮损内可见粗大、成束状的、嗜伊红染的透明样变的胶原纤维

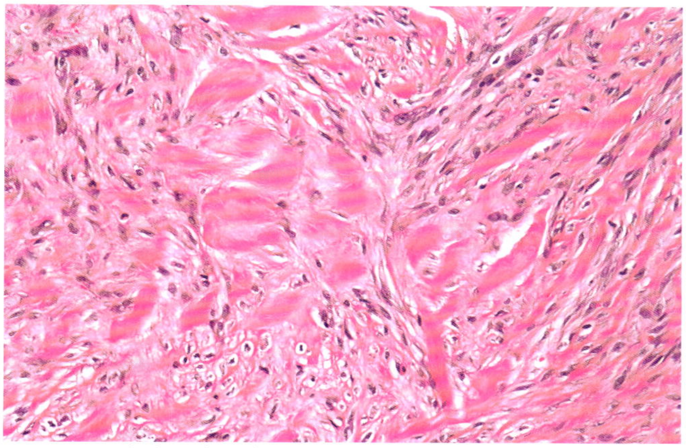

图 35.58 瘢痕疙瘩：高倍镜下可见肿胀的透明样变的胶原束中有形态正常的梭形细胞

括外耳道和口腔）[8-9]。皮疹表现为生长快速的皮下结节，但直径很少超过 4～5 cm，皮损质软，有痛感。由于生长迅速，大部分患者在起病 3 个月内就诊。切除后局部复发是本病特点，但大部分病变并不具有这一特点，所以容易误诊。耳郭和儿童头颈部皮疹似乎复发更常见[10-12]。本病也可出现自发性消退[13]。神经内和关节内皮损非常罕见[14-15]。

## 发病机制和组织学特征

一部分病例的细胞有克隆性，支持本病是一种肿瘤[16-19]。对 DNA 的核型分析发现其呈两倍体[16]。

镜下肿瘤界限相对清楚，没有包膜，疏松的黏液和胶原基质中可见微胖的梭形细胞，形成典型的羽毛状或小囊状外观（图 35.59～35.62）。大量内皮细胞明显的薄壁血管呈分支或放射状排列。病变中常可见灶状出血和稀疏的、以淋巴细胞为主的慢性炎症细胞，偶见

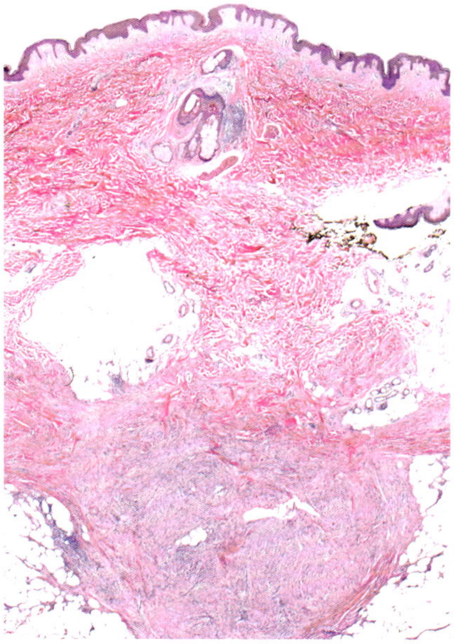

图 35.59 结节性筋膜炎：低倍镜下皮损界限清楚

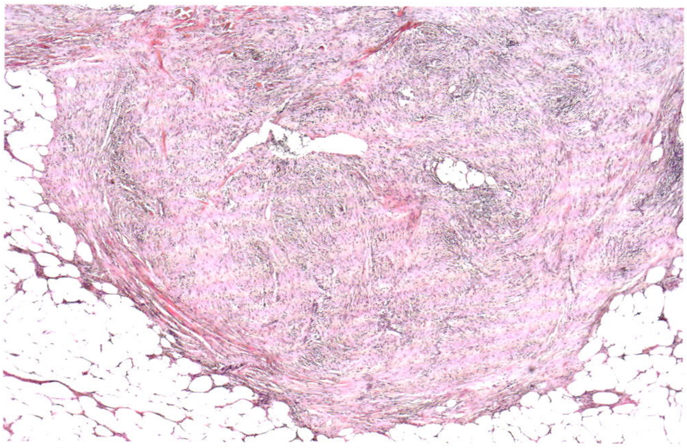

图 35.60 结节性筋膜炎：突出显示病变清楚的界限

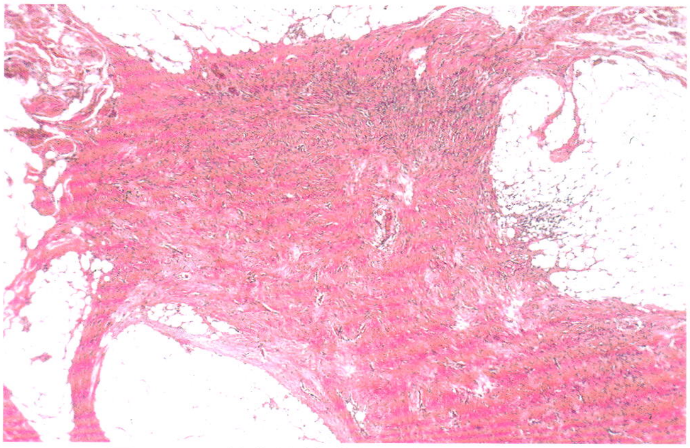

图 35.61 结节性筋膜炎：病变边界不规则

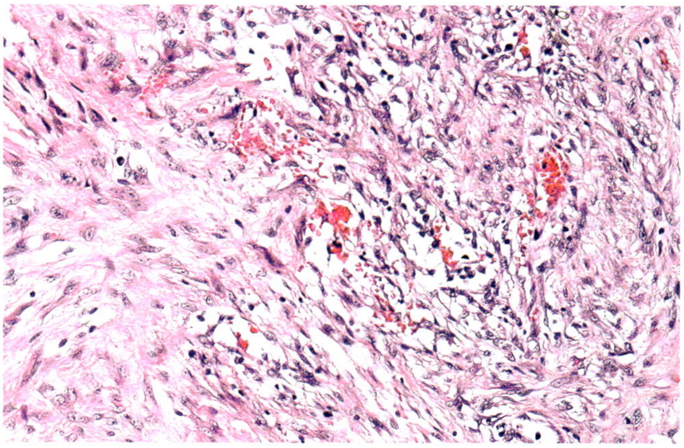

图 35.62 结节性筋膜炎：病变为典型的黏液性基质，形成羽毛状的改变

泡沫样组织细胞和破骨样的多核巨细胞。肿瘤细胞为微胖的梭形细胞（图 35.63～35.65），核分裂活跃，但没有异型核分裂象。病程不同的肿瘤中，细胞成分多少不一，胶原组织及疏松水肿的基质成分的相对比例也不同。病变累及骨骼肌较罕见，主要见于头颈部病变[10]。

免疫组化显示弥漫的 muscle actin 和 calponin 阳性，而 desmin 和 h-caldesmon 常阴性，说明肿瘤细胞来源于肌成纤维细胞（图 35.66）[20]。

电镜下细胞内有大量的粗面内质网，细胞膜的深部聚集有致密小体的细丝（图 35.67）。

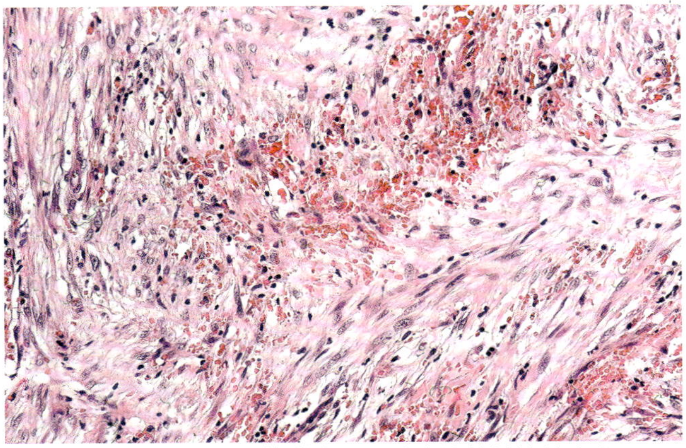

图 35.63 结节性筋膜炎：显示常见的局灶性出血

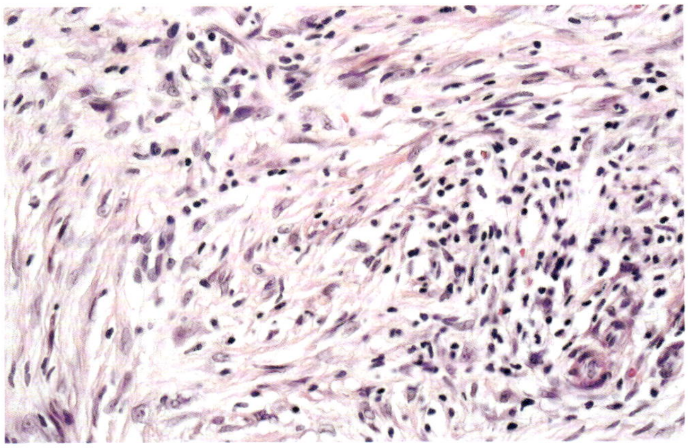

图 35.64 结节性筋膜炎：皮损中可见少量的淋巴细胞浸润

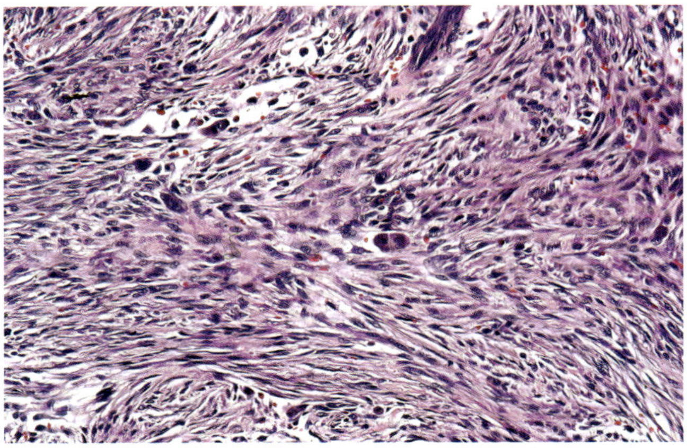

图 35.65 结节性筋膜炎：显示多个巨细胞

## 结节性筋膜炎的亚型

- 真皮型筋膜炎：非常罕见，肿瘤主要位于真皮内，仅局部侵犯皮下组织[21-25]。罕见病变可呈息肉状结构[26]，组织学改变类似于经典型（图 35.68 ～ 35.70）。
- 骨化型筋膜炎：是指一小部分病变，表现为骨样或成熟骨甚至软骨的化生[5, 27]。但缺乏骨化性肌炎中常见的带状成熟模式。在一些标本中，只有局部骨化生，可以没有钙化形成。手指或足趾假性纤维骨瘤将在下文中详述。

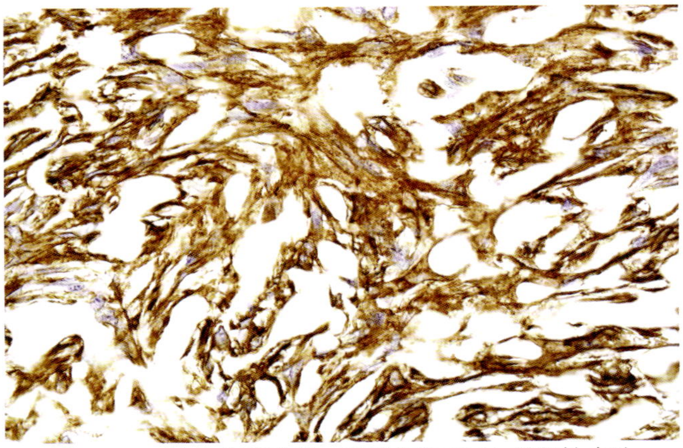

图 35.66 结节性筋膜炎：梭形细胞 SMA 强阳性表达

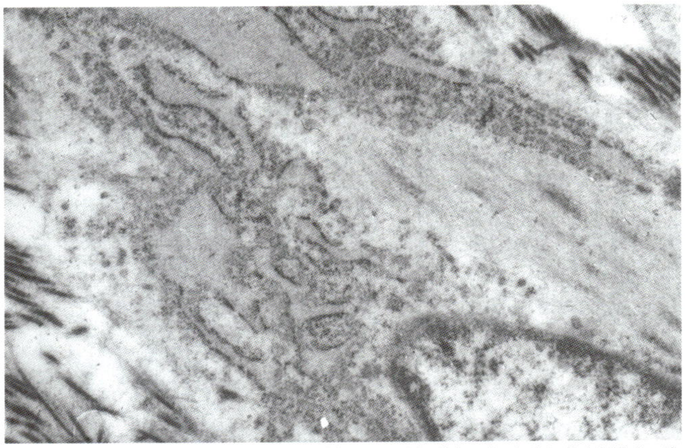

图 35.67 结节性筋膜炎：电镜显示梭形细胞有肌成纤维细胞特点，注意其有明显的粗面内质网和有致密小体的纤维丝

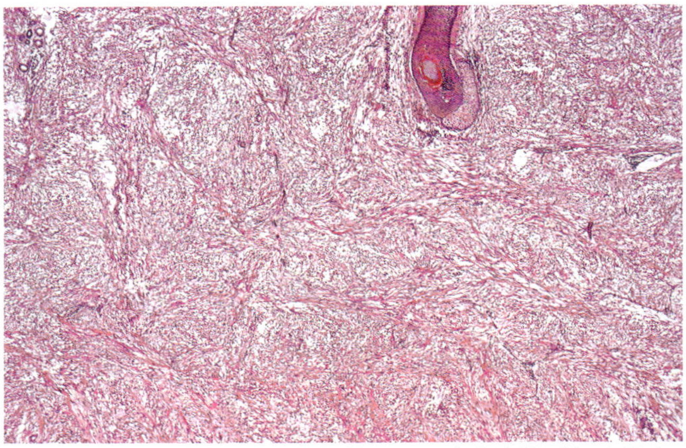

图 35.68 真皮型筋膜炎：低倍镜下可见真皮内梭形细胞增生，基质黏液样变

- 骨膜筋膜炎：来源于骨膜，好发于儿童头部（通常 2 岁以下男孩多见），当有明显的骨质破坏时，又称作颅骨筋膜炎[28]。
- 增生性筋膜炎：好发于老年人下肢，其他临床表现则类似经典的结节性筋膜炎[29-31]。皮损可迅速消退[32]，但真皮内病变例外[33]。组织学上除具备经典型的特点外，还可见大量嗜碱性神经节样巨细胞、多核巨细胞，这是增生性

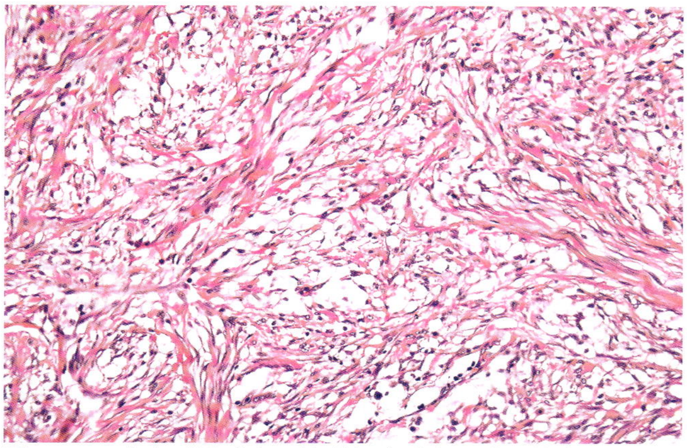

图 35.69 真皮型筋膜炎：梭形细胞形态一致，均有泡状核及小核仁

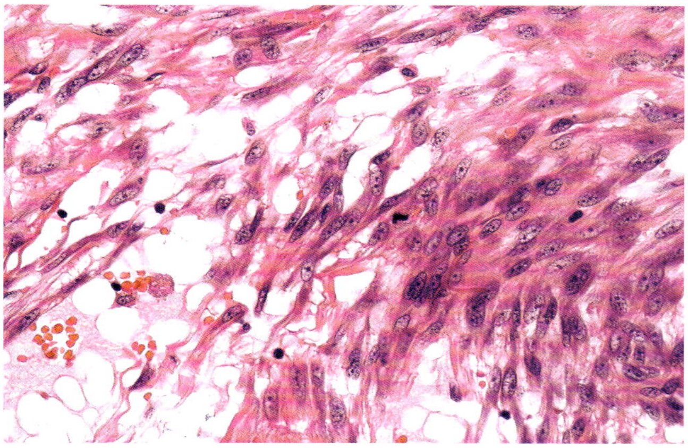

图 35.70 真皮型筋膜炎：常常可见正常核分裂象

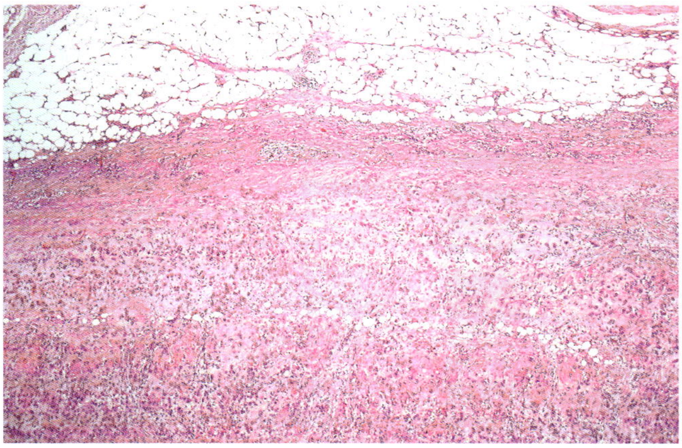

图 35.71 增生性筋膜炎：筋膜增厚、水肿，大量神经节样巨细胞浸润

筋膜炎的特征。细胞核分裂象易见（图 35.71、35.72）。这种细胞和多形性横纹肌母细胞的区别是，前者具有嗜碱性胞质，而且本病较表浅，病程较短。

- 血管内筋膜炎：非常罕见，大多见于年轻人，组织学类似经典型。本病累及周围血管（通常为静脉）的各层和管腔。常误诊为有血管侵犯的恶性肿瘤[7，34-36]，所以需要特别注意其良性的组织学特征。

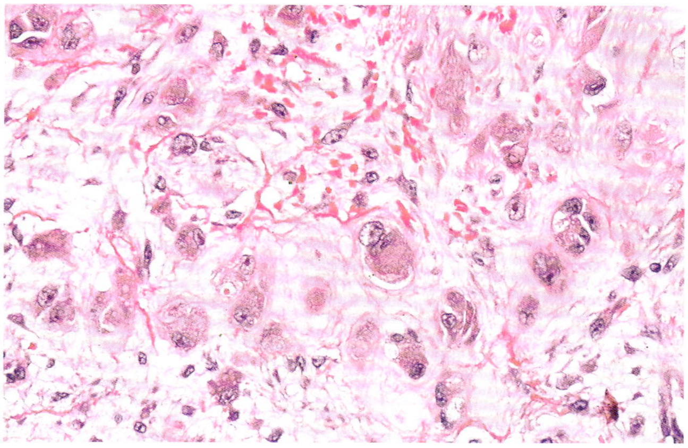

图 35.72 增生性筋膜炎：神经节样细胞有丰富的嗜碱性胞质，大的泡状核，核仁明显

电镜显示肿瘤细胞具有成纤维细胞和肌纤维母细胞的特点。

## 鉴别诊断

在诊断困难病例中，如果出现异型的核分裂象，细胞核的多形性和深染、坏死均应该考虑是否有恶性病变的可能。真皮型筋膜炎和良性的纤维组织细胞瘤的区别在于后者细胞更为多形性，而且 actin 阴性或仅局灶阳性。

# 手指或足趾假性纤维性骨瘤

## 临床特点

手指或足趾假性纤维骨瘤（fibro-osseous pseudotumor of the digits）是一种反应性的肌纤维母细胞增生，伴有骨形成。本病好发于年轻人，特别是女性。几乎总是发生于手指或足趾（图 35.73）[1-3]，手指比足趾常见，有位于前额的单发皮疹的报道[3]。本病发展迅速，不累及骨骼，也很少局部复发。

## 发病机制和组织学特征

肿瘤边界不清，除骨样基质及成熟骨形成以外，组织学改变和结节性筋膜炎类似（图 35.74 ～ 35.76）。组织学可见水肿的基质、血管增生和梭形肌纤维母样细胞束之间混杂有骨样基质和成熟骨。可见有丝分裂象，其数量取决于皮损的时间。肿瘤细胞表达 SMA 和 calponin。

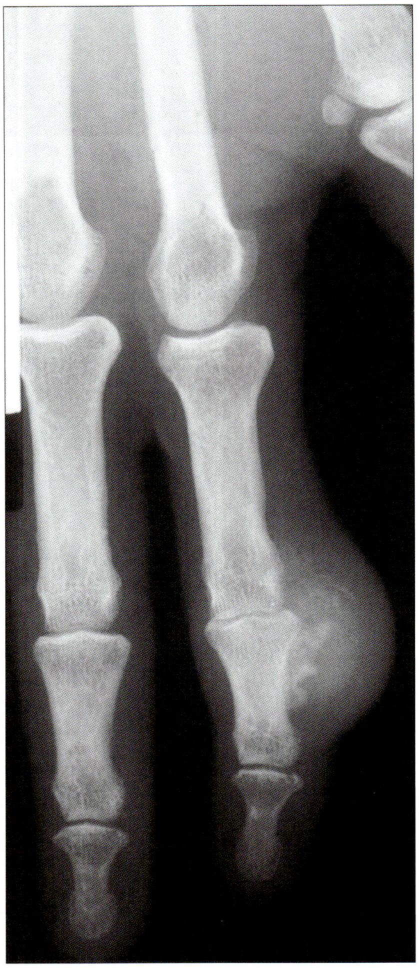

图 35.73 手指或足趾假性纤维性骨瘤：皮损为一迅速生长结节，注意明显的钙化（By courtesy of the Institute of Dermatology，London，UK.）

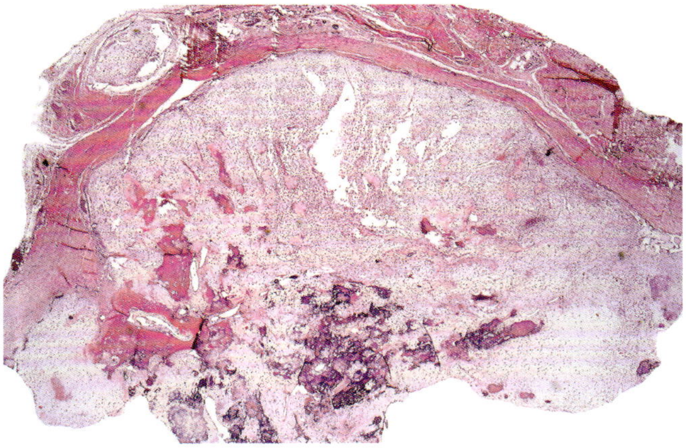

图 35.74 手指或足趾假性纤维性骨瘤：低倍视野显示肿瘤由骨样基质、灶状钙化和黏液性基质中的梭形细胞构成

# 增生性肌炎

## 临床特点

增生性肌炎（proliferative myositis）和结节性筋膜炎密切相关，本病累及深部肌肉，相当于增生性筋膜炎的深部病变，本病在皮肤科较少见[1-3]。通常认为本病是快速发生的良性反应性病变，好发于 50 ～ 60 岁人群，多数累及躯干及上肢近端，罕见于儿童[1]。大部分肿瘤直径仅几厘米，简单切除后可治愈。

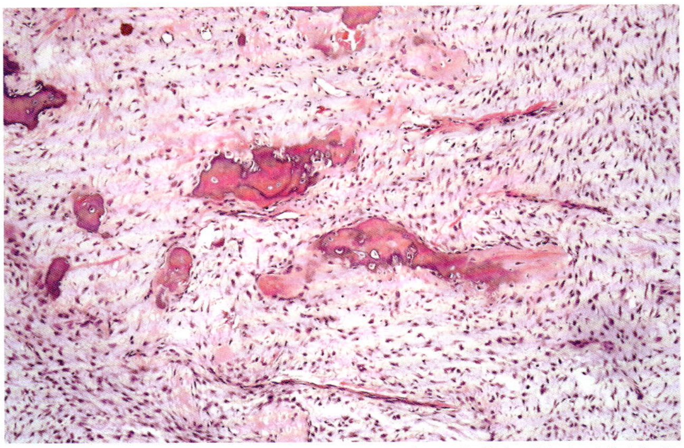

图 35.75 手指或足趾假性纤维性骨瘤：中倍视野显示钙化的骨样基质，及黏液基质中的梭形细胞

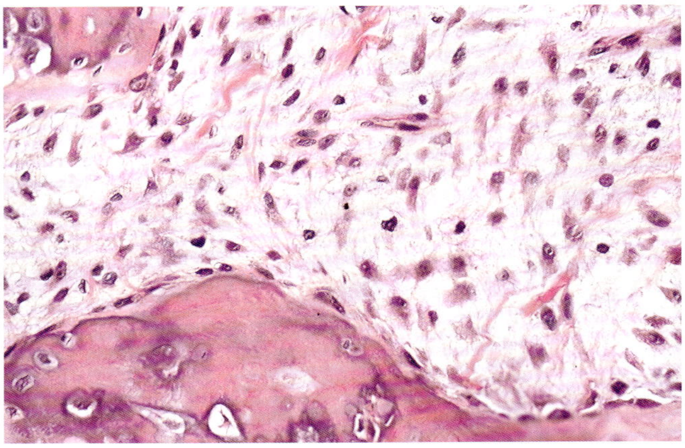

图 35.76 手指或足趾假性纤维性骨瘤：高倍视野显示肿瘤中的肌纤维母细胞

## 发病机制和组织学特征

对 2 例患者的细胞遗传学研究发现 2 号染色体存在三倍体，其中 1 例还发现 t（6;14）（q23;q32）染色体易位[4-5]。

组织学表现为增生的梭形细胞和大量的嗜碱性神经节样细胞分布在纤维组织间隔内，围绕和分隔肌纤维，使其形成条索状。肌纤维仅仅被替代，而不是被肿瘤细胞破坏。骨骼肌纤维和肿瘤细胞交替出现，形成典型的棋盘样改变（图 35.77、35.78）。正常核分裂象易见，偶可见骨和软骨[6]。儿童患者中，皮疹界限更清楚，肿瘤细胞更多，可以出现坏死[1]。增生的梭形细胞 actin 阳性，desmin 阴性。而神经节样细胞的 actin 和神经来源的标记都是阴性[6]。

电镜下显示细胞有成纤维细胞的特点[7-8]。流式细胞术显示肿瘤细胞核型呈双倍体[9]。

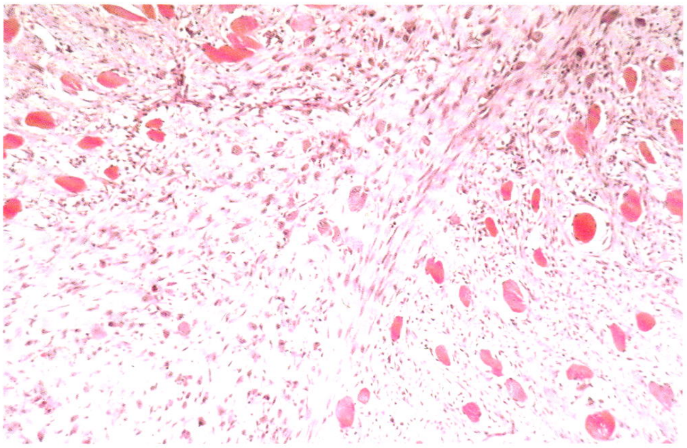

图 35.77 增生性肌炎：肌纤维被浸润细胞分隔形成棋盘样改变

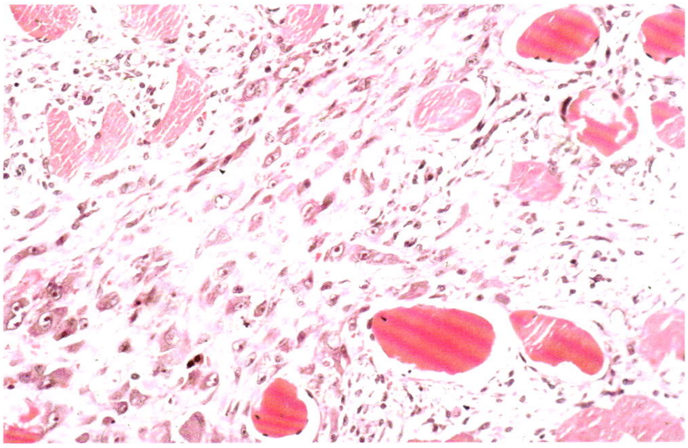

图 35.78 增生性肌炎：巨细胞有丰富的胞质，细胞核大，呈泡状，明显的嗜伊红染核仁

## 鉴别诊断

当皮疹很小时，特别是没有临床资料时，本病和肉瘤区别很困难。大部分肉瘤体积大，虽然棋盘样改变在肉瘤和多种转移性肿瘤中都可出现，但仅见于局部病变，而这些肿瘤更常见的是有破坏周围肌纤维的倾向。韧带样肿瘤和本病不同的是缺乏神经节样细胞，而且肌纤维常完全被肿瘤细胞替代。

# 缺血性筋膜炎

## 临床特点

缺血性筋膜炎（ischemic fasciitis）又称作非典型褥疮性纤维增生，是相对少见的假性纤维 / 肌纤维母细胞肉瘤，好发于活动不便的老年人（60～90 岁）骨突部位[1-3]。病变无症状，位于皮下，界限不清，偶尔溃疡，大部分病变位于深部皮下组织，也可累及真皮及骨骼肌、肌腱等深部软组织[4]，仅累及骨骼肌的病例很罕见[4]。大部分肿瘤直径小于 4 cm，偶可见较大的病变。本病好发于肩部、大腿、臀部、骶骨区和胸壁。局部切除一般可治愈，复发仅见于诱发因素仍存在的患者。曾有 1 例伴奇异骨膜外骨软骨瘤增生的病例被报道[5]。

## 发病机制和组织学特征

长时间不移动，造成局部长期受压，进而导致局部缺血使得病变形成。然而近来研究发现除了不活动或乏力外[4]，一些病例可由创伤导致[4]。

组织学上肿瘤位于皮下，替代正常的皮下脂肪组织，病变呈多叶状，由纤维样坏死和肉芽组织组成（图 35.79、35.80）。黏液样变、出血和水肿常很明显。坏死区域可见显著的纤维样变和由坏死脂肪细胞形成的鬼影细胞。病变周边可见血管增生及数量不一的梭形和圆形细胞，这些圆形细胞核不规则、深染，有一个明显的嗜碱性核仁。本病也可见在增生性筋膜炎中常有的神经节样细胞，这些细胞的核染色质模糊（图 35.81），肿瘤细胞核分裂象易见，但一般没有异型分裂象。血栓形成也是本病特点之一。

免疫组化显示增生的细胞平滑肌肌动蛋白（SMA）、

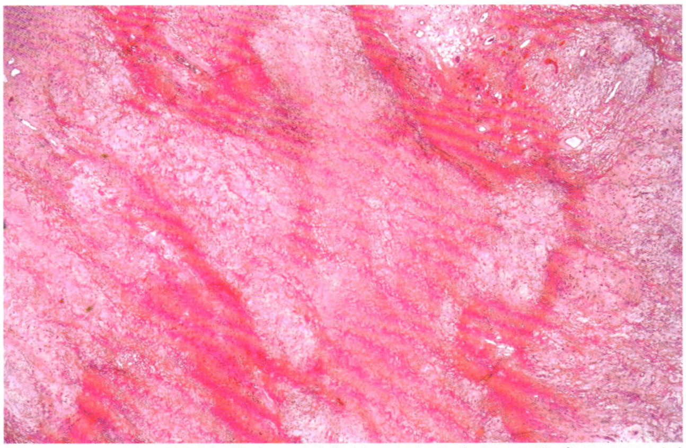

图 35.79 缺血性筋膜炎：低倍镜下显示大量纤维素沉积及周边的肉芽组织

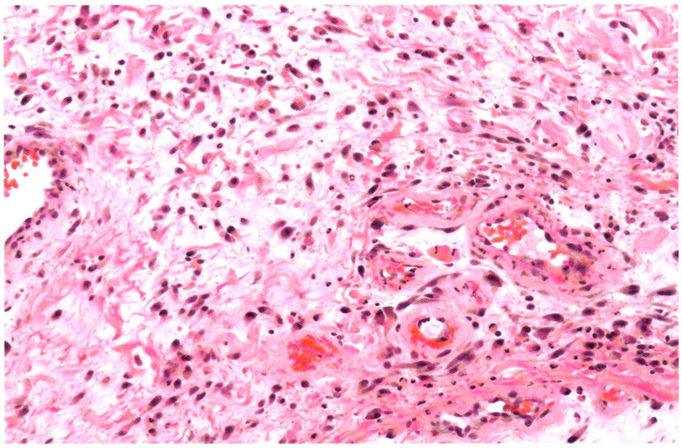

图 35.80 缺血性筋膜炎：显示病变中的不典型细胞

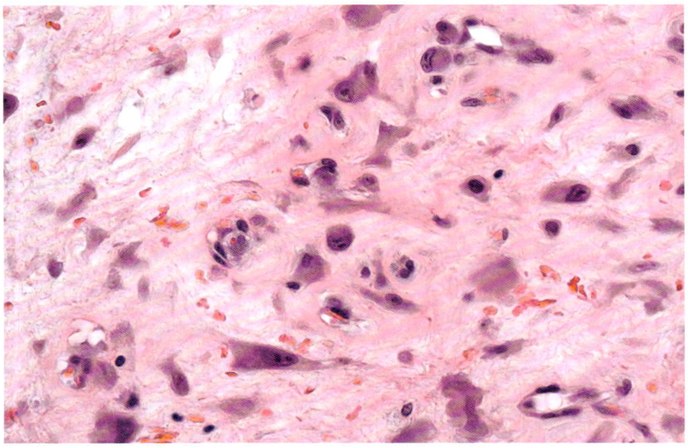

图 35.81 缺血性筋膜炎：镜下见不典型的梭形细胞及组织细胞样细胞，部分呈神经节细胞样改变

calponin 和 desmin 阳性[4]。

## 鉴别诊断

如上文讨论的，由于本病和增生性筋膜炎很像，故也可以认为是结节性筋膜炎的一种亚型。和肉瘤的区别在于本病核分裂象少见，没有异型核分裂，而且细胞成分较少。

# 弹力纤维瘤

## 临床特点

弹力纤维瘤（elastofibroma）较少见，是较深位置的一种假性肿瘤，被认为是弹力纤维的一种退化和反应性病变[1-5]。好发于老年人肩胛下区，少数病变也可发生于臀部、手部、肘窝、上臂、眼睛和口腔[6-8]。许多病例发生在椎管狭窄缓解术后的患者[9]。常为单侧发病，少数为双侧或多发[10-12]，但第二个病变通常肉眼难以发现，只能通过影像学来证实[13]。发生于内脏的肿瘤很罕见，曾有气管和消化道病变的报道[14]。肿瘤好发于女性，不管大小，总是位于肋骨下的骨膜上。30% 的患者有家族史[5, 15]。肿瘤体积可以很大，但无症状。本病可选择手术切除，但无症状的病变一般不需处理[16-17]，局部切除后不易复发。

## 发病机制和组织学特征

一般认为肿瘤的形成是肩胛骨和其下的结缔组织的长期摩擦损伤造成的。本病和重体力劳动是否有关尚不明确。对老年人肉眼看不到的病变的研究，发现有弹力纤维的退化，从而支持肿瘤是由弹力纤维的退行性变而形成的[18-19]。

遗传学研究已经发现克隆和非克隆的结构变化，特别是 1 号染色体短臂的变异[20-22]。

病变边界不清，和周围结缔组织相连。由大量无细胞的胶原纤维和含有大量弹力纤维的脂肪组织构成（图 35.82、35.83）。组织化学染色后，这些弹力纤维呈现粗大的、球形甚至不规则的团块样改变（图 35.84）。研究已经显示这些纤维是真正的弹性蛋白，

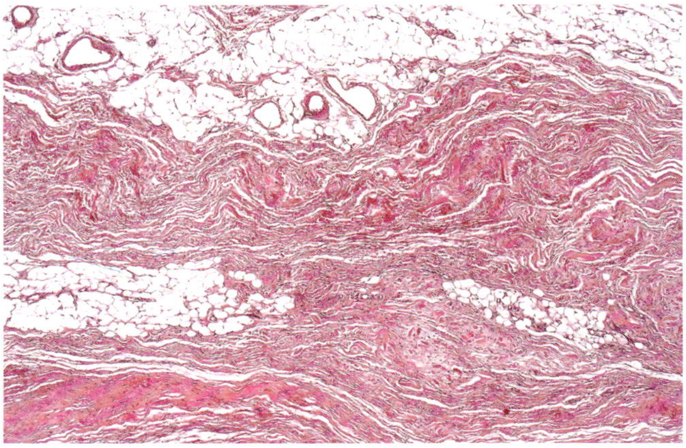

图 35.82 弹力纤维瘤：可见胶原束间有不规则的、增厚的、嗜伊红染的弹力纤维

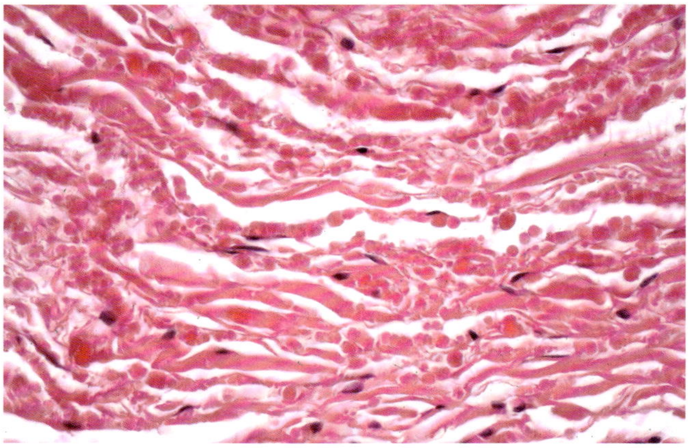

图 35.83 弹力纤维瘤：弹力纤维呈碎片状和串珠状

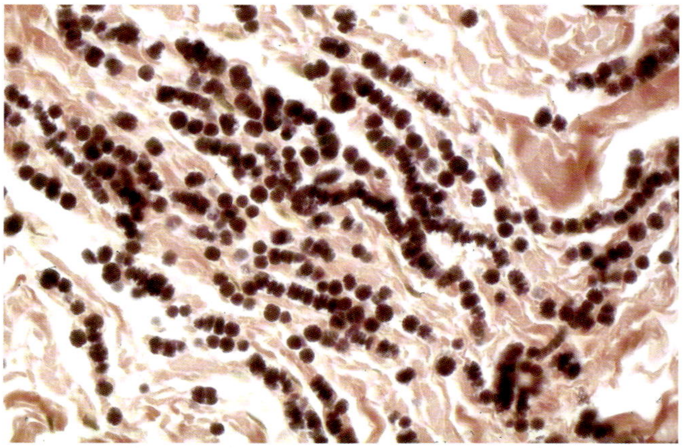

图 35.84 弹力纤维瘤：弹力纤维的 van-Gieson 染色可见弹力纤维呈明显锯齿样改变

而不是弹性胶原[23-24]。背景细胞CD34阳性，但肌纤维标记阴性[25]。

## 鉴别诊断

找到明显的弹力纤维退化很容易诊断。与项部纤维瘤的鉴别在于后者缺乏弹力纤维退化的改变，也没有大量粗大的胶原束。

# 纤维上皮性息肉

## 临床表现

纤维上皮性息肉（fibroepithelial polyp）又称软疣、皮赘、软纤维瘤，成人很常见，特别是肥胖的女性。皮损好发于颈部、腋下和腹股沟[1-2]。也多见于肛周，偶见于脐部[3]。

皮疹多发，可与妊娠相关。和以前的认识不一样，皮疹并不是有结肠息肉的标志[4-5]。有学者认为皮疹可能和糖尿病相关[6-7]。皮疹呈丘疹状、丝状、蒂状（图35.85），直径一般小于1 cm。偶尔可见其他的肿瘤在纤维上皮性息肉的基础上出现，例如鳞状细胞癌、角化棘皮瘤和基底细胞癌[8-11]。长期使用避孕套式导尿管，可形成龟头和包皮的淋巴水肿性软纤维瘤[12]。因为临床上恶性肿瘤和软纤维瘤区别很大，有的学者认为软纤维瘤没有必要活检[13]，当然也有不同的意见，我们的观点认为是否活检要认真评价。因为在罕见的情况下，黑素瘤可类似软纤维瘤。本病罕见于儿童，如存在，则患者可能有痣样基底细胞癌综合征[14]。有免疫抑制患者舌部和皮肤出现类似本病皮损的报道[15-16]。这时，息肉样的皮疹表现出基底细胞癌的特点。本病也是罕见的Birt-Hogg-Dubé综合征的标志。

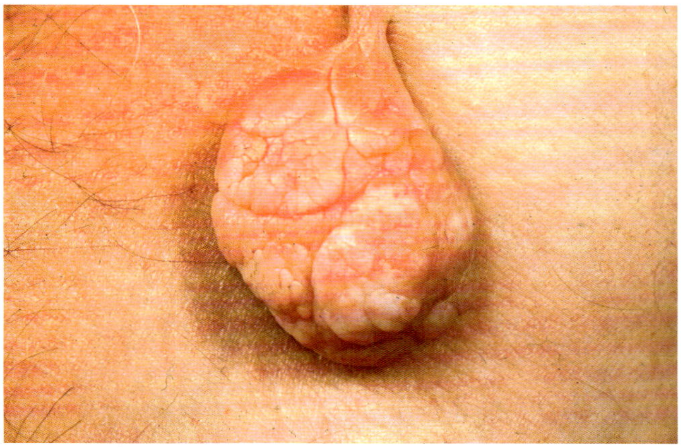

图 35.85 软疣：又叫皮赘或纤维上皮性息肉，这种息肉很常见（By courtesy of the Institute of Dermatology，London，UK.）

## 组织学特征

病变中央为纤维血管性组织及致密或疏松的胶原纤维，周边表皮正常或增生（图35.86、35.87）。病变中可见脂肪细胞，如果很多，则可能并发浅表脂肪瘤样痣。角质细胞中偶可见局部Paget样角化不良[17]。

多形性纤维瘤是指一小部分病例中，细胞具有怪异的、多形性的核，染色质深染（图35.88、35.89）[18]。多核细胞也是本病的一个特点，但是核分裂象很少，没有异型核分裂象。肿瘤细胞actin染色阳性。这些可能是细胞退化的结果。类似的情况还可见于多形性脂肪瘤和陈旧性神经鞘瘤。这种皮疹也被称为假性皮肤肉瘤性息肉[19-20]。类似于多形性纤维瘤的改变，还可见于退化或透明化的、单发的肌纤维瘤或皮肤肌纤维瘤。

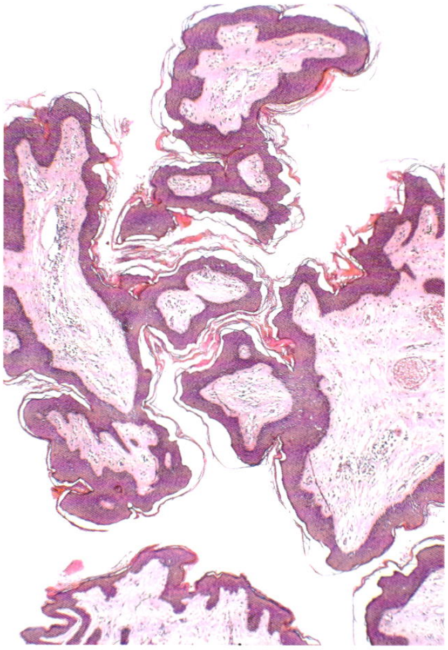

图 35.86 软疣：肿瘤由结缔组织及其上的鳞状上皮构成

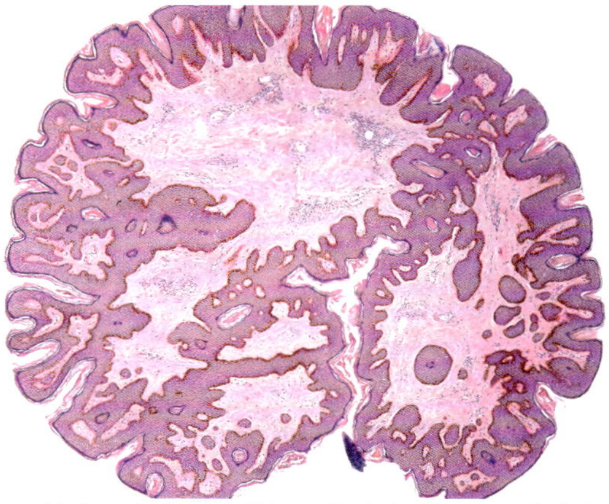

图 35.87 软疣：这种少见的切面方式有利于显示本病的特点

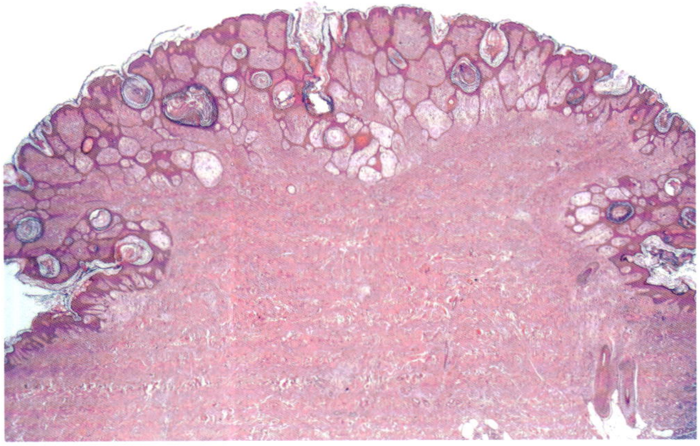

图 35.88 多形性纤维瘤：皮损的特点是存在散在的单一核细胞和多核巨细胞

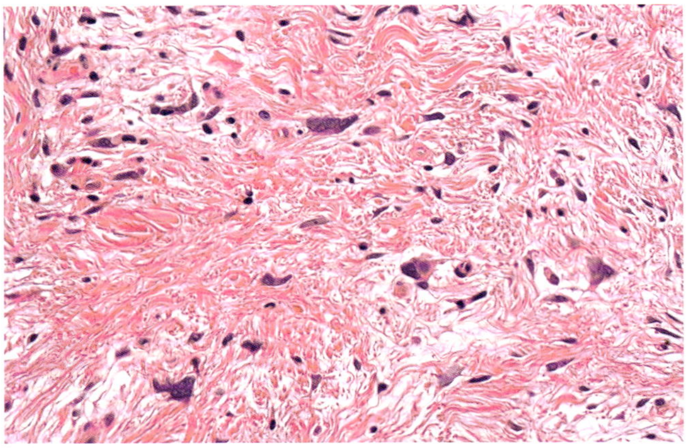

图 35.89 多形性纤维瘤：注意梭形和星状细胞，具有不规则深染的细胞核

# 皮肤肌纤维瘤

## 临床表现

皮肤肌纤维瘤（dermatomyofibroma）临床少见，表现为单发、缓慢生长、无症状的皮色或色素减退性斑块[1-6]。好发于年轻女性的躯干上部和颈部。大多直径小于 4 cm，肿瘤可类似于斑块型隆突性皮肤纤维肉瘤或瘢痕疙瘩。分别有 1 例呈线状及环状分布的病例被报道[7-8]。儿童发病少见[9-11]。多发病变也较为罕见[12]，偶有局部复发。

## 组织学特征

组织学较为独特，形态一致的梭形细胞束状，呈斑块样增生，细胞胞质淡嗜伊红染，有细长的泡状核及 1 ～ 2 个核仁（图 35.90 ～ 35.92）。细胞束状排列和表皮平行，肿瘤一般不累及真皮乳头，偶尔也可见到，但肿瘤不破坏附属器。有时可见肿瘤

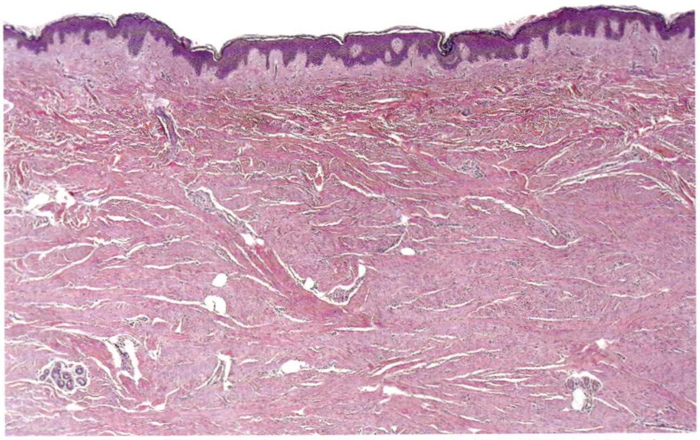

图 35.90 皮肤肌纤维瘤：低倍镜下可见束状梭形细胞平行于表皮排列

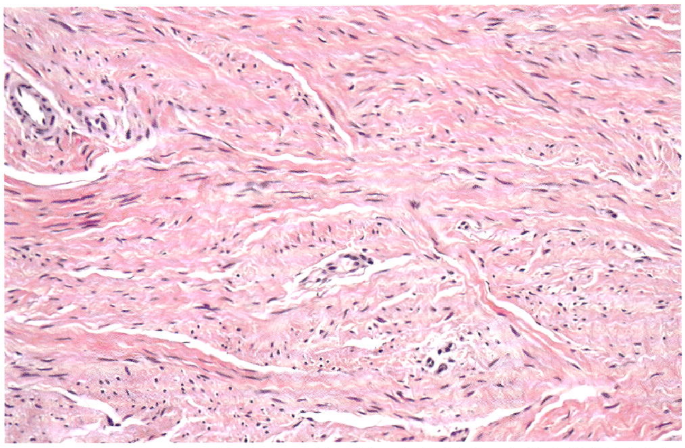

图 35.91 皮肤肌纤维瘤：梭形细胞束分布于真皮胶原束间

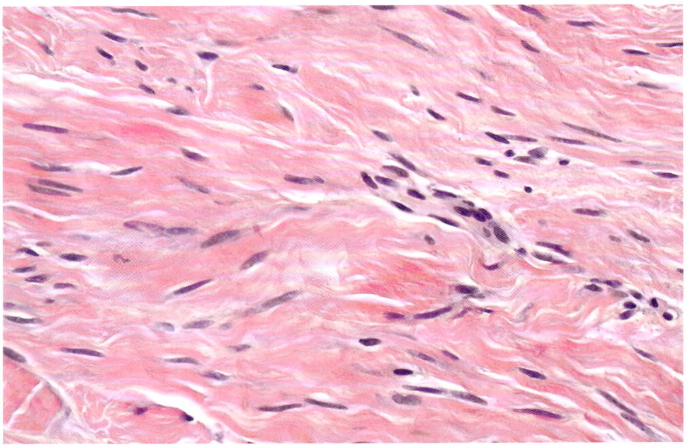

图 35.92 皮肤肌纤维瘤：肿瘤细胞有嗜伊红胞质和规则的、细长的核

局部沿脂肪间隔垂直侵入皮下脂肪，少数肿瘤可见明显的出血[13]。细胞表达 actin 及 calponin，说明肿瘤是肌纤维母细胞来源（图 35.93）。然而不是所有肿瘤均表达 actin 和 calponin，有时表现为局部阳性或阴性[6]，CD34 可局部阳性[6]，H-caldesmon 和 desmin 阴性。

电镜显示肿瘤细胞具有成纤维细胞和肌成纤维细胞特点[14]。

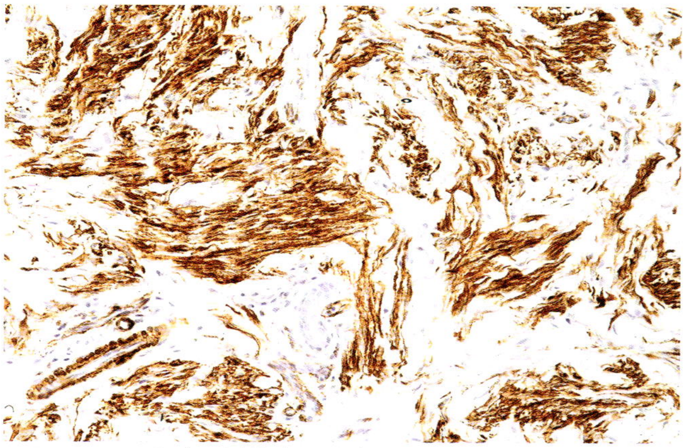

图 35.93　皮肤肌纤维瘤：肿瘤细胞表达平滑肌肌动蛋白

## 鉴别诊断

应与斑块阶段的隆突性皮肤纤维肉瘤相鉴别。后者细胞嗜碱性更为明显，且更具有侵袭性，肿瘤细胞actin 阴性，CD34 通常弥漫阳性。本病和弥漫的神经纤维瘤不同的是，后者细胞更为淡染，细胞排列和表皮不平行，S100 和 CD34 阳性。少见的出血性皮肤肌纤维瘤要与结节期 Kaposi 肉瘤相鉴别，后者细胞呈结节状分布，伴有大量裂隙形成，裂隙内可见红细胞，间质中可见嗜伊红小球，也可见包括浆细胞在内的炎性细胞浸润，免疫组化显示人疱疹病毒阳性表达于细胞核[8]。

# 席纹状胶原瘤

## 临床表现

席纹状胶原瘤（storiform collagenoma）又称硬化性纤维瘤，是单发的皮色结节，直径小于 1 cm[1-2]。肿瘤好发于成人，可累及身体的各个部位，男女患病率大致相同。切除后可治愈。在 Cowden 病（多发性错构瘤综合征）中可见多发的皮疹，而且可作为 Cowden 病的标志[3-6]。在 Cowden 病及散发病例中，皮疹可累及口腔内[7-9]。曾有 1 例病变发生于指甲上的报道[10]。

## 组织学特征

肿瘤在真皮内呈结节状分布，边界清楚，团块由透明样变的胶原束席纹状排列，细胞成分较少，胶原束间可见间隙形成（图 35.94 ～ 35.96），偶尔可见极少量的梭形细胞。个别肿瘤细胞成分较多，也可见到类似在多形性纤维瘤中出现的多形性细胞，因此推测本病和多形性纤维瘤相关[11-12]。肿瘤细胞阳性表达 CD34 和 CD99[12]。巨细胞胶原瘤可能是硬化性纤维瘤的亚型，镜下可见散在的多核巨细胞，有的细胞形态怪异[13-14]。

电镜下，可见肿瘤细胞和血管之间有层状、同心圆分布的胶原纤维，三者构成三合板样分布的模式[15]。

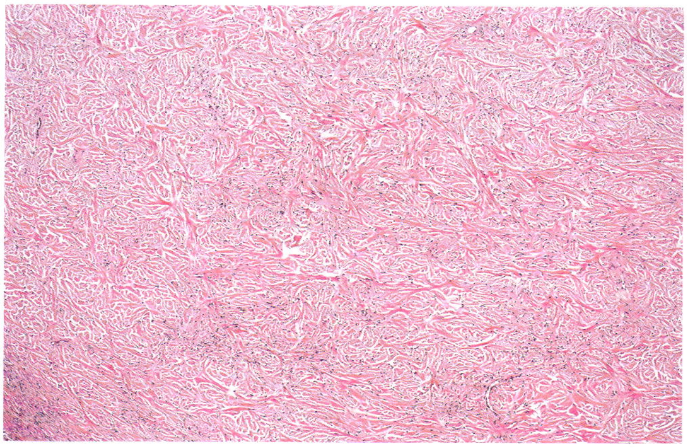

图 35.94　席纹状胶原瘤：嗜伊红染的胶原束呈席纹状排列是肿瘤的特点

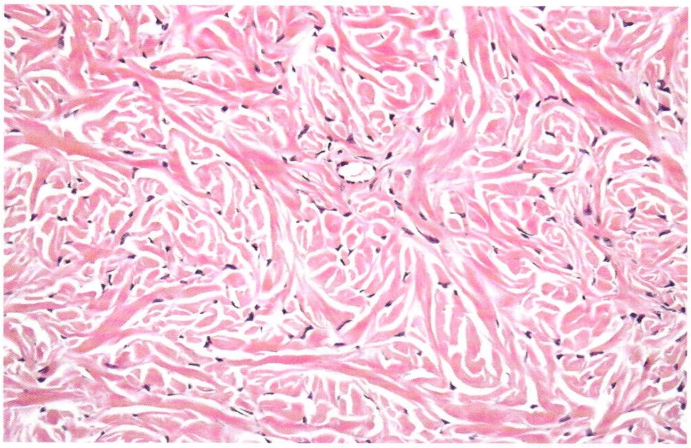

图 35.95　席纹状胶原瘤：高倍视野显示席纹状排列胶原束

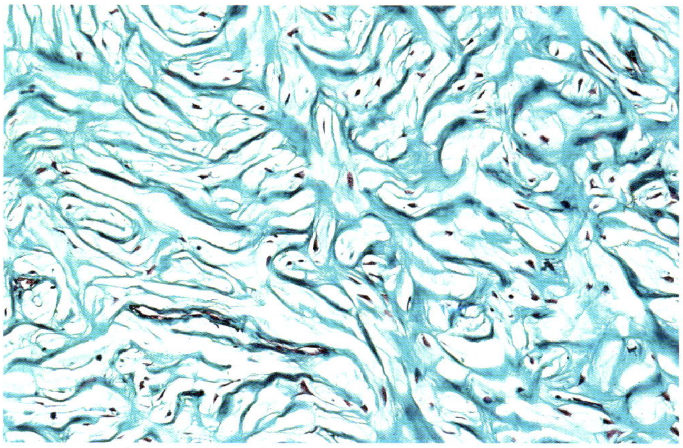

图 35.96　席纹状胶原瘤：Masson 三色染色可以更清楚地显示席纹状排列胶原束

## 鉴别诊断

类似于度纹状胶原瘤的改变在其他一些肿瘤中也可见，例如腱鞘纤维瘤（肿瘤不发生在真皮内）、硬化性纤维性组织细胞瘤、神经纤维瘤和单发的肌纤维瘤[16-17]。但在这些肿瘤中，这种硬化的改变在肿瘤的边缘部位更明显。真皮的脂肪瘤伴有明显的硬化时，可类似度纹状胶原瘤，但成熟脂肪细胞的存在可鉴别两者[18]。持久性隆起性红斑和毛囊炎等炎症性疾病局部病理改变可类似硬化性纤维瘤[19]。

# 项部纤维瘤

## 临床表现

项部纤维瘤（nuchal fibroma）又名项部胶原病，位于真皮和皮下，好发于 30 ～ 50 岁男性的颈后[1-5]。尽管命名为项部纤维瘤，但多达 1/3 的病变发生在身体的其他部位，包括肩、背、甚至面部和四肢（包括 1 例位于脚踝）[2-7]。有学者认为，发生于项部以外的皮疹应称为项部样纤维瘤。已证实肿瘤和糖尿病相关[5, 8]。如肿瘤多发，而且发生在儿童，多见于 Gardner 综合征（见下述）[9-10]。肿瘤无症状，直径小于 3 cm，极少数肿瘤切除后局部复发，但不具有破坏性。有伴发皮肤隆突性纤维肉瘤的病例报道[11]。

## 组织学特征

肿瘤边界不清，由粗大的胶原束构成，呈小叶状分布，其间散在成纤维细胞（图 35.97、35.98）。肿瘤中常有脂肪组织和类似外伤性神经瘤的区域。偶尔可侵犯局部骨骼肌。单一核的炎症细胞很少。

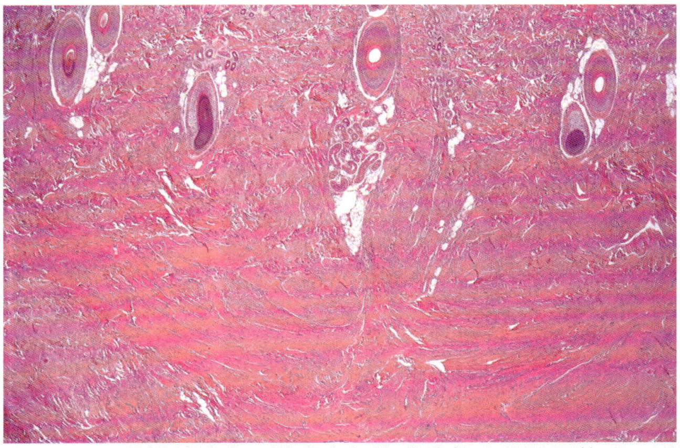

图 35.97 项部纤维瘤：肿瘤由细胞成分较少的胶原构成，形成瘢痕疙瘩样的表现

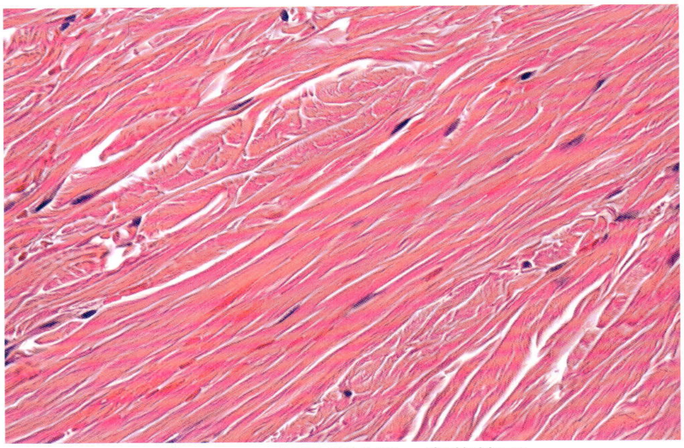

图 35.98 项部纤维瘤：高倍镜下

肿瘤细胞 CD34 和 CD99 阳性，而 actin 和 desmin 阴性[12]。

## 鉴别诊断

韧带样纤维瘤病可在局部类似项部纤维瘤的改变，但肿瘤的大部分可见较多的细胞成分，并明显地向周围组织浸润[13]。

# 加德纳纤维瘤

## 临床表现

加德纳纤维瘤（Gardner fibroma）是一种良性软组织肿瘤，单发肿瘤等同于项部纤维瘤。本病见于加德纳综合征（结肠腺瘤样息肉、表皮囊肿），是家族性结肠息肉病（FAP）的一种亚型，发病与 *APC* 基因种系失活性突变有关[1]。肿瘤可以是综合征的首发表现，病变一般多发，可发生在儿童身体的各部位，包括颈、头、躯干和肢端[2-4]。韧带样纤维瘤病可在加德纳纤维瘤基础上发展而来，两者的关系尚不明确。皮疹边界不清，生长缓慢，直径从 2 cm 到 10 cm 大小不等，切除后局部可复发。

## 发病机制和组织学特征

本病与 *APC* 基因失活导致 Wnt/ β-catenin 通路激活有关[1, 5-6]。本病和项部纤维瘤的表现相同（见上文），但有的病变有较多的细胞成分，而且缺少小叶状的生长模式[7]。免疫组化检测 β-catenin 的核阳性有助于诊断，但并不完全特异[8]。

# 项部纤维软骨性假瘤

## 临床表现

项部纤维软骨性假瘤（nuchal fibrocartilaginous pseudotumor）是一种罕见的瘤样增生，好发于成人，儿童罕见[1-4]。患者通常有（不是全部）颈部的受伤史，肿瘤位于颈后部韧带和深部筋膜的联结处，无症状[1, 3]。直径仅数厘米。

## 组织学特征

肿瘤位于颈部韧带，边界不清，由细胞数量中等的纤维软骨性组织构成，核分裂象少见，没有细胞异型性。

肿瘤细胞 vimentin 和 CD34 阳性，散在分布的软骨样细胞 S100 阳性[5]。而 actin、desmin 和 keratin 阴性。

电镜显示，肿瘤细胞具有成纤维细胞和成软骨细胞的特点，不具有成肌纤维细胞的特点[5]。

# 颈部纤维瘤病

## 临床特点

颈部纤维瘤病（fibromatous colli）较少见，仅见于婴儿和儿童，大部分患者的肿瘤在出生后几周内发生，男女发病率大致相同[1-3]。典型皮疹为累及胸锁乳突肌远端的团块，直径小于 3 cm。肿瘤会导致斜颈形成。曾有引起锁骨溶解的报道[4]。肿瘤可以外科切除，但大部分可自行消退。

## 发病机制和组织学特征

颈部纤维瘤病可能和外伤有关，同时常伴有胎位异常或难产的病史[1-3]。另外可见肌肉、骨骼的异常。

组织学显示骨骼肌部分被胶原组织替代，局部细胞成分少。肌肉纤维退行性变很常见。

## 鉴别诊断

根据典型的临床表现、组织学表现为细胞数量较少的胶原组织，可和幼儿纤维瘤病相鉴别。

# 钙化性纤维瘤

## 临床特点

钙化性纤维瘤（calcifying fibrous tumor）（又称钙化性纤维假瘤，伴有沙粒小体的儿童纤维瘤），较少见。主要见于儿童和青年，男女发病率大致相同[1-3]。大部分肿瘤发生于皮下和更深的软组织，少数可发生于口腔和内脏（例如胃、小肠、肾上腺、心脏、肺和胆囊），纵隔和胸膜受累也有报道[4-11]。多发皮疹罕见，多发生于胸膜[12]，家族性发病少见[13]。软组织病变好发于肢端和躯干。本病可并发 Castleman 病和炎性肌成纤维细胞瘤[14-15]。肿瘤直径从 1cm 到 15cm 大小不等，切除后可局部复发[16]。

## 发病机制和组织学特征

发病机制不清，尽管过去认为本病与炎性肌成纤维细胞瘤联系密切，但这种认识很可能不准确[3]。

镜下见边界清楚的团块，团块由细胞成分较少的硬化性胶原构成，其间散在淋巴细胞和浆细胞为主的炎症细胞（图 35.99、35.100）。炎症细胞可在局部聚集。本病最显著的特点是局部的钙化和沙粒小体的形成[1-2]。

肿瘤细胞广泛表达 CD34，少数细胞表达 actin 和 desmin[3]，而 ALK-1 阴性[3]。

## 鉴别诊断

和其他一些肿瘤，例如促结缔组织增生性成纤维细胞瘤的鉴别点在于，本病组织学具有硬化的胶原、炎症和局部的钙化。

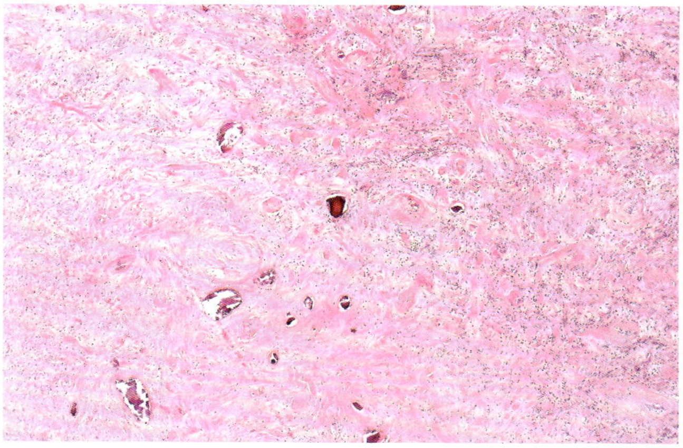

图 35.99 钙化性纤维瘤：显示肿瘤细胞成分相对较少，注意灶状的钙化

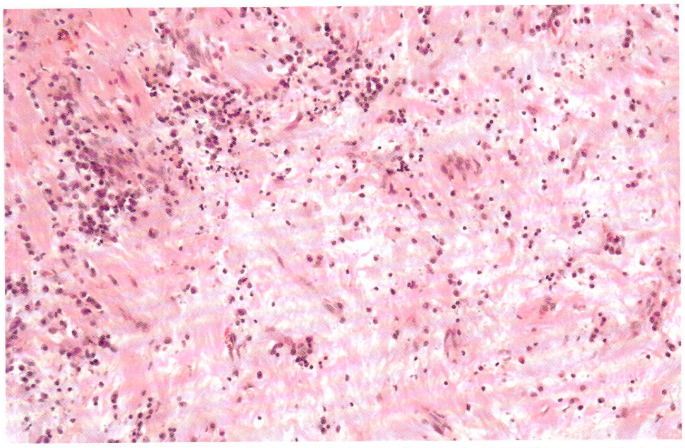

图 35.100 钙化性纤维瘤：注意炎症细胞的浸润，这是本病常见的特征

# 肌纤维瘤和肌纤维瘤病

## 临床表现

单发和多中心肌纤维瘤相对少见，大多数患者为儿童[1-8]。肌纤维瘤是肌周皮细胞瘤谱系的一部分[9-10]。大部分肿瘤发生于 2 岁之前，其中一些是出生就有。通常表现为一单发结节，位于真皮、皮下和肌肉，偶尔发生在骨骼。男性发病率高于女性[11-12]。单发的肌纤维瘤好发于头颈（包括口腔，咽部病变罕见），其次是躯干和四肢[1-8, 13-15]，也有累及巩膜的报道[16]，皮疹坚硬、粗糙，直径一般小于 3 ～ 4 cm。虽然病变大多单发，但多发病变也可见于儿童、甚至成人。儿童的多中心肿瘤又被称作先天性泛发性纤维瘤病和婴儿肌纤维瘤病（图 35.101）[4-8, 17]。多中心病变多见于女孩，全身出现多发的病变，同时骨、口腔（罕见）和内脏也可有受累[18]。受累的内脏包括：肾、肺、胰腺、消化道和肝脏，偶尔累及中枢神经系统[1, 19-23]。

一些患者有遗传背景，大部分为常染色体显性遗传[5, 24-26]。曾有一例伴发脑穿通、偏侧萎缩和先天皮肤大理石样毛细血管扩张的病例报道[27]，还有一例伴血小板减少症的报道[28]。

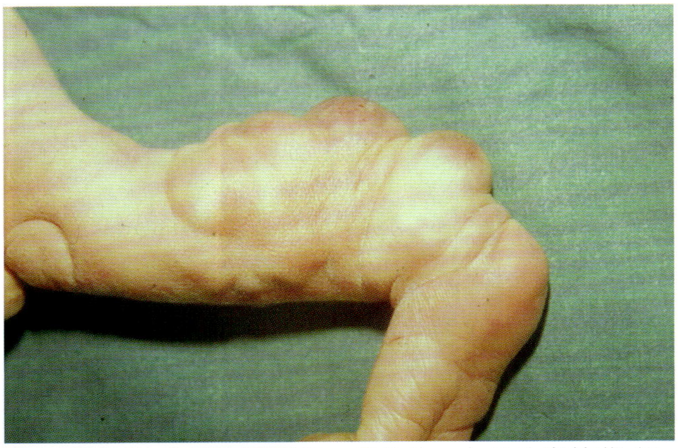

图 35.101 幼儿肌纤维瘤病：多发的、大的肿瘤结节（By courtesy of the Institute of Dermatology，London，UK.）

成人的肌纤维瘤大多为单发，比较表浅。偶见多发病变，曾有肢端多发皮疹伴有局限性硬皮病的报道[29]。本病通常累及皮肤或口腔黏膜，好发于中青年，男女发病率大致相同，没有家族史，皮疹直径可达 3 cm[1-3]，坚实，可有痛感。切除后很少局部复发[30]。

单发的软组织和（或）累及骨的肿瘤切除后，局部可以复发，但大部分病变不治疗也可自行消退。相反，如果肿瘤位于内脏，常常是致命的，常伴有呼吸道和消化道功能的进行性损伤。

## 组织学特征

皮疹边界趋于清楚，但无包膜，由两群比例不同的细胞构成，形成独特的双相分化。第一种细胞为成束的，淡嗜伊红的肌成纤维细胞，这些细胞有锥形或泡状核；另一种细胞是更原始的、更小的圆细胞和梭形细胞，这些细胞胞质很少，有圆形或卵圆形的核（图 35.102 ～ 35.105）。

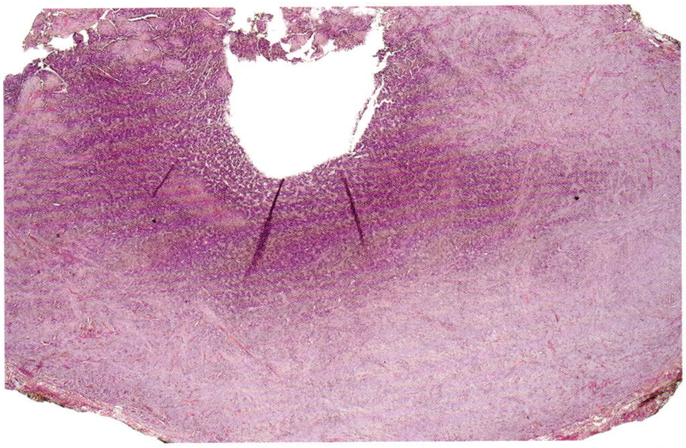

图 35.102 幼儿肌纤维瘤病：低倍镜下显示境界清楚的肿瘤，中心可见血管周皮细胞瘤样区域

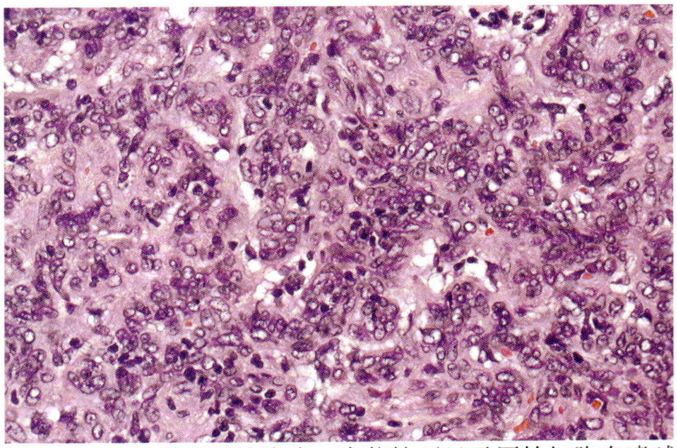

图 35.103 幼儿肌纤维瘤病：高倍镜下显示原始细胞有嗜碱性的泡状核

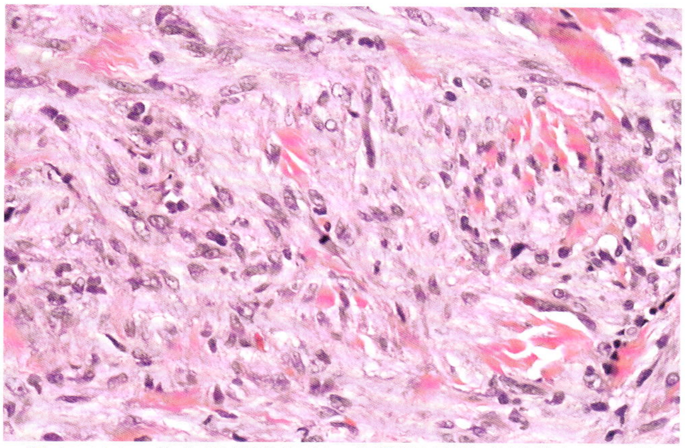

图 35.104 幼儿肌纤维瘤病：视野显示肌成纤维细胞区域

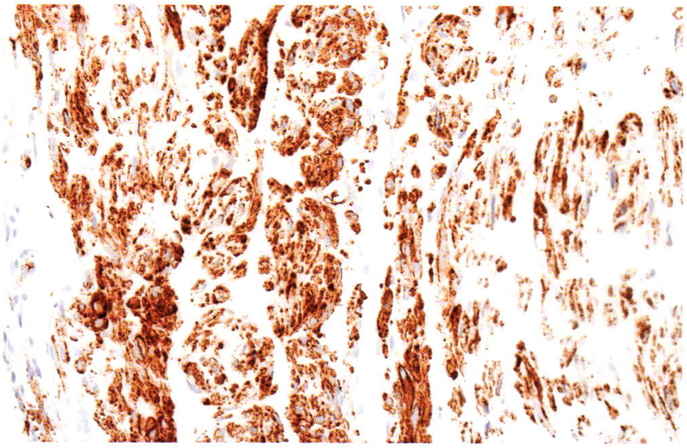

图 35.105 幼儿肌纤维瘤病：肿瘤细胞表达 SMA

后一种细胞围绕分支状的血管分布，形成血管周皮细胞瘤样模式（图 35.106）。常见小灶状坏死和血管侵犯。核分裂象易见，但无异常核分裂象。两群细胞常局部表达 SMA[6] 和 h-caldesmon[31]，弥漫表达 Calponin。

有一些肿瘤，特别是多中心肿瘤，肿瘤主体是原始细胞区域及血管周皮细胞瘤样模式，这类肿瘤以前归于婴儿血管周皮细胞瘤的范畴，因为两者的临床和组织学特点几乎一致。现在建议将婴儿血管周皮瘤归于幼儿肌纤维瘤病的病谱范畴[32]。

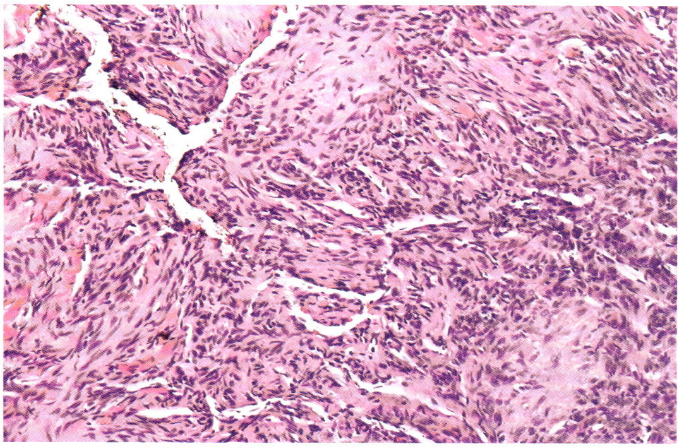

图 35.106 幼儿肌纤维瘤病：高倍镜显示图 35.102 的皮损中央，突出血管周皮细胞瘤样区域中的血管网

肌纤维瘤具有婴儿肌纤维瘤病的组织学特点，但原始的血管周皮细胞成分可不明显，甚至缺如（图 35.107、35.108）。成肌纤维细胞结节可以透明样变，呈假性软骨样变。约 30% 的肿瘤可以在血管内生长，主要表现为内皮下生长[1]。肿瘤细胞 actin 染色阳性。

## 鉴别诊断

双相分化模式可以使本病与皮肤平滑肌瘤及纤维性组织细胞瘤相鉴别。皮肤平滑肌瘤细胞总是阳性表达 actin 和 desmin，而纤维性组织细胞瘤的细胞更为多形性，且边界不清。

# 腱鞘纤维瘤

## 临床表现

腱鞘纤维瘤（fibroma of tendon sheath）相对多见，好发于 30 ~ 50 岁男性。肿瘤局限于肢端，特别是指、掌和腕部，累及膝部相对少见[1-8]。皮疹单

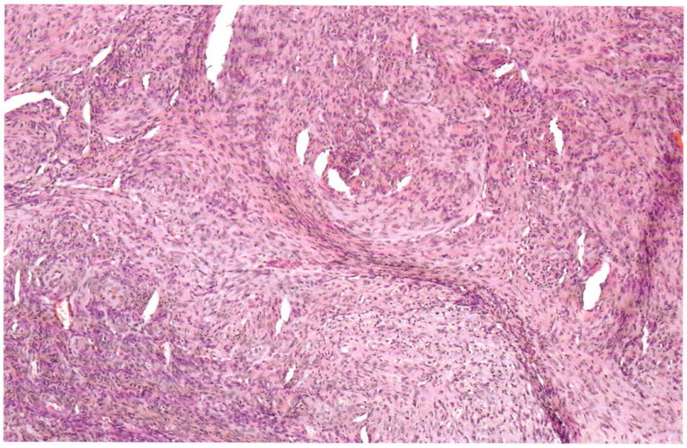

图 35.107 肌纤维瘤：低倍镜下可见真皮内结节，即使在这个倍数下，也能发现两群细胞的双向分化模式

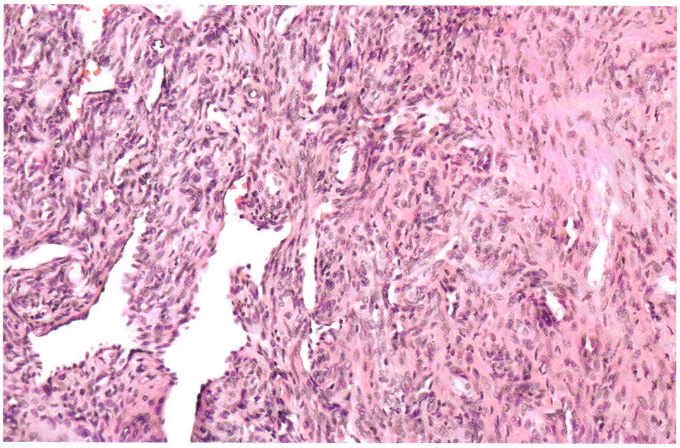

图 35.108 肌纤维瘤：高倍镜下改变

发，附于肌腱和腱鞘，特别是屈侧。肿瘤直径一般不超过 2 cm，无痛感，病程长短不一。曾有肿瘤骨侵犯的报道[9]，本病也可位于关节内[10-12]。约 24% 的肿瘤切除后复发，大多为切除不完整或边缘复发[2]。

## 组织学特征

肿瘤呈小叶状分布，有包膜，边界清楚。肿瘤由紧密分布的、细胞成分相对少的纤维组织构成，其间散在形态单一的梭形细胞和灶状黏液样变，细胞成分多少不一。细胞成分较多的区域及透明变性的胶原较常见，有时改变类似结节性筋膜炎（图 35.109、35.110）。细胞成分多的肿瘤中，紧密排列的成纤维细胞多为束状分布，并可见少量正常核分裂象。肿瘤的主要特点是，无论胶原化程度如何，总可见很多的由正常内皮细胞形成的裂隙样血管腔（图 35.111），散在的慢性炎性细胞浸润很常见。有的病例尚可见少量的破骨样巨细胞和泡沫样巨噬细胞，说明肿瘤和腱鞘巨细胞瘤存在组织学上的重叠[14]。

对一例肿瘤的遗传学研究发现 t（2;11）（q31-32;q12）染色体易位[15]，在胶原瘤（促结缔组织增生性成纤维细胞瘤）中也发现了同样的细胞遗传学改变，

图 35.109 腱鞘纤维瘤：低倍视野可见密集的透明结节

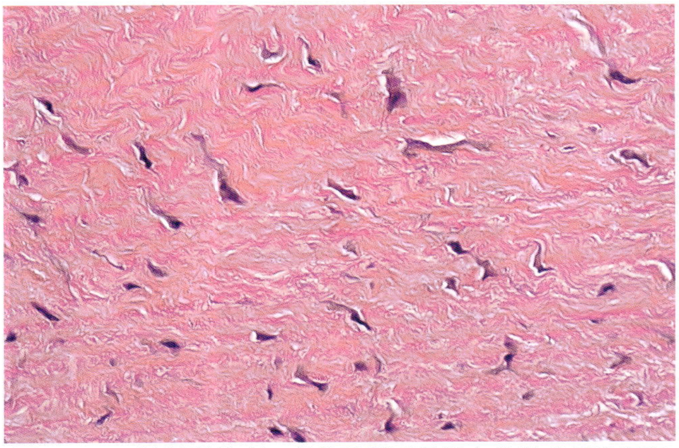

图 35.110 腱鞘纤维瘤：高倍视野可见散在的肌成纤维细胞

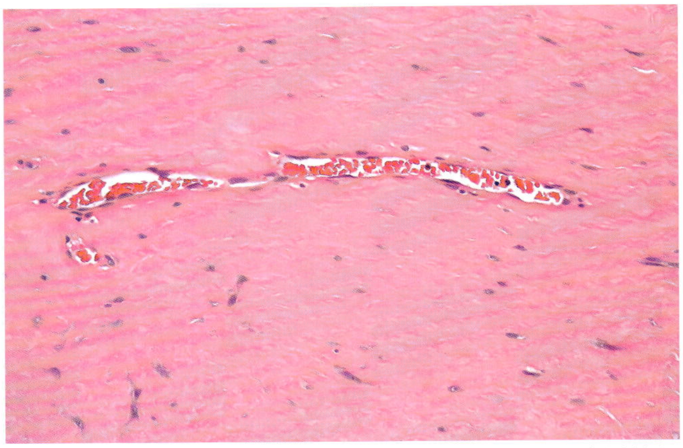

图 35.111 腱鞘纤维瘤：可见较多的、形态温和的成纤维细胞，注意裂隙样血管

提示这类疾病存在遗传学上的联系[16]。

## 鉴别诊断

肿瘤具有包膜和特征性血管分布模式的特点，可以使本病和结节状筋膜炎或纤维瘤病相区别。由细胞成分较少的、嗜伊红染、同心圆样分布的胶原组成的皮损，以前曾被认为是腱鞘纤维瘤，现在认为是席纹状胶原瘤。

# 结缔组织增生性成纤维细胞瘤

## 临床表现

结缔组织增生性成纤维细胞瘤（desmoplastic fibroblastoma）（胶原瘤）是一种很有特点的良性软组织肿瘤，主要位于皮下、筋膜或肌肉内[1-4]。位于真皮的肿瘤很罕见，有 1 例报道，患者并发有很长的天疱疮病史[5-8]。皮损无症状，生长缓慢，好发于手臂、肩部、大腿、前臂、背和手足[4]。直径从 1 ～ 20 cm 大小不等，大部分肿瘤小于 4 cm。

少数皮疹位于颈部，类似甲状腺肿大；肿瘤位于颜面部，类似腮腺肿瘤，也有肿瘤位于口腔（包括舌部）、泪腺和关节的报道[9-15]。肿瘤好发于中老年男性，青年和儿童罕见[4, 16]。截止到目前的文献，本病临床性质完全为良性，切除后未发现复发。

## 发病机制和组织学特征

对很多病例的遗传学研究发现 11q12 存在克隆异常[17-20]。同样的异常也在腱鞘纤维瘤中存在[21]。

肿瘤边界清楚，呈圆形、卵圆形或小叶状分布（图 35.112、35.113）。低倍镜下可见肿瘤向周围组织轻度局限性浸润生长，细胞成分少，有显著的胶原基质[1-4]。肿瘤细胞细长或星状，有泡状核和小核仁，胞质淡染，核分裂象不常见。有的皮损可见局部黏液样变，血管增生不明显，可见一些小的薄壁血管。

免疫组化显示 vimentin 弥漫阳性，α-SMA 局灶性阳性，偶见 keratin 阳性[4]。而 S-100、CD34 和 desmin 均为阴性。

电镜显示，肿瘤细胞为成纤维细胞或肌成纤维细胞[7, 22]。

## 鉴别诊断

主要与纤维瘤病相鉴别，后者呈浸润生长方式，细胞成分较多，肿瘤细胞细长，可见明显的血管网。和陈旧的结节性筋膜炎的区别是，后者有更明显的透明样变，局部炎症及退化变性也很显著。和腱鞘纤维瘤的区别是后者大都发生于肢端，主要为小叶状结构，有更为明显的血管形成。

# 浅表肢端纤维黏液瘤

## 临床表现

浅表肢端纤维黏液瘤（superficial acral fibromyxoma）是一种独特的、相对少见的良性肿瘤，好发于手指、脚趾及掌部[1-5]，曾被命名为细胞型的肢端纤维瘤[6-7]，指甲受累很常见，而足跟部病变罕见[5]。患者通常为中青年男性。肿瘤较小，生长缓慢，无症状，切除后少见局部复发[8]。

## 组织学特征

肿瘤位于真皮和（或）皮下组织，界限清楚。肿瘤由浅色的梭状或星状细胞构成，这些细胞在黏液或胶原基质中，局部呈席纹状或束状排列（图 35.114）。瘤体内可见散在的小血管腔。部分肿瘤细胞成分更多，而黏液基质非常少（图 35.115）[3]，具有脂肪成分的病例较罕见[9]。

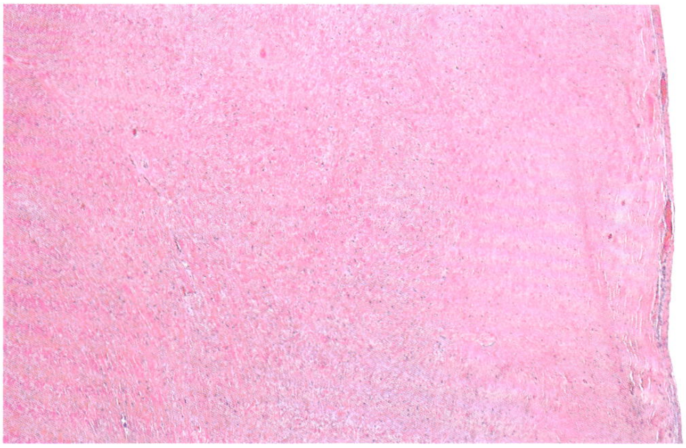

图 35.112　结缔组织增生性成纤维细胞瘤：低倍镜显示肿瘤的细胞成分较少，胶原较多

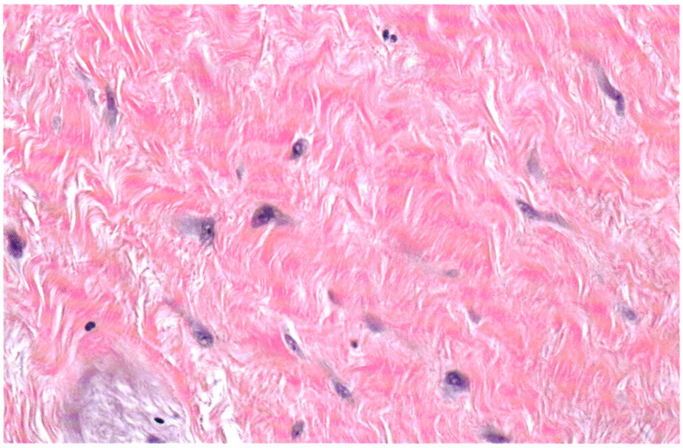

图 35.113　结缔组织增生性成纤维细胞瘤：肿瘤细胞纺锤状或星状，没有核分裂象

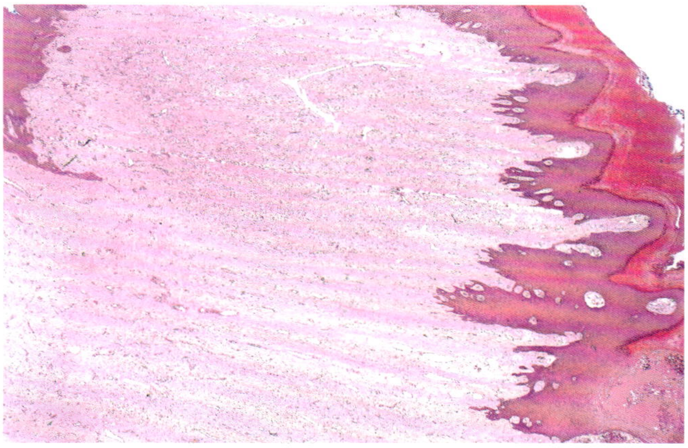

图 35.114　浅表肢端纤维黏液瘤：低倍镜下见肿瘤为梭形细胞肿瘤，伴有黏液样基质及血管形成

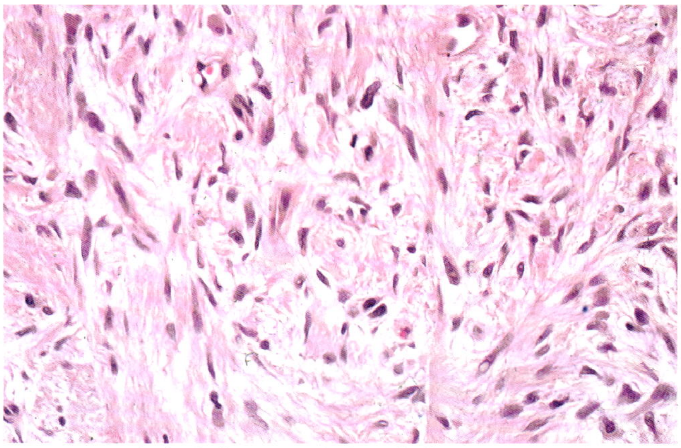

图 35.115　浅表肢端纤维黏液瘤：高倍视野显示黏液基质中表现温和的梭形细胞

核分裂象少见，没有或轻微的细胞异型，常见肥大细胞。

免疫组化显示，肿瘤细胞 CD34 阳性，而上皮膜抗原（epithelial membrane antigen，EMA）、CD99 及 CD10 通常也阳性[1-5]。

超微结构肿瘤细胞可见细胞质中间丝和粗面内质网，提示成纤维细胞分化[10]。

## 鉴别诊断

鉴别诊断包括神经纤维瘤、甲母质瘤、隆突性皮肤纤维肉瘤和皮损较小的滑膜肉瘤。神经纤维瘤皮疹极少位于肢端，肿瘤细胞 S-100 阳性而 CD34 为灶状阳性。本病和甲母质瘤的基质成分相同，同样表达 CD34，鉴别主要基于后者特有的表皮改变[11]。本病局部出现的席纹状排列类似隆突性皮肤纤维肉瘤，然而，后者在四肢末端极为罕见，而且广泛浸润皮下脂肪组织，apolipoprotein D 阳性表达[12]。累及手足部位的、微小滑膜肉瘤可以存在类似本病的黏液样基质和表现温和的梭形细胞[13]，然而前者局部有钙化区域，肿瘤细胞至少局部阳性表达 keratin，细胞遗传学显示 tX;18 染色体异位。

# 包涵体纤维瘤病

## 临床表现

包涵体纤维瘤病（inclusion body fibromatosis）是一种罕见的良性肿瘤，最早被称为婴儿肢端纤维瘤病，名称源于大部分病例发生在 3 岁以下婴儿的手指或足趾，1/3 的病例是先天性发生[1-7]。然而，偶尔也有发生于较大的儿童或成人，或身体其他部位的病例，所以本病命名为包涵体纤维瘤病更为准确[8-12]。典型皮疹为真皮或皮下结节，直径小于 1 cm，生长迅速，位于一个指（趾）的背面或侧面。多发病变可以同时或分开出现，累及 1 个或多个指（趾），甚至手足的任何部位[7]。肿瘤切除后易复发（复发率达 50%），但不转移。大部分皮疹可以自行消退，所以有症状时才需要治疗。

## 组织学特征

肿瘤主要由不规则增生的肌成纤维细胞团块构成，偶见正常核分裂象，没有异型核分裂象。细胞分布于密集的胶原基质中。基质可以从真皮一直延伸至骨关节下方（图 35.116）。在成肌纤维细胞中发现数量不等的、明亮的、嗜伊红的胞质内包涵体是诊断的必要条件，也是本病的特点（图 35.117、35.118）。肿瘤细胞通常表达 α-SMA、calponin 和 desmin[7]，偶尔可能会阳性表达 h-caldesmon 和 β-catenin（核阳性）[7]，免疫电镜也证明了包涵体的存在[13-14]。这些包涵体 actin 染色阳性，在酒精固定的或 KOH 预处理的标本中更明显[15]。包涵体由 5 ～ 7 nm 大小的中间

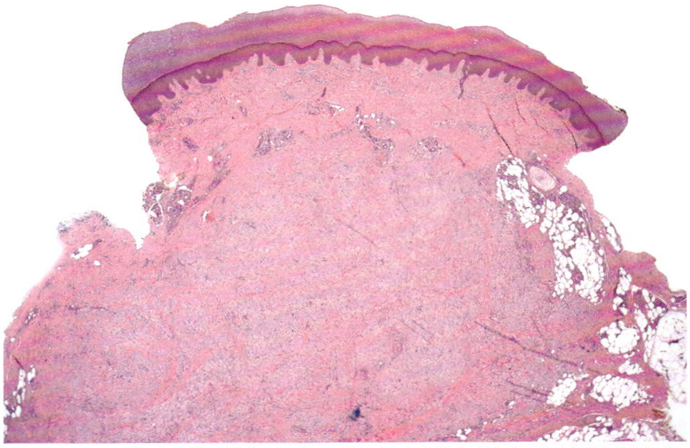

**图 35.116** 包涵体纤维瘤病：肿瘤由形态温和的梭形细胞和胶原基质构成

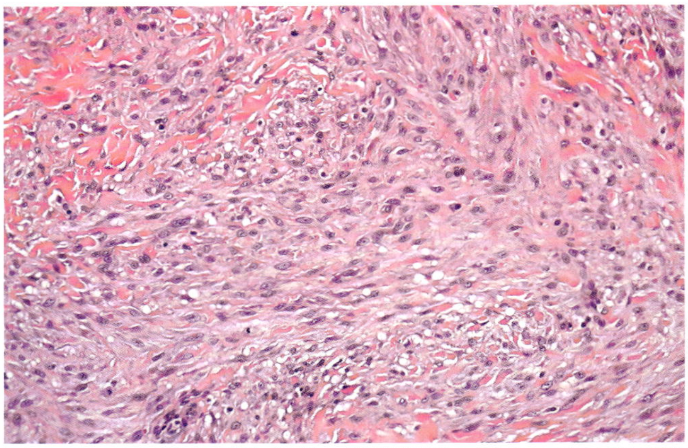

**图 35.117** 包涵体纤维瘤病：梭形细胞有形态一致的泡状核和小核仁

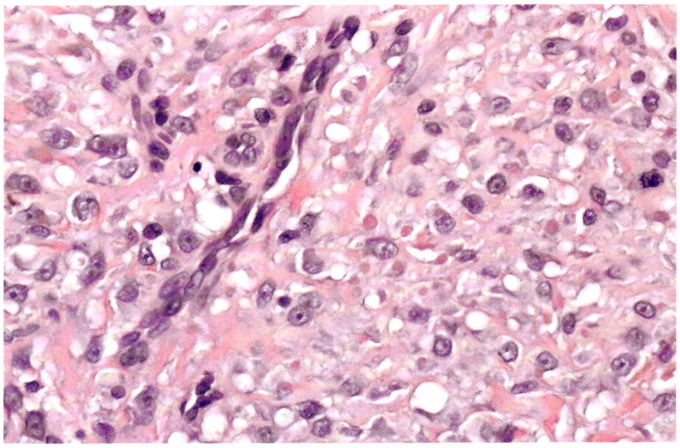

**图 35.118** 包涵体纤维瘤病：肿瘤细胞胞质内可见大量包涵体

丝构成，其形成的机制不清，可能是 actin 代谢缺陷所致[16]。其他肌成纤维细胞肿瘤（包括肌纤维肉瘤）、叶状肉瘤的基质细胞、纤维腺瘤和部分平滑肌瘤也可找到极少量 actin 阳性的、类似的胞质内包涵体[16-21]。

## 鉴别诊断

肿瘤临床病史特点和组织学具有嗜伊红的包涵体可和其他肿瘤鉴别。肢端骨发育不良和色素缺失综合征患者的肢端也可能发生相同的皮损[22-23]，然而这类患者肿瘤细胞内找不到包涵体。

# 钙化性腱膜纤维瘤

## 临床表现

钙化性腱膜纤维瘤（calcifying aponeurotic fibroma）又被称为青少年腱膜纤维瘤，临床很少见，主要见于 20 岁以下的青年男性[1-3]。表现为单发的小结节或浸润性团块，大部分位于手或足，特别是掌部。位于头颈、背、腹壁、腿和前臂的皮疹很罕见[4-5]。多发的病变也较少见[6]。累及骨骼非常罕见[7]。切除后局部复发很常见，特别是年轻患者，复发率大约是 50%。

## 组织学特征

镜下见不规则的密集团块，细胞成分较多，纤维组织广泛浸入皮下和肌肉（图 35.119）。肌成纤维细胞形态丰满，有明显的核。大部分肿瘤中，细胞排列成线状或栅栏状。当肿瘤成熟时，钙化的区域可见软骨样化生（图 35.120）。可能偶尔见到髓外造血的现象[8]。

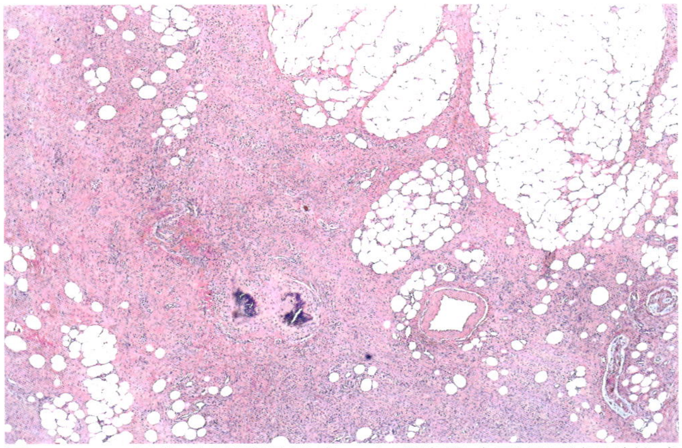

图 35.119 钙化性腱膜纤维瘤：皮下脂肪内可见不规则的成纤维细胞团块

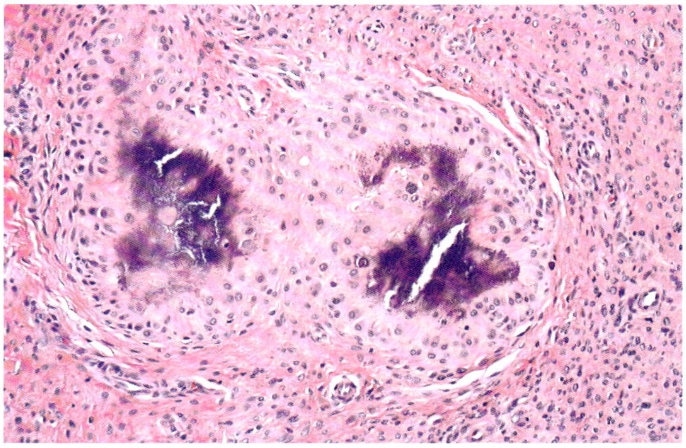

图 35.120 钙化性腱膜纤维瘤：镜下见肿瘤细胞呈软骨化生，局部可见嗜碱性钙化

## 鉴别诊断

需要和掌部纤维瘤病鉴别，后者很少发生于青年，而且肿瘤界限相对清楚。本病和软组织软骨瘤的区别在于，后者仅为软骨组织组成，细胞成分相对较多，没有密集的肌成纤维细胞区域。

# 骨化性丛状肿瘤

骨化性丛状肿瘤（ossifiying plexiform tumor）目前仅有 3 例报道。

## 临床表现

所有病例位于成年女性的指（趾），表现为单发的坚实结节[1-2]，生物学行为良性，没有局部复发的倾向。

## 发病机制和组织学特点

推测这种肿瘤可能是细胞型神经鞘黏液瘤的变型，组织学表现为境界清楚的小叶状瘤团，由温和的上皮样细胞和梭形细胞位于黏液样基质中。瘤团被纤维条索分隔呈小叶状，在小叶的中心是大量成熟骨组织，边缘围绕着成骨细胞（图 35.121、35.122）。

# 指节垫

## 临床表现

指节垫（knuckle pad）常见，常常被临床医生

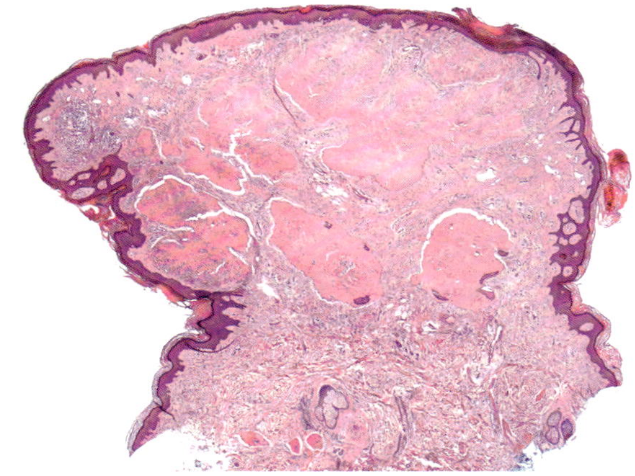

图 35.121 骨化性丛状肿瘤：低倍视野显示肿瘤呈多结节状，伴有多灶的骨样结构

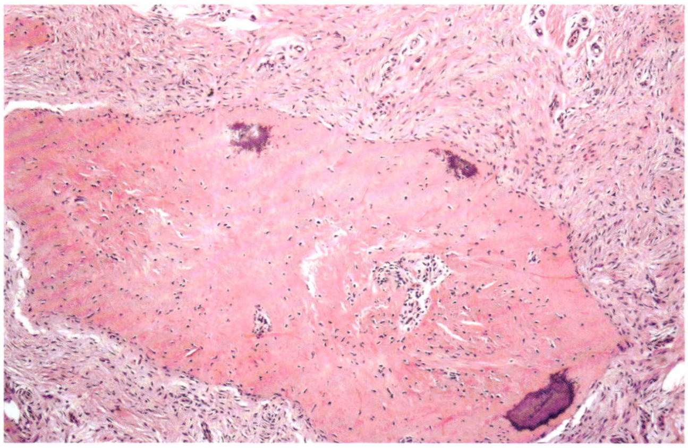

图 35.122 骨化性丛状肿瘤：高倍镜显示局部钙化的骨样组织

和病理医生忽略。临床表现为掌指关节或近端指间关节背面局部的纤维性增厚，皮疹边界不清，好发于中年人（图 35.123）[1-3]。可以有家族史，可伴发 Dupuytren 挛缩症，或掌部纤维瘤病。本病可以是特发的，也可以继发于反复的外伤。皮疹一般无症状，表皮松解性掌趾角皮症可出现类似指节垫样的皮损[4-5]，曾有一例本病伴发白甲和耳聋的报道[6]。另 1 例并发弹力纤维假黄瘤的报道[7]，可能是巧合并发。

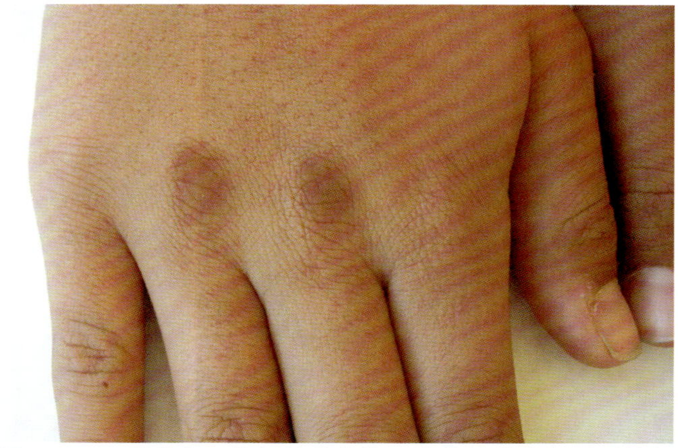

图 35.123 指节垫：指间关节和第二掌指关节伸侧可见特征性增厚的斑块（By courtesy of M.M. Black，MD，Institute of Dermatology，London，UK.）

## 发病机制和组织学特征

病因不清，但有学者认为是由于指节断裂引起的[8]，有报道玩电子游戏引起的外伤可诱发本病[9]。

镜下为真皮内无特点的纤维性增生，伴有表皮角化过度（图 35.124）。

# 获得性肢端纤维角皮瘤

## 临床表现

获得性肢端纤维角皮瘤（acquired digital fibrokeratoma）临床无太大意义，肿瘤好发于成年男性[1-3]。为手指和足趾坚硬的结节或赘生物，生长缓慢，直径小于 1 cm，类似多余的指头（图 35.125）。足跟也可见类似的皮疹[4]。有些学者认为皮疹来源于外伤，但没有太多证据支持。本病类似结节性硬化症的甲周纤维瘤，然而后者多发，而且没有或很少有上皮病变[5]。

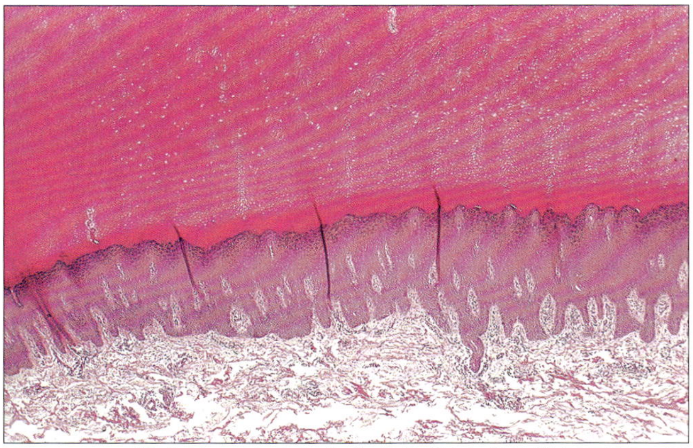

图 35.124 指节垫：显示表皮高度角化过度和棘层肥厚，组织学无特异

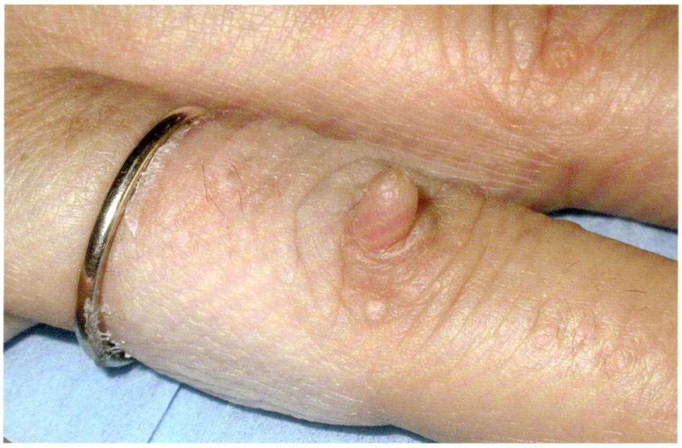

图 35.125 获得性肢端纤维角皮瘤：临床表现类似副指（By courtesy of J.C. Pascual，MD，Alicante，Spain.）

### 组织学特征

镜下可见肿瘤呈蒂状，表皮角化过度，棘层厚薄不一（图 35.126、35.127）。病变中心由致密的胶原纤维、数量不一的成熟成纤维细胞及小血管和弹力组织构成，周围为正常真皮。肿瘤内小的周围神经或触觉小体不明显，而在副指中这两种成分较多。

依据病史可和副指、甲周纤维瘤及指节垫相鉴别，局部切除可治愈。

## 斑块状 CD34 阳性的皮肤纤维瘤（奖章样真皮树突细胞错构瘤）

### 临床表现

本病临床表现特殊，最初被命名为奖章样真皮树突细胞错构瘤（medallion-like dermal dendrocyte hamartoma），认为是皮肤树突细胞分化而来[1]。

随后，陆续有一些个案报道及最近的一个小样本的报道，都对分化的理论进行了质疑，并提出斑块状 CD34 阳性皮肤的纤维瘤（plaque-like CD34-positive dermal fibroma）的命名[2-5]。本病好发于儿童，可能先天出现，成人发病较罕见。病变好发于四肢近端、颈部和躯干上部，多见于女性。肿瘤通常直径数厘米，红或棕色，呈奖章样外观。

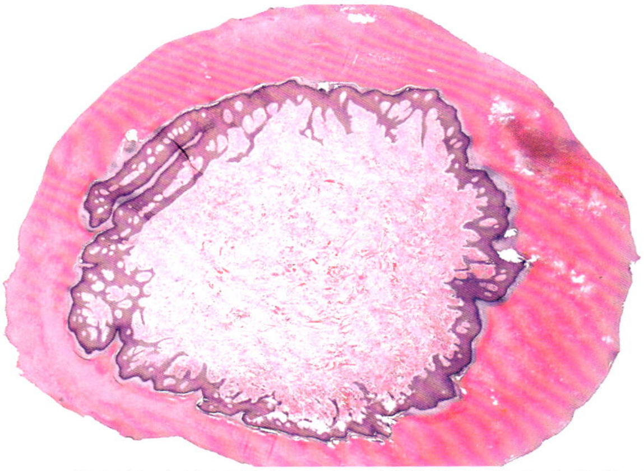

图 35.126 获得性肢端纤维角皮瘤：低倍镜显示表皮角化过度和棘层肥厚

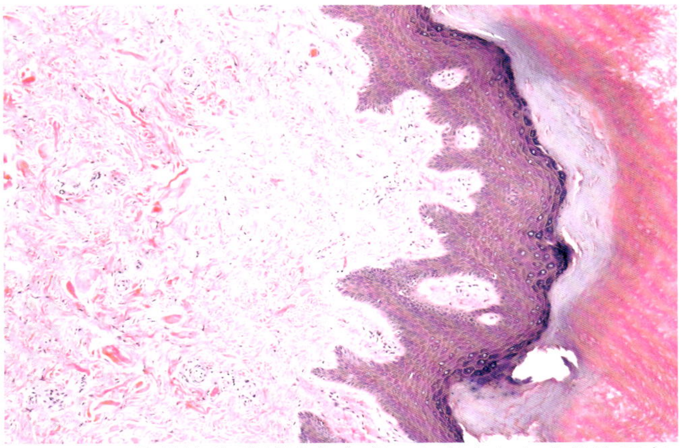

图 35.127 获得性肢端纤维角皮瘤：皮疹中心由成熟胶原束、成纤维细胞和小血管组成

### 组织学特征

肿瘤通常呈带状增生累及真皮上部，肿瘤细胞淡染，类似成纤维细胞，累及皮下脂肪组织罕见，另可见散在扩张的小血管腔，胶原束间穿插肿瘤细胞，弹性纤维减少。真皮上部的肿瘤细胞与表皮垂直分布，深部的肿瘤细胞通常平行于表皮分布。肿瘤细胞 CD34 阳性，SMA 小灶状阳性，ⅩⅢa 极少细胞阳性。

### 鉴别诊断

主要要与早期斑块状隆突性皮肤纤维肉瘤鉴别，详见后面章节。

## 婴儿纤维性错构瘤

### 临床表现

婴儿纤维性错构瘤（fibrous hamartoma of infancy）是罕见的儿童良性肿瘤，好发于 2 岁以下的男婴，偶尔出生时即有[1-8]。皮损好发于肩部、上臂近端、腹股沟、背部或前臂，偶见于手足、阴囊和头皮[9-11]。肿瘤单发，无症状，坚实但可移动，直径最大可为 10 cm，为真皮或皮下团块，多发皮疹罕见[12-13]。没有家族史，有文献报道在 1 例 Williams 综合征和 1 例结节性硬化症中很巧合地伴发本病[14-15]。1 例患者同时合并多毛症[16]。皮损不完全切除时可局部复发。

### 组织学特征

与周围正常组织边界不清，主要位于真皮深层和皮下，特征性地具有以下四种数量不一的成分[1-4]：①纵横交错的纤维成分（粗大的束状胶原纤维及血管和炎症细胞）；②规则分布的小束状肌成纤维细胞，细胞核呈波浪状，表达 actin（图 35.128、35.129）；③成熟的脂肪组织；④肥胖的、未分化的原始间叶细

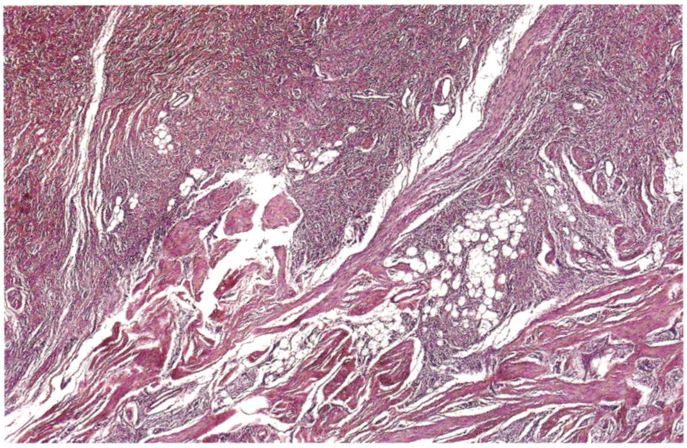

图 35.128 婴儿纤维性错构瘤：肿瘤由成熟脂肪细胞、成肌纤维细胞及界限清楚的、聚集成团的未分化的间叶细胞组成

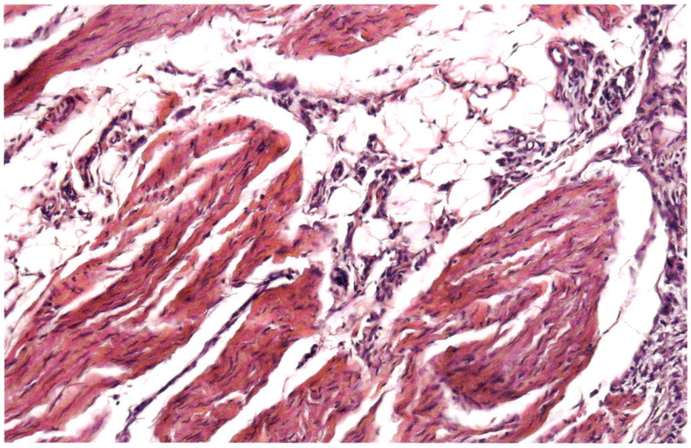

图 35.129 婴儿纤维性错构瘤：成肌纤维细胞呈束状分布

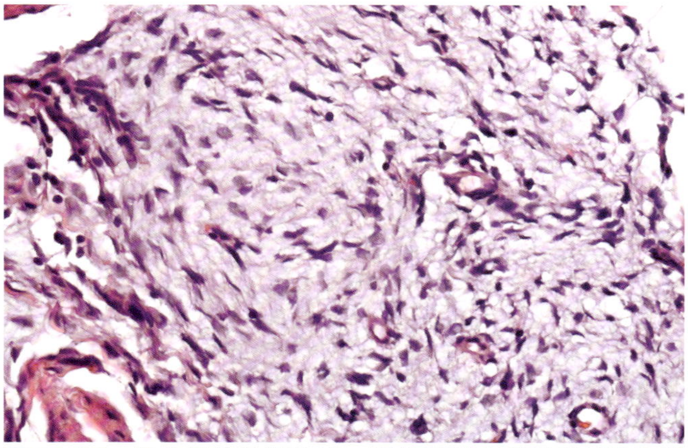

图 35.130 婴儿纤维性错构瘤：原始区域由黏液样基质和具有圆形或卵圆形泡状核的小细胞构成

胞在黏液基质中呈漩涡状排列（图 35.130）。

以上成分形成了一种器官样结构，正常核分裂象偶见，也可见大量的薄壁毛细血管。这种独特的模式使本病很容易和其他肿瘤鉴别。

皮损中肌成纤维细胞 SMA 和 calponin 阳性，S-100 和 desmin 常阴性[5，17-19]。那些原始的细胞仅仅 vimentin 阳性。

肿瘤中的外泌汗腺的变化包括腺体增生伴乳头突出、腺管扩张和鳞状化生[20]。

电镜下，成熟区域的细胞显示成纤维细胞和肌成纤维细胞的特点。在黏液基质中的未分化细胞除了胞质细长以外，没有其他形态学特点[5，17-20]。

对 1 例患者的细胞遗传学分析发现存在 t（2;3）（q31;q21）异位，促结缔组织增生性成纤维细胞瘤和腱鞘纤维瘤的部分病例也发现存在 2q31 的异常[21-23]，另 2 例患者则显示了复杂的染色体易位[24，25]。

## 鉴别诊断

从临床及组织学的改变容易和其他肿瘤鉴别，当活检标本较小时，黏液样基质中的梭形细胞成分容易和神经纤维瘤混淆，但本病细胞 S-100 阴性，而且肿瘤还可见其他成分。与肌纤维瘤的鉴别在于后者有独特双相分化模式。

# 幼年性透明纤维瘤病

## 临床表现

幼年性透明纤维瘤病（juvenile hyaline fibromatosis）罕见，为常染色体隐性遗传，发生于幼儿，常为多发的皮肤丘疹或结节，大小不一，好发于头颈部，伴齿龈增生，使得患儿容貌发生变化（图 35.131）[1-7]。背部和下肢屈侧常受累容易造成屈曲挛缩。通常关节的挛缩和齿龈的肥厚要早于皮肤表现[8]。其他表现尚有智力发育迟缓和溶骨性皮损，也有一些局部和局限型病变的报道[9]。曾有一例患者口腔皮疹发展为鳞状细胞癌的报道[10]。

手术切除是唯一治疗手段，但仍会不断出现新的皮疹，直至成年。

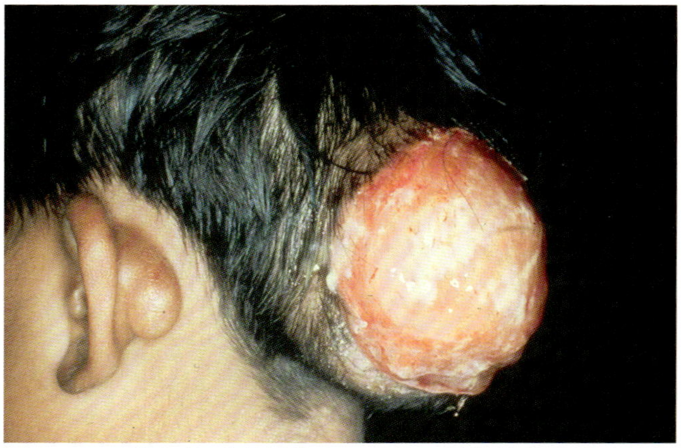

图 35.131 幼年性透明纤维瘤：大的、界限清楚的溃疡性团块，左耳后尚可见一小皮损（By courtesy of Y. Kitano，MD，Osaka University School of Medicine，Japan.）

同一等位基因的缺陷也可引起婴儿系统性透明变性，不过病情较重。透明变性的物质沉积在很多器官，患者常常由于反复感染在 2 岁之前死亡[11-15]。

## 发病机制和组织学特征

由于是胶原生成基因的异常，所以患者兄弟姐妹尤其是父母可发病[2, 16]。电镜和皮肤成纤维细胞培养显示成纤维细胞合成胶原功能障碍[17-19]。研究显示由于基底膜物质的异常装配导致疾病的发生，而胶原的沉积也不正常[13-14, 20]。致病基因定位在 4q21[21]，是编码毛细血管形成蛋白的基因 *CMG2*，该基因也叫做炭疽毒素受体 2（*ANTXR2*）[22]，ANTXR2 是一个跨膜蛋白，在毛细血管形成时被诱导产生[13-14]。已经在患者该基因上找到多个不同的突变点。ANTXR2 连接板层素和Ⅳ型胶原，蛋白的变异使基底膜物质装配异常，导致疾病发生。有趣的是，ANTXR2 也是炭疽毒素的受体[23]，婴儿系统性透明变性有类似的临床表现和多种 ANTXR2 突变，很可能与幼年透明纤维瘤病是病谱关系[21, 23-26]。

肿瘤大都由不规则、界限不清的团块组成，这些团块由透明的、深嗜伊红染的、类似于胶原的物质构成，其中有数量不等（通常较少）的肥大的梭形细胞（图 35.132 ～ 35.134）。透明样变很不明显[27]，并可见散在的吞噬细胞和多核巨细胞[17]，尚可见嗜碱性的钙质聚集（calcospherules）[28]。

电镜下，可见间叶细胞含有扩张的粗面内质网，显著的高尔基复合物和含大量的纤维颗粒状物质的囊泡[29]。

## 鉴别诊断

临床上儿童的多发性皮疹及组织学特点使本病

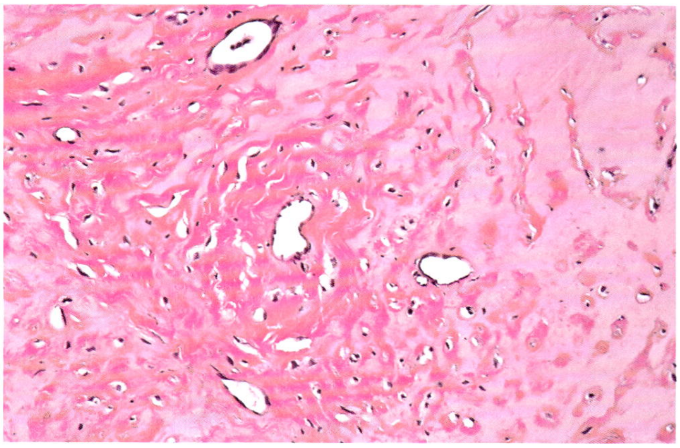

图 35.132 幼年性透明纤维瘤：视野显示大片的无细胞区，由密集分布的嗜伊红染的、透明样变的物质构成（By courtesy of J. Sciubba，DDS，Baltimore，USA.）

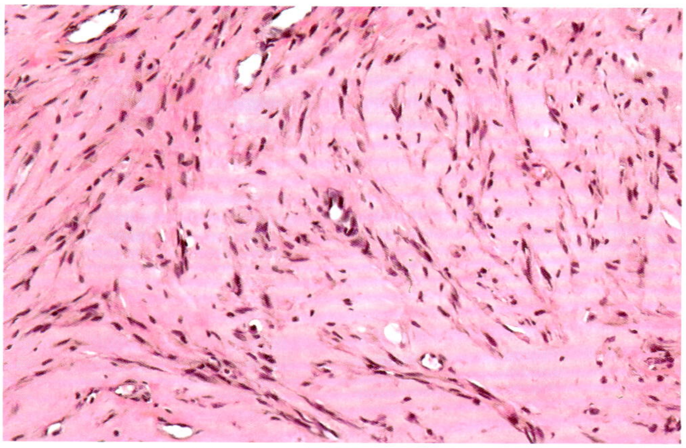

图 35.133 幼年性透明纤维瘤：显示细胞成分较多的另一视野（By courtesy of J. Sciubba，DDS，Baltimore，USA.）

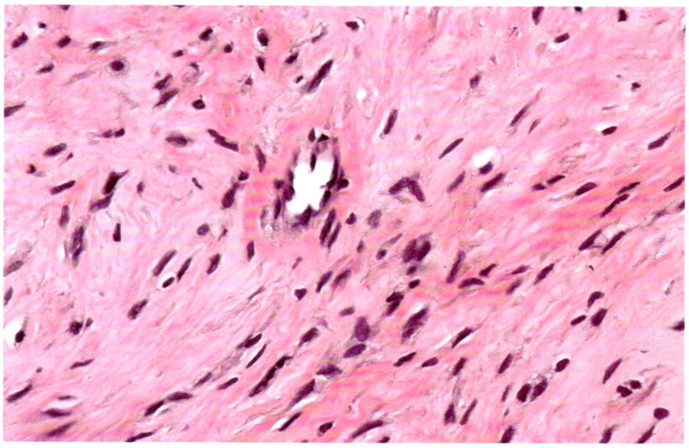

图 35.134 幼年性透明纤维瘤：梭形细胞形态一致，具有深染的核（By courtesy of J. Sciubba，DDS，Baltimore，USA.）

容易和其他肿瘤鉴别。幼儿肌纤维瘤病也有多发的皮疹，但结合组织学很容易鉴别。项部纤维瘤临床表现为单发的皮疹，镜下见大量胶原但缺少团块状的无定形嗜伊红物质。

（陈浩译　姜祎群校　高天文审）

# 局部侵袭性纤维肿瘤

局部侵袭性纤维肿瘤指的是倾向于局部复发的浸润性肿瘤，可能破坏性生长，但从不转移。

## 掌部纤维瘤病

### 临床表现

掌部纤维瘤病（palmar fibromatosis）又称 Dupuytren 掌挛缩病。常见，多限于成人，发病率随年龄增长[1-6]。

儿童鲜有发生，但先天性发病者也有报道[7-8]。男性较女性多见，大约4%的成年男性，特别是老年男性会发生此病[9]。北欧人最好发，女性发病较男性晚[10-11]。在亚洲的犹太人中非常少见[12]。与瘢痕疙瘩不同，本病黑人发病少，但在癫痫患者以及患有跖部纤维瘤病和指节垫的患者中发病增多。有报道本病可能和糖尿病及阴茎（peyronie）纤维性海绵体炎相关[13-14]。早先认为本病和嗜酒及癫痫有关，但近期的研究未能证实[13, 15]。常常双侧发生，但一般不同时出现。虽然在同一家族中发病率增多，但没有发现任何与职业或外伤相关的证据。

本病的典型表现为，初起在掌腱膜远端出现坚实性丘疹，后期掌指关节，特别是无名指，表现为失用性屈曲，呈爪状畸形，掌部皮肤皱褶。手腕及指间关节很少受累[17-18]。除非进行掌筋膜根治性切除，否则局部复发非常常见[9]。

## 发病机制和组织学特征

病因不明。曾提示外伤是重要原因，但大样本研究未能证实[19]。序列比较基因杂交技术未发现基因学改变[20]。HIV感染者中使用茚地那韦治疗与发病有关[21]。

TGF-β1在伤口愈合、纤维化及胶原沉积过程中起关键作用，其可能参与了发病过程[22]。本病中β-catenin过度表达，但并不出现*CTNNB1*编码基因的突变。而*CTNNB1*编码基因的突变在硬化性纤维瘤病中经常出现。β-catenin过度表达与复发似乎无关[30]。Periostin是一种细胞外基质蛋白，其可能通过诱导成纤维细胞增殖、缩减及凋亡来参与整个疾病的发病过程[31]。

本病的组织学表现与病程长短有关。早期阶段，在掌筋膜中，可见到由形态均一、外形胖大的肌纤维母细胞组成的细胞结节，可见有丝分裂，但无异型性（图35.135、35.136）。肿瘤逐渐向相邻的皮下组织扩展，形成浸润性肿块。极少伴有胶原的增生。

在后期，纤维组织成熟，镜下表现为大量透明样变性的胶原，细胞成分减少（图35.137）。肿瘤周边可见散在的慢性炎症细胞，但没有活动性炎症表现。没有含铁血黄素，如果出现含铁血黄素常提示有外伤因素。

细胞学的增生程度与局部复发风险相关[32]。

## 鉴别诊断

应与硬化性纤维瘤病鉴别，后者甚少见于手部，细胞更为均一，位置更深。

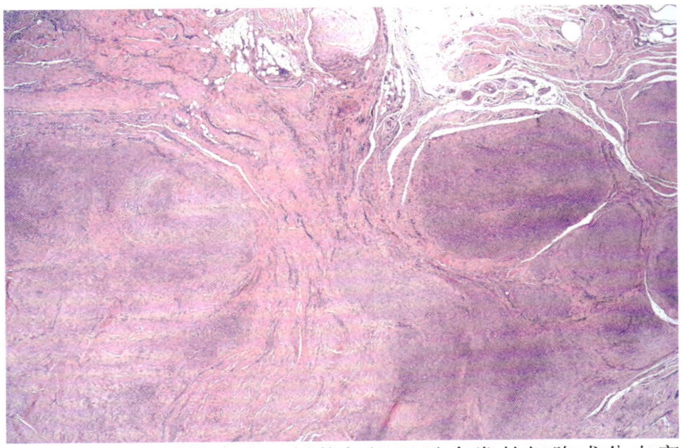

图35.135 掌纤维瘤病：低倍扫视显示多发的细胞成分丰富的结节，间以透明化的胶原

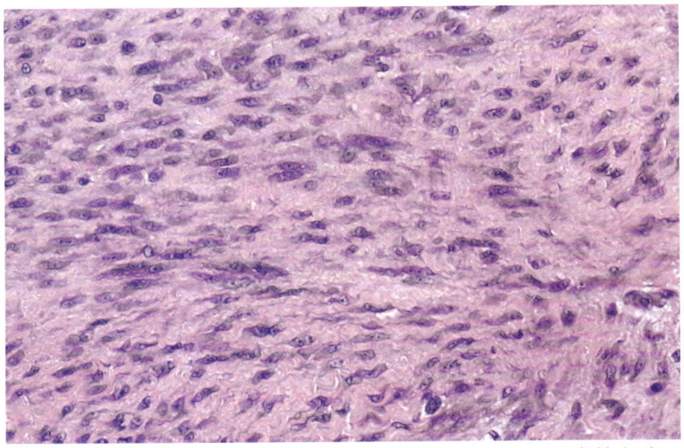

图35.136 掌纤维瘤病：病变由梭形细胞组成，细胞核细长、空泡状，并见中央小的核仁。早期可能有个别正常核分裂象

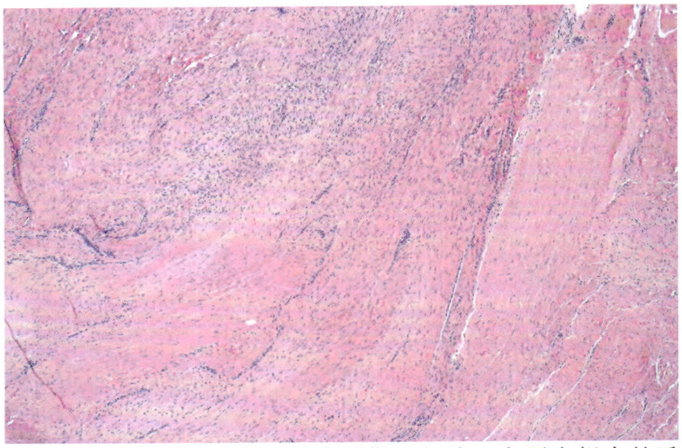

图35.137 掌纤维瘤病：肿瘤后期少细胞，主要由粗大的透明的胶原纤维束组成

# 跖部纤维瘤病

## 临床表现

跖部纤维瘤病（plantar fibromatosis）又称Ledderhose病，发生于足部，与掌部纤维瘤病相对应，但屈曲畸形少见。常对称，但不同时发生[1-2]。总体发病年龄和性别分布情况与掌部纤维瘤病类似，只是儿童和青少年发病较之略多[3]。家族发病，包括双胞胎同时发病的情况较少[4-5]。本病很少出现Dupuytren掌挛缩样表现，但二者可以伴发，还可以与糖尿病伴发[6]。典型表现是单发或多发的结节，通常在在足跖中部，尤其足弓远端。曾报道1例儿童患者，表现为跖部前内侧面的结节[7]。也有儿童发生于足跟跖面[8]。

大多无症状，也可有不适和烧灼感，特别在行走以后。因挤压引起的神经症状不多见[9]。足趾挛缩罕见[10]，局部复发常见[3, 11]，与足跖角化过度无明显相关[12]。

## 发病机制和组织学特征

细胞遗传学显示8号染色体三体和14号染色体三体[13]。表浅型和深在型在*CTNNB1*基因突变及β-catenin编码基因的遗传学改变上各不相同[14-16]。

组织学特点与掌部纤维瘤病类似，但慢性炎症反应或早期出血现象比较多见，可能是一种继发现象。肿瘤常常呈细胞性，透明样变少见（图35.138）。可见到散在的多核巨细胞[17]。极少情况下可见骨化生[18]。

# 阴茎纤维瘤病

## 临床表现

阴茎纤维瘤病（penile fibromatosis）又称Peyronie病，是一种少见的阴茎纤维化损害，可引起疼痛或勃起时弯曲[1-3]。病因不明，曾认为是一种纤维瘤病，但更有可能是对慢性炎症、阻塞性静脉功能障碍或外伤的一种纤维化反应[4-5]。阻塞性静脉功能障碍已被多普勒证实[4]。糖尿病患者及睾酮水平低下患者发病率高[4, 6]，高血压和血脂异常对症状的严重性和预后有影响[7]。曾报道一例患者在使用甲氨蝶呤治疗后发病[8]。

临床表现为靠近海绵体部位的单发或多发结节，常位于阴茎体的背侧。高发年龄在50～70岁之间，无种群差异。斑块直径很少大于2 cm。患者可能因为心理原因，常常主诉发病突然。本病很少自愈。

## 发病机制及组织学特征

组织学表现随病程长短而不同。早期在海绵体和阴茎筋膜之间，可见疏松的结缔组织中有血管炎和慢性炎症反应过程。随着不规则的纤维性修复过程，致密的透明样胶原逐渐增多，偶可见灶状慢性炎症（图35.139）。偶可见到骨样化生现象。

# 硬化性纤维瘤病

## 临床表现

硬化性纤维瘤病（desmoid fibromatosis）是一组深在的纤维性肿瘤，可有多种临床表现[1-5]。大多数病例散发且为单发性肿瘤，有些为家族性，或与家族性腺瘤性息肉病有关（FAP，Gardner综合征），极少数患者表现为多中心发病[6-7]。本病有儿童型[8]。根据肿瘤的解剖学分布，可将硬化性纤维瘤病分为：

- 腹部外（大约60%）
- 腹部（20%～25%）
- 腹部内（15%）

本病好发于11～40岁女性。腹外型常散发且为

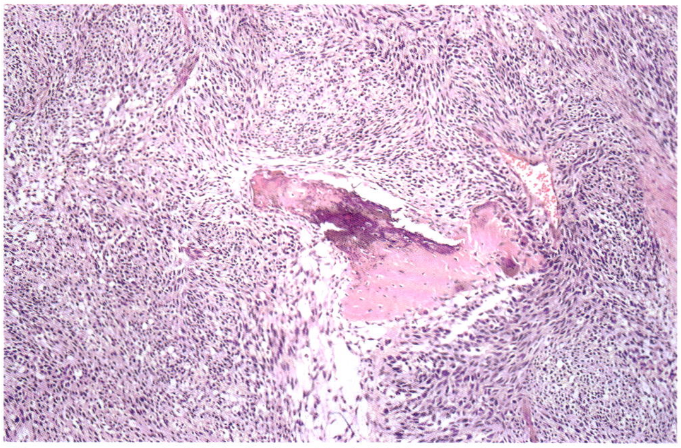

图35.138　跖部纤维瘤病：该病例特别富含细胞，局部伴骨化生

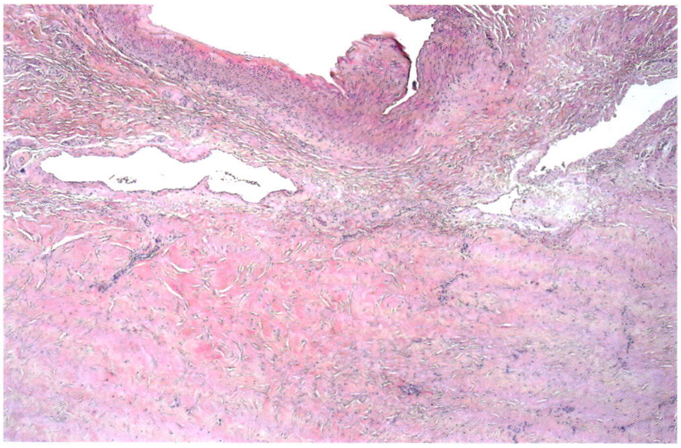

图35.139　阴茎纤维瘤病：肿瘤后期显示致密的胶原，几乎没有炎症反应。很可能是一种反应性的过程

单发性肿瘤[1-2]。大多数患者为年轻成人，表现为缓慢生长的肿瘤，偶有疼痛。肿瘤最常发生在肩胛带部位或下肢近端，少数发生在头颈部。儿童患者最常见于头颈部[8]。偶可累及皮下，少部分患者发生于原有的瘢痕上或在放射治疗后出现。女性患者的肿瘤常见于前腹壁，妊娠期间或妊娠后多见[3, 5]，妊娠后发生的肿瘤经常发生在剖宫产的手术瘢痕部位。发病与FAP相关的硬化性纤维瘤病大多属于腹内型。即使手术切除"干净"也常常出现局部复发[9-10]。

发生于10岁以下儿童的硬化性纤维瘤病，称为婴儿纤维瘤病[11]。多数在5岁前发生，头颈、肩胛带或大腿部位多见[8, 12-14]。肿瘤对邻近组织浸润明显。

## 发病机制和组织学特征

家族性腺瘤性息肉病患者在基因水平上发生腺瘤样结肠息肉易感基因（*APC*）失活，而APC参与β-连环蛋白的分解[15-17]。家族性腺瘤性息肉病的发生部位和类型与硬化性纤维瘤病的发生相关[18-19]。野生型等位基因中若发生单倍体缺失会导致肿瘤的发生。*CTNNB1*基因编码β-连环蛋白，大约85%的散发病例*CTNNB1*基因发生突变[20-23]。散发病例中可发生*APC*体细胞突变[24-26]。以上的基因学异常上调β-连环蛋白在核内的聚集。细胞基因学异常包括：8号和（或）20号染色体三体，*APC*基因Y及5q脱失[27-30]。Wnt/APC/β-连环蛋白信号通路的过度活化使纤维化和瘢痕的共同信号途径持续激活，导致硬化性纤维瘤的发生[22, 31-32]。

已有证据表明发病具有遗传易感性，但很可能还有外伤或性激素的二级影响[33]。已经证实，雌激素虽然不能触发本病，但可以促进肿瘤的生长。

各型的组织学特点极为相似，典型病例呈斑驳样模式，表现为在透明样变或黏液样变的间质中，混杂有外形胖大的梭形细胞，细胞核可呈圆形或细梭形，偶尔可见到有丝分裂象（图35.140～35.142）。肿瘤周围的骨骼肌纤维、皮下脂肪和筋膜可受到不规则的浸润，出现奇形怪状的萎缩、退变或反应性的肌细胞改变。瘤体周围常可见慢性炎症细胞的聚集，尤其是淋巴细胞。

儿童患者表现为典型的腹部外纤维瘤病的组织改变，或者表现为在黏液样间质中，由更不成熟的圆形细胞组成的肿瘤。

免疫组织化学显示，肿瘤细胞肌动蛋白染色不同程度阳性，结蛋白极少阳性或灶性阳性。细胞核内β-连环蛋白染色阳性有助诊断，但不具完全特异性（图35.143）[21, 34-36]。

超微结构显示，肿瘤细胞具有肌纤维母细胞和成

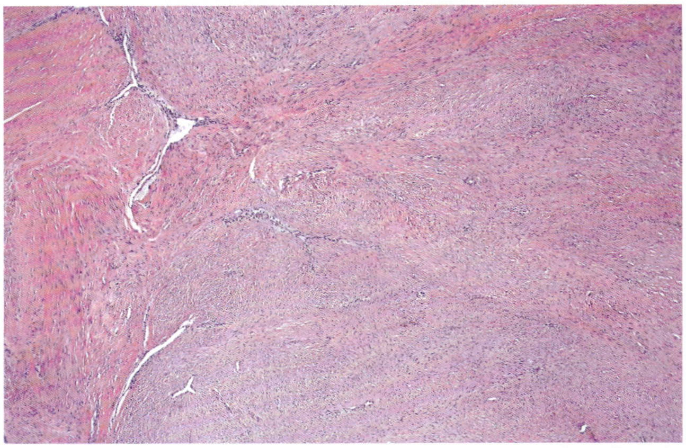

图35.140 硬化性纤维瘤病：低倍镜下显示细胞束，伴局部胶原性基质

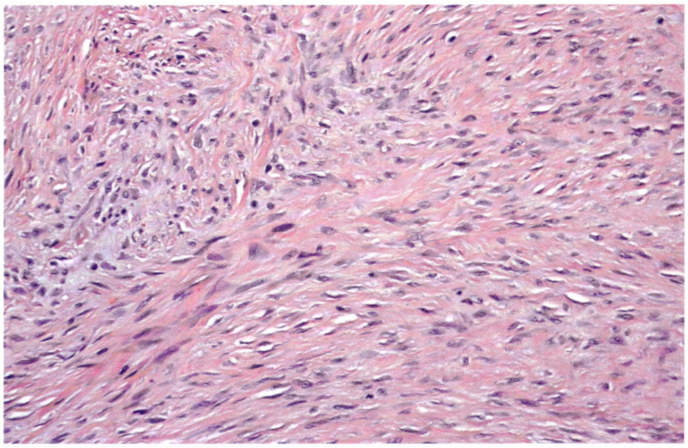

图35.141 硬化性纤维瘤病：肿瘤由梭形细胞组成，胶原基质数量不等

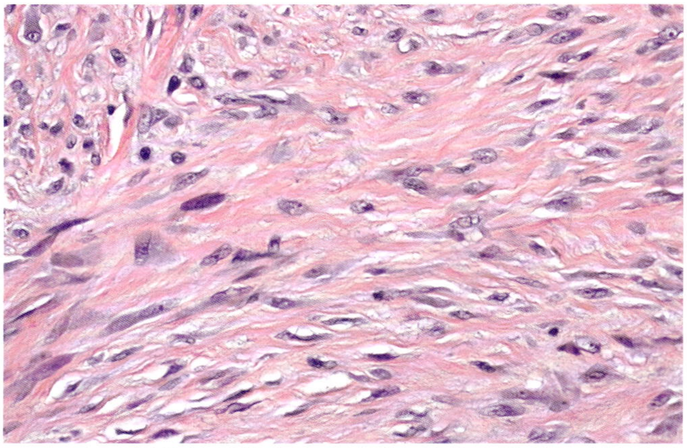

图35.142 硬化性纤维瘤病：梭形细胞核空泡状，有小的核仁。分裂象常见

纤维细胞的特征。

## 鉴别诊断

主要和纤维肉瘤鉴别，后者细胞学改变更为显著，细胞核异型，有明显的异常分裂象，胶原成分少，组织学可有典型的鱼骨样外观。瘢痕或反应性纤维组织增生组织学表现几乎相同，此时病史有助诊断。*CTNNB1*

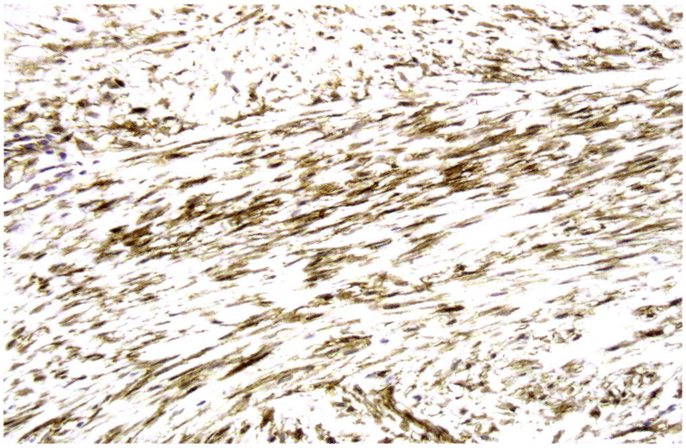

图 35.143 硬化性纤维瘤病：梭形细胞显示 β -catenin 阳性

的基因分型有助于对散发型病例的诊断[20-21, 34]。与肌纤维母细胞瘤的鉴别点在于：硬化性纤维瘤位置深在且浸润，其肿瘤细胞核 β - 连环蛋白染色阳性，而在肌纤维母细胞瘤细胞染色阴性。

# 低度恶性纤维性肿瘤

低度恶性纤维性肿瘤具有高复发率，但潜在的转移风险非常低。

## 巨细胞纤维母细胞瘤

### 临床表现

巨细胞纤维母细胞瘤（giant cell fibroblastoma）罕见，发生于真皮或皮下，临床表现为缓慢生长的肿块，直径可达 6 cm[1-7]。本病多见于 10 岁以下儿童（将近 2/3 的病例），尤其是男性，但也可见于青年、中年或老年人[7]，偶尔可见先天发生的报道[8]。肿瘤可发生于任何部位，但以躯干（背部、胸部及腹部）和近端肢体好发[1-4]。曾有报道一例发生在阴唇及一例发生在阴茎。由于切除不干净，50% 的患者出现局部复发[1-4]。有些患者复发后表现类似隆突性皮肤纤维肉瘤，因此有的学者认为此病是隆突性皮肤纤维肉瘤的儿童型。

### 发病机制和组织学特征

巨细胞纤维母细胞瘤的染色体异常和隆突性皮肤纤维肉瘤的一样，由于 17 号染色体和 22 号染色体（q22;q13）发生易位，导致 *PDGFB* 基因（血小板源性生长因子 B 链基因）和胶原基因 *COL1A1* 融合，同样的易位也可导致环状染色体[11-14]。巨细胞纤维母细胞瘤镜下位于真皮和浅层皮下脂肪组织，肿瘤境界不清，由轻至中度多形性改变的梭形细胞和多核巨细胞（通常是 Floret 样的巨细胞），嵌于很疏松的黏液样基质中而成，部分基质发生透明样变性，典型者可见到不规则窦状裂隙，类似于血管腔（图 35.144、35.145）。这些裂隙呈现血管标记阴性，壁上无内皮细胞，而由间断排列的深染的单核或多核巨细胞组成

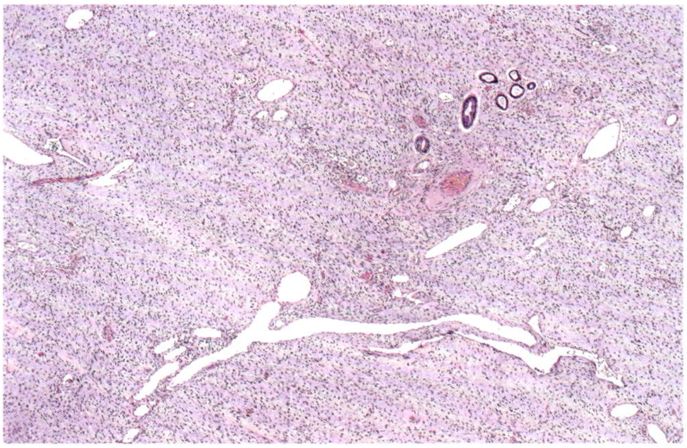

图 35.144 巨细胞纤维母细胞瘤：黏液性的基质中见扩张的血管腔样的裂隙，并见梭形细胞和巨细胞相混杂是本病的特征性改变

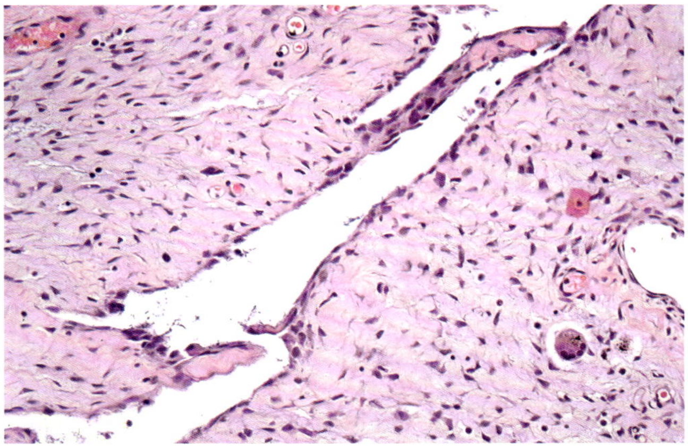

图 35.145 巨细胞纤维母细胞瘤：中倍镜下显示血管腔样的裂隙内衬肿瘤细胞

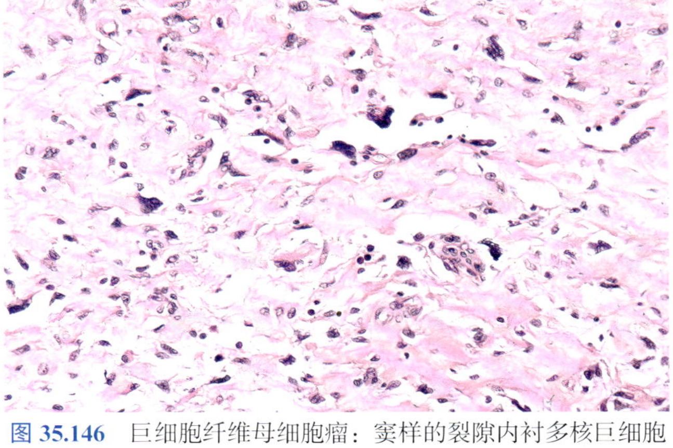

图 35.146 巨细胞纤维母细胞瘤：窦样的裂隙内衬多核巨细胞

（图 35.146）。核分裂象少见，局部可见出血，通常可见血管周淋巴细胞呈洋葱皮样排列[7]。偶尔病变完全位于真皮内，局部肌肉浸润少见[7]。免疫组化标记表达 CD34 及 CD99[15]。

超微结构和免疫组化结果证实肿瘤系成纤维细胞来源。

巨细胞纤维母细胞瘤和隆突性皮肤纤维肉瘤有密切的联系。两者组织学表现可以重叠，均表达 CD34，更重要的是，两种肿瘤的细胞遗传学异常是一致的（图 35.147、35.148）[11-13，16-17]。有的巨细胞纤维母细胞瘤复发后可表现隆突性皮肤纤维肉瘤改变，反之亦然[18-19]。Bednár 瘤即色素性隆突性皮肤纤维肉瘤，也可在原发皮损或复发后见到部分区域呈现巨细胞纤维母细胞瘤的改变[20-21]。混合性肿瘤可以出现纤维肉瘤性区域及黏液样结节。

## 鉴别诊断

本病和其他黏液样肿瘤容易鉴别，巨细胞纤维母细胞瘤内同时有两种表现，即实体和类似扩张血管的结构，并有巨细胞。婴儿纤维错构瘤个别情况下可出现巨细胞纤维母细胞瘤样改变，并且该区域肿瘤细胞 CD34 阳性[22]，但肿瘤同时有婴儿纤维错构瘤的特征性表现可资鉴别。

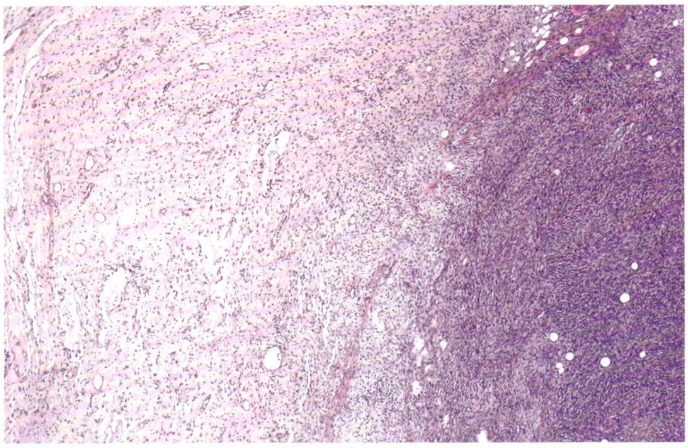

图 35.147 巨细胞纤维母细胞瘤：典型改变向视野右侧的隆突性皮肤纤维肉瘤样的改变过渡

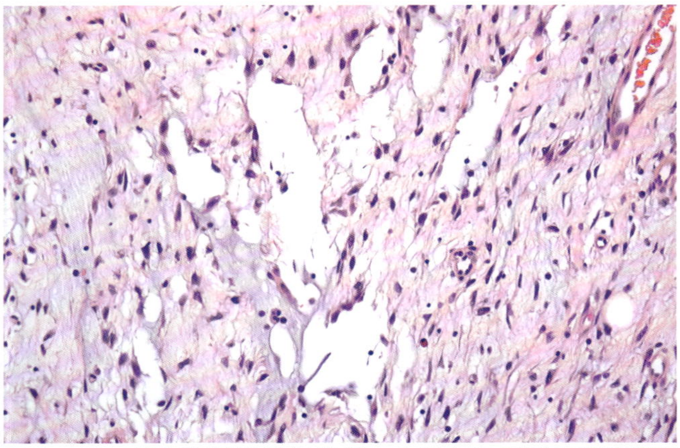

图 35.148 巨细胞纤维母细胞瘤：上图左侧视野在高倍镜下显示典型特征

# 隆突性皮肤纤维肉瘤

## 临床表现

隆突性皮肤纤维肉瘤（dermatofibrosarcoma protuberans）好发年龄在 30 ～ 50 岁之间，男性略多，老年人少见[1-5]。但也有很多患者手术前斑块期损害已经持续相当长时间了，甚至达 10 ～ 20 年，临床上需要和硬斑病、皮肤萎缩或血管瘤鉴别[6]。本病也可发生于儿童，甚至是先天性的（图 35.149）[1，4，7-11]。后者临床上很像先天性血管瘤，所以仅靠临床诊断很困难[6]。隆突性皮肤纤维肉瘤可发生于外伤瘢痕、种痘、动静脉瘘部位、文身和皮肤利什曼病[12-17]。本病家族性发病少见，偶尔发生于 HIV 感染者[18-19]。有报道怀孕可促使肿瘤生长[20]。偶有报道本病和多发性梭形细胞脂肪瘤或项部纤维瘤并发[21-22]。

肿瘤通常为多个结节形成的皮肤肿块，直径约数厘米大小，生长缓慢，临床上似从真皮内纤维斑块上隆起而形成。肿瘤表面皮肤常常呈红蓝色（图 35.150 ～ 35.152）。有时也表现为萎缩性斑块（图 35.153）[23-24]。息肉样改变极其少见[25]。本病最好发于躯干和下肢，尤其是腹壁、前胸和股部，而手足则很少发生，偶有报道发生于女阴和口腔者[28-30]。同时在不同部位发生隆突性皮肤纤维肉瘤者十分少见[24]。

本病常常局部复发，局部复发率 20% ～ 50%[1，5，32-34]。扩大切除或 Mohs 手术可降低复发机会[35-40]。切除的范围多大能够最好减少局部复发

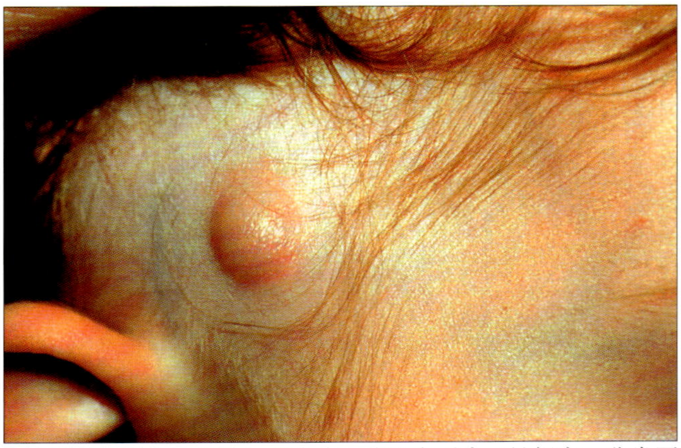

图 35.149 隆突性皮肤纤维肉瘤：该患者系先天性损害，非常罕见（By courtesy of the Institute of Dermatology，London，UK.）

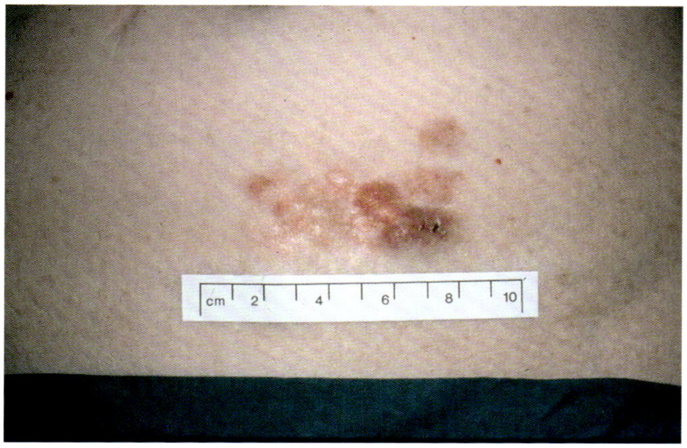


图 35.150 隆突性皮肤纤维肉瘤：该中年女性的下腹部见一典型的多发性结节组成的红蓝色斑块（By courtesy of M.H.A. Rustin，MD，Royal Free Hospital，London，UK.）

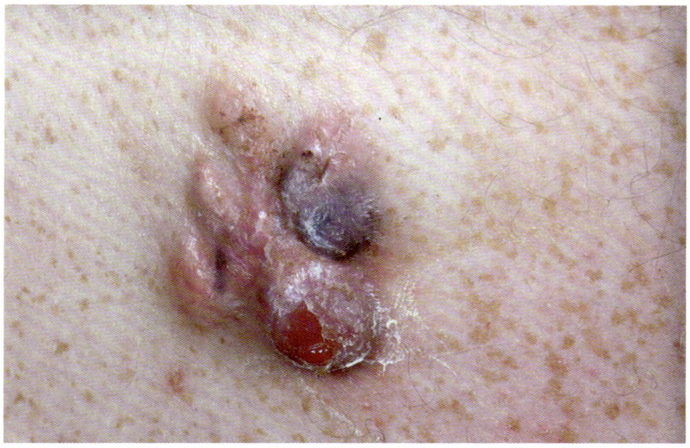

图 35.151 隆突性皮肤纤维肉瘤：近观（By courtesy of M.H.A. Rustin，MD，Royal Free Hospital，London，UK.）

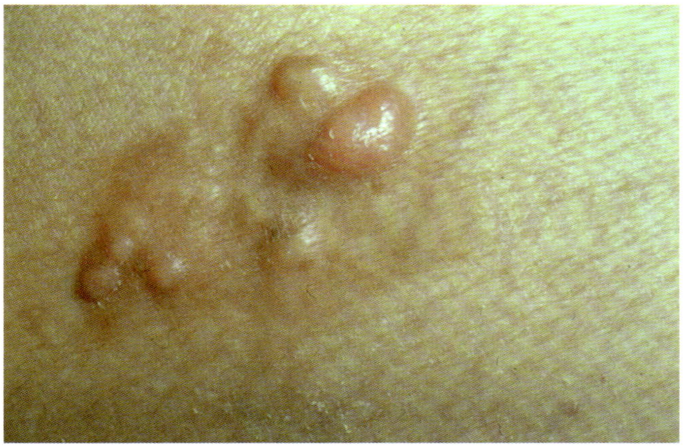

图 35.152 隆突性皮肤纤维肉瘤：斑块上见结节改变（By courtesy of the Institute of Dermatology，London，UK.）

的风险是经常探讨的课题。以前的趋势是倡导每次扩切几个厘米的多种切除方法，然而，最近的研究中发现，许多病例中扩切 2 cm 的切缘就能达到良好控制复发的效果[41]。使用石蜡切片的 Mohs 显微外科手术可以动态观察病变切除状况，是一种非常不错的手术方法[42]。头皮部位病变在多次复发后可以发生颅骨浸润[43]。肿瘤很少发生转移，发生率＜ 0.3%，很

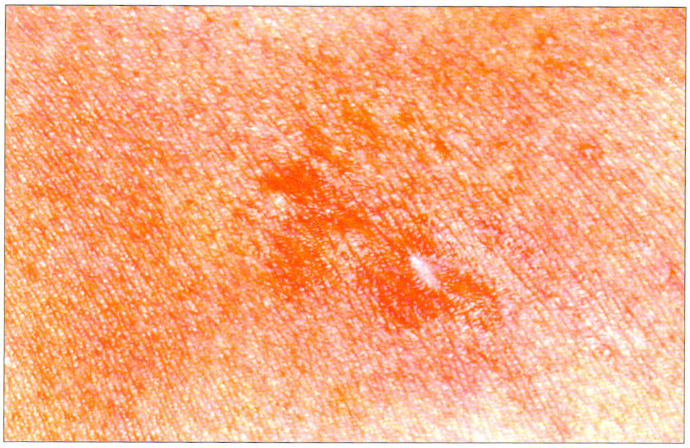

图 35.153 隆突性皮肤纤维肉瘤：表现为萎缩性斑块的损害罕见（By courtesy of the Institute of Dermatology，London，UK.）

多发生转移的报道其实是由于诊断不准确。转移一般发生在反复复发的患者，往往发生了纤维肉瘤样转化[1-3，44-48]。纤维肉瘤样隆突性皮肤纤维肉瘤局部复发的概率是 75%，某些系列研究中报道的转移率达到 20%[44-45，49]。然而，最近的一项系列研究中发现转移率仅为 10%，远远低于以往的报道[50]。其侵袭性似乎和有丝分裂活性、核多形性以及坏死有关[35，44-45，50]。

## 发病机制和组织学特征

隆突性皮肤纤维肉瘤的遗传学异常和巨细胞纤维母细胞瘤是一样的，这说明两者很可能是一个病谱的肿瘤[51，53]。同样，组织学表现有所不同的隆突性皮肤纤维肉瘤的几个特殊类型，包括 Bednar 瘤、伴颗粒细胞改变的隆突性皮肤纤维肉瘤和纤维肉瘤样隆突性皮肤纤维肉瘤，都表达同样的遗传学异常[54-57]。其主要的染色体异常有：环状染色体和 t（17;22），前者源自 22 号染色体并包含有 17q22-qter 和 22q10-q13.1 区域的低循环扩增序列[53]。两种异常均发现有特征性的 *COL1A1* 和 *PDGFB* 的融合。环状染色体主要见于成人患者，而染色体易位见于所有儿童患者[53]。*PDGFB* 基因的断裂一般都发生在同一位置上，导致其第二个外显子处于 *COL1A1* 基因启动子的下游，而 *COL1A1* 基因的断裂发生于 α 螺旋编码区内（外显子 6-49），位点不定[53，58-60]。

另有一小部分的隆突性皮肤纤维肉瘤患者未发现 *COL1A1-PDGFB* 融合，提示可能有其他基因参与了这部分患者的发病，当然也可能是由于检测手段不够敏感[60-61]。

PDGFB 可能是肿瘤细胞的丝裂原，它通过自分泌刺激 PDGF 受体发挥作用，这一点和甲磺酸伊马替尼的作用正好一致。甲磺酸伊马替尼是 PDGF-α 受

体酪氨酸激酶的拮抗剂，体内试验对肿瘤有抑制作用，并在多例隆突性皮肤纤维肉瘤的治疗及临床试验中取得了不同程度的成功（入组病例主要是难以切除性肿瘤、复发性肿瘤及转移性肿瘤）[53，62-65]。药物应答率估计超过 50%[66]。

不同的隆突性皮肤纤维肉瘤患者，其镜下改变几乎一致。病变位于真皮内，并弥漫地不规则地向皮下脂肪组织侵袭，典型者呈花边样或细胞束以与表皮平行的方向向下形成分支[67]（图 35.154、35.155）。表皮增生少见，增生的程度和肿瘤与表皮的距离正好相反[68]。

肿瘤由形态相当一致的梭形细胞组成，胞质很少，淡染，核细长，很少或没有异型。细胞特征性地排列成席纹状，有时以小血管为中心排列（图 35.156 ～ 35.158）。

有丝分裂少见，每 10 个高倍镜视野一般不超过 5 个，形态大致正常。有时肿瘤周边见慢性炎细胞浸润，有时可见到黏液样变性的区域，但很少有坏死

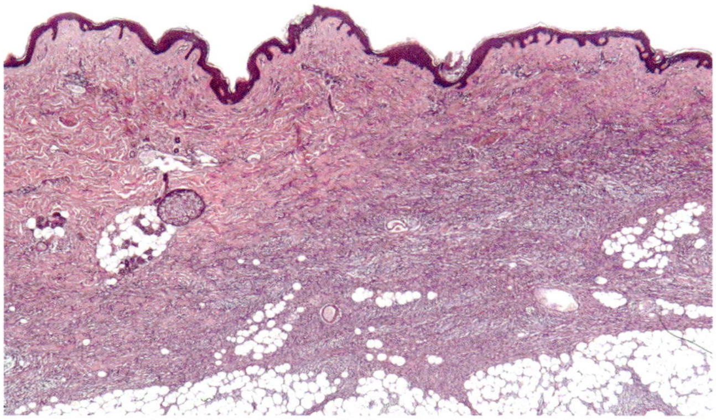

图 35.154 隆突性皮肤纤维肉瘤：真皮下部见致密的细胞浸润。其上方表皮正常，这一点和纤维组织细胞瘤不同

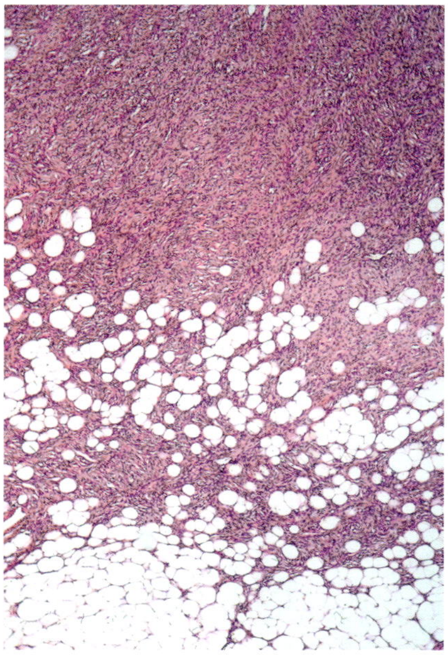

图 35.155 隆突性皮肤纤维肉瘤：通常累及皮下脂肪组织，形成典型的花边样外观

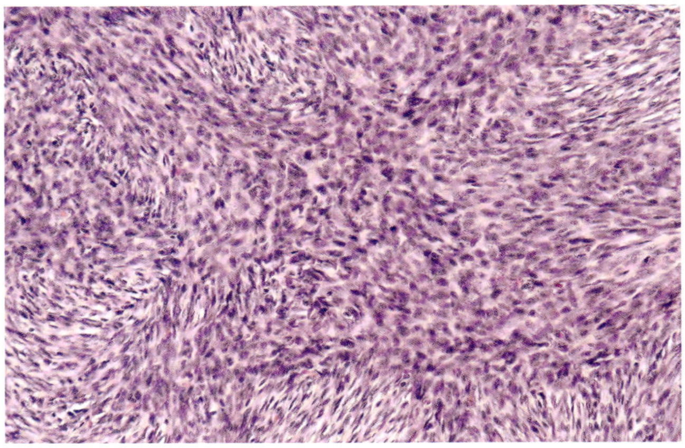

图 35.156 隆突性皮肤纤维肉瘤：该视野见典型的席纹状排列

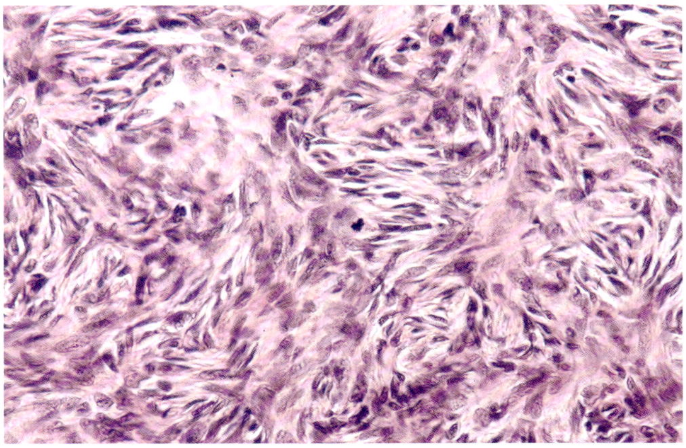

图 35.157 隆突性皮肤纤维肉瘤：席纹状排列的中央，细胞核呈空泡状，形成合胞体样结构，周围细胞更加细长梭形，呈放射状分布，核更深染。在隆突性皮肤纤维肉瘤的背景下，这种改变相当有特征性。注意视野中央的核分裂象

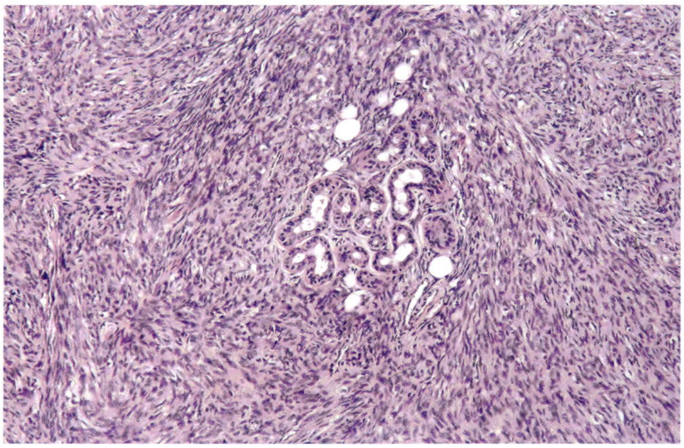

图 35.158 隆突性皮肤纤维肉瘤：病变中见附属器结构

（图 35.159）。很少出现细胞异型，但在少量与巨细胞纤维母细胞瘤重叠的病例中可以见到。有时还可见到非多形性巨细胞。其他少见的组织学改变还有局灶性硬化、栅栏状排列、Verocay 小体样结构、颗粒细胞改变以及脑膜上皮细胞样漩涡结构[69-74]。一例使用甲磺酸伊马替尼治疗的病例中出现了显著的胶原纤维透明变性[75]。

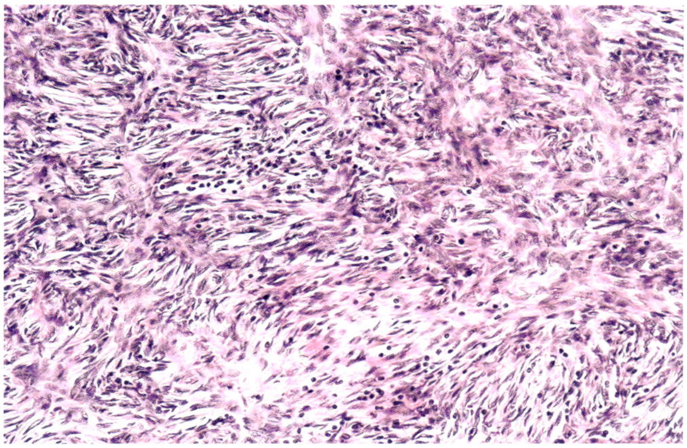

图 35.159 隆突性皮肤纤维肉瘤：该视野见弥漫淋巴细胞浸润

免疫组化染色显示肿瘤细胞 CD34 弥漫阳性，而 XIII因子、S-100、desmin、actin 和 CD117 标记均阴性（图 35.160）[76-78]。有报道本病 EMA 标记阳性，提示可能向周围神经分化[79]。然而，EMA 抗体不具有特异性，需要进一步研究探索。在许多病例中还出现 CD99 标记阳性[80]。也有研究发现 Stromelysin、Cathepsin K 及 D2-40 标记在皮肤纤维瘤中阳性，而隆突性皮肤纤维肉瘤则呈阴性，因此可用于两者的鉴别诊断[81-83]。其他组化标记比如：Cthrc1（胶原三螺旋重复蛋白 -1）及 Apo D 则在皮肤纤维瘤中阴性，而隆突性皮肤纤维肉瘤则呈阳性[84-85]。p75（低亲和力神经生长因子受体）和 tenascin（结合腕蛋白）对本病的诊断也有所帮助[86]。有报道皮肤纤维瘤和隆突性皮肤纤维肉瘤的肿瘤细胞 tenascin 均呈阳性，但皮肤纤维瘤同时见到肿瘤组织上方的真表皮交界处 tenascin 阳性[87]。

对于隆突性皮肤纤维肉瘤的细胞来源一直存在争议，但越来越多的学者认为该肿瘤系成纤维细胞来源的肿瘤（图 35.161、35.162）[88-89]。

## 纤维肉瘤样皮肤纤维肉瘤

纤维肉瘤样皮肤纤维肉瘤是隆突性皮肤纤维肉瘤的一种亚型，肿瘤中部分区域出现束状或鱼骨样结构[40-46]。上述改变可以发生在隆突性皮肤纤维肉瘤再发或复发的病例中。该区域富于细胞，可见较多核不典型性和分裂象（图 35.163、35.164），并且 CD34 表达局部丢失或减弱[50]。本病有时和 Bednár 瘤并发[90]，也有报道肿瘤内发生巨大的玫瑰花结样结构[91]。

隆突性皮肤纤维肉瘤向纤维肉瘤样皮肤纤维肉瘤转化可能和肿瘤早期发生的微卫星不稳定性（MSI）

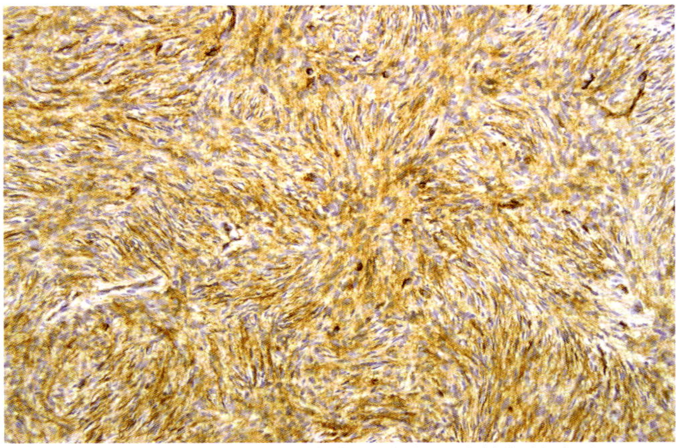

图 35.160 隆突性皮肤纤维肉瘤：肿瘤细胞特征性表达 CD34

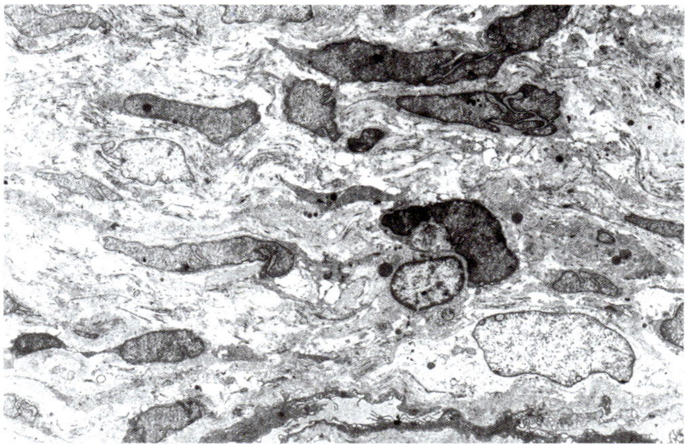

图 35.161 隆突性皮肤纤维肉瘤：肿瘤由一致的成纤维细胞组成，核细长，具有丰富的粗面内质网

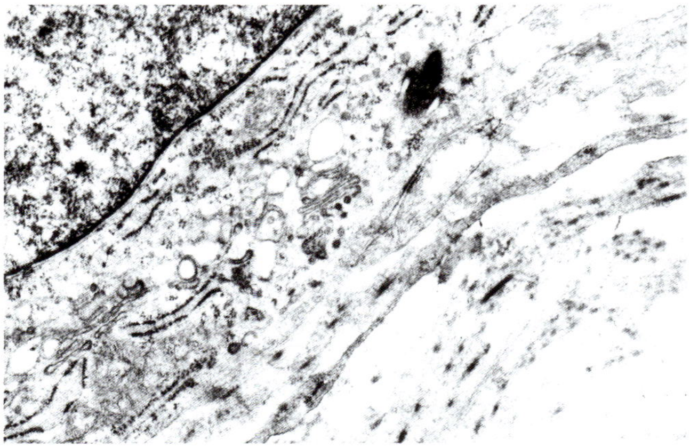

图 35.162 隆突性皮肤纤维肉瘤：肌纤维母细胞分化不是本肿瘤的特点

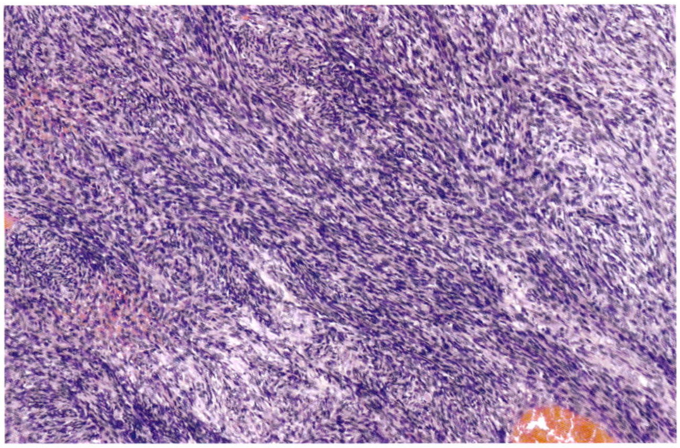

图 35.163 隆突性皮肤纤维肉瘤：该视野显示纤维肉瘤改变，注意特征性的鱼骨样排列

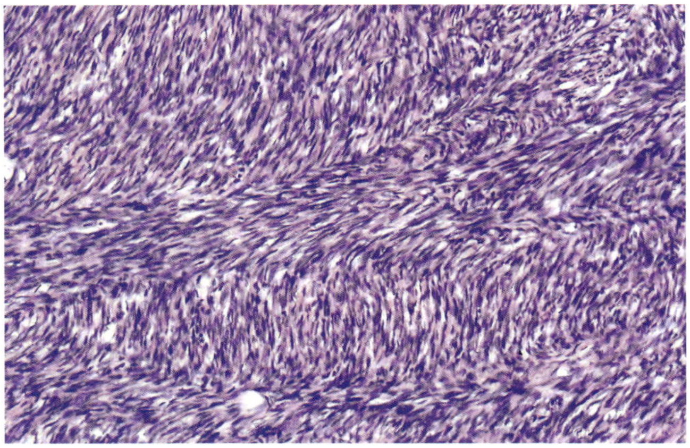

图 35.164 隆突性皮肤纤维肉瘤：高倍视野

以及后期发生的 *p53* 突变有关[92]。

少数情况下，经典隆突性皮肤纤维肉瘤内可见到高级别的肉瘤改变[93-95]，类似于黏液性纤维肉瘤或多形性恶性纤维组织细胞瘤。由于病例少，目前还不确定这部分肿瘤的预后。然而，有趣的是在这些肉瘤样区域可以检测到 *COL1A1-PDGFB* 融合基因[96]。

## 色素性皮肤纤维肉瘤

色素性皮肤纤维肉瘤又称为 Bednár 瘤或色素性涡纹状神经纤维瘤，其基本特征和隆突性皮肤纤维肉瘤一致，但病变组织中可见树突状黑素细胞，及少许色素颗粒沉积（图 35.165、35.166）[97-99]。目前还难以解释肿瘤内为何有黑素细胞存在，可能是继发于克隆形成，也可能是由于肿瘤细胞向神经外胚叶多元分化而形成[100]。

## 黏液样皮肤纤维肉瘤

本病罕见。由于瘤内广泛黏液样变性，只有部分区域可以见到典型的隆突性皮肤纤维肉瘤的改变（图 35.167 ～ 35.169）[101-103]。肉眼观肿瘤呈胶冻状。可见到显著的薄壁血管。黏液样改变可见出现

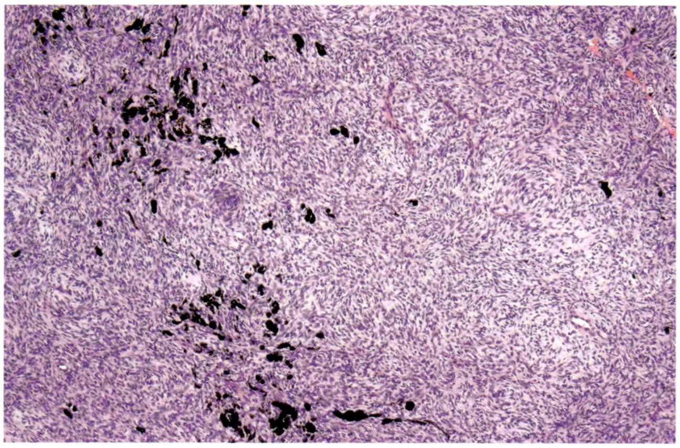

图 35.165 Bednár 瘤：除了色素区域，总体和经典的隆突性皮肤纤维肉瘤一样

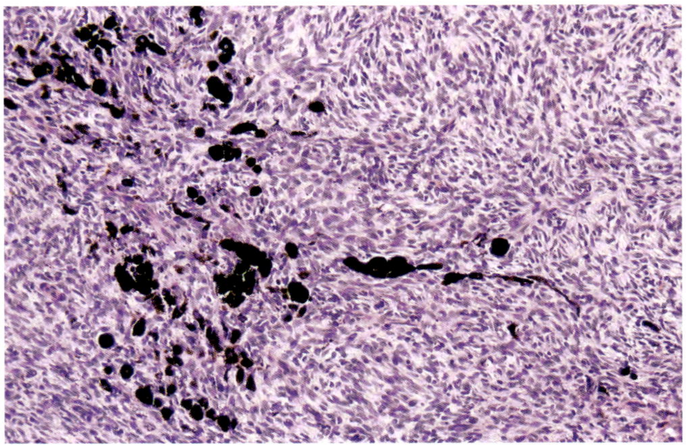

图 35.166 Bednár 瘤：黑素位于树突状细胞内

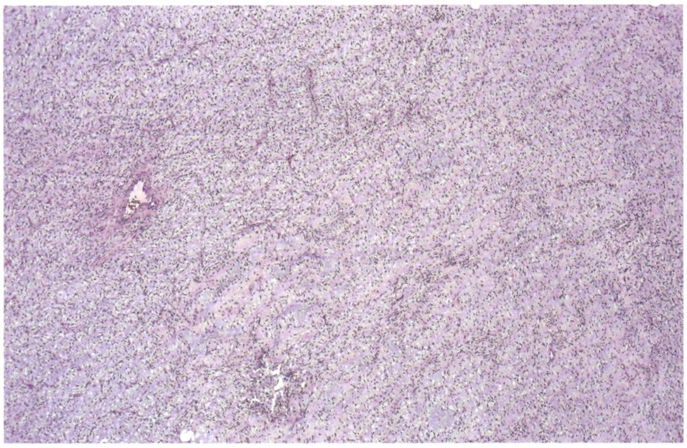

图 35.167 黏液性隆突性皮肤纤维肉瘤：黏液性区域可能给诊断带来困惑，需要仔细探寻典型病变

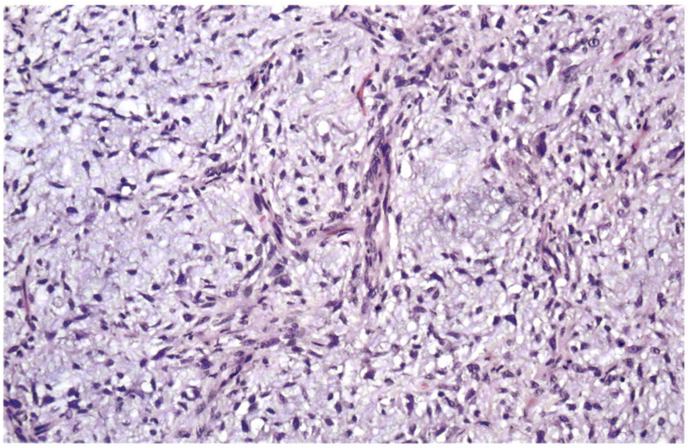

图 35.168 黏液性隆突性皮肤纤维肉瘤：高倍视野

在任何亚型中[104]。

## 伴巨细胞纤维母细胞瘤样改变的皮肤纤维肉瘤

参见相关章节。

## 伴肌样结节的皮肤纤维肉瘤

除了典型的隆突性皮肤纤维肉瘤的病理改变，肿瘤内还可见到成束的 SMA（+）、嗜伊红染色的梭形细胞区域，这些细胞向肌纤维母细胞分化（图

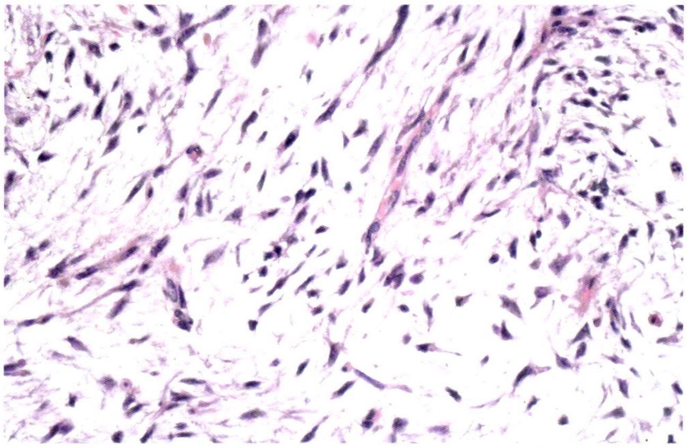

图 35.169　黏液性隆突性皮肤纤维肉瘤：另一病例的高倍视野显示完全失去席纹状排列结构

35.170、35.171）[105-106]。大部分的病例中都可见纤维肉瘤样的区域[105-106]。小标本取材容易造成本病和肌纤维母细胞来源肿瘤的混淆，比如成人肌纤维瘤，肿瘤中其他皮肤纤维肉瘤的特征通常典型。有人认为肌样结节可能是由于血管被肿瘤破坏后残留的平滑肌形成的，而并非肿瘤本身向肌纤维母细胞分化[107]。但也有人认为这些肌样细胞束组化染色 actin（＋），desmin（－），提示肌纤维母细胞来源，而非平滑肌来源流式细胞仪检测显示肿瘤非整倍性[108]。

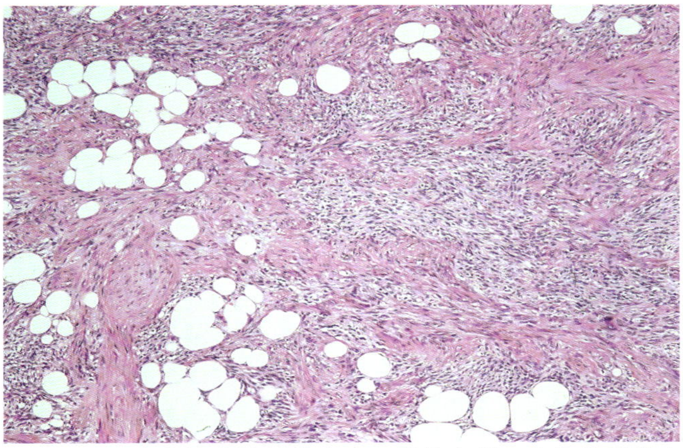

图 35.170　隆突性皮肤纤维肉瘤：部分病例，尤其是纤维肉瘤样型，可见结节状、束状肌纤维母细胞（又称肌样型）

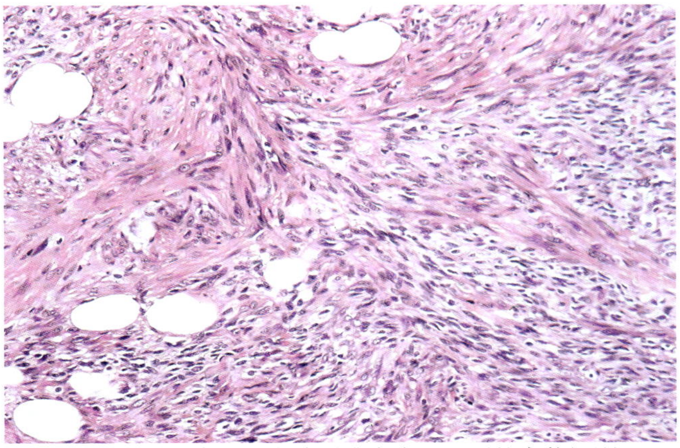

图 35.171　隆突性皮肤纤维肉瘤：上图的高倍视野

## 鉴别诊断

隆突性皮肤纤维肉瘤需要和皮肤纤维瘤，尤其是细胞型皮肤纤维瘤以及皮肤肌纤维瘤、神经束膜瘤相鉴别。和本病相比，皮肤纤维瘤细胞学有多形性改变，很少见到席纹状排列模式，并且 CD34（－）；肿瘤有时向皮下组织呈放射状浸润，但浸润表浅、有限；表皮改变尤其是表皮增生多见[75]。细胞型皮肤纤维瘤有时 CD34 阳性，但主要见于肿瘤周边细胞，Ⅷ因子可以阳性，但阳性率不等，SMA 局部阳性。

CD34 片状阳性的真皮纤维瘤（勋章样真皮树突状错构瘤）需要与斑块期的隆突性皮肤纤维肉瘤鉴别[110-111]。前者主要发生于儿童，肿瘤位于真皮网状层，一般不进入皮下组织，CD34 阳性成纤维细胞样细胞在真皮浅层与表皮垂直，在深层与表皮平行排列。部分浅表型隆突性皮肤纤维肉瘤与神经纤维瘤相似，可以缺乏席纹样结构，这在浅表的病例中是一个问题[112]。免疫组化很关键，在后者 CD34 和 S-100 均阳性，而前者只有 CD34 阳性。有一小部分不确定的皮肤纤维组织细胞瘤因为在组织学和免疫组化上与隆突性皮肤纤维肉瘤间有重叠，因此难以明确区别这两种疾病，不过这些肿瘤缺乏 *COL1A1-PDGFB* 融合基因转录[113-114]。神经纤维瘤需要和黏液样纤维肉瘤鉴别，后者见到典型的席纹状排列模式，CD34（＋），S-100（－）。

# 肢端黏液炎性成纤维细胞肉瘤

## 临床表现

肢端黏液炎性成纤维细胞肉瘤（acral myxoinflammatory fibroblastic sarcoma）又称炎性黏液透明瘤，是一种罕见的低度恶性肿瘤，好发于手足[1-4]。有时也侵犯踝部和手腕，偶尔见于上臂、前臂和大腿[5]。本病多见于中年人，无性别差异，表现为真皮和皮下 1 ～ 6 cm 的肿块，境界不清，生长缓慢，通常无自觉症状[1]，偶尔疼痛。有时也可表现为更大的肿瘤[4]。临床上容易误诊为腱鞘囊肿或腱鞘巨细胞瘤。有一例报道在肾移植患者发生[6]。局部复发率 22% ～ 67%，甚至可能在切除多年后复发。有报道出现局部淋巴结转移，但罕见远处转移或引起死亡的病例[6-7]。

## 发病机制和组织学特征

细胞遗传学研究发现一例患者出现 t（1;10）

(p22;q24)及染色体 3 和 13 的丢失[5]。

组织学上表现为多个结节性肿瘤团块，境界不清，黏液变性显著，局部还可见透明样变性（图 35.172 ～ 35.174）。间质中见中性粒细胞、嗜酸性粒细胞、淋巴细胞、浆细胞和数量不等的单核和多核大细胞，后者有多形性改变，核深染或空泡状，常常有一个显著的包涵体样的核仁，类似于节细胞、Reed-Sternberg 细胞或脂肪母细胞。如果炎症反应过于明显，这些大细胞有可能被掩盖。有时还可见大量含铁血黄素沉积。分裂象可见，但不显著。

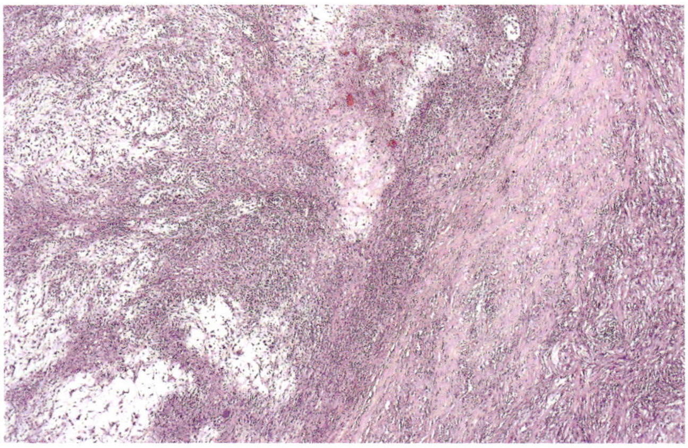

图 35.172 肢端黏液炎性成纤维细胞肉瘤：真皮内多结节状肿瘤，伴显著的黏液化区域

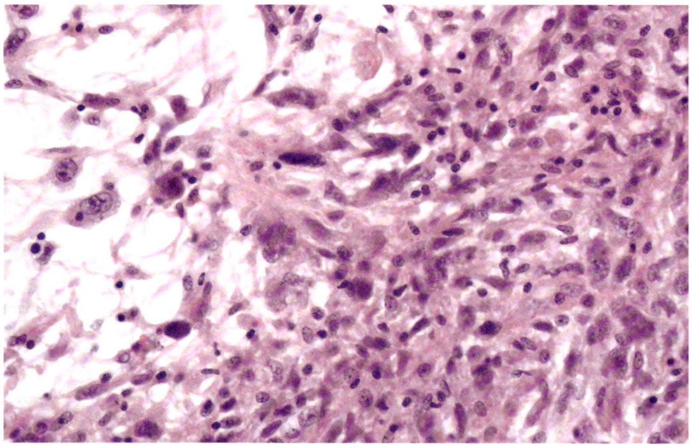

图 35.173 肢端黏液炎性成纤维细胞肉瘤：黏液性基质中见星状、组织样肿瘤细胞，间以散在的单一核炎症细胞

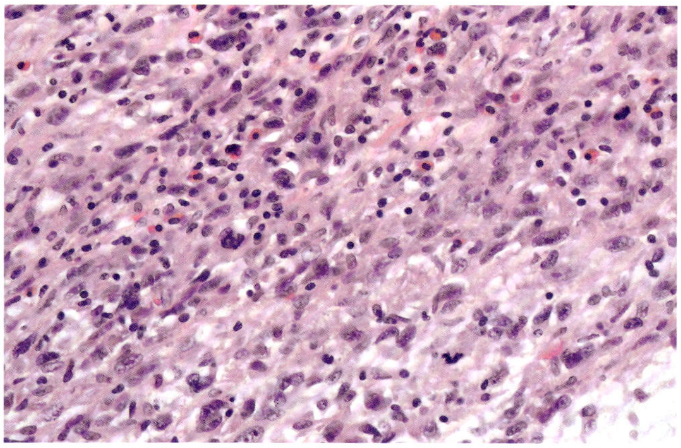

图 35.174 肢端黏液炎性成纤维细胞肉瘤：高倍镜下显示肿瘤细胞间混合有淋巴细胞和嗜酸性粒细胞

肿瘤细胞表达 CD68、CD163 和 CD34[4]。有报道局部还可表达 EMA 及 EGFR[4]。

## 鉴别诊断

本病容易和一般的炎症反应混淆，但切片中见到形态奇特的肿瘤细胞是重要的诊断线索。本病还需要和黏液纤维肉瘤鉴别，后者没有显著的炎症反应，并且很少发生于手足。本病和上皮样肉瘤也需要鉴别，后者往往有坏死，肿瘤细胞为上皮样或短梭形，角蛋白标记阳性。

# 炎性肌纤维母细胞瘤

## 临床表现

炎性肌纤维母细胞瘤（inflammatory myofibroblastic tumor）又称炎性纤维肉瘤或炎性假瘤，它包括一组以成纤维细胞和肌纤维母细胞增生并伴有大量炎细胞浸润为特征的皮损[1-3]。主要见于儿童，通常发生在内脏（尤其是肺，但也见于肝、心脏、消化道、胰腺和输尿管）、肠系膜、网膜和软组织（如四肢和头颈部的软组织）[1-5]，还可以见于口腔、喉、骨及淋巴结[6-9]。此病在青年人中少见，但 30 岁以后的患者数增多。发生于皮肤的病例很少[4, 10-11]。超过 30% 的病例可见系统症状，包括高红细胞沉降率、贫血、发热和体重减轻，其他伴随症状还有闭塞性静脉炎和皮肌炎[12-13]。发生在胃肠道的肿瘤还可引起梗阻。少见的病例发生于拔牙后及安装起搏器的部位[14-15]。本病预后好，但也有报道局部复发和转移[16]。

## 发病机制及组织学特征

发生于皮肤的肿瘤位于真皮深部或皮下，肿瘤境界清楚，肿瘤内成纤维细胞和肌纤维母细胞的比例不等。肿瘤有的富于细胞，间质内黏液变性明显；也有的细胞成分少，伴有间质硬化和透明样变性，而类似于瘢痕（图 35.175）。肿瘤细胞呈组织细胞样，有时类似于 Reed-Sternberg 细胞或神经节细胞。肿瘤内炎细胞浸润明显，包括大量浆细胞、淋巴细胞、组织细胞、嗜中性粒细胞和嗜酸性粒细胞浸润，偶尔也有巨细胞（图 35.176、35.177）。罕见的病例可以没有明

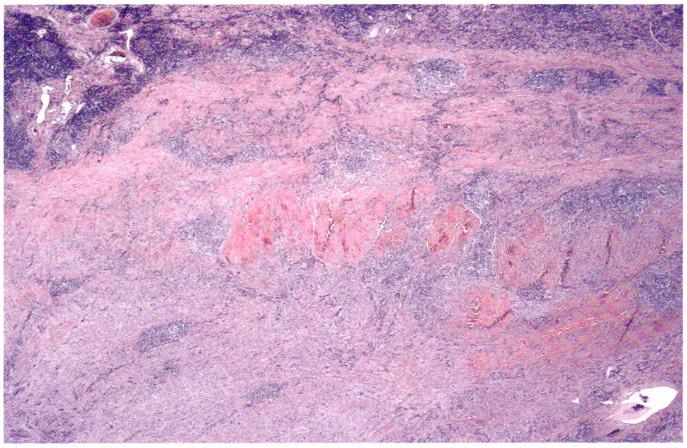

图 35.175 炎性肌纤维母细胞瘤：低倍镜显示肿瘤具有显著的淋巴细胞性炎症和瘢痕组织背景

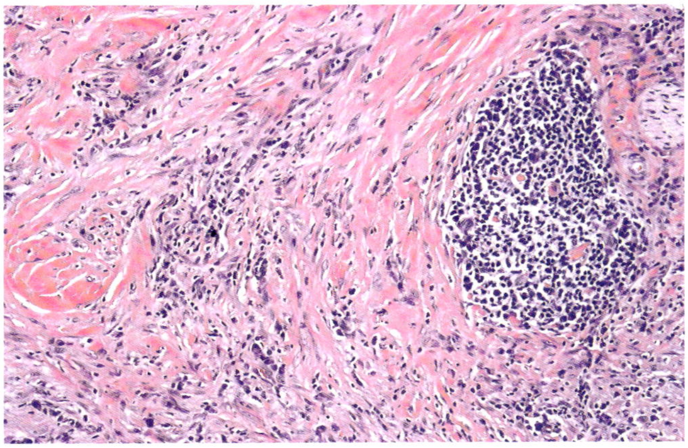

图 35.176 炎性肌纤维母细胞瘤：中倍镜显示肌纤维母细胞

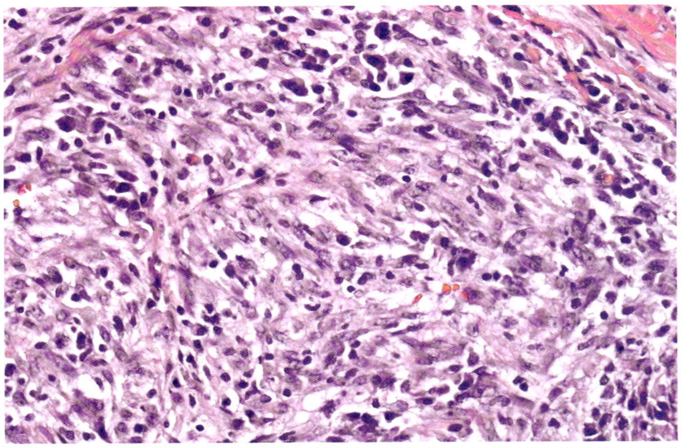

图 35.177 炎性肌纤维母细胞瘤：肿瘤细胞间混合有淋巴细胞、嗜酸性粒细胞和浆细胞

显炎症反应。生发中心和微静脉大量增生也是本病的一个特征，低倍镜下很似淋巴结。

肿瘤细胞 SMA、MSA 及 calponin 均阳性表达，也有报道局灶性表达 desmin 及 CK，50% 以上肿瘤 ALK（anaplastic lymphoma kinase）阳性，后者和染色体 2p23 重排有关，并伴有组成性激活融合激酶的一系列位点改变[17-21]。而其中的部分位点还见于间变性大细胞淋巴瘤。

## 鉴别诊断

主要和肌纤维母细胞来源的肿瘤相鉴别，主要是低度恶性肌纤维母细胞肉瘤，后者通常缺乏炎症改变，细胞更为多形性，更为浸润，而且不表达 ALK-1 和 CK[11]。

# 孤立性纤维瘤

## 临床表现

孤立性纤维瘤（solitary fibrous tumor）是一种向成纤维细胞和肌纤维母细胞分化的肿瘤，主要发生于胸膜，但越来越多的报道也可发生在实质脏器和软组织（主要是四肢和头颈部的软组织），发生于皮肤的病例很罕见[1-10]，还可发生于口腔及眶周[11-13]。很少多发[14]。肿瘤境界清楚，生长缓慢，无自觉症状，好侵犯中老年人，无性别差异。发生于胸膜的少部分病例中，出现低血糖症时为 Doege-Potter 综合征；伴杵状指时为 Pierre-Marie-Bamberg 综合征[15]。低血糖症是由于肿瘤细胞可以分泌 IGF-2。本病多数良性，少数患者出现局部复发，甚至内脏转移[1-8]。肿瘤是否侵袭并非完全和细胞的形态学改变相一致，因为不少患者其组织学特征恶性程度不明显但发生了转移。发生在内脏的肿瘤比如纵隔和腹膜后腔的肿瘤较发生在软组织的肿瘤容易发生转移，目前尚无皮肤部位肿瘤发生转移的报道。

## 发病机制及组织学特征

目前尚未发现细胞克隆性基因异常[16]。

本病最大的特征是境界清楚、但内部结构杂乱无章（图 35.178 ～ 35.180）。肿瘤有多细胞区和少细胞区，间质内胶原透明样变明显，部分区域呈瘢痕疙瘩

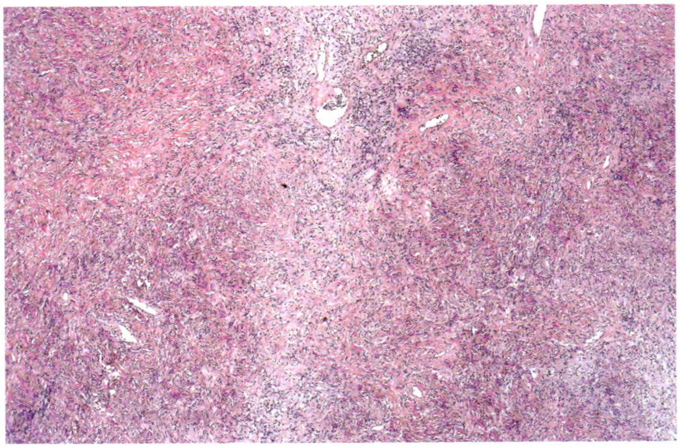

图 35.178 孤立性纤维瘤：低倍镜显示本病系梭形细胞肿瘤，局部透明化，并注意显著的血管腔

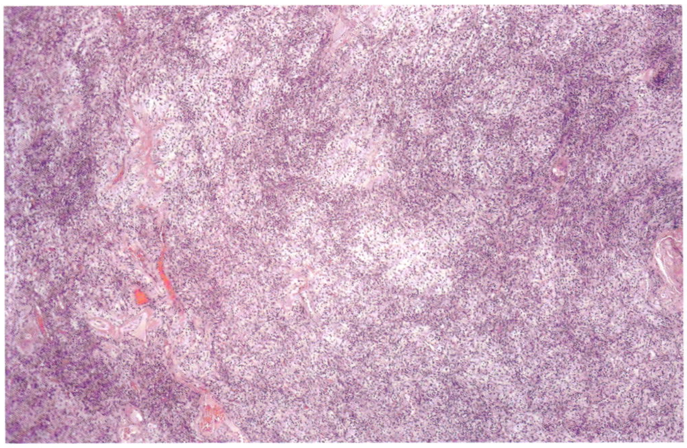

图 35.179 孤立性纤维瘤：中倍镜显示多细胞区和少细胞区相互交织

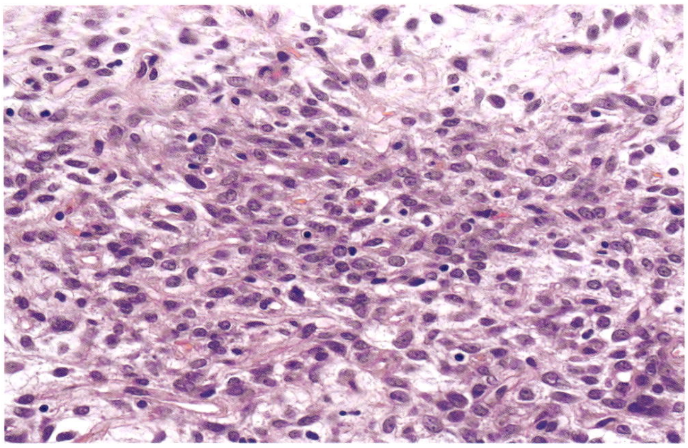

图 35.180 孤立性纤维瘤：肿瘤细胞具有嗜酸性或透明的胞质，核卵圆形至梭形

样外观。血管增生也很明显，具有血管周细胞样分布模式及管周透明变（图 35.181、35.182）。肿瘤细胞呈圆形和短梭形，核空泡化，很少或无细胞异型，核分裂象少见。黏液样变有时显著并在一例皮肤的病变中很显著[17-18]。有时出现成熟脂肪细胞也是一个重要特征，甚至可以很显著，此时又称为脂肪瘤样血管周细胞瘤，它是孤立性纤维瘤的一型[19]。个别肿瘤可见到恶性改变，例如细胞异型、核分裂象明显、富

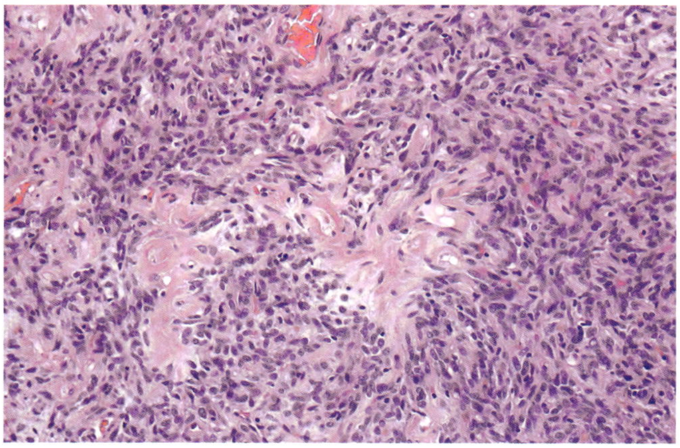

图 35.181 孤立性纤维瘤：见瘢痕疙瘩样区域是本病的特征

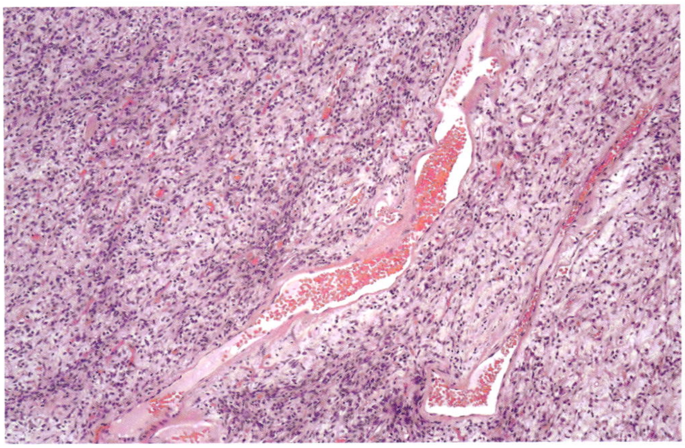

图 35.182 孤立性纤维瘤：常见血管周皮细胞瘤样的血管腔

于细胞以及坏死[3]。巨细胞血管纤维瘤很有可能是孤立性纤维瘤的一个亚型。偶尔能见到个别病例突然进展为高级别的纤维肉瘤并出现 CD34 的表达缺失，这一现象被认为是一种去分化改变，其与肿瘤的侵袭性进展和死亡相关[20]。然而，在皮肤病变中尚无此类报道。

免疫组化染色见肿瘤细胞弥漫表达 CD34、bcl-2 及 CD99（图 35.183）[21]。高表达胰岛素样生长因子 -2[22]。

## 鉴别诊断

本病需要和纤维组织细胞瘤相鉴别，后者相对缺乏边界及细胞多形性，不表达或仅局部表达 CD34。隆突性皮肤纤维肉瘤虽然弥漫性表达 CD34，但呈广泛性浸润分布模式，且肿瘤细胞形态单一并呈席纹状排列。

# 巨细胞血管纤维瘤

## 临床表现

巨细胞血管纤维瘤（giant cell angiofibroma）是

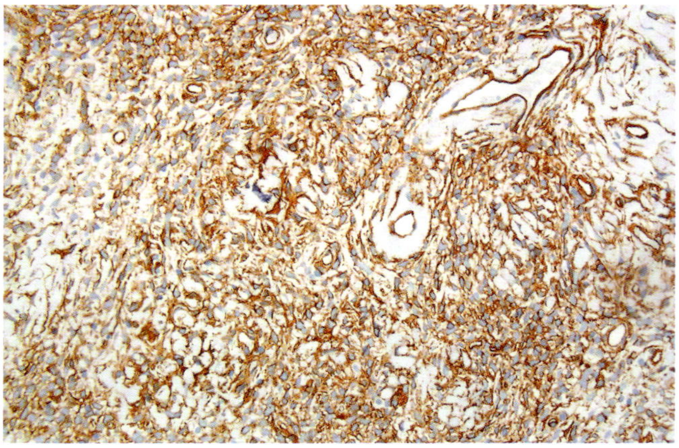

图 35.183 孤立性纤维瘤：肿瘤细胞 CD34 强阳性

良性肿瘤，好发于眼眶，也可见于头颈（包括口腔及咽）、躯干、腹股沟、会阴和肛周[1-7]。曾报道一例位于纵隔[8]。患者多为中年人，眼眶部位皮损好发于男性，而眼眶外皮疹在女性更为常见[1-5]。

肿瘤生长缓慢，无症状，位于皮下，直径数厘米。切除后局部不容易复发。有学者认为巨细胞血管纤维瘤为出现较多巨细胞的孤立性纤维瘤的亚型[5, 9]。然而，文献中没有报道过本病出现侵袭性改变。

## 发病机制和组织学特点

遗传学研究中报道一个患者中发现染色体 6q 的异常，还有 t（12;17）（q15;q23）[10-11]。

组织学显示肿瘤界限清楚，细胞成分多少不一，伴有小到中等量的厚壁血管。可见假性血管间隙形成，并可见圆形和短梭形细胞和数量不一的多核巨细胞（图 35.184 ～ 35.186）。这些多核巨细胞常衬于假性血管腔隙。核分裂象罕见，基质可为黏液变或硬化变性。

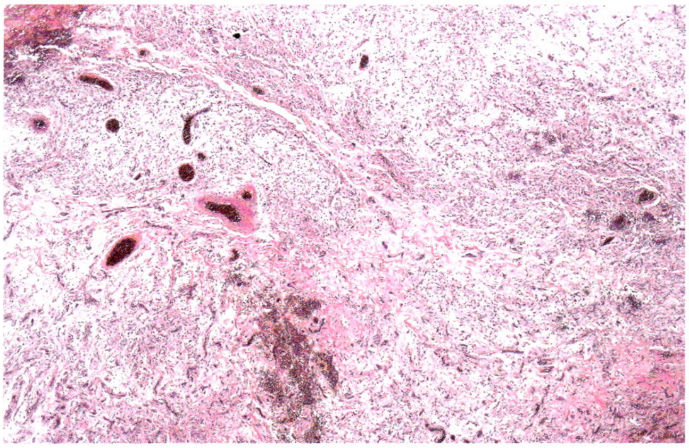

图 35.184　巨细胞血管纤维瘤：低倍镜下见显著的血管腔和肿瘤细胞散布于黏液性基质中

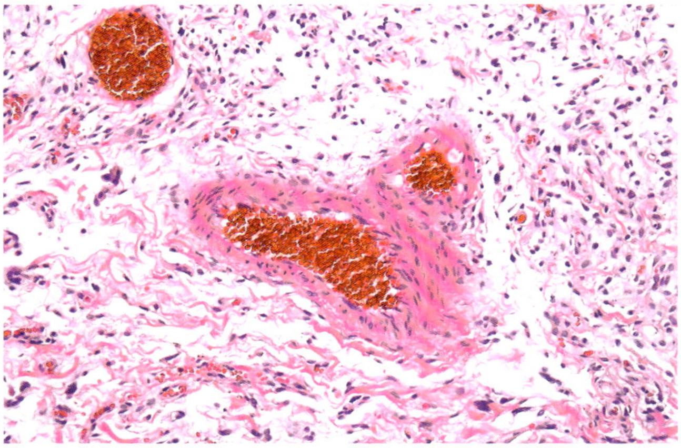

图 35.185　巨细胞血管纤维瘤：高倍镜下

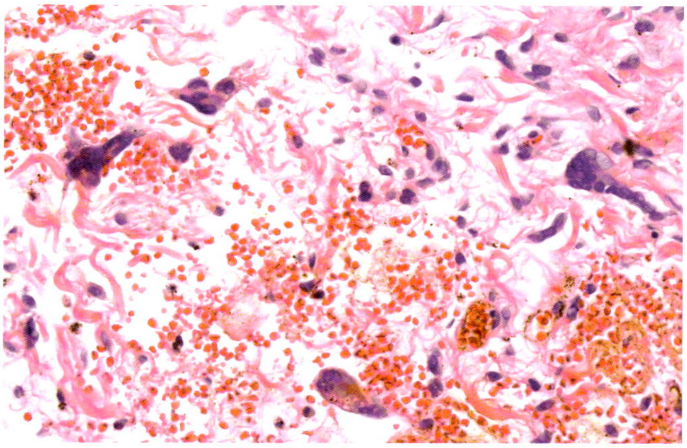

图 35.186　巨细胞血管纤维瘤：注意肿瘤性的巨细胞

# 低度恶性肌纤维母细胞肉瘤

## 临床表现

低度恶性肌纤维母细胞肉瘤（low-grade myofibroblastic sarcoma）罕见，表现为位置较深的肿块，见于成人四肢或头颈部，男性相对多见[1-3]。罕见的发病部位包括骨、口腔、心脏、腹部和外阴[4-9]。文献中目前仅有一例发生于皮肤[10]，并有一例合并结缔组织增生性黑素瘤的报道[11]。容易局部复发，但很少转移[1]。

## 发病机制及组织学特征

肿瘤呈浸润性生长，由成束的细胞组成。细胞境界不清，胞质淡伊红染色，核细长形，空泡化。某些病变中可见细胞学多形性。通常可见细胞不典型性，但不显著，核分裂象少见。一例病例中报道胞质内可见透明小体[12]。

肿瘤细胞表达平滑肌肌动蛋白、肌特异肌动蛋白及调宁蛋白[13-14]。结蛋白可呈局灶阳性表达，但高分子量钙调结合蛋白呈阴性表达[13]。激活素受体样激酶 -1（ALK-1）和角蛋白呈阴性表达，以此可以帮助鉴别炎性肌纤维母细胞肿瘤[13]。β - 连环蛋白核染色表达阴性，以此可以帮助鉴别硬化性纤维瘤病。

超微结构检查可见质膜下束状排列的肌丝和纤维连接复合体[15]。

（张 韡译　姜祎群校　高天文审）

# 恶性肿瘤

## 纤维肉瘤：成人型

### 临床表现

与以往的观点不同，现在认为纤维肉瘤（fibrosarcoma）很少见。随着诊断技术的提高，许多以前诊断为纤维肉瘤的病例被重新诊断为单相滑膜肉瘤、孤立性纤维肿瘤或恶性周围神经鞘瘤。有人研究了 100 000 例成人肉瘤患者，真正的纤维肉瘤患者不到 1%[1]。

成人纤维肉瘤的发病年龄通常为 50～70 岁，男性略多于女性。肿瘤最常见于下肢，其次是上肢和躯干[1-4]。发生于儿童的纤维肉瘤被单独分类（见下文）。纤维肉瘤通常位置较深且无症状，偶尔位于皮下。本病易于局部复发和转移，5 年生存率约 50%。

### 发病机制和组织学特征

有少数报道成人纤维肉瘤由辐射诱发，但这些肿瘤是否是真正的纤维肉瘤尚不清楚[5]。

为数不多的几例纤维肉瘤所进行的细胞遗传学研究显示肿瘤存在复杂的染色体异常，其中有 2 例出现 2q 的三倍体或四倍体[6-7]。

成人纤维肉瘤界限清楚，由相对均匀一致的梭形细胞组成，这些细胞胞质少，排列成鱼骨状（图 35.187、35.188）。间质内胶原少，有轻度的多形性，核有丝分裂数不等。值得注意的是有些肿瘤如隆突性皮肤纤维肉瘤和去分化的脂肪肉瘤，它们在某些区域可类似于纤维肉瘤。

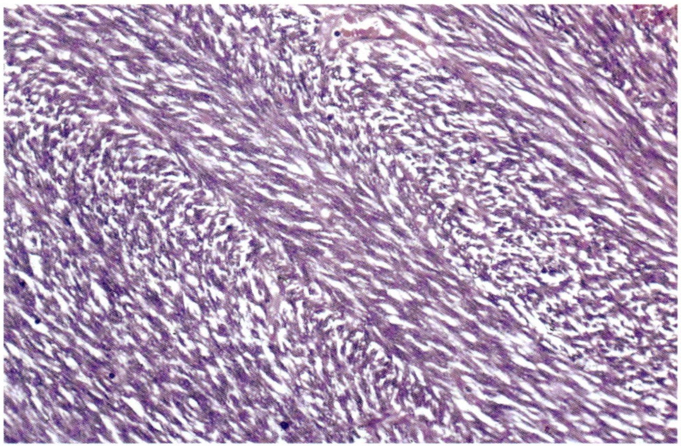

图 35.187 纤维肉瘤：梭形细胞嗜碱性，排列成鱼骨样模式是该肿瘤最典型的特征

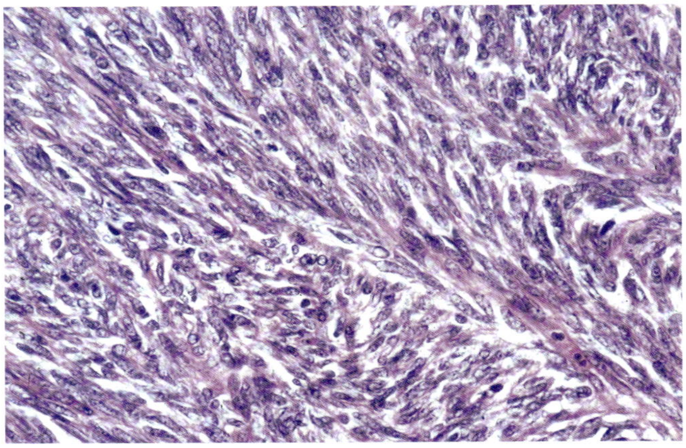

图 35.188 纤维肉瘤：梭形细胞边界不清，核细长（两头变细），这和平滑肌肉瘤以及神经纤维肉瘤明显不同

免疫组化显示肿瘤细胞 vimentin 染色阳性，偶尔 actin 局部阳性。CD34、S-100、EMA 和 desmin 染色阴性。

超微结构研究显示细胞具有成纤维细胞和成肌纤维细胞的特点[8]。

### 鉴别诊断

所有的病例均需做 S-100 蛋白、pankeratin 和 EMA 染色以除外恶性神经鞘瘤和单相性滑膜肉瘤。平滑肌肉瘤的细胞呈梭形，胞体更饱满，胞质丰富，呈嗜酸性，核呈雪茄烟样。并且肿瘤细胞 desmin 阳性，actin 阳性范围比纤维肉瘤更广。

## 纤维肉瘤：小儿型

### 临床表现

小儿纤维肉瘤发生于 10 岁以前。绝大部分患儿小于 2 岁，甚至常常是先天性的，男孩好发[1-5]。肿瘤常位于皮下，好发于四肢，头颈部也不少见。其侵袭性低于成年型，5 年生存率高于 80%[1-5]。高达 25% 的病例出现局部复发。转移罕见，但却有发生，甚至有在出生前即发生转移的报道[6]。还有报道本病和凝血病、胎儿贫血以及色素性荨麻疹相关[7-9]。

### 发病机制和组织学特征

细胞遗传学研究显示肿瘤存在 t（12;15）（p13;q26），该染色体易位导致 NTRK3 受体酪氨酸激酶基因的活化，但并非所有的病例均检测到这一变化[10-12]。该染色体异位还可见于先天性中胚层肾瘤（congenital mesoblastic nephroma）和分泌型乳癌[13-14]。

显微镜下的改变与成人型非常类似（图 35.189～35.191）。有些病例有较多原始的圆形细胞和（或）出现血管周皮细胞瘤模式。肿瘤细胞 vimentin 阳性，有时 actin 局部阳性。

超微结构研究显示细胞具有成纤维细胞的特征[15]。

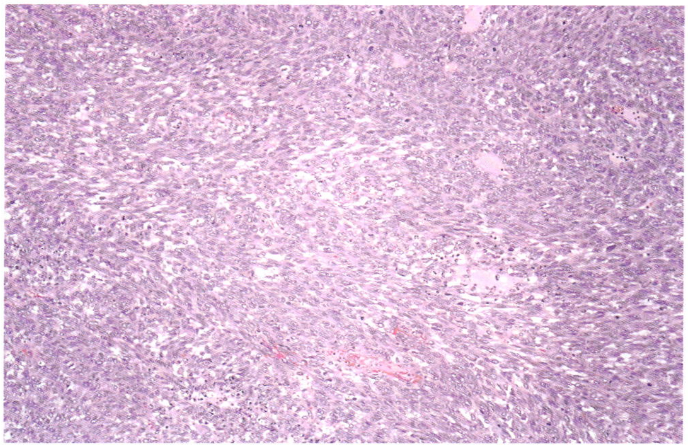

图 35.189 小儿型纤维肉瘤：肿瘤细胞致密，排列成鱼骨样模式

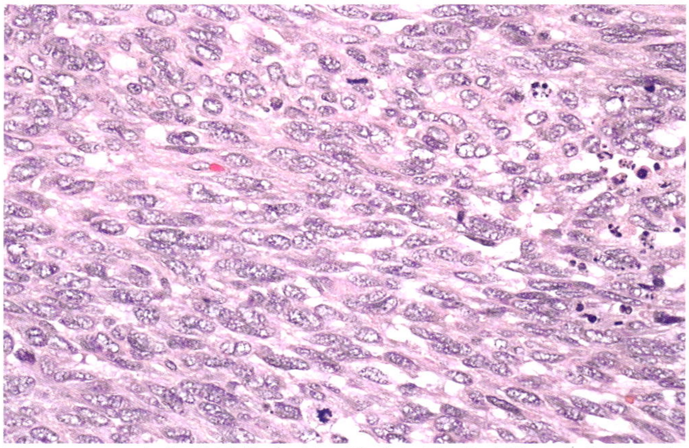

图 35.190 小儿型纤维肉瘤：肿瘤细胞嗜碱性，有规则、细长的核

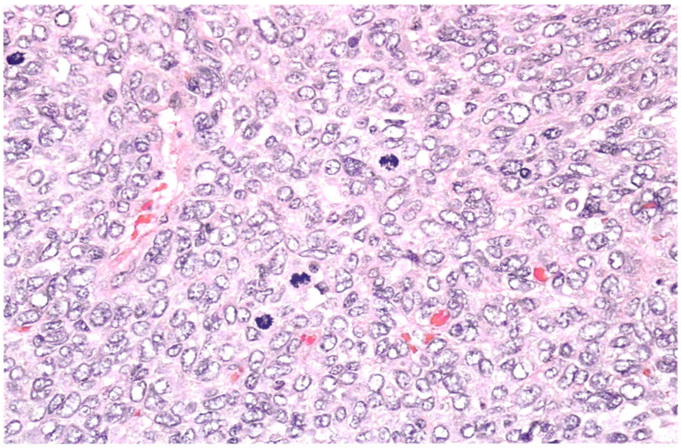

图 35.191 小儿型纤维肉瘤：该视野肿瘤细胞上皮样，并见显著的核分裂象

## 鉴别诊断

婴儿肌纤维瘤在某些区域出现类似于小儿型纤维肉瘤的特征，需要特别留意婴儿肌纤维瘤病的典型特征。细胞遗传学研究也可能有帮助[16]。

# 硬化性上皮样纤维肉瘤

## 临床表现

硬化性上皮样纤维肉瘤（sclerosing epithelioid fibrosarcoma）是纤维肉瘤中很罕见的一种独特类型。肿瘤位于深部软组织，最好发于下肢及肢带，其次为躯干和上肢，头颈部（包括唾液腺和口腔）和骨累及罕见[1-5]。肝、结肠和垂体腺罕有报道[6-8]。其中一例肿瘤发生于放疗后[7]。患者常为中年人，表现为疼痛程度不等的肿块，男女发病相当。复发率可高达 50%，近 40% 的患者发生转移[1-3]。

## 组织学特征

有研究发现部分肿瘤同时具备低分化纤维黏液样肉瘤的特征，这些“混合”的肿瘤检测到特征性的基因易位 t（7;16）（q33;p11）[9-10]。但是，我们自己的经验认为 *FUS* 基因重排在单纯的上皮样纤维肉瘤中不常见，所以这两种肿瘤之间的关系尚存疑问[11]。

肿瘤由均匀一致的小的、圆形或卵圆形上皮样细胞组成，排列成条索状或巢状，细胞胞质稀疏、透明（图 35.192、35.193）。肿瘤有明显的透明变性，有时可见局部钙化和骨形成。

肿瘤细胞 vimentin 染色阳性，有时 EMA 和 S-100 蛋白局部阳性，NSE（神经特异性烯醇化酶）阳性少

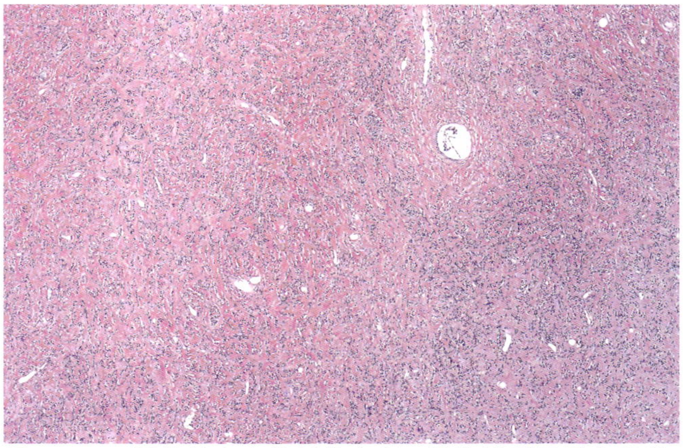

图 35.192 硬化性上皮样纤维肉瘤：低倍镜下显示在致密、透明化的间质中寡细胞的浸润区域

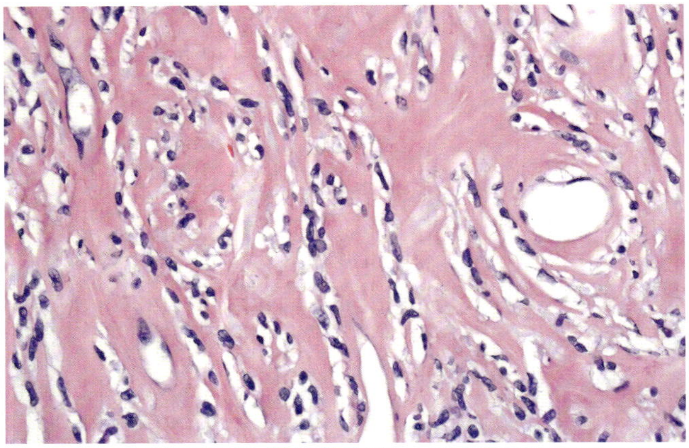

图 35.193 硬化性上皮样纤维肉瘤：肿瘤细胞特征性地显示单行排列

见[1,3]。罕有肿瘤局部表达角蛋白[1]。

# 低分化纤维黏液样肉瘤

## 临床表现

低分化纤维黏液样肉瘤（low-grade fibromyxoid sarcoma）是一种罕见的独特的肿瘤，属于伴巨大玫瑰花结的透明化梭形细胞肿瘤（hyalinizing spindle cell tumor with giant rosettes）谱系[1-9]。肿瘤好发于年轻人，儿童少见，好发于四肢[1-7]，表现为缓慢生长的、大的无痛性肿块。多数皮损位置深在，可位于肌肉内，少数位于皮下。浅表的皮损更常见于儿童[10]。其他不常见的发病部位包括颅内、胸腔内、肠系膜、大网膜、卵巢、肺、结肠及镰状韧带[11-18]。虽然最早报道肿瘤局部复发率、转移率和死亡率较高，但随后的大样本调查报道显示局部复发率、转移率和死亡率分别是 9%、6% 和 2%[3-4,6]。局部复发和转移可在原发肿瘤切除多年后发生[1,3,6,19]。发病与放疗相关的病例亦有报道[20]。

## 发病机制和组织学特征

该病大多数病例与 t（7;16）（q33;p11）和 *CREB3L2*、*FUS* 基因融合相关；在少部分病例中，*CREB3L2* 可被 *CREB3L1*（11p11）替代[5,21-27]。在一些病例中，基因融合可形成超数（染色体）环（supernumerary ring），且这类肿瘤更容易复发[28]。

肿瘤呈浸润性，特征性表现为黏液区和胶原区交替分布（图 35.194、35.195）。富于细胞的特征不明显。肿瘤细胞主要见于黏液区，可见成束淡染、细长的梭形细胞，局部形成涡纹状。小血管周围常见纤维化，肿瘤细胞可聚集在血管腔周围。细胞异型性和有丝分裂象少见。在一些病例中可见局灶性上皮样肿瘤细胞围绕明显透明变性的胶原，形成巨大的玫瑰花结状结构的过渡区域（图 35.196、35.197）。后述的这种肿瘤最早被认为是独立的一种疾病，称之为伴巨大玫瑰花结状结构的透明变性的梭形细胞瘤[8-9,29]。少数病例局部类似普通的纤维肉瘤或硬化性上皮样纤维肉瘤[4-6,30]。

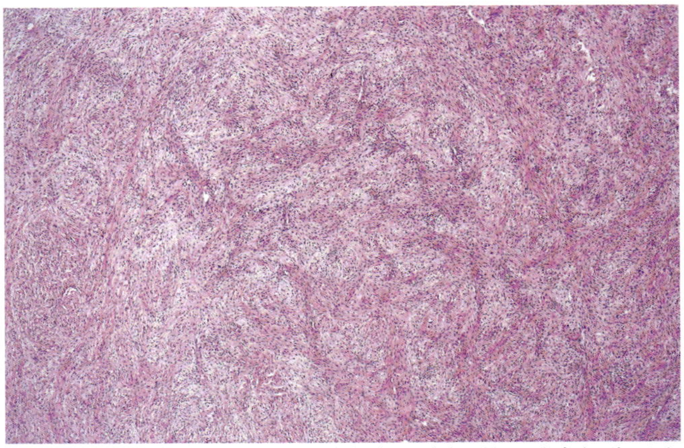

图 35.194 低分化纤维黏液样肉瘤：该视野显示多细胞区和邻近的黏液区

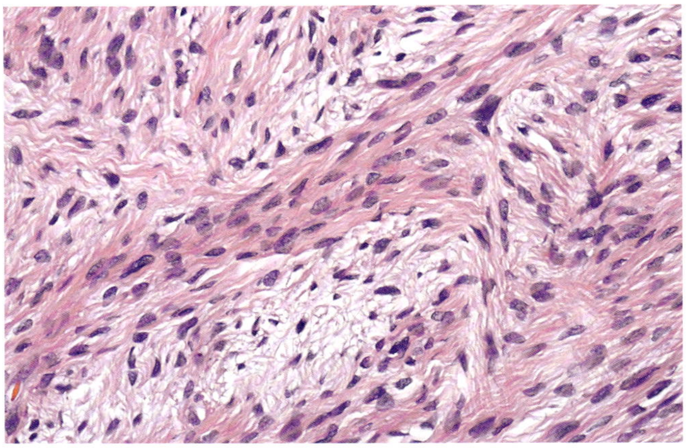

图 35.195 低分化纤维黏液样肉瘤：高倍镜视野

免疫组化显示 vimentin 染色阳性，局部 SMA、EMA 阳性。Claudin 1 也常染色阳性，当其与 EMA 共同表达阳性时，可致误诊为神经束膜瘤[31]。然而，Glut-1 在神经束膜瘤中常染色阳性，在低分化纤维黏液样肉瘤中染色阴性[32]。

超微结构显示细胞具有成纤维细胞的特征。

## 鉴别诊断

与黏液纤维肉瘤的鉴别主要在于：后者见曲折的血管，至少出现局灶性明显的细胞异型性和有丝

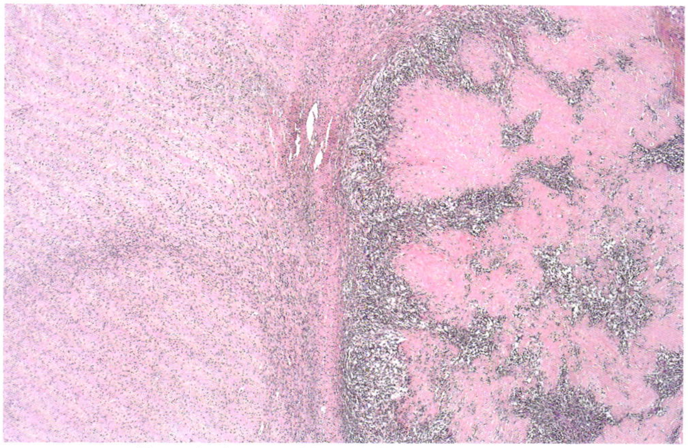

图 35.196 伴巨大玫瑰花结状结构的透明化梭形细胞肿瘤：注意巨大的玫瑰花结结构，中央含丰富的透明化胶原基质

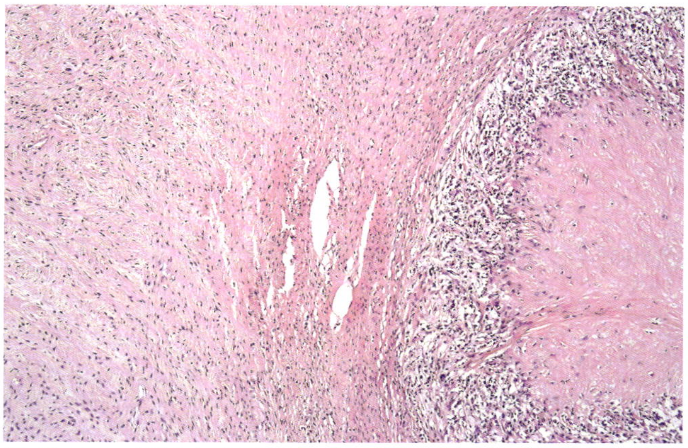

图 35.197 伴巨大玫瑰花结状结构的透明化梭形细胞肿瘤：成束的淡染、细长的梭形细胞和巨大玫瑰花结之间的过渡

分裂象。神经纤维瘤的肿瘤细胞波浪状更明显，黏液样区和胶原区不交替出现，但肿瘤细胞间可见局灶性胶原沉积；且神经纤维瘤的肿瘤细胞 S-100 蛋白染色阳性。

（周 璐译　姜祎群校　高天文审）

# 纤维组织细胞肿瘤

## 良性纤维组织细胞瘤

纤维组织细胞肿瘤系一组不同种类的软组织肿瘤，其中的很多类型临床少见。“纤维组织细胞”通常是对该类疾病的基本描述，是指光镜下肿瘤细胞具有与成纤维细胞和组织细胞相似的形态学特征，其细胞分化与组织发生没有任何关联。本章中，保留该术语不仅因为它的广泛使用，还因为这类肿瘤中的大多数仍然组织来源不明。

### 纤维性丘疹

#### 临床特征

纤维性丘疹（fibrous papule）临床常见，好发于成年人面部，尤其是鼻部[1-3]。损害常为肤色，直径数毫米，无自觉症状。若皮损发生在舌部，则称其口腔孤立性纤维瘤[4]。

#### 发病机制和组织学特征

纤维性丘疹曾被认为是一种陈旧性纤维组织细胞痣，此后研究发现，情况并非如此[5-6]。

组织学表现可见损害轻度隆起，界限清楚，位于真皮浅层，胶原性的基质中血管增多，其间散布的细胞从梭形到多核不等（图 35.198、35.199），核分裂象罕见。部分细胞深染，也有呈颗粒细胞变或透明细胞变的报道[7-11]。部分病例中可见灶性的色素沉着和炎症反应[12]。肿瘤上方的表皮基本正常或轻度变平。

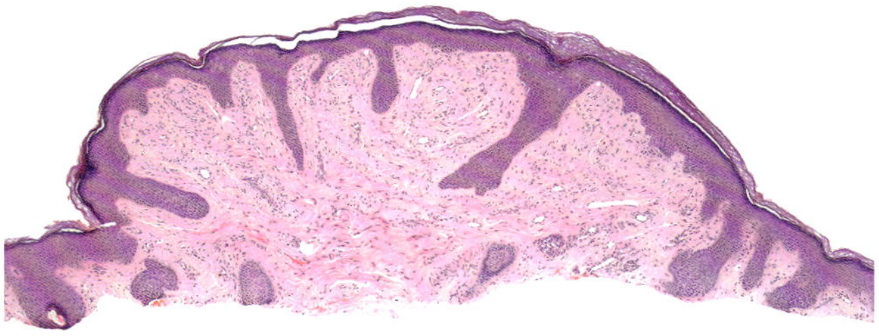

图 35.198 纤维性丘疹：鼻梁上损害削除活检。真皮见致密的胶原组织

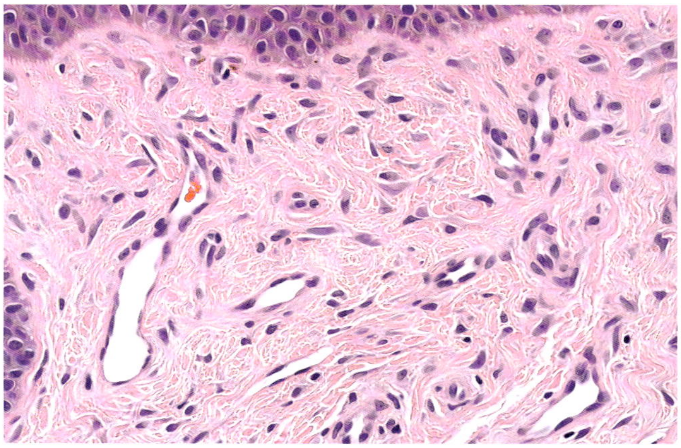

图 35.199 纤维性丘疹：高倍镜下见散在树突状细胞

免疫组化显示损害中的细胞多为XIII因子阳性的细胞，也可见 CD34 阳性的细胞[13-16]。而 S-100 染色为阴性。发生透明性变化的细胞 NKI/C3 可呈阳性表达[17]。

超微结构显示细胞呈成纤维细胞特征[18-19]。

# 多核细胞血管组织细胞瘤

## 临床表现

多核细胞血管组织细胞瘤（multinucleate cell angiohistiocytoma）是一种独特性病症，以多发性、局限性、血管瘤性丘疹为特征，好发于中年妇女的四肢（图 35.200 ～ 35.202）[1-6]。尤以大腿和手背部易于受累。泛发性皮损少见[7]。通常无自觉症状，无自愈倾向。皮损可累及口腔黏膜，有报道称皮损的发生与医源性动静脉瘘有关[8-9]。

## 发病机制与组织学特征

发病机制尚不明确，但该病多发于女性，且肿瘤细胞表达雌激素受体，提示性激素在本病发病中有重要作用[10]。

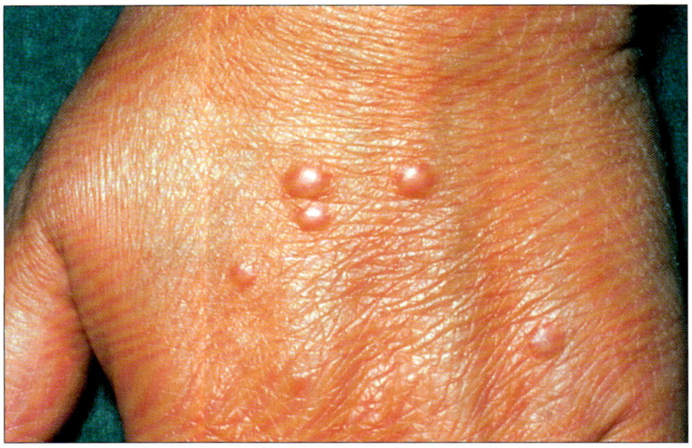

图 35.200 多核细胞血管组织细胞瘤：可见多发的丘疹性损害

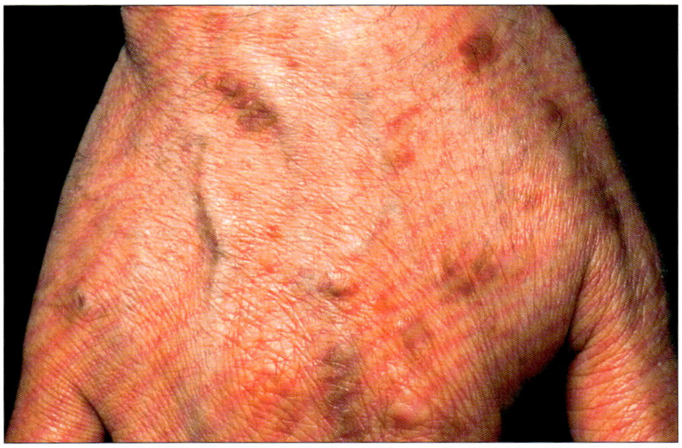

图 35.201 多核细胞血管组织细胞瘤：手部是特征性发病部位（By courtesy of the Institute of Dermatology，London，UK.）

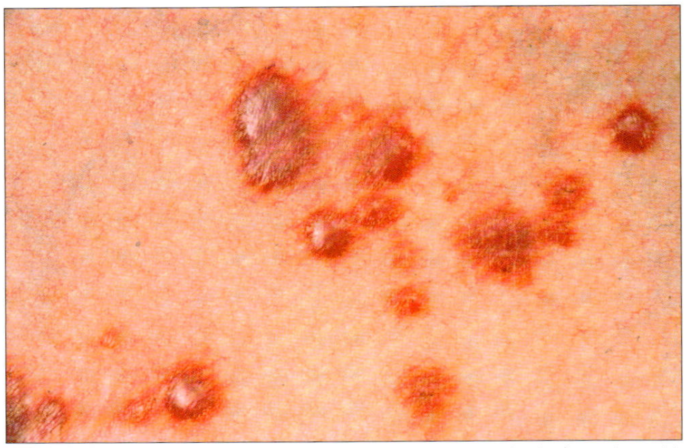

图 35.202 多核细胞血管组织细胞瘤：该患者皮疹呈出血性（By courtesy of the Institute of Dermatology，London，UK.）

表皮变化不明显，真皮浅、中部可见较多增生的薄壁小血管，血管周围可见单层的血管周细胞围绕（图 35.203），真皮透明的胶原纤维束间散布以有棘突的多核细胞（图 35.204、35.205），偶见淋巴细胞，可见含铁血黄素沉积。

多核细胞 CD68 阳性。

## 鉴别诊断

萎缩性皮肤纤维瘤（atrophic dermatofibroma），酷似多核细胞血管组织细胞瘤，但前者通常单发。与 Kaposi 肉瘤不同的是，后者于真皮内可见不规则的、大小不等的薄壁血管，无多核巨细胞，但可见浆细胞。多核细胞血管组织细胞瘤 HHV8 阴性[11]。

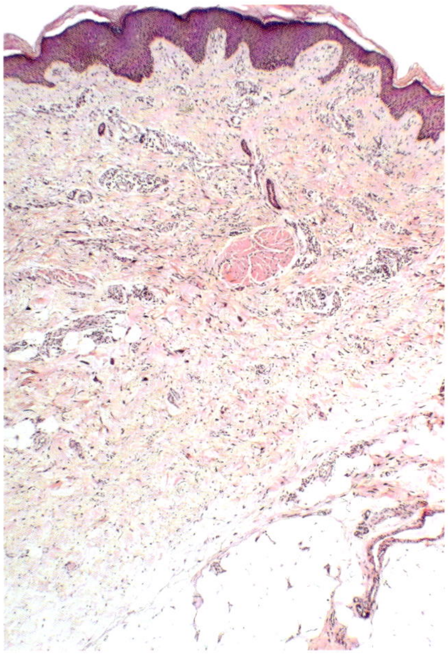

图 35.203 多核细胞血管组织细胞瘤：真皮内可见血管和胶原增生性改变，伴显著的多核巨细胞

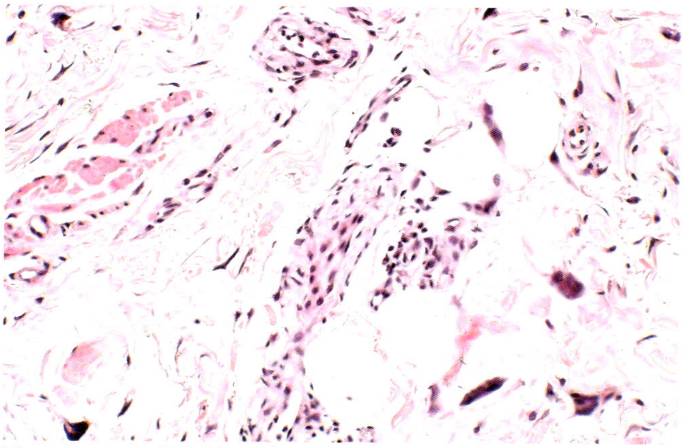

图 35.204 多核细胞血管组织细胞瘤：中倍镜下显示伴巨细胞和周皮细胞的血管

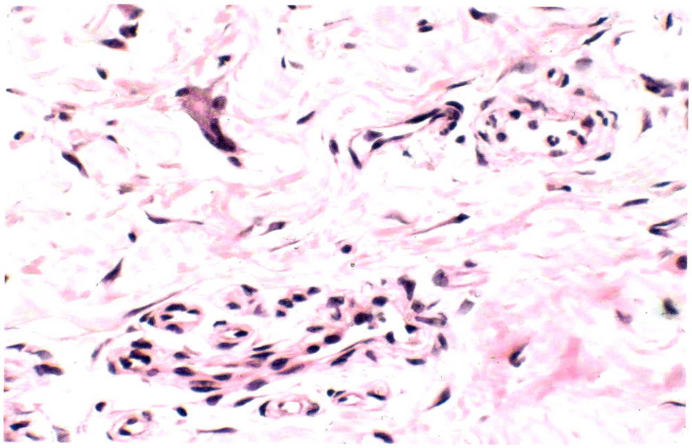

图 35.205 多核细胞血管组织细胞瘤：高倍镜下显示巨细胞

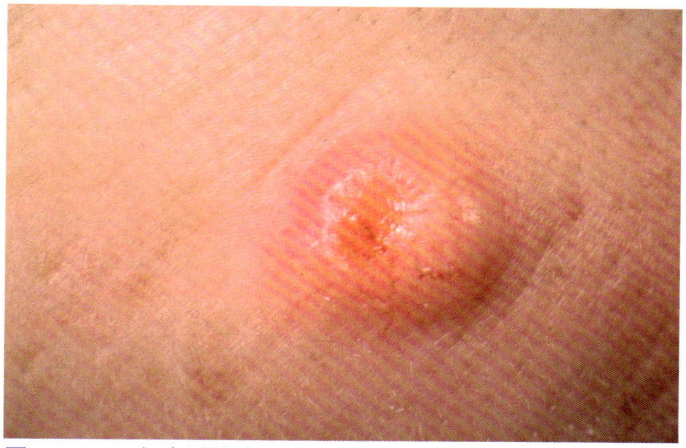

图 35.206 皮肤纤维瘤：常常表现为红色隆起的损害，表面脱屑不少见（From the collection of the late N.P. Smith，MD，The Institute of Dermatology，London，UK.）

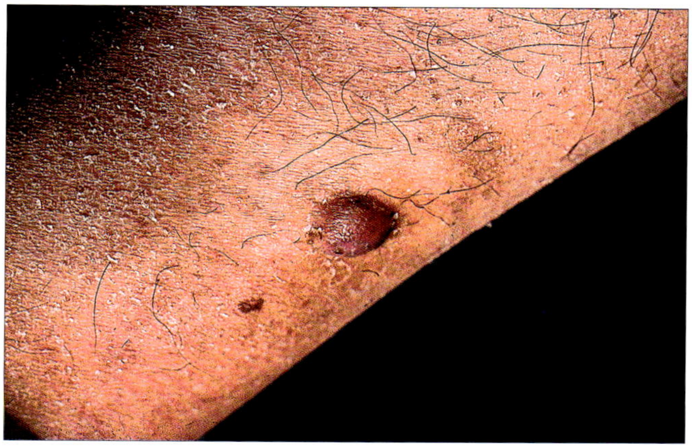

图 35.207 皮肤纤维瘤：由于含铁血黄素的沉积，表现为暗棕色损害，有时被误诊为黑素细胞性肿瘤，包括黑素瘤（By courtesy of R.A. Marsden，MD，St George's Hospital，London，UK.）

## 皮肤纤维瘤

皮肤纤维瘤（dermatofibroma），又名纤维组织细胞瘤（fibrous histiocytoma）、硬化性血管瘤（sclerosing hemangioma）、皮肤组织细胞瘤（histiocytoma cutis）、结节性表皮下纤维化（nodular subepidermal fibrosis），为最常见的皮肤软组织良性肿瘤之一[1-5]。多年来，本病的许多种类已有报道，尽管本病的各种类型有着基本相同且高度特异的组织学特征，但也容易造成诊断的混淆。某些类型还与特征性的临床表现和生物学行为相关[6-7]。甚至同一损害内可见多种组织学特征共存现象[8]。

### 临床表现

本病好发于中年，女性发病率略高，损害大多位于四肢，偶见躯干。表现为小的、隆起皮面、角化过度性皮肤结节，直径通常小于 1 cm，表面红褐色（图 35.206、35.207），巨大斑块样皮损者罕见[9, 11]。大多情况下，本病与既往局部轻微创伤，尤其是昆虫叮咬有关。损害生长缓慢，无疼痛，部分患者皮损多发，具有发疹性损害表现者多见于使用免疫抑制剂、HIV 感染和高活性抗反转录病毒疗法（highly active antiretroviral therapy，HAART）的患者[12-18]。

简单的手术切除通常有效，除某些特殊类型外，术后局部复发者少见。据报道，面部损害者其术后的局部复发率为 20%[19]。偶有某些类型（如非典型纤维组织细胞瘤和细胞性纤维组织细胞瘤）转移的报道[20-24]。

本病的小部分亚群起源于皮下脂肪或较深的组织结构[25]。

### 发病机制和组织学特征

对皮肤纤维瘤是反应性增生或是肿瘤者尚存争议。昆虫叮咬或穿体孔可诱发本病的报道支持该病为一种反应性增生性疾病[26]。然而，损害难以自行消退，部分损害有局部复发倾向，甚至少数还有远处转移[27]，某些细胞性纤维组织细胞瘤还有克隆形成的能力[28-29]，这些特点又支持该病为一种肿瘤性疾病。

通常情况下，损害境界不清，位于真皮内，可累及皮下脂肪浅层（图 35.208 ～ 35.212）。在疏松的胶原样基质或（罕见）黏液样基质内可见成束的细长梭形细胞，呈交织状或涡纹状排列，梭形细胞间散布有泡沫状组织细胞、多核巨细胞和薄壁血管（图 35.213 ～ 35.216）。常见慢性炎细胞如淋巴细胞和浆细胞的灶状浸润，以及含铁血黄素沉积。典型者，在病变的周围可见由肿瘤细胞所包绕的透明样胶原束。

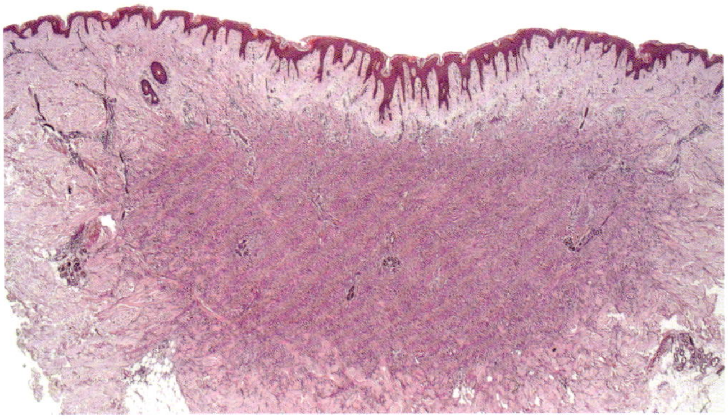

图 35.208 皮肤纤维瘤：低倍扫视下特征性的肿瘤结构：肿瘤两侧边缘和邻近正常真皮组织相互交织，上方表皮角化过度，棘层肥厚

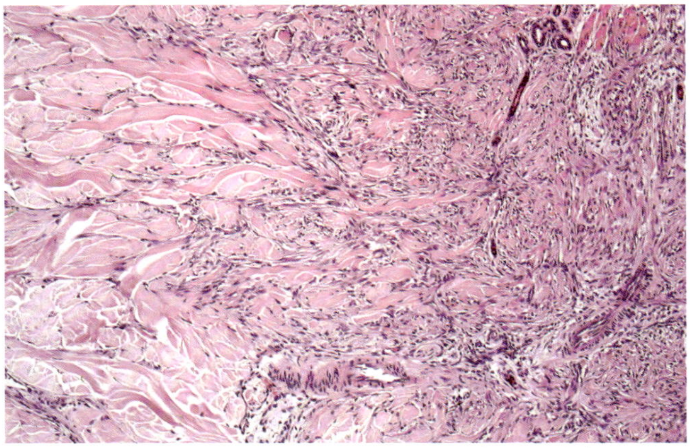

图 35.209 皮肤纤维瘤：肿瘤延伸进邻近正常真皮

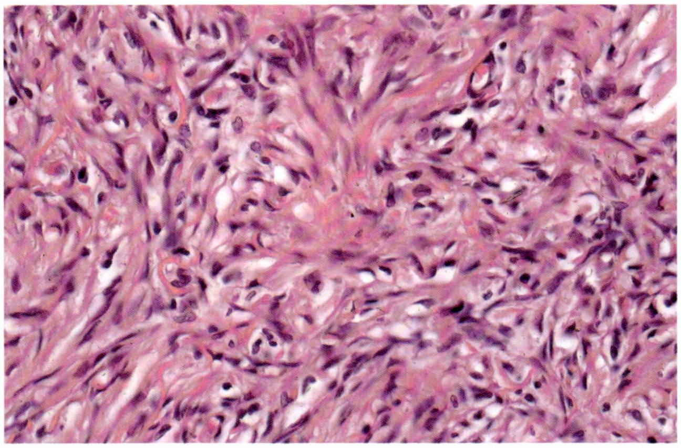

图 35.210 皮肤纤维瘤：高倍镜显示涡纹状生长方式

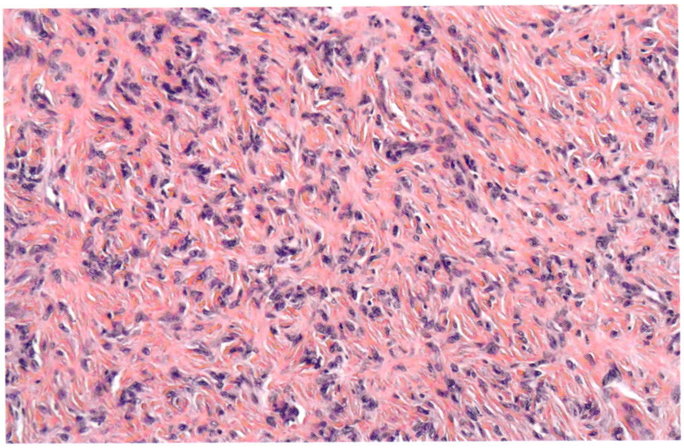

图 35.211 皮肤纤维瘤：肿瘤由大小一致、花边状梭形细胞组成，嵌于透明化纤维间质中

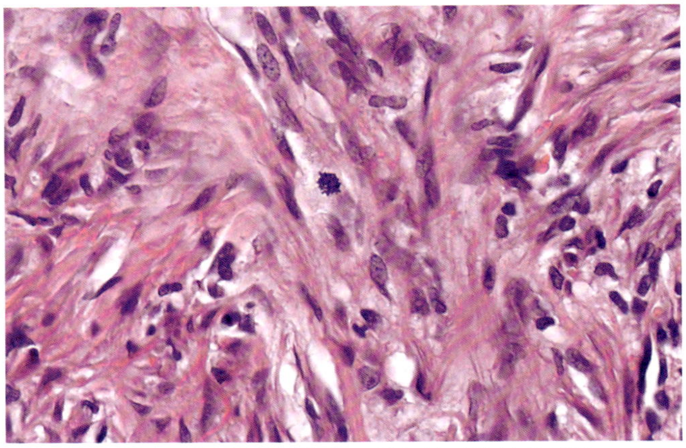

图 35.212 皮肤纤维瘤：偶尔见正常核分裂象

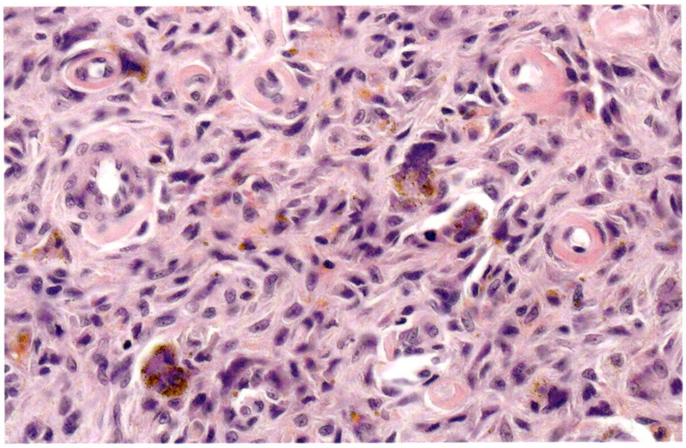

图 35.213 皮肤纤维瘤：散在多核巨细胞是本病不少见的特征之一，注意其间的含铁血黄素

陈旧性损害者可见显著的基质透明样变以及细胞数量的减少，通常称之为硬化性或萎缩性皮肤纤维瘤。

在所有上述肿瘤包括其不同的变种中，可见病变上方表皮棘层肥厚，甚至呈假上皮瘤样增生，基底细胞层色素增加（图 35.217、35.218）。有人将表皮增生的发病机制认为是表皮生长因子的作用[30]。在瘤体与真皮乳头间常有一胶原带将两者分开（31.219）。

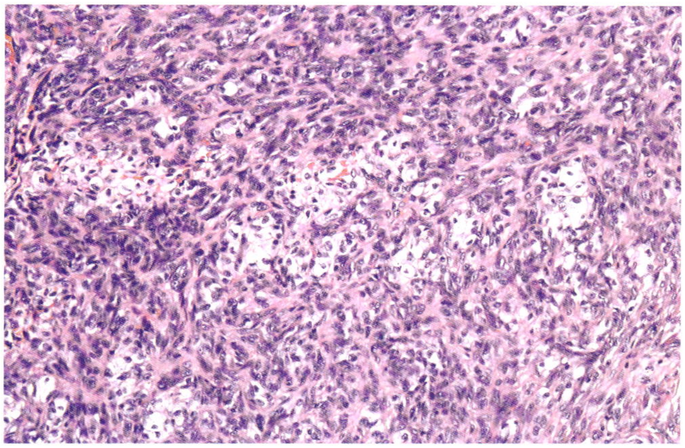

图 35.214 皮肤纤维瘤：常见到载脂质组织细胞

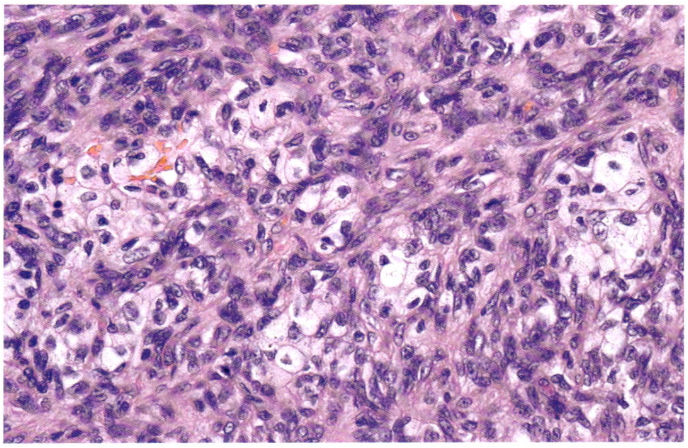

图 35.215 皮肤纤维瘤：高倍视野

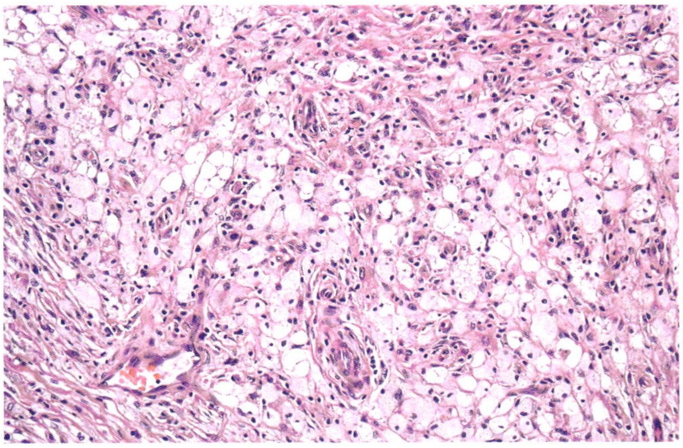

图 35.216 皮肤纤维瘤：当载脂质组织细胞数量很多时，又被称为皮肤组织细胞瘤

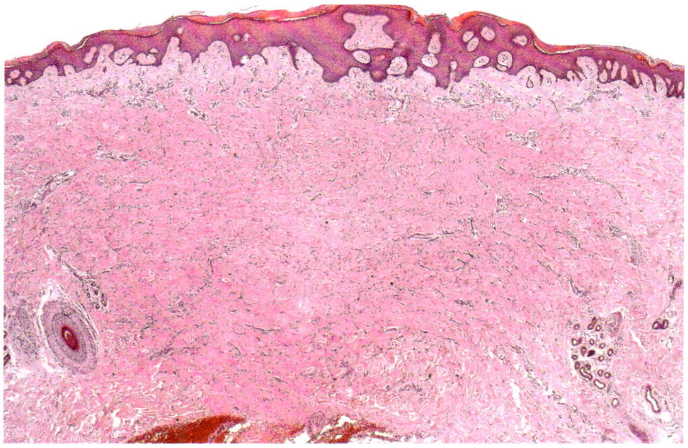

图 35.217 皮肤纤维瘤：肿瘤上方的表皮常表现为棘层肥厚

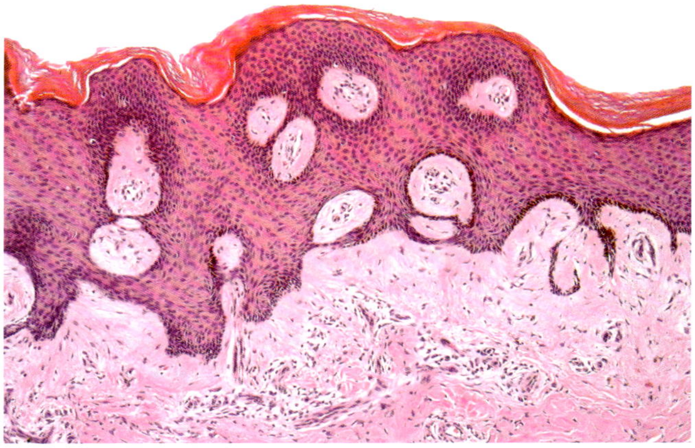

图 35.218 皮肤纤维瘤：真皮内肿瘤和上方表皮常常由无浸润带隔开

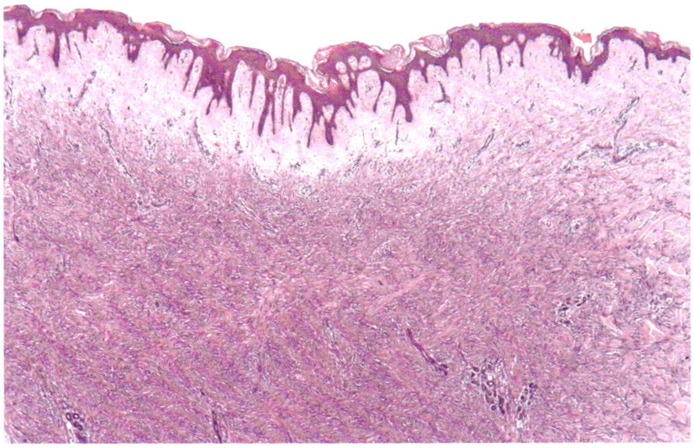

图 35.219 皮肤纤维瘤：该病例无浸润带明显

表皮改变类似脂溢性角化病，可发展成透明细胞棘皮瘤样病理表现。常见酷似毛母细胞瘤样不成熟毛囊样结构的增生，或呈皮脂腺样的网格状结构（图35.220）[31]。其他少见的表皮改变有：表皮松解性角化过度、局灶性棘层松解，甚至呈鲍温病样改变[32-33]。发生于皮肤纤维瘤上方的表皮基底细胞癌大多表现为不成熟的毛囊样结构。

某些肿瘤尤其是伴有细胞间变者，若肿瘤细胞呈灶状 SMA-α 染色阳性，提示为肌纤维母细胞分化（35.221），损害可能为源于对ⅩⅢa 因子阳性的真皮内固有的结缔组织细胞或树突状细胞[31]。在纤维组织细胞瘤中，尤其是在损害的边缘，尽管出现数量较多的 SMA-α 标记阳性细胞，仍应将其视为反应性细胞而非真正的肿瘤细胞。与皮肤纤维肉瘤不同的是，纤维组织细胞瘤中的变异细胞多呈灶状 SMA-α 阳性表达，而通常无特征性的 CD34 阳性表达。此外，在皮肤纤维瘤中 D2-40 呈广泛性表达，据此可与隆突性皮肤纤维肉瘤相鉴别，后者 D2-40 一般呈阴性或点状阳性表达[35]。

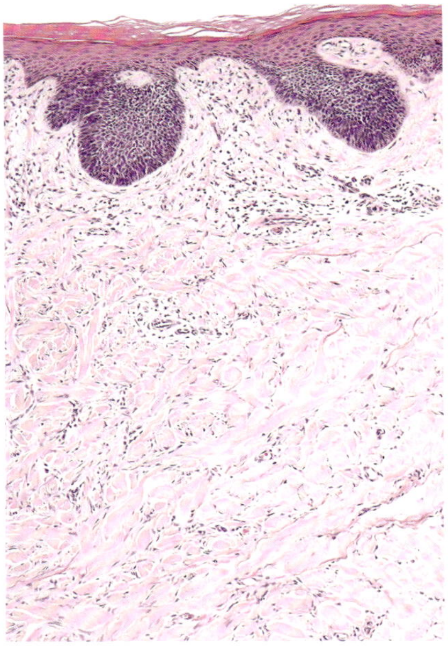

**图 35.220** 皮肤纤维瘤：基底样细胞增生，类似于毛母细胞瘤

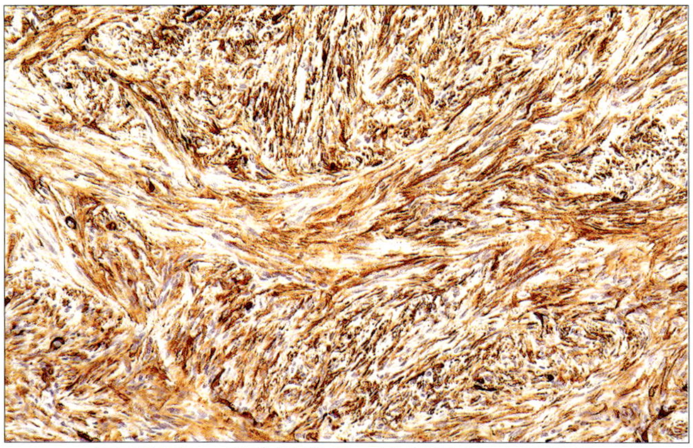

**图 35.221** 皮肤纤维瘤：该病例 SMA 强阳性

典型的皮肤纤维瘤诊断不难，而对于其各种变异亚型的鉴别诊断有时存在相当大的难度。

皮肤纤维瘤的各种变种包括：

- 细胞性纤维组织细胞瘤（cellular fibrous histiocytoma）
- 动脉瘤样纤维组织细胞瘤（aneurismal fibrous histiocytoma）
- 上皮样纤维组织细胞瘤（epithelioid fibrous histiocytoma）
- 非典型性（假性肉瘤）纤维组织细胞瘤［atypical（pseudosarcomatous）fibrous histiocytoma］
- 脂质化“踝型”纤维组织细胞瘤（lipidized “ankle-type” fibrous histiocytoma）
- 透明细胞纤维组织细胞瘤（clear cell fibrous histiocytoma）
- 栅栏状皮肤纤维组织细胞瘤（palisading cutaneous fibrous histiocytoma）
- 萎缩性皮肤纤维瘤（atrophic dermatofibroma）

## 细胞性纤维组织细胞瘤

细胞性良性纤维组织细胞瘤约占皮肤纤维组织细胞瘤的 5%[37-39]，最常见于青年，尤其是男性。好发于上肢和头颈部（图 35.222、35.223），与普通纤维组织细胞瘤相比，损害较大，复发率高达 26%。据报道，少数病例有局部淋巴结和肺部转移[36, 40]。损害进一步发展，可以出现指（趾）骨的侵蚀[41]。组织学特征无助于预测转移的发生。

组织学显示瘤细胞丰富，呈显著的束状交织排列（图 35.224 ～ 35.227）。可有皮下组织浅层的受累，肿瘤细胞富含嗜伊红染的胞质，有丝分裂象正常（图 35.228）。部分损害中可见灶状坏死区。

免疫组化显示，SMA 和钙结合蛋白呈灶状阳性表达，CD34 染色阴性或仅灶状阳性（图 35.229），若为后者，其表达限于肿瘤的外周部分。偶见灶状阳性的肌丝蛋白。

与平滑肌肉瘤的鉴别在于，后者细胞核呈“雪茄”状，灶状细胞可呈非典型性改变。肿瘤细胞形态

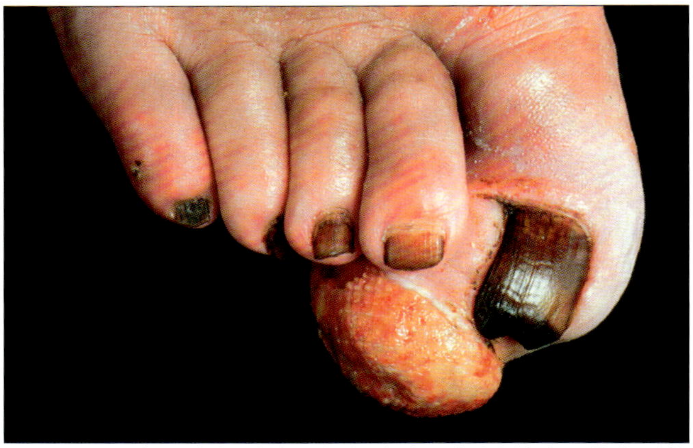

**图 35.222** 富细胞的纤维组织细胞瘤：如图所示，肿瘤可能很大，发病部位也可能不常见（By courtesy of the Institute of Dermatology，London，UK.）

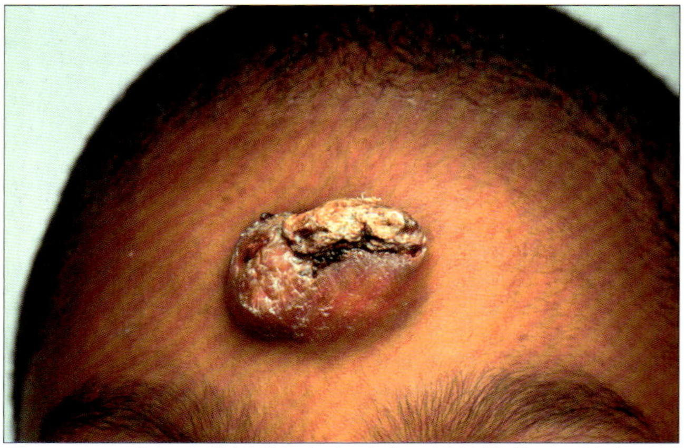

**图 35.223** 富细胞的纤维组织细胞瘤：罕见情况下，肿瘤可累及儿童。有时出现溃疡（By courtesy of the Institute of Dermatology，London，UK.）

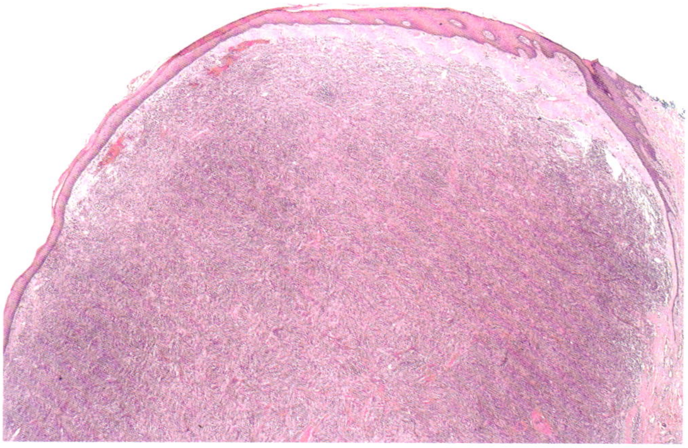

图 35.224 富细胞的纤维组织细胞瘤：该亚型常常造成诊断上的困扰，因为它比普通皮肤纤维瘤更大、更富于细胞及分裂象

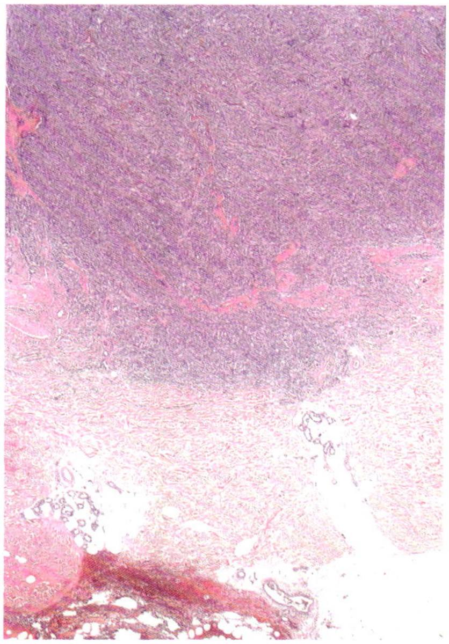

图 35.225 富细胞的纤维组织细胞瘤：低倍镜显示该肿瘤深达真皮网状层深部

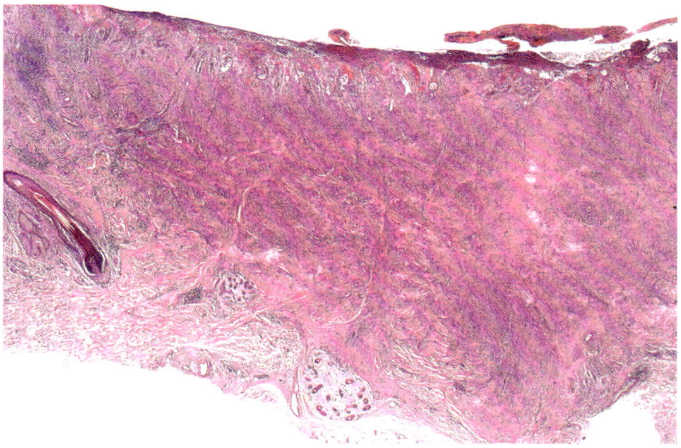

图 35.226 富细胞的纤维组织细胞瘤：该病例的细胞特别丰富

基本一致，呈束状排列。SMA 和肌丝蛋白染色呈弥漫阳性表达。隆突性皮肤纤维肉瘤具有单一的细胞学形态，肿瘤细胞呈涡纹状排列，肿瘤细胞 CD34 呈弥漫阳性表达。

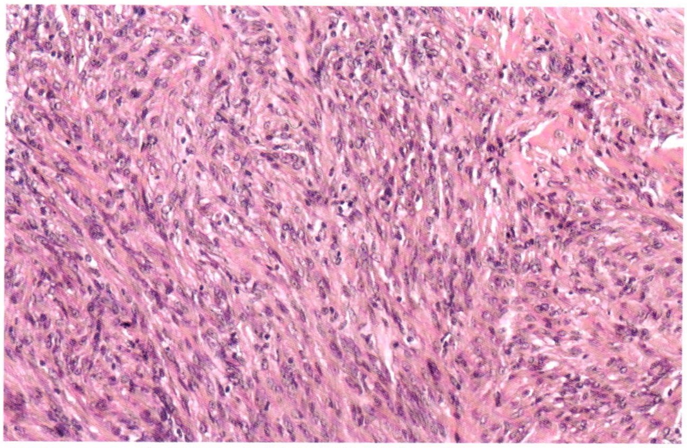

图 35.227 富细胞的纤维组织细胞瘤：图 35.226 的高倍视野

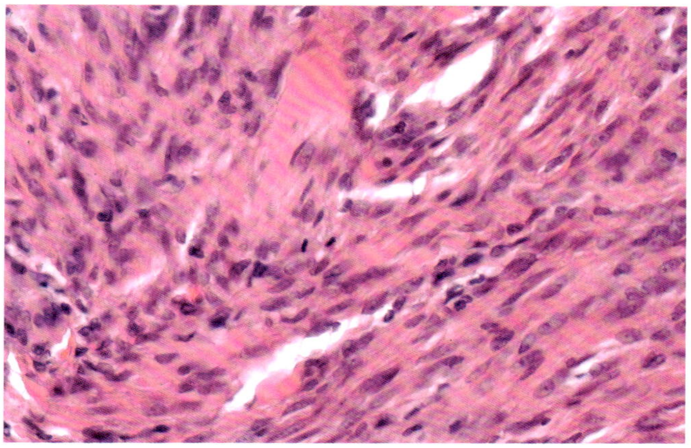

图 35.228 富细胞的纤维组织细胞瘤：注意核分裂象

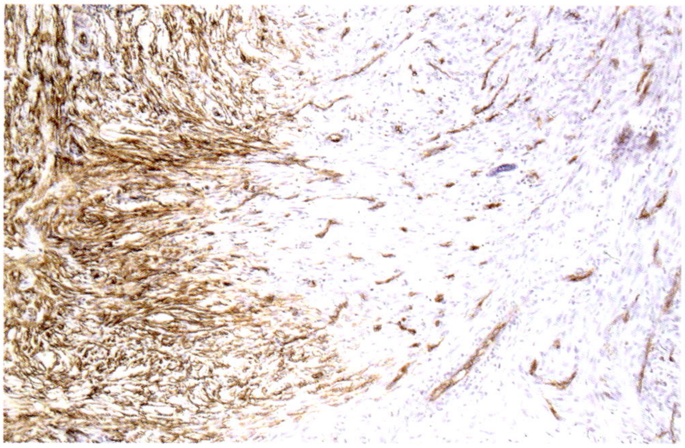

图 35.229 富细胞的纤维组织细胞瘤：损害边缘的肿瘤细胞常常表达 CD34

## 动脉瘤样纤维组织细胞瘤

动脉瘤样纤维组织细胞瘤不足纤维性组织细胞瘤发病的 2%，临床表现为蓝褐色结节，主要发生在中年，尤其是女性，好发于上肢（图 35.230）[42-45]。由于广泛出血而快速生长，易被误认为黑素细胞性肿瘤或血管性肿瘤。复发率在 19% 左右。报道有 1 例发现局部淋巴结的受累。然而，当颈部肿瘤累及局部淋巴结时，可视其为肿瘤直接蔓延而非真正的转移[43]。

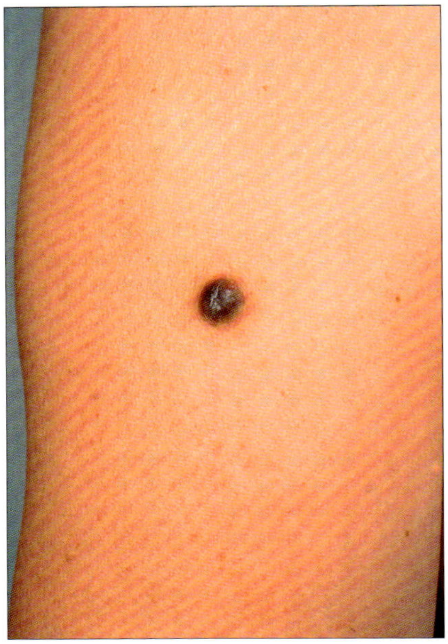

图 35.230 动脉瘤样纤维组织细胞瘤：损害表现为出血性结节（By courtesy of the Institute of Dermatology，London，UK.）

最显著的组织学特征是肿瘤组织内有不规则的类似于血管腔的出血性裂隙，尤其是在损害的中央部，但管周无内皮细胞（图 35.231、35.232）。肿瘤附近的实体区域，尤其是细胞，常表现为良性纤维组织细胞瘤的组织学特征。组织间隙内明显可见多灶状出血及细胞内外含铁血黄素的沉积，常见正常的细胞有丝分裂象（图 35.233 ～ 35.235）。由于广泛的继发性改变，损害常被误认为血管性肿瘤，但总体表现为纤维组织细胞瘤的典型特征。仅正常血管出现阳性的内皮细胞标记。

有学者在一例动脉瘤样纤维组织细胞瘤中发现了 t（12;19）（p12;q13）的易位[46]。

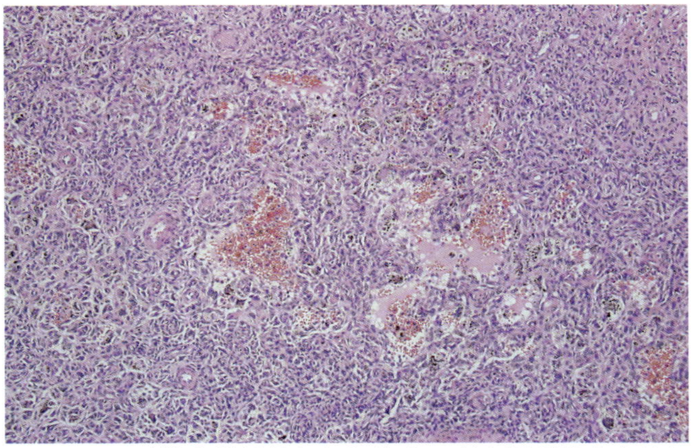

图 35.231 动脉瘤样纤维组织细胞瘤：真皮深部见致密的细胞浸润，并见充满红细胞的囊性腔隙

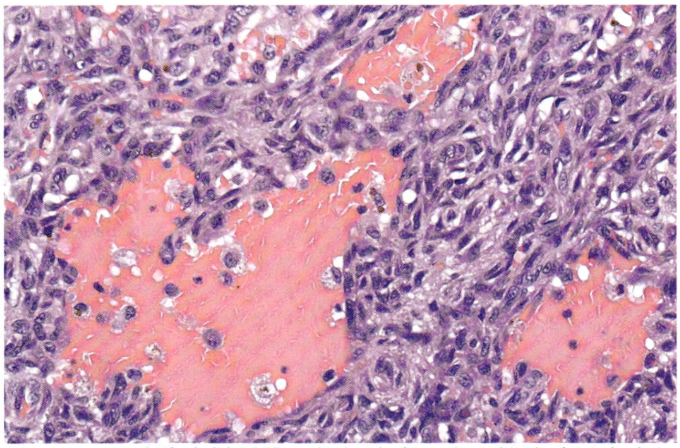

图 35.232 动脉瘤样纤维组织细胞瘤：出血性腔隙无内皮细胞内衬

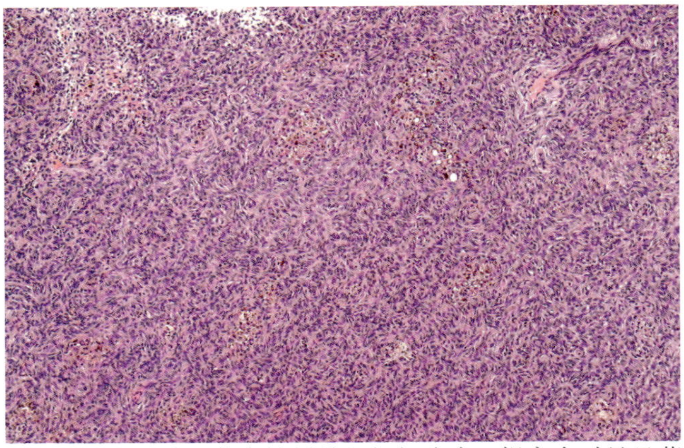

图 35.233 含铁血黄素性纤维组织细胞瘤：损害有时见显著的血管形成和含铁血黄素沉积，使之呈现深蓝棕色的色调，临床可能误诊为黑素瘤

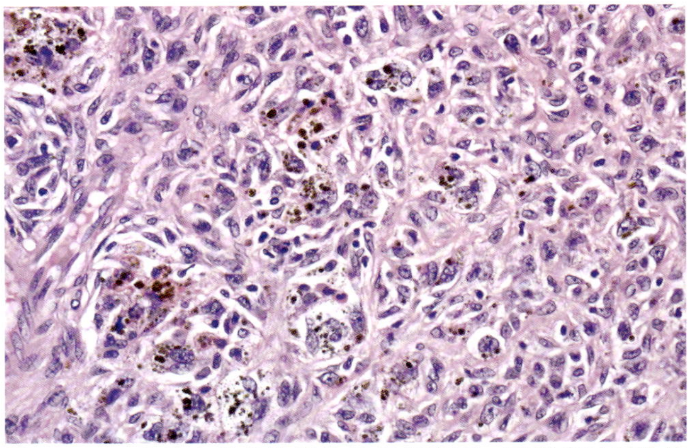

图 35.234 含铁血黄素性纤维组织细胞瘤：该型有时又称作硬化性血管瘤

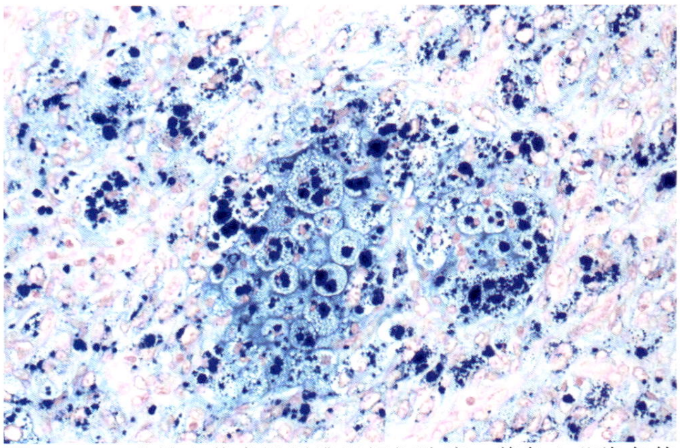

图 35.235 含铁血黄素性纤维组织细胞瘤：普鲁士蓝染色使含铁血黄素更清晰可见

切勿将动脉瘤样纤维组织细胞瘤与血管瘤样纤维组织细胞瘤相混淆，后者的损害通常位于皮下，细胞学形态较单一，细胞呈梭形或卵圆形，嗜伊红染色，desmin 表达阳性，可见显著的淋巴细胞和浆细胞浸润，有此表现者通常伴有显著的系统性症状。

含铁血黄素纤维组织细胞瘤可能为动脉瘤样纤维组织细胞瘤进程中的一种表现。

## 上皮样纤维组织细胞瘤

上皮样纤维组织细胞瘤临床罕见，其发病年龄无明显限制，且发病部位也很广泛（以下肢近段为多见）。损害通常为息肉状的红色结节，容易与坏疽性脓皮病相混淆（图 35.236）[47-50]。多发性皮损少见，亦有皮损发生于舌部的报道[51-52]。组织学上，大多肿瘤位置浅表，累及浅层皮下组织者罕见。表皮通常呈围领状，肿瘤细胞圆形，富含嗜伊红染色的胞质，小囊状的细胞核内可见小的嗜伊红染的核仁（图 35.237 ～ 35.240）。双核和多核细胞常见，罕见颗粒细胞改变[53]。偶见正常细胞有丝分裂象。在某些皮损内可见较多的黏液样物质或血管成分。免疫组化可见大量的树突状肿瘤细胞表达 CD34 和 XⅢa 因子

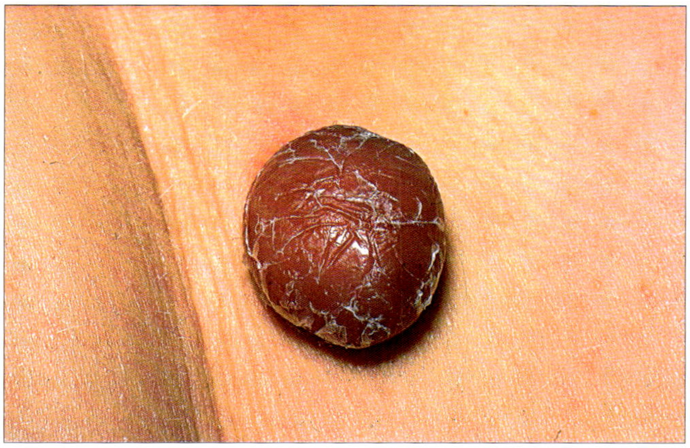

图 35.236　上皮样良性纤维组织细胞瘤：典型损害表现为红色息肉状（By courtesy of the Institute of Dermatology，London，UK.）

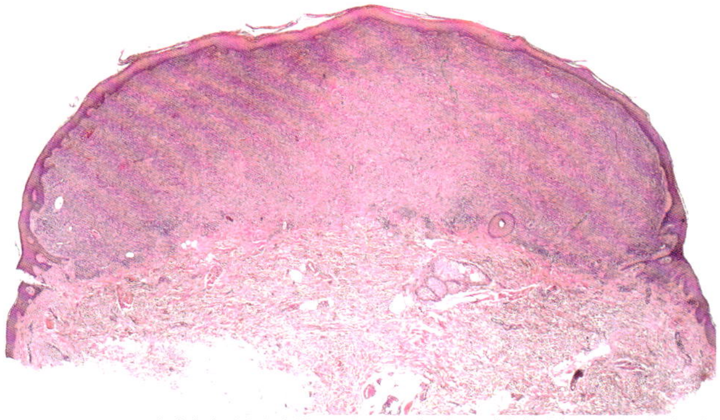

图 35.237　上皮样良性纤维组织细胞瘤：低倍镜下该肿瘤为一浅表结节，两侧表皮呈围领状

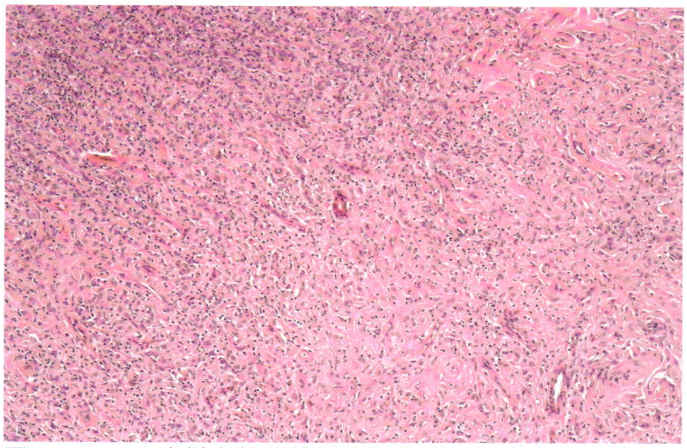

图 35.238　上皮样良性纤维组织细胞瘤：肿瘤由大的具有丰富嗜酸性胞质的细胞组成。注意该视野的细胞大小、形态趋于一致，但这不是典型改变。通常在其他视野可见到经典的皮肤纤维瘤特点

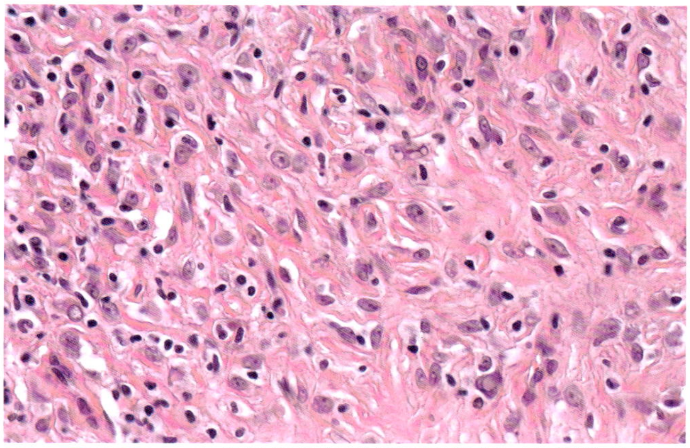

图 35.239　上皮样良性纤维组织细胞瘤：高倍镜下

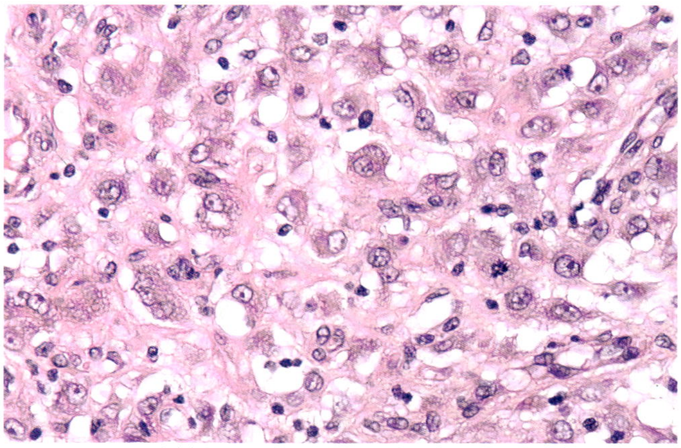

图 35.240　上皮样良性纤维组织细胞瘤：偶尔可见正常核分裂象

（图 35.241）[54]。本病与 Spitz 痣的鉴别在于其真表皮交界处无巢状分布的肿瘤细胞，且细胞 S-100 蛋白染色阴性。与具有上皮样结构的皮肤神经束膜瘤不同的是，后者组织中可见弥漫的 EMA 和 claudin-1 阳性细胞。

## 非典型性（假肉瘤性）纤维组织细胞瘤

非典型性（假肉瘤性）纤维组织细胞瘤是一类具

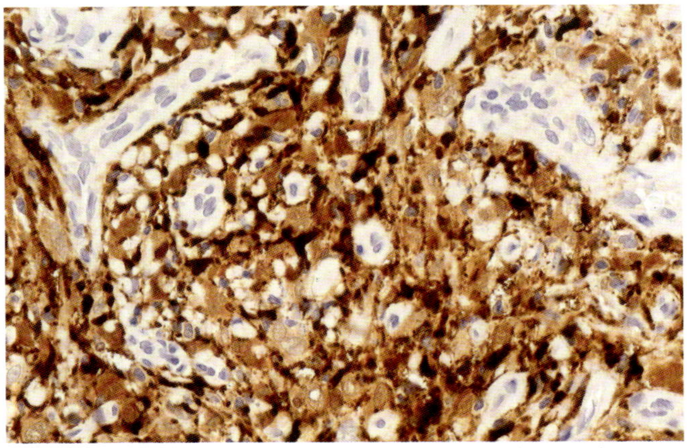

图 35.241 上皮样良性纤维组织细胞瘤：肿瘤细胞表达XⅢa因子，但 S-100 阴性

有异型细胞的皮肤纤维瘤[20，55-59]。临床皮损以四肢多见，躯干、头颈部也可出现皮损。损害通常为丘疹或结节，也可呈息肉样外观，偶见肿瘤超过数厘米大小者[20]。

组织学上，损害主要位于真皮，1/3 患者的损害可向皮下组织浅层延伸。在部分肿瘤区域可见较典型的纤维组织细胞（图 35.242），但肿瘤组织中的绝大多数细胞外观不规则，细胞较大，核多型，核仁显著（图 35.243），可见各级核分裂象，以及非典型性细胞核分裂象，偶可见点状坏死[20]。大多情况下，损害易于局部复发。在迄今的大量报道中，有 2 例患者发生转移，一例最终死于损害的系统性播散[20]。

非典型性纤维组织细胞瘤应与非典型性纤维黄瘤相鉴别，后者的临床表现与前者完全不同（见下）。切片内可见弥漫分布的非典型性细胞，细胞多形性，核分裂象显著。

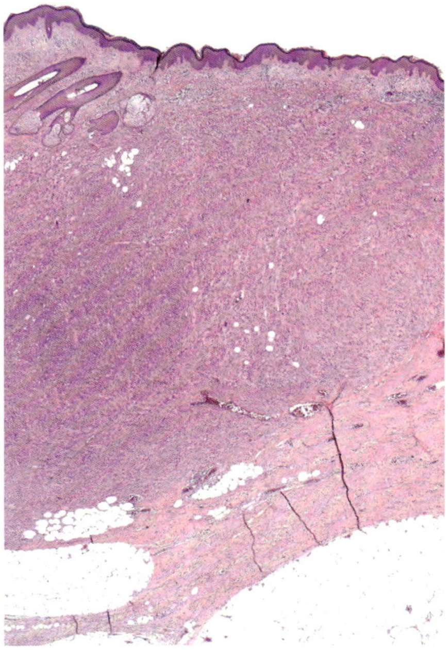

图 35.242 非典型良性纤维组织细胞瘤：损害细胞丰富，一直浸润至皮下脂肪组织

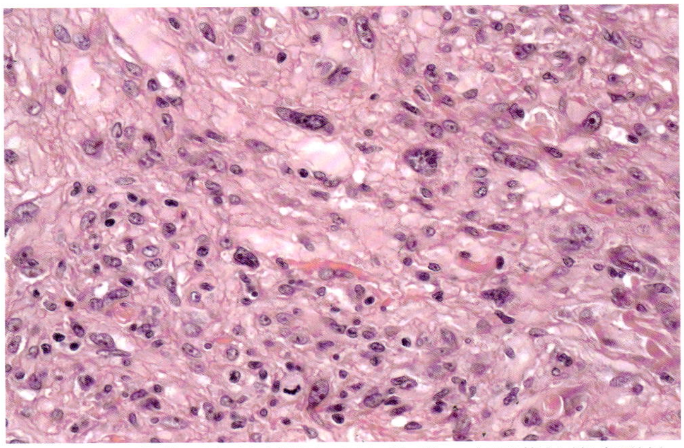

图 35.243 非典型良性纤维组织细胞瘤：有显著的核多形性。注意核分裂象

## 脂质化“踝型”纤维组织细胞瘤

脂质化“踝型”纤维组织细胞瘤表现为黄色息肉样损害，好发于下肢[48]。组织学可见显著的泡沫样组织细胞，在其周围有大量的透明胶原束围绕，似瘢痕疙瘩样改变（图 35.244 ～ 35.246）。

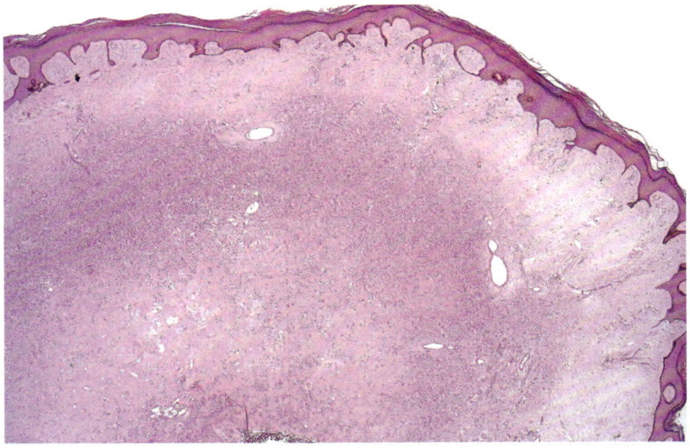

图 35.244 脂质化（踝型）纤维组织细胞瘤：该亚型黄瘤细胞占绝大多数，伴显著的间质透明化（By courtesy of R. Carr MD，Warwick Hospital，UK.）

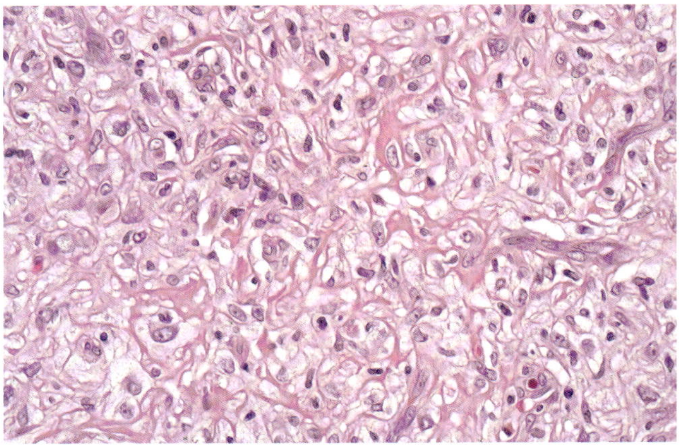

图 35.245 脂质化（踝型）纤维组织细胞瘤：高倍镜显示泡沫样组织细胞（By courtesy of R. Carr MD，Warwick Hospital，UK.）

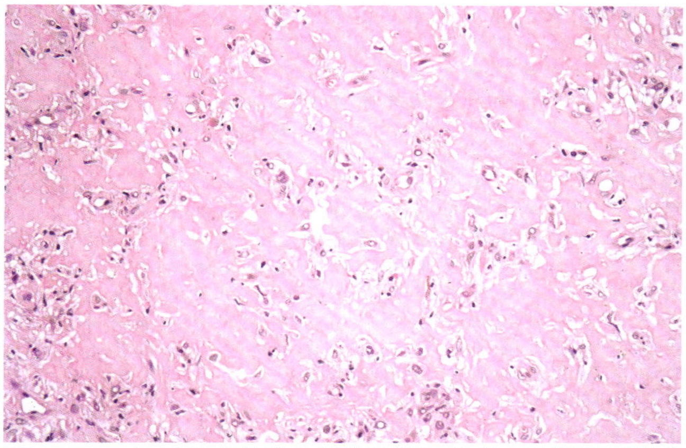

图 35.246 脂质化（踝型）纤维组织细胞瘤：该视野显示致密的透明化的胶原间质，类似于淀粉样变（By courtesy of R. Carr MD，Warwick Hospital，UK.）

## 透明细胞纤维组织细胞瘤

透明细胞纤维组织细胞瘤十分罕见，无显著的临床特征，损害内可见大量的透明样细胞成分[60-62]。其结构和形态学特征与典型的纤维样组织细胞瘤完全不同，此型可能是一种完全不同的肿瘤。既往认为该病起源于透明纤维组织细胞，但目前认为该病起源于透明间叶细胞肿瘤[62a]。本病仅有少量的成人发病报道。损害好发于下肢。肿瘤位于真皮网状层，甚至延及皮下组织，由大片的透明细胞组成，细胞核呈泡沫状，异型细胞及细胞的有丝分裂象少见，除 NKI-C3 外，分子染色标志多为阴性，有时可见 CD68 表达。肿瘤呈良性发展过程。

## 栅栏状皮肤纤维组织细胞瘤

栅栏状皮肤纤维组织细胞瘤是根据其组织学特征而命名，在损害内可见细胞核呈明显的栅栏状排列[63-64]（图 35.247、35.248），皮损好发于四肢末端。应注意，肿瘤细胞的栅栏状排列方式要与神经鞘瘤

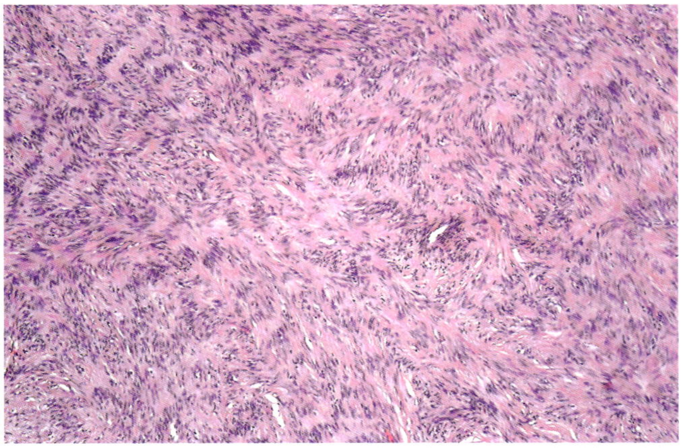

图 35.247 栅栏状纤维组织细胞瘤：偶尔出现，栅栏状结构类似于 Verocay 小体

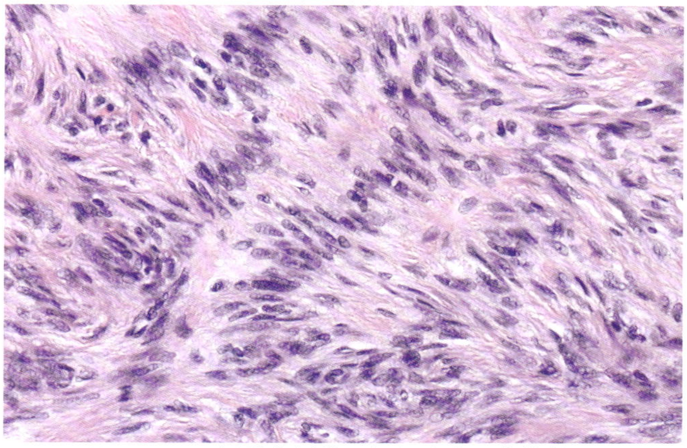

图 35.248 栅栏状纤维组织细胞瘤：高倍镜下

相鉴别，后者的瘤体周围有包膜，且 S-100 呈阳性。

## 萎缩性皮肤纤维瘤

萎缩性皮肤纤维瘤可能为所有类型皮肤纤维瘤的终极发展阶段。其临床特征为局限性的凹陷或萎缩。鳞屑较显著[65-67]。组织学显示细胞数量较少，真皮胶原呈显著的透明样改变（图 35.249、35.250）。这些改变类似多核血管组织细胞瘤，但后者皮损常多发。

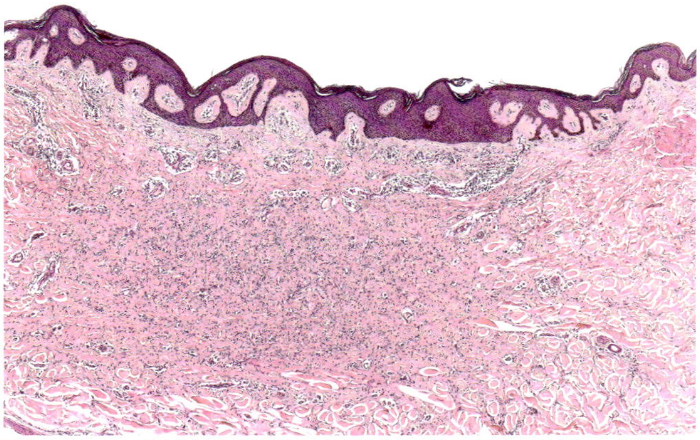

图 35.249 萎缩性纤维组织细胞瘤：该亚型少细胞，肿瘤走向和表皮一致

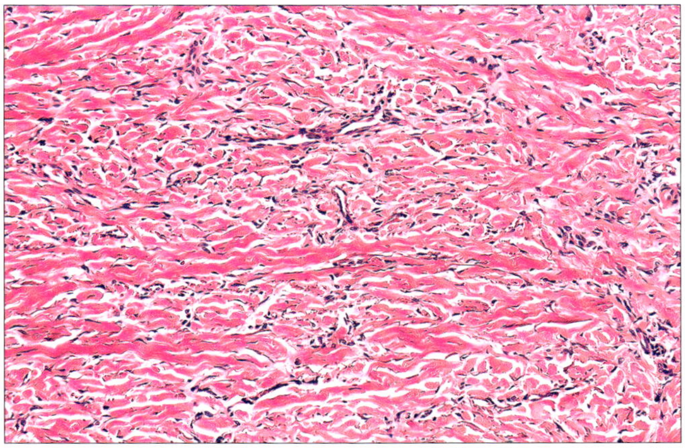

图 35.250 萎缩性纤维组织细胞瘤：肿瘤细胞受到胶原成分的挤压

### 其他少见类型

偶在某些类型的皮肤纤维瘤组织中发现典型的破骨细胞样巨细胞（甚至出现骨化）、颗粒细胞、类固醇沉积、灶性平滑肌增生、黏液样变和瘢痕疙瘩样改变[68-83]。有时表现为苔藓样模式，或发现肿瘤细胞胞质内含有嗜酸性小体的报道[84-85]。此外，在 2 例中发现散在的含色素的黑素细胞，肿瘤细胞 CD34 阳性，组织学上兼有 Bednar 瘤和皮肤纤维瘤的特点。然而，目前对这些少见的亚型的组织发生学尚缺乏研究[86]。甚至还有黑素瘤与皮肤纤维瘤同存的报道[87]。尽管炎症细胞浸润是大多数纤维组织细胞瘤的特征，但形成生发中心罕见[88]。

# 深部良性纤维组织细胞瘤

## 临床表现

深部良性纤维组织细胞瘤（deep benign fibrous histiocytoma）常见于 40 ～ 50 岁的男性患者，病变部位较深，多位于皮下组织或深部软组织，皮损好发于面颈部、躯干部，其次为四肢，罕见于纵隔、后腹膜腔和骨盆内[1-3]。瘤体直径约数厘米或更大。皮损局部复发率达 22%，有发现 2 例转移并最终导致死亡的报道[2]。转移皮损的组织学表现与非转移者无明显差异。

## 发病机制和组织学特征

本病发病机制尚不清楚，类似于深部皮肤纤维瘤。

组织学表现为真皮内的肿瘤团块外形不规则，其境界清楚，间有组织样细胞和梭形细胞，并可见多核巨细胞及泡沫样细胞，常见少量淋巴细胞浸润。肿瘤细胞形态基本一致，类似于细胞性纤维组织细胞瘤的细胞构成。无论肿瘤位置深浅，其细胞的异型性并不常见[4]。深部的肿瘤细胞呈显著的席纹状排列。组织学呈血管外皮细胞瘤样模式者约占 42%，呈基质透明变性者约占 39%[2]。罕见坏死及淋巴血管受累。

免疫组化显示，肿瘤细胞通常表达 CD34，约 2/3 病例平滑肌肌动蛋白呈阳性表达，结蛋白一般为阴性[2]。

对个别病例的基因学研究发现 t（16;17）（p13.3;q21.3）位点存在易位[5]，这种基因突变非常少见。此后，对另外 6 例患者进行研究，未发现以上位点易位。

## 鉴别诊断

本病主要与孤立性纤维瘤和隆突性皮肤纤维肉瘤相鉴别，前者细胞成分欠单一，且存在多细胞区和少细胞区，肿瘤细胞并非呈席纹状排列。后者的特点是向皮下组织侵袭，边缘呈花边状。CD34 表达无助于本病的鉴别。

# 腱鞘巨细胞瘤

## 临床表现

腱鞘巨细胞瘤（giant cell tumor of tendon sheath）是一种最常见的肿瘤，发病年龄为 30 ～ 50 岁，女性略多见[1-6]。儿童患病罕见[7]。几乎仅累及手足，尤其是手指，其次是足趾（图 35.251）[1-6]。

损害通常表现为缓慢生长的无痛性结节，直径一般不超过 2 cm，皮疹多发，累及双侧者少见。本病无恶性倾向，但局部复发率高达 30%，复发与手术切除不全有关[1-7，10]。累及伸、屈侧肌腱或关节囊者局部复发率较高[11]。据报道其向下方骨侵袭的发生率高达 11%[12]。

弥漫性腱鞘巨细胞瘤是一种罕见的类型，极易累及四肢远端和大关节腔的滑膜（尤其是臀部），累及脊柱者罕见[13-16]。该型具有局部浸润性，常向关节周围软组织浸润，偶有骨受累。不完全手术切除后 1/3 以上的患者可有复发[16]。组织学呈良性改变的肿瘤偶有局域性淋巴结转移，呈肉瘤样改变的肿瘤可有远处转移[16]。

## 发病机制和组织学特征

将腱鞘巨细胞瘤归于反应性还是肿瘤性已争议

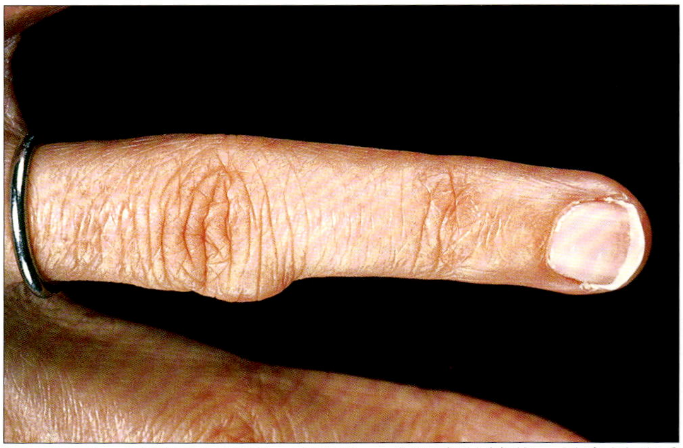

图 35.251 腱鞘巨细胞瘤：表现为一个坚实的结节，最常累及手指（By courtesy of H. du P. Menagé，MD，Institute of Dermatology，London，UK.）

多年，基因异常的发现为肿瘤性质提供了证据[17-18]。最常见的细胞遗传学异常是在 *COL6A3* 外显子下 t(1;2)(p13;q37) 产生克隆性刺激因子（CSF）[18-21]。*COL6A3* 被其他外显子替换[17]。这些突变可致一小部分细胞过度表达 CSF-1，这些细胞可与一些表达 CSF-1 受体的非克隆性细胞相互作用，尤其是巨噬细胞，形成一种肿瘤“绿化带效应”[19]。这也可能是肿瘤细胞不具备克隆能力的原因[22]。抑制 CSF-1 受体对治疗本病有效[23]。

肿瘤通常为分叶状，界限清楚，有纤维性的假囊围绕（图 35.252）。损害内细胞丰富，可见胞质嗜伊红染，胞核呈泡状的单核细胞，还有黄瘤细胞、噬铁细胞、破骨样多核巨细胞以及单一核的炎细胞（图 35.253 ～ 35.255）[24]。在胶原性的间质内可见胆固醇裂隙。既往有过出血者在其间质内可见含铁血黄素沉积。正常核分裂象常见。陈旧性损害以透明样改变为主。

免疫组织化学可见部分单核细胞和较多的破骨细胞呈 CD68 阳性，在单一核细胞区域可见肌动蛋白灶状阳性。目前尚无其他标记的研究发现。

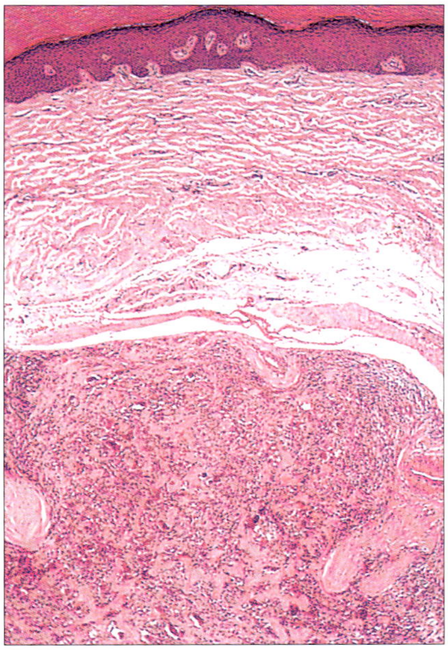

图 35.252 腱鞘巨细胞瘤：低倍镜显示一个境界清楚的具有假包膜结构的肿瘤

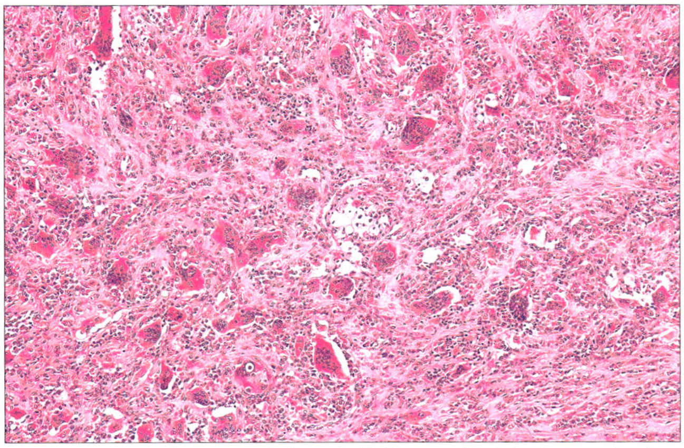

图 35.253 腱鞘巨细胞瘤：高倍镜显示黄瘤细胞和巨细胞

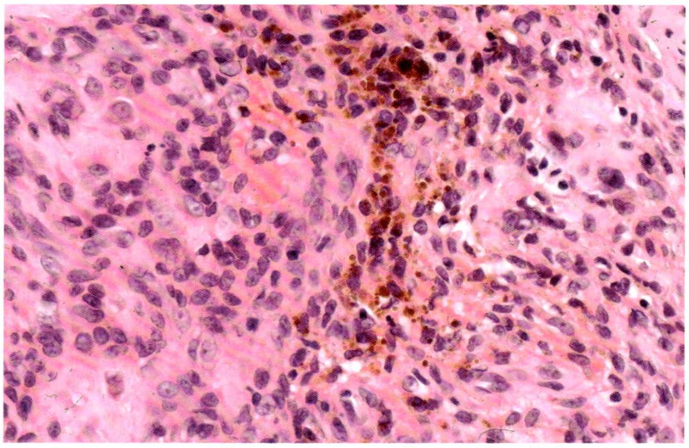

图 35.254 腱鞘巨细胞瘤：显著的含铁血黄素沉积

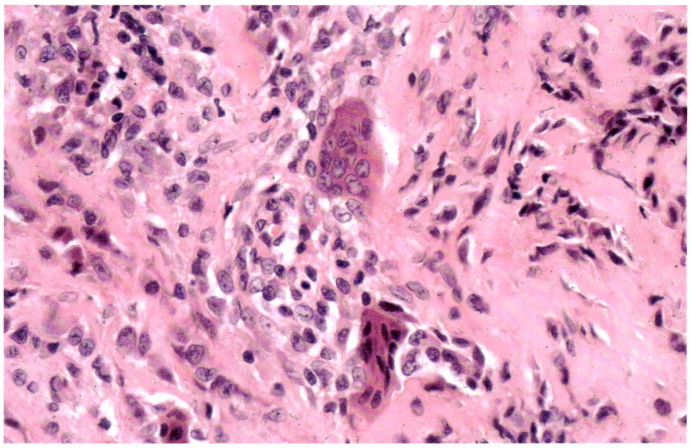

图 35.255 腱鞘巨细胞瘤：见破骨样多核巨细胞

通常腱鞘巨细胞肿瘤弥漫性损害与局限性损害无明显区别，两者主要区别是前者的细胞成分比较丰富，破骨细胞较少，损害内常见裂隙样腔隙。多数情况下，另一特征性是存在树突状组织细胞样细胞亚群[16]，这些细胞较大，富含嗜伊红胞质，核大呈泡状，可见核旁嗜酸性包涵体，核内包涵体罕见[16]。

## 鉴别诊断

有些病如腱鞘纤维瘤，其组织学表现往往与之重叠[25]。与腱鞘纤维瘤的鉴别主要在于腱鞘纤维瘤具有形态较为一致的梭形细胞，间质倾向于透明样变以及出现特征性的裂缝状血管腔隙。肉芽肿性炎性损害通常界限不清，可见较多的慢性炎细胞浸润，损害充分发展后通常形成上皮样肉芽肿。弥漫型损害者，若发现有上皮样内衬的裂隙形成，或发现对上皮标记为阴性，可与滑膜肉瘤相鉴别。

# 低度恶性纤维组织细胞病变

## 软组织巨细胞瘤

### 临床表现

软组织巨细胞瘤（giant cell tumor of soft tissues）（也称低度恶性的软组织巨细胞肿瘤），是一种原发于软组织，组织学上与骨巨细胞瘤相似的肿瘤[1-7]。本病临床罕见，发病以成人为主，无性别差异。损害多见于四肢，其次是躯干，累及面颈部少见[8]。肿瘤界限清楚，大多位于皮下，也可见于真皮（息肉状）或较深的部位[6, 9-10]。损害大小不等，其范围在 1 ～ 10 cm。肿瘤存在时间可长达 46 年之久[11]。局部的复发率为 10% 以上，偶见发生转移[1-3, 12]。

### 发病机制和组织学特征

本病发病机制目前尚不清楚，偶有报道继发于外伤、手术瘢痕或骨 Paget 病[2, 13-14]。组织学上肿瘤通常呈有分界的多结节状，肿瘤组织内可有灶状出血（图 35.256），有时在瘤体周边可见骨化区，或在瘤体内可见弥漫性灶状骨形成区。还可见出血、动脉瘤样、骨囊肿样区域和硬化性改变等特征性表现。1/3 以上病例有血管受累[2-3]。肿瘤细胞由破骨细胞样巨细胞和单核细胞混合而成（图 35.257）。破骨细胞样巨细胞常是构成肿瘤结节的主体。

免疫组化显示，破骨细胞样巨细胞和单核细胞对 CD68 染色阳性，部分单核细胞对肌动蛋白染色阳性[3]。可见散在对角蛋白和 S-100 染色阳性的细胞[2]。

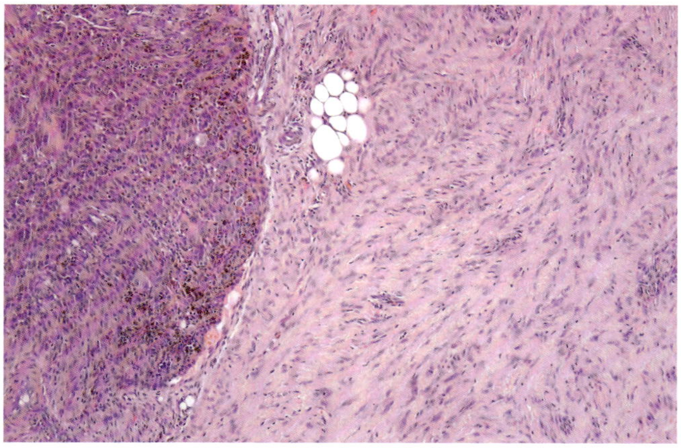

图 35.256 软组织巨细胞瘤：低倍显示肿瘤边缘

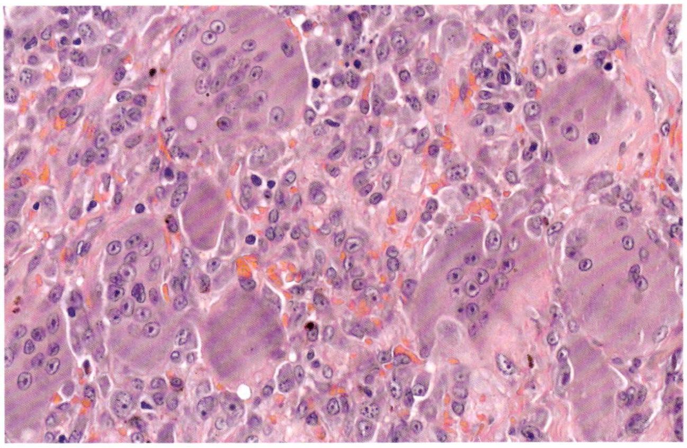

图 35.257 软组织巨细胞瘤：高倍显示破骨样巨细胞

## 血管瘤样纤维组织细胞瘤

### 临床表现

血管瘤样纤维组织细胞瘤（angiomatoid fibrous histiocytoma）又称血管瘤样恶性纤维组织细胞瘤（angiomatoid malignant fibrous histiocytoma），临床罕见。损害通常位于皮下组织，偶见于四肢和躯干部位的真皮。好发于儿童和青少年。两性均可发病[1-7]。头颈部发病罕见[8]，其他少见发病部位还有肺部、脑和纵隔[9-12]。亦有先天性发病报道[13]，以及与慢性放射性皮炎、儿童 HIV 感染及神经母细胞瘤相伴发的报道[14-16]。肿瘤大多生长缓慢，直径小于 2 cm。可伴发系统性症状，如：发热、消瘦、贫血和异常蛋白血症。系统性症状通常于肿瘤切除后消失。2% ～ 12% 的患者可有局部复发[2]。复发可能与损害部位较深、具有浸润性的边缘以及损害位于头颈部位等有关[2]。约 1% 的患者有局部淋巴结转移，但其生物学行为多为良性，仅个别病例出现远处转移和死亡。无预示肿瘤复发或转移的任何组织学征象。

### 发病机制和组织学特征

最常见的染色体易位包括 *FUS*（16p11）和 *CREB1*（2q33），少数情况下为 *EWSR1*（22q12）和 ATF（22q13）[17-23]。与透明细胞肉瘤基因相关者，常见 *EWSR1-ATF* 异位[24-27]。

血管瘤样纤维组织细胞瘤组织学呈界限清楚的结节，肿瘤组织由相对一致、淡染、圆形或短梭形的嗜酸性细胞组成，胞核呈卵圆形囊泡状，瘤细胞间可见富含红细胞的窦状间隙及灶状出血（图 35.258 ～ 35.260）。核分裂象通常不明显。典型者在肿瘤组织及其周围可见以致密淋巴浆细胞为主的细胞浸润，酷似淋巴结样

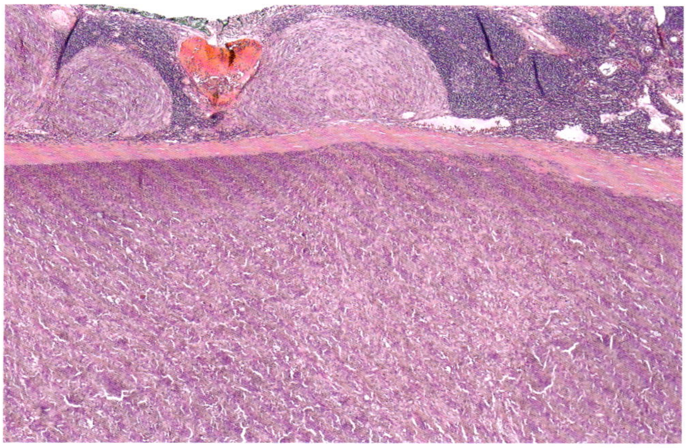

图 35.258 血管瘤样纤维组织细胞瘤：低倍镜下扫视似淋巴结。注意多发的肿瘤结节和出血灶

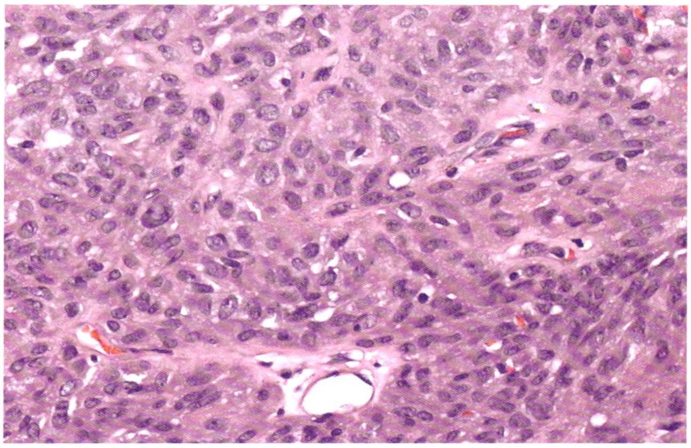

图 35.259 血管瘤样纤维组织细胞瘤：肿瘤细胞比较一致，具有圆形或卵圆形泡状核

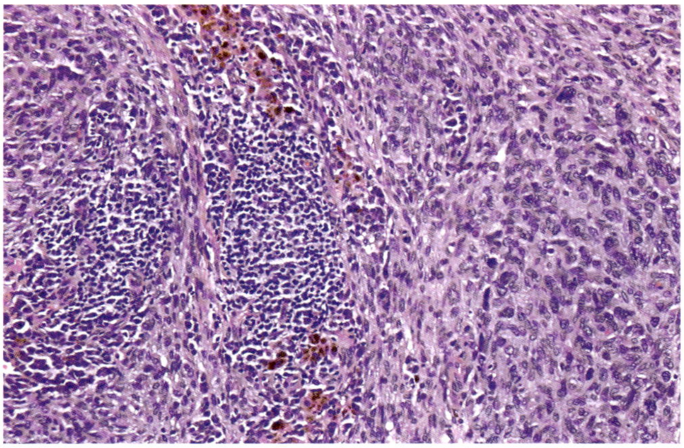

图 35.260 血管瘤样纤维组织细胞瘤：中倍镜显示突出淋巴细胞浸润和含铁血黄素沉积

结构。尽管细胞异型和核分裂象有时较显著，但与其生物学行为无明显相关性[2, 27]。巨细胞罕见。

免疫组化，50% 左右的肿瘤细胞表达肌丝蛋白和肌动蛋白（HHF-35），不表达平滑肌肌动蛋白（另见图 35.203）[4]。50% 的病例可有 EMA、CD68 和 CD99 表达[5-6]。肿瘤细胞不表达 S-100 蛋白、角蛋白和血管标记物。形态学与免疫表型相结合，提示损害为肌样或肌成纤维细胞分化[4]。

超微结构研究发现多种细胞形态，包括：成纤维细胞、肌纤维母细胞、组织细胞样细胞或未分化细胞[3, 13, 19]。

## 鉴别诊断

与动脉瘤样纤维组织细胞瘤鉴别。

# 丛状纤维组织细胞瘤

## 临床表现

丛状纤维组织细胞瘤（plexiform fibrohistiocytic tumor）（丛状纤维组织细胞肿瘤），临床虽然罕见，但肿瘤表现独特。好发于儿童和青少年的四肢（50% 以上患者在 20 岁前发病），女性多见[1-9]。亦有先天性发病报道[10]。约 60% 以上的皮损发生于上肢（尤其是手部和手腕部）。其次是下肢（约占患者数的 1/3）。累及躯干、面部、颈部者非常罕见[1-3]。损害为境界不清的结节，主要累及皮下组织，也可向真皮延伸。也有报道肿瘤仅累及真皮者[7-11]。有局部复发倾向者占 12% ～ 37.5%。报道 3 例有局部淋巴结转移，其中 1 例还有肺部转移[1-2, 12]。

## 发病机制和组织学特征

通过细胞遗传学研究，发现 2 例患者有染色体克隆异常[13-14]。最近研究发现，由于形态学和表型学上具有相似性，丛状纤维组织细胞瘤与细胞型神经鞘黏液瘤可能属于同一谱系疾病。

肿瘤主要位于真皮和皮下组织的交界处，偶尔也累及其下方的骨骼肌（图 35.261 ～ 35.264）。约 1/3 患者以累及真皮为主[7]。根据两种主要细胞成分所占比例的不同，其镜下表现各异[1-3]。两种主要细胞成分包括：

- 束状成纤维细胞样 / 肌纤维母细胞样细胞（往往占优势）。
- 结节状组织细胞样细胞。

还有存在一定数量的破骨细胞样巨细胞。在结节内和其周围可见含铁血黄素沉积和出血，还有结节周围的透明样改变。成纤维细胞束通常从一个较实性的中央区向四周呈辐射状排列。肿瘤组织内可见一些被包绕的脂肪细胞以及黏液样改变。大多区域可见灶状淋巴细胞样炎症细胞浸润，尤其常见于富含成纤维细胞的病例[7]。神经及神经小体结构周围罕见受累，

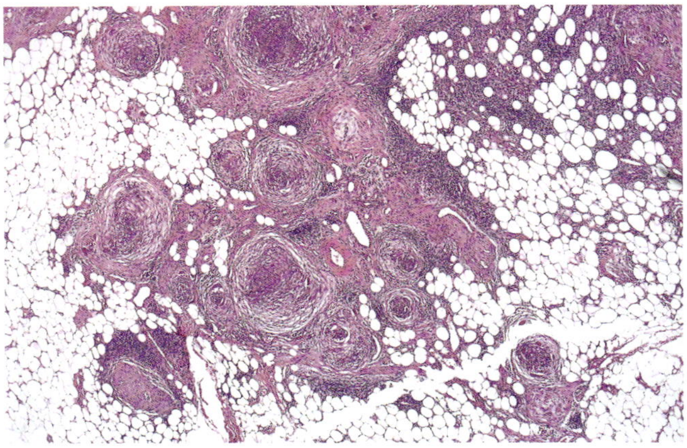

图 35.261 丛状纤维组织细胞瘤：由成纤维细胞性梭形细胞区域组成，其间有多个组织样细胞结节

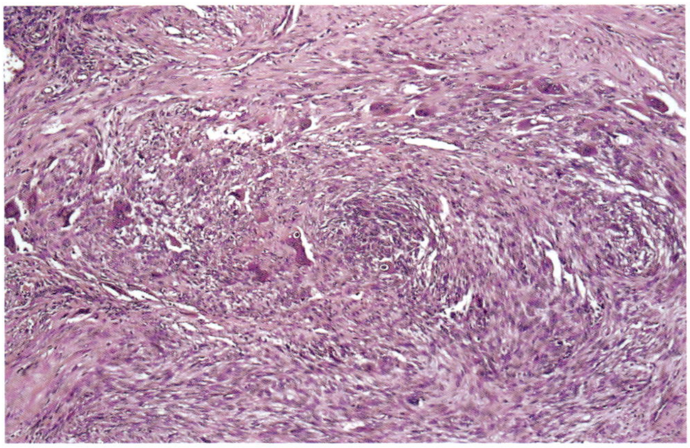

图 35.262 丛状纤维组织细胞瘤：具有显著的破骨样巨细胞

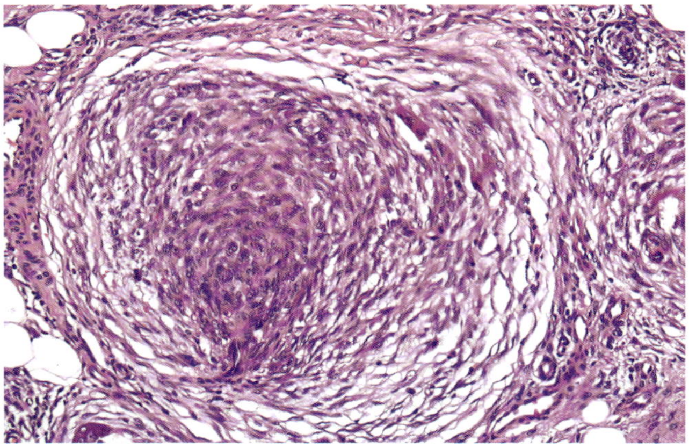

图 35.263 丛状纤维组织细胞瘤：高倍镜显示组织样细胞结节

一些病例中可见细胞异型及活跃的有丝分裂象[7]。偶尔可见血管受累（图 35.265）。亦有报道肿瘤伴骨的形成。真皮内肿瘤一般不累及附属器结构。近来已有丛状纤维组织细胞瘤伴明显黄瘤细胞的报道[10]。此外还有大量有关颗粒细胞变的罕见类型的报道[16]。

没有任何组织学特征可以预示肿瘤的复发或转移。

免疫组化检查发现，结节内的多数巨细胞和一些单核细胞表达 CD68，而结节外的梭形细胞表达 SMA[2-3,6]。结节内灶状单核细胞呈 SMA 阳性表达[2-3]。超微结构研究提示细胞为肌纤维母细胞分化[3, 17]。

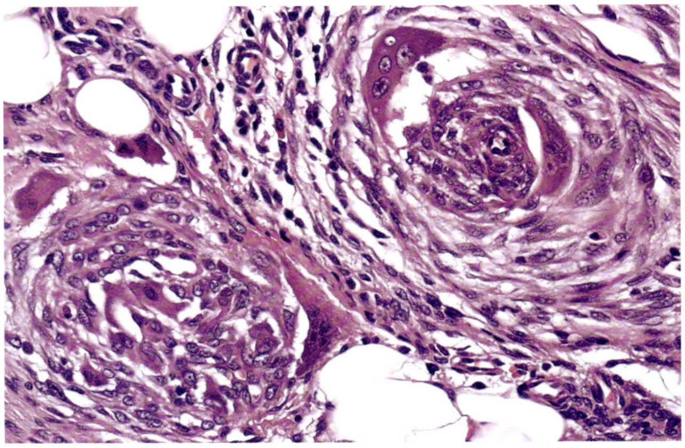

图 35.264 丛状纤维组织细胞瘤：组织样细胞结节包含多核巨细胞（通常破骨样），容易发生间质出血

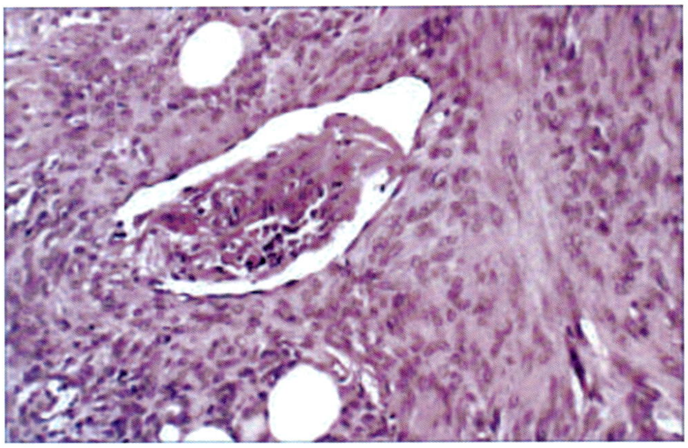

图 35.265 丛状纤维组织细胞瘤：偶尔发生血管浸润，似乎不提示预后

## 鉴别诊断

组织学以成纤维细胞表现为主者容易与皮肤肌纤维瘤和纤维瘤病相混淆（图 35.266），但前者主要位于真皮，后者位置较深，且两者均缺乏丛状生长模式。婴儿纤维性错构瘤有典型的器官样生长模式，但没有破骨细胞样巨细胞结节。真皮深部的良性纤维组织细胞瘤（dermal and deep benign fibrous histiocytomas），通常呈

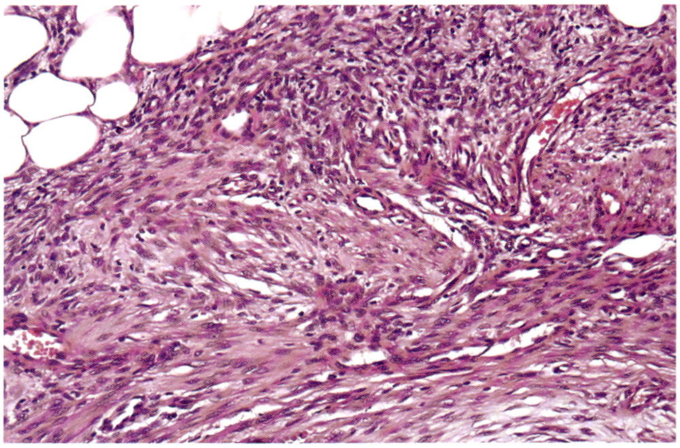

图 35.266 丛状纤维组织细胞瘤：注意束状的成肌纤维细胞浸润皮下脂肪组织

聚集性的生长方式，损害内细胞多形现象显著。

## 非典型性纤维黄瘤

### 临床表现

非典型性纤维黄瘤（atypical fibroxanthoma）几乎均为 61 ～ 80 岁的患者，皮损以曝光区多见，尤其是易受光化学损伤的头颈区域[1-4]。发病率与气候和肤色有关。损害为单个坚硬的皮肤结节，容易形成溃疡，直径很少超过 3 cm，典型者病程不超过 1 年（图 35.267、35.268）。肿瘤也可见于着色性干皮病和移植术患者[5-10]。尽管器官移植患者的患病率并不高，但 1 例患者在接受心脏移植手术后出现多发性皮损，1 例非洲裔美国妇女于毛发移植术后发病。此外，还有睑结膜发病者，以及继发于皮脂腺痣和烧伤部位的发病者[12-16]。

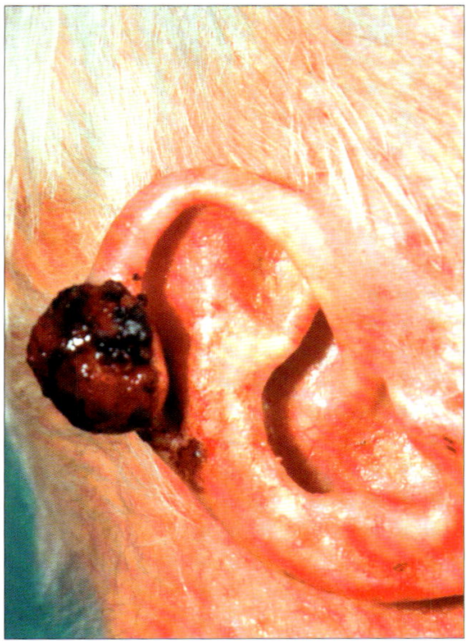

图 35.267 非典型性纤维黄瘤：表现为外生性结节，通常发生在老年人曝光部位。耳部系典型部位（By courtesy of E. Wilson Jones，MD，Institute of Dermatology，London，UK.）

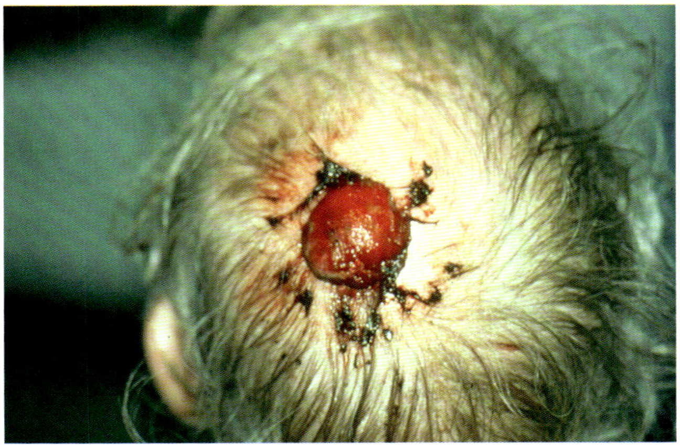

图 35.268 非典型性纤维黄瘤：头皮系另一好发部位。该患者发生了显著的溃疡（By courtesy of R. Barlow，MD，Institute of Dermatology，London，UK.）

肿瘤切除后的局部复发率高达 5%，罕见转移[17-21]。转移部位为淋巴结、肺部及腹膜[17-21]。采用 Mohs 手术可降低复发率[22]。以往文献报道，免疫组化应用前，在发生转移的患者中，其组织学多伴有其他恶性现象。

### 发病机制和组织学特征

病因学上，几乎所有患者都与日光损伤或接受放射治疗有关。近来，通过 UV- 诱导 p53 异变（C-T 和 C-G 转换）的研究，支持紫外线在肿瘤起源中具有致病作用的观点[23]。在非典型性纤维黄瘤中，通过对 UV 光产物环丁烷嘧啶二聚体的免疫抑制的研究，上述观点得到了进一步证实[24]。在部分病例的皮损中检测到 Merkel 多元癌细胞病毒 DNA，其意义目前尚不明确[25]。

非典型性黄瘤的特征为损害界限清楚，主要位于真皮，少数患者可有皮下脂肪浅层的受累。病变通常紧靠表皮及溃疡的底部（图 35.269 ～ 35.271）。多数情况下，损害呈息肉样外观，可见衣领样的表皮变化，损害的深部边缘常向外推进而非浸润。

损害组织由梭形细胞、组织样细胞、黄瘤细胞和多核巨细胞混合组成，上述细胞具有明显的多形性、

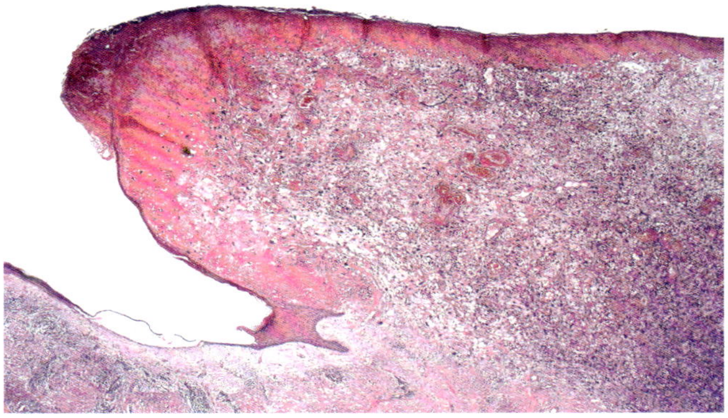

图 35.269 非典型性纤维黄瘤：低倍镜显示一个明显多形性改变的真皮内梭形细胞肿瘤，上方表皮坏死，一侧表皮呈衣领状

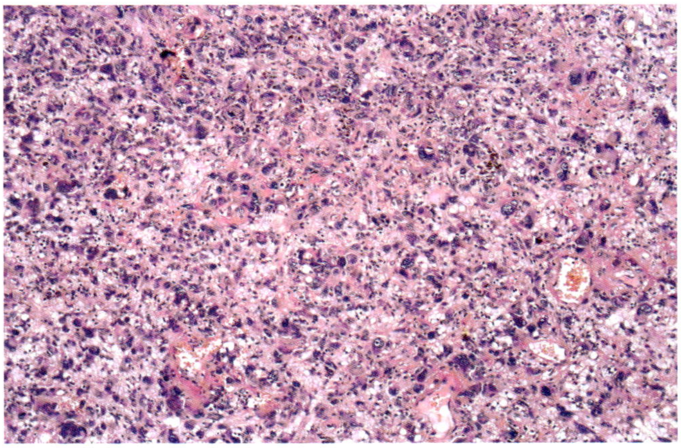

图 35.270 非典型性纤维黄瘤：该肿瘤富于细胞，中倍镜下显示多形性肿瘤细胞浸润

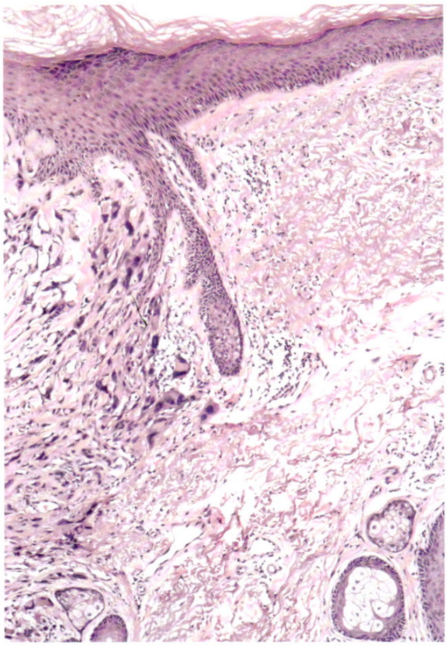

图 35.271 非典型性纤维黄瘤：邻近真皮见日光嗜碱性变，表皮不累及

深染，核分裂象显著（图 35.272 ～ 35.275）。异常细胞常见。在一些肿瘤中，上皮样细胞为其主要细胞成分[26]。因此，仅从细胞学角度，非典型性纤维黄瘤似为恶性。尤其是在肿瘤的周围可见慢性炎细胞浸润，邻近的真皮常有显著的日光弹力纤维样变。

非典型性损害的组织内可见色素、透明细胞变、颗粒细胞变、破骨细胞样巨细胞成分、黏液样变性、胶原呈瘢痕样改变等现象[26-42]。可有明显的出血，使肿瘤酷似血管性损害（图 35.276、35.277）。损害偶尔表现为明显的硬化，甚至呈消退样[43-44]。偶见骨样表现[45]。

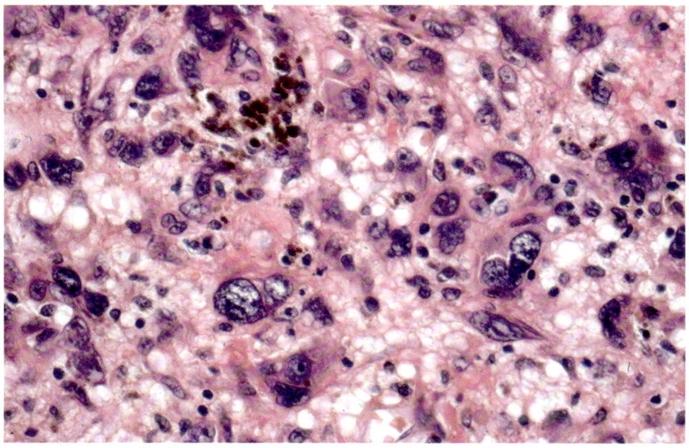

图 35.272 非典型性纤维黄瘤：肿瘤由具多形性的梭形或上皮样细胞组成，具有怪异的细胞核

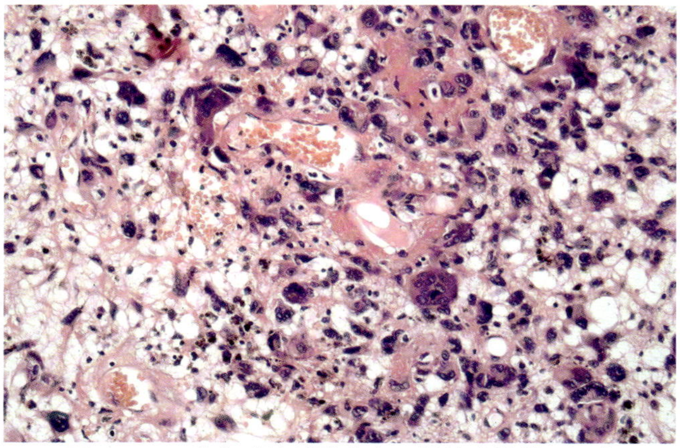

图 35.273 非典型性纤维黄瘤：偶见破骨样巨细胞

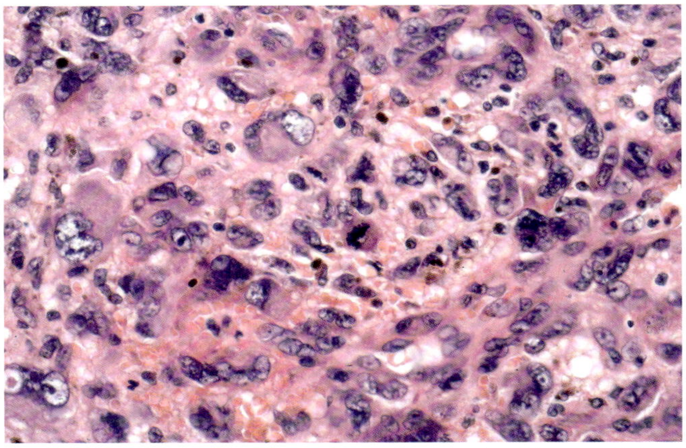

图 35.274 非典型性纤维黄瘤：常常见到分裂象，尤其是异常的核分裂象

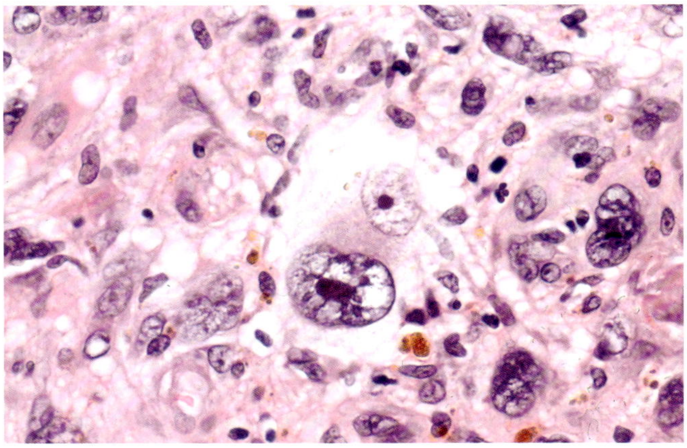

图 35.275 非典型性纤维黄瘤：泡沫样细胞常见。注意显著的嗜酸性核仁

梭形细胞非典型性纤维黄瘤具有相对单一形态的组织学表现，由轻至中度多形的梭形细胞组成（图 35.278 ～ 35.280）。

免疫组织化学显示灶性梭形细胞对 SMA 和钙结

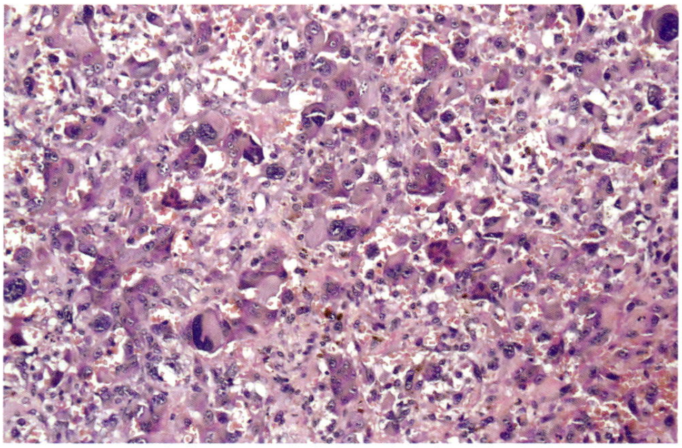

图 35.276 非典型性纤维黄瘤：该病例系富破骨细胞类型

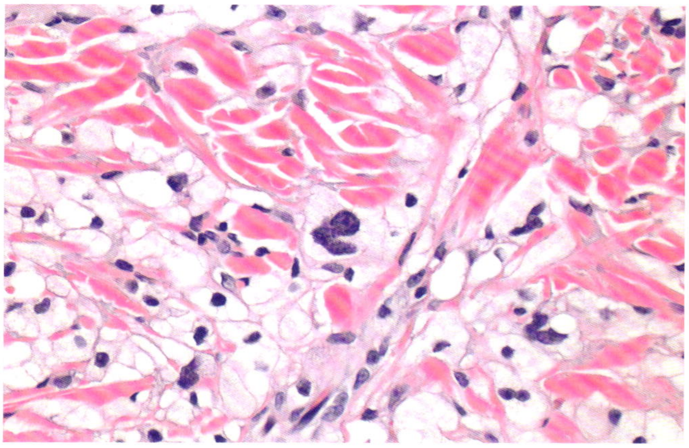

图 35.277 非典型性纤维黄瘤：高倍显示透明细胞类型

合蛋白呈阳性（图 35.281、35.282），单核细胞和多核细胞对 CD68 表达不一[47-51]。也可见灶状 EMA 阳性。肿瘤组织中的其他阳性标记为 CD99 和前胶原 I[52-53]。CD163 在某些病例中呈灶状阳性[54]。CD10 大多呈弥漫强阳性，是本病的一种重要的标志物[55-56]。然而 CD10 特异性不高，几乎可在所有梭形细胞肿瘤中表达，包括肉瘤，如黏液纤维肉瘤[57]。CD31 可呈灶状阳性表达，易使本病误诊为血管源性肿瘤，尤其是在伴有出血表现的病例中[16, 26]。有 HMB-45 和黑素

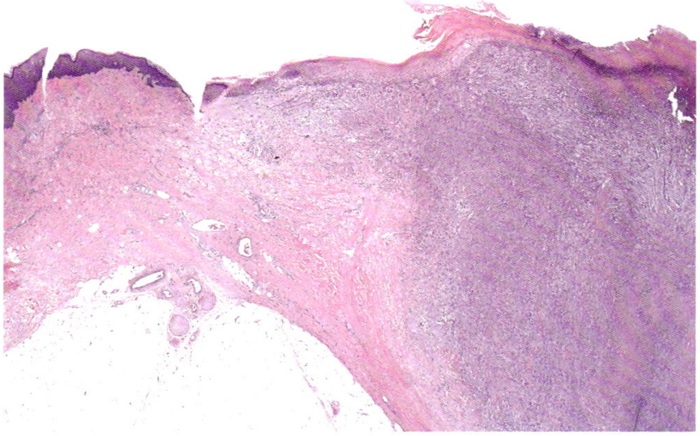

图 35.278 梭形细胞非典型性纤维黄瘤：单一形态的梭形细胞类型，和常规非典型性纤维黄瘤明显不同

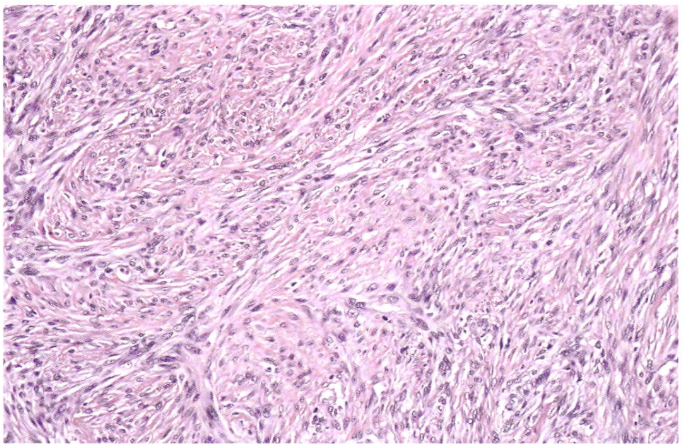

图 35.279 梭形细胞非典型性纤维黄瘤：细胞学上很容易和梭形细胞黑素瘤或平滑肌肉瘤混淆

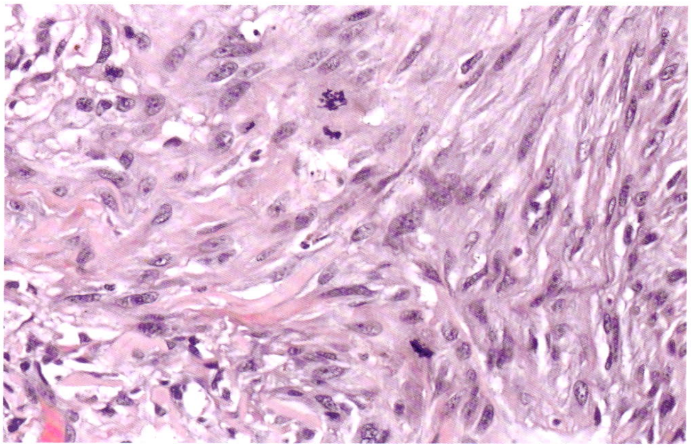

图 35.280 梭形细胞非典型性纤维黄瘤：见核分裂象

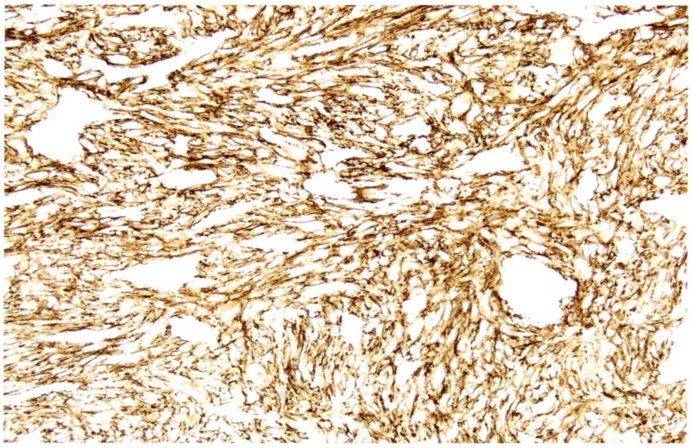

图 35.281 梭形细胞非典型性纤维黄瘤：肿瘤细胞表达 CD10

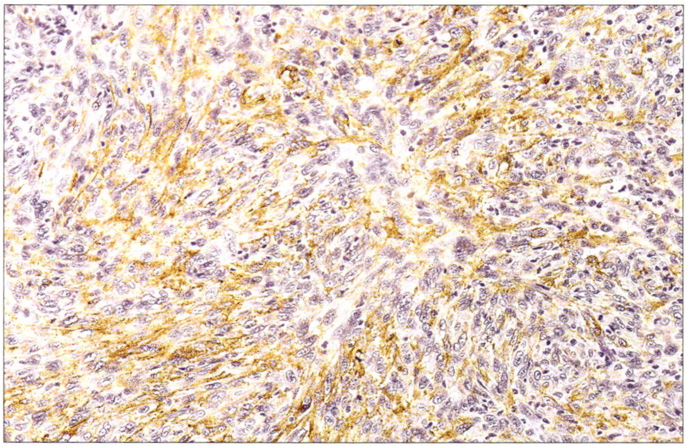

图 35.282 梭形细胞非典型性纤维黄瘤：弥漫表达 SMA

瘤抗原 T 细胞 1（MART-1）灶状阳性的个例报道[58]。曾发现 1 例伴有透明细胞变性的病例，肿瘤细胞表达 HMB-45[59]。肿瘤细胞对 S-100、某些黑素细胞标记、角蛋白、肌丝蛋白和 h- 钙黏蛋白表达阴性[50, 60-61]。值得注意的是，在某些肿瘤组织内可见一定数量的反应性树突状 S-100 ＋细胞，容易误认为阳性的肿瘤细胞。

皮损中出现的某些特征如坏死区及血管或周围神经的受累，一般不能诊断为非典型性纤维黄瘤。如果出现这些改变，提示有可能为梭形细胞鳞状细胞癌、黑素瘤或浅表性多形肉瘤。然而已有极个别伴有神经

受累的非典型性纤维黄瘤报道[62]。

流式细胞术对非典型性纤维黄瘤的研究，通常表现为非整倍性染色体特征[63]。

## 鉴别诊断

非典型性纤维黄瘤是一种排除性诊断[64-65]。可以通过大量的组织标本探明其上皮性起源、复合痣成分或分化特点，以帮助明确诊断。并借此与梭形细胞鳞癌或黑素瘤相鉴别，但有些特点并不常见。应用免疫组化技术，观察病变细胞对S-100蛋白、角蛋白和肌丝蛋白的表达，有助于排除黑素瘤、梭形细胞鳞状细胞癌、少见的转移肿瘤或平滑肌肉瘤[66]。具有鉴别意义的是隆突性皮肤纤维肉瘤样鳞状细胞癌通常为CAM5.2. 阴性表达。

有报道，复发性Merkel细胞瘤与非典型性纤维黄瘤有相似的特征，两者容易混淆[67-68]。此外，有报道非典型性纤维黄瘤与基底细胞癌和转移性黑素瘤易于混淆，可能是一种不常见的起源近似现象[69-70]。

以往报道的发生于年轻患者非曝光区皮肤的非典型性纤维黄瘤，现被认为是非典型性纤维组织细胞瘤。

# 恶性纤维组织细胞瘤/未分化的多形恶性纤维组织细胞瘤

传统观点认为恶性纤维组织细胞瘤（malignant fibrous histiocytoma）是最常见的软组织肉瘤，根据起源将其分为：多形性、黏液样、血管瘤样、巨细胞性和炎症性5种不同的类型[1-3]。然而，研究发现，这些肿瘤并无真正意义的组织细胞分化，其相互间似乎也没有共同点。因此，近年来将血管瘤样变种重新归类为血管瘤样纤维性组织细胞瘤。且因其存在多种亚型（为迄今一组最常见的肿瘤），将其作为一独立病症已受到质疑[4]。

对多形性恶性纤维组织细胞瘤的经典描述是，组织学上具有显著的细胞学多形性，可见奇异的多核巨细胞，肿瘤细胞通常呈涡轮状排列，可见泡状核的巨噬细胞和单一核细胞浸润[1-3]。然而，以上特征并非特异。多形性恶性纤维组织细胞瘤的概念是从形态学角度命名的，用电子显微镜和免疫组化技术对大多数病例进行研究，发现了一些特异性的分化[4-5]。尽管大部分表现为肉瘤（如平滑肌肉瘤、横纹肌肉瘤、各型脂肪肉瘤），但也有少部分表现为黑素瘤或上皮样或淋巴样肿瘤，10%的肿瘤不能据此分类[4, 6]。除外恶性纤维组织细胞瘤，皮肤上的多形性肉瘤很罕见，应该记住绝大多数“肉瘤样”皮肤损害不是真正的肉瘤，而是梭形细胞黑素瘤和癌。大多皮肤上的真正多形性肉瘤源于深部软组织肿瘤的延伸。

# 巨细胞恶性纤维组织细胞瘤

巨细胞恶性纤维组织细胞瘤（giant cell malignant fibrous histiocytoma）（图35.283）通常呈多结节的生长方式，可见大量的破骨细胞样多核巨细胞[6]。好发于老年患者，通常位于四肢，50%的患者表现为骨样或骨形成性肿瘤。最恰当的是将其归类为软组织骨肉瘤（图35.268），少数肿瘤表现为富含破骨细胞样巨细胞的平滑肌肉瘤。损害进一步发展后很难与骨巨细胞瘤相鉴别[7-8]。具有良性组织学和生物学行为的肿瘤，其最终发展一般是良性的，此时，可将其重新分类为软组织巨细胞肿瘤或低度恶性倾向的软组织巨细胞肿瘤[9-11]。只有将那些具有恶性组织学特征而没有确定的特殊分化的肿瘤称为巨细胞恶性纤维组织细胞瘤[8]。应该注意到，很多不同表型的损害中也会存在大量的破骨细胞样巨细胞，免疫组化技术对鉴别诊断很有帮助。

# 黏液样纤维肉瘤

## 临床表现

黏液样纤维肉瘤（myxofibrosarcoma）（黏液样恶性纤维组织细胞瘤，myxoid malignant fibrous histiocytoma）好发于老年人，男性多见，皮损通常位于四肢[12-14]。60%以上的病变初发于皮下，继发性皮肤受

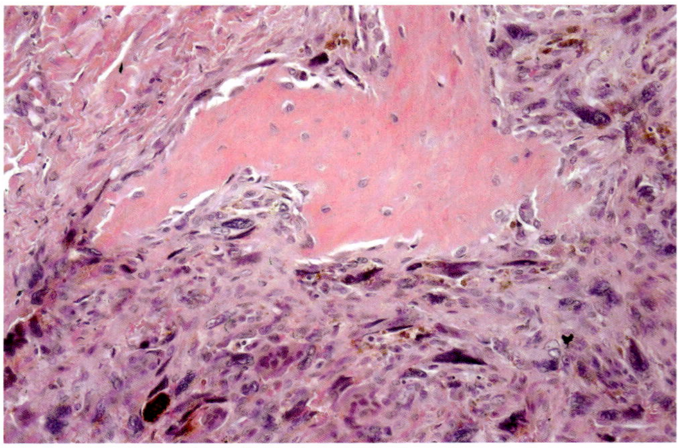

图35.283 巨细胞恶性纤维组织细胞瘤（软组织成骨肉瘤）：见多数破骨样巨细胞，骨样细胞位于视野中央

累者常见（图 35.284）[15-17]。其预后与组织学分级有关。肿瘤生长缓慢，具有高度局部复发倾向性。偶尔有区域性淋巴结的转移，5 年存活率高达 70%[14]。深部损害和高组织学分级者常发生转移[14]。局部复发率与组织学分级和异常的复杂细胞发生学有关[18]，而死亡率与肿瘤发生坏死、瘤体大小和黏液区减小有关[19]。

已有报道黏液样纤维肉瘤存在 7 号染色体的突变，最近还发现肿瘤高表达 MET（7p31），这与肿瘤的深度、高等级和进展阶段有关[20-21]。MET 是一种跨膜的酪氨酸激酶受体，只在高亲和力的肝细胞生长因子（HGF）上表达。埃兹（Ezrin）蛋白是细胞黏附介导信号蛋白，在黏液纤维肉瘤中过表达，而且其表达与不良预后因素，包括坏死、高核丝分裂活动、高组织级别和进展期有关联[22]。

## 组织学特征

组织学表现各异，从低度分化的、显著黏液样的、少细胞性的损害，到多细胞性的、具有灶状黏液样变的多型性肿瘤。肿瘤细胞从卫星状排列到多形性梭形排列。肿瘤均呈多结节样生长模式，并可见屈曲状的薄壁血管。在不到 10% ～ 20% 的黏液样间质内可见深染的星状或梭形细胞（图 35.285 ～ 35.290），呈显著的上皮样细胞改变，尤其是在高级别肿瘤中[23]。

肿瘤细胞具有成纤维细胞和肌纤维母细胞的超微结构特点。仅波形蛋白染色阳性，罕见灶状肌动蛋白染色阳性[14，24-25]。

容易与浅表血管黏液瘤相混淆，因后者缺乏细胞学异型，损害内的细胞较少，主要位于真皮，常见上皮样成分。少数肿瘤有灶性的类似多形性透明变性血管扩张性肿瘤的组织学改变，应注意鉴别[26]。低级别的黏液样纤维肉瘤缺乏多形性，有丝分裂少见，亦无扭曲的血管表现[27]。

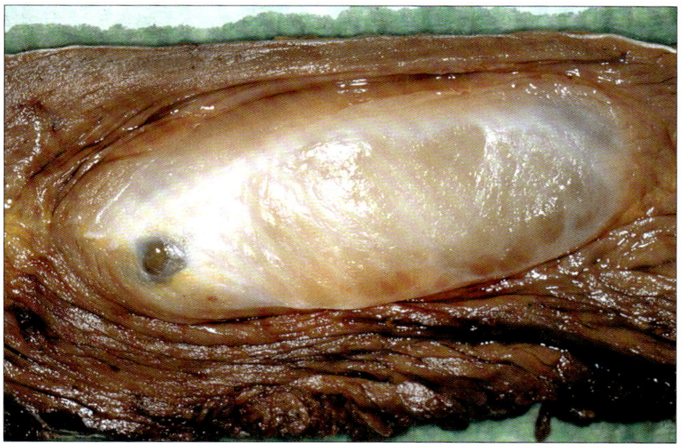
图 35.284 低度恶性黏液样纤维肉瘤：多个分叶状结构，并见显著的黏液样改变（By courtesy of C.D.M. Fletcher，MD，Brigham and Women's Hospital and Harvard Medical School，Boston，USA.）

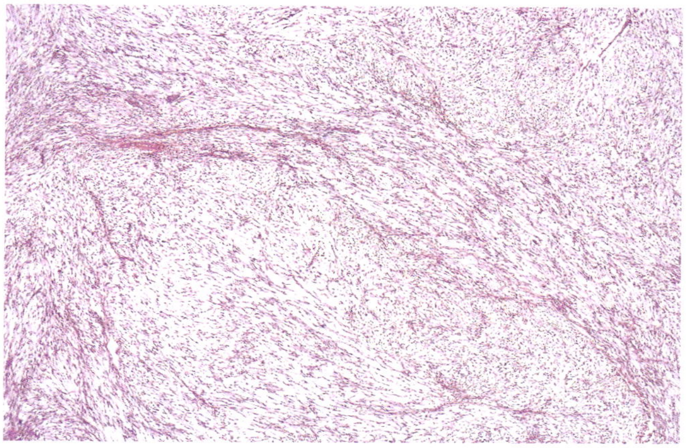
图 35.285 黏液样纤维肉瘤：低度恶性损害相对少细胞，具有特征性曲线形血管

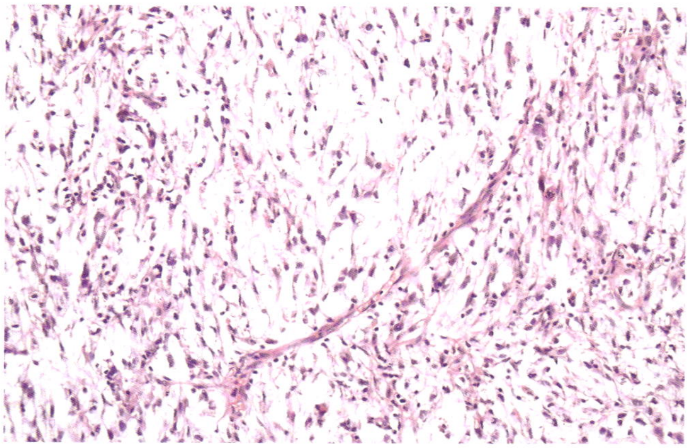
图 35.286 黏液样纤维肉瘤：曲线形血管很有特征性

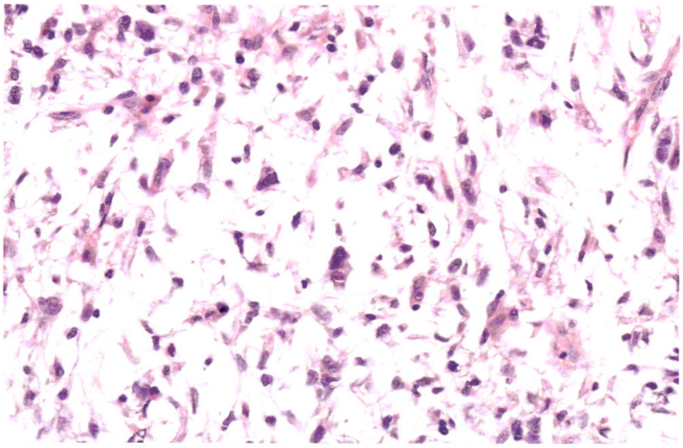
图 35.287 黏液样纤维肉瘤：黏液性基质中散布多形性肿瘤细胞

# 炎性恶性纤维组织细胞瘤

## 临床表现

炎性恶性纤维组织细胞瘤（inflammatory malignant

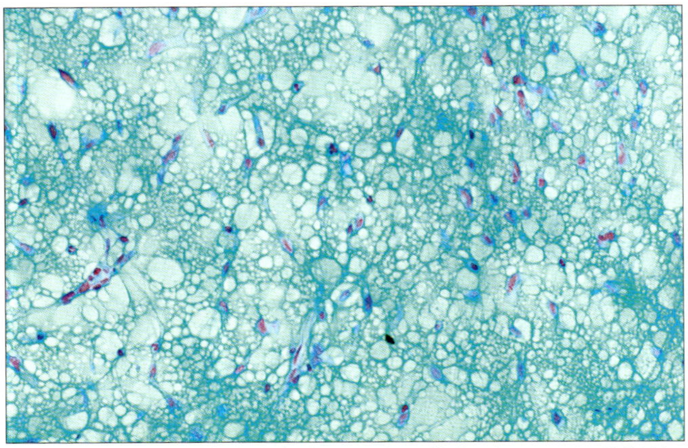

图 35.288 黏液样纤维肉瘤：阿辛蓝染色（pH 2.5）强阳性

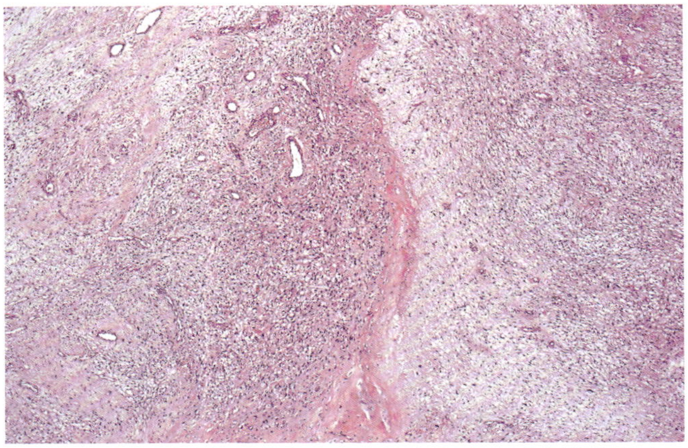

图 35.289 黏液样纤维肉瘤：该视野突出显示多结节改变

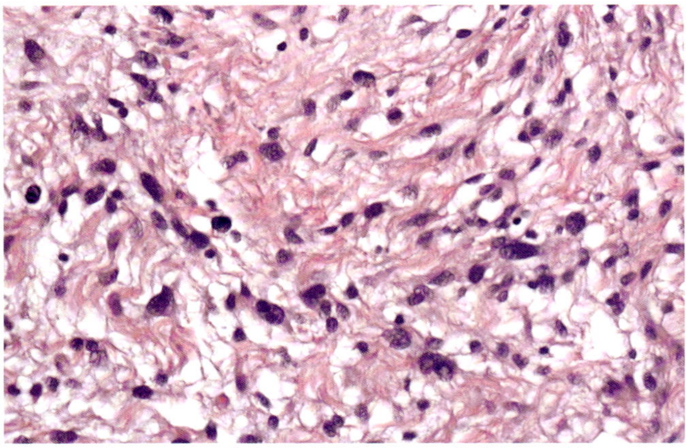

图 35.290 黏液样纤维肉瘤：显著的核多形性

fibrous histiocytoma）为一种所谓的恶性纤维组织细胞瘤，本文仅对其做一简介，因该病主要累及腹膜后和其他内脏软组织，不累及皮肤[28-29]。本组肿瘤的生物学行为极具侵袭性，死亡率较高。

## 组织学特征

组织学，肿瘤组织内可见显著淡染的或非典型性的黄瘤细胞，其间可见大量的多形嗜中性粒细胞（图 35.291、35.292）。也可见梭形细胞呈涡纹状排列。

根据作者的经验，应用免疫组化技术，至少有上述表现的部分患者具有与恶性淋巴网状组织肿瘤包括 T 细胞淋巴瘤相符合的特征。

# 浸润型皮下恶性纤维组织细胞瘤

恶性纤维组织细胞瘤具有显著的浸润性，有异型性的梭形细胞和多形细胞组成的纤维间隔在皮下组织内呈广泛侵袭性生长，有时可累及肌肉组织[30]。这种浸润性生长的模式对本病的诊断价值比瘤体本身更为重要。因为本病是皮下组织浅层肿瘤之一，有时会累及真皮全层。本病与非典型性脂肪瘤和局限性脂肪肉瘤的鉴别在于浸润型皮下恶性纤维组织细胞瘤脂肪组织内无散在的非典型细胞，但可见大量增生的纤维间隔穿插于皮下脂肪间。

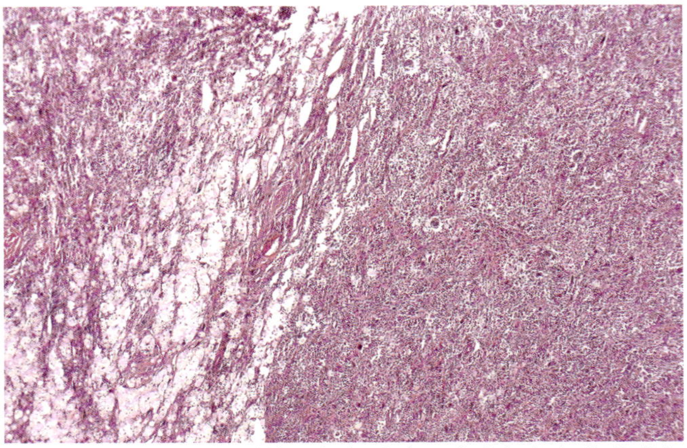

图 35.291 炎性恶性纤维组织细胞瘤：富含组织细胞的炎细胞浸润中散布着肿瘤细胞

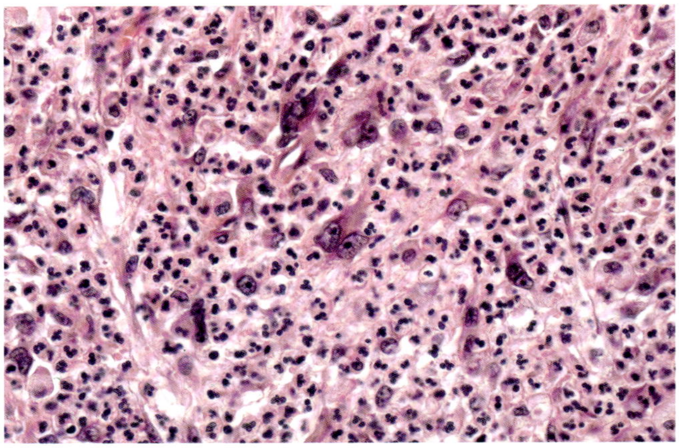

图 35.292 炎性恶性纤维组织细胞瘤：显著的核多形性。视野中央的细胞类似于 R-S 细胞

# 神经外胚叶肿瘤

## 反应性损害

### 外伤性神经瘤

#### 临床表现

外伤性神经瘤（traumatic neuroma）不是真正意义的肿瘤，而是对周围神经损伤后的一种替代性增生性反应[1-2]。发病不受年龄和部位的限制，但以严重外伤后的年轻人最为常见，或截肢术（常见外周脉管疾病所致的截肢）后的年长者，但有些患者外伤并不显著，甚至无明确的外伤史提供[3-4]。本病可能与动静脉瘤相关，也有人为性穿刺和深度烧伤后的多发性损害报道[5-7]。生殖器部位皮损有时为多发性，并非都与常见的外伤有关[8]。临床上，外伤性神经瘤损害表现为小的实性团快，常有痛感，但有时表现为局部麻木。有报道，肿瘤沿着外伤性神经的局部播散可诱发多发性皮肤癌[9]。

#### 组织学特征

外伤性神经瘤界限清楚，无被膜包裹。邻近受损神经残端处在瘢痕组织中，可见较多的神经轴突和雪旺氏细胞团块（图 35.293、35.294）。新生的神经组织不能与远端受损的神经相联系，且排列不规则。增生的细胞少见细胞核的多形性和核分裂象表现。罕见营养不良性钙化[10]。颗粒细胞变少见[11-12]。少数口腔皮损的表皮内可见增生的轴突[13]。

副指（趾）常出现外伤性神经瘤的特征性表现，可能为子宫内截肢的结果[14]。

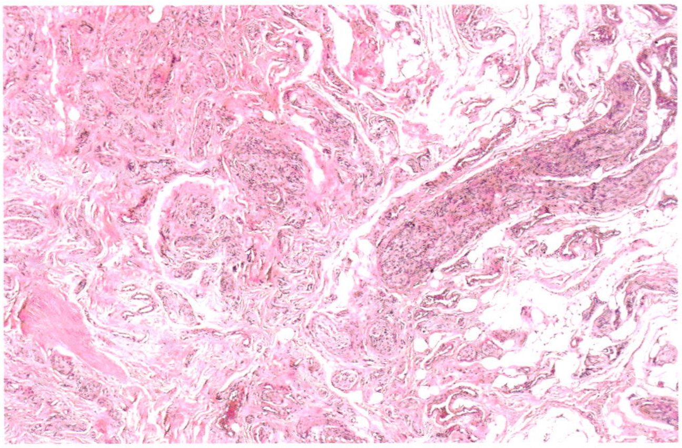

图 35.293 外伤性神经瘤：发生于外周神经受损残端，呈增生性梭形细胞改变

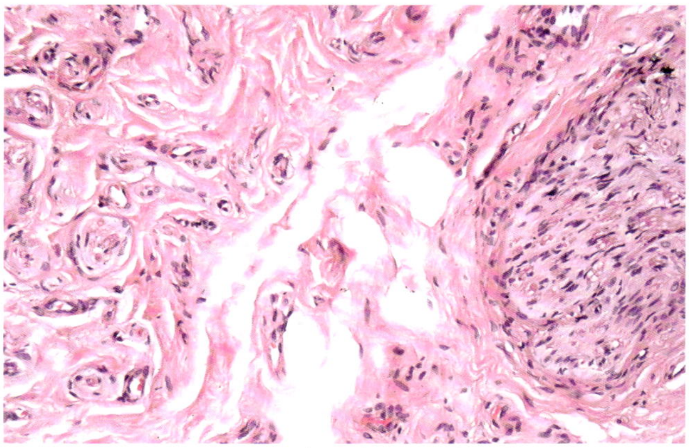

图 35.294 外伤性神经瘤：高倍镜观

#### 鉴别诊断

根据临床病史和典型的组织学表现，容易得出诊断。通过病变组织内出现大量的轴突与雪旺氏细胞以及成纤维细胞，可与神经纤维瘤病相鉴别。

### 指（趾）环层小体神经瘤

#### 临床表现

指（趾）环层小体神经瘤（digital pacinian neuroma）（环层小体增生）是一种罕见的神经瘤，其种类独特，通常在成年人手指外伤后发生[1-3]。皮损小，疼痛剧烈[4-5]。据报道，1 例与 Morton 趾骨有关[5]，可出现骨侵蚀[6]。

#### 组织学特征

组织学，在纤维性的包裹内可见大量环层小体与小的神经纤维（图 35.295、35.296）。

### Morton 神经瘤

#### 临床表现

Morton 神经瘤（Morton's neuroma）（跖痛症，metatarsalgia）非真性肿瘤，而是对慢性轻度组织损伤的一种变性反应[1-2]。好发于成年，通常在行走时出现脚掌远端疼痛。女性较男性更易受累。检查发现，疼痛处通常位于趾骨头之间（或在其上方）。通

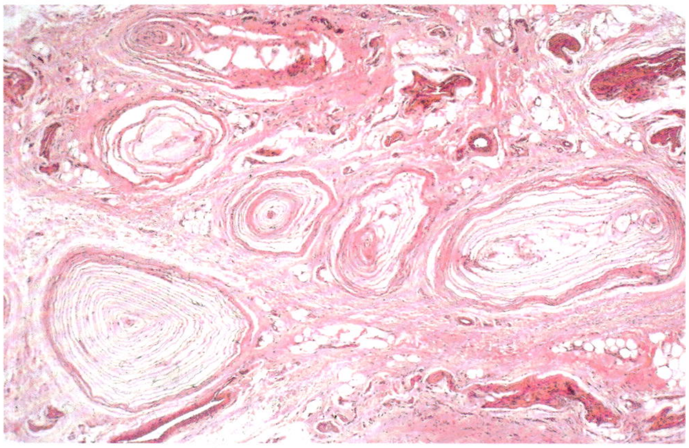

图 35.295 环层小体神经瘤：是环层小体、纤维组织和神经纤维的混合

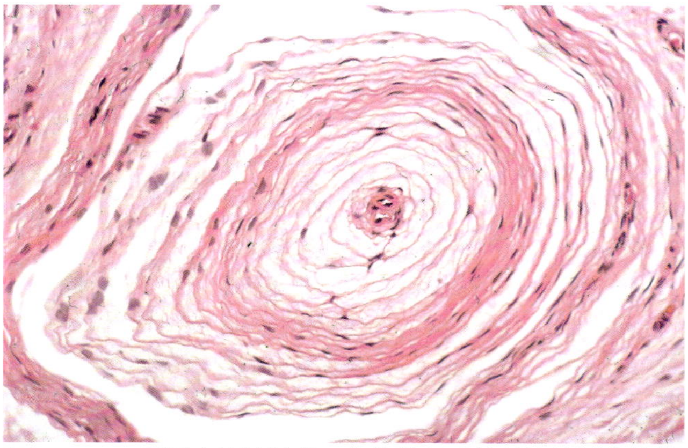

图 35.296 环层小体神经瘤：高倍镜显示特征性的层状结构

常不能触及结节或团块。双侧受累者罕见，手术切除术可见一固定的、略呈梭形的膨胀的足趾神经。

## 组织学特征

传统认为，组织学可以揭示与水肿有关的神经内膜、神经外膜和神经束膜的纤维变性（图 35.297、35.298）。纤维化改变在邻近的皮下组织和血管周围常见，近来，将 Morton 跖痛症患者被切除的神经组织与相同尸检部位取出的神经组织相比，除了在本病患者中可见神经轻度变厚外，两组无任何差异[3]。因此，作者认为组织学检查对确立诊断无任何帮助。

# 错构瘤

## 黏膜神经瘤

### 临床表现

黏膜神经瘤（mucosal neuroma）多发，最常

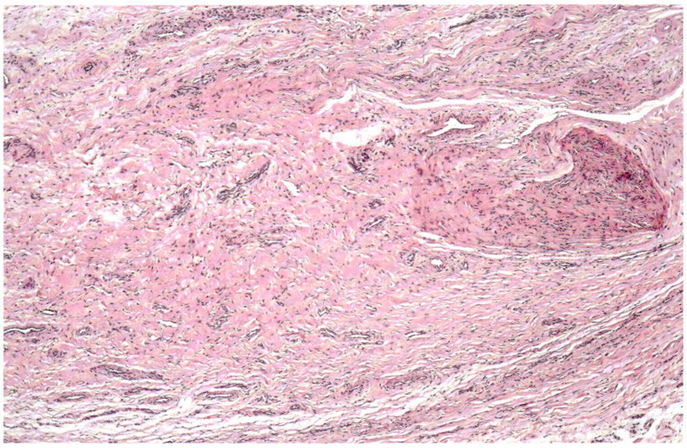

图 35.297 Morton 神经瘤：神经干受致密的同心圆排列的纤维化组织所累变得扭曲

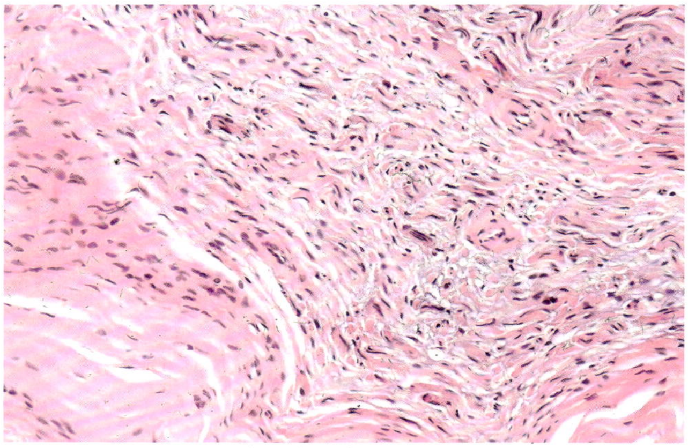

图 35.298 Morton 神经瘤：高倍镜显示大量的成纤维细胞

见于口腔[1-3]。可为多发性内分泌瘤综合征ⅡB 型（MEN ⅡB，Sipple）的一部分，一种常染色体显性遗传性疾病。有 marfanoid 综合征体质特征，即异形面容，甲状腺髓样癌和嗜铬细胞瘤为其表现特征[1-5]。非 MEN ⅡB 患者，口腔和喉部发病罕见[6-8]。即使伴有 MEN ⅡB 的患者，喉部发病亦十分罕见[9]。

### 组织学特征

组织学，损害组织包裹不全，由增生的神经组成，细胞排列紊乱且不规则，有时在损害的周围可见一层不完整的 EMA 阳性的神经组织。

## 其他错构瘤和迷芽瘤

包括一组各种获得性的或先天性的损害，几乎没有文献报道或仅个例报道。

- 皮肤神经节细胞迷芽瘤（cutaneous ganglion cell choristoma）或皮肤神经节神经瘤（cutaneous ganglioneuroma），临床表现为单个丘疹，通常

位于成人的躯干[1-7]。已有先天性病例和面部多发性皮损报道[8-9]。组织学上，真皮内可见成熟的神经节细胞、雪旺氏细胞以及脱髓鞘的轴突混合性增生。神经节细胞 S-100 阳性。伴有特殊表现的病例包括：1 例与脂溢性角化有关，1 例与结缔组织增生性间质损害有关，还有 2 例伴有显著的表皮增生[10-13]。

- 皮肤先天性神经血管错构瘤（congenital neurovascular hamartoma，NVH），是在 NSE 染色的梭形细胞背景上出现毛细血管的增生[14]。已发现 2 例有此损害的患者继发横纹肌肿瘤，NVH 可作为该肿瘤的标记物。
- 其他损害——尚不确定。先天性神经错构瘤、皮肤神经错构瘤和线状皮肤神经瘤——有雪旺氏细胞或神经的增生[15-17]。
- 有增生性环层小体的先天性损害，在背部的下方，有隐性脊柱裂也称骶尾部环层小体瘤。当臀部出现同样损害而没有其下方神经管的缺陷，称为多发性毛状环层小体神经纤维瘤[18-19]。
- 1 例被称为“黑素细胞性神经瘤”，其特点为神经内良性肿瘤，同时出现神经和黑素细胞的双向分化[20]。

（宋宁静译　姜祎群校　高天文审）

# 良性肿瘤

下面提到的一些病变到底是真性肿瘤或更确切地说是错构瘤是有争议的。由于它们在传统上被认为是肿瘤所以仍列入该章节。

## 孤立性局限性神经瘤

### 临床表现

孤立性局限性神经瘤（solitary circumscribed neuroma）（栅状有包膜的神经瘤）常见，但临床容易漏诊。临床表现为中老年人面部（特别是鼻子、鼻唇沟和双颊）孤立的、无自觉症状的、肤色的丘疹[1-4]。皮损也相对常见于口腔，特别是咀嚼黏膜[5]。罕见肢端多发皮损，可呈双侧分布[6]。其他罕见部位包括眼睑和阴茎[7-8]。无性别倾向，大多数皮损直径小于 1 cm。有时也见于其他部位包括口腔黏膜、鼻子和阴茎，多发性皮损罕见[9-13]。据悉本病与神经纤维瘤病或 MEN ⅡB 无关。

### 组织学特征

低倍镜下肿瘤表现为真皮内边界清楚的结节（图 35.299 ～ 35.302），但有时也可多结节性甚至呈丛状[5，10]。包膜不完整，其浅表部分常与周围的真皮相融合。肿瘤细胞常常被人工裂隙分隔成短束状，核深染，波浪状，胞质淡嗜伊红染色，边界不清。核有

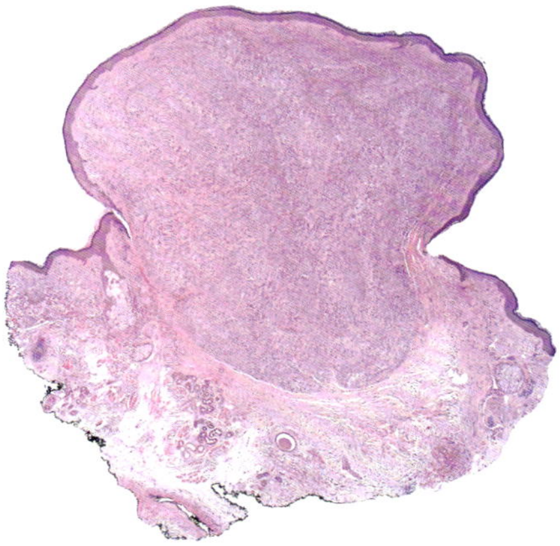

图 35.299　孤立性局限性神经瘤：病变为边界清楚的真皮内结节

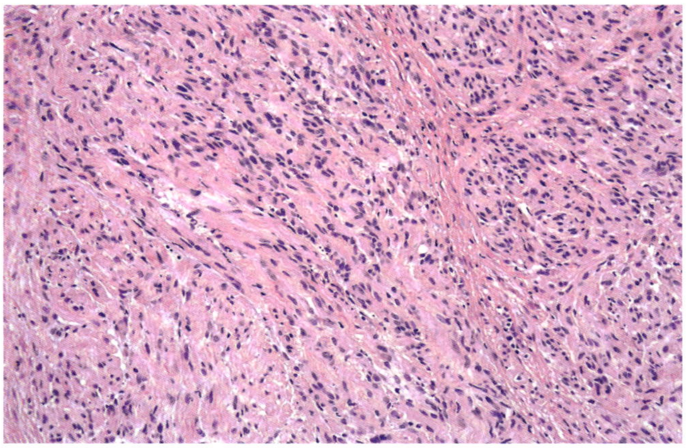

图 35.300　孤立性局限性神经瘤：中倍视野示多结节

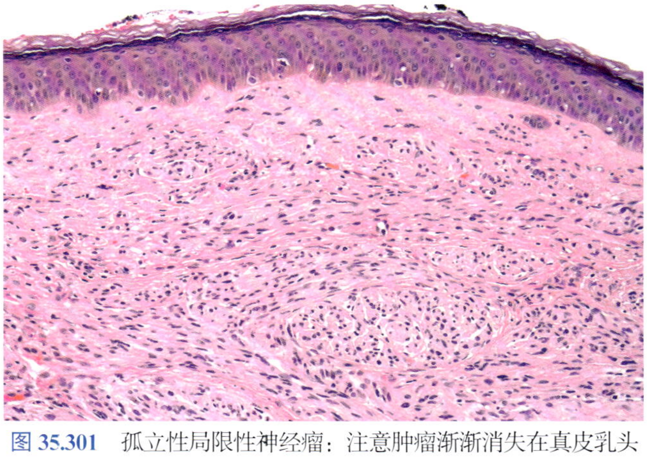

图 35.301　孤立性局限性神经瘤：注意肿瘤渐渐消失在真皮乳头

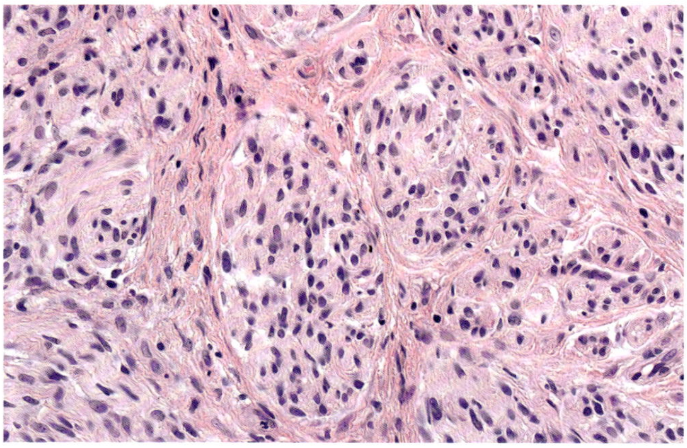

图 35.302 孤立性局限性神经瘤：肿瘤由淡染的纺锤状细胞组成，核大小、形态一致，细长，深染

时呈栅栏状排列，但并不常见。偶见核退行性变，有时局部呈上皮样[14]。表皮正常，但有时见轻度甚至显著的增生[15]。靠近肿瘤基底通常可找到正常的神经结构，进入肿瘤包膜或与肿瘤包膜相融合。病变内偶见丰富的血管[16]。

免疫组化染色绝大多数细胞 S-100 蛋白阳性，证实 Schwann 细胞来源（图 35.303）。GFAP 阴性[5]。神经纤丝蛋白染色可见大量轴突，包膜细胞 EMA 染色（+），与正常神经束膜细胞一致（图 35.304）[17-18]。

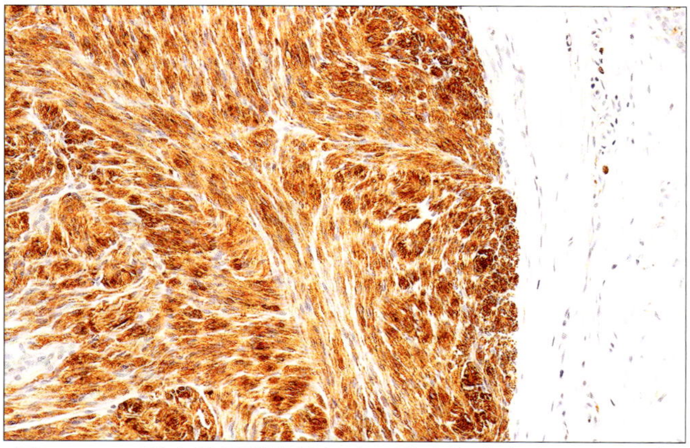

图 35.303 孤立性局限性神经瘤：肿瘤细胞表达 S-100 蛋白

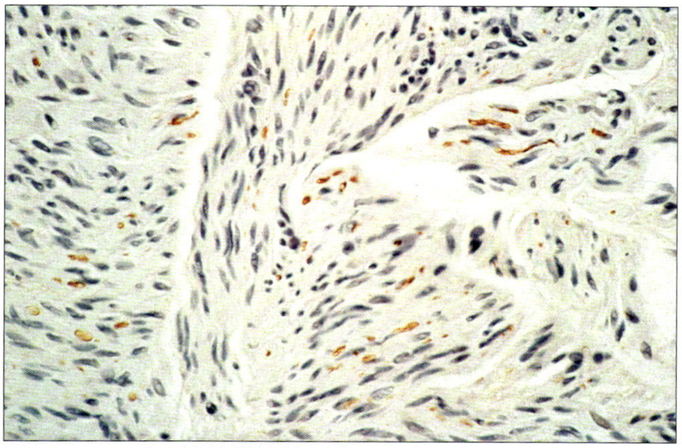

图 35.304 孤立性局限性神经瘤：肿瘤含有大量神经纤维（免疫组化染色，neurofilament 标记）

由于包膜不完整，EMA 染色微弱，加做紧密连接蛋白 1 和葡萄糖转运蛋白 -1 等有助于确认神经束膜细胞[5]。

### 鉴别诊断

见到本病特征性结构模式，并在肿瘤内见到大量的轴突，容易与神经纤维瘤及神经鞘瘤鉴别。

## 上皮鞘神经瘤

### 临床表现

上皮鞘神经瘤（epithelial sheath neuroma）很罕见，由神经和鳞状上皮两种成分组成[1-3]。到目前为止仅报道过几例，均表现为成人无自觉症状的孤立性损害，多位于背部。

### 组织学特征

真皮浅层见明显的神经结构，包绕以组织学正常的鳞状上皮（图 35.305、35.306），肿瘤与其上方表皮或邻近的附属器结构不连。角化棘皮瘤可见到类似改变，但后者肿瘤下方同时伴有炎症和纤维化。此外，真皮深部常常见到侵蚀神经的现象。

## 神经鞘瘤

### 临床表现

神经鞘瘤（Schwannoma）为良性肿瘤，常见，

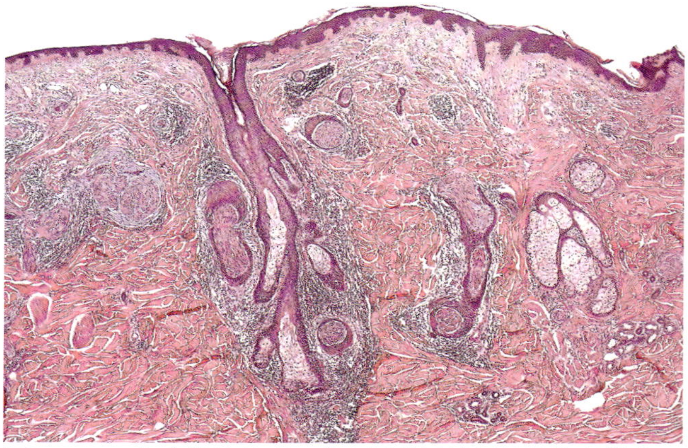

图 35.305 上皮鞘神经瘤：真皮网状层浅层见淡染的鳞状上皮团块包裹的神经（By courtesy of L. Requena，MD，Madrid，Spain.）

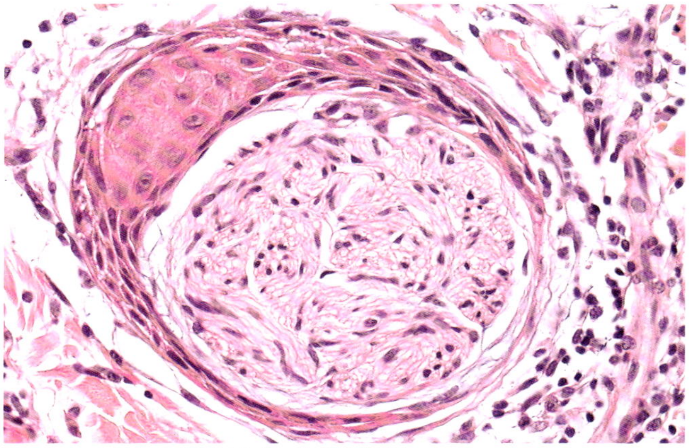

图 35.306 上皮鞘神经瘤：高倍视野（By courtesy of L. Requena, MD, Madrid, Spain.）

以 40 ～ 60 岁最多见，男女比例相当，最好发于四肢（主要为上肢），其次是头部和颈部（包括口腔、眼眶和涎腺）（图 35.307）[1-5]。儿童非常罕见，特别是先天者[6-7]。本病通常表现为孤立性无痛性皮下肿块，大小不一（可非常大）。偶尔可多发，此时可能与 von Recklinghausen 神经纤维瘤病相关[8-9]。偶可见显著囊性变。纯粹发生于真皮的肿瘤罕见[10-11]。皮损很少群集发生，其表面皮肤松弛[12-13]。位于阴茎和外阴的肿瘤非常罕见[14-15]。肿瘤还可发生于骨、胃肠道、胰腺、肝、腹膜后、纵隔、气管、鼻咽、喉、甲状腺、肾上腺和淋巴结等部位[16-26]。除了大而深在的病变，神经学症状包括疼痛和感觉异常少见；本病罕有恶变（见神经纤维瘤）[5, 27-28]。但有例外，该例为皮肤损害，可能与外来异物有关[29]。切除后很少复发。

Ⅱ型神经纤维瘤病的特征有听神经鞘瘤、皮肤肿瘤和其他中枢神经系统病变包括脑膜瘤、白内障和视网膜错构瘤[30-31]，其中约 59% 的患者有皮肤肿瘤，大多数为皮肤神经鞘瘤[31]。只有很少数患者发生神经纤维瘤或混合性病变。33% 的患者表现咖啡斑，但数目较Ⅰ型患者少[31]。Ⅱ型神经纤维瘤病患者发生神经纤维瘤可能是神经纤维瘤蛋白和 merlin，即 *NF2* 基因产物在调节 *ras* 原癌基因方面相互作用的结果[32-33]。皮肤神经鞘瘤仅在少数情况下与Ⅱ型神经纤维瘤病有关[34]。

多发性皮肤神经鞘瘤又称为神经鞘瘤病，可以伴或不伴脊神经和其他神经相似病变，至于它是一种独立疾病还是Ⅱ型神经纤维瘤病的特殊类型尚不明确[31, 35-40]。本病多为散发，但部分呈常染色体显性遗传。有报道一例与多发性脑膜瘤相关，还有一个家族有恶性横纹肌样肿瘤遗传倾向[41-42]。这可能与生殖细胞 *INI1/SMARCB1*（22q11）畸变有关[43-44]。最近，有人描述了一个新的遗传综合征，由多发性神经鞘瘤、多发性痣和多发性阴道平滑肌瘤组成[45]。其中痣是先天性的，而神经鞘瘤和阴道平滑肌瘤则成年后出现。

## 发病机制和组织学特征

细胞遗传学研究发现神经鞘瘤存在 22q 缺失或 22 单体，与编码神经纤维瘤蛋白 2 或 merlin 蛋白的 *NF2* 基因（22q12.2）位置大致相当[33-34, 46-47]。

神经鞘瘤多呈圆形，有包膜，典型病变位于皮下或更深的组织中，原发于真皮者少见，完全位于神经内的肿瘤比较特殊[48]。显微镜下见 Antoni A 区和 Antoni B 区两种模式。

- Antoni A 区为多细胞部分，由密集的梭形细胞组成，核长，两端细，波浪状。核排列成栅栏状是其显著特点，形成特征性的 Verocay 小体（图 35.308 ～ 35.310），有时甚至是最突出的特点[49]。Verocay 样小体也见于其他一些肿瘤包括皮肤纤维瘤和平滑肌瘤[50]。病变中偶尔见到退行变的核多形性改变和分裂象，二者可能并不相关。有时还可见基质胶原透明样变和营养不良性钙化灶。

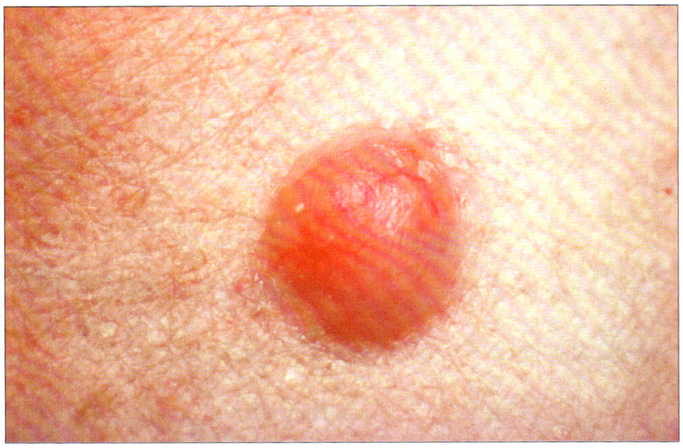

图 35.307 神经鞘瘤：肿瘤表现为非特异性的皮肤结节（By courtesy of the Institute of Dermatology, London, UK.）

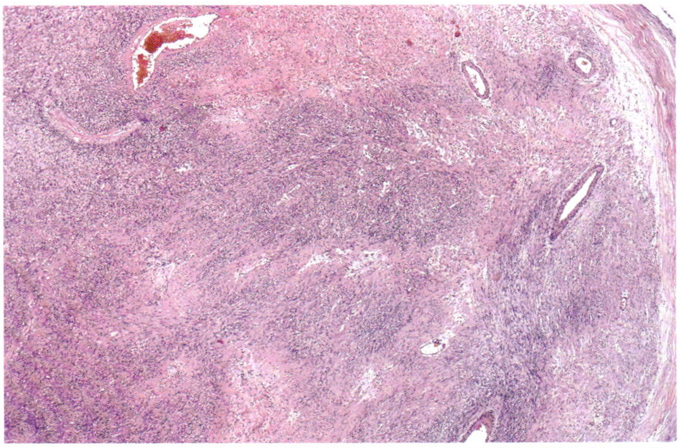

图 35.308 神经鞘瘤：扫描视野见富于血管的梭形细胞肿瘤。视野右方见一囊腔

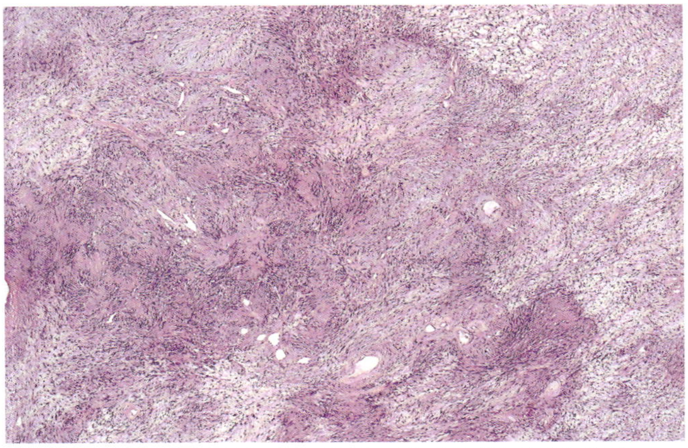
图 35.309 神经鞘瘤：栅栏状排列是其特征性表现

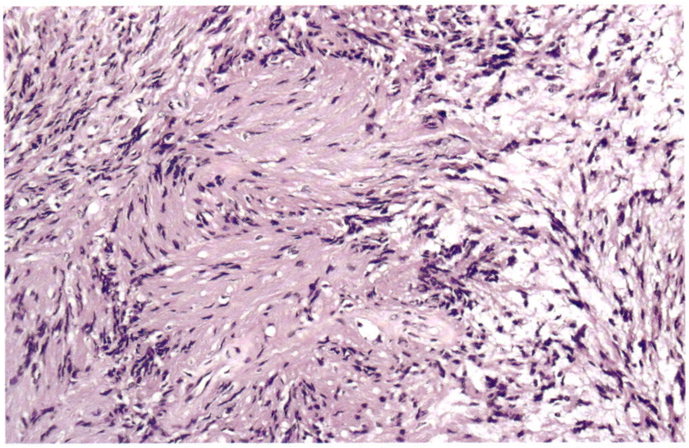
图 35.310 神经鞘瘤：Verocay 小体是 Antoni A 区的特征，其特点为两排平行的细胞核由 Schwann 细胞突（Schwann cell processes）分隔开

- Antoni B 区可见散在不规则分布的梭形细胞或星形细胞嵌在大量疏松的黏液样基质中（图 35.311）。其主要特征是见到散在的慢性炎症细胞和小血管，血管壁常呈玻璃样变（图 35.312）。局部退行性变如微囊肿改变和含铁血黄素沉积并不少见。

文献报道神经鞘瘤可合并胶原小体病（collagenous spherulosis），其中一例呈现脑膜上皮样漩涡[51-52]。

良性神经鞘瘤内罕见明显的腺体分化，一旦出现

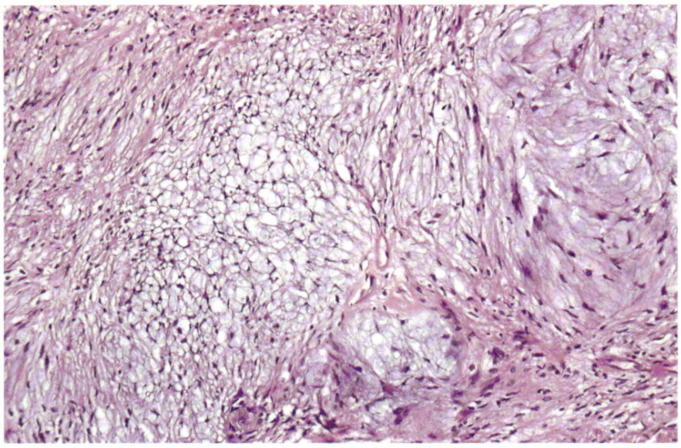
图 35.311 神经鞘瘤：黏液样变性形成 Antoni B 区

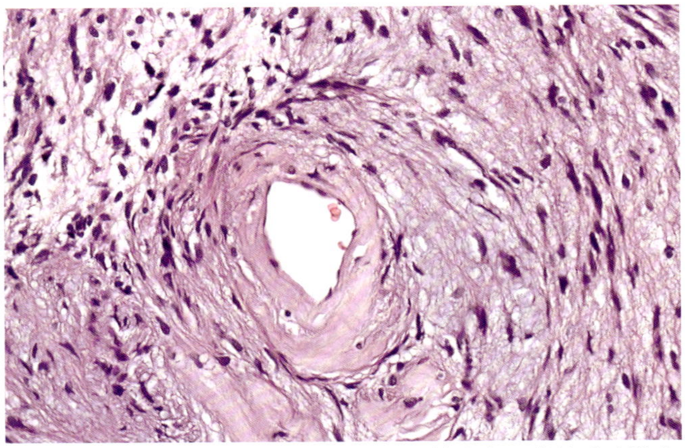
图 35.312 神经鞘瘤：Antoni B 区的血管壁有显著的玻璃样变

表示受累的正常附属器结构出现增殖[53，54]。

同一瘤体内出现神经鞘瘤和神经纤维瘤混合的情况也是很罕见的，主要见于丛状神经纤维瘤的神经纤维瘤病患者[55]。

Ⅱ型神经纤维瘤病患者合并的神经鞘瘤可见轴突[56]。

神经鞘瘤恶变时常显示多形性上皮样细胞，有时甚至出现异向分化，例如出现上皮样血管肉瘤改变[57-59]。

超微结构下神经鞘瘤主要由 Schwann 细胞组成，免疫组化示大部分肿瘤细胞 S-100 阳性。肿瘤包膜含有一层 EMA 阳性的神经束膜成纤维细胞。肿瘤细胞表达 PDGFR-α、PDGFR-β 和 c-kit，甲磺酸伊马替尼可抑制 Schwann 瘤细胞株[60]。

## 特殊类型[61]

- 丛状神经鞘瘤，少见，极少与神经纤维瘤病（主要是 NF2）有关，主要发生于儿童或年轻人的头、颈或躯干部[62-68]。约占所有神经鞘瘤的 4.3%，皮肤神经鞘瘤的 15%[68]。镜下位于真皮内或皮下，病变小，表现为多个有包膜的结节，主要由 Antoni A 区组成（图 35.313）。

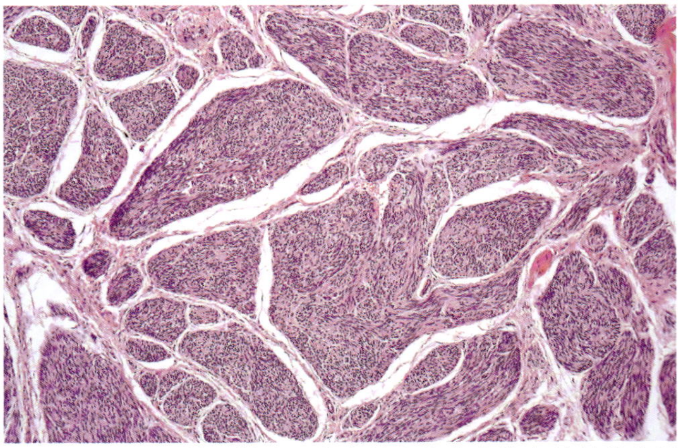
图 35.313 丛状神经鞘瘤：该小肿瘤由多个散在的结节状的神经鞘瘤样结构构成，核栅栏状排列和 Verocay 小体明显

可以见到神经鞘瘤的任何组织学类型，尤其是细胞型。部分丛状和多结节状神经鞘瘤主要影响外周神经[69]。肿瘤可较深在[68]。可见核多形性和有限的分裂象，但很少复发，也无潜在的恶变可能[70]。与丛状神经纤维瘤鉴别很重要，临床易误诊为 von Recklinghausen 病。偶尔与神经纤维瘤病 2 型和神经鞘瘤病有关[68]。

- 古老型神经鞘瘤（ancient schwannoma），更深在、更持久，其特点为显著的退行性变，表现为核多形性伴广泛的囊肿形成、钙化、玻璃样变或出血（图 35.314，35.315）[71]。有丝分裂象很少见。
- 细胞型神经鞘瘤，罕见，表现为有包膜的皮下大肿块[72-74]。显微镜下肿瘤富于细胞，并且主要呈束状结构，与平滑肌瘤很相似（图 35.316，35.317）。一般不能见到 Verocay 小体。黄瘤细胞和淋巴细胞浸润有时很显著（图 35.318）。正常的核分裂象可见，每 10 个高倍视野可达 10 个以上，但无明显坏死和核多形性。本病 S-100 蛋白阳性（图 35.319），藉此可与平滑肌瘤鉴别。

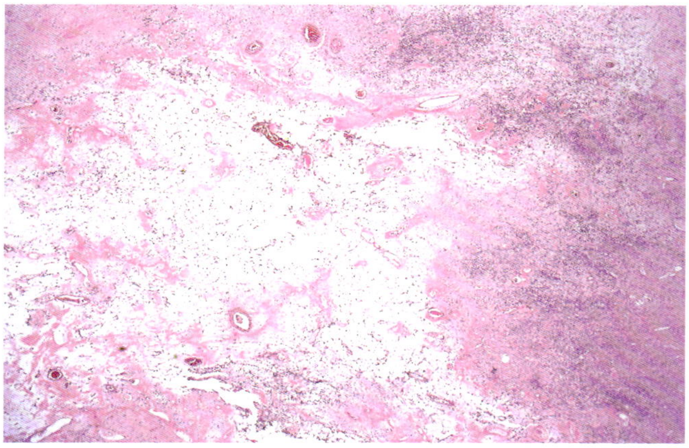

图 35.314　古老型神经鞘瘤：退行性变引起显著的黏液样特征，伴纤维化和血管明显增多

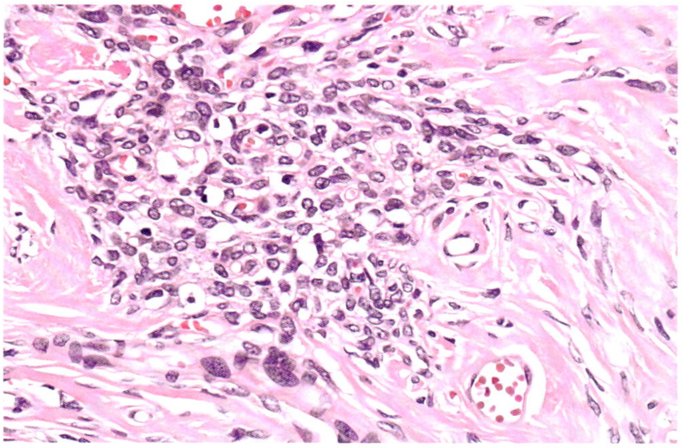

图 35.315　古老型神经鞘瘤：局部核多形性并不提示恶性，肿瘤中未见核分裂象

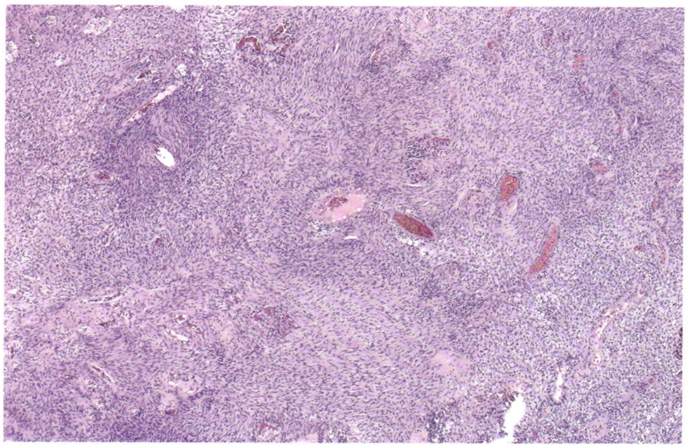

图 35.316　细胞型神经鞘瘤：典型，肿瘤富于细胞，表浅部分很像平滑肌肉瘤

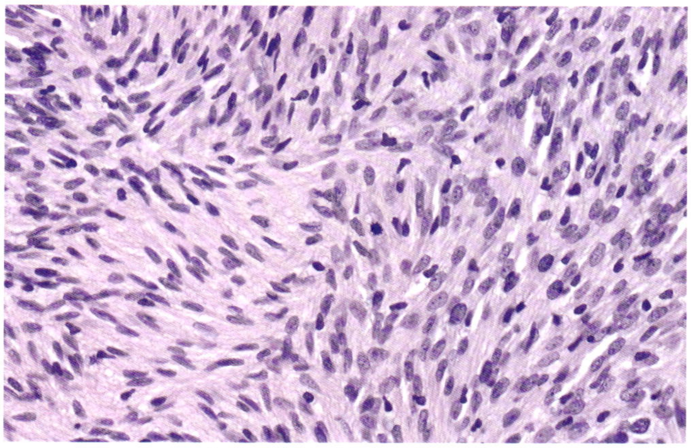

图 35.317　细胞型神经鞘瘤：常见散在核分裂象

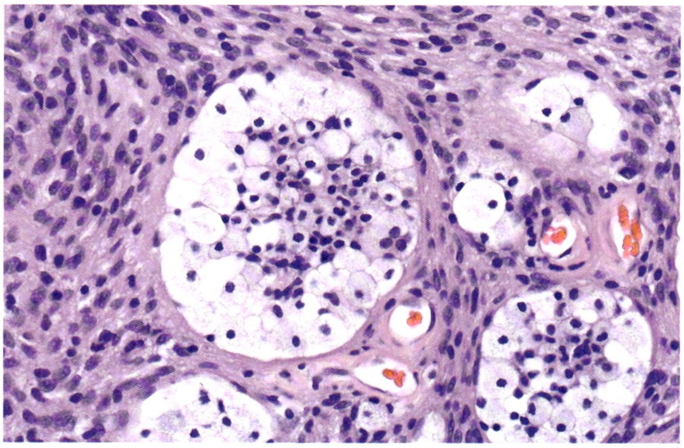

图 35.318　细胞型神经鞘瘤：黄瘤样组织细胞可见于任何一型神经鞘瘤，但最常见于该型

- 黑素型神经鞘瘤罕见，除了神经鞘瘤的特点，还含有色素细胞（图 35.320）[75]。核常有特殊的核沟。最常发生在脊神经根周围，少见于皮肤，目前仅报道 20 例发生于真皮或皮下组织，其中 2 例发生转移，1 例死于肿瘤播散[76-77]。有报道 2 例病例与 Ota 痣相关[78]。相当一部分病例为恶性，仅仅依靠组织学特征有时很难判

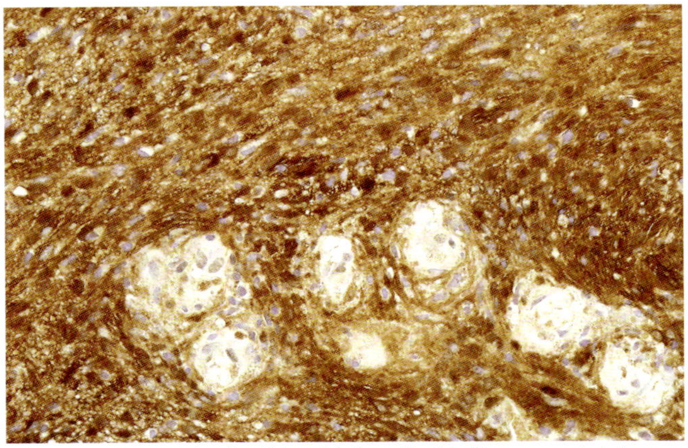

图 35.319 细胞型神经鞘瘤：梭形细胞 S-100（+）

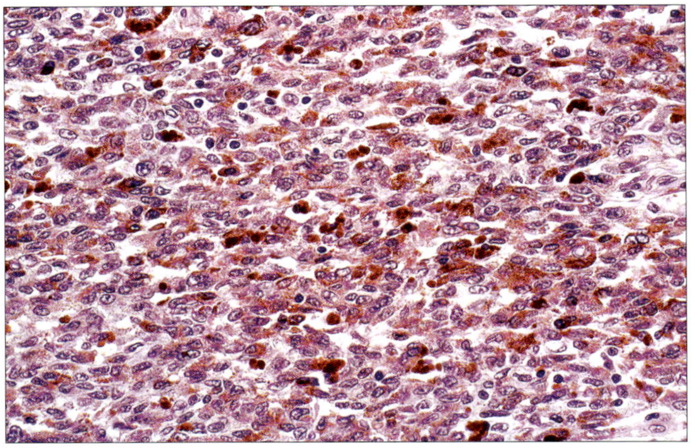

图 35.320 黑素型神经鞘瘤：肿瘤位置深，有广泛的黑素沉积。细胞核有沟槽，似咖啡豆

断其生物学行为。肿瘤内有时可见大量砂粒体，又称砂黑素型神经鞘瘤。它常常和 Carney 综合征（黏液瘤、点状色素沉着和内分泌腺过度活跃）有关（图 35.321）[79-80]。与 Carney 综合征有关者可伴随转移[81]。肿瘤细胞 S-100 和其他黑素细胞标记阳性，CD34 也可阳性[82]。

- 环层小体神经鞘瘤非常罕见，表现为孤立性结节，最常见于四肢远端。其组织学特点为有包膜的肿块，由圆形或椭圆形同心圆状层状小体

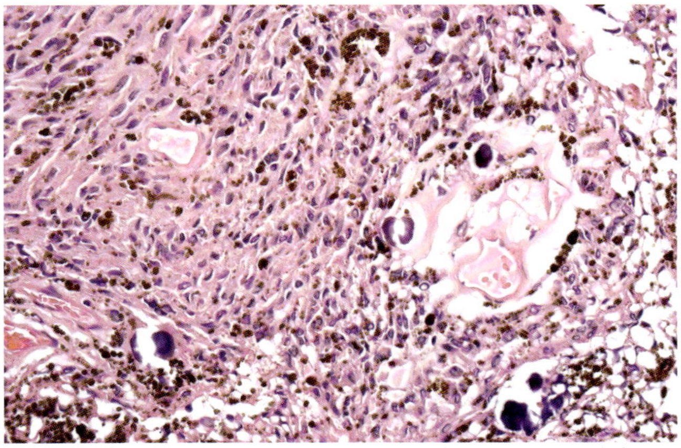

图 35.321 砂黑素型神经鞘瘤：该亚型常见于 Carney 综合征

（类似于 Pacinian 小体）嵌在胶原样梭形细胞基质中组成[83]。过去曾认为本病是环层小体神经纤维瘤，但其组织学特点更像神经鞘瘤。

- 上皮样神经鞘瘤（epithelioid schwannoma，神经母细胞瘤样神经鞘瘤）罕见，主要见于成人的皮下组织或真皮。肿瘤有包膜，见灶状上皮样细胞巢排列成条索状或巢状，周围则是典型的神经鞘瘤结构[84-86]。包膜中有 EMA 阳性细胞[87]。有时上皮样区域与神经母细胞瘤很相似，含有玫瑰花结样结构，其中心为纤丝胶原[88]。其他区域呈典型的神经鞘瘤。很少呈丛状[89]。据报道有一例有显著的胶原沉积[90]。

# 混合性神经鞘瘤–神经束膜瘤

## 临床表现

混合性神经鞘瘤–神经束膜瘤（Schwannoma-perineurioma hybrid）是一个新病种，常表现为一个无症状的小结节，结节位于皮下或真皮，偶尔可更深在。无性别差异[1-2]。皮损多位于下肢，随后可累及上肢，罕见于头、颈和躯干。与神经纤维瘤无关，无局部复发倾向。切除为可行治疗手段。

## 组织学特征

肿瘤边界清楚，无包膜，由温和的梭形细胞组成，细胞边界不清，胞质苍白，核长，两端细。肿瘤细胞排列成席纹状、层状或涡轮状。可见黏液样改变及局部细胞不典型性，这是退行性变的表现。Antoni A 区和 Antoni B 区并非其特征。有丝分裂象罕见。特殊情况下可见浸润性生长模式和丛状结构。双重染色示肿瘤细胞为 Schwann 细胞或神经束膜细胞，前者为主，二者抗原无共表达。CD34、GFAP 和紧密连接蛋白 1 常阳性。神经轴突偶可呈神经丝蛋白阳性。

# 神经纤维瘤

## 临床表现

神经纤维瘤（neurofibroma）可能是最常见的神经鞘起源的肿瘤[1-3]。大部分病例为单发，不伴有任何其

他系统症状。然而，多发性病变也并不罕见，是 I 型神经纤维瘤病（即 von Recklinghausen 病）的基本特征。本病的患病年龄较神经鞘瘤略年轻，病变呈息肉样或结节样，质软。和神经鞘瘤不同的是，本病主要侵犯皮肤并且可发生于任何部位的皮肤（图 35.322、35.323）。曾报道 1 例放疗诱发的多发性神经纤维瘤病例[4]。

任何一个神经纤维瘤患者，即使是单发的，也应仔细检查是否合并神经纤维瘤病的其他特征。神经纤维瘤，特别是发生在 I 型神经纤维瘤病的丛状神经纤维瘤，有恶变倾向，不过典型的皮肤神经纤维瘤很少发生恶变。真正良性的病变很少发生局部复发。

## 发病机制和组织学特征

神经纤维瘤的组织学改变特征鲜明，表现为界限清楚但无包膜的真皮或皮下肿瘤。与神经鞘瘤相比，其含有大量小的神经纤维。

它由疏松排列的梭形细胞组成，胞质少、淡染，核细长、波浪状，细胞嵌在纤维样、胶原样、有时为黏液样的基质中（图 35.324 ~ 35.326）。可见小花样多核巨细胞，少量肿瘤中这种细胞为数众多[5]。这些多核巨细胞 S-100 阴性，CD34 阳性，但并不能作为诊断神经纤维瘤病的线索[6-8]。肿瘤常见到散在炎症细胞，特别是肥大细胞，是本病的一个主要特点（图 35.327）。

基质中胶原和黏液的相对含量在不同标本或同

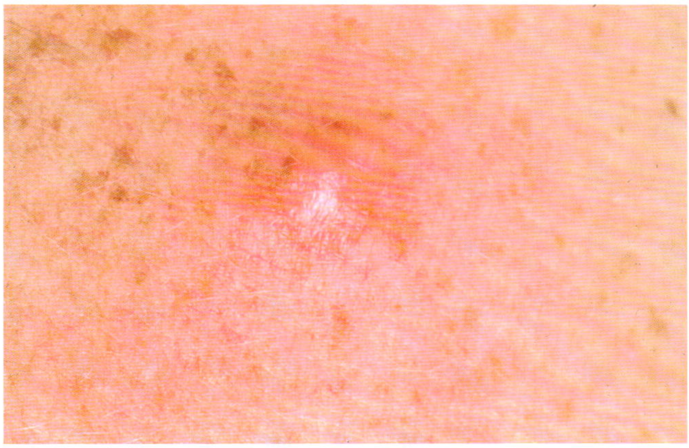

图 35.322 神经纤维瘤：红色结节，周围伴发单纯性雀斑样痣（From the collection of the late N.P. Smith，MD，Institute of Dermatology，London，UK.）

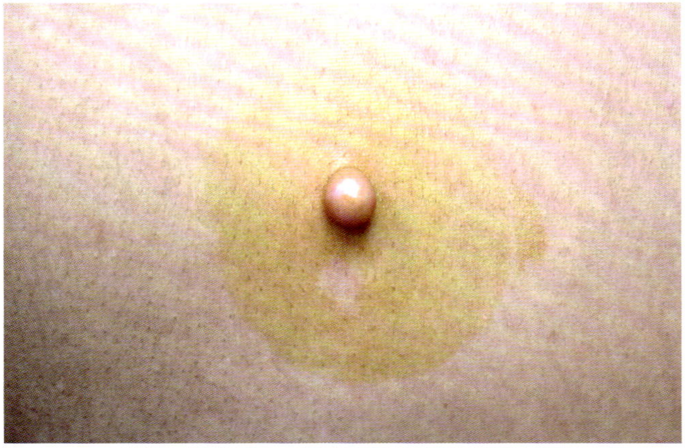

图 35.323 神经纤维瘤：边界清楚、坚实的外生性结节（By courtesy of J. Dayrit，MD，Manila，The Philippines.）

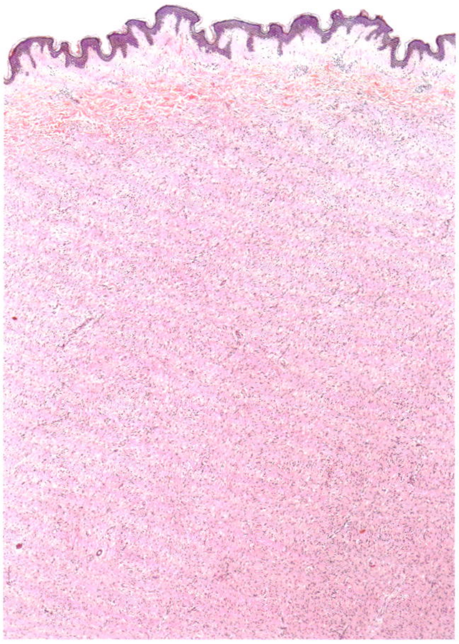

图 35.324 神经纤维瘤：肿瘤由小的梭形细胞组成，细胞边界不清

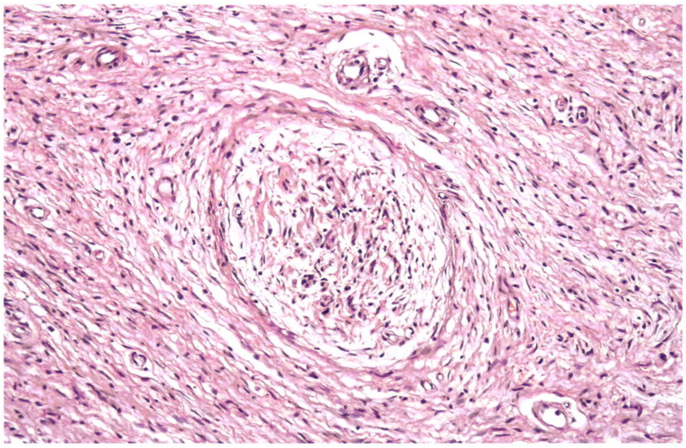

图 35.325 神经纤维瘤：视野中央见一根粗大的神经干

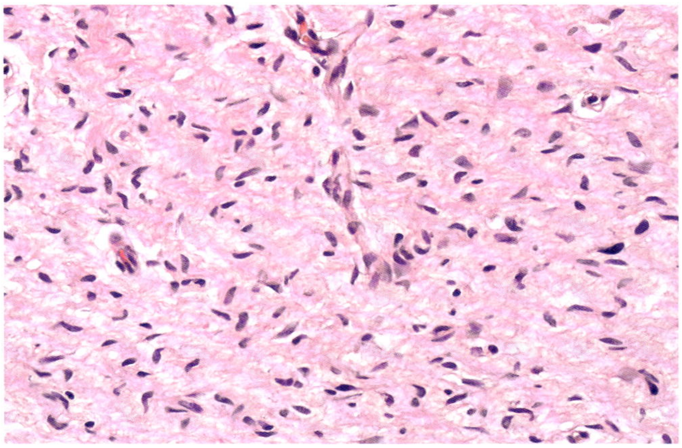

图 35.326 神经纤维瘤：梭形细胞核呈特征性的波浪状，细长

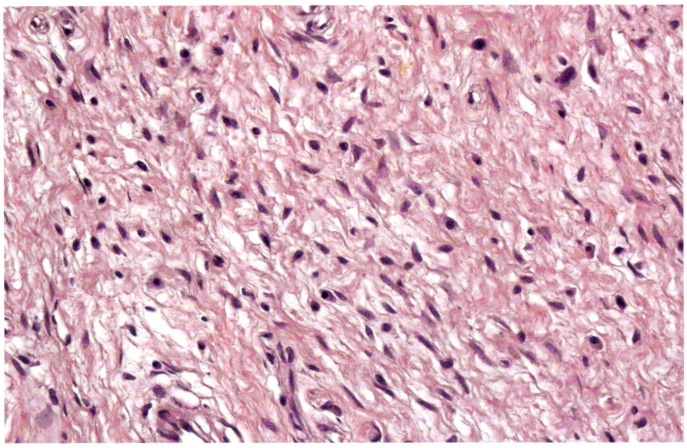

图 35.327 神经纤维瘤：肿瘤中常见具有颗粒状嗜酸性胞质的肥大细胞

一瘤体内不同区域不同。可发生胶原玻璃样变（图 35.328），但没有典型神经鞘瘤的两种构成模式，有时还可见到明显的硬化。

本病很少见到退行变的核多形性改变和核深染（与古老型神经鞘瘤相比）。散发的神经纤维瘤偶尔见到少量的核分裂象是正常的（见下）（图 35.329 ～ 35.331），但如果Ⅰ型神经纤维瘤病患者的肿瘤内见到这种核多形性改变，应提高警惕，认真寻

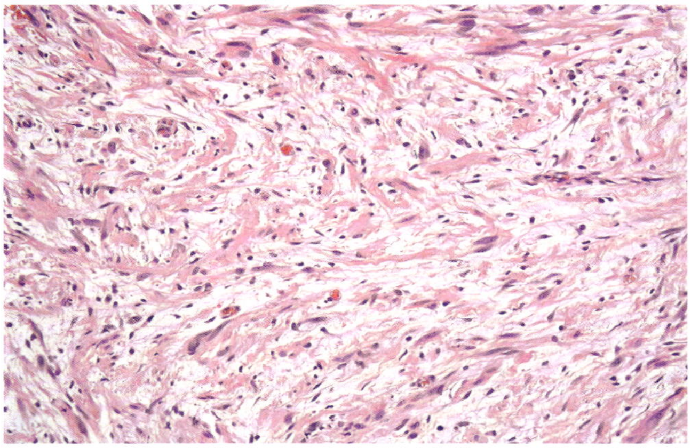

图 35.328 神经纤维瘤：肿瘤中胶原成分多少不等，但切片中胶原明显

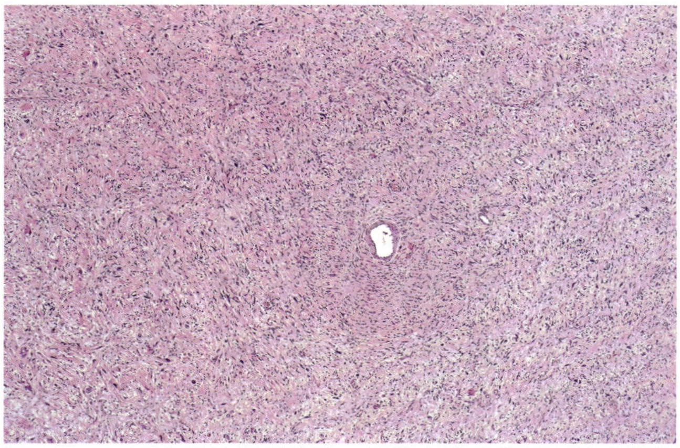

图 35.329 不典型神经纤维瘤：即使在该倍数下，核大深染依然明显

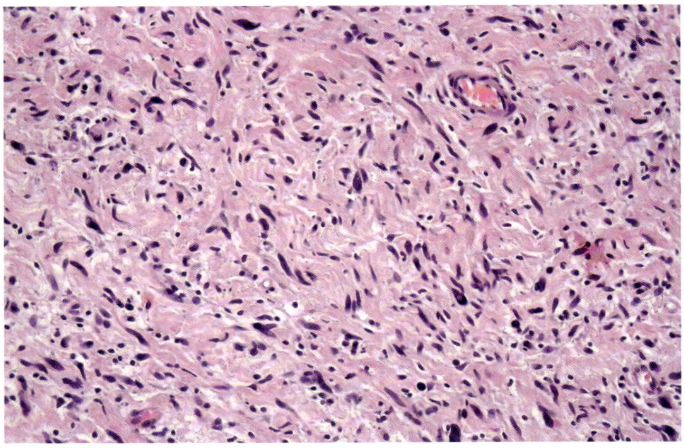

图 35.330 不典型神经纤维瘤：高倍视野示多形性核

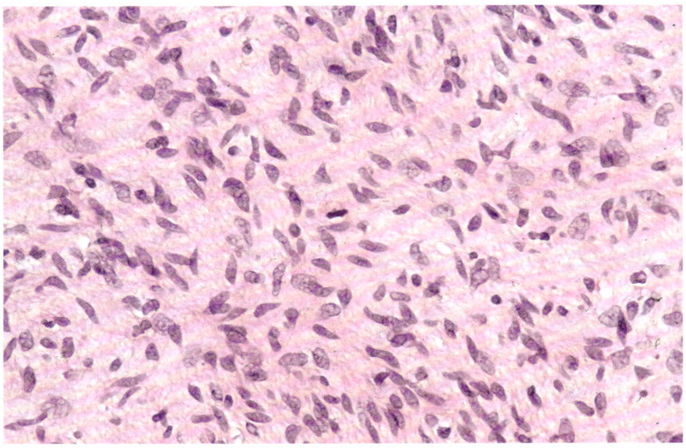

图 35.331 不典型神经纤维瘤：偶尔，仅见单个核分裂象

找核分裂象，它可能是肿瘤恶变的一个证据。

S-100 蛋白染色阳性仅见于 30% ～ 50% 的细胞，CD34 阳性率不等，有时可见 EMA 阳性。

超微结构下，神经纤维瘤由 Schwann 细胞、成纤维细胞和神经束膜细胞混合组成[9]。这种多种成分的混合似乎提示神经纤维瘤是错构瘤，但是也有人指出神经纤维瘤是单克隆性的，因此属于肿瘤的范畴[9-10]。Ⅰ型神经纤维瘤病患者的神经纤维瘤中常常发现染色体失衡现象，当然后者也见于散发的神经纤维瘤[11]。其中以染色体丢失最常见，尤其是染色体 17 和 19p 的丢失，*NF1* 基因位于染色体 17[11-12]。*NF1* 基因常发生功能丧失性突变，并见于多种神经纤维瘤细胞类型[13]。最近发现，未发生 *NF1* 基因突变时，在神经纤维瘤病鼠模型中，肥大细胞是神经纤维瘤的必需成分[14-18]。

## 特殊类型

- 黏液样神经纤维瘤：是一个组织学变型，不一定与Ⅰ型神经纤维瘤病有关，表现为经典的神经纤维瘤，伴广泛黏蛋白沉积，因此，病变中细胞成分明显减少（图 35.332）[1-3]。
- 丛状神经纤维瘤：是Ⅰ型神经纤维瘤病的特征

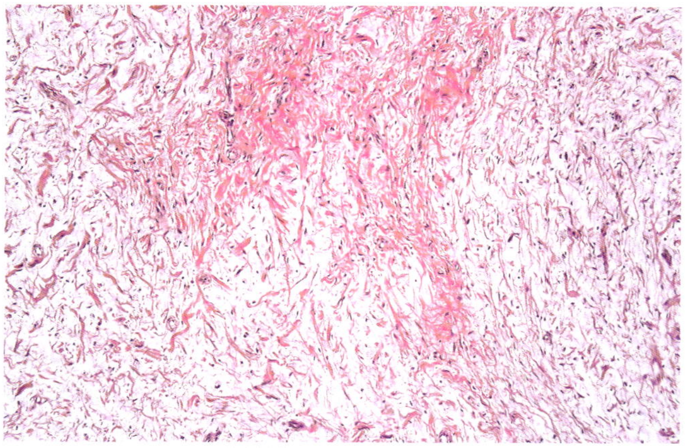

图 35.332　黏液样神经纤维瘤：该型黏液基质显著

性病变，最常见于儿童，无性别差异[1-3]。发病部位不定，但最常见于头部和颈部。肿瘤表面常形成大而多的褶皱伴不同程度的色素沉着，其下方的骨骼可肥大。肉眼观肿瘤由大量神经纤维纠缠交错而成，像一袋蠕虫。显微镜下见典型的神经纤维瘤背景上粗大的神经或神经纤维，后者呈广泛黏液样改变（图 35.333、35.334）。而周围组织呈弥漫性神经纤维瘤改变。小的皮损显微镜下若出现丛状模式，不一

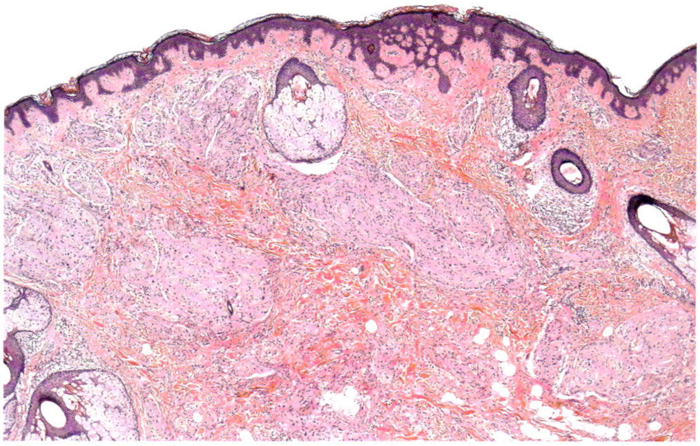

图 35.333　丛状神经纤维瘤：真皮网状层可见增粗的神经干杂乱分布

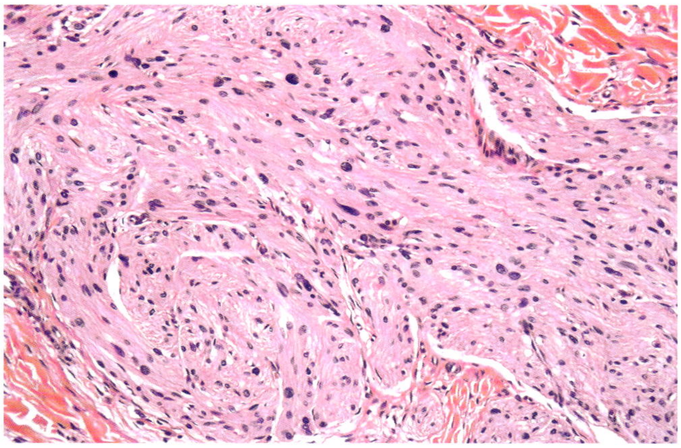

图 35.334　丛状神经纤维瘤：成纤维细胞和 Schwann 细胞组成的基质中可见粗大的神经

定与Ⅰ型神经纤维瘤病有关。

- 弥漫性神经纤维瘤：20% ～ 30% 的患者与Ⅰ型神经纤维瘤病相关，最常见于年轻人，好发于头、颈和躯干部[1-3]。临床表现为界限不清的皮下组织增厚，组织学特点为神经纤维瘤组织呈弥漫性浸润性生长方式，其基质趋向于形成均一的胶原而不是黏液样（图 35.335、35.336）。Meissnerian 分化常为本病最显著的特征（图 35.337、35.338）。

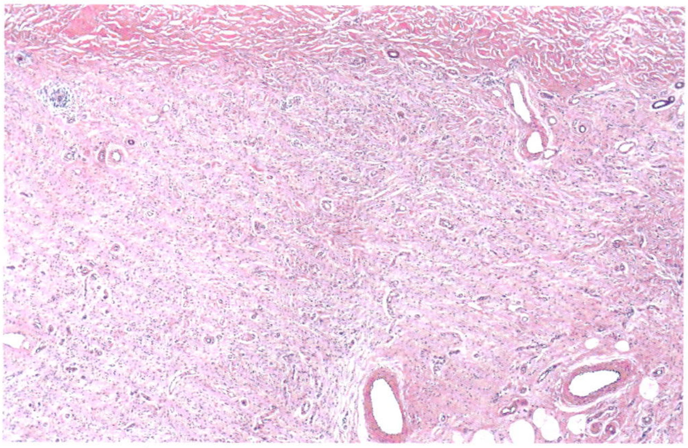

图 35.335　弥漫性神经纤维瘤：真皮乳头层和网状层均见广泛的神经纤维瘤组织

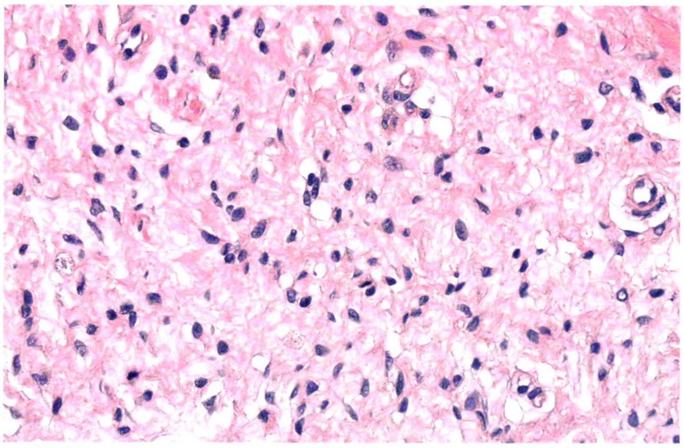

图 35.336　弥漫性神经纤维瘤：高倍视野

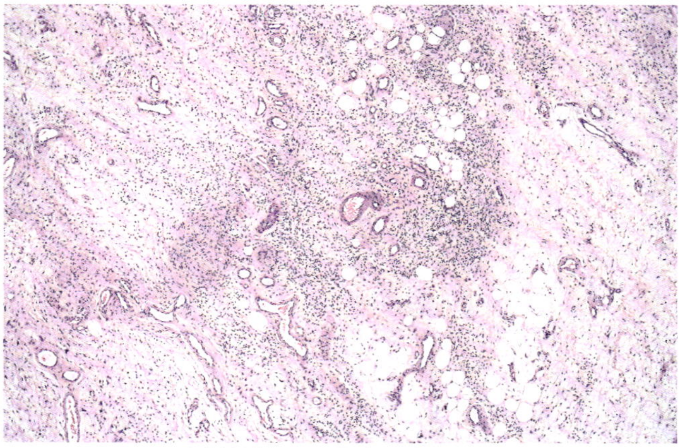

图 35.337　弥漫性神经纤维瘤：有明显的细胞器分化

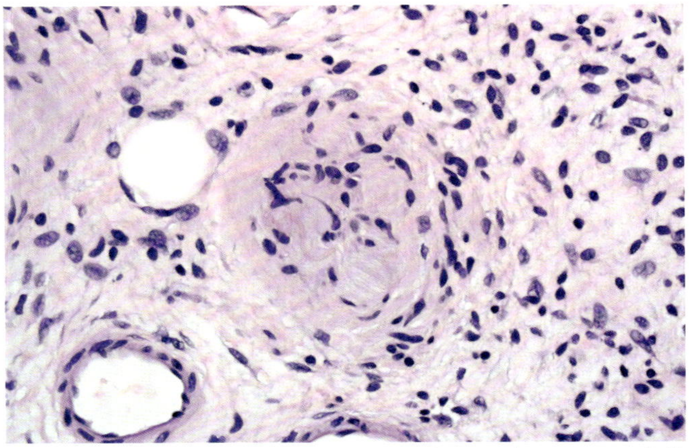

图 35.338 弥漫性神经纤维瘤：视野中央见向 Meissner 小体分化的结构

- 色素性神经纤维瘤：肿瘤形成涡纹状结构，类似于 Meissner 小体，伴有散在的黑素细胞标志阳性的色素细胞（图 35.339）[19-21]。文献报道一例与多毛症有关[22]。
- 颗粒细胞神经纤维瘤：部分区域肿瘤细胞胞质中含有 PAS（＋）耐淀粉酶的颗粒物质[3]，诊断主要靠典型的神经纤维瘤区域。
- 上皮样神经纤维瘤：部分区域肿瘤细胞呈上皮样，胞质粉红色，而整体仍然是一个典型的神经纤维瘤。
- 伴假菊形团的树突状细胞神经纤维瘤：呈结节样生长方式，有两种细胞类型[23]。外围为小而圆的淋巴细胞样深染的细胞，围绕着中央较大的细胞，形成特征性的假菊形团结构（图 35.340、35.341）。这些大细胞核空泡状，核内常有包涵体，胞质丰富、淡染。两种细胞 S-100 蛋白和 CD57 均阳性。最近有文献报道一例神经内病变，具有类似的特征[24]。本病可见于 I 型神经纤维瘤病[25]。
- 伴不典型性的细胞型神经纤维瘤：这是一种散

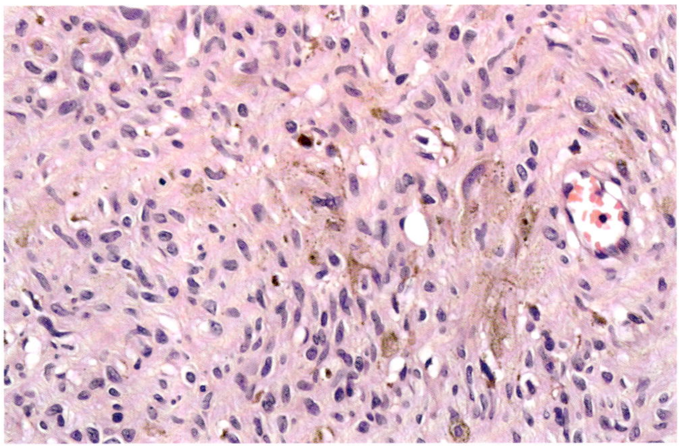

图 35.339 色素性神经纤维瘤：注意色素性树突状细胞（By courtesy of H. Diwan，MD，Houston，Texas，USA.）

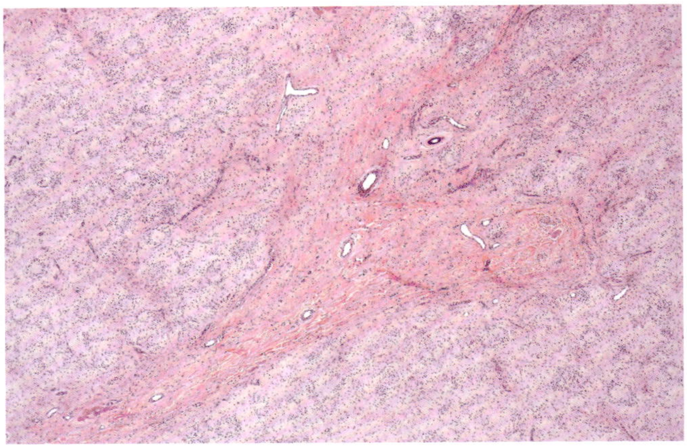

图 35.340 伴假菊形团的神经纤维瘤：低倍视野示明显的假菊形团

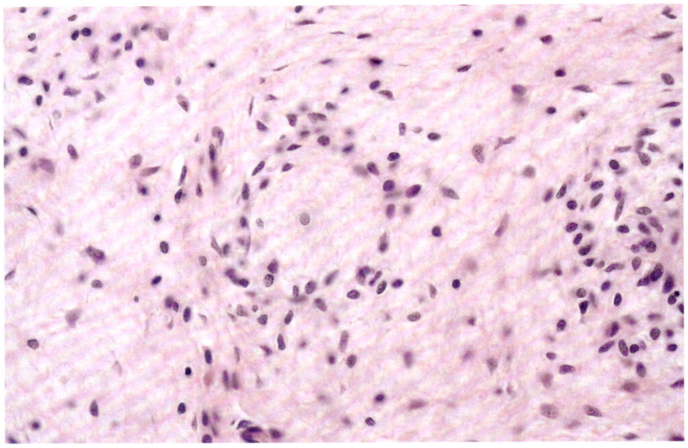

图 35.341 伴假菊形团的神经纤维瘤：中央是一个大而淡染的细胞，围绕以一层小淋巴样细胞

发的神经纤维瘤，瘤内富于细胞，局部有不典型性改变，并见少量核分裂象[26-27]。本病的生物学行为良性。但 I 型神经纤维瘤病患者中见到类似改变，尤其是核分裂象，是恶变的迹象。

- 环层小体神经纤维瘤：更合适的说法是本病为神经鞘瘤的变型（见上），以往有神经鞘黏液瘤被诊断为环层小体神经纤维瘤。
- 脂肪瘤型神经纤维瘤：指神经纤维瘤内出现成熟脂肪细胞聚集[28-30]。常见于头和颈部[31]。本病几乎不能与伴有脂肪化生的神经痣相鉴别（见鉴别诊断）。
- 混合性肿瘤：兼有表现出神经纤维瘤和神经鞘瘤的特点[32]，也有向神经束膜分化的报道[33]。
- 分别报道 3 例神经纤维瘤：1 例伴透明细胞改变，1 例伴气球细胞改变，1 例有显著的硬化似硬化性纤维瘤[34-36]。

## 鉴别诊断

斑块期隆突性皮肤纤维肉瘤小标本与神经纤维

瘤可能鉴别困难。前者呈特征性花边状向脂肪组织浸润，真皮内纤维束的排列与表皮平行，并且肿瘤细胞 S-100 阴性，CD34 阳性。陈旧的神经痣若无残留的痣细胞或表皮成分，很难与神经纤维瘤鉴别，两者 S-100 均阳性，但神经痣结构对称，并且更常见 NSE 阳性。

# 神经纤维瘤病

## 临床表现

神经纤维瘤病（neurofibromatosis）传统上分为：

- 经典的周围皮肤型神经纤维瘤病或Ⅰ型神经纤维瘤病（简称 NF1 或 von Recklinghausen 病）。
- 中央型或听神经型或Ⅱ型神经纤维瘤病（简称 NF2）。

后来又报道了第三型，即节段型神经纤维瘤病，它是 NF1 或 NF2 发生体细胞镶嵌现象的结果，其中以前者更常见。

其他特殊类型还包括遗传性脊柱神经纤维瘤病、神经鞘瘤病、家族性肠神经纤维瘤病、常染色体显性遗传的咖啡斑（仅有咖啡斑表现）、常染色体显性遗传的神经纤维瘤（仅有神经纤维瘤症状）、Waston 综合征、Noonan/ 神经纤维瘤病综合征及多发性痣–多发性神经鞘瘤–多发性阴道平滑肌瘤综合征[1-2]。

Ⅰ型神经纤维瘤病是一种常染色体显性遗传的先天性神经皮肤疾患，新生儿中发病率约 1/3000，许多病例是生殖细胞自发突变的结果[3-12]。本病包括一大群体征和症状，并且可累及全身大部分系统。*NF1* 基因已被定位于染色体 17q11.2[13-16]，编码神经纤维瘤病蛋白，该蛋白有助于控制细胞中的 Ras 活性[17-19]。*NF1* 野生型等位基因杂合性丢失则可发生肿瘤。NFI 相关的神经纤维瘤发生染色体失衡较散发的神经纤维瘤更常见[20]。其他发生于 NF1 的染色体失衡还包括染色体 19 和 22q 的丢失[20]。也可参见上述神经纤维瘤章节。

无皮肤纤维瘤的 NF1 患者在 *NF1* 基因 17 号外显子区有个 3bp 的框内缺失[21]。

神经纤维瘤病 1 型样常染色体显性遗传综合征是新近描述的病征，该综合征缺乏 *NF1* 突变，但与 *SPRED1*（sprout-related EVH1 domain-containing protein 1）生殖系失活突变相关[22]。该综合征患者呈现牛奶咖啡斑、腋下雀斑和巨头畸形。

NIH 关于 NFI 的诊断标准是符合下述两条或两条以上即可诊断[23]：

- 六个或以上咖啡斑，6 岁以下儿童咖啡斑直径 > 5.0 mm，6 岁以上 > 15 mm；
- 两个或以上任何类型的神经纤维瘤或一个丛状神经纤维瘤；
- 腋窝或腹股沟雀斑；
- 一个视神经胶质瘤；
- 两个或以上 Lisch 结节（即虹膜错构瘤）；
- 特征性骨病变，如蝶骨（sphenoid bone）发育不良或长骨骨皮质变薄，伴或不伴假关节；
- 一级亲属有 NF1。

Ⅰ型神经纤维瘤病临床表现差异很大，有一项大规模的研究发现以下症状间有一定关联：

- 间擦部位雀斑和 Lisch 结节；
- 散在的神经纤维瘤和丛状神经纤维瘤；
- 散在的神经纤维瘤和 Lisch 结节；
- 丛状神经纤维瘤和脊柱侧凸；
- 学习障碍或精神发育迟缓和癫痫[24]。

咖啡斑呈浅棕色斑片，分布于身体任何部位，但主要见于非暴露部位（图 35.342）。正常人群中 10% 可在出生时见到单个咖啡斑。有时患者丛状神经纤维瘤表面可出现颜色更深的斑疹（图 35.343）。有证据表明皮肤成纤维细胞来源的干细胞因子和肝细胞生长因子可能在色素沉着的发生中起一定的作用[25]。

出生时神经纤维瘤多为丛状，好发于眼周和颈部，有时泛发[26]。到儿童后期或青少年期，可出现大量皮损，结节状，无蒂或有蒂（图 35.344 ～ 35.348）。NFI 的神经纤维瘤血管增生，可引起明显出血，特别是在切除巨大丛状神经纤维瘤时。血管增生可能是肿瘤细胞表达的成纤维细胞和内皮生长因子增高的结果[27]。

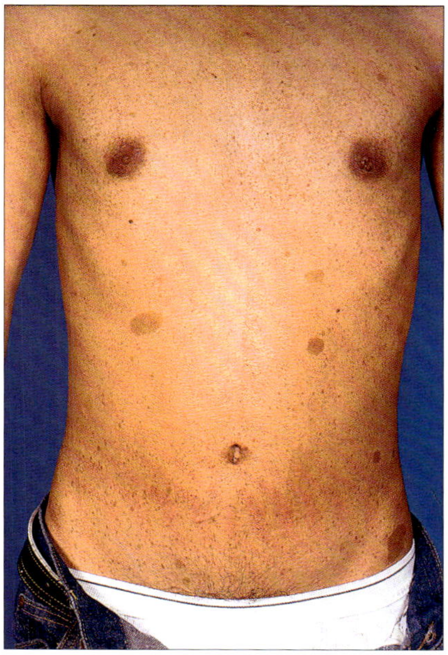

**图 35.342** Ⅰ型神经纤维瘤病：出现典型的咖啡斑是本病的特征（By courtesy of R.A. Marsden，MD，St George's Hospital，London，UK.）

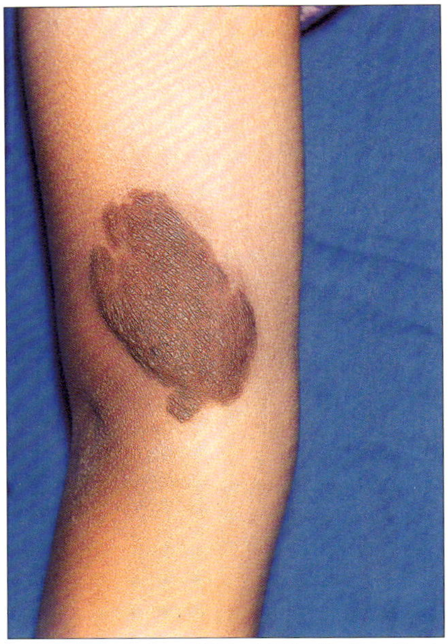

图 35.343 Ⅰ型神经纤维瘤病：该皮肤丛状神经纤维瘤上见明显色素沉着（By courtesy of R.A. Marsden，MD，St George's Hospital，London，UK.）

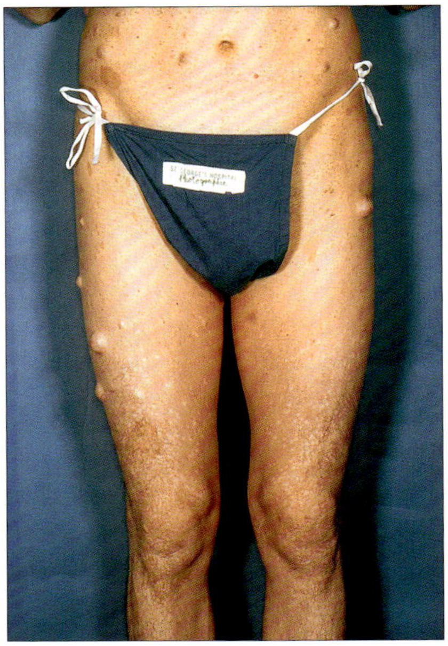

图 35.344 Ⅰ型神经纤维瘤病：泛发的皮肤神经纤维瘤是本病的一个显著特点（By courtesy of R.A. Marsden，MD，St George's Hospital，London，UK.）

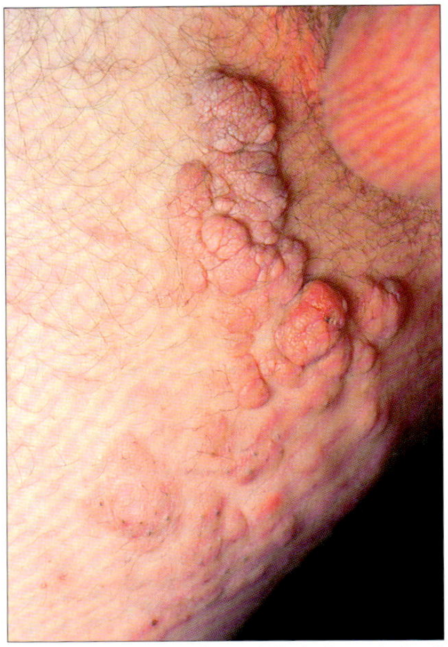

图 35.345 Ⅰ型神经纤维瘤病：病变质软，表现为息肉状或无蒂的丘疹和斑块（By courtesy of the Institute of Dermatology，London，UK.）

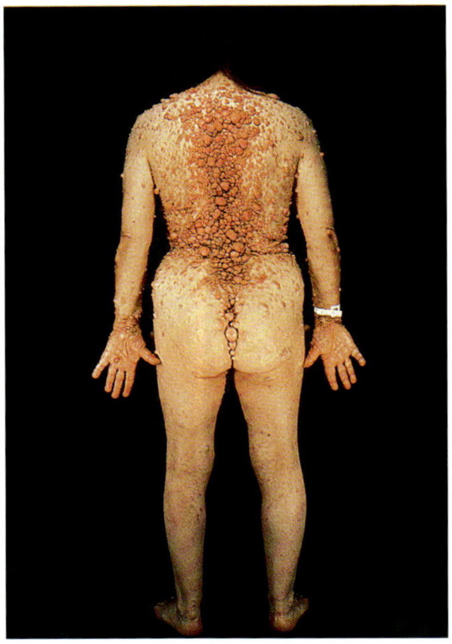

图 35.346 Ⅰ型神经纤维瘤病：该病可导致严重畸形（By courtesy of the Institute of Dermatology，London，UK.）

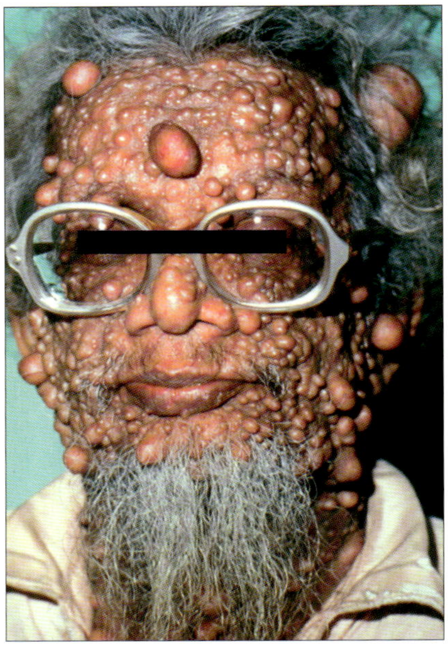

图 35.348 Ⅰ型神经纤维瘤病：明显毁容（By courtesy of the Institute of Dermatology，London，UK.）

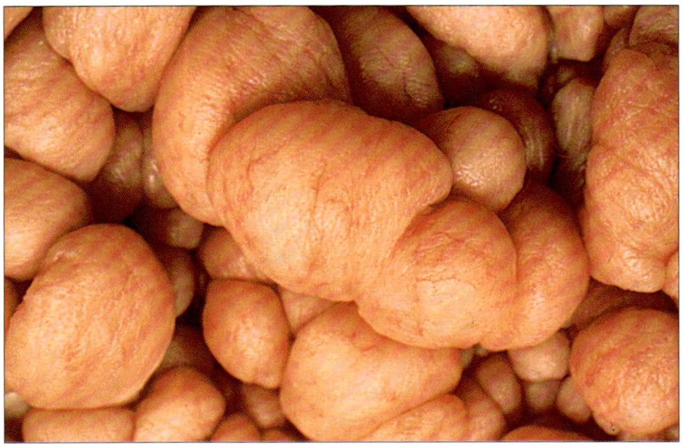

图 35.347 Ⅰ型神经纤维瘤病：近观（By courtesy of the Institute of Dermatology，London，UK.）

弥漫性神经纤维瘤也与神经纤维瘤病有关，皮损泛发于头、颈和背部。和丛状神经纤维瘤不同，除了极个别病例，它很少恶变（图 35.349、35.350）。

有意思的是，NFI 患者即使是正常皮肤，其 S-100 蛋白阳性细胞数目也是增多的[28]。

偶尔，巨大丛状神经纤维瘤可以使皮肤皱褶过度增多，引起所谓的象皮肿样神经纤维瘤（图 35.351）。

Lisch 结节是发生于虹膜的色素性错构瘤，是 NF1 特征性表现（图 35.352）[12]，但从不发生于听神经型或节段型神经纤维瘤病患者。

神经纤维瘤病患者的肿瘤可发生于全身任何部

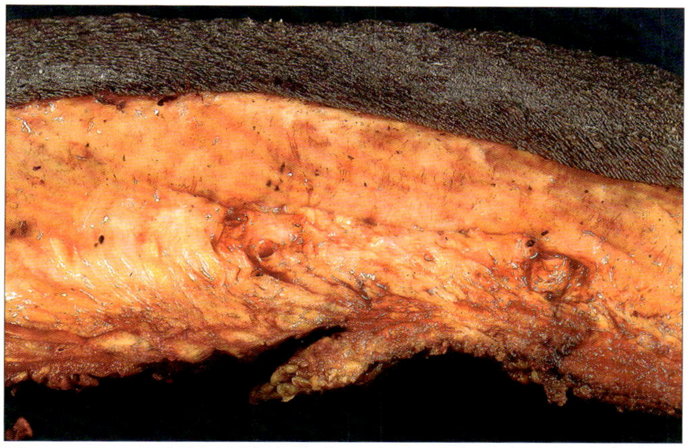

图 35.349 Ⅰ型神经纤维瘤病：真皮和皮下脂肪被淡黄色肿瘤广泛取代——弥漫性神经纤维瘤

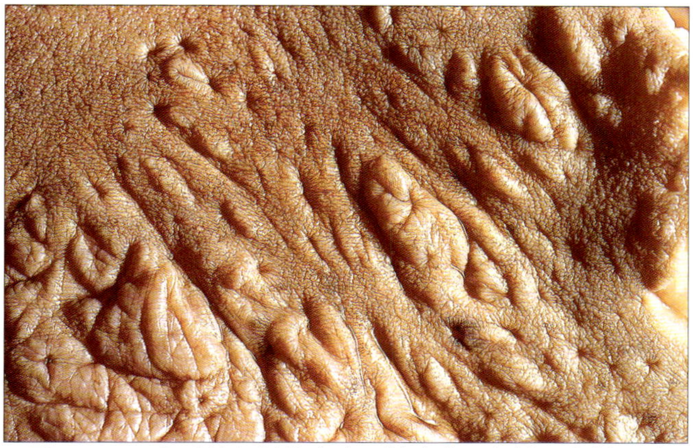

图 35.350 Ⅰ型神经纤维瘤病：肿瘤表面起皱且高低不平

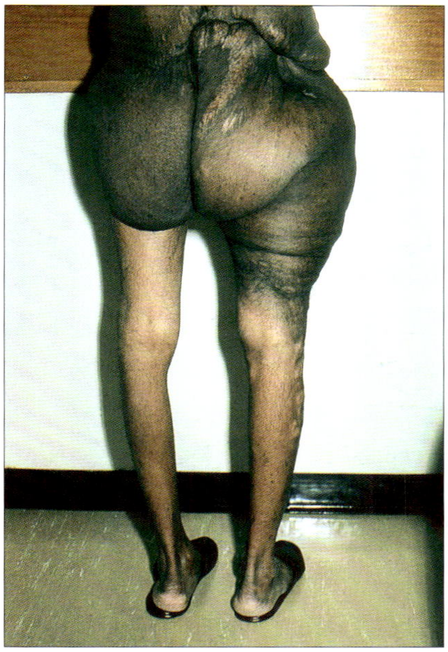

图 35.351 Ⅰ型神经纤维瘤病：象皮肿样类型（By courtesy of D. Allen，MD，St Thomas' Hospital，London，UK.）

位，包括内脏和内脏神经干（图 35.353、35.354）。随着疾病的进展和年龄的增长，肿瘤数目越来越多，最终患者可能出现一些奇特的表现，伴随一些精神和社会问题。神经纤维瘤病还可有各种其他表现包括身材矮小、嗜铬细胞瘤、胃肠道肿瘤（包括腺癌、类癌、生长抑素瘤和胃肠道间质肿瘤）、精神发育迟缓

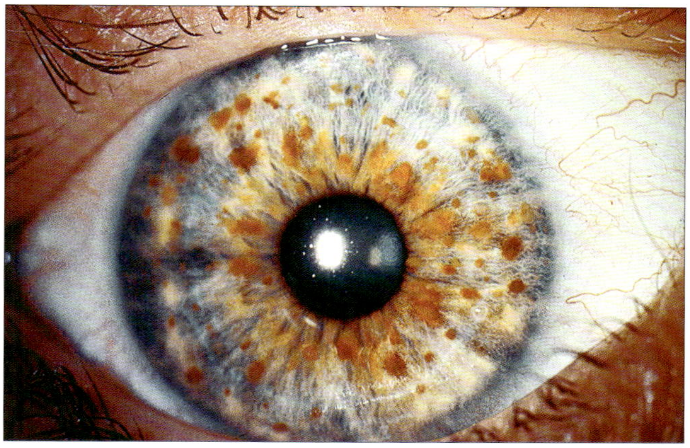

图 35.352 Ⅰ型神经纤维瘤病：多发性 Lisch 结节（虹膜痣）是本病的一个特征性改变（By courtesy of D. Spalton，MD，St Thomas' Hospital，London，UK.）

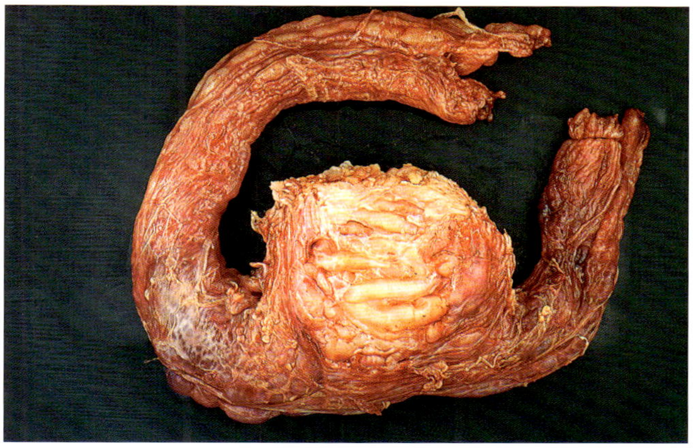

图 35.353 Ⅰ型神经纤维瘤病：该年轻男性的精索上出现一个大的丛状神经纤维瘤（By courtesy of H. Pambakian，MD（retired），St Thomas' Hospital Medical School，London，UK.）

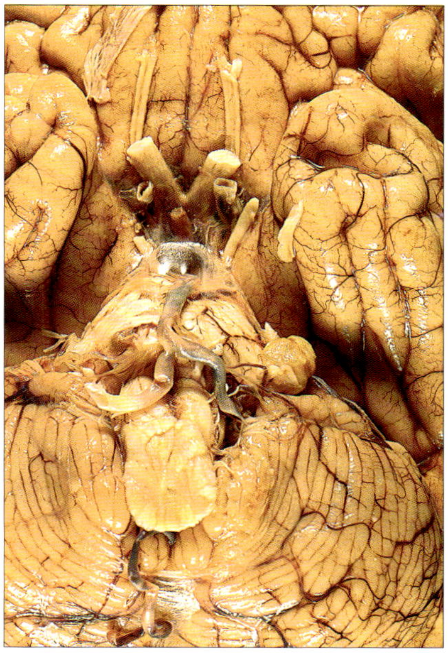

图 35.354 Ⅰ型神经纤维瘤病：小脑脑桥角可见一个典型的听神经瘤，发生于左侧第八对颅神经

和各种中枢神经系统肿瘤（主要是低级胶质瘤，也可为高级胶质瘤如髓母细胞瘤）[11-12，29-33]。可与幼年黄色肉芽肿和儿童白血病并发[34]。也有一些 NF1 联合

软骨发育不良的病例报道[35]。其他一些和本病伴发的症状还有：皮肤 T 细胞淋巴瘤、疣状表皮发育不良、色素性荨麻疹、斑驳病、外泌汗腺血管错构瘤、节段性单侧性雀斑样痣病和多发性血管球瘤，但两者可能是巧合，不一定有因果关系[36-43]。

已证实多发性指（趾）血管球瘤与 NF1 有重要关联[44-45]。也常与 Noonan 综合征并发，二者在发病机制上有相关性[46-47]。

最近研究发现与 NF1 死亡相关的独立因素包括出现皮下神经纤维瘤、皮肤神经纤维瘤的缺如及面部两侧不对称[48]。以下皮肤表现是预示内脏神经纤维瘤的独立因素：至少两个皮下神经纤维瘤，年龄≤ 30 岁，皮肤神经纤维瘤缺如，以及少于 6 个牛奶咖啡斑[49-50]。另有人建立了一个评分系统，用以计算内脏神经纤维瘤风险。

有人指出，NF1 患者出现蓝-红色斑疹和假萎缩性斑疹可能提示神经纤维瘤的发生[51]。

NF1 患者的丛状神经纤维瘤怀孕期间会变大，但该肿瘤并不表达黄体酮受体[52-53]。

正如前面提到的，NF1 患者发生恶性周围神经鞘肿瘤的风险增高，有生之年发生该肿瘤的概率为 8% ～ 13%[54-59]。NF1 患者比散发癌肿患者发生时间更早[59]，复发和转移播散的时间间隔更短[60]。疼痛和皮损增大是提示恶变最常见的征象。大多数恶变发生于四肢，肿瘤侵袭性高，患者平均存活期为 18 个月。肿瘤体积和表达 p53 是预后不良的独立因子[61-62]。鼠模型实验显示，抑癌因子 PTEN（phosphatase and tensin homolog）丢失及癌基因 *K-ras* 过表达在恶变过程中起关键作用[63-64]。

向黑素细胞分化很少见[65]。

听神经神经纤维瘤病（NF2）是由一组听神经神经瘤（神经鞘瘤；见图 35.277）组成的综合征，该组肿瘤常为双侧分布的颅内、椎管内肿瘤，包括星形细胞瘤、脑脊膜瘤和室管膜细胞瘤。文献报道 1 例特殊病例与软组织神经束膜瘤并发[66]。本病致病基因被定位于 22 号染色体[67-68]。

节段性神经纤维瘤病可发生于 NF1 或 NF2 患者，是体细胞镶嵌的结果[69-74]。节段性神经纤维瘤病可发生于经典型 NF1 患者，但更常见于无神经纤维瘤病体征，仅有牛奶咖啡斑的患者。多数患者无阳性家族史，皮损常为单侧性，但也可双侧[74]。

## 组织学特征

神经纤维瘤病患者的皮肤和皮下肿瘤的组织学表现同神经纤维瘤。有报道 1 例 NF1 患者环层小体肥大[75]。约 1/5 病例细胞数量增多，细胞异型性增加，这可能提示恶变风险增加[76]。据报道小花样巨细胞常出现在 1 型神经纤维瘤病的肿瘤中，但它们同样可见于散发性神经纤维瘤[77-78]。恶性外周神经鞘肿瘤比散发性肿瘤更富于细胞，细胞形态更单一[60]。

咖啡斑镜下示功能活跃的黑素细胞数量增多伴巨大黑素颗粒。

# 颗粒细胞瘤

关于颗粒细胞瘤（granular cell tumor）多年来一直有争议，特别在其组织发生方面[1-4]。随着免疫组化的应用现已明确绝大多数颗粒细胞瘤都是神经外胚层来源[4-5]。然而，必须指出的是，颗粒细胞是二级溶酶体数量增多引起的，同时可见于许多肿瘤，比如间充质肿瘤如平滑肌肿瘤和上皮肿瘤包括基底细胞癌，可局灶分布也可广泛存在[6-7]。另外，有一类主要位于真皮的颗粒细胞瘤，具有“裸”表型（见下）[8]。所有的颗粒细胞瘤，不管它们如何分化，都呈 NKI-C3 阳性，NKI-C3 是公认的黑素细胞瘤标记。进一步确定其分化特征往往需要各种组化标记[4，8]。

下面主要描述更常见的神经外胚层来源的颗粒细胞瘤。

## 临床表现

颗粒细胞瘤比较常见，最常发生于 30 ～ 60 岁，女性好发[9]。本病可见于几乎全身任何部位的皮肤、皮下或内脏，但最常发生于舌、躯干或四肢，尤其是双臂[10-11]。其次比较好发的部位包括双足、肛周和外生殖器，后者包括阴茎、阴囊、女阴（阴唇和阴蒂）和乳房[12-22]。此外甲状腺、腮腺、食管、气管、喉、肺、纵隔、直肠、十二指肠、胰、胆管、输尿管、膀胱、神经以及颅内等也有报道[23-39]。多达 10% 的患者发生多发性肿瘤（可位于皮肤、口腔或内脏，尤其是在胃肠道）[40-44]。家族性发病罕见。肿瘤生长缓慢，直径常小于 2 cm，有时有疼痛感，常呈疣状外观（图 35.355）。巨大的肿瘤很罕见。除了少数浸润性生长的病例，局部复发很少见。偶有报道本病与神经纤维瘤病相关者[36，45]。

皮损恶变极少发生，一般位置较深[46-57]。文献报道一例罕见的恶性颗粒细胞瘤，与一根神经有关联，还有肿瘤与多发性肌炎相关的个案报道[56-57]。另有报道颗粒细胞瘤、神经鞘瘤和白癜风并发，颗粒

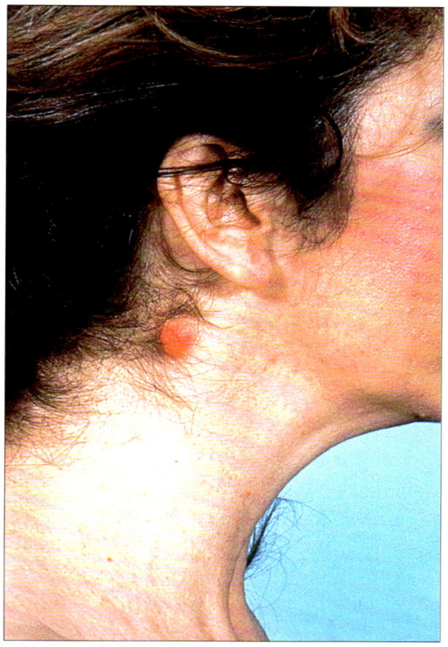

图 35.355　颗粒细胞瘤：临床上肿瘤没有明显特征，表现为缓慢生长的丘疹或结节（By courtesy of D. Munroe，MD，St Bartholomew's Hospital，London，UK.）

细胞瘤与 LEOPARD 综合征并发、与 Noonan 综合征并发、与先天性聋哑相关各 1 例[58-61]。

对一例恶性颗粒细胞瘤进行细胞遗传学分析示 46,XX,＋X,dic（5;15）[62]。

## 组织学特征

颗粒细胞瘤界限不清，由大的圆形或椭圆形细胞排列成巢或条索状而成，胞质见淡嗜伊红染色的颗粒，颗粒经淀粉酶消化后 PAS 染色阳性（图 35.356、35.357）。细胞边界不清，致呈合胞体状，核形态一致，小而圆，常位于中央。核分裂象数量不等。Pustulo-ovoid body of Milian 很常见，表现为大颗粒周围绕以清晰的晕轮[63]。细胞可以有显著的改变但

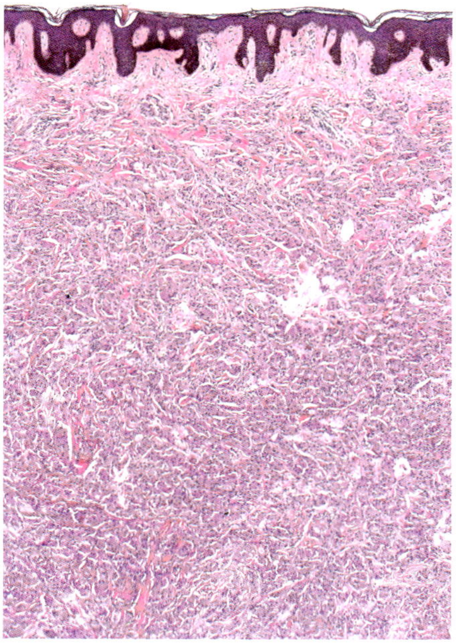

图 35.356　颗粒细胞瘤：病变由胞质内具有嗜酸性颗粒的大细胞组成

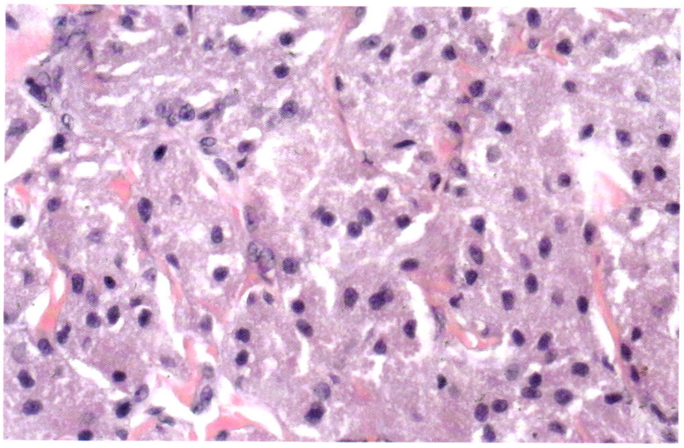

图 35.357　颗粒细胞瘤：高倍视野

较少发生[64]。报道少数病例呈显著的丛状生长方式，其中一例病变位于神经内[65-67]。结直肠肿瘤可出现钙化和透明样变性[32, 68]。罕见一例报道，其他方面组织学表现良性的肿瘤出现静脉内侵袭[69]。

本病的一个共同特征是真皮或舌部肿瘤上方的鳞状上皮呈假上皮瘤样增生，有时会被误诊为鳞状细胞癌（图 35.358）。假上皮瘤样增生的形成似乎与表皮生长因子或转化生长因子的作用无关[70]。有时向神经周围浸润也是一个显著特征（图 35.359）。偶尔，

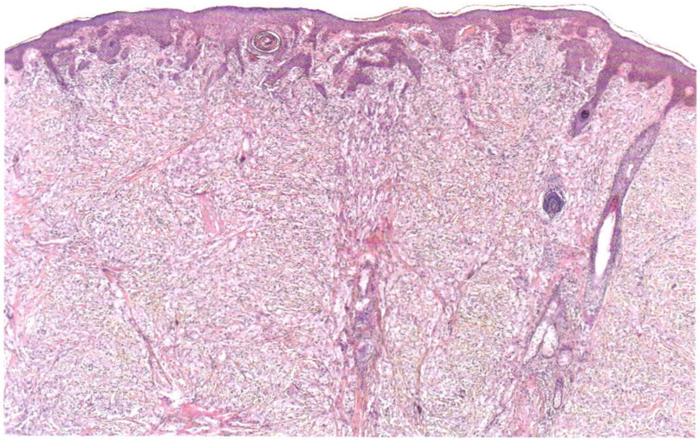

图 35.358　颗粒细胞瘤：肿瘤上方的鳞状上皮常呈显著的假上皮瘤样增生，不应误诊为表皮侵袭性肿瘤

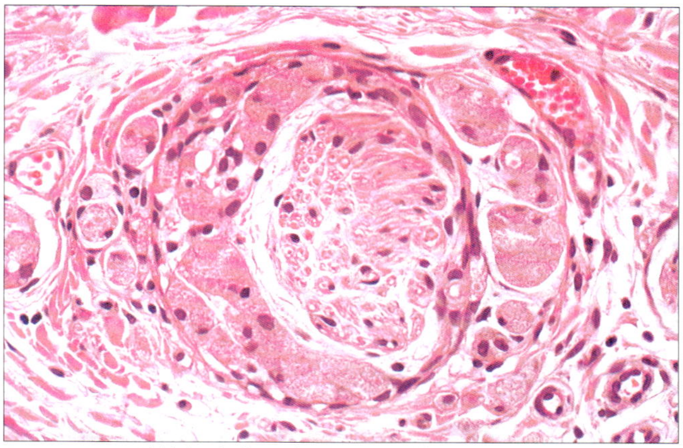

图 35.359　颗粒细胞瘤：有时出现围神经浸润是其特点之一，可能无临床意义

肿瘤周围可出现显著的纤维化，有一例病例还可见骨化[71-72]。文献报道一例病例出现 Paget 样播散，该病例有恶性特征[73]。肿瘤细胞 NKI-C3、NSE、CD68 和 S-100 均阳性（图 35.360）[4, 12]，还可表达钙视网膜蛋白（calretinin）、抑制素（inhibin）的 α 单位、PGP9.5、巢蛋白（nestin）和低亲和力神经生长因子受体[15, 74-77]。黑素细胞标记中，Melan-A 可局灶阳性，MITF 常弥漫阳性，但 HMB-45 始终阴性[78]。

关于恶性颗粒细胞瘤的组织学标准尚未明确，有的病例组织学只有轻度的不典型性即发生了转移[46, 57]。和恶变有关的特征有：肿瘤体积大（> 5 cm），生长快，侵入血管，坏死，分裂象多和异型性增加[46-48, 51-54]。

电镜下肿瘤细胞包含大量溶酶体。

### 鉴别诊断

诊断一般没有问题。有时需与成人横纹肌瘤相鉴别，后者 desmin 和 myoglobin 阳性。有时还需与颗粒细胞组织细胞反应鉴别，后者常常还有其他炎细胞浸润。

## 新生儿牙龈颗粒细胞瘤

### 临床表现

新生儿牙龈颗粒细胞瘤（gingival granular cell tumor of the newborn）（又称先天性牙龈瘤）非常罕见，表现为先天性息肉状改变，最常见于上颌牙槽嵴侧面[1-3]。患者多为女性，偶尔出现多发性皮损[4-6]，后者可出现梗阻症状[7]。肿瘤在出生后并不变大，常常自行消退，甚至切除不完全也可消退，这些特点提示本病可能是反应性的。

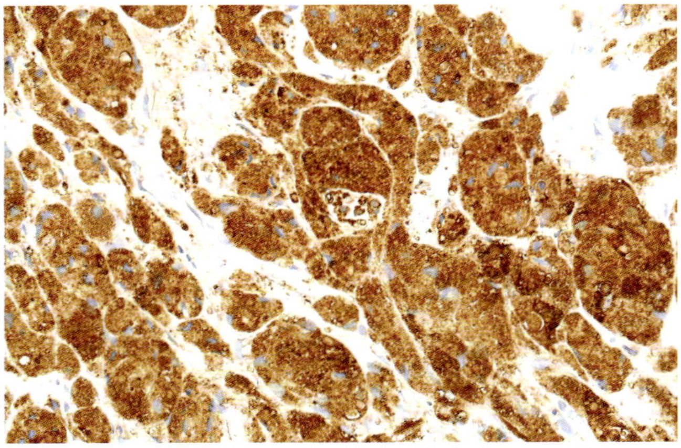

图 35.360 颗粒细胞瘤：肿瘤细胞表达 S-100 蛋白

### 组织学特征

组织学特点几乎与常见的神经外胚层病变一致，但血管增生更明显，有时有稀疏的由淋巴细胞和组织细胞组成的炎性浸润，有时见牙源性上皮岛。

免疫组化染色肿瘤细胞 S-100 蛋白、p75/NGFR 阴性，PGP9.5、NKI/C3 阳性[9]。超微结构研究提示本病系未分化间充质细胞来源。

## 神经鞘黏液瘤

### 临床表现

神经鞘黏液瘤（nerve sheath myxoma）最常发生于四肢，主要是手 / 手指，膝 / 胫前和踝 / 足部，好发于 40 ～ 50 岁，男性多见[1-7]。很小一部分患者发生于头颈部，包括口腔[8-10]。文献报道一例发生于甲下[11]。本病与神经纤维瘤病无关，典型者为无症状孤立性肤色结节，高出皮面，持续存在，病期长短不一，直径多小于 3 cm[1-7]。局部复发可高达 47%，有时可多发。无明显恶变倾向[7]。

### 组织学特征

组织学表现有特征性。肿瘤边界清楚，多结节状或分叶状，无包膜，主要位于真皮和皮下（图 35.361 ～ 35.363）。

肿瘤小叶大小不一，互相之间由细的纤维血管间隔分开。小叶由上皮样细胞、星形细胞、梭形或环状细胞组成，胞质淡染，境界不清，嵌在大量黏液样基质中（图 35.364）。肿瘤细胞排列成条索状、小巢状，

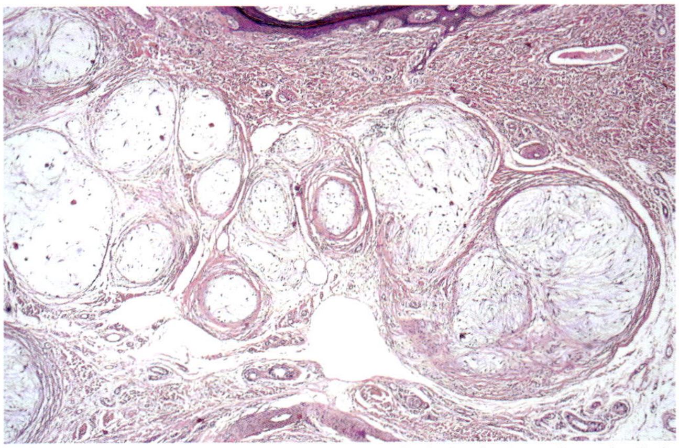

图 35.361 神经鞘黏液瘤：肿瘤由散在的小叶组成，小叶由纤维间隔分开

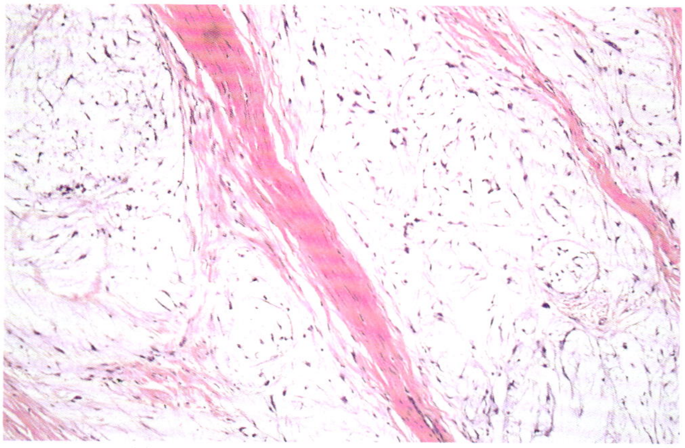

图 35.362 神经鞘黏液瘤：小叶由纤细的梭形细胞组成，细胞散布于黏液样基质中

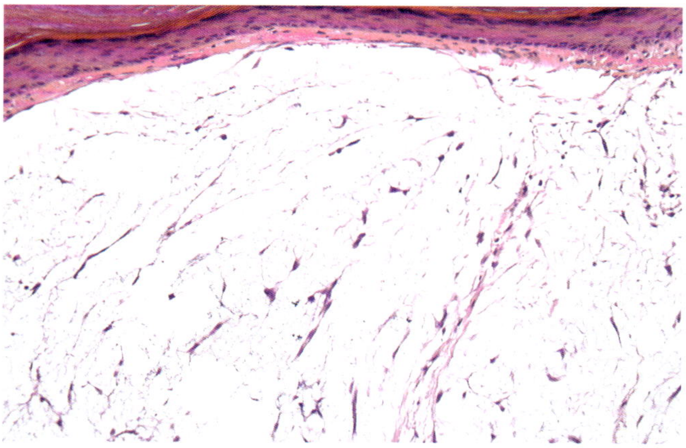

图 35.363 神经鞘黏液瘤：高倍视野示纺锤形和星形肿瘤细胞

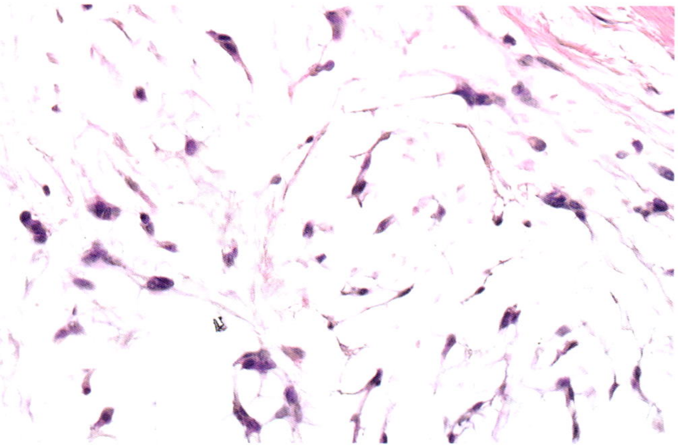

图 35.364 神经鞘黏液瘤：注意黏液样基质

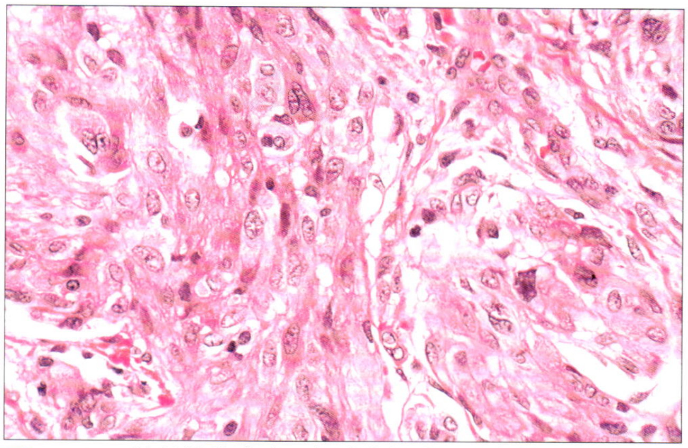

图 35.365 神经鞘黏液瘤：切片中细胞呈上皮样，胞质丰富，空泡状核明显

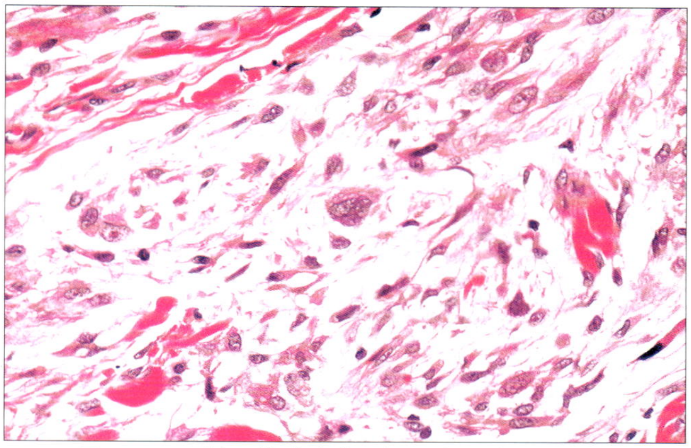

图 35.366 神经鞘黏液瘤：视野中见多核巨细胞

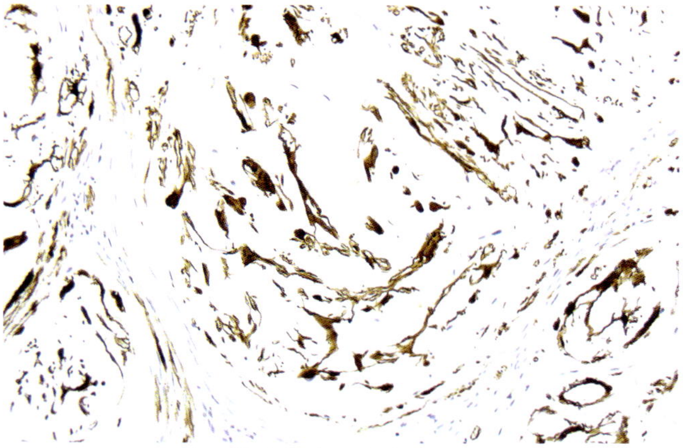

图 35.367 神经鞘黏液瘤：肿瘤细胞 S-100 蛋白阳性

有时呈合胞体样[7]。有些小叶中可见到更大更圆的细胞，核深染，富含染色质，胞质嗜伊红染色（图 35.365）。偶见多核巨细胞。常见少许分裂象，但异常的核分裂象不多见（图 35.366）。

肿瘤内和肿瘤周围可见散在的慢性炎症细胞和肥大细胞浸润。仔细检查毗邻的小的周围神经可见到其内肿瘤样黏液样改变；但肿瘤内的神经纤维不可辨认。肿瘤细胞 S-100 蛋白和低亲和力神经生长因子受体常阳性（图 35.367）[7, 12-13]。胶质细胞原纤维酸性蛋白（GFAP）和 CD57 则不同程度阳性[7, 13]。以上这些发现支持本病向神经鞘分化。肿瘤小叶周围有时绕以一层 EMA 阳性细胞（图 35.368）。

1986 年，Rosati 等发现典型的神经鞘黏液瘤基础上出现富于细胞的小叶，他们将其命名为“细胞型神经鞘黏液瘤”[14]。但这组病例与 Barnhill 和 Mihm 在 1990 年报道的“细胞型神经鞘黏液瘤”大不相同[15]。虽然后者的组织学特点和免疫组化表现并不支持神经鞘起源（见下），但仍被称为“神经鞘黏液瘤”。

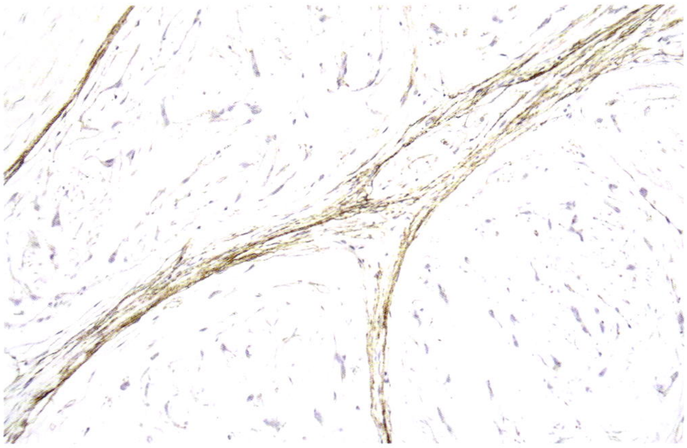

图 35.368 神经鞘黏液瘤：神经束膜 EMA 染色阳性

## 鉴别诊断

与浅表性血管黏液瘤的鉴别依据是，后者境界不清，血管不明显，有散在炎症细胞，常伴有上皮成分。黏液性神经纤维瘤界限不清并且缺乏小叶结构，可与本病区别。皮肤黏液瘤细胞成分少，几乎无血管，间质中有大量的黏蛋白，容易与本病鉴别。栅状有包膜的神经瘤出现显著的黏液样改变的时候，与本病很难鉴别[16]。

# 细胞型“神经鞘黏液瘤”

## 临床表现

如 Barnhill 和 Mihm 在 1990 年所报道，细胞型“神经鞘黏液瘤”（cellular “neurothekeoma”）常见于儿童和青年人的头、颈、上肢，其次是躯干，女性多见[1-8]。中老年人少见[9]。有时可见于上颌、球结膜、口腔、下咽部、耳和外阴[10-16]。病变为慢性肤色丘疹，直径一般小于 1 cm。罕见多发性皮损[8, 17]。局部复发罕见，曾有一项大型研究报道复发率 7% 左右，很可能存在转诊偏倚[7-8, 18]。复发者更多见于面部[7, 18]。有些病例见不典型性改变，有潜在的恶变可能[19-20]，但生物学行为良性。

## 组织学特征

肿瘤界限不清，位于真皮网状层，经常局部延伸至皮下组织。不典型病例可蔓延至更深层皮下组织。文献报道一例病例，肿瘤完全位于皮下，非常罕见[21]。面部肿瘤可局部累及骨骼肌。肿瘤呈分叶状生长模式，由小巢状和丛状排列的上皮样和短梭形细胞组成，细胞胞质淡染，嗜酸性，核空泡状，轻度或无异型性（图 35.369 ～ 35.371）。25% 以下的病例可见到更显著的细胞异型性[7]。正常的有丝分裂象很常见，在有些病例甚至很显著，罕见异常核分裂象[8]。可见多核巨细胞，包括破骨样巨细胞。肿瘤周围的胶原有时略有硬化。当这种改变很显著时，可认为是促结缔组织增生的[22]。显著的丛状模式很罕见，偶可见肿瘤呈更大的分叶状[7, 23]。黏液样改变常见，多呈局灶性，个别病例较明显[7, 24]。文献报道 2 例肿瘤含黑素[25]。

不典型性细胞型神经鞘黏液瘤的细胞体积更大，

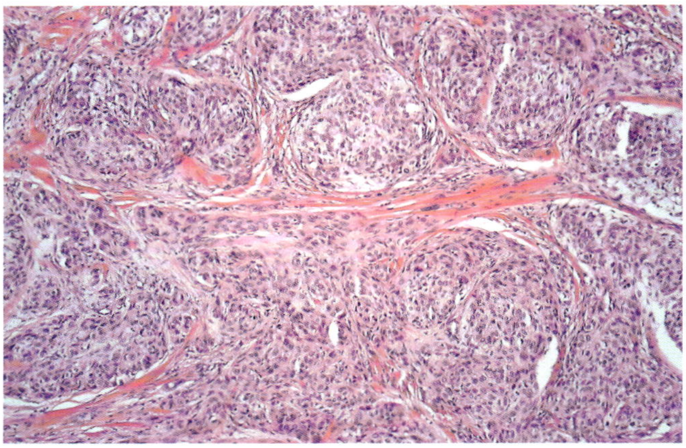

图 35.369 细胞型神经鞘黏液瘤：肿瘤由淡染的成巢或成束的嗜酸性细胞构成

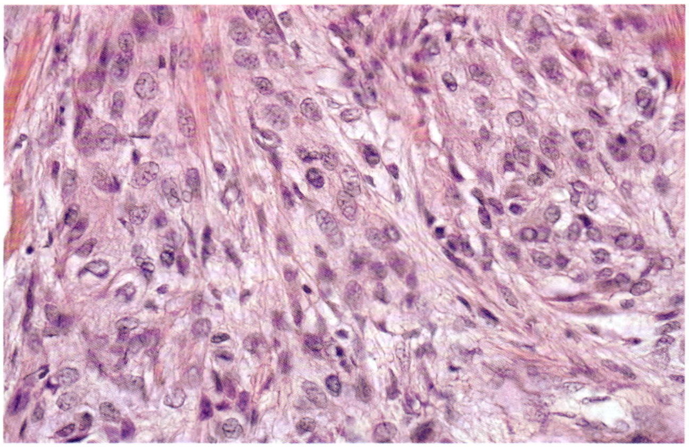

图 35.370 细胞型神经鞘黏液瘤：细胞有丰富的胞质和空泡状核

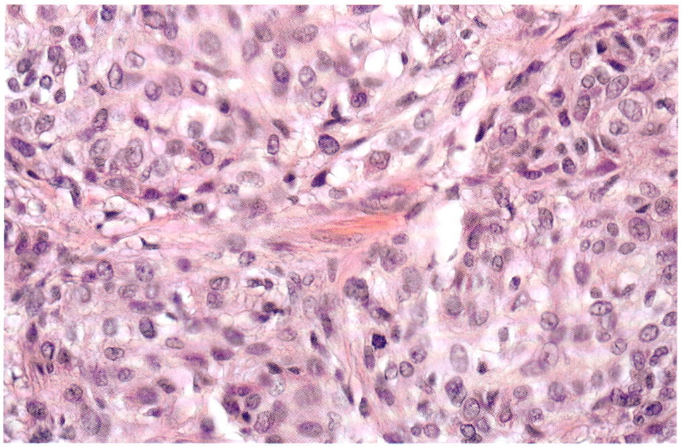

图 35.371 细胞型神经鞘黏液瘤：有时可见有丝分裂象

深在，呈浸润性生长方式，侵犯血管，核分裂象多见，并有显著的细胞学不典型性（图 35.372、35.373）[7, 19]。

该肿瘤的组织学发生仍是个谜[2-5]。有人认为其是成纤维细胞 / 成肌纤维细胞系分化而来，可能代表了丛状纤维组织细胞瘤的某些病谱[7, 26-27]。其免疫表型很特别，所有病例 S-100 阴性，而 NSE、NKI-C3（最初认为是非常不特异的黑素瘤标记）和 CK10 阳性（图 35.374）[7-8, 28]。虽然有报道称 NKI-C3 在梭形细胞为主的肿瘤中趋于阴性，但是我们并没能印证[29]。一般来说，纺锤形细胞为主的肿瘤 NKI-C3 趋于阴性[16]。虽然 S-100 阴性，S100A6 在所有报道的病例中均为阳性[30]。部分病例局部 SMA 阳性[2]。PGP9.5、MITF-1（小眼畸形转录因子）和 podoplanin（D2-40）也有本病有用的标志物[29, 31-32]。曾报道 1 例 desmin 阳性[7]。

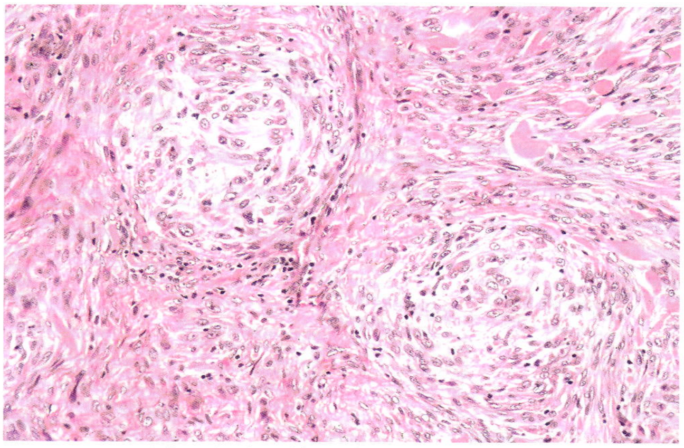

图 35.372 不典型细胞型神经鞘黏液瘤：肿瘤细胞大小不一且有细胞学异型性

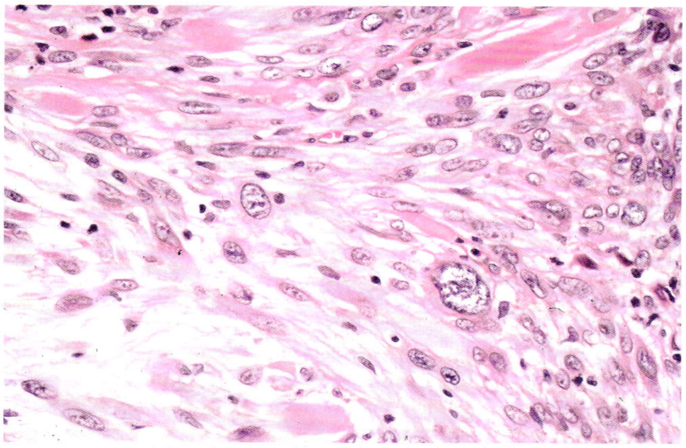

图 35.373 不典型细胞型神经鞘黏液瘤：高倍镜，注意明显的核多形性

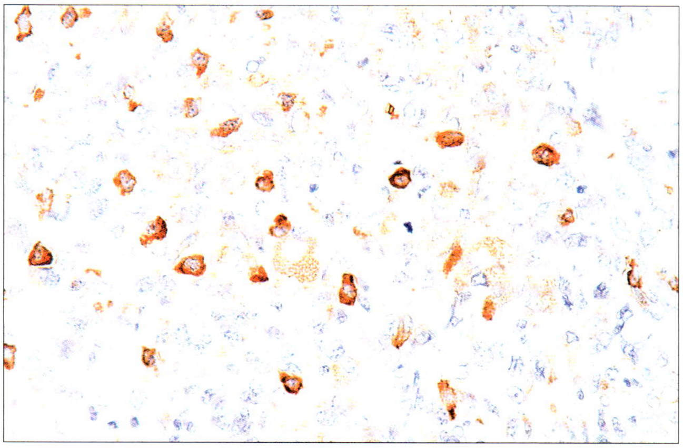

图 35.374 细胞型神经鞘黏液瘤：肿瘤细胞表达 NKI-C3，但 S-100 蛋白阴性

## 鉴别诊断

本病的整体模式和黑素细胞瘤有相似之处，但本病无表皮成分，组化标记 S-100、HMB-45 和 Melan-A 均阴性。神经鞘黏液瘤主要位于肢端，细胞成分少，肿瘤小叶富含黏液，嵌以星形细胞，细胞 S-100 阳性。

# 神经束膜瘤

## 临床表现

神经束膜瘤（perineurioma）最早发现于皮下组织，被称为软组织神经束膜瘤或席纹状神经束膜纤维瘤[1-4]。实际上，神经束膜瘤为一谱性肿瘤，还包括皮肤神经束膜瘤、神经内神经束膜瘤和硬化性神经束膜瘤等[5-12]。

- 皮肤神经束膜瘤。相对常见，表现为小的丘疹，好发于中年人，尤其是中年女性的下肢[5-8]。本病良性，无局部复发倾向。
- 软组织神经束膜瘤。临床表现与皮肤神经束膜瘤很像，只是病变更大，可达 5 cm，且位于皮下[1-4]。
- 恶性软组织神经束膜瘤。很少见[13-16]。有局部复发的报道，但罕见转移，至今尚无致死的报道。
- 神经内神经束膜瘤。主要见于青年人。由于病变位于神经内，患者可出现局部神经症状[9-10]。
- 硬化性神经束膜瘤。良性，见于青年人，好发于手指和手掌。肢端以外的皮损非常罕见[17]。有个别报道肿瘤双侧发生，及多发性者[18-19]。生物学行为良性[11-12]。

## 组织学特征

皮肤神经束膜瘤边界清楚，常呈哑铃状，由短的淡染的纺锤状细胞排列成束而成，局部排列成涡纹状和席纹状结构（图 35.375 ～ 35.377）。肿瘤细胞可呈上皮样，甚至很显著（图 35.378、35.379）。胶原可呈不同程度的玻璃样变，有的见散在单一核炎症细胞浸润。有报道肿瘤内出现骨化、颗粒细胞改变和脂肪细胞[20-22]。在一例多发性病例中，病变示神经束膜瘤和颗粒细胞瘤的混合特点[23]。另有文献报道 1 例见颗粒细胞改变[24]。软组织神经束膜瘤与皮肤型病理表现非常相似。肿瘤边界清楚，富于细胞，由均一的双极细胞组成，排列成束状、涡纹状或席纹状，细胞核小而细长。有些病例细胞成分较少，有黏液样基质。有丝分裂象罕见，无多形性。

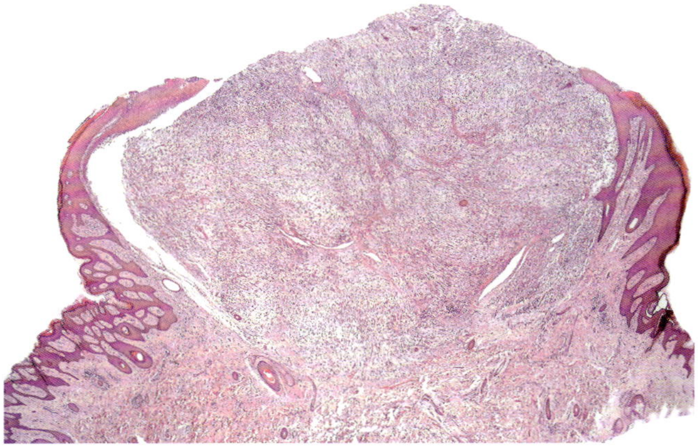

图 35.375 神经束膜瘤：肿瘤很像隆突性皮肤纤维肉瘤，但一般界限更清楚

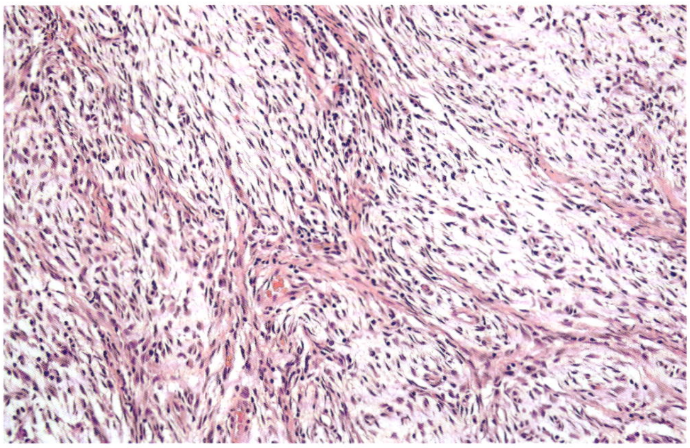

图 35.376 神经束膜瘤：涡纹状生长模式

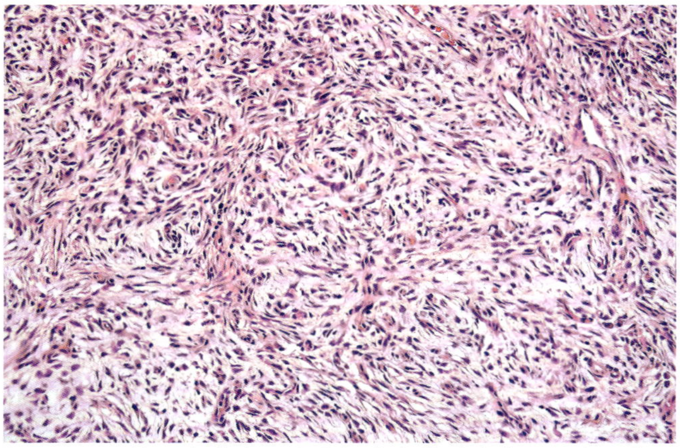

图 35.377 神经束膜瘤：肿瘤细胞常排列成典型的席纹状生长模式

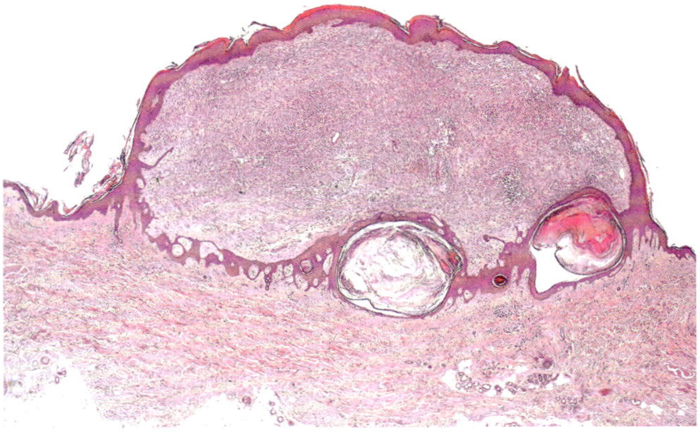

图 35.378 上皮样神经束膜瘤：此片斜切，示一领圈状结构将肿瘤包围

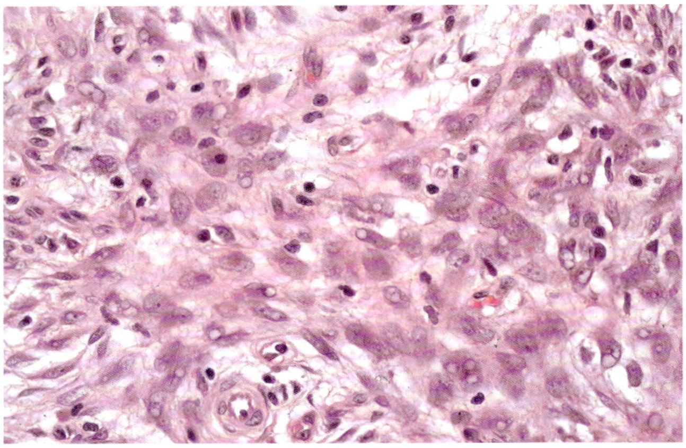

图 35.379 上皮样神经束膜瘤：高倍视野示核详情。注意核内假包涵体。该肿瘤易误诊为黑素细胞肿瘤或上皮样纤维组织细胞瘤

有报道软组织神经束膜瘤出现网状模式（图 35.380）[25-26]。该病变由交织成条索状的纺锤状细胞组成，呈花边状或网状生长方式，肿瘤细胞胞质呈淡粉红色，可见胞质两极化过程。

神经内神经束膜瘤的肿瘤细胞围绕单个轴突增殖，

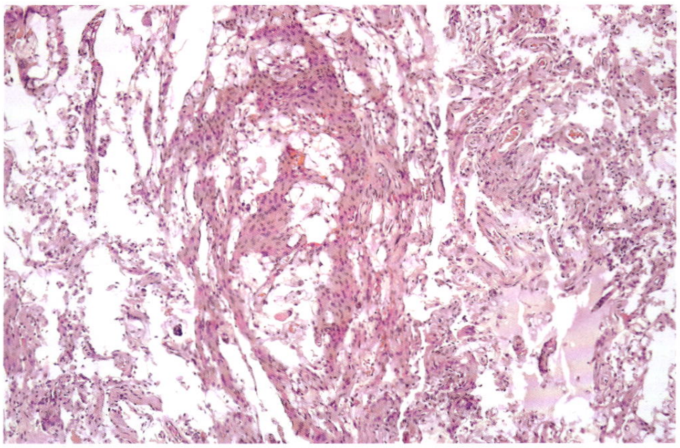

图 35.380 网状神经束膜瘤：注意花边状生长模式

形成特征性的洋葱皮样外观。另有一例报道呈网状[27]。

硬化性神经束膜瘤的肿瘤细胞排列成条索状、束状和涡纹状，周围胶原显著玻璃样变性（图 35.381、35.382）。无细胞不典型性，偶见有丝分裂象。有一例病例含成熟脂肪细胞[28]。

丛状模式非常罕见[26]。

所有神经束膜瘤的肿瘤细胞 EMA 弥漫阳性，但其他神经标志物，包括 S-100 蛋白均阴性，提示神经束膜分化（图 35.383）[3-4]。少数病例不同程度 CD34 阳性（图 35.384）。有报道软组织神经束膜瘤和硬化性神经束膜瘤局部角蛋白阳性，但很罕见[11]。

有报道少数神经束膜瘤 22 号染色体有异常及 *NF2* 基因缺失[10, 29]。

## 鉴别诊断

隆突性皮肤纤维肉瘤：本病 CD34 弥漫阳性，呈浸润性生长。

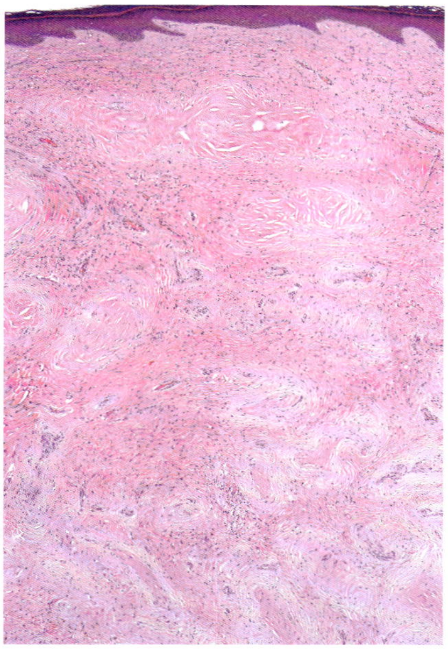

图 35.381 硬化性神经束膜瘤：肿瘤以致密的纤维性基质为特征

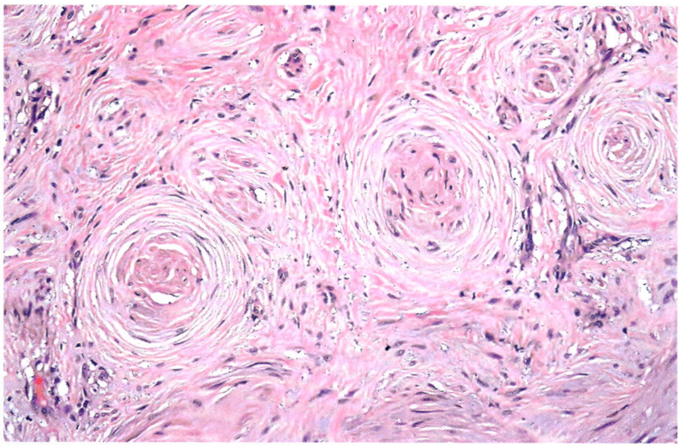

图 35.382 硬化性神经束膜瘤：残存的结节散在分布于整个皮损

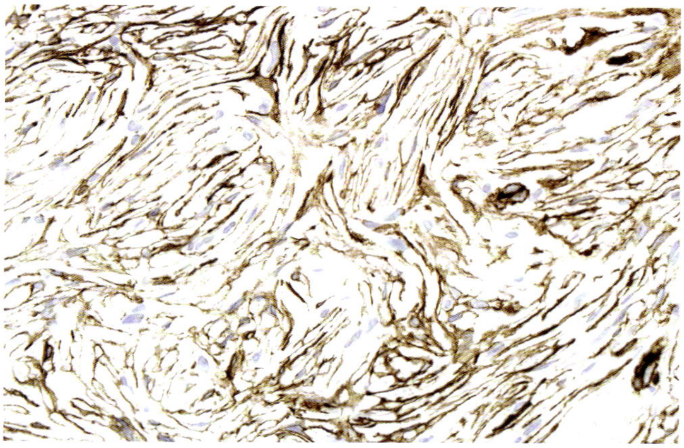

图 35.383 硬化性神经束膜瘤：肿瘤细胞表达上皮细胞膜抗原

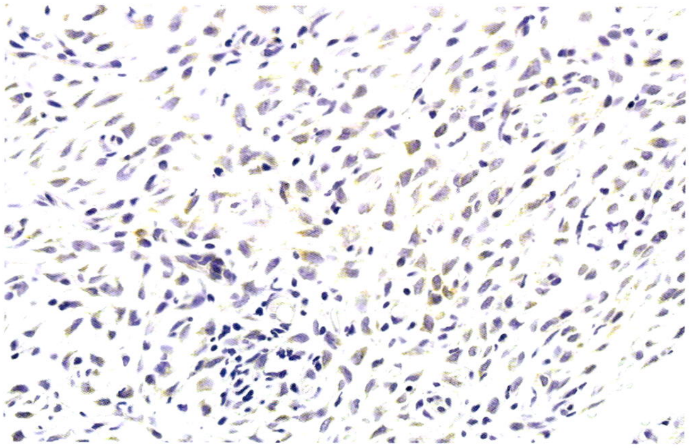

图 35.384 硬化性神经束膜瘤：胞质表达 CD34

其他神经肿瘤：往往无席纹状模式，S-100 蛋白常常阳性。

（陈 佳译 姜祎群校 高天文审）

# 异位

## 脑（脊）膜异位

表现在皮肤上的脑（脊）膜皮损通常被称为“皮肤脑（脊）膜瘤”，这个名称容易让人联想到肿瘤起源。实际上大多数皮损可能为错构瘤或为发育缺陷，所以我们更倾向于使用脑（脊）膜异位（meningeal heterotopias）这一名称。为方便起见通常将皮肤脑（脊）膜皮损分为三型[1]，但Ⅰ型和Ⅱ型间有很大程度的重叠，尤其是组织学方面，它们可能是相似错构过程中的不同变异。

### 临床表现

Ⅰ型皮损又被称为异位的脑（脊）膜错构瘤

（ectopic meningothelial hamartoma）和滞留性脑膜膨出（sequestrated meningocele）[2-6]。尽管为先天性发病，有时直到儿童期或青春期才被发现。男女发病率相等，表现为非特异性皮肤或皮下结节或斑块，常位于头皮尤其是枕部，其次为背部中线（图 35.385）。临床常诊断为囊肿。其下方骨无异常。

Ⅱ型主要出现于成人头颈部，罕见于儿童[7-8]。文献报道一例患者发病与妊娠有关，另一例患者伴有颅骨骨膜窦[9-10]。其生物学行为完全良性，也是一种错构瘤。

Ⅲ型是原发性颅内脑膜瘤的局部侵袭或转移灶[11]，好发于头皮，常沿着骨的解剖缺陷生长。有外伤后发生脑膜瘤的病例报道[12]。

## 组织学特征

Ⅰ型皮损位于真皮深部和皮下，表现为不规则的细长交织吻合的扩张的间隙，类似于血管腔，分布于略微增厚的胶原束间（图 35.386 ～ 35.388）。间隙内衬以或充满小而圆的嗜酸性上皮样脑膜细胞（meningothelial cells），细胞轻微或无异型性，无有丝分裂象。EMA 染色阳性（图 35.389）。部分区域可见脑膜细胞包绕在透明样变的胶原束周围，并出现钙化或形成沙样瘤小体（图 35.390、35.391）。偶尔可见多核细胞。肿瘤内正常的血管数量增多，真皮内可见明显的脂肪组织。

Ⅱ型的特征为少量散在分布的实性脑膜细胞巢，细胞巢相对更大。文献报道 1 例由残留性脑膜膨出发展而成脑膜瘤[13]。

Ⅲ型表现颅内脑膜瘤的特征。肿瘤由梭形和卵圆形脑膜细胞组成，具有不定量的纤维胶原基质（图 35.392、35.393）。肿瘤细胞常常排列成涡纹状或席纹状，有时排列成小叶状或束状。有时可见到较大的边界不清的卵圆形细胞呈片状分布，形成合胞体样结构。沙样瘤小体也很常见（见图 35.393）。

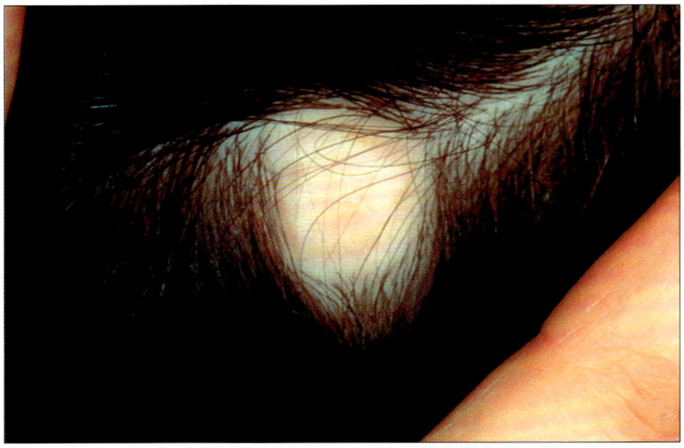
图 35.385 异位的脑膜错构瘤：头皮是好发部位（By courtesy of the Institute of Dermatology，London，UK.）

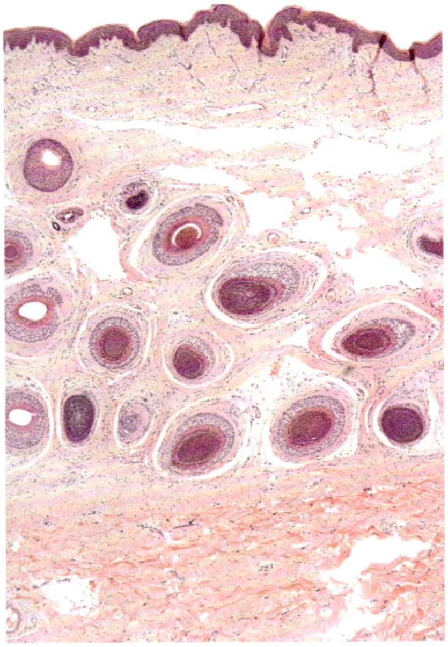
图 35.386 异位的脑膜错构瘤：皮损由内衬脑膜细胞的假血管裂隙组成

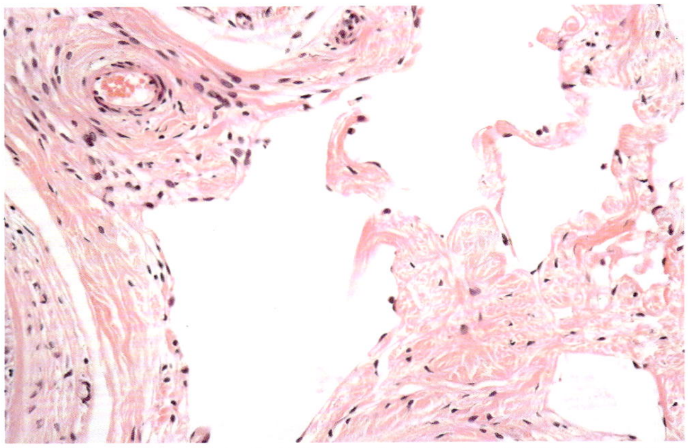
图 35.387 异位的脑膜错构瘤：高倍镜显示脑膜细胞沿囊性腔隙呈线状排列

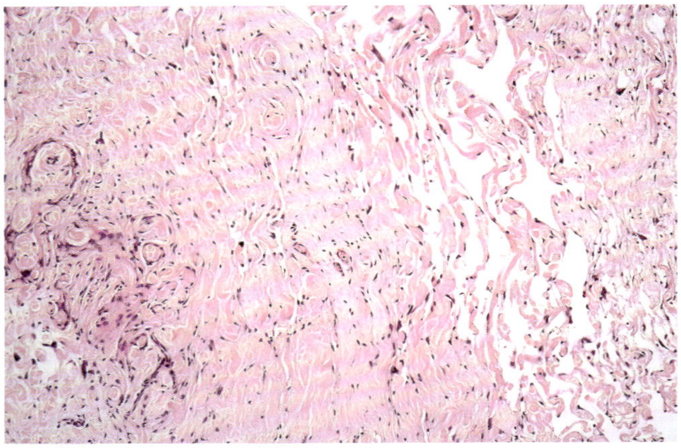
图 35.388 异位的脑膜错构瘤：假血管腔隙形成伴随致密的纤维组织

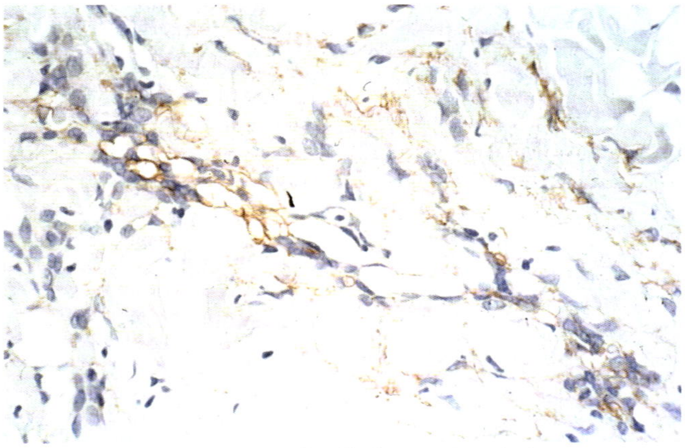

图 35.389 异位的脑膜错构瘤：肿瘤细胞表达 EMA

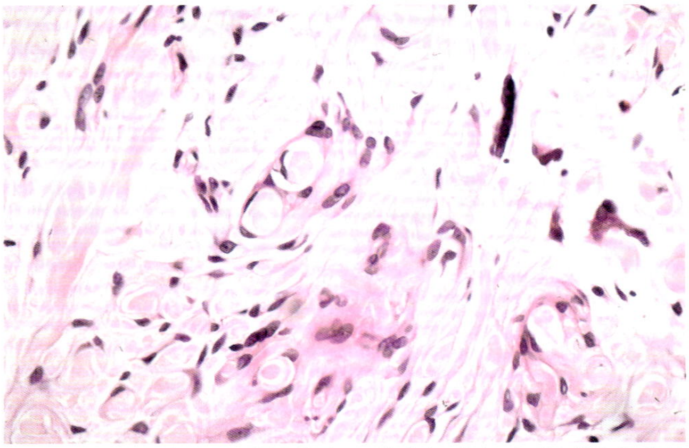

图 35.390 异位的脑膜错构瘤：肿瘤细胞包裹胶原是本病的一个特征

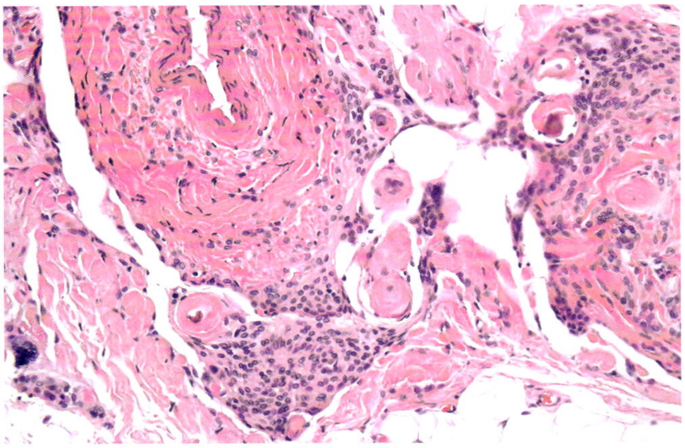

图 35.391 异位的脑膜错构瘤：沙样瘤小体有时也是本病的特征。注意脑膜细胞增生显著

## 鉴别诊断

Ⅰ型皮损有假血管表现，可能与血管肉瘤混淆。但是后者一般发生于老年人，细胞有不典型性，多层排列，并见有丝分裂象，血管标记物呈阳性表达，而 EMA 标记阴性。

Ⅰ型和Ⅱ型皮损与转移性癌的鉴别之处在于后者病史短，细胞有异型性，可见有丝分裂象，并且角蛋白标记阳性。

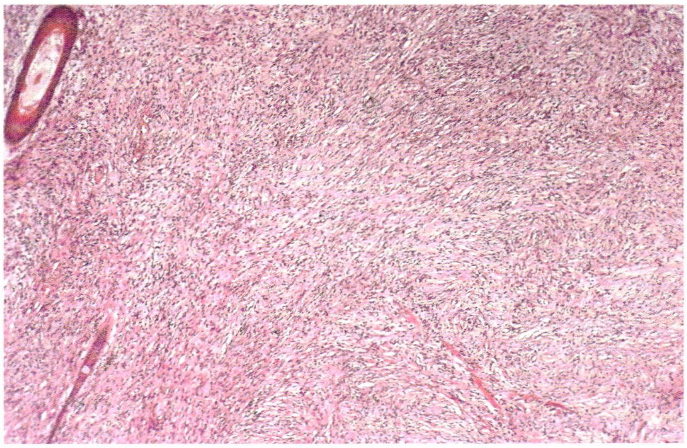

图 35.392 皮肤“转移性”脑膜瘤：真皮内见弥漫的梭形细胞肿瘤

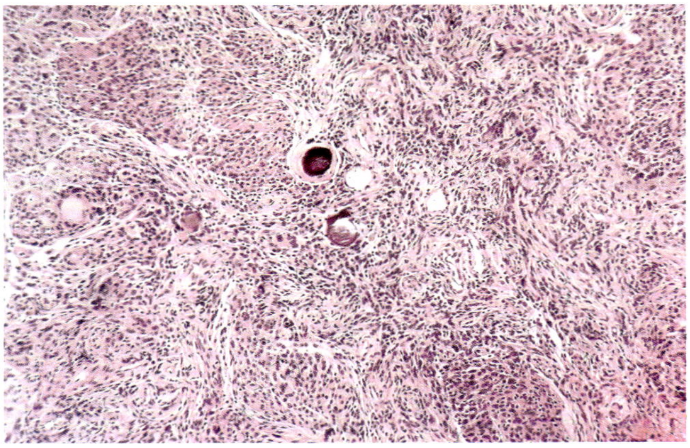

图 35.393 皮肤“转移性”脑膜瘤：瘤内见显著的典型嗜碱性沙样瘤小体，分化良好

# 神经胶质异位

## 临床表现

神经胶质异位（glial heterotopias）为罕见的先天性发育畸形，主要见于婴儿，偶尔可首发于成人[1-5]。有报道 1 例成人患者因失明就诊，查体发现神经胶质异位[6]。绝大多数位于皮下，表现为与鼻梁毗邻的硬块，常伴发器官距离过远（图 35.394）。近 1/3 病例仅位于鼻内。少数患者两个部位皆累及。因大多数病例发生于鼻内或鼻周，又被称为鼻神经胶质瘤。皮损可表现为结节或息肉，发生于鼻内者常伴有呼吸道阻塞症状[7]。罕有病例发病于唇、咽、口腔、头皮甚至后背中线[8-11]。多发皮损罕见，也可同时发生异位和脑膨出[12]。曾报道一例患者伴发骈胝体发育不全[13]。文献报道 1 例患者伴发 PHACE 综合征（后颅窝畸形、头面部血管瘤、动脉异常、心脏缺陷及眼病变）[14]。

切除可以治愈本病，但术前应除外皮损是否与大脑额叶有联系[15-16]，后者可见于约 20% 的病例，通常表现为一纤维条索，有时可能为真正的脑膜膨出或脑膨出[1]。临床和组织学特征无法区别异位和脑膨出，必须进行神经影像学检查[12，17]。

CT 和 MRI 扫描是首选的检查方法，尤其是后者，但仍然难以和血管瘤区别，这种情况下需要进一步行超声或多普勒超声血流检查[18]。胎儿期诊断可借助超声检查[19-20]。此类患者不慎的治疗可导致脑脊液渗漏、脑膜炎或脑脓肿。

## 组织学特征

镜下表现有特征性，为皮下组织中边界清楚的结节，主要由分化良好的星形胶质细胞位于疏松的神经原纤维基质中组成（图 35.395、35.396）。局部可见少突神经胶质细胞，偶尔可见神经元成分（图 35.397）。本病从组织学上和脑膨出难以鉴别，因为异位也可见到含有神经元和室管膜的层状大脑皮质结构（图 35.398）[12]。有时可见到钙化灶及轻微炎症浸润[5]。曾有一例患者同时出现外泌汗腺导管的增殖[21]。有的年老患者皮损几乎完全被纤维化取代，使得诊断非常困难[12]。通过检测 GFAP 和 S-100 蛋白表达可以明确诊断[3，5]。

# 恶性外周神经鞘瘤

恶性外周神经鞘瘤（malignant peripheral nerve sheath tumor）与“神经纤维肉瘤”和“恶性神经鞘瘤”等词同义，因为这组肿瘤绝大多数不能确定其组织学发生是来自神经鞘细胞、神经束膜细胞还是成纤维细胞，故使用“恶性外周神经鞘瘤”一词比较合适。向神经束膜分化的恶性外周神经鞘瘤已在“神经束膜瘤”中讨论。

## 临床表现

发生于皮肤的恶性外周神经鞘瘤非常罕见，通常为神经纤维瘤恶变所致，其中 50% 是 I 型神经纤维瘤病（NFI）患者，10% 为放射治疗的并发症，还有是继发于深部软组织的扩散[1-12]。非神经纤维瘤病患者的神经纤维瘤罕见恶变[13-14]。另有罕见的上皮样变异类型好发于真皮深部和皮下，预后相对较好[15-16]，皮损位于成人上肢，无性别差异[15-17]。

恶性外周神经鞘瘤可见于各年龄，但最常见于成人。儿童患者罕见，可散发或与 NFI 相关[18]。另有丛状恶性外周神经鞘瘤发生于儿童的报道[19]。丛状恶性外周神经鞘瘤是本病的一个特殊类型，其预后相对较好，局部复发率高但很少转移。散发患者男女发病率相等，50 ～ 60 岁高发。对比之下，NFI 相关者多见于男性，发病高峰为 40 ～ 50 岁。皮损分布广泛，大多数发生在四肢，其次为躯干，较少见于头颈部。

只有 2% ～ 3% 的 NFI 患者发生恶性外周神经鞘瘤[1]。男女皆可，最常见于 30 ～ 50 岁的人群。先前存在的神经纤维瘤突然发生大小和症状的变化，提示发

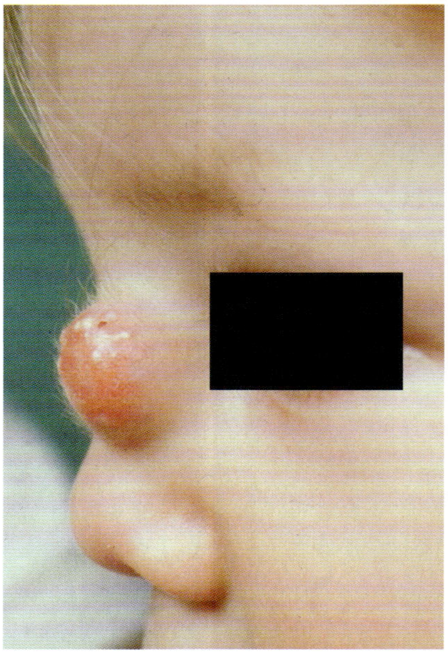

图 35.394 鼻神经胶质瘤：鼻部为最常见的发病部位（By courtesy of the Institute of Dermatology，London，UK.）

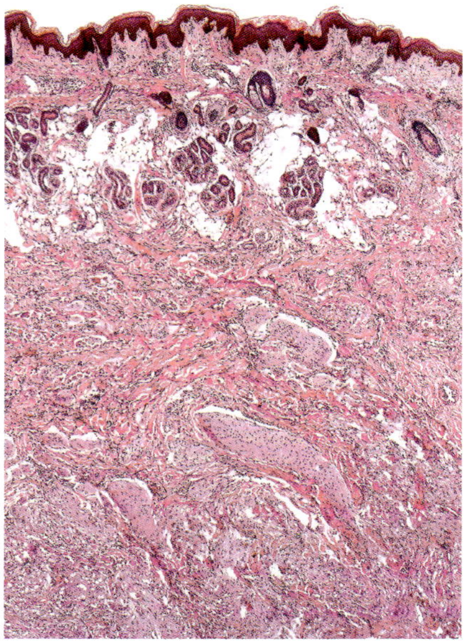

图 35.395 鼻神经胶质瘤：该组织取材于一个 2 岁女孩的鼻梁，镜下见肿瘤团块边界不清，深达受挤压的皮下脂肪组织

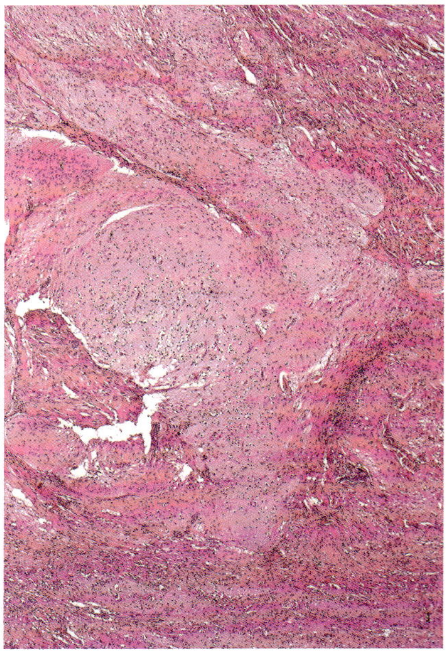

图 35.396 鼻神经胶质瘤：肿瘤由边界清楚的结节组成，肿瘤细胞散布于疏松的神经胶质纤维基质中

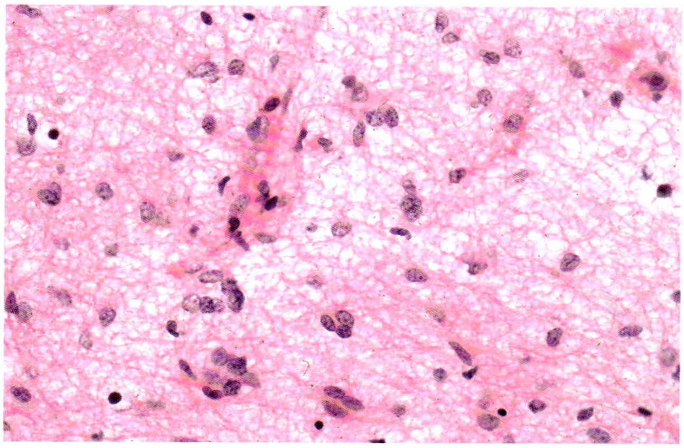

图 35.397 鼻神经胶质瘤：结节主要由星形胶质细胞组成，细胞核圆，空泡状。切片中核小而深染的细胞是少突神经胶质细胞

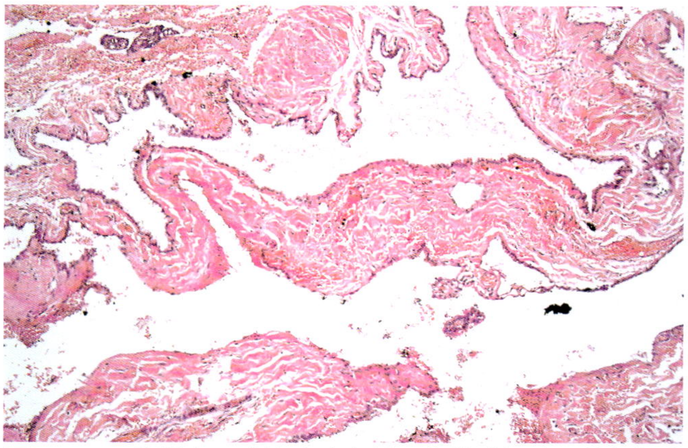

图 35.398 脑膨出：囊性腔隙内衬以室管膜细胞，并与颅内组织相连

生恶变。发生于 NFI 和放射诱发的恶性外周神经鞘瘤患者，其 5 年生存率约为 20%，远低于散发患者[1, 8]。与 NFI 相关的恶性外周神经鞘瘤是否更具侵袭性，对此文献报道观点不一[20-23]。如果没有 NFI 背景，诊断将存在一定困难，情况会更加复杂。

## 发病机制和组织学特征

多数恶性外周神经鞘瘤在 NFI 背景下发生（症状如前所述），伴随神经纤维蛋白表达丢失（神经纤维蛋白是神经纤维瘤的前体）。体细胞 *NF1* 丢失也常见于散发患者[24-25]。*p16* 或 *p53* 缺失可加速肿瘤恶变进程，其他基因也可参与进展[26-28]。肿瘤常表现某些染色体拷贝增加，如 8q、17q、7p；某些染色体缺失，如 9p、11q、17p。如果患者 16p 拷贝增加或者 10q、Xq 缺失，往往提示预后较差[29]。

不管肿瘤发生的临床背景如何，其组织学特征是一致的。肿瘤由黏液样区和细胞区交替组成，后者为不规则相互交织的梭形细胞束，细胞胞质少且淡染，核呈波浪状，深染，有不同程度的多形性（图 35.399、35.400）。黏液样改变可以很显著。不同病例核多形性及有丝分裂象程度不等，与肿瘤的恶性程度分级相关（图 35.401）。透明结节（hyaline nodules）和肿瘤细胞在血管周围涡纹状排列是本病的典型特征，但前者不一定常常见到（图 35.402、35.403）。肿瘤细胞常浸润小血管壁。很少见到核呈栅栏样排列。色素沉着和黑素细胞分化也非常罕见[30]。

值得注意的是仅有 50% 的恶性外周神经鞘瘤 S-100 蛋白阳性，这正好提示肿瘤细胞来源的异质性[31-33]。

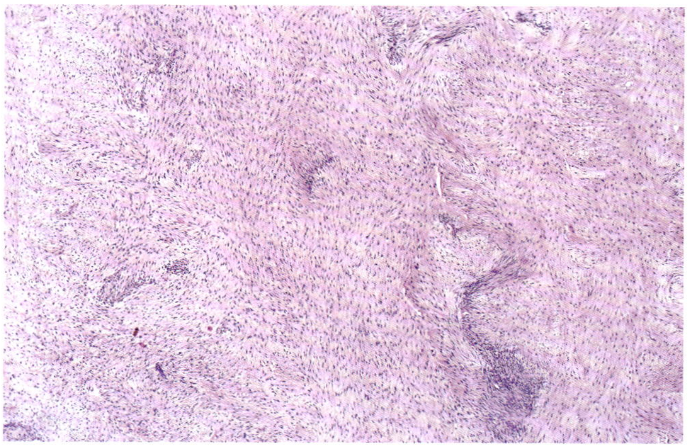

图 35.399 恶性外周神经鞘瘤：浸润细胞体积较小，胞质嗜酸性，边界不清，局部呈栅栏状排列

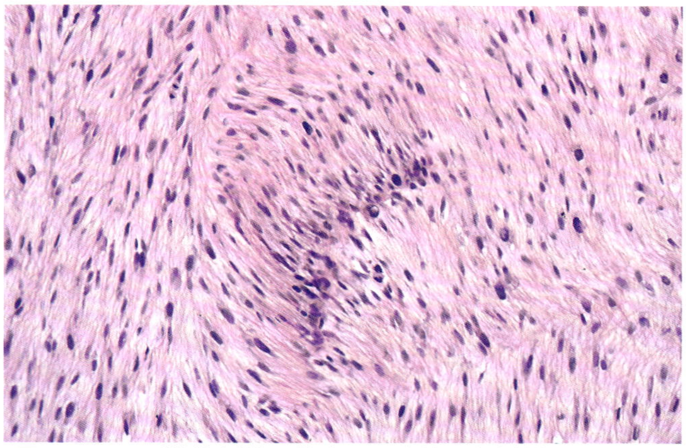

图 35.400 恶性外周神经鞘瘤：罕有核呈栅栏样排列的特征

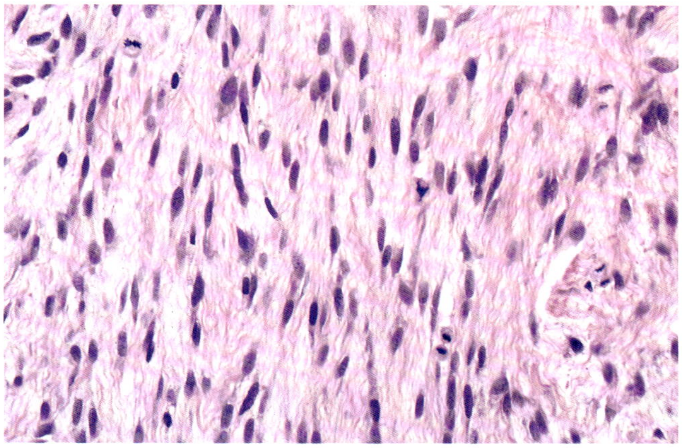

图 35.401 恶性外周神经鞘瘤：片中见到明显的核分裂象

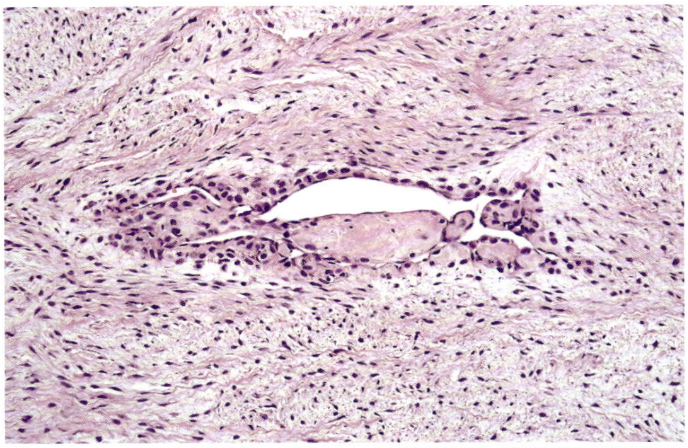

图 35.402 恶性外周神经鞘瘤：局部见到血管周围套状改变为本病的典型特征

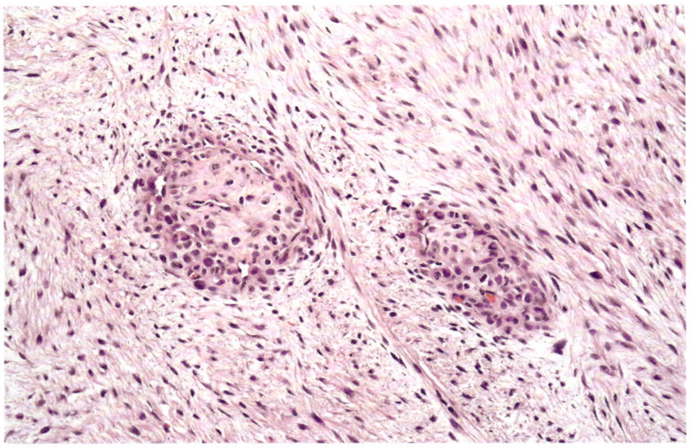

图 35.403 恶性外周神经鞘瘤：透明结节伴核周空晕虽然罕见，但很有特征性

S-100 蛋白表达缺失可能提示预后较差。

近 15% 的病例可见不同方向分化，最常见的如恶性骨或软骨分化灶。有时可见明显的横纹肌母细胞样成分（又称恶性蝾螈瘤）（图 35.404、35.405）[34-35]。出现明显的腺样结构非常罕见[36-38]。在恶性外周神经鞘瘤中也可发生血管肉瘤[39-40]。

上皮样恶性神经鞘肿瘤除具有上述传统的特征外，还含有大小不等的呈上皮样外观的细胞区域，该

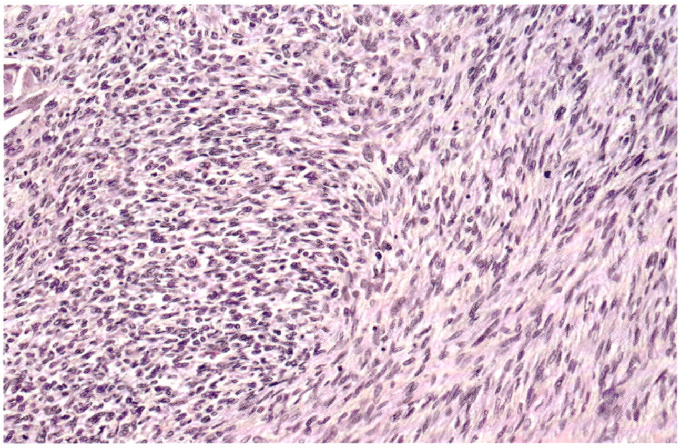

图 35.404 恶性蝾螈瘤：该片显示肿瘤富含梭形细胞，核多形性

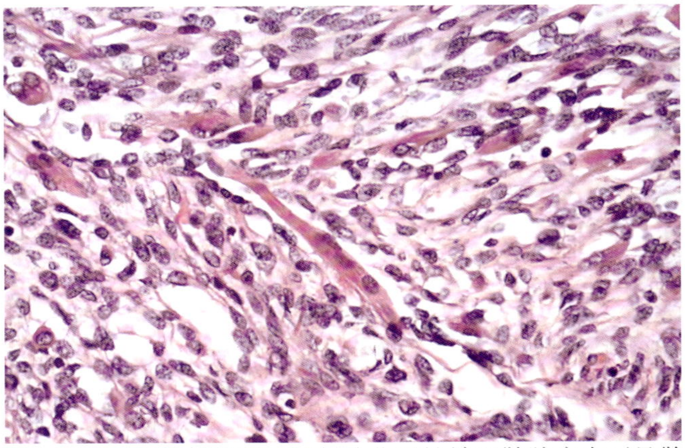

图 35.405 恶性蝾螈瘤：该低分化恶性神经鞘肿瘤中可见散在的横纹肌母细胞，胞质强嗜酸性

细胞胞体丰满，圆形或卵圆形，胞质嗜酸性，类似于无色素性黑素瘤细胞，有时排列成束或柱状（图 35.406、35.407）[15-16]。S-100 的阳性率比普通的恶性外周神经鞘瘤高，阳性区域更广，染色更深。位于皮下的肿瘤其细胞更小、更蓝，呈痣样。

丛状恶性外周神经鞘瘤皮损位于真皮和皮下，丛状外观，肿瘤边界清楚或浸润性生长，很像缠绕的富于细胞的神经干[19]。肿瘤细胞细长，具有波浪样泡

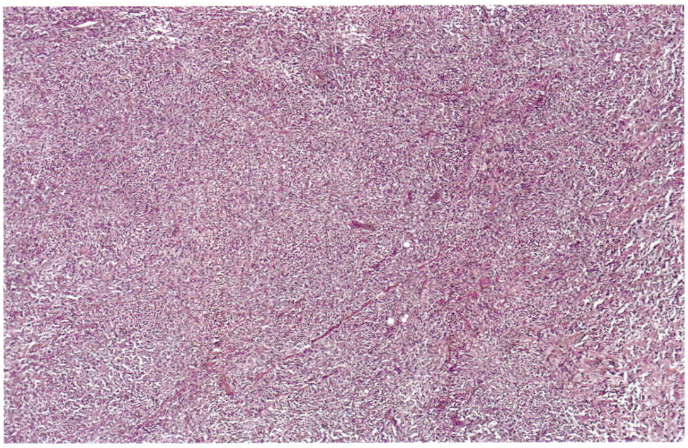

图 35.406 上皮样恶性外周神经鞘瘤：低倍镜下扫视，肿瘤富含细胞

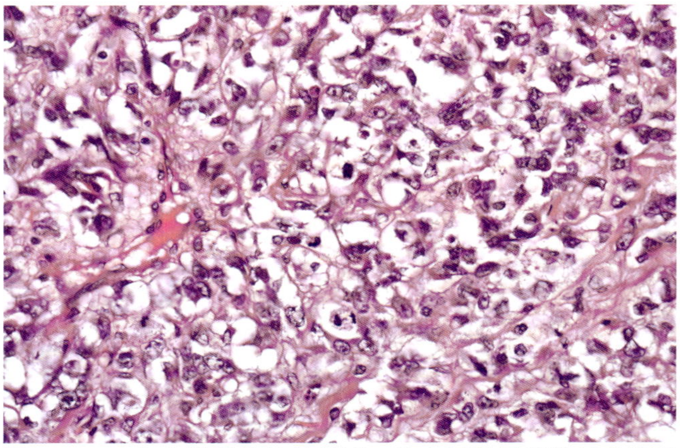

图 35.407 上皮样恶性神经鞘瘤：片中可见显著的核及胞质多形性以及嗜酸性核仁，很像上皮样恶性黑素瘤或低分化癌

状核，有丝分裂象不等。未见坏死和向血管侵袭。

黑素性神经鞘瘤已在 Carney 综合征中讨论。

## 鉴别诊断

普通恶性外周神经鞘瘤要与单相滑膜肉瘤及纤维肉瘤鉴别：单相滑膜肉瘤 EMA 或 pankeratin 至少局灶阳性，而 S-100 阴性；后者呈典型的鱼骨样模式，S-100 阴性。上皮样恶性外周神经鞘瘤要和转移性黑素瘤鉴别：前者对黑素瘤标记物 HMB-45 和 Melan-A 阴性。此外，通过上皮标记物染色，本病可与转移性癌区别。

# 外周原始神经外胚层瘤

## 临床表现

发生于皮肤的外周原始神经外胚层瘤（peripheral primitive neuroectodermal tumor）（又称骨外 Ewing 肉瘤、Askin 瘤和周围神经上皮瘤）极为罕见，可原发或由皮肤以外部位蔓延而来，后一种情况更常见[1-12]。本病总体发病年龄谱很宽，但患者主要为儿童和青年人，男女发病率相等，多数发生于躯干或四肢的深部软组织。原发性皮肤和皮下的损害以躯干多见，其次为下肢、上肢、头和颈部[6-8，13]。同样大多数患者为儿童或青年人，老年人也有报道。本病预后普遍差，原发于皮肤和皮下组织的肿瘤发展相对较慢。迄今为止报道的原发皮肤肿瘤很少且缺乏长期随访的资料，但复发和转移罕见[6-8，13]。

## 发病机制和组织学特征

所有患者均发生相同的染色体易位 t（11;22），其融合产物已被克隆并用于诊断[14-16]。易位的结果是 Ewing 肉瘤基因和 *FLI-1* 基因发生融合，导致 FLI-1 蛋白过度表达[17]。这种融合现象最常见，约 90% 患者有此表现。*FLI* 有 6 个以上替代物，ETS 转录因子超家族的所有成员均曾被描述为 *FLI1*，其中以 *ERG* 最多见，发生率约为 5%[18-20]。其他替代物极少见[21]。临床已逐渐推广常规应用分子生物学技术证实该病诊断[22-25]。

组织学上大多数肿瘤富于细胞，呈小叶或小梁状（较少见）生长模式，有大量的小血管，细胞间很少或无间质（图 35.408 ～ 35.410）。常可见到坏死融合灶。不同患者间的差别反映了向神经外胚层分化的谱状改变。

- 低分化一端，如 Ewing 肉瘤，其肿瘤细胞胞质极少，核圆形，染色质细颗粒状，很少见到或无玫瑰花样结构。
- 谱系的另一端为神经上皮瘤，肿瘤细胞有更为丰富的嗜酸性胞质，核染色质粗，核仁明显，常可见到玫瑰花样结构和血管周围假玫瑰花

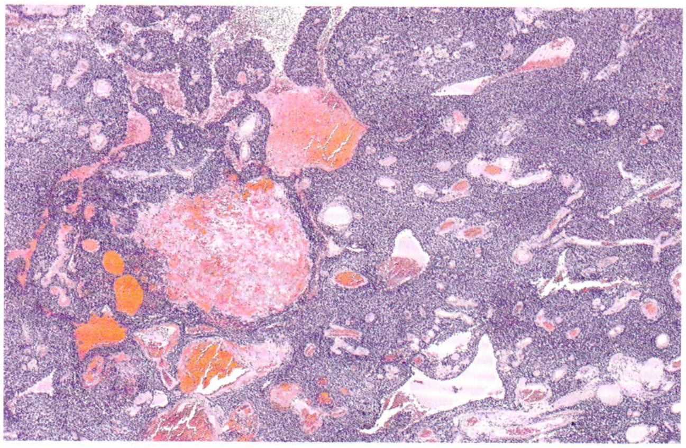

**图 35.408** 外周原始神经外胚层瘤：低倍镜下扫视，肿瘤由小的蓝色细胞组成

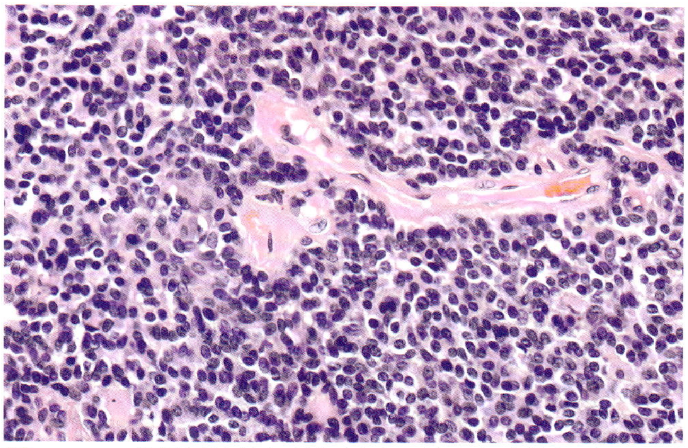

**图 35.409** 外周原始神经外胚层瘤：肿瘤细胞核深染，胞质少且分界不清

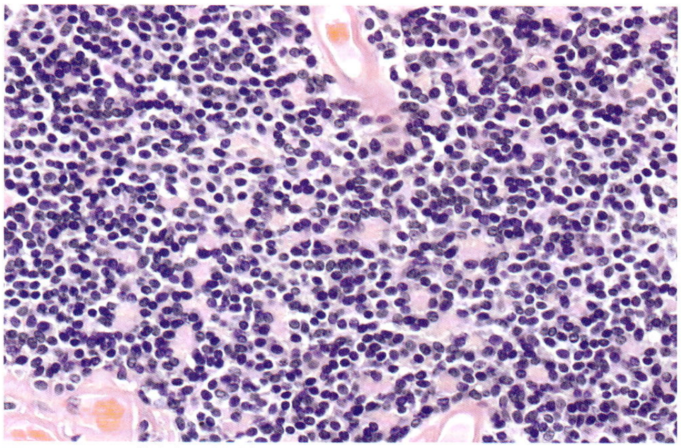

**图 35.410** 外周原始神经外胚层瘤：高倍镜下见到典型的玫瑰花样结构

结构。

PAS 染色提示 Ewing 肉瘤中胞质内糖原更为常见。

免疫组化见肿瘤细胞胞膜上抗 MIC-2 蛋白（CD99）抗体表达阳性（图 35.411）[17]。该抗体不如以往认为的那么特异，在淋巴母细胞淋巴瘤等中也可阳性，后者需要与本病进行鉴别诊断，这种情况下检测相应的一组抗体有助于明确诊断。肿瘤细胞可能表达阳性的其他标记物包括 NSE（神经元特异性烯醇酶）、突触素、CD57、S-100、嗜铬粒蛋白和 CAM5.2[6]。抗 FLI-1 蛋白抗体染色可阳性，但不具有特异性，在淋巴母细胞淋巴瘤中也可阳性[17]。某些特殊病例可出现不同程度的角蛋白阳性，可能混淆诊断[22]。

## 鉴别诊断

转移性神经母细胞瘤，尤其是儿童患者，需要和本病鉴别。前者 CD99 阴性。偶尔淋巴母细胞淋巴瘤可为 CD99 阳性，而 LCA 阴性，此时两者的鉴别要靠淋巴细胞的免疫表型[16]。横纹肌肉瘤（尤其是腺泡型）中有少量细胞 CD99 阳性，但肿瘤细胞同时还表达肌肉抗原，且常可见到典型的横纹肌母细胞。

# 透明细胞肉瘤 / 软组织黑素瘤

## 临床表现

软组织黑素瘤（melanoma of soft tissues）又称透明细胞肉瘤（clear cell sarcoma），是一种罕见的肿瘤，通常见于青年人，好发于女性，最常发生于肢体远端，尤其是手足[1-7]。儿童发病罕见[8]。发生于骨、胃肠道和肾者罕有报道[9-11]。有文献报道仅限于真皮的透明细胞肉瘤，但诊断尚需分子生物学证实[12]。该肿瘤生长缓慢，表现为位置深在的结节性肿块，常与其下的肌腱或腱膜相连。

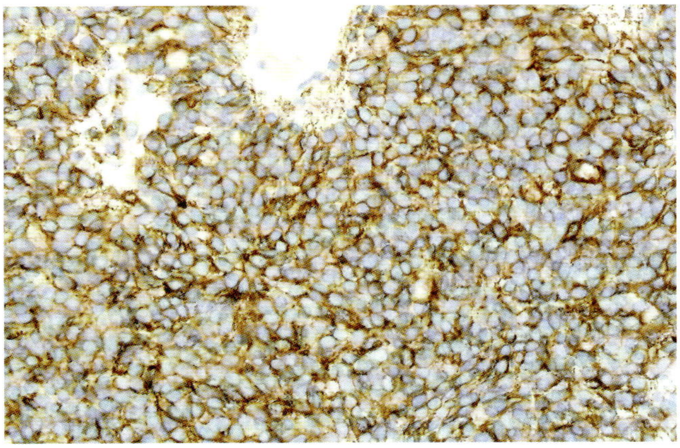

图 35.411 外周原始神经外胚层瘤：多种抗 CD99 抗体，特别是抗 O13 和 MIC-2 抗体，提高了诊断该肿瘤的敏感性，但并不特异

肿瘤易于局部复发和广泛转移，通常在诊断数年后发生，近 75% 患者最终死亡[1, 5-6, 13]。局部复发率约为 60%。

有报道软组织黑素瘤与钙化防御（calciphylaxis）有关[14]。

## 发病机制和组织学特征

对软组织黑素瘤的细胞遗传学研究显示肿瘤存在特异性的 t（12;22）(q13-14;q12-13）[15-17]。易位后导致 Ewing 肉瘤的原癌基因（*EWSR1*）和活化的转录因子 1（*ATF1*）融合。软组织黑素瘤细胞株可表达黑素细胞诱导因子——小眼畸形转录因子（*MITF*），后者由 EWS/ATF1 直接诱导表达[18-20]。少数患者 *CREB1*（2q12）替代 *ATF1*[21-22]。*EWSR1* 和 *CREB1* 融合更常见于胃肠道透明细胞肉瘤，融合基因不利于黑素细胞分化[23]。血管瘤样纤维组织细胞瘤也可出现同样的基因融合现象，但不能诱导 *MITF* 转化[24-25]。基因表达谱的研究证实透明细胞肉瘤具有很强的黑素细胞分化趋势[26-27]。

肿瘤为一边界清楚的肿块，由大小形态一致的纺锤形或圆形（较少见）、具有嗜酸性至透明胞质的细胞组成，细胞排列成巢状、簇生花序样或小梁状（图 35.412、35.413）。核通常为空泡状，位于中央，核仁明显。细胞同皮肤黑素瘤中所见类似。有丝分裂活性不显著，细胞巢被纤细的纤维性间隔分开，呈现一种假腺泡模式。瘤体内常可见到散在的淡染的多核巨细胞，其核呈环状分布（图 35.414）。

约 60% 的患者含有数量不等的黑素，特染后更

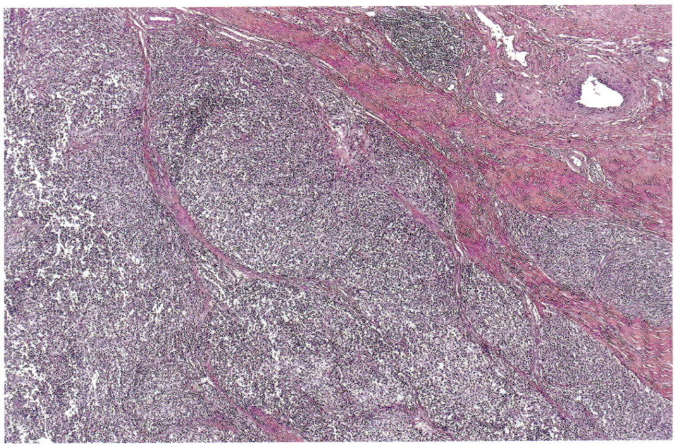

图 35.412 透明细胞肉瘤：肿瘤由透明细胞巢组成，巢之间由纤维间隔分开

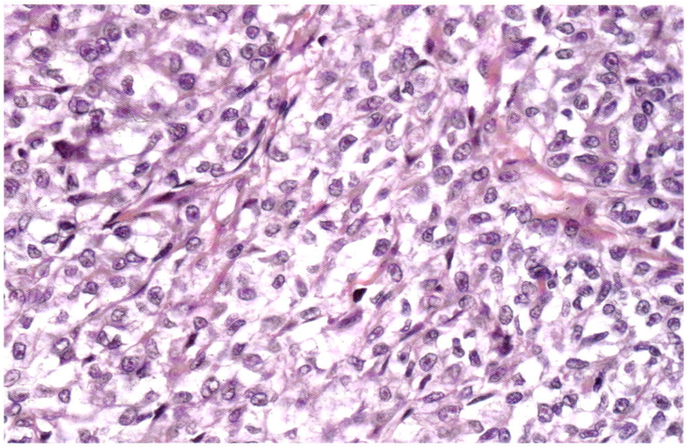

图 35.413 透明细胞肉瘤：肿瘤细胞胞质透明；核圆形，空泡状；核仁明显，呈嗜酸性

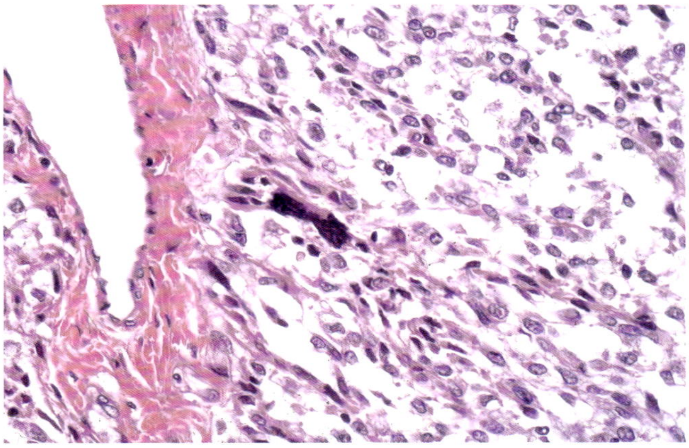

图 35.414 透明细胞肉瘤：间隔旁形状不规则的多核细胞是一常见特征表现

加明显（图 35.415）。肿瘤细胞 S-100 蛋白、HMB-45、Melan-A 和 NSE 表达阳性[4-6]。

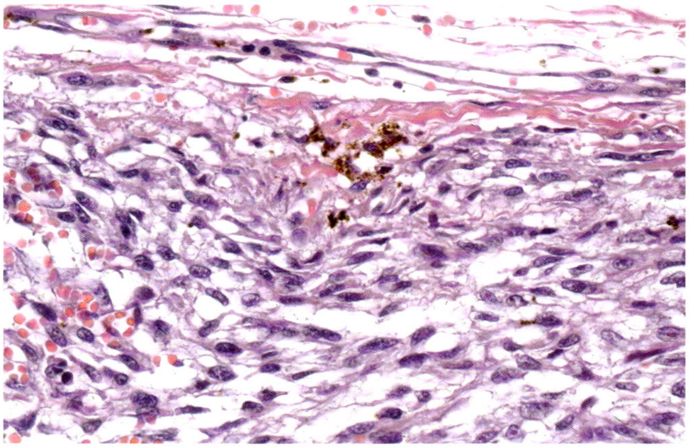

图 35.415 透明细胞肉瘤：该切片显示局灶性黑素沉着

超微结构下肿瘤细胞显示典型的黑素细胞分化的特征，含有黑素小体[4]。

### 鉴别诊断

个别患者肿瘤表现很像原发性或转移性黑素瘤和上皮样恶性神经鞘瘤。与前者的鉴别有时比较困难，因为两者都具有相同的免疫组化表型。但皮肤黑素瘤通常位置更为表浅，多形性更显著，可出现交界病变。转移性黑素瘤分裂象更多见，多形性和坏死更明显，但个别患者需要仔细的临床评价方可鉴别。上皮样恶性神经鞘瘤不含黑素，HMB-45 和 Melan-A 阴性。

本病与黑素瘤的鉴别对分级和治疗有帮助，诊断有困难的病例可借助分子生物学技术证实。

# 平滑肌肿瘤

## 错构瘤

### 先天性平滑肌错构瘤

#### 临床表现

先天性平滑肌错构瘤（congenital smooth muscle hamartoma）罕见。皮损发生于婴儿期，表现为硬结性斑片或斑块，常伴有色素沉着，上有毛囊周围丘疹或粗毛[1-5]。男性略多见，发病率约为 1：2600[5]。偶有个例报道出生后即出现皮损[6-7]。皮损最常见于腰骶部，四肢近端也常发生，罕见于口腔等其他部位[8]。其他少见皮损包括线状萎缩性斑块、皮肤显著皱褶、米其林轮胎综合征样表现及弥漫的毳毛性多毛症[9-12]。文献报道 1 例患者表现为 myokymia 肌纤维震颤（假 Darier 征）[13]，但本病其他患者很少能诱发出假 Darier 征[14]。其他罕见发病部位包括结合膜穹窿[15]。少数患者皮损多发，皮肤广泛受累[16-17]。家族性发病也有报道[18]。后天发病罕见[19-20]。外生殖器部位的后天性平滑肌错构瘤可能是由于慢性阴囊淋巴水肿引起的平滑肌增生[21-22]。有文献报道鲜红斑痣局部出现类似平滑肌错构瘤的改变[23]。

#### 组织学特征

真皮内可见大量不同走向的成熟平滑肌束（图 35.416、35.417）。毛囊数目正常，有时有轻度角化过度、棘层肥厚和基底细胞层色素沉着。文献报道一罕见病例皮损处同时出现先天性色痣和平滑肌错构瘤[24]。

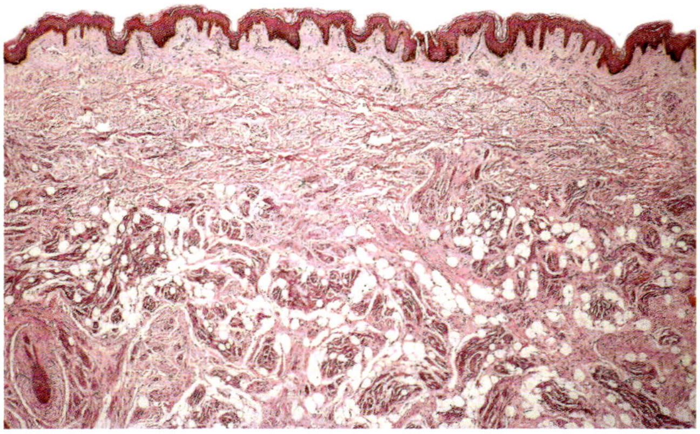

图 35.416 先天性平滑肌错构瘤：在真皮深部和皮下脂肪层可见不规则排列的平滑肌束

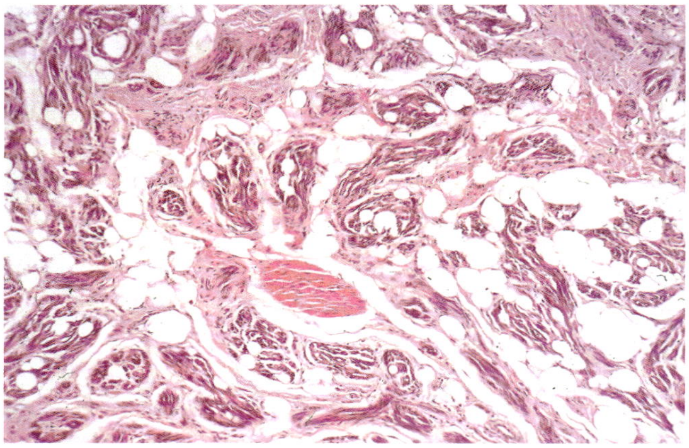

图 35.417 先天性平滑肌错构瘤：高倍镜下表现

免疫组化显示 SMA、desmin 和 h-caldesmon（h-钙调素结合蛋白）染色弥漫阳性[25]。

有人认为本病和 Becker 痣关系密切，但后者为后天性皮损，发病较晚，表现为多毛、色素沉着以及轻度平滑肌数量增加[2, 26]。

# 良性平滑肌肿瘤

## 毛发平滑肌瘤

### 临床表现

毛发平滑肌瘤（pilar leiomyoma）多见于青年人，好发于四肢或躯干（图 35.418、35.419）[1-5]。先天性发生的皮损可能为平滑肌错构瘤的亚型[6]。皮损为多发性（甚至多达数百个）、生长缓慢的丘疹，较小，直径通常小于 1 cm，有疼痛和触痛，特别是当受压或暴露于冷的环境中时明显。四肢皮损多位于伸侧。有的患者表现斑块样类型或带状疱疹样分布的肿物[7]。有报道多发性平滑肌瘤与 HIV 感染、慢性淋巴细胞白血病以及红细胞增多症伴发[8-10]。

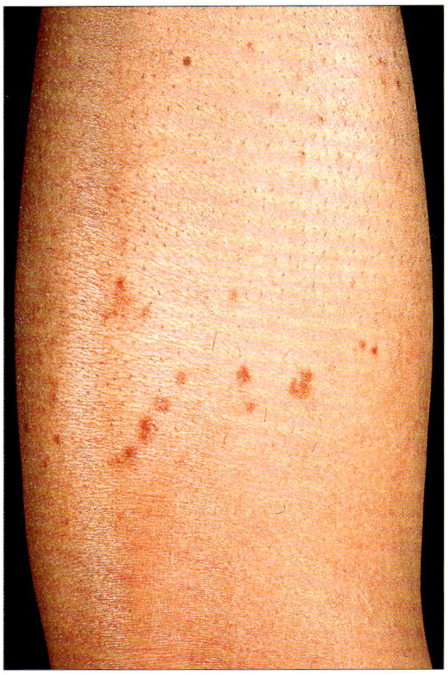

图 35.418 毛发平滑肌瘤：表现为多发性红色丘疹（By courtesy of the Institute of Dermatology，London，UK.）

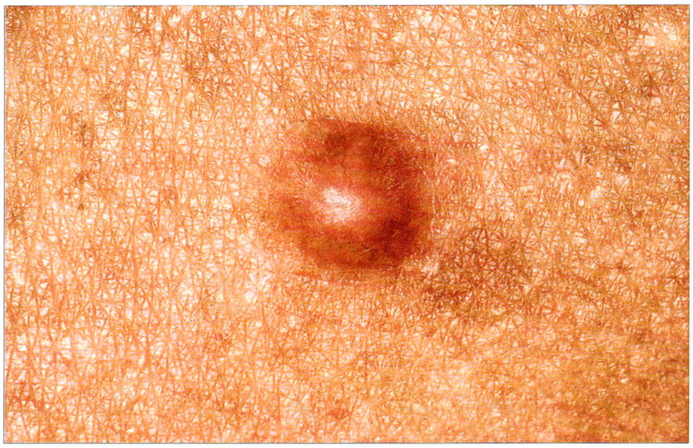

图 35.419 毛发平滑肌瘤：红色结节的特写（By courtesy of the Institute of Dermatology，London，UK.）

皮损切除后少有复发，但新的皮损可以不断发生，持续数年。

少数多发性平滑肌瘤患者有家族史，为常染色体显

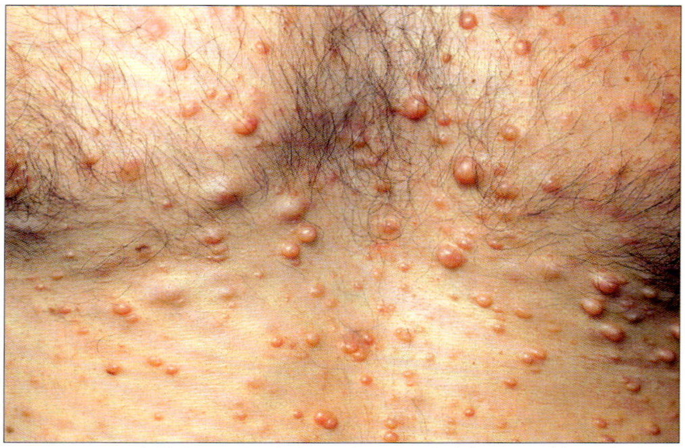

图 35.420 家族性毛发平滑肌瘤：有时皮损可达数百个（By courtesy of the Institute of Dermatology，London，UK.）

性遗传（图 35.420）[11-12]。也有双胞胎病例的报道[13]。家族性发病的病例中可见节段性分布[14-17]。多年来，人们已经认识到多发性皮肤平滑肌瘤与子宫平滑肌瘤有关[18-21]。最近有研究进一步发现本病与乳头状或集合管性肾细胞癌有关联，该综合征命名为遗传性毛发平滑肌瘤并肾细胞癌（HLRCC），基因已被定位于 FH（1q42.3-q43），并发现基因突变引起了富马酸水解酶的缺陷[24-31]。富马酸水解酶参与了三羧酸循环，是一种肿瘤抑制基因，可能参与 DNA 损伤修复[32]。多数该综合征的患者有皮肤和子宫的平滑肌瘤，但肾癌仅见于少数患者。散发病例很少发现类似的突变[33-34]。

单发的毛发平滑肌瘤相对少见，一般较大，男性略多，四肢多见。

## 组织学特征

肿瘤位于真皮内，边界不清，常与周围的结缔组织相融合（图 35.421、35.422）。偶尔可呈结节状。表皮不受累。肿瘤细胞细长，胞质呈明亮的嗜伊红染色，胞核两端钝圆或呈雪茄样，肿瘤细胞不规则聚集或交织成束，均匀分布。有丝分裂象很罕见[5]。由于变性，局部细胞有不典型性，与合胞体（symplastic）子宫平滑肌瘤中所见类似，称为合胞体或不典型毛发平滑肌瘤[35-39]。此类患者皮损内尚可见到典型的平滑肌肉瘤样病灶，这种不典型毛发平滑肌瘤的诊断尚需更多的病例资料来证实[40]。个别病例可见到核排列成栅栏状，类似于 Verocay 小体或出现颗粒细胞改变[41-42]。

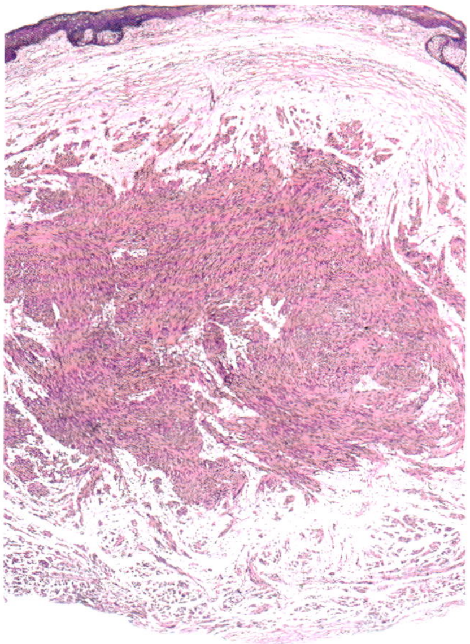

图 35.421 毛发平滑肌瘤：肿瘤位于真皮网状层，边界不清，由嗜酸性梭形细胞相互交织成宽束状

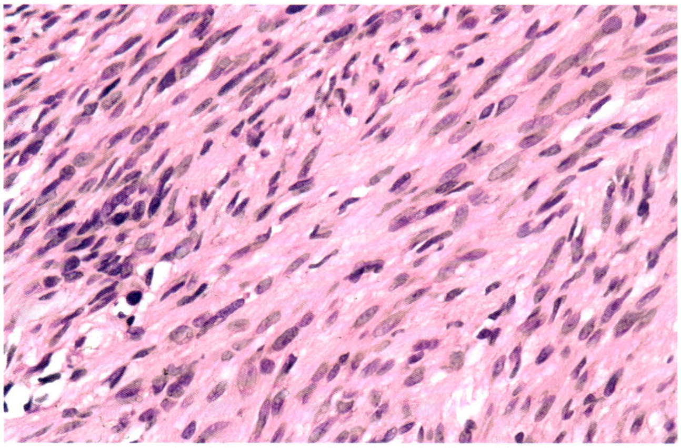

图 35.422 毛发平滑肌瘤：肿瘤细胞的核呈特征性的雪茄状

通常肿瘤细胞 SMA、calponin（一种钙结合蛋白）、desmin 和 h-caldesmon 染色均阳性。

## 鉴别诊断

通过临床常常就可以明确诊断，尤其当患者有多发性皮损时。本病与皮肤纤维瘤的鉴别点在于平滑肌瘤细胞形态大小一致，desmin 和 SMA 阳性。细胞型神经纤维瘤的肿瘤细胞 S-100 阳性，不具有平滑肌瘤细胞的嗜酸性胞质、肌原纤维和两端钝圆的胞核。本病与皮肤平滑肌肉瘤的鉴别基于后者见有丝分裂象，核多形性更常见。

# 生殖器平滑肌瘤

## 临床表现

生殖器平滑肌瘤（genital leiomyoma）起源于阴囊、女阴或乳头的浅表平滑肌[1-2]。传统上这组皮损被认为是毛发平滑肌瘤的特殊类型。这种分类可适用于乳头平滑肌瘤，但阴囊和女阴的平滑肌瘤则有不同的病理特征。生殖器平滑肌瘤少见，皮损常较大，境界更清楚，好发于中年人。文献报道 1 例女阴平滑肌瘤患者出现 12 染色体臂间倒位（p12q13-14）[3]。

## 组织学特征

乳头平滑肌瘤的组织学特点与皮肤其他部位发生的平滑肌瘤相同（图 35.423）。阴囊平滑肌瘤起源于阴囊肉膜平滑肌，肿瘤更富于细胞，常有局灶性单一核炎症细胞浸润（图 35.424）。合胞体平滑肌瘤有细胞异型性，但有丝分裂象罕见。如出现有丝分裂象，则可能为奇异型平滑肌瘤[4-5]。女阴平滑肌瘤发生于大阴唇，常有黏液样改变或透明样变[6]。上皮细胞样改变也可为本病的特征[6]。阴囊平滑肌瘤通常阳

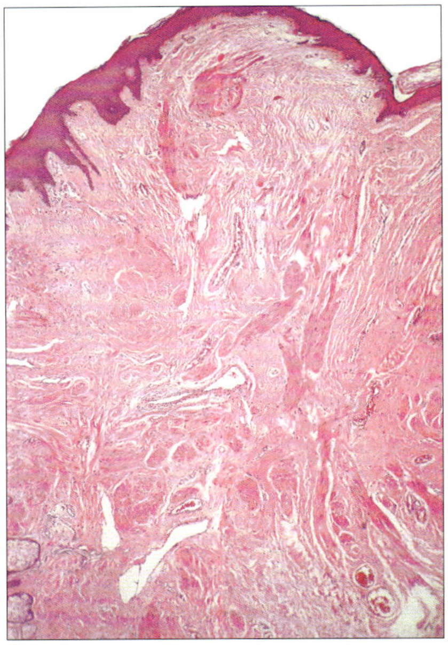

图 35.423 乳头平滑肌瘤：与毛发平滑肌瘤一样，该肿瘤由成熟的平滑肌细胞组成，边界不清

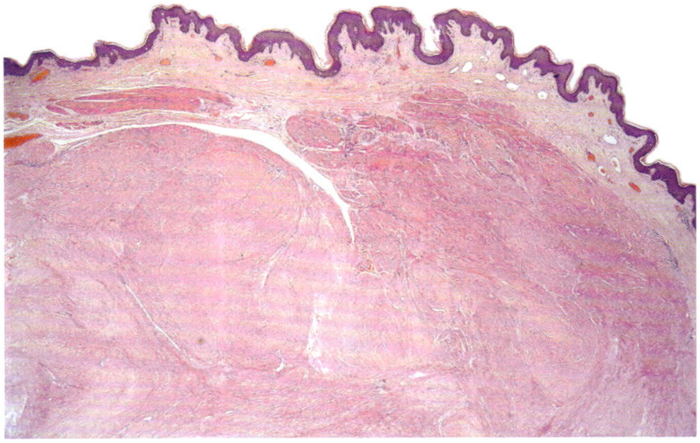

图 35.424 阴囊平滑肌瘤：肿瘤有明显的边界，由多个结节组成

性表达雄激素受体[7]。

# 血管平滑肌瘤

## 临床表现

血管平滑肌瘤（angioleiomyoma）常见，位于真皮深部或皮下，为起源于血管平滑肌的良性肿瘤。最常见于 30 ～ 60 岁，四肢多见，尤其好发于小腿[1-3]。有文献报道 2 例肢端血管平滑肌瘤，其中 1 例出现骨质破坏[4-5]。手掌受累很罕见[6]。极少见于口腔[7]。女性发病率为男性的 2 倍，但发生在头颈部则正好相反。皮损多为单发，生长缓慢，直径小于 2 cm，可有疼痛和触压痛（图 35.425）。手术切除后很少复发，未见证据确凿的恶变的报道。曾有报道本病与多发性毛发平滑肌瘤并发，但极为罕见[8]。文献报道 1 例 HIV 阳性患者出现多发性皮损，原位杂交皮损处瘤细胞内发现 EBV[9]。

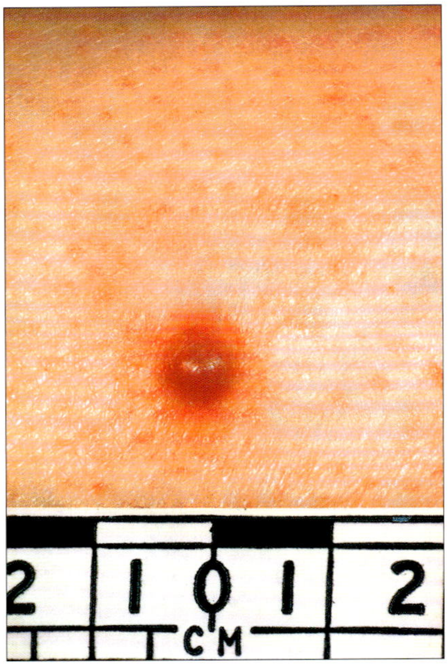


图 35.425 血管平滑肌瘤：该患者表现为血管性丘疹，但通常皮损不似该患者这般表浅（By courtesy of the Institute of Dermatology，London，UK.）

## 发病机制和组织学特征

细胞遗传学研究结果不一，提示本病存在染色体不平衡，有多个易位位点，并且不可重复，最常见的缺失位于 22 号染色体上[10-12]。

组织学表现为圆形有包膜的皮损。肿瘤内见一致的平滑肌细胞相互交织成束，分布在大量的小血管周围，血管壁厚度不一（图 35.426、35.427）。常可见到透明样变或黏液样变性、血栓形成及营养不良性钙化[13]。肢端皮损常可见到显著的钙化灶[14]。有些皮损中含有群集的成熟脂肪细胞（又被称为血管肌脂瘤和血管脂肪平滑肌瘤），这些脂肪细胞可能是化生的结果，也有人认为这种情况属于错构瘤的范畴[15-18]。此类皮损肿瘤细胞 HMB-45 阴性，与结节性硬化无关[19]。少数患者的血管腔可显著扩张，甚至呈窦状。偶尔可见散在核大深染的细胞[20-23]，这种细胞

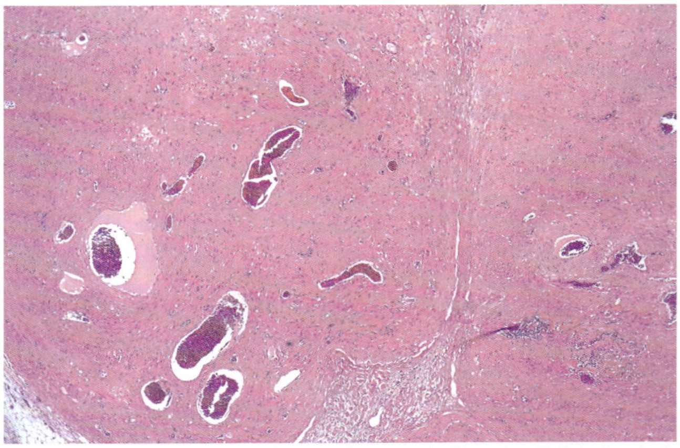

图 35.426 血管平滑肌瘤：肿瘤界限清楚，由平滑肌细胞束及其周围的厚壁血管混合而成

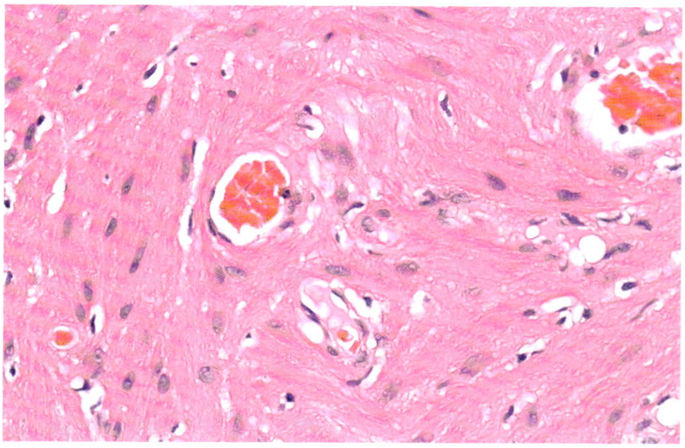

图 35.427　血管平滑肌瘤：高倍镜下表现

与有丝分裂活性增加无关，也不是恶性的标志，可能是变性的结果。在血管平滑肌瘤中罕见的表现包括上皮样细胞改变、透明细胞变和显著的栅栏样排列，形成 Verocay 小体样结构[24-26]。曾有 1 例报道血管平滑肌瘤发生于血管腔内，这可能是一种肌周细胞瘤[27]。有人认为肌周细胞瘤是血管平滑肌瘤病谱中的一部分，尽管肌周细胞瘤 actin 阳性而 desmin 阴性，两种肿瘤的形态学表现有相似之处，提示可能存在相关性[28]。

免疫组化结果与毛发平滑肌瘤相同，肿瘤细胞 SMA、calponin（一种钙结合蛋白）、desmin 和 h-caldesmon 染色弥漫阳性。

# 恶性平滑肌肿瘤

## 平滑肌肉瘤

### 临床表现

平滑肌肉瘤（leiomyosarcoma）在浅表软组织肉瘤中占相当比例，但常常深在，最常见于腹部或腹膜后腔[1-5]。肿瘤可分为两种临床类型：

- 皮肤平滑肌肉瘤，包括乳头平滑肌肉瘤
- 皮下平滑肌肉瘤，包括女阴和阴囊平滑肌肉瘤[6]

皮肤平滑肌肉瘤来自立毛肌，最常见于青年人，男性好发[2-4, 7-12]。最常累及四肢，尤其是小腿，肿瘤可有疼痛感。局部复发常见，但未见转移[13-15]。

皮下平滑肌肉瘤常与下方的软组织平滑肌肉瘤密切相关[2-3, 7, 16]。好发年龄为 50 ～ 80 岁，通常累及四肢，大腿尤为多见。偶尔有来源于静脉血管壁。男性略多见。局部复发常见，长期随访可有约 50% 肿瘤发生转移，死亡率为 30% ～ 50%[10]。皮下平滑肌肉瘤的位置和大小与肿瘤侵袭性有关[17]。肿瘤直径大于 5 cm 与预后差相关[10]。与发生在其他部位的平滑肌肉瘤相比，女阴和阴囊平滑肌肉瘤预后较好[6]。

个别报道平滑肌肉瘤可发生在放射性皮炎、起搏器袋、文身处、皮肤结核、皮脂腺痣等皮损处，或与慢性静脉曲张性溃疡并发[18-23]。儿童发生皮肤平滑肌肉瘤很罕见[24]。

平滑肌肉瘤转移到皮肤罕见，常表现为好发于头皮的快速生长的肿块，多数病例起源于泌尿生殖道[25]。有个别表现为血疱的病例报道[26]。

### 组织学特征

皮肤平滑肌肉瘤边界不清，较为弥散，而皮下型平滑肌肉瘤则界限清楚，呈结节状。两者均呈浸润性生长，由平滑肌细胞交织排列成束，细胞胞质嗜酸性，胞核两端钝圆，雪茄样，常呈空泡状（图 35.428、35.429）。常可见到核呈栅栏样或串联排列。细胞具多形性，皮下型更显著（图 35.430），严重

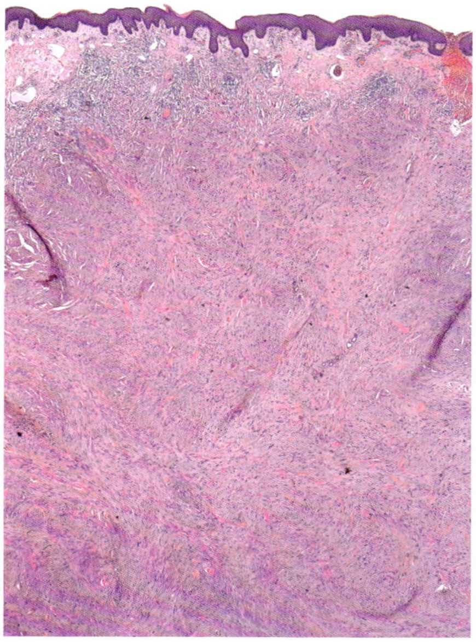

图 35.428　平滑肌肉瘤：该梭形细胞肿瘤向上延伸至真皮乳头层

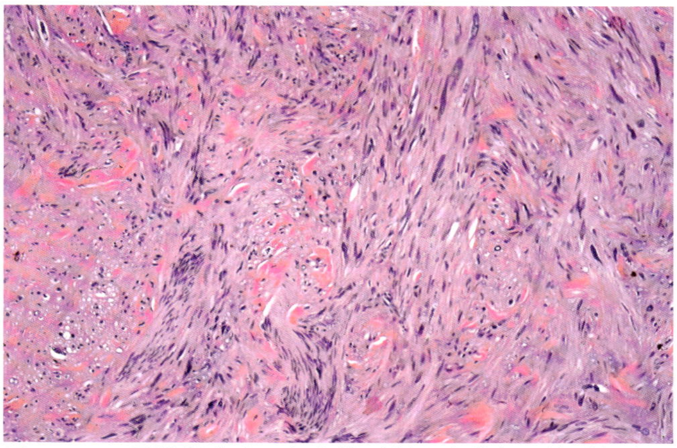

图 35.429　平滑肌肉瘤：与良性平滑肌瘤类似，梭形细胞呈明显嗜酸性

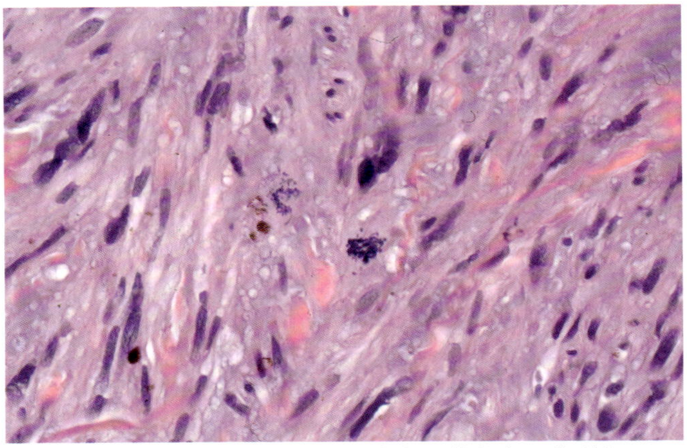

图 35.430 平滑肌肉瘤：注意有显著的有丝分裂象

者类似于多形性恶性纤维组织细胞瘤（pleomorphic malignant fibrous histiocytoma，MFH）。一般认为，真皮内肿瘤见到显著的多形性改变是转移的特征，尤其是女阴部位平滑肌肉瘤更应警惕[27-29]。原发性平滑肌肉瘤尽管有时病灶微小，如果异型性显著，可能提示更具有侵袭性，更易侵入皮下脂肪组织[30]。大多数患者肿瘤细胞 SMA、desmin 和 h-caldesmon 弥漫阳性（图 35.431）[7, 31-32]。也有文献报道 keratin 可呈非常局灶的阳性[33]。PAS 染色显示核周糖原，空泡状。罕有皮肤或皮下平滑肌

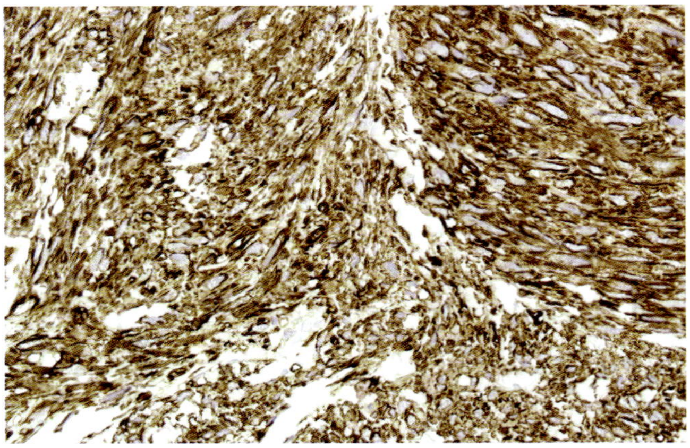

图 35.431 平滑肌肉瘤：肿瘤细胞 h-caldesmon 强阳性

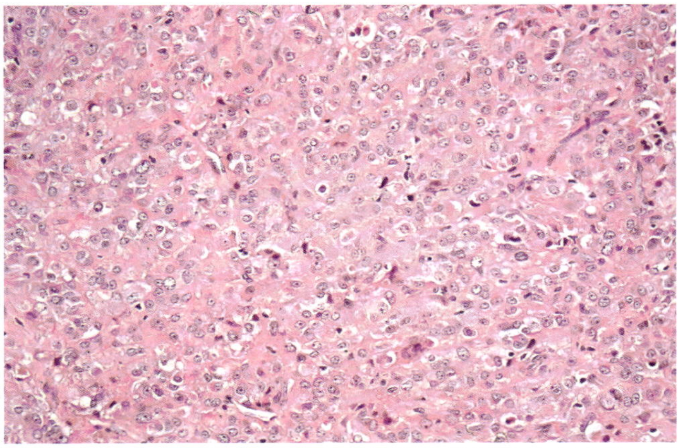

图 35.432 上皮样平滑肌肉瘤：此型肿瘤细胞呈上皮样，胞质丰富，嗜酸性，泡状核，核仁显著

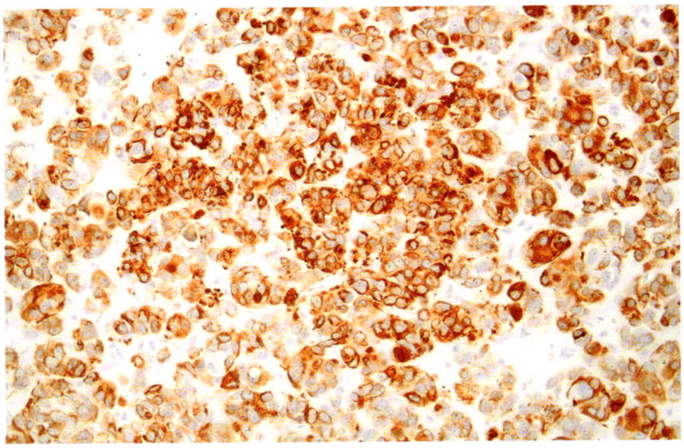

图 35.433 上皮样平滑肌肉瘤：肿瘤细胞表达 desmin

肉瘤表现显著的上皮样细胞或颗粒细胞改变（图 35.432、35.433）[34-37]。还有文献报道少数病例可见显著的结缔组织增生[38-42]。此外，皮下型平滑肌肉瘤有时发生黏液样变和透明样变，混合一些破骨巨细胞和炎症细胞浸润[43]。

平滑肌肉瘤有时与良性平滑肌瘤很相似，但前者常有不同程度的多形性和有丝分裂象。坏死和出血常提示恶性，在皮下型平滑肌肉瘤中更为普遍。超微结构有助于确认肿瘤细胞来源，平滑肌细胞可见到局部稠密的肌动蛋白细丝（图 35.434、35.435）。

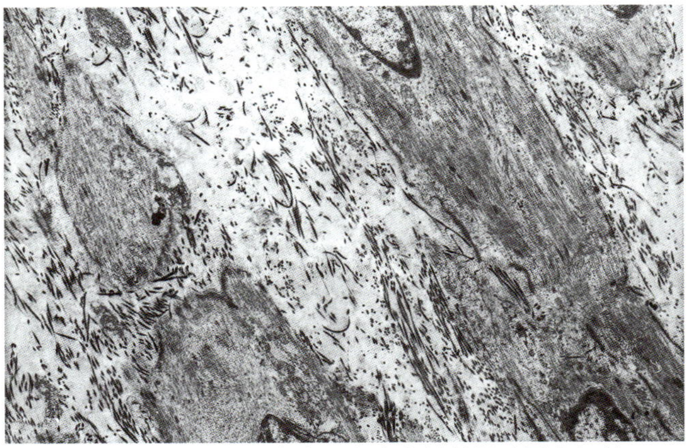

图 35.434 平滑肌肉瘤：注意大量的肌动蛋白细丝

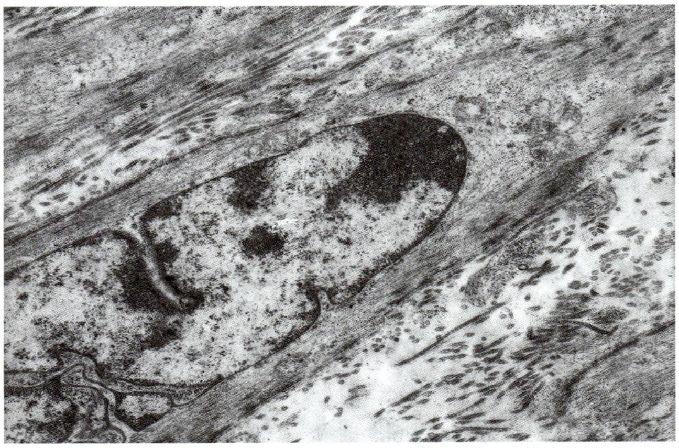

图 35.435 平滑肌肉瘤：高倍镜下局部致密，特征性平滑肌分化

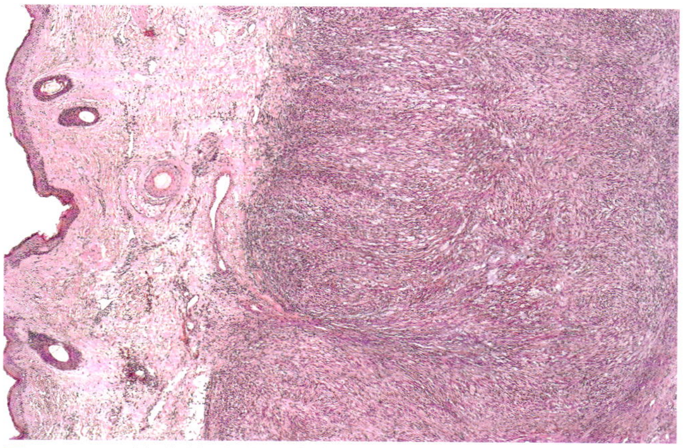

图 35.436 转移性平滑肌肉瘤：转移灶呈特征性结节状，境界清楚

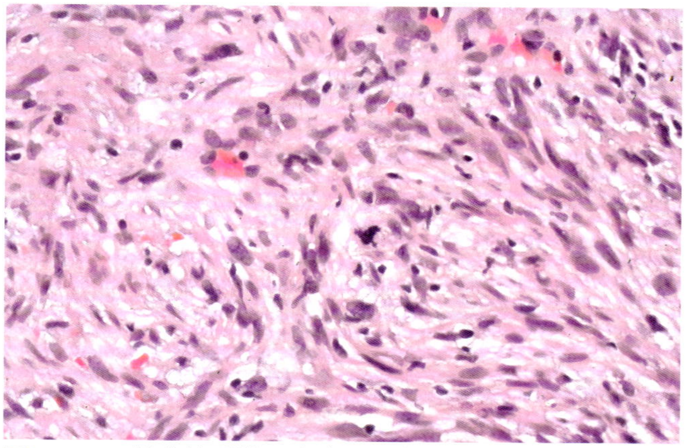

图 35.437 转移性平滑肌肉瘤：注意核异型性以及异常有丝分裂象

### 鉴别诊断

鉴别诊断通常不难。梭形细胞黑素瘤有时与平滑肌肉瘤表现非常相似，尤其当皮损位于肢端时，但前者的生长模式更具浸润性，多形性更显著，S-100 阳性而肌肉标记阴性。同样，通过免疫组化也可以将上皮样平滑肌肉瘤与恶性黑素瘤及其他癌区别开来。本病与细胞型良性纤维组织细胞瘤及细胞型神经鞘瘤的鉴别可参见有关章节。转移性平滑肌肉瘤也应纳入鉴别诊断范围，通常表现为境界清楚的结节，组织学有核异型性和有丝分裂象（图 35.436、35.437），此时临床病理结合对正确诊断非常有必要。

# 横纹肌肿瘤

## 错构瘤

### 横纹肌间质错构瘤

#### 临床表现

横纹肌间质错构瘤（rhabdomyomatous mesenchymal hamartoma）为罕见的先天性皮损，也称为横纹肌错构瘤（striated muscle hamartoma）[1-8]。发生于新生儿和婴儿，皮损呈息肉状，类似皮赘，一个或多个，位于头颈部，尤其是面中部好发[9-10]。口腔也可发生。罕见于阴道、胸锁区域及指趾[11-13]。其他少见的临床表现包括硬斑病样、基底细胞上皮瘤样和斑块状皮损[14-16]。偶有患者可伴发其他先天畸形，包括唇裂、耳前窦道、角膜硬化、低位耳、甲状舌管窦、各种缺损、皮样囊肿和小眼畸形[7-8, 17-18]。有人认为 Delleman 综合征（即眼-大脑-皮肤综合征）中的有些皮损实际上就是横纹肌间质错构瘤[17]。文献报道 1 例患者皮损可自行消退[19]。

#### 组织学特征

真皮网状层可见多束成熟的横纹肌，混以数量不等的脂肪和纤维组织。

#### 鉴别诊断

应与副耳屏（accessory tragus）鉴别，后者多位于肢端，镜下见软骨结构，而缺乏平滑肌成分。

## 良性横纹肌肿瘤

### 横纹肌瘤

#### 临床表现

横纹肌瘤（rhabdomyoma）非常少见，由于皮损通常深在，很少至皮肤科就诊[1-3]。除了生殖器横纹肌瘤（主要发生于阴道或宫颈），发生于浅部皮下组织的横纹肌瘤可分为成人型或胎儿型。

- 成人型主要见于中老年男性头颈部[2]；文献报道 1 例儿童患者躯干出现多发性皮损[4]。
- 胎儿型发生于婴儿，男性多见[3]。绝大多数发生于面颈部，尤以耳前或耳后及眼周好发，也可累及上呼吸道。患者多在 1 岁以内，部分为先天性发病。也有仅皮肤受累的病例报道[5]。

## 组织学特征

### 成人型

肿瘤几乎完全由横纹肌母细胞组成，细胞大，圆形、多角形或带状，胞质丰富，嗜酸性（图35.438）[2]。横纹显而易见，常可见到杆状包涵体（图35.439）。

免疫组化示肌肉特异性标记如actin、myoglobin和desmin阳性，S-100和SMA非常局灶的阳性[2]。

### 胎儿型

皮损几乎完全由未成熟的圆至梭形的横纹肌母细胞组成，细胞位于黏液性间质中，周围细胞相对成熟，胞质逐渐呈嗜酸性，并常见到横纹（图35.440、图35.441）。

免疫组化示肌肉特异性标记如actin、myoglobin和desmin阳性，SMA、GFAP和S-100局灶阳性[3]。

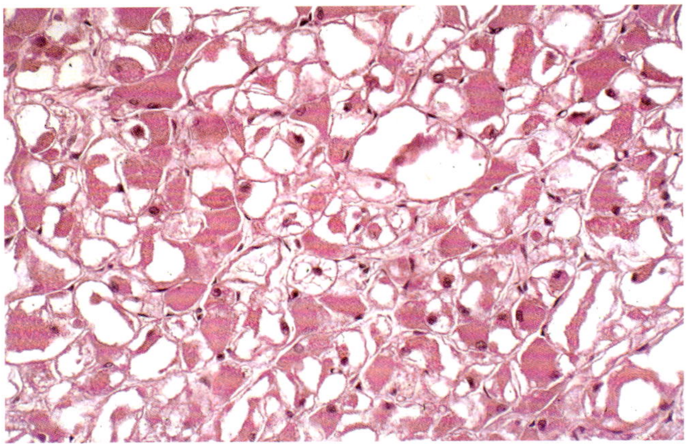
**图35.438** 横纹肌瘤：成人型由大的多角形细胞组成，胞质丰富，嗜酸性，核位于周边，未见核多形性

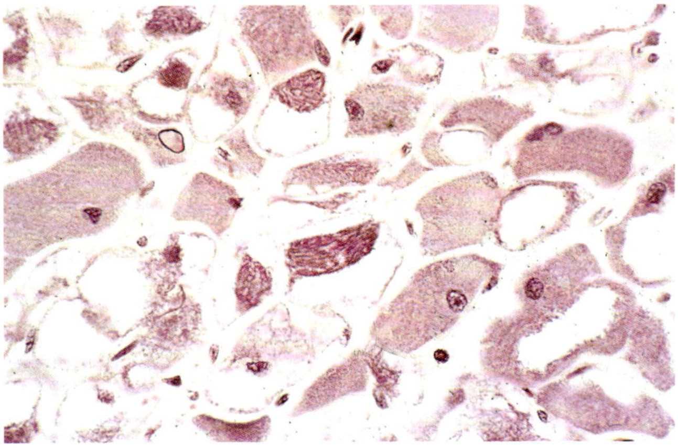
**图35.439** 横纹肌瘤：视野中央可见特异性的杆状胞质内包涵体

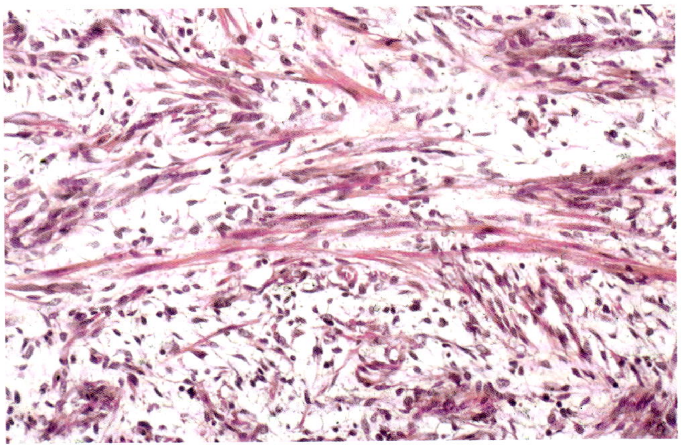
**图35.440** 胎儿型横纹肌瘤：该例患者为胎儿黏液型，在疏松的黏液性间质中可见明显细长的带状的细胞

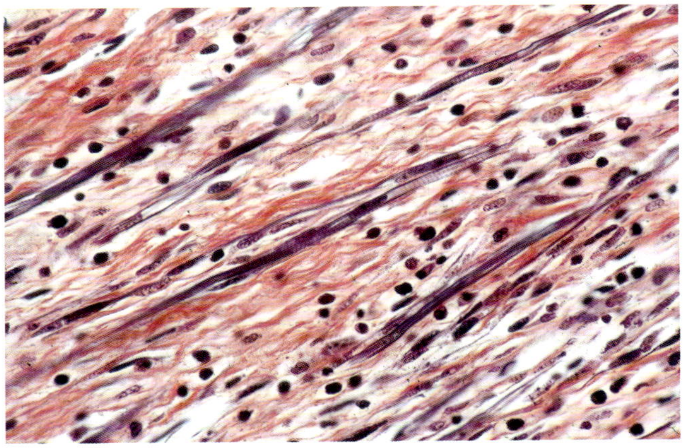
**图35.441** 胎儿型横纹肌瘤：可见典型横纹（磷钨酸-苏木素染色）

## 鉴别诊断

由于本病缺乏有丝分裂象、核多形性或浸润生长模式，可与横纹肌肉瘤鉴别。

# 恶性横纹肌肿瘤

## 横纹肌肉瘤

横纹肌肉瘤（rhabdomyosarcoma）罕见，很少发生于真皮，偶尔可转移至皮肤[1-6]。本病有三种亚型：胚胎型、腺泡型（alveolar）和多形型，以前两型常见[7-9]。

## 临床表现

发生在皮肤的横纹肌肉瘤无论是原发性还是转移性均极罕见，约占全部横纹肌肉瘤的0.7%（图

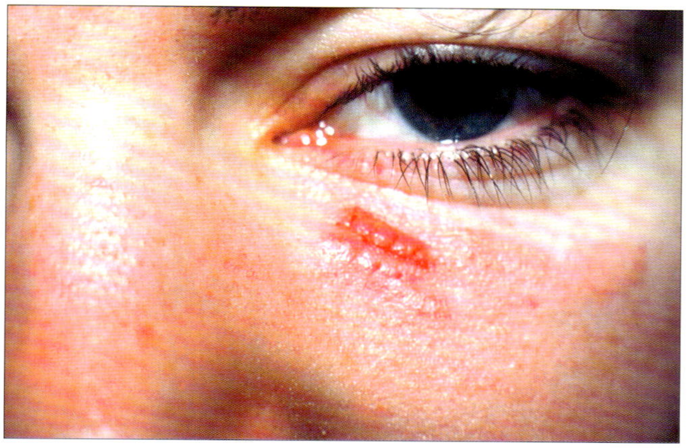

图 35.442 皮肤横纹肌肉瘤：发生于皮肤的横纹肌肉瘤很罕见，通常见于儿童。该患者为胚胎型（By courtesy of the Institute of Dermatology，London，UK.）

35.442）[1-3]。文献报道的病例中发生于皮肤的患者以男性多见，发病年龄小，多见于面部，组织学呈腺泡型改变。最后一个特征很特殊，因为其他部位的横纹肌肉瘤以胚胎型常见，而皮肤以外部位的腺泡型横纹肌肉瘤常见于年龄较大的儿童。由于资料有限，皮肤横纹肌肉瘤的预后尚不清楚。

## 发病机制和组织学特征

分子遗传学研究发现，腺泡型横纹肌肉瘤存在 t（2;13）（q35;q14）和 t（1;13）（p36;q14），以前者多见，两种突变分别导致 *FOXO1A* 与 *PAX3* 或 *PAX7* 融合[9-13]，最近个别病例报道 *NCOA1*（2q23）*AFX/FOXO4*（Xq13.1）可替代 *FOXO1A* 与 *PAX3* 配对融合[14-15]。而胚胎型常发生 11p 缺失[7]。多形性横纹肌肉瘤基因表型复杂[16-17]。

### 胚胎型

胚胎型横纹肌肉瘤主要由小的圆形或梭形未分化细胞组成，细胞松散地分布于黏液性间质中[7]。典型的横纹肌母细胞数量不等，细胞呈带状（strap）或蝌蚪形，胞质嗜酸性（图 35.443 ～ 35.445）。横纹肌肉瘤的变异型包括葡萄状、梭形细胞和间变型。

### 腺泡型

腺泡型横纹肌肉瘤的特征为肿瘤细胞成巢分布，由纤维性间隔分开，在细胞巢的中央肿瘤细胞彼此分离，形成腺泡状模式（图 35.446、35.447）[7]。也有的肿瘤表现近乎实体模式（图 35.448）。肿瘤细胞相对较大，圆形，有的已可辨认出横纹肌母细胞，排列成乳头状、实体团块或散在于细胞巢中。核比胚胎型

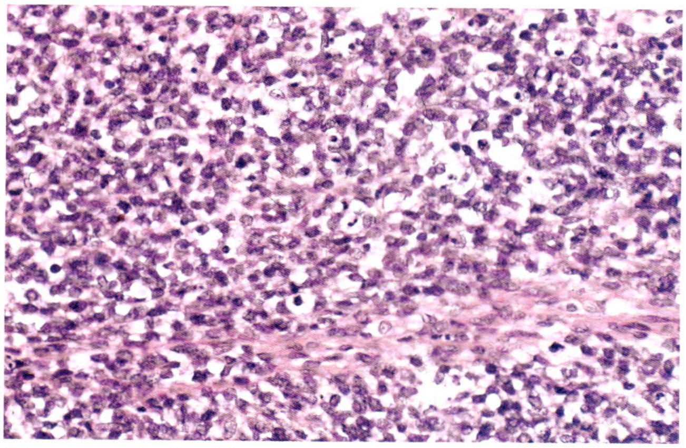

图 35.443 胚胎型横纹肌肉瘤：此为未分化的横纹肌肉瘤，肿瘤细胞小，核嗜碱性。诊断需依靠免疫组化或在其他视野中找到典型的横纹肌母细胞

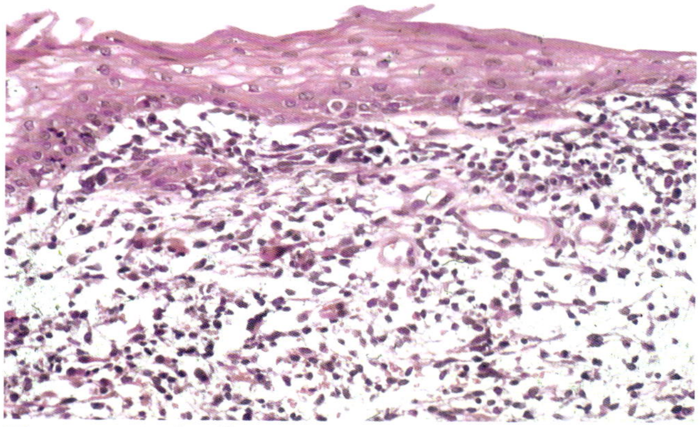

图 35.444 胚胎型横纹肌肉瘤：上皮下方为小的嗜碱性细胞的浸润，偶可见到原始的横纹肌母细胞，具有较明显的嗜酸性胞质

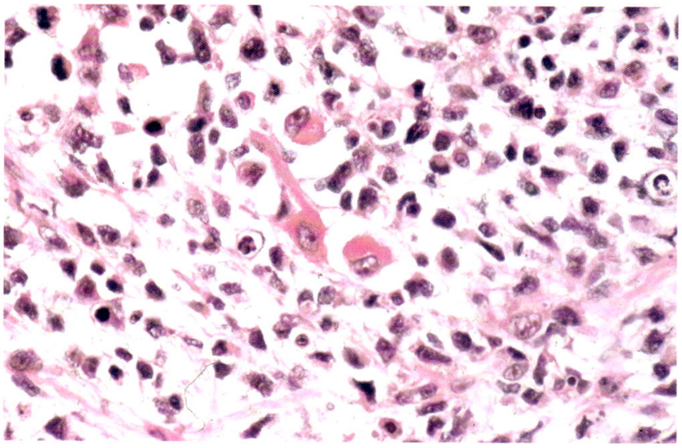

图 35.445 胚胎型横纹肌肉瘤：视野中央可见一典型的“蝌蚪形”横纹肌母细胞，其胞质呈渐进性嗜酸性变

中所见更大，染色更深。花环状的多核巨细胞是该型的一个常见特征（图 35.449）。曾有文献报道在一例原发性腺泡型横纹肌肉瘤中见到亲表皮性[6]。缺乏特征性融合基因的患者组织学表现为腺泡型，有关这些病例从基因学和临床表现方面更类似于胚胎型还是融合基因阳性的腺泡型，文献存在争议[18-20]。

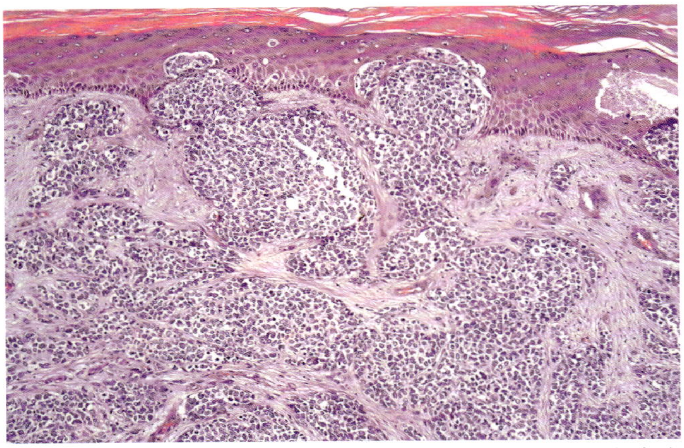

图 35.446 腺泡型横纹肌肉瘤：该病例有非常罕见的亲表皮现象。此特征类似于神经内分泌（Merkel）细胞癌

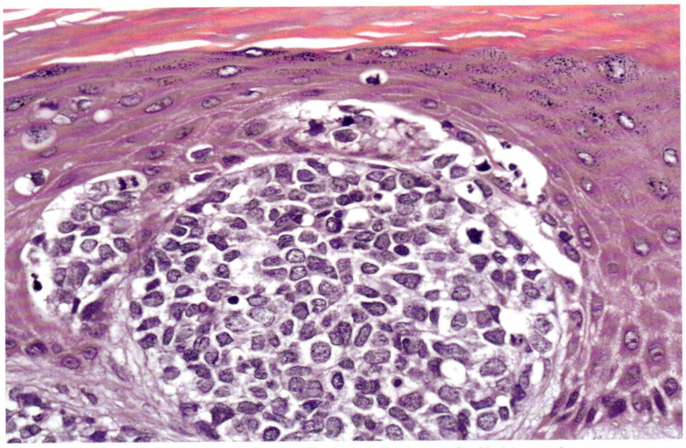

图 35.447 腺泡型横纹肌肉瘤：高倍镜下表现

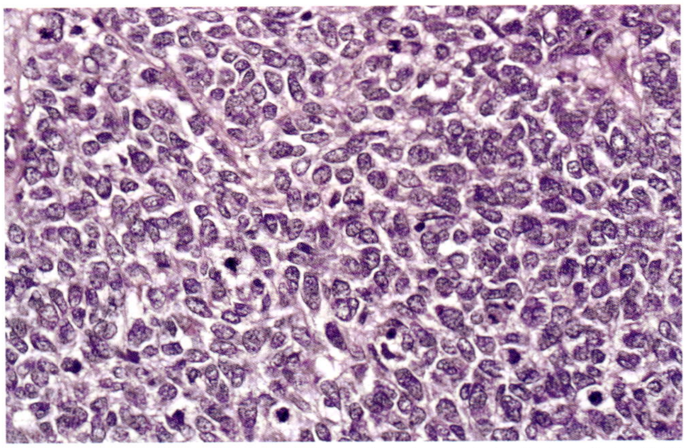

图 35.448 腺泡型横纹肌肉瘤：肿瘤细胞核多形性，有丝分裂象多见。本例未见骨骼肌分化的证据。诊断依赖免疫组化检查

## 多形型

多形型横纹肌肉瘤的特征为形态奇特的梭形细胞与大量易于辨认的多角形横纹肌母细胞混合存在（图 35.450）[7]。主要见于成人，未见发生于皮肤的报道[21]。

免疫组化有助于诊断，指标包括 desmin、肌肉特异性肌动蛋白（HHF-35）、myogenin（肌细胞生成素）和 MyoD1 标记，肿瘤细胞至少呈局灶性阳

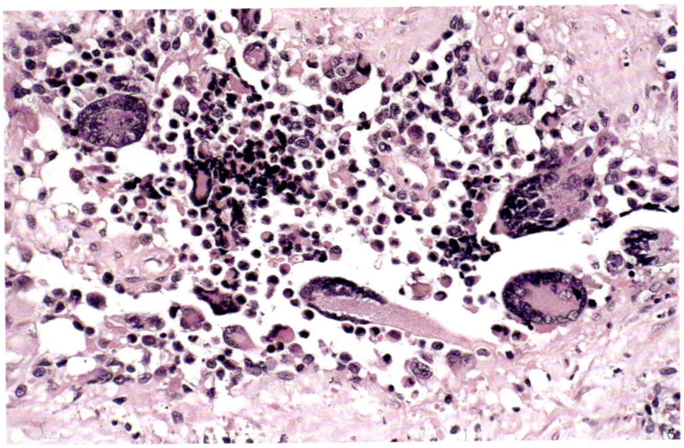

图 35.449 腺泡型横纹肌肉瘤：花环状的巨细胞为本病的特征性表现

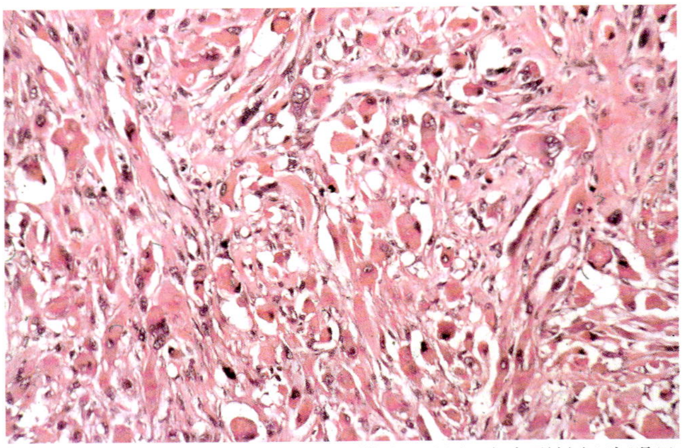

图 35.450 多形型横纹肌肉瘤：横纹肌母细胞多形性极为明显

性，尤其以 myogenin 和 MyoD1 更具有诊断价值（图 35.451）[7-8]。

## 梭形细胞型

尽管胚胎型横纹肌肉瘤包括梭形细胞亚型，但也有成人横纹肌肉瘤患者报道为明确的梭形细胞型，皮损组织学表现为不典型梭形细胞与横纹肌母细胞混合分布[22].

横纹肌肉瘤所有亚型的肿瘤细胞均不同程度阳性

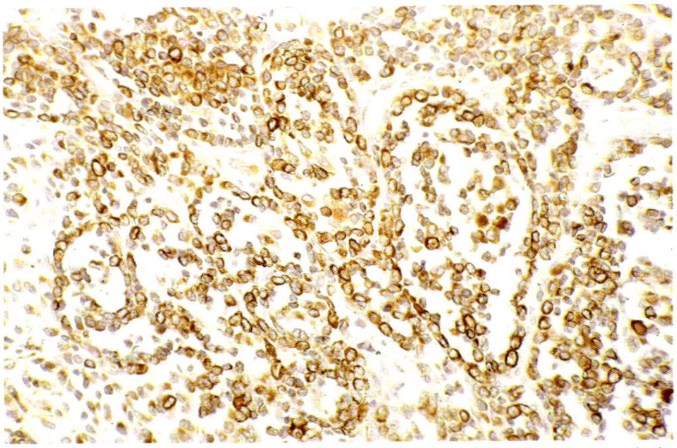

图 35.451 腺泡型横纹肌肉瘤：该片中肿瘤细胞 desmin 染色强表达

表达 desmin、myogenin（myf-4）和 MyoD-1。

### 鉴别诊断

横纹肌肉瘤应与其他小圆细胞组成的肿瘤进行鉴别：

- 神经母细胞瘤中含有神经原纤维，并可出现玫瑰花结结构形成。
- 原始神经外胚层肿瘤呈束状外观，PAS 染色胞质内不同程度阳性，CD99 弥漫阳性，缺乏横纹肌样细胞。
- 恶性淋巴瘤常常 PAS 阴性，而 LCA 阳性。

多形型横纹肌肉瘤还应与其他多形性肿瘤进行鉴别，可通过免疫组化等证实横纹肌母细胞来源来区分。

（宋亚丽译　姜祎群校　高天文审）

# 血管源性肿瘤

## 良性肿瘤（包括反应性血管增生和扩张）

## 血管内乳头状内皮细胞增生

### 临床特征

血管内乳头状内皮细胞增生（intravascular papillary endothelial hyperplasia）（Masson 瘤）是一种相对常见的病变，为血栓机化的一种特殊表现[1-4]。它既可原发出现在栓塞的正常血管（通常为静脉）内，也可继发并存于某些血管瘤尤其是海绵状血管瘤中，极少数还会发生在血管外部位如血肿中[5-6]。原发型好发于年轻人，以女性略多。常见于头颈及口腔，或者四肢尤其是手部，通常表现为直径小于 2 cm 的缓慢增大、隆起、有明显囊性感的结节。有的在非好发部位的较大损害可类似软组织肉瘤[7]。亦有发生在乳房的病例报道[8]。病变多发者罕见，其中一例据报道与干扰素 β 治疗有关[9-10]。此病生物学行为完全良性。

### 组织学特征

典型病变局限于真皮或皮下血管腔或血管瘤内。为明确的固有管腔内大量覆盖单层扁平内皮细胞的小乳头状结构（图 35.452、35.453）。乳头状结构可与管腔内壁相连或游离于管腔内，中心为乏细胞胶原，偶含细小毛细血管，所覆内皮细胞无异型性与分裂活性（图 35.454）。病变附近常可见相关的血栓，并呈不同程度的机化。

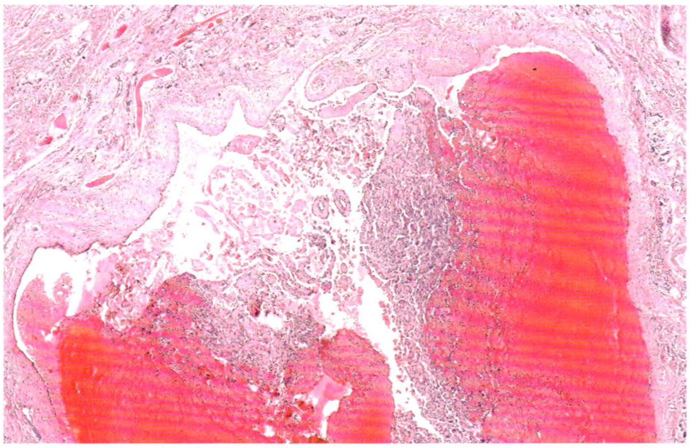

图 35.452　血管内乳头状内皮增生：低倍视野下的一个形成了血栓的血管瘤

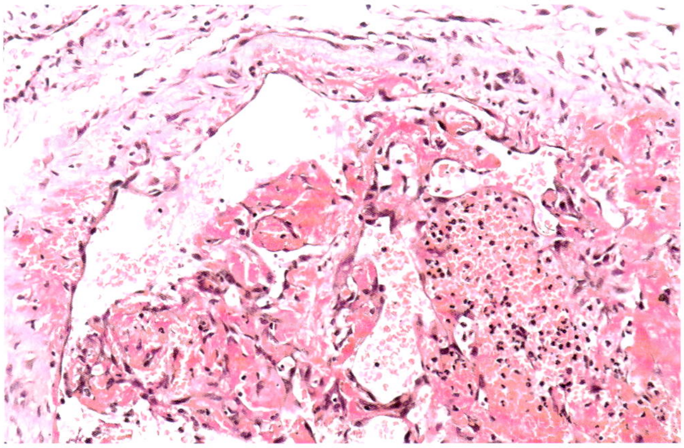

图 35.453　血管内乳头状内皮增生：管腔内大量的小乳头状结构

### 鉴别诊断

Masson 瘤主要需与血管肉瘤鉴别，差别在于前者总是局限于管腔内，缺乏多形性、分裂活性、内皮细胞多层排列以及坏死现象。

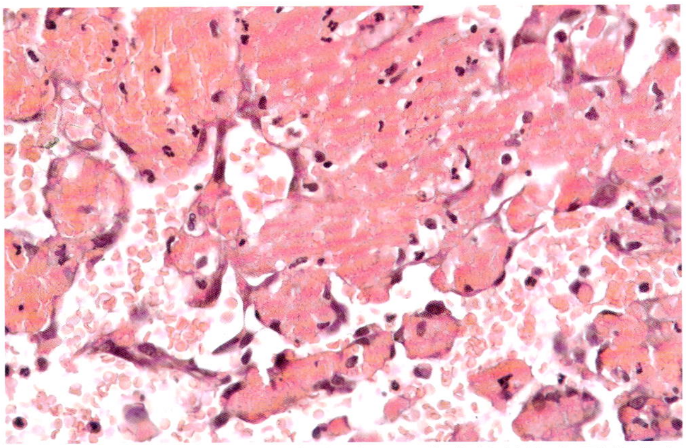

图 35.454 血管内乳头状内皮增生：乳头状结构由覆盖有扁平内皮细胞的嗜酸性透明物质构成，内皮细胞无异型性、多层排列及分裂活性

# 反应性血管内皮瘤病

## 临床特征

多年来血管内皮瘤病（angioendotheliomatosis）被划分为良性与恶性两型，可在临床和组织学上并不好区分[1]。免疫组织化学技术问世后才发现恶性型本质上并非内皮细胞起源，而是一种侵袭型系统性亲血管淋巴瘤。良性型反应性血管内皮瘤病是一种不常见的纯皮肤受累的自限性疾病，表现为偶呈紫癜性的红色斑疹、丘疹、斑块（图 35.455）[1-2]，可罕见地呈青斑样模式。此病年龄分布及皮损的解剖学分布均广，性别差异不大。但罕见于儿童[3]。

某些病例与系统性感染尤其是细菌性心内膜炎相关，但这种关联性并不如既往认为的那么强，现亦有合并冷球蛋白血症、副球蛋白血症、肾病、系统性淀粉样变性、抗磷脂综合征、类风湿关节炎、肝硬化、风湿性多肌痛、骨髓异常增殖综合征和高分化血管肉瘤的报道[2, 4-12]。其中合并骨髓异常增殖综合征的一个患者皮损表现为丹毒样斑块，而合并高抗心磷脂抗体和锁骨下血管狭窄的一个患者皮损多发但局限于狭窄血管的供血范围内[10, 13]。有一病变局限于肠道的报道[14]。反应性血管内皮瘤病与白细胞碎裂性血管炎同时发病亦有报道[15-16]。此外有些患者为特发性。皮损偶尔局限于一个解剖部位，其中与周围血管粥样硬化性疾病和医源性动静脉瘘相关的被称作弥漫性真皮血管瘤病[17-20]，此病有发生在两例女性患者巨大而下垂的乳房的报道，其中一人 IgM 抗心磷脂抗体阳性[21]。

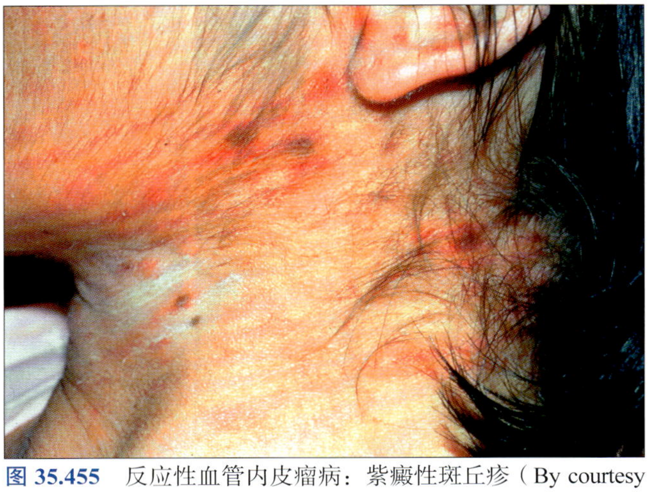

图 35.455 反应性血管内皮瘤病：紫癜性斑丘疹（By courtesy of the Institute of Dermatology，London，UK.）

## 组织学特征

病变主要位于真皮，偶可累及皮下，由多灶性的不同程度小叶状增生的致密毛细血管构成，管腔内皮细胞体形圆胖，外绕有周细胞（图 35.456）。无细胞学异型性或者异型性轻微，管腔常被圆胖的内皮细胞所堵塞。与冷球蛋白血症相关者毛细血管内可见嗜酸性透明血栓。在弥漫性真皮血管瘤病中可见管腔形成不良的毛细血管与内皮细胞增生。

有学者认为淋巴管内组织细胞增生症和反应性血管内皮瘤病属谱系性疾病[21-22]。但前者主要见于类风湿关节炎患者，也可偶见于因其他多种疾病而行活检患者的切片中，表现为扩张的淋巴管腔内含大量组织细胞[23-24]。

# 肾小球样血管瘤

## 临床特征

肾小球样血管瘤（glomeruloid hemangioma）是

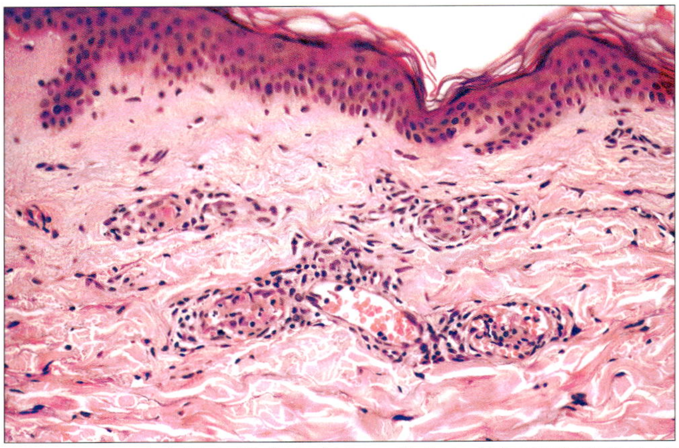

图 35.456 反应性血管内皮瘤病：真皮内广布境界清楚的毛细血管小叶

一种几乎只发生在多中心 Castleman 病和 POEMS（多神经病、器官肥大、内分泌病、M 蛋白、皮肤改变）综合征（Crow-Fukase 综合征）的特殊反应性血管增生[1-5]。表现为躯干和四肢多发的血管性丘疹，并可能为基础疾病的首发表现[6]。有 1 例患者尚伴有颅内多发血管瘤[7]，也有不伴 POEMS 综合征的患者出现单发或多发的肾小球样血管瘤，但非常罕见[8-10]。

## 组织学特征

组织学表现多样，可为小毛细血管瘤（与樱桃血管瘤相同）、肾小球样血管瘤，甚至是两者混合共存。肾小球样血管瘤表现为真皮内扩张的血管腔隙，内含绕有周细胞的毛细血管簇，形态酷似肾小球（图 35.457、35.458）。偶可见胞质空泡样、含 PAS 阳性透明颗粒状包涵体的大细胞，此包涵体过去被认为是内吞的红细胞或者免疫球蛋白，但电镜观察证实该包涵体为增大的次级溶酶体（死亡体，thanatosome）[11]。在肾小球样血管瘤中有两种免疫表型不同的内皮细胞[12]，它们表达内皮细胞生长因子及其受体[13]。

肾小球样血管瘤病变中无人类疱疹病毒 8（HHV-8）。

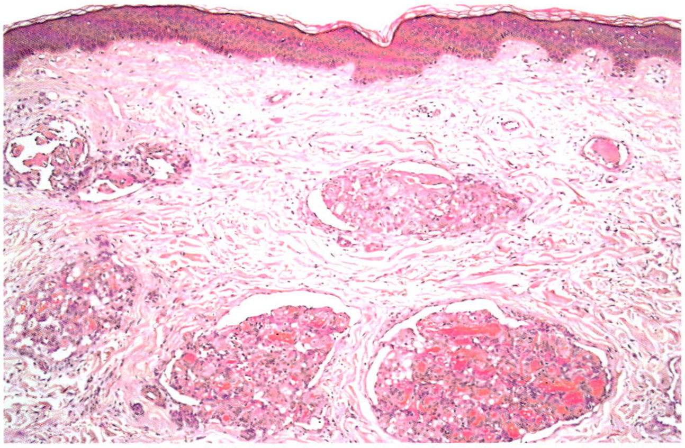

图 35.457　肾小球样血管瘤：血管腔内显著的毛细血管增生

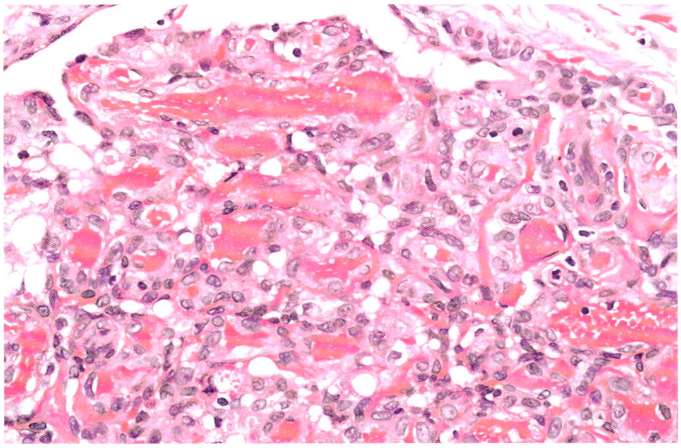

图 35.458　肾小球样血管瘤：高倍视野

# 乳头状血管瘤

## 临床特征

乳头状血管瘤（papillary hemangioma）是一种新命名的皮肤血管性损害[1]。表现为头颈部存在多年的孤立丘疹，好发于成年男性。被报道的 11 个病变只有 1 例切除后复发。

## 组织学特征

为真皮内扩张的血管腔隙。管腔内为覆盖有无细胞学异型性圆胖内皮细胞的乳头状突起，内皮细胞胞质内含透明小体。此透明小体经电镜证实为巨大溶酶体，内含细胞碎片和脂质空泡（死亡体，thanatosomes）。

有学者认为肾小球样血管瘤和乳头状血管瘤属谱系性疾病[2]。但后者不伴 POEMS 综合征，缺乏肾小球样结构，并以含厚层基底膜样物质以及乳头样突起中心出现周细胞为特征[3]。乳头状血管瘤是否实为一种不伴 POEMS 综合征的孤立型肾小球样血管瘤目前尚无定论。

# 鲜红斑痣

## 临床特征

既往所谓的鲜红斑痣（nevus flammeus）包括三文鱼斑和葡萄酒样痣[1-3]。

### 三文鱼斑

三文鱼斑是好发于前额或项部的一先天性紫红色斑，有自发消退倾向。可见于多达 1/3 的新生儿[4]，但一观察住院新生儿皮肤损害的研究发现 91.2% 的患儿出现三文鱼斑[5]。在另一项涉及 500 名新生儿的观察中，发现 28% 的足月儿以及 25.8% 的早产儿患有三文鱼斑[6]。似乎项部三文鱼斑与产妇年龄超过 35 岁相关性更高[7]。

### 葡萄酒样痣

葡萄酒样痣为偏侧、较深色损害，倾向于持续性生长，极少消退（图 35.459）[1-3, 8]。一种相似但浅红或淡粉色的损害则被命名为玫瑰痣（nevus roseus）[9]。本病是最为常见的血管畸形，可见于 0.3% 的活产儿。

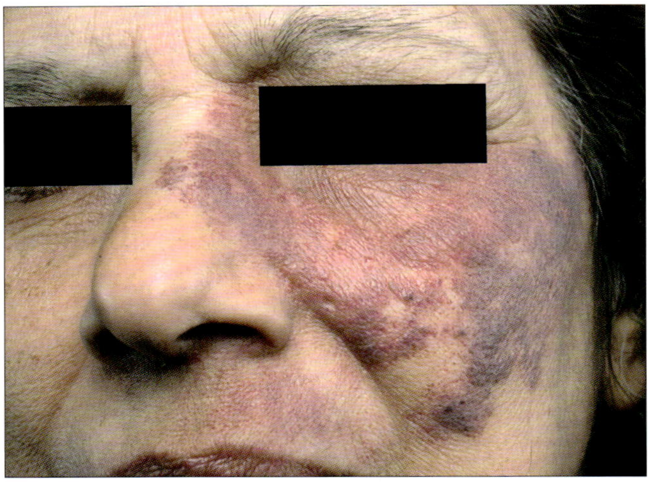

图 35.459 葡萄酒样痣：此大面积的紫红色病变出生时即已存在，与草莓痣不同，无自发消退倾向（From the collection of the late N.P. Smith，MD，The Institute of Dermatology，London，UK.）

后天发生的病例罕见，常与外伤有关[10-11]。

家族性的合并动静脉畸形者与编码 Ras 蛋白的一个调节子的 *RASA1* 基因（5q13.3）突变有关[12-15]。

葡萄酒样痣可合并同侧脑或脑膜血管病变及眼部血管异常（Sturge-Weber 综合征），或合并肢体肥大和部分静脉发育不全伴静脉曲张（Klippel-Trenaunay 综合征）[16-17]（图 35.460 ～ 35.462）。在 Cobb 综合征中，会出现背部中线部位葡萄酒样痣及其下的脊髓血管畸形[18-19]。皮肤的血管损害也可表现为疣状血管瘤[19]。

其他血管性疾病，特别是化脓性肉芽肿、血管畸形以及此两者同时合并甚至是丛状血管瘤均可发生于葡萄酒样痣上[20-25]。在激光治疗术后也可能会出现化脓性肉芽肿样病变[26]。偶有葡萄酒样痣上生长基底细胞癌的报道[27-28]。

## 组织学特征

三文鱼斑及葡萄酒样痣均仅表现为真皮中管径不一的扩张血管，因此，将它们称为真正的血管瘤可能不太合适（图 35.463）。

# 先天性毛细血管扩张性大理石样皮肤

## 临床特征

先天性毛细血管扩张性大理石样皮肤（cutis marmorata telangiectatica congenita）罕见，出生时即已发病，男女发病率相当[1-2]。特征为大理石样皮肤、毛细血管扩张、静脉扩张，偶见溃疡及萎缩。皮

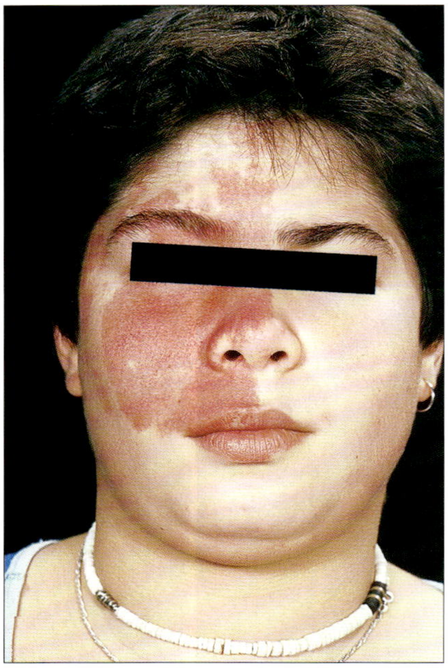

图 35.460 Sturge-Weber 综合征：这个 12 岁的女孩表现为热性惊厥、智力减退及占据右侧颜面大部的葡萄酒样痣。CT 扫描发现脑膜血管瘤病（By courtesy of D. Atherton，MD，Institute of Dermatology and Children's Hospital at Great Ormond Street，London，UK.）

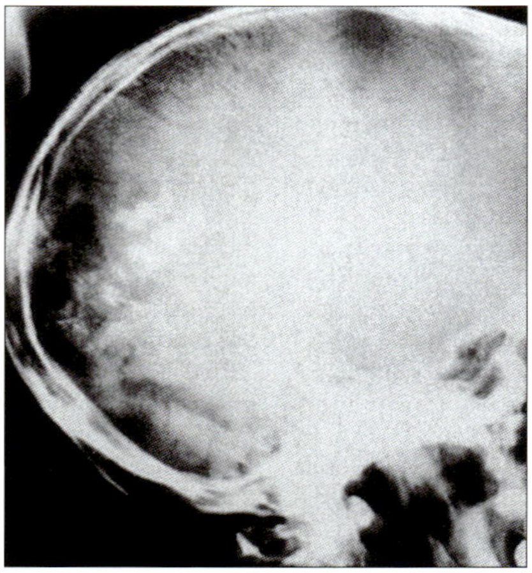

图 35.461 Sturge-Weber 综合征：如此 X 线片所示，病变的颅内部分经常发生钙化（By courtesy of I. Moseley，MD，National Hospital for Nervous Diseases，London，UK.）

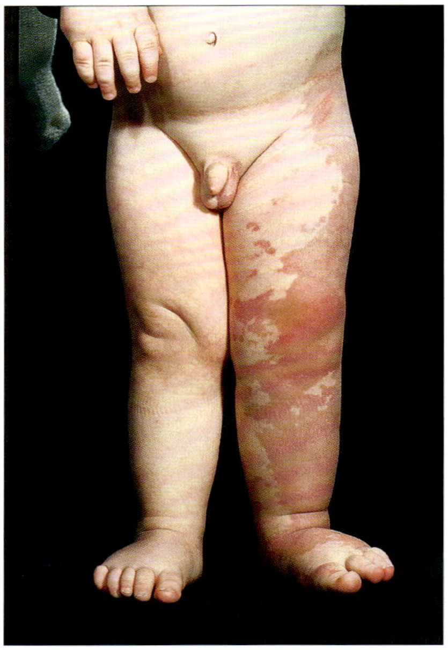

图 35.462 Klippel-Trenaunay 综合征：此 2 岁男孩的葡萄酒样痣累及左下肢大部分皮肤，并软组织增生和患肢轻度延长（By courtesy of D. Atherton，MD，Institute of Dermatology and Children's Hospital at Great Ormond Street，London，UK.）

损由网状、蓝紫色的血管网构成，常单侧局限性分布，好发于四肢[1-2]。本病散发，随年龄增长有好转趋势，仅极少数病例皮损持续存在[3]。

2/3 病例可能伴发包括鲜红斑痣、巨头畸形、并指（趾）现象、脑积水、躯体不对称、肛门闭锁、听力丧失、心血管畸形、斜视、甲状腺功能减退症、贫血痣、牛奶咖啡斑、脂肪瘤、尿道下裂等疾病[1-2, 4-5]。有多例同时出现本病皮损和巨头畸形的报道被认为构成独立的综合征[5]。在 Adams-Oliver 综合征中，除本病外尚有先天性皮肤发育不全、肢端横贯性肢体缺损（terminal transverse limb defects）与其他畸形[6-7]。

### 组织学特征

真皮浅层毛细血管和小静脉扩张，偶尔可见血管增生[8]。

## 蜘蛛痣

### 临床特征

蜘蛛痣（spider nevus）是一种病理学上意义不大的极常见疾病[1-2]。虽然任何年龄均可发病，但通常是慢性肝病或甲状腺功能亢进的皮肤表现，也见于妊娠期。皮损中央为帽针头大小深红色的小点，放射状发出细小迂曲的血管（图 35.464）。

### 组织学特征

典型损害仅由一扩张的真皮小动脉及相通的真皮浅层毛细血管网构成。

## 匐行性血管瘤

### 临床特征

匐行性血管瘤（angioma serpiginosum）罕见，通常儿童期起病，好发于四肢[1-3]。典型表现为呈环形或匐行性排列的多发帽针头大小、红色或紫色的细小点状损害（图 35.465、35.466）[1-3]。新丘疹不断发生致使皮损逐渐扩展。有时可形似紫癜[4]。皮损可罕见地呈线状排列[5-6]。眼睛和神经系统受累者偶有报道[7-8]。尽管绝大多数病例皮损局限，罕见亦有泛发者[9]。偶有家族性发病病例[10]。

### 发病机制与组织学特征

有报道认为本病发病与编码 *PORCN* 基因的染色体 Xp11 缺失或突变有关[11-12]。但另有学者质疑这一

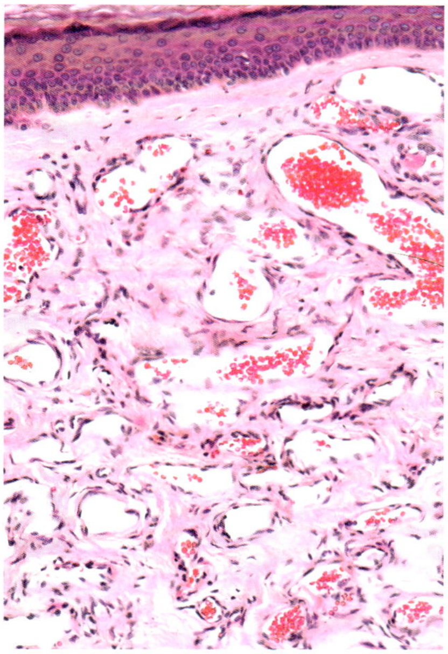

图 35.463　葡萄酒样痣：此畸形表现为大量扩张的充血毛细血管

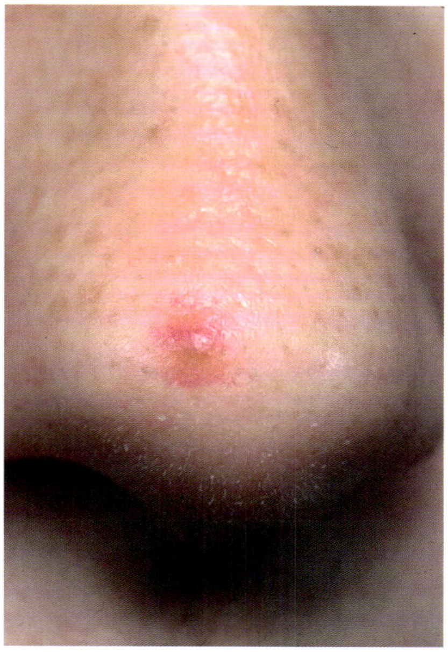

图 35.464　蜘蛛痣：中央斑片及放射状血管（From the collection of the late N.P. Smith，MD，The Institute of Dermatology，London，UK.）

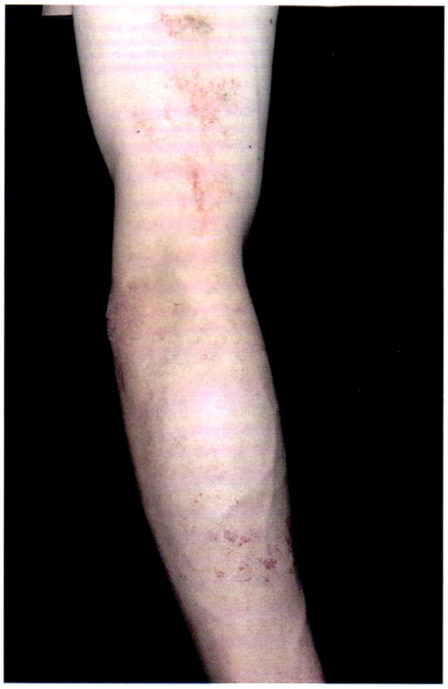

图 35.465　匐行性血管瘤：细小红斑的这种分布模式具有特征性（From the collection of the late N.P. Smith，MD，The Institute of Dermatology，London，UK.）

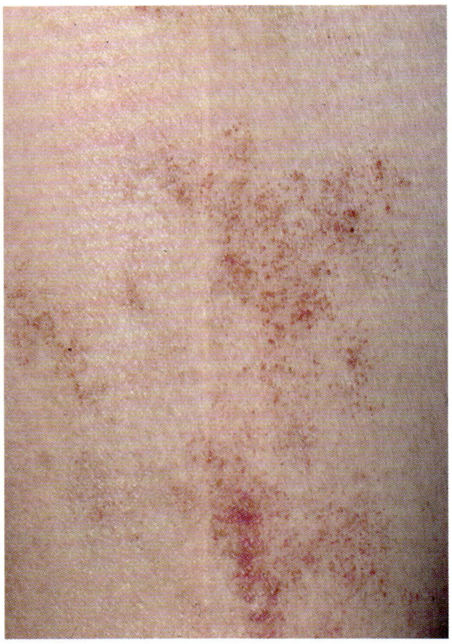

图 35.466 匐行性血管瘤：微距照片（From the collection of the late N.P. Smith，MD，The Institute of Dermatology，London，UK.）

观点，认为前述报道中的患者实为罹患局灶真皮发育不良[13]。

每个损害由真皮浅层或中层局部一簇管壁相对较厚的扩张毛细血管构成（图 35.467）。

# 静脉湖

## 临床特征

静脉湖（venous lake）是一种颇常见于老年人日光损伤皮肤的血管扩张，好发于唇部（图 35.468）[1-3]。有时皮损可多发，直径最大可达 1 cm。

## 发病机制与组织学特征

组织学表现为真皮浅层扩张充血的静脉，无血管

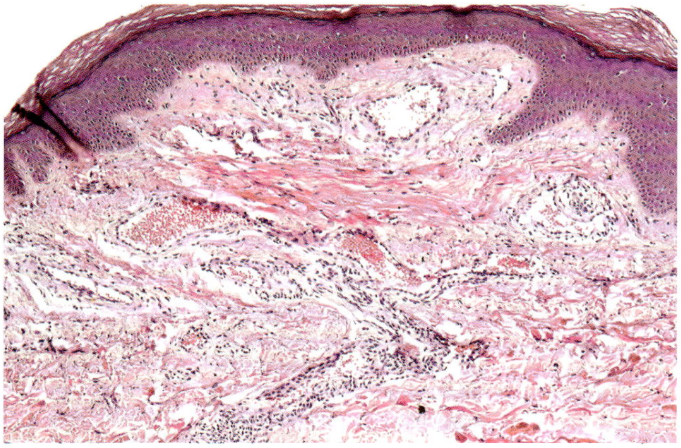

图 35.467 匐行性血管瘤：组织学上，此病由通常位于真皮浅层的局部一簇厚壁扩张毛细血管构成

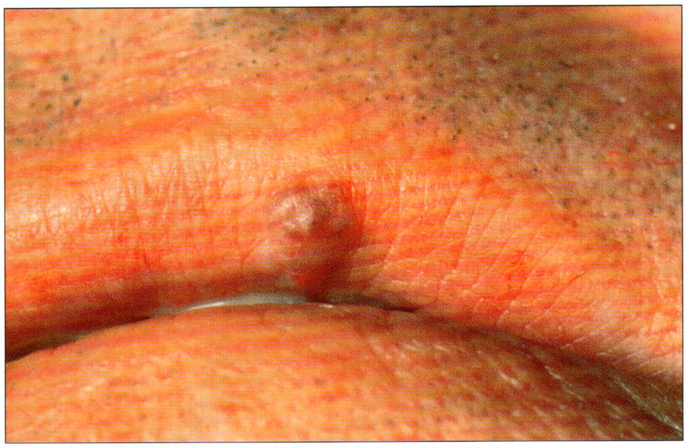

图 35.468 静脉湖：典型的大疱样血管性病变（By courtesy of the Institute of Dermatology，London，UK.）

增生的征象（图 35.469）。发病机制可能与间质的支持能力降低有关。

# 遗传性出血性毛细血管扩张症

## 临床特征

遗传性出血性毛细血管扩张症（hereditary hemorrhagic telangiectasia）（Osler-Weber-Rendu 综合征）是一种常染色体显性遗传性疾病，特征为皮肤、黏膜和内脏（特别是胃肠道和肺）出现大量毛细血管扩张[1]。上呼吸道常受累，鼻出血是常见的表现。患者成年后病变常更为明显。内脏常出现动静脉畸形并且肺动脉高压常见[2-3]。

## 发病机制与组织学特征

致病的突变基因被定位于 9q33-q34.1 和 12q11-q14，分别编码内皮因子和激活素样受体Ⅱ型样 1（activin-like receptor type Ⅱ-like 1，即 *ACVRL1* 或

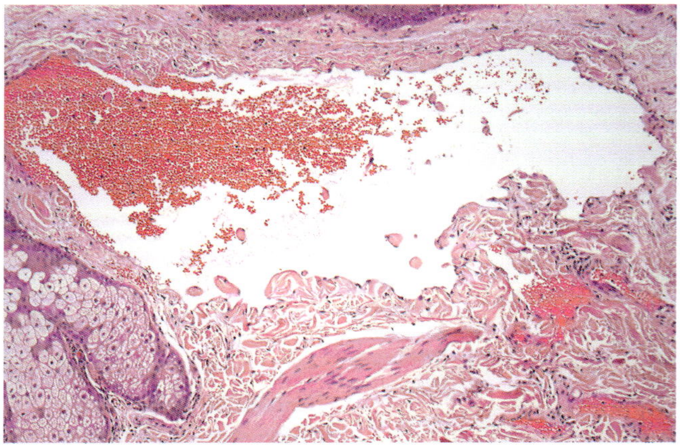

图 35.469 静脉湖：有显著的静脉扩张

者 *ALK1*——不是编码间变性淋巴瘤激酶的那个 *ALK* 基因）[4-9]。两者均与内皮细胞表达的 TGF-β 受体有关。一组合并幼年性息肉病的遗传性出血性毛细血管扩张症患者出现了位于 18 号染色体的 *MADH4* 基因突变[10-11]。组织学上受累器官中可见扩张的小血管腔。

# 泛发性特发性毛细血管扩张症

## 临床特征

泛发性特发性毛细血管扩张症（generalized essential telangiectasia）是一种罕见的以四肢和躯干多发的细小毛细血管扩张为特征的疾病，女性多见[1-3]。常在儿童期起病。有好发于一处手术瘢痕上的病例（79 岁女性四肢及阑尾炎手术瘢痕上发病，但其他多个手术瘢痕不受累），有合并 Graves 病的报道，还有一例累及结膜[4-6]。

## 组织学特征

真皮乳头层可见扩张的小血管腔。

# 皮肤胶原性血管病

皮肤胶原性血管病（cutaneous collagenous vasculopathy）极为罕见，表现为类似泛发性特发性毛细血管扩张症的泛发性毛细血管扩张，但组织学上伴血管壁基底层周围胶原沉积[1-4]。

# 血管角皮瘤

## 临床特征

血管角皮瘤（angiokeratoma）病变为浅层血管扩张伴继发性表皮改变，主要为棘层肥厚和角化过度[1]。临床上分为 5 型：

Fordyce 血管角皮瘤：主要见于老年男性的阴囊，为单发或多发的蓝色或红色的丘疹[2]。也可累及阴茎并且有时是主要表现[3]。年轻女性的外阴也可发生类似皮损[4]。非常罕见的有时皮损只发生在单侧[5]。

Mibelli 血管角皮瘤：表现为多见于儿童及青少年四肢远端（特别是指、趾）的疣状丘疹，女性多发[6]。

局限性血管角皮瘤：非常罕见，表现为多见于儿童四肢的群集性丘疹或单发性斑块，女性多发[7]。有继发于外伤的报道，还有一例皮损呈系统性条带样模式分布提示为嵌合现象[8-9]。

弥漫性躯体血管角皮瘤：表现为泛发对称性分布的簇集红色丘疹，特别好发于“泳裤”区[1, 10]。非常罕见地可累及掌跖[11]。本病经常（但并不是全部都）合并 Anderson-Fabry 病，后者是一种由溶酶体酶 α- 半乳糖苷酶 A 缺陷引起的 X 连锁遗传病，补充该酶可诱导皮损消退[12]。相同皮损也可见于其他酶缺陷患者，包括 L- 岩藻糖苷酶、β- 甘露糖苷酶、α-N- 乙酰氨基半乳糖苷酶、神经氨酸酶、β- 半乳糖苷酶缺陷，甚至还有家族性发病但未能检出酶缺陷的报道[13-21]。有在女性 Fabry 病致病基因携带者身上出现多发血管瘤而不伴血管角皮瘤的报道[22]。

单发性及多发性血管角皮瘤：任何年龄及部位均可发生，常见于下肢[1]。皮损多为单发，也有皮损多发并呈带状疱疹样分布的报道[23]。皮损还可沿 Blaschko 线分布[24]。有继发于放疗和在硬化性苔藓上出现血管角皮瘤样损害的报道[25-27]。有注射依那西普（etanercept）引起血管角皮瘤的个案报道[28]。有与表皮痣、血管畸形、浅表脂肪瘤样痣并发的报道[29-32]。

口腔血管角皮瘤可以单独出现或者与其他型别血管角皮瘤包括 Fabry 病并发[33-34]。

## 组织学特征

各型组织学特征相似，为真皮乳头层中大量扩张、淤血的毛细血管并其上表皮棘层肥厚及角化过度（图 35.470）。在 Anderson-Fabry 病，内皮细胞、周细胞和成纤维细胞的胞质中可见脂质空泡[35]。

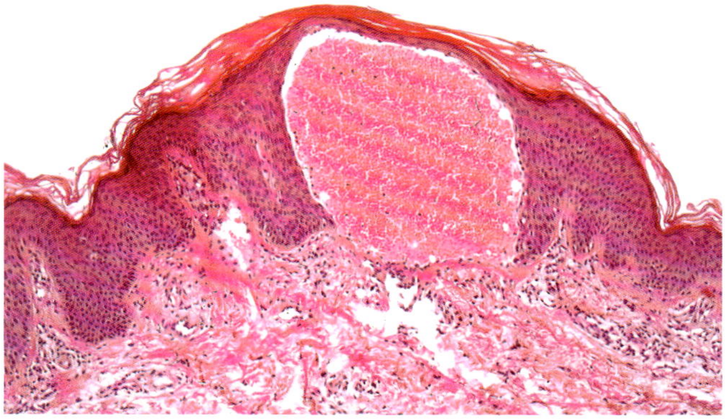

图 35.470 血管角皮瘤：病变由经常看起来似乎在表皮内的真皮乳头层扩张小血管构成

### 鉴别诊断

相同特征可见于疣状血管瘤的浅部病变，但后者总能找到真皮深层和皮下病变。

## 先天性血管瘤

先天性血管瘤（congenital hemangiomas）是一组在子宫内发生至出生时已发育完全的血管瘤[1-5]，既往被划分入婴儿血管瘤、血管畸形和海绵状血管瘤中。此病与后两者之间存在重叠，但目前先天性血管瘤的确切概念仍在不断演变。

先天性血管瘤被分为快速消退型先天性血管瘤（rapidly involuting congenital hemangioma，RICH）和不能消退型先天性血管瘤（noninvoluting congenital hemangioma，NICH）[2-3]。尽管两者可能属于完全不同的临床与病理类别，但 RICH 和 NICH 之间可存在某种程度上的重叠，RICH 与婴儿血管瘤也存在重叠并且可能属谱系性疾病，提示确切的诊断需依赖紧密的临床与病理联系。这组疾病很可能在发病机制上有共通之处。

## 快速消退型先天性血管瘤

### 临床特征

快速消退型先天性血管瘤（RICH）出生前即已发育完全，倾向于在一周岁内消退，男女受累均等，全身皆可发病但以头部和四肢较为常见[2]。

### 组织学特征

RICH 以累及皮下组织和真皮为特征，表皮和附属器可能萎缩。肿瘤呈分叶状结构，肿瘤小叶间经常为纤维化条索与局灶炎症、营养不良性钙化和含铁血黄素沉积。肿瘤小叶由外绕有一层周细胞的不同程度淤血、偶尔轻度扩张的毛细血管构成。在小叶间纤维化区域可能见到更大的血管。个别肿瘤小叶也可能出现不同程度纤维化。髓外造血罕见并且无累及神经周围（perineural extension）的表现。肿瘤小叶中 GLUT-1 染色经常阴性或仅微灶状阳性。

## 不能消退型先天性血管瘤

### 临床特征

不能消退型先天性血管瘤（NICH）出生时已发育完全但不会消退，相反倾向于逐步进展。男女受累均等，全身皆可发病但以头部和四肢为常见[3]。

### 组织学特征

NICH 的肿瘤小叶大小不一，由毛细血管和较粗有时管壁较厚的血管构成。肿瘤小叶中可见较大的引流血管。小叶周围有含符合静脉和动脉征象的大血管的纤维化区域。动静脉瘘常见甚似动静脉畸形，在组织学上很难鉴别，故经常需要紧密的临床和病理联系。与血管畸形不同之处在于 NICH 不容易复发。GLUT-1 染色常常阴性。

### 鉴别诊断

主要需要与婴儿血管瘤鉴别，婴儿血管瘤通常出生后短期内发生，一周岁内快速进展，此后于多年间消退。RICH 的肿瘤小叶与婴儿血管瘤经常相同而肿瘤小叶周围出现纤维化条索和缺乏 GLUT-1 表达被认为是前者与后者鉴别的要点。但实际上，尤其是在小活检标本中，可能很难或者根本无法区分，临床与病理联系更为重要。区分婴儿血管瘤与 NICH 要容易些，后者的血管腔大小更不一，GLUT-1 染色常阴性，并且可见动静脉瘘。主要问题在于 NICH、RICH 和婴儿血管瘤三者之间存在某种程度上的重叠，表现为婴儿血管瘤可与 RICH 或 NICH 共存。使问题更加复杂化的是某些 RICH 病例临床上不能完全消退而表现得更类似 NICH，这些病例的组织学表现亦存在 RICH 与 NICH 重叠。至今，这三组疾病之间在发病机制上的联系仍然不甚明了。

## 毛细血管瘤及其亚型

## 婴儿血管瘤

### 临床特征

婴儿血管瘤（Infantile hemangioma）（幼年血管

瘤或草莓痣）是一相对常见的良性血管肿瘤[1-4]。常表现为一先天性病变（与所谓先天性血管瘤重叠，见上），累及多达 1/100 新生儿或在婴儿期起病，任何部位皮肤均可发生，但以头颈部最为常见（图 35.471、35.472），女性较男性好发。

皮损为直径常小于 5 cm 的扁平红色或紫色损害，逐渐增大并表面隆起。通常散在分布，但（少数病例）皮损可很大、弥漫甚至损容。经数月乃至数年，绝大多数病变可自行消退。

## 组织学特征

毛细血管瘤的组织学表现相当一致，特征为真皮或皮下组织内大量小血管腔隙多叶性增生，管腔内皮细胞体形圆胖，可出现活跃的分裂活动（图 35.473、35.474）。在疾病早期，血管腔常不明显，肿瘤的血管源性性质可能不容易直接辨识，但网硬蛋白染色仍可揭示大量管腔形成不良的血管腔隙存在。随皮损演进，血管增大并扩张，内皮细胞趋于扁平和成熟。在

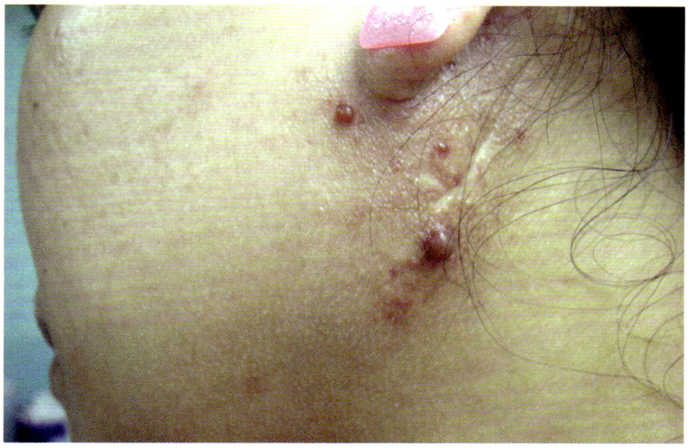

图 35.471　婴儿血管瘤：患儿耳周和颈部多发隆起红色结节（By courtesy of J. Dayrit，MD，Manila，The Philippines.）

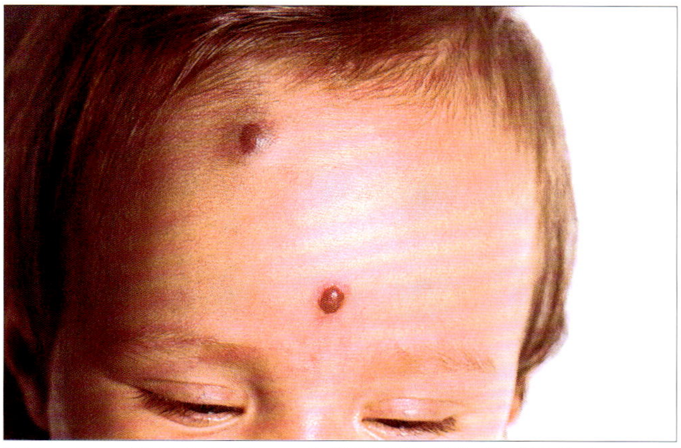

图 35.472　婴儿血管瘤：一女婴额部的两枚隆起结节（By courtesy of M.M. Black，MD.，The Institute of Dermatology，London，UK.）

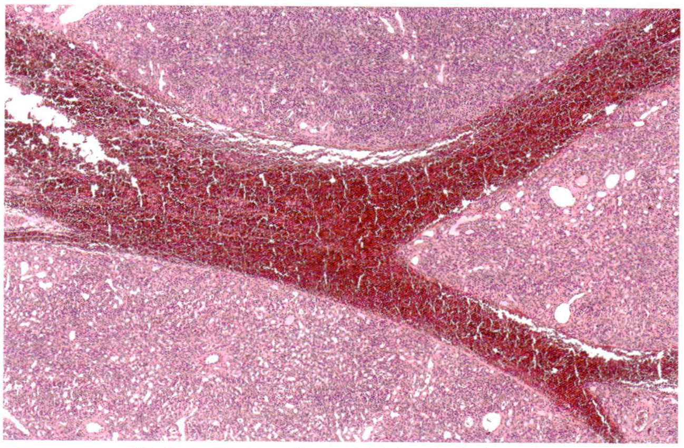

图 35.473　婴儿血管瘤：由分叶状管腔形成不良的血管聚集组成的一个进展期皮损

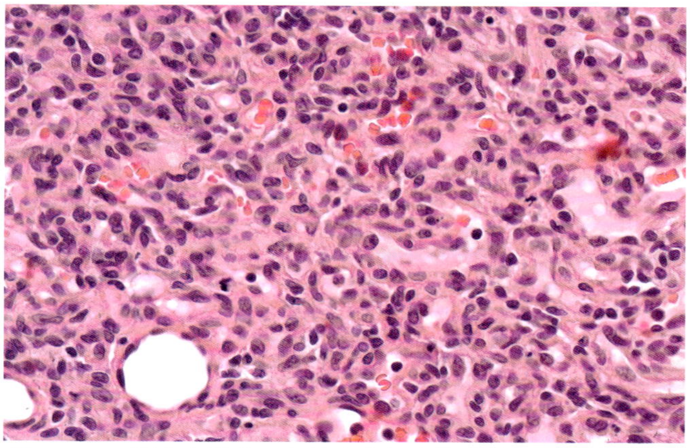

图 35.474　婴儿血管瘤：血管内皮细胞体形圆胖，分裂象多见

病变底部边缘常易见一条大的滋养小动脉。偶可见神经周围侵袭（perineural invasion）现象但在此并不提示恶性[5-6]。陈旧性损害纤维化愈加明显，血管成分逐渐消失，病变已大部分消退的标本很难得出组织学诊断。

已经免疫组织化学和电子显微镜证实本病为由内皮细胞、成纤维细胞和周细胞共同组成的异质性细胞群体[7-8]，支持本病为错构瘤性病变而非真正的肿瘤。它表达红细胞型葡萄糖转运蛋白 -1（GLUT-1）和 LeY 的特殊免疫表型与胎盘微血管相同，并且 GLUT-1 的表达贯穿其演变的始终[9-10]。鉴于 GLUT-1 的表达不见于儿童期的其他血管性肿瘤，此标记在鉴别诊断尤其是涉及血管畸形时非常有帮助[11]。增生期皮损内皮细胞还表达 LYVE-1 和 CD34，不表达 Prox-1，鉴于 LYVE-1 在消退期皮损中不表达，提示增生期婴儿血管瘤内皮细胞在血管分化的早期发育阶段停滞[12]。

## 鉴别诊断

与先天性血管瘤的鉴别在后面章节中提及。

# 生长障碍的婴儿血管瘤

## 临床特征

生长障碍的婴儿血管瘤（infantile hemangioma with minimal or arrested growth）为新近描述、定义为增生部分占病变总表面积不超过 25% 的婴儿血管瘤[1]，表现为好发下半身的毛细血管扩张性斑片及边缘丘疹[1-3]。不到 50% 的患者伴有其他部位典型的婴儿血管瘤[1]。皮损多不能自行消退。

## 组织学特征

毛细血管扩张性斑疹处取材可见真皮浅层散在扩张血管腔隙，在真皮深层可能伴有毛细血管小叶。丘疹处取材可见毛细血管瘤的征象。内皮细胞表达 GLUT-1，并可同时伴有其他部位典型的婴儿血管瘤，证实此病与后者有着紧密的联系。

# 丛状血管瘤

## 临床特征

丛状血管瘤（tufted angioma）是毛细血管瘤的一种特殊亚型，于 1949 年在日本文献中被首先以血管网状细胞瘤（Nakagawa 血管网状细胞瘤）报道[1-4]。最常见于婴儿或儿童，男女发病率相当，以颈部、躯干上部及四肢常见（图 35.475）[1-8]。本病主要为于一周岁内后天发病，但先天性发病者可达 25%[8-9]，个别病例成人起病[10-11]，家族性发病者很罕见[12]。有发生在少见部位包括口腔、肛周和手掌的报道[13-15]。

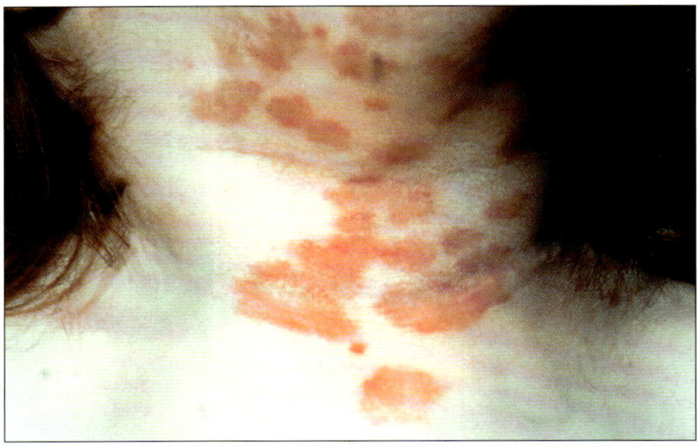

图 35.475 丛状血管瘤：好发于颈部和躯干上部的广泛斑片和斑块样病变（By courtesy of the Institute of Dermatology, London, UK.）

皮损为红色斑疹或斑块，也可为簇集性丘疹，在数年内缓慢生长至可达 10 cm 或以上。有皮损呈环形和罕见的多病灶病变的病例报道[16-18]。有的病例可伴局部多毛和多汗[8]。极少数病例可出现 Kasabach-Merritt 综合征这种严重并发症，更罕见地尚可仅出现轻度凝血障碍[8, 19-21]。有伴发复杂血管畸形和出现在原带状疱疹发病部位的个案报道[22-23]。因肿瘤体积且常蔓延超过临床所见的边缘故手术切除困难。皮损有自发消退的可能并且似乎比既往认为的要更常见[24-27]，甚至先天发病的病例也有自发消退的报道[28]。

## 组织学特征

低倍镜下的显著特征是真皮和皮下组织浅层散在紧密排列的毛细血管组成的圆形、卵圆形或细长形小叶，呈典型的“炮弹”样分布（图 35.476）。每一小叶由管腔形成不良的毛细血管组成，毛细血管内衬扁平的内皮细胞，外则绕有周细胞，非常类似早期草莓痣。本病一特征是小叶边缘可见新月形或半月形的扩张淋巴管（图 35.477）。有些病例局部内皮细胞胞质内可见晶状包涵体（图 35.478）。尚有少见的组织

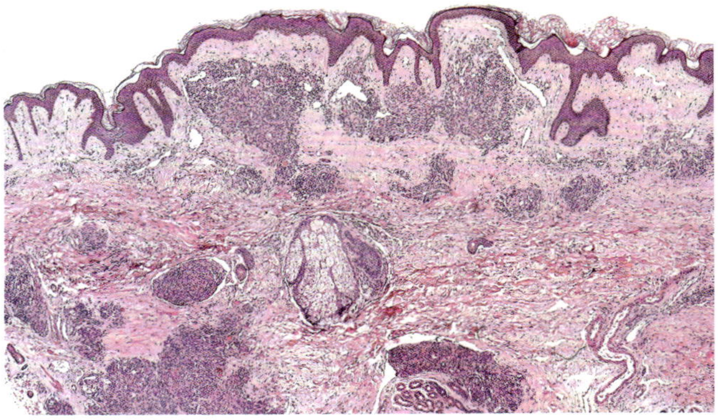

图 35.476 丛状血管瘤：典型低倍视野表现，可见真皮网状层境界清楚的血管性结节

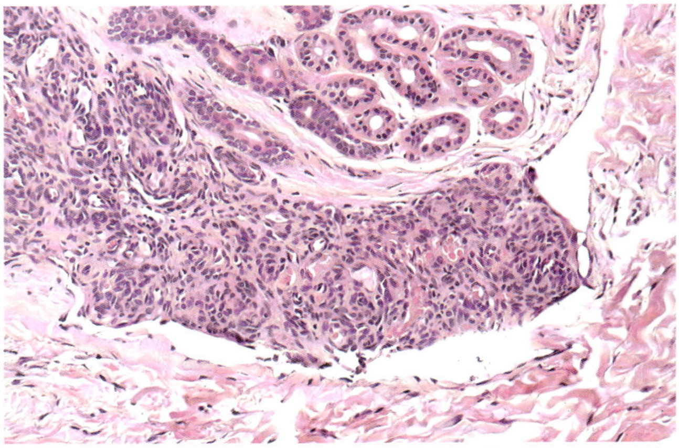

图 35.477 丛状血管瘤：结节由紧密交织的毛细血管构成。注意那明显的淋巴管

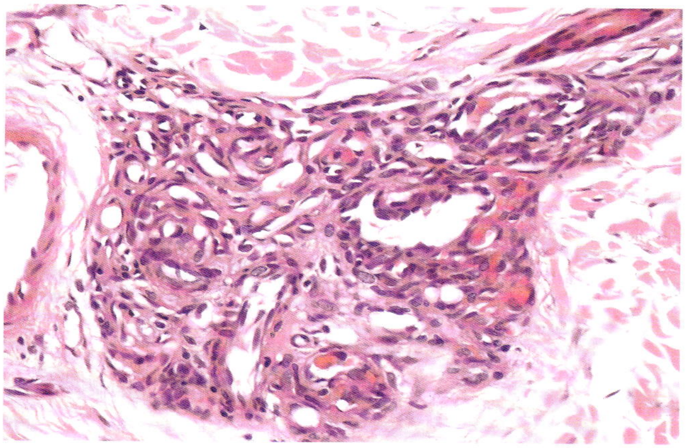

图 35.478 丛状血管瘤：注意那些嗜酸性包涵体

学改变如静脉内丛状血管瘤和汗腺增生的报道[30-31]。在 Kaposi 样血管内皮细胞瘤内可有局部丛状血管瘤成分，提示两者属谱系性疾病[32-33]。

## 鉴别诊断

草莓痣的真皮及皮下组织受累更为弥漫、融合及广泛，小叶边缘无扩张的新月形淋巴管。结节型 Kaposi 肉瘤由形态一致的梭形细胞和假血管性裂隙组成，无"炮弹"样分布模式，二者容易鉴别，且在免疫功能正常儿童出现 Kaposi 肉瘤累及皮肤者极罕见。

# 疣状血管瘤

## 临床特征

疣状血管瘤（verrucous hemangioma）典型表现为深蓝色的疣状结节，主要发生于儿童的四肢，特别是下肢[1-4]。罕见皮损可呈线状[5-6]。在背部中线与脊髓血管畸形相关的相似皮损被称为 Cobb 综合征[7]。

## 发病机制与组织学特征

似乎疣状血管瘤实为一种淋巴血管畸形而血管瘤之名实为误称[8-9]。

组织学表现为主要位于真皮乳头层并可延伸至真皮深层和皮下组织的大量扩张淤血毛细血管，偶见海绵状血管腔隙。其上表皮出现显著的棘层肥厚、角化过度和乳头瘤样增生。因为深部病变常被忽视，手术后复发常见。

## 鉴别诊断

可酷似血管角皮瘤，但后者无深部病变。

# 樱桃样血管瘤

## 临床特征

樱桃样血管瘤（Cherry angioma）非常常见，又名老年性血管瘤或 Campbell de Morgan 斑，为好发于中老年人躯干及上肢的多发性红色小丘疹[1]。

## 发病机制与组织学特征

发病机制不明。有外用氮芥后出现发疹样皮损，有与溴化物暴露有关，有合并家族性脑海绵状畸形和家族性鲜红斑痣患者出现早发樱桃血管瘤的报道[2-5]。

组织学表现为有表皮领圈样结构的小息肉状损害，真皮乳头层为由淤血扩张毛细血管组成的多发性小叶（图 35.479）。有一例樱桃样血管瘤内发生血管内大 B 细胞淋巴瘤的报道[6]。

# 小叶性毛细血管瘤

## 临床特征

小叶性毛细血管瘤（lobular capillary hemangioma）又名化脓性肉芽肿，是很常见的良性血管病变，因皮损内总是可见弥漫性的继发改变，多年来被认为是反应性或感染性病变[1]。然而，其本质是毛细血管的小叶性增生，肿瘤性的可能更大，故被重命名为小叶性毛细血管瘤[2]。任何年龄及性别均可发病，好发

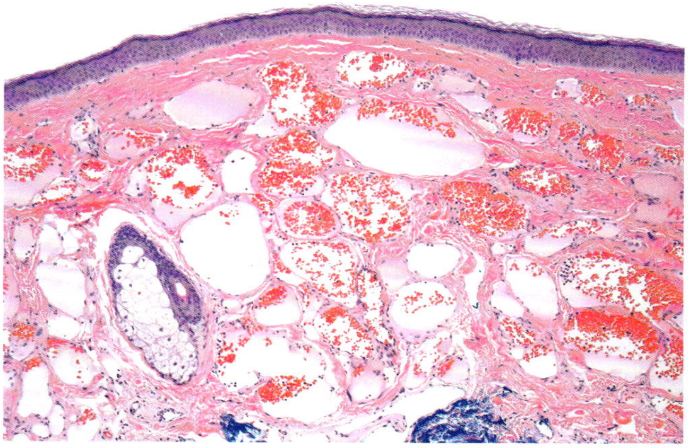

图 35.479 樱桃血管瘤：真皮浅层显著扩张淤血的血管腔隙

于头颈部（特别是黏膜部位）和四肢（特别是上臂和手部）(图 35.480)。口腔皮损以女性更多见[3-4]。在胃肠道和其他脏器也可发病。皮损通常发展迅速，数月内达到最大体积（直径通常小于 2cm)。皮损为有蒂红色或淡蓝色结节，易发生溃疡和出血（图 35.481)[5]。无完全自发消退的倾向，极少数患者可出现局灶或播散的多发性损害[6-10]。发疹性病例被报道继发于药物过敏反应、地雷创伤、烧伤和获得性动静脉畸形[11-13]。先天性病变罕见但有先天性播散性化脓性肉芽肿的个案报道[14-17]。本病可发生于葡萄酒样痣内，更罕见地发生于单侧皮节性浅部毛细血管扩张症中[18-21]。据文献记载多发性化脓性肉芽肿样损害曾出现在应用卡培他滨、外用维 A 酸、异维 A 酸、吉非替尼、5- 氟尿嘧啶以及促红细胞生成素治疗的患者[22-29]。甲下损害不但可能与药物和创伤有关，还有继发于周围神经损伤的报道[30]。本病还被记载可继发于葡萄酒样痣脉冲染料激光治疗和羟磷灰石眼眶植入物植入后[31-32]。

切除后局部复发较常见，少数病例复发时伴多发性卫星病灶可能引起临床上的忧虑（图 35.482）[33-34]，此现象多见于年轻人且原发损害常位于躯干。

- 妊娠性肉芽肿亚型见于妊娠妇女的齿龈，分娩后消退。妊娠也可诱发其他部位发生皮损[35-36]。
- 皮下或真皮深层化脓性肉芽肿好发于上肢[37-38]。因从不发生溃疡而无继发性炎性改变。
- 静脉内化脓性肉芽肿少见，好发于青年人的颈部和上肢[39-41]。

## 组织学特征

化脓性肉芽肿为外生性分叶状真皮团块，由位于疏松水肿性胶原基质中较靠中央的较大血管放射而出的大量小毛细血管构成（图 35.483、35.484)。内皮细胞形态可呈扁平至圆胖，局部还可呈上皮样，尤其是黏膜病变中[42]。核分裂象常见，甚至很多（图

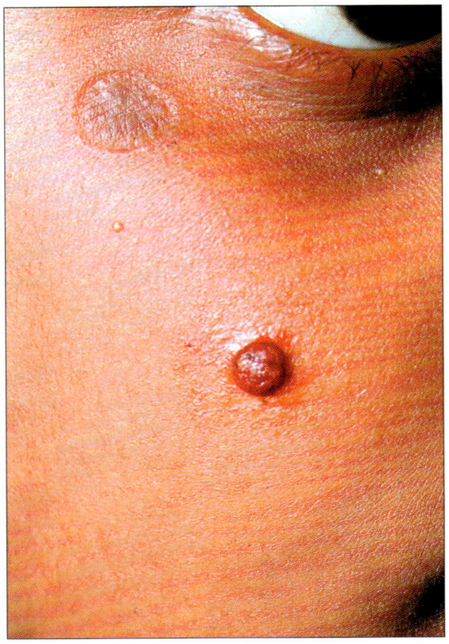

**图 35.480** 小叶性毛细血管瘤：一年轻女性面部的典型隆起红色结节（By courtesy of M.M. Black，MD，St Thomas' Hospital，London，UK.）

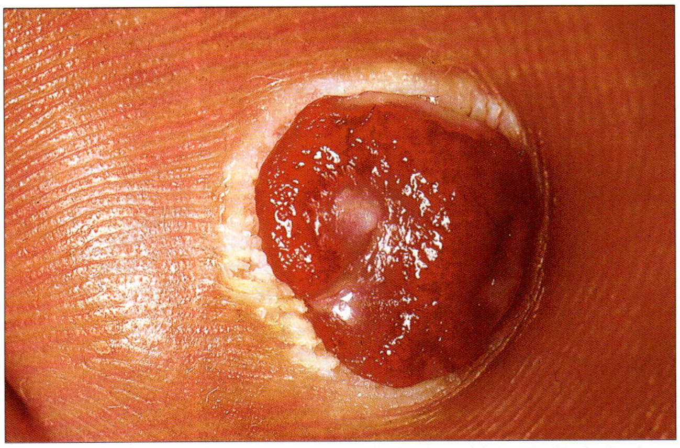

**图 35.481** 小叶性毛细血管瘤：病变出现特征性的溃疡（By courtesy of the Institute of Dermatology，London，UK.）

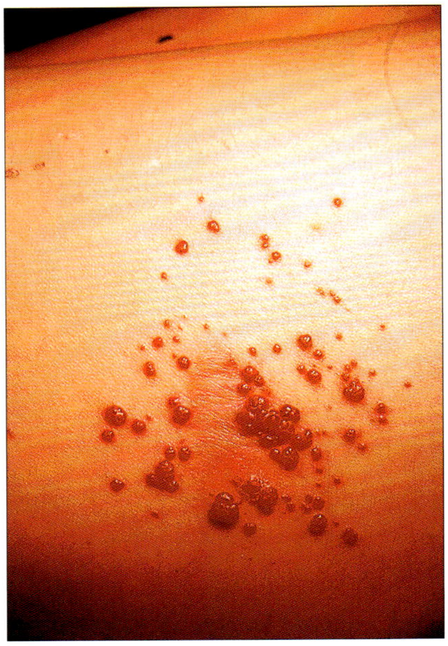

**图 35.482** 小叶性毛细血管瘤（卫星现象）：躯干部典型的多发卫星病灶（By courtesy of E. Wilson Jones，MD，Institute of Dermatology，London，UK.）

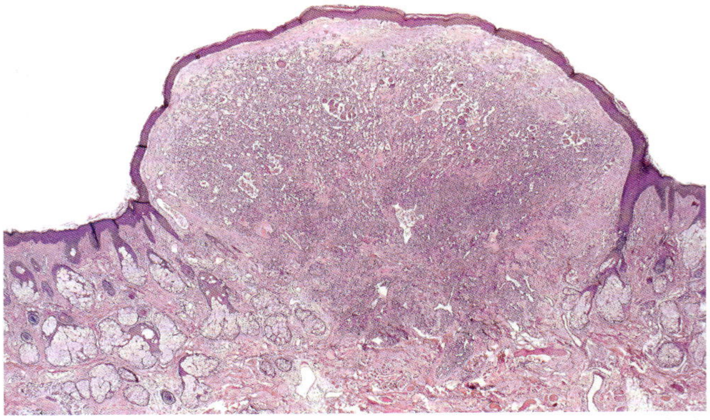

**图 35.483** 小叶性毛细血管瘤：此扫视视野显示病变的息肉样结构与典型的表皮“领圈”

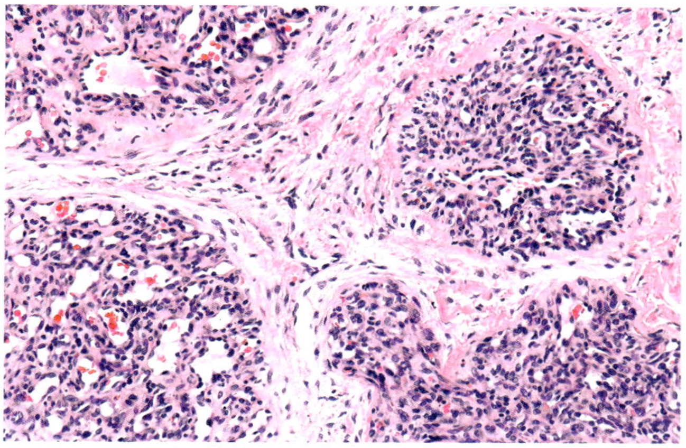

图 35.484 小叶性毛细血管瘤：发育完全的小叶状结构

35.485）。因退化变性局部尚可有细胞学异型（图 35.486、35.487）。偶可见骨化生甚至罕见的还可出现髓外造血[43-44]。

浅层常见大量急性或慢性炎症细胞浸润，但仅见于溃疡性病变。此时邻近表皮常棘层肥厚，形成境界清楚的“领圈”样结构。当炎症显著时，除损害基底部的深层真皮中仍可见毛细血管小叶外，病变总体特征与肉芽组织非常相似。

出现卫星病灶者病变常延伸至皮下脂肪。

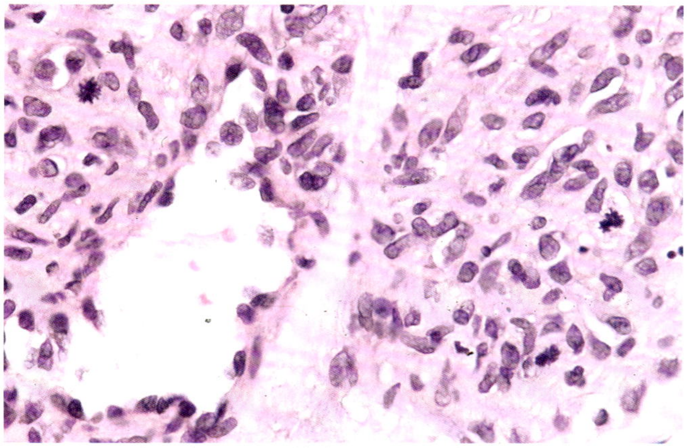

图 35.485 小叶性毛细血管瘤：核分裂象多见，在进展期病变中更为显著

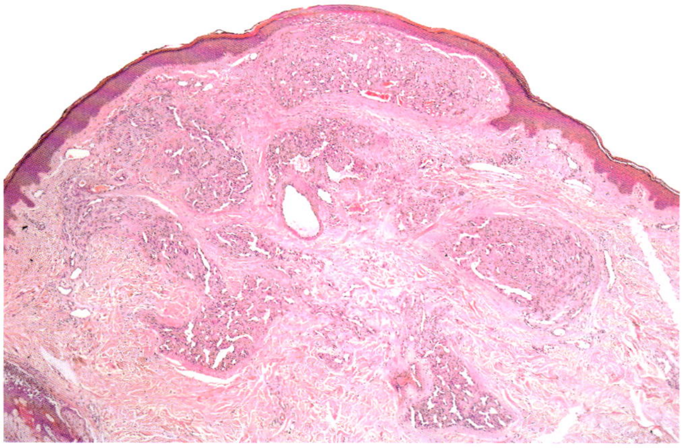

图 35.486 伴异型的小叶性毛细血管瘤：扫视视野下的众多小叶与纤维化间质

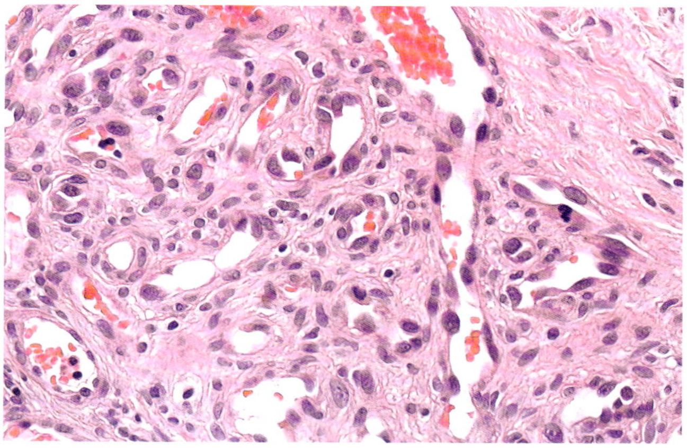

图 35.487 伴异型的小叶性毛细血管瘤：核多形性和一个不典型分裂象

静脉内化脓性肉芽肿除缺乏显著的炎性成分外，组织学与普通病例相似（图 35.488、35.489）。

## 鉴别诊断

最需与之鉴别的是杆菌性血管瘤病，一种由立克次体属微生物 *henselae* 巴尔通体感染引起的血管增生[45-47]。该病主要发生于艾滋病患者，罕见于其

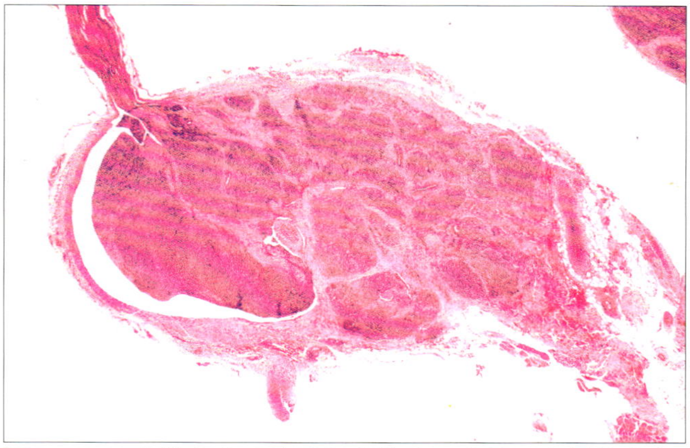

图 35.488 血管内小叶性毛细血管瘤：这是一个罕见病变，注意那薄壁血管与大量小叶状结构

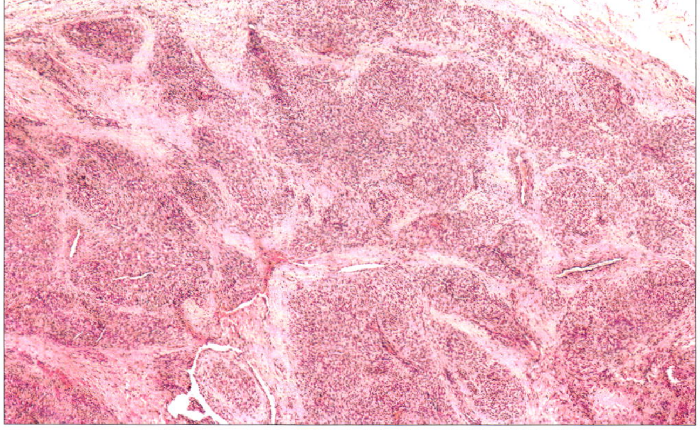

图 35.489 血管内小叶性毛细血管瘤：高倍视野下的血管小叶

他免疫抑制者，正常人发病极罕见。虽然二者结构非常相似，但杆菌性血管瘤病内皮细胞嗜酸性淡染，在整个病变中均形态多样，尤其是在嗜碱性颗粒状聚集物附近，后者经 Giemsa 或 Warthin-Starry 染色实为短杆菌集落。

本病临床上有时需与其他类型的毛细血管瘤相鉴别。黏膜部位病变如内皮细胞胞体很大、核分裂象很多时据形成小叶状结构可轻易将其与血管肉瘤鉴别开。

# 海绵状血管瘤

## 临床特征

海绵状血管瘤（cavernous hemangioma）发病年龄、性别及部位与毛细血管瘤非常相似[1-3]。二者主要区别在于海绵状血管瘤病变通常更大更弥漫，很少能自发消退（图 35.490）。很可能属于不能消退型先天性血管瘤（NICH，见前文）下属的谱系性疾病。部分病例也可能实为血管畸形。病变表面皮肤常明显呈蓝红色，反映皮损内血流量的增加。

极少数病例可并发多发性内生软骨瘤（Maffucci 综合征）、消化道血管瘤（蓝色橡皮-大疱性痣综合征）或因血小板滞留在皮损内所致的消耗性凝血病（Kasabach-Merritt 综合征）[4-7]。

窦状血管瘤是海绵状血管瘤的一种相对少见亚型[8]，表现为中年人躯干（特别是乳房的皮下组织）或四肢的蓝色孤立真皮深部或皮下结节，女性好发。发生于男性的罕见病例与男子乳腺发育有关。切除后无局部复发倾向。

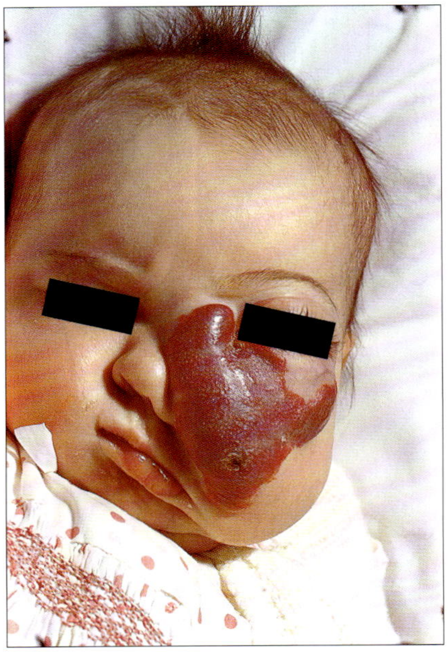

图 35.490 海绵状血管瘤：巨大损害已使女婴鼻子及面颊变形。本病常累及深部组织进而导致压迫性坏死（By courtesy of M.M. Black, MD, St Thomas' Hospital, London, UK.）

## 组织学特征

与毛细血管瘤不同，海绵状血管瘤不形成小叶，境界不清，由内皮细胞扁平的大量扩张血管增生形成（图 35.491、35.492）。血管壁厚度不一。间质中中等程度慢性炎症常为本病特征。

窦状血管瘤通常呈小叶状，局部界限不清。由管壁极薄而多孔、内皮细胞“背对背”排列（back to back，因管壁非薄缺乏间质，一侧管腔内皮紧贴另一侧管腔内皮）、高度扩张淤血的血管腔交织而成，形成典型的筛状或窦状（图 35.493，35.494）。切片时的人工现象可形成类似 Masson 瘤的假乳头样外观。可见局灶性的血栓形成、梗死、透明样变甚至钙化或骨化等现象，尤其是在长期病变中。内皮细胞单层且扁平，但偶可见轻度多形性。每个血管都由一薄层肌动蛋白阳性的周细胞包绕。

## 鉴别诊断

窦状血管瘤通常容易诊断，但乳房病变有时易与血管肉瘤混淆。然而，后者位于乳房实质内而非皮下组织，为浸润性生长模式并至少出现局灶内皮细胞异型、多层排列及核分裂象。

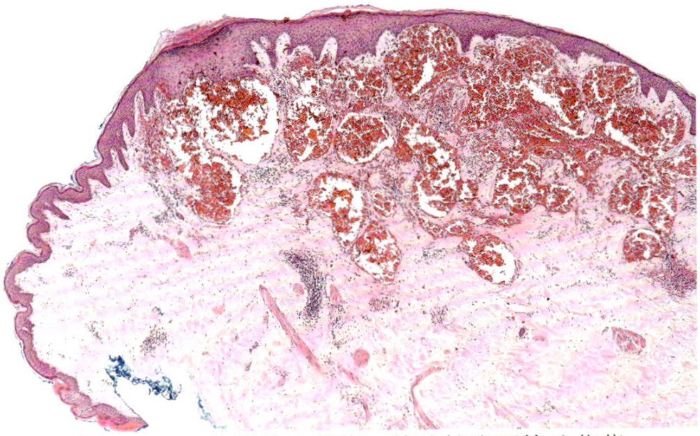

图 35.491 海绵状血管瘤：管腔扩张而管壁菲薄

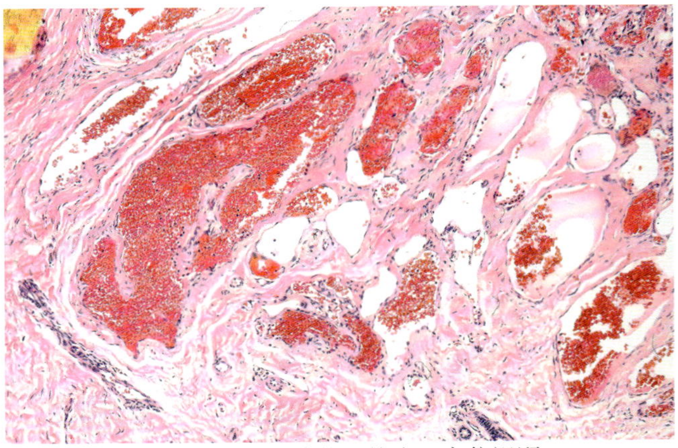

图 35.492 海绵状血管瘤：高倍视野

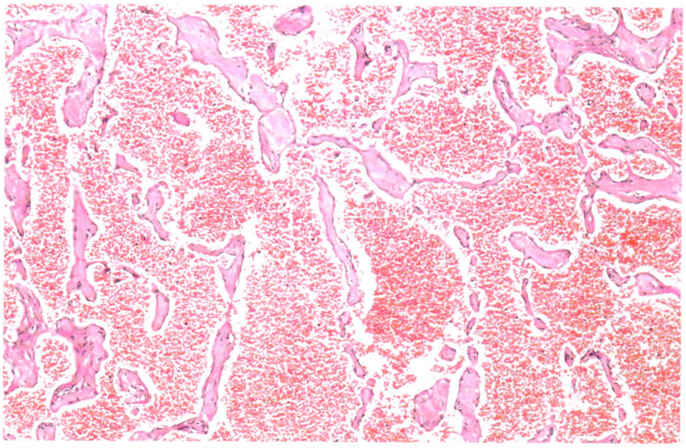

图 35.493　窦状血管瘤："背靠背"表现具有特征性（By courtesy of C.D.M. Fletcher，MD，Brigham and Women's Hospital and Harvard Medical School，Boston，USA.）

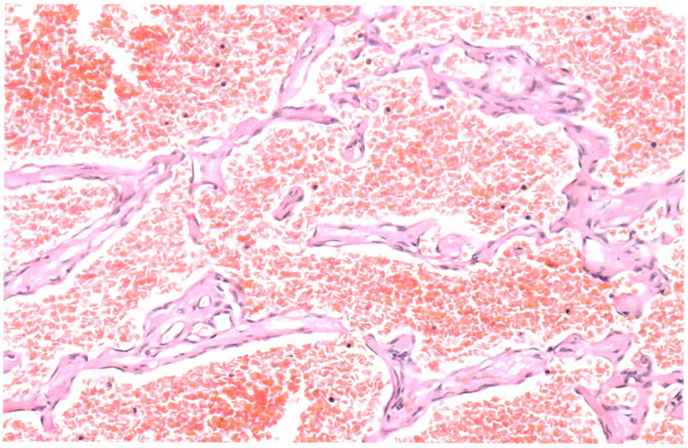

图 35.494　窦状血管瘤：薄壁结构以及在部分病例中出现轻微的核异型性可引起与血管肉瘤的混淆（By courtesy of C.D.M. Fletcher，MD，Brigham and Women's Hospital and Harvard Medical School，Boston，USA.）

# 动静脉血管瘤

## 临床特征

动静脉血管瘤（arteriovenous hemangioma）（蔓状动脉瘤）为好发于头颈部（特别是唇部）及肢端的小（直径小于 1 cm）红蓝色丘疹[1-4]。50 ～ 60 岁成人多见，男女发病率相当。丘疹有间断性出血倾向，偶可伴触痛。切除后不易复发。组织学上相似的病变位于深部软组织者常发病年龄较早，偶继发血流动力学并发症，且切除后可能复发。本病与慢性肝病有关[5]。

有报道一种发生于指（趾）的特殊亚型[6]。

## 组织学特征

动静脉血管瘤为由大量内皮细胞圆胖、管壁颇厚的血管构成的真皮中、黏膜下或皮下境界清楚肿块（图 35.495、35.496）。特征是管壁有肌层及厚度不一弹力膜，部分病例可见明显的动静脉吻合。管腔内微血栓不少见且偶可见营养不良性钙化。常有通过连续切片也不能发现动脉性成分者，此种病变可能为单纯性静脉血管瘤。

# 微静脉血管瘤

## 临床特征

微静脉血管瘤（microvenular hemangioma）是一种好发于青年四肢的无症状孤立红蓝色丘疹[1-2]。个别病例可出现多发甚至无数个皮损[3-4]。儿童患者很少见[5-6]。有在并发 POEMS 综合征患者本病皮损和淋巴结活检标本中检出人类疱疹病毒 8 的报道[7]。很少复发。

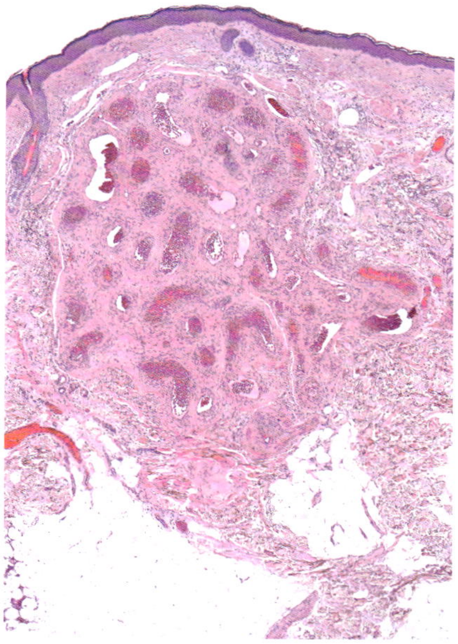

图 35.495　动静脉血管瘤：由位于真皮的动脉和静脉性厚壁血管组成

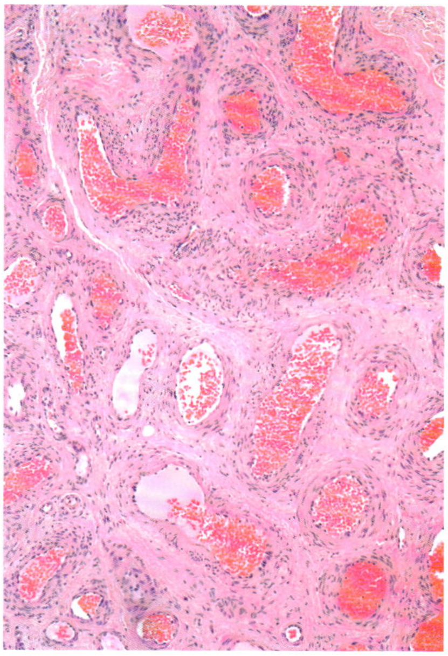

图 35.496　动静脉血管瘤：高倍视野可见混合存在的动脉和静脉

## 组织学特征

组织学表现为不规则、分支状薄壁静脉，衬以核仁明显的内皮细胞（图 35.497）。肿瘤分布于真皮全层，有时可穿插于硬化的胶原束之间（图 35.498）。常见血管腔侵及立毛肌。内皮细胞 CD31、CD34 及血管性血友病因子阳性，而对肾小球足突细胞膜黏蛋白阴性[8]。

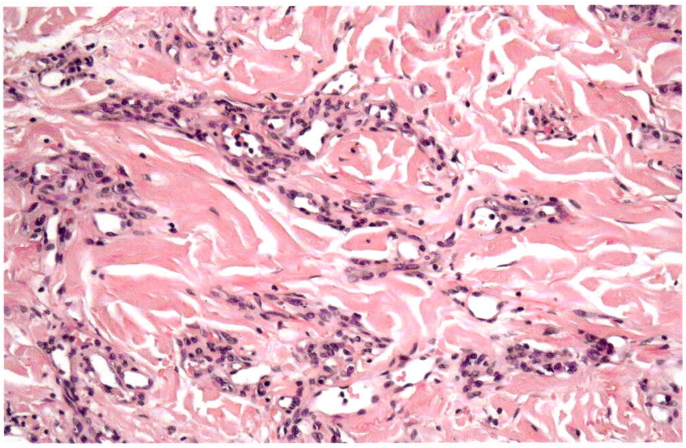

图 35.498 微静脉血管瘤：分支状血管的腔壁由单层体形圆胖的内皮细胞及外绕的一层更梭形的周细胞构成。

# 鞋钉样血管瘤

## 临床特征

鞋钉样血管瘤（hobnail hemangioma）（靶样含铁血黄素沉积性血管瘤）好发于青中年四肢（尤其是大腿），男性多发[1-4]。偶尔可发生在口腔内包括舌和牙龈[5-6]。皮损无自觉症状，通常直径小于 2 cm 并且增长十分缓慢。偶有患者述皮损有周期性变化[7]。在女性中皮损经常于月经期前增大变黑而行经后变浅缩小[8-11]。妊娠期皮损可能因雌激素而体积增大，并有伴女性第二性征发育同时出现 2 个鞋钉样血管瘤的个案报道[9]，但多发性皮损很罕见。典型皮损表现为中央红色丘疹或斑疹，外绕以逐渐由澄明向淤黑演变的晕圈（图 35.499）。但多数情况下皮损临床表现并不特异，需要与血管瘤、痣或纤维组织细胞瘤鉴别。切除后较少或无复发倾向。

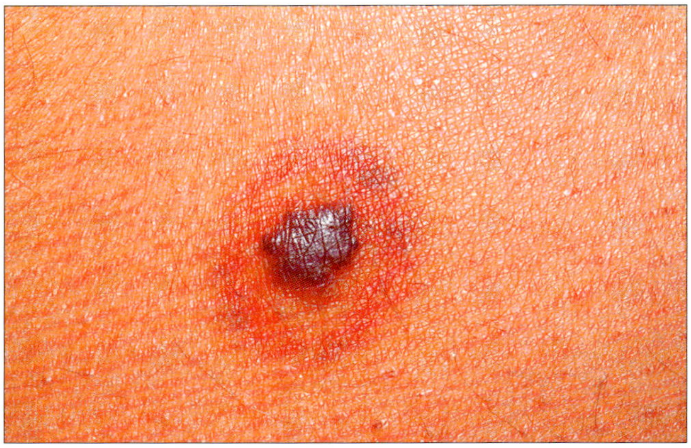

图 35.499 鞋钉样血管瘤：典型的靶样损害

## 组织学特征

最突出的低倍镜特征是基底朝向表皮的楔形血管性增生。血管腔扩张，形态不规则，管壁薄，内皮细胞胞质少，胞核轻微突向管腔（鞋钉细胞）（图 35.500、35.501）。局部乳头样突起是其特征。随病变向真皮深

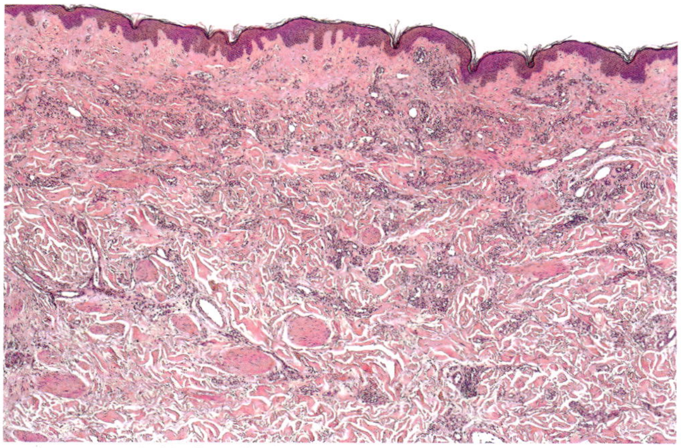

图 35.497 微静脉血管瘤：此种血管腔在真皮内不规则浸润的模式有时容易误诊为 Kaposi 肉瘤

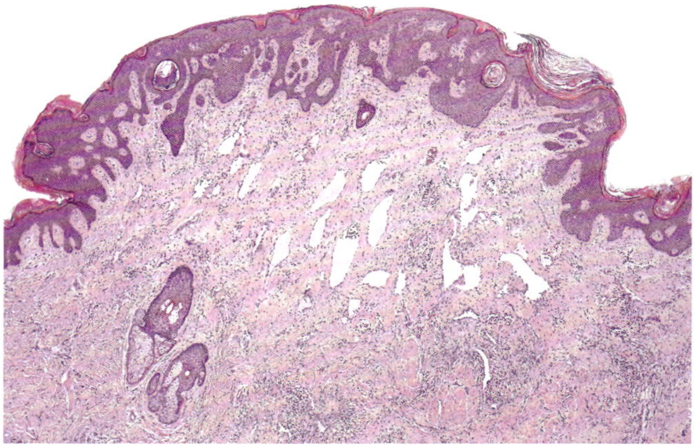

图 35.500 鞋钉样血管瘤：真皮浅层的血管腔壁薄，整个增生模式呈楔形

入，管腔渐塌陷呈裂隙样，形似于胶原束间切割，内皮细胞较真皮浅层者更扁平。红细胞外渗和含铁血黄素沉积可以很明显但是否出现取决于皮损所处阶段。炎性浸润通常不明显但有时可有散在的淋巴细胞和浆细胞。

本病可能是以内皮细胞呈鞋钉样为特征的一组谱系性疾病的良性端，包括乳头状淋巴管内血管内皮瘤（Dabska 瘤）和网状血管内皮瘤[12]。原有病变如血管瘤局部创伤后可引起类似本病的组织学改变[13]。鞋钉样血管瘤内皮细胞对血管标记，包括 CD31、血

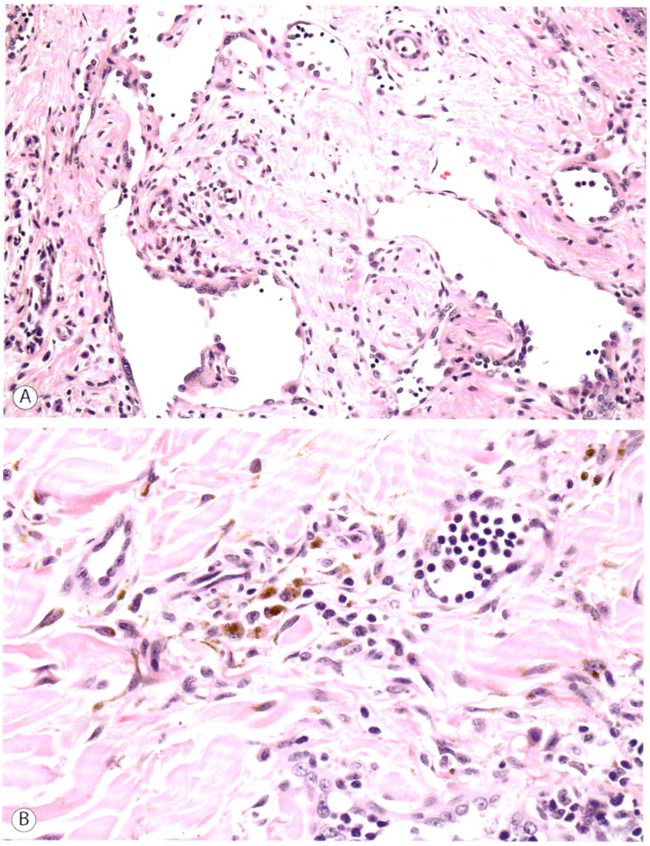

图 35.501 鞋钉样血管瘤：（A）内皮细胞隆起突向管腔内，注意特征性的乳头状突起；（B）大量含铁血黄素沉积

管性血友病因子弥漫阳性染色，而对 CD34 常阴性或非常局灶阳性。包绕血管腔有一层周皮细胞，α-SMA 阳性。除了与月经周期有关的变化外，内皮细胞与雌激素和孕酮受体阴性[9]。在部分病例中对血管内皮生长因子 3（VEGFR-3）阳性提示鞋钉样血管瘤向淋巴管分化[4, 14]。VEGFR-3 并非完全对淋巴管特异。而 HHV-8 始终阴性[15]。

## 鉴别诊断

包括网状血管内皮瘤和 Kaposi 肉瘤斑片期：前者呈弥漫性浸润并且累及皮下组织；后者无楔形结构，增生管腔的内皮非鞋钉样，并且浆细胞浸润会更丰富。此外，Kaposi 肉瘤管腔内皮总是 HHV-8 阳性。

# 获得性弹性组织变性血管瘤

## 临床特征

获得性弹性组织变性血管瘤（acquired elastotic hemangioma）是一种少见的好发于中老年女性前臂及颈部曝光部位的单发无自觉症状红色小斑块[1-2]。

## 组织学特征

为真皮浅层常与表皮平行的毛细血管带状增生（图 35.502）。周围真皮存在日光性弹性组织变性。

# 皮肤上皮样血管瘤性结节

## 临床特征

皮肤上皮样血管瘤性结节（cutaneous epithelioid angiomatous nodule）非常罕见，为好发于成人躯干、其次是四肢和面部的单发性丘疹或结节[1-3]，有发生在鼻内的个案报道[4]，皮损多发者更罕见[1-2]。

## 组织学特征

可见一个由上皮样细胞组成的小结节，细胞胞体大，胞质嗜酸性，胞质内可见空腔，极个别形成血管腔（图 35.503、35.504）。背景中尚可见轻度纤维化、含铁血黄素沉积及散在的炎性细胞。分裂象通常不多

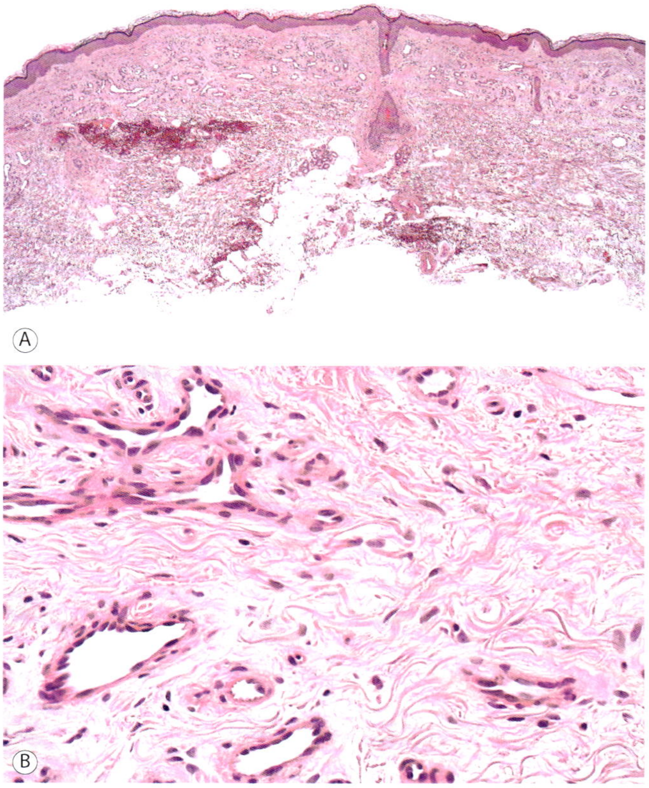

图 35.502 获得性弹性组织变性血管瘤：（A）真皮浅层斑块状小血管增生；（B）日光性弹性组织变性背景

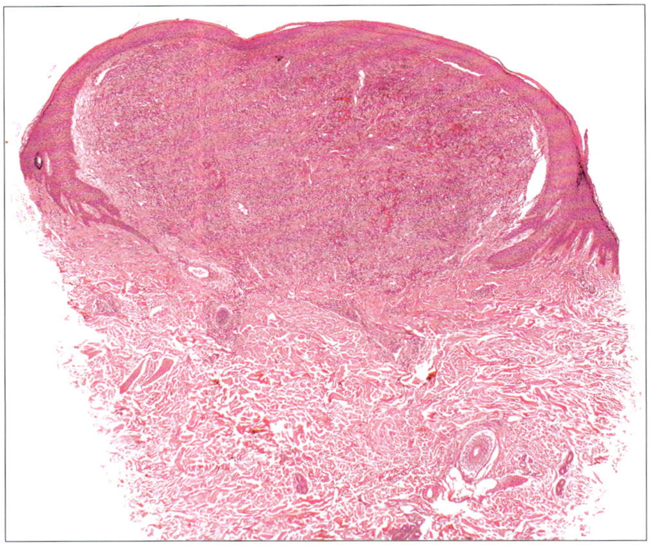

**图 35.503** 上皮样血管瘤性结节：病变表现为浅表、境界清楚的孤立结节

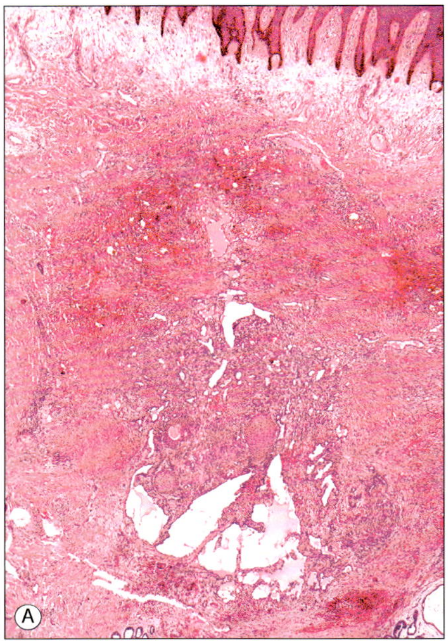

**图 35.504** 上皮样血管瘤性结节：(**A**) 上皮样内皮细胞弥漫性增生，血管腔隙可以缺如或仅在局部出现；(**B**) 上皮样内皮细胞胞质丰富、嗜酸性，胞核空泡样。注意那些胞质内空腔，部分还含有红细胞

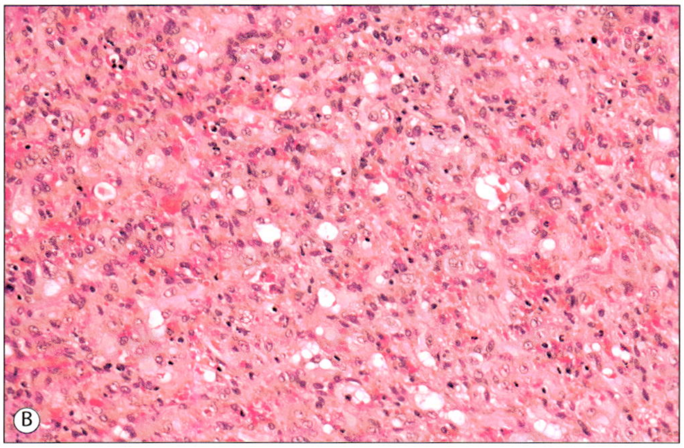

但在某些病例中可很明显。

有一个例经检验无微卫星不稳定性（microsatellite instability）[5]。

## 鉴别诊断

与上皮样血管瘤相鉴别的依据为临床表现不同，组织学上为单发小叶，上皮样内皮细胞除胞质内空腔外还可见极个别的胞质内血管腔，背景中炎症细胞浸润轻微。但似乎两病之间有一定的关系[1-3, 6]。上皮样血管肉瘤通常病变并不浅表、局限，并且总可见细胞学异型。

# 上皮样血管瘤

上皮样血管瘤（epithelioid hemangioma）（伴嗜酸性粒细胞增多的血管淋巴样增生）是一组表现为内皮细胞胞质丰富嗜酸性、偶尔呈空泡状类似上皮样细胞的良性血管性肿瘤的最恰当名称[1-4]。另一名称是组织细胞样血管瘤，虽然准确，但因最初包括了临床上一组更宽范围的肿瘤而被弃用[5-6]。其他用于描述本病的名称包括：非典型化脓性肉芽肿、假性化脓性肉芽肿、炎症性血管瘤性结节、丘疹性血管形成及静脉内非典型血管增生[7-9]。以前认为本病与 Kimura 病重叠的观点有误，因为后者是一种免疫机制介导的形态学差别很大的疾病[10-11]。目前尚未能就上皮样血管瘤是肿瘤性还是外伤相关的反应性病变达成共识[12-13]，某些病例起病前有外伤包括烧伤史[14]。它代表了一组包括上皮样血管内皮瘤和上皮样血管肉瘤的血管性肿瘤病谱的良性端。

## 临床特征

典型表现为三四十岁成人头颈部单发或多发、无痛、暗红色结节，男性稍多见（尽管仅有皮损者女性更常见）（图 35.505）[1-4]。其他部位皮肤较少受累，但已报到的病例皮损分布广泛，包括上肢的手掌、甲床和阴茎、阴囊[15-19]。皮损常固着无蒂或呈斑块样，容易继发溃疡和（或）出血。罕见地皮损可巨大或呈大的软组织肿瘤样[20-21]。组织学常表现为血管内起源，可源自较大的血管包括动脉[22-23]。有病变累及尺神经的个案报道[24]。也可发生在其他部位，包括深部软组织、骨、淋巴结、口腔黏膜、舌、乳房、睾丸、卵巢和结肠[2, 25-35]。一个案表现为巨大腋动脉瘤[36]。10% ~ 15% 的病例血嗜酸性粒细胞增多。有与妊娠相关的报道但可能仅为巧合[37]。单纯切除后常复发，但从不发生转移。自发消退罕见[38-39]。

有报道一感染了 HIV 的患者原发感染 HHV-8 后出现了短暂自限性的血管淋巴样增生及 Kaposi 肉瘤[40]。然而在单纯的上皮样血管瘤病变中并不

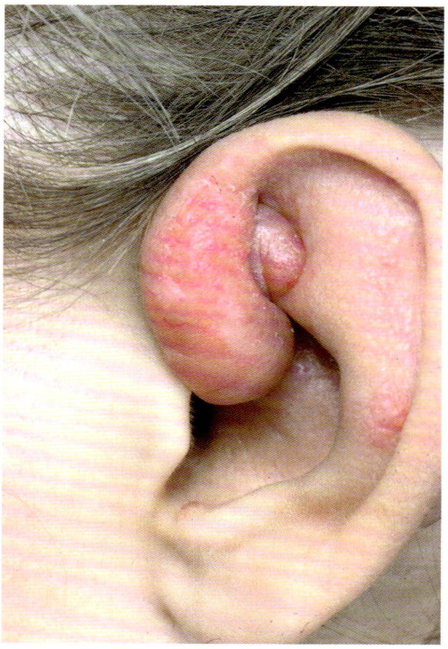

图 35.505 上皮样血管瘤：耳部好发。此例出现多发的融合性病变（From the collection of the late N.P. Smith，MD，the Institute of Dermatology，London，UK.）

能检出 HHV-8[41]。

有动静脉血管畸形患者并发与本病特征相似皮损的报道[42-43]。

## 组织学特征

肿瘤主要位于真皮，偶见于皮下组织，表现为一境界不清的由大量血管腔隙组成的小叶状团块（图 35.506）。这些血管腔隙管径大小不一，内皮细胞大而圆，胞质丰富强嗜酸性、胞核椭圆并呈空泡化（图 35.507）。有的细胞胞质内可见空泡，为原始管腔（35.508）。也可能有实性细胞条索。内皮细胞虽体形胖大，但并无多形性和分裂活动。相当一部分病例的病变可部分或全部位于血管内，尤其是静脉内。

血管周围间质内有程度不等的炎性细胞浸润，主要包括淋巴细胞、大量嗜酸性粒细胞及组织细胞（图 35.509）。以 podoplanin 可标记出病变中增多的淋巴管[44]。部分病例可见淋巴样滤泡（图 35.510）。陈旧病变可出现间质硬化。

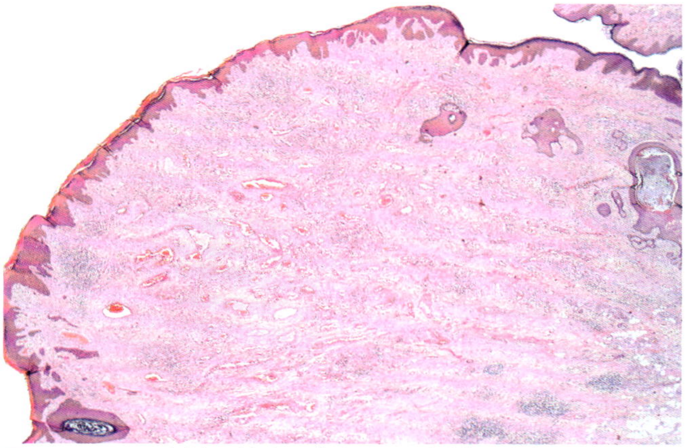

图 35.506 上皮样血管瘤：扫视视野为周边有淋巴细胞聚集的血管性结节

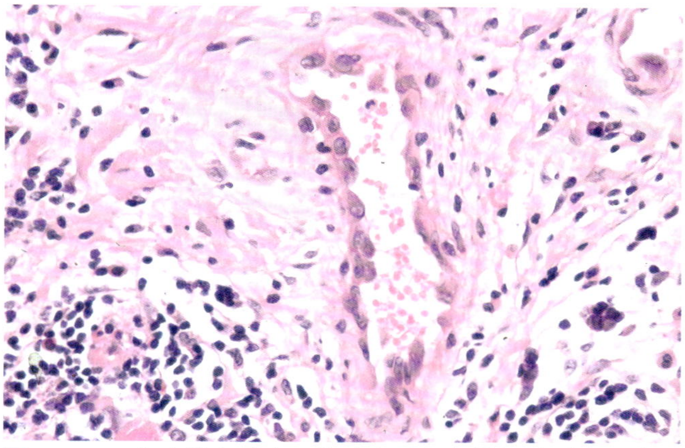

图 35.507 上皮样血管瘤：管腔由呈组织样细胞形态的大内皮细胞覆盖

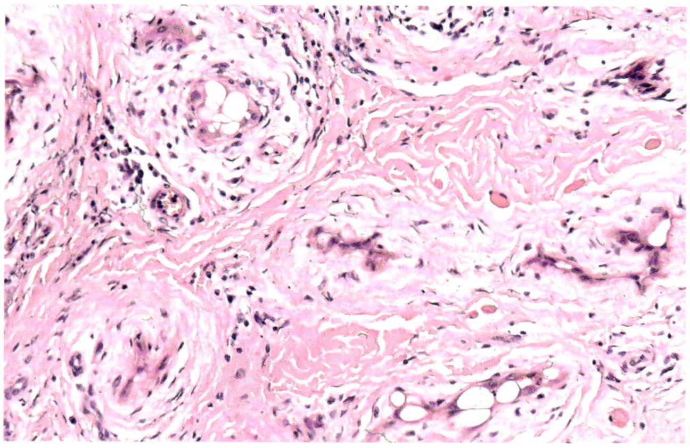

图 35.508 上皮样血管瘤：内皮细胞胞质内有空腔具有特征性

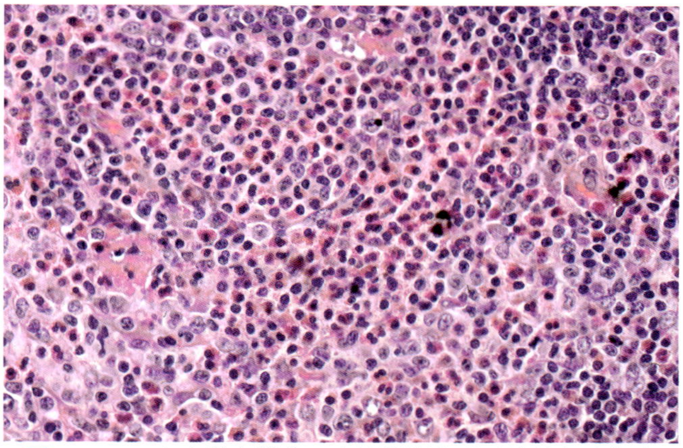

图 35.509 上皮样血管瘤：炎性浸润中嗜酸性粒细胞很多

少见的组织学表现包括可见多核巨细胞、肉芽肿性反应和毛囊黏蛋白沉积[45-47]。

免疫组织化学检测发现肿瘤细胞的内皮细胞标志阳性率不一。但与发生于其他部位例如骨的上皮样血管瘤不同，皮肤损害中细胞角蛋白阴性[23]。HHV-8 阴性[48]。

罕见地可有本病存在 T 细胞克隆性增殖的报

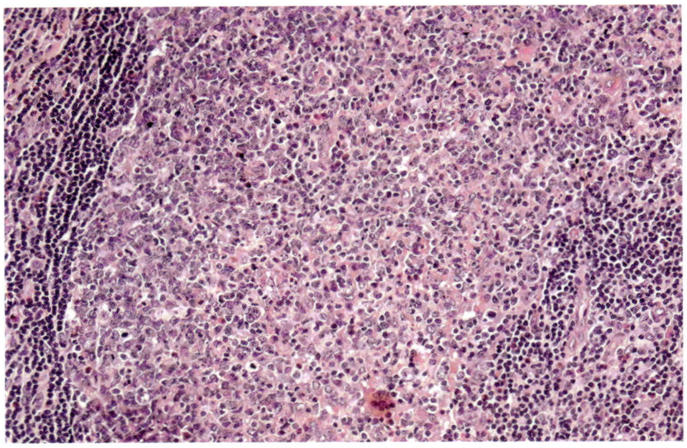

图 35.510 上皮样血管瘤：偶可见淋巴样滤泡

道[18，49]，其意义尚不明确。

## 鉴别诊断

本病常与 Kimura 病相混淆。后者在东方人中更多见，常于一二十岁起病，皮损也位于躯干或四肢但常有触痛（图 35.511、35.512）[10-11，50]。多数病例可见组织学上特异的淋巴结病、外周血嗜酸性粒细胞增多及 IgE 水平增高；某些患者合并有相关的肾病和幼年颞动脉炎[51]。而上皮样血管瘤出现相关的肾病综合征仅有个案报道[52]。组织学上 Kimura 病炎性细胞浸润显著，有大量淋巴样滤泡形成，出现嗜酸性微脓肿、生发中心嗜酸性粒细胞浸润、高内皮微静脉增生（内皮细胞非上皮样）和大面积的间质硬化（图 35.513 ～ 35.516）。但罕见的有上皮样血管瘤和 Kimura 病在同一个患者身上共患的报道[53]。

淋巴瘤皮肤浸润中无这种特异性的血管增生，而

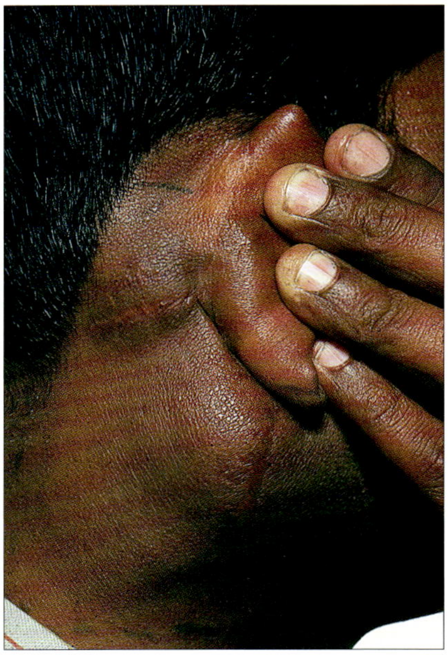

图 35.511 Kimura 病：此患者出现了显著的颈部肿胀（By courtesy of the Institute of Dermatology，London，UK.）

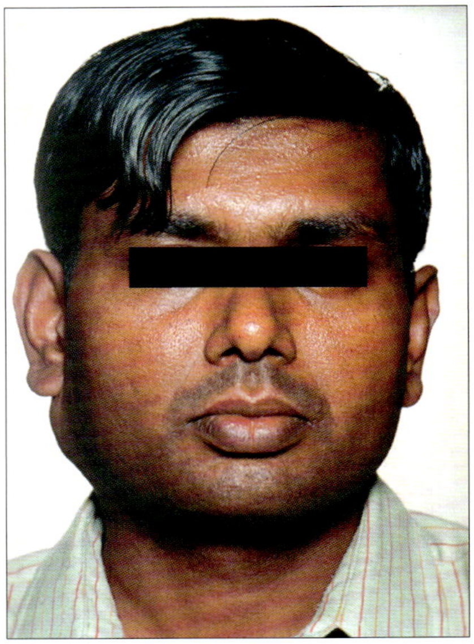

图 35.512 Kimura 病：出现软组织和淋巴结受累（By courtesy of the Institute of Dermatology，London，UK.）

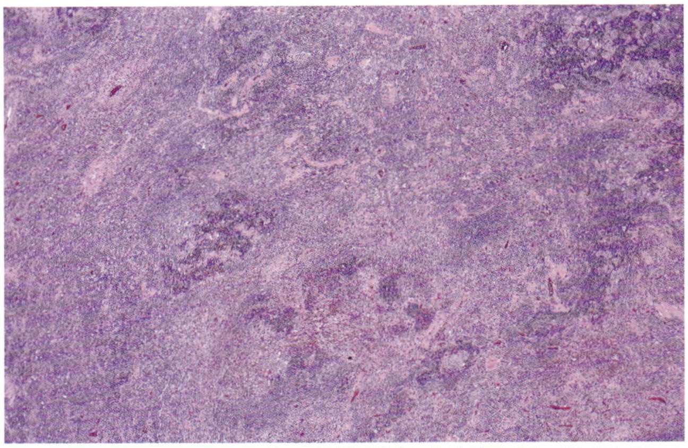

图 35.513 Kimura 病：低倍视野下可见大量细胞浸润

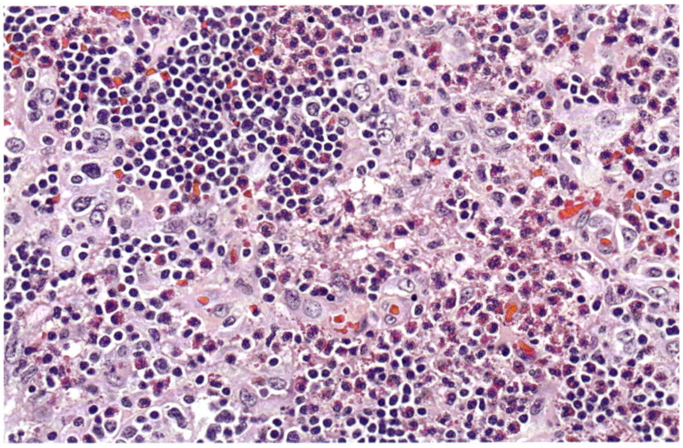

图 35.514 Kimura 病：浸润的细胞由淋巴细胞和大量嗜酸性粒细胞组成

持久性虫咬反应中小毛细血管数量更多，内皮为正常的扁平内皮。注射部位肉芽肿中，无上皮样内皮细胞，而可见组织细胞和表现为胞质内淡蓝色颗粒状物质的铝[54-55]。在杆菌性血管瘤病中，上皮样细胞胞质淡染，可见大量中性粒细胞及核尘和嗜碱性的细菌团块。

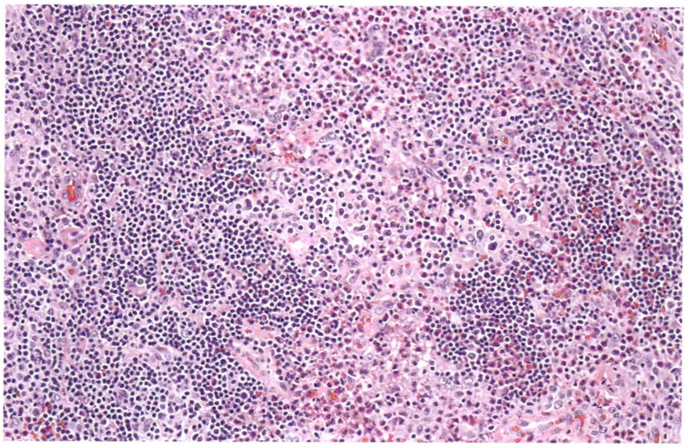

图 35.515 Kimura 病：背景中的高内皮微静脉增生

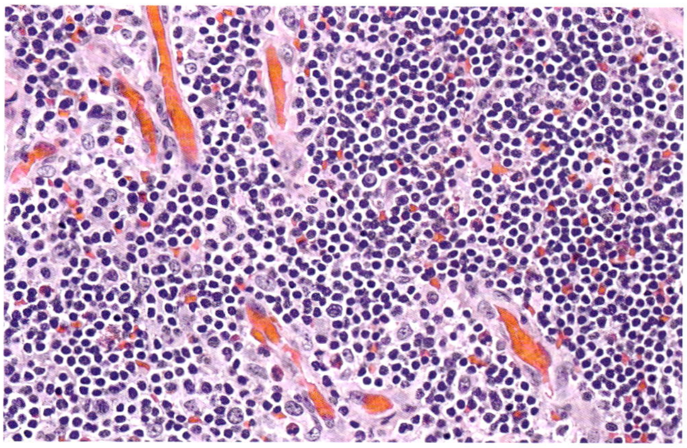

图 35.516 Kimura 病：内皮细胞体形胖大但不含胞质内空腔

## 梭形细胞血管瘤（血管内皮瘤）

### 临床特征

梭形细胞血管内皮瘤（spindle cell hemangioendothelioma）是 1986 年被当做一种低度恶性血管肉瘤首次报道的[1-2]，依据是在该组患者中有一人发生了转移，然而几乎可以肯定的是这一转移源自于放射诱发的肉瘤而非本病的原发病变。新近研究结果更支持以下观点：本病可能是血管畸形或畸形之上重叠的良性病变（梭形血管瘤）[3-6]。

本病最常表现为四肢远端的真皮或皮下组织单发或多发（50% 病例）的红蓝色结节，疼痛常见（图 35.517）。病变可罕见地累及头颈包括口腔[7-8]。皮损多发时病变于数年间惰性进展。多数患者 30 岁前发病，男女发病率相当。部分病例可合并早发性静脉曲张、先天性淋巴水肿、Klippel-Trenaunay 综合征或 Maffucci 综合征[9]。

### 组织学特征

病变界限不清，由薄壁淤血的海绵状血管腔隙组

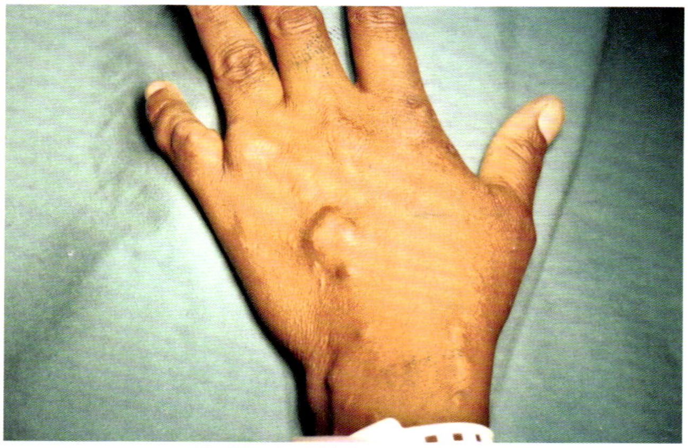

图 35.517 梭形细胞血管瘤：好发部位的多发结节

成，并混杂比例不一具有泡状核的略梭形至上皮样细胞（图 35.518 ～ 35.521）。胞质内常见空腔，为有助于诊断的特征（图 35.522）。血管腔隙内衬单层扁平内皮细胞，罕见的可有退行性变所致胞核多形性。类似 Masson 瘤的血栓形成和乳头状突起是常见表现。在血管周围及梭形细胞区域中常见平滑肌束。很多病变的边缘可见不规则的厚壁血管，类似局灶性动静脉短路。极少数病例可并发上皮样血管内皮瘤。

免疫组织化学血管标记主要表达于血管内皮及间质中偏上皮样的细胞，与后者相混杂的尚有肌动蛋白

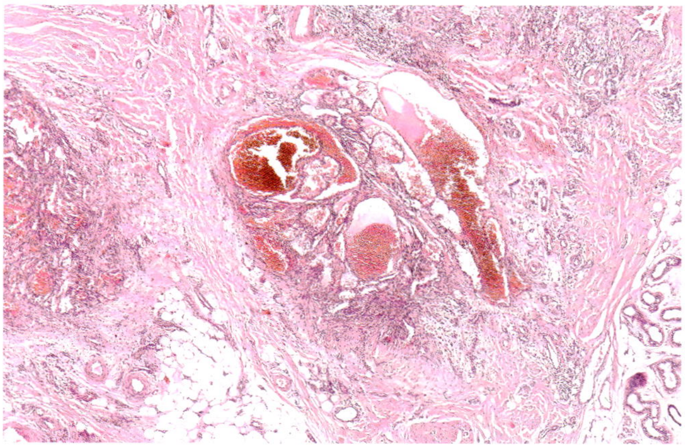

图 35.518 梭形细胞血管瘤：低倍视野下的显著扩张血管腔隙

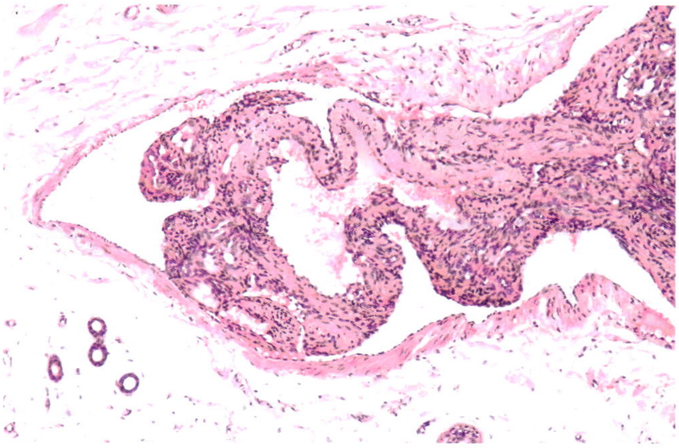

图 35.519 梭形细胞血管瘤：血管内病变

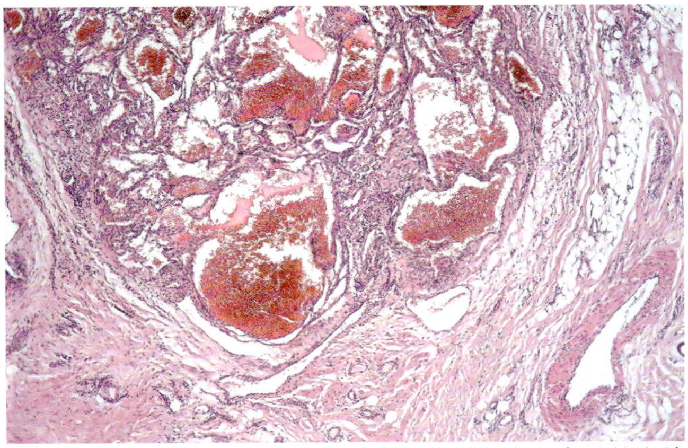

图 35.520 梭形细胞血管瘤：肿瘤由梭形细胞和常见的海绵状血管腔隙混合而成

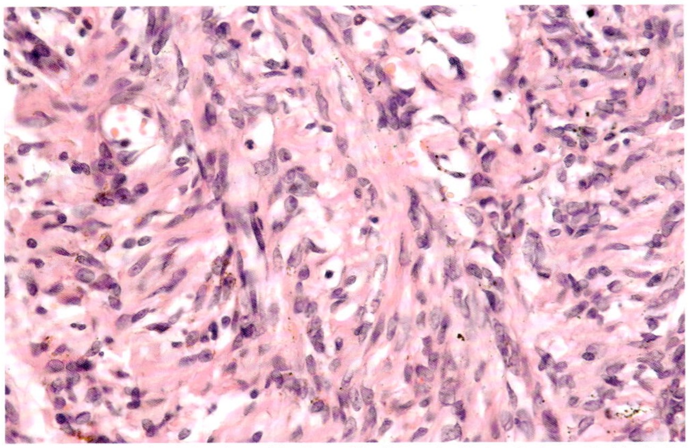

图 35.521 梭形细胞血管瘤：梭形细胞形态温和，胞核为规则卵圆形或细长形

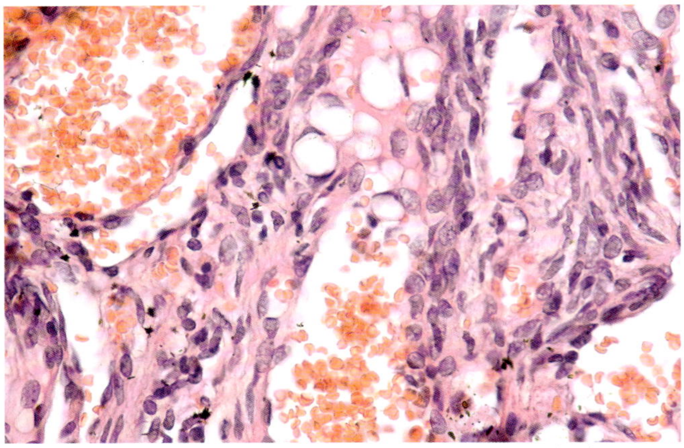

图 35.522 梭形细胞血管瘤：胞质内空腔为有诊断意义的重要依据

阳性的周细胞[3]。网硬蛋白染色可在实性区域中揭示出血管形成结构。

## 鉴别诊断

在结节性 Kaposi 肉瘤中通常无海绵状血管腔隙或空泡化上皮样细胞，梭形细胞中常见透明小体。Kaposi 肉瘤中的梭形细胞总是 CD34 阳性。

# 血管瘤病

## 临床特征

血管瘤病（angiomatosis）罕见，好发于儿童和青少年，常呈弥漫性血管增生，连续性分布，累及一个较大的解剖区域（通常为一个肢体）[1-2]。也有累及成人左前臂的个案报道[3]。头颈部起病罕见[4]。皮肤及其下方的软组织和骨共同受累常见，进而可导致患肢肥大。本病有时可伴实质脏器和中枢神经系统病变。因病变广泛，外科治疗通常困难。

## 组织学特征

已报道有两种组织学类型：

- 较常见的类型由静脉、毛细血管和海绵状血管腔隙混合而成（图 35.523、35.524）。
- 第二种类型几乎全部由毛细血管组成，常有局部小叶状结构。

两种类型中均混有大量成熟的脂肪组织成分，偶

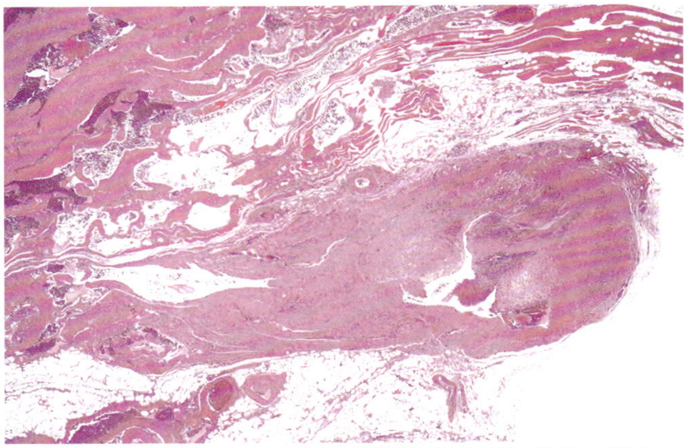

图 35.523 血管瘤病：此例由不同管径淤血的海绵状血管构成

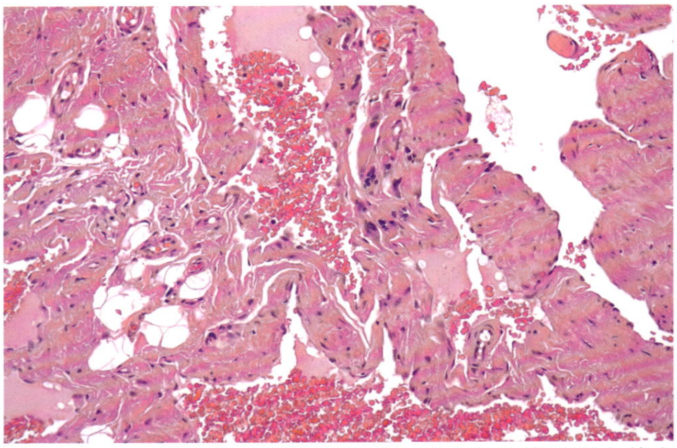

图 35.524 血管瘤病：高倍视野可见扩张的血管和混在其中的脂肪细胞

可侵犯神经周围（perineural invasion），有出现骨化生的个案报道[5]。

## 奇异型血管瘤

奇异型血管瘤（symplastic hemangioma）是一种酷似恶性肿瘤、继发于原有血管瘤的弥漫退行性变[1-3]。目前只有屈指可数的病例报道，多数原发的血管瘤类型不能明确。

### 临床特征

常表现为成人四肢长期存在但近期发生变化的病变。

### 发病机制与组织学特征

组织学上似乎为血管瘤中发生退行性变的表现（图 35.525、35.526）。肿瘤常位于真皮，息肉样，境界清楚。典型病理表现为淤血扩张的薄至厚壁血管腔隙，周围为常伴有黏液样变和出血、细胞密度不定的间质。血管壁的间质细胞和平滑肌细胞常有不同程度细胞学异型，表现为核增大和深染（图 35.527）。细胞经常形态怪异，多核巨细胞常见。管腔内皮细胞可能体形圆胖但无细胞学异型性、多层排列或分裂活性，可与血管肉瘤相鉴别。间质成分中可有分裂象但通常罕见（图 35.528），极罕见尚可有不典型分裂象。

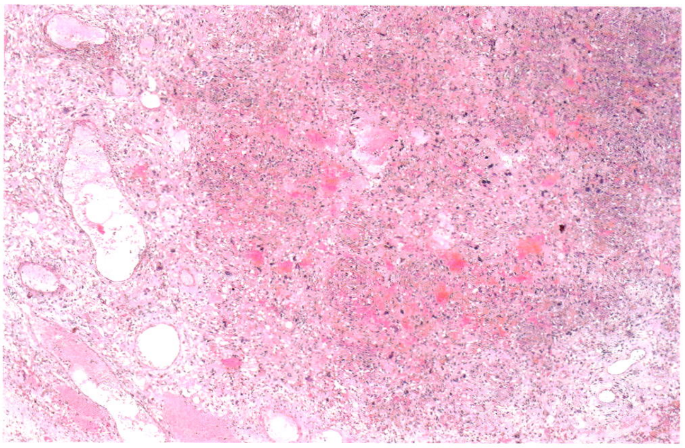

图 35.525　奇异型血管瘤：低倍视野可见扩张的管腔与含多量细胞尤其是异型细胞的间质

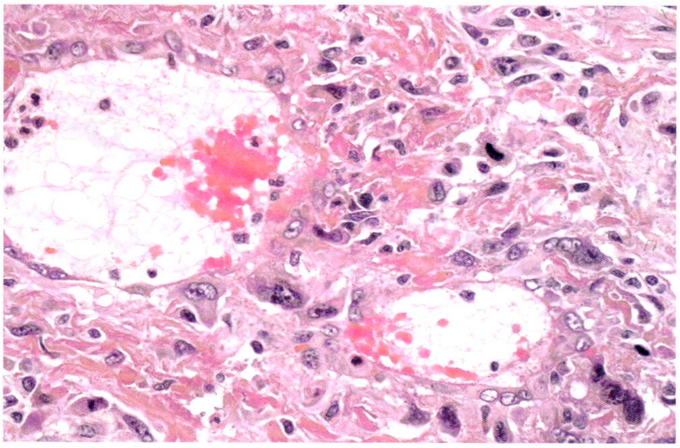

图 35.526　奇异型血管瘤：高倍视野下的扩张管腔和不典型间质细胞

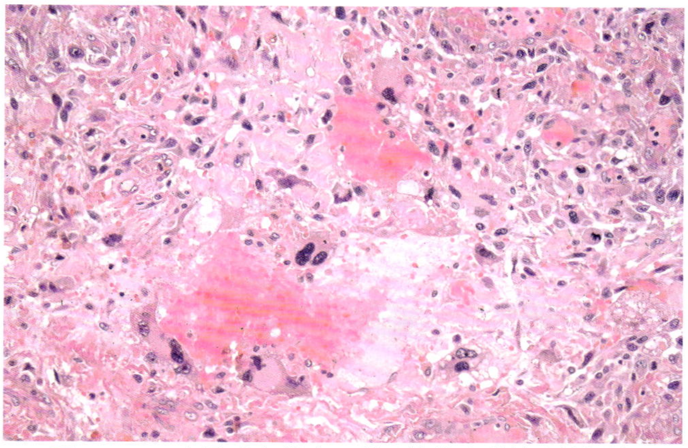

图 35.527　奇异型血管瘤：明显的核多形性和核深染

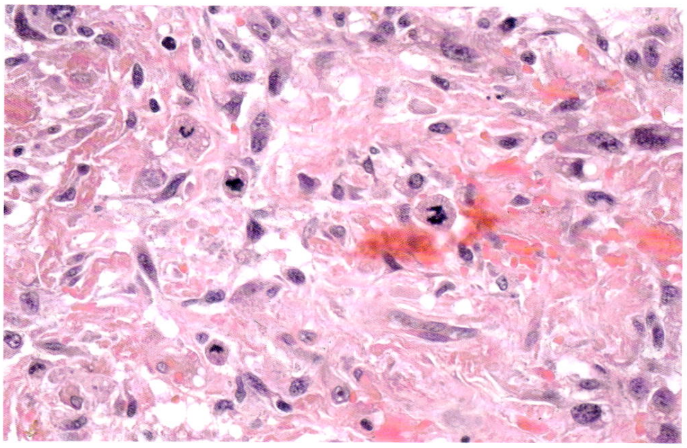

图 35.528　奇异型血管瘤：可见有丝分裂象

（吴 侃译　陈 浩校　高天文审）

# 低度及交界恶性脉管肿瘤

## 网状血管内皮瘤

### 临床特征

网状血管内皮瘤（retiform hemangioendothelioma）是最新报道的低度恶性血管肉瘤，与淋巴管内乳头状内皮瘤（Dabska 瘤）密切相关，且较之更为常见[1-4]。本病常见于青年，缓慢增长且无症状，好发于四肢远端，尤其以小腿多见。发病无性别差异。极少数患者发病与放射治疗或慢性淋巴水肿有关。有一例多发性皮损的报道[5]。局部复发很常见，但是迄今为止只有 2 例病例转移至局部淋巴结，另一例转移至临近软组织[1, 6-7]。未见远处播散或肿瘤致死的报道。

## 组织学特征

皮损境界不清，累及真皮和（或）皮下组织。组织学与正常睾丸网相似是本病的一个显著特征。镜下肿瘤内见长且呈树枝状分支的血管，内壁由形态单一淡染的内皮细胞组成，核显著突起，胞质少（图 35.529）。这些细胞呈典型的鞋钉样凸入血管腔（图 35.530、35.531）。管腔内及管腔周围见大量淋巴细胞，并且和内皮细胞密切相关（图 35.532）。局部可见带有胶原核心的血管内乳头结构。大多数肿瘤可见由梭形细胞和少量上皮样细胞组成的实性区域。

免疫组织化学是这些细胞血管标记物呈阳性，包括 CD31、CD34。淋巴管标记物如 D2-40 和特异性不强的 VEGFR-3 的表达结果不一致[8-9]。

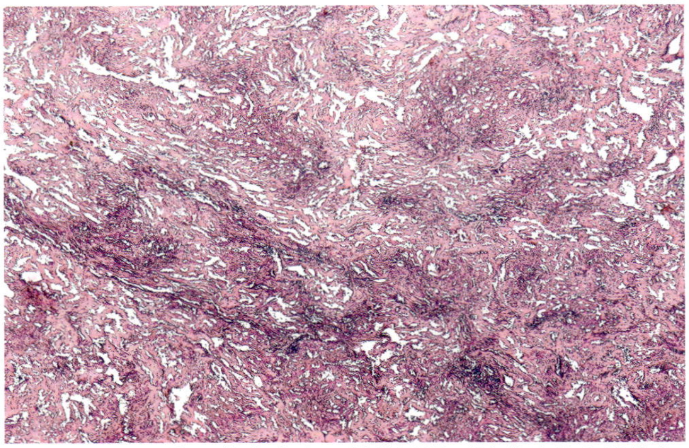

图 35.529 网状血管内皮瘤：低倍视野下见明显的血管分布

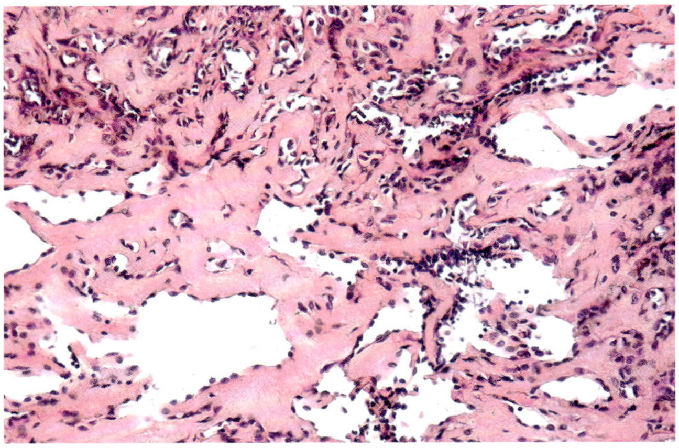

图 35.530 网状血管内皮瘤：突出的（鞋钉样）内皮细胞核是一个典型特征

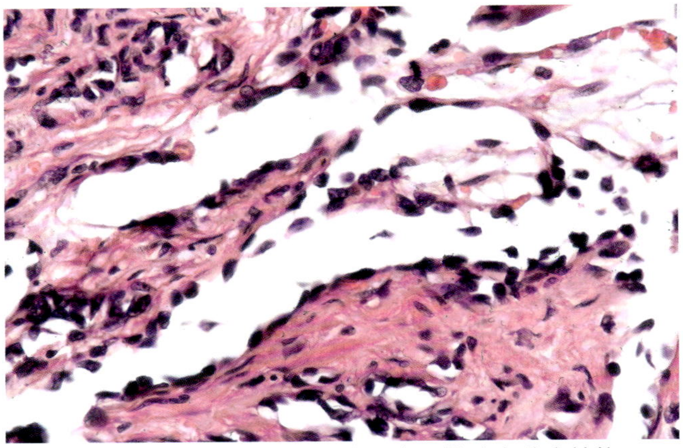

图 35.531 网状血管内皮瘤：常见管腔内乳头结构

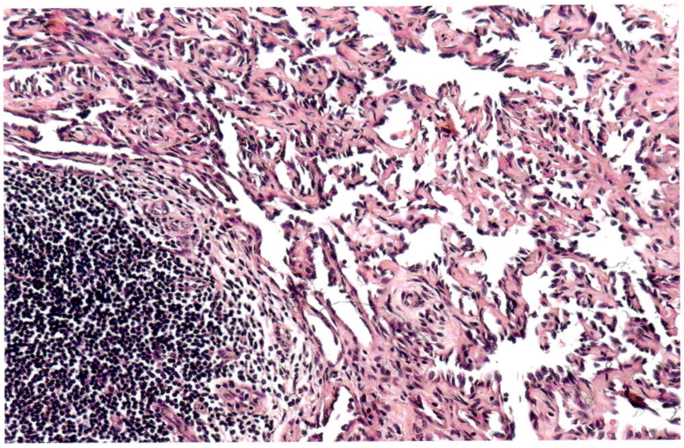

图 35.532 网状血管内皮瘤：常见淋巴细胞聚集

## 鉴别诊断

网状血管内皮瘤在临床特征和组织学变化上与淋巴管内乳头状内皮瘤（PILA）相似，前者已被证实为后者的成人变异型。但是 PILA 缺乏网状结构，海绵状淋巴管瘤样血管腔隙明显，并见显著的带有胶原核心的血管内乳头结构。靶样含铁血黄素性血管瘤（又称鞋钉样血管瘤）更表浅，病变局限，仅部分区域见鞋钉样内皮细胞。血管肉瘤临床特点不同，组织学表现为局部细胞学多形性，可见有丝分裂象，内皮细胞不呈鞋钉样外观，且不止一层内皮细胞。

# 淋巴管内乳头状内皮瘤

淋巴管内乳头状内皮瘤（papillary intralymphatic angioendothelioma，PILA）是一种非常少见的肿瘤，1969 年由 Dabska 首先报道，当时命名为恶性淋巴管内血管内皮瘤，又称 Dabska 瘤[1]。文献只报道过很少的几例，对其组织学改变没有达到共识。直到最近人们才明确了本病的组织学特征，并命名为 PILA[2]。

肿瘤主要发生于婴儿和儿童，约 25% 为成人[1-3]。发病无性别差异。本病好发于四肢，临床特征为缓慢增长、单发且无症状的结节或斑块。

早期报道本病可局部复发，并有个别病例出现局部淋巴结转移，因此将本病列入低度恶性肿瘤的范畴[1]。但有人随访了最近报道的 12 例 PILA 患者中的 8 例，未发现局部复发和远处转移[2]。因此本病可能为良性肿瘤，但进一步明确该肿瘤的性质还需更长时间的随访和更多的病例。目前仍建议彻底切除肿瘤。

## 发病机制和组织学特征

由于肿瘤中淋巴细胞和内皮细胞之间密切的相互作用，有人认为鞋钉样内皮细胞是向高内皮细胞分化的，后者认为负责淋巴细胞向淋巴器官选择性归巢[4]。类似学说也适用于网状血管内皮瘤。它的一些组织学特征与 PILA 相同。肿瘤细胞强表达 VEGFR-3，这提示肿瘤向淋巴管分化[2]。但也有人对这一标记的特异性表示怀疑。

肿瘤位于真皮和皮下，由显著扩张的薄壁管腔构成，类似于海绵状淋巴管瘤。管腔内覆淡染的鞋钉样内皮细胞，核突出，胞质很少。管腔内外可见显著的淋巴细胞浸润，并常见到有胶原核心的管腔内乳头（图 35.533 ～ 35.535）。通常淋巴细胞位于内皮细胞附近。

免疫组织化学脉管标记物包括 CD31、CD34 和 von Willebrand 因子肿瘤细胞均呈阳性。

## 鉴别诊断

鉴别诊断同网状血管内皮瘤。

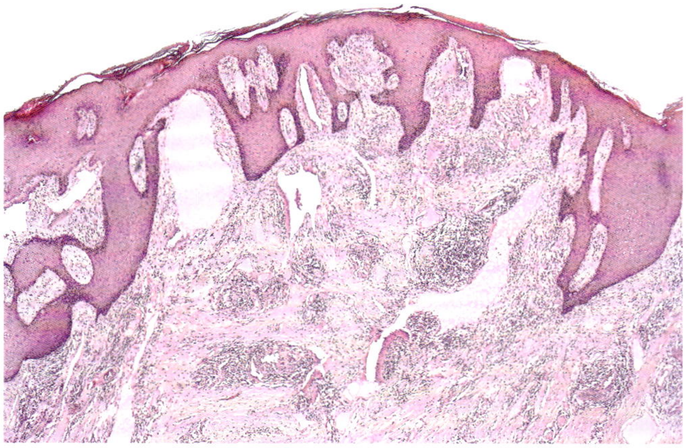

图 35.533　淋巴管内乳头状内皮瘤（Dabska 瘤）：肿瘤内见扩张的薄壁管腔。类似海绵状淋巴管瘤。注意淋巴细胞聚集

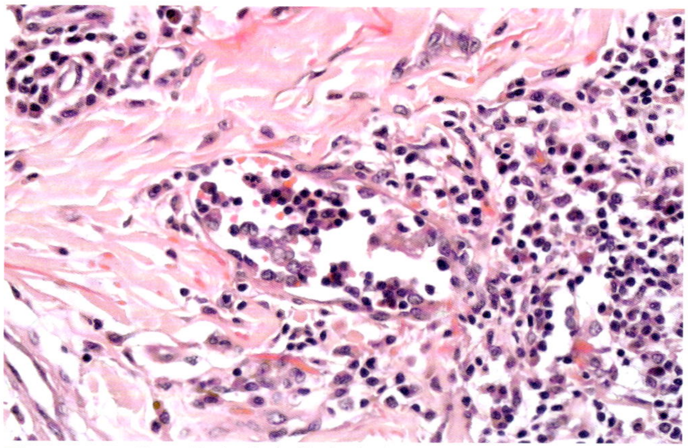

图 35.534　淋巴管内乳头状内皮瘤（Dabska 瘤）：高倍视野见鞋钉样内皮细胞

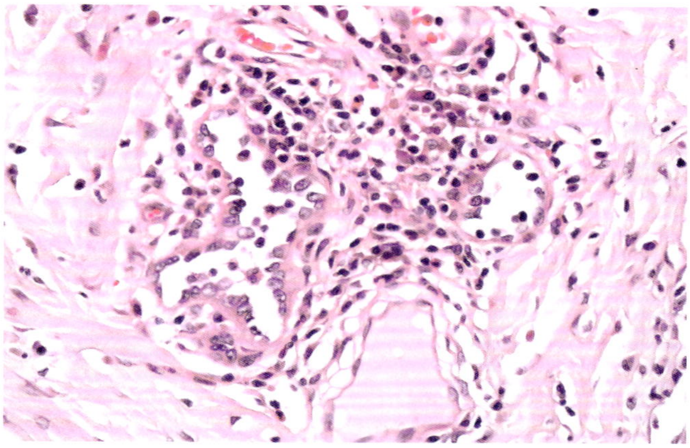

图 35.535　淋巴管内乳头状内皮瘤（Dabska 瘤）：鞋钉样内皮细胞和腔内乳头

# Kaposi 样血管内皮瘤

## 临床特征

Kaposi 样血管内皮瘤（Kaposiform hemangioendothelioma）是一种相对较为少见的血管肿瘤，最初认为多发于婴儿的腹膜后腔或者深部软组织[1-4]。肿瘤特别好发于胆总管、肾、上颌窦、筛窦、纵隔、外耳道、口咽和胸腺[5-14]。肿瘤也可发生于皮肤和表浅软组织，也可发生在成年人[4, 15-16]。有报道 1 例患者和外伤有关[17]。皮肤和软组织肿瘤好发于四肢、头部和颈部。多发性损害罕见[18-19]。肿瘤呈局部侵袭性、破坏性生长。有报道一例患者出现皮肤合并胸膜受累，由于肿瘤导致非免疫性的胎儿水肿造成死胎[20-21]。超过 50% 的病例与 Kasabach-Merritt 综合征有关，这也是造成患者死亡的重要原因[1, 3, 16]。区域淋巴结受累罕见，但目前尚未见淋巴结转移报道[16]。本病很少和淋巴管瘤相关[3, 22-23]。目前认为 Kaposi 样血管内皮瘤和丛状血管瘤有密切关联[24-26]，因为二者在临床和组织学表现均互相重叠，均可导致 Kasabach-Merritt 综合

征；同时均表达一种特殊的免疫表型淋巴管内皮核转录因子 PROX-1[27]。在两种 Kaposi 样血管内皮瘤小鼠模型中均发现 PROX-1 的过度表达和促进侵袭相关[28]。

## 组织学特征

肿瘤分叶状，呈浸润性生长，由成束淡染的内皮细胞、充血的毛细血管和裂隙样的管腔组成，偶见苍白的上皮样内皮细胞（图 35.536）。部分区域类似于 Kaposi 肉瘤，而另外一些区域则类似于毛细血管瘤（图 35.537）。有时可见毛细血管内血栓形成，特别是在肿瘤分叶的外周区域。常见淋巴管瘤样结构[6]。发生 Kasabach-Merritt 综合征的皮损组织学表现类似丛状血管瘤[24]。有报道一例患者出现显著的毛细血管扩张和石棉样纤维化[29]。

肿瘤内皮细胞 CD31、CD34 和 FLI-1 阳性，GLUT-1 和 LeY（幼稚血管瘤相关抗原）阴性[16]。von Willebrand 因子仅局部阳性。肿瘤分叶大部分区域 Podoplanin 呈阳性，但在扩张血管呈阴性[30]。上皮样形态的区域局部肌动蛋白阳性。肿瘤内未检测到 HHV-8。

## 鉴别诊断

儿童结节状 Kaposi 肉瘤常累及淋巴结，有显著的炎症细胞浸润，缺乏小叶性生长模式，含有嗜酸性小体。

# Kaposi 肉瘤

多年来 Kaposi 肉瘤（Kaposi sarcoma）的组织发生学一直是争论的焦点。目前更倾向于内皮细胞来源，特别是淋巴管内皮细胞[1-3]。但是，近来有研究发现病变中的细胞是混合性的。根据常规的分类，我们仍然把 Kaposi 肉瘤归入低度恶性的血管肿瘤中，但有关 Kaposi 肉瘤是反应性还是肿瘤性的还存在争议。个别的研究发现病变是克隆性的，支持其为肿瘤发生，但未得到其他研究的证实[4-6]。偶有报道 Kaposi 肉瘤表现为侵袭性过程，但目前多数证据表明该病变可能是反应性的[7]。在所有类型的 Kaposi 肉瘤中均发现人疱疹病毒 HHV-8（又称 KS 相关疱疹病毒）的 DNA 序列，更加支持这一观点[8-11]。一项关于 Kaposi 肉瘤晚期皮损的多中心研究已发现：尽管部分肿瘤是克隆性的，但大多数晚期病例呈单克隆增生，提示病程呈反应性，而不是肿瘤性[12]。在患者发生肿瘤之前还发现有病毒感染的血清学证据[13-14]。HHV-8 也与多中心 Castleman 病以及原发性渗出性淋巴瘤相关[15]。

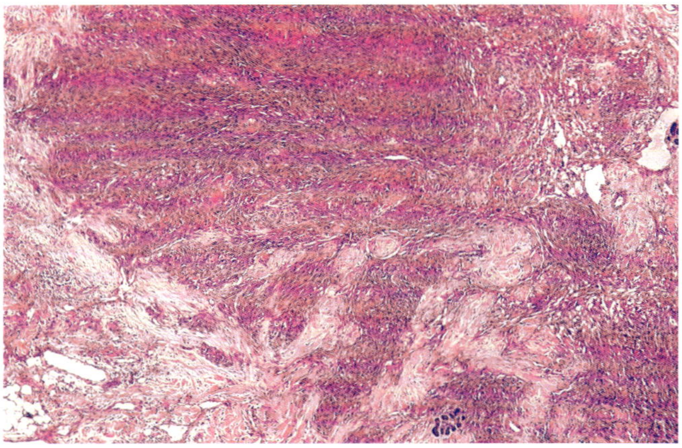

图 35.536 Kaposi 样血管内皮瘤：肿瘤呈结节状增生，可见血管和梭形细胞区域

## 临床特征

Kaposi 肉瘤可分为以下四种临床类型[16-20]：

- 经典型（地方型）Kaposi 肉瘤多发生于老年男性，常见于四肢远端（图 35.538、35.539）[16-18]，

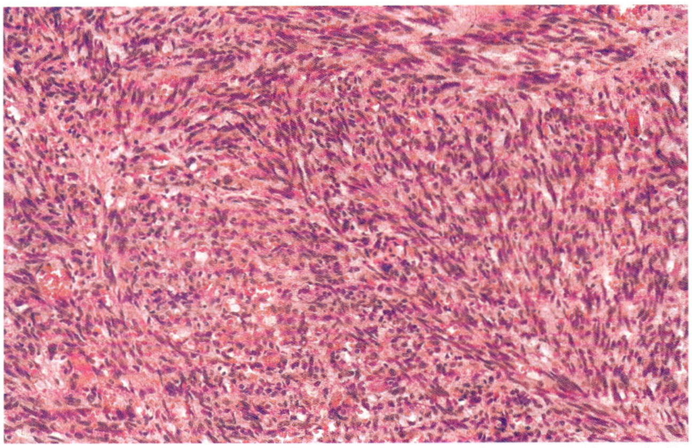

图 35.537 Kaposi 样血管内皮瘤：该区域组织学特征类似 Kaposi 肉瘤

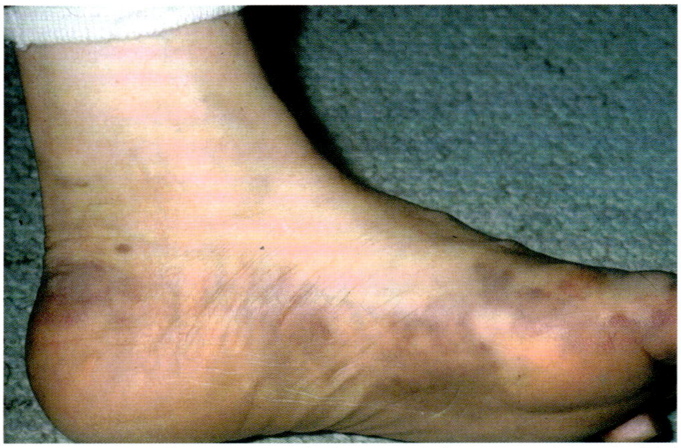

图 35.538 经典型 Kaposi 肉瘤：可见典型的四肢远端受累（From the collection of the late N.P. Smith，MD，the Institute of Dermatology，London，UK.）

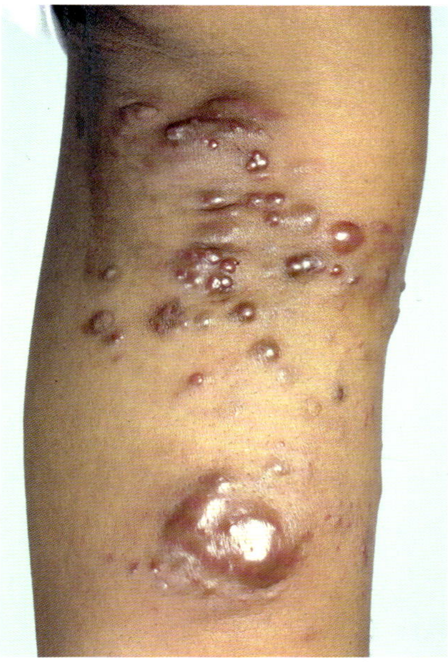

图 35.539 经典型 Kaposi 肉瘤：多发的肿瘤结节（From the collection of the late N.P. Smith，MD，the Institute of Dermatology，London，UK.）

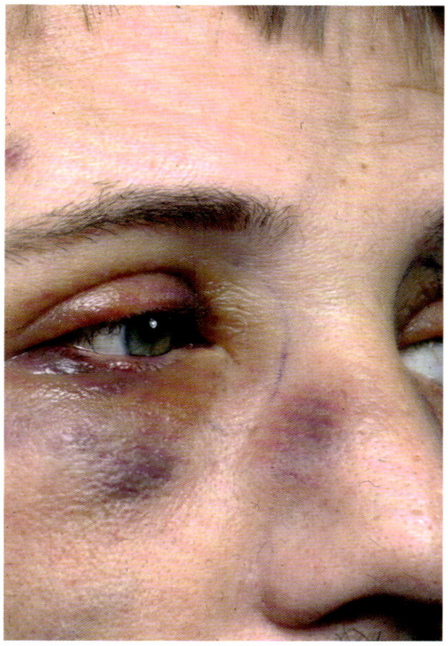

图 35.541 艾滋病相关型 Kaposi 肉瘤：眶下和鼻部的紫色斑块（From the collection of the late N.P. Smith，MD，Institute of Dermatology，London，UK.）

以地中海地区和犹太人最好发。家族性病例罕见，很少发生于儿童[19-20]。有血缘关系父母患病所生孩子出现皮损的报道，提示常染色体隐性倾向可使 HHV-8 易于诱发肿瘤[21]。内脏损害非常少见，黏膜损害也少见[22]。播散性损害极为罕见[23]。病变常呈稳定静止的过程，仅极少数致死。但是这类患者网状淋巴系统肿瘤的发生率较高，尤其是非霍奇金淋巴瘤[24-25]。仅个别报道存在侵袭性过程[26]。

- 艾滋病相关型 Kaposi 肉瘤通常发生于青年人，特别是男性，其中很多为同性恋或吸毒者（图 35.540、35.541）[27-29]。在女性和儿童少见[30]。肿瘤进展迅速，广泛分布，且可致死。但随着高活性抗反转录病毒治疗的出现，Kaposi 肉瘤的发病率显著下降，皮损进展时治疗作用有限。皮肤（特别是躯干和四肢）和黏膜经常广泛累及。皮损往往作为免疫重建炎性综合征的结果出现[31-32]。同时皮损的进展也和 HIV 阳性患者的慢性淋巴水肿有关[33]。

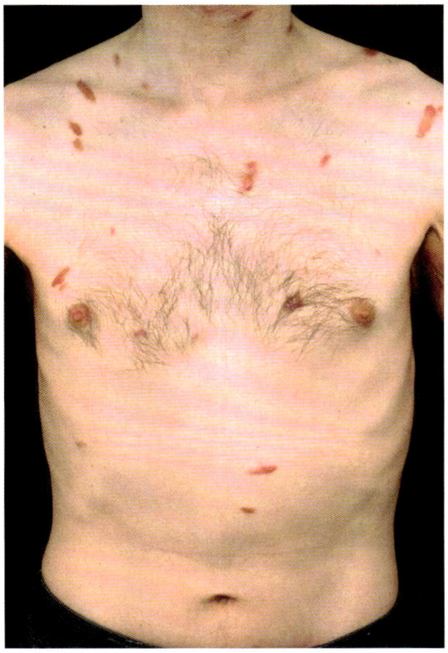

图 35.540 艾滋病相关型 Kaposi 肉瘤：该年轻人胸腹部见广泛分布的色素沉着斑块（From the collection of the late N.P. Smith，MD，Institute of Dermatology，London，UK.）

- 免疫抑制相关型 Kaposi 肉瘤少见，常发生于接受免疫抑制治疗特别是肾移植后的患者[34-36]。多数患者进展缓慢，但偶尔呈侵袭性。在免疫抑制治疗停止或是减量时，损害有时消退，但又可被局部的免疫抑制治疗诱发，比如局部应用类固醇激素后或者外用他克莫司后[37-38]。系统皮质激素的长期应用、来氟米特和其他移植外应用的免疫移植药物也到导致本病[38-39]。有一例伴发下丘脑促肾上腺皮质激素分泌腺瘤的报道[41]。有趣的是，尽管免疫抑制药物如西莫罗斯可诱发 Kaposi 肉瘤，但在一些病例应用该药后出现完全消退[42-44]。有报道一例特发性低 CD4 患者出现 Kaposi 肉瘤。[45]
- 非洲型 Kaposi 肉瘤主要发生于非洲中部撒哈拉地区[17-18，46-47]。该地区 Kaposi 肉瘤呈现地方性特点，占到所有“恶性”疾病的 10%。可分为两个临床亚型：一型好发于中年男性肢体，进展相对缓慢；一型好发于儿童，主要位于内脏或淋巴结，且通常致死。此外，也有相当数量的非洲青年艾滋病相关型 Kaposi 肉瘤，男女均有（见上文）。

所有类型 Kaposi 肉瘤的皮损临床表现都相似。开始时为小的蓝红色斑片或扁平斑块，常多发。逐渐增大，发展成结节样，有时可融合形成更大的皮损（图 35.542）。在新损害形成的同时部分损害消退，

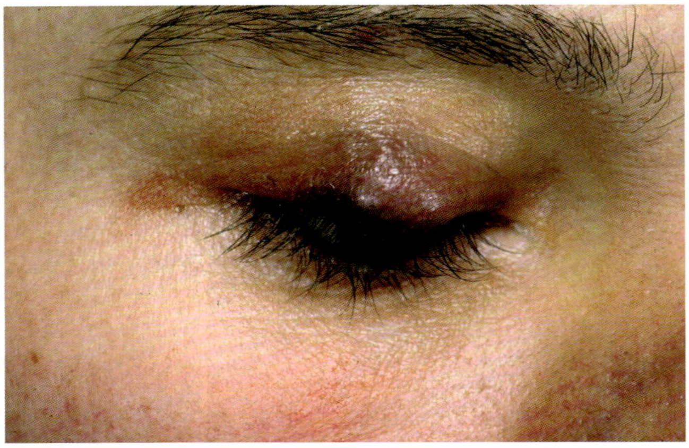

图 35.542 Kaposi 肉瘤：位于上眼睑的肿瘤结节（From the collection of the late N.P. Smith，MD，Institute of Dermatology，London，UK.）

有的形成溃疡或呈真菌样生长。病变扩展的速度通常与患者所患肿瘤的临床类型有关。

一些类型可以出现消退，特别是在免疫抑制治疗停止或减量后。在应用伊马替尼和索拉非尼后有消退的报道[48-49]。

## 组织学特征

Kaposi 肉瘤的镜下改变根据不同时期的损害可分为三期[27-29，50]。其中斑片期和斑块期的形态学可有重叠，结节期皮损的表现特异。损害通常累及真皮，也可向皮下脂肪扩展。单独皮下脂肪组织受累罕见[51]。

- 早期斑片期的特征是真皮内血管数量轻度增多，内皮细胞不典型性明显，周围有混合的淋巴细胞和浆细胞浸润，伴有含铁血黄素沉积和红细胞外溢（图 35.543 ～ 35.547）。这些血管多与表皮平行排列，围绕在附属器和血管周围，或分布于胶原束间（岬样征）。这一期的 Kaposi 肉瘤与肉芽组织类似，很难诊断。

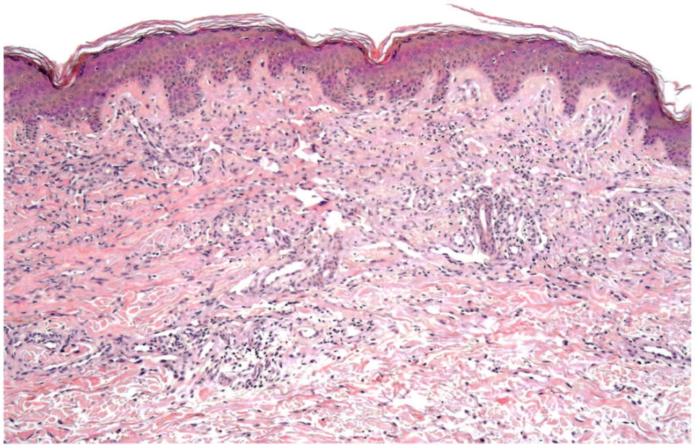

图 35.543 Kaposi 肉瘤（斑片期）：见血管、梭形细胞增多和轻度慢性炎细胞浸润

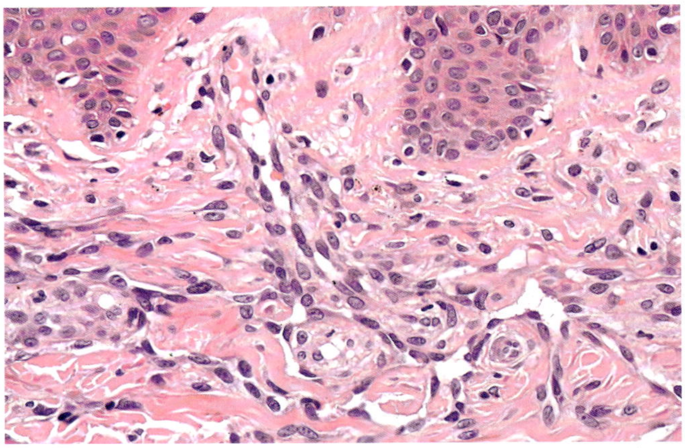

图 35.544 Kaposi 肉瘤（斑片期）：血管内覆肿胀、局部深染的内皮细胞

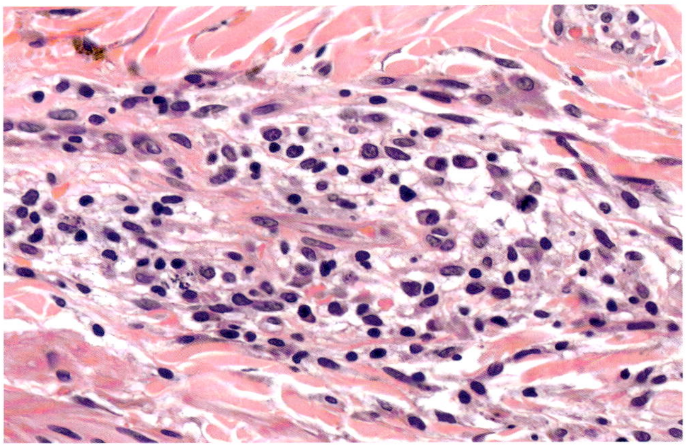

图 35.545 Kaposi 肉瘤（斑片期）：见淋巴细胞和浆细胞的混合浸润

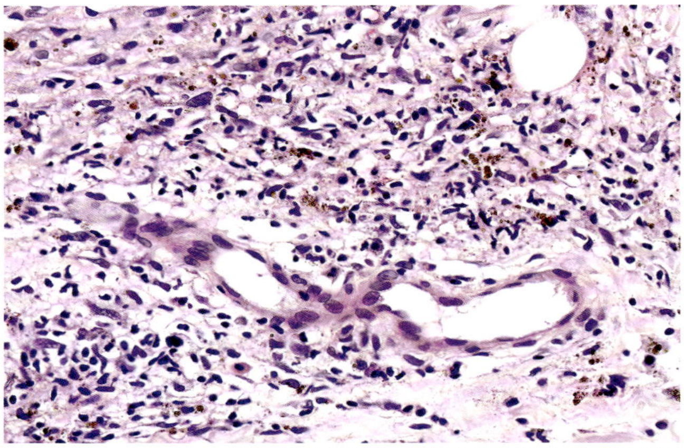

图 35.546 Kaposi 肉瘤（斑片期）：见局灶含铁血黄素沉积

- 斑块期可见更为广泛明显的真皮血管增生，管腔大小不等（图 35.548 ～ 35.552）。内皮细胞形态饱满，但仍只有单层细胞。真皮内血管周围见嗜酸性的梭形细胞是该期的一个特点，这些细胞的胞核两端细，深染。损害的边界不清，梭形细胞团块中可见原始的血管裂隙。有明显慢性炎症细胞浸润。
- 结节期的特征性表现为真皮内相对境界清

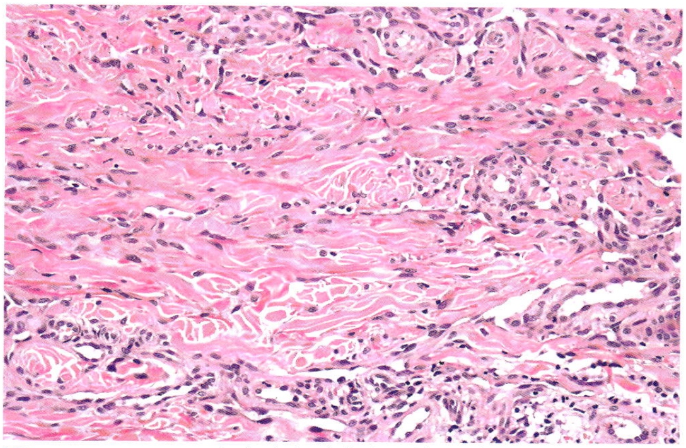

图 35.547 Kaposi 肉瘤（斑片期）：该区域见广泛的胶原束被分隔，这是本病的一个典型特征

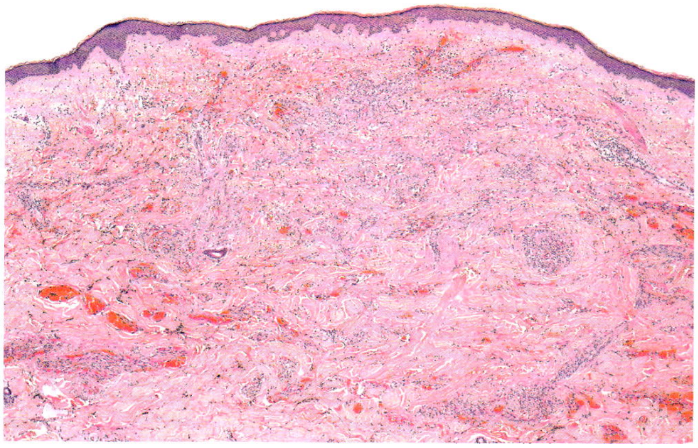

图 35.548 Kaposi 肉瘤（斑块期）：病变累及真皮全层

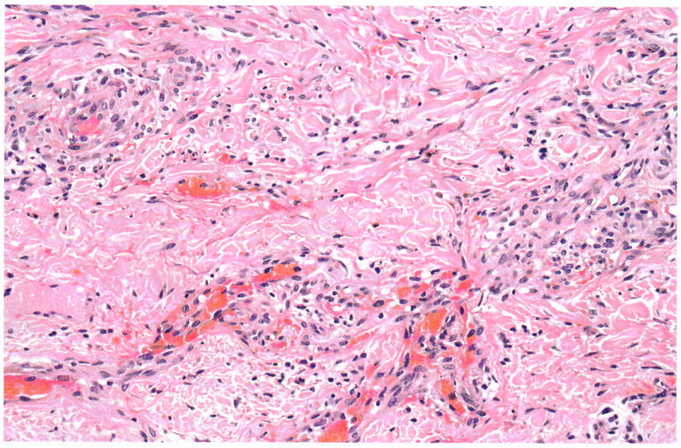

图 35.549 Kaposi 肉瘤（斑块期）：可见非常广泛的血管增生

楚的嗜酸性梭形细胞团块，数量不等（图 35.553）。这些细胞团块中散在大量不规则、裂隙样血管腔，缺乏内皮细胞衬托，但经常可见红细胞外溢。其横切面呈筛样结构（图 35.554 ～ 35.557）。结节周围可见明显扩张的血管。在此期正常有丝分裂象最为明显。包括组织细胞在内的慢性炎症浸润有时明显。梭形细胞 CD34 弥漫阳性，局部 CD31 和肌动蛋白阳性（图 35.558）。也可见 actin 局灶阳性。

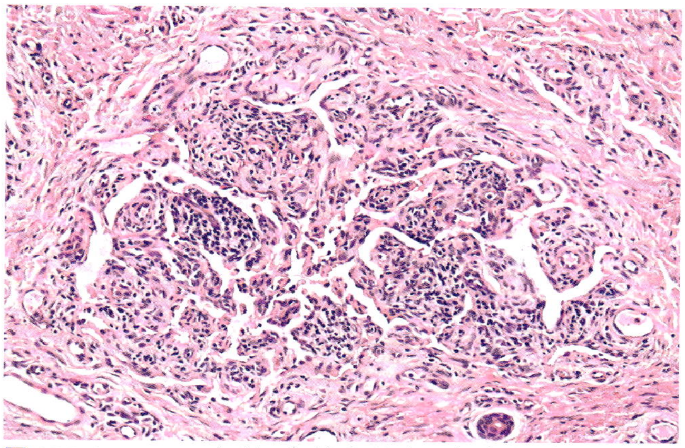

图 35.550 Kaposi 肉瘤：如箭头所示，有时可见新生成的血管套在原先的血管外面，称岬样征

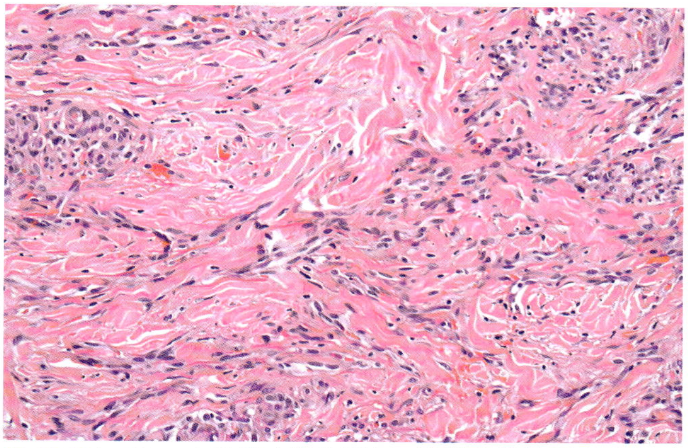

图 35.551 Kaposi 肉瘤（斑块期）：见增多的梭形细胞，胶原束被分隔的现象明显

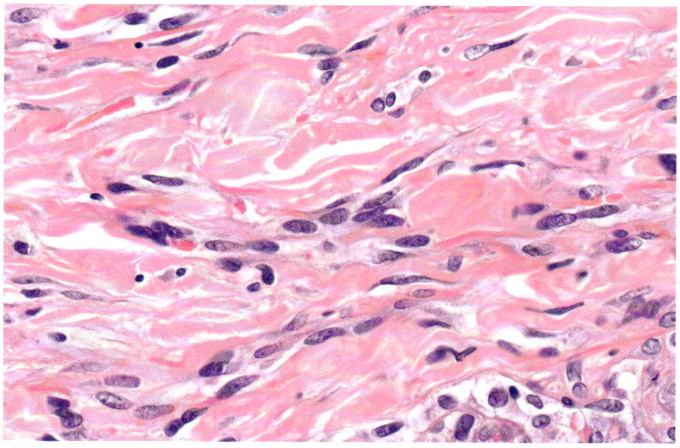

图 35.552 Kaposi 肉瘤（斑块期）：梭形细胞胞质呈嗜酸性，淡染，核呈椭圆形或细长形

Kaposi 肉瘤的血管腔 D2-40 阳性，提示其淋巴管谱系（图 35.559）[53-54]。

在所有这三期 Kaposi 肉瘤特别是结节期，在梭形细胞间或细胞内可见无定形的嗜酸性透明小体。这些小体可能是退化的红细胞[55]。小体 PAS 阳性，耐淀粉酶，Masson 三色染色呈亮红色。

淋巴管瘤 Kaposi 肉瘤是斑片—斑块期的一个变

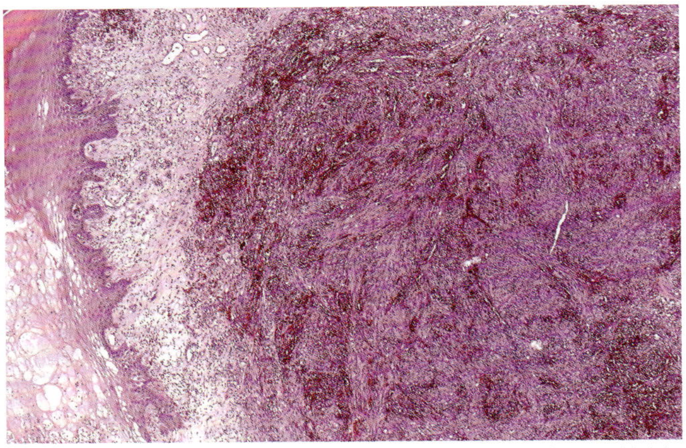

图 35.553 Kaposi 肉瘤（结节期）：真皮内弥漫的梭形细胞浸润

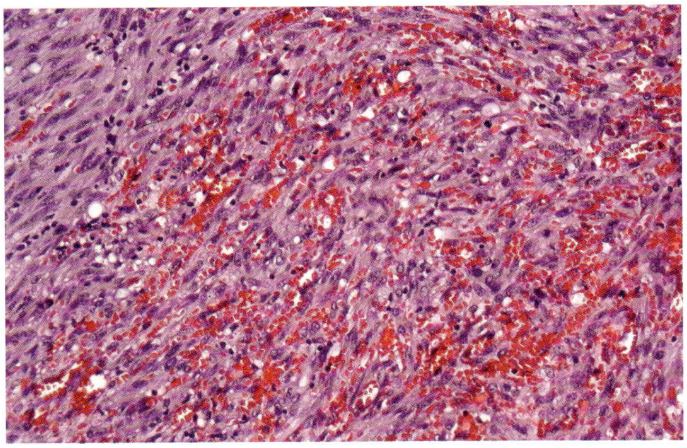

图 35.554 梭形细胞胞质呈嗜酸性，并见显著出血

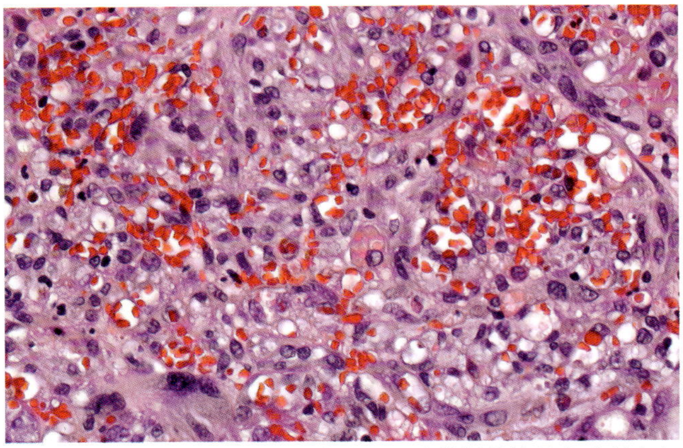

图 35.555 Kaposi 肉瘤（结节期）：这种筛样结构具有诊断意义

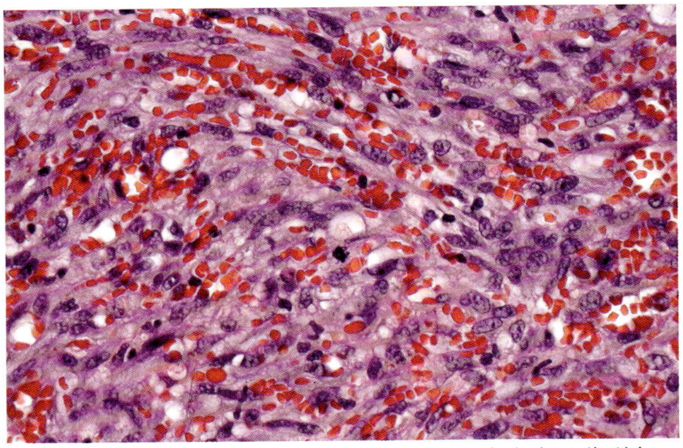

图 35.556 Kaposi 肉瘤（结节期）：可见多个有丝分裂象

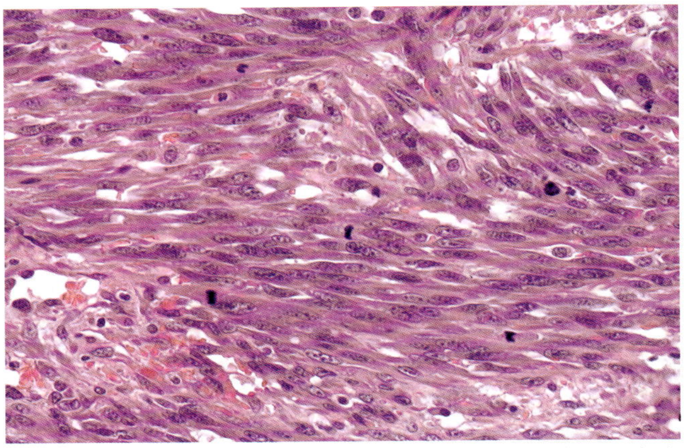

图 35.557 Kaposi 肉瘤：梭形细胞为主的高倍区域可见多个有丝分裂象

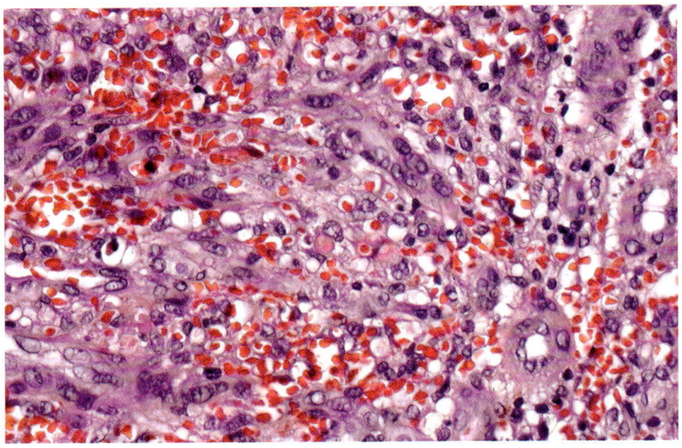

图 35.558 Kaposi 肉瘤：存在透明状包涵体具有诊断价值

异型，病变中可见中度扩张的管腔，类似淋巴管（图 35.560）[56-57]。有时误诊为进行性淋巴管瘤。

HIV 阳性的伴有慢性淋巴水肿的 Kaposi 肉瘤患者，组织学还可见纤维化、淋巴液池和纤维瘤样结节[33]。后者包括 Kaposi 肉瘤的梭形细胞。

未分化 Kaposi 肉瘤非常少见，以细胞异型性和程度不等的有丝分裂为特征[58]。罕见上皮样形态[59]。和上皮样肉瘤的鉴别通常非常困难，但一个辅助线索是同一标本中可见典型的 Kaposi 肉瘤表现。在免疫组化应用前许多未分化 Kaposi 肉瘤可能被诊为其他肉瘤。

Kaposi 肉瘤的罕见组织学类型还包括肾小球样 KS，色素型 KS，肌结节样 KS，毛细血管扩张型 KS 和瘀斑型 KS[60]。

在 HIV 阳性的 Kaposi 肉瘤，应用紫杉醇或血管生成抑制因子 Col-3 治疗可诱导皮损的部分或完全缓解[61]。组织学上，在部分缓解时可见梭形细胞减少和纤维化。在完全缓解时，出现纤维化，淋巴细胞浸润和含铁血黄素沉积。在 HAART 治疗的患者，皮损也发生改

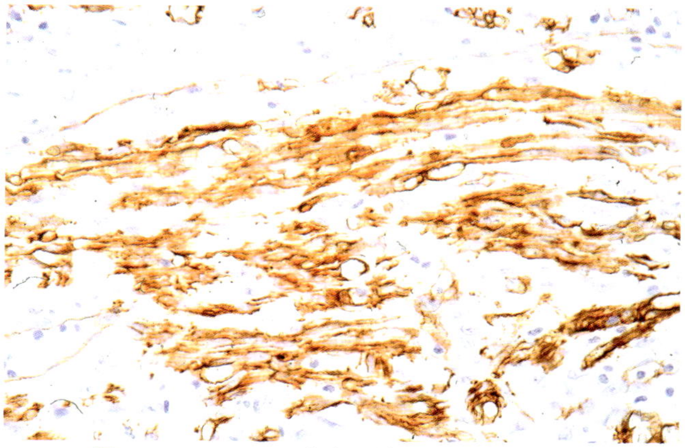

图 35.559 Kaposi 肉瘤：梭形细胞表达 CD34

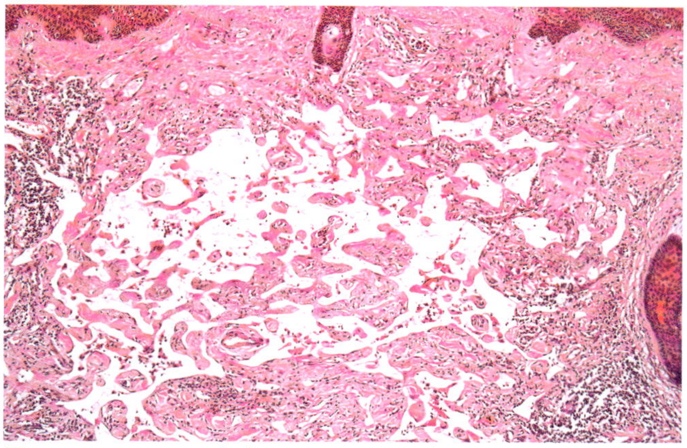

图 35.560 Kaposi 肉瘤：少见的、显著的淋巴管扩张提示淋巴管瘤型

变，变得更局限、细胞成分更少，厚的纤维化带环绕[62]。

更应记住的是，合并 HIV/AIDS 的 Kaposi 肉瘤患者，一处活检组织可出现不止一种的病理学表现。有报道 Kaposi 肉瘤的组织活检可伴发隐球菌病和结核、隐球菌病和鸟分枝杆菌感染表现[63-65]。

自从发现 HHV-8 后，人们可应用原位杂交法在 Kaposi 肉瘤患者活检组织中检测该病毒。最近又研究出一个针对 HHV-8 潜在核抗原 -1 的单克隆抗体，可以用于石蜡包埋组织的检测[66-67]。这样对于 Kaposi 肉瘤的组织学诊断和鉴别诊断又多了一个有用的工具，其他脉管肿瘤罕见 HHV-8 阳性（图 35.561）。

## 鉴别诊断

需要和多种疾病鉴别，包括肢端淤积性皮炎，动脉瘤良性纤维组织细胞瘤，进行性淋巴管瘤，丛状血管瘤，靶样含铁血黄素血管瘤，梭形细胞血管瘤，Kaposi 样血管内皮瘤和血管肉瘤[27, 68]。

肢端淤积性皮炎好发于小腿，常合并严重慢性静脉淤滞，在真皮浅部见正常形态的小毛细血管增生伴纤维化，含铁血黄素沉积和少数炎细胞浸润[69]。动

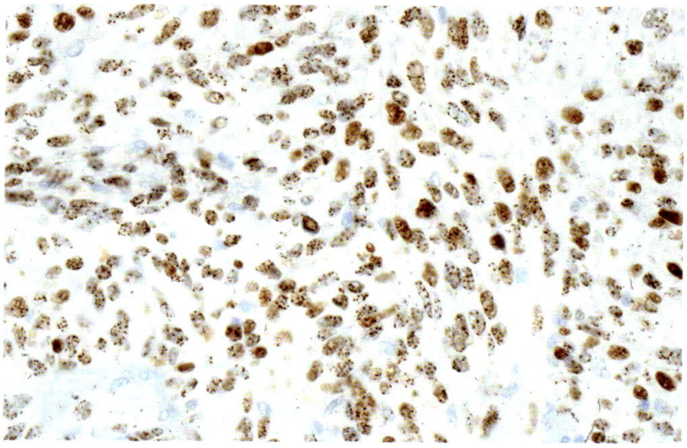

图 35.561 Kaposi 肉瘤：HHV-8 规则分布

脉瘤良性纤维组织细胞瘤具有更加多形的细胞，局部呈席纹状，可见明显的泡沫样组织细胞和多核细胞。在血管肉瘤中，内皮细胞的不典型性更显著，并见多层内皮细胞。

# 混合性血管内皮瘤

## 临床特征

混合性血管内皮瘤（composite hemangioendothelioma）是最近报道的一个低度恶性的脉管肿瘤。有局部复发的倾向，但很少转移。该肿瘤兼有良性，交界和（或）恶性肿瘤的组织学模式[1]。本病极少见，主要发生在成人，儿童罕见[1-5]。有 2 例先天发病的报道，另有 1 例并发 Maffucci 综合征的报道[3]。发病无性别差异，大部分肿瘤发生于四肢，特别是手、足。有 1 例发生于纵隔和 2 例发生于口腔的报道[6-7]。25% 患者肿瘤发生在淋巴水肿的基础上，表现为长期存在的红 / 蓝色结节或斑块。局部复发率约为 50%，在原发肿瘤切除数年后仍可复发。仅有 3 例转移至局部淋巴结的报道[1, 8-9]。其中一例出现卫星现象[9]。

肿瘤的预后很可能与组成肿瘤成分的组织学最高分化程度（见下）有关，但应经过大规模的足够长时间随访才能评价。

## 组织学特征

混合性血管内皮瘤是一种境界不清的累及真皮和皮下组织的肿瘤，呈浸润性生长模式。不同肿瘤组成成分可不同，包括网状血管内皮瘤，上皮样血管内皮瘤，梭形细胞血管瘤，经典的血管肉瘤（低度甚至高度恶性），局限性淋巴管瘤以及与动静脉畸形类似的

区域等（图 35.562 ～ 35.565）[1, 3]。

免疫组织化学示包括 CD31、CD34 和 von Willebrand 因子在内的血管标记物染色呈阳性。

## 巨细胞血管网状细胞瘤

尚不清楚巨细胞血管网状细胞瘤（giant cell angioblastoma）是否为真正的脉管肿瘤，其组织起源尚需进一步阐明，在此只作简要描述。迄今只报道 4 例，均发生于儿童的下肢。肿瘤较大呈进行性生长[1-2]。

组织学示组织样细胞团块呈结节状分布于血管周围。

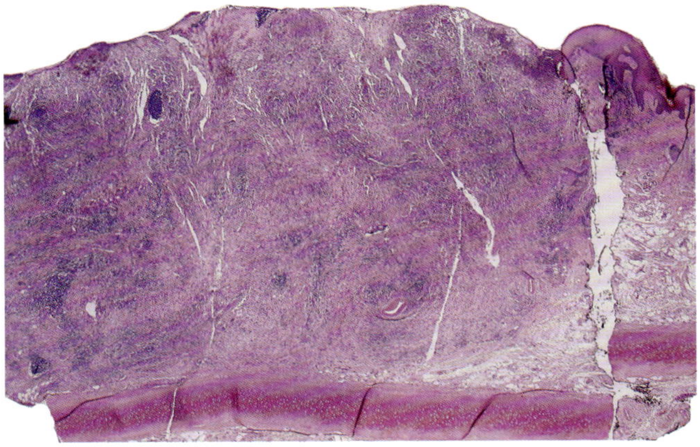

图 35.562 混合性血管内皮瘤：损害以多种血管的模式为特征

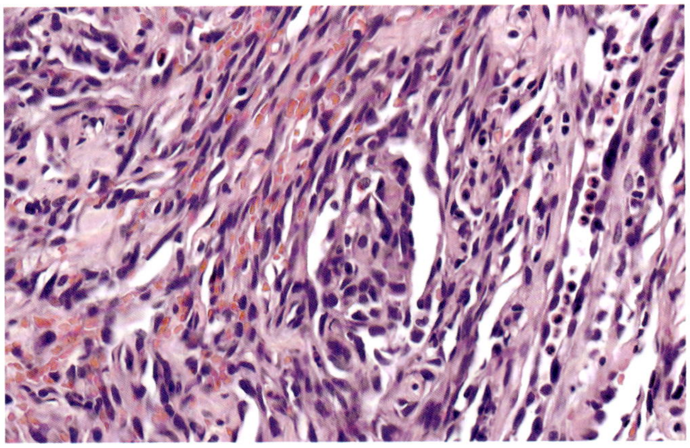

图 35.563 混合性血管内皮瘤：这个视野的特征提示为梭形细胞血管瘤

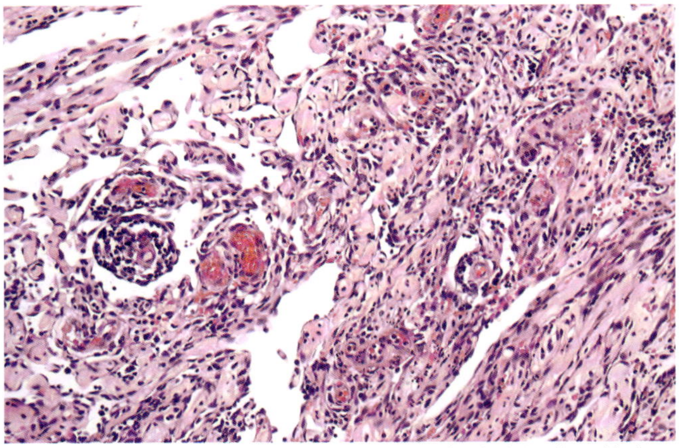

图 35.564 混合性血管内皮瘤：外观类似乳头状淋巴管内血管内皮瘤

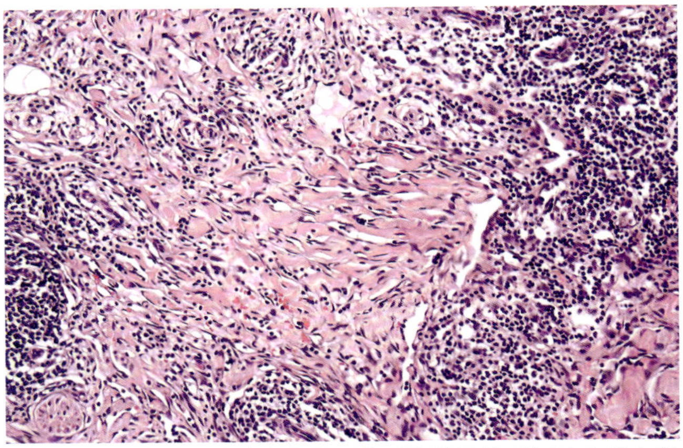

图 35.565 混合性血管内皮瘤：典型的胶原分割提示血管肉瘤

## 上皮样肉瘤样血管内皮瘤

### 临床特征

仅报道少数几例和单个病例上皮样肉瘤样血管内皮瘤（epithelioid sarcoma-like hemangioendothelioma）[1-3]。肿瘤发生于成人，四肢好发，位置深。可以局部复发，但未见转移[1]。

### 组织学特征

肿瘤呈浸润性生长，特征性表现为结缔组织增生性间质中可见上皮样细胞结节。肿瘤细胞有异型性，并可见有丝分裂象，胞质内有空腔。未见明显血管腔形成。

肿瘤细胞角蛋白和血管标记物染色呈阳性。

# 恶性脉管肿瘤

## 上皮样血管内皮瘤

### 临床特征

上皮样血管内皮瘤（epithelioid hemangioendothelioma）1982 年首次报道，被认为是一种低度恶性软组织肿瘤[1-2]。但是，我们认为该肿瘤具有潜在的转移性和致死性，故应当属于恶性肿瘤之列。文献中有多例冠以不同名称的报道，具有相同的组织学改变，它们发生在皮肤以外的器官如肺、肝和骨。大多数发生于成人，儿童罕见[3-5]。肿瘤可以发生于任何器官，50% 起源于血管，大多数为静脉。肿瘤常有疼痛症状。多中心性发病常见，特别在肺、肝和骨。皮肤损害相对少见，可能和其下方的骨损害或软组织损害有关，偶尔为多中心性。仅有少数皮肤损害不具有特征性，可发生于任何部位[6-13]。尽管有皮损不合并内脏损害的报道，但也有一例儿童患者出现皮损伴淋巴结转移，一例出现多灶性复发性阴茎肿瘤，两例内脏肿瘤转移到皮肤[14-17]。口腔内皮损非常罕见[18-19]。一位成人患者有肝肿瘤，表现为 Kasabach-Merritt 综合征，而另一位患者在先天性血管瘤放疗后出现肿瘤[20-21]。转移率和死亡率与累及的器官有关，通常转移率不超过 30%。

## 发病机制和组织学特征

细胞遗传学研究发现一些上皮样血管内皮瘤存在染色体易位 t（1;3）（p36.3:q25），而另一个病例发现 t（10;14）（p13:q24），涉及胎盘生长因子基因[22-23]。

组织学上大多数肿瘤境界不清，呈浸润性生长，由圆形、多角形或者短梭形细胞构成，细胞胞质呈淡红色，核呈空泡状。排列成短条索状或巢状，周围有大量黏液样或透明样基质，常略微呈现软骨样外观并富含硫酸黏液多糖（图 35.566、35.567）。可见显著的胞质内空腔，偶有红细胞，类似于原始血管腔（图 35.568 ～ 35.570）。大多数病例没有或不常见发育良好的血管。有时可见钙化、骨化和破骨细胞样巨细胞，后者较前两者少见[24-25]。极个别的病例显示明显的细胞不典型性和核分裂象，证实该病和上皮样血管肉瘤为一连续病谱（图 35.571 ～ 35.573）。肿瘤体积越大、核分裂象越多提示死亡率越高。肿瘤大小超过 3 cm、每 50 个高倍视野核分裂象超过 3 个往往提示预后差。而存在坏死、肿瘤部位、细胞学不典型和肿瘤细胞呈梭形似乎和预后无关[26]。

免疫组织化学显示，包括 CD31、CD34、podoplanin 和 FLI-1 在内的血管标记物肿瘤细胞均呈阳性[27-29]，CD10 常呈阳性，25% 的病例可见角蛋白表

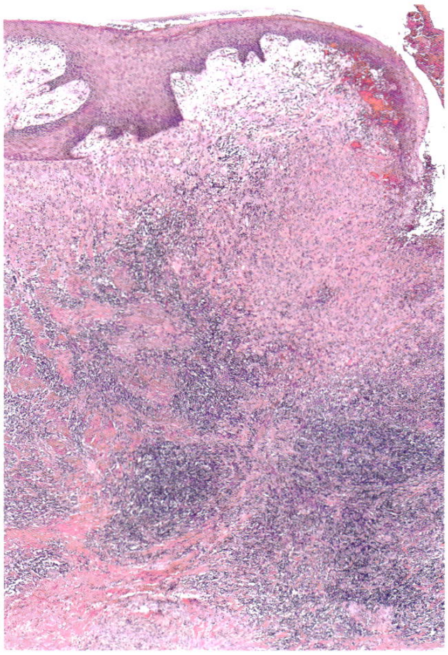

图 35.566　上皮样血管内皮瘤：这是一个溃疡性损害的边缘。肿瘤表浅，周边密集淋巴样细胞浸润

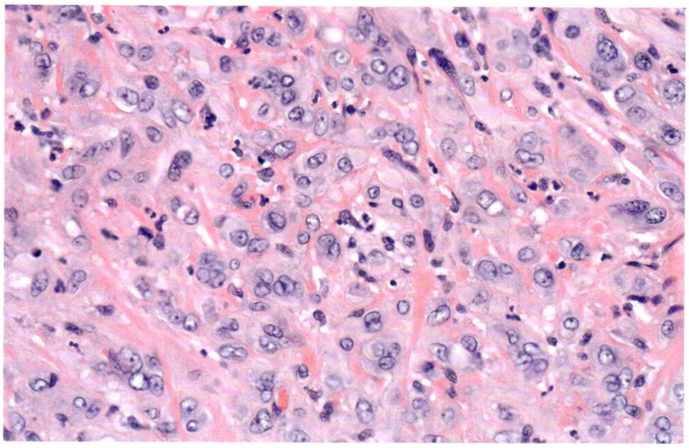

图 35.567　上皮样血管内皮瘤：肿瘤细胞有嗜酸性胞质和大的空泡状核

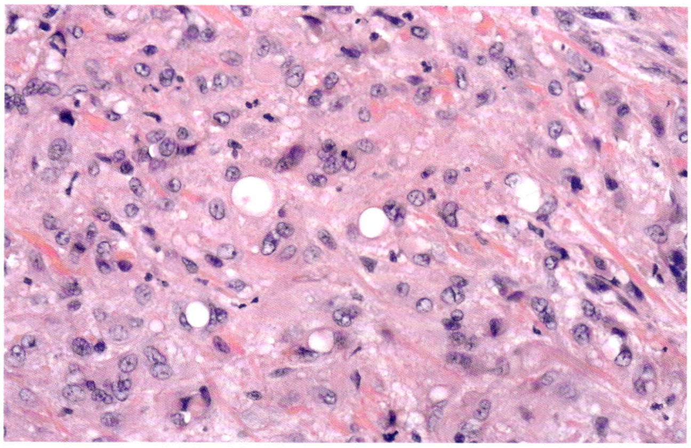

图 35.568　上皮样血管内皮瘤：胞质内空腔为该病的特征性改变

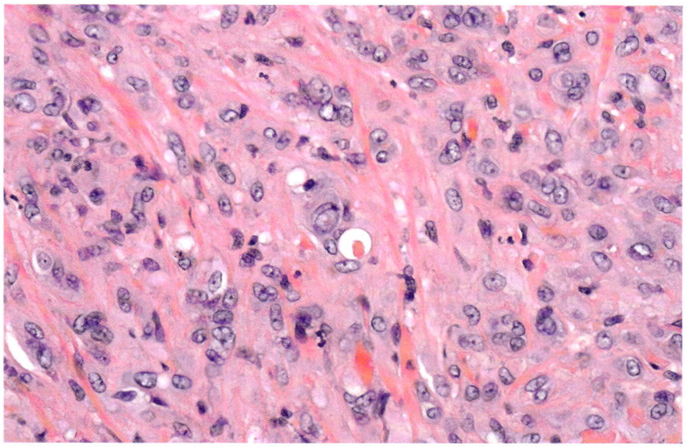

图 35.569　上皮样血管内皮瘤：仔细观察常发现胞质内空泡中可见红细胞

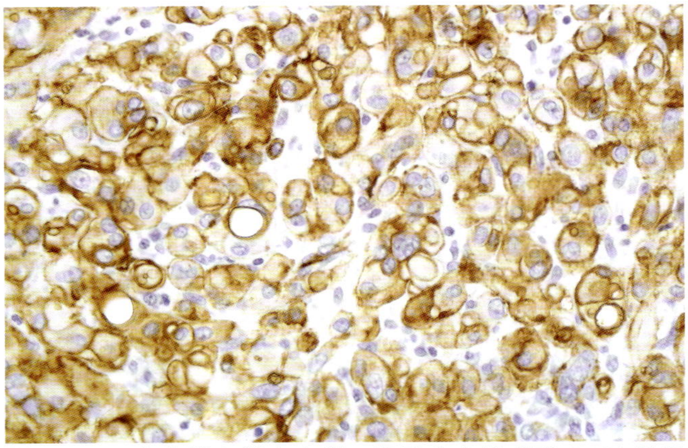

图 35.570 上皮样血管内皮瘤：胞质内空泡有时 CD31 呈阳性表达

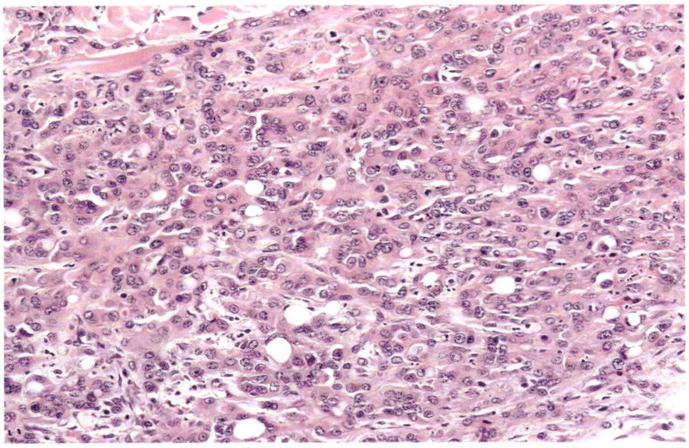

图 35.571 上皮样血管内皮瘤：该患者肿瘤组织富于细胞，同时可见明显的胞质内空腔

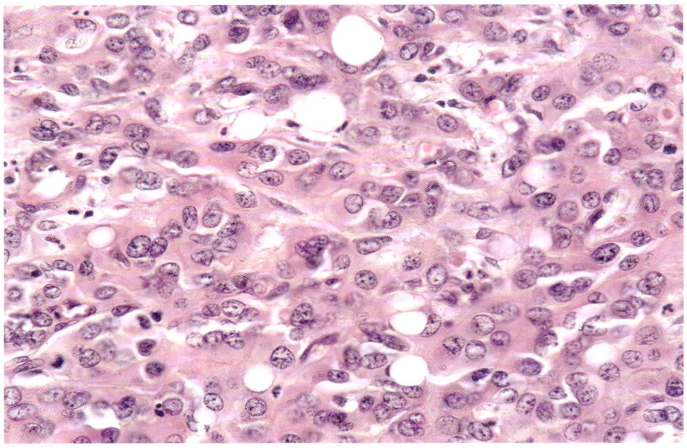

图 35.572 上皮样血管内皮瘤：高倍视野

达阳性[30-31]。有时也可见肌动蛋白阳性表达。

## 鉴别诊断

在上皮样血管瘤中，可见明显的炎症反应，且发育良好的血管多见。转移性腺癌常见更明显的多形性，上皮标记物如 EMA 阳性，而血管标记物则呈阴性，肿瘤细胞胞质黏蛋白染色常呈阳性。黏液样软骨肉瘤呈小叶性结构，肿瘤细胞 S-100 蛋白阳性，无胞质内空腔。

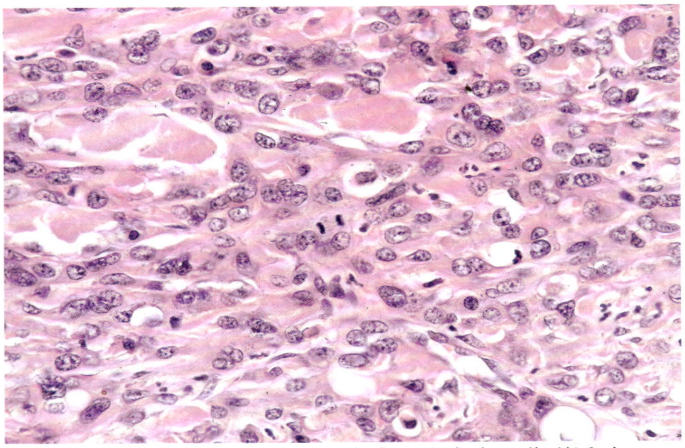

图 35.573 上皮样血管内皮瘤：注意有丝分裂活动

# 血管肉瘤

血管肉瘤（angiosarcoma）与恶性血管内皮瘤、“血管网状细胞瘤”及淋巴管肉瘤同义。

## 临床特征

皮肤血管肉瘤主要分为以下三种情况：

- 特发性头颈部血管肉瘤
- 淋巴水肿相关性血管肉瘤
- 放射后血管肉瘤[1-9]

发生在四肢的散发病例（与淋巴水肿无关）可见于任何年龄。极少数病例与接触氯乙烯、着色性干皮病、表皮松解性大疱病、淤滞性溃疡、痛风石、肥胖症的并发症或和关节成形术有关[10-17]。一位患有 Klippel-Trenaunay-Weber 综合征的患者进展为血管肉瘤，同侧受累肢体出现恶性周围神经鞘瘤[18]。畸胎瘤中血管肉瘤的进展和先天性血管肉瘤也有报道[19-20]。发生于其他器官的血管肉瘤可以转移到皮肤[21-22]。极个别血管肉瘤与肾移植后慢性免疫抑制和 HIV 有关[23-26]。该肿瘤罕见发生于儿童，主要发生在软组织和内脏器官，特别是头颈部和纵隔[27-31]。血管肉瘤偶尔也发生在血管、血管瘤、神经以及良性或恶性神经鞘瘤内[32-36]。有一例多发性皮肤和内脏血管畸形合并肝脏播散性血管肉瘤的报道[37]。

### 特发性头颈部血管肉瘤

特发性头颈部血管肉瘤常发生于老年人，无性别差异，好发于头皮和面中部[1-2, 8-9]。也有报道肿瘤仅局限于眼睑受累[38]。常表现为单发或多发的红色或紫红色隆起斑块、丘疹或结节，生长速度不等。恶性程度高的皮损易发生溃疡和出血（图 35.574 ～ 35.579）。肿瘤远比临床表观看上去的皮损范围要广泛。个别肿瘤可自行消退[39-40]。极少数病例可以类似其他疾病如酒渣鼻[41-42]。由于肿瘤内血小板的消耗和破坏可出现血小板减少症，但很少发生[43-44]。罕见脱发现象[45]。

## 淋巴水肿相关性血管肉瘤

淋巴水肿相关性血管肉瘤（传统上又称淋巴管肉瘤）多发生于老年女性的臂部，她们通常在发病前数年进行过乳房切除术合并腋淋巴结摘除或放疗（图 35.580）[46-49]。也可发生在医源性淋巴水肿，先天性淋巴水肿或淋巴管瘤畸形、象皮肿、甚至在病态肥胖继发的淋巴水肿基础上，后三者罕见[50-51]。有报道 1 例肿瘤发生在远端肢体的脂性硬皮病区域，伴有淤滞改变[52]。典型皮损表现为分布广泛的无数紫红色结节或水疱。

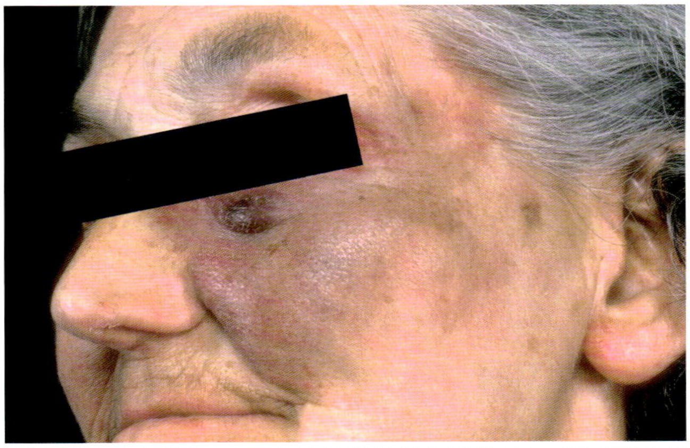

图 35.574　血管肉瘤：面部见紫色挫伤样改变，伴眶下结节（From the collection of the late N.P. Smith，MD，the Institute of Dermatology，London，UK.）

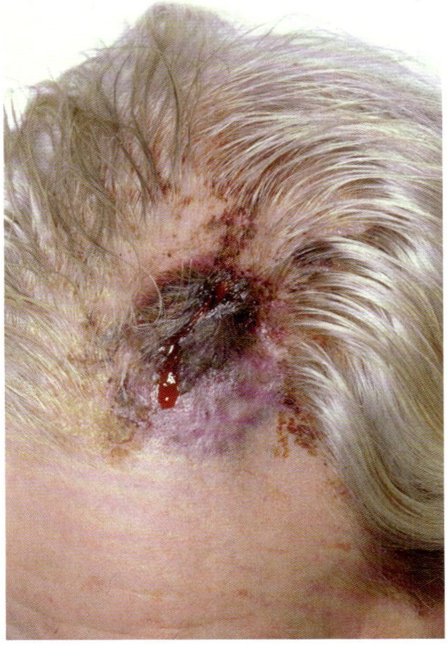

图 35.575　血管肉瘤：额部头皮溃疡出血的斑块（From the collection of the late N.P. Smith，MD，the Institute of Dermatology，London，UK.）

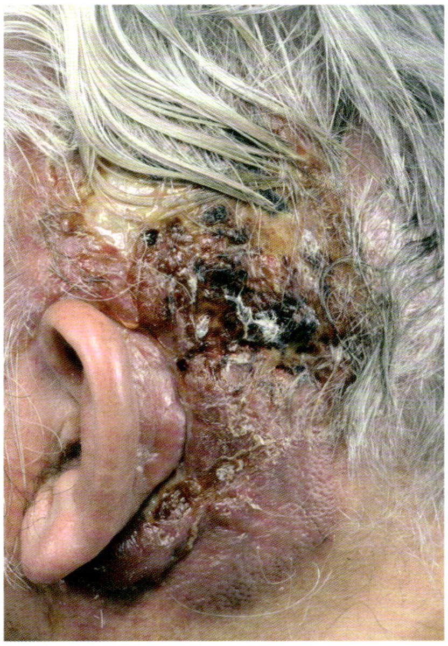

图 35.576　血管肉瘤：注意广泛的结痂溃疡皮损。好发于面部和头皮（From the collection of the late N.P. Smith，MD，the Institute of Dermatology，London，UK.）

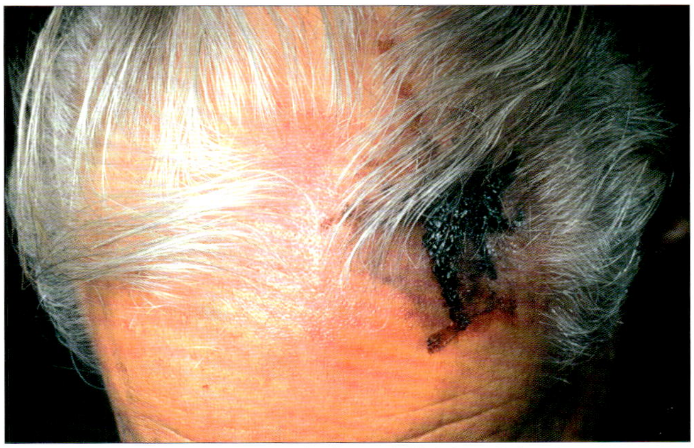

图 35.577　血管肉瘤：患者常见挫伤样的皮损（By courtesy of the Institute of Dermatology，London，UK.）

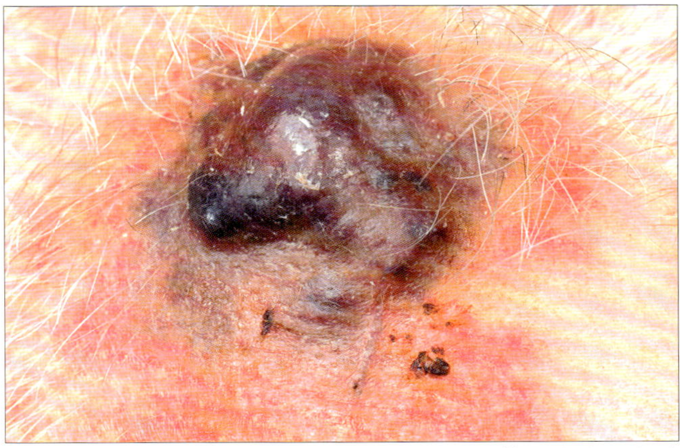

图 35.578　血管肉瘤：头皮，特别是秃发个体的头发，为肿瘤的好发部位（By courtesy of the Institute of Dermatology，London，UK.）

## 放射后血管肉瘤

放射后血管肉瘤最少见，可于良性疾病（如血管瘤和头癣）或恶性疾病经放疗数年后发生[53-58]。大多

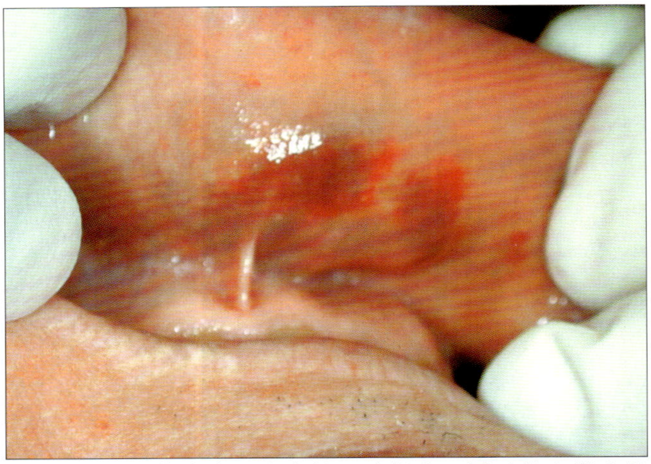

图 35.579 血管肉瘤：患者的口腔损害，同时伴有微小的皮肤损害，提示肿瘤的多灶性发生过程（By courtesy of the Institute of Dermatology，London，UK.）

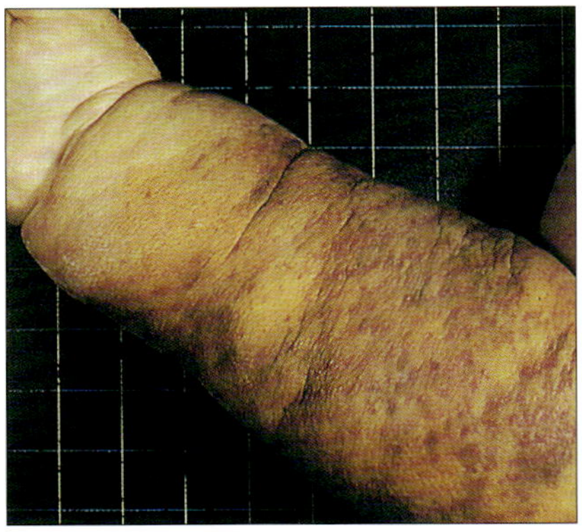

图 35.580 淋巴水肿相关性血管肉瘤：该老年女性患者乳房根治术后出现非常显著的淋巴水肿，臂部可见弥漫分布的肿瘤

数病例与乳腺和妇科肿瘤的放疗有关。发生于乳房的皮肤放射后血管肉瘤通常不合并淋巴水肿，潜伏期较 Stewart-Treves 综合征短[60]。但也有乳房放射后血管肉瘤患者合并慢性淋巴水肿，这种淋巴水肿和肿瘤发生有关[61]。有一例报道在转移性黑素瘤的治疗后出现[62]。

所有的放射后血管肉瘤均存在 MYC 的高水平扩增，反映了染色体 8q24 的增加，这一改变在肿瘤进展过程中是早期必要的改变[63]。其中约 25% 的患者存在编码 VEGFR3 的 FLT4 的共同扩增。有趣的是，在放疗相关的不典型血管增生中未见到这些改变。

所有类型的血管肉瘤预后都很差，表现为反复的局部复发，迅速播散，80% 的病例常在相当短的时间内死亡[64-68]。近期的回顾性研究表明头皮和面部的血管肉瘤的 5 年生存率提高到 43%，应当归功于综合治疗[69]。更深入的研究包括所有的散发皮肤血管肉瘤，包括发生在头皮和面部以及纯粹的上皮样形态学的肿瘤，结果发现和不良预后有关的因素包括坏死、上皮样形态学和老年（70 岁以上）[70]。局部复发和肿瘤的累及深度有关。既往研究认为和不良预后相关的因素有肿瘤大小，侵袭深度和核分裂象比例[71]，这一研究肯定了既往研究的结果。我们认为发生在常见血管肉瘤三种临床类型之外的纯粹皮肤上皮样血管肉瘤，是肿瘤的特殊分类，预后非常差。年轻患者预后相对较好，放射治疗能提高患者的存活期[72-73]。在转移部位中，淋巴结和肺部转移最为常见。有报道一例放疗抵抗且无法手术的转移性血管肉瘤，在分别应用多柔比星脂质体、紫杉醇或者紫杉醇和索拉非尼联合治疗后，完全消退[74-76]。

## 发病机制和组织学特征

细胞遗传学研究发现少数表浅和深在的血管肉瘤存在复杂的染色体异常，主要包括染色体 5，7，8，13，15，20，22 和 Y 染色体的异常[77]。有报道针对 *KDR* 基因和其他基因的活化突变可成为治疗靶点[78]。

不同类型血管透露的病理学改变一致，只是有的同时可见淋巴水肿。肿瘤位于真皮内，境界不清，由无数大小不等、交织吻合的血管组成，呈浸润性生长（图 35.581 ～ 35.584）。内皮细胞单层或多层，形态饱满，有异型性，有丝分裂活跃，异常核分裂很常见，可形成血管腔内乳头或实性细胞巢结构。增生的血管易形成分支，将真皮胶原束分隔开来（图 35.585、35.586）。局部上皮样改变并不少见。部分肿瘤局部或广泛呈实性的、未分化的梭形细胞外观，不

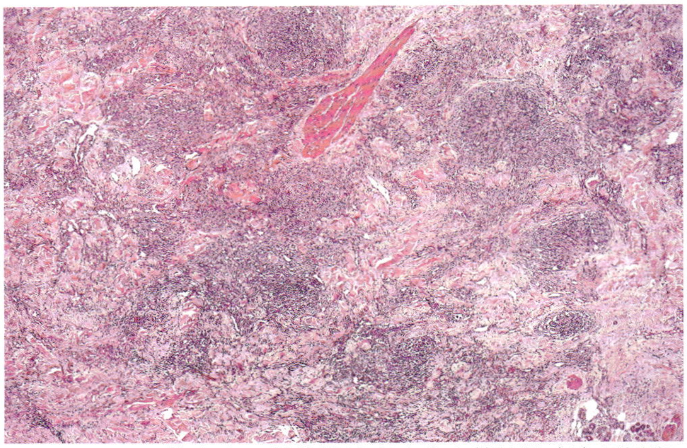

图 35.581 血管肉瘤：低倍镜见真皮内血管性肿瘤广泛浸润

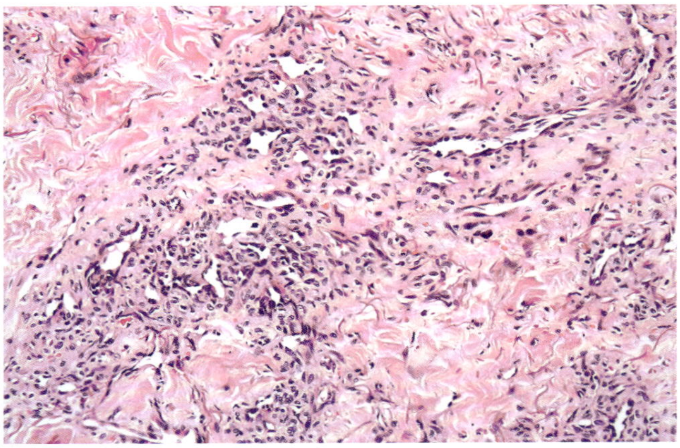

图 35.582 血管肉瘤：内皮细胞呈多形性，局部有多层内皮细胞

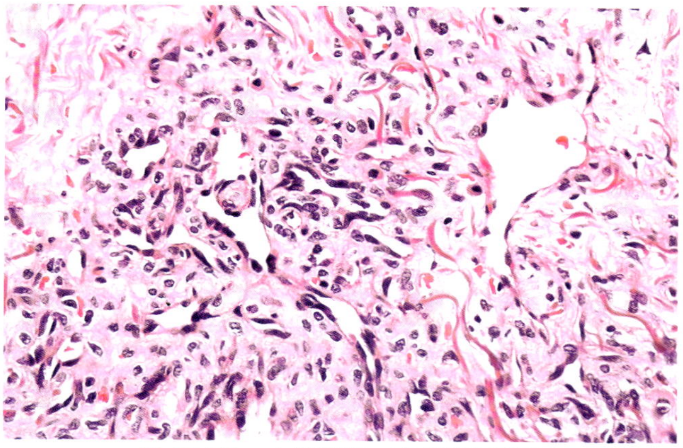
图 35.583 血管肉瘤：高倍视野所见

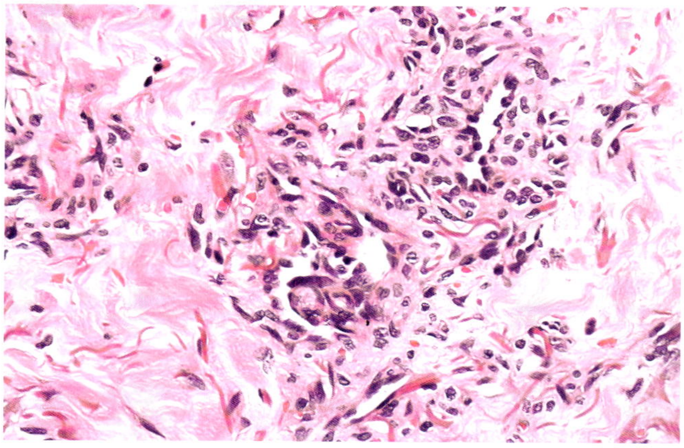
图 35.584 血管肉瘤：这个样本可见管腔内乳头

易辨认为血管起源（图 35.587 ～ 35.589）。

少数病例证实存在真正的淋巴管分化，特别是位于头面部的肿瘤[79]。这些肿瘤特征性表现为互连的不规则管道，缺乏红细胞，管壁内衬不典型的鞋钉样内皮细胞，集合淋巴管聚集，淋巴管标记如 D2-40、prox-1 和 VEGFR-3 阳性表达。一小部分血管肉瘤的亚型可类似 Kaposi 肉瘤，淋巴管分化仍是提示特征[80-81]。

网硬蛋白染色可有效鉴别肿瘤是否血管起源，在分化较好的区域肿瘤细胞处于血管周围的网硬蛋白鞘中，单个细胞周围无网硬蛋白结构包绕（图 35.590）。肿瘤中散在分布慢性炎症细胞浸润往往提示较好的预后[82]。

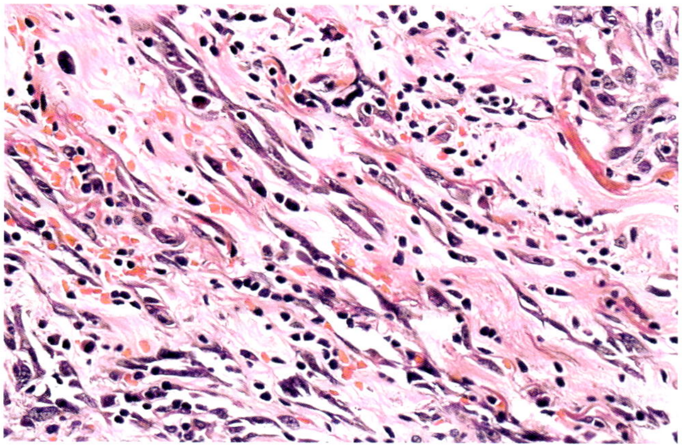
图 35.585 血管肉瘤：注意梭形细胞，核呈空泡状，核仁明显

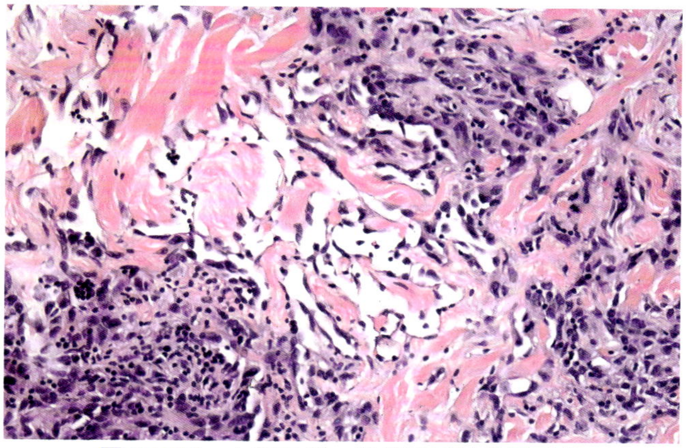
图 35.586 血管肉瘤：常见胶原被分隔现象

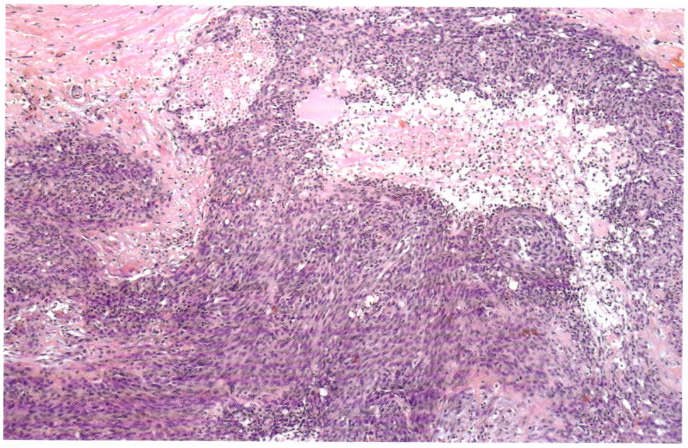
图 35.587 血管肉瘤（梭形细胞型）：真皮内广泛的梭形细胞肿瘤浸润

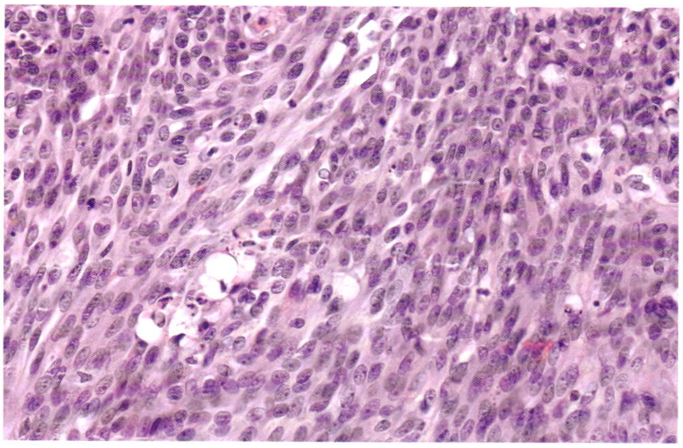
图 35.588 血管肉瘤（梭形细胞型）：梭形细胞有嗜酸性胞质和多形性空泡状核。胞质内空腔显著

极少数血管肉瘤主要由颗粒状胞质的细胞组成[83-84]。也有报道出现泡沫样细胞的亚型，类似组织细胞[85]。

分化差的肿瘤需要同时标记多个内皮标记物，因为单个抗体或外源凝集素标记在不同肿瘤中阳性差异较大。内皮标记物包括 von willebrand 因子（Ⅷ因子相关抗原）、CD31、CD34 和 FLI-1，其中 CD31 是最敏感也是最特异的，FLI-1 可能也是（图 35.591）。

缺乏上皮样形态的肿瘤通常角蛋白和 EMA 阴性[88]。非常重要的一点应牢记，没有完全特异的抗

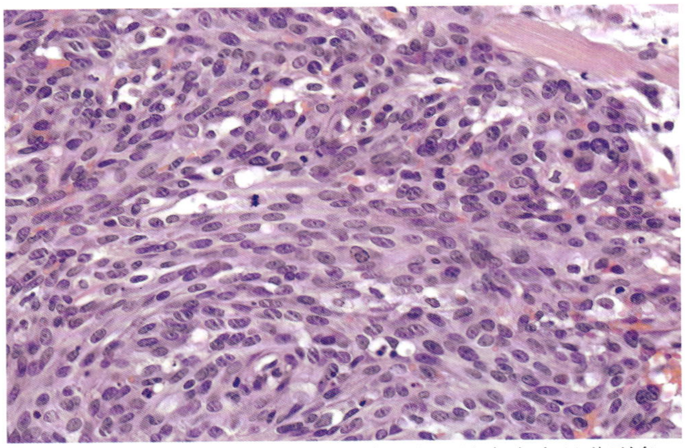

图 35.589 血管肉瘤（梭形细胞型）：见多个有丝分裂象

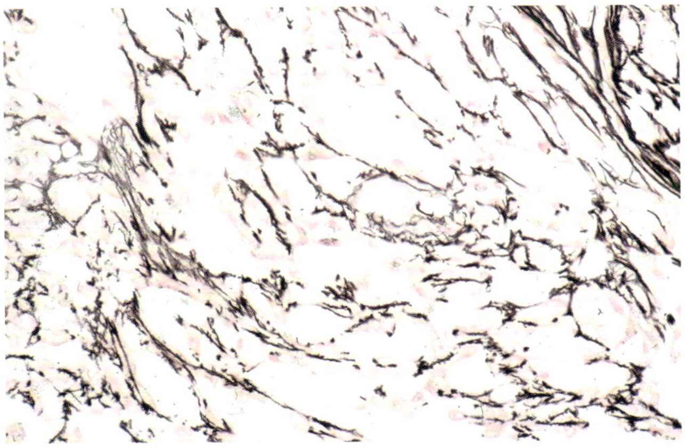

图 35.590 血管肉瘤：肿瘤细胞被包绕在网硬蛋白鞘中

体，在出血性不典型纤维黄瘤中组织细胞 CD31 阳性表达，可能被误诊为血管肉瘤[89]。

血管肉瘤通常 HHV-8 阴性，在 AIDS 患者 HHV-8 阳性[25]。

## 鉴别诊断

本病存在内皮细胞异型，可有多层内皮细胞，并见活跃的有丝分裂，因此易与良性血管瘤或淋巴管瘤以及 Masson 瘤区别。偶有病例需要与梭形细胞黑素瘤或癌鉴别，这种情况下免疫组织化学是很有帮助的。超微结构下见到 Weibel-Palade 小体可证实肿瘤系血管来源（图 35.592）。

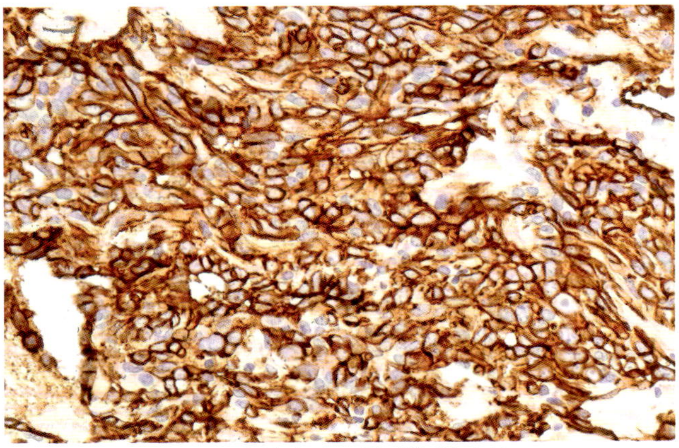

图 35.591 血管肉瘤：肿瘤细胞表达 CD31

# 上皮样血管肉瘤

## 临床特征

上皮样血管肉瘤（epithelioid angiosarcoma）是上皮样血管肿瘤谱系中恶性一端的肿瘤[1-5]。肿瘤几乎全部由上皮样细胞组成，而经典的血管肉瘤只是局部见上皮样细胞。我们将具有上皮样形态发生在以往常规认为皮肤血管肉瘤以外的肿瘤称之为上皮样血管肉瘤。肿瘤很少发生于皮肤，但比原来认为的要多见，以往一些病例可能误诊为黑素细胞肿瘤或上皮肿瘤。皮损分布广泛，好发于成人，无性别差异（图 35.593）。肿瘤可单发，也可多发但较少见[4]。发生在皮肤、软组织和其他器官的肿瘤预后很差。在原发于皮肤的上皮样血管肉瘤，早期转移和死亡率高达 55%[4]。偶有报道本病与异物、放疗和动静脉瘘有关联[1, 6-9]。有报道一例发生在口周的肿瘤[10]。

有报道罕见心脏、纵隔、骨和血管内上皮样血管肉瘤转移至皮肤[4, 11-12]。

## 组织学特征

损害呈浸润性生长，由片状大的椭圆形或圆形细胞组成，胞质丰富，嗜酸性或两染性，核呈空泡状，有明显嗜酸性核仁（图 35.594 ～ 35.596）。尽管可见细胞不典型性，但肿瘤细胞形态相对一致。常见分裂象、坏死和出血。少数细胞见胞质内空腔，偶含红细胞（图 35.597）。血管形成也是本病的一个特征。

网硬蛋白染色可显示血管形成结构。免疫组织化

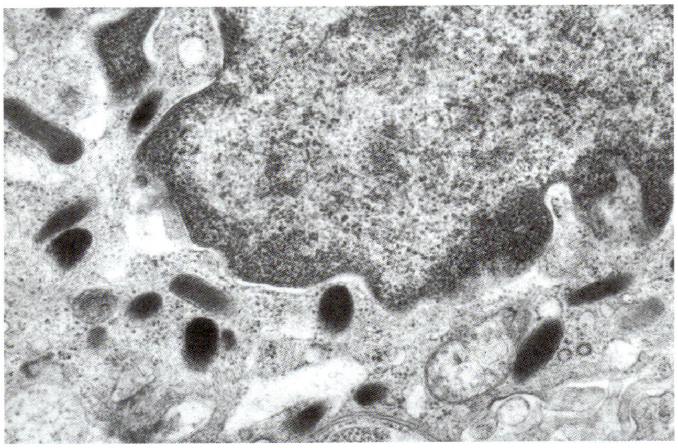

图 35.592 血管肉瘤：在梭形细胞变异型中，超微结构下见到 Weibel-Palade 小体有时可以明确诊断

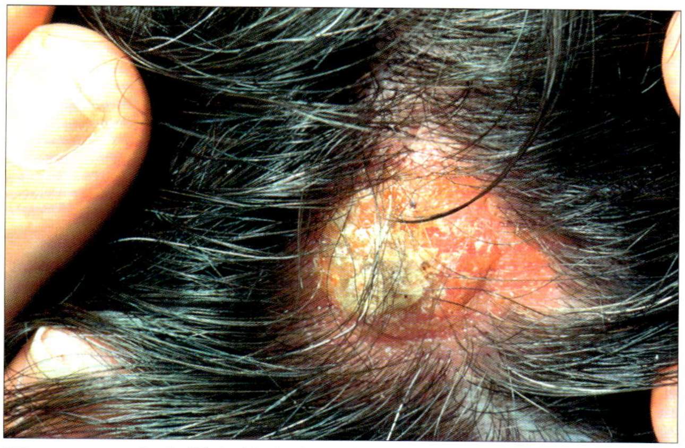

图 35.593 上皮样血管肉瘤，发生于头皮者不少见。和典型的血管肉瘤相比，该损害的血管性质不明显（By courtesy of the Institute of Dermatology，London，UK.）

学肿瘤细胞 CD31、FLI-1 或 von Willebrand 因子均为阳性（图 35.598）。50% ～ 60% 的患者角蛋白呈阳性，25% 的病例局部 EMA 阳性（图 35.599）[1, 4]。INI 常局灶或弥漫阳性[4]。偶见 Melan-A 和 SMA 局灶阳性[4]。一例发生于乳癌化疗后的上皮样血管肉瘤 CD30 阳性[13]。在与癌（尤其是转移癌）及上皮样肉瘤的鉴别诊断中，这些都是重要的特征。

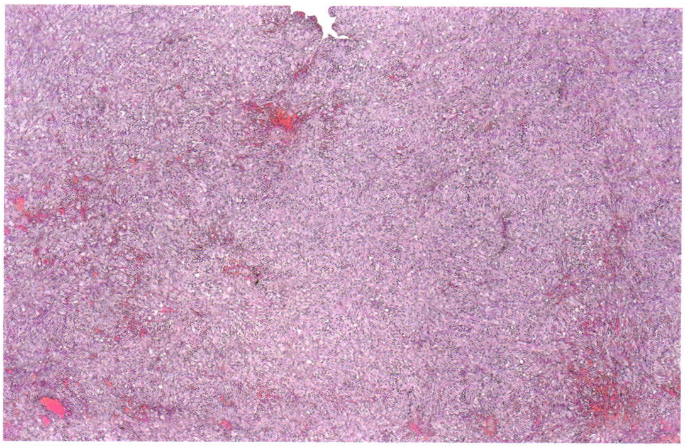

图 35.594 上皮样血管肉瘤：可见弥漫上皮样细胞浸润伴多数出血灶

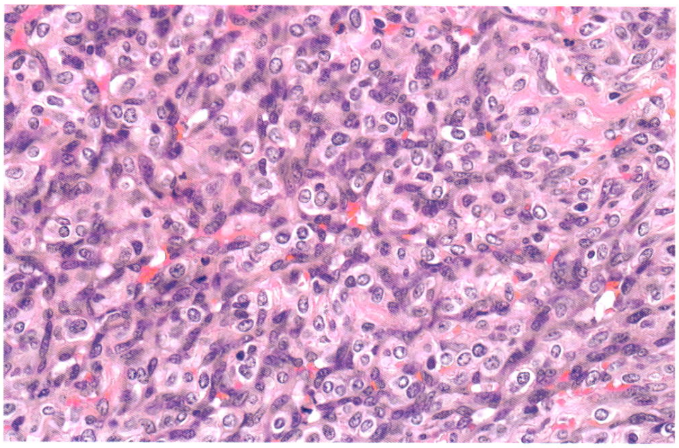

图 35.595 上皮样血管肉瘤：肿瘤细胞胞质丰富，呈嗜酸性，核呈多形性空泡状

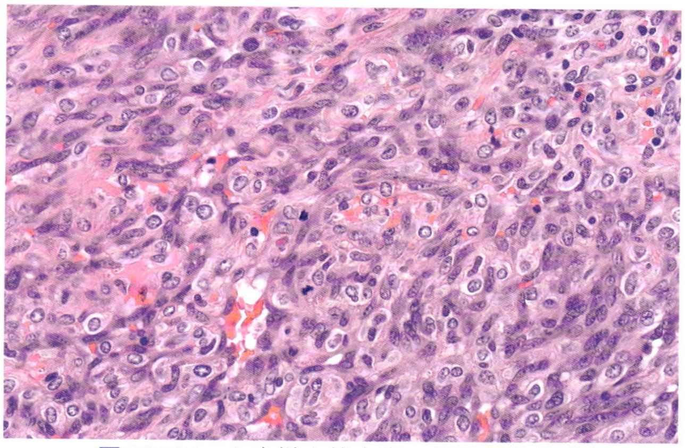

图 35.596 上皮样血管肉瘤：显示丝状分裂象

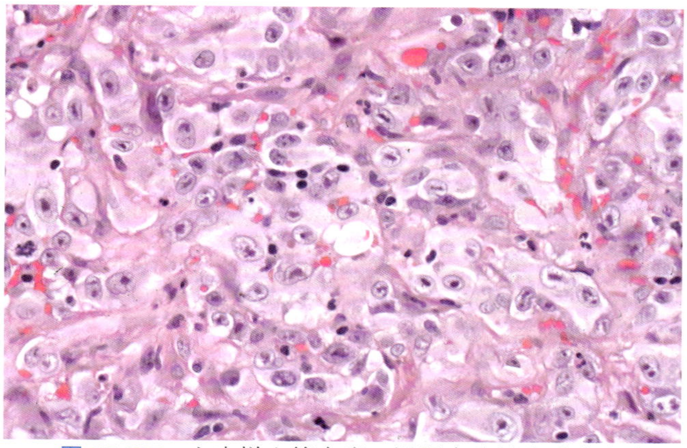

图 35.597 上皮样血管肉瘤：视野中央见胞质内空腔

## 鉴别诊断

鉴别诊断包括转移癌、黑素瘤、上皮样肉瘤和上皮样恶性神经鞘瘤。上述所有肿瘤上皮标记物均为阴性，无局部血管形成以及胞质内空腔结构。

# 淋巴管瘤

淋巴管瘤（lymphangioma）分为四种主要类型：

- 海绵状淋巴管瘤

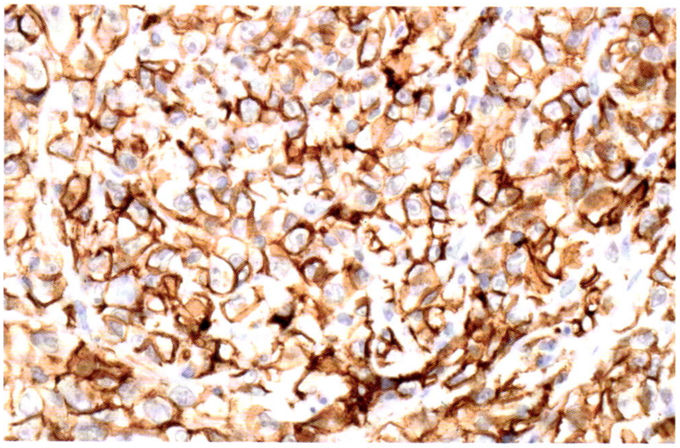

图 35.598 上皮样血管肉瘤：肿瘤细胞表达 CD31

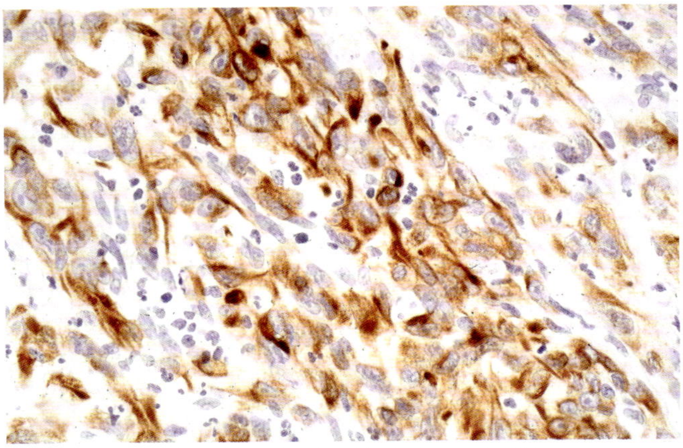

图 35.599 上皮样血管肉瘤：肿瘤细胞也表达角蛋白（MNF-118）

- 囊性淋巴管瘤
- 局限性淋巴管瘤
- 获得性进行性淋巴管瘤（良性淋巴管内皮瘤）

是否存在真性毛细淋巴管瘤值得质疑。

## 临床特征

### 海绵状淋巴管瘤

海绵状淋巴管瘤（cavernous lymphangioma）是一种先天性或婴儿期出现的损害，发病率男女均等，好发于头颈部（特别是舌部）和四肢[1-5]。表现为大的弥漫分布的相当柔软的肿块，切除后极易局部复发。个别病例初发于成人。合并局限性淋巴管瘤非常少见[6]。

### 囊性水囊瘤

囊性水囊瘤（cystic hygroma）也出现在婴儿期，表现为大的囊性肿块，好发于颈部、腋部或腹股沟[1-2, 5]。也有报道发生于阴囊[7]、腹腔和胸腔[8-9]。尽管其复发倾向较海绵状淋巴管瘤小得多，但如果不做广泛切除也较易复发。个别病例与葡萄酒样痣合并发生[10]。在成人期发病[11]。

### 局限性淋巴管瘤

局限性淋巴管瘤（lymphangioma circumscriptum）也好发于婴儿期，但可发生于各年龄，无性别差异[3-5]。可发生于皮肤任何部位，好发于肢体近端和肢带。损害表现为局部群集的无数小水疱，有时可融合形成大的肿块，疱液清或呈血性（图 35.600）。偶见单发皮损。一般无自觉症状。

大多数肿瘤可能为发育畸形，有少部分为获得性，通常在局部淋巴结阻断性摘除或放疗后发生[12]。少数病例合并海绵状淋巴管瘤或囊性水囊瘤。外阴皮损可以是特发性的，也可与 Crohn 病和放疗相关[13]。曾有发生外阴损害伴有恶性变和化脓性汗腺炎的罕见报道[14]。切除后复发常见。

### 获得性进行性淋巴管瘤

获得性进行性淋巴管瘤（acquired progressive lymphangioma）是一种少见的肿瘤。最初认为多见于儿童，近年来文献显示本病成人更为多见[15-21]。发病无性别差异。可发生于任何部位，但四肢好发，特别是上肢。表现为单发的界限清楚的逐渐增大的红斑或斑块。通常切除即可，有少数可局部复发[21]。偶可部分自发消退。文献报道有一例患者发生于放疗后，有一例发生在大腿动脉造影后，另有一例合并 HIV 阳性[22-24]。

## 组织学特征

海绵状淋巴管瘤发生于真皮或皮下脂肪，境界不清，由大量扩张的淋巴管组成。无内皮细胞不典型性（图 35.601）。周围间质可不明显，或可由明显的外膜型网硬蛋白纤维组成，伴慢性炎症浸润。

囊性水囊瘤在组织学上很难与海绵状淋巴管瘤鉴

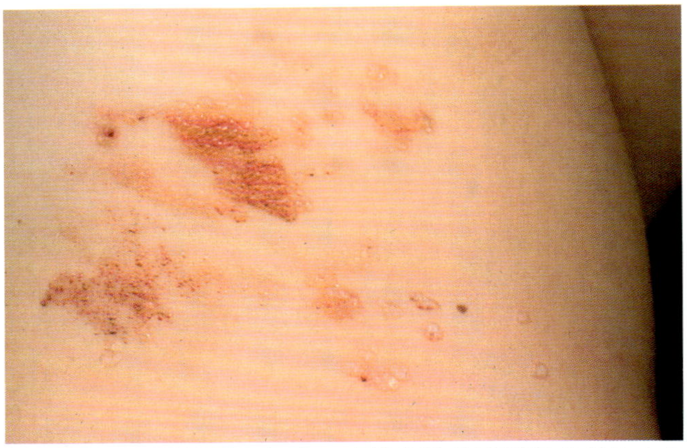

图 35.600 局限性淋巴管瘤：皮损为数量不等的表浅的内含液体的水疱（From the collection of the late N.P. Smith，MD，the Institute of Dermatology，London，UK.）

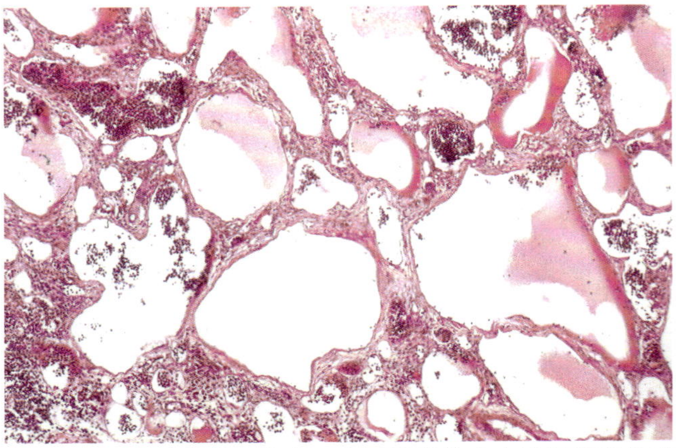

图 35.601 海绵状淋巴管瘤：广泛扩张的内含淋巴液的腔隙是本病的特征

别，但其薄壁淋巴管呈明显囊性扩张。常见淋巴细胞浸润和散在的淋巴滤泡。

上述两种损害的管腔中常见蛋白质性质的淡嗜酸性淋巴液，管壁内可见不完整的平滑肌层。

局限性淋巴管瘤常位于真皮浅层。由多个扩张的淋巴管组成，常似乎延伸至上方表皮内，管壁相对稍厚（图 35.602）。表皮常呈棘皮病样，间质有时见明显的淋巴细胞浸润。深部真皮内有时可见海绵状淋巴管瘤，偶见肌性淋巴管（常认为是营养腔）（图 35.603）。

进行性淋巴管瘤常累及真皮浅层，但也可延伸至真皮深层和浅部皮下组织（图 35.604）。肿瘤内见水平的、不规则的薄壁管腔，内衬一层扁平稀疏的内皮细胞，可见胶原束被这些管腔分割开来（图 35.605）。管腔常常是空的，偶尔见蛋白质性质的物质或红细胞。有时局部见乳头状突起。部分管腔见单层平滑肌。很少见间质内炎症反应。

## 鉴别诊断

进行性淋巴管瘤有时类似于低度恶性血管肉瘤或斑片期 Kaposi 肉瘤。前者至少有局部细胞学不典型性，多层分布，且临床背景不同。后者常见多发性损害，组织学见含铁血黄素沉积，伴有红细胞外溢和邻近的炎症细胞包括浆细胞浸润。与淋巴管瘤病的区别主要在于临床上损害累及的范围不同。

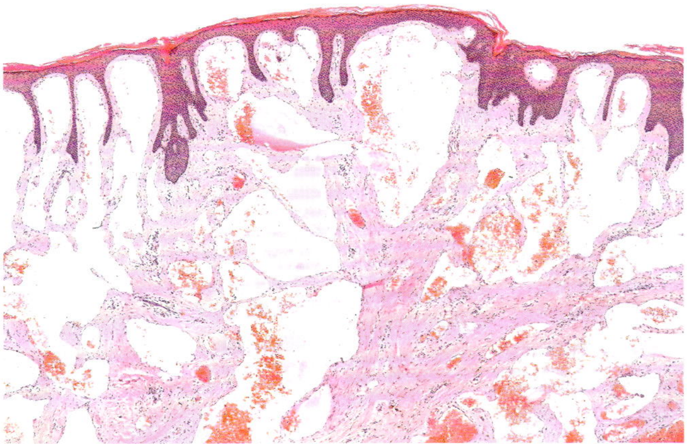

**图 35.602** 局限性淋巴管瘤：真皮乳头层和网状层均可见薄壁的淋巴管

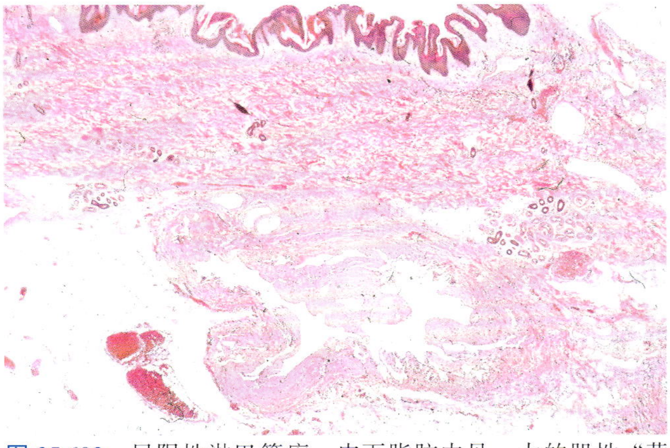

**图 35.603** 局限性淋巴管瘤：皮下脂肪内见一大的肌性“营养性”淋巴干。如果不进行外科结扎，很容易复发

# 多灶性淋巴管瘤病合并血小板减少（皮肤内脏血管瘤病合并血小板减少）

## 临床特征

多灶性淋巴管瘤病合并血小板减少（multifocal lymphangiomatosis with thrombocytopenia）又称皮

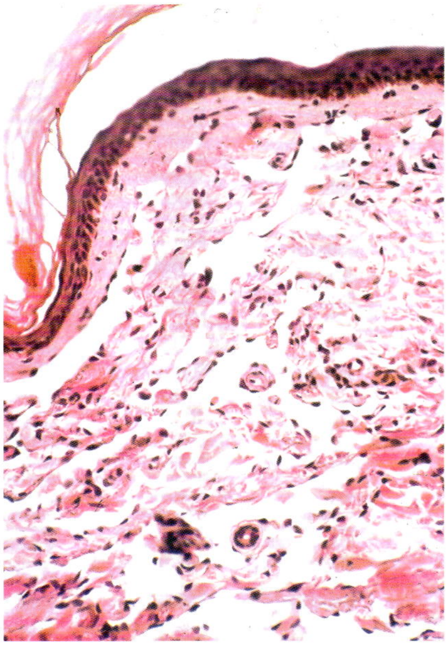

**图 35.604** 进行性淋巴管瘤：尽管在结构上类似血管肉瘤，但缺乏内皮细胞多层排列和核不典型性

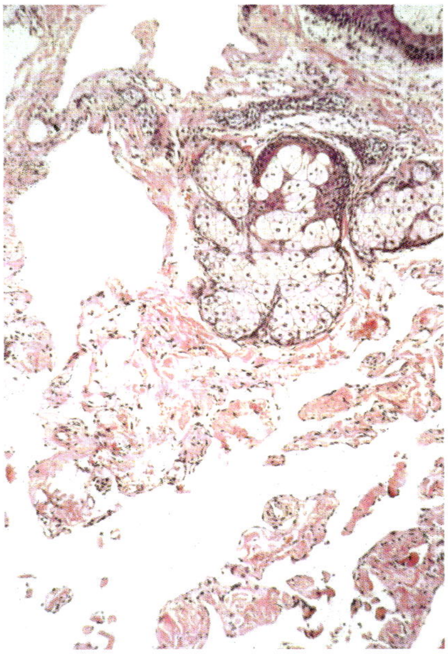

**图 35.605** 进行性淋巴管瘤：部分病例见扩张的淋巴管将真皮结构分割

肤内脏血管瘤病合并血小板减少（cutaneovisceral angiomatosis with thrombocytopenia）或婴儿出血性血管发育不良，以多发的红棕色至蓝色散在分布的丘疹、斑片、斑块和结节为特征，大小从数毫米到几厘米不等，主要累及躯干和四肢[1-4]。很多皮疹是先天存在，但在整个儿童期新皮疹持续进展。也可累及胃肠道、肺、骨、肝、脾、肌肉和滑膜。血小板减少是一个伴发现象。可死于胃肠道出血和败血症。

## 组织学特征

组织学可见累及真皮网状层和皮下脂肪的不规则扩张的管腔，内壁排列有淡染的内皮细胞，呈鞋钉样外观，局部可见管腔内的乳头状结构。

## 鉴别诊断

良性淋巴管内皮瘤、Dabska 瘤和鞋钉样血管瘤和本病有类似的组织学特征。但是，前者通常为单发皮损，不伴内脏受累或血小板减少。

# 放疗后不典型性脉管增生

## 临床特征

淋巴管瘤损害很少发生于放疗部位[1-3]。这些患者有的临床特征和其他淋巴管瘤例如局限性淋巴管瘤或良性进行性淋巴管瘤相同，并且组织学改变也典型[2-3]。但大部分患者的临床和组织学表现和其他脉管性肿瘤不同，部分还有不典型性改变，后者增加了放射后发生血管肉瘤的可能。

肿瘤常发生于乳腺癌放疗数月或数年后[1-4]。也可发生于任何部位主要是生殖器肿瘤相关放疗的部位，但少见[3-5]。和血管肉瘤间隔时间（约 6 年）相比，本病放疗和皮损的时间间隔通常更短（约 3 年）[4]。而且本病皮损较放疗相关血管肉瘤更小。临床特征不具有特征性，常为皮色至红色不等的多发性斑片或丘疹。

该病皮损和放疗后血管肉瘤的关系存在争议，目前尚未清楚是否前者为后者的前期形式或者二者均代表一种良性过程[4-9]。尽管大多数皮疹组织学呈良性表现，但该病组织学表现呈广泛的病谱。在少数病例中可见与血管肉瘤重叠甚至进展为血管肉瘤。因此该病治疗应手术切除并严密随访。

## 组织学特征

真皮浅层和（或）深层可见内衬单层内皮细胞的不规则淋巴管样管腔（图 35.606 ～ 35.608）。病变常局限，无浸润性生长。内皮细胞常呈鞋钉样外观，通常淡染，也可见部分深染。偶可见乳头状突起。无细胞不典型性、多层排列或有丝分裂象。近期研究将本病分为淋巴管型和血管型，发现前型发生血管肉瘤的

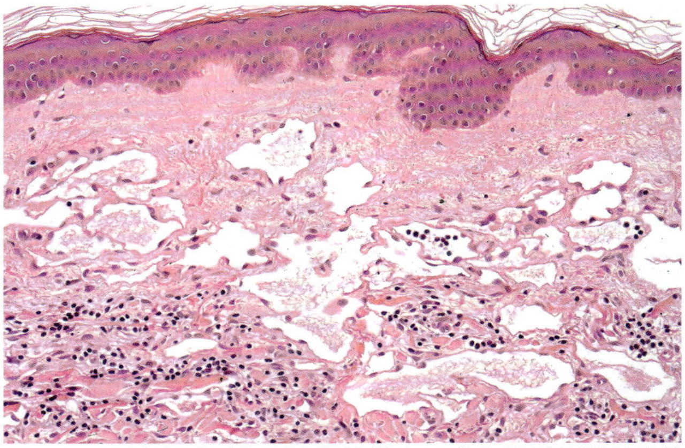

**图 35.606** 放疗后不典型性脉管增生：真皮浅层见明显的管腔扩张，核不典型性极少

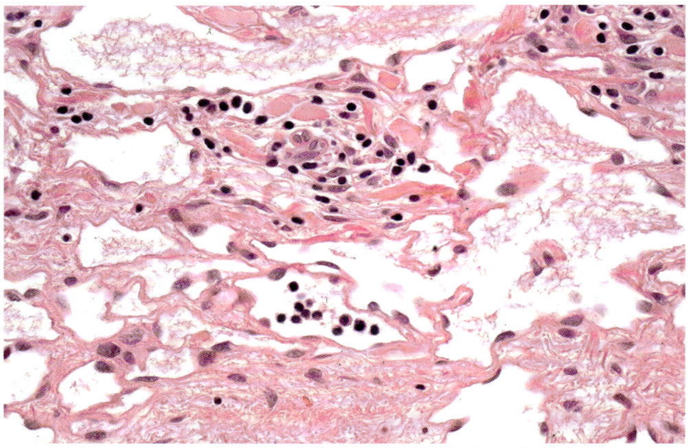

**图 35.607** 放疗后不典型性脉管增生：高倍视野

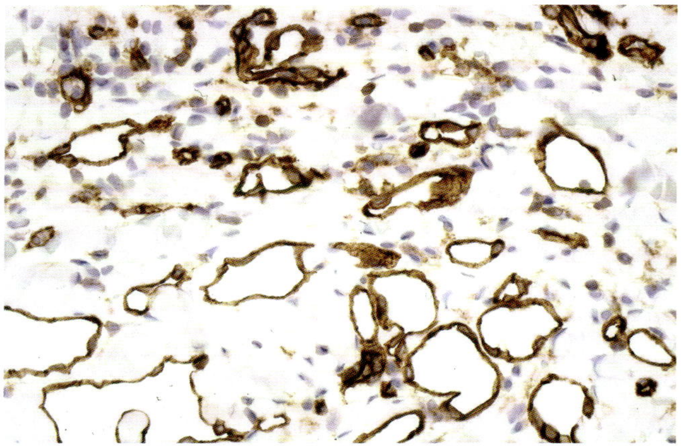

**图 35.608** 放疗后不典型性脉管增生：皮损经免疫组化染色（CD31）后显示更明显

风险较后型高。在血管型中，淋巴成分极少，主要是拥挤的单层细胞的毛细血管样管腔增生。

## 鉴别诊断

鉴别诊断包括分化程度高的血管肉瘤、鞋钉样血管瘤和 Kaposi 肉瘤。和鞋钉样血管瘤不同的是本病损害不对称，管腔并不主要位于真皮浅层。与 Kaposi 肉瘤的鉴别点在于，本病没有发生 Kaposi 肉瘤的临床背景，无炎症反应，内皮细胞呈鞋钉样，并见局部乳头状突起。我们建议在诊断本病前，应仔细检查多个切面，以明确没有分裂象和细胞不典型性，从而与分化程度高的血管肉瘤相鉴别。有时鉴别很困难，尤其是小的标本。在一些病例，MIB1 对于鉴别有用：在该病呈阴性或极少量阳性表达，而在血管肉瘤则呈更显著的阳性表达。

# 淋巴管瘤病

## 临床特征

淋巴管瘤病（lymphangiomatosis）是一种先天性畸形，广泛累及软组织、皮肤、骨和实质器官[1-2]。可局限在咽喉或腹部，也可好发于包括肾和脾在内的一些器官[3-7]。病变累及大肠可导致蛋白丢失性肠病[8]。有报道在复杂先天性心脏病的全腔静脉-肺动脉连接术治疗的患者，出现多灶性淋巴管瘤合并蛋白丢失性肠病[9]。也有报道一例淋巴管瘤合并播散性血管内凝血[10]。其广泛分布与致死性有关[11]。大多数病例为儿童，无性别差异。少数病例肿瘤可仅累及一个肢体，合并或不合并骨损害[2, 12]。有特殊病例合并囊性淋巴管瘤[13]。本病可与血管瘤病伴发，确诊需要进行淋巴管造影术。极少数病例可合并 Kaposi 样血管内皮瘤[14]。Gorham-Stout 综合征是指淋巴管和血管的增生，伴有明显的溶骨性损害[15]。有研究表明该病由单核细胞释放细胞因子进而诱发血管生成和溶骨细胞增生来介导[16]。

## 组织学特征

组织学上，病变类似良性淋巴管内皮瘤，但该病存在非常广泛的真皮结构的分离（又称“电吹风效应”）（图 35.609、35.610）[2]。长期存在的损害可见间质硬化，部分病例髓外造血明显。

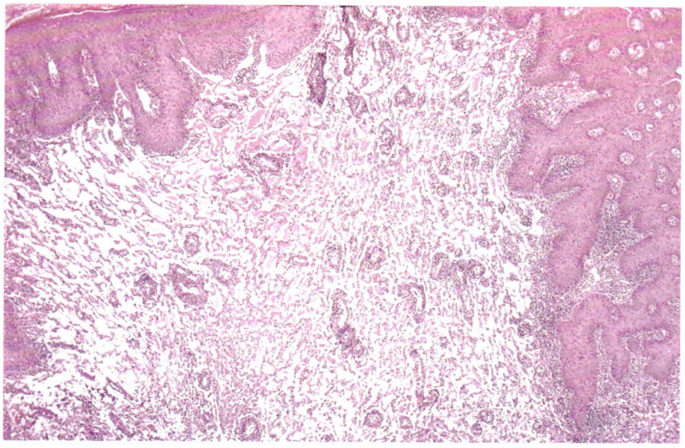

图 35.609 淋巴管瘤病：可见大量真皮胶原被分割，且临床上病变常广泛分布

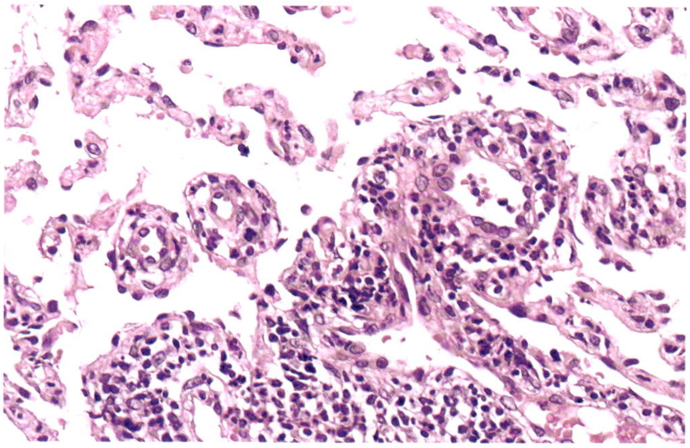

图 35.610 淋巴管瘤病：高倍视野所见

该病的管腔内皮细胞表皮生长因子受体表达增加，这可对治疗有所帮助[17]。

# 血管周皮细胞肿瘤

## 血管球瘤

血管球瘤（glomus tumor）起源于血管球体，后者是手指和手掌部位特有的动静脉吻合，具有 Sucquet-Hoyer 管是其特征。它们是体温调节受体。本病确切的起源细胞可能是变异的平滑肌细胞，即血管球细胞，它散在分布于 Sucquet-Hoyer 管的肌层。

## 临床特征

血管球瘤是一种相对常见的肿瘤，好发于 21 ～ 40 岁，无性别差异[1-3]。几乎可发生于皮肤的任何部位，多见于手，特别是手指的甲下区。除了皮肤，少数损害还可发生于黏膜（包括口腔）和内脏器官[4]，后者包括胃、肺、气管、骨、小肠、翼窝、纵隔、肝、胰腺、卵巢和肾[5-16]。还有 1 例报道肿瘤发生于卵巢畸胎瘤上[17]。肿瘤通常小，直径小于 1 cm，呈蓝红色结节，伴阵发性的剧烈疼痛，寒冷和受压等时常可加重疼痛，而且组织学上实性的肿瘤疼痛似乎更为频繁。

少数血管球瘤可多发，甚至呈节段性分布[18-19]。多发性皮损常见于儿童（不常发生血管球瘤的年龄），呈常染色体显性遗传（图 35.611、35.612）[20-22]。先天性损害也可发生，其中一例合并多毛症[23-25]。家族性球血管瘤和染色体 1p21-22 *GLMN* 的非活化突变有关，后者编码 glomulin，通常在血管平滑肌细胞表达[26-33]。个别多发性球血管瘤患者发现碱性成纤维细胞生长因子的局部和全身表达，提示该细胞因子在疾病的发病机制中起一定作用[34-35]。

有报道在Ⅰ型神经纤维瘤病中可见多发性或实性血管球瘤[36-38]。肿瘤好发于手指和足趾，目前被当做为 NF1 病谱的一部分[39]。这种血管球瘤和 RAS 丝裂原活化蛋白激酶的过度活化导致神经纤维瘤蛋白失去抑制有关[39]。

局部复发不常见，常常是因为切除不彻底所致，主要见于一些少见的（常为深在的）呈浸润性生长的病例[40]。手指皮色或发生于甲母质的血管球瘤局部复发的风险更高[41]。极少数病例起源于血管和神经[42-45]。

## 组织学特征

绝大部分血管球瘤境界清楚，其内具有正常内皮细胞的小管腔，周围为密集、器官样的包膜结构，后者由均匀一致的圆形球细胞组成，细胞胞质呈弱嗜酸性，胞膜清楚，核位于中央（图 35.613、35.614）。病变内的管腔未见弹力层，血管球细胞可与内皮细胞毗连，也可以一薄层平滑肌细胞而与内皮细胞分开。实性的血管球瘤（又称“经典”型）较球血管瘤少见。细胞形态是正常的，核分裂象罕见，也很少见到细胞多形性。偶见肿瘤内有小的神经纤维形成分支

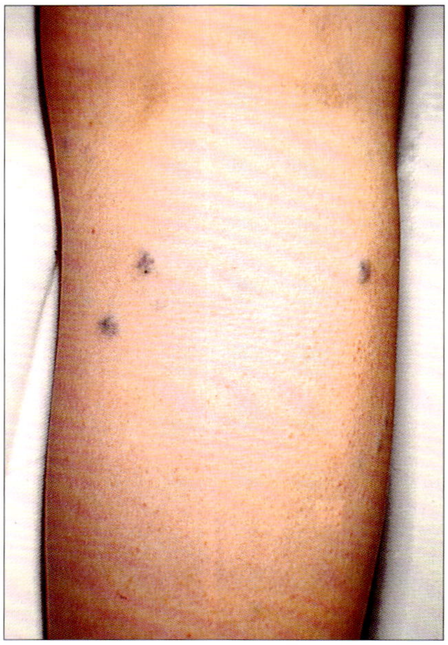

**图 35.611** 血管球瘤：发生于青年男性前臂的多发性小的蓝红色丘疹（By courtesy of the late M. Beare，MD，Royal Victoria Hospital，Belfast，UK.）

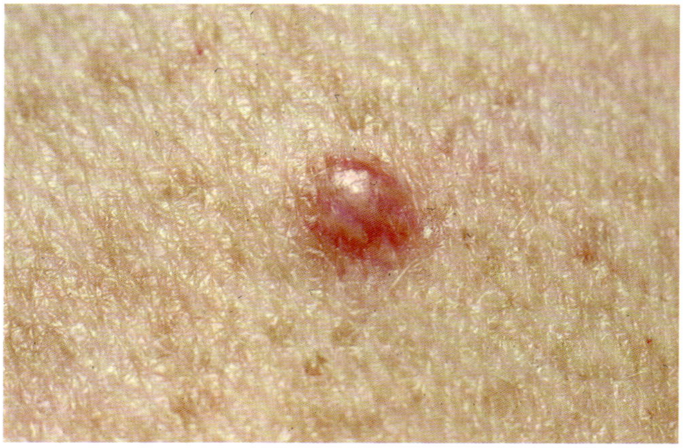

**图 35.612** 血管球瘤：特写（From the collection of the late N.P. Smith，MD，the Institute of Dermatology，London，UK.）

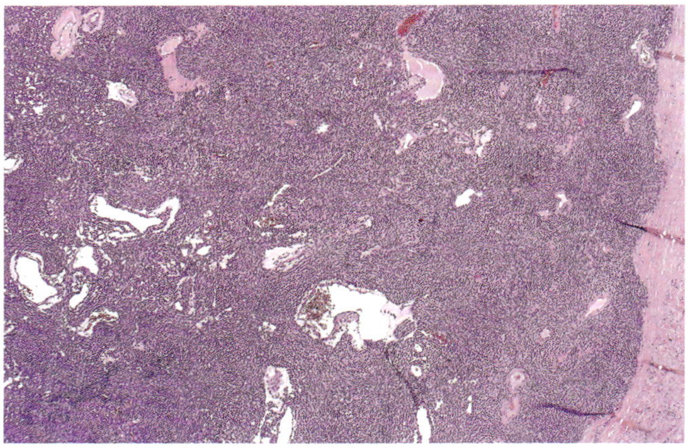

**图 35.613** 血管球瘤：肿瘤由具有嗜酸性胞质的均匀一致的小细胞组成，伴有明显的血管结构

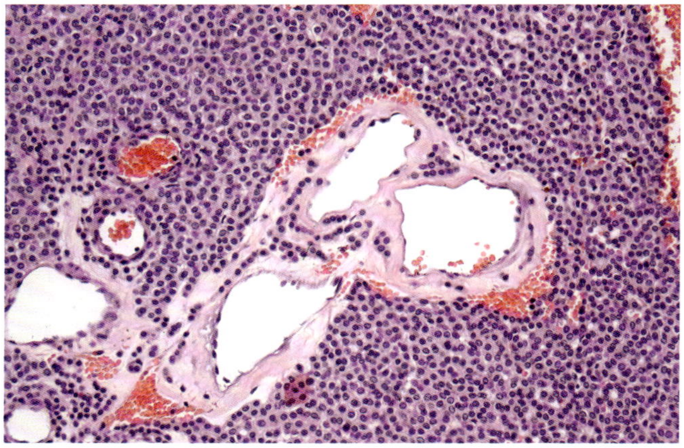

**图 35.614** 血管球瘤：血管球瘤细胞核小，规则，圆形，血管壁可见少数血管球瘤细胞

状。少数病例见广泛的嗜酸性瘤细胞改变[46]。个别肿瘤见显著的上皮样细胞改变（图 35.615、35.616），个别病例出现显著硬化[47-48]。钙化罕见[49]。

血管球瘤细胞 SMA，肌肉特异性肌动蛋白，肌球蛋白均呈阳性，少数局部肌丝蛋白阳性[50]。CD34也可阳性[51]。

球血管瘤（glomangioma）是血管球瘤最常见的类型，占 60%，病变内血管成分更为明显，管腔一定程度上扩张或呈海绵状（图 35.617、35.618）。管壁上可见稀疏的单层或双层血管球细胞。血管壁常透明样变性，可有血栓形成合并静脉石。

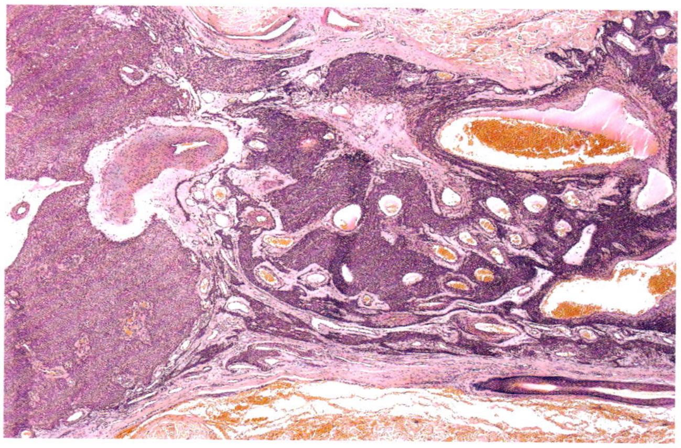

图 35.615　上皮样血管球瘤：该区域显示典型的小而圆的血管球细胞向含有丰富淡红色胞质较大的上皮样细胞转变

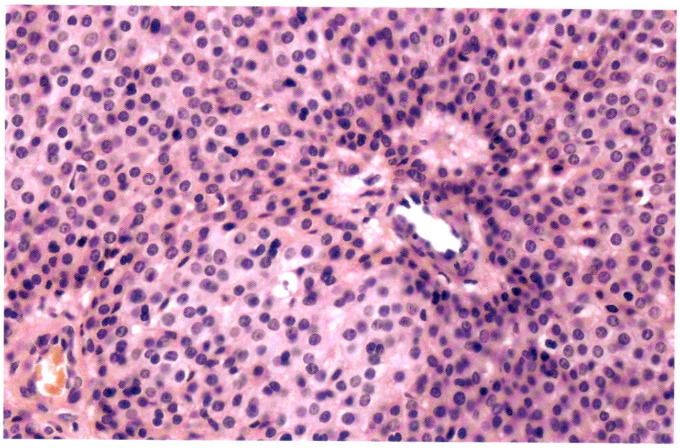

图 35.616　上皮样血管球瘤：高倍视野所见

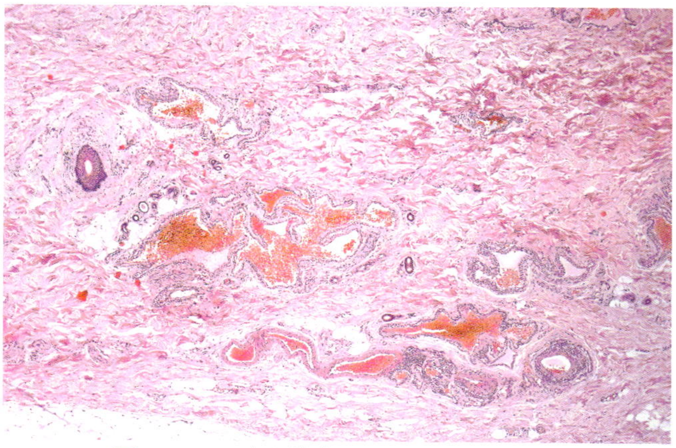

图 35.617　球血管瘤：此型以血管占优势

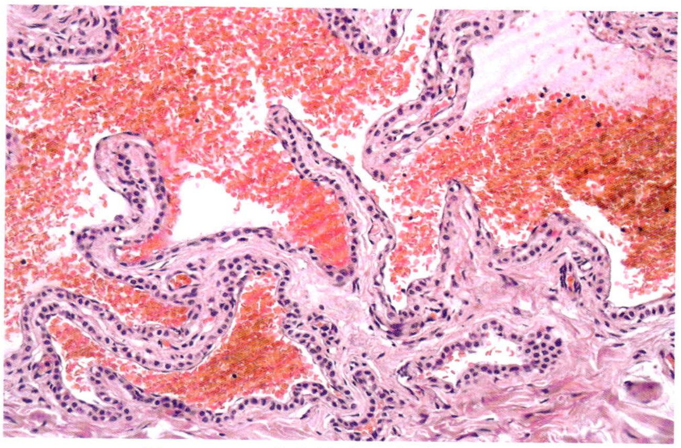

图 35.618　球血管瘤：高倍视野所见

- 合胞体血管球瘤的特征是肿瘤细胞核恶性分级高，但无其他恶性特点[52-54]。
- 球血管肌瘤是最少见的亚型，约占 15%，表现为体积大且数量多的平滑肌细胞，靠近或围绕血管周围。这些平滑肌细胞可融入周围的实性血管球瘤细胞团块（图 35.619、35.620）。
- 球血管瘤病具有血管瘤病的特征和大量的血管球细胞[52，55]。

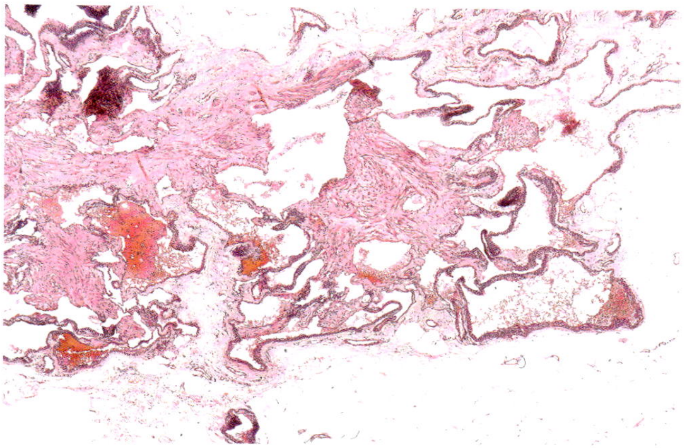

图 35.619　球血管肌瘤：此型见成束的平滑肌

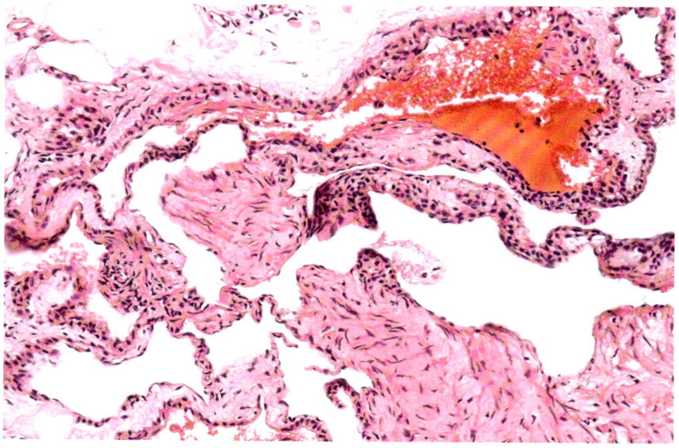

图 35.620　球血管肌瘤：高倍视野所见

- 浸润性血管球瘤很罕见，多发生于较深软组织[40, 56]。本病呈浸润性生长，复发率高。
- 恶性血管球瘤罕见[40, 52, 57-61]。一例表浅病例孕期发病[62]。组织学诊断困难，直到最近才提出明确的标准来定义恶性血管球瘤[52]。其标准包括：
  - 位置深在，直径大于 2 cm；
  - 不典型有丝分裂象；
  - 核恶性程度分级为中度到高度，每 50 个高倍视野见 5 个或 5 个以上的有丝分裂象[52]。

恶性程度未定的血管球瘤指的是诊断恶性血管球瘤依据不足，或合胞体血管球瘤中见到大量核分裂象并且位置表浅，或仅仅是病变很大或只是位置深在的情况[52]。38% 的恶性病例发生转移[52]。

## 鉴别诊断

典型的临床病史加上特征性的组织学改变容易诊断。外泌汗腺腺瘤由两种细胞组成，上皮标记物阳性且局部向导管分化，可资鉴别。

# 肌周皮细胞瘤

传统上将向血管周围的肌样细胞或周皮细胞分化的肿瘤分为两种主要类型：婴儿血管周皮细胞瘤和成人血管周皮细胞瘤[1-2]。两种除了在组织学上呈现周皮细胞瘤的血管模式外，很少有共同点。而且，随着免疫组织化学和电镜的联合应用，大多数光镜下诊断为成人血管周皮细胞瘤的肿瘤显示向其他细胞系分化，包括滑膜肉瘤、间质软骨肉瘤和孤立性纤维瘤[3]。只有少数分化方向尚不明确的病例是“真正的”成人血管周皮细胞瘤，它们可能起源于未分化的间质细胞。这些少见的“真正的”成人血管周皮细胞瘤不常发生在皮肤，因此在本章节不作过多讨论。

最近几年引入肌周皮细胞瘤（myopericytoma）的概念，它描述的是一组谱系肿瘤，由呈肌样外观的短椭圆形的梭形的细胞组成，呈特征性同心圆状分布在血管周围[4]。这些肿瘤主要发生在真皮深部和皮下组织。过去命名为球血管周皮细胞瘤、肌周皮细胞瘤、肌纤维瘤和成人肌纤维瘤均属本病范畴。因而血管周皮细胞瘤和婴儿纤维瘤病也是该肿瘤谱系的一部分，它们是真正向周皮细胞分化的肿瘤[5-8]。

## 临床特征

肌周皮细胞瘤多发生于中年人（主要在 40 ～ 50 岁），好发于四肢，特别是下肢远端，其次为头颈部（包括口腔）[9]。偶有皮损发生于肾、肺、腮腺、颅骨内或胸椎[10-14]。男性多于女性。皮损较少，通常小于 2 cm，持续存在，常无症状，单发或多发。少数肿瘤可疼痛。罕见复发，常持久存在或发展成新的肿瘤。罕见有恶性肌周皮细胞瘤的报道，表现为侵袭性过程[8, 15]。

有报道一例患者合并 HIV/AIDS，肿瘤好发于支气管、舌、喉、肝和脑部，而并不累及软组织和皮肤，肿瘤常多发，和 EB 病毒感染有关[16-17]。球血管周皮细胞瘤合并瘤源性骨软化症曾报道 2 例[18-19]。创伤是这两例患者肿瘤进展的可能原因[20]。

## 组织学特征

肿瘤可累及真皮、真皮和皮下脂肪或仅皮下脂肪，很少累及深部软组织[8]。肌周皮细胞瘤的组织学改变从类似肌纤维瘤样损害到类似血管球瘤甚至血管平滑肌瘤样的肿瘤，变异很大（图 35.621、35.622）。肿瘤境界清楚，由实性的细胞区域和数量不等的血管腔隙混合组成，后者常伸长并显著分支，呈鹿角状外观（血管周皮细胞瘤样）。实性区域的细胞呈圆形或短梭形，胞质嗜酸性或两染性，核空泡状。细胞不典型性少见。有丝分裂象非常少见。常见的特征为肿瘤细胞在血管周围呈同心圆样排列，呈典型的“洋葱皮”样外观（图 35.623）。局部见黏液样改变。偶见透明样变性、囊性变性和成骨现象。肿瘤细胞结节可突入血管腔隙，类似于向血管侵袭。罕有肿瘤完全位于血管内（静脉或动脉内）的报道[8, 21-25]。部分病例肿瘤细胞非常类似血管球细胞，核位于中

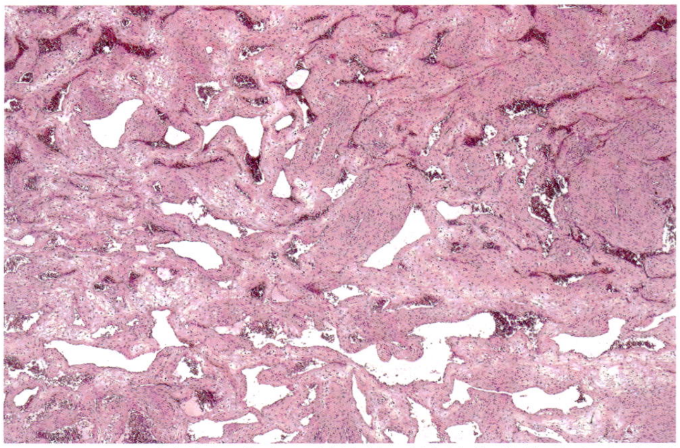

图 35.621　肌周皮细胞瘤：低倍镜下见扩张的管腔和丰富的平滑肌

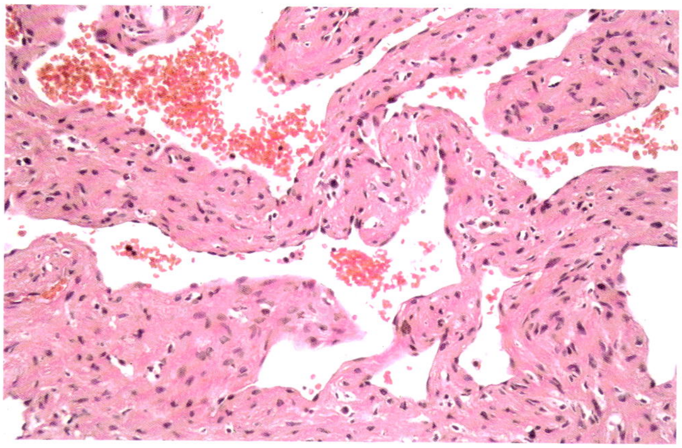

图 35.622 肌周皮细胞瘤：高倍视野所见

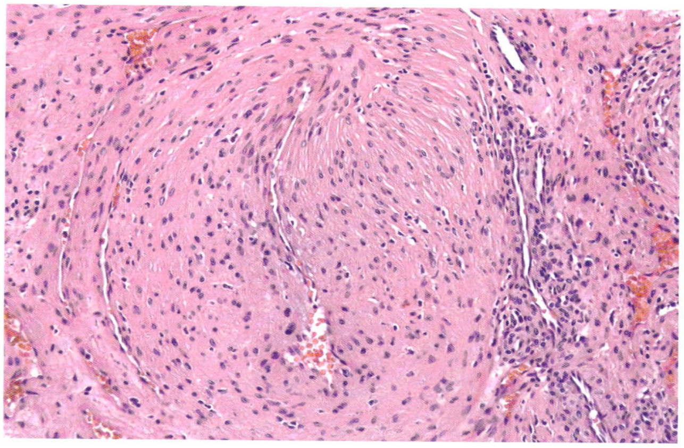

图 35.623 肌周皮细胞瘤：血管周围呈特征性的同心圆样洋葱皮模式排列的周皮细胞

央，圆形，呈钻孔状，胞质淡嗜酸性。这些病例认为是球血管周皮细胞瘤。

恶性肿瘤显示细胞学异型性，核分裂象增多[8, 15]。

球血管周皮细胞瘤 SMA 和 calponin（钙调蛋白）染色肿瘤细胞弥漫阳性，h-caldesmon（h- 钙调结合）常阳性，蛋白染色仅极少数肌丝蛋白局部阳性（图 35.624）。局部也可见 CD34 阳性。

### 鉴别诊断

一些作者认为血管平滑肌瘤是肌周皮细胞瘤谱系的一个部分[26]。同一患者同时存在这两种肿瘤的一系列形态学特点，这些均支持这一理论。但血管平滑肌瘤由均匀一致的平滑肌细胞构成，SMA 和肌丝蛋白染色均广泛阳性，而且血管周围肿瘤细胞呈同心圆状排列不如肌周皮细胞瘤更为显著。

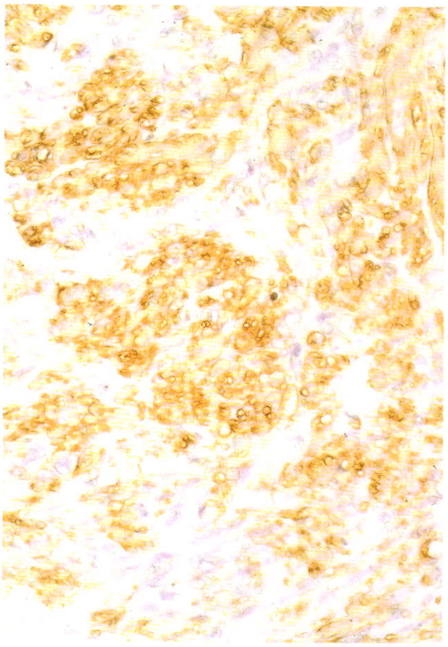

图 35.624 肌周皮细胞瘤：肿瘤细胞表达 SMA

（高莹译 姜祎群校 高天文审）

# 骨和软骨形成组织肿瘤

绝大多数皮肤肿瘤中出现骨化为继发的变性或化生现象，其中最常见者包括黑素细胞痣和毛母质瘤。原发于皮肤的骨形成性皮损极为罕见。骨化性筋膜炎（fasciitis ossificans）已在筋膜炎中叙述。

## 良性骨肿瘤

### 皮肤骨瘤

#### 临床表现

皮肤骨瘤（osteoma cutis）为一种极其罕见的真皮内良性肿瘤，各年龄段均可发生，男女均可发病[1-3]。肿瘤偶为多发，有时可为遗传性或与骨干性续连症（diaphyseal aclasis）伴发。显微镜下皮肤骨瘤并不少见，常为痤疮和毛囊炎等炎症所致营养不良性钙化[4]。毛囊炎症所致皮肤骨瘤常与皮内痣并存于一张切片，因后者可破坏毛囊结构导致炎症反应。多发性粟粒性皮肤骨瘤常见于中年女性面部[5]，皮损较小，发病机制不清，半数以上患者有寻常痤疮病史。皮肤骨瘤与 Albright 遗传性骨营养不良有关联，相关内容将在色素性疾病章节讨论。

文献报道 1 例长期四环素治疗导致色素性皮肤骨瘤发生[6]。

皮肤骨瘤可表现为境界清楚的斑块，此类表现的皮肤骨瘤多非遗传性疾病[7]。皮损可多发，个别病例与经表皮排出有关[8]。

## 组织学特征

表现为真皮内边界清楚的结节，由成熟的板层骨组成，常含有骨髓隙（图35.625）。

## 鉴别诊断

皮肤骨瘤应与良性软骨性外生软骨瘤鉴别。后者又称骨软骨瘤，常见于甲下，为单个坚硬的肿瘤结节，常有疼痛感。组织学上它由成熟软骨组成，覆于一层板层骨上。骨软骨瘤起源于其下的指趾骨。

# 恶性骨肿瘤

## 骨外骨肉瘤

### 临床表现

骨外骨肉瘤（extraskeletal osteosarcoma）少见，好发于老年人，男女发病率相等[1-6]。最常见于四肢深部软组织，尤其是腿部，但也可位于皮下，甚至真皮内也有报道。文献报道1例源自纵隔的骨外骨肉瘤转移至皮肤[7]。近10%的皮损与受累部位曾接受辐射有关[5, 8]。切除后局部很快复发，可引起广泛的系统播散。死亡率可高达75%。

### 组织学特征

肿瘤边界不清，由多形性或梭形细胞和局灶性骨样或软骨样基质不同程度混合而成（图35.626～35.628）。常可见到形态奇特的多核巨细胞。在新形成的骨样基质中出现深染的成骨细胞是诊断本病必不可少的条件。有时肿瘤中可见大量破骨巨细胞，以前又称作所谓的"巨细胞恶性纤维组织细胞瘤（MFH）"，此种情况常发病于皮下。对于骨形成特征不明显的肿瘤应用osteocalcin（维生素K依赖性钙结合蛋白）行免疫组化标记可有助于诊断[9]。

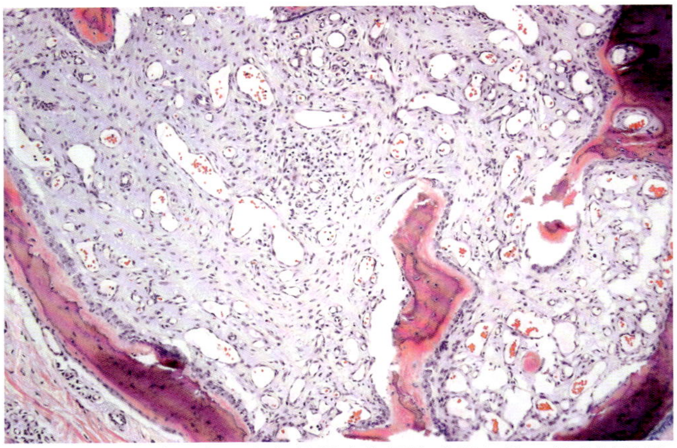

图35.625 皮肤骨瘤：注意骨样边缘围绕成骨细胞，散布髓腔隙

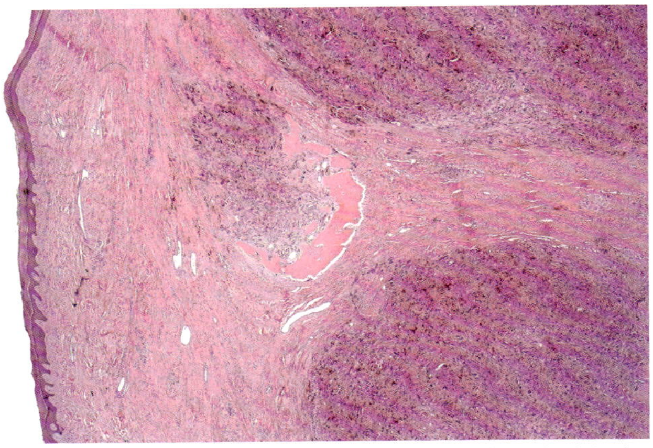

图35.626 骨外骨肉瘤：低倍镜下显示肿瘤富含成骨细胞，中央区域可见局灶性类骨质形成

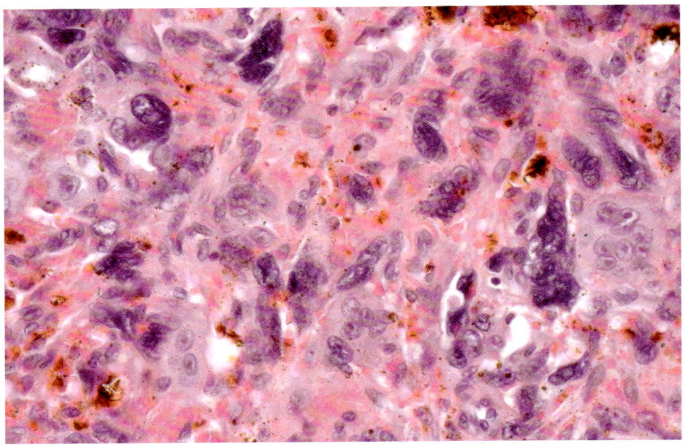

图35.627 骨外骨肉瘤：高倍镜下可见细胞核异型性

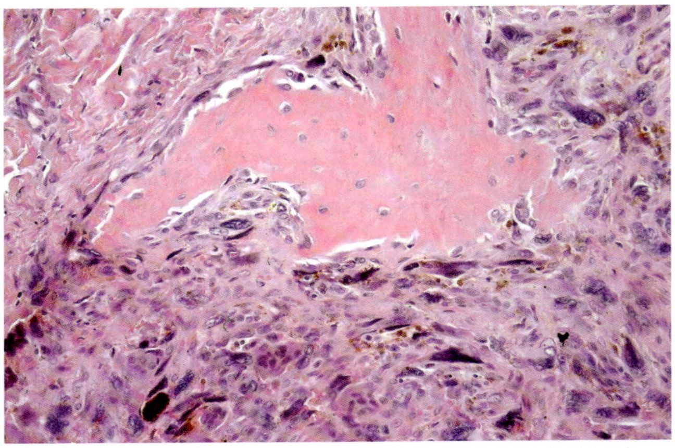

图35.628 骨外骨肉瘤：类骨质边缘围绕恶性成骨细胞

# 良性软骨肿瘤

## 软组织软骨瘤

### 临床表现

软组织软骨瘤（soft tissue chondroma）少见，多发生于中年人，男性略多，常累及手足[1-4]。面、颈部的皮损罕见，也有家族性发病的个别报道[5]。肿瘤生长缓慢，直径一般不大于 3 cm，放射学检查可发现钙化灶。切除后近 10% 的病例可局部复发，但未见恶变的报道。文献报道 1 例慢性肾功能不全患者发生双侧软组织软骨瘤[6]。

### 组织学特征

肿瘤位于真皮内或皮下，由边界清楚的分叶状生长的成熟透明软骨团块组成（图 35.629、35.630）。常可见到营养不良或变性的特征如黏液样变、出血、

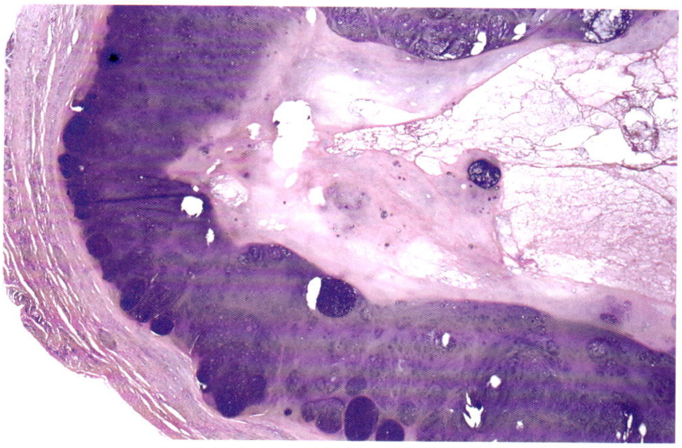

图 35.629 软组织软骨瘤：肿瘤有包膜，由边界清楚的成熟软骨小叶组成

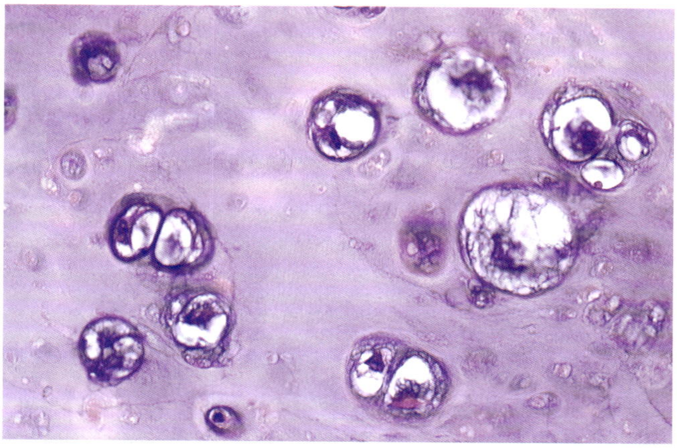

图 35.630 软组织软骨瘤：细胞核形状不规则，很多区域可见含多个软骨细胞的腔隙

钙化或骨化，尤其在肿瘤小叶的周边明显，这些变化可引起组织细胞和破骨细胞反应。

提示诊断的一个典型特征是病变内软骨中富于细胞，常有双核和局灶性核不典型性。骨肿瘤中出现上述特征是恶变的迹象。有时肿瘤由位于黏液基质中的小而圆的更原始的成软骨细胞组成。

如果能排除有原发性骨肿瘤的可能性，即使见到上述提示恶性的改变也可确立良性软骨瘤的诊断，但这一假设的前提是没有确凿的证据表明有骨外高分化软骨肉瘤存在。

本病与良性附属器来源的混合瘤的鉴别简单，后者常有上皮成分。

# 恶性软骨肿瘤

## 骨外黏液样软骨肉瘤

### 临床表现

骨外黏液样软骨肉瘤（extraskeletal myxoid chondrosarcoma）少见，好发于成年人，男性略多见，最常见于四肢，尤其是腿[1-4]。常起源于深部组织，近 20% 的患者可发生在皮下。皮损表现为缓慢生长的较大的肿块，不痛。以前认为本病仅有 10% ～ 15% 的病例发生复发或转移，但长期随访 10 ～ 20 年后发现，大多数患者死于肿瘤转移[3-4]。近期一项研究发现，经联合手术和化疗后，患者的 5 年、10 年和 15 年生存率分别为 82%、65% 和 58%[5]。

### 发病机制和组织学特征

近年研究发现骨外黏液样软骨肉瘤并非之前认为的源自软骨，而更可能为原始性间充质细胞源性[6]。

多数患者存在特异性的 t（9;22）（q22;q12），该突变可融合 *NR4A3* 和 *EWSK1*[7-10]，部分患者的 *EWSR1* 可至少被 3 种同源基因取代[11-15]。

肿瘤由不规则但边界清楚的小叶组成，周围紧密包裹着未分化的小细胞，胞质少（图 35.631、35.632）。肿瘤小叶的中央为疏松的黏液样基质，基质内有卵圆形至梭形的细胞交织成条索状（图 35.633）。偶有患者呈明显的向软骨母细胞分化。有丝分裂象少。有时可见化生性骨形成灶，尤其在肿瘤的周边常见，胞质内嗜酸性棒状包涵体罕见。

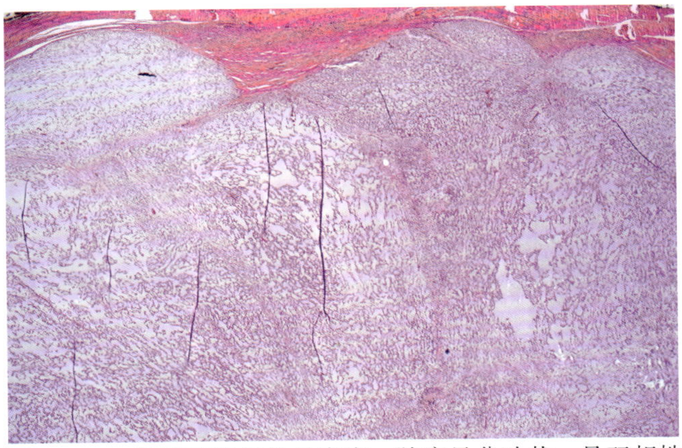

图 35.631 骨外黏液样软骨肉瘤：肿瘤呈分叶状，具双相性特征：外周为小而深染的细胞，中央为黏液样成分

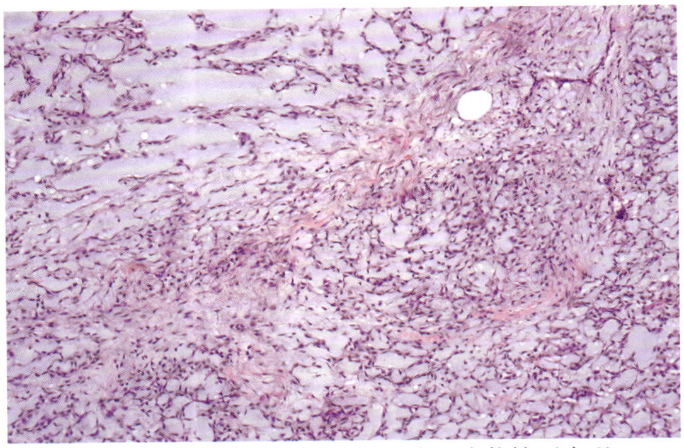

图 35.632 骨外黏液样软骨肉瘤：中倍镜下表现

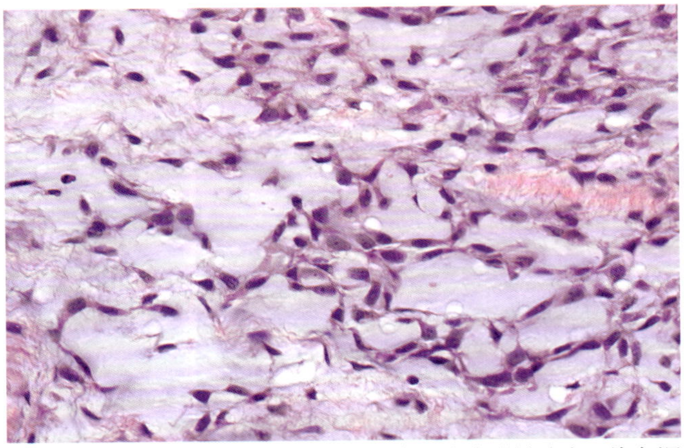

图 35.633 骨外黏液样软骨肉瘤：肿瘤细胞多形性改变，染色深

肿瘤细胞的胞质内有丰富的糖原，近 20% 的患者 S-100 阳性[16-17]。少数情况下可见局灶性 EMA 和 keratin 阳性。

## 鉴别诊断

本病主要与黏液性脂肪肉瘤和恶性混合瘤鉴别。前者有特征性的分支状血管模式和明显的脂肪母细胞，而后者有上皮成分，并向导管分化，经常见到分化更好的软骨组织，此外它还可表达 keratin 和 actin。

# 骨外间充质软骨肉瘤

## 临床表现

骨外间充质软骨肉瘤（extraskeletal mesenchymal chondrosarcoma）非常罕见，深在，比黏液样型的发病年龄要早[1-3]。女性更为多见，常发生于头颈部和躯干上部，其次为四肢。预后较黏液型要差。

## 组织学特征

骨外间充质软骨肉瘤具有特征性的双相性组织学表现，肿瘤由未分化的圆形或梭形间充质细胞和不同程度的成熟的分化良好的软骨组成（图 35.634、35.635）。有丝分裂象显著。通常未分化细胞分布于大量缝隙样血管腔周围，形成血管周皮细胞瘤样的模式。软骨区可出现营养不良性钙化和骨化。

肿瘤细胞 CD99 阳性[4]。软骨区 S-100 阳性。肿瘤细胞核可阳性表达 Sox9（一种软骨形成转录因子）。

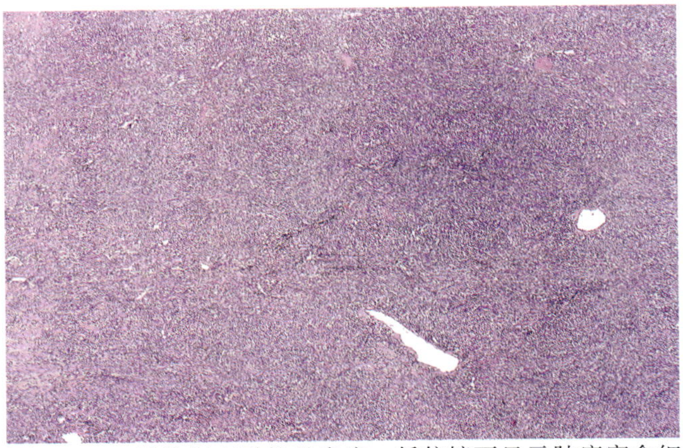

图 35.634 骨外间充质软骨肉瘤：低倍镜下显示肿瘤富含细胞，结构致密

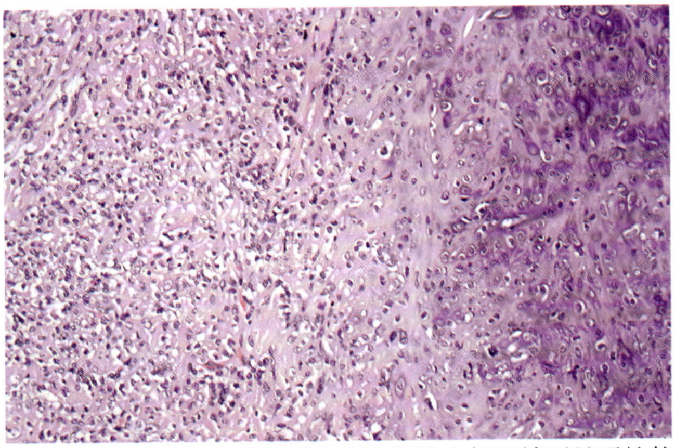

图 35.635 骨外间充质软骨肉瘤：切片右侧区域可见恶性软骨细胞

# 其他良性肿瘤

## 滑膜化生

### 临床表现

滑膜化生（synovial metaplasia）罕见，没有特征性的临床表现。通常是在活检标本中偶尔发现的，取材部位原先受到过创伤尤其是手术[1-5]。滑膜化生在硅胶植入部位常见[3]，也可在使用组织扩张器后发生。有报道口腔黏液囊肿中发生滑膜化生样改变，又称红色乳头滑膜化生样改变或黏液球蛋白病（myxoglobulinosis）[6-9]。少数患者皮损复发。文献报道1位Ehler-Danlos综合征患者发生滑膜化生[10-11]。

### 发病机制和组织学特征

有学者提出，滑膜化生是一种特殊形式的组织修复，至少异物植入所致滑膜化生发病机制是如此[12]。

组织学显示为一囊性腔，囊壁与增生的滑膜组织中所见相同，由组织样细胞组成，CD68呈不同程度阳性（图35.636、35.637）。

## 皮肤黏液瘤

### 临床表现

皮肤黏液瘤（cutaneous myxoma）又称皮肤黏液样囊肿，临床少见，表现为小的孤立性疼痛性皮损，最常发生于成人手部（尤其是手指），女性明显多于

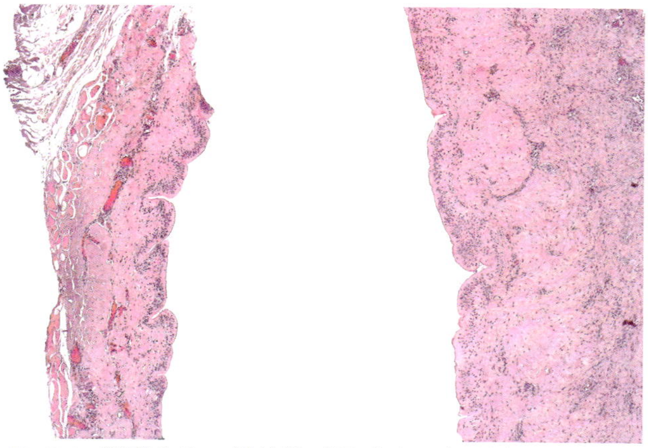

图 35.636　滑膜化生：低倍镜下见囊腔，囊壁衬以胞质嗜伊红染的细胞

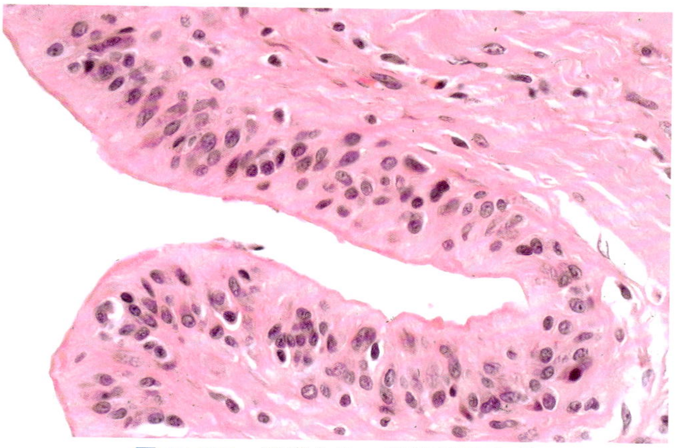

图 35.637　滑膜化生：高倍镜下表现

男性[1]。局部复发常见。多发性皮损很少见。曾报道1例患者出现经表皮排出黏液样物质[2]。也有皮损发生于膝关节的文献报道[3]。

### 组织学特征

肿瘤位于真皮内，边界不清，由胞体饱满的星状和梭形细胞组成，绕以丰富的黏液样基质，细胞物无异型性。S-100和actin阴性。该皮损是否与局灶性皮肤黏蛋白沉积症有关尚不确定。

## 大块局限性淋巴水肿

### 临床特征

大块局限性淋巴水肿（massive localized lymphedema）发生于软组织，为肥胖病的并发症，易误诊为肿瘤，尤其是分化良好的脂肪肉瘤[1-7]。患者主要为50～60岁女性，重度肥胖。皮损为大的肿块，单侧发生，罕见双侧，好发于近端肢体屈侧。也有发生于四肢、阴囊和耻骨弓上的报道。皮损长期存在，无自觉症状，边界不清楚，重量可达7 kg或更重，切除后可复发。肿块表面皮肤呈鹅卵石样[2]。临床印象诊断通常为脂肪瘤或复发性蜂窝织炎。

### 发病机制和组织学特征

本病由继发于重度肥胖的局限性慢性淋巴水肿发展而来。某些患者病情复杂，可能源自其他原因如手

术和外伤所致慢性淋巴水肿。由甲状腺功能减退导致的病例也有报道[3]。

组织学，脂肪小叶由脂肪间隔分隔，脂肪间隔增厚，纤维组织增生，水肿显著，可见伸长的成纤维细胞。在脂肪组织和间隔交界处可见毛细血管簇集性增生。

## 鉴别诊断

主要与硬化性非典型脂肪组织肿瘤鉴别。后者脂肪细胞异型性明显，很少见到脂肪组织和间隔交界处的毛细血管簇集性增生。

# 非神经性真皮颗粒细胞瘤（原始性息肉状颗粒细胞瘤）

## 临床特征

原始性息肉状颗粒细胞瘤（primitive polypoid granular cell tumor）是颗粒细胞瘤的罕见亚型，通常表现为外生性皮损，解剖学分布和发病年龄广，无性别差异[1-4]。罕见于口腔[5]。并非所有肿瘤均表现为息肉状。临床生物学行为似乎呈良性，只有口腔损害容易复发[1-4]。文献报道有 2 例患者出现局部淋巴结转移[4, 6]。

## 组织学特征

皮损通常但并非全部呈息肉状，位于真皮内，境界清楚。罕见浸润性生长模式[7]。有时可见到肿瘤局灶性侵犯皮下脂肪组织。肿瘤细胞呈圆形或梭形，颗粒细胞改变显著（图 35.638 ～ 35.640）。核异型性

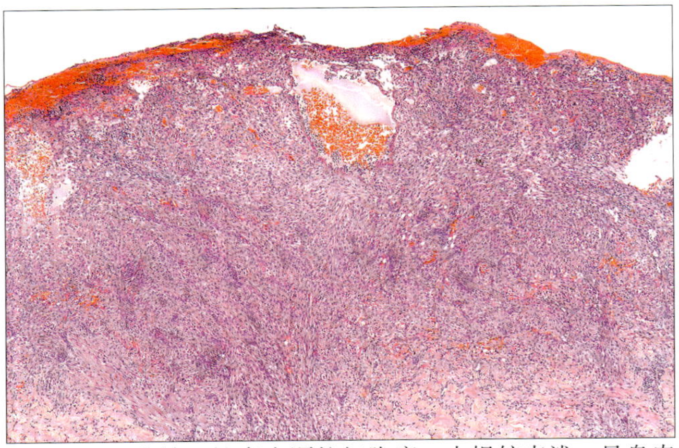

图 35.638 非神经性真皮颗粒细胞瘤：皮损较表浅，呈息肉状，表皮呈衣领状

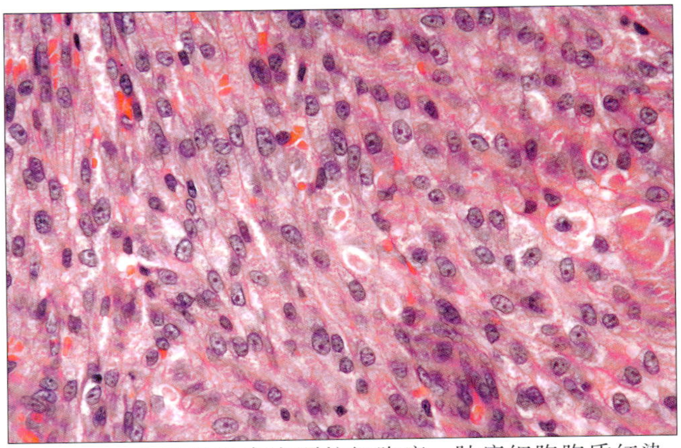

图 35.639 非神经性真皮颗粒细胞瘤：肿瘤细胞胞质红染，颗粒状，类似于其他颗粒细胞瘤

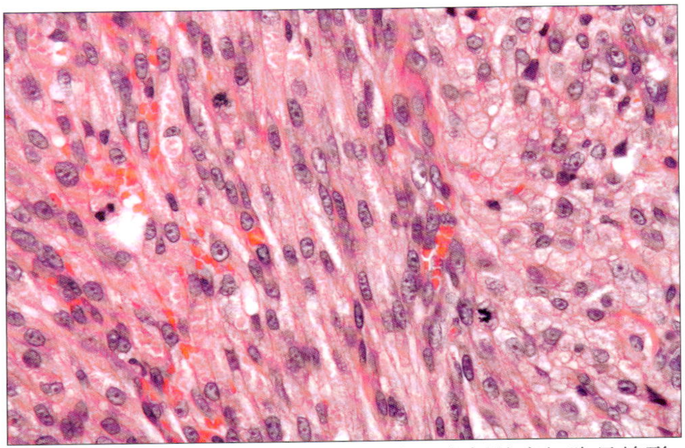

图 35.640 非神经性真皮颗粒细胞瘤：本例肿瘤细胞呈梭形，有丝分裂显著活跃

程度不等，常为局灶性。但某些皮损的细胞学异型性非常显著。常可见到明显的有丝分裂象。偶见多核细胞。肿瘤细胞弥漫性阳性表达 NKI-C3（一种溶酶体的非特异性标记），CD68 局灶阳性。研究报道 2 例患者 PGP9.5 阳性[8]。肿瘤细胞 CK、EMA、actin、S-100 均为阴性[1-4]。

# 浅表血管黏液瘤

## 临床表现

浅表血管黏液瘤（superficial angiomyxoma）相当少见，发生于成人的头、颈或躯干，为单个无症状的结节或息肉，生长缓慢，直径 1 ～ 5 cm[1-3]。大皮损罕见[4]。肿瘤似乎在生殖器部位相对常见，罕见于口咽部[5-8]。文献报道 3 例患者皮损与毛母质瘤有关[9]。局部复发常见，复发率近 25%。

在 Carney 综合征中描述的黏液瘤与本病非常相似[2-3, 7-10]。该综合征首先报道于 1985 年，呈常染色体

显性遗传，发病与 *PRKARIA* 失活性突变有关，后者编码蛋白激酶 A 的一个调节亚基[11-14]。症状包括黏液瘤、点状色素沉着（如面部尤其是唇部的雀斑样痣）及内分泌功能亢进，后者又包括 Cushing 综合征、脑垂体腺瘤和睾丸肿瘤[11，15-16]。其他症状还包括蓝痣和沙样瘤样黑素性神经鞘瘤。黏液瘤可见于皮肤、乳房和心脏。皮损的正确诊断至关重要，因为它可能是综合征的首发表现。皮损常多发，见于青年人，分布部位广泛，但好发于眼睑、耳和乳头[17]。

## 组织学特征

病变位于真皮和皮下，由多个边界不清的黏液状小叶组成，小叶内包含淡染的梭形或星状细胞和丰富的小血管腔（图 35.641、35.642）。常可见到稀疏的炎症细胞浸润，以淋巴细胞和中性粒细胞为主。无论原发或复发皮损，30% 的患者（包括原发性和复发性）中可见到上皮成分，包括上皮细胞条索、角蛋白囊肿或基底样细胞巢[1-2，18]。组织学表现可类似

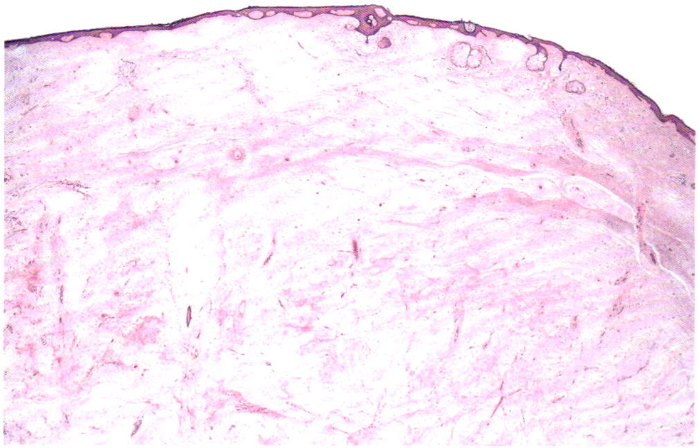

图 35.641　浅表血管黏液瘤：真皮内大块黏液样变性，大量毛细血管增生

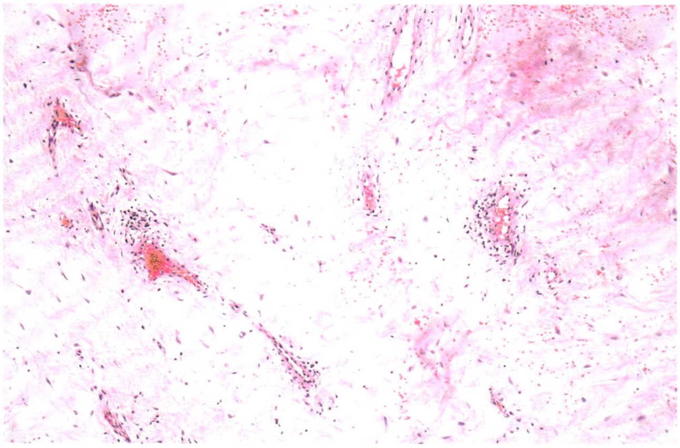

图 35.642　浅表血管黏液瘤：黏液沉积物中含有星状细胞和细小的毛细血管

毛囊肿瘤如毛囊瘤[19]。1 例外阴部位皮损内出现坏死性血管炎[20]。

免疫组化显示肿瘤细胞 vimentin 阳性，XⅢa 因子、CD34 和 actin（较少见）不同程度局灶性阳性。

## 鉴别诊断

神经鞘黏液瘤由散在的界限清楚的结节组成，结节内是 S-100 阳性的细胞。低度恶性的黏液纤维肉瘤也为多个小叶组成，但其位置更深，细胞有多形性及分裂象。浅表血管黏液瘤几乎不发生于手指，并且血管增生显著，局部有炎症细胞浸润，藉此可与黏液样囊肿鉴别。

# 骨化性纤维黏液样瘤

## 临床表现

骨化性纤维黏液样瘤（ossifying fibromyxoid tumor）表现为小的无症状的皮下结节，直径一般＜ 3cm，位于躯干或四肢近端，好发于中年人，男性多见[1-7]。本病发病年龄和解剖学分布广，肿瘤可位于头颈部，包括口腔和纵隔[8-9]。不完全切除后 20% ～ 30% 的患者复发[3，7]。但近期一项大规模研究并未发现切除是否完整与复发的相关性[3，7-8]。原发性皮损非常罕见，往往提示恶性[10-11]。该肿瘤出现不典型性变和恶性变有报道，有转移可能[3，12]。个别肿瘤组织学无不典型性特征但表现出侵袭性行为。因此，骨化性纤维黏液样瘤应该是一种交界恶性肿瘤[3]。

## 组织学特征

肿瘤边界清楚，呈分叶状，由圆形或多角形细胞组成，胞质淡染或嗜酸性，胞核空泡状，在黏液样或玻璃样富含血管的基质中细胞排列成条索状或巢状（图 35.643、35.644）。肿瘤小叶由纤维间隔分开。近 2/3 患者肿瘤被膜和纤维性间隔中出现骨化生。肿瘤也可无骨化生。少见表现包括小囊性变、微钙化、卫星状结节、上皮样囊肿和不典型软骨样分化[13-14]。少数典型的骨化生性纤维黏液样瘤出现更多的细胞成分，有细胞学不典型性，核分裂象增多，并见明显起源于肿瘤细胞的骨化生（35.645 ～ 35.647）。此外

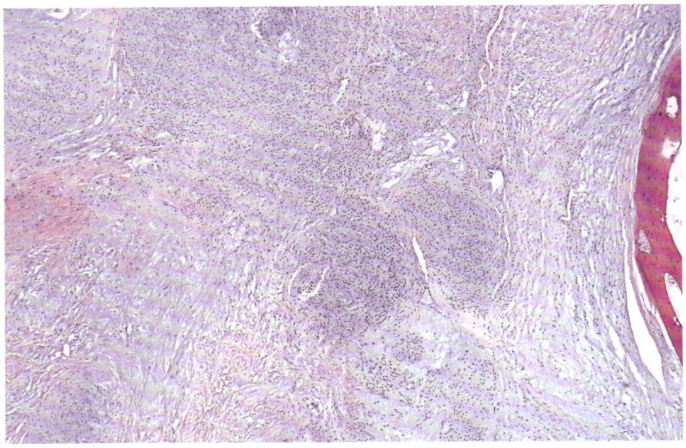

图 35.643 骨化性纤维黏液样瘤：约60%的患者出现特征性的板层骨外鞘，注意片中特征性的小叶结构

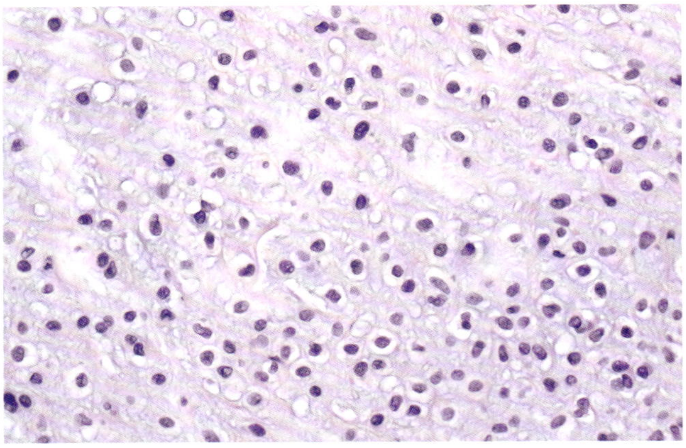

图 35.644 骨化性纤维黏液样瘤：肿瘤细胞圆形，均匀一致，胞质淡染

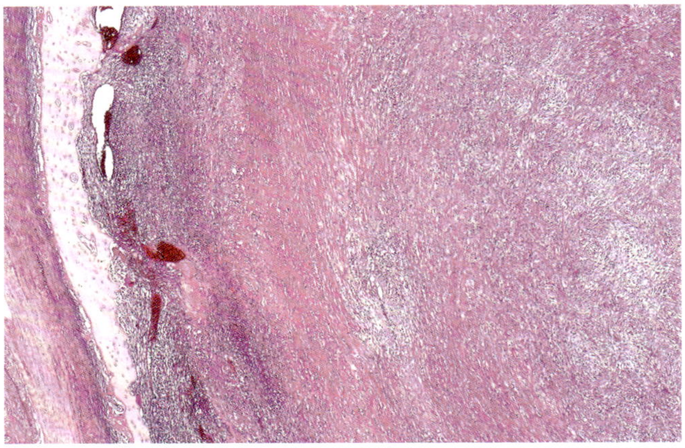

图 35.645 恶性骨化性纤维黏液样瘤：皮损可见假包膜，周边绕以类骨质。切片右侧可见黏液样变性

有的肿瘤出现坏死（约10%）和向血管侵袭[7]。组织学有恶性改变的肿瘤复发率高，并有肺转移和死亡的报道[3, 12]。有人提出核恶性程度高或出现明显富于细胞以及有丝分裂活性增高（每50HPF中核分裂象超过2个）可以诊断肉瘤[3]。具有浸润性生长模式的肿瘤与高复发率有关[3]。近期一项针对104例患者的大规模研究结果并未发现转移灶，仅发现有丝分

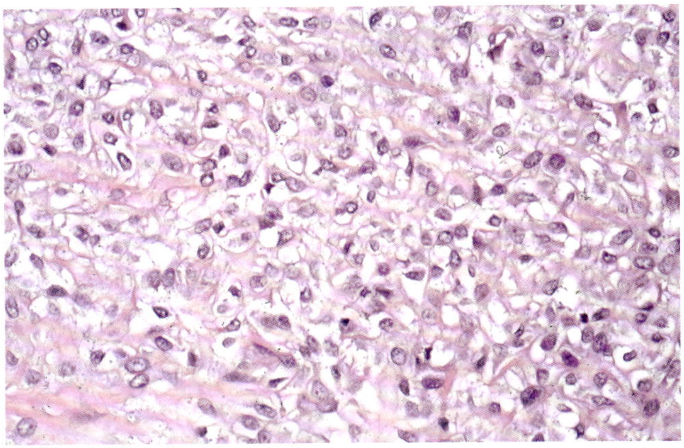

图 35.646 恶性骨化性纤维黏液样瘤：肿瘤细胞核多形性，胞质淡染或透明

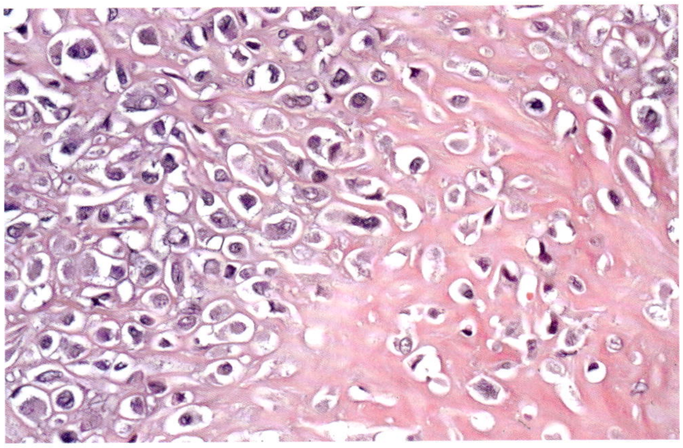

图 35.647 恶性骨化性纤维黏液样瘤：恶性软骨细胞分化成类骨质

裂活性高与局部复发危险增加有关联，其他因素包括坏死、肿瘤大小、卫星状结节以及切除是否完整均与复发危险无关[7]。

94%的患者肿瘤细胞S-100蛋白阳性，13%结合蛋白阳性[3-4, 6-7, 13]。GFAP（胶原原纤维酸性蛋白）、SMA、cytokeratin和Ⅱ型胶原局灶阳性[3, 7]。1例患者CD56及CD99阳性[14]。目前认为该肿瘤可能向神经、肌肉、软骨和肌上皮分化，对1例患者进行超微结构研究发现RLC（核糖体-板层复合结构）[15]。

细胞遗传学研究发现多种染色体异常，但未见到可重复性的研究结果[16-18]。

## 鉴别诊断

鉴别诊断包括黏液样软骨肉瘤和软骨样汗管瘤（chondroid syringoma）。前者desmin和SMA阴性，后者有明显的上皮成分。

# 磷酸盐尿性间叶肿瘤（混合性结缔组织变异型）

## 临床特征

磷酸盐尿性间叶肿瘤（混合性结缔组织变异型）是一种很有特色的肿瘤，可导致癌性骨软化。后者是一种副肿瘤综合征，源自磷酸盐消耗。少数文献报道类似的肿瘤，但与癌性骨软化无关[1]。肿瘤大小不一，位于深部软组织和骨，罕见于皮下脂肪组织[2]。多见于成人，发病年龄广，女性多见[1]。疾病确诊时患者通常已有多年的骨软化。也有1例患者在肿瘤切除1年后出现骨软化症状[3]。

## 组织学特征

肿瘤细胞可产生FGF-23，后者可诱导肾小球磷酸盐丢失，似乎在发病机制中发挥重要作用[5]。

肿瘤边界不清，大片黏液样变性，细胞稀少，呈淡染的梭形细胞，可见到出血现象和微囊腔样改变。血管周细胞瘤样模式中常可见到血管增生，也可见到破骨细胞和钙化灶（图35.648～35.651）。也可见到局灶性骨化生。部分肿瘤可表现为其他组织学模式，包括血管周皮细胞瘤、巨细胞肿瘤和骨肉瘤等模式[1]。

肿瘤细胞通常FGF-23阳性，具有诊断价值。肿瘤内的血管沟（vascular channel）可阳性表达LYVE-1和podoplanin，提示淋巴源性[6]。

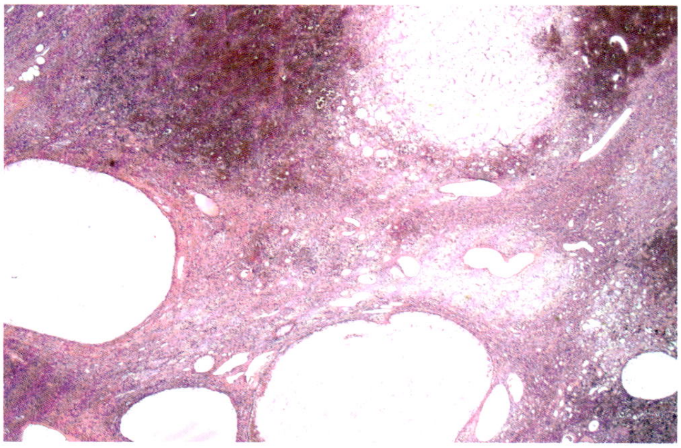

图 35.648　磷酸盐尿性间叶肿瘤：扫视可见囊肿、血管腔、局灶性出血和黏液性基质

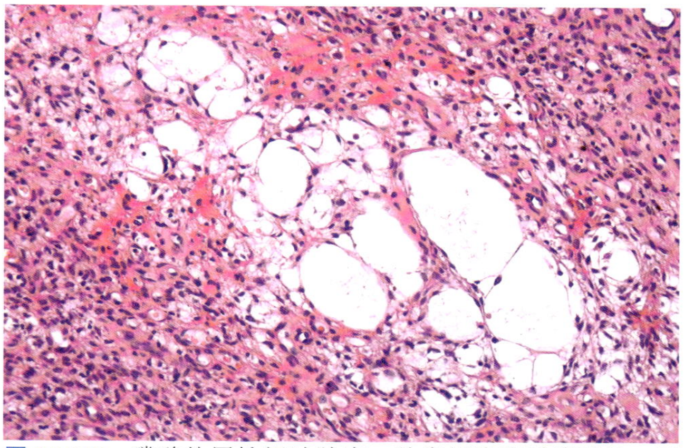

图 35.649　磷酸盐尿性间叶肿瘤：肿瘤细胞胞质嗜酸性，细胞核梭形，深染。可见小囊腔

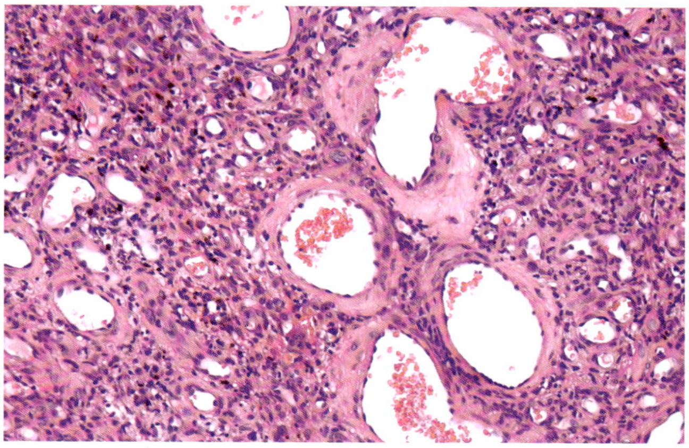

图 35.650　磷酸盐尿性间叶肿瘤：高倍镜下显示肿瘤细胞和血管腔

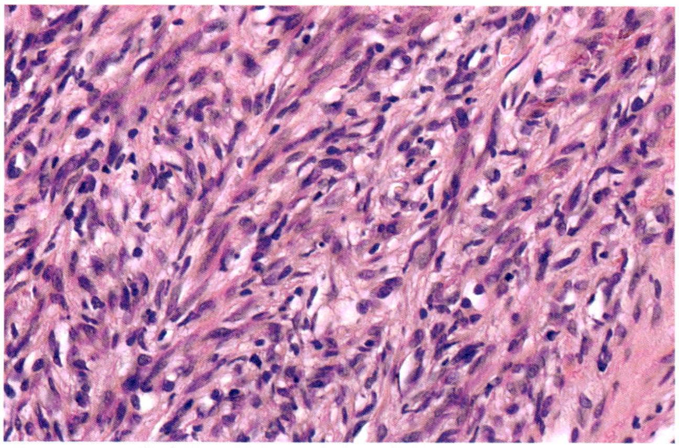

图 35.651　磷酸盐尿性间叶肿瘤：高倍镜下肿瘤细胞呈梭形，大致呈束状生长模式

# 其他低度及恶性肿瘤

## 软组织肌上皮瘤

### 临床表现

软组织肌上皮瘤（myoepithelioma of soft tissue）罕见，主要见于中年人，男女发病相当，皮损为一境界清楚的皮下或深部组织肿块[1-2]。皮损常发生于四肢和肢带，其次为头、颈和躯干。近 20% 的患者出现局部复发，少数组织学表现恶性的肿瘤可发生转移。本病是否就是副脊索瘤（parachordoma）一直有争议[3-4]。

### 发病机制和组织学特征

研究发现肿瘤存在 t（19;22）（q13;q12），后者融合 *EWSR1* 和 *ZNF444*[5]。PBX（1q23）也可与 *EWXR1* 配对[6]。新近一项更大规模的研究发现 59% 软组织肌上皮瘤患者出现 *EWSR1* 重排，证实 *POU5F1*（6p21.31）为另一配对蛋白[7]。其他研究则发现本病的基因突变多种多样[8]。

肿瘤呈分叶状，境界清楚，局部边缘可呈浸润性。肿瘤细胞呈上皮样，卵圆形或短梭形，排列成条索状或巢状，基质数量不等，呈黏液样、软骨样、透明化或纤维化（图 35.652、35.653）。有时实体区域占优势，有的细胞呈浆细胞样外观。此外，导管分化和骨及软骨形成也可为本病的特征。恶性程度高者具有显著的不典型性和不同程度的有丝分裂活性。也可见到恶性骨或软骨形成。

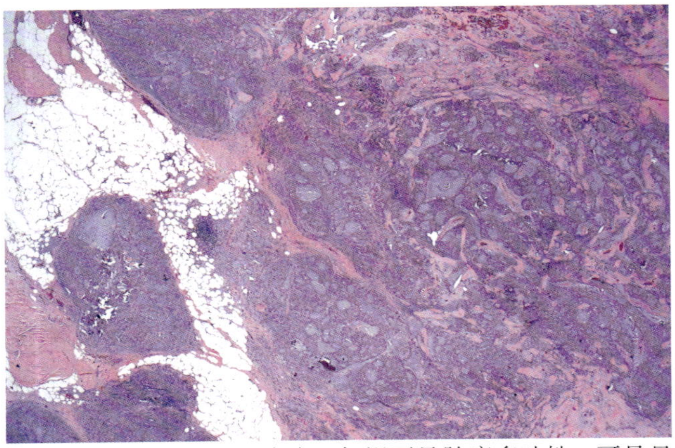

图 35.652 软组织肌上皮瘤：扫视可见肿瘤多叶性，可见显著黏液池

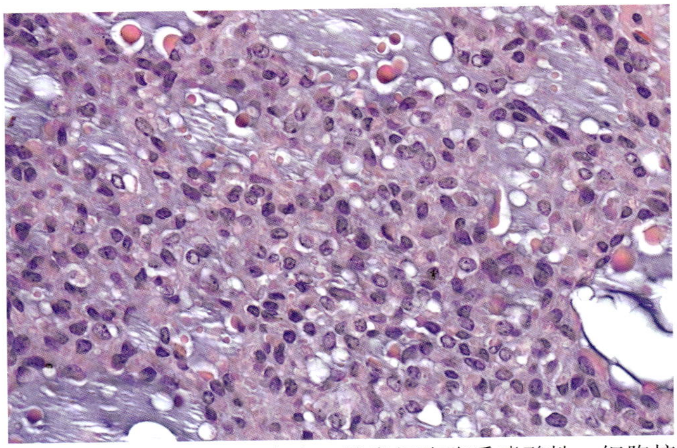

图 35.653 软组织肌上皮瘤：肿瘤细胞胞质嗜酸性，细胞核圆形，均匀一致

免疫组化显示大多数患者肿瘤细胞表达 keratin、S-100 和 calponin（图 35.654、35.655）[2]。也常可见到 EMA、GFAP 和 SMA 染色阳性。少数患者 desmin 阳性（图 35.656）[2]。

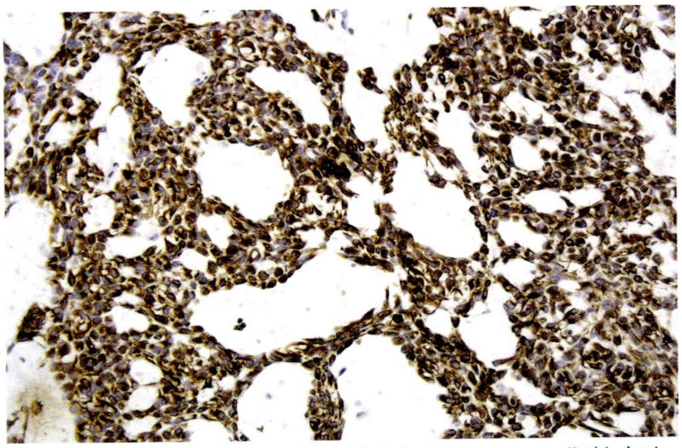

图 35.654 软组织肌上皮瘤：肿瘤细胞 pankeratin 阳性表达

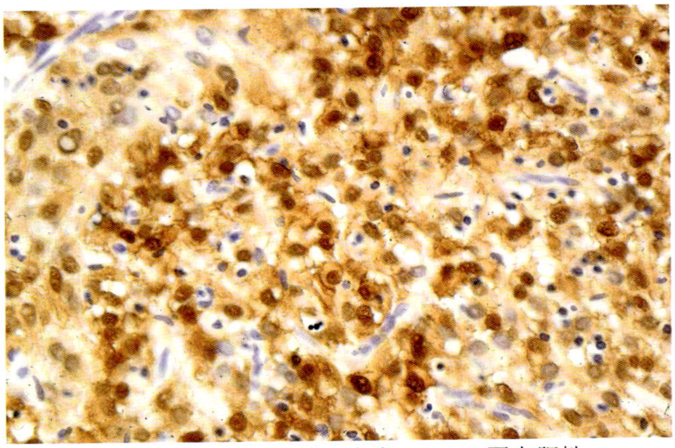

图 35.655 软组织肌上皮瘤：S-100 蛋白阳性

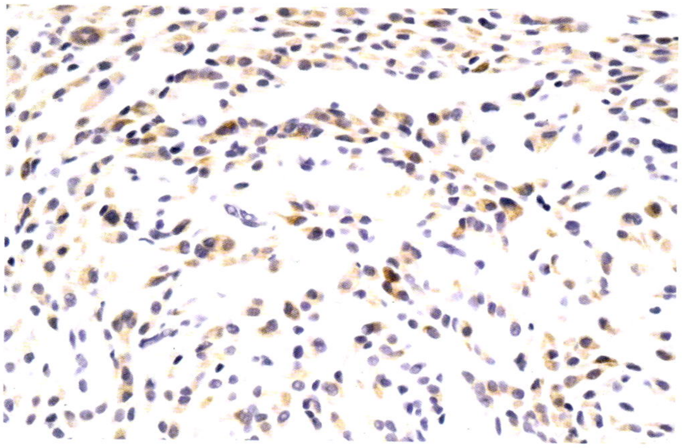

图 35.656 软组织肌上皮瘤：desmin 阳性

# 血管周围上皮样细胞瘤

血管周围上皮样细胞瘤（perivascular epithelioid cell tumor，PEComa）是包括肺透明细胞“糖”瘤（clear cell “sugar” tumor）、血管肌脂瘤（angiomyolipoma）、淋巴管平滑肌增多症（lymphangioleiomyomatosis）和镰状韧带的透明细胞肌黑素细胞瘤（clear cell myomelanocytic tumor of the falciform ligament）等在内的肿瘤病谱的一部分[1]。前三种肿瘤通常见于结节性硬化症患者，但近年在非结节性硬化症患者皮肤和软组织发生的病例报道逐渐增加[2-7]。常见于中年女性，四肢好发，结节缓慢长大，几乎无自觉症状。最近报道 1 例恶性皮肤血管周围上皮样细胞瘤患者出现淋巴结转移[8]。

## 组织学特征

肿瘤位于真皮内，境界不清，可延伸入皮下脂肪组织。肿瘤由淡染的上皮样细胞放射状排列在薄壁血管周围而组成（图 35.657、35.658）。常可见到少量的梭形细胞。肿瘤细胞胞质呈淡红色，核空泡

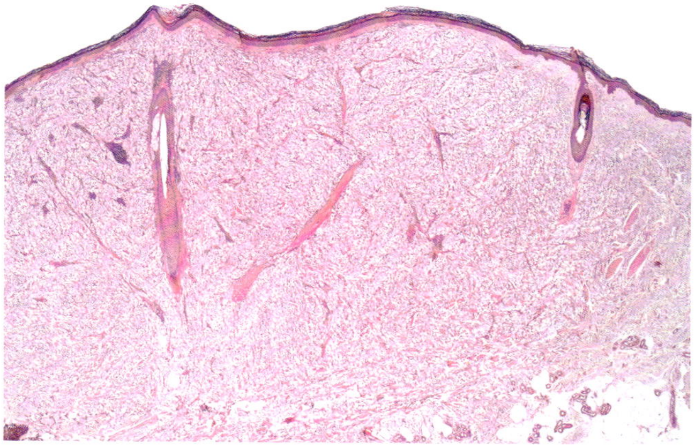

图 35.657 血管周围上皮样细胞瘤：低倍镜下肿瘤由透明细胞组成。注意附属器未受累

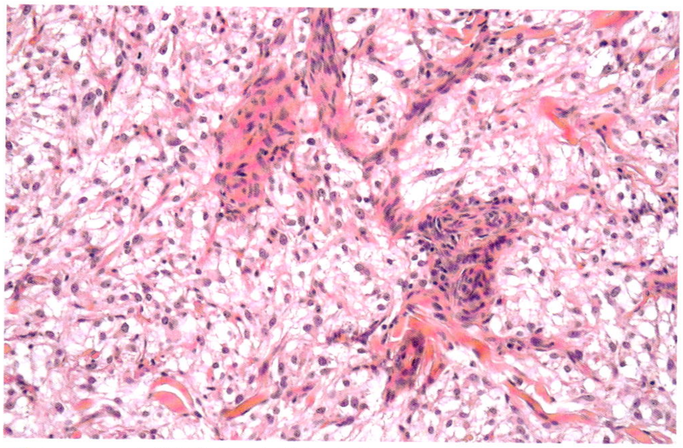

图 35.658 血管周围上皮样细胞瘤：肿瘤细胞周围绕以血管网

状（图 35.659）。偶可见到多核细胞。有丝分裂象常见但不显著，有时可见到局灶性细胞异型性改变（图 35.660）. 腹膜后病例可见到透明样变亚型[9]。

肿瘤细胞的免疫表型有特征性：黑素细胞标记物包括 HMB-45、MITF-1、Melan-A 和酪氨酸酶及肌肉标记物包括 SMA 和 calponin（较少见）均染色阳性。NKIC3 阳性。需强调的是 HMB45 仅为局灶性阳性。S-100、h-caldesmon、EMA、角蛋白均为阴性。部分病例（见腺泡样软组织肉瘤）TFE3 阳性，意义不明。

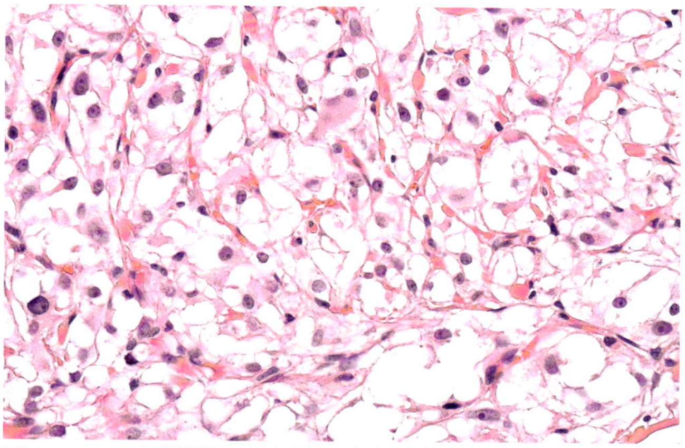

图 35.659 血管周围上皮样细胞瘤：高倍镜显示细胞胞质透明，细胞核大小一致，呈泡状，可见嗜酸性核仁

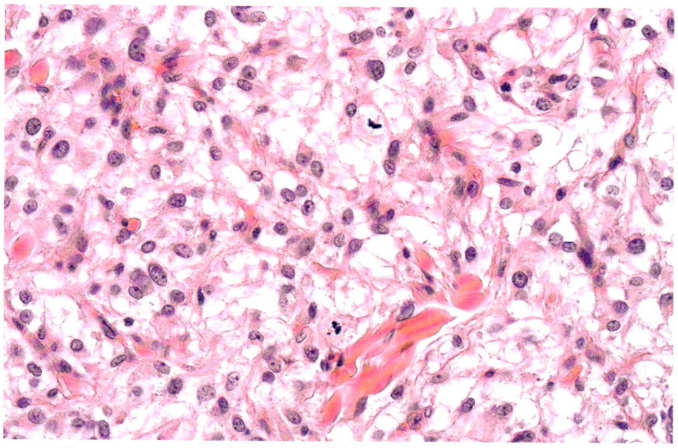

图 35.660 血管周围上皮样细胞瘤：注意有丝分裂象

## 鉴别诊断

需与黑素细胞性皮损气球样变鉴别。后者见于表真皮交界处，S-100弥散阳性。所谓的真皮透明细胞肿瘤组织学表现与血管周围上皮样细胞瘤类似，前者黑素细胞标记阴性。真皮纤维瘤也可出现局灶性或弥散性分布透明细胞，但表皮增生显著，黑素细胞标记阴性，ⅩⅢa不同程度阳性。转移性肾癌皮损中血管扩张充血，细胞异型性多见，细胞透明变更明显，肿瘤细胞角蛋白及EMA阳性。

# 多形性透明变性血管扩张性肿瘤

## 临床表现

多形性透明变性血管扩张性肿瘤（pleomorphic hyalinizing angiectatic tumor）少见，低度恶性，分化方向不明。迄今为止报道的不多的病例多发生于成年人，男女发病相等，肿瘤位于皮下，下肢多见[1-6]。有局部复发的报道但至今尚未见转移。1例复发患者皮损内出现高分化黏液纤维肉瘤成分[7]。

## 组织学特征

肿瘤边界不清，黏液样背景中见梭形的多形性细胞，围绕在扩张充血的血管周围（图35.661～35.663）。此外还可见到出血、含铁血黄素沉积和血管周围透明变性并有纤维素和胶原沉积。有丝分裂活性很低。肿瘤细胞CD34、CD99、VEGF、ⅩⅢa因子局灶性阳性。肿瘤早期由梭形细胞组成，

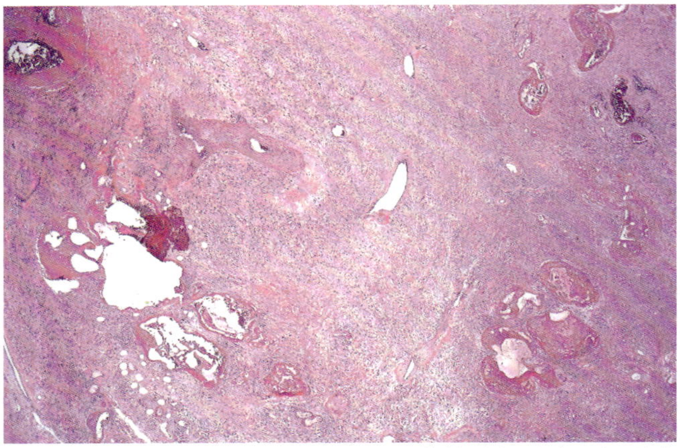

图35.661 软组织多形性透明变性血管扩张性肿瘤：视野中有大量扩张的薄壁血管，周围绕以富于细胞的基质

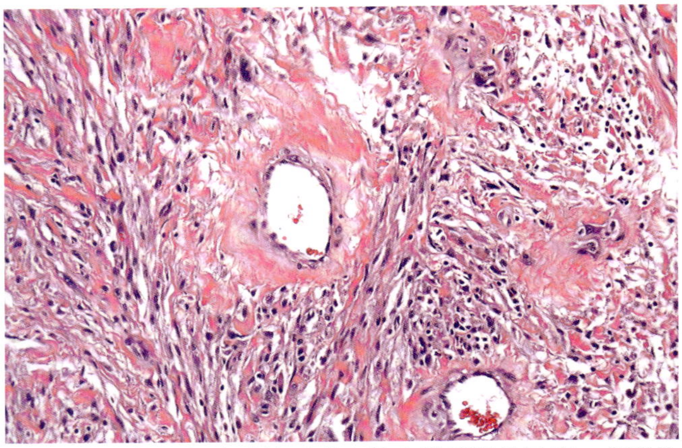

图35.662 软组织多形性透明变性血管扩张性肿瘤：多形性梭形细胞围绕血管分布，细胞核深染，形状不规则

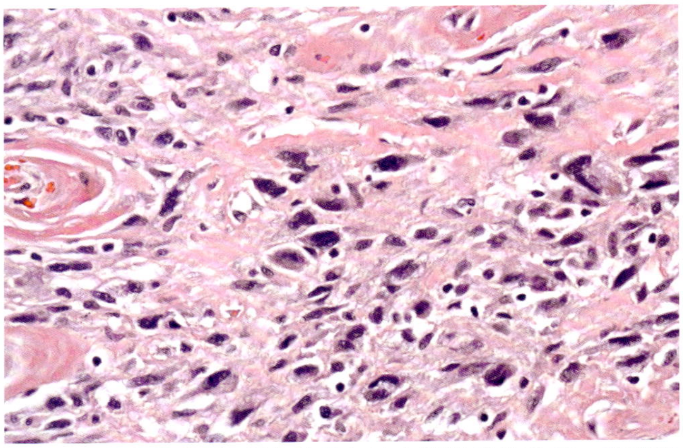

图35.663 软组织多形性透明变性血管扩张性肿瘤：高倍镜显示细胞核异型性显著

细胞排列成短束状，浸润深达皮下脂肪组织，细胞胞质内含铁血黄素沉积，基质血管壁受损[10]。散布多形性细胞，部分细胞核内可见包涵体。罕见脂肪母细胞样细胞[11]。本病早期皮损曾被认为等同于含铁血黄素性纤维组织脂肪增生（hemosiderotic fibrohistiocytic lipomatous lesion），但有争议[11-14]。这些改变可能反映肿瘤周边静脉功能不全导致血液循环受损[14]。

## 鉴别诊断

本病主要应与古老型神经鞘瘤（ancient schwannoma）鉴别，后者有被膜，S-100弥漫阳性。

# 上皮样肉瘤

## 临床表现

上皮样肉瘤（epithelioid sarcoma）相对少见，多

发于青年人尤其是男性的远端肢体，特别是手、腕部多见[1-5]。儿童少见[6]。总体发病年龄和解剖学分布广泛。少数可发生于头部甚至是口腔和腮腺（图35.664、35.665）[7-10]。肿瘤主要位于真皮或皮下，表现为生长缓慢的隆起的结节，直径不超过5 cm，有触痛。常见溃疡形成。由于肿瘤可沿着血管、神经和筋膜广泛扩展，在距离原发肿瘤很远的部位可出现卫星结节。肿瘤可类似其他疾病包括穿通性环状肉芽肿和Dupuytren病[11-12]。

本病常反复局部复发，转移到局部淋巴结也常见，其次为肺部转移，其中局部淋巴结转移罕见于其他肉瘤。5年生存率大约为70%，而20年生存率不超过20%～25%[2-3]。肿瘤大小似乎与预后有关，肿瘤结节小者预后较好[3]。

发生于骨盆会阴（pelvoperineal locations）部位（包括女阴）的上皮样肉瘤常呈侵袭性的临床过程，曾被称为近端型上皮样肉瘤[13-17]。其他部位皮损很少出现侵袭性[18]。生物学行为恶变的独立指征包括早期发生转移和肿瘤结节较大[19]。

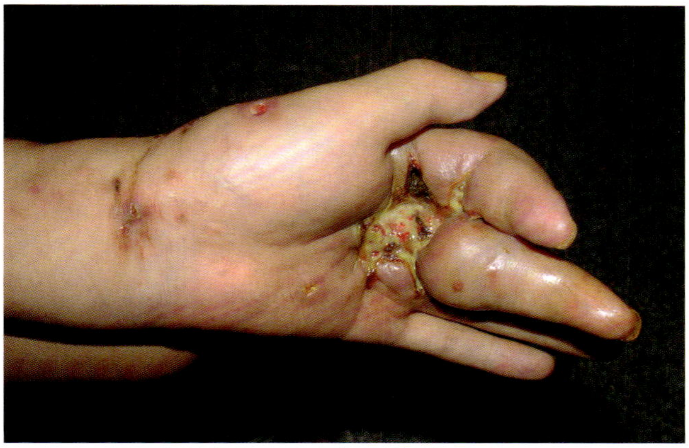

**图 35.664** 上皮样肉瘤：手是常见受累部位（By courtesy of Dr. Yi-Guo Feng，Xian，China.）

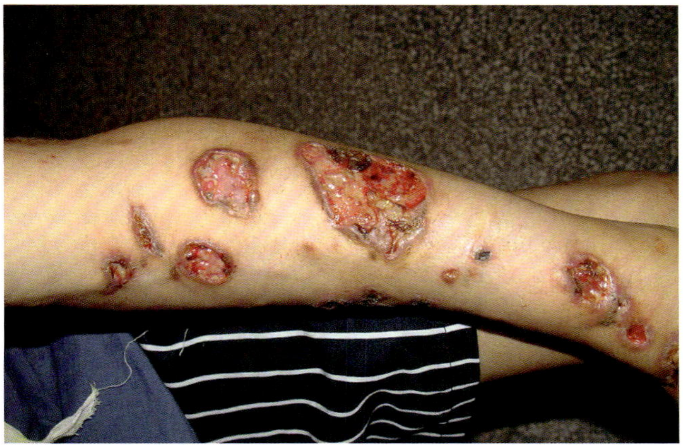

**图 35.665** 上皮样肉瘤：该患者的肿瘤沿神经血管束和筋膜面扩散，常导致肢体更近心端出现肿瘤（By courtesy of Dr. Yi-Guo Feng，Xian，China.）

## 发病机制和组织学特征

目前为止所研究的为数不多的几例上皮样肉瘤发现最为一致的细胞遗传学异常是染色体22q的杂合性缺失[20-22]，特征性改变是由位于22q11.23的*SMARCB1*（*INI1*）编码的INI1（BAF47）核表达缺失，此改变在发病机制中发挥关键作用[23-24]。此外还有8q的异常和21单体[21]。染色体8和22异常与近端型上皮样肉瘤发病关系密切[25]。

另一项研究发现一例转移性上皮样肉瘤存在*N-ras*癌基因的突变[26]。

组织学表现有特征性（图35.666～35.668）。肿瘤由多角形、上皮样或梭形细胞排列成多个结节，细胞胞质嗜酸性，有不同程度的多形性表现。有丝分裂象极少。偶可见到巨细胞形成。50%的患者在结节中心出现灶性坏死，呈现肉芽肿样外观，这是本病的一个显著特征（图31.669）。另一些患者呈现纤维素样或黏液样变性改变，少数患者黏液样变可很显著。结节周围的肿瘤细胞多呈梭形，有时甚至很显著[18, 27]。常可见到血管和神经周围受侵犯（图35.670）。少数患者肿瘤细胞以梭形细胞为主，排列成束状，坏死灶很细小或

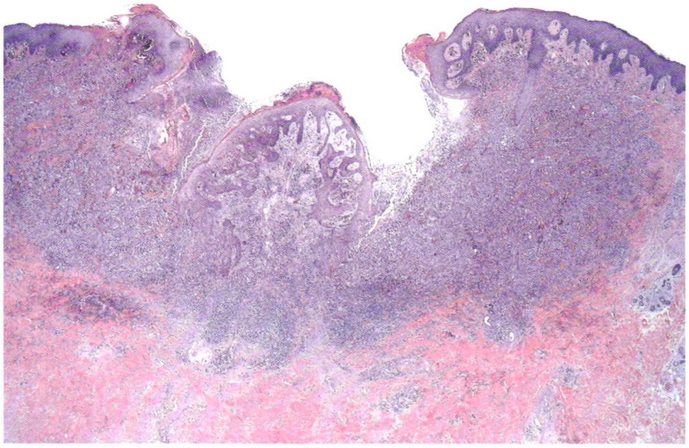

**图 35.666** 上皮样肉瘤：真皮上部溃疡，肿瘤细胞弥漫性浸润

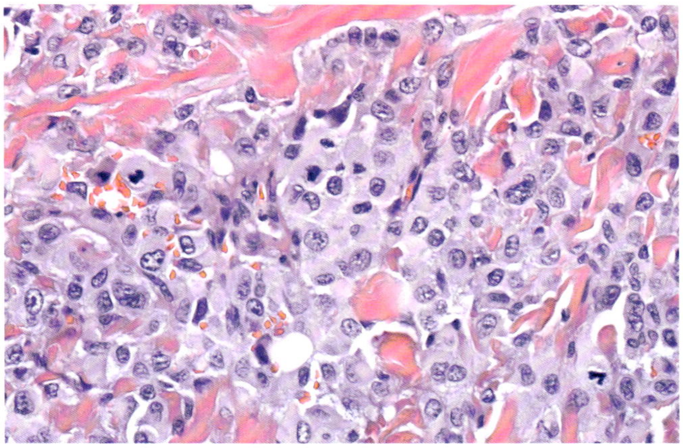

**图 35.667** 上皮样肉瘤：此视野中肿瘤细胞呈上皮样，有丰富的嗜酸性胞质和大的空泡状核

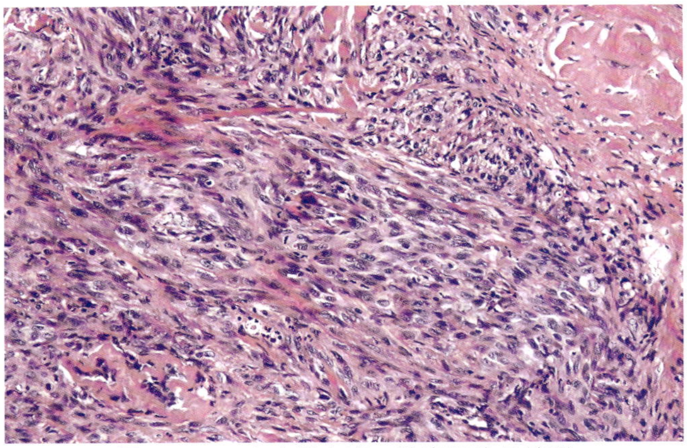

**图 35.668** 上皮样肉瘤：肿瘤细胞呈梭形

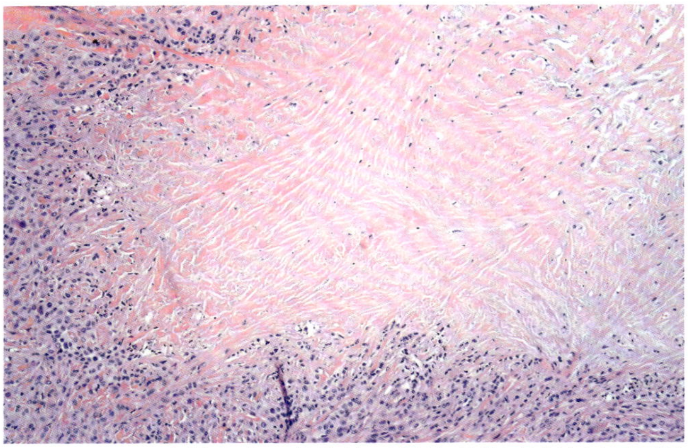

**图 35.669** 上皮样肉瘤：低倍镜下所见到的区域性坏死可导致与肉芽肿性病变相混淆

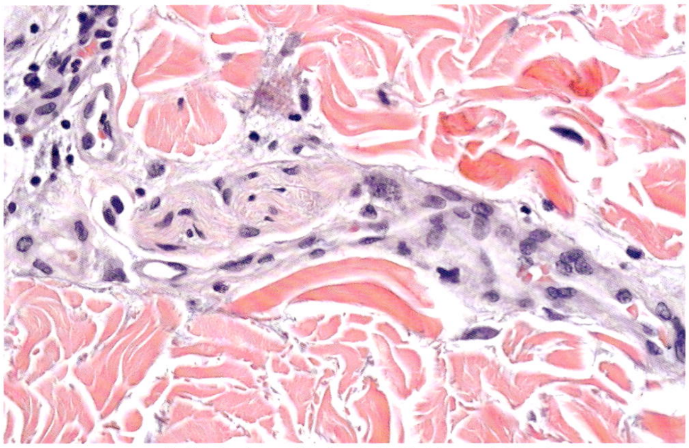

**图 35.670** 上皮样肉瘤：肿瘤通常沿神经干扩展，这也是本病复发率高的一个原因

无坏死发生，此种表现称为纤维瘤样亚型[27-28]。部分患者呈血管瘤样表现[28]。异位骨形成罕见[29]。

免疫组化方面，90% 以上的病例 vimentin、cytokeratin 和 EMA 阳性（图 31.671、31.672），近 60% 的患者 CD34 阳性[19-22]。SMA 也常局灶阳性。一般来说，vimentin、CD34 和 keratin 同时阳性对上皮样肉瘤的诊断很有帮助。近端型上皮样肉瘤的免疫组化表型与经典的上皮样肉瘤相似。两种类型的上皮样肉瘤患者 90% 以上出现 INI 核表达丢失，这是一个相对特异

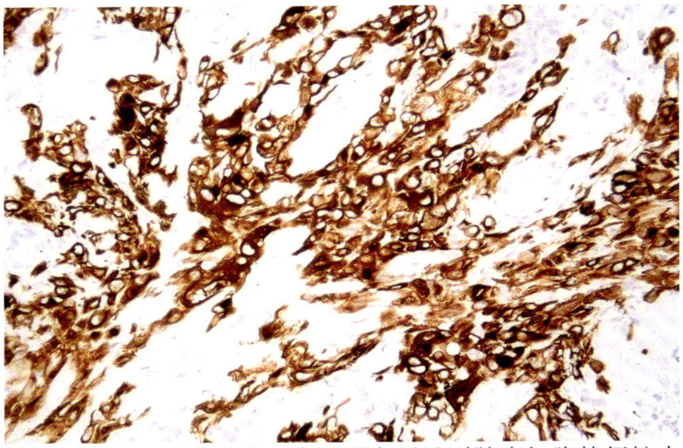

**图 35.671** 上皮样肉瘤：该视野中可见到肿瘤细胞特征性表达 keratin

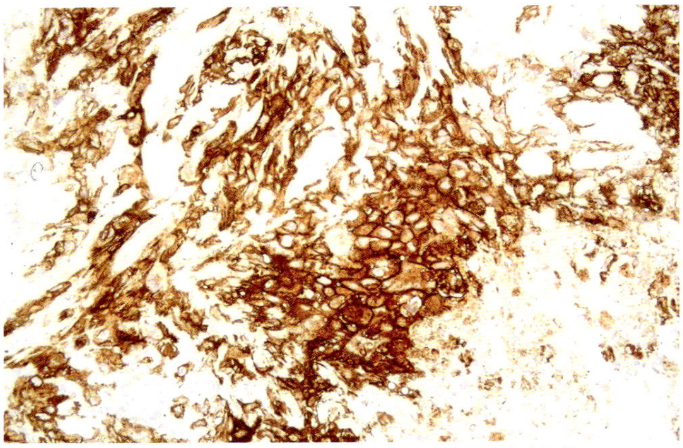

**图 35.672** 上皮样肉瘤：EMA 阳性通常很明显

的表现，有助于与其他肿瘤鉴别诊断[34-36]。GLUT-1 并非诊断上皮样肉瘤的有用标志物[37]。研究报道 CA125 在上皮样肉瘤通常阳性表达，而在其他与本病类似的反应性或肿瘤性疾病中呈阴性[38]。

近端型上皮样肉瘤呈现弥漫性生长的模式（图 35.673、35.674）。肿瘤细胞主要为上皮样，有丝分裂常很活跃（图 35.675）。局部常见到杆状包涵体（rhabdoid inclusions），也可弥漫分布（图 35.676 ～ 35.678）[17]。

超微结构显示上皮样肿瘤细胞含有结构良好的桥

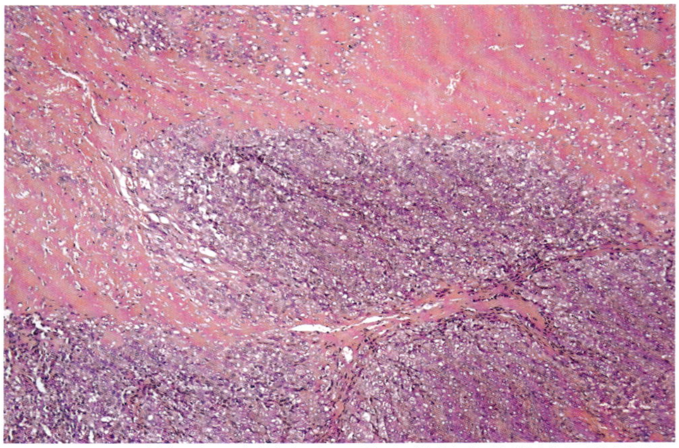

**图 35.673** 近端型上皮样肉瘤：肿瘤特征为弥散性细胞浸润，坏死灶很广泛

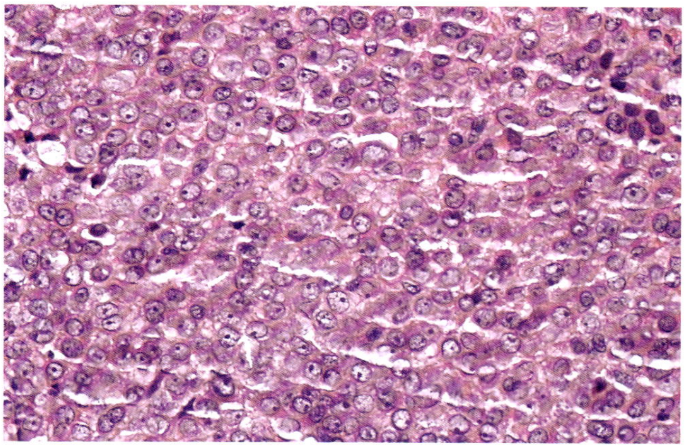

图 35.674 近端型上皮样肉瘤：肿瘤细胞呈上皮样，胞质嗜酸性，核圆形，空泡状，核仁显著

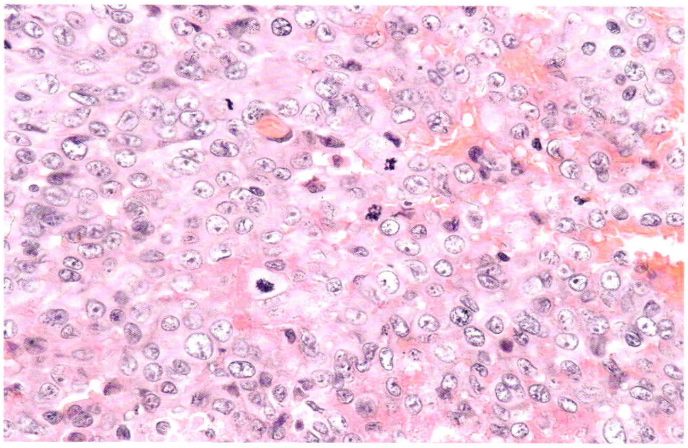

图 35.675 近端型上皮样肉瘤：本例患者有丝分裂非常活跃

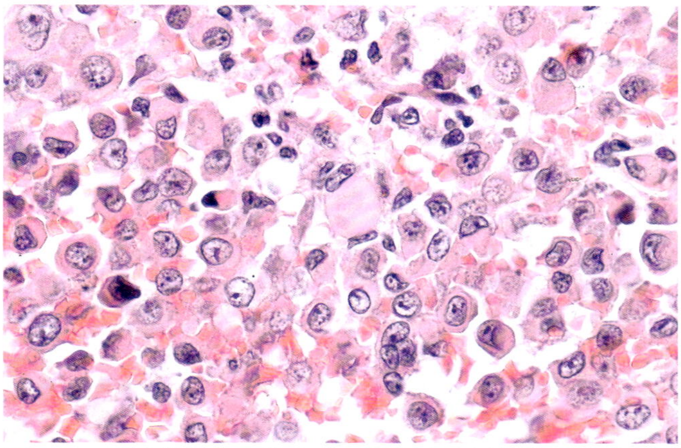

图 35.676 近端型上皮样肉瘤：视野中央区域见到棒状包涵体，本病常见

粒样连接及中间丝的聚集，常位于核周[32]。近端型上皮样肉瘤病例的免疫电镜研究发现角蛋白纤维，而并非 vimentin，提示本病发病更接近上皮源性，而非间充质源性[39]。

## 鉴别诊断

特征性的组织学改变结合其临床表现通常可以确

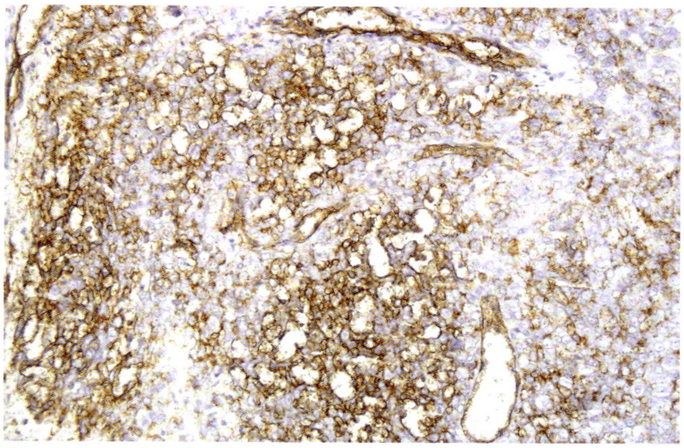

图 35.677 近端型上皮样肉瘤：肿瘤细胞 keratin（AE1/AE3）阳性

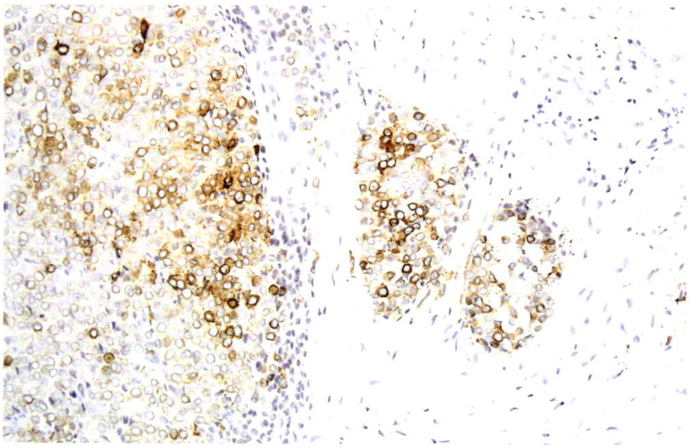

图 35.678 近端型上皮样肉瘤：本例患者 CD34 阳性

定诊断，但是对本病缺乏认识可能会误诊为坏死性转移癌或肉芽肿性炎症性疾病。上皮样肉瘤与上皮样血管内皮瘤或血管肉瘤的鉴别有时困难，因为在上皮样肉瘤中可出现假性血管裂隙和局灶性胞质内空泡形成。一般来说上皮样血管内皮瘤细胞通常呈条索状生长，即使是局灶性的，并且细胞较大，内皮标记物染色和 keratin 阳性。恶性杆状瘤（malignant rhabdoid tumor）可见到许多细胞中有胞质内包涵体，免疫组化肿瘤细胞也为上皮标记物阳性，但同时还有其他标记物阳性，提示该肿瘤具多向分化。此外，杆状瘤有特征性的空泡状核伴巨大核仁。深部环状肉芽肿和类风湿结节可类似上皮样肉瘤，尤其是低倍镜下[40]。但是，前者无细胞学不典型性，也没有有丝分裂象，病变内无坏死，相反可见到渐进性坏死，伴纤维素或黏蛋白沉积。组织细胞 CD68 阳性，而 keratin 和 CD34 阴性[24]。

# 滑膜肉瘤

## 临床表现

滑膜肉瘤（synovial sarcoma）相对常见，肿瘤深在，好发于四肢，尤其是腿部，青年人尤其男性多见[1-3]。但总体发病年龄和解剖学分布广泛，皮损也可位于躯干、头和颈部。偶尔累及真皮。原发性皮肤滑膜肉瘤罕见[4]。文献报道一组更为表浅、皮损较小的滑膜肉瘤，皮损直径＜ 1cm，手足好发，组织学表现类似于典型滑膜肉瘤，其预后较好[5]。大多数病例无腱鞘起源（tenosynovial origin）的证据。

本病总体预后差，至少 50% 的患者最终发生转移扩散并死亡。肿瘤很晚才发生转移，所以需长期随访[6]。

## 发病机制和组织学特征

大多数滑膜肉瘤包括单相和双相滑膜肉瘤均显示 balanced t（X;18）（p11;q11），后者可融合位于 X 染色体的 *SYT* 与 *SSX1*、*SSX2* 或 *SSX4*（较少见）[7-9]。双相滑膜肉瘤较少出现 *SSX1* 改变，而单相滑膜肉瘤 *SSX1*、*SSX2*、*SSX4* 均可能发生改变[10]。不同融合类型的预后意义尚存争议，即使存在，影响也很细微[11-14]。

双相型滑液肉瘤的组织学特征为同时见到未分化的梭形细胞及结构良好的腺腔结构，前者具两端变细的核，后者衬以高柱状、PAS 阳性、分泌黏蛋白的上皮（图 35.679 ～ 35.681）。腺腔成分罕见顶浆分泌样分化，在浅表性肿瘤出现这种改变易误诊为癌肉瘤。两种成分的比例不同患者可有差别，多数患者表现为单相梭形细胞改变（图 35.682 ～ 35.684）。肿瘤中常可见到血管周皮细胞瘤样血管模式和钙化，也可见到电线样星质胶原和肥大细胞。

腺腔和一些毗邻的梭形细胞上皮标记物包括 keratin 和 EMA 阳性（图 35.685）[15-16]。单相滑膜肉瘤 EMA 常局灶性阳性。这些组化特征结果可藉以与恶性神经鞘瘤和纤维肉瘤鉴别，后者现在认为极为少见。S-100 和 CD99 可局灶性阳性[17-18]。一项针对滑膜肉瘤的基因表达研究发现新的免疫组化标记 TLE1 在肿瘤细胞核表达，似乎更具特异性，有助于诊断[19-21]。

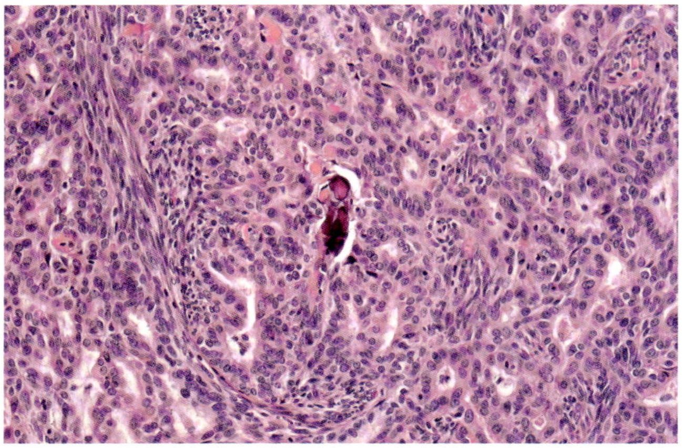

图 35.679 滑膜肉瘤：该视野可见特征性的由梭形细胞和假腺腔组成的双相表现

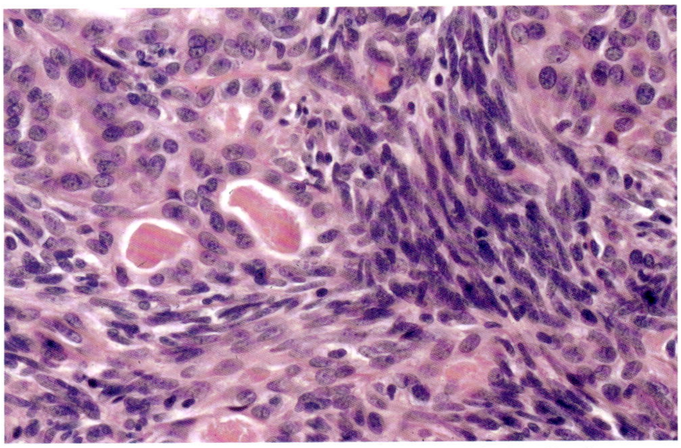

图 35.680 滑膜肉瘤：腺腔中含有嗜酸性物质

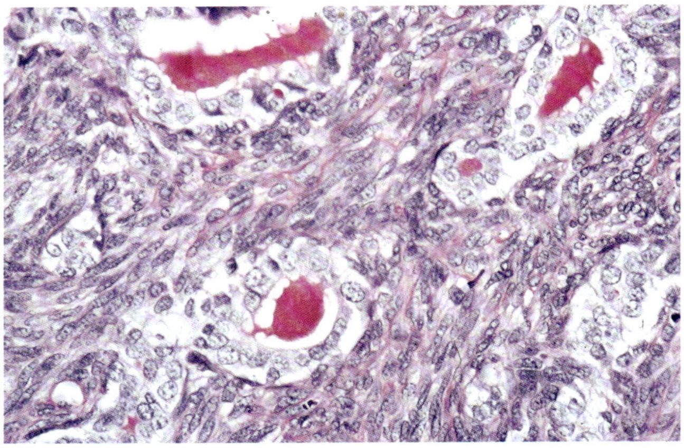

图 35.681 滑膜肉瘤：分泌物淀粉酶 -PAS 阳性

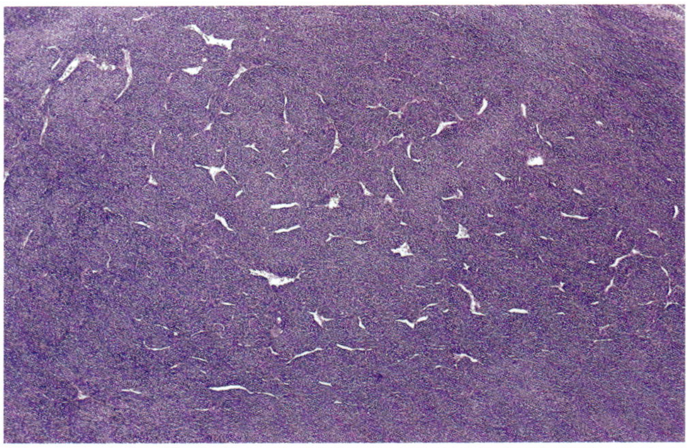

图 35.682 滑膜肉瘤：低倍镜下单相型病例呈特征性血管周皮细胞瘤样血管模式

# 腺泡状软组织肉瘤

## 临床表现

腺泡状软组织肉瘤（alveolar soft part sarcoma）极

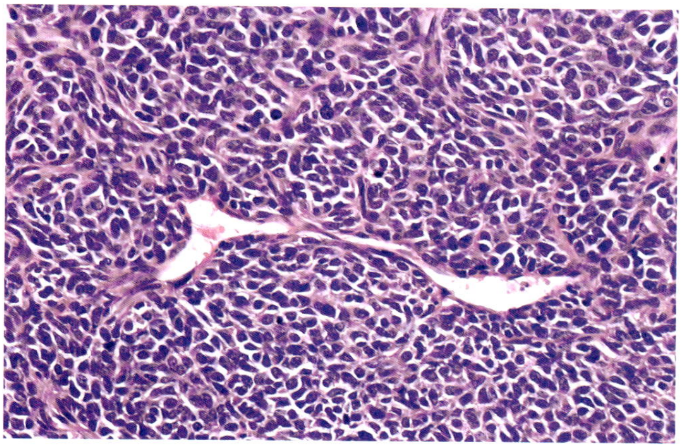

图 35.683 滑膜肉瘤：高倍镜下肿瘤细胞深染，胞质界限清楚

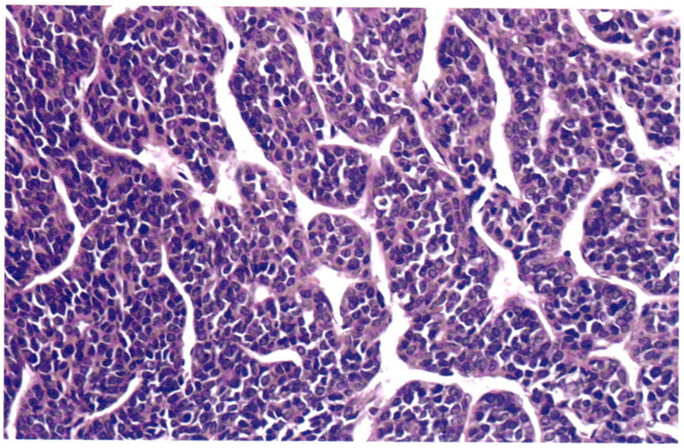

图 35.684 滑膜肉瘤：本例的血管模式非常显著

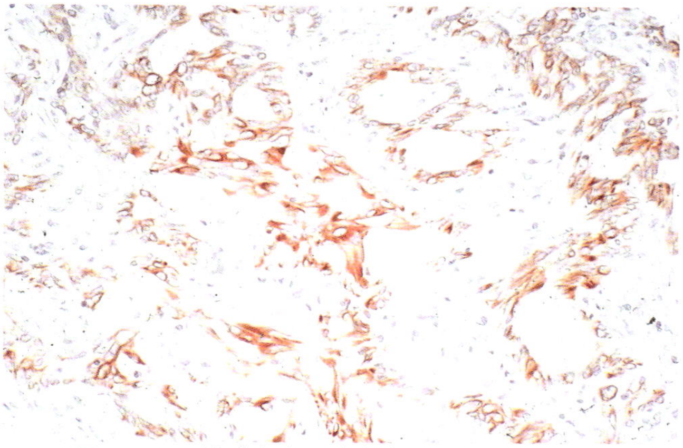

图 35.685 滑膜肉瘤：肿瘤腺腔成分表达 keratin

为罕见，常位于深部软组织，很少在皮肤科见到[1-3]，但偶尔可见到皮肤转移。本病多见于青年人，女性略多见，常发生于四肢。病程相对惰性，但长期预后很差[3, 5, 7-8]。

## 发病机制和组织学特征

所有腺泡软组织肉瘤患者均发生 t（X;17）（p11;q25），后者可融合 *TFE3* 和 *ASPLCR1*（*ASPL*）[5, 9]。相同的易位现象见于小儿肾脏肿瘤患者，此时 *TFE3* 常由其他基因替代[10-11]。

肿瘤特征性地位于骨骼肌内，由大的圆形或椭圆形细胞组成，细胞胞质呈嗜酸性颗粒状，核深染，细胞排列成特征性的腺泡状（图 35.686、35.687）。有些患者肿瘤呈器官样模式，类似于副神经节瘤（paraganglioma）。常见血管受侵犯。

细胞胞质内出现 PAS 阳性、耐淀粉酶的晶体是诊断本病的必要条件（图 35.688）。该晶体由 MCT1

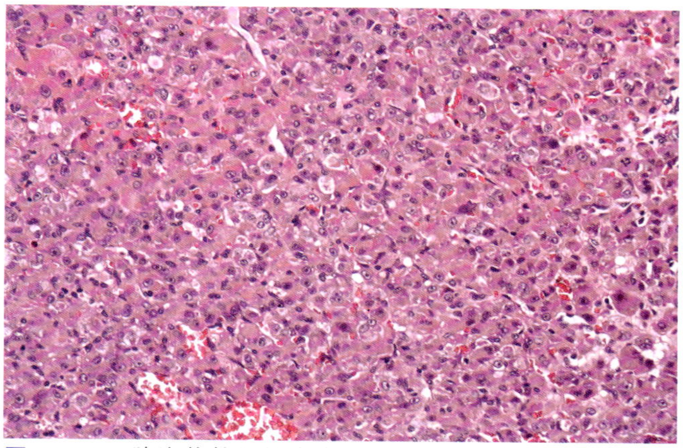

图 35.686 腺泡状软组织肉瘤：这是一例非常罕见的皮肤转移性腺泡状软组织肉瘤

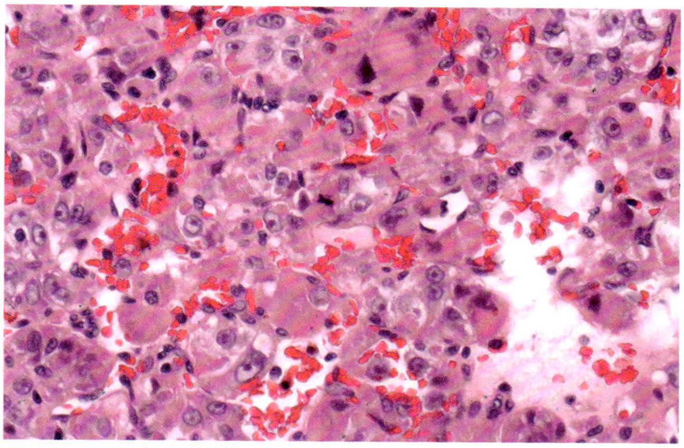

图 35.687 腺泡状软组织肉瘤：肿瘤细胞胞质嗜酸性，胞核空泡状，核仁大，嗜酸性。可见棒状结构

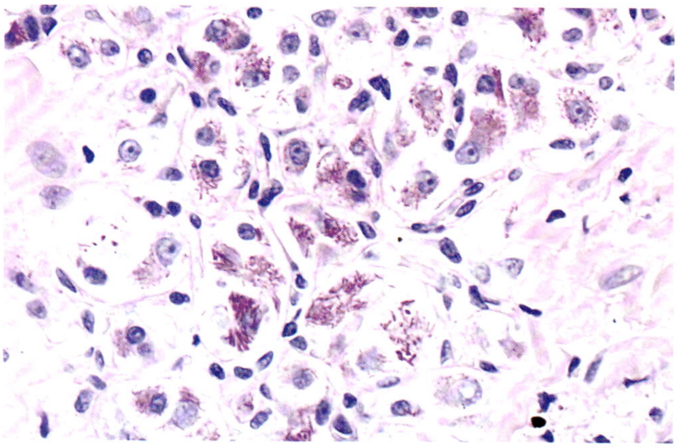

图 35.688 腺泡状软组织肉瘤：胞质内见 PAS 阳性、耐淀粉酶的针形晶状包涵体是本病的特征

（单羧酸转运蛋白1）和CD147组成[12]，有时很难发现[4]。有人认为本病向肌肉分化，但不同研究的结果不尽相同。肿瘤细胞有时vimentin和MyoD1常见阳性，MyoD1常为细胞质阳性，无意义。而肌细胞生成素（myogenin）阴性（图35.689）[13-16]。免疫组化TFE3阳性有助于诊断[17]。有趣的是，本病为一间叶来源恶性肿瘤，但绝大多数患者vimentin却为阴性表达[18]。

胞质内出现晶状包涵体可以确定诊断，偶尔需要与转移性肾细胞癌或颗粒细胞瘤鉴别（图35.690）。

# 肾外杆状瘤

## 临床表现

肾外杆状瘤（extrarenal rhabdoid tumor）包括一组异质性皮损，可发生在任何器官包括皮肤[1-3]。多数发生于儿童，发病均为婴儿期，解剖学分布广泛，但主要为颈部和脊旁区域。临床病程凶险，几乎均为致死性。病变局限者可能存活时间较长[4]。肿瘤可能发病于胎儿期，也有家族性发病的病例报道[5-9]。

## 发病机制和组织学特征

细胞遗传学分析发现本病患者位于22q11.2的*hSNF5/INI1*（*SMARCB1*）基因突变[10-12]。

肿瘤细胞内见球形透明包涵体，核空泡状，核仁显著（图35.691、35.692）。肿瘤细胞常为上皮样，但大小形状不一。而且不同肿瘤的生长模式也不尽相同，某些皮损内可见到明显的蓝色小圆形细胞。

免疫组化染色显示肿瘤细胞通常cytokeratin和EMA阳性，但常常同时有多种其他标记物阳性，提示肿瘤呈异向分化（divergent differentiation）[1]。本病与肾脏杆状瘤关系不确定，二者均可出现INI1核表达丢失，此特征有助于诊断[13-15]。上皮样肉瘤患者也可出现INI1表达丢失[16]。

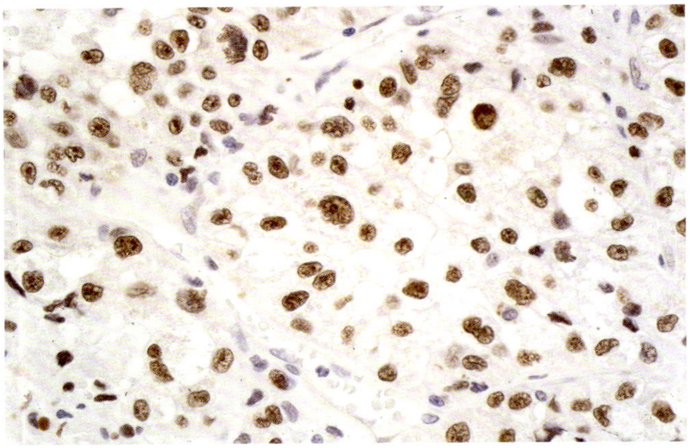
图35.689 腺泡状软组织肉瘤：细胞核表达TFE3

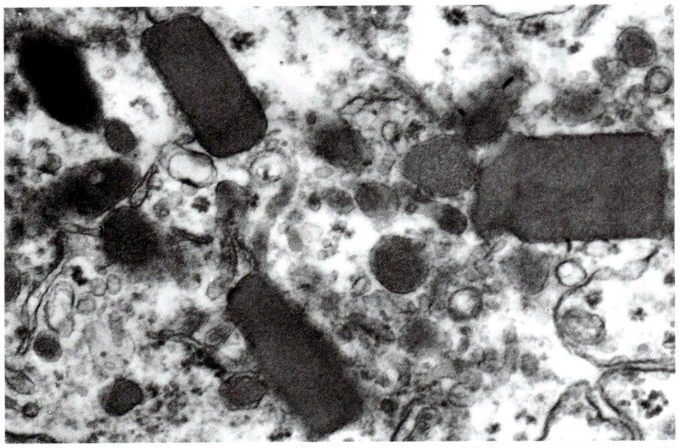
图35.690 腺泡状软组织肉瘤：电镜下局部可见到特征性的板层状包涵体（By courtesy of Nelson Ordonez MD，UT-MD Anderson Cancer Centre，Houston，Texas.）

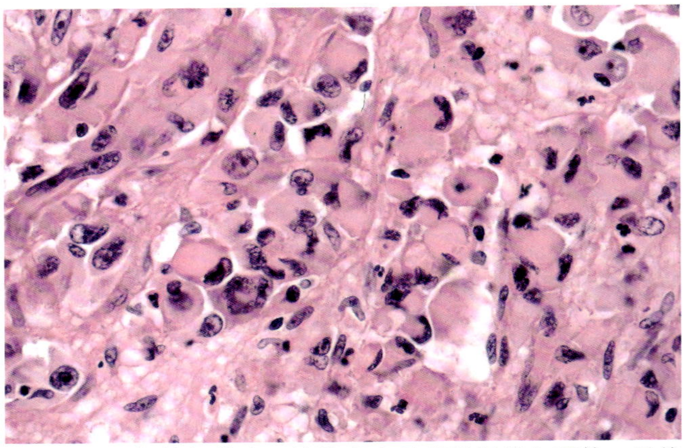
图35.691 肾外杆状瘤：该肿瘤有显著的杆状包涵体，最终证实为转移性黑素瘤

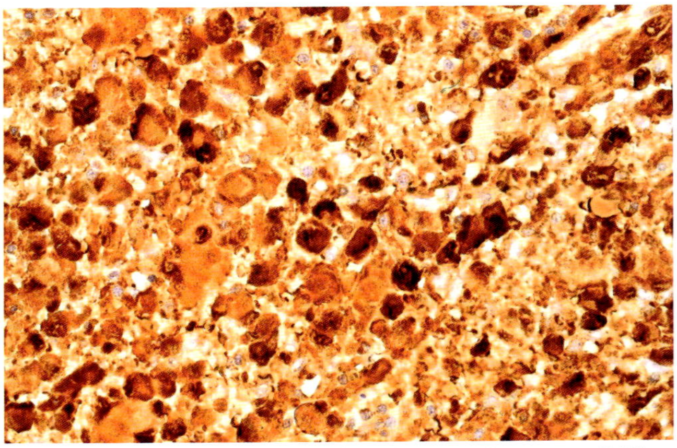
图35.692 杆状黑素瘤：肿瘤细胞S-100和HMB45阳性

（宋亚丽译 姜祎群校 高天文审）

# 索　引

**C**



**D**

**E**



**F**

**G**

**H**

**I**



**J**

## M

## Q

**R**



**S**

**T**

**V**



**W**



**X**

## Y

## Z